Chp Since 1950

REFERENCE HANDBOOK FOR CHINESE PHARMACOPEIA (VOLUME I)-MODERN ANALYSIS TECHNOLOGY FOR EVALUATING THE QUALITY OF TRADITIONAL CHINESE MEDICINE

中药质量现代分析技术

中国药典一部参考手册

主　编　王书芳　钱忠直
副主编　季　申　程翼宇

ZHEJIANG UNIVERSITY PRESS
浙江大学出版社

图书在版编目(CIP)数据

中药质量现代分析技术：中国药典一部参考手册/王书芳，钱忠直主编. —杭州：浙江大学出版社，2010.9

ISBN 978-7-308-07774-3

I. ①中… II. ①王… ②钱… III. ①中药材—质量—分析 IV. ①R282

中国版本图书馆 CIP 数据核字(2010)第 124998 号

ISBN 978-7-308-07774-3

中药质量现代分析技术·中国药典一部参考手册

主　编　王书芳　钱忠直

副主编　季　申　程翼宇

策　　划	张　鸽　希　言
责任编辑	张　鸽
文字编辑	李峰伟　张凌静
封面设计	俞亚彤
出版发行	浙江大学出版社
	(杭州市天目山路 148 号　邮政编码 310007)
	(网址: http://www.zjupress.com)
排　　版	杭州中大图文设计有限公司
印　　刷	浙江印刷集团有限公司
开　　本	880mm×1230mm　1/16
印　　张	93
字　　数	3080 千
版 印 次	2010 年 9 月第 1 版　2010 年 9 月第 1 次印刷
书　　号	ISBN 978-7-308-07774-3
定　　价	498.00 元

编撰委员会

序

中药工业是国家战略性新兴产业，它不但具有知识产权的原创性，还具有全球产业的导向性。促进中药工业健康发展具有重要战略意义和巨大的经济利益。近二十年来，以提高质量和升级标准为特征的技术监管推动了产业技术进步。传统的中药工业不断采用当代的先进制药设备及技术为我所用，使自身实现了长足进步，已跻身现代制药工业之列。

药品质量不仅源于制药工艺及技术，而且依赖药品质检方法的严格把关。现代仪器分析技术是中药质量检验的主要手段，引领着中药质量标准体系建设的前进方向。为实现我国中药产业的跨越式发展，必须大力推进中药工业技术升级换代，确保药品的安全性、有效性和质量可控性，大幅度提升中药质量标准。因此，创新发展中药质量分析与质控技术已成为我国医药科技领域的重点工作之一。

国家药典委员会钱忠直研究员、浙江大学程翼宇教授与上海市食品药品检验所季申研究员长期从事标准建设和中药分析工作，积累了丰富的经验，是领域中有重要学术影响的专家。他们共同发起，在浙江大学中药系及上海市食品药品检验所中药室所建立的各种中药质量分析检验方法基础之上，针对《中国药典一部》收载品种，收集当今国内外较成熟及先进的各类中药分析方法编撰成册。

此书所述中药分析方法新颖先进，不仅有液相色谱-紫外检测法、气相色谱法，还包括毛细管电泳法、液相色谱-二极管阵列检测-蒸发光散射检测联用法、液相色谱-质谱联用法、气相色谱-质谱联用法等分析技术。每个品种项下不仅列出了化合物中英文名称，还附有化合物结构图、化学式、相对分子质量等重要信息。因此，它是一部具有前沿性、先进性、实用性和内容较完备的中药分析技术工具书。此书的出版将对我国提升中药质量标准有显著的促进作用，对广大中医药研究者、药品质量检验工作者和制药企业技术人员有很高的查阅参考价值，是一册必备的案头书。

中国工程院院士
国家药典委员会执行委员
天津中医药大学校长
张伯礼

前　言

经过上千年的中医药实践和总结，伴随着现代科学技术的飞速发展，中药质量评价方法在不断地进步。从“神农尝百草，一日而遇七十毒”，发展到以药材形态、性状、气味及一些简单的理化反应现象来判断中药真伪优劣；从常规的理化分析检验，发展到使用现代仪器分析中药质量；从单个指标性成分定量检测，发展到以多个药效成分与色谱指纹图谱检测相结合方法来整体性控制中药产品质量；中药质量评价技术水平已产生历史性的飞跃。特别是近 20 年来，国内外药学工作者对几百种常用药材从来源、产地、性状、显微特征、化学成分以及药理药效等方面进行了深入程度不同的系统化研究，并对一些中药品种开展了基于疗效的质量评价方法以及整体性质控方法研究，这些研究成果充实了常用中药质量评价方法的科学依据，推动了我国中药质量标准的提升。

2010 年版《中国药典》编制大纲所确立的基本原则是坚持“科学、实用、规范”，保证药品质量可控性和标准先进性。建立和修订国家中药质量标准的目标是“建立符合中医药特点的质量标准体系，逐步由单一指标性成分定性定量向活性成分、有效成分及生物测定的综合检测过渡，向多成分及指纹图谱或特征图谱整体质量控制模式转化；全面提高和完善中药质量标准，增强检测方法的专属性，提高质量标准可控性、科学性与先进性等”。这在 2010 年版《中国药典一部》中得到充分体现。例如，考虑到中药化学成分复杂等特点，新版药典的中药质量标准中已不再使用化学的颜色或沉淀反应和光谱鉴别方法；而色谱分析法因具有高选择性、高灵敏度和专属性强等优点，便成为最常采用的定性和定量检测方法。2005 版药典仅收载高效液相色谱中药含量测定法 505 项，2010 版药典则新增 1138 项，其收载总数为 2005 版的 325%；共有 2 个中药注射剂标准、4 个口服固体制剂标准及 5 个提取物标准采用了高效液相色谱指纹图谱，另有 8 个口服固体制剂标准和 10 个提取物标准采用了高效液相色谱特征图谱，使新版药典的中药质量标准在检测专属性和准确性以及整体性控制质量方面有了大幅度提高。

中药药效取决于其内在的化学物质。采用现代分析技术对中药化学成分进行定性定量检测是目前检验中药质量的主要手段之一，也是建立药品质量标准的技术基础。为进一步提升我国中药质量标准和中药产品质量控制水平，必须大力发展中药质量现代分析技术。为此，我们针对 2010 版中国药典一部收载品种，依据国内外在中药化学及中药分析技术方面的最新发展成果，编纂了《中药质量现代分析技术·中国药典一部参考手册》，不仅收集了与药典收载品种相关的各类仪器分析方法，还包括其化学成分的结构图、分子式、相对分子质量等，试图提供一部为提升中药质量标准配套服务的实用性技术手册。

全书分为药材和饮片篇、植物油脂和提取物篇、成方制剂和单味制剂篇。药材和饮片篇包括2010版中国药典收载的中药材品种主要化学成分、药材中主要成分的定量分析方法或化学指纹图谱等内容；植物油脂和提取物篇及成方制剂和单味制剂篇包括药典所收载品种的定量分析方法或化学指纹图谱等。除部分成分清楚的矿物药和未见研究报道的品种外，每个品种项下包括其主要化学成分、化学成分的相对分子质量、化学结构图、色谱或色谱-质谱联用分析方法，这对进行中药色谱-质谱联用分析或结构鉴定等工作具有重要的参考价值。近红外光谱技术具有简便、快速、分析对象广泛、样品无破坏性、适于在线分析等优点，目前已在中药制药过程质量控制中呈现重要的应用前景，因此本书也收载了个别中药品种的近红外光谱分析方法。

本书编撰分工为：国家药典委员会中药处钱忠直研究员和浙江大学程翼宇教授负责全书的整体筹划、内容编排和文字修改，上海市食品药品检验所中药室季申主任、王柯副主任和毛秀红副主任药师负责编撰千年健等80余个品种项下共90余种分析方法，浙江大学中药科学与工程学系副研究员王书芳博士负责本书其余品种分析方法和所有品种化学成分内容的编写。

本书在编纂过程中得到了浙江大学出版社的大力支持；浙江大学药物信息学研究所张玉峰博士对本书分析方法的整理提出了宝贵建议并给予鼎力帮助，马忠俊副教授及徐金钟博士在化学成分名称和化学结构图书写绘制等方面提出了指导意见；浙江大学药学院研究生方海燕、刘银、杜雪纯、程玲、何华、吴赛伟、王珏、蒋程、史培颖、郑辛甜、戚雪勇、邵丽、邢丽红、王永毅、张磊、李琴、陶益、钟敬华、聂晓静、陈俊、赵琴琴、沈黎明、俞凌燕、曾姗姗、孙芳、徐毅敏、冷晶、龚婧如等协助书稿整理或参加校对工作，此外本书还参考了国内外同行大量的研究工作成果，在此一并致以衷心的感谢！

本书可供从事中医药研究、药物学、分析化学和植物化学等领域的科研工作者、药品质量检验人员及制药企业技术人员参考，也可供相关专业的师生参阅。

由于作者水平所限及时间仓促，书中一定存在不足和疏漏之处，敬请广大读者不啬指教并提出宝贵批评意见。

凡　　例

1．**收录品种数量**　本书收录了2010版药典一部中500多种药材和饮片，20多种植物油脂和提取物，近400种成方制剂和单味制剂。为方便读者使用，品种的排列顺序参考2010版药典。以下部分品种未列入本书：主要成分清楚、在药典中已写明，且无相关分析方法研究报道的个别动物药，矿物药、植物油脂和提取物；目前尚无相关分析方法报道的成方制剂和单味制剂。

2．**品种项下内容**　每个品种项下包括主要化学成分和(或)分析方法，大部分化学成分详列中英文名称、化学式、相对分子质量和化学结构图。每个成方制剂品种项下列出其分析方法。

3．**关于化学成分名称和化学结构图**　一些化学成分存在多个中文名或英文名，本书一般选择其常见名称，或将别名放于名称后括号内一并列出。化学结构图采用ChemOffice软件绘制，Exact mass为软件给出的化合物相对分子质量。

4．**关于分析方法**　本书列出分析方法的目的在于为药典品种中多成分分析及以后的质量标准的提高提供参考，所以仅列出了分析方法所用仪器、色谱条件、对照品溶液制备、供试品溶液的制备等内容。对于本书编者的研究内容，除列出上述内容外，还附有色谱图等。鉴于实际样品中成分浓度的差异，实际实验所需对照品溶液也会有所变动，本书分析方法中未特别标明对照品溶液浓度。另外，对照品溶液制备和供试品溶液制备中，仅列出了操作要点，如精密称定、精密量取、摇匀、补足重量、取续滤液、取上清液等未详细标明。

5．**分析方法的选取原则**　对于个别品种有多个分析方法报道的，一般选取原则是：多成分同时分析的方法优先；方法简单、分析时间短者优先。

6．**关于紫外检测器**　全书中对于使用紫外检测器的色谱分析方法，在“仪器”项下未特别列出检测器。

7．**关于色谱柱或毛细管**　采用简洁表述方法，如液相色谱柱(250mm×4.6mm，5μm)，其中250mm为色谱柱长度，4.6mm为色谱柱内径，5μm为色谱柱填料粒径；气相色谱柱(30m×320μm，0.25μm)，其中30m为色谱柱长度，320μm为色谱柱内径，0.25μm为色谱柱液膜厚度；毛细管(50cm×50μm，有效长度45cm)，其中50cm为毛细管总长度，50μm为毛细管内径，有效长度45cm为从毛细管入口端到检测窗口的长度。

目 录

药材和饮片篇

五画 222

六画 316

七画 390

八画 560

九画 715

十画 833

十一画 933

十二画 1014

十三画 1057

十四画 1109

植物油脂和提取物篇

成方制剂和单味制剂篇

四画　1241

五画　1274

六画　1293

药材和饮片篇

一画

一枝黄花

Yizhihuanghua

SOLIDAGINIS HERBA

【化学成分】

表 1-1-1 一枝黄花主要化学成分[1, 2]

中英文名、化学式及相对分子质量	结构图	中英文名、化学式及相对分子质量	结构图
芦丁 Rutin $C_{27}H_{30}O_{16}$ Exact Mass: 610.15	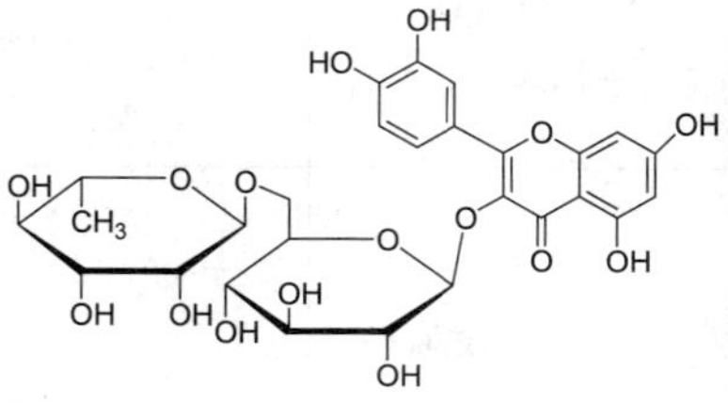 芦丁 Rutin	山柰酚-3-*O*-芦丁糖苷 Kaempferol-3-*O*-rutinoside $C_{27}H_{30}O_{15}$ Exact Mass: 594.16	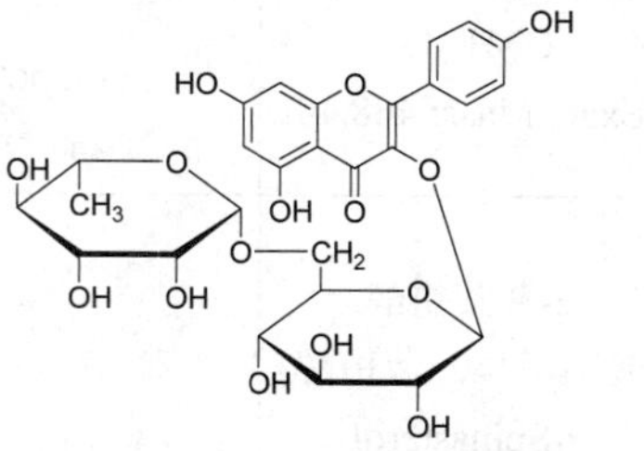 山柰酚-3-*O*-芦丁糖苷 Kaempferol-3-*O*-rutinoside
异槲皮苷 Isoquercitrin $C_{21}H_{20}O_{12}$ Exact Mass: 464.1	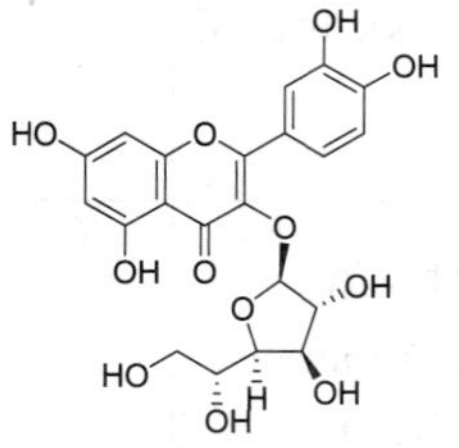 异槲皮苷 Isoquercitrin	一枝黄花酚苷 Leiocarposide $C_{27}H_{34}O_{16}$ Exact Mass: 614.18	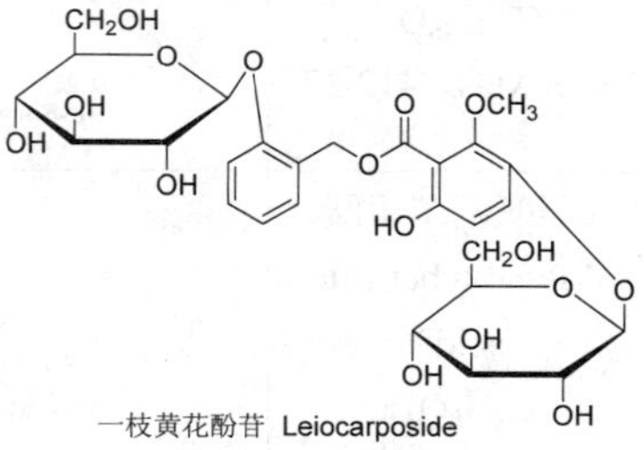 一枝黄花酚苷 Leiocarposide
2, 3, 6-三甲氧基苯甲酸-(2-甲氧基苄基)酯 2-Methoxybenzyl-2,3,6-trimethoxybenzoate $C_{18}H_{20}O_6$ Exact Mass: 332.13	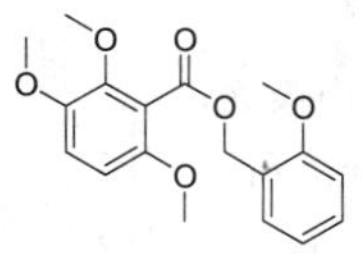 2, 3, 6-三甲氧基苯甲酸-(2-甲氧基苄基)酯 2-Methoxybenzyl-2,3,6-trimethoxybenzoate	2, 6-二甲氧基苯甲酸-(2-甲氧基苄基)酯 2-Methoxybenzyl-2,6-dimethoxybenzoate $C_{17}H_{18}O_5$ Exact Mass: 302.12	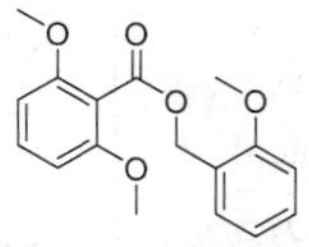 2, 6-二甲氧基苯甲酸-(2-甲氧基苄基)酯 2-Methoxybenzyl-2,6-dimethoxybenzoate
2, 6-二甲氧基苯甲酸苄酯 Benzyl-2,6-dimethoxy-benzoate $C_{16}H_{16}O_4$ Exact Mass: 272.10	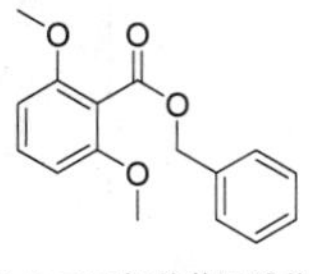 2, 6-二甲氧基苯甲酸苄酯 Benzyl-2,6-dimethoxybenzoate	2-羟基-6-甲氧基苯甲酸苄酯 Benzyl-2-hydroxy-6-methoxybenzoate $C_{15}H_{14}O_4$ Exact Mass: 258.09	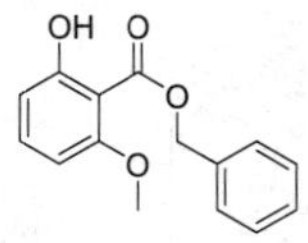 2-羟基-6-甲氧基苯甲酸苄酯 Benzyl-2-hydroxy-6-methoxybenzoate
(2*E*-8*Z*)-癸-二烯-4,6-二炔酸甲酯 Methyl(2*E*,8*Z*)-decadien-4,6-diynoate $C_{11}H_{10}O_2$ Exact Mass: 174.07	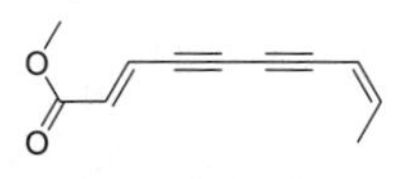 (2*E*-8*Z*)-癸-二烯-4,6-二炔酸甲酯 Methyl(2*E*,8*Z*)-decadien-4,6-diynoate	(2*Z*-8*Z*)-癸-二烯-4,6-二炔酸甲酯 Methyl(2*Z*,8*Z*)-decadien-4,6-diynoate $C_{11}H_{10}O_2$ Exact Mass: 174.07	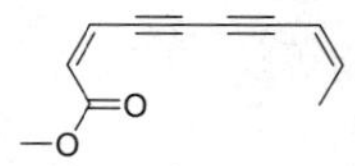 (2*Z*-8*Z*)-癸-二烯-4,6 -二炔酸甲酯 Methyl(2*Z*,8*Z*)-decadien-4,6-diynoate

续表

中英文名、化学式及相对分子质量	结构图	中英文名、化学式及相对分子质量	结构图
咖啡酸 Caffeic acid $C_9H_8O_4$ Exact Mass: 180.04	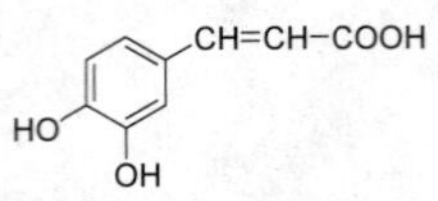 咖啡酸　Caffeic acid	绿原酸(氯原酸) Chlorogenic acid $C_{16}H_{18}O_9$ Exact Mass: 354.10	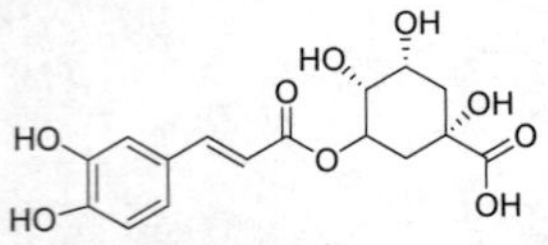 绿原酸(氯原酸)　Chlorogenic acid
β-谷甾醇(谷甾醇) *β*-Sitosterol (Sitosterol) $C_{29}H_{50}O$ Exact Mass: 414.39	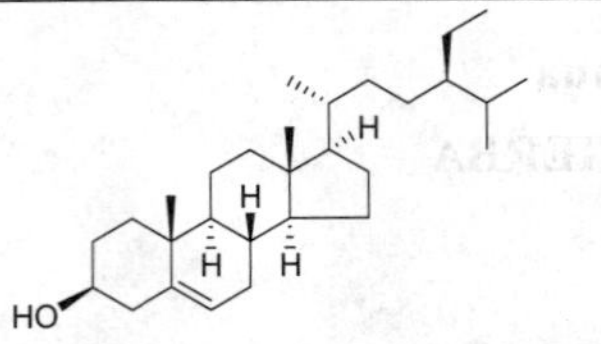 *β*-谷甾醇(谷甾醇)　*β*-Sitosterol(Sitosterol)	*δ*-杜松帖烯 *δ*-Cadinene $C_{15}H_{24}$ Exact Mass: 204.19	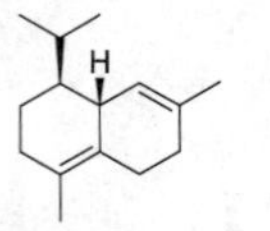 *δ*-杜松帖烯　*δ*-Cadinene
β-乙酰香树脂醇酯 *β*-Amyrin acetate $C_{32}H_{52}O_2$ Exact Mass: 468.40	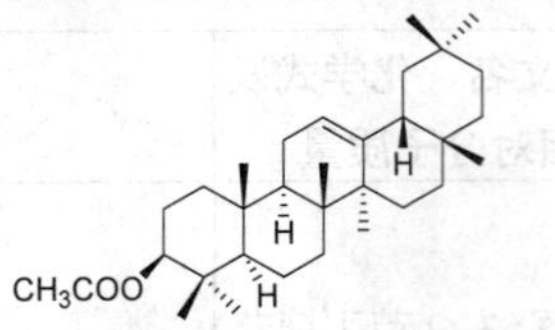 *β*-乙酰香树脂醇酯　*β*-Amyrin acetate	槲皮素 Quercetin $C_{15}H_{10}O_7$ Exact Mass: 302.04	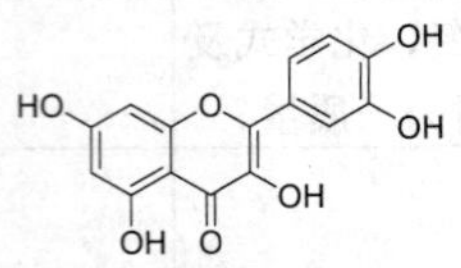 槲皮素　Quercetin
α-菠菜甾醇 (菠菜甾醇，菠甾醇) *α*-Spinasterol (Spinasterol) $C_{29}H_{48}O$ Exact Mass: 412.37	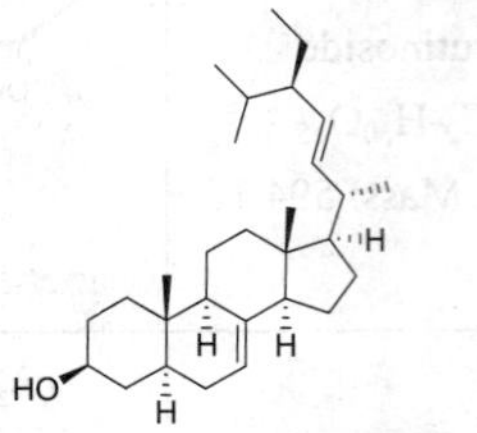 *α*-菠菜甾醇(菠菜甾醇, 菠甾醇) *α*-Spinasterol(Spinasterol)	高根二醇 Erythrodiol $C_{30}H_{50}O_2$ Exact Mass: 442.38	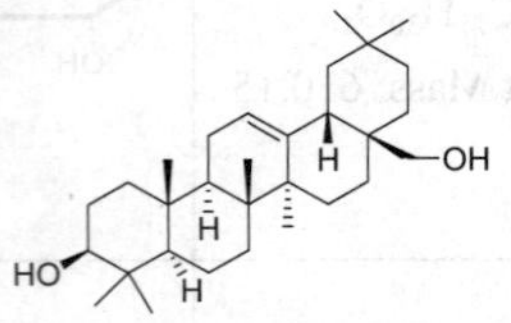 高根二醇　Erythrodiol
邻甲氧基苯甲酸 *o*-Methoxybenzoic acid $C_8H_8O_3$ Exact Mass: 152.05	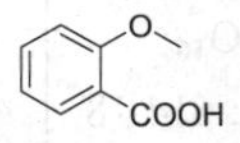 邻甲氧基苯甲酸 *o*-Methoxybenzoic acid	反桂皮酸 *trans*-Cinnamic acid $C_9H_8O_2$ Exact Mass: 148.05	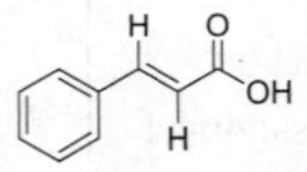 反桂皮酸 *trans*-Cinnamic acid
水杨酸 Salylic acid $C_7H_6O_3$ Exact Mass: 138.03	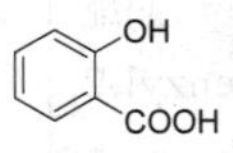 水杨酸　Salylic acid	山柰酚(山柰素) Kaempferol $C_{15}H_{10}O_6$ Exact Mass: 286.05	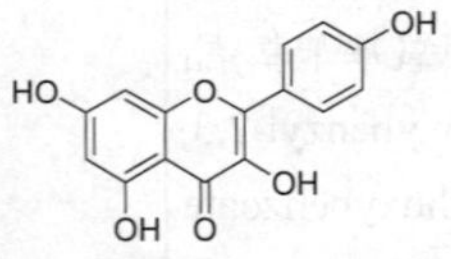 山柰酚(山柰素)　Kaempferol
熊果醇 Uvaol $C_{30}H_{50}O_2$ Exact Mass: 442.38	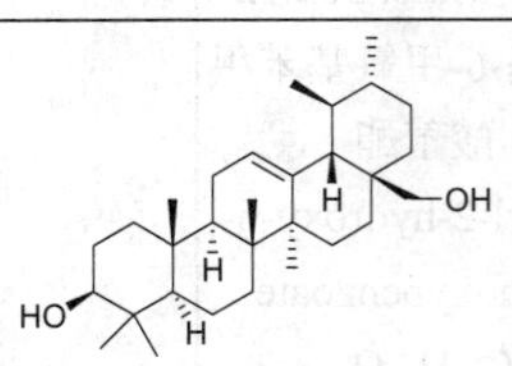 熊果醇　Uvaol		

除以上化学成分外，一枝黄花还含有当归酸-3-甲氧基-4-乙酰氧基桂皮酯、当归酸-3,5-二甲氧基-4-乙酰氧基桂皮酯等。

参考文献

[1] 李晓岚，裘名宜，刘素鹏. 一枝黄花的化学成分、药理活性及临床应用. 时珍国医国药, 2008, 19(1): 93-94.

[2] 薛晓霞，仲浩，姚庆强. 一枝黄花化学成分的研究. 中草药, 2008, 39(2): 182-184.

二画

丁公藤

Dinggongteng

ERYCIBES CAULIS

【化学成分】

表 1-2-1 丁公藤主要化学成分[1, 2]

中英文名、化学式及相对分子质量	结构图	中英文名、化学式及相对分子质量	结构图
Cleomiscosin A $C_{20}H_{18}O_8$ Exact Mass: 386.1	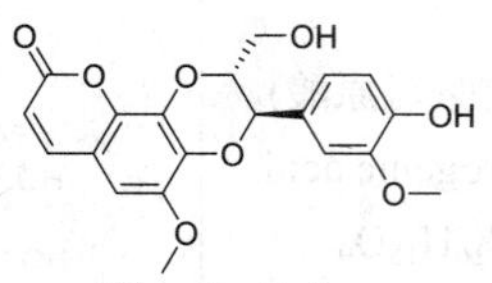 Cleomiscosin A	Cleomiscosin B $C_{20}H_{18}O_8$ Exact Mass: 386.10	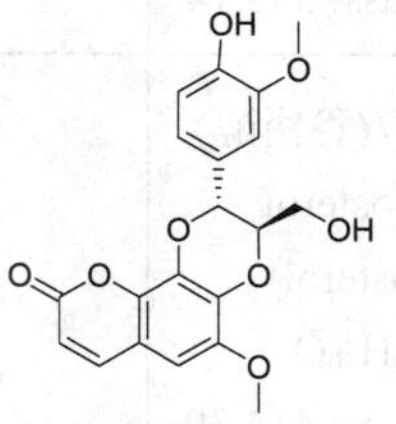 Cleomiscosin B
东莨菪素 Scopoletin $C_{10}H_8O_4$ Exact Mass: 192.04	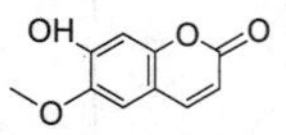 东莨菪素 Scopoletin	东莨菪苷 Scopolin $C_{16}H_{18}O_9$ Exact Mass: 354.10	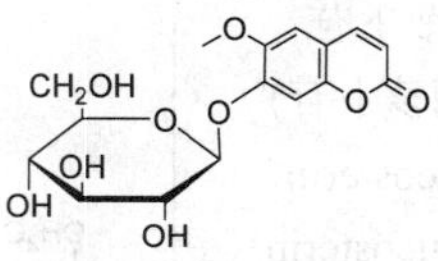 东莨菪苷 Scopolin
7,7″-二羟基-6,6′-二甲氧基-3,3′-双香豆素 7,7′-Dihydroxy-6,6′-dimethoxy-3,3′-biscoumarin $C_{20}H_{14}O_8$ Exact Mass: 382.07	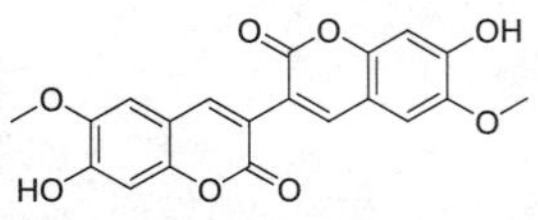 7,7″-二羟基-6,6′-二甲氧基-3,3′-双香豆素 7,7′-Dihydroxy-6,6′-dimethoxy-3,3′-biscoumarin	7,7′-二羟基-6,6′-二甲氧基-8,8′-双香豆素 7,7′-Dihydroxy-6,6′-dimethoxy-8,8′-biscoumarin $C_{20}H_{14}O_8$ Exact Mass: 382.07	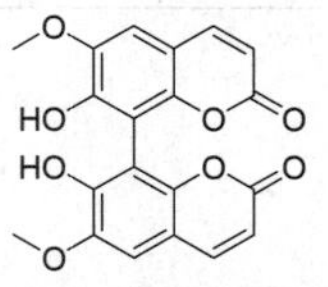 7,7′-二羟基-6,6′-二甲氧基-8,8′-双香豆素 7,7′-Dihydroxy-6,6′-dimethoxy-8,8′-biscoumarin
7-*O*-[4′-*O*-(3″,4″-二羟基桂皮酰基)-*β*-D-吡喃葡萄糖基]-6-甲氧基香豆素 7-*O*-[4′-*O*-(3″,4″-Dihydroxycinnamyl)-*β*-D-glucopyranosyl]-6-methoxycoumarin $C_{25}H_{24}O_{12}$ Exact Mass: 516.13	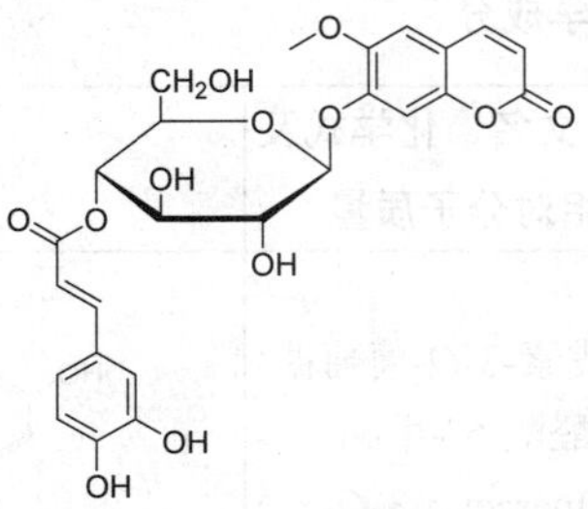 7-*O*-[4′-*O*-(3″,4″-二羟基桂皮酰基)-*β*-D-吡喃葡萄糖基]-6-甲氧基香豆素 7-*O*-[4′-*O*-(3″,4″-Dihydroxycinnamyl)-*β*-D-glucopyranosyl]-6-methoxycoumarin	3-*O*-4″-羟基-3″,5″-二甲氧基苯甲酰基绿原酸甲酯 Methyl-3-*O*-(4″-hydroxy-3″,5″-dimethoxybenzoyl)-chlorogenate $C_{26}H_{28}O_{13}$ Exact Mass: 548.15	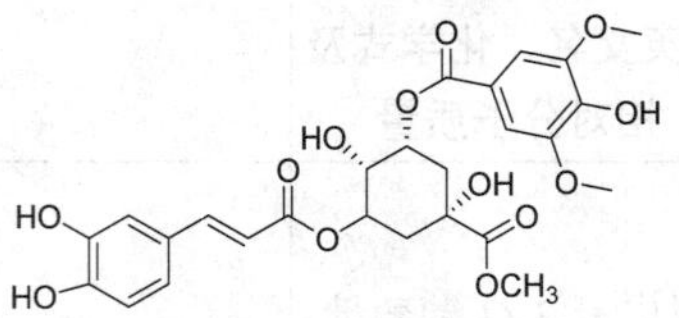 3-*O*-4″-羟基-3″,5″-二甲氧基苯甲酰基绿原酸甲酯 Methyl-3-*O*-(4″-hydroxy-3″, 5″-dimethoxybenzoyl)-chlorogenate

续表

中英文名、化学式及相对分子质量	结构图	中英文名、化学式及相对分子质量	结构图
4-*O*-4″-羟基-3″,5″-二甲氧基苯甲酰基绿原酸甲酯 Methyl-4-*O*-(4″-hydroxy-3″,5″-dimethoxybenzoyl)-chlorogenate $C_{26}H_{28}O_{13}$ Exact Mass: 548.15	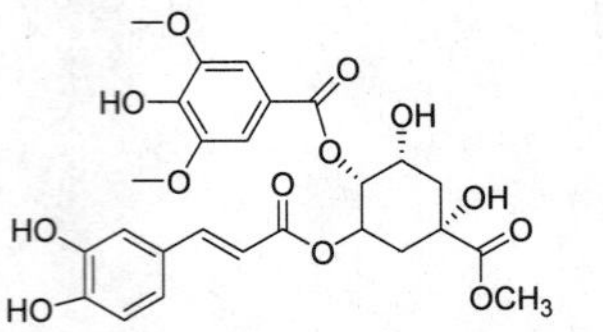 4-*O*-4″-羟基-3″,5″-二甲氧基苯甲酰基绿原酸甲酯 Methyl-4-*O*-(4″-hydroxy-3″,5″-dimethoxybenzoyl)-chlorogenate	灰毡毛忍冬素 F (4,5-*O*-双咖啡酰基奎宁酸甲酯) Macranthion F $C_{26}H_{26}O_{12}$ Exact Mass: 530.14	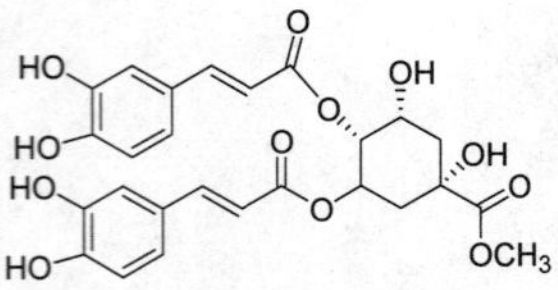 灰毡毛忍冬素 F (4,5-*O*-双咖啡酰基奎宁酸甲酯) Macranthion F
灰毡毛忍冬素 G (3,5-*O*-双咖啡酰基奎宁酸甲酯) Macranthion G $C_{26}H_{26}O_{12}$ Exact Mass: 530.14	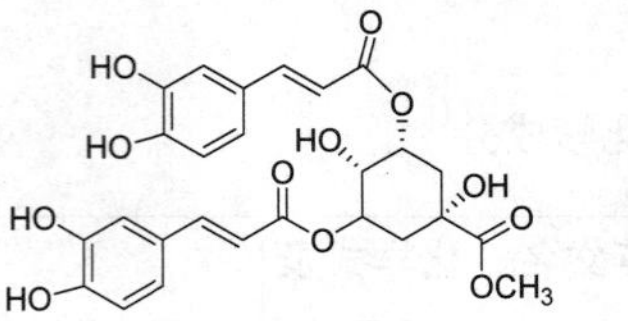 灰毡毛忍冬素 G (3,5-*O*-双咖啡酰基奎宁酸甲酯) Macranthion G	十六烷酸(棕榈酸) Hexadecanoic acid (Palmitic acid) $C_{16}H_{32}O_2$ Exact Mass: 256.24	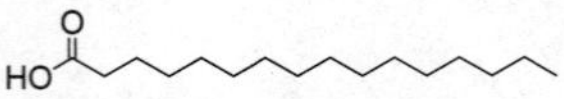 十六烷酸 (棕榈酸) Hexadecanoic acid (Palmitic acid)
β-谷甾醇(谷甾醇) *β*-Sitosterol (Sitosterol) $C_{29}H_{50}O$ Exact Mass: 414.39	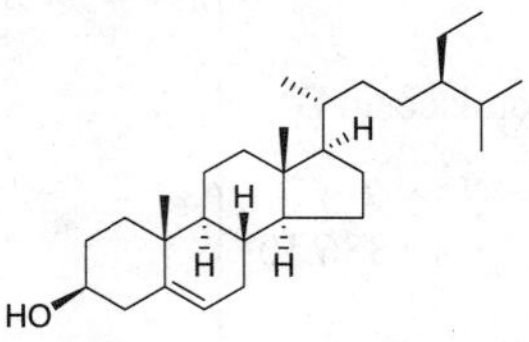 *β*-谷甾醇(谷甾醇) *β*-Sitosterol(Sitosterol)	绿原酸(氯原酸) Chlorogenic acid $C_{16}H_{18}O_9$ Exact Mass: 354.10	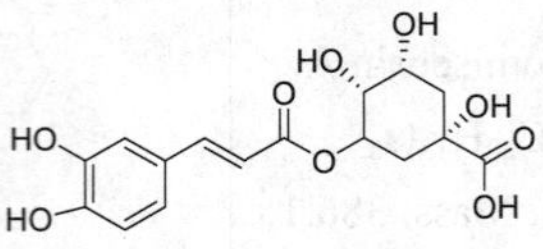 绿原酸 (氯原酸) Chlorogenic acid
胡萝卜苷 (*β*-胡萝卜苷) Daucosterin (*β*-Daucosterin) $C_{35}H_{60}O_6$ Exact Mass: 576.44	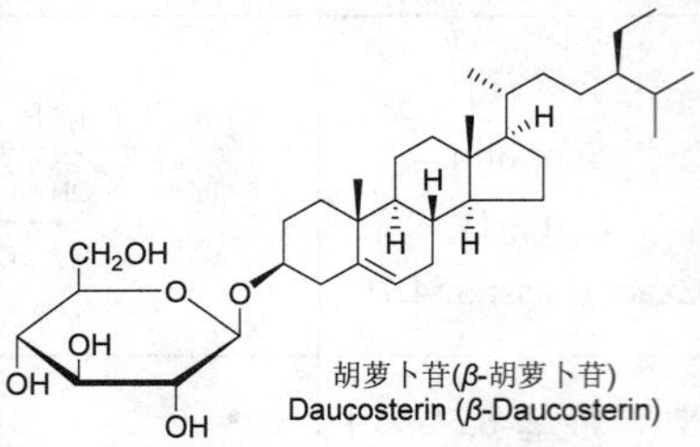 胡萝卜苷(*β*-胡萝卜苷) Daucosterin (*β*-Daucosterin)		

丁香

Dingxiang

CARYOPHYLLI FLOS

【化学成分】

表 1-2-2 丁香主要化学成分[3~5]

中英文名、化学式及相对分子质量	结构图	中英文名、化学式及相对分子质量	结构图
槲皮素-3-*O*-葡萄糖醛酸苷 Quercetin-3-*O*-glucuronide $C_{21}H_{18}O_{13}$ Exact Mass: 478.07	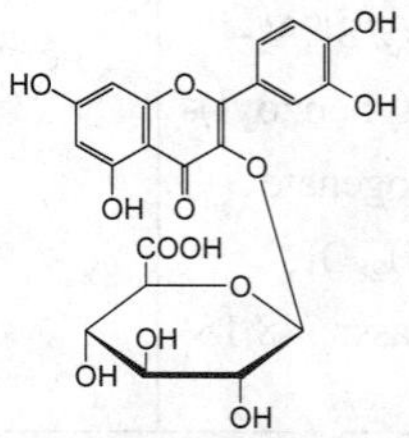 槲皮素-3-*O*-葡萄糖醛酸苷 Quercetin-3-*O*-glucuronide	槲皮素-3-*O*-葡萄糖醛酸 6″-甲酯 Quercetin-3-*O*-glucuronide 6″-methylester $C_{22}H_{20}O_{13}$ Exact Mass: 492.09	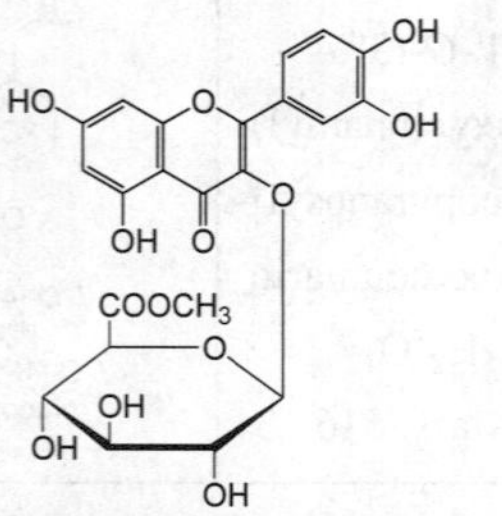 槲皮素-3-*O*-葡萄糖醛酸6″-甲酯 Quercetin-3-*O*-glucuronide 6″-methylester

续表

中英文名、化学式及相对分子质量	结构图	中英文名、化学式及相对分子质量	结构图
槲皮素-3-*O*-葡萄糖苷 Quercetin-3-*O*-glucopy-ranoside $C_{21}H_{20}O_{12}$ Exact Mass: 464.10	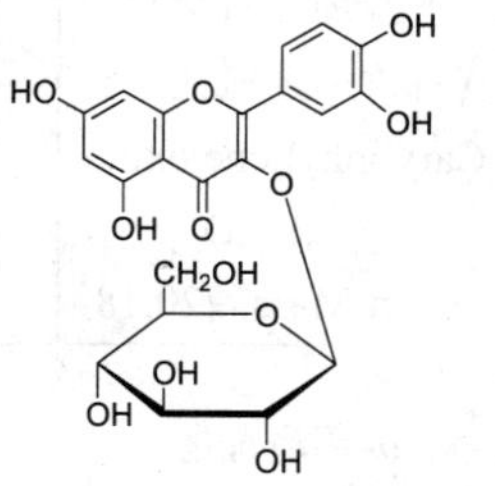 槲皮素-3-O-葡萄糖苷 Quercetin-3-*O*-glucopy-ranoside	杨梅酮(杨梅素) Myricetin $C_{15}H_{10}O_8$ Exact Mass: 318.04	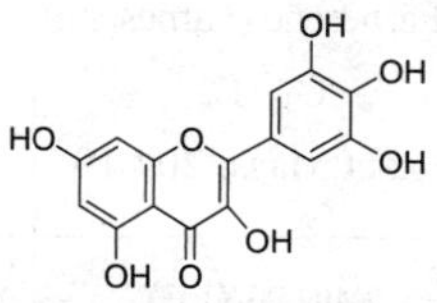 杨梅酮(杨梅素) Myricetin
丁香酚 Eugenol $C_{10}H_{12}O_2$ Exact Mass: 164.08	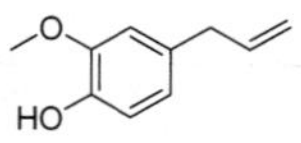 丁香酚 Eugenol	石竹烯(*β*-石竹烯, *β*-丁香烯) Caryophyllene $C_{15}H_{24}$ Exact Mass: 204.19	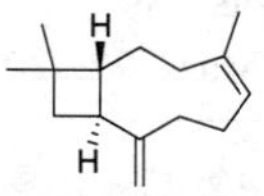 石竹烯 (*β*-石竹烯, *β*-丁香烯) Caryophyllene (*β*-Caryophyllene)
α-石竹烯(*α*-丁香烯, 葎草烯, 蛇麻烯) *α*-Caryophyllene (Humulene) $C_{15}H_{24}$ Exact Mass: 204.19	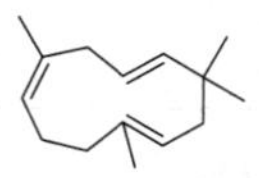 *α*-石竹烯 (*α*-丁香烯, 葎草烯, 蛇麻烯) *α*-Caryophyllene (Humulene)	乙酰基丁香油酚 Acetyleugenol $C_{12}H_{14}O_3$ Exact Mass: 206.09	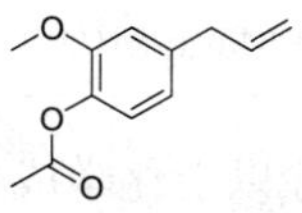 乙酰基丁香油酚 Acetyleugenol
2',3',4'-三甲氧基苯乙酮 2',3',4'-Trimethoxyaceto-phenone $C_{11}H_{14}O_4$ Exact Mass: 210.09	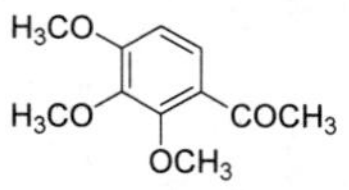 2',3',4'-三甲氧基苯乙酮 2',3',4'-Trimethoxyacetophenone	香芹酚(香荆芥酚) Carvacrol $C_{10}H_{14}O$ Exact Mass: 150.10	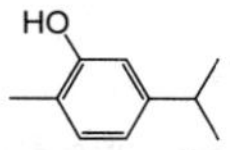 香芹酚(香荆芥酚) Carvacrol
麝香草酚 Thymol $C_{10}H_{14}O$ Exact Mass: 150.10	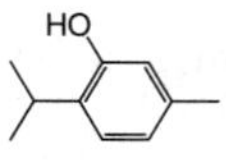 麝香草酚 Thymol	肉桂醛 Cinnamaldehyde C_9H_8O Exact Mass: 132.06	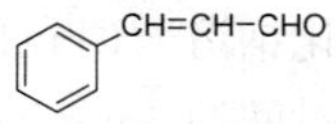 肉桂醛 Cinnamaldehyde
柠檬烯 Limonene $C_{10}H_{16}$ Exact Mass: 136.13	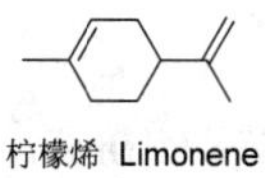 柠檬烯 Limonene	2-壬酮 2-Nonanone $C_9H_{18}O$ Exact Mass: 142.14	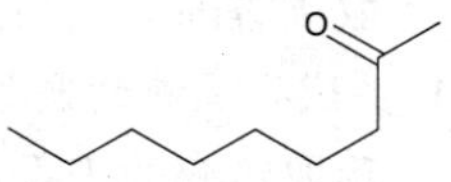 2-壬酮 2-Nonanone
2-壬醇 2-Nonanol $C_9H_{20}O$ Exact Mass: 144.15	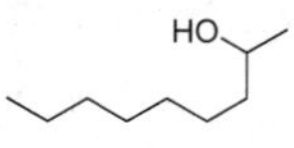 2-壬醇 2-Nonanol	龙脑 Borneol $C_{10}H_{18}O$ Exact Mass: 154.14	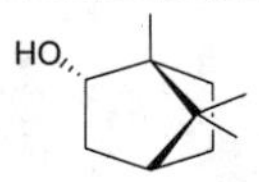 龙脑 Borneol
水杨酸甲酯 Methyl salicylate $C_8H_8O_3$ Exact Mass: 152.05	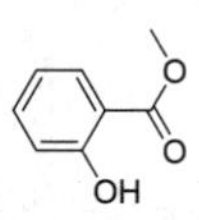 水杨酸甲酯 Methyl salicylate	*α*-荜澄茄苦素 *α*-Cubebene $C_{15}H_{24}$ Exact Mass: 204.19	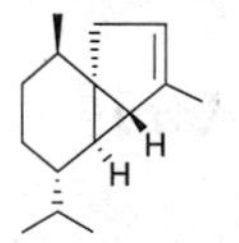 *α*-荜澄茄苦素 *α*-Cubebene
α-胡椒烯(胡椒烯, *α*-可巴烯) *α*-Copaene (Copaene) $C_{15}H_{24}$ Exact Mass: 204.19	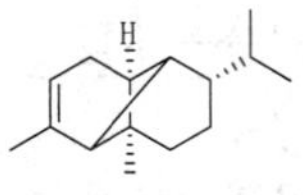 *α*-胡椒烯(胡椒烯, *α*-可巴烯) *α*-Copaene(Copaene)	*α*-衣兰油烯 *α*-Muurolene $C_{15}H_{24}$ Exact Mass: 204.19	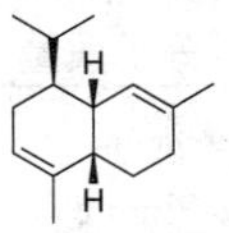 *α*-衣兰油烯 *α*-Muurolene

续表

中英文名、化学式及相对分子质量	结构图	中英文名、化学式及相对分子质量	结构图
α-金合欢烯(金合欢烯) *α*-Farnesene (Farnesene) $C_{15}H_{24}$ Exact Mass: 204.19	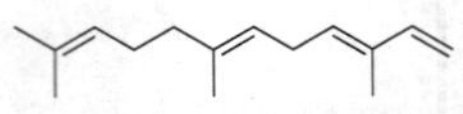 *α*-金合欢烯 (金合欢烯) *α*-Farnesene (Farnesene)	丁香烯环氧化物 (石竹烯环氧化物) Caryophyllene oxide $C_{15}H_{24}O$ Exact Mass: 220.18	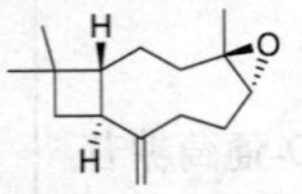 丁香烯环氧化物 (石竹烯环氧化物) Caryophyllene oxide
喇叭茶萜醇 (喇叭醇，喇叭茶醇) Ledol $C_{15}H_{26}O$ Exact Mass: 222.20	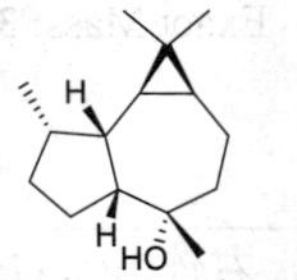 喇叭茶萜醇(喇叭醇, 喇叭茶醇) Ledol	*α*-荜澄茄醇 *α*-Cadinol $C_{15}H_{26}O$ Exact Mass: 222.20	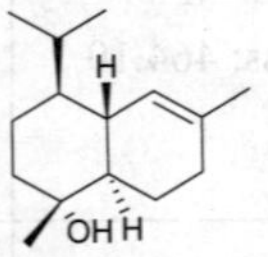 *α*-荜澄茄醇 *α*-Cadinol
2,4,6-甲氧基苯乙酮 2,4,6-Trimethoxyace-tophenone $C_{11}H_{14}O_4$ Exact Mass: 210.09	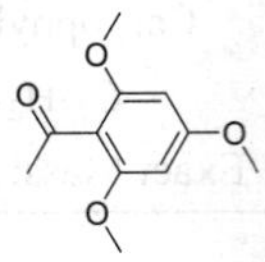 2,4,6-甲氧基苯乙酮 2,4,6-Trimethoxyacetophenone		

除以上化学成分外，丁香还含有 Cyclohexane,1-Ethenyl-1-methyl-2,4-bis[1-methylethenyl]等。

【分析方法】

1 丁香中丁香酚的高效毛细管电泳测定[6]

1.1 仪器

Bio-Focus 3000 型高效毛细管电泳仪。

1.2 色谱条件

毛细管：无涂层毛细管柱(50cm×50μm，有效长度为45.4cm)；缓冲液：0.06mol/L 碳酸盐缓冲液(用 1mol/L 氢氧化钠溶液调 pH 至 9.7)；分离电压 15kV；检测波长 205nm；压力进样 137.8kPa·1s；毛细管温度 25℃；分析时间约 5min。

1.3 对照品溶液的制备

取丁香酚对照品，用适量 80%甲醇溶解。

1.4 供试品溶液的制备

称取粉碎的丁香花药材约 1.0g，用 25mL 80%甲醇超声提取 10min，静置，离心，取上清液，即得。

八角茴香

Bajiaohuixiang

ANISI STELLATI FRUCTUS

【化学成分】

表 1-2-3 八角茴香主要化学成分[7, 8]

中英文名、化学式及相对分子质量	结构图	中英文名、化学式及相对分子质量	结构图
α-蒎烯 *α*-Pinene $C_{10}H_{16}$ Exact Mass: 136.13	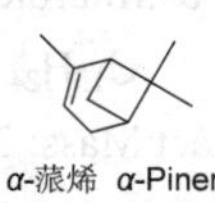 *α*-蒎烯 *α*-Pinene	*β*-蒎烯 *β*-Pinene $C_{10}H_{16}$ Exact Mass: 136.13	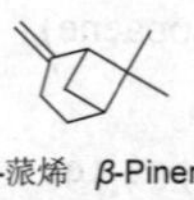 *β*-蒎烯 *β*-Pinene

续表

中英文名、化学式及相对分子质量	结构图	中英文名、化学式及相对分子质量	结构图
水芹烯 Phellandrene $C_{10}H_{16}$ Exact Mass: 136.13	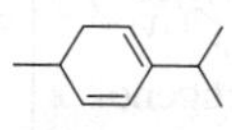 水芹烯 Phellandrene	蒈烯 Carene $C_{10}H_{16}$ Exact Mass: 136.13	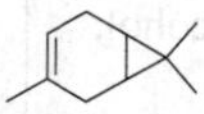 蒈烯 Carene
对伞花烃 *p*-Cymene $C_{10}H_{14}$ Exact Mass: 134.11	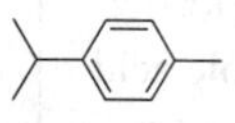 对伞花烃 *p*-Cymene	柠檬烯 Limonene $C_{10}H_{16}$ Exact Mass: 136.13	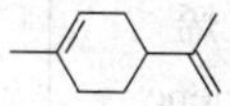 柠檬烯 Limonene
桉树脑 Eucalyptol $C_{10}H_{18}O$ Exact Mass: 154.14	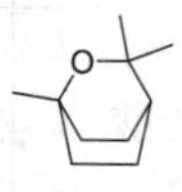 桉树脑 Eucalyptol	芳樟醇 Linalool $C_{10}H_{18}O$ Exact Mass: 154.14	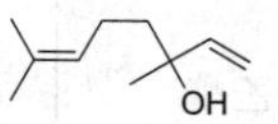 芳樟醇 Linalool
α-萜品醇 *α*-Terpineol $C_{10}H_{18}O$ Exact Mass: 154.14	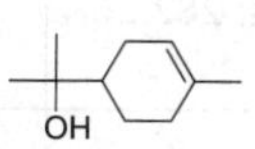 *α*-萜品醇 *α*-Terpineol	对烯丙基茴香醚 *p*-Allylanisole $C_{10}H_{12}O$ Exact Mass: 148.09	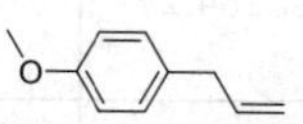 对烯丙基茴香醚 *p*-Allylanisole
反茴香脑 *trans*-Anethole $C_{10}H_{12}O$ Exact Mass: 148.09	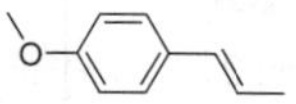 反茴香脑 *trans*-Anethole	对茴香醛 *p*-Anisaldehyde $C_8H_8O_2$ Exact Mass: 136.05	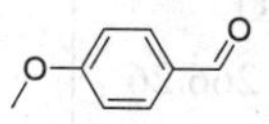 对茴香醛 *p*-Anisaldehyde
α-可巴烯(*α*-胡椒烯) *α*-Copaene $C_{15}H_{24}$ Exact Mass: 204.19	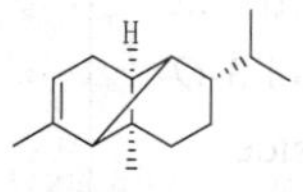 *α*-可巴烯 (*α*-胡椒烯) *α*-Copaene (Copaene)	茴香丙酮 Anisalacetone $C_{11}H_{12}O_2$ Exact Mass: 176.08	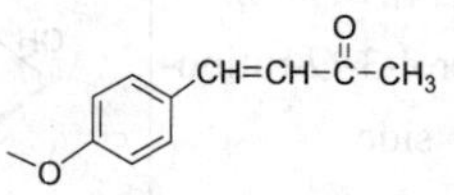 茴香丙酮 Anisalacetone
α-香柠檬烯 *α*-Bergamotene $C_{15}H_{24}$ Exact Mass: 204.19	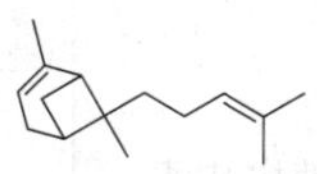 *α*-香柠檬烯 *α*-Bergamotene	*β*-石竹烯(石竹烯，*β*-丁香烯) *β*-Caryophyllene (Caryophyllene) $C_{15}H_{24}$ Exact Mass: 204.19	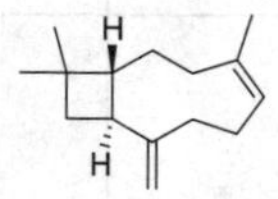 *β*-石竹烯 (石竹烯, *β*-丁香烯) *β*-Caryophyllene(Caryophyllene)
4-甲氧基苯丙酮 4-Methoxypropiophenone $C_{10}H_{12}O_2$ Exact Mass: 164.08	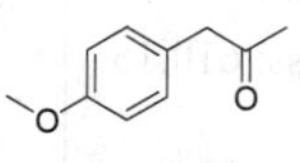 4-甲氧基苯丙酮 4-Methoxypropiophenone	*β*-甜没药烯 *β*-Bisabolene $C_{15}H_{24}$ Exact Mass: 204.19	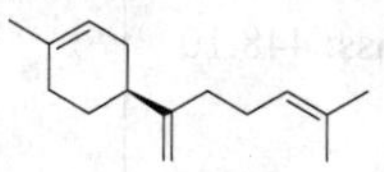 *β*-甜没药烯 *β*-Bisabolene
橙花椒醇 Nerolidol $C_{15}H_{26}O$ Exact Mass: 222.20	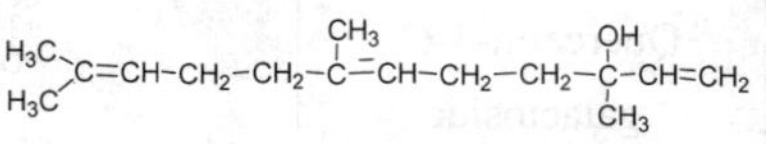 橙花椒醇 Nerolidol	*α*-荜澄茄苦素 *α*-Cubebene $C_{15}H_{24}$ Exact Mass: 204.19	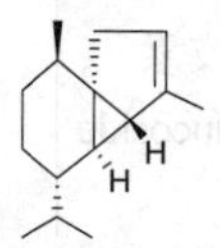 *α*-荜澄茄苦素 *α*-Cubebene

续表

中英文名、化学式及相对分子质量	结构图	中英文名、化学式及相对分子质量	结构图
乙酸肉桂酯 Cinnamyl alcohol, acetate $C_{11}H_{12}O_2$ Exact Mass: 176.08	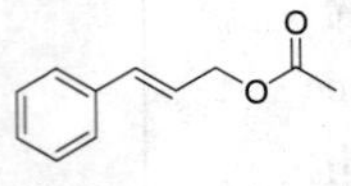 乙酸肉桂酯　Cinnamyl alcohol, acetate	甲基异丁香酚 Methylisoeugenol $C_{11}H_{14}O_2$ Exact Mass: 178.10	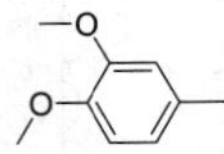 甲基异丁香酚　Methylisoeugenol
阿松香三烯 *ar*-Abietatriene $C_{20}H_{30}$ Exact Mass: 270.23	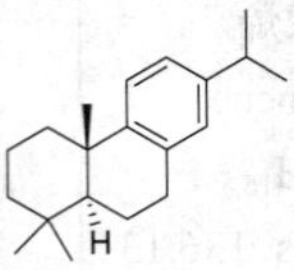 阿松香三烯　*ar*-Abietatriene	十六烷酸(棕榈酸) Hexadecanoic acid (Palmitic acid) $C_{16}H_{32}O_2$ Exact Mass: 256.24	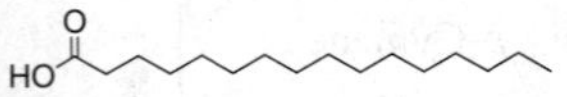 十六烷酸 (棕榈酸) Hexadecanoic acid (Palmitic acid)
棕榈酸乙酯 Ethyl palmitate $C_{18}H_{36}O_2$ Exact Mass: 284.27	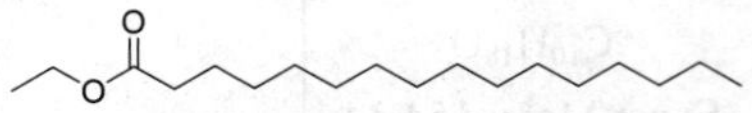 棕榈酸乙酯　Ethyl palmitate	9-十八碳烯酸 9-Octadecenoic acid $C_{18}H_{34}O_2$ Exact Mass: 282.26	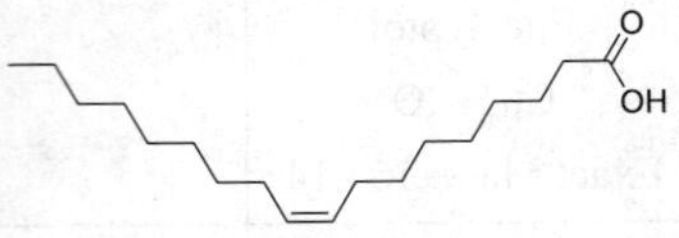 9-十八碳烯酸　9-Octadecenoic acid
顺-9-十八烯醛 *cis*-9-Octadecenal $C_{18}H_{34}O$ Exact Mass: 266.26	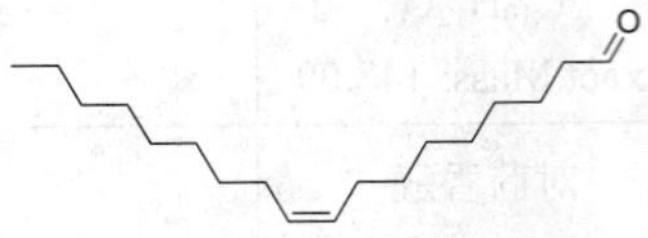 顺-9-十八烯醛　*cis*-9-Octadecenal	茴香醇酮 *p*-Anisoin $C_{16}H_{16}O_4$ Exact Mass: 272.10	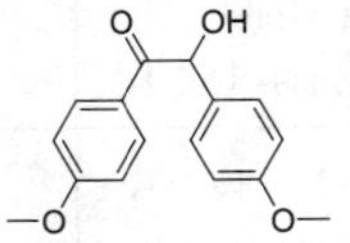 茴香醇酮　*p*-Anisoin
3-芸香糖山柰酚 Kaempferol-3-*O*-rutinoside $C_{27}H_{30}O_{15}$ Exact Mass: 594.16	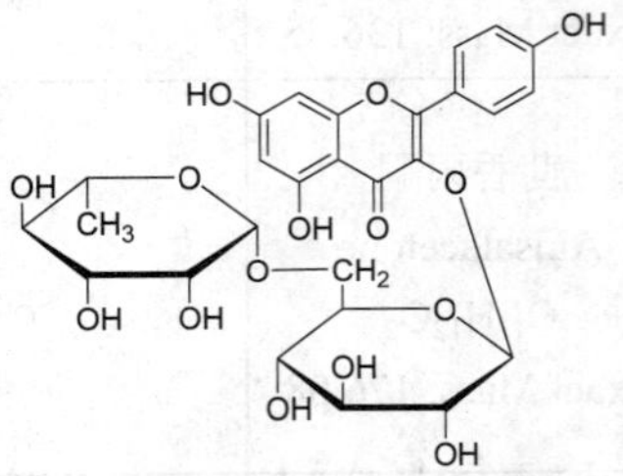 3-芸香糖山柰酚　Kaempferol-3-O-rutinoside	3-葡萄糖山柰酚 Kaempferol-3-*O*-glucoside $C_{21}H_{20}O_{11}$ Exact Mass: 448.10	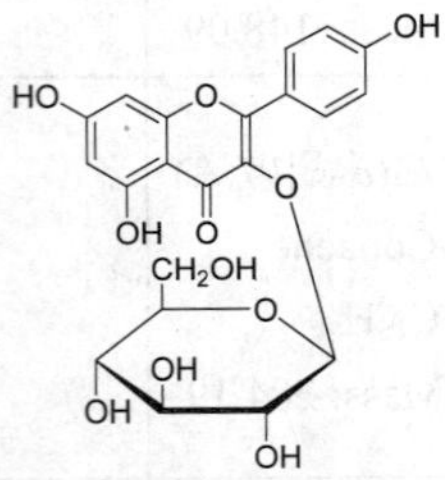 3-葡萄糖山柰酚　Kaempferol-3-*O*-glucoside
3-半乳糖山柰酚 Kaempferol-3-*O*-galactoside $C_{21}H_{20}O_{11}$ Exact Mass: 448.10	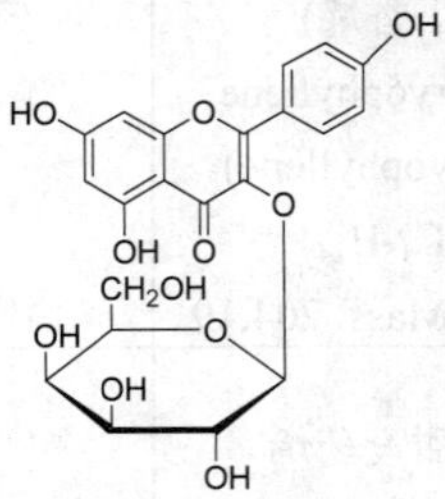 3-半乳糖山柰酚 Kaempferol-3-*O*-galactoside	3-芸香糖槲皮素 Quercetin-3-*O*-rutinoside $C_{27}H_{30}O_{16}$ Exact Mass: 610.15	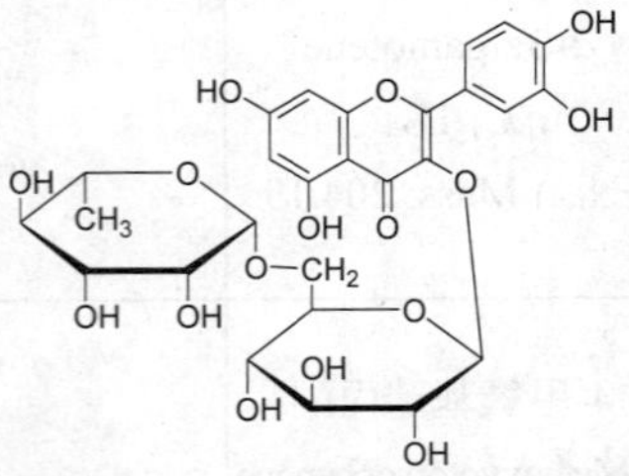 3-芸香糖槲皮素　Quercetin-3-*O*-rutinoside
3-葡萄糖槲皮素 Quercetin-3-*O*-glucoside $C_{21}H_{20}O_{12}$ Exact Mass: 464.10	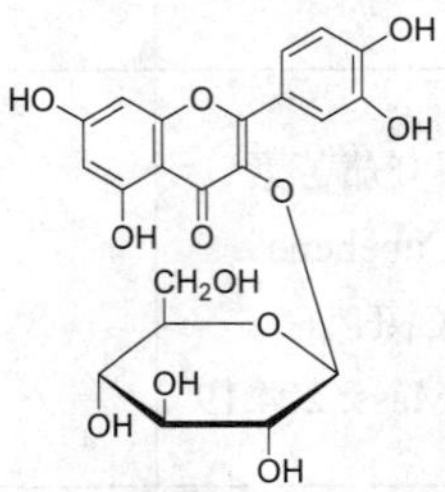 3-葡萄糖槲皮素　Quercetin-3-O-glucoside	3-半乳糖槲皮素 Quercetin-3-*O*-galactoside $C_{21}H_{20}O_{12}$ Exact Mass: 464.10	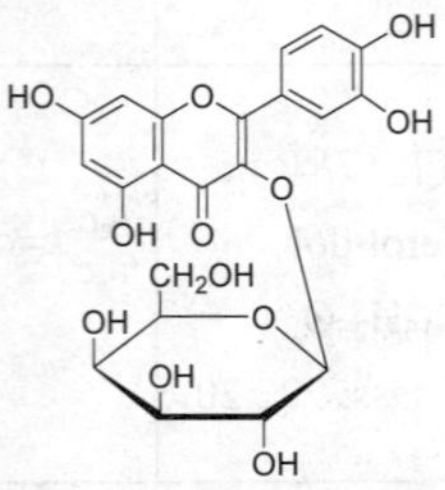 3-半乳糖槲皮素　Quercetin-3-O-galactoside

续表

中英文名、化学式及相对分子质量	结构图	中英文名、化学式及相对分子质量	结构图
3-鼠李糖槲皮素 Quercetin-3-*O*-rhamnoside $C_{21}H_{20}O_{11}$ Exact Mass: 448.10	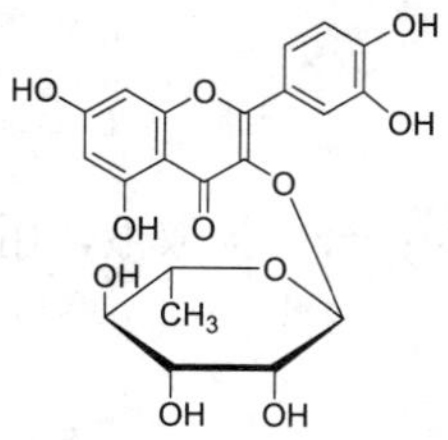 3-鼠李糖槲皮素 Quercetin-3-*O*-rhamnoside	3-木糖槲皮素 Quercetin-3-*O*-xyloside $C_{20}H_{18}O_{11}$ Exact Mass: 434.08	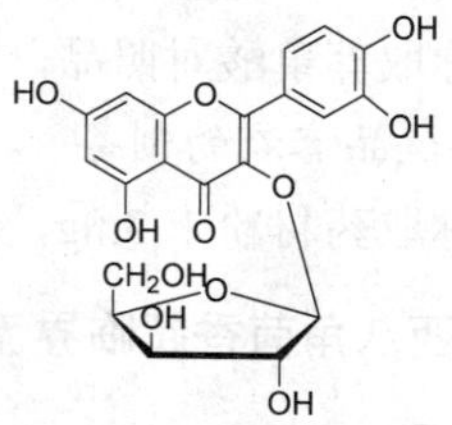 3-木糖槲皮素 Quercetin-3-*O*-xyloside
山柰酚 Kaempferol $C_{15}H_{10}O_6$ Exact Mass: 286.05	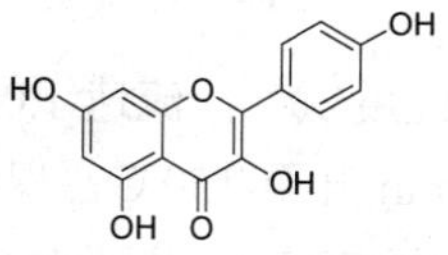 山柰酚 Kaempferol	槲皮素 Quercetin $C_{15}H_{10}O_7$ Exact Mass: 302.04	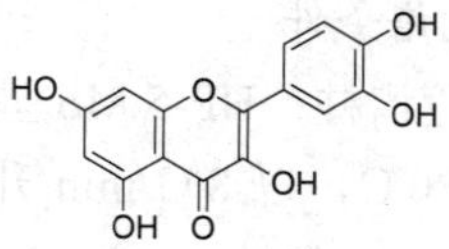 槲皮素 Quercetin
β-谷甾醇 *β*-Sitosterol $C_{29}H_{50}O$ Exact Mass: 414.39	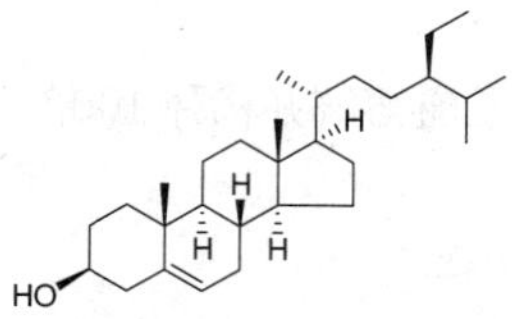 *β*-谷甾醇 (谷甾醇) *β*-Sitosterol (Sitosterol)	维生素 E Vitamin E $C_{29}H_{50}O_2$ Exact Mass: 430.38	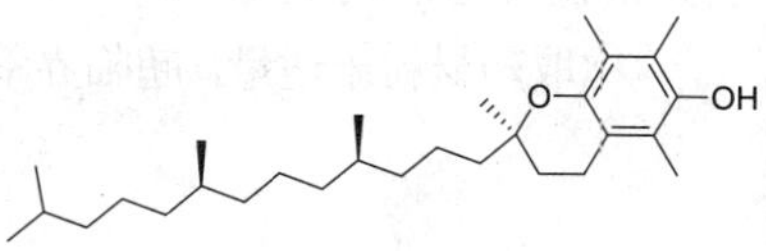 维生素 E Vitamin E
八角莽草毒素 A Veranisatin A $C_{16}H_{22}O_8$ Exact Mass: 342.13	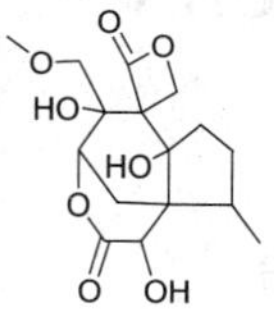 八角莽草毒素 A Veranisatin A	八角莽草毒素 B Veranisatin B $C_{16}H_{20}O_9$ Exact Mass: 356.11	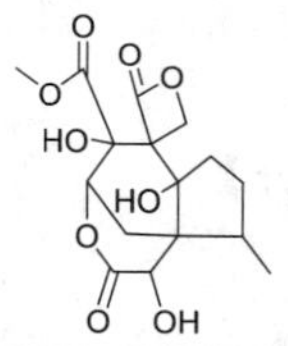 八角莽草毒素 B Veranisatin B
亚油酸 Linoleic acid $C_{18}H_{32}O_2$ Exact Mass: 280.24	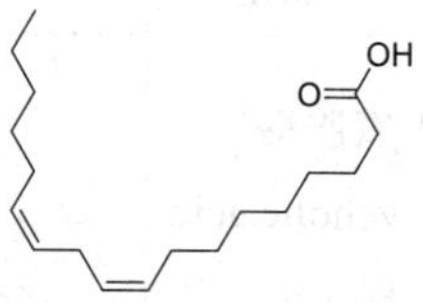 亚油酸 Linoleic acid	硬脂酸 Octadecanoic acid $C_{18}H_{36}O_2$ Exact Mass: 284.27	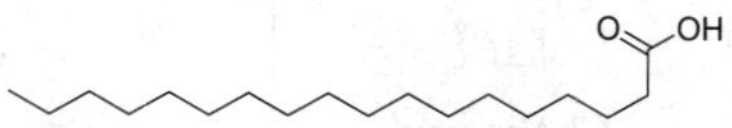 硬脂酸 Octadecanoic acid
莽草酸 Shikimic acid $C_7H_{10}O_5$ Exact Mass: 174.05	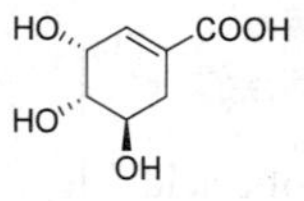 莽草酸 Shikimic acid		

除以上化学成分外，八角茴香还含有糖脂、卵磷脂、磷脂酰丝氨酸、磷脂酰肌醇等。

【分析方法】

1 反相高效液相法测定八角茴香果实中的莽草酸[9]

1.1 仪器

Shimadzu LC-9A 高效液相色谱仪。

1.2 色谱条件

色谱柱：Waters Symmetry C_{18}柱(150mm×4.6mm，5μm)；流动相：0.01mol/L K_2HPO_4缓冲液(pH 值为3，用磷酸调配)-甲醇(97∶3)；流速 0.5mL/min；紫外检测波长 220nm；柱温 30℃；分析时间约 8min。

1.3 对照品溶液的制备

称取莽草酸对照品，用适量水溶解。

1.4 供试品溶液的制备

称取药材粉末 3.0g，用 30mL 水超声提取 2 次，每次 20min；合并提取液，用适量水稀释后分析。

2 广西八角茴香超临界流体萃取物的 GC-MS 分析[7]

2.1 仪器

Agilent 6890/5973N 气质联用仪。

2.2 色谱条件

色谱柱：HP-5 MS 型(30m×0.25mm，0.1μm)；载气：高纯度氦气；流速 1.0mL/min。升温程序：初始柱温 80℃，以 8℃/min 升至 130℃，保持 8min，然后以 2℃/min 升至 150℃，保持 5min，再以 3℃/min 升至 210℃，保持 3min，以 4℃/min 升至 250℃；质谱条件：EI 源(70eV)，离子源温度 200℃，质谱扫描范围 30～550mV，加速电压 200eV，扫描间隔 0.5s。

2.3 供试品溶液的制备

称取药材粉末适量，超临界萃取 60min，称取萃取物适量，用乙醚溶解并稀释 10 倍，离心，取上清液，即得。

人工牛黄

Rengongniuhuang

BOVIS CALCULUS ARTIFACTUS

【化学成分】

表 1-2-4 人工牛黄主要化学成分[10, 11]

中英文名、化学式及相对分子质量	结构图	中英文名、化学式及相对分子质量	结构图
胆酸 Cholic acid $C_{24}H_{40}O_5$ Exact Mass: 408.29	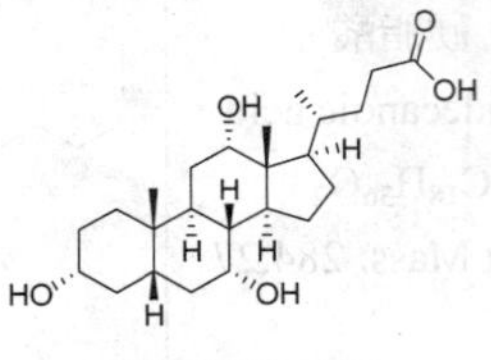 胆酸 Cholic acid	猪去氧胆酸 Hyodeoxycholic acid $C_{24}H_{40}O_4$ Exact Mass: 392.29	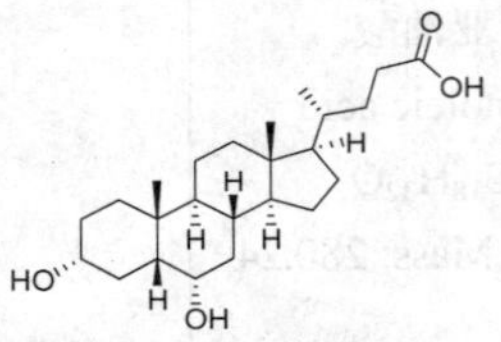 猪去氧胆酸 Hyodeoxycholic acid
鹅去氧胆酸 Chenodeoxycholic acid $C_{24}H_{40}O_4$ Exact Mass: 392.29	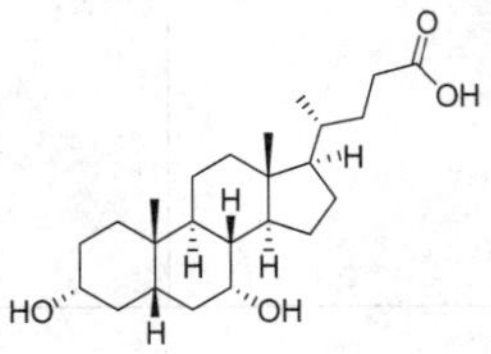 鹅去氧胆酸 Chenodeoxycholic acid	脱氧胆酸 Deoxycholic acid $C_{24}H_{40}O_4$ Exact Mass: 392.29	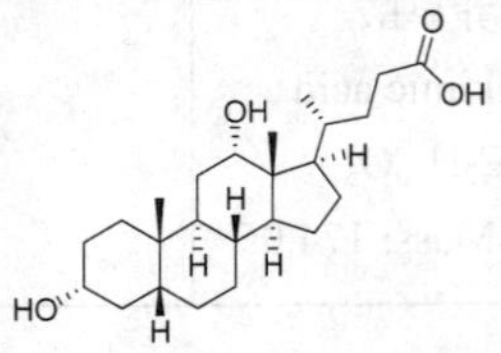 脱氧胆酸 Deoxycholic acid
胆固醇 Cholesterol $C_{27}H_{46}O$ Exact Mass: 386.35	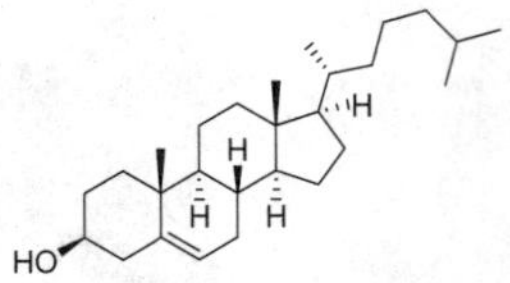 胆固醇 Cholesterol	胆红素 Bilirubin $C_{33}H_{36}N_4O_6$ Exact Mass: 584.26	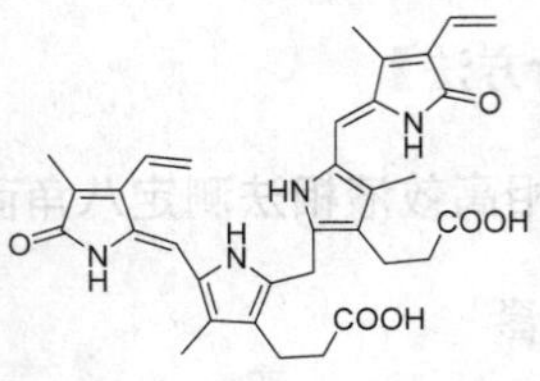 胆红素 Bilirubin

【分析方法】

1　人工牛黄及天然牛黄中胆红素的高效液相色谱法测定方法研究[12]

1.1 仪器

日立 638-50 高效液相色谱仪。

1.2 色谱条件

色谱柱：Shimadzu Shim-Pack CLC-CN 柱；流动相：氯仿-甲醇-2%二乙胺(84∶15∶1)；流速 1.0mL/min；检测波长 450nm；柱温 45℃；进样体积 20μL；分析时间约 7min。

1.3 对照品溶液的制备

称取胆红素对照品，用适量流动相溶解。

1.4 供试品溶液的制备

称取样品，加适量氯仿超声提取 20min，再加入适量甲醇和 2%二乙胺，使与流动相比例一致，再用流动相稀释至 50mL，滤过，即得。

2　高效液相色谱蒸发光散射检测法同时测定人工牛黄中多组分含量[10]

2.1 仪器

Waters 1510 型高效液相色谱仪，蒸发光散射检测器。

2.2 色谱条件

色谱柱：Waters Nova-Pak C_{18}柱(250mm×4.6mm，5μm)；流动相：甲醇-水-冰醋酸(80∶20∶0.01)；流速 1.0mL/min；柱温室温；进样量 20μL；分析时间约 30min。蒸发光散射检测器参数：漂移管温度 105℃，氮气流速 2.05L/min。

2.3 对照品溶液的制备

取胆酸、猪去氧胆酸、鹅去氧胆酸和去氧胆酸、胆固醇对照品，用适量甲醇溶解。

2.4 供试品溶液的制备

称取药材粉末 70mg，用 25mL甲醇超声 30min，滤过，即得。

人参

Renshen

GINSENG RADIX ET RHIZOMA

【化学成分】

表 1-2-5　人参主要化学成分[13, 14]

中英文名、化学式及相对分子质量	结构图	中英文名、化学式及相对分子质量	结构图
人参皂苷 Ro Ginsenoside Ro $C_{48}H_{76}O_{19}$ Exact Mass: 956.50	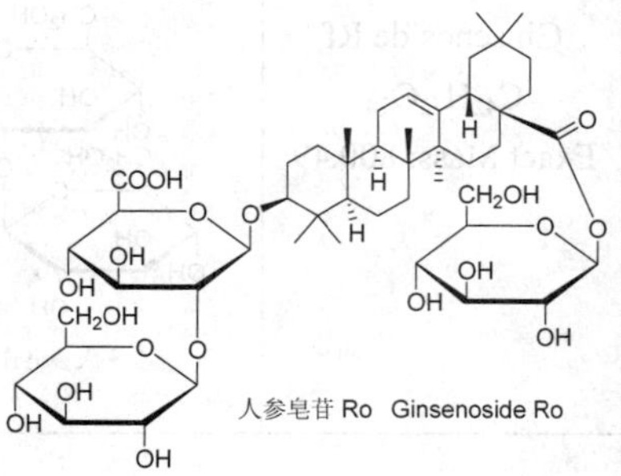人参皂苷 Ro　Ginsenoside Ro	人参皂苷 Ra_1 Ginsenoside Ra_1 $C_{58}H_{98}O_{26}$ Exact Mass: 1210.63	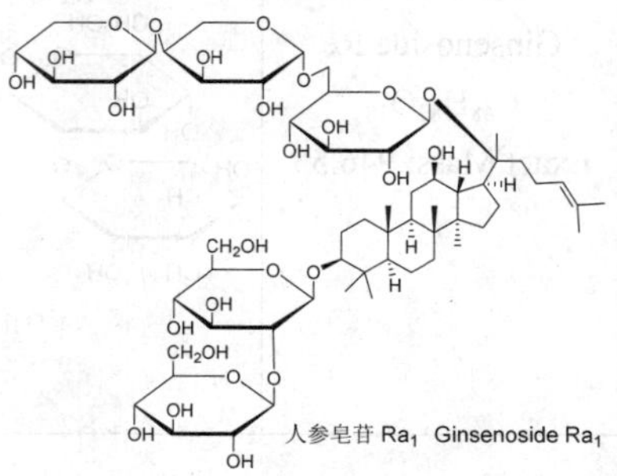人参皂苷 Ra_1　Ginsenoside Ra_1

续表

中英文名、化学式及相对分子质量	结构图	中英文名、化学式及相对分子质量	结构图
人参皂苷 Ra_2 Ginsenoside Ra_2 $C_{58}H_{98}O_{26}$ Exact Mass: 1210.63	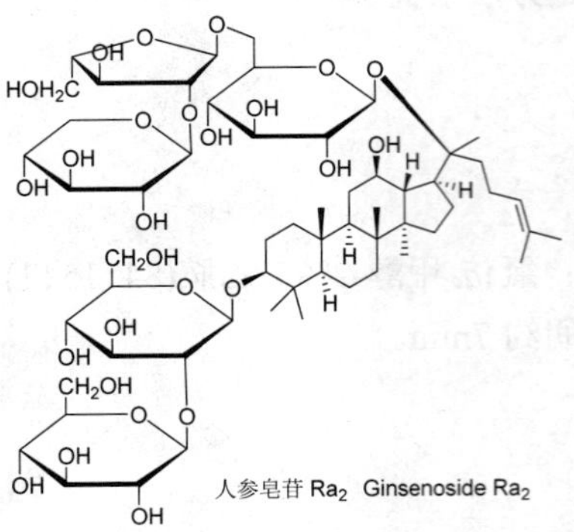 人参皂苷 Ra_2　Ginsenoside Ra_2	人参皂苷 Rb_1 Ginsenoside Rb_1 $C_{54}H_{92}O_{23}$ Exact Mass: 1108.6	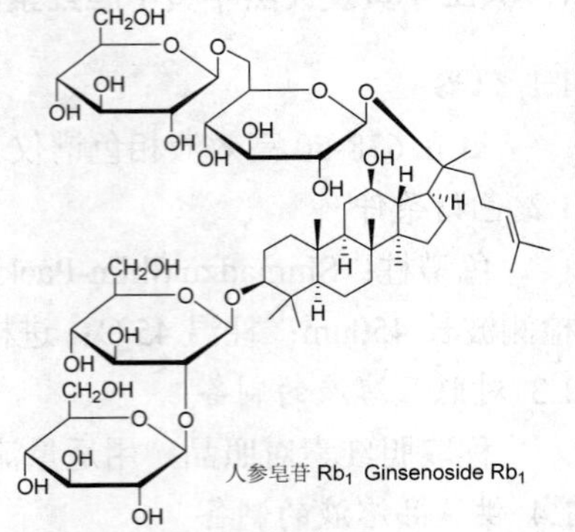 人参皂苷 Rb_1　Ginsenoside Rb_1
人参皂苷 Rb_2 Ginsenoside Rb_2 $C_{53}H_{90}O_{22}$ Exact Mass: 1078.59	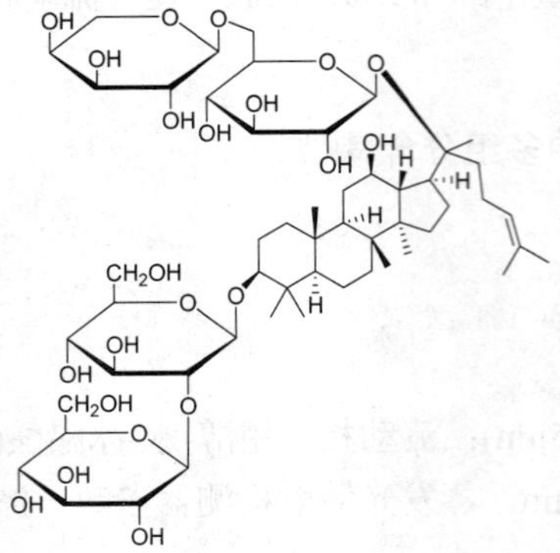 人参皂苷 Rb_2　Ginsenoside Rb_2	人参皂苷 Rb_3 Ginsenoside Rb_3 $C_{53}H_{90}O_{22}$ Exact Mass: 1078.59	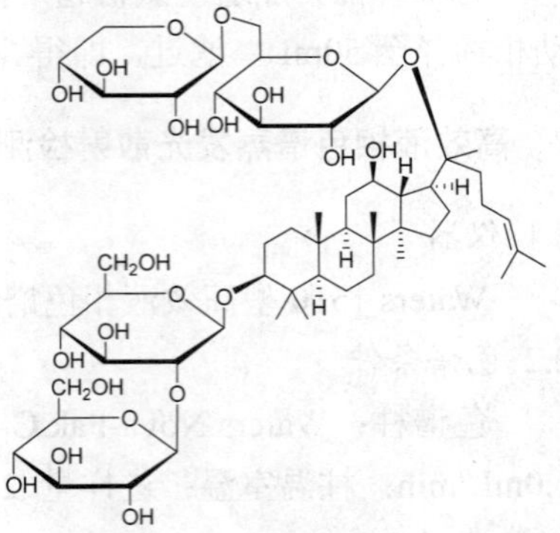 人参皂苷 Rb_3　Ginsenoside Rb_3
人参皂苷 Rc Ginsenoside Rc $C_{53}H_{90}O_{22}$ Exact Mass: 1078.59	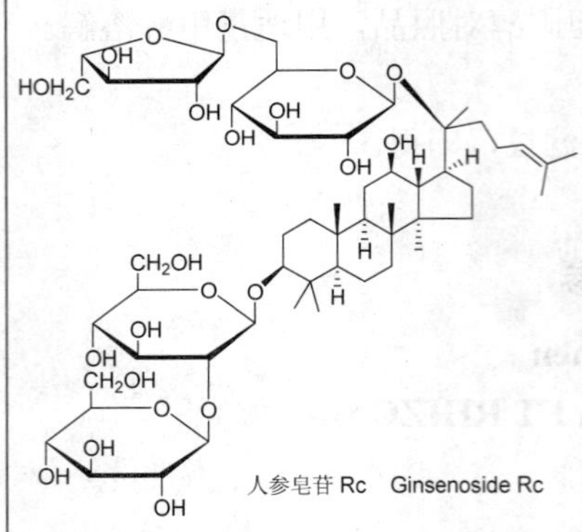 人参皂苷 Rc　Ginsenoside Rc	人参皂苷 Rd Ginsenoside Rd $C_{48}H_{82}O_{18}$ Exact Mass: 946.55	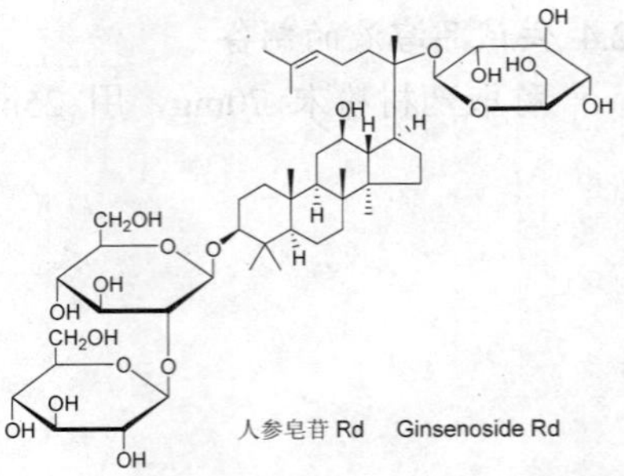 人参皂苷 Rd　Ginsenoside Rd
人参皂苷 Re Ginsenoside Re $C_{48}H_{82}O_{18}$ Exact Mass: 946.55	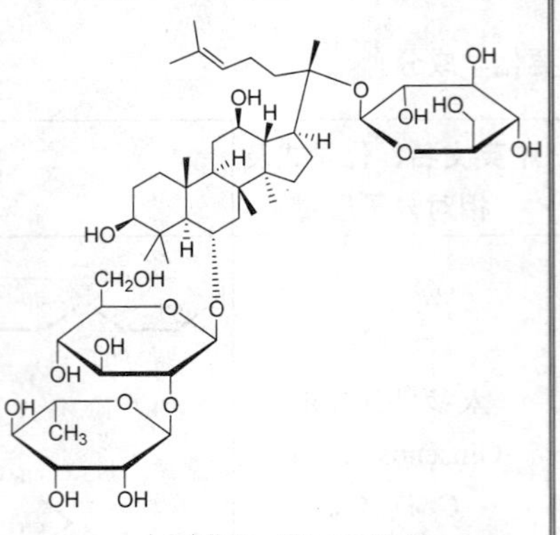 人参皂苷 Re　Ginsenoside Re	人参皂苷 Rf Ginsenoside Rf $C_{42}H_{72}O_{14}$ Exact Mass: 800.49	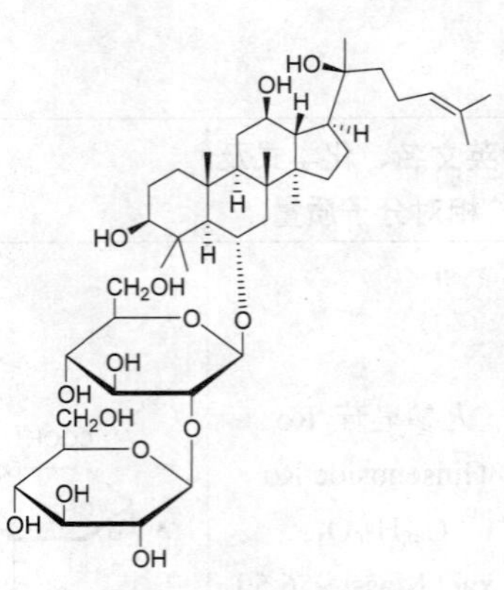 人参皂苷 Rf　Ginsenoside Rf

续表

中英文名、化学式及相对分子质量	结构图	中英文名、化学式及相对分子质量	结构图
人参皂苷 Rg_1 Ginsenoside Rg_1 $C_{42}H_{72}O_{14}$ Exact Mass: 800.49	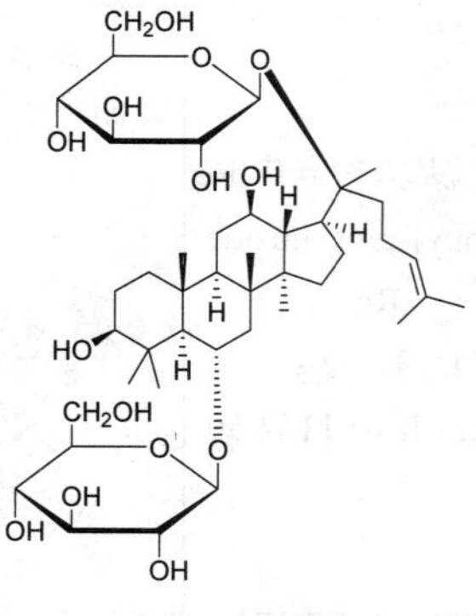 人参皂苷 Rg_1 Ginsenoside Rg_1	20(*S*)-人参皂苷 Rg_2 (人参皂苷 Rg_2) 20(*S*)-Ginsenoside Rg_2 (Ginsenoside Rg_2) $C_{42}H_{72}O_{13}$ Exact Mass: 784.50	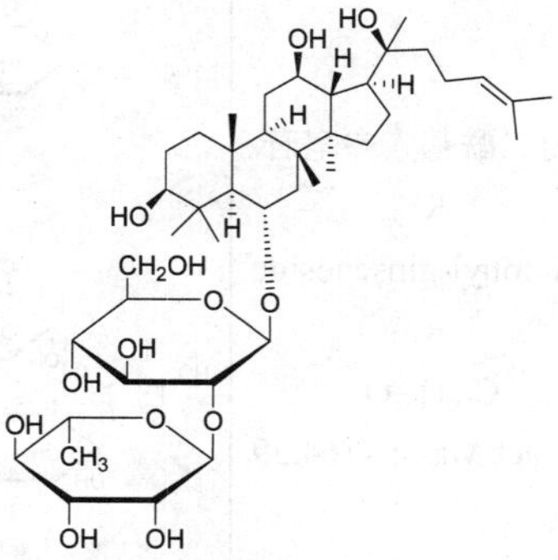 20(*S*)-人参皂苷 Rg_2 (人参皂苷 Rg_2) 20(*S*)-Ginsenoside Rg_2 (Ginsenoside Rg_2)
20(*S*)-人参皂苷 Rg_3 (人参皂苷 Rg_3) 20(*S*)-Ginsenoside Rg_3 (Ginsenoside Rg_3) $C_{42}H_{72}O_{13}$ Exact Mass: 784.50	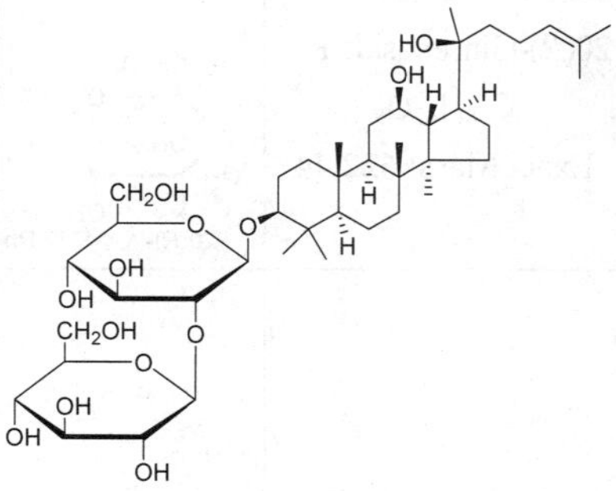 20(*S*)-人参皂苷 Rg_3 (人参皂苷 Rg_3) 20(*S*)-Ginsenoside Rg_3 (Ginsenoside Rg_3)	20-*O*-葡萄糖基人参皂苷 Rf 20-*O*-Glucopyranosyl ginsenoside Rf $C_{48}H_{82}O_{19}$ Exact Mass: 962.55	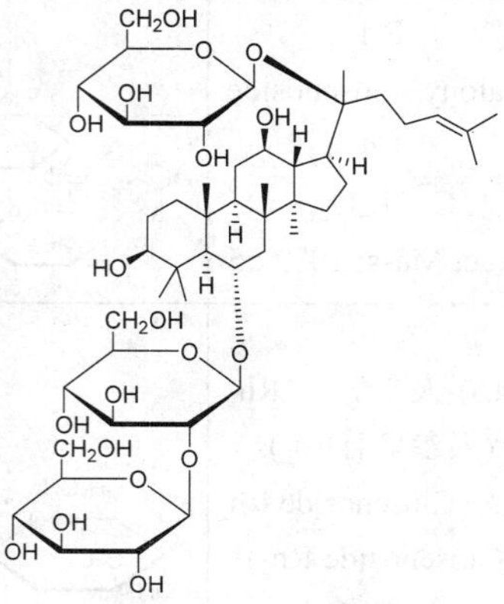 20-*O*-葡萄糖基人参皂苷 Rf 20-*O*-Glucopyranosyl ginsenoside Rf
人参皂苷 F_1 Ginsenoside F_1 $C_{36}H_{62}O_9$ Exact Mass: 638.44	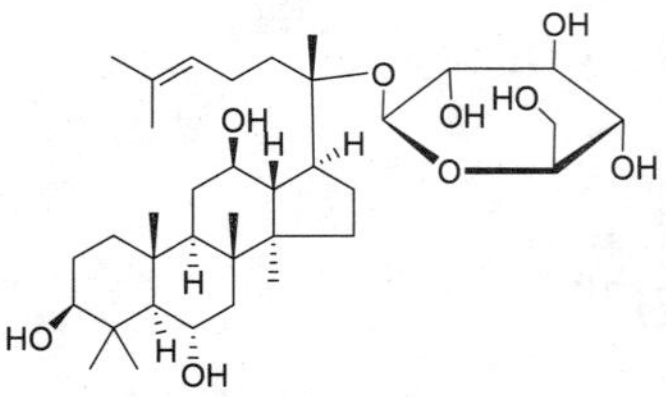 人参皂苷 F_1 Ginsenoside F_1	三七皂苷 R_1 Notoginsenoside R_1 $C_{47}H_{80}O_{18}$ Exact Mass: 932.53	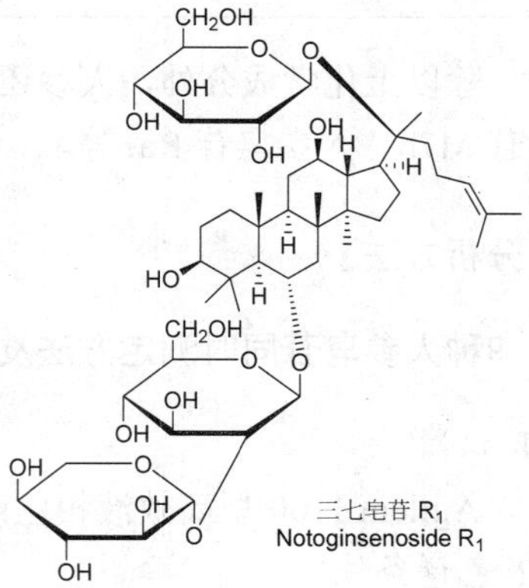 三七皂苷 R_1 Notoginsenoside R_1
假人参皂苷 Rp_1 Pseudo-ginsenoside Rp_1 $C_{41}H_{64}O_{13}$ Exact Mass: 764.43	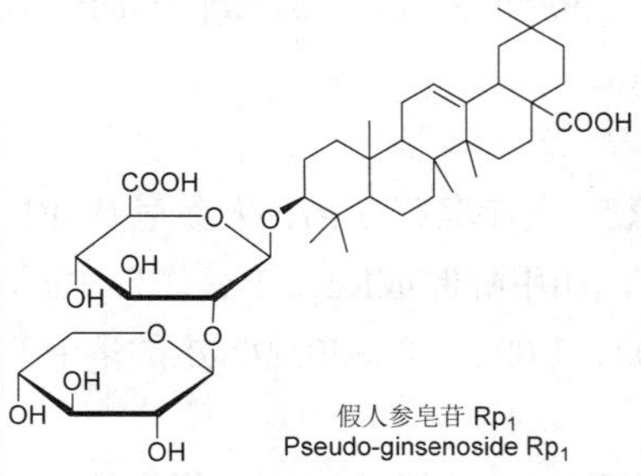 假人参皂苷 Rp_1 Pseudo-ginsenoside Rp_1	丙二酰基人参皂苷 Rb_1 Malonyl-ginsenoside Rb_1 $C_{57}H_{94}O_{26}$ Exact Mass: 1194.60	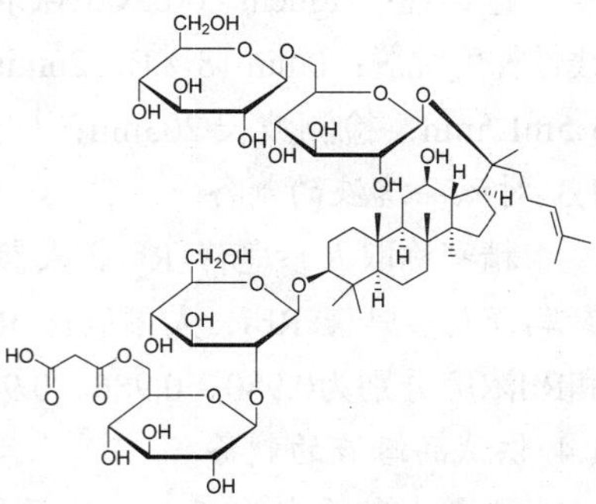 丙二酰基人参皂苷 Rb_1 Malonyl-ginsenoside Rb_1

续表

中英文名、化学式及相对分子质量	结构图	中英文名、化学式及相对分子质量	结构图
丙二酰基人参皂苷 Rb_2 Malonyl-ginsenoside Rb_2 $C_{56}H_{92}O_{25}$ Exact Mass: 1164.59	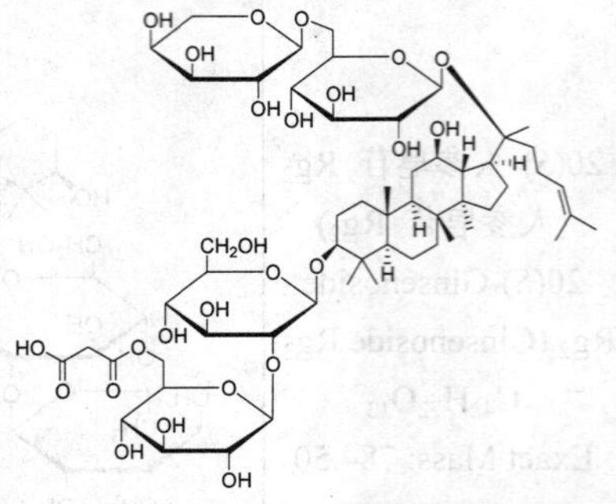 丙二酰基人参皂苷 Rb_2 Malonyl-ginsenoside Rb_2	丙二酰基人参皂苷 Rc Malonyl-ginsenoside Rc $C_{56}H_{92}O_{25}$ Exact Mass: 1164.59	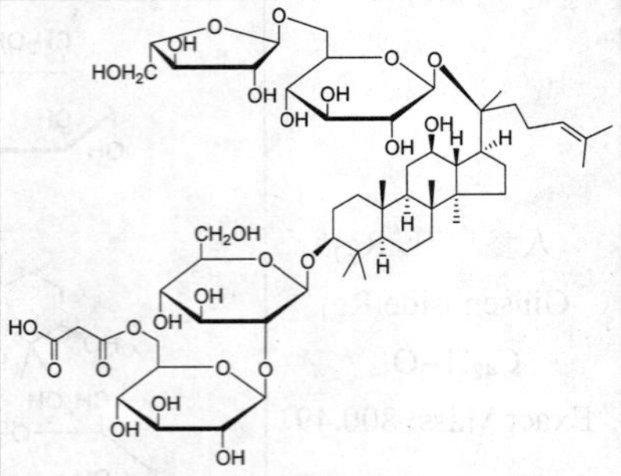 丙二酰基人参皂苷 Rc Malonyl-ginsenoside Rc
丙二酰基人参皂苷 Rd Malonyl-ginsenoside Rd $C_{51}H_{84}O_{21}$ Exact Mass: 1032.55	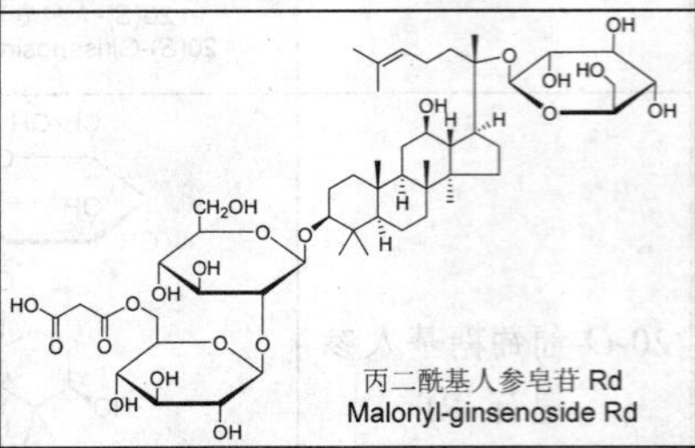 丙二酰基人参皂苷 Rd Malonyl-ginsenoside Rd	20(*R*)-人参皂苷 Rh_2 20(*R*)-Ginsenoside Rh_2 $C_{36}H_{62}O_8$ Exact Mass: 622.44	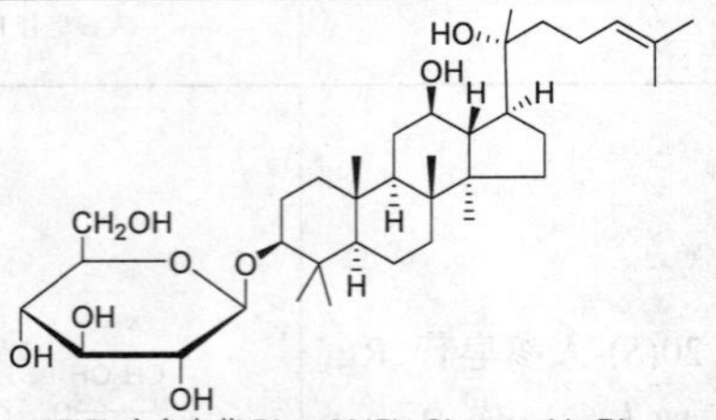 20(*R*)-人参皂苷 Rh_2 20(*R*)- Ginsenoside Rh_2
20(*S*)-人参皂苷 Rh_2 (人参皂苷Rh_2) 20(*S*)-Ginsenoside Rh_2 (Ginsenoside Rh_2) $C_{36}H_{62}O_8$ Exact Mass: 622.44	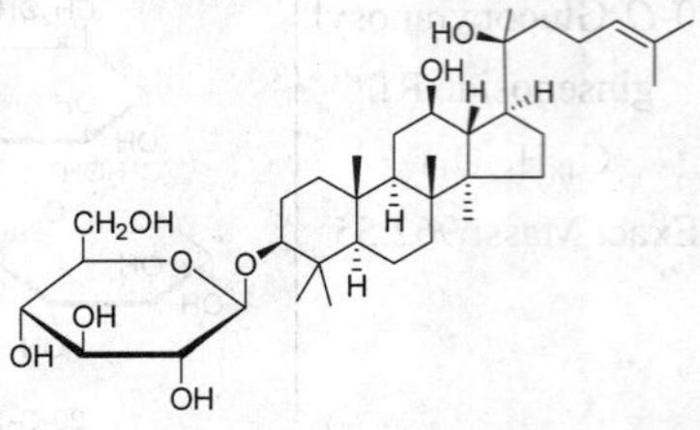 20(*S*)-人参皂苷 Rh_2 (人参皂苷 Rh_2) 20(*S*)-Ginsenoside Rh_2 (Ginsenoside Rh_2)		

除以上化学成分外，人参还含有人参皂苷 Rn、人参皂苷 M7c、人参皂苷 M7a、人参皂苷 M7d、人参皂苷 M7b、人参皂苷 Ra_3 等。

【分析方法】

1 9种人参皂苷同时测定方法及其在人参质量鉴别中的应用[15]

1.1 仪器

Agilent 1100 型高效液相色谱仪。

1.2 色谱条件

色谱柱：Agilent Zorbax SB-C_{18} 柱(250mm×4.6mm，5μm)；流动相：0.05%磷酸水(A)-0.05%磷酸乙腈(B)；线性梯度洗脱：0min 18% B，26min 20% B，35min 30% B，50min 32% B，57min 33% B，65min 40% B；流速 1.5mL/min；检测波长 203nm；柱温 35℃；进样体积 10μL。

1.3 对照品溶液的制备

精密称取人参皂苷 Rg_1、人参皂苷 Re、人参皂苷 Rf、人参皂苷 Rg_2、人参皂苷 Rb_1、人参皂苷 Rc、人参皂苷人参皂苷 Rb_2、人参皂苷 Rb_3和人参皂苷 Rd适量，加甲醇制成Rg_1、Re、Rf、Rg_2、Rb_1、Rc、Rb_2、Rb_3和Rd浓度分别为0.980、0.986、0.980、0.984、0.984、1.02、1.02、1.04和0.992g/L的溶液。

1.4 供试品溶液的制备

称取人参粉末约 0.5g，精密称定，加入水饱和的正丁醇25mL浸渍过夜；超声提取 30min，冷却，过滤，用水饱和的正丁醇 25mL分5次洗涤容器和滤纸，合并滤液于茄形瓶中；挥干溶剂，残留物用甲醇溶解并定容至 5mL，摇匀，离心后分析。对照品及供试品溶液的色谱图如图1-2-1所示。

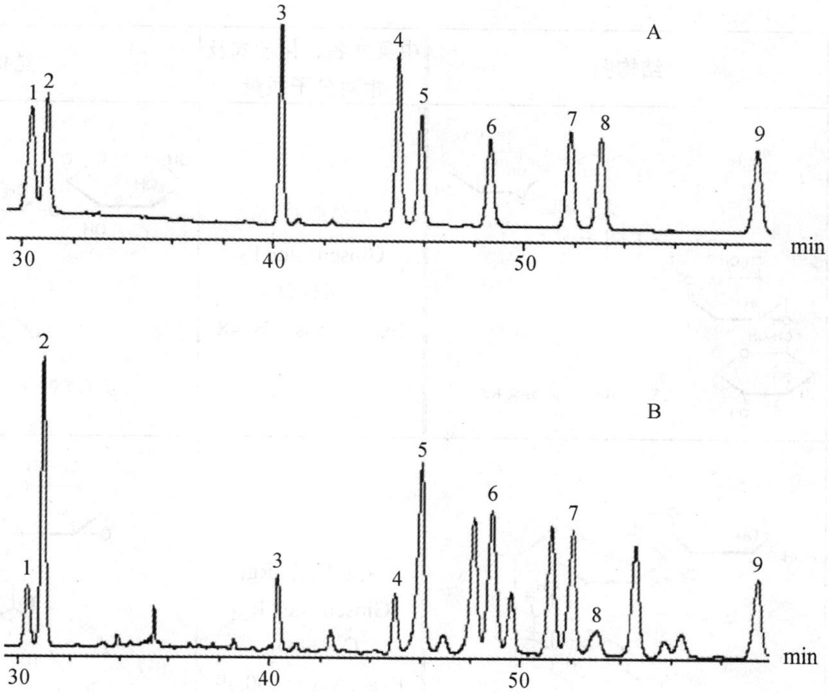

图1-2-1 对照品和供试品的高效液相色谱图

A. 对照品；B. 供试品

1. Rg_1；2. Re；3. Rf；4. Rg_2；5. Rb_1；6. Rc；7. Rb_2；8. Rb_3；9. Rd

人参叶

Renshenye

GINSENG FOLIUM

【化学成分】

表 1-2-6 人参叶主要化学成分[16, 17]

中英文名、化学式及相对分子质量	结构图	中英文名、化学式及相对分子质量	结构图
人参皂苷 Rb_2 Ginsenoside Rb_2 $C_{53}H_{90}O_{22}$ Exact Mass: 1078.59	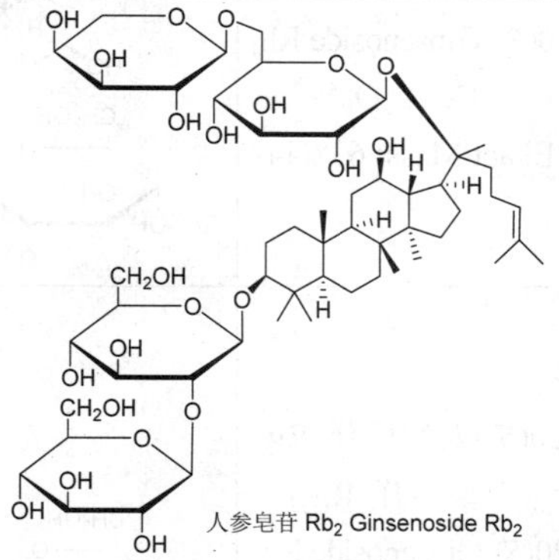 	人参皂苷 Rc Ginsenoside Rc $C_{53}H_{90}O_{22}$ Exact Mass: 1078.59	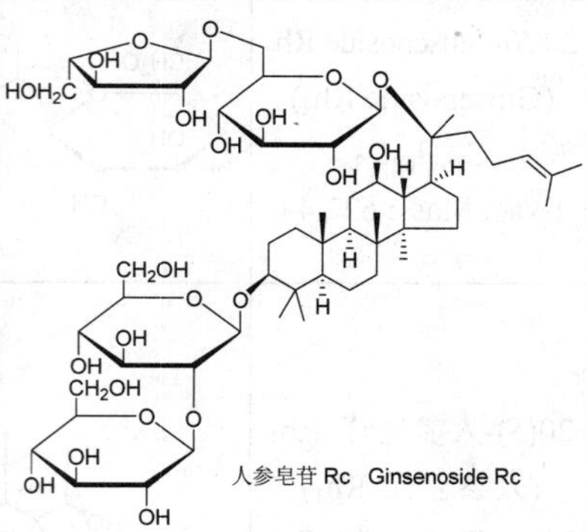
β-谷甾醇(谷甾醇) *β*-Sitosterol (Sitosterol) $C_{29}H_{50}O$ Exact Mass: 414.39	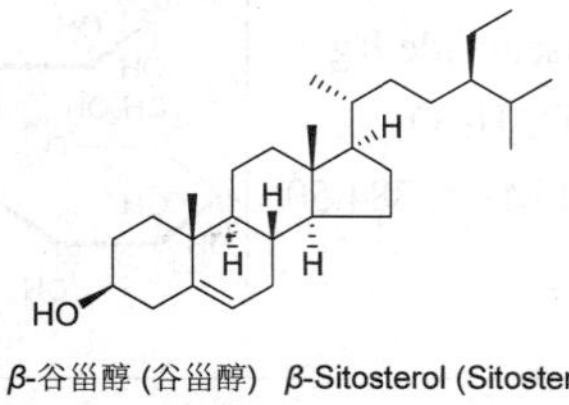 	十六烷酸(棕榈酸) Hexadecanoic acid (Palmitic acid) $C_{16}H_{32}O_2$ Exact Mass: 256.24	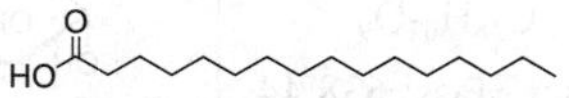

续表

中英文名、化学式及相对分子质量	结构图	中英文名、化学式及相对分子质量	结构图
人参皂苷 Rd Ginsenoside Rd $C_{48}H_{82}O_{18}$ Exact Mass: 946.55	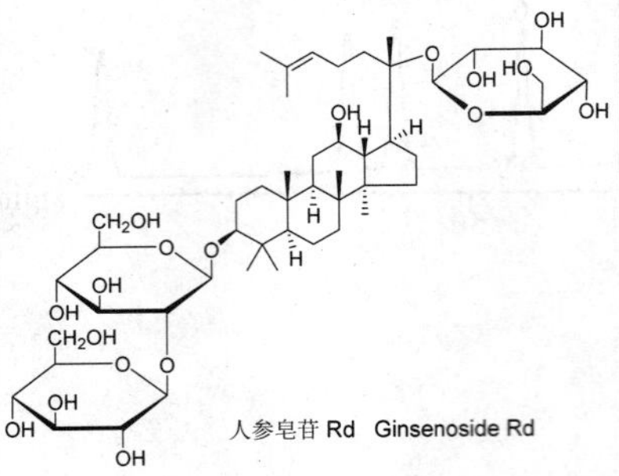 人参皂苷 Rd Ginsenoside Rd	人参皂苷 F_3 Ginsenoside F_3 $C_{41}H_{70}O_{13}$ Exact Mass: 770.48	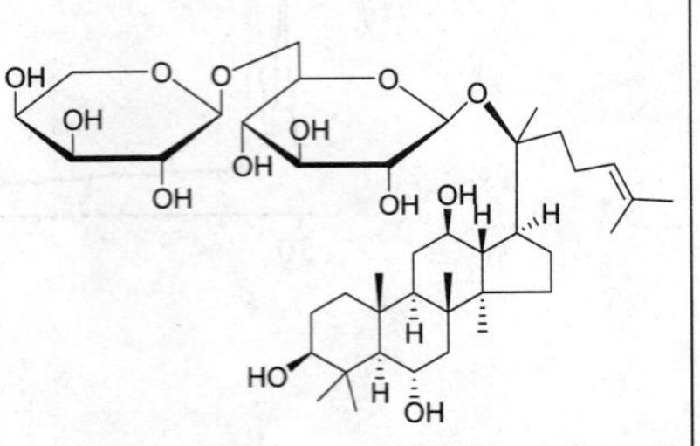 人参皂苷 F_3 Ginsenoside F_3
人参皂苷 F_5 Ginsenoside F_5 $C_{41}H_{70}O_{13}$ Exact Mass: 770.48	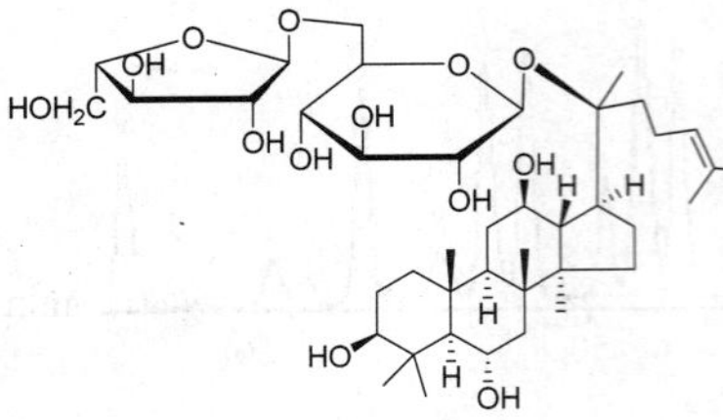 人参皂苷 F_5 Ginsenoside F_5	人参皂苷 Rg_1 Ginsenoside Rg_1 $C_{42}H_{72}O_{14}$ Exact Mass: 800.49	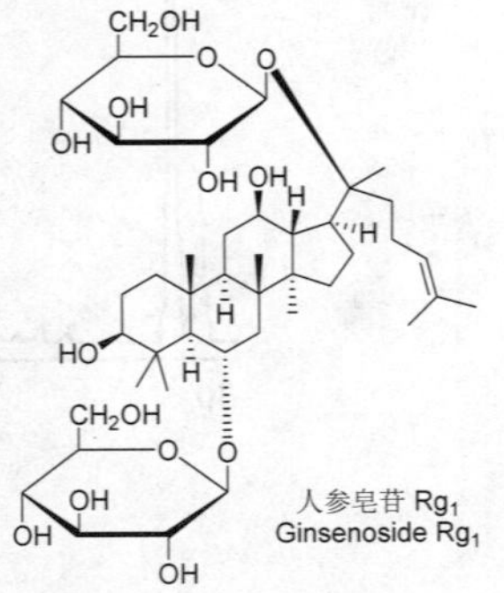 人参皂苷 Rg_1 Ginsenoside Rg_1
20(*R*)-人参皂苷 Rg_2 20(*R*)-Ginsenoside Rg_2 $C_{42}H_{72}O_{13}$ Exact Mass: 784.50	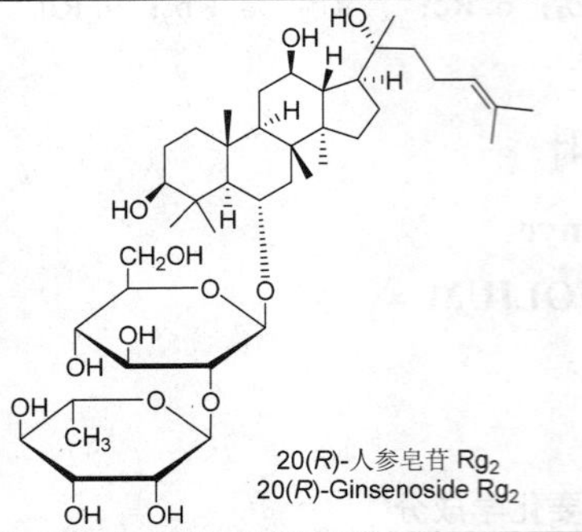 20(*R*)-人参皂苷 Rg_2 20(*R*)-Ginsenoside Rg_2	20(*R*)-人参皂苷 Rh_2 20(*R*)-Ginsenoside Rh_2 $C_{36}H_{62}O_8$ Exact Mass: 622.44	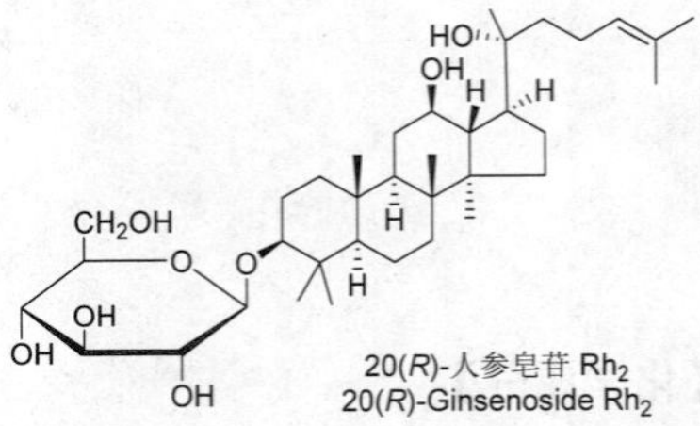 20(*R*)-人参皂苷 Rh_2 20(*R*)-Ginsenoside Rh_2
20(*S*)-人参皂苷 Rh_2 (人参皂苷 Rh_2) 20(*S*)-Ginsenoside Rh_2 (Ginsenoside Rh_2) $C_{36}H_{62}O_8$ Exact Mass: 622.44	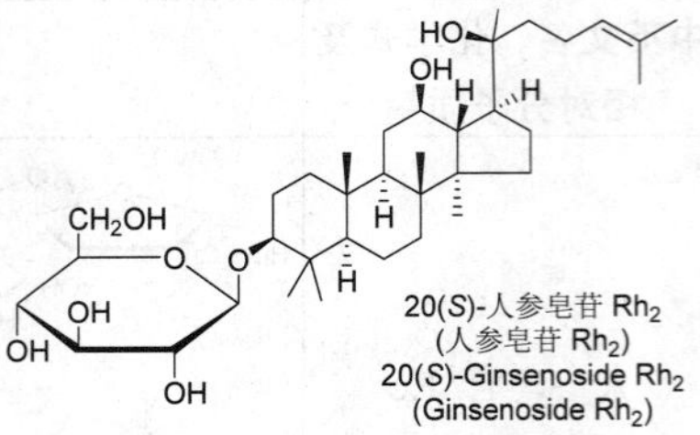 20(*S*)-人参皂苷 Rh_2 (人参皂苷 Rh_2) 20(*S*)-Ginsenoside Rh_2 (Ginsenoside Rh_2)	20(*R*)-人参皂苷 Rh_1 20(*R*)-Ginsenoside Rh_1 $C_{36}H_{62}O_9$ Exact Mass: 638.44	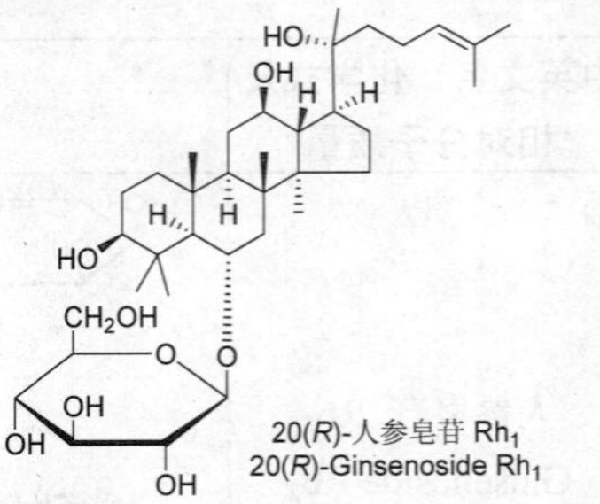 20(*R*)-人参皂苷 Rh_1 20(*R*)-Ginsenoside Rh_1
20(*S*)-人参皂苷 Rh_1 (人参皂苷 Rh_1) 20(*S*)-Ginsenoside Rh_1 (Ginsenoside Rh_1) $C_{36}H_{62}O_9$ Exact Mass: 638.44	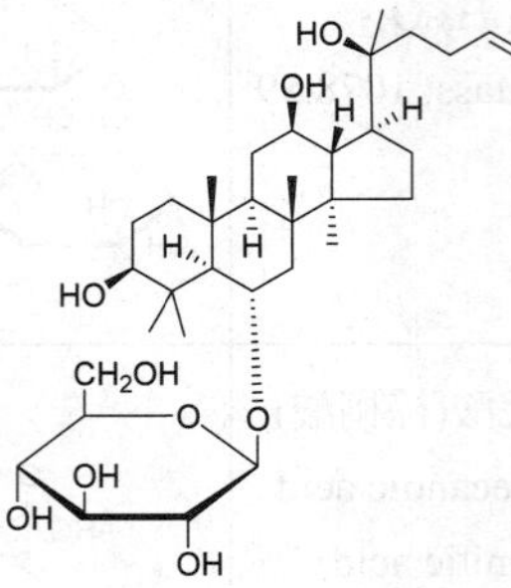 20(*S*)-人参皂苷 Rh_1 (人参皂苷 Rh_1) 20(*S*)-Ginsenoside Rh_1 (Ginsenoside Rh_1)	20(*S*)-人参皂苷 Rg_3 (人参皂苷 Rg_3) 20(*S*)-Ginsenoside Rg_3 (Ginsenoside Rg_3) $C_{42}H_{72}O_{13}$ Exact Mass: 784.50	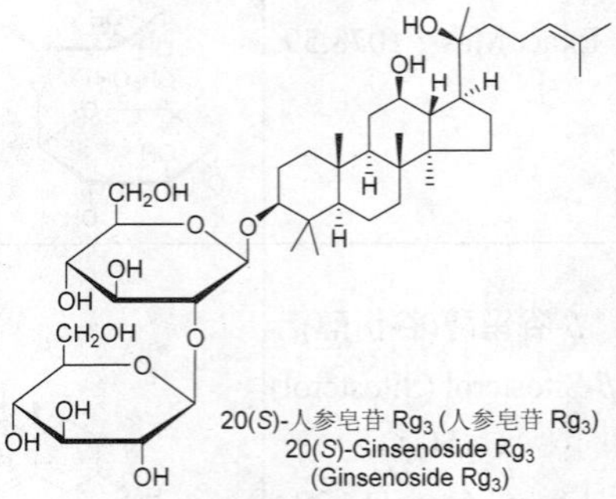 20(*S*)-人参皂苷 Rg_3 (人参皂苷 Rg_3) 20(*S*)-Ginsenoside Rg_3 (Ginsenoside Rg_3)

续表

中英文名、化学式及相对分子质量	结构图	中英文名、化学式及相对分子质量	结构图
20(*S*)-人参皂苷 Rg_2 (人参皂苷 Rg_2) 20(*S*)-Ginsenoside Rg_2 (Ginsenoside Rg_2) $C_{42}H_{72}O_{13}$ Exact Mass: 784.50	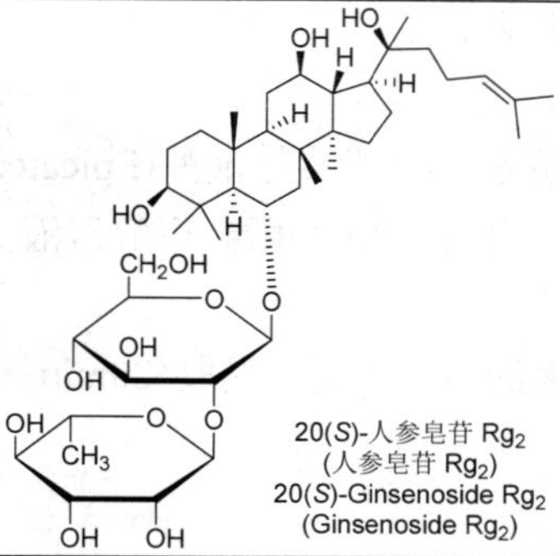 20(*S*)-人参皂苷 Rg_2 (人参皂苷 Rg_2) 20(*S*)-Ginsenoside Rg_2 (Ginsenoside Rg_2)	20(*R*)-原人参三醇 (原人参三醇) 20(*R*)-Protopanaxatriol (Protopanaxatriol) $C_{30}H_{52}O_4$ Exact Mass: 476.39	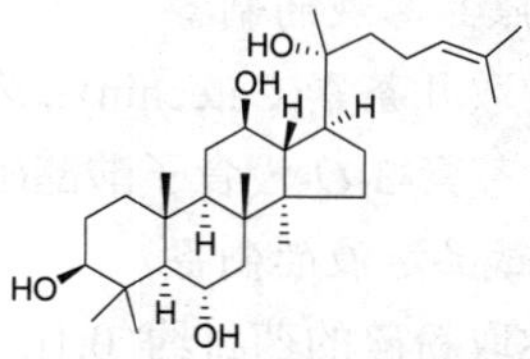 20(*R*)-原人参三醇 (原人参三醇) 20(*R*)-Protopanaxatriol (Protopanaxatriol)
20(*R*)-达玛-3*β*,6*α*, 12*β*,20,25-五醇 20(*R*)-Dammar-3*β*,6*α*, 12*β*,20,25-pentaol $C_{30}H_{54}O_5$ Exact Mass: 494.40	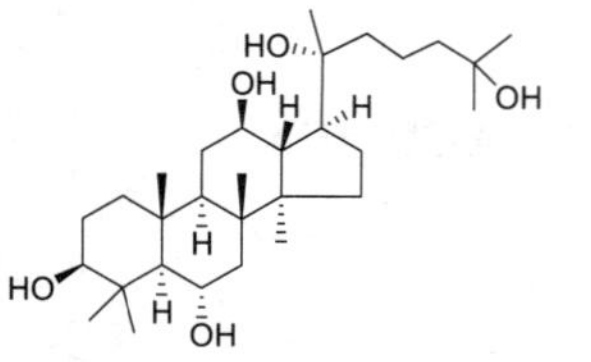 20(*R*)-达玛-3*β*,6*α*,12*β*,20,25-五醇 20(*R*)-Dammar-3*β*,6*α*,12*β*,20,25-pentaol	胡萝卜苷 (*β*-胡萝卜苷) Daucosterol (*β*-Daucosterol) $C_{35}H_{60}O_6$ Exact Mass: 576.44	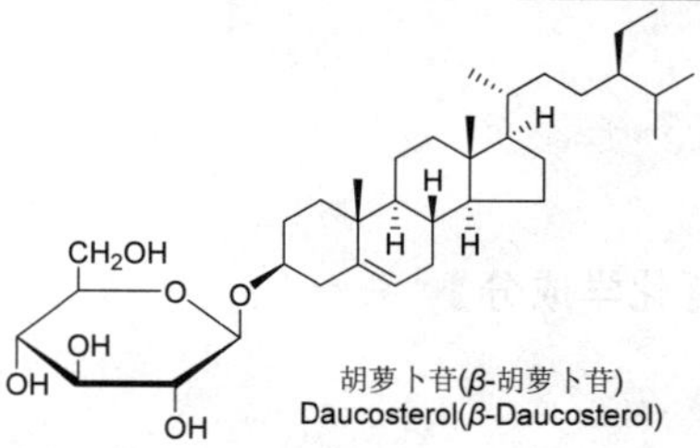 胡萝卜苷(*β*-胡萝卜苷) Daucosterol(*β*-Daucosterol)

儿茶

Ercha
CATECHU

【化学成分】

表 1-2-7　儿茶主要化学成分[18]

中英文名、化学式及相对分子质量	结构图	中英文名、化学式及相对分子质量	结构图
儿茶素 Catechin $C_{15}H_{14}O_6$ Exact Mass: 290.08	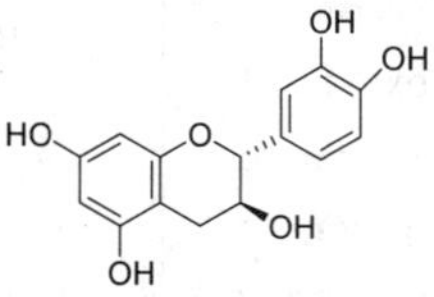 儿茶素　Catechin	表儿茶素 Epicatechin $C_{15}H_{14}O_6$ Exact Mass: 290.8	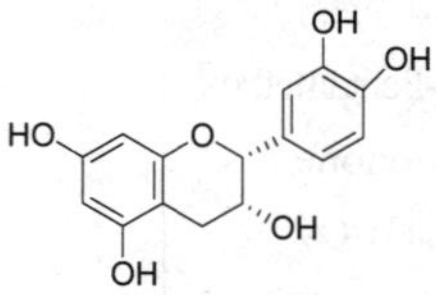 表儿茶素　Epicatechin
表儿茶素-3-*O*-没食子酸酯 Epicatechin 3-*O*-gallate $C_{22}H_{18}O_{10}$ Exact Mass: 442.09	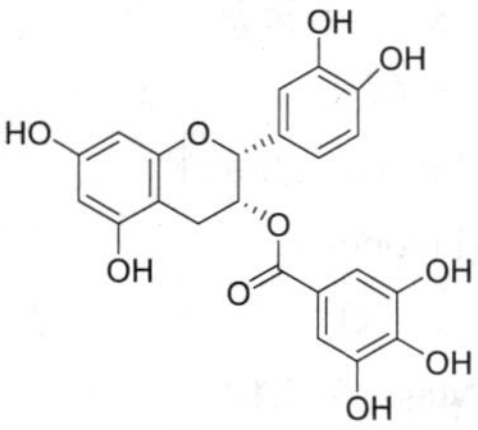 表儿茶素-3-*O*-没食子酸酯 Epicatechin 3-*O*-gallate	表没食子儿茶素-3-*O*-没食子酸酯 Epigallocatechin-3-*O*-gallate $C_{22}H_{18}O_{11}$ Exact Mass: 458.08	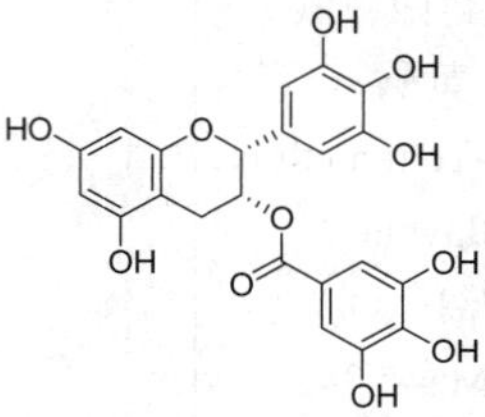 表没食子儿茶素-3-*O*-没食子酸酯 Epigallocatechin-3-*O*-gallate

【分析方法】

1　儿茶中儿茶素类成分含量的液相色谱-质谱联用法测定[18]

1.1　仪器

Agilent 1100 液相色谱质谱联用仪。

1.2 色谱条件

色谱柱：Polaris Amide C_{18}柱(250mm×4.6mm，5μm)；流动相：A 相为 0.1%甲酸水，B 相为 0.1%甲酸乙腈；梯度洗脱程序：0min 90% A，10min 80% A；30min 70% A，40min 80%A；运行时间 50min；流速 1.0mL/min；柱温 25℃；质谱条件：ESI 正离子 SIM 模式检测。

1.3 对照品溶液的制备

称取儿茶素(Catechin)、表儿茶素(Epicatechin)、表儿茶素-3-*O*-没食子酸酯(Epicatechin-3-*O*-gallate)、表没食子儿茶素-3-*O*-没食子酸酯(Epigallocatechin-3-*O*-gallate)，用适量0.1%甲酸-甲醇溶液(3∶7)溶解。

1.4 供试品溶液的制备

称取粉碎的药材约 0.1g，用 0.1%甲酸-甲醇(3∶7)溶液约 70mL超声提取 20min，滤过，即得。

九里香

Jiulixiang

MURRAYAE FOLIUM ET CACUMEN

【化学成分】

表 1-2-8 九里香主要化学成分[19]

中英文名、化学式及相对分子质量	结构图	中英文名、化学式及相对分子质量	结构图
5,6,7,3′,4′-五甲氧基黄酮 5,6,7,3',4'-Pentamethoxy flavone $C_{20}H_{20}O_7$ Exact Mass: 372.12	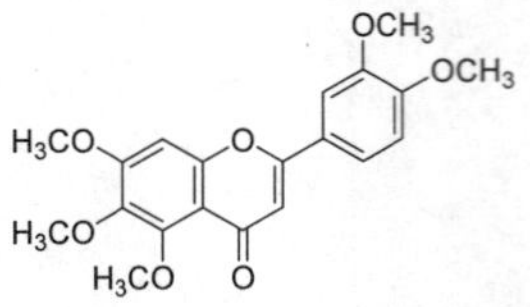 5,6,7,3',4'-五甲氧基黄酮 5,6,7,3',4'-Pentamethoxy flavone	5-羟基-6,7,8,3',4'-五甲氧基黄酮 5-Hydroxy-6,7,8,3',4'-pentamethoxy flavone $C_{20}H_{20}O_8$ Exact Mass: 388.12	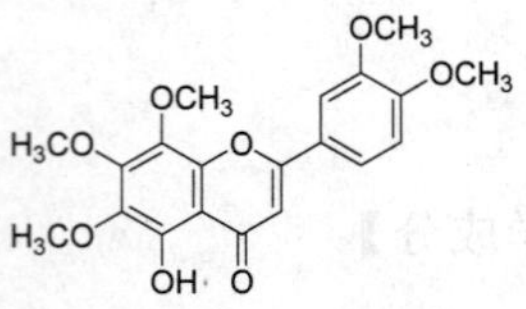 5-羟基-6,7,8,3',4'-五甲氧基黄酮 5-Hydroxy-6,7,8,3',4'-pentamethoxy flavone
5,7,8,3′,4′-五甲氧基二氢黄酮 5,7,8,3′,4′-Pentamethoxy flavonone $C_{20}H_{22}O_7$ Exact Mass: 374.14	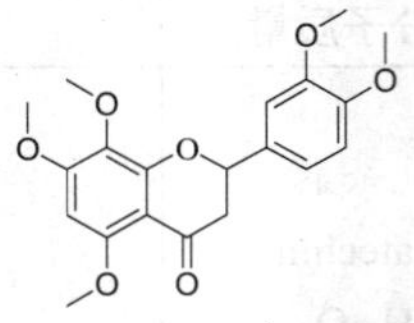 5,7,8,3',4'-五甲氧基二氢黄酮 5,7,8,3',4'-Pentamethoxy flavonone	7-羟基-5,3′,4′-三甲氧基黄酮 7-Hydroxy-5,3′,4′-trimethoxy flavone $C_{18}H_{16}O_6$ Exact Mass: 328.09	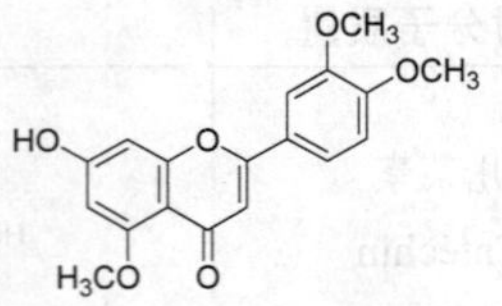 7-羟基-5,3',4'-三甲氧基黄酮 7-Hydroxy-5,3',4'-trimethoxy flavone
5,7,3′,4′-四甲氧基黄酮 5,7,3′,4′-Tetramethoxy flavone $C_{19}H_{18}O_6$ Exact Mass: 342.11	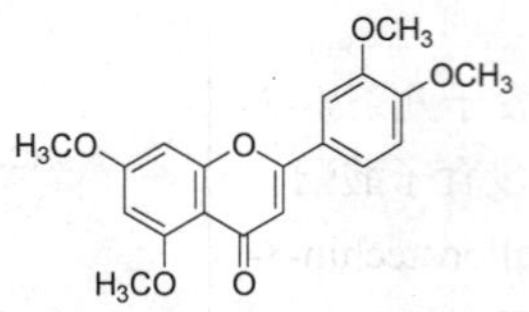 5,7,3',4'-四甲氧基黄酮 5,7,3',4'-Tetramethoxy flavone	5,7,3′,4′,5′-五甲氧基黄酮 5,7,3′,4′,5′-Pentamethoxy flavone $C_{20}H_{20}O_7$ Exact Mass: 372.12	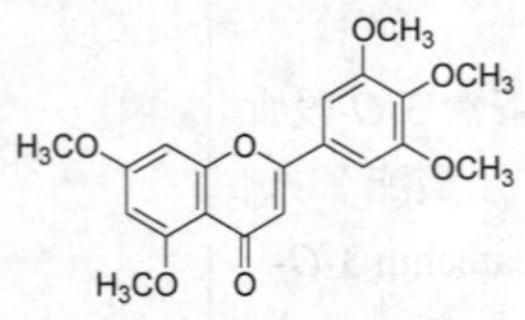 5,7,3',4',5'-五甲氧基黄酮 5,7,3',4',5'-Pentamethoxy flavone
九里香酸 Paniculin $C_{15}H_{16}O_5$ Exact Mass: 276.10	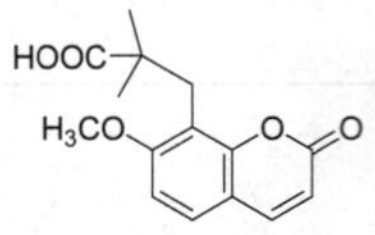 九里香酸 Paniculin	九里香内酯醛 Panicual $C_{11}H_8O_4$ Exact Mass: 204.04	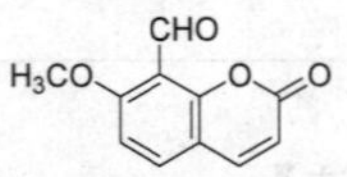 九里香内酯醛 Panicual

续表

中英文名、化学式及相对分子质量	结构图	中英文名、化学式及相对分子质量	结构图
九里香内酯烯醇醛 Panial $C_{15}H_{14}O_5$ Exact Mass: 274.08	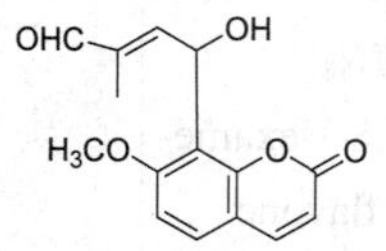 九里香内酯烯醇醛 Panial	九里香内酯酮醇 Murpaniculol $C_{15}H_{16}O_5$ Exact Mass: 276.10	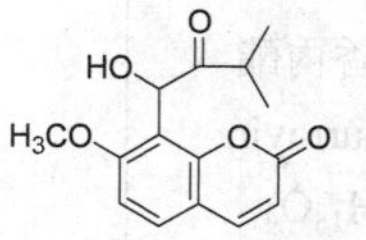 九里香内酯酮醇 Murpaniculol
Murrayanone $C_{17}H_{20}O_6$ Exact Mass: 320.13	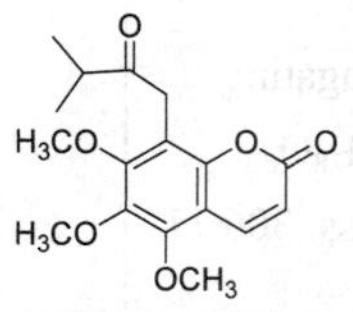 Murrayanone	九里香内酯酮醇异戊烯酸酯 Murpaniculol senecioate $C_{20}H_{22}O_6$ Exact Mass: 358.14	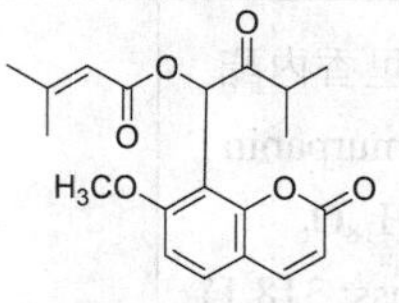 九里香内酯酮醇异戊烯酸酯 Murpaniculol senecioate
水合橙皮内酯甲酸酯 Coumurrin $C_{16}H_{18}O_6$ Exact Mass: 306.11	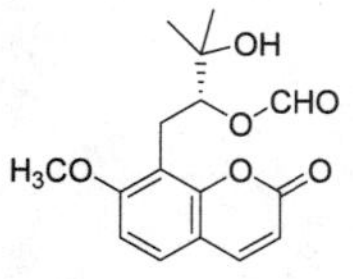 水合橙皮内酯甲酸酯 Coumurrin	顺欧芹烯酮酚甲醚 *cis*-Osthenone $C_{14}H_{12}O_4$ Exact Mass: 244.07	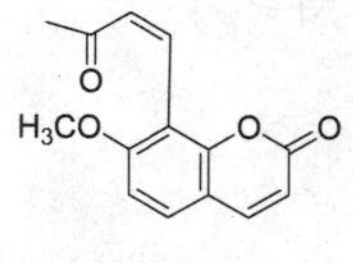 顺欧芹烯酮酚甲醚 *cis*-Osthenone
过氧九里香醇 Peroxymurraol $C_{15}H_{16}O_5$ Exact Mass: 276.10	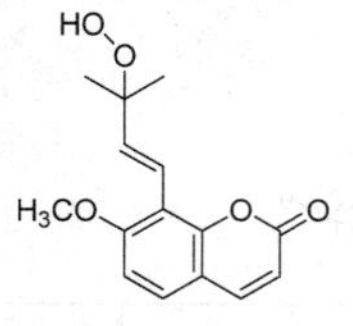 过氧九里香醇 Peroxymurraol	3-羟基-5,7,8,3',4'-五甲氧基黄酮 3-Hydroxy-5,7,8,3',4'-pentamethoxy flavone $C_{20}H_{20}O_8$ Exact Mass: 388.12	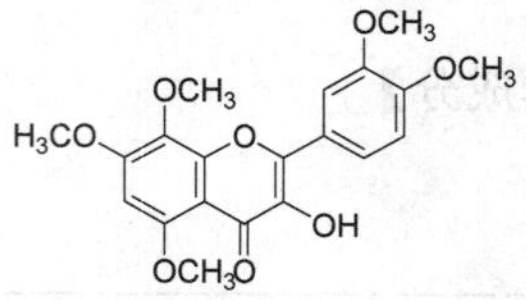 3-羟基-5,7,8,3',4'-五甲氧基黄酮 3-Hydroxy-5,7,8,3',4'-pentamethoxy flavone
3′,5-二羟基-7,4′-二甲氧基黄酮 3′,5-Dihydroxy-7,4'-dimethoxy flavone $C_{17}H_{14}O_6$ Exact Mass: 314.08	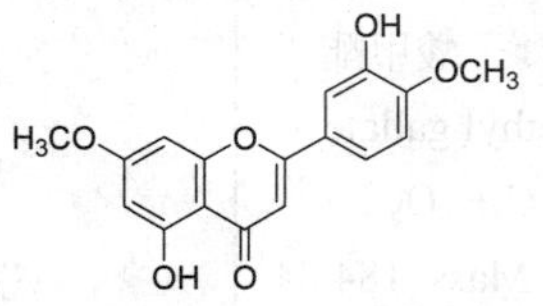 3',5-二羟基-7,4'-二甲氧基黄酮 3',5-Dihydroxy-7,4'-dimethoxy flavone	5,3',5'-三羟基-6,7,4'-三甲氧基黄酮 5,3',5'-Trihydroxy-6,7,4'-trimethoxy flavone $C_{18}H_{16}O_8$ Exact Mass: 360.08	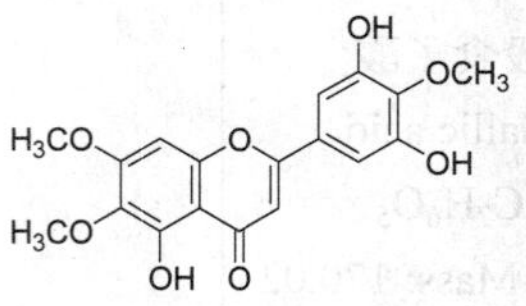 5,3',5'-三羟基-6,7,4'-三甲氧基黄酮 5,3',5'-Trihydroxy-6,7,4'-trimethoxy flavone
Gardenin A $C_{21}H_{22}O_9$ Exact Mass: 418.13	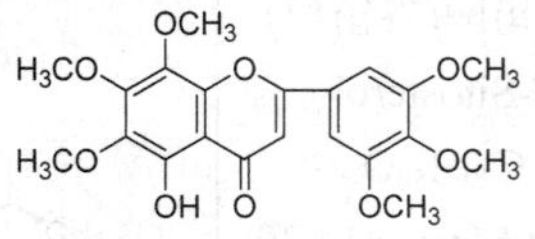 Gardenin A	Gardenin C $C_{20}H_{20}O_9$ Exact Mass: 404.11	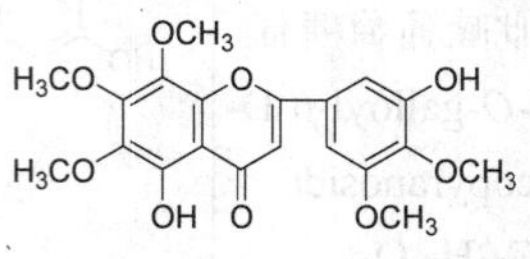 Gardenin C
Gardenin E $C_{19}H_{18}O_9$ Exact Mass: 390.10	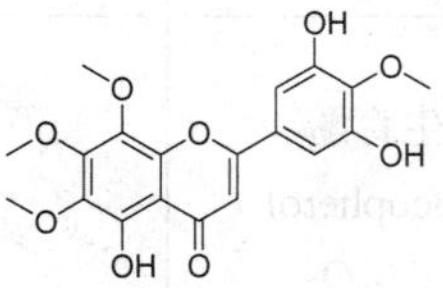 Gardenin E	九里香甲素 Isomexoticin $C_{16}H_{20}O_6$ Exact Mass: 308.13	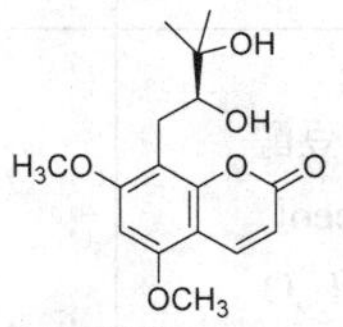 九里香甲素 Isomexoticin
九里香乙素 Murpanidin $C_{15}H_{16}O_5$ Exact Mass: 276.10	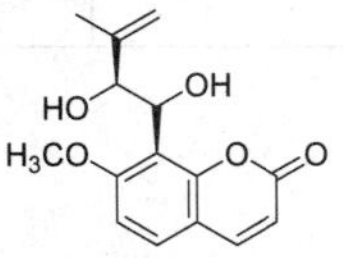 九里香乙素 Murpanidin	九里香丙素 Murpanicin $C_{17}H_{20}O_5$ Exact Mass: 304.13	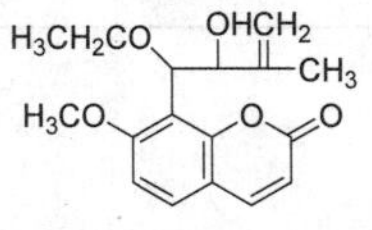 九里香丙素 Murpanicin

续表

中英文名、化学式及相对分子质量	结构图	中英文名、化学式及相对分子质量	结构图
九里香内酯 Coumurrayin $C_{16}H_{18}O_4$ Exact Mass: 274.12	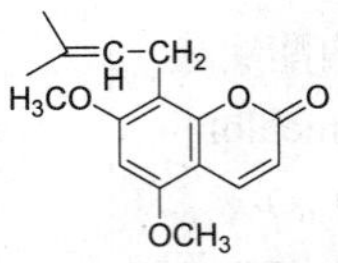 九里香内酯　Coumurrayin	3',4',5',5,7,8-六甲氧基黄酮 3',4',5',5,7,8-Hexamethoxy flavone $C_{21}H_{22}O_8$ Exact Mass: 402.13	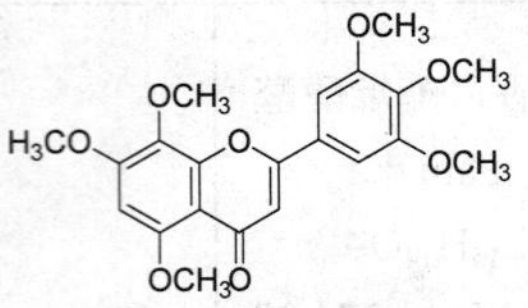 3',4',5',5,7,8-六甲氧基黄酮 3',4',5',5,7,8-Hexamethoxy flavone
海南九里香内酯 Hainanmurpanin $C_{17}H_{18}O_6$ Exact Mass: 318.11	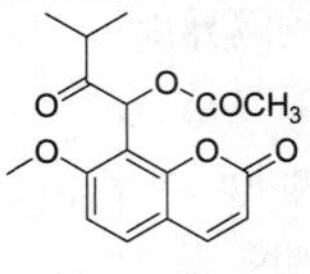 海南九里香内酯　Hainanmurpanin	Murragatin $C_{16}H_{18}O_6$ Exact Mass: 306.11	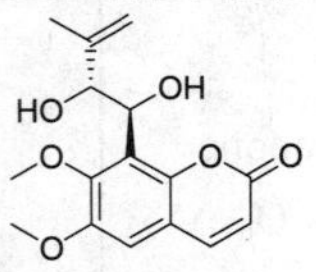 Murragatin

除以上化学成分外，九里香还含有 Muraculatin、Merazin、Isomurralonginol nicotinate、Murralogin、Paniculonol isovalerate 等。

刀豆
Daodou
CANAVALIAE SEMEN

【化学成分】

表 1-2-9　刀豆主要化学成分[20]

中英文名、化学式及相对分子质量	结构图	中英文名、化学式及相对分子质量	结构图
没食子酸 Gallic acid $C_7H_6O_5$ Exact Mass: 170.02	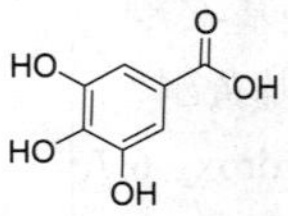 没食子酸　Gallic acid	没食子酸甲酯 Methyl gallate $C_8H_8O_5$ Exact Mass: 184.04	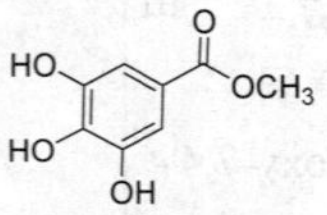 没食子酸甲酯　Methyl gallate
1,6-二没食子酰基-*β*-D-吡喃葡萄糖苷 1,6-Di-*O*-galloyl-*β*-D-glucopyranoside $C_{20}H_{20}O_{14}$ Exact Mass: 484.09	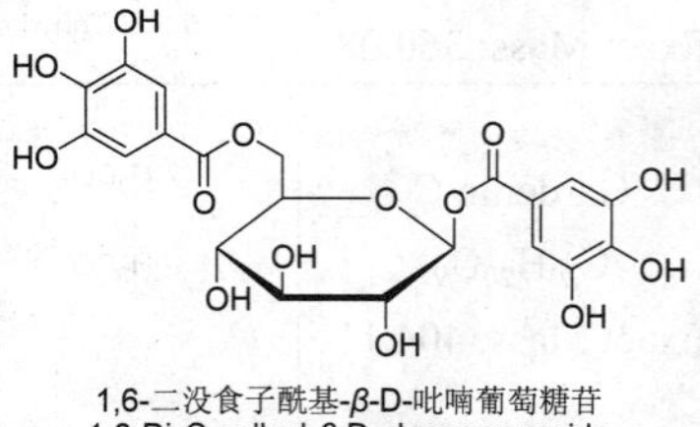 1,6-二没食子酰基-*β*-D-吡喃葡萄糖苷 1,6-Di-*O*-galloyl-*β*-D-glucopyranoside	*β*-谷甾醇(谷甾醇) *β*-Sitosterol $C_{29}H_{50}O$ Exact Mass: 414.39	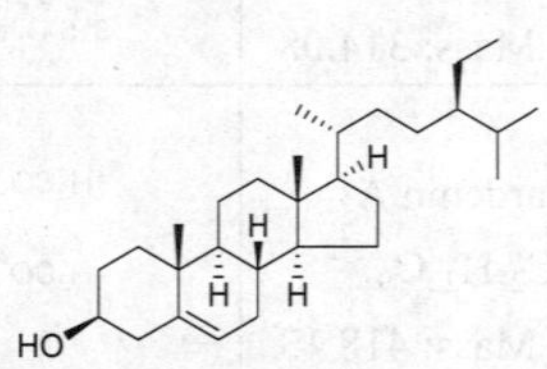 *β*-谷甾醇（谷甾醇）　*β*-Sitosterol (Sitosterol)
羽扇豆醇 Lupeol $C_{30}H_{50}O$ Exact Mass: 426.39	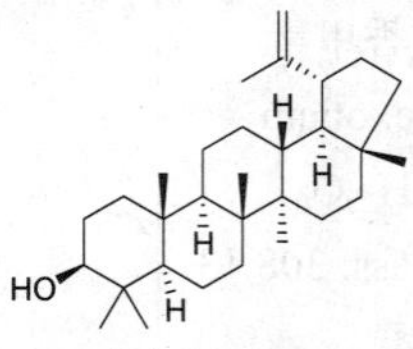 羽扇豆醇　Lupeol	*δ*-生育酚 *δ*-Tocopherol $C_{27}H_{46}O_2$ Exact Mass: 402.35	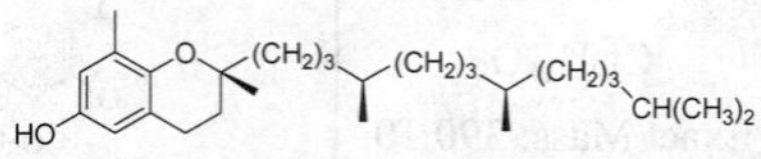 *δ*-生育酚　*δ*-Tocopherol

参考文献

[1] 刘健. 丁公藤的化学成分及生物活性研究. 北京: 中国协和医科大学, 硕士学位论文, 2007, 1-4.

[2] 宋蔚, 金蓉鸾, 刘继华. 光叶丁公藤化学成分的研究. 中国中药杂志, 1997, 22(06): 39-40.

[3] 刘洪宇, 朱姝, 小松かつ子, 蔡少青, 李雅慧, 余超, 姜雨, 萨翼. 丁香水溶性化学成分的研究. 中药材, 2008, 31(07): 998-1000.

[4] 赵晨曦, 梁逸曾. 公丁香与母丁香挥发油化学成分的GC/MS研究. 现代中药研究与实践, 2004, 18(S1): 92-95.

[5] Chaieb K, Hajlaoui H, Zmantar T, Kahla-Nakbi A B, Rouabhia M, Mahdouani K, Bakhrouf A. The chemical composition and biological activity of clove essential oil, Eugenia caryophyllata (Syzigium aromaticum L. Myrtaceae): a short review. Phytother Res, 2007, 21(6): 501-506.

[6] 田益玲, 祝彦忠, 陈冠华, 齐小菊. 丁香中丁香酚的高效毛细管电泳测定. 药物分析杂志, 2005, 25(11): 1322-1324.

[7] 梁健钦, 李耀华, 韦文俊, 黄慧学, 甄汉深, 刘雪梅. 广西八角茴香超临界流体萃取物的GC-MS分析. 广西中医药, 2008, 31(01): 58-59.

[8] 李伟, 杨旭. 八角茴香及其提取物莽草酸的研究进展. 中国调味品, 2008, (01): 24-28.

[9] 李伟, 曹庸, 魏华, 周冬武. 反相高效液相法测定八角茴香果实中的莽草酸. 吉首大学学报(自然科学版), 2008, 29(1): 104-106.

[10] 冯芳, 马永建, 陈明, 张正行, 安登魁. 反相高效液相色谱蒸发光散射检测法同时测定人工牛黄中多组分含量. 药学学报, 2000, 35(03): 216-219.

[11] 薛纯盛. 薄层色谱法鉴别感冒通片中人工牛黄成分. 河南中医药学刊, 1999, 14(03): 23-24.

[12] 杨云沛, 黄志东, 李海生. 人工牛黄及天然牛黄中胆红素的 HPLC 测定方法研究. 天津药学, 1995, 7(2): 15-18.

[13] 秦禹, 孔波, 万丽梅. 人参的化学成分及药理作用. 人参研究, 1995, 1: 14-16.

[14] 黎阳, 张铁军, 刘素香, 陈常青. 人参化学成分和药理研究进展. 中草药, 2009, 40(1): 164, 附 1-附 2.

[15] 潘坚扬, 程翼宇, 王毅, 肖新月, 林瑞超. 9种人参皂苷同时测定方法及在人参质量鉴别中的应用. 分析化学, 2005, 33(11): 1565-1568.

[16] 窦德强, 陈英杰, 马忠泽, 翁敏华, 文晔, 裴玉萍, 王志学, 徐绥绪, 姚新生. 人参叶化学成分研究. 中国药物化学杂志, 1996, 6(1): 54-55.

[17] 申书昌, 孙秀佳, 唐晓梅, 黄海. 人参茎叶的化学成分研究. 齐齐哈尔大学学报, 2008, 24(3): 43-46.

[18] Shen D, Wu Q, Wang M, Yang Y, Lavoie E J, Simon J E. Determination of the predominant catechins in *Acacia catechu* by liquid chromatography/electrospray ionization-mass spectrometry. J Agr Food Chem, 2006, 54(9): 3219-3224.

[19] 马彦冬. 九里香叶化学成分的研究. 长春: 吉林大学, 硕士学位论文, 2008, 1-5.

[20] 李宁, 李铣, 冯志国, 吉川雅之. 刀豆的化学成分. 沈阳药科大学学报, 2007, 24(11): 676-678.

三画

三七

Sanqi

NOTOGINSENG RADIX ET RHIZOMA

【化学成分】

表 1-3-1 三七主要化学成分[1~4]

中英文名、化学式及相对分子质量	结构图	中英文名、化学式及相对分子质量	结构图
人参皂苷 Rb_1 Ginsenoside Rb_1 $C_{54}H_{92}O_{23}$ Exact Mass: 1108.6	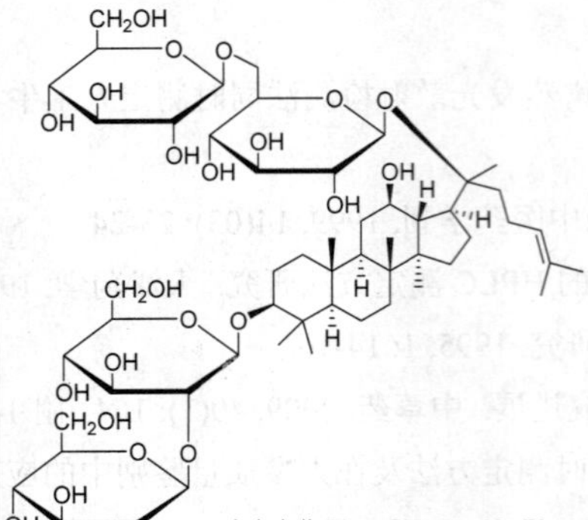 人参皂苷 Rb_1 Ginsenoside Rb_1	人参皂苷 Rb_2 Ginsenoside Rb_2 $C_{53}H_{90}O_{22}$ Exact Mass: 1078.59	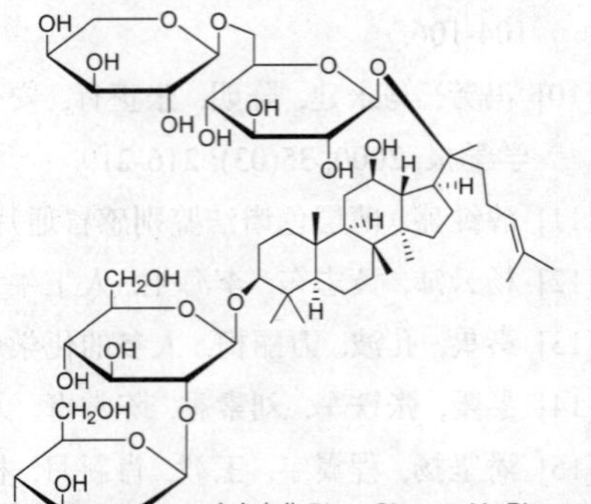 人参皂苷 Rb_2 Ginsenoside Rb_2
人参皂苷 Rb_3 Ginsenoside Rb_3 $C_{53}H_{90}O_{22}$ Exact Mass: 1078.59	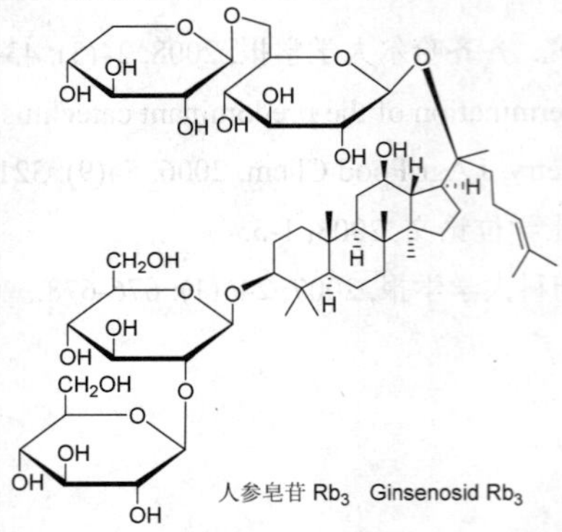 人参皂苷 Rb_3 Ginsenosid Rb_3	人参皂苷 Rc Ginsenoside Rc $C_{53}H_{90}O_{22}$ Exact Mass: 1078.59	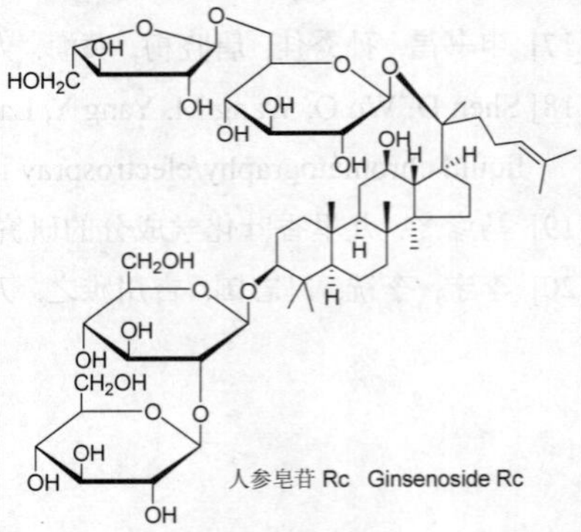 人参皂苷 Rc Ginsenoside Rc
人参皂苷 Rd Ginsenoside Rd $C_{48}H_{82}O_{18}$ Exact Mass: 946.55	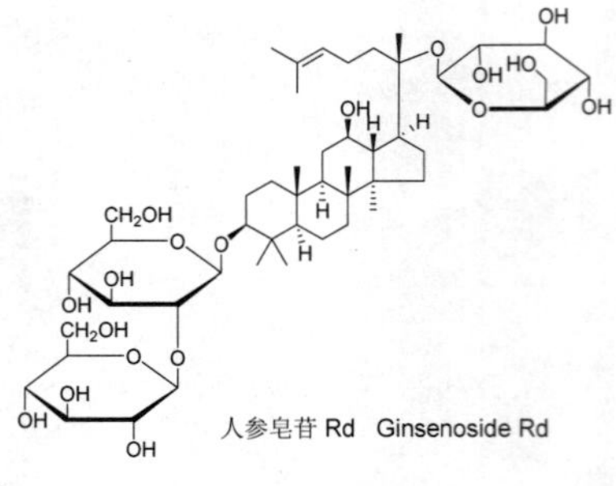 人参皂苷 Rd Ginsenoside Rd	人参皂苷 Re Ginsenoside Re $C_{48}H_{82}O_{18}$ Exact Mass: 946.55	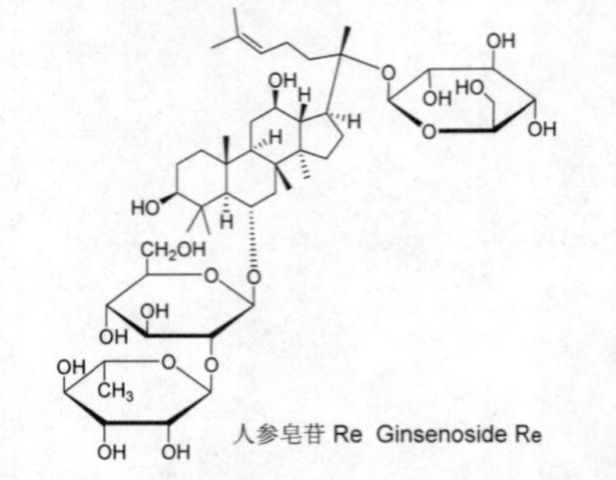 人参皂苷 Re Ginsenoside Re

续表

中英文名、化学式及相对分子质量	结构图	中英文名、化学式及相对分子质量	结构图
人参皂苷 F_2 Ginsenoside F_2 $C_{42}H_{72}O_{13}$ Exact Mass: 784.50	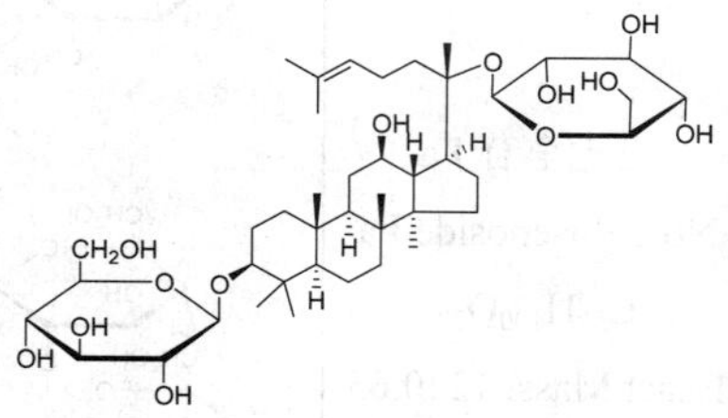 人参皂苷 F_2 Ginsenoside F_2	人参皂苷 Rg_1 Ginsenoside Rg_1 $C_{42}H_{72}O_{14}$ Exact Mass: 800.49	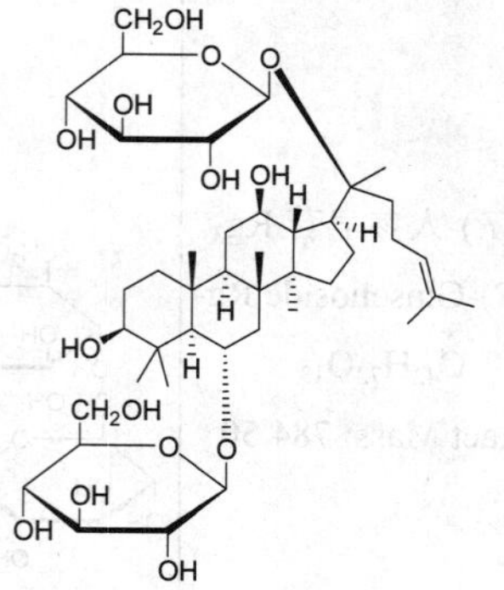 人参皂苷 Rg_1 Ginsenoside Rg_1
人参皂苷 Rg_2 Ginsenoside Rg_2 $C_{42}H_{72}O_{13}$ Exact Mass: 784.50	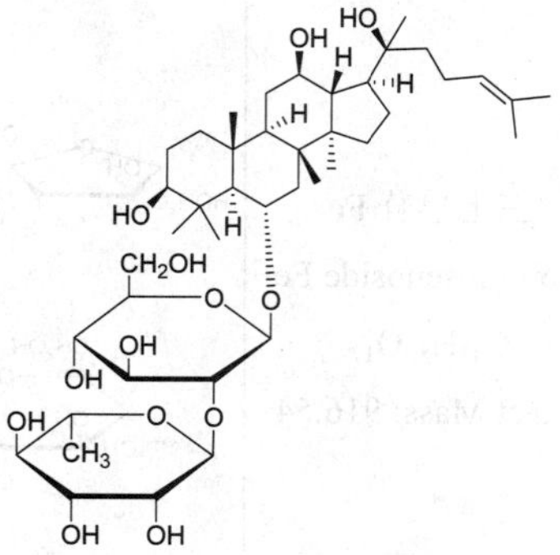 人参皂苷 Rg_2 (20(*S*)-人参皂苷 Rg_2) Ginsenoside Rg_2 (20(*S*)-Ginsenoside Rg_2)	20(*S*)-人参皂苷 Rh_1 (人参皂苷 Rh_1) 20(*S*)-Ginsenoside Rh_1 (Ginsenoside Rh_1) $C_{36}H_{62}O_9$ Exact Mass: 638.44	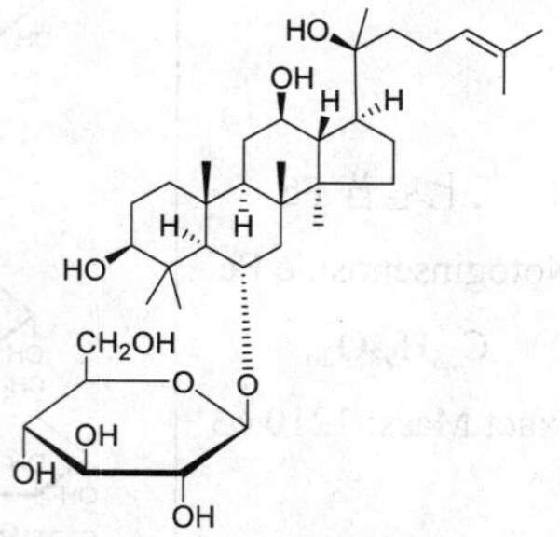 20(*S*)-人参皂苷 Rh_1 (人参皂苷 Rh_1) 20(*S*)-Ginsenoside Rh_1 (Ginsenoside Rh_1)
人参皂苷 Rh_4 Ginsenoside Rh_4 $C_{36}H_{60}O_8$ Exact Mass: 620.43	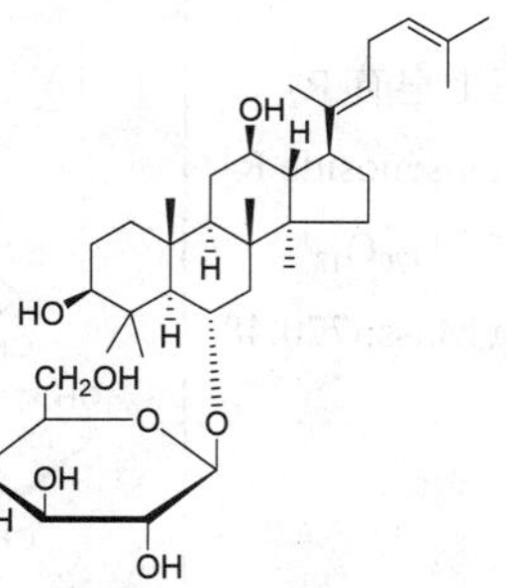 人参皂苷 Rh_4 Ginsenoside Rh_4	20-*O*-葡萄糖基人参皂苷 Rf 20-*O*-Glucopyranosyl ginsenoside Rf $C_{48}H_{82}O_{19}$ Exact Mass: 962.55	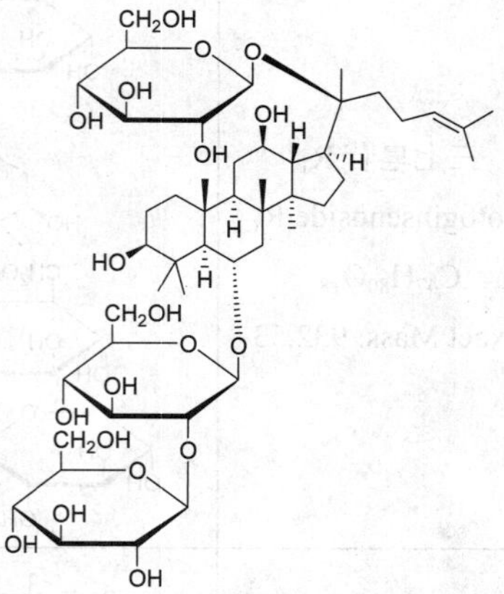 20-*O*-葡萄糖基人参皂苷 Rf 20-*O*-Glucopyranosyl ginsenoside Rf
韩国人参皂苷 R_1 Koryoginsenoside R_1 $C_{46}H_{76}O_{15}$ Exact Mass: 868.52	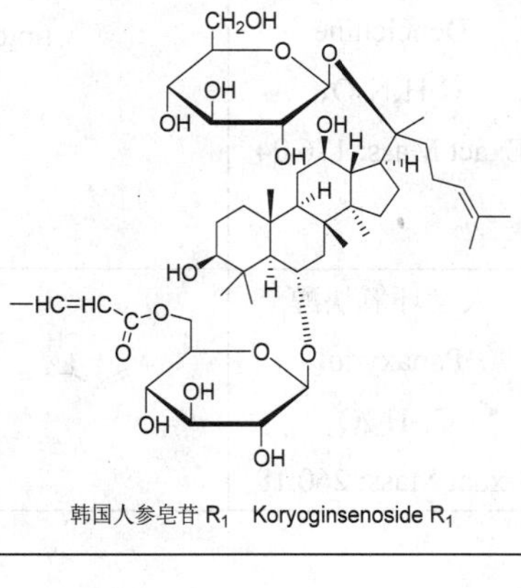 韩国人参皂苷 R_1 Koryoginsenoside R_1	20(*S*)-人参皂苷 Rg_3 (人参皂苷 Rg_3) 20(*S*)-Ginsenoside Rg_3 (Ginsenoside Rg_3) $C_{42}H_{72}O_{13}$ Exact Mass: 784.5	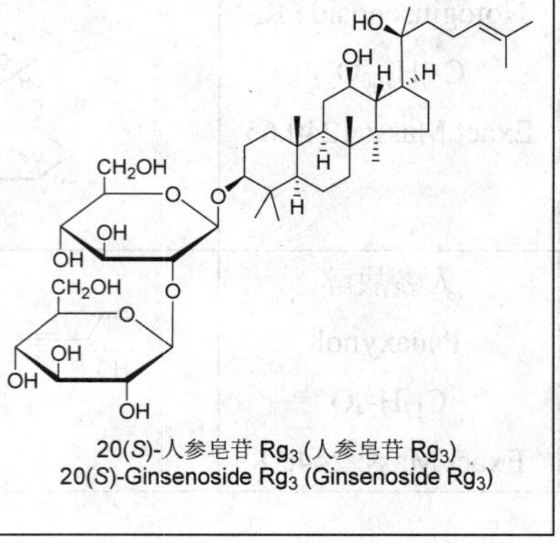 20(*S*)-人参皂苷 Rg_3 (人参皂苷 Rg_3) 20(*S*)-Ginsenoside Rg_3 (Ginsenoside Rg_3)

续表

中英文名、化学式及相对分子质量	结构图	中英文名、化学式及相对分子质量	结构图
20(*R*)-人参皂苷 Rg_3 20(*R*)-Ginsenoside Rg_3 $C_{42}H_{72}O_{13}$ Exact Mass: 784.50	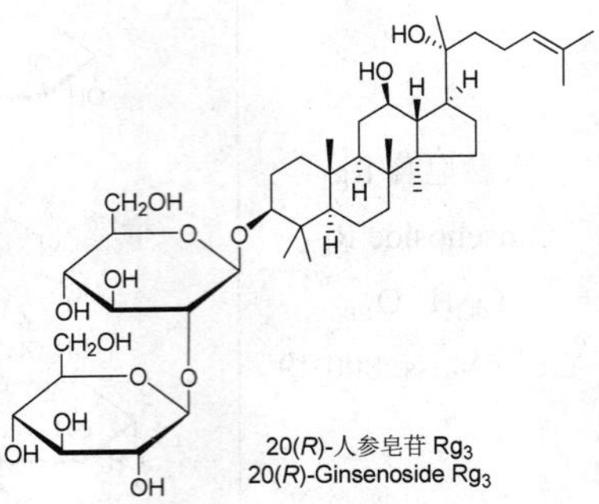 20(*R*)-人参皂苷 Rg_3 20(*R*)-Ginsenoside Rg_3	三七皂苷 Fa Notoginsenoside Fa $C_{59}H_{100}O_{27}$ Exact Mass: 1240.65	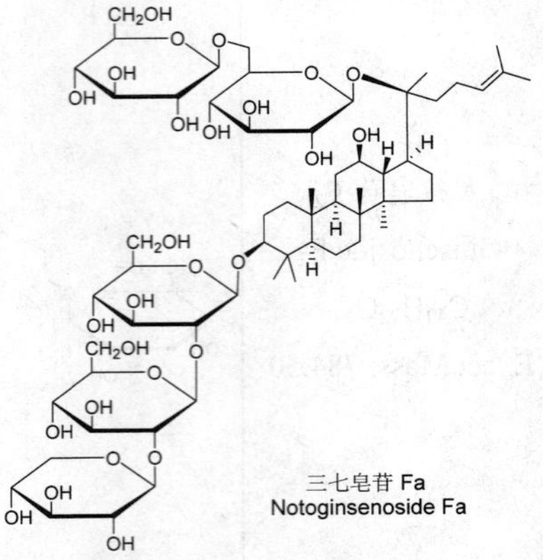 三七皂苷 Fa Notoginsenoside Fa
三七皂苷 Fc Notoginsenoside Fc $C_{58}H_{98}O_{26}$ Exact Mass: 1210.63	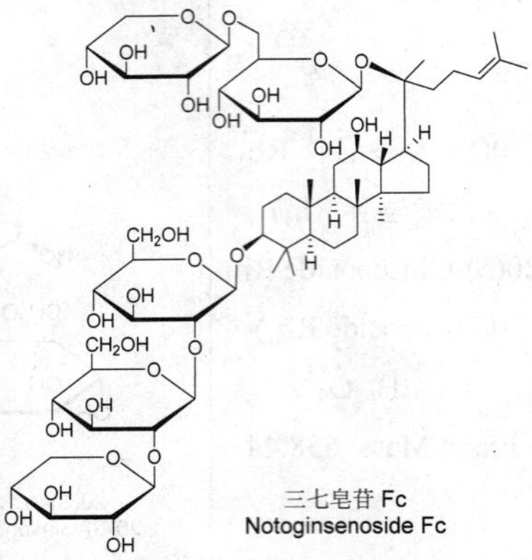 三七皂苷 Fc Notoginsenoside Fc	三七皂苷 Fe Notoginsenoside Fe $C_{47}H_{80}O_{17}$ Exact Mass: 916.54	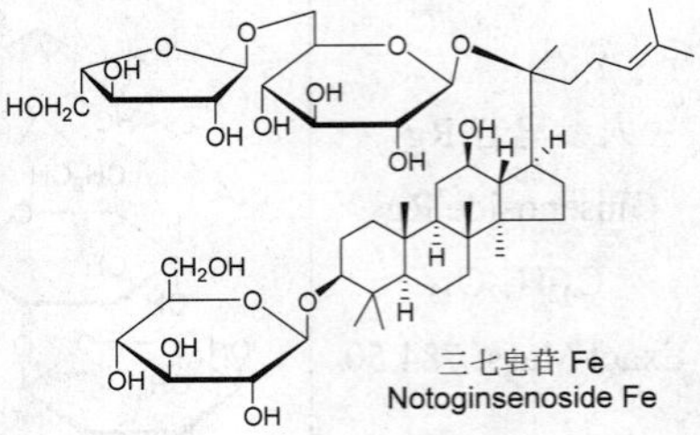 三七皂苷 Fe Notoginsenoside Fe
三七皂苷 R_1 Notoginsenoside R_1 $C_{47}H_{80}O_{18}$ Exact Mass: 932.53	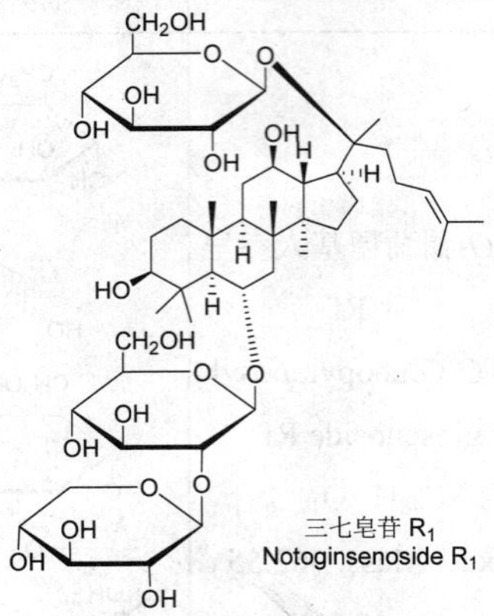 三七皂苷 R_1 Notoginsenoside R_1	三七皂苷 R_2 Notoginsenoside R_2 $C_{41}H_{70}O_{13}$ Exact Mass: 770.48	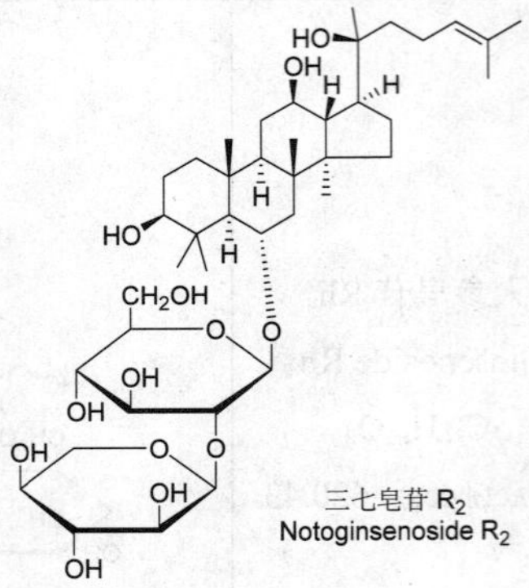 三七皂苷 R_2 Notoginsenoside R_2
三七皂苷 R_4 Notoginsenoside R_4 $C_{59}H_{100}O_{27}$ Exact Mass: 1240.65	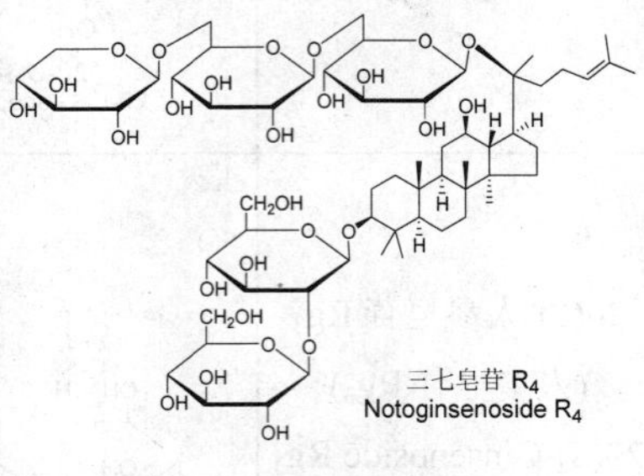 三七皂苷 R_4 Notoginsenoside R_4	三七素 Dencichine $C_5H_8N_2O_5$ Exact Mass: 176.04	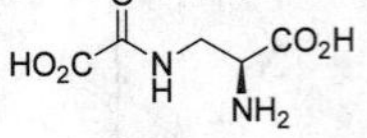 三七素　Dencichine
人参炔醇 Panaxynol $C_{17}H_{24}O$ Exact Mass: 244.18	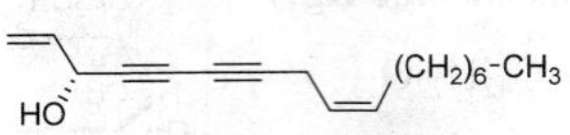 人参炔醇　Panaxynol	人参环氧炔醇 Panaxydol $C_{17}H_{24}O_2$ Exact Mass: 260.18	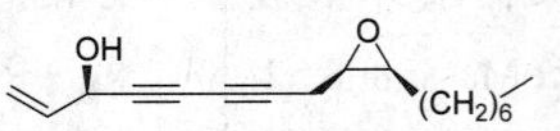 人参环氧炔醇　Panaxydol

续表

中英文名、化学式及相对分子质量	结构图	中英文名、化学式及相对分子质量	结构图
三七皂苷 S Notoginsenoside S $C_{63}H_{106}O_{30}$ Exact Mass: 1342.68	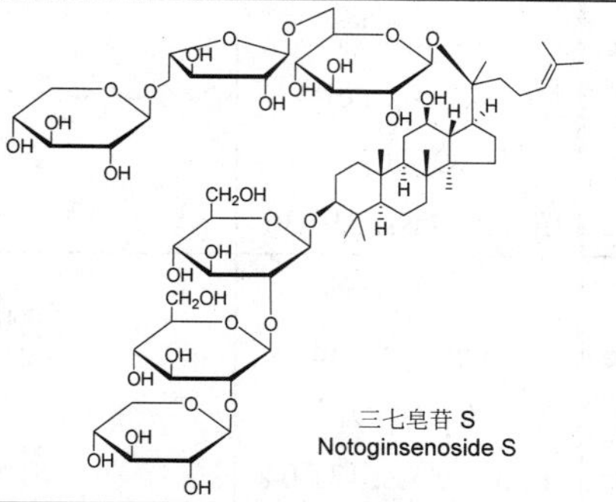 三七皂苷 S Notoginsenoside S	甘草素 Liquiritigenin $C_{15}H_{12}O_4$ Exact Mass: 256.07	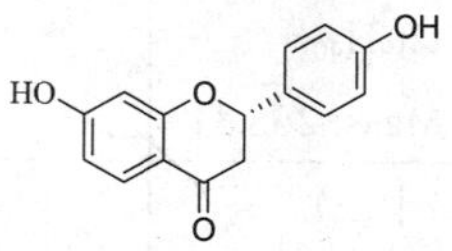 甘草素 Liquiritigenin
三七皂苷 T Notoginsenoside T $C_{64}H_{108}O_{31}$ Exact Mass: 1372.69	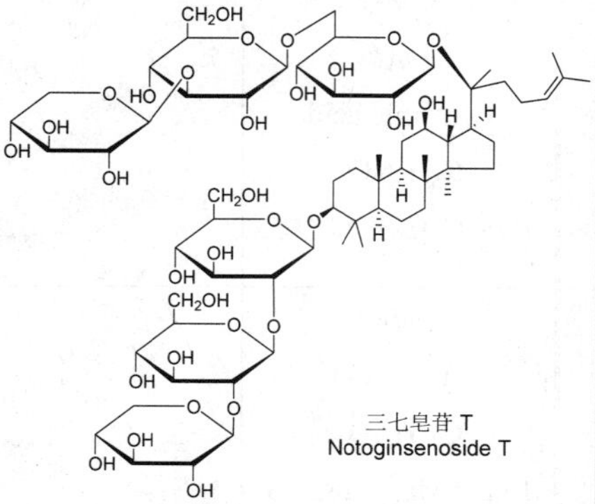 三七皂苷 T Notoginsenoside T	人参三醇 Panaxytriol $C_{17}H_{26}O_3$ Exact Mass: 278.19	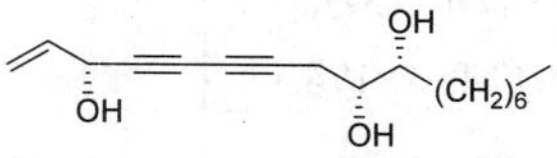 人参三醇 Panaxytriol
β-谷甾醇 *β*-Sitosterol $C_{29}H_{50}O$ Exact Mass: 414.39	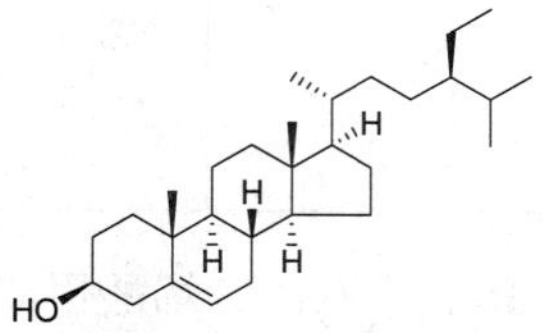 *β*-谷甾醇(谷甾醇) *β*-Sitosterol(Sitosterol)	芹糖甘草苷 Liquiritin apioside $C_{26}H_{30}O_{13}$ Exact Mass: 550.17	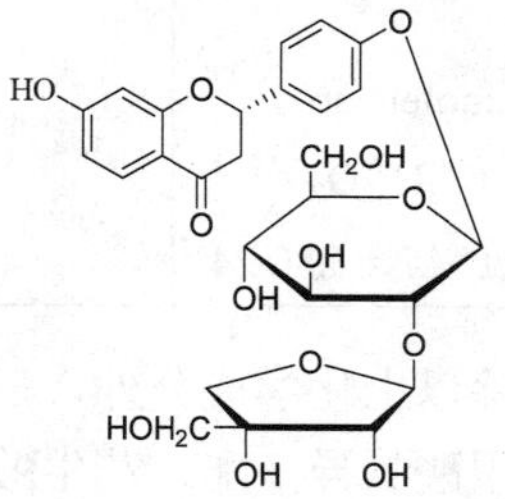 芹糖甘草苷 Liquiritin apioside
豆甾醇 Stigmasterol $C_{29}H_{48}O$ Exact Mass: 412.37	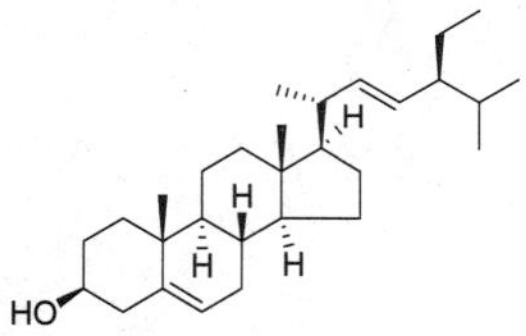 豆甾醇 Stigmasterol	胡萝卜苷 Daucosterol $C_{35}H_{60}O_6$ Exact Mass: 576.44	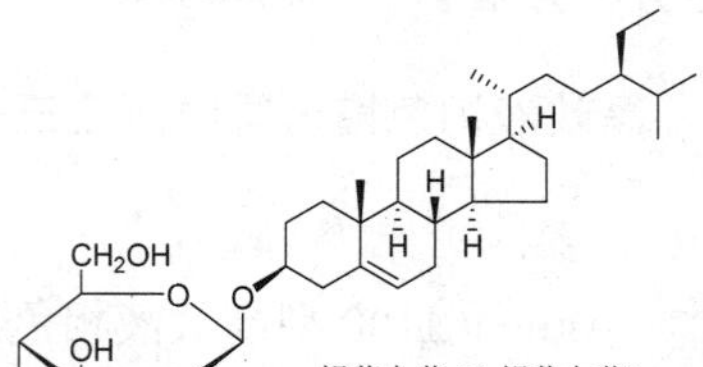 胡萝卜苷 (*β*-胡萝卜苷) Daucosterol (*β*-Daucosterol)
十八烷 Octadecane $C_{18}H_{38}$ Exact Mass: 254.30	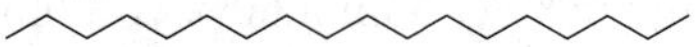 十八烷 Octadecane	十四烷 Tetradecane $C_{14}H_{30}$ Exact Mass: 198.23	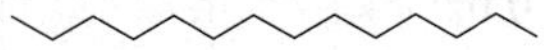 十四烷 Tetradecane
十六烷酸 Hexadecanoic acid $C_{16}H_{32}O_2$ Exact Mass: 256.24	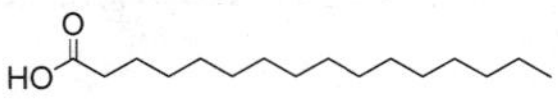 十六烷酸 (棕榈酸) Hexadecanoic acid (Palmitic acid)	*δ*-杜松烯 *δ*-Cadinene $C_{15}H_{24}$ Exact Mass: 204.19	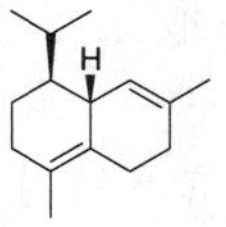 *δ*-杜松烯 *δ*-Cadinene
十六烷酸甲酯 Methyl palmitate $C_{17}H_{34}O_2$ Exact Mass: 270.26	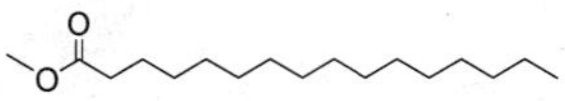 十六烷酸甲酯 Methyl palmitate	十六烷酸乙酯 Ethyl palmitate $C_{18}H_{36}O_2$ Exact Mass: 284.27	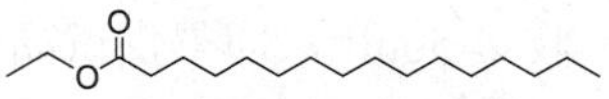 十六烷酸乙酯 Ethyl palmitate

续表

中英文名、化学式及相对分子质量	结构图	中英文名、化学式及相对分子质量	结构图
十九烷 Nonadecane $C_{19}H_{40}$ Exact Mass: 268.31	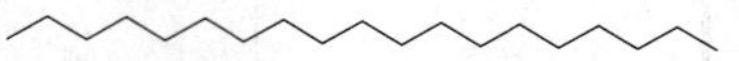 十九烷　Nonadecane	二十二烷 Docosane $C_{22}H_{46}$ Exact Mass: 310.36	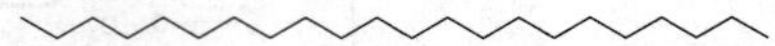 二十二烷　Docosane
二十三烷 Tricosane $C_{23}H_{48}$ Exact Mass: 324.38	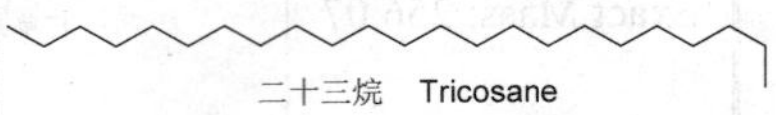 二十三烷　Tricosane	天门冬氨酸 Aspartic acid $C_4H_7NO_4$ Exact Mass: 133.04	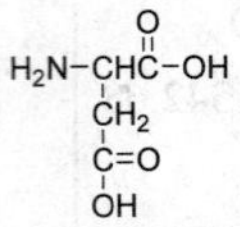 天门冬氨酸　Aspartic acid
精氨酸 Arginine $C_6H_{14}N_4O_2$ Exact Mass: 174.11	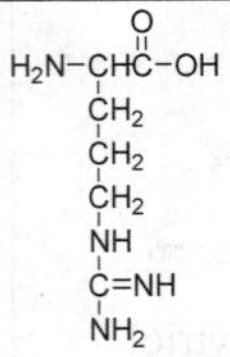 精氨酸　Arginine	谷氨酸 Glutamic acid $C_5H_9NO_4$ Exact Mass: 147.05	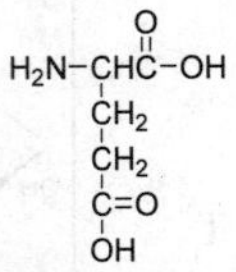 谷氨酸　Glutamic acid
硬脂酸 Stearic acid $C_{18}H_{36}O_2$ Exact Mass: 284.27	$HO_2C—(CH_2)_{16}—CH_3$ 硬脂酸　Stearic acid	油酸 Oleic acid $C_{18}H_{34}O_2$ Exact Mass: 282.26	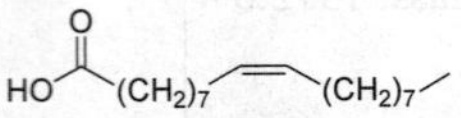 油酸　Oleic acid
亚油酸 Linoleic acid $C_{18}H_{32}O_2$ Exact Mass: 280.24	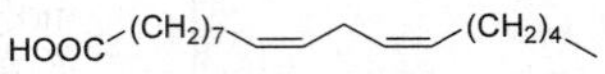 亚油酸　Linoleic acid		

除以上化学成分外，三七还含有三七多糖A、三七皂苷R_5、十八碳二烯酸甲酯、十八碳二烯酸乙酯、邻苯二甲酸二异辛酯、花生酸等。

【分析方法】

1　高效液相色谱法同时测定三七药材中4种皂苷的含量[5]

1.1　仪器

Agilent 1100型高效液相色谱仪。

1.2　色谱条件

色谱柱：Hypersil ODS柱(250mm×4.6mm，5μm)；流动相：A相为含0.02%磷酸的80%乙腈水溶液，B相为0.02%磷酸水溶液；线性梯度洗脱：0min 12%A，20min 60%A，35min 60%A，37min 90%A，45min 90%A；流速1.0mL/min；检测波长203nm；柱温25℃。

1.3　对照品溶液的制备

精密称取三七皂苷R_1、人参皂苷Rg_1、人参皂苷Rb_1和人参皂苷Rd对照品适量，用50%甲醇水溶液溶解。

1.4　供试品溶液的制备

称取粉碎后的三七药材1.0g，加入甲醇50mL，超声提取2h；滤过，蒸干，残渣加水溶解并定容至10mL，然后转移至已经处理好的大孔树脂吸附柱(10cm×0.9cm)，用40mL水进行淋洗，弃去水液，再用70%乙醇洗脱，收集50mL，即得供试品溶液。

对照品及供试品溶液的色谱图如图1-3-1所示。

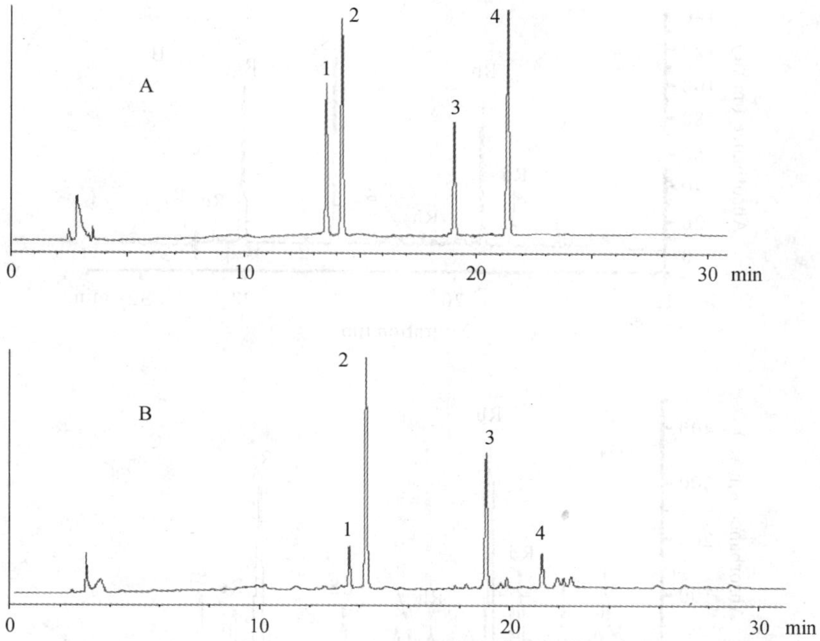

图 1-3-1 对照品 A 和供试品 B 溶液的高效液相色谱图

1. 三七皂苷 R_1；2. 人参皂苷 Rg_1；3. 人参皂苷 Rb_1；4. 人参皂苷 Rd

2 毛细管胶束电动色谱法分离和在线富集测定三七中皂苷类成分[6]

2.1 仪器

Agilent HP^{3D} 型毛细管电泳仪，配有二极管阵列检测器(190～600nm)。

2.2 电泳条件

石英毛细管为 70cm×75μm，有效长度为 61.5cm。电泳缓冲液：以 10mmol/L H_3PO_4-140mmol/L SDS-20%(*V*/*V*)乙腈-15%(*V*/*V*)异丙醇为电泳介质，pH 为 2.4。进样：先于 50mbar 压力进水柱 2s 后再于−8kV 电压下进样 15s。检测波长为 195nm，毛细管卡盒温度为 25℃，分离电压为−20kV。

2.3 对照品溶液的制备

精密称取三七皂苷 R_1 和人参皂苷 Rd、人参皂苷 Rc、人参皂苷 Rb_3、人参皂苷 Rb_1、人参皂苷 Rh_1、人参皂苷 Rg_2、人参皂苷 Rf、人参皂苷 Rg_1 及人参皂苷 Re 对照品适量，用甲醇溶解。

2.4 供试品溶液的制备

取三七药材粉末约 1g，精密称定，置于 50mL 锥形瓶中，加入 50mL 甲醇，称重后超声提取 2h，冷却后再称重，补足损失的重量，取上清液，离心，得样品溶液 1，测定人参皂苷 Rd、人参皂苷 Rb_1、人参皂苷 Rg_1、人参皂苷 Re 和三七皂苷 R_1 的含量；量取 20mL 样品液 1 蒸干后用 2mL 甲醇溶解得样品液溶 2，测定人参皂苷 Rh_1 和 Rg_2 的含量。所有样品液使用前均用 0.22μm 偏氟膜过滤，样品溶液、内标(柚皮素溶液)与 15mmol/L SDS 以 2∶1∶7 的体积比混匀后进样。对照品和供试品溶液的电泳图如图 1-3-2 所示。

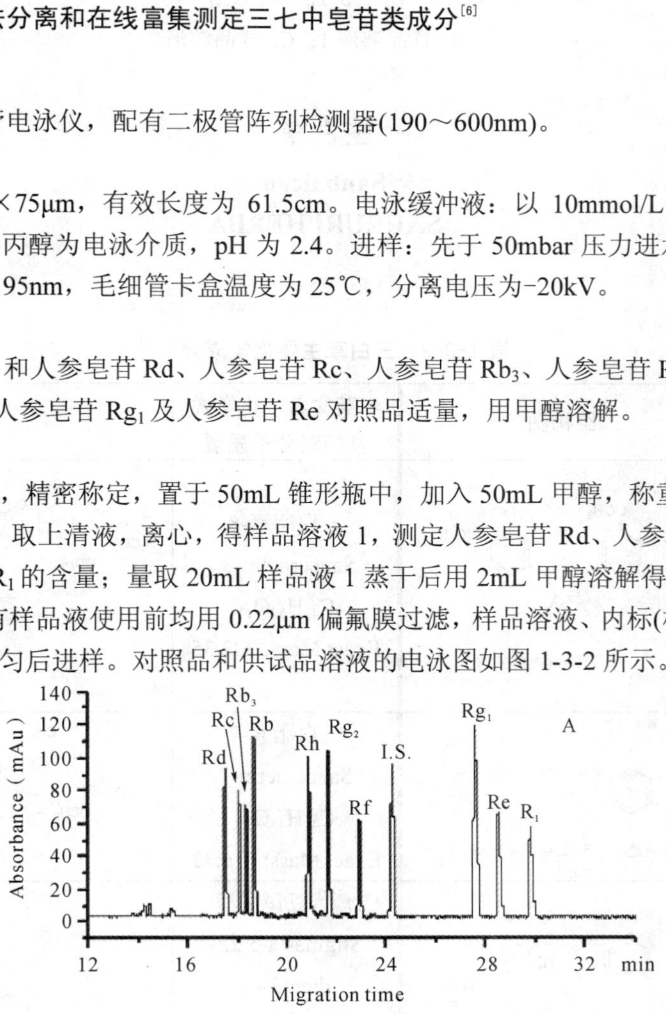

图 1-3-2a 电泳图

A. 标准品混合物

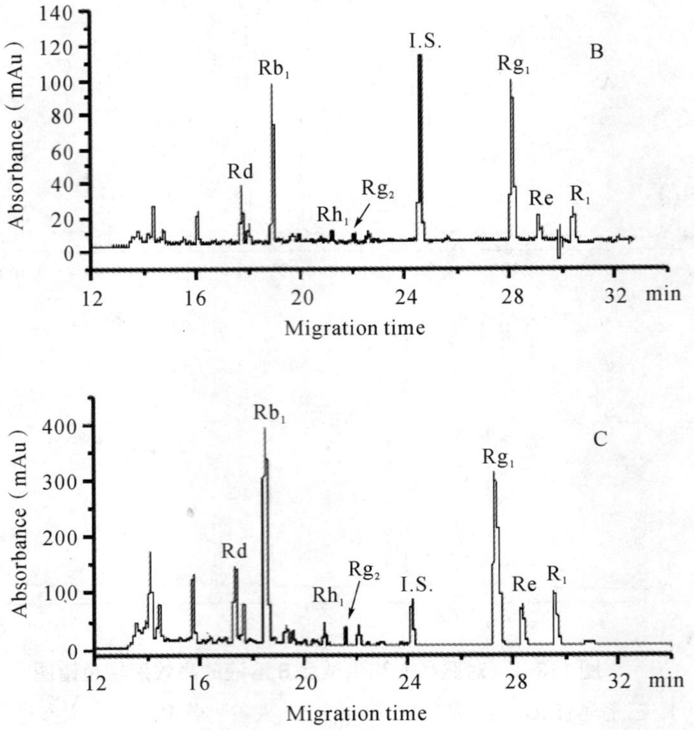

图 1-3-2b　电泳图

B. 样品溶液 1；C. 样品溶液 2

三白草

Sanbaicao

SAURURI HERBA

【化学成分】

表 1-3-2　三白草主要化学成分[7~11]

中英文名、化学式及相对分子质量	结构图	中英文名、化学式及相对分子质量	结构图
三白脂素 Saucernetin $C_{22}H_{28}O_5$ Exact Mass: 372.19	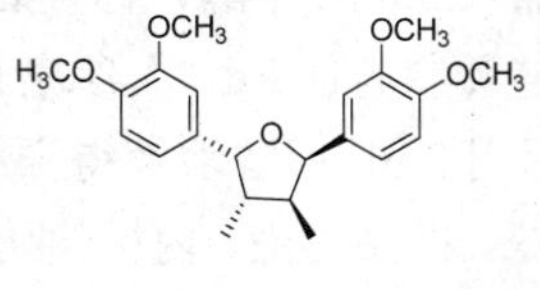 三白脂素 Saucernetin	三白脂素-8 Saucernetin-8, $C_{42}H_{52}O_{11}$ Exact Mass: 732.35	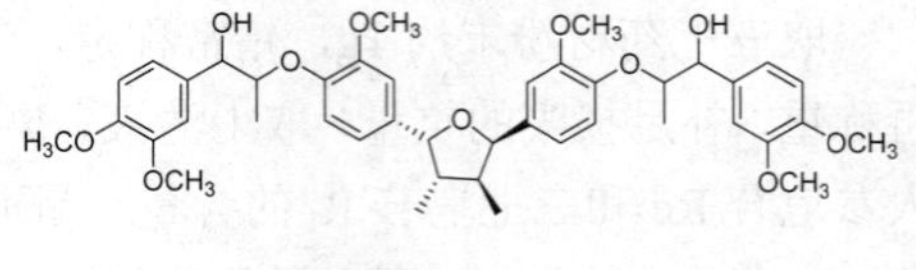 三白脂素-8 Saucernetin-8
奥斯楚拜素-5 Austrobailignan-5 $C_{20}H_{22}O_4$ Exact Mass: 326.15	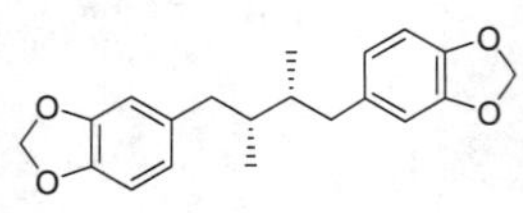 奥斯楚拜素-5 Austrobailignan-5	三白脂素-7 Saucernetin-7 $C_{41}H_{48}O_{11}$ Exact Mass: 716.32	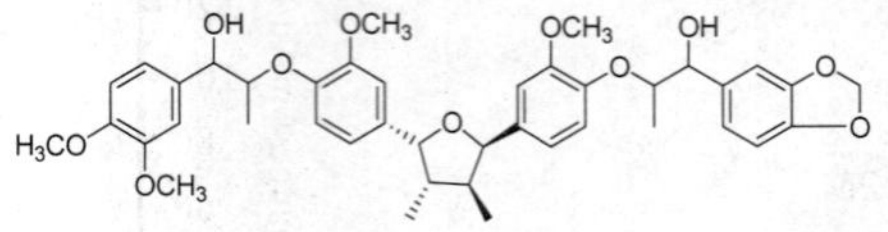 三白脂素-7 Saucernetin-7
三白脂酮 Sauchinone $C_{20}H_{20}O_6$ Exact Mass: 356.13	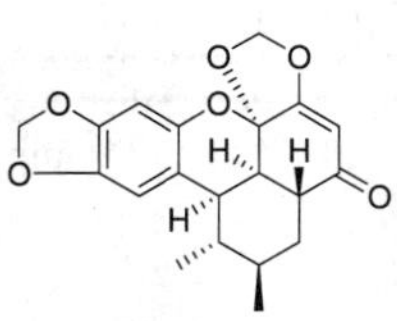 三白脂酮 Sauchinone	$\Delta^{5,22}$-豆甾烯醇 Stigmasta-5,22-dien-3-ol $C_{29}H_{48}O$ Exact Mass: 412.37	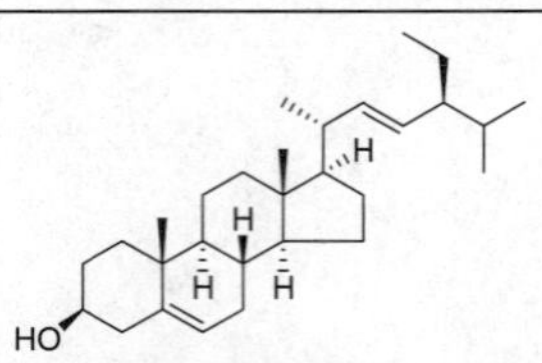 $\Delta^{5,22}$-豆甾烯醇 Stigmasta-5,22-dien-3-ol

续表

中英文名、化学式及相对分子质量	结构图	中英文名、化学式及相对分子质量	结构图
里卡灵 A Licarin A $C_{20}H_{22}O_4$ Exact Mass: 326.15	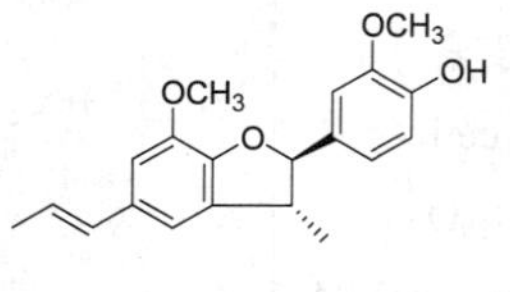 里卡灵A Licarin A	里卡灵 B Licarin B $C_{20}H_{20}O_4$ Exact Mass: 324.14	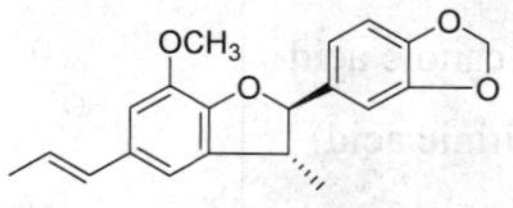 里卡灵 B Licarin B
马兜铃内酰胺 A Ⅱ Aristolactam A Ⅱ $C_{16}H_{11}NO_3$ Exact Mass: 265.07	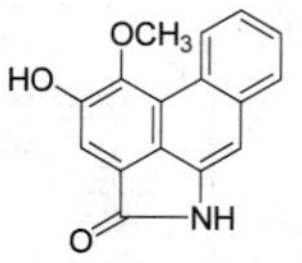 马兜铃内酰胺 A Ⅱ Aristolactam A Ⅱ	胡萝卜苷 Daucosterol $C_{35}H_{60}O_6$ Exact Mass: 576.44	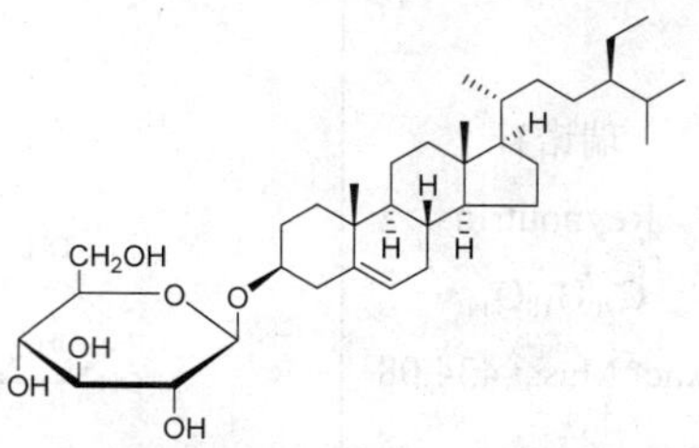 胡萝卜苷 (*β*-胡萝卜苷) Daucosterol (*β*-Daucosterol)
金丝桃苷 Hyperoside $C_{21}H_{20}O_{12}$ Exact Mass: 464.10	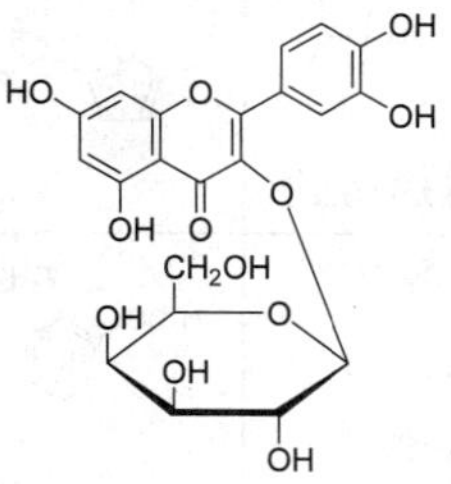 Hyperoside 金丝桃苷	异槲皮苷 Isoquercitrin $C_{21}H_{20}O_{12}$ Exact Mass: 464.10	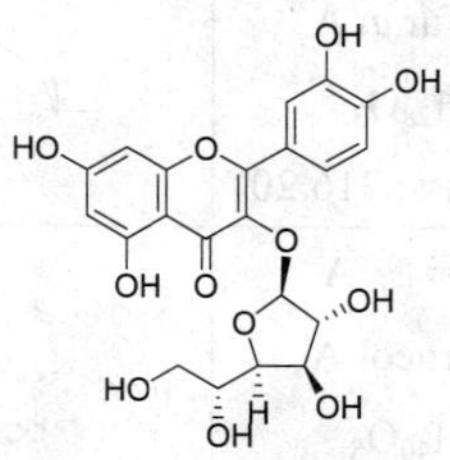 异槲皮苷 Isoquercitrin
槲皮苷 Quercitrin $C_{21}H_{20}O_{11}$ Exact Mass: 448.10	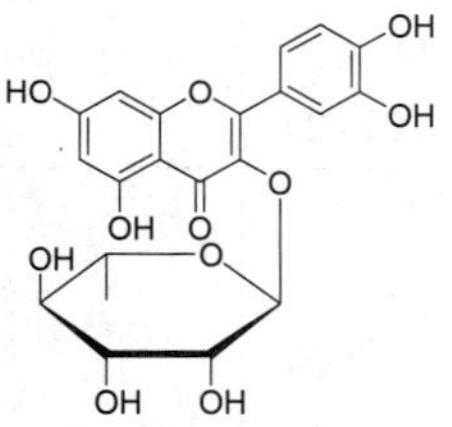 槲皮苷 Quercitrin	槲皮素-3-*O*-*β*-D-吡喃葡萄糖-(1→4)-*α*-L-吡喃鼠李糖苷 Quercetin-3-*O*-*β*-D-glucopyranosyl(1→4)-*α*-L-rhamnopyranoside $C_{27}H_{30}O_{16}$ Exact Mass: 610.15	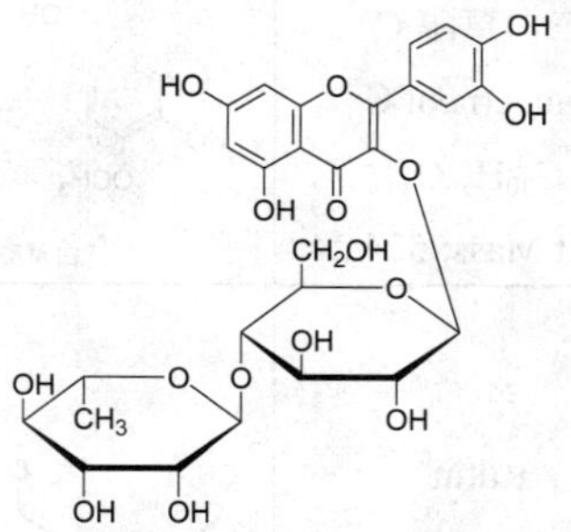 槲皮素-3-*O*-*β*-D-吡喃葡萄糖-(1→4)-*α*-L-吡喃鼠李糖苷 Quercetin-3-*O*-*β*-D-glucopyranosyl (1→4)-*α*-L-rhamnopyranoside
并没食子酸 (鞣花酸) Ellagic acid $C_{14}H_6O_8$ Exact Mass: 302.01	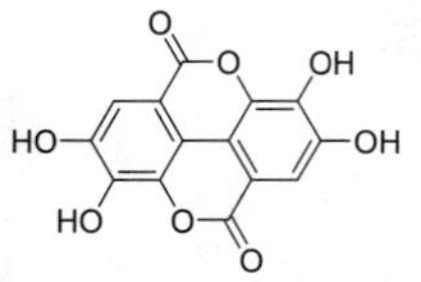 并没食子酸 (鞣花酸) Ellagic acid	柯里拉京 Corilagin $C_{27}H_{22}O_{18}$ Exact Mass: 634.08	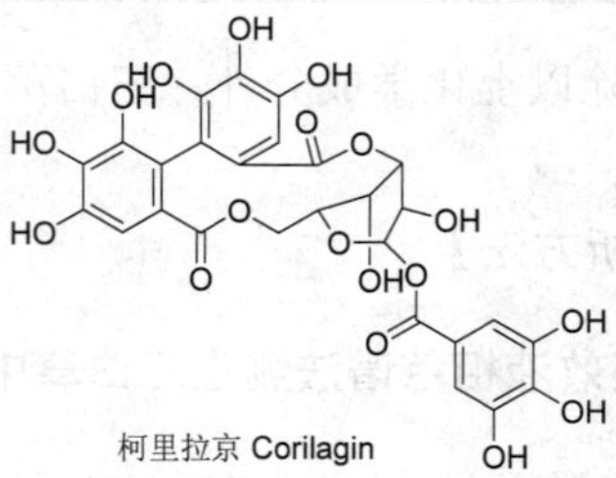 柯里拉京 Corilagin
内消旋二氢愈疮木酯酸 Meso-dihydroguaiaretic acid $C_{20}H_{26}O_4$ Exact Mass: 330.18	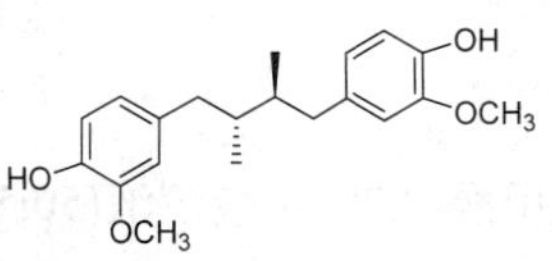 内消旋二氢愈疮木酯酸 Meso-dihydroguaiaretic acid	三白草内酰胺 Saurolactam $C_{17}H_{13}NO_3$ Exact Mass: 279.09	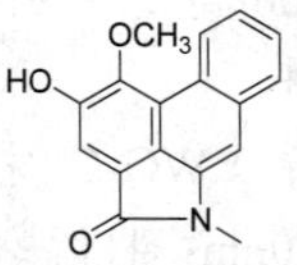 三白草内酰胺 Saurolactam

续表

中英文名、化学式及相对分子质量	结构图	中英文名、化学式及相对分子质量	结构图
十六烷酸(棕榈酸) Hexadecanoic acid (Palmitinic acid) $C_{16}H_{32}O_2$ Exact Mass: 256.24	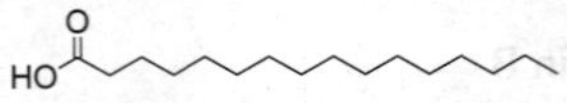 十六烷酸 (棕榈酸) Hexadecanoic acid (Palmitic acid)	槲皮素 Quercetin $C_{15}H_{10}O_7$ Exact Mass: 302.04	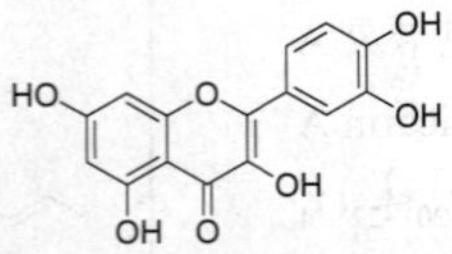 槲皮素 Quercetin
瑞诺苷 Reynoutrin $C_{20}H_{18}O_{11}$ Exact Mass: 434.08	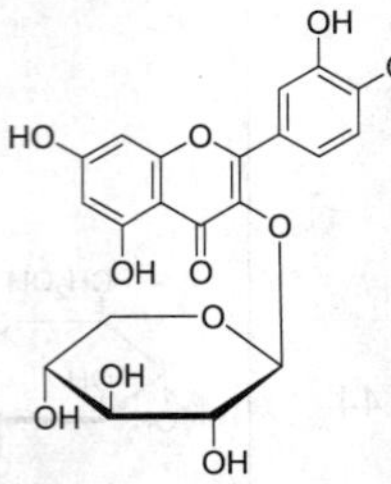 瑞诺苷 Reynoutrin	扁蓄苷 Avicularin $C_{20}H_{18}O_{11}$ Exact Mass: 434.08	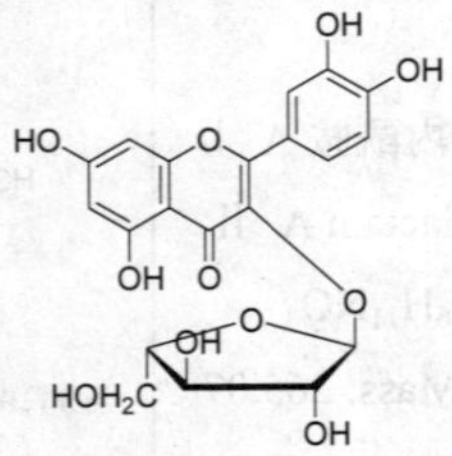 扁蓄苷 Avicularin
Saurufuran A $C_{20}H_{28}O_3$ Exact Mass: 316.20	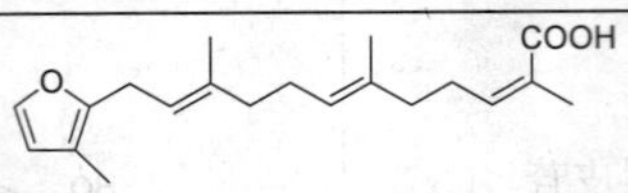 Saurufuran A	Saurufuran B $C_{20}H_{28}O_3$ Exact Mass: 316.20	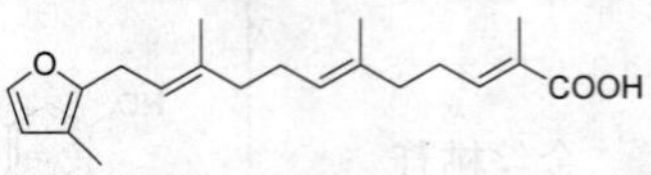 Saurufuran B
三白草醇 A Saucerneol A $C_{32}H_{40}O_8$ Exact Mass: 552.27	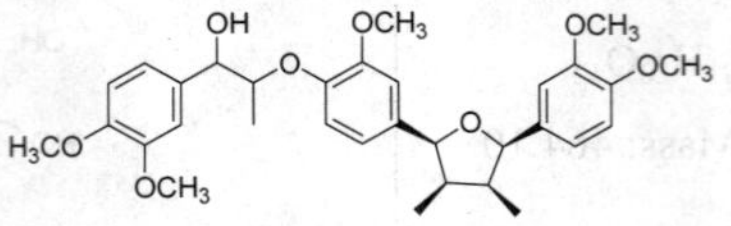 三白草醇A Saucerneol A	三白草醇 B Saucerneol B $C_{31}H_{36}O_8$ Exact Mass: 536.24	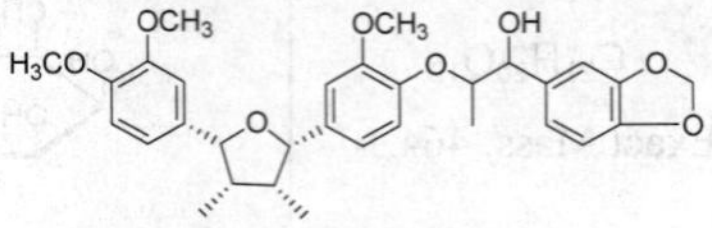 三白草醇 B Saucerneol B
三白草醇 C Saucerneol C $C_{30}H_{36}O_8$ Exact Mass: 524.24	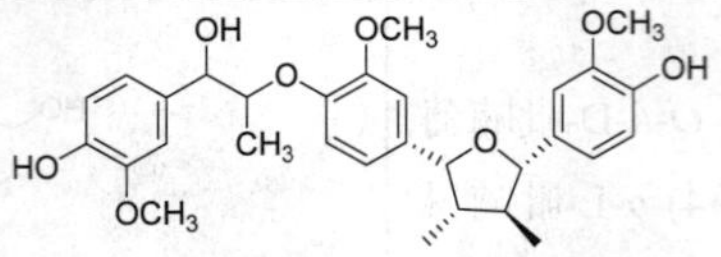 三白草醇 C Saucerneol C	三白草醇 D Saucerneol D $C_{31}H_{36}O_8$ Exact Mass: 536.24	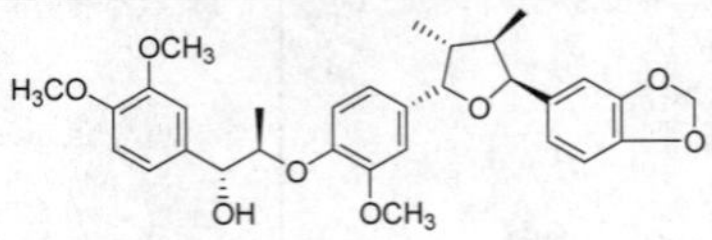 三白草醇 D Saucerneol D
芦丁 Rutin $C_{27}H_{30}O_{16}$ Exact Mass: 610.15	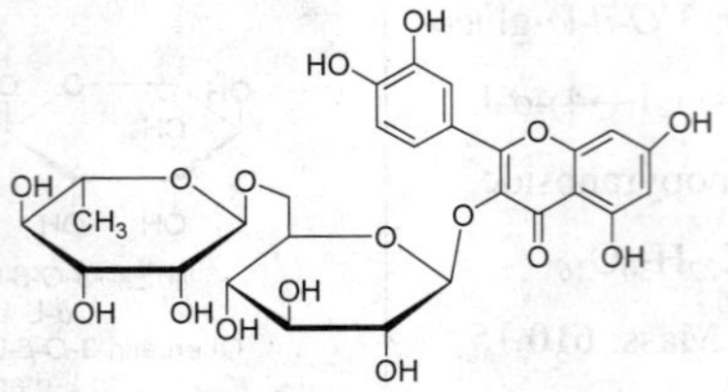 芦丁 Rutin		

除以上化学成分外，三白草还含有阿芙苷等。

【分析方法】

1　高效液相色谱法测定三白草中槲皮素和芦丁的含量[12]

1.1 仪器

TPS 2000 高效液相色谱仪。

1.2 色谱条件

色谱柱：YWG-C_{18}柱(250mm×4.6mm，10μm)；流动相：甲醇-0.2%磷酸溶液(50:50)；流速 1.0mL/min；检测波长 370nm；柱温室温；分析时间约 12min。

1.3 对照品溶液的制备

称取槲皮素和芦丁对照品，用适量甲醇溶解。

1.4 供试品溶液的制备

称取三白草粉末 10g，用适量 70%乙醇回流提取 2 次，每次 1h，冷却后过滤，合并滤液，挥干溶剂，并上样于聚酰胺柱处理，依次用三氯甲烷、水洗脱除去叶绿素等杂质，最后用甲醇洗脱所要的黄酮类成分。

三棱

Sanleng

SPARGANII RHIZOMA

【化学成分】

表 1-3-3 三棱主要化学成分[13~18]

中英文名、化学式及相对分子质量	结构图	中英文名、化学式及相对分子质量	结构图
β-谷甾醇棕榈酸酯 *β*-Sitosterol palmitate $C_{45}H_{80}O_2$ Exact Mass: 652.62	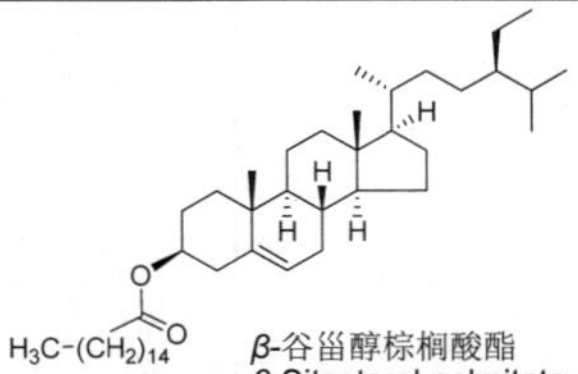 *β*-谷甾醇棕榈酸酯 *β*-Sitosterol palmitate	琥珀酸 Succinic acid $C_4H_6O_4$ Exact Mass: 118.03	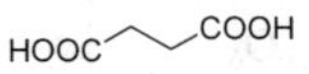 琥珀酸 Succinic acid
三棱双苯内酯 Sanleng diphenyllactone $C_{15}H_8O_4$ Exact Mass: 252.04	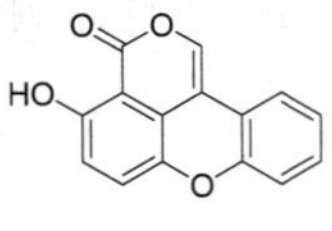 三棱双苯内酯 Sanleng diphenyllactone	三棱二苯乙炔 Sanleng diphenylacetypene $C_{16}H_{12}O_5$ Exact Mass: 284.07	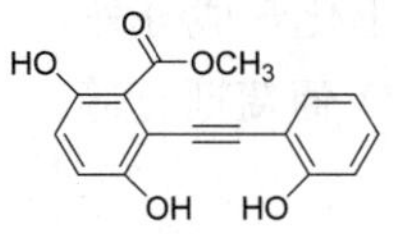 三棱二苯乙炔 Sanleng diphenylacetypene
24-亚甲基环木菠萝烷醇(24-亚甲基环阿尔廷醇) 24-Methylenecycloar-atnol $C_{31}H_{52}O$ Exact Mass: 440.4	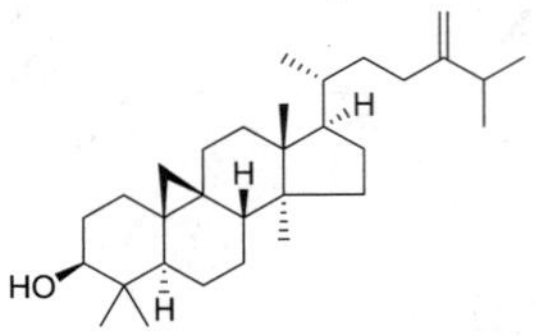 24-亚甲基环木菠萝烷醇 (24-亚甲基环阿尔廷醇) 24-Methylenecycloartanol	香草酸 Vanillic acid $C_8H_8O_4$ Exact Mass: 168.04	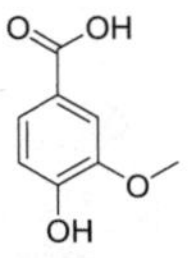 香草酸 Vanillic acid
α-棕榈酸单甘油酯 2,3-Dihydroxypropyl palmitate $C_{19}H_{38}O_4$ Exact Mass: 330.28	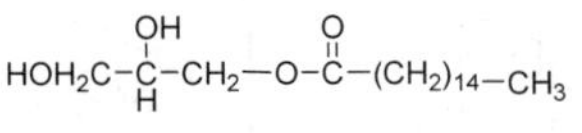 *α*-棕榈酸单甘油酯 2,3-Dihydroxypropyl palmitate	对羟基苯甲醛 *p*-Hydroxybenzalde-hyde $C_7H_6O_2$ Exact Mass: 122.04	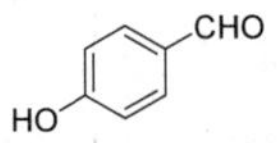 对羟基苯甲醛 *p*-Hydroxybenzaldehyde
5-羟甲基糠醛 5-Hydroxymethyl-2-furaldehyde $C_6H_6O_3$ Exact Mass: 126.03	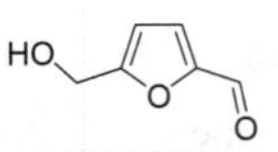 5-羟甲基糠醛 5-Hydroxymethyl-2-furaldehyde	*β*-谷甾醇 *β*-Sitosterol $C_{29}H_{50}O$ Exact Mass: 414.39	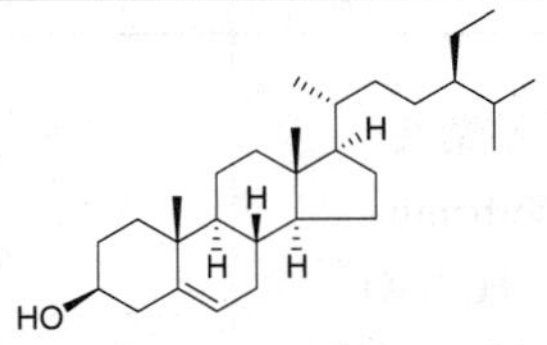 *β*-谷甾醇(谷甾醇) *β*-Sitosterol(Sitosterol)
山柰酚 Kaempferol $C_{15}H_{10}O_6$ Exact Mass: 286.05	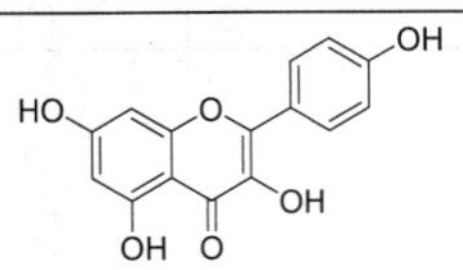 山柰酚(山柰素) Kaempferol	芒柄花素 Formononetin $C_{16}H_{12}O_4$ Exact Mass: 268.07	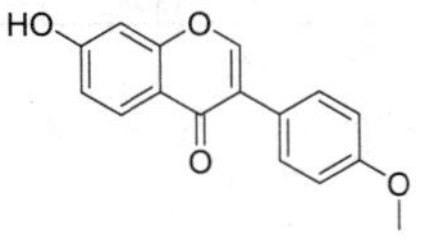 芒柄花素 Formononetin

续表

中英文名、化学式及相对分子质量	结构图	中英文名、化学式及相对分子质量	结构图
Δ^5-胆酸甲酯-3-*O*-*β*-D-葡萄糖醛酸-(1→4)-*α*-L-鼠李糖苷 5-Ene-methyl-cholate-3-*O*-*β*-D-glucuronopyranosyl-(1→4)-*α*-L-rhamnopyranoside $C_{37}H_{58}O_{15}$ Exact Mass: 742.85	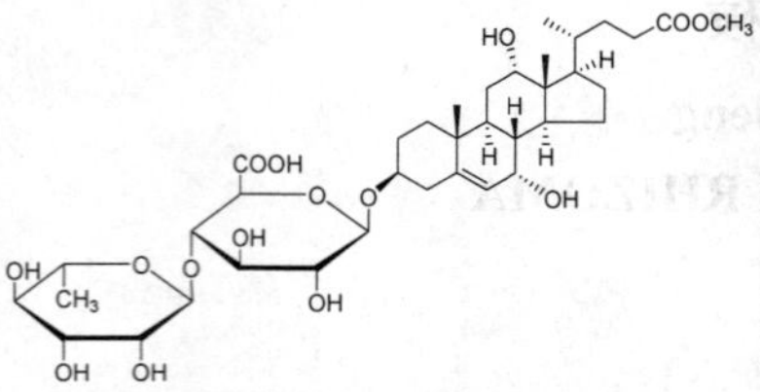 Δ^5-胆酸甲酯-3-*O*-*β*-D-葡萄糖醛酸-(1→4)-α-L-鼠李糖苷 5-Ene-methyl-cholate- 3-*O*-*β*-D-glucuronopyranosyl-(1→4)-α-L-rhamnopyranoside	Δ^5-胆酸甲酯-3-*O*-*β*-D-葡萄糖苷 5-Ene-methyl-cholate-3-*O*-*β*-D-glucopyranoside $C_{31}H_{50}O_{10}$ Exact Mass: 582.34	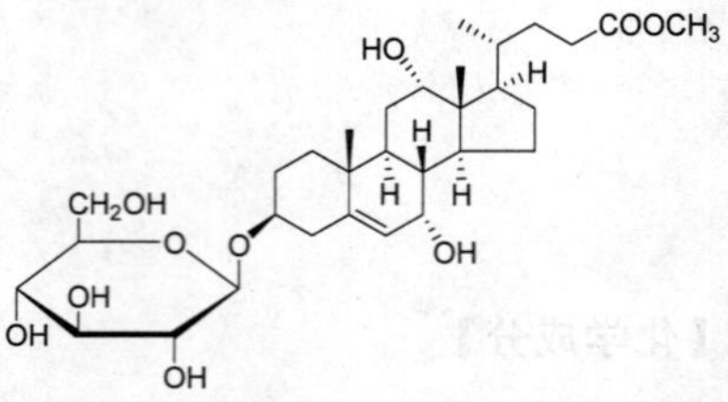 Δ^5-胆酸甲酯-3-*O*-*β*-D-葡萄糖苷 5-Ene-methyl-cholate-3-*O*-*β*-D-glucopyranoside
胡萝卜苷 Daucosterol $C_{35}H_{60}O_6$ Exact Mass: 576.44	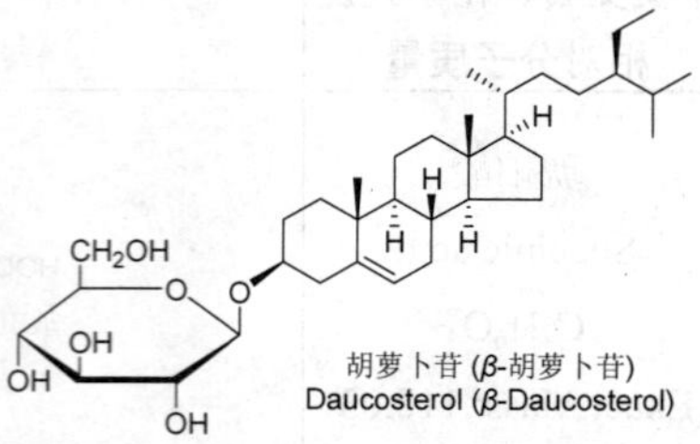 胡萝卜苷 (*β*-胡萝卜苷) Daucosterol (*β*-Daucosterol)		

除以上化学成分外，三棱还含有 6,7,10-三羟基-8-十八烯酸、胡萝卜苷棕榈酸酯、5,7,3′,5′-羟基双氢黄酮醇-3-*O*-*β*-D-葡萄糖苷等。

三棵针

Sankezhen

BERBERIDIS RADIX

【化学成分】

表 1-3-4 三棵针主要化学成分[19]

中英文名、化学式及相对分子质量	结构图	中英文名、化学式及相对分子质量	结构图
小檗碱 Berberine $C_{20}H_{18}NO_4^+$ Exact Mass: 336.12	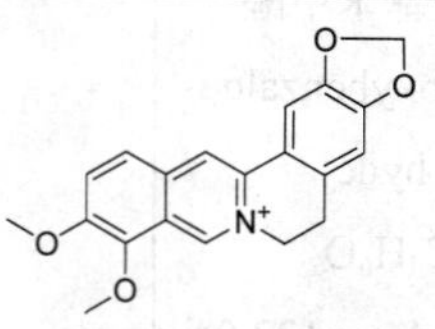 小檗碱 Berberine	巴马汀 Palmatine $C_{21}H_{22}NO_4^+$ Exact Mass: 352.15	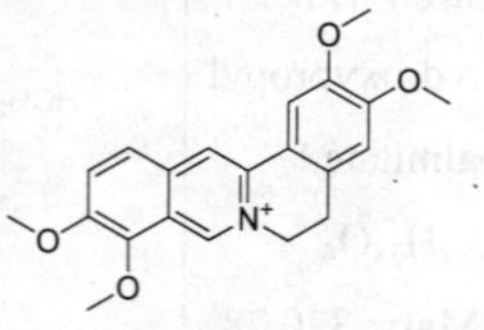 巴马汀 Palmatine
小檗胺 Berbamine $C_{37}H_{40}N_2O_6$ Exact Mass: 608.29	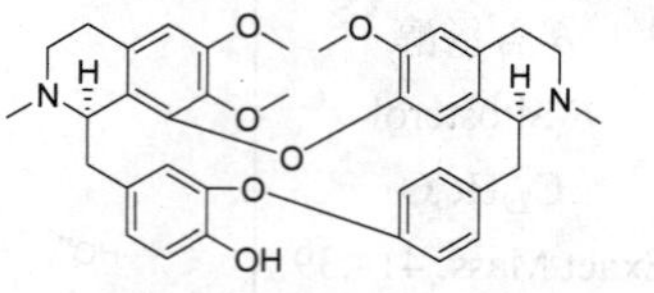 小檗胺 Berbamine	药根碱 Jatrorrhizine $C_{20}H_{20}NO_4^+$ Exact Mass: 338.14	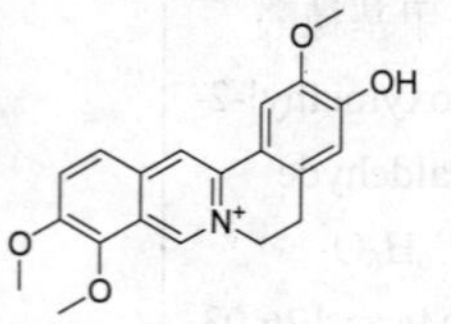 药根碱 Jatrorrhizine

干姜

Ganjiang

ZINGIBERIS RHIZOMA

【化学成分】

表 1-3-5 干姜主要化学成分[20～22]

中英文名、化学式及相对分子质量	结构图	中英文名、化学式及相对分子质量	结构图
姜辣素(6-姜酚) 6-Gingerol $C_{17}H_{26}O_4$ Exact Mass: 294.18	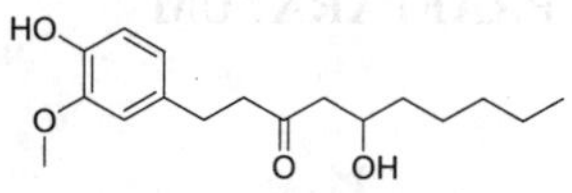 姜辣素 (6-姜酚) 6-Gingerol	十六烷酸(棕榈酸) Hexadecanoic acid (Palmitic acid) $C_{16}H_{32}O_2$ Exact Mass: 256.24	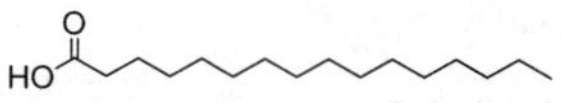 十六烷酸 (棕榈酸) Hexadecanoic acid (Palmitic acid)
β-谷甾醇 *β*-Sitosterol $C_{29}H_{50}O$ Exact Mass: 414.39	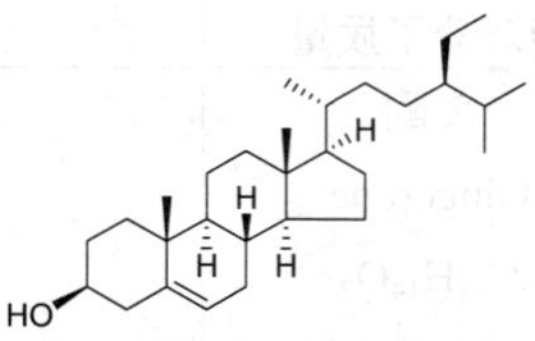 *β*-谷甾醇 (谷甾醇) *β*-Sitosterol (Sitosterol)	胡萝卜苷 Daucosterol $C_{35}H_{60}O_6$ Exact Mass: 576.44	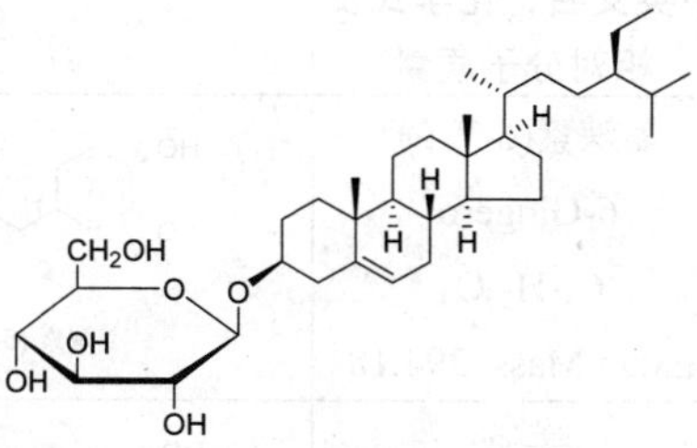 胡萝卜苷 (*β*-胡萝卜苷) Daucosterol (*β*-Daucosterol)
α-松油烯(*α*-萜品烯) *α*-Terpinene $C_{10}H_{16}$ Exact Mass: 136.13	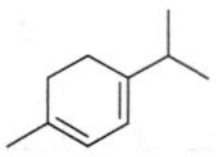 *α*-松油烯 (*α*-萜品烯) *α*-Terpinene	桧烯 Sabinene $C_{10}H_{16}$ Exact Mass: 136.13	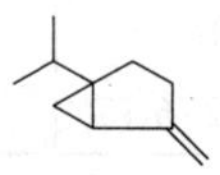 桧烯 Sabinene
癸醛 Decanal $C_{10}H_{20}O$ Exact Mass: 156.15	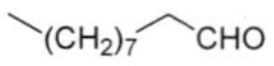 癸醛 Decanal	姜烯 Zingiberene $C_{15}H_{24}$ Exact Mass: 204.19	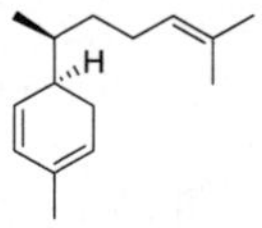 姜烯 Zingiberene
β-甜没药烯(*β*-没药烯) *β*-Bisabolene $C_{15}H_{24}$ Exact Mass: 204.19	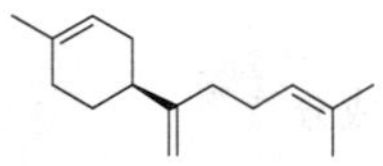 *β*-甜没药烯 *β*-Bisabolene	姜脑 Shogaol $C_{17}H_{24}O_3$ Exact Mass: 276.17	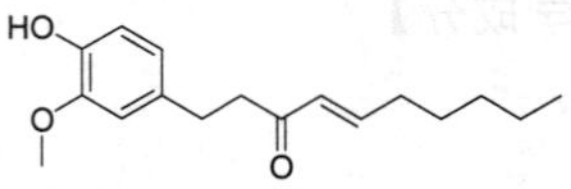 姜脑 Shogaol
姜酮 Gingerone $C_{11}H_{14}O_3$ Exact Mass: 194.09	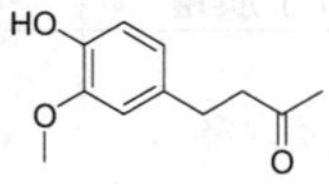 姜酮 Gingerone		

除以上化学成分外，干姜还含有环丁二酸酐、姜醇等。

【分析方法】

1　气相色谱-质谱法测定干姜挥发油化学成分[23]

1.1 仪器

Thermo FINN IGAN TRACE DSQ 气相色谱-质谱联用仪。

1.2 色谱条件

色谱柱：HP-5 毛细管柱(30m×0.25mm，0.25μm)；柱温：50～155℃(升温速度 6℃/min，即毛细管柱从

50℃以 6℃/min 的升温速度升至 155℃)、155～250℃(升温速度 8℃/min)；进样口温度 250℃；载气(氦气)流速 1.0mL/min；进样量 1μL(分流比 40∶1)；质谱参数：电离方式 EI，电离能量 70eV，离子源温度 200℃，质量扫描范围 30～500amu。

1.4 供试品溶液的制备

按中国药典 2005 版一部附录 XD 挥发油测定法操作，提取挥发油。

炮姜

Paojiang

ZINGIBERIS RHIZOMA PRAEPARATUM

【化学成分】

表 1-3-6　炮姜主要化学成分[22]

中英文名、化学式及相对分子质量	结构图	中英文名、化学式及相对分子质量	结构图
姜辣素(6-姜酚) 6-Gingerol $C_{17}H_{26}O_4$ Exact Mass: 294.18	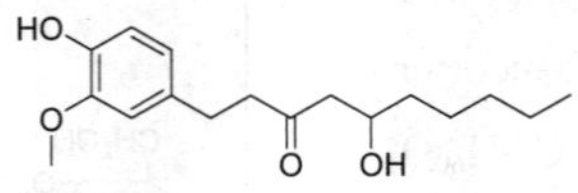 姜辣素 (6-姜酚)　6-Gingerol	姜酮 Gingerone $C_{11}H_{14}O_3$ Exact Mass: 194.09	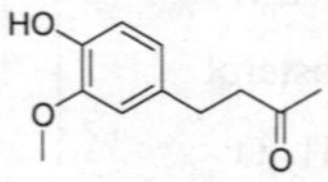 姜酮　Gingerone
姜脑 Shogaol $C_{17}H_{24}O_3$ Exact Mass: 276.17	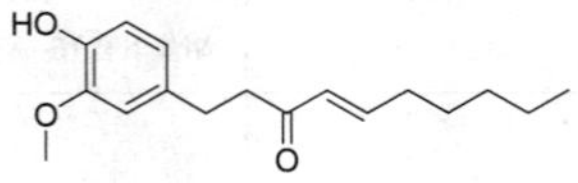 姜脑　Shogaol		

土木香

Tumuxiang

INULAE RADIX

【化学成分】

表 1-3-7　土木香主要化学成分[24, 25]

中英文名、化学式及相对分子质量	结构图	中英文名、化学式及相对分子质量	结构图
脱氢木香内酯 Dehydrocostuslactone $C_{15}H_{18}O_2$ Exact Mass: 230.13	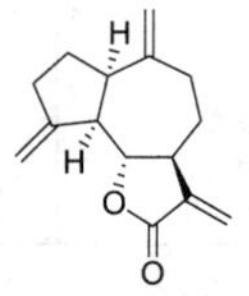 脱氢木香内酯　Dehydrocostuslactone	木香烃内酯 Costunolide $C_{15}H_{20}O_2$ Exact Mass: 232.15	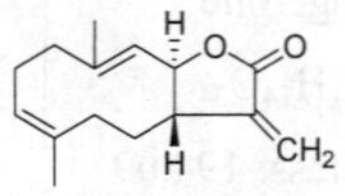 木香烃内酯　Costunolide
11β, 13-二氢木香烯内酯 11β,13-Dihydrocostu-nolide $C_{15}H_{22}O_2$ Exact Mass: 234.16	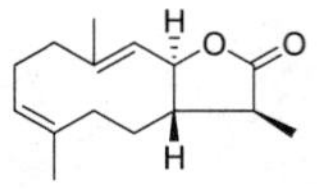 11β,13-二氢木香烯内酯 11β,13-Dihydrocostunolide	Reynosin $C_{15}H_{20}O_3$ Exact Mass: 248.14	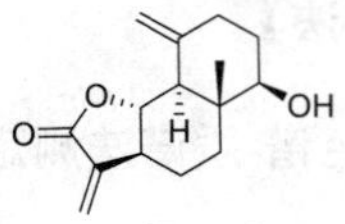 Reynosin

续表

中英文名、化学式及相对分子质量	结构图	中英文名、化学式及相对分子质量	结构图
11*β*,13-Dihydroreynosin $C_{15}H_{22}O_3$ Exact Mass: 250.16	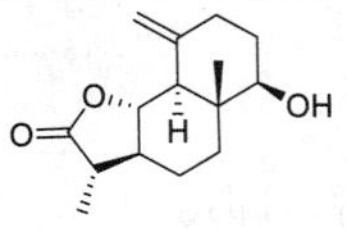 11*β*,13-Dihydroreynosin	珊塔玛内酯 Santamarine $C_{15}H_{20}O_3$ Exact Mass: 248.14	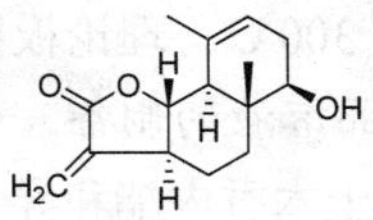 珊塔玛内酯 Santamarine
异土木香内酯 Isoalantolactone $C_{15}H_{20}O_2$ Exact Mass: 232.15	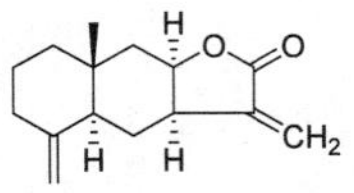 异土木香内酯 Isoalantolactone	豆甾醇 Stigmasterol $C_{29}H_{48}O$ Exact Mass: 412.37	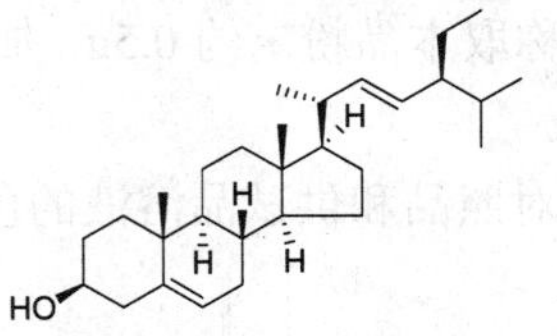 豆甾醇 Stigmasterol
11*β*,13-二氢珊塔玛内酯 11*β*,13-Dihydrosantamarin $C_{15}H_{22}O_3$ Exact Mass: 250.16	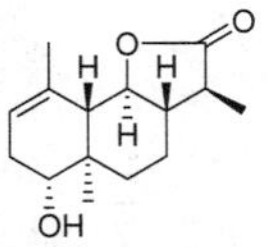 11*β*,13-二氢珊塔玛内酯 11*β*,13-Dihydrosantamarin	11*β*,13-二氢木兰内酯 11*β*,13-Dihydromagnolialide $C_{15}H_{22}O_3$ Exact Mass: 250.16	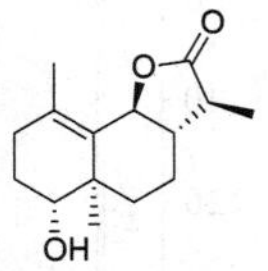 11*β*,13-二氢木兰内酯 11*β*,13-Dihydromagnolialide
11*β*,13-二氢-*β*-环广木香内酯 11*β*,13-Dihydro-*β*-cyclo-costunolide $C_{15}H_{22}O_2$ Exact Mass: 234.16	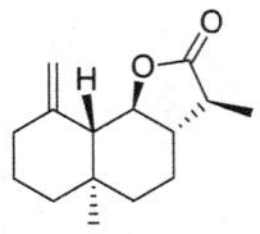 11*β*,13-二氢-*β*-环广木香内酯 11*β*,13-Dihydro-*β*-cyclo-costunolide	11*β*,13-二氢-*α*-环广木香内酯 11*β*,13-Dihydro-*α*-cyclocostunolide $C_{15}H_{22}O_2$ Exact Mass: 234.16	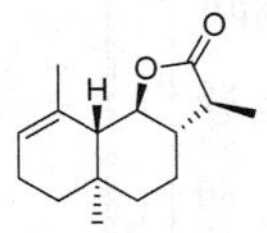 11*β*,13-二氢-*α*-环广木香内酯 11*β*,13-Dihydro-*α*-cyclocostunolide
1*β*-Hydroxycolartin $C_{15}H_{24}O_4$ Exact Mass: 268.17	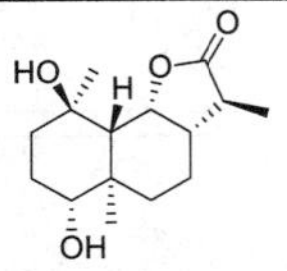 1*β*-Hydroxycolartin	土木香内酯 Alantolactone $C_{15}H_{20}O_2$ Exact Mass: 232.15	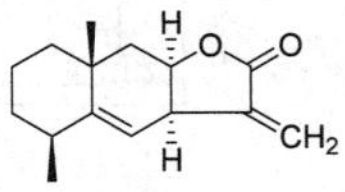 土木香内酯 Alantolactone
β-谷甾醇 *β*-Sitosterol $C_{29}H_{50}O$ Exact Mass: 414.39	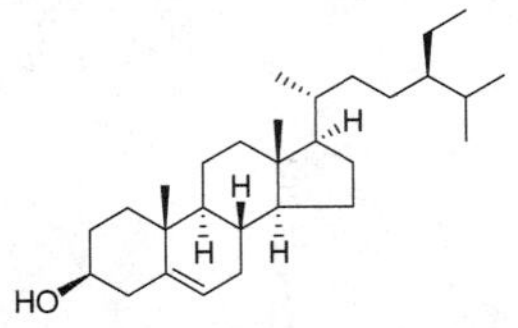 *β*-谷甾醇 (谷甾醇) *β*-Sitosterol (Sitosterol)	藏木香内酯 Inunal $C_{15}H_{18}O_3$ Exact Mass: 246.13	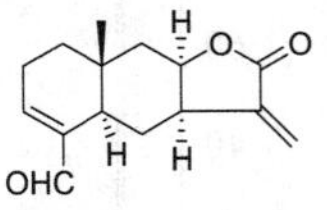 藏木香内酯 Inunal
茴香脑(大茴香醚) Anethole $C_{10}H_{12}O$ Exact Mass: 148.09	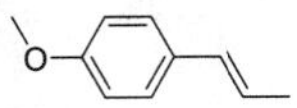 茴香脑 Anethole		

除以上化学成分外，土木香还含有土木香酸、土木香醇、土木香苦素等。

【分析方法】

1 气相色谱法测定土木香中土木香内酯的含量[26]

1.1 仪器

HP-6890N plus 气相色谱仪。

1.2 色谱条件及系统适应性

色谱柱：Agilent HP-INNOWax(固定相为键合/交联聚乙二醇)毛细管柱(30m×0.25mm，0.25μm)；程序升温：初始温度为190℃，保持30min，以120℃/min的速率升温至240℃，保持5min；进样口温度260℃；检测器温度300℃。理论板数按土木香内酯峰计算应不低于13000。

1.3 对照品溶液的制备

称取土木香内酯和异土木香内酯对照品，用适量乙酸乙酯溶解，即得。

1.4 供试品溶液的制备

称取本品粉末约0.5g，加入乙酸乙酯25mL，超声处理(功率300W，频率50kHz)30min，滤过，取续滤液，即得。

对照品和供试品溶液的色谱图如图1-3-3所示。

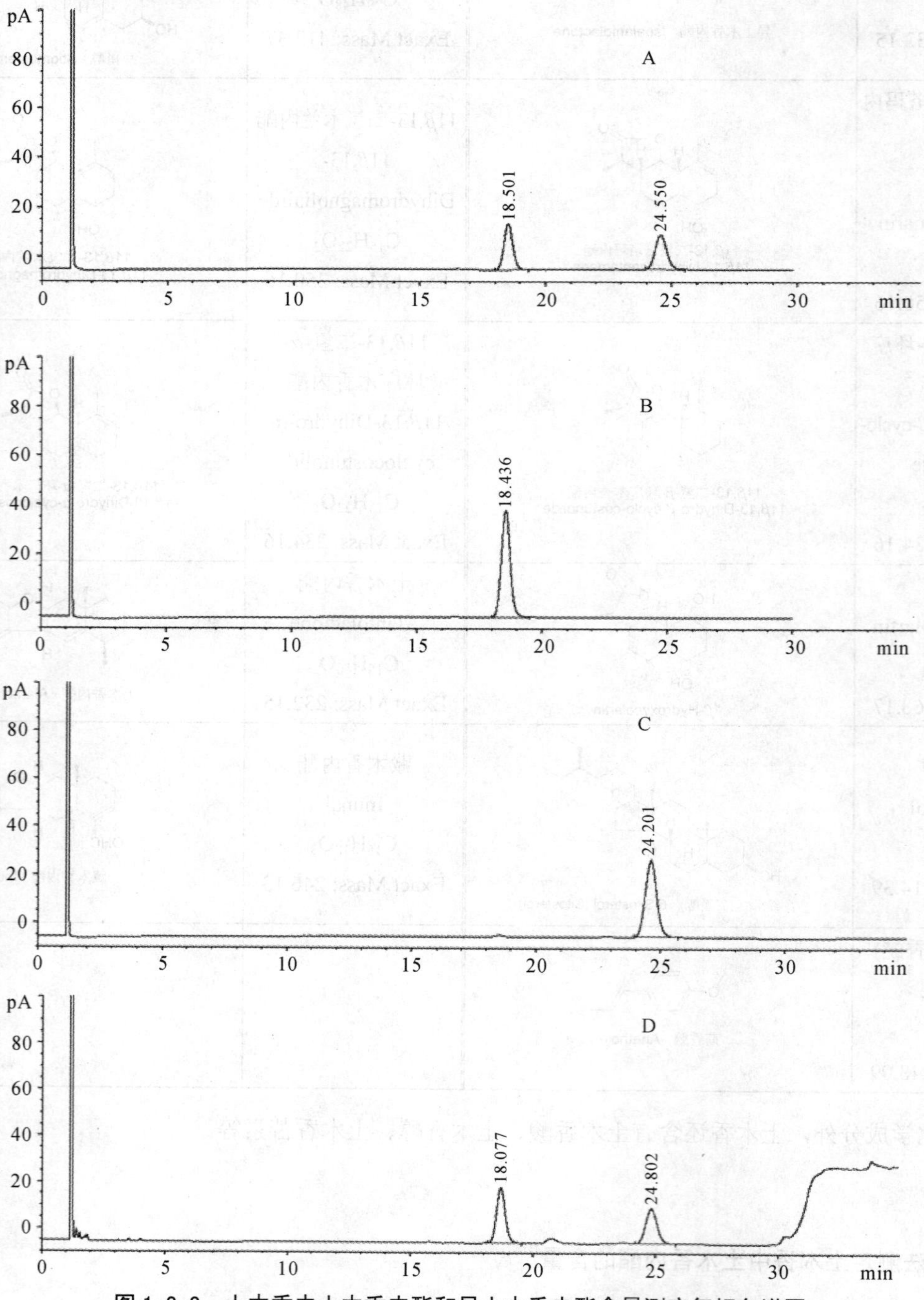

图 1-3-3 土木香中土木香内酯和异土木香内酯含量测定气相色谱图

A. 混合对照品溶液；B. 土木香内酯对照品溶液；

C. 异土木香内酯对照品溶液；D. 供试品溶液

2 毛细管微乳电动色谱法测定土木香及其制剂中两种倍半萜内酯的含量[27]

2.1 仪器

270A-HT capillary electrophoresis system (AppliedBiosystemsInc., USA)。

2.2 色谱条件

毛细管：无涂层毛细管柱(57cm×50μm，有效长度35cm)；微乳缓冲液：*n*-正己烷(0.32%，*W/W*)-SDS (1.24%，*W/W*)-1-丁醇(2.64%，*W/W*)-乙腈(10%，*W/W*)-10mmol/L 四硼酸钠缓冲液(85.80%，*W/W*，pH 9.2)；分离电压20kV；检测波长214nm；压力进样16.9kPa·1s；毛细管温度30℃；分析时间约14min。

2.3 对照品溶液的制备

称取土木香内酯和异土木香内酯对照品，用适量甲醇溶解。

2.4 供试品溶液的制备

称取药材粉末0.1g，用5mL 甲醇超声提取60min，滤过，即得。

土贝母

Tubeimu

BOLBOSTEMATIS RHIZOMA

【化学成分】

表 1-3-8 土贝母主要化学成分[28~30]

中英文名、化学式及相对分子质量	结构图	中英文名、化学式及相对分子质量	结构图
腺苷 Adenosine $C_{10}H_{13}N_5O_4$ Exact Mass: 267.1	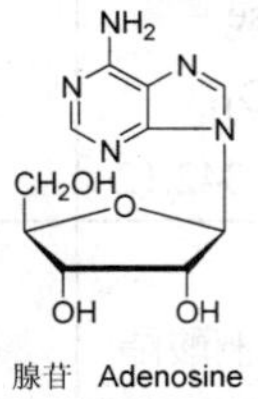 腺苷 Adenosine	胞嘧啶 Cytosine $C_4H_5N_3O$ Exact Mass: 111.04	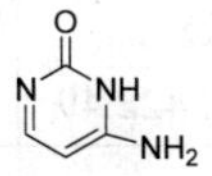 胞嘧啶 Cytosine
贝萼皂苷 Bayogenin $C_{30}H_{48}O_5$ Exact Mass: 488.35	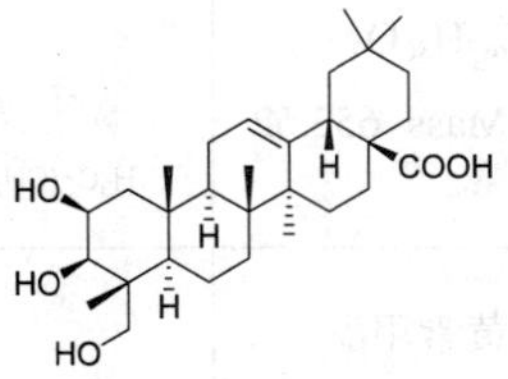 贝萼皂苷 Bayogenin	土贝母皂苷甲 Tubeimoside Ⅰ $C_{63}H_{98}O_{29}$ Exact Mass: 1318.62	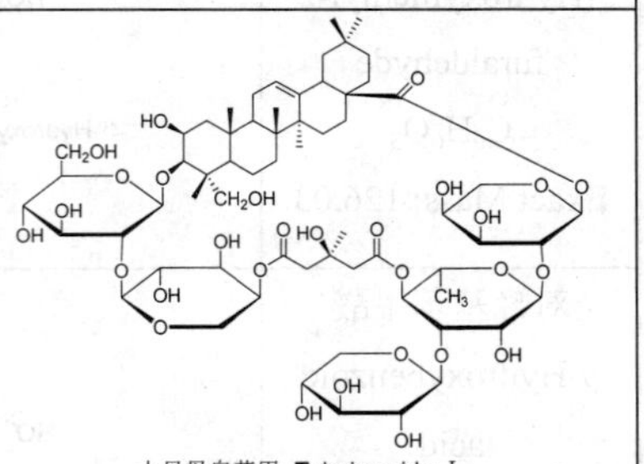 土贝母皂苷甲 Tubeimoside Ⅰ
土贝母皂苷乙 Tubeimoside Ⅱ $C_{63}H_{98}O_{30}$ Exact Mass: 1334.61	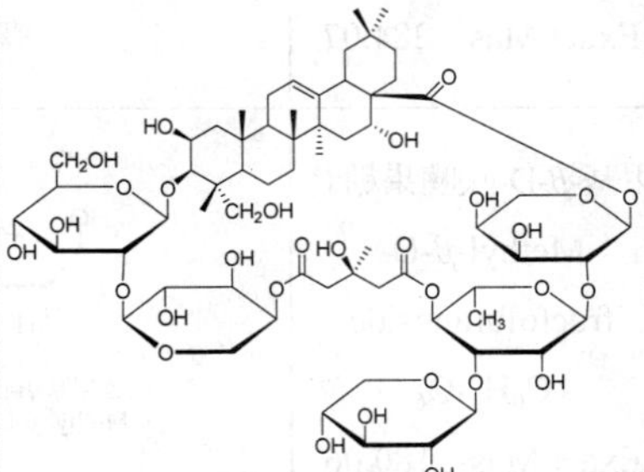 土贝母皂苷乙 Tubeimoside Ⅱ	土贝母皂苷丙 Tubeimoside Ⅲ $C_{64}H_{100}O_{31}$ Exact Mass: 1364.62	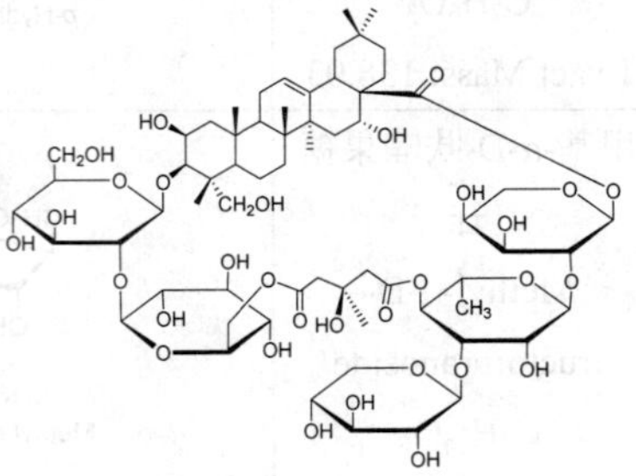 土贝母皂苷丙 Tubeimosidede Ⅲ
大黄素 Emodin $C_{15}H_{10}O_5$ Exact Mass: 270.05	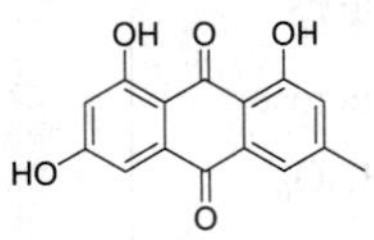 大黄素 Emodin	尿囊素 Allantoin $C_4H_6N_4O_3$ Exact Mass: 158.04	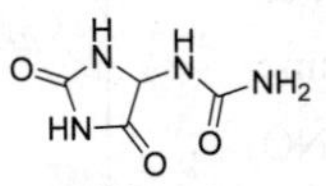 尿囊素 Allantoin

续表

中英文名、化学式及相对分子质量	结构图	中英文名、化学式及相对分子质量	结构图
土贝母苷 Ⅳ Tubeimoside Ⅳ $C_{41}H_{70}O_{14}$ Exact Mass: 786.48	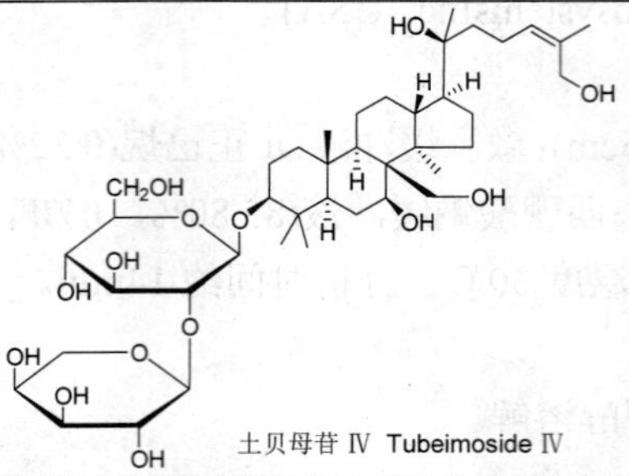 土贝母苷 Ⅳ Tubeimoside Ⅳ	葫芦素 B Cucurbitacin B $C_{32}H_{46}O_8$ Exact Mass: 558.32	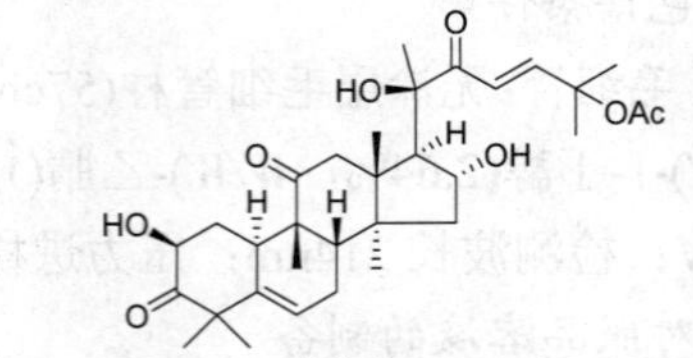 葫芦素 B　Cucurbitacin B
β-谷甾醇 *β*-Sitosterol $C_{29}H_{50}O$ Exact Mass: 414.39	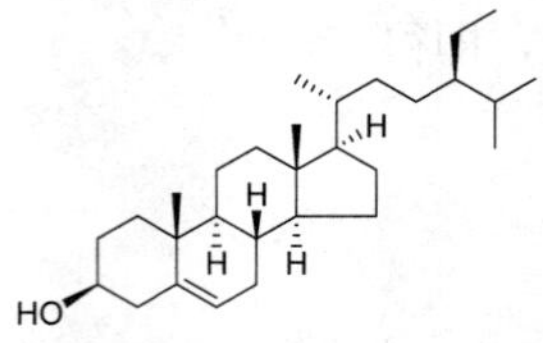 *β*-谷甾醇 (谷甾醇)　*β*-Sitosterol (Sitosterol)	胡萝卜苷 Daucosterol $C_{35}H_{60}O_6$ Exact Mass: 576.44	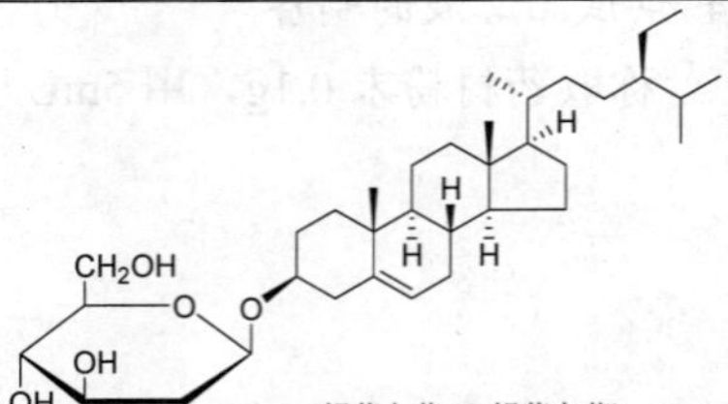 胡萝卜苷 (*β*-胡萝卜苷) Daucosterol (*β*-Daucosterol)
棕榈酸 Hexadecanoic acid $C_{16}H_{32}O_2$ Exact Mass: 256.24	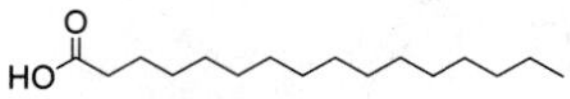 棕榈酸(十六烷酸) Hexadecanoic acid (Palmitic acid)	三十一烷 Hentriacontane $C_{31}H_{64}$ Exact Mass: 436.50	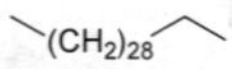 三十一烷　Hentriacontane
三十烷 Triacontane $C_{30}H_{62}$ Exact Mass: 422.49	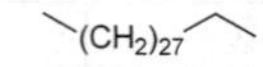 三十烷　Triacontane	麦芽糖 Maltose $C_{12}H_{22}O_{11}$ Exact Mass: 342.12	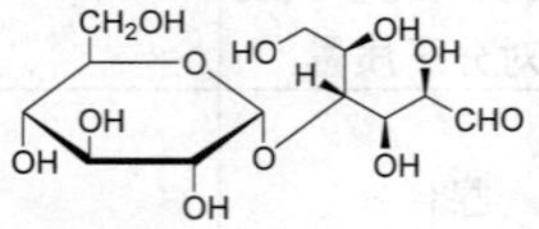 麦芽糖　Maltose
5-羟甲基糠醛 5-Hydroxymethyl-2-furaldehyde $C_6H_6O_3$ Exact Mass: 126.03	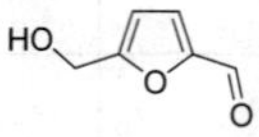 5-羟甲基糠醛 5-Hydroxymethyl-2-furaldehyde	*β*-谷甾醇棕榈酸酯 *β*-Sitosterol palmitate $C_{45}H_{80}O_2$ Exact Mass: 652.62	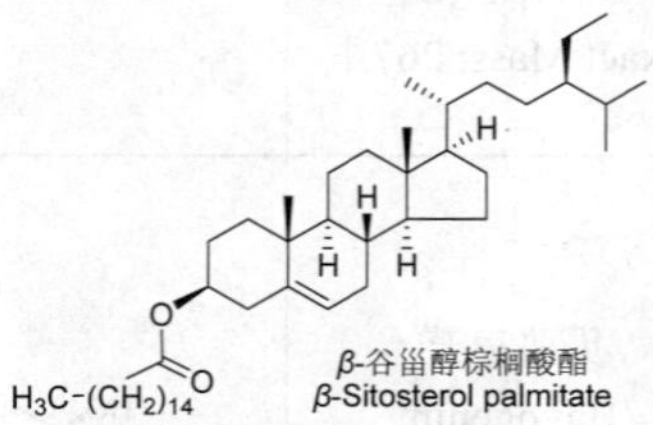 *β*-谷甾醇棕榈酸酯 *β*-Sitosterol palmitate
对羟基苯甲酸 *p*-Hydroxybenzoic acid $C_7H_6O_3$ Exact Mass: 138.03	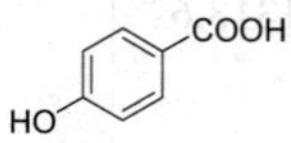 对羟基苯甲酸 *p*-Hydroxybenzoic acid	大黄素甲醚 Physcion $C_{16}H_{12}O_5$ Exact Mass: 284.07	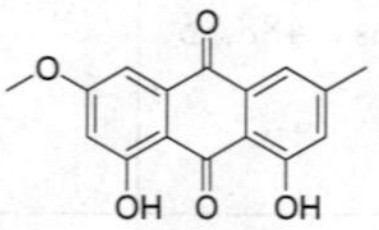 大黄素甲醚　Physcion
甲基-*α*-D-呋喃果糖苷 Methyl-*α*-D-fructofuranoside $C_7H_{14}O_6$ Exact Mass: 194.08	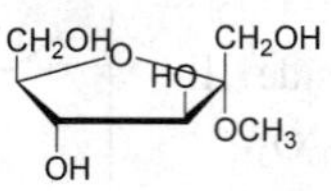 甲基-*α*-D-呋喃果糖苷 Methyl-*α*-D-fructofuranoside	甲基-*β*-D-呋喃果糖苷 Methyl-*β*-D-fructofuranoside $C_6H_{12}O_6$ Exact Mass: 180.06	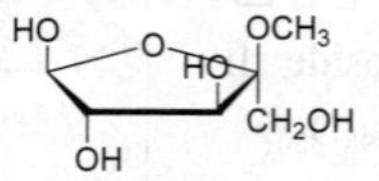 甲基-*β*-D-呋喃果糖苷 Methyl-*β*-D-fructofuranoside
丙氨酸 Alanine $C_3H_7NO_2$ Exact Mass: 89.05	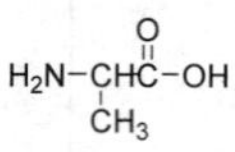 丙氨酸　Alanine	D-果糖 D-Fructose $C_6H_{12}O_6$ Exact Mass: 180.06	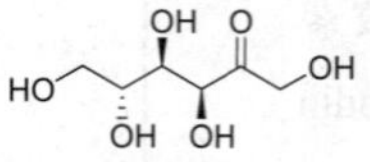 D-果糖　D-Fructose

除以上化学成分外，土贝母还含有土贝母苷Ⅵ、麦芽酚、α-羟基丙酮葡萄糖苷、$\Delta^{7,22,25}$-豆甾三烯-3β-醇、蔗糖、胡萝卜苷棕榈酸酯等。

【分析方法】

1　土贝母的高效液相色谱指纹图谱研究[31]

1.1 仪器

Shimadzu LC-10 ADVP 高效液相色谱仪。

1.2 色谱条件

色谱柱：Alltech C_{18} 柱(250mm×4.6mm，5μm)；流动相：乙腈(A)-水(B)；梯度洗脱：0～5min 95%B，5～25min 95%～75% B，25～55min 75%～65%B，55～60min 65%B；流速 1.0mL/min；检测波长：0～4min 230nm，4～60min 203nm。

1.3 供试品溶液的制备

称取药材粉末 1.0g，用 20mL 70%乙醇回流提取 1h，滤过，挥干溶剂，再加 20mL 水溶解，用醋酸乙酯萃取(15mL×2)，弃去醋酸乙酯层，再用水饱和的正丁醇萃取(20mL×4)，合并萃取液，挥干溶剂，残渣用甲醇溶解并定容至 10mL，滤过，即得。

土荆皮

Tujingpi

PSEUDOLARICIS CORTEX

【化学成分】

表 1-3-9　土荆皮主要化学成分[32～34]

中英文名、化学式及相对分子质量	结构图	中英文名、化学式及相对分子质量	结构图
土荆皮苷 C Pseudolaroside C $C_{14}H_{18}O_8$ Exact Mass: 314.10	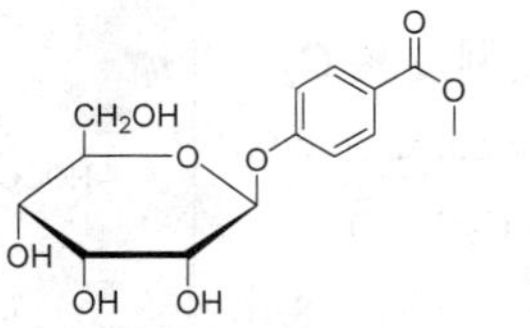 土荆皮苷 C Pseudolaroside C	莽草酸 Shikimic acid $C_7H_{10}O_5$ Exact Mass: 174.05	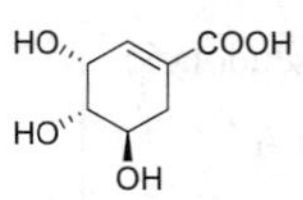 莽草酸 Shikimic acid
莽草酸甲酯 Methyl shikimate $C_8H_{12}O_5$ Exact Mass: 188.07	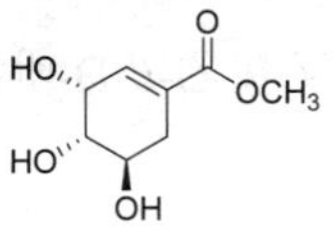 莽草酸甲酯 Methyl shikimate	芒柄花苷 Ononin $C_{22}H_{22}O_9$ Exact Mass: 430.13	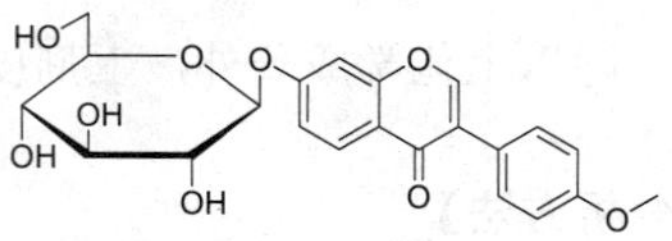 芒柄花苷 Ononin
毛蕊异黄酮-7-*O*-*β*-D-葡萄糖苷 Calycosin-7-*O*-*β*-D-glucopyranoside $C_{22}H_{22}O_{10}$ Exact Mass: 446.12	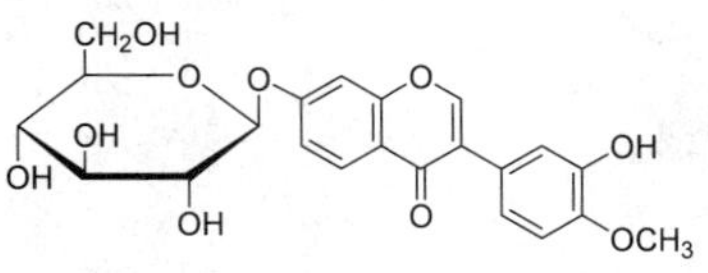 毛蕊异黄酮-7-*O*-*β*-D-葡萄糖苷 Calycosin-7-*O*-*β*-D-glucopyranoside	2′-羟基柚皮素 2′-Hydroxynaringenin $C_{15}H_{12}O_6$ Exact Mass: 288.06	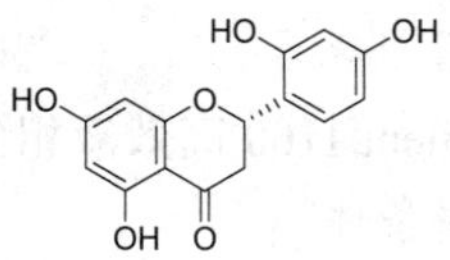 2′-羟基柚皮素 2′-Hydroxynaringenin
素馨苷 E Jasminoside E $C_{16}H_{26}O_7$ Exact Mass: 330.17	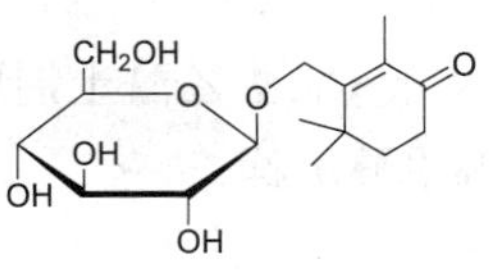 素馨苷 E Jasminoside E	长寿花糖苷Ⅱ RoseosideⅡ $C_{19}H_{30}O_8$ Exact Mass: 386.19	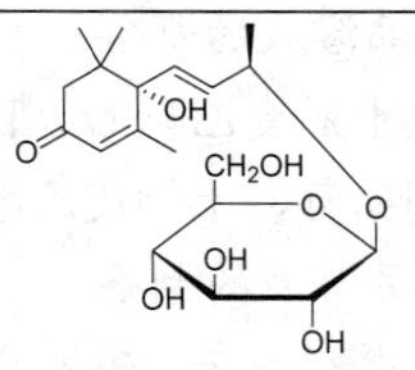 长寿花糖苷Ⅱ RoseosideⅡ

续表

中英文名、化学式及相对分子质量	结构图	中英文名、化学式及相对分子质量	结构图
淫羊藿次苷 B_5 Icariside B_5 $C_{19}H_{32}O_8$ Exact Mass: 388.21	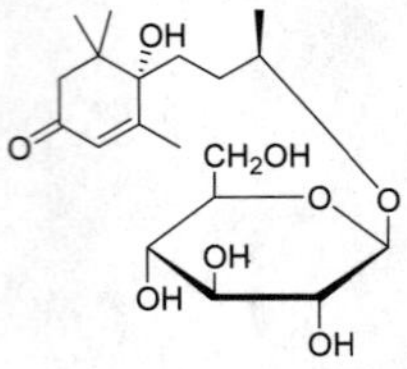 淫羊藿次苷 B_5 Icariside B_5	Blumenol C glucoside $C_{19}H_{32}O_7$ Exact Mass: 372.21	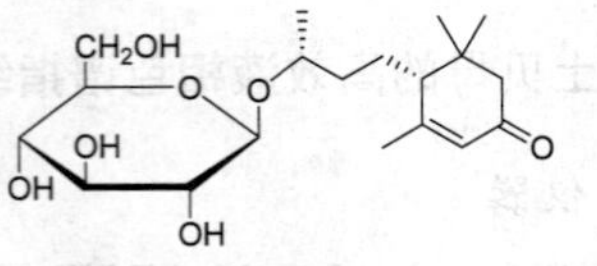 Blumenol C glucoside
甲基-*β*-D-吡喃果糖苷 Methyl-*β*-D-frucopyranoside $C_7H_{14}O_6$ Exact Mass: 194.08	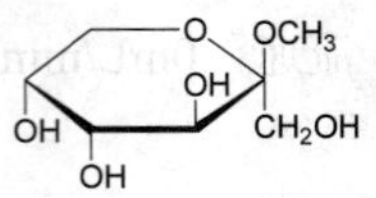 甲基-*β*-D-吡喃果糖苷 Methyl-*β*-D-frucopyranoside	甲基-*β*-D-呋喃果糖苷 Methyl-*β*-D-fructofuranoside $C_6H_{12}O_6$ Exact Mass: 180.06	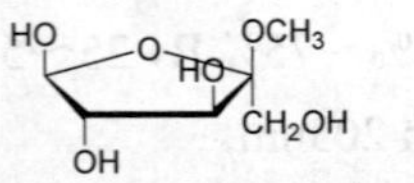 甲基-*β*-D-呋喃果糖苷 Methyl-*β*-D-fructofuranoside
土荆皮乙酸 Pseudolaric acid B $C_{23}H_{28}O_8$ Exact Mass: 432.18	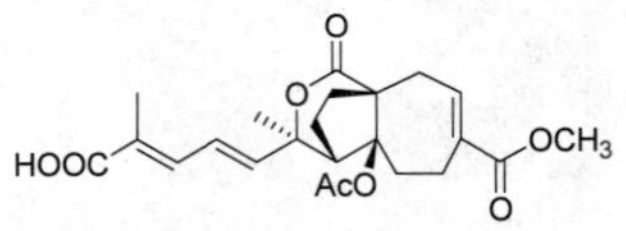 土荆皮乙酸　Pseudolaric acid B	土荆皮甲酸 Pseudolaric acid A $C_{22}H_{28}O_6$ Exact Mass: 388.19	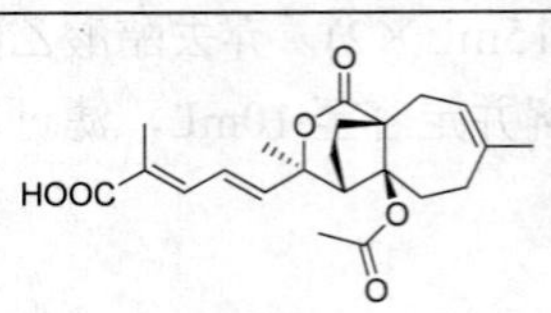 土荆皮甲酸 Pseudolaric acid A
土荆皮甲酸-*O*-*β*-D-吡喃葡萄糖苷 Pseudolaric acid A *O*-*β*-D-glucopyranoside $C_{28}H_{38}O_{11}$ Exact Mass: 550.24	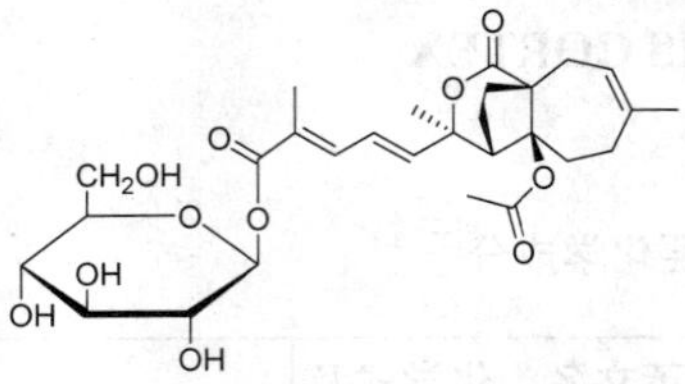 土荆皮甲酸-*O*-*β*-D-吡喃葡萄糖苷 Pseudolaric acid A *O*-*β*-D-glucopyranoside	土荆皮乙酸-*O*-*β*-D-吡喃葡萄糖苷 Pseudolaric acid B *O*-*β*-D-glucopyranoside $C_{29}H_{38}O_{13}$ Exact Mass: 594.23	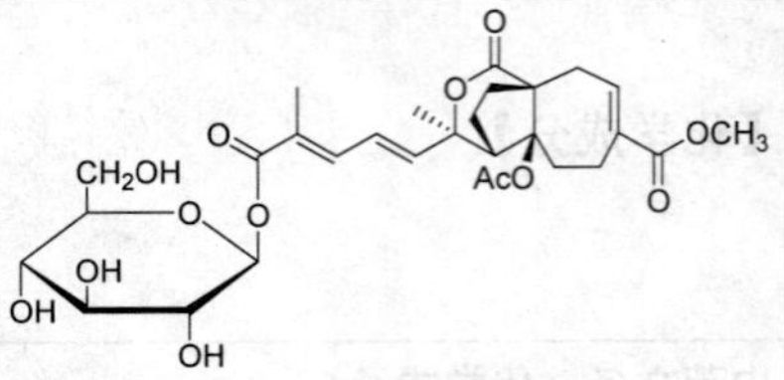 土荆皮乙酸-*O*-*β*-D-吡喃葡萄糖苷 Pseudolaric acid B *O*-*β*-D-glucopyranoside
去乙酰土荆皮甲酸 Deacetylpseudolaric acid A $C_{20}H_{26}O_5$ Exact Mass: 346.18	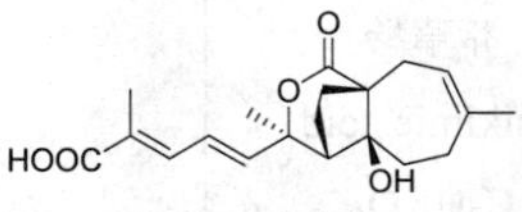 去乙酰土荆皮甲酸 Deacetylpseudolaric acid A	土荆皮酸 C_2 Pseudolaric acid C_2 $C_{22}H_{26}O_8$ Exact Mass: 418.16	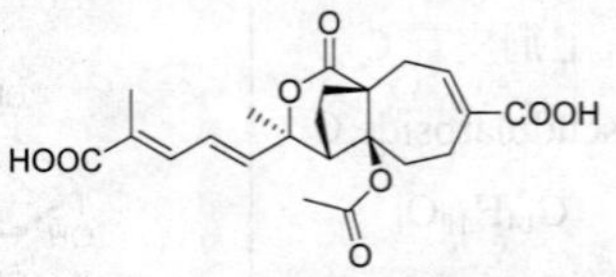 土荆皮酸 C_2　Pseudolaric acid C_2

除以上化学成分外，土荆皮还含有土荆皮酸 C_1、1,2-氧-异丙叉基-*O*-*β*-D-吡喃果糖苷等。

【分析方法】

1　高效液相色谱法测定土荆皮中七种二萜类成分的含量[34]

1.1 仪器

Agilent 1100 高效液相色谱仪，配有二极管阵列检测器。

1.2 色谱条件

色谱柱：Inertsil ODS-3 柱(250mm×4.6mm，5μm)；流动相：A 相为甲醇，B 相为 0.5%醋酸水；梯度洗脱程序：0min 55% A，40min 90% A；流速 0.6mL/min；检测波长 262nm；柱温 40℃；分析时间 40min。

1.3 对照品溶液的制备

称取土荆皮乙酸 *O*-*β*-D-吡喃葡萄糖苷、土荆皮酸 C_2、土荆皮酸 C_1、去乙酰土荆皮甲酸、土荆皮甲酸 *O*-*β*-D-吡喃葡萄糖苷、土荆皮乙酸和土荆皮甲酸对照品，用适量 60%甲醇溶解。

1.4 供试品溶液的制备

称取药材粉末 0.2g，用 10mL 60%甲醇浸泡 30min，然后于 80℃回流提取 30min，滤过，即得。

土茯苓

Tufuling
SMILACIS GLABRAE RHIZOMA

【化学成分】

表 1-3-10 土茯苓主要化学成分[35～42]

中英文名、化学式及相对分子质量	结构图	中英文名、化学式及相对分子质量	结构图
3,5,4'-三羟基芪 3,5,4'-Trihydroxystilbene $C_{14}H_{12}O_3$ Exact Mass: 228.08	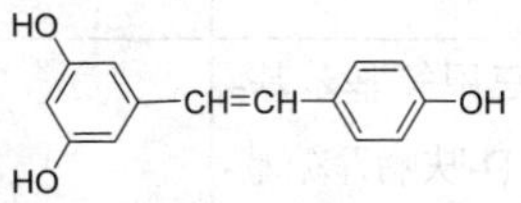 3,5,4'-三羟基芪 3,5,4'-Trihydroxystilbene	(−)表儿茶精 [(−)表儿茶素] (−)-Epicatechol [(−)-Epicatechin] $C_{15}H_{14}O_6$ Exact Mass: 290.08	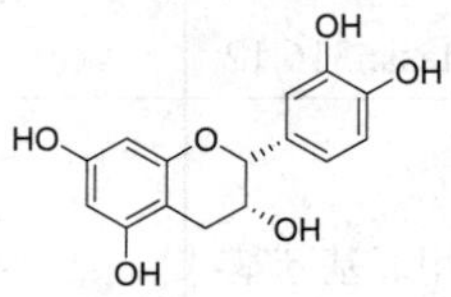 (−)表儿茶精[(−)表儿茶素] (−)-Epicatechol[(−)-Epicatechin]
落新妇苷 Astilbin $C_{21}H_{22}O_{11}$ Exact Mass: 450.12	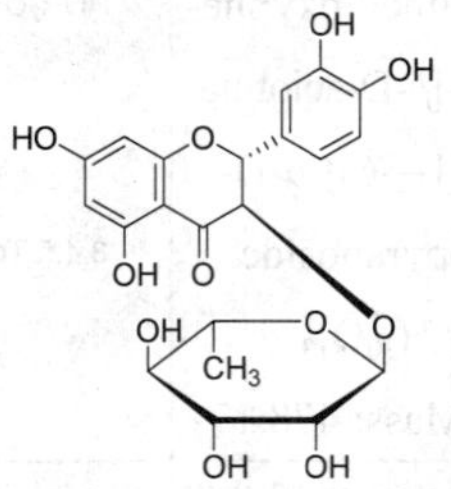 落新妇苷 Astilbin	新落新妇苷 Neoastilbin $C_{21}H_{22}O_{11}$ Exact Mass: 450.12	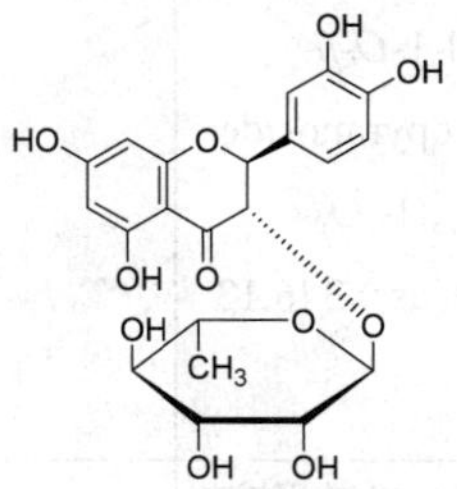 新落新妇苷 Neoastilbin
正丁基-*α*-D-呋喃果糖苷 *n*-Butyl-*α*-D-fructofuranoside $C_{10}H_{20}O_6$ Exact Mass: 236.13	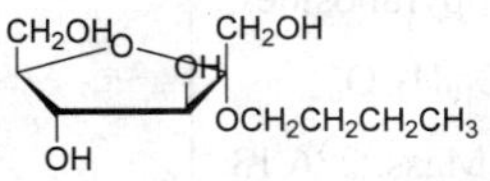 正丁基-*α*-D-呋喃果糖苷 *n*-Butyl-*α*-D-fructofuranoside	正丁基-*β*-D-吡喃果糖苷 *n*-Butyl-*β*-D-fructopyranoside $C_{10}H_{20}O_6$ Exact Mass: 236.13	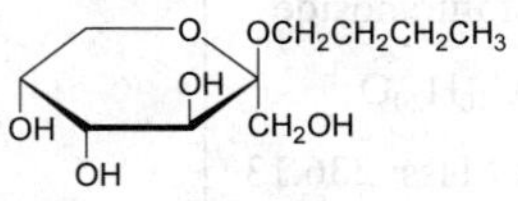 正丁基-*β*-D-吡喃果糖苷 *n*-Butyl-*β*-D-fructopyranoside
异落新妇苷 Isoastilbin $C_{21}H_{22}O_{11}$ Exact Mass: 450.12	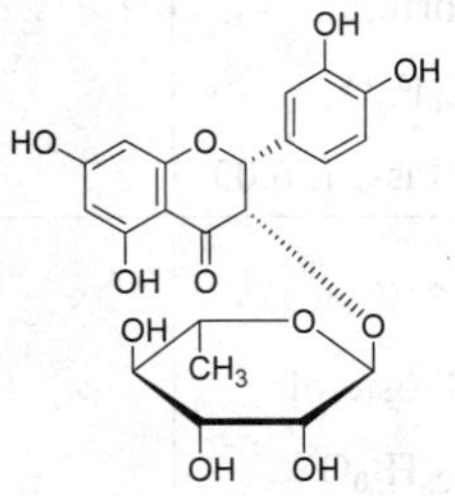 异落新妇苷 Isoastilbin	新异落新妇苷 Neoisoastilbin $C_{21}H_{22}O_{11}$ Exact Mass: 450.12	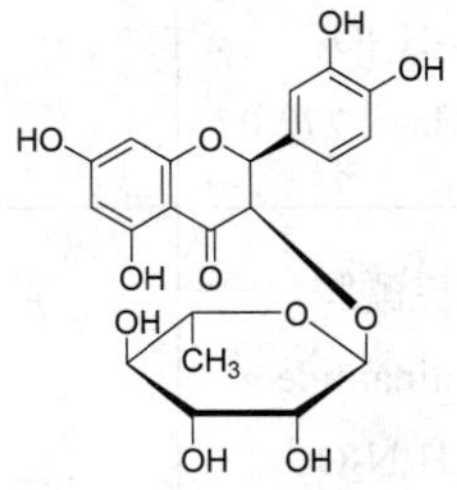 新异落新妇苷 Neoisoastilbin
(2*R*,3*R*)-花旗松素-3'-*O*-*β*-D-吡喃葡萄糖苷 (2*R*,3*R*)-Taxifolin-3'-*O*-*β*-D-glucopyranside $C_{21}H_{22}O_{12}$ Exact Mass: 466.11	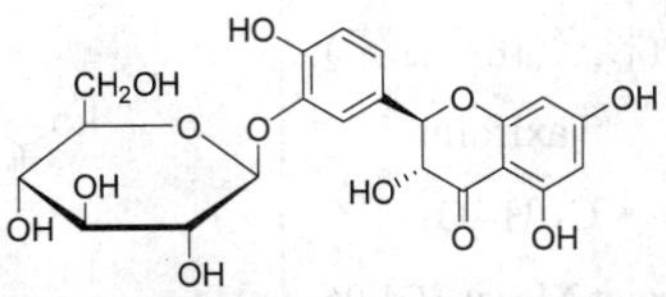 (2*R*,3*R*)-花旗松素-3'-*O*-*β*-D-吡喃葡萄糖苷 (2*R*,3*R*)-Taxifolin-3'-*O*-*β*-D-glucopyranoside	2,4,6-三羟基苯乙酮-2,4-二-*O*-*β*-D-吡喃葡萄糖苷 2,4,6-Trihydroxyacetophenone-2,4-di-*O*-*β*-D-glucopyranoside $C_{20}H_{28}O_{14}$ Exact Mass: 492.15	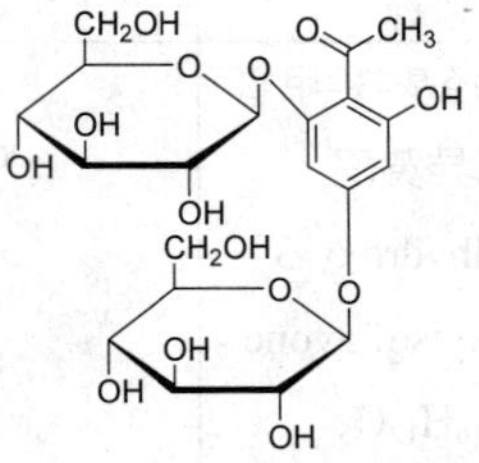 2,4,6-三羟基苯乙酮-2,4-二-*O*-*β*-D-吡喃葡萄糖苷 2,4,6-Trihydroxyacetophenone-2,4-di-*O*-*β*-D-glucopyranoside

续表

中英文名、化学式及相对分子质量	结构图	中英文名、化学式及相对分子质量	结构图
3,4-二羟基苯乙醇-3-*O*-*β*-D-吡喃葡萄糖苷 3,4-Dihydroxyphenothyl-3-O-*β*-D-glucopyranoside $C_{14}H_{20}O_8$ Exact Mass: 316.12	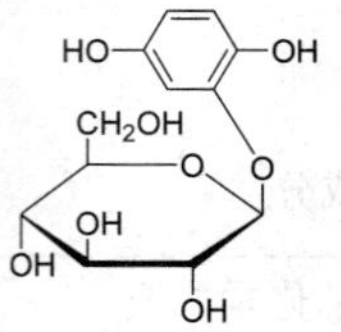 3,4-二羟基苯乙醇-3-*O*-*β*-D-吡喃葡萄糖苷 3,4-Dihydroxyphenothyl-3-*O*-*β*-D glucopyranoside	白藜芦醇-3-*O*-*β*-D-吡喃葡萄糖苷 Resveratrol-3-*O*-*β*-D-glucopyranoside $C_{20}H_{22}O_8$ Exact Mass: 390.13	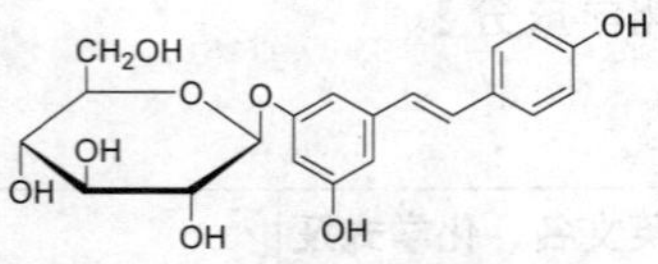 白藜芦醇-3-*O*-*β*-D-吡喃葡萄糖苷 Resveratrol-3-*O*-*β*-D-glucopyranoside
3,4,5-三甲氧基苯基-1-*O*-*β*-D-吡喃葡萄糖苷 3,4,5-Trimethoxyphenyl-1-*O*-*β*-D-glucopyranoside $C_{15}H_{22}O_9$ Exact Mass: 346.13	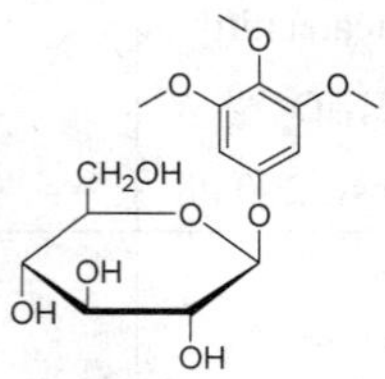 3,4,5-三甲氧基苯基-1-*O*-*β*-D-吡喃葡萄糖苷 3,4,5-Trimethoxyphenyl-1-*O*-*β*-D-glucopyranoside	3,4,5-三甲氧基苯基-1-*O*-[*β*-D-呋喃芹糖基-(1→6)]-*β*-D-吡喃葡萄糖苷 3,4,5-Trimethoxyphenol-1-*O*-[*β*-D-apiofuranosyl-(1→6)]-*β*-D-glucopyranoside $C_{20}H_{30}O_{13}$ Exact Mass: 478.17	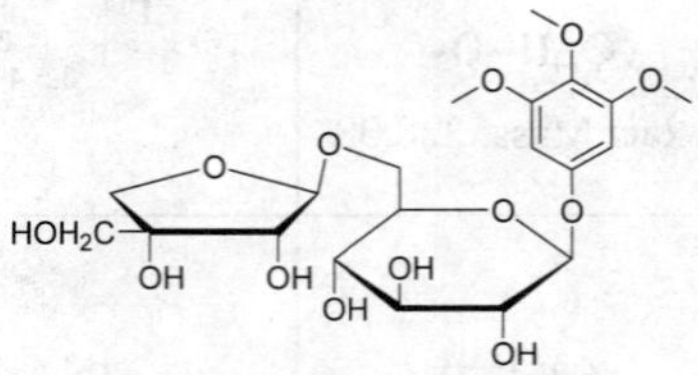 3,4,5-三甲氧基苯基-1-*O*-[*β*-D-呋喃芹糖基-(1→6)]-*β*-D-吡喃葡萄糖苷 3,4,5-Trimethoxyphenol-1-*O*-[*β*-D-apiofuranosyl-(1→6)]-*β*-D-glucopyranoside
正丁基-*β*-D-呋喃果糖苷 *n*-Butyl-*β*-D-fructofuranoside $C_{10}H_{20}O_6$ Exact Mass: 236.13	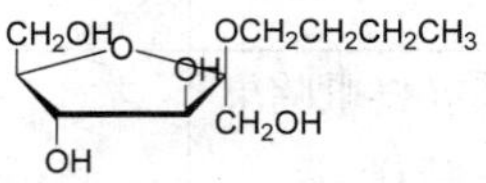 正丁基-*β*-D-呋喃果糖苷 *n*-Butyl-*β*-D-fructofuranoside	正丁基-*β*-D-吡喃果糖苷 *n*-Butyl-*β*-D-fructopyranoside $C_{10}H_{20}O_6$ Exact Mass: 236.13	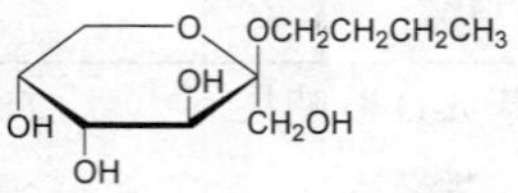 正丁基-*β*-D-吡喃果糖苷 *n*-Butyl-*β*-D-fructopyranoside
柚皮素 Naringenin $C_{15}H_{12}O_5$ Exact Mass: 272.07	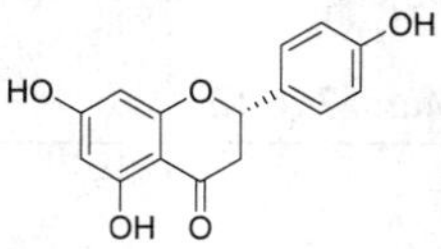 柚皮素　Naringenin	5-羟甲基糠醛 5-Hydroxymethyl-2-furfural $C_6H_6O_3$ Exact Mass: 126.03	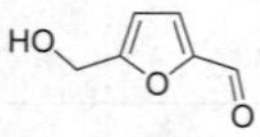 5-羟甲基糠醛 5-Hydroxymethyl-2-furfural
尼克酰胺 Nicotinamide $C_6H_6N_2O$ Exact Mass: 122.05	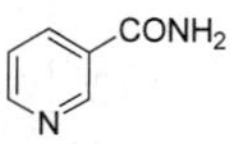 尼克酰胺　Nicotinamide	*β*-谷甾醇 *β*-Sitosterol $C_{29}H_{50}O$ Exact Mass: 414.39	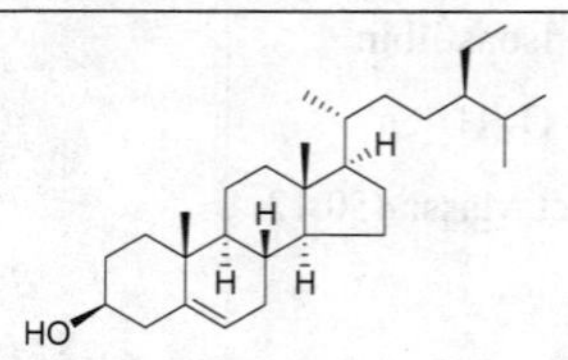 *β*-谷甾醇(谷甾醇)　*β*-Sitosterol(Sitosterol)
7,6′-二羟基-3′-甲氧基异黄酮 7,6′-Dihydroxy-3′-methoxyisoflavone $C_{16}H_{12}O_5$ Exact Mass: 284.07	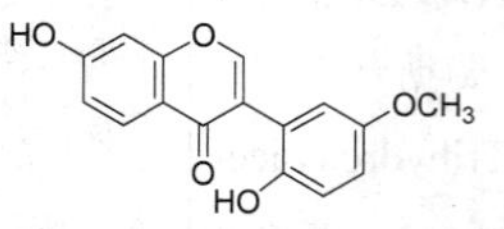 7,6′-二羟基-3′-甲氧基异黄酮 7,6′-Dihydroxy-3′-methoxyisoflavone	黄杉素(花旗松素) Taxifolin $C_{15}H_{12}O_7$ Exact Mass: 304.06	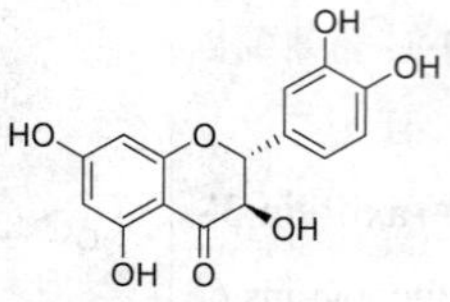 黄杉素　Taxifolin
2-甲基丁二酸 Methylsuccinic acid $C_5H_8O_4$ Exact Mass: 132.04	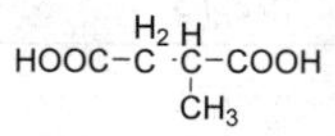 2-甲基丁二酸　Methylsuccinic acid	丁香酸 Syringic acid $C_9H_{10}O_5$ Exact Mass: 198.05	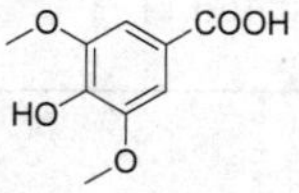 丁香酸 Syringic acid

续表

中英文名、化学式及相对分子质量	结构图	中英文名、化学式及相对分子质量	结构图
槲皮素 Quercetin $C_{15}H_{10}O_7$ Exact Mass: 302.04	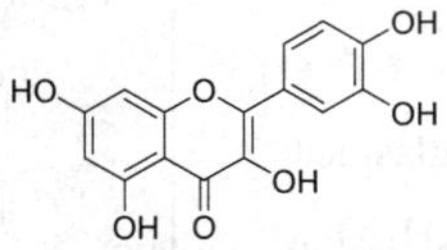 槲皮素 Quercetin	土茯苓苷 Tufulingoside $C_{15}H_{16}O_9$ Exact Mass: 340.08	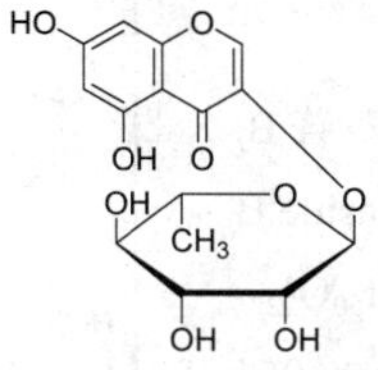 土茯苓苷 Tufulingoside
豆甾醇 Stigmasterol $C_{29}H_{48}O$ Exact Mass: 412.37	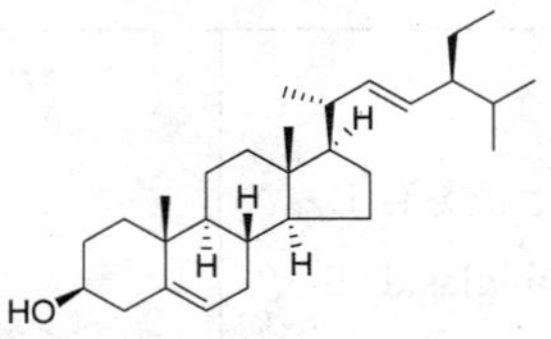 豆甾醇 Stigmasterol	光叶菝葜苷 Smiglanin $C_{15}H_{16}O_9$ Exact Mass: 340.08	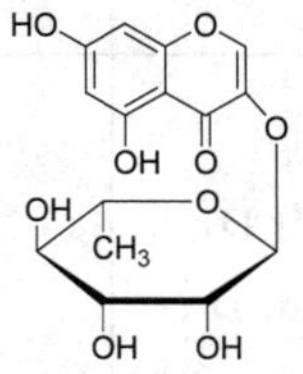 光叶菝葜苷 Smiglanin
豆甾醇-3-*O*-*β*-D-吡喃葡萄糖苷 Stigmasterol-3-*O*-*β*-D-glucopyranoside $C_{35}H_{58}O_6$ Exact Mass: 574.42	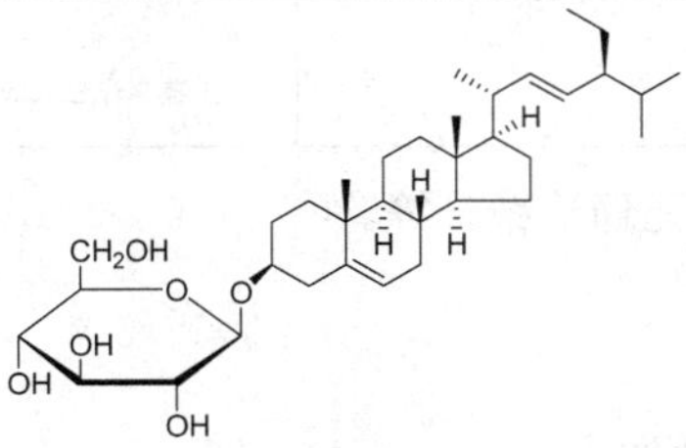 豆甾醇-3-*O*-*β*-D-吡喃葡萄糖苷 Stigmasterol-3-*O*-*β*-D-glucopyranoside	胡萝卜苷 Daucosterol $C_{35}H_{60}O_6$ Exact Mass: 576.44	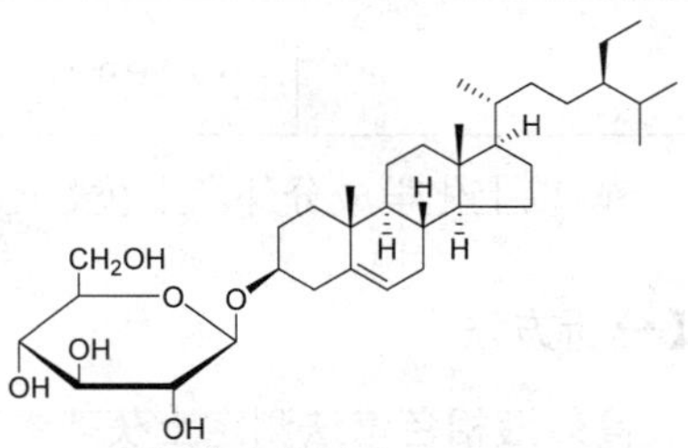 胡萝卜苷 (*β*-胡萝卜苷) Daucosterol
黄杞苷 Engeletin $C_{21}H_{22}O_{10}$ Exact Mass: 434.12	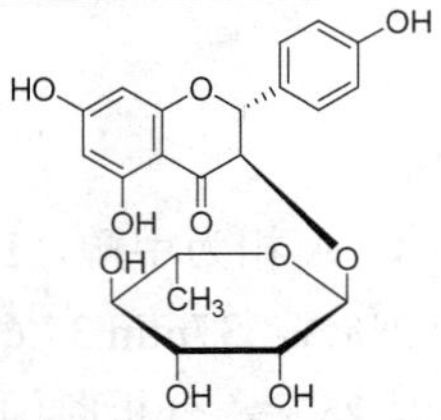 黄杞苷 Engeletin	异黄杞苷 Isoengeletin $C_{21}H_{22}O_{10}$ Exact Mass: 434.12	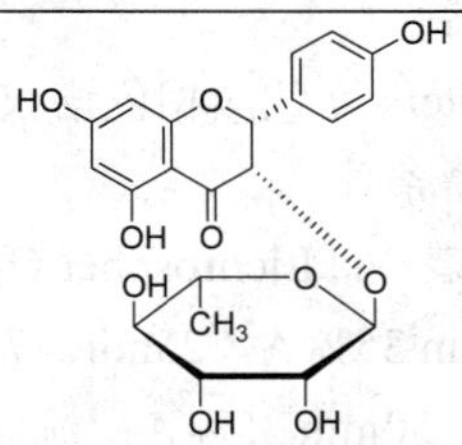 异黄杞苷 Isoengeletin
柚皮素 Naringenin $C_{15}H_{12}O_5$ Exact Mass: 272.07	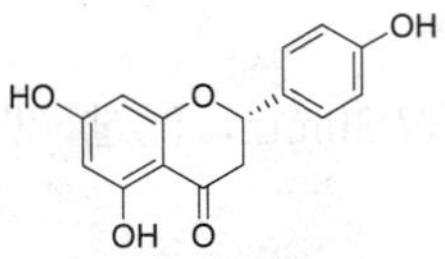 柚皮素 Naringenin	土茯苓苷 A Smiglaside A $C_{48}H_{52}O_{23}$ Exact Mass: 996.29	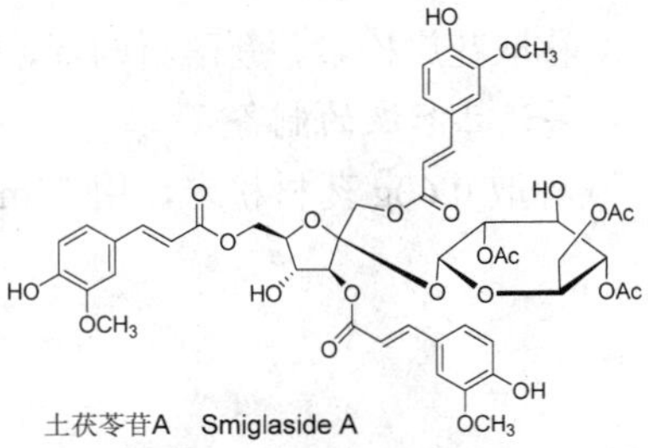 土茯苓苷A Smiglaside A
Helonioside A $C_{32}H_{38}O_{17}$ Exact Mass: 694.21	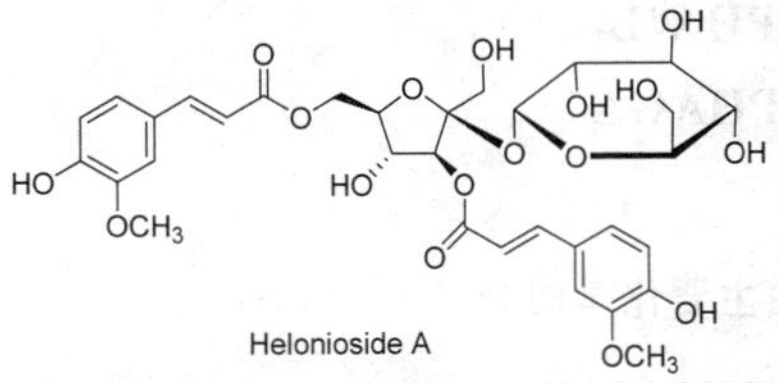 Helonioside A	白藜芦醇 Resveratrol $C_{14}H_{12}O_3$ Exact Mass: 228.08	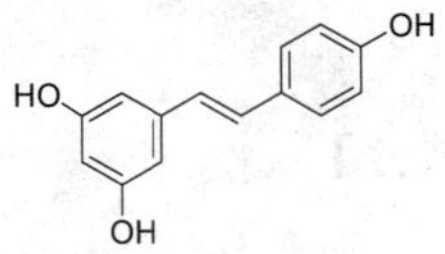 白藜芦醇 Resveratrol
琥珀酸 Succinic acid $C_4H_6O_4$ Exact Mass: 118.03	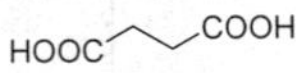 琥珀酸 Succinic acid	十六烷酸(棕榈酸) Hexadecanoic acid (Palmitic acid) $C_{16}H_{32}O_2$ Exact Mass: 256.24	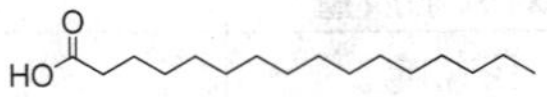 十六烷酸 (棕榈酸) Hexadecanoic acid (Palmitic acid)

续表

中英文名、化学式及相对分子质量	结构图	中英文名、化学式及相对分子质量	结构图
土茯苓苷 B Smiglaside B $C_{46}H_{50}O_{22}$ Exact Mass: 954.28	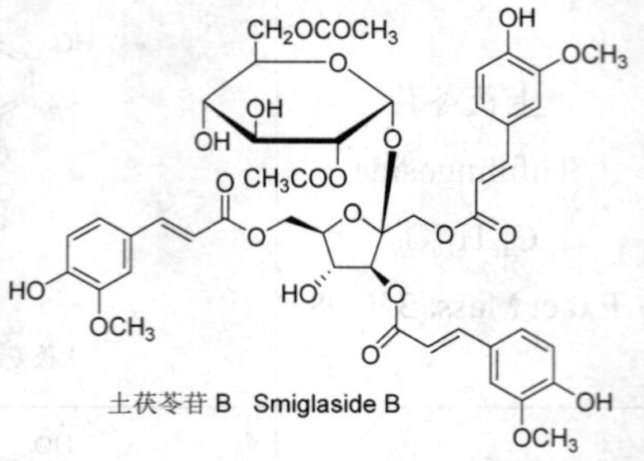 土茯苓苷 B Smiglaside B	土茯苓苷 C Smiglaside C $C_{38}H_{44}O_{20}$ Exact Mass: 820.24	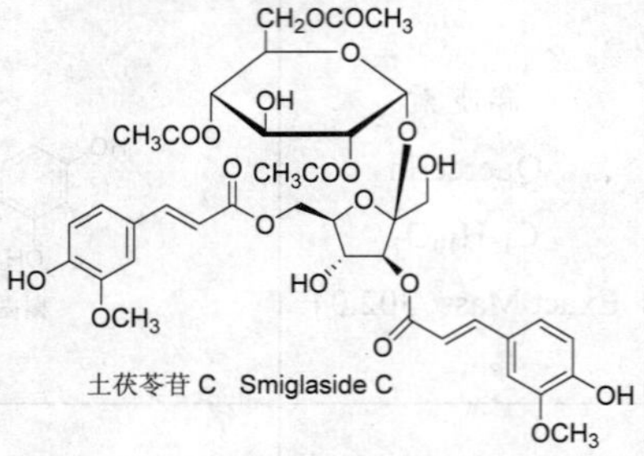 土茯苓苷 C Smiglaside C
土茯苓苷 D Smiglaside D $C_{47}H_{50}O_{22}$ Exact Mass: 966.28	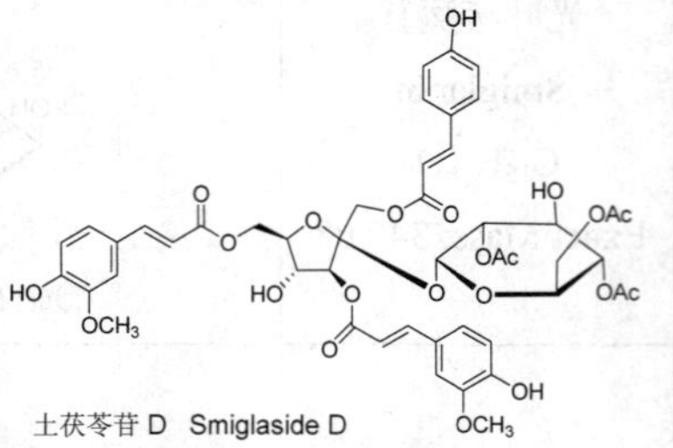 土茯苓苷 D Smiglaside D	土茯苓苷 E Smiglaside E $C_{45}H_{48}O_{21}$ Exact Mass: 924.27	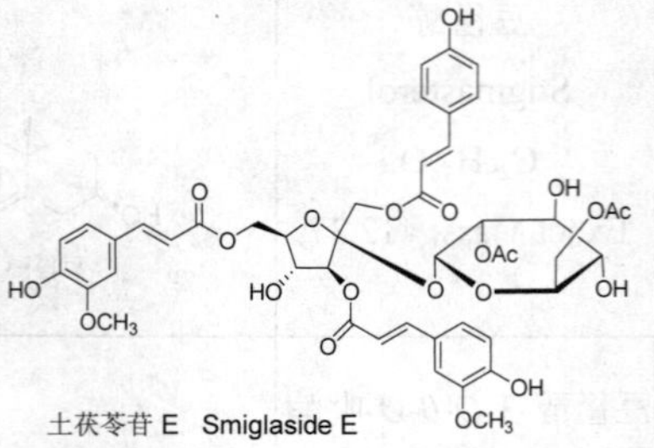 土茯苓苷 E Smiglaside E

除以上化学成分外，土茯苓还含有 8,8'-双二氢丁香苷元葡萄糖苷等。

【分析方法】

1 高效液相色谱法测定土茯苓中五种黄酮类成分的含量[43]

1.1 仪器

Waters 高效液相色谱仪。

1.2 色谱条件

色谱柱：Lichrospher C_{18} 柱(250mm×4.6mm，5μm)；流动相：A 相为甲醇，B 相为 0.3%醋酸水；梯度洗脱：0min 35% A，25min 37.2% A，30.6min 10.2% A，32min 10.2% A，37min 37.6% A，41min 39% A，45min 58% A，50min 35% A；流速 0.8mL/min；检测波长 291nm；柱温 25℃；分析时间 50min。

1.3 对照品溶液的制备

称取花旗松素、新落新妇苷、落新妇苷、新异落新妇苷和异落新妇苷对照品，用适量甲醇溶解。

1.4 供试品溶液的制备

称取 0.60g 药材粉末，用 25mL 60%乙醇浸渍 2h 后超声提取 30min，滤过，即得。

土鳖虫

Tubiechong

EUPOLYPHAGA

STELEOPHAGA

【化学成分】

表 1-3-11 土鳖虫主要化学成分[44]

中英文名、化学式及相对分子质量	结构图	中英文名、化学式及相对分子质量	结构图
尿嘧啶 Uracil $C_4H_4N_2O_2$ Exact Mass: 112.03	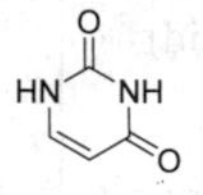 尿嘧啶 Uracil	尿囊素 Allantoin $C_4H_6N_4O_3$ Exact Mass: 158.04	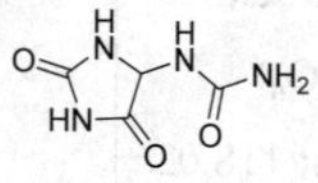 尿囊素 Allantoin

续表

中英文名、化学式及相对分子质量	结构图	中英文名、化学式及相对分子质量	结构图
胆固醇 Cholesterol $C_{27}H_{46}O$ Exact Mass: 386.35	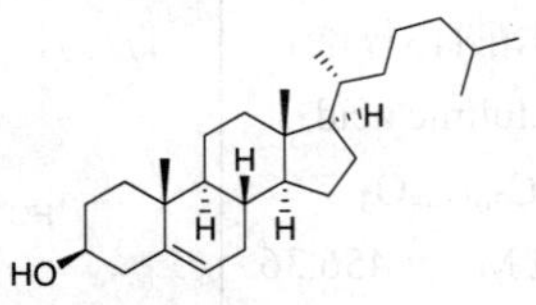 胆固醇 Cholesterol	十六烷酸 (棕榈酸) Hexadecanoic acid (Palmitic acid) $C_{16}H_{32}O_2$ Exact Mass: 256.24	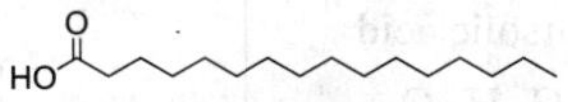 十六烷酸 (棕榈酸) Hexadecanoic acid (Palmitic acid)
5,4'-二羟基-7-甲氧基黄酮 5,4'-Dihydroxyl-7-methoxyflavone $C_{16}H_{12}O_5$ Exact Mass: 284.07	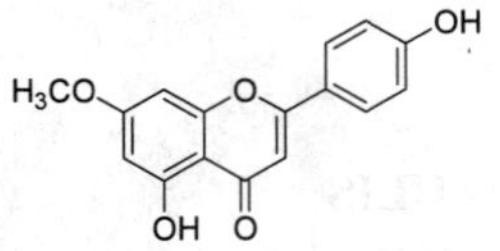 5,4'-二羟基-7-甲氧基黄酮 5,4'-Dihydroxyl-7-methoxyflavone	二十八烷醇 Octacosanol $C_{28}H_{58}O$ Exact Mass: 410.45	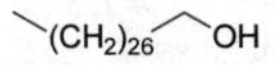 二十八烷醇 Octacosanol
β-谷甾醇 *β*-Sitosterol $C_{29}H_{50}O$ Exact Mass: 414.39	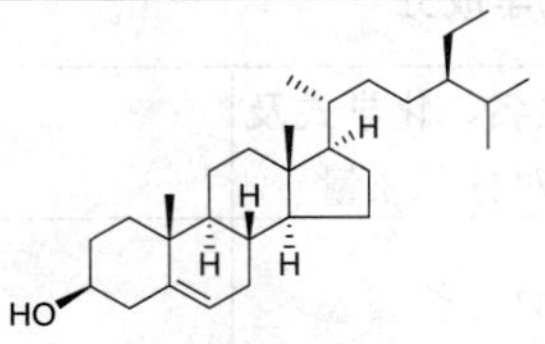 *β*-谷甾醇 (谷甾醇) *β*-Sitosterol (Sitosterol)	十八烷基甘油醚 (鲨肝醇) Batilol $C_{21}H_{44}O_3$ Exact Mass: 344.33	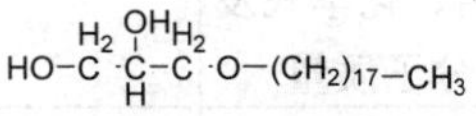 十八烷基甘油醚(鲨肝醇) Batilol

大叶紫珠

Dayezizhu

CALLICARPAE MACROPHYLLAE FOLIUM

【化学成分】

表 1-3-12 大叶紫珠主要化学成分[45]

中英文名、化学式及相对分子质量	结构图	中英文名、化学式及相对分子质量	结构图
α-香树脂醇 *α*-Amyrin $C_{30}H_{50}O$ Exact Mass: 426.39	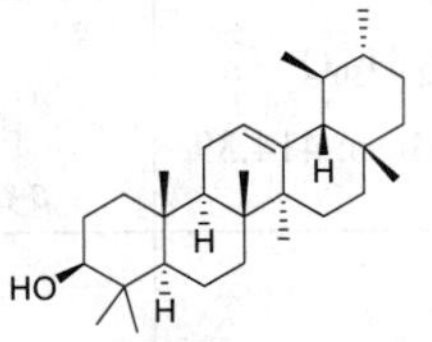 *α*-香树脂醇 *α*-Amyrin	*β*-谷甾醇 *β*-Sitosterol $C_{29}H_{50}O$ Exact Mass: 414.39	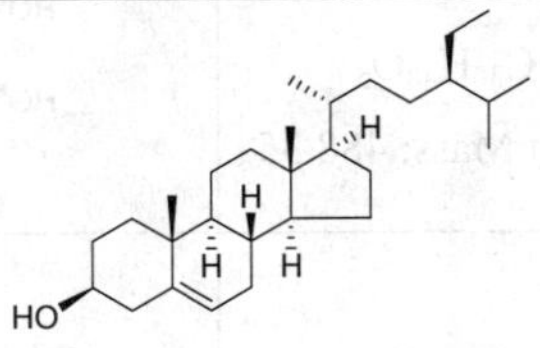 *β*-谷甾醇 (谷甾醇) *β*-Sitosterol (Sitosterol)
2*α*,3*α*,19*α*-三羟基 12-烯-28-乌苏酸 2*α*,3*α*,19*α*-Trihydroxyurs-12-en-28-oic acid $C_{30}H_{48}O_5$ Exact Mass: 488.35	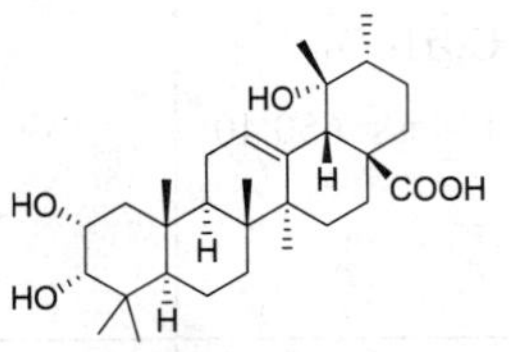 2*α*,3*α*,19*α*-三羟基-12-烯-28-乌苏酸 2*α*,3*α*,19*α*-Trihydroxyurs-12-en-28-oic acid	胡萝卜苷 Daucosterol $C_{35}H_{60}O_6$ Exact Mass: 576.44	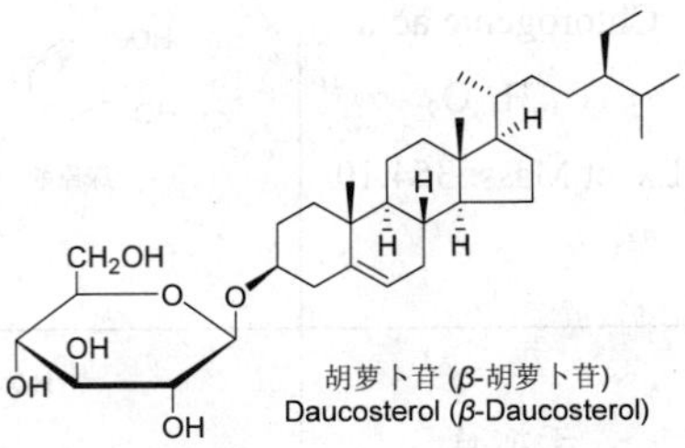 胡萝卜苷 (*β*-胡萝卜苷) Daucosterol (*β*-Daucosterol)

续表

中英文名、化学式及相对分子质量	结构图	中英文名、化学式及相对分子质量	结构图
乌苏酸(熊果酸) Ursolic acid $C_{30}H_{48}O_3$ Exact Mass: 456.36	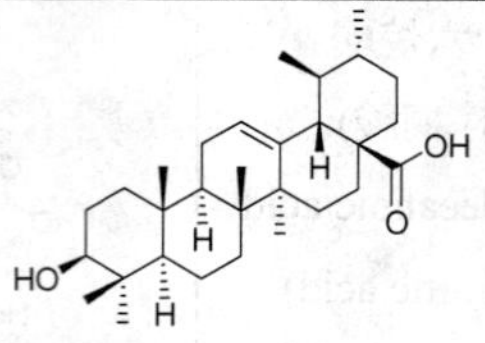 乌苏 酸 (熊果酸) Ursolic acid	桦木酸(白桦酸) Betulinic acid $C_{30}H_{48}O_3$ Exact Mass: 456.36	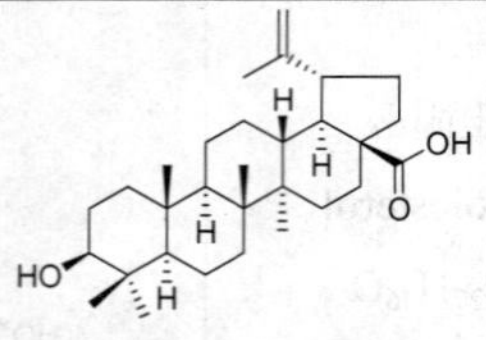 桦木酸(白桦酸) Betulinic acid

大血藤

Daxueteng

SARGENTODOXAE CAULIS

【化学成分】

表 1-3-13 大血藤主要化学成分[46, 47]

中英文名、化学式及相对分子质量	结构图	中英文名、化学式及相对分子质量	结构图
3,5-*O*-二甲基-没食子酸 3,5-*O*-Dimethyl gallic acid $C_9H_{10}O_5$ Exact Mass: 198.05	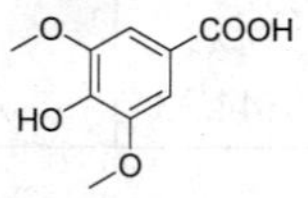 3,5-*O*-二甲基-没食子酸 3,5-*O*-Dimethyl gallic acid	原儿茶酸 Protocatechuic acid $C_7H_6O_4$ Exact Mass: 154.03	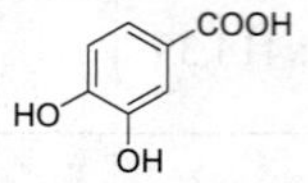 原儿茶酸 Protocatechuic acid
对羟基苯乙醇 *p*-Hydroxyphenethyl alcohol $C_8H_{10}O_2$ Exact Mass: 138.07	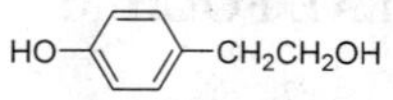 对羟基苯乙醇 *p*-Hydroxyphenethyl alcohol	(−)-表儿茶素 (−)-Epicatechin $C_{15}H_{14}O_6$ Exact Mass: 290.08	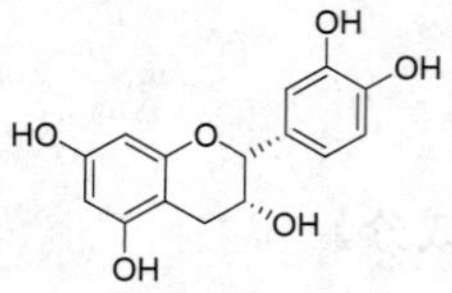 (−)-表儿茶素 (−)-Epicatechin
崩大碗酸 Madasiatic acid $C_{30}H_{48}O_5$ Exact Mass: 488.35	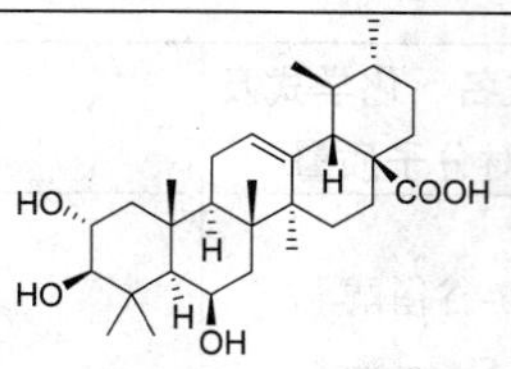 崩大碗酸 Madasiatic acid	*β*-谷甾醇 *β*-Sitosterol $C_{29}H_{50}O$ Exact Mass: 414.39	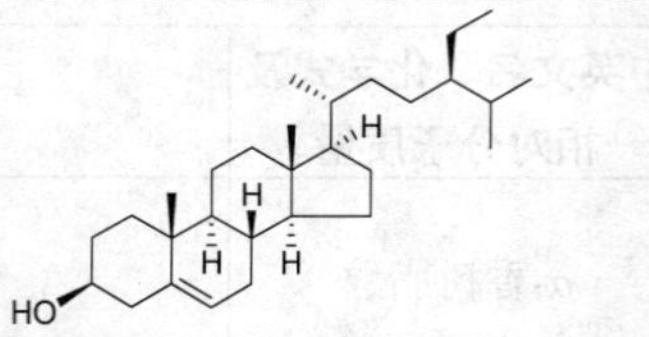 *β*-谷甾醇 (谷甾醇) *β*-Sitosterol (Sitosterol)
绿原酸 Chlorogenic acid $C_{16}H_{18}O_9$ Exact Mass: 354.10	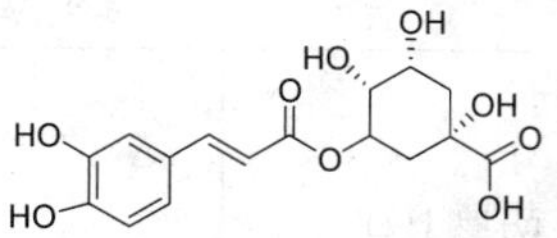 绿原酸 Chlorogenic acid	Rosamultin $C_{36}H_{58}O_{10}$ Exact Mass: 650.40	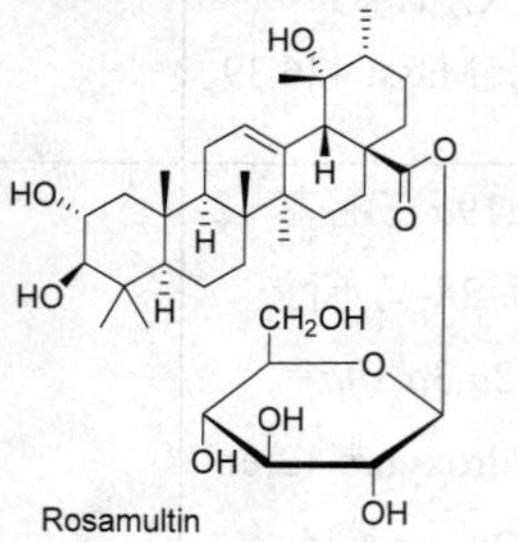 Rosamultin
毛柳苷 Salidroside $C_{14}H_{20}O_7$ Exact Mass: 300.12	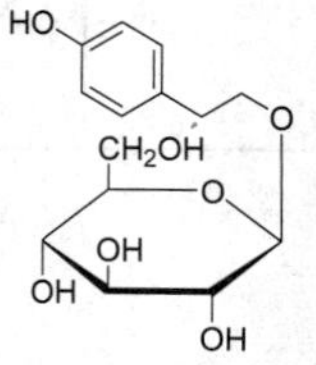 毛柳苷 Salidroside	胡萝卜苷 Daucosterol $C_{35}H_{60}O_6$ Exact Mass: 576.44	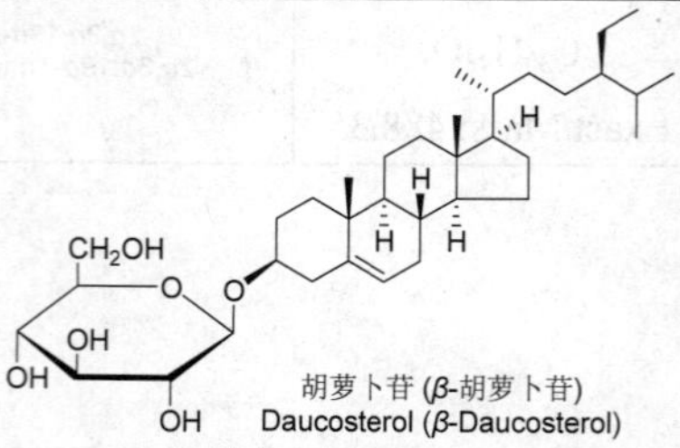 胡萝卜苷 (*β*-胡萝卜苷) Daucosterol (*β*-Daucosterol)

续表

中英文名、化学式及相对分子质量	结构图	中英文名、化学式及相对分子质量	结构图
缩合鞣质 B_2 Procyanidin B_2 [Epicatechin-(4β→8)-epicatechin] $C_{30}H_{26}O_{12}$ Exact Mass: 578.14	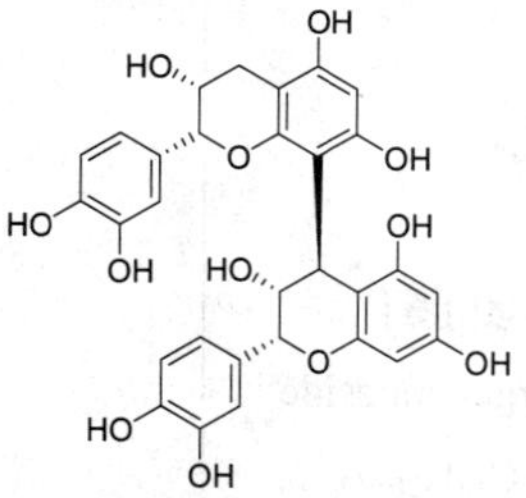 缩合鞣质 B_2 Procyanidin B_2 [Epicatechin-(4β→8)-epicatechin]	Kajichigoside F_1 $C_{35}H_{56}O_{10}$ Exact Mass: 636.39	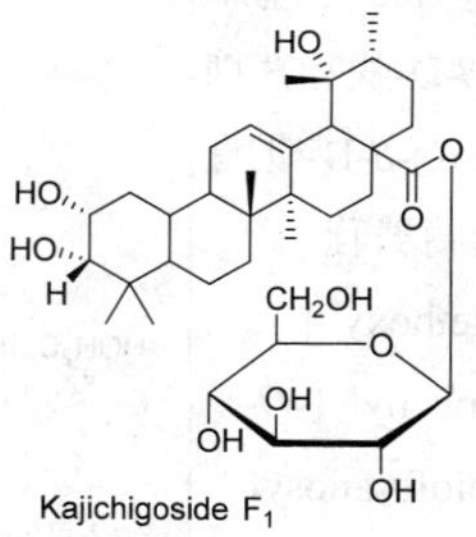 Kajichigoside F_1
鹅掌楸苷 Liriodendrin $C_{34}H_{46}O_{18}$ Exact Mass: 742.27	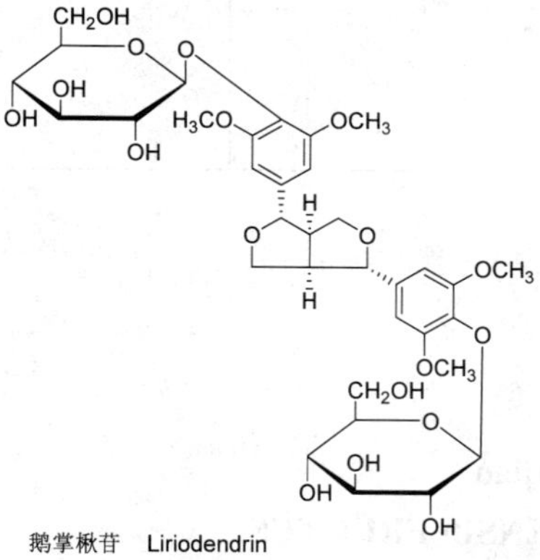 鹅掌楸苷 Liriodendrin	无梗五加苷 D Acanthoside D $C_{34}H_{46}O_{18}$ Exact Mass: 742.27	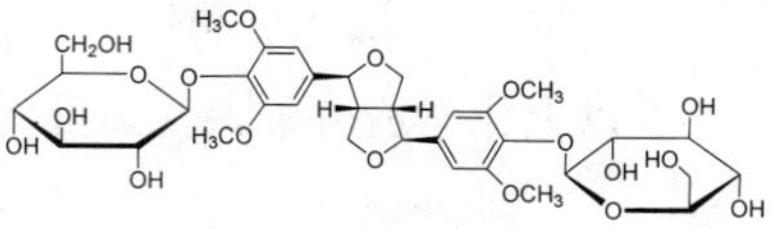 无梗五加苷D Acanthoside D
二氢愈创木脂酸 Dihydroguaiaretic acid $C_{20}H_{26}O_4$ Exact Mass: 330.18	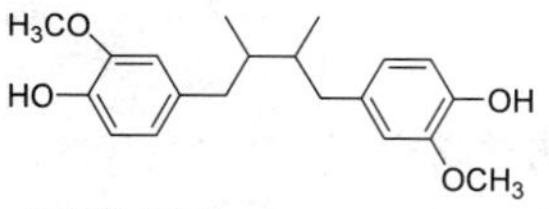 二氢愈创木脂酸 Dihydroguaiaretic acid	香荚兰酸 Vanillic acid $C_8H_8O_4$ Exact Mass: 168.04	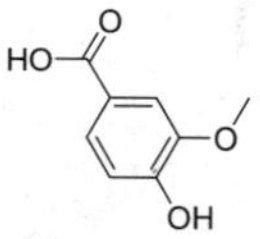 香荚兰酸 Vanillic acid
(1*R*,2*S*,3*R*,6'*R*,7'*R*)-3,7'-Bis(3,4-dihydroxy-phenyl)-1,1',2,2',3,3',4,4'-octahydro-1,1'-binaphthyl-2,2',4',6,6',8-hexaol $C_{32}H_{30}O_{10}$ Exact Mass: 574.18	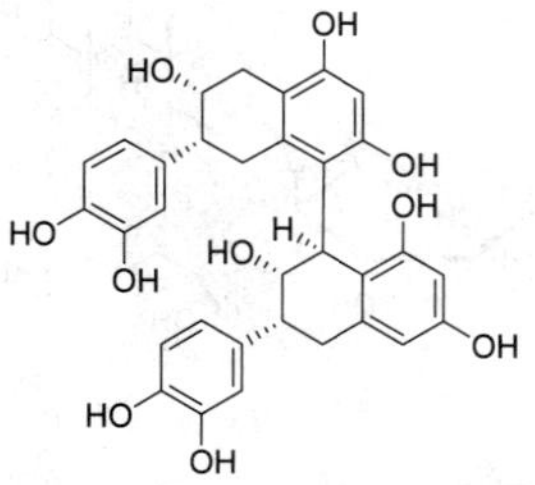 (1*R*,2*S*,3*R*,6'*R*,7'*R*)-3,7'-Bis(3,4-dihydroxyphenyl)-1,1',2,2',3,3',4,4'-octahydro-1,1'-binaphthyl-2,2',4',6,6',8-hexaol	2-甲氧基-4-乙酰基苯酚 1-*O*-α-L-吡喃鼠李糖基-(1''→6')-β-D-吡喃葡萄糖苷 2-Methoxy-4-acetylphenol 1-*O*-α-L-rhamnopyranosyl-(1''→6')-β-D-glucopyranoside $C_{21}H_{30}O_{12}$ Exact Mass: 474.17	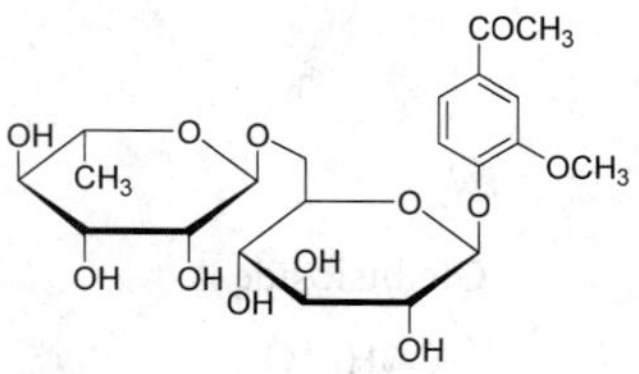 2-甲氧基-4-乙酰基苯酚 1-*O*-α-L-吡喃鼠李糖基-(1''→6')-β-D-吡喃葡萄糖苷 2-Methoxy-4-acetylphenol 1-*O*-α-L-rhamnopyranosyl-(1''→6')-β-D-glucopyranoside
硬脂酸 Stearic acid $C_{18}H_{36}O_2$ Exact Mass: 284.27	$HO_2C—(CH_2)_{16}—CH_3$ 硬脂酸 Stearic acid	大黄素 Emodin $C_{15}H_{10}O_5$ Exact Mass: 270.05	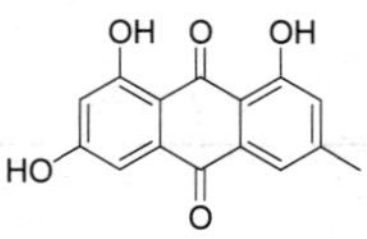 大黄素 Emodin
大黄素甲醚 Physcion $C_{16}H_{12}O_5$ Exact Mass: 284.07	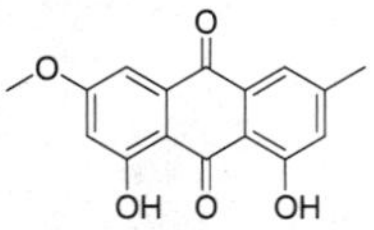 大黄素甲醚 Physcion	大黄酚 Chrysophanol $C_{15}H_{10}O_4$ Exact Mass: 254.06	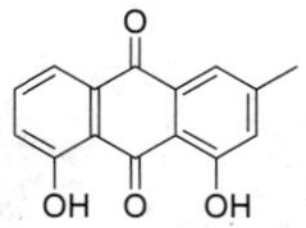 大黄酚 Chrysophanol

续表

中英文名、化学式及相对分子质量	结构图	中英文名、化学式及相对分子质量	结构图
2-甲氧基-4-乙酰基苯基-1-*O*-*β*-D-呋喃芹糖基-(1''→6')-*β*-D-吡喃葡萄糖苷 2-Methoxy-4-acetylphenyl-1-*O*-*β*-D-apiofuranosyl-(1''→6')-*β*-D-glucopyranoside $C_{20}H_{28}O_{12}$ Exact Mass: 460.16	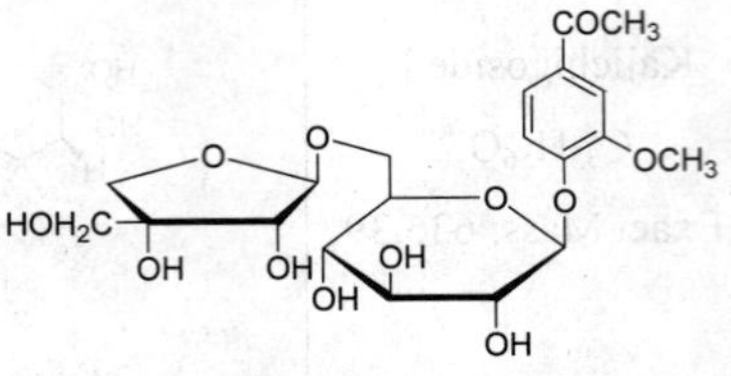 2-甲氧基-4-乙酰基苯基-1-*O*-*β*-D-呋喃芹糖基-(1''→6')-*β*-D-吡喃葡萄糖苷 2-Methoxy-4-acetylphenyl-1-*O*-*β*-D-apiofuranosyl-(1''→6')-*β*-D-glucopyranoside	红藤苷 Sargencuneside $C_{14}H_{20}O_7$ Exact Mass: 300.12	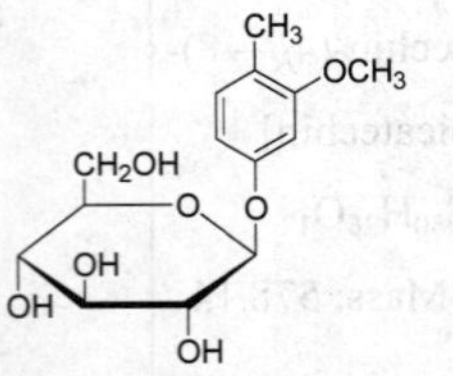 红藤苷 Sargencuneside

除以上化学成分外，大血藤还含有 *N*-(对-羟基苯乙基)阿魏酸酰胺等。

大皂角

Dazaojiao

GLEDITSIAE SINENSIS FRUCTUS

【化学成分】

表 1-3-14 大皂角主要化学成分[48~51]

中英文名、化学式及相对分子质量	结构图
Gleditsioside A $C_{78}H_{124}O_{35}$ Exact Mass: 1620.79	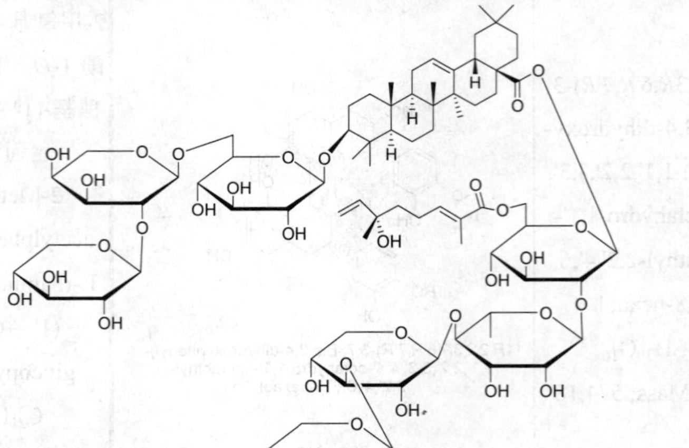 Gleditsioside A

续表

中英文名、化学式及相对分子质量	结构图
Gleditsioside B $C_{78}H_{124}O_{36}$ Exact Mass: 1636.79	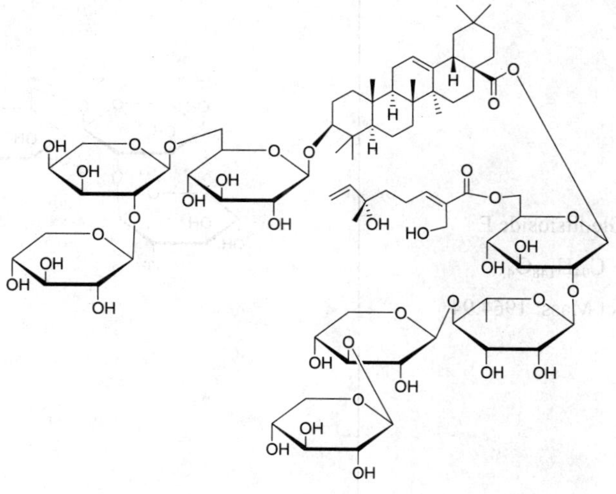 Gleditsioside B
Gleditsioside C $C_{84}H_{134}O_{42}$ Exact Mass: 1814.83	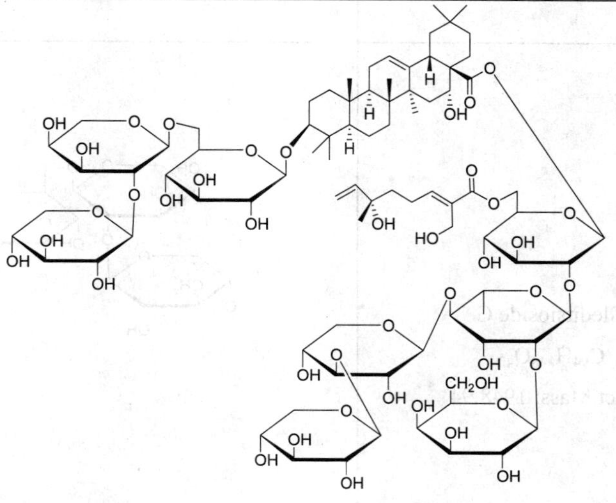 Gleditsioside C
Gleditsioside D $C_{84}H_{134}O_{41}$ Exact Mass: 1798.84	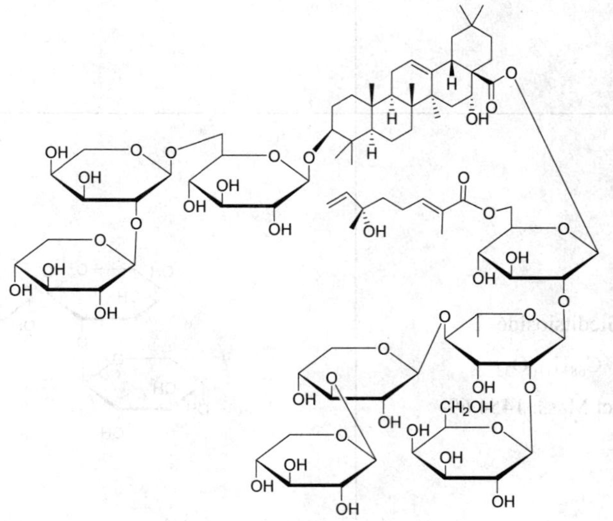 Gleditsioside D

续表

中英文名、化学式及相对分子质量	结构图
Gleditsioside E $C_{94}H_{148}O_{43}$ Exact Mass: 1964.94	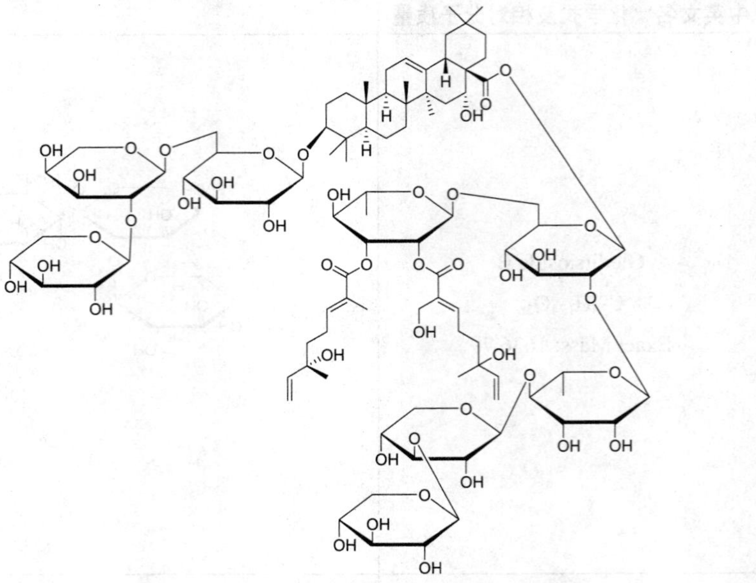 Gleditsioside E
Gleditsioside G $C_{94}H_{148}O_{42}$ Exact Mass: 1948.94	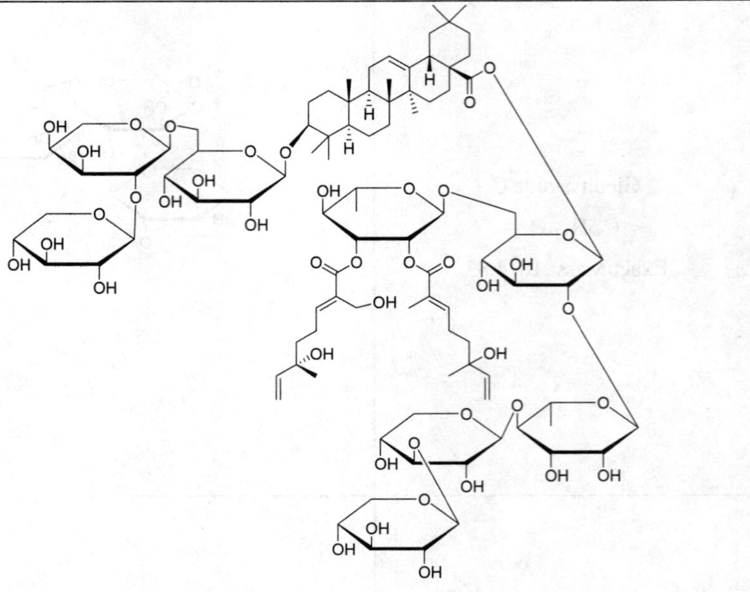 Gleditsioside G
Gleditsioside Ⅰ $C_{68}H_{110}O_{33}$ Exact Mass: 1454.69	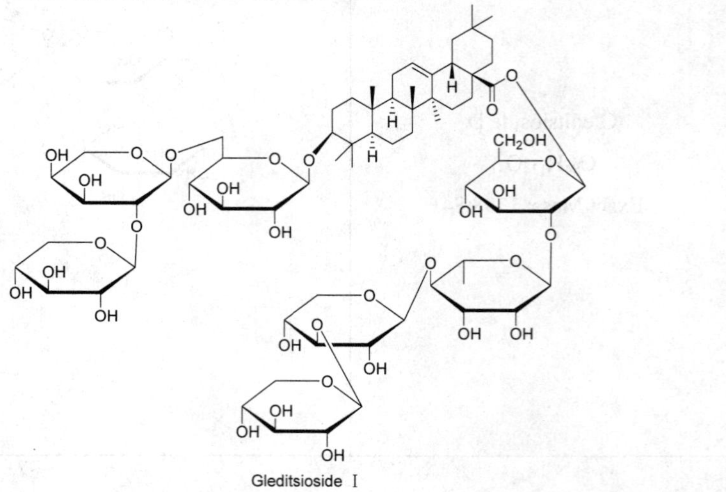 Gleditsioside Ⅰ

续表

中英文名、化学式及相对分子质量	结构图
合欢酸 Echinocystic acid $C_{30}H_{48}O_4$ Exact Mass: 472.36	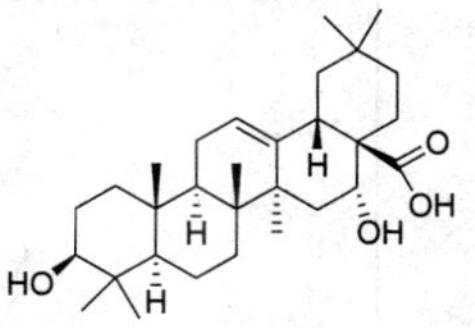 合欢酸 Echinocystic acid
Gleditsioside O $C_{88}H_{138}O_{37}$ Exact Mass: 1786.89	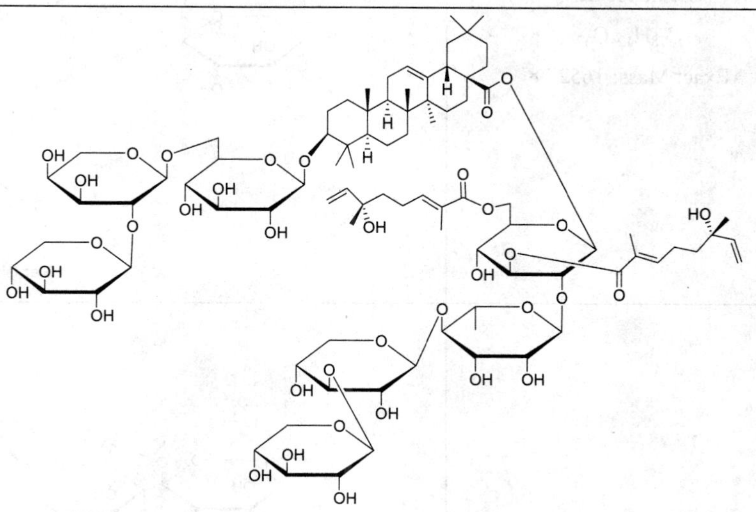 Gleditsioside O
齐墩果酸 Oleanolic acid $C_{30}H_{48}O_3$ Exact Mass: 456.36	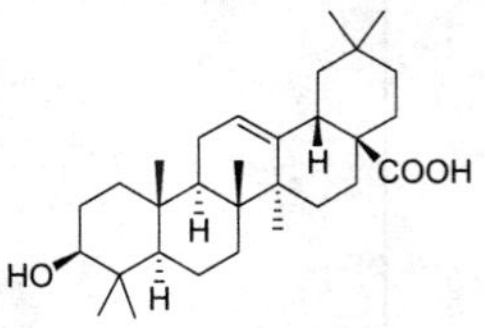 齐墩果酸 Oleanolic acid
Gleditsioside P $C_{103}H_{160}O_{43}$ Exact Mass: 2085.03	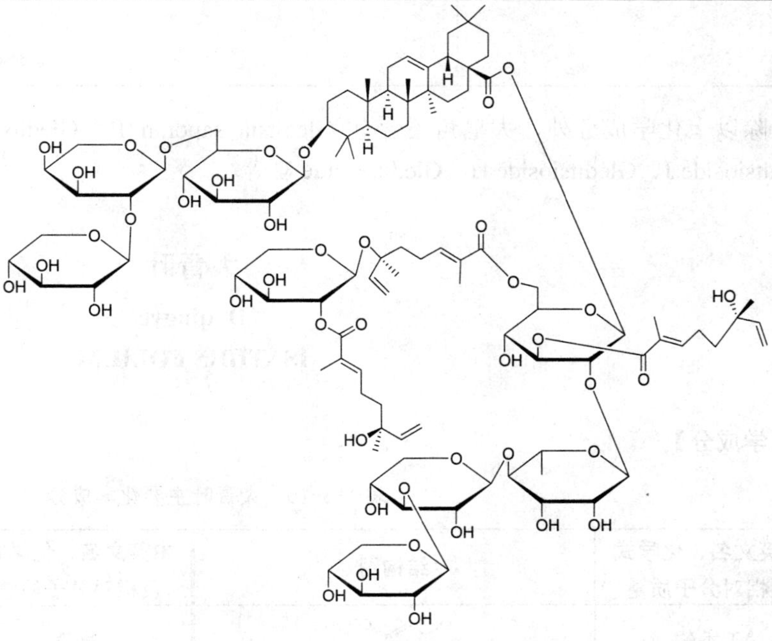 Gleditsioside P

续表

中英文名、化学式及相对分子质量	结构图
Gleditsioside Q $C_{78}H_{124}O_{37}$ Exact Mass: 1652.78	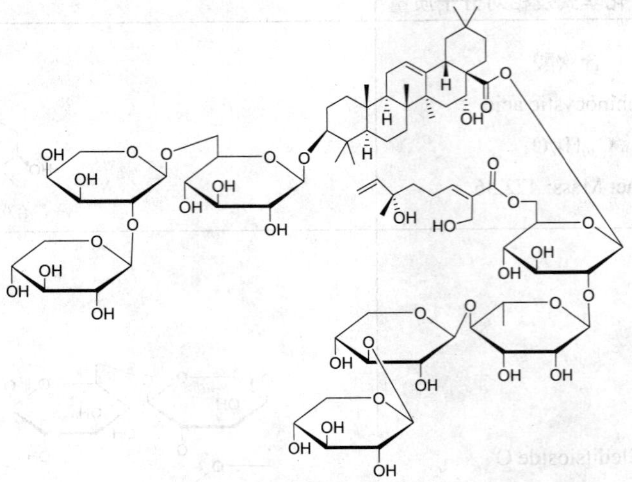 Gleditsioside Q
Gleditsia saponin E' $C_{69}H_{112}O_{34}$ Exact Mass: 1484.7	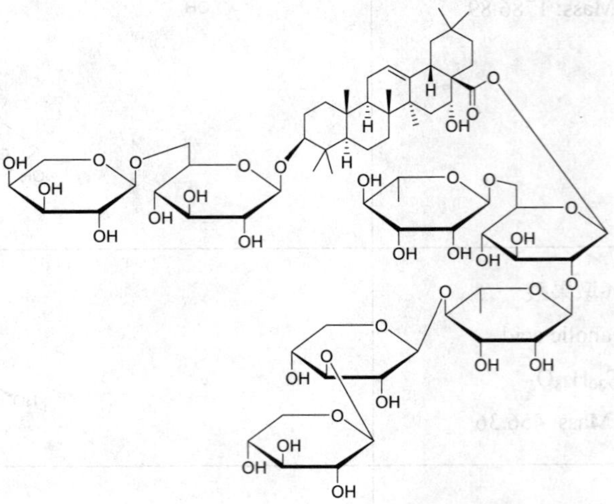 Gleditsia saponin E'

除以上化学成分外，大皂角还含有 Gleditsia saponin B、Gleditsia saponin C、Gleditsia saponin C'、Gleditsioside J、Gleditsioside H、Gleditsioside K 等。

大青叶

Daqingye

ISATIDIS FOLIUM

【化学成分】

表 1-3-15　大青叶主要化学成分[52～54]

中英文名、化学式及相对分子质量	结构图	中英文名、化学式及相对分子质量	结构图
丁香酸 Syringic acid $C_9H_{10}O_5$ Exact Mass: 198.05	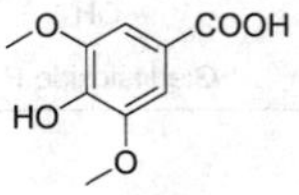 丁香酸 Syringic acid	烟酸 Nicotinic acid $C_6H_5NO_2$ Exact Mass: 123.03	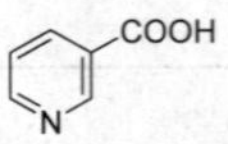 烟酸 Nicotinic acid

续表

中英文名、化学式及相对分子质量	结构图	中英文名、化学式及相对分子质量	结构图
5-羟基-2-吲哚酮 5-Hydroxy-2-indolinone $C_8H_7NO_2$ Exact Mass: 149.05	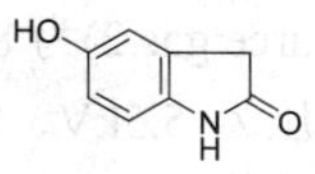 5-羟基-2-吲哚酮 5-Hydroxy-2-indolinone	4(3*H*)-喹唑酮 4(3*H*)-Quinazolinone $C_8H_6N_2O$ Exact Mass: 146.05	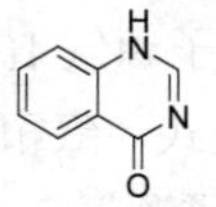 4(3*H*)-喹唑酮 4(3*H*)-Quinazolinone
琥珀酸 Succinic acid $C_4H_6O_4$ Exact Mass: 118.03	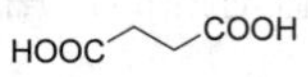 琥珀酸 Succinic acid	水杨酸 Salicylic acid $C_7H_6O_3$ Exact Mass: 138.03	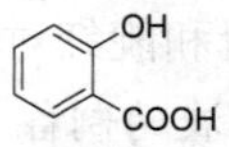 水杨酸 Salicylic acid
靛玉红 Indirubin $C_{16}H_{10}N_2O_2$ Exact Mass: 262.07	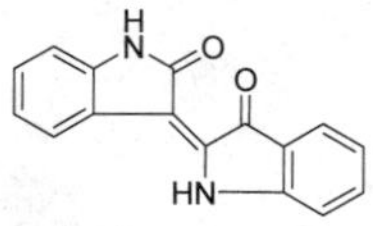 靛玉红 Indirubin	苯甲酸 Benzoic acid $C_7H_6O_2$ Exact Mass: 122.04	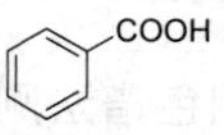 苯甲酸 Benzoic acid
邻羟基苯甲酸 *o*-Hydroxy-benzoic acid $C_7H_6O_3$ Exact Mass: 138.03	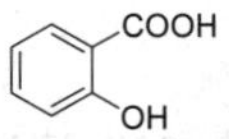 邻羟基苯甲酸 *o*-Hydroxy-benzoic acid	异牡荆素 Isovitexin $C_{21}H_{20}O_{10}$ Exact Mass: 432.11	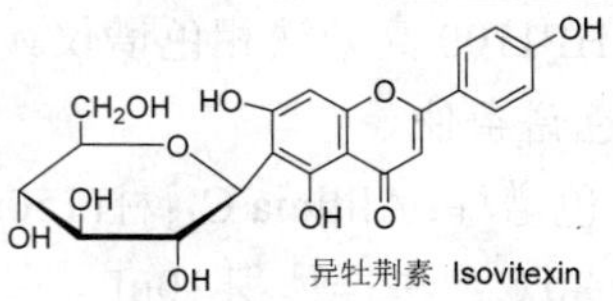 异牡荆素 Isovitexin
(−)-落叶松脂素 (−)-Lariciresinol $C_{20}H_{24}O_6$ Exact Mass: 360.16	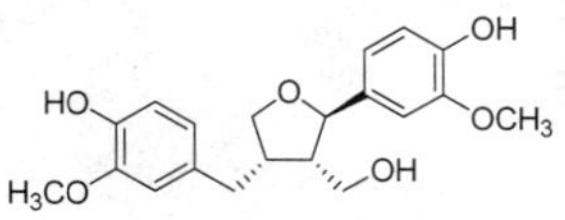 (−)-落叶松脂素 (−)-Lariciresinol	(+)-异落叶松树脂醇 (+)-Isolariciresinol $C_{20}H_{24}O_6$ Exact Mass: 360.16	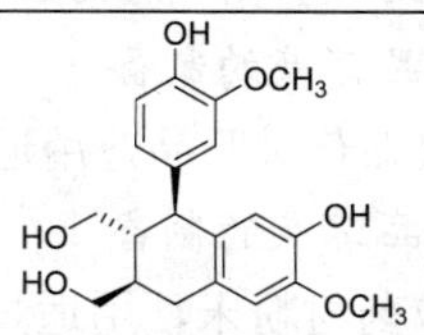 (+)-异落叶松树脂醇 (+)-Isolariciresinol
色胺酮 Tryptanthrin $C_{15}H_8N_2O_2$ Exact Mass: 248.06	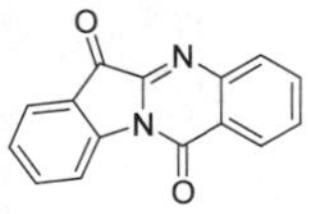 色胺酮 Tryptanthrin	靛蓝 Indigotin $C_{16}H_{10}N_2O_2$ Exact Mass: 262.07	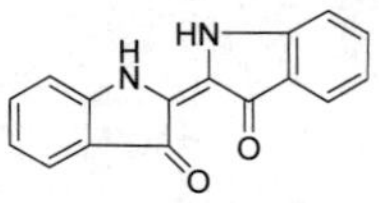 靛蓝 Indigotin
尿蓝母 Indican $C_{14}H_{17}NO_6$ Exact Mass: 295.11	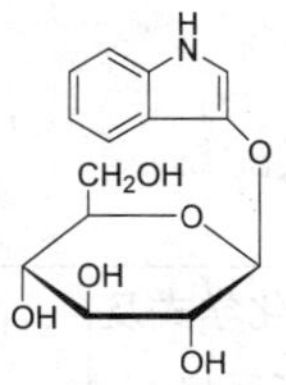 尿蓝母 Indican	靛红 Isatin $C_8H_5NO_2$ Exact Mass: 147.03	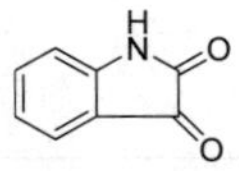 靛红 Isatin
焦谷氨酸 5-Oxoproline $C_5H_7NO_3$ Exact Mass: 129.04	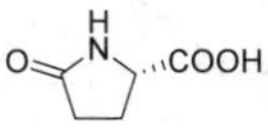 焦谷氨酸 5-Oxoproline		

除以上化学成分外，大青叶还含有(*E*)-3-(3′,5′-二甲氧基-4′-羟基苯亚甲基)-2-吲哚酮、Deoxyvascinone 等。

【分析方法】

1 高效液相色谱–质谱联用法测定大青叶中尿蓝母、靛红、靛玉红和靛蓝的含量[55]

1.1 仪器

Agilent 1100 高效液相色谱仪，Applied Biosystems 串联质谱(QTRAP MS/MS)。

1.2 色谱条件

色谱柱：Agilent Zorbax RX-C_{18} 柱(150mm×2.1mm，5μm)。流动相：测定尿蓝母、靛玉红和靛红用 60%

乙腈水溶液，分析时间 6min；测定靛蓝用 45%乙腈水溶液，分析时间 12min。流速 0.25mL/min。柱温 25℃。进样体积 10μL。质谱参数：测定尿蓝母、靛红和靛玉红时选择负离子 MRM 检测模式，气帘(curtain gas)为 40psi，碰撞气(collision gas)设为“High”，离子喷雾电压(ionspray voltage)为−4.5kV，源温度(source temperature)为 280℃，离子源气 1(ion source gas 1)为 30psi，离子源气 2(ion source gas 2)为 80psi；测定靛蓝时选择正离子 MRM 检测模式，气帘为 20psi，碰撞气设为“High”，离子喷雾电压为 5.5kV，源温度为 400℃，离子源气 1 为 40psi，离子源气 2 为 80psi。

1.3 对照品溶液的制备

取尿蓝母和靛红对照品，用适量乙腈溶解。另取靛玉红和靛蓝对照品，用适量四氢呋喃溶解。

1.4 供试品溶液的制备

取药材粉末 0.2g，用 20mL 四氢呋喃超声提取 3 次，每次 20min，合并提取液，挥干溶剂，残渣用 10mL 乙腈溶解，滤过，即得。

2　高效液相色谱法测定板蓝根和大青叶类药材中腺苷的含量[56]

2.1 仪器

HP1100 高效液相色谱仪。

2.2 色谱条件

色谱柱：Alltima C_{18} 柱(150mm×4.6mm，5μm)；流动相：甲醇-水(8∶92)；流速 1.0mL/min；检测波长 260nm；柱温 30℃；进样体积 10μL。

2.3 对照品溶液的制备

称取腺苷对照品，用适量甲醇溶解，再用 30%甲醇稀释。

2.4 供试品溶液的制备

称取药材粉末，用适量 30%甲醇超声提取 45min，滤过，即得。

大枣
Dazao
JUJUBAE FRUCTUS

【化学成分】

表 1-3-16　大枣主要化学成分[57, 58]

中英文名、化学式及相对分子质量	结构图	中英文名、化学式及相对分子质量	结构图
糠醛 Furfural $C_5H_4O_2$ Exact Mass: 96.02	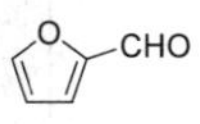 糠醛 Furfural	苯甲酸 Benzoic acid $C_7H_6O_2$ Exact Mass: 122.04	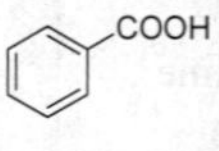 苯甲酸 Benzoic acid
苯乙酸 Phenylacetic acid $C_8H_8O_2$ Exact Mass: 136.05	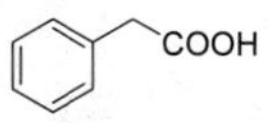 苯乙酸 Phenylacetic acid	癸酸 Capric acid $C_{10}H_{20}O_2$ Exact Mass: 172.15	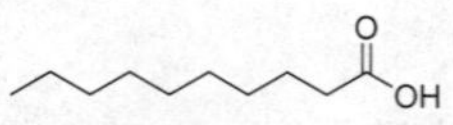 癸酸 Capric acid
甲酸(蚁酸) Methanoic acid CH_2O_2 Exact Mass: 46.01	H−COOH 甲酸(蚁酸) Methanoic acid	乙酸 Acetic acid $C_2H_4O_2$ Exact Mass: 60.02	H_3C−COOH 乙酸 Acetic acid

续表

中英文名、化学式及相对分子质量	结构图	中英文名、化学式及相对分子质量	结构图
十二酸(月桂酸) Dodecanoic acid (Lauric acid) $C_{12}H_{24}O_2$ Exact Mass: 200.18	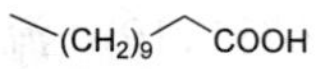 十二酸(月桂酸) Dodecanoic acid (Lauric acid)	邻苯二甲酸二乙酯 Diethyl phthalate $C_{12}H_{14}O_4$ Exact Mass: 222.09	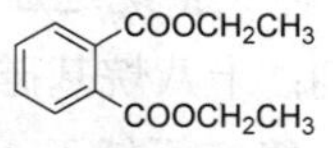 邻苯二甲酸二乙酯 Diethyl phthalate
十四酸(肉豆蔻酸) Myristic acid $C_{14}H_{28}O_2$ Exact Mass: 228.21	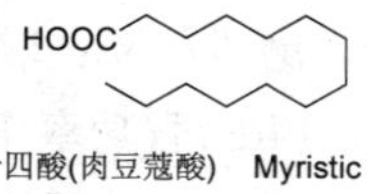 十四酸(肉豆蔻酸) Myristic acid	十六烷酸(棕榈酸) Hexadecanoic acid (Palmitic acid) $C_{16}H_{32}O_2$ Exact Mass: 256.24	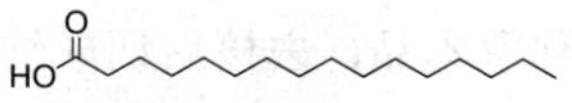 十六烷酸(棕榈酸) Hexadecanoic acid (Palmitic acid)
黄葵内酯 Ambrettolid $C_{16}H_{28}O_2$ Exact Mass: 252.21	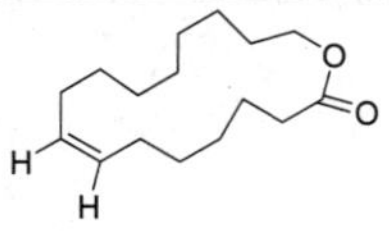 黄葵内酯 Ambrettolid	油酸乙酯 Ethyl oleate $C_{20}H_{38}O_2$ Exact Mass: 310.29	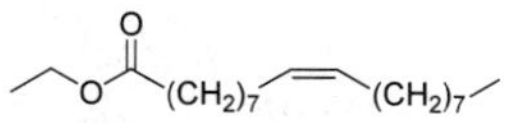 油酸乙酯 Ethyl oleate
油酸 Oleic acid $C_{18}H_{34}O_2$ Exact Mass: 282.26	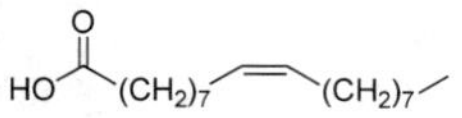 油酸 Oleic acid	亚油酸 Linoleic acid $C_{18}H_{32}O_2$ Exact Mass: 280.24	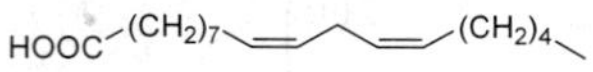 亚油酸 Linoleic acid
维生素 B_2 Vitamin B_2 $C_{17}H_{20}N_4O_6$ Exact Mass: 376.14	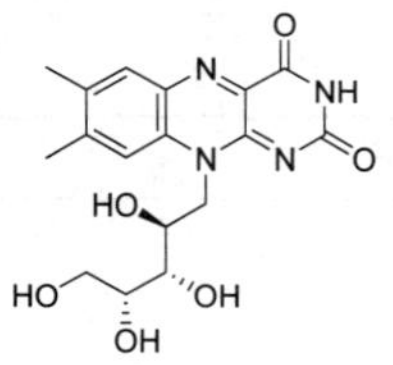 维生素 B_2 Vitamin B_2	维生素 C Vitamin C $C_6H_8O_6$ Exact Mass: 176.03	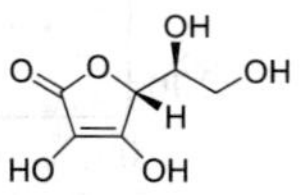 维生素 C Vitamin C
烟酰胺 Nicotinamide $C_6H_6N_2O$ Exact Mass: 122.05	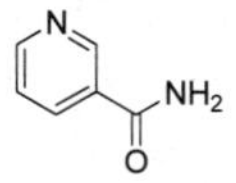 烟酰胺 Nicotinamide	十五酸 Pentadecanoic acid $C_{15}H_{30}O_2$ Exact Mass: 242.22	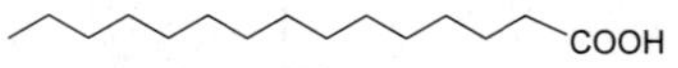 十五酸 Pentadecanoic acid

【分析方法】

1 高效液相色谱法测定大枣中芦丁的含量[59]

1.1 仪器

Shimadzu LC-10A 高效液相色谱仪。

1.2 色谱条件

色谱柱：Phenomenex Luna C_{18} 柱(150mm×4.6mm，5μm)；流动相：甲醇-0.05%磷酸(42∶58)；流速 1.0mL/min；检测波长 254nm；柱温 25℃；分析时间 12min。

1.3 对照品溶液的制备

称取芦丁对照品，用适量甲醇溶解。

1.4 供试品溶液的制备

称取大枣 5g，用 20mL 甲醇回流提取 2 次，第 1 次 5h，第 2 次 2h，合并提取液，滤过，即得。

2　高效液相色谱法测定大枣中白桦脂酸的含量

2.1 仪器与试剂

Agilent 1100 高效液相色谱仪，配有二极管阵列检测器。

2.2 色谱条件及系统适应性

填充剂：十八烷基硅烷键合硅胶；流动相：乙腈-0.1%乙酸溶液(81∶19)；流速 1.0mL/min。理论板数按白桦脂酸峰计算应不低于 15000。

2.3 对照品溶液的制备

精密称取白桦脂酸对照品适量，加甲醇制成每 1mL 含 0.1mg 的溶液，即得。

2.4 供试品溶液的制备

称取本品，去核后切成约 5mm 的小块，60℃干燥 24h，放冷，磨成粗粉；取粗粉约 5g，精密称定，置具塞锥形瓶中；精密加入乙酸乙酯 100mL，称定重量，浸泡 12h，超声处理(功率 140W，频率 42kHz)1h，再称定重量；用乙酸乙酯补足减失的重量，摇匀，滤过，精密量取续滤液 50mL 置烧瓶中，减压回收溶剂至干，残渣加甲醇使溶解，转移至 10mL 量瓶中；加甲醇至刻度，摇匀，滤过，取续滤液，即得。结果如图 1-3-4 所示。

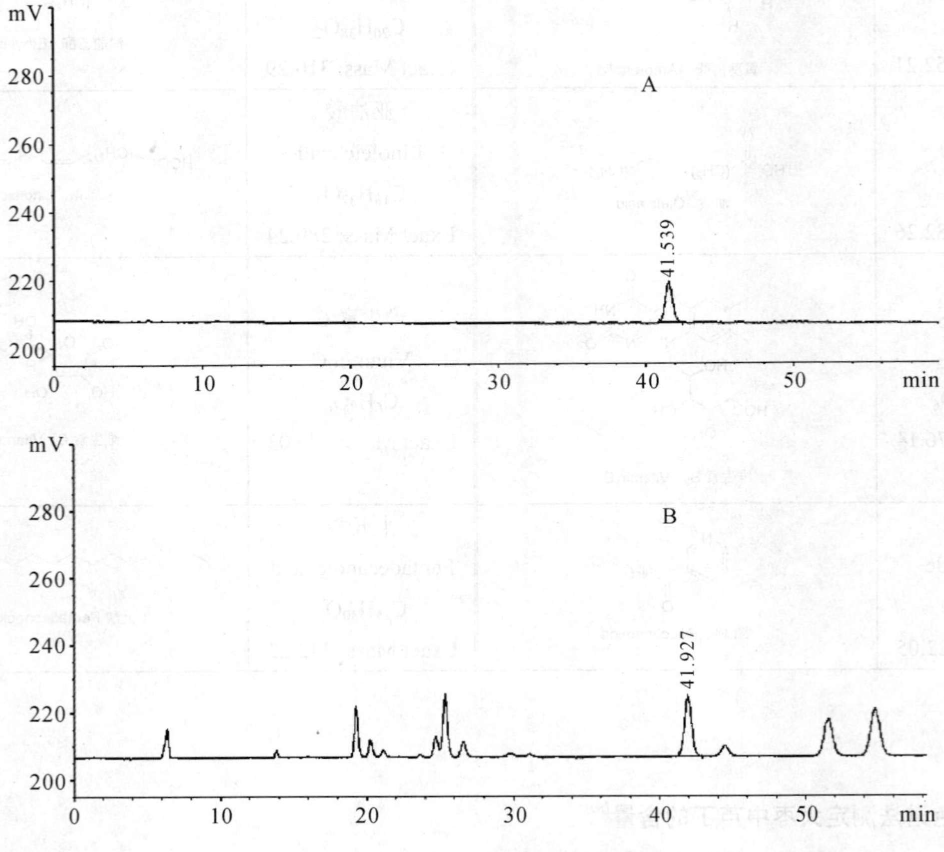

图 1-3-4　大枣含量测定高效液相色谱图

A. 白桦脂酸对照品溶液；B. 供试品溶液

大黄

Dahuang

RHEI RADIX ET RHIZOMA

【化学成分】

表 1-3-17 大黄主要化学成分[60, 61]

中英文名、化学式及相对分子质量	结构图	中英文名、化学式及相对分子质量	结构图
大黄酚 Chrysophanol $C_{15}H_{10}O_4$ Exact Mass: 254.06	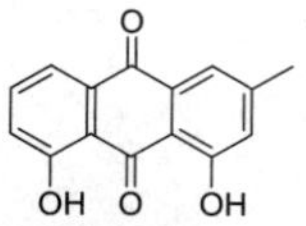 大黄酚 Chrysophanol	大黄素甲醚 Physcion $C_{16}H_{12}O_5$ Exact Mass: 284.07	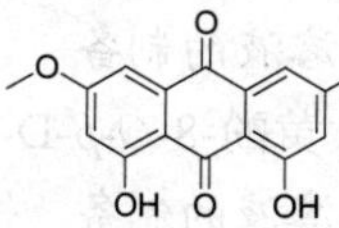 大黄素甲醚 Physcion
大黄素 Emodin $C_{15}H_{10}O_5$ Exact Mass: 270.05	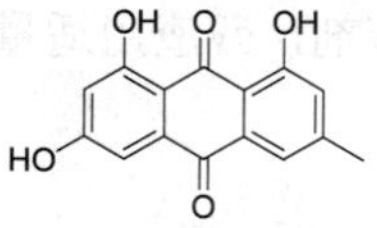 大黄素 Emodin	芦荟大黄素 Aloe-emodin $C_{15}H_{10}O_5$ Exact Mass: 270.05	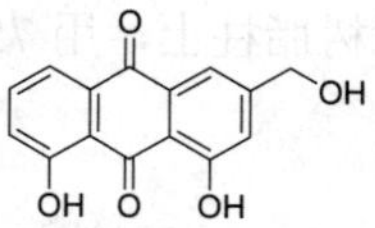 芦荟大黄素 Aloe-emodin
大黄酸 Rhein $C_{15}H_8O_6$ Exact Mass: 284.03	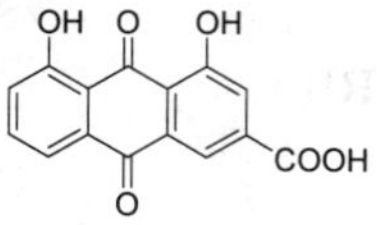 大黄酸 Rhein	没食子酸 Gallic acid $C_7H_6O_5$ Exact Mass: 170.02	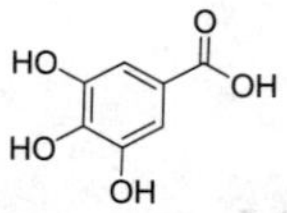 没食子酸 Gallic acid
d-儿茶素 *d*-Catechin $C_{15}H_{14}O_6$ Exact Mass: 290.08	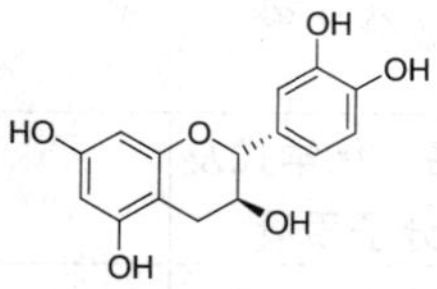 *d*-儿茶素 *d*-Catechin	表儿茶素 Epicatechin $C_{15}H_{14}O_6$ Exact Mass: 290.08	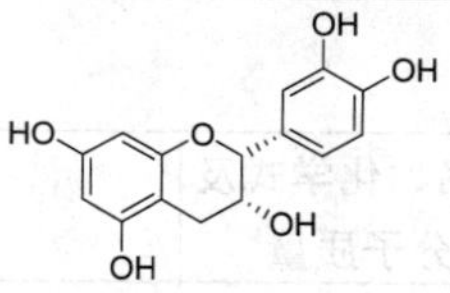 表儿茶素(表儿茶精) Epicatechin(Epicatechol)
番泻苷 A Sennoside A $C_{42}H_{38}O_{20}$ Exact Mass: 862.2	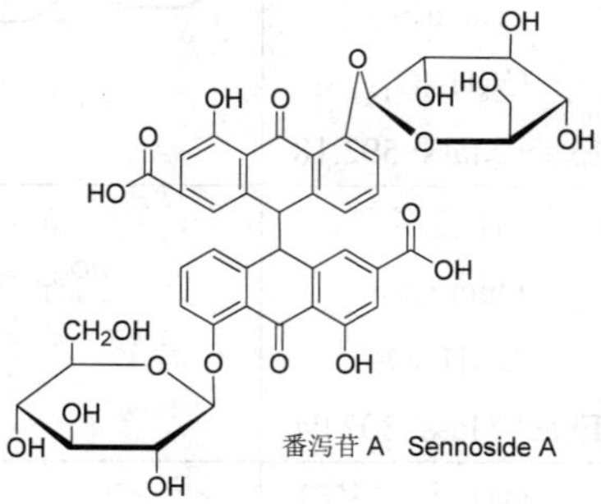 番泻苷 A Sennoside A	番泻苷 B Sennoside B $C_{42}H_{38}O_{20}$ Exact Mass: 862.2	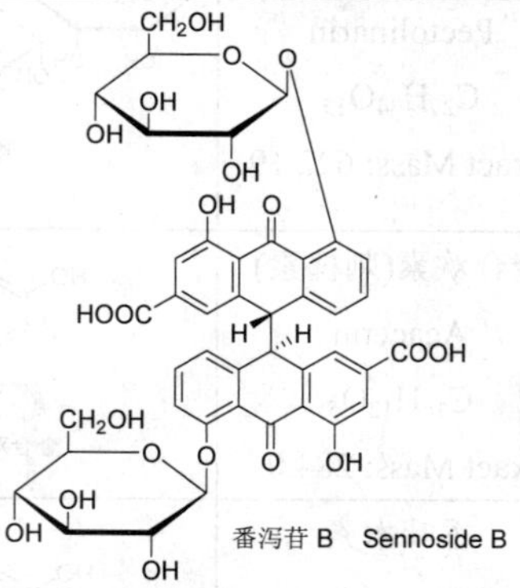 番泻苷 B Sennoside B
番泻苷 C Sennoside C $C_{42}H_{40}O_{19}$ Exact Mass: 848.22	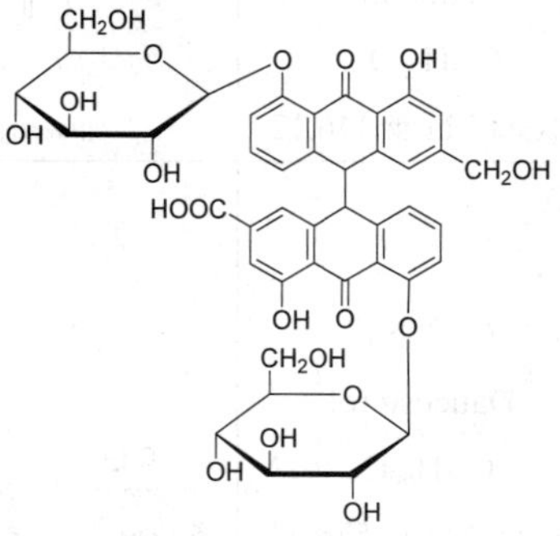 番泻苷 C Sennoside C	番泻苷 D Sennoside D $C_{42}H_{40}O_{19}$ Exact Mass: 848.22	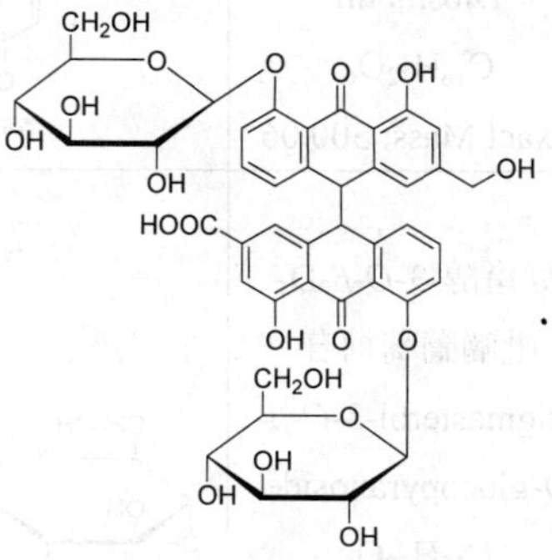 番泻苷 D Sennoside D

除以上化学成分外，大黄还含有番泻苷 E、番泻苷 F、土大黄素等。

【分析方法】

1　高效液相色谱法测定大黄中大黄酚-**8-*O*-*β*-D**-吡喃葡萄糖苷的含量[62]

1.1 仪器

Laballiance 高效液相色谱仪。

1.2 色谱条件

色谱柱：Kromasil C_{18} 柱(250mm×4.6mm，5μm)；流动相：乙腈-水(30:70)；流速 1.0mL/min；检测波长 420nm；柱温 40℃；分析时间约 14min。

1.3 对照品溶液的制备

称取大黄酚-8-*O*-*β*-D-吡喃葡萄糖苷对照品，用适量甲醇溶解。

1.4 供试品溶液的制备

称取药材粉末 500g，用适量 70%乙醇浸渍 2h 后，收集渗出液，回收乙醇，将浓缩后的提取液加于 D101 大孔吸附树脂柱上，用 75%乙醇溶液洗脱，收集洗脱液，挥干溶剂，残渣用适量甲醇溶解，即得。

大蓟

Daji

CIRSII JAPONICI HERBA

【化学成分】

表 1-3-18　大蓟主要化学成分[63~65]

中英文名、化学式及相对分子质量	结构图	中英文名、化学式及相对分子质量	结构图
柳穿鱼苷 Pectolinarin $C_{29}H_{34}O_{15}$ Exact Mass: 622.19	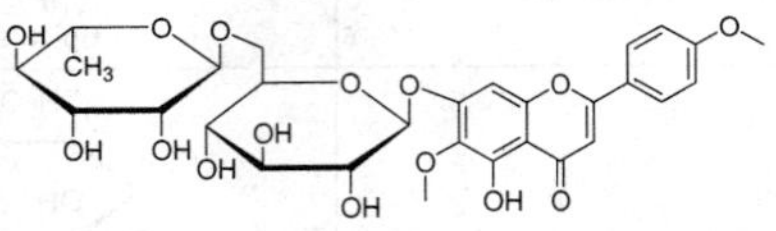 柳穿鱼苷 Pectolinarin	蒙花苷(刺槐苷、醉鱼草苷) Linarin $C_{28}H_{32}O_{14}$ Exact Mass: 592.18	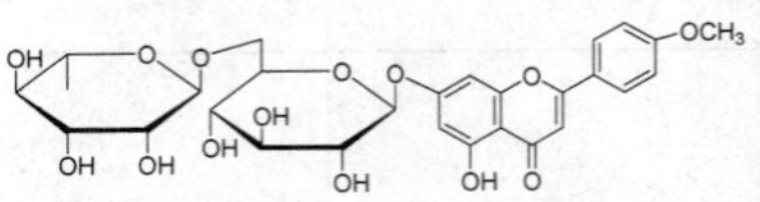 蒙花苷 Linarin
金合欢素(刺槐素) Acacetin $C_{16}H_{12}O_5$ Exact Mass: 284.07	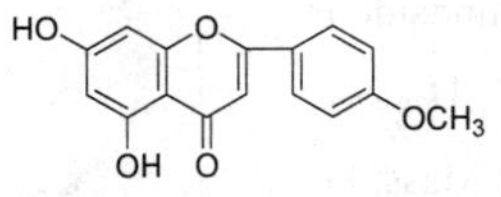 金合欢素(刺槐素) Acacetin	槲皮素 Quercetin $C_{15}H_{10}O_7$ Exact Mass: 302.04	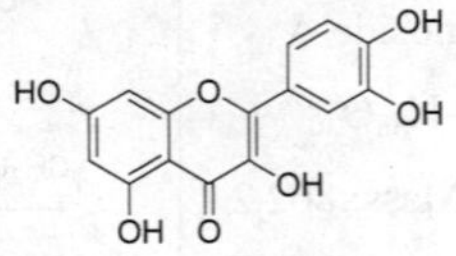 槲皮素 Quercetin
香叶木素 Diosmetin $C_{16}H_{12}O_6$ Exact Mass: 300.06	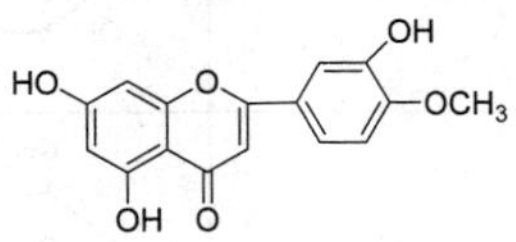 香叶木素 Diosmetin	田蓟苷(日本椴宁) Tilianin $C_{22}H_{22}O_{10}$ Exact Mass: 446.12	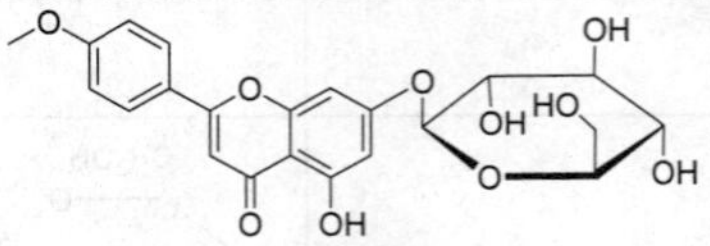 田蓟苷(日本椴宁) Tilianin
豆甾醇-3-*O*-*β*-D-吡喃葡萄糖苷 Stigmasterol-3-*O*-*β*-D-glucopyranoside $C_{35}H_{58}O_6$ Exact Mass: 574.42	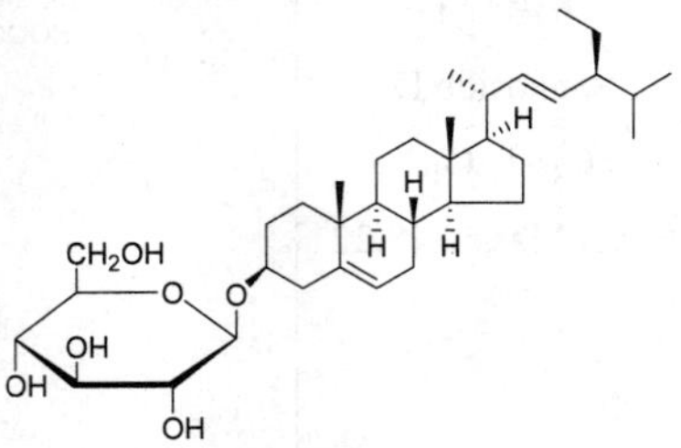 豆甾醇-3-*O*-*β*-D-吡喃葡萄糖苷 Stigmasterol-3-*O*-*β*-D-glucopyranoside	胡萝卜苷 Daucosterol $C_{35}H_{60}O_6$ Exact Mass: 576.44	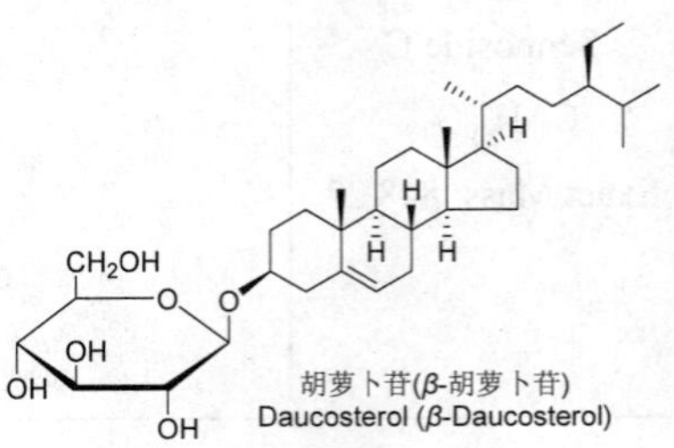 胡萝卜苷(*β*-胡萝卜苷) Daucosterol (*β*-Daucosterol)

续表

中英文名、化学式及相对分子质量	结构图	中英文名、化学式及相对分子质量	结构图
尿嘧啶 Uracil $C_4H_4N_2O_2$ Exact Mass: 112.03	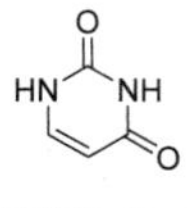 尿嘧啶 Uracil	胸腺嘧啶 Thymine $C_5H_6N_2O_2$ Exact Mass: 126.04	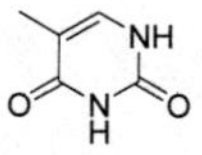 胸腺嘧啶 Thymine
β-谷甾醇 *β*-Sitosterol $C_{29}H_{50}O$ Exact Mass: 414.39	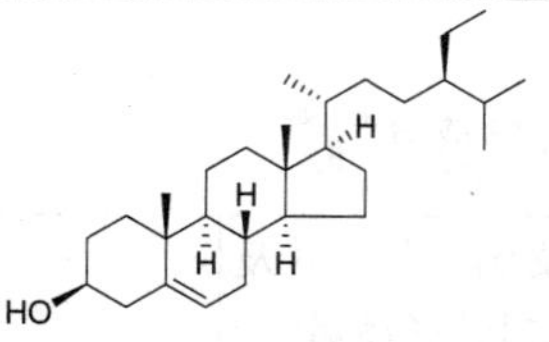 *β*-谷甾醇(谷甾醇) *β*-Sitosterol (Sitosterol)	丁香苷 Syringin $C_{17}H_{24}O_9$ Exact Mass: 372.14	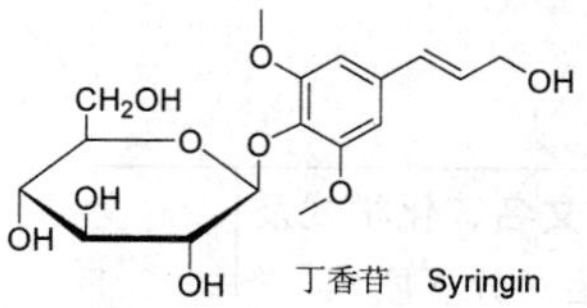 丁香苷 Syringin
对香豆酸 *p*-Coumaric acid $C_9H_8O_3$ Exact Mass: 164.05	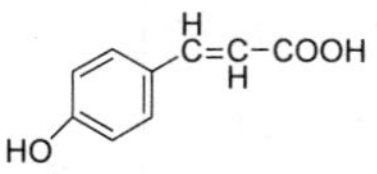 对香豆酸 *p*-Coumaric acid	Ciryneol A $C_{19}H_{28}O_4$ Exact Mass: 320.20	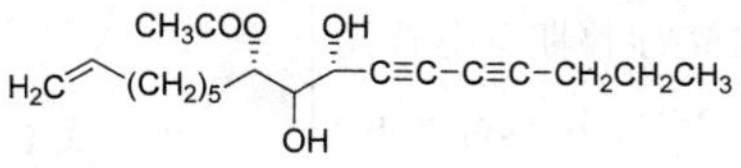 Ciryneol A
Ciryneol C $C_{17}H_{25}C_lO_2$ Exact Mass: 296.15	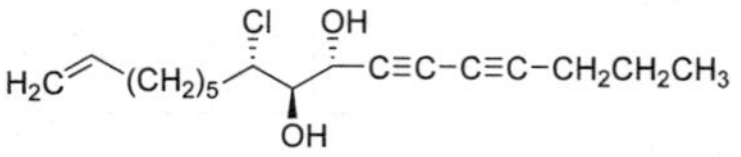 Ciryneol C	Ciryneone F $C_{17}H_{24}O_3$ Exact Mass: 276.17	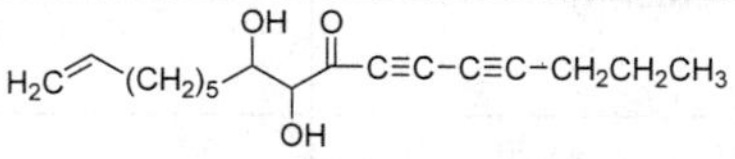 Ciryneone F
Cireneol G $C_{17}H_{30}O_2$ Exact Mass: 266.22	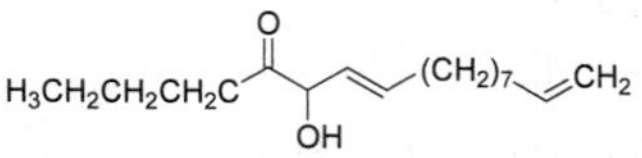 Cireneol G	Ciryneol H $C_{17}H_{25}C_lO_2$ Exact Mass: 296.15	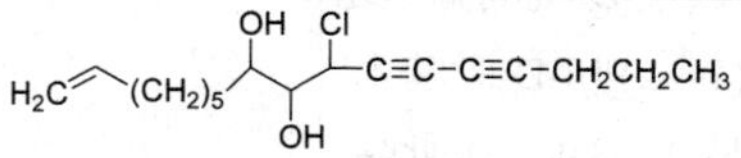 Ciryneol H
芦丁 Rutin $C_{27}H_{30}O_{16}$ Exact Mass: 610.15	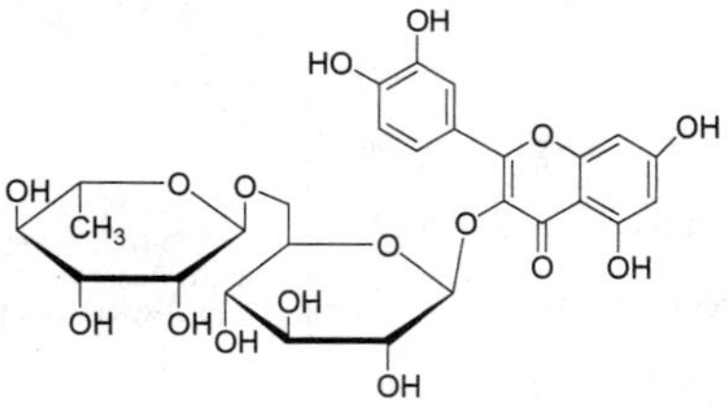 芦丁 Rutin		

除以上化学成分外，大蓟还含有顺式-8,9-环氧-十七烷-1-烯-11,13-二炔-10-醇(*cis*-8,9-Epoxy-heptadeca-1-ene-11,13-diyne-10-ol)、8,9,10-三乙酰氧-十七烷-1-烯-11,13-二炔(8,9,10-Triacetoxy-heptadeca-1-ene-11,13-diyne)等。

【分析方法】

1 高效液相色谱法测定不同产地大蓟中黄酮类化学成分的含量[66]

1.1 仪器

Agilent 1100 高效液相色谱仪。

1.2 色谱条件

色谱柱：Zorbax SB-C_{18}柱(250mm×4.6mm，5μm)；流动相：乙腈-2%冰醋酸水溶液；梯度洗脱程序：0～15min 25%乙腈，15～25min 40%乙腈，25～35min 95%乙腈；流速 1.0mL/min；柱温 45℃；进样量 10μL；检测波长 330nm。

1.3 对照品溶液的制备

称取蒙花苷、木犀草素和芹菜素对照品，用适量甲醇溶解。

1.4 供试品溶液的制备

称取药材粉末 50mg，用适量甲醇超声处理 1h，定容至 50mL，滤过，即得。

山麦冬

Shanmaidong

LIRIOPES RADIX

【化学成分】

表 1-3-19 山麦冬主要化学成分[67, 68]

中英文名、化学式及相对分子质量	结构图	中英文名、化学式及相对分子质量	结构图
25(*R*)-鲁斯可皂苷元 25(*R*)-Ruscogenin $C_{27}H_{42}O_4$ Exact Mass: 430.31	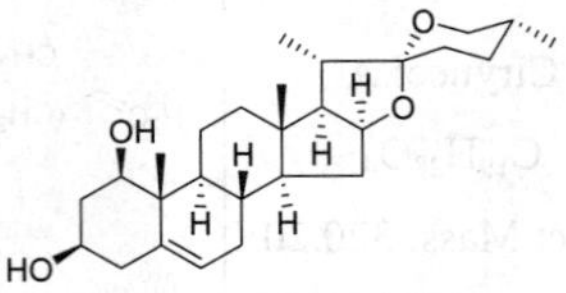 25(*R*)-鲁斯可皂苷元 25(*R*)-Ruscogenin	25(*S*)-鲁斯可皂苷元 25(*S*)-Ruscogenin $C_{27}H_{42}O_4$ Exact Mass: 430.31	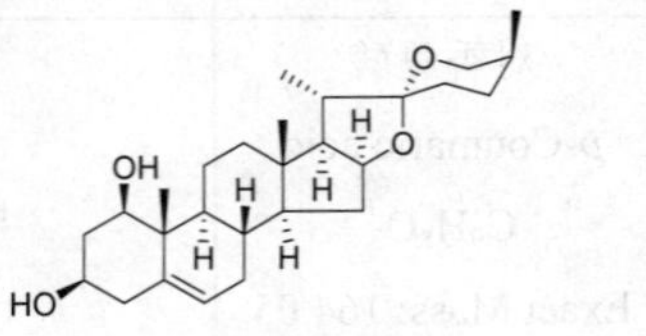 25(*S*)-鲁斯可皂苷元 25(*S*)-Ruscogenin
25(*S*)-鲁斯可皂苷元-1-*O*-[*β*-D-吡喃葡萄糖(1→2)][*β*-D-吡喃木糖(1→3)]-*β*-D-吡喃岩藻糖苷 25(*S*)-Ruscogenin-1-*O*-[*β*-D-glucopyranosyl(1→2)][*β*-D-xylopyranosyl(1→3)]-*β*-D-fucopyranoside $C_{44}H_{70}O_{17}$ Exact Mass: 870.46	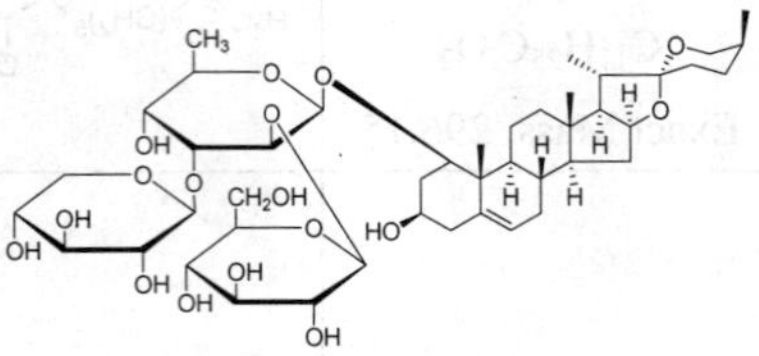 25(*S*)-鲁斯可皂苷元-1-*O*-[*β*-D-吡喃葡萄糖(1→2)][*β*-D-吡喃木糖(1→3)]-*β*-D-吡喃岩藻糖苷 25(*S*)-Ruscogenin-1-*O*-[*β*-D-glucopyranosyl(1→2)][*β*-D-xylopyranosyl(1→3)]-*β*-D-fucopyranoside	25(*R*)-鲁斯可皂苷元-1-*O*-[*β*-D-吡喃葡萄糖(1→2)][*β*-D-吡喃木糖(1→3)]-*β*-D-吡喃岩藻糖苷 25(*R*)-Ruscogenin-1-*O*-[*β*-D-glucopyranosyl(1→2)][*β*-D-xylopyranosyl(1→3)]-*β*-D-fucopyranoside $C_{44}H_{70}O_{17}$ Exact Mass: 870.46	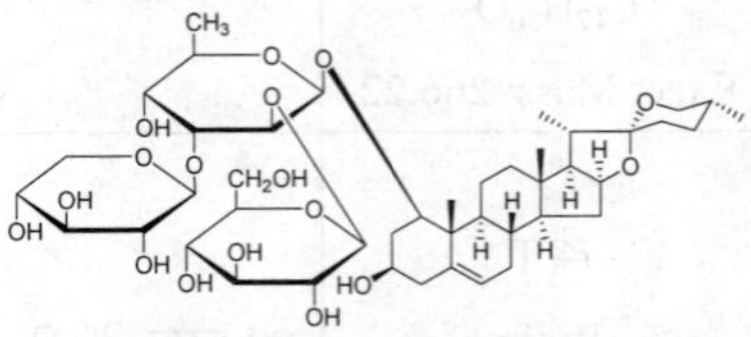 25(*R*)-鲁斯可皂苷元-1-*O*-[*β*-D-吡喃葡萄糖(1→2)][*β*-D-吡喃木糖(1→3)]-*β*-D-吡喃岩藻糖苷 25(*R*)-Ruscogenin-1-*O*-[*β*-D-glucopyranosyl(1→2)][*β*-D-xylopyranosyl(1→3)]-*β*-D-fucopyranoside
25(*R*)-鲁斯可皂苷元-1-*O*-*β*-D-吡喃葡萄糖-(1→2)-*β*-D-吡喃岩藻糖苷 25(*R*)-Ruscogenin-1-*O*-*β*-D-glucopyranosyl(1→2)-*β*-D-fucopyranoside $C_{39}H_{62}O_{13}$ Exact Mass: 738.42	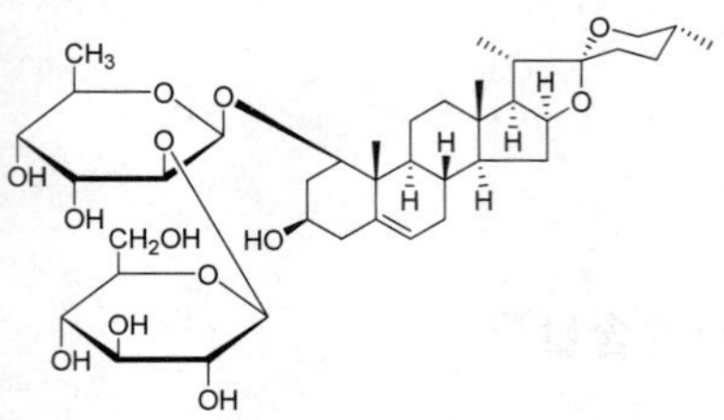 25(*R*)-鲁斯可皂苷元-1-*O*-*β*-D-吡喃葡萄糖-(1→2)-*β*-D-吡喃岩藻糖苷 25(*R*)-Ruscogenin-1-*O*-*β*-D-glucopyranosyl(1→2)-*β*-D-fucopyranoside	25(*R*)-鲁斯可皂苷元-1-*O*-*β*-D-吡喃木糖(1→3)-*β*-D-吡喃岩藻糖苷 (25*R*)-Ruscogenin-1-*O*-*β*-D-xylopyranosyl(1→3)-*β*-D-fucopyranoside $C_{38}H_{60}O_{12}$ Exact Mass: 708.41	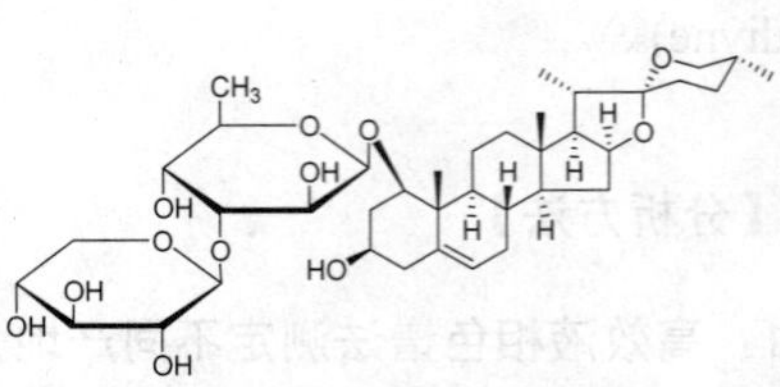 25(*R*)-鲁斯可皂苷元-1-*O*-*β*-D-吡喃木糖(1→3)-*β*-D-吡喃岩藻糖苷 (25*R*)-Ruscogenin-1-*O*-*β*-D-xylopyranosyl(1→3)-*β*-D-fucopyranoside
麦门冬皂苷 A Ophiopogonin A $C_{41}H_{64}O_{13}$ Exact Mass: 764.43	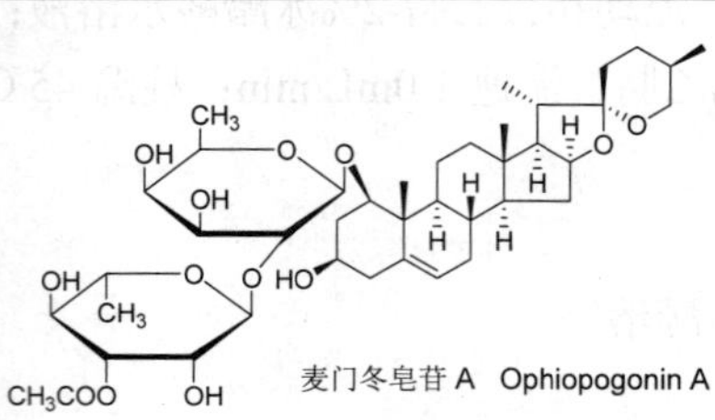 麦门冬皂苷 A Ophiopogonin A	麦门冬皂苷 B Ophiopogonin B $C_{39}H_{62}O_{12}$ Exact Mass: 722.42	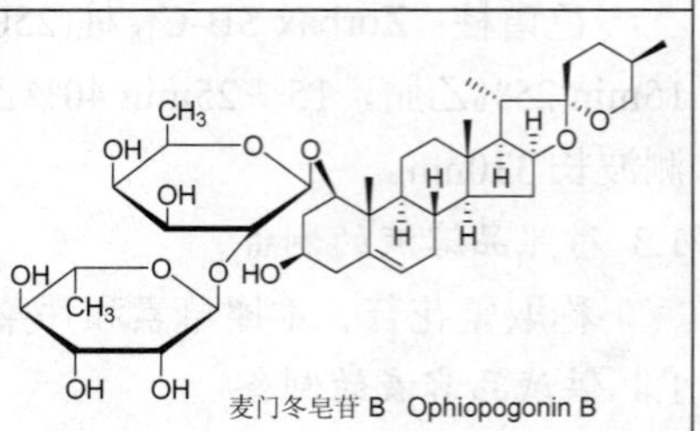 麦门冬皂苷 B Ophiopogonin B

续表

中英文名、化学式及相对分子质量	结构图	中英文名、化学式及相对分子质量	结构图
麦门冬皂苷 B' Ophiopogonin B' $C_{46}H_{72}O_{17}$ Exact Mass: 896.48	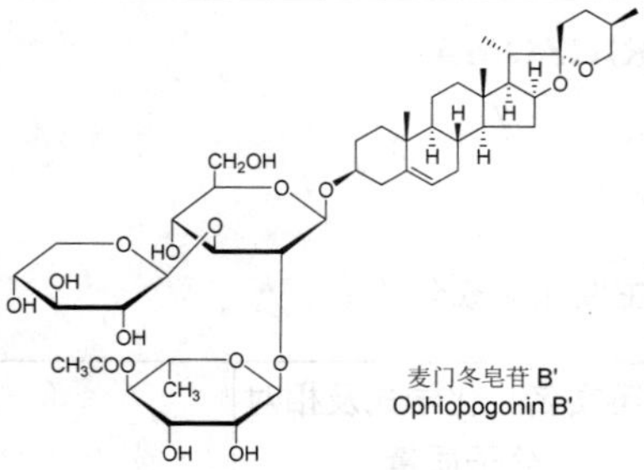 麦门冬皂苷 B' Ophiopogonin B'	麦门冬皂苷 C' Ophiopogonin C' $C_{39}H_{62}O_{12}$ Exact Mass: 722.42	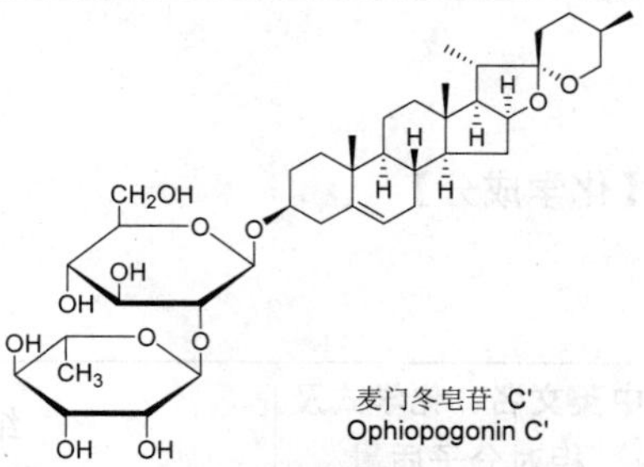 麦门冬皂苷 C' Ophiopogonin C'
麦门冬皂苷 D' Ophiopogonin D' $C_{44}H_{70}O_{16}$ Exact Mass: 854.47	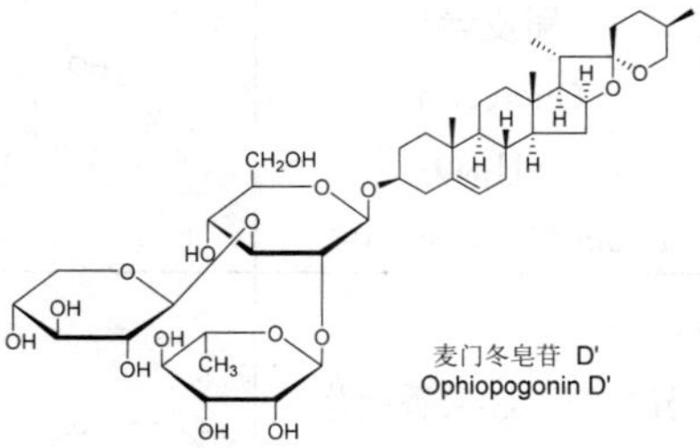 麦门冬皂苷 D' Ophiopogonin D'	胡萝卜苷 Daucosterol $C_{35}H_{60}O_6$ Exact Mass: 576.44	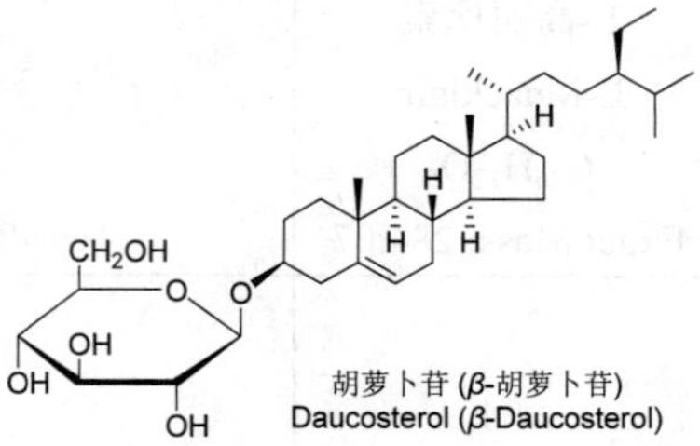 胡萝卜苷 (β-胡萝卜苷) Daucosterol (β-Daucosterol)
正二十五烷酸 *n*-Pentacosanoic acid $C_{25}H_{50}O_2$ Exact Mass: 382.38	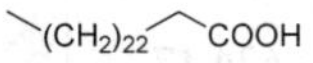 正二十五烷酸 *n*-Pentacosanoic acid	正三十一烷酸 *n*-Hentriacontanic acid $C_{31}H_{62}O_2$ Exact Mass: 466.47	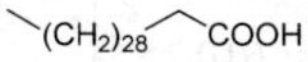 正三十一烷酸 *n*-Hentriacontanic acid
β-谷甾醇棕榈酸酯 β-Sitosterol palmitate $C_{45}H_{80}O_2$ Exact Mass: 652.62	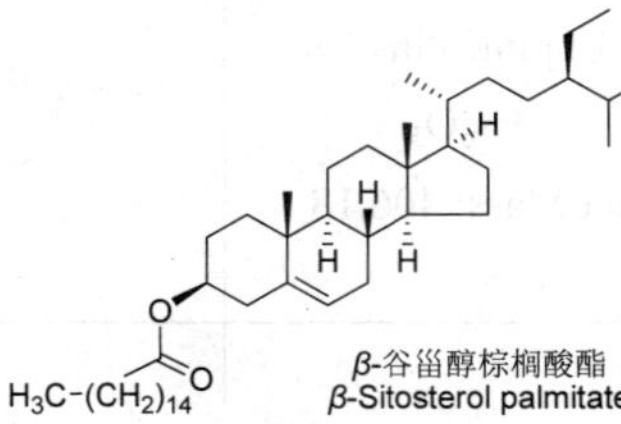 β-谷甾醇棕榈酸酯 β-Sitosterol palmitate	豆甾醇棕榈酸酯 Stigmasterol palmitate $C_{45}H_{78}O_2$ Exact Mass: 650.6	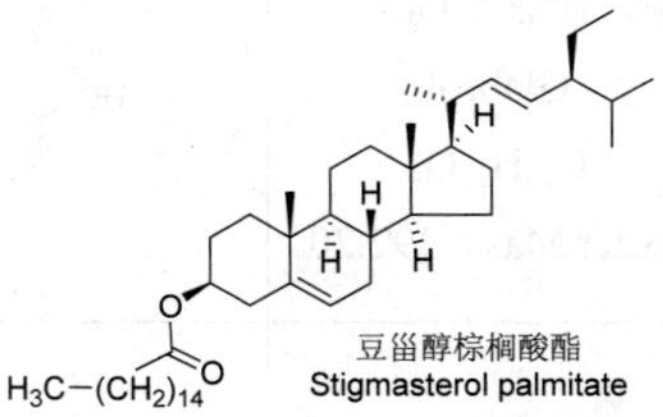 豆甾醇棕榈酸酯 Stigmasterol palmitate
齐墩果酸 Oleanolic acid $C_{30}H_{48}O_3$ Exact Mass: 456.36	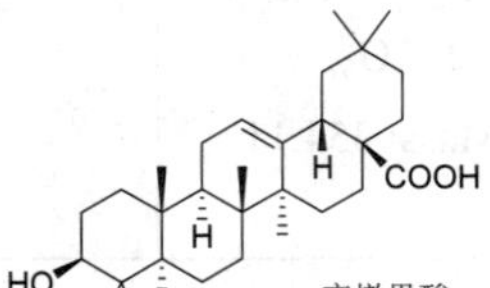 齐墩果酸 Oleanolic acid	熊果酸 Ursolic acid $C_{30}H_{48}O_3$ Exact Mass: 456.36	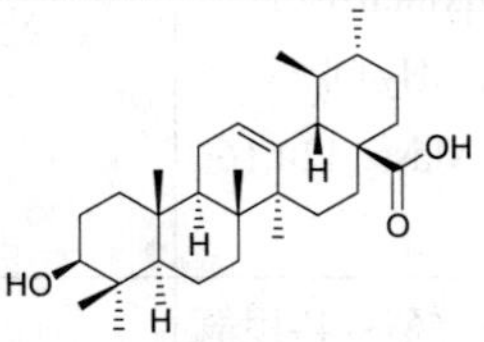 熊果酸 Ursolic acid
香草酸 Vanillic acid $C_8H_8O_4$ Exact Mass: 168.04	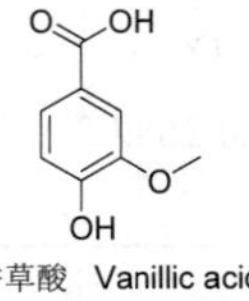 香草酸 Vanillic acid	蔗糖 Sucrose $C_{12}H_{22}O_{11}$ Exact Mass: 342.12	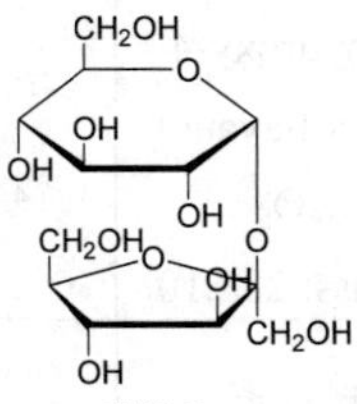 蔗糖 Sucrose
豆甾醇 Stigmasterol $C_{29}H_{48}O$ Exact Mass: 412.37	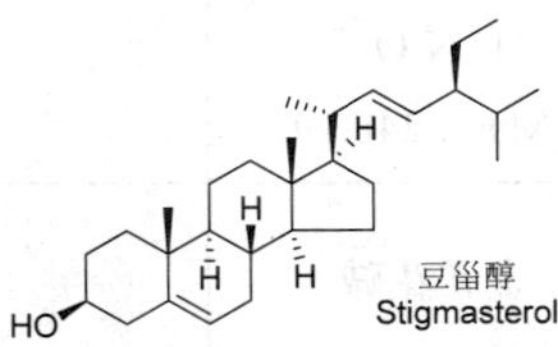 豆甾醇 Stigmasterol	β-谷甾醇 β-Sitosterol $C_{29}H_{50}O$ Exact Mass: 414.39	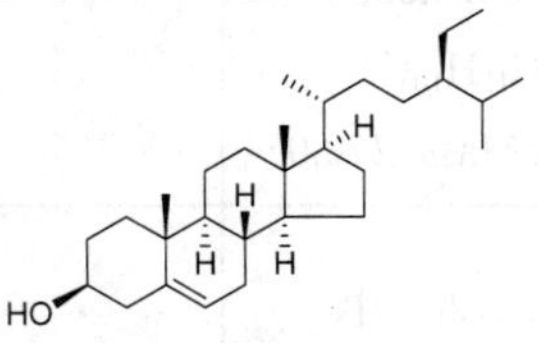 β-谷甾醇(谷甾醇) β-Sitosterol (Sitosterol)

除以上化学成分外，山麦冬还含有麦门冬皂苷 A'、对羟基桂皮酰酪胺、葡萄糖、果糖等。

山豆根

Shandougen
SOPHORAE TONKINENSIS RADIX ET RHIZOMA

【化学成分】

表 1-3-20　山豆根主要化学成分[69～71]

中英文名、化学式及相对分子质量	结构图	中英文名、化学式及相对分子质量	结构图
L-高丽槐素 L-Maackiain $C_{16}H_{12}O_5$ Exact Mass: 284.07	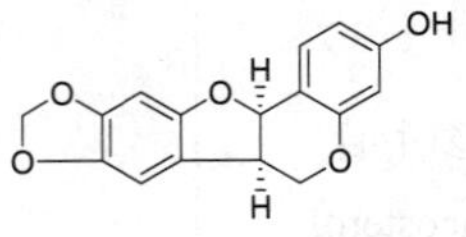 L-高丽槐素 L-Maackiain	槲皮素 Quercetin $C_{15}H_{10}O_7$ Exact Mass: 302.04	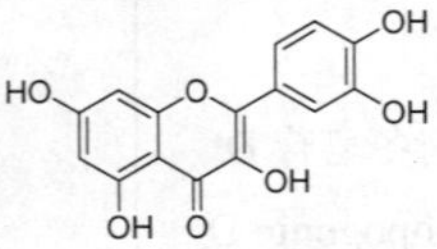 槲皮素 Quercetin
芦丁 Rutin $C_{27}H_{30}O_{16}$ Exact Mass: 610.15	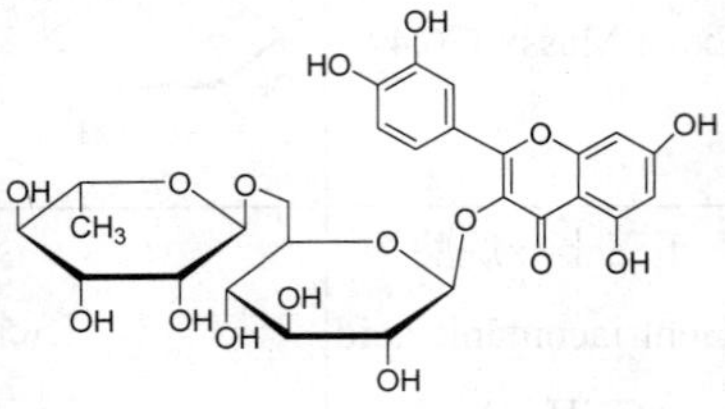 芦丁 Rutin	异鼠李素-3-芸香糖苷 Isorhamnetin-3-rutinoside $C_{28}H_{32}O_{16}$ Exact Mass: 624.17	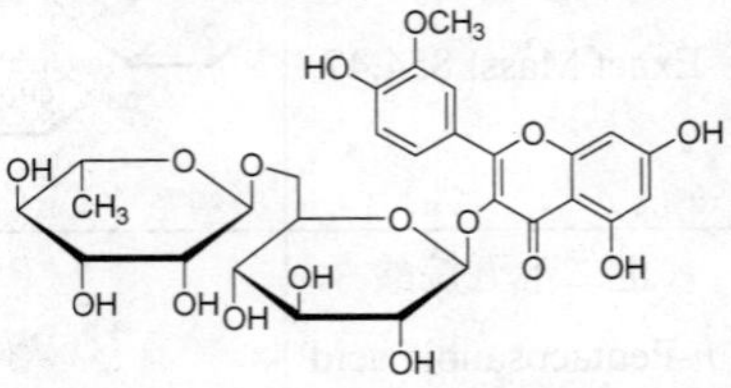 异鼠李素-3-芸香糖苷 Isorhamnetin-3-rutinoside
光甘草酚 Glabrol $C_{25}H_{28}O_4$ Exact Mass: 392.20	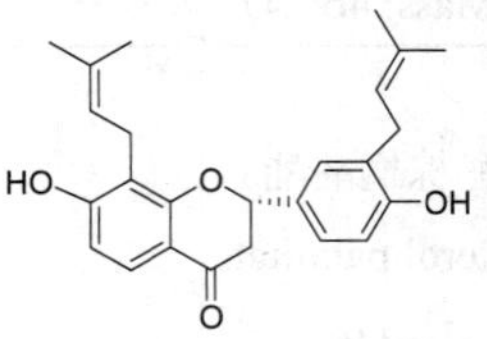 光甘草酚 Glabrol	Lupinifolin $C_{25}H_{26}O_5$ Exact Mass: 406.18	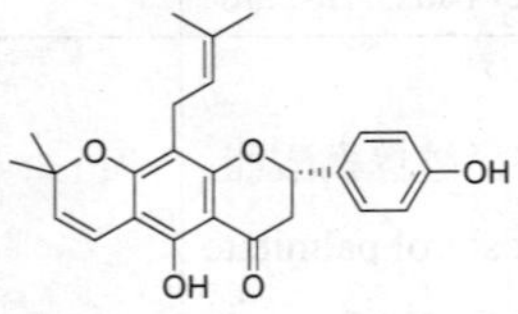 Lupinifolin
Tonkinensisol $C_{25}H_{24}O_6$ Exact Mass: 420.16	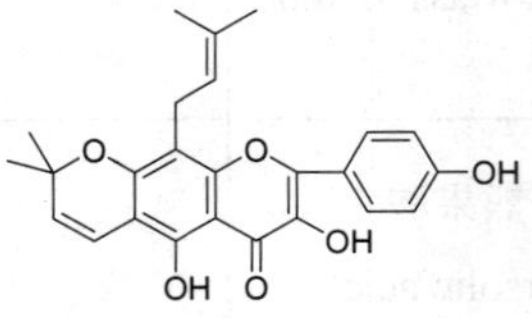 Tonkinensisol	8-*C*-Prenylkaempferol $C_{20}H_{18}O_6$ Exact Mass: 354.11	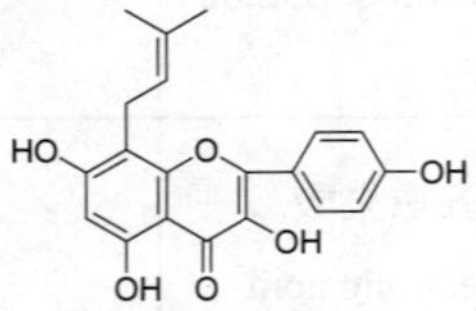 8-*C*-Prenylkaempferol
4,7,2′-三羟基-4′-甲氧基异黄烷醇 4,7,2′-Trihydroxy-4′-methoxyisoflavanol $C_{16}H_{16}O_5$ Exact Mass: 288.10	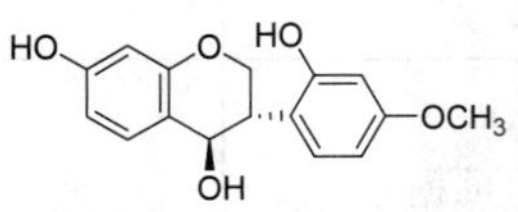 4,7,2′-三羟基-4′-甲氧基异黄烷醇 4,7,2′-Trihydroxy-4′-methoxyisoflavanol	芒柄花素 Formononetin $C_{16}H_{12}O_4$ Exact Mass: 268.07	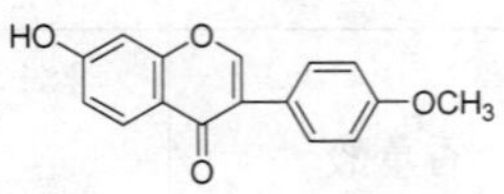 芒柄花素 Formononetin
金雀异黄素 Genistein $C_{15}H_{10}O_5$ Exact Mass: 270.05	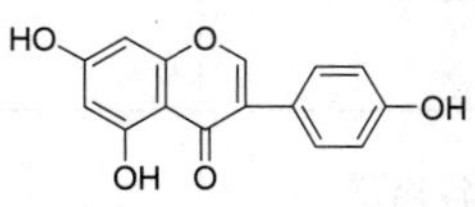 金雀异黄素 Genistein	苦参碱 Matrine $C_{15}H_{24}N_2O$ Exact Mass: 248.19	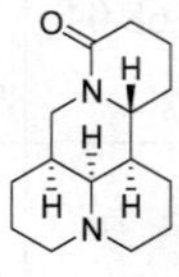 苦参碱 Matrine
氧化苦参碱 Oxymatrine $C_{15}H_{24}N_2O_2$ Exact Mass: 264.18	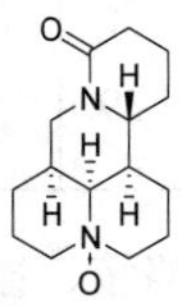 氧化苦参碱 Oxymatrine	甲基金雀花碱 Methylcytisine $C_{12}H_{16}N_2O$ Exact Mass: 204.13	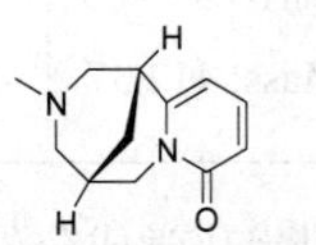 甲基金雀花碱 Methylcytisine

续表

中英文名、化学式及相对分子质量	结构图	中英文名、化学式及相对分子质量	结构图
臭豆碱 Anagyrine $C_{15}H_{20}N_2O$ Exact Mass: 244.16	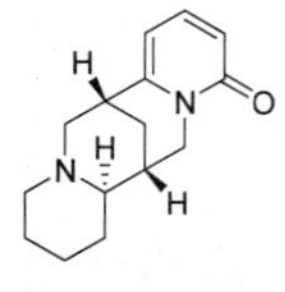 臭豆碱 Anagyrine	红车轴草苷 Trifolirhizin $C_{22}H_{22}O_{10}$ Exact Mass: 446.12	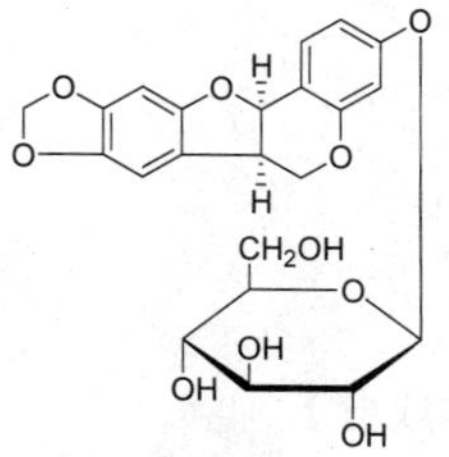 红车轴草苷 Trifolirhizin

【分析方法】

1 高效液相色谱法测定山豆根中苦参碱及氧化苦参碱的含量[72]

1.1 仪器

Waters515 输液泵，WatersTM486 检测器。

1.2 色谱条件

色谱柱：PLATINUM AMINO 柱(150mm×4.6mm，5μm)；流动相：乙腈-0.02mol/L NaH_2PO_4 (80∶20)；流速 1.0mL/min；检测波长 210nm。

1.3 对照品溶液的制备

称取苦参碱和氧化苦参碱对照品，用适量甲醇溶解。

1.4 供试品溶液的制备

称取药材粉末 1.0g，用氯仿 50mL 和氨水 2mL 超声提取 3 次，每次 30min，合并提取液，挥干溶剂，残渣用甲醇溶解，并定容至 25 mL，滤过，即得。

2 高效液相色谱法测定山豆根中高丽槐素的含量[73]

2.1 仪器

Shimadzu LC-2010 型高效液相色谱仪。

2.2 色谱条件

色谱柱：Kromasil ODS-1 柱(250mm×4.6mm，5μm)；流动相：A 相为乙腈，B 相为 0.1%醋酸水溶液；梯度洗脱程序：0～30min 20%～40%A；流速 1.0mL/min；检测波长 310nm；柱温 25℃；分析时间约 30min。

2.3 对照品溶液的制备

称取高丽槐素对照品，用适量甲醇溶解。

2.4 供试品溶液的制备

称取药材粉末 5.0g，用 100mL 无水乙醇回流提取 2 次，合并 2 次提取液，挥干溶剂，残渣加适量甲醇溶解并定容至 25mL，滤过，即得。

3 高效液相色谱法测定山豆根中红车轴草苷的含量[74]

3.1 仪器

Agilent 1100 型高效液相色谱仪。

3.2 色谱条件

色谱柱：Hypersil ODS-2 柱(250mm×4.6mm，5μm)；流动相：A 相为乙腈，B 相为 0.1 %磷酸水；梯度洗脱程序：0～20min 10%～30% A；流速 1.0mL/min；检测波长 308nm；柱温 25℃；分析时间 20min。

3.3 对照品溶液的制备

称取红车轴草苷，用适量甲醇溶解。

3.4 供试品溶液的制备

称取药材粉末 5.0g，用 100mL 无水乙醇回流提取 2 次，每次 0.5h，合并 2 次提取液，挥干溶剂，残渣加适量甲醇溶解并定容至 25mL，滤过，即得。

山茱萸

Shanzhuyu

CORNI FRUCTUS

【化学成分】

表 1-3-21 山茱萸主要化学成分[75, 76]

中英文名、化学式及相对分子质量	结构图	中英文名、化学式及相对分子质量	结构图
脱水莫诺苷元 Dehydromorroniaglycone $C_{11}H_{14}O_5$ Exact Mass: 226.08	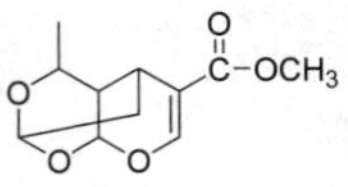 脱水莫诺苷元 Dehydromorroniaglycone	5-羟甲基糠醛 5-Hydroxymethyl-2-furfural $C_6H_6O_3$ Exact Mass: 126.03	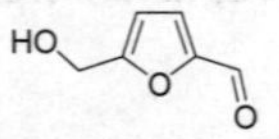 5-Hydroxymethyl-2-furfural 5-羟甲基糠醛
7-*O*-甲基莫诺苷 7-*O*-Methylmorroniside $C_{18}H_{28}O_{11}$ Exact Mass: 420.16	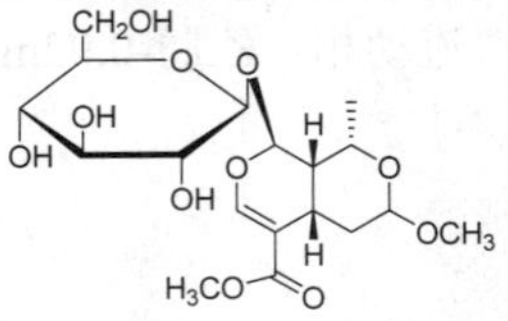 7-*O*-甲基莫诺苷 7-*O*-Methylmorroniside	莫诺苷 Morroniside $C_{17}H_{26}O_{11}$ Exact Mass: 406.15	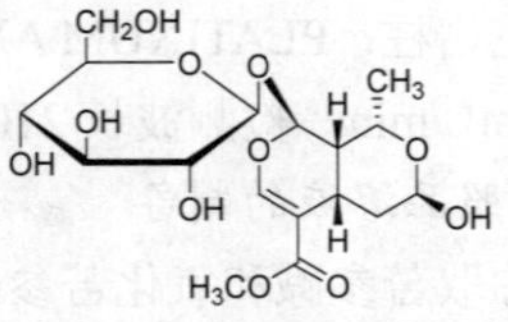 莫诺苷 Morroniside
山茱萸新苷 II Cornuside II $C_{34}H_{50}O_{20}$ Exact Mass: 778.29	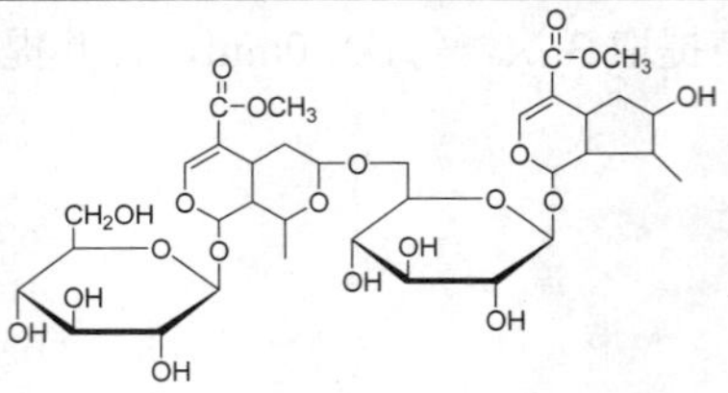 山茱萸新苷 II Cornuside II	马鞭草苷(山茱萸苷) Verbenalin(Cornine) $C_{17}H_{24}O_{10}$ Exact Mass: 388.14	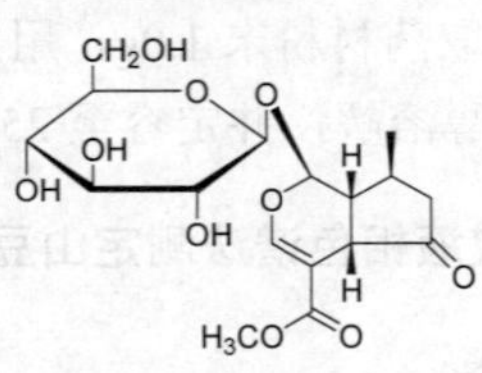 马鞭草苷(山茱萸苷) Verbenalin(Cornine)
没食子酸 Gallic acid $C_7H_6O_5$ Exact Mass: 170.02	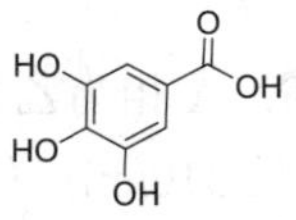 没食子酸 Gallic acid	3,5-二羟基苯甲酸 3,5-Dihydroxybenzoic acid $C_7H_6O_4$ Exact Mass: 154.03	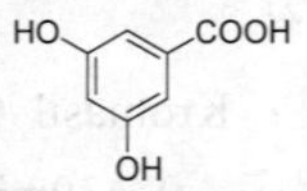 3,5-二羟基苯甲酸 3,5-Dihydroxybenzoic acid
熊果酸 Ursolic acid $C_{30}H_{48}O_3$ Exact Mass: 456.36	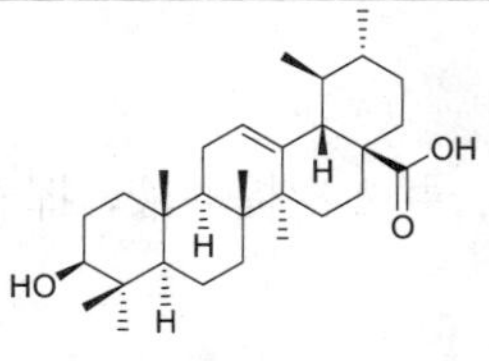 熊果酸 Ursolic acid	马钱素 Loganin $C_{17}H_{26}O_{10}$ Exact Mass: 390.15	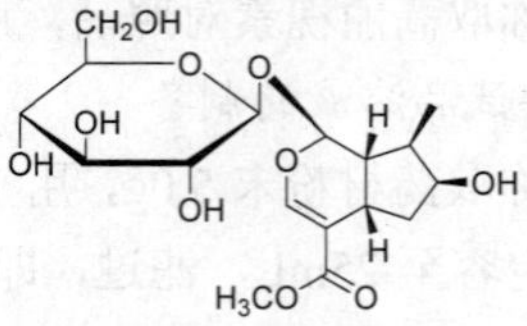 马钱素 Loganin
7-脱氢马钱素 7-Ketoologanin $C_{17}H_{24}O_{10}$ Exact Mass: 388.14	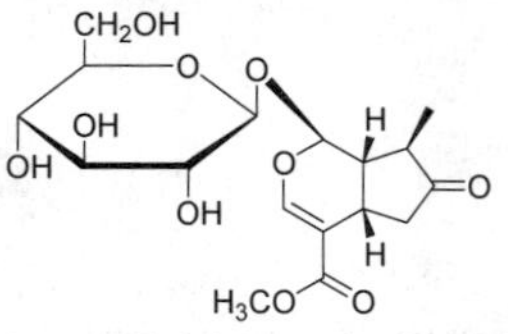 7-脱氢马钱素 7-Ketologanin	齐墩果酸 Oleanolic acid $C_{30}H_{48}O_3$ Exact Mass: 456.36	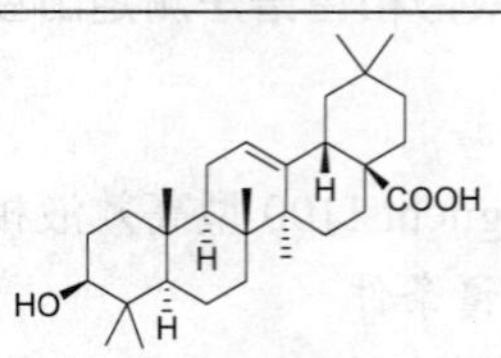 齐墩果酸 Oleanolic acid

续表

中英文名、化学式及相对分子质量	结构图	中英文名、化学式及相对分子质量	结构图
β-谷甾醇 β-Sitosterol $C_{29}H_{50}O$ Exact Mass: 414.39	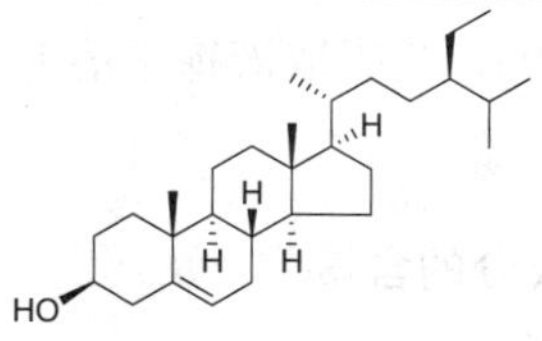 β-谷甾醇 (谷甾醇) β-Sitosterol (Sitosterol)		

除以上化学成分外，山茱萸还含有山茱萸多糖 PFCA Ⅲ、5,5'-二甲基糠醛醚、山茱萸新苷、獐牙菜苷等。

【分析方法】

1 高效液相色谱法测定山茱萸原药材及其炮制品中六种主要有效成分的含量[77]

1.1 仪器

Agilent 1100 型高效液相色谱仪。

1.2 色谱条件

色谱柱：Agilent Zorbax Extend C_{18}柱(250mm×4.6mm，5μm)；流动相：A 相为 0.1%磷酸水溶液，B 相为 0.1%磷酸乙腈；梯度洗脱程序：0～10min 2%B，10～15min 2%～5%B，15～45min 5%～15%B，45～55min 15%～25%B，55～70min 25%～90%B，80min 90%B；流速 1.0mL/min；检测波长分别为 218nm(没食子酸和山茱萸新碱)、240nm(莫诺苷、獐牙菜苷、马钱苷)和 284nm(5-羟甲基糠醛)；柱温 30℃。

1.3 对照品溶液的制备

称取没食子酸、山茱萸新碱、莫诺苷、獐牙菜苷、马钱苷和 5-羟甲基糠醛对照品，用适量 80%甲醇溶解。

1.4 供试品溶液的制备

称取药材粉末 1.0g，用 25mL 80%甲醇超声提取 45min，滤过，即得。

2 高效液相色谱法测定山茱萸中乌索酸和齐墩果酸的含量[78]

2.1 仪器

Waters 515 双泵型高效液相色谱仪，2996 光电二极管阵列检测器。

2.2 色谱条件

色谱柱：Kromasil C_{18}柱(250mm×4.6mm，5μm)；流动相：甲醇-水-磷酸(90∶10∶0.2)；流速 0.8mL/min；检测波长 210nm；柱温 28℃；分析时间约 25min。

2.3 对照品溶液的制备

称取齐墩果酸和乌索酸对照品，用适量甲醇溶解。

2.4 供试品溶液的制备

称取药材粉末 3g，用 40mL 95%乙醇超声提取 120min，过滤，滤渣再用 95%乙醇超声洗涤 2 次，滤过，合并上述滤液于 50mL 容量瓶，用 95%乙醇定容，即得。

3 高效液相色谱-蒸发光散射检测法测定山茱萸中齐墩果酸与熊果酸的含量[79]

3.1 仪器

Agilent 1100 高效液相色谱仪，Alltech-2000 型蒸发光散射检测器。

3.2 色谱条件

色谱柱：Phenomenex C_{18}柱(250mm×4.6mm，5μm)；流动相：甲醇-0.5%醋酸水(87∶13)；流速 0.8mL/min；柱温室温；分析时间约 38min。蒸发光散射检测器参数：漂移管温度 65℃，雾化气体(氮气)流速 2.0L/min，撞击器关闭式(Impactor off)。

3.3 对照品溶液的制备

称取齐墩果酸和熊果酸对照品，用适量甲醇溶解。

3.4 供试品溶液的制备

称取药材粉末 20g，用 250mL 乙醚水浴加热回流提取 10h，将提取液挥干溶剂，残渣加适量甲醇微热溶解，并定容至 50mL，滤过，即得。

4 毛细管胶束电动色谱法测定山茱萸及其制剂中三种有效成分的含量[80]

4.1 仪器

Waters Quanta 4000 毛细管电泳仪。

4.2 色谱条件

石英毛细管：50.0cm×75μm，有效长度为 42.4cm；运行缓冲液：10mmol/L 磷酸二氢钠-5mmol/L 硼砂-140mmol/L 十二烷基硫酸钠-1mmol/L *β*-环糊精-5% (*V*/*V*)甲醇(pH 6.8)；分离电压 12.5kV；重力进样：10cm 高度下进样；检测波长 210nm；温度 25℃±0.5℃；分析时间 22min。

4.3 对照品溶液的制备

称取莫诺苷、马钱苷和没食子酸对照品，用适量水溶解。

4.4 供试品溶液的制备

称取药材粉末 1.0g，用 10mL 甲醇超声提取 3 次，每次 15min，合并提取液，挥干甲醇，残渣用 5mL 水溶解，滤过，即得。

山药

Shanyao

DIOSCOREAE RHIZOMA

【化学成分】

表 1-3-22 山药主要化学成分[81]

中英文名、化学式及相对分子质量	结构图	中英文名、化学式及相对分子质量	结构图
十六烷酸(棕榈酸) Hexadecanoic acid (Palmitic acid) $C_{16}H_{32}O_2$ Exact Mass: 256.24	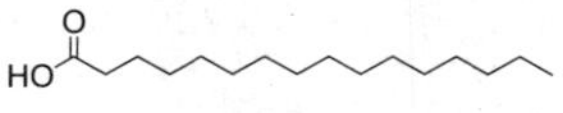 十六烷酸 (棕榈酸) Hexadecanoic acid (Palmitic acid)	*β*-谷甾醇 *β*-Sitosterol $C_{29}H_{50}O$ Exact Mass: 414.39	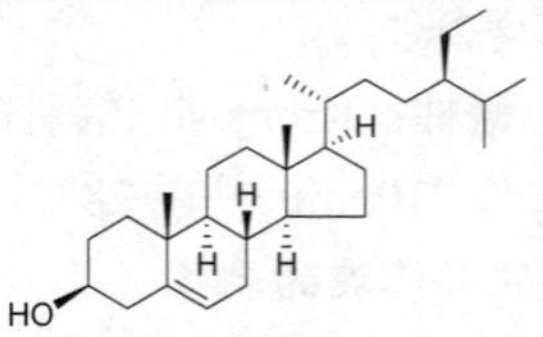 *β*-谷甾醇 (谷甾醇) *β*-Sitosterol (Sitosterol)
5-羟甲基糠醛 5-Hydroxymethyl furfural $C_6H_6O_3$ Exact Mass: 126.03	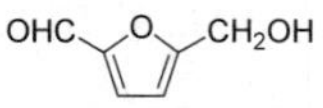 5-羟甲基糠醛 5-Hydroxymethyl furfural	油酸 Oleic acid $C_{18}H_{34}O_2$ Exact Mass: 282.26	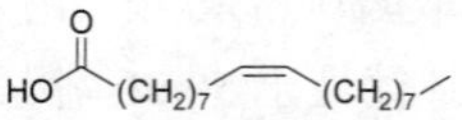 油酸 Oleic acid
β-胡萝卜苷 *β*-Daucosterol $C_{35}H_{60}O_6$ Exact Mass: 576.44	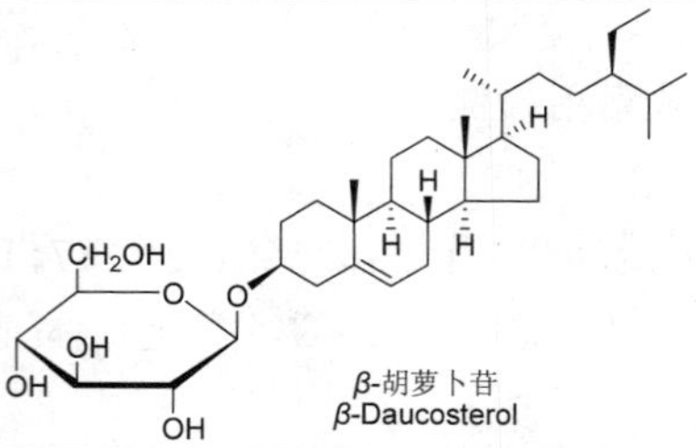 *β*-胡萝卜苷 *β*-Daucosterol	*β*-谷甾醇醋酸酯 *β*-Sitosteryl acetate $C_{31}H_{52}O_2$ Exact Mass: 456.40	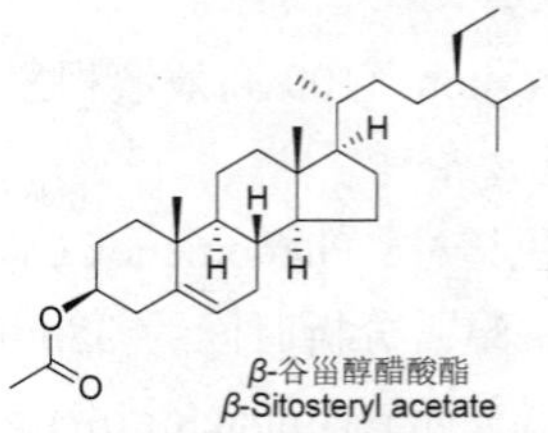 *β*-谷甾醇醋酸酯 *β*-Sitosteryl acetate

续表

中英文名、化学式及相对分子质量	结构图	中英文名、化学式及相对分子质量	结构图
3,4-二羟基苯乙胺 3,4-Dihydroxyphenethylamine $C_8H_{11}NO_2$ Exact Mass: 153.08	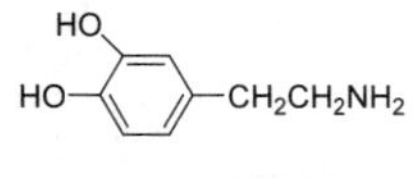 3,4-二羟基苯乙胺 3,4-Dihydroxyphenethylamine	植酸 Phytic acid $C_6H_{18}O_{24}P_6$ Exact Mass: 659.86	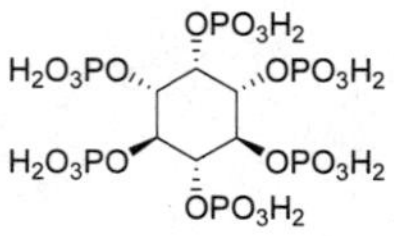 植酸 Phytic acid
尿囊素 Allantoin $C_4H_6N_4O_3$ Exact Mass: 158.04	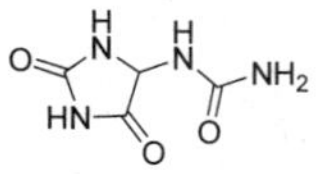 尿囊素 Allantoin	胆碱 Choline $C_5H_{14}NO^+$ Exact Mass: 104.11	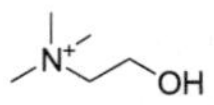 胆碱 Choline
柠檬酸三甲酯 Trimethyl citrate $C_9H_{14}O_7$ Exact Mass: 234.07	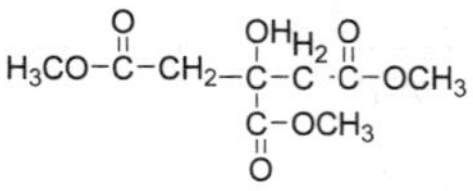 柠檬酸三甲酯 Trimethyl citrate	苏氨酸 Threonine $C_4H_9NO_3$ Exact Mass: 119.06	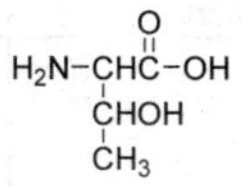 苏氨酸 Threonine
蛋氨酸(甲硫氨酸) Methionine $C_5H_{11}NO_2S$ Exact Mass: 149.05	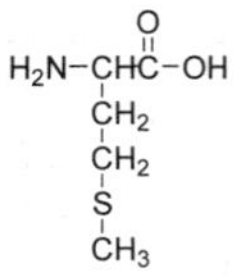 蛋氨酸 (甲硫氨酸) Methionine	赖氨酸 Lysine $C_6H_{14}N_2O_2$ Exact Mass: 146.11	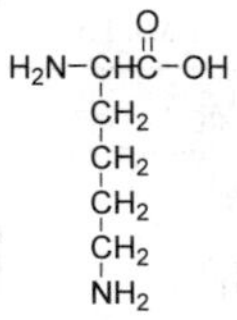 赖氨酸 Lysine
异亮氨酸 Isoleucine $C_6H_{13}NO_2$ Exact Mass: 131.09	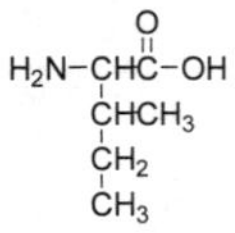 异亮氨酸 Isoleucine	亮氨酸 Leucine $C_6H_{13}NO_2$ Exact Mass: 131.09	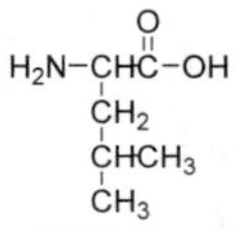 亮氨酸 Leucine
苯丙氨酸 Phenylalanine $C_9H_{11}NO_2$ Exact Mass: 165.08	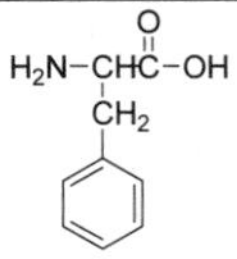 苯丙氨酸 Phenylalanine	缬氨酸 Valine $C_5H_{11}NO_2$ Exact Mass: 117.08	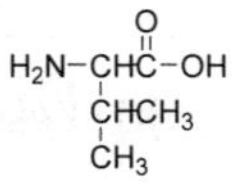 缬氨酸 Valine
多巴胺 Dopamine $C_8H_{11}NO_2$ Exact Mass: 153.08	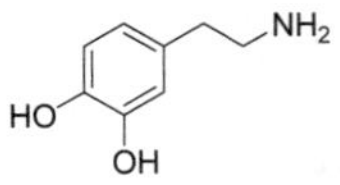 多巴胺 Dopamine		

除以上化学成分外，山药还含有壬二酸、柠檬酸单甲酯、柠檬酸双甲酯、甘露聚糖、山药碱等。

【分析方法】

1 高效液相色谱法测定山药中尿囊素的含量[82]

1.1 仪器

LC-6A 高效液相色谱仪。

1.2 色谱条件

色谱柱：Zorbax ODS 柱(250mm×4.6mm，5μm)；流动相：甲醇-氯仿-水(0.5∶0.012∶100)；流速 0.5mL/min；检测波长 224nm；柱温 35℃；分析时间约 10min。

1.3 对照品溶液的制备

称取尿囊素对照品，用适量水溶解。

1.4 供试品溶液的制备

称取药材粉末 0.05g，加少量水于 40℃超声使混浊，再加 7mL 甲醇于 40℃超声 20min，然后于 4℃静置数小时，取上清液 0.5mL，挥干溶剂，残渣用 0.5mL 水超声溶解，离心，取 0.2mL 上清液过 SEP-PAK C_{18} 小柱净化，用水洗脱尿囊素，洗脱液定容至 5mL，离心，取上清液，即得。

山柰

Shannai

KAEMPFERIAE RHIZOMA

【化学成分】

表 1-3-23 山柰主要化学成分[83]

中英文名、化学式及相对分子质量	结构图	中英文名、化学式及相对分子质量	结构图
莰烯 Camphene $C_{10}H_{16}$ Exact Mass: 136.13	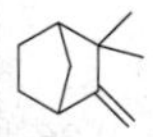 莰烯 Camphene	冰片 Borneol $C_{10}H_{18}O$ Exact Mass: 154.14	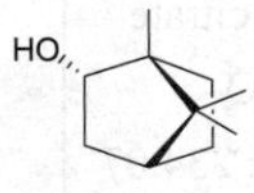 冰片 Borneol
α-蒎烯 *α*-Pinene $C_{10}H_{16}$ Exact Mass: 136.13	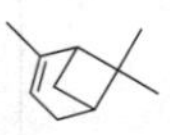 *α*-蒎烯 *α*-Pinene	*β*-蒎烯 *β*-Pinene $C_{10}H_{16}$ Exact Mass: 136.13	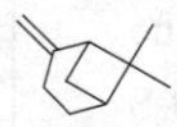 *β*-蒎烯 *β*-Pinene
1,8-桉树脑 1, 8-Cineole $C_{10}H_{18}O$ Exact Mass: 154.14	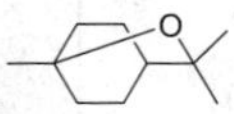 1,8-桉树脑(1,8-桉叶素) 1,8-Cineole	十六烷酸(棕榈酸) Hexadecanoic acid (Palmitic acid) $C_{16}H_{32}O_2$ Exact Mass: 256.24	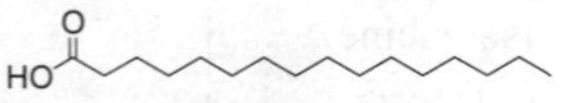 十六烷酸 (棕榈酸) Hexadecanoic acid (Palmitic acid)

除以上化学成分外，山柰还含有对甲氧基肉桂酸乙酯、肉桂酸乙酯等。

山香圆叶

Shanxiangyuanye

TURPINIAE FOLIUM

【化学成分】

表 1-3-24 山香圆叶主要化学成分[84~86]

中英文名、化学式及相对分子质量	结构图	中英文名、化学式及相对分子质量	结构图
3,4'-二-*O*-甲基鞣花酸-4-*O*-*α*-L-阿拉伯呋喃糖苷 3,4'-Di-*O*-methylellagic acid-4-*O*-*α*-L-arabinofuranoside $C_{21}H_{18}O_{12}$ Exact Mass: 462.08	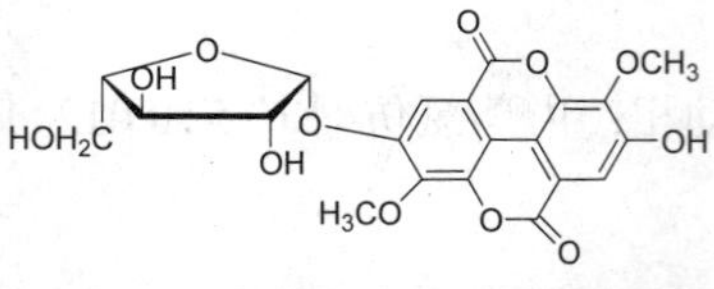 3,4'-二-O-甲基鞣花酸-4-O-α-L-阿拉伯呋喃糖苷 3,4'-Di-O-methylellagic acid-4-O-α-L-arabinofuranoside	鞣花酸 Ellagic acid $C_{14}H_6O_8$ Exact Mass: 302.01	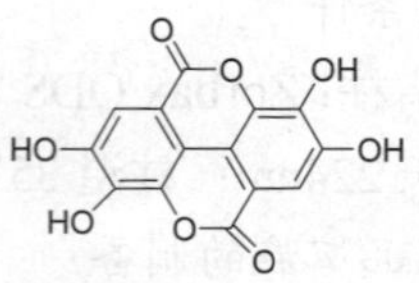 鞣花酸 Ellagic acid

续表

中英文名、化学式及相对分子质量	结构图	中英文名、化学式及相对分子质量	结构图
2α-羟基熊果酸 2α-Hydroxyursolic acid $C_{30}H_{48}O_4$ Exact Mass: 472.36	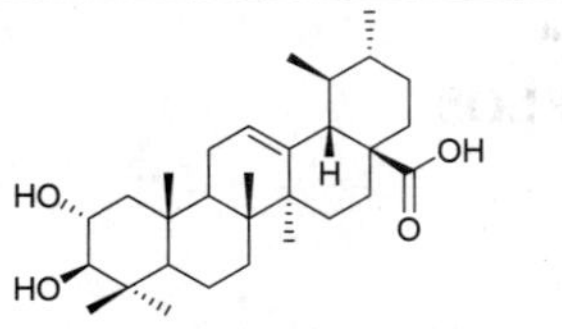 2α-羟基熊果酸 2α-Hydroxyursolic acid	熊果酸 Ursolic acid $C_{30}H_{48}O_3$ Exact Mass: 456.36	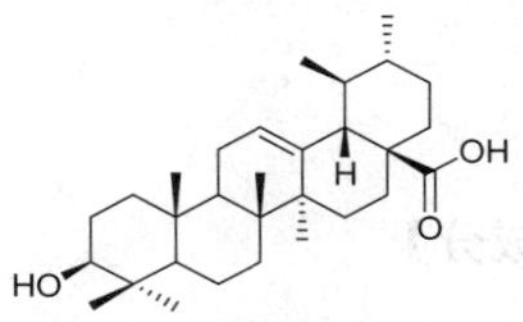 熊果酸 Ursolic acid
Turpinionosides E $C_{19}H_{32}O_8$ Exact Mass: 388.21	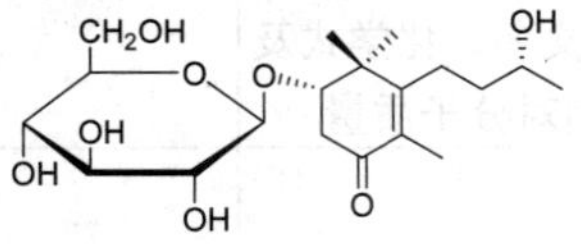 Turpinionosides E	肉豆蔻酸 Myristic acid $C_{14}H_{28}O_2$ Exact Mass: 228.21	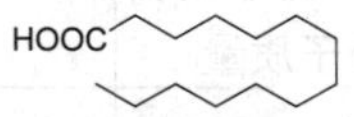 肉豆蔻酸 Myristic acid
3-*O*-甲基鞣花酸 3-*O*-Methyl ellagic acid $C_{15}H_8O_8$ Exact Mass: 316.02	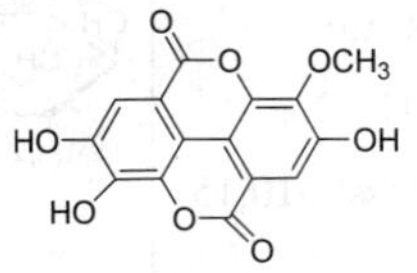 3-*O*-甲基鞣花酸 3-*O*-Methyl ellagic acid	3-*O*-Methylellagic acid-3'-*O*-α-L-rhamnopyranoside $C_{21}H_{18}O_{12}$ Exact Mass: 462.08	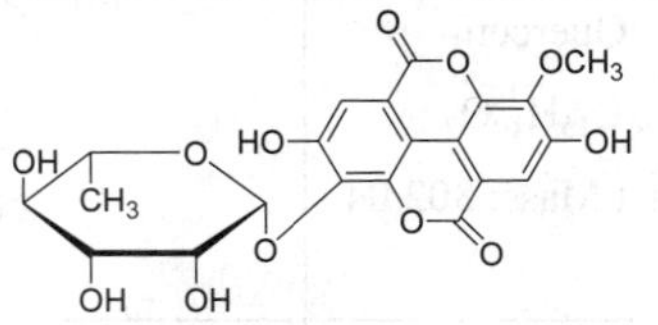 3-*O*-Methylellagic acid-3'-*O*-α-L-rhamnopyranoside
3,3'-Di-*O*-methylellagic acid-4'-*O*-α-D-glucopyranoside $C_{22}H_{20}O_{13}$ Exact Mass: 492.09	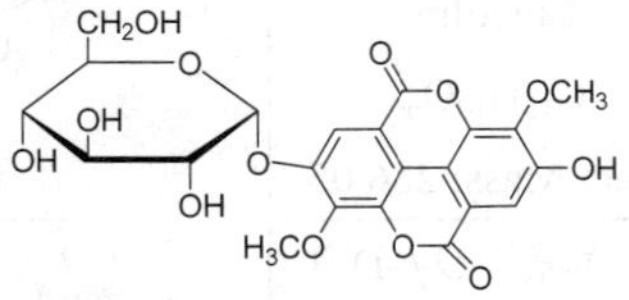 3,3'-Di-*O*-methylellagic acid-4'-*O*-α-D-glucopyranoside	3*S*,5*R*,6*R*,9*S*-Tetrahydroxymegastigmane $C_{13}H_{24}O_4$ Exact Mass: 244.17	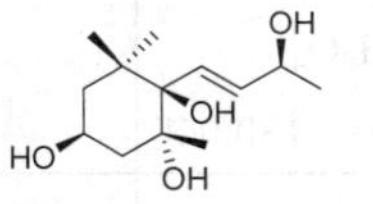 3*S*,5*R*,6*R*,9*S*-Tetrahydroxymegastigmane
Corchoionoside C $C_{19}H_{30}O_8$ Exact Mass: 386.19	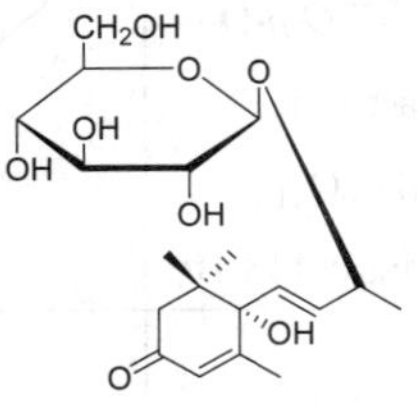 Corchoionoside C	淫羊藿次苷 B_4 Icariside B_4 $C_{19}H_{32}O_8$ Exact Mass: 388.21	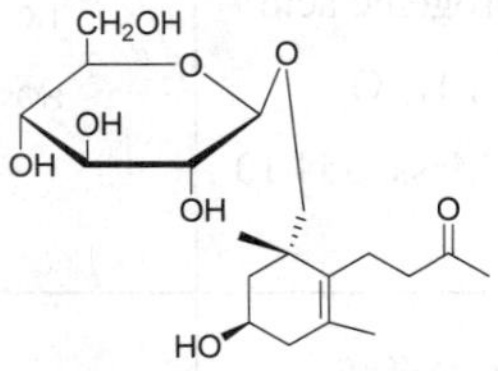 淫羊藿次苷 B_4 Icariside B_4
Turpinionosides A $C_{19}H_{34}O_8$ Exact Mass: 390.23	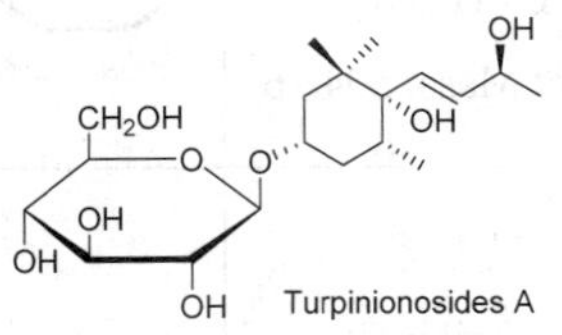 Turpinionosides A	Turpinionosides B $C_{19}H_{34}O_8$ Exact Mass: 390.23	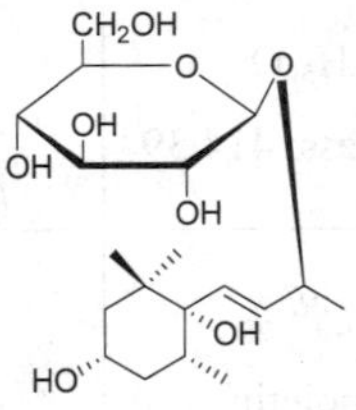 Turpinionosides B
Turpinionosides C $C_{19}H_{36}O_8$ Exact Mass: 392.24	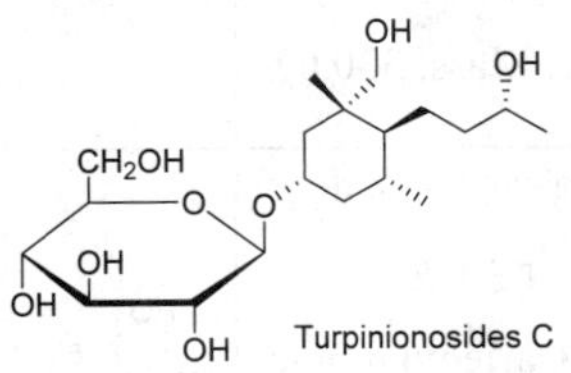 Turpinionosides C	Turpinionosides D $C_{19}H_{34}O_8$ Exact Mass: 390.23	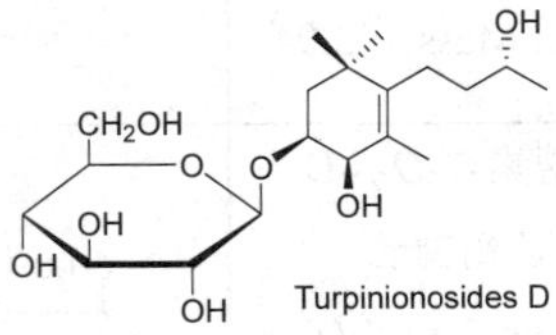 Turpinionosides D

山银花

Shanyinhua

LONICERAE FLOS

【化学成分】

表 1-3-25　山银花主要化学成分[87~91]

中英文名、化学式及相对分子质量	结构图	中英文名、化学式及相对分子质量	结构图
槲皮素 Quercetin $C_{15}H_{10}O_7$ Exact Mass: 302.04	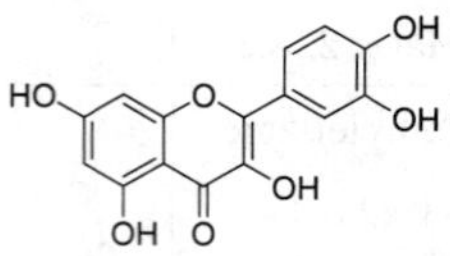 槲皮素　Quercetin	芦丁 Rutin $C_{27}H_{30}O_{16}$ Exact Mass: 610.15	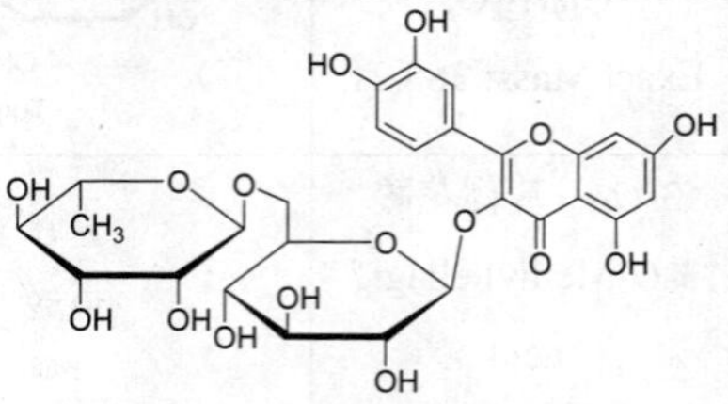 芦丁　Rutin
咖啡酸 Caffeic acid $C_9H_8O_4$ Exact Mass: 180.04	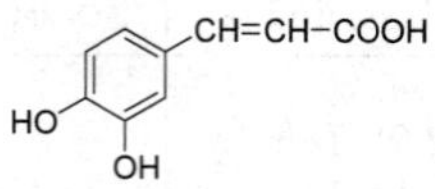 咖啡酸　Caffeic acid	木犀草素 Luteolin $C_{15}H_{10}O_6$ Exact Mass: 286.05	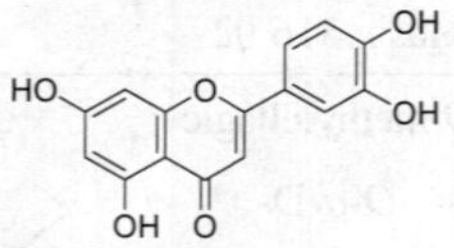 木犀草素　Luteolin
绿原酸 Chlorogenic acid $C_{16}H_{18}O_9$ Exact Mass: 354.10	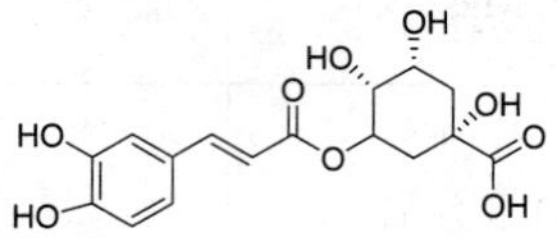 绿原酸（氯原酸）　Chlorogenic acid	木犀草素-7-*O*-*β*-D-半乳糖苷 Luteolin-7-*O*-*β*-D-galactoside $C_{21}H_{20}O_{11}$ Exact Mass: 448.10	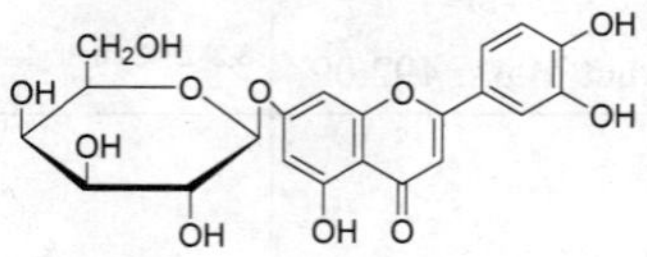 木犀草素-7-*O*-*β*-D-半乳糖苷 Luteolin-7-*O*-*β*-D-galactoside
β-谷甾醇 *β*-Sitosterol $C_{29}H_{50}O$ Exact Mass: 414.39	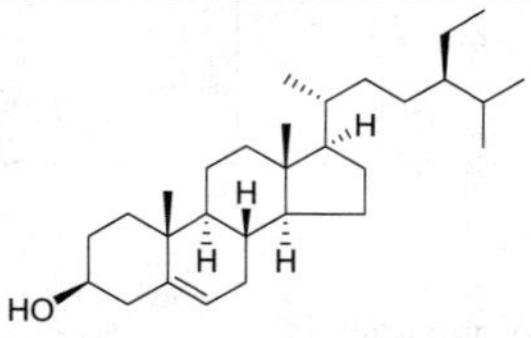 *β*-谷甾醇（谷甾醇）　*β*-Sitosterol (Sitosterol)	忍冬苷 Lonicerin $C_{27}H_{30}O_{15}$ Exact Mass: 594.16	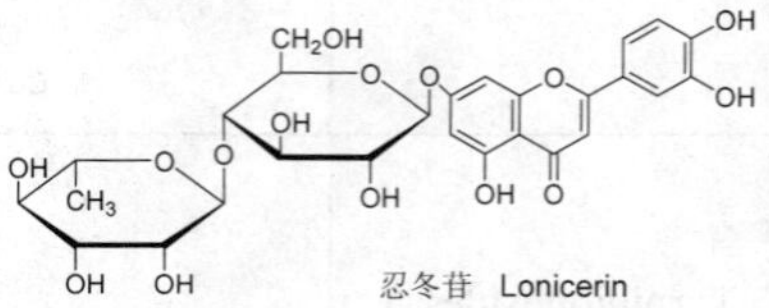 忍冬苷　Lonicerin
东莨菪素 Scopoletin $C_{10}H_8O_4$ Exact Mass:192.04	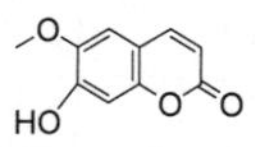 东莨菪素　Scopoletin	苜蓿素 Tricin $C_{17}H_{14}O_7$ Exact Mass: 330.07	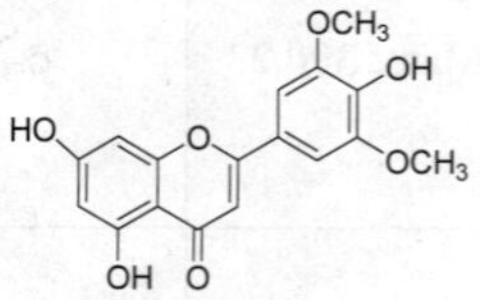 苜蓿素（小麦黄素）　Tricin
苜蓿素-7-*O*-*β*-D-葡萄糖苷 Tricin-7-*O*-*β*-*D*-glucopyranoside $C_{23}H_{24}O_{12}$ Exact Mass: 492.13	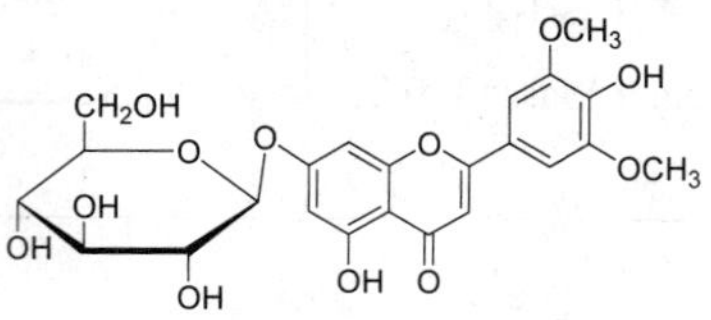 苜蓿素-7-*O*-*β*-D-葡萄糖苷 Tricin-7-*O*-*β*-D-glucopyranoside	5-*O*-咖啡酰基-奎宁酸丁酯 5-*O*-Caffeoyl quinic acid butyl ester $C_{20}H_{26}O_9$ Exact Mass: 410.16	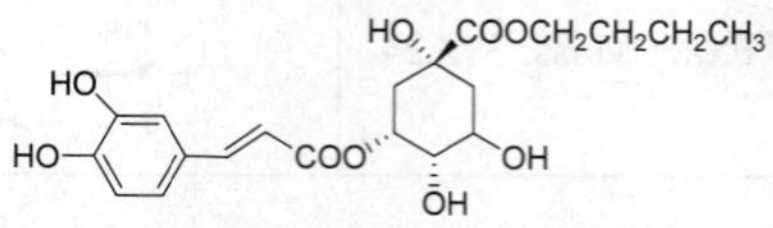 5-*O*-咖啡酰基-奎宁酸丁酯 5-*O*-Caffeoyl quinic acid butyl ester

续表

中英文名、化学式及相对分子质量	结构图	中英文名、化学式及相对分子质量	结构图
三十四烷 Tetratriacontane $C_{34}H_{7}O$ Exact Mass: 478.55	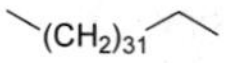 三十四烷 Tetratriacontane	常春藤皂苷元-28-*O*-*β*-D-吡喃葡萄糖基(1→6)-*O*-*β*-D-吡喃葡萄糖基酯 Hederagenin-28-*O*-*β*-D-glucopyranosyl (1→6)-*O*-*β*-glucopyranosyl ester $C_{42}H_{68}O_{14}$ Exact Mass: 796.46	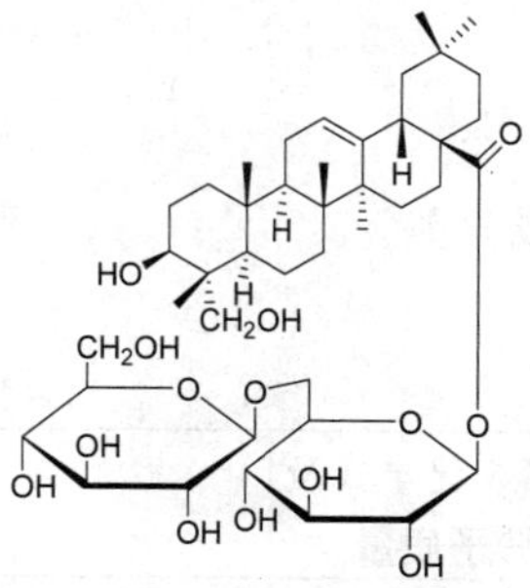 常春藤皂苷元-28-*O*-*β*-D-吡喃葡萄糖基(1→6)-*O*-*β*-D-吡喃葡萄糖基酯 Hederagenin-28-*O*-*β*-D-glucopyranosyl(1→6)-*O*-*β*-D-glucopyranosyl ester
常春藤皂苷元-3-*α*-L-吡喃鼠李糖基(1→2)-*O*-*α*-L-吡喃阿拉伯糖苷 Hederagenin-3-*α*-L-rhamnopyranosyl (1→2)-*O*-*α*-L-arabinopyranoside $C_{41}H_{66}O_{12}$ Exact Mass: 750.46	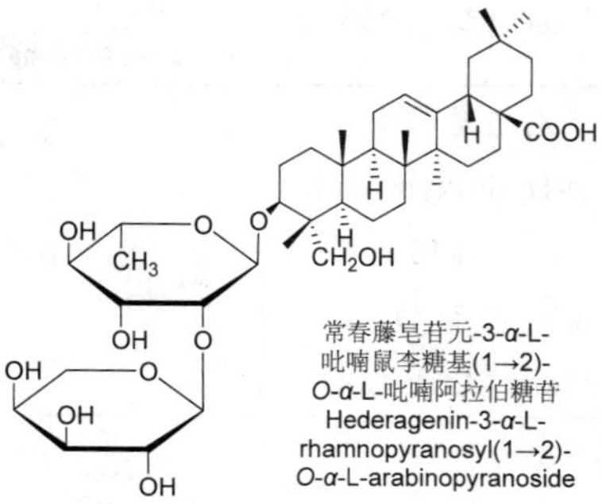 常春藤皂苷元-3-*α*-L-吡喃鼠李糖基(1→2)-*O*-*α*-L-吡喃阿拉伯糖苷 Hederagenin-3-*α*-L-rhamnopyranosyl(1→2)-*O*-*α*-L-arabinopyranoside	灰毡毛忍冬次皂苷甲 Macranthoside A $C_{47}H_{76}O_{17}$ Exact Mass: 912.51	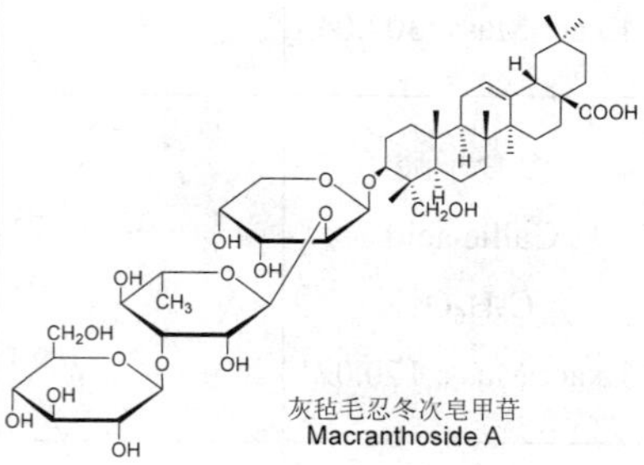 灰毡毛忍冬次皂甲苷 Macranthoside A
灰毡毛忍冬次皂苷乙 Macranthoside B $C_{53}H_{86}O_{22}$ Exact Mass: 1074.56	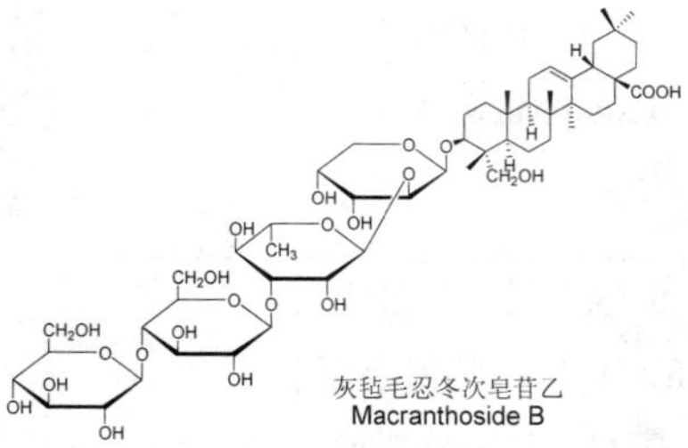 灰毡毛忍冬次皂苷乙 Macranthoside B	川续断皂苷乙 Dipsacoside B $C_{53}H_{86}O_{22}$ Exact Mass: 1074.56	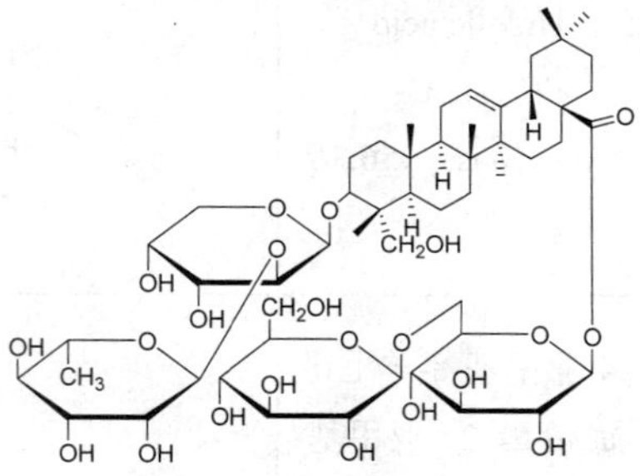 川续断皂苷乙 Dipsacoside B
灰毡毛忍冬皂苷甲 Macranthoidin A $C_{59}H_{96}O_{27}$ Exact Mass: 1236.61	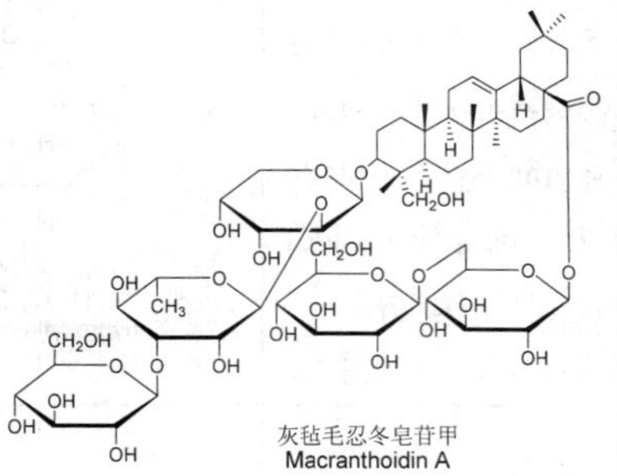 灰毡毛忍冬皂苷甲 Macranthoidin A	灰毡毛忍冬皂苷乙 Macranthoidin B $C_{65}H_{106}O_{32}$ Exact Mass: 1398.67	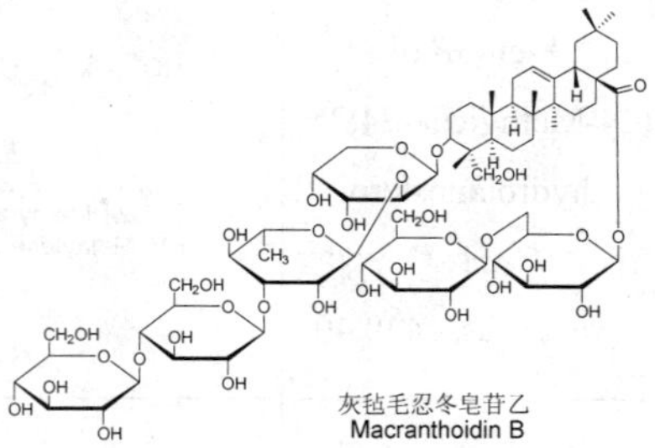 灰毡毛忍冬皂苷乙 Macranthoidin B

除以上化学成分外，山银花还含有金圣草素-7-*O*-新橙皮糖苷、绿原酸甲酯、苜蓿素-7-*O*-新橙皮糖苷等。

山楂

Shanzha

CRATAEGI FRUCTUS

【化学成分】

表 1-3-26 山楂主要化学成分[92~96]

中英文名、化学式及相对分子质量	结构图	中英文名、化学式及相对分子质量	结构图
槲皮素 Quercetin $C_{15}H_{10}O_7$ Exact Mass: 302.04	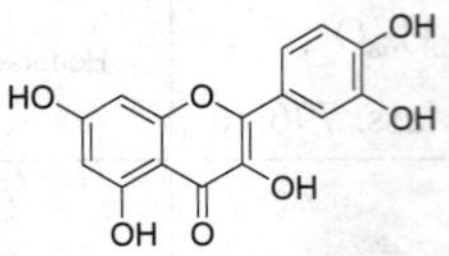 槲皮素 Quercetin	*β*-谷甾醇 *β*-Sitosterol $C_{29}H_{50}O$ Exact Mass: 414.39	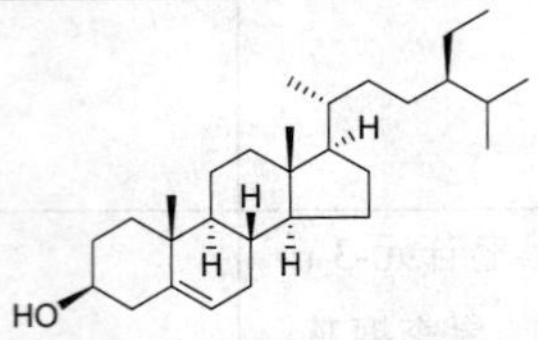 *β*-谷甾醇 (谷甾醇) *β*-Sitosterol (Sitosterol)
没食子酸 Gallic acid $C_7H_6O_5$ Exact Mass: 170.02	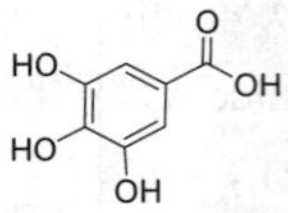 没食子酸 Gallic acid	对羟基苯甲酸 *p*-Hydroxybenzoic acid $C_7H_6O_3$ Exact Mass: 138.03	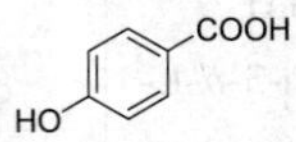 对羟基苯甲酸 *p*-Hydroxybenzoic acid
熊果酸 Ursolic acid $C_{30}H_{48}O_3$ Exact Mass: 456.36	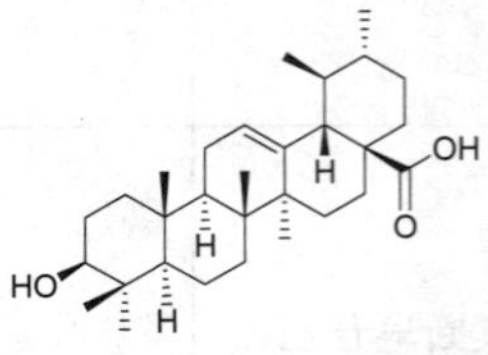 熊果酸 Ursolic acid	金丝桃苷 Hyperoside $C_{21}H_{20}O_{12}$ Exact Mass: 464.1	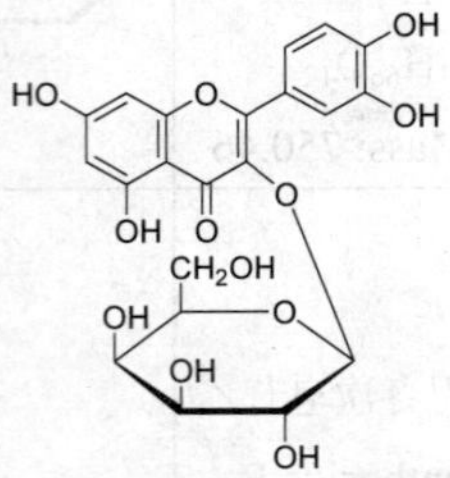 金丝桃苷 Hyperoside
24-亚甲基-8-羊毛甾烯-3*β*-醇(24-亚甲基-24,25-二氢羊毛脂甾醇) 24-Methylenelanost-8-en-3*β*-ol (24-Methylene-24,25-dihydrolanosterol) $C_{31}H_{52}O$ Exact Mass: 440.40	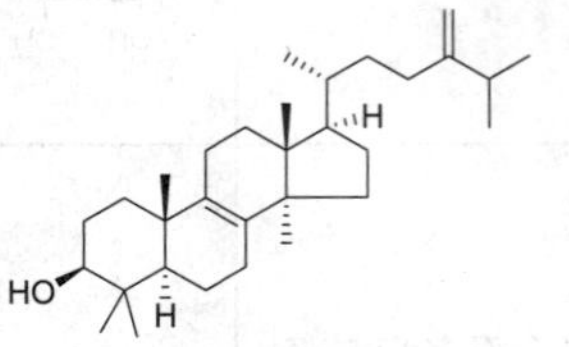 24-亚甲基-8-羊毛甾烯-3*β*-醇 (24-亚甲基-24,25-二氢羊毛脂甾醇) 24-Methylenelanost-8-en-3*β*-ol (24-Methylene-24,25-dihydrolanosterol)	5,7,4′-三羟基黄酮-8-*C*-*α*-L-吡喃鼠李糖基-(1→2)-*β*-D-吡喃葡萄糖苷 5,7,4′-Trihydroxyflavone-8-*C*-*α*-L-rhamno-pyranosyl-(1→2)-*β*-D-glucopyranoside $C_{27}H_{30}O_{14}$ Exact Mass: 578.16	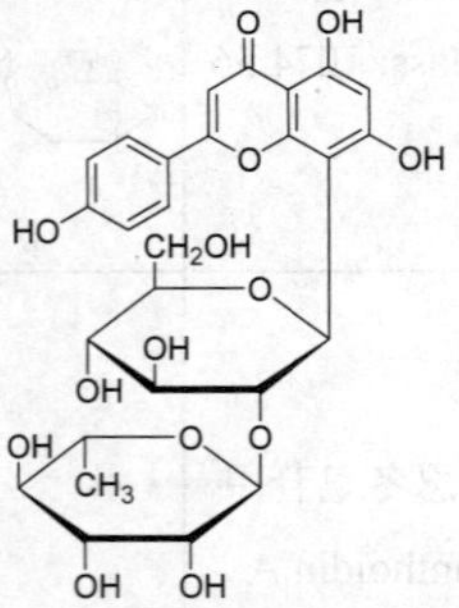 5,7,4′-三羟基黄酮-8-*C*-*α*-L-吡喃鼠李糖基-(1→2)-*β*-D-吡喃葡萄糖苷 5,7,4′-Trihydroxyflavone-8-*C*-*α*-L-rhamnopyranosyl-(1→2)-*β*-D-glucopyranoside
胡萝卜苷 Daucosterol $C_{35}H_{60}O_6$ Exact Mass: 576.44	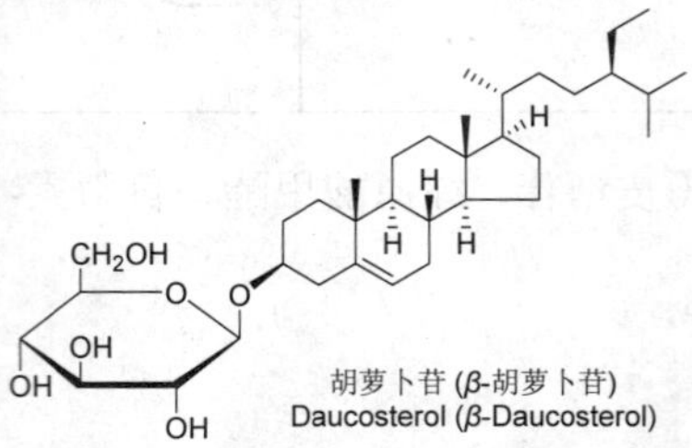 胡萝卜苷 (*β*-胡萝卜苷) Daucosterol (*β*-Daucosterol)	廿十九烷醇-10 Nonacosan-10-ol $C_{29}H_{60}O$ Exact Mass: 424.46	$H_3C-(CH_2)_8-CH(OH)-(CH_2)_{18}-CH_3$ 廿十九烷醇-10 Nonacosan-10-ol

续表

中英文名、化学式及相对分子质量	结构图	中英文名、化学式及相对分子质量	结构图
枸橼酸 Citric acid $C_6H_8O_7$ Exact Mass: 192.03	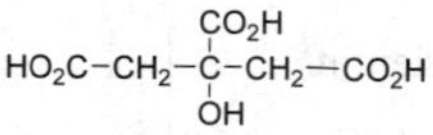 枸橼酸 Citric acid	牡荆素 Vitexin $C_{21}H_{22}O_{11}$ Exact Mass: 450.12	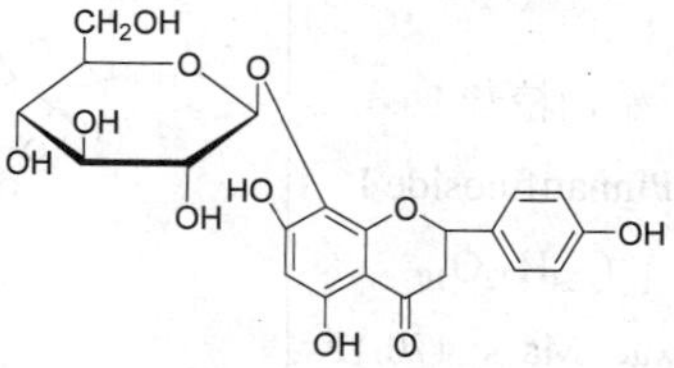 牡荆素 Vitexin
白桦脂醇(桦皮醇) Betulin $C_{30}H_{50}O_2$ Exact Mass: 442.38	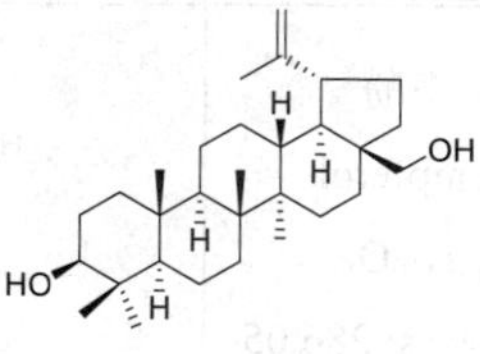 白桦脂醇 Betulin	熊果醇 Uvaol $C_{30}H_{50}O_2$ Exact Mass: 442.38	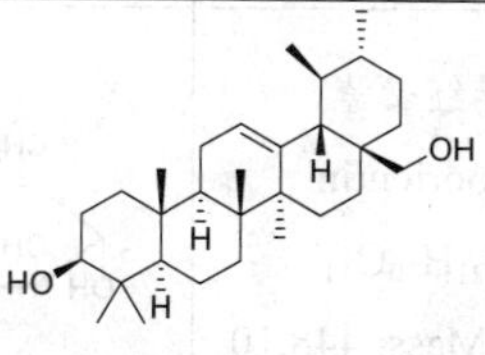 熊果醇 Uvaol
山楂酸 Maslinic acid $C_{30}H_{48}O_4$ Exact Mass: 472.36	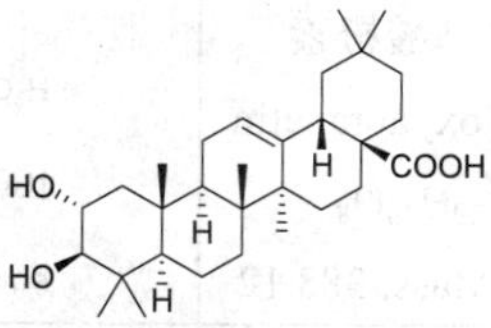 山楂酸 Maslinic acid	科罗索酸 Corosolic acid $C_{30}H_{48}O_4$ Exact Mass: 472.36	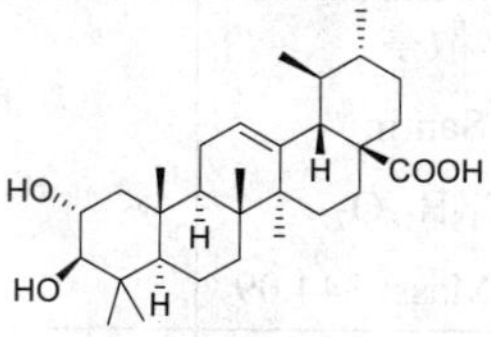 科罗索酸 Corosolic acid
齐墩果酸 Oleanolic acid $C_{30}H_{48}O_3$ Exact Mass: 456.36	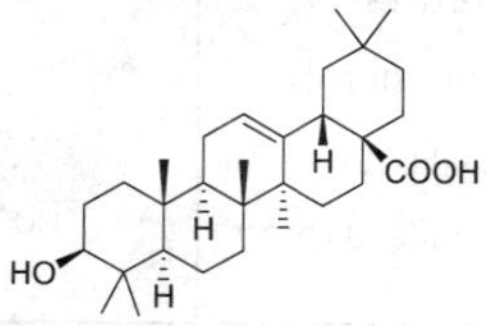 齐墩果酸 Oleanolic acid	原儿茶酸 Protocatechuic acid $C_7H_6O_4$ Exact Mass: 154.03	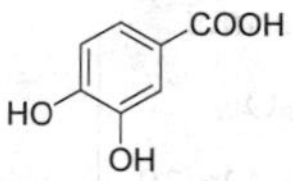 原儿茶酸 Protocatechuic acid
盐酸二乙胺 Diethylamine hydrochloride $C_4H_{12}ClN$ Exact Mass: 109.07	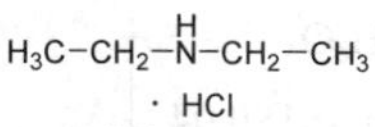 盐酸二乙胺 Diethylamine hydrochloride	山梨醇 Sorbitol $C_6H_{14}O_6$ Exact Mass: 182.08	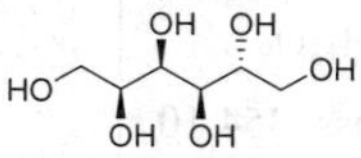 山梨醇 Sorbitol
对羟基苯甲苹果酸 2-(4-Hydroxybenzyl) malic acid $C_{11}H_{12}O_6$ Exact Mass: 240.06	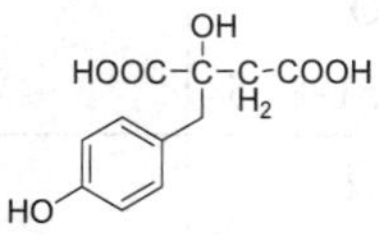 对羟基苯甲苹果酸 2-(4-Hydroxybenzyl)malic acid	异牡荆素 Isovitexin $C_{21}H_{20}O_{10}$ Exact Mass: 432.11	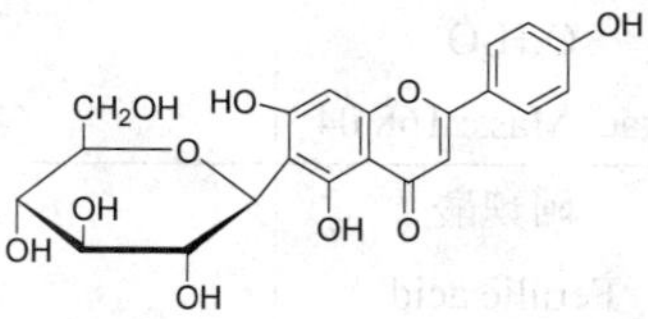 异牡荆素 Isovitexin
山楂苷 A Pinnatifinoside A $C_{21}H_{18}O_9$ Exact Mass: 414.1	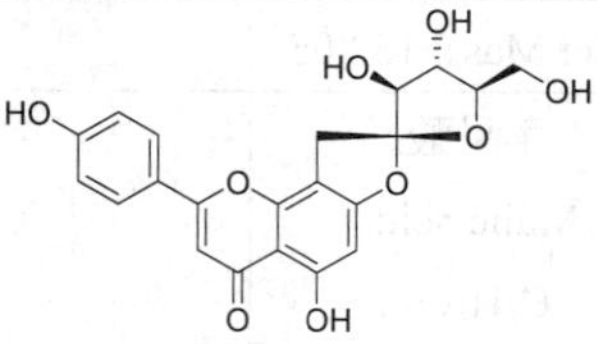 山楂苷 A Pinnatifinoside A	山楂苷 B Pinnatifinoside B $C_{23}H_{20}O_{10}$ Exact Mass: 456.11	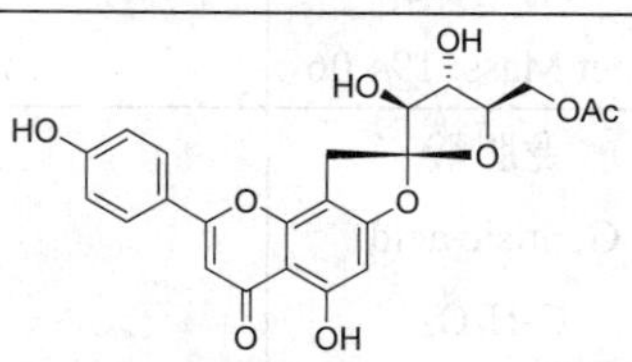 山楂苷 B Pinnatifinoside B
山楂苷 C Pinnatifinoside C $C_{23}H_{20}O_{10}$ Exact Mass: 456.11	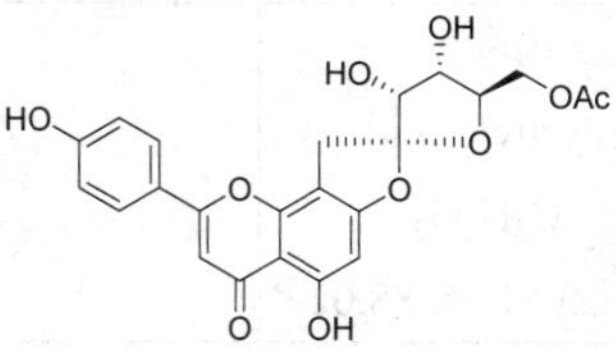 山楂苷 C Pinnatifinoside C	山楂苷 D Pinnatifinoside D $C_{23}H_{20}O_{10}$ Exact Mass: 456.11	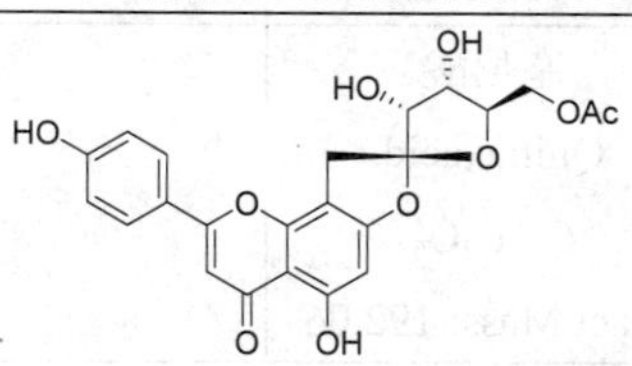 山楂苷 D Pinnatifinoside D

续表

中英文名、化学式及相对分子质量	结构图	中英文名、化学式及相对分子质量	结构图
山楂苷 I Pinnatifinoside I $C_{24}H_{22}O_{10}$ Exact Mass: 470.12	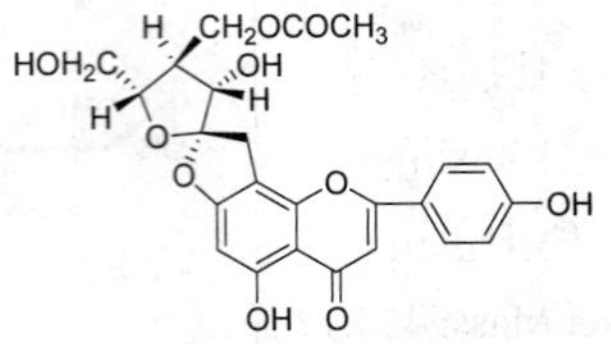 山楂苷 I　Pinnatifinoside I	红蓼素 Orientin $C_{21}H_{20}O_{11}$ Exact Mass: 448.10	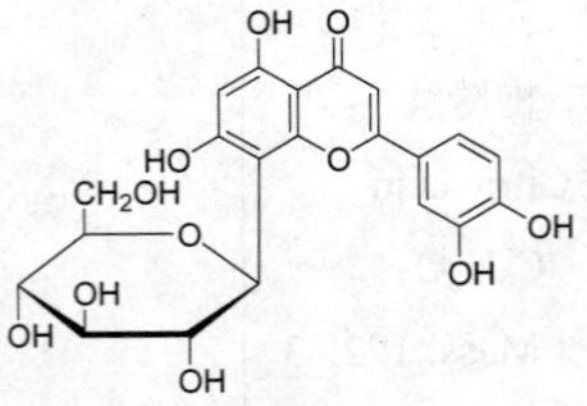 红蓼素　Orientin
异红蓼素 Isoorientin $C_{21}H_{20}O_{11}$ Exact Mass: 448.10	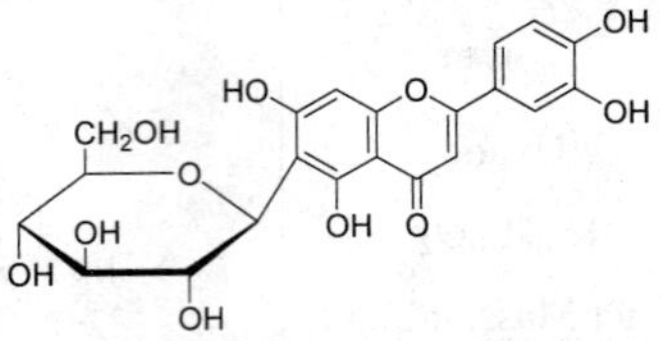 异红蓼素　Isoorientin	山柰酚 Kaempferol $C_{15}H_{10}O_6$ Exact Mass: 286.05	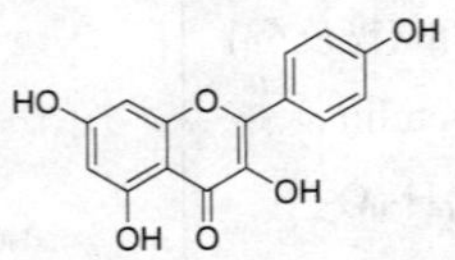 山柰酚 (山奈素)　Kaempferol
散亭 Santin $C_{18}H_{16}O_7$ Exact Mass: 344.09	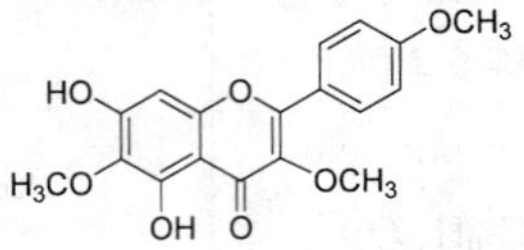 散亭　Santin	5-羟基酸橙素 5-Hydroxyauranetin $C_{20}H_{20}O_8$ Exact Mass: 388.12	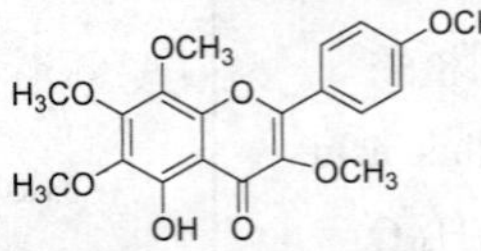 5-羟基酸橙素　5-Hydroxyauranetin
牛油树醇 Butyrospermol $C_{30}H_{50}O$ Exact Mass: 426.39	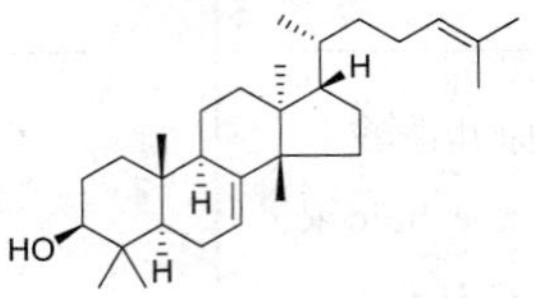 牛油树醇　Butyrospermol	豆甾醇 Stigmasterol $C_{29}H_{48}O$ Exact Mass: 412.37	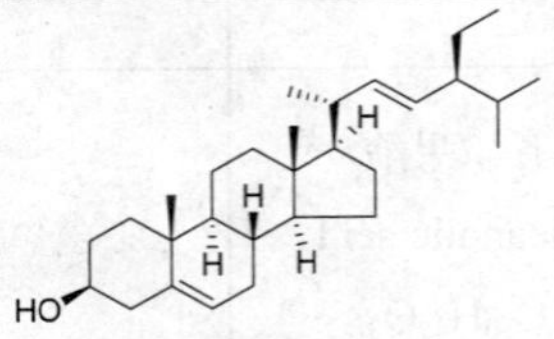 豆甾醇　Stigmasterol
绿原酸 Chlorogenic acid $C_{16}H_{18}O_9$ Exact Mass: 354.10	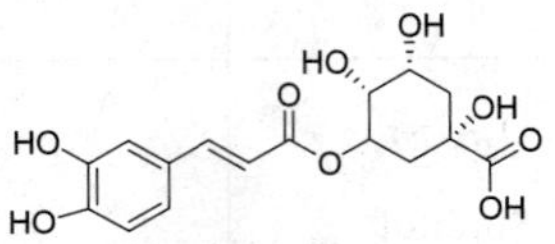 绿原酸 (氯原酸)　Chlorogenic acid	咖啡酸 Caffeic acid $C_9H_8O_4$ Exact Mass: 180.04	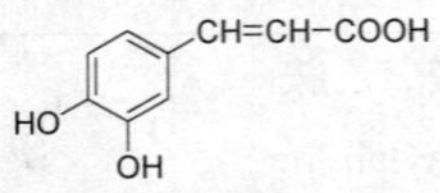 咖啡酸　Caffeic acid
香草酸 Vanillic acid $C_8H_8O_4$ Exact Mass: 168.04	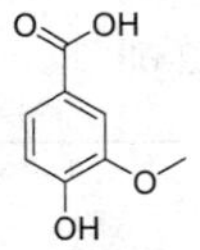 香草酸　Vanillic acid	丁香酸 Syringic acid $C_9H_{10}O_5$ Exact Mass: 198.05	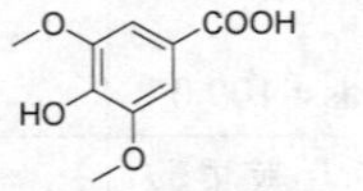 丁香酸 Syringic acid
阿魏酸 Ferulic acid $C_{10}H_{10}O_4$ Exact Mass: 194.06	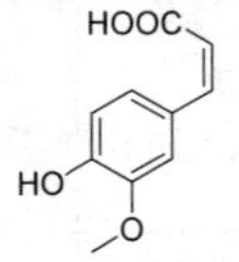 阿魏酸　Ferulic acid	茴香酸 Anisic acid $C_8H_8O_3$ Exact Mass: 152.05	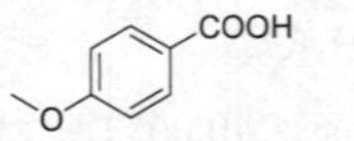 茴香酸　Anisic acid
龙胆酸 Gentisic acid $C_7H_6O_4$ Exact Mass: 154.03	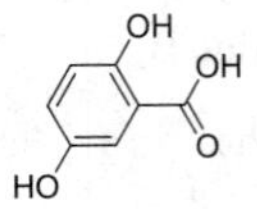 龙胆酸　Gentisic acid	苹果酸 Malic acid $C_4H_6O_5$ Exact Mass: 134.02	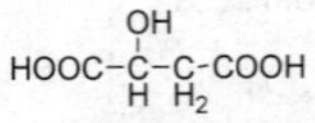 苹果酸　Malic acid
奎尼酸 Quinic acid $C_7H_{12}O_6$ Exact Mass: 192.06	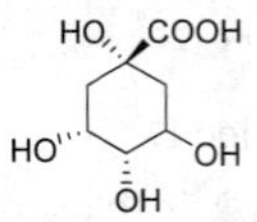 奎尼酸　Quinic acid	丙酮酸 Pyruvic acid $C_3H_4O_3$ Exact Mass: 88.02	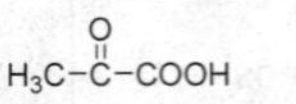 丙酮酸　Pyruvic acid

续表

中英文名、化学式及相对分子质量	结构图	中英文名、化学式及相对分子质量	结构图
酒石酸 Tartaric acid $C_4H_6O_6$ Exact Mass: 150.02	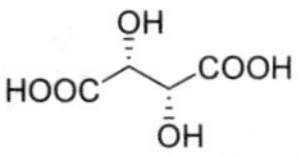 酒石酸 Tartaric acid	十六烷酸(棕榈酸) Hexadecanoic acid (Palmitic acid) $C_{16}H_{32}O_2$ Exact Mass: 256.24	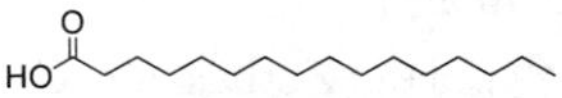 十六烷酸 (棕榈酸) Hexadecanoic acid (Palmitic acid)
硬脂酸 Stearic acid $C_{18}H_{36}O_2$ Exact Mass: 284.27	$HO_2C{-}(CH_2)_{16}{-}CH_3$ 硬脂酸 Stearic acid	亚油酸 Linoleic acid $C_{18}H_{32}O_2$ Exact Mass: 280.24	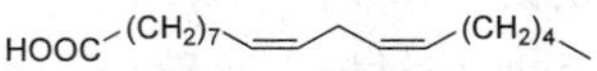 亚油酸 Linoleic acid
油酸 Oleic acid $C_{18}H_{34}O_2$ Exact Mass: 282.26	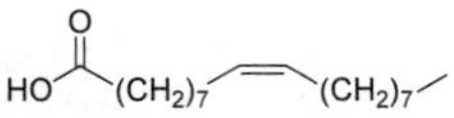 油酸 Oleic acid	延胡索酸 Fumaric acid $C_4H_4O_4$ Exact Mass: 116.01	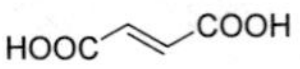 延胡索酸 Fumaric acid

除以上化学成分外，山楂还含有十六烷酸二十八烷醇酯、二十烷酸三十八烷醇酯、花旗松素、正三十一烷等。

【分析方法】

1 高效液相色谱法测定山楂中熊果酸和齐墩果酸的含量[97]

1.1 仪器

Dionex 高效液相色谱仪。

1.2 色谱条件

色谱柱：Hypersil BDS C_{18} 柱(250mm×4.6mm，5μm)；流动相：乙腈-甲醇-0.5%醋酸铵(67∶12∶21)；流速1.0mL/min；检测波长 210nm；柱温 30℃；分析时间约 18min。

1.3 对照品溶液的制备

称取齐墩果酸和熊果酸对照品，用适量甲醇溶解。

1.4 供试品溶液的制备

称取药材粉末 2.0g，用 25mL 甲醇超声提取 30min，滤过，即得。

2 高效液相色谱-蒸发光散射检测法测定山楂中熊果酸和齐墩果酸含量的研究[98]

2.1 仪器

Agilent 1100 型色谱仪，Alltech 2000 型蒸发光散射检测器。

2.2 色谱条件

色谱柱：Alltima C_{18} 柱(250mm×4.6mm，5μm)；流动相：甲醇-水(87∶13)；流速 1.0mL/min；柱温 25℃；ELSD 参数：漂移管温度为 70℃，气体流量为 2.0L/min；分析时间约 26min。

2.3 对照品溶液的制备

称取齐墩果酸和熊果酸对照品，用适量甲醇溶解。

2.4 供试品溶液的制备

称取药材粉末 10g，用 250mL 乙醚于索氏提取器中提取至近无色，将提取液挥干溶剂，残渣用甲醇溶解并定容至 25mL，滤过，即得。

3　高效液相色谱法测定山楂中枸橼酸的含量[99]

3.1 仪器

Waters 600 型四元液相色谱泵，Waters 996 二极管阵列检测器。

3.2 色谱条件

色谱柱：Zorbax-SB C_{18} 柱(250mm×4.6mm，5μm)；流动相：磷酸二氢铵-磷酸缓冲液(pH 3.0)；流速 1.0mL/min；检测波长 210nm；柱温室温；进样量 20μL；分析时间约 5min。

3.3 对照品溶液的制备

称取枸橼酸对照品，用适量水溶解。

3.4 供试品溶液的制备

称取药材粉末适量，用 50mL 水，室温放置 4h，期间不时振摇，滤过，即得。

山楂叶

Shanzhaye

CRATAEGI FOLIUM

【化学成分】

表 1-3-27　山楂叶主要化学成分[100～102]

中英文名、化学式及相对分子质量	结构图	中英文名、化学式及相对分子质量	结构图
2α,19α–二羟基熊果酸 2α,19α-Dihydroxyursolic acid $C_{30}H_{48}O_5$ Exact Mass: 488.35	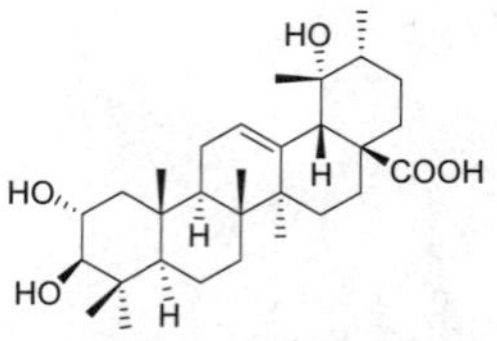 2α,19α-二羟基熊果酸 2α,19α-Dihydroxyursolic acid	熊果酸 Ursolic acid $C_{30}H_{48}O_3$ Exact Mass: 456.36	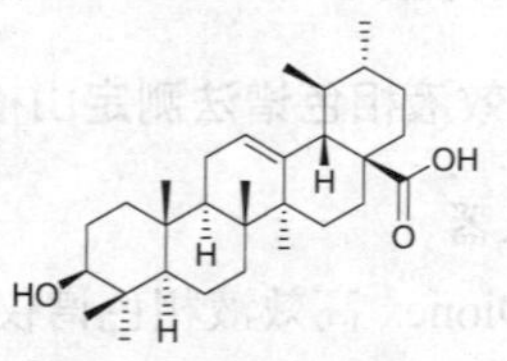 熊果酸 Ursolic acid
山柰酚 Kaempferol $C_{15}H_{10}O_6$ Exact Mass: 286.05	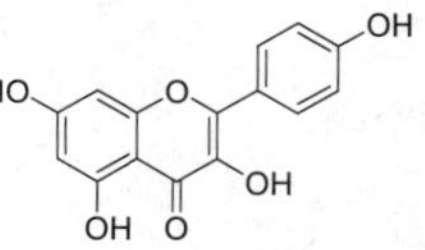 山柰酚 (山奈素) Kaempferol	3-*O*-*β*-D-吡喃半乳糖槲皮素 3-*O*-*β*-D-Galacopyanosyl quercetin $C_{21}H_{22}O_{12}$ Exact Mass: 466.11	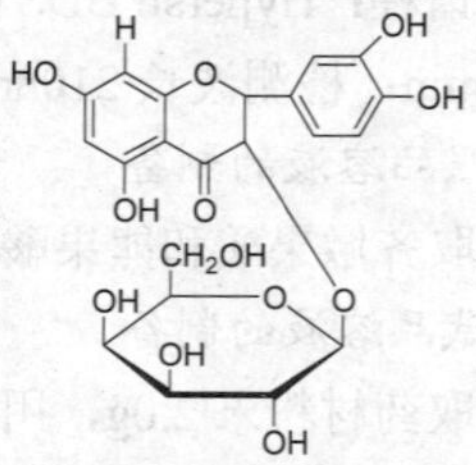 3-*O*-*β*-D-吡喃半乳糖槲皮素 3-*O*-*β*-D-Galacopyanosyl quercetin
芦丁 Rutin $C_{27}H_{30}O_{16}$ Exact Mass: 610.15	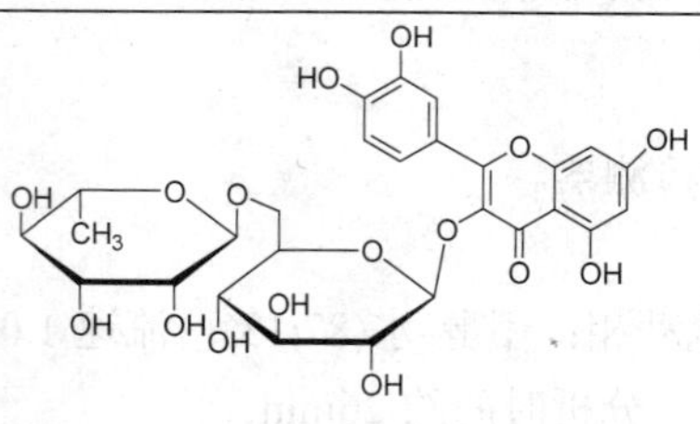 芦丁 Rutin	Urolignoside $C_{26}H_{34}O_{11}$ Exact Mass: 522.21	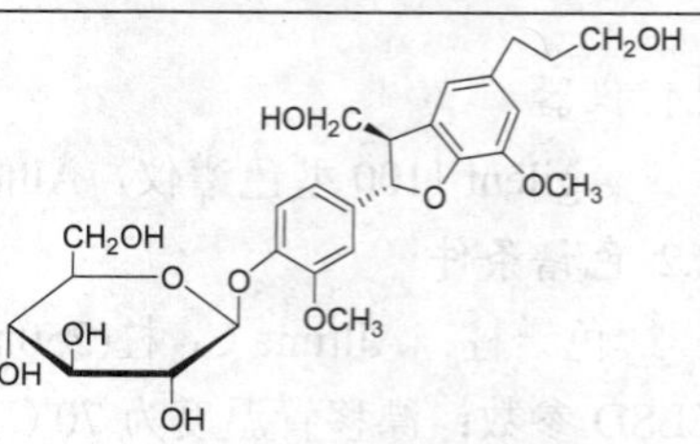 Urolignoside
牡荆素 Vitexin $C_{21}H_{22}O_{11}$ Exact Mass: 450.12	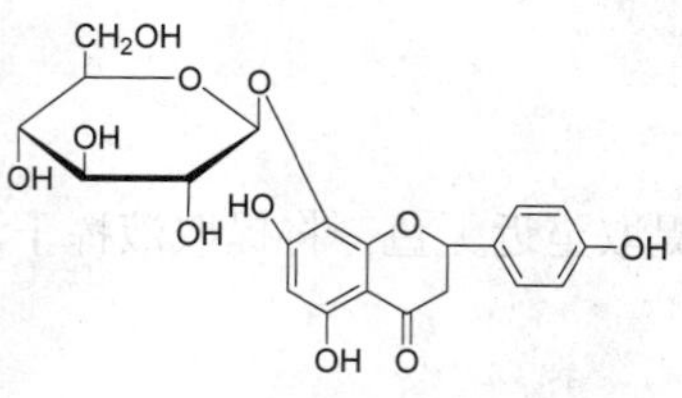 牡荆素 Vitexin	2″-*O*-鼠李糖基牡荆素 2″-*O*-Rhamnosyl vitexin $C_{27}H_{32}O_{15}$ Exact Mass: 596.17	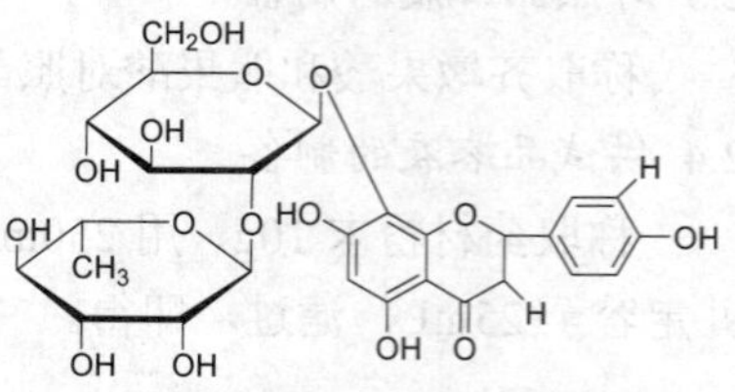 2″-*O*-鼠李糖基牡荆素 2″-*O*-Rhamnosyl vitexin

续表

中英文名、化学式及相对分子质量	结构图	中英文名、化学式及相对分子质量	结构图
β-谷甾醇 *β*-Sitosterol $C_{29}H_{50}O$ Exact Mass: 414.39	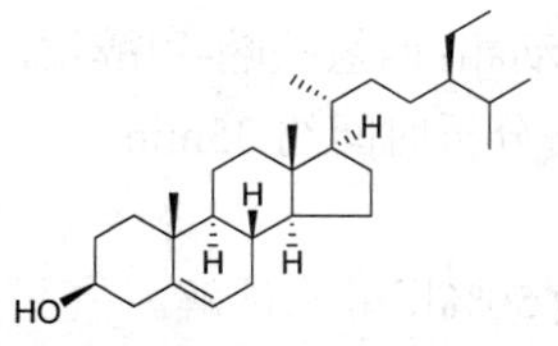 *β*-谷甾醇（谷甾醇） *β*-Sitosterol (Sitosterol)	胡萝卜苷 Daucosterol $C_{35}H_{60}O_6$ Exact Mass: 576.44	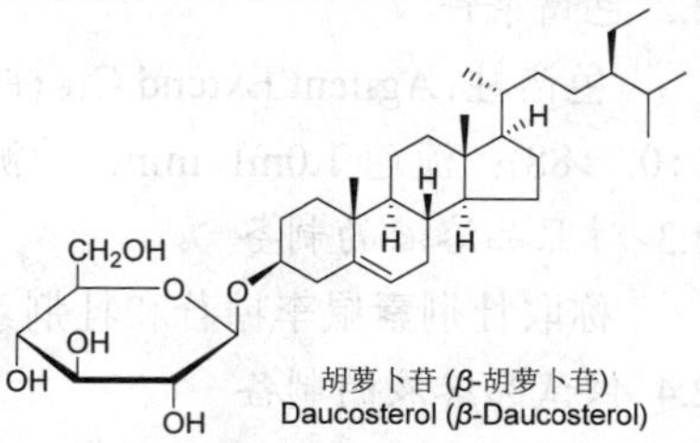 胡萝卜苷（*β*-胡萝卜苷） Daucosterol (*β*-Daucosterol)
山楂素 I Pinnatifine I $C_{23}H_{20}O_{10}$ Exact Mass: 456.11	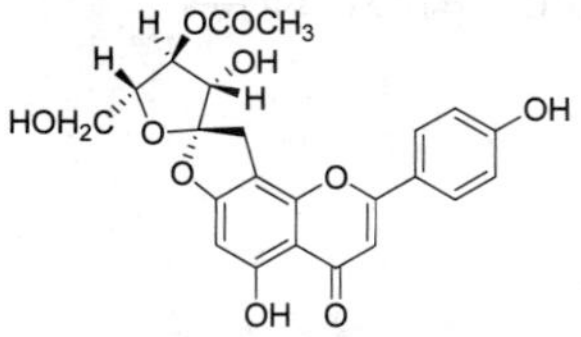 山楂素 I Pinnatifine I	槲皮素 Quercetin $C_{15}H_{10}O_7$ Exact Mass: 302.04	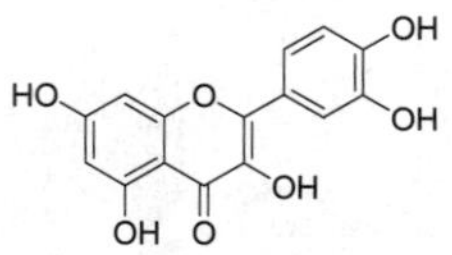 槲皮素 Quercetin
3-*O*-*β*-D-吡喃葡糖槲皮素 3-*O*-*β*-D-Glucopyranosyl quercetin $C_{21}H_{20}O_{12}$ Exact Mass: 464.1	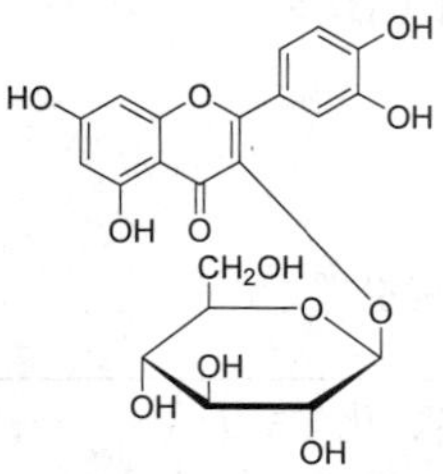 3-*O*-*β*-D-吡喃葡糖槲皮素 3-*O*-*β*-D-Glucopyranosyl quercetin	3-*O*-*β*-D-吡喃葡糖(6→1)-*α*-L-鼠李糖槲皮素 3-*O*-*β*-D-Glucopyranosyl(6→1)-*α*-L-rhamnosyl quercetin $C_{27}H_{30}O_{16}$ Exact Mass: 610.15	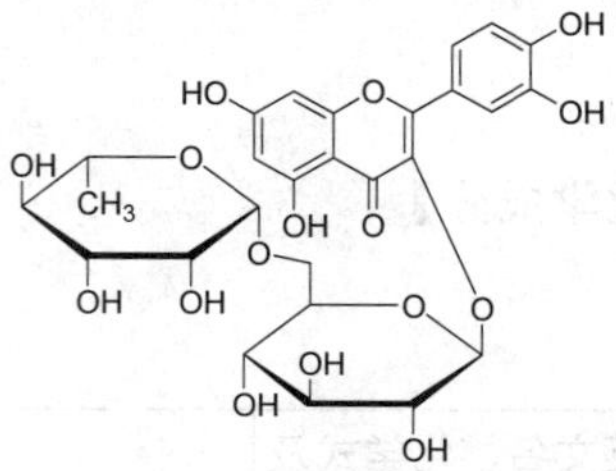 3-*O*-*β*-D-吡喃葡糖(6→1)-*α*-L-鼠李糖槲皮素 3-*O*-*β*-D-Glucopyranosyl (6→1)-*α*-L-rhamnosyl quercetin
3-*O*-*β*-D-吡喃半乳糖(6→1)-*α*-*L*-鼠李糖槲皮素 3-*O*-*β*-D-Galacopyranosyl (6→1)-*α*-L-rhamnosyl quercetin $C_{27}H_{30}O_{16}$ Exact Mass: 610.15	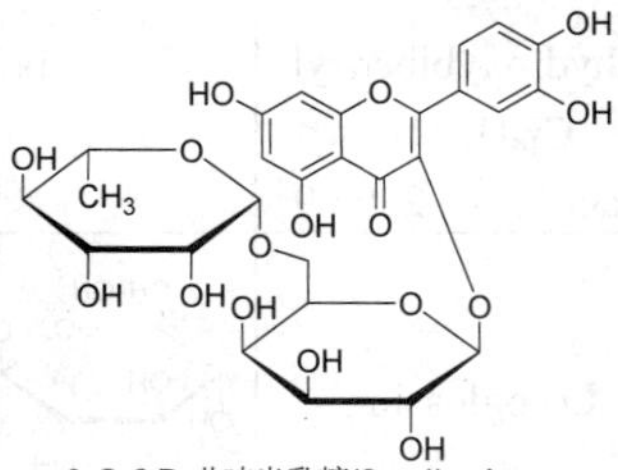 3-*O*-*β*-D-吡喃半乳糖(6→1)-*α*-L-鼠李糖槲皮素 3-*O*-*β*-D-Galacopyranosyl (6→1)-*α*-L-rhamnosyl quercetin	7-*O*-*α*-L-鼠李糖-3-*O*-*β*-D-葡萄糖山柰酚 7-*O*-*α*-L-Rhamnosyl-3-*O*-*β*-D-glucopyranosyl kaempferol $C_{27}H_{30}O_{15}$ Exact Mass: 594.16	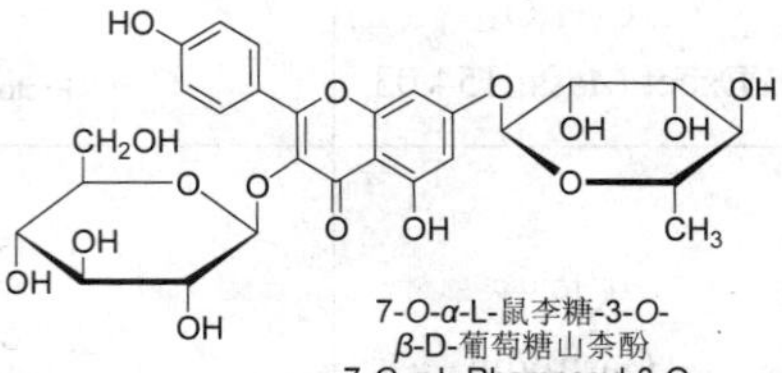 7-*O*-*α*-L-鼠李糖-3-*O*-*β*-D-葡萄糖山柰酚 7-*O*-*α*-L-Rhamnosyl-3-O-*β*-D-glucopyranosyl kaempferol

【分析方法】

1 高效液相色谱法测定山楂叶中金丝桃苷的含量[103]

1.1 仪器

高效液相色谱仪。

1.2 色谱条件

色谱柱：Diamonsil C_{18}柱(150mm×4.6mm，5μm)；流动相：甲醇-水-冰醋酸(48∶52∶1)；流速 1.0mL/min；检测波长 340nm；柱温室温；分析时间约 25min。

1.3 对照品溶液的制备

称取金丝桃苷对照品，用适量 50%乙醇水溶解。

1.4 供试品溶液的制备

称取山楂叶提取物 0.2g，用适量 50%乙醇超声处理 30min，定容至 50mL，滤过，即得。

2 高效液相色谱法测定山楂叶中牡荆素鼠李糖苷及牡荆素葡萄糖苷的含量[104]

2.1 仪器

Agilent 1100 系列高效液相色谱仪。

2.2 色谱条件

色谱柱：Agilent Extend C_{18} 柱(250mm×4.6mm，5μm)；流动相：四氢呋喃-甲醇-乙腈-0.5%冰醋酸溶液(10.3∶1∶0.7∶88)；流速 1.0mL/min；检测波长 340nm；柱温 30℃；分析时间约 35min。

2.3 对照品溶液的制备

称取牡荆素鼠李糖苷和牡荆素葡萄糖苷对照品，用适量 50%甲醇水溶解。

2.4 供试品溶液的制备

称取药材粉末 0.5g，用 50mL 50%甲醇水超声处理 30min，离心，即得。

山慈菇

Shancigu

CREMASTRAE PSEUDOBULBUS

PLEIONES PSEUDOBULBUS

【化学成分】

表 1-3-28 山慈菇主要化学成分[105～107]

中英文名、化学式及相对分子质量	结构图	中英文名、化学式及相对分子质量	结构图
原儿茶酸 Protocatechuic acid $C_7H_6O_4$ Exact Mass: 154.03	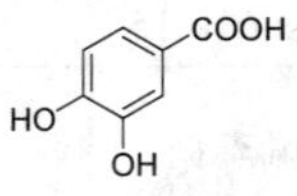 原儿茶酸 Protocatechuic acid	3′, 5′, 3″-三羟基联苄 3′,5′,3″-Trihydroxybibenzyl $C_{14}H_{14}O_3$ Exact Mass: 230.09	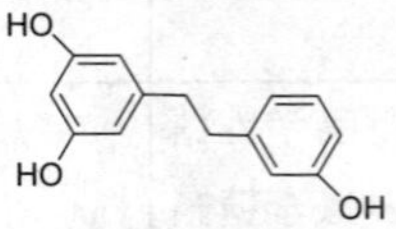 3′,5′,3″-三羟基联苄 3′,5′,3″-Trihydroxybibenzyl
天麻苷 Gastrodin $C_{13}H_{18}O_7$ Exact Mass: 286.11	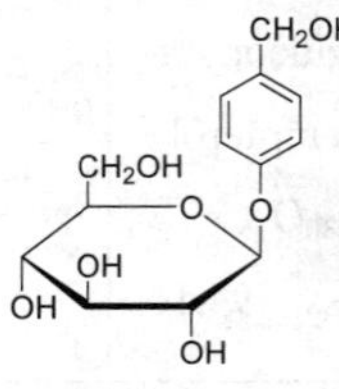 天麻苷 Gastrodin	Loroglossin $C_{34}H_{46}O_{18}$ Exact Mass: 742.27	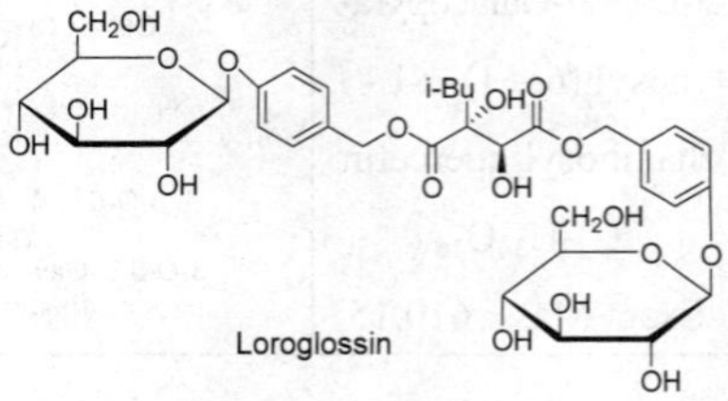 Loroglossin
对羟基苯甲醛 *p*-Hydmxybenzaldehyde $C_7H_6O_2$ Exact Mass: 122.04	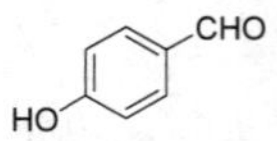 对羟基苯甲醛 *p*-Hydroxybenzaldehyde	Cirrhopetalanthrin $C_{30}H_{22}O_6$ Exact Mass: 478.14	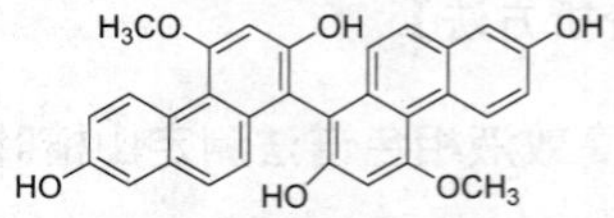 Cirrhopetalanthrin
腺苷 Adenosine $C_{10}H_{13}N_5O_4$ Exact Mass: 267.10	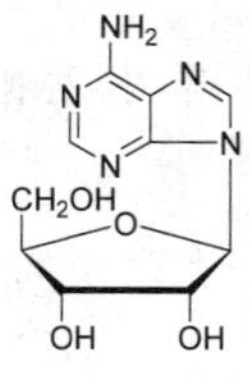 腺苷 Adenosine	5-甲氧基联苄-3,3′-二-*O*-*β*-D-吡喃葡糖苷 5-Methoxybibenzyl-3,3′-di-*O*-*β*-D-glucopyranoside $C_{27}H_{36}O_{13}$ Exact Mass: 568.22	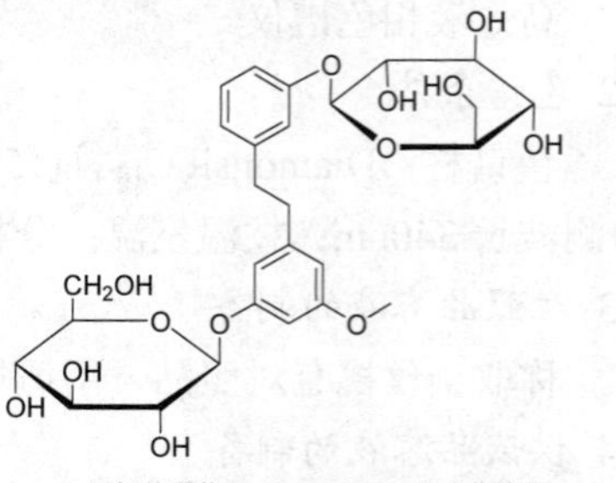 5-甲氧基联苄-3, 3′-二-*O*-*β*-D-吡喃葡糖苷 5-Methoxybibenzyl-3,3′-di-*O*-*β*-D-glucopyranoside

续表

中英文名、化学式及相对分子质量	结构图	中英文名、化学式及相对分子质量	结构图
5-羟甲基糠醛 5-Hydroxymethyl furfural $C_6H_6O_3$ Exact Mass: 126.03	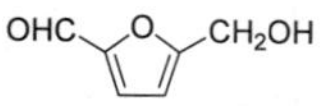 5-羟甲基糠醛 5-Hydroxymethyl furfural	胡萝卜苷 Daucosterol $C_{35}H_{60}O_6$ Exact Mass: 576.44	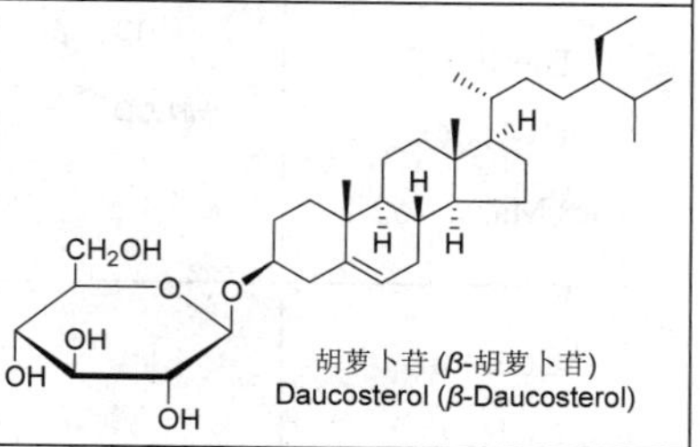 胡萝卜苷 (β-胡萝卜苷) Daucosterol (β-Daucosterol)
丁二酸(琥珀酸) Succinic acid $C_4H_6O_4$ Exact Mass: 118.03	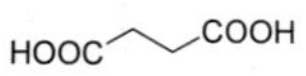 丁二酸 (琥珀酸) Succinic acid	3,3′-二羟基-2-(对-羟苄基)-5-甲氧基联苄 3,3′-Dihydroxy-2-(*p*-hydroxybenzyl)-5-methoxybibenzyl $C_{22}H_{22}O_4$ Exact Mass: 350.15	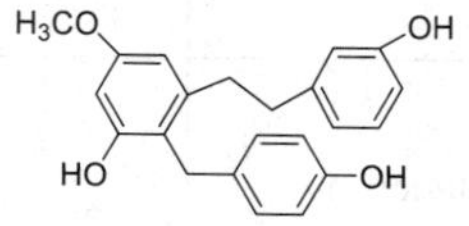 3,3′-二羟基-2-(对-羟苄基)-5-甲氧基联苄 3,3′-Dihydroxy-2-(*p*-hydroxybenzyl)-5-methoxybibenzyl
3′,5-二羟基-2-(对-羟苄基)-3-甲氧基联苄 3′,5-Dihydroxy-2-(*p*-hydroxybenzyl)-3-methoxybibenzyl $C_{22}H_{22}O_4$ Exact Mass: 350.15	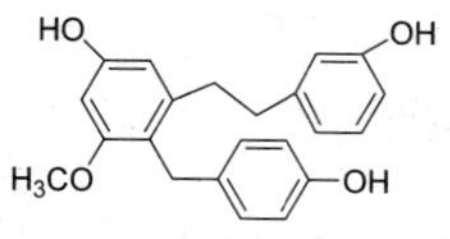 3′,5-二羟基-2-(对-羟苄基)-3-甲氧基联苄 3′,5-Dihydroxy-2-(*p*-hydroxybenzyl)-3-methoxybibenzyl	Shanciol $C_{25}H_{24}O_6$ Exact Mass: 420.16	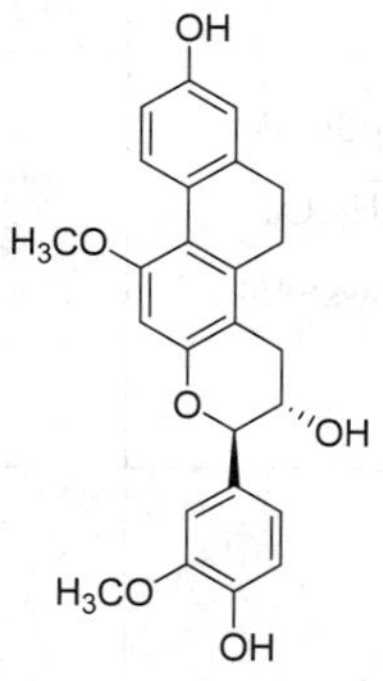 Shanciol
Shanciol A $C_{26}H_{28}O_7$ Exact Mass: 452.18	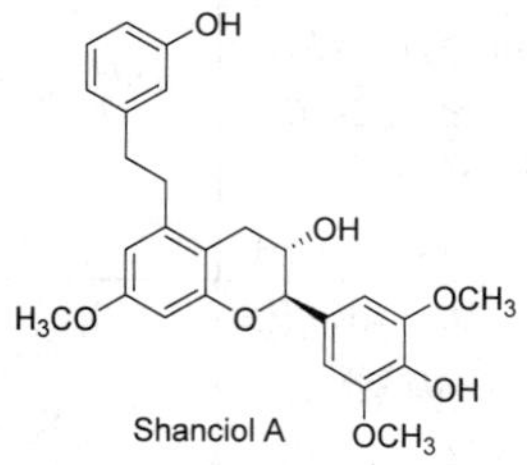	Shanciol B $C_{25}H_{26}O_6$ Exact Mass: 422.17	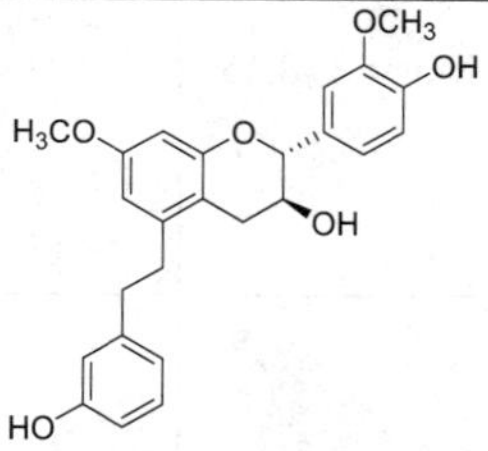 Shanciol B
Shanciol C $C_{26}H_{26}O_7$ Exact Mass: 450.17	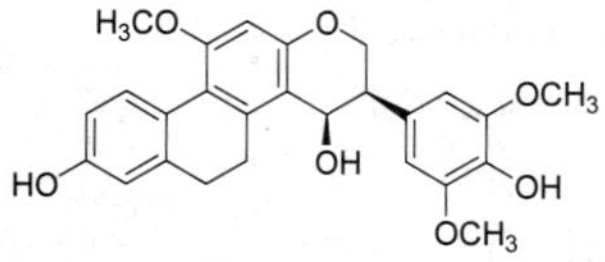 Shanciol C	Shanciol D $C_{26}H_{26}O_7$ Exact Mass: 450.17	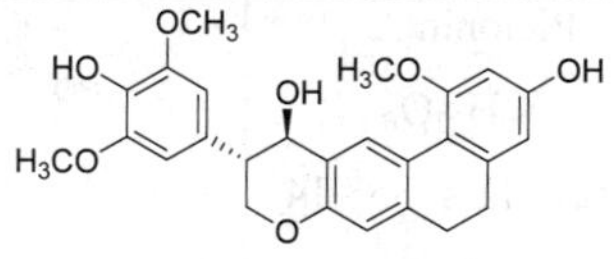 Shanciol D
Shanciol E $C_{26}H_{26}O_7$ Exact Mass: 450.17	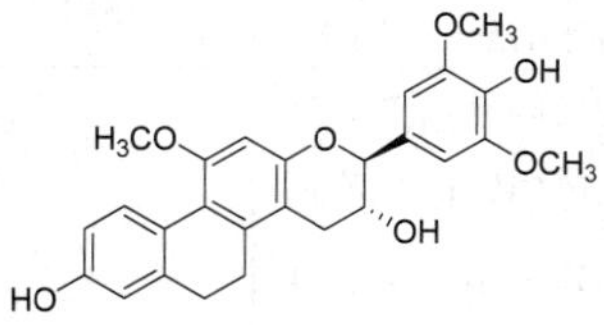 Shanciol E	Shanciol F $C_{25}H_{24}O_6$ Exact Mass: 420.16	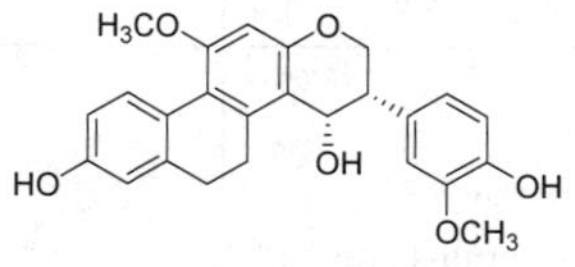 Shanciol F
Bletilol A $C_{28}H_{28}O_8$ Exact Mass: 492.18	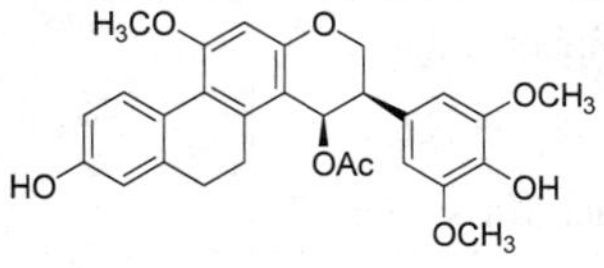 Bletilol A	Bletilol B $C_{27}H_{26}O_7$ Exact Mass: 462.17	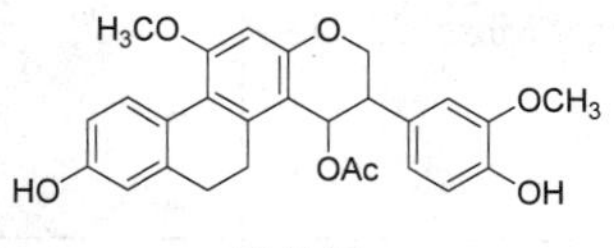 Bletilol B

续表

中英文名、化学式及相对分子质量	结构图	中英文名、化学式及相对分子质量	结构图
Bletilol C $C_{27}H_{26}O_7$ Exact Mass: 462.17	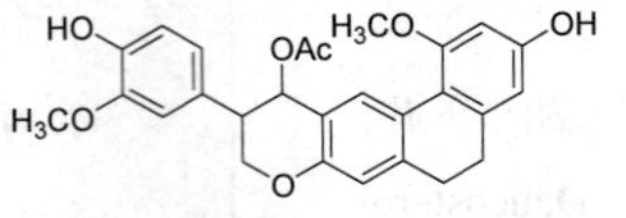 Bletilol C	Lusianthridin $C_{15}H_{14}O_3$ Exact Mass: 242.09	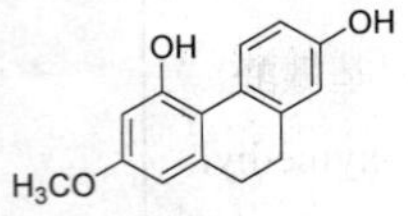 Lusianthridin
Coelonin $C_{15}H_{14}O_3$ Exact Mass: 242.09	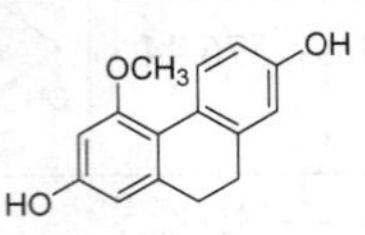 Coelonin	Shancidin $C_{22}H_{20}O_4$ Exact Mass: 348.14	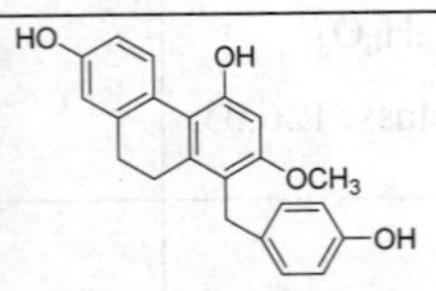 Shancidin
Shancilin $C_{30}H_{28}O_6$ Exact Mass: 484.19	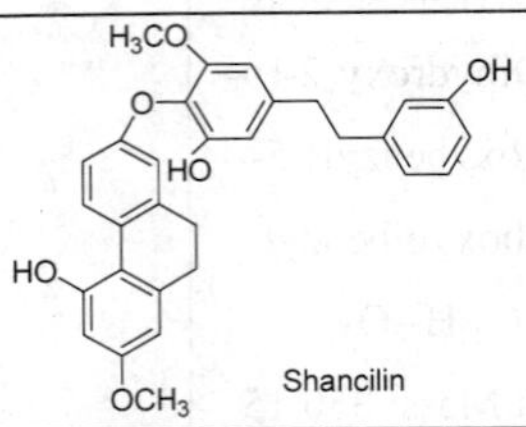 Shancilin	Sanjidin A $C_{24}H_{28}O_9$ Exact Mass: 460.17	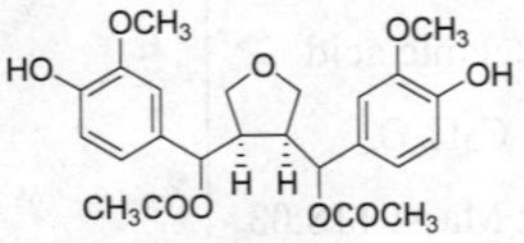 Sanjidin A
Sanjidin B $C_{24}H_{28}O_9$ Exact Mass: 460.17	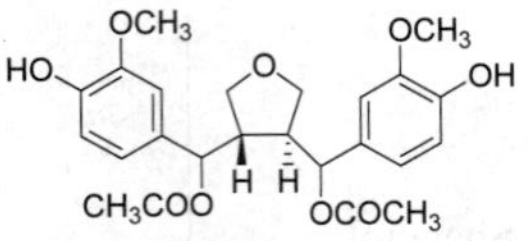 Sanjidin B	7-羟基-4-甲氧基-菲-2-*O*-*β*-D-葡萄糖苷 7-Hydroxy-4-methoxy-phenanthrene-2-*O*-*β*-D-glucoside $C_{21}H_{22}O_8$ Exact Mass: 402.13	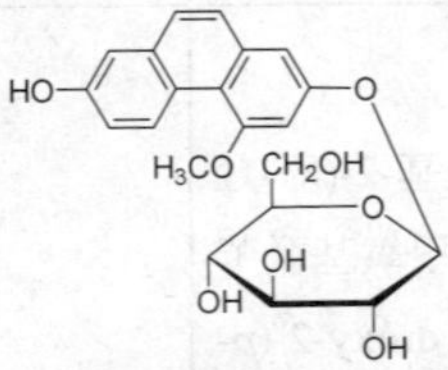 7-羟基-4-甲氧基-菲-2-*O*-*β*-D-葡萄糖苷 7-Hydroxy-4-methoxy-phenanthrene-2-*O*-*β*-D-glucoside
Pleionol $C_{23}H_{22}O_5$ Exact Mass: 378.15	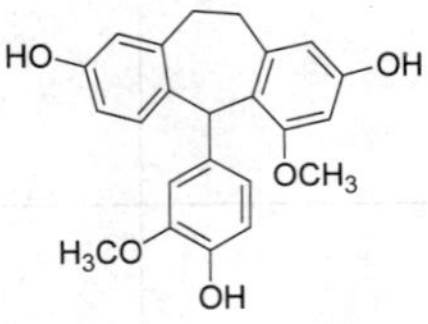 Pleionol	1,7-二羟基-4-甲氧基-1-(2-氧代丙基)-1*H*-菲-2-酮 1,7-Dihydroxy-4-methoxy-1-(2-oxopropyl)-1*H*-phenanthren-2-one $C_{18}H_{16}O_5$ Exact Mass: 312.10	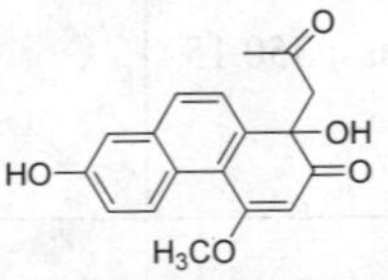 1,7-二羟基-4-甲氧基-1-(2-氧代丙基)-1*H*-菲-2-酮 1,7-Dihydroxy-4-methoxy-1-(2-oxopropyl)-1*H*-phenanthren-2-one
Pleionin A $C_{20}H_{22}O_6$ Exact Mass: 358.14	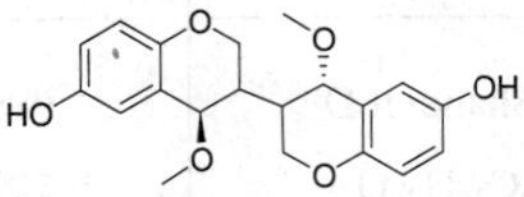 Pleionin A	1-羟基-4,7-二甲氧基-1-(2-氧代丙基)-1*H*-菲-2-酮 1-Hydroxy-4,7-dimethoxy-1-(2-oxopropyl)-1*H*-phenanthren-2-one $C_{19}H_{18}O_5$ Exact Mass: 326.12	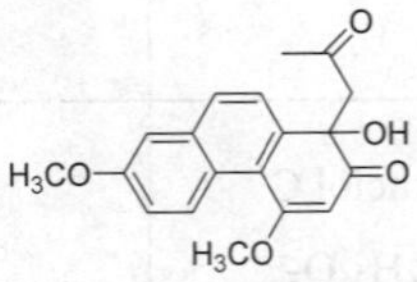 1-羟基-4,7-二甲氧基-1-(2-氧代丙基)-1*H*-菲-2-酮 1-Hydroxy-4,7-dimethoxy-1-(2-oxopropyl)-1*H*-phenanthren-2-one
Cremastrine $C_{14}H_{25}NO_3$ Exact Mass: 255.18	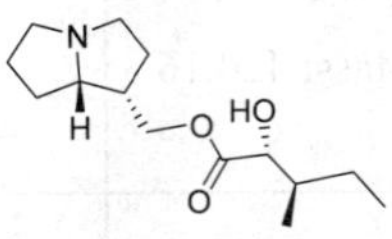 Cremastrine	2,2'-二羟基-4,7,4',7'-四甲氧基-1,1'-联菲 2,2'-Dihydroxy-4,7,4',7'-tetramethoxy-1,1'-biphenanthrene $C_{32}H_{26}O_6$ Exact Mass: 506.17	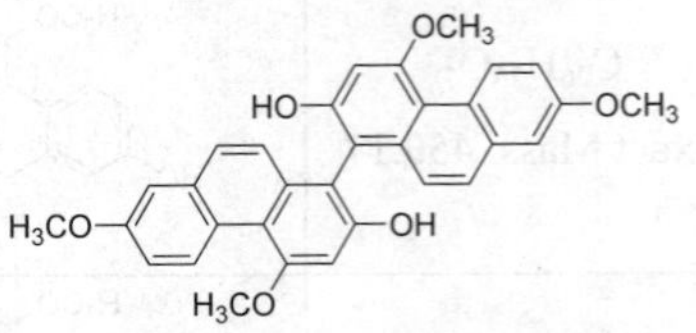 2,2'-二羟基-4,7,4',7'-四甲氧基-1,1'-联菲 2,2'-Dihydroxy-4,7,4',7'-tetramethoxy-1,1'-biphenanthrene

续表

中英文名、化学式及相对分子质量	结构图	中英文名、化学式及相对分子质量	结构图
4-甲氧基-菲-2,7-二醇 Flavanthrinin $C_{15}H_{12}O_3$ Exact Mass: 240.08	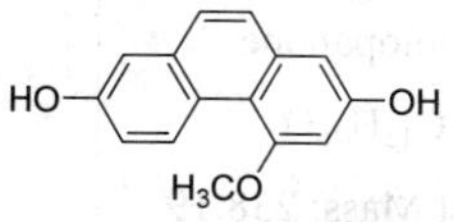 4-甲氧基-菲-2,7-二醇 Flavanthrinin	异赫尔西酚 Isohircinol (4,5-Dihydroxy-2-methoxy-9,10-dihydrophenanthrene) $C_{15}H_{14}O_3$ Exact Mass: 242.09	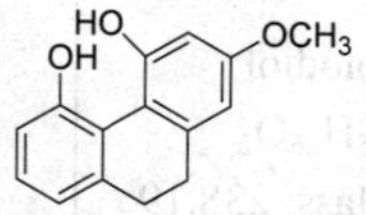 异赫尔西酚 Isohircinol
2,7,2',7',2''-五羟基-4,4',4'',7''-四甲氧基-1,8,1',1''-三菲 2,7,2',7',2''-Pentahydroxy-4,4',4'',7''-tetramethoxy-1,8,1',1''-triphenanthrene $C_{46}H_{34}O_9$ Exact Mass: 730.22	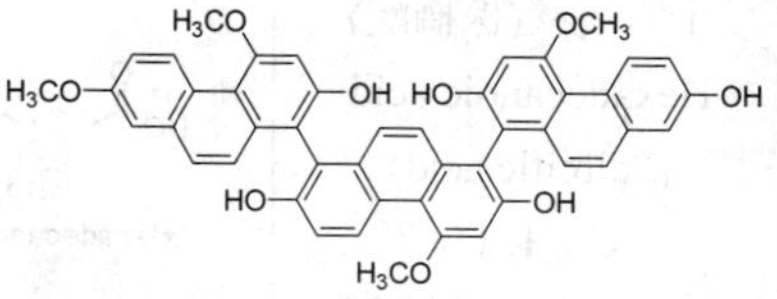 2,7,2',7',2''-五羟基-4,4',4'',7''-四甲氧基-1,8,1',1''-三菲 2,7,2',7',2''-Pentahydroxy-4,4',4'',7''-tetramethoxy-1,8,1',1''-triphenanthrene	2,7,2'-三羟基-4,4',7'-三甲氧基-1,1'-联菲 2,7,2'-Trihydroxy-4,4',7'-trimethoxy-1,1'-biphenanthrene $C_{31}H_{24}O_6$ Exact Mass: 492.16	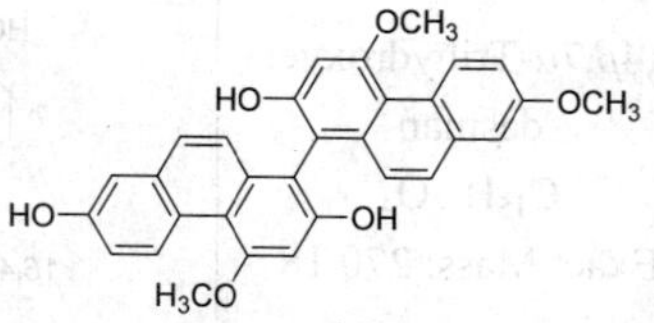 2,7,2'-三羟基-4,4',7'-三甲氧基-1,1'-联菲 2,7,2'-Trihydroxy-4,4',7'-trimethoxy-1,1'-biphenanthrene
5,7-二羟基-3-(3-羟基-4-甲氧苄基)-6-甲氧基-4-色原酮 5,7-Dihydroxy-3-(3-hydroxy-4-methoxybenzyl)-6-methoxychroman-4-one $C_{18}H_{18}O_7$ Exact Mass: 346.11	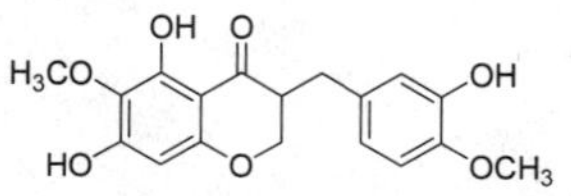 5,7-二羟基-3-(3-羟基-4-甲氧苄基)-6-甲氧基-4-色原酮 5,7-Dihydroxy-3-(3-hydroxy-4-methoxybenzyl)-6-methoxychroman-4-one		

千年健

Qiannianjian

HOMALOMENAE RHIZOMA

【化学成分】

表 1-3-29 千年健主要化学成分[108, 109]

中英文名、化学式及相对分子质量	结构图	中英文名、化学式及相对分子质量	结构图
β-谷甾醇 *β*-Sitosterol $C_{29}H_{50}O$ Exact Mass: 414.39	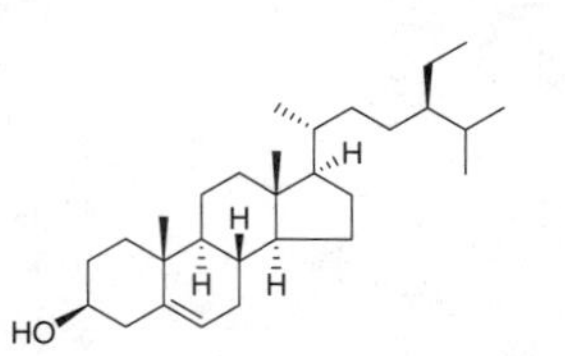 *β*-谷甾醇 (谷甾醇) *β*-Sitosterol (Sitosterol)	胡萝卜苷(*β*-胡萝卜苷) Daucosterol (*β*-Daucosterol) $C_{35}H_{60}O_6$ Exact Mass: 576.44	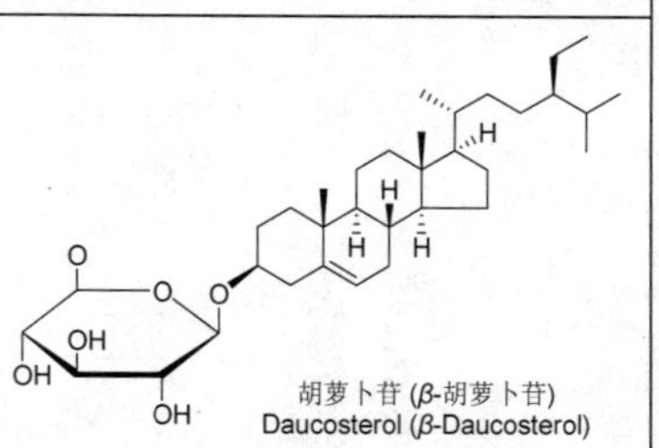 胡萝卜苷 (*β*-胡萝卜苷) Daucosterol (*β*-Daucosterol)

续表

中英文名、化学式及相对分子质量	结构图	中英文名、化学式及相对分子质量	结构图
Oplodiol $C_{15}H_{26}O_2$ Exact Mass: 238.19	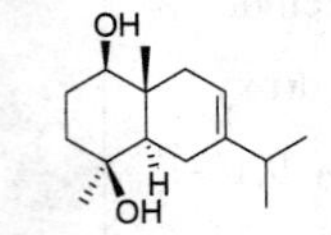 Oplodiol	Oplopanone $C_{15}H_{26}O_2$ Exact Mass: 238.19	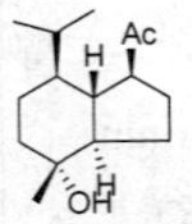 Oplopanone
Homalomenol C $C_{15}H_{26}O_3$ Exact Mass: 254.19	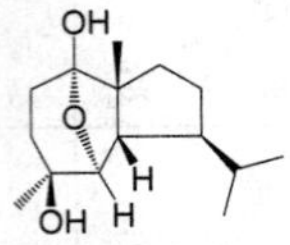 Homalomenol C	Bullatantriol $C_{15}H_{28}O_3$ Exact Mass: 256.20	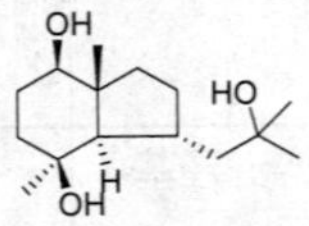 Bullatantriol
1*β*,4*β*,7*α*-Trihydroxyeu-desman $C_{15}H_{26}O_4$ Exact Mass: 270.18	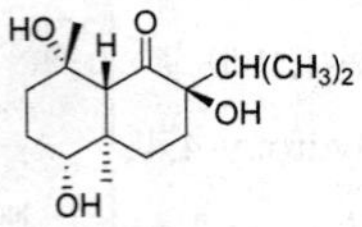 1*β*,4*β*,7*α*-Trihydroxyeudesman	十六烷酸(棕榈酸) Hexadecanoic acid (Palmitic acid) $C_{16}H_{32}O_2$ Exact Mass: 256.24	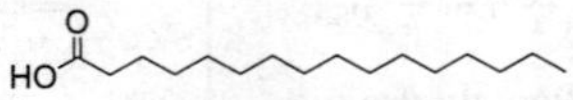 十六烷酸 (棕榈酸) Hexadecanoic acid (Palmitic acid)
赤鲜醇 Erythritol $C_4H_{10}O_4$ Exact Mass: 122.06	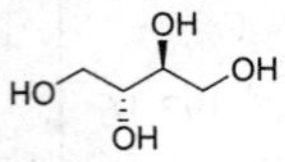 赤鲜醇　Erythritol		

除以上化学成分外，千年健还含有*α*-羟基二十五碳酸、十五碳酸、葡萄糖、D-半乳糖醇等。

【分析方法】

1　气相色谱法测定千年健中芳樟醇的含量[110]

1.1 仪器

Agilent 6890 气相色谱仪。

1.2 色谱条件

色谱柱：以聚乙二醇为涂布液的弹性石英毛细管柱(30m×0.25mm，0.25μm)；载气流速 1.0mL/min；分流比 5:1；柱温 120℃；进样口温度 260℃；检测器温度 300℃；分析时间约 6min。

1.3 对照品溶液的制备

称取芳樟醇对照品，用适量醋酸乙酯溶解。

1.4 供试品溶液的制备

称取药材粉末，用 10 倍量醋酸乙酯冰浴超声处理 30min，离心，取上清液，即得。

对照品和供试品溶液的色谱图见图 1-3-5。

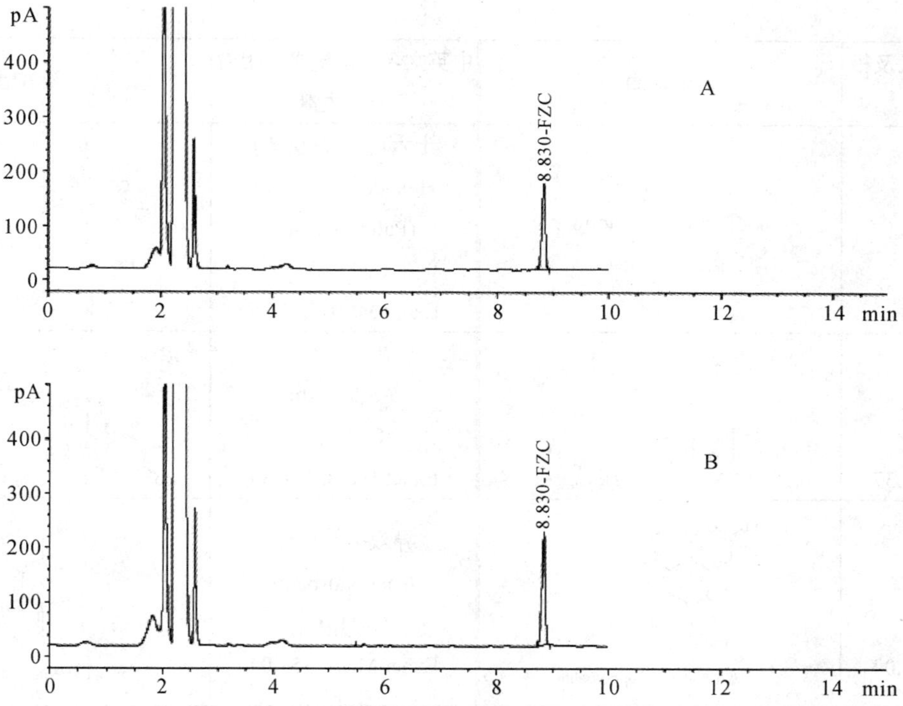

图 1-3-5 千年健中芳樟醇含量测定气相色谱图

A. 芳樟醇对照品溶液；B. 供试品溶液

千金子

Qianjinzi

EUPHORBIAE SEMEN

【化学成分】

表 1-3-30a 千金子主要化学成分[111, 112]

中英文名、化学式及相对分子质量	结构图	中英文名、化学式及相对分子质量	结构图
金色酰胺醇酯 Aurantiamide acetate $C_{27}H_{28}N_2O_4$ Exact Mass: 444.20	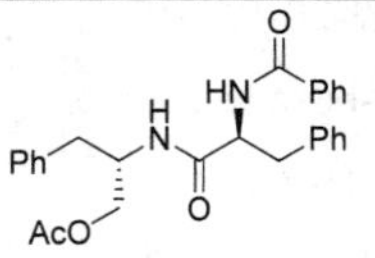 金色酰胺醇酯 Aurantiamide acetate	蔓荆子黄酮 Vitexicarpin $C_{19}H_{18}O_8$ Exact Mass: 374.10	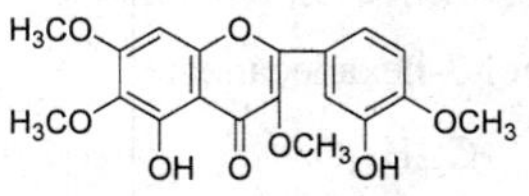 蔓荆子黄酮 Vitexicarpin
胡萝卜苷 Daucosterol $C_{35}H_{60}O_6$ Exact Mass: 576.44	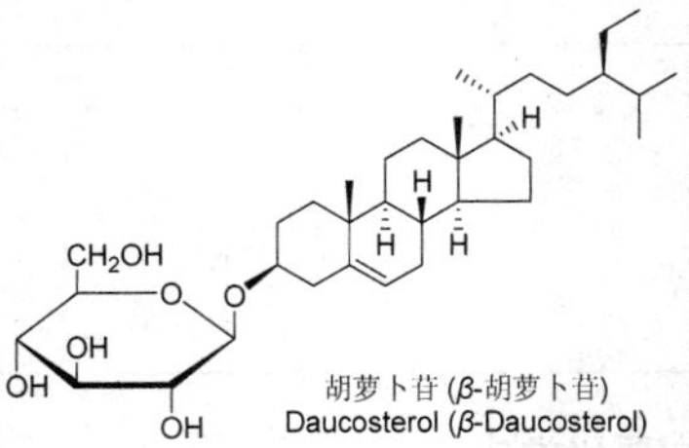 胡萝卜苷 (*β*-胡萝卜苷) Daucosterol (*β*-Daucosterol)	6,17-环氧千金二萜醇-5,15-二乙酸-3-苯乙酸酯 6,17-Epoxylathyrol-5,15-diacetate-3-phenylacetate $C_{32}H_{40}O_8$ Exact Mass: 552.27	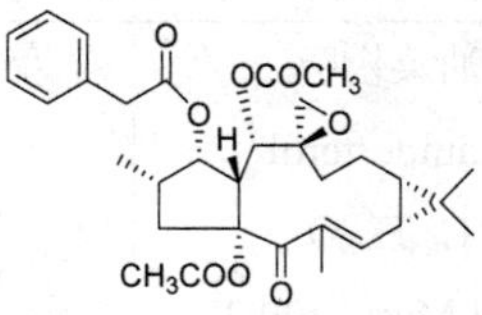 6,17-环氧千金二萜醇-5,15-二乙酸-3-苯乙酸酯 6,17-Epoxylathyrol-5,15-diacetate-3-phenylacetate
对羟基苯甲酸 *p*-Hydroxybenzoic acid $C_7H_6O_3$ Exact Mass: 138.03	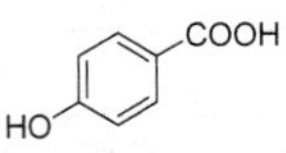 对羟基苯甲酸 *p*-Hydroxybenzoic acid	秦皮乙素(七叶内酯) Aesculetin $C_9H_6O_4$ Exact Mass: 178.03	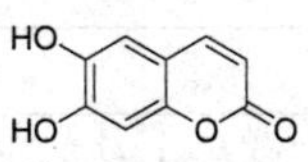 秦皮乙素 (七叶内酯) Aesculetin

续表

中英文名、化学式及相对分子质量	结构图	中英文名、化学式及相对分子质量	结构图
油酸 Oleic acid $C_{18}H_{34}O_2$ Exact Mass: 282.26	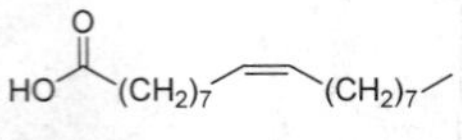 油酸 Oleic acid	十六烷酸(棕榈酸) Hexadecanoic acid (Palmitic acid) $C_{16}H_{32}O_2$ Exact Mass: 256.24	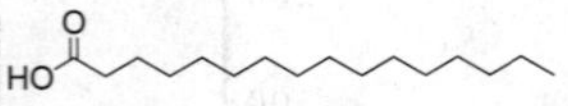 十六烷酸 (棕榈酸) Hexadecanoic acid (Palmitic acid)
豆甾醇 Stigmasterol $C_{29}H_{48}O$ Exact Mass: 412.37	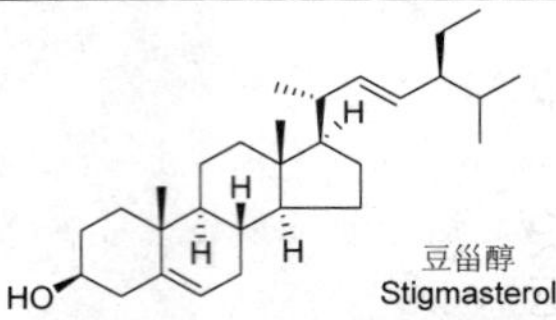 豆甾醇 Stigmasterol	*β*-谷甾醇 *β*-Sitosterol $C_{29}H_{50}O$ Exact Mass: 414.39	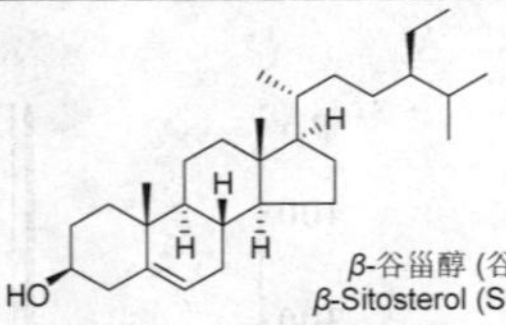 *β*-谷甾醇 (谷甾醇) *β*-Sitosterol (Sitosterol)
双七叶内酯 Euphorbetin $C_{18}H_{10}O_8$ Exact Mass: 354.04	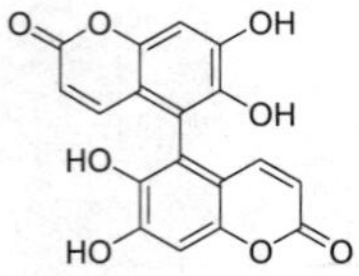 双七叶内酯 Euphorbetin	异双七叶内酯 Isoeuphorbetin $C_{18}H_{10}O_8$ Exact Mass: 354.04	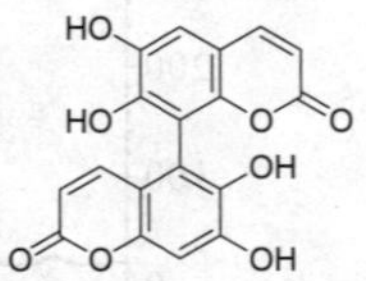 异双七叶内酯 Isoeuphorbetin
七叶树苷(七叶灵) Esculin $C_{15}H_{16}O_9$ Exact Mass: 340.08	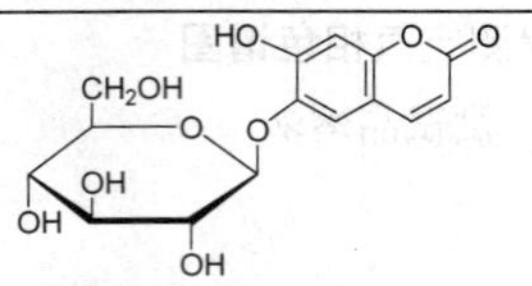 七叶树苷 (七叶灵) Esculin	瑞香素 Daphnetin $C_9H_6O_4$ Exact Mass: 178.03	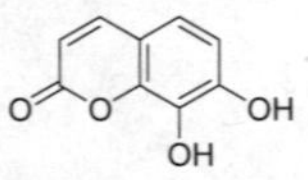 瑞香素 Daphnetin
山柰酚-3-葡萄糖醛酸苷 Kaempferol-3-glucuronide $C_{21}H_{18}O_{12}$ Exact Mass: 462.08	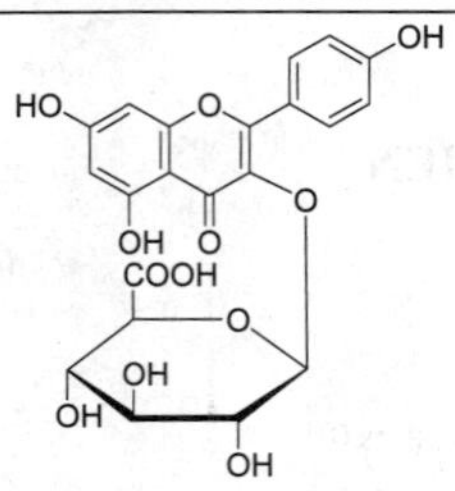 山柰酚-3-葡萄糖醛酸苷 Kaempferol-3-glucuronide	亚油酸 Linoleic acid $C_{18}H_{32}O_2$ Exact Mass: 280.24	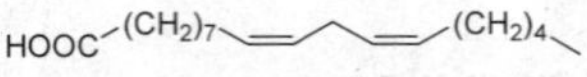 亚油酸 Linoleic acid
巨大戟萜醇-3-棕榈酸酯 Ingenol-3-hexadecanoate $C_{36}H_{58}O_6$ Exact Mass: 586.42	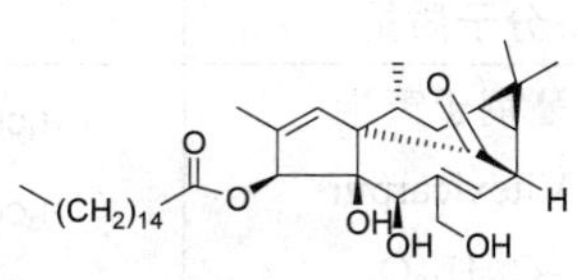 巨大戟萜醇-3-棕榈酸酯 Ingenol-3-hexadecanoate	巨大戟萜醇-20-棕榈酸酯 Ingenol-20-hexadecanoate $C_{36}H_{58}O_6$ Exact Mass: 586.42	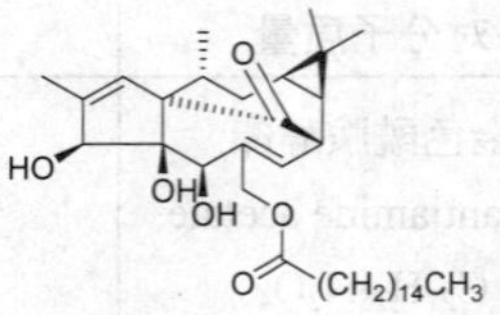 巨大戟萜醇-20-棕榈酸酯 Ingenol-20-hexadecanoate
油菜甾醇 Campesterol $C_{28}H_{48}O$ Exact Mass: 400.37	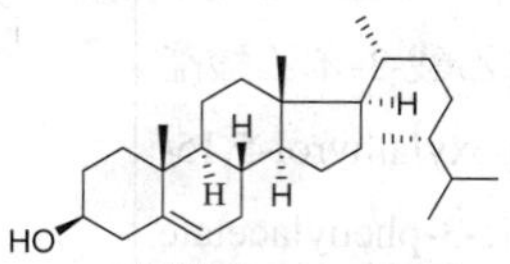 油菜甾醇 Campesterol		

表 1-3-30b 千金子其他主要化学成分[111, 112]

中英文名	中英文名
巨大戟萜醇-1-*H*-3,4,5,8,9,13,14-七去氢-3-十四酸酯 Ingenol-1-*H*-3,4,5,8,9,13,14-hepta-dehydro-3-tetradecanoate	7-羟基-千金二萜醇-5,15-二乙酸-3-苯甲酸酸-7-烟酸酯 7-Hydroxylathyrol-5,15-diacetate-3-benzoate-7-nicotinate
17-羟基-岩大戟-15,17-二-乙酸-3-*O*-桂皮酸酯 17-Hydroxyjolkinol-15,17-diacetate-3-*O*-cinnamate	千金二萜醇-3,15-二乙酸-5-烟酸酯 Lathyrol-3,15-diacetate-5-nicotinate

续表

中英文名	中英文名
7-羟基-千金二萜醇-5,15-二乙酸-3,7-二苯甲酸酯 7-Hydroxylathy rol-5,15-diacetate-3,7-dibenzoate	17-羟基-异千金二萜醇-5,15,17-三乙酸-3-苯甲酸酯 17-Hydroxyisolathyrol-5,15,17-triacetate-3-benzoate
千金二萜醇-5,15-二乙酸-3-苯甲酸酯 Lathyrol-5,15-diacetate-3-benzoate	青蒿亭 Artemetin

川木香

Chuanmuxiang

VLADIMIRIAE RADIX

【化学成分】

表 1-3-31a 川木香主要化学成分[113]

中英文名、化学式及相对分子质量	结构图	中英文名、化学式及相对分子质量	结构图
豆甾醇 Stigmasterol $C_{29}H_{48}O$ Exact Mass: 412.37	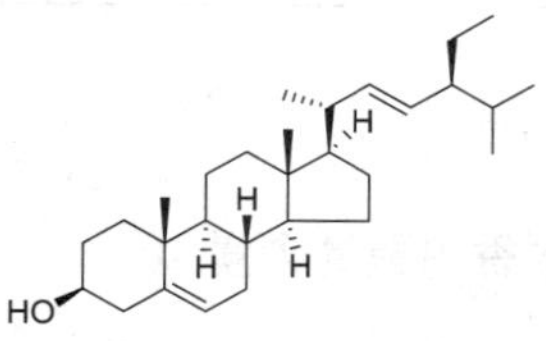 豆甾醇 Stigmasterol	胡萝卜苷 Daucosterol $C_{35}H_{60}O_6$ Exact Mass: 576.44	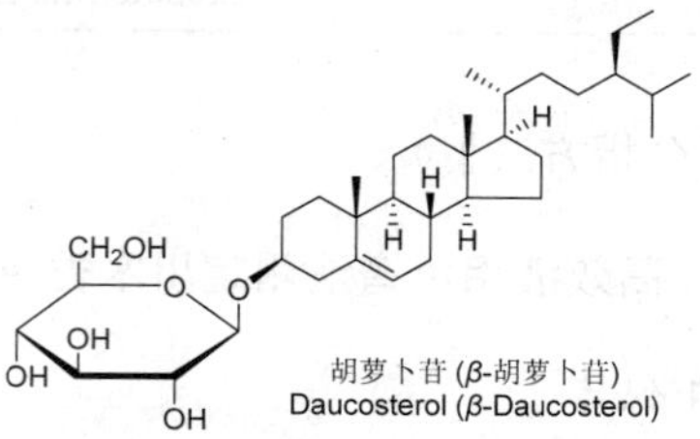 胡萝卜苷 (β-胡萝卜苷) Daucosterol (β-Daucosterol)
β-香树脂醇 β-Amyrin $C_{30}H_{50}O$ Exact Mass: 426.39	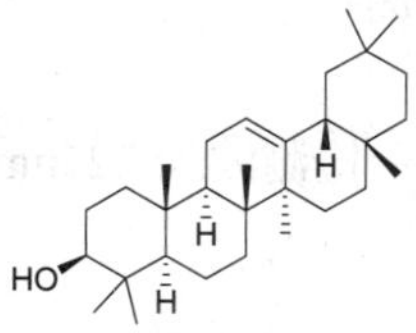 β-香树脂醇 β-Amyrin	乙酸羽扇豆醇酯 Lupeol acetate $C_{32}H_{52}O_2$ Exact Mass: 468.4	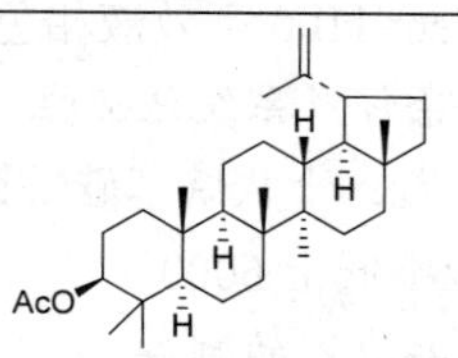 乙酸羽扇豆醇酯 Lupeol acetate
胆固醇 Cholesterol $C_{27}H_{46}O$ Exact Mass: 386.35	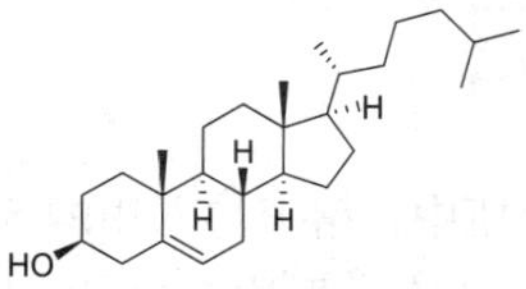 胆固醇 Cholesterol		

表 1-3-31b 川木香其他主要化学成分[113]

中英文名	中英文名
10β,14-Dihydroxy-11β *H*-guaia-4(15)-ene-12,6α-olide	3β,11β-二羟基愈创木基-4(15),10(14)-二烯-12,6α-内酯 3β,11β-Dihydroxyguaia-4(15),10(14)-diene-12,6α-olide
11α *H*-愈创木基-4(15),10(14)-二烯-12,6α-内酯 11α *H*-Guaia-4(15),10(14)-diene-12,6α-olide	3β-羟基-11α *H*-愈创木基-4(15),10(14)-二烯-12,6α-内酯 3β-Hydroxy-11 α *H*-guaia-4(15),10(14)-diene-12,6α-olide
愈创木基-4(15),10(14),11(13)-三烯-12,6α-内酯 Guaia-4(15),10(14) ,11(13)-triene-12,6α-olide	3β-乙酰氧基愈创木基-4(15),10(14),11(13)-三烯-12,6α-内酯 3β-Acetoxyguaia-4(15),10(14),11(13)-triene-12,6α-olide
3β-羟基-11β *H*-愈创木基-4(15),10(14)-二烯-12,6α-内酯 3β-Aydroxy-11β *H*-guaia-4(15),10(14)-diene-12,6α-olide	3β-乙酰基-11β *H*-愈创木基-4(15),10(14)-二烯-12,6α-内酯 3β-Acetoxy-11β *H*-guaia-4(15),10(14)-diene-12,6α-olide
10α,14 -环氧-11β *H*-愈创木基-4(15)-烯-12,6α-内酯 10α,14-Epoxy-11β *H*-guaia-4(15)-ene-12,6α-olide	3β-Hydroxy-10α,14-epoxy-4β,11β *H*-guaian-12,6α-olide

续表

中英文名	中英文名
10β,14-二羟基-11α H-愈创木基-4(15)-烯-12,6α-内酯 10β,14-Dihydroxy-11α H-guaia-4(15)-ene-12,6α-olide	1β,2α-二羟基-11β H-桉叶素-4(15)-烯-12,6α-内酯 1β, 2α-Dihydroxy-11β H-eudesm-4(15)-ene-12,6α-olide
1β,4α-二羟基-11β H-桉叶烷-12,6α-内酯 1β,4α-Dihydroxy-11β H-eudesman-12,6α-olide	1β-羟基桉叶素-4(15),11(13)-二烯-12,6α-内酯 1β-Hydroxyeudesm-4(15),11(13)-diene-12,6α-olide
4α-羟基-11β H-桉叶烷- 12,6α-内酯 4α-Hydroxy-11β H-eudesmsn-12,6α-olide	15-乙酰基-11β H-大根香叶素-1(10) E,4E-二烯-12,6α-内酯 15-Acetoxy-11β H-germacra-1(10) E,4E-diene-12,6α-olide
11β H-大根香叶素-1(10) E,4E-二烯-12,6α-内酯 11β H-Germacra-1(10) E,4E-diene-12,6α-olide	15-羟基-11β H-大根香叶素-1(10) E,4E-二烯-12,6α-内酯 15-Hydroxy-11β H-germacra-1(10) E,4E-diene-12,6α-olide
15-乙酰基大根香叶素-1(10) E,4E,11(13)-三烯-12,6α-内酯 15-Acetoxygermacra-1(10) E ,4E,11(13)-triene-12,6α-olide	大根香叶素-1(10) E,4E,11(13)-三烯-12,6α-内酯 Germacra-1(10) E,4E,11(13)-triene-12,6α-olide
木香烃内酯 Costunolide	去氢木香内酯 Dehydrocostuslactone
木香内酯 B Costuslactone B	

【分析方法】

1　高效液相色谱法测定川木香中木香烃内酯对照品、去氢木香内酯的含量

1.1 仪器

Agilent 1100 高效液相色谱仪，配有 G1315B 二极管阵列检测器。

1.2 色谱条件及系统适应性

填充剂：十八烷基硅烷键合硅胶；流动相：甲醇-水(65∶35)；检测波长 225nm。理论板数按木香烃内酯峰计算应不低于 6000。

1.3 对照品溶液的制备

精密称取木香烃内酯对照品、去氢木香内酯对照品适量，加甲醇制成每 1mL 各含 0.1mg 的混合溶液，即得。

1.4 供试品溶液的制备

称取本品粉末(过四号筛) 0.3g，精密称定，置于具塞锥形瓶中，精密加入甲醇 50mL，密塞，称定重量，放置过夜，超声处理(功率 250W，频率 50kHz)30min，取出，放冷，再称定重量，用甲醇补足减少的重量，摇匀，滤过，取续滤液，即得。

1.5 方法学验证结果

1.5.1 线性关系考察

木香烃内酯在 0.10185～2.54625μg，进样量与峰面积呈良好的线性关系。以峰面积为纵坐标 y，进样量(μg)为横坐标 x，线性方程 $y=1445.2\,x+4.9679$，$r=1$。去氢木香内酯在 0.1243～3.1075μg，进样量与峰面积呈良好的线性关系。以峰面积为纵坐标 y，进样量(μg)对数为横坐标 x，线性方程为 $y=1148.12\,x+3.2209$，$r=1$。

1.5.2 重复性试验

本方法重现性良好，木香烃内酯和去氢木香内酯 RSD 分别为 1.9%和 1.2% ($n=6$)。

1.5.3 准确度试验

木香烃内酯和去氢木香内酯加样回收率分别为 99.0%～101.9%和 99.1%～101.9%，平均回收率分别为 100.3%和 100.8%，RSD 为 1.3%和 1.0% ($n=6$)。

1.5.4 供试品溶液的稳定性

供试品溶液在 25h 内基本保持稳定，木香烃内酯和去氢木香内酯 RSD 均为 1.7% ($n=9$)。

1.6 样品测定结果

采用上述方法，分别精密吸取对照品溶液和供试品溶液各 10μL，注入液相色谱仪，测定了 6 批川木香药材和饮片的含量，木香烃内酯和去氢木香内酯总量结果为 2.9%～6.3%。对照品混合溶液和供试品溶液的色谱图如图 1-3-6 所示。

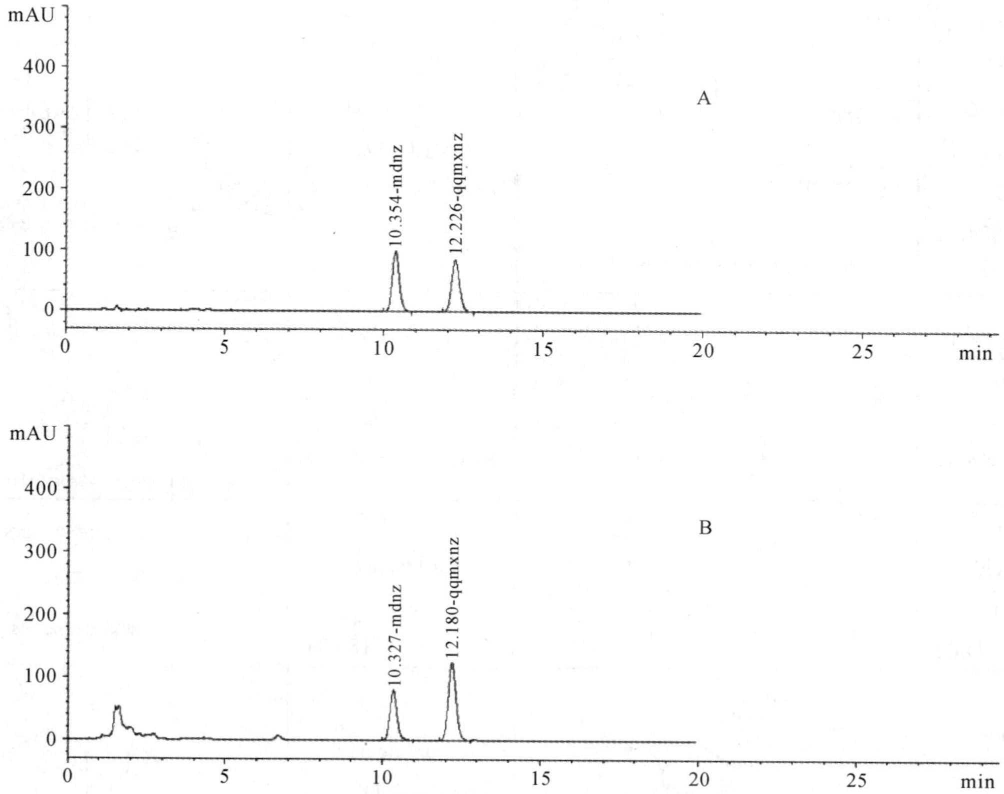

图 1-3-6 川木香含量测定高效液相色谱图

A. 木香烃内酯和去氢木香内酯对照品溶液；B. 供试品溶液

川木通

Chuanmutong

CLEMATIDIS ARMANDII CAULIS

【化学成分】

表 1-3-32a 川木通主要化学成分[114～116]

中英文名、化学式及相对分子质量	结构图	中英文名、化学式及相对分子质量	结构图
豆甾醇 Stigmasterol $C_{29}H_{48}O$ Exact Mass: 412.37	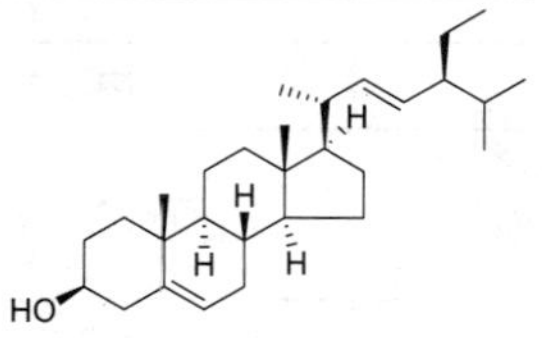 豆甾醇 Stigmasterol	5-羟甲基糠醛 5-Hydroxymethyl-2-furfural $C_6H_6O_3$ Exact Mass: 126.03	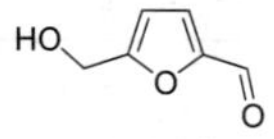 5-羟甲基糠醛 5-Hydroxymethyl-2-furfural
α-香树脂醇 *α*-Amyrin $C_{30}H_{50}O$ Exact Mass: 426.39	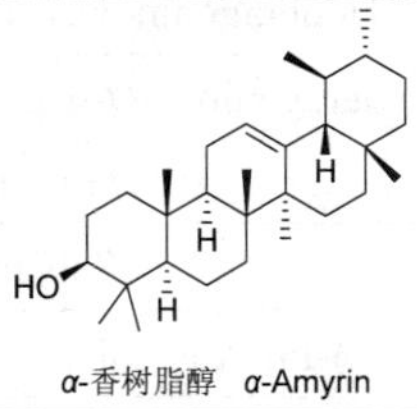 *α*-香树脂醇 *α*-Amyrin	*β*-香树脂醇 *β*-Amyrin $C_{30}H_{50}O$ Exact Mass: 426.39	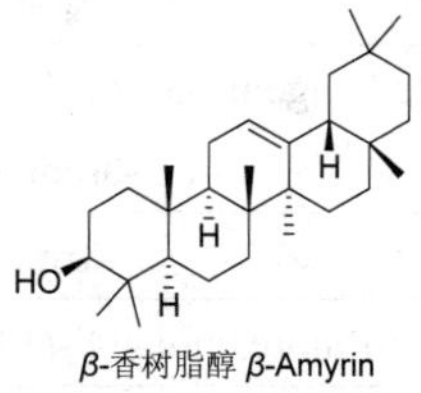 *β*-香树脂醇 *β*-Amyrin

续表

中英文名、化学式及相对分子质量	结构图	中英文名、化学式及相对分子质量	结构图
豆甾醇-3-*O*-*β*-D-葡萄糖苷 Stigmasterol-3-*O*-*β*-D-glucopyranoside $C_{35}H_{58}O_6$ Exact Mass: 574.42	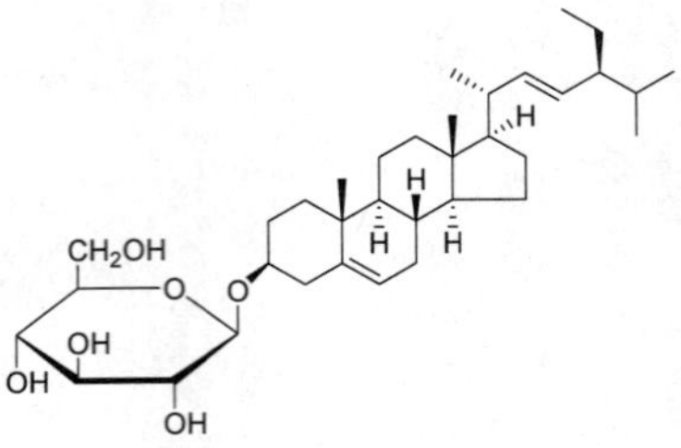 豆甾醇-3-*O*-*β*-D-吡喃葡萄糖苷 Stigmasterol-3-*O*-*β*-D-glucopyranoside	胡萝卜苷 Daucosterol $C_{35}H_{60}O_6$ Exact Mass: 576.44	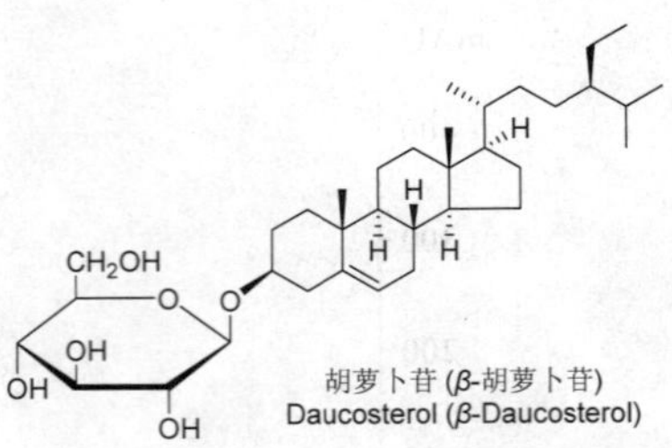 胡萝卜苷 (*β*-胡萝卜苷) Daucosterol (*β*-Daucosterol)
木栓酮(无羁萜) Friedelin $C_{30}H_{50}O$ Exact Mass: 426.39	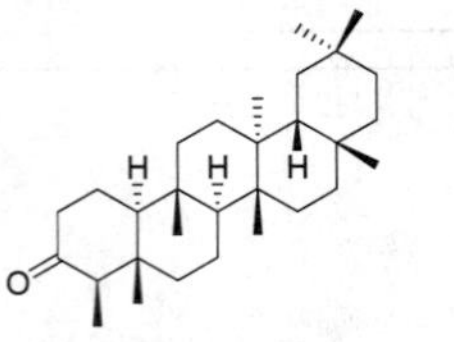 木栓酮 Friedelin	*β*-谷甾醇 *β*-Sitosterol $C_{29}H_{50}O$ Exact Mass: 414.39	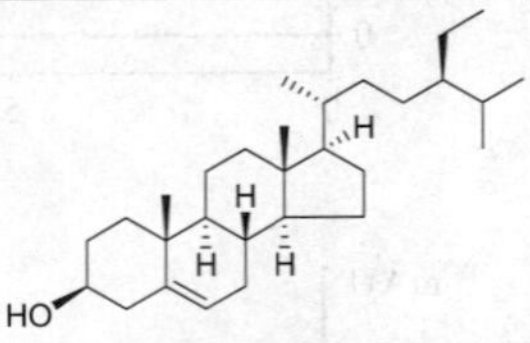 *β*-谷甾醇 (谷甾醇) *β*-Sitosterol (Sitosterol)
阿魏酸 Ferulic acid $C_{10}H_{10}O_4$ Exact Mass: 194.06	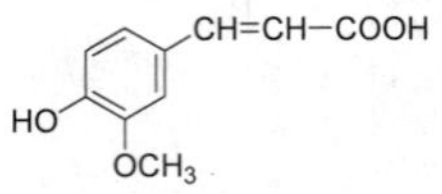 阿魏酸 Ferulic acid	咖啡酸 Caffeic acid $C_9H_8O_4$ Exact Mass: 180.04	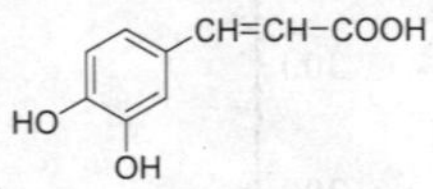 咖啡酸 Caffeic acid
Tachioside $C_{13}H_{18}O_8$ Exact Mass: 302.10	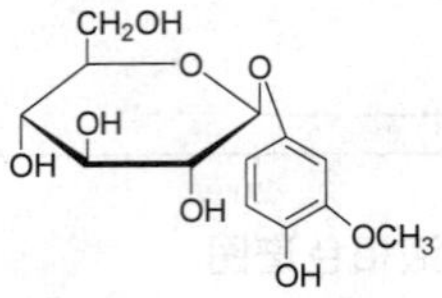 Tachioside	齐墩果酸 Oleanolic acid $C_{30}H_{48}O_3$ Exact Mass: 456.36	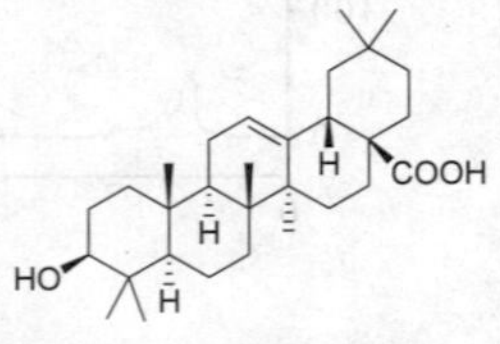 齐墩果酸 Oleanolic acid
鹅掌楸苷 Liriodendrin $C_{34}H_{46}O_{18}$ Exact Mass: 742.27	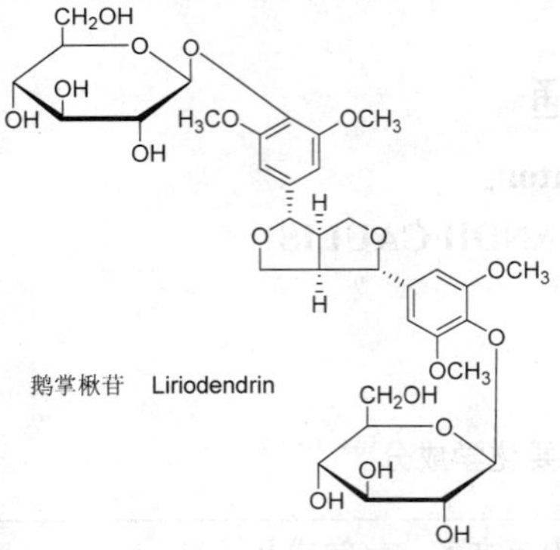 鹅掌楸苷 Liriodendrin		

表 1-3-32b 川木通其他主要化学成分[114~116]

中英文名	中英文名
葡萄糖 Glucose	正二十二烷酸
3*β*-羟基豆甾-5,22-二烯-7-酮	5*α*-豆甾烷-3*β*,6*α*-二醇
3-甲氧基-4-羟基-苯甲酸	Hederagenin-3-*O*-*α*-L-arabinopyranoside
Hederagenin-3-*O*-*α*-L-rhamnopyranosyl(1→2)-*α*-L-arabinopyranoside	Hederagenin-3-*O*-*α*-L-arabinopyranosyl(1→2)-*α*-L-arabinopyranoside
Armandiside	Salvadoraside
(+)-Pinoresinol 4,4'-*O*-bis-*β*-D-glucopyranoside	(+)-Pinoresinol 4'-*O*-*β*-D-glucopyranoside

续表

中英文名	中英文名
3-*O*-*β*-D-Glupyranosyl-28-*O*-*β*-D-galactopyranosyl(1→6)-[*α*-L-rhamnopyranosyl 1→2)]-*β*-D-glucopyranosyl-3*β*-hydroxy-olean-12-en-28-oate	铁线莲亭(5,4'-二羟基-3'-甲氧基-黄酮-7-*O*-(1",6"-*O*-*β*-L-吡喃鼠李糖)-*β*-吡喃葡萄糖苷) Clematine
(+)-Syringaresinol-4'-*β*-D-glucopyranoside	(+)-Lariciresinol 4,4'-*O*-bis-*β*-D-glucopyranoside
(+)-Lariciresinol 4-*O*-*β*-D-glucopyranoside	(+)-Lariciresinol 4'-*O*-*β*-D-glucopyranoside
2,7-二甲氧基-5-甲基色原酮	24-乙基-5*α*-胆甾-3*β*,6*α*-二醇
七叶内酯二甲醚	勾儿茶素 Berchemolide

【分析方法】

1 高效液相色谱法测定川木通中齐墩果酸的含量[117]

1.1 仪器

Agilent 1100 型高效液相色谱仪，配有二极管阵列检测器。

1.2 色谱条件

色谱柱：Alltima C_{18} 柱(250mm×4.6mm，5μm)；流动相：甲醇-水-冰醋酸-三乙胺(89∶11∶0.04∶0.02)；流速 1.0mL/min；检测波长 207nm；柱温 45℃；分析时间约 16min。

1.3 对照品溶液的制备

取齐墩果酸对照品，用适量甲醇溶解。

1.4 供试品溶液的制备

取药材粉末 5g，用 50mL 甲醇超声提取 3 次，每次 30min，合并提取液，减压浓缩至约 25mL，加入 3mL 盐酸后加热回流 2h，向水解液中加 10mL 水，用二氯甲烷萃取(30mL×3)，合并萃取液，挥干溶剂，残渣用甲醇溶解并定容至 5mL，滤过，即得。

川贝母

Chuanbeimu

FRITILLARIAE CIRRHOSAE BULBUS

【化学成分】

表 1-3-33 川贝母主要化学成分[118, 119]

中英文名、化学式及相对分子质量	结构图	中英文名、化学式及相对分子质量	结构图
E-3,4,5-三甲氧基肉桂酸 *E*-3,4,5-Trimethoxy-cinnamic acid $C_{12}H_{14}O_5$ Exact Mass: 238.08	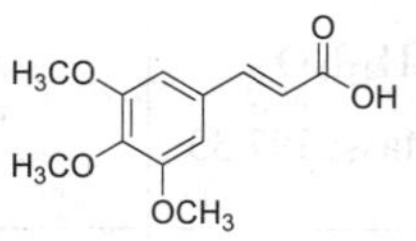 *E*-3,4,5-三甲氧基肉桂酸 *E*-3,4,5-Trimethoxycinnamic acid	反-对甲氧基肉桂酸 *E*-*p*-Methoxycinnamic acid $C_{10}H_{10}O_3$ Exact Mass: 178.06	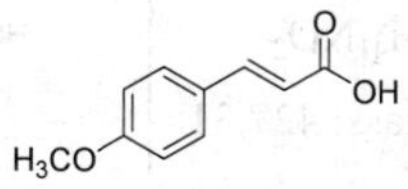 反-对甲氧基肉桂酸 *E*-*p*-Methoxycinnamic acid
阿魏酸 Ferulic acid $C_{10}H_{10}O_4$ Exact Mass: 194.06	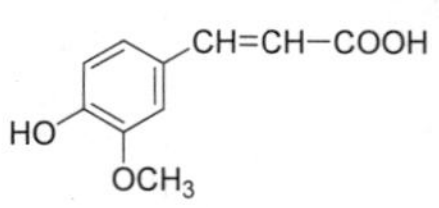 阿魏酸 Ferulic acid	咖啡酸 Caffeic acid $C_9H_8O_4$ Exact Mass: 180.04	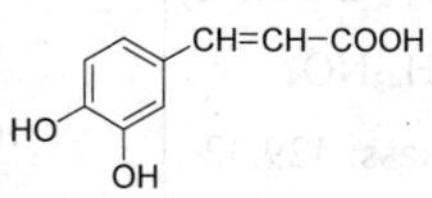 咖啡酸 Caffeic acid

续表

中英文名、化学式及相对分子质量	结构图	中英文名、化学式及相对分子质量	结构图
反-对羟基肉桂酸 *E-p*-Hydroxycinnamic acid $C_9H_8O_3$ Exact Mass: 164.05	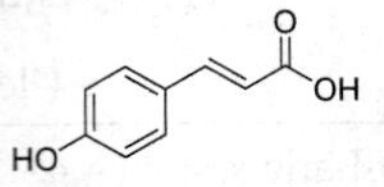 反-对羟基肉桂酸 *E-p*-Hydroxycinnamic acid	反-对羟基肉桂酸甲酯 *E-p*-Hydroxycinnamic acid methyl ester $C_{10}H_{10}O_3$ Exact Mass: 178.06	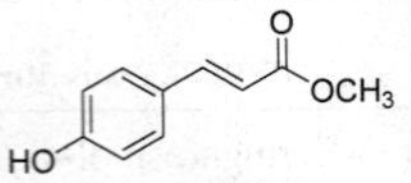 反-对羟基肉桂酸甲酯 *E-p*-Hydroxycinnamic acid methyl ester
1-*O*-阿魏酰甘油酯 1-*O*-Feruloylglycerol $C_{13}H_{16}O_6$ Exact Mass: 268.09	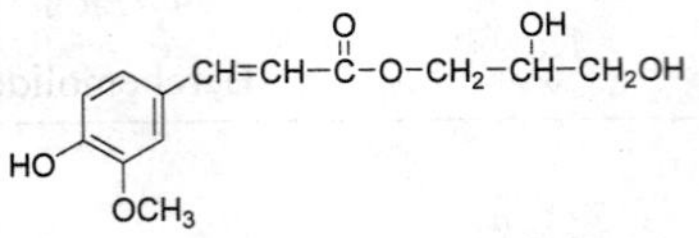 1-*O*-阿魏酰甘油酯　1-*O*-Feruloylglycerol	*β*-谷甾醇 *β*-Sitosterol $C_{29}H_{50}O$ Exact Mass: 414.39	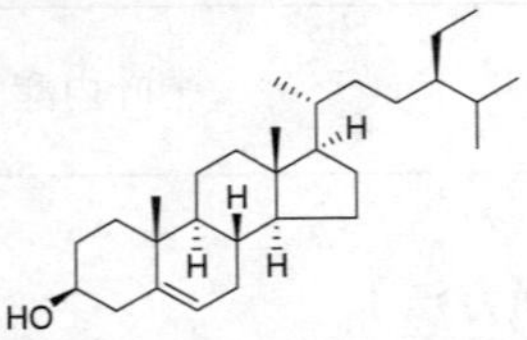 *β*-谷甾醇 (谷甾醇)　*β*-Sitosterol (Sitosterol)
腺苷 Adenosine $C_{10}H_{13}N_5O_4$ Exact Mass: 267.10	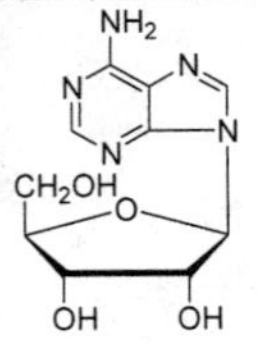 腺苷　Adenosine	反-肉桂酸 *E*-Cinnamic acid $C_9H_8O_2$ Exact Mass: 148.05	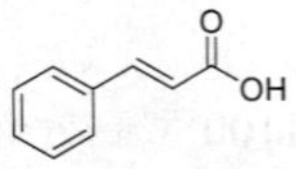 反-肉桂酸　*E*-Cinnamic acid
单棕榈酸甘油酯 2-Monopalmitin $C_{19}H_{38}O_4$ Exact Mass: 330.28	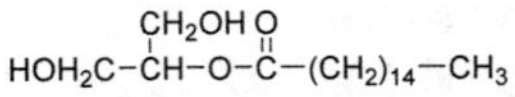 单棕榈酸甘油酯　2-Monopalmitin	尿嘧啶 Uracil $C_4H_4N_2O_2$ Exact Mass: 112.03	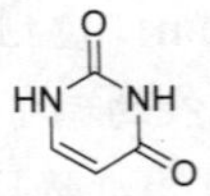 尿嘧啶　Uracil
川贝酮 Chuanbeinone $C_{27}H_{43}NO_2$ Exact Mass: 413.33	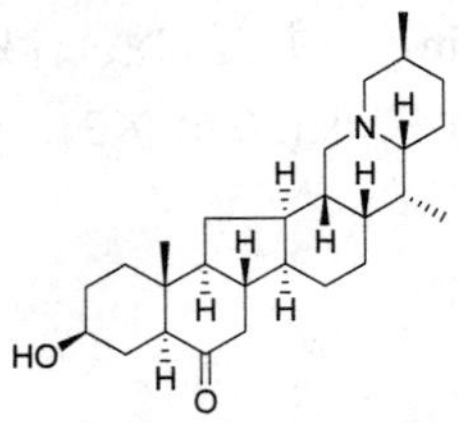 川贝酮　Chuanbeinone	胡萝卜苷 Daucosterol $C_{35}H_{60}O_6$ Exact Mass: 576.44	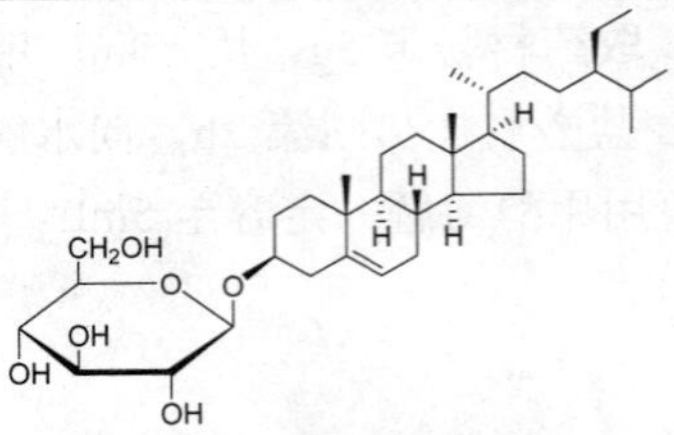 胡萝卜苷 (*β*-胡萝卜苷)　Daucosterol (*β*-Daucosterol)
西贝碱 Sipeimine (Imperialine) $C_{27}H_{43}NO_3$ Exact Mass: 429.32	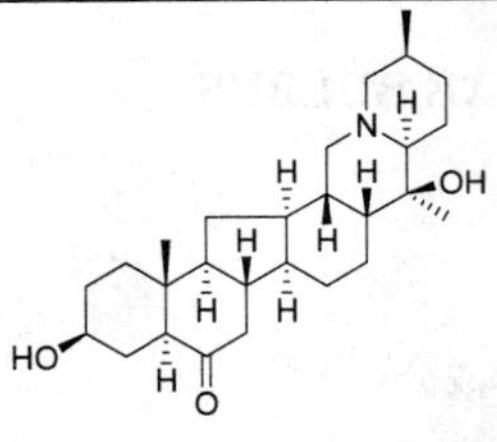 西贝碱　Sipeimine (Imperialine)	贝母素甲 Peimine (Verticine) $C_{27}H_{45}NO_3$ Exact Mass: 431.34	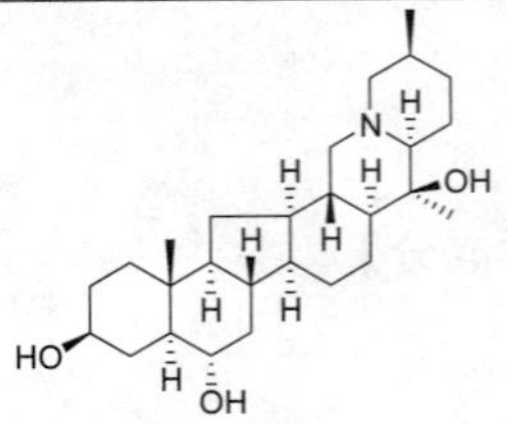 贝母素甲　Peimine (Verticine)
贝母辛 Peimisine $C_{27}H_{41}NO_3$ Exact Mass: 427.31	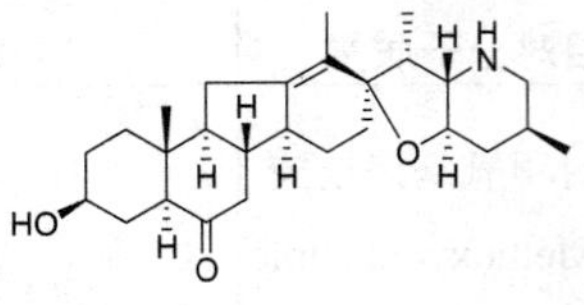 贝母辛　Peimisine	茄啶 Solanidine $C_{27}H_{43}NO$ Exact Mass: 397.33	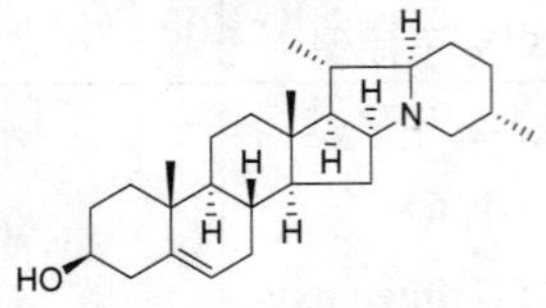 茄啶　Solanidine
贝母素乙 Peiminine (Verticinone) $C_{27}H_{43}NO_3$ Exact Mass: 429.32	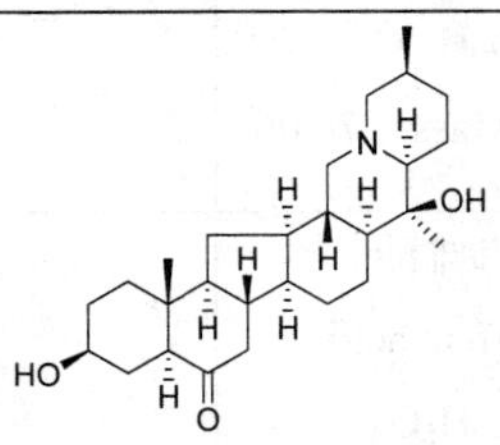 贝母素乙　Peiminine(Verticinone)		

【分析方法】

1 高效液相色谱法测定川贝母中贝母辛的含量[120]

1.1 仪器

Agilent 1100高效液相色谱仪，Alltech 2000蒸发光散射检测器。

1.2 色谱条件

色谱柱：Agilent Hypersil BDS-C_{18}柱(250mm×4.0mm，5μm)；流动相：乙腈-水-二乙胺(37∶63∶0.03)；流速 1.0mL/min；蒸发光散射检测器参数：漂移管温度 115℃，载气流速 3.0L/min；分析时间约 10min。

1.3 对照品溶液的制备

称取贝母辛对照品，用适量甲醇溶解。

1.4 供试品溶液的制备

称取药材粉末 2g，加氨水 4mL浸润 1h后，再加入 40mL氯仿-甲醇(4∶1)溶液，加热回流 2h，滤过，取续滤液25mL，挥干溶剂，残渣加甲醇溶解并定容至1mL。

川牛膝

Chuanniuxi

CYATHULAE RADIX

【化学成分】

表 1-3-34 川牛膝主要化学成分[121～123]

中英文名、化学式及相对分子质量	结构图	中英文名、化学式及相对分子质量	结构图
β-谷甾醇 *β*-Sitosterol $C_{29}H_{50}O$ Exact Mass: 414.39	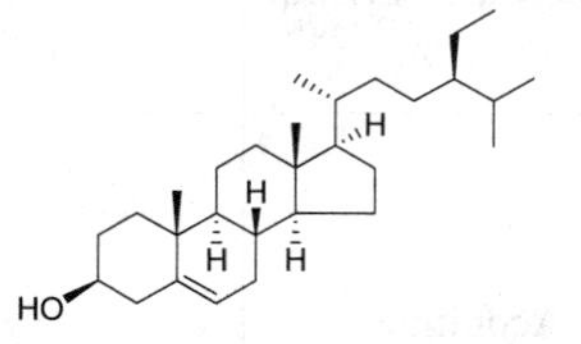 *β*-谷甾醇 (谷甾醇) *β*-Sitosterol (Sitosterol)	阿魏酸 Ferulic acid $C_{10}H_{10}O_4$ Exact Mass: 194.06	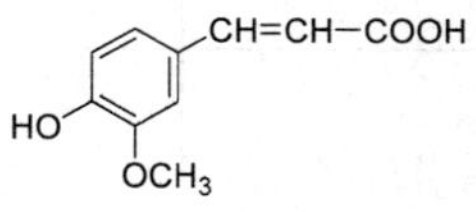 阿魏酸 Ferulic acid
蜕皮甾酮(促脱皮甾酮) Ecdysterone $C_{27}H_{44}O_7$ Exact Mass: 480.31	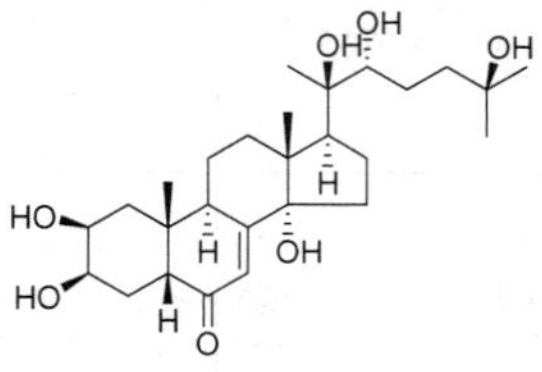 蜕皮甾酮 Ecdysterone	红甾酮 Rubrosterone $C_{19}H_{26}O_5$ Exact Mass: 334.18	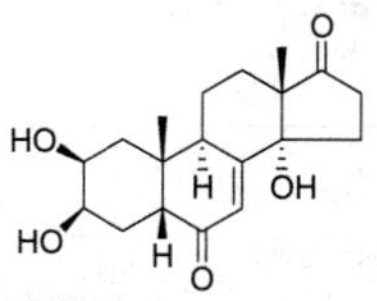 红甾酮 Rubrosterone

除以上化学成分外，川牛膝还含有杯苋甾酮、牛膝多糖等。

【分析方法】

1 高效液相色谱法测定川牛膝中杯苋甾酮的含量[124]

1.1 仪器

Shimadzu LC-8A高效液相色谱仪。

1.2 色谱条件

色谱柱：YWG C_{18}柱(250mm×4.6mm，5μm)；流动相：甲醇-水(35∶65)；流速 1.0mL/min；检测波长 243nm；柱温 35℃；分析时间约 25min。

1.3 对照品溶液的制备

称取杯苋甾酮对照品，用适量甲醇溶解。

1.4 供试品溶液的制备

称取药材粉末1g，用20mL甲醇回流1h，提取液滤过，即得。

川乌
Chuanwu
ACONITI RADIX

【化学成分】

表 1-3-35a 川乌主要化学成分[125, 126]

中英文名、化学式及相对分子质量	结构图	中英文名、化学式及相对分子质量	结构图
甘草素 Liquiritigenin $C_{15}H_{12}O_4$ Exact Mass: 256.07	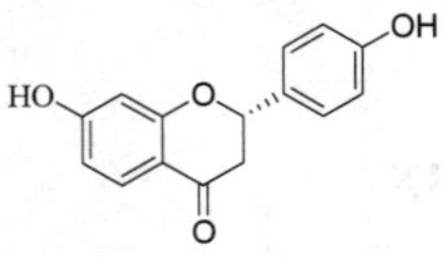 甘草素 Liquiritigenin	异甘草素 Isoliquiritigenin $C_{15}H_{12}O_4$ Exact Mass: 256.07	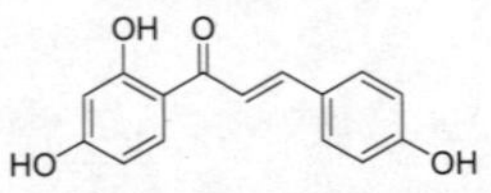 异甘草素 Isoliquiritigenin
纤细薯蓣皂苷 Gracillin $C_{45}H_{72}O_{17}$ Exact Mass: 884.48	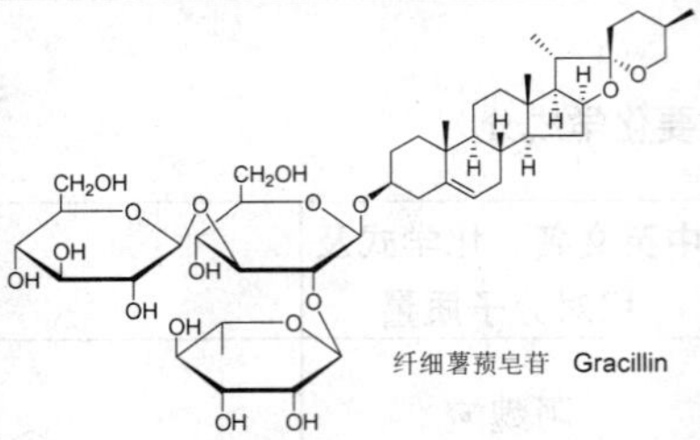 纤细薯蓣皂苷 Gracillin	尼奥林(新乌碱) Neoline $C_{24}H_{39}NO_6$ Exact Mass: 437.28	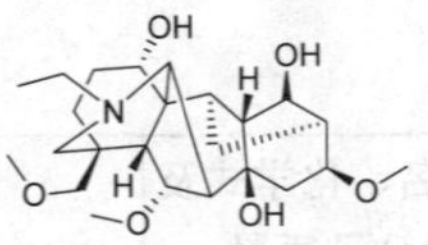 尼奥林(新乌碱) Neoline
甘草黄苷(甘草苷) Liquiritin $C_{21}H_{22}O_9$ Exact Mass: 418.13	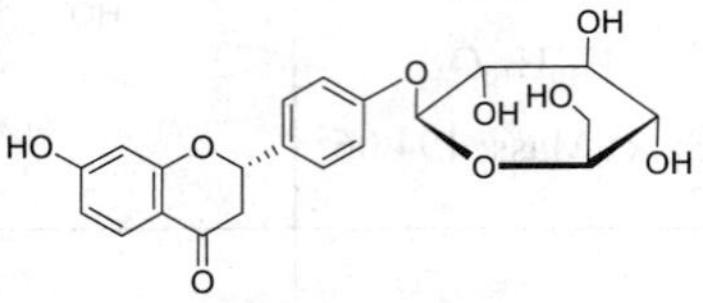 甘草黄苷 (甘草苷) Liquiritin	乌头碱 Aconitine $C_{34}H_{47}NO_{11}$ Exact Mass: 645.31	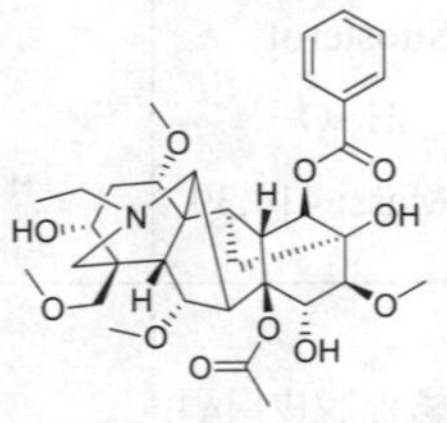 乌头碱 Aconitine
次乌头碱 Hypaconitine $C_{33}H_{45}NO_{10}$ Exact Mass: 615.30	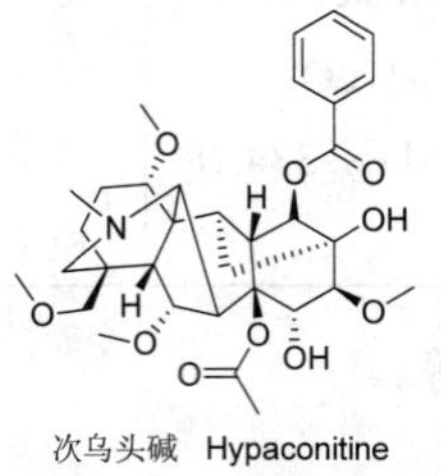 次乌头碱 Hypaconitine	中乌头碱(新乌头碱) Mesaconitine $C_{33}H_{45}NO_{11}$ Exact Mass: 631.3	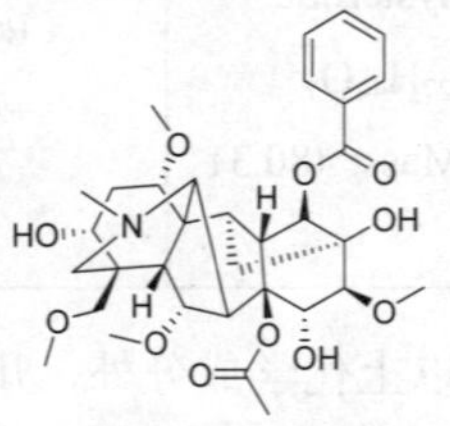 中乌头碱 Mesaconitine
苯甲酰新乌头碱 Benzoylmesaconine $C_{31}H_{43}NO_{10}$ Exact Mass: 589.29	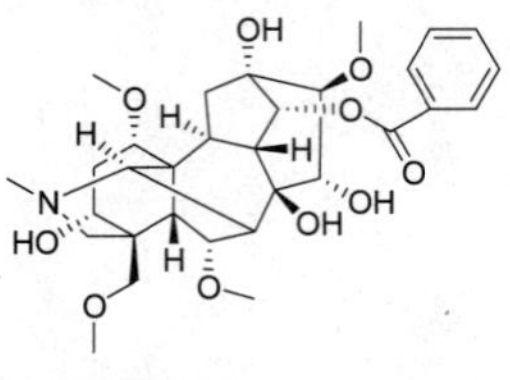 苯甲酰新乌头碱 Benzoylmesaconine	苯甲酰次乌头碱 Benzoylhypaconine $C_{31}H_{43}NO_9$ Exact Mass: 573.29	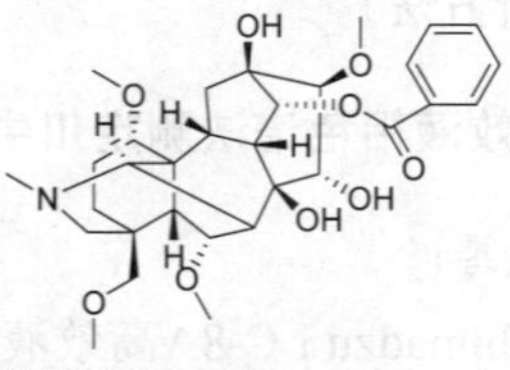 苯甲酰次乌头碱 Benzoylhypaconine

表 1-3-35b 川乌其他主要化学成分[125, 126]

中英文名	中英文名
14-*O*-Cinnamoylneoline	14-*O*-Anisoylneoline
14-*O*-Veratroylneoline	Lipo-14-*O*-anisoylbikhaconine
14-*O*-乙酰尼奥林 14-*O*-Acetylneoline	Foresaconitine
Crassicauline A	Lipohypaconitine
Lipoforesaconitine	Lipoyunanaconitine
(2*S*,3*S*,4*R*,8*E*)-2-[(2'*R*)-2'-Hydroxylignoceroylamino]-8(*E*)-octadecene-1,3,4-triol	(2*S*,3*S*,4*R*,8*E*)-2-[(2'*R*)-2'-Hydroxylignoceroylamino]-8(*E*)-octadecene-1,3,4-triol
6''-*O*-Acetylliquiritin	

【分析方法】

1 高效液相色谱法川乌和制川乌中单酯及双酯型生物碱成分的含量[127]

1.1 仪器

Shimadzu 10AD 高效液相色谱仪。

1.2 色谱条件

色谱柱：Diamonsil^{TM} C_{18}柱(250mm×4.6mm，5μm)；流动相：A 相为乙腈-四氢呋喃(25∶15)，B 相为 0.1mol/L 醋酸铵；梯度洗脱程序：0～15min 15%～22% A，15～60min 22% A；流速 0.8mL/min；检测波长 235nm；柱温室温。

1.3 对照品溶液的制备

称取乌头碱、次乌头碱和新乌头碱对照品，用适量异丙醇-氯仿(1∶1)溶解；取苯甲酰新乌头碱和苯甲酰次乌头碱对照品，用适量异丙醇溶解。

1.4 供试品溶液的制备

称取药材粉末 1g，加入 1mL 氨试液和 50mL 异丙醇-乙酸乙酯(1∶1)溶液，超声提取 30min，滤过；取续滤液 25mL，挥干溶剂，残渣用 3mL 异丙醇-氯仿(1∶1)溶液溶解，滤过，即得。

川芎

Chuanxiong

CHUANXIONG RHIZOMA

【化学成分】

表 1-3-36a 川芎主要化学成分[128～130]

中英文名、化学式及相对分子质量	结构图	中英文名、化学式及相对分子质量	结构图
Z-6,8′,7,3′-二聚藁本内酯 *Z*-6,8′,7,3′-Diligustilide $C_{24}H_{28}O_4$ Exact Mass: 380.20	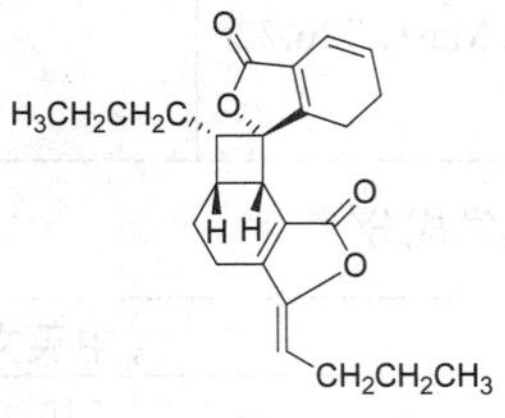 Z-6 ,8′,7 ,3′-二聚藁本内酯 Z-6 ,8′,7 ,3′-Diligustilide	4-羟基-3-丁基苯肽 4-Hydroxy-3-butylphthalide $C_{12}H_{14}O_3$ Exact Mass: 206.09	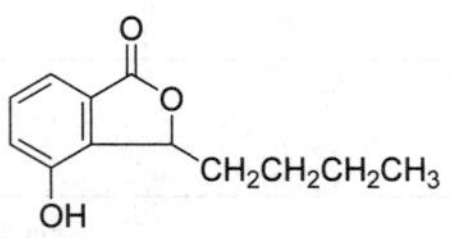 4-羟基-3-丁基苯肽 4-Hydroxy-3-butylphthalide

续表

中英文名、化学式及相对分子质量	结构图	中英文名、化学式及相对分子质量	结构图
川芎三萜 Xiongterpene $C_{39}H_{54}O_5$ Exact Mass: 602.40	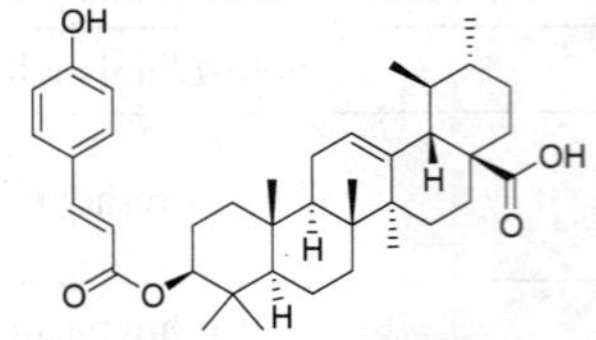 川芎三萜 Xiongterpene	蛇床内酯 Cnidilide $C_{12}H_{18}O_2$ Exact Mass: 194.13	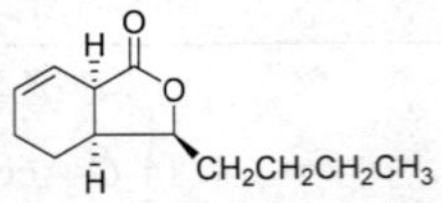 蛇床内酯 Cnidilide
新蛇床内酯 Neocnidilide $C_{12}H_{18}O_2$ Exact Mass: 194.13	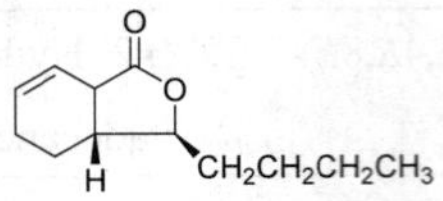 新蛇床内酯 Neocnidilide	洋川芎内酯 Senkyunolide $C_{12}H_{16}O_2$ Exact Mass: 192.12	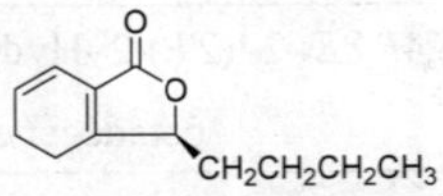 洋川芎内酯 Senkyunolide
川芎嗪 Chuanxiongzine $C_8H_{12}N_2$ Exact Mass: 136.10	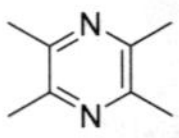 川芎嗪 Chuanxiongzine	香草酸(香荚兰酸) Vanillic acid $C_8H_8O_4$ Exact Mass: 168.04	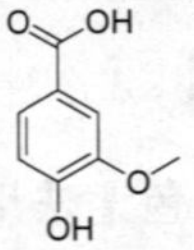 香草酸 Vanillic acid
亚油酸 Linoleic acid $C_{18}H_{32}O_2$ Exact Mass: 280.24	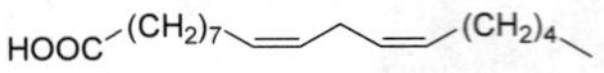 亚油酸 Linoleic acid	十六烷酸(棕榈酸) Hexadecanoic acid (Palmitic acid) $C_{16}H_{32}O_2$ Exact Mass: 256.24	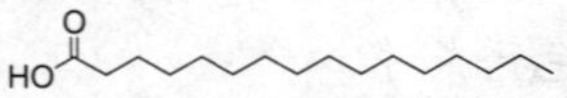 十六烷酸 (棕榈酸) Hexadecanoic acid (Palmitic acid)
原儿茶酸 Protocatechuic acid $C_7H_6O_4$ Exact Mass: 154.03	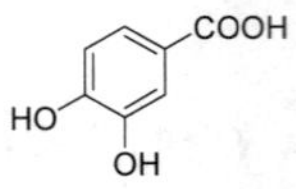 原儿茶酸 Protocatechuic acid	阿魏酸 Ferulic acid $C_{10}H_{10}O_4$ Exact Mass: 194.06	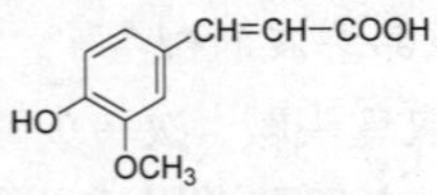 阿魏酸 Ferulic acid
匙叶桉油烯醇 Spathulenol $C_{15}H_{24}O$ Exact Mass: 220.18	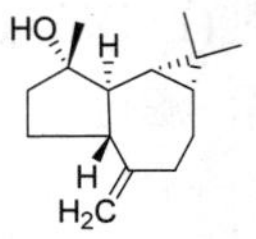 匙叶桉油烯醇 Spathulenol	*β*-谷甾醇 *β*-Sitosterol $C_{29}H_{50}O$ Exact Mass: 414.39	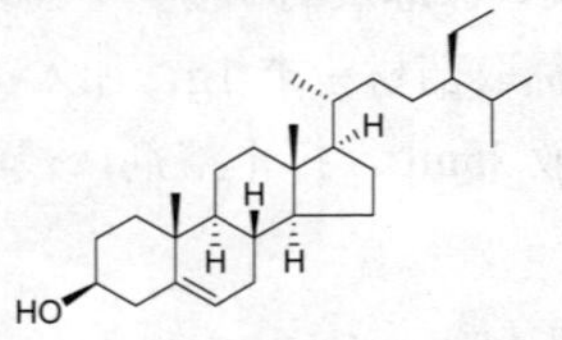 *β*-谷甾醇 (谷甾醇) *β*-Sitosterol (Sitosterol)
大黄酚 Chrysophanol $C_{15}H_{10}O_4$ Exact Mass: 254.06	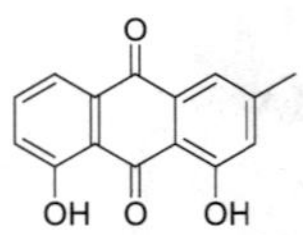 大黄酚 Chrysophanol	咖啡酸 Caffeic acid $C_9H_8O_4$ Exact Mass: 180.04	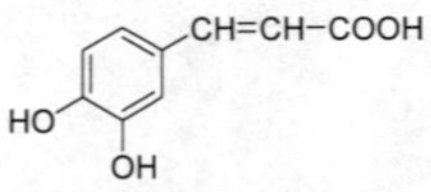 咖啡酸 Caffeic acid
胡萝卜苷 Daucosterol $C_{35}H_{60}O_6$ Exact Mass: 576.44	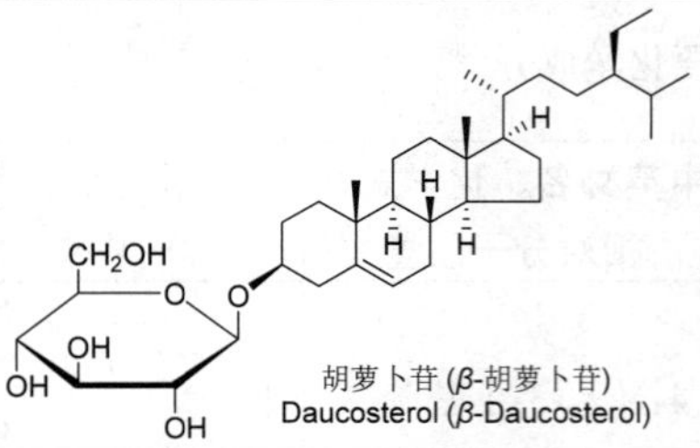 胡萝卜苷 (*β*-胡萝卜苷) Daucosterol (*β*-Daucosterol)	洋川芎醌 Senkyunone $C_{22}H_{30}O_2$ Exact Mass: 326.22	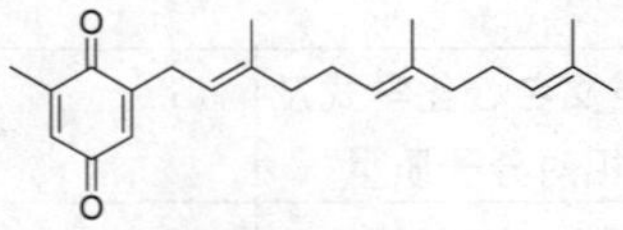 洋川芎醌 Senkyunone

表 1-3-36b 川芎其他主要化学成分[128～130]

中英文名	中英文名
正十六烷酸 *n*-Hexadecanoic acid	4,7-二羟基-3-丁基苯酞 4,7-Dihydroxy-3-butylphthalide

续表

中英文名	中英文名
藁本内酯 Ligustilide	黑麦草碱 Pelolyrine
4 ,5-二氢-3-丁基苯肽 4,5-Dihydro-3-butylphthalide	*Z*, *Z'*-6,6′,7,3′*α*-二聚藁本内酯 *Z,Z'*-6,6′,7,3′*α*-Diligustilide
Z'-3,8二氢-6,6′,7,3′*α*-二聚藁本内酯 *Z'*-3,8-Dihydro-6,6′,7,3′*α*-diligustilide	蔗糖 Sucrose

【分析方法】

1 高效液相色谱法同时测定川芎中的四种内酯类化合物[131]

1.1 仪器

HP 1100 高效液相色谱仪。

1.2 色谱条件

色谱柱：Eclipse XDB-C_8 柱(150mm×4.6mm，5μm)；流动相：A 相为甲醇，B 相为 1%乙酸水；梯度洗脱程序：0～15min 55%～100% A；流速 0.8mL/min；检测波长 280nm；柱温 30℃；进样体积 10μL。

1.3 对照品溶液的制备

称取洋川芎内酯-H、洋川芎内酯-I、瑟丹酸内酯和藁本内酯对照品，分别用适量甲醇溶解。

1.4 供试品溶液的制备

称取药材粉末5g，用适量80%乙醇超声提取2次，每次30min，滤过，合并滤液，用无水乙醇定容至100mL，滤过，即得。

2 高效液相色谱法测定川芎中丁烯苯酞的含量[132]

2.1 仪器

Agilent 1100 型液相色谱仪。

2.2 色谱条件

色谱柱：Hypersil ODS-18 柱(150mm×4.6mm，5μm)；流动相：甲醇-5%异丙醇水溶液(60∶40)；流速 1.0mL/min；检测波长 230nm；柱温 25℃；分析时间 25min。

2.3 对照品溶液的制备

称取丁烯苯酞对照品，用适量甲醇溶解。

2.4 供试品溶液的制备

称取药材粉末 2g，用适量甲醇超声提取 3 次，每次 20min，滤过，合并提取液，最后用甲醇定容至 50mL，即得。

3 高效液相色谱法法测定川芎中阿魏酸和香草醛的含量[133]

3.1 仪器

Waters 高效液相色谱仪，配有 2996 二极管阵列检测器。

3.2 色谱条件

色谱柱：Xterra ODS 柱(250mm×4.6mm，5μm)；流动相：甲醇-0.05%冰醋酸(35∶65)；流速 0.5mL/min；检测波长 310nm；柱温室温；分析时间约 30min。

3.3 对照品溶液的制备

称取阿魏酸和香草醛对照品，用适量甲醇溶解。

3.4 供试品溶液的制备

称取药材粉末 1g，用快速溶剂萃取仪提取，提取液挥干溶剂，残渣用甲醇溶解并定容至 25mL，滤过，即得。

川射干

Chuanshegan

IRIDIS TECTURI RHIZOMA

【化学成分】

表 1-3-37 川射干主要化学成分[134]

中英文名、化学式及相对分子质量	结构图	中英文名、化学式及相对分子质量	结构图
鸢尾苷(射干苷，鸢尾黄酮苷) Tectoridin $C_{22}H_{22}O_{11}$ Exact Mass: 462.12	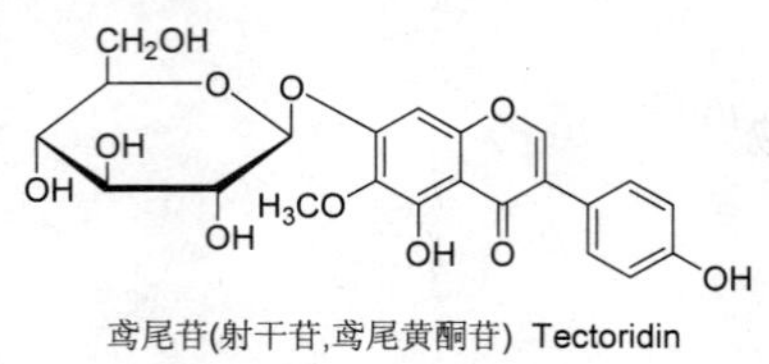 鸢尾苷(射干苷,鸢尾黄酮苷) Tectoridin	野鸢尾苷 Iridin $C_{24}H_{26}O_{13}$ Exact Mass: 522.14	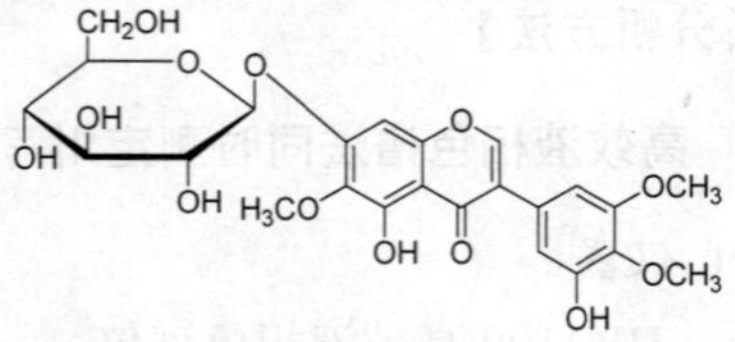 野鸢尾苷 Iridin
鸢尾甲苷A Iristectorin A $C_{23}H_{24}O_{12}$ Exact Mass: 492.13	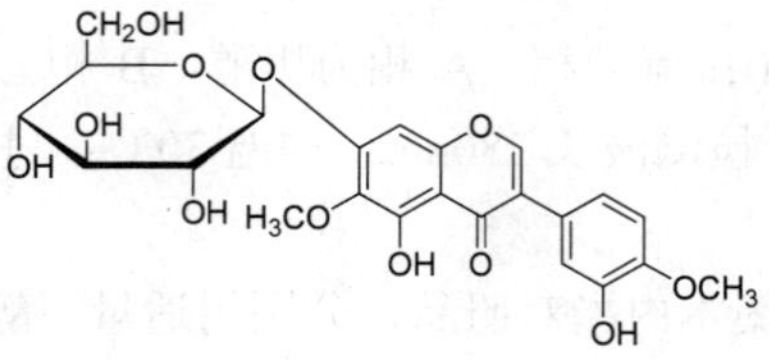 鸢尾甲苷 A Iristectorin A	点地梅双糖苷 Tectoruside $C_{21}H_{30}O_{13}$ Exact Mass: 490.17	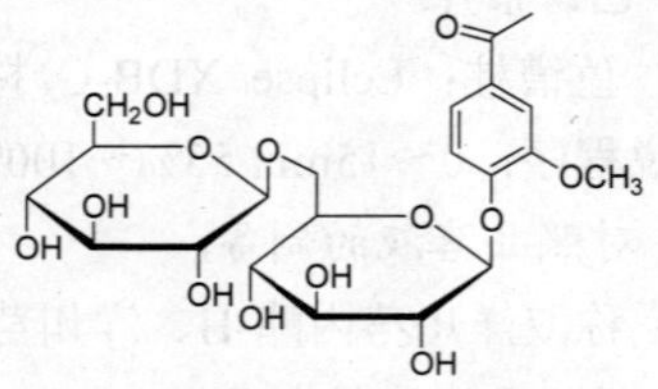 点地梅双糖苷 Tectoruside
鸢尾苷元 Tectorigenin $C_{16}H_{12}O_6$ Exact Mass: 300.06	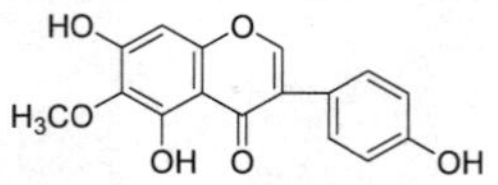 鸢尾苷元 Tectorigenin	鸢尾甲黄素 A Iristectorigenin A $C_{17}H_{14}O_7$ Exact Mass: 330.07	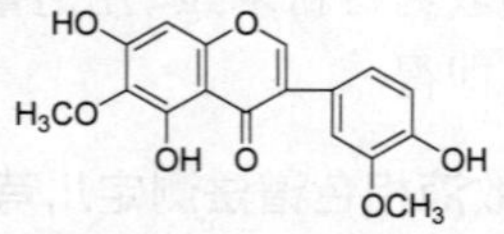 鸢尾甲黄素 A Iristectorigenin A
染料木素 Genistein $C_{15}H_{12}O_5$ Exact Mass: 272.07	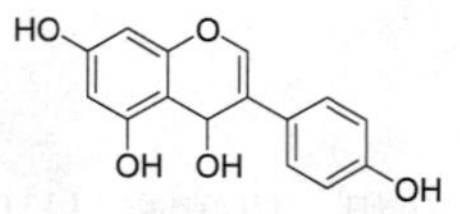 染料木素 Genistein	野鸢尾黄素 Irigenin $C_{18}H_{16}O_8$ Exact Mass: 360.08	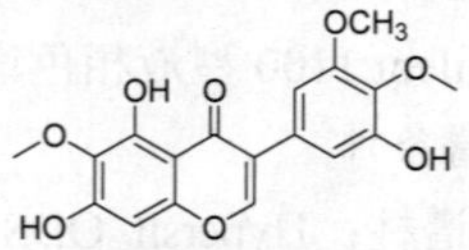 野鸢尾黄素 Irigenin

除以上化学成分外，川射干还含有二甲基鸢尾苷元等。

川楝子

Chuanlianzi

TOOSENDAN FRUCTUS

【化学成分】

表 1-3-38 川楝子主要化学成分[135~137]

中英文名、化学式及相对分子质量	结构图	中英文名、化学式及相对分子质量	结构图
Medioresinol $C_{21}H_{24}O_7$ Exact Mass: 388.15	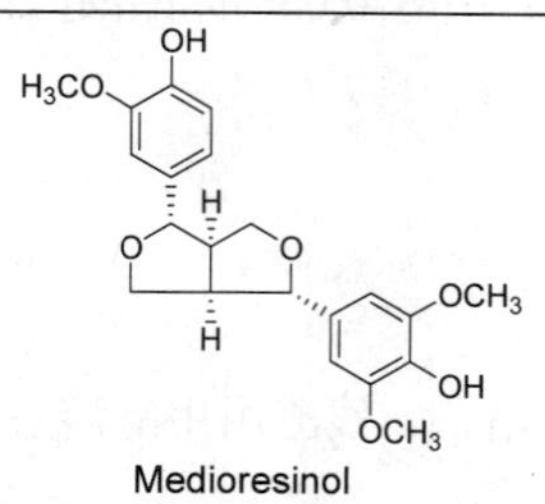 Medioresinol	(+)Balanophonin $C_{20}H_{20}O_6$ Exact Mass: 356.13	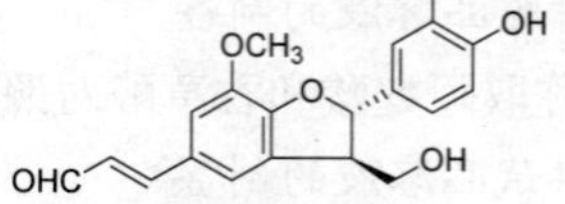 (+)Balanophonin

续表

中英文名、化学式及相对分子质量	结构图	中英文名、化学式及相对分子质量	结构图
表松脂醇 *epi*-Pinoresinol $C_{20}H_{22}O_6$ Exact Mass: 358.14	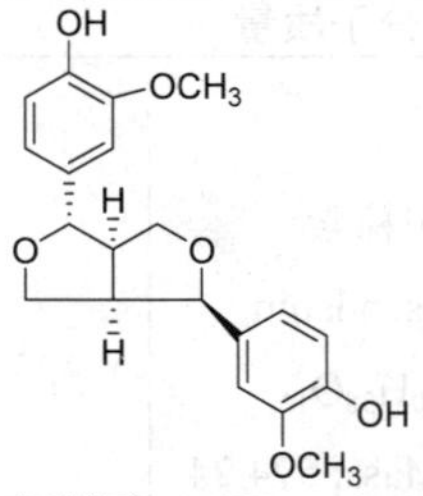 表松脂醇 *epi*-Pinoresinol	Clemaphenol A $C_{20}H_{22}O_6$ Exact Mass: 358.14	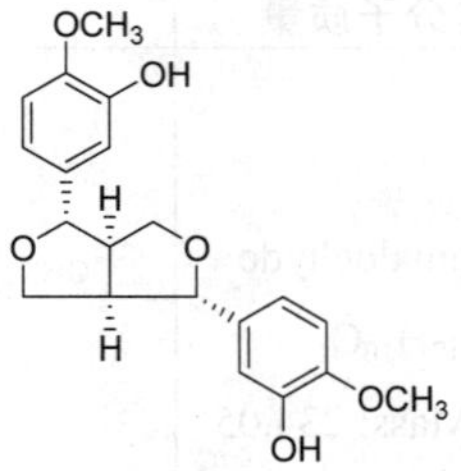 Clemaphenol A
(−)-Balanophonin $C_{20}H_{20}O_6$ Exact Mass: 356.13	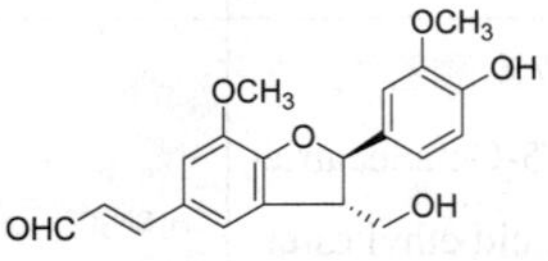 (−)-Balanophonin	Evofolin B $C_{17}H_{18}O_6$ Exact Mass: 318.11	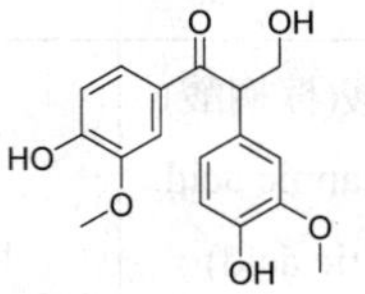 Evofolin B
槲皮素 Quercetin $C_{15}H_{10}O_7$ Exact Mass: 302.04	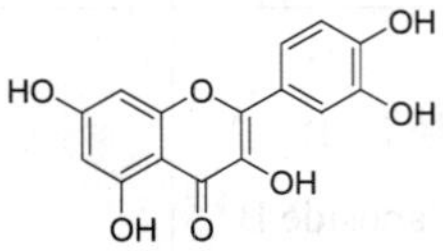 槲皮素 Quercetin	异槲皮苷 Isoquercitrin $C_{21}H_{20}O_{12}$ Exact Mass: 464.10	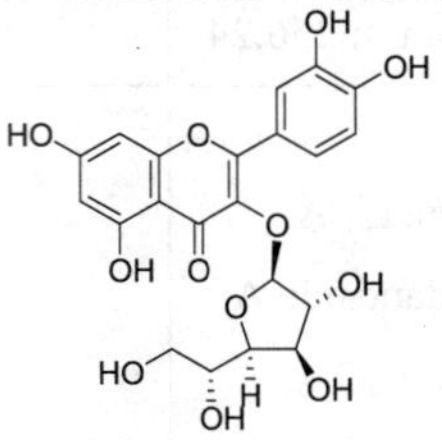 异槲皮苷 Isoquercitrin
芦丁 Rutin $C_{27}H_{30}O_{16}$ Exact Mass: 610.15	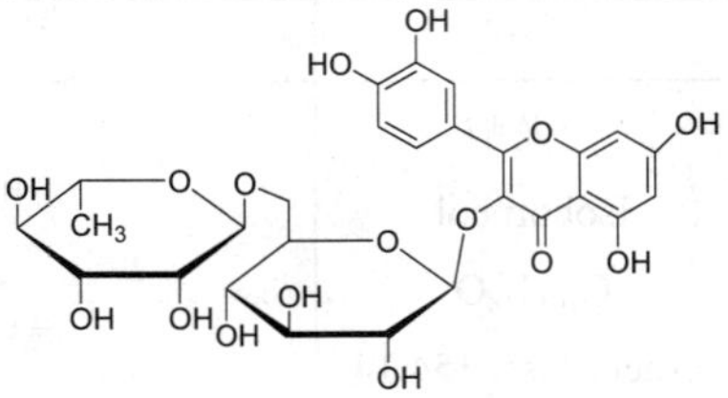 芦丁 Rutin	阿魏酸 Ferulic acid $C_{10}H_{10}O_4$ Exact Mass: 194.06	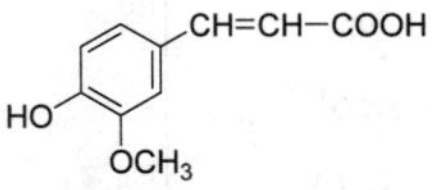 阿魏酸 Ferulic acid
对羟基苯甲醛 *p*-Hydroxybenzaldehyde $C_7H_6O_2$ Exact Mass: 122.04	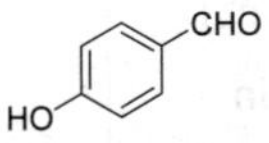 对羟基苯甲醛 *p*-Hydroxybenzaldehyde	松柏醛 Coniferylaldehyde $C_{10}H_{10}O_3$ Exact Mass: 178.06	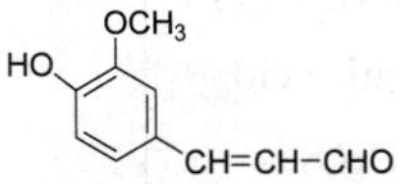 松柏醛 Coniferylaldehyde
丁香酸 Syringic acid $C_9H_{10}O_5$ Exact Mass: 198.05	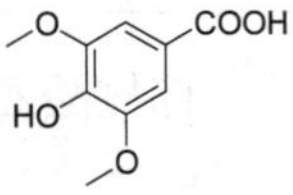 丁香酸 Syringic acid	异香草酸 Isovanillic acid $C_8H_8O_4$ Exact Mass: 168.04	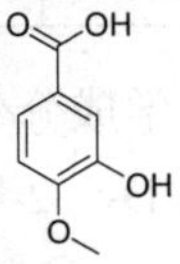 异香草酸 Isovanillic acid
对羟基苯甲酸 *p*-Hydroxybenzoic acid $C_7H_6O_3$ Exact Mass: 138.03	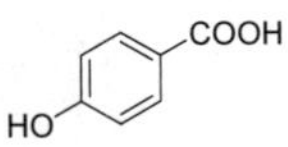 对羟基苯甲酸 *p*-Hydroxybenzoic acid	5-羟甲基糠醛 5-Hydroxymethyl-2-furfural $C_6H_6O_3$ Exact Mass: 126.03	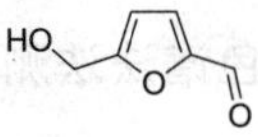 5-羟甲基糠醛 5-Hydroxymethyl-2-furfural
亚麻酸 Linolenic acid $C_{18}H_{30}O_2$ Exact Mass: 278.22	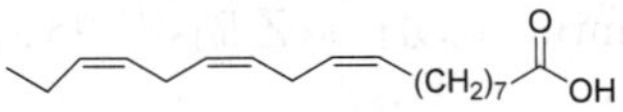 亚麻酸 Linolenic acid	油酸 Oleic acid $C_{18}H_{34}O_2$ Exact Mass: 282.26	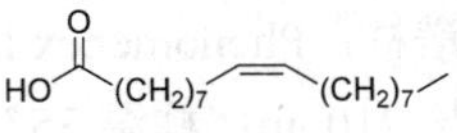 油酸 Oleic acid

续表

中英文名、化学式及相对分子质量	结构图	中英文名、化学式及相对分子质量	结构图
Cirsiumaldehyde $C_{12}H_{10}O_5$ Exact Mass: 234.05	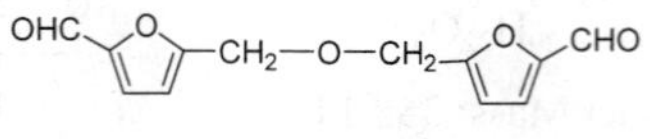 Cirsiumaldehyde	川楝素 Toosendanin $C_{30}H_{38}O_{11}$ Exact Mass: 574.24	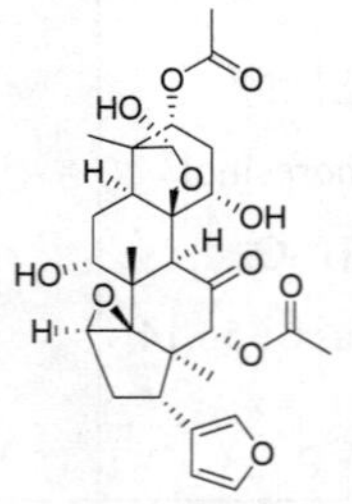 川楝素 Toosendanin
十六烷酸(棕榈酸) Hexadecanoic acid (Palmitic acid) $C_{16}H_{32}O_2$ Exact Mass: 256.24	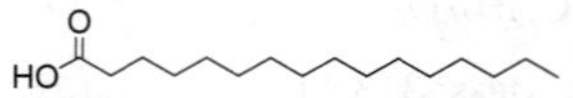 十六烷酸 (棕榈酸) Hexadecanoic acid (Palmitic acid)	亚麻酸乙酯 9,12,15-Octadecatrie-noic acid ethyl ester $C_{20}H_{34}O_2$ Exact Mass: 306.26	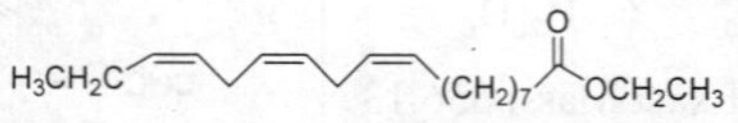 亚麻酸乙酯 9,12,15-Octadecatrienoic acid ethyl ester
川楝苷 A Meliadanoside A $C_{16}H_{24}O_{10}$ Exact Mass: 376.14	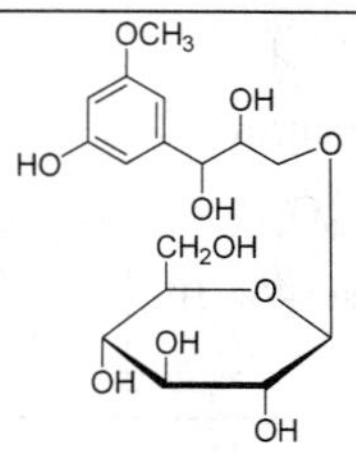 川楝苷A Meliadanoside A	川楝苷 B Meliadanoside B $C_{15}H_{20}O_8$ Exact Mass: 328.12	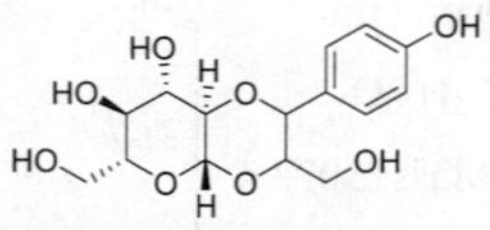 川楝苷B Meliadanoside B
龙脑 Borneol $C_{10}H_{18}O$ Exact Mass: 154.14	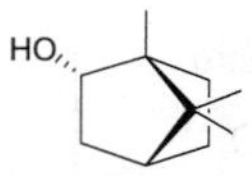 龙脑 Borneol	异龙脑 Isoborneol $C_{10}H_{18}O$ Exact Mass: 154.14	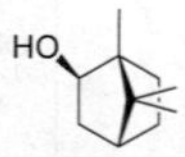 异龙脑 Isoborneol
肉桂酸(桂皮酸) Cinnamic acid $C_9H_8O_2$ Exact Mass: 148.05	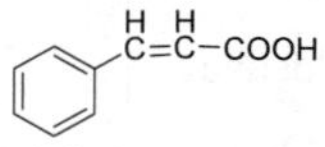 肉桂酸 (桂皮酸) Cinnamic acid	东莨菪素 (东莨菪内酯) Scopoletin $C_{10}H_8O_4$ Exact Mass:192.04	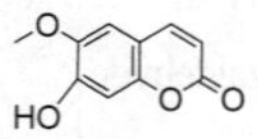 东莨菪素 Scopoletin

除以上化学成分外，川楝子还含有正三十烷酸、正三十二烷醇、棕榈酸乙酯、己酸、咖啡碱川楝黄素D_1、川楝黄素D_2、2-甲氧基-5-羟基苯甲醛等。

【分析方法】

1　高效液相色谱法法测定川楝子药材中川楝素的含量[138]

1.1 仪器

Agilent 1200LC 高效液相色谱仪。

1.2 色谱条件

色谱柱：Phenomenex Luna C_{18}柱(150mm×4.6mm，5μm)；流动相：乙睛-水(35∶65)；流速 1.0mL/min；检测波长 210nm；柱温 35℃；分析时间 12min。

1.3 对照品溶液的制备

称取川楝素对照品，用适量甲醇溶解。

1.4 供试品溶液的制备

称取药材粉末 3g，用 50mL 甲醇回流提取 2h，滤过，取续滤液 25mL，蒸至近干，干法上样于中性氧化铝柱上，用 1,2-二氯乙烷洗脱杂质，再用 1%乙醇-1,2-二氯乙烷洗脱川楝素，洗脱液挥干溶剂，残渣用甲醇溶解并定容至 5mL，即得。

2 高效液相色谱-质谱法测定川楝子中川楝素的含量

2.1 仪器

Agilent 1100 高效液相色谱仪，配有单级四极杆质谱检测器。

2.2 色谱条件及系统适应性

色谱柱填充剂：十八烷基硅烷键合硅胶；流动相：乙腈-0.01%甲酸溶液(31∶69)；采用单级四极杆质谱检测器，ESI(-)，质荷比为 573.2，川楝素对照品含两个互变异构体的色谱峰，含量测定结果以两个峰的加合峰面积计算。理论板数按川楝素峰计算应不低于 8000。

2.3 对照品溶液的制备

称取川楝素对照品适量，精密称定，加甲醇制成每 1mL 含 2μg 的溶液，即得。

2.4 供试品溶液的制备

称取本品粉末(过三号筛) 0.25g，精密称定，置回流瓶中；精密加入甲醇 50mL，称定重量，置 70℃水中加热回流 1h，放冷，再称定重量；用甲醇补足减失的重量，摇匀，经 0.45μm 微孔滤膜滤过，取续滤液，即得。

色谱图如图 1-3-7 所示。

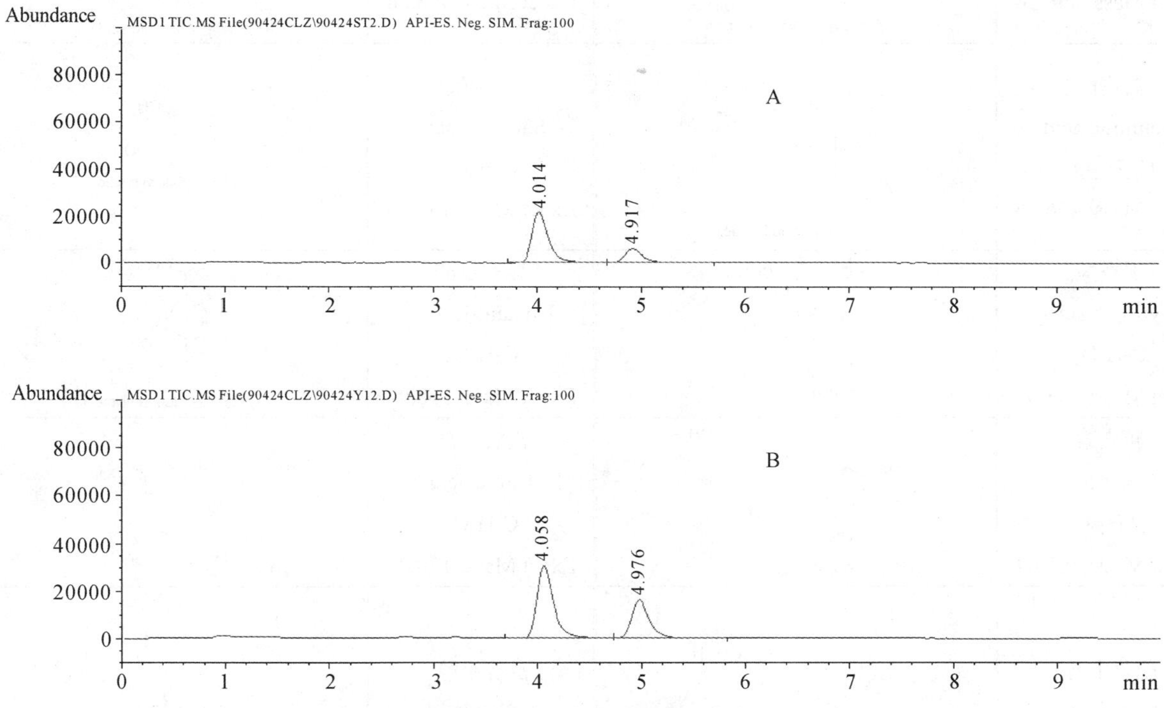

图 1-3-7 川楝子药材含量测定高效液相色谱-质谱图

A. 川楝素对照品溶液的选择离子扫描图；B. 供试品溶液的选择离子扫描图

广东紫珠

Guangdongzizhu
CALLICARPAE CAULIS ET FOLIUM

【化学成分】

表 1-3-39　广东紫珠主要化学成分[139, 140]

中英文名、化学式及相对分子质量	结构图	中英文名、化学式及相对分子质量	结构图
5,4′-二羟基-3,7,3′-三甲氧基黄酮 5,4′-Dihydroxy-3,7,3′-trimethoxyflavone $C_{18}H_{16}O_7$ Exact Mass: 344.09	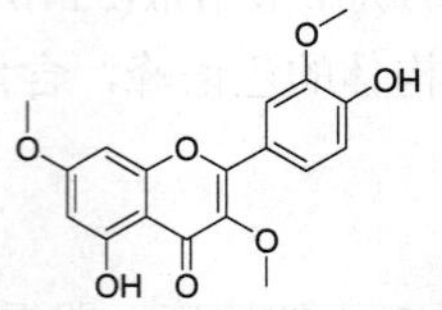 5,4′-二羟基-3,7,3′-三甲氧基黄酮 5,4′-Dihydroxy-3,7,3′-trimethoxyflavone	鼠李秦素 Rhamnazin $C_{17}H_{14}O_7$ Exact Mass: 330.07	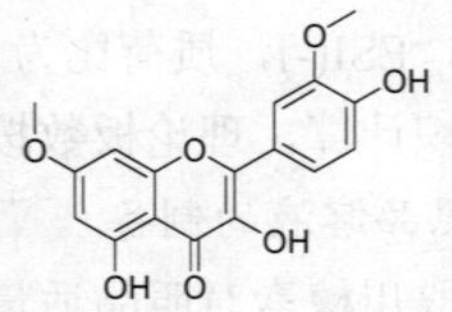 鼠李秦素 Rhamnazin
齐墩果酸 Oleanolic acid $C_{30}H_{48}O_3$ Exact Mass: 456.36	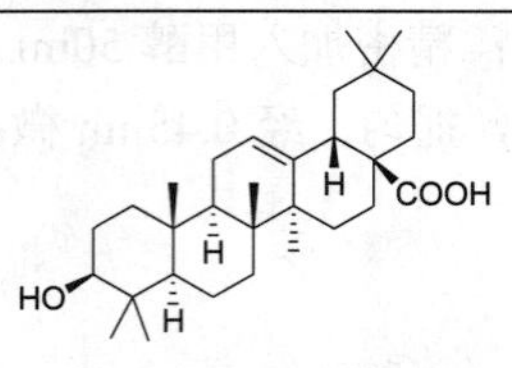 齐墩果酸　Oleanolic acid	熊果酸 Ursolic acid $C_{30}H_{48}O_3$ Exact Mass: 456.36	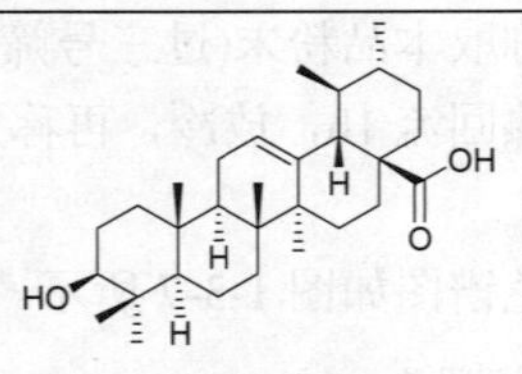 熊果酸 Ursolic acid
白桦酸 Betulinic acid $C_{30}H_{48}O_3$ Exact Mass: 456.36	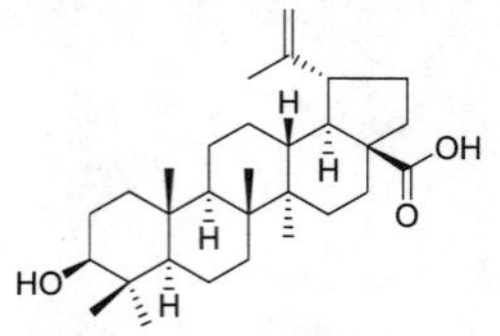 白桦酸 Betulinic acid	水杨酸 Salicylic acid $C_7H_6O_3$ Exact Mass: 138.03	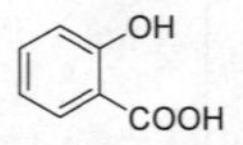 水杨酸 Salicylic acid
丁香酸 Syringic acid $C_7H_6O_3$ Exact Mass: 138.03	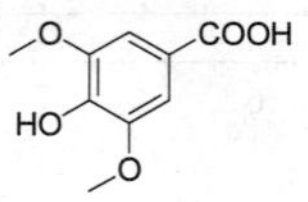 丁香酸 Syringic acid	异香草酸 Isovanillic acid $C_8H_8O_4$ Exact Mass: 168.04	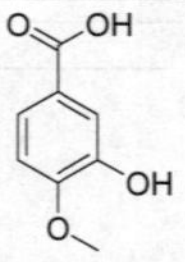 异香草酸　Isovanillic acid
槲皮素 Quercetin $C_{15}H_{10}O_7$ Exact Mass: 302.04	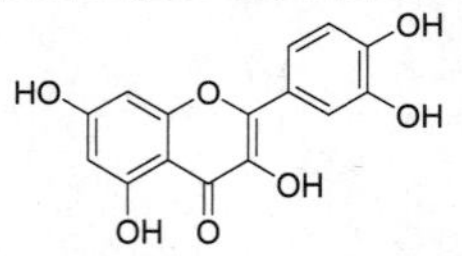 槲皮素　Quercetin	没食子酸 Gallic acid $C_7H_6O_5$ Exact Mass: 170.02	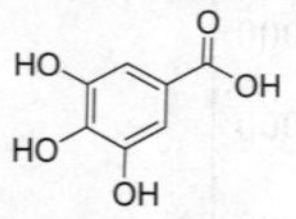 没食子酸　Gallic acid
胡萝卜苷 Daucosterol $C_{35}H_{60}O_6$ Exact Mass: 576.44	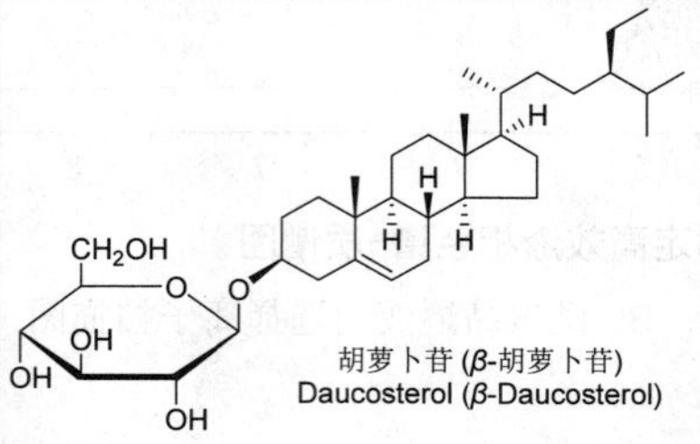 胡萝卜苷 (β-胡萝卜苷) Daucosterol (β-Daucosterol)	β-谷甾醇 β-Sitosterol $C_{29}H_{50}O$ Exact Mass: 414.39	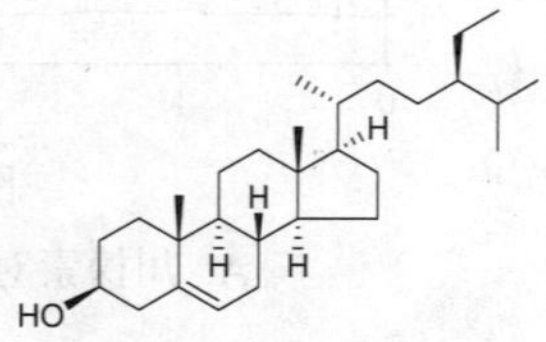 β-谷甾醇 (谷甾醇)　β-Sitosterol (Sitosterol)

除以上化学成分外，广东紫珠还含有华良姜素、岳桦素、紫珠萜酮等。

广枣

Guangzao
CHOEROSPONDIATIS FRUCTUS

【化学成分】

表 1-3-40 广枣主要化学成分[141, 142]

中英文名、化学式及相对分子质量	结构图	中英文名、化学式及相对分子质量	结构图
原儿茶酸 Protocatechuic acid $C_7H_6O_4$ Exact Mass: 154.03	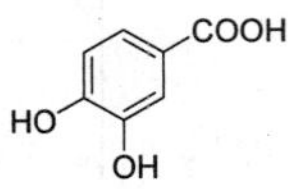 原儿茶酸 Protocatechuic acid	没食子酸 Gallic acid $C_7H_6O_5$ Exact Mass: 170.02	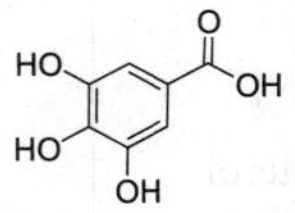 没食子酸 Gallic acid
双氢槲皮素 Dihydroquercetin $C_{15}H_{12}O_7$ Exact Mass: 304.06	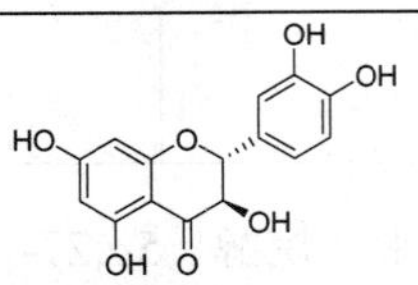 双氢槲皮素 Dihydroquercetin	槲皮素 Quercetin $C_{15}H_{10}O_7$ Exact Mass: 302.04	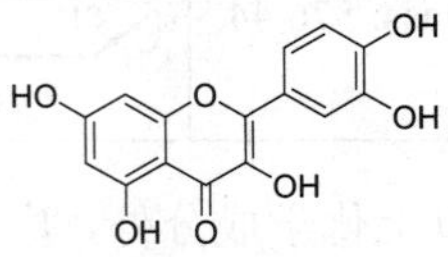 槲皮素 Quercetin
硬脂酸(十八烷酸) Stearic acid $C_{18}H_{36}O_2$ Exact Mass: 284.27	$HO_2C-(CH_2)_{16}-CH_3$ 硬脂酸 Stearic acid	柠檬酸 Citric acid $C_6H_8O_7$ Exact Mass: 192.03	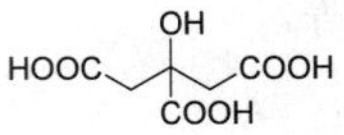 柠檬酸 Citric acid
3,3'-二甲氧基鞣花酸 3,3'-Di-*O*-methylellagic acid $C_{16}H_{10}O_8$ Exact Mass: 330.04	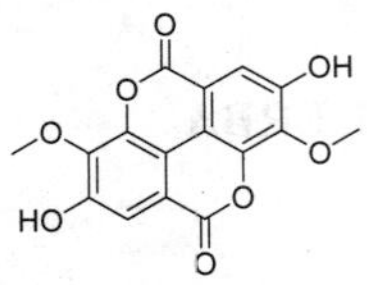 3,3'-二甲氧基鞣花酸 3,3'-Di-*O*-methylellagic acid	*β*-谷甾醇 *β*-Sitosterol $C_{29}H_{50}O$ Exact Mass: 414.39	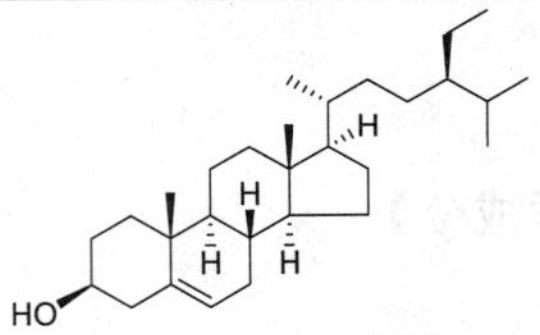 *β*-谷甾醇 (谷甾醇) *β*-Sitosterol (Sitosterol)
2-羟基-1,2,3-丙烷三羧酸-2-甲酯 2-Hydroxy-1,2,3-propane tricarboxylic acid-2-methyl ester $C_7H_{10}O_7$ Exact Mass: 206.04	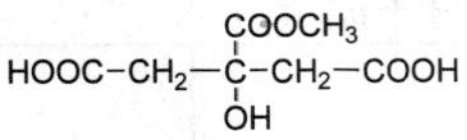 2-羟基-1,2,3-丙烷三羧酸-2-甲酯 2-Hydroxy-1,2,3-propane tricarboxylic acid-2-methyl ester	2-羟基-1,2,3-丙烷三羧酸-2-乙酯 2-Hydroxy-1,2,3-propane tricarboxylic acid-2-ethyl ester $C_8H_{12}O_7$ Exact Mass: 220.06	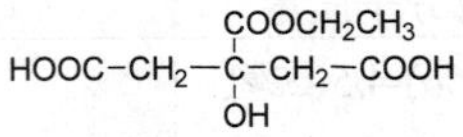 2-羟基-1,2,3-丙烷三羧酸-2-乙酯 2-Hydroxy-1,2,3-propane tricarboxylic acid-2-ethyl ester
水杨酸 Salicylic acid $C_7H_6O_3$ Exact Mass: 138.03	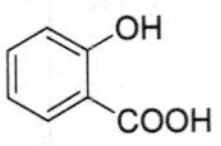 水杨酸 Salicylic acid	十六烷酸(棕榈酸) Hexadecanoic acid (Palmic acid) $C_{16}H_{32}O_2$ Exact Mass: 256.24	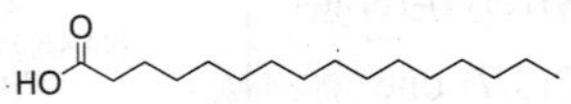 十六烷酸 (棕榈酸) Hexadecanoic acid (Palmitic acid)
山柰酚 Kaempferol $C_{15}H_{10}O_6$ Exact Mass: 286.05	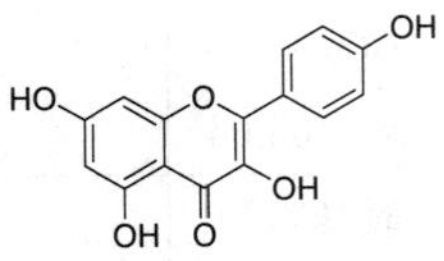 山柰酚 (山柰素) Kaempferol	金丝桃苷 Hyperoside $C_{21}H_{20}O_{12}$ Exact Mass: 464.10	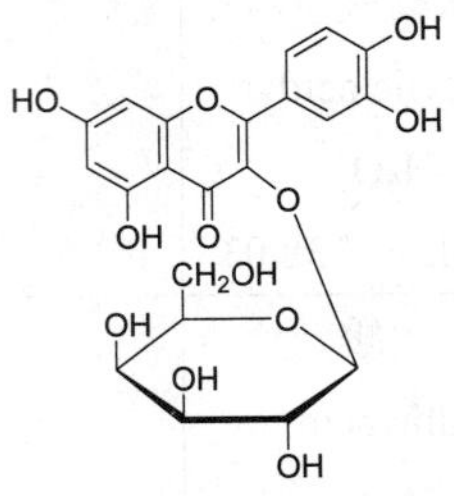 金丝桃苷 Hyperoside

续表

中英文名、化学式及相对分子质量	结构图	中英文名、化学式及相对分子质量	结构图
(+)-儿茶素 (+)-Catechin $C_{15}H_{14}O_6$ Exact Mass: 290.08	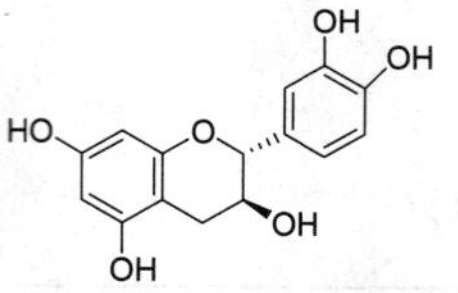 (+)-儿茶素 (+)-Catechin	邻苯二甲酸二(2-乙基-己基)酯 Bis(2-ethylhexyl) phthalate $C_{24}H_{38}O_4$ Exact Mass: 390.28	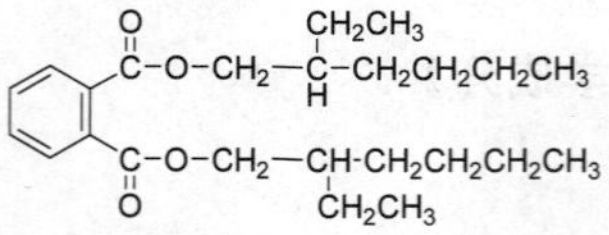 邻苯二甲酸二(2-乙基-己基)酯 Bis(2-ethylhexyl)phthalate
胡萝卜苷 Daucosterol $C_{35}H_{60}O_6$ Exact Mass: 576.44	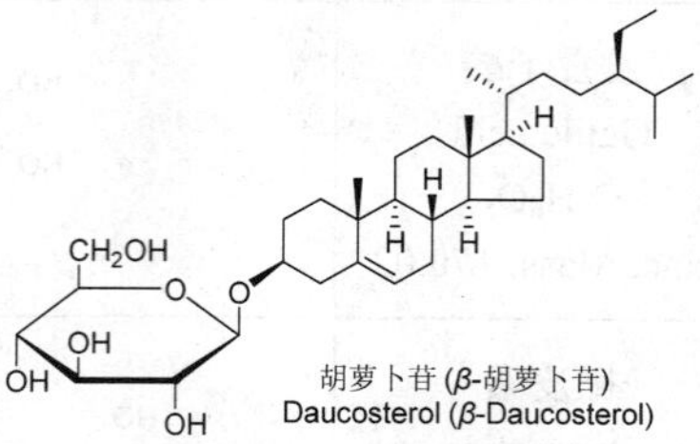 胡萝卜苷 (β-胡萝卜苷) Daucosterol (β-Daucosterol)		

除以上化学成分外，广枣还含有洋金花苷 A、三十烷酸二十八烷醇、5*α*,27-二羟基-6*α*,7*α*-环氧-1-酮-2,24-二烯醉茄内酯-27-*O*-*β*-D-吡喃葡萄糖苷、5*α*,12*α*,27-三羟基-6*α*,7*α*-环氧-1-酮-2,24-二烯醉茄内酯-27-*O*-*β*-D-吡喃葡萄糖苷等。

广金钱草

Guangjinqiancao

DESMODII STYRACIFOLII HERBA

【化学成分】

表 1-3-41　广金钱草主要化学成分[143～146]

中英文名、化学式及相对分子质量	结构图	中英文名、化学式及相对分子质量	结构图
(3*α*,4*β*,5*α*)-4,5-二氢-(1-吡咯基)-4,5-二甲基-2(3*H*)-呋喃酮 (3*α*,4*β*,5*α*)-4,5-Dihydro-4,5-dimethyl-3-(1-pyrrolyl)-furan-2(3*H*)-one $C_{10}H_{13}NO_2$ Exact Mass: 179.09	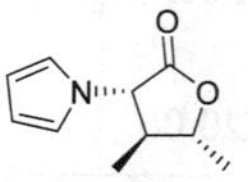 (3*α*,4*β*,5*α*)-4,5-二氢-(1-吡咯基)-4,5-二甲基-2(3*H*)-呋喃酮 (3*α*,4*β*,5*α*)-4,5-Dihydro-4 ,5-dimethyl-3-(1-pyrrolyl)-furan-2(3*H*)-one	Vicenin 2 $C_{27}H_{30}O_{15}$ Exact Mass: 594.16	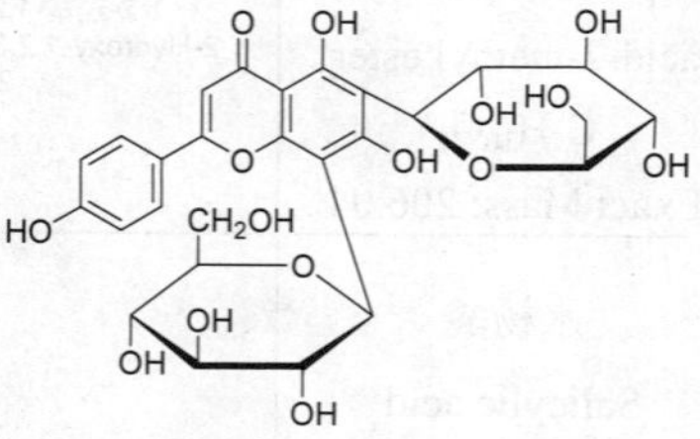 Vicenin 2
水杨酸 Salicylic acid $C_7H_6O_3$ Exact Mass: 138.03	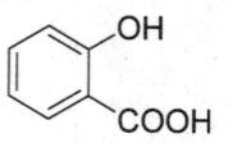 水杨酸 Salicylic acid	香草酸 Vanillic acid $C_8H_8O_4$ Exact Mass: 168.04	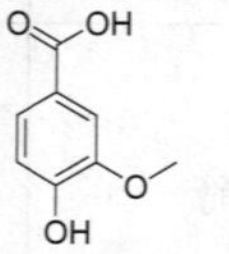 香草酸 Vanillic acid
阿魏酸 Ferulic acid $C_{10}H_{10}O_4$ Exact Mass: 194.06	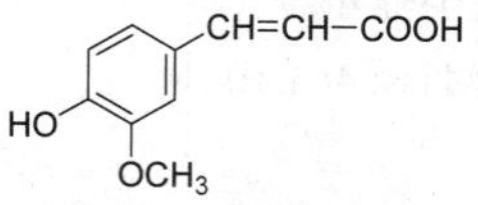 阿魏酸 Ferulic acid	3,4-二甲氧基苯酚 3,4-Dimethoxyphenol $C_8H_{10}O_3$ Exact Mass: 154.06	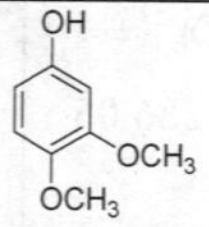 3,4-二甲氧基苯酚 3,4-Dimethoxyphenol

续表

中英文名、化学式及相对分子质量	结构图	中英文名、化学式及相对分子质量	结构图
β-谷甾醇 *β*-Sitosterol $C_{29}H_{50}O$ Exact Mass: 414.39	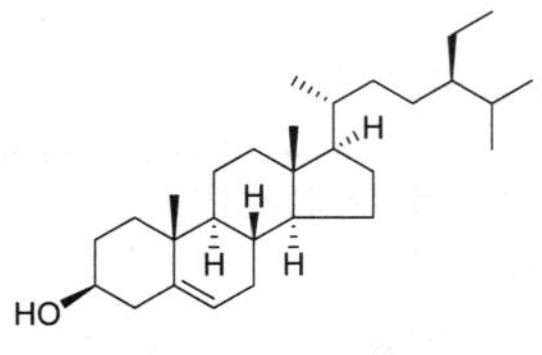 *β*-谷甾醇 (谷甾醇) *β*-Sitosterol (Sitosterol)	大豆皂苷 B Soyasapogenol B $C_{30}H_{50}O_3$ Exact Mass: 458.38	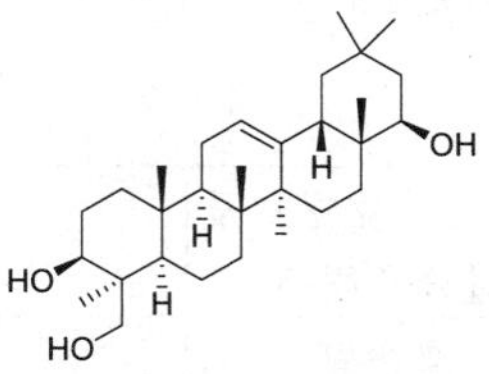 大豆皂苷 B Soyasapogenol B
广金钱草碱 Desmodimine $C_8H_{10}O_3$ Exact Mass: 154.06	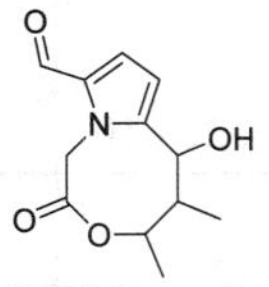 广金钱草碱 Desmodimine	广金钱草内酯 Desmodilactone $C_8H_{13}NO_3$ Exact Mass: 171.09	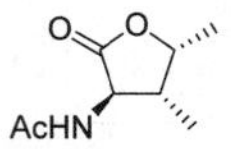 广金钱草内酯 Desmodilactone
异荭草苷 Isoorientin $C_{21}H_{20}O_{11}$ Exact Mass: 448.10	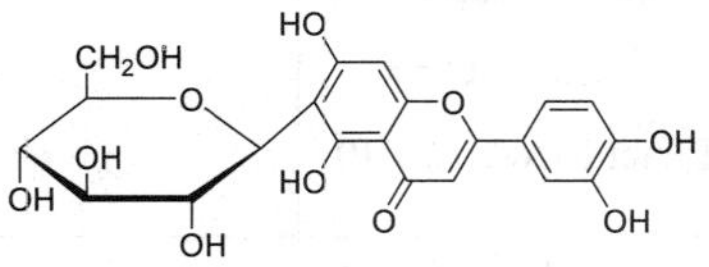 异荭草苷 Isoorientin	异牡荆苷 Isovitexin $C_{21}H_{20}O_{10}$ Exact Mass: 432.11	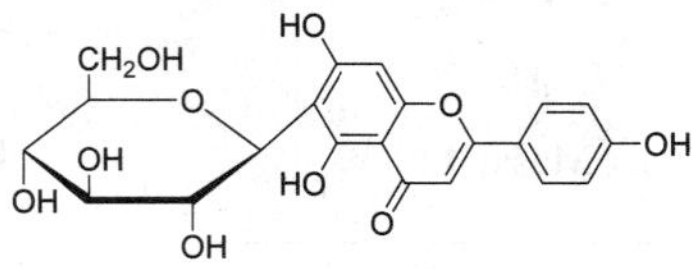 异牡荆苷 Isovitexin
硬脂酸 Stearic acid $C_{18}H_{36}O_2$ Exact Mass: 284.27	$HO_2C-(CH_2)_{16}-CH_3$ 硬脂酸 Stearic acid		

除以上化学分成外，广金钱草还含有 22-酮基大豆皂苷 B、羽扇豆醇、乙二酸、三十三烷、夏佛塔苷、花生酸花生、6-*C*-木糖-8-*C*-葡萄糖洋芹素醇酯等。

【分析方法】

1 高效液相色谱法测定广金钱草中 Vicenin-2 的含量[147]

1.1 仪器

Hitachi 高效液相色谱仪。

1.2 色谱条件

色谱柱：Kromasil C_{18} 柱(250mm×4.6mm，5μm)；流动相：甲醇-0.2%磷酸水溶液(37∶63，pH 为 2.3)；流速 1.0mL/min；检测波长 272nm；柱温室温；分析时间约 10min。

1.3 对照品溶液的制备

称取 Vicenin-2 对照品，用适量 25%乙醇溶解。

1.4 供试品溶液的制备

称取药材粉末 0.5g，用 25mL 80%乙醇超声处理 20min，滤过，取续滤液 10mL，挥干溶剂，残渣加 25%乙醇溶解后通过聚酰胺柱，用 25%乙醇洗脱，收集洗脱液并定容至 100mL，滤过，即得。

广藿香

Guanghuoxiang

POGOSTEMONIS HERBA

【化学成分】

表 1-3-42　广藿香主要化学成分[148, 149]

中英文名、化学式及相对分子质量	结构图	中英文名、化学式及相对分子质量	结构图
广藿香醇 Patchouli alcohol $C_{15}H_{26}O$ Exact Mass: 222.20	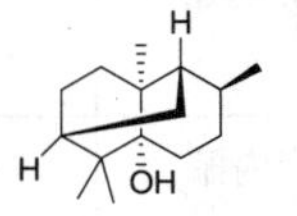 广藿香醇　Patchouli alcohol	广藿香酮 Pogostone $C_{12}H_{16}O_4$ Exact Mass: 224.10	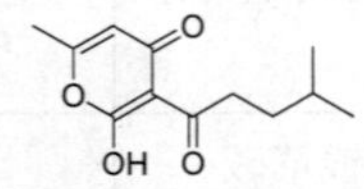 广藿香酮　Pogostone
木栓酮 Friedelin $C_{30}H_{50}O$ Exact Mass: 426.39	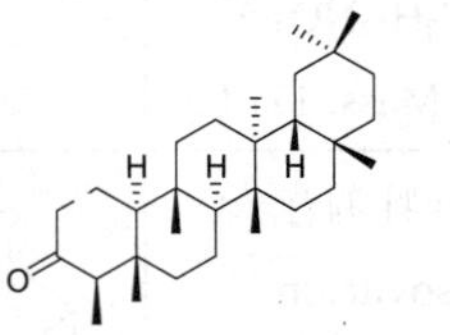 木栓酮　Friedelin	表木栓醇 *epi*-Friedelinol $C_{30}H_{52}O$ Exact Mass: 428.40	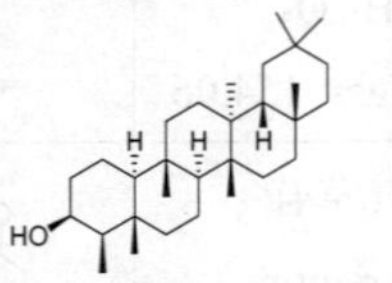 表木栓醇　*epi*-Friedelinol
3,3',7-三甲氧基-4',5-二羟黄酮 Pachypodol $C_{18}H_{16}O_7$ Exact Mass: 344.09	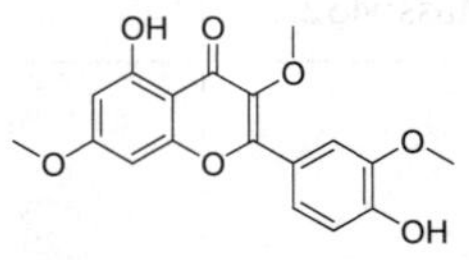 3,3',7-三甲氧基-4',5-二羟黄酮　Pachypodol	3,3',4',7-四甲氧基-5-羟黄酮 Retusine $C_{19}H_{18}O_7$ Exact Mass: 358.11	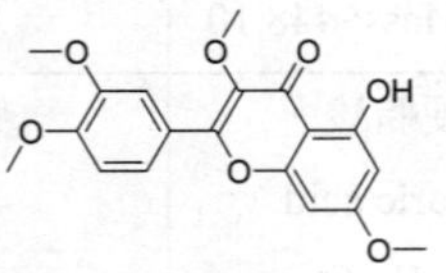 3,3',4',7-四甲氧基-5-羟黄酮　Retusine
α-广藿香烯 *α*-Patchoulene $C_{15}H_{24}$ Exact Mass: 204.19	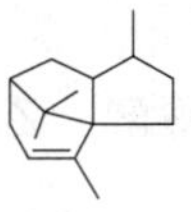 *α*-广藿香烯　*α*-Patchoulene	*β*-广藿香烯 *β*-Patchoulene $C_{15}H_{24}$ Exact Mass: 204.19	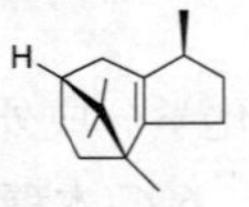 *β*-广藿香烯　*β*-Patchoulene
齐墩果酸 Oleanolic acid $C_{30}H_{48}O_3$ Exact Mass: 456.36	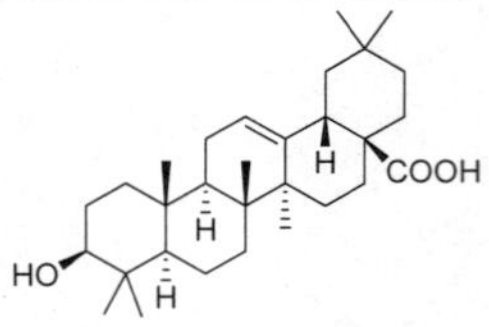 齐墩果酸　Oleanolic acid	*β*-谷甾醇 *β*-Sitosterol $C_{29}H_{50}O$ Exact Mass: 414.39	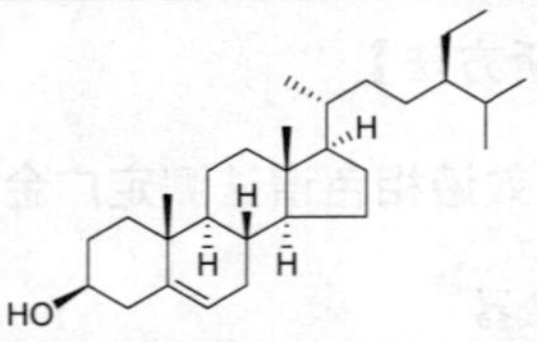 *β*-谷甾醇 (谷甾醇)　*β*-Sitosterol (Sitosterol)
胡萝卜苷 Daucosterol $C_{35}H_{60}O_6$ Exact Mass: 576.44	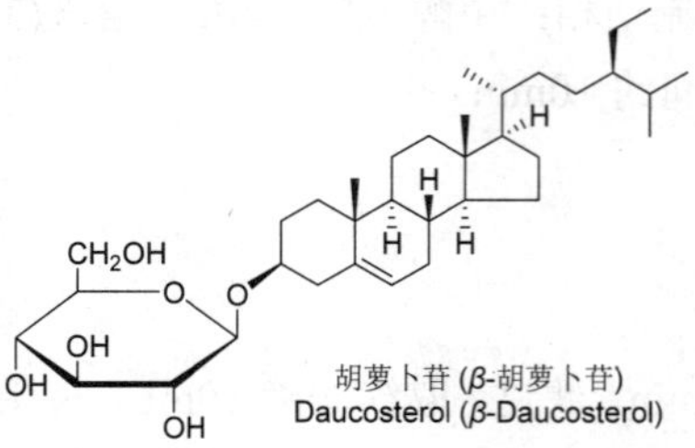 胡萝卜苷 (*β*-胡萝卜苷) Daucosterol (*β*-Daucosterol)	1,2-*O*-[2*S*-(3,4-二羟基苯基)-1,2-乙烷二基]-3-*O*-*α*-L-鼠李吡喃糖基-4-*O*-咖啡酰基-*β*-D-葡萄吡喃糖苷 Crenatoside $C_{30}H_{28}O_{11}$ Exact Mass: 564.16	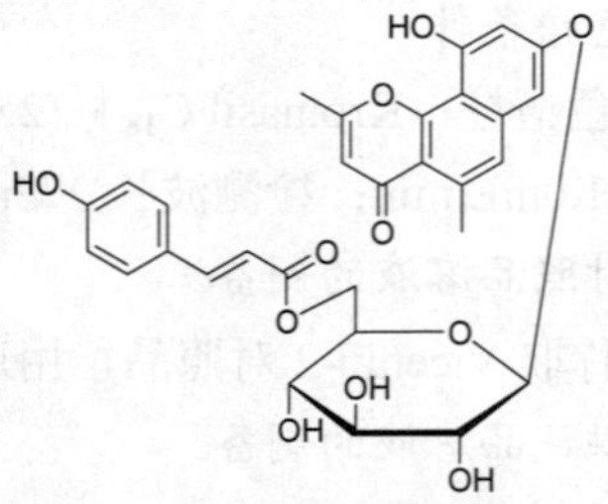 1,2-*O*-[2*S*-(3,4-二羟基苯基)-l,2-乙烷二基]-3-*O*-*α*-L-鼠李吡喃糖基-4-*O*-咖啡酰基-*β*-D-葡萄吡喃糖苷 Crenatoside
α-愈创木烯 *α*-Guaiene $C_{15}H_{24}$ Exact Mass: 204.19	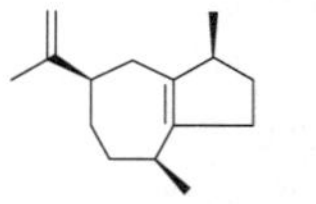 *α*-愈创木烯　*α*-Guaiene	5-羟甲基糠醛 5-Hydroxymethyl-2-furfural $C_6H_6O_3$ Exact Mass: 126.03	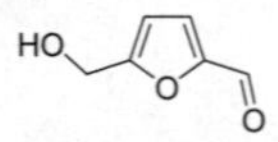 5-羟甲基糠醛 5-Hydroxymethyl-2-furfural

续表

中英文名、化学式及相对分子质量	结构图	中英文名、化学式及相对分子质量	结构图
1,2-*O*-[2*S*-(3,4-二羟基苯基)-l,2-乙烷二基]-3-*O*-*α*-L-鼠李吡喃糖基-4-*O*-阿魏酰基-*β*-D-葡萄吡喃糖苷 3‴-*O*-Methylcrenatoside $C_{30}H_{36}O_{15}$ Exact Mass: 636.21	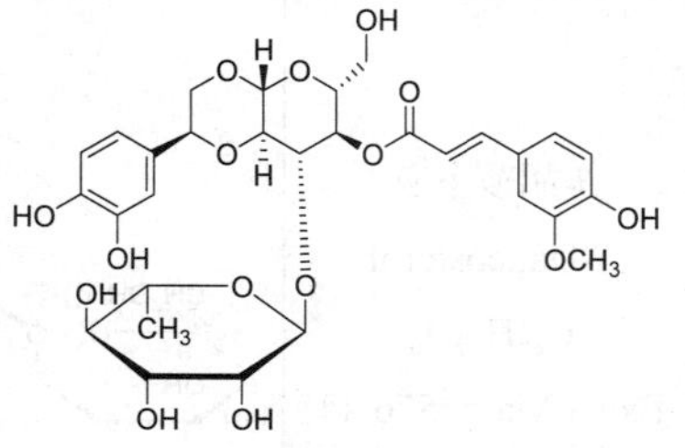 1,2-*O*-[2*S*-(3,4-二羟基苯基)-l,2-乙烷二基]-3-*O*-*α*-L-鼠李吡喃糖基-4-*O*-阿魏酰基-*β*-D-葡萄吡喃糖苷 3‴-*O*-Methylcrenatoside	1,2-*O*-[2*S*-(3,4-二羟基苯基)-l,2-乙烷二基]-3-*O*-*α*-L-鼠李吡喃糖基-6-*O*-咖啡酰基-*β*-D-葡萄吡喃糖苷 Isocrenatoside $C_{29}H_{34}O_{15}$ Exact Mass: 622.19	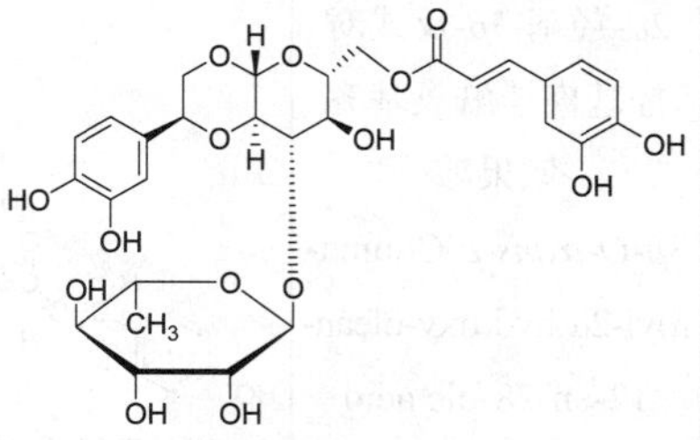 1,2-*O*-[2*S*-(3,4-二羟基苯基)-l,2-乙烷二基]-3-*O*-*α*-L-鼠李吡喃糖基-6-*O*-咖啡酰基-*β*-D-葡萄吡喃糖苷 Isocrenatoside
琥珀酸 Succinic acid $C_4H_6O_4$ Exact Mass: 118.03	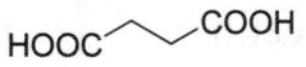 琥珀酸　Succinic acid		

除以上化学成分外，广藿香还含有芹菜素-7-*O*-*β*-D-(6″-对位香豆酰基)-葡萄糖苷等。

【分析方法】

1　气相色谱法测定广藿香提取物中百秋李醇和广藿香酮的含量[150]

1.1 仪器

Agilent 6890 气相色谱仪，氢火焰离子检测器。

1.2 色谱条件

色谱柱：Agilent HP-5 柱(30.0m×320μm，0.25μm)；载气氮气；流速 0.9mL/min；分流比 50∶1；汽化温度 280℃；检测器温度 280℃；柱温：起始 150℃，保持 23min，8℃/min 升至 230℃，保持 2min；进样量 1μL。

1.3 对照品溶液的制备

称取百秋李醇和广藿香酮对照品，用适量正己烷溶解。

1.4 供试品溶液的制备

称取药材粗粉 3g，用适量氯仿超声提取，滤过，滤液蒸干，残渣用正己烷溶解，加入内标液(正十八烷)500μL 后，用正己烷定容至 5mL，滤过，即得。

女贞子

Nüzhenzi

LIGUSTRI LUCIDI FRUCTUS

【化学成分】

表 1-3-43　女贞子主要化学成分[151～156]

中英文名、化学式及相对分子质量	结构图	中英文名、化学式及相对分子质量	结构图
齐墩果酸 Oleanolic acid $C_{30}H_{48}O_3$ Exact Mass: 456.36	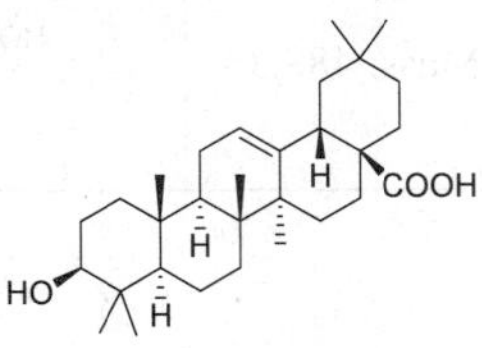 齐墩果酸　Oleanolic acid	木犀草素-7-*O*-*β*-D-葡萄糖苷 Luteolin-7-*O*-*β*-D-glucoside $C_{22}H_{22}O_{10}$ Exact Mass: 446.12	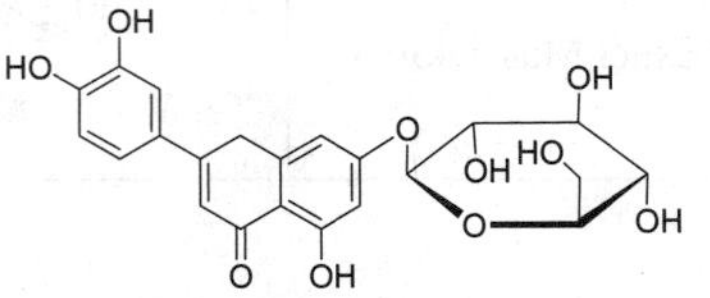 木犀草素-7-*O*-*β*-D-葡萄糖苷 Luteolin-7-*O*-*β*-D-glucoside

续表

中英文名、化学式及相对分子质量	结构图	中英文名、化学式及相对分子质量	结构图
2*α*-羟基-3*β*-反式对羟基肉桂酰氧基齐墩果酸 3*β*-*O*-*trans*-*p*-Coumaroyl-2*α*-hydroxy-olean-12-en-28-oic acid $C_{39}H_{54}O_6$ Exact Mass: 618.39	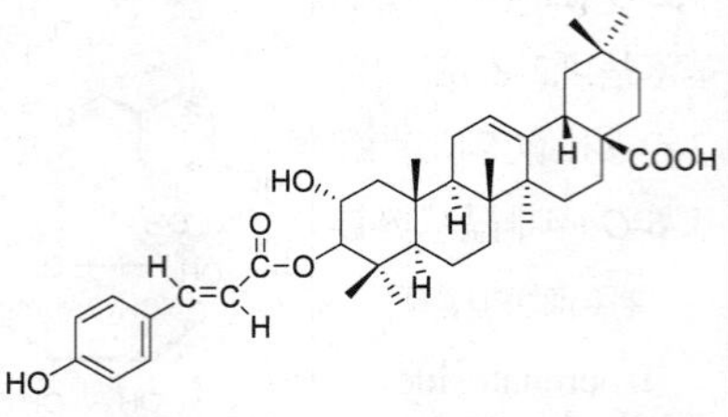 2*α*-羟基-3*β*-反式对羟基肉桂酰氧基齐墩果酸 3*β*-*O*-*trans*-*p*-Coumaroyl-2*α*-hydroxy-olean-12-en-28-oic acid)	*β*-胡萝卜苷 *β*-Daucosterol $C_{35}H_{60}O_6$ Exact Mass: 576.44	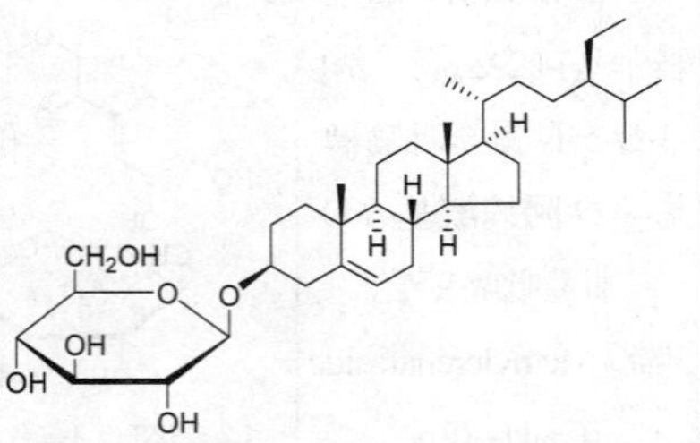 *β*-胡萝卜苷 (胡萝卜苷)　*β*-Daucosterol (Daucosterol)
芹菜素 Apigenin $C_{15}H_{10}O_5$ Exact Mass: 270.05	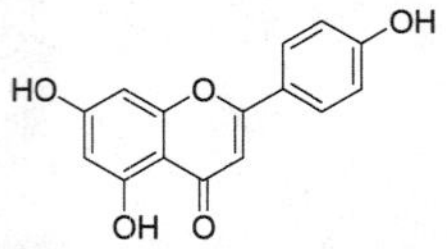 芹菜素　Apigenin	槲皮素 Quercetin $C_{15}H_{10}O_7$ Exact Mass: 302.04	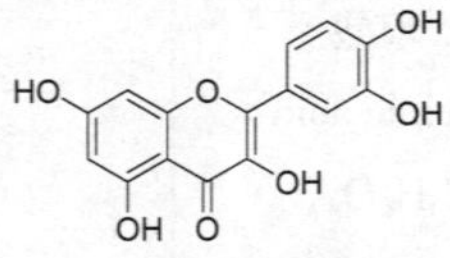 槲皮素　Quercetin
D-甘露醇 D-Mannitol $C_6H_{14}O_6$ Exact Mass: 182.08	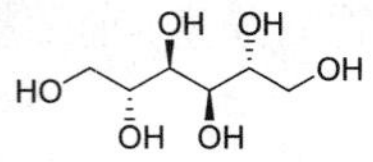 D-甘露醇　D-Mannitol	己六醇 Hexitol $C_6H_{14}O_6$ Exact Mass: 182.08	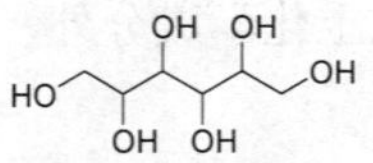 己六醇　Hexitol
β-谷甾醇 *β*-Sitosterol $C_{29}H_{50}O$ Exact Mass: 414.39	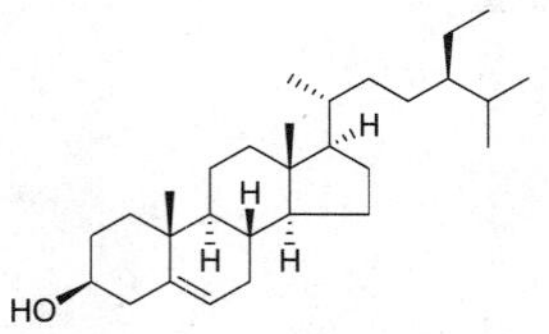 *β*-谷甾醇 (谷甾醇)　*β*-Sitosterol (Sitosterol)	对羟基苯乙醇-*β*-D-葡萄糖苷 *p*-Hydroxyphenethyl-*β*-D-glucoside $C_{14}H_{20}O_7$ Exact Mass: 300.12	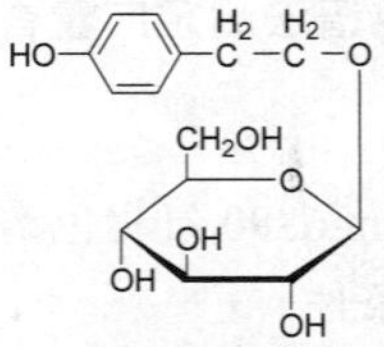 对羟基苯乙醇-*β*-D-葡萄糖苷 *p*-Hydroxyphenethyl-*β*-D-glucoside
槲皮苷 Quercitrin $C_{21}H_{20}O_{11}$ Exact Mass: 448.10	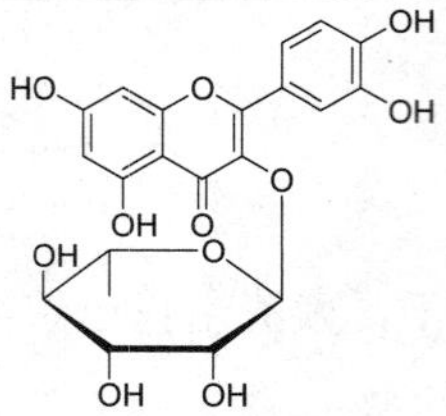 槲皮苷　Quercitrin	19*α*-羟基-3-乙酰乌索酸 19*α*-Hydroxy-3-acetyl-ursolic acid $C_{32}H_{50}O_5$ Exact Mass: 514.37	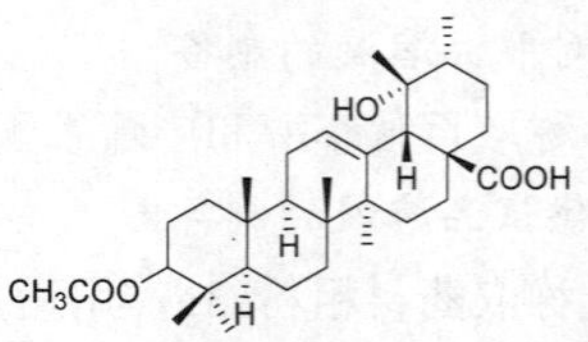 19*α*-羟基-3-乙酰乌索酸 19*α*-Hydroxy-3-acetyl-ursolic acid
对羟基苯乙醇 *p*-Hydroxyphenethanol $C_8H_{10}O_2$ Exact Mass: 138.07	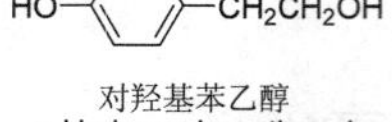 对羟基苯乙醇 *p*-Hydroxyphenethanol	芹菜素-7-*O*-*β*-D-葡萄糖苷(大波斯菊苷) Cosmossin $C_{21}H_{20}O_{10}$ Exact Mass: 432.11	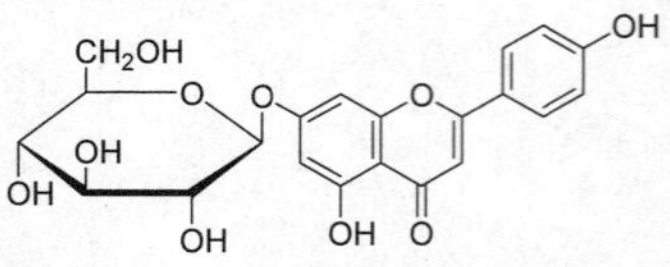 芹菜素-7-*O*-*β*-D-葡萄糖苷(大波斯菊苷) Cosmossin
熊果酸 Ursolic acid $C_{30}H_{48}O_3$ Exact Mass: 456.36	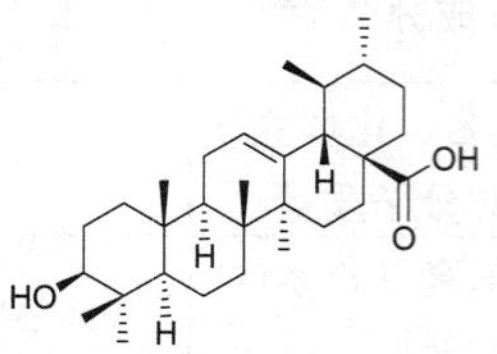 熊果酸　Ursolic acid	委陵菜酸 Tormentic acid $C_{30}H_{48}O_5$ Exact Mass: 488.35	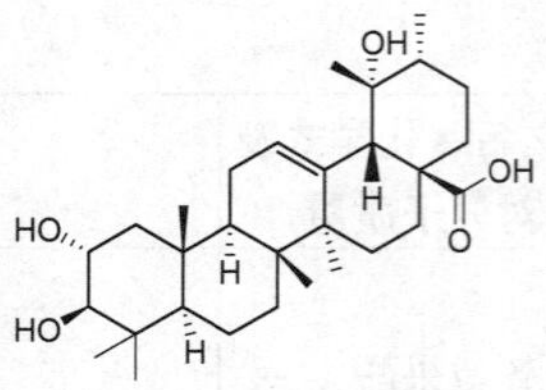 委陵菜酸　Tormentic acid

续表

中英文名、化学式及相对分子质量	结构图	中英文名、化学式及相对分子质量	结构图
女贞酸 Nuezhenidic acid $C_{17}H_{24}O_{14}$ Exact Mass: 452.12	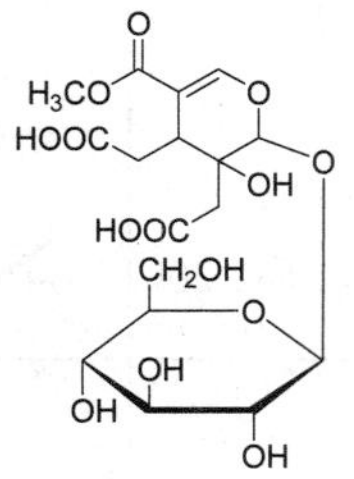 女贞酸 Nuezhenidic acid	女贞子苷 Nuezhenide $C_{31}H_{42}O_{17}$ Exact Mass: 686.24	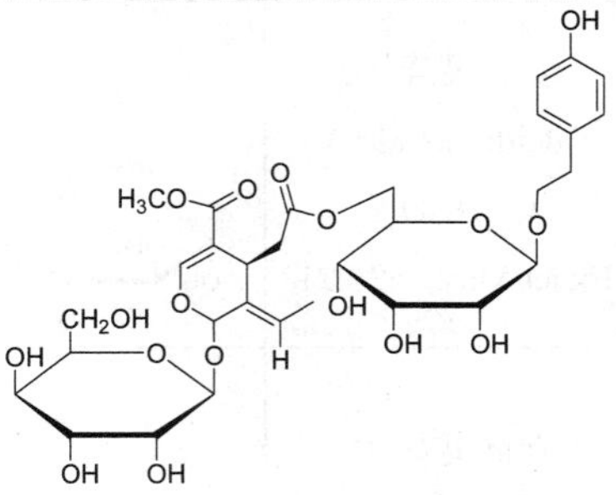 女贞子苷 Nuezhenide
木犀草素 Luteolin $C_{15}H_{10}O_6$ Exact Mass: 286.05	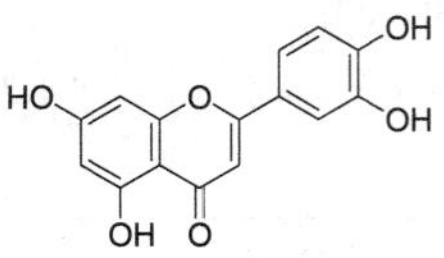 木犀草素 Luteolin	3,4-二羟基苯乙醇 3,4-Dihydroxyphenethanol $C_8H_{10}O_3$ Exact Mass: 154.06	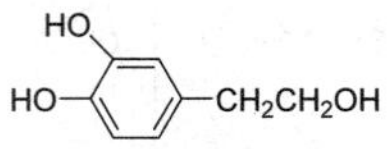 3,4-二羟基苯乙醇 3,4-Dihydroxyphenethanol
红景天苷 Salidroside $C_{14}H_{20}O_7$ Exact Mass: 300.12	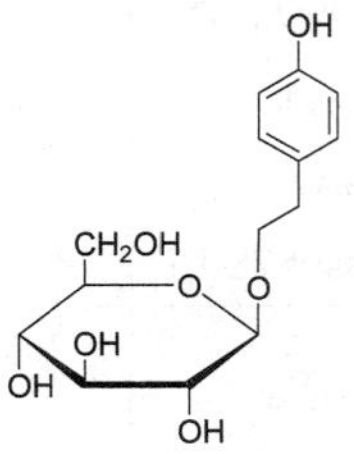 红景天苷 Salidroside	橄榄苦苷 Oleuropein $C_{25}H_{32}O_{13}$ Exact Mass: 540.18	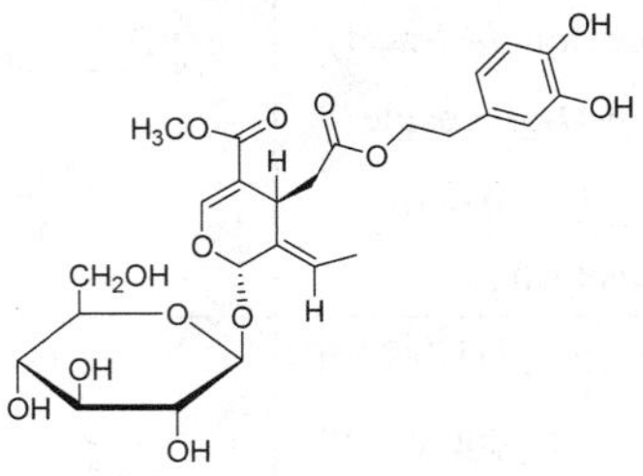 橄榄苦苷 Oleuropein
女贞苷 Ligustroside $C_{25}H_{32}O_{12}$ Exact Mass: 524.19	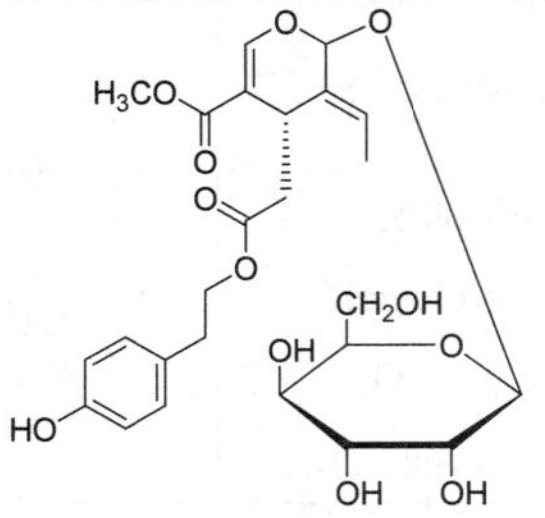 女贞苷 Ligustroside	10-羟基女贞苷 10-Hydroxyligustroside $C_{25}H_{32}O_{13}$ Exact Mass: 540.18	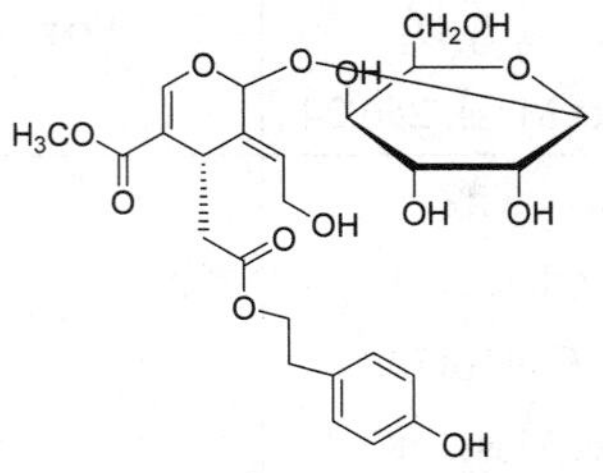 10-羟基女贞苷 10-Hydroxyligustroside
新女贞子苷 Neonuezhenide $C_{31}H_{42}O_{18}$ Exact Mass: 702.24	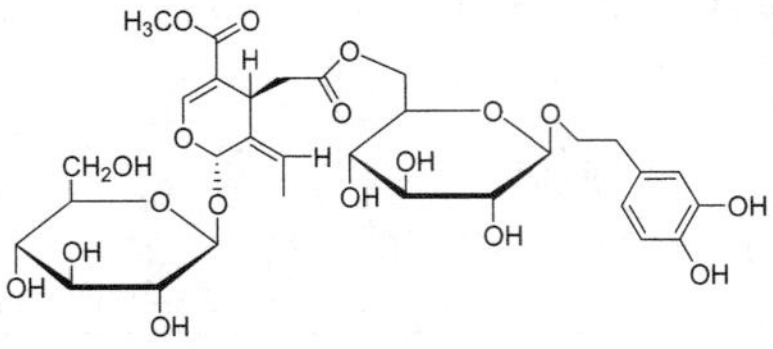 新女贞子苷 Neonuezhenide	异女贞子苷 Isonuezhenide $C_{31}H_{42}O_{17}$ Exact Mass: 686.24	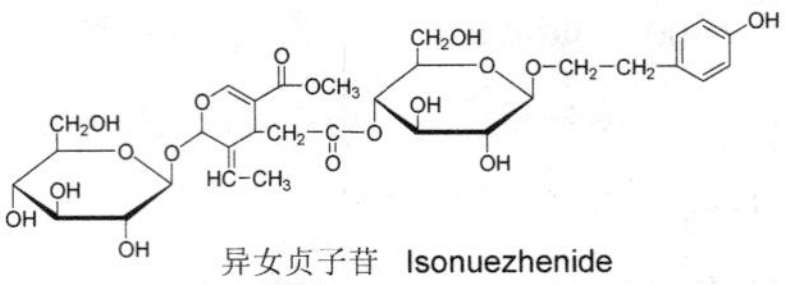 异女贞子苷 Isonuezhenide
橄榄苦苷酸 Oleuropeinic acid $C_{25}H_{30}O_{15}$ Exact Mass: 570.16	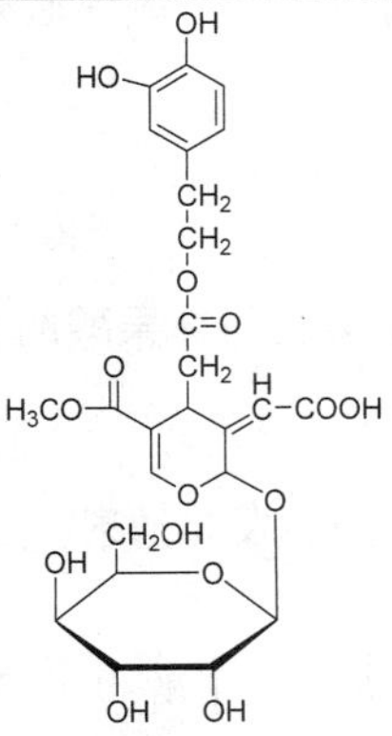 橄榄苦苷酸 Oleuropeinic acid	女贞苷酸 Ligustrosidic acid $C_{25}H_{30}O_{14}$ Exact Mass: 554.16	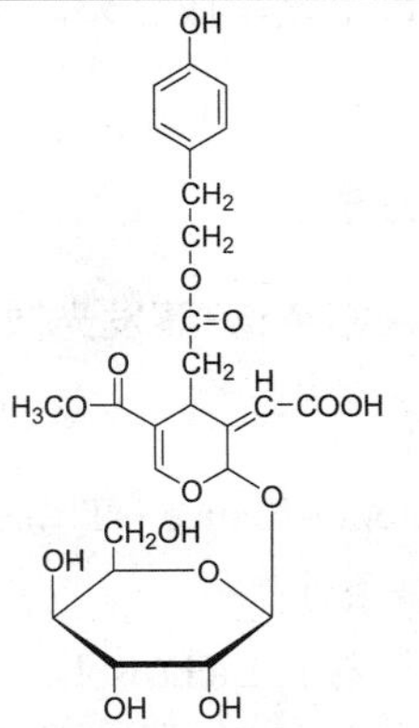 女贞苷酸 Ligustrosidic acid

续表

中英文名、化学式及相对分子质量	结构图	中英文名、化学式及相对分子质量	结构图
女贞果苷 A Lucidumoside A $C_{25}H_{34}O_{12}$ Exact Mass: 526.21	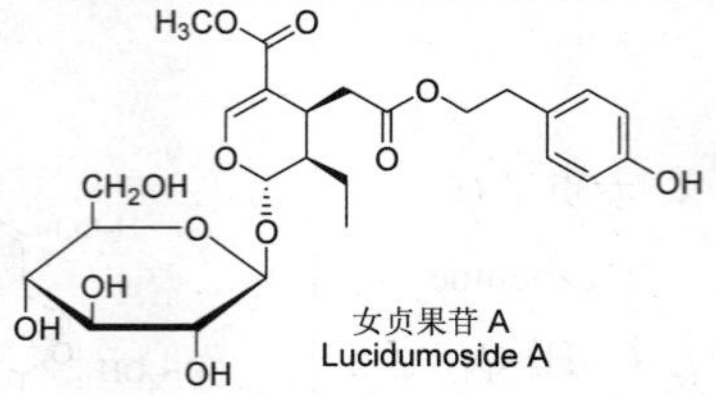 女贞果苷 A Lucidumoside A	女贞果苷 B Lucidumoside B $C_{25}H_{34}O_{13}$ Exact Mass: 542.20	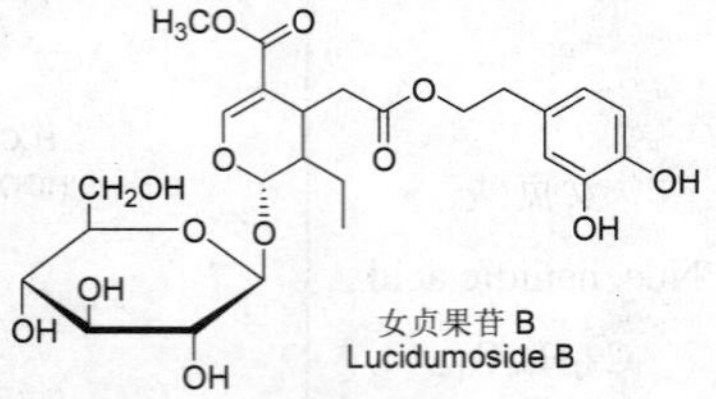 女贞果苷 B Lucidumoside B
女贞果苷 C Lucidumoside C $C_{27}H_{36}O_{14}$ Exact Mass: 584.21	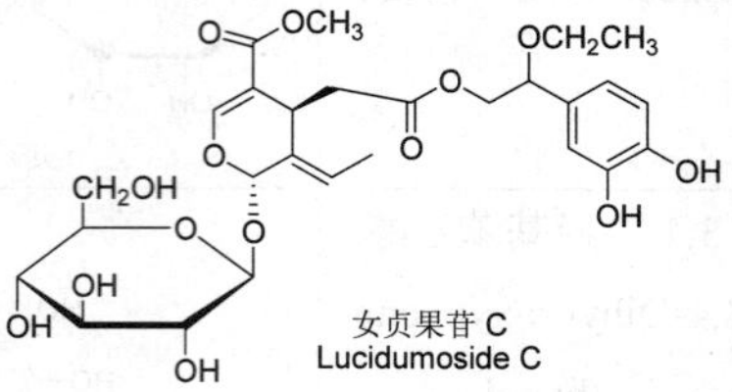 女贞果苷 C Lucidumoside C	女贞果苷 D Lucidumoside D $C_{27}H_{36}O_{13}$ Exact Mass: 568.22	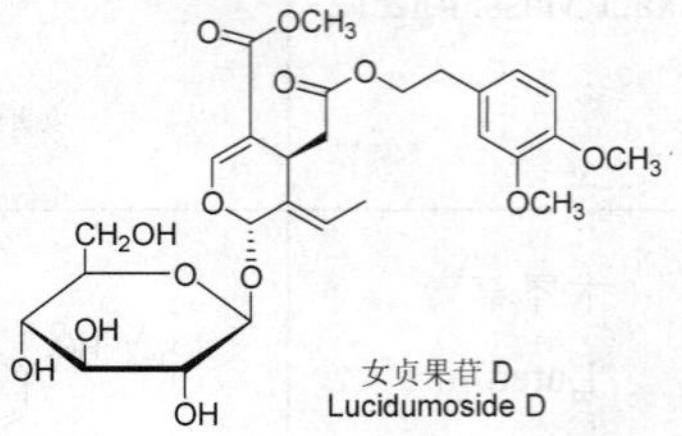 女贞果苷 D Lucidumoside D
芹菜素-7-*O*-乙酰-*β*-D-葡萄糖苷 Apigenin-7-*O*-acetyl-*β*-D-glucoside $C_{23}H_{22}O_{11}$ Exact Mass: 474.12	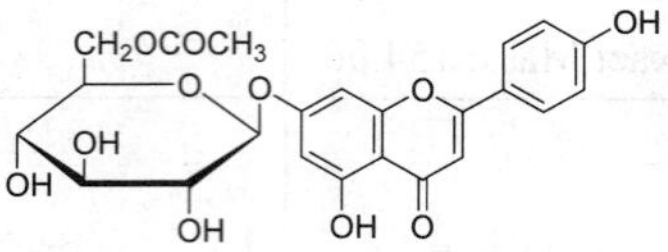 芹菜素-7-*O*-乙酰-*β*-D-葡萄糖苷 Apigenin-7-*O*-acetyl-*β*-D-glucoside	芹菜素-7-*O*-*β*-D-芦丁糖苷 Apigenin-7-*O*-*β*-D-rutinoside $C_{27}H_{30}O_{14}$ Exact Mass: 578.16	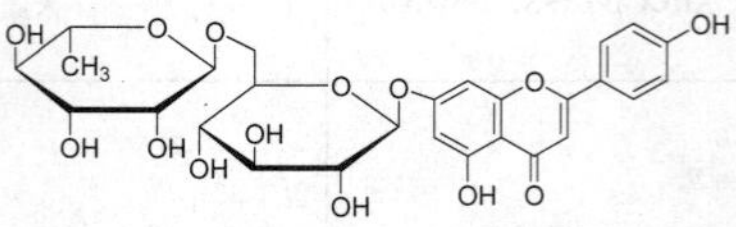 芹菜素-7-*O*-*β*-D-芦丁糖苷 Apigenin-7-*O*-*β*-D-rutinoside
十六烷酸(棕榈酸) Hexadecanoic acid (Palmitic acid) $C_{16}H_{32}O_2$ Exact Mass: 256.24	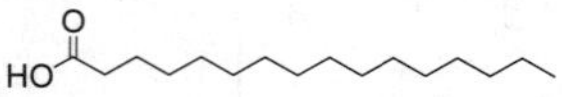 十六烷酸 (棕榈酸) Hexadecanoic acid (Palmitic acid)	硬脂酸 Stearic acid $C_{18}H_{36}O_2$ Exact Mass: 284.27	$HO_2C—(CH_2)_{16}—CH_3$ 硬脂酸　Stearic acid
油酸 Oleic acid $C_{18}H_{34}O_2$ Exact Mass: 282.26	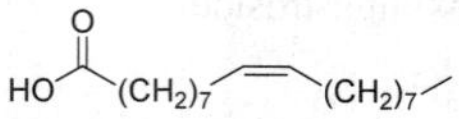 油酸　Oleic acid	亚油酸 Linoleic acid $C_{18}H_{32}O_2$ Exact Mass: 280.24	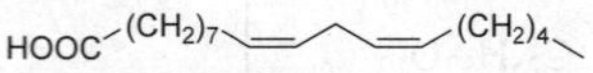 亚油酸　Linoleic acid
反亚油酸 Linolelaidic acid $C_{18}H_{32}O_2$ Exact Mass: 280.24	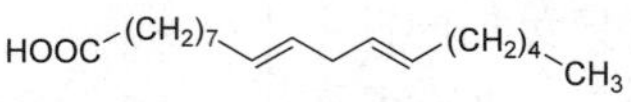 反亚油酸　Linolelaidic acid	2*α*-羟基齐墩果酸 Maslinic acid $C_{30}H_{48}O_4$ Exact Mass: 472.36	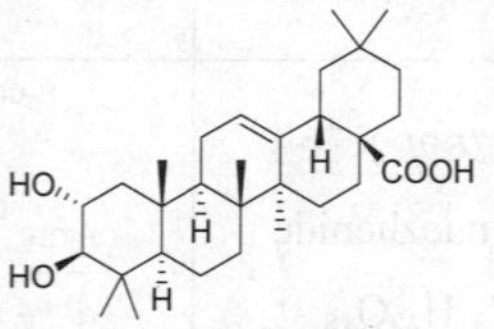 2*α*-羟基齐墩果酸　Maslinic acid

除以上化学成分外，女贞子还含有对羟基苯乙醇-*β*-D-葡萄糖苷、乙酰齐墩果酸、*α*-乌索酸甲酯、女贞苦苷等。

【分析方法】

1 高效液相色谱-蒸发光散射检测法测定不同产地女贞子中齐墩果酸与熊果酸的含量[157]

1.1 仪器

Waters Alliance HT 型高效液相色谱仪，Alltech ELSD 2000 型蒸发光散射检测器。

1.2 色谱条件

色谱柱：Lichrospher C_{18} 柱(250mm×4.6mm，5μm)；流动相：甲醇-0.5%醋酸铵溶液(90∶10)；流速1.0mL/min；柱温 30℃；蒸发光散射检测器参数：漂移管温度为 85℃，雾化气体(高纯氮气)流速为 2.0L/min，增益(Gain)为 4，撞击器(Impactor)设为 off；分析时间约 12min。

1.3 对照品溶液的制备

称取齐墩果酸和熊果酸对照品，用适量甲醇溶解。

1.4 供试品溶液的制备

称取药材粉末 1.0g，用 25mL 甲醇超声提取 30min，滤过，即得。

2 高效液相色谱法测定女贞子中红景天苷的含量[158]

2.1 仪器

Waters 高效液相色谱仪。

2.2 色谱条件

色谱柱：Supelco C_{18} 柱(150mm×4.6mm，5μm)；流动相：甲醇-水(7.5∶92.5)；流速 1.6mL/min；检测波长 278nm；柱温 30℃；分析时间约 14min。

2.3 对照品溶液的制备

称取红景天苷，用适量甲醇溶解。

2.4 供试品溶液的制备

称取药材粉末 0.5g，加适量 60%乙醇回流提取 1h，滤过，提取液挥干溶剂，残渣加水溶解并定容至 10mL，取 2mL 样品溶液分别用氯仿和醋酸乙酯萃取，弃去有机相，水相经 0.5μm 固相萃取小柱滤过，即得。

小驳骨

Xiaobogu

GENDARUSSAE HERBA

【化学成分】

表 1-3-44a 小驳骨主要化学成分[159]

中英文名、化学式及相对分子质量	结构图	中英文名、化学式及相对分子质量	结构图
β-谷甾醇 β-Sitosterol $C_{29}H_{50}O$ Exact Mass: 414.39	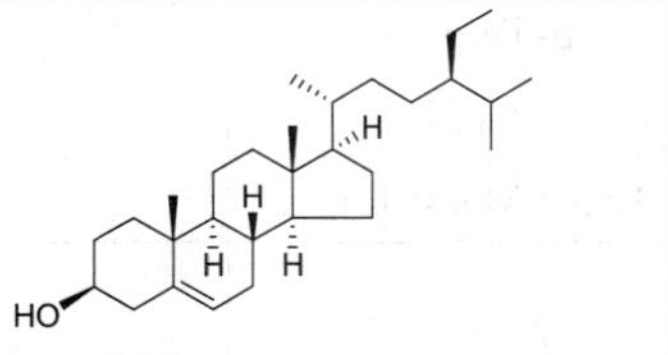 β-谷甾醇 (谷甾醇) β-Sitosterol (Sitosterol)	齐墩果酸 Oleanolic acid $C_{30}H_{48}O_3$ Exact Mass: 456.36	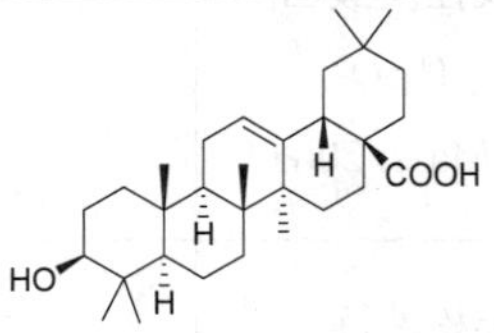 齐墩果酸 Oleanolic acid
岩白菜素 Bergenin $C_{14}H_{16}O_9$ Exact Mass: 328.08	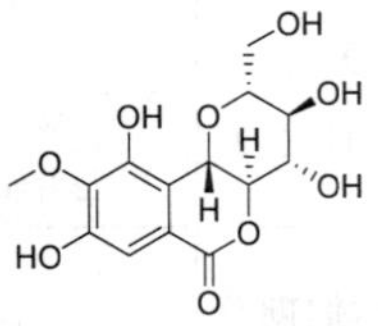 岩白菜素 (矮地茶素) Bergenin	咖啡酸 Caffeic acid $C_9H_8O_4$ Exact Mass: 180.04	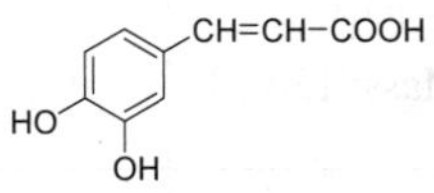 咖啡酸 Caffeic acid
β-胡萝卜苷 β-Daucosterol $C_{35}H_{60}O_6$ Exact Mass: 576.44	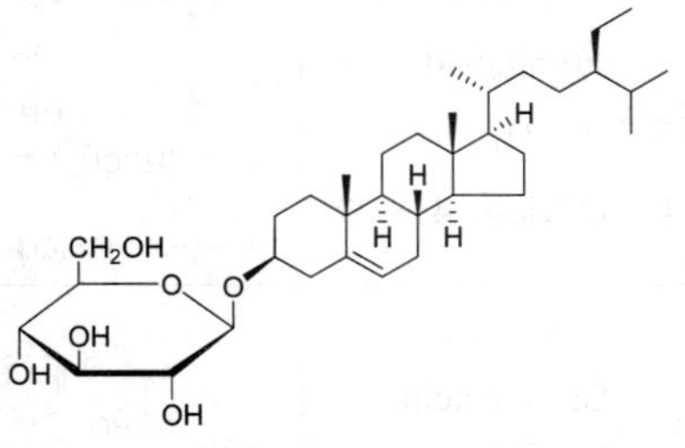 β-胡萝卜苷(胡萝卜苷) β-Daucosterol (Daucosterol)	芫花黄素 Genkwanin $C_{16}H_{12}O_5$ Exact Mass: 284.07	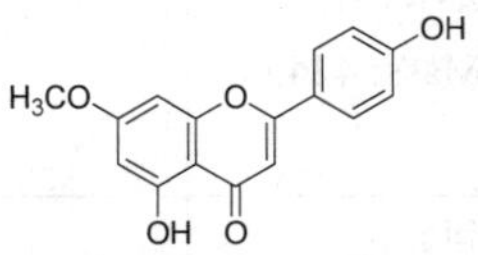 芫花黄素 Genkwanin

表 1-3-44b 小驳骨其他主要化学成分[159]

中英文名	中英文名
13-Hydroxyl gusanlung A glycerol monopalmitate	Albendazole
[5-(Propylsulfonyl)-1*H*-benzimidazol-2-yl]-carbamic acid methyl ester	[5-(Propylsulfinyl)-1*H*-benzimidazol-2-yl]-carbamic acid methylester
乙酸橙酰胺	华良姜素
芫花黄素	五加苷 E
Gusanlung B	Gusanlung A

小茴香

Xiaohuixiang

FOENICULI FRUCTUS

【化学成分】

表 1-3-45 小茴香主要化学成分[160]

中英文名、化学式及相对分子质量	结构图	中英文名、化学式及相对分子质量	结构图
茴香醚 Anisole C_7H_8O Exact Mass: 108.06	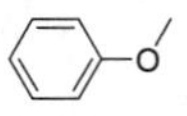 茴香醚 Anisole	*α*-蒎烯 *α*-Pinene $C_{10}H_{16}$ Exact Mass: 136.13	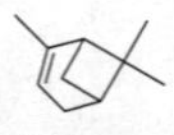 *α*-蒎烯 *α*-Pinene
莰烯 Camphor $C_{10}H_{16}O$ Exact Mass: 152.12	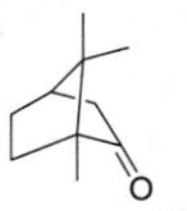 莰烯 Camphor	对聚伞花素 *p*-Cymene $C_{10}H_{14}$ Exact Mass: 134.11	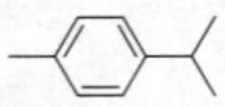 对聚伞花素 *p*-Cymene
对甲氧桂皮酸乙酯 $C_{12}H_{14}O_3$ Exact Mass: 206.09	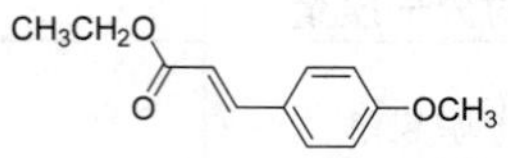 对甲氧桂皮酸乙酯	*α*-松油烯 *α*-Terpinene $C_{10}H_{16}$ Exact Mass: 136.13	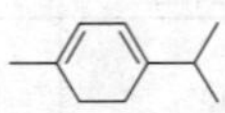 *α*-松油烯 *α*-Terpinene
异松油烯 Terpinolene $C_{10}H_{16}$ Exact Mass: 136.13	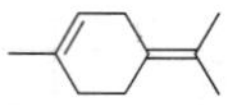 异松油烯 Terpinolene	*β*-谷甾醇 *β*-Sitosterol $C_{29}H_{50}O$ Exact Mass: 414.39	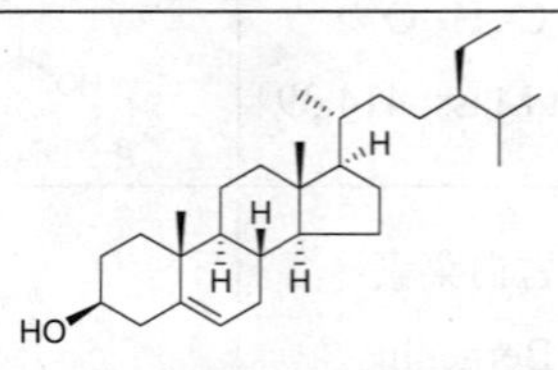 *β*-谷甾醇 (谷甾醇) *β*-Sitosterol (Sitosterol)
茴香苷 Foeniculin $C_{20}H_{18}O_{11}$ Exact Mass: 434.08	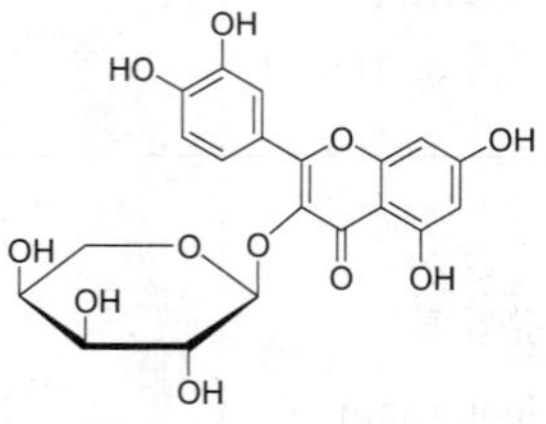 茴香苷 Foeniculin	山柰酚-3-阿拉伯糖苷 Kaempferol-3-*O*-arabinoside $C_{20}H_{18}O_{10}$ Exact Mass: 418.09	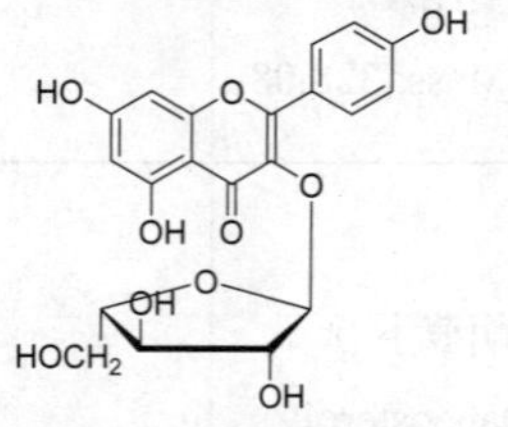 山柰酚-3-阿拉伯糖苷 Kaempferol-3-*O*-arabinoside
阿魏酸 Ferulic acid $C_{10}H_{10}O_4$ Exact Mass: 194.06	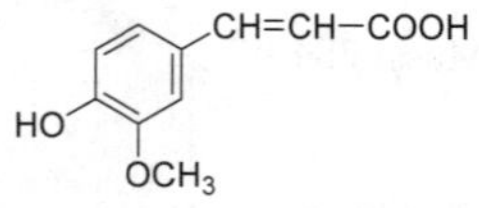 阿魏酸 Ferulic acid	咖啡酸 Caffeic acid $C_9H_8O_4$ Exact Mass: 180.04	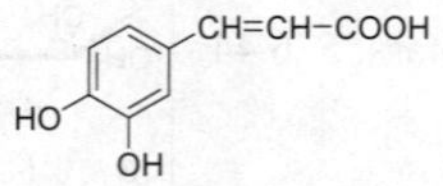 咖啡酸 Caffeic acid

续表

中英文名、化学式及相对分子质量	结构图	中英文名、化学式及相对分子质量	结构图
安息香酸(苯甲酸) Benzoic acid $C_7H_6O_2$ Exact Mass: 122.04	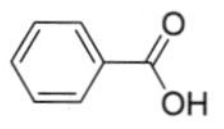 安息香酸(苯甲酸) Benzoic acid	茴香酸 Anisic acid $C_8H_8O_3$ Exact Mass: 152.05	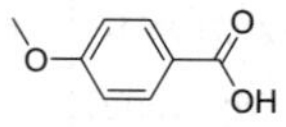 茴香酸 Anisic acid
香荚兰酸(香草酸) Vanillic acid $C_8H_8O_4$ Exact Mass: 168.04	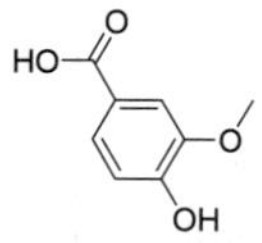 香荚兰酸 Vanillic acid	龙胆酸 Gentisic acid $C_7H_6O_4$ Exact Mass: 154.03	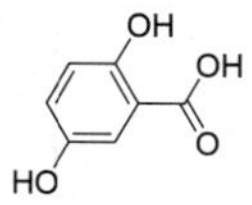 龙胆酸 Gentisic acid
邻香豆酸 *o*-Coumaric acid $C_9H_8O_3$ Exact Mass: 164.05	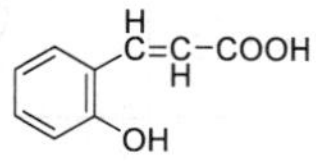 邻香豆酸 *o*-Coumaric acid	原儿茶酸 Protocatechuic acid $C_7H_6O_4$ Exact Mass: 154.03	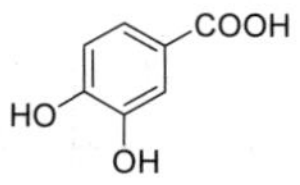 原儿茶酸 Protocatechuic acid
丁香酸 Syringic acid $C_9H_{10}O_5$ Exact Mass: 198.05	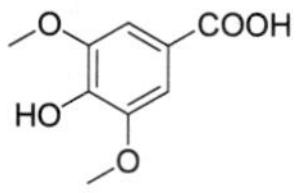 丁香酸 Syringic acid	芥子酸 Sinapic acid $C_{11}H_{12}O_5$ Exact Mass: 224.07	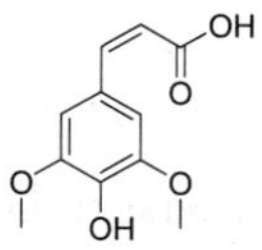 芥子酸 Sinapic acid
延胡索酸 Fumaric acid $C_4H_4O_4$ Exact Mass: 116.01	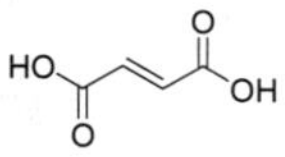 延胡索酸 Fumaric acid	苹果酸 Malic acid $C_4H_6O_5$ Exact Mass: 134.02	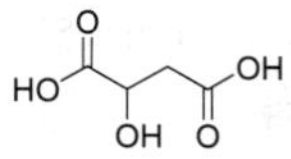 苹果酸 Malic acid
山柰酚-3-葡萄糖醛酸苷 Kaempferol-3-*O*-glucuronide $C_{21}H_{18}O_{12}$ Exact Mass: 462.08	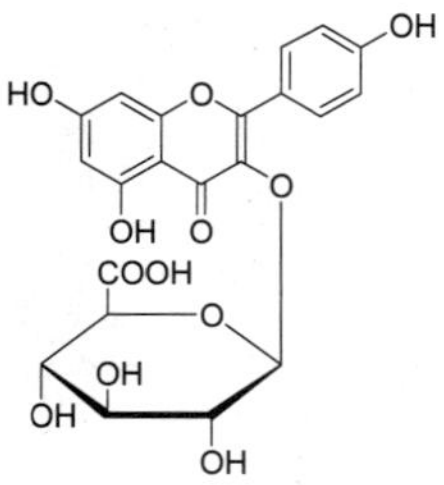 山柰酚-3-葡萄糖醛酸苷 Kaempferol-3-*O*-glucuronide	桂皮酸 Cinnamic acid $C_9H_8O_2$ Exact Mass: 148.05	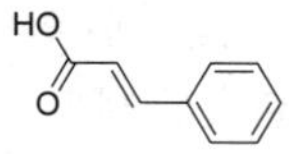 桂皮酸 Cinnamic acid
酒石酸 Tartaric acid $C_4H_6O_6$ Exact Mass: 150.02	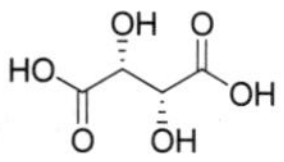 酒石酸 Tartaric acid	柠檬酸 Citric acid $C_6H_8O_7$ Exact Mass: 192.03	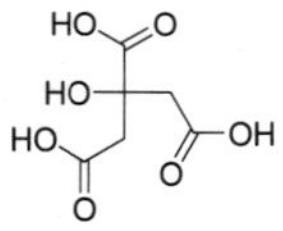 柠檬酸 Citric acid
莽草酸 Shikimic acid $C_7H_{10}O_5$ Exact Mass: 174.05	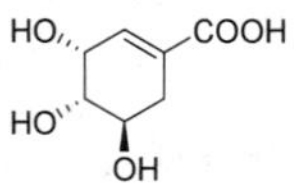 莽草酸 Shikimic acid	奎宁酸 Quinic acid $C_7H_{12}O_6$ Exact Mass: 192.06	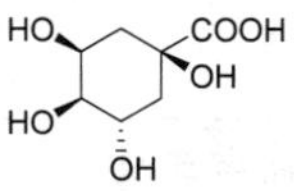 奎宁酸 Quinic acid
豆甾醇 Stigmasterol $C_{29}H_{48}O$ Exact Mass: 412.37	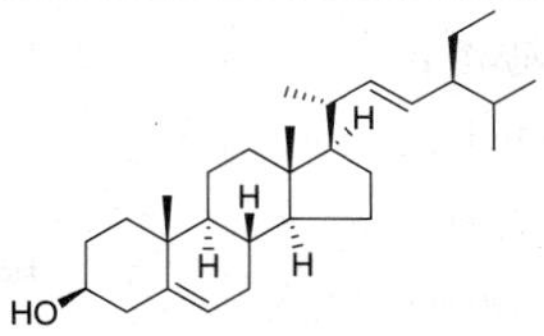 豆甾醇 Stigmasterol	*β*-蒎烯 *β*-Pinene $C_{10}H_{16}$ Exact Mass: 136.13	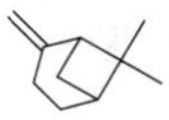 *β*-蒎烯 *β*-Pinene

续表

中英文名、化学式及相对分子质量	结构图	中英文名、化学式及相对分子质量	结构图
β-月桂烯(月桂烯) *β*-Myrcene (Myrcene) $C_{10}H_{16}$ Exact Mass: 136.13	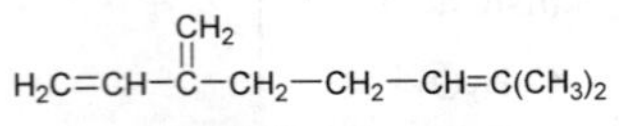 *β*-月桂烯 *β*-Myrcene	1,8-桉树脑(1,8-桉叶素) 1,8-Cineole $C_{10}H_{18}O$ Exact Mass: 154.14	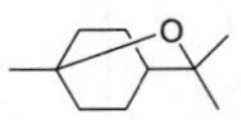 1,8-桉树脑(1,8-桉叶素) 1,8-Cineole
柠檬烯 Limonene $C_{10}H_{16}$ Exact Mass: 136.13	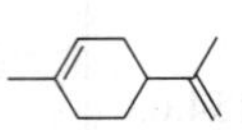 柠檬烯 Limonene	油菜甾醇 Campesterol $C_{28}H_{48}O$ Exact Mass: 400.37	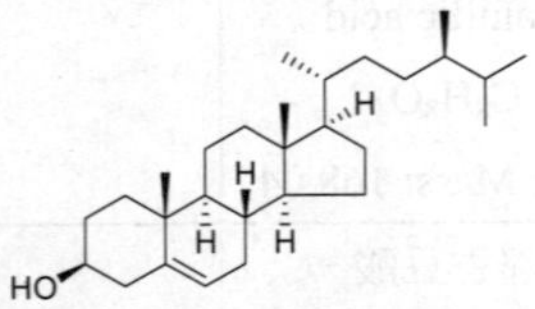 油菜甾醇 Campesterol

除以上化学成分外，小茴香还含有莲苷、小茴香酮等。

【分析方法】

1　气相色谱法测定小茴香中反式茴香脑的含量[161]

1.1 仪器

Hewlett-Packard 5890 Series Ⅱ型气相色谱仪，氢火焰离子检测器。

1.2 色谱条件

色谱柱：石英毛细管柱 DB-17 (15m×0.25mm，0.25μm)；色谱柱升温程序：初始温度 50℃，以 5℃/min 的速度升至 60℃，再以 20℃/min 升至 200℃，保持 2min；载气氦气；分流进样，分流比为 30∶1；进样温度 250℃；检测温度 250℃；分析时间约 8min。

1.3 对照品溶液的制备

称取反式茴香脑对照品，用适量二氯甲烷溶解。

1.4 供试品溶液的制备

称取水蒸气蒸馏法提取的挥发油用二氯甲烷稀释 1000 倍，即得。

小蓟

Xiaoji

CIRSII HERBA

【化学成分】

表 1-3-46　小蓟主要化学成分[162～166]

中英文名、化学式及相对分子质量	结构图	中英文名、化学式及相对分子质量	结构图
5, 7-二羟基黄酮 5, 7-Dihydroxyflavone $C_{15}H_{10}O_4$ Exact Mass: 254.06	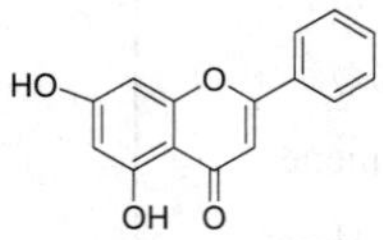 5,7-二羟基黄酮 5,7-Dihydroxyflavone	乌苏甲酯 Methyl ursolate $C_{31}H_{50}O_2$ Exact Mass: 454.38	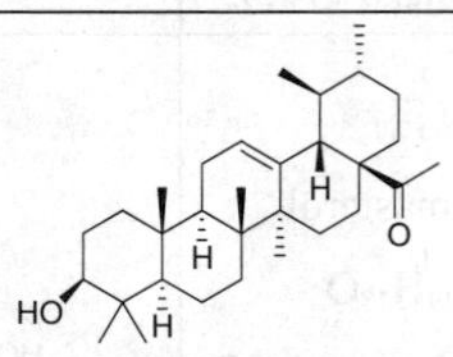 乌苏甲酯 Methyl ursolate

续表

中英文名、化学式及相对分子质量	结构图	中英文名、化学式及相对分子质量	结构图
齐墩果酸 Oleanolic acid $C_{30}H_{48}O_3$ Exact Mass: 456.36	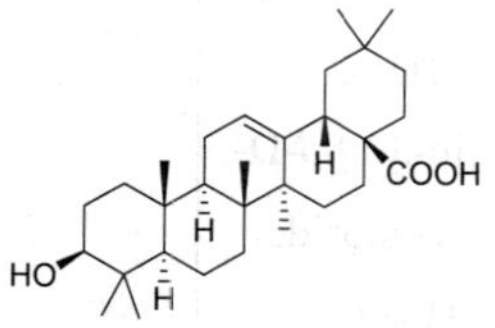 齐墩果酸 Oleanolic acid	胆固醇 Cholesterol $C_{27}H_{46}O$ Exact Mass: 386.35	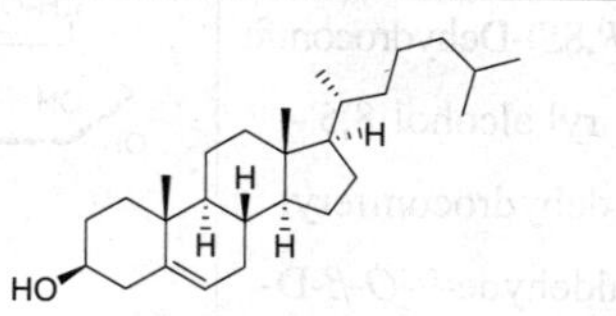 胆固醇 Cholesterol
芦丁(芸香苷) Rutin $C_{27}H_{30}O_{16}$ Exact Mass: 610.15	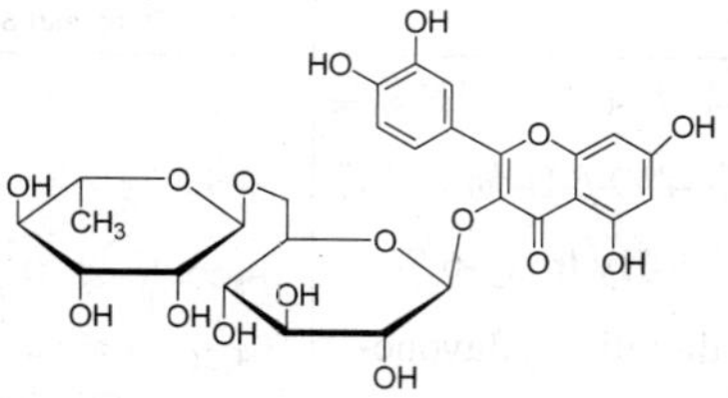 芦丁 Rutin	黑麦草内酯 Loliolide $C_{11}H_{16}O_3$ Exact Mass: 196.11	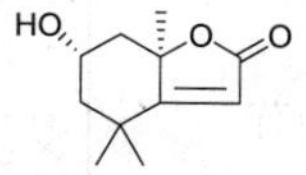 黑麦草内酯 Loliolide
金合欢素(刺槐素) Acacetin $C_{16}H_{12}O_5$ Exact Mass: 284.07	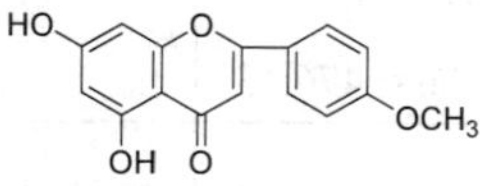 金合欢素(刺槐素) Acacetin	蒙花苷 Linarin (Buddleoside) $C_{28}H_{32}O_{14}$ Exact Mass: 592.18	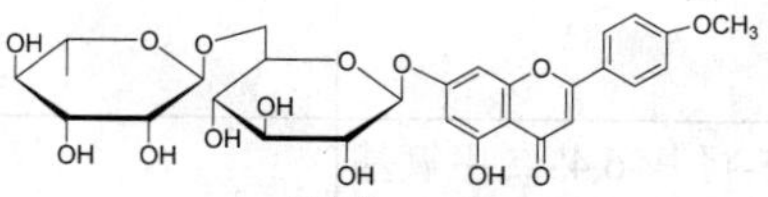 蒙花苷 Linarin
咖啡酸 Caffeic acid $C_9H_8O_4$ Exact Mass: 180.04	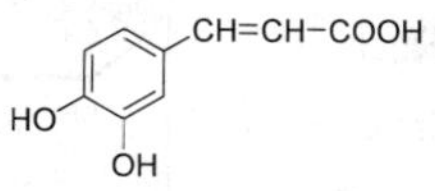 咖啡酸 Caffeic acid	香豆酸 Courmaric acid $C_9H_8O_2$ Exact Mass: 148.05	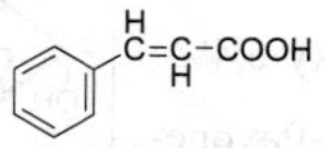 香豆酸 Courmaric acid
β-胡萝卜苷 *β*-Daucosterol $C_{35}H_{60}O_6$ Exact Mass: 576.44	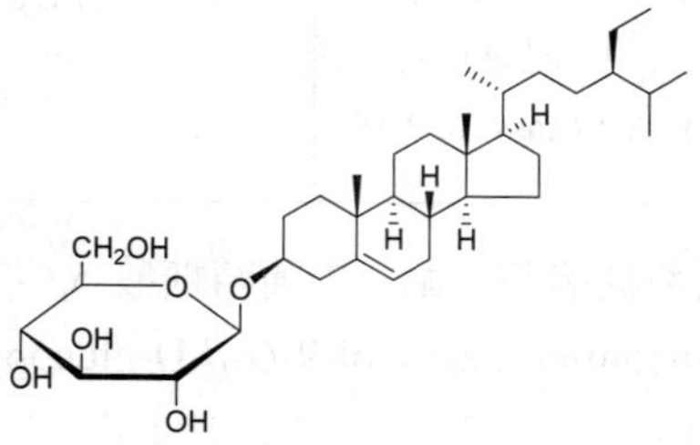 *β*-胡萝卜苷 (胡萝卜苷) *β*-Daucosterol (Daucosterol)	苜蓿素(小麦黄素) Tricin $C_{17}H_{14}O_7$ Exact Mass: 330.07	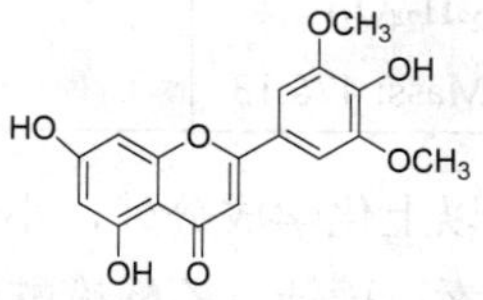 苜蓿素 (小麦黄素) Tricin
琥珀酸(丁二酸) Succinic acid $C_4H_6O_4$ Exact Mass: 118.03	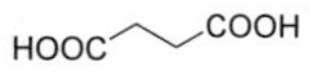 琥珀酸 Succinic acid	芹菜素 Apigenin $C_{15}H_{10}O_5$ Exact Mass: 270.05	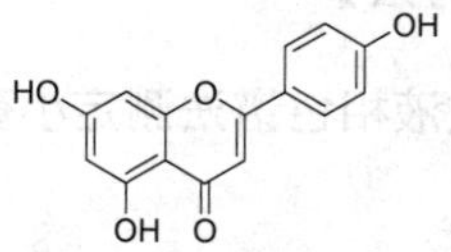 芹菜素 Apigenin
苜蓿素-7-*O*-*β*-D-葡萄糖苷 Tricin-7-*O*-*β*-D-glucopyranoside $C_{23}H_{24}O_{12}$ Exact Mass: 492.13	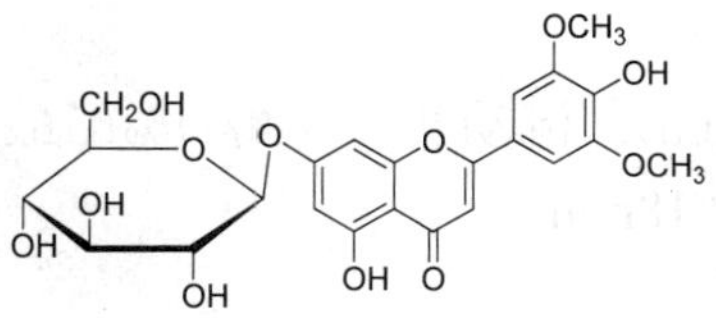 苜蓿素-7-*O*-*β*-D-葡萄糖苷 Tricin-7-*O*-*β*-D-glucopyranoside	*β*-谷甾醇 *β*-Sitosterol $C_{29}H_{50}O$ Exact Mass: 414.39	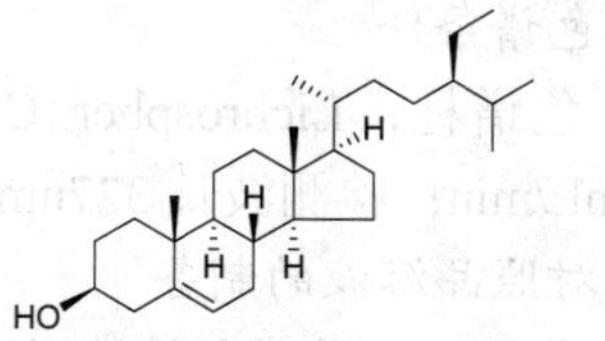 *β*-谷甾醇 (谷甾醇) *β*-Sitosterol (Sitosterol)
原儿茶酸 Protocatechuic acid $C_7H_6O_4$ Exact Mass: 154.03	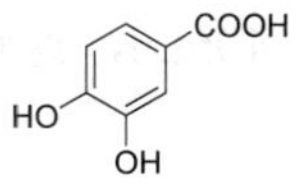 原儿茶酸 Protocatechuic acid	绿原酸 Chlorogenic acid $C_{16}H_{18}O_9$ Exact Mass: 354.10	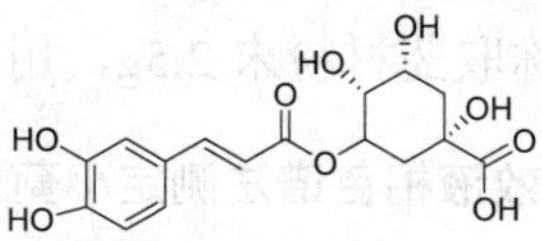 绿原酸 (氯原酸) Chlorogenic acid

续表

中英文名、化学式及相对分子质量	结构图	中英文名、化学式及相对分子质量	结构图
(7*R*,8*S*)-Dehydroconiferyl alcohol-8,5'-dehydroconiferyl aldehyde-9-*O*-*β*-D-glucopyranoside	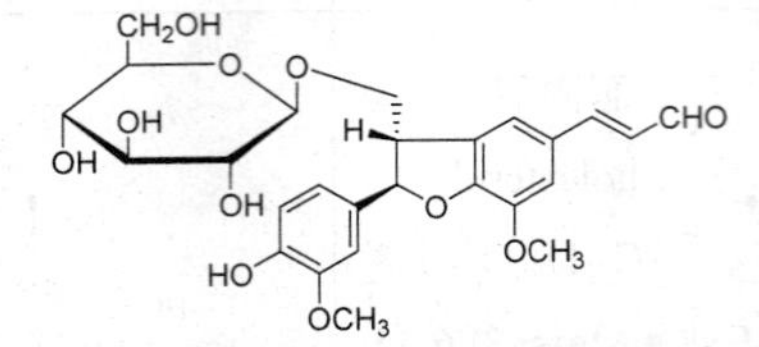 (7*R*,8*S*)-Dehydroconiferyl alcohol-8,5'-dehydroconiferyl aldehyde-9-*O*-*β*-D-glucopyranoside	槲皮素-3-*O*-*β*-D-吡喃葡萄糖苷 Quercetin-3-*O*-*β*-D-glucopyranoside $C_{21}H_{20}O_{12}$ Exact Mass: 464.1	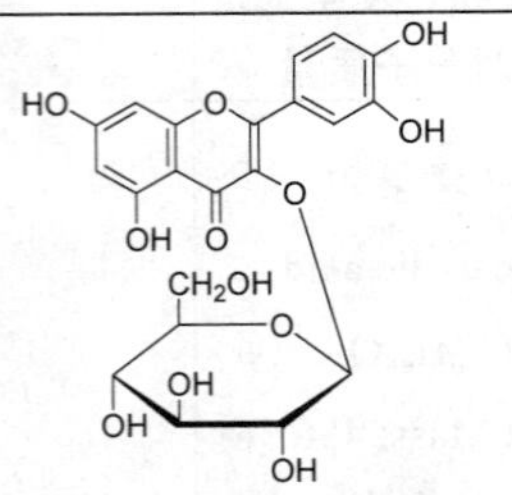 槲皮素-3-*O*-*β*-D-吡喃葡萄糖苷 Quercetin-3-*O*-*β*-D-glucopyranoside
大蓟苷 Pectolinarin $C_{29}H_{34}O_{15}$ Exact Mass: 622.19	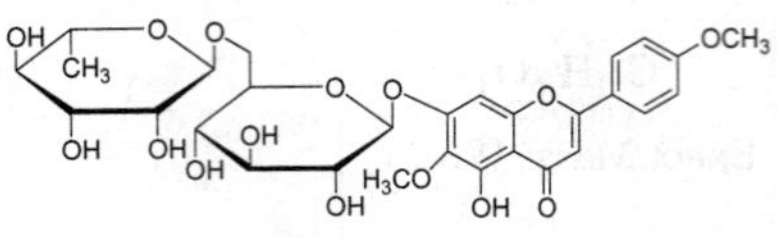 大蓟苷　Pectolinarin	5-羟基-6,7-二甲氧基黄酮-4'-*O*-*β*-D-葡萄糖苷 5-Hydroxy-6,7-dimethoxyflavone-4'-*O*-*β*-D-glucoside $C_{23}H_{24}O_{11}$ Exact Mass: 476.13	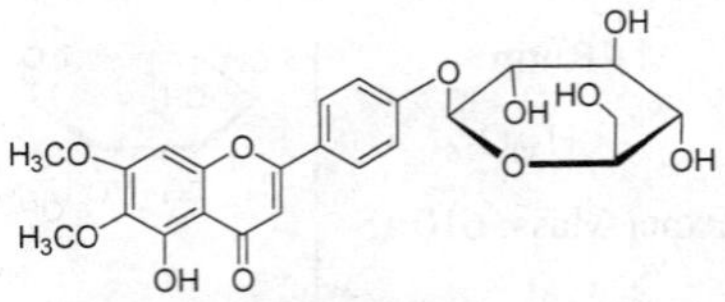 5-羟基-6,7-二甲氧基黄酮-4'-*O*-*β*-D-葡萄糖苷 5-Hydroxy-6,7-dimethoxyflavone-4'-*O*-*β*-D-glucoside
5-羟基-6,4'-二甲氧基黄酮-7-*O*-*β*-D-吡喃葡萄糖苷 5-Hydroxy-6,4'-dimethoxy-flavone-7-*O*-*β*-D-glucopyranoside $C_{23}H_{24}O_{11}$ Exact Mass: 476.13	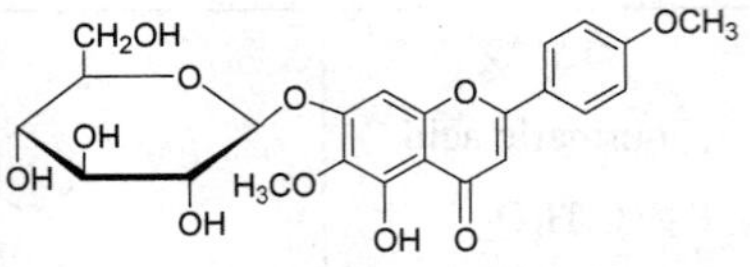 5-羟基-6,4'-二甲氧基黄酮-7-*O*-*β*-D-吡喃葡萄糖苷 5-Hydroxy-6,4'-dimethoxy-flavone-7-*O*-*β*-D-glucopyranoside	5-羟基-6,4'-二甲氧基黄酮-7-*O*-*β*-D-芸香糖苷 5-Hydroxy-6,4'-dimethoxy-flavone-7-*O*-*β*-D-rutinoside $C_{29}H_{34}O_{15}$ Exact Mass: 622.19	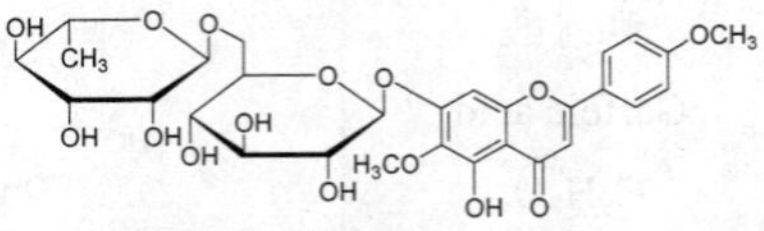 5-羟基-6,4'-二甲氧基黄酮-7-*O*-*β*-D-芸香糖苷 5-Hydroxy-6,4'-dimethoxy-flavone-7-*O*-*β*-D-rutinoside

除以上化学成分外，小蓟还含有洋芹素-7-*O*-*β*-D-葡萄糖醛酸丁酯、7-葡萄糖酸-5,6-二羟基黄酮、异山柰甲黄素、蔗糖、乙酸橙酰胺、(7*S*,8*R*)-Dihydrodehydrodiconiferyl alcohol-9-*O*-*β*-D-glucopyranoside 等。

【分析方法】

1　高效液相色谱法测定小蓟中绿原酸的含量[167]

1.1　仪器

Shimadzu LC-10AT 高效液相色谱仪。

1.2　色谱条件

色谱柱：Lichrospher C_{18} 柱(200mm×4.6mm，5μm)；流动相：甲醇-1%醋酸水(15∶85)；流速 1.0mL/min；检测波长 327nm；柱温 30℃；分析时间约 18min。

1.3　对照品溶液的制备

称取绿原酸对照品，用适量 40%甲醇溶解。

1.4　供试品溶液的制备

称取药材粉末 2.5g，用 50mL 40%甲醇浸泡 1h 后超声处理 40min，滤过，即得。

2　高效液相色谱法测定小蓟中芦丁的含量[168]

2.1　仪器

Waters 2695 高效液相色谱仪。

2.2 色谱条件

色谱柱：Supelco Discovery C_{18} 柱(250mm×4.6mm，5μm)；流动相：乙腈-水(15∶85)；流速 1.0mL/min；检测波长 255nm；柱温 30℃；进样体积 10μL；分析时间约 12min。

2.3 对照品溶液的制备

称取芦丁对照品，用适量甲醇溶解。

2.4 供试品溶液的制备

称取药材粉末 0.2g，用适量 50%乙醇超声提取 20min，定容至 10mL，滤过，即得。

飞扬草

Feiyangcao

EUPHORBIAE HIRTAE HERBA

【化学成分】

表 1-3-47a 飞扬草主要化学成分[169, 170]

中英文名、化学式及相对分子质量	结构图	中英文名、化学式及相对分子质量	结构图
没食子酸 Gallic acid $C_7H_6O_5$ Exact Mass: 170.02	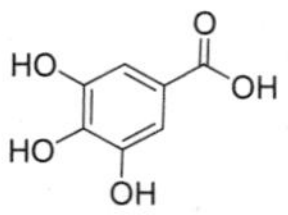 没食子酸 Gallic acid	槲皮素 Quercetin $C_{15}H_{10}O_7$ Exact Mass: 302.04	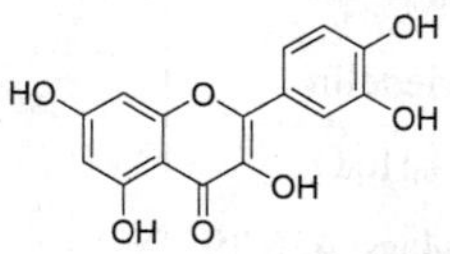 槲皮素 Quercetin
杨梅苷 Myricitrin $C_{21}H_{20}O_{12}$ Exact Mass: 464.10	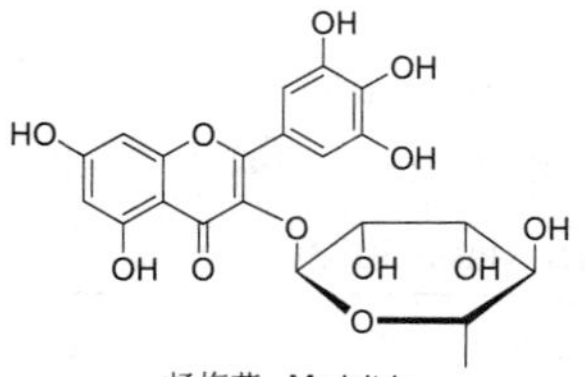 杨梅苷 Myricitrin	3,4-二-*O*-没食子酰基奎宁酸 3,4-Di-*O*-galloylquinic acid $C_{21}H_{20}O_{14}$ Exact Mass: 496.09	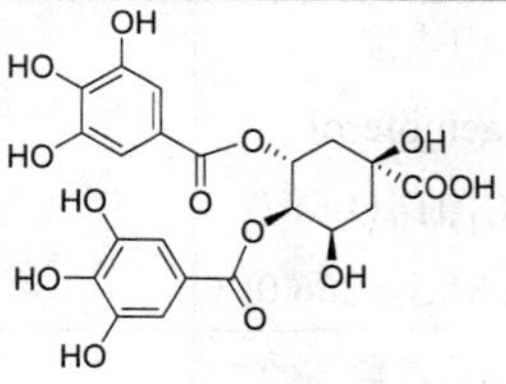 3,4-二-O-没食子酰基奎宁酸 3,4-Di-*O*-galloylquinic acid
2,4,6-三-*O*-没食子酰基-*β*-D-吡喃葡萄糖苷 2,4,6-Tri-*O*-galloyl-*β*-D-glucose $C_{27}H_{24}O_{18}$ Exact Mass: 636.1	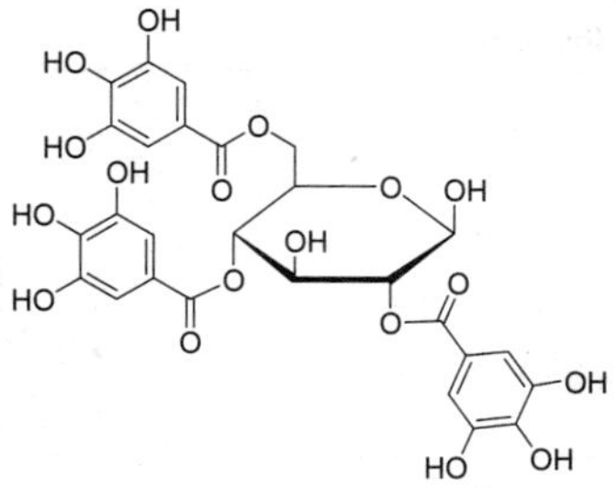 2,4,6-三-*O*-没食子酰基-*β*-D-吡喃葡萄糖苷 2,4,6-Tri-*O*-galloyl-*β*-D-glucose	1,2,3,4,6-五-*O*-没食子酰基-*β*-D-吡喃葡萄糖苷 1,2,3,4,6-Penta-*O*-galloyl-*β*-D-glucose $C_{41}H_{32}O_{26}$ Exact Mass: 940.12	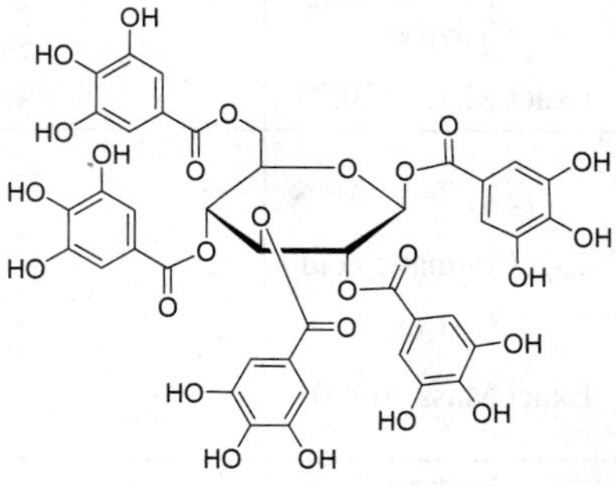 1,2,3,4,6-五-*O*-没食子酰基-*β*-*D*-吡喃葡萄糖苷 1,2,3,4,6-Penta-*O*-galloyl-*β*-D-glucose

表 1-3-47b 飞扬草其他主要化学成分[169, 170]

英文名	英文名
3-*oxo*-D-Friedoolean-14-ene	3*β*-Hydroxy-urs-12-ene
Stigmast-5-ene-3*β*-ol	3*β*-Hydroxy-urs-12-ene-28-oic acid
Stigmast-5-ene-3*β*-*O*-D-glucoside	2-(30,40-Dihydroxyphenyl)-3,5,7-trihydroxy-4*H*-benzopyran-4-one

续表

英文名	英文名
5,7-Dihydroxy-2-(40-hydro-xyphenyl)-3-*O*-*α*-rhamnosyl-4*H*-benzopyran-4-one	5,7-Dihydroxy-2-(3,4-dihydroxyphenyl)-3-*O*-*α*-rhamnosyl-4*H*-1-benzopyran-4-one
5,7-Dihydroxy-2-(30,40,50-trihydroxyphenyl)-3-*O*-*α*-rhamnosyl-4*H*-benzopyran-4-one	

马齿苋

Machixian

PORTULACAE HERBA

【化学成分】

表 1-3-48a 马齿苋主要化学成分[171, 172]

中英文名、化学式及相对分子质量	结构图	中英文名、化学式及相对分子质量	结构图
木栓酮 Friedelin $C_{30}H_{50}O$ Exact Mass: 426.39	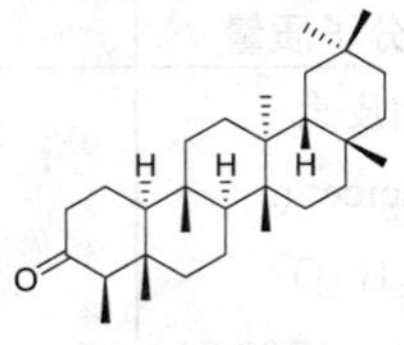 木栓酮 Friedelin	羽扇豆醇 Lupeol $C_{30}H_{50}O$ Exact Mass: 426.39	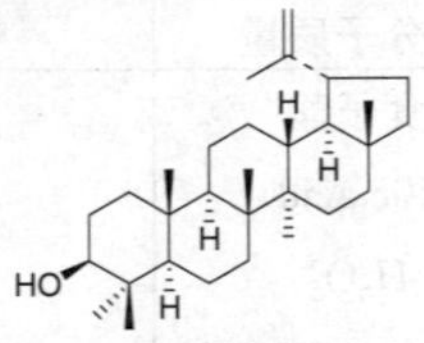 羽扇豆醇 Lupeol
山柰酚 Kaempferol $C_{15}H_{10}O_6$ Exact Mass: 286.05	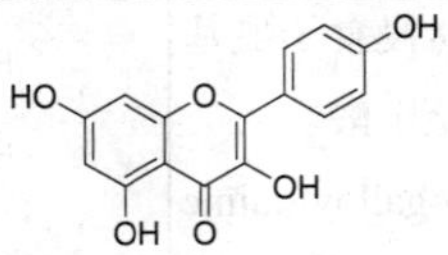 山柰酚 (山柰素) Kaempferol	槲皮素 Quercetin $C_{15}H_{10}O_7$ Exact Mass: 302.04	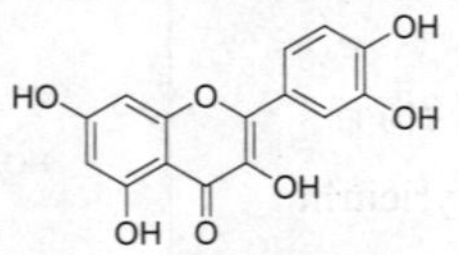 槲皮素 Quercetin
芹菜素 Apigenin $C_{15}H_{10}O_5$ Exact Mass: 270.05	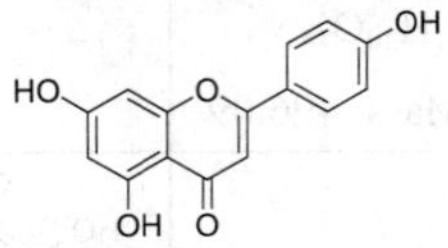 芹菜素 Apigenin	木犀草素 Luteolin $C_{15}H_{10}O_6$ Exact Mass: 286.05	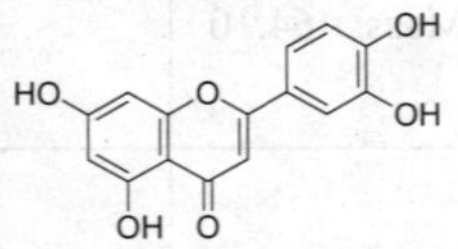 木犀草素 Luteolin
反对香豆酸 *E*-*p*-Coumatic acid $C_9H_8O_3$ Exact Mass: 164.05	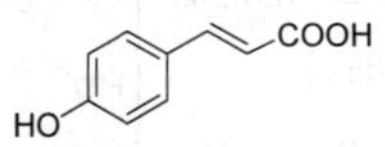 反对香豆酸 *E*-*p*-Coumatic acid	*β*-谷甾醇 *β*-Sitosterol $C_{29}H_{50}O$ Exact Mass: 414.39	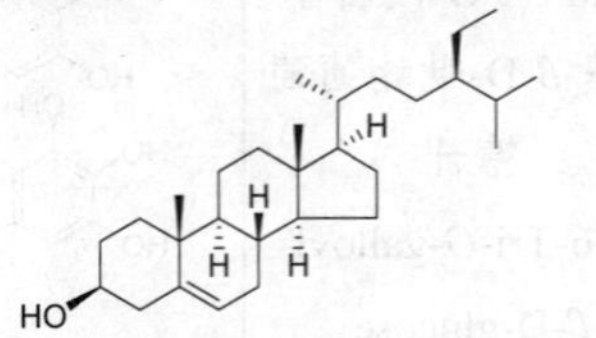 *β*-谷甾醇 (谷甾醇) *β*-Sitosterol (Sitosterol)
硬脂酸 Stearic acid $C_{18}H_{36}O_2$ Exact Mass: 284.27	$HO_2C-(CH_2)_{16}-CH_3$ 硬脂酸 Stearic acid	油酸 Oleic acid $C_{18}H_{34}O_2$ Exact Mass: 282.26	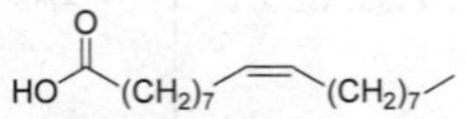 油酸 Oleic acid
胡萝卜苷 Daucosterol $C_{35}H_{60}O_6$ Exact Mass: 576.44	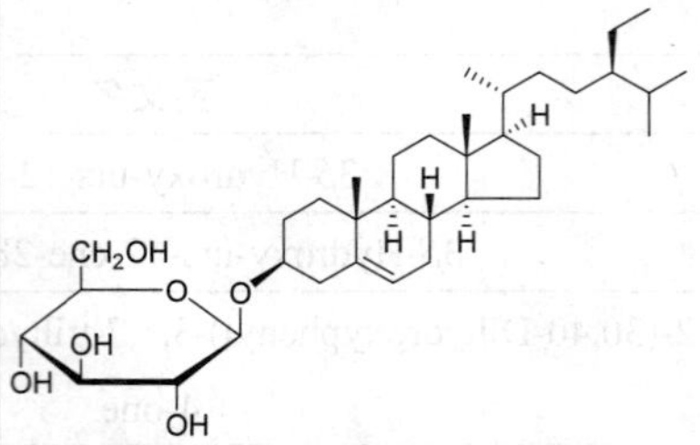 胡萝卜苷 (*β*-胡萝卜苷) Daucosterol (*β*-Daucosterol)	染料木素-7-*O*-*β*-D-葡萄糖苷 Genistin $C_{21}H_{20}O_{10}$ Exact Mass: 432.11	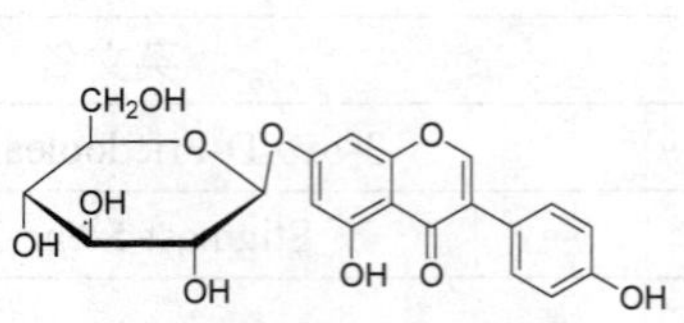 染料木素-7-*O*-*β*-D-葡萄糖苷 Genistin

续表

中英文名、化学式及相对分子质量	结构图	中英文名、化学式及相对分子质量	结构图
染料木素 Genistein $C_{15}H_{10}O_5$ Exact Mass: 270.05	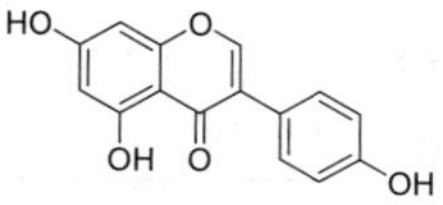 染料木素 Genistein	豆甾醇 Stigmasterol $C_{29}H_{48}O$ Exact Mass: 412.37	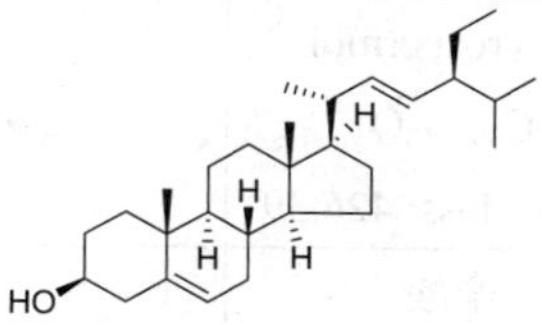 豆甾醇 Stigmasterol
α-香树脂醇 *α*-Amyrin $C_{30}H_{50}O$ Exact Mass: 426.39	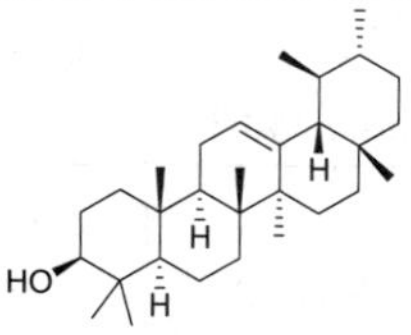 *α*-香树脂醇 *α*-Amyrin	*β*-香树脂醇 *β*-Amyrin $C_{30}H_{50}O$ Exact Mass: 426.39	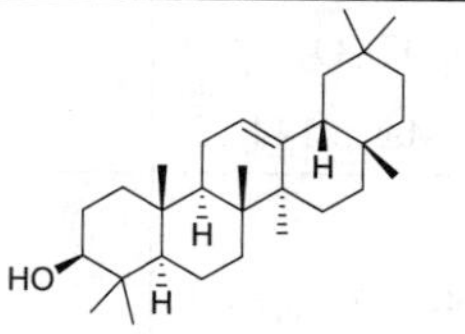 *β*-香树脂醇 *β*-Amyrin
东莨菪素(东莨菪亭) Scopoletin $C_{10}H_8O_4$ Exact Mass:192.04	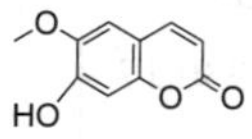 东莨菪素 Scopoletin	香柑内酯(佛手内酯) Bergapten $C_{12}H_8O_4$ Exact Mass: 216.04	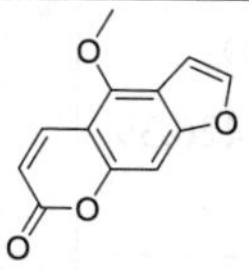 香柑内酯 Bergapten
多巴胺 Dopamine $C_8H_{11}NO_2$ Exact Mass: 153.08	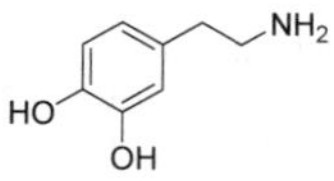 多巴胺 Dopamine	阿魏酸 Ferulic acid $C_{10}H_{10}O_4$ Exact Mass: 194.06	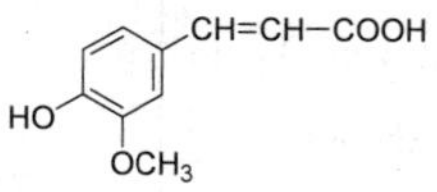 阿魏酸 Ferulic acid
肉豆蔻酸(十四烷酸) Myristic acid $C_{14}H_{28}O_2$ Exact Mass: 228.21	$HOOC-(CH_2)_{12}CH_3$ 肉豆蔻酸(十四烷酸)Myristic acid	苹果酸 Malic acid $C_4H_6O_5$ Exact Mass: 134.02	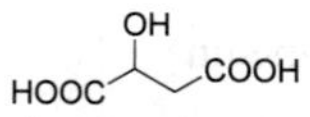 苹果酸 Malic acid
琥珀酸 Succinic acid $C_4H_6O_4$ Exact Mass: 118.03	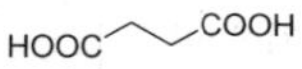 琥珀酸 Succinic acid	癸酸 Capric acid $C_{10}H_{20}O_2$ Exact Mass: 172.15	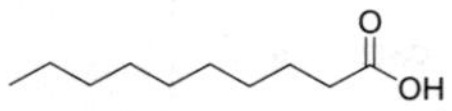 癸酸 Capric acid
十六烷酸(棕榈酸) Hexadecanoic acid (Palmitic acid) $C_{16}H_{32}O_2$ Exact Mass: 256.24	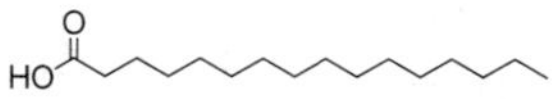 十六烷酸(棕榈酸) Hexadecanoic acid (Palmitic acid)	亚油酸 Linoleic acid $C_{18}H_{32}O_2$ Exact Mass: 280.24	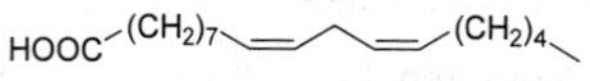 亚油酸 Linoleic acid
柠檬酸 Citric acid $C_6H_8O_7$ Exact Mass: 192.03	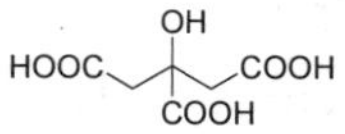 柠檬酸 Citric acid	亚麻酸 Linolenic acid $C_{18}H_{30}O_2$ Exact Mass: 278.22	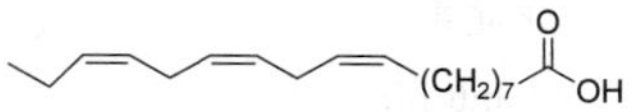 亚麻酸 Linolenic acid
3-乙酰油桐酸 3-Acetylaleuritolic acid $C_{32}H_{50}O_4$ Exact Mass: 498.37	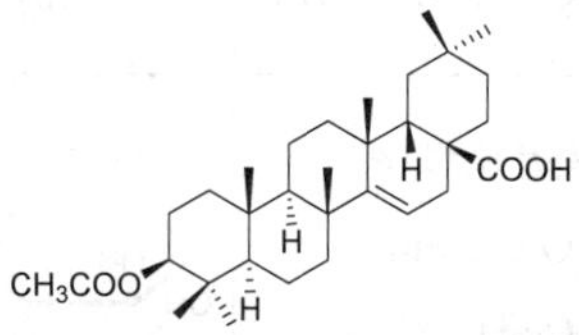 3-乙酰油桐酸 3-Acetylaleuritolic acid	杨梅素 Myricetin $C_{15}H_{10}O_8$ Exact Mass: 318.04	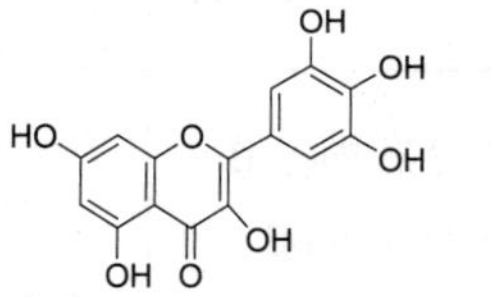 杨梅素 Myricetin

续表

中英文名、化学式及相对分子质量	结构图	中英文名、化学式及相对分子质量	结构图
丁基迷帕醇 Butyrospermol $C_{30}H_{50}O$ Exact Mass: 426.39	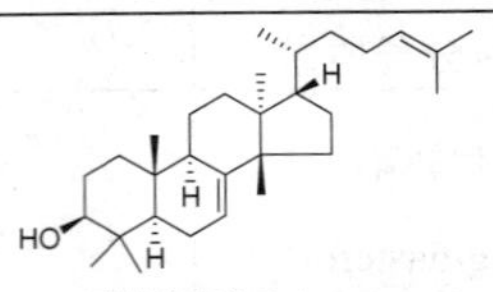 丁基迷帕醇 Butyrospermol	帕克醇 Parkeol $C_{30}H_{50}O$ Exact Mass: 426.39	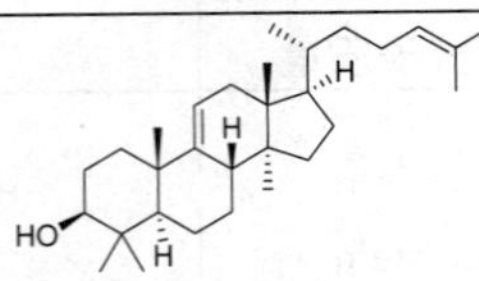 帕克醇 Parkeol
辛酸 Octanoic acid $C_8H_{16}O_2$ Exact Mass: 144.12	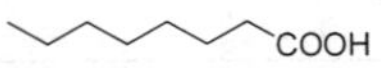 辛酸 Octanoic acid	山萮酸 Behenic acid $C_{22}H_{44}O_2$ Exact Mass: 340.33	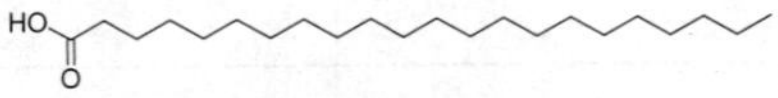 山萮酸 Behenic acid
环木菠萝烯醇 Cycloartenol $C_{30}H_{50}O$ Exact Mass: 426.39	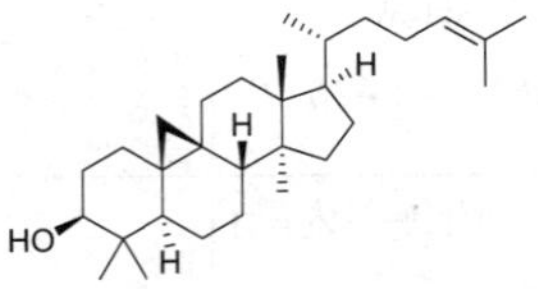 环木菠萝烯醇 Cycloartenol	马齿苋单萜 A Portuloside A $C_{16}H_{26}O_7$ Exact Mass: 330.17	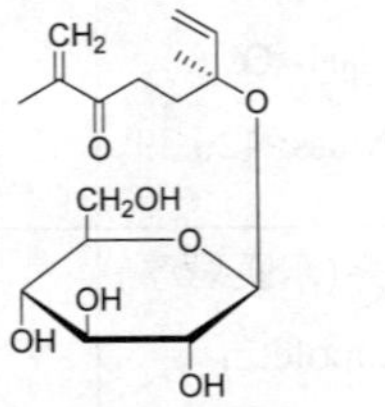 马齿苋单萜 A Portuloside A
豆甾-4-烯-3-酮 Stigmast-4-en-3-one $C_{29}H_{48}O$ Exact Mass: 412.37	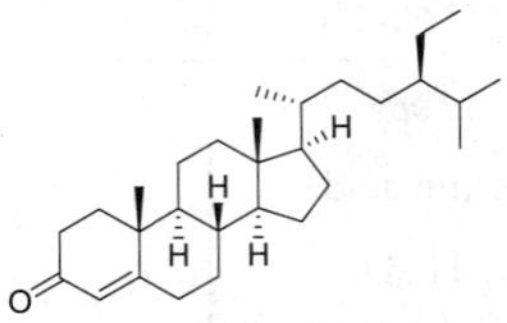 豆甾-4-烯-3-酮 Stigmast-4-en-3-one	芸苔甾醇 Campesterol $C_{28}H_{48}O$ Exact Mass: 400.37	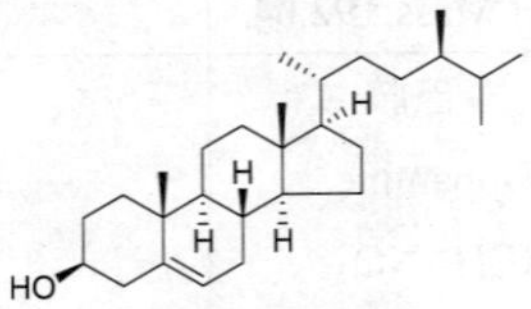 芸苔甾醇 Campesterol
异茴芹内酯 Isopimpinellin $C_{13}H_{10}O_5$ Exact Mass: 246.05	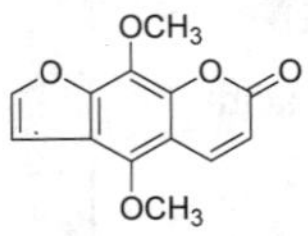 异茴芹内酯 Isopimpinellin	大叶桉亭 Robustin $C_{22}H_{18}O_7$ Exact Mass: 394.11	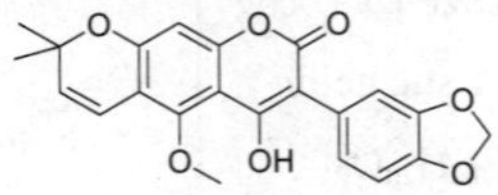 大叶桉亭 Robustin
Lonchocarpic acid $C_{26}H_{26}O_6$ Exact Mass: 434.17	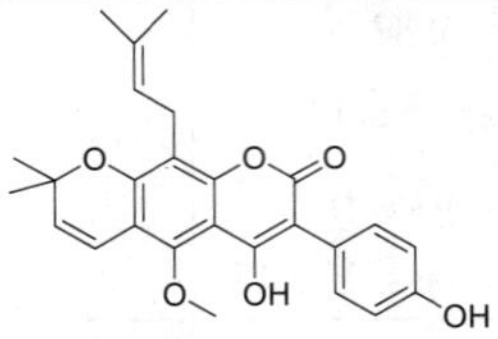 Lonchocarpic acid	Lonchocarpenin $C_{27}H_{28}O_6$ Exact Mass: 448.19	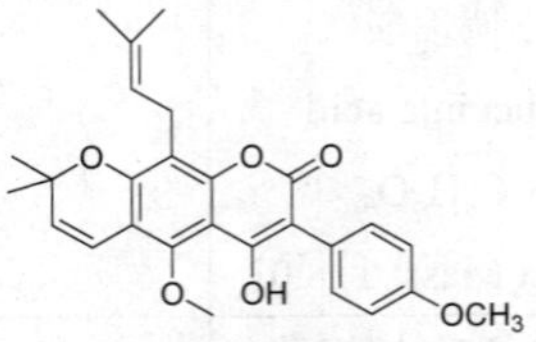 Lonchocarpenin
L-去甲基肾上腺素 L-Noradrenaline $C_8H_{11}NO_3$ Exact Mass: 169.07	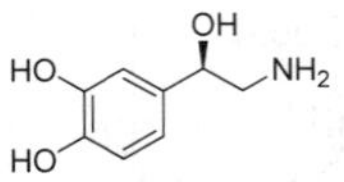 L-去甲基肾上腺素 L-Noradrenaline	多巴 Dopal $C_9H_{11}NO_4$ Exact Mass: 197.07	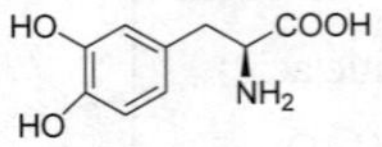 多巴 Dopal
尿囊素 Allantoin $C_4H_6N_4O_3$ Exact Mass: 158.04	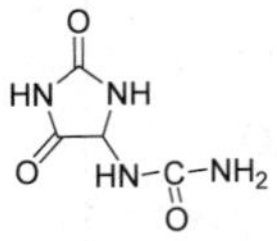 尿囊素 Allantoin	马齿苋酰胺 A Oleracein A $C_{24}H_{25}NO_{11}$ Exact Mass: 503.14	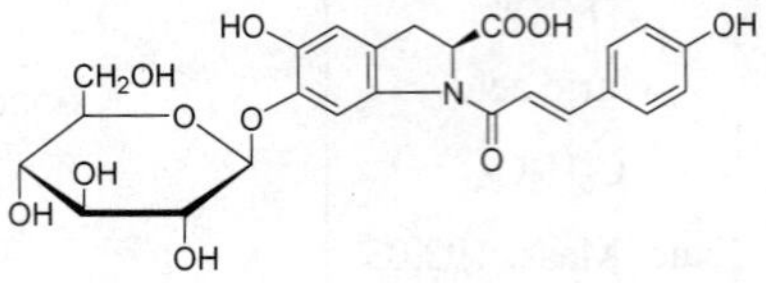 马齿苋酰胺 A Oleracein A
马齿苋酰胺 B Oleracein B $C_{25}H_{27}NO_{12}$ Exact Mass: 533.15	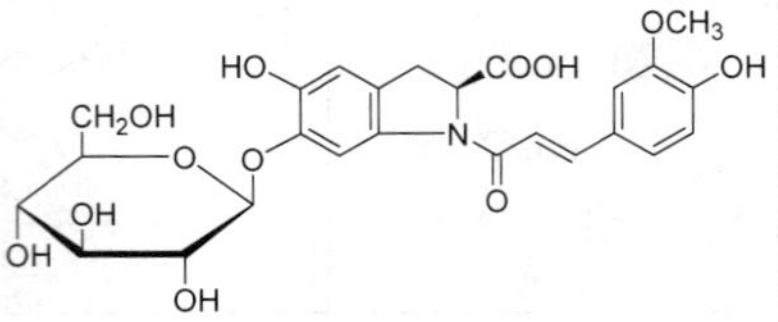 马齿苋酰胺 B Oleracein B	马齿苋酰胺 C Oleracein C $C_{30}H_{35}NO_{16}$ Exact Mass: 665.2	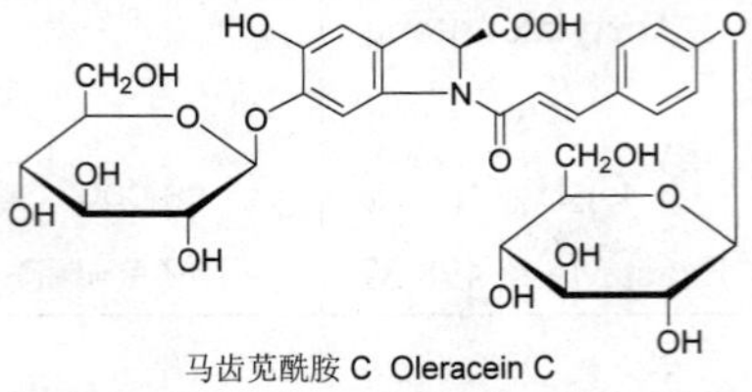 马齿苋酰胺 C Oleracein C

续表

中英文名、化学式及相对分子质量	结构图	中英文名、化学式及相对分子质量	结构图
马齿苋酰胺 D Oleracein D $C_{31}H_{37}NO_{17}$ Exact Mass: 695.21	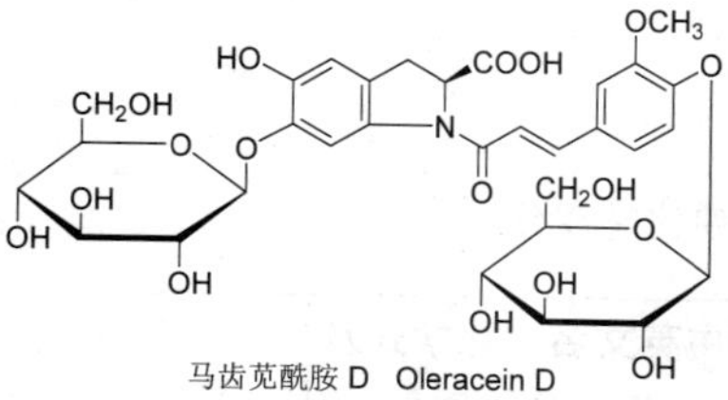 马齿苋酰胺 D Oleracein D	对香豆酸 *p*-Coumaric acid $C_9H_8O_3$ Exact Mass: 164.05	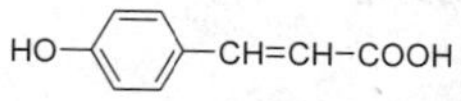 对香豆酸 *p*-Coumaric acid
芥子酸 Sinapic acid $C_{11}H_{12}O_5$ Exact Mass: 224.07	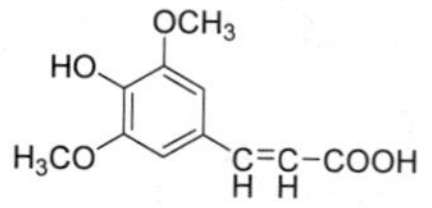 芥子酸 Sinapic acid	月桂酸(十二酸) Dodecanoic acid $C_{12}H_{24}O_2$ Exact Mass: 200.18	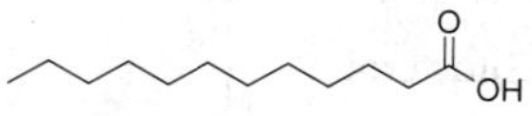 月桂酸(十二烷酸) Dodecanoic acid

表 1-3-48b 马齿苋其他主要化学成分[171, 172]

中文名	中文名
4*a*-甲基-3*β*-羟基木栓烷	*N*,*N*-二环己基脲
N-反式阿魏酰基酪胺	3-羟基-1-(2-羟甲基)苯基-4-*O*-*β*-D-吡喃葡萄糖苷
2-(3,4-二羟苯基)乙基-*O*-*β*-D-吡喃葡萄糖苷	(3*S*)-3-*O*-(*β*-D-吡喃葡萄糖)-3,7-二甲基-辛-1,6-二烯-3-醇
3-*O*-*β*-D-葡萄糖基(1-4)-*O*-*β*-D-木糖基-(2*α*,3*α*)-2,3,23-三羟基-12-烯-28,30-二酸-30-甲酯	3-*O*-*β*-D-吡喃木糖基-(2*α*,3*α*)-2,3,23,30-四羟基齐墩果酸-12-烯-28-酸
金莲花碱	对羟基苯乙胺

【分析方法】

1 高效液相色谱法测定马齿苋中去甲肾上腺素和多巴胺的含量[173]

1.1 仪器

Waters 高效液相色谱仪，2996 二极管阵列检测器。

1.2 色谱条件

色谱柱：Kromasil C_{18} 柱(250mm×4.6mm，5μm)；流动相：0.02mol/L 磷酸二氢钾-0.03mol/L 十二烷基硫酸钠-70%甲醇(用磷酸调 pH 至 3.0)；检测波长 280nm；柱温 40℃；分析时间约 10min。

1.3 对照品溶液的制备

称取去甲肾上腺素和多巴胺对照品，用适量 0.1mol/L 盐酸溶液溶解。

1.4 供试品溶液的制备

称取药材粉末 0.5g，用 25mL 0.1mol/L 盐酸溶液超声提取 1.5h，滤过，即得。

马勃

Mabo

LASIOSPHAERA

CALVATIA

【化学成分】

表 1-3-49a 马勃主要化学成分[174~176]

中英文名、化学式及相对分子质量	结构图	中英文名、化学式及相对分子质量	结构图
β-谷甾醇 *β*-Sitosterol $C_{29}H_{50}O$ Exact Mass: 414.39	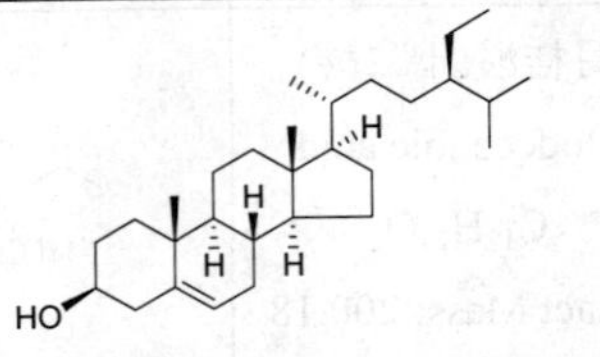 *β*-谷甾醇 (谷甾醇) *β*-Sitosterol (Sitosterol)	麦角甾醇 Ergosterol $C_{28}H_{44}O$ Exact Mass: 396.34	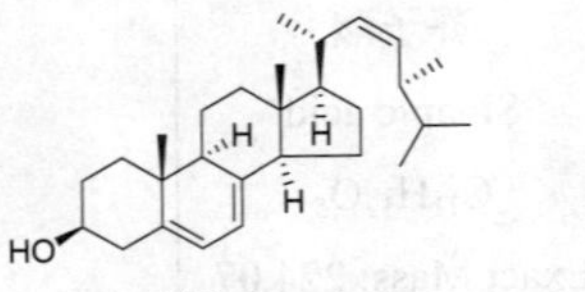 麦角甾醇 Ergosterol
过氧化麦角甾醇 Ergosterol peroxide $C_{28}H_{44}O_3$ Exact Mass: 428.33	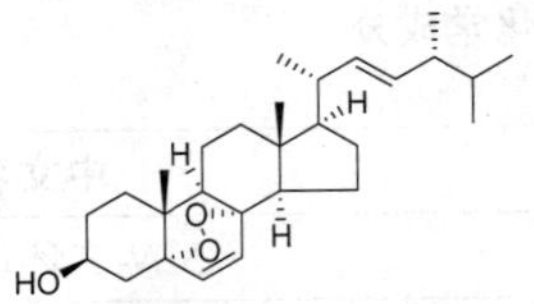 过氧化麦角甾醇 Ergosterol peroxide	菌甾醇 Fungisterol $C_{28}H_{48}O$ Exact Mass: 400.37	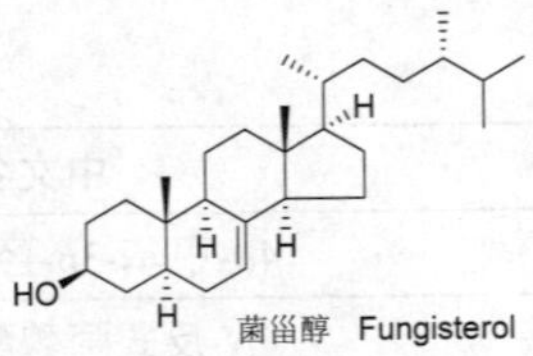 菌甾醇 Fungisterol
(22*E*,24*R*)-麦角甾-4,6,8 (14), 22-四烯-3-酮 Ergosta-4,6,8(14),22-tetraen-3-one $C_{28}H_{40}O$ Exact Mass: 392.31	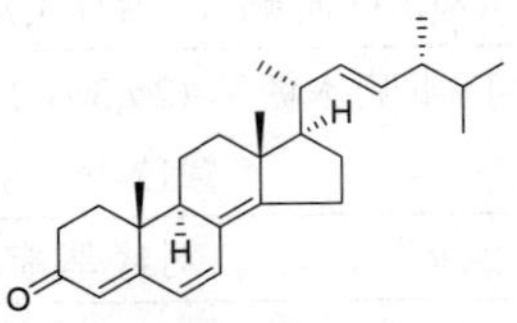 (22*E*,24*R*)-麦角甾-4,6,8(14),22-四烯-3-酮 Ergosta-4,6,8(14),22-tetraen-3-one	2,3-二羟丙基油酸 2,3-Dihydroxypropyl oleate $C_{21}H_{40}O_4$ Exact Mass: 356.29	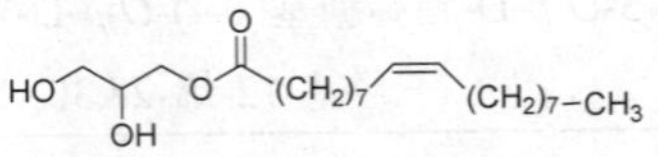 2,3-二羟丙基油酸 2,3-Dihydroxypropyl oleate
啤酒甾醇 Cerevisterol $C_{28}H_{46}O_3$ Exact Mass: 430.34	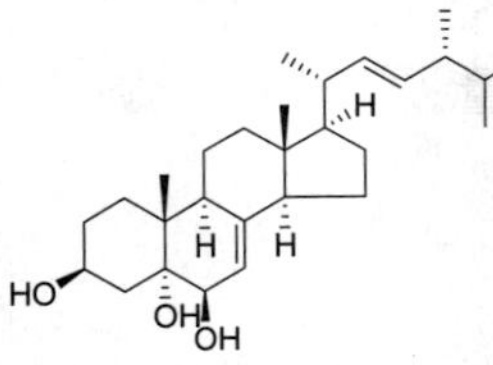 啤酒甾醇 Cerevisterol	阿洛醇 Allitol $C_6H_{14}O_6$ Exact Mass: 182.08	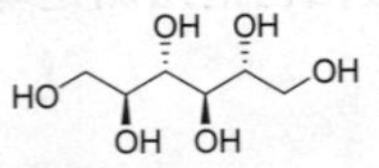 阿洛醇 Allitol
硬脂酸 Stearic acid $C_{18}H_{36}O_2$ Exact Mass: 284.27	$HO_2C-(CH_2)_{16}-CH_3$ 硬脂酸 Stearic acid		

表 1-3-49b 马勃其他主要化学成分[174~176]

中英文名	中英文名
(22*E*,24*R*)-麦角甾-7,22-二烯-3*β*-酮	麦角甾-7,22-二烯-3,6-二酮
(22*E*,24*R*)-麦角甾-7,22-二烯-3*β*-醇	麦角甾-5,7,22-三烯-3-醇
麦角甾-5*α*,8*α*-环二氧-6,22-二烯-3*β*-醇	麦角甾-7,22-二烯-3-酮
(2*S*,3*S*,4*R*,2'*R*)-2-(2'-Hydroxytetracosanoylamino) octadeane-1,3,4-triol	

马钱子

Maqianzi

STRYCHNI SEMEN

【化学成分】

表 1-3-50　马钱子主要化学成分[177, 178]

中英文名、化学式及相对分子质量	结构图	中英文名、化学式及相对分子质量	结构图
熊果酸 Ursolic acid $C_{30}H_{48}O_3$ Exact Mass: 456.36	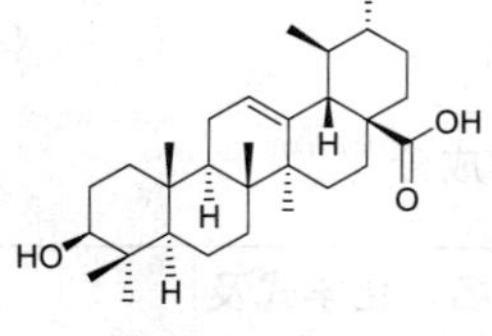 熊果酸 Ursolic acid	马钱素(马钱子苷) Loganin $C_{17}H_{26}O_{10}$ Exact Mass: 390.15	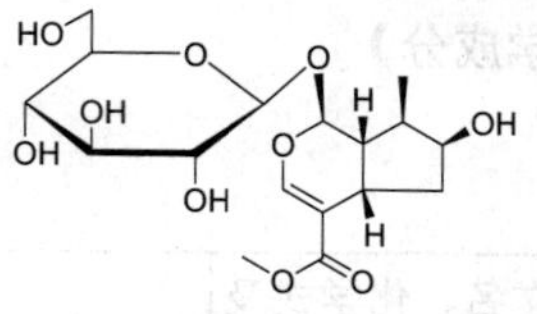 马钱素 Loganin
番木鳖碱（士的宁） Strychnine $C_{21}H_{22}N_2O_2$ Exact Mass: 334.17	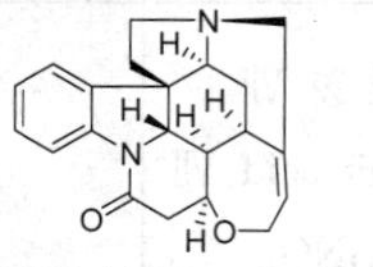 番木鳖碱（士的宁） Strychnine	番木鳖次碱 Vomicine $C_{22}H_{25}N_2O_4^+$ Exact Mass: 381.18	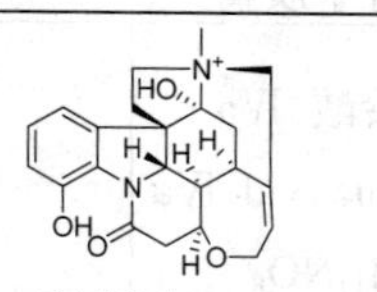 番木鳖次碱 Vomicine
羊齿烯醇 Simiarenol $C_{30}H_{50}O$ Exact Mass: 426.39	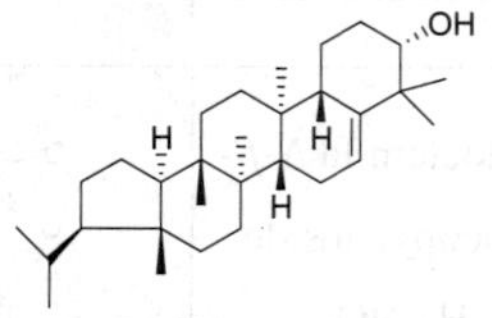 羊齿烯醇 Simiarenol	伪番木鳖碱 Pseudostrychnine $C_{21}H_{22}N_2O_3$ Exact Mass: 350.16	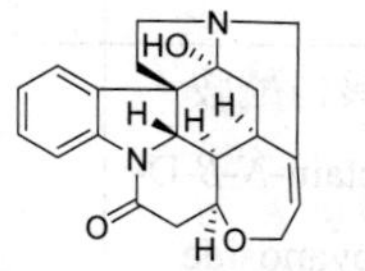 伪番木鳖碱 Pseudostrychnine
豆甾醇糖苷 Stigmasta-5,22-dien-3-*O*-glucopyranoside $C_{35}H_{58}O_6$ Exact Mass: 574.42	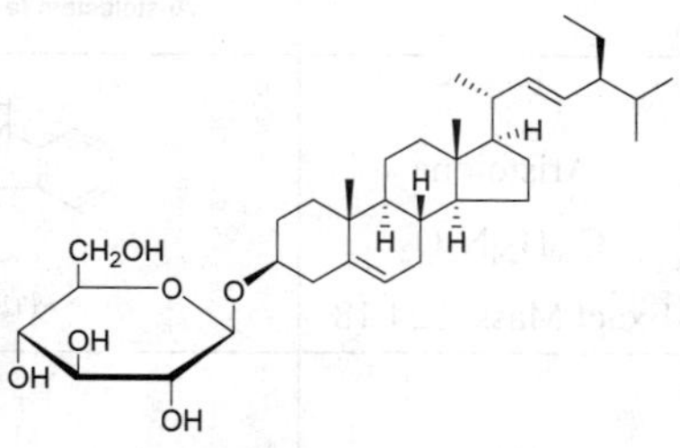 豆甾醇糖苷 Stigmasta-5,22-dien-3-O-glucopyranoside	马钱子碱 Brucine $C_{23}H_{26}N_2O_4$ Exact Mass: 394.19	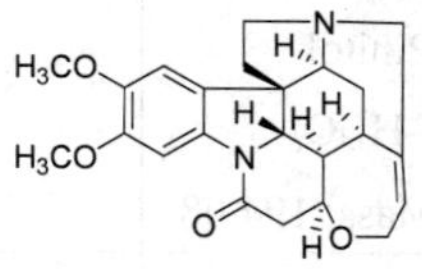 马钱子碱 Brucine
伪马钱子碱 Pseudobrucine $C_{23}H_{26}N_2O_5$ Exact Mass: 410.18	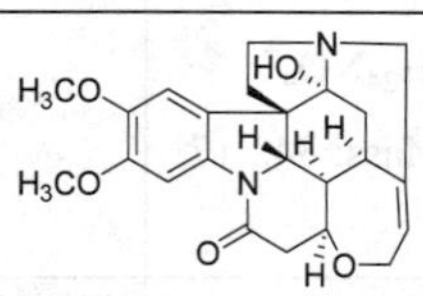 伪马钱子碱 Pseudobrucine		

【分析方法】

1　非水毛细管电泳法测定马钱及其制剂中士的宁和马钱子碱的含量[179]

1.1 仪器

Waters Quanta 4000 毛细管电泳仪。

1.2 色谱条件

石英毛细管：50cm×75μm (有效长度为42.5cm)；缓冲液：0.03mol/L醋酸铵-1.0醋酸-15%乙腈；分离电压30kV；检测波长214nm；柱温25℃±0.5℃；重力进样：10cm高度下进样5s；分析时间约5min。

1.3 对照品溶液的制备

称取士的宁和马钱子碱对照品，用适量甲醇溶解。

1.4 供试品溶液的制备

称取药材粉末 1.0g，先用 1mL 氨水浸润 10min，然后加入 7mL 甲醇超声提取 3 次，每次 30min，滤过，合并提取液，用甲醇定容至 25mL，即得。

马兜铃

Madouling

ARISTOLOCHIAE FRUCTUS

【化学成分】

表 1-3-51　马兜铃主要化学成分[180~183]

中英文名、化学式及相对分子质量	结构图	中英文名、化学式及相对分子质量	结构图
马兜铃酸 Ⅳa Aristolochic acid Ⅳa $C_{17}H_{11}NO_8$ Exact Mass: 357.05	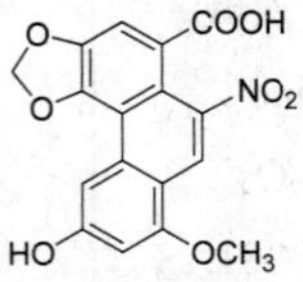 马兜铃酸 Ⅳa Aristolochic acid Ⅳa	马兜铃酸 Ⅶ Aristolochic acid Ⅶ $C_{18}H_{13}NO_8$ Exact Mass: 371.06	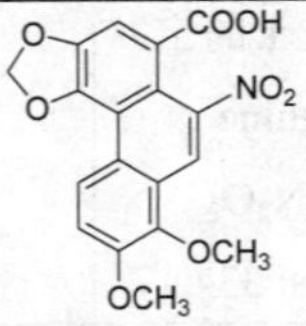 马兜铃酸 Ⅶ Aristolochic acid Ⅶ
马兜铃内酰胺 Aristolactam-*N*-*β*-D-glucopyanoside $C_{23}H_{21}NO_{10}$ Exact Mass: 471.12	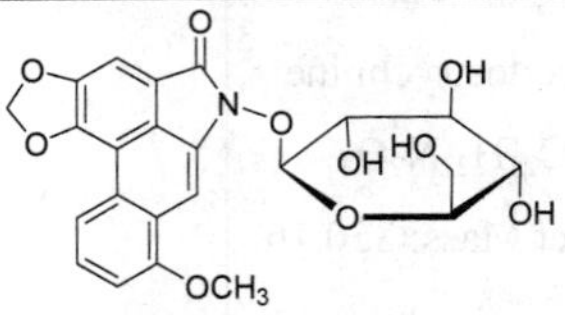 马兜铃内酰胺 Aristolactam-*N*-*β*-D-glucopyanoside	Aristoloctam Ia *N*-*β*-D-glucopyanoside $C_{22}H_{19}NO_{10}$ Exact Mass: 457.1	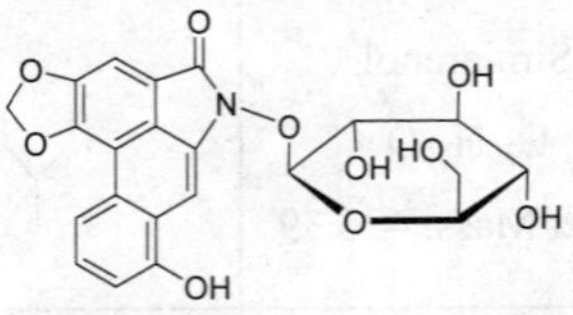 Aristoloctam Ia *N*-*β*-D-glucopyanoside
松醇 Pinitol $C_7H_{14}O_6$ Exact Mass: 194.08	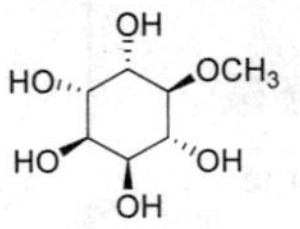 松醇　Pinitol	马兜铃酮 Aristolone $C_{20}H_{24}N_2O_2$ Exact Mass: 324.18	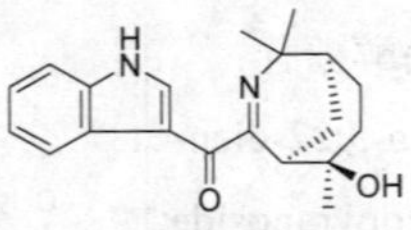 马兜铃酮　Aristolone
胡萝卜苷 Daucosterol $C_{35}H_{60}O_6$ Exact Mass: 576.44	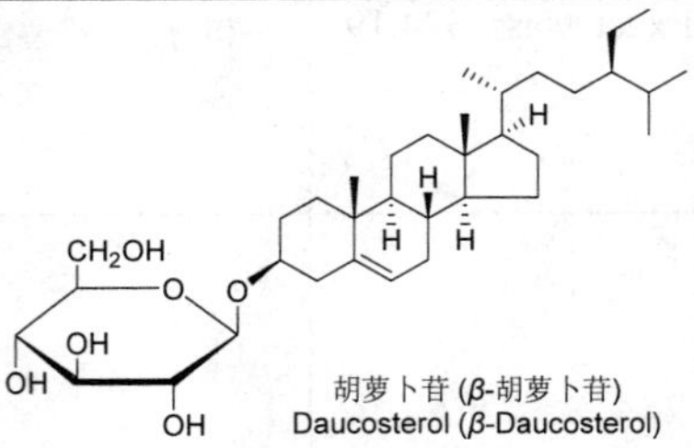 胡萝卜苷 (*β*-胡萝卜苷) Daucosterol (*β*-Daucosterol)	木兰碱 Magnoflorine $C_{20}H_{24}NO_4^+$ Exact Mass: 342.17	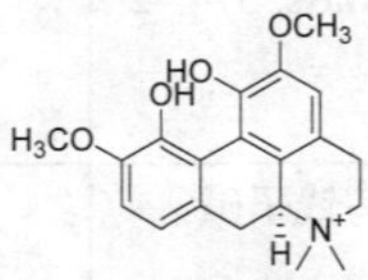 木兰碱　Magnoflorine
马兜铃酸 C Aristolochic acid C $C_{16}H_9NO_7$ Exact Mass: 327.04	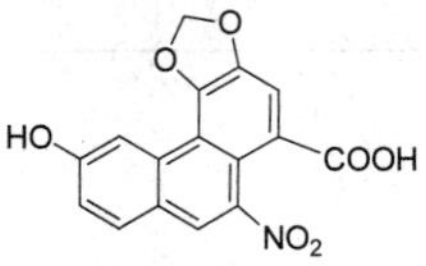 马兜铃酸 C Aristolochic acid C	马兜铃烯 Aristolin $C_{15}H_{24}$ Exact Mass: 204.19	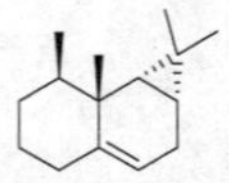 马兜铃烯　Aristolin
β-蒎烯 *β*-Pinene $C_{10}H_{16}$ Exact Mass: 136.13	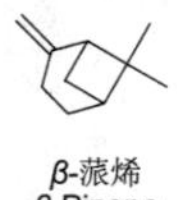 *β*-蒎烯 *β*-Pinene	对聚伞花烯 *p*-Cymene $C_{10}H_{14}$ Exact Mass: 134.11	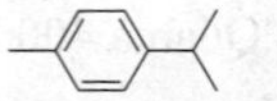 对聚伞花烯　*p*-Cymene

续表

中英文名、化学式及相对分子质量	结构图	中英文名、化学式及相对分子质量	结构图
桉叶素 Cineole $C_{10}H_{18}O$ Exact Mass: 154.14	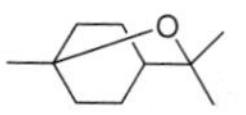 桉叶素　Cineole	柠檬烯 Limonene $C_{10}H_{16}$ Exact Mass: 136.13	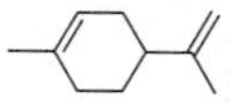 柠檬烯　Limonene

马鞭草

Mabiancao

VERBENAE HERBA

【化学成分】

表 1-3-52　马鞭草主要化学成分[184~186]

中英文名、化学式及相对分子质量	结构图	中英文名、化学式及相对分子质量	结构图
毛蕊花糖苷(阿克替苷) Verbascoside (Acteoside) $C_{29}H_{36}O_{15}$ Exact Mass: 624.21	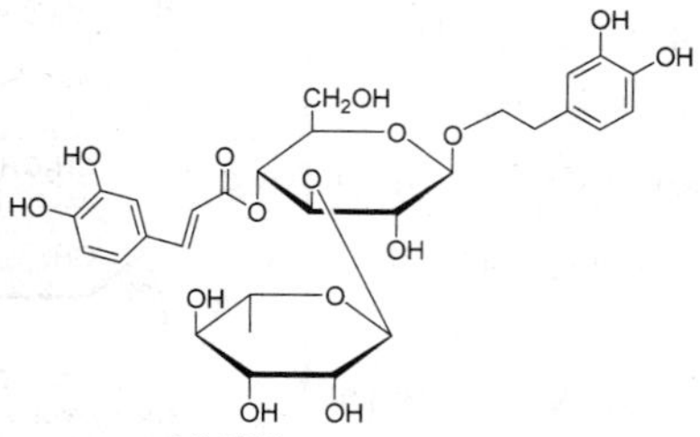 毛蕊花糖苷　Verbascoside	槲皮苷 Quercitrin $C_{21}H_{20}O_{11}$ Exact Mass: 448.10	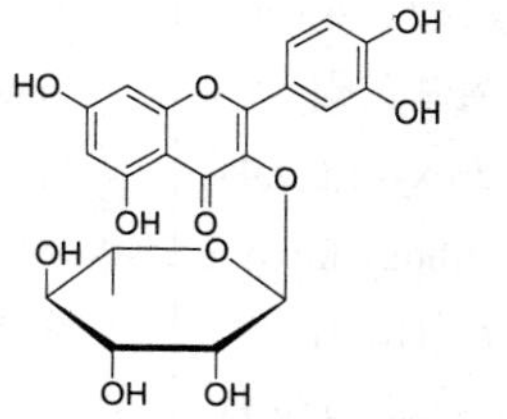 槲皮苷　Quercitrin
β-谷甾醇 *β*-Sitosterol $C_{29}H_{50}O$ Exact Mass: 414.39	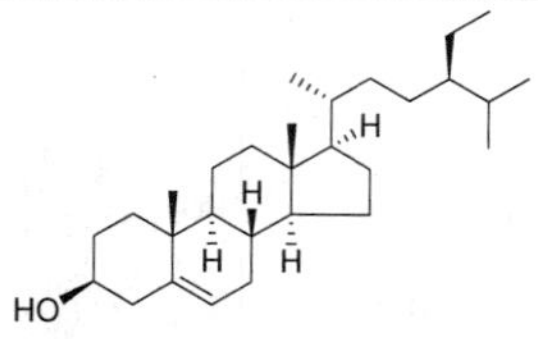 *β*-谷甾醇 (谷甾醇)　*β*-Sitosterol (Sitosterol)	豆甾醇 Stigmasterol $C_{29}H_{48}O$ Exact Mass: 421.37	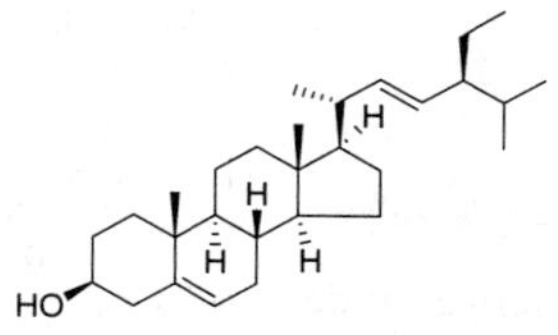 豆甾醇　Stigmasterol
3*α*-表熊果酸 (3*α*-羟基乌苏-12-烯-28-酸) 3-Epiursolic acid $C_{30}H_{48}O_3$ Exact Mass: 456.36	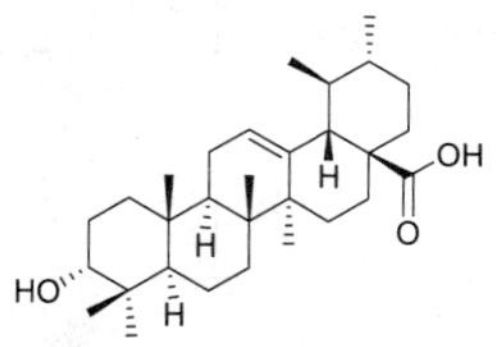 3*α*-表熊果酸 (3*α*-羟基乌苏-12-烯-28-酸) 3-Epiursolic acid	3-表齐墩果酸 3-Epioleanolic acid $C_{30}H_{48}O_3$ Exact Mass: 456.36	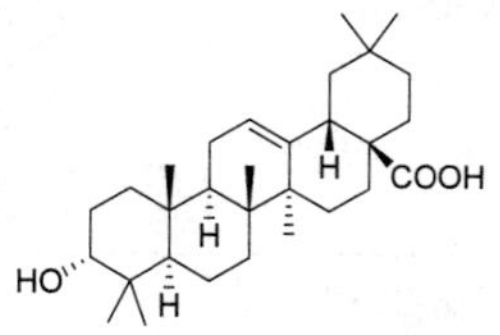 3-表齐墩果酸 3-Epioleanolic acid
山柰酚(山柰素) Kaempferol $C_{15}H_{10}O_6$ Exact Mass: 286.05	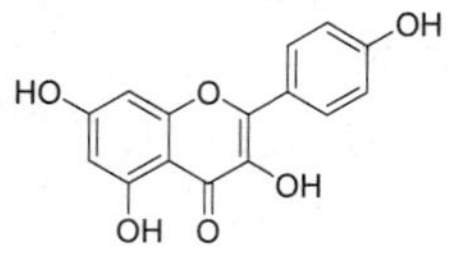 山柰酚 (山柰素)　Kaempferol	芹菜素 Apigenin $C_{15}H_{10}O_5$ Exact Mass: 270.05	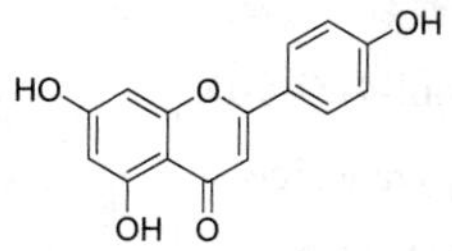 芹菜素　Apigenin
4'-羟基汉黄芹素 4'-Hydroxywogonin $C_{16}H_{12}O_6$ Exact Mass: 300.06	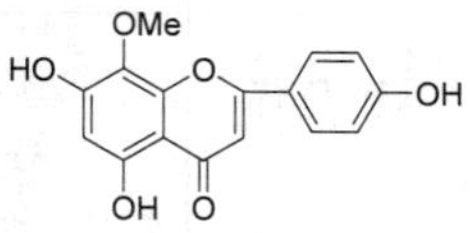 4'-羟基汉黄芹素 4'-Hydroxywogonin	马鞭草苷 Verbenalin $C_{17}H_{24}O_{10}$ Exact Mass: 388.14	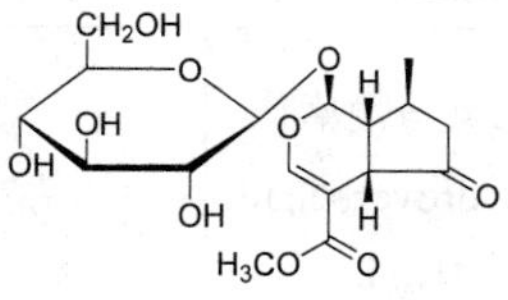 马鞭草苷　Verbenalin

续表

中英文名、化学式及相对分子质量	结构图	中英文名、化学式及相对分子质量	结构图
胡萝卜苷 Daucosterol $C_{35}H_{60}O_6$ Exact Mass: 576.44	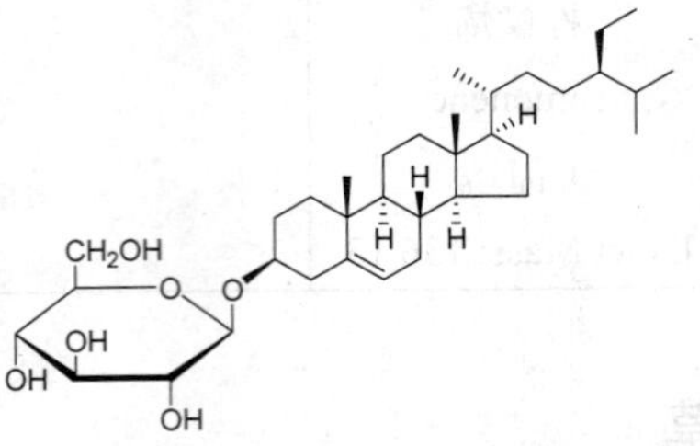 胡萝卜苷 (*β*-胡萝卜苷)　Daucosterol (*β*-Daucosterol)	齐墩果酸 Oleanolic acid $C_{30}H_{48}O_3$ Exact Mass: 456.36	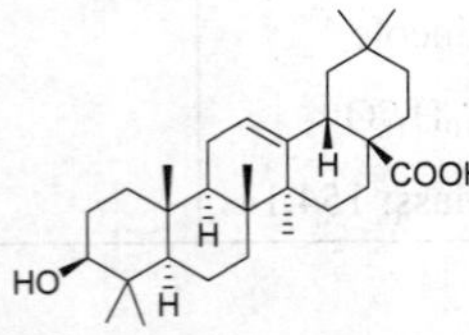 齐墩果酸　Oleanolic acid
木犀草素-7-*O*-*β*-D-吡喃葡萄糖苷 Luteolin-7-*O*-*β*-D-glucopyranoside $C_{22}H_{22}O_{10}$ Exact Mass: 446.12	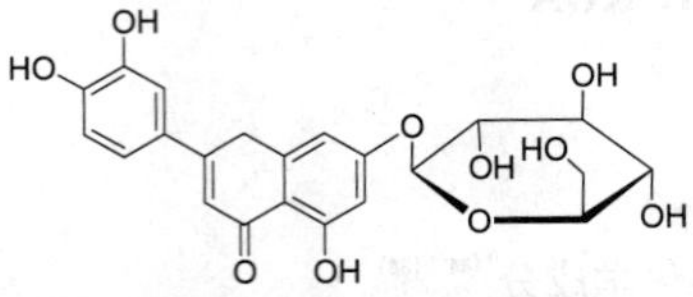 木犀草素-7-*O*-*β*-D-吡喃葡萄糖苷 Luteolin-7-*O*-*β*-D-glucopyranoside	龙胆苦苷 Gentiopicroside $C_{16}H_{20}O_9$ Exact Mass: 356.11	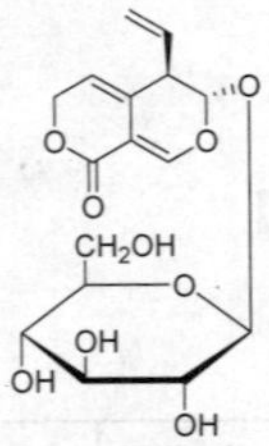 龙胆苦苷　Gentiopicroside
5-羟基-3,6,7,4'-四甲氧基黄酮 5-Hydroxy-3,6,7,4'-tetramethoxy falvone $C_{19}H_{18}O_7$ Exact Mass: 358.11	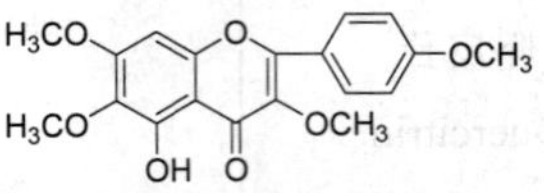 5-羟基-3,6,7,4'-四甲氧基黄酮 5-Hydroxy-3,6,7,4'-tetramethoxy falvone	山柰素-3-*O*-*β*-D-吡喃葡萄糖苷 Kaempferol-3-*O*-*β*-D-glucopyranoside $C_{21}H_{20}O_{11}$ Exact Mass: 448.10	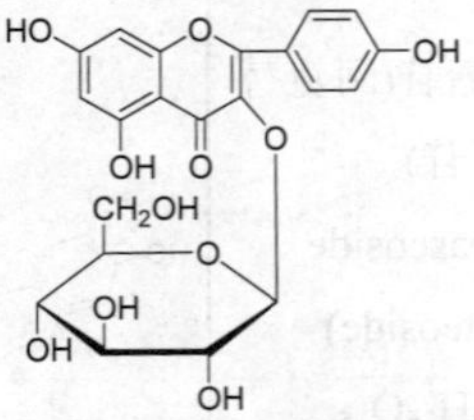 山柰素-3-*O*-*β*-D-吡喃葡萄糖苷 Kaempferol-3-*O*-*β*-D-glucopyranoside
异毛蕊花苷 Isoverbascoside $C_{29}H_{36}O_{15}$ Exact Mass: 624.21	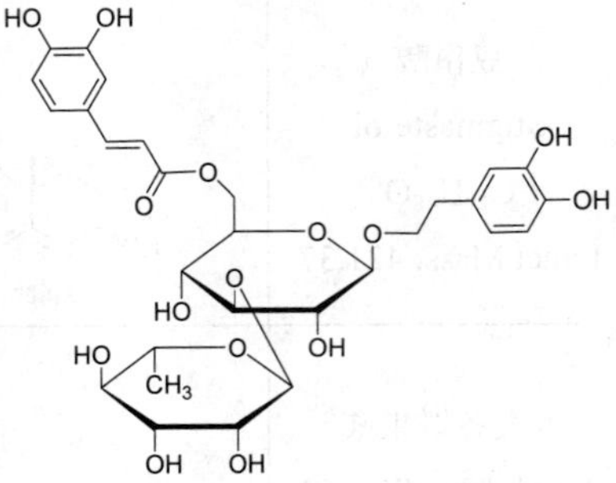 异毛蕊花苷　Isoverbascoside	紫葳新苷 I Campneoside I $C_{30}H_{38}O_{16}$ Exact Mass: 654.22	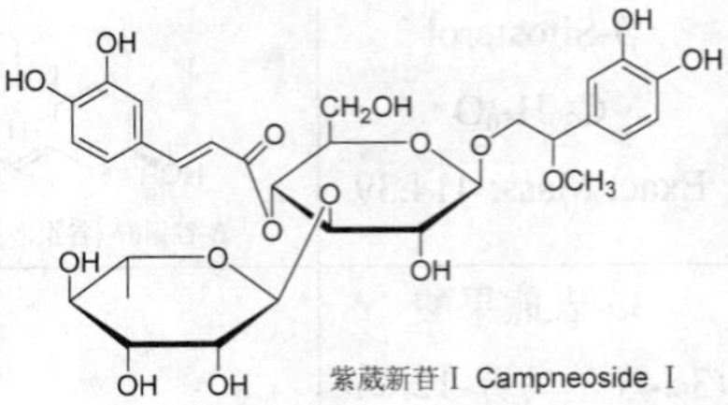 紫葳新苷 I　Campneoside I
5,7-二羟基-3'-甲氧基黄酮-4'-*O*-*β*-D-葡萄糖苷 Chrysoeriol-4'-*O*-*β*-D-glucopyranoside $C_{22}H_{22}O_{11}$ Exact Mass: 462.12	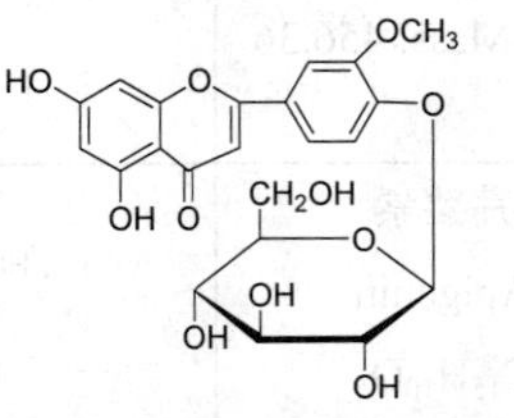 5,7-二羟基-3'-甲氧基黄酮-4'-*O*-*β*-D-葡萄糖苷 Chrysoeriol-4'-*O*-*β*-D-glucopyranoside	桃叶珊瑚苷 Aucubin $C_{15}H_{22}O_9$ Exact Mass: 346.13	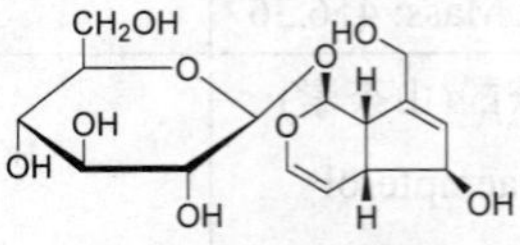 桃叶珊瑚苷　Aucubin
3,4-二氢马鞭草苷 3,4-Dihydroverbenalin $C_{17}H_{26}O_{10}$ Exact Mass: 390.15	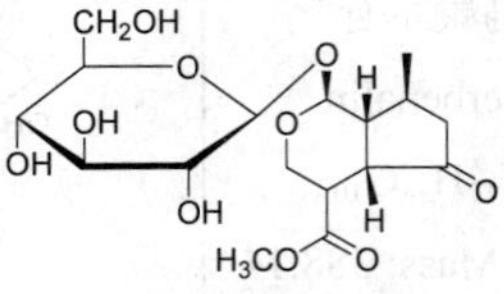 3,4-二氢马鞭草苷 3,4-Dihydroverbenalin	5'-羟基马鞭草苷 Hastatoside $C_{17}H_{24}O_{11}$ Exact Mass: 404.13	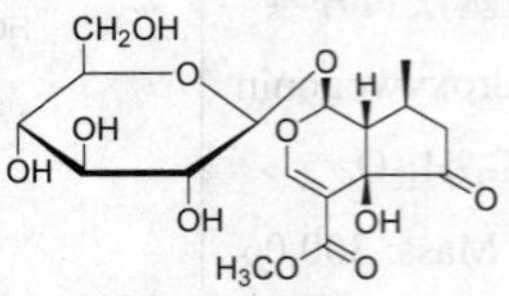 5'-羟基马鞭草苷　Hastatoside

续表

中英文名、化学式及相对分子质量	结构图	中英文名、化学式及相对分子质量	结构图
Parvifloroside B $C_{29}H_{36}O_{15}$ Exact Mass: 624.21	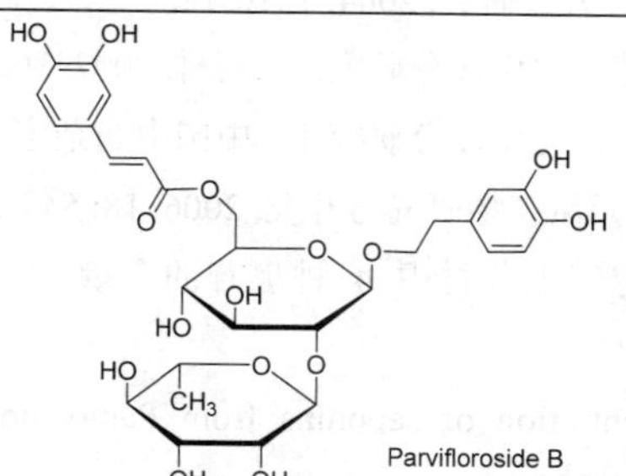 Parvifloroside B	十六酸甲酯 Methyl hexadecanoate $C_{17}H_{34}O_2$ Exact Mass: 270.26	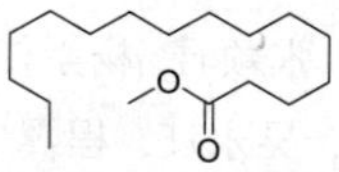 十六酸甲酯 Methyl hexadecanoate
十六酸乙酯 Ethyl hexadecanoate $C_{18}H_{36}O_2$ Exact Mass: 284.27	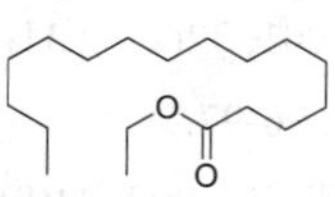 十六酸乙酯 Ethyl hexadecanoate	柯伊利素 Chrysoeriol $C_{16}H_{12}O_6$ Exact Mass: 300.06	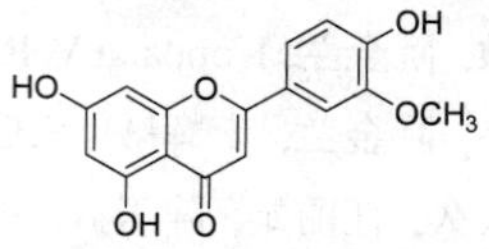 柯伊利素 Chrysoeriol
香叶木素 Diosmetin $C_{16}H_{12}O_6$ Exact Mass: 300.06	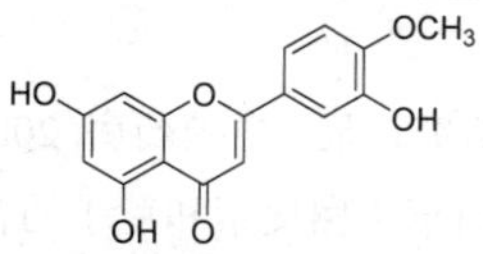 香叶木素 Diosmetin	胡麻素 Pedalitin $C_{16}H_{12}O_7$ Exact Mass: 316.06	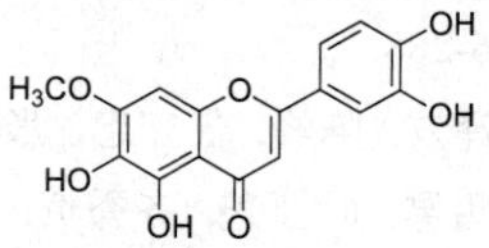 胡麻素 Pedalitin
蒿亭 Artemetin $C_{20}H_{20}O_8$ Exact Mass: 388.12	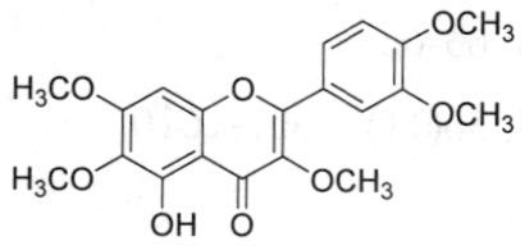 蒿亭 Artemetin	柠檬烯 Limonene $C_{10}H_{16}$ Exact Mass: 136.13	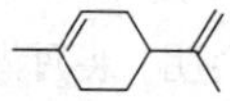 柠檬烯 Limonene
1,8桉树脑 (1,8-桉叶素) 1,8-Cineole $C_{10}H_{18}O$ Exact Mass: 154.14	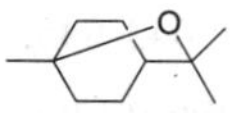 1,8-桉树脑(1,8-桉叶素) 1,8-Cineole	芳姜黄烯 Ar-curcumene $C_{15}H_{22}$ Exact Mass: 202.17	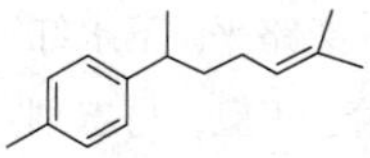 芳姜黄烯 Ar-curcumene
斯巴醇 Spathulenol $C_{15}H_{24}O$ Exact Mass: 220.18	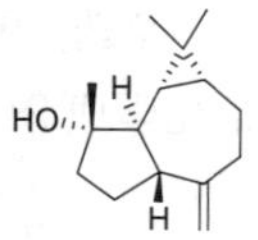 斯巴醇 Spathulenol		

【分析方法】

1 马鞭草药材中齐墩果酸、熊果酸的高效液相色谱法测定[187]

1.1 仪器

Agilent 1100 高效液相色谱仪。

1.2 色谱条件

色谱柱：Agilent Zorbax 80A Extend-C_{18} 分析柱(250mm×4.6mm，5μm)；流动相：甲醇-磷酸盐缓冲液(89：11，pH 为 6.8)；流速 0.8mL/min；检测波长 210nm；柱温 40℃；分析时间约 12min。

1.3 对照品溶液的制备

称取齐墩果酸和熊果酸对照品，用适量甲醇溶解。

1.4 供试品溶液的制备

称取药材粉末 0.5g，加适量乙醚索氏回流提取 5h，将提取液挥干溶剂，残渣用 15mL 石油醚(30～60℃)浸泡 2 次，每次浸泡约 2min，弃去石油醚液，残渣加甲醇溶解并定容至 5mL，滤过，即得。

参考文献

[1] 刘刚, 鲍建材, 郑友兰, 张崇禧. 三七的化学成分研究进展. 人参研究, 2004, 2: 10-18.

[2] 曾江, 崔秀明, 周家明, 江志勇, 张雪梅, 陈纪军. 三七根茎的化学成分研究. 中药材, 2007, 30(11): 1388-1391.

[3] 周家明, 曾江, 崔秀明, 陈纪军, 张雪梅, 江志勇. 三七根茎的化学成分研究Ⅰ. 中国中药杂志, 2007, 32(4): 349-350.

[4] 李海舟, 张颖君, 杨崇仁. 三七叶化学成分的进一步研究. 天然产物研究与开发, 2006, 18: 549-554.

[5] 杨南林, 吴永江, 程翼宇. 反相高效液相色谱法同时测定三七药材中 4 种皂苷的含量. 分析化学, 2003, 31(6): 731-734.

[6] Wang SF, Ye S, Cheng YY. Separation and on-line concentration of saponins from Panax notoginseng by micellar electrokinetic chromatography. J Chromatogr A, 2006, 1109(2): 279-284.

[7] 马敏, 阮金兰, Koppaka V. Rao. 三白草的化学成分研究(Ⅰ), 中草药, 2001, 32(1): 9-11.

[8] 方伟, 阮金兰, 李辉敏. 三白草化学成分研究(Ⅱ). 中药材, 2005, 28(2): 96-97.

[9] 李人久, 任丽娟, 陈玉武. 中药三白草的化学成分研究(Ⅰ). 中国中药杂志, 1999, 24(8): 479-481.

[10] 陈宏降, 李祥, 陈建伟, 张婕. 中药三白草地上部位的化学成分研究(Ⅰ). 南京中医药大学学报, 2009, 25(4): 286-288.

[11] 李泽友, 陈峰, 任守忠, 张俊清. 三白草的化学成分和药理作用研究进展. 中国药房, 2007, 18(6): 473-474.

[12] 许雪琴, 叶蕻芝, 齐秀贞, 陈国南. 反相高效液相色谱法测定三白草中槲皮素和芦丁的含量. 福州大学学报(自然科学版), 2002, 30(6): 870-872.

[13] 董学, 王国荣, 姚庆强. 三棱的化学成分. 药学学报, 2008, 43(1): 63-66.

[14] 袁涛, 华会明, 裴月湖. 三棱的化学成分研究(Ⅰ). 中草药, 2005, 36(11): 1607-1610.

[15] 淑运. 三棱化学成分的研究. 中国中药杂志, 1995, 20(8): 486-487.

[16] 张卫东, 杨胜. 中药三棱化学成分的研究. 中国中药杂志, 1995, 20(6): 356-357,384.

[17] 张卫东, 王永红, 秦路平. 中药三棱黄酮类成分的研究. 中国中药杂志, 1996, 21(9): 550-551,576.

[18] 卫东, 秦路平, 王永红. 中药三棱水溶性成分的研究. 中草药, 1996, 27(11): 643-645.

[19] 邸多隆, 王勤, 马志刚, 蒋生祥. 三颗针植物中生物碱分布状态的研究. 中药材, 2004, 27(2): 83-85.

[20] 周洪雷, 张义虎, 魏璐雪. 干姜化学成分的研究. 中医药学报, 2001, 29(4): 33-34.

[21] 陈耕夫, 郭晓玲, 孟青. 干姜化学成分分析. 氨基酸和生物资源, 2002, 24(2): 5-7.

[22] 黄雪松, 汪建民, 王兆升. 干姜、姜皮、炮姜中辣味成分的 HPLC 测定. 中草药, 1999, 30(6): 423-425.

[23] 热增才旦, 王英锋, 童丽, 李文渊, 谭湘湘. GC/MS 法测定干姜挥发油化学成分. 青海医学院学报, 2007, 28(4): 265-267.

[24] 许卉, 杨小玲, 刘生生, 韩飞, 刘珂. 土木香的倍半萜类化学成分研究. 时珍国医国药, 2007, 18(11): 2738-2740.

[25] 李雪莲, 朴惠善. 土木香的化学成分及药理作用研究进展. 中国现代中药, 2007, 9(6): 28-29,50.

[26] 夏晶, 季申. 气相色谱法测定土木香中的同分异构体. 中国药学杂志, 2005, 40(24): 1895-1896.

[27] Gao W, Chen Y, Yin Y, Chen X, Hu Z. Separation and determination of two sesquiterpene lactones in Radix inulae and Liuwei Anxian San by microemulsion electrokinetic chromatography. Biomedical Chromatography, 2004, 18(10): 826-832.

[28] 于超. 土贝母活性成分分离、结构鉴定及抗肿瘤机理研究. 重庆: 重庆医科大学, 硕士学位论文, 2004, 16-17.

[29] 马挺军. 土贝母化学成分及抗肿瘤活性研究. 北京: 中国农业大学, 硕士学位论文, 2005, 2-3.

[30] 郑春晖. 土贝母的活性成分研究. 沈阳: 沈阳药科大学, 2005, 1-2.

[31] 李晓晶, 姜琳琳, 吴智南, 赵陆华. 土贝母的 HPLC 指纹图谱研究. 中草药, 2007, 38(6): 926-929.

[32] 冯苏秀, 郭洪祝, 刘鹏, 李海岛, 果德安. 土荆皮化学成分研究. 中草药, 2008, 39(1): 10-12.

[33] 翟西峰, 张湛睿, 李国华, 孙文基. 薄层扫描法测定土荆皮药材中土荆皮乙酸含量. 中草药, 2004, 35(1): 93-94.

[34] Liu P, Guo H, Sheng Y, Wang W, Xu M, Feng S, Cheng F, Guo D A. Simultaneous determination of seven major diterpenoids in Pseudolarix kaempferi by high-performance liquid chromatography DAD method. J Pharm Biomed Anal, 2007, 44(3): 730-736.

[35] 张敏, 李海棠, 李苑, 李瑶, 李艳红, 余浩华. 土茯苓的化学成分研究(一). 中药材, 1995, 18(4): 194-196.
[36] 袁久志, 窦德强, 陈英杰, 李巍, 小池一男, 二阶堂保, 姚新生. 土茯苓二氢黄酮醇类成分研究. 中国中药杂志, 2004, 29(9): 867-870.
[37] 袁久志, 窦德强, 陈英杰, 李巍, 小池一男, 二阶堂保, 姚新生. 土茯苓酚苷类成分研究. 中草药, 2004, 35(9): 967-969.
[38] 袁久志, 吴立军, 陈英杰, 李巍, 小池一男, 二阶堂保, 姚新生. 土茯苓化学成分的分离与鉴定, 中国药物化学杂志, 2004, 14(5): 291-293,297.
[39] 陈广耀, 沈连生, 江佩芬. 土茯苓化学成分的研究. 1996, 19(1): 44.
[40] 易以军, 曹正中, 杨大龙, 曹园, 吴永平, 赵守训. 土茯苓化学成分研究(Ⅳ). 药学学报, 1998, 33(11): 873-875.
[41] 李伊庆, 易杨华, 汤海峰, 肖凯. 土茯苓化学成分研究. 中草药, 1996, 27(12): 712-714.
[42] 袁久志. 土茯苓和伸筋藤的化学成分研究. 沈阳: 沈阳药科大学, 硕士学位论文, 2004: 1-3.
[43] Chen L, Yin Y, Yi H, Xu Q, Chen T. Simultaneous quantification of five major bioactive flavonoids in Rhizoma smilacis glabrae by high-performance liquid chromatography. J Pharm Biomed Anal, 2007, 43(5): 1715-1720.
[44] 苏德民, 沈烈行, 徐瑞军, 房广星. 土鳖虫的化学成分及药理作用研究进展. 时珍国药研究, 1997, 8(2): 153.
[45] 潘萍, 孙启时. 大叶紫珠的化学成分. 沈阳药科大学学报, 2006, 23(9): 565-567.
[46] 毛水春, 顾谦群, 崔承彬, 韩冰, 蔡兵, 刘红兵. 中药大血藤中酚类化学成分及其抗肿瘤活性. 中国药物化学杂志, 2004, 14(6): 326-330.
[47] 毛水春, 崔承彬, 顾谦群. 中药大血藤化学成分和药理活性的研究进展. 天然产物研究与开发, 2003, 15(6): 559-562.
[48] Zhang Z, Koike K, Jia Z, Nikaido T, Guo D, Zheng J. Four new triterpenoidal saponins acylated with one monoterpenic acid from Gleditsia sinensis. J Nat Prod, 1999, 62(5): 740-745.
[49] Zhang Z, Koike K, Jia Z, Nikaido T, Guo D, Zheng J. Gleditsiosides N-Q, new triterpenoid saponins from Gleditsia sinensis. J Nat Prod, 1999, 62(6): 877-881.
[50] Zhong L, Li P, Han J, Qu G, Guo D. Structure-activity relationships of saponins from Gleditsia sinensis in cytotoxicity and induction of apoptosis. Planta Med, 2004, 70(9): 797-802.
[51] Zhang Z, Koike K, Jia Z, Nikaido T, Guo D, Zheng J. Triterpenoidal saponins from Gleditsia sinensis. Phytochemistry, 1999, 52(4): 715-722.
[52] 李微, 陈发奎, 尹相武, 刘晓秋. 大青叶的化学成分. 沈阳药科大学学报, 2005, 22(1): 15-16, 44.
[53] 柳继锋, 张雪梅, 薛多清, 江志勇, 顾琼, 陈纪军. 大青叶的化学成分研究. 中国中药杂志, 2006, 31(23): 1961-1965.
[54] 阮金兰, 邹建华, 蔡亚玲. 大青叶化学成分研究. 中国中药杂志, 2005, 30(19): 1525-1526.
[55] Zou P, Koh H L. Determination of indican, isatin, indirubin and indigotin in Isatis indigotica by liquid chromatography/electrospray ionization tandem mass spectrometry. Rapid Commun Mass Spectrom, 2007, 21(7): 1239-46.
[56] 郭力, 梁恒兴, 赵斌, 范时根. 板蓝根和大青叶类药材腺苷含量的测定. 中成药, 2006, 28(7): 1064-1066.
[57] 邹建凯. 沧州产大枣香气成分研究. 香料香精化妆品, 1996, (4): 8,22.
[58] 关俊玲, 李明润, 高向耘, 李明, 温庭民. 不同产地大枣化学成分的含量分析. 天津药学, 2002, 14(3): 82-83.
[59] 胥秀英, 郑一敏, 傅善权, 宋丹. 高效液相色谱法测定大枣中芦丁的含量. 食品科学, 2004, 25(4): 147-149.
[60] 俞森. 大黄 HPLC 指纹图谱及其化学成分的研究. 成都: 四川大学, 硕士学位论文, 2005: 1-4.
[61] 何正显, 信玉琮, 陈明. 大黄的化学成分、药理作用及其在临床急症中的应用. 中国中医急症, 2007, 16(2): 227-228.
[62] 陈志强, 栾颖, 王昌禄. 大黄中大黄酚-8-*O*-*β*-D-吡喃葡萄糖苷的提取、纯化及含量测定方法的研究. 中南药学, 2008, 6(2): 153-156.
[63] 蒋秀蕾, 范春林, 叶文才. 大蓟化学成分的研究. 中草药, 2006, 37(4): 510-512.
[64] 植飞, 孔令义, 彭司勋. 大蓟化学成分的研究. 药学学报, 2003, 38(6): 442-447.
[65] 胡建平, 刘翔. 大蓟与小蓟化学成分的鉴别. 中药研究与信息, 2003, 11(5): 36-38.
[66] 李志成, 徐玉珍. 不同产地中药大蓟黄酮类化学成分的 HPLC 分析. 中外健康文摘(医药月刊), 2007, 4(9): 160-161.
[67] 程志红, 吴弢, 余伯阳, 徐珞珊. 短葶山麦冬化学成分的研究. 中草药, 2005, 36(6): 823-826.

[68] 傅立雯. 福建短草山麦冬质量标准及其提取工艺研究. 福州: 福建农林大学, 硕士学位论文, 2008, 4-5.
[69] 邓银华, 徐康平, 章为, 谭桂山. 山豆根化学成分研究. 天然产物研究与开发, 2005, 17(2): 172-174.
[70] 李行诺, 闫海霞, 庞晓雁, 沙娜, 华会明, 吴立军, 果德安. 山豆根中黄酮化学成分研究. 中国中药杂志, 2009, 34(3): 282-285.
[71] 凌征柱. 山豆根栽培及其化学成分与药理研究概况. 时珍国医国药, 2008, 19(7): 1783-1784.
[72] 郝学志, 刘臣, 王新彦. HPLC 法测定山豆根中苦参碱及氧化苦参碱的含量. 黑龙江中医药, 2002, (3): 56-57.
[73] 黄韵诗. 高效液相色谱法测定山豆根中高丽槐素的含量. 中南药学, 2008, 6(2): 193-195.
[74] 陆向红. 高效液相色谱法测定山豆根中红车轴草苷的含量. 中南药学, 2009, 7(5): 333-335.
[75] 徐丽珍, 李慧颖, 田磊, 李克明, 李斌, 钱天秀, 孙南君. 山茱萸化学成分的研究. 中草药, 1995, 26(2): 62-66.
[76] 戴建子, 张志豪, 唐蕾, 林婉贞, 叶毅芳. 山茱萸化学成分及药理作用研究进展. 中国药业, 2006, 15(2): 74-75.
[77] Du W, Cai H, Wang M, Ding X, Yang H, Cai B. Simultaneous determination of six active components in crude and processed Fructus Corni by high performance liquid chromatography. J Pharm Biomed Anal, 2008, 48(1): 194-197.
[78] 肖道安, 邹盛勤. 山茱萸中乌索酸和齐墩果酸含量的测定研究. 安徽农业科学, 2007, 35(29): 9151,9193.
[79] 赵永席, 马国营, 梁恒. RP-HPLC-ELSD 测定山茱萸中齐墩果酸与熊果酸的含量. 中成药, 2005, 27(11): 1314-1316.
[80] Wang S, Chen X, Hu Z, Ju Y. Analysis of three effective components in Fructus corni and its preparations by micellar electrokinetic capillary chromatography. Biomed Chromatogr, 2003, 17(5): 306-311.
[81] 赵宏, 谢晓玲, 万金志, 徐新军. 山药的化学成分及药理研究进展. 今日药学, 2009, 19(3): 49-52.
[82] 王海波, 蔡宝昌. 反相高效液相色谱法测定不同产地山药中尿囊素的含量. 中药新药与临床药理, 2004, 15(3): 190-192.
[83] 罗鸣, 吕文玲. 山柰挥发油化学成分的气相色谱/质谱法分析. 云南化工, 2007, 34(6): 32-34.
[84] Susan Matthew, Kuo-ching Kao,Yuan-shiun Chang Pedro Abreu. Ellagic acid glycosides from Turpinia ternata. Natural Product Research, 2007, 21(1):83-88.
[85] Qian YU, Hideaki OTSUKA, Eiji HIRATA, Takakazu SHINZATO, Yoshio TAKEDA. Turpinionosides A-E: megastigmane glucosides from leaves of turpinia ternata NAKAI chem. Pharm. Bull. 2002, 50(5): 640-644 .
[86] 毛友昌, 毛晓敏. 薄层扫描法测定山香圆叶中熊果酸的含量. 现代应用药学, 1997, 14(3): 7-9.
[87] 柴兴云, 李萍, 唐力英. 山银花化学成分研究. 中国中药杂志, 2004, 29(9): 865-867.
[88] 刘丹, 夏琳琳. 山银花化学成分研究. 黑龙江科技信息, 2007, 24: 298, 116.
[89] 柴兴云, 王林, 宋越, 陈君, 李萍. 山银花中黄酮类成分的研究. 中国药科大学学报, 2004, 35(4): 299-302.
[90] 柴兴云, 窦静, 贺清辉, 李萍. 山银花中酚酸类成分研究. 中国天然药物, 2004, 2(6): 339-340.
[91] 柴兴云, 李萍, 窦静, 许小方. 山银花中皂苷类成分研究. 中国天然药物, 2004, 2(2): 83-87.
[92] 孙敬勇, 杨书斌, 谢鸿霞, 李贵海, 邱海霞. 山楂化学成分研究. 中草药, 2002, 33(6): 483-486.
[93] 时岩鹏, 丁杏苞. 山楂化学成分的研究. 中草药, 2000, 31(3): 173-174.
[94] 陈龙胜, 吕杨, 许舒雯. 山楂中三萜酸成分的研究. 时珍国医国药, 2008, 19(12): 2909-2910.
[95] 宋学玲, 王美芝. 山楂的化学成分与临床应用. 甘肃中医, 2007, 20(10): 47-48.
[96] 刘荣华, 邵峰, 邓雅琼, 马志林, 余伯阳. 山楂化学成分研究进展. 中药材, 2008, 31(7): 1100-1103.
[97] 黄秋妹, 李宗. HPLC 法测定山楂中熊果酸和齐墩果酸的含量. 海峡药学, 2007, 19(3): 43-47.
[98] 谢颖, 吴春红, 谢宝金. HPLC-ELSD 法测定山楂中熊果酸和齐墩果酸含量的研究. 中草药, 2004, 35(12): 1417-1418.
[99] 杨滨, 李化, 汤树良, 陈美兰. 高效液相色谱法测定山楂中枸橼酸的含量. 中国药学杂志, 2004, 39(9): 697-699.
[100] 宋少江, 陈佳, 寇翔, 宋永华, 徐绥绪. 山楂叶的化学成分. 沈阳药科大学学报, 2006, 23(2): 88-90, 96.
[101] 郝东方, 杨芮平, 周玉枝, 陈欢, 李志峰, 裴月湖. 山楂叶的化学成分. 沈阳药科大学学报, 2009, 26(4): 282-284, 323.
[102] 张培成, 徐绥绪. 山楂叶化学成分研究. 药学学报, 2001, 36(10): 754-757.
[103] 李月, 王宁宁. 高效液相色谱法测定山楂叶中金丝桃苷的含量. 化学与生物工程, 2007, 24(10): 77-78.
[104] 龚青, 张叶萍, 祝明. RP-HPLC 法测定山楂叶中牡荆素鼠李糖苷及牡荆素葡萄糖苷的含量. 中草药, 2005, 36(3): 448-449.

[105] 刘净, 于志斌, 叶蕴华, 周亚伟. 山慈菇的化学成分. 药学学报, 2008, 43(2): 181- 184.
[106] 田昌海, 王世清. 山慈菇的研究进展. 现代医药卫生, 2008, 24(7): 1009-1010.
[107] 董海玲, 郭顺星, 王春兰, 杨峻山, 肖培根. 山慈菇的化学成分和药理作用研究进展. 中草药, 2007, 38(11): 1734-1738.
[108] 胡永美, 杨中林, 叶文才, 程启厚. 千年健化学成分的研究(Ⅰ). 中国中药杂志, 2003, 28(4): 342-344.
[109] 胡永美, 杨中林, 叶文才, 程启厚. 千年健化学成分的研究(Ⅱ). 中成药, 2006, 28(12): 1794-1796.
[110] 王方敏, 毛秀红, 季申. 气相色谱法测定千年健中芳樟醇的含量. 中成药, 2006, 28(7): 1019-1020.
[111] 郑飞龙, 罗跃华, 魏孝义, 汪玢. 千金子中非萜类化学成分的研究. 热带亚热带植物学报, 2009, 17(3): 298-301.
[112] 孙洪峰. 千金子化学成分的研究. 长春: 吉林大学, 硕士学位论文, 2009, 1-4.
[113] 王战国, 赖先荣, 肖莹莹, 张艺, 古锐. 川木香的研究进展. 中国药房, 2006, 17(4): 303-304.
[114] 闫利华, 徐丽诊, 邹忠梅, 杨世林. 小木通茎的化学成分研究(Ⅰ). 中草药, 2007, 38(3): 340-342.
[115] 唐远, 万德光, 裴瑾, 国锦琳. 川木通的研究进展. 时珍国医国药, 2007, 18(10): 2346-2347.
[116] 杨泰然, 许, 石亚囡. 川木通中 4 个化合物的研究. 辽宁中医药大学学报, 2008, 19(4): 142-143.
[117] 青琳森, 张浩, 吕光华, 陈金泉, 梁士贤, 陈雏. HPLC 测定川木通中齐墩果酸的含量. 华西药学杂志, 2006, 21(3): 273-274.
[118] 曹新伟, 陈四保, 陈士林. 川贝母中非生物碱类成分的研究. 世界科学技术-中医药现代化, 2008, 10(2): 83-88.
[119] 王晓静. 川贝母生物碱成分与品质研究. 成都: 四川大学, 硕士学位论文, 2004, 1-4.
[120] 余华, 姜艳, 李萍, 李绍平, 王一涛. 中药川贝母定量分析方法研究. 中国中药杂志, 2005, 30(8): 572-575.
[121] 陈幸, 黎万寿, 梁溢, 李彬. 川牛膝化学成分的鉴定. 中草药, 2004, 35(9): 978-979.
[122] 耿秋明, 金昌晓, 王璇. 川牛膝有效成分阿魏酸的分离与测定. 中国中医药信息杂志, 2000, 7(11): 49.
[123] 叶品良, 彭娟, 刘娟. 川牛膝研究概况. 中医药学报, 2007, 35(2): 51-53.
[124] 陈幸, 黎万寿, 朱久武, 崔红梅. RP-HPLC 法测定川牛膝中杯苋甾酮的含量. 药物分析杂志, 2000, 20(4): 234-237.
[125] Shim SH, Kim JS, Kang SS. Norditerpenoid alkaloids from the processed tubers of Aconitum carmichaeli. Chem Pharm Bull (Tokyo), 2003, 51(8): 999-1002.
[126] Shim SH, Lee SY, Kim JS, Son KH, Kang SS. Norditerpenoid alkaloids and other components from the processed tubers of Aconitum carmichaeli. Arch Pharm Res, 2005, 28(11): 1239-1243.
[127] 张聿梅, 鲁静, 蒋渝, 杨鲲, 李亚荣, 程显隆, 何轶, 林瑞超. 川乌和制川乌中单酯及双酯型生物碱成分的含量测定. 药物分析杂志, 2005, 25(7): 807-812.
[128] 王文祥, 顾明, 蒋小岗, 顾振纶, 范盘生. 川芎化学成分研究. 中草药, 2002, 33(1): 4-5.
[129] 肖永庆, 李丽, 游小琳, 谷口雅颜, 马场きみ江. 川芎化学成分研究. 中国中药杂志, 2002, 27(7): 519-522.
[130] 李秋怡, 干国平, 刘焱文. 川芎的化学成分及药理研究进展. 时珍国医国药, 2006, 17(7): 1298-1299.
[131] 曹建敏, 王宗花, 丁明玉, 杨学东, 寇怀江. 反相高效液相色谱法同时测定川芎中的四种内酯类化合物. 色谱, 2005, 23(5): 531-533.
[132] 汪程远, 张浩, 钱忠明. HPLC 测定川芎中丁烯苯酞的含量. 中国中药杂志, 2007, 32(6): 508-510.
[133] 王铁杰, 曹阳, 王玉, 杨志, 毕开顺. HPLC 法测定川芎中阿魏酸和香草醛的含量. 中草药, 2004, 35(8): 944-945.
[134] 袁崇均, 王笳, 陈帅, 罗森, 徐学民. 川射干化学成分的研究. 天然产物研究与开发, 2008, 20: 444-446, 449.
[135] 谢帆, 张勉, 张朝凤, 王峥涛, 余伯阳. 川楝子的化学成分研究. 中国药学杂志, 2008, 43(14): 1066-1069.
[136] 李繁. 中药川楝子的研究进展. 哈尔滨医药, 2008, 28(5): 54-55.
[137] 孙毅坤. 川楝子炮制工艺及质量标准研究. 北京: 北京中医药大学, 博士学位论文, 2004, 7-32.
[138] 刘红亚, 崔红梅, 周绚. RP-HPLC 法测定川楝子药材中川楝素的含量. 世界科学技术-中医药现代化, 2008, 10(3): 52-54.
[139] 陈艳华, 冯锋, 任冬春, 谢宁. 广东紫珠地上部分的化学成分研究. 中国天然药物, 2008, 6(2): 120-122.
[140] 周伯庭, 李新中, 徐平声, 欧阳吉德, 张勇. 广东紫珠地上部分成分研究(Ⅱ). 湖南中医学院学报, 2005, 25(1): 20-22.
[141] 连珠, 张承忠, 李冲, 周亚伟. 蒙药广枣化学成分的研究. 中药材, 2003, 26(1): 23-24.

[142] 唐丽. 广枣和洋金花化学成分的研究. 北京: 北京中医药大学, 博士学位论文, 2003, 1-3.
[143] 刘茁, 董焱,王宁, 王楠, 王金辉, 李铣. 广金钱草的化学成分. 沈阳药科大学学报, 2005, 22(6): 422-424, 437.
[144] 高瑞英, 郭璇华. 广金钱草化学成分的分离与鉴定. 中药材, 2001, 24(10): 724-725.
[145] 王植柔, 白先忠, 刘锋. 广金钱草化学成分的研究. 广西医科大学学报, 1998, 15(3): 10-14.
[146] 刘学, 崔健, 陈新. 广金钱草现代研究进展. 长春中医药大学学报, 2006, 22(4): 84-85.
[147] 杨美华, 卢兖伟, 匡岩巍, 孙仲诒, 吴祖泽. 高效液相色谱法测定广金钱草中 Vicenin-2 的含量. 药物分析杂志, 2004, 24(1): 95-98.
[148] 关玲, 权丽, 徐丽珍, 丛浦珠. 广藿香化学成分的研究. 中国中药杂志, 1994, 19(6): 355-356, 383.
[149] 黄烈军, 穆淑珍, 张建新, 邓 彬, 宋智琴, 郝小江. 中药广藿香非挥发性化学成分的研究. 中国中药杂志, 2009, 34(4): 410-413.
[150] 刘乡乡, 黄晓玲, 宋力飞, 王世勇, 李薇, 蔡春玲. GC 法测定广藿香提取物中百秋李醇和广藿香酮的含量. 中药材, 2005, 28(1): 30-31.
[151] 田燕, 吴立军, 杨五禧, 武海鸥, 黄岐. 女贞子的化学成分. 沈阳药科大学学报, 1997, 14(2): 111-114.
[152] 张兴辉, 石力夫. 中药女贞子化学成分的研究(Ⅰ). 第二军医大学学报, 2004, 25(3): 333-334.
[153] 尹双, 唐秀忠, 吴立军, 王素贤, 张晓菁, 李铣, 丛杰. 女贞子化学成分的研究. 沈阳药科大学学报, 1995, 12(2): 125-126.
[154] 王素贤, 尹双, 吴立军, 李铣, 赵祥敏, 杨晶. 女贞子化学成分的研究(Ⅱ). 沈阳药科大学学报, 1995, 12(1): 25-28.
[155] 金华. 中药女贞子化学成分的研究现状. 吉林化工学院学报, 2008, 25 (2): 35-37, 41.
[156] 徐小花, 杨念云, 钱士辉, 谢宁, 于美妍, 段金廒. 女贞子黄酮类化合物的研究. 中药材, 2007, 30(5): 538-540.
[157] 李涛, 郝武常, 徐长根, 马鹏飞. HPLC-ELSD 法测定不同产地女贞子中齐墩果酸与熊果酸的含量. 中药材, 2005, 28(5): 391-393.
[158] 张立海, 宋友华, 孙春华, 任百健, 傅得兴. 反相高效液相色谱法测定女贞子中红景天苷的含量. 中国药学杂志, 2001, 36(11): 760-761.
[159] Lu SM, Zhang GL. Alkaloids from Gendarussa vulgaris Nees. Natural Product Research, 2008, 22(18): 1610-1613.
[160] 高莉. 小茴香化学成分的初步研究. 乌鲁木齐: 新疆大学, 硕士学位论文, 2005, 3-5.
[161] 聂凌云, 吴玫涵, 刘云, 胡燕君. 毛细管气相色谱法测定小茴香中反式茴香脑的含量. 解放军药学学报, 2002, 18(3): 152-154.
[162] 周清, 陈玲, 刘志鹏, 邓芹英. 小蓟的化学成分研究. 中药材, 2007, 30(1): 45-47.
[163] 潘珂, 尹永芹, 孔令义. 小蓟化学成分的研究. 中国现代中药, 2006, 8(4): 7-9.
[164] 韩百翠, 李宁, 李铣. 小蓟化学成分的分离与鉴定. 沈阳药科大学学报, 2008, 25(10): 793-795.
[165] 孟永海, 王秋红, 姜海, 杨炳友, 匡海学. 小蓟化学成分研究. 中药材, 2009, 32(1): 58-61.
[166] 刘学. 小蓟化学成分研究. 长春: 长春中医药大学, 硕士学位论文, 2007, 1-5.
[167] 陈毓, 丁安伟. HPLC 法测定小蓟中绿原酸的含量. 天津中医药, 2005, 22(6): 507-509.
[168] 杨瑞瑞, 郭耀武. HPLC 法测定小蓟中芦丁的含量. 现代中医药, 2006, 52-55.
[169] Mallavadhani UV, Narasimhan K. Two novel butanol rhamnosides from an Indian traditional herb,Euphorbia hirta. Natural Product Research, 2009, 23(7): 644-651.
[170] 陈玲. 飞扬草叶中的多酚类成分研究. 中国中药杂志, 1991, 16(1): 38-39.
[171] 姚佳琪. 马齿苋的化学成分研究. 沈阳: 沈阳药科大学, 硕士学位论文, 2007, 1-8.
[172] 侯银环. 马齿苋化学成分及品质评价研究. 沈阳: 沈阳药科大学, 硕士学位论文, 2008, 1-4.
[173] Chen J, Shi Y-P, Liu J-Y. Determination of noradrenaline and dopamine in Chinese herbal extracts from Portulaca oleracea L. by high-performance liquid chromatography. J Chromatogr A, 2003, 1003(1-2): 127-132.
[174] 王雪芹, 孙隆儒. 中药脱皮马勃的化学成分研究. 天然产物研究与开发, 2007, 19: 809-810, 846.
[175] 崔磊, 宋淑亮, 孙隆儒. 脱皮马勃化学成分研究及抗肿瘤活性的初筛. 中药材, 2006, 29(7): 703-705.
[176] 崔磊. 脱皮马勃化学成分的研究. 山东大学, 硕士学位论文. 2006, 2-5.
[177] 刘锡葵, 李薇. 马钱子果化学成分研究. 中医药, 1998, 29(7): 435-438.

[178] 李连珍, 苌建峰, 周艳, 鲁银银, 王宪龄. 浅谈马钱子的研究进展. 黑龙江科技信息, 2008, 34: 314.

[179] Li Y, He X, Qi S, Gao W, Chen X, Hu Z. Separation and determination of strychnine and brucine in Strychnos nux-vomica L. and its preparation by nonaqueous capillary electrophoresis. J Pharm Biomed Anal, 2006, 41(2): 400-407.

[180] 陈业高, 于丽丽. 北马兜铃化学成分的研究. 云南师范大学学报, 2005, 25(3): 41-44.

[181] 谭洪根, 刘应泉. 北马兜铃根的化学成分研究. 中国中药杂志, 1994, 19(11): 677-678.

[182] 赵霓. 青木香与北马兜铃根化学成分及活性对比研究. 沈阳: 沈阳药科大学, 硕士学位论文, 2001, 6-7.

[183] 龚千锋, 刘高胜, 张的凤, 黄成. 马兜铃炮制前后化学成分的研究. 江西中医学院学报, 2008, 20(1): 95.

[184] 辛菲, 金艺淑, 沙沂, 徐伟, 祝峥, 李玉山. 马鞭草化学成分研究. 中国现代中药, 2008, 10(10): 21-23.

[185] 田菁. 马鞭草活性成分研究. 北京: 中国人民解放军军事医学科学院, 硕士学位论文, 2005, 1-2.

[186] 张建业. 马鞭草化学成分及红花指纹图谱的研究. 郑州: 郑州大学, 博士学位论文, 2005, 2-6.

[187] 徐珊, 邓旭坤, 陈斌, 徐昌芬, 陈琪. 马鞭草药材中齐墩果酸、熊果酸的 RP-HPLC 测定. 南京医科大学学报, 2006, 26(3): 165-168.

四画

王不留行

Wangbuliuxing

VACCARIAE SEMEN

【化学成分】

表 1-4-1　王不留行主要化学成分[1~4]

中英文名、化学式及相对分子质量	结构图	中英文名、化学式及相对分子质量	结构图
(*E*)-3-苯基-2-丙烯酸 (*E*)-3-Phenyl-2-propenoic acid $C_9H_8O_2$ Exact Mass: 148.05	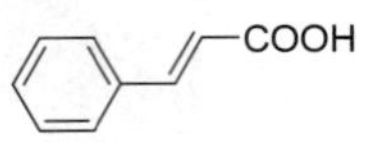 (*E*)-3-苯基-2-丙烯酸 (*E*)-3-Phenyl-2-propenoic acid	Stigmast-7,22-dien-3-ol $C_{47}H_{82}O_2$ Exact Mass: 678.63	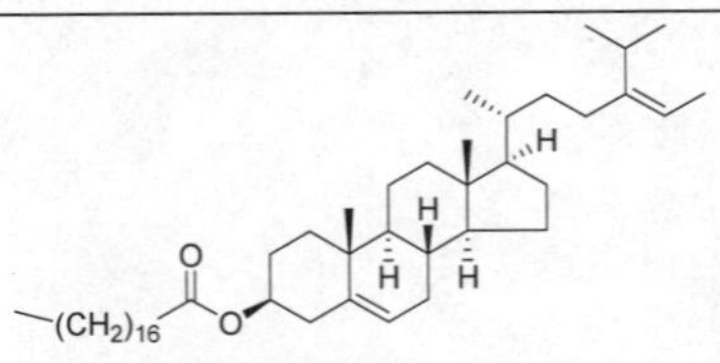 Stigmast-7,22-dien-3-ol
氢化阿魏酸 Hydroferulic acid $C_{10}H_{12}O_4$ Exact Mass: 196.07	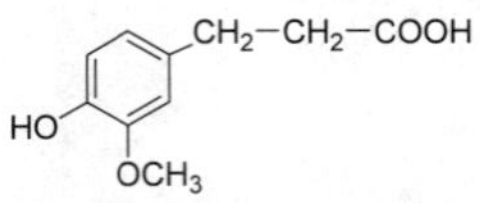 氢化阿魏酸　Hydroferulic acid	尿苷 Uridine $C_9H_{12}N_2O_6$ Exact Mass: 244.07	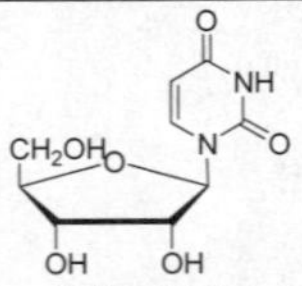 尿苷　Uridine
王不留行环肽 A Segetalin A $C_{31}H_{43}N_7O_6$ Exact Mass: 609.33	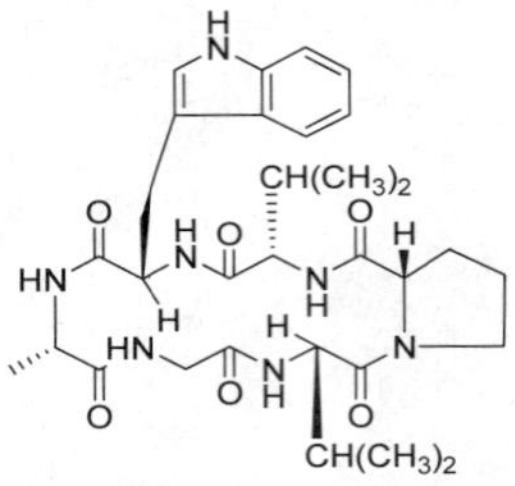 王不留行环肽 A　Segetalin A	王不留行环肽 B Segetalin B $C_{24}H_{32}N_6O_5$ Exact Mass: 484.24	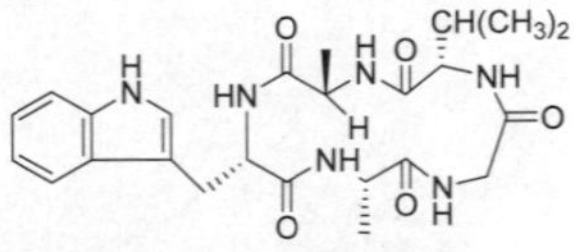 王不留行环肽 B　Segetalin B
王不留行环肽 D Segetalin D $C_{37}H_{49}N_7O_8$ Exact Mass: 719.36	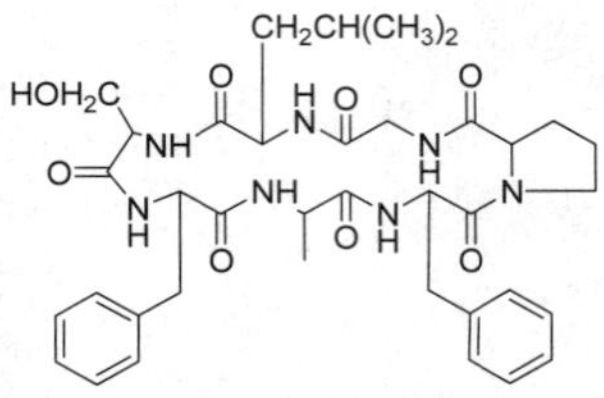 王不留行环肽 D　Segetalin D	王不留行环肽 E Segetalin E $C_{43}H_{56}N_8O_8$ Exact Mass: 812.42	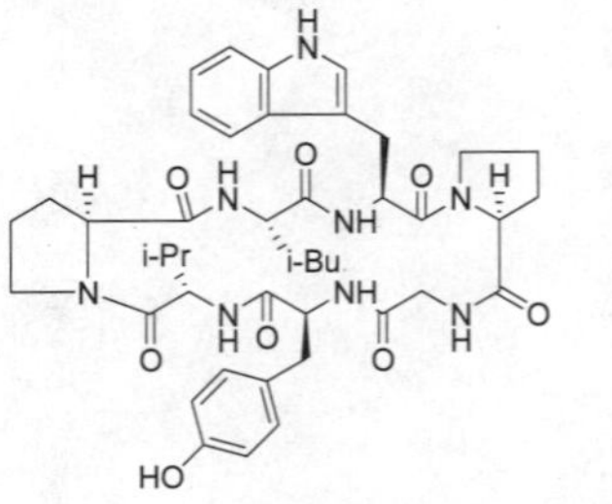 王不留行环肽 E Segetalin E
N,N-二甲基-L-色氨酸 *N,N*-Dimethyl-L-tryptophan $C_{13}H_{16}N_2O_2$ Exact Mass: 232.12	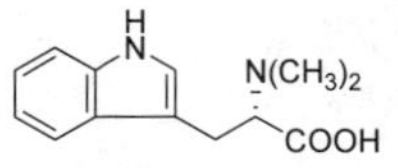 *N,N*-二甲基-L-色氨酸 *N,N*-Dimethyl-L-tryptophan	洋芹素-6-*C*-双葡萄糖苷 Apigenin-6-*C*-glucosylglucoside $C_{27}H_{30}O_{15}$ Exact Mass: 594.16	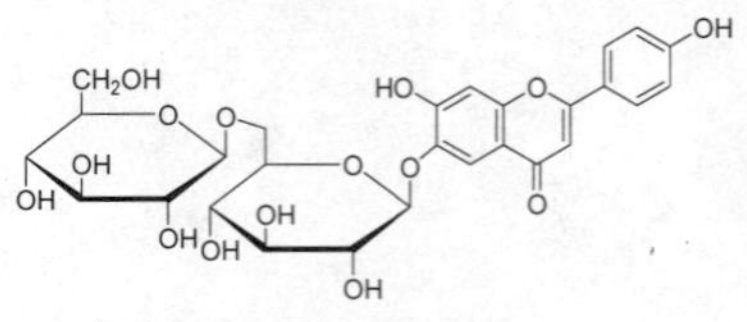 洋芹素-6-*C*-双葡萄糖苷 Apigenin-6-*C*-glucosylglucoside

续表

中英文名、化学式及相对分子质量	结构图	中英文名、化学式及相对分子质量	结构图
王不留次皂苷 B Vaccaroside B $C_{60}H_{94}O_{29}$ Exact Mass: 1278.59	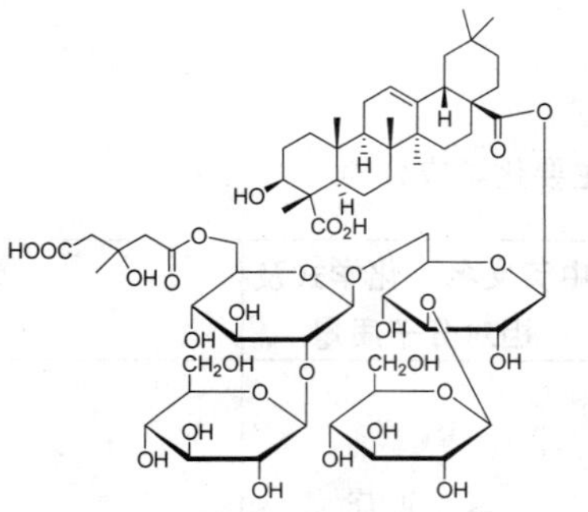 王不留次皂苷 B Vaccaroside B	王不留次皂苷 C Vaccaroside C $C_{60}H_{96}O_{30}$ Exact Mass: 1296.6	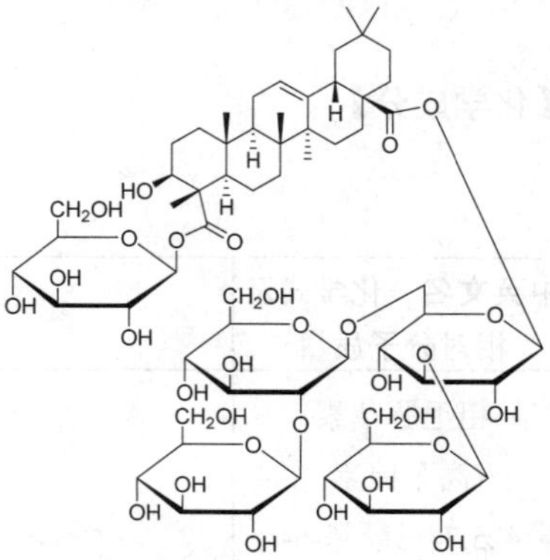 王不留次皂苷 C Vaccaroside C
王不留次皂苷 D Vaccaroside D $C_{54}H_{86}O_{25}$ Exact Mass: 1134.55	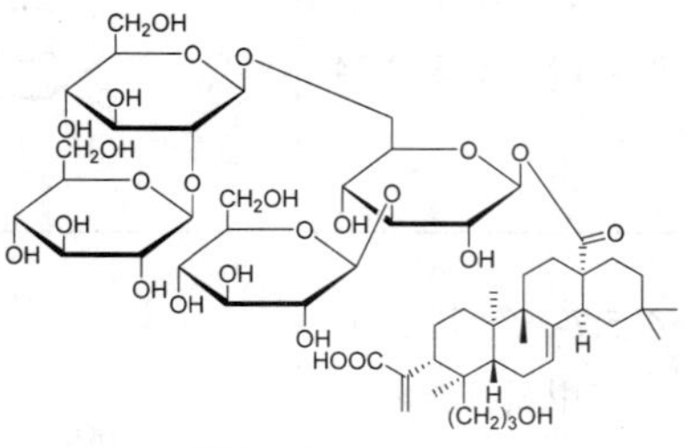 王不留次皂苷 D Vaccaroside D	6-*N*-甲基腺苷 6-*N*-Methyl adenosine $C_{11}H_{15}N_5O_4$ Exact Mass: 281.11	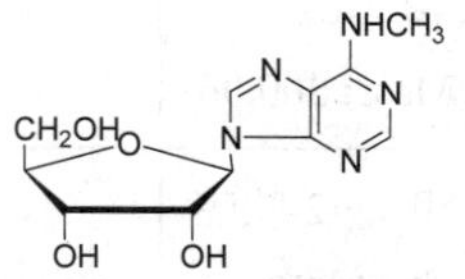 6-*N*-甲基腺苷 6-*N*-Methyl adenosine
王不留行黄酮苷 Vaccarin $C_{32}H_{38}O_{19}$ Exact Mass: 726.2	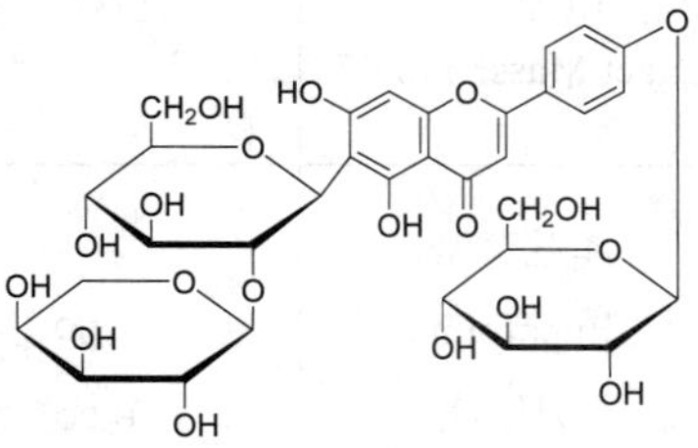 王不留行黄酮苷 Vaccarin		

除以上化学成分外，王不留行还含有洋芹素-6-*C*-阿拉伯糖-葡萄糖苷、豆甾-7,22-二烯-3*β*-*O*-*β*-D-吡喃葡萄糖苷等。

【分析方法】

1 高效液相色谱法测定中药王不留行中刺桐碱和异肥皂草苷的含量[5]

1.1 仪器

SP 高效液相色谱仪。

1.2 色谱条件

色谱柱：Nucleosil C_{18} 柱(220mm×4.6mm，5μm)；流动相：甲醇-水；梯度洗脱：0～10min 35%甲醇，10～15min 35%～45%甲醇；流速 0.7mL/min；检测波长 280nm；分析时间约 15min。

1.3 对照品溶液的制备

取刺桐碱和异肥皂草苷对照品，用适量甲醇溶解。

1.4 供试品溶液的制备

取药材粉末 2.5g，用 25mL 甲醇水浴回流 30min；滤过，取续滤液 10mL，挥干溶剂，残留物用 6mL 水分次溶解，样品溶液加于大孔树脂柱上，先用水冲洗 2 次(2mL/次)，再用 40%乙醇洗脱至 25mL 容量瓶，定容，滤过，即得。

天山雪莲

Tianshanxuelian
SAUSSUREAE INVOLUCRATAE HERBA

【化学成分】

表 1-4-2　天山雪莲主要化学成分[6, 7]

中英文名、化学式及相对分子质量	结构图	中英文名、化学式及相对分子质量	结构图
粗毛豚草素 (高车前素, 4′,5,7-三羟基-6-甲氧基黄酮) Hispidulin $C_{16}H_{12}O_6$ Exact Mass: 300.06	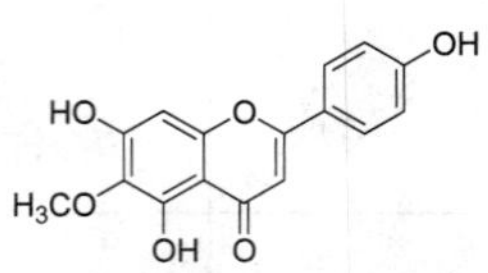 粗毛豚草素(高车前素,4′,5,7-三羟基-6-甲氧基黄酮) Hispidulin	紫丁香苷 Syringin $C_{17}H_{24}O_9$ Exact Mass: 372.14	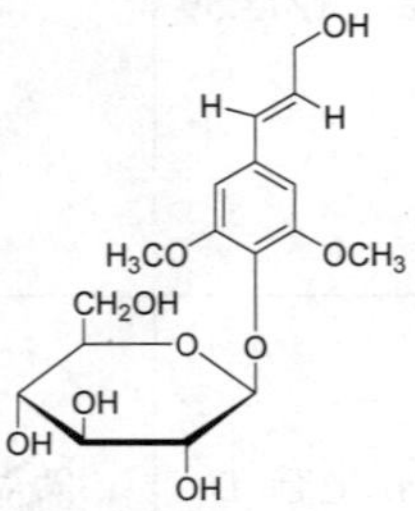 紫丁香苷　Syringin
1-[5-羟甲基-2-呋喃基]-9*H*-吡啶并[3,4-b]吲哚-3-羧基 Flazin $C_{17}H_{12}N_2O_4$ Exact Mass: 308.08	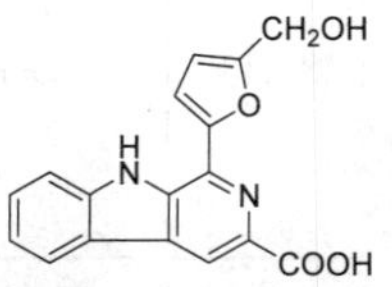 1-[5-羟甲基-2-呋喃基]-9*H*-吡啶并[3,4-b]吲哚-3-羧基 Flazin	4′,5,7-三羟基-3′,6-二甲氧基黄酮 Jaceosidin $C_{17}H_{14}O_7$ Exact Mass: 330.07	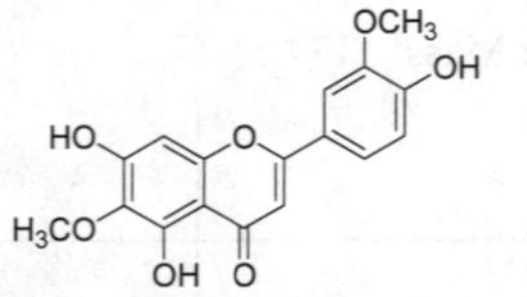 4′,5,7-三羟基-3′,6-二甲氧基黄酮　Jaceosidin
β-苯基乳酸 *β*-Phenyllactic acid $C_9H_{10}O_3$ Exact Mass: 166.06	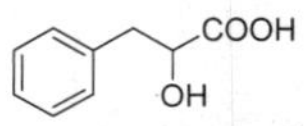 *β*-苯基乳酸　*β*-Phenyllactic acid	泽兰黄素 Eupafolin $C_{16}H_{12}O_7$ Exact Mass: 316.06	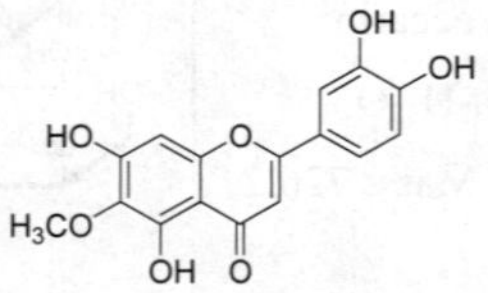 泽兰黄素　Eupafolin
槲皮素-3-*O*-*α*-L-鼠李糖苷 Quercetin-3-*O*-*α*-L-rhamnoside $C_{21}H_{20}O_{11}$ Exact Mass: 448.1	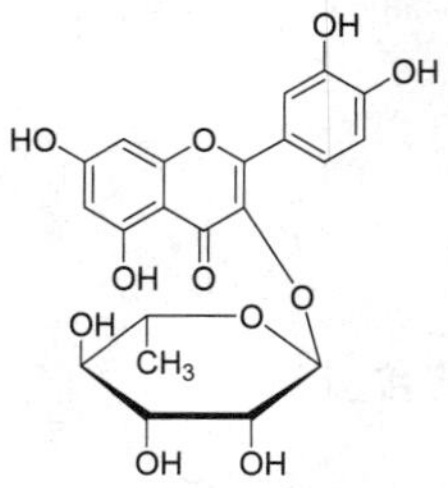 槲皮素-3-*O*-*α*-L-鼠李糖苷 Quercetin-3-*O*-*α*-L-rhamnoside	槲皮素-3-*O*-*β*-D-葡萄糖苷 Quercetin-3-*O*-*β*-D-glucopyranoside $C_{21}H_{20}O_{12}$ Exact Mass: 464.1	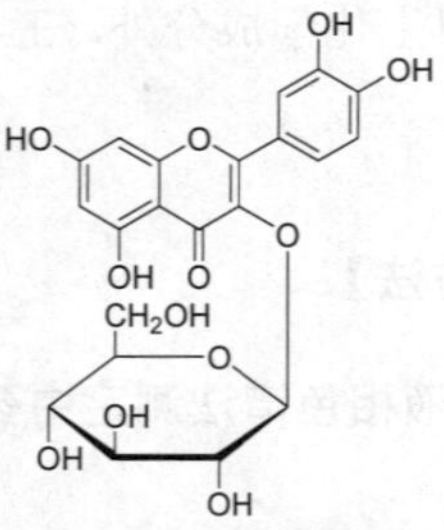 槲皮素-3-*O*-*β*-D-葡萄糖苷 Quercetin-3-*O*-*β*-D-glucopyranoside
原儿茶酸 Protocatechuic acid $C_7H_6O_4$ Exact Mass: 154.03	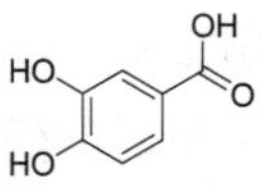 原儿茶酸　Protocatechuic acid	芹菜素 Apigenin $C_{15}H_{10}O_5$ Exact Mass: 270.05	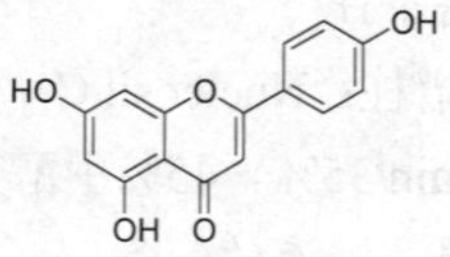 芹菜素　Apigenin
咖啡酸 Caffeic acid $C_9H_8O_4$ Exact Mass: 180.04	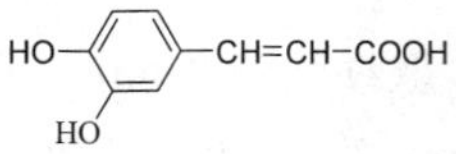 咖啡酸　Caffeic acid	没食子酸乙酯 Ethyl gallate $C_9H_{10}O_5$ Exact Mass: 198.05	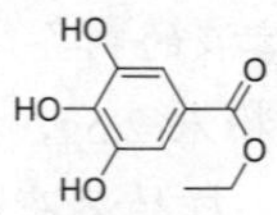 没食子酸乙酯 Ethyl gallate

续表

中英文名、化学式及相对分子质量	结构图	中英文名、化学式及相对分子质量	结构图
槲皮素 Quercetin $C_{15}H_{10}O_7$ Exact Mass: 302.04	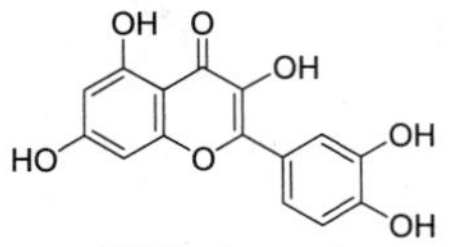 槲皮素 Quercetin	芦丁 Rutin $C_{27}H_{30}O_{16}$ Exact Mass: 610.15	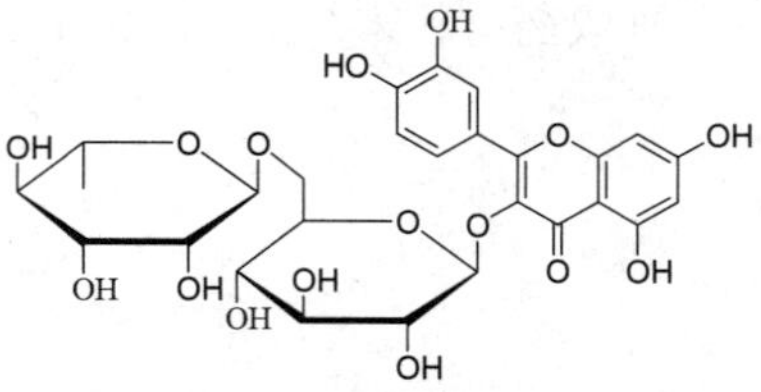 芦丁 Rutin
槲皮苷 Quercitrin $C_{21}H_{20}O_{11}$ Exact Mass: 448.1	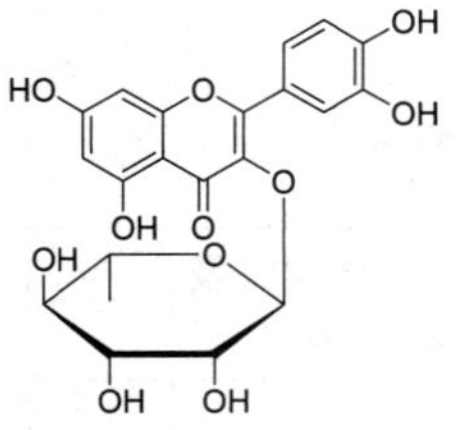 槲皮苷 Quercitrin	异槲皮苷 Isoquercitrin $C_{21}H_{20}O_{12}$ Exact Mass: 464.1	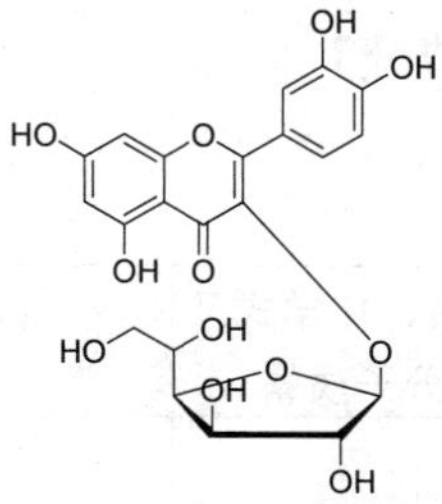 异槲皮苷 Isoquercitrin
忍冬苷 Lonicerin $C_{27}H_{30}O_{15}$ Exact Mass: 594.16	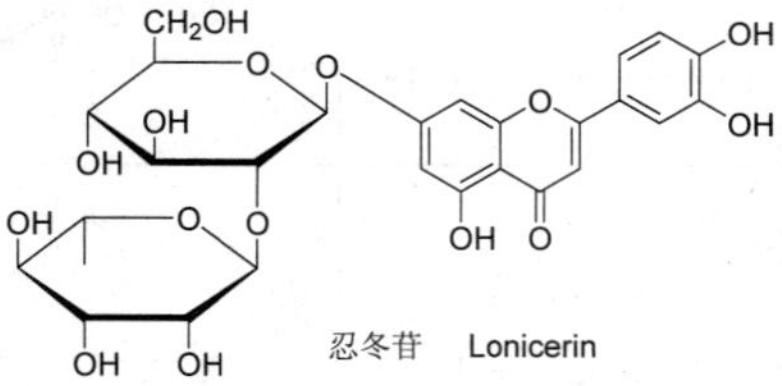 忍冬苷 Lonicerin	丁香脂素 Syringaresinol $C_{22}H_{26}O_8$ Exact Mass: 418.16	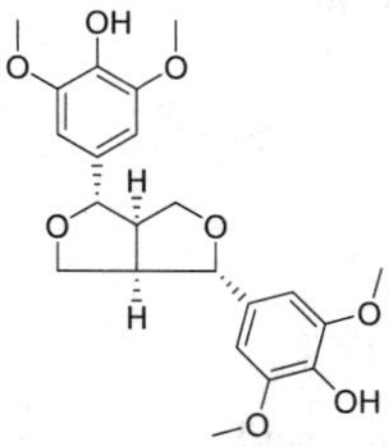 丁香脂素 Syringaresinol
琥珀酸(丁二酸) Succinic acid $C_4H_6O_4$ Exact Mass: 118.03	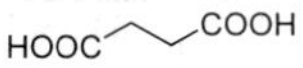 琥珀酸(丁二酸) Succinic acid	*β*-谷甾醇 *β*-Sitosterol $C_{29}H_{50}O$ Exact Mass: 414.39	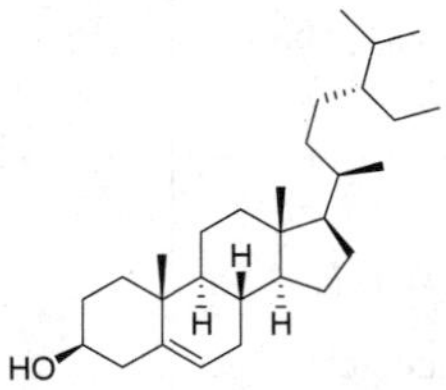 *β*-谷甾醇 *β*-Sitosterol
胡萝卜苷 Daucosterol $C_{35}H_{60}O_6$ Exact Mass: 576.44	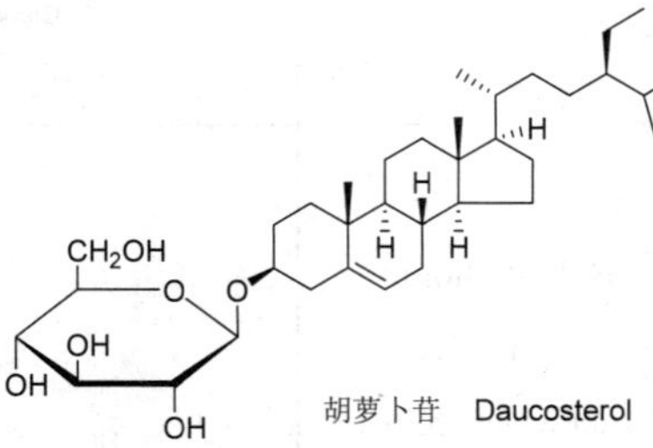 胡萝卜苷 Daucosterol		

【分析方法】

1 高效液相色谱法测定天山雪莲中紫丁香苷、绿原酸和芦丁的含量[8]

1.1 仪器

Shimadzu SPD-10AVP 型高效液相色谱仪。

1.2 色谱条件

色谱柱：Kromasil ODS-1 柱(250mm×4.6mm，5μm)；流动相：A 相为乙腈，B 相为 0.4%磷酸水；梯度洗脱：0～15min 13% A，16～40min 15% A；流速 1.0mL/min；检测波长 257nm(检测紫丁香苷、芦丁)、327nm(检测绿原酸)；柱温 35℃。

1.3 对照品溶液的制备

称取紫丁香苷、绿原酸和芦丁对照品，用适量甲醇溶解。

1.4 供试品溶液的制备

称取药材粉末 2g，用 50mL 50%甲醇超声提取 10min，滤过，即得。

天仙子

Tianxianzi
HYOSCYAMI SEMEN

【化学成分】

表 1-4-3a　天仙子主要化学成分[9~15]

中英文名、化学式及相对分子质量	结构图	中英文名、化学式及相对分子质量	结构图
天仙子胺 Hyoscyamine $C_{17}H_{23}NO_3$ Exact Mass: 289.17	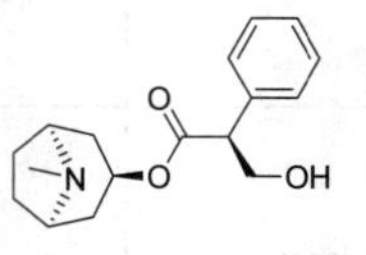 天仙子胺　Hyoscyamine	芦丁 Rutin $C_{27}H_{30}O_{16}$ Exact Mass: 610.15	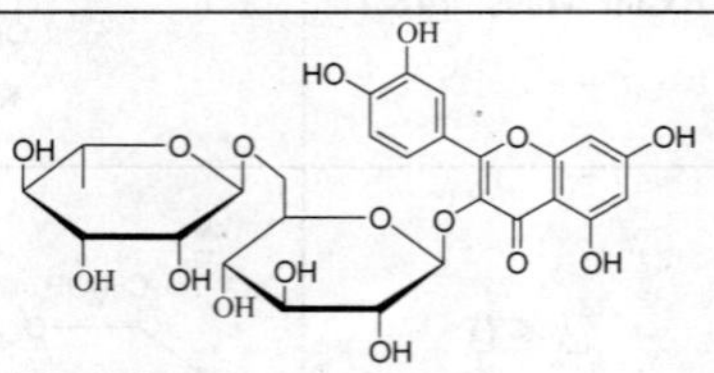 芦丁 Rutin
香草酸 Vanillic acid $C_8H_8O_4$ Exact Mass: 168.04	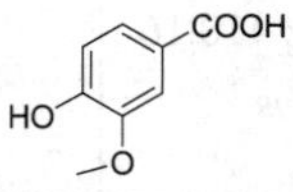 香草酸　Vanillic acid	*β*-谷甾醇 *β*-Sitosterol $C_{29}H_{50}O$ Exact Mass: 414.39	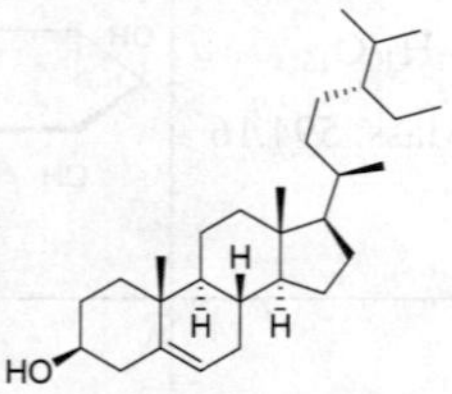 *β*-谷甾醇 *β*-Sitosterol
胡萝卜苷 Daucosterol $C_{35}H_{60}O_6$ Exact Mass: 576.44	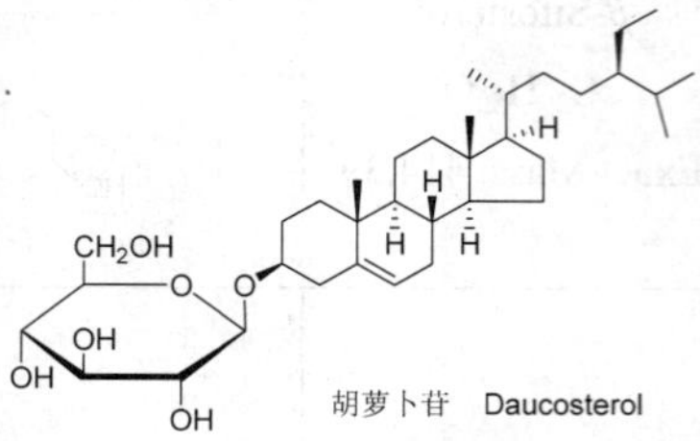 胡萝卜苷　Daucosterol	Cleomiscosin A $C_{20}H_{18}O_8$ Exact Mass: 386.1	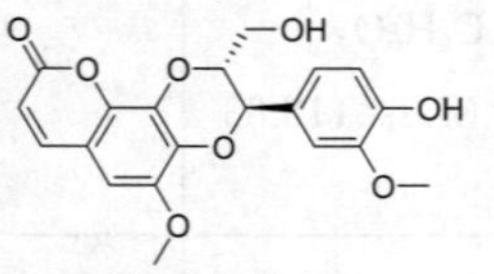 Cleomiscosin A
Cleomiscosin B $C_{20}H_{18}O_8$ Exact Mass: 386.1	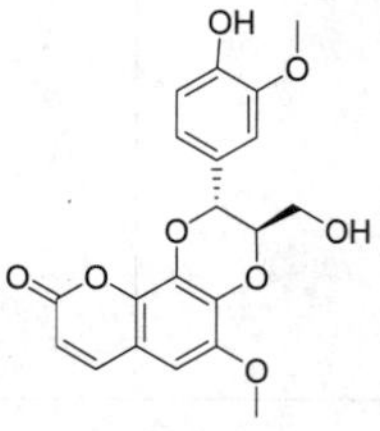 Cleomiscosin B	Balanophonin $C_{20}H_{20}O_6$ Exact Mass: 356.13	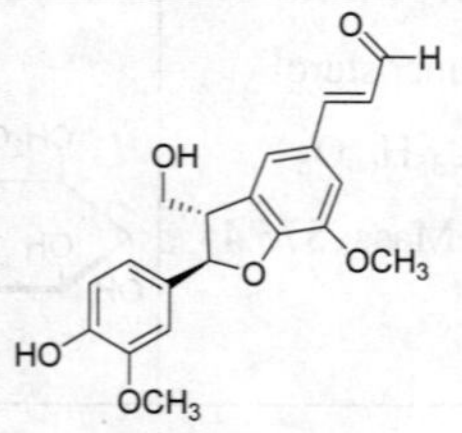 Balanophonin
东莨菪碱 Scopolamine $C_{17}H_{21}NO_4$ Exact Mass: 303.15	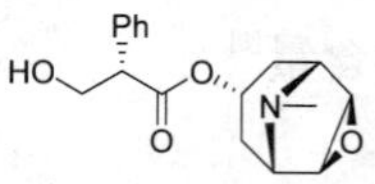 东莨菪碱　Scopolamine	山莨菪碱 Anisodamine $C_{17}H_{23}NO_4$ Exact Mass: 305.16	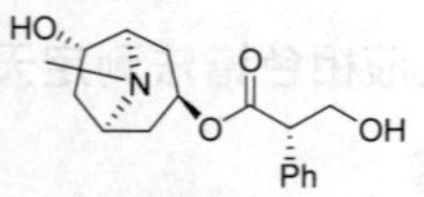 山莨菪碱　Anisodamine
莨菪碱 Hyoscyamine $C_{17}H_{23}NO_3$ Exact Mass: 289.17	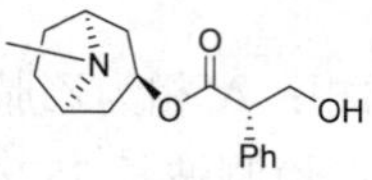 莨菪碱　Hyoscyamine	阿托品 Atropine $C_{17}H_{23}NO_3$ Exact Mass: 289.17	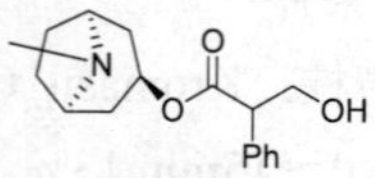 阿托品　Atropine

表 1-4-3b 天仙子其他主要化学成分[9~15]

中英文名	中英文名
Daturalactone-4	Hyoscyamilactol
16*α*-Acetoxyhyoscyamilactol	1,24-Tetracosanediol diferulate
1-*O*-(9*Z*,12*Z*-Octadecadienoyl)-3-*O*-nonadecanoyl glycerol	1-*O*-(9*Z*,12*Z*-Octadecadienoyl)-2-*O*-(9*Z*,12*Z*-octadecadienoyl) glycerol
1-*O*-(9*Z*,12*Z*-Octadecadienoyl) glycerol	1-*O*-(9*Z*,12*Z*-Octadecadienoyl)-3-*O*-(9*Z*-octadecenoyl) glycerol
1-*O*-Octadecanoyl glycerol	*N*-*trans*-Feruloyl tyramine
Cannabisin G	Cannabisin D
克罗酰胺 Grossamide	Pongamoside C
Pongamoside D	Cleomiscosin A methyl ether
Cleomiscosin A-9′-acetate	Cleomiscosin B-9′-acetate

【分析方法】

1　高效液相色谱法测定天仙子和马尿泡中 3 种托烷类生物碱的含量[14]

1.1 仪器

HP1100 高效液相色谱仪。

1.2 色谱条件

色谱柱：Kromasil C_{18} ODS 柱(150mm×4.6mm，5μm)；流动相：甲醇-水(25∶75，水中含 20mmol/L 醋酸钠、0.02%三乙胺、0.3%四氢呋喃，pH 6.0)；流速 1.0mL/min；检测波长 215nm；分析时间约 12min。

1.3 对照品溶液的制备

称取氢溴酸东莨菪碱、氢溴酸山莨菪碱和硫酸阿托品对照品，用适量甲醇溶解。

1.4 供试品溶液的制备

称取药材粉末适量，加 1.5mL 氨水使湿润；再加入 25mL 氯仿，放置过夜，期间振摇几次，滤过；取续滤液 10mL，挥干溶剂，残渣用 0.25mol/L H_2SO_4 溶解并定容至 10mL，滤过，即得。

天冬

Tiandong

ASPARAGI RADIX

【化学成分】

表 1-4-4　天冬主要化学成分[16, 17]

中英文名、化学式及相对分子质量	结构图	中英文名、化学式及相对分子质量	结构图
薯蓣皂苷元-3-*O*-*β*-D-吡喃葡萄糖苷 Diosgenin-3-*O*-*β*-D-glucopyranoside $C_{33}H_{52}O_8$ Exact Mass: 576.37	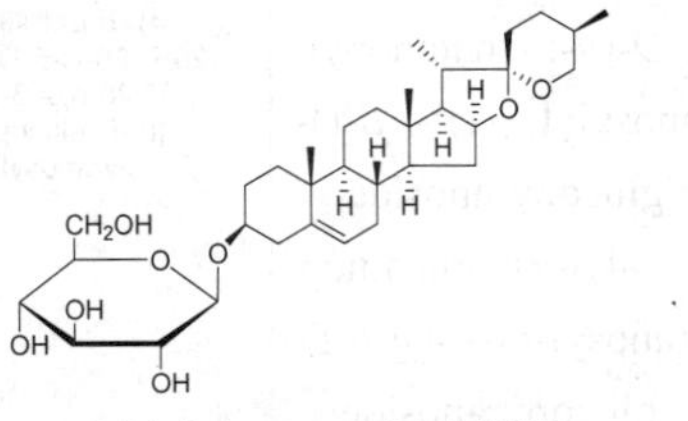 薯蓣皂苷元-3-*O*-*β*-D-吡喃葡萄糖苷 Diosgenin-3-*O*-*β*-D-glucopyranoside	异菝葜皂苷元 Smilagenin $C_{27}H_{44}O_3$ Exact Mass: 416.33	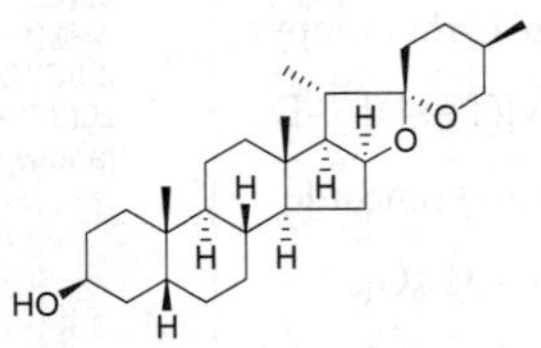 异菝葜皂苷元 Smilagenin

续表

中英文名、化学式及相对分子质量	结构图	中英文名、化学式及相对分子质量	结构图
β-谷甾醇 *β*-Sitosterol $C_{29}H_{50}O$ Exact Mass: 414.39	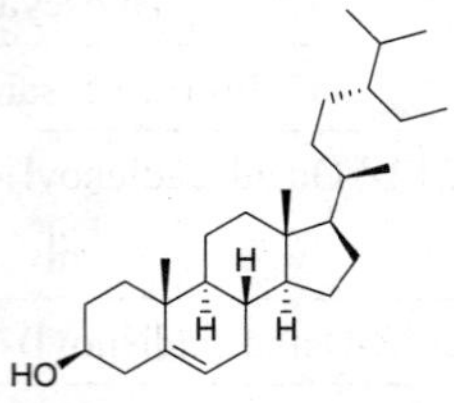 *β*-谷甾醇 *β*-Sitosterol	胡萝卜苷 Daucosterol $C_{35}H_{60}O_6$ Exact Mass: 576.44	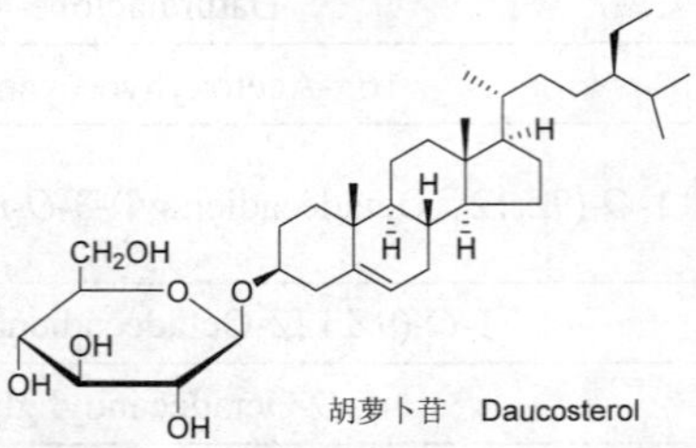 胡萝卜苷 Daucosterol
正三十二碳酸 *n*-Ethatriacontanoic acid $C_{32}H_{64}O_2$ Exact Mass: 480.49	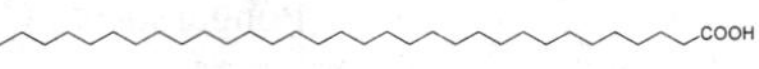 正三十二碳酸 *n*-Ethatriacontanoic acid	棕榈酸 Palmitic acid $C_{16}H_{32}O_2$ Exact Mass: 256.24	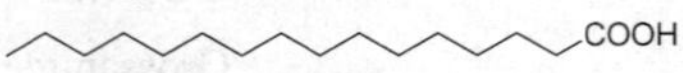 棕榈酸 Palmitic acid
9-二十七碳烯 9-Heptacosylene $C_{27}H_{54}$ Exact Mass: 378.42	$H_3C(H_2C)_7HC{=}CH(CH_2)_{16}CH_3$ 9-二十七碳烯 9-Heptacosylene	菝葜皂苷元 Sarsasapogenin $C_{27}H_{44}O_3$ Exact Mass: 416.33	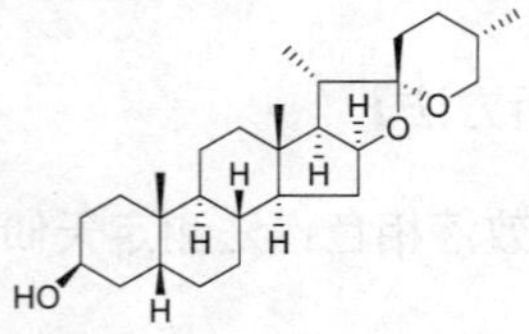 菝葜皂苷元 Sarsasapogenin
薯蓣皂苷元 Diosgenin $C_{27}H_{42}O_3$ Exact Mass: 414.31	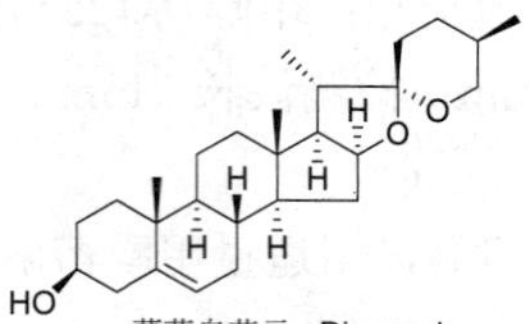 薯蓣皂苷元 Diosgenin	菝葜皂苷元-3-*O*-[*α*-L-吡喃鼠李糖基(1→4)]-*β*-D-吡喃葡萄糖苷 3-*O*-[*α*-L-Rhamnopyranosyl (1→4)]-*β*-D-glucopyranoside-(25*S*)-5*β*-spirostan-3*β*-ol $C_{39}H_{64}O_{12}$ Exact Mass: 724.44	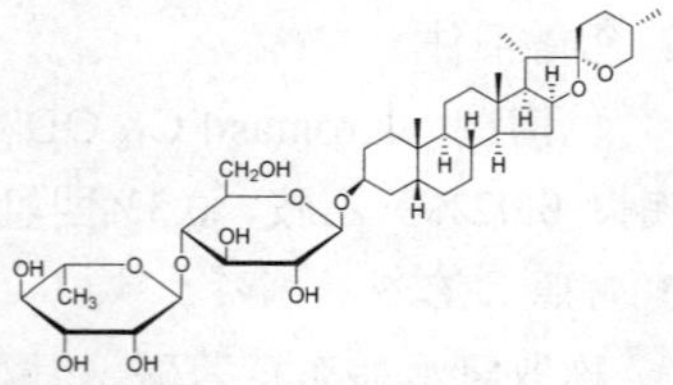 菝葜皂苷元-3-*O*-[*α*-L-吡喃鼠李糖基(1→4)]-*β*-D-葡萄吡喃糖苷 3-*O*-[*α*-L-Rhamnopyranosyl (1→4)]-*β*-D-glucopyranoside-(25*S*)-5*β*-spirostan-3*β*-ol
(25*S*)-26-*O*-*β*-D-吡喃葡萄糖基-5*β*-呋甾-20(22)-烯-3*β*,26-二醇-3-*O*-*α*-L-吡喃鼠李糖基(1→4)]-*β*-*D*-吡喃葡萄糖苷 (25*S*)-26-*O*-*β*-D-Glucopyranosyl-5*β*-furost-20(22)-en-3*β*,26-diol-3-*O*-[*α*-L-rhamnopyranosyl(1→4)]-*β*-D-glucopyranoside $C_{46}H_{76}O_{17}$ Exact Mass: 900.51	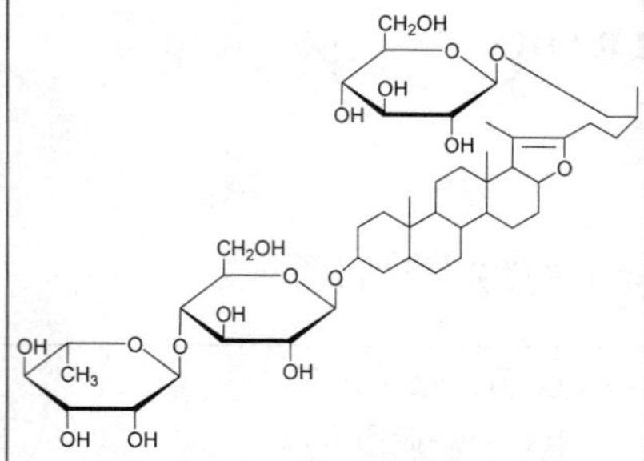 (25*S*)-26-*O*-*β*-D-吡喃葡萄糖基-5*β*-呋甾-20(22)-烯-3*β*,26-二醇-3-*O*-*α*-L-吡喃鼠李糖基(1→4)]-*β*-D-吡喃葡萄糖苷 (25*S*)-26-*O*-*β*-D-Glucopyranosyl-5*β*-furost-20(22)-en-3*β*,26-diol-3-*O*-[*α*-L-rhamnopyranosyl(1→4)]-*β*-D-glucopyranoside	(25*R*)-26-*O*-*β*-D-吡喃葡萄糖基-呋甾-5,20-二烯-3*β*,26-二醇-3-*O*-[*α*-L-吡喃鼠李糖基(1→2)]-[(*β*-D-吡喃葡萄糖-(1→4))-*α*-L-吡喃鼠李糖基-(1→4)]-*β*-D-吡喃葡萄糖苷 (25*R*)-26-*O*-*β*-D-Glucopyranosyl-furost-5,20-diene-3*β*,26-diol-3-*O*-[*α*-L-rhamnopyranosyl(1→2)]-[(*β*-D-glucopyranoside-(1→4))-*α*-L-rhamnopyranosyl-(1→4)]-*β*-D-glucopyranoside $C_{58}H_{94}O_{26}$ Exact Mass: 1206.6	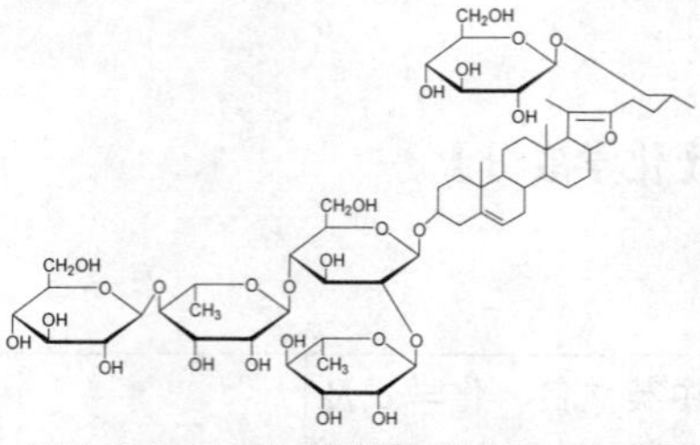 (25*R*)-26-*O*-*β*-D-吡喃葡萄糖基-呋甾-5,20-二烯-3*β*,26-二醇-3-*O*-[*α*-L-吡喃鼠李糖基(1→2)]-[(*β*-D-吡喃葡萄糖-(1→4))-*α*-L-吡喃鼠李糖基-(1→4)]-*β*-D-吡喃葡萄糖苷 (25*R*)-26-*O*-*β*-D-Glucopyranosyl-furost-5,20-diene-3*β*,26-diol-3-*O*-[*α*-L-rhamnopyranosyl(1→2)]-[(*β*-D-glucopyranoside-(1→4))-*α*-L-rhamnopyranosyl-(1→4)]-*β*-D-glucopyranoside

续表

中英文名、化学式及相对分子质量	结构图	中英文名、化学式及相对分子质量	结构图
(25*S*)-26-*O*-*β*-D-吡喃葡萄糖基-5*β*-呋甾-20(22)-烯-3*β*,15,26-三醇-3-*O*-*α*-L-吡喃鼠李糖基(1→4)]-*β*-D-吡喃葡萄糖苷 (25*S*)-26-*O*-*β*-D-Glucopyranosyl-5*β*-furost-20(22)-en-3*β*,15,26-triol-3-*O*-[*α*-L-rhamnopyranosyl(1→4)]-*β*-D-glucopyranoside $C_{45}H_{74}O_{18}$ Exact Mass: 902.49	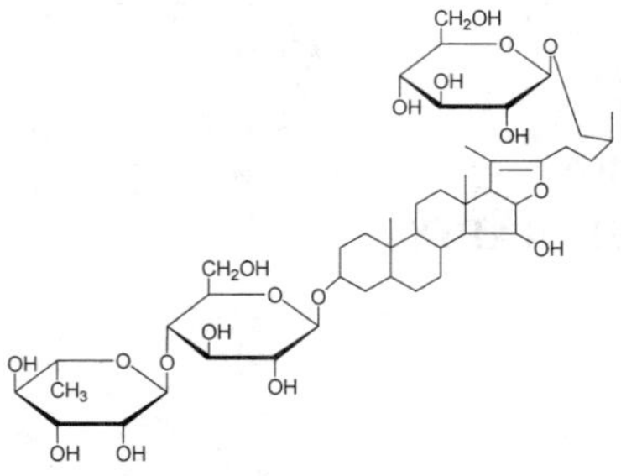 (25*S*)-26-*O*-*β*-D-吡喃葡萄糖基-5*β*-呋甾-20(22)-烯-3*β*,15,26-三醇-3-*O*-*α*-L-吡喃鼠李糖基(1→4)]-*β*-D-吡喃葡萄糖苷 (25*S*)-26-*O*-*β*-D-Glucopyranosyl-5*β*-furost-20(22)-en-3*β*,15,26-triol-3-*O*-[*α*-L-rhamnopyranosyl(1→4)]-*β*-D-glucopyranoside	(25*R*)-26-*O*-*β*-D-吡喃葡萄糖基-5*β*-呋甾-20(22)-烯-3*β*,26-二醇-3-*O*-[*β*-D-吡喃葡萄糖基-(1→2)]-*β*-D-吡喃葡萄糖苷 (25*R*)-26-*O*-*β*-D-Glucopyranosyl-5*β*-furost-20(22)-en-3*β*,26-diol-3-*O*-[*β*-D-glucopyranosyl-(1→2)]-*β*-D-glucopyranoside $C_{46}H_{76}O_{18}$ Exact Mass: 916.5	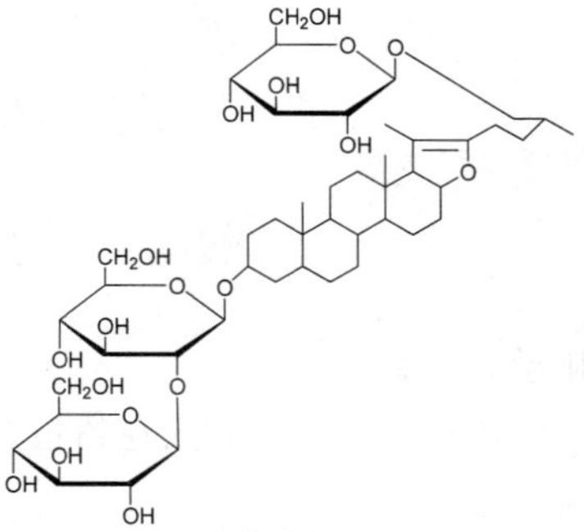 (25*R*)-26-*O*-*β*-D-吡喃葡萄糖基-5*β*-呋甾-20(22)-烯-3*β*,26-二醇-3-*O*-[*β*-D-吡喃葡萄糖基-(1→2)]-*β*-D-吡喃葡萄糖苷 (25*R*)-26-*O*-*β*-D-Glucopyranosyl-5*β*-furost-20(22)-en-3*β*,26-diol-3-*O*-[*β*-D-glucopyranosyl-(1→2)]-*β*-D-glucopyranoside
(25*R*)-26-*O*-*β*-D-吡喃葡萄糖基-呋甾-5,20-二烯-3*β*,26-二醇-3-*O*-[*α*-L-吡喃鼠李糖基(1→2)]-[*α*-L-吡喃鼠李糖基-(1→4)]-*β*-D-吡喃葡萄糖苷 (25*R*)-26-*O*-*β*-D-Glucopyranosyl-furost-5,20-diene-3*β*,26-diol-3-*O*-[*α*-L-rhamnopyranosyl(1→2)]-[*α*-L-rhamnopyranosyl-(1→4)]-*β*-D-glucopyranoside $C_{52}H_{84}O_{21}$ Exact Mass: 1044.55	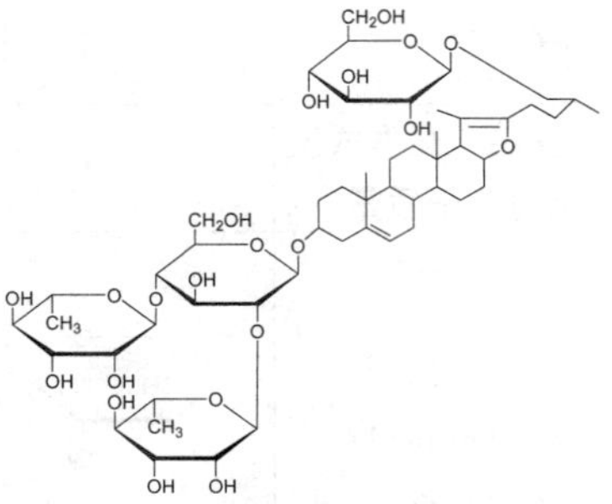 (25*R*)-26-*O*-*β*-D-吡喃葡萄糖基-呋甾-5,20-二烯-3*β*,26-二醇-3-*O*-[*α*-L-吡喃鼠李糖基(1→2)-[*α*-L-吡喃鼠李糖基-(1→4)]-*β*-D-葡萄吡喃糖苷 (25*R*)-26-*O*-*β*-D-Glucopyranosyl-furost-5,20-diene-3*β*,26-diol-3-*O*-[*α*-L-rhamnopyranosyl(1→2)]-*α*-L-rhamnopyranosyl-(1→4)]-*β*-D-glucopyranoside		

除以上化学成分外，天冬还含有 26-*O*-*β*-D-吡喃葡萄糖基-呋甾-3*β*,22,26-三醇-3-*O*-*β*-D-吡喃葡萄糖基(1→2)-*O*-*β*-D-吡喃葡萄糖苷、26-*O*-*β*-D-吡喃葡萄糖基-呋甾-5-烯-3*β*,2*α*,26-三醇-3-*O*-[*α*-L-吡喃鼠李糖基(1→2)]-[*α*-L-吡喃鼠李糖基-(1→4)]-*β*-D-吡喃葡萄糖苷、26-*O*-*β*-D-吡喃葡萄糖基-呋甾-3*β*,26-二醇-22-甲氧基-3-*O*-*α*-L-吡喃鼠李糖基(1→4)-*O*-*β*-D-吡喃葡萄糖苷等。

【分析方法】

1 高效液相色谱-蒸发光散射检测法测定天冬中天冬皂苷甲含量[18]

1.1 仪器

Waters高效液相色谱仪，Alltech 2000蒸发光散射检测器。

1.2 色谱条件

色谱柱：Alltima C_{18} ODS柱(250mm×4.6mm，5μm)；流动相：甲醇-水(75∶25)；流速0.5mL/min；蒸发光散射检测器参数：漂移管温度为105℃，载气流速为1.6L/min；分析时间约12min。

1.3 对照品溶液的制备

称取天冬皂苷甲对照品，用适量无水乙醇溶解。

1.4 供试品溶液的制备

称取药材粉末适量，用 25 倍量丙酮-水(8:2)溶液浸泡 6h 后，超声提取 30min，滤过，滤液挥干溶剂，残渣用无水乙醇溶解并定容至 10mL，滤过，即得。

天花粉

Tianhuafen

TRICHOSANTHIS RADIX

【化学成分】

天花粉主要成分有天花粉蛋白[19]。

天南星

Tiannanxing

ARISAEMATIS RHIZOMA

【化学成分】

表 1-4-5 天南星主要化学成分[20~23]

中英文名、化学式及相对分子质量	结构图	中英文名、化学式及相对分子质量	结构图
夏佛托苷 Schaftoside $C_{26}H_{28}O_{14}$ Exact Mass: 564.15	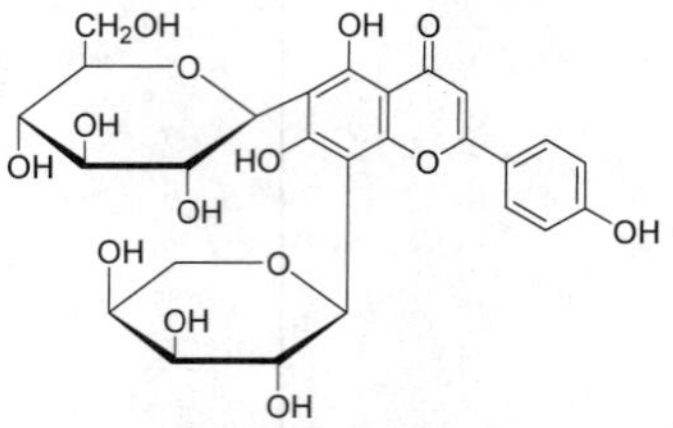 夏佛托苷 Schaftoside	异夏佛托苷 Isoschaftoside $C_{26}H_{28}O_{14}$ Exact Mass: 564.15	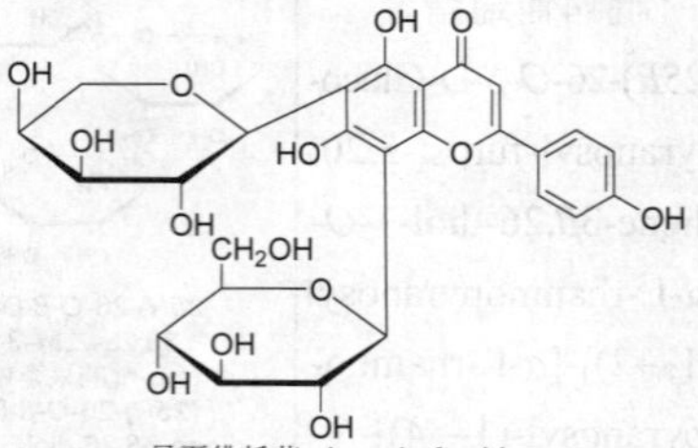 异夏佛托苷 Isoschaftoside
伞花耳草苷 Corymboside $C_{26}H_{28}O_{14}$ Exact Mass: 564.15	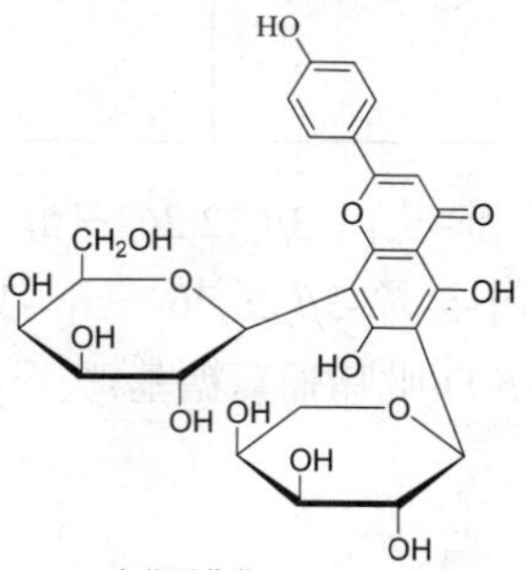 伞花耳草苷 Corymboside	葫芦苷 II Vicenin II $C_{27}H_{30}O_{15}$ Exact Mass: 594.16	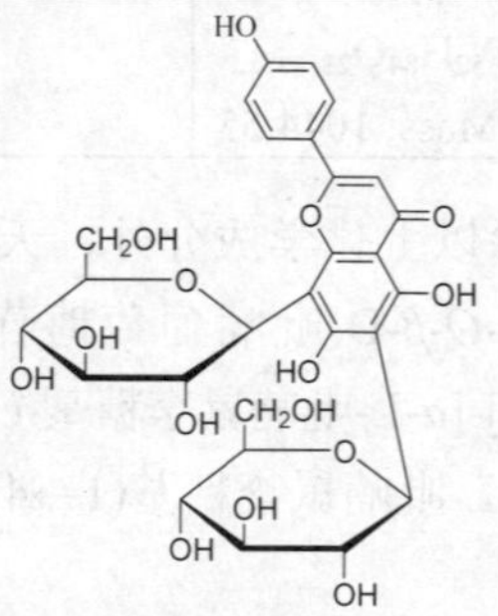 葫芦苷 II Vicenin II
胡萝卜苷 Daucosterol $C_{35}H_{60}O_6$ Exact Mass: 576.44	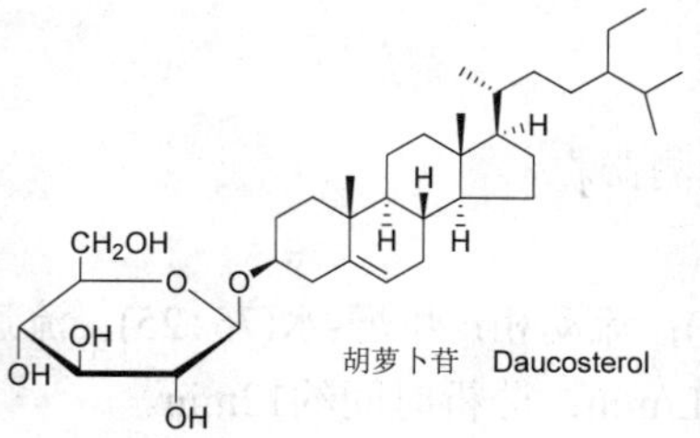 胡萝卜苷 Daucosterol	芹菜素-6-*C*-半乳糖-8-*C*-阿拉伯糖苷 Apigenin-6-*C*-galactosyl-8-*C*-arabinoside $C_{26}H_{28}O_{14}$ Exact Mass: 564.15	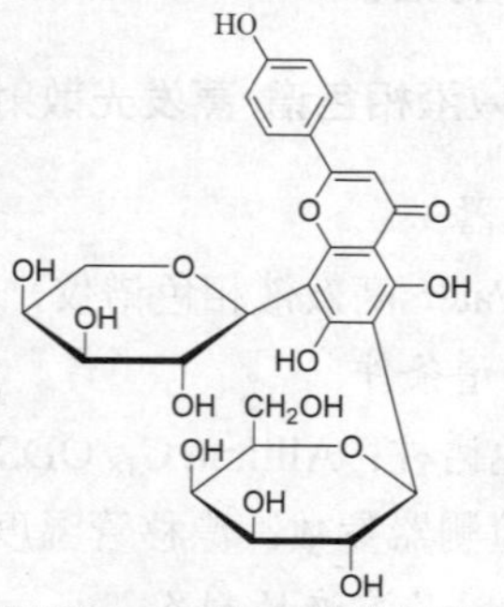 芹菜素-6-*C*-半乳糖-8-*C*-阿拉伯糖苷 Apigenin-6-*C*-galactosyl-8-*C*-arabinoside

续表

中英文名、化学式及相对分子质量	结构图	中英文名、化学式及相对分子质量	结构图
芹菜素-6,8-二-*C*-半乳糖苷 Apigenin-6,8-di-*C*-*β*-D-galactoside $C_{27}H_{30}O_{15}$ Exact Mass: 594.16	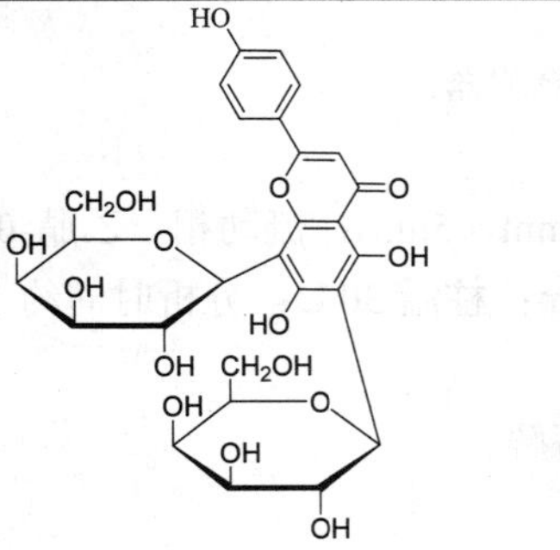 芹菜素-6,8-二-*C*-半乳糖苷 Apigenin-6,8-di-*C*-*β*-D-galactoside	*β*-谷甾醇 *β*-Sitosterol $C_{29}H_{50}O$ Exact Mass: 414.39	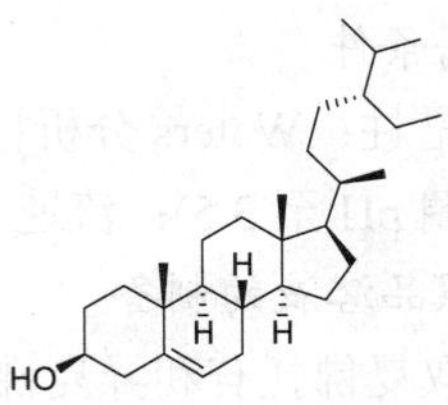 *β*-谷甾醇 *β*-Sitosterol
甘露醇 Mannitol $C_6H_{14}O_6$ Exact Mass: 182.08	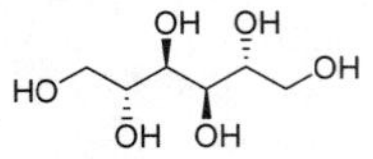 甘露醇 Mannitol	壬二酸 Azelaic acid $C_9H_{16}O_4$ Exact Mass: 188.1	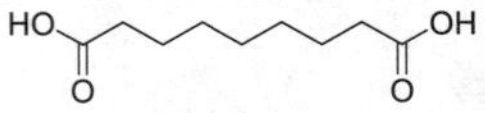 壬二酸 Azelaic acid
没食子酸 Gallic acid $C_7H_6O_5$ Exact Mass: 170.02	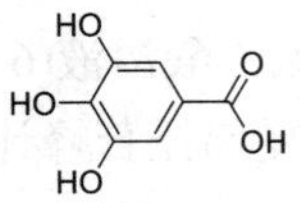 没食子酸 Gallic acid	没食子酸乙酯 Ethyl gallate $C_9H_{10}O_5$ Exact Mass: 198.05	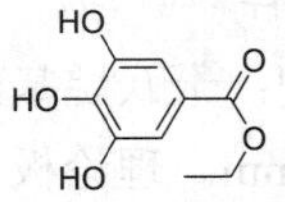 没食子酸乙酯 Ethyl gallate
十六烷酸(棕榈酸) Hexadecanoic acid (Palmitic acid) $C_{16}H_{32}O_2$ Exact Mass: 256.24	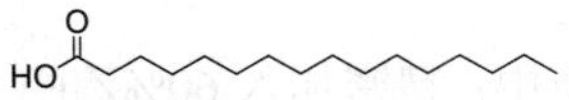 十六烷酸 (棕榈酸) Hexadecanoic acid (Palmitic acid)	三十烷酸 Melissic acid $C_{30}H_{60}O_2$ Exact Mass: 452.46	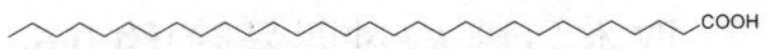 三十烷酸 Melissic acid
二十六烷酸 Hexacosanoic acid $C_{26}H_{52}O_2$ Exact Mass: 396.4	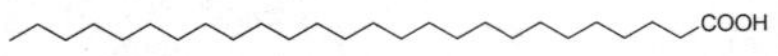 二十六烷酸 Hexacosanoic acid	二十二碳酸 Decosanoic acid $C_{22}H_{44}O_2$ Exact Mass: 340.33	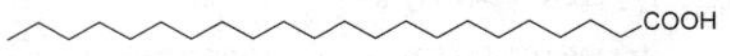 二十二碳酸 Decosanoic acid
花生酸 Arachidic acid $C_{20}H_{40}O_2$ Exact Mass: 312.3	$HOOC-(CH_2)_{18}-CH_3$ 花生酸 Arachidic acid	亚麻酸 Linolenic acid $C_{18}H_{30}O_2$ Exact Mass: 278.22	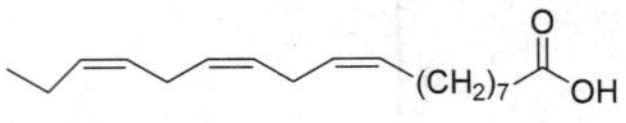 亚麻酸 Linolenic acid
壬酸 Pelargonic acid $C_9H_{18}O_2$ Exact Mass: 158.13	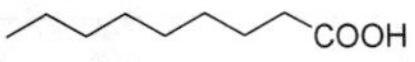 壬酸 Pelargonic acid	己酸 Hexanoic acid $C_6H_{12}O_2$ Exact Mass: 116.08	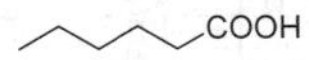 己酸 Hexanoic acid
十五酸 Pentadecanoic acid $C_{15}H_{30}O_2$ Exact Mass: 242.22	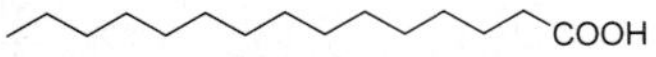 十五酸 Pentadecanoic acid	硬脂酸 Stearic acid $C_{18}H_{36}O_2$ Exact Mass: 284.27	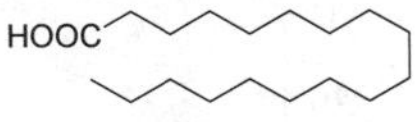 硬脂酸 Stearic acid
十七烷酸 Heptadecanoic acid $C_{17}H_{34}O_2$ Exact Mass: 270.26	 十七烷酸 Heptadecanoic acid	16-甲基-十七烷酸 16-Methyl-heptadeca-noic acid $C_{18}H_{36}O_2$ Exact Mass: 284.27	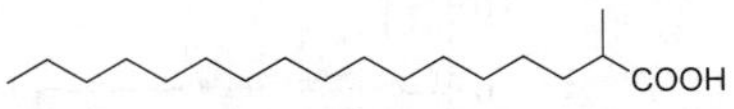 16-甲基-十七烷酸 16-Methyl-heptadecanoic acid

除以上化学成分外，天南星还含有 2-甲基-3-(*Z*-丙烯酸甲酯基)-6-亚甲脲基-3-烯-氢化吡喃、异油酸、四十烷等。

【分析方法】

1 高效液相色谱法测定天南星中夏佛托苷和异夏佛托苷的含量[24]

1.1 仪器

Waters 2695 型高效液相色谱仪，配有二极管阵列检测器。

1.2 色谱条件

色谱柱：Waters 分析柱 Xterra RP 18 (250mm×4.6mm，5μm)；流动相：乙腈-0.025mol/L 磷酸(12 : 88，三乙胺调 pH 至 3.5)；流速 0.9mL/min；检测波长 270nm；柱温 30℃；分析时间约 38min。

1.3 对照品溶液的制备

称取夏佛托苷和异夏佛托苷对照品，用适量甲醇溶解。

1.4 供试品溶液的制备

称取药材粉末 0.6g，用 20mL 甲醇超声提取 40min，滤过，即得。

2 高效液相色谱法测定天南星中夏佛托苷和异夏佛托苷的含量

2.1 仪器

Agilent 1100 高效液相色谱仪，配有二极管阵列检测器。

2.2 色谱条件

填充剂：十八烷基硅烷键合硅胶；流动相：甲醇-乙腈溶液-1%乙酸溶液(6 : 7 : 87)；流速 1.0mL/min；检测波长 335nm。理论板数按夏佛托苷峰计算应不低于 3000，按异夏佛托苷峰计算应不低于 5000。

2.3 对照品溶液的制备

取夏佛托苷和异夏佛托苷对照品适量，精密称定，加甲醇制成每 1mL 分别含 40μg 和 25μg 的溶液，即得。

2.4 供试品溶液的制备

取本品粉末(过四号筛)约 0.6g，精密称定，置具塞锥形瓶中；精密加入 60%乙醇 50mL，密塞，称定重量，超声处理(功率 250W，频率 40kHz) 45min，放冷，再称定重量；用 60%乙醇补足减失的重量，摇匀，滤过；精密量取续滤液 25mL，蒸干，残渣加流动相使溶解并转移至 2mL 容量瓶中，加流动相至刻度，摇匀，离心，取上清液，即得。

色谱图如图 1-4-1 所示。

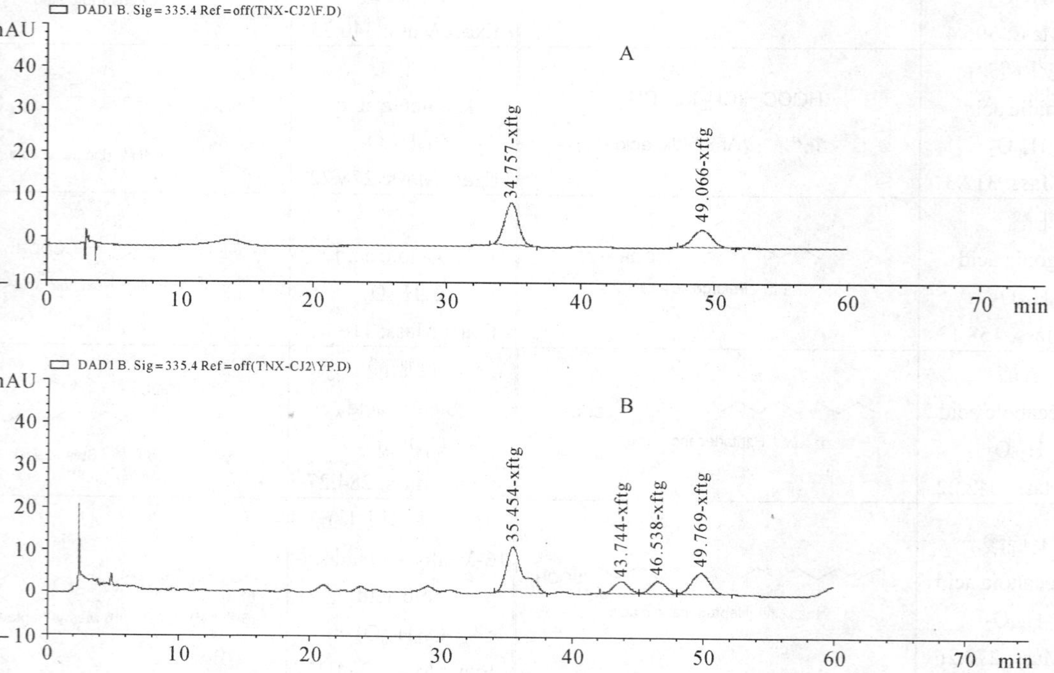

图 1-4-1 天南星含量测定高效液相色谱图

A. 夏佛托苷和异夏佛托苷对照品溶液；B. 供试品溶液

天麻

Tianma

GASTRODIAE RHIZOMA

【化学成分】

表 1-4-6a　天麻主要化学成分[25~27]

中英文名、化学式及相对分子质量	结构图	中英文名、化学式及相对分子质量	结构图
天麻素 Gastrodin $C_{13}H_{18}O_7$ Exact Mass: 286.11	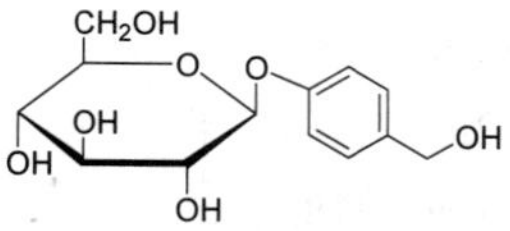 天麻素　Gastrodin	香草醛 Vanillin $C_8H_8O_3$ Exact Mass: 152.05	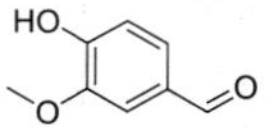 香草醛　Vanillin
香草醇 Vanillyl alcohol $C_8H_{10}O_3$ Exact Mass: 154.06	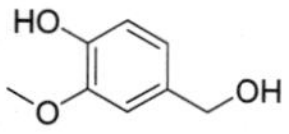 香草醇　Vanillyl alcohol	巴利森苷 C Parishin C $C_{32}H_{40}O_{19}$ Exact Mass: 728.22	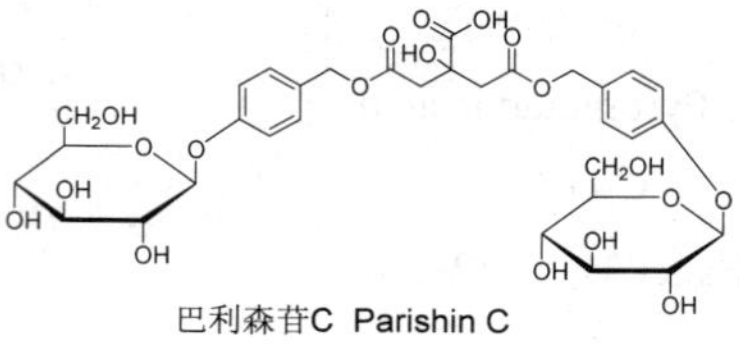 巴利森苷C　Parishin C
巴利森苷 B Parishin B $C_{32}H_{40}O_{19}$ Exact Mass: 728.22	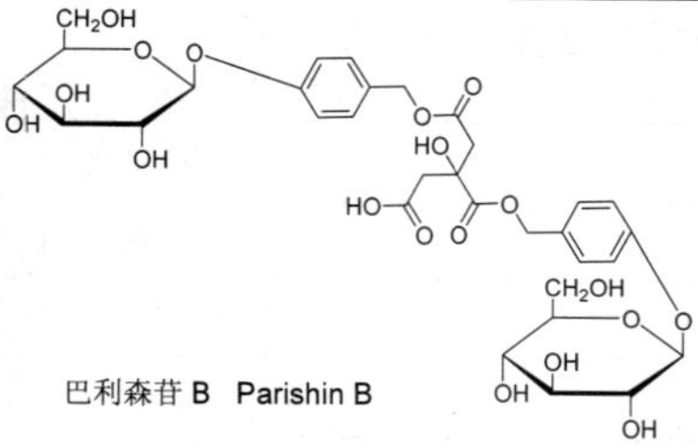 巴利森苷 B　Parishin B	对羟基苯甲醇 (天麻苷元) *p*-Hydroxybenzyl alcohol $C_7H_8O_2$ Exact Mass: 124.05	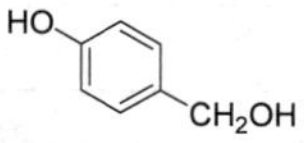 对羟基苯甲醇 (天麻苷元) *p*-Hydroxybenzyl alcohol
胡萝卜苷 Daucosterol $C_{35}H_{60}O_6$ Exact Mass: 576.44	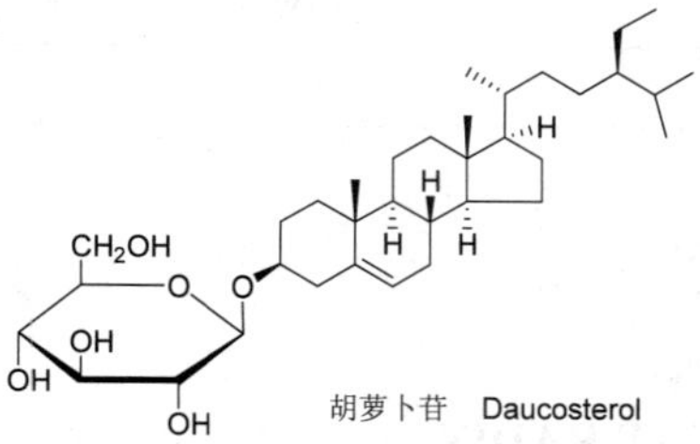 胡萝卜苷　Daucosterol	腺苷 Adenosine $C_{10}H_{13}N_5O_4$ Exact Mass: 267.1	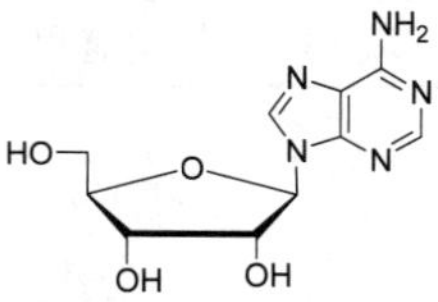 腺苷　Adenosine
3,4-二羟基苯甲醛 3,4-Dihydroxybenzy-laldehyde $C_7H_6O_3$ Exact Mass: 138.03	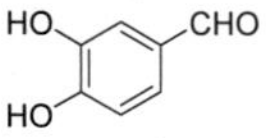 3,4-二羟基苯甲醛 3,4-Dihydroxybenzylaldehyde	*β*-谷甾醇 *β*-Sitosterol $C_{29}H_{50}O$ Exact Mass: 414.39	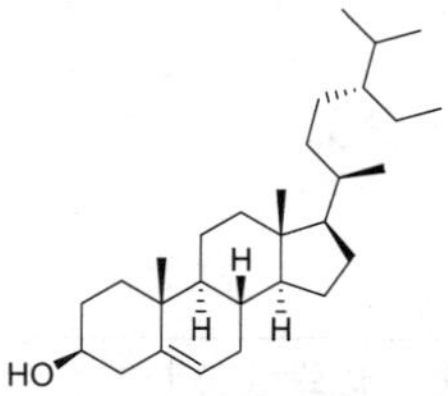 *β*-谷甾醇　*β*-Sitosterol
豆甾醇 Stigmasterol $C_{29}H_{48}O$ Exact Mass: 412.37	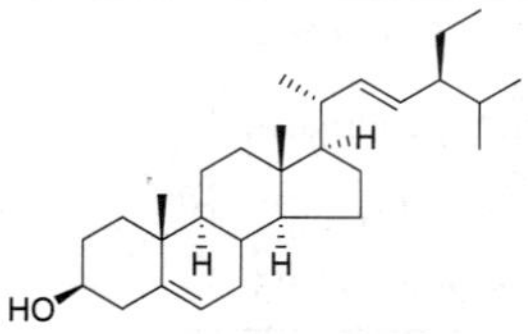 豆甾醇　Stigmasterol	柠檬酸 Citric acid $C_6H_8O_7$ Exact Mass: 192.03	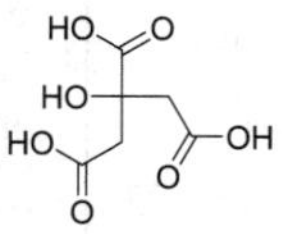 柠檬酸　Citric acid

续表

中英文名、化学式及相对分子质量	结构图	中英文名、化学式及相对分子质量	结构图
1-柠檬酸单甲酯 1-Monomethyl citrate $C_7H_{10}O_7$ Exact Mass: 206.04	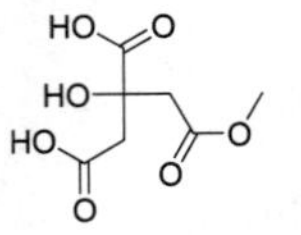 1-柠檬酸单甲酯 1-Monomethyl citrate	1,5-柠檬酸双甲酯 1,5-Dimethyl citrate $C_8H_{12}O_7$ Exact Mass: 220.06	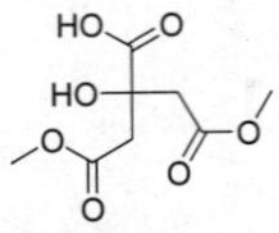 1,5-柠檬酸双甲酯 1,5-Dimethyl citrate
棕榈酸 Palmitic acid $C_{16}H_{32}O_2$ Exact Mass: 256.24	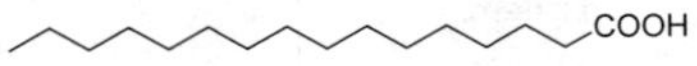 棕榈酸　Palmitic acid	琥珀酸 Succinic acid $C_4H_6O_4$ Exact Mass: 118.03	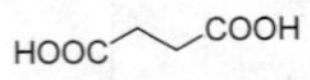 琥珀酸　Succinic acid
L-焦谷氨酸 L-Pyroglutamic acid $C_5H_7NO_3$ Exact Mass: 129.04	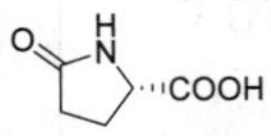 L-焦谷氨酸　L-Pyroglutamic acid	对羟基苯甲酸 *p*-Hydroxybenzoic acid $C_7H_6O_3$ Exact Mass: 138.03	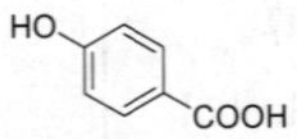 对羟基苯甲酸 *p*-Hydroxybenzoic acid

表 1-4-6b　天麻其他主要化学成分[25~27]

中文名	中文名
天麻羟胺	巴利森苷A
4-羟苄基-*β*-D-葡萄糖苷	4,4′-二羟基二苯基甲烷
对羟苄基乙基醚	4,4′-二羟基二苄基醚
4,4′-二羟基二苯甲亚砜	4-乙氧甲苯基-4′-羟苄基醚
双-(4-羟苄基)醚单氧-*β*-D-吡喃葡萄糖苷	

天葵子

Tiankuizi

SEMIAQUILEGIAE RADIX

【化学成分】

表 1-4-7a　天葵子主要化学成分[28, 29]

中英文名、化学式及相对分子质量	结构图	中英文名、化学式及相对分子质量	结构图
Aquilegiolide $C_8H_8O_3$ Exact Mass: 152.05	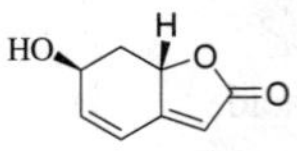 Aquilegiolide	7-甲氧基香豆素 7-Methoxycoumarin $C_{10}H_8O_3$ Exact Mass: 176.05	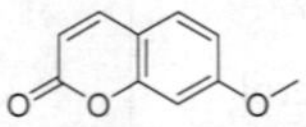 7-甲氧基香豆素　7-Methoxycoumarin
木兰碱 Magnoflorine $C_{20}H_{24}NO_4^+$ Exact Mass: 342.17	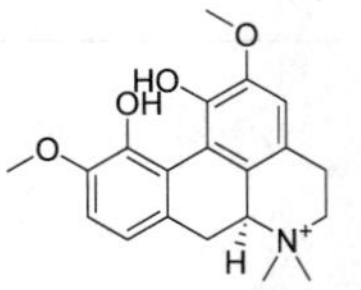 木兰碱　Magnoflorine	Ehretioside B $C_{14}H_{17}NO_7$ Exact Mass: 311.1	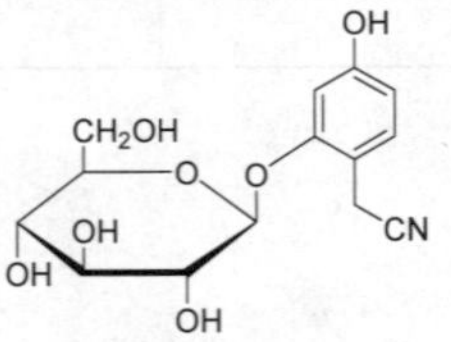 Ehretioside B

续表

中英文名、化学式及相对分子质量	结构图	中英文名、化学式及相对分子质量	结构图
东方唐松草苷 Thalictricoside $C_{19}H_{27}NO_{12}$ Exact Mass: 461.15	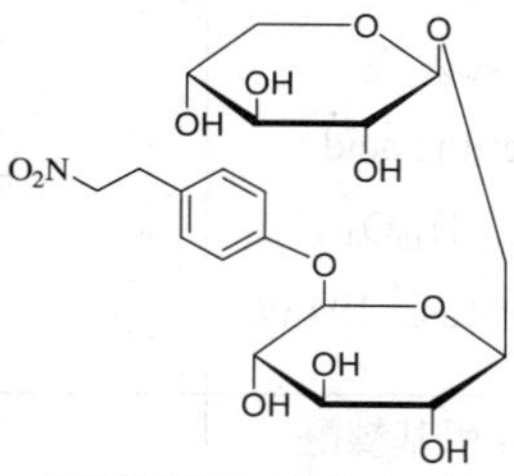 东方唐松草苷 Thalictricoside	紫草氰苷 Lithospermoside $C_{14}H_{19}NO_8$ Exact Mass: 329.11	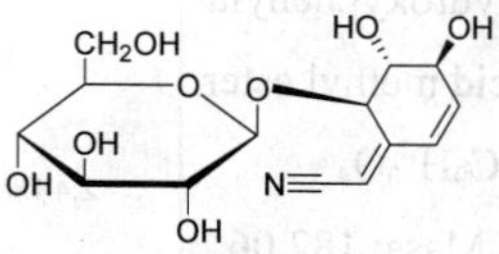 紫草氰苷 Lithospermoside
红景天苷 Salidroside $C_{14}H_{20}O_7$ Exact Mass: 300.12	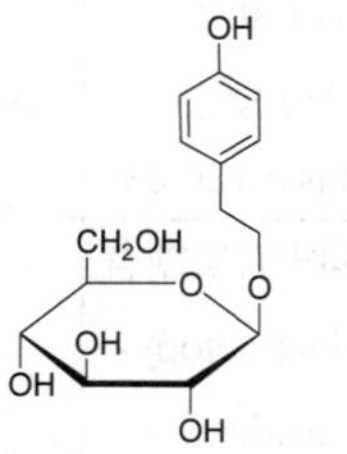 红景天苷 Salidroside	天葵苷 A Semiaquilegoside A $C_{26}H_{38}O_9$ Exact Mass: 494.25	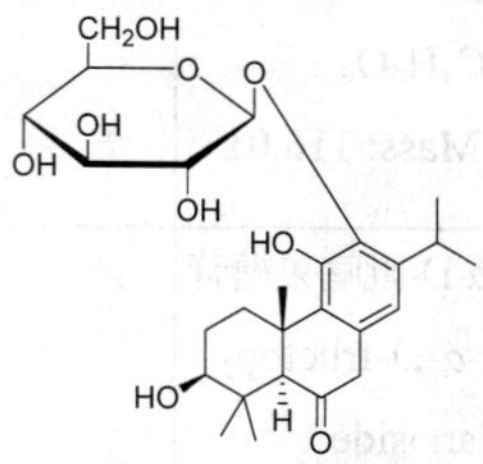 天葵苷 A Semiaquilegoside A
芬氏唐松草定碱 Thalifendine $C_{19}H_{16}NO_4^+$ Exact Mass: 322.11	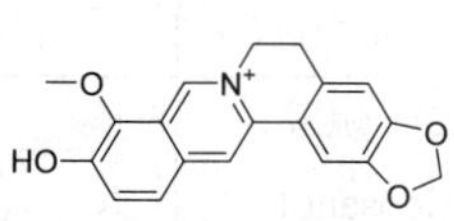 芬氏唐松草定碱 Thalifendine	左旋千金藤啶碱 Menisdaurin $C_{14}H_{19}NO_7$ Exact Mass: 313.12	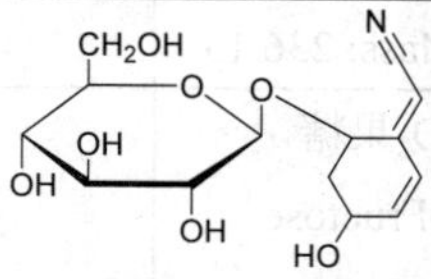 左旋千金藤啶碱 Menisdaurin
(+)-丁香树脂酚 (+)-Syringaresinol $C_{22}H_{26}O_8$ Exact Mass: 418.16	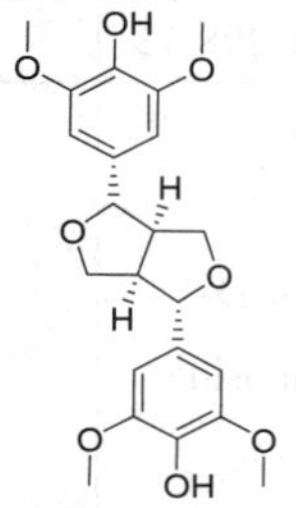 (+)-丁香树脂酚 (+)-Syringaresinol	(+)-松脂酚 (+)-Pinoresinol $C_{20}H_{22}O_6$ Exact Mass: 358.14	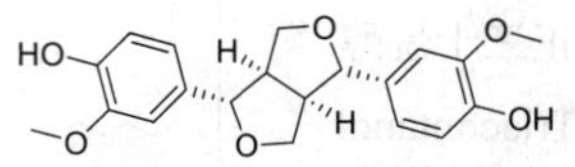 (+)-松脂酚 (+)-Pinoresinol
β-谷甾醇 *β*-Sitosterol $C_{29}H_{50}O$ Exact Mass: 414.39	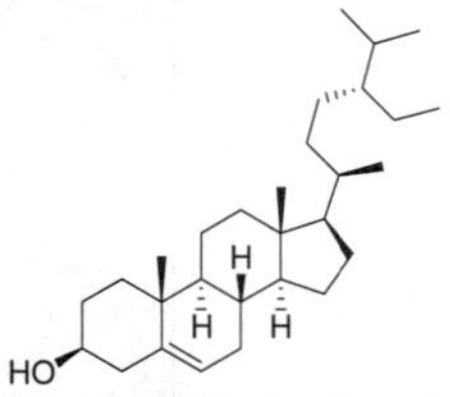 *β*-谷甾醇 *β*-Sitosterol	胡萝卜苷 Daucosterol $C_{35}H_{60}O_6$ Exact Mass: 576.44	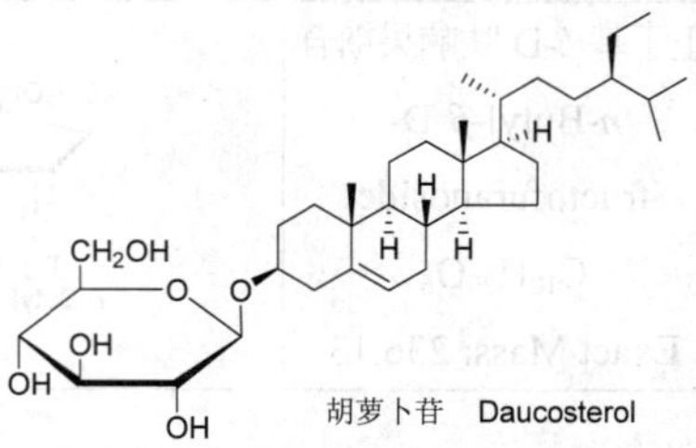 胡萝卜苷 Daucosterol
对羟基苯甲醛 *p*-Hydroxybenzaldehyde $C_7H_6O_2$ Exact Mass: 122.04	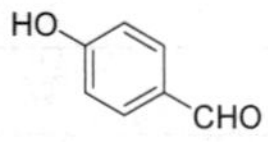 对羟基苯甲醛 *p*-Hydroxybenzaldehyde	对羟基苯甲酸 *p*-Hydroxybenzoic acid $C_7H_6O_3$ Exact Mass: 138.03	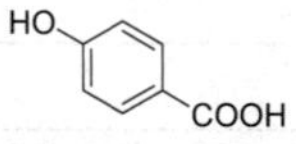 对羟基苯甲酸 *p*-Hydroxybenzoic acid
3-羟基-4-甲氧基-苯甲酸 3-Hydroxy-4-methoxy-benzoic acid $C_8H_8O_4$ Exact Mass: 168.04	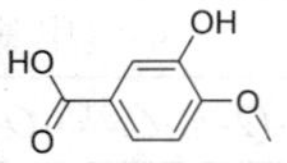 3-羟基-4-甲氧基 -苯甲酸 3-Hydroxy-4-methoxy-benzoic acid	2,4-二羟基-苯甲酸 2,4-Dihydroxybenzoic acid $C_7H_6O_4$ Exact Mass: 154.03	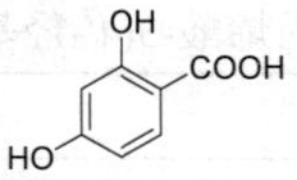 2,4-二羟基-苯甲酸 2,4-Dihydroxybenzoic acid

续表

中英文名、化学式及相对分子质量	结构图	中英文名、化学式及相对分子质量	结构图
2,4-二羟基-苯乙酸甲酯 2,4-Dihydroxyphenylacetic acid methyl ester $C_9H_{10}O_4$ Exact Mass: 182.06	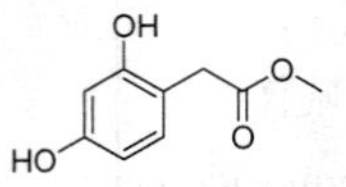 2,4-二羟基-苯乙酸甲酯 2,4-Dihydroxyphenylacetic acid methyl ester	阿魏酸 Ferulic acid $C_{10}H_{10}O_4$ Exact Mass: 194.06	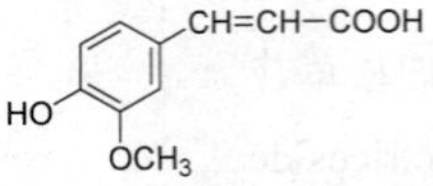 阿魏酸　Ferulic acid
富马酸 Fumaric acid $C_4H_4O_4$ Exact Mass: 116.01	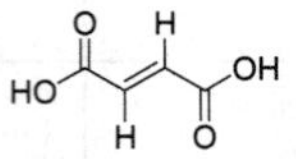 富马酸　Fumaric acid	5-羟甲基糠醛 5-Hydroxymethyl furfural $C_6H_6O_3$ Exact Mass: 126.03	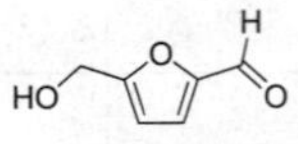 5-羟甲基糠醛 5-Hydroxymethyl furfural
正丁基-*α*-D-吡喃果糖苷 *n*-Butyl-*α*-D-fructopyranoside $C_{10}H_{20}O_6$ Exact Mass: 236.13	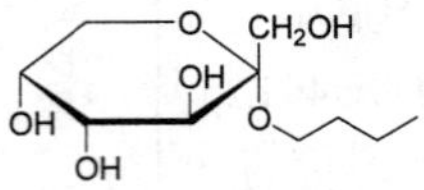 正丁基-*α*-D-吡喃果糖苷 *n*-Butyl-*α*-D-fructopyranoside	乙基-*α*-D-吡喃果糖苷 Ethyl-*α*-D-fructopyranoside $C_8H_{16}O_6$ Exact Mass: 208.09	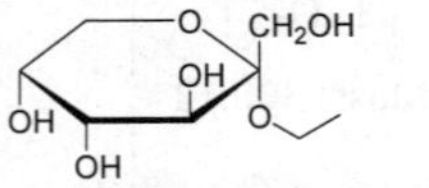 乙基-*α*-D-吡喃果糖苷 Ethyl-*α*-D-fructopyranoside
β-D-果糖 *β*-D-Fructose $C_6H_{12}O_6$ Exact Mass: 180.06	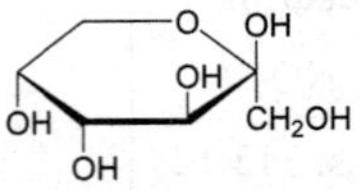 *β*-D-果糖　*β*-D-Fructose	10-二十烷醇 10-Eicosanol $C_{20}H_{42}O$ Exact Mass: 298.32	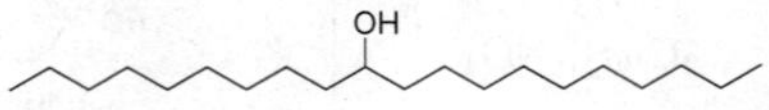 10-二十烷醇　10-Eicosanol
正三十烷醇 Triacontanol $C_{30}H_{62}O$ Exact Mass: 438.48	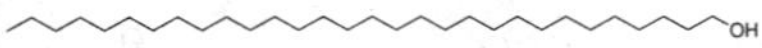 正三十烷醇　Triacontanol	正丁基-*α*-D-呋喃果糖苷 *n*-Butyl-*α*-D-fructofuranoside $C_{10}H_{20}O_6$ Exact Mass: 236.13	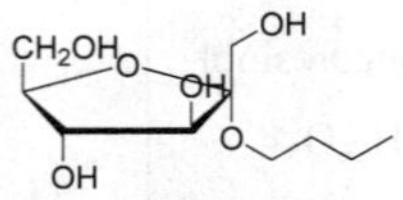 正丁基-*α*-D-呋喃果糖苷 *n*-Butyl-*α*-D-fructofuranoside
正丁基-*β*-D-呋喃果糖苷 *n*-Butyl-*β*-D-fructofuranoside $C_{10}H_{20}O_6$ Exact Mass: 236.13	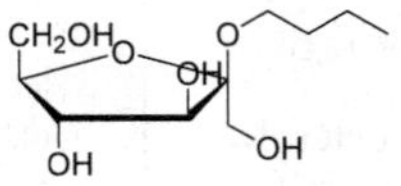 正丁基-*β*-D-呋喃果糖苷 *n*-Butyl-*β*-D-fructofuranoside		

表 1-4-7b　天葵子其他主要化学成分[28, 29]

中文名	中文名
天葵碱	反式-天葵子素A
顺式-天葵子素A	格列风内酯
邻苯二甲酸-二-2-丙基-戊酯	对苯二甲酸-二丁酯
2-丙烯酸-3(4′-羟基苯基)-(4″-羧基苯基)酯	4-溴甲基-2-羟基-苯甲酸
辛二酸	5-(2-羟乙基)-*O*-*β*-D吡喃葡萄糖基苯酚
1-(3,4-二甲氧基)苯基-1,2-乙二醇	2-(*β*-D-吡喃葡萄糖基)-4-羟基-苯乙腈果糖

【分析方法】

1 高效液相色谱法测定天葵子中东方唐松草苷的含量[30]

1.1 仪器

Agilent 1100 高效液相色谱仪。

1.2 色谱条件

色谱柱：Kromasil C_{18} 柱(250mm×4.6mm，5μm)；流动相：乙腈-水(15∶85)；流速 1.0mL/min；检测波长 220nm；柱温 25℃；分析时间 12min。

1.3 对照品溶液的制备

称取东方唐松草苷对照品，用适量甲醇溶解。

1.4 供试品溶液的制备

称取药材粉末 2g，用 20mL 甲醇回流提取两次，每次 30min，滤过，合并滤液，浓缩，用甲醇定容至 25mL，滤过，即得。

2 高效液相色谱法测定天葵子中格列风内酯的含量[31]

2.1 仪器

Agilent 1100 高效液相色谱仪。

2.2 色谱条件

色谱柱：Kromasil ODS 柱(250mm×4.6mm，5μm)；流动相：甲醇-水(3∶97，水中含 0.01%三氟醋酸和 0.05%四氢呋喃)；流速 0.6mL/min；检测波长 260nm；柱温 20℃；分析时间 30min。

2.3 对照品溶液的制备

称取格列风内酯对照品，用适量甲醇溶解。

2.4 供试品溶液的制备

称取药材粉末 1.0g，用 20mL 甲醇回流提取 30min，滤过，即得。

云芝

Yunzhi

CORIOLUS

【化学成分】

表 1-4-8 云芝主要化学成分[32]

中英文名、化学式及相对分子质量	结构图	中英文名、化学式及相对分子质量	结构图
烟酸 Nicotinic acid $C_6H_5NO_2$ Exact Mass: 123.03	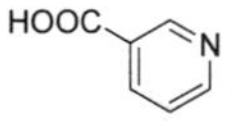 烟酸 Nicotinic acid	2-呋喃甲酸 2-Furoic acid $C_5H_4O_3$ Exact Mass: 112.02	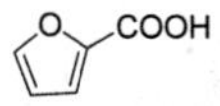 2-呋喃甲酸 2-Furoic acid
白桦脂酸 Betulic acid $C_{30}H_{48}O_3$ Exact Mass: 456.36	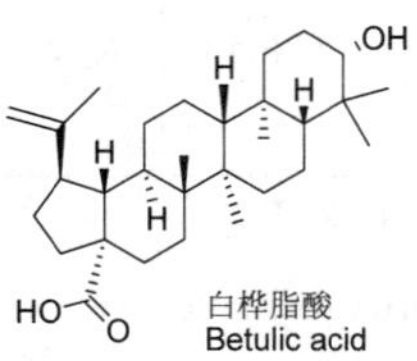 白桦脂酸 Betulic acid	3,5-二甲氧基-4-羟基苯甲酸 3,5-Dimethoxyl-4-hydroxybenzoic acid $C_9H_{10}O_5$ Exact Mass: 198.05	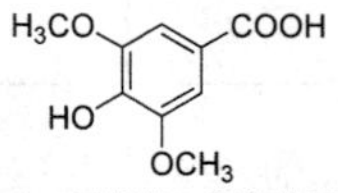 3,5-二甲氧基-4-羟基苯甲酸 3,5-Dimethoxyl-4-hydroxybenzoic acid

续表

中英文名、化学式及相对分子质量	结构图	中英文名、化学式及相对分子质量	结构图
4-羟基苯甲酸 4-Hydroxybenzoic acid $C_7H_6O_3$ Exact Mass: 138.03	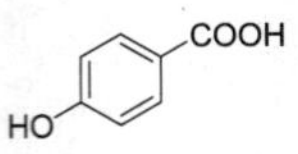 4-羟基苯甲酸 4-Hydroxybenzoic acid	3-甲氧基-4-羟基苯甲酸 3-Methoxy-4-hydroxy-benzoic acid $C_8H_8O_4$ Exact Mass: 168.04	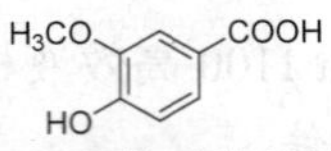 3-甲氧基-4-羟基苯甲酸 3-Methoxy-4-hydroxybenzoic acid

除以上化学成分外，云芝还含有麦角甾-7,22-二烯-3*β*-棕榈酸酯、麦角甾-7,22-二烯-3*β*-醇等。

木瓜

Mugua

CHAENOMELIS FRUCTUS

【化学成分】

表 1-4-9 木瓜主要化学成分[33]

中英文名、化学式及相对分子质量	结构图	中英文名、化学式及相对分子质量	结构图
乙酰乌苏酸 3-*O*-Acetyl ursolic acid $C_{32}H_{50}O_4$ Exact Mass: 498.37	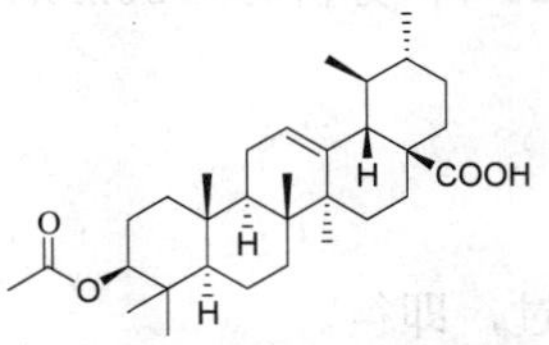 乙酰乌苏酸 3-O-Acetyl ursolic acid	催吐萝芙木醇 Vomifoliol $C_{13}H_{20}O_3$ Exact Mass: 224.14	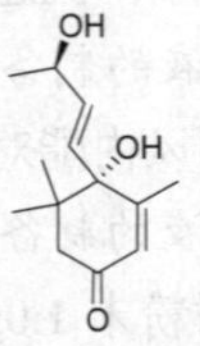 催吐萝芙木醇 Vomifoliol
槲皮素 Quercetin $C_{15}H_{10}O_7$ Exact Mass: 302.04	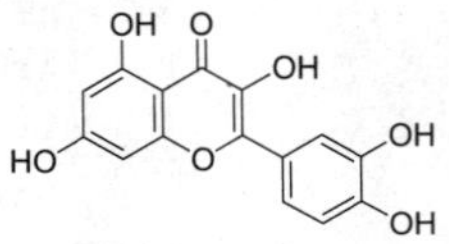 槲皮素 Quercetin	齐墩果酸 Oleanolic acid $C_{30}H_{48}O_3$ Exact Mass: 456.36	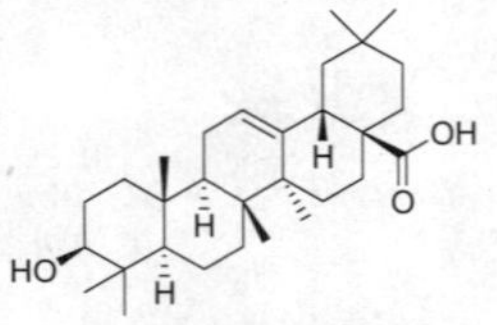 齐墩果酸 Oleanolic acid
乌苏酸 Ursolic acid $C_{30}H_{48}O_3$ Exact Mass: 456.36	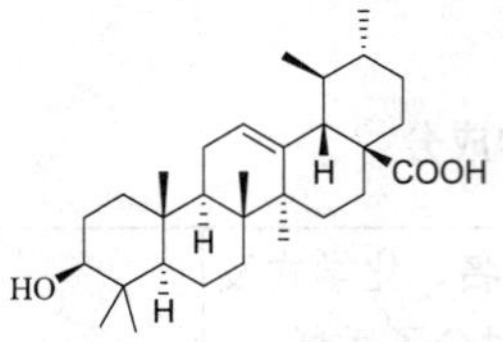 乌苏酸 Ursolic acid	马斯里酸 Masilinic acid $C_{30}H_{48}O_4$ Exact Mass: 472.36	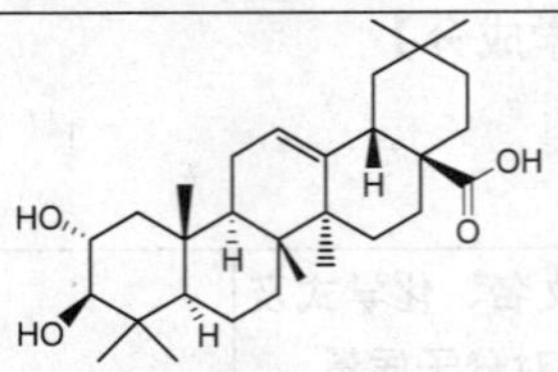 马斯里酸 Maslinic acid
委陵菜酸 Tormentic acid $C_{30}H_{48}O_5$ Exact Mass: 488.35	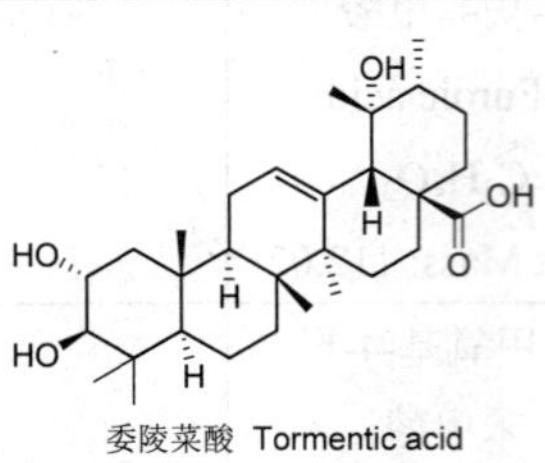 委陵菜酸 Tormentic acid	胡萝卜苷 Daucosterol $C_{35}H_{60}O_6$ Exact Mass: 576.44	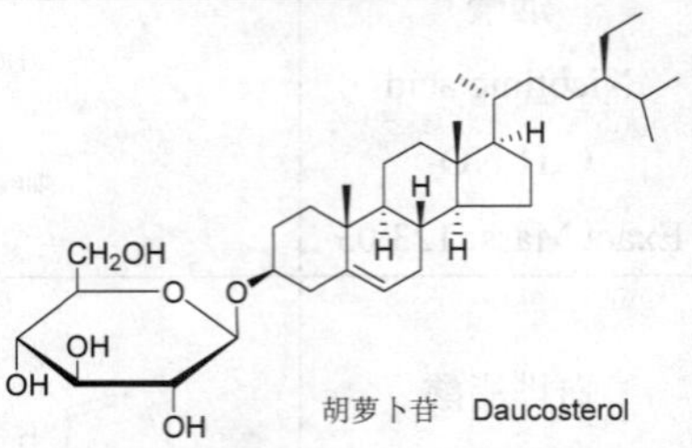 胡萝卜苷 Daucosterol
对苯二酚 *p*-Hydroxyphenol $C_6H_6O_2$ Exact Mass: 110.04	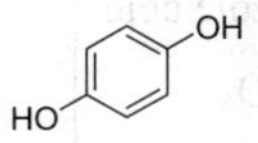 对苯二酚 *p*-Hydroxyphenol	3,4-二羟基苯甲酸 3,4-Dihydroxybenzoic acid $C_7H_6O_4$ Exact Mass: 154.03	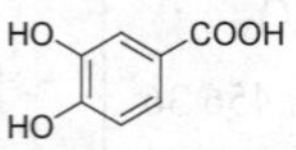 3,4-二羟基苯甲酸 3,4-Dihydroxybenzoic acid

除以上化学成分外，木瓜还含有3β-乙酰氧基熊果-11-甾-28,13-内酯、长春花苷、3β-乙酰氧基-11α-过氧基-12-乌索烯-28-酸、3-羟基丁二酸甲酯等。

【分析方法】

1　高效液相色谱法测定木瓜中齐墩果酸和乌索酸的含量[34]

1.1 仪器

Waters 高效液相色谱仪，2996 二极管阵列检测器。

1.2 色谱条件

色谱柱：Kromasil C_{18} 柱(250mm×4.6mm，5μm)；流动相：甲醇-0.2%磷酸(90∶10)；流速 0.8mL/min；检测波长 210nm；柱温 28℃；分析时间约 22min。

1.3 对照品溶液的制备

称取齐墩果酸和乌索酸对照品，用适量甲醇溶解。

1.4 供试品溶液的制备

称取药材粉末 4.0g，用 40mL 95%乙醇超声提取 1.5h，滤过，转移至 50mL 容量瓶中，用乙醇定容，即得。

木香

Muxiang

AUCKLANDIAE RADIX

【化学成分】

表 1-4-10a　木香主要化学成分[35, 36]

中英文名、化学式及相对分子质量	结构图	中英文名、化学式及相对分子质量	结构图
对伞花烃 *p*-Cymene $C_{10}H_{14}$ Exact Mass: 134.11	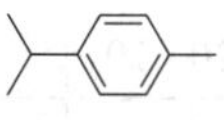 对伞花烃 *p*-Cymene	香橙烯 (+)-Aromadendrene $C_{15}H_{24}$ Exact Mass: 204.19	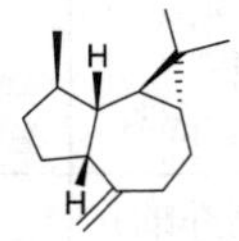 香橙烯 (+)-Aromadendrene
1,2-二甲基环己烯 1,2-Dimethyl-cyclohexene C_8H_{14} Exact Mass: 110.11	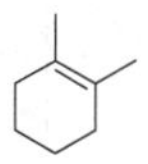 1,2-二甲基环己烯 1,2-Dimethyl-cyclohexene	(*E*,*Z*)-3,4-二甲基-2,4-己二烯 (*E*,*Z*)-3,4-Dimethyl-2,4-hexadiene C_8H_{14} Exact Mass: 110.11	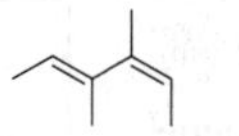 (*E*,*Z*)-3,4-二甲基-2,4-己二烯 (*E*,*Z*)-3,4-Dimethyl-2,4-hexadiene
佛手柑油烯 α-Bergamotene $C_{15}H_{24}$ Exact Mass: 204.19	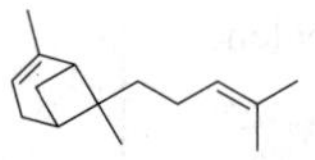 佛手柑油烯 α-Bergamotene	雅槛蓝油烯 Eremophilene $C_{15}H_{24}$ Exact Mass: 204.19	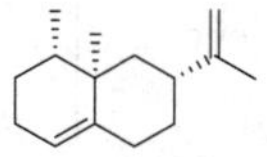 雅槛蓝油烯 Eremophilene
大根香叶烯 Germacrene $C_{15}H_{24}$ Exact Mass: 204.19	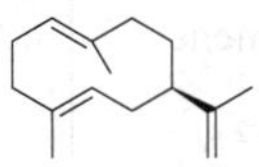 大根香叶烯 Germacrene	去氢白菖蒲烯 (−)-Calamenene $C_{15}H_{22}$ Exact Mass: 202.17	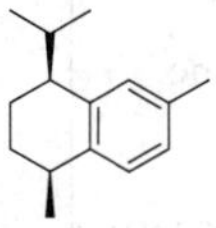 去氢白菖蒲烯 (−)-Calamenene

续表

中英文名、化学式及相对分子质量	结构图	中英文名、化学式及相对分子质量	结构图
1,3-环辛二烯 1,3-Cyclooctadiene C_8H_{12} Exact Mass: 108.09	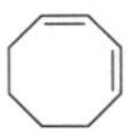 1,3-环辛二烯 1,3-Cyclooctadiene	*β*-石竹烯 (石竹烯, *β*-丁香烯) *β*-Caryophyllene (Caryophyllene) $C_{15}H_{24}$ Exact Mass: 204.19	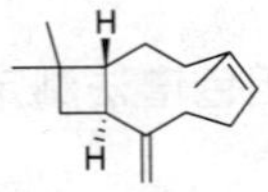 *β*-石竹烯(石竹烯, *β*-丁香烯) *β*-Caryophyllene (Caryophyllene)
反式-*α*-罗兰酮 *trans*-*α*-Ionone $C_{13}H_{20}O$ Exact Mass: 192.15	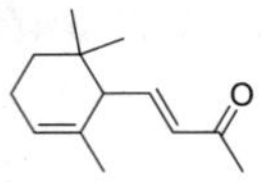 反式-*α*-罗兰酮 *trans*-*α*-Ionone	*β*-紫罗兰酮 *β*-Ionone $C_{13}H_{20}O$ Exact Mass: 192.15	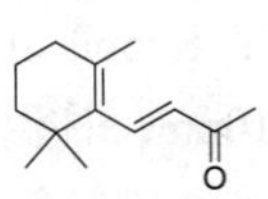 *β*-紫罗兰酮 *β*-Ionone
去氢木香内酯 Dehydrocostus lactone $C_{15}H_{18}O_2$ Exact Mass: 230.13	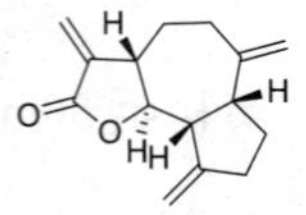 去氢木香内酯 Dehydrocostus lactone	土荆芥内酯 Ambrosin $C_{15}H_{18}O_3$ Exact Mass: 246.13	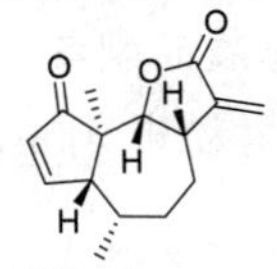 土荆芥内酯 Ambrosin
邻苯二甲酸二丁酯 Dibutyl phthalate $C_{16}H_{22}O_4$ Exact Mass: 278.15	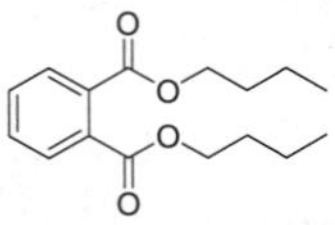 邻苯二甲酸二丁酯 Dibutyl phthalate	巴西菊内酯 Eremanthin $C_{15}H_{18}O_2$ Exact Mass: 230.13	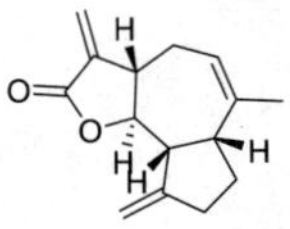 巴西菊内酯 Eremanthin
龙脑 (−)-Borneol $C_{10}H_{18}O$ Exact Mass: 154.14	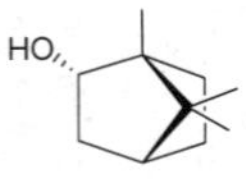 龙脑 (−)-Borneol	*α*-荜澄茄苦素 *α*-Cubebene $C_{15}H_{24}$ Exact Mass: 204.19	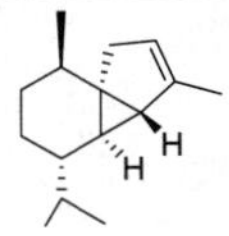 *α*-荜澄茄苦素 *α*-Cubebene
香附烯 Cyperene $C_{15}H_{24}$ Exact Mass: 204.19	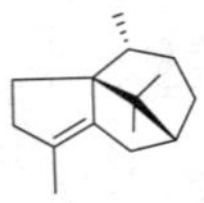 香附烯 Cyperene	*β*-榄香烯 *β*-Elemene $C_{15}H_{24}$ Exact Mass: 204.19	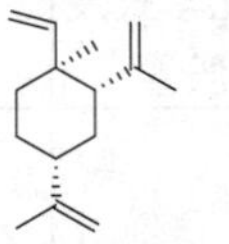 *β*-榄香烯 *β*-Elemene
香芹酚(香荆芥酚) Carvacrol $C_{10}H_{14}O$ Exact Mass: 150.1	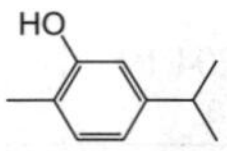 香芹酚(香荆芥酚) Carvacrol	1-十五碳烯 1-Pentadecene $C_{15}H_{30}$ Exact Mass: 210.23	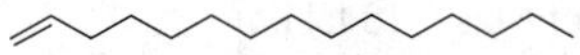 l-十五碳烯 1-Pentadecene
(−)-*α*-芹子烯 (−)-*α*-Selinene $C_{15}H_{24}$ Exact Mass: 204.19	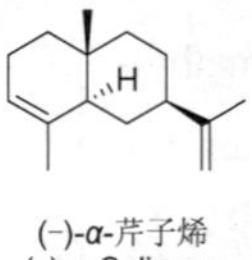 (−)-*α*-芹子烯 (−)-*α*-Selinene	*γ*-芹子烯 *γ*-Selinene $C_{15}H_{24}$ Exact Mass: 204.19	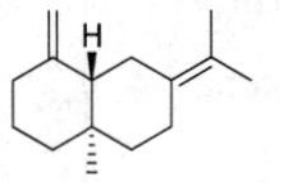 *γ*-芹子烯 *γ*-Selinene
γ-衣兰油烯 *γ*-Muurolene $C_{15}H_{24}$ Exact Mass: 204.19	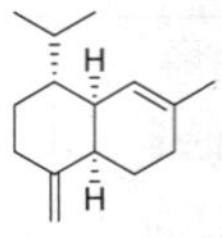 *γ*-衣兰油烯 *γ*-Muurolene	*β*-雪松烯 *β*-Himachalene $C_{15}H_{24}$ Exact Mass: 204.19	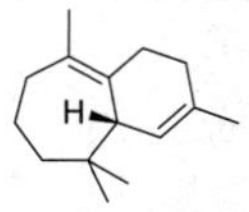 *β*-雪松烯 *β*-Himachalene
β-桉叶烯 *β*-Eudesmene $C_{15}H_{24}$ Exact Mass: 204.19	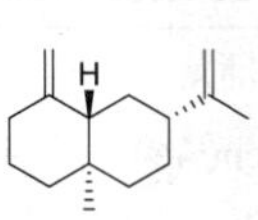 *β*-桉叶烯 *β*-Eudesmene	*α*-姜黄烯 *α*-Curcumene $C_{15}H_{22}$ Exact Mass: 202.17	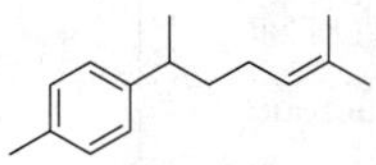 *α*-姜黄烯 *α*-Curcumene

续表

中英文名、化学式及相对分子质量	结构图	中英文名、化学式及相对分子质量	结构图
β-甜没药烯 *β*-Bisabolene $C_{15}H_{24}$ Exact Mass: 204.19	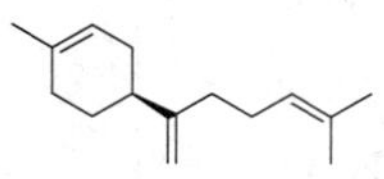 *β*-甜没药烯 *β*-Bisabolene	*β*-倍半水芹烯 *β*-Sesquiphellandrene $C_{15}H_{24}$ Exact Mass: 204.19	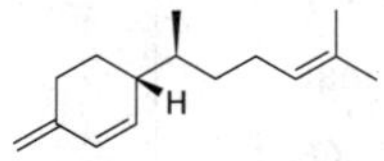 *β*-倍半水芹烯 *β*-Sesquiphellandrene
α-长叶松烯 *α*-Longipinene $C_{15}H_{24}$ Exact Mass: 204.19	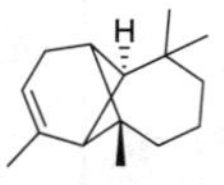 *α*-长叶松烯 *α*-Longipinene	*β*-金合欢烯 *β*-Farnesene $C_{15}H_{24}$ Exact Mass: 204.19	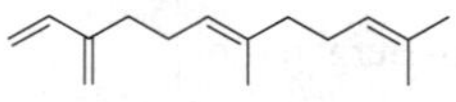 *β*-金合欢烯 *β*-Farnesene
罗汉柏烯 Thujopsene $C_{15}H_{24}$ Exact Mass: 204.19	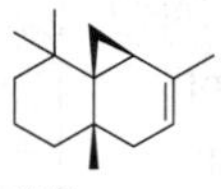 罗汉柏烯 Thujopsene	*α*-广藿香烯 *α*-Patchoulene $C_{15}H_{24}$ Exact Mass: 204.19	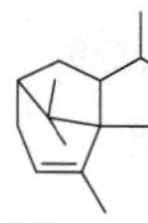 *α*-广藿香烯 *α*-Patchoulene
别香橙烯 Alloaromadendrene $C_{15}H_{24}$ Exact Mass: 204.19	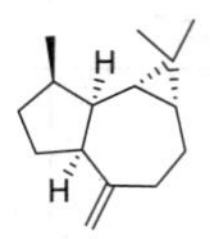 别香橙烯 Alloaromadendrene	*α*-愈创木烯 *α*-Guaiene $C_{15}H_{24}$ Exact Mass: 204.19	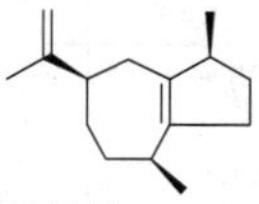 *α*-愈创木烯 *α*-Guaiene
莰烯 Camphene $C_{10}H_{16}$ Exact Mass: 136.13	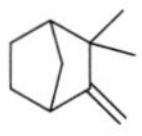 莰烯 Camphene	*α*-榄香烯 *α*-Elemene $C_{15}H_{24}$ Exact Mass: 204.19	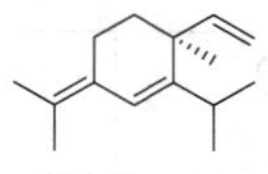 *α*-榄香烯 *α*-Elemene
α-侧柏烯 *α*-Thujene $C_{10}H_{16}$ Exact Mass: 136.13	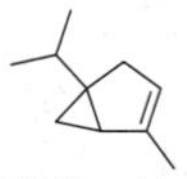 *α*-侧柏烯 *α*-Thujene	*α*-蒎烯 *α*-Pinene $C_{10}H_{16}$ Exact Mass: 136.13	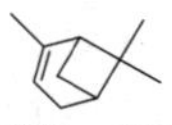 *α*-蒎烯 *α*-Pinene
β-蒎烯 *β*-Pinene $C_{10}H_{16}$ Exact Mass: 136.13	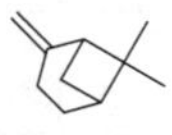 *β*-蒎烯 *β*-Pinene	*α*-水芹烯 *α*-Phellandrene $C_{10}H_{16}$ Exact Mass: 136.13	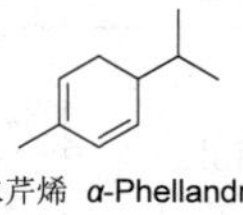 *α*-水芹烯 *α*-Phellandrene
β-水芹烯 *β*-Phellandrene $C_{10}H_{16}$ Exact Mass: 136.13	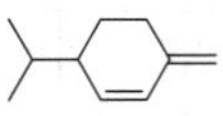 *β*-水芹烯 *β*-Phellandrene	D-柠檬烯 D-Limonene $C_{10}H_{16}$ Exact Mass: 136.13	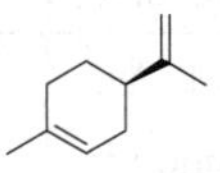 D-柠檬烯 D-Limonene
α-石竹烯(*α*-丁香烯) *α*-Caryophyllene $C_{15}H_{24}$ Exact Mass: 204.19	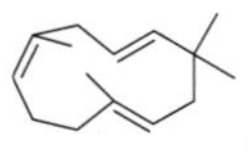 *α*-石竹烯 (*α*-丁香烯) *α*-Caryophyllene	*β*-石竹烯 (石竹烯, *β*-丁香烯) *β*-Caryophyllene (Caryophyllene) $C_{15}H_{24}$ Exact Mass: 204.19	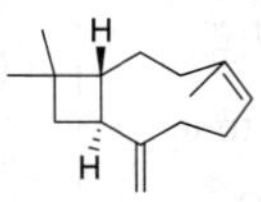 *β*-石竹烯(石竹烯, *β*-丁香烯) *β*-Caryophyllene (Caryophyllene)
β-桉叶烯 *β*-Eudesmene $C_{15}H_{24}$ Exact Mass: 204.19	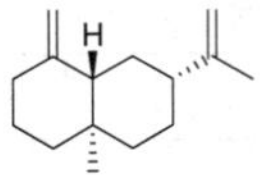 *β*-桉叶烯 *β*-Eudesmene	*α*-紫罗兰酮 *α*-Ionone $C_{13}H_{20}O$ Exact Mass: 192.15	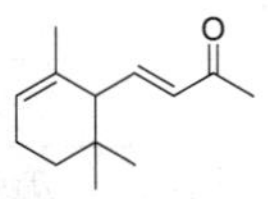 *α*-紫罗兰酮 *α*-Ionone

续表

中英文名、化学式及相对分子质量	结构图	中英文名、化学式及相对分子质量	结构图
己醛 Hexanal $C_6H_{12}O$ Exact Mass: 100.09	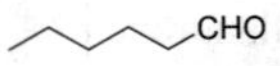 己醛 Hexanal	*α*-香附酮 *α*-Cyperone $C_{15}H_{22}O$ Exact Mass: 218.17	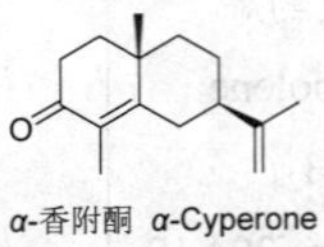 *α*-香附酮 *α*-Cyperone
香柠檬醇 *Z*-*α*-*trans*-Bergamotol $C_{15}H_{24}O$ Exact Mass: 220.18	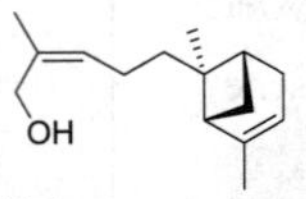 香柠檬醇 *Z*-*α*-*trans*-Bergamotol	橙花叔醇 Nerolidol $C_{15}H_{26}O$ Exact Mass: 222.2	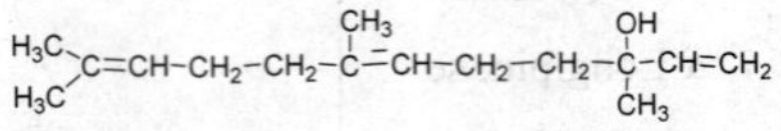 橙花叔醇 Nerolidol
肉豆蔻酸(十四烷酸) Myristic acid $C_{14}H_{28}O_2$ Exact Mass: 228.21	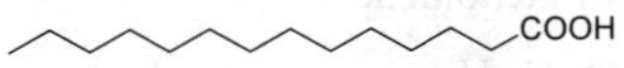 肉豆蔻酸(十四烷酸) Myristic acid	*β*-芳樟醇(芳樟醇) *β*-Linalool (Linalool) $C_{10}H_{18}O$ Exact Mass: 154.14	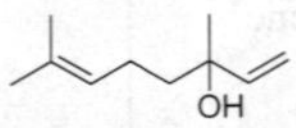 *β*-芳樟醇(芳樟醇) *β*-Linalool (Linalool)
α-萜品醇 *α*-Terpineol $C_{10}H_{18}O$ Exact Mass: 154.14	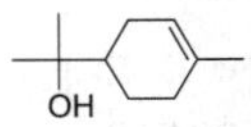 *α*-萜品醇 *α*-Terpineol	榄香醇 Elemol $C_{15}H_{26}O$ Exact Mass: 222.2	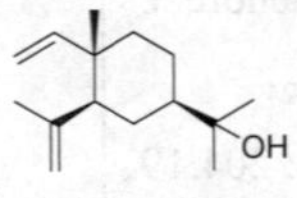 榄香醇 Elemol
α-桉叶醇 *α*-Eudesmol $C_{15}H_{26}O$ Exact Mass: 222.2	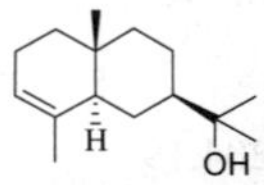 *α*-桉叶醇 *α*-Eudesmol	*β*-桉叶醇 *β*-Eudesmol $C_{15}H_{26}O$ Exact Mass: 222.2	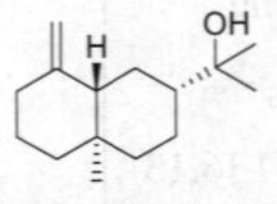 *β*-桉叶醇 *β*-Eudesmol
γ-桉叶醇 *γ*-Eudesmol $C_{15}H_{26}O$ Exact Mass: 222.2	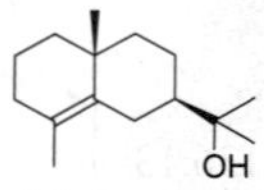 *γ*-桉叶醇 *γ*-Eudesmol	匙叶桉油烯醇 Spathulenol $C_{15}H_{24}O$ Exact Mass: 220.18	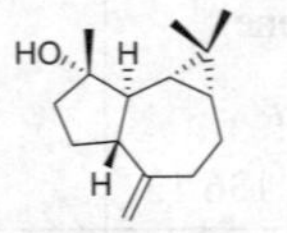 匙叶桉油烯醇 Spathulenol
绒白乳菇二醇 Vellerdiol $C_{15}H_{24}O_2$ Exact Mass: 236.18	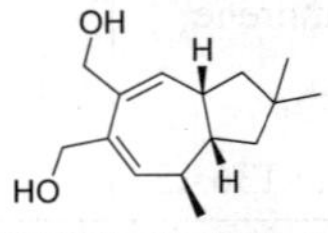 绒白乳菇二醇 Vellerdiol	丁香道 Globulol $C_{15}H_{26}O$ Exact Mass: 222.2	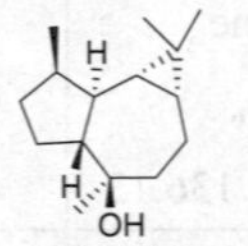 丁香道 Globulol
二氢木香烯内酯 Dihydrocostunolide $C_{15}H_{22}O_2$ Exact Mass: 234.16	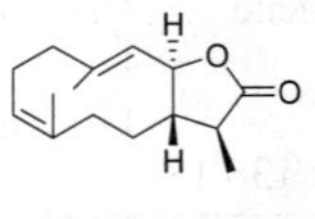 二氢木香烯内酯 Dihydrocostunolide	木香烃内酯 Costunolide $C_{15}H_{20}O_2$ Exact Mass: 232.15	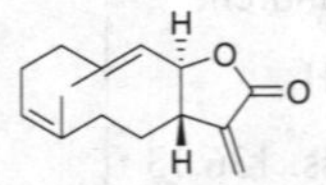 木香烃内酯 Costunolide
土木香内酯 Alantolactone $C_{15}H_{20}O_2$ Exact Mass: 232.15	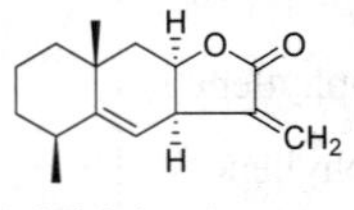 土木香内酯 Alantolactone		

表 1-4-10b　木香其他主要化学成分[35, 36]

中文名	中文名
丙烯基茴香醚	桂皮醛
(+)-长松叶烯	蛇床二烯

续表

中文名	中文名
tau-松油烯	*tau*-桉叶烯
二氢-*α*-紫罗兰酮	正丁烯基苯酞
丁羟甲苯	雪松烯醇
tau-桉叶醇	(±)-*E*-香榧醇
去氢风毛菊内酯	

木贼

Muzei

EQUISETI HIEMALIS HERBA

【化学成分】

表 1-4-11　木贼主要化学成分[37]

中英文名、化学式及相对分子质量	结构图	中英文名、化学式及相对分子质量	结构图
咖啡酸 Caffeic acid $C_9H_8O_4$ Exact Mass: 180.04	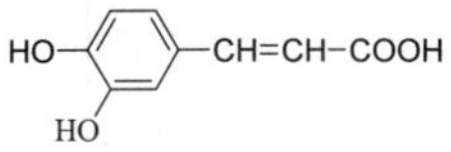 咖啡酸 Caffeic acid	阿魏酸 Ferulic acid $C_{10}H_{10}O_4$ Exact Mass: 194.06	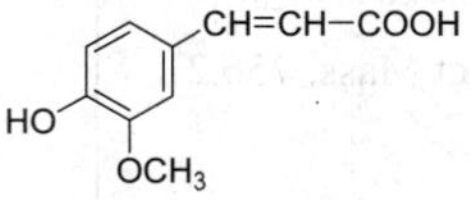 阿魏酸 Ferulic acid
延胡索酸 Fumaric acid $C_4H_4O_4$ Exact Mass: 116.01	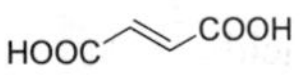 延胡索酸 Fumaric acid	对羟基苯甲酸 *p*-Hydroxybenzoic acid $C_7H_6O_3$ Exact Mass: 138.03	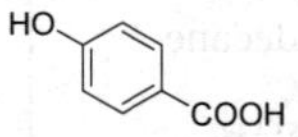 对羟基苯甲酸 *p*-Hydroxybenzoic acid
香草酸 Vanillic acid $C_8H_8O_4$ Exact Mass: 168.04	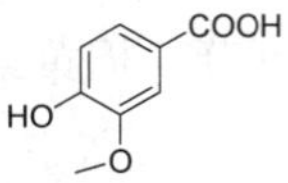 香草酸 Vanillic acid	对甲氧基肉桂酸 *p*-Methoxycinnamic acid $C_{10}H_{10}O_3$ Exact Mass: 178.06	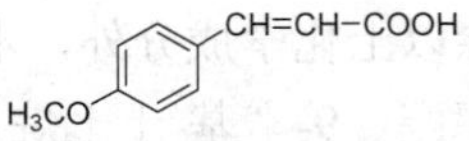 对甲氧基肉桂酸 *p*-Methoxycinnamic acid
间甲氧基肉桂酸 *O*-Methoxycinnamic acid $C_{10}H_{10}O_3$ Exact Mass: 178.06	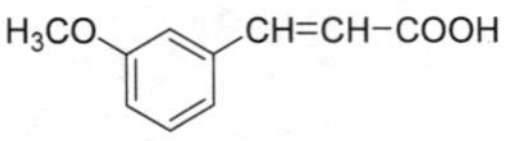 间甲氧基肉桂酸 *O*-Methoxycinnamic acid	芹菜素 Apigenin $C_{15}H_{10}O_5$ Exact Mass: 270.05	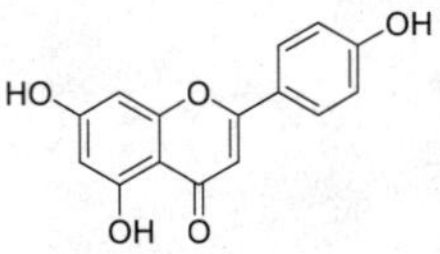 芹菜素 Apigenin
木犀草素 Luteolin $C_{15}H_{10}O_6$ Exact Mass: 286.05	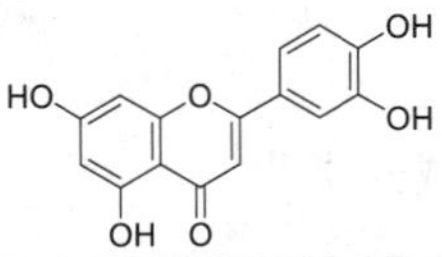 木犀草素 Luteolin	山柰酚 Kaempferol $C_{15}H_{10}O_6$ Exact Mass: 286.05	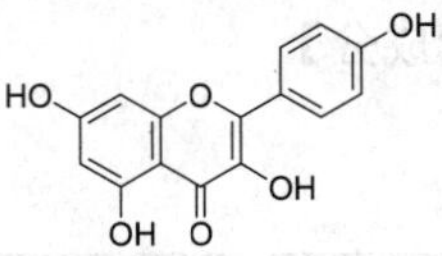 山柰酚 Kaempferol
山柰酚-7-*O*-*β*-D-葡萄糖苷 Kaempferol-7-*O*-*β*-D-glucoside $C_{21}H_{20}O_{11}$ Exact Mass: 448.1	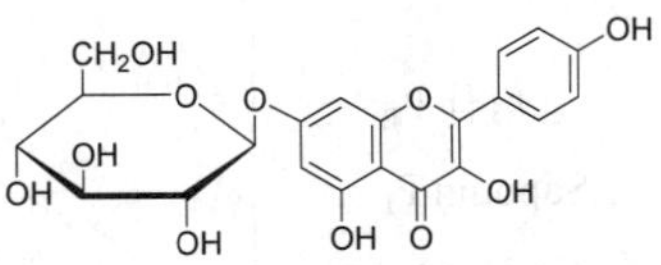 山柰酚-7-*O*-*β*-D-葡萄糖苷 Kaempferol-7-*O*-*β*-D-glucoside	槲皮素-3-*O*-*β*-D-吡喃葡萄糖苷 Quercetin-3-*O*-*β*-D-pyranglucoside $C_{21}H_{20}O_{12}$ Exact Mass: 464.1	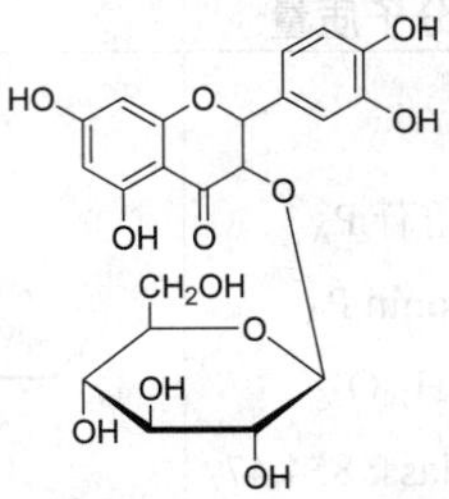 槲皮素-3-*O*-*β*-D-吡喃葡萄糖苷 Quercetin-3-*O*-*β*-D-pyranglucoside

续表

中英文名、化学式及相对分子质量	结构图	中英文名、化学式及相对分子质量	结构图
山柰酚-3-槐糖苷-7-葡萄糖苷 Kaempferol-3-sophoroside-7-glucoside $C_{33}H_{40}O_{21}$ Exact Mass: 772.21	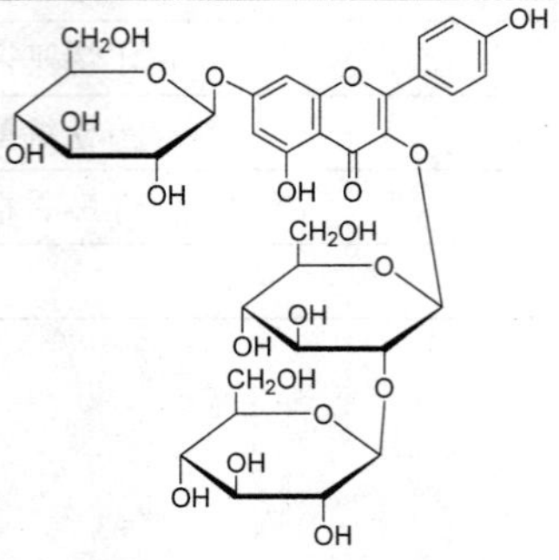 山柰酚-3-槐糖苷-7-葡萄糖苷 Kaempferol-3-sophoroside-7-glucoside	山柰酚-3,7-二葡萄糖苷 Kaempferol-3,7-diglucoside $C_{27}H_{30}O_{16}$ Exact Mass: 610.15	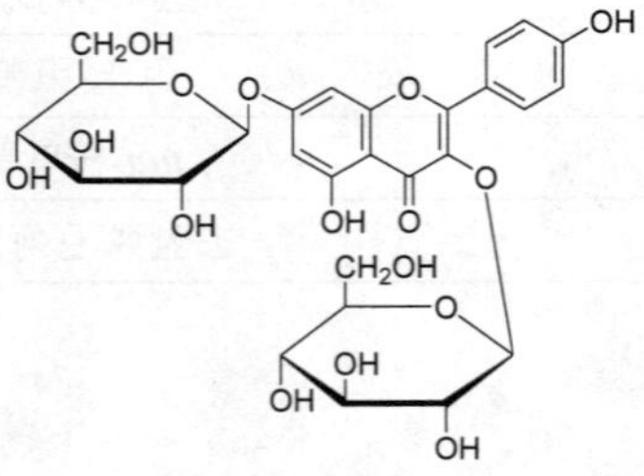 山柰酚-3,7-二葡萄糖苷 Kaempferol-3,7-diglucoside
山柰酚-3-芸香糖-7-葡萄糖苷 Kaempferol-3-rutinoside-7-glucoside $C_{33}H_{40}O_{20}$ Exact Mass: 756.21	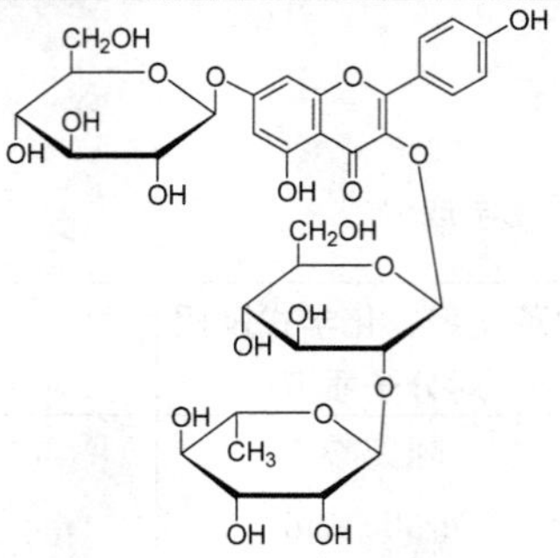 山柰酚-3-芸香糖-7-葡萄糖苷 Kaempferol-3-rutinoside-7-glucoside	槲皮素 Quercetin $C_{15}H_{10}O_7$ Exact Mass: 302.04	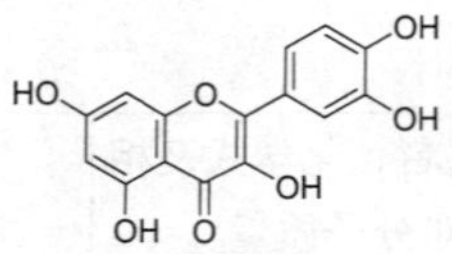 槲皮素　Quercetin
十五烷 Pentadecane $C_{15}H_{32}$ Exact Mass: 212.25	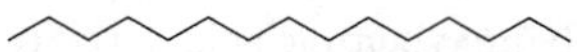 十五烷　Pentadecane	十六烷酸乙酯 Ethyl ester hexadecanoic acid $C_{18}H_{36}O_2$ Exact Mass: 284.27	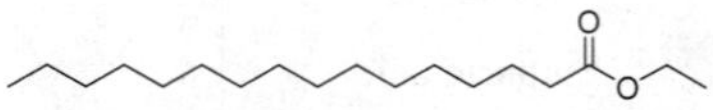 十六烷酸乙酯　Ethyl ester hexadecanoic acid

除以上化学成分外，木贼还含有草棉素-3-双葡萄糖-8-葡萄糖苷、棉黄素-3-双葡萄糖-8-葡萄糖苷、戊二酸甲酯、9-辛基-十七烷、2-甲氧基-3-(1-甲基乙基)-吡嗪等。

木通

Mutong

AKEBIAE CAULIS

【化学成分】

表 1-4-12　木通主要化学成分[38~41]

中英文名、化学式及相对分子质量	结构图	中英文名、化学式及相对分子质量	结构图
皂角苷 P_A Saponin P_A $C_{44}H_{70}O_{16}$ Exact Mass: 854.47	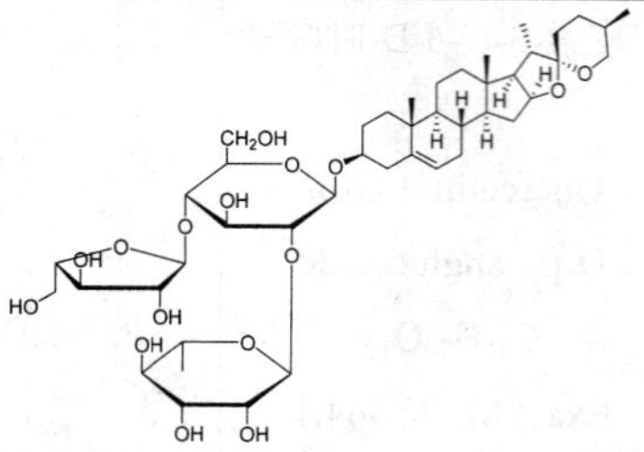 皂角苷 P_A　Saponin P_A	皂角苷 P_B Saponin P_B $C_{51}H_{82}O_{20}$ Exact Mass: 1014.54	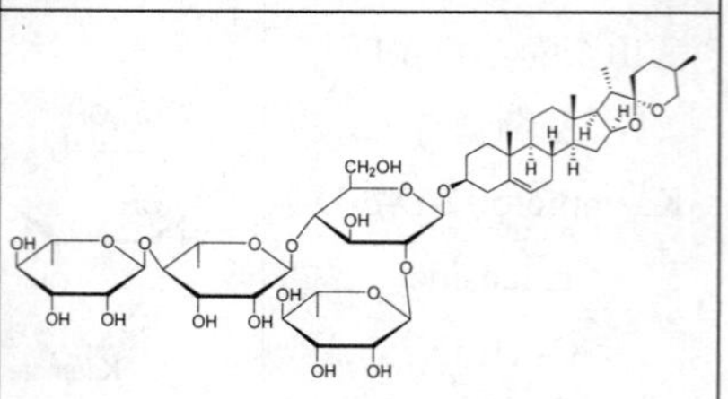 皂角苷 P_B　Saponin P_B

续表

中英文名、化学式及相对分子质量	结构图	中英文名、化学式及相对分子质量	结构图
皂角苷 P_E Saponin P_E $C_{41}H_{66}O_{12}$ Exact Mass: 750.46	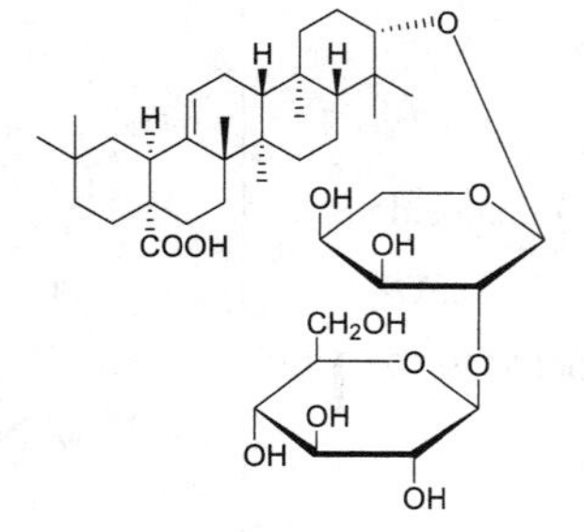 皂角苷 P_E Saponin P_E	皂角苷 P_H Saponin P_H $C_{47}H_{74}O_{19}$ Exact Mass: 942.48	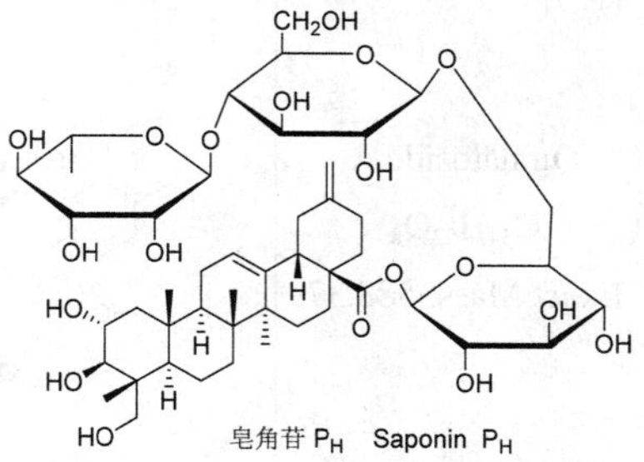 皂角苷 P_H Saponin P_H
木通皂苷 St_c Akeboside St_c $C_{41}H_{66}O_{12}$ Exact Mass: 750.46	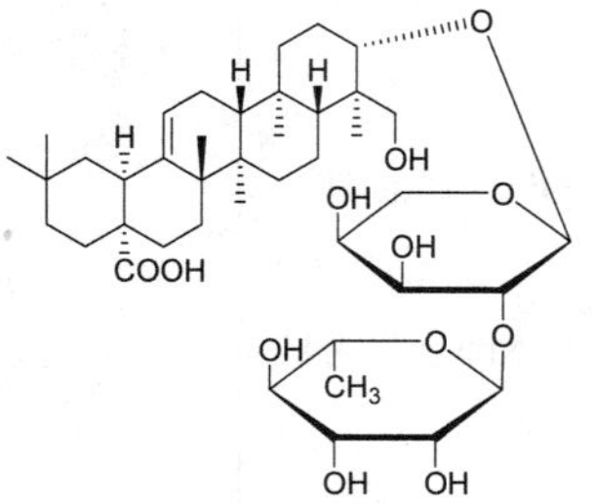 木通皂苷 St_c Akeboside St_c	木通皂苷 St_d Akeboside St_d $C_{41}H_{66}O_{13}$ Exact Mass: 766.45	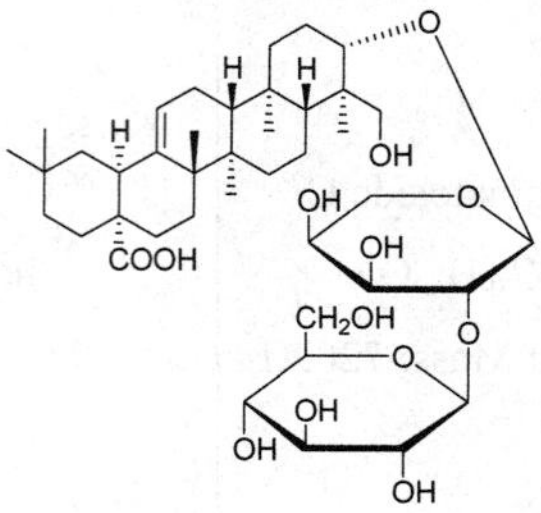 木通皂苷 St_d Akeboside St_d
木通皂苷 St_e Akeboside St_e $C_{47}H_{76}O_{16}$ Exact Mass: 896.51	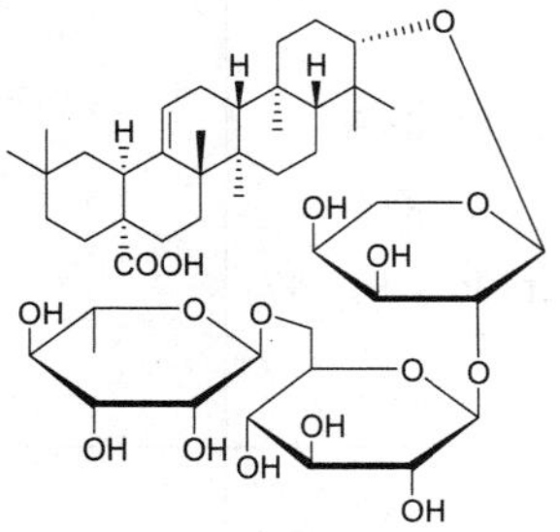 木通皂苷 St_e Akeboside St_e	木通皂苷 St_f Akeboside St_f $C_{47}H_{76}O_{17}$ Exact Mass: 912.51	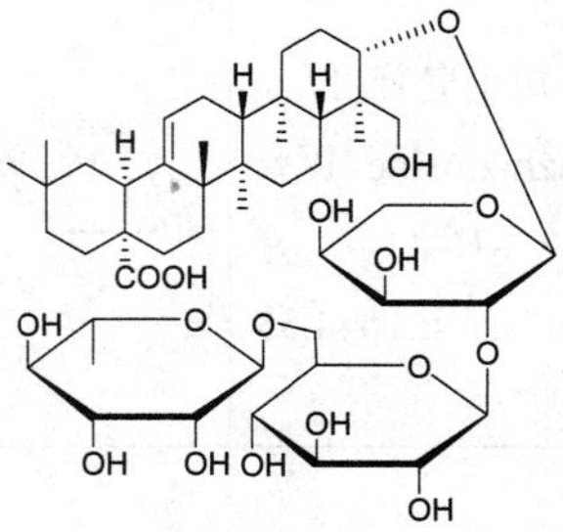 木通皂苷 St_f Akeboside St_f
木通皂苷 St_h Akeboside St_h $C_{59}H_{96}O_{26}$ Exact Mass: 1220.62	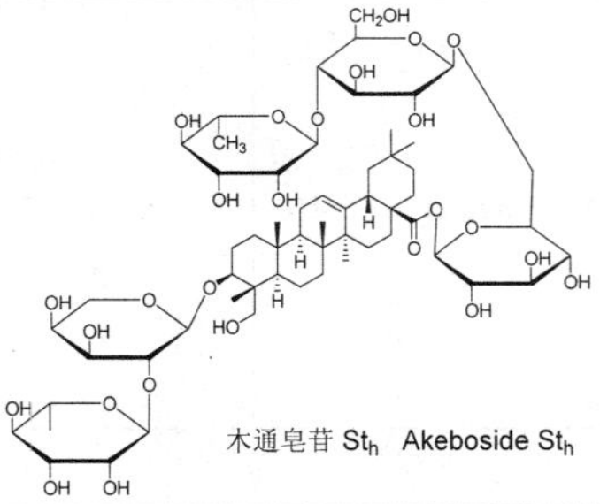 木通皂苷 St_h Akeboside St_h	木通皂苷 St_j Akeboside St_j $C_{65}H_{106}O_{30}$ Exact Mass: 1366.68	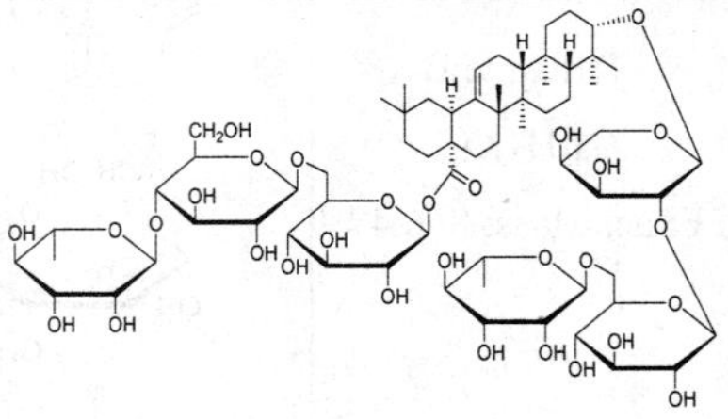 木通皂苷 St_j Akeboside St_j
木通皂苷 St_k Akeboside St_k $C_{65}H_{106}O_{31}$ Exact Mass: 1382.67	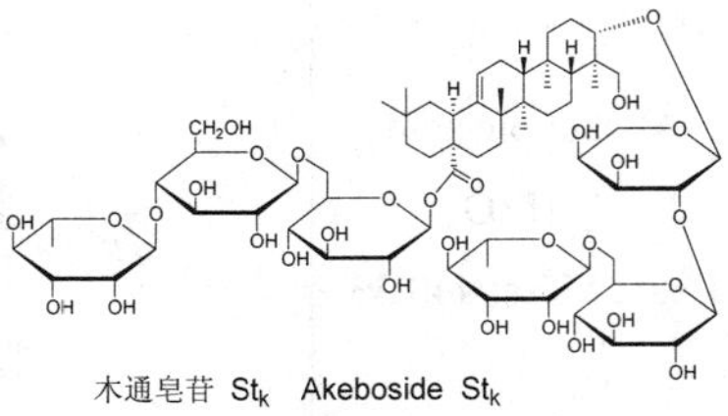 木通皂苷 St_k Akeboside St_k	木通皂苷 D Akebia saponin D $C_{47}H_{76}O_{18}$ Exact Mass: 928.5	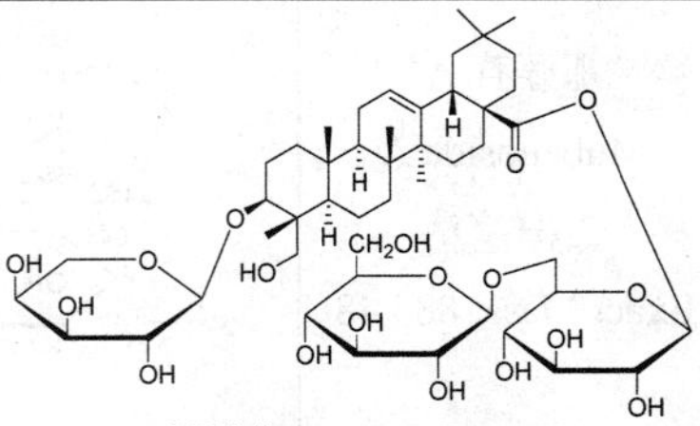 木通皂苷 D Akebia saponin D
木通皂苷 E Akebia saponin E $C_{52}H_{84}O_{22}$ Exact Mass: 1060.55	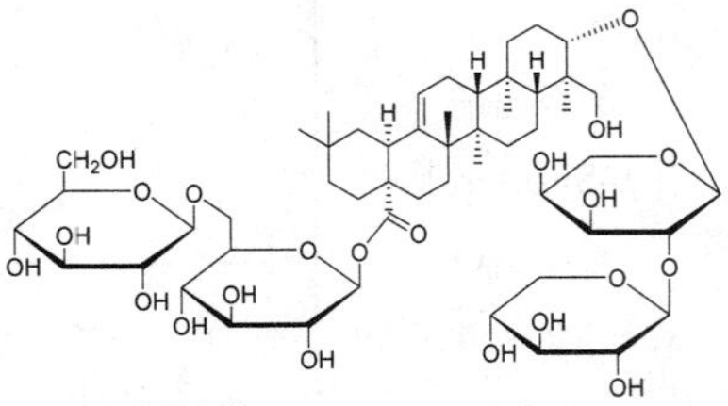 木通皂苷 E Akebia saponin E	木通皂苷 F Akebia saponin F $C_{53}H_{86}O_{23}$ Exact Mass: 1090.56	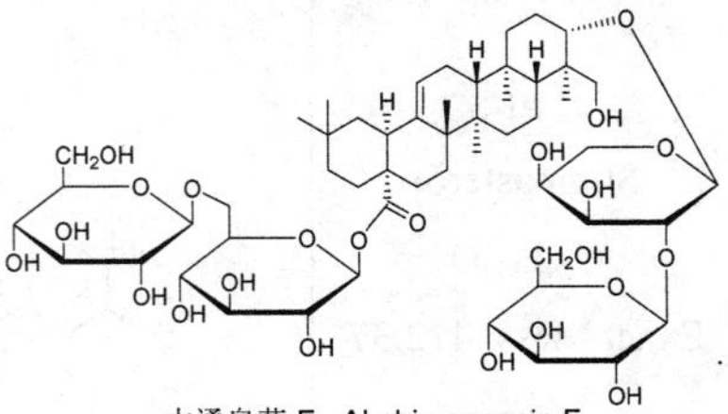 木通皂苷 F Akebia saponin F

续表

中英文名、化学式及相对分子质量	结构图	中英文名、化学式及相对分子质量	结构图
Quinatoside A $C_{34}H_{52}O_8$ Exact Mass: 588.37	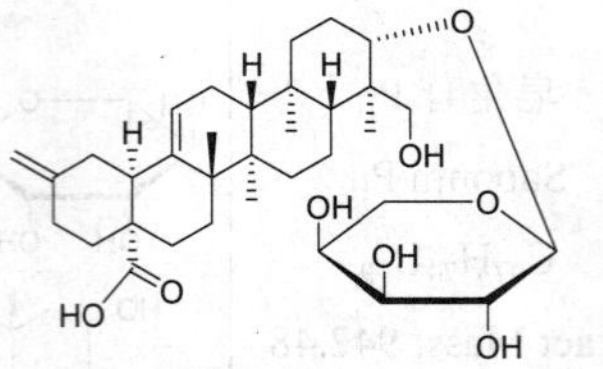 Quinatoside A	Quinatoside B $C_{40}H_{62}O_{13}$ Exact Mass: 750.42	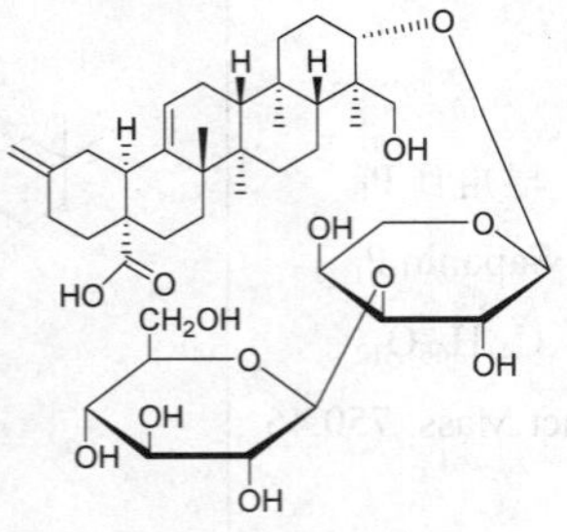 Quinatoside B
Quinatoside C $C_{39}H_{60}O_{12}$ Exact Mass: 720.41	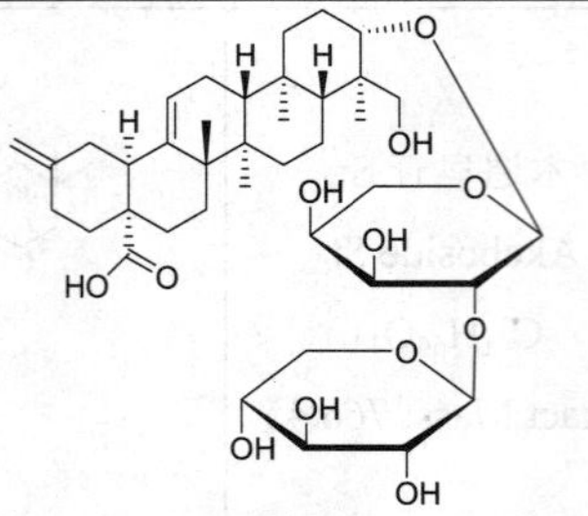 Quinatoside C	Quinatoside D $C_{39}H_{60}O_{11}$ Exact Mass: 704.41	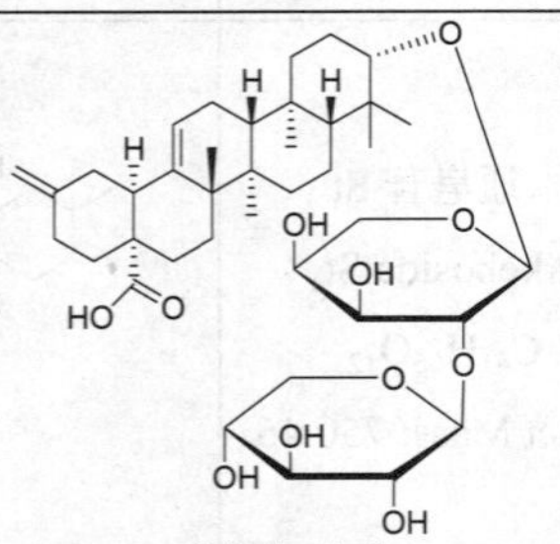 Quinatoside D
蕷知子皂苷 Ⅳ Yuzhizioside Ⅳ $C_{52}H_{84}O_{21}$ Exact Mass: 1044.55	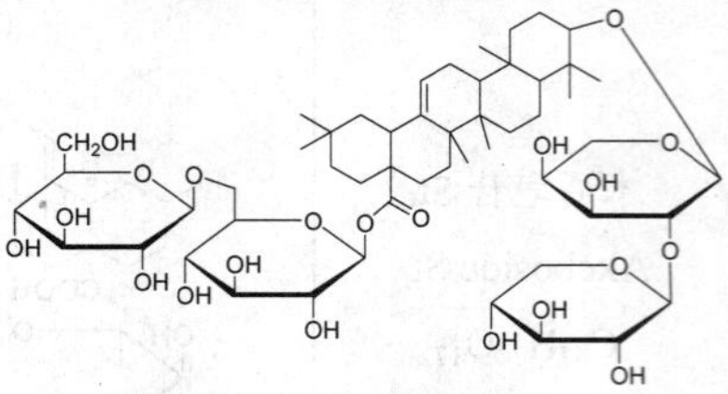 蕷知子皂苷 Ⅳ　Yuzhizioside Ⅳ	Trifoside A $C_{46}H_{72}O_{18}$ Exact Mass: 912.47	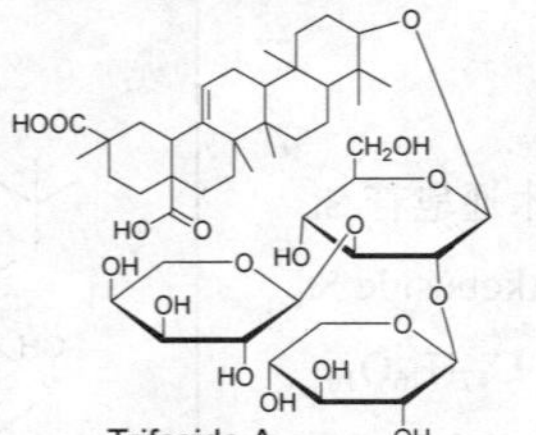 Trifoside A
Trifoside B $C_{45}H_{70}O_{16}$ Exact Mass: 866.47	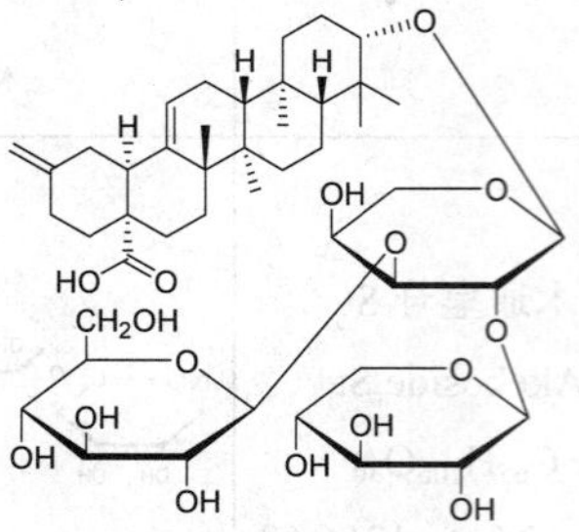 Trifoside B	Trifoside C $C_{45}H_{70}O_{17}$ Exact Mass: 882.46	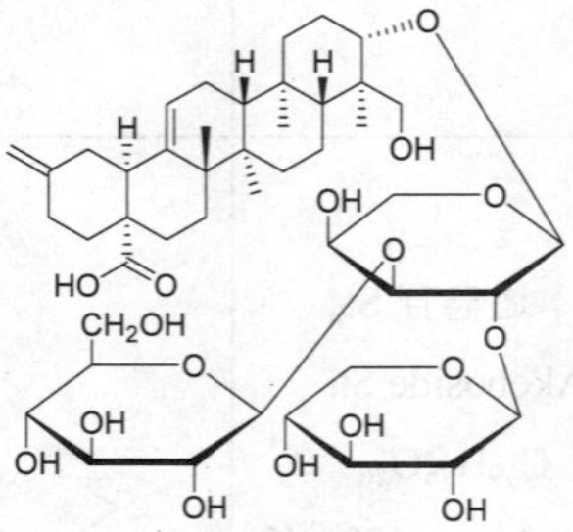 Trifoside C
那藤苷 A Mubenoside A $C_{45}H_{72}O_{17}$ Exact Mass: 884.48	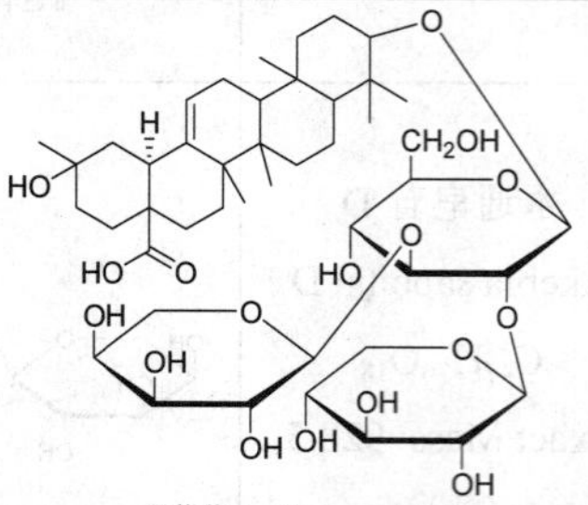 那藤苷 A　Mubenoside A	木通酸 Akebonoic acid $C_{29}H_{44}O_3$ Exact Mass: 440.33	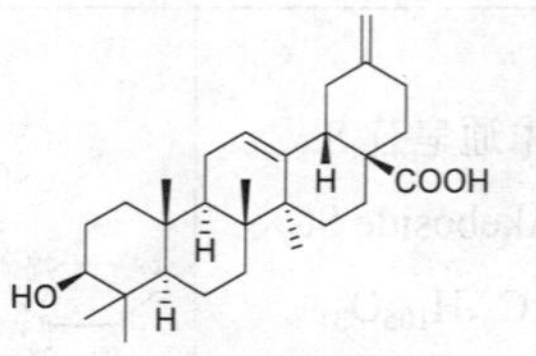 木通酸　Akebonoic acid
豆甾醇 Stigmasterol $C_{29}H_{48}O$ Exact Mass: 412.37	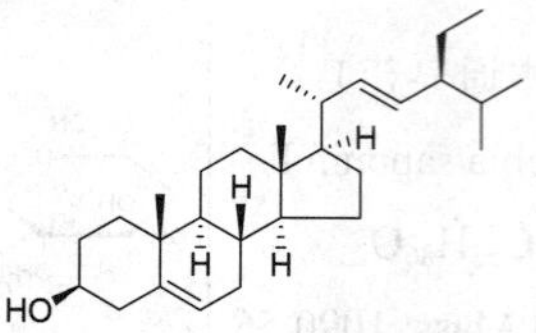 豆甾醇　Stigmasterol	*β*-谷甾醇 *β*-Sitosterol $C_{29}H_{50}O$ Exact Mass: 414.39	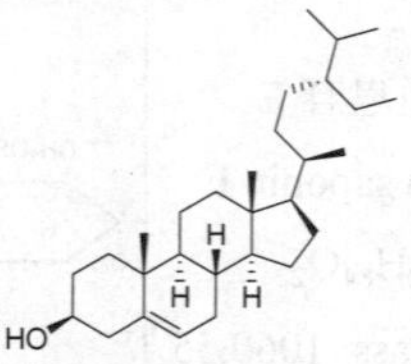 *β*-谷甾醇　*β*-Sitosterol

续表

中英文名、化学式及相对分子质量	结构图	中英文名、化学式及相对分子质量	结构图
木通皂苷 C Mutongsaponin C $C_{53}H_{86}O_{23}$ Exact Mass: 1090.56	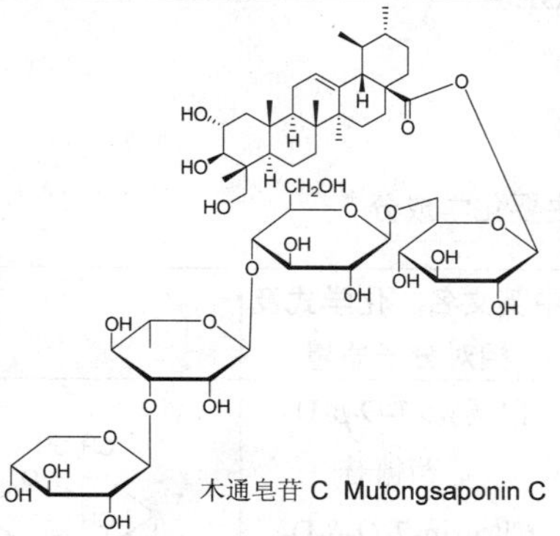 木通皂苷 C Mutongsaponin C		

除以上化学成分外，木通还含有木通皂苷G、3-表-木通酸、拟松叶菊酸、3*β*-羟基-29(或30)-齐墩果醛-12-烯-28-羧酸、皂角苷 P_{J1}、木通苯乙醇苷 B等。

【分析方法】

1 高效液相色谱法测定木通药材中皂苷类成分的含量[42]

1.1 仪器

Hewlett-Packard 1100 单泵高效液相色谱仪。

1.2 色谱条件

色谱柱：Phenomenex Luna C_{18} 柱(250mm×4.6mm，5μm)；流动相：甲醇-乙腈-水-磷酸(20∶20∶60∶0.1)；流速 1.0mL/min；检测波长 203nm；柱温 35℃；分析时间约 32min。

1.3 对照品溶液的制备

称取Saponin P_{J1}和Mutongsaponin C对照品，用适量甲醇溶解。

1.4 供试品溶液的制备

称取药材粉末 1.0g，用 50mL 70%甲醇超声提取 30min，滤过，取续滤液 30mL，挥干溶剂，残渣用 10mL 水溶解；所得样品溶液先用水饱和的乙酸乙酯萃取(10mL×3)，弃去乙酸乙酯层，再用水饱和的正丁醇萃取(10mL×5)，合并萃取液，挥干溶剂，残渣以 70%甲醇溶解并定容至 5mL，滤过，即得。

2 高效液相色谱法测定木通中木通苯乙醇苷 B 的含量[43]

2.1 仪器

Hewlett-Packard 1100 高效液相色谱仪。

2.2 色谱条件

色谱柱：Phenomenex Luna C_{18} 柱(250mm×4.6mm，5μm)；流动相：甲醇-水-磷酸(35∶65∶0.05)；流速 1.0mL/min；检测波长 330nm；柱温 35℃；分析时间约 18min。

2.3 对照品溶液的制备

称取木通苯乙醇苷B对照品，用适量70%甲醇溶解。

2.4 供试品溶液的制备

称取药材粉末 0.5g，用 25mL 70%甲醇回流提取 45min，取上清液用 70%甲醇稀释 2.5 倍，滤过，即得。

木蝴蝶

Muhudie
OROXYLI SEMEN

【化学成分】

表 1-4-13a　木蝴蝶主要化学成分[44~46]

中英文名、化学式及相对分子质量	结构图	中英文名、化学式及相对分子质量	结构图
白杨黄素 Chrysin $C_{15}H_{10}O_4$ Exact Mass: 254.06	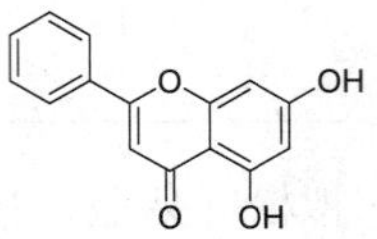 白杨黄素　Chrysin	白杨素-7-*O*-*β*-D-葡萄糖苷 Chrysin-7-*O*-*β*-D-glucopyranoside $C_{21}H_{20}O_9$ Exact Mass: 416.11	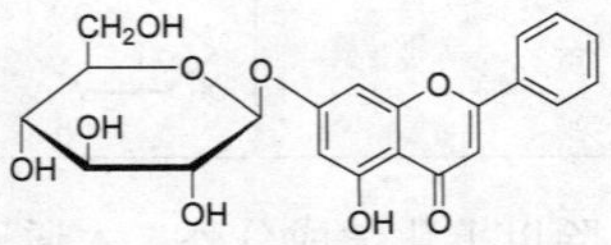 白杨素-7-*O*-*β*-D-葡萄糖苷 Chrysin-7-*O*-*β*-D-glucopyranoside
木蝴蝶甲素 Oroxylin A $C_{16}H_{12}O_5$ Exact Mass: 284.07	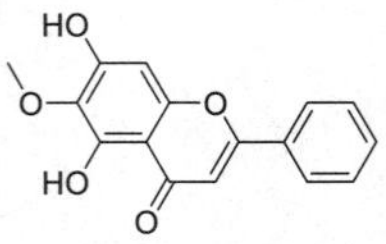 木蝴蝶甲素　Oroxylin A	木蝴蝶定 Oroxindin $C_{22}H_{20}O_{11}$ Exact Mass: 460.1	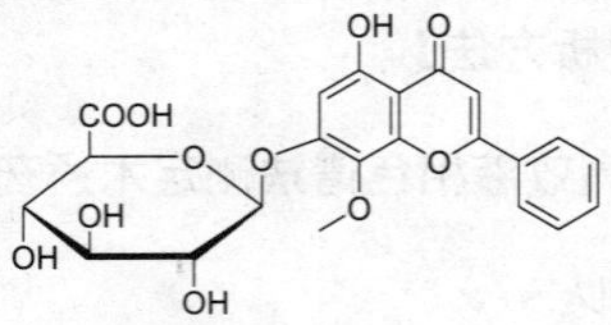 木蝴蝶定　Oroxindin
木蝴蝶苷 A Oroxin A $C_{21}H_{20}O_{10}$ Exact Mass: 432.11	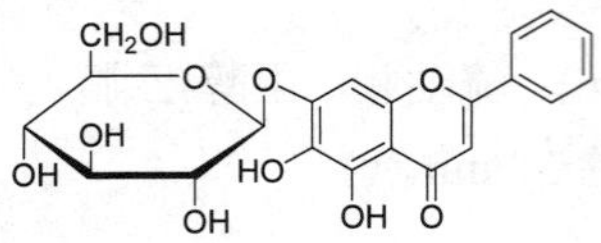 木蝴蝶苷 A　Oroxin A	木蝴蝶苷 B Oroxin B $C_{27}H_{30}O_{15}$ Exact Mass: 594.16	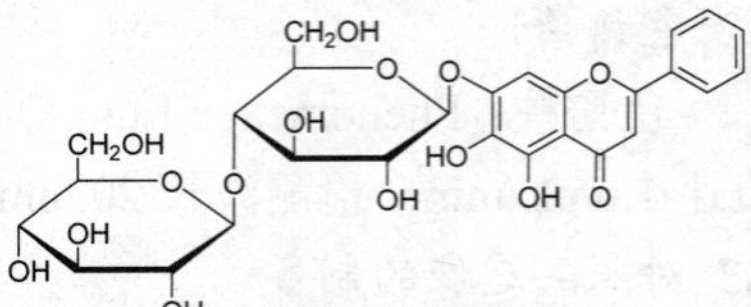 木蝴蝶苷 B　Oroxin B
黄芩素 Baicalein $C_{15}H_{10}O_5$ Exact Mass: 270.05	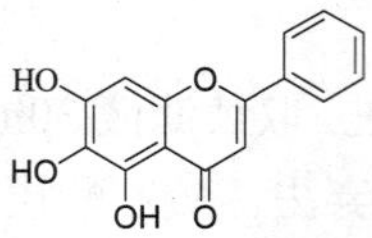 黄芩素　Baicalein	黄芩苷 Baicalin $C_{21}H_{18}O_{11}$ Exact Mass: 446.08	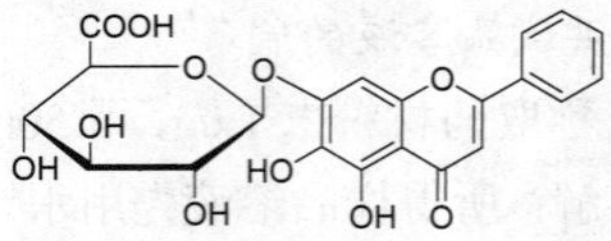 黄芩苷　Baicalin
黄芩苷元-6-葡萄糖醛酸苷 Baicalein-6-glucuronide $C_{21}H_{18}O_{11}$ Exact Mass: 446.08	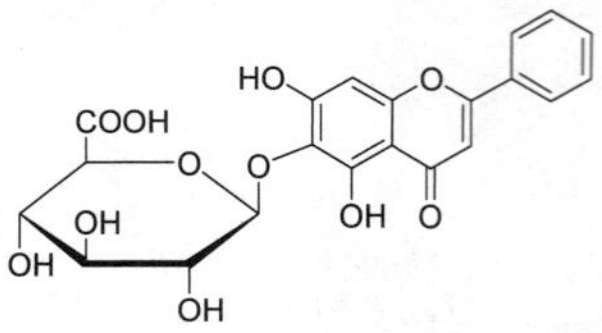 黄芩苷元-6-葡萄糖醛酸苷　Baicalein-6-glucuronide	野黄芩苷 Scutellarin $C_{21}H_{18}O_{12}$ Exact Mass: 462.08	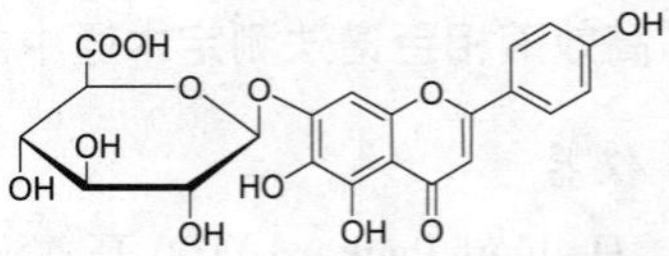 野黄芩苷　Scutellarin
野黄芩苷元 Scutellarein $C_{15}H_{10}O_6$ Exact Mass: 286.05	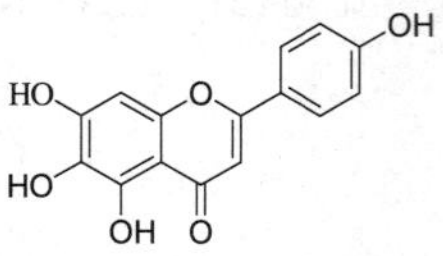 野黄芩苷元　Scutellarein	千层纸苷 Tetuin $C_{21}H_{20}O_{10}$ Exact Mass: 432.11	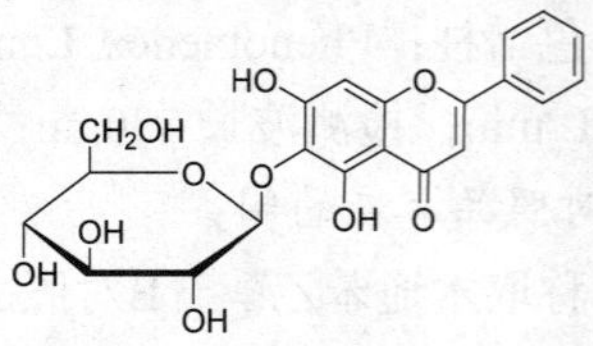 千层纸苷　Tetuin
荠柠黄酮 Mosloflavone $C_{17}H_{14}O_5$ Exact Mass: 298.08	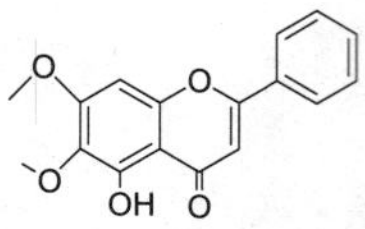 荠柠黄酮　Mosloflavone	槲皮素-3-*O*-*α*-L-阿拉伯吡喃糖苷 Quercetin-3-*O*-*α*-L-arabinopyranoside $C_{20}H_{18}O_{11}$ Exact Mass: 434.08	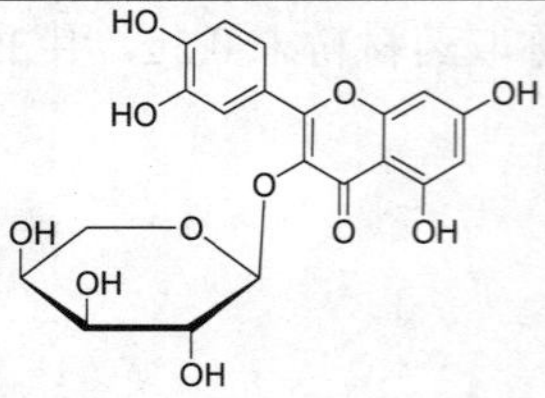 槲皮素-3-*O*-*α*-L-阿拉伯吡喃糖苷 Quercetin-3-*O*-*α*-L-arabinopyranoside

续表

中英文名、化学式及相对分子质量	结构图	中英文名、化学式及相对分子质量	结构图
芦荟大黄素 Aloe-emodin $C_{15}H_{10}O_5$ Exact Mass: 270.05	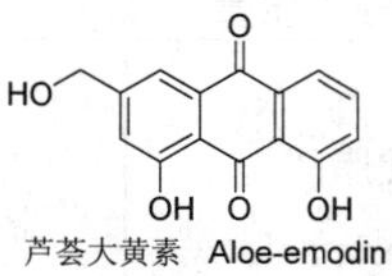 芦荟大黄素 Aloe-emodin	粗毛豚草素 Hispidulin $C_{16}H_{12}O_6$ Exact Mass: 300.06	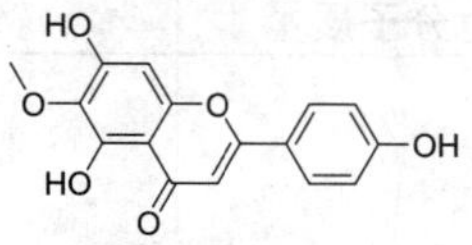 粗毛豚草素 Hispidulin
苯甲酸 Benzoic acid $C_7H_6O_2$ Exact Mass: 122.04	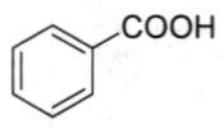 苯甲酸 Benzoic acid	绿叶醇 Patchouli alcohol $C_{15}H_{26}O$ Exact Mass: 222.2	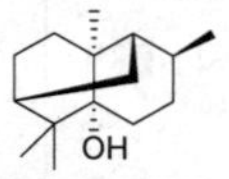 绿叶醇 Patchouli alcohol
芹菜素 Apigenin $C_{15}H_{10}O_5$ Exact Mass: 270.05	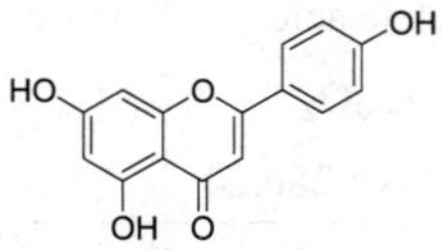 芹菜素 Apigenin		

表 1-4-13b 木蝴蝶其他主要化学成分[44~46]

中文名	中文名
黄芩苷元-7-*O*-*β*-D-龙胆二糖苷	白杨素-7-*O*-*β*-D-龙胆二糖苷
丁化羟基甲苯	反-1-(2′-羟乙基)环己烷-1,4-二醇
3,7,3′,5′-四甲氧基-4-羟基黄烷	苯乙酮
二苯酮	邻苯二甲酸二异丁酯

木鳖子

Mubiezi

MOMORDICAE SEMEN

【化学成分】

表 1-4-14a 木鳖子主要化学成分[47~49]

中英文名、化学式及相对分子质量	结构图	中英文名、化学式及相对分子质量	结构图
栝楼仁二醇 Karounidiol $C_{30}H_{48}O_2$ Exact Mass: 440.37	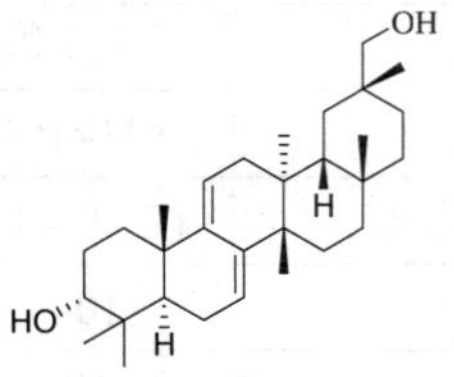 栝楼仁二醇 Karounidiol	异栝楼仁二醇 Isokarounidiol $C_{30}H_{48}O_2$ Exact Mass: 440.37	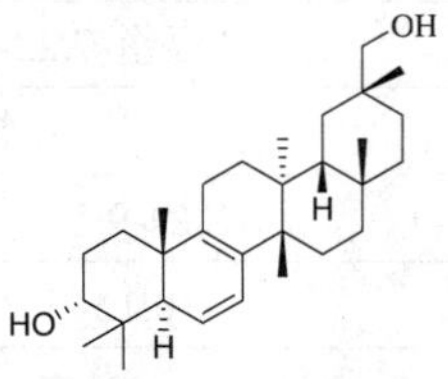 异栝楼仁二醇 Isokarounidiol
5-脱氢栝楼仁二醇 5-Dehydrokarounidiol $C_{30}H_{48}O_2$ Exact Mass: 440.37	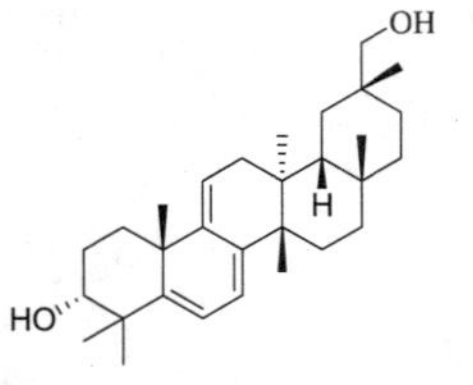 5-脱氢栝楼仁二醇 5-Dehydrokarounidiol	7-氧代二氢栝楼仁二醇 7-Oxodihydrokarou- nidiol $C_{30}H_{48}O_3$ Exact Mass: 456.36	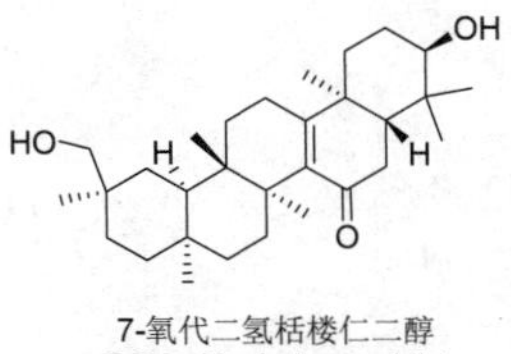 7-氧代二氢栝楼仁二醇 7-Oxodihydrokarounidiol

续表

中英文名、化学式及相对分子质量	结构图	中英文名、化学式及相对分子质量	结构图
β-谷甾醇 *β*-Sitosterol $C_{29}H_{50}O$ Exact Mass: 414.39	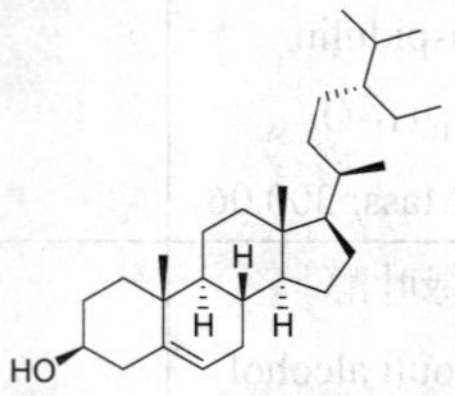 *β*-谷甾醇 *β*-Sitosterol	硬脂酸 Stearic acid $C_{18}H_{36}O_2$ Exact Mass: 284.27	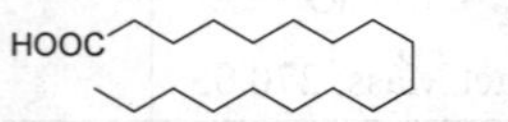 硬脂酸 Stearic acid
油酸 Oleic acid $C_{16}H_{32}O_2$ Exact Mass: 256.24	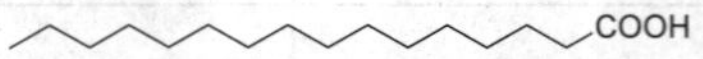 油酸 Oleic acid	亚油酸 Linoleic acid $C_{18}H_{32}O_2$ Exact Mass: 280.24	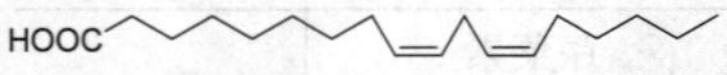 亚油酸 Linoleic acid
棕榈酸 Palmitic acid $C_{16}H_{32}O_2$ Exact Mass: 256.24	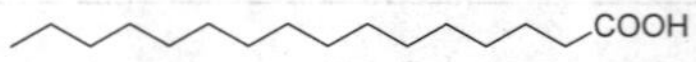 棕榈酸 Palmitic acid	十五烷酸 Pentadecanoic acid $C_{15}H_{30}O_2$ Exact Mass: 242.22	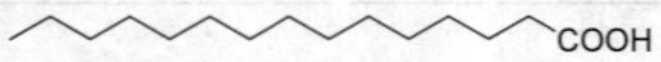 十五烷酸 Pentadecanoic acid
十七烷酸 Heptadecanoic acid $C_{17}H_{34}O_2$ Exact Mass: 270.26	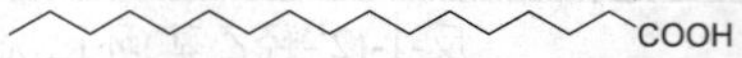 十七烷酸 Heptadecanoic acid	十八烷酸 Octadecanoic acid $C_{18}H_{36}O_2$ Exact Mass: 284.27	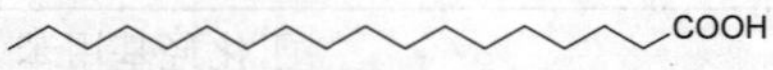 十八烷酸 Octadecanoic acid
十九烷酸 Noadecanoic acid $C_{19}H_{38}O_2$ Exact Mass: 298.29	 十九烷酸 Noadecanoic acid	二十碳烷酸 Eicosanoic acid $C_{20}H_{40}O_2$ Exact Mass: 312.30	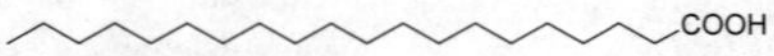 二十碳烷酸 Eicosanoic acid
二十二烷酸 Docosanoic acid $C_{22}H_{44}O_2$ Exact Mass: 340.33	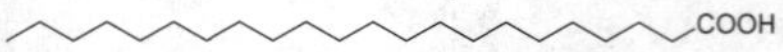 二十二烷酸 Docosanoic acid		

表 1-4-14b 木鳖子其他主要化学成分[47~49]

中文名	中文名
豆甾-7,22-二烯-3*β*-醇	豆甾-7-烯-3*β*-醇
α-桐酸	11-十六碳烯酸
(*Z*,*Z*)-9,12-十八碳二烯酸	(*Z*)-13-十八碳烯酸
10,13-十八碳二烯酸	10-十九烯酸
11-二十碳烯酸	2-乙基-环丙烷辛酸

五加皮
Wujiapi
ACANTHOPANACIS CORTEX

【化学成分】

表 1-4-15　五加皮主要化学成分[50]

中英文名、化学式及相对分子质量	结构图	中英文名、化学式及相对分子质量	结构图
丁香苷 Syringin $C_{17}H_{24}O_9$ Exact Mass: 372.14	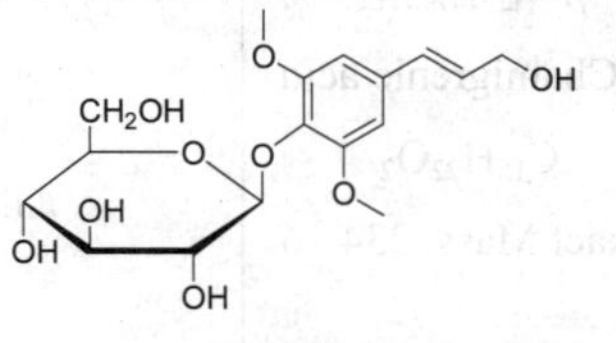 丁香苷　Syringin	*β*-谷甾醇 *β*-Sitosterol $C_{29}H_{50}O$ Exact Mass: 414.39	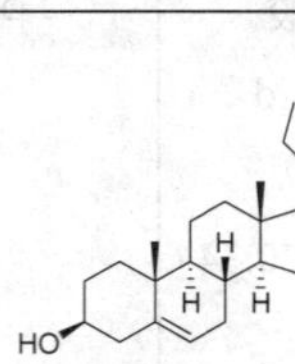 *β*-谷甾醇 *β*-Sitosterol
硬脂酸 Stearic acid $C_{18}H_{36}O_2$ Exact Mass: 284.27	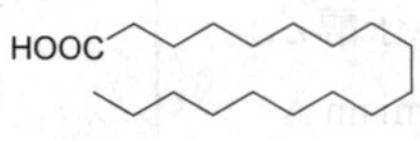 硬脂酸　Stearic acid	棕榈酸 Palmitic acid $C_{16}H_{32}O_2$ Exact Mass: 256.24	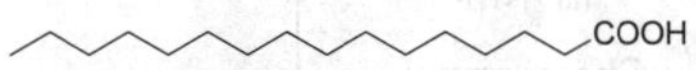 棕榈酸　Palmitic acid
亚麻酸 Linolenic acid $C_{18}H_{30}O_2$ Exact Mass: 278.22	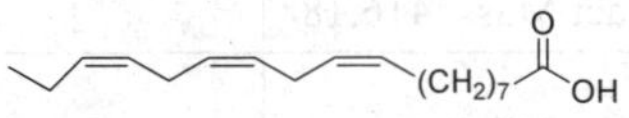 亚麻酸　Linolenic acid	维生素 A Vitamin A $C_{20}H_{30}O$ Exact Mass: 286.23	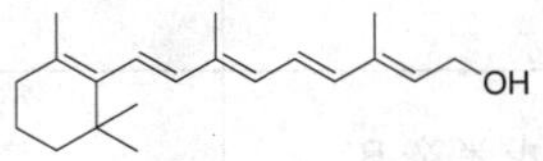 维生素 A　Vitamin A
维生素 B_1 Vitamin B_1 $C_{12}H_{17}N_4OS^+Cl^-$ Exact Mass: 300.08	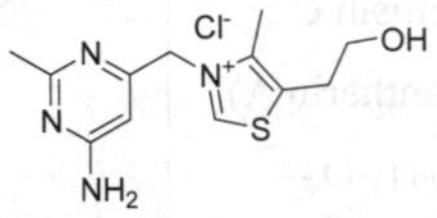 维生素B_1 Vitamin B_1		

除以上化学成分外，五加皮还含有苯丙烯酸糖苷、16*α*-羟基-1-贝壳松烷-19-酸、本考利烯酸、*d*-芝麻酸、4-甲基水杨醛等。

五味子
Wuweizi
SCHISANDRAE CHINENSIS FRUCTUS

【化学成分】

表 1-4-16a　五味子主要化学成分[51～54]

中英文名、化学式及相对分子质量	结构图	中英文名、化学式及相对分子质量	结构图
甘五酸 Ganwuweizic acid $C_{30}H_{46}O_3$ Exact Mass: 454.34	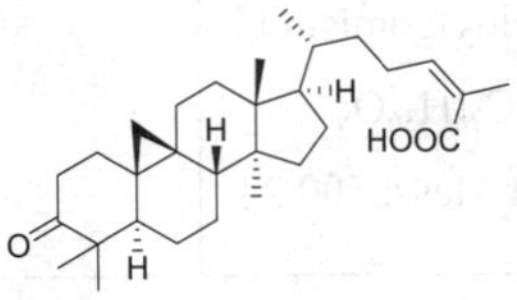 甘五酸　Ganwuweizic acid	内消旋二氢愈疮木酸 Meso-dihydroguaiaretic acid $C_{20}H_{26}O_4$ Exact Mass: 330.18	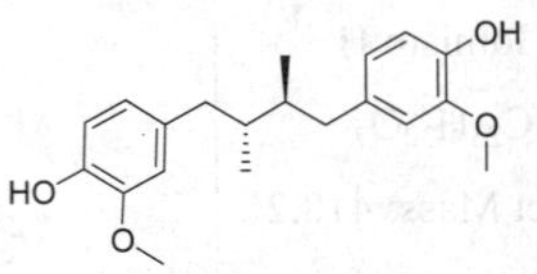 内消旋二氢愈疮木酸 Meso-dihydroguaiaretic acid

续表

中英文名、化学式及相对分子质量	结构图	中英文名、化学式及相对分子质量	结构图
南五味子灵 Kadsurarin $C_{30}H_{36}O_{11}$ Exact Mass: 572.23	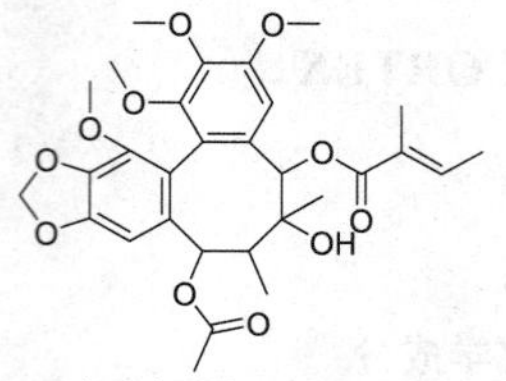 南五味子灵 Kadsurarin	Nigranoic acid $C_{30}H_{46}O_4$ Exact Mass: 470.34	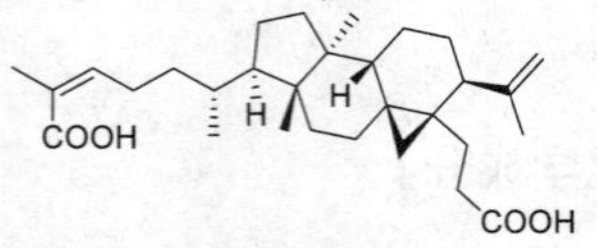 Nigranoic acid
南五味子酸 Kadsuric acid $C_{30}H_{46}O_4$ Exact Mass: 470.34	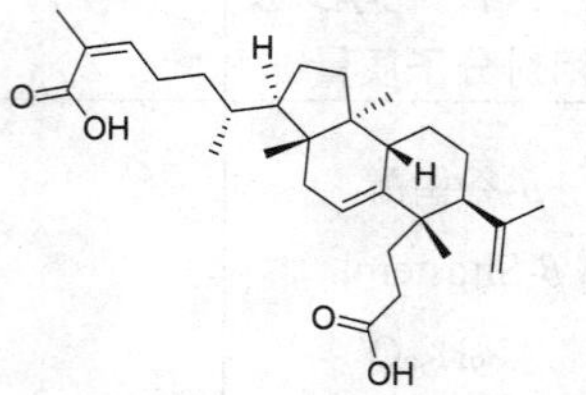 南五味子酸 Kadsuric acid	*β*-花柏烯酸 *β*-Chamigrenic acid $C_{15}H_{22}O_2$ Exact Mass: 234.16	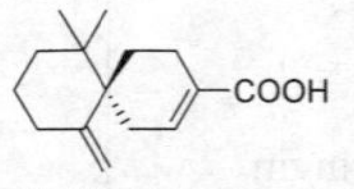 *β*-花柏烯酸 *β*-Chamigrenic acid
恰米醛 Chamigrenal $C_{15}H_{22}O$ Exact Mass: 218.17	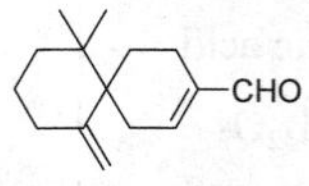 恰米醛 Chamigrenal	戈米辛 A (五味子醇乙) Gomisin A (Schisandrol B) $C_{23}H_{28}O_7$ Exact Mass: 416.18	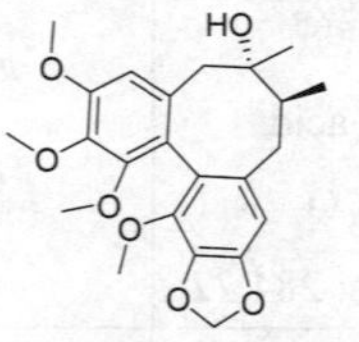 戈米辛 A(五味子醇乙) Gomisin A (Schisandrol B)
戈米辛 B (五味子酯乙) Gomisin B (Schisantherin B) $C_{28}H_{34}O_9$ Exact Mass: 514.22	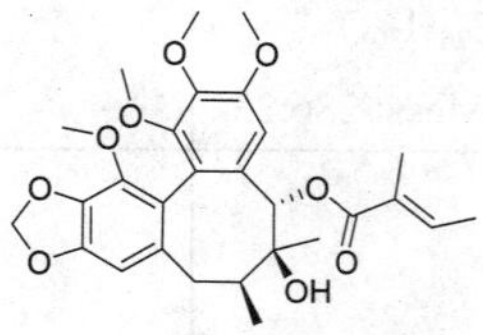 戈米辛 B(五味子酯乙) Gomisin B (Schisantherin B)	戈米辛 C (五味子酯甲) Gomisin C (Schisantherin A) $C_{30}H_{32}O_9$ Exact Mass: 536.2	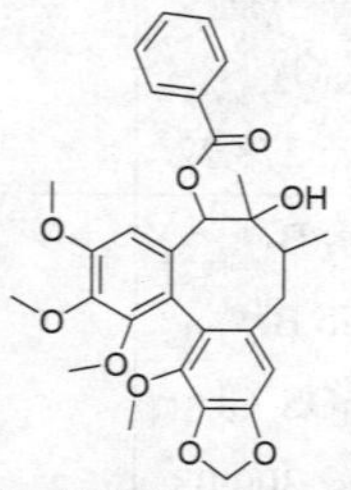 戈米辛 C(五味子酯甲) Gomisin C (Schisantherin A)
戈米辛 D Gomisin D $C_{28}H_{34}O_{10}$ Exact Mass: 530.22	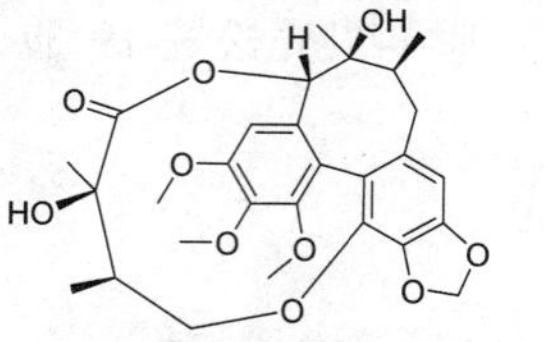 戈米辛 D Gomisin D	戈米辛 E Gomisin E $C_{28}H_{34}O_9$ Exact Mass: 514.22	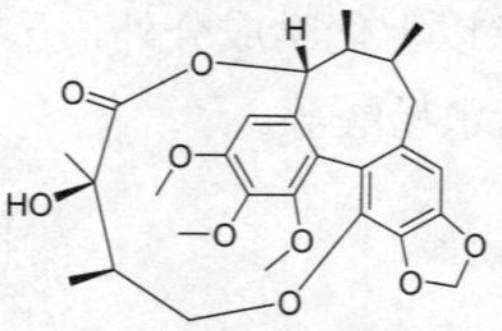 戈米辛 E Gomisin E
戈米辛 F Gomisin F $C_{28}H_{34}O_9$ Exact Mass: 514.22	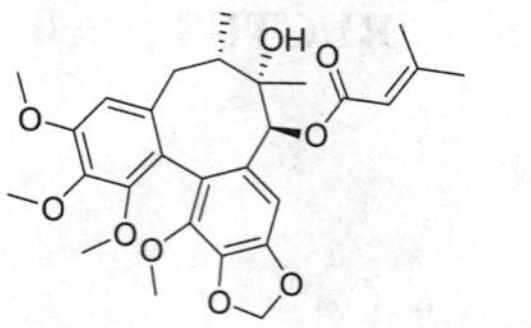 戈米辛 F Gomisin F	戈米辛 G Gomisin G $C_{30}H_{32}O_9$ Exact Mass: 536.2	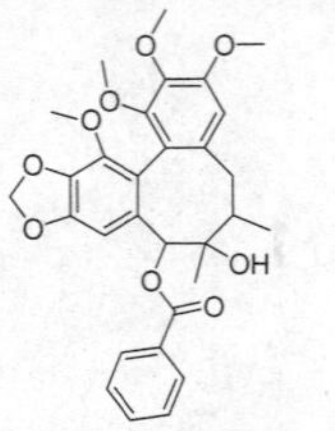 戈米辛 G Gomisin G
戈米辛 H Gomisin H $C_{23}H_{30}O_7$ Exact Mass: 418.2	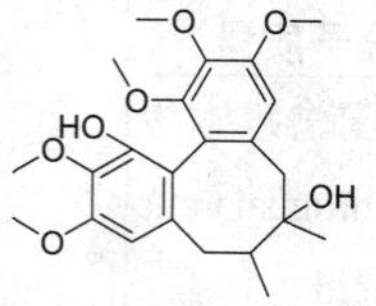 戈米辛 H Gomisin H	当归酰戈米辛 H Angeloylgomisin H $C_{28}H_{36}O_8$ Exact Mass: 500.24	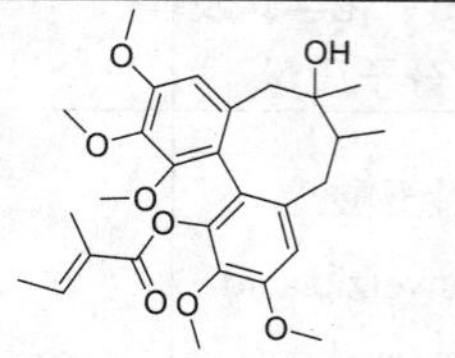 当归酰戈米辛 H Angeloylgomisin H

续表

中英文名、化学式及相对分子质量	结构图	中英文名、化学式及相对分子质量	结构图
巴豆酰戈米辛 H Tigloylgomisin H $C_{28}H_{36}O_8$ Exact Mass: 500.24	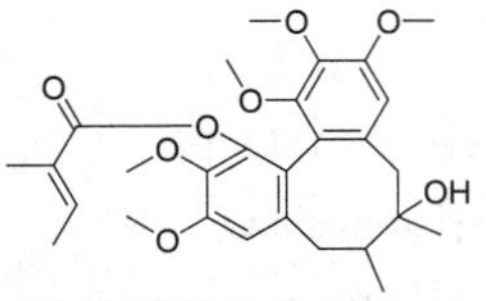 巴豆酰戈米辛 H Tigloylgomisin H	苯甲酰戈米辛 H Benzoylgomisin H $C_{30}H_{34}O_8$ Exact Mass: 522.23	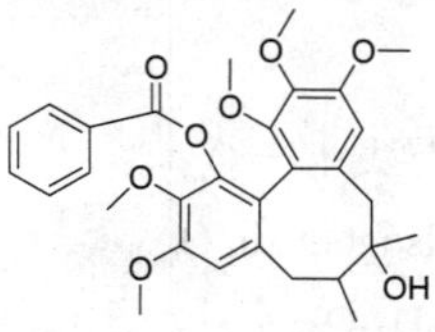 苯甲酰戈米辛 H Benzoylgomisin H
戈米辛 J Gomisin J $C_{22}H_{28}O_6$ Exact Mass: 388.19	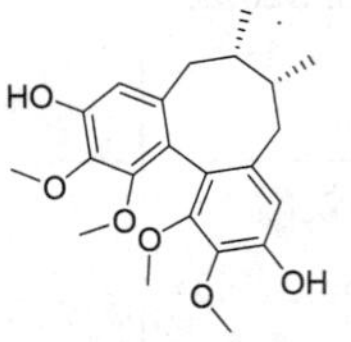 戈米辛 J Gomisin J	(−)-戈米辛 K_1 (−)-Gomisin K_1 $C_{23}H_{30}O_6$ Exact Mass: 402.2	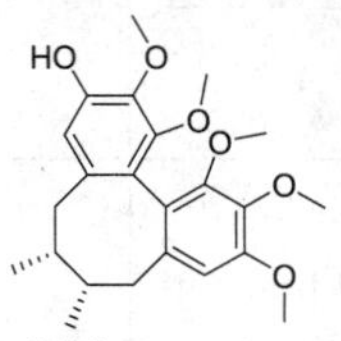 (−)-戈米辛 K_1 (−)-Gomisin K_1
戈米辛 K_2 Gomisin K_2 $C_{23}H_{30}O_6$ Exact Mass: 402.2	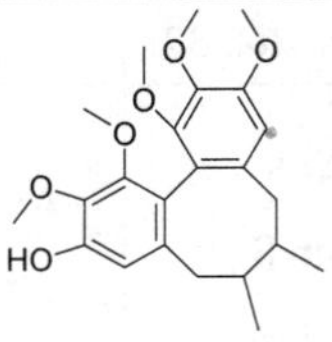 戈米辛 K_2 Gomisin K_2	(−)-戈米辛 L_1 (−)-Gomisin L_1 $C_{22}H_{26}O_6$ Exact Mass: 386.17	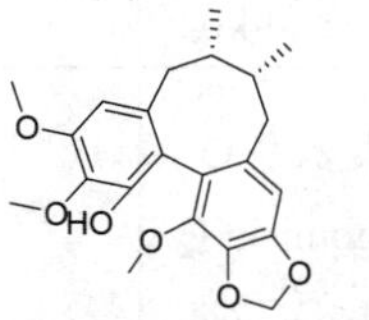 (−)-戈米辛 L_1 (−)-Gomisin L_1
(−)-戈米辛 L_2 (−)-Gomisin L_2 $C_{22}H_{26}O_6$ Exact Mass: 386.17	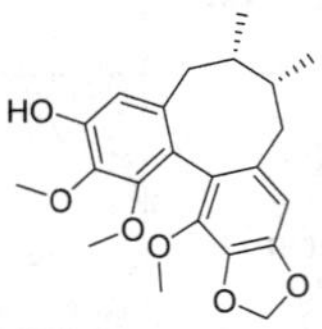 (−)-戈米辛 L_2 (−)-Gomisin L_2	(±)-戈米辛 M_1 (±)-Gomisin M_1 $C_{22}H_{26}O_6$ Exact Mass: 386.17	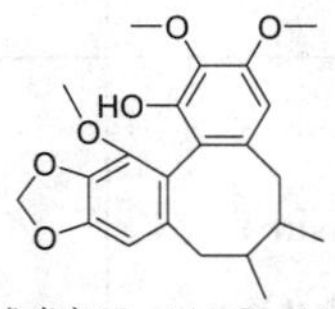 (±)-戈米辛 M_1 (±)-Gomisin M_1
(±)-戈米辛 M_2 (±)-Gomisin M_2 $C_{22}H_{26}O_6$ Exact Mass: 386.17	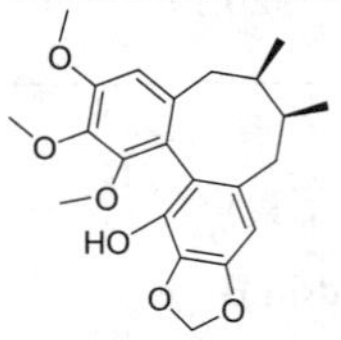 (±)-戈米辛 M_2 (±)-Gomisin M_2	戈米辛 N Gomisin N $C_{23}H_{28}O_6$ Exact Mass: 400.19	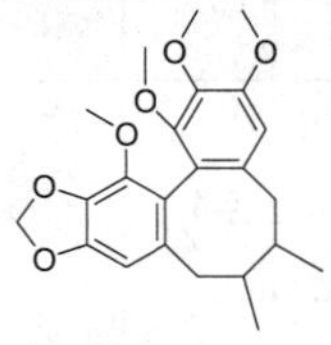 戈米辛 N Gomisin N
戈米辛 O Gomisin O $C_{23}H_{28}O_7$ Exact Mass: 416.18	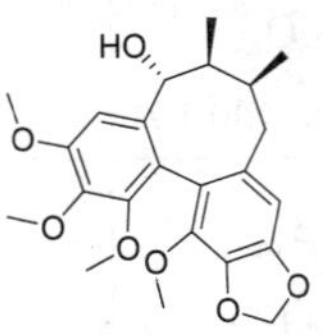 戈米辛 O Gomisin O	表戈米辛 O Epigomisin O $C_{23}H_{28}O_7$ Exact Mass: 416.18	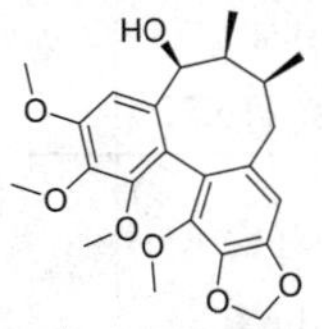 表戈米辛 O Epigomisin O
6-*O*-苯甲酰戈米辛 O 6-*O*-Benzoylgomisin O $C_{30}H_{32}O_8$ Exact Mass: 520.21	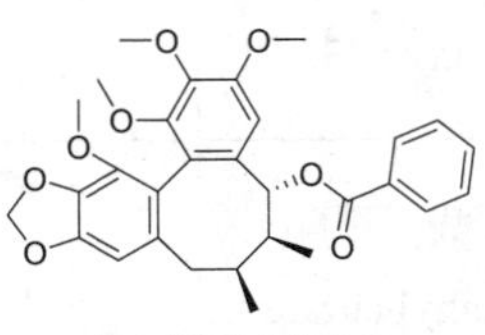 6-*O*-苯甲酰戈米辛 O 6-*O*-Benzoylgomisin O	当归酰戈米辛 O Angeloylgomisin O $C_{28}H_{34}O_8$ Exact Mass: 498.23	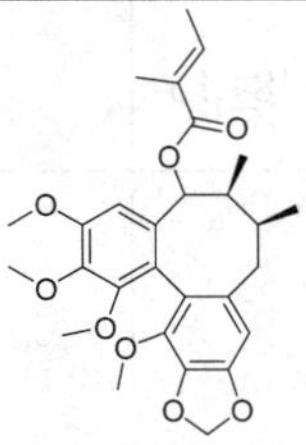 当归酰戈米辛 O Angeloylgomisin O
巴豆酰戈米辛 P Tigloylgomisin P $C_{28}H_{34}O_9$ Exact Mass: 514.22	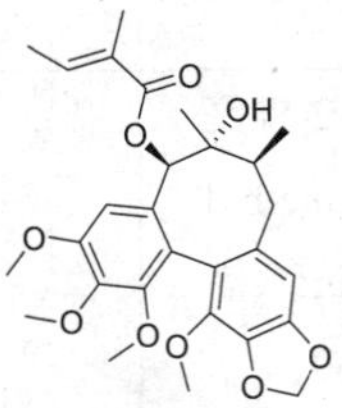 巴豆酰戈米辛 P Tigloylgomisin P	当归酰戈米辛 P Angeloylgomisin P $C_{28}H_{34}O_9$ Exact Mass: 514.22	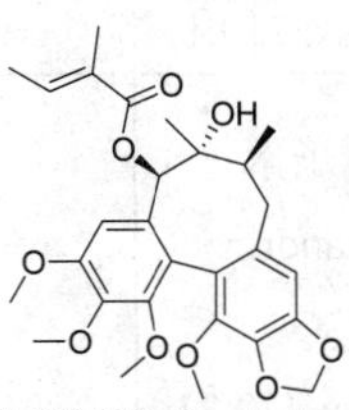 当归酰戈米辛 P Angeloylgomisin P

续表

中英文名、化学式及相对分子质量	结构图	中英文名、化学式及相对分子质量	结构图
当归酰异戈米辛 O Angeloylisogomisin O $C_{28}H_{34}O_8$ Exact Mass: 498.23	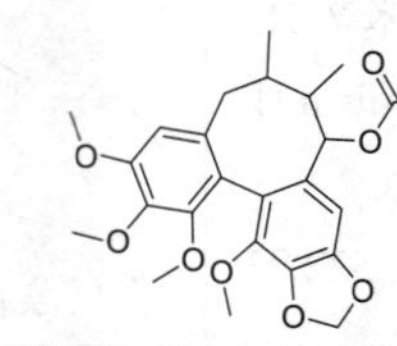 当归酰异戈米辛 O Angeloylisogomisin O	苯甲酰异戈米辛 O Benzoyl isogomisin O $C_{30}H_{32}O_8$ Exact Mass: 520.21	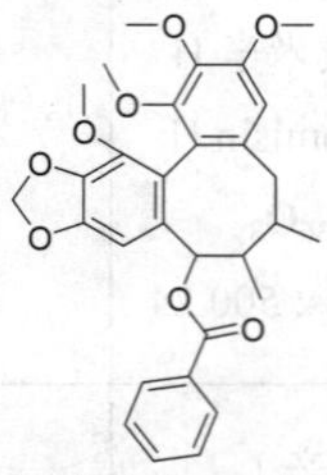 苯甲酰异戈米辛 O　Benzoyl isogomisin O
富马酸单乙酯 Mono-ethyl fumarate $C_6H_8O_4$ Exact Mass: 144.04	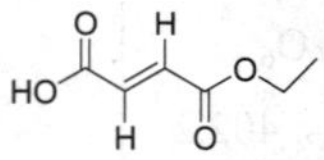 富马酸单乙酯 Mono-ethyl fumarate	二十四烷酸 Tetracosanoic acid $C_{24}H_{48}O_2$ Exact Mass: 368.37	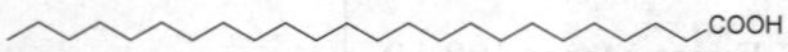 二十四烷酸　Tetracosanoic acid
当归酰戈米辛 Q Angeloylgomisin Q $C_{29}H_{38}O_9$ Exact Mass: 530.25	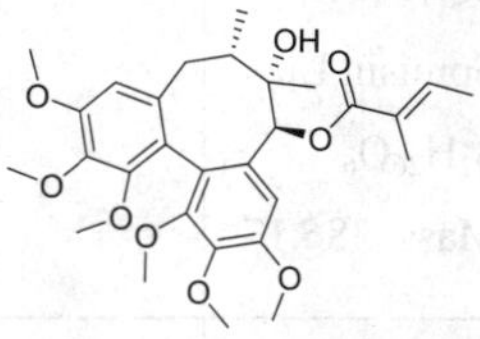 当归酰戈米辛 Q　Angeloylgomisin Q	戈米辛 S Gomisin S $C_{23}H_{30}O_7$ Exact Mass: 418.2	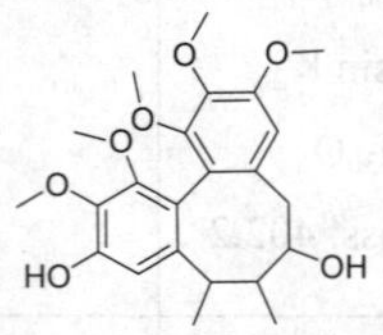 戈米辛 S　Gomisin S
戈米辛 T Gomisin T $C_{23}H_{30}O_7$ Exact Mass: 418.2	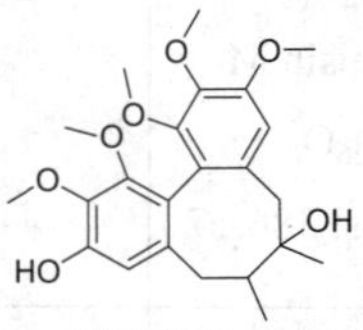 戈米辛 T　Gomisin T	五味子酯丁 Schisantherin D $C_{29}H_{28}O_9$ Exact Mass: 520.17	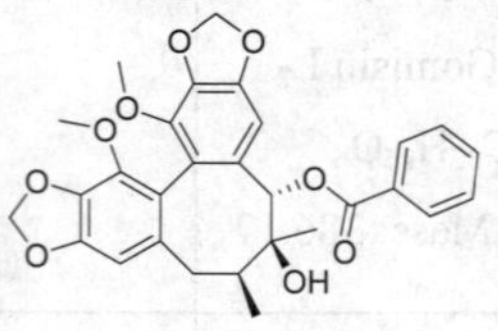 五味子酯丁　Schisantherin D
五味子甲素 (去氧五味子素) Schizandrin A (Deoxyschizandrin) $C_{24}H_{32}O_6$ Exact Mass: 416.22	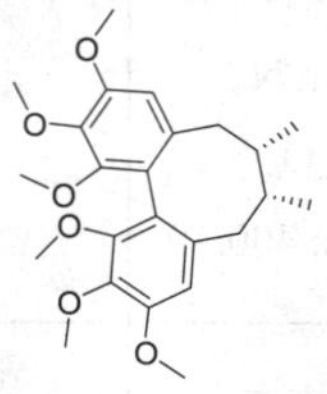 五味子甲素 (去氧五味子素) Schizandrin A (Deoxyschizandrin)	五味子乙素 (γ-五味子素) Schisandrin B (γ-Schisandrin) $C_{23}H_{28}O_6$ Exact Mass: 400.19	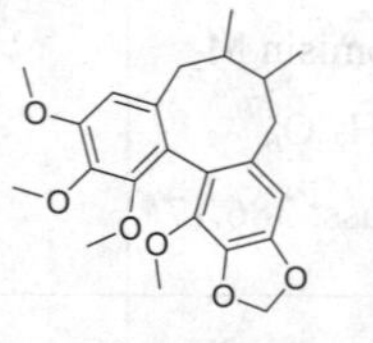 五味子乙素 (γ-五味子素) Schisandrin B (γ-Schisandrin)
五味子丙素 Schizandin C $C_{22}H_{24}O_6$ Exact Mass: 384.16	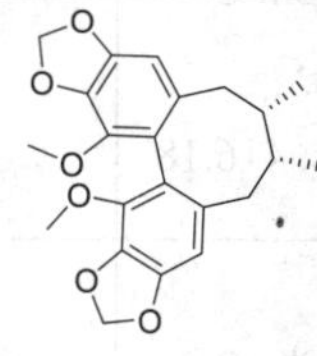 五味子丙素　Schizandin C	五味子素 Schisandrin $C_{24}H_{32}O_7$ Exact Mass: 432.21	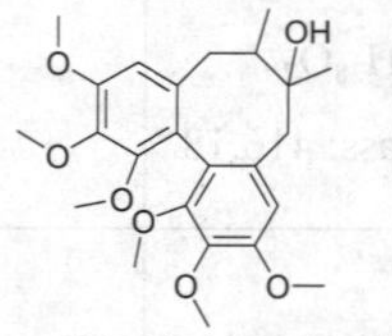 五味子素　Schisandrin
N-苯基-2-萘胺 *N*-Phenyl-2-naphthylamine $C_{16}H_{13}N$ Exact Mass: 219.1	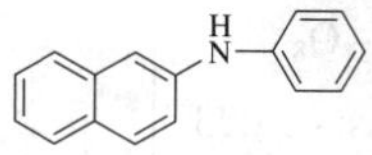 *N*-苯基-2-萘胺 *N*-Phenyl-2-naphthylamine	柠檬酸三甲酯 Trimethyl citrate $C_9H_{14}O_7$ Exact Mass: 234.07	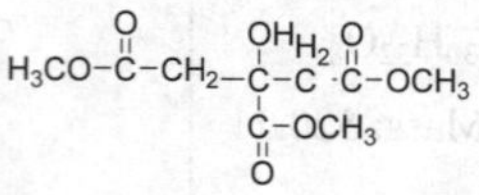 柠檬酸三甲酯　Trimethyl citrate
异五味子素 Isoschizandrin $C_{24}H_{32}O_7$ Exact Mass: 432.21	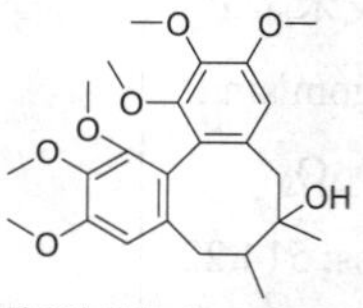 异五味子素　Isoschizandrin	5-羟甲基-2-糠醛 5-Hydroxymethyl-2-furfural $C_6H_6O_3$ Exact Mass: 126.03	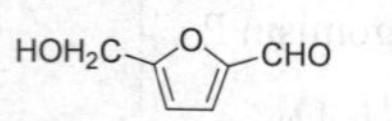 5-羟甲基-2-糠醛 5-Hydroxymethyl-2-furfural

续表

中英文名、化学式及相对分子质量	结构图	中英文名、化学式及相对分子质量	结构图
胡萝卜苷 Daucosterol $C_{35}H_{60}O_6$ Exact Mass: 576.44	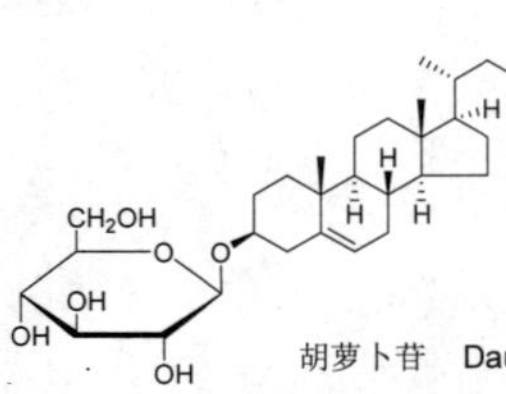 胡萝卜苷 Daucosterol	*β*-谷甾醇 *β*-Sitosterol $C_{29}H_{50}O$ Exact Mass: 414.39	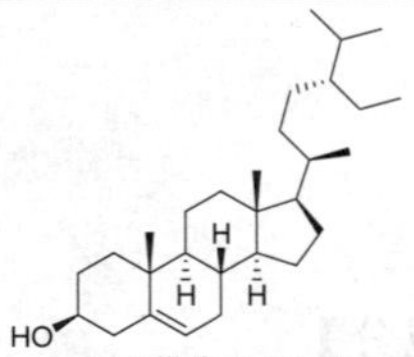 *β*-谷甾醇 *β*-Sitosterol
3-羟甲基-2-糠醛 3-Hydroxymethyl-2-furfural $C_6H_6O_3$ Exact Mass: 126.03	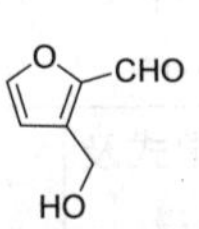 3-羟甲基-2-糠醛 3-Hydroxymethyl-2-furfural	琥珀酸(丁二酸) Succinic acid $C_4H_6O_4$ Exact Mass: 118.03	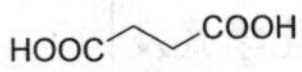 琥珀酸(丁二酸) Succinic acid
2-羟基-丁二酸 2-Hydroxy-succinic acid $C_4H_6O_5$ Exact Mass: 134.02	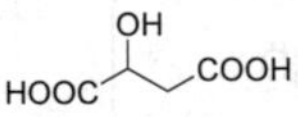 2-羟基-丁二酸 2-Hydroxy-succinic acid	肉豆蔻酸(十四烷酸) Myristic acid $C_{14}H_{28}O_2$ Exact Mass: 228.21	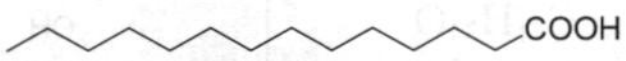 肉豆蔻酸(十四烷酸) Myristic acid
3-羟基-4-甲氧基-苯甲酸甲酯 Methyl-3-hydroxy-4-methoxybenzoate $C_9H_{10}O_4$ Exact Mass: 182.06	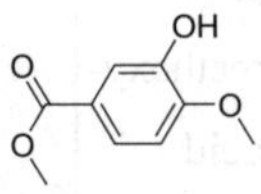 3-羟基-4-甲氧基-苯甲酸甲酯 Methyl-3-hydroxy-4-methoxybenzoate	3,4-二甲氧基苯甲酸甲酯 Methyl 3,4-dimethoxybenzoate $C_{10}H_{12}O_4$ Exact Mass: 196.07	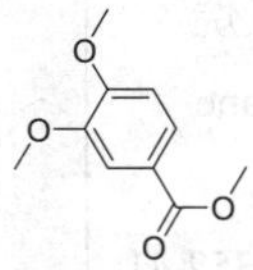 3,4-二甲氧基苯甲酸甲酯 Methyl 3,4-dimethoxybenzoate

表 1-4-16b 五味子其他主要化学成分[51~54]

中文名	中文名
2-羟基-丙基三羧酸-2-乙酯	2-羟基-丙基三羧酸-1-乙酯
2-羟基-丙基三羧酸-2,3-二甲酯-1-乙酯	2-羟基-丙基三羧酸-1,3-二甲酯-2-乙酯
4-(3′-甲氧基-4′-羟基-苯基)-2-丁酮-4′-*O*-*β*-D-吡喃葡萄糖苷	2-异丙基-5-甲基-1,4-苯二酚-1-*O*-*β*-D-吡喃葡萄糖苷
2-甲基-5-异丙基-1,4-苯二酚-1-*O*-*β*-D-吡喃葡萄糖苷	

【分析方法】

1 高效液相色谱法测定五味子中 4 种木脂素类成分的含量[55]

1.1 仪器

Varian ProStar 高效液相色谱仪，配有二极管阵列检测器。

1.2 色谱条件

色谱柱：Varian Microsorb-MV 100-5 C_{18} 柱(150mm×4.6mm，5μm)；流动相：A 相为 0.1%磷酸水，B 相为乙腈；梯度洗脱：0min 40% B，32min 80% B，每两次分析之间用 95% B 冲洗色谱柱 5min 和用 40% B 平衡色谱柱 7min；流速 1.0mL/min；检测波长 210nm；柱温 35℃。

1.3 对照品溶液的制备

称取五味子醇甲、五味子醇乙、去氧五味子素和γ-五味子素对照品，用适量甲醇溶解。

1.4 供试品溶液的制备

称取药材粉末 205g，用 200mL 甲醇索氏回流提取 4h，滤过，滤液用甲醇定容至 250mL，即得。

五倍子

Wubeizi
GALLA CHINENSIS

【化学成分】

表 1-4-17 五倍子主要化学成分[56, 57]

中英文名、化学式及相对分子质量	结构图	中英文名、化学式及相对分子质量	结构图
白果酚 Ginkgol $C_{21}H_{34}O$ Exact Mass: 302.26	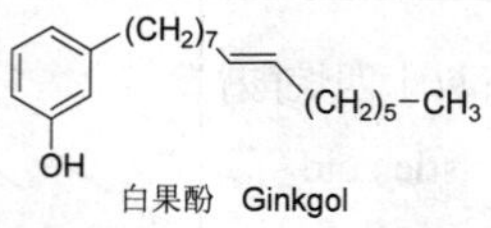 白果酚 Ginkgol	*β*-谷甾醇 *β*-Sitosterol $C_{29}H_{50}O$ Exact Mass: 414.39	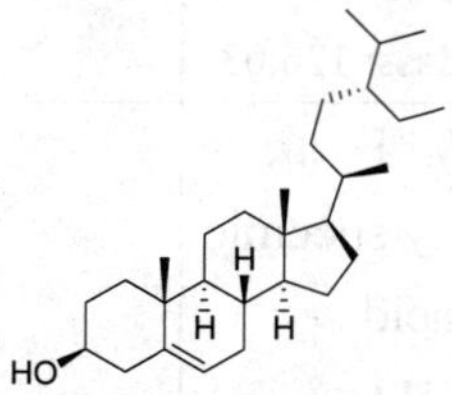 *β*-谷甾醇 *β*-Sitosterol
正二十五烷 Pentacosane $C_{25}H_{52}$ Exact Mass: 352.41	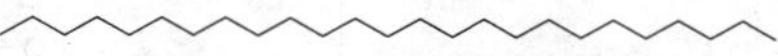 正二十五烷 Pentacosane	3-甲氧基-4-羟基-苯甲酸 4-Hydroxy-3-methoxy-benzoic acid $C_8H_8O_4$ Exact Mass: 168.04	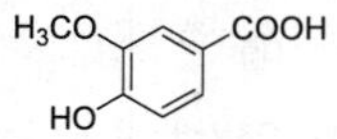 3-甲氧基-4-羟基-苯甲酸 4-Hydroxy-3-methoxy-benzoic acid
棕榈酸 Plamitic acid $C_{16}H_{32}O_2$ Exact Mass: 256.24	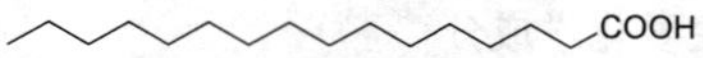 棕榈酸 Palmitic acid	月桂酸 Lauric acid $C_{12}H_{24}O_2$ Exact Mass: 200.18	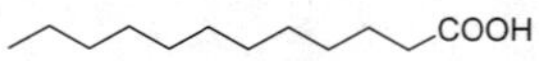 月桂酸 Lauric acid
肉豆蔻酸 Myristic acid $C_{14}H_{28}O_2$ Exact Mass: 228.21	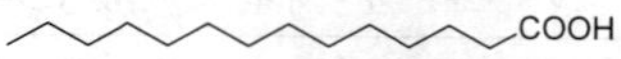 肉豆蔻酸(十四烷酸) Myristic acid	没食子酸 Gallic acid $C_7H_6O_5$ Exact Mass: 170.02	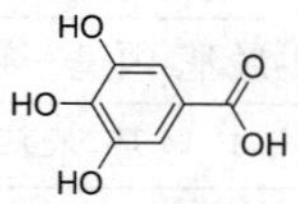 没食子酸 Gallic acid
癸酸 Decoic acid $C_{10}H_{20}O_2$ Exact Mass: 172.15	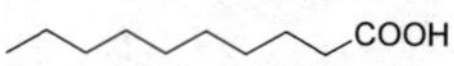 癸酸 Decoic acid	硬脂酸 Stearic acid $C_{18}H_{36}O_2$ Exact Mass: 284.27	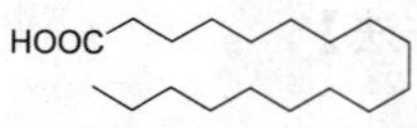 硬脂酸 Stearic acid
亚油酸 Linoleic acid $C_{18}H_{32}O_2$ Exact Mass: 280.24	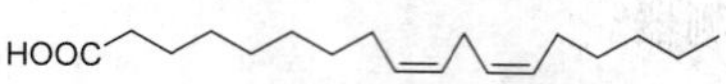 亚油酸 Linoleic acid	亚麻酸 Linolenic acid $C_{18}H_{30}O_2$ Exact Mass: 278.22	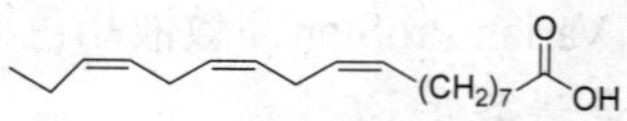 亚麻酸 Linolenic acid

除以上化学成分外，五倍子还含有棕榈酸-1,3-二甘油酯、2-羟基-6-十五烷基苯甲酸等。

太子参

Taizishen

PSEUDOSTELLARIAE RADIX

【化学成分】

表 1-4-18a 太子参主要化学成分[58~62]

中英文名、化学式及相对分子质量	结构图	中英文名、化学式及相对分子质量	结构图
金合欢素 Acacetin $C_{16}H_{12}O_5$ Exact Mass: 284.07	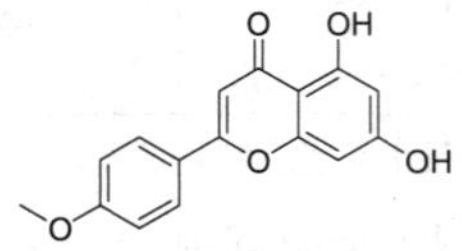 金合欢素 Acacetin	刺槐苷 Acaciin $C_{28}H_{32}O_{14}$ Exact Mass: 592.18	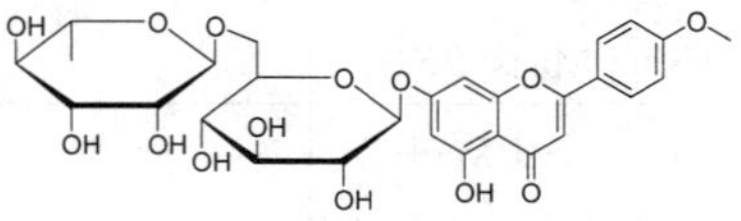 刺槐苷 Acaciin
木犀草素 Luteolin $C_{15}H_{10}O_6$ Exact Mass: 286.05	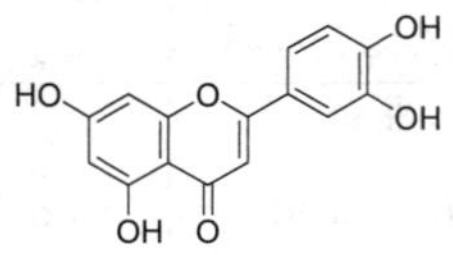 木犀草素 Luteolin	太子参环肽 A Heterophyllin A $C_{37}H_{57}N_7O_8$ Exact Mass: 727.43	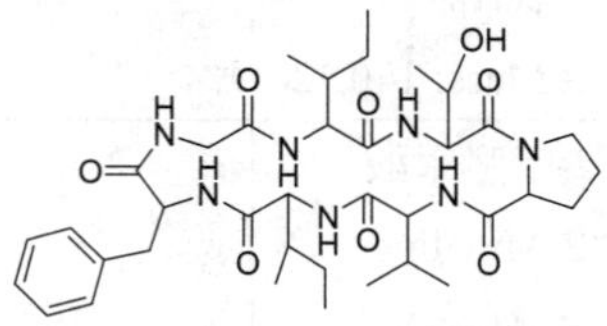 太子参环肽 A Heterophyllin A
太子参环肽 B Heterophyllin B $C_{40}H_{58}N_8O_8$ Exact Mass: 778.44	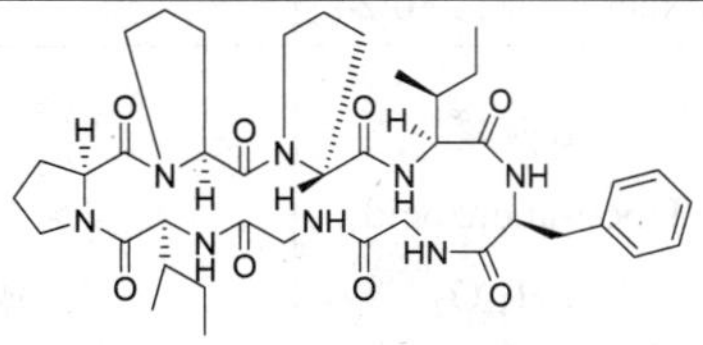 太子参环肽 B Heterophyllin B	太子参环肽 C Heterophyllin C $C_{36}H_{61}N_7O_7$ Exact Mass: 703.46	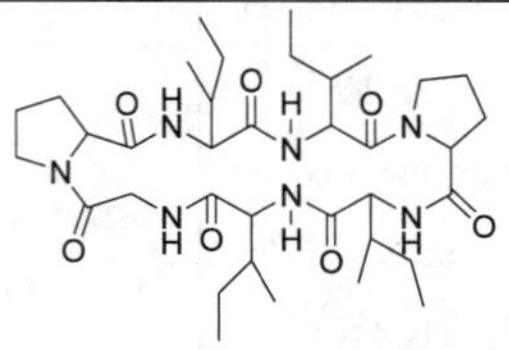 太子参环肽 C Heterophyllin C
α-槐糖 α-Kojibiose $C_{12}H_{22}O_{11}$ Exact Mass: 342.12	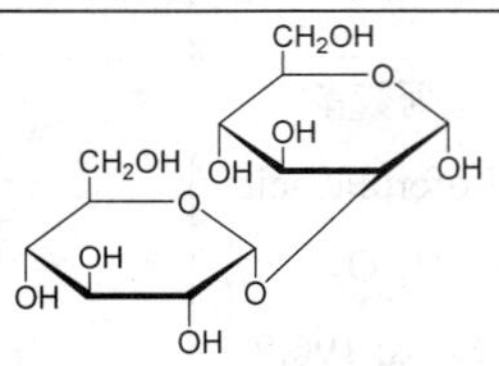 α-槐糖 α-Kojibiose	异丁香油酚 Isoeugenol $C_{10}H_{12}O_2$ Exact Mass: 164.08	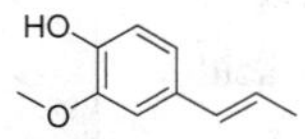 异丁香油酚 Isoeugenol
鲨烯 Squalene $C_{30}H_{50}$ Exact Mass: 410.39	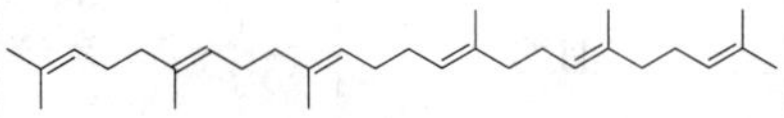 鲨烯 Squalene	β-谷甾醇 β-Sitosterol $C_{29}H_{50}O$ Exact Mass: 414.39	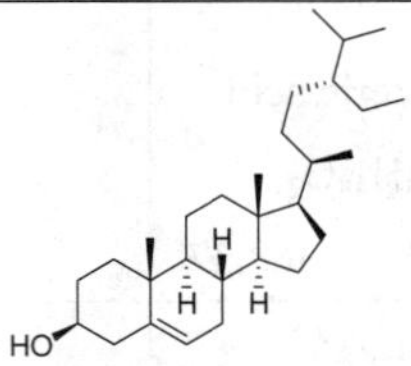 β-谷甾醇 β-Sitosterol
胡萝卜苷 Daucosterol $C_{35}H_{60}O_6$ Exact Mass: 576.44	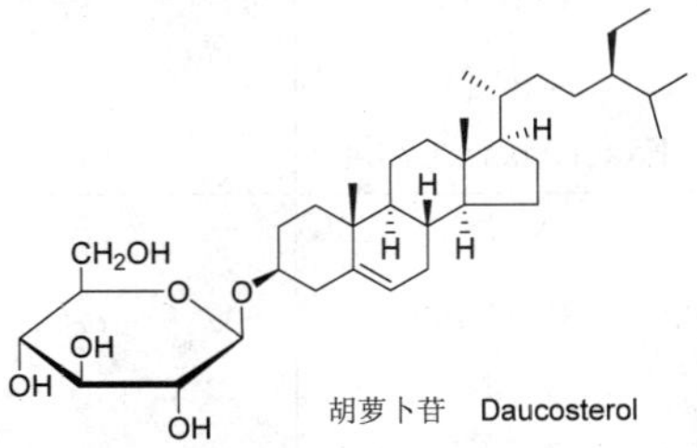 胡萝卜苷 Daucosterol	蒲公英萜醇 Taraxerol $C_{30}H_{50}O$ Exact Mass: 426.39	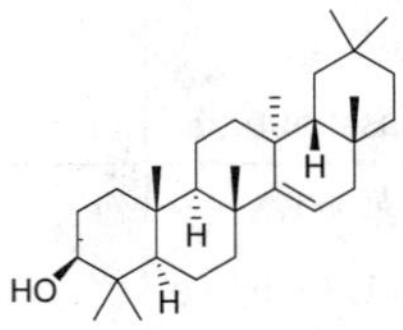 蒲公英萜醇 Taraxerol
乌苏酸 Ursolic acid $C_{30}H_{48}O_3$ Exact Mass: 456.36	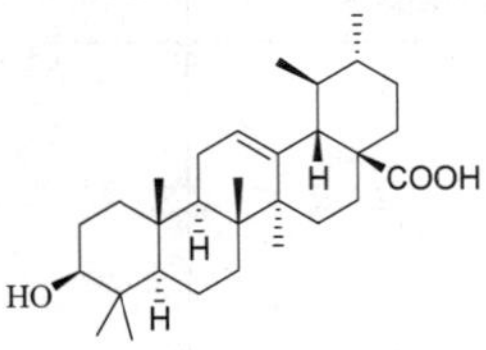 乌苏酸 Ursolic acid	葡萄糖 Glucose $C_6H_{12}O_6$ Exact Mass: 180.06	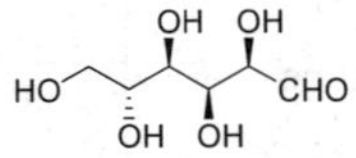 葡萄糖 Glucose

续表

中英文名、化学式及相对分子质量	结构图	中英文名、化学式及相对分子质量	结构图
糠醇 Furfuryl alcohol $C_5H_6O_2$ Exact Mass: 98.04	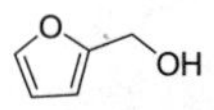 糠醇 Furfuryl alcohol	蔗糖 Sucrose $C_{12}H_{22}O_{11}$ Exact Mass: 342.12	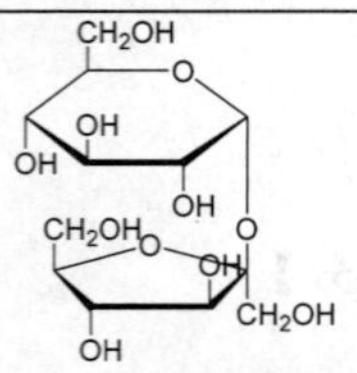 蔗糖 Sucrose
糠醛 Furfural $C_5H_4O_2$ Exact Mass: 96.02	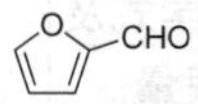 糠醛 Furfural	2-丙基-癸烷-1-醇 2-Propyldecan-1-ol $C_{13}H_{28}O$ Exact Mass: 200.21	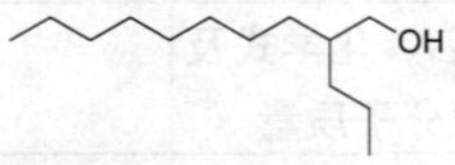 2-丙基-癸烷-1-醇 2-Propyldecan-1-ol
1,8-二烯-壬烷-4-醇 Nona-1,8-dien-4-ol $C_9H_{16}O$ Exact Mass: 140.12	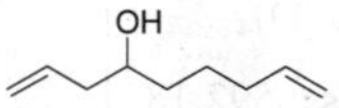 1,8-二烯-壬烷-4-醇 Nona-1,8-dien-4-ol	8-甲基-二十六烷醇-1 8-Methyl-hexacosanol-1 $C_{27}H_{56}O$ Exact Mass: 396.43	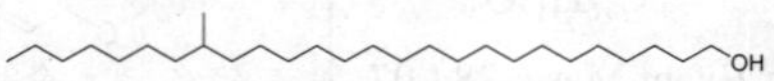 8-甲基-二十六烷醇-1 8-Methyl-hexacosanol-1
2-吡咯甲酸 2-Minaline $C_5H_5NO_2$ Exact Mass: 111.03	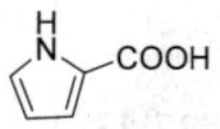 2-吡咯甲酸 2-Minaline	亚油酸 Linoleic acid $C_{18}H_{32}O_2$ Exact Mass: 280.24	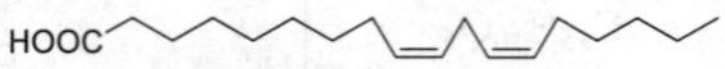 亚油酸 Linoleic acid
十八碳酸 Octadeca-carboxylic acid $C_{18}H_{36}O_2$ Exact Mass: 284.27	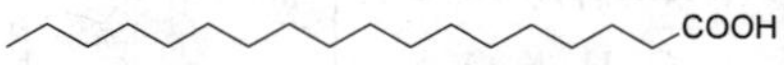 十八碳酸 Octadeca-carboxylic acid	山嵛酸 Docosanoic acid $C_{22}H_{44}O_2$ Exact Mass: 340.33	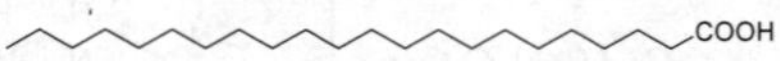 山嵛酸 Docosanoic acid
棕榈酸 Palmitic acid $C_{16}H_{32}O_2$ Exact Mass: 256.24	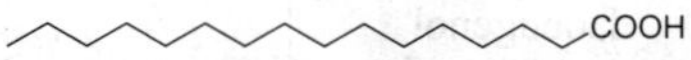 棕榈酸 Palmitic acid	二氢阿魏酸 Dihydroferulic acid $C_{10}H_{12}O_4$ Exact Mass: 196.07	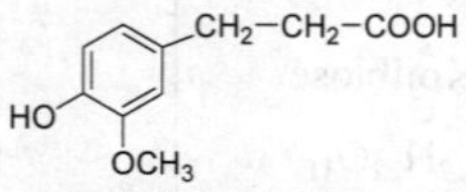 二氢阿魏酸 Dihydroferulic acid
二十四碳酸 Lignoceric acid $C_{24}H_{48}O_2$ Exact Mass: 368.37	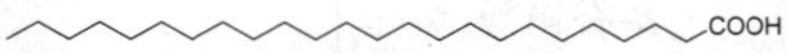 二十四碳酸 Lignoceric acid	琥珀酸 Succinic acid $C_4H_6O_4$ Exact Mass: 118.03	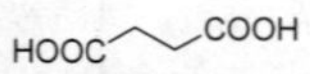 琥珀酸 Succinic acid
三十六烷 Hexatriacontane $C_{36}H_{74}$ Exact Mass: 506.58	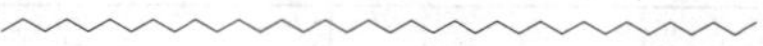 三十六烷 Hexatriacontane	吡咯 Pyrrole C_4H_5N Exact Mass: 67.04	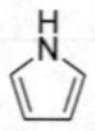 吡咯 Pyrrole
2-甲基吡咯 2-Methyl-1*H*-pyrrole C_5H_7N Exact Mass: 81.06	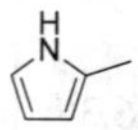 2-甲基吡咯 2-Methyl-1*H*-pyrrole	腺苷 Adenosine $C_{10}H_{13}N_5O_4$ Exact Mass: 267.1	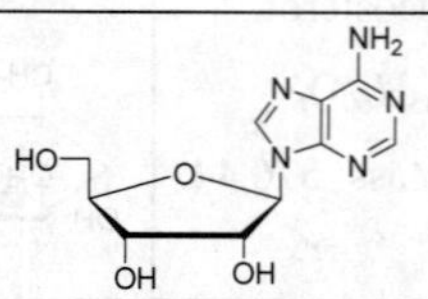 腺苷 Adenoside
尿苷 Uridine $C_9H_{12}N_2O_6$ Exact Mass: 244.07	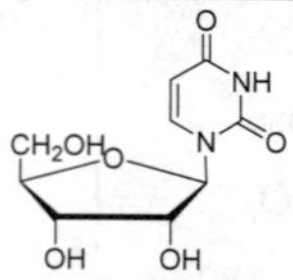 尿苷 Uridine		

表 1-4-18b 太子参其他主要化学成分[58~62]

中英文名	中英文名
太子参多糖 PHP-A	太子参多糖 PHP-B
太子参皂苷 A	尖叶丝石竹皂苷 D
乙醇-*α*-D-半乳糖苷	*β*-谷甾醇-3-*O*-*β*-D葡萄糖苷-6-棕榈酸酯
7-豆甾烯-3*β*-醇	7-豆甾烯-3-*O*-*β*-D-葡萄糖苷
Pseudostellarin B	Pseudostellarin C
Pseudostellarin D	Pseudostellarin E
Pseudostellarin F	Pseudostellarin G
Pseudostellarin H	磷脂酰甘油
磷脂酸	3-甲基-1-丁基乙酸酯
2-乙己基丁酸酯	6-乙基-3-羟基-3,7-二甲基-4-辛烯酸甲酯
邻苯二羧酸-二(2-甲基丙基)酯	邻苯二甲酸双十三碳烷酯
邻苯二甲酸二异丁酯	邻苯二甲酸二丁酯
吡咯-2-羧酸-3-呋喃甲醇酯	1-甘油单硬脂酸酯
棕榈酸三十二醇酯	三棕榈酸甘油酯
2-环己烯1-醇-苯甲酸酯	4-羟基-4-甲基-2-戊酮
3-异丙基-2-羟基环戊-2-烯-1-酮	3,7-二甲基-1,6-辛二烯-3-醇-4-酮
4-丁基-3-甲氧基-2-环己烯-1-酮	4-丁基-3-甲氧基-2,4-环己二烯-1-酮
2-甲氧基-6-(1-丙烯基)-酚	3-甲基-4,6-二-叔-丁基苯酚
2-甲氧基-4-(1-丙烯基)-酚	*dl*-柠檬烯
1-甲基-3-丙基苯	4-甲基-十一碳烷
溶磷脂酰胆碱	磷脂酰肌醇
磷脂酰丝氨酸	磷脂酰乙醇胺

【分析方法】

1 高效液相色谱法测定太子参中的环肽 Pseudostellarin B 的含量[63]

1.1 仪器

Agilent 1100 高效液相色谱仪，配有二极管阵列检测器。

1.2 色谱条件

色谱柱：Sino Chrom ODS-BP 柱(200mm×4.6mm，5μm)；流动相：水为 A 相，乙腈为 B 相；梯度洗脱：0min 2% B，10min 10% B，30min 45% B，35min 45% B；流速 1.0mL/min；检测波长 203nm；柱温 30℃。

1.3 对照品溶液的制备

称取Pseudostellarin B对照品，用适量甲醇溶解。

1.4 供试品溶液的制备

称取药材粉末 1.0g，用 50mL 甲醇超声提取 45min，滤过，蒸干，残渣用甲醇溶解并定容至 10mL，滤过，即得。

车前子

Cheqianzi

PLANTAGINIS SEMEN

【化学成分】

表 1-4-19　车前子主要化学成分[64, 65]

中英文名、化学式及相对分子质量	结构图	中英文名、化学式及相对分子质量	结构图
高车前苷 Homoplantaginin $C_{22}H_{22}O_{11}$ Exact Mass: 462.12	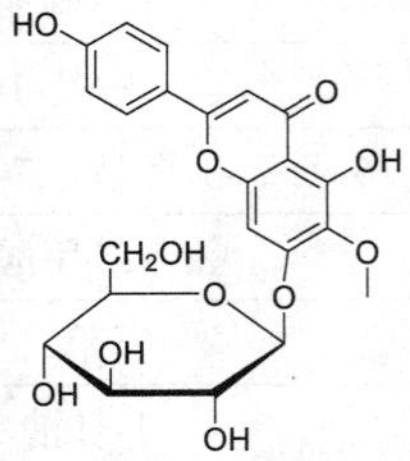 高车前苷　Homoplantaginin	大车前苷 Plantamajoside $C_{29}H_{36}O_{16}$ Exact Mass: 640.2	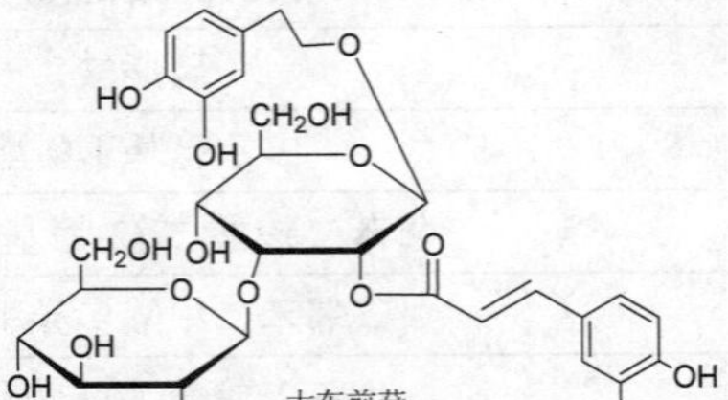 大车前苷 Plantamajoside
毛蕊花苷 Verbascoside $C_{29}H_{36}O_{15}$ Exact Mass: 624.21	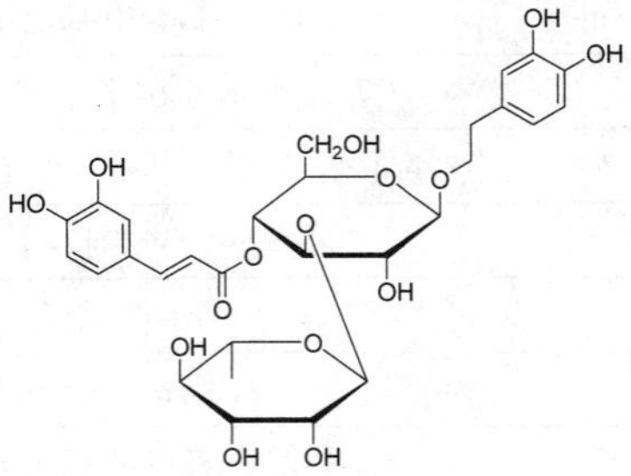 毛蕊花苷　Verbascoside	野漆树苷 Rhoifolin $C_{27}H_{30}O_{14}$ Exact Mass: 578.16	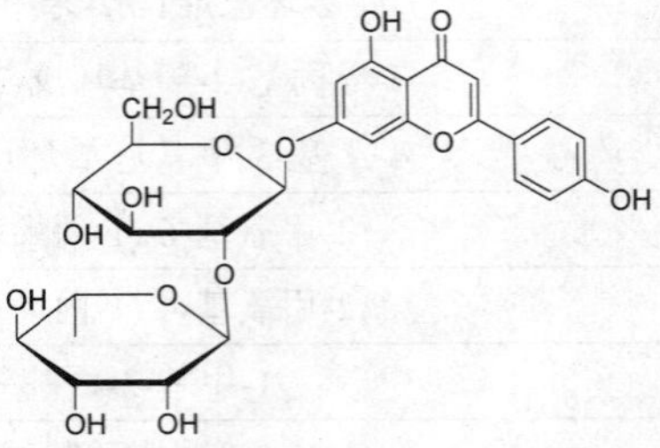 野漆树苷　Rhoifolin
芹菜素-7-*O*-葡萄糖苷 Apigenin-7-*O*-glucoside $C_{21}H_{20}O_{10}$ Exact Mass: 432.11	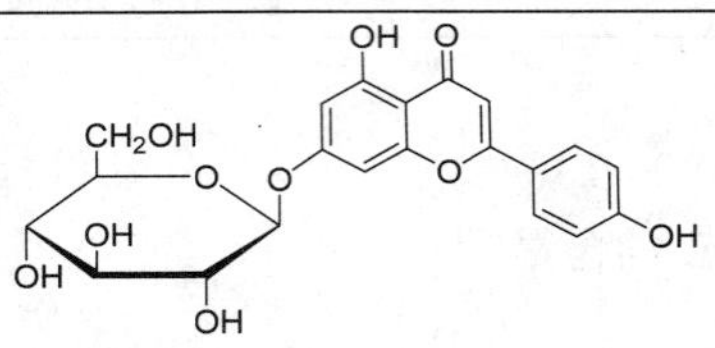 芹菜素-7-*O*-葡萄糖苷　Apigenin-7-*O*-glucoside	京尼平苷酸 Geniposidic acid $C_{16}H_{22}O_{10}$ Exact Mass: 374.12	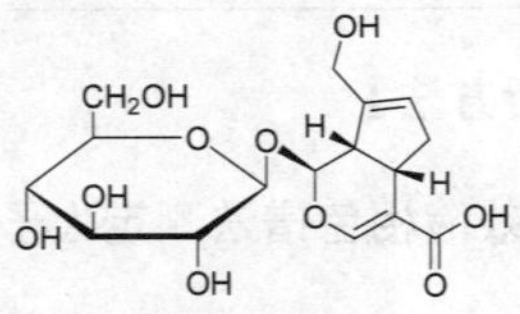 京尼平苷酸　Geniposidic acid
熊果酸 Ursolic acid $C_{30}H_{48}O_3$ Exact Mass: 456.36	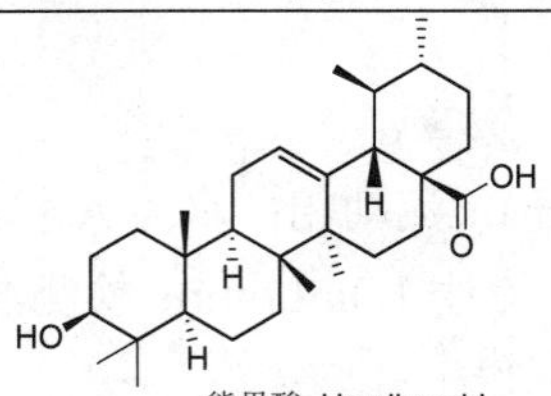 熊果酸　Ursolic acid	齐墩果酸 Oleanolic acid $C_{30}H_{48}O_3$ Exact Mass: 456.36	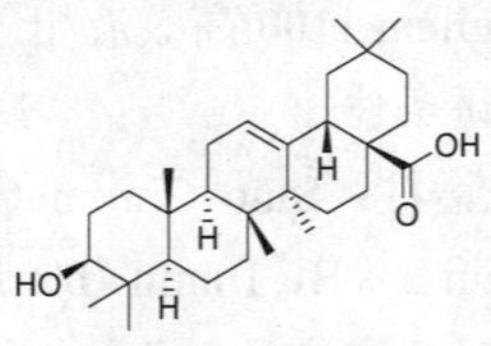 齐墩果酸　Oleanolic acid
木犀草素 Luteolin $C_{15}H_{10}O_6$ Exact Mass: 286.05	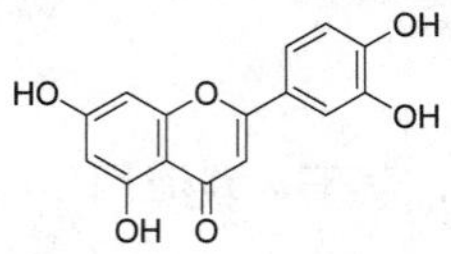 木犀草素　Luteolin	车前苷 Plantaginin $C_{21}H_{20}O_{11}$ Exact Mass: 448.1	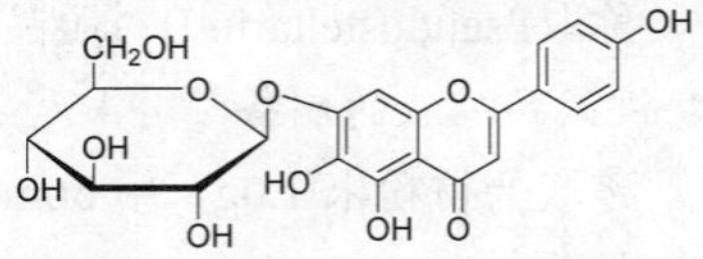 车前苷　Plantaginin

除以上化学成分外，车前子还含有车前子胶、2,6-二叔丁基对甲酚、3-叔丁基-4-羟基茴香醚等。

车前草

Cheqiancao

PLANTAGINIS HERBA

【化学成分】

表 1-4-20a 车前草主要化学成分[66, 67]

中英文名、化学式及相对分子质量	结构图	中英文名、化学式及相对分子质量	结构图
3,4-二氢桃叶珊瑚苷 3,4-Dihydroaucubin $C_{15}H_{24}O_9$ Exact Mass: 348.14	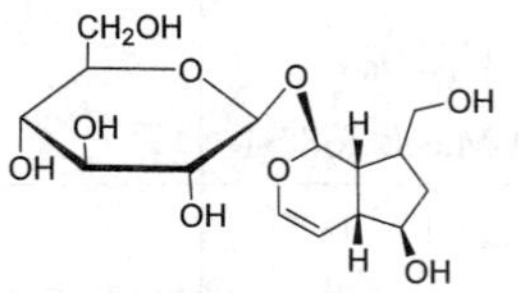 3,4-二氢桃叶珊瑚苷 3,4-Dihydroaucubin	高车前苷 Homoplantaginin $C_{22}H_{22}O_{11}$ Exact Mass: 462.12	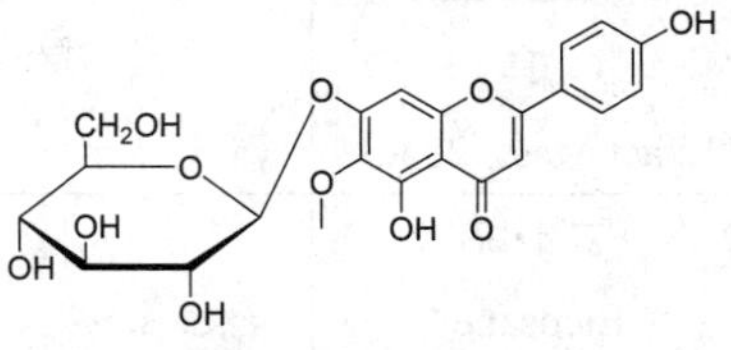 高车前苷 Homoplantaginin
桃叶珊瑚苷 Aucubin $C_{15}H_{22}O_9$ Exact Mass: 346.13	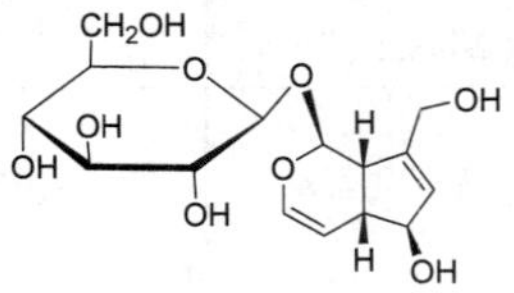 桃叶珊瑚苷 Aucubin	木犀草苷 Luteoloside $C_{21}H_{20}O_{11}$ Exact Mass: 448.1	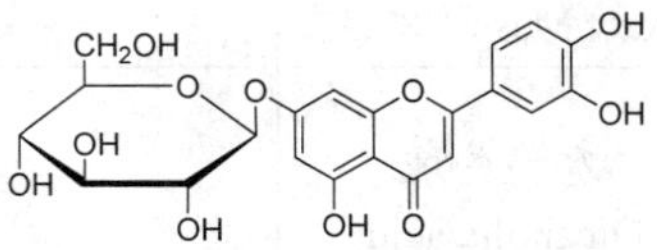 木犀草苷 Luteoloside
8-表-马钱酸 8-Epi-loganic acid $C_{16}H_{24}O_{10}$ Exact Mass: 376.14	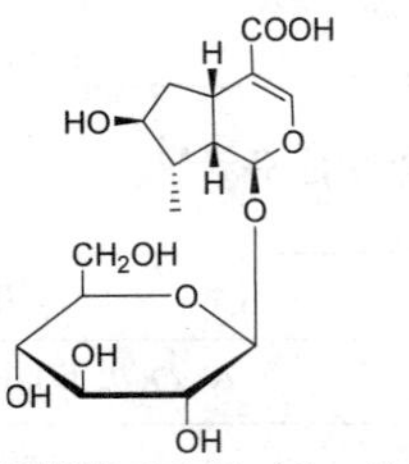 8-表-马钱酸 8-Epi-loganic acid	京尼平苷酸 Geniposidic acid $C_{16}H_{22}O_{10}$ Exact Mass: 374.12	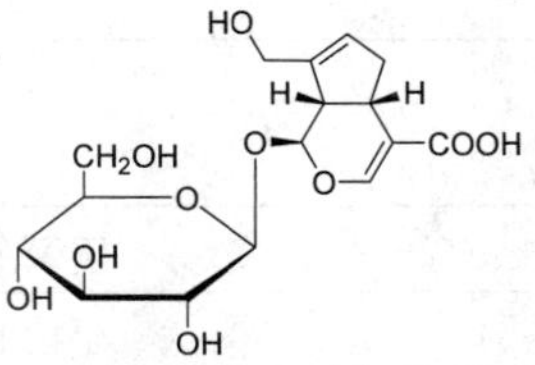 京尼平苷酸 Geniposidic acid
熊果酸 Ursolic acid $C_{30}H_{48}O_3$ Exact Mass: 456.36	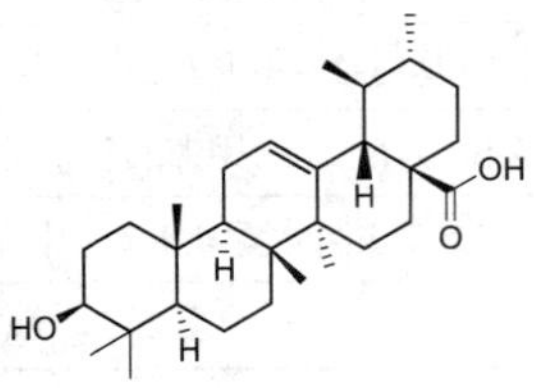 熊果酸 Ursolic acid	胡萝卜苷 Daucosterol $C_{35}H_{60}O_6$ Exact Mass: 576.44	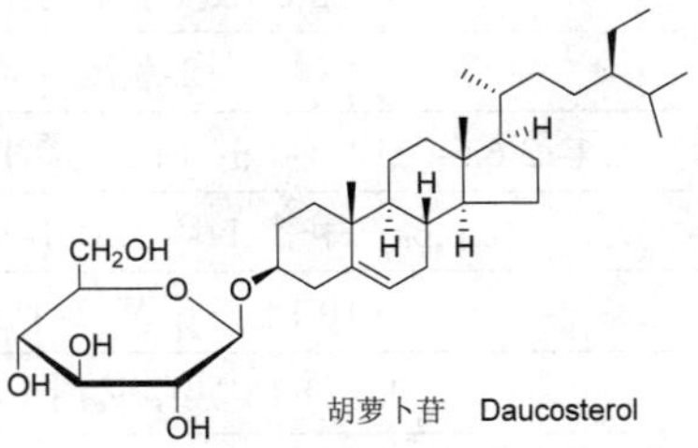 胡萝卜苷 Daucosterol
β-谷甾醇 *β*-Sitosterol $C_{29}H_{50}O$ Exact Mass: 414.39	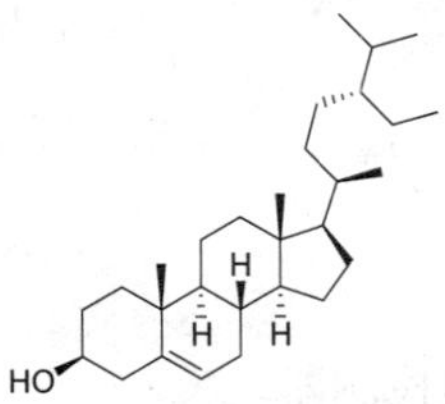 *β*-谷甾醇 *β*-Sitosterol	*β*-谷甾醇棕榈酸酯 *β*-Sitosterol palmitate $C_{45}H_{80}O_2$ Exact Mass: 652.62	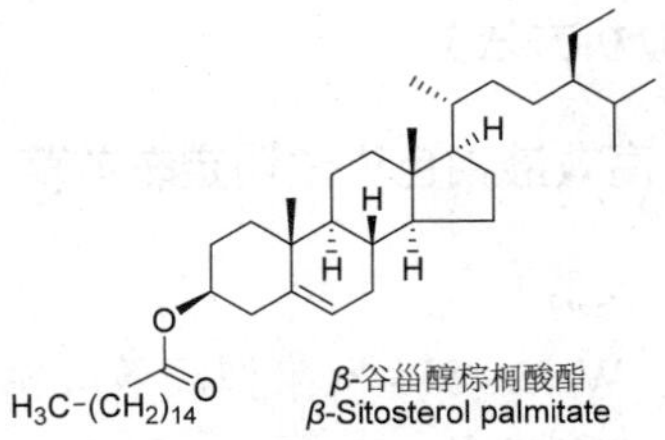 *β*-谷甾醇棕榈酸酯 *β*-Sitosterol palmitate
梓醇 Catalpol $C_{15}H_{22}O_{10}$ Exact Mass: 362.12	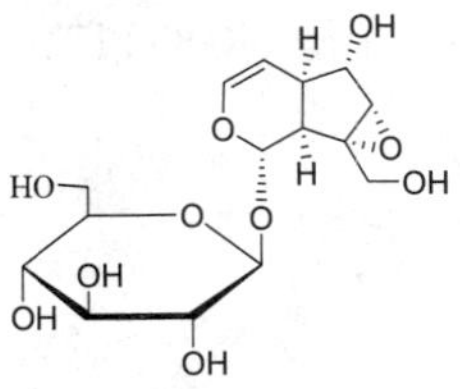 梓醇 Catalpol	1-壬烯-3-醇 1-Nonen-3-ol $C_9H_{18}O$ Exact Mass: 142.14	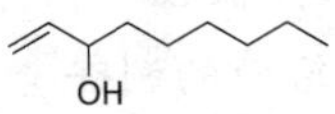 1-壬烯-3-醇 1-Nonen-3-ol

续表

中英文名、化学式及相对分子质量	结构图	中英文名、化学式及相对分子质量	结构图
3,7-二甲基-1,6-辛二烯-3-醇 3,7-Dimethyl-1,6-octadien-3-ol $C_{10}H_{18}O$ Exact Mass: 154.14	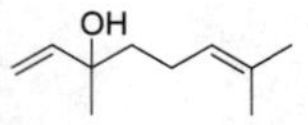 3,7-二甲基-1,6-辛二烯-3-醇 3,7-Dimethyl-1,6-octadien-3-ol	D-苎烯 D-Limonene $C_{10}H_{16}$ Exact Mass: 136.13	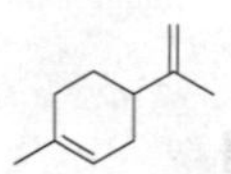 D-苎烯 D-Limonene
十八(碳)烷 *n*-Octadecane $C_{18}H_{38}$ Exact Mass: 254.3	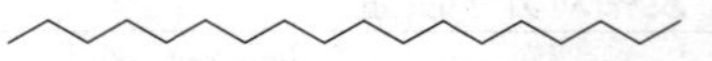 十八(碳)烷 *n*-Octadecane	十九烷 Nonadecane $C_{19}H_{40}$ Exact Mass: 268.31	 十九烷 Nonadecane
二十烷 Eicosane $C_{20}H_{42}$ Exact Mass: 282.33	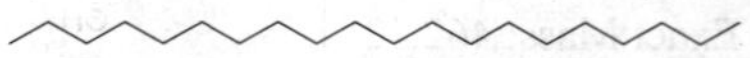 二十烷 Eicosane	正三十一烷 Hentriacontane $C_{31}H_{64}$ Exact Mass: 436.5	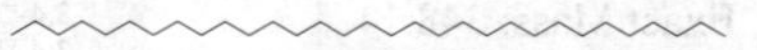 正三十一烷 Hentriacontane
齐墩果酸 Oleanolic acid $C_{30}H_{48}O_3$ Exact Mass: 456.36	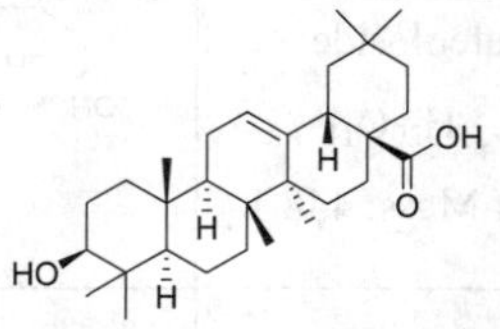 齐墩果酸 Oleanolic acid		

表 1-4-20b　车前草其他主要化学成分[66, 67]

中文名	中文名
车前苷	6'-*O*-*β*-龙胆二糖桃叶珊瑚苷
2-乙基-1-己醇	桉叶油素
2,6-二叔丁基对甲酚	3-叔丁基-4-羟基茴香醚
2-莰酮	6-甲基-3-(1-甲基(乙基)-7-含氧二环[4.1.0]庚-2-酮
1-(2,6,6-三甲基-1,3-环己二烯-1-基)-2-丁烯-1-酮	2,6-双-(1,1-二甲基(乙基)-2,5-环己二烯-1,4-二酮
2-(2,6,6-三甲基-1-环己烯-1-基)-2-丁烯-2-酮	5,6,7,7a-四氢-4,4,7三甲基-2(4*H*)-苯并呋喃酮
6,10,14-三甲基-2-十五烷酮	十七(碳)烷
2,6,11,15-四甲基-十六(碳)烷	2,6,10,14-四甲基-十六(碳)烷

【分析方法】

1　高效液相色谱法测定车前草中乌索酸和齐墩果酸的含量[68]

1.1 仪器

Waters 515 双泵型高效液相色谱仪，2996 光电二极管阵列检测器。

1.2 色谱条件

色谱柱：Nova-Pak C_{18} 柱(300mm×3.9mm，4μm)；流动相：甲醇-水(88∶12)；流速 0.8mL/min；检测波长 210nm；柱温 25℃；分析时间约 20min。

1.3 对照品溶液的制备

称取乌索酸和齐墩果酸对照品，用适量甲醇溶解。

1.4 供试品溶液的制备

称取药材粉末 4g，用 10 倍量 95%乙醇超声提取 60min，滤过，加乙醇定容至 50mL，即得。

牛黄

Niuhuang

BOVIS CALCULUS

【化学成分】

表 1-4-21 牛黄主要化学成分[69]

中英文名、化学式及相对分子质量	结构图	中英文名、化学式及相对分子质量	结构图
胆酸 Cholic acid $C_{24}H_{40}O_5$ Exact Mass: 408.29	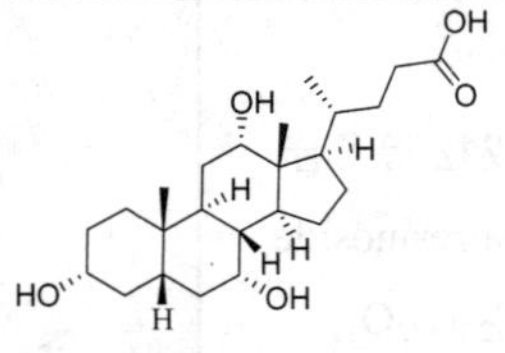 胆酸 Cholic acid	去氧胆酸 Deoxycholic acid $C_{24}H_{40}O_4$ Exact Mass: 392.29	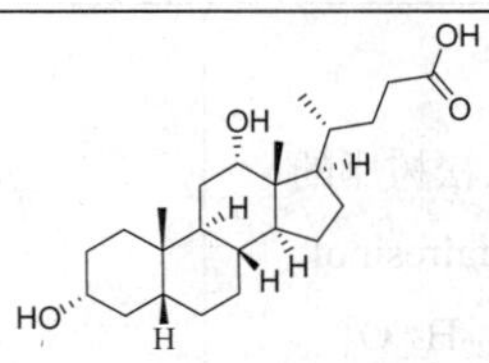 去氧胆酸 Deoxycholic acid
鹅去氧胆酸 Chenodeoxycholic acid $C_{24}H_{40}O_4$ Exact Mass: 392.29	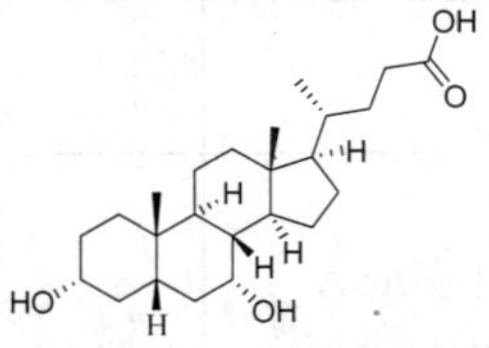 鹅去氧胆酸 Chenodeoxycholic acid	牛磺胆酸 Taurocholic acid $C_{26}H_{45}NO_7S$ Exact Mass: 515.29	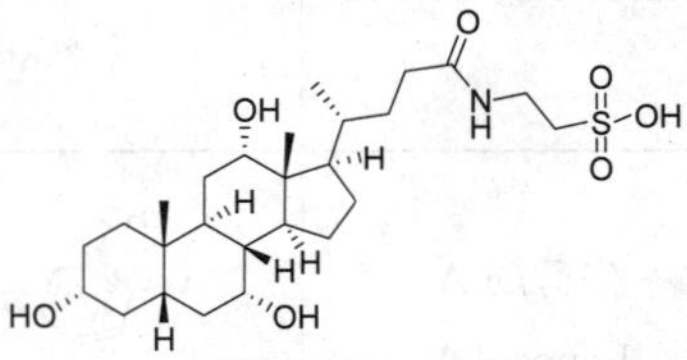 牛磺胆酸 Taurocholic acid
牛磺去氧胆酸 Taurodeoxycholic acid $C_{26}H_{45}NO_6S$ Exact Mass: 499.3	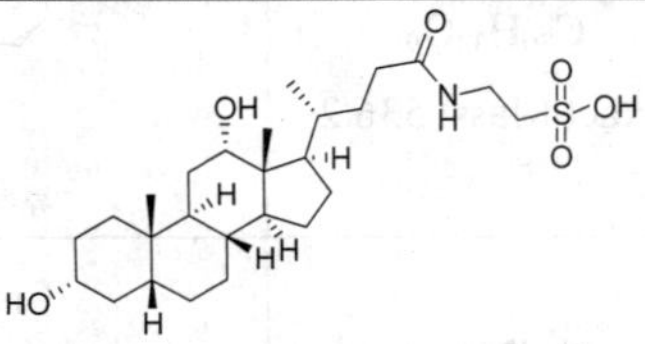 牛磺去氧胆酸 Taurodeoxycholic acid	甘氨胆酸 Glycocholic acid $C_{26}H_{43}NO_6$ Exact Mass: 465.31	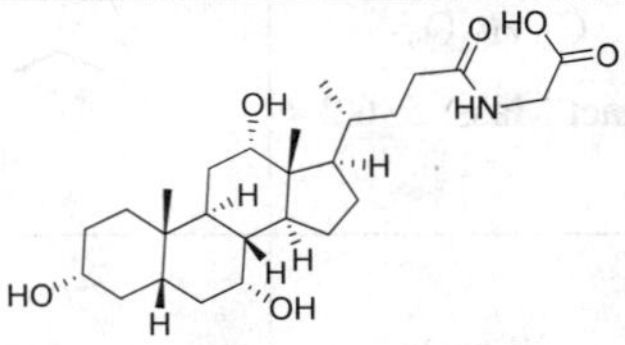 甘氨胆酸 Glycocholic acid
甘氨去氧胆酸 Glycodeoxycholic acid $C_{26}H_{43}NO_5$ Exact Mass: 449.31	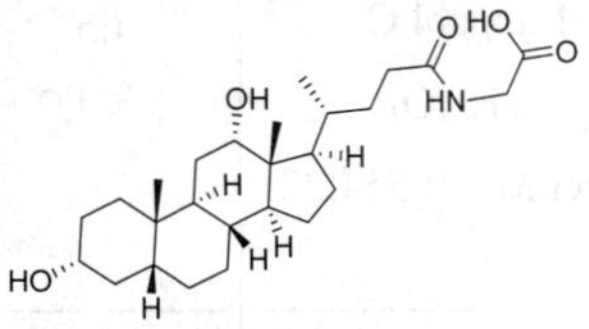 甘氨去氧胆酸 Glycodeoxycholic acid		

牛蒡子

Niubangzi

ARCTII FRUCTUS

【化学成分】

表 1-4-22a 牛蒡子主要化学成分[70, 71]

中英文名、化学式及相对分子质量	结构图	中英文名、化学式及相对分子质量	结构图
牛蒡苷 Arctiin $C_{27}H_{34}O_{11}$ Exact Mass: 534.21	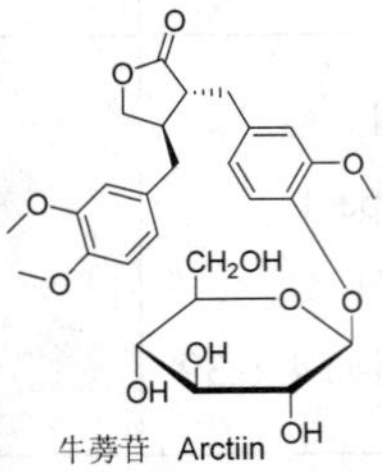 牛蒡苷 Arctiin	牛蒡苷元 Arctigenin $C_{21}H_{24}O_6$ Exact Mass: 372.16	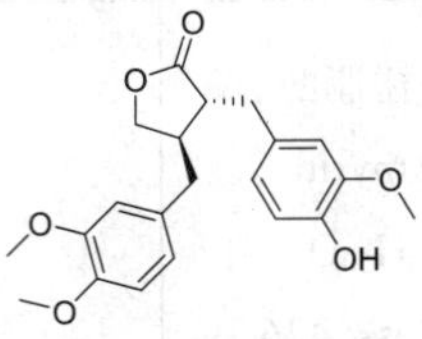 牛蒡苷元 Arctigenin

续表

中英文名、化学式及相对分子质量	结构图	中英文名、化学式及相对分子质量	结构图
(+)-7,8-双脱氢牛蒡苷元 (+)-7,8-Didehydroarctigenin $C_{21}H_{22}O_6$ Exact Mass: 370.14	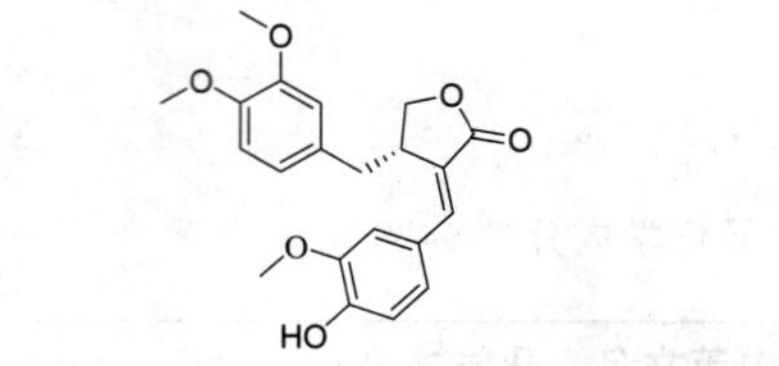 (+)-7,8-双脱氢牛蒡苷元 (+)-7,8-Didehydroarctigenin	络石苷元 Trachelogenin $C_{21}H_{24}O_7$ Exact Mass: 388.15	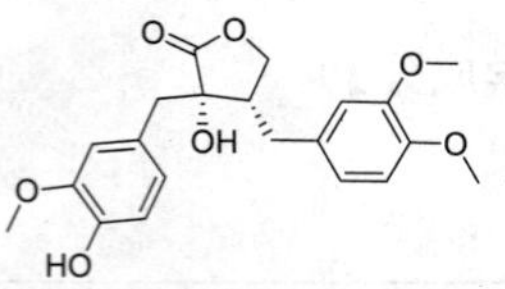 络石苷元 Trachelogenin
罗汉松树脂酚 Matairesinol $C_{20}H_{22}O_6$ Exact Mass: 358.14	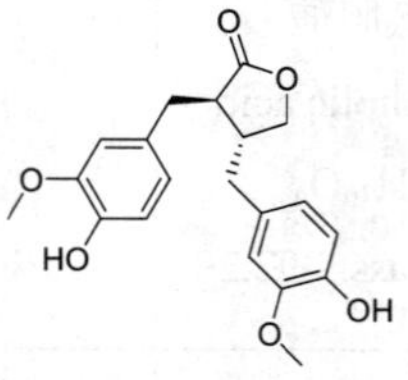 罗汉松树脂酚 Matairesinol	罗汉松脂素苷 Matairesinoside $C_{26}H_{32}O_{11}$ Exact Mass: 520.19	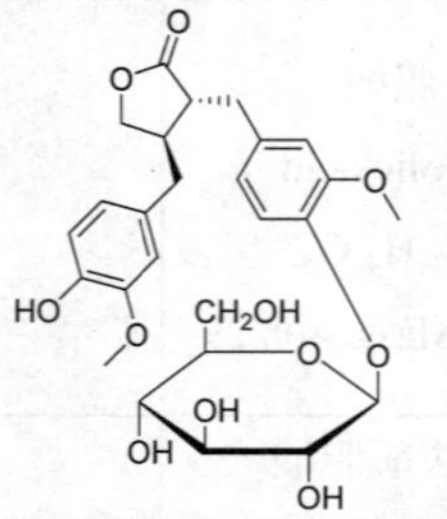 罗汉松脂素苷 Matairesinoside
牛蒡酚 A Lappaol A $C_{30}H_{32}O_9$ Exact Mass: 536.2	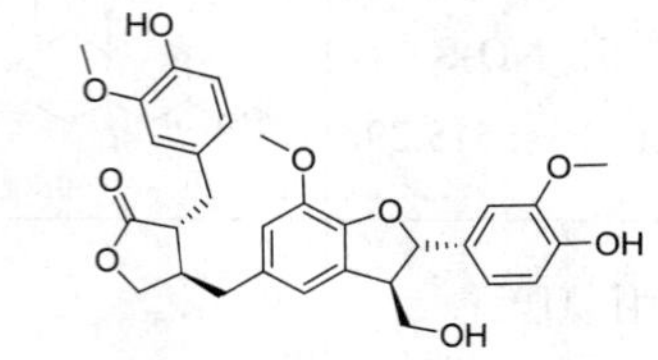 牛蒡酚 A Lappaol A	异牛蒡酚 A Isolappaol A $C_{30}H_{32}O_9$ Exact Mass: 536.2	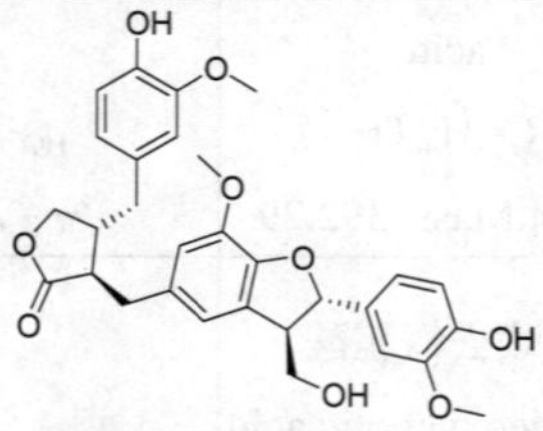 异牛蒡酚 A Isolappaol A
牛蒡酚 B Lappaol B $C_{31}H_{34}O_9$ Exact Mass: 550.22	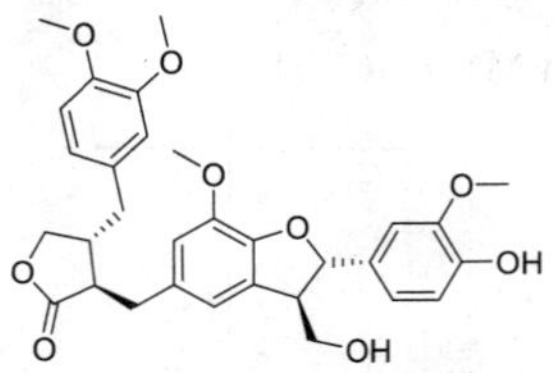 牛蒡酚 B Lappaol B	牛蒡酚 C Lappaol C $C_{30}H_{34}O_{10}$ Exact Mass: 554.22	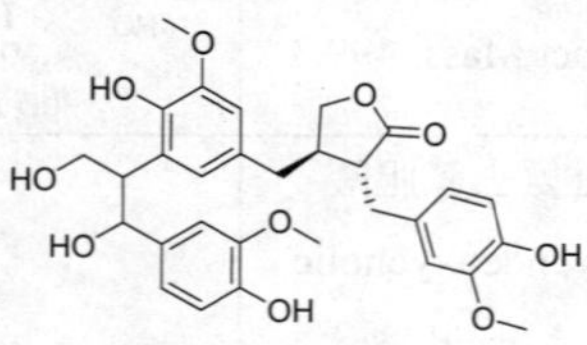 牛蒡酚 C Lappaol C
异牛蒡酚 C Isolappaol C $C_{30}H_{34}O_{10}$ Exact Mass: 554.22	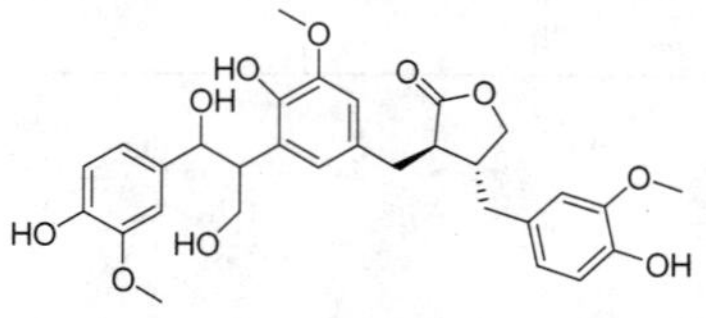 异牛蒡酚 C Isolappaol C	牛蒡酚 D Lappaol D $C_{31}H_{36}O_{10}$ Exact Mass: 568.23	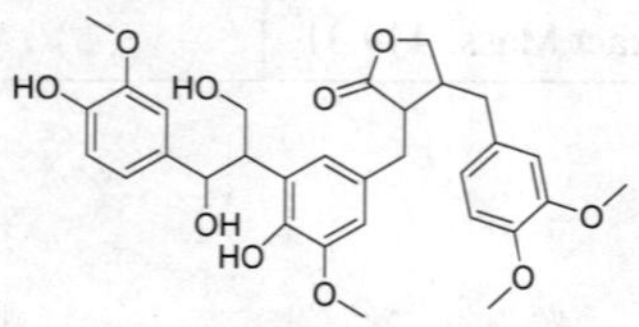 牛蒡酚 D Lappaol D
牛蒡酚 E Lappaol E $C_{30}H_{34}O_{10}$ Exact Mass: 554.22	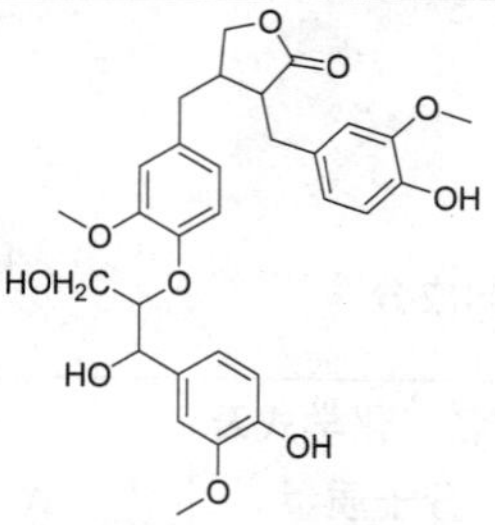 牛蒡酚 E Lappaol E	牛蒡酚 H Lappaol H $C_{40}H_{46}O_{14}$ Exact Mass: 750.29	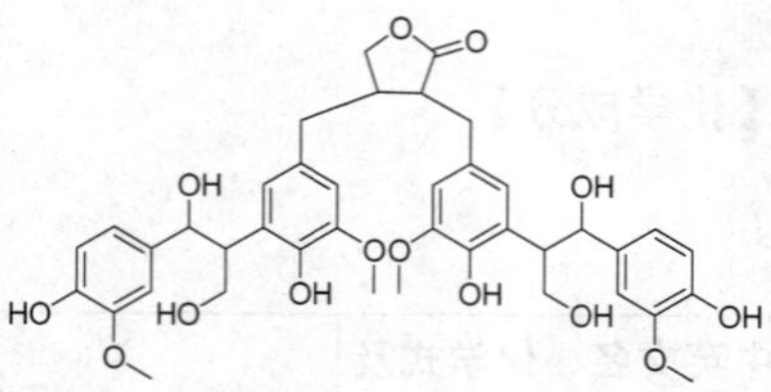 牛蒡酚 H Lappaol H
β-香树脂醇 *β*-Amyrin $C_{30}H_{50}O$ Exact Mass: 426.39	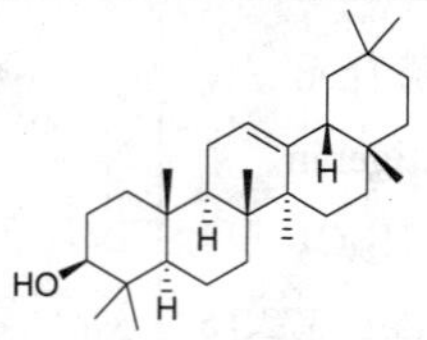 *β*-香树脂醇 *β*-Amyrin	羽扇豆醇 Lupeol $C_{30}H_{50}O$ Exact Mass: 426.39	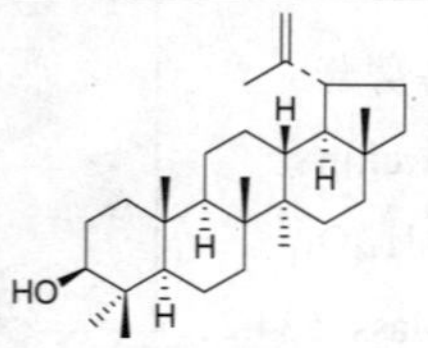 羽扇豆醇 Lupeol

续表

中英文名、化学式及相对分子质量	结构图	中英文名、化学式及相对分子质量	结构图
新牛蒡素甲 Neoarctin A $C_{42}H_{46}O_{12}$ Exact Mass: 742.3	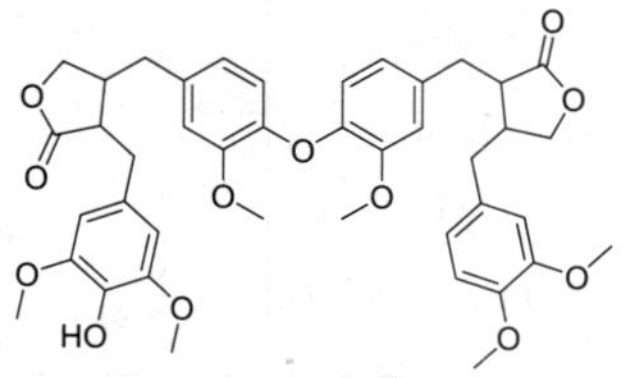 新牛蒡素甲 Neoarctin A	新牛蒡素乙 Neoarctin B $C_{42}H_{46}O_{12}$ Exact Mass: 742.3	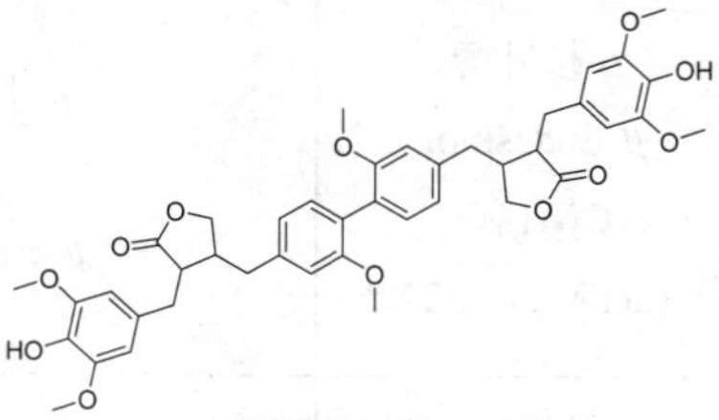 新牛蒡素乙 Neoarctin B
牛蒡酚 F Lappaol F $C_{40}H_{42}O_{12}$ Exact Mass: 714.27	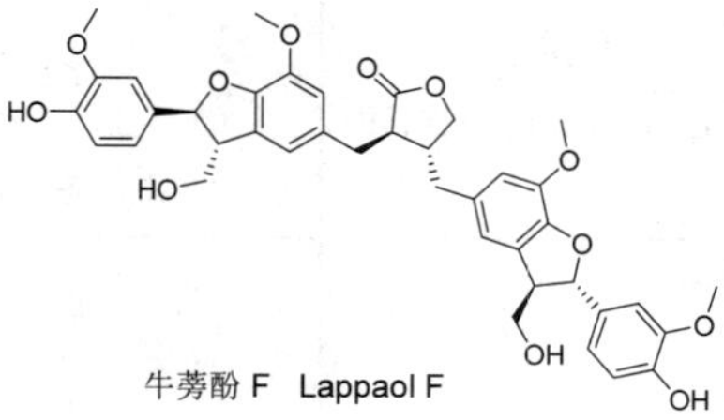 牛蒡酚 F Lappaol F	双木脂素 Diarctigenin $C_{42}H_{46}O_{12}$ Exact Mass: 742.3	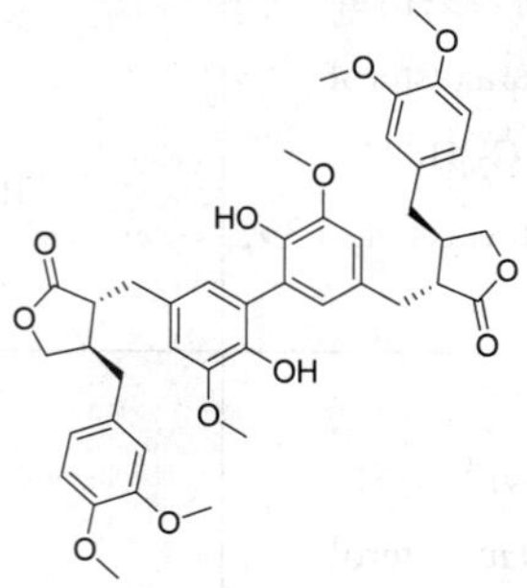 双木脂素 Diarctigenin
Thujaplicatin methyl ether $C_{21}H_{24}O_8$ Exact Mass: 404.15	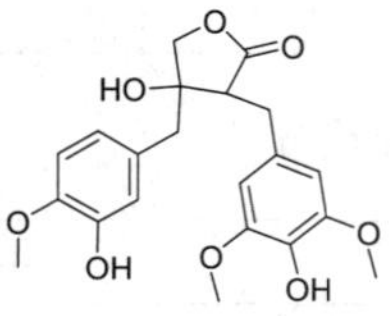 Thujaplicatin methyl ether	松脂素 Pinoresinol $C_{20}H_{22}O_6$ Exact Mass: 358.14	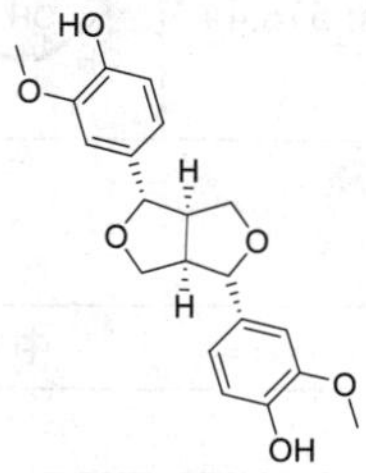 松脂素 Pinoresinol
落叶松脂素 Lariciresinol $C_{20}H_{24}O_6$ Exact Mass: 360.16	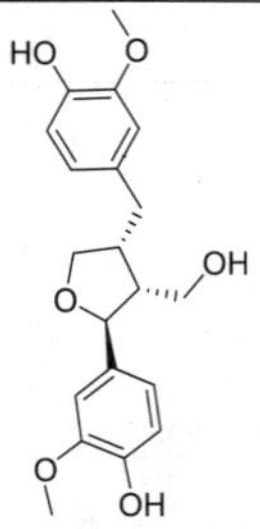 落叶松脂素 Lariciresinol	(+)-开环异落叶松脂素 (+)-Secoisolariciresinol $C_{20}H_{26}O_6$ Exact Mass: 362.17	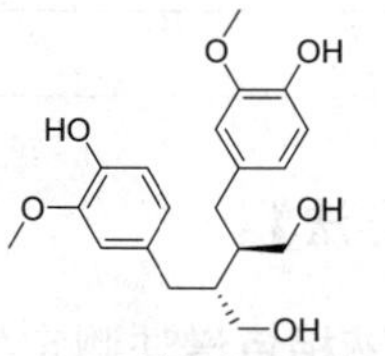 (+)-开环异落叶松脂素 (+)-Secoisolariciresinol
雅槛蓝油烯 Eremophilene $C_{15}H_{24}$ Exact Mass: 204.19	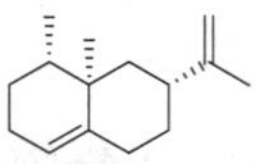 雅槛蓝油烯 Eremophilene	蜂斗菜酮 Fukinone $C_{15}H_{24}O$ Exact Mass: 220.18	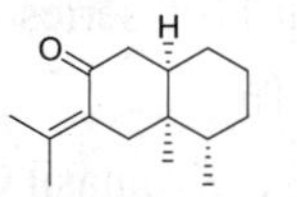 蜂斗菜酮 Fukinone
蜂斗菜醇酮 Petasitolone $C_{15}H_{24}O_2$ Exact Mass: 236.18	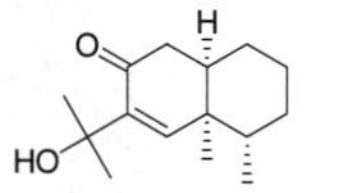 蜂斗菜醇酮 Petasitolone	蜂斗菜哪螺内酯 Fukinanolide $C_{15}H_{22}O_2$ Exact Mass: 234.16	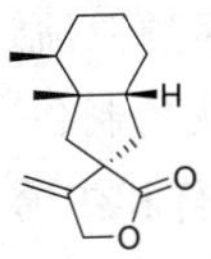 蜂斗菜哪螺内酯 Fukinanolide
去氢蜂菜酮 Dehydrofukinone $C_{15}H_{22}O$ Exact Mass: 218.17	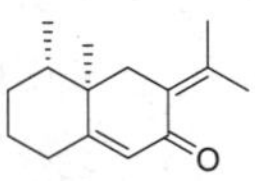 去氢蜂菜酮 Dehydrofukinone	松脂醇 Pinoresinol $C_{20}H_{22}O_6$ Exact Mass: 358.14	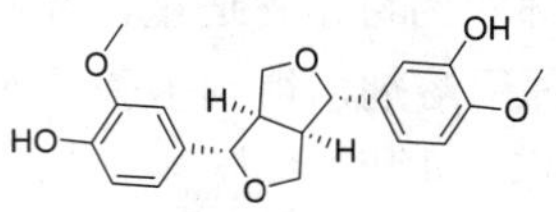 松脂醇 Pinoresinol

续表

中英文名、化学式及相对分子质量	结构图	中英文名、化学式及相对分子质量	结构图
β-桉叶醇 *β*-Eudesmol $C_{15}H_{26}O$ Exact Mass: 222.2	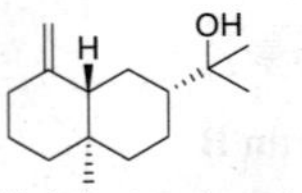 *β*-桉叶醇 *β*-Eudesmol	*α*-香树脂醇 *α*-Amyrin $C_{30}H_{50}O$ Exact Mass: 426.39	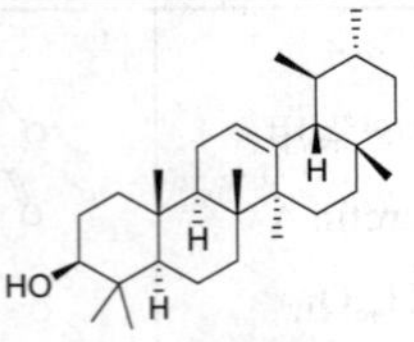 *α*-香树脂醇 *α*-Amyrin
蒲公英甾醇 Taraxasterol $C_{30}H_{50}O$ Exact Mass: 426.39	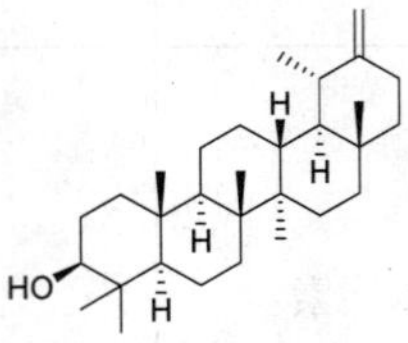 蒲公英甾醇 Taraxasterol	*β*-谷甾醇 *β*-Sitosterol $C_{29}H_{50}O$ Exact Mass: 414.39	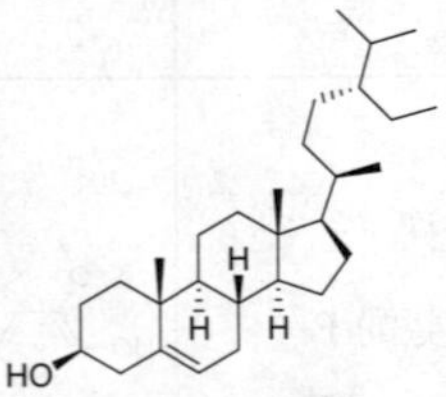 *β*-谷甾醇 *β*-Sitosterol
胡萝卜苷 Daucosterol $C_{35}H_{60}O_6$ Exact Mass: 576.44	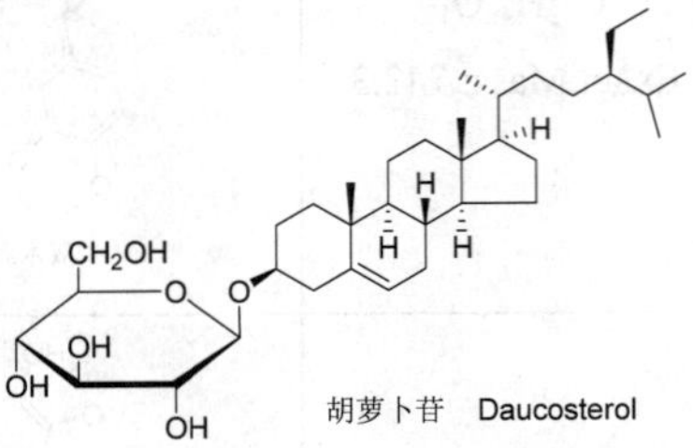 胡萝卜苷 Daucosterol		

表 1-4-22b 牛蒡子其他主要化学成分[70, 71]

中文名	中文名
牛蒡素 A	牛蒡素 B
牛蒡素 C	牛蒡素 D
牛蒡素 E	牛蒡素 F
牛蒡素 H	新牛蒡子苷

【分析方法】

1 高效液相色谱法测定牛蒡子提取物中牛蒡苷和牛蒡苷元的含量[72]

1.1 仪器

Agilent 1100 series 高效液相色谱仪。

1.2 色谱条件

色谱柱：Kromasil C_{18} 100A 柱(150mm×4.6mm，5μm)；流动相：甲醇-水；梯度洗脱：0～7min 35%～45%甲醇，7～9min 45%～48%甲醇，9～15min 48%～53%甲醇，15～24min 53%～80%甲醇，24～30min 80%～100%甲醇；流速 1.0mL/min；检测波长 280nm。

1.3 对照品溶液的制备

称取牛蒡苷和牛蒡苷元对照品，用适量甲醇溶解。

1.4 供试品溶液的制备

称取药材粗粉适量，经石油醚脱脂后，用 8 倍量 70%乙醇回流提取 3 次，每次 1h，滤过，合并滤液，滤液挥干溶剂，得到牛蒡子醇提取物。称取牛蒡子醇提取物 0.1g，用适量甲醇超声 25min，滤过，定容至 100mL，即得。

牛膝

Niuxi

ACHYRANTHIS BIDENTATAE RADIX

【化学成分】

表 1-4-23a 牛膝主要化学成分[73~76]

中英文名、化学式及相对分子质量	结构图	中英文名、化学式及相对分子质量	结构图
牛膝甾酮 A Achyranthesterone A $C_{27}H_{44}O_8$ Exact Mass: 496.3	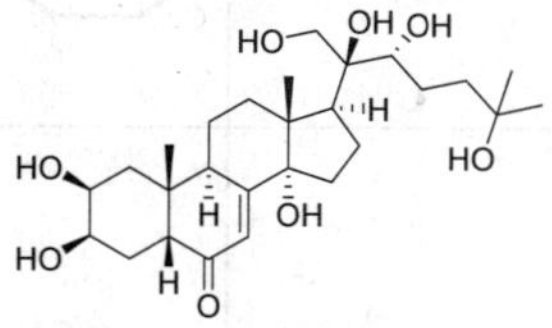 牛膝甾酮 A Achyranthesterone A	牛膝甾酮 Inokosterone $C_{27}H_{44}O_7$ Exact Mass: 480.31	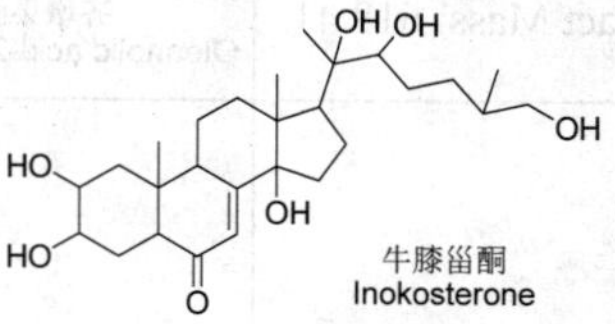 牛膝甾酮 Inokosterone
25*R*-牛膝甾酮 25*R*-Inokosterone $C_{27}H_{44}O_7$ Exact Mass: 480.31	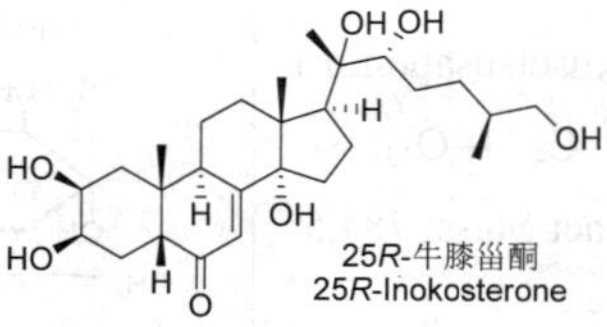 25*R*-牛膝甾酮 25*R*-Inokosterone	25*S*-牛膝甾酮 25*S*-Inokosterone $C_{27}H_{44}O_7$ Exact Mass: 480.31	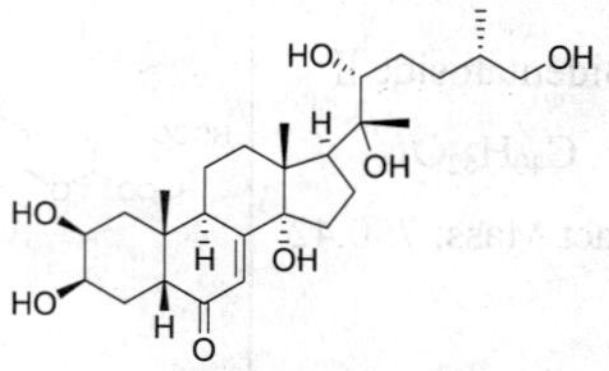 25*S*-牛膝甾酮 25*S*-Inokosterone
漏芦甾酮 B Rhapontisterone B $C_{27}H_{44}O_7$ Exact Mass: 480.31	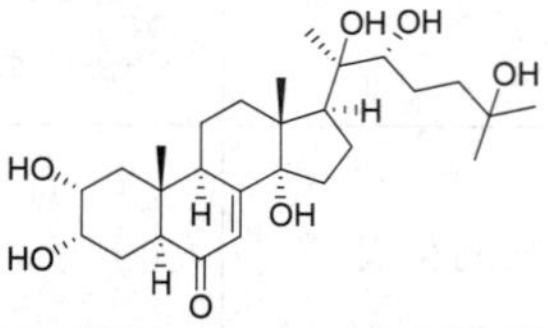 漏芦甾酮 B Rhapontisterone B	旌节花甾酮 D Stachysterone D $C_{27}H_{42}O_6$ Exact Mass: 462.3	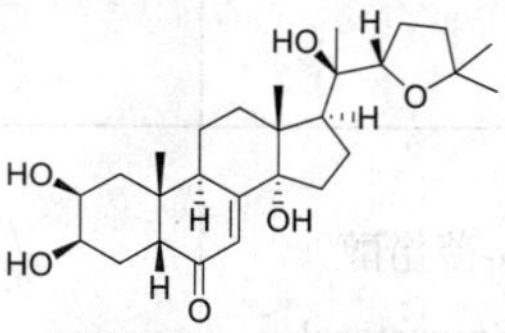 旌节花甾酮 D Stachysterone D
水龙骨甾酮 B Polypodine B $C_{27}H_{44}O_8$ Exact Mass: 496.3	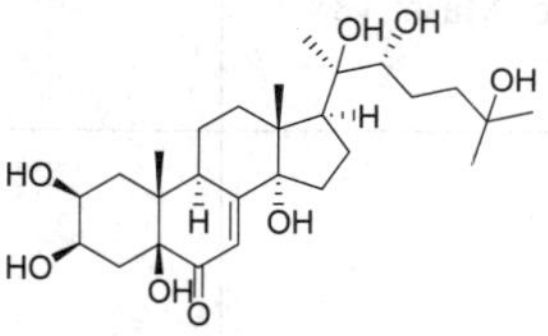 水龙骨甾酮 B Polypodine B	*β*-蜕皮甾酮 *β*-Ecdysterone $C_{27}H_{44}O_7$ Exact Mass: 480.31	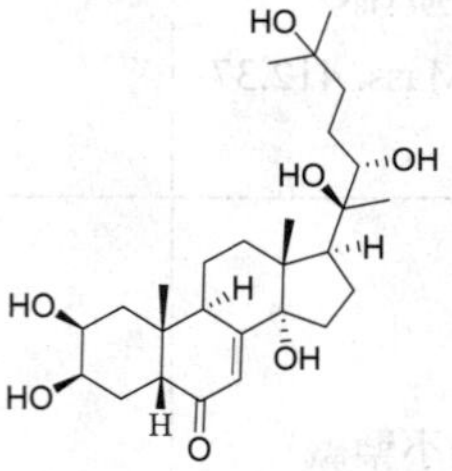 *β*-蜕皮甾酮 *β*-Ecdysterone
红苋甾酮 Rubrosterone $C_{19}H_{26}O_5$ Exact Mass: 334.18	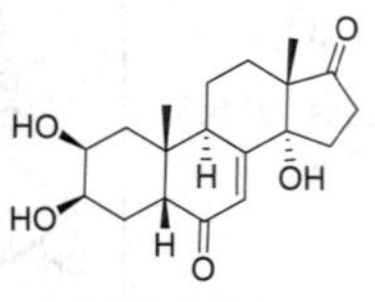 红苋甾酮 Rubrosterone	Podecdysone C $C_{27}H_{44}O_8$ Exact Mass: 496.3	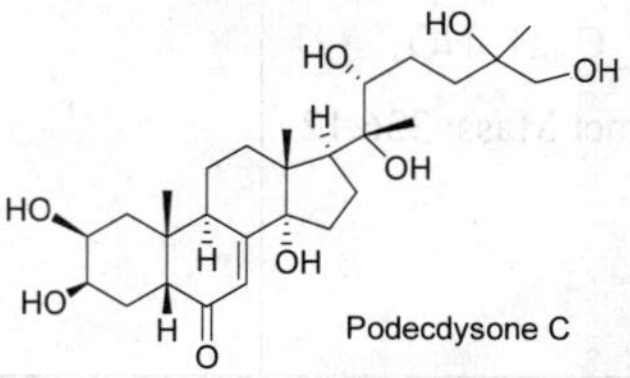 Podecdysone C
牛膝皂苷 I Achyranthoside I $C_{46}H_{78}O_{17}$ Exact Mass: 926.52	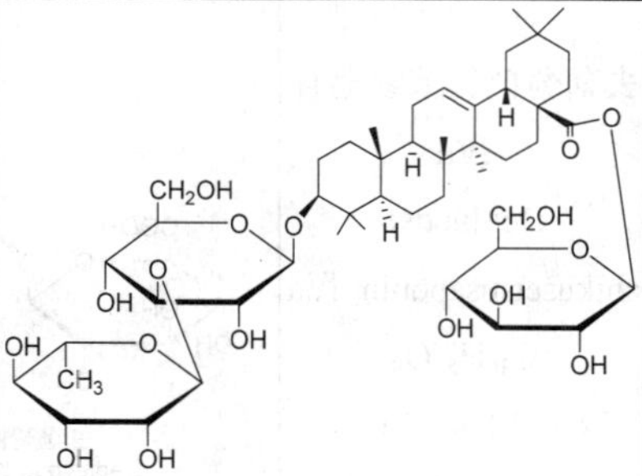 牛膝皂苷 I Achyranthoside I	牛膝皂苷 II Achyranthoside II $C_{42}H_{68}O_{13}$ Exact Mass: 780.47	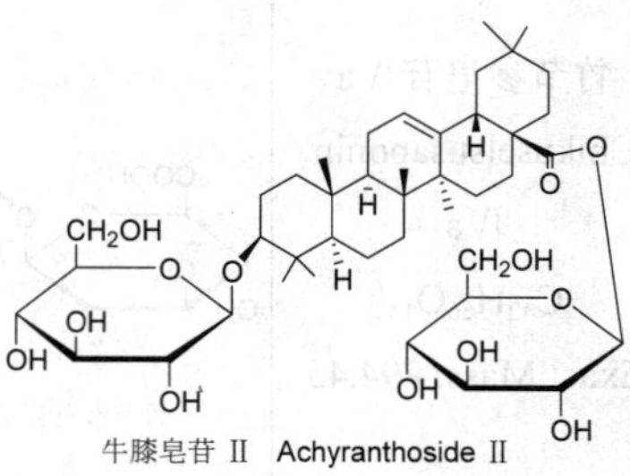 牛膝皂苷 II Achyranthoside II

续表

中英文名、化学式及相对分子质量	结构图	中英文名、化学式及相对分子质量	结构图
齐墩果酸-28-*O*-*β*-D-吡喃葡萄糖苷 Oleanolic acid-28-*O*-*β*-D-glucopyranoside (PJS 1) $C_{36}H_{58}O_8$ Exact Mass: 618.41	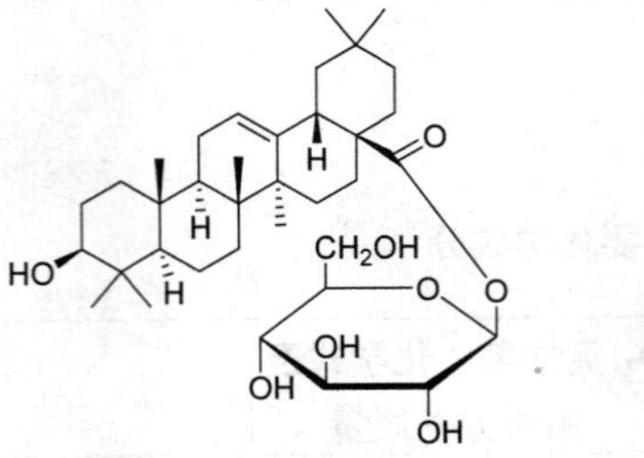 齐墩果酸-28-*O*-*β*-D-吡喃葡萄糖苷 Oleanolic acid-28-*O*-*β*-D-glucopyranoside (PJS 1)	Bidentatoside Ⅰ $C_{47}H_{70}O_{20}$ Exact Mass: 954.45	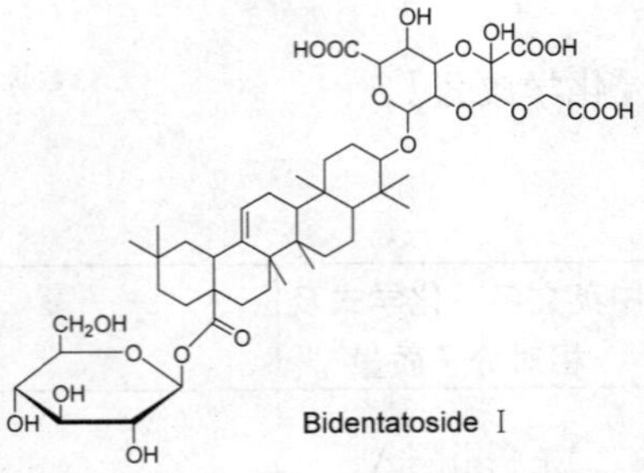 Bidentatoside Ⅰ
Bidentatoside Ⅱ $C_{40}H_{62}O_{13}$ Exact Mass: 750.42	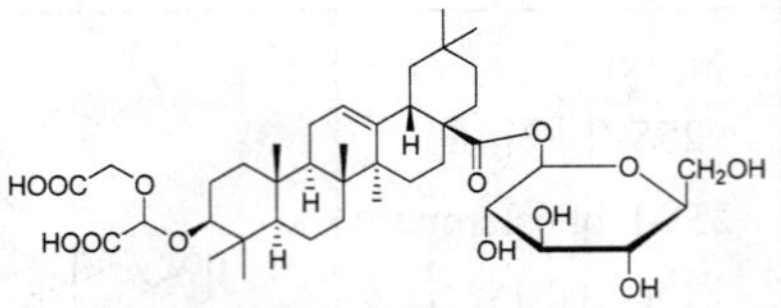 Bidentatoside Ⅱ	竹节皂苷Ⅰ Chikusetsusaponin Ⅰ $C_{42}H_{72}O_{13}$ Exact Mass: 784.5	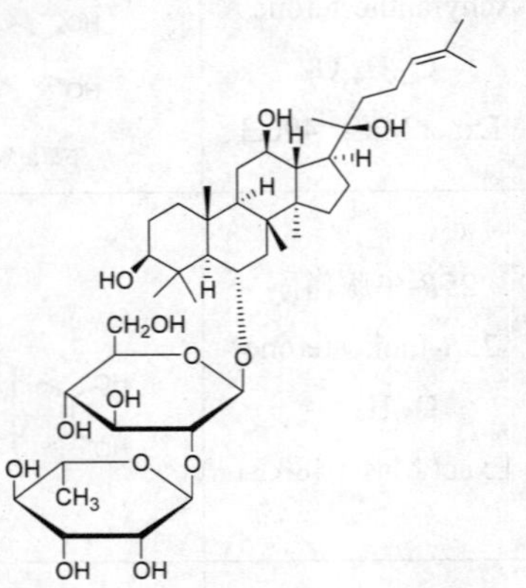 竹节皂苷Ⅰ　Chikusetsusaponin Ⅰ
α-菠甾醇 *α*-Spinasterol $C_{29}H_{48}O$ Exact Mass: 412.37	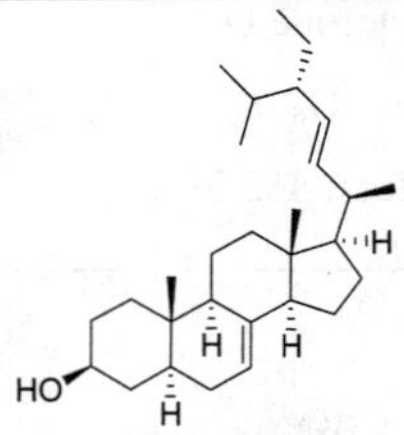 *α*-菠甾醇　*α*-Spinasterol	杜鹃花酸 Nonanedioic acid $C_9H_{16}O_4$ Exact Mass: 188.1	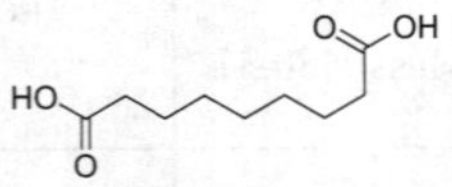 杜鹃花酸　Nonanedioic acid
表小檗碱 Epiberberine $C_{20}H_{18}NO_4^+$ Exact Mass: 336.12	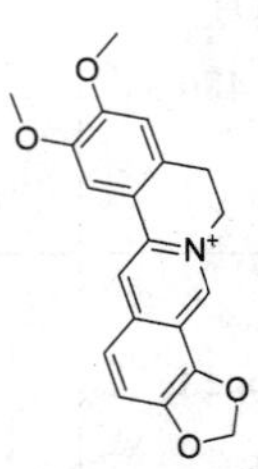 表小檗碱　Epiberberine	人参皂苷 Ro Ginsenoside Ro $C_{48}H_{76}O_{19}$ Exact Mass: 956.5	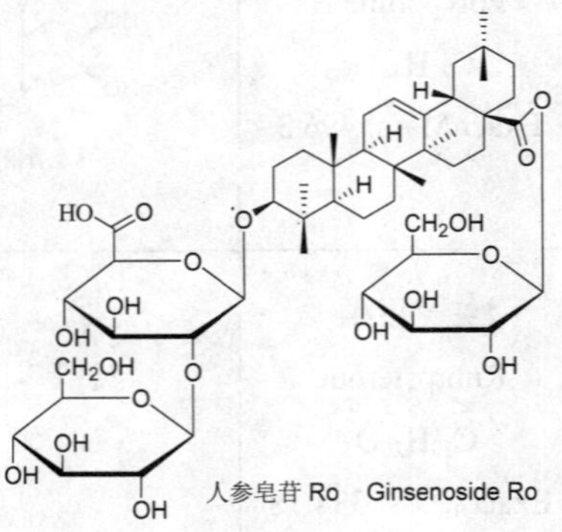 人参皂苷 Ro　Ginsenoside Ro
竹节参皂苷Ⅳa Chikusetsusaponin Ⅳa $C_{42}H_{66}O_{14}$ Exact Mass: 794.45	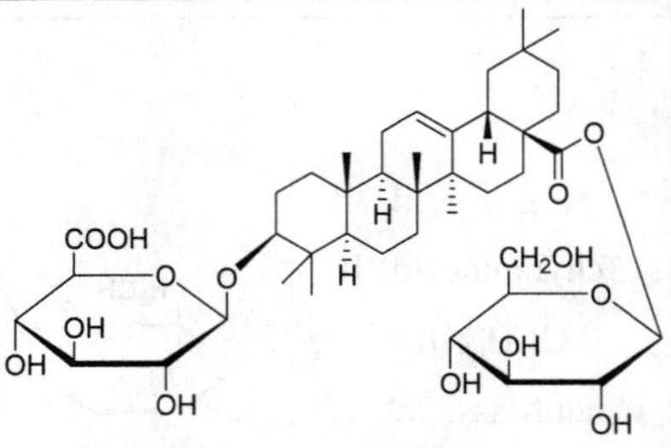 竹节参皂苷Ⅳa　Chikusetsusaponin Ⅳa	去葡萄糖竹节参皂苷Ⅳa Deglucose chikusetsusaponin Ⅳa $C_{36}H_{56}O_9$ Exact Mass: 632.39	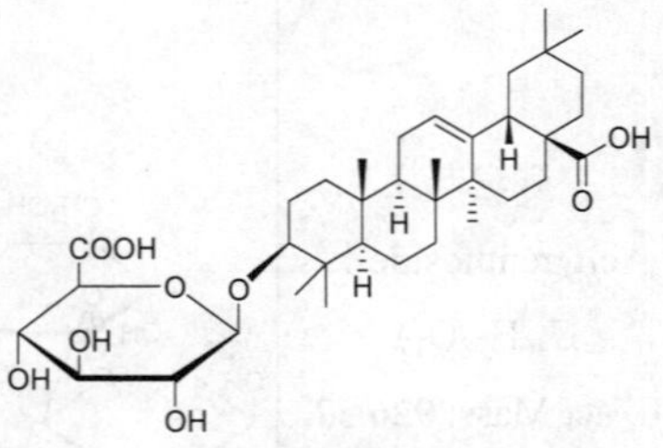 去葡萄糖竹节参皂苷Ⅳa Deglucose chikusetsusaponin Ⅳa

续表

中英文名、化学式及相对分子质量	结构图	中英文名、化学式及相对分子质量	结构图
竹节参皂苷Ⅳa 乙酯 Chikusetsusaponin Ⅳa ethyl ester $C_{44}H_{70}O_{14}$ Exact Mass: 822.48	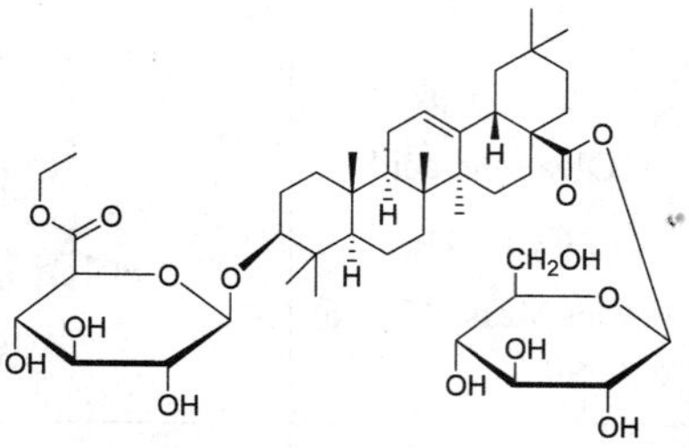 竹节参皂苷Ⅳa乙酯 Chikusetsusaponin Ⅳa ethyl ester	姜状三七苷 R_1 Zingibroside R_1 $C_{42}H_{66}O_{14}$ Exact Mass: 794.45	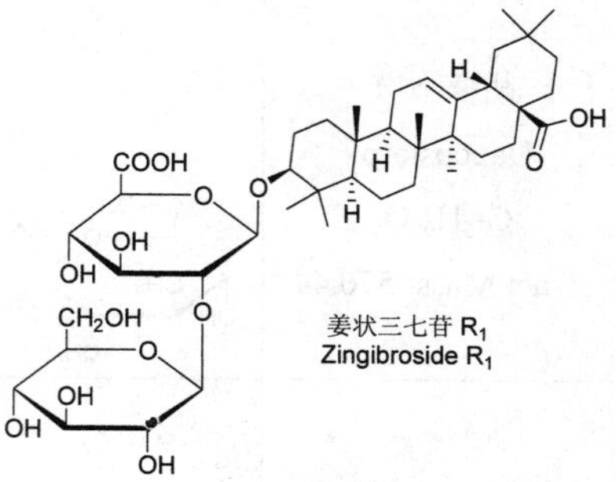 姜状三七苷 R_1 Zingibroside R_1
黄芩苷 Baicalin $C_{21}H_{18}O_{11}$ Exact Mass: 446.08	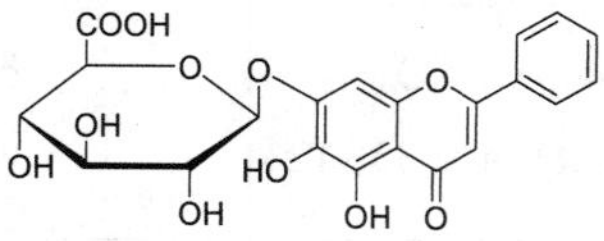 黄芩苷 Baicalin	汉黄芩素 Wogonin $C_{16}H_{12}O_5$ Exact Mass: 284.07	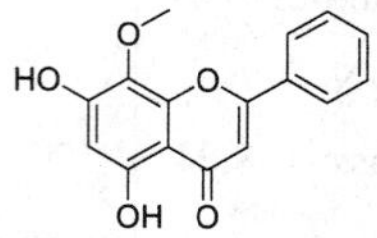 汉黄芩素 Wogonin
槲皮素-3-*O*-芸香糖苷 Quercetin-3-*O*-rutinoside $C_{27}H_{30}O_{16}$ Exact Mass: 610.15	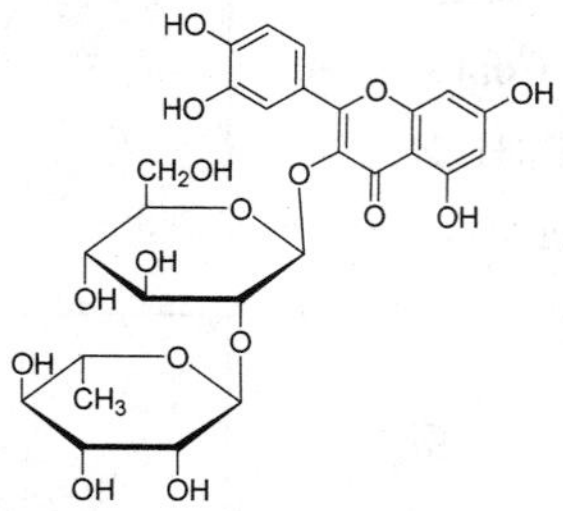 槲皮素-3-*O*-芸香糖苷 Quercetin-3-*O*-rutinoside	槲皮素-3-*O*-*β*-D-吡喃葡萄糖苷 Quercetin-3-*O*-*β*-D-glucopyranoside $C_{21}H_{20}O_{12}$ Exact Mass: 464.1	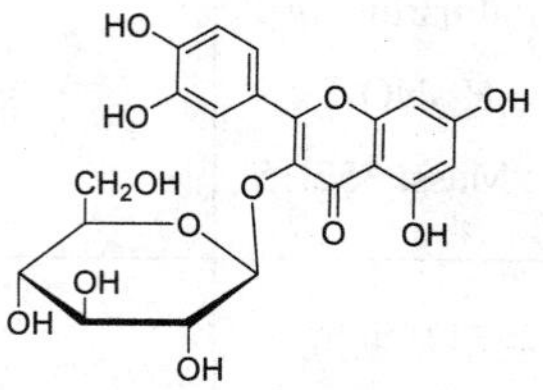 槲皮素-3-*O*-*β*-D-吡喃葡萄糖苷 Quercetin-3-*O*-*β*-D-glucopyranoside
山柰酚-3-*O*-葡萄糖苷 Kaempferol-3-*O*-glucoside $C_{21}H_{20}O_{11}$ Exact Mass: 448.1	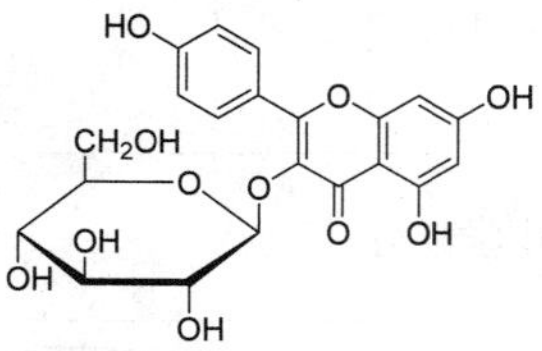 山柰酚-3-*O*-葡萄糖苷 Kaempferol-3-*O*-glucoside	正丁基-*β*-D-呋喃果糖苷 *n*-Butyl-*β*-D-fructofuranoside $C_{10}H_{20}O_6$ Exact Mass: 236.13	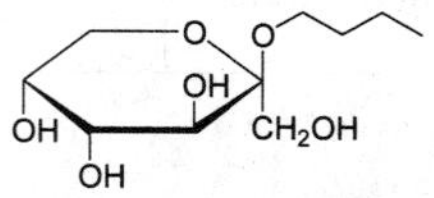 正丁基-*β*-D-呋喃果糖苷 *n*-Butyl-*β*-D-fructofuranoside
京尼平苷 Geniposide $C_{17}H_{24}O_{10}$ Exact Mass: 388.14	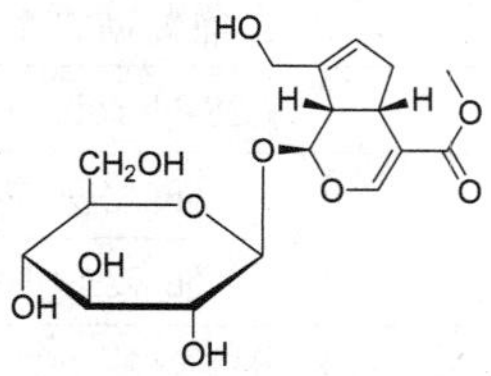 京尼平苷 Geniposide	大黄素甲醚 Physcione $C_{16}H_{12}O_5$ Exact Mass: 284.07	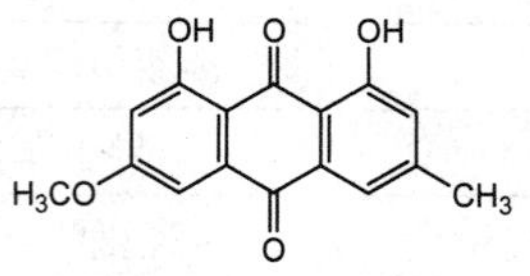 大黄素甲醚 Physcione
大黄酚 Chrysophanol $C_{15}H_{10}O_4$ Exact Mass: 254.06	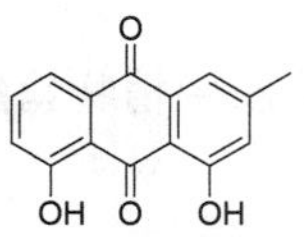 大黄酚 Chrysophanol	*β*-谷甾醇 *β*-Sitosterol $C_{29}H_{50}O$ Exact Mass: 414.39	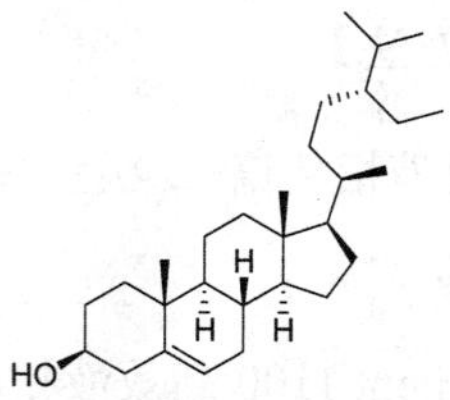 *β*-谷甾醇 *β*-Sitosterol
琥珀酸 Succinic acid $C_4H_6O_4$ Exact Mass: 118.03	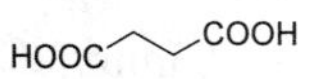 琥珀酸 Succinic acid	棕榈酸 Palmitic acid $C_{16}H_{32}O_2$ Exact Mass: 256.24	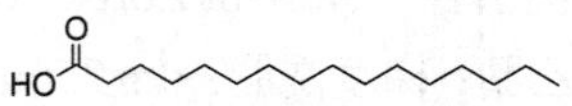 棕榈酸 Palmitic acid

续表

中英文名、化学式及相对分子质量	结构图	中英文名、化学式及相对分子质量	结构图
胡萝卜苷 Daucosterol $C_{35}H_{60}O_6$ Exact Mass: 576.44	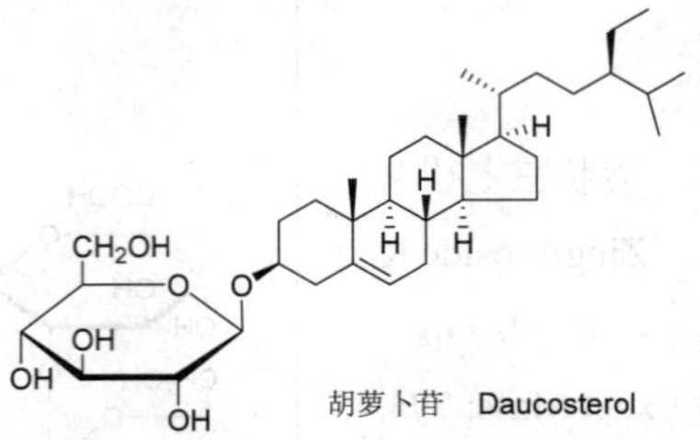 胡萝卜苷 Daucosterol	齐墩果酸 Oleanolic acid $C_{30}H_{48}O_3$ Exact Mass: 456.36	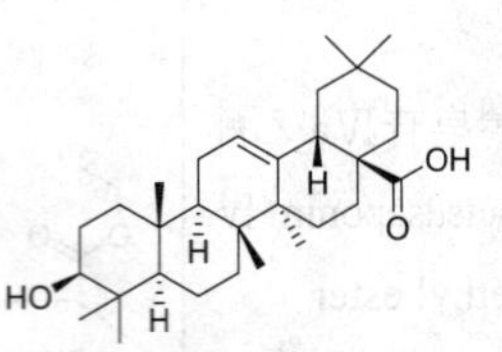 齐墩果酸 Oleanolic acid
尿囊素 Allantoin $C_4H_6N_4O_3$ Exact Mass: 158.04	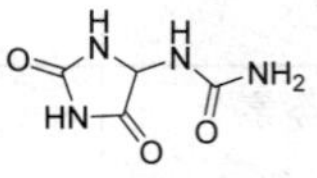 尿囊素 Allantoin	小檗碱 Berberine $C_{20}H_{18}NO_4^+$ Exact Mass: 336.12	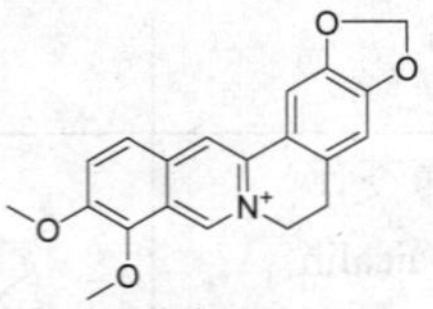 小檗碱 Berberine
巴马汀 Palmatine $C_{21}H_{22}NO_4^+$ Exact Mass: 352.15	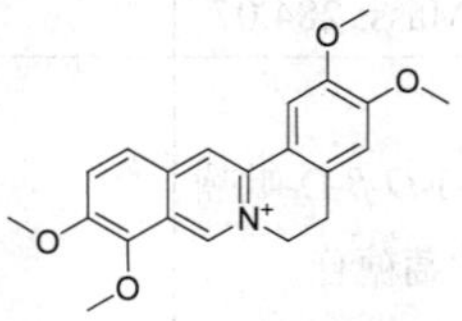 巴马汀 Palmatine	黄连碱 Coptisine $C_{19}H_{14}NO_4^+$ Exact Mass: 320.09	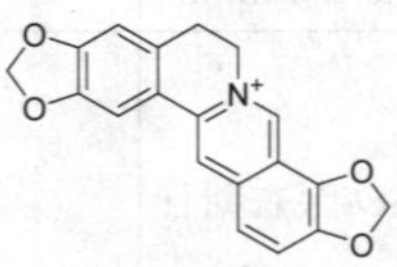 黄连碱 Coptisine
5-羟甲基糠醛 5-Hydroxymethyl furfural $C_6H_6O_3$ Exact Mass: 126.03	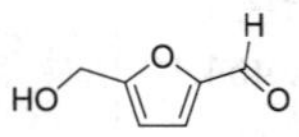 5-羟甲基糠醛 5-Hydroxymethyl furfural	蔗糖 Sucrose $C_{12}H_{22}O_{11}$ Exact Mass: 342.12	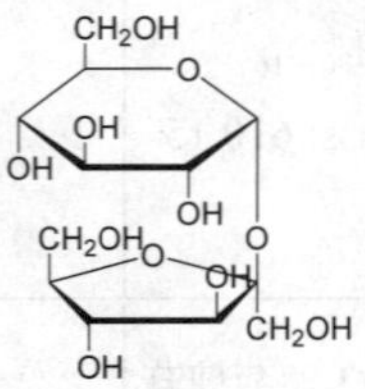 蔗糖 Sucrose

表 1-4-23b 牛膝其他主要化学成分[73～76]

中英文名	中英文名
2*β*,3*β*,20*β*,22*α*,25-五羟基-8,14-二烯-胆甾-6-酮	葡萄糖
牛膝甾酮 B	28-去葡萄糖竹节参皂苷Ⅳa丁酯
α-菠甾醇葡萄糖苷	28-Norolean-17-en-3-ol
异丁苯丙酸	环(酪氨酸-亮氨酸)
环(亮氨酸-异亮氨酸)	邻苯二甲酸二丁酯
磷酸镁	*α*-L-吡喃鼠李糖基-*β*-D-吡喃半乳糖齐墩果酸

【分析方法】

1 高效液相色谱-二极管阵列检测-蒸发光散射检测联用法测定牛膝中植物甾酮和三萜类成分的含量[76]

1.1 仪器

Agilent 1100 高效液相色谱仪，配有二极管阵列检测器和 Alltech 2000 蒸发光散射检测器。

1.2 色谱条件

色谱柱：Agilent Zorbax C_{18}柱(250mm×4.6mm，5.0μm)；流动相：A相为0.08%甲酸水(含5%异丙醇)，B相为乙腈；梯度洗脱：0～25min 10% B，25～28min 10%～30% B，28～53min 30% B，53～63min 30%～46% B，63～69min 46%～58% B，69～73min 58%～85% B，73～83min 85% B；流速0.9mL/min；检测波长242nm；柱温：0～25min为20℃，26～83min为38℃；蒸发光散射检测器(测定三萜成分)参数：漂移管温度110℃，气

体流量3.2L/min。

1.3 对照品溶液的制备

称取水龙骨甾酮 B、蜕皮甾酮、25-*R*牛膝甾酮、25-*S*牛膝甾酮、人参皂苷Ro、竹节参皂苷Ⅳa、姜状三七苷R_1、竹节参皂苷Ⅳa乙酯、28-去葡萄糖竹节参皂苷Ⅳa、PJS 1、28-去葡萄糖竹节参皂苷Ⅳa丁酯和齐墩果酸对照品，用适量甲醇溶解。

1.4 供试品溶液的制备

称取药材粉末 0.8g，用 20mL 甲醇回流提取 3h，挥干溶剂，残渣用 20mL 水溶解，再用正丁醇(15mL×3)萃取，蒸干正丁醇萃取液，残渣用 2mL 甲醇溶解，滤过，即得。

升麻

Shengma

CIMICIFUGAE RHIZOMA

【化学成分】

表 1-4-24a　升麻主要化学成分[77~82]

中英文名、化学式及相对分子质量	结构图	中英文名、化学式及相对分子质量	结构图
升麻醇 Cimigenol $C_{30}H_{48}O_5$ Exact Mass: 488.35	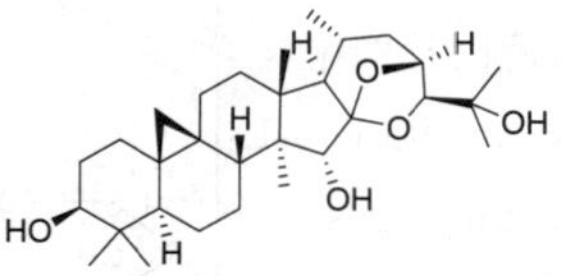 升麻醇　Cimigenol	25-*O*-乙酰基-升麻醇 25-*O*-Acetyl-cimigenol $C_{32}H_{50}O_6$ Exact Mass: 530.36	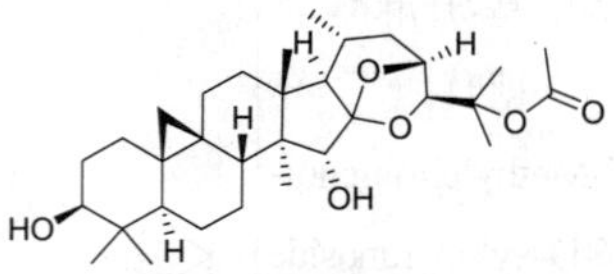 25-O-乙酰基-升麻醇　25-*O*-Acetyl-cimigenol
12*β*-羟基升麻醇 12*β*-Hydroxycimigenol $C_{30}H_{48}O_6$ Exact Mass: 504.35	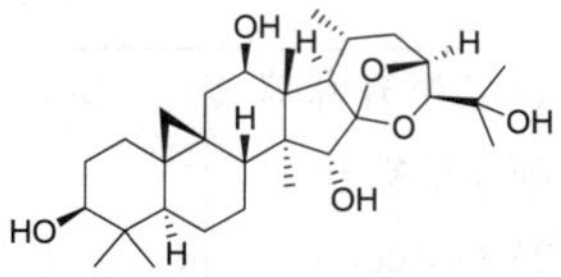 12*β*-羟基升麻醇　12*β*-Hydroxycimigenol	升麻醇木糖苷 Cimigenol-3-*O*-*β*-D-xylopyranoside $C_{35}H_{56}O_9$ Exact Mass: 620.39	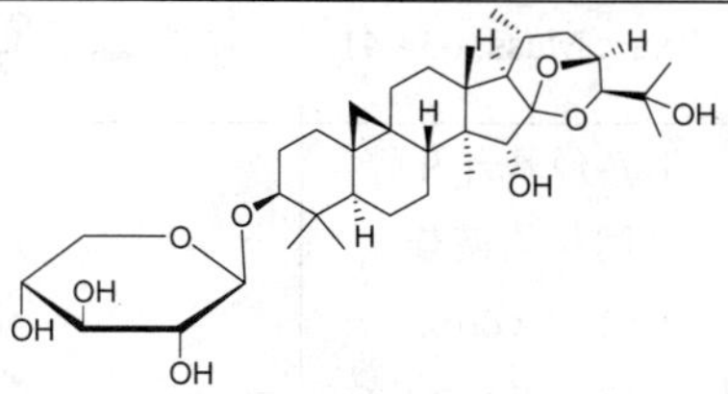 升麻醇木糖苷 Cimigenol-3-*O*-*β*-D-xylopyranoside
7*β*-羟基升麻醇木糖苷 7*β*-Hydroxy-cimigenol-3-*O*-*β*-D-xylopyranoside $C_{35}H_{56}O_{10}$ Exact Mass: 636.39	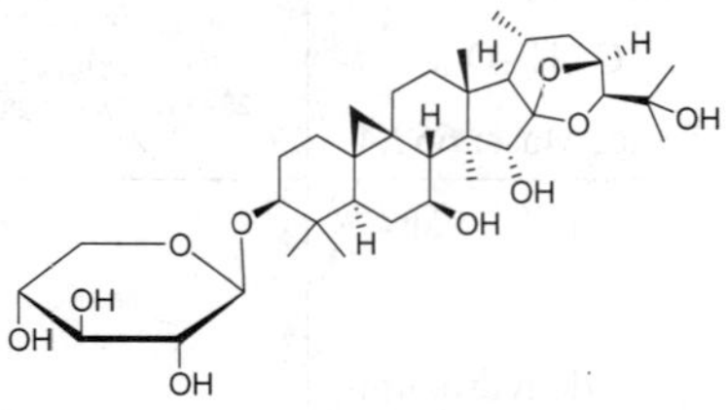 7*β*-羟基升麻醇木糖苷 7*β*-Hydroxy-cimigenol-3-*O*-*β*-D-xylopyranoside	12*β*-羟基升麻醇木糖苷 12*β*-Hydroxy-cimigenol-3-*O*-*β*-D-xylopyranoside $C_{35}H_{56}O_{10}$ Exact Mass: 636.39	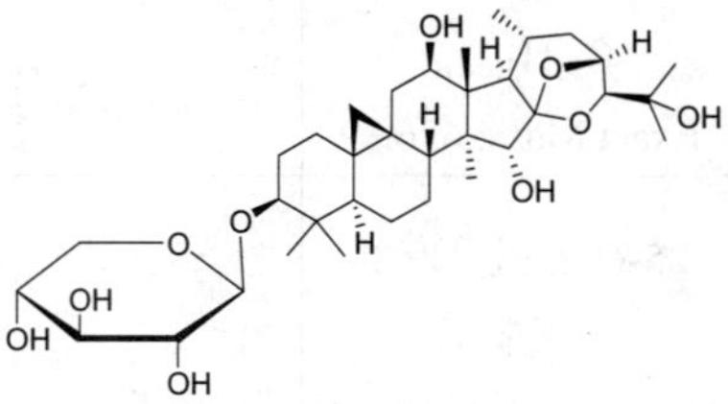 12*β*-羟基升麻醇木糖苷 12*β*-Hydroxy-cimigenol-3-*O*-*β*-D-xylopyranoside
25-*O*-乙酰基-升麻醇-3-*O*-*β*-D-吡喃木糖苷(23*R*,24*S*) 25-*O*-Acetyl-cimigenol-3-*O*-*β*-D-xylopyranoside (23*R*,24*S*) $C_{37}H_{58}O_{10}$ Exact Mass: 662.4	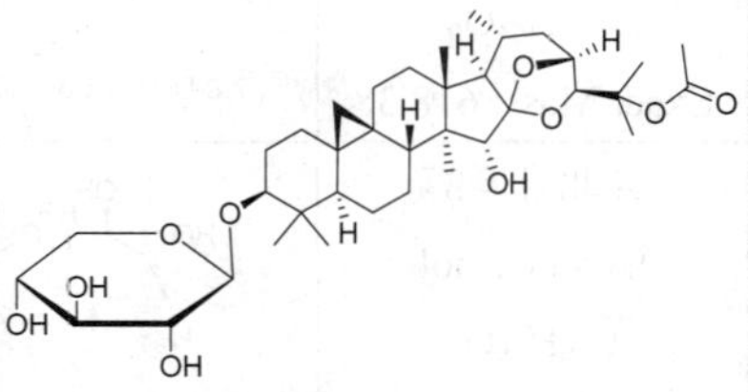 25-O-乙酰基-升麻醇-3-*O*-*β*-D-吡喃木糖苷(23*R*,24*S*) 25-*O*-Acetyl-cimigenol-3-*O*-*β*-D-xylopyranoside (23*R*,24*S*)	24-*O*-乙酰-升麻醇木糖苷 24-*O*-Acetyl-cimigenol-3-*O*-*β*-D-xylopyranoside $C_{37}H_{60}O_{11}$ Exact Mass: 680.41	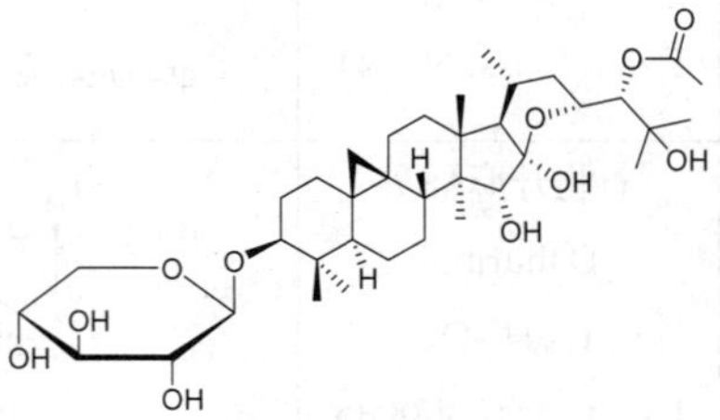 24-*O*-乙酰-升麻醇木糖苷 24-*O*-Acetyl-cimigenol-3-*O*-*β*-D-xylopyranoside

续表

中英文名、化学式及相对分子质量	结构图	中英文名、化学式及相对分子质量	结构图
25-*O*-甲基-24-*O*-乙酰-升麻醇木糖苷 25-*O*-Methyl-24-*O*-acetyl-cimigenol-3-*O*-*β*-D-xylopyranoside $C_{38}H_{62}O_{11}$ Exact Mass: 694.43	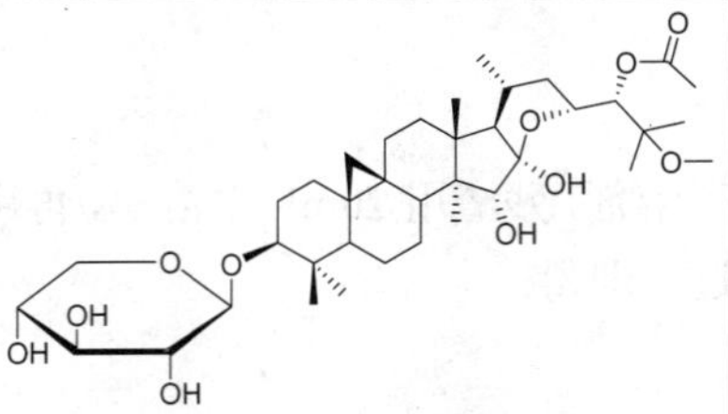 25-*O*-甲基-24-*O*-乙酰-升麻醇木糖苷 25-*O*-Methyl-24-*O*-acetyl-cimigenol-3-*O*-*β*-D-xylopyranoside	25-*O*-乙酰-7,8-二脱氢升麻醇木糖苷 25-*O*-Acetyl-7,8-didehydrocimigenol-3-*O*-*β*-D-xylopyranoside $C_{37}H_{56}O_{10}$ Exact Mass: 660.39	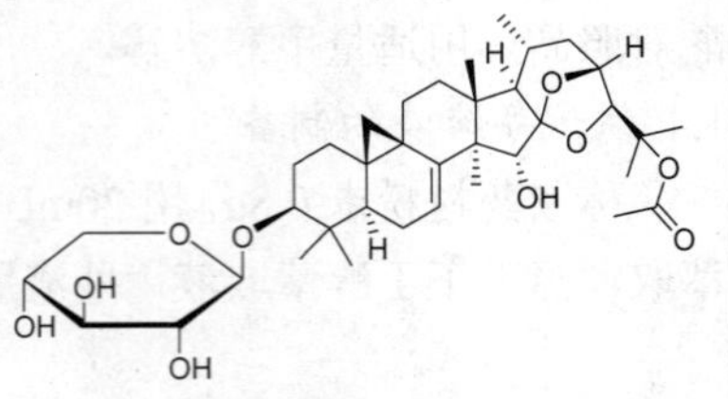 25-*O*-乙酰-7,8-二脱氢升麻醇木糖苷 25-*O*-Acetyl-7,8-didehydrocimigenol-3-*O*-*β*-D-xylopyranoside
24-*O*-乙酰-7,8-二脱氢升麻醇木糖苷 24-*O*-Acetyl-7,8-didehydrocimigenol-3-*O*-*β*-D-xylopyranoside $C_{37}H_{58}O_{11}$ Exact Mass: 678.4	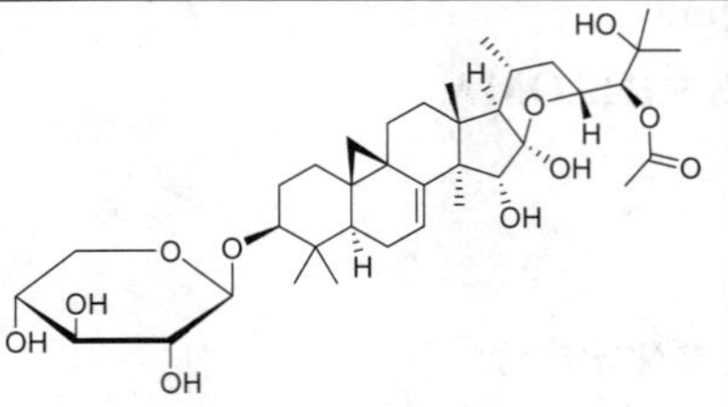 24-*O*-乙酰-7,8-二脱氢升麻醇木糖苷 24-*O*-Acetyl-7,8-didehydrocimigenol-3-*O*-*β*-D-xylopyranoside	25-脱水升麻醇木糖苷 25-Anhydrocimigenol-3-*O*-*β*-D-xylopyranoside $C_{35}H_{54}O_{8}$ Exact Mass: 602.38	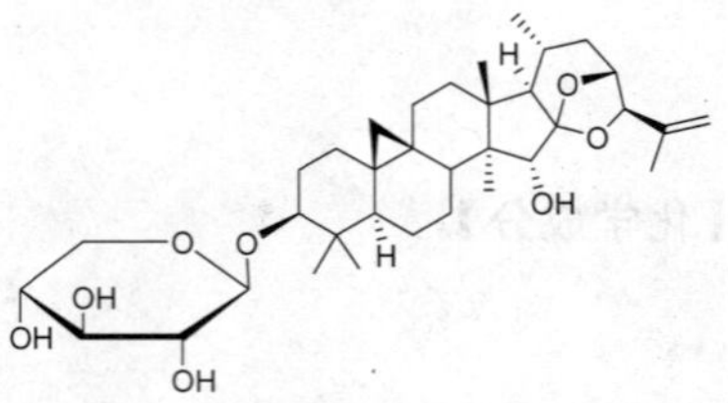 25-脱水升麻醇木糖苷 25-Anhydrocimigenol-3-*O*-*β*-D-xylopyranoside
25-*O*-甲基-升麻醇木糖苷 25-*O*-Methylcimigenol-3-*O*-*β*-D-xylopyranoside $C_{36}H_{58}O_{9}$ Exact Mass: 634.41	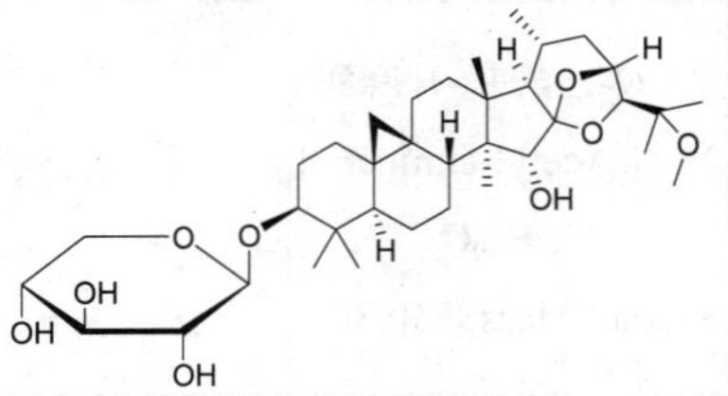 25-*O*-甲基-升麻醇木糖苷 25-*O*-Methylcimigenol-3-*O*-*β*-D-xylopyranoside	升麻醇阿拉伯糖苷 Shengmanol-3-*O*-*α*-L-arabinopyranoside $C_{35}H_{56}O_{9}$ Exact Mass: 620.39	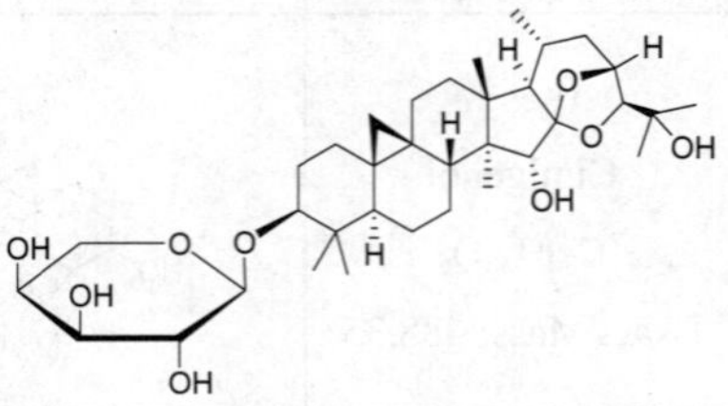 升麻醇阿拉伯糖苷 Shengmanol-3-*O*-*α*-L-arabinopyranoside
12*β*-羟基升麻醇阿拉伯糖苷 12*β*-Hydroxy cimigenol-3-*O*-*α*-L-arabinopyranoside $C_{35}H_{56}O_{10}$ Exact Mass: 636.39	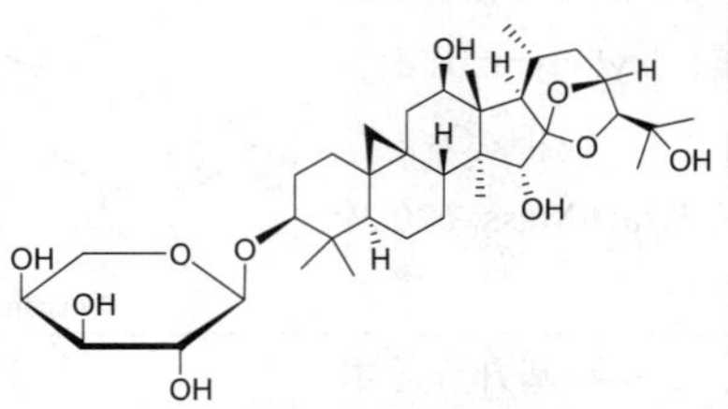 12*β*-羟基升麻醇阿拉伯糖苷 12*β*-Hydroxy cimigenol-3-*O*-*α*-L-arabinopyranoside	25-*O*-乙酰升麻醇阿拉伯糖苷 25-*O*-Acetyl cimigenol-3-*O*-*α*-L-arabinopyranoside $C_{37}H_{58}O_{10}$ Exact Mass: 662.4	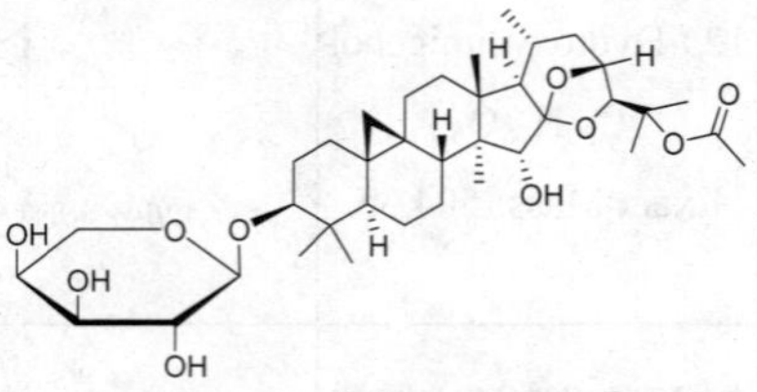 25-*O*-乙酰升麻醇阿拉伯糖苷 25-*O*-Acetyl cimigenol-3-*O*-*α*-L-arabinopyranoside
25-*O*-乙酰升麻醇半乳糖苷 25-*O*-Acetyl cimigenol-3-*O*-*β*-D-galactoside $C_{38}H_{60}O_{11}$ Exact Mass: 692.41	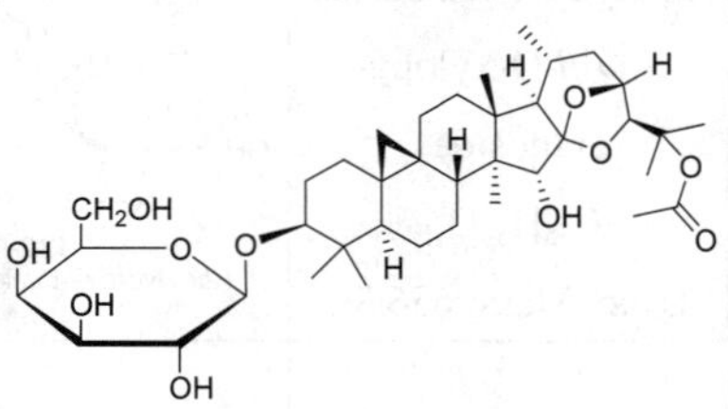 25-*O*-乙酰升麻醇半乳糖苷 25-*O*-Acetyl cimigenol-3-*O*-*β*-D-galactoside	7,8-二脱氢升麻醇木糖苷 7,8-Didehydrocimigenol-3-*O*-*β*-D-xylopyranoside $C_{35}H_{54}O_{9}$ Exact Mass: 618.38	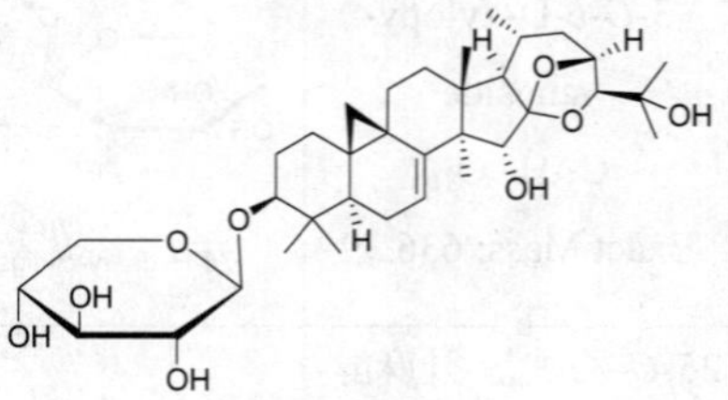 7,8-二脱氢升麻醇木糖苷 7,8-Didehydrocimigenol-3-*O*-*β*-D-xylopyranoside
北升麻醇 Dahurinol $C_{30}H_{48}O_{5}$ Exact Mass: 488.35	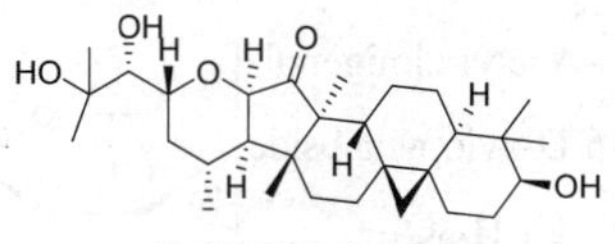 北升麻醇　Dahurinol	异北升麻醇 Isodahurinol $C_{30}H_{48}O_{5}$ Exact Mass: 488.35	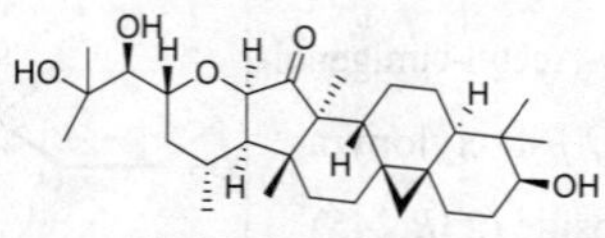 异北升麻醇　Isodahurinol

续表

中英文名、化学式及相对分子质量	结构图	中英文名、化学式及相对分子质量	结构图
升麻酮醇 Cimicidanol $C_{30}H_{44}O_5$ Exact Mass: 484.32	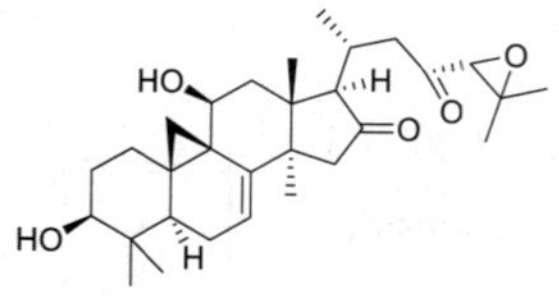 升麻酮醇 Cimicidanol	升麻素 Cimifugin $C_{16}H_{18}O_6$ Exact Mass: 306.11	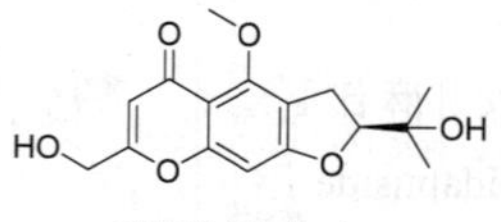 升麻素 Cimifugin
降甲基升麻素 Norcimifugin $C_{15}H_{16}O_6$ Exact Mass: 292.09	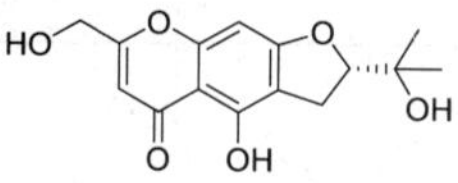 降甲基升麻素 Norcimifugin	升麻素-*β*-D-吡喃葡萄糖苷 Cimifugin-*β*-D-glucoside $C_{22}H_{28}O_{11}$ Exact Mass: 468.16	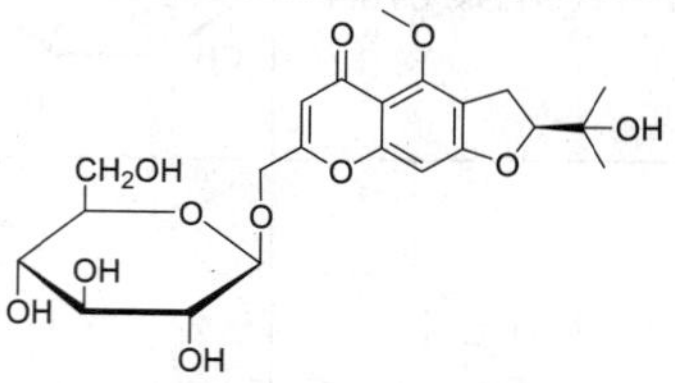 升麻素-*β*-D-吡喃葡萄糖苷 Cimifugin-*β*-D-glucoside
阿科特素 Actein $C_{37}H_{56}O_{11}$ Exact Mass: 676.38	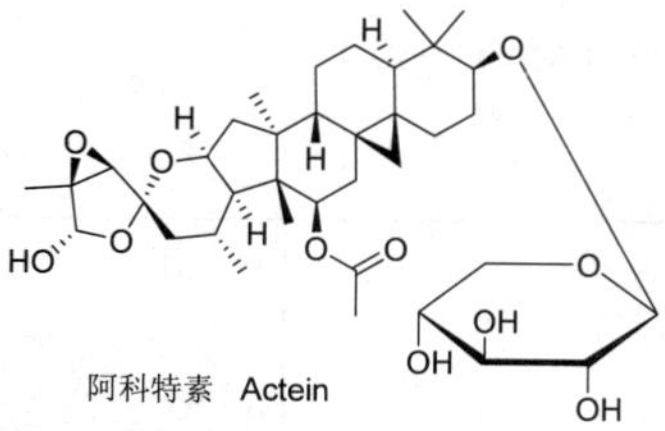 阿科特素 Actein	26-去羟基阿科特素 26-Deoxyactein $C_{37}H_{56}O_{10}$ Exact Mass: 660.39	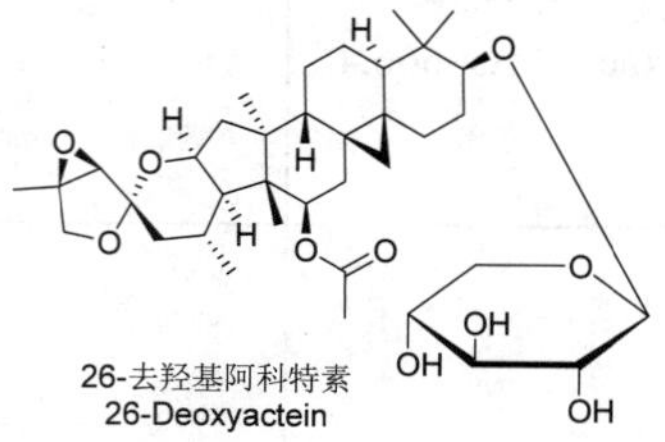 26-去羟基阿科特素 26-Deoxyactein
23-表-26-去羟基阿科特素 23-*epi*-26-Deoxyactein $C_{37}H_{56}O_{10}$ Exact Mass: 660.39	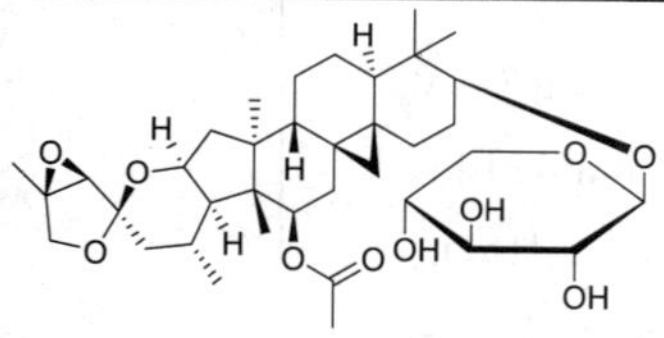 23-表-26-去羟基阿科特素 23-*epi*-2-Deoxyactein	马栗树皮素 Esculetin $C_9H_6O_4$ Exact Mass: 178.03	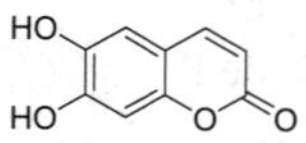 马栗树皮素 Esculetin
兴安升麻苷 C Cimidahuside C $C_{37}H_{58}O_{12}$ Exact Mass: 694.39	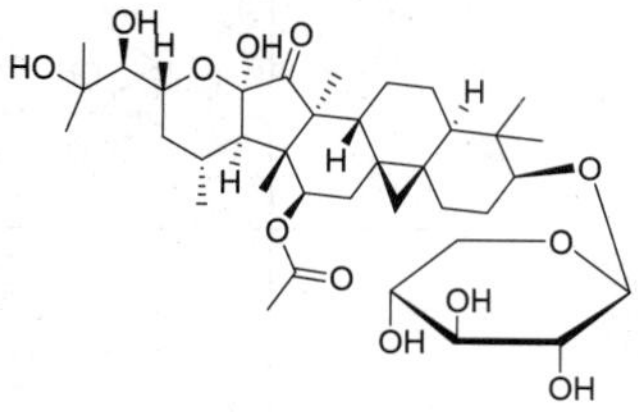 兴安升麻苷 C Cimidahuside C	兴安升麻苷 D Cimidahuside D $C_{37}H_{56}O_{12}$ Exact Mass: 692.38	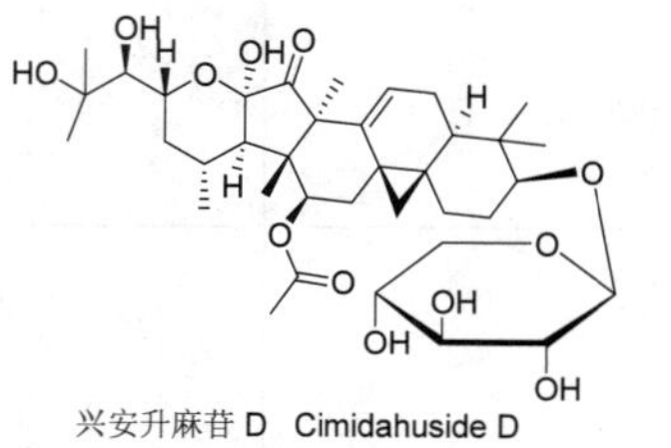 兴安升麻苷 D Cimidahuside D
兴安升麻苷 E Cimidahuside E $C_{35}H_{52}O_8$ Exact Mass: 600.37	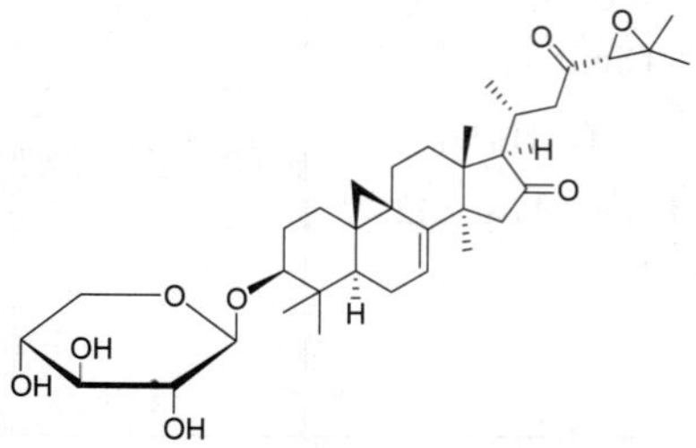 兴安升麻苷 E Cimidahuside E	兴安升麻苷 F Cimidahuside F $C_{35}H_{52}O_9$ Exact Mass: 616.36	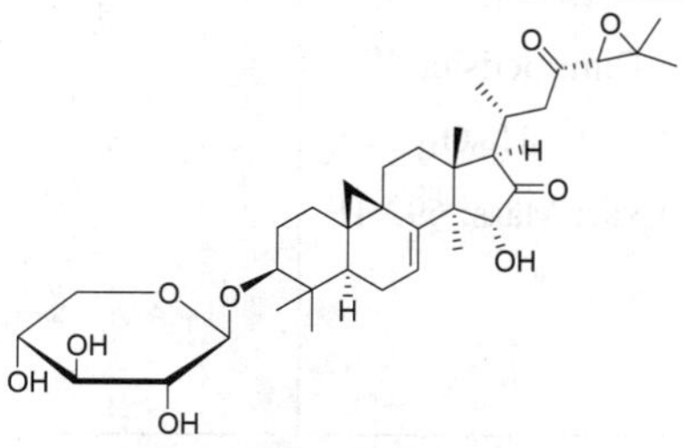 兴安升麻苷 F Cimidahuside F
兴安升麻苷 G Cimidahuside G $C_{35}H_{56}O_9$ Exact Mass: 620.39	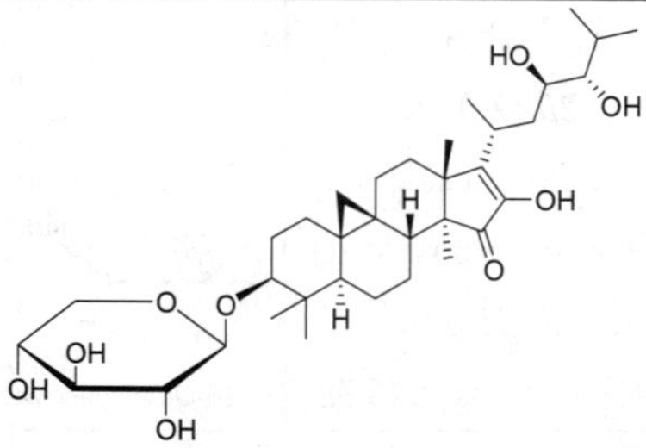 兴安升麻苷 G Cimidahuside G	兴安升麻苷 H Cimidahuside H $C_{35}H_{54}O_9$ Exact Mass: 618.38	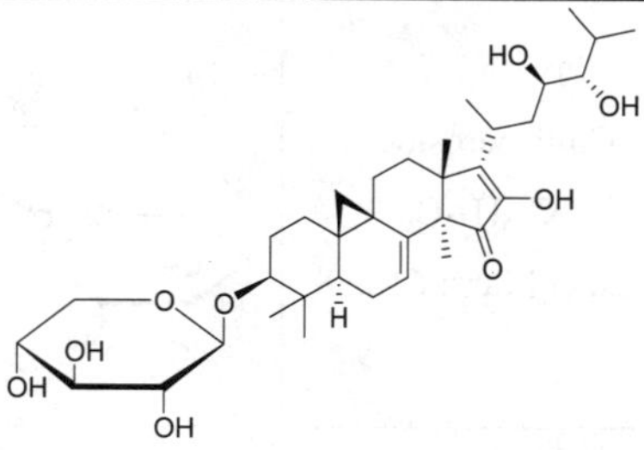 兴安升麻苷 H Cimidahuside H

续表

中英文名、化学式及相对分子质量	结构图	中英文名、化学式及相对分子质量	结构图
兴安升麻苷 I Cimidahuside I $C_{37}H_{58}O_{11}$ Exact Mass: 678.4	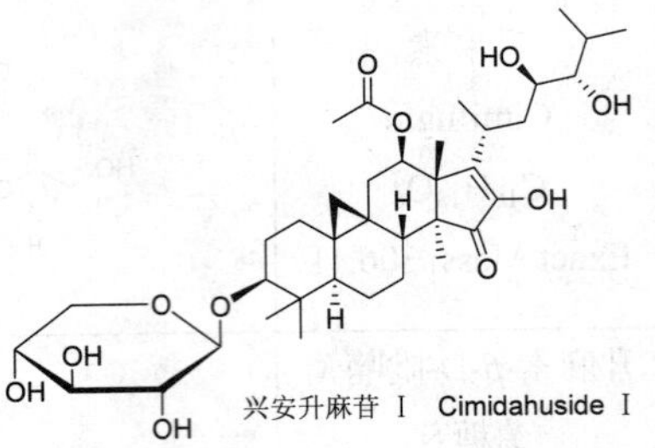 兴安升麻苷 I　Cimidahuside I	兴安升麻苷 J Cimidahuside J $C_{37}H_{56}O_{11}$ Exact Mass: 676.38	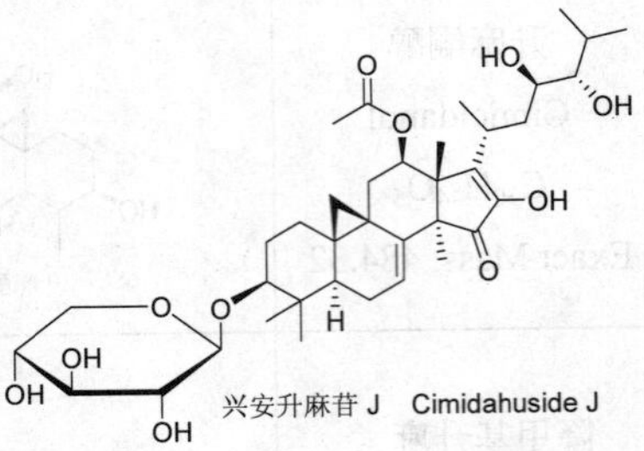 兴安升麻苷 J　Cimidahuside J
西麻苷 I Cimifoetiside I $C_{36}H_{58}O_{11}$ Exact Mass: 666.4	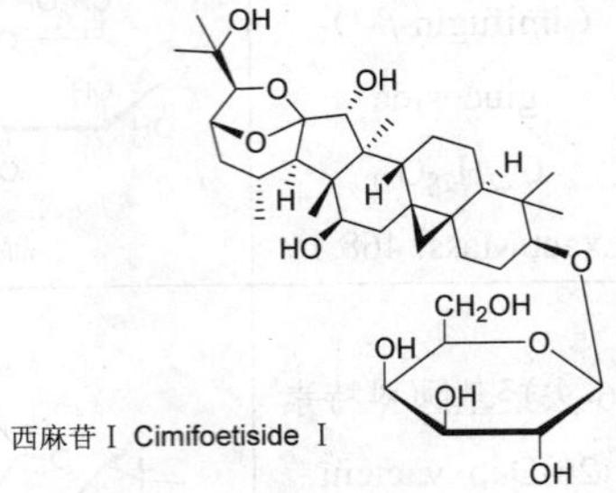 西麻苷 I　Cimifoetiside I	西麻苷 II Cimifoetiside II $C_{36}H_{58}O_{10}$ Exact Mass: 650.4	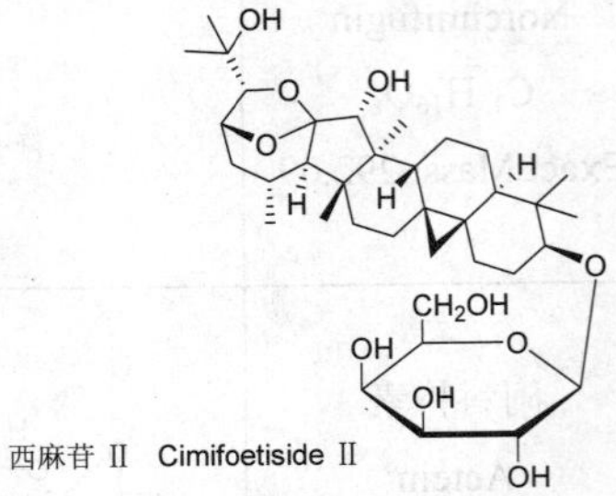 西麻苷 II　Cimifoetiside II
西麻苷 IV Cimifoetiside IV $C_{43}H_{68}O_{15}$ Exact Mass: 824.46	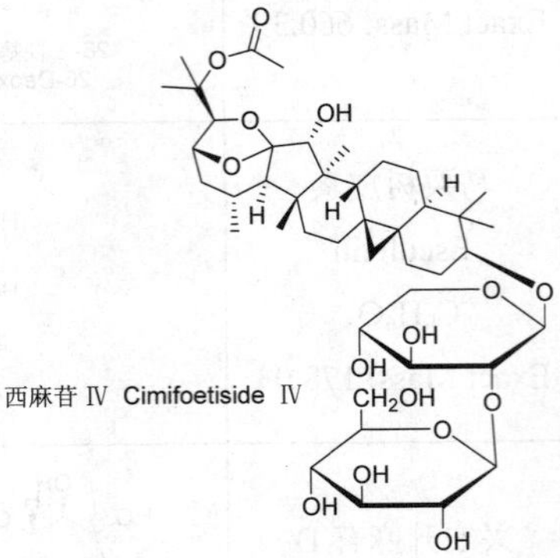 西麻苷 IV　Cimifoetiside IV	西麻苷 V Cimifoetiside V $C_{47}H_{76}O_{19}$ Exact Mass: 944.5	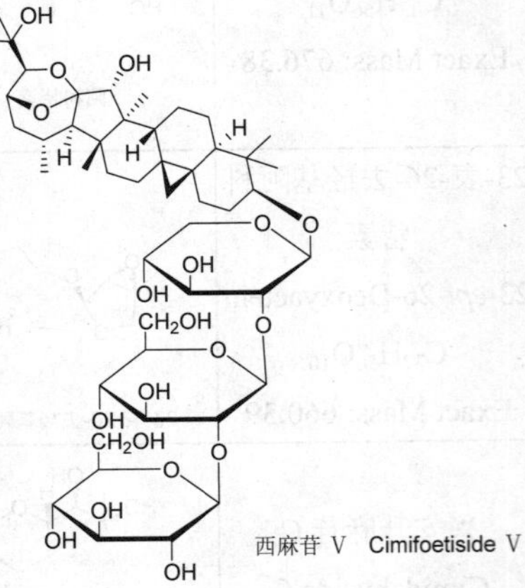 西麻苷 V　Cimifoetiside V
西麻苷 VI Cimifoetiside VI $C_{38}H_{60}O_{11}$ Exact Mass: 692.41	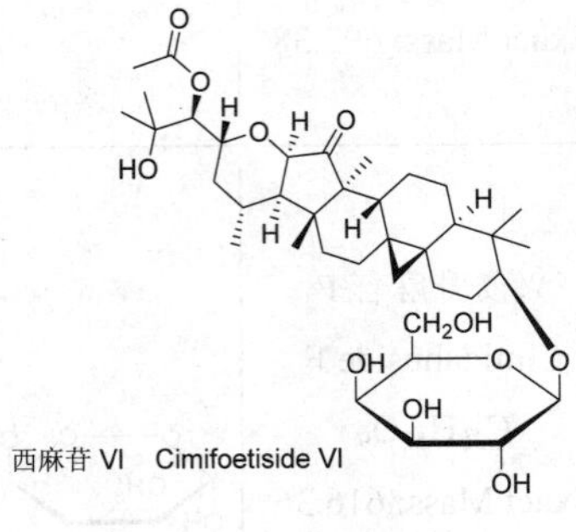 西麻苷 VI　Cimifoetiside VI	西麻苷 VII Cimifoetiside VII $C_{43}H_{70}O_{16}$ Exact Mass: 842.47	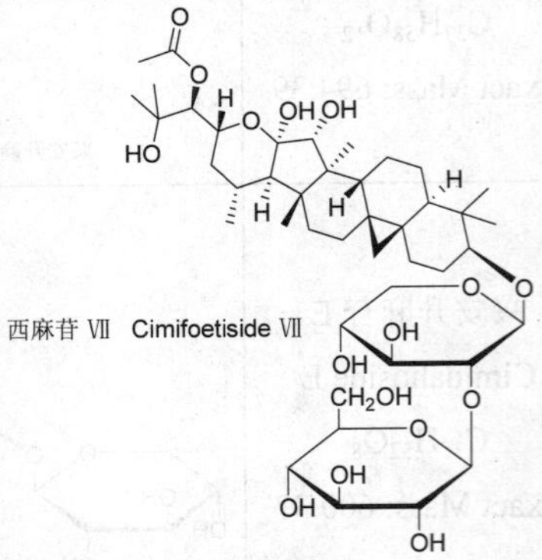 西麻苷 VII　Cimifoetiside VII
小升麻苷 A Cimiaceroside A $C_{35}H_{54}O_9$ Exact Mass: 618.38	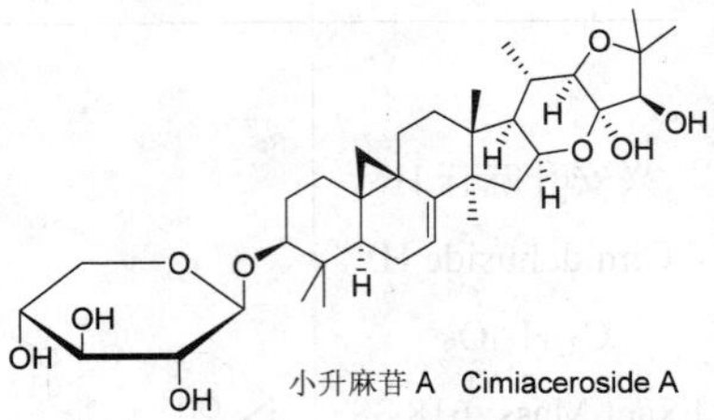 小升麻苷 A　Cimiaceroside A	12*β*-*O*-乙酰-小升麻苷 A 12*β*-*O*-Acetyl-cimiaceroside A (Cimiracemoside A) $C_{37}H_{56}O_{11}$ Exact Mass: 676.38	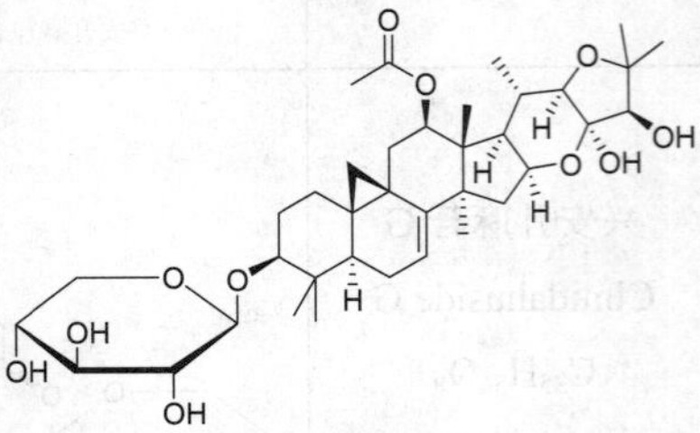 12*β*-*O*-乙酰-小升麻苷 A 12*β*-*O*-Acetyl-cimiaceroside A (Cimiracemoside A)

续表

中英文名、化学式及相对分子质量	结构图	中英文名、化学式及相对分子质量	结构图
小升麻苷 B Cimiaceroside B $C_{35}H_{56}O_9$ Exact Mass: 620.39	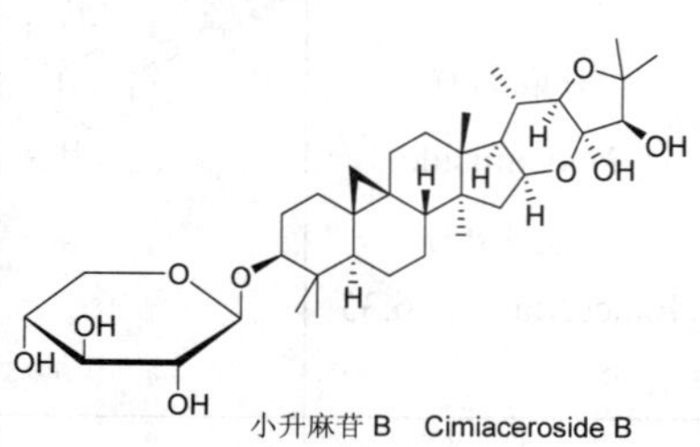 小升麻苷 B Cimiaceroside B	12*β*-*O*-乙酰-小升麻苷 B 12*β*-*O*-Acetyl-cimiaceroside B (Cimiracemoside H) $C_{37}H_{58}O_{11}$ Exact Mass: 678.4	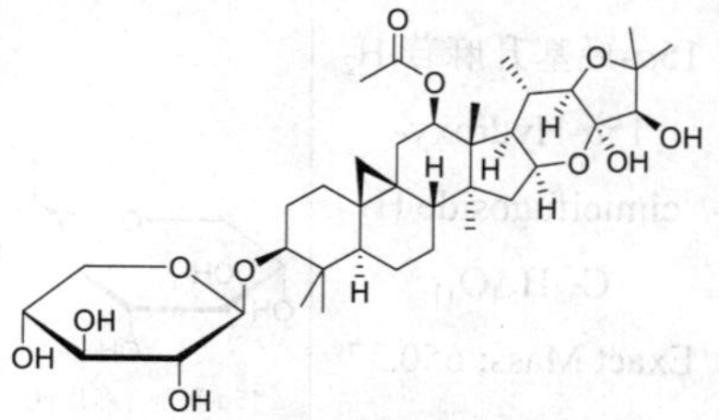 12*β*-*O*-乙酰-小升麻苷 B 12*β*-*O*-Acetyl-cimiaceroside B (Cimiracemoside H)
升麻苷 A Cimiside A $C_{35}H_{56}O_{10}$ Exact Mass: 636.39	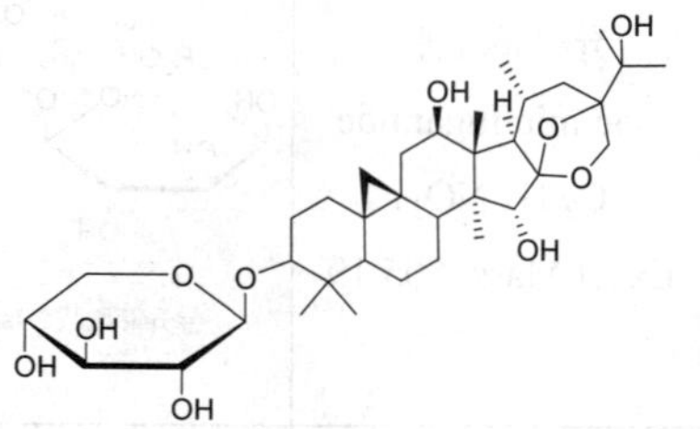 升麻苷 A Cimiside A	升麻苷 B Cimiside B $C_{40}H_{64}O_{13}$ Exact Mass: 752.43	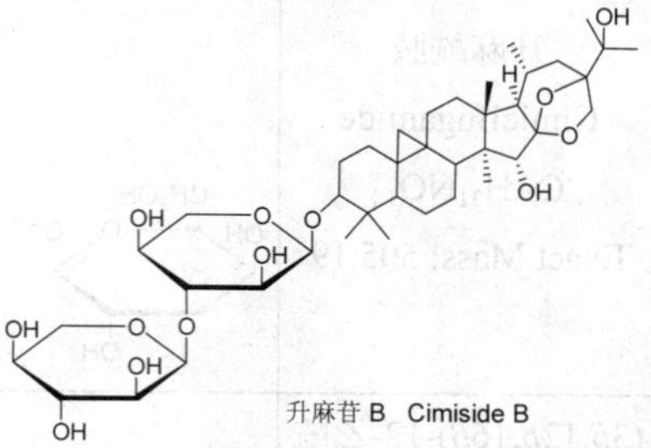 升麻苷 B Cimiside B
升麻苷 C Cimiside C $C_{43}H_{70}O_{16}$ Exact Mass: 842.47	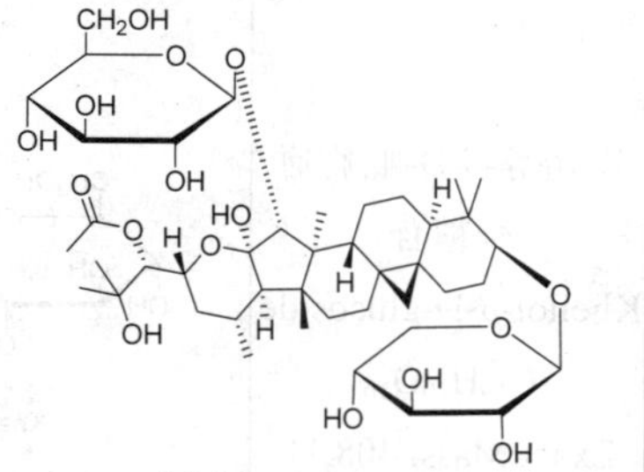 升麻苷 C Cimiside C	升麻苷 D Cimiside D $C_{43}H_{70}O_{16}$ Exact Mass: 842.47	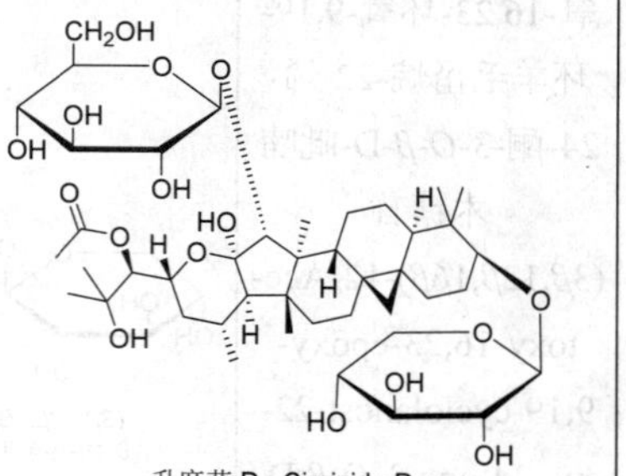 升麻苷 D Cimiside D
升麻苷 E Cimiside E $C_{35}H_{54}O_8$ Exact Mass: 602.38	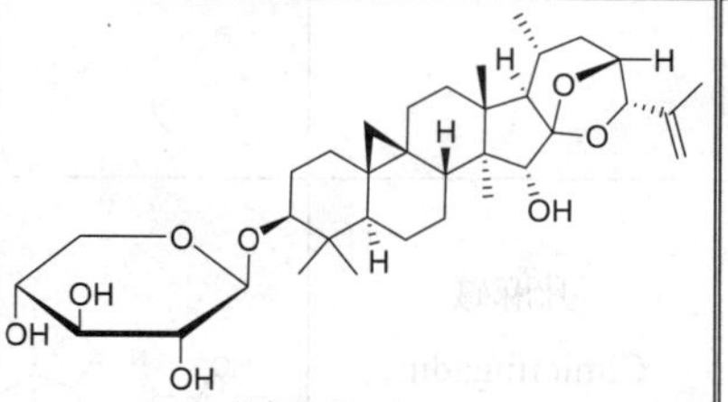 升麻苷 E Cimiside E	升麻苷 F Cimiside F $C_{36}H_{58}O_{10}$ Exact Mass: 650.4	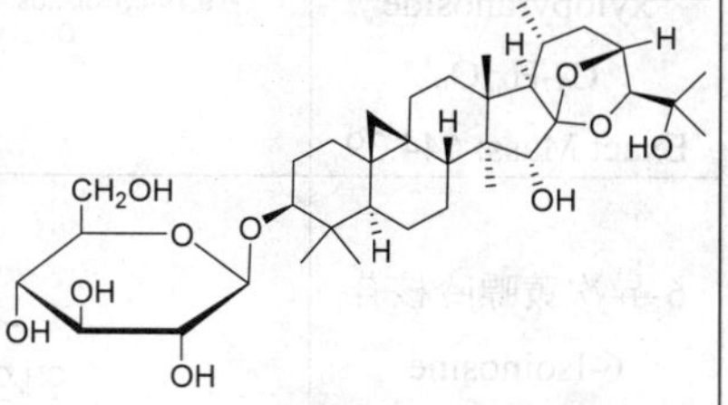 升麻苷 F Cimiside F
升麻苷 H_1 Cimicifugoside H_1 $C_{35}H_{52}O_9$ Exact Mass: 616.36	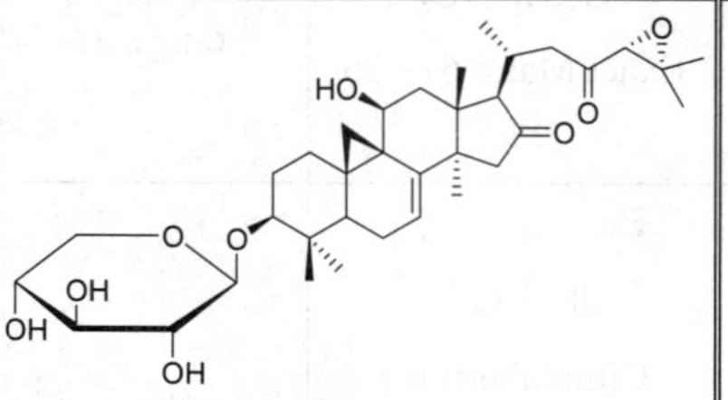 升麻苷 H_1 Cimicifugoside H_1	3′-*O*-乙酰基-升麻苷 H_1 3′-*O*-Acetyl cimicifugoside H_1 $C_{37}H_{54}O_{10}$ Exact Mass: 658.37	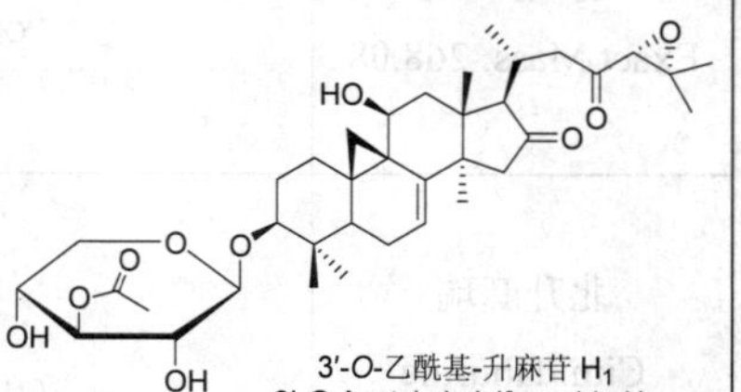 3′-*O*-乙酰基-升麻苷 H_1 3′-*O*-Acetyl cimicifugoside H_1
2′-*O*-乙酰基-升麻苷 H_1 2′-*O*-Acetyl cimicifugoside H_1 $C_{37}H_{54}O_{10}$ Exact Mass: 658.37	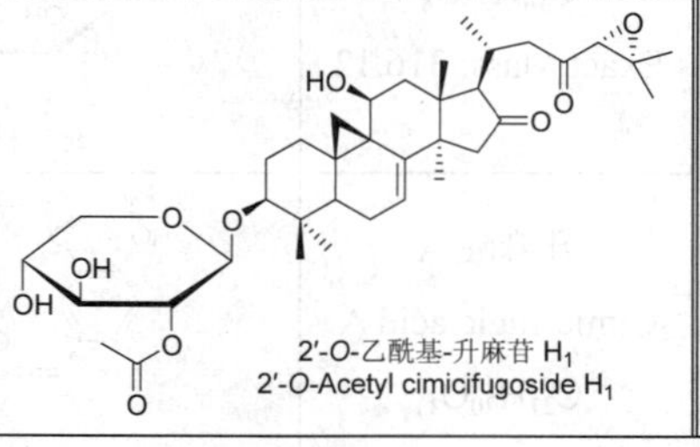 2′-*O*-乙酰基-升麻苷 H_1 2′-*O*-Acetyl cimicifugoside H_1	升麻苷 H_2 Cimicifugoside H_2 $C_{35}H_{54}O_{10}$ Exact Mass: 634.37	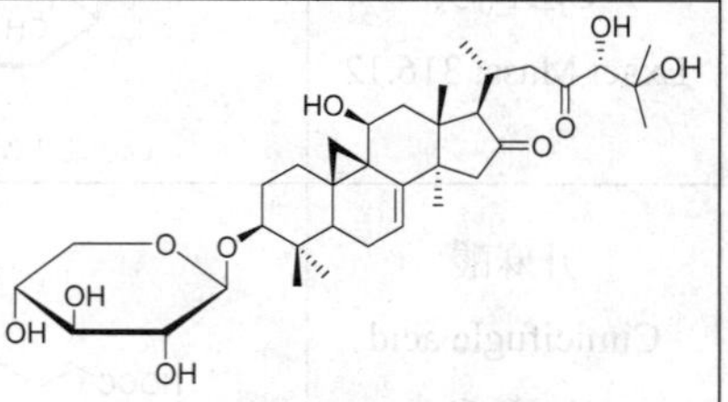 升麻苷 H_2 Cimicifugoside H_2

续表

中英文名、化学式及相对分子质量	结构图	中英文名、化学式及相对分子质量	结构图
15*α*-羟基升麻苷 H_2 15*α*-Hydroxy-cimicifugoside H_2 $C_{35}H_{54}O_{11}$ Exact Mass: 650.37	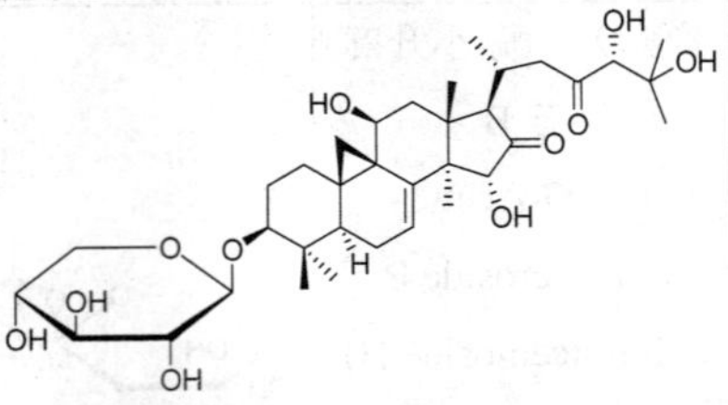 15*α*-羟基升麻苷 H_2　15*α*-Hydroxy-cimicifugoside H_2	升麻新苷 Neocimiside $C_{32}H_{48}O_9$ Exact Mass: 576.33	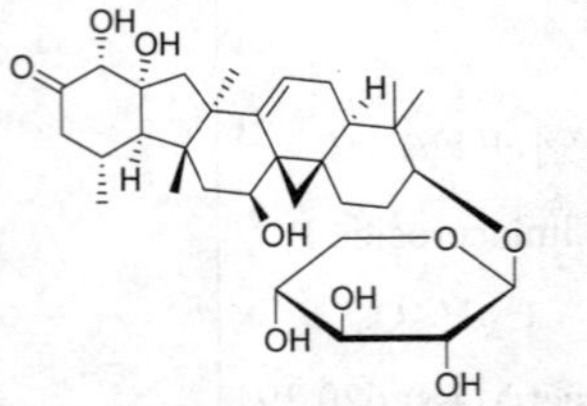 升麻新苷　Neocimiside
升麻酰胺 Cimicifugamide $C_{25}H_{31}NO_{10}$ Exact Mass: 505.19	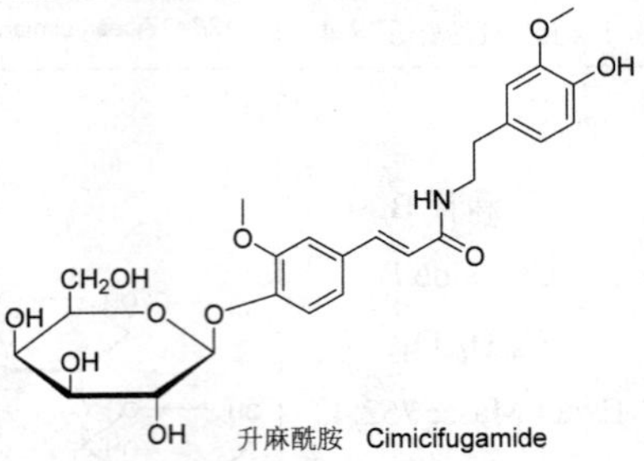 升麻酰胺　Cimicifugamide	异升麻酰胺 Isocimicifugamide $C_{25}H_{31}NO_{10}$ Exact Mass: 505.19	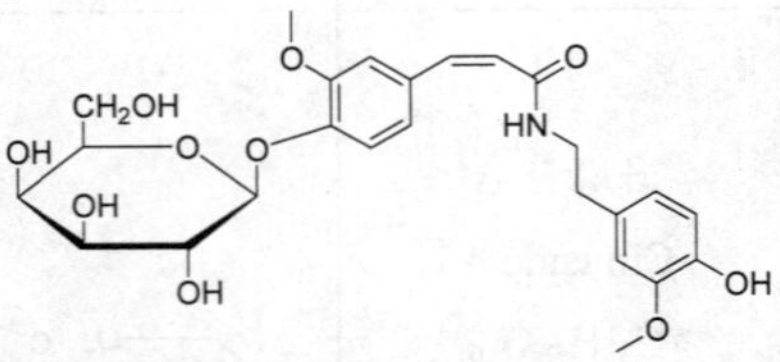 异升麻酰胺　Isocimicifugamide
(3*β*,12*β*,16*β*)-12-乙酰氧-16,23-环氧-9,19-环羊毛甾烷-22-烯-24-酮-3-*O*-*β*-D-吡喃木糖苷 (3*β*,12*β*,16*β*)-12-Acetoxy-16,23-epoxy-9,19-cyclolanost-22-ene-24-one-3-*O*-*β*-D-xylopyranoside $C_{37}H_{56}O_9$ Exact Mass: 644.39	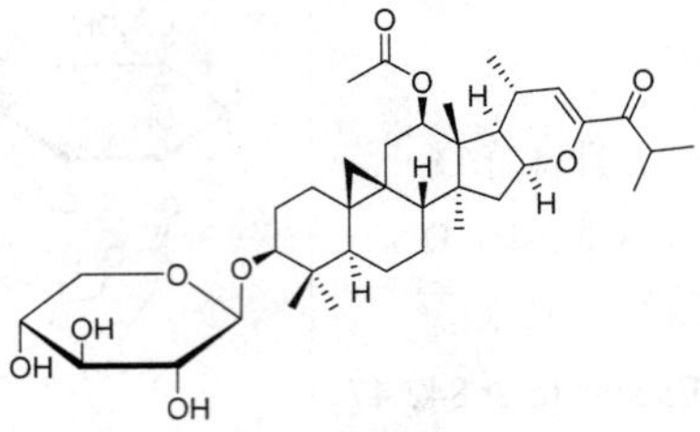 (3*β*,12*β*,16*β*)-12-乙酰氧-16,23-环氧-9,19-环羊毛甾烷-22-烯-24-酮-3-*O*-*β*-D-吡喃木糖苷 (3*β*,12*β*,16*β*)-12-Acetoxy-16,23-epoxy-9,19-cyclolanost-22-ene-24-one-3-*O*-*β*-D-xylopyranoside	凯诺醇-*β*-D-吡喃葡萄糖苷 Khellol-*β*-D-glucoside $C_{19}H_{20}O_{10}$ Exact Mass: 408.11	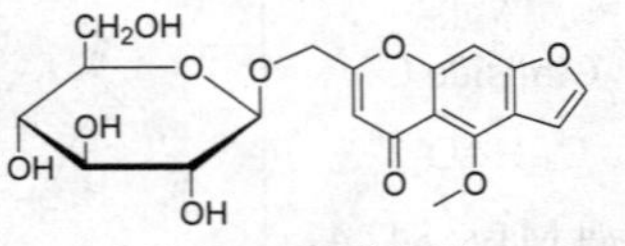 凯诺醇-*β*-D-吡喃葡萄糖苷 Khellol-*β*-D-glucoside
6-异次黄嘌呤核苷 6-Isoinosine $C_{10}H_{12}N_4O_5$ Exact Mass: 268.08	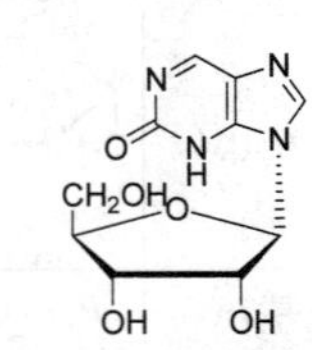 6-异次黄嘌呤核苷　6-Isoinosine	升麻碱 Cimicifugadine $C_{35}H_{51}NO_8$ Exact Mass: 613.36	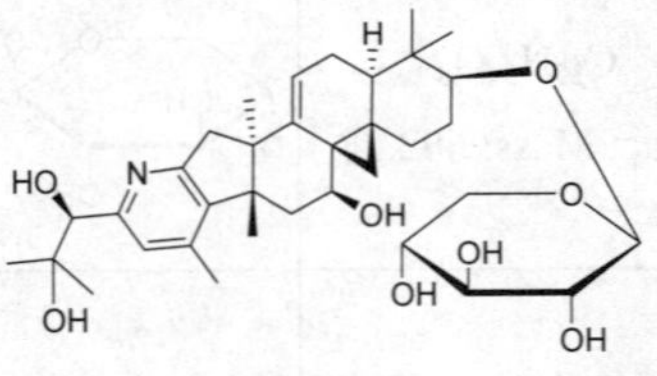 升麻碱　Cimicifugadine
北升麻瑞 Cimidahurine $C_{14}H_{20}O_8$ Exact Mass: 316.12	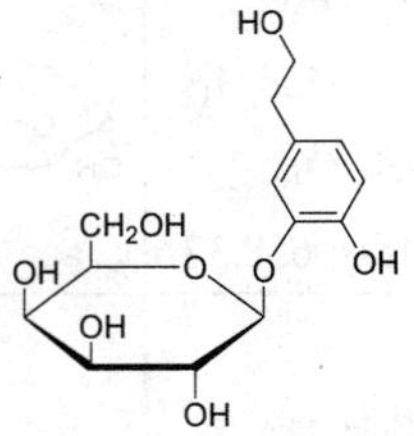 北升麻瑞　Cimidahurine	北升麻宁 Cimidahurinine $C_{14}H_{20}O_8$ Exact Mass: 316.12	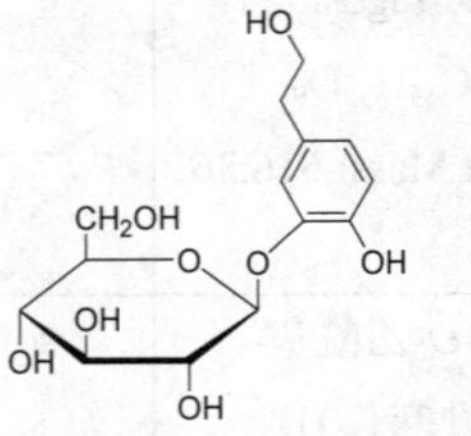 北升麻宁　Cimidahurinine
升麻酸 Cimicifugic acid $C_{20}H_{20}O_7$ Exact Mass: 372.12	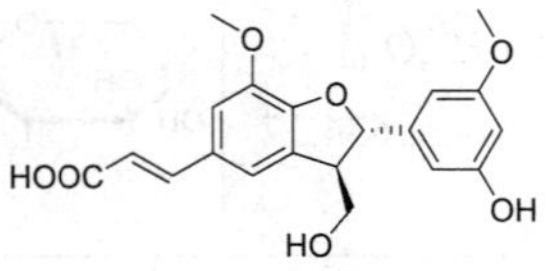 升麻酸　Cimicifugic acid	升麻酸 A Cimicifugic acid A $C_{21}H_{20}O_{11}$ Exact Mass: 448.1	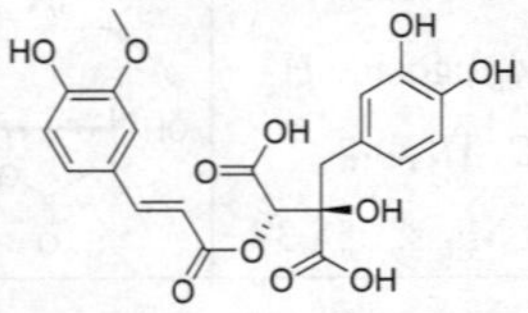 升麻酸 A　Cimicifugic acid A

续表

中英文名、化学式及相对分子质量	结构图	中英文名、化学式及相对分子质量	结构图
升麻酸 B Cimicifugic acid B $C_{21}H_{20}O_{11}$ Exact Mass: 448.1	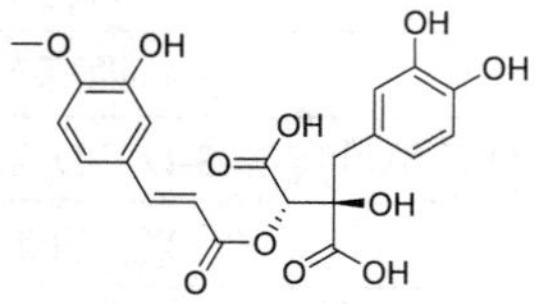 升麻酸 B Cimicifugic acid B	升麻酸 C Cimicifugic acid C $C_{20}H_{18}O_{10}$ Exact Mass: 418.09	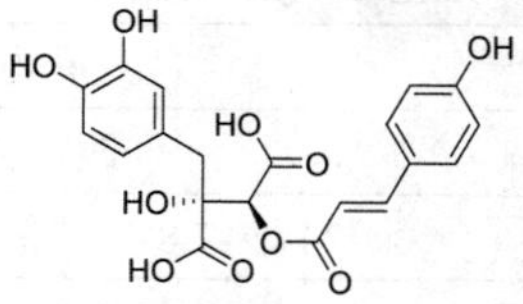 升麻酸 C Cimicifugic acid C
升麻酸 D Cimicifugic acid D $C_{20}H_{18}O_{10}$ Exact Mass: 418.09	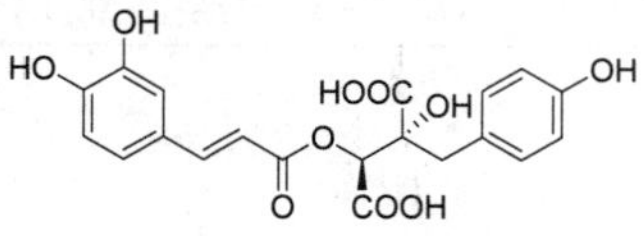 升麻酸 D Cimicifugic acid D	升麻酸 E Cimicifugic acid E $C_{21}H_{20}O_{10}$ Exact Mass: 432.11	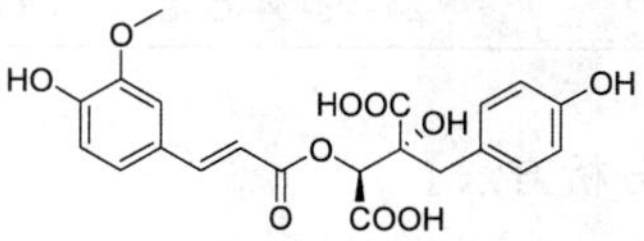 升麻酸 E Cimicifugic acid E
异阿魏酸 Isoferulic acid $C_{10}H_{10}O_4$ Exact Mass: 194.06	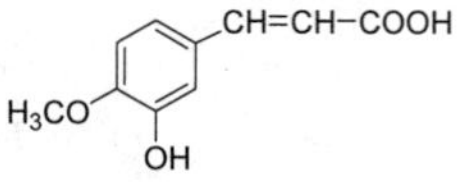 异阿魏酸 Isoferulic acid	阿魏酸 Ferulic acid $C_{10}H_{10}O_4$ Exact Mass: 194.06	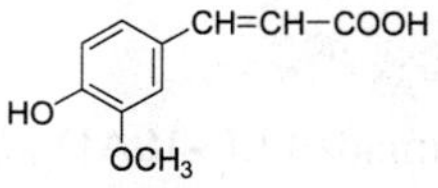 阿魏酸 Ferulic acid
芥子酸 Sinapic acid $C_{11}H_{12}O_5$ Exact Mass: 224.07	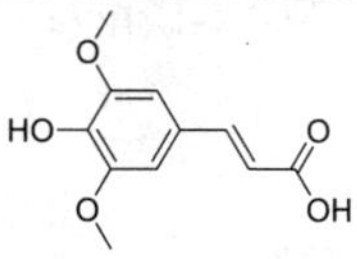 芥子酸 Sinapic acid	咖啡酸 Caffeic acid $C_9H_8O_4$ Exact Mass: 180.04	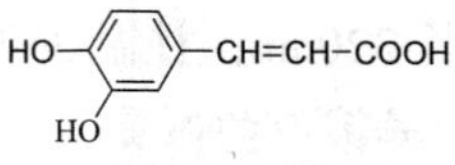 咖啡酸 Caffeic acid
咖啡酸二甲醚 Caffeic acid dimethyl ether $C_{11}H_{12}O_4$ Exact Mass: 208.07	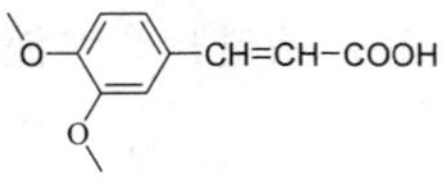 咖啡酸二甲醚 Caffeic acid dimethyl ether	3-*O*-乙酰基-咖啡酸 3-*O*-Acetyl-caffeic acid $C_{11}H_{10}O_5$ Exact Mass: 222.05	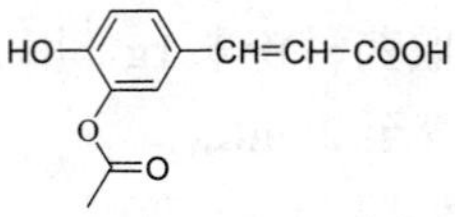 3-*O*-乙酰基-咖啡酸 3-*O*-Acetyl-caffeic acid
4-*O*-乙酰基-咖啡酸 4-*O*-Acetyl-caffeic acid $C_{11}H_{10}O_5$ Exact Mass: 222.05	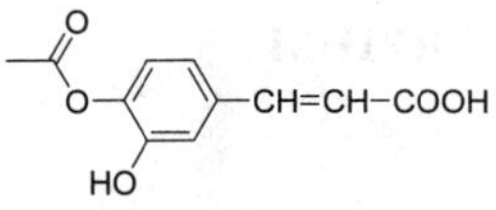 4-*O*-乙酰基-咖啡酸 4-*O*-Acetyl-caffeic acid	咖啡酸-*β*-D-吡喃葡萄糖酯苷 1-*O*-Caffeoyl-*β*-D-glucopyranoside $C_{15}H_{18}O_9$ Exact Mass: 342.1	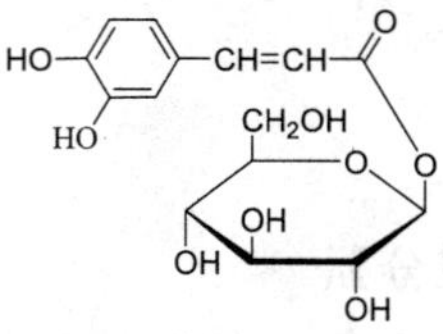 咖啡酸-*β*-D-吡喃葡萄糖酯苷 1-*O*-Caffeoyl-*β*-D-glucopyranoside
咖啡酸甲酯 Methyl caffeate $C_{10}H_{10}O_4$ Exact Mass: 194.06	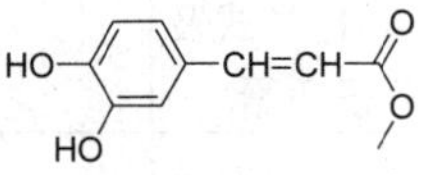 咖啡酸甲酯 Methyl caffeate	硬脂酸 Stearic acid $C_{18}H_{36}O_2$ Exact Mass: 284.27	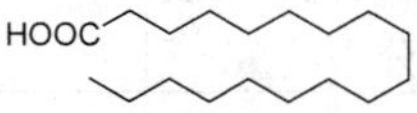 硬脂酸 Stearic acid
β-谷甾醇 *β*-Sitosterol $C_{29}H_{50}O$ Exact Mass: 414.39	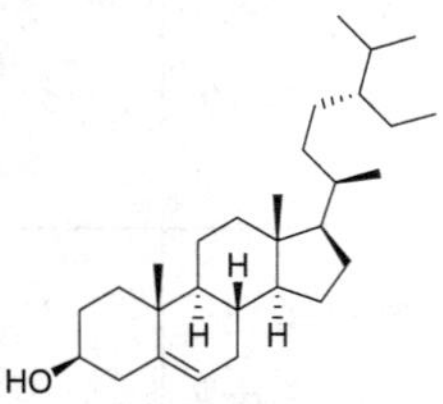 *β*-谷甾醇 *β*-Sitosterol	胡萝卜苷 Daucosterol $C_{35}H_{60}O_6$ Exact Mass: 576.44	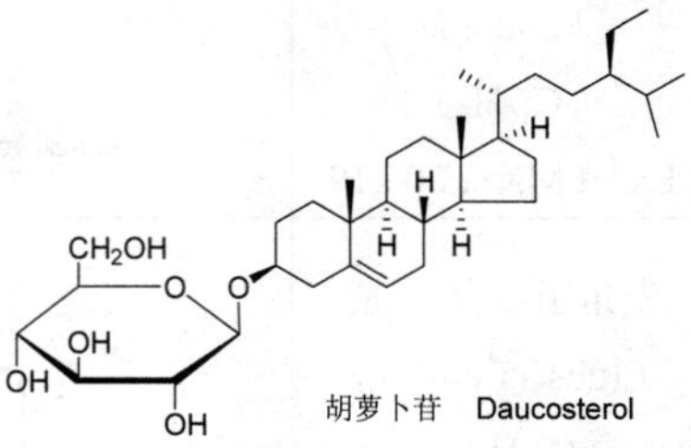 胡萝卜苷 Daucosterol
正三十一烷 *n*-Hentriacontane $C_{31}H_{64}$ Exact Mass: 436.5	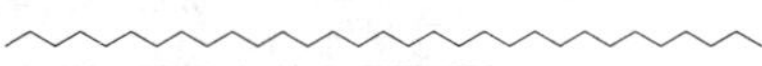 正三十一烷 *n*-Hentriacontane		

表 1-4-24b　升麻其他主要化学成分[77~82]

中文名	中文名
4-羟基-$\Delta^{8,9}$(*Z*)-鞘氨醇-2′-羟基正二十四碳酸酰胺	升麻内酯A
升麻内酯B	西麻苷Ⅸ
西麻苷Ⅷ	23-*O*-乙酰升麻醇-3-*O*-*β*-D-葡萄糖基(1→3)-*β*-D木糖苷
24-表-7,8-二脱氢升麻醇木糖苷	兴安升麻苷 A
西麻苷Ⅲ	兴安升麻苷 B
24-表-24-*O*-乙酰升麻醇半乳糖苷	(*E*)-3-(3′-甲基-2′-亚丁烯基)-2-吲哚酮

【分析方法】

1　高效液相色谱法测定升麻中 3 种有机酸的含量[83]

1.1 仪器

Shimadzu LC-10AD 高效液相色谱仪。

1.2 色谱条件

色谱柱：Kromasil C_{18} 柱(250mm×4.6mm，5μm)；流动相：乙腈-水-磷酸(13∶87∶0.05)；流速 1.0mL/min；检测波长 320nm；柱温 35℃；分析时间 50min。

1.3 对照品溶液的制备

称取咖啡酸、阿魏酸和异阿魏酸对照品，用适量 50%乙醇溶解。

1.4 供试品溶液的制备

称取药材粉末 1g，用 20mL 50%乙醇回流提取 2 次，每次 3h，滤过，合并滤液，蒸干，用 50%乙醇溶解并定容至 25mL。

化橘红

Huajuhong

CITRI GRANDIS EXOCARPIUM

【化学成分】

表 1-4-25a　化橘红主要化学成分[84~88]

中英文名、化学式及相对分子质量	结构图	中英文名、化学式及相对分子质量	结构图
表-双环倍半水芹烯 *epi*-Bicyclosesquiphellandrene $C_{15}H_{24}$ Exact Mass: 204.19	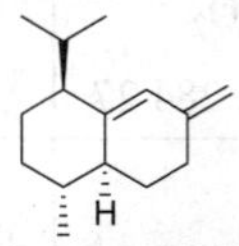 表-双环倍半水芹烯 *epi*-Bicyclosesquiphellandrene	Germacrene B $C_{15}H_{24}$ Exact Mass: 204.19	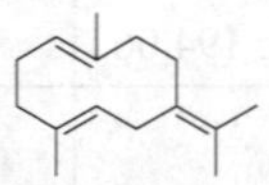 Germacrene B
麦角甾-5-烯-3-醇 Ergost-5-en-3-ol $C_{28}H_{48}O$ Exact Mass: 400.37	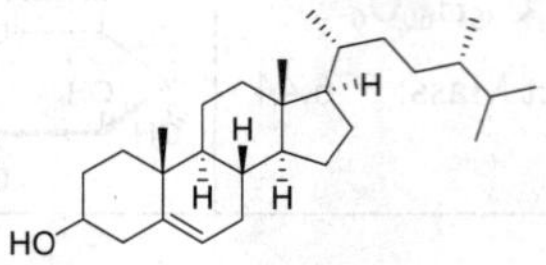 麦角甾-5-烯-3-醇　Ergost-5-en-3-ol	4-烯-3-酮豆甾烷 Stigmast-4-en-3-one $C_{29}H_{48}O$ Exact Mass: 412.37	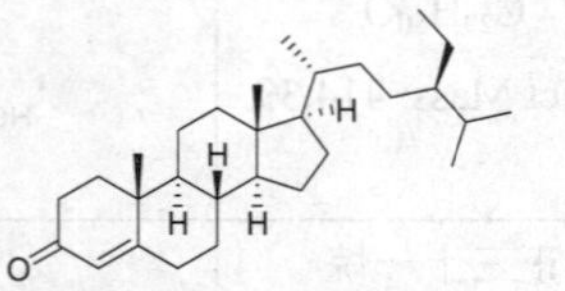 4-烯-3-酮豆甾烷　Stigmast-4-en-3-one

续表

中英文名、化学式及相对分子质量	结构图	中英文名、化学式及相对分子质量	结构图
4,22-二烯-3-酮豆甾烷 Stigmasta-4,22-dien-3-one $C_{29}H_{46}O$ Exact Mass: 410.35	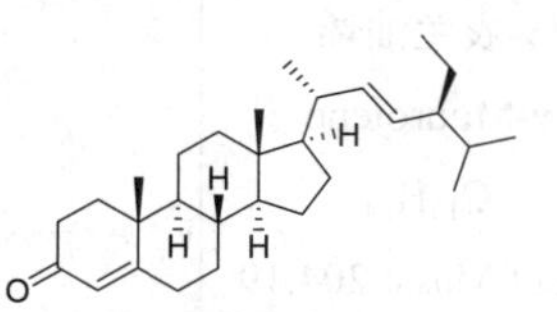 4,22-二烯-3-酮豆甾烷 Stigmasta-4,22-dien-3-one	*α*-蒎烯 *α*-Pinene $C_{10}H_{16}$ Exact Mass: 136.13	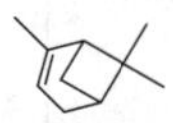 *α*-蒎烯 *α*-Pinene
β-蒎烯 *β*-Pinene $C_{10}H_{16}$ Exact Mass: 136.13	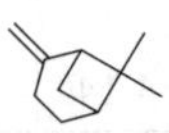 *β*-蒎烯 *β*-Pinene	*β*-月桂烯 *β*-Myrcene $C_{10}H_{16}$ Exact Mass: 136.13	$H_2C=CH-C(=CH_2)-CH_2-CH_2-CH=C(CH_3)_2$ *β*-月桂烯 *β*-Myrcene
β-柠檬醛 *β*-Citral $C_{10}H_{16}O$ Exact Mass: 152.12	$OHC-CH=C(CH_3)-CH_2-CH_2-CH=C(CH_3)_2$ *β*-柠檬醛 *β*-Citral	柠檬烯 Limonene $C_{10}H_{16}$ Exact Mass: 136.13	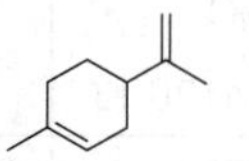 柠檬烯 Limonene
柚皮素 Naringenin $C_{15}H_{12}O_5$ Exact Mass: 272.07	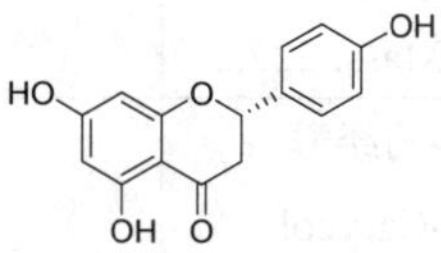 柚皮素 Naringenin	柚皮苷 Naringin $C_{27}H_{32}O_{14}$ Exact Mass: 580.18	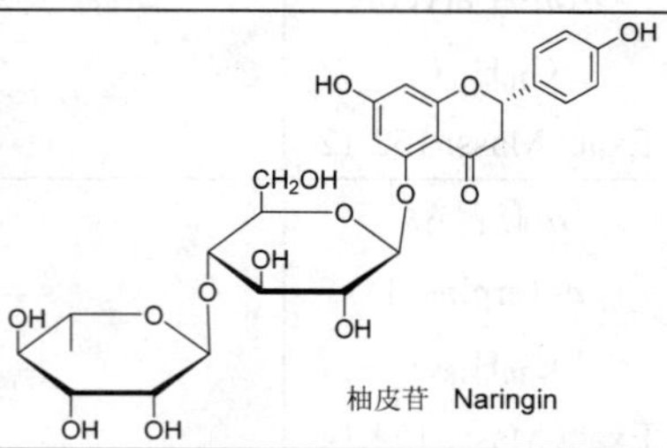 柚皮苷 Naringin
野漆树苷 Rhoifolin $C_{27}H_{30}O_{14}$ Exact Mass: 578.16	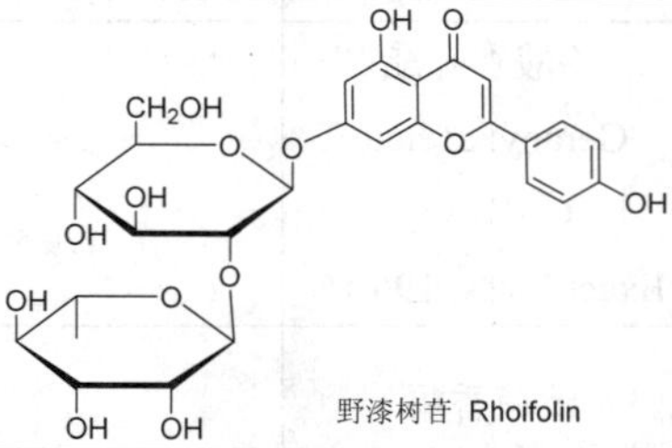 野漆树苷 Rhoifolin	芹菜素 Apigenin $C_{15}H_{10}O_5$ Exact Mass: 270.05	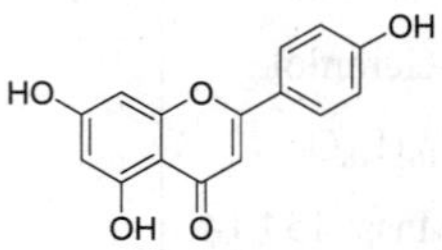 芹菜素 Apigenin
异欧前胡素 Isoimperatorin $C_{16}H_{14}O_4$ Exact Mass: 270.09	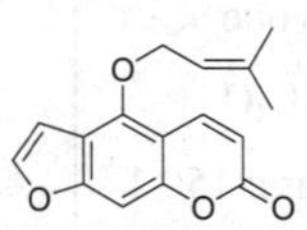 异欧前胡素 Isoimperatorin	佛手苷内酯 Bergapten $C_{12}H_8O_4$ Exact Mass: 216.04	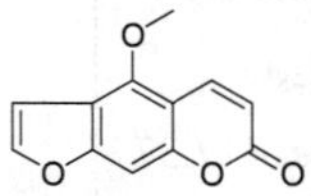 佛手苷内酯 Bergapten
α-萜品烯 *α*-Terpinene $C_{10}H_{16}$ Exact Mass: 136.13	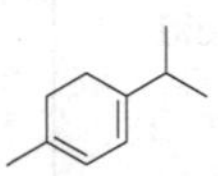 *α*-萜品烯 *α*-Terpinene	*γ*-萜品烯 *γ*-Terpinene $C_{10}H_{16}$ Exact Mass: 136.13	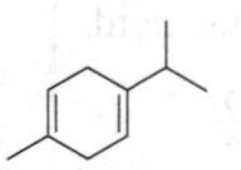 *γ*-萜品烯 *γ*-Terpinene
对伞花烃 *p*-Cymene $C_{10}H_{14}$ Exact Mass: 134.11	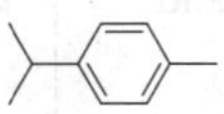 对伞花烃 *p*-Cymene	*β*-榄香烯 *β*-Elemene $C_{15}H_{24}$ Exact Mass: 204.19	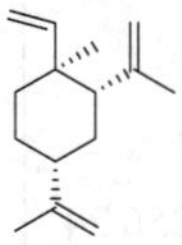 *β*-榄香烯 *β*-Elemene
δ-榄香烯 *δ*-Elemene $C_{15}H_{24}$ Exact Mass: 204.19	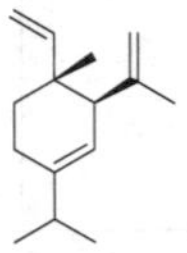 *δ*-榄香烯 *δ*-Elemene	丁香烯环氧化物 (石竹烯环氧化物) Caryophyllene oxide $C_{15}H_{24}O$ Exact Mass: 220.18	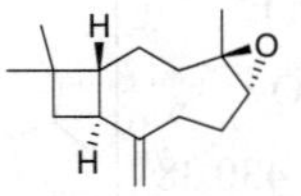 丁香烯环氧化物 (石竹烯环氧化物) Caryophyllene oxide

续表

中英文名、化学式及相对分子质量	结构图	中英文名、化学式及相对分子质量	结构图
α-衣兰油烯 α-Muurolene $C_{15}H_{24}$ Exact Mass: 204.19	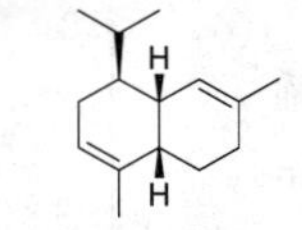 α-衣兰油烯 α-Muurolene	γ-衣兰油烯 γ-Muurolene $C_{15}H_{24}$ Exact Mass: 204.19	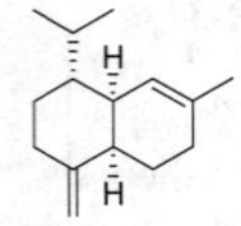 γ-衣兰油烯 γ-Muurolene
γ-荜澄茄烯 γ-Cadinene $C_{15}H_{24}$ Exact Mass: 204.19	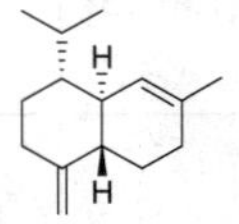 γ-荜澄茄烯 γ-Cadinene	芳樟醇 Linalool $C_{10}H_{18}O$ Exact Mass: 154.14	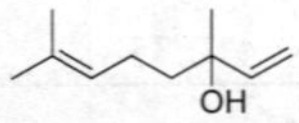 芳樟醇 Linalool
顺-芳樟醇氧化物 *cis*-Linalool oxide $C_{10}H_{18}O_2$ Exact Mass: 170.13	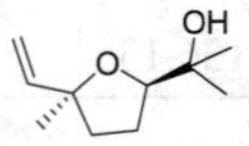 顺-芳樟醇氧化物 *cis*-Linalool oxide	反-芳樟醇氧化物 *trans*-Linalool oxide $C_{10}H_{18}O_2$ Exact Mass: 170.13	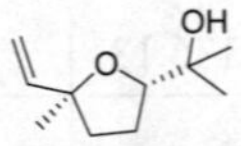 反-芳樟醇氧化物 *trans*-Linalool oxide
反-葛缕醇 *trans*-Carveol $C_{10}H_{16}O$ Exact Mass: 152.12	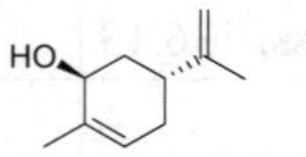 反-葛缕醇 *trans*-Carveol	橙花叔醇 Nerolidol $C_{15}H_{26}O$ Exact Mass: 222.2	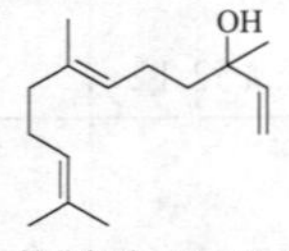 橙花叔醇 Nerolidol
α-萜品醇 α-Terpineol $C_{10}H_{18}O$ Exact Mass: 154.14	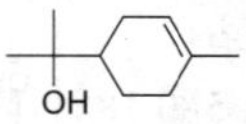 α-萜品醇 α-Terpineol	顺-葛缕醇 *cis*-Carveol $C_{10}H_{16}O$ Exact Mass: 152.12	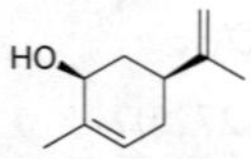 顺-葛缕醇 *cis*-Carveol
顺-香叶醇 *cis*-Geraniol $C_{10}H_{18}O$ Exact Mass: 154.14	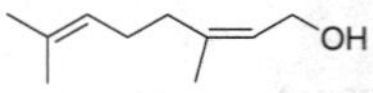 顺-香叶醇 *cis*-Geraniol	乙酸香叶酯 Geranyl acetate $C_{12}H_{20}O_2$ Exact Mass: 196.15	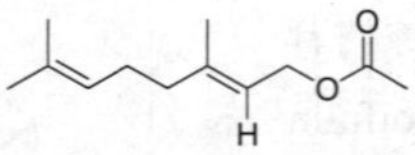 乙酸香叶酯 Geranyl acetate
豆甾醇 Stigmasterol $C_{29}H_{48}O$ Exact Mass: 412.37	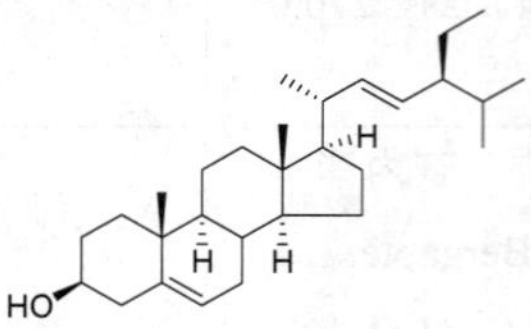 豆甾醇 Stigmasterol	藏茴香酮 Carvone $C_{10}H_{14}O$ Exact Mass: 150.1	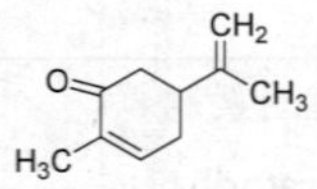 藏茴香酮 Carvone
原儿茶酸 Protocatechuic acid $C_7H_6O_4$ Exact Mass: 154.03	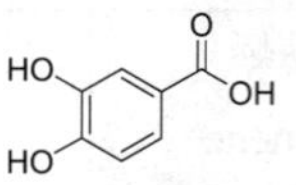 原儿茶酸 Protocatechuic acid	苯甲酸 Benzoic acid $C_7H_6O_2$ Exact Mass: 122.04	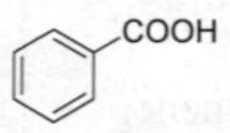 苯甲酸 Benzoic acid
油酸 Oleic acid $C_{16}H_{32}O_2$ Exact Mass: 256.24	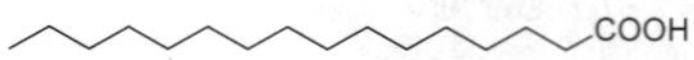 油酸 Oleic acid	亚油酸 Linoleic acid $C_{18}H_{32}O_2$ Exact Mass: 280.24	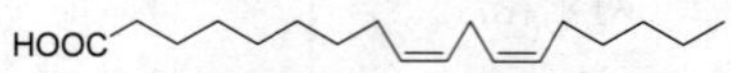 亚油酸 Linoleic acid
维生素 E Vitamin E $C_{29}H_{50}O_2$ Exact Mass: 430.38	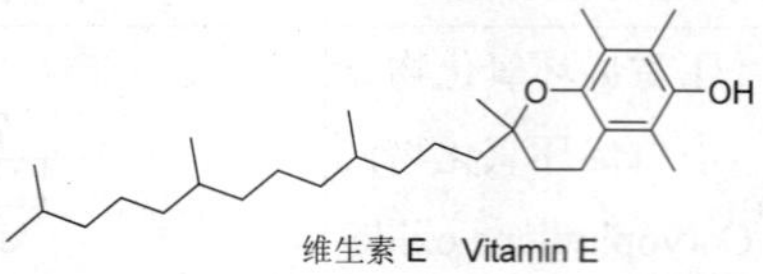 维生素 E Vitamin E		

表 1-4-25b　化橘红其他主要化学成分[84~88]

中文名	中文名
δ-杜松子香油烃	7-甲氧基-8-(2-氧-3-甲基叔丁基)-香豆素
柠檬烯二氧化物	顺-柠檬烯氧化物
反-柠檬烯氧化物	1-甲基-4-(1-甲基亚乙基)环己烯
2-蒈烯	异石竹烯
顺-松油醇	β-松油醇
荜澄茄醇	*tau*-衣兰油醇
4-甲基-2-已酮	4-麦角甾-3-酮
棕榈酸	十六酸甲酯
十六酸乙酯	

月季花

Yuejihua

ROSAE CHINENSIS FLOS

【化学成分】

表 1-4-26　月季花主要化学成分[89]

中英文名、化学式及相对分子质量	结构图	中英文名、化学式及相对分子质量	结构图
槲皮苷 Quercitrin $C_{21}H_{20}O_{11}$ Exact Mass: 448.1	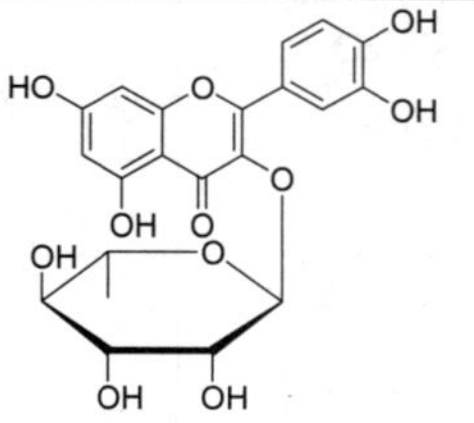 槲皮苷　Quercitrin	槲皮素 Quercetin $C_{15}H_{10}O_7$ Exact Mass: 302.04	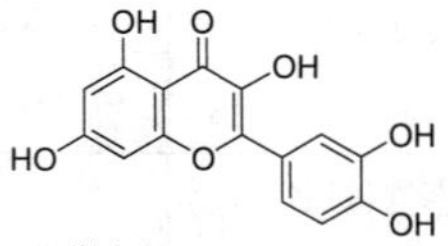 槲皮素　Quercetin
山柰黄素 (山柰酚) Kaempferol $C_{15}H_{10}O_6$ Exact Mass: 286.05	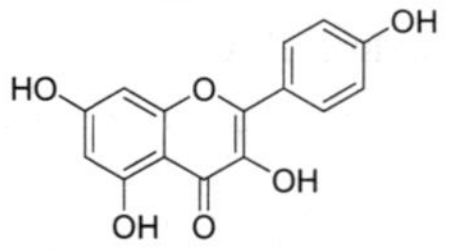 山柰黄素 (山柰酚)　Kaempferol	山柰黄素-3-*O*- 鼠李糖苷 Kaempferol-3-*O*- rhamnoside $C_{21}H_{20}O_{10}$ Exact Mass: 432.11	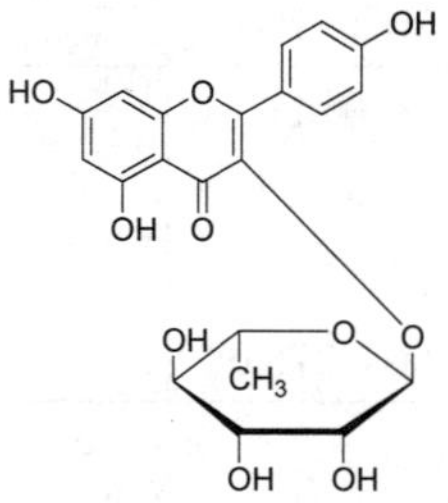 山柰黄素-3-*O*-鼠李糖苷 Kaempferol-3-*O*-rhamnoside

【分析方法】

1　高效液相色谱法测定月季花中槲皮苷的含量[90]

1.1　仪器

Waters 高效液相色谱仪。

1.2　色谱条件

色谱柱：Hypersil Gold 柱(250mm×4.6mm，5.0μm)；流动相：乙腈-水(16∶84，加磷酸调 pH 至 2.6)；流速 0.8mL/min；检测波长 254nm；柱温 30℃；分析时间约 22min。

1.3 对照品溶液的制备

取槲皮苷对照品，用适量甲醇溶解，再用流动相稀释。

1.4 供试品溶液的制备

取药材粗粉约 2g，用 50mL 甲醇超声提取 15min 后浸泡过夜，取上清液，离心，过滤，并经 C_{18} 固相萃取器萃取后，用流动相稀释 5 倍，即得。

丹参

Danshen

SALVIAE MILTIORRHIZAE RADIX ET RHIZOMA

【化学成分】

表 1-4-27a 丹参主要化学成分 [91, 92]

中英文名、化学式及相对分子质量	结构图	中英文名、化学式及相对分子质量	结构图
丹参酮Ⅰ TanshinoneⅠ $C_{18}H_{12}O_3$ Exact Mass: 276.08	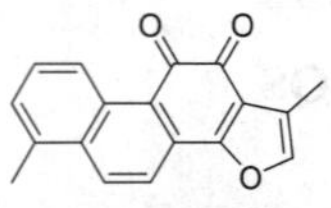 丹参酮Ⅰ TanshinoneⅠ	左旋二氢丹参酮Ⅰ DihydrotanshinoneⅠ $C_{18}H_{14}O_3$ Exact Mass: 278.09	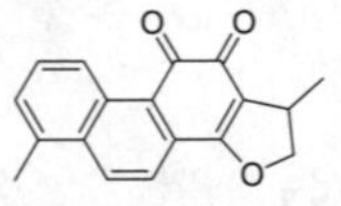 左旋二氢丹参酮Ⅰ DihydrotanshinoneⅠ
丹参酮ⅡA (丹参酮Ⅱ) TanshinoneⅡA (TanshinoneⅡ) $C_{19}H_{18}O_3$ Exact Mass: 294.13	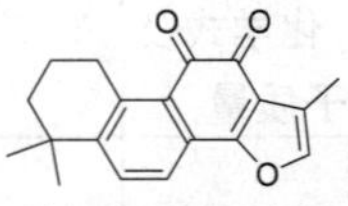 丹参酮ⅡA (丹参酮Ⅱ) TanshinoneⅡA (TanshinoneⅡ)	羟基丹参酮ⅡA Hydrotanshinone ⅡA $C_{19}H_{18}O_4$ Exact Mass: 310.12	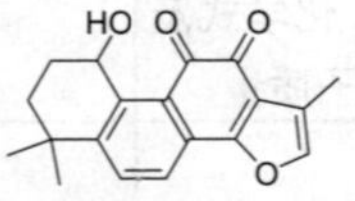 羟基丹参酮 ⅡA Hydrotanshinone ⅡA
丹参酮ⅡB TanshinoneⅡB $C_{19}H_{20}O_3$ Exact Mass: 296.14	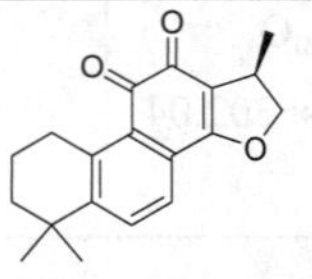 丹参酮 ⅡB Tanshinone ⅡB	丹参新酮 Miltirone $C_{19}H_{22}O_2$ Exact Mass: 282.16	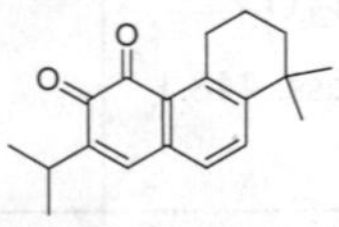 丹参新酮 Miltirone
异丹参酮Ⅰ IsotanshinoneⅠ $C_{18}H_{12}O_3$ Exact Mass: 276.08	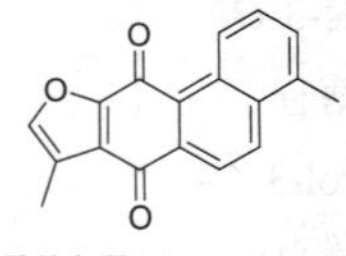 异丹参酮Ⅰ IsotanshinoneⅠ	异丹参酮ⅡA IsotanshinoneⅡA $C_{19}H_{18}O_3$ Exact Mass: 294.13	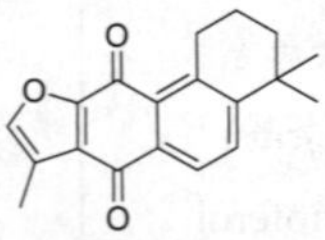 异丹参酮 ⅡA Isotanshinone ⅡA
异隐丹参酮 Isocryptotanshinone $C_{19}H_{20}O_3$ Exact Mass: 296.14	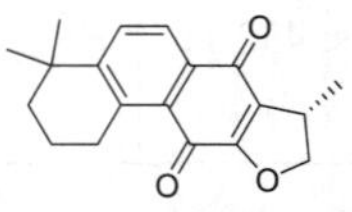 异隐丹参酮 Isocryptotanshinone	丹参酚(丹参醇 A) Tanshinol (Tanshinol A) $C_{18}H_{16}O_4$ Exact Mass: 296.1	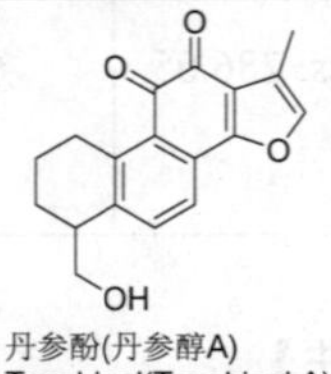 丹参酚(丹参醇A) Tanshinol(Tanshinol A)
丹参酚醌Ⅰ Miltionone Ⅰ $C_{19}H_{20}O_4$ Exact Mass: 312.14	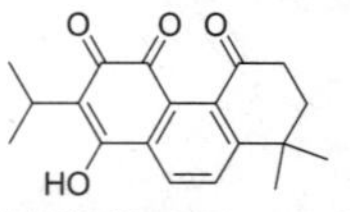 丹参酚醌Ⅰ Miltionone Ⅰ	丹参酚醌Ⅱ Miltionone Ⅱ $C_{19}H_{20}O_4$ Exact Mass: 312.14	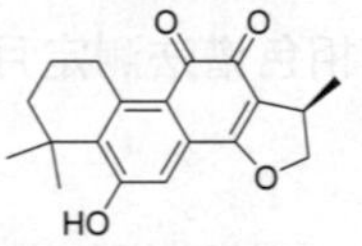 丹参酚醌 Ⅱ Miltionone Ⅱ
丹参新醌丙 Danshenxinkun C $C_{16}H_{12}O_3$ Exact Mass: 252.08	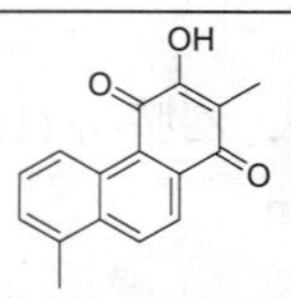 丹参新醌丙 Danshenxinkun C	丹参新醌丁 Danshenxinkun D $C_{21}H_{20}O_4$ Exact Mass: 336.14	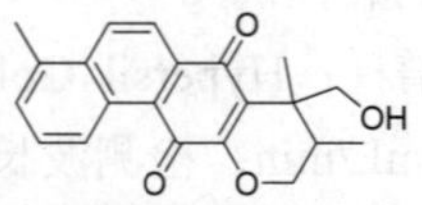 丹参新醌丁 Danshenxinkun D

续表

中英文名、化学式及相对分子质量	结构图	中英文名、化学式及相对分子质量	结构图
丹参新醌甲 Danshenxinkun A $C_{18}H_{16}O_4$ Exact Mass: 296.1	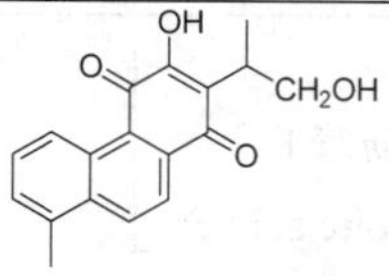 丹参新醌甲 Danshenxinkun A	丹参新醌乙 Danshenxinkun B $C_{18}H_{16}O_3$ Exact Mass: 280.11	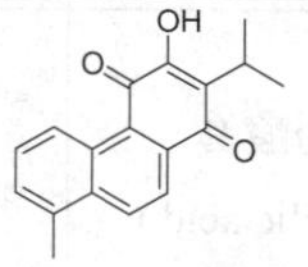 丹参新醌乙 Danshenxinkun B
次甲丹参醌 Methylene tanshinquinone $C_{18}H_{14}O_3$ Exact Mass: 278.09	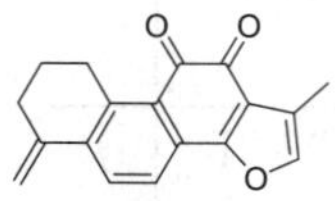 次甲丹参醌 Methylene tanshinquinone	菲洛醇 Ferruginol $C_{20}H_{28}O$ Exact Mass: 284.21	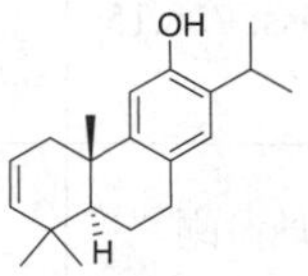 菲洛醇 Ferruginol
柳杉醇 Sugiol $C_{20}H_{28}O_2$ Exact Mass: 300.21	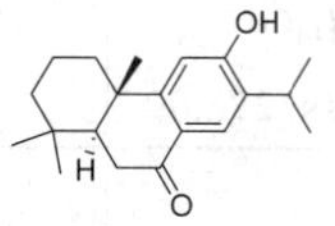 柳杉醇 Sugiol	丹参醇 B Tanshinol B $C_{18}H_{16}O_4$ Exact Mass: 296.1	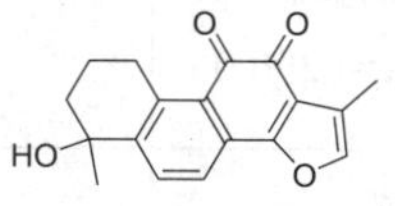 丹参醇 B Tanshinol B
丹参酸甲酯 Methyl tanshinonate $C_{20}H_{18}O_5$ Exact Mass: 338.12	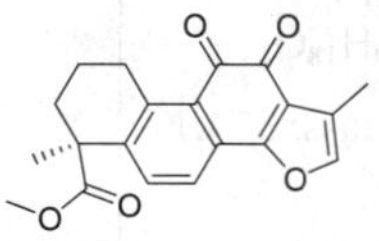 丹参酸甲酯 Methyl tanshinonate	紫草酸乙镁盐 Magnesium lithospermate B $C_{36}H_{28}MgO_{16}$ Exact Mass: 740.12	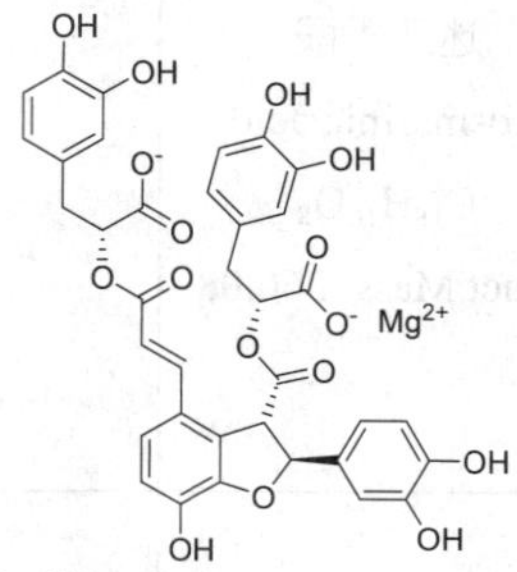 紫草酸乙镁盐 Magnesium lithospermate B
丹酚酸 A Salvianolic acid A $C_{26}H_{22}O_{10}$ Exact Mass: 494.12	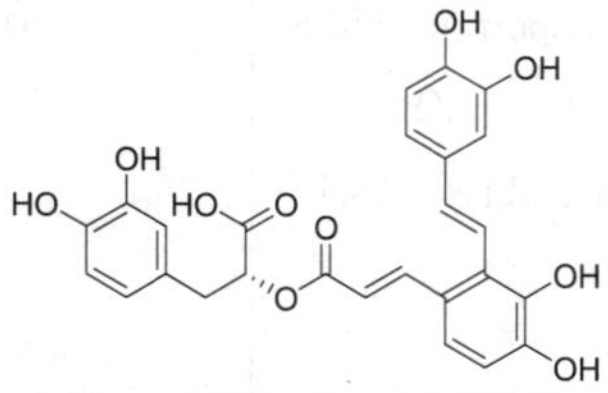 丹酚酸 A Salvianolic acid A	丹酚酸 B Salvianolic acid B $C_{36}H_{30}O_{16}$ Exact Mass: 718.15	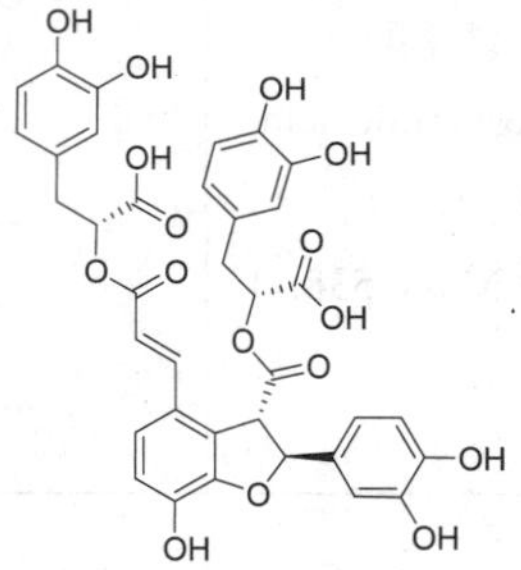 丹酚酸 B Salvianolic acid B
丹酚酸 C Salvianolic acid C $C_{26}H_{20}O_{10}$ Exact Mass: 492.11	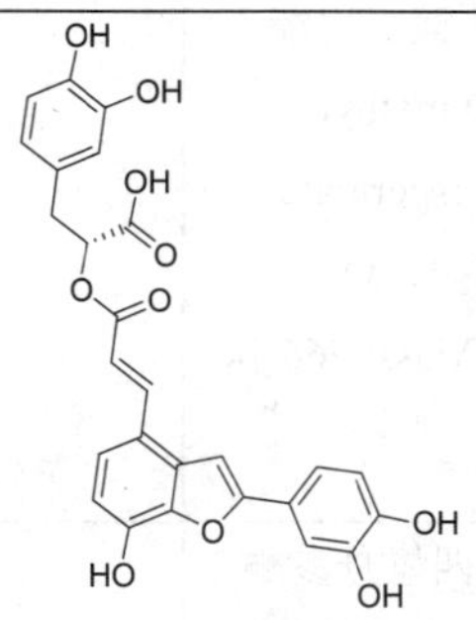 丹酚酸 C Salvianolic acid C	丹酚酸 D Salvianolic acid D $C_{20}H_{18}O_{10}$ Exact Mass: 418.09	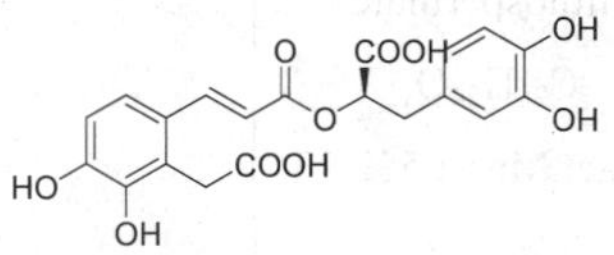 丹酚酸 D Salvianolic acid D
丹酚酸 G Salvianolic acid G $C_{18}H_{12}O_7$ Exact Mass: 340.06	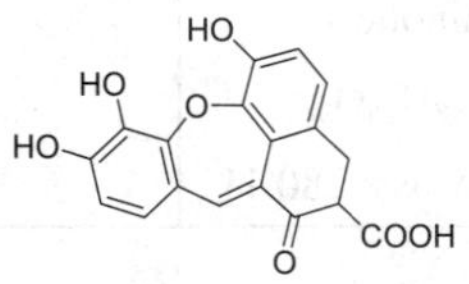 丹酚酸 G Salvianolic acid G	原儿茶醛 Protocatechuic aldehyde $C_7H_6O_3$ Exact Mass: 138.03	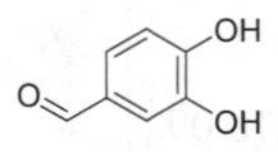 原儿茶醛 Protocatechuic aldehyde

续表

中英文名、化学式及相对分子质量	结构图	中英文名、化学式及相对分子质量	结构图
丹酚酸 E Salvianolic acid E $C_{36}H_{30}O_{16}$ Exact Mass: 718.15	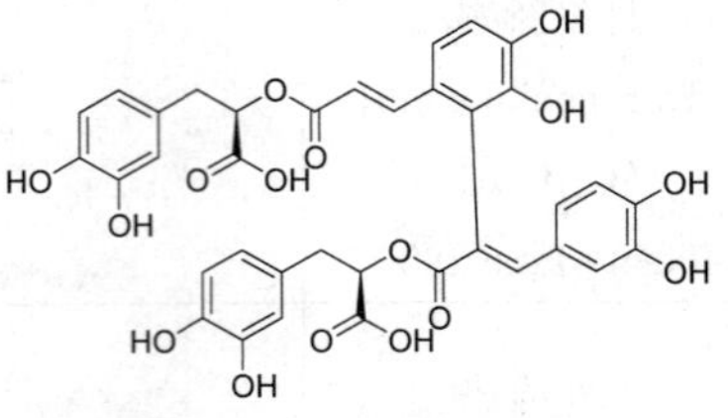 丹酚酸 E　Salvianolic acid E	丹酚酸 F Salvianolic acid F $C_{17}H_{14}O_{6}$ Exact Mass: 314.08	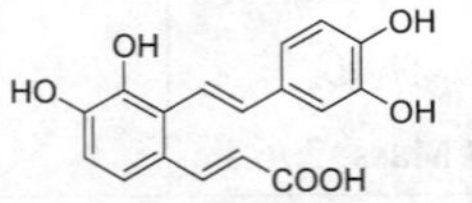 丹酚酸 F　Salvianolic acid F
醛基丹参酮 Formyltanshinone $C_{18}H_{10}O_{4}$ Exact Mass: 290.06	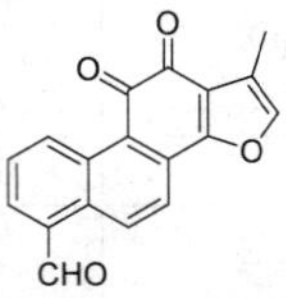 醛基丹参酮　Formyltanshinone	1,2-二氢丹参酮 Ⅰ 1,2-Dihydro-tanshinone Ⅰ $C_{18}H_{14}O_{3}$ Exact Mass: 278.09	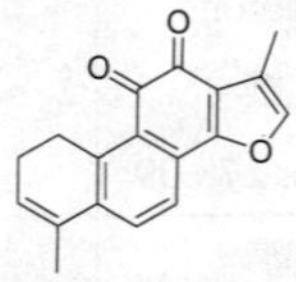 1,2-二氢丹参酮 Ⅰ 1,2-Dihydrotanshinone Ⅰ
迷迭香酸 Rosmarinic acid $C_{18}H_{16}O_{8}$ Exact Mass: 360.08	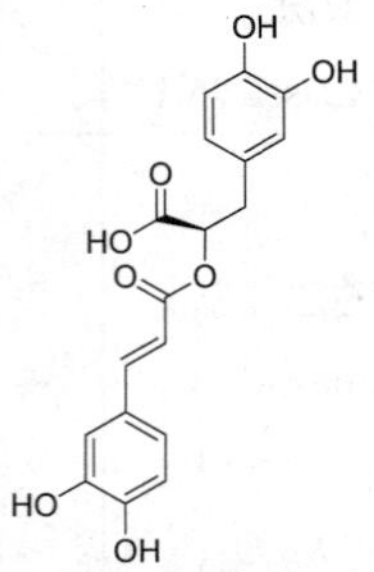 迷迭香酸　Rosmarinic acid	迷迭香酸甲酯 Methyl rosmarinate $C_{19}H_{18}O_{8}$ Exact Mass: 374.1	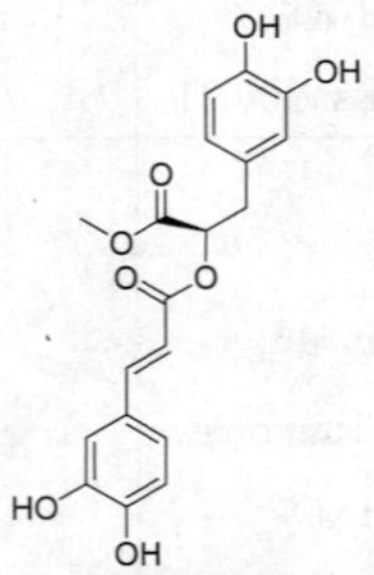 迷迭香酸甲酯　Methyl rosmarinate
紫草酸 Lithospermic acid $C_{27}H_{22}O_{12}$ Exact Mass: 538.11	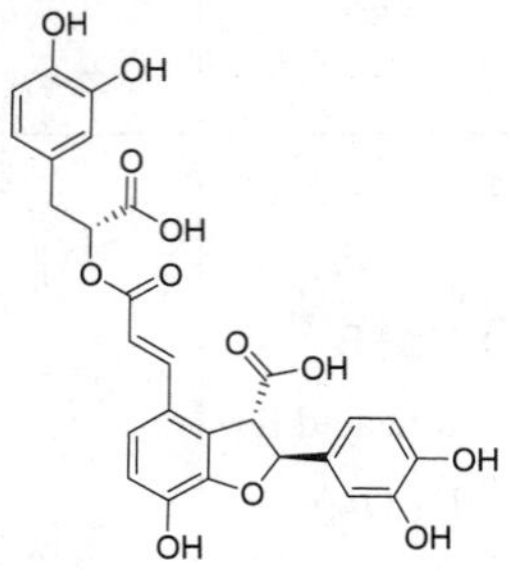 紫草酸　Lithospermic acid	紫草酸 B Lithospermic acid B $C_{36}H_{30}O_{16}$ Exact Mass: 718.15	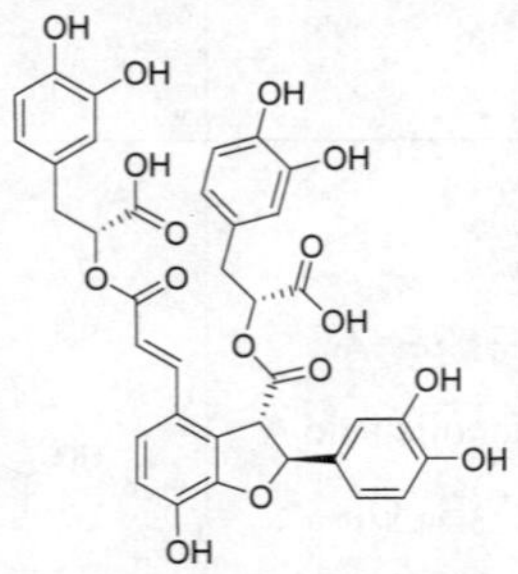 紫草酸 B　Lithospermic acid B
紫草酸单甲酯 Monomethyl lithospermate $C_{28}H_{24}O_{12}$ Exact Mass: 552.13	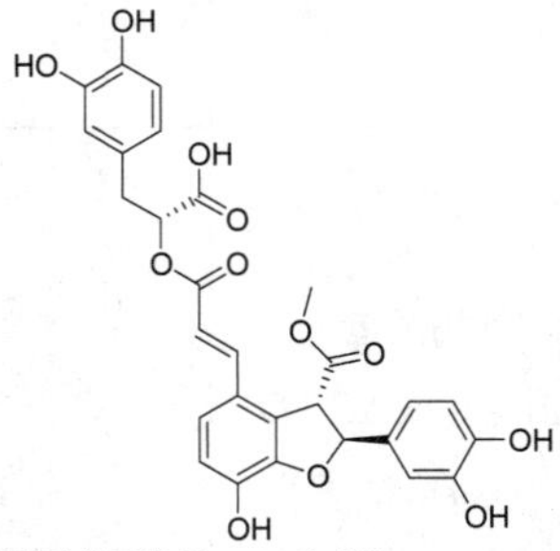 紫草酸单甲酯 Monomethyl lithospermate	紫草酸二甲酯 Dimethyl lithospermate $C_{29}H_{26}O_{12}$ Exact Mass: 566.14	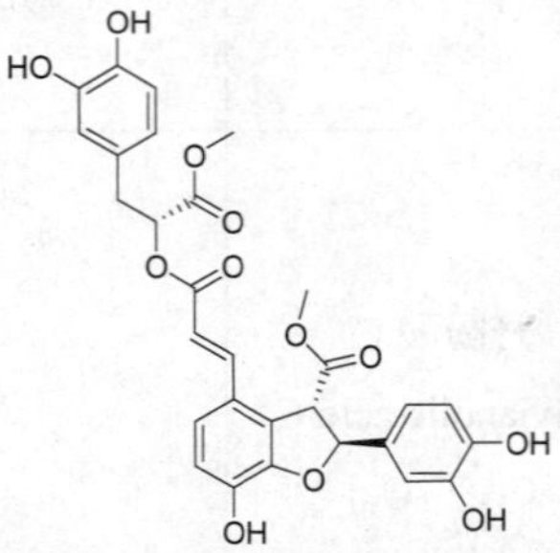 紫草酸二甲酯　Dimethyl lithospermate
15,16-二氢丹参酮 Ⅰ 15,16-Dihydrotanshin-one Ⅰ $C_{18}H_{14}O_{3}$ Exact Mass: 278.09	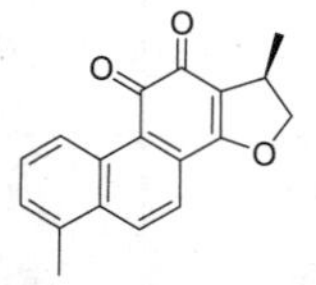 15,16-二氢丹参酮 Ⅰ 15,16-Dihydrotanshinone Ⅰ	1,2,5,6-四氢丹参酮 Ⅰ 1,2,5,6-Tetrahydrotan-shinone Ⅰ $C_{18}H_{16}O_{3}$ Exact Mass: 280.11	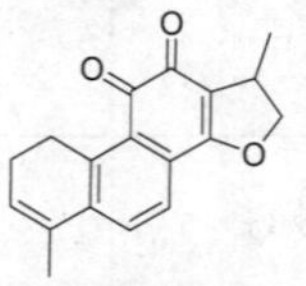 1,2,5,6-四氢丹参酮 Ⅰ 1,2,5,6-Tetrahydrotanshinone Ⅰ

续表

中英文名、化学式及相对分子质量	结构图	中英文名、化学式及相对分子质量	结构图
次甲二氢丹参醌 Methylenedihydrotan-shinquinone $C_{18}H_{16}O_3$ Exact Mass: 280.11	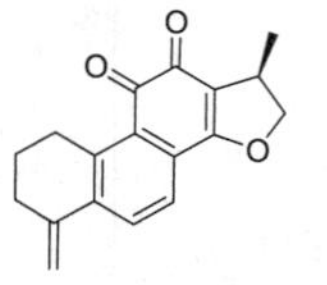 次甲二氢丹参醌 Methylenedihydrotanshinquinone	异阿魏酸 Isoferulic acid $C_{10}H_{10}O_4$ Exact Mass: 194.06	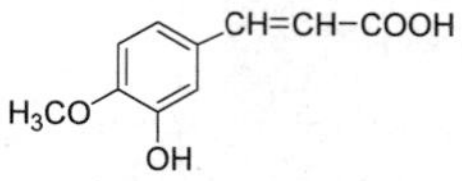 异阿魏酸 Isoferulic acid
丹参隐螺内酯 Cryptoacetalide $C_{18}H_{22}O_3$ Exact Mass: 286.16	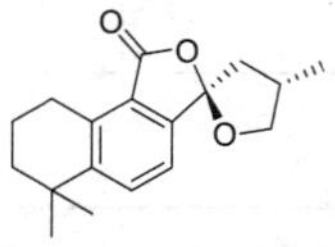 丹参隐螺内酯 Cryptoacetalide	表丹参隐螺内酯 Epicryptoacetalide $C_{18}H_{22}O_3$ Exact Mass: 286.16	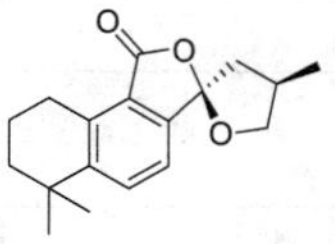 表丹参隐螺内酯 Epicryptoacetalide
鼠尾草酚酮 Salviolone $C_{18}H_{20}O_2$ Exact Mass: 268.15	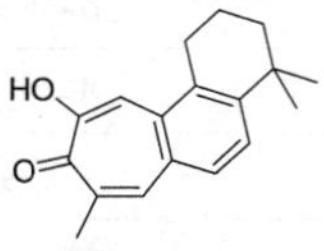 鼠尾草酚酮 Salviolone	丹参酮二酚 Miltiodiol $C_{19}H_{22}O_3$ Exact Mass: 298.16	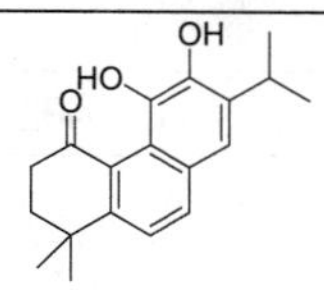 丹参酮二酚 Miltiodiol
丹参素 Salvianic acid A $C_9H_{10}O_5$ Exact Mass: 198.05	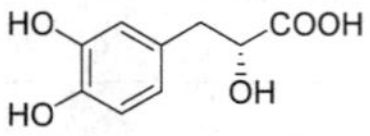 丹参素 Salvianic acid A	咖啡酸 Caffeic acid $C_9H_8O_4$ Exact Mass: 180.04	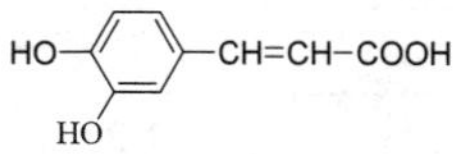 咖啡酸 Caffeic acid
Salviamiltamide $C_{14}H_{17}NO_6$ Exact Mass: 295.11	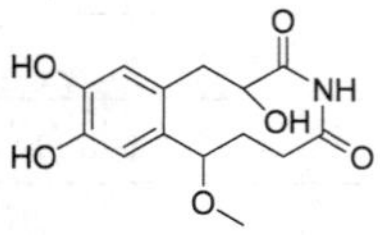 Salviamiltamide	Neosalvianen $C_{21}H_{21}NO_2$ Exact Mass: 319.16	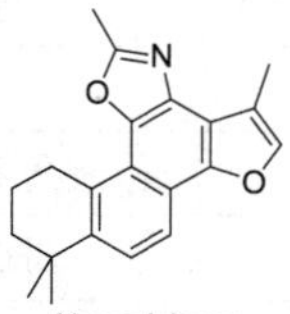 Neosalvianen
Salvianen $C_{21}H_{21}NO_2$ Exact Mass: 319.16	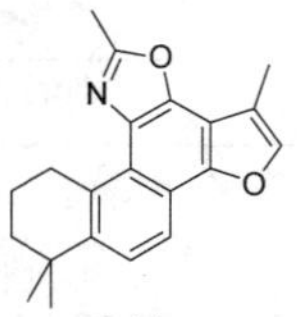 Salvianen	Salvianan $C_{21}H_{23}NO_2$ Exact Mass: 321.17	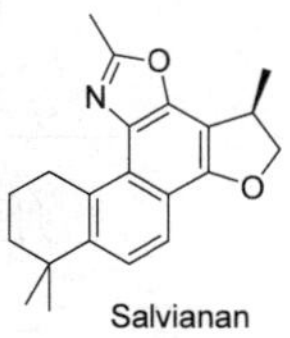 Salvianan
黄芩苷 Baicalin $C_{21}H_{18}O_{11}$ Exact Mass: 446.08	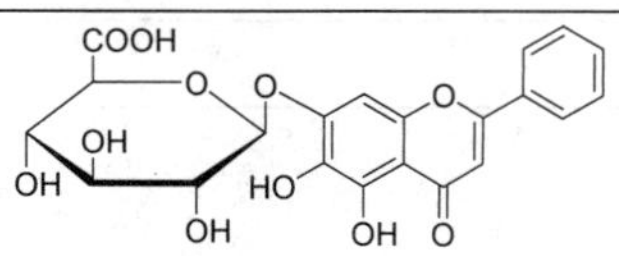 黄芩苷 Baicalin	异欧前胡素 Isoimperatorin $C_{16}H_{14}O_4$ Exact Mass: 270.09	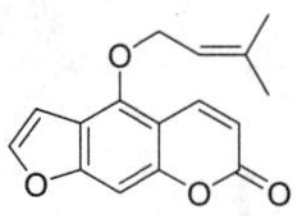 异欧前胡素 Isoimperatorin
熊果酸 Ursolic acid $C_{30}H_{48}O_3$ Exact Mass: 456.36	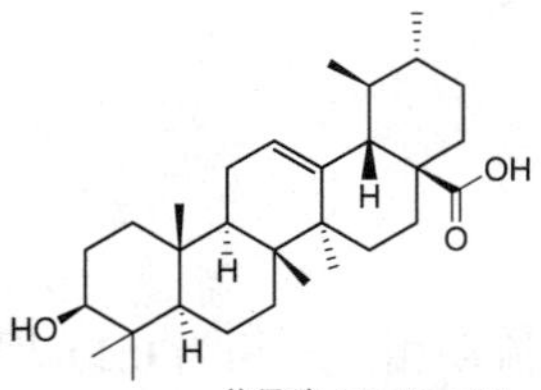 熊果酸 Ursolic acid	β-谷甾醇 β-Sitosterol $C_{29}H_{50}O$ Exact Mass: 414.39	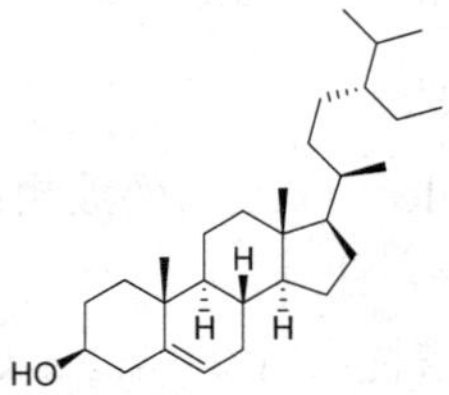 β-谷甾醇 β-Sitosterol
豆甾醇 Stigmasterol $C_{29}H_{48}O$ Exact Mass: 412.37	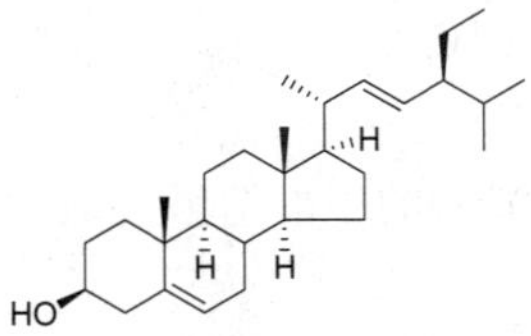 豆甾醇 Stigmasterol	隐丹参酮 Cryptotanshinone $C_{19}H_{20}O_3$ Exact Mass: 296.14	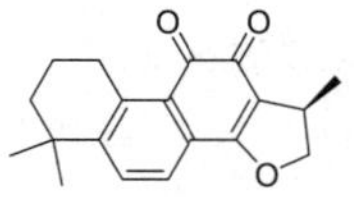 隐丹参酮 Cryptotanshinone

续表

中英文名、化学式及相对分子质量	结构图	中英文名、化学式及相对分子质量	结构图
胡萝卜苷 Daucosterol $C_{35}H_{60}O_6$ Exact Mass: 576.44	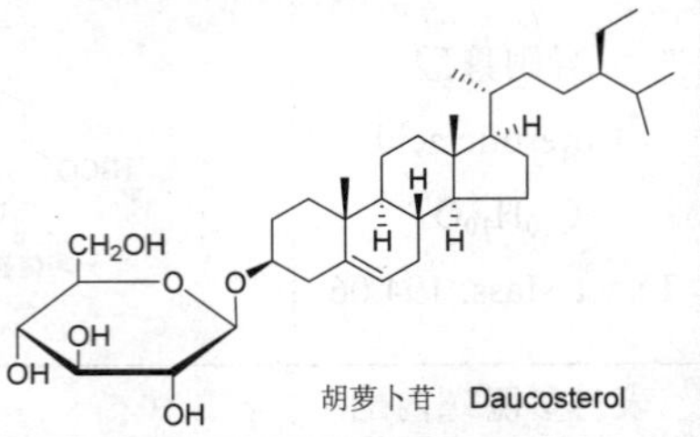 胡萝卜苷　Daucosterol	提果皂苷基 Tigogenin $C_{27}H_{44}O_3$ Exact Mass: 416.33	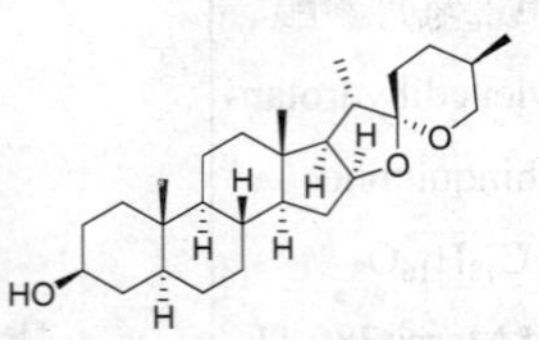 提果皂苷基　Tigogenin

表 1-4-27b　丹参其他主要化学成分[91, 92]

中文名	中文名
丹参酮III	3α-羟基丹参酮ⅡA
4-亚甲丹参新酮	1-羰基丹参新酮
新丹参酮	新隐丹参酮Ⅱ
1-羰基隐丹参酮	油酰基新隐丹参酮
1β-羟基隐丹参酮	7β-羟基-8,13-松香二烯-11,12-二酮
1-氧化异隐丹参酮	油酰基丹参新醌A
1,2-二氢丹参醌	次甲丹参醌Ⅰ
丹参二醇A	丹参二醇B
丹参二醇C	乙酰丹参新醌A
丹参内酯	二氢丹参内酯
表丹参螺缩酮内酯	丹参螺缩酮内酯
丹参缩酮二酯	鼠尾草酮
丹参环庚三烯酚酮	丹参酸乙
丹参酸丙	紫草酸乙酯
原紫草酸	丹酚酸A钾盐
丹酚酸C钾盐	5-(3-羟基丙基)-7-甲氧基-2-(3-甲氧基-4-羟基苯基)-3-苯并[b]呋喃甲醛
丹酚酸E镁盐	丹酚酸D钾盐
紫草酸乙氨钾盐	

【分析方法】

1　高效液相色谱法测定丹参中 7 种成分的含量[93]

1.1 仪器

Agilent 1100 高效液相色谱仪。

1.2 色谱条件

色谱柱：LiChrospher-C_{18} 柱(250mm×4.6mm，5.0μm)；流动相：A 相为 0.1%甲酸水，B 相为乙腈；梯度洗脱：0～10min 10%～20% B，10～27min 20%～33% B，27～30min 33%～70% B，30～50min 70%～85% B；流速 1.0mL/min；检测波长 280nm；柱温 20℃；进样体积 10μL。

1.3 对照品溶液的制备

称取丹参素、原儿茶醛、丹酚酸B对照品，用适量含1%醋酸的甲醇溶解；取二氢丹参酮Ⅰ、隐丹参酮、丹参酮Ⅰ和丹参酮ⅡA对照品，用适量甲醇溶解。

1.4 供试品溶液的制备

称取药材粉末 0.5g，用 40mL 70%甲醇超声提取 1h(温度控制在 20℃)，用 70%甲醇定容至 50mL，离心，取上清液，即得。

色谱图如图 1-4-2 所示。

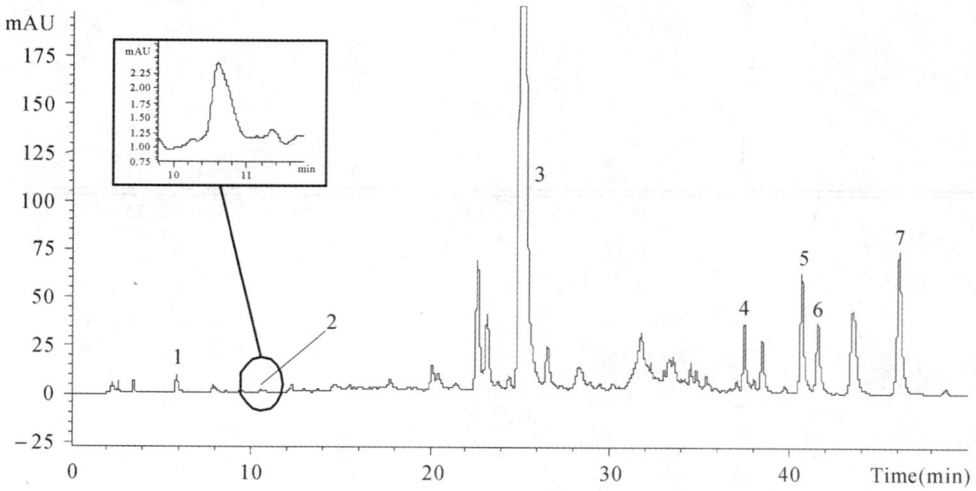

图 1-4-2 丹参药材的 HPLC 色谱图

1. 丹参素；2. 原儿茶醛；3. 丹酚酸 B；4. 二氢丹参酮；5. 隐丹参酮；6. 丹参酮Ⅰ；7. 丹参酮ⅡA

2 高效液相色谱法测定丹参药材及饮片中丹参酮ⅡA 和丹酚酸 B 的含量

2.1 仪器

Agilent 1100高效液相色谱仪，配有二极管阵列检测器(190～600nm)。

2.2 色谱条件与系统适用性

填充剂：十八烷基硅烷键合硅胶；流动相：A 相为乙腈，B 相为 0.3%甲酸溶液；梯度洗脱及变换波长检测按下表中的规定进行。理论板数按丹参酮ⅡA 峰计算应不低于 2000。

时间(min)	流动相 A(%)	流动相 B(%)	检测波长(nm)
0～8	27→30	73→70	286
8～15	30→70	70→30	
15～30	70→85	30→15	270

2.3 对照品溶液的制备

精密称取丹参酮ⅡA对照品15mg，置100mL棕色量瓶中，加80%甲醇至刻度，摇匀；精密量取5mL，置50mL棕色量瓶中，加入精密称取的丹酚酸B对照品20mg，加80%甲醇至刻度，摇匀，即得(每1mL中含15μg丹参酮ⅡA和0.4mg丹酚酸B)。

2.4 供试品溶液的制备

取本品粉末(过三号筛)约0.3g，精密称定，置具塞锥形瓶中；精密加入80%甲醇50mL，密塞，称定重量，超声处理(功率500W，频率40kHz) 30min，放冷，再称定重量，用80%甲醇补足减失的重量，摇匀，滤过，取续滤液，即得。

色谱图如图1-4-3所示。

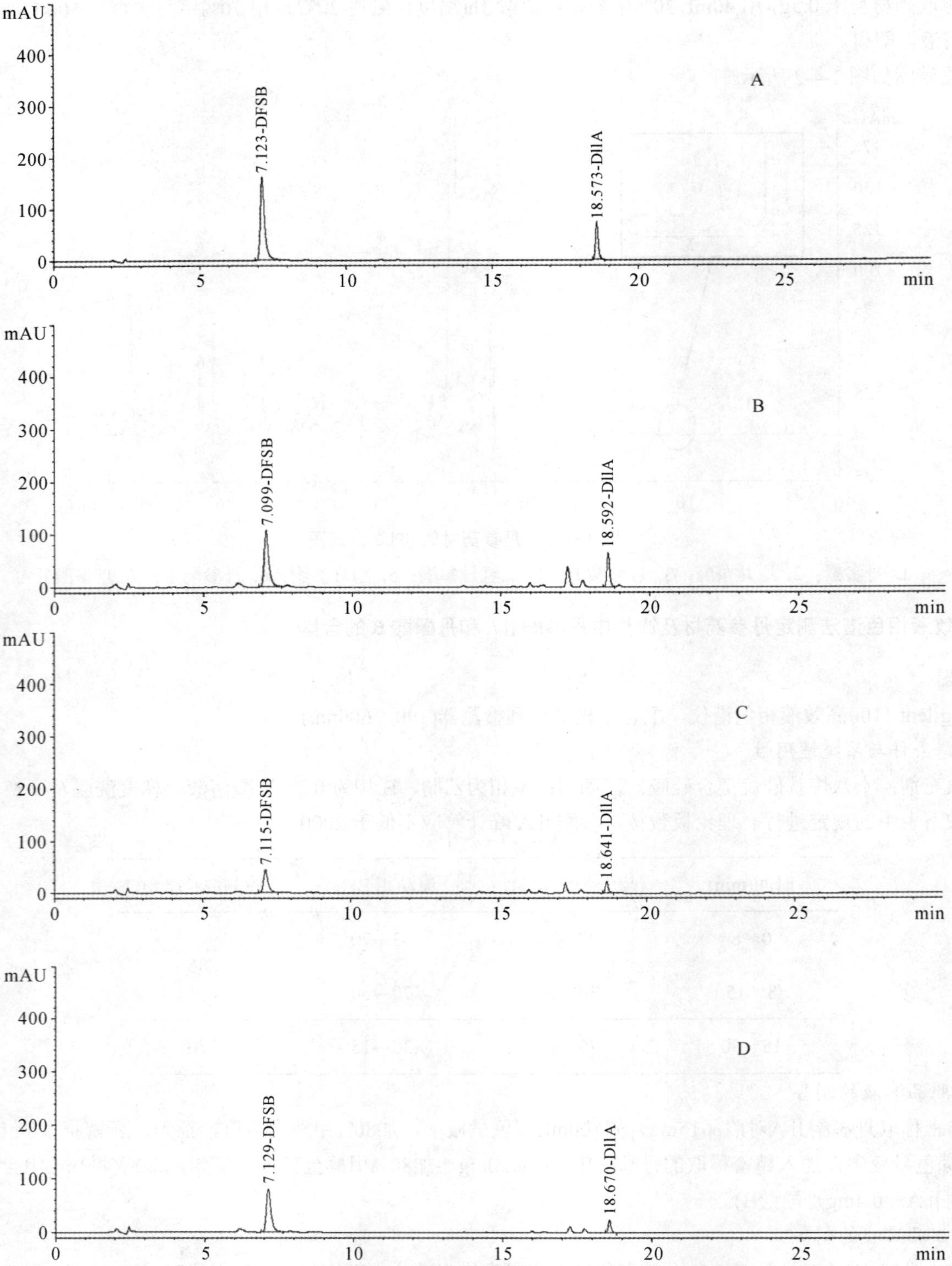

图 1-4-3 丹参含量测定液相色谱图

A. 丹参酮ⅡA、丹酚酸 B 对照品溶液；B. 丹参药材溶液；C. 丹参饮片溶液；D. 酒丹参饮片溶液

乌药

Wuyao

LINDERAE RADIX

【化学成分】

表 1-4-28a 乌药主要化学成分[94~96]

中英文名、化学式及相对分子质量	结构图	中英文名、化学式及相对分子质量	结构图
香樟烯 Lindestrene $C_{15}H_{18}O$ Exact Mass: 214.14	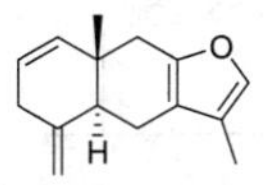 香樟烯 Lindestrene	异吉马呋烯 (莪术烯) Curzerene $C_{15}H_{20}O$ Exact Mass: 216.15	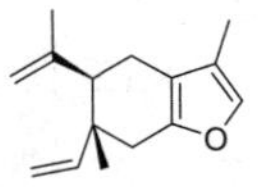 异吉马呋烯(莪术烯) Curzerene
异吉马呋内酯 Isogermafurenolide $C_{15}H_{20}O_2$ Exact Mass: 232.15	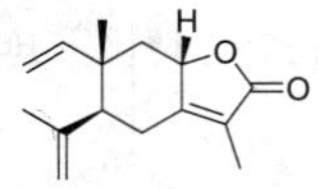 异吉马呋内酯 Isogermafurenolide	羟基异吉马呋内酯 Hydroxyisogerma- furenolide $C_{15}H_{20}O_3$ Exact Mass: 248.14	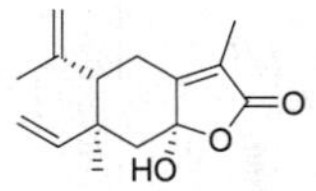 羟基异吉马呋内酯 Hydroxyisogermafurenolide
乌药醚 Linderoxide $C_{16}H_{20}O_2$ Exact Mass: 244.15	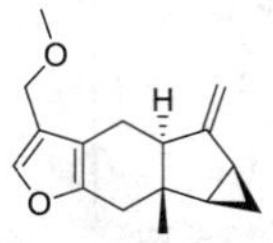 乌药醚 Linderoxide	异乌药醚 Isolinderoxide $C_{16}H_{20}O_2$ Exact Mass: 244.15	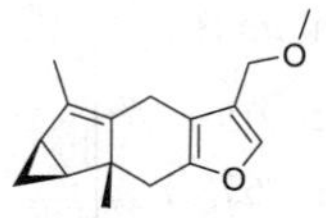 异乌药醚 Isolinderoxide
乌药烃 Linderane $C_{15}H_{16}O_4$ Exact Mass: 260.1	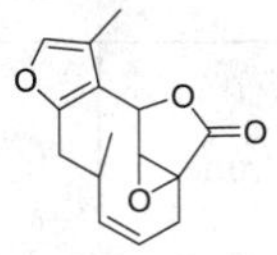 乌药烃 Linderane	乌药烯 Lindenene $C_{15}H_{18}O$ Exact Mass: 214.14	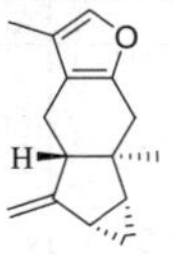 乌药烯 Lindenene
乌药内酯 Linderalactone $C_{15}H_{16}O_3$ Exact Mass: 244.11	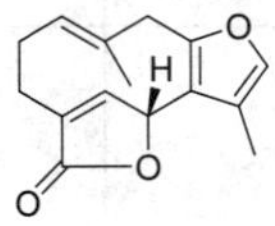 乌药内酯 Linderalactone	异乌药内酯 Isolinderalactone $C_{15}H_{16}O_3$ Exact Mass: 244.11	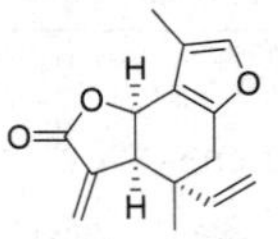 异乌药内酯 Isolinderalactone
新乌药内酯 Neolinderalactone $C_{15}H_{16}O_3$ Exact Mass: 244.11	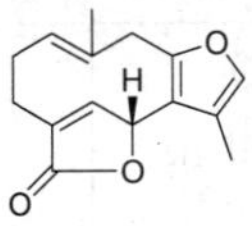 新乌药内酯 Neolinderalactone	伪新乌药醚内酯 Pseudoneolinderane $C_{15}H_{16}O_4$ Exact Mass: 260.1	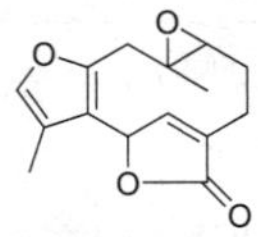 伪新乌药醚内酯 Pseudoneolinderane
乌药酸 Linderic acid $C_{12}H_{22}O_2$ Exact Mass: 198.16	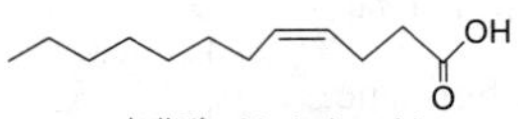 乌药酸 Linderic acid	乌药酮 Lindenenone $C_{15}H_{16}O_2$ Exact Mass: 228.12	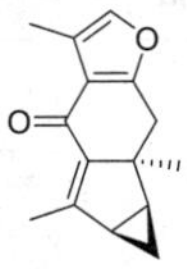 乌药酮 Lindenenone
乌药醇 Lindenenol $C_{15}H_{18}O_2$ Exact Mass: 230.13	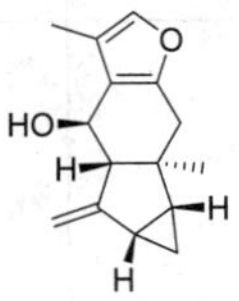 乌药醇 Lindenenol	香樟内酯 Lindestrenolide $C_{15}H_{18}O_2$ Exact Mass: 230.13	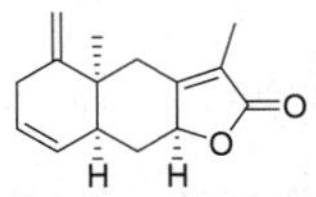 香樟内酯 Lindestrenolide

续表

中英文名、化学式及相对分子质量	结构图	中英文名、化学式及相对分子质量	结构图
(−)-表儿茶素 (−)-Epicatechin $C_{15}H_{14}O_6$ Exact Mass: 290.08	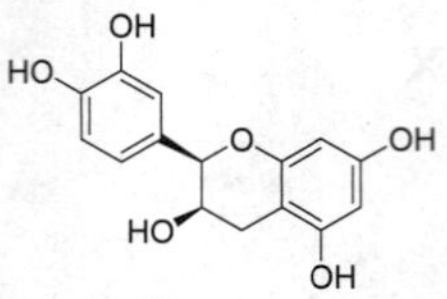 (−)-表儿茶素 (−)-Epicatechin	(−)-表培儿茶素 (−)-Epigallocatechin $C_{15}H_{14}O_7$ Exact Mass: 306.07	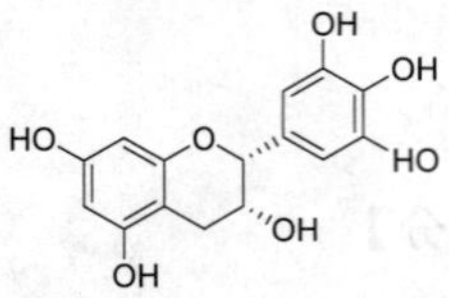 (−)-表培儿茶素 (−)-Epigallocatechin
去氢香樟内酯 Dehydrolindestrenolide $C_{15}H_{16}O_2$ Exact Mass: 228.12	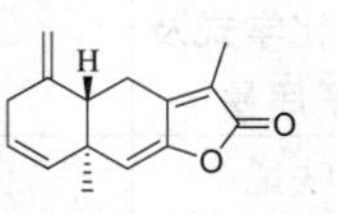 去氢香樟内酯 Dehydrolindestrenolide	Bilindestenolide $C_{30}H_{34}O_4$ Exact Mass: 458.25	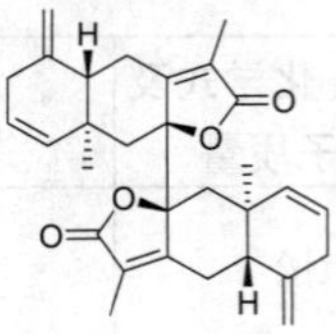 Bilindestenolide
Procyanidin A_2 $C_{30}H_{24}O_{12}$ Exact Mass: 576.13	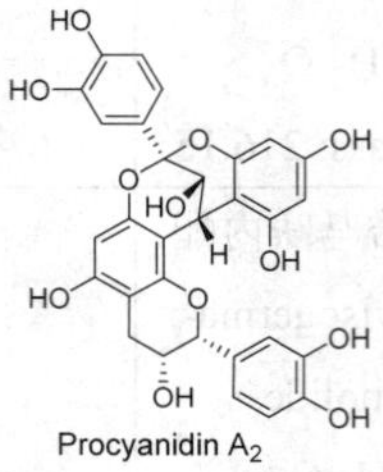 Procyanidin A_2	Procyanidin B_1 $C_{30}H_{26}O_{12}$ Exact Mass: 578.14	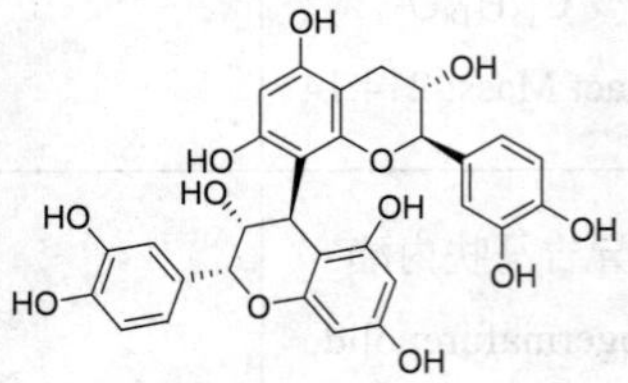 Procyanidin B_1
Procyanidin B_2 $C_{30}H_{26}O_{12}$ Exact Mass: 578.14	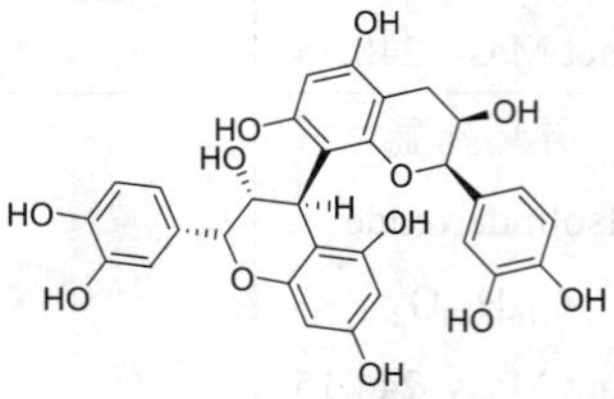 Procyanidin B_2	*α*-蒎烯 *α*-Pinene $C_{10}H_{16}$ Exact Mass: 136.13	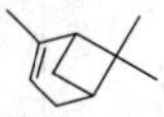 *α*-蒎烯 *α*-Pinene
β-蒎烯 *β*-Pinene $C_{10}H_{16}$ Exact Mass: 136.13	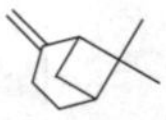 *β*-蒎烯 *β*-Pinene	*α*-水芹烯 *α*-Phellandrene $C_{10}H_{16}$ Exact Mass: 136.13	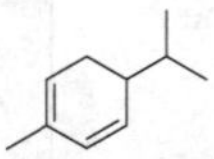 *α*-水芹烯 *α*-Phellandrene
β-水芹烯 *β*-Phellandrene $C_{10}H_{16}$ Exact Mass: 136.13	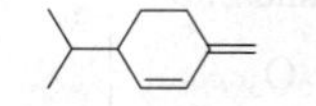 *β*-水芹烯 *β*-Phellandrene	柠檬烯 Limonene $C_{10}H_{16}$ Exact Mass: 136.13	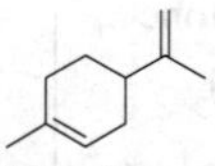 柠檬烯 Limonene
α-石竹烯(*α*-丁香烯) *α*-Caryophyllene $C_{15}H_{24}$ Exact Mass: 204.19	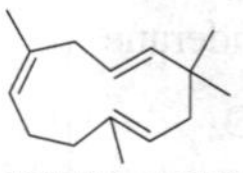 *α*-石竹烯 (*α*-丁香烯) *α*-Caryophyllene	*β*-丁香烯 *β*-Caryophyllene $C_{15}H_{24}$ Exact Mass: 204.19	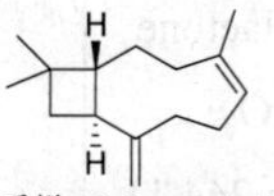 *β*-丁香烯 *β*-Caryophyllene
α-芹子烯 *α*-Selinene $C_{15}H_{24}$ Exact Mass: 204.19	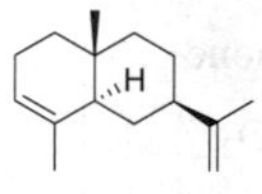 *α*-芹子烯 *α*-Selinene	*β*-芹子烯 *β*-Selinene $C_{15}H_{24}$ Exact Mass: 204.19	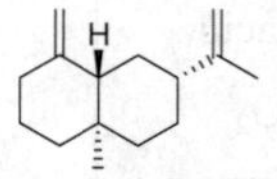 *β*-芹子烯 *β*-Selinene
α-毕澄茄烯 *α*-Cadinene $C_{15}H_{24}$ Exact Mass: 204.19	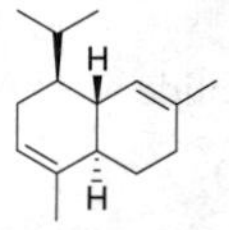 *α*-毕澄茄烯 *α*-Cadinene	莰烯 Camphene $C_{10}H_{16}$ Exact Mass: 136.13	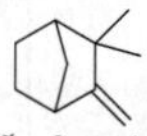 莰烯 Camphene

续表

中英文名、化学式及相对分子质量	结构图	中英文名、化学式及相对分子质量	结构图
樟脑 Camphor $C_{10}H_{16}O$ Exact Mass: 152.12	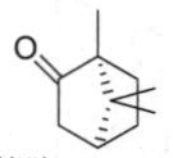 樟脑 Camphor	龙脑 Borneol $C_{10}H_{18}O$ Exact Mass: 154.14	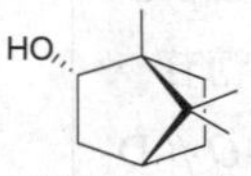 龙脑 Borneol
醋酸龙脑酯 Borneyl acetate $C_{12}H_{20}O_2$ Exact Mass: 196.15	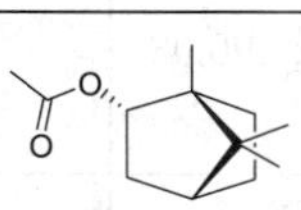 醋酸龙脑酯 Borneyl acetate	茴香醛 Anisaldehyde $C_8H_8O_2$ Exact Mass: 136.05	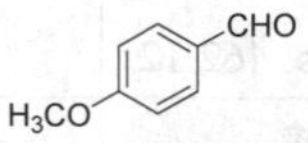 茴香醛 Anisaldehyde
α-萜品醇 *α*-Terpineol $C_{10}H_{18}O$ Exact Mass: 154.14	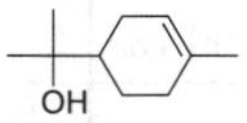 *α*-萜品醇 *α*-Terpineol	*β*-桉醇 *β*-Eudesmol $C_{15}H_{26}O$ Exact Mass: 222.2	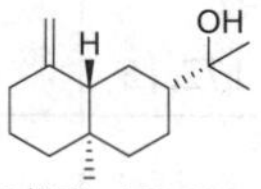 *β*-桉醇 *β*-Eudesmol
α-没药醇 *α*-Bisabolol $C_{15}H_{26}O$ Exact Mass: 222.2	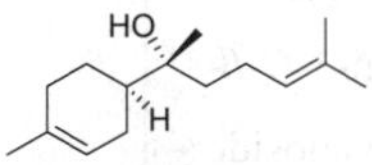 *α*-没药醇 *α*-Bisabolol	匙叶桉油烯醇 Spathulenol $C_{15}H_{24}O$ Exact Mass: 220.18	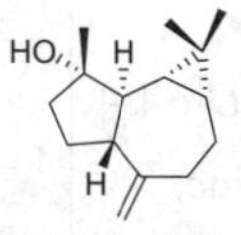 匙叶桉油烯醇 Spathulenol
β-谷甾醇 *β*-Sitosterol $C_{29}H_{50}O$ Exact Mass: 414.39	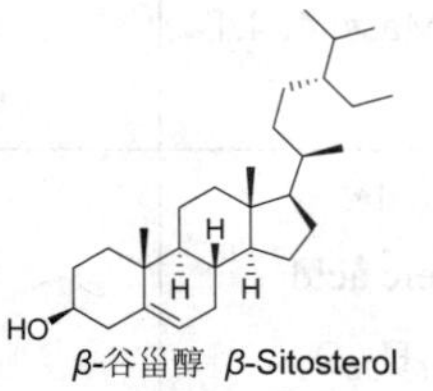 *β*-谷甾醇 *β*-Sitosterol	豆甾醇 Stigmasterol $C_{29}H_{48}O$ Exact Mass: 412.37	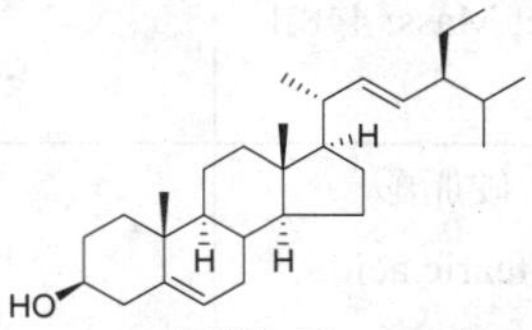 豆甾醇 Stigmasterol
菜子甾醇 Campesterol $C_{28}H_{48}O$ Exact Mass: 400.37	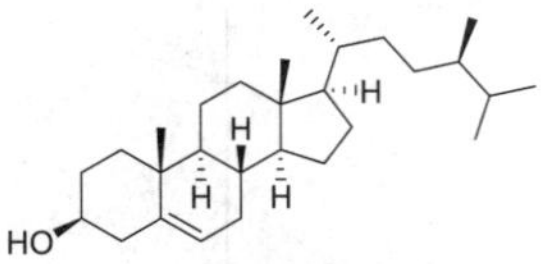 菜子甾醇 Campesterol	胡萝卜苷 Daucosterol $C_{35}H_{60}O_6$ Exact Mass: 576.44	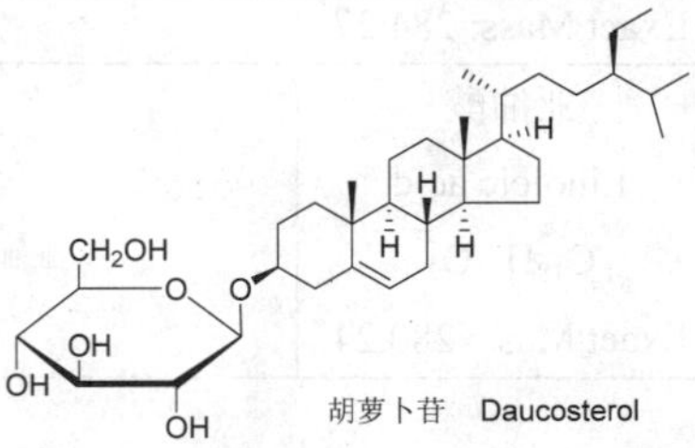 胡萝卜苷 Daucosterol
3,7-二甲基-1,3,6-辛三烯 3,7-Dimethyl-1,3,6-octriene $C_{10}H_{16}$ Exact Mass: 136.13	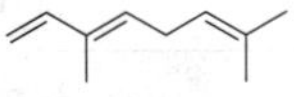 3,7-二甲基-1,3,6-辛三烯 3,7-Dimethyl-1,3,6-octriene	3,7-二甲基-1,3,7-辛三烯 3,7-Dimethyl-1,3,7-octriene $C_{10}H_{16}$ Exact Mass: 136.13	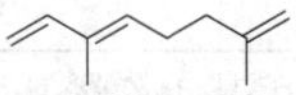 3,7-二甲基-1,3,7-辛三烯 3,7-Dimethyl-1,3,7-octriene
山柰酚-3-*O*-葡萄糖醛酸苷 Kaempferol-3-*O*-*β*-glucuronoside $C_{21}H_{18}O_{12}$ Exact Mass: 462.08	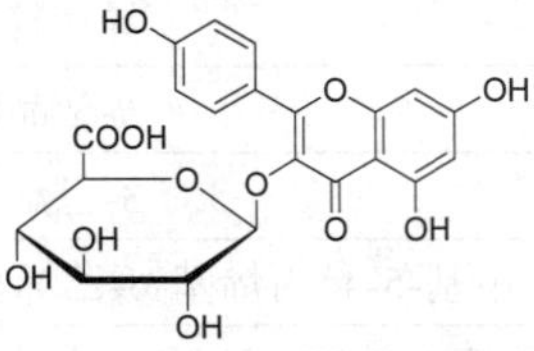 山柰酚-3-*O*-葡萄糖醛酸苷 Kaempferol-3-*O*-*β*-glucuronoside	槲皮素 Quercetin $C_{15}H_{10}O_7$ Exact Mass: 302.04	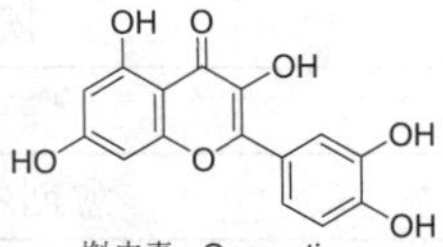 槲皮素 Quercetin
肉豆蔻酸（十四烷酸） Myristic acid $C_{14}H_{28}O_2$ Exact Mass: 228.21	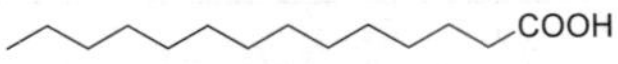 肉豆蔻酸(十四烷酸) Myristic acid	棕榈酸 Palmitic acid $C_{16}H_{32}O_2$ Exact Mass: 256.24	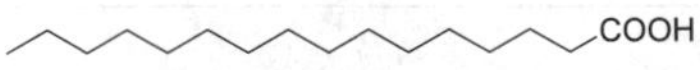 棕榈酸 Palmitic acid

续表

中英文名、化学式及相对分子质量	结构图	中英文名、化学式及相对分子质量	结构图
香叶木素-7-*O*-*β*-D-吡喃葡萄糖苷 Diosmetin-7-*O*-*β*-D-glucopyranoside $C_{22}H_{22}O_{11}$ Exact Mass: 462.12	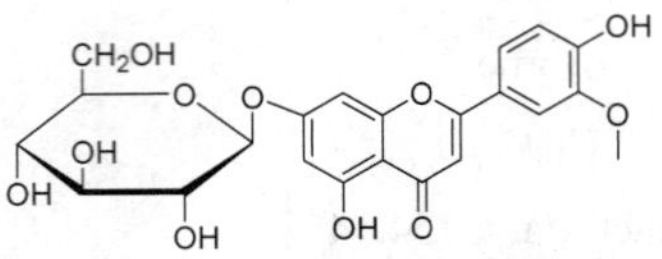 香叶木素-7-*O*-*β*-D-吡喃葡萄糖苷 Diosmetin-7-*O*-*β*-D-glucopyranoside	(+)-儿茶素 (+)-Catechin $C_{15}H_{14}O_6$ Exact Mass: 290.08	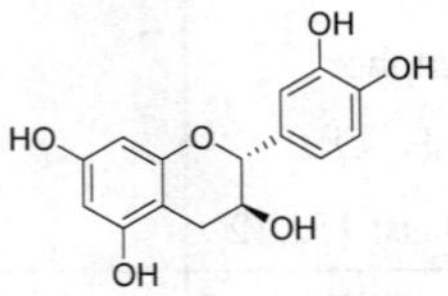 (+)-儿茶素　(+)-Catechin
癸酸 Decoic acid $C_{10}H_{20}O_2$ Exact Mass: 172.15	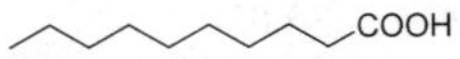 癸酸　Decoic acid	月桂酸 Lauric acid $C_{12}H_{24}O_2$ Exact Mass: 200.18	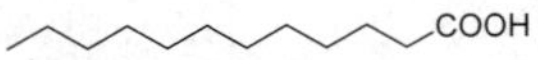 月桂酸　Lauric acid
槲皮素-3-*O*-α-L-鼠李糖苷 Quercetin-3-*O*-α-L-rhamnoside $C_{21}H_{20}O_{11}$ Exact Mass: 448.1	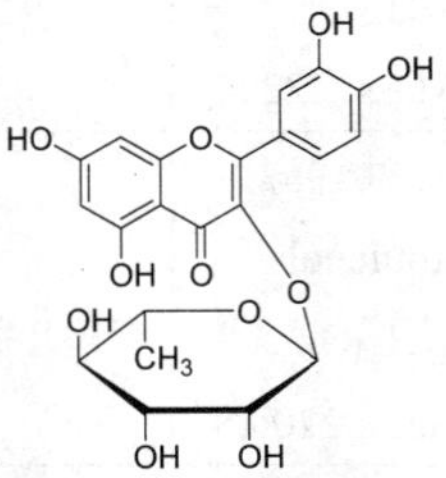 槲皮素-3-*O*-*α*-L-鼠李糖苷 Quercetin-3-*O*-*α*-L-rhamnoside	槲皮素-3-*O*-*β*-D-吡喃半乳糖苷 Quercetin-3-*O*-*β*-galactopyanoside $C_{21}H_{20}O_{12}$ Exact Mass: 464.1	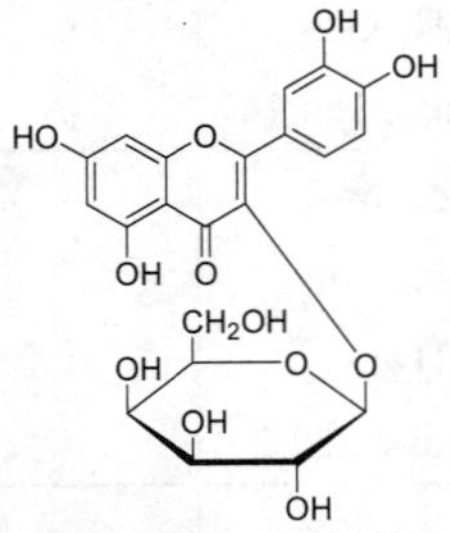 槲皮素-3-*O*-*β*-D-吡喃半乳糖苷 Quercetin-3-*O*-*β*-galactopyanoside
硬脂酸 Stearic acid $C_{18}H_{36}O_2$ Exact Mass: 284.27	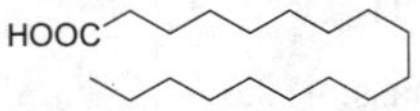 硬脂酸　Stearic acid	油酸 Oleic acid $C_{16}H_{32}O_2$ Exact Mass: 256.24	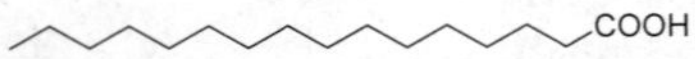 油酸　Oleic acid
亚油酸 Linoleic acid $C_{18}H_{32}O_2$ Exact Mass: 280.24	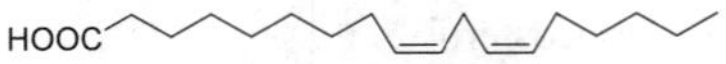 亚油酸　Linoleic acid		

表 1-4-28b　乌药其他主要化学成分[94~96]

中文名	中文名
1-甲基-l-乙烯基-2,4-二异丙烯基环己烷	2-异丙基甲苯
苯并丁烷	1,5,5,8-四甲基-3,7-环十一碳-1-醇
l-己醇	l-(1-甲基乙氧基)-2-丙醇
杜松醇	异黄樟脑
莰烯	*β*-萜品醇
烯莰醇	3-己烯醇
愈创木奥烷	3,6-二甲基-5-异丙烯基-6-乙烯基-4,5,6,7-四脱氢苯并呋喃
3,7,11-三甲基-l,6,10-环十二碳三烯	山柰酚-3-*O*-(6″-反式-对-肉桂酰基)-*β*-D-吡喃葡萄糖苷
异鼠李素-3-*O*-[葡萄糖-(6→l)-鼠李糖苷]	十六碳烯酸
十二碳烯酸	十四碳烯酸

乌梢蛇

Wushaoshe

ZAOCYS

【化学成分】

表 1-4-29 乌梢蛇主要化学成分[97]

中英文名、化学式及相对分子质量	结构图	中英文名、化学式及相对分子质量	结构图
天冬氨酸 Aspartic acid $C_4H_7NO_4$ Exact Mass: 133.04	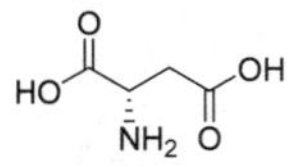 天冬氨酸 Aspartic acid	苏氨酸 Threonine $C_4H_9NO_3$ Exact Mass: 119.06	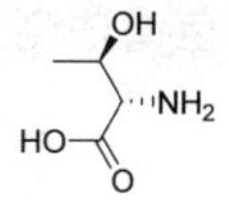 苏氨酸 Threonine
丝氨酸 Serine $C_3H_7NO_3$ Exact Mass: 105.04	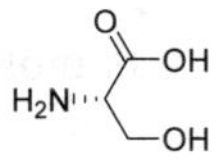 丝氨酸 Serine	谷氨酸 Glutamic acid $C_5H_9NO_4$ Exact Mass: 147.05	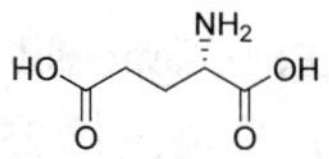 谷氨酸 Glutamic acid
脯氨酸 Proline $C_5H_9NO_2$ Exact Mass: 115.06	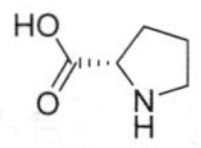 脯氨酸 Proline	甘氨酸 Glycine $C_2H_5NO_2$ Exact Mass: 75.03	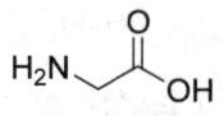 甘氨酸 Glycine
丙氨酸 Alanine $C_3H_7NO_2$ Exact Mass: 89.05	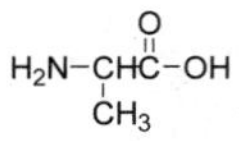 丙氨酸 Alanine	胱氨酸 Cystine $C_6H_{12}N_2O_4S_2$ Exact Mass: 240.02	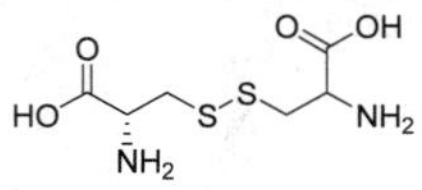 胱氨酸 Cystine
半胱氨酸 Cysteine $C_3H_7NO_2S$ Exact Mass: 121.02	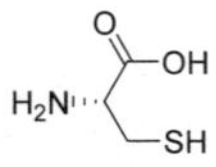 半胱氨酸 Cysteine	缬氨酸 Valine $C_5H_{11}NO_2$ Exact Mass: 117.08	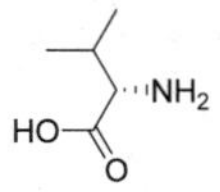 缬氨酸 Valine
蛋氨酸 Methionine $C_5H_{11}NO_2S$ Exact Mass: 149.05	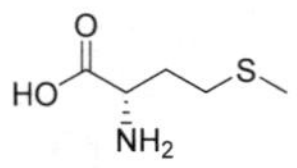 蛋氨酸 Methionine	异亮氨酸 Isoleucine $C_6H_{13}NO_2$ Exact Mass: 131.09	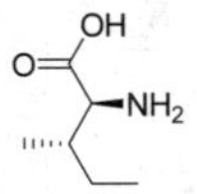 异亮氨酸 Isoleucine
酪氨酸 Tryosine $C_9H_{11}NO_3$ Exact Mass: 181.07	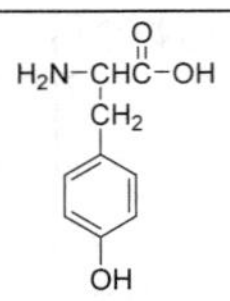 酪氨酸 Tryosine	苯丙氨酸 Phenyalanine $C_9H_{11}NO_2$ Exact Mass: 165.08	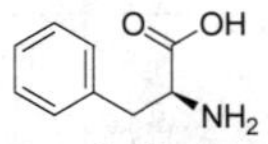 苯丙氨酸 Phenyalanine
赖氨酸 Lysine $C_6H_{14}N_2O_2$ Exact Mass: 146.11	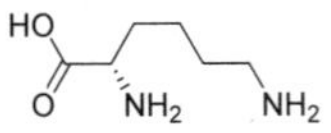 赖氨酸 Lysine	组氨酸 Histidine $C_6H_9N_3O_2$ Exact Mass: 155.07	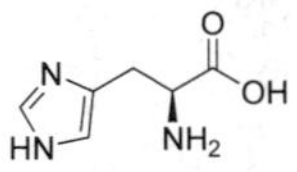 组氨酸 Histidine
亮氨酸 Leucine $C_6H_{13}NO_2$ Exact Mass: 131.09	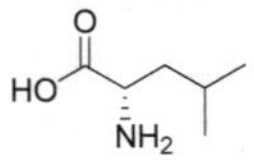 亮氨酸 Leucine	γ-氨基丁酸 γ-Aminobutyric acid $C_4H_9NO_2$ Exact Mass: 103.06	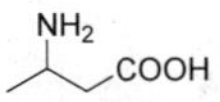 γ-氨基丁酸 γ-Aminobutyric acid

续表

中英文名、化学式及相对分子质量	结构图	中英文名、化学式及相对分子质量	结构图
精氨酸 Arginine $C_6H_{14}N_4O_2$ Exact Mass: 174.11	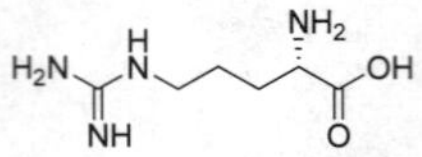 精氨酸 Arginine		

【分析方法】

1 高效液相色谱法测定商品乌梢蛇中核苷类成分的含量[98]

1.1 仪器

Agilent 1100 高效液相色谱仪。

1.2 色谱条件

色谱柱：Diamonsil C_{18} 柱(200mm×4.6mm，5.0μm)；流动相：0.05mol/L 磷酸氢二铵(pH 8.4)；流速 1.0mL/min；检测波长 254nm。

1.3 对照品溶液的制备

称取尿嘧啶、黄嘌呤和次黄嘌呤对照品，用适量水溶解。

1.4 供试品溶液的制备

称取药材粉末 0.5g，用 8mL 水超声提取 5 次，每次 30min，滤过，合并滤液，用水定容至 25mL，滤过，即得。

乌梅

Wumei

MUME FRUCTUS

表 1-4-30 乌梅主要化学成分[99, 100]

中英文名、化学式及相对分子质量	结构图	中英文名、化学式及相对分子质量	结构图
柠檬酸 Citric acid $C_6H_8O_7$ Exact Mass: 192.03	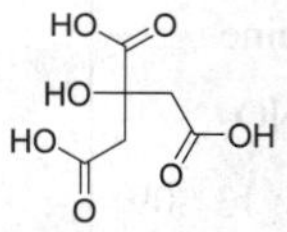 柠檬酸 Citric acid	苹果酸 Malic acid $C_4H_6O_5$ Exact Mass: 134.02	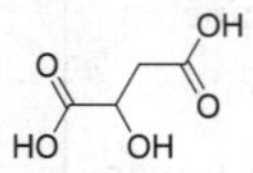 苹果酸 Malic acid
柠檬素-3-*O*-鼠李糖苷 Rhamnocitrin-3-*O*-rhamnoside $C_{22}H_{22}O_{10}$ Exact Mass: 446.12	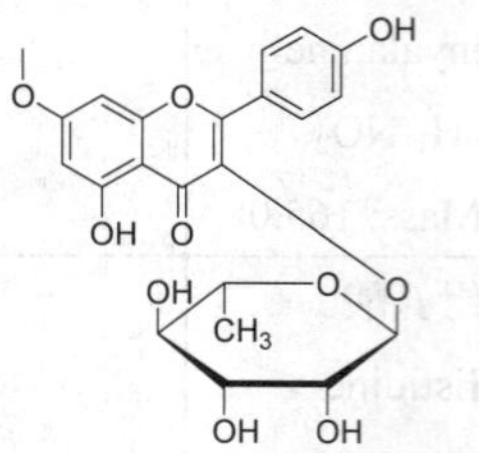 柠檬素-3-O-鼠李糖苷 Rhamnocitrin-3-O-rhamnoside	熊果酸 Ursolic acid $C_{30}H_{48}O_3$ Exact Mass: 456.36	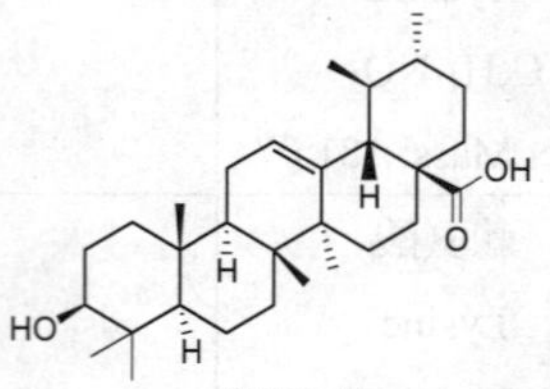 熊果酸 Ursolic acid
油酸 Oleic acid $C_{16}H_{32}O_2$ Exact Mass: 256.24	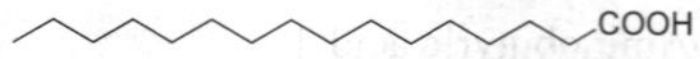 油酸 Oleic acid	柠檬酸三甲酯 Trimethyl citrate $C_9H_{14}O_7$ Exact Mass: 234.07	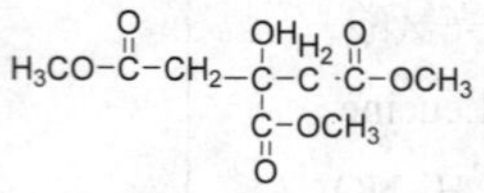 柠檬酸三甲酯 Trimethyl citrate

续表

中英文名、化学式及相对分子质量	结构图	中英文名、化学式及相对分子质量	结构图
豆甾醇 Stigmasterol $C_{29}H_{48}O$ Exact Mass: 412.37	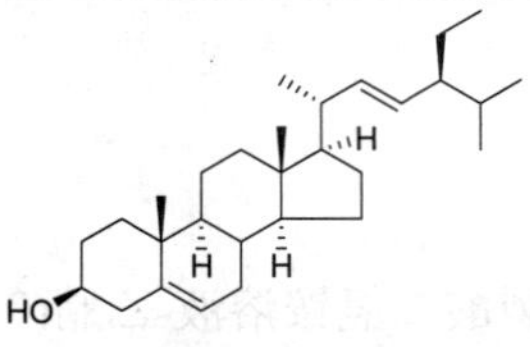 豆甾醇 Stigmasterol	胆甾醇 Cholesterol $C_{27}H_{46}O$ Exact Mass: 386.35	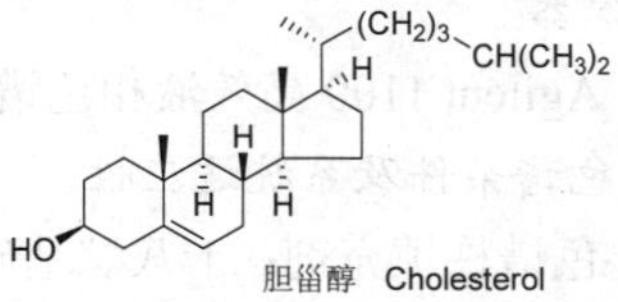 胆甾醇 Cholesterol
Δ^7-豆甾醇 Δ^7-Stigmasterol $C_{29}H_{46}O$ Exact Mass: 410.35	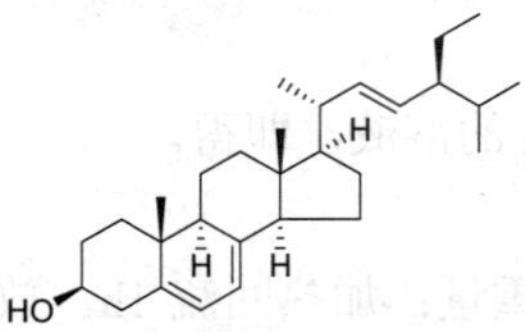 Δ^7-豆甾醇 Δ^7-Stigmasterol	棕榈酸 Palmitic acid $C_{16}H_{32}O_2$ Exact Mass: 256.24	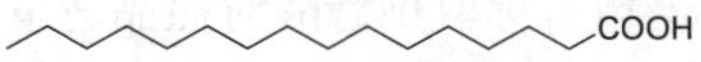 棕榈酸 Palmitic acid
亚麻酸 Linolenic acid $C_{18}H_{30}O_2$ Exact Mass: 278.22	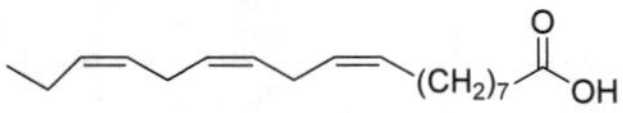 亚麻酸 Linolenic acid	亚油酸 Linoleic acid $C_{18}H_{32}O_2$ Exact Mass: 280.24	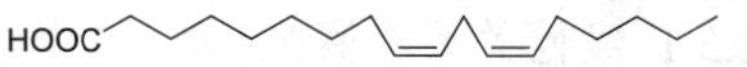 亚油酸 Linoleic acid
齐墩果酸 Oleanolic acid $C_{30}H_{48}O_3$ Exact Mass: 456.36	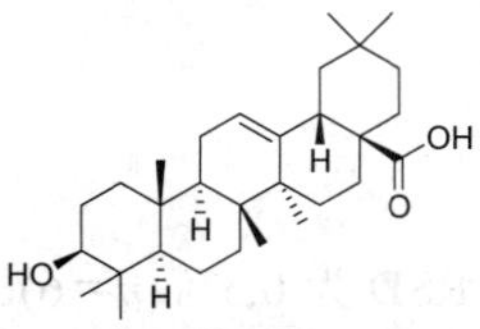 齐墩果酸 Oleanolic acid	菜油甾醇 Campesterol $C_{28}H_{48}O$ Exact Mass: 400.37	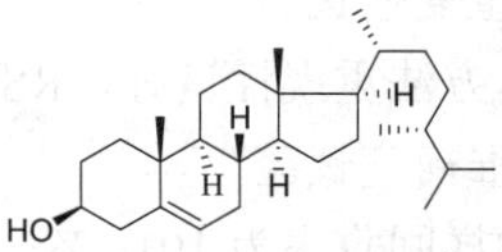 菜油甾醇 Campesterol
β-谷甾醇 β-Sitosterol $C_{29}H_{50}O$ Exact Mass: 414.39	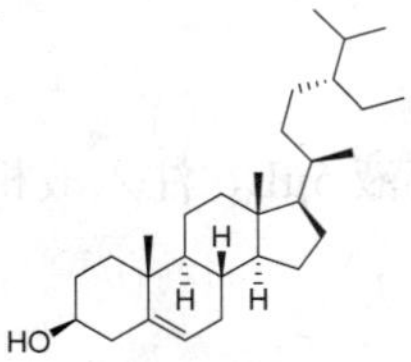 β-谷甾醇 β-Sitosterol	β-胡萝卜苷 β-Daucosterol $C_{35}H_{60}O_6$ Exact Mass: 576.44	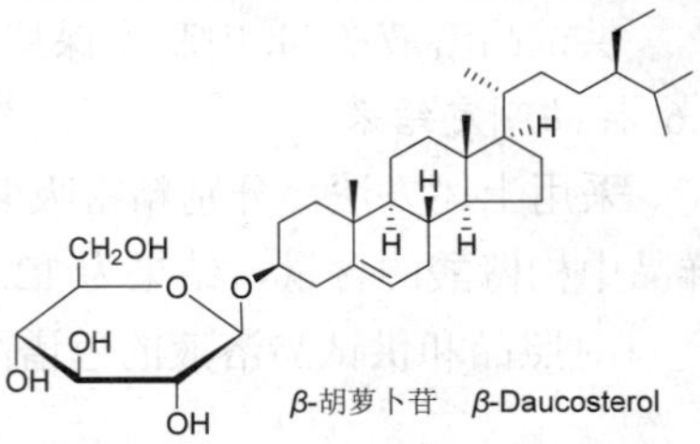 β-胡萝卜苷 β-Daucosterol
山柰酚-3-*O*-鼠李糖苷 Kaempferol-3-*O*-rhamnoside $C_{21}H_{20}O_{10}$ Exact Mass: 432.11	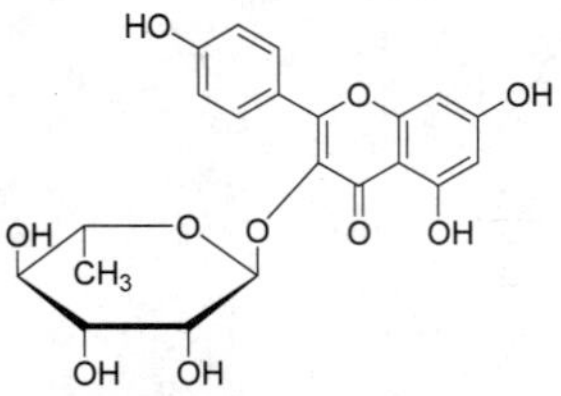 山柰酚-3-*O*-鼠李糖苷 Kaempferol-3-*O*-rhamnoside	鼠李素-3-*O*-鼠李糖苷 Rhamnetin-3-*O*-rhamnoside $C_{22}H_{22}O_{11}$ Exact Mass: 462.12	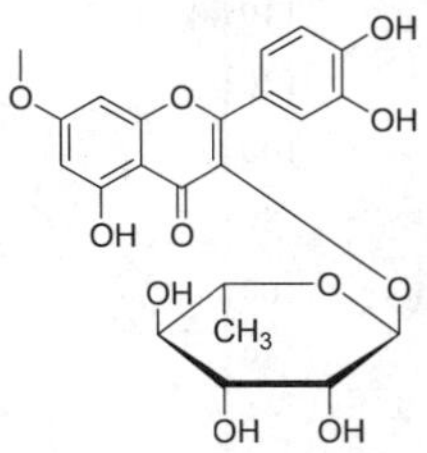 鼠李素-3-*O*-鼠李糖苷 Rhamnetin-3-*O*-rhamnoside
槲皮素-3-*O*-鼠李糖苷 Quercetin-3-*O*-rhamnoside $C_{21}H_{20}O_{11}$ Exact Mass: 448.1	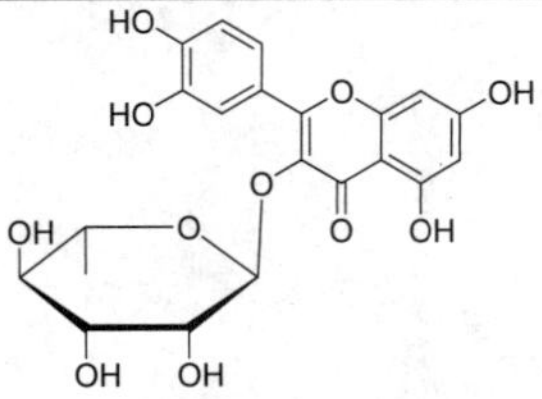 槲皮素-3-*O*-鼠李糖苷 Quercetin-3-*O*-rhamnoside		

除以上化学成分外，乌梅还含有蛇麻脂醇-20(29)-烯-7β,15α-二醇-3β-棕榈酸酯、Δ^5-燕麦甾醇、2,2,6,6-四甲基哌啶酮等。

【分析方法】

1　高效液相色谱法测定乌梅中枸橼酸的含量

1.1 仪器

Agilent 1100 高效液相色谱仪，配有二极管阵列检测器。

1.2 色谱条件及系统适应性

色谱柱填充剂：十八烷基硅烷键合硅胶；流动相：0.5%磷酸二氢铵溶液-乙腈(97∶3，用磷酸调节 pH 至 3.0)；流速 0.4mL/min；检测波长 210nm。理论板数按枸橼酸峰计算应不低于 7000。

1.3 对照品溶液的制备

精密称取枸橼酸对照品适量，加水制成每 1mL 含 0.5mg 的溶液，即得。

1.4 供试品溶液的制备

取本品粗粉 0.2g，精密称定，精密加入水 50mL，称定重量；加热回流 1h，放冷，再称定重量，用水补足减失的重量，摇匀，离心，取上清液，即得。

1.5 方法学验证结果

1.5.1 线性关系考察

枸橼酸的进样量在 0.45375～45.375μg，进样量与峰面积呈良好的线性关系。以峰面积为纵坐标 y，进样量(μg)为横坐标 x，线性方程为 $y=143.65x-1.01$，$r=0.99998$。

1.5.2 重复性试验

本方法重现性良好，RSD 为 1.8% ($n=6$)。

1.5.3 准确度试验

加样回收率为 101.2%～101.8%，平均回收率为 101.2%，RSD 为 0.5% ($n=6$)。

1.5.4 供试品溶液的稳定性

供试品溶液在 8h 内基本保持稳定，RSD 为 0.70% ($n=4$)。

1.6 样品测定结果

采用上述方法，分别精密吸取对照品溶液 10μL、供试品溶液 5μL，注入液相色谱仪，测定了 6 批乌梅样品中枸橼酸的含量，结果为 12.6%～19.8%。

对照品和供试品溶液的色谱图如图 1-4-4 所示。

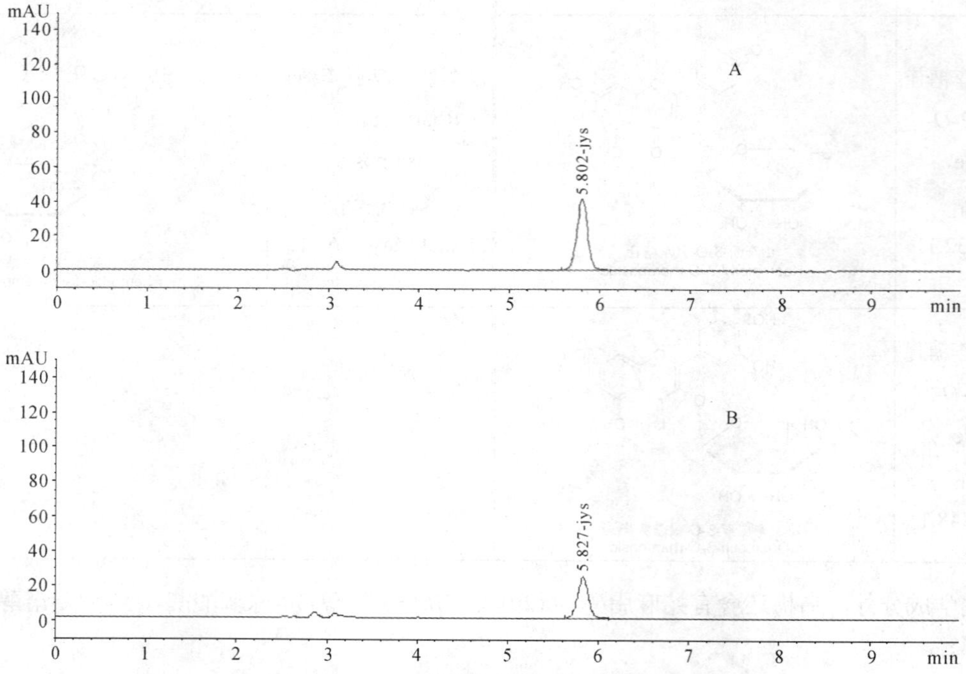

图 1-4-4　乌梅含量测定高效液相色谱图

A. 枸橼酸对照品溶液；B. 供试品溶液

2 高效液相色谱法同时测定乌梅中 8 种有机酸含量[101]

2.1 仪器

Waters 1525 高效液相色谱仪。

2.2 色谱条件

色谱柱：Eclipse Zorbax XDB C_{18} 柱(250mm×3.0mm，5.0μm)；流动相：0.5%磷酸二氢铵水溶液，用磷酸调 pH 至 2.8；流速 0.5mL/min；检测波长 214nm；分析时间约 8min。

2.3 对照品溶液的制备

称取草酸、酒石酸、苹果酸、抗坏血酸、乳酸、醋酸、柠檬酸和琥珀酸对照品，用适量流动相溶解。

2.4 供试品溶液的制备

称取药材粉末 0.25g，用 12mL 水回流提取 2h，滤过，滤液用水定容至 25mL，滤过，即得。

3 乌梅中齐墩果酸含量测定方法的研究[102]

3.1 仪器

Waters 高效液相色谱仪。

3.2 色谱条件

色谱柱：Shim-Pack CLC-ODS 柱(150mm×6.0mm)；流动相：甲醇-水-冰乙酸-三乙胺(85∶15∶0.04∶0.02)；流速 0.8mL/min；检测波长 204nm；分析时间约 42min。

3.3 对照品溶液的制备

称取齐墩果酸对照品，用适量甲醇溶解。

3.4 供试品溶液的制备

称取药材粉末 5g，用适量乙醚索氏回流提取 4h，提取液挥干溶剂，残渣加甲醇溶解并定容至 25mL，滤过，即得。

火麻仁

Huomaren

CANNABIS SEMEN

【化学成分】

表 1-4-31 火麻仁主要化学成分[103～105]

中英文名、化学式及相对分子质量	结构图	中英文名、化学式及相对分子质量	结构图
β-芳樟醇(芳樟醇) *β*-Linalool (Linalool) $C_{10}H_{18}O$ Exact Mass: 154.14	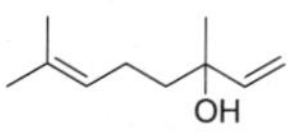 *β*-芳樟醇(芳樟醇) *β*-Linalool (Linalool)	薄荷醇 Menthol $C_{10}H_{20}O$ Exact Mass: 156.15	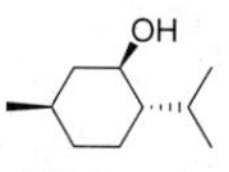 薄荷醇 Menthol
樟脑 Camphor $C_{10}H_{16}O$ Exact Mass: 152.12	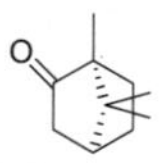 樟脑 Camphor	龙脑 Borneol $C_{10}H_{18}O$ Exact Mass: 154.14	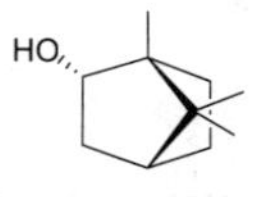 龙脑 Borneol
β-顺式-罗勒烯 *β*-*cis*-Ocimene $C_{10}H_{16}$ Exact Mass: 164.16	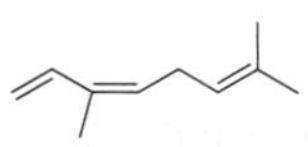 *β*-顺式-罗勒烯 *β*-*cis*-Ocimene	(−)-*α*-芹子烯 (−)-*α*-Selinene $C_{15}H_{24}$ Exact Mass: 204.19	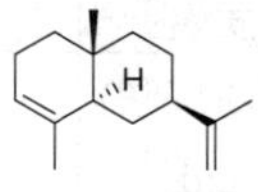 (−)-*α*-芹子烯 (−)-*α*-Selinene

续表

中英文名、化学式及相对分子质量	结构图	中英文名、化学式及相对分子质量	结构图
α-石竹烯(α-丁香烯) α-Caryophyllene $C_{15}H_{24}$ Exact Mass: 204.19	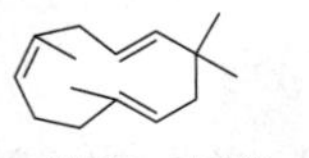 α-石竹烯 (α-丁香烯) α-Caryophyllene	β-丁香烯 β-Caryophyllene $C_{15}H_{24}$ Exact Mass: 204.19	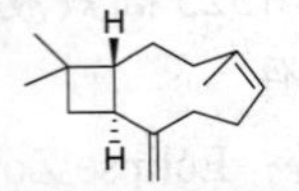 β-丁香烯 β-Caryophyllene
石竹烯氧化物 Caryophyllene oxide $C_{15}H_{24}O$ Exact Mass: 220.18	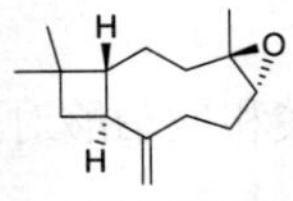 石竹烯环氧化物 Caryophyllene oxide	δ-愈创木烯 δ-Guaiene $C_{15}H_{24}$ Exact Mass: 204.19	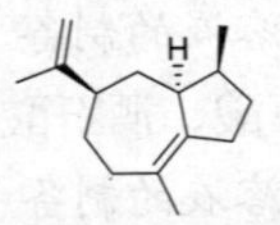 δ-愈创木烯 δ-Guaiene
反式-石竹烯 *trans*-Caryophyllene $C_{15}H_{24}$ Exact Mass: 204.19	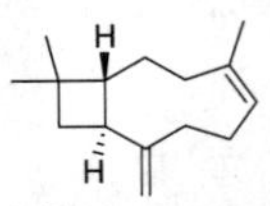 反式-石竹烯 *trans*-Caryophyllene	α-蒎烯 α-Pinene $C_{10}H_{16}$ Exact Mass: 136.13	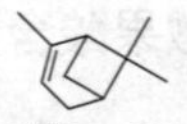 α-蒎烯 α-Pinene
β-蒎烯 β-Pinene $C_{10}H_{16}$ Exact Mass: 136.13	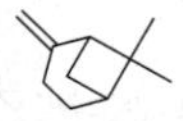 β-蒎烯 β-Pinene	桧烯 Sabinene $C_{10}H_{16}$ Exact Mass: 136.13	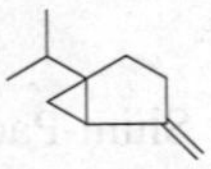 桧烯 Sabinene
硬脂酸甲酯 Methyl stearate $C_{19}H_{38}O_2$ Exact Mass: 298.29	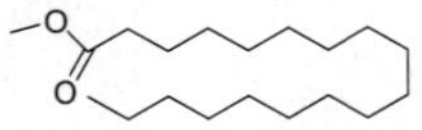 硬脂酸甲酯 Methyl stearate	花生酸甲酯 Methyl arachidate $C_{21}H_{42}O_2$ Exact Mass: 326.32	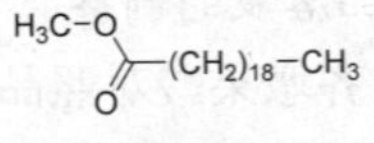 花生酸甲酯 Methyl arachidate
油酸甲酯 Methyl oleate $C_{17}H_{34}O_2$ Exact Mass: 270.26	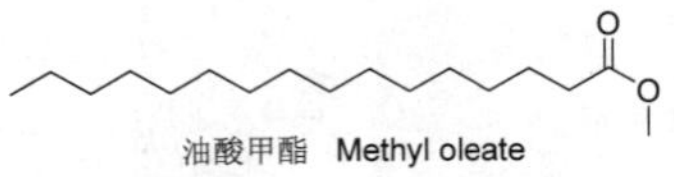 油酸甲酯 Methyl oleate	亚麻酸甲酯 Methyl linolenate $C_{19}H_{32}O_2$ Exact Mass: 292.24	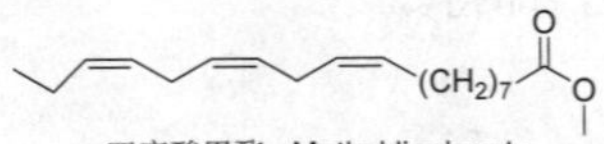 亚麻酸甲酯 Methyl linolenate
亚油酸甲酯 Methyl linoleate $C_{19}H_{34}O_2$ Exact Mass: 294.26	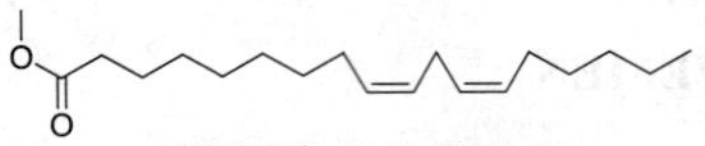 亚油酸甲酯 Methyl linoleate		

除以上化学成分外，火麻仁还含有大牦牛儿烯 D、α-柏侧烯、棕榈酸甲酯、花生烯酸甲酯、γ-亚麻酸甲酯、二十碳-5,8,11,14,17-五烯酸甲酯等。

巴豆

Badou

CROTONIS FRUCTUS

【化学成分】

表 1-4-32　巴豆主要化学成分[106]

中英文名、化学式及相对分子质量	结构图	中英文名、化学式及相对分子质量	结构图
肉豆蔻酸(十四烷酸) Myristic acid $C_{14}H_{28}O_2$ Exact Mass: 228.21	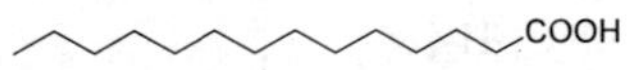 肉豆蔻酸(十四烷酸) Myristic acid	花生酸 Arachidic acid $C_{20}H_{40}O_2$ Exact Mass: 312.3	$HOOC-(CH_2)_{18}-CH_3$ 花生酸 Arachidic acid

续表

中英文名、化学式及相对分子质量	结构图	中英文名、化学式及相对分子质量	结构图
棕榈酸 Palmitic acid $C_{16}H_{32}O_2$ Exact Mass: 256.24	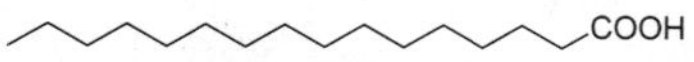 棕榈酸 Palmitic acid	油酸 Oleic acid $C_{16}H_{32}O_2$ Exact Mass: 256.24	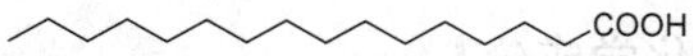 油酸 Oleic acid
亚油酸 Linoleic acid $C_{18}H_{32}O_2$ Exact Mass: 280.24	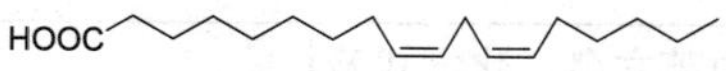 亚油酸 Linoleic acid	亚油酸甲酯 Methyl linoleate $C_{19}H_{34}O_2$ Exact Mass: 294.26	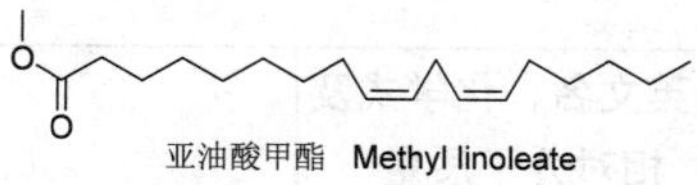 亚油酸甲酯 Methyl linoleate
硬脂酸 Stearic acid $C_{18}H_{36}O_2$ Exact Mass: 284.27	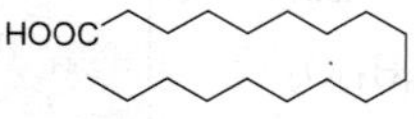 硬脂酸 Stearic acid	癸酸 Decoic acid $C_{10}H_{20}O_2$ Exact Mass: 172.15	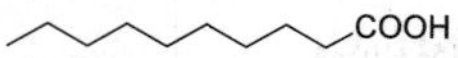 癸酸 Decoic acid

除以上化学成分外，巴豆还含有 9,12-十六碳二烯酸甲酯、9-十六碳烯酸甲酯、13-二十二碳烯酸、2,4-壬二烯醛、12-甲基-十四碳酸甲酯等。

巴豆霜

Badoushuang

CROTONIS SEMEN PULVERATUM

【化学成分】

表 1-4-33 巴豆霜主要化学成分[106]

中英文名、化学式及相对分子质量	结构图	中英文名、化学式及相对分子质量	结构图
肉豆蔻酸(十四烷酸) Myristic acid $C_{14}H_{28}O_2$ Exact Mass: 228.21	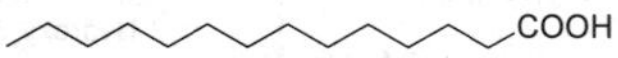 肉豆蔻酸(十四烷酸) Myristic acid	棕榈酸 Palmitic acid $C_{16}H_{32}O_2$ Exact Mass: 256.24	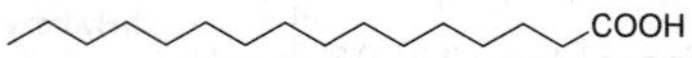 棕榈酸 Palmitic acid
亚油酸 Linoleic acid $C_{18}H_{32}O_2$ Exact Mass: 280.24	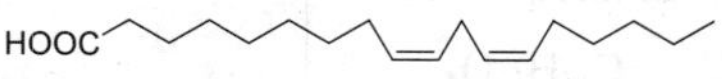 亚油酸 Linoleic acid	硬脂酸 Stearic acid $C_{18}H_{36}O_2$ Exact Mass: 284.27	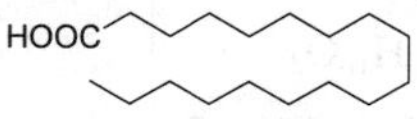 硬脂酸 Stearic acid
癸酸 Decoic acid $C_{10}H_{20}O_2$ Exact Mass: 172.15	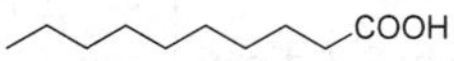 癸酸 Decoic acid	油酸 Oleic acid $C_{16}H_{32}O_2$ Exact Mass: 256.24	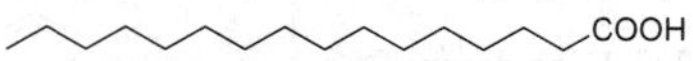 油酸 Oleic acid
花生酸 Arachidic acid $C_{20}H_{40}O_2$ Exact Mass: 312.3	$HOOC-(CH_2)_{18}-CH_3$ 花生酸 Arachidic acid	十一碳酸 Undecanoic acid $C_{11}H_{22}O_2$ Exact Mass: 186.16	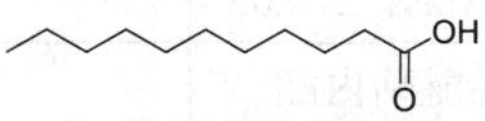 十一碳酸 Undecanoic acid

除以上化学成分外，巴豆霜还含有 9,12-十六碳二烯酸甲酯、9-十六碳烯酸甲酯、13-二十二碳烯酸等。

巴戟天

Bajitian

MORINDAE OFFICINALIS RADIX

【化学成分】

表 1-4-34　巴戟天主要化学成分[107]

中英文名、化学式及相对分子质量	结构图	中英文名、化学式及相对分子质量	结构图
甲基异茜草素 Rubiadin $C_{15}H_{10}O_4$ Exact Mass: 254.06	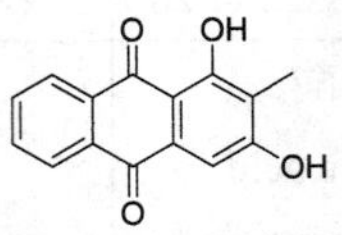 甲基异茜草素　Rubiadin	甲基异茜草素-1-甲醚 Rubiadin-1-methyl ether $C_{16}H_{12}O_4$ Exact Mass: 268.07	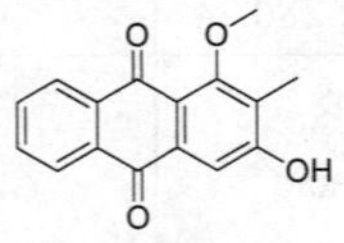 甲基异茜草素-1-甲醚　Rubiadin-1-methyl ether
1-羟基蒽醌 1-Hydroxy-anthraquin-one $C_{14}H_8O_3$ Exact Mass: 224.05	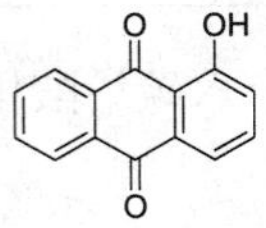 1-羟基蒽醌　1-Hydroxy-anthraquinone	1-羟基-2-甲基蒽醌 1-Hydroxy-2-methy-lanthraquinone $C_{15}H_{10}O_3$ Exact Mass: 238.06	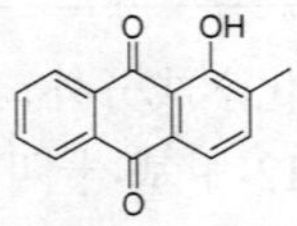 1-羟基-2-甲基蒽醌　1-Hydroxy-2-methylanthraquinone
1,6-二羟基-2,4-二甲氧基蒽醌 1,6-Dihydroxy-2,4-di-methoxyanthraquinone $C_{16}H_{12}O_6$ Exact Mass: 300.06	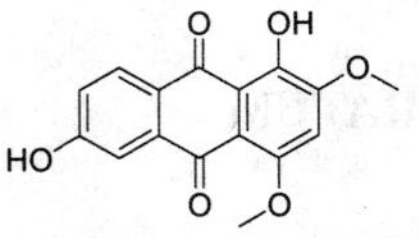 1,6-二羟基-2,4-二甲氧基蒽醌 1,6-Dihydroxy-2,4-dimethoxyanthraquinone	1,6-二羟基-2-甲氧基蒽醌 1,6-Dihydroxy-2-methoxyanthraquinone $C_{15}H_{10}O_5$ Exact Mass: 270.05	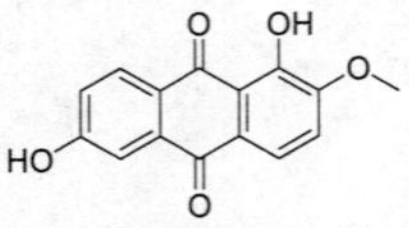 1,6-二羟基-2-甲氧基蒽醌 1,6-Dihydroxy-2-methoxyanthraquinone
1-羟基-2-甲氧基蒽醌 1-Hydroxy-2-methoxy-anthraquinone $C_{15}H_{10}O_4$ Exact Mass: 254.06	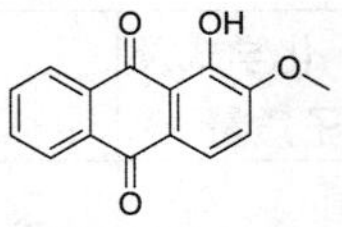 1-羟基-2-甲氧基蒽醌 1-Hydroxy-2-methoxyanthraquinone	2-羟基-3-羟甲基蒽醌 2-Hydroxy-3-hydrome-thylanthraquinone $C_{15}H_{10}O_4$ Exact Mass: 254.06	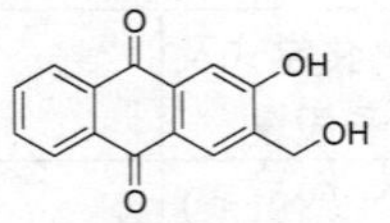 2-羟基-3-羟甲基蒽醌 2-Hydroxy-3-hydromethylanthraquinone
2-甲基蒽醌 2-Methylnthraquinone $C_{15}H_{10}O_2$ Exact Mass: 222.07	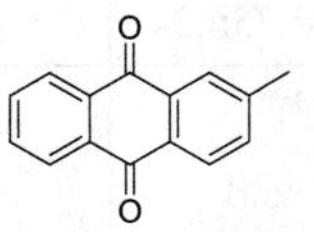 2-甲基蒽醌　2-Methylnthraquinone	2-羟基-1-甲氧基蒽醌 2-Hydroxy-1-methoxy-anthraquinone $C_{15}H_{10}O_4$ Exact Mass: 254.06	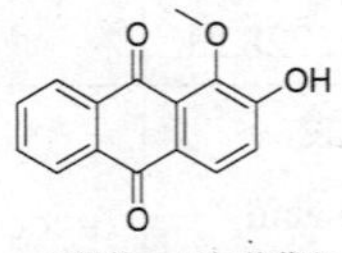 2-羟基-1-甲氧基蒽醌 2-Hydroxy-1-methoxyanthraquinone
1,3-二羟基-2-甲氧基蒽醌 1,3-Dihydroxy-2-methoxyanthraquinone $C_{15}H_{10}O_5$ Exact Mass: 270.05	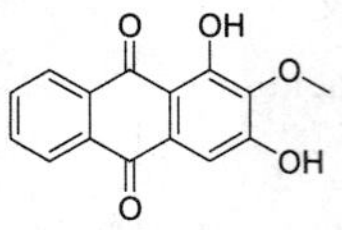 1,3-二羟基-2-甲氧基蒽醌 1,3-Dihydroxy-2-methoxyanthraquinone	1-羟基-2,3-二甲基蒽醌 1-Hydroxy-2,3-dime-thylanthraquinone $C_{16}H_{12}O_3$ Exact Mass: 252.08	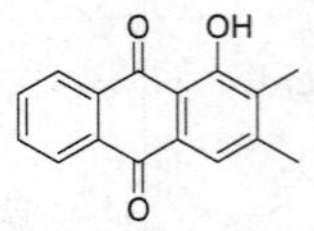 1-羟基-2,3-二甲基蒽醌 1-Hydroxy-2,3-dimethylanthraquinone
环烯醚萜内酯 Morindolide $C_9H_{12}O_3$ Exact Mass: 168.08	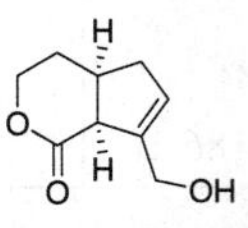 环烯醚萜内酯　Morindolide	大黄素甲醚 Physcione $C_{16}H_{12}O_5$ Exact Mass: 284.07	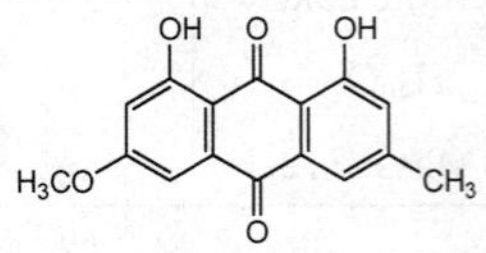 大黄素甲醚　Physcione

续表

中英文名、化学式及相对分子质量	结构图	中英文名、化学式及相对分子质量	结构图
耐斯糖 Nystose $C_{24}H_{42}O_{21}$ Exact Mass: 666.22	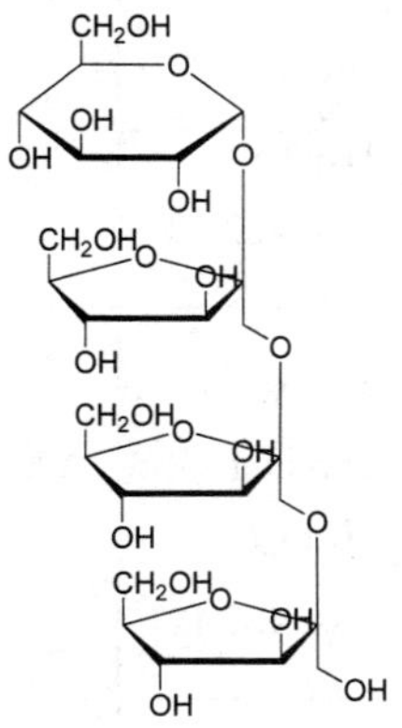 耐斯糖 Nystose	1*F*-果呋喃糖基耐斯糖 1*F*-Fructofuranosylny-stose $C_{30}H_{52}O_{26}$ Exact Mass: 828.27	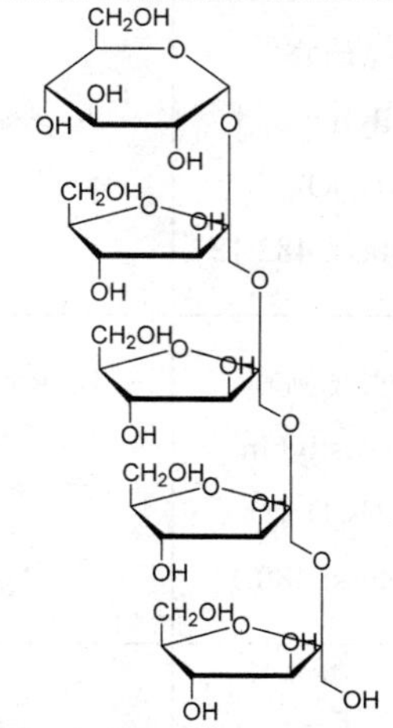 1*F*-果呋喃糖基耐斯糖 1*F*-Fructofuranosylnystose
1-羟基-3-甲氧基蒽醌 1-Hydroxy-3-methoxy-anthraquinone $C_{15}H_{10}O_4$ Exact Mass: 254.06	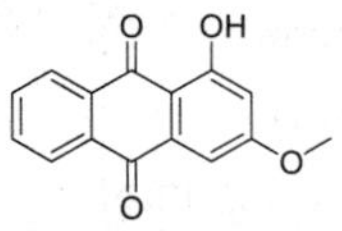 1-羟基-3-甲氧基蒽醌 1-Hydroxy-3-methoxyanthraquinone	水晶兰苷 Monotropein $C_{16}H_{22}O_{11}$ Exact Mass: 390.12	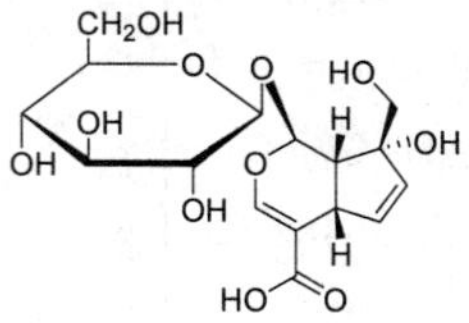 水晶兰苷 Monotropein
四乙酰车叶草苷 Asperuloside tetraacetate $C_{26}H_{30}O_{15}$ Exact Mass: 582.16	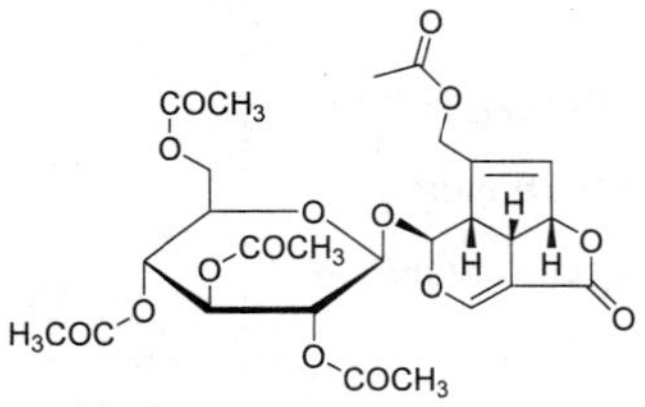 四乙酰车叶草苷 Asperuloside tetraacetate	车叶草苷 Asperuloside $C_{18}H_{22}O_{11}$ Exact Mass: 414.12	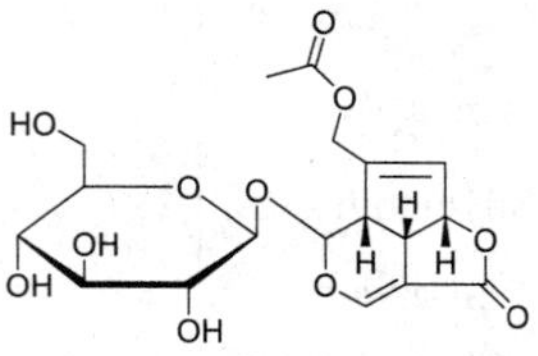 车叶草苷 Asperuloside
棕榈酸 Palmitic acid $C_{16}H_{32}O_2$ Exact Mass: 256.24	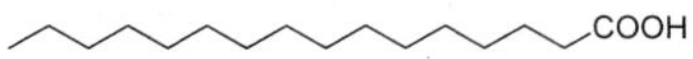 棕榈酸 Palmitic acid	琥珀酸 Succinic acid $C_4H_6O_4$ Exact Mass: 118.03	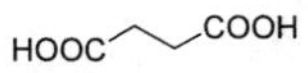 琥珀酸 Succinic acid

除以上化学成分外，巴戟天还含有车叶草苷酸、去乙酰车叶草苷酸、环烯醚萜苷、菊淀粉六聚糖、菊淀粉七聚糖等。

水飞蓟

Shuifeiji

SILYBI FRUCTUS

【化学成分】

表 1-4-35 水飞蓟主要化学成分[108]

中英文名、化学式及相对分子质量	结构图	中英文名、化学式及相对分子质量	结构图
亚油酸 Linoleic acid $C_{18}H_{32}O_2$ Exact Mass: 280.24	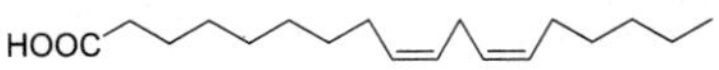 亚油酸 Linoleic acid	亚麻酸 Linolenic acid $C_{18}H_{30}O_2$ Exact Mass: 278.22	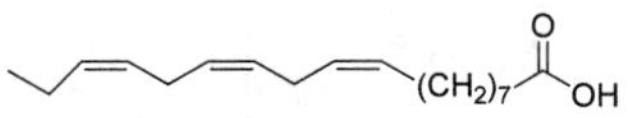 亚麻酸 Linolenic acid

续表

中英文名、化学式及相对分子质量	结构图	中英文名、化学式及相对分子质量	结构图
水飞蓟宾 Silybin $C_{25}H_{22}O_{10}$ Exact Mass: 482.12	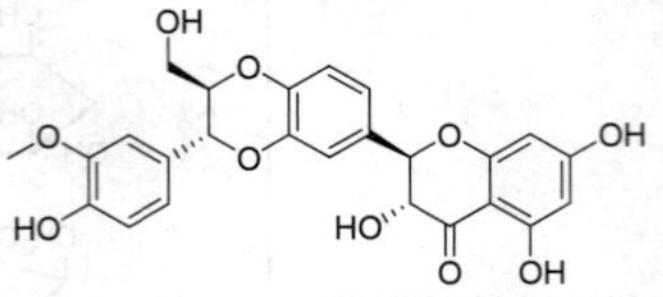 水飞蓟宾 Silybin	异水飞蓟宾 Isosilybin $C_{25}H_{22}O_{10}$ Exact Mass: 482.12	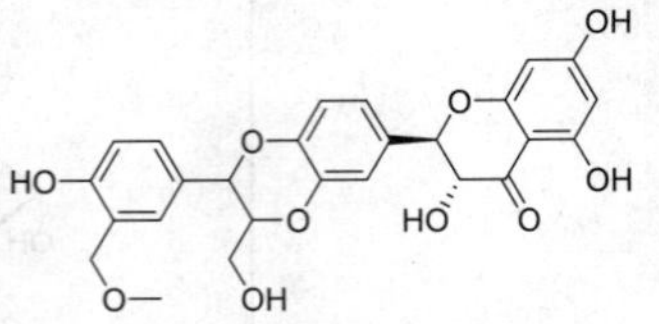 异水飞蓟宾 Isosilybin
脱氢水飞蓟宾 Dehydrosilybin $C_{25}H_{20}O_{10}$ Exact Mass: 480.11	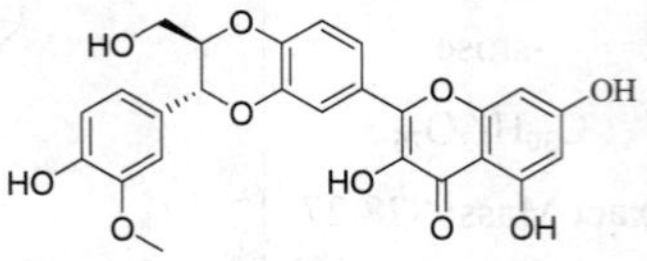 脱氢水飞蓟宾 Dehydrosilybin	水飞蓟亭 Silychristin $C_{25}H_{22}O_{10}$ Exact Mass: 482.12	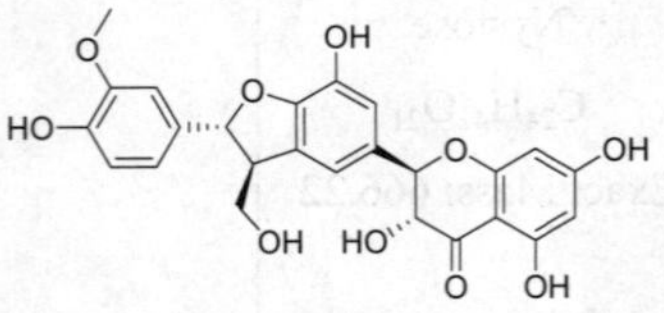 水飞蓟亭 Silychristin
水飞蓟宁 Silydianin $C_{25}H_{22}O_{10}$ Exact Mass: 482.12	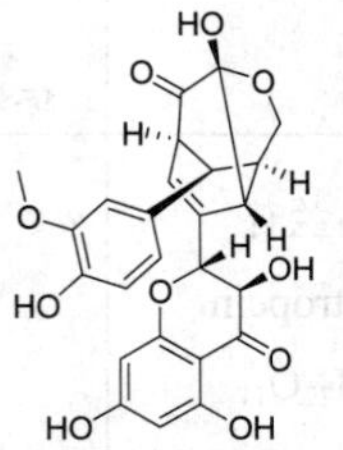 水飞蓟宁 Silydianin	水飞木质灵 Silandrin $C_{25}H_{22}O_{9}$ Exact Mass: 466.13	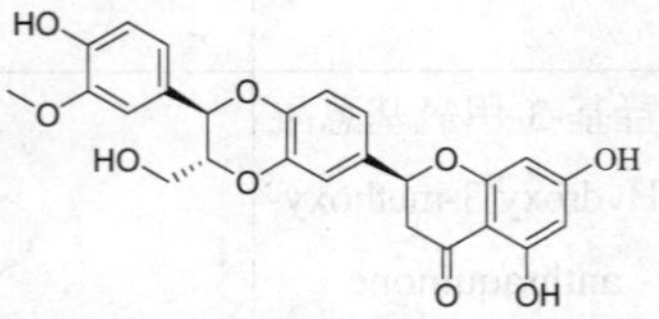 水飞木质灵 Silandrin
水飞木宁 Silymonin $C_{25}H_{22}O_{9}$ Exact Mass: 466.13	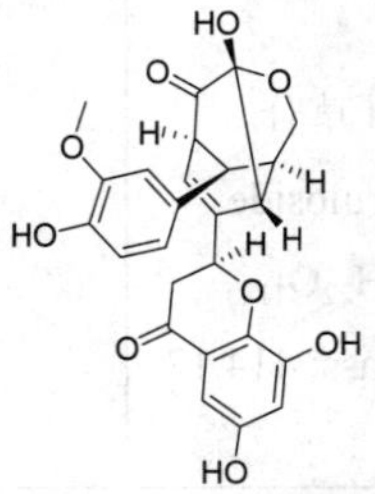 水飞木宁 Silymonin	5,7-二羟基色酮 5,7-Dihydroxy-chromone $C_9H_6O_4$ Exact Mass: 178.03	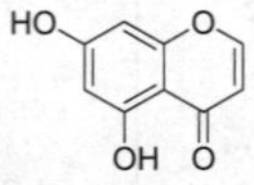 5,7-二羟基色酮 5,7-Dihydroxychromone
槲皮素 Quercetin $C_{15}H_{10}O_7$ Exact Mass: 302.04	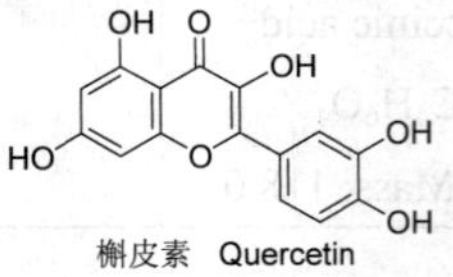 槲皮素 Quercetin	甜菜碱 Betaine $C_5H_{11}NO_2$ Exact Mass: 117.08	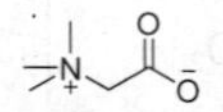 甜菜碱 Betaine

水牛角

Shuiniujiao
BUBALI CORNU

【化学成分】

表 1-4-36 水牛角主要化学成分[109]

中英文名、化学式及相对分子质量	结构图	中英文名、化学式及相对分子质量	结构图
缬氨酸 Valine $C_5H_{11}NO_2$ Exact Mass: 117.08	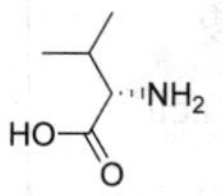 缬氨酸 Valine	羟脯氨酸 Hydroxyproline $C_5H_9NO_3$ Exact Mass: 131.06	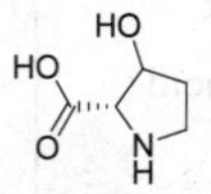 羟脯氨酸 Hydroxyproline

续表

中英文名、化学式及相对分子质量	结构图	中英文名、化学式及相对分子质量	结构图
天门冬氨酸 Aspartic acid $C_4H_7NO_4$ Exact Mass: 133.04	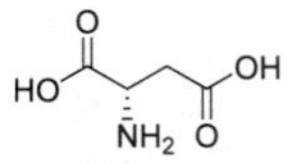 天门冬氨酸 Aspartic acid	苏氨酸 Threonine $C_4H_9NO_3$ Exact Mass: 119.06	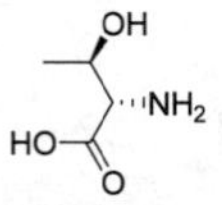 苏氨酸 Threonine
丝氨酸 Serine $C_3H_7NO_3$ Exact Mass: 105.04	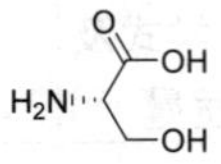 丝氨酸 Serine	谷氨酸 Glutamic acid $C_5H_9NO_4$ Exact Mass: 147.05	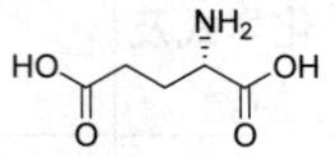 谷氨酸 Glutamic acid
脯氨酸 Proline $C_5H_9NO_2$ Exact Mass: 115.06	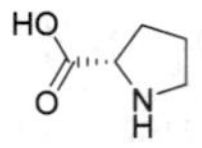 脯氨酸 Proline	甘氨酸 Glycine $C_2H_5NO_2$ Exact Mass: 75.03	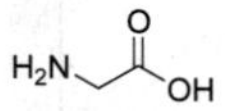 甘氨酸 Glycine
丙氨酸 Alanine $C_3H_7NO_2$ Exact Mass: 89.05	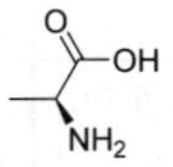 丙氨酸 Alanine	胱氨酸 Cystine $C_6H_{12}N_2O_4S_2$ Exact Mass: 240.02	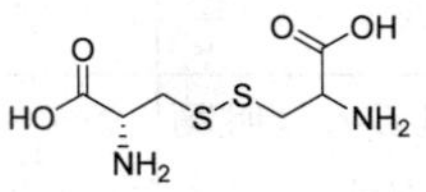 胱氨酸 Cystine
蛋氨酸 Methionine $C_5H_{11}NO_2S$ Exact Mass: 149.05	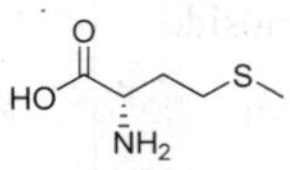 蛋氨酸 Methionine	异亮氨酸 Isoleucine $C_6H_{13}NO_2$ Exact Mass: 131.09	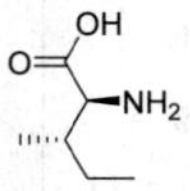 异亮氨酸 Isoleucine
亮氨酸 Leucine $C_6H_{13}NO_2$ Exact Mass: 131.09	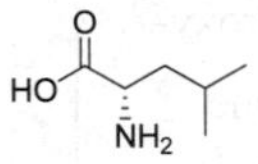 亮氨酸 Leucine	酪氨酸 Tyrosine $C_9H_{11}NO_3$ Exact Mass: 181.07	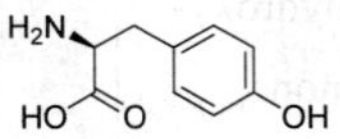 酪氨酸 Tyrosine
赖氨酸 Lysine $C_6H_{14}N_2O_2$ Exact Mass: 146.11	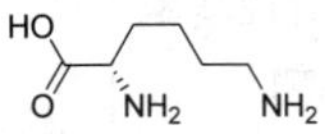 赖氨酸 Lysine	组氨酸 Histidine $C_6H_9N_3O_2$ Exact Mass: 155.07	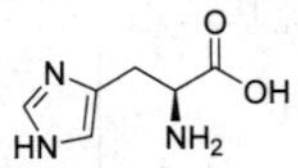 组氨酸 Histidine
苯丙氨酸 Phenylalanine $C_9H_{11}NO_2$ Exact Mass: 165.08	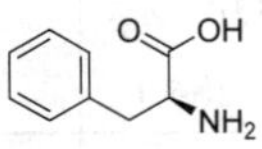 苯丙氨酸 Phenylalanine	鸟氨酸 Ornithine $C_5H_{12}N_2O_2$ Exact Mass: 132.09	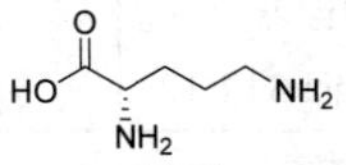 鸟氨酸 Ornithine
精氨酸 Arginine $C_6H_{14}N_4O_2$ Exact Mass: 174.11	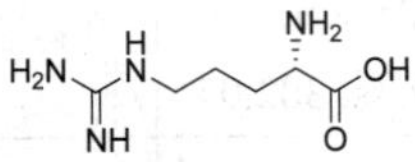 精氨酸 Arginine		

水红花子

Shuihonghuazi

POLYGONI ORIENTALIS FRUCTUS

【化学成分】

表 1-4-37　水红花子主要化学成分[110, 111]

中英文名、化学式及相对分子质量	结构图	中英文名、化学式及相对分子质量	结构图
花旗松素 Taxifolin $C_{15}H_{12}O_7$ Exact Mass: 304.06	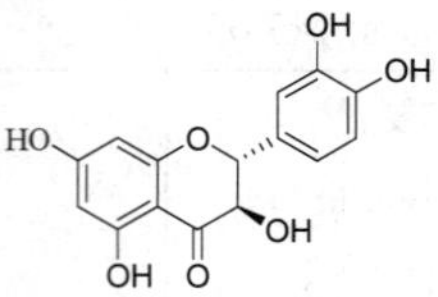 花旗松素　Taxifolin	花旗松素-3-*O*-*β*-D-吡喃葡萄糖苷 Texifolin-3-*O*-*β*-D-glucopyranoside $C_{21}H_{22}O_{12}$ Exact Mass: 466.11	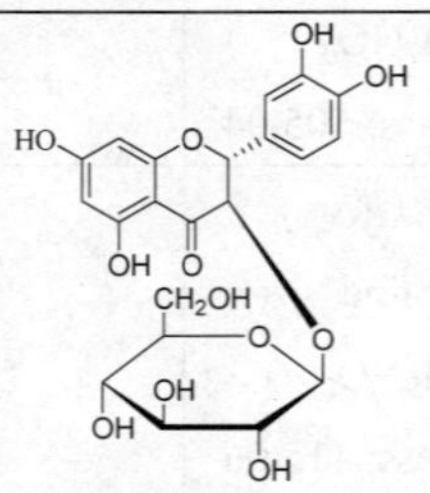 花旗松素-3-*O*-*β*-D-吡喃葡萄糖苷 Texifolin-3-*O*-*β*-D-glucopyranoside
山柰素-3-*O*-*α*-L-吡喃鼠李糖苷 Kaempferol-3-*O*-*α*-L-rhamnoside $C_{21}H_{20}O_{10}$ Exact Mass: 432.11	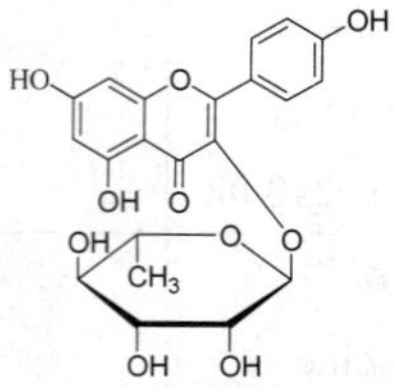 山柰素-3-*O*-*α*-L-吡喃鼠李糖苷 Kaempferol-3-*O*-*α*-L-rhamnoside	柯伊利素-7-*O*-*β*-D-葡萄吡喃糖苷 Chrysoeriol-7-*O*-*β*-D-glucopyranoside $C_{22}H_{22}O_{11}$ Exact Mass: 462.12	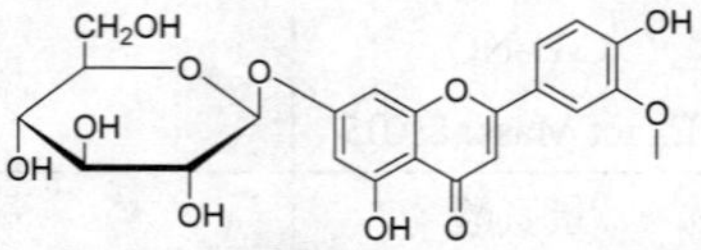 柯伊利素-7-*O*-*β*-D-葡萄吡喃糖苷 Chrysoeriol-7-*O*-*β*-D-glucopyranoside
3,5,7-三羟基色原酮 3,5,7-Trihydroxy-chromone $C_9H_6O_5$ Exact Mass: 194.02	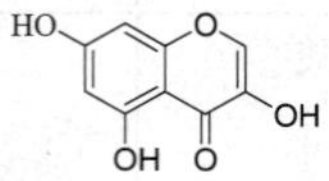 3,5,7-三羟基色原酮 3,5,7-Trihydroxychromone	5,7-二羟基色原酮 5,7-Dihydroxy-chromone $C_9H_6O_4$ Exact Mass: 178.03	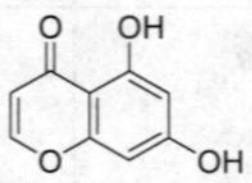 5,7-二羟基色原酮 5,7-Dihydroxychromone
阿魏酸-对羟基苯乙醇酯 *p*-Hydroxyphenyletha-nol ferulate $C_{18}H_{18}O_5$ Exact Mass: 314.12	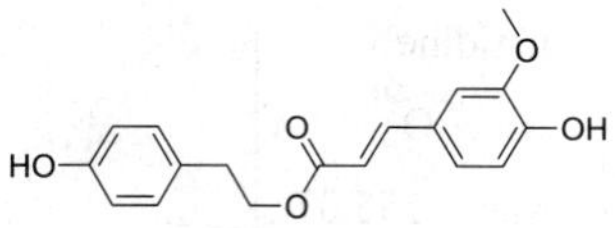 阿魏酸-对羟基苯乙醇酯 *p*-Hydroxyphenylethanol ferulate	对香豆酸-对羟基苯乙醇酯 *p*-Hydroxyphenyletha-nol coumarate $C_{17}H_{16}O_4$ Exact Mass: 284.1	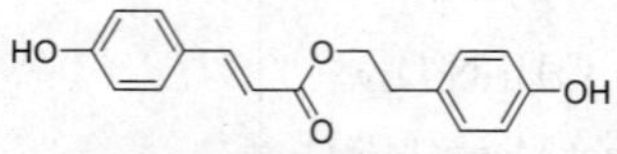 对香豆酸-对羟基苯乙醇酯 *p*-Hydroxyphenylethanol coumarate
柚皮素 Naringenin $C_{15}H_{12}O_5$ Exact Mass: 272.07	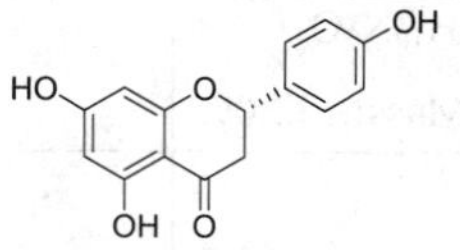 柚皮素　Naringenin	槲皮素 Quercetin $C_{15}H_{10}O_7$ Exact Mass: 302.04	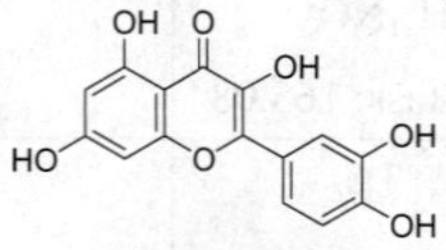 槲皮素　Quercetin
β-谷甾醇 *β*-Sitosterol $C_{29}H_{50}O$ Exact Mass: 414.39	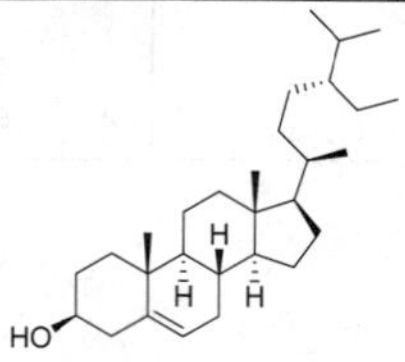 *β*-谷甾醇　*β*-Sitosterol		

除以上化学成分外，水红花子还含有 28-*O*-*β*-D-glucopyranosyl-3*β*,7*β*-dihydroxy-lup-20(29)-en-28-oate 等。

【分析方法】

1 高效液相色谱法测定水红花子中槲皮素的含量[112]

1.1 仪器

Dionex P680 型高效液相色谱仪。

1.2 色谱条件

色谱柱：Diamonsil C_{18} 柱(250mm×4.6mm，5.0μm)；流动相：甲醇-0.4%磷酸溶液(42 : 58)；流速 1.0mL/min；检测波长 375nm；柱温 30℃；分析时间约 24min。

1.3 对照品溶液的制备

称取槲皮素对照品，用适量甲醇溶解。

1.4 供试品溶液的制备

称取药材粉末 5.0g，先用 80mL 石油醚(60～90℃)索氏回流 1h，弃去石油醚提取液，再用 80mL 甲醇回流提取至无色，滤过，提取液挥干溶剂，残渣用甲醇溶解并定容至 10mL。

水蛭

Shuizhi

HIRUDO

【化学成分】

表 1-4-38 水蛭主要化学成分[113]

中英文名	中英文名
水蛭素 Hirudin	菲水蛭素 Bufmdin
森林山蛭素 HaenBdin	纤溶素 Hementerin
待可森 Decorsin	

【分析方法】

1 高效液相色谱法直接测定水蛭中 14 种未衍生氨基酸的含量[114]

1.1 仪器

Alltech 高效液相色谱仪，2000ES 型蒸发光散射检测器。

1.2 色谱条件

色谱柱：Prevail™ C_{18} 柱(250mm×4.6mm，5.0μm)；流动相：A 相为乙腈，B 相为含 5.0mmol/L 七氟丁酸的 0.7%三氟醋酸溶液；线性梯度洗脱：0min 0% A，5min 10% A，8min 15% A，25min 35% A；流速 0.8mL/min；柱温 35℃；进样体积 10μL；蒸发光散射检测器参数：漂移管温度 115℃，气体流量 2.5L/min；分析时间约 24min。

1.3 对照品溶液的制备

称取丝氨酸、组氨酸、甘氨酸、苏氨酸、精氨酸、丙氨酸、酪氨酸、色氨酸、甲硫氨酸、缬氨酸、苯丙氨酸、异亮氨酸、亮氨酸和赖氨酸对照品，用适量0.01mol/L盐酸溶解。

1.4 供试品溶液的制备

称取药材粉末 50mg，先加入 20mL 6mol/L 盐酸于 110℃水解 24h，滤过，挥干水分，残渣用适量水溶解，滤过，即得。

参考文献

[1] 桑圣民，劳爱娜，王洪诚，陈仲良，史丽萍，夏薇. 中药王不留行化学成分的研究(Ⅰ). 天然产物研究与开发，1998, 10(4): 1-4.

[2] 桑圣民，劳爱娜，王洪诚，陈仲良. 中药王不留行化学成分的研究(Ⅱ). 中草药, 2000, 31 (3): 169-171.

[3] 桑圣民，毛士龙，劳爱娜，陈仲良. 中药王不留行化学成分的研究(III). 天然产物研究与开发, 2000, 12(3): 12-15.

[4] 桑圣民，夏增华，毛士龙，劳爱娜，陈仲良. 中药王不留行中黄酮甙类成分的研究. 中国中药杂志，2000, 25(4): 221-222.

[5] 鲁静，林一星. 中药王不留行中刺桐碱和异肥皂草苷分离鉴定和测定. 药物分析杂志, 1998, 18(3): 163-165.

[6] 王晓玲，李启发，丁立生. 天山雪莲的化学成分研究. 中草药, 2007, 38(12): 1795-1797.

[7] 李燕. 天山雪莲全草及其细胞培养物化学成分的研究. 北京：中国协和医科大学，中国医学科学院，硕士学位论文, 2006: 1-2.

[8] 翟科峰，邢建国，杨伟俊，黄洪勇. HPLC 法同时测定天山雪莲中紫丁香苷、绿原酸和芦丁的含量. 药物分析杂志, 2008, 28(5): 762-765.

[9] Ma CY, Williams ID, Che CT. Withanolides from hyoscyamus niger seeds. J Nat Prod, 1999, 62(10): 1445-1447.

[10] Ma CY, Liu WK, Che CT. Lignanamides and nonalkaloidal components of Hyoscyamus niger seeds. J Nat Prod, 2002, 65(2): 206-209.

[11] Sajeli B, Sahai M, Suessmuth R, Asai T, Hara N, Fujimoto Y. Hyosgerin, a new optically active coumarinolignan, from the seeds of Hyoscyamus niger. Chem Pharm Bull (Tokyo), 2006, 54(4): 538-541.

[12] Begum AS, Verma S, Sahai M, Schneider K, Sussmuth R. Hyoscyamal, a new tetrahydrofurano lignan from Hyoscyamus niger Linn. Nat Prod Res, 2009, 23(7): 595-600.

[13] Begum S, Saxena B, Goyal M, Ranjan R, Joshi VB, Rao CV, Krishnamurthy S, Sahai M. Study of anti-inflammatory, analgesic and antipyretic activities of seeds of Hyoscyamus niger and isolation of a new coumarinolignan. Fitoterapia, 2009, 81(3): 178-184.

[14] 王环，潘莉，张晓峰. HPLC 法测定天仙子和马尿泡中 3 种托烷类生物碱的含量. 西北药学杂志, 2002, 17(1): 9-10.

[15] 桂菊，尹松鹤. 高效液相色谱法测定天仙子中莨菪碱及东莨菪碱的含量. 中国医院药学杂志, 2006, 26(2): 236-237.

[16] 沈阳，陈海生，王琼. 天冬化学成分的研究(Ⅱ). 第二军医大学学报, 2007, 28(11): 1241-1244.

[17] 徐从立. 中药天冬活性成分研究. 上海：第二军医大学，硕士学位论文, 2004: 2-5.

[18] 王树春，王琰，王慕邹，石建功. 高效液相色谱-蒸发光散射检测器法测定天冬中天冬皂苷甲含量. 中国药学杂志, 2004, 39(7): 540-541.

[19] 龚建锋，俞明义. 天花粉研究进展. 浙江中西医结合杂志, 2008, 18(4): 263-264.

[20] 杜树山，雷宁，徐艳春，魏璐雪. 天南星黄酮成分的研究. 中国药学杂志, 2005, 40(19): 1457-1459.

[21] 杜树山，徐艳春，魏璐雪. 天南星化学成分研究(Ⅰ). 中草药, 2003, 34(4): 310-342.

[22] 李绪文，尹建元，范波，闫江红. 东北天南星根脂肪酸成分的研究. 白求恩医科大学学报, 2001, 36(2): 89-91.

[23] 李绪文，刘松艳，闫江红，孙红. 东北天南星化学成分的研究. 中国药学杂志, 2001, 27(2): 143-144.

[24] 杜树山，雷宁，吴明，张文生，徐艳春，魏璐雪. 高效液相色谱法测定天南星中夏佛托苷和异夏佛托苷的含量. 中国药学杂志, 2005, 40(1): 21-23.

[25] 王莉，王艳萍，肖红斌，徐青，梁鑫淼. 天麻化学成分研究(Ⅱ). 中草药, 2006, 37(11): 1635-1637.

[26] 黄占波. 天麻活性成分及大川芎粉针剂的研究. 沈阳：沈阳药科大学，博士学位论文, 2006: 9-12.

[27] 李超. 天麻化学成分研究. 杨凌：西北农林科技大学，硕士学位论文, 2007: 3-6.

[28] 牛锋. 天葵子的化学成分及质量标准研究. 沈阳：沈阳药科大学，博士学位论文, 2006: 5-13.

[29] 张贞霞. 中药天葵子化学成分的研究. 天津：天津大学，硕士学位论文, 2004: 1-3.

[30] 牛锋，张国恩，崔征，陈发奎，屠鹏飞. RP-HPLC 法测定天葵子中东方唐松草苷的含量. 中草药，2006, 37(4): 610-611.

[31] 牛锋，谢光波，崔征，陈发奎，屠鹏飞．RP-HPLC 法测定天葵子中格列风内酯的含量．中国药学(英文版)，2006, 15(3): 168-171.

[32] Bi C, Guo XY, Che QM. Chemical constituents from Coriolus versicolor L. Journal of Chinese Pharmaceutical Sciences, 2007, 16(1): 38-40.

[33] 宋亚玲．中药木瓜化学成分及生物活性研究．杨凌：西北农林科技大学，硕士学位论文, 2007: 1-5.

[34] 陈亮，甘辉，刘洪．反相高效液相色谱法测定木瓜中齐墩果酸和乌索酸的含量．安徽农业科学，2007, 35(32): 10183-10184.

[35] 侯鹏飞，陈文星，赵新慧，宿树兰，刘汉清，陆茵，段金廒．木香挥发性成分气质联用分析及其抑制血小板聚集作用的研究．中国实验方剂学杂志, 2008, 14 (7): 26-30.

[36] 梁晟，梁逸曾，李雅文，赵晨曦．木香挥发性化学成分的气相色谱-质谱分析．广州化学, 2007, 32(4): 12-17.

[37] 朴惠顺，金光洙．木贼的化学成分和药理作用研究进展．时珍国医国药, 2006, 17(6): 1077-1078.

[38] 刘桂艳，郑健，余振喜，张继，林瑞超．五叶木通藤茎甾体和三萜成分研究．中药材, 2005, 28(12): 1060-1061.

[39] 王晔，鲁静，林瑞超．三叶木通藤茎的化学成分研究．中草药, 2004, 35(5): 495-498.

[40] 高黎明，何仰清，魏小梅，闫海燕．木通属植物化学成分及药理活性研究进展．西北师范大学学报(自然科学版), 2004, 40(1): 108-113.

[41] 李金光．木通属植物的化学成分研究概况．中国野生植物资源, 1991(1): 11-18.

[42] 高慧敏，王智民，付雪涛，王维皓，王冠. RP-HPLC 测定木通药材中皂苷类成分的含量．中国药学杂志, 2007, 42(1): 20-23.

[43] 高慧敏，王智民，曲莉，付雪涛，李琳．RP-HPLC 测定木通中木通苯乙醇苷 B 的含量．中国中药杂志，2007, 32(6): 476-478.

[44] 陈亮亮．木蝴蝶化学成分与质量标准研究．天津：天津理工大学，硕士学位论文, 2007: 1-8.

[45] 赵丽娟，张捷莉，李学成．木蝴蝶挥发性化学成分的气相色谱-质谱分析．食品科技, 2006, (8): 252-253.

[46] 赵丽娟，李铁纯，丁旭光，张捷莉．木蝴蝶挥发油成分的研究．化学工程师, 2002, (1): 47-48.

[47] 阚连娣，胡全，巢志茂，宋萧，曹学丽．木鳖子脂肪油不皂化物质的化学成分研究．中国中药杂志，2006, 31(17): 1441-1444.

[48] 丁旭光，张捷莉，郑杰，朱勇强，候冬岩．中药木鳖子中脂肪酸的气相色谱-质谱联用分析．时珍国医国药，2005, 16(3): 202-203.

[49] 黄民权．木鳖子种仁油中特殊脂肪酸成分的研究．广西植物, 1986, 6(4): 297-299.

[50] 高月来，沈烈行．五加皮成分和药理作用研究进展．山东中医药大学学报, 2000, 24(5): 392-393.

[51] 王慧竹．五味子藤皮活性成分提取分离及鉴定．长春：吉林大学，硕士学位论文, 2008: 2-10.

[52] 王丽薇，周长新, Bernd Schneider, 赵昱．五味子的化学成分研究．中国现代应用药学杂志, 2004, 23(5): 363-365.

[53] 官艳丽，曹沛，郁开北，廖循．北五味子化学成分的研究．中草药, 2006, 37(2): 185-187.

[54] 王丽薇．五味子的化学成分研究．杭州：浙江大学，硕士学位论文, 2004: 1-7.

[55] Halstead CW, Lee S, Khoo CS, Hennell JR, Bensoussan A. Validation of a method for the simultaneous determination of four schisandra lignans in the raw herb and commercial dried aqueous extracts of Schisandra chinensis (Wu Wei Zi) by RP-LC with DAD. J Pharma Biomed Anal, 2007, 45(1): 30-37.

[56] 李春远，丁唯嘉，渠桂荣．五倍子化学成分研究．中草药, 2008, 39(8): 1129-1132.

[57] 易盛国，雷绍荣．五倍子油化学成分的研究．化学研究与应用, 1998, 10(2): 192-194.

[58] 张卓旻，贺静静，张兰．太子参挥发性成分的 GC-MS 分析．福州大学学报(自然科学版), 2008, 36(3): 460-464.

[59] 李滢，杨秀伟．太子参(柘参 1 号)的化学成分．中国中药杂志, 2008, 33(20):2353-2355.

[60] 韩超．太子参中有效成分的分离纯化、结构鉴定、及其指纹图谱研究．厦门：厦门大学，博士学位论文, 2006: 3-9.

[61] 张健，李友宾，王大为，殷志琦，段金廒．太子参化学成分研究．中国中药杂志, 2007, 32(11): 1051-1053.

[62] 刘义宁，易骏，陈体强．太子参挥发油化学成分研究．时珍国医国药, 2009, 20(1): 50-51.

[63] 韩超，陈军辉，康海宁，王小如，黎先春．反相高效液相色谱法测定太子参中的环肽 Pseudostellarin B 的含量．分析试验室, 2007, 26(1): 42-44.

[64] 王劭华, 罗光明, 曾金祥, 朱玉野, 吴波. 中药车前子的化学成分及药理学研究进展. 亚太传统医药, 2008, 4(9): 133-135.

[65] 万茵, 谢明勇, 曾小星. 车前子总黄酮的纯化及其成分的液相质谱联用分析. 食品科学, 2008, 29(2): 328-332.

[66] 董杰明, 袁昌鲁. 车前草及芒苞车前草化学成分及其形态学研究. 辽宁中医学院学报, 2002, 4(3): 229-230.

[67] 回瑞华, 侯冬岩, 李铁纯, 朱永强, 刘晓媛. 中国车前草挥发性化学成分分析. 分析试验室, 2004, 23(8): 85-87.

[68] 邹盛勤. 车前草中乌索酸和齐墩果酸含量的反相高效液相色谱法测定. 时珍国医国药, 2006, 17(11): 2119-2120.

[69] 张启明. 天然牛黄的成分研究. 中国生化药物杂志, 1995, 16(1): 27-30.

[70] 刘抗伦. 牛蒡子的化学成分研究与抗肿瘤作用初步研究. 广州: 广州中医药大学, 硕士学位论文, 2008: 1-9.

[71] 闵勇, 古昆, 邱明华. 云南牛蒡子的化学成分研究. 红河学院学报, 2005, 3(3): 8-12.

[72] 鞠玫君, 窦德强, 康廷国. 牛蒡子提取物中牛蒡苷和牛蒡苷元的含量测定研究. 中国现代中药, 2008, 10(2): 14-16.

[73] 孟大利. 中药牛膝化学成分及其生物活性的研究. 沈阳: 沈阳药科大学, 博士学位论文, 2004: 1-16.

[74] 赵婉婷. 中药牛膝化学成分的研究. 沈阳: 沈阳药科大学, 硕士学位论文, 2007: 3-10.

[75] 林大专, 王广树, 杨晓虹, 徐景达. 牛膝中新蜕皮甾酮类成分的研究. 中国药学杂志, 2006, 41(17): 1295-1297.

[76] Li J, Qi H, Qi LW, Yi L, Li P. Simultaneous determination of main phytoecdysones and triterpenoids in Radix Achyranthis Bidentatae by high-performance liquid chromatography with diode array-evaporative light scattering detectors and mass spectrometry. Anal Chim Acta, 2007, 596(2): 264-272.

[77] 但春. 丁香和升麻的化学成分研究. 成都: 中国科学院成都生物研究所, 博士学位论文, 2006: 34-60.

[78] 李从军. 中药升麻的化学成分及其化学分类意义. 北京: 中国协和医科大学, 博士学位论文, 1994: 1-2.

[79] 刘勇. 兴安升麻地上部分化学成分研究及抗骨质疏松活性筛选. 北京: 中国协和医科大学, 博士学位论文, 2003: 6-22.

[80] 潘瑞乐. 升麻地上部分化学成分研究及抗骨质疏松活性筛选. 北京: 中国协和医科大学, 博士学位论文, 2002: 8-22.

[81] 张庆文, 叶文才, 赵守训, 车镇涛. 兴安升麻的化学成分研究. 中草药, 2002, 33(8): 683-685.

[82] 赵晓宏, 陈迪华, 斯建勇, 潘瑞乐, 沈连钢. 中药升麻酚酸类化学成分研究. 药学学报, 2002, 37(7): 535-538.

[83] 司丹丹, 李清, 陈晓辉, 康莉, 冯毅, 毕开顺. RP-HPLC 法同时测定升麻中 3 种有机酸的含量. 沈阳药科大学学报, 2007, 24(12): 754-756.

[84] 张立坚, 蔡春, 王秀季. 橘红珠、橘红及化橘红挥发油成分的比较. 广东医学院学报, 2006, 24(4): 344-345.

[85] 袁旭江, 林励, 陈志霞. 化橘红中酚性成分的研究. 中草药, 2004, 35(5): 498-500.

[86] 陈志霞, 林励. 化橘红药材中香豆素类成分的研究. 中药材, 2004, 27(8): 577-578.

[87] 吴万征, 陈华萍, 马晓鹤, 曾荣仕. 化橘红化学成分的 GC-MS 分析. 中药材, 2002, 25(3): 180-181.

[88] 林励, 陈志霞, 涂瑶生, 刘法锦. 不同品种化橘红挥发油化学成分分析. 中药材, 2001, 24(5): 345-346.

[89] 徐文昭. 月季花花瓣的黄酮类成分的研究. 南京中医药大学学报(自然科学版), 2000, 16(4): 225-226.

[90] 葛尔宁. 玫瑰花和月季花中槲皮苷含量的 HPLC 法测定. 浙江中医药大学学报, 2007, 31(2): 207-208.

[91] 杭亮. 丹参地上部化学成分研究. 杨凌: 西北农林科技大学, 硕士学位论文, 2008: 2-12.

[92] 周长新, 罗厚蔚, 丹羽正武. 丹参水溶性化学成分的研究. 中国药科大学学报, 1999, 30(6): 411-416.

[93] Qu HB, Zhai XJ, Shao Q, Cheng YY. Simultaneous determination of seven active compounds in Radix Salviae Miltiorrhizae by temperature-control led ultrasound-assisted extraction and HPLC. Chromatographia, 2007, 66(1-2): 21-27.

[94] 杜志谦, 夏华玲, 江海肖, 张彬锋, 孟菲. 乌药挥发油化学成分的 GC-MS 分析. 中草药, 2003, 34(4): 308-310.

[95] 张朝凤. 乌药与鼎湖钓樟的化学成分及抗 HIV-1 整合酶活性研究. 沈阳: 沈阳药科大学, 博士学位论文, 2002: 3-39.

[96] 好桂新, 王峥涛, 徐珞珊, 徐国钧. 乌药的化学成分及药理作用. 中国野生植物资源, 1999, 18(3): 5-10.

[97] 郑艳青, 王艳敏. 乌梢蛇的化学成分及分析方法研究进展. 中国药业, 2006, 15(21): 59-60.

[98] 张阳, 吴宏丽, 李峰, 张东广. HPLC 法测定商品乌梢蛇中核苷类成分的含量. 辽宁中医杂志, 2008, 35(4): 521-522.

[99] 耿家玲, 孟芹, 付敏. 乌梅的化学成分研究进展. 云南中医中药杂志, 2005, 26(6): 43-44.

[100] 沈红梅, 易杨华, 乔传卓, 苏中武, 李承祜. 乌梅的化学成分研究. 中草药, 1995, 26(2): 105-106.

[101] 陈战国, 恩伯提, 张志琪. RP-HPLC 同时测定乌梅中 8 种有机酸含量. 中国中药杂志, 2006, 31(21): 1783-1785.

[102] 侯峰, 戚宝婵, 李杰胜. 乌梅中齐墩果酸的含量测定方法的研究. 中成药, 2003, 25(7): 574-575.

[103] 张媛, 王喆之. 火麻仁挥发油的化学成分研究. 天然产物研究与开发, 2009, 21(6): 259-262.
[104] 杨再波, 龙成梅, 钟才宁, 孙成斌, 毛海立. 固相微萃取-GC-MS法分析火麻仁挥发油的化学成分. 中国药房, 2008, 19(33): 2613-2614.
[105] 张媛, 王喆之. 火麻仁脂溶性成分的 GC-MS 分析. 西北植物学报, 2006, 26(9): 1955-1958.
[106] 胡静, 高文远, 凌宁生, 石世学, 王文燕, 张铁军. 巴豆和巴豆霜挥发性成分的 GC-MS 分析. 中国中药杂志, 2008, 33(4): 464-465.
[107] 胡疆, 张卫东, 柳润辉, 张川. 巴戟天化学成分及其生理活性研究进展. 药学实践杂志, 2004, 22(4): 196-200.
[108] 何召允, 代龙. 水飞蓟的药学研究进展. 江西中医学院学报, 2006, 18(3): 74-75.
[109] 贾元印, 王洪存, 赵渤年. 水牛角和羚羊角中氨基酸和微量元素的比较分析. 时珍国药研究, 1997, 8(3):216-217.
[110] 翟延君, 张淑荣, 郝宁, 康廷国. 水红花子研究概况. 辽宁中医学院学报, 2005, 7(3): 226-228.
[111] 杨志云, 钱士辉, 秦民坚. 红蓼果实中的一个新三萜皂苷. 药学学报, 2008, 43(4): 388-391.
[112] 谢周涛, 何再安, 刘焱文. 反相高效液相色谱法测定水红花子中槲皮素的含量. 药物分析杂志, 2006, 26(9): 1295-1296.
[113] 王蒙萌, 杨永波. 水蛭的化学成分及药理作用. 方药研究, 2008, (2): 47-48.
[114] 鄢丹, 李果. 反相高效液相色谱法直接测定水蛭中 14 种未衍生氨基酸的含量. 分析化学, 2006, 34(5): 705-708.

五画

玉竹

Yuzhu

POLYGONATI RHIZOMA ODORATI

【化学成分】

表 1-5-1a 玉竹主要化学成分[1~4]

中英文名、化学式及相对分子质量	结构图	中英文名、化学式及相对分子质量	结构图
22-羟基-25(*R*,*S*)-呋甾-5-烯-12-酮-3*β*,22,26-三醇-26-*O*-*β*-D-吡喃葡萄糖苷 22-Hydroxy-25(*R*,*S*)-furostan-5-en-12-one-3*β*,22,26-triol-26-*O*-*β*-D-glucopyranoside $C_{33}H_{52}O_{10}$ Exact Mass: 608.36	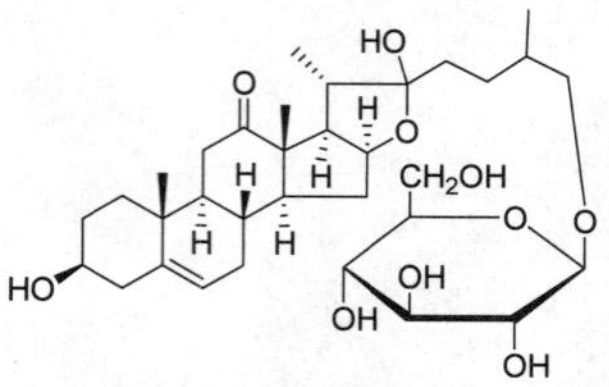 22-羟基-25(*R*,*S*)-呋甾-5-烯-12-酮-3*β*,22,26-三醇-26-*O*-*β*-D-吡喃葡萄糖苷 22-Hydroxy-25(*R*,*S*)-furostan-5-en-12-one-3*β*,22,26-triol-26-*O*-*β*-D-glucopyranoside	5,7-二羟基-6-甲氧基-8-甲基-3-(2′,4′-二羟基苄基)色原烷-4-酮 5,7-Dihydroxy-6-methoxyl-8-methyl-3-(2′,4′-dihydroxybenzyl) chroman-4-one $C_{18}H_{18}O_7$ Exact Mass: 346.11	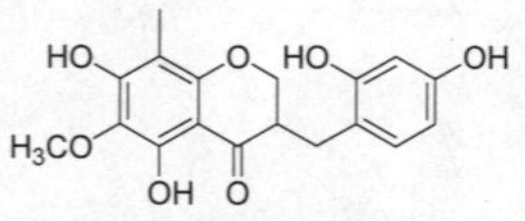 5,7-二羟基-6-甲氧基-8-甲基-3-(2′,4′-二羟基苄基)色原烷-4-酮 5,7-Dihydroxy-6-methoxyl-8-methyl-3-(2′,4′-dihydroxybenzyl)chroman-4-one
5,7-二羟基-6-甲基-3-(2′,4′-二羟基苄基)色原烷-4-酮 5,7-Dihydroxy-6-methyl-3-(2′,4′-dihydroxybenzyl) chroman-4-one $C_{17}H_{16}O_6$ Exact Mass: 316.09	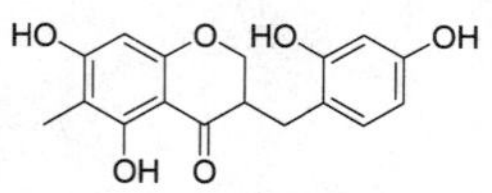 5,7-二羟基-6-甲基-3-(2′,4′-二羟基苄基)色原烷-4-酮 5,7-Dihydroxy-6-methyl-3-(2′,4′-dihydroxybenzyl)chroman-4-one	5,7-二羟基-6-甲氧基-8-甲基-3-(4′-甲氧基苄基)色原烷-4-酮 5,7-Dihydroxy-6-methoxyl-8-methyl-3-(4′-methoxybenzyl) chroman-4-one $C_{19}H_{20}O_6$ Exact Mass: 344.13	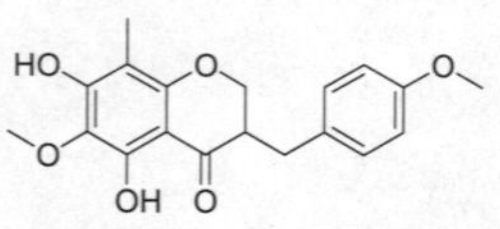 5,7-二羟基-6-甲氧基-8-甲基-3-(4′-甲氧基苄基)色原烷-4-酮 5,7-Dihydroxy-6-methoxyl-8-methyl-3-(4′-methoxybenzyl)chroman-4-one
(+)-丁香脂素 (+)-Syringaresinol $C_{22}H_{26}O_8$ Exact Mass: 418.16	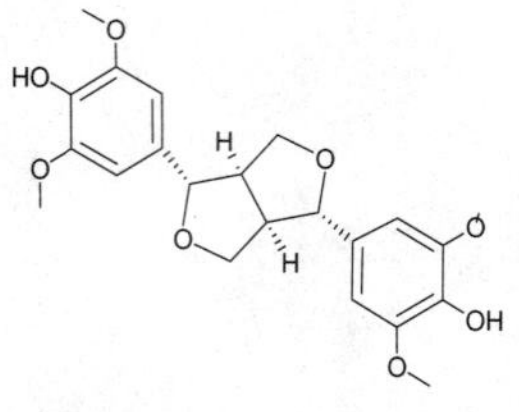 (+)-丁香脂素 (+)-Syringaresinol	3-(4′-甲氧基-苄基)-5,7-二羟基-6-甲基-8-甲氧基-色原烷-4-酮 3-(4′-Methoxy-benzyl)-5,7-dihydroxy-6-methyl-8-methoxy-chroman-4-one $C_{19}H_{20}O_6$ Exact Mass: 344.13	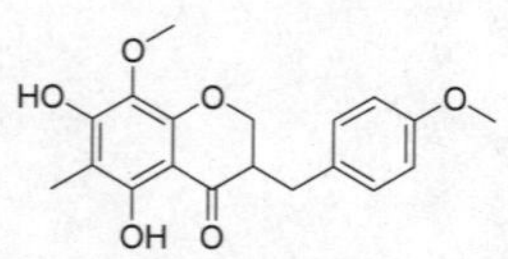 3-(4′-甲氧基-苄基)-5,7-二羟基-6-甲基-8-甲氧基-色原烷-4-酮 3-(4′-Methoxy-benzyl)-5,7-dihydroxy-6-methyl-8-methoxy-chroman-4-one

续表

中英文名、化学式及相对分子质量	结构图	中英文名、化学式及相对分子质量	结构图
3-(4'-甲氧基-苄基)-5,7-二羟基-6,8-二甲基-色原烷-4-酮 3-(4'-Methoxy-benzyl)-5,7-dihydroxy-6,8-dimethyl-chroman-4-one $C_{19}H_{20}O_5$ Exact Mass: 328.13	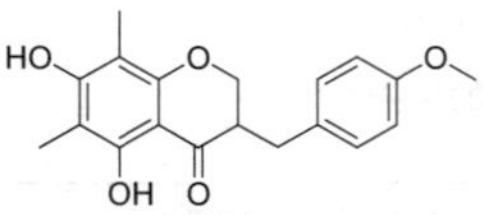 3-(4'-甲氧基-苄基)-5,7-二羟基-6,8-二甲基-色原烷-4-酮 3-(4'-Methoxy-benzyl)-5,7-dihydroxy-6,8-dimethyl-chroman-4-one	3-(4'-羟基-苄基)-5,7-二羟基-6,8-二甲基-色原烷-4-酮 3-(4'-Hydroxy-benzyl)-5,7-dihydroxy-6,8-dimethyl-chroman-4-one $C_{18}H_{18}O_5$ Exact Mass: 314.12	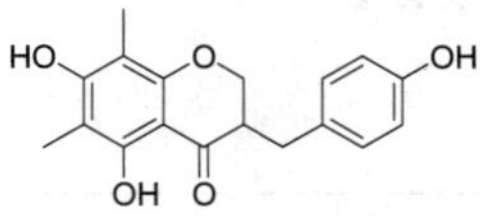 3-(4'-羟基-苄基)-5,7-二羟基-6,8-二甲基-色原烷-4-酮 3-(4'-Hydroxy-benzyl)-5,7-dihydroxy-6,8-dimethyl-chroman-4-one
3-(4'-羟基-苄基)-5,7-二羟基-6-甲基-8-甲氧基-色原烷-4-酮 3-(4'-Hydroxy-benzyl)-5,7-dihydroxy-6-methyl-8-methoxy-chroman-4-one $C_{18}H_{18}O_6$ Exact Mass: 330.11	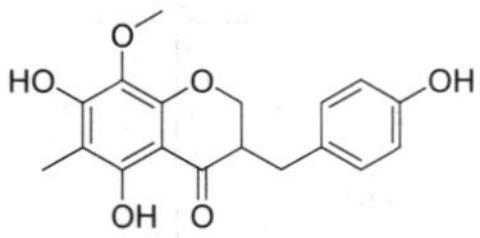 3-(4'-羟基-苄基)-5,7-二羟基-6-甲基-8-甲氧基-色原烷-4-酮 3-(4'-Hydroxy-benzyl)-5,7-dihydroxy-6-methyl-8-methoxy-chroman-4-one	3-(4'-羟基-苄基)-5,7-二羟基-6-甲基-色原烷-4-酮 3-(4'-Hydroxy-benzyl)-5,7-dihydroxy-6-methyl-chroman-4-one $C_{17}H_{16}O_5$ Exact Mass: 300.10	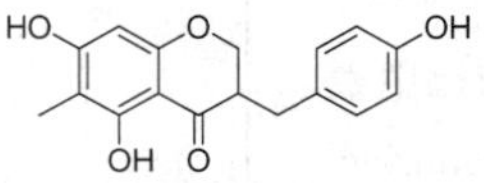 3-(4'-羟基-苄基)-5,7-二羟基-6-甲基-色原烷-4-酮 3-(4'-Hydroxy-benzyl)-5,7-dihydroxy-6-methyl-chroman-4-one
胡萝卜苷 Daucosterol $C_{35}H_{60}O_6$ Exact Mass: 576.44	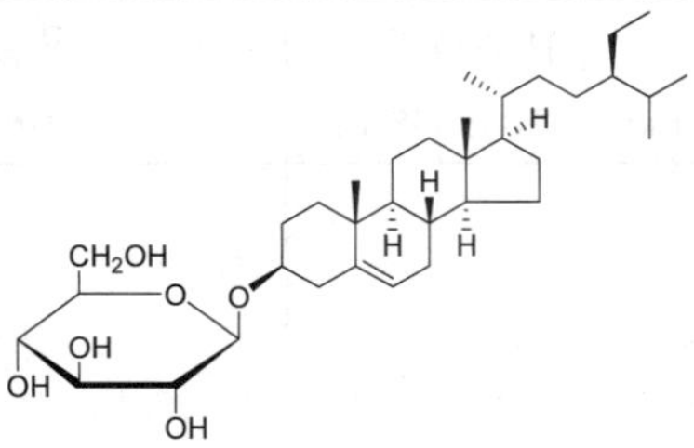 胡萝卜苷 Daucosterol	*β*-谷甾醇（谷甾醇） *β*-Sitosterol (Sitosterol) $C_{29}H_{50}O$ Exact Mass: 414.39	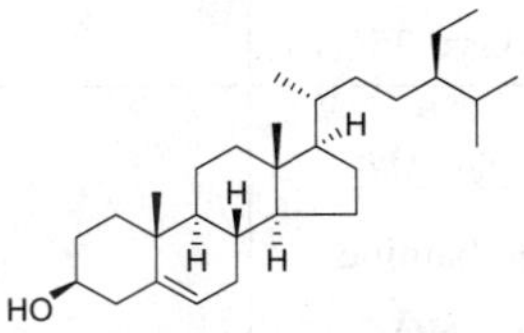 *β*-谷甾醇 (谷甾醇) *β*-Sitosterol (Sitosterol)
柯伊利素 Chrysoeriol $C_{16}H_{12}O_6$ Exact Mass: 300.06	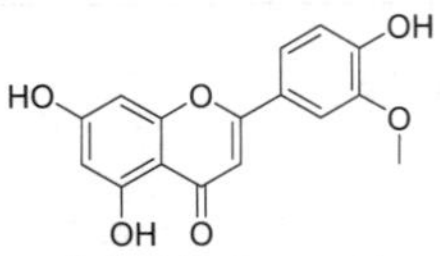 柯伊利素 Chrysoeriol		

表 1-5-1b 玉竹其他主要化学成分[1~4]

中英文名	中英文名
Disporopsin	5,4′-Dihydroxy-7-methoxy-6-methylflavane
N-trans- Feruloyltyramine	*N-trans*-Feruloyloctopamine
N(*N*-苯甲酰基*S*苯丙胺酰基)*S*苯丙胺醇醋酸酯	25(*R*,*S*)-螺甾-5-烯-3*β*-醇-3-*O*-*β*-D-吡喃葡萄糖基(1→2)-[*β*-D-吡喃木糖基(1→3)]-*β*-D-吡喃葡萄糖基(1→4)-*β*-D-吡喃半乳糖苷
25(*R*)-螺甾-5-烯-3*β*,14*α*-二醇-3-*O*-*β*-D-吡喃葡萄糖基(1→2)-[*β*-D-吡喃木糖基(1→3)]-*β*-D-吡喃葡萄糖基(1→4)-*β*-D-吡喃半乳糖苷	25(*R*)-螺甾-5-烯-3*β*,14*α*-二醇-3-*O*-*β*-D-吡喃葡萄糖基(1→2)-[*β*-D-吡喃木糖基(1→3)]-*β*-D-吡喃葡萄糖基(1→4)-*β*-D-吡喃半乳糖苷
25(*R*,*S*)-螺甾-5-烯-3*β*-醇-3-*O*-*β*-D-吡喃葡萄糖基(1→2)-[*β*-D-吡喃葡萄糖基(1→3)]-*β*-D-吡喃葡萄糖基(1→4)-*β*-D-吡喃半乳糖苷	9,19-Cyclolart-25-en-3*β*,24(*R*)-diol

功劳木

Gonglaomu

MAHONIAE CAULIS

【化学成分】

表 1-5-2　功劳木主要化学成分[5~6]

中英文名、化学式及相对分子质量	结构图	中英文名、化学式及相对分子质量	结构图
尖刺碱 Oxyacanthine $C_{37}H_{40}N_2O_6$ Exact Mass: 608.29	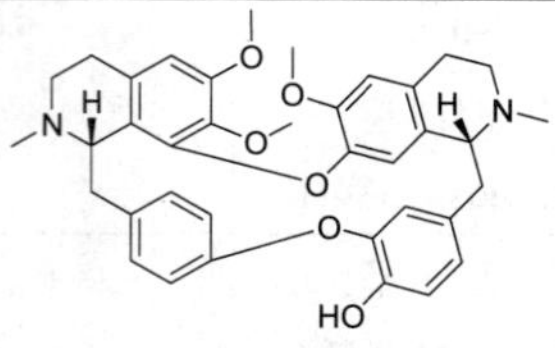 尖刺碱　Oxyacanthine	小檗胺 Berbamine $C_{37}H_{40}N_2O_6$ Exact Mass: 608.29	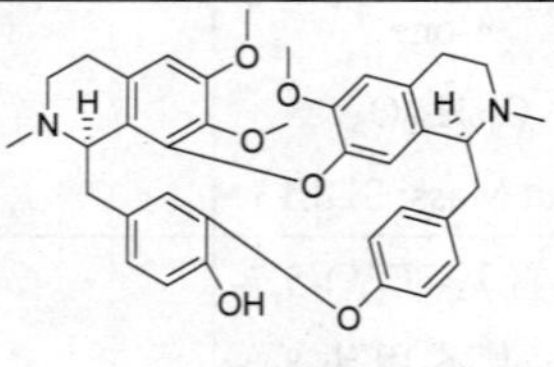 小檗胺　Berbamine
异汉防己甲素 Isotetrandrine $C_{38}H_{42}N_2O_6$ Exact Mass: 622.3	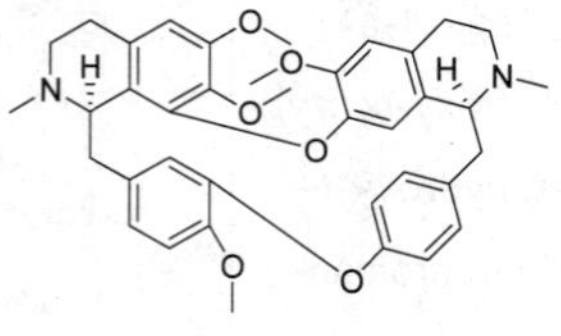 异汉防己甲素　Isotetrandrine	小檗碱 Berberine $C_{20}H_{18}NO_4^+$ Exact Mass: 336.12	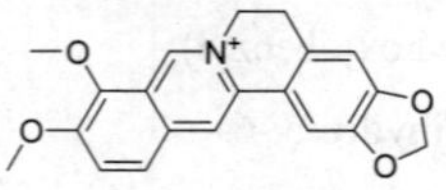 小檗碱　Berberine
巴马汀 Palmatine $C_{21}H_{22}NO_4^+$ Exact Mass: 352.15	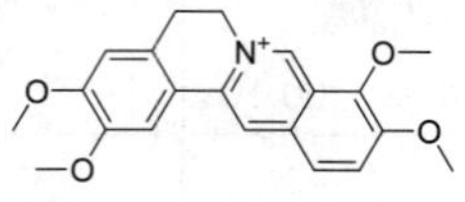 巴马汀　Palmatine	药根碱 Jatrorrhizine $C_{20}H_{20}NO_4^+$ Exact Mass: 338.14	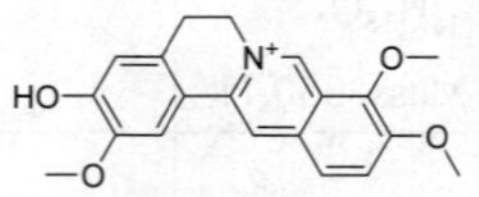 药根碱　Jatrorrhizine
非洲防己胺 Columbamine $C_{20}H_{20}NO_4^+$ Exact Mass: 338.14	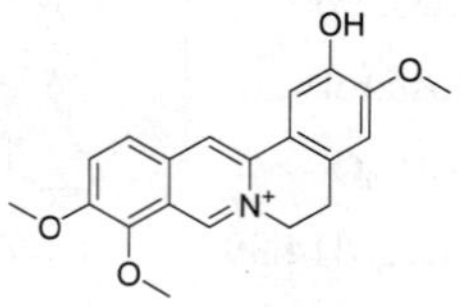 非洲防己胺　Columbamine		

除以上化学成分外，功劳木还含有 1*R*,1′*S*-(+)-Isotetrandrine 等。

【分析方法】

1　高效液相色谱法测定功劳木中盐酸小檗碱的含量[7]

1.1　仪器

Shimadzu LC-10A 高效液相色谱仪。

1.2　色谱条件

色谱柱：Kromasil C_{18} 柱(250mm×4.6mm，5.0μm)；流动相：甲醇-乙腈-水(40∶20∶40，含 0.05mol/L 十二烷基硫酸钠及 0.037mol/L 酒石酸)；柱温 50℃；流速 1.0mL/min；检测波长 346nm；分析时间约 15min。

1.3　对照品溶液的制备

取盐酸小檗碱对照品，用适量甲醇溶解。

1.4　供试品溶液的制备

称取药材粉末 0.1g，用 50mL 盐酸-甲醇(1∶100)溶液超声提取 30min，滤过，即得。

甘松

Gansong

NARDOSTACHYOS RADIX ET RHIZOMA

【化学成分】

表 1-5-3 甘松主要化学成分[8, 9]

中英文名、化学式及相对分子质量	结构图	中英文名、化学式及相对分子质量	结构图
Δ$^{1(10)}$-马兜铃烯-9-醇 Δ$^{1(10)}$-Aristolen-9-ol $C_{15}H_{24}O$ Exact Mass: 220.18	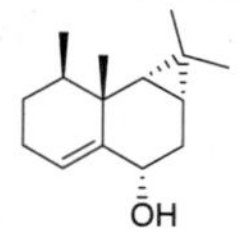 Δ$^{1(10)}$-马兜铃烯-9-醇 Δ$^{1(10)}$-Aristolen-9-ol	甘松新酮 Nardosinone $C_{15}H_{22}O_3$ Exact Mass: 250.16	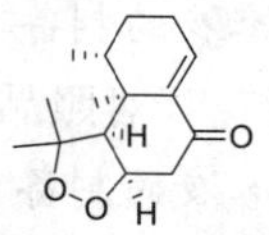 甘松新酮 Nardosinone
甘松新酮二醇 Nardosinonediol $C_{15}H_{24}O_3$ Exact Mass: 252.17	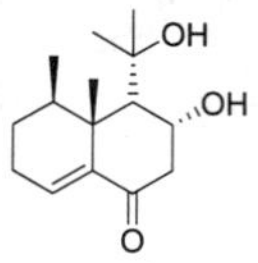 甘松新酮二醇 Nardosinonediol	甘松香酮 A Kanshone A $C_{15}H_{22}O_2$ Exact Mass: 234.16	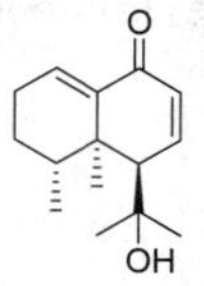 甘松香酮 A Kanshone A
德比酮 Debilone $C_{15}H_{22}O_2$ Exact Mass: 234.16	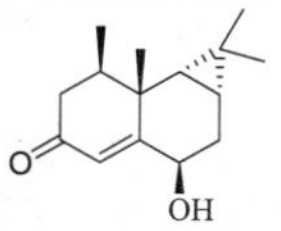 德比酮 Debilone	丹参酮 ⅡA Tanshinone ⅡA $C_{19}H_{18}O_3$ Exact Mass: 294.13	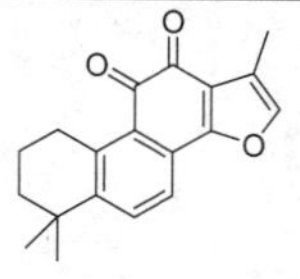 丹参酮 ⅡA Tanshinone ⅡA
隐丹参酮 Cryptotanshinone $C_{19}H_{20}O_3$ Exact Mass: 296.14	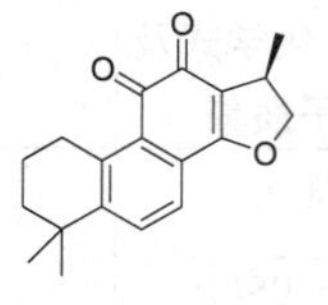 隐丹参酮 Cryptotanshinone	柚皮素-4′,7-二甲醚 Naringenin-4′,7-dimethyl ether $C_{17}H_{16}O_5$ Exact Mass: 300.10	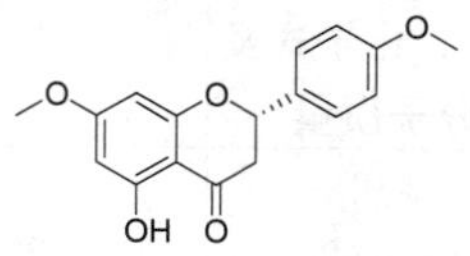 柚皮素-4′,7-二甲醚 Naringenin-4′,7-dimethyl ether
(+)-1-羟基松脂素 (+)-1-Hydroxypinoresinol $C_{20}H_{22}O_7$ Exact Mass: 374.14	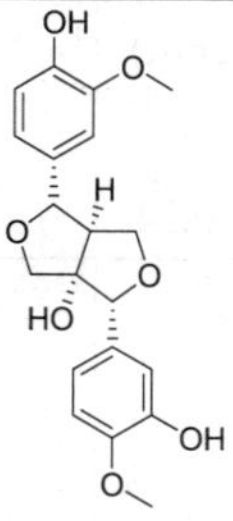 (+)-1-羟基松脂素 (+)-1-Hydroxypinoresinol	*β*-谷甾醇(谷甾醇) *β*-Sitosterol (Sitosterol) $C_{29}H_{50}O$ Exact Mass: 414.39	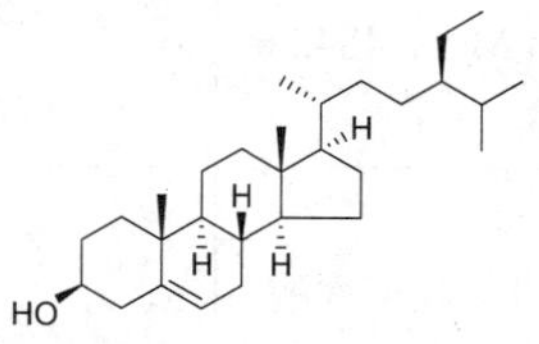 *β*-谷甾醇 (谷甾醇) *β*-Sitosterol (Sitosterol)
蒙花苷 Linarin $C_{28}H_{32}O_{14}$ Exact Mass: 592.18	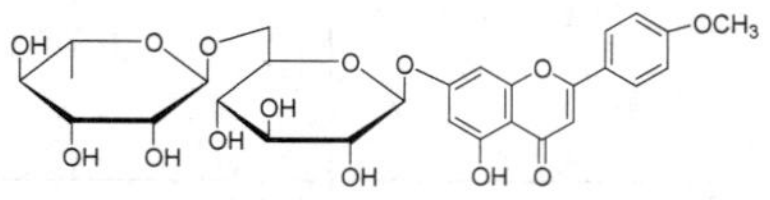 蒙花苷 Linarin	熊果酸 Ursolic acid $C_{30}H_{48}O_3$ Exact Mass: 456.36	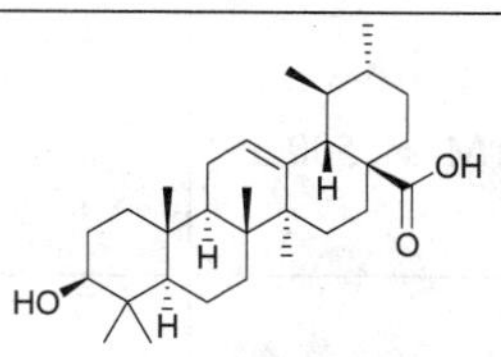 熊果酸 Ursolic acid
齐墩果酸 Oleanolic acid $C_{30}H_{48}O_3$ Exact Mass: 456.36	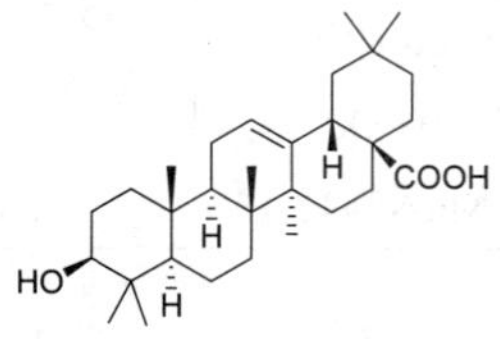 齐墩果酸 Oleanolic acid	二十八烷醇 Octacosanol $C_{28}H_{58}O$ Exact Mass: 410.76	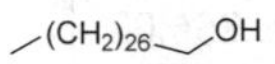 二十八烷醇 Octacosanol

【分析方法】

1 高效液相色谱法测定甘松中的蒙花苷[10]

1.1 仪器

Shimadzu LC-10AVP 高效液相色谱仪。

1.2 色谱条件

色谱柱：Kromasil C_{18} 柱(250mm×4.6mm，5μm)；流动相：甲醇-水(60∶40)；柱温 30℃；流速 1.0mL/min；检测波长 327nm；分析时间约 8min。

1.3 对照品溶液的制备

称取蒙花苷对照品，用适量甲醇溶解。

1.4 供试品溶液的制备

称取药材粉末 1g，用 100mL 85%乙醇超声提取 2h，滤过，滤液用石油醚萃取(10mL×5)，弃去石油醚层，将乙醇层挥干溶剂，残渣用甲醇溶解并定容至 25mL，滤过，即得。

甘草

Gancao

GLYCYRRHIZAE RADIX ET RHIZOMA

【化学成分】

表 1-5-4 甘草主要化学成分[11]

中英文名、化学式及相对分子质量	结构图	中英文名、化学式及相对分子质量	结构图
甘草次酸甲酯 Methyl glycyrrhetate $C_{31}H_{48}O_4$ Exact Mass: 484.36	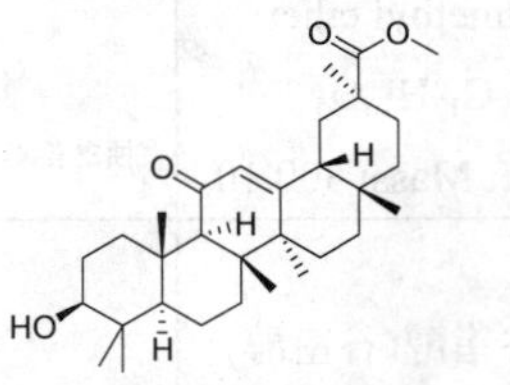 甘草次酸甲酯 Methyl glycyrrhetate	18β-甘草次酸 (甘草次酸) 18β-Glycyrrhetic acid (Glycyrrhetic acid) $C_{30}H_{46}O_4$ Exact Mass: 470.34	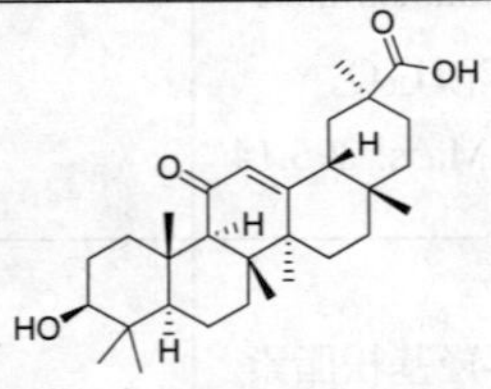 18β-甘草次酸 (甘草次酸) 18β-Glycyrrhetic acid (Glycyrrhetic acid)
24-羟基甘草次酸 24-Hydroxyglycyrrh-etic acid $C_{31}H_{48}O_5$ Exact Mass: 500.35	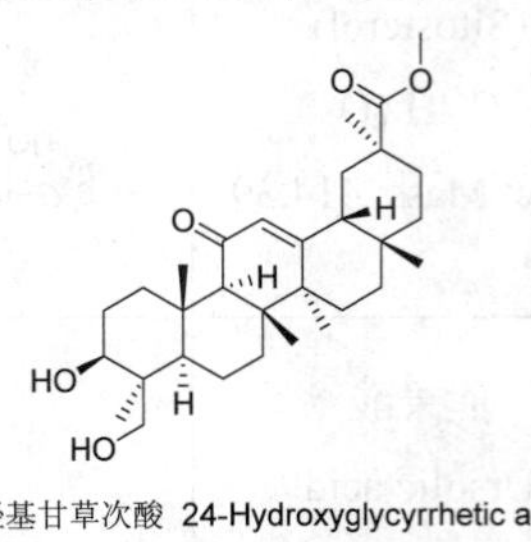 24-羟基甘草次酸 24-Hydroxyglycyrrhetic acid	甘草苷(光果甘草苷) Liquiritin $C_{21}H_{22}O_9$ Exact Mass: 418.13	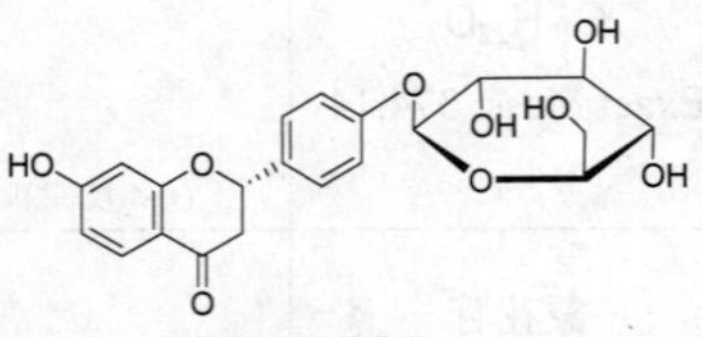 甘草苷 (光果甘草苷) Liquiritin
甘草苷元(甘草素) Liquiritigenin $C_{15}H_{12}O_4$ Exact Mass: 256.07	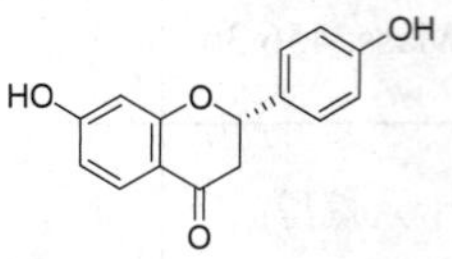 甘草苷元 (甘草素) Liquiritigenin	异甘草苷 (异光果甘草苷) Isoliquiritin $C_{21}H_{22}O_9$ Exact Mass: 418.13	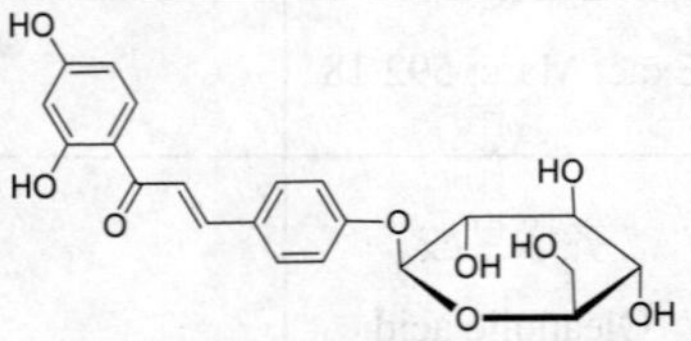 异甘草苷(异光果甘草苷) Isoliquiritin

续表

中英文名、化学式及相对分子质量	结构图	中英文名、化学式及相对分子质量	结构图
异甘草苷元(异甘草素) Isoliquiritigenin $C_{15}H_{12}O_4$ Exact Mass: 256.07	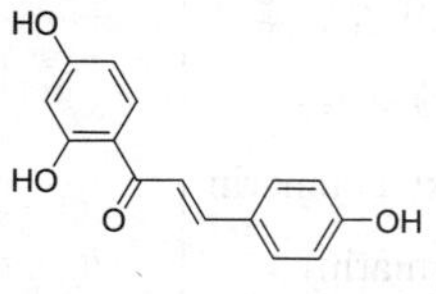 异甘草苷元 (异甘草素) Isoliquiritigenin	新甘草苷 Neoliquiritin $C_{21}H_{22}O_9$ Exact Mass: 418.13	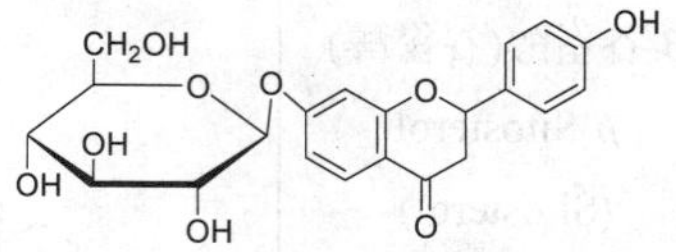 新甘草苷 Neoliquiritin
新异甘草苷 Neoisoliquiritin $C_{21}H_{22}O_9$ Exact Mass: 418.13	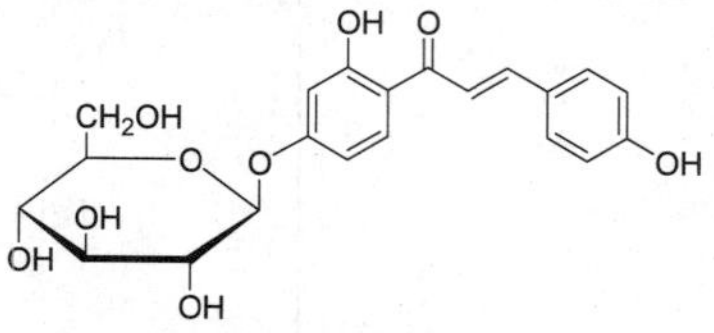 新异甘草苷 Neoisoliquiritin	异甘草呋喃糖苷 Licurazide $C_{26}H_{30}O_{13}$ Exact Mass: 550.17	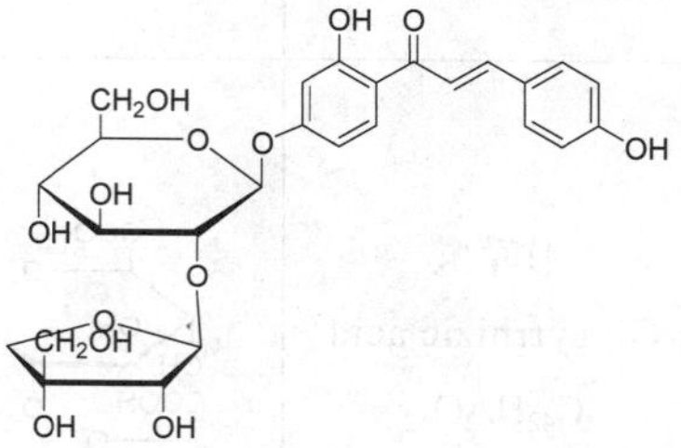 异甘草呋喃糖苷 Licurazide
甘草利酮 Licoricone $C_{22}H_{22}O_6$ Exact Mass: 382.14	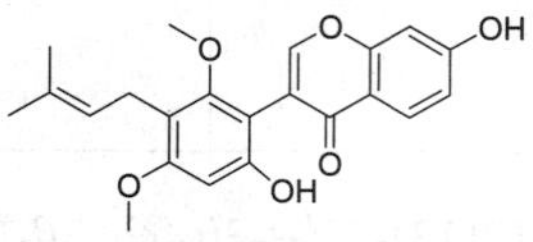 甘草利酮 Licoricone	甘草黄酮 A Licoflavone A $C_{20}H_{18}O_4$ Exact Mass: 322.12	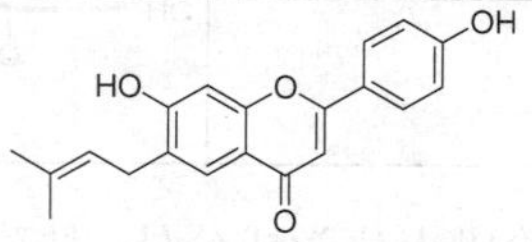 甘草黄酮 A Licoflavone A
甘草查耳酮 A Licochalcone A $C_{21}H_{22}O_4$ Exact Mass: 338.15	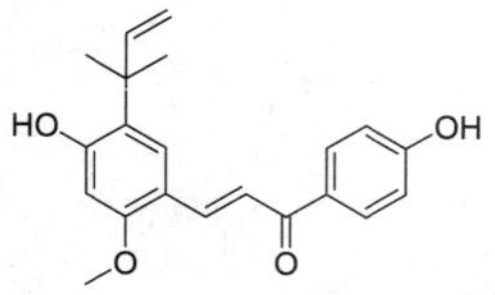 甘草查耳酮 A Licochalcone A	甘草查耳酮 B Licochalcone B $C_{16}H_{14}O_5$ Exact Mass: 286.08	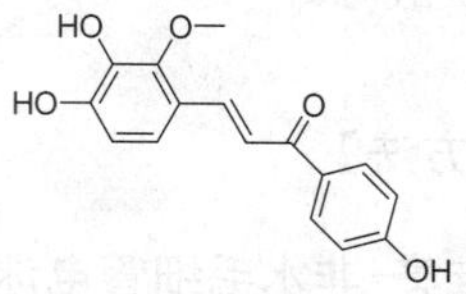 甘草查耳酮 B Licochalcone B
芒柄花素 Formononetin $C_{16}H_{12}O_4$ Exact Mass: 268.07	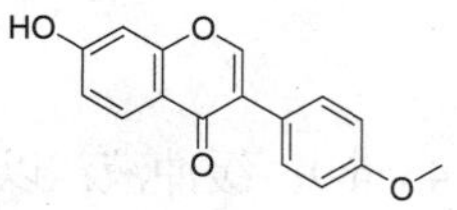 芒柄花素 Formononetin	甘草内酯 Glabrolide $C_{30}H_{44}O_4$ Exact Mass: 468.32	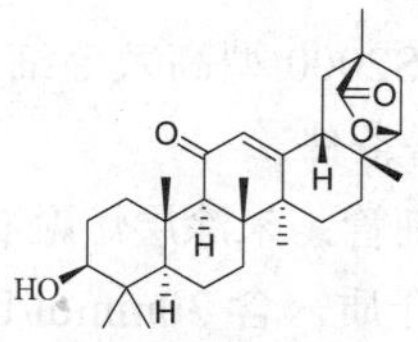 甘草内酯 Glabrolide
去氧甘草内酯 Deoxyglabrolide $C_{30}H_{46}O_3$ Exact Mass: 454.34	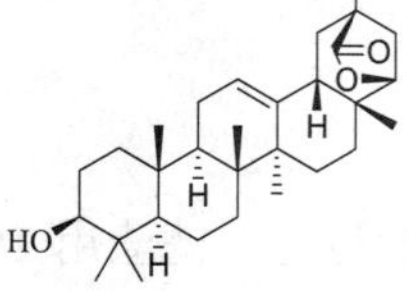 去氧甘草内酯 Deoxyglabrolide	异甘草内酯 Isoglabrolide $C_{30}H_{44}O_4$ Exact Mass: 468.32	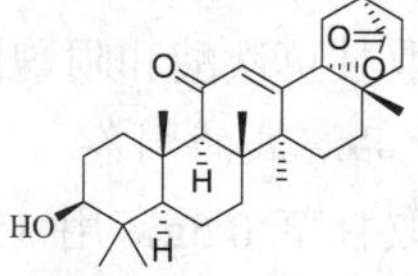 异甘草内酯 Isoglabrolide
伞形花内酯 Umbelliferone $C_9H_6O_3$ Exact Mass: 162.03	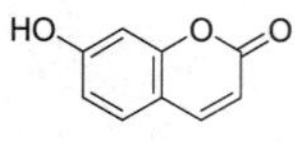 伞形花内酯 Umbelliferone	阿魏酸 Ferulic acid $C_{10}H_{10}O_4$ Exact Mass: 194.06	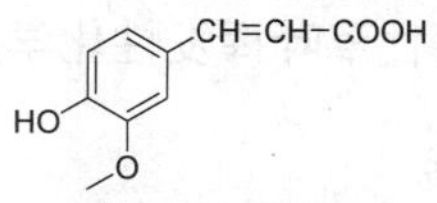 阿魏酸 Ferulic acid
甘草苯并呋喃 Licobenzofuran $C_{21}H_{22}O_5$ Exact Mass: 354.15	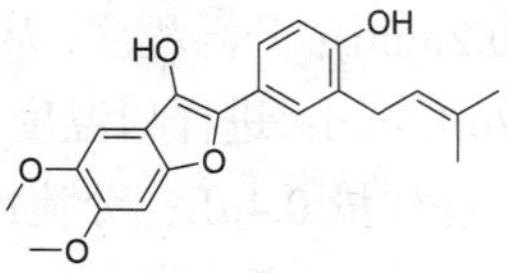 甘草苯并呋喃 Licobenzofuran	甘草萜醇 Glycyrrhetol $C_{30}H_{48}O_3$ Exact Mass: 456.36	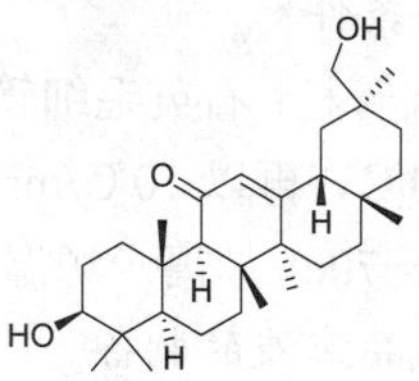 甘草萜醇 Glycyrrhetol

续表

中英文名、化学式及相对分子质量	结构图	中英文名、化学式及相对分子质量	结构图
β-谷甾醇(谷甾醇) *β*-Sitosterol (Sitosterol) $C_{29}H_{50}O$ Exact Mass: 414.39	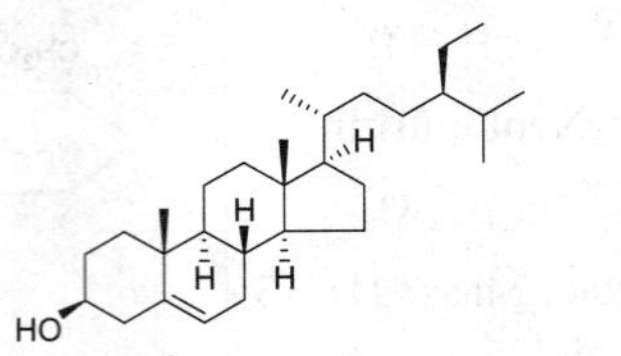 *β*-谷甾醇 (谷甾醇) *β*-Sitosterol (Sitosterol)	7-甲氧基香豆素 (脱肠草素) 7-Methoxy coumarin (Herniarin) $C_{10}H_8O_3$ Exact Mass: 176.05	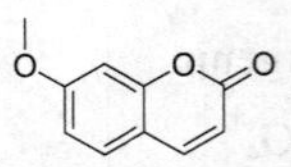 7-甲氧基香豆素 (脱肠草素) 7-Methoxy coumarin (Herniarin)
甘草酸 Glycyrrhizic acid $C_{42}H_{62}O_{12}$ Exact Mass: 822.4	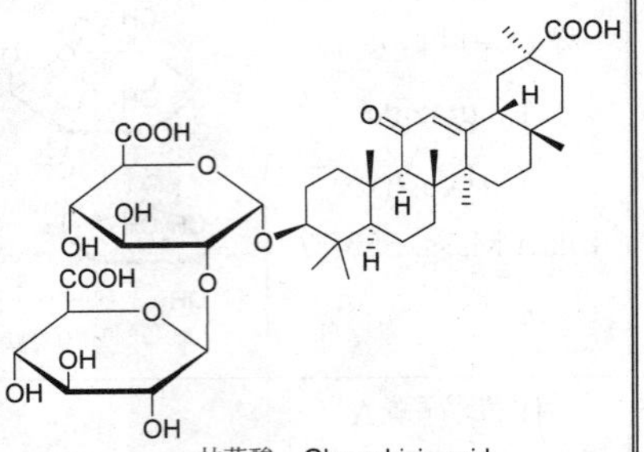 甘草酸　Glycyrrhizic acid		

除以上化学成分外，甘草还含有 3*β*-羟基齐墩果烷-9(11),12(13)-二烯-30-酸、3*β*-羟基齐墩果烷-11,13(18)-二烯-30-酸等。

【分析方法】

1　电堆集-非水毛细管电泳分离测定甘草次酸和阿魏酸的研究[12]

1.1 仪器

ACS2000 型高效毛细管电泳仪。

1.2 色谱条件

毛细管：未涂层熔融石英毛细管(65cm×75μm，有效长度 45cm)；缓冲液：以甲醇-乙腈(体积比为 4∶6)为非水介质，含 30mmol/L 乙酸钠和 2.5mmol/L 氢氧化钠；分离电压为－20kV；检测波长 254nm；重力进样：11cm 高度下进样 30s；毛细管温度 25℃；分析时间约 15min。

1.3 对照品溶液的制备

称取甘草次酸和阿魏酸对照品，用适量甲醇溶解即得。

1.4 供试品溶液的制备

称取甘草 0.5g，用 15mL 甲醇溶解超声提取 90min，浸泡后过滤，滤渣用 10mL 甲醇超声提取 60min 后过滤，合并两次滤液，滤液用甲醇稀释 5 倍，即得。

2　光果甘草叶挥发性化学成分的气相色谱－质谱联用法分析[13]

2.1 仪器

HP6890/5973 型气相色谱-质谱联用仪。

2.2 色谱条件

毛细管柱：石英毛细管柱 HP-5MS (30m×0.25mm，膜厚 0.25μm)；升温程序：从 60℃开始，以 2.5℃/min 升到 210℃，再以 10℃/min 升至 280℃；载气 He；柱流量 1.2mL/min；进样口温度 280℃；质谱条件 EI 源；电离电压 70eV；离子源温度 230℃；扫描范围 33～550amu；进样量 0.4μL；分流比 20∶1。

2.3 供试品溶液的制备

取光果甘草叶水蒸气蒸馏提取挥发油，乙醚萃取。

炙甘草

Zhigancao

GLYCYRRHIZAE RADIX ET RHIZOMA PRAEPARATA CUM MELLE

【分析方法】

1 高效液相色谱法测定炙甘草和炙甘草汤中甘草次酸的含量[14]

1.1 仪器

HP 1100 高效液相色谱仪。

1.2 色谱条件

色谱柱：YWG-C_{18}柱(250mm×4.6mm，10μm)；流动相：乙腈-5%醋酸水(65∶35)；流速 1.0mL/min；检测波长 250nm；柱温 25℃。

1.3 对照品溶液的制备

称取甘草次酸对照品，用适量流动相溶解。

1.4 供试品溶液的制备

炙甘草按传统工艺煎煮，制成 0.5g/mL 的溶液，煎煮液 2mL 加入甲醇 6mL 进行醇沉，离心，取上清液，滤过，即得。

甘遂

Gansui

KANSUI RADIX

【化学成分】

表 1-5-5a 甘遂主要化学成分[15]

中英文名、化学式及相对分子质量	结构图	中英文名、化学式及相对分子质量	结构图
5-*O*-苯甲酰基-20-去氧巨大戟二萜醇 5-*O*-Benzoyl-20-deoxyingenol $C_{27}H_{32}O_5$ Exact Mass: 436.22	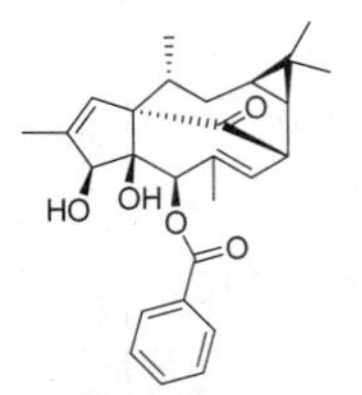 5-O-苯甲酰基-20-去氧巨大戟二萜醇 5-*O*-Benzoyl-20-deoxyingenol	大戟醇(大戟二烯醇) Euphol (Euphadienol) $C_{30}H_{50}O$ Exact Mass: 426.39	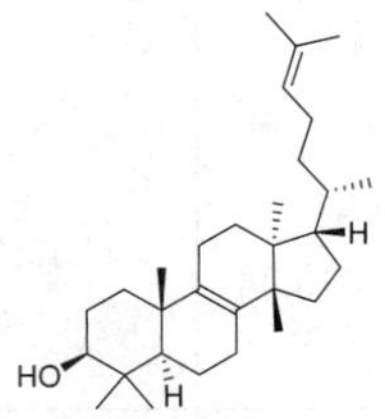 大戟醇(大戟二烯醇) Euphol (Euphadienol)
甘遂甾醇 Tirucallol $C_{30}H_{50}O$ Exact Mass: 426.39	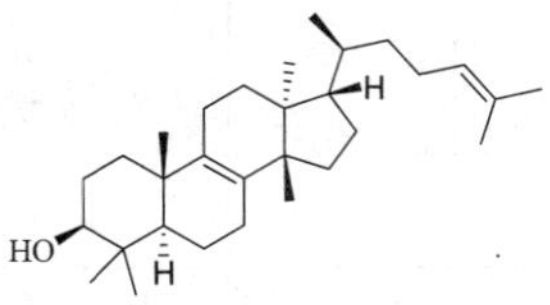 甘遂甾醇 Tirucallol	3-*O*-苯甲酰基-20-去氧巨大戟二萜醇 3-*O*-Benzoyl-20-deoxyingenol $C_{27}H_{32}O_5$ Exact Mass: 436.22	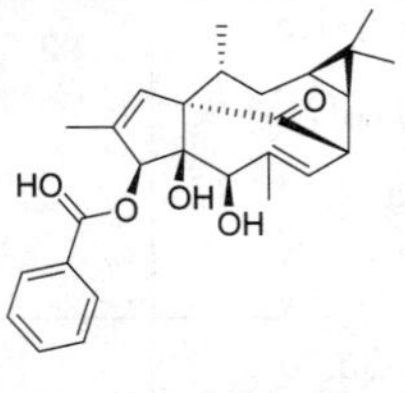 3-O-苯甲酰基-20-去氧巨大戟二萜醇 3-*O*-Benzoyl-20-deoxyingenol
甘遂宁 B Kansuinin B $C_{38}H_{42}O_{14}$ Exact Mass: 722.26	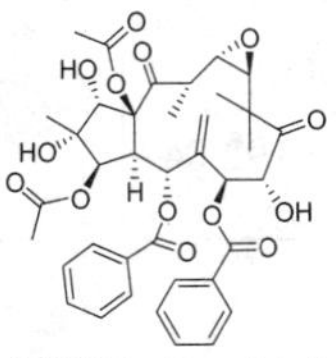 甘遂宁 B Kansuinin B	甘遂宁 C Kansuinin C $C_{38}H_{42}O_{14}$ Exact Mass: 722.26	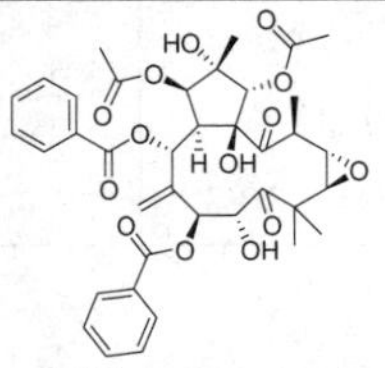 甘遂宁 C Kansuinin C

续表

中英文名、化学式及相对分子质量	结构图	中英文名、化学式及相对分子质量	结构图
甘遂宁 D Kansuinin D $C_{41}H_{47}NO_{15}$ Exact Mass: 793.29	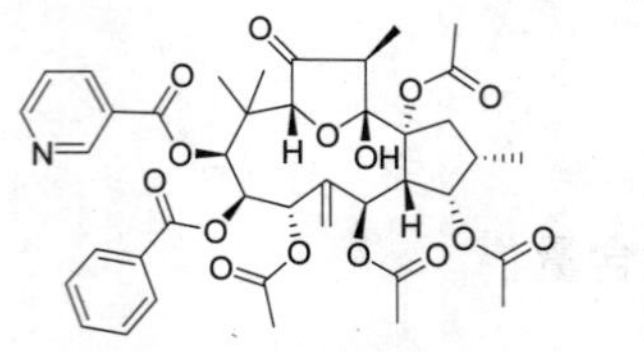 甘遂宁 D　Kansuinin D	甘遂宁 E Kansuinin E $C_{41}H_{47}NO_{14}$ Exact Mass: 777.3	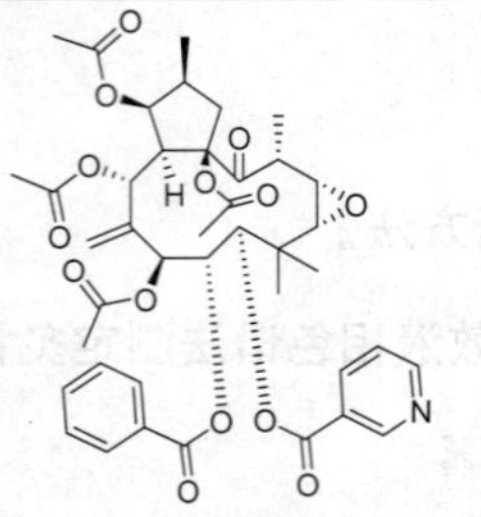 甘遂宁 E　Kansuinin E
甘遂大戟萜酯 A Kansuiphorin A $C_{54}H_{90}O_{9}$ Exact Mass: 882.66	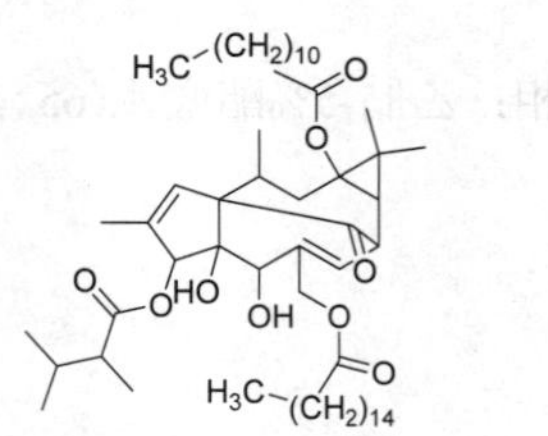 甘遂大戟萜酯 A　Kansuiphorin A	甘遂大戟萜酯 B Kansuiphorin B $C_{54}H_{90}O_{10}$ Exact Mass: 898.65	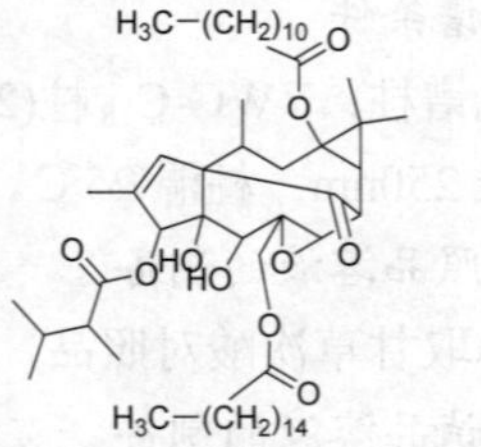 甘遂大戟萜酯 B　Kansuiphorin B
甘遂大戟萜酯 C Kansuiphorin C $C_{29}H_{34}O_{6}$ Exact Mass: 478.24	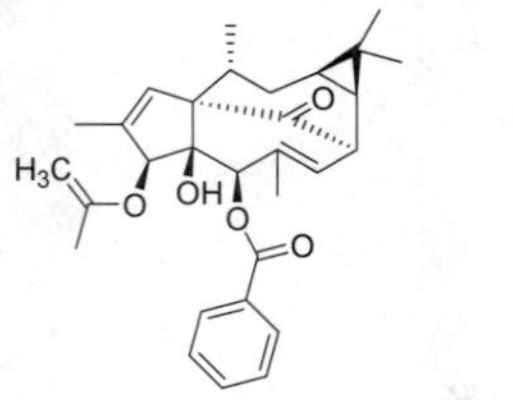 甘遂大戟萜酯 C　Kansuiphorin C	甘遂大戟萜酯 D Kansuiphorin D $C_{29}H_{34}O_{6}$ Exact Mass: 478.24	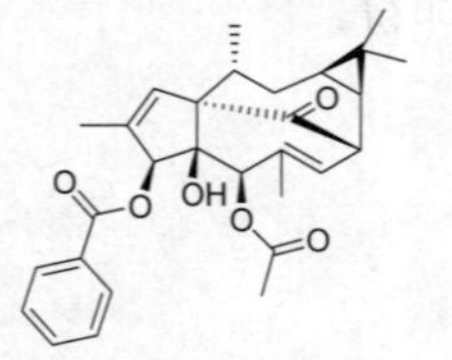 甘遂大戟萜酯 D　Kansuiphorin D
β-乙酰香树脂醇酯 *β*-Amyrin acetate $C_{32}H_{52}O_{2}$ Exact Mass: 468.4	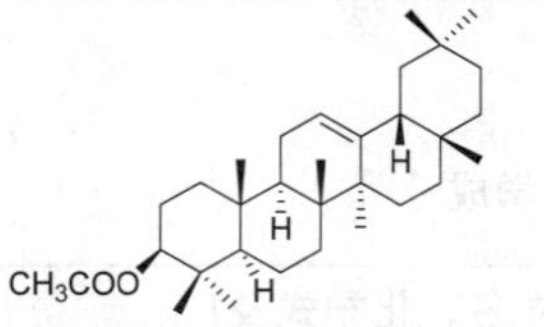 *β*-乙酰香树脂醇酯　*β*-Amyrin acetate	Kansenonol $C_{30}H_{48}O_{3}$ Exact Mass: 456.36	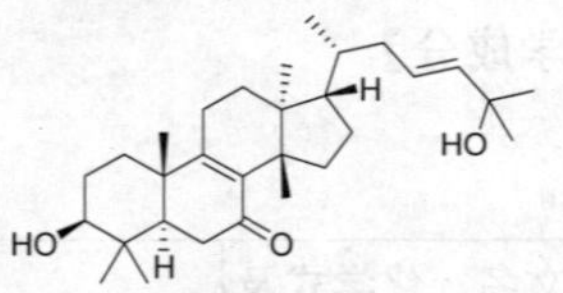 Kansenonol
11-Oxo-kansenonol $C_{30}H_{46}O_{4}$ Exact Mass: 470.34	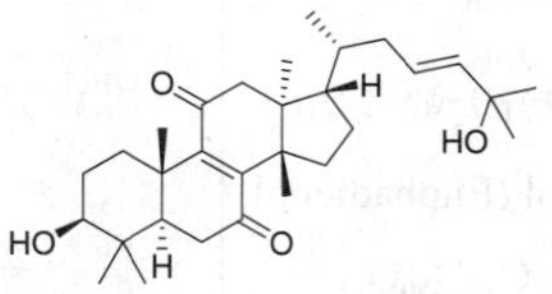 11-Oxo-kansenonol	Kansenol $C_{30}H_{48}O_{2}$ Exact Mass: 440.37	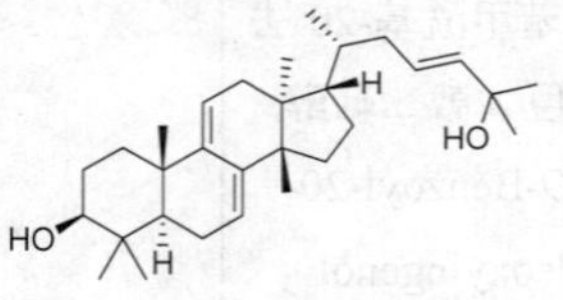 Kansenol
Kansenone $C_{30}H_{48}O_{2}$ Exact Mass: 440.37	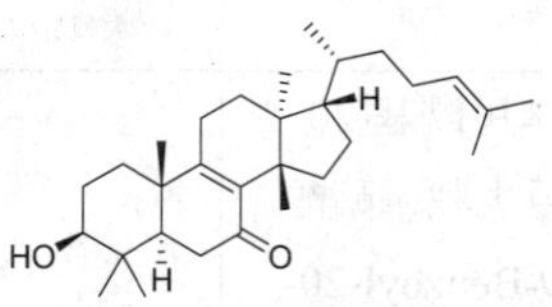 Kansenone	*epi*-Kansenone $C_{30}H_{48}O_{2}$ Exact Mass: 440.37	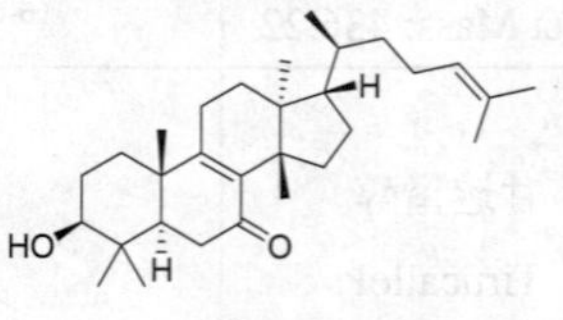 *epi*-Kansenone
豆甾-5-烯-3*β*,7*α*-二醇 Stigmast-5-ene-3*β*,7*α*-diol $C_{29}H_{50}O_{2}$ Exact Mass: 430.38	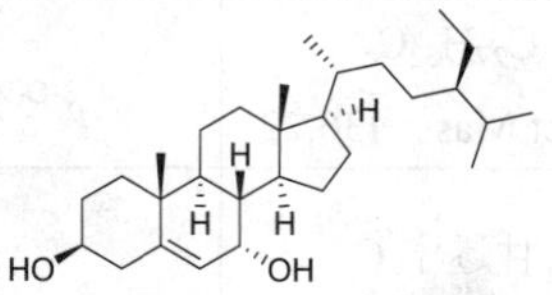 豆甾-5-烯-3*β*,7*α*-二醇 Stigmast-5-ene-3*β*,7*α*-diol	异东莨菪素 Isoscopoletin $C_{10}H_{8}O_{4}$ Exact Mass: 192.04	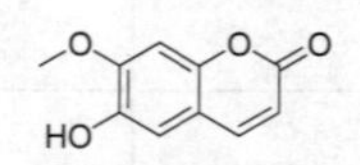 异东莨菪素　Isoscopoletin

续表

中英文名、化学式及相对分子质量	结构图	中英文名、化学式及相对分子质量	结构图
β-谷甾醇(谷甾醇) β-Sitosterol (Sitosterol) $C_{29}H_{50}O$ Exact Mass: 414.39	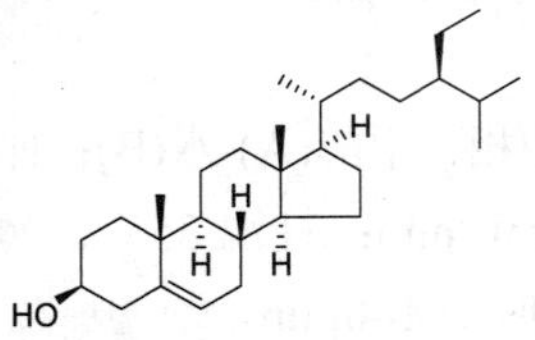 β-谷甾醇 (谷甾醇) β-Sitosterol (Sitosterol)	豆甾-5-烯-3β,7β-二醇 Stigmast-5-en-3β,7β-diol $C_{29}H_{50}O_2$ Exact Mass: 430.38	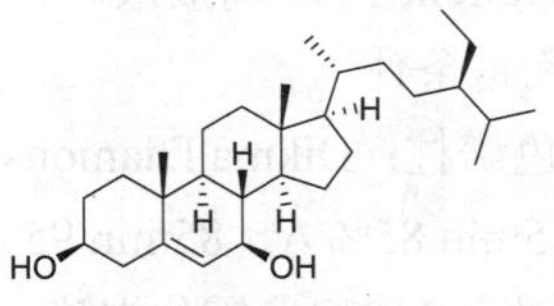 豆甾-5-烯-3β,7β-二醇 Stigmast-5-en-3β,7β-diol
十六烷酸(棕榈酸) Hexadecanoic acid (Palmitic acid) $C_{16}H_{32}O_2$ Exact Mass: 256.24	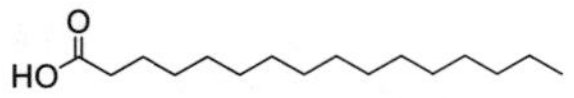 十六烷酸 (棕榈酸) Hexadecanoic acid (Palmitic acid)	3-O-(2′E,4′Z-葵二烯酰基)巨大戟二萜醇 3-O-(2′E,4′Z-Decadienoyl)ingenol $C_{30}H_{42}O_6$ Exact Mass: 498.3	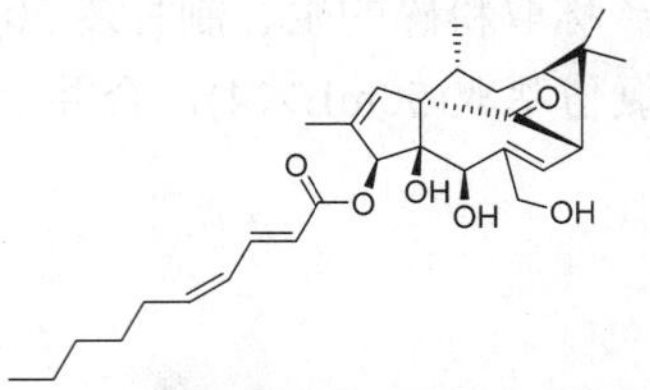 3-O-(2′E,4′Z-葵二烯酰基)巨大戟二萜醇 3-O-(2′E,4′Z-Decadienoyl)ingenol

表 1-5-5b　甘遂其他主要化学成分[15]

中英文名	中英文名
1,1-Bis(2,6-dihydroxy-3-acetyl-4-methoxyphenyl)methane	2,4-Methylenecycloartenol
3-O-苯甲酰基-13-O-十二烷酰基巨大戟二萜醇	20-O-苯甲酰基-13-O-十二烷酰基巨大戟二萜醇
3-O-(2,3-二甲基丁酰基)-13-O-十二烷酰基巨大戟二萜醇	20-O-(2,3-二甲基丁酰基)-13-O-十二烷酰基巨大戟二萜醇
3-O-(2′E,4′E-葵二烯酰基)-20-O-乙酰基巨大戟二萜醇	3-O-(2′E,4′E-葵二烯酰基)-5-O-乙酰基巨大戟二萜醇
3-O-(2,3-二甲基丁酰基)-13-O-十二烷酰基-20-脱氧巨大戟二萜醇	3-O-(2,3-二甲基丁酰基)-13-O-十二烷酰基-20-O-乙酰基巨大戟二萜醇
3-O-(2′E,4′Z-葵二烯酰基)-5-O-乙酰基巨大戟二萜醇	3-O-(2,3-二甲基丁酰基)-13-O-十二烷酰基-20-O-己酰基巨大戟二萜醇
大戟酮	20-O-(2′E,4′E-Decadienoyl) ingenol
20-O-(2′E,4′E-葵二烯酰基)巨大戟二萜醇	3-O-(2′E,4′E-Decadienoyl)ingenol
3-O-(2′E,4′E-葵二烯酰基)巨大戟二萜醇	5-O-(2′E,4′E-葵二烯酰基)巨大戟二萜醇
3-O-(2′E,4′Z-葵二烯酰基)-20-去氧巨大戟二萜醇	20-O-葵烷酰基巨大戟二萜醇

【分析方法】

1　高效液相色谱法测定甘遂中大戟二烯醇和表大戟二烯醇的含量[16]

1.1　仪器

Waters 2690 型高效液相色谱仪，2996 二极管阵列检测器。

1.2　色谱条件

色谱柱：Agilent XDB C_8 柱(150mm×4.6mm，5μm)；流动相：乙腈-水(95∶5)；流速 1.0mL/min；检测波长 210nm；柱温 30℃；分析时间 20min。

1.3　对照品溶液的制备

分别称取大戟二烯醇和表大戟二烯醇对照品，用适量甲醇溶解。

1.4　供试品溶液的制备

称取粉碎的甘遂生药适量，用 12 倍量乙酸乙酯超声提取 40min，滤过，即得。

2　高效液相色谱-蒸发光散射检测指纹图谱法研究甘遂炮制前后成分差异[17]

2.1 仪器

Agilent 1100 高效液相色谱仪，PL-ELS1000 型蒸发光散射检测器。

2.2 色谱条件

色谱柱：Dikma Diamonsil C_{18} 柱(250mm×4.6mm)；流动相：甲醇(A)-水(B)；梯度洗脱程度：0min 70% A，35min 85% A，85min 95% A，115min 100% A；流速 1.0mL/min；柱温 35℃；蒸发光散射检测器参数：蒸发温度 110℃，雾化温度 80℃，气体流速 1.5L/min；分析时间 140min。

2.3 供试品溶液的制备

称取粉碎的生、制甘遂 30g，用 50mL 乙醇超声提取 3 次，滤过，合并滤液，蒸干，用 50mL 水溶解，用氯仿萃取(50mL×4)，合并萃取夜，浓缩至 1mL，即得。

艾片(左旋龙脑)

Aipian

l-BORNEOLUM

【化学成分】

表 1-5-6　艾片主要化学成分[18~20]

中英文名、化学式及相对分子质量	结构图	中英文名、化学式及相对分子质量	结构图
Blumeatin $C_{16}H_{14}O_6$ Exact Mass: 302.08	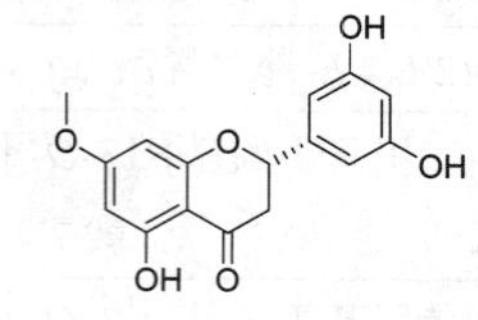 Blumeatin	槲皮素 Quercetin $C_{15}H_{10}O_7$ Exact Mass: 302.04	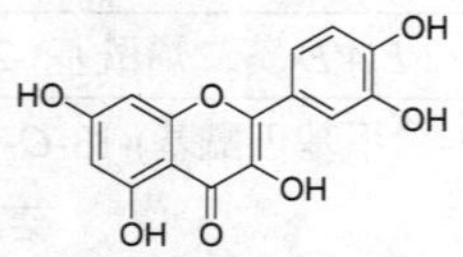 槲皮素　Quercetin
柳杉黄素 Cryptomeridiol $C_{15}H_{28}O_2$ Exact Mass: 240.21	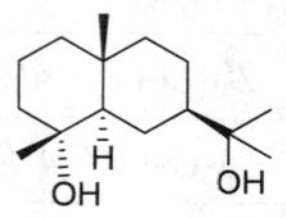 柳杉黄素　Cryptomeridiol	胡萝卜醇 Carotel $C_{40}H_{56}O_2$ Exact Mass: 568.43	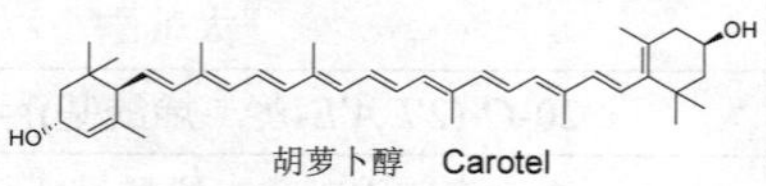 胡萝卜醇　Carotel
3,4′,5-三羟基-3′,7-二甲氧基黄酮 3,4′,5-Trihydroxy-3′,7-dimethoxyflavanone $C_{17}H_{16}O_7$ Exact Mass: 332.09	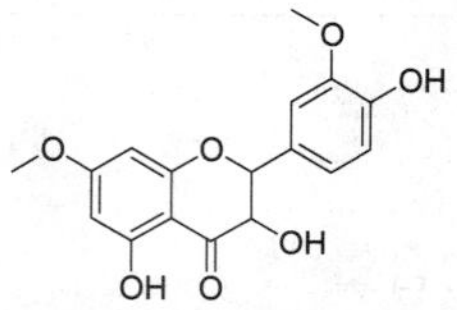 3,4′,5-三羟基-3′,7-二甲氧基黄酮 3,4′,5-Trihydroxy-3′,7-dimethoxyflavanone	3′,4′,5-三羟基-7-甲氧基黄酮 3′,4′,5-Trihydroxy-7-methoxyflavanone $C_{16}H_{14}O_6$ Exact Mass: 302.08	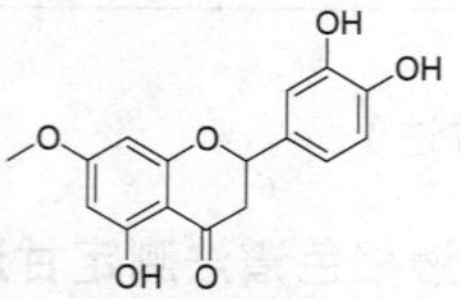 3′,4′,5-三羟基-7-甲氧基黄酮 3′,4′,5-Trihydroxy-7-methoxyflavanone
β-胡萝卜素 *β*-Carotene $C_{40}H_{56}$ Exact Mass: 536.44	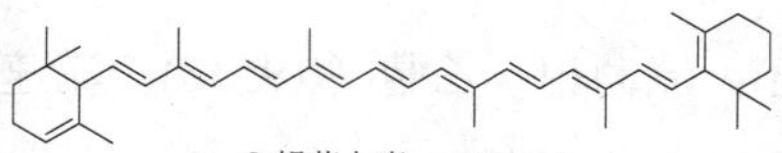 *β*-胡萝卜素　*β*-Carotene	5,7,3′,5′-四羟基黄酮 5,7,3′,5′-Tetrahydroxyflavanone $C_{15}H_{12}O_6$ Exact Mass: 288.06	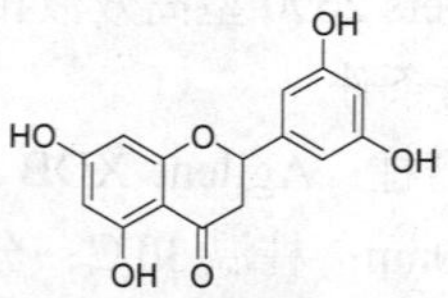 5,7,3′,5′-四羟基黄酮 5,7,3′,5′-Tetrahydroxyflavanone

除以上化学成分外，艾片还含有 3-*O*-7″-Biluteolin、Icthyothereol acetate、Dihydroquercetin-7,4′-dimethyl ether、Dihydroquercetin-4′-methyl ether 等。

艾叶

Aiye

ARTEMISIAE ARGYI FOLIUM

【化学成分】

表 1-5-7 艾叶主要化学成分[21~23]

中英文名、化学式及相对分子质量	结构图	中英文名、化学式及相对分子质量	结构图
异泽兰黄素(5,7-二羟基-6,3′,4′-三甲氧基黄酮) Eupatilin $C_{18}H_{16}O_7$ Exact Mass: 344.09	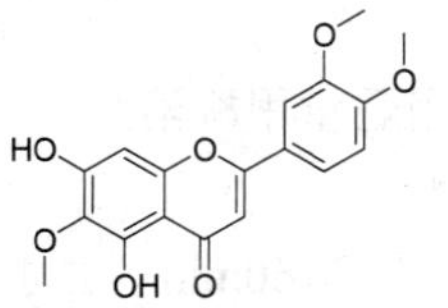 异泽兰黄素 (5,7-二羟基-6,3′,4′-三甲氧基黄酮) Eupatilin	棕矢车菊素(5,7,4′-三羟基-6,3′-二甲氧基黄酮) Jaceosidin $C_{17}H_{14}O_7$ Exact Mass: 330.07	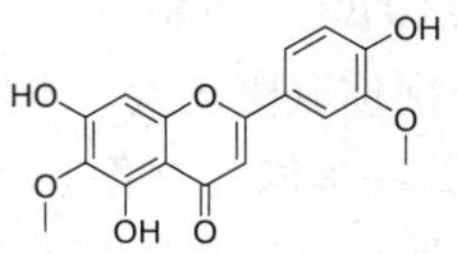 棕矢车菊素(5,7,4′-三羟基-6,3′-二甲氧基黄酮) Jaceosidin
水杨酸 Salylic acid $C_7H_6O_3$ Exact Mass: 138.03	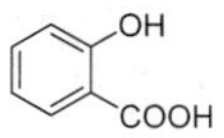 水杨酸 Salylic acid	绿原酸(氯原酸) Chlorogenic acid $C_{16}H_{18}O_9$ Exact Mass: 354.10	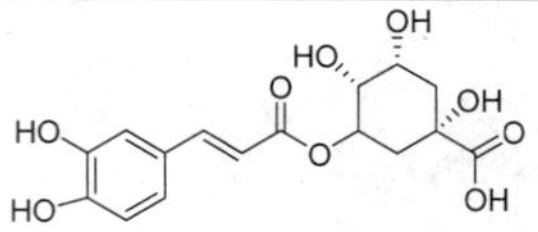 绿原酸 (氯原酸) Chlorogenic acid
1,8-桉树脑(1,8-桉叶素) 1,8-Cineole $C_{10}H_{18}O$ Exact Mass: 154.14	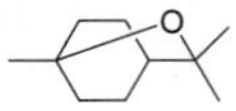 1,8-桉树脑 (1,8-桉叶素) 1,8-Cineole	樟脑 Camphor $C_{10}H_{16}O$ Exact Mass: 152.12	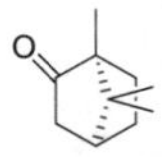 樟脑 Camphor
芹菜素 Apigenin $C_{15}H_{10}O_5$ Exact Mass: 270.05	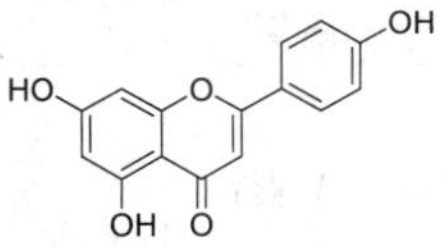 芹菜素 Apigenin	异蒿属(甲)酮 Isoartemisia ketone $C_{10}H_{16}O$ Exact Mass: 152.12	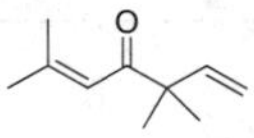 异蒿属(甲)酮 Isoartemisia ketone
木犀草素 Luteolin $C_{15}H_{10}O_6$ Exact Mass: 286.05	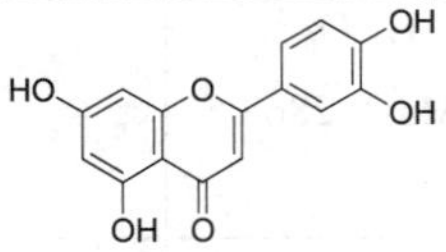 木犀草素 Luteolin	山柰酚(山柰素) Kaempferol $C_{15}H_{10}O_6$ Exact Mass: 286.05	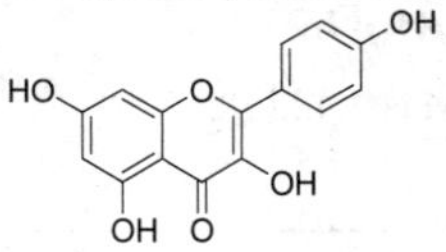 山柰酚 (山柰素) Kaempferol
冰片 Borneol $C_{10}H_{18}O$ Exact Mass: 154.14	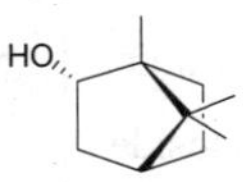 冰片 Borneol	石竹烯 (*β*-石竹烯, *β*-丁香烯) Caryophyllene (*β*-Caryophyllene) $C_{15}H_{24}$ Exact Mass: 204.19	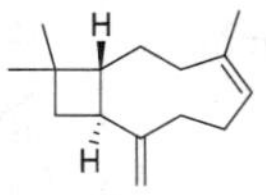 石竹烯 (*β*-石竹烯, *β*-丁香烯) Caryophyllene (*β*-Caryophyllene)
α-荜澄茄烯 *α*-Cubebene $C_{15}H_{24}$ Exact Mass: 204.195	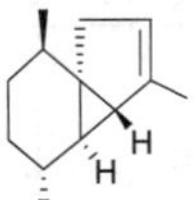 *α*-荜澄茄烯 *α*-Cubebene	二十八烷酸 Octacosanoic acid $C_{28}H_{56}O_2$ Exact Mass: 424.43	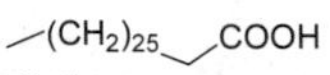 二十八烷酸 Octacosanoic acid
蒙花苷 Linarin $C_{28}H_{32}O_{14}$ Exact Mass: 592.18	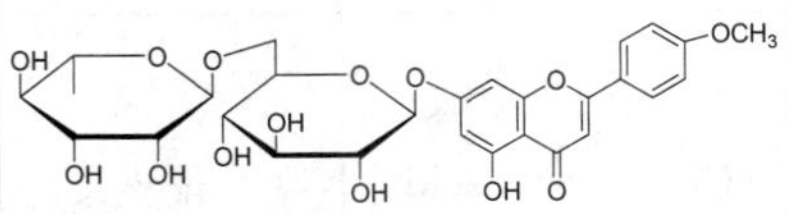 蒙花苷 Linarin	槲皮素 Quercetin $C_{15}H_{10}O_7$ Exact Mass: 302.04	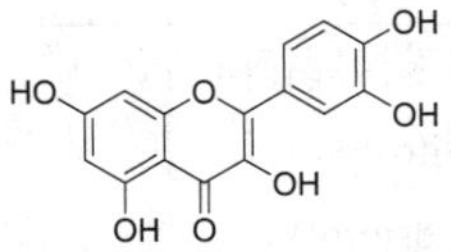 槲皮素 Quercetin

除以上化学成分外，艾叶还含有朝鲜蓟酸等。

【分析方法】

1 高效液相色谱法同时测定艾叶中四种黄酮化合物的含量[22]

1.1 仪器

Agilent 1100 高效液相色谱仪。

1.2 色谱条件

色谱柱：Agilent Zorbax SB-C_{18}柱(150mm×4.6mm，5μm)；流动相：甲醇-0.2% H_3PO_4 (45∶55)；流速 1.0mL/min；检测波长 360nm；柱温 30℃；分析时间 30min。

1.3 对照品溶液的制备

分别称取槲皮素、木犀草素、山柰酚、芹菜素对照品，用适量甲醇溶解。

1.4 供试品溶液的制备

称取粉碎的艾叶生药 3.6g，用 100mL 甲醇浸泡 24h 后超声处理 60min，滤过，滤液浓缩至 10mL，即得。

石韦

Shiwei

PYRROSIAE FOLIUM

【化学成分】

表 1-5-8 石韦主要化学成分[24]

中英文名、化学式及相对分子质量	结构图	中英文名、化学式及相对分子质量	结构图
异芒果苷 Isomangiferin $C_{19}H_{18}O_{11}$ Exact Mass: 422.08	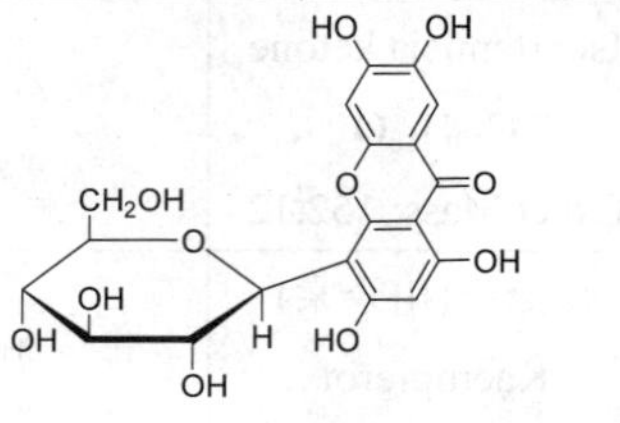 异芒果苷 Isomangiferin	山柰酚(山柰素) Kaempferol $C_{15}H_{10}O_6$ Exact Mass: 286.05	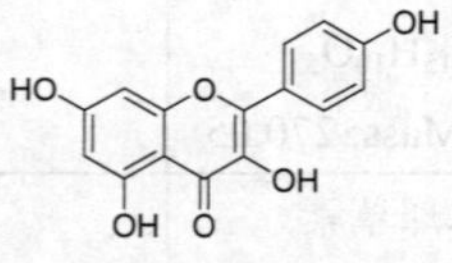 山柰酚 (山柰素) Kaempferol
8-羟基-山柰酚-7-*O*-*β*-D-吡喃葡萄糖苷 8-Hydroxy-kaempferol-7-*O*-*β*-D-glucopyranoside $C_{21}H_{20}O_{12}$ Exact Mass: 464.10	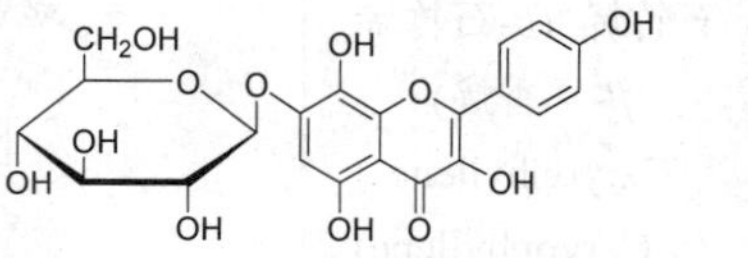 8-羟基-山柰酚-7-*O*-*β*-D-吡喃葡萄糖苷 8-Hydroxy-kaempferol-7-*O*-*β*-D-glucopyranoside	山柰酚-3,7-双-*O*-*β*-D-吡喃葡萄糖苷 Kaempferol-3,7-di-O-*β*-D-glucopyranoside $C_{27}H_{30}O_{16}$ Exact Mass: 610.15	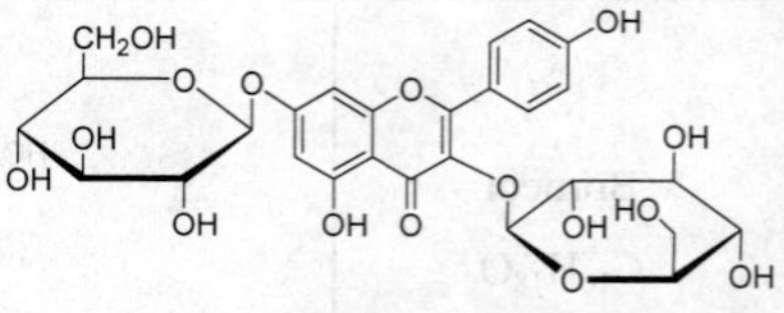 山柰酚-3,7-双-*O*-*β*-D-吡喃葡萄糖苷 Kaempferol-3,7-di-*O*-*β*-D-glucopyranoside
柚皮素 Naringenin $C_{15}H_{12}O_5$ Exact Mass: 272.07	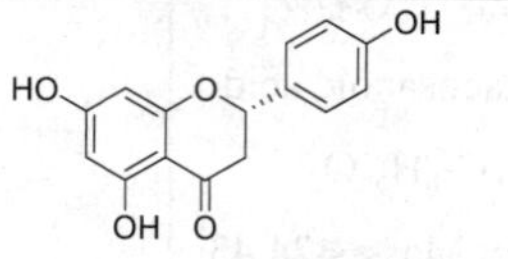 柚皮素 Naringenin	槲皮素 Quercetin $C_{15}H_{10}O_7$ Exact Mass: 302.04	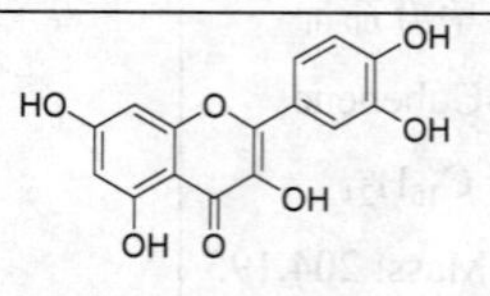 槲皮素 Quercetin
β-谷甾醇(谷甾醇) *β*-Sitosterol (Sitosterol) $C_{29}H_{50}O$ Exact Mass: 414.39	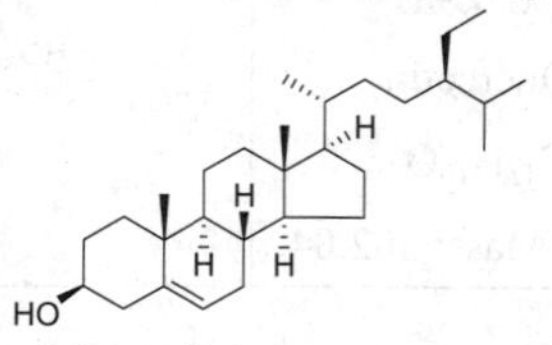 *β*-谷甾醇 (谷甾醇) *β*-Sitosterol (Sitosterol)	绿原酸(氯原酸) Chlorogenic acid $C_{16}H_{18}O_9$ Exact Mass: 354.10	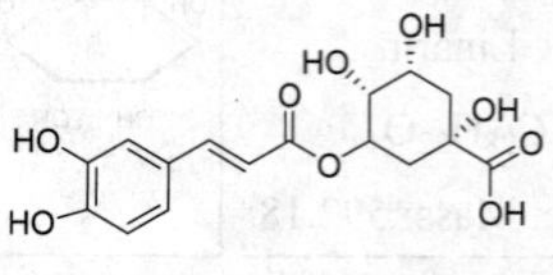 绿原酸 (氯原酸) Chlorogenic acid

续表

中英文名、化学式及相对分子质量	结构图	中英文名、化学式及相对分子质量	结构图
(−)-圣草酚 (−)-Eriodictyol $C_{15}H_{12}O_6$ Exact Mass: 288.06	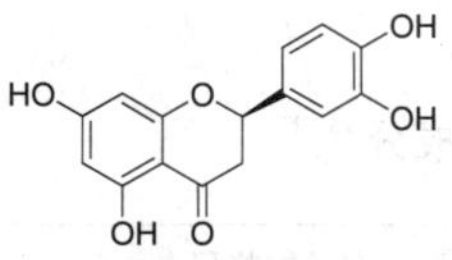 (−)-圣草酚 (−)-Eriodictyol	圣草酚-7-*O*-*β*-D-吡喃葡萄糖醛酸苷甲酯 Eriodictyol-7-*O*-*β*-D-methyl-glucuronopyranoside $C_{22}H_{22}O_{12}$ Exact Mass: 478.11	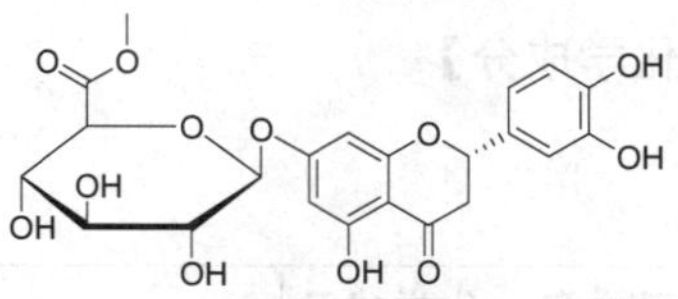 圣草酚-7-*O*-*β*-D-吡喃葡萄糖醛酸苷甲酯 Eriodictyol-7-*O*-*β*-D-methyl-glucuronopyranoside
圣草酚-7-*O*-*β*-D-吡喃葡萄糖醛酸苷乙酯 Eriodictyol-7-*O*-*β*-D-ethyl-glucurono-pyranoside $C_{23}H_{24}O_{12}$ Exact Mass: 492.13	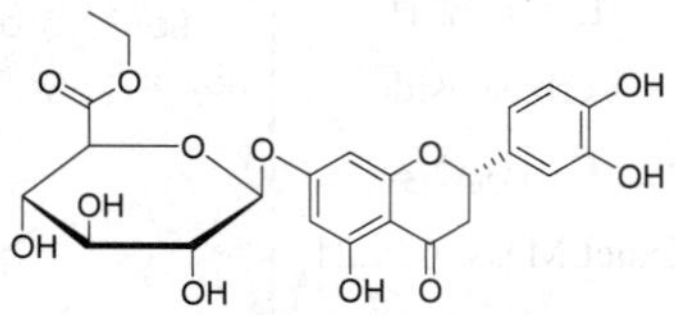 圣草酚-7-*O*-*β*-D-吡喃葡萄糖醛酸苷乙酯 Eriodictyol-7-*O*-*β*-D-ethyl-glucuronopyranoside	圣草酚-7-*O*-*β*-D-吡喃葡萄糖醛酸苷 Eriodictyol-7-*O*-*β*-D-glucuronopyranoside $C_{21}H_{20}O_{12}$ Exact Mass: 464.10	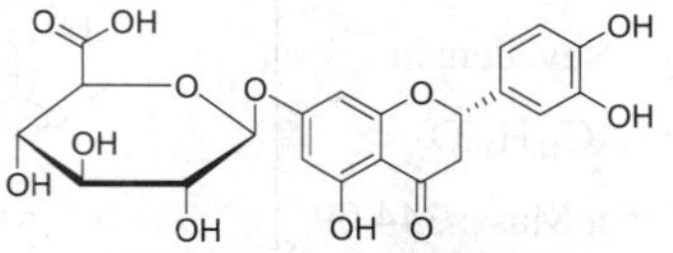 圣草酚-7-*O*-*β*-D-吡喃葡萄糖醛酸苷 Eriodictyol-7-*O*-*β*-D-glucuronopyranoside
紫云英苷 Astragalin $C_{21}H_{20}O_{11}$ Exact Mass: 448.10	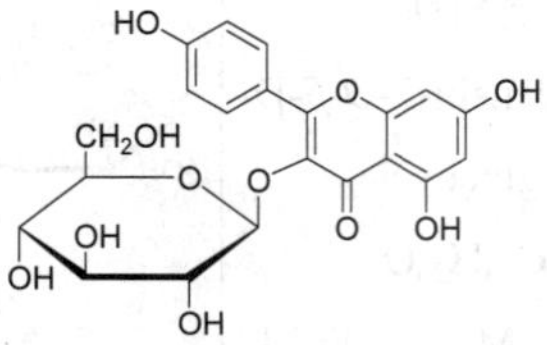 紫云英苷 Astragalin	绿原酸甲酯 Methyl chlorogenate $C_{17}H_{20}O_9$ Exact Mass: 368.11	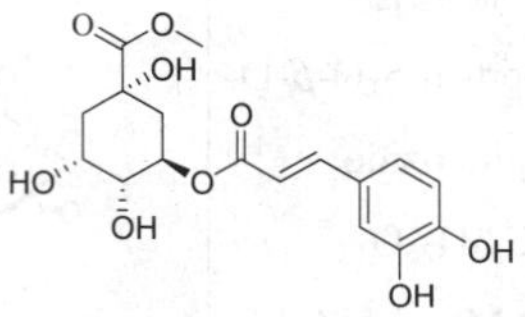 绿原酸甲酯 Methyl chlorogenate
棉花苷 Gossypitrin $C_{21}H_{20}O_{13}$ Exact Mass: 480.09	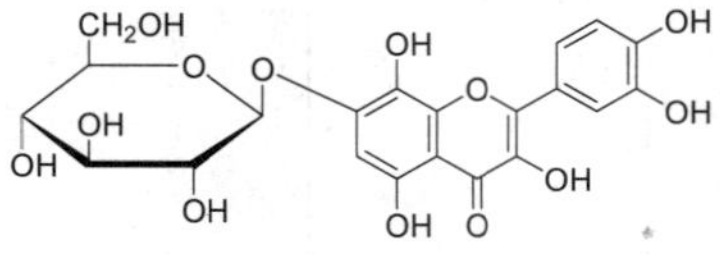 棉花苷 Gossypitrin	里白烯 Diploptene $C_{30}H_{50}$ Exact Mass: 410.39	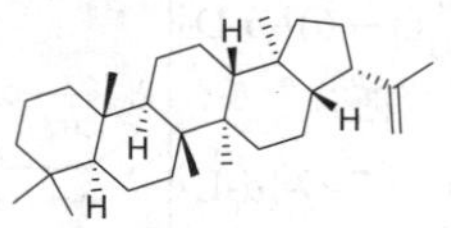 里白烯 Diploptene

除以上化学成分外，石韦还含有棉花酚-3,8-双-*O*-*β*-D-葡萄糖苷等。

【分析方法】

1 毛细管电泳-电化学检测法用于石韦中绿原酸和槲皮素的同时测定[25]

1.1 仪器

自组装的毛细管电泳-电化学检测系统，高压电源(±30kV)，三电极工作系统(0.5mm 碳圆盘电极，铂对电极，Ag/AgCl 参比电极)，BASLC-4C 型电化学检测器。

1.2 色谱条件

毛细管：未涂层熔融石英毛细管(70cm×25μm)；缓冲液：15mmol/L 磷酸盐(pH=7.0)；分离电压 21kV；压力进样 137.8kPa • s；分析时间 10min。

1.3 对照品溶液的制备

分别称取绿原酸和槲皮素对照品，用适量乙醇和缓冲液溶解。

1.4 供试品溶液的制备

称取粉碎的石韦生药 100mg，用适量水煎煮 2h 或用适量乙醇超声提取 3h，放置 12h 后，滤过，用电泳缓冲液定容至 100mL，即得。

石吊兰

Shidiaolan

LYSIONOTI HERBA

【化学成分】

表 1-5-9 石吊兰主要化学成分[26, 27]

中英文名、化学式及相对分子质量	结构图	中英文名、化学式及相对分子质量	结构图
石吊兰素 Nevadensin $C_{18}H_{16}O_7$ Exact Mass: 344.09	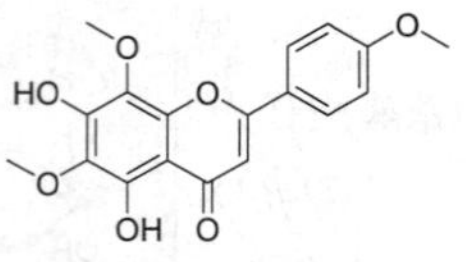 石吊兰素 Nevadensin	毛蕊花糖苷 Verbascoside $C_{29}H_{36}O_{15}$ Exact Mass: 624.21	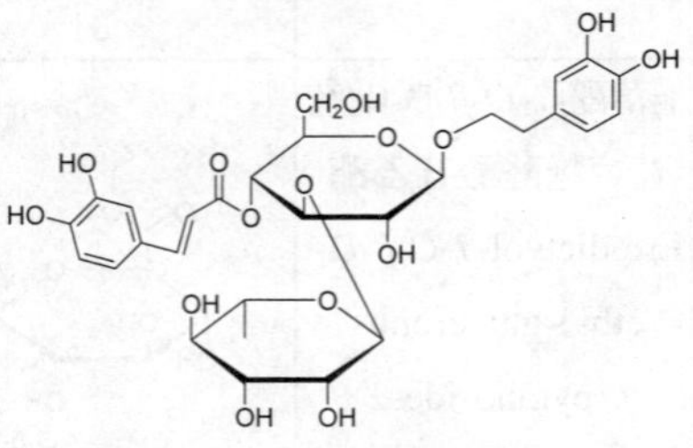 毛蕊花糖苷 Verbascoside
石吊兰素-5-*O*-*β*-D-葡萄糖苷 Nevadensin-5-O-*β*-D-glucoside $C_{24}H_{26}O_{12}$ Exact Mass: 506.14	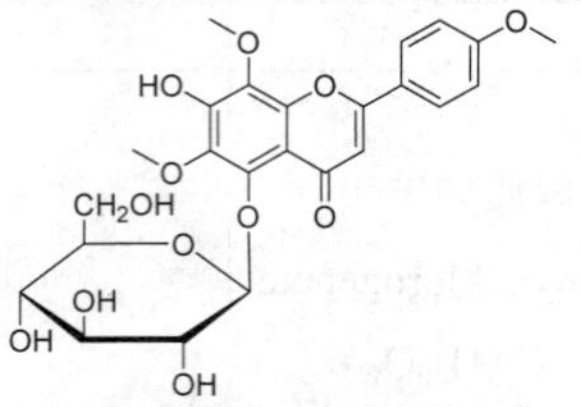 石吊兰素-5-*O*-*β*-D-葡萄糖苷 Nevadensin-5-*O*-*β*-D-glucoside	石吊兰素-7-*O*-*β*-D-葡萄糖苷 Nevadensin-7-*O*-*β*-D-glucoside $C_{24}H_{26}O_{12}$ Exact Mass: 506.14	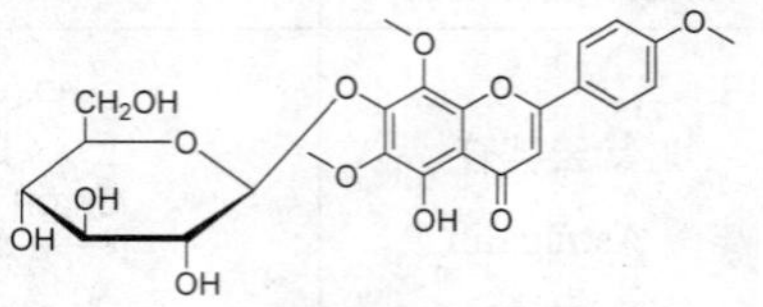 石吊兰素-7-*O*-*β*-D-葡萄糖苷 Nevadensin-7-*O*-*β*-D-glucoside
石吊兰素-7-*O*-[*α*-L-鼠李糖基(1→6)]-*β*-D-葡萄糖苷 Nevadensin-7-*O*-[*α*-L-rhamnosyl(1→6)]-*β*-D-glucoside $C_{30}H_{36}O_{16}$ Exact Mass: 652.20	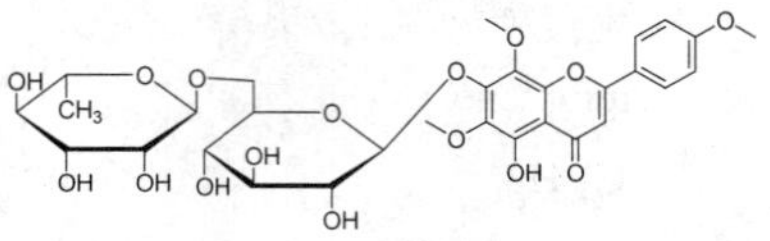 石吊兰素-7-*O*-[*α*-L-鼠李糖基(1→6)]-*β*-D-葡萄糖苷 Nevadensin-7-*O*-[*α*-L-rhamnosyl(1→6)]-*β*-D-glucoside		

除以上化学成分外，石吊兰还含有 Evadensin-5-*O*-*β*-D-glucosyl-(l→6)-*β*-D-glucoside、*α*-(3,4-Dihydroxyphenyl) ethyl-(2′- *O*-*α*-L-rhamnopyranosyl-3′-*O*-*β*-D-apiofuranosyl-4′-*O*-*E*-caffeoyl)-*β*-D-glucopyranoside 等。

【分析方法】

1 高效液相色谱法测定石吊兰中石吊兰素的含量

1.1 仪器

Agilent 1100 高效液相色谱仪，配有二极管阵列检测器。

1.2 色谱条件及系统适应性

色谱柱填充剂：十八烷基硅烷键合硅胶；流动相：甲醇-水(68∶32)；流速 1.0mL/min；检测波长 334nm。理论板数按石吊兰素峰计算应不低于 3000，石吊兰素与相邻色谱峰的分离度应不低于 1.5。

1.3 对照品溶液的制备

精密称取石吊兰素对照品适量，加甲醇制成每 1mL 含 25μg 的溶液，即得。

1.4 供试品溶液的制备

称取本品粉末约 0.5g，精密称定，置具塞锥形瓶中；精密加入 75%甲醇 25mL，密塞，称定重量；超声处理(功率 240W，频率 45kHz)20min，放冷，再称定重量；用 75%甲醇补足减失的重量，摇匀，滤过，取续滤液，即得。

1.5 方法学验证结果

1.5.1 线性关系考察

石吊兰素的进样量在 1～250μg，进样量与峰面积呈良好的线性关系。以峰面积为纵坐标 y，进样量(μg)为横坐标 x，线性方程分别为 y=33.9431x -50.4075，γ=0.9997。

1.5.2 重复性试验

本方法重现性良好，RSD 为 0.03% (n=6)。

1.5.3 准确度试验

加样回收率为 98.321%～100.992%，平均回收率为 99.7%，RSD 为 0.97% (n=9)。

1.5.4 供试品溶液的稳定性

供试品溶液在 24h 内基本保持稳定，RSD 为 0.14% (n=9)。

1.6 样品测定结果

采用上述方法，精密吸取对照品溶液和供试品溶液各 10μL，注入液相色谱仪，测定 6 批石吊兰药材样品中石吊兰素的含量，结果含量为 0.11%～0.24%。

色谱图及紫外光谱图如图 1-5-1 所示。

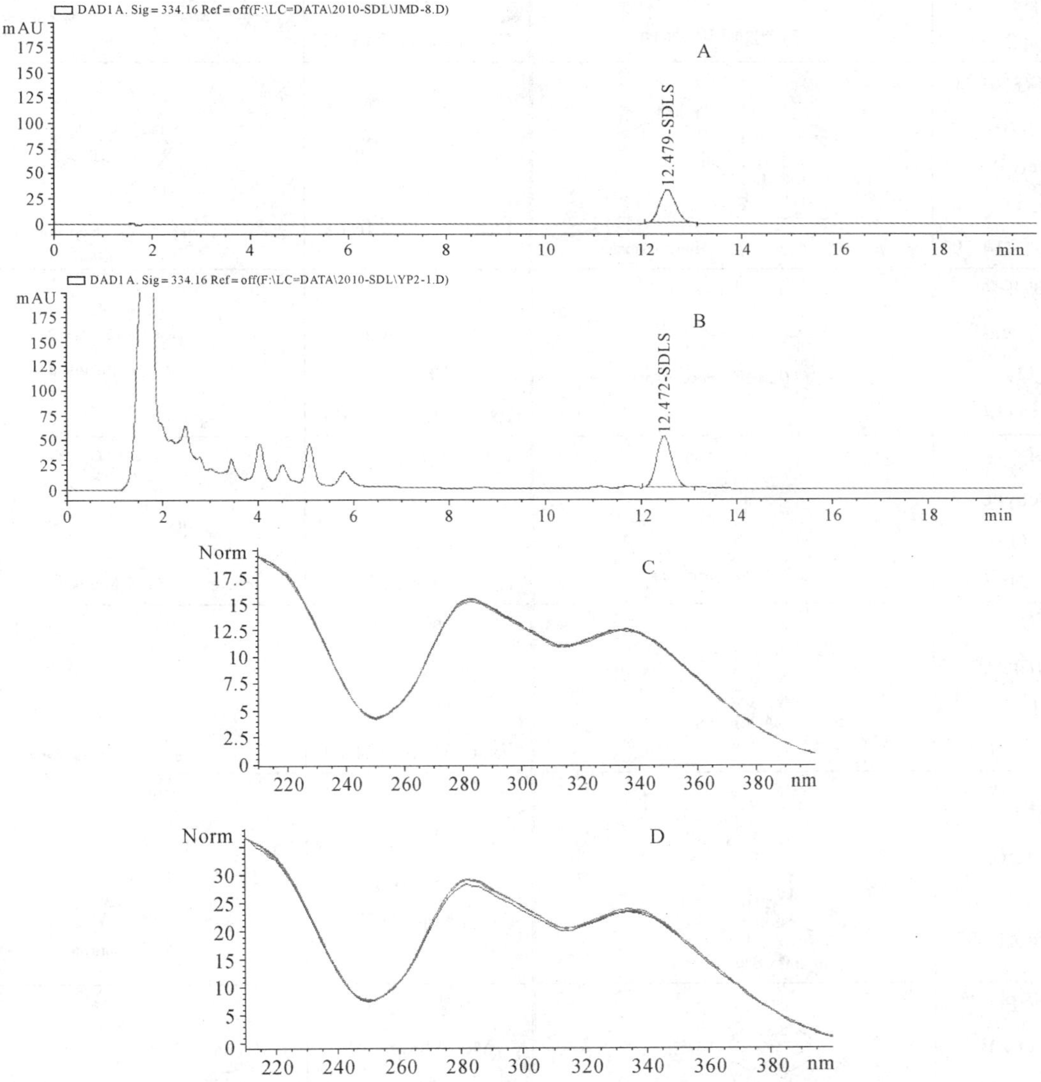

1-5-1 石吊兰药材含量测定高效液相色谱图及紫外光谱扫描图

A. 石吊兰素对照品溶液；B. 供试品溶液；C. 石吊兰素对照品色谱峰的紫外光谱扫描图；

D. 供试品中石吊兰素色谱峰的紫外光谱扫描图

石菖蒲

Shichangpu

ACORI TATARINOWII RHIZOMA

【化学成分】

表 1-5-10　石菖蒲主要化学成分[28~31]

中英文名、化学式及相对分子质量	结构图	中英文名、化学式及相对分子质量	结构图
5-羟甲基糠醛 5-Hydroxymethyl-2-furfural $C_6H_6O_3$ Exact Mass: 126.03	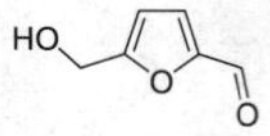 5-羟甲基糠醛 5-Hydroxymethyl-2-furfural	Veraguensin $C_{22}H_{28}O_5$ Exact Mass: 372.19	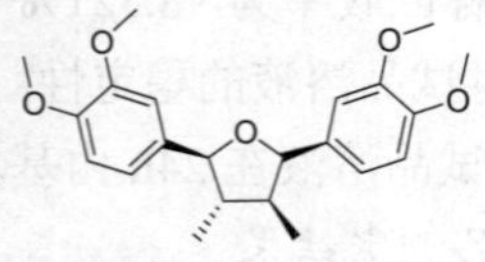 Veraguensin
佛手柑内酯(香柑内酯) Bergapten $C_{12}H_8O_4$ Exact Mass: 216.04	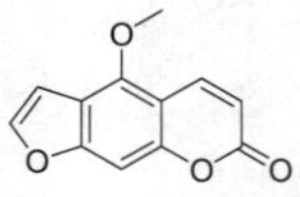 佛手柑内酯　Bergapten	异紫花前胡内酯 Marmesine $C_{14}H_{14}O_4$ Exact Mass: 246.09	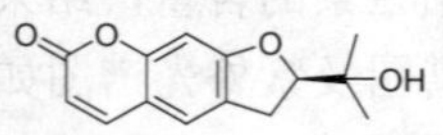 异紫花前胡内酯　Marmesine
β-谷甾醇(谷甾醇) *β*-Sitosterol (Sitosterol) $C_{29}H_{50}O$ Exact Mass: 414.39	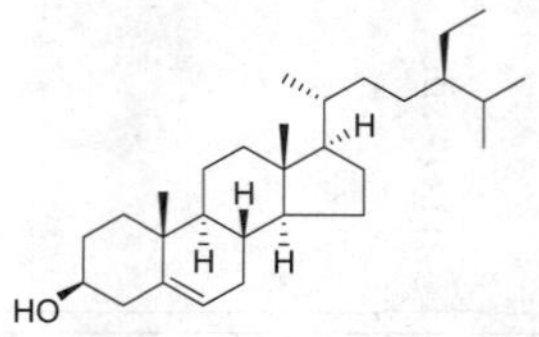 *β*-谷甾醇 (谷甾醇)　*β*-Sitosterol (Sitosterol)	异茴香内酯 Isopimpinellin $C_{13}H_{10}O_5$ Exact Mass: 246.05	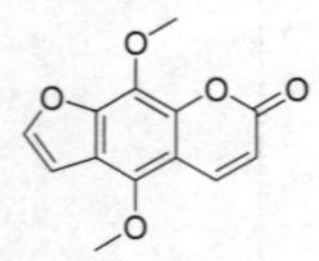 异茴香内酯　Isopimpinellin
丁二酸(琥珀酸) Succinic acid $C_4H_6O_4$ Exact Mass: 118.03	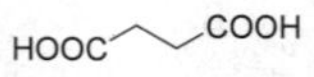 丁二酸 (琥珀酸)　Succinic acid	辛二酸 Suberic acid $C_8H_{14}O_4$ Exact Mass: 174.09	$HOOC-(CH_2)_6-COOH$ 辛二酸　Suberic acid
细辛醛 Asaraldehyde $C_{10}H_{12}O_4$ Exact Mass: 196.07	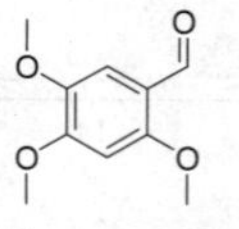 细辛醛　Asaraldehyde	大黄素 Emodin $C_{15}H_{10}O_5$ Exact Mass: 270.05	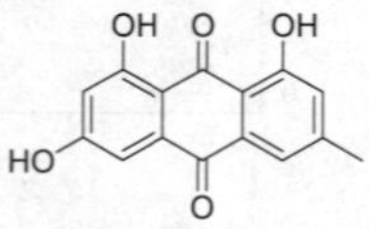 大黄素　Emodin
莰烯 Camphene $C_{10}H_{16}$ Exact Mass: 136.13	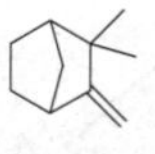 莰烯　Camphene	*β*-榄香烯 *β*-Elemene $C_{15}H_{24}$ Exact Mass: 204.19	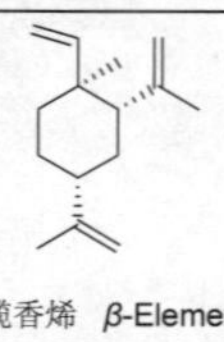 *β*-榄香烯　*β*-Elemene
豆甾醇 Stigmasterol $C_{29}H_{48}O$ Exact Mass: 412.37	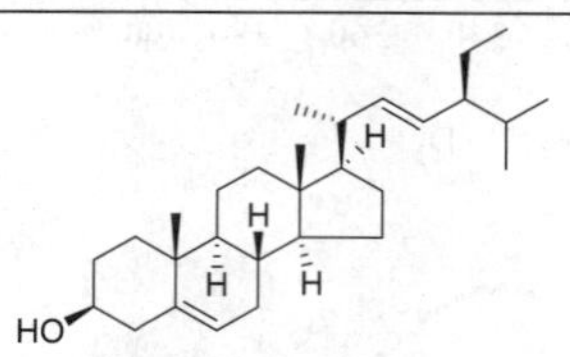 豆甾醇　Stigmasterol	Galgravin $C_{22}H_{28}O_5$ Exact Mass: 372.19	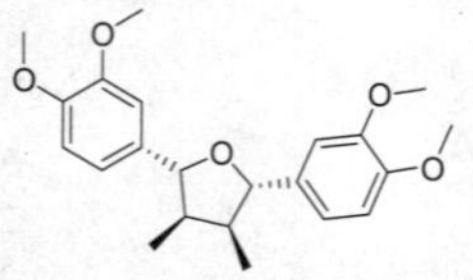 Galgravin
吉马烯 B Germacrene B $C_{15}H_{24}$ Exact Mass: 204.19	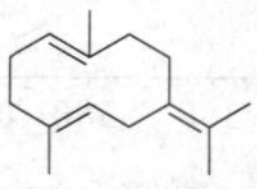 吉马烯 B　Germacrene B	甲基丁香酚 Methyleugenol $C_{11}H_{14}O_2$ Exact Mass: 178.10	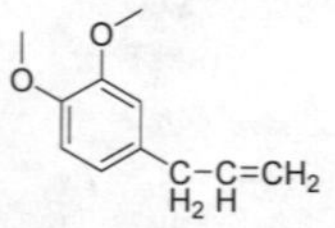 甲基丁香酚　Methyleugenol

续表

中英文名、化学式及相对分子质量	结构图	中英文名、化学式及相对分子质量	结构图
2,4,5-三甲氧基苯甲醛 2,4,5-Trimethoxybenzaldehyde $C_{10}H_{12}O_4$ Exact Mass: 196.07	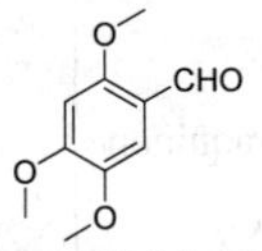 2,4,5-三甲氧基苯甲醛 2,4,5-Trimethoxybenzaldehyde	桉叶素 Eudesmin $C_{22}H_{26}O_6$ Exact Mass: 386.17	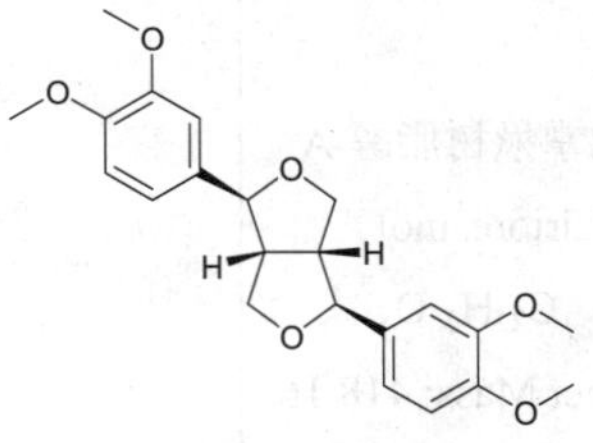 桉叶素 Eudesmin
2,4,5-三甲氧基苯甲酸 2,4,5-Trimethoxy-benzoic acid $C_{10}H_{12}O_5$ Exact Mass: 212.07	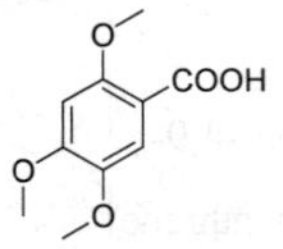 2,4,5-三甲氧基苯甲酸 2,4,5-Trimethoxybenzoic acid	4-羟基-3-甲氧基苯甲酸 4-Hydroxy-3-methoxybenzoic acid $C_8H_8O_4$ Exact Mass: 168.04	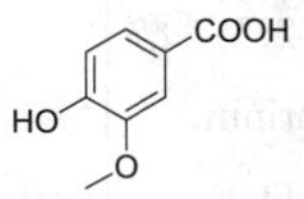 4-羟基-3-甲氧基苯甲酸 4-Hydroxy-3-methoxybenzoic acid
草蒿脑 Estragole $C_{10}H_{12}O$ Exact Mass: 148.09	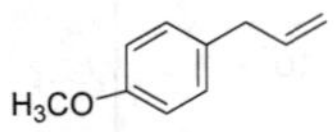 草蒿脑 Estragole		

除以上化学成分外，石昌蒲还含有双[5-甲酰基糠基]-醚、1-(2,4,5)-三甲氧基苯基-丙烷-1,2-二酮、2,5-二甲氧基苯醌、8-异戊二烯基山柰酚、α-细辛醚、β-细辛醚、细辛酮等。

石斛

Shihu

DENDROBII CAULIS

【化学成分】

表 1-5-11a 石斛主要化学成分[32~38]

中英文名、化学式及相对分子质量	结构图	中英文名、化学式及相对分子质量	结构图
Dendrobiumane A $C_{15}H_{26}O_3$ Exact Mass: 254.19	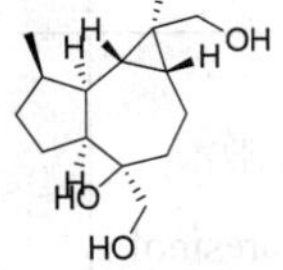 Dendrobiumane A	Dendrodensiflorol $C_{15}H_{24}O_5$ Exact Mass: 284.16	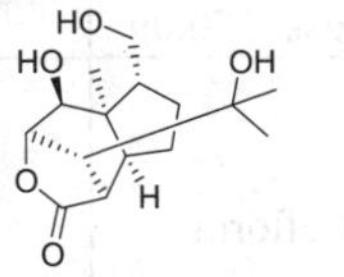 Dendrodensiflorol
Dendrobane A $C_{15}H_{24}O_3$ Exact Mass: 252.17	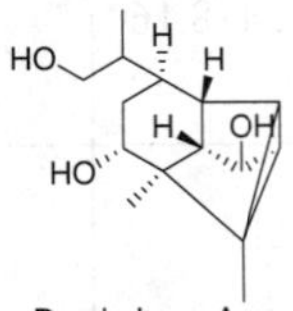 Dendrobane A	鼓槌联苄 Chrysotobibenzyl $C_{19}H_{24}O_5$ Exact Mass: 332.16	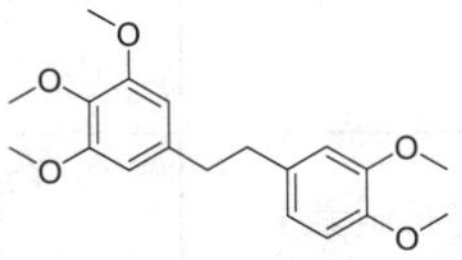 鼓槌联苄 Chrysotobibenzyl

续表

中英文名、化学式及相对分子质量	结构图	中英文名、化学式及相对分子质量	结构图
鹅掌楸树脂醇 A Lirioresinol A $C_{22}H_{26}O_8$ Exact Mass: 418.16	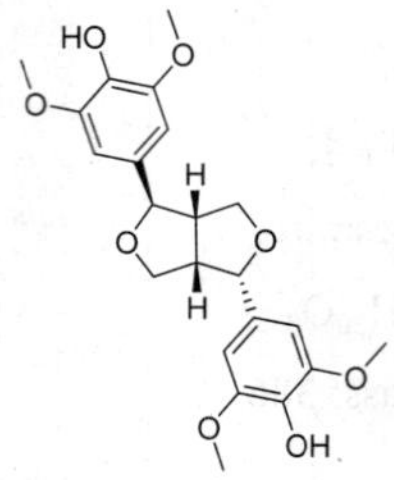 鹅掌楸树脂醇 A Lirioresinol A	2-甲基蒽醌 2-Methylanthraquinone $C_{15}H_{10}O_2$ Exact Mass: 222.07	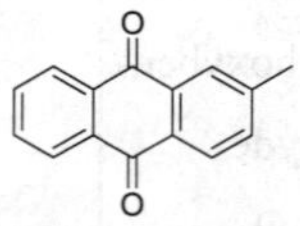 2-甲基蒽醌 2-Methylanthraquinone
4-甲氧基菲-2,7-二醇 Flavanthrinin $C_{15}H_{12}O_3$ Exact Mass: 240.08	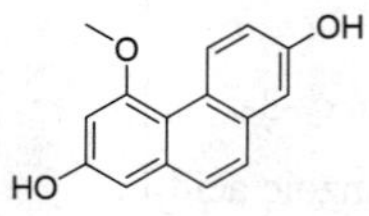 4-甲氧基菲-2,7-二醇 Flavanthrinin	2,5-二羟基-4,9-二甲氧基菲 2,5-Dihydroxy-4,9-dimethoxyphenanthrene $C_{16}H_{14}O_4$ Exact Mass: 270.09	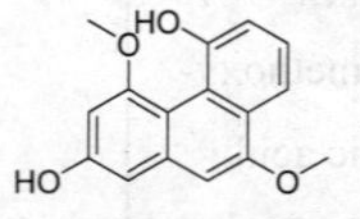 2,5-二羟基-4,9-二甲氧基菲 2,5-Dihydroxy-4,9-dimethoxyphenanthrene
Dendrobin A $C_{16}H_{18}O_4$ Exact Mass: 274.12	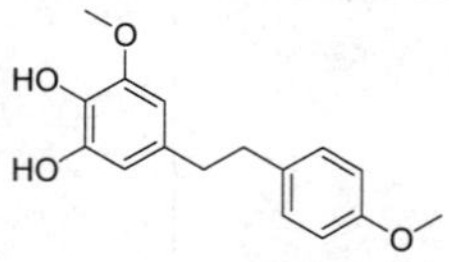 Dendrobin A	石斛酚 Gigantol $C_{15}H_{16}O_4$ Exact Mass: 260.10	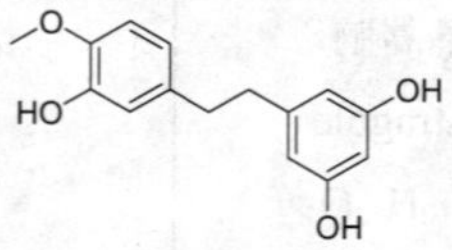 石斛酚 Gigantol
流苏菲 Fimbriatone $C_{16}H_{10}O_5$ Exact Mass: 282.05	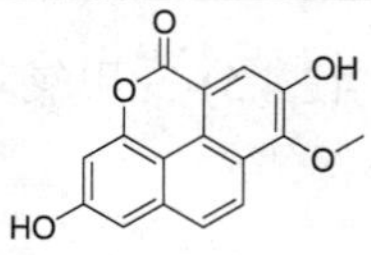 流苏菲 Fimbriatone	毛兰菲 Confusarin $C_{17}H_{16}O_5$ Exact Mass: 300.10	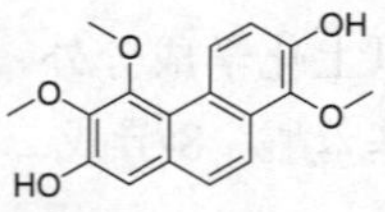 毛兰菲 Confusarin
丁香乙酮 Syringylethanone $C_{10}H_{12}O_4$ Exact Mass: 196.07	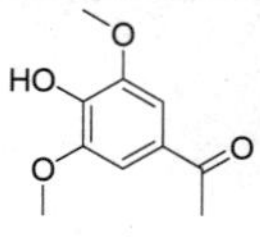 丁香乙酮 Syringylethanone	丁香酸 Syringic acid $C_9H_{10}O_5$ Exact Mass: 198.05	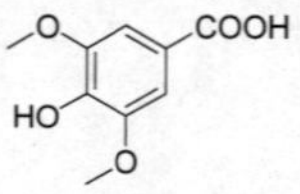 丁香酸 Syringic acid
3,7-二羟基-2,4-二甲氧基菲 3,7-Dihydroxy-2,4-dimethoxyphenanthrene $C_{16}H_{14}O_4$ Exact Mass: 270.09	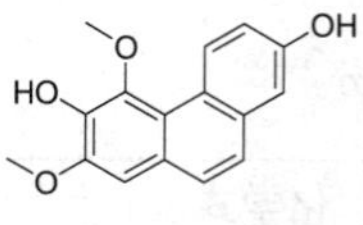 3,7-二羟基-2,4-二甲氧基菲 3,7-Dihydroxy-2,4-dimethoxyphenanthrene	Nobilone $C_{14}H_{10}O_4$ Exact Mass: 242.06	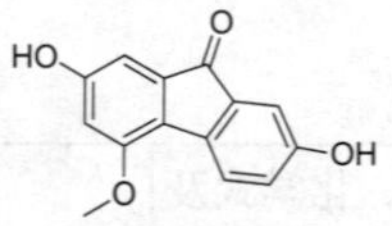 Nobilone
Dendroflorin $C_{14}H_{10}O_5$ Exact Mass: 258.05	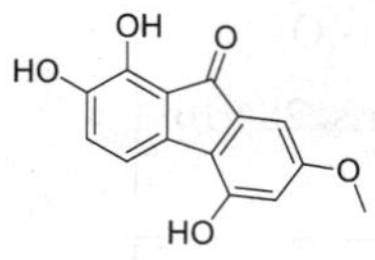 Dendroflorin	(+)-丁香脂素 (+)-Syringaresinol $C_{22}H_{26}O_8$ Exact Mass: 418.16	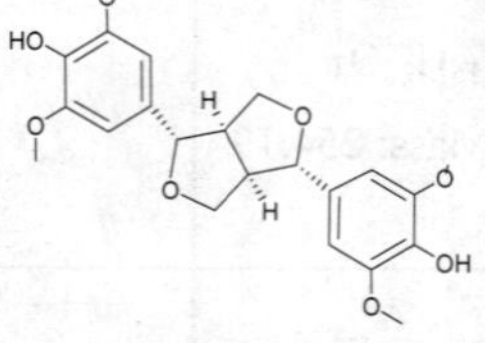 (+)-丁香脂素 (+)-Syringaresinol
铁皮石斛素 I Dendrocandin I $C_{32}H_{32}O_8$ Exact Mass: 544.21	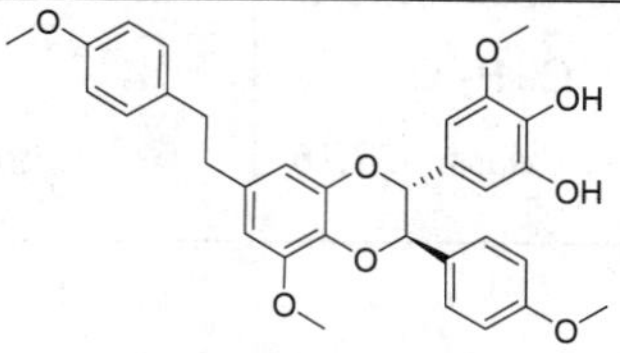 铁皮石斛素 I Dendrocandin I	钩状石斛素 Aduncin $C_{15}H_{18}O_6$ Exact Mass: 294.11	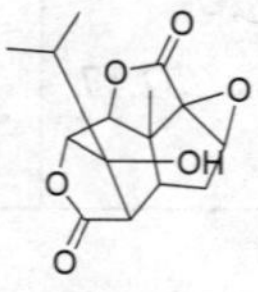 钩状石斛素 Aduncin

续表

中英文名、化学式及相对分子质量	结构图	中英文名、化学式及相对分子质量	结构图
铁皮石斛素 G Dendrocandin G $C_{31}H_{30}O_8$ Exact Mass: 530.19	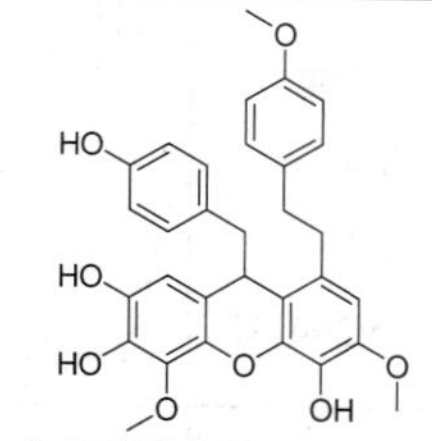 铁皮石斛素 G　Dendrocandin G	铁皮石斛素 H Dendrocandin H $C_{30}H_{22}O_9$ Exact Mass: 526.13	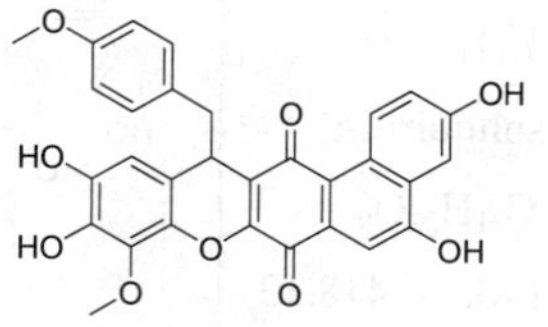 铁皮石斛素 H　Dendrocandin H
对羟基苯甲醛 *p*-Hydroxybenzaldehyde $C_7H_6O_2$ Exact Mass: 122.04	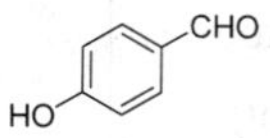 对羟基苯甲醛　*p*-Hydroxybenzaldehyde	香草醛 Vanillin $C_8H_8O_3$ Exact Mass: 152.05	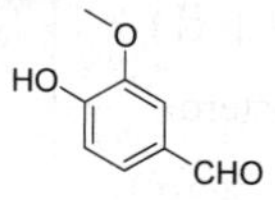 香草醛　Vanillin
罗布麻宁 Apocynin $C_9H_{10}O_3$ Exact Mass: 166.06	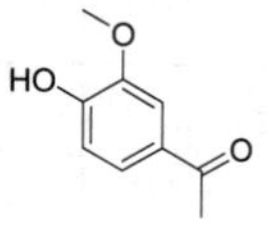 罗布麻宁　Apocynin	松柏醛 Coniferyl aldehyde $C_{10}H_{10}O_3$ Exact Mass: 178.06	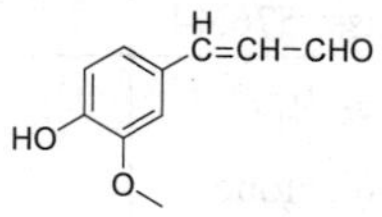 松柏醛　Coniferyl aldehyde
玫瑰石斛素 Crepidatin $C_{18}H_{22}O_5$ Exact Mass: 318.15	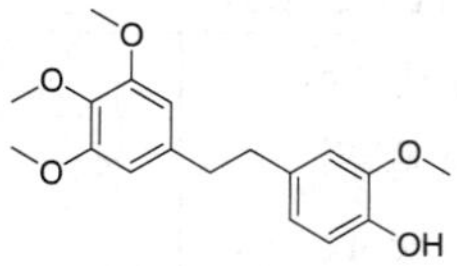 玫瑰石斛素　Crepidatin	鼓槌石斛素 Chrysotoxine $C_{18}H_{22}O_5$ Exact Mass: 318.15	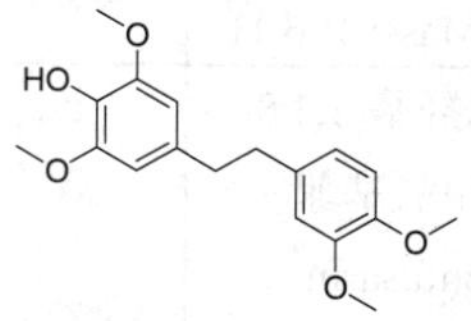 鼓槌石斛素　Chrysotoxine
杓唇石斛素 Moscatilin $C_{17}H_{20}O_5$ Exact Mass: 304.13	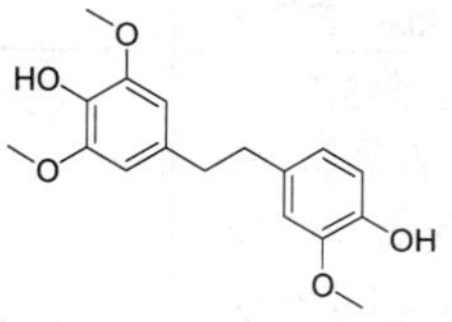 杓唇石斛素　Moscatilin	果香菊素 A Nobilin A $C_{17}H_{20}O_5$ Exact Mass: 304.13	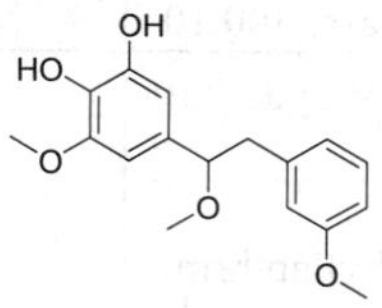 果香菊素 A　Nobilin A
果香菊素 B Nobilin B $C_{17}H_{20}O_6$ Exact Mass: 320.13	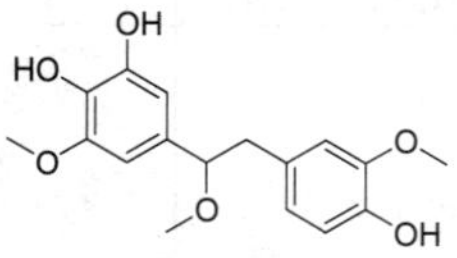 果香菊素 B　Nobilin B	果香菊素 C Nobilin C $C_{18}H_{22}O_6$ Exact Mass: 334.14	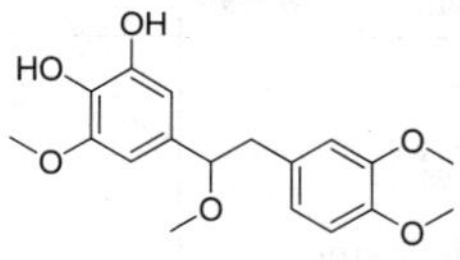 果香菊素 C　Nobilin C
果香菊素 D Nobilin D $C_{16}H_{18}O_6$ Exact Mass: 306.11	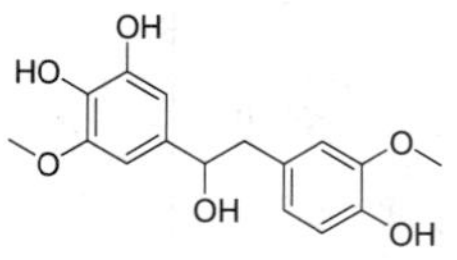 果香菊素 D　Nobilin D	果香菊素 E Nobilin E $C_{32}H_{32}O_8$ Exact Mass: 544.21	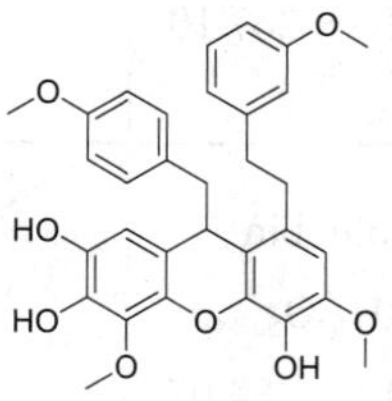 果香菊素 E　Nobilin E
对羟基反式肉桂酸三十烷基酯 Defuscin $C_{39}H_{68}O_3$ Exact Mass: 584.52	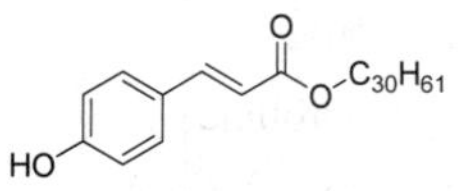 对羟基反式肉桂酸三十烷基酯 Defuscin	对羟基苯甲酸 *p*-Hydroxybenzoic acid $C_7H_6O_3$ Exact Mass: 138.03	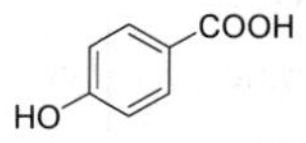 对羟基苯甲酸　*p*-Hydroxybenzoic acid

续表

中英文名、化学式及相对分子质量	结构图	中英文名、化学式及相对分子质量	结构图
异甘草苷 Isoliquiritin $C_{21}H_{22}O_9$ Exact Mass: 418.13	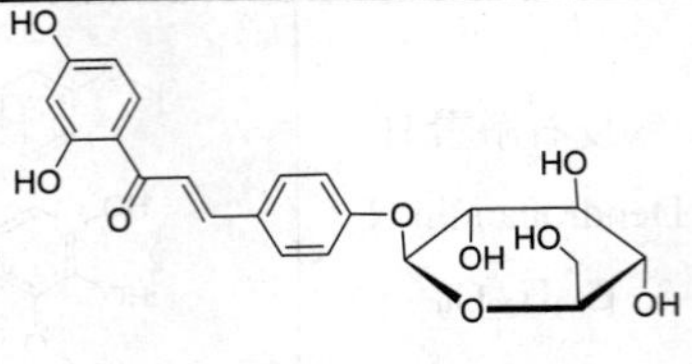 异甘草苷　Isoliquiritin	大黄素甲醚 Physcion $C_{16}H_{12}O_5$ Exact Mass: 284.07	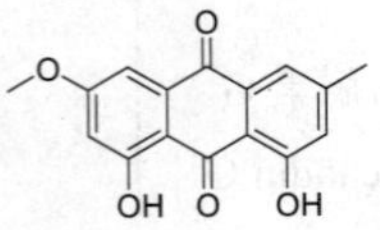 大黄素甲醚　Physcion
胡萝卜苷 (β-胡萝卜苷) Daucosterol (β-Daucosterol) $C_{35}H_{60}O_6$ Exact Mass: 576.44	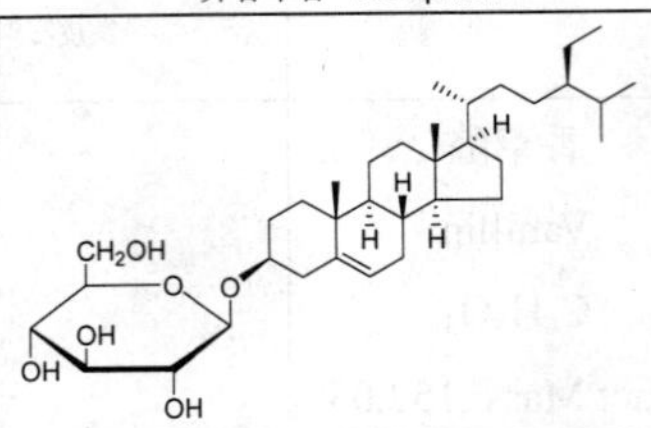 胡萝卜苷 (β-胡萝卜苷)　Daucosterol (β-Daucosterol)	β-谷甾醇(谷甾醇) β-Sitosterol (Sitosterol) $C_{29}H_{50}O$ Exact Mass: 414.39	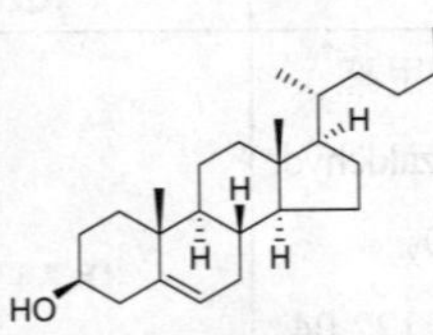 β-谷甾醇 (谷甾醇)　β-Sitosterol (Sitosterol)
洋地黄内酯 Digiprolactone $C_{11}H_{16}O_3$ Exact Mass: 196.11	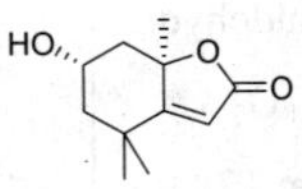 洋地黄内酯　Digiprolactone	柚皮素 Naringenin $C_{15}H_{12}O_5$ Exact Mass: 272.07	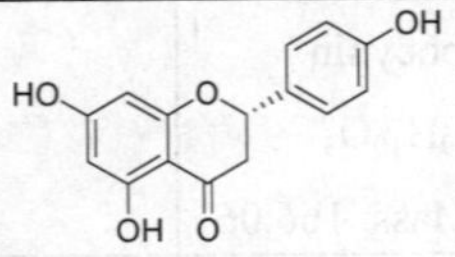 柚皮素　Naringenin
2,7-二羟基-3,4,8-三甲氧基菲 Confusarin $C_{17}H_{16}O_5$ Exact Mass: 300.10	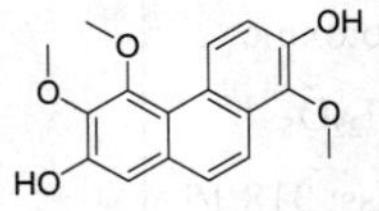 2,7-二羟基-3,4,8-三甲氧基菲　Confusarin	2,5-二羟基-3,4-二甲氧基菲 Nudol $C_{16}H_{14}O_4$ Exact Mass: 270.09	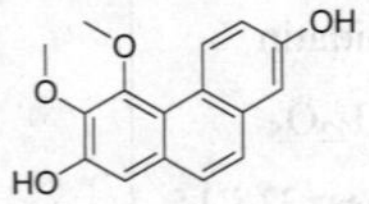 2,5-二羟基-3,4-二甲氧基菲　Nudol
3,5-二羟基-2,4-二甲氧基菲 Bulbophyllanthrin $C_{16}H_{14}O_4$ Exact Mass: 270.09	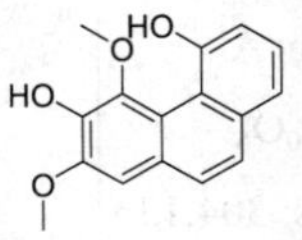 3,5-二羟基-2,4-二甲氧基菲　Bulbophyllanthrin	4,4′-二羟基-3,5-二甲氧基联苄 4,4′-Dihydroxy-3,5-dimethoxybibenzyl $C_{16}H_{18}O_4$ Exact Mass: 274.12	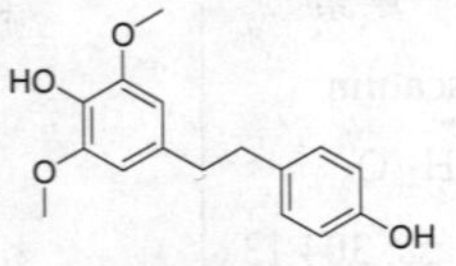 4,4′-二羟基-3,5-二甲氧基联苄 4,4′-Dihydroxy-3,5-dimethoxybibenzyl
腺苷 Adenosine $C_{10}H_{13}N_5O_4$ Exact Mass: 267.10	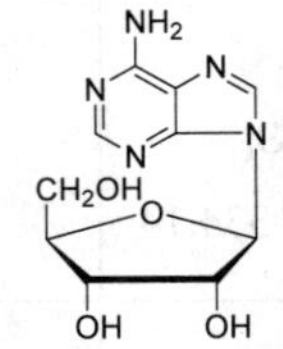 腺苷　Adenosine	Erigeside Ⅱ $C_{17}H_{24}O_8$ Exact Mass: 356.15	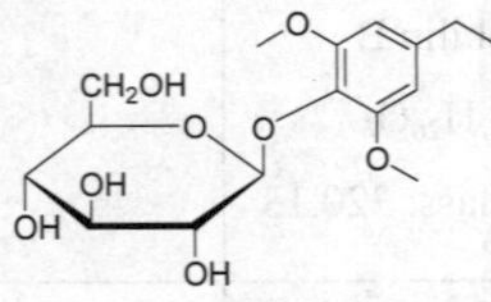 Erigeside Ⅱ
Denbinobin $C_{16}H_{12}O_5$ Exact Mass: 284.07	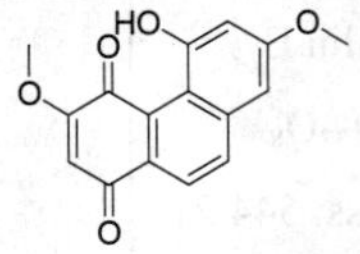 Denbinobin	N-对香豆酰酪胺 Paprazine $C_{17}H_{17}NO_3$ Exact Mass: 283.12	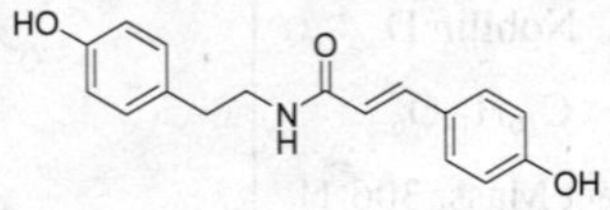 N-对香豆酰酪胺　Paprazine
石斛碱 Dendrobine $C_{16}H_{25}NO_2$ Exact Mass: 263.19	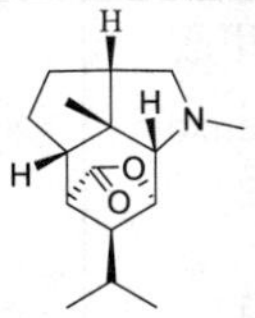 石斛碱　Dendrobine	6-羟基石斛碱 6-Hydroxydendrobine $C_{16}H_{25}NO_3$ Exact Mass: 279.18	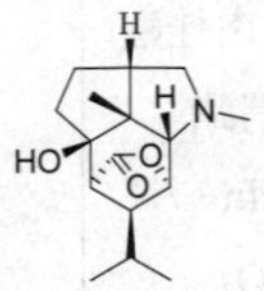 6-羟基石斛碱　6-Hydroxydendrobine

续表

中英文名、化学式及相对分子质量	结构图	中英文名、化学式及相对分子质量	结构图
石斛次碱 Nobilonine $C_{17}H_{27}NO_3$ Exact Mass: 293.20	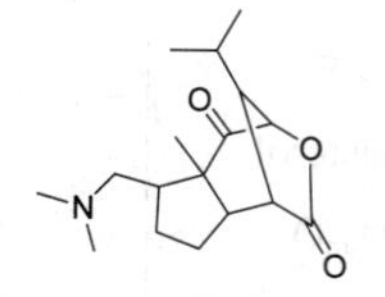 石斛次碱 Nobilonine	毛兰素 Erianin $C_{18}H_{22}O_5$ Exact Mass: 318.15	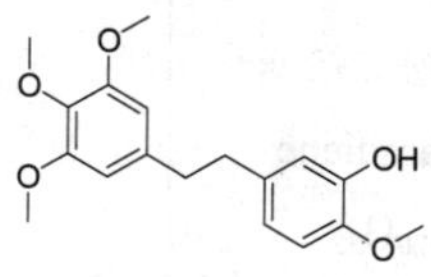 毛兰素 Erianin
Koaburaside $C_{14}H_{20}O_9$ Exact Mass: 332.11	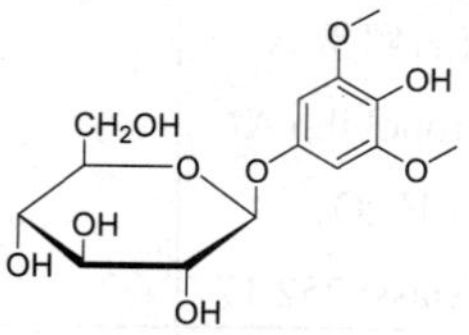 Koaburaside	5-羟甲基糠醛 5-Hydroxymethyl-2-furfural $C_6H_6O_3$ Exact Mass: 126.03	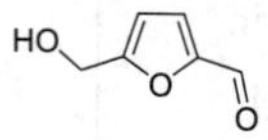 5-羟甲基糠醛 5-Hydroxymethyl-2-furfural
阿魏酸 Ferulic acid $C_{10}H_{10}O_4$ Exact Mass: 194.06	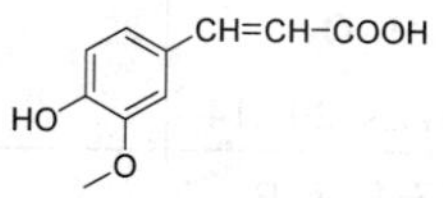 阿魏酸 Ferulic acid	2,4,7-三羟基-9,10-二氢菲 2,4,7-Trihydroxy-9,10-dihydrophenanthrene $C_{14}H_{12}O_3$ Exact Mass: 228.08	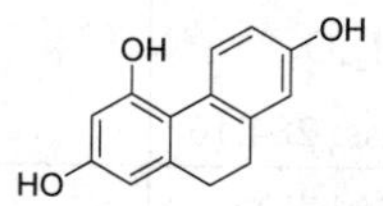 2,4,7-三羟基-9,10-二氢菲 2,4,7-Trihydroxy-9,10-dihydrophenanthrene
反-*N*-(4-羟基苯乙基)阿魏酸酰胺 Moupinamide $C_{18}H_{19}NO_4$ Exact Mass: 313.13	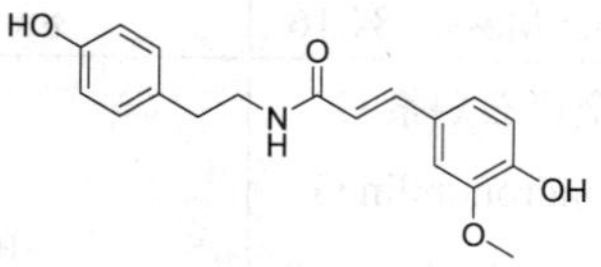 反-*N*-(4-羟基苯乙基)阿魏酸酰胺 Moupinamide	香草酸 Vanillic acid $C_8H_8O_4$ Exact Mass: 168.04	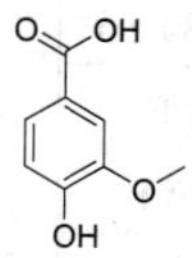 香草酸 Vanillic acid
二氢白藜芦醇 Dihydroresveratrol $C_{14}H_{14}O_3$ Exact Mass: 230.09	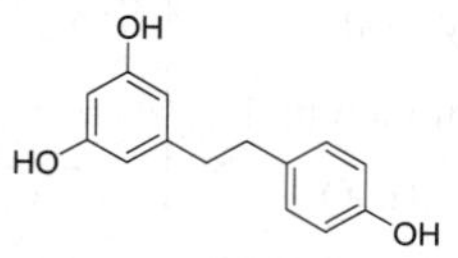 二氢白藜芦醇 Dihydroresveratrol	Dendromoniliside E $C_{28}H_{38}O_{14}$ Exact Mass: 598.23	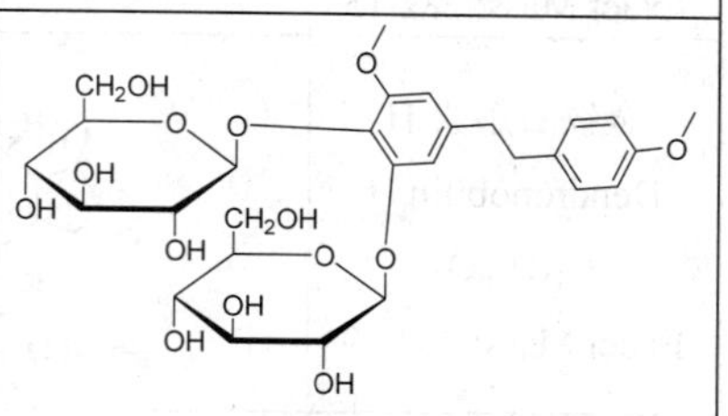 Dendromoniliside E
十六烷酸(棕榈酸) Hexadecanoic acid (Palmitic acid) $C_{16}H_{32}O_2$ Exact Mass: 256.24	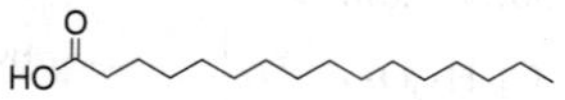 十六烷酸(棕榈酸) Hexadecanoic acid (Palmitic acid)	十七烷 Heptadecane $C_{17}H_{36}$ Exact Mass: 240.28	$H_3C-(CH_3)_{15}-CH_3$ 十七烷 Heptadecane
对羟基苯丙酸 *p*-Hydroxy-phenylpropionic acid $C_9H_{10}O_3$ Exact Mass: 166.06	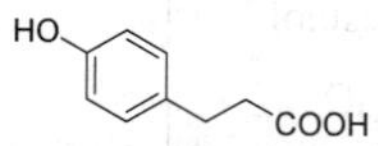 对羟基苯丙酸 *p*-Hydroxy-phenylpropionic acid	对羟基桂皮酸 *p*-Hydroxy cinnamic acid $C_9H_8O_3$ Exact Mass: 164.05	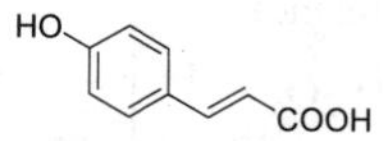 对羟基桂皮酸 *p*-Hydroxy cinnamic acid
裂环异落叶松脂醇 Secoisolariciresinol $C_{20}H_{26}O_6$ Exact Mass: 362.17	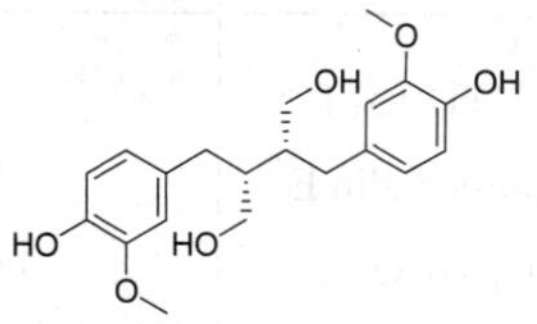 裂环异落叶松脂素 Secoisolariciresinol	十七酸 Heptadecanoic acid $C_{17}H_{34}O_2$ Exact Mass: 270.26	$H_3C-(CH_3)_{15}-COOH$ 十七酸 Heptadecanoic acid

续表

中英文名、化学式及相对分子质量	结构图	中英文名、化学式及相对分子质量	结构图
海松二烯 Pimaradiene $C_{20}H_{32}$ Exact Mass: 272.25	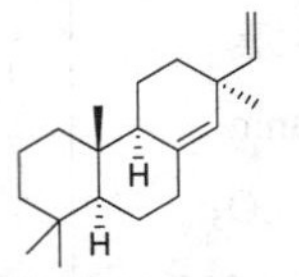 海松二烯 Pimaradiene	豆甾醇 Stigmasterol $C_{29}H_{48}O$ Exact Mass: 412.37	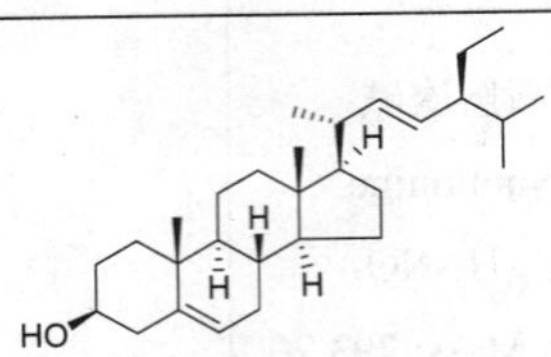 豆甾醇 Stigmasterol
Dengibsin $C_{14}H_{10}O_4$ Exact Mass: 242.06	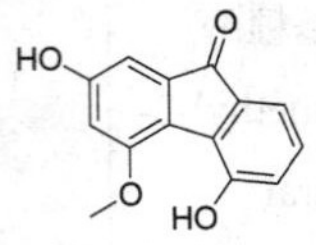 Dengibsin	金钗石斛素 A Dendronobilin A $C_{15}H_{24}O_3$ Exact Mass: 252.17	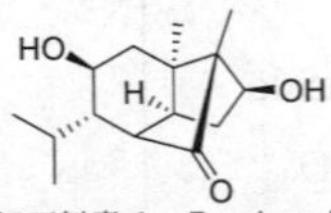 金钗石斛素 A Dendronobilin A
金钗石斛素 B Dendronobilin B $C_{15}H_{24}O_5$ Exact Mass: 284.16	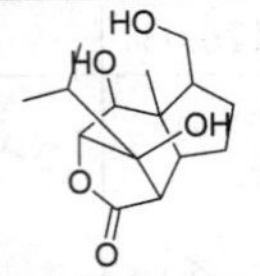 金钗石斛素 B Dendronobilin B	金钗石斛素 C Dendronobilin C $C_{15}H_{22}O_6$ Exact Mass: 298.14	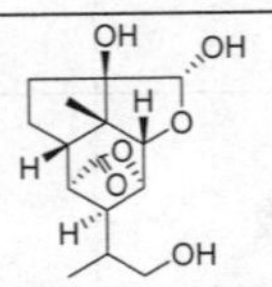 金钗石斛素 C Dendronobilin C
金钗石斛素 D Dendronobilin D $C_{15}H_{24}O_5$ Exact Mass: 284.16	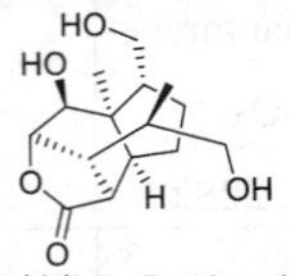 金钗石斛素 D Dendronobilin D	金钗石斛素 E Dendronobilin E $C_{15}H_{24}O_5$ Exact Mass: 284.16	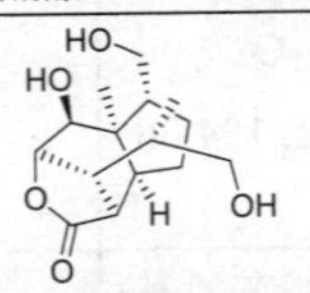 金钗石斛素 E Dendronobilin E
金钗石斛素 F Dendronobilin F $C_{15}H_{22}O_5$ Exact Mass: 282.15	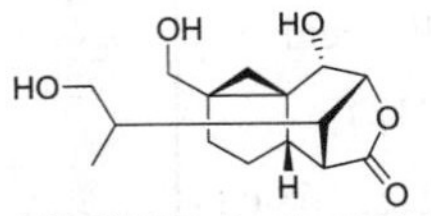 金钗石斛素 F Dendronobilin F	金钗石斛素 G Dendronobilin G $C_{15}H_{26}O_3$ Exact Mass: 254.19	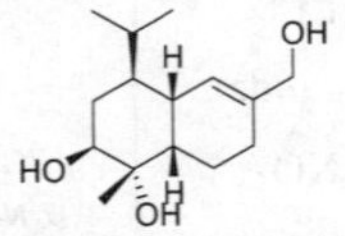 金钗石斛素 G Dendronobilin G
金钗石斛素 H Dendronobilin H $C_{15}H_{26}O_3$ Exact Mass: 254.19	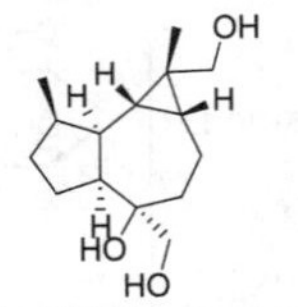 金钗石斛素 H Dendronobilin H	金钗石斛素 I Dendronobilin I $C_{15}H_{24}O_3$ Exact Mass: 252.17	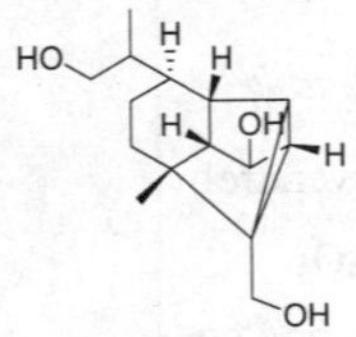 金钗石斛素 I Dendronobilin I
铁皮石斛素 A Dendrocandin A $C_{17}H_{20}O_5$ Exact Mass: 304.13	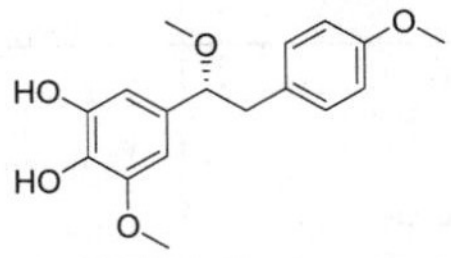 铁皮石斛素 A Dendrocandin A	铁皮石斛素 D Dendrocandin D $C_{17}H_{20}O_5$ Exact Mass: 304.13	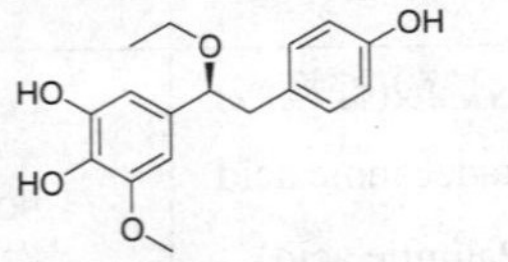 铁皮石斛素 D Dendrocandin D
松脂素 Pinoresinol $C_{20}H_{22}O_6$ Exact Mass: 358.14	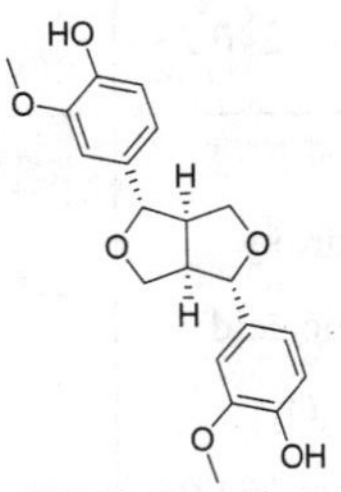 松脂素 Pinoresinol	5′-甲氧基-(−)-松脂素 Medioresinol $C_{21}H_{24}O_7$ Exact Mass: 388.15	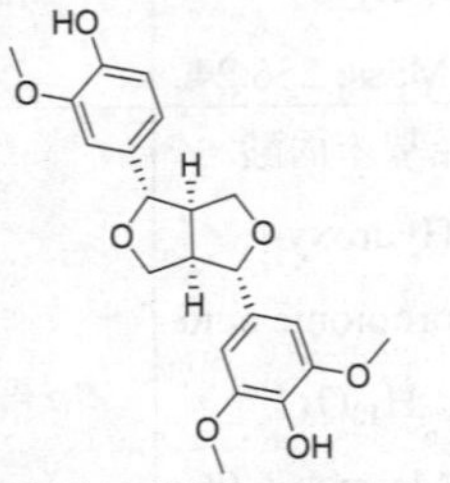 5′-甲氧基-(−)-松脂素 Medioresinol
铁皮石斛素 B Dendrocandin B $C_{27}H_{30}O_8$ Exact Mass: 482.19	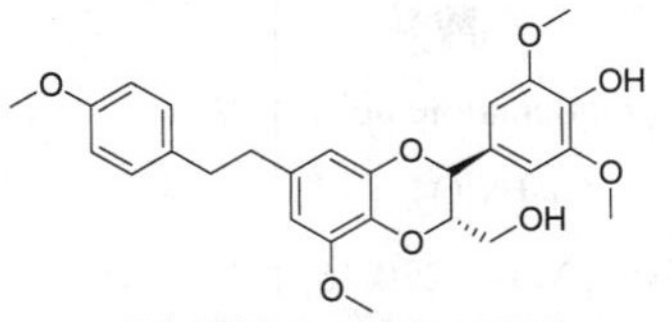 铁皮石斛素 B Dendrocandin B	铁皮石斛素 E Dendrocandin E $C_{15}H_{16}O_5$ Exact Mass: 276.10	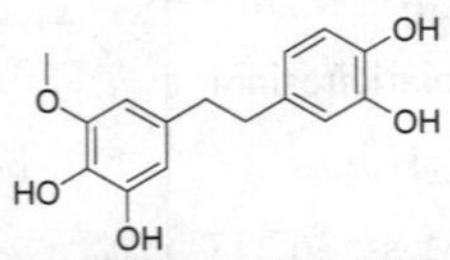 铁皮石斛素 E Dendrocandin E

续表

中英文名、化学式及相对分子质量	结构图	中英文名、化学式及相对分子质量	结构图
铁皮石斛素 C Dendrocandin C $C_{16}H_{18}O_5$ Exact Mass: 290.12	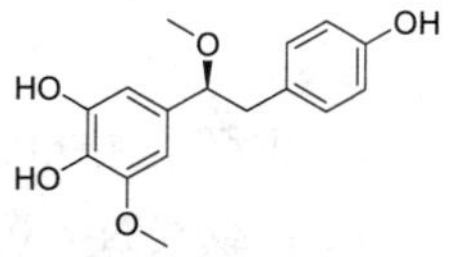 铁皮石斛素 C Dendrocandin C	铁皮石斛素 F Dendrocandin F $C_{32}H_{32}O_8$ Exact Mass: 544.21	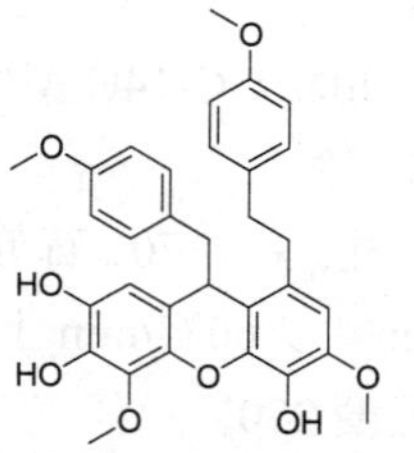 铁皮石斛素 F Dendrocandin F
2-羟基苯丙醇 2-Hydroxyphenylpro-panol $C_9H_{12}O_2$ Exact Mass: 152.08	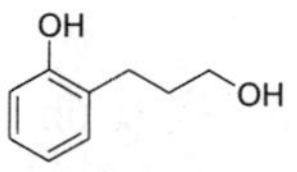 2-羟基苯丙醇 2-Hydroxyphenylpropanol	丁香醛 Syringaldehyde $C_9H_{10}O_4$ Exact Mass: 182.06	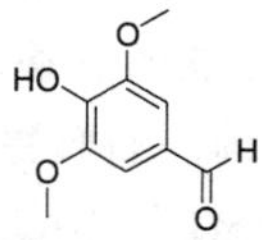 丁香醛 Syringaldehyde
尿苷 Uridine $C_9H_{12}N_2O_6$ Exact Mass: 244.07	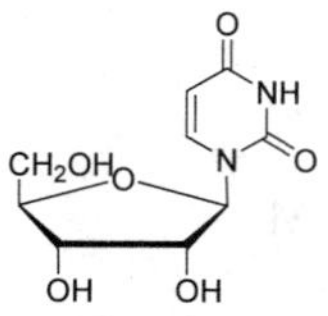 尿苷 Uridine	蔗糖 Sucrose $C_{12}H_{22}O_{11}$ Exact Mass: 342.12	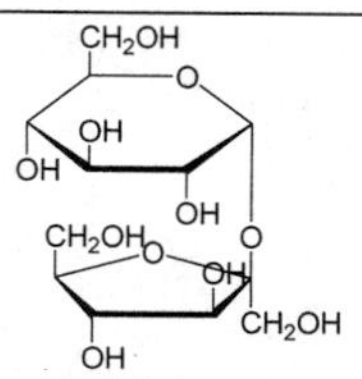 蔗糖 Sucrose

表 1-5-11b 石斛其他主要化学成分[32～38]

中英文名	中英文名
2,5-二羟基-3,4-二甲氧基菲	1,5-二羧基-1,2,3,4-四甲氧基菲
对羟基苯丙酰酪胺	4-二羟基-5,4′-二甲氧基联苄
3′-羟基-3,4,5′-三甲氧基联苄	4,4′-二羟基-3,3′,5-三甲氧基联苄
3,4′-二羟基-5-甲氧基联苄	Icariol A_2-4-*O*-*β*-D-glucopyranoside
3′,4-二羟基-3,5′-二甲氧基联苄	二氢阿魏酸酪胺
(+)-丁香脂素-*O*-*β*-D-吡喃葡萄糖苷	二氢松柏醇二氢对羟基桂皮酸酯
铁皮石斛多糖DT_2	(+)-Lyoniresinol-3*α*-*β*-D-glucopyranoside
三十一烷醇	铁皮石斛多糖DT_3
3-甲氧基-4-羟基反式肉桂酸二十二烷酯	3-甲氧基-4-羟基反式肉桂酸二十四烷酯
2,4,7-三羟基-5-甲基芴酮	铁皮石斛素J
铁皮石斛素O	铁皮石斛素K
铁皮石斛素P	铁皮石斛素L
铁皮石斛素Q	铁皮石斛素M
铁皮石斛素R	铁皮石斛素N
Bullatantirol	10*β*,13,14-Trihydroxyalloaromadendrane
Nobilate	10,12-Dihydroxypicrotoxane
6*α*,10,12-Trihydroxypicrotoxane	*α*-羟基丁香丙酮
α-Hydroxysyringylethanone	3-羟基-4-甲氧基苯乙醇
二氢松柏醇	3′,5,5′,7-四羟基二氢黄酮

【分析方法】

1　气相色谱法测定金钗石斛中石斛碱的含量[39]

1.1 仪器

Shimadzu GC-14C 型气相色谱仪，氢火焰离子检测器。

1.2 色谱条件

色谱柱：OV1701 石英毛细管柱(30mm×0.32mm，0.25μm)；压力进样 137.8kPa • s；毛细管温度：70℃，保持 5min，以 60℃/min 上升至 230℃，保持 5min；气化室温度 230℃；载气 N_2，0.60mL/min；分流比 50∶1；检测器温度 250℃；氢气 30mL/min，空气 400mL/min，尾吹 30mL/min；分析时间 35min。

1.3 对照品溶液的制备

取石斛碱对照品，用适量甲醇溶解。

1.4 供试品溶液的制备

称取粉碎的石斛生药 1g，用 250mL 75%酸性乙醇(pH=3)于 80℃提取 6h，提取液 pH 调至中性后，适当浓缩，调 pH 至 10，用氯仿萃取(80mL×5)，萃取液挥干，用甲醇溶解并定容至 10mL。

石榴皮

Shiliupi

GRANATI PERICARPIUM

【化学成分】

表 1-5-12　石榴皮主要化学成分[40]

中英文名、化学式及相对分子质量	结构图	中英文名、化学式及相对分子质量	结构图
异槲皮苷 Isoquercitrin $C_{21}H_{20}O_{12}$ Exact Mass: 464.10	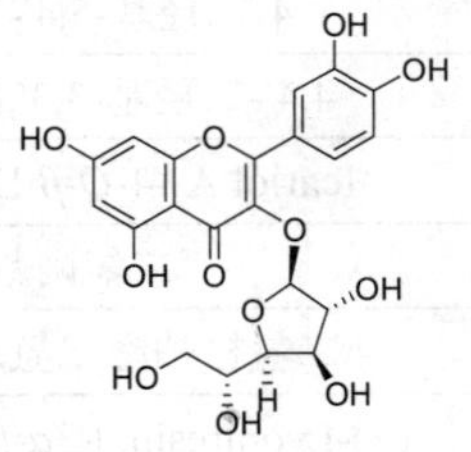 异槲皮苷 Isoquercitrin	石榴皮碱 Granatenine $C_8H_{13}N$ Exact Mass: 123.10	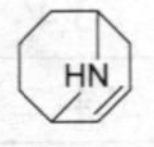 石榴皮碱 Granatenine
没食子酸 Gallic acid $C_7H_6O_5$ Exact Mass: 170.02	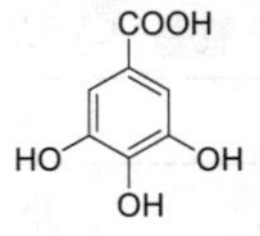 没食子酸 Gallic acid	苹果酸 Malic acid $C_4H_6O_5$ Exact Mass: 134.02	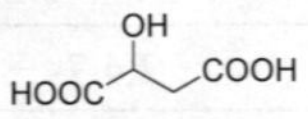 苹果酸 Malic acid
天门冬氨酸 Aspartic acid $C_4H_7NO_4$ Exact Mass: 133.04	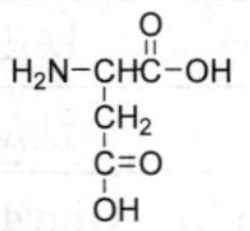 天门冬氨酸 Aspartic acid	丝氨酸 Serine $C_3H_7NO_3$ Exact Mass: 105.04	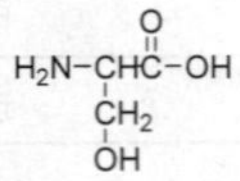 丝氨酸 Serine
谷氨酸 Glutamic acid $C_5H_9NO_4$ Exact Mass: 147.05	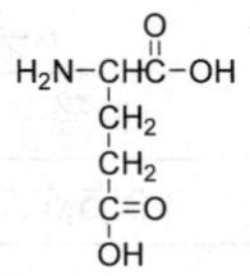 谷氨酸 Glutamic acid	脯氨酸 Proline $C_5H_9NO_2$ Exact Mass: 115.06	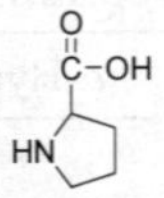 脯氨酸 Proline

续表

中英文名、化学式及相对分子质量	结构图	中英文名、化学式及相对分子质量	结构图
甘氨酸 Glycine $C_2H_5NO_2$ Exact Mass: 75.03	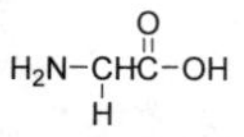 甘氨酸 Glycine	丙氨酸 Alanine $C_3H_7NO_2$ Exact Mass: 89.05	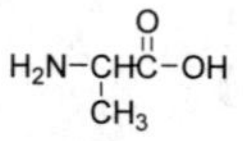 丙氨酸 Alanine
胱氨酸 Cystine $C_6H_{12}N_2O_4S_2$ Exact Mass: 240.02	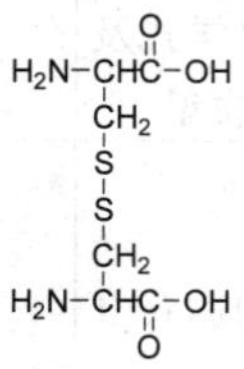 胱氨酸 Cystine	酪氨酸 Tyrosine $C_9H_{11}NO_3$ Exact Mass: 181.07	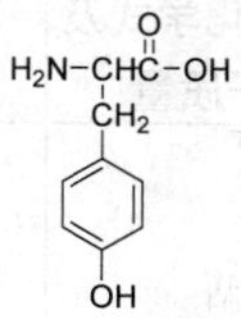 酪氨酸 Tyrosine
亮氨酸 Leucine $C_6H_{13}NO_2$ Exact Mass: 131.09	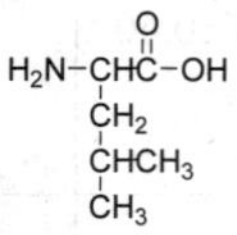 亮氨酸 Leucine	苯丙氨酸 Phenylalanine $C_9H_{11}NO_2$ Exact Mass: 165.08	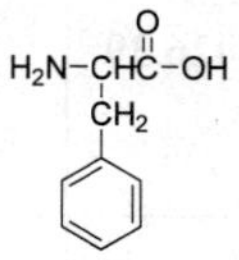 苯丙氨酸 Phenylalanine
赖氨酸 Lysine $C_6H_{14}N_2O_2$ Exact Mass: 146.11	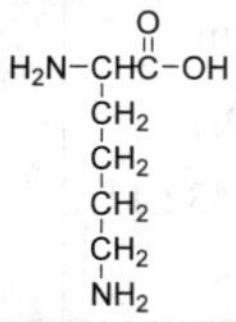 赖氨酸 Lysine	组氨酸 Histidine $C_6H_9N_3O_2$ Exact Mass: 155.07	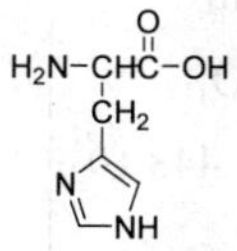 组氨酸 Histidine
缬氨酸 Valine $C_5H_{11}NO_2$ Exact Mass: 117.08	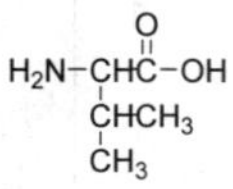 缬氨酸 Valine	异亮氨酸 Isoleucine $C_6H_{13}NO_2$ Exact Mass: 131.09	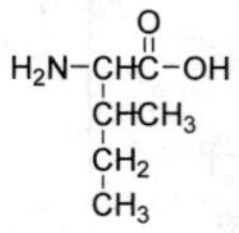 异亮氨酸 Isoleucine

【分析方法】

1 高效液相色谱法测定石榴皮中乌索酸和齐墩果酸的含量[41]

1.1 仪器

Waters 高效液相色谱仪，2996 二极管阵列检测器。

1.2 色谱条件

色谱柱：Kromasil C_{18} 柱(250mm×4.6mm，5μm)；流动相：甲醇-水-磷酸(88∶12∶0.1)；流速 0.8mL/min；检测波长 210nm；柱温 28℃；分析时间 25min。

1.3 对照品溶液的制备

分别称取乌索酸和齐墩果酸对照品，用适量甲醇溶解。

1.4 供试品溶液的制备

称取粉碎的石榴皮生药 5g，用 40mL 乙醇超声提取 90min，滤过，定容至 50mL，即得。

布渣叶

Buzhaye

MICROCTIS FOLIUM

【化学成分】

表 1-5-13　布渣叶主要化学成分[42~44]

中英文名、化学式及相对分子质量	结构图	中英文名、化学式及相对分子质量	结构图
无羁萜 Friedelin $C_{30}H_{50}O$ Exact Mass: 426.39	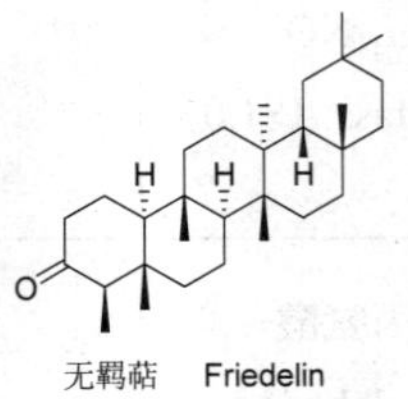 无羁萜　Friedelin	阿江榄仁树葡糖苷Ⅱ Arjunglucoside Ⅱ $C_{36}H_{58}O_{10}$ Exact Mass: 650.40	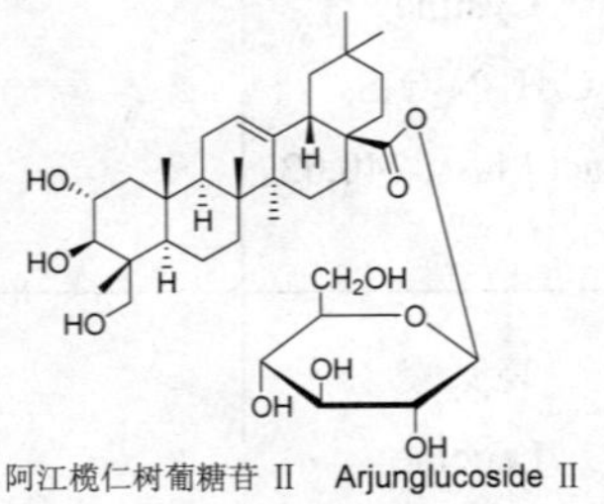 阿江榄仁树葡糖苷 Ⅱ　Arjunglucoside Ⅱ
牡荆苷(牡荆素) Vitexin $C_{21}H_{20}O_{11}$ Exact Mass: 448.10	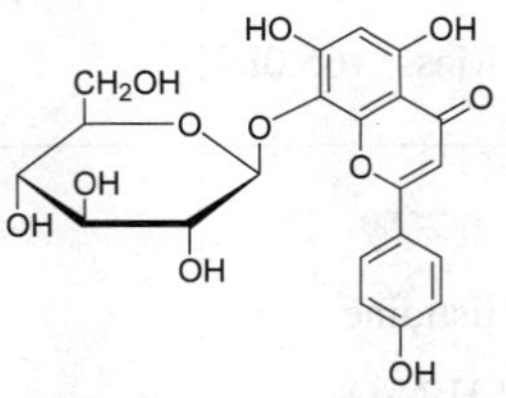 牡荆苷 (牡荆素)　Vitexin	异牡荆黄素(异牡荆苷) Isovitexin $C_{21}H_{20}O_{10}$ Exact Mass: 432.11	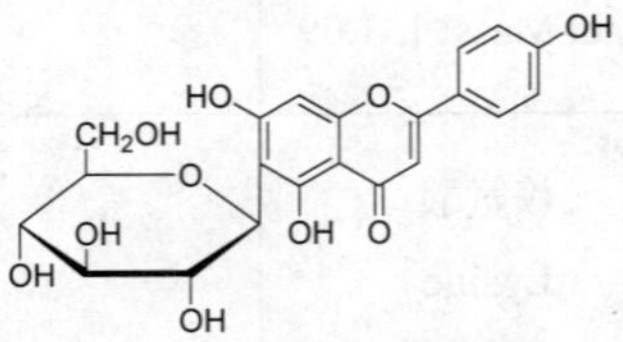 异牡荆黄素(异牡荆苷)　Isovitexin
异佛来心苷 Isoviolanthin $C_{27}H_{30}O_{14}$ Exact Mass: 578.16	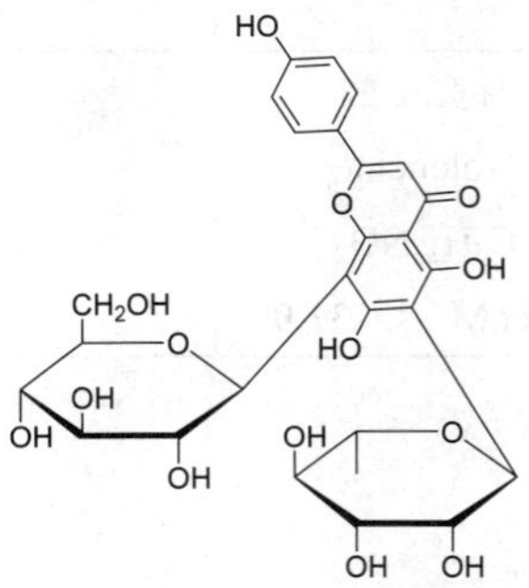 异佛来心苷　Isoviolanthin	佛来心苷 Violanthin $C_{27}H_{30}O_{14}$ Exact Mass: 578.16	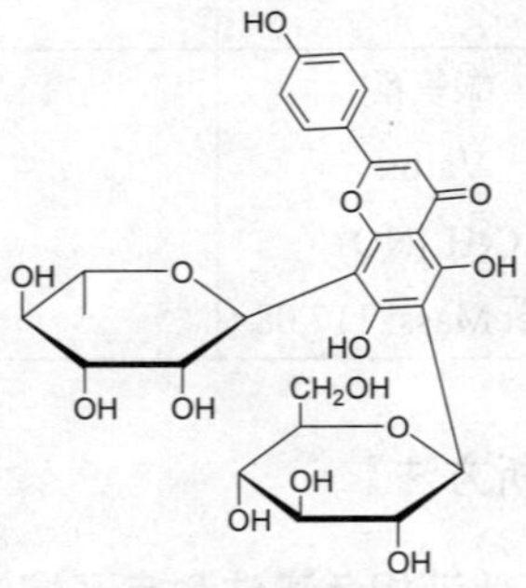 佛来心苷　Violanthin
异鼠李素-3-*O*-*β*-D-葡萄糖苷 Isorhamnetin-3-*O*-*β*-D-glucopyranoside $C_{23}H_{24}O_{11}$ Exact Mass: 476.13	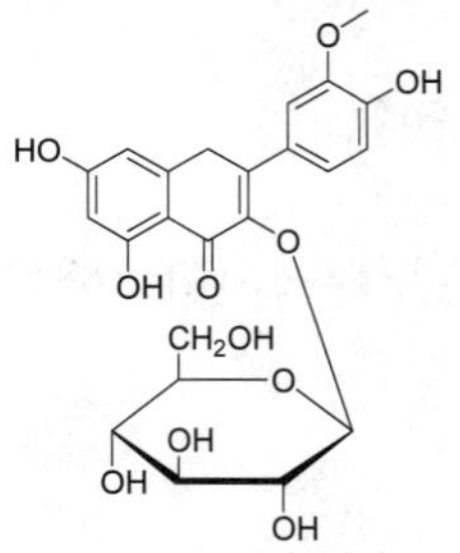 异鼠李素-3-*O*-*β*-D-葡萄糖苷 Isorhamnetin-3-*O*-*β*-D-glucopyranoside	异鼠李素-3-*O*-*β*-芸香糖苷 Isorhamnetin-3-*O*-*β*-rutinoside $C_{28}H_{32}O_{16}$ Exact Mass: 624.17	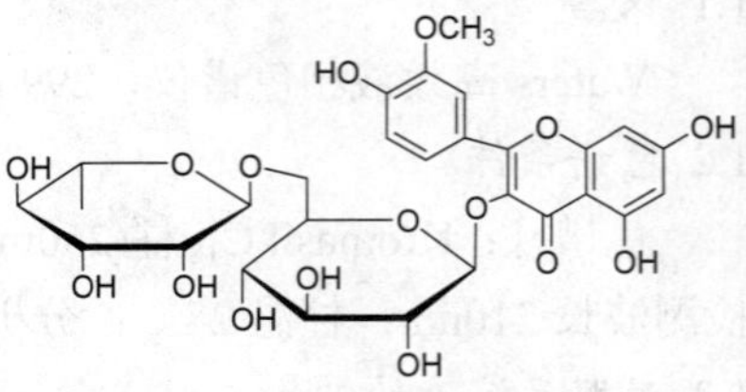 异鼠李素-3-*O*-*β*-芸香糖苷 Isorhamnetin-3-*O*-*β*-rutinoside
山柰酚-3-*O*-*β*-D-葡萄糖苷 Kaempferol-3-*O*-*β*-D-glucopyranoside $C_{21}H_{20}O_{11}$ Exact Mass: 448.10	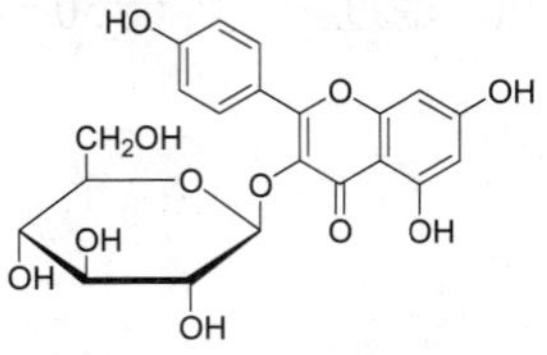 山柰酚-3-*O*-葡萄糖苷 Kaempferol-3-*O*-glucopyranoside		

除以上化学成分外，布渣叶还含有 *N*-Methyl-6*α*-(deca-l′,3′,5′-trienyl)-3*β*-methoxy-2*α*-hydroxymethyl-piperidine、*N*-Methyl-6*β*-(deca-l′,3′,5′-trienyl)-3*β*-methoxy-2*β*-methylpiperidine、Microcosamines A、Microcosamines B、山柰酚-3-*O*-*β*-D-[3,6-二-(对羟基桂皮酰)]-葡萄糖苷等。

龙胆

Longdan

GENTIANAE RADIX ET RHIZOMA

【化学成分】

表 1-5-14 龙胆主要化学成分[45]

中英文名、化学式及相对分子质量	结构图	中英文名、化学式及相对分子质量	结构图
龙胆黄碱 Gentioflavine $C_{10}H_{11}NO_3$ Exact Mass: 193.07	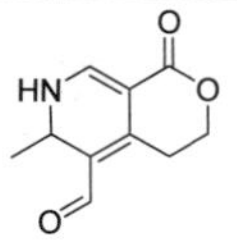 龙胆黄碱 Gentioflavine	龙胆碱 Gentianine $C_{10}H_9NO_2$ Exact Mass: 175.06	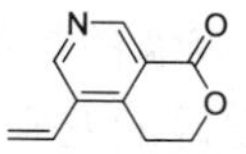 龙胆碱 Gentianine
秦艽乙素 Gentianidine $C_9H_9NO_2$ Exact Mass: 163.06	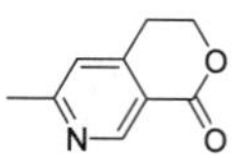 秦艽乙素 Gentianidine	秦艽丙素 Gentianal $C_{10}H_{11}NO_3$ Exact Mass: 193.07	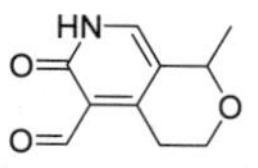 秦艽丙素 Gentianal
当药苷(獐牙菜苷) Sweroside $C_{16}H_{22}O_9$ Exact Mass: 358.13	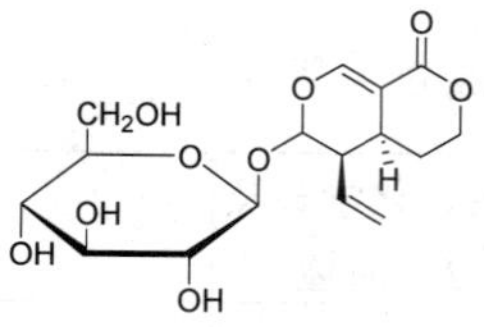 当药苷 (獐牙菜苷) Sweroside	獐芽菜苦苷 (当药苦苷) Swertiamarine (Swertiamarin) $C_{16}H_{22}O_{10}$ Exact Mass: 374.12	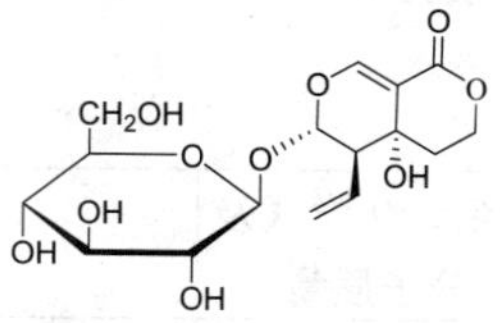 獐芽菜苦苷 (当药苦苷) Swertiamarine (Swertiamarin)
β-谷甾醇(谷甾醇) *β*-Sitosterol (Sitosterol) $C_{29}H_{50}O$ Exact Mass: 414.39	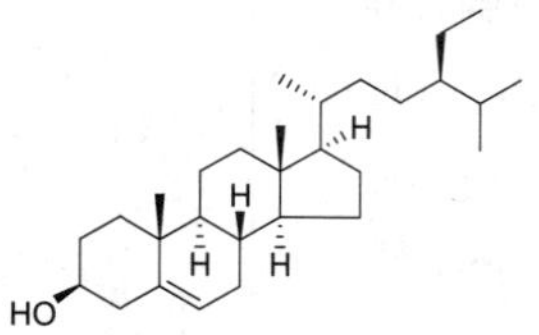 *β*-谷甾醇 (谷甾醇) *β*-Sitosterol (Sitosterol)	落干酸(番木鳖酸，马钱子苷酸) Loganic acid $C_{16}H_{24}O_{10}$ Exact Mass: 376.14	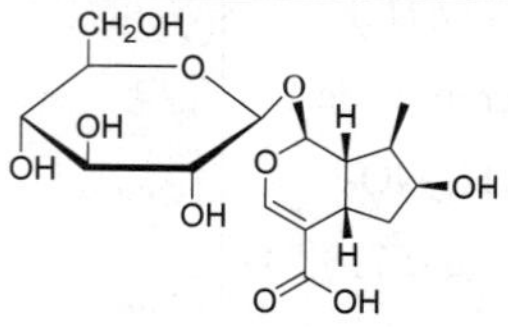 落干酸 (番木鳖酸, 马钱子苷酸) Loganic acid
龙胆苦苷 Gentiopicrin $C_{16}H_{20}O_9$ Exact Mass: 356.11	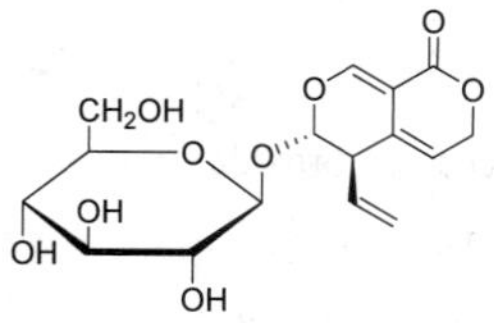 龙胆苦苷 Gentiopicrin	当药苦苷 Swertiamarin $C_{16}H_{22}O_{10}$ Exact Mass: 374.12	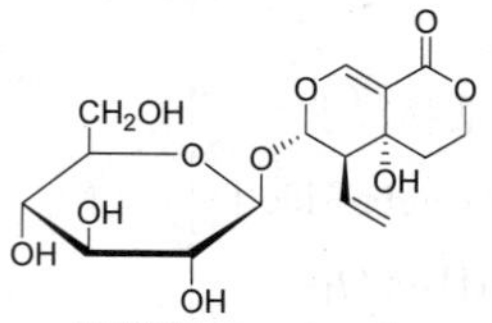 当药苦苷 Swertiamarin

【分析方法】

1 高效液相色谱法测定龙胆花中 4 种活性成分的含量[46]

1.1 仪器

Agilent1100 高效液相色谱仪，二极管阵列检测器。

1.2 色谱条件

色谱柱：Zorbax SB-C_{18} 柱(250mm×4.6mm，5μm)；流动相：甲醇-水(15∶85，含 0.04%磷酸)；流速

1.0mL/min；检测波长 238nm；柱温 30℃；分析时间 35min。

1.3 对照品溶液的制备

分别称取落干酸、獐牙菜苦苷、龙胆苦苷、獐牙菜苷对照品，用适量甲醇溶解。

1.4 供试品溶液的制备

称取粉碎的龙胆花生药适量，用 30 倍量 80%甲醇超声提取 40min。

2 超高效液相色谱法测定龙胆药材中獐芽菜苦苷和龙胆苦苷的含量[47]

2.1 仪器

Shimadzu-UPLC 超高效液相色谱仪。

2.2 色谱条件

色谱柱：Shimadzu C_{18} 柱(75mm×3.0mm，1.7μm)；流动相：乙腈-0.1%磷酸溶液(5.5 : 94.5)；流速 0.8mL/min；检测波长 235nm 和 270nm；柱温 40℃；分析时间 20min。

2.3 对照品溶液的制备

分别称取獐芽菜苦苷和龙胆苦苷对照品，用适量甲醇溶解。

2.4 供试品溶液的制备

称取粉碎的龙胆生药适量，用 25 倍量甲醇超声提取 30min。

龙眼肉

Longyanrou

LONGAN ARILLUS

【化学成分】

表 1-5-15 龙眼肉主要化学成分[48~50]

中英文名、化学式及相对分子质量	结构图	中英文名、化学式及相对分子质量	结构图
大豆脑苷 I Soyacerebroside I $C_{40}H_{75}NO_9$ Exact Mass: 713.54	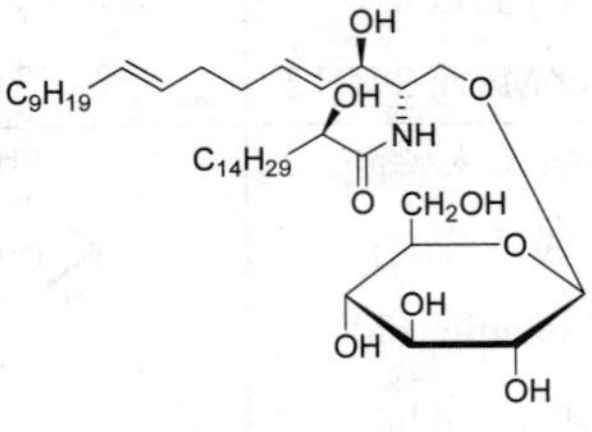 大豆脑苷 I Soyacerebroside I	大豆脑苷 II Soyacerebroside II $C_{40}H_{75}NO_9$ Exact Mass: 713.54	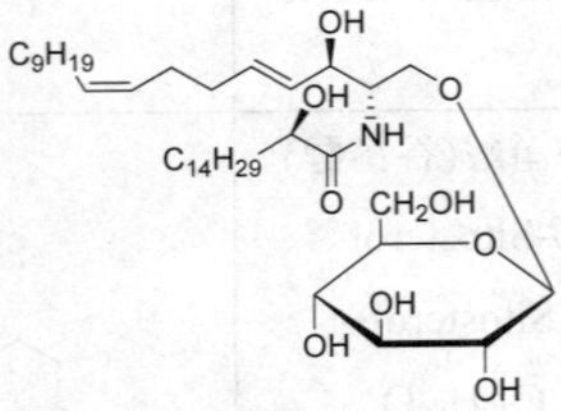 大豆脑苷 II Soyacerebroside II
苦瓜脑苷 I Momor-cerebroside I $C_{48}H_{93}NO_{10}$ Exact Mass: 843.68	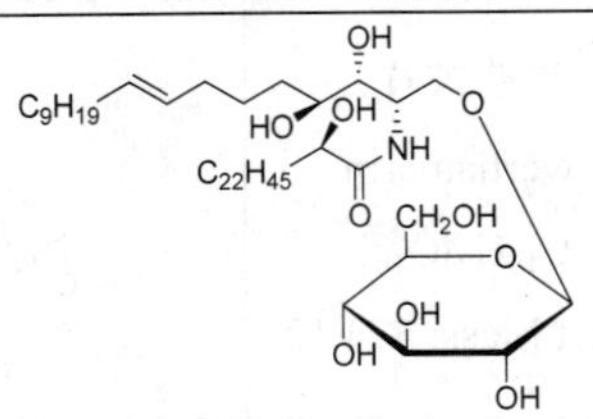 苦瓜脑苷 I Momor-cerebroside I	Phytolacca cerebroside $C_{48}H_{93}NO_{10}$ Exact Mass: 843.68	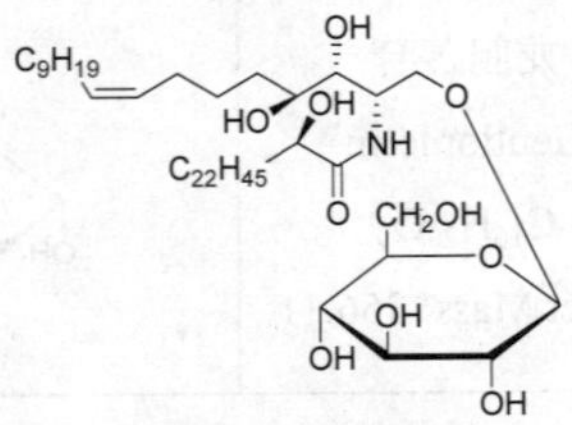 Phytolacca cerebroside
没食子酸 Gallic acid $C_7H_6O_5$ Exact Mass: 170.02	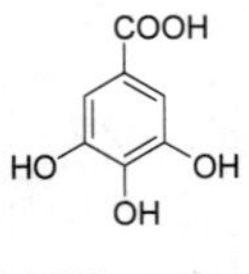 没食子酸 Gallic acid	柯里拉京 Corilagin $C_{27}H_{22}O_{18}$ Exact Mass: 634.08	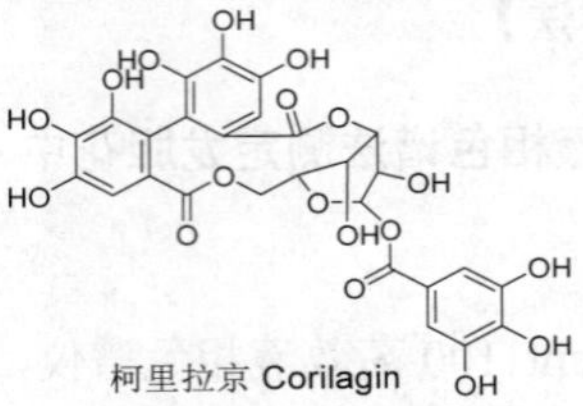 柯里拉京 Corilagin

续表

中英文名、化学式及相对分子质量	结构图	中英文名、化学式及相对分子质量	结构图
鞣花酸(逆没食子酸) Ellagic acid $C_{14}H_6O_8$ Exact Mass: 302.01	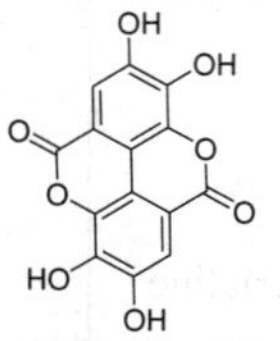 鞣花酸(逆没食子酸) Ellagic acid		

除以上化学成分外，龙眼肉还含有Longan cerebroside Ⅰ、Longan cerebroside Ⅱ等。

【分析方法】

1 高效液相色谱法测定龙眼肉中9种核苷类成分的含量[51]

1.1 仪器

Agilent 1100型液相色谱仪。

1.2 色谱条件

色谱柱：Macherey-Nage Nucleosil C_{18}反相柱(250mm×4mm)；流动相：A相为0.01mol/L的KH_2PO_4，B相为甲醇；分离条件：100% A 8min，80% A 7min，10% A 15min，100% B 5min，100% A 5min；流速1.0mL/min；紫外检测波长260nm；柱温40℃；分析时间25min。

1.3 对照品溶液的制备

分别称取尿嘧啶、胞苷、尿苷、胸腺嘧啶、次黄嘌呤核苷、鸟苷、胸苷、腺嘌呤、腺苷对照品，用适量水溶解。

1.4 供试品溶液的制备

称取粉碎的龙眼肉生药适量，用8倍量纯水超声提取30min。

平贝母

Pingbeimu

FRITILLARIAE USSURIENSIS BULBUS

【化学成分】

表1-5-16 平贝母主要化学成分[52]

中英文名、化学式及相对分子质量	结构图	中英文名、化学式及相对分子质量	结构图
琥珀酸 Succinic acid $C_4H_6O_4$ Exact Mass: 118.03	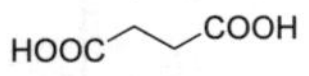 琥珀酸 Succinic acid	平贝宁 Pingbeinine $C_{28}H_{47}NO_3$ Exact Mass: 445.36	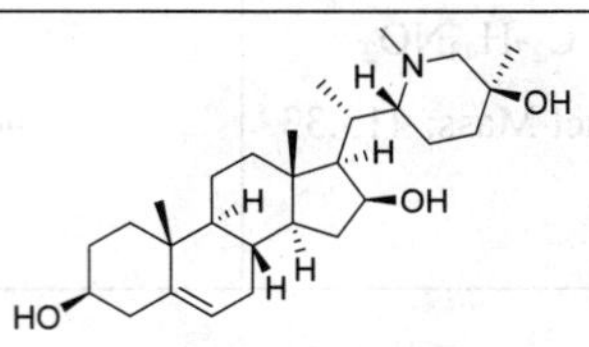 平贝宁 Pingbeinine
贝母辛 Peimisine $C_{27}H_{41}NO_3$ Exact Mass: 427.31	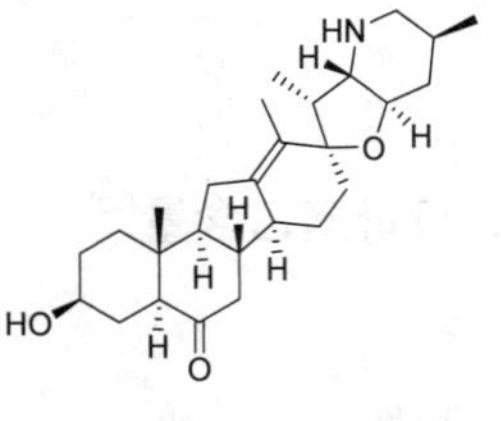 贝母辛 Peimisine	平贝碱甲 Pingpeimine A $C_{27}H_{45}NO_5$ Exact Mass: 463.33	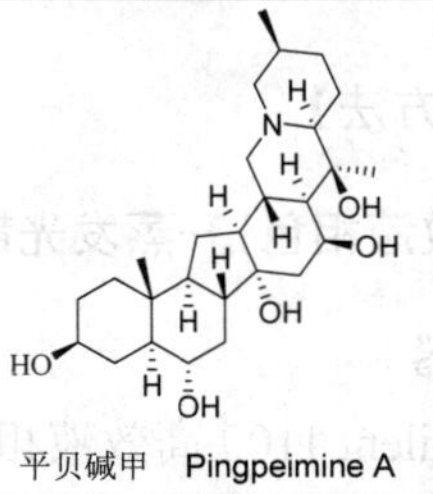 平贝碱甲 Pingpeimine A

续表

中英文名、化学式及相对分子质量	结构图	中英文名、化学式及相对分子质量	结构图
西贝素 Imperialine $C_{27}H_{43}NO_3$ Exact Mass: 429.32	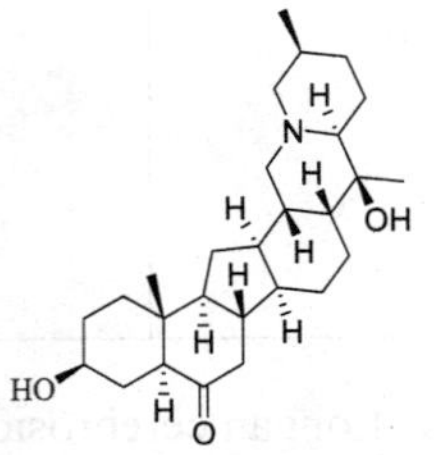 西贝素 Imperialine	西贝素苷 Glucoimperialine $C_{33}H_{53}NO_8$ Exact Mass: 591.38	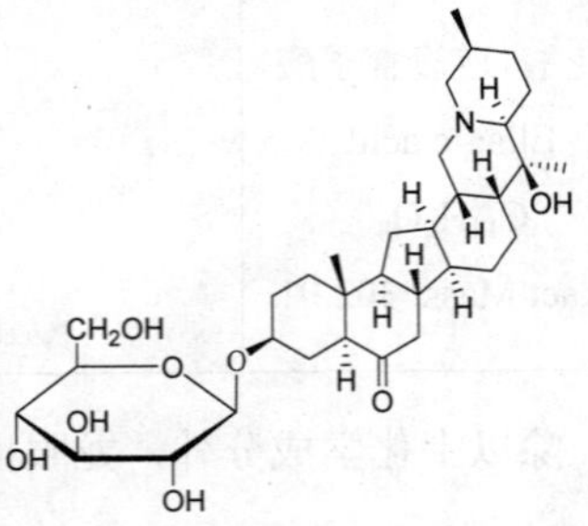 西贝素苷 Glucoimperialine
贝母素甲 Peimine $C_{27}H_{45}NO_3$ Exact Mass: 431.34	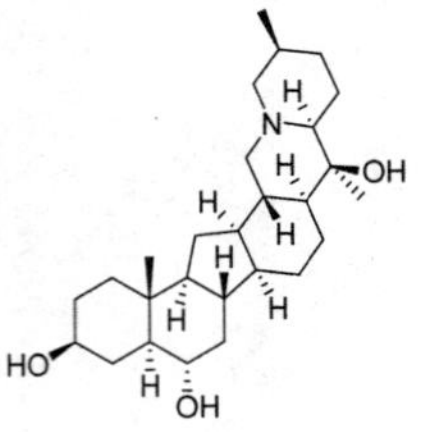 贝母素甲 Peimine	贝母素乙 Peiminine $C_{27}H_{43}NO_3$ Exact Mass: 429.32	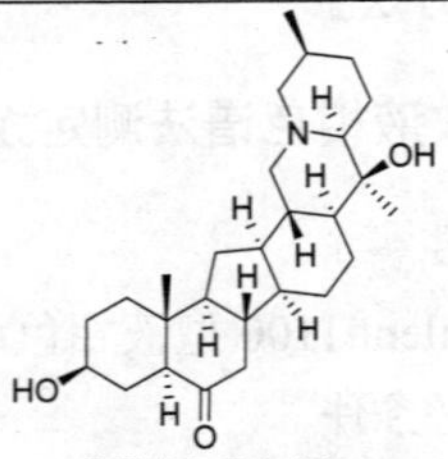 贝母素乙 Peiminine
平贝碱乙 Pingpeimine B $C_{27}H_{45}NO_6$ Exact Mass: 479.32	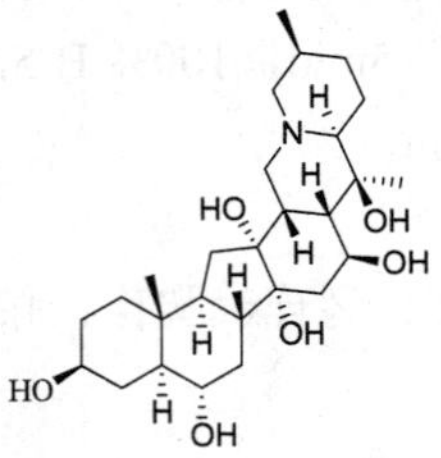 平贝碱乙 Pingpeimine B	平贝碱丙 Pingpeimine C $C_{27}H_{43}NO_6$ Exact Mass: 477.31	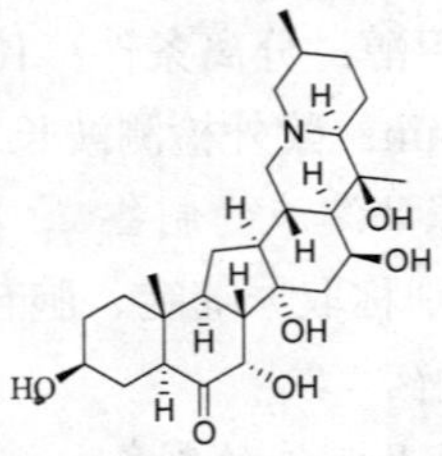 平贝碱丙 Pingpeimine C
考辛碱氮氧化物 Korsine *N*-oxide $C_{27}H_{43}NO_4$ Exact Mass: 445.32	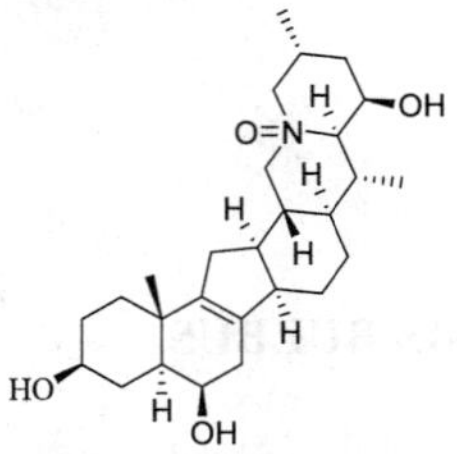 考辛碱氮氧化物 Korsine *N*-oxide	塞科利啶 Sevcoridinine $C_{28}H_{47}NO_2$ Exact Mass: 429.36	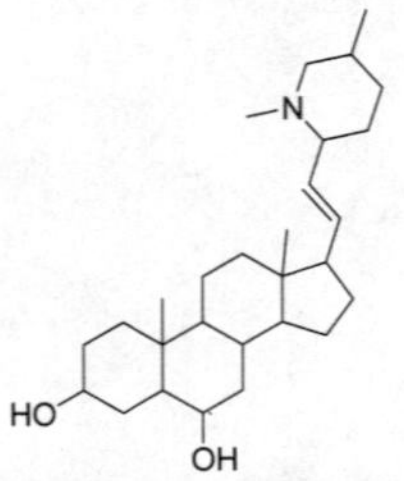 塞科利啶 Sevcoridinine
科迪林 Cordiline $C_{27}H_{43}NO_2$ Exact Mass: 413.33	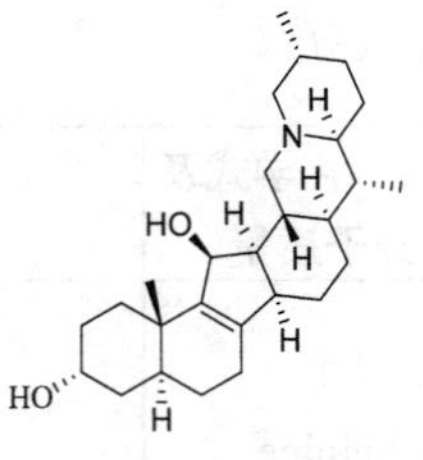 科迪林 Cordiline	平贝定苷 Pingbeidinoside $C_{34}H_{57}NO_9$ Exact Mass: 623.40	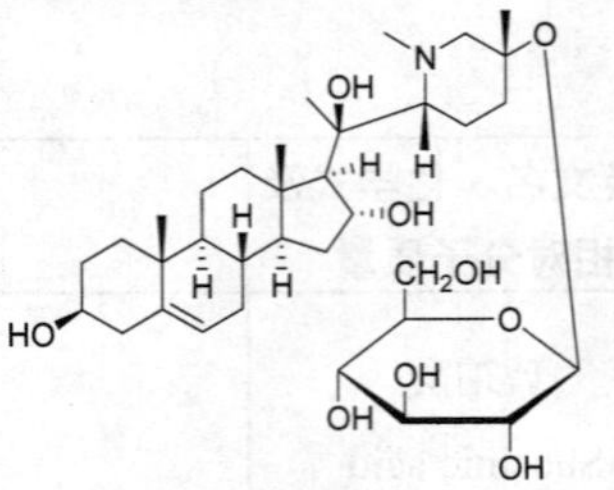 平贝定苷 Pingbeidinoside

除以上化学成分外，平贝母还含有平贝宁苷、乌苏里宁、平贝碱苷等。

【分析方法】

1 高效液相色谱-蒸发光散射检测法测定平贝母中贝母素甲、贝母素乙含量[53]

1.1 仪器

Agilent 1100 高效液相色谱仪，Alltech 2000 蒸发光散射检测器。

1.2 色谱条件

色谱柱：Hypersil BDS-C_{18} 柱(250mm×4.0mm，5μm)；流动相：乙腈-水-二乙胺(70∶30∶0.03)；流速 0.8mL/min；漂移管温度 85℃；氮气流速 2.2L/min；分析时间 12min。

1.3 对照品溶液的制备

称取贝母素甲、贝母素乙对照品，用适量甲醇溶解。

1.4 供试品溶液的制备

称取粉碎的平贝母生药 10g，用 100mL 95%乙醇回流提取，直至 Drogen-droff 试剂没有生物碱沉淀反应为止。将提取液浓缩，用盐酸溶液调节 pH 至 3，静置过夜，过滤。滤液用浓氨水调 pH 至 9，用氯仿反复萃取，合并萃取液，蒸干，用甲醇溶解并定容至 2mL，滤过，即得。

北豆根

Beidougen

MENISPERMI RHIZOMA

【化学成分】

表 1-5-17 北豆根主要化学成分[54]

中英文名、化学式及相对分子质量	结构图	中英文名、化学式及相对分子质量	结构图
蝙蝠葛碱 Dauricine $C_{38}H_{44}N_2O_6$ Exact Mass: 624.32	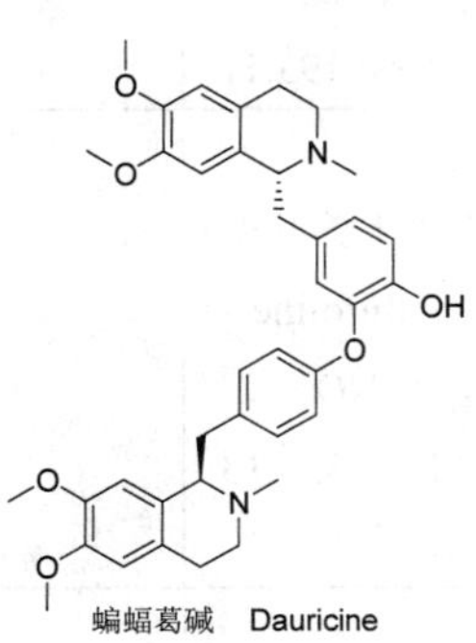 蝙蝠葛碱 Dauricine	蝙蝠葛诺林碱 Daurinoline $C_{37}H_{42}N_2O_6$ Exact Mass: 610.30	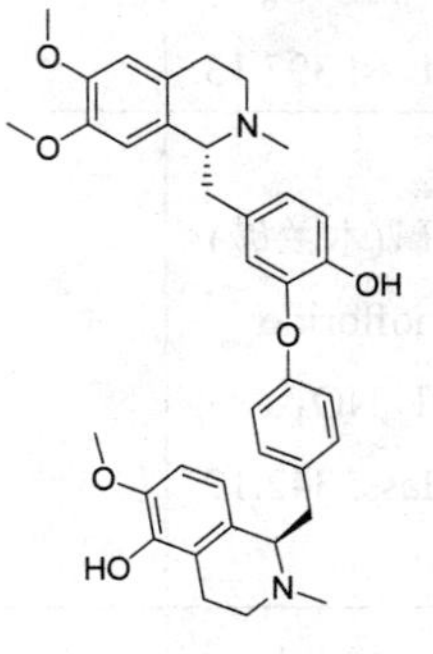 蝙蝠葛诺林碱 Daurinoline
蝙蝠葛新诺林碱 Dauricinoline $C_{37}H_{42}N_2O_6$ Exact Mass: 610.30	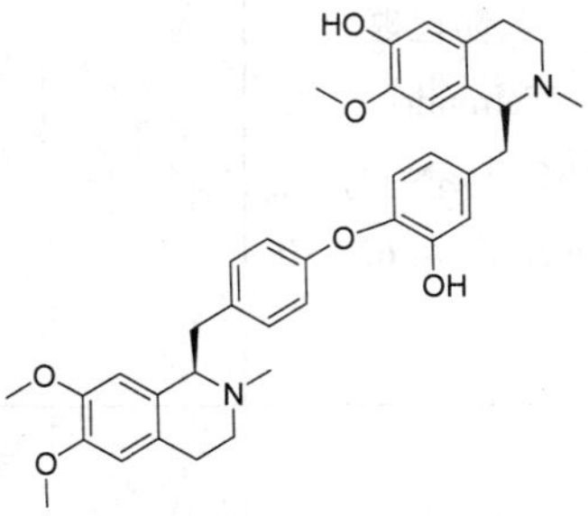 蝙蝠葛新诺林碱 Dauricinoline	蝙蝠葛可林碱 Dauricoline $C_{36}H_{40}N_2O_6$ Exact Mass: 596.29	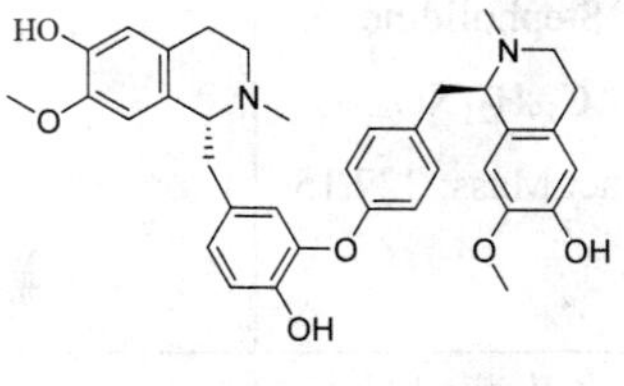 蝙蝠葛可林碱 Dauricoline
蝙蝠葛苏林碱 Daurisoline $C_{37}H_{42}N_2O_6$ Exact Mass: 610.30	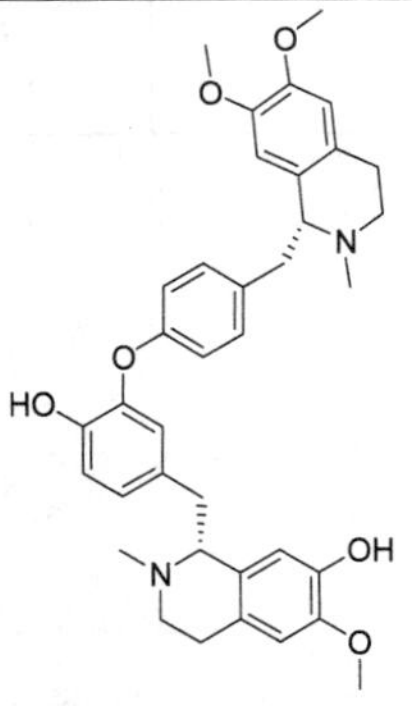 蝙蝠葛苏林碱 Daurisoline	蝙蝠葛新林碱 Dauriciline $C_{36}H_{40}N_2O_6$ Exact Mass: 596.29	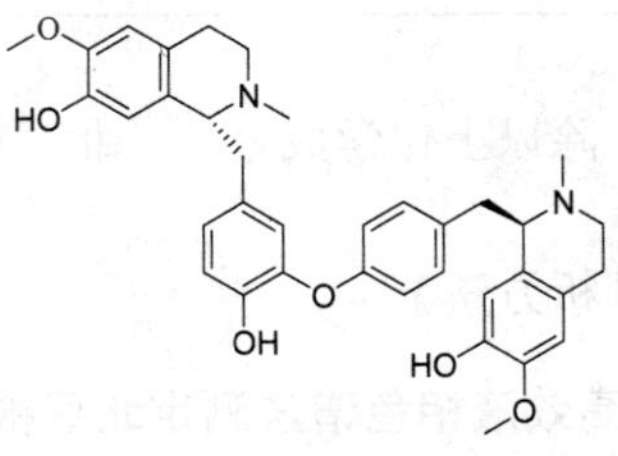 蝙蝠葛新林碱 Dauriciline

续表

中英文名、化学式及相对分子质量	结构图	中英文名、化学式及相对分子质量	结构图
青藤防己碱 (尖防己碱) Acutumine $C_{19}H_{24}ClNO_6$ Exact Mass: 397.13	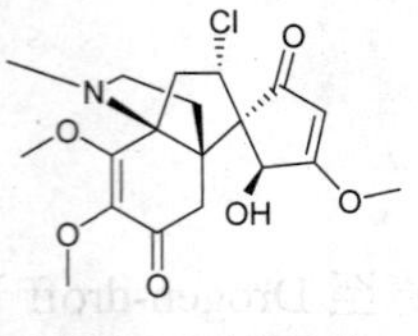 青藤防己碱(尖防己碱)　Acutumine	*N*-去甲基青藤防己碱 (*N*-去甲基尖防己碱) Acutumidine $C_{18}H_{22}ClNO_6$ Exact Mass: 383.11	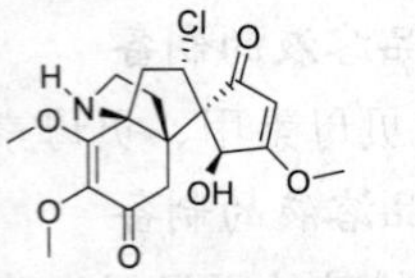 *N*-去甲基青藤防己碱 (*N*-去甲基尖防己碱) Acutumidine
RR,N-去甲基蝙蝠葛碱 *RR,N*-Demethyl-dauricine $C_{37}H_{42}N_2O_6$ Exact Mass: 610.30	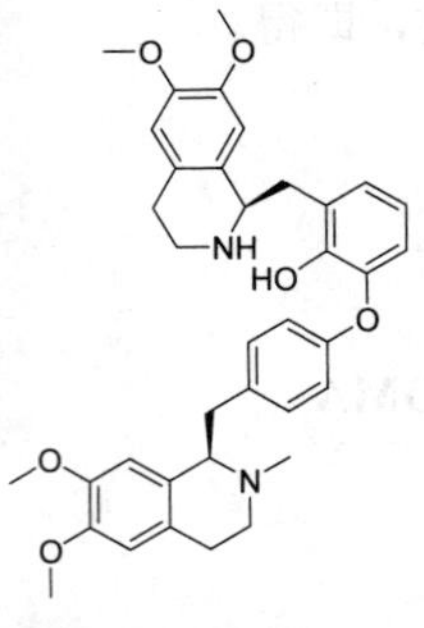 *RR,N*-去甲基蝙蝠葛碱　*RR, N*-Demethyldauricine	蝙蝠葛新可林碱 Dauricicoline $C_{36}H_{40}N_2O_6$ Exact Mass: 596.29	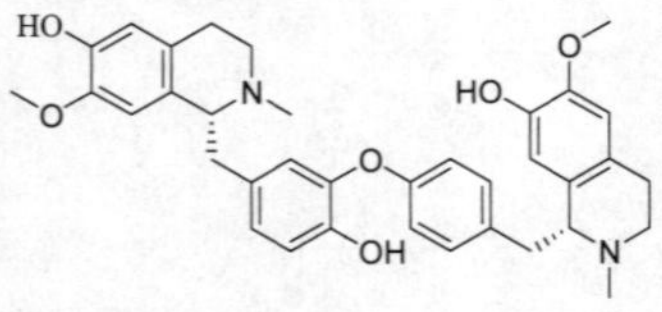 蝙蝠葛新可林碱　Dauricicoline
蝙蝠葛明 Dauricumine $C_{19}H_{24}ClNO_6$ Exact Mass: 397.13	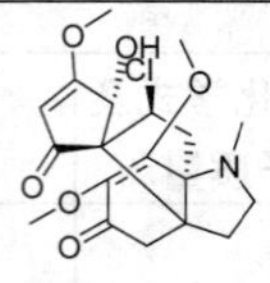 蝙蝠葛明　Dauricumine	黄堇碱 Corypalline $C_{11}H_{15}NO_2$ Exact Mass: 193.11	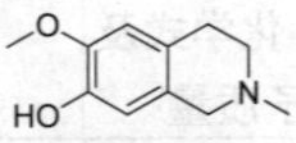 黄堇碱　Corypalline
木兰花碱(木兰碱) Magnoflorine $C_{20}H_{24}NO_4^+$ Exact Mass: 342.17	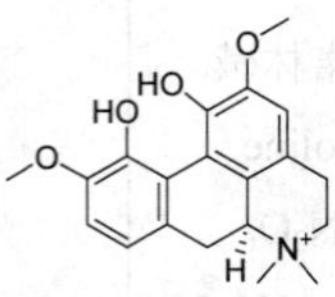 木兰花碱 (木兰碱)　Magnoflorine	碎叶碱(碎米蔗叶碱) Cheilanthifoline $C_{19}H_{19}NO_4$ Exact Mass: 325.13	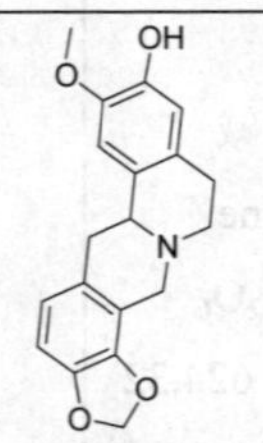 碎叶碱 (碎米蔗叶碱)　Cheilanthifoline
光千金藤定碱 Stepholidine $C_{19}H_{21}NO_4$ Exact Mass: 327.15	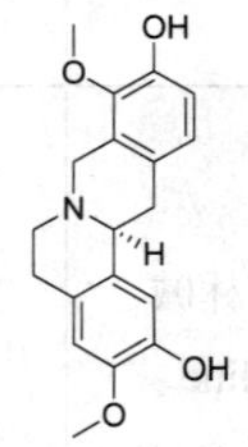 光千金藤定碱　Stepholidine	粉防己碱 Tetrandrine $C_{38}H_{42}N_2O_6$ Exact Mass: 622.30	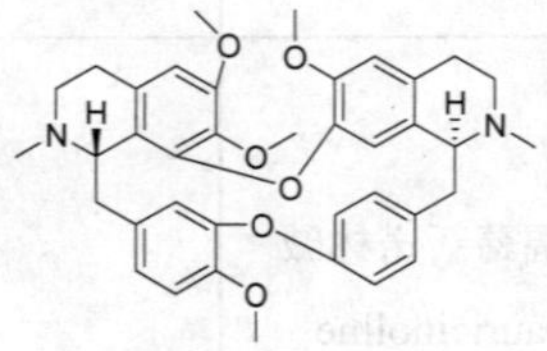 粉防己碱　Tetrandrine
青藤碱 Sinomenine $C_{19}H_{23}NO_4$ Exact Mass: 329.16	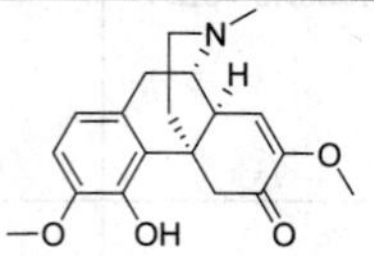 青藤碱　Sinomenine		

除以上化学成分外，北豆根还含有蝙蝠葛辛、蝙蝠葛定等。

【分析方法】

1　高效液相色谱法测定北豆根药材中粉防己碱和青藤碱的含量[55]

1.1 仪器

Agilent 1100 高效液相色谱仪。

1.2 色谱条件

粉防己碱的色谱条件，色谱柱：Diamonsil C_{18} 柱(150mm×4.6mm，5μm)；流动相：甲醇-水-三乙胺(72∶28∶0.05)；流速 1.0mL/min；检测波长 282nm；柱温 30℃；分析时间 20min。

青藤碱的色谱条件，色谱柱：Diamonsil C_{18} 柱(150mm×4.6mm，5μm)；流动相：乙腈-水-三乙胺(21∶79∶0.05)；流速 1.0mL/min；检测波长 262nm；柱温 30℃；分析时间 20min。

1.3 对照品溶液的制备

分别称取粉防己碱和青藤碱对照品，用适量甲醇溶解。

1.4 供试品溶液的制备

称取粉碎的北豆根药材 8.0g，加 100mL 三氯甲烷和 4mL 氨水，放置 1h，回流提取 3h，滤过，蒸干，再用甲醇溶解并定容至 25mL，即得。

北沙参

Beishashen

GLEHNIAE RADIX

【化学成分】

表 1-5-18 北沙参主要化学成分[56]

中英文名、化学式及相对分子质量	结构图	中英文名、化学式及相对分子质量	结构图
补骨脂素 Psoralen $C_{11}H_6O_3$ Exact Mass: 186.03	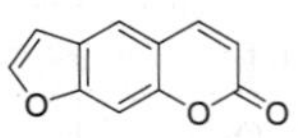 补骨脂素 Psoralen	8-牻牛儿醇基补骨脂素 8-Geranyloxypsoralen $C_{21}H_{22}O_4$ Exact Mass: 338.15	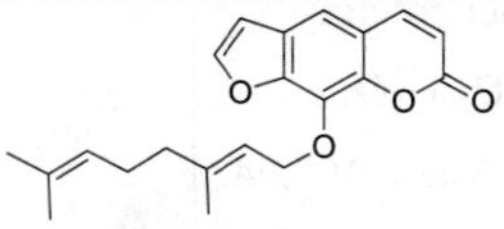 8-牻牛儿醇基补骨脂素 8-Geranyloxypsoralen
印度榅桲素 Marmesin $C_{14}H_{14}O_4$ Exact Mass: 246.09	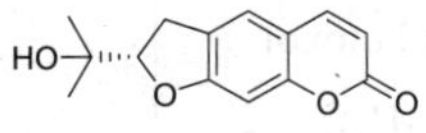 印度榅桲素 Marmesin	异欧前胡素 Isoimperatorin $C_{16}H_{14}O_4$ Exact Mass: 270.09	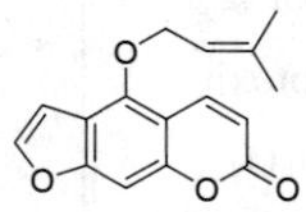 异欧前胡素 Isoimperatorin
8-(1,1-二甲基烯丙基)-5-羟基补骨脂素 8-(1,1-Dimethylallyl)-5-hydroxypsorolen $C_{16}H_{14}O_4$ Exact Mass: 270.09	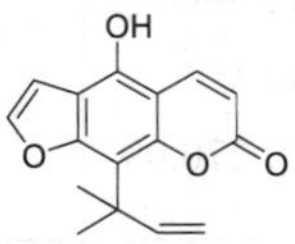 8-(1,1-二甲基烯丙基)-5-羟基补骨脂素 8-(1,1-Dimethylallyl)-5-hydroxypsorolen	3′*R*-羟基印度榅桲素-4′-*O*-*β*-D-吡喃葡萄糖苷 3′*R*-Hydroxymarmesin-4′-*O*-*β*-D-glucopyranoside $C_{20}H_{22}O_{10}$ Exact Mass: 422.12	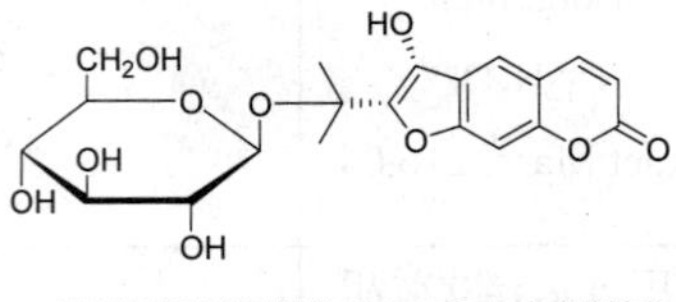 3′*R*-羟基印度榅桲素-4′-*O*-*β*-D-吡喃葡萄糖苷 3′*R*-Hydroxymarmesin-4′-*O*-*β*-D-glucopyranoside
4″-羟基欧前胡素-4″-*O*-*β*-D-吡喃葡萄糖苷 4″-Hydroxyimperatorin-4″-*O*-*β*-D-glucopyranoside $C_{22}H_{24}O_{10}$ Exact Mass: 448.14	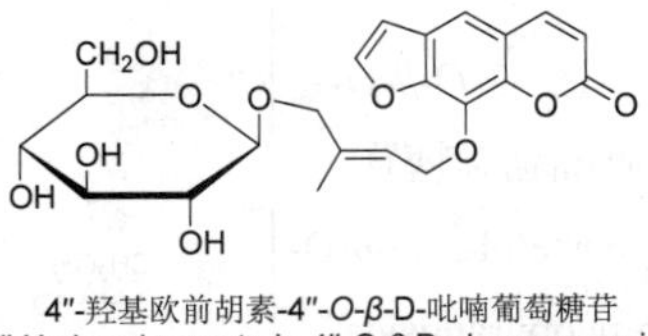 4″-羟基欧前胡素-4″-*O*-*β*-D-吡喃葡萄糖苷 4″-Hydroxyimperatorin-4″-*O*-*β*-D-glucopyranoside	欧前胡素-7-*O*-*β*-D-龙胆二糖苷 Osthenol-7-*O*-*β*-D-gentiobioside $C_{26}H_{34}O_{13}$ Exact Mass: 554.20	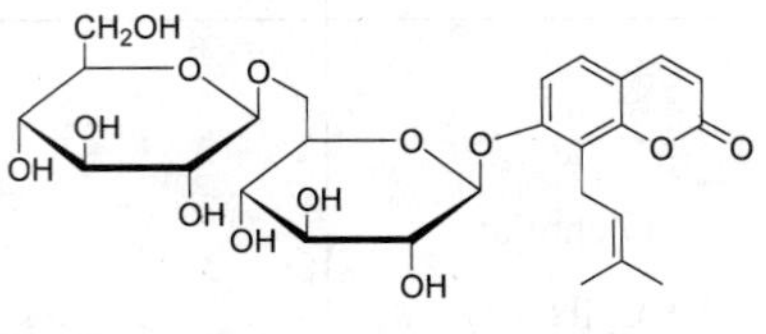 欧前胡素-7-*O*-*β*-D-龙胆二糖苷 Osthenol-7-*O*-*β*-D-gentiobioside

续表

中英文名、化学式及相对分子质量	结构图	中英文名、化学式及相对分子质量	结构图
欧前胡素 Imperatorin $C_{16}H_{14}O_4$ Exact Mass: 270.09	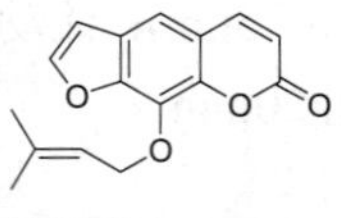 欧前胡素 Imperatorin	香柑素 Bergaptin $C_{21}H_{22}O_4$ Exact Mass: 338.15	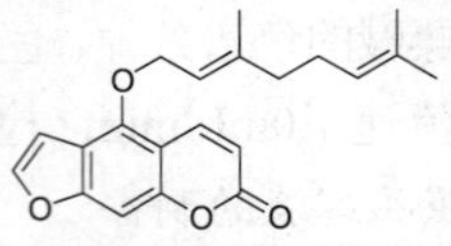 香柑素 Bergaptin
香柠檬酚-*O*-*β*-D-吡喃葡萄糖苷 Bergaptol-*O*-*β*-D-glucopyranoside $C_{17}H_{16}O_9$ Exact Mass: 364.08	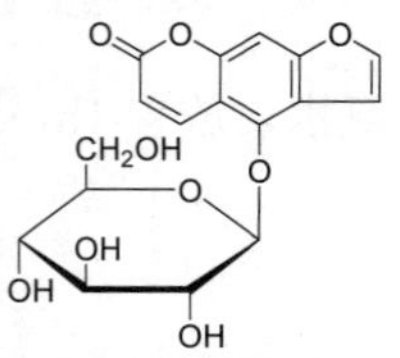 香柠檬酚-*O*-*β*-D-吡喃葡萄糖苷 Bergaptol-*O*-*β*-D-glucopyranoside	可来灵素 A Glehlinoside A $C_{34}H_{42}O_{14}$ Exact Mass: 674.26	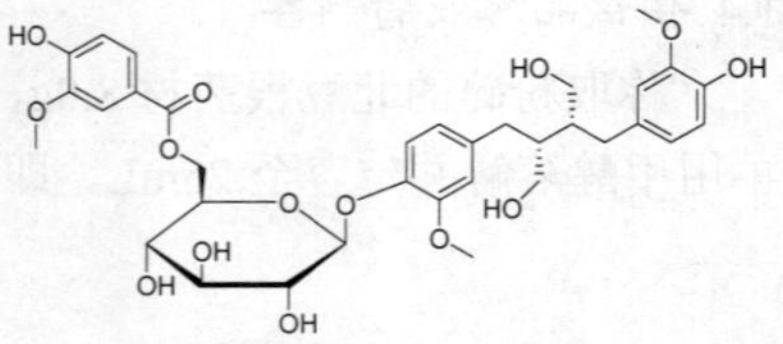 可来灵素 A Glehlinoside A
可来灵素 B Glehlinoside B $C_{35}H_{44}O_{15}$ Exact Mass: 704.27	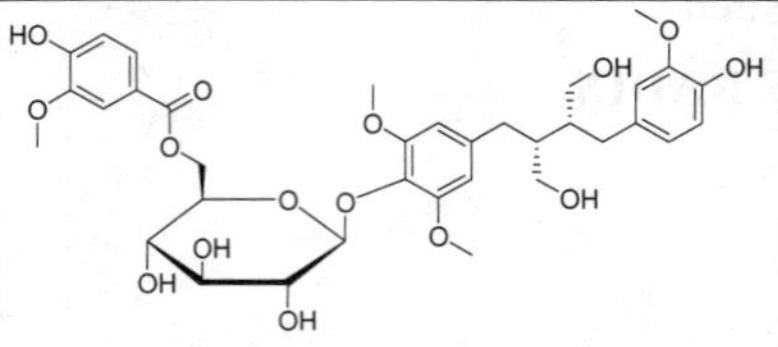 可来灵素 B Glehlinoside B	可来灵素 C Glehlinoside C $C_{26}H_{32}O_{13}$ Exact Mass: 552.18	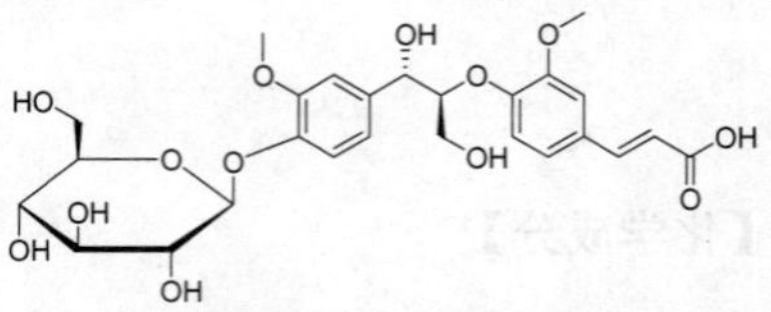 可来灵素 C Glehlinoside C
东莨菪素 Scopoletin $C_{10}H_8O_4$ Exact Mass: 192.04	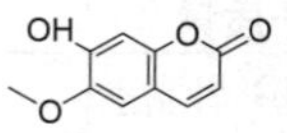 东莨菪素 Scopoletin	7-*O*-(3,3-二甲基烯丙基)-东莨菪素 7-*O*-(3,3-Dimethylallyl)-scopoletin $C_{15}H_{16}O_4$ Exact Mass: 260.10	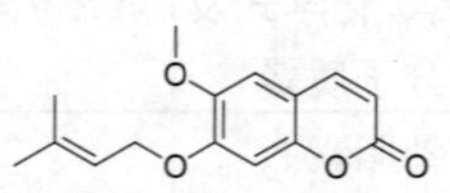 7-*O*-(3,3-二甲基烯丙基)-东莨菪素 7-*O*-(3,3-Dimethylallyl)-scopoletin
花椒毒素 Xanthotoxin $C_{12}H_8O_4$ Exact Mass: 216.04	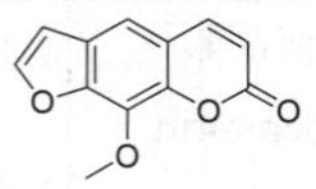 花椒毒素 Xanthotoxin	花椒毒酚 Xanthotoxol $C_{11}H_6O_4$ Exact Mass: 202.03	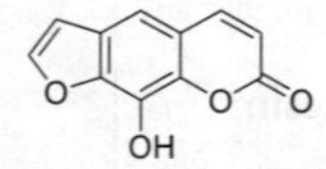 花椒毒酚 Xanthotoxol
佛手柑内酯 Bergapten $C_{12}H_8O_4$ Exact Mass: 216.04	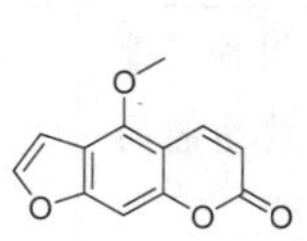 佛手柑内酯 Bergapten	别异欧前胡素 Alloisoimperatorin $C_{16}H_{14}O_4$ Exact Mass: 270.09	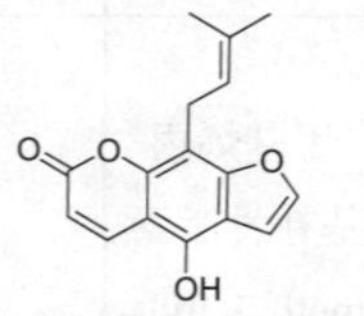 别异欧前胡素 Alloisoimperatorin
8-甲氧基异欧前胡内酯 Cnidilin $C_{17}H_{16}O_5$ Exact Mass: 300.10	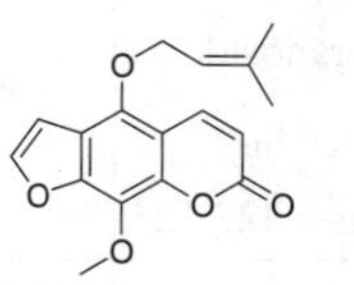 8-甲氧基异欧前胡内酯 Cnidilin	人参炔醇 Panaxynol $C_{17}H_{24}O$ Exact Mass: 244.18	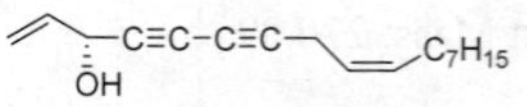 人参炔醇 Panaxynol
Glehnilate $C_{24}H_{22}O_7$ Exact Mass: 422.14	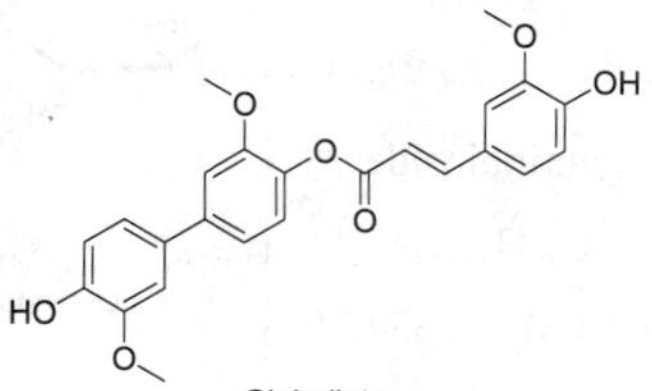 Glehnilate	豆甾醇-3-*O*-*β*-D-吡喃葡萄糖苷 Stigmasterol-3-*O*-*β*-D-glucopyranoside $C_{35}H_{58}O_6$ Exact Mass: 574.42	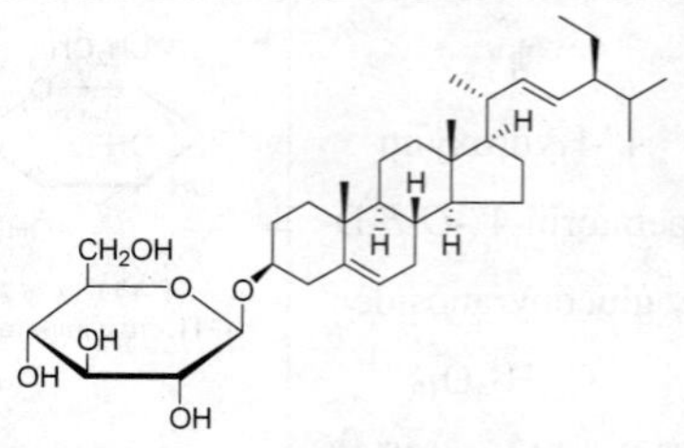 豆甾醇-3-*O*-*β*-D-吡喃葡萄糖苷 Stigmasterol-3-*O*-*β*-D-glucopyranoside

续表

中英文名、化学式及相对分子质量	结构图	中英文名、化学式及相对分子质量	结构图
香草酸-4-*O*-*β*-D-葡萄糖苷 Vanillic acid-4-*O*-*β*-D-glucopyranoside $C_{14}H_{18}O_9$ Exact Mass: 330.10	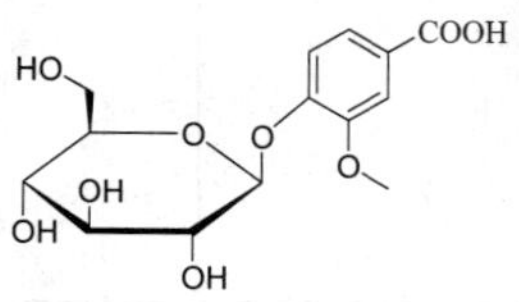 香草酸-4-*O*-*β*-D-葡萄糖苷 Vanillic acid-4-*O*-*β*-D-glucopyranoside	异槲皮素 Isoquercetin $C_{21}H_{20}O_{12}$ Exact Mass: 464.10	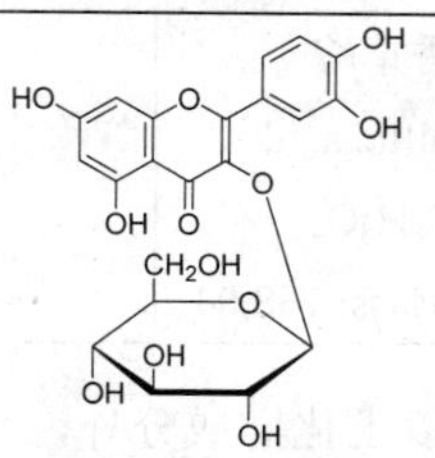 异槲皮素 Isoquercetin
阿魏酸 Ferulic acid $C_{10}H_{10}O_4$ Exact Mass: 194.06	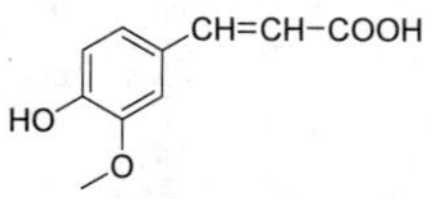 阿魏酸 Ferulic acid	咖啡酸 Caffeic acid $C_9H_8O_4$ Exact Mass: 180.04	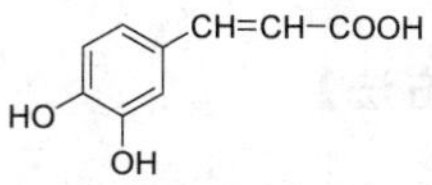 咖啡酸 Caffeic acid
法卡林二醇 Falcarindiol $C_{17}H_{24}O_2$ Exact Mass: 260.18	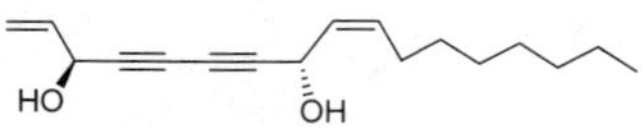 法卡林二醇 Falcarindiol	丁香苷 Syringin $C_{17}H_{24}O_9$ Exact Mass: 372.14	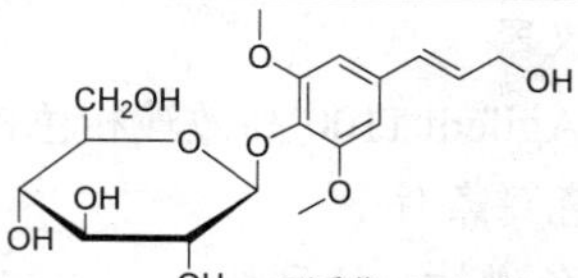 丁香苷 Syringin
槲皮素 Quercetin $C_{15}H_{10}O_7$ Exact Mass: 302.04	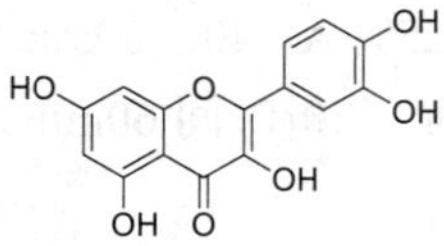 槲皮素 Quercetin	水杨酸 Salicylic acid $C_7H_6O_3$ Exact Mass: 138.03	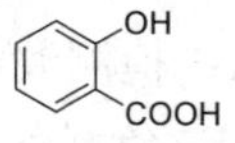 水杨酸 Salicylic acid
芦丁 Rutin $C_{27}H_{30}O_{16}$ Exact Mass: 610.15	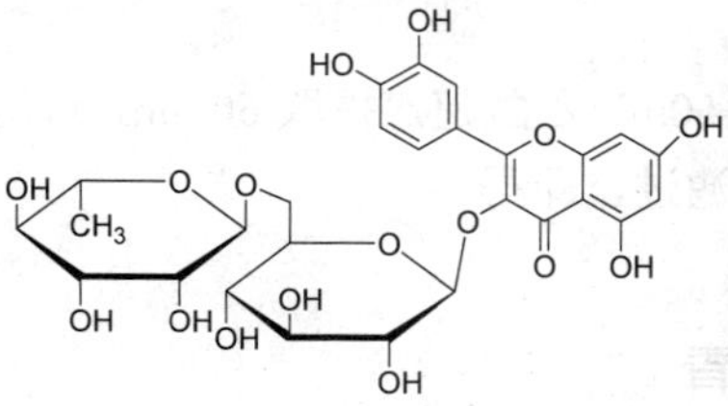 芦丁 Rutin	绿原酸(氯原酸) Chlorogenic acid $C_{16}H_{18}O_9$ Exact Mass: 354.10	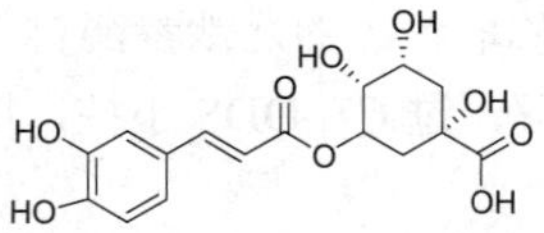 绿原酸 (氯原酸) Chlorogenic acid
(−)-开环异落叶松树脂酚 (−)-Secoisolariciresinol $C_{20}H_{26}O_6$ Exact Mass: 362.17	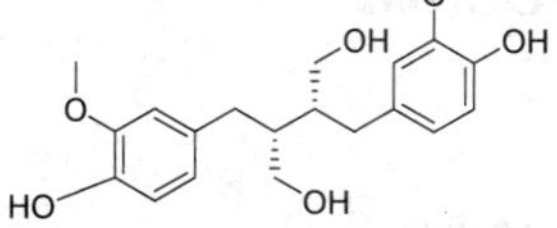 (−)-开环异落叶松树脂酚 (−)-Secoisolariciresinol	橙皮素 A (柑属苷 A) Citrusin A $C_{26}H_{34}O_{12}$ Exact Mass: 538.21	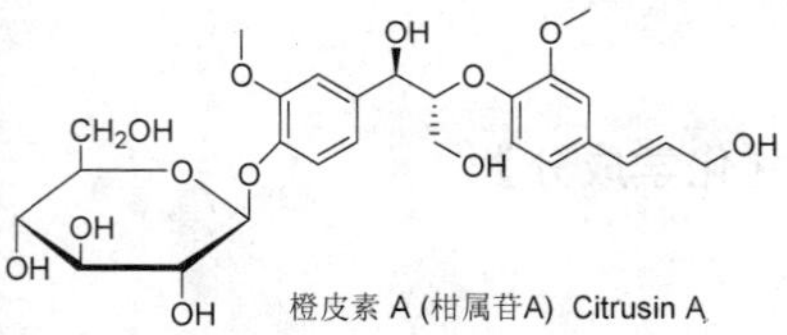 橙皮素 A (柑属苷A) Citrusin A
(−)-开环异落叶松树脂酚-4-*O*-*β*-D-葡萄糖苷 (−)-Secoisolariciresinol-4-*O*-*β*-D-glucopyranoside $C_{26}H_{36}O_{11}$ Exact Mass: 524.23	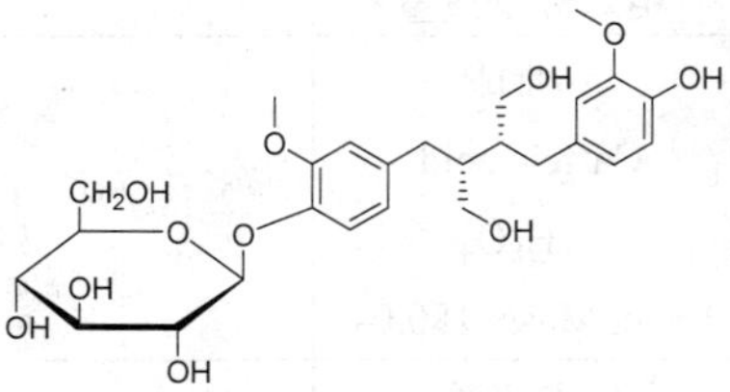 (−)-开环异落叶松树脂酚-4-*O*-*β*-D-葡萄糖苷 (−)-Secoisolariciresinol -4-*O*-*β*-D-glucopyranoside	6-(3,3-二甲基烯丙基)-7-羟基香豆素 6-(3,3-Dimethylallyl)-7-hydroxycoumarin $C_{14}H_{14}O_3$ Exact Mass: 230.09	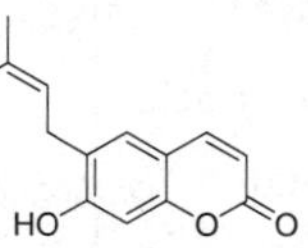 6-(3,3-二甲基烯丙基)-7-羟基香豆素 6-(3,3-Dimethylallyl)-7-hydroxycoumarin
8-甲氧基异欧前胡内酯 Cnidilin $C_{17}H_{16}O_5$ Exact Mass: 300.10	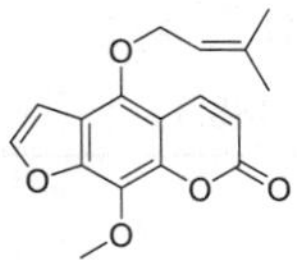 8-甲氧基异欧前胡内酯 Cnidilin	豆甾醇 Stigmasterol $C_{29}H_{48}O$ Exact Mass: 412.37	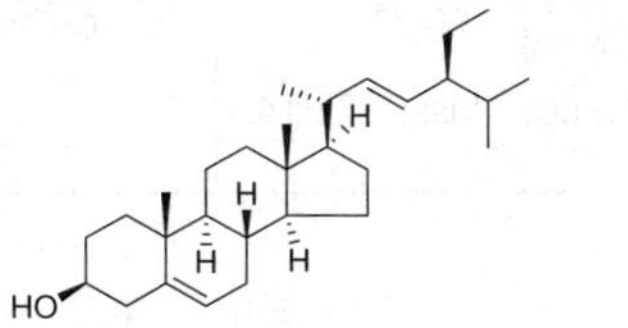 豆甾醇 Stigmasterol

续表

中英文名、化学式及相对分子质量	结构图	中英文名、化学式及相对分子质量	结构图
香草酸 Vanillic acid $C_8H_8O_4$ Exact Mass: 168.04	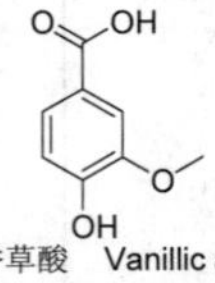 香草酸 Vanillic acid		

除以上化学成分外，北沙参还含有 Benzyl-β-D-apiofuranosyl-(1-6)-β-D-glucopyranoside、淫羊藿苷 D、白花前胡苷、正丁基-α-D-呋喃果糖苷等。

【分析方法】

1　高效液相色谱法测定北沙参中法卡林二醇和人参炔醇的含量[57]

1.1 仪器

Agilent 1100 高效液相色谱仪。

1.2 色谱条件

色谱柱：依利特 C_{18} 柱(250mm×4.6mm，5μm)；流动相：A 相为 0.3%磷酸水，B 相为乙腈；分离条件：0～15min 60%～45% A，15～30min 45% A，30～40min 45%～25% A，40～60min 25%～15% A，60～70min 15%～60% A；检测波长 254nm，参比波长 360nm；柱温 25℃；分析时间 60min。

1.3 对照品溶液的制备

分别称取法卡林二醇和人参炔醇对照品，用适量甲醇溶解。

1.4 供试品溶液的制备

称取粉碎的北沙参药材 5.0g，用 50mL 无水乙醇和 50mL 乙醚超声提取 60min，过滤后挥去溶剂，用甲醇溶解，过 C_{18}-ODS 小柱，用甲醇洗脱定容至 10mL，滤过，即得。

四季青

Sijiqing

ILICIS CHINENSIS FOLIUM

【化学成分】

表 1-5-19 四季青主要化学成分[58]

中英文名、化学式及相对分子质量	结构图	中英文名、化学式及相对分子质量	结构图
原儿茶酸 Protocatechuic acid $C_7H_6O_4$ Exact Mass: 154.03	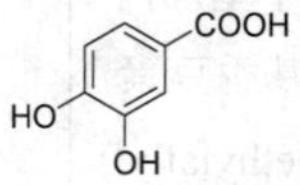 原儿茶酸 Protocatechuic acid	咖啡酸 Caffeic acid $C_9H_8O_4$ Exact Mass: 180.04	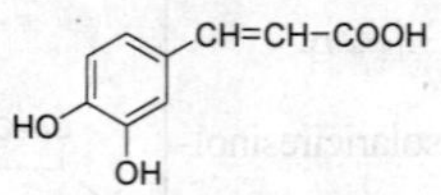 咖啡酸 Caffeic acid
丁香苷 Syringin $C_{17}H_{24}O_9$ Exact Mass: 372.14	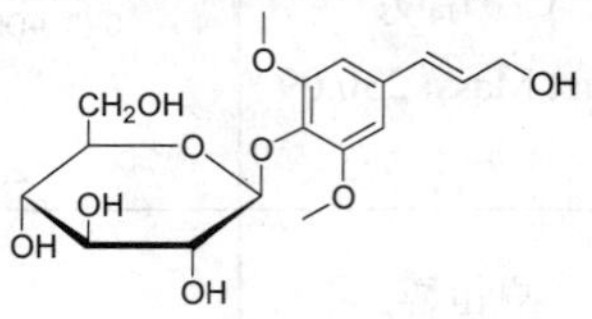 丁香苷 Syringin	铁冬青酸 (救必应酸) Rotundic acid $C_{30}H_{48}O_5$ Exact Mass: 488.35	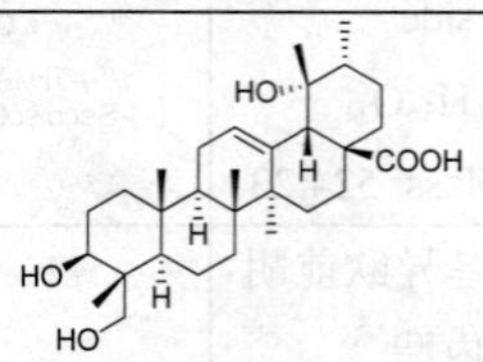 铁冬青酸 (救必应酸) Rotundic acid

续表

中英文名、化学式及相对分子质量	结构图	中英文名、化学式及相对分子质量	结构图
长梗冬青苷 Pedunculoside $C_{36}H_{58}O_{10}$ Exact Mass: 650.40	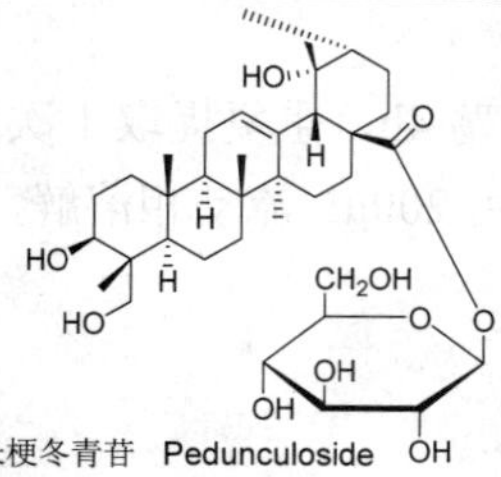 长梗冬青苷 Pedunculoside		

生姜

Shengjiang

ZINGIBERIS RHIZOMA RECENS

【化学成分】

表 1-5-20 生姜主要化学成分[59]

中英文名、化学式及相对分子质量	结构图	中英文名、化学式及相对分子质量	结构图
6-姜酚 6-Gingerol $C_{17}H_{26}O_4$ Exact Mass: 294.18	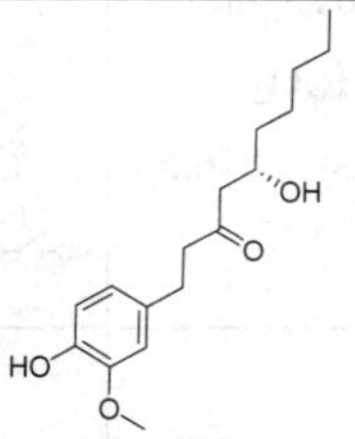 6-姜酚 6-Gingerol	*β*-红没药烯 *β*-Bisabolene $C_{15}H_{24}$ Exact Mass: 204.19	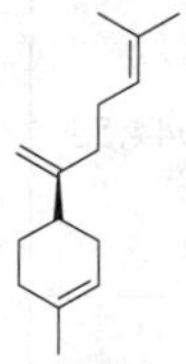 *β*-红没药烯 *β*-Bisabolene
α-蒎烯 *α*-Pinene $C_{10}H_{16}$ Exact Mass: 136.13	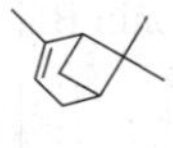 *α*-蒎烯 *α*-Pinene	*β*-水芹烯 *β*-Phellandrene $C_{10}H_{16}$ Exact Mass: 136.13	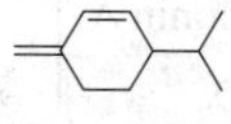 *β*-水芹烯 *β*-Phellandrene
6-姜二酮 6-Gingerdione $C_{17}H_{24}O_4$ Exact Mass: 292.17	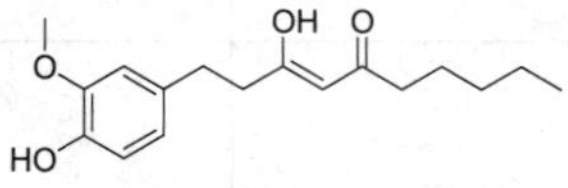 6-姜二酮 6-Gingerdione	6-姜烯酚 6-Shogaol $C_{17}H_{24}O_3$ Exact Mass: 276.17	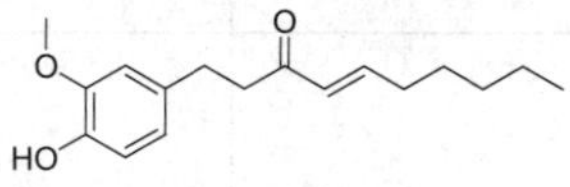 6-姜烯酚 6-Shogaol
α-姜烯 *α*-Zingiberene $C_{15}H_{24}$ Exact Mass: 204.19	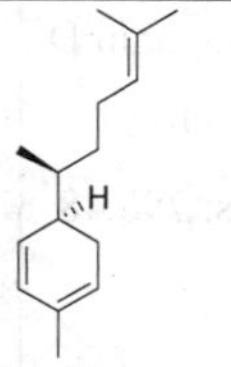 *α*-姜烯 *α*-Zingiberene		

除以上化学成分外，生姜还含有 8-姜烯酚、10-姜烯酚、10-姜酚、8-姜酚等。

【分析方法】

1 固相萃取-高效液相色谱法测定生姜不同品种和器官中姜黄素含量[60]

1.1 仪器

Supelclean™ Evin-18 固相萃取柱，Agilent 1100 高效液相色谱仪。

1.2 色谱条件

色谱柱：Hypersil 柱(200mm×4.6mm，5μm)；流动相：乙醇-异丙醇-水-冰醋酸(20∶27∶48∶5)；流速1.0mL/min；紫外检测波长 420nm；分析时间 12min。

1.3 供试品溶液的制备

称取干燥粉碎的生姜 0.25g，用 1mL 75%乙醇于 40℃振荡 4h，重复提取 1 次或 2 次，合并提取液，过 C_{18} 固相萃取柱，用 1mL 80%乙醇洗脱，洗脱液挥干溶液，用 200μL 流动相溶解，离心，即得。

仙茅

Xianmao

CURCULIGINIS RHIZOMA

【化学成分】

表 1-5-21 仙茅主要化学成分[61～66]

中英文名、化学式及相对分子质量	结构图	中英文名、化学式及相对分子质量	结构图
仙茅皂苷 I Curculigo saponin I $C_{48}H_{80}O_{18}$ Exact Mass: 944.53	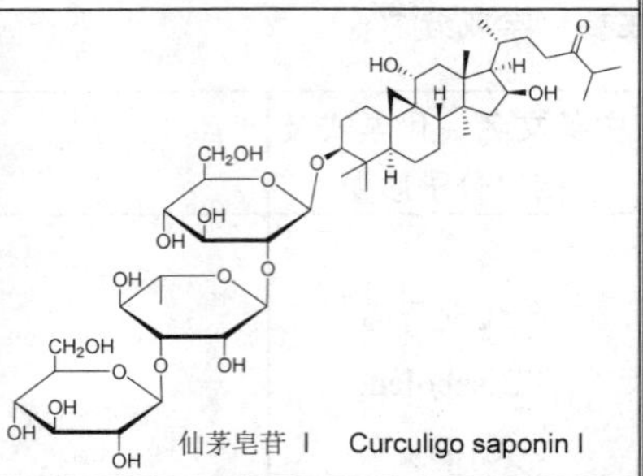 仙茅皂苷 I Curculigo saponin I	仙茅皂苷 J Curculigo saponin J $C_{53}H_{88}O_{22}$ Exact Mass: 1076.58	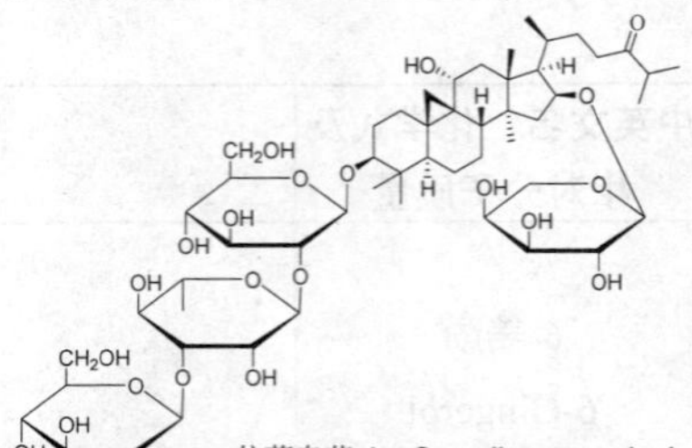 仙茅皂苷 J Curculigo saponin J
仙茅皂苷 A Curculigo saponin A $C_{36}H_{60}O_{9}$ Exact Mass: 636.42	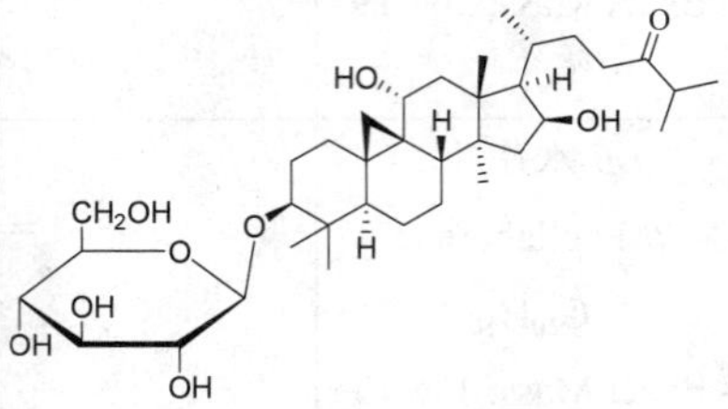 仙茅皂苷 A Curculigo saponin A	仙茅皂苷 B Curculigo saponin B $C_{35}H_{58}O_{8}$ Exact Mass: 606.41	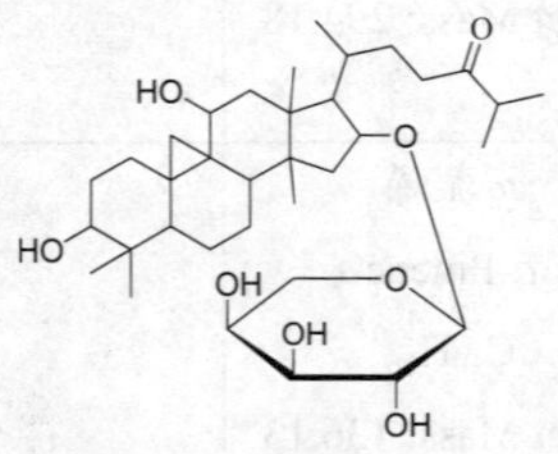 仙茅皂苷 B Curculigo saponin B
仙茅皂苷 C Curculigo saponin C $C_{41}H_{68}O_{13}$ Exact Mass: 768.47	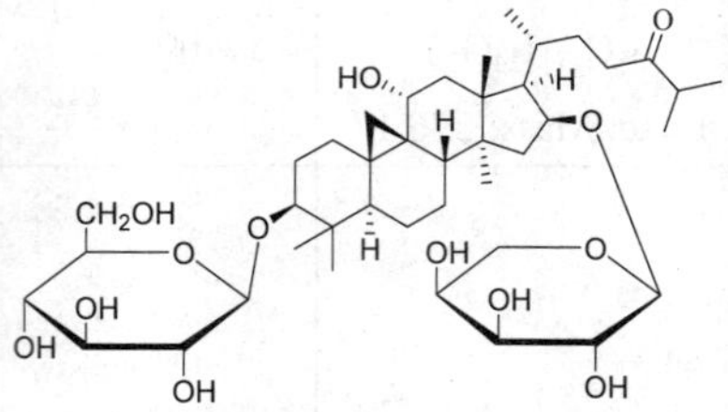 仙茅皂苷 C Curculigo saponin C	仙茅皂苷 D Curculigo saponin D $C_{42}H_{70}O_{14}$ Exact Mass: 798.48	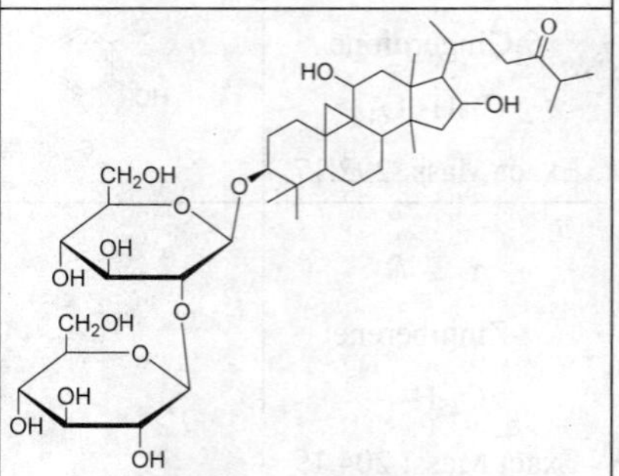 仙茅皂苷 D Curculigo saponin D
仙茅皂苷元 B Curculigenin B $C_{30}H_{52}O_{4}$ Exact Mass: 476.39	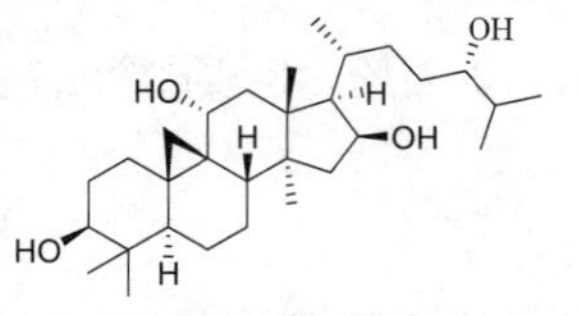 仙茅皂苷元 B Curculigenin B	仙茅皂苷元 C Curculigenin C $C_{30}H_{50}O_{3}$ Exact Mass: 458.38	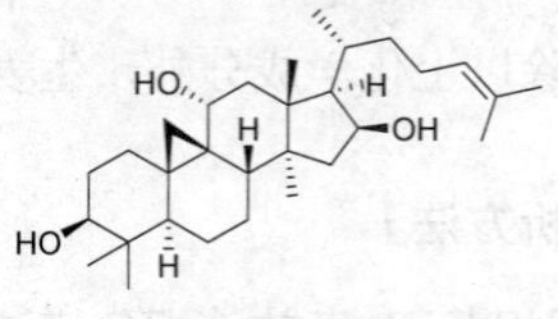 仙茅皂苷元 C Curculigenin C

续表

中英文名、化学式及相对分子质量	结构图	中英文名、化学式及相对分子质量	结构图
仙茅皂苷 E Curculigo saponin E $C_{47}H_{78}O_{18}$ Exact Mass: 930.52	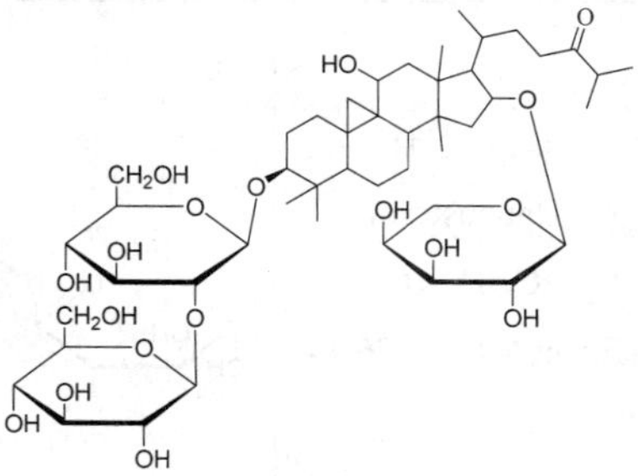 仙茅皂苷 E Curculigo saponin E	仙茅皂苷 F Curculigo saponin F $C_{48}H_{80}O_{19}$ Exact Mass: 960.53	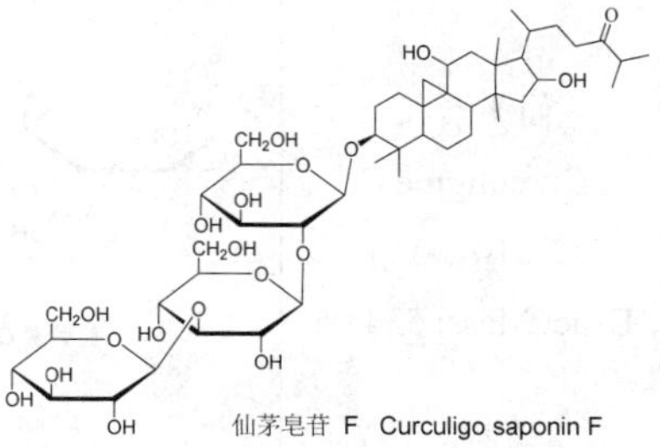 仙茅皂苷 F Curculigo saponin F
仙茅皂苷 G Curculigo saponin G $C_{42}H_{70}O_{13}$ Exact Mass: 782.48	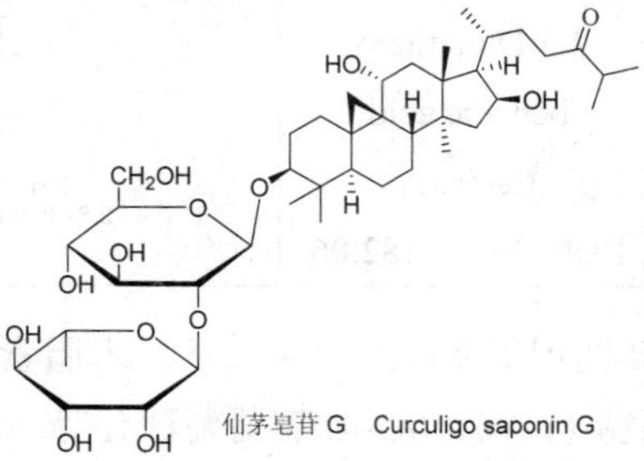 仙茅皂苷 G Curculigo saponin G	仙茅皂苷 H Curculigo saponin H $C_{47}H_{78}O_{17}$ Exact Mass: 914.52	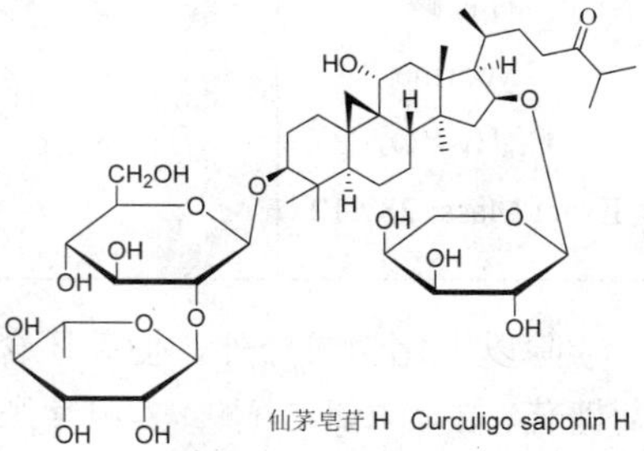 仙茅皂苷 H Curculigo saponin H
仙茅苷 Curculigoside $C_{22}H_{26}O_{11}$ Exact Mass: 466.15	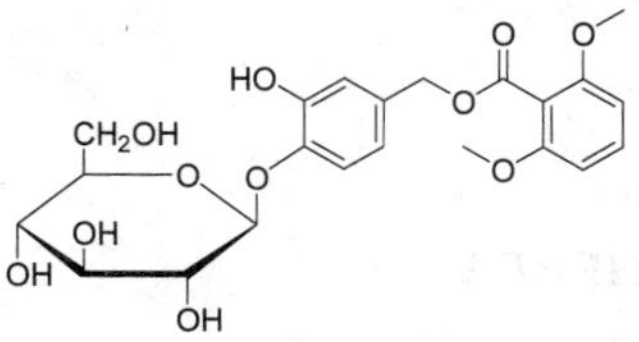 仙茅苷 Curculigoside	仙茅苷乙 Curculigoside B $C_{21}H_{24}O_{11}$ Exact Mass: 452.13	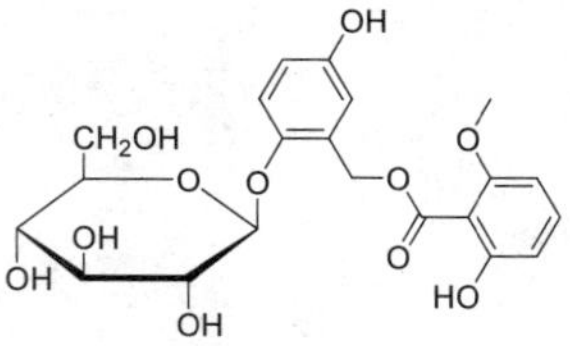 仙茅苷乙 Curculigoside B
仙茅皂苷 K Curculigo saponin K $C_{48}H_{82}O_{19}$ Exact Mass: 962.55	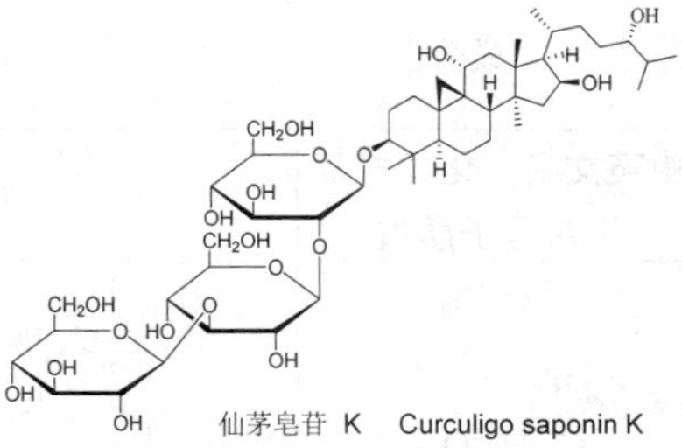 仙茅皂苷 K Curculigo saponin K	仙茅皂苷 L Curculigo saponin L $C_{42}H_{72}O_{13}$ Exact Mass: 784.50	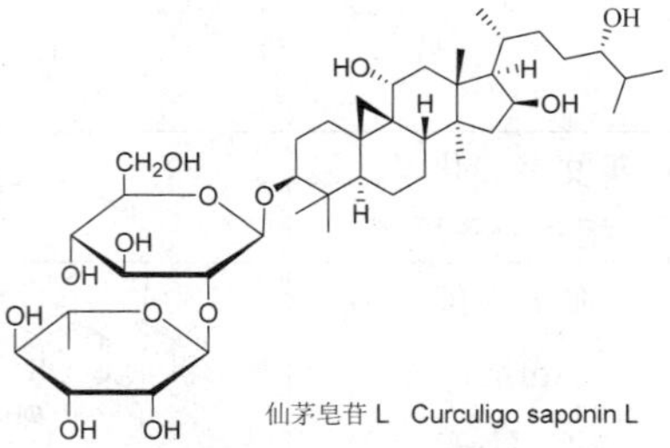 仙茅皂苷 L Curculigo saponin L
仙茅皂苷 M Curculigo saponin M $C_{53}H_{88}O_{22}$ Exact Mass: 1076.58	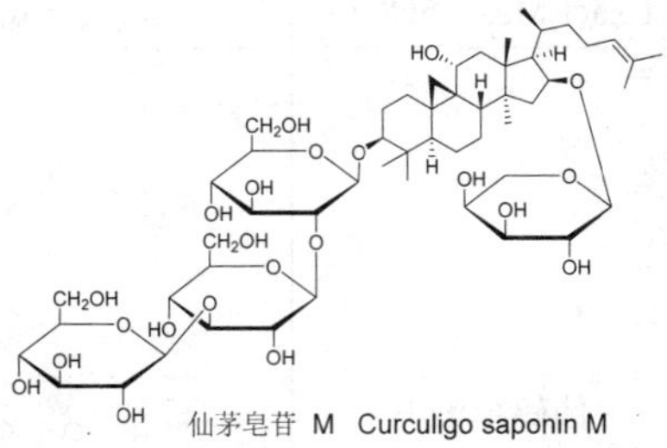 仙茅皂苷 M Curculigo saponin M	仙茅皂苷元 A Curculigenin A $C_{30}H_{50}O_4$ Exact Mass: 474.37	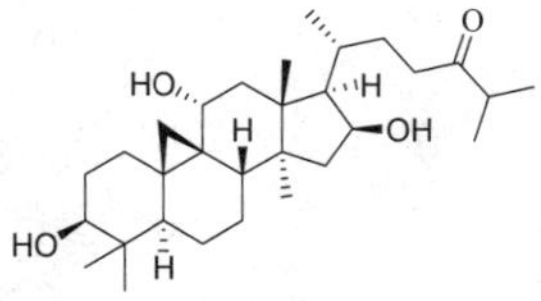 仙茅皂苷元 A Curculigenin A
β-谷甾醇(谷甾醇) *β*-Sitosterol (Sitosterol) $C_{29}H_{50}O$ Exact Mass: 414.39	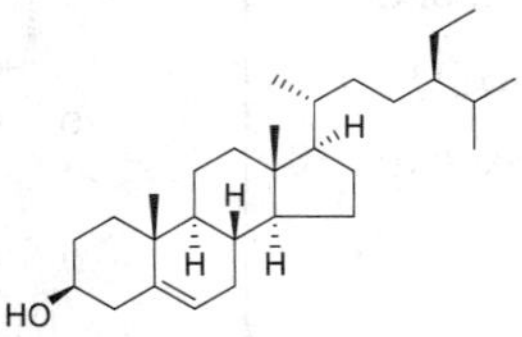 *β*-谷甾醇 (谷甾醇) *β*-Sitosterol (Sitosterol)	仙茅素 B Curculigine B $C_{19}H_{26}Cl_2O_{11}$ Exact Mass: 500.09	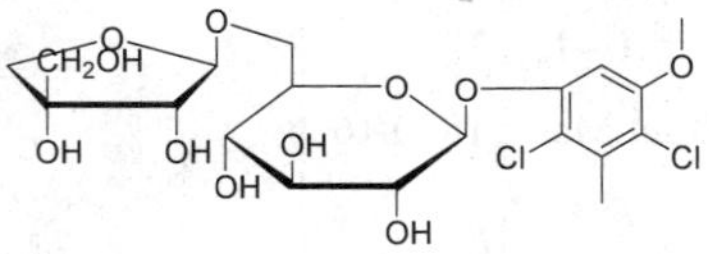 仙茅素 B Curculigine B

续表

中英文名、化学式及相对分子质量	结构图	中英文名、化学式及相对分子质量	结构图
仙茅素 C Curculigine C $C_{19}H_{25}C_{13}O_{11}$ Exact Mass: 534.05	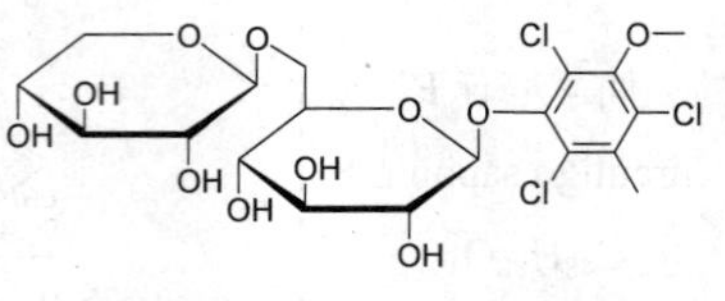 仙茅素 C Curculigine C	胡萝卜苷 Daucosterol $C_{35}H_{60}O_6$ Exact Mass: 576.44	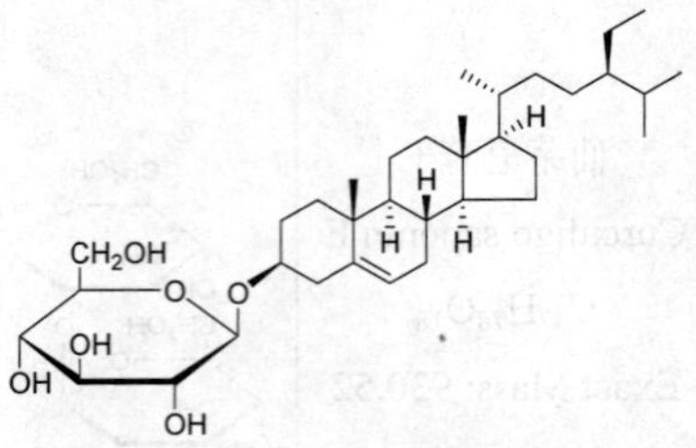 胡萝卜苷 Daucosterol
石蒜碱 Lycorine $C_{16}H_{17}NO_4$ Exact Mass: 287.12	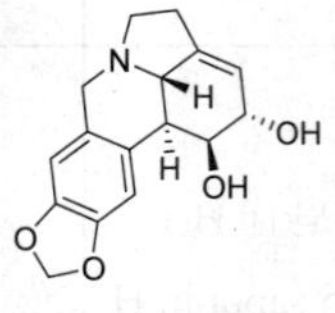 石蒜碱 Lycorine	2,6-二甲氧基苯甲酸 2,6-Dimethoxy benzoic acid $C_9H_{10}O_4$ Exact Mass: 182.06	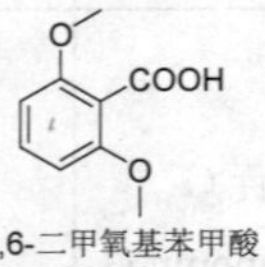 2,6-二甲氧基苯甲酸 2,6-Dimethoxy benzoic acid

除以上化学成分外，仙茅还含有仙茅素 A、3,3′,5,5′-四甲氧基-7,9′:7′,9-二环氧木脂素-4,4′-二-*O*-*β*-D-葡萄糖苷、2,4-二氯-5-羟基-3-甲基苯酚-1-*O*-*β*-D-吡喃葡萄糖-(1→6)-*β*-D-吡喃葡萄糖苷等。

仙鹤草

Xianhecao

AGRIMONIAE HERBA

【化学成分】

表 1-5-22a 仙鹤草主要化学成分[67]

中英文名、化学式及相对分子质量	结构图	中英文名、化学式及相对分子质量	结构图
仙鹤草酚 A Agrimol A $C_{37}H_{46}O_{12}$ Exact Mass: 682.30	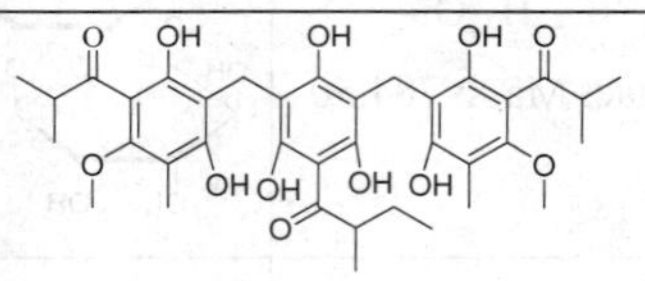 仙鹤草酚 A Agrimol A	仙鹤草酚 C Agrimol C $C_{36}H_{44}O_{12}$ Exact Mass: 668.28	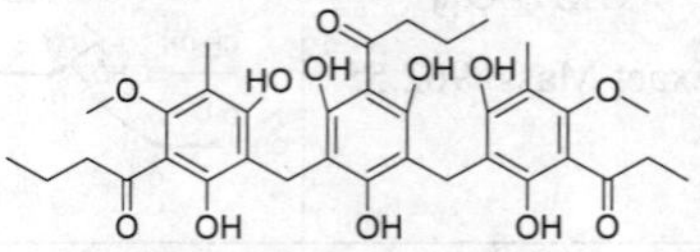 仙鹤草酚 C Agrimol C
仙鹤草鞣酸 Agrimoniin $C_{82}H_{54}O_{52}$ Exact Mass: 1870.16	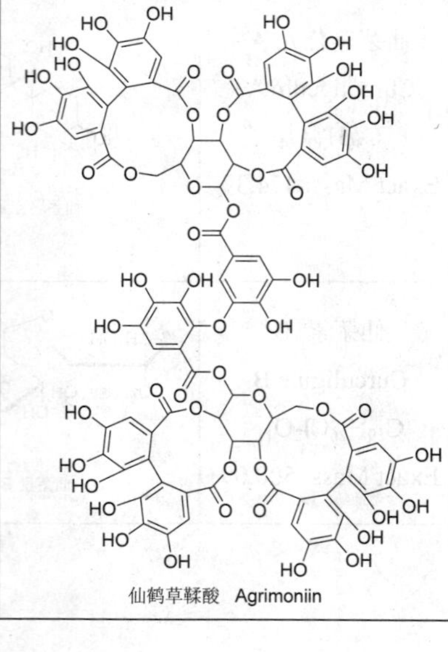 仙鹤草鞣酸 Agrimoniin	仙鹤草酚 B Agrimol B $C_{37}H_{46}O_{12}$ Exact Mass: 682.30	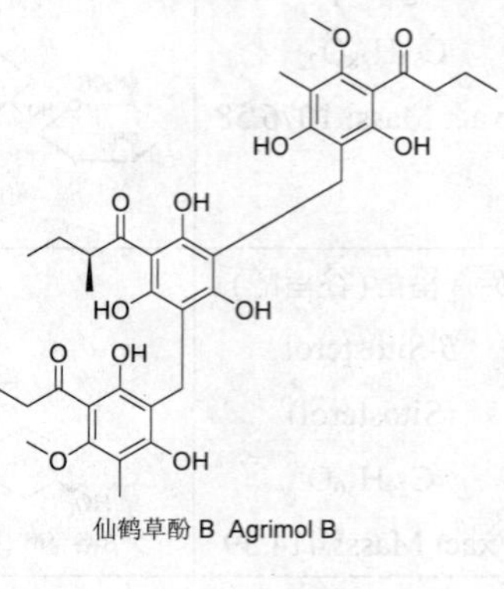 仙鹤草酚 B Agrimol B

续表

中英文名、化学式及相对分子质量	结构图	中英文名、化学式及相对分子质量	结构图
仙鹤草酚 D Agrimol D $C_{35}H_{42}O_{12}$ Exact Mass: 654.27	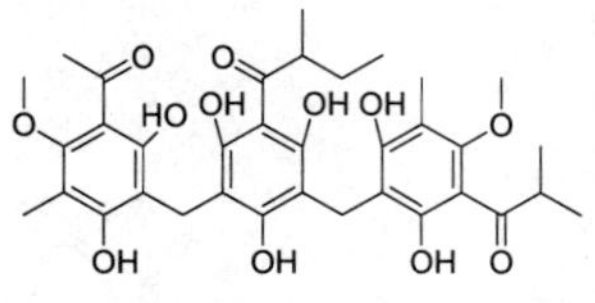 仙鹤草酚 D Agrimol D	仙鹤草酚 E Agrimol E $C_{33}H_{38}O_{12}$ Exact Mass: 626.24	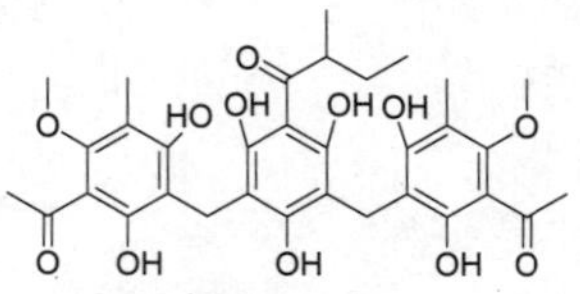 仙鹤草酚 E Agrimol E
胡萝卜苷 (*β*-胡萝卜苷) Daucosterol (*β*-Daucostero) $C_{35}H_{60}O_6$ Exact Mass: 576.44	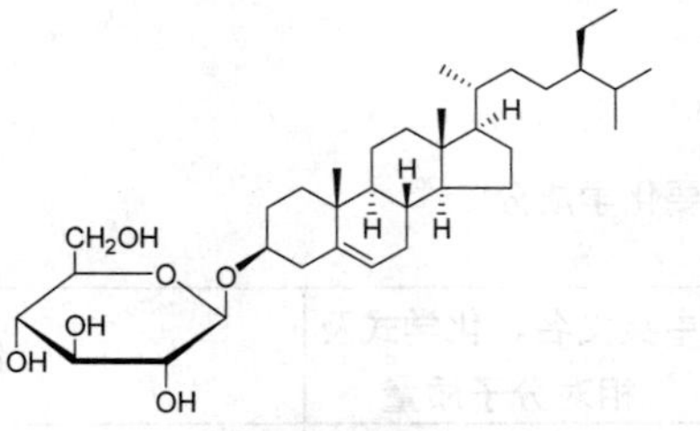 胡萝卜苷 (*β*-胡萝卜苷) Daucosterol (*β*-Daucosterol)	金丝桃苷 Hyperoside $C_{21}H_{20}O_{12}$ Exact Mass: 464.10	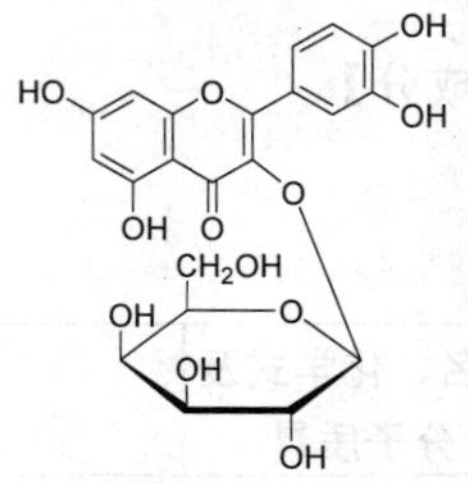 金丝桃苷 Hyperoside
伪绵马素 Pseudoaspidin $C_{25}H_{32}O_8$ Exact Mass: 460.21	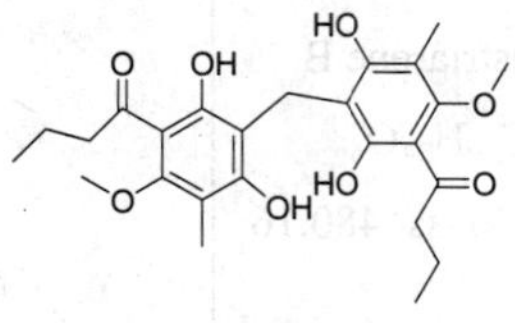 伪绵马素 Pseudoaspidin	鞣花酸 Ellagic acid $C_{14}H_6O_8$ Exact Mass: 302.01	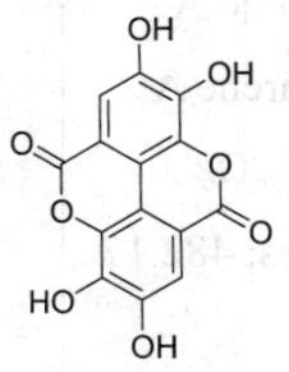 鞣花酸 Ellagic acid
α-没药醇 *α*-Bisabolol $C_{15}H_{26}O$ Exact Mass: 222.20	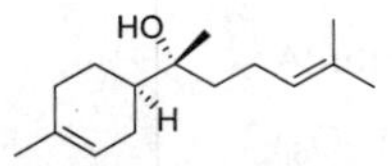 *α*-没药醇 *α*-Bisabolol		

表 1-5-22b 仙鹤草其他主要化学成分[67]

中文名	中文名
鞣花酸-4-*O*-*β*-D-吡喃木糖苷	2*α*,19*α*-二羟基-熊果酸-(28-1)-*β*-D-吡喃葡萄糖苷
仙鹤草酚酸A	仙鹤草酚酸B
6,10,14-三甲基-2-十五烷酮	花旗松素
1*β*,2*α*,3*β*,19*α*-四羟基-12-烯-28-熊果酸	1*β*,2*β*,3*β*,19*α*-四羟基-12-烯-28-熊果酸
(2*R*,3*R*)-(+)-花旗松素-3-葡萄糖苷	仙鹤草内酯-6-*O*-*β*-D-吡喃葡萄糖

【分析方法】

1 高效液相色谱测定仙鹤草秋芽、地下部分和地上部分鹤草酚的含量[68]

1.1 仪器

Shimadzu LC-10A 液相色谱仪。

1.2 色谱条件

色谱柱：Diamonsil C_{18} 柱(200mm×4.6mm，5μm)；流动相：甲醇-水-三乙胺(58∶42∶0.2)；流速 1.2mL/min；紫外检测波长 325nm；柱温 30℃；分析时间 30min。

1.3 对照品溶液的制备

称取鹤草酚对照品，用适量甲醇溶解。

1.4 供试品溶液的制备

称取粉碎的鹤草芽、地下部分的生药适量，用 50 倍量石油醚超声提取 20min，滤过，滤液挥干溶剂，用少量氯仿溶解再用甲醇定容至 100mL。

白及
Baiji
BLETILLAE RHIZOMA

【化学成分】

表 1-5-23　白及主要化学成分[69, 70]

中英文名、化学式及相对分子质量	结构图	中英文名、化学式及相对分子质量	结构图
白及联菲 A Blestriarene A $C_{30}H_{26}O_6$ Exact Mass: 482.17	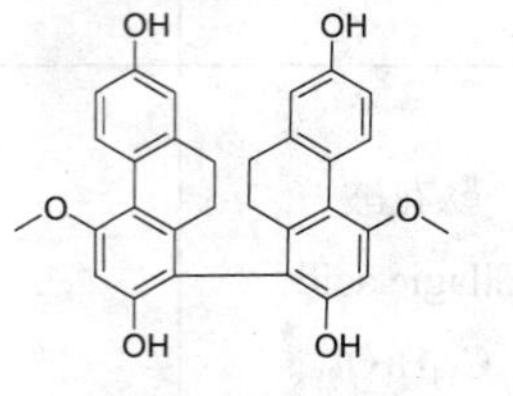 白及联菲 A　Blestriarene A	白及联菲 B Blestriarene B $C_{30}H_{24}O_6$ Exact Mass: 480.16	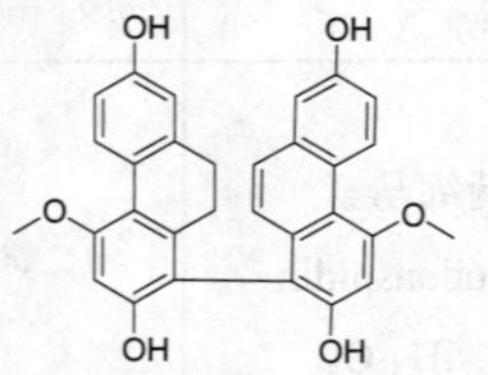 白及联菲 B　Blestriarene B
白及联菲 C Blestriarene C $C_{30}H_{22}O_6$ Exact Mass: 478.14	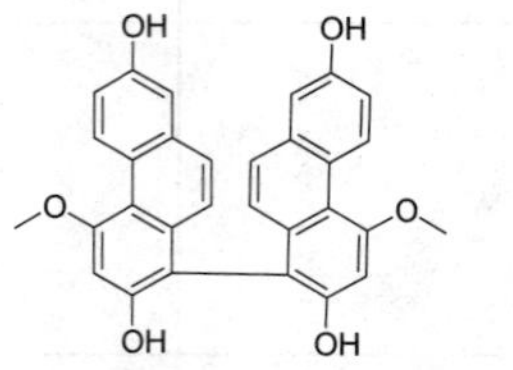 白及联菲 C　Blestriarene C	Blestritin A $C_{37}H_{36}O_6$ Exact Mass: 576.25	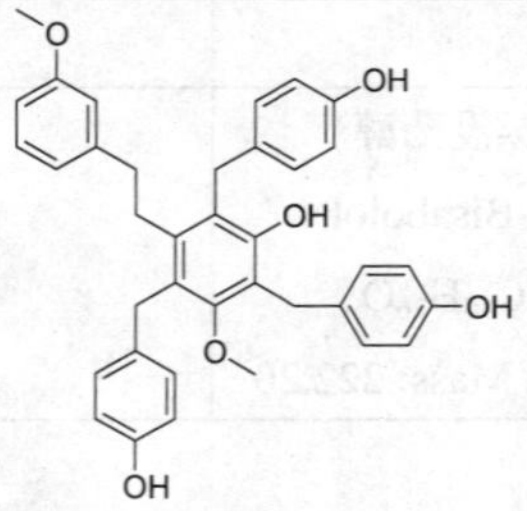 Blestritin A
Blestritin B $C_{30}H_{30}O_6$ Exact Mass: 486.20	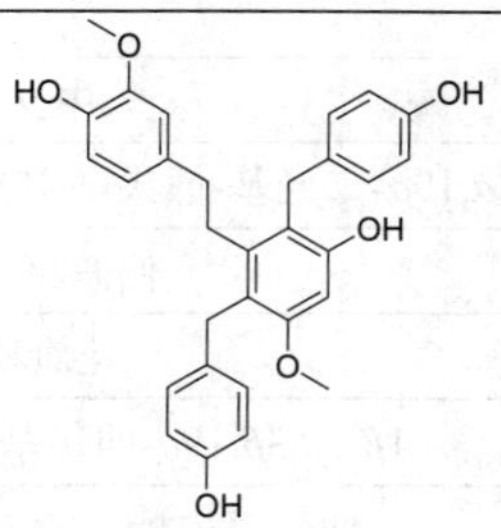 Blestritin B	Blestritin C $C_{36}H_{34}O_6$ Exact Mass: 562.24	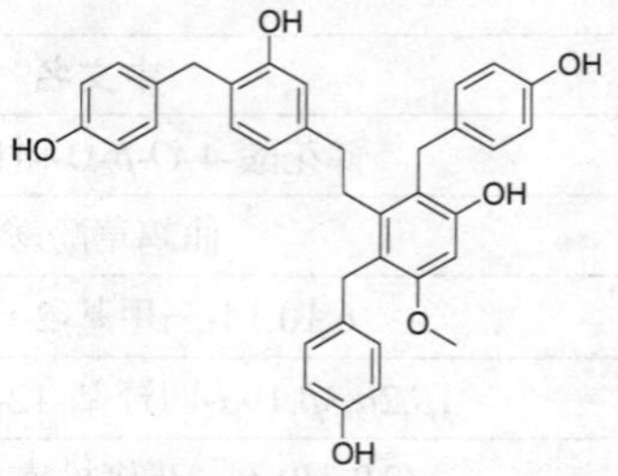 Blestritin C
2,6-二(4-羟苄基)-3′,5-二甲氧基-3-羟基联苄 2,6-Bis(4-hydroxyphenyl)-3′,5-dimethoxy-3-hydroxybibenzyl $C_{30}H_{30}O_5$ Exact Mass: 470.21	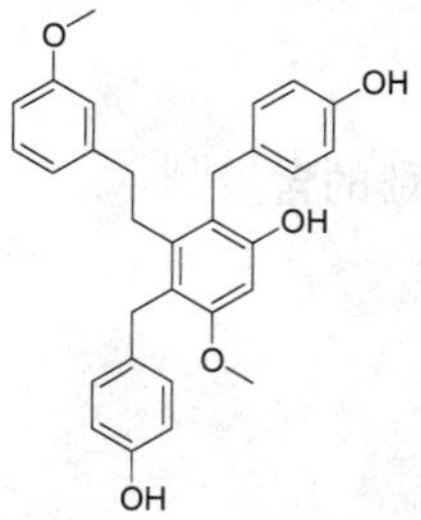 2,6 -二(4-羟苄基)-3′,5-二甲氧基-3-羟基联苄 2,6-Bis(4-hydroxyphenyl)-3′,5-dimethoxy-3-hydroxybibenzyl	3,3′-二羟基-5-甲氧基-2,5′,6-三(对羟苄基)联苄 3,3′-Dihydroxy-5-methoxy-2,5′,6-tri(4-hydroxyphenyl)bibenzyl $C_{36}H_{34}O_6$ Exact Mass: 562.24	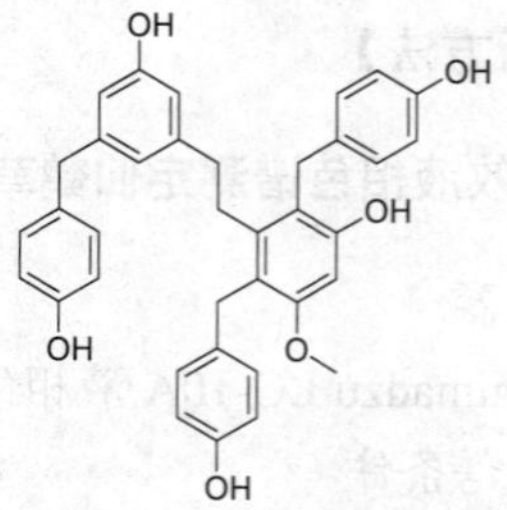 3,3′-二羟基-5-甲氧基-2,5′,6-三(对羟苄基)联苄 3,3′-Dihydroxy-5-methoxy-2,5′,6-tri(4-hydroxyphenyl)bibenzyl

续表

中文英文名、化学式及相对分子质量	结构图	中文英文名、化学式及相对分子质量	结构图
4,7-二羟基-2-甲氧基-9,10-二氢菲 Lusianthridin $C_{15}H_{14}O_3$ Exact Mass: 242.09	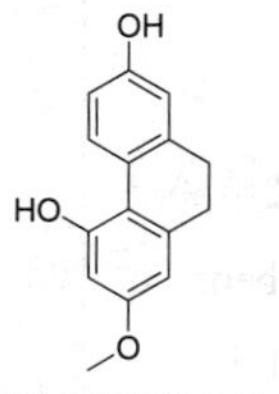 4,7-二羟基-2-甲氧基- 9,10-二氢菲 Lusianthridin	4-甲氧基-2,7-二羟基-9,10-二氢菲 4-Methoxy-2,7-dihydroxy-9,10-dihydrophenanthrene $C_{15}H_{14}O_3$ Exact Mass: 242.09	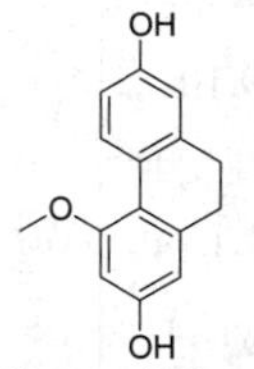 4-甲氧基- 2,7-二羟基-9,10-二氢菲 4-Methoxy-2,7-dihydroxy-9,10-dihydrophenanthrene
白及双菲醚 A Blestrin A $C_{30}H_{26}O_6$ Exact Mass: 482.17	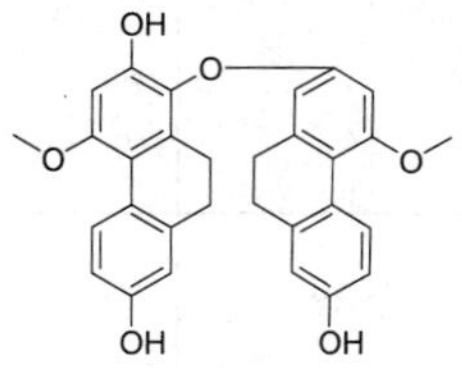 白及双菲醚 A Blestrin A	白及双菲醚 B Blestrin B $C_{30}H_{26}O_6$ Exact Mass: 482.17	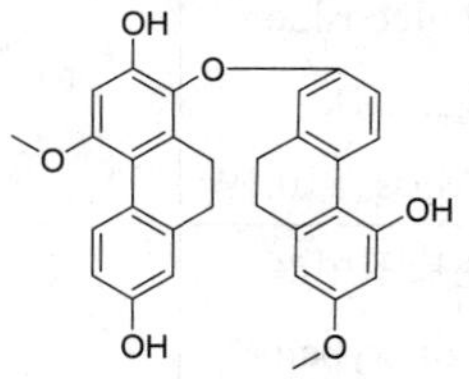 白及双菲醚 B Blestrin B
2,4,7-三甲氧基菲 2,4,7-Trimethoxy-phenanthrene $C_{17}H_{16}O_3$ Exact Mass: 268.11	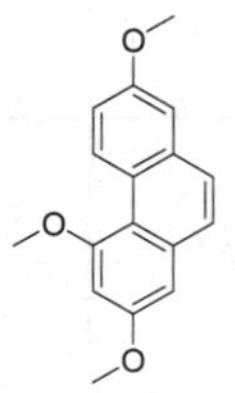 2,4,7-三甲氧基菲 2,4,7-Trimethoxyphenanthrene	2,4,7-三甲氧基-9,10-二氢菲 2,4,7-Trimethoxy-9,10-dihydrophenan-threne $C_{17}H_{18}O_3$ Exact Mass: 270.13	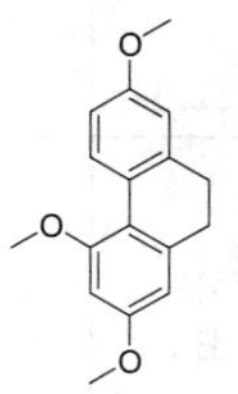 2,4,7-三甲氧基-9,10-二氢菲 2,4,7-Trimethoxy-9,10-dihydrophenanthrene
2,3,4,7-四甲氧基菲 2,3,4,7-Tetramethoxy-phenanthrene $C_{18}H_{18}O_4$ Exact Mass: 298.12	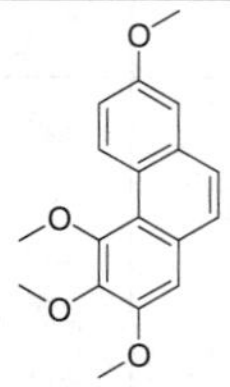 2,3,4,7-四甲氧基菲 2,3,4,7-Tetramethoxy-phenanthrene	3,3′,5′-三甲氧基联苄 3,3′,5′- Trimethoxy-bibenzyl $C_{17}H_{20}O_3$ Exact Mass: 272.14	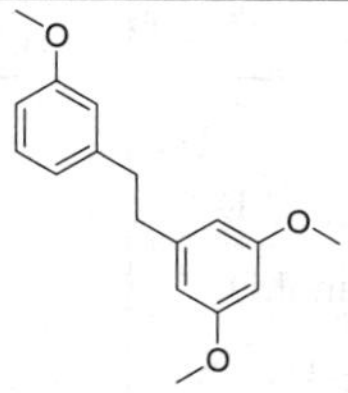 3,3′,5′-三甲氧基联苄 3,3′,5′- Trimethoxybibenzyl
白及菲螺醇 Blespirol $C_{25}H_{18}O_5$ Exact Mass: 398.12	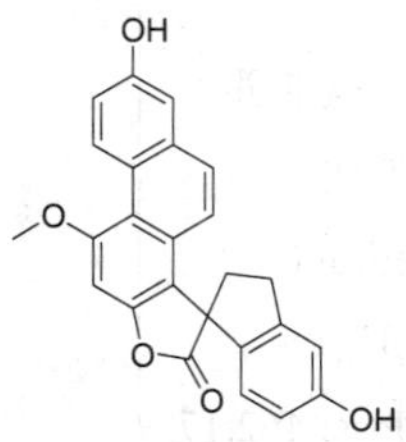 白及菲螺醇 Blespirol	3-(4-羟基苄基)-4-甲氧基-2,7-二羟基-9,10-二氢菲 3-(4-Hydroxyphenyl)-4-methoxy-2,7-dihydroxy-9,10-dihydrophenanthrene $C_{22}H_{20}O_4$ Exact Mass: 348.14	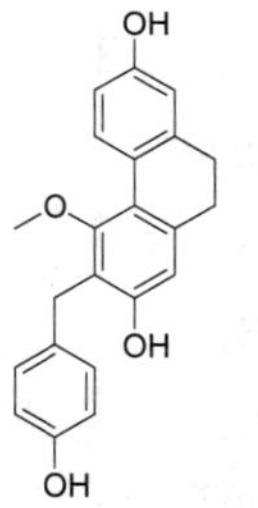 3-(4-羟基苄基)-4-甲氧基-2,7-二羟基-9,10-二氢菲 3-(4-Hydroxyphenyl)-4-methoxy-2,7-dihydroxy-9,10-dihydrophenanthrene
1-(4-羟基苄基)-4-甲氧基-2,7-二羟基菲 1-(4-Hydroxybenzyl)-4-methoxy-2,7-dihy-droxyphenanthrene $C_{22}H_{18}O_4$ Exact Mass: 346.12	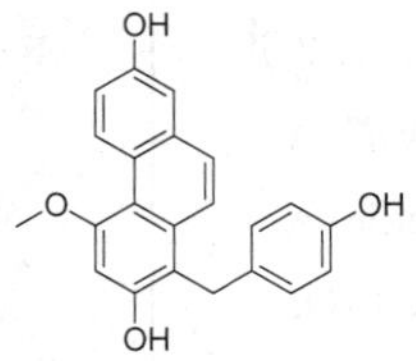 1-(4-羟基苄基)-4-甲氧基-2,7-二羟基菲 1-(4-Hydroxybenzyl)-4-methoxy-2,7-dihydroxyphenanthrene	白及联菲醇 A Blestrianol A $C_{30}H_{26}O_6$ Exact Mass: 482.17	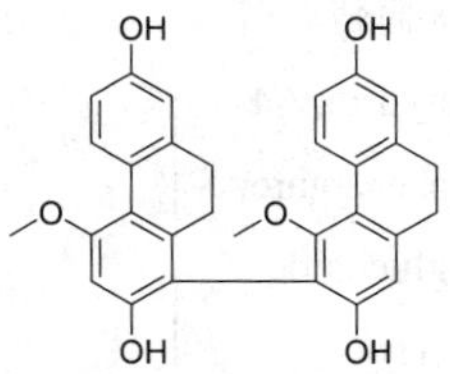 白及联菲醇 A Blestrianol A

续表

中英文名、化学式及相对分子质量	结构图	中英文名、化学式及相对分子质量	结构图
2,7-二羟基-1-(4′-羟苄基)-4-甲氧基-9,10-二氢菲-4′-*O*-葡萄糖苷 2,7-Dihydroxy-1-(4′-hydroxybenzyl)-4-methoxy-9,10-dihydrophenanthrene-4′-*O*-glucoside $C_{28}H_{30}O_9$ Exact Mass: 510.19	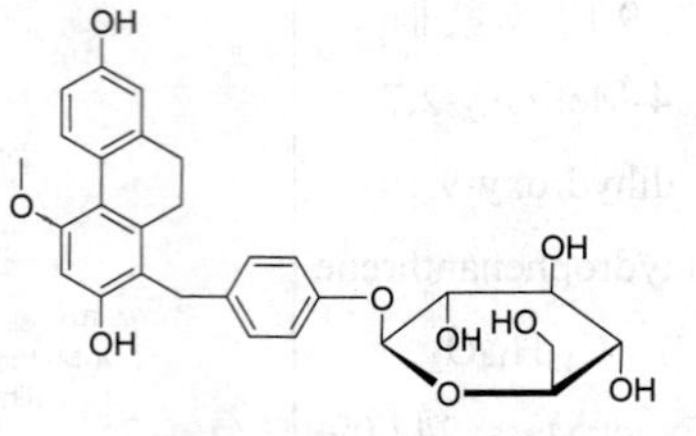 2,7-二羟基-1-(4′-羟苄基)-4-甲氧基-9,10-二氢菲-4′-*O*-葡萄糖苷 2,7-Dihydroxy-1-(4′-hydroxybenzyl)-4-methoxy-9,10-dihydrophenanthrene-4′-*O*-glucoside	对羟基苯甲酸 *p*-Hydroxybenzoic acid $C_7H_6O_3$ Exact Mass: 138.03	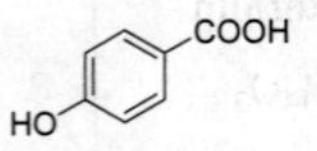 对羟基苯甲酸　*p*-Hydroxybenzoic acid
对羟基苯甲醛 *p*-Hydroxybenzaldehyde $C_7H_6O_2$ Exact Mass: 122.04	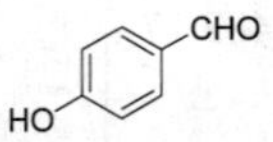 对羟基苯甲醛　*p*-Hydroxybenzaldehyde	原儿茶酸 Protocatechuic acid $C_7H_6O_4$ Exact Mass: 154.03	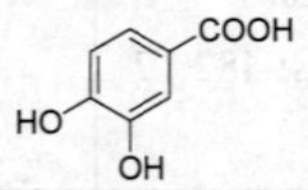 原儿茶酸 Protocatechuic acid
白及联菲醇 B Blestrianol B $C_{37}H_{32}O_7$ Exact Mass: 588.21	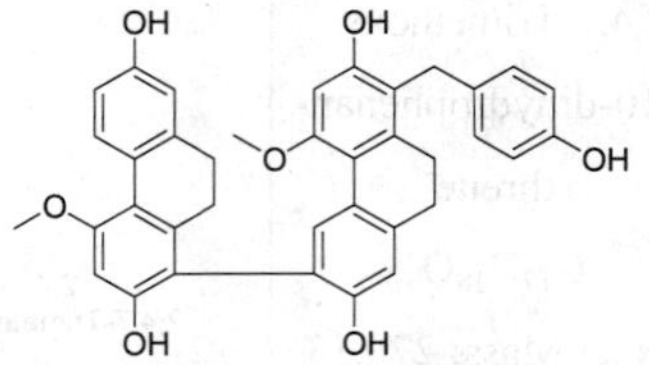 白及联菲醇 B　Blestrianol B	白及联菲醇 C Blestrianol C $C_{37}H_{30}O_7$ Exact Mass: 586.2	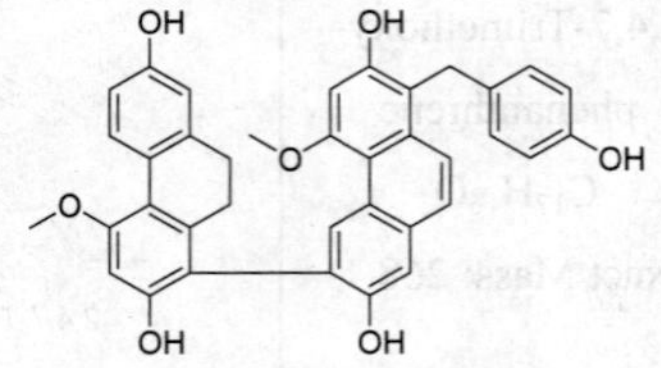 白及联菲醇 C　Blestrianol C
白及联菲醇 D Blestrianol D $C_{29}H_{24}O_5$ Exact Mass: 452.16	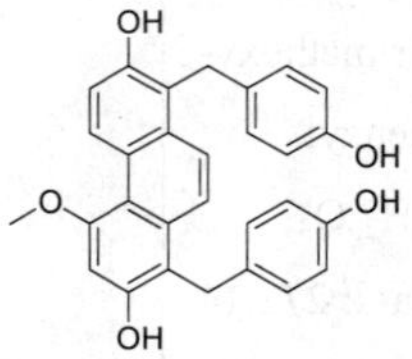 白及联菲醇 D　Blestrianol D	白及双菲醚 C Blestrin C $C_{30}H_{24}O_6$ Exact Mass: 480.16	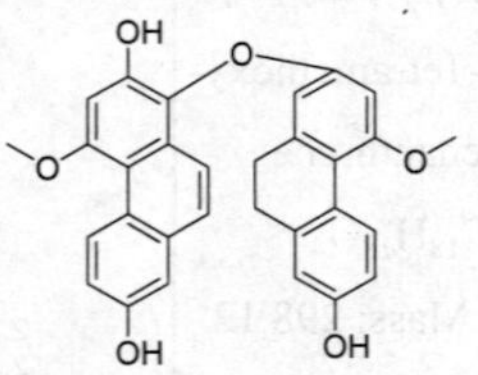 白及双菲醚 C　Blestrin C
白及二氢菲并吡喃酚 B Bletilol B $C_{27}H_{26}O_7$ Exact Mass: 462.17	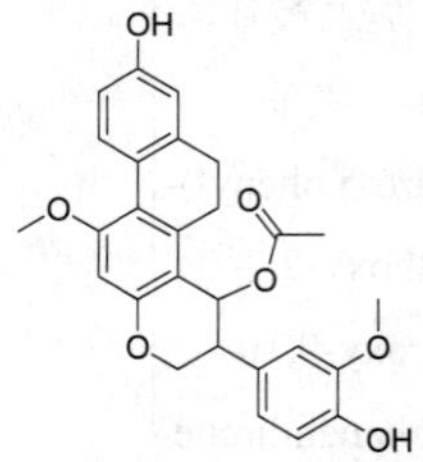 白及二氢菲并吡喃酚 B　Bletilol B	白及二氢菲并吡喃酚 C Bletilol C $C_{27}H_{26}O_7$ Exact Mass: 462.17	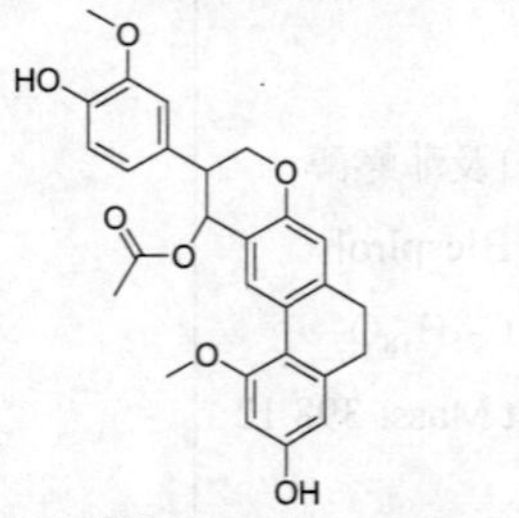 白及二氢菲并吡喃酚 C　Bletilol C
2,7-二羟基-4-甲氧基菲-2-*O*-葡萄糖苷 2,7-Dihydroxy-4-methoxyphenanthrene-2-*O*-glucoside $C_{21}H_{22}O_8$ Exact Mass: 402.13	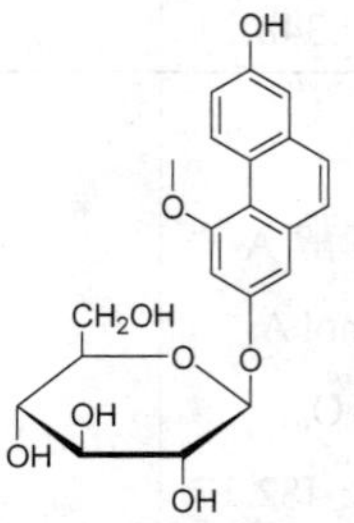 2,7-二羟基-4-甲氧基菲-2-O-葡萄糖苷 2,7-Dihydroxy-4-methoxyphenanthrene-2-O-glucoside	白及二氢菲并吡喃酚 A Bletilol A $C_{28}H_{28}O_8$ Exact Mass: 492.18	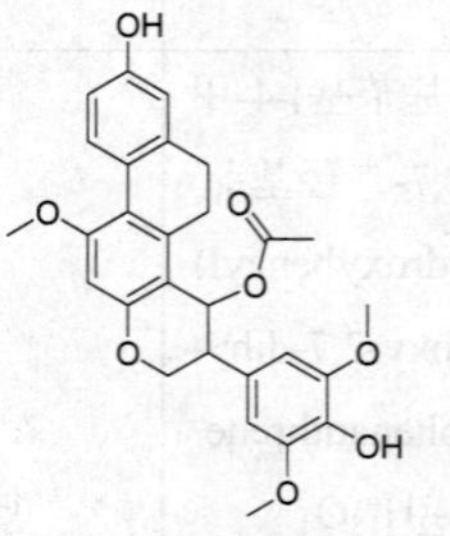 白及二氢菲并吡喃酚 A　Bletilol A

续表

中英文名、化学式及相对分子质量	结构图	中英文名、化学式及相对分子质量	结构图
3,3′-二羟基-4-(对羟苄基)-5-甲氧基联苄 Arundinin $C_{22}H_{22}O_4$ Exact Mass: 350.15	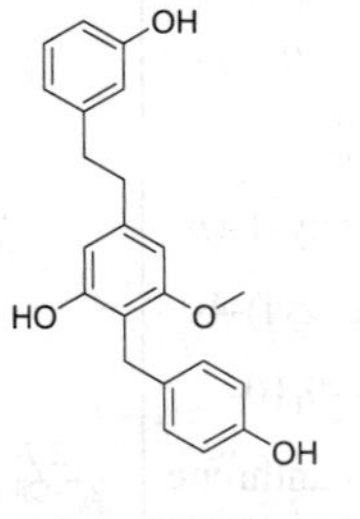 3,3′-二羟基-4-(对羟苄基)-5-甲氧基联苄 Arundinin	2,7-二羟基-4-甲氧基菲-2,7-*O*-葡萄糖二苷 2,7-Dihydroxy-4-methoxyphenanthrene-2,7-*O*-diglucoside $C_{27}H_{32}O_{13}$ Exact Mass: 564.18	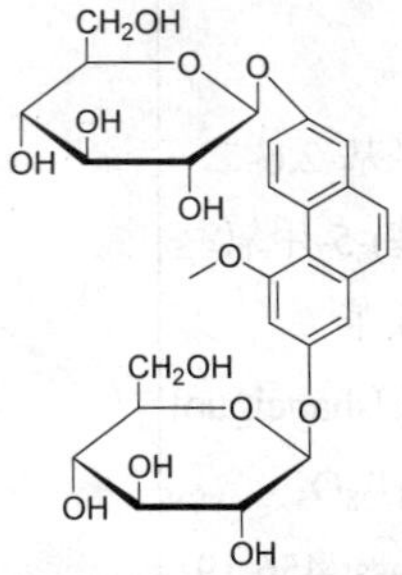 2,7-二羟基-4-甲氧基菲-2,7-*O*-葡萄糖二苷 2,7-Dihydroxy-4-methoxyphenanthrene-2,7-*O*-diglucoside
白及双菲醚 D Blestrin D $C_{30}H_{24}O_6$ Exact Mass: 480.16	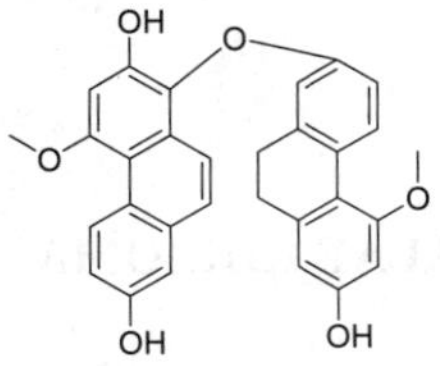 白及双菲醚 D Blestrin D	3,7-二羟基-2,4-二甲氧基菲-3-*O*-葡萄糖苷 3,7-Dihydroxy-2,4-dimethoxyphenanthrene-3-*O*-glucoside $C_{22}H_{24}O_9$ Exact Mass: 432.14	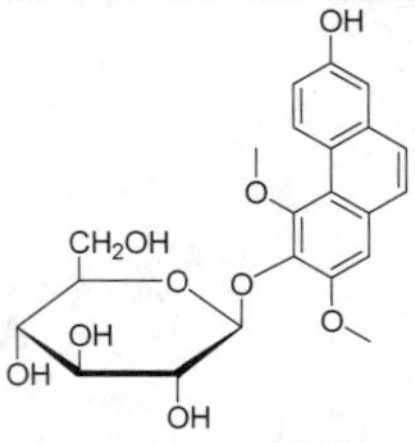 3,7-二羟基-2,4-二甲氧基菲-3-*O*-葡萄糖苷 3,7-Dihydroxy-2,4-dimethoxyphenanthrene-3-*O*-glucoside
2,7-二羟基-1-(对羟基苯甲酰基)-4-甲氧基-9,10-二氢菲 2,7-Dihydroxy-1-(*p*-hydroxybenzoyl)-4-methoxy-9,10-dihydrophenanthrene $C_{22}H_{18}O_5$ Exact Mass: 362.12	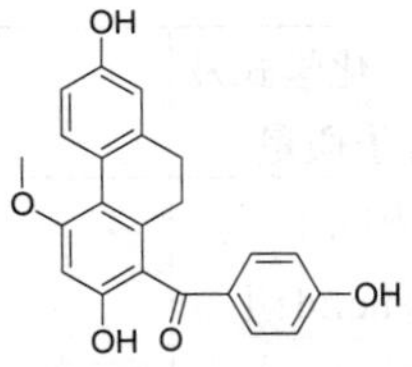 2,7-二羟基-1-(对羟基苯甲酰基)-4-甲氧基-9,10-二氢菲 2,7-Dihydroxy-1-(*p*-hydroxybenzoyl)-4-methoxy-9,10-dihydrophenanthrene	3,3′-二羟基-2-(对羟苄基)-5-甲氧基联苄 Isoarundinin Ⅱ $C_{22}H_{22}O_4$ Exact Mass: 350.15	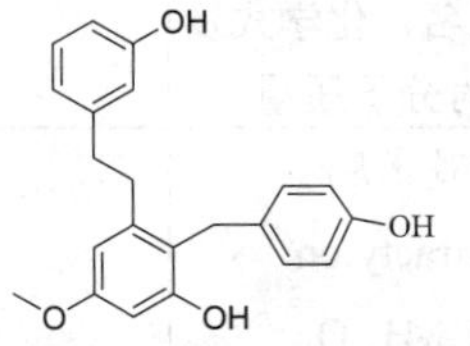 3,3′-二羟基-2-(对羟苄基)-5-甲氧基联苄 Isoarundinin Ⅱ
3′,5-二羟基-2-(对羟苄基)-3-甲氧基联苄 Isoarundinin Ⅰ $C_{22}H_{22}O_4$ Exact Mass: 350.15	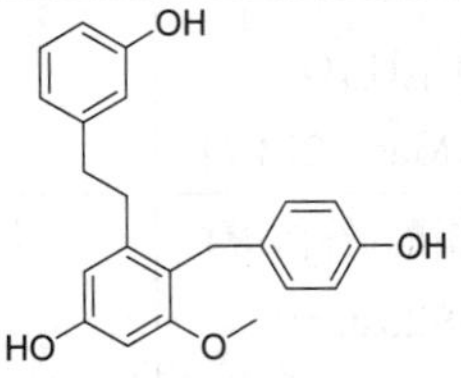 3′,5-二羟基-2-(对羟苄基)-3-甲氧基联苄 Isoarundinin Ⅰ	2,7-二羟基-1,3-二(对羟苄基)-4-甲氧基-9,10-二氢菲 $C_{29}H_{26}O_5$ Exact Mass: 454.18	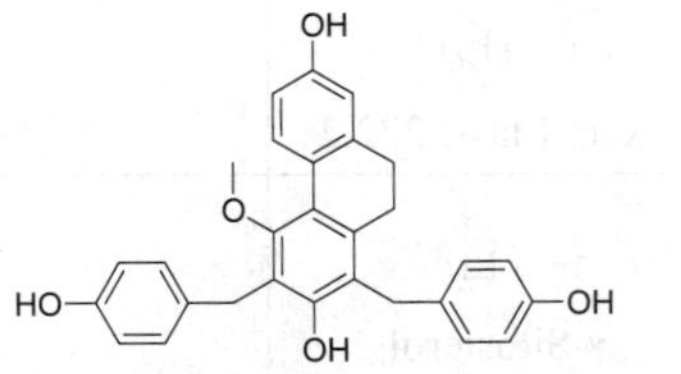 2,7-二羟基-1,3-二(对羟苄基)-4-甲氧基-9,10-二氢菲
肉桂酸(桂皮酸) Cinnamic acid $C_9H_8O_2$ Exact Mass: 148.05	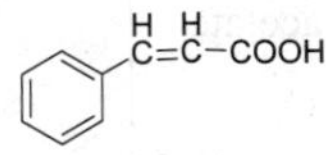 肉桂酸 (桂皮酸) Cinnamic acid	4,7-二羟基-1-(对羟苄基)-2-甲氧基-9,10-二氢菲 4,7-Dihydroxy-1-(*p*-hydroxybenzyl)-2-methoxy-9,10-dihydrophenanthrene $C_{22}H_{20}O_4$ Exact Mass: 348.14	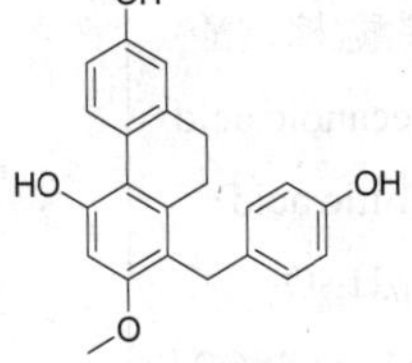 4,7-二羟基-1-(对羟苄基)-2-甲氧基-9,10-二氢菲 4,7-Dihydroxy-1-(p-hydroxybenzyl)-2-methoxy-9,10-dihydrophenanthrene

续表

中英文名、化学式及相对分子质量	结构图	中英文名、化学式及相对分子质量	结构图
3,3′-二羟基-2,6-二(对羟苄基)-5-甲氧基联苄 5-*O*-Methylshanciguol $C_{29}H_{28}O_5$ Exact Mass: 456.19	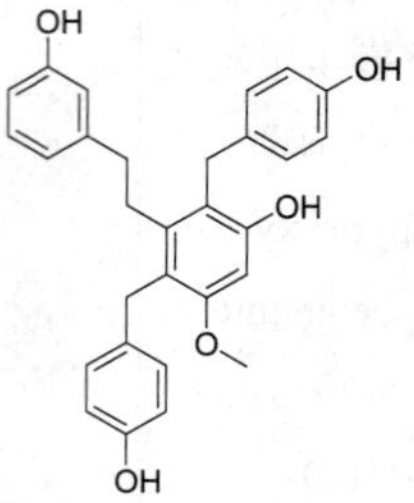 3,3′-二羟基-2,6-二(对羟苄基)-5-甲氧基联苄 5-*O*-Methylshanciguol	2,7-二羟基-1-(对羟苄基)-4-甲氧基-9,10-二氢菲 2,7-Dihydroxy-1-(*p*-hydroxybenzyl)-4-methoxy-9,10-dihydrophenanthrene $C_{22}H_{20}O_4$ Exact Mass: 348.14	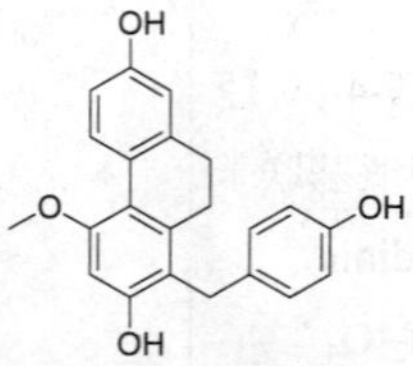 2,7-二羟基-1-(对羟苄基)-4-甲氧基-9,10-二氢菲 2,7-Dihydroxy-1-(*p*-hydroxybenzyl)-4-methoxy-9,10-dihydrophenanthrene

白术

Baizhu

ATRACTYLODIS MACROCEPHALAE RHIZOMA

【化学成分】

表 1-5-24　白术主要化学成分[71, 72]

中英文名、化学式及相对分子质量	结构图	中英文名、化学式及相对分子质量	结构图
苍术酮 Atractylon $C_{15}H_{20}O$ Exact Mass: 216.15	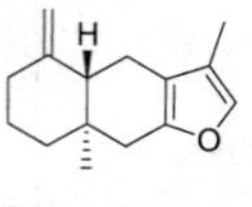 苍术酮　Atractylon	白术内酯Ⅰ AtractylenolideⅠ $C_{15}H_{18}O_2$ Exact Mass: 230.13	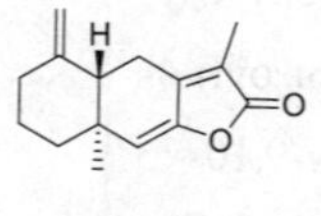 白术内酯Ⅰ　AtractylenolideⅠ
茅苍术醇 Hinesol $C_{15}H_{26}O$ Exact Mass: 222.2	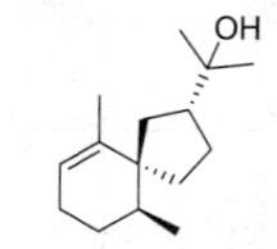 茅苍术醇　Hinesol	*β*-桉叶油醇(*β*-桉醇) *β*-Eudesmol $C_{15}H_{28}O$ Exact Mass: 224.21	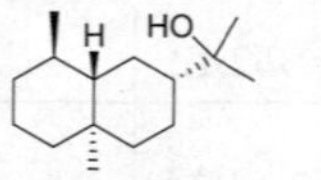 *β*-桉叶油醇(β-桉醇)　*β*-Eudesmol
γ-谷甾醇 *γ*-Sitosterol $C_{29}H_{50}O$ Exact Mass: 414.39	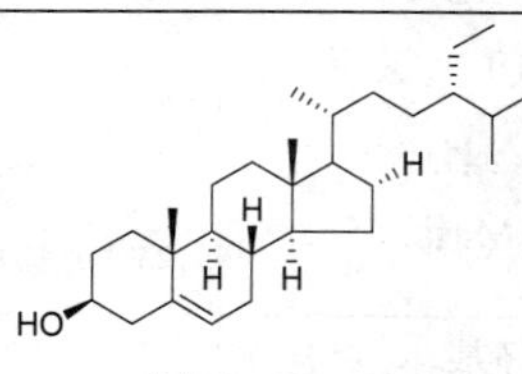 *γ*-谷甾醇　*γ*-Sitosterol	*β*-谷甾醇(谷甾醇) *β*-Sitosterol (Sitosterol) $C_{29}H_{50}O$ Exact Mass: 414.39	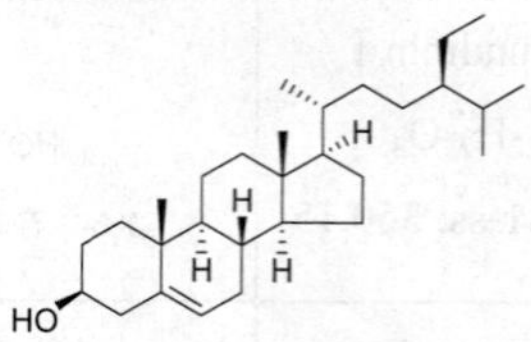 *β*-谷甾醇 (谷甾醇)　*β*-Sitosterol (Sitosterol)
十六烷酸(棕榈酸) Hexadecanoic acid (Palmitic acid) $C_{16}H_{32}O_2$ Exact Mass: 256.24	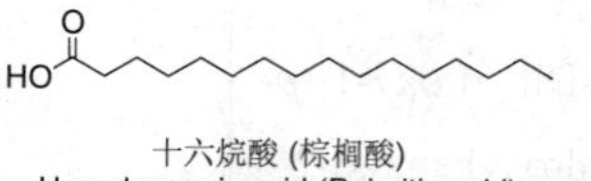 十六烷酸 (棕榈酸) Hexadecanoic acid (Palmitic acid)	*β*-乙酰香树脂醇酯 *β*-Amyrin acetate $C_{32}H_{52}O_2$ Exact Mass: 468.40	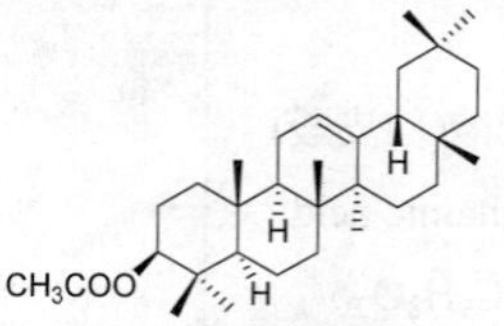 *β*-乙酰香树脂醇酯　*β*-Amyrin acetate
羟基白术内酯 Hydroxyatractylolide $C_{15}H_{20}O_3$ Exact Mass: 248.14	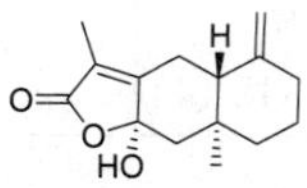 羟基白术内酯　Hydroxyatractylolide	双白术内酯 Biatractylolide $C_{30}H_{38}O_4$ Exact Mass: 462.28	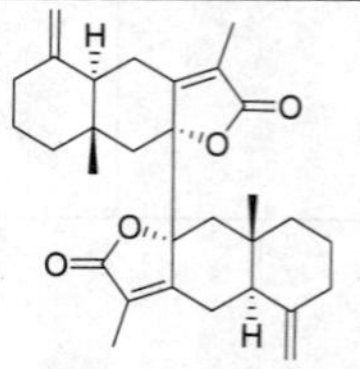 双白术内酯　Biatractylolide

续表

中英文名、化学式及相对分子质量	结构图	中英文名、化学式及相对分子质量	结构图
3*β*-乙酰氧基苍术酮 3*β*-Aceoxyatractylon $C_{17}H_{22}O_3$ Exact Mass: 274.16	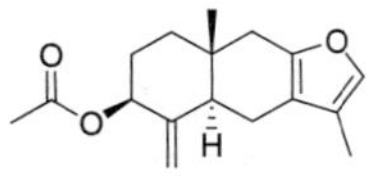 3*β*-乙酰氧基苍术酮　3*β*-Aceoxyatractylon	杜松脑 Juniper camphor $C_{15}H_{26}O$ Exact Mass: 222.2	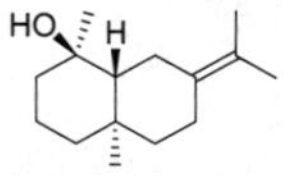 杜松脑　Juniper camphor
3*β*-羟基苍术酮 3*β*-Hydroxyatractylon $C_{15}H_{20}O_2$ Exact Mass: 232.15	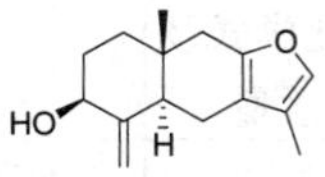 3*β*-羟基苍术酮　3*β*-Hydroxyatractylon	白术内酯Ⅱ AtractylenolideⅡ $C_{15}H_{20}O_2$ Exact Mass: 232.15	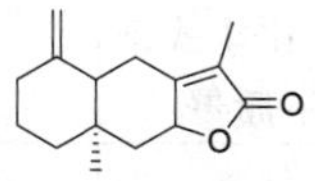 白术内酯Ⅱ　AtractylenolideⅡ
白术内酯 Ⅲ Atractylenolide Ⅲ $C_{15}H_{20}O_3$ Exact Mass: 248.14	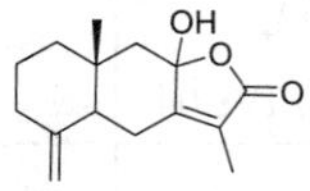 白术内酯Ⅲ Atractylenolide Ⅲ	白术内酯 Ⅳ Atractylenolide Ⅳ $C_{17}H_{22}O_5$ Exact Mass: 306.15	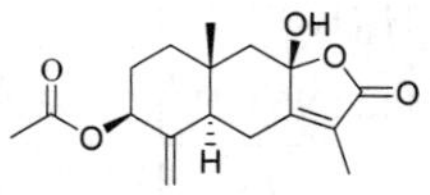 白术内酯Ⅳ　Atractylenolide Ⅳ

除以上化学成分外，白术还含有 8*β*-乙氧基白术内酯 Ⅲ、14*α*-甲基丁酰-8-顺白术三醇、14*α*-甲基丁酰-8-反白术三醇、12*α*-甲基丁酰-14-乙酰-8-顺白术三醇、12*α*-甲基丁酰-14-乙酰- 8-反白术三醇等。

【分析方法】

1　高效液相色谱法测定白术生品及炮制品中白术内酯Ⅱ的含量[72]

1.1 仪器

高效液相色谱仪。

1.2 色谱条件

色谱柱：YWG-ODS 柱(250mm×4.6mm，5μm)；流动相：甲醇-水(80∶20)；流速 1.0mL/min；紫外检测波长 276nm；柱温 30℃；分析时间 25min。

1.3 对照品溶液的制备

称取白术内酯Ⅱ对照品，用适量甲醇溶解。

1.4 供试品溶液的制备

称取粉碎的白术生药适量，用 25 倍量甲醇超声提取 20min，滤过，即得。

2　高效液相色谱法测定白术挥发油中苍术酮的含量[73]

2.1 仪器

Agilent 1100 高效液相色谱仪。

2.2 色谱条件

色谱柱：Alltima HP C_{18} 柱(250mm×4.6mm，5μm)；流动相：甲醇-水(95∶5)；流速 1.0mL/min；检测波长 220nm；柱温 25℃；分析时间 12min。

2.3 对照品溶液的制备

称取苍术酮对照品，用适量甲醇溶解。

2.4 供试品溶液的制备

称取适量白术粉末，用 10 倍量正己烷回流提取 3 次，每次 1h，合并提取液，干燥剂除水，蒸去正己烷，得白术挥发油。称取白术挥发油 0.1g，用 50mL 甲醇超声溶解，滤过，即得。

白头翁

Baitouweng
PULSATILLAE RADIX

【化学成分】

表 1-5-25　白头翁主要化学成分[74]

中英文名、化学式及相对分子质量	结构图	中英文名、化学式及相对分子质量	结构图
原白头翁素 Protoanemonin $C_5H_4O_2$ Exact Mass: 96.02	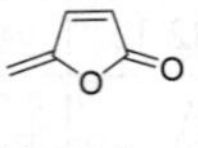 原白头翁素　Protoanemonin	白头翁素 Anemonin $C_{10}H_8O_4$ Exact Mass: 192.04	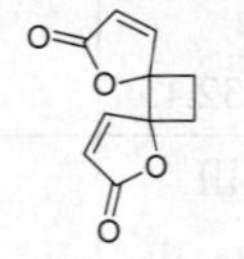 白头翁素　Anemonin
白头翁皂苷 A Pulchinenoside A $C_{41}H_{66}O_{12}$ Exact Mass: 750.46	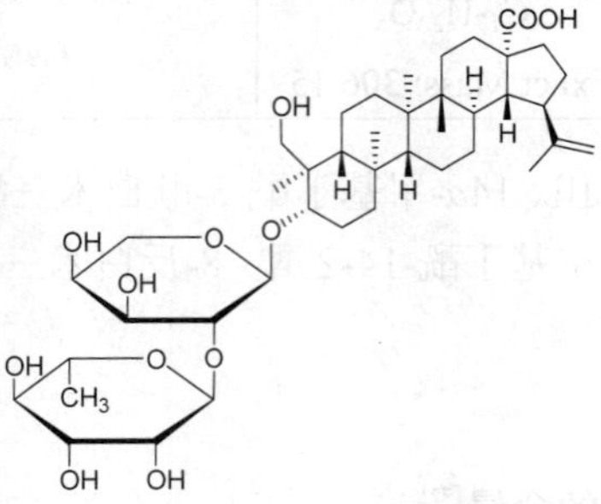 白头翁皂苷 A　Pulchinenoside A	白头翁皂苷 B Pulchinenoside B $C_{53}H_{86}O_{22}$ Exact Mass: 1074.56	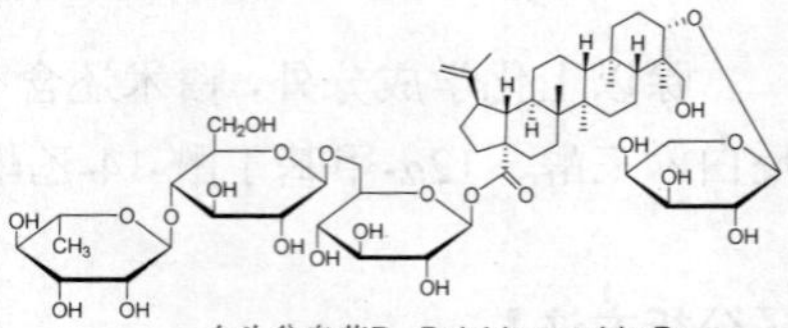 白头翁皂苷B　Pulchinenoside B
白头翁皂苷 C (白头翁皂苷 B_4) Pulchinenoside C (Pulchinenoside B_4) $C_{59}H_{96}O_{26}$ Exact Mass: 1220.62	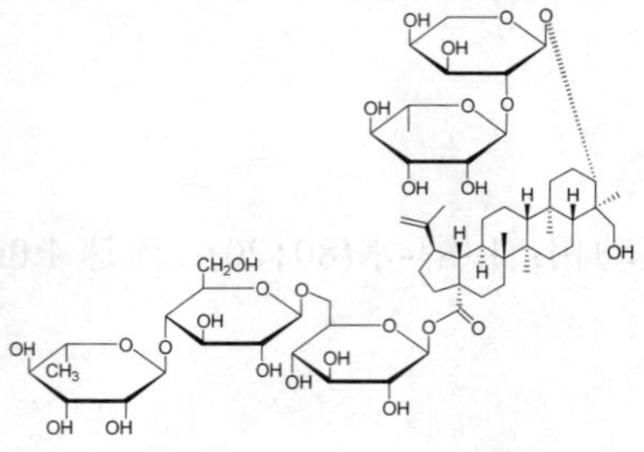 白头翁皂苷 C (白头翁皂苷 B_4) Pulchinenoside C (Pulchinenoside B_4)	胡萝卜苷 Daucosterol $C_{35}H_{60}O_6$ Exact Mass: 576.44	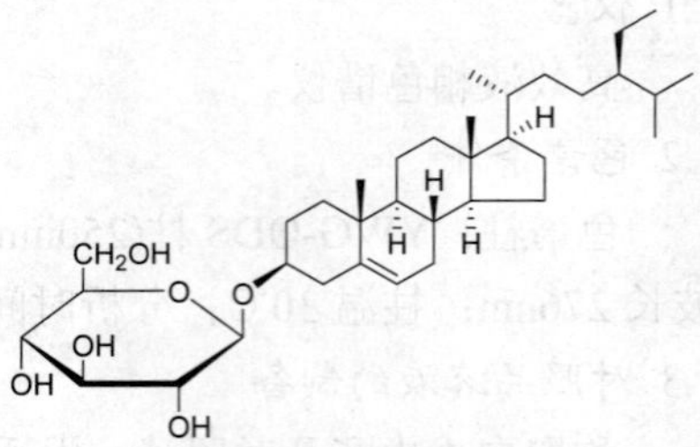 胡萝卜苷　Daucosterol
白桦脂酸 Betulinic acid $C_{30}H_{48}O_3$ Exact Mass: 456.36	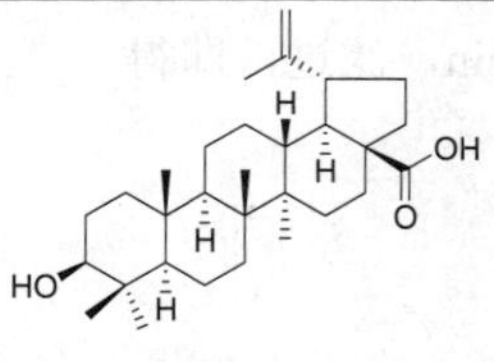 白桦脂酸　Betulinic acid		

除以上化学成分外，白头翁还含有白桦脂酸-3-*O*-*α*-L-阿拉伯吡喃糖苷、白头翁皂苷 D、3-氧代白桦脂酸、白头翁灵、白头翁英等。

【分析方法】

1　高效液相色谱法测定白头翁药材中白头翁皂苷 B_4 的含量[75]

1.1　仪器

Waters 高效液相色谱仪。

1.2　色谱条件

色谱柱：Kromasil C_{18} 柱(250mm×4.6mm，5μm)；流动相：乙腈-0.1%磷酸(28∶72)；流速 1.0mL/min；检测波长 205nm；柱温 30℃；分析时间 25min。

1.3 对照品溶液的制备

称取白头翁皂苷 B_4 对照品，用适量甲醇溶解。

1.4 供试品溶液的制备

称取粉碎的白头翁生药 0.12g，用 10mL 甲醇超声提取 30min，滤过，滤液用流动相稀释至 50mL，即得。

白芍

Baishao

PAEONIAE RADIX ALBA

【化学成分】

表 1-5-26a 白芍主要化学成分[76]

中英文名、化学式及相对分子质量	结构图	中英文名、化学式及相对分子质量	结构图
芍药苷 Paeoniflorin $C_{23}H_{28}O_{11}$ Exact Mass: 480.16	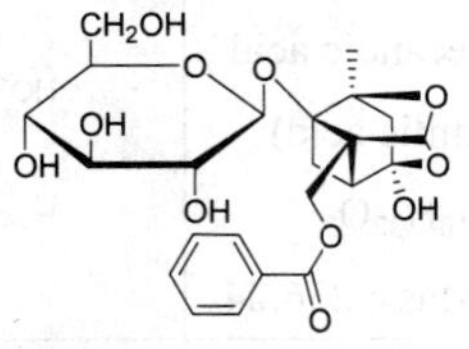 芍药苷 Paeoniflorin	苯甲酰芍药苷 Benzoylpaeoniflorin $C_{30}H_{32}O_{12}$ Exact Mass: 584.19	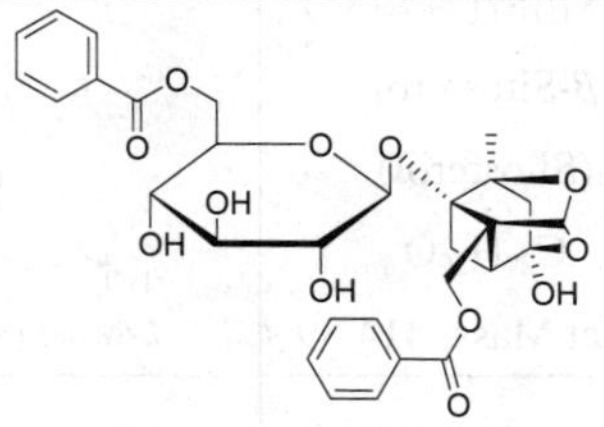 苯甲酰芍药苷 Benzoylpaeoniflorin
氧化苯甲酰芍药苷 Oxybenzoyl-paeoniflorin $C_{30}H_{32}O_{13}$ Exact Mass: 600.18	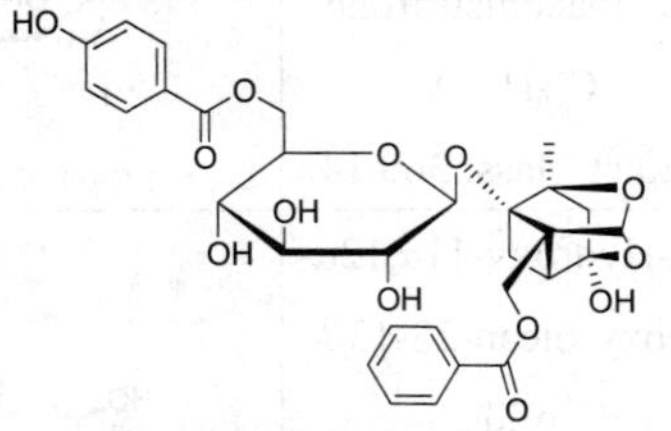 氧化苯甲酰芍药苷 Oxybenzoyl-paeoniflorin	氧化芍药苷 Oxypaeoniflorin $C_{23}H_{28}O_{12}$ Exact Mass: 496.16	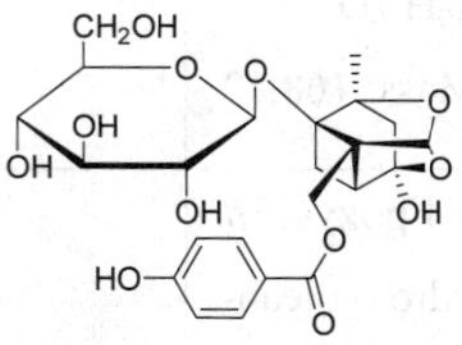 氧化芍药苷 Oxypaeoniflorin
苯甲酰氧化芍药苷 Benzoyl-oxypaeoniflorin $C_{30}H_{32}O_{13}$ Exact Mass: 600.18	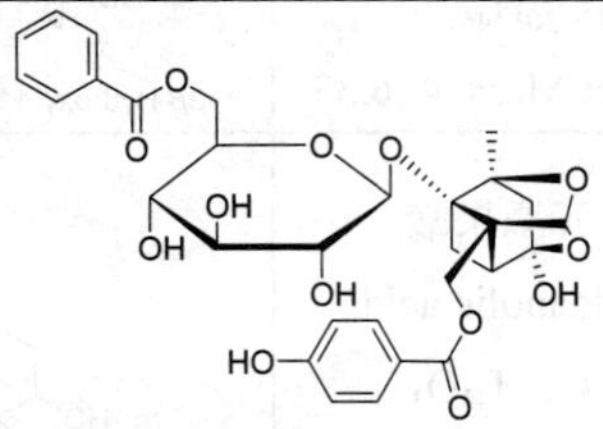 苯甲酰氧化芍药苷 Benzoyl-oxypaeoniflorin	白芍苷 Albiflorin $C_{23}H_{28}O_{11}$ Exact Mass: 480.16	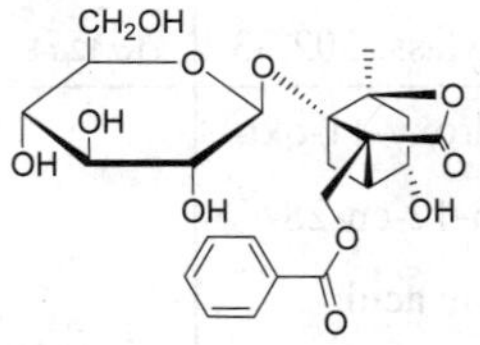 白芍苷 Albiflorin
紫苏醇 Perilla alcohol $C_{10}H_{16}O$ Exact Mass: 152.12	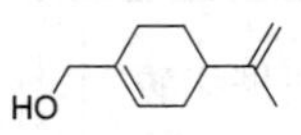 紫苏醇 Perilla alcohol	丹皮酚 Paeonol $C_9H_{10}O_3$ Exact Mass: 166.06	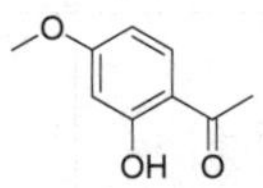 丹皮酚 Paeonol
葡糖倍苷 Glucogallin $C_{13}H_{16}O_{10}$ Exact Mass: 332.07	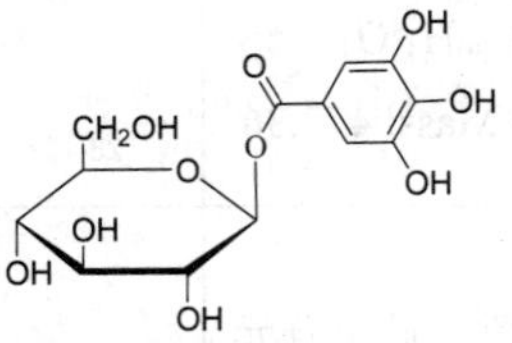 葡糖倍苷 Glucogallin	百里香酚 Thymol $C_{10}H_{14}O$ Exact Mass: 150.1	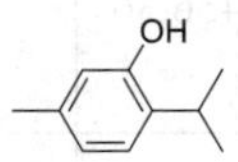 百里香酚 Thymol

续表

中英文名、化学式及相对分子质量	结构图	中英文名、化学式及相对分子质量	结构图
香芹酚 Carvacrol $C_{10}H_{14}O$ Exact Mass: 150.1	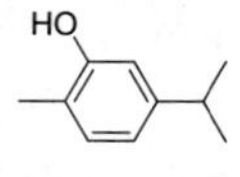 香芹酚 Carvacrol	儿茶素(*d*-儿茶素) Catechin (*d*-Catechin) $C_{15}H_{14}O_6$ Exact Mass: 290.08	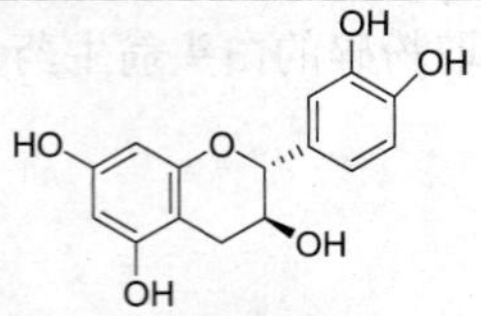 儿茶素(*d*-儿茶素) Catechin (*d*-Catechin)
芍药新苷 Lactiflorin $C_{23}H_{26}O_{10}$ Exact Mass: 462.15	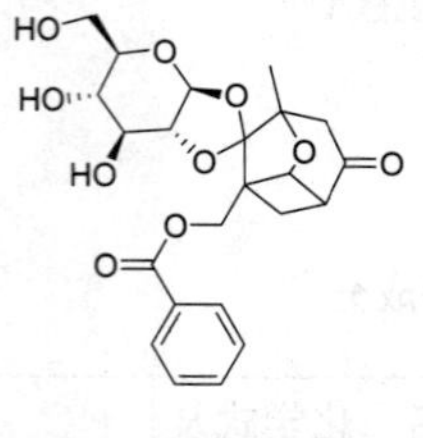 芍药新苷 Lactiflorin	芍药苷元酮 Paeoniflorigenone $C_{17}H_{18}O_6$ Exact Mass: 318.11	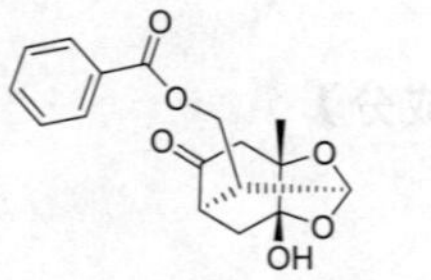 芍药苷元酮 Paeoniflorigenone
β-谷甾醇(谷甾醇) *β*-Sitosterol (Sitosterol) $C_{29}H_{50}O$ Exact Mass: 414.39	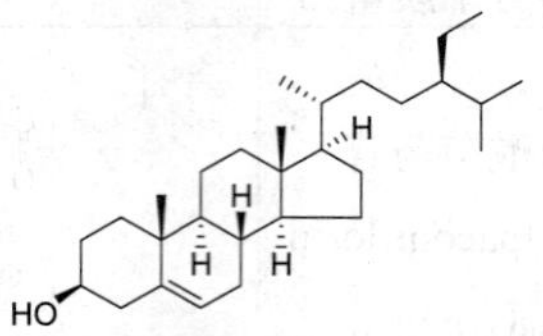 *β*-谷甾醇 (谷甾醇) *β*-Sitosterol (Sitosterol)	十六烷酸(棕榈酸) Hexadecanoic acid (Palmitic acid) $C_{16}H_{32}O_2$ Exact Mass: 256.24	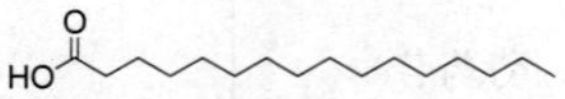 十六烷酸 (棕榈酸) Hexadecanoic acid (Palmitic acid)
Paeonilactinone $C_{10}H_{16}O_2$ Exact Mass: 168.12	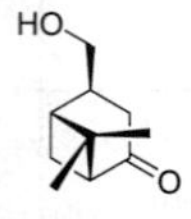 Paeonilactinone	1-*O*-*β*-D-Glucopyranosylpaeonisuffrone $C_{16}H_{24}O_9$ Exact Mass: 360.14	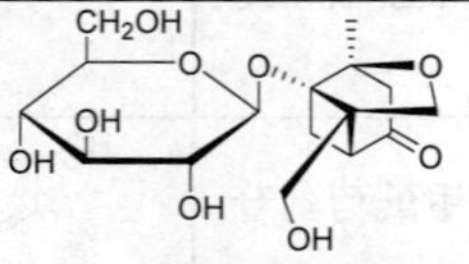 1-*O*-*β*-D-Glucopyranosylpaeonisuffrone
11*α*,12*α*-Epoxy-23*β*,23-dihydroxyolean-28,13*β*-olide $C_{30}H_{46}O_6$ Exact Mass: 502.33	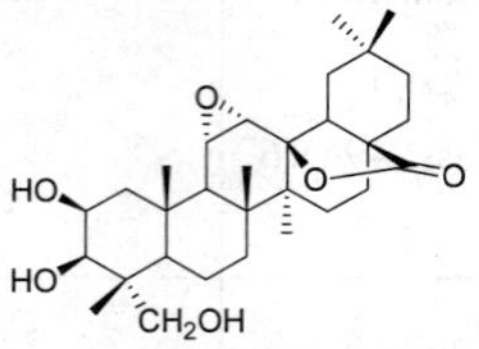 11*α*,12*α*-Epoxy-23*β*,23-dihydroxyolean-28,13*β*-olide	3*β*-Hydroxy-11*α*,12*α*-epoxy-olean-28-13*β*-olide $C_{30}H_{46}O_5$ Exact Mass: 486.33	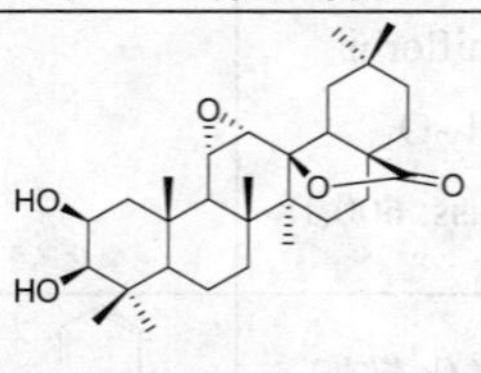 3*β*-Hydroxy-11*α*,12*α*-epoxy-olean-28-13*β*-olide
3*β*-Hydroxy-11-oxo-olean-12-en-28-oic acid $C_{30}H_{46}O_4$ Exact Mass: 470.34	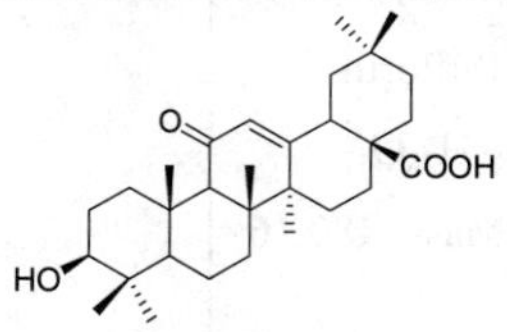 3*β*-Hydroxy-11-oxo-olean-12-en-28-oic acid	齐墩果酸 Oleanolic acid $C_{30}H_{48}O_3$ Exact Mass: 456.36	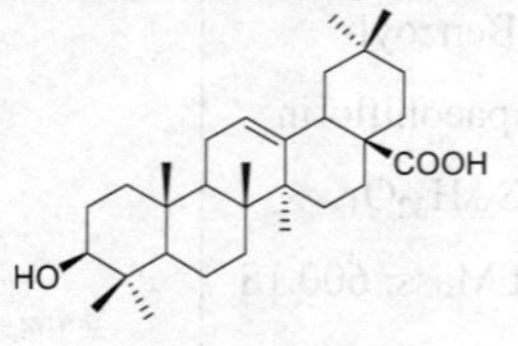 齐墩果酸 Oleanolic acid
白桦脂酸 Betulinic acid $C_{30}H_{48}O_3$ Exact Mass: 456.36	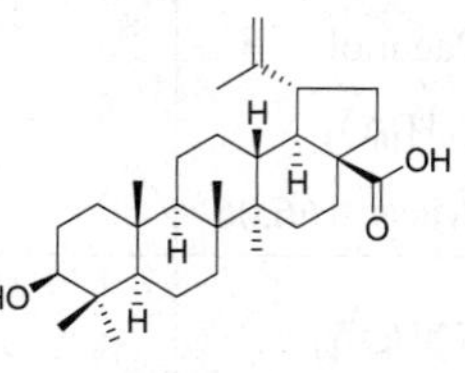 白桦脂酸 Betulinic acid	23-羟基白桦酯酸 23-Hydroxy-betulinic acid $C_{30}H_{48}O_4$ Exact Mass: 472.36	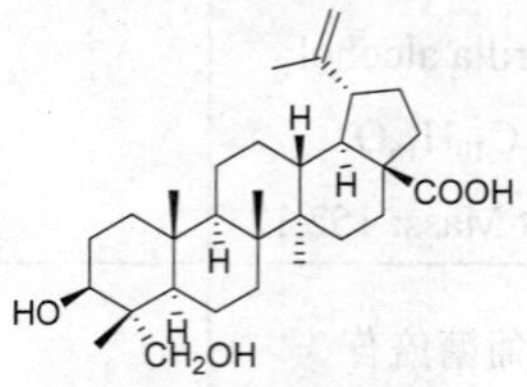 23-羟基白桦酯酸 23-Hydroxybetulinic acid
常春藤皂苷元 Hederagenin $C_{30}H_{48}O_4$ Exact Mass: 472.36	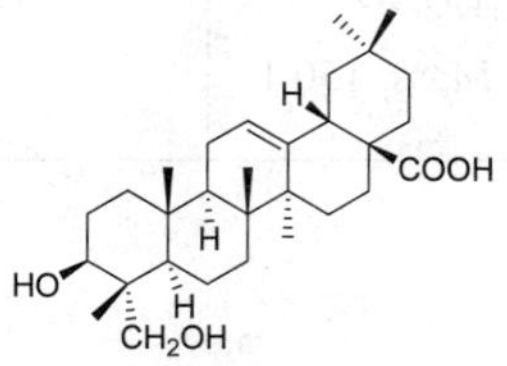 常春藤皂苷元 Hederagenin	30-降常春藤皂苷元 30-Norhederagenin $C_{29}H_{44}O_4$ Exact Mass: 456.32	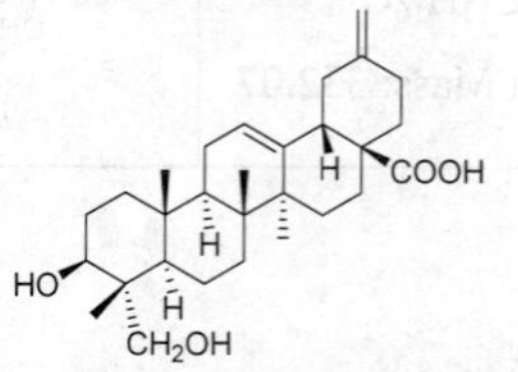 30-降常春藤皂苷元 30-Norhederagenin

续表

中英文名、化学式及相对分子质量	结构图	中英文名、化学式及相对分子质量	结构图
苯甲酸 Benzoic acid $C_7H_6O_2$ Exact Mass: 122.04	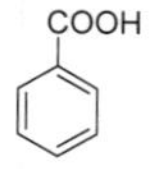 苯甲酸 Benzoic acid	没食子酸 Gallic acid $C_7H_6O_5$ Exact Mass: 170.02	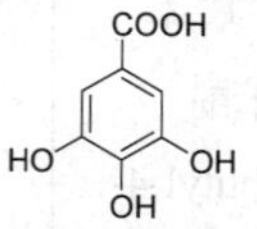 没食子酸 Gallic acid
11*α*,12*α*-Epoxy-3*β*,23-dihydroxy-30-norolean-20(29)-en-28,13*β*-olide $C_{29}H_{42}O_5$ Exact Mass: 470.3	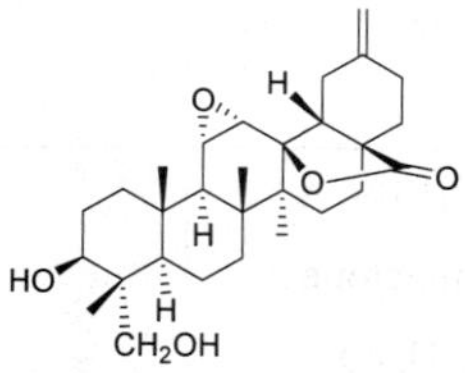 11α,12α-Epoxy-3*β*,23-dihydroxy-30-norolean-20(29)-en-28,13*β*-olide	3*β*-Hydroxyolean-12-en-28-al $C_{30}H_{48}O_2$ Exact Mass: 440.37	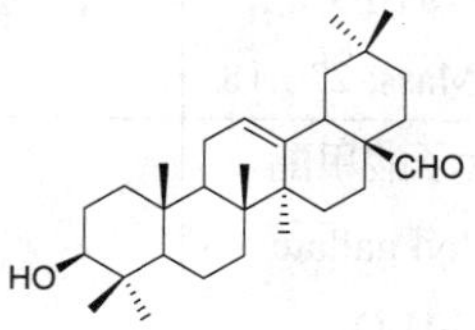 3*β*-Hydroxyolean-12-en-28-al
山柰酚-3-*O*-*β*-D-葡萄糖苷 Kaempferol-3-*O*-*β*-D-glucoside $C_{21}H_{20}O_{11}$ Exact Mass: 448.1	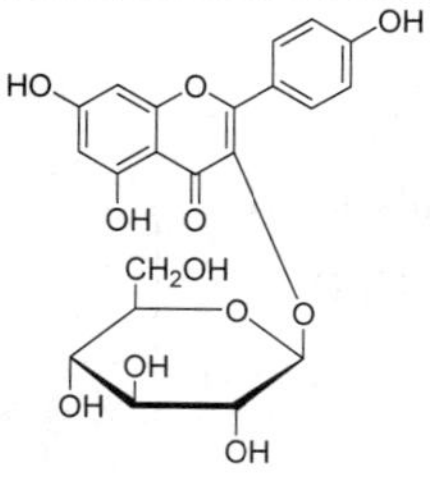 山柰酚-3-*O*-*β*-D-葡萄糖苷 Kaempferol-3-*O*-*β*-D-glucoside	山柰酚-3,7-二-*O*-*β*-D-葡萄糖苷 Kaempferol-3,7-di-*O*-*β*-D-glucoside $C_{27}H_{30}O_{16}$ Exact Mass: 610.15	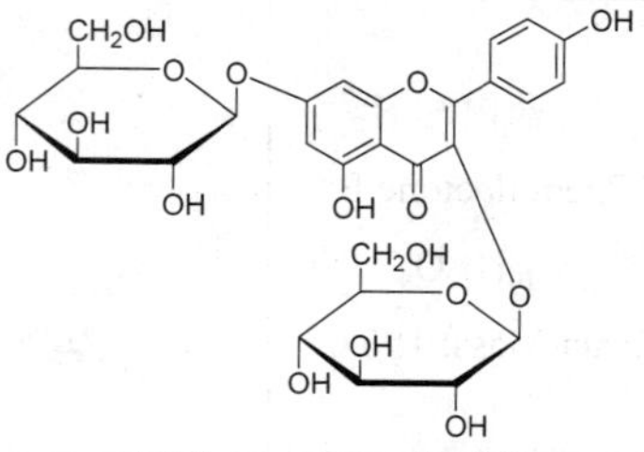 山柰酚-3,7-二-*O*-*β*-D-葡萄糖苷 Kaempferol-3,7-di-*O*-*β*-D-glucoside
糠醇 Furfural alcohol $C_5H_6O_2$ Exact Mass: 98.04	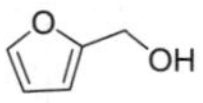 糠醇 Furfural alcohol	糠醛 Furfural $C_5H_4O_2$ Exact Mass: 96.02	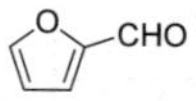 糠醛 Furfural
5-羟甲基-2-糠醛 5-Hydroxymethyl-2-furfural $C_6H_6O_3$ Exact Mass: 126.03	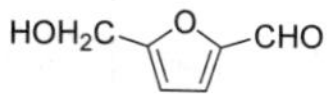 5-羟甲基-2-糠醛 5-Hydroxymethyl-2-furfural	苯甲醛 Benzaldehyde C_7H_6O Exact Mass: 106.04	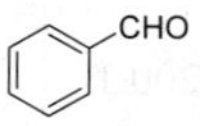 苯甲醛 Benzaldehyde
壬醛 Nonylaldehyde $C_9H_{18}O$ Exact Mass: 142.14	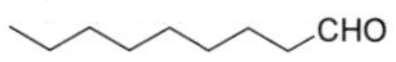 壬醛 Nonylaldehyde	(*Z*)-(1*S*,5*R*)-*β*-蒎-10-烯基-*β*-巢菜糖苷 (*Z*)-(1*S*,5*R*)-*β*-Pinen-10-yl-*β*-vicianoside $C_{21}H_{34}O_{10}$ Exact Mass: 446.22	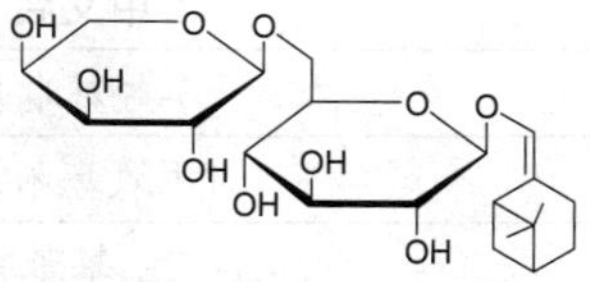 (*Z*)-(1*S*,5*R*)-*β*-蒎-10-烯基-*β*-巢菜糖苷 (*Z*)-(1*S*,5*R*)-*β*-Pinen-10-yl-*β*-vicianoside
水杨酸乙酯 Ethyl salicylate $C_9H_{10}O_3$ Exact Mass: 166.06	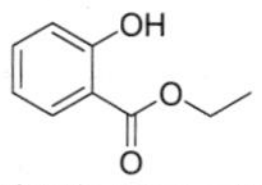 水杨酸乙酯 Ethyl salicylate	2-甲氧基苯酚 2-Methoxyphenol $C_7H_8O_2$ Exact Mass: 124.05	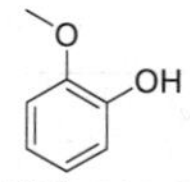 2-甲氧基苯酚 2-Methoxyphenol
4-羟基-3-甲氧基苯乙酮 4-Hydroxy-3-methoxy acetophenone $C_9H_{10}O_3$ Exact Mass: 166.06	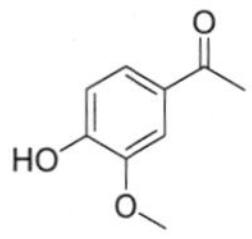 4-羟基-3-甲氧基苯乙酮 4-Hydroxy-3-methoxy acetophenone	苯甲醇 Benzyl alcohol C_7H_8O Exact Mass: 108.06	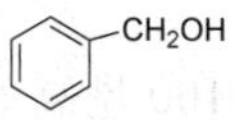 苯甲醇 Benzyl alcohol

续表

中英文名、化学式及相对分子质量	结构图	中英文名、化学式及相对分子质量	结构图
2,6-叔丁基-4-甲基苯酚 2,6-Ditertbutyl-4-methyl phenol $C_{15}H_{24}O$ Exact Mass: 220.18	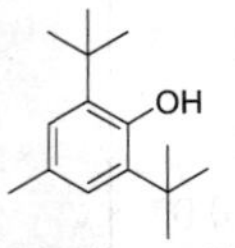 2,6-叔丁基-4-甲基苯酚 2,6-Ditertbutyl-4-methyl phenol	苯酚 Phenol C_6H_6O Exact Mass: 94.04	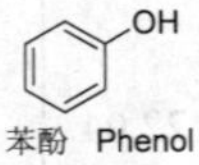 苯酚　Phenol
没食子酸甲酯 Methyl gallate $C_8H_8O_5$ Exact Mass: 184.04	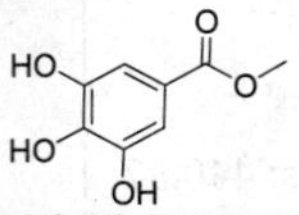 没食子酸甲酯　Methyl gallate	芍药内酯 A Paeonilactone A $C_{10}H_{14}O_4$ Exact Mass: 198.09	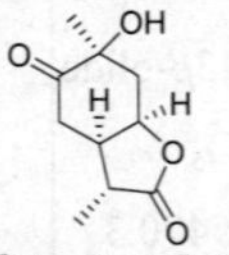 芍药内酯 A　Paeonilactone A
芍药内酯 B Paeonilactone B $C_{10}H_{12}O_4$ Exact Mass: 196.07	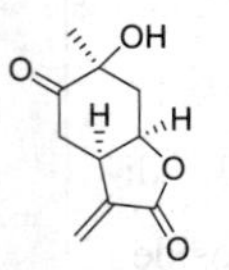 芍药内酯 B　Paeonilactone B	芍药内酯 C Paeonilactone C $C_{17}H_{18}O_6$ Exact Mass: 318.11	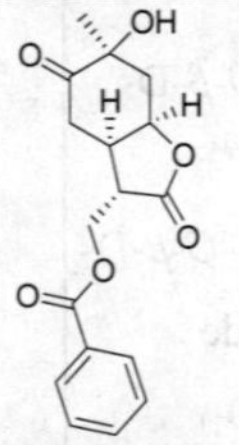 芍药内酯 C　Paeonilactone C
Palbinone $C_{22}H_{30}O_4$ Exact Mass: 358.21	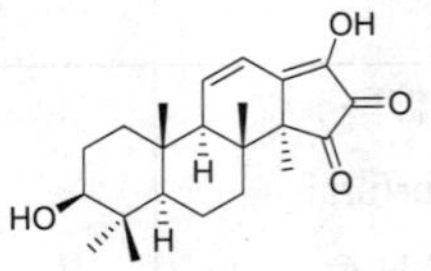 Palbinone	6-*O*-*β*-D-Glucopyranosyllactinolide $C_{16}H_{26}O_9$ Exact Mass: 362.16	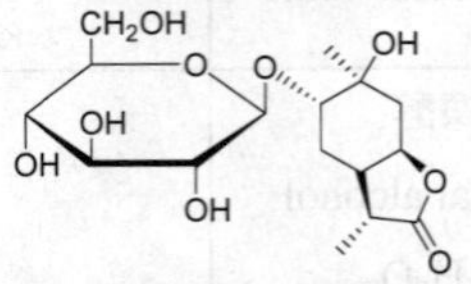 6-*O*-*β*-D-Glucopyranosyllactinolide
Lactinolide $C_{10}H_{16}O_4$ Exact Mass: 200.1	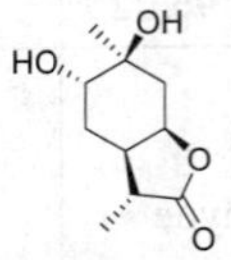 Lactinolide		

表 1-5-26b　白芍主要化学成分[76]

中文名	中文名
3-羟基吡啶	苯甲酸酯
对甲氧基苯乙酮	乙酰苯
4,7-二甲基苯并呋喃	*α*,*α*-二甲基萘酚苯甲醇
α-羟基苯乙酮	*β*-苯乙醇
α-甲酚	对甲酚
m-甲酚	*m*-叔丁基苯酚

【分析方法】

1　高效液相色谱法测定杭白芍及其饮片中芍药内酯苷、芍药苷和苯甲酰芍药苷的含量[77]

1.1 仪器

Agilent 1100 型高效液相色谱仪。

1.2 色谱条件

色谱柱：Agilent Zorbax SB-C_{18} 柱(250mm×4.6mm，5μm)；流动相：0.05%磷酸水(A)-0.05%磷酸乙腈(B)；线性梯度洗脱程序：0～5min 95% A，5～20min 85% A，20～30min 75% A，30～45min 50% A，45～50min

5% A；流速 1.0mL/min；检测波长 230nm；柱温 30℃；进样体积 10μL。

1.3 对照品溶液的制备

精密称取芍药内酯苷、芍药苷和苯甲酰芍药苷对照品，用甲醇溶解并定容至 10mL。

1.4 供试品溶液的制备

称取白芍粉末1g，精密称定，加入甲醇50mL，加热回流提取1h，滤过，取续滤液，即得。

对照品及供试品溶液的色谱图如图 1-5-2 所示。

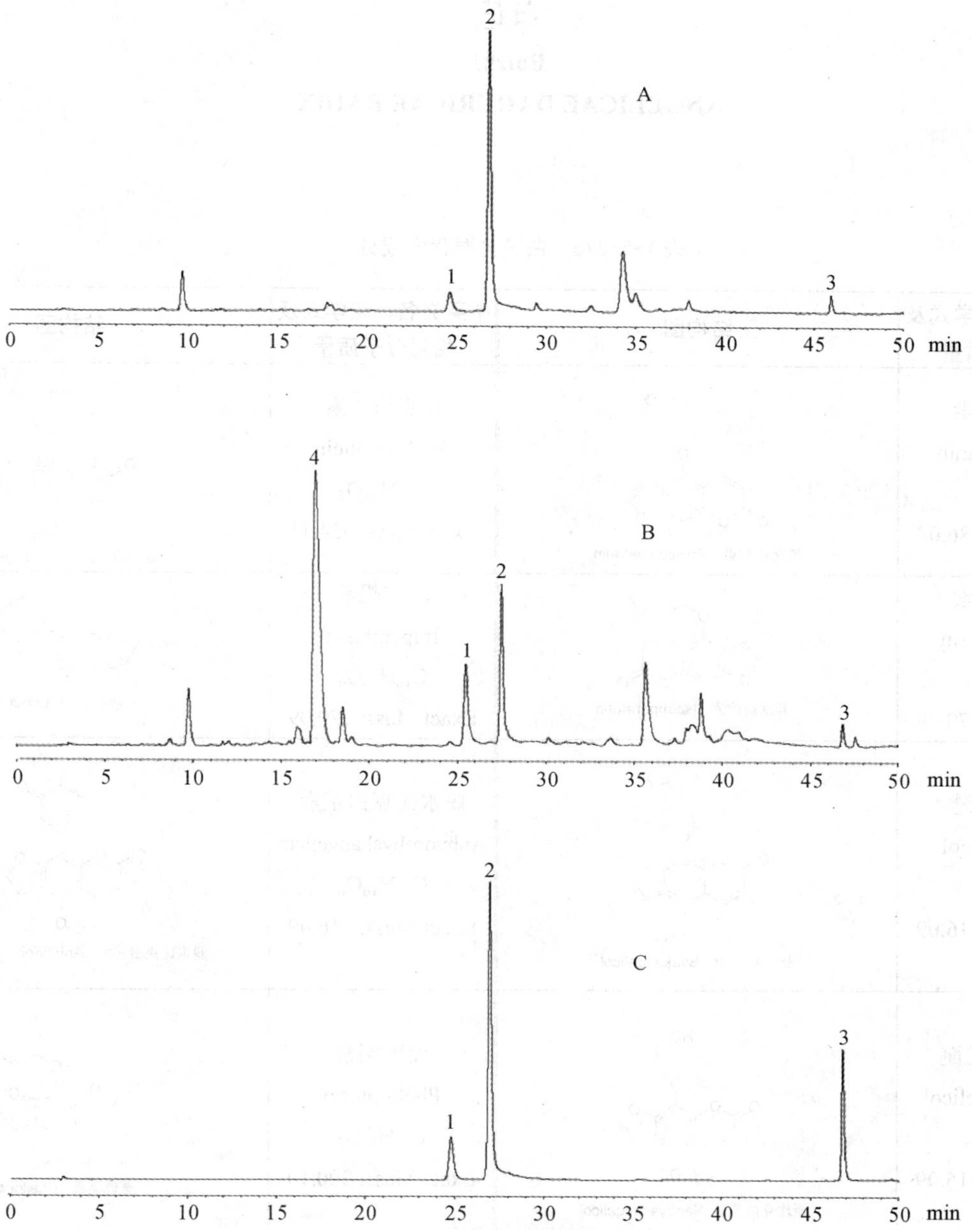

图 1-5-2 对照品及供试品溶液的色谱图

1. 芍药内酯苷；2. 芍药苷；3. 苯甲酰芍药苷

2 高效液相色谱双波长法测定白芍中芍药苷和五没食子酰葡萄糖含量[78]

2.1 仪器

Agilent 1200 系列高效液相色谱仪。

2.2 色谱条件

色谱柱：Hypersil 柱(250mm×4.6mm，5μm)；流动相：A 相为乙腈，B 相为 0.05%磷酸水溶液；梯度洗脱程序：0～5min 12%～18% A，5～13min 18%～19% A，13～17min 19% A，17～19min 19%～12% A；

流速 1.0mL/min；紫外检测波长 230nm 和 275nm；柱温 25℃；分析时间 17min。

2.3 对照品溶液的制备

分别称取芍药苷和五没食子酰葡萄糖对照品，用适量 50%甲醇溶解。

2.4 供试品溶液的制备

称取粉碎的白芍花适量，用 35 倍量稀乙醇超声提取 30min。

白芷

Baizhi

ANGELICAE DAHURICAE RADIX

【化学成分】

表 1-5-27a 白芷主要化学成分[79]

中英文名、化学式及相对分子质量	结构图	中英文名、化学式及相对分子质量	结构图
氧化前胡素 Oxypeucedanin $C_{16}H_{14}O_5$ Exact Mass: 286.08	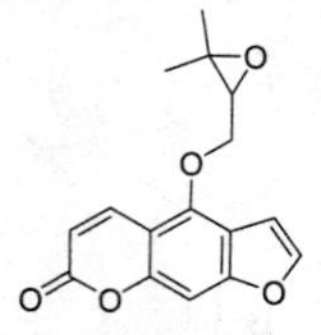 氧化前胡素 Oxypeucedanin	比克白芷素 Byakangelicin $C_{17}H_{18}O_7$ Exact Mass: 334.11	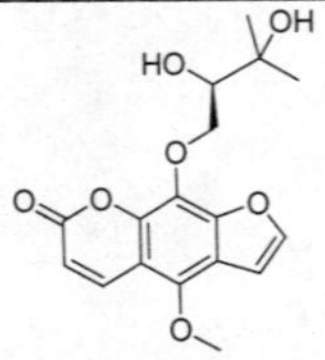 比克白芷素 Byakangelicin
异欧前胡素 Isoimperatorin $C_{16}H_{14}O_4$ Exact Mass: 270.09	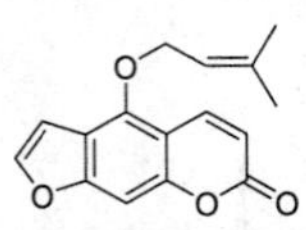 异欧前胡素 Isoimperatorin	欧前胡素 Imperatorin $C_{16}H_{14}O_4$ Exact Mass: 270.09	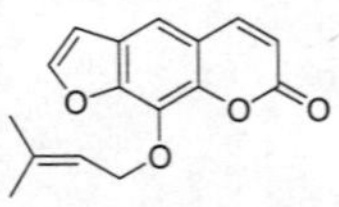 欧前胡素 Imperatorin
比克白芷醚 Byakangelicol $C_{17}H_{16}O_6$ Exact Mass: 316.09	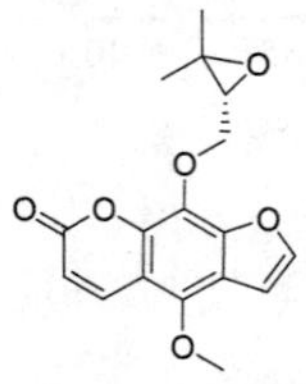 比克白芷醚 Byakangelicol	脱水比克白芷素 Anhydrobyakangelicin $C_{17}H_{16}O_6$ Exact Mass: 316.09	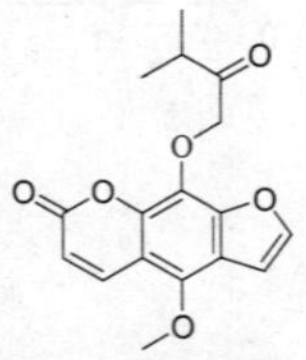 脱水比克白芷素 Anhydrobyakangelicin
新比克白芷醚 Neobyakangelicol $C_{17}H_{16}O_6$ Exact Mass: 316.09	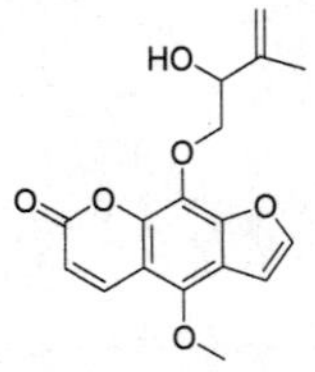 新比克白芷醚 Neobyakangelicol	珊瑚菜素 Phellopterin $C_{17}H_{16}O_5$ Exact Mass: 300.10	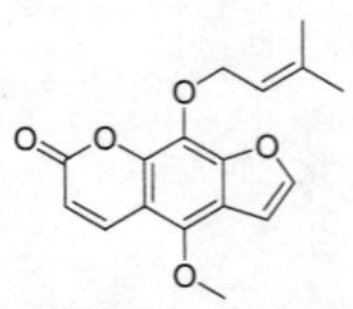 珊瑚菜素 Phellopterin
东莨菪素 Scopoletin $C_{10}H_8O_4$ Exact Mass: 192.04	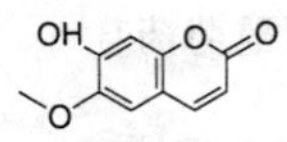 东莨菪素 Scopoletin	花椒毒素 Xanthotoxin $C_{12}H_8O_4$ Exact Mass: 216.04	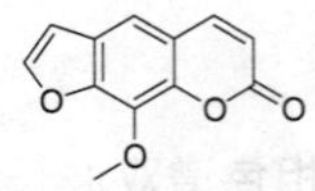 花椒毒素 Xanthotoxin
别欧前胡素 Alloimperatorin $C_{16}H_{14}O_4$ Exact Mass: 270.09	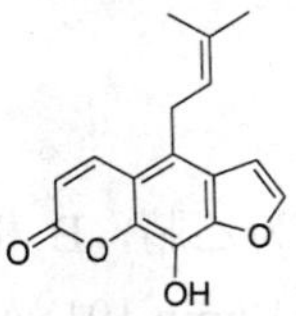 别欧前胡素 Alloimperatorin	异氧化前胡素 Isooxypeucedanin $C_{16}H_{14}O_5$ Exact Mass: 286.08	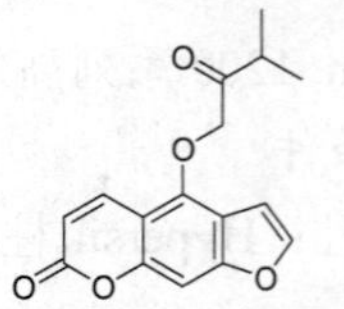 异氧化前胡素 Isooxypeucedanin

续表

中英文名、化学式及相对分子质量	结构图	中英文名、化学式及相对分子质量	结构图
花椒毒酚 Xanthotoxol $C_{11}H_6O_4$ Exact Mass: 202.03	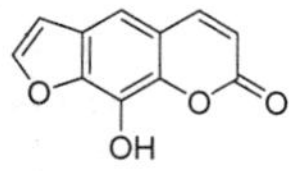 花椒毒酚 Xanthotoxol	异紫花前胡内酯 Marmesine $C_{14}H_{14}O_4$ Exact Mass: 246.09	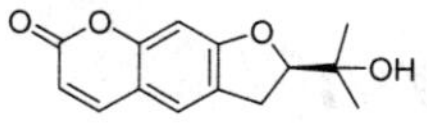 异紫花前胡内酯 Marmesine
佛手柑内酯 Bergapten $C_{12}H_8O_4$ Exact Mass: 216.04	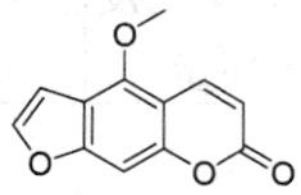 佛手柑内酯 Bergapten	别异欧前胡素 Alloisoimperatorin $C_{16}H_{14}O_4$ Exact Mass: 270.09	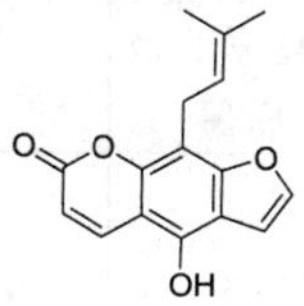 别异欧前胡素 Alloisoimperatorin
樟脑 Camphor $C_{10}H_{16}O$ Exact Mass: 152.12	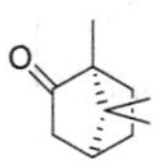 樟脑 Camphor	5-甲氧基-8-羟基补骨脂素 5-Methoxy-8-hydroxypsoralen $C_{11}H_6O_5$ Exact Mass: 218.02	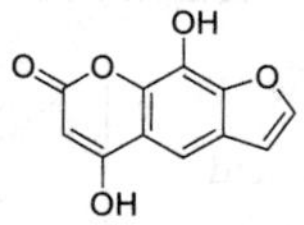 5-甲氧基-8-羟基补骨脂素 5-Methoxy-8-hydroxypsoralen
胡萝卜苷 Daucosterol $C_{35}H_{60}O_6$ Exact Mass: 576.44	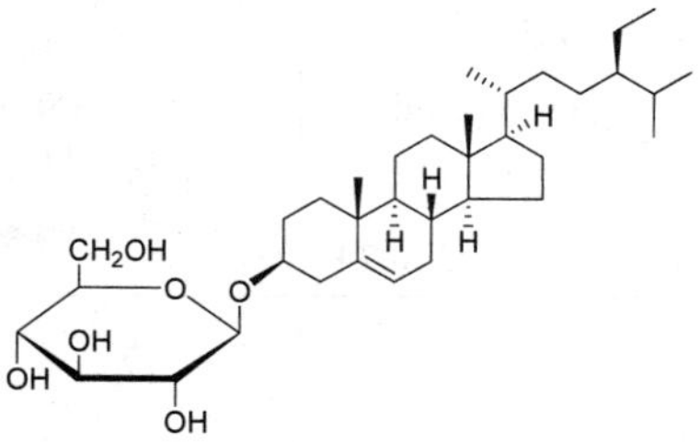 胡萝卜苷 Daucosterol		

表 1-5-27b 白芷其他主要化学成分[79]

中文名	中文名
甲基环癸烷	1-十四碳烯
α-甲基芷香酮	1,7,7-三甲基双环
2-甲基巴豆醛	水合氧化前胡素
水合比克白芷素	

【分析方法】

1 高效液相色谱法测定不同产地白芷中 2 种香豆素的含量[80]

1.1 仪器

Shimadzu LC-10ATVP 高效液相色谱仪。

1.2 色谱条件

色谱柱：Shimadzu UL Tron VX 柱(250mm×4.6mm，5μm)；流动相：乙腈-水(65∶35)；流速 0.8mL/min；检测波长 249nm；柱温 25℃；分析时间 76min。

1.3 对照品溶液的制备

分别称取欧前胡素和异欧前胡素对照品，用适量甲醇溶解。

1.4 供试品溶液的制备

称取粉碎的白芷 1g，用适量乙醚回流提取 6h，挥干溶剂后用甲醇溶解并定容至 50mL，滤过，即得。

白附子

Baifuzi

TYPHONII RHIZOMA

【化学成分】

表 1-5-28 白附子主要化学成分[81]

中英文名、化学式及相对分子质量	结构图	中英文名、化学式及相对分子质量	结构图
琥珀酸 Succinic acid $C_4H_6O_4$ Exact Mass: 118.03	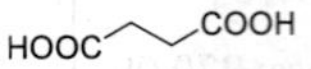 琥珀酸 Succinic acid	油酸 Oleic acid $C_{18}H_{34}O_2$ Exact Mass: 282.26	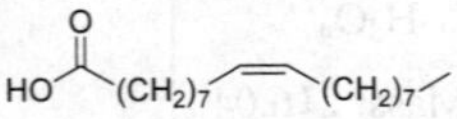 油酸 Oleic acid
亚油酸 Linoleic acid $C_{18}H_{32}O_2$ Exact Mass: 280.24	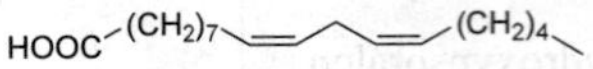 亚油酸 Linoleic acid	十六烷酸(棕榈酸) Hexadecanoic acid (Palmitic acid) $C_{16}H_{32}O_2$ Exact Mass: 256.24	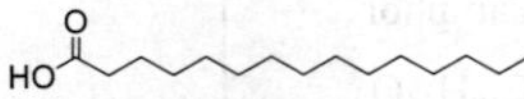 十六烷酸 (棕榈酸) Hexadecanoic acid (Palmitic acid)
肉桂酸(桂皮酸) Cinnamic acid $C_9H_8O_2$ Exact Mass: 148.05	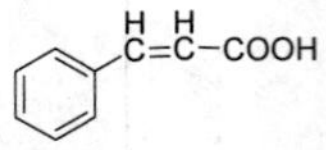 肉桂酸 (桂皮酸) Cinnamic acid	天师酸 Tianshic acid $C_{18}H_{34}O_5$ Exact Mass: 330.24	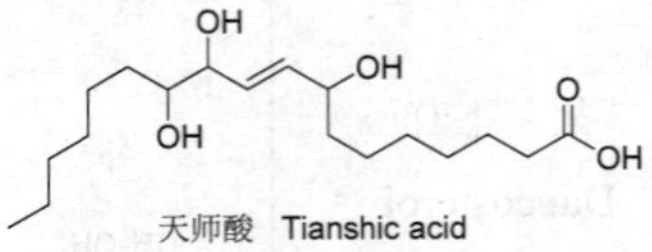 天师酸 Tianshic acid
β-谷甾醇(谷甾醇) *β*-Sitosterol (Sitosterol) $C_{29}H_{50}O$ Exact Mass: 414.39	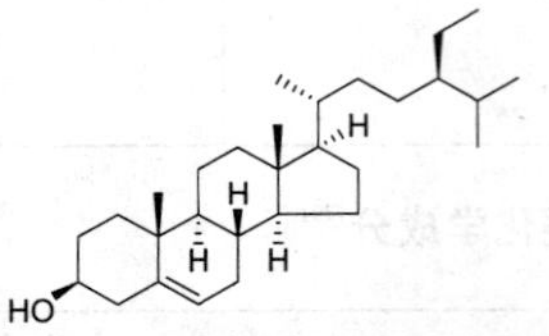 *β*-谷甾醇 (谷甾醇) *β*-Sitosterol (Sitosterol)	胡萝卜苷 Daucosterol $C_{35}H_{60}O_6$ Exact Mass: 576.44	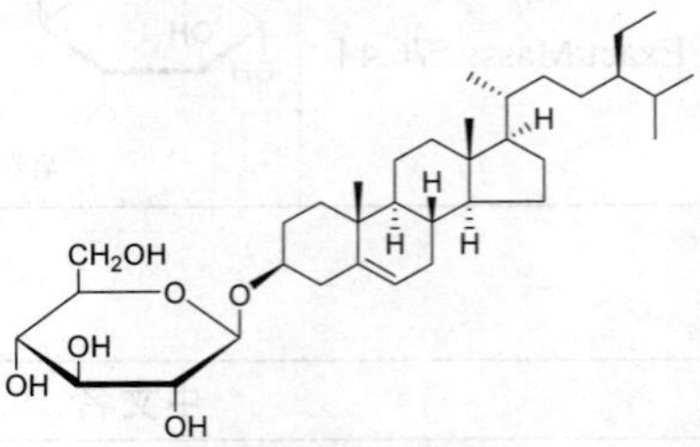 胡萝卜苷 Daucosterol
苯丙氨酸 Phenylalanine $C_9H_{11}NO_2$ Exact Mass: 165.08	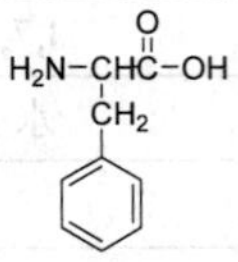 苯丙氨酸 Phenylalanine	蛋氨酸 Methionine $C_5H_{11}NO_2S$ Exact Mass: 149.05	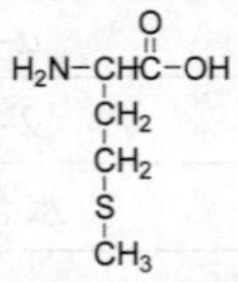 蛋氨酸 Methionine
赖氨酸 Lysine $C_6H_{14}N_2O_2$ Exact Mass: 146.11	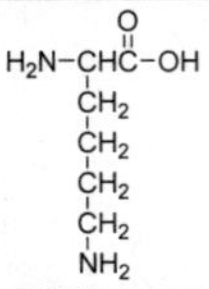 赖氨酸 Lysine	苏氨酸 Threonine $C_4H_9NO_3$ Exact Mass: 119.06	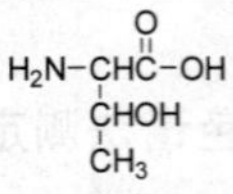 苏氨酸 Threonine
色氨酸 Tryptophane $C_{11}H_{12}N_2O_2$ Exact Mass: 204.09	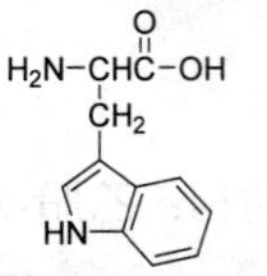 色氨酸 Tryptophane	亮氨酸 Leucine $C_6H_{13}NO_2$ Exact Mass: 131.09	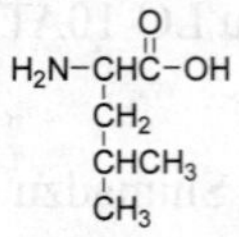 亮氨酸 Leucine
异亮氨酸 Isoleucine $C_6H_{13}NO_2$ Exact Mass: 131.09	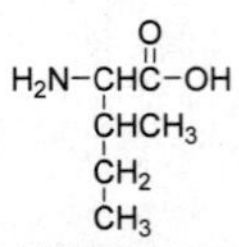 异亮氨酸 Isoleucine	缬氨酸 Valine $C_5H_{11}NO_2$ Exact Mass: 117.08	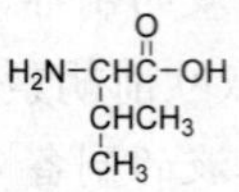 缬氨酸 Valine

续表

中英文名、化学式及相对分子质量	结构图	中英文名、化学式及相对分子质量	结构图
胆碱 Choline $C_5H_{14}NO^+$ Exact Mass: 104.11	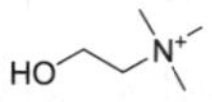 胆碱 Choline	尿嘧啶 Uracil $C_4H_4N_2O_2$ Exact Mass: 112.03	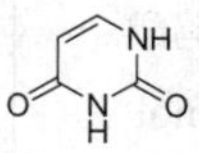 尿嘧啶 Uracil
硬脂酸 Octadecanoic acid $C_{18}H_{36}O_2$ Exact Mass: 284.27	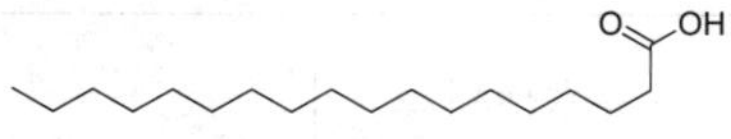 硬脂酸 Octadecanoic acid		

白茅根

Baimaogen

IMPERATAE RHIZOMA

【化学成分】

表 1-5-29　白茅根主要化学成分[82]

中英文名、化学式及相对分子质量	结构图	中英文名、化学式及相对分子质量	结构图
芦竹素 Arundoin $C_{31}H_{52}O$ Exact Mass: 440.40	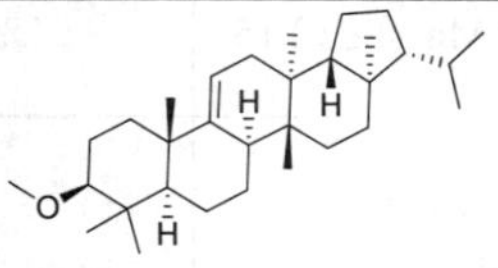 芦竹素 Arundoin	白茅素 Cylindrin $C_{31}H_{52}O$ Exact Mass: 440.40	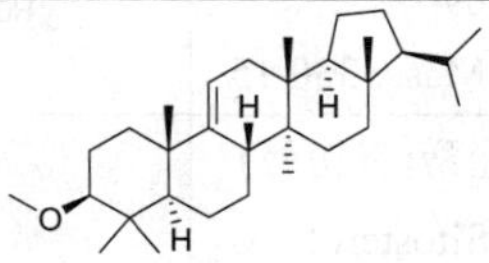 白茅素 Cylindrin
十六烷酸(棕榈酸) Hexadecanoic acid (Palmitic acid) $C_{16}H_{32}O_2$ Exact Mass: 256.24	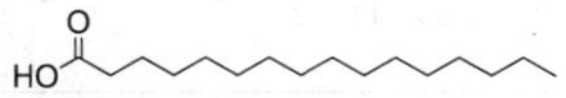 十六烷酸 (棕榈酸) Hexadecanoic acid (Palmitic acid)	白头翁素 Anemonin $C_{10}H_8O_4$ Exact Mass: 192.04	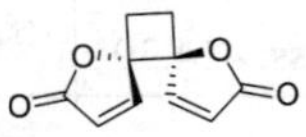 白头翁素 Anemonin
薏苡素 Coixol $C_8H_7NO_3$ Exact Mass: 165.04	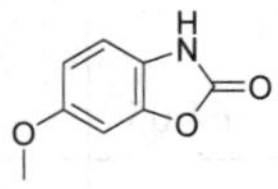 薏苡素 Coixol	羊齿烯醇 Fernenol $C_{30}H_{50}O$ Exact Mass: 426.39	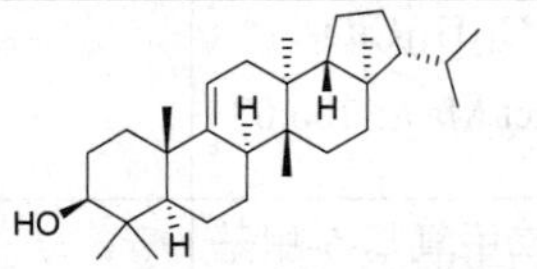 羊齿烯醇 Fernenol
乔木萜烷 Arborane $C_{30}H_{52}$ Exact Mass: 412.41	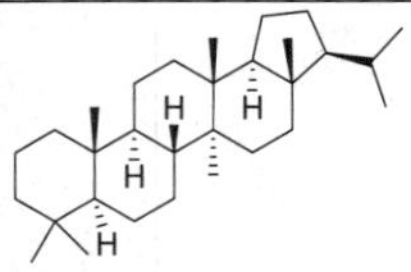 乔木萜烷 Arborane	异乔木萜醇 Isoarborinol $C_{30}H_{50}O$ Exact Mass: 426.39	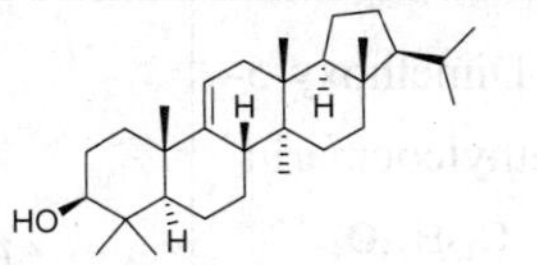 异乔木萜醇 Isoarborinol
胡萝卜苷 Daucosterol $C_{35}H_{60}O_6$ Exact Mass: 576.44	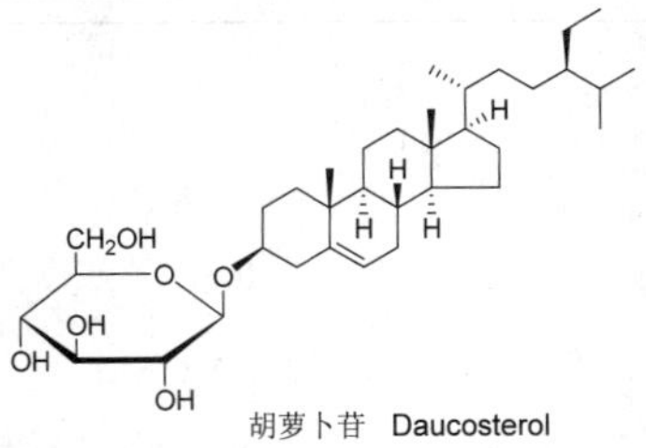 胡萝卜苷 Daucosterol	油菜甾醇 Campesterol $C_{28}H_{48}O$ Exact Mass: 400.37	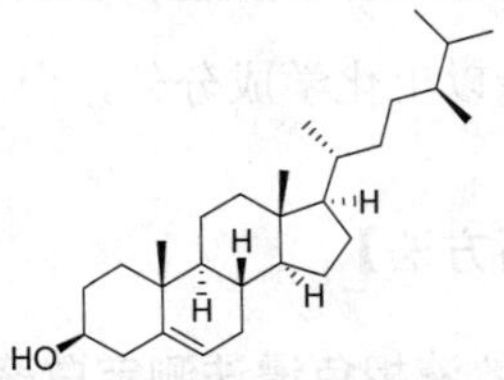 油菜甾醇 Campesterol

续表

中英文名、化学式及相对分子质量	结构图	中英文名、化学式及相对分子质量	结构图
西米杜鹃醇 Simiarenol $C_{30}H_{50}O$ Exact Mass: 426.39	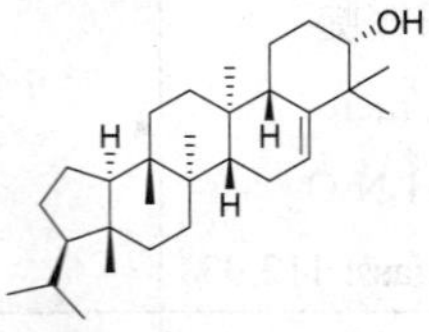 西米杜鹃醇　Simiarenol	乔木萜醇 Arborinol $C_{30}H_{50}O$ Exact Mass: 426.39	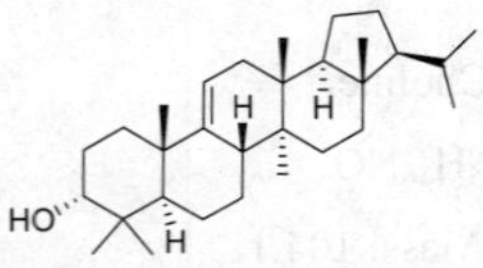 乔木萜醇　Arborinol
乔木萜醇甲醚 Arborinol methyl ether $C_{31}H_{52}O$ Exact Mass: 440.4	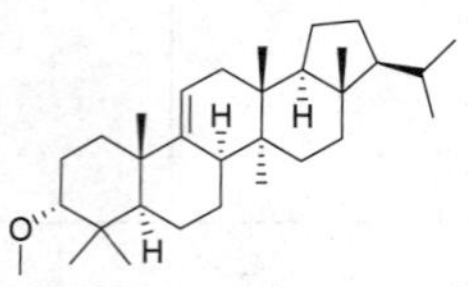 乔木萜醇甲醚　Arborinol methyl ether	乔木萜酮 Arborinone $C_{30}H_{48}O$ Exact Mass: 424.37	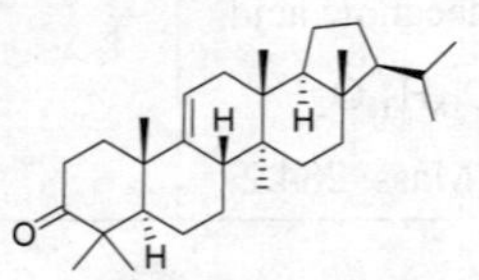 乔木萜酮　Arborinone
木栓酮 Friedelin $C_{30}H_{50}O$ Exact Mass: 426.39	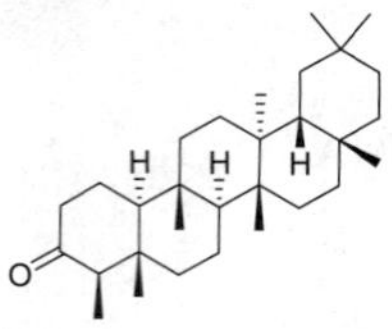 木栓酮　Friedelin	绿原酸(氯原酸) Chlorogenic acid $C_{16}H_{18}O_9$ Exact Mass: 354.1	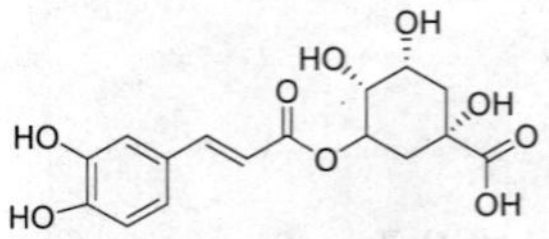 绿原酸 (氯原酸)　Chlorogenic acid
白茅烯 Imperanene $C_{19}H_{22}O_5$ Exact Mass: 330.15	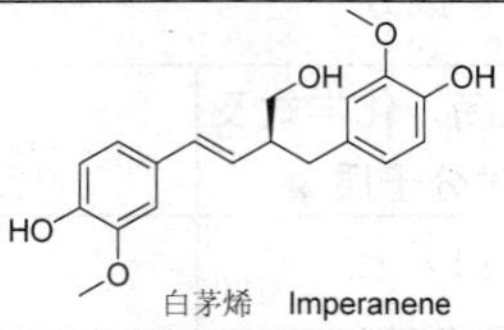 白茅烯　Imperanene	Cylindrene $C_{15}H_{20}O_2$ Exact Mass: 232.15	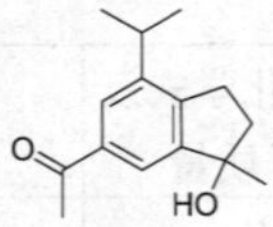 Cylindrene
β-谷甾醇(谷甾醇) *β*-Sitosterol (Sitosterol) $C_{29}H_{50}O$ Exact Mass: 414.39	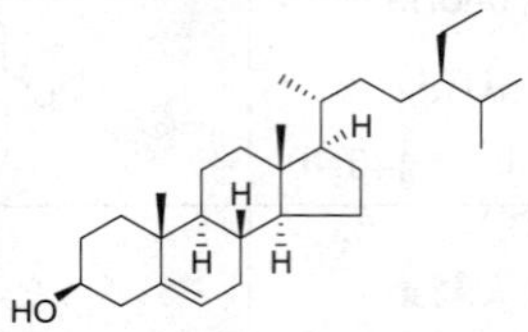 *β*-谷甾醇 (谷甾醇)　*β*-Sitosterol (Sitosterol)	豆甾醇 Stigmasterol $C_{29}H_{48}O$ Exact Mass: 412.37	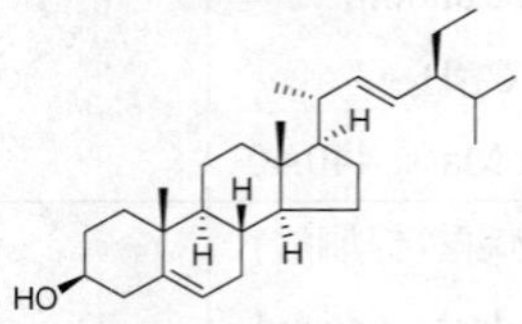 豆甾醇　Stigmasterol
木犀草啶 Luteolinidin $C_{15}H_{11}ClO_5$ Exact Mass: 306.03	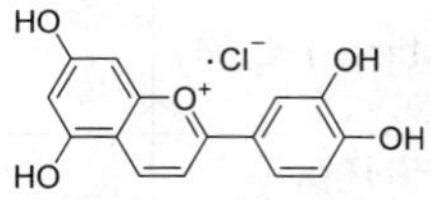 木犀草啶　Luteolinidin	对羟基桂皮酸 *p*-Hydroxy cinnamic acid $C_9H_8O_3$ Exact Mass: 164.05	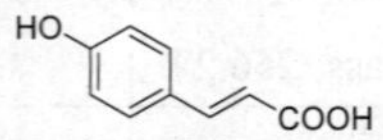 对羟基桂皮酸　*p*-Hydroxy cinnamic acid
4,7-二甲氧基-5-甲基香豆素 4,7-Dimethoxy-5-methylcoumarin $C_{12}H_{14}O_4$ Exact Mass: 222.09	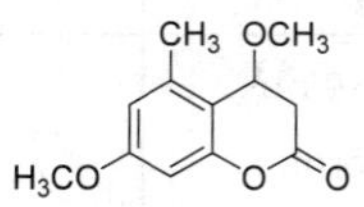 4,7-二甲氧基-5-甲基香豆素 4,7-Dimethoxy-5-methylcoumarin		

除以上化学成分外，白茅根还含有联苯双酯等。

【分析方法】

1　高效液相色谱法测定白茅根中 **Siderin** 含量[83]

1.1　仪器

Shimadzu 高效液相色谱仪。

1.2 色谱条件

色谱柱：Kromasil C_{18}柱(200mm×4.6mm，5μm)；流动相：甲醇-水(45∶55)；流速 0.8mL/min；检测波长 323nm；柱温 30℃；分析时间 35min。

1.3 对照品溶液的制备

称取 4,7-二甲氧基-5-甲基-香豆素对照品，用适量甲醇溶解。

1.4 供试品溶液的制备

称取粉碎的白茅根生药适量，用 20 倍量氯仿回流提取 4h，挥去溶剂，残渣用甲醇溶解，定容，滤过，即得。

白果

Baiguo

GINKGO SEMEN

【化学成分】

表 1-5-30 白果主要化学成分[84]

中英文名、化学式及相对分子质量	结构图	中英文名、化学式及相对分子质量	结构图
白果酸 Ginkgolic acid $C_{22}H_{34}O_3$ Exact Mass: 346.25	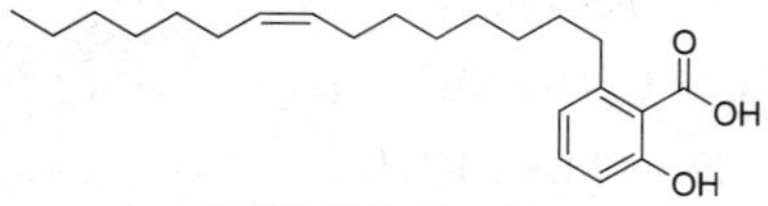 白果酸 Ginkgolic acid	白果醇(白屈菜醇) Ginnol (Celidoniol) $C_{29}H_{60}O$ Exact Mass: 424.46	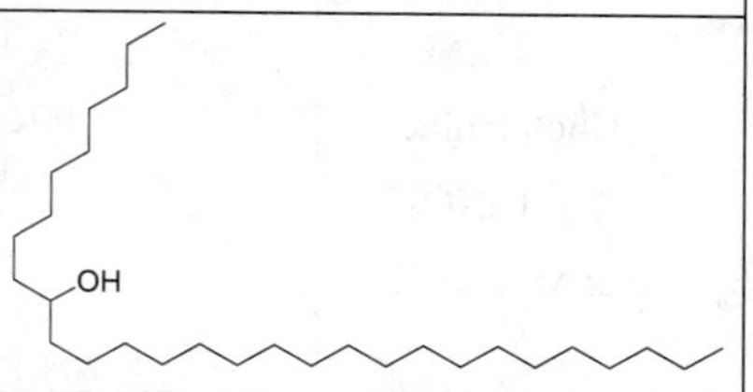 白果醇(白屈菜醇) Ginnol (Celidoniol)
氢化白果亚酸 Hydroginkgolinic acid $C_{21}H_{34}O_3$ Exact Mass: 334.25	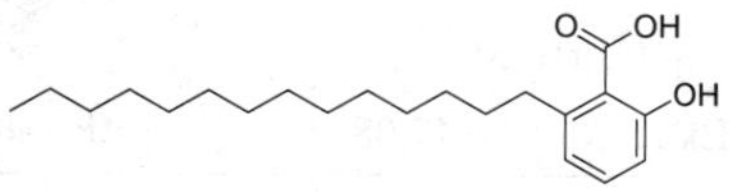 氢化白果亚酸 Hydroginkgolinic acid	赖氨酸 Lysine $C_6H_{14}N_2O_2$ Exact Mass: 146.11	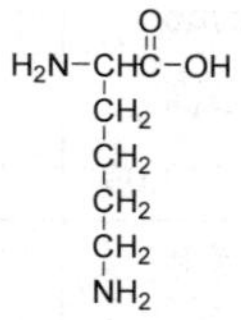 赖氨酸 Lysine
苯丙氨酸 Phenylalanine $C_9H_{11}NO_2$ Exact Mass: 165.08	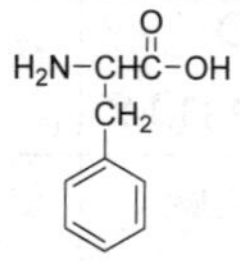 苯丙氨酸 Phenylalanine	亮氨酸 Leucine $C_6H_{13}NO_2$ Exact Mass: 131.09	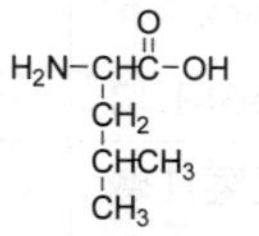 亮氨酸 Leucine
异亮氨酸 Isoleucine $C_6H_{13}NO_2$ Exact Mass: 131.09	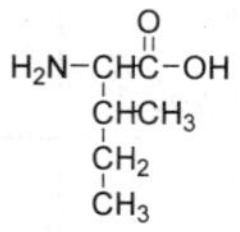 异亮氨酸 Isoleucine	缬氨酸 Valine $C_5H_{11}NO_2$ Exact Mass: 117.08	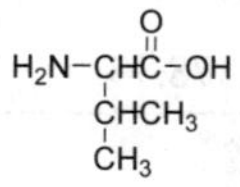 缬氨酸 Valine
组氨酸 Histidine $C_6H_9N_3O_2$ Exact Mass: 155.07	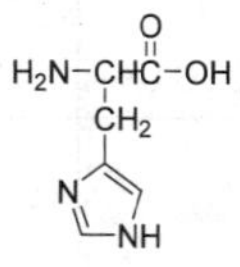 组氨酸 Histidine	酪氨酸 Tyrosine $C_9H_{11}NO_3$ Exact Mass: 181.07	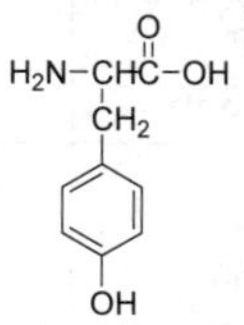 酪氨酸 Tyrosine

续表

中英文名、化学式及相对分子质量	结构图	中英文名、化学式及相对分子质量	结构图
谷氨酸 Glutamic acid $C_5H_9NO_4$ Exact Mass: 147.05	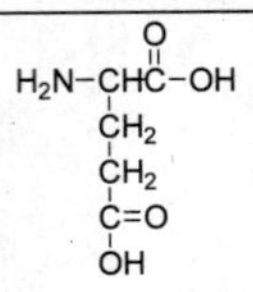 谷氨酸 Glutamic acid		

白屈菜

Baiqucai

CHELIDONII HERBA

【化学成分】

表 1-5-31 白屈菜主要化学成分[85]

中英文名、化学式及相对分子质量	结构图	中英文名、化学式及相对分子质量	结构图
白屈菜碱 Chelidonine $C_{20}H_{19}NO_5$ Exact Mass: 353.13	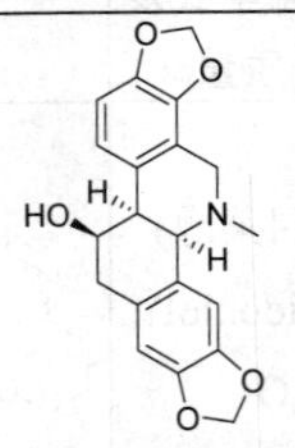 白屈菜碱 Chelidonine	白屈菜红碱 Chelerythrine $C_{21}H_{18}NO_4^+$ Exact Mass: 348.12	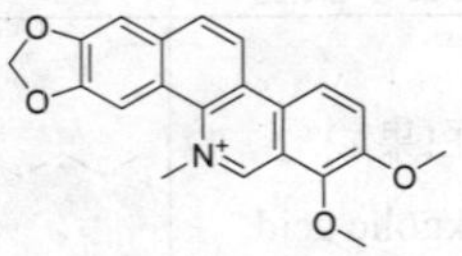 白屈菜红碱 Chelerythrine
血根碱 Sanguinarine $C_{20}H_{14}NO_4^+$ Exact Mass: 332.09	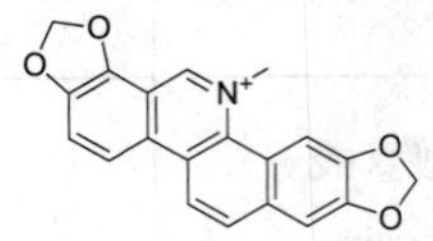 血根碱 Sanguinarine	氧化血根碱 Oxysanguinarine $C_{20}H_{13}NO_5$ Exact Mass: 347.08	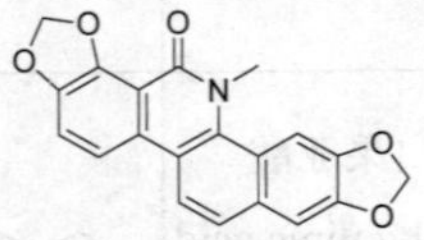 氧化血根碱 Oxysanguinarine
氧化白屈菜碱 Oxochelidonine $C_{21}H_{19}NO_6$ Exact Mass: 381.12	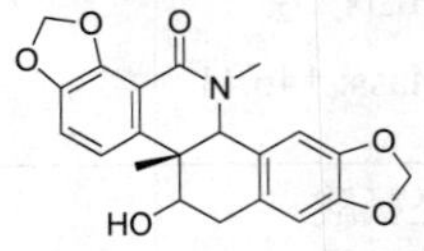 氧化白屈菜碱 Oxochelidonine	甲氧基白屈菜碱 Methoxychelidonine $C_{21}H_{21}NO_6$ Exact Mass: 383.14	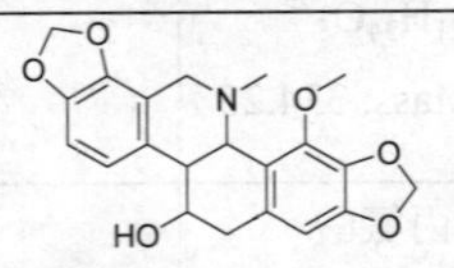 甲氧基白屈菜碱 Methoxychelidonine
甲氧基白屈菜红碱 Chelilutine $C_{22}H_{20}NO_5^+$ Exact Mass: 378.13	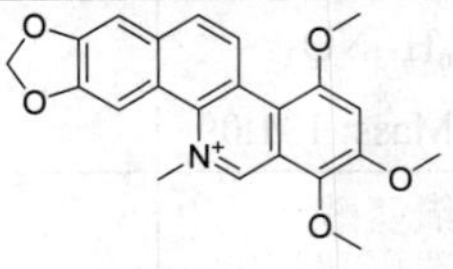 甲氧基白屈菜红碱 Chelilutine	白屈菜如宾碱 Chelirubine $C_{21}H_{16}NO_5^+$ Exact Mass: 362.1	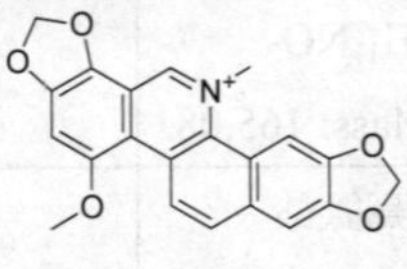 白屈菜如宾碱 Chelirubine
小檗碱 Berberine $C_{20}H_{18}NO_4^+$ Exact Mass: 336.12	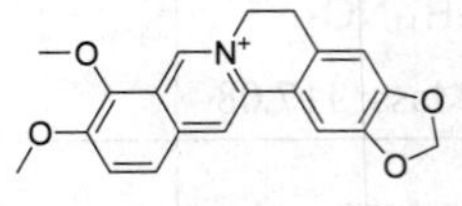 小檗碱 Berberine	黄连碱 Coptisine $C_{19}H_{14}NO_4$ Exact Mass: 320.09	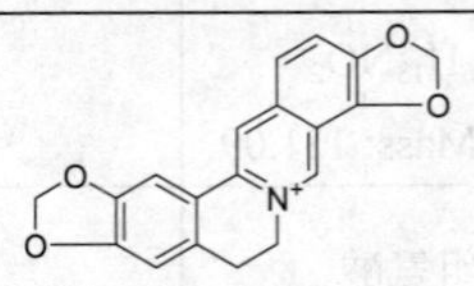 黄连碱 Coptisine
β-别隐品 *β*-Allocryptopine $C_{21}H_{23}NO_5$ Exact Mass: 369.16	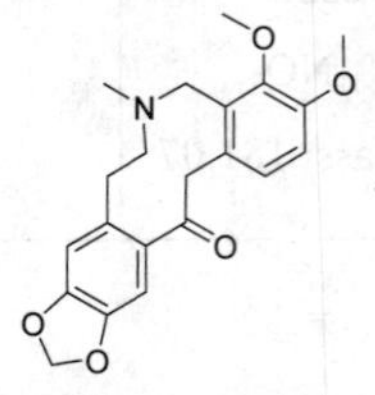 *β*-别隐品 *β*-Allocryptopine	四氢黄连碱 (人血草碱) Stylopine $C_{19}H_{17}NO_4$ Exact Mass: 323.12	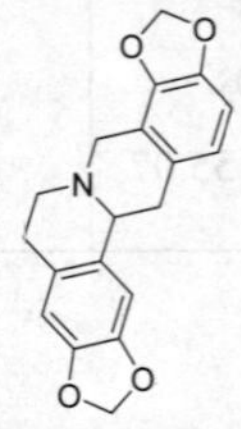 四氢黄连碱(人血草碱) Stylopine

续表

中英文名、化学式及相对分子质量	结构图	中英文名、化学式及相对分子质量	结构图
二聚体白屈菜默碱 Chelidimerine $C_{43}H_{32}N_2O_9$ Exact Mass: 720.21	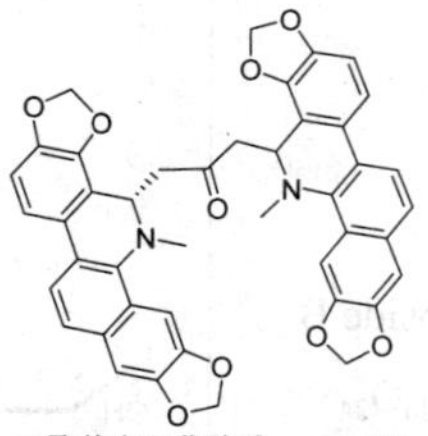 二聚体白屈菜默碱 Chelidimerine	普托品 Protopine $C_{20}H_{19}NO_5$ Exact Mass: 353.13	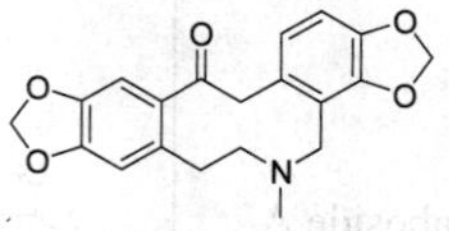 普托品 Protopine
白屈菜酸 Chelidonic acid $C_7H_4O_6$ Exact Mass: 184.00	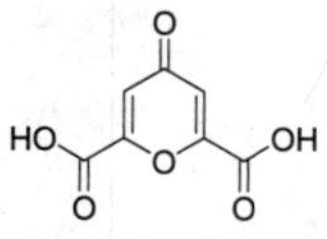 白屈菜酸 Chelidonic acid	白果醇 Ginnol $C_{29}H_{60}O$ Exact Mass: 424.46	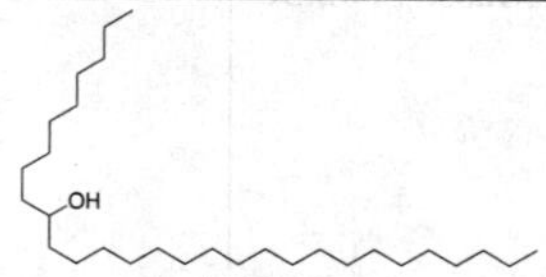 白果醇 Ginnol

白前

Baiqian

CYNANCHI STAUNTONII RHIZOMA ET RADIX

【化学成分】

白前主要化学成分有 β-谷甾醇、脂肪酸(C_{24}-C_{30})脂肪酸、三萜[如华北白前醇(Hancockinol)]等[86]。

白扁豆

Baibiandou

LABLAB SEMEN ALBUM

【化学成分】

表 1-5-32 白扁豆主要化学成分[87~89]

中英文名、化学式及相对分子质量	结构图	中英文名、化学式及相对分子质量	结构图
Lablaboside E $C_{66}H_{106}O_{32}$ Exact Mass: 1410.67	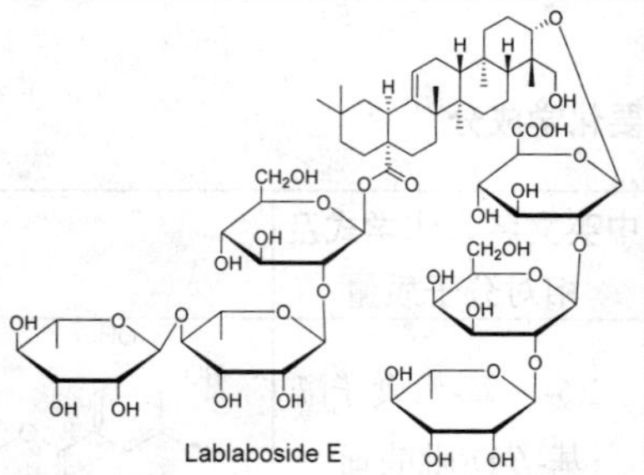 Lablaboside E	Lablaboside F $C_{66}H_{106}O_{31}$ Exact Mass: 1394.67	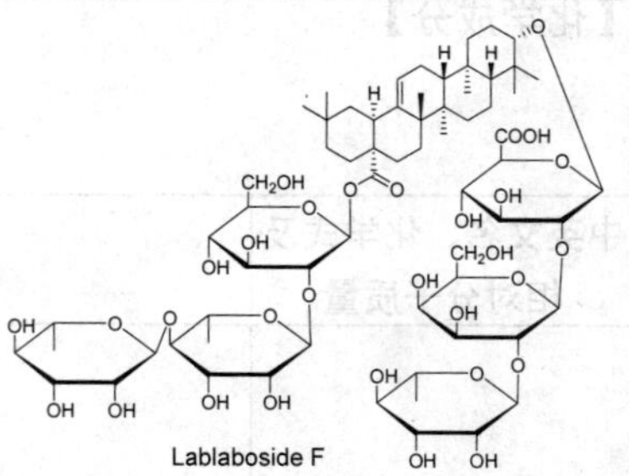 Lablaboside F
Soyasaponin βg $C_{47}H_{74}O_{17}$ Exact Mass: 910.49	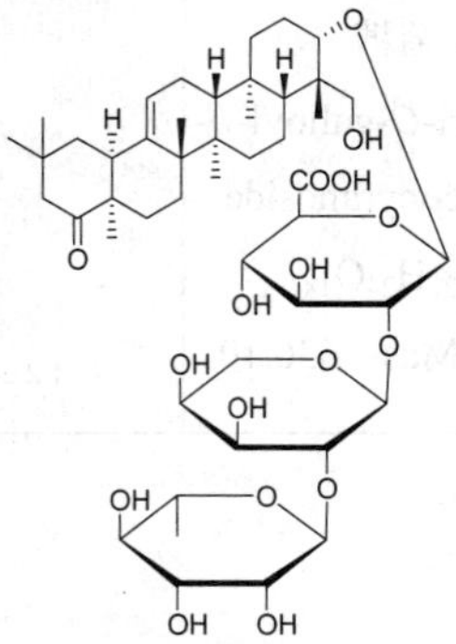 Soyasaponin βg	Lablab saponin I $C_{54}H_{82}O_{22}$ Exact Mass: 1082.53	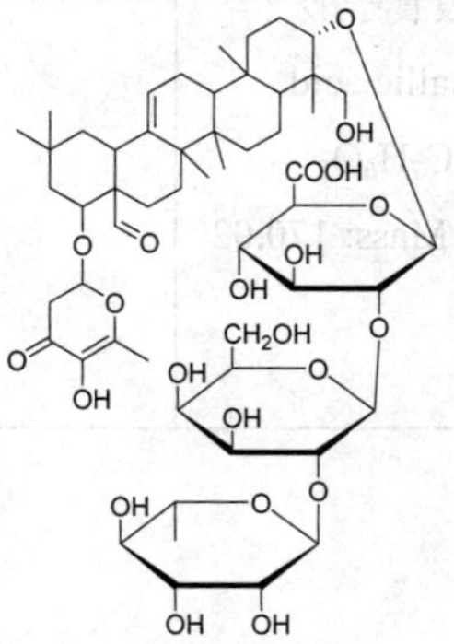 Lablab saponin I

续表

中英文名、化学式及相对分子质量	结构图	中英文名、化学式及相对分子质量	结构图
Lablaboside A $C_{54}H_{86}O_{23}$ Exact Mass: 1102.56	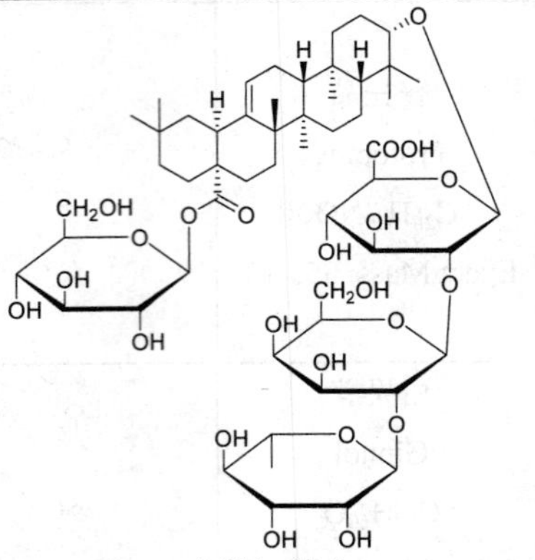 Lablaboside A	Lablaboside B $C_{54}H_{86}O_{24}$ Exact Mass: 1118.55	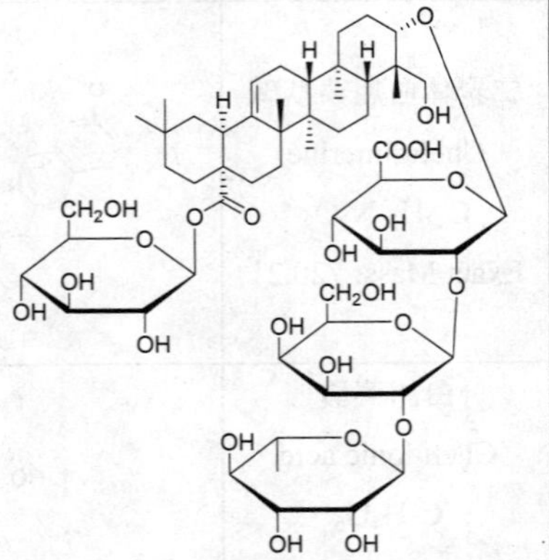 Lablaboside B
Lablaboside C $C_{60}H_{96}O_{28}$ Exact Mass: 1264.61	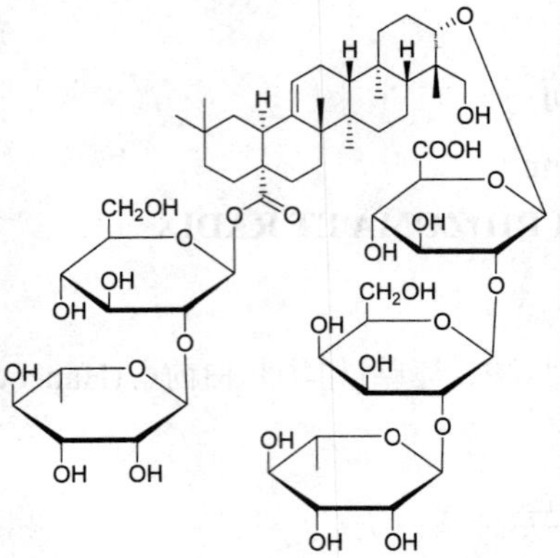 Lablaboside C	Lablaboside D $C_{60}H_{94}O_{28}$ Exact Mass: 1262.59	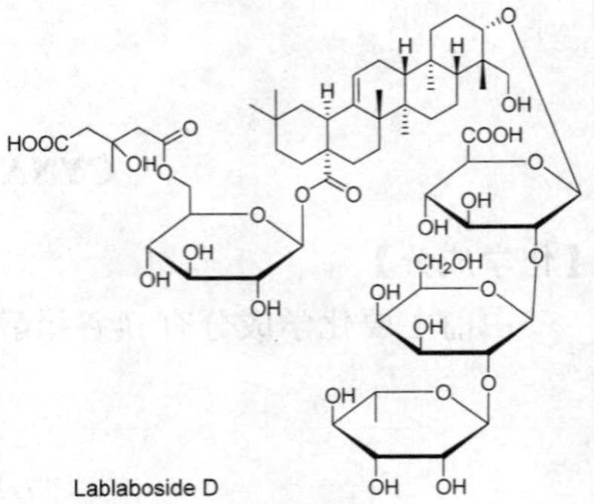 Lablaboside D

白蔹

Bailian

AMPELOPSIS RADIX

【化学成分】

表 1-5-33 白蔹主要化学成分[90~94]

中英文名、化学式及相对分子质量	结构图	中英文名、化学式及相对分子质量	结构图
没食子酸 Gallic acid $C_7H_6O_5$ Exact Mass: 170.02	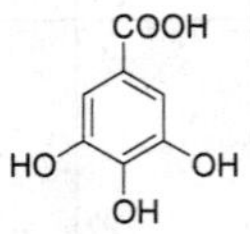 没食子酸 Gallic acid	1,2,6-三氧-没食子酰基-*β*-D-吡喃葡萄糖 1,2,6-Tri-*O*-galloyl-*β*-D-glucopyranoside $C_{27}H_{24}O_{18}$ Exact Mass: 636.10	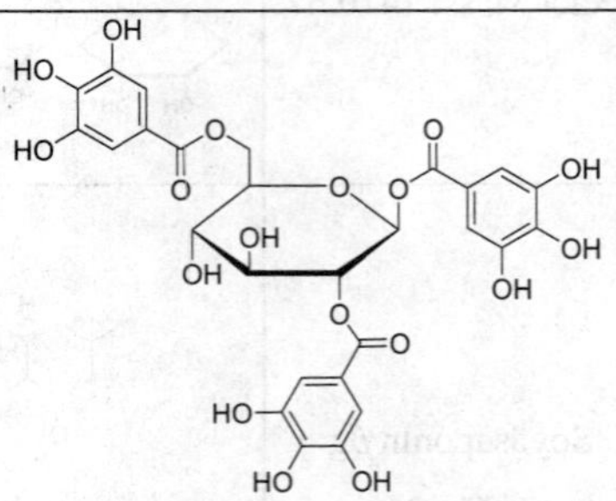 1,2,6-三氧-没食子酰基-*β*-D-吡喃葡萄糖 1,2,6-Tri-*O*-galloyl-*β*-D-glucopyranoside

续表

中英文名、化学式及相对分子质量	结构图	中英文名、化学式及相对分子质量	结构图
1,2,3,6-四氧-没食子酰基-*β*-D-吡喃葡萄糖 1,2,3,6-Tetra-*O*-galloyl-*β*-D-glucopyranoside $C_{34}H_{28}O_{22}$ Exact Mass: 788.11	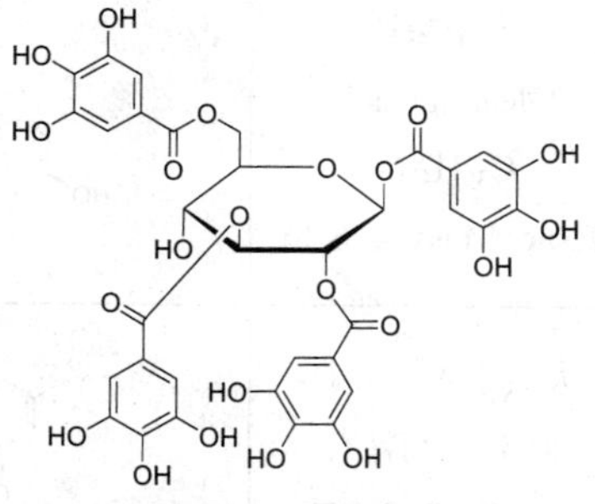 1,2,3,6-四氧-没食子酰基-*β*-D-吡喃葡萄糖 1,2,3,6-Tetra-*O*-galloyl-*β*-D-glucopyranoside	1,2,4,6-四氧-没食子酰基-*β*-D-吡喃葡萄糖 1,2,4,6-Tetra-*O*-galloyl-*β*-D-glucopyranoside $C_{34}H_{28}O_{22}$ Exact Mass: 788.11	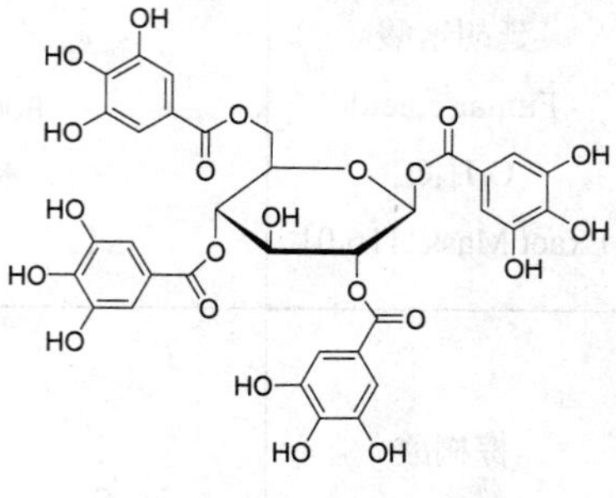 1,2,4,6-四氧-没食子酰基-*β*-D-吡喃葡萄糖 1,2,4,6-Tetra-*O*-galloyl-*β*-D-glucopyranoside
1,2,3,4,6-五氧-没食子酰基-*β*-D-吡喃葡萄糖 1,2,3,4,6-Penta-*O*-galloyl-*β*-D-glucopyranoside $C_{41}H_{32}O_{26}$ Exact Mass: 940.12	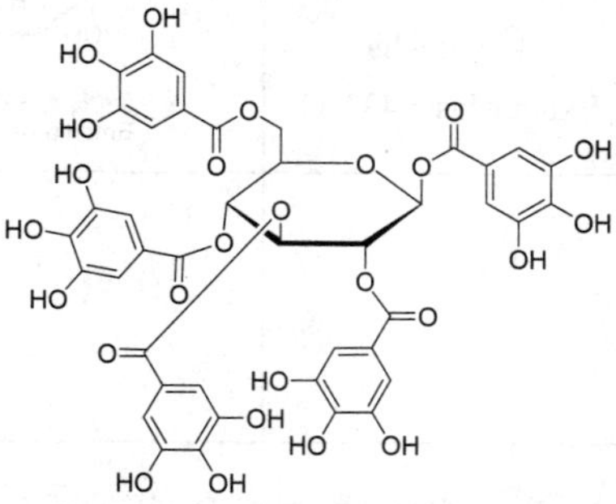 1,2,3,4,6-五氧-没食子酰基-*β*-D-吡喃葡萄糖 1,2,3,4,6-Penta-*O*-galloyl-*β*-D-glucopyranoside	*β*-谷甾醇(谷甾醇) *β*-Sitosterol (Sitosterol) $C_{29}H_{50}O$ Exact Mass: 414.39	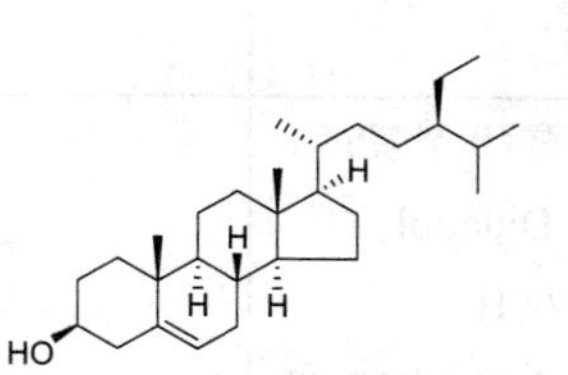 *β*-谷甾醇 (谷甾醇) *β*-Sitosterol (Sitosterol)
胡萝卜苷 Daucosterol $C_{35}H_{60}O_6$ Exact Mass: 576.44	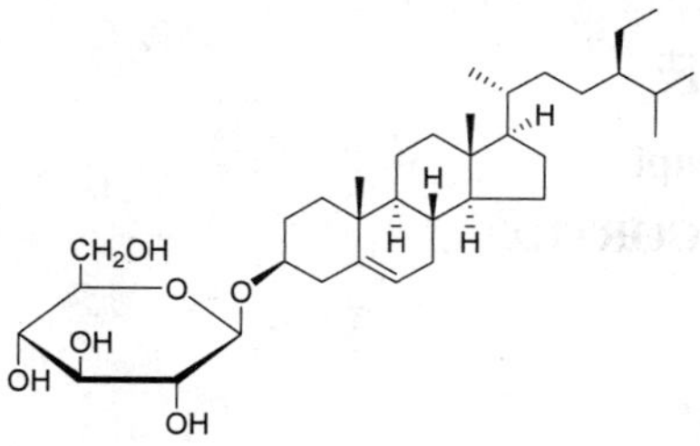 胡萝卜苷 Daucosterol	白藜芦醇 Resveratrol $C_{14}H_{12}O_3$ Exact Mass: 228.08	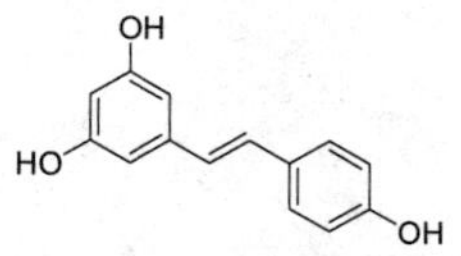 白藜芦醇 Resveratrol
槲皮素 Quercetin $C_{15}H_{10}O_7$ Exact Mass: 302.04	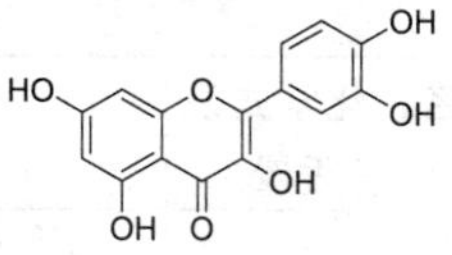 槲皮素 Quercetin	原儿茶酸 Protocatechuic acid $C_7H_6O_4$ Exact Mass: 154.03	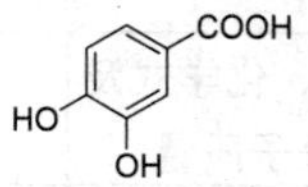 原儿茶酸 Protocatechuic acid
羽扇豆醇 (蛇麻酯醇) Lupeol $C_{30}H_{50}O$ Exact Mass: 426.39	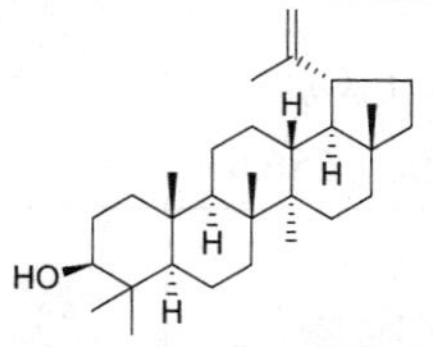 羽扇豆醇 (蛇麻酯醇) Lupeol	豆甾醇 Stigmasterol $C_{29}H_{48}O$ Exact Mass: 412.37	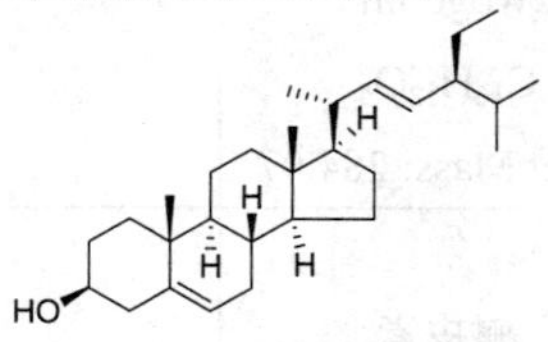 豆甾醇 Stigmasterol
大黄素 Emodin $C_{15}H_{10}O_5$ Exact Mass: 270.05	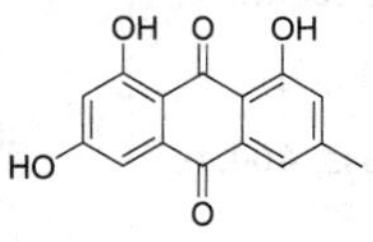 大黄素 Emodin	龙胆酸 Gentisic acid $C_7H_6O_4$ Exact Mass: 154.03	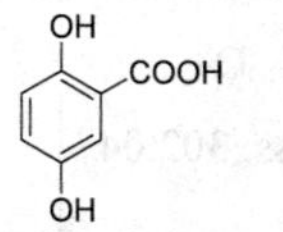 龙胆酸 Gentisic acid
大黄酚 Chrysophanol $C_{15}H_{10}O_4$ Exact Mass: 254.06	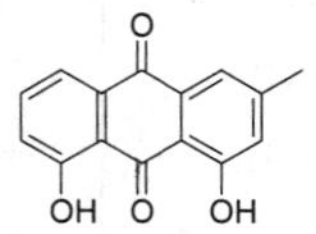 大黄酚 Chrysophanol	大黄素甲醚 Physcion $C_{16}H_{12}O_5$ Exact Mass: 284.07	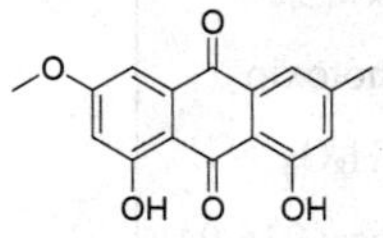 大黄素甲醚 Physcion

续表

中英文名、化学式及相对分子质量	结构图	中英文名、化学式及相对分子质量	结构图
延胡索酸 Fumaric acid $C_4H_4O_4$ Exact Mass: 116.01	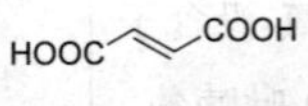 延胡索酸 Fumaric acid	齐墩果酸 Oleanolic acid $C_{30}H_{48}O_3$ Exact Mass: 456.36	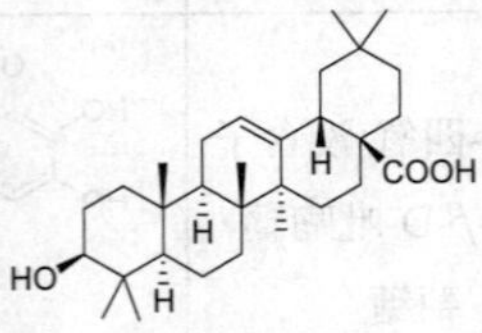 齐墩果酸 Oleanolic acid
棕榈酸 Palmitic acid $C_{16}H_{32}O_2$ Exact Mass: 256.24	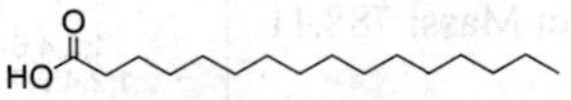 棕榈酸 Palmitic acid	大黄素-8-*O*-*β*-D-吡喃葡萄糖苷 Emodin-8-*O*-*β*-D-glucopyranoside $C_{21}H_{20}O_{10}$ Exact Mass: 432.11	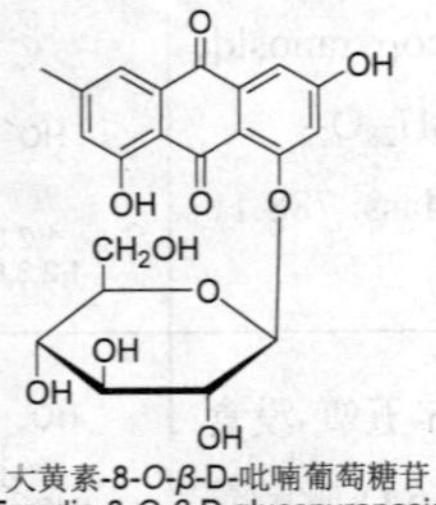 大黄素-8-*O*-*β*-D-吡喃葡萄糖苷 Emodin-8-*O*-*β*-D-glucopyranoside
卫茅醇(半乳糖醇) Dulcitol $C_6H_{14}O_6$ Exact Mass: 182.08	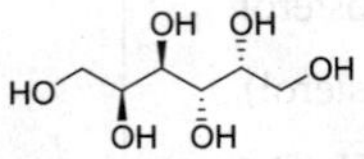 卫茅醇(半乳糖醇) Dulcitol		

除以上化学成分外，白蔹还含有正二十五烷、三十烷酸、二十八烷酸、Poriferast-5-en-3*β*,7*α*-diol 等。

白鲜皮

Baixianpi

DICTAMNI CORTEX

【化学成分】

表 1-5-34a 白鲜皮主要化学成分[95~98]

中英文名、化学式及相对分子质量	结构图	中英文名、化学式及相对分子质量	结构图
汉黄芩素 Wogonin $C_{16}H_{12}O_5$ Exact Mass: 284.07	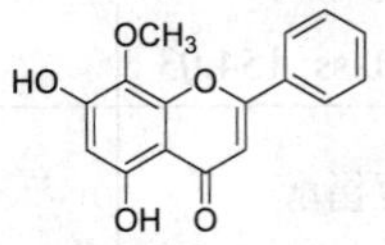 汉黄芩素 Wogonin	木犀草素 Luteolin $C_{15}H_{10}O_6$ Exact Mass: 286.05	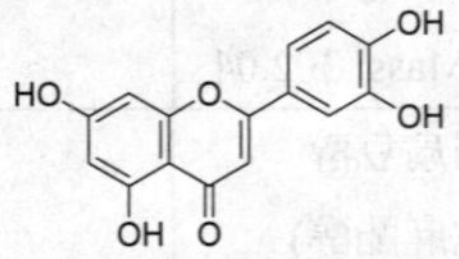 木犀草素 Luteolin
槲皮素 Quercetin $C_{15}H_{10}O_7$ Exact Mass: 302.04	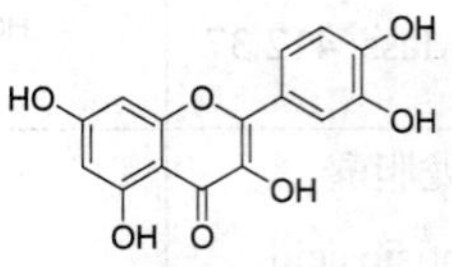 槲皮素 Quercetin	异槲皮素 Isoquercetin $C_{21}H_{20}O_{12}$ Exact Mass: 464.10	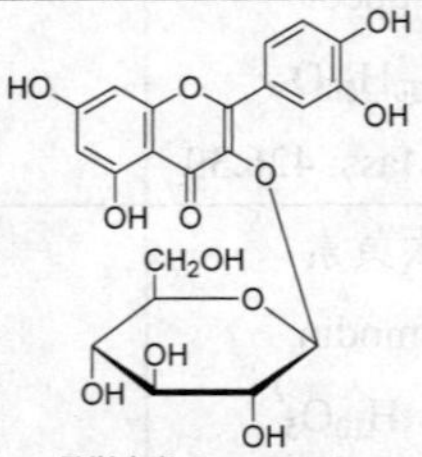 异槲皮素 Isoquercetin
花椒毒素 Xanthotoxin $C_{12}H_8O_4$ Exact Mass: 216.04	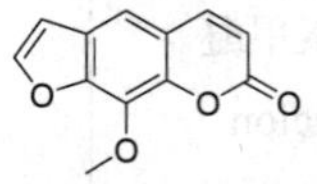 花椒毒素 Xanthotoxin	东莨菪素 Scopoletin $C_{10}H_8O_4$ Exact Mass: 192.04	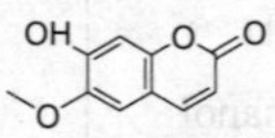 东莨菪素 Scopoletin

续表

中英文名、化学式及相对分子质量	结构图	中英文名、化学式及相对分子质量	结构图
胆碱 Choline $C_5H_{14}NO^+$ Exact Mass: 104.11	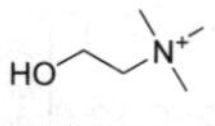 胆碱 Choline	芦丁 Rutin $C_{27}H_{30}O_{16}$ Exact Mass: 610.15	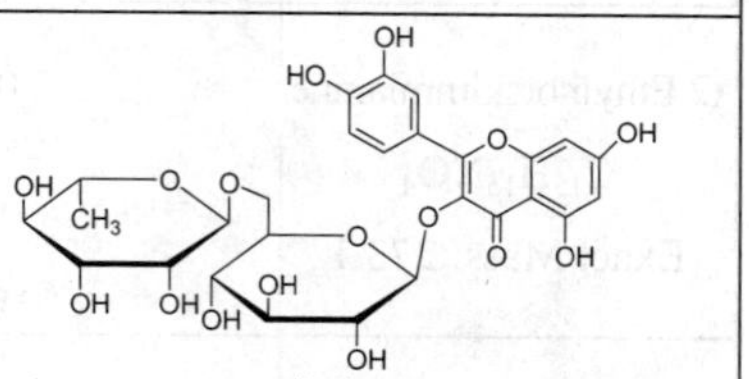 芦丁 Rutin
白鲜碱 Dictamnine $C_{12}H_9NO_2$ Exact Mass: 199.06	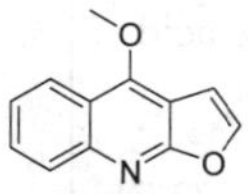 白鲜碱 Dictamnine	前茵芋碱 Preskimmianine $C_{17}H_{21}NO_4$ Exact Mass: 303.15	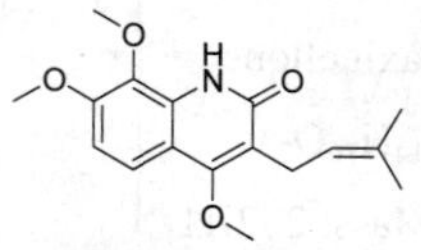 前茵芋碱 Preskimmianine
Kihadanin B $C_{26}H_{30}O_9$ Exact Mass: 486.19	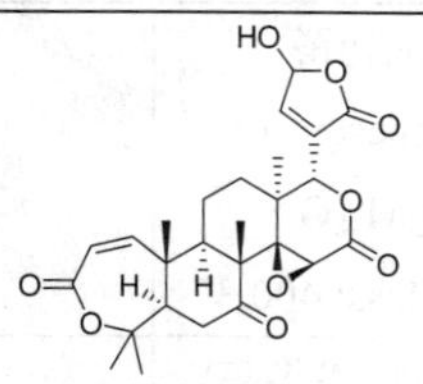 Kihadanin B	Dasycarine $C_{17}H_{21}NO_4$ Exact Mass: 303.15	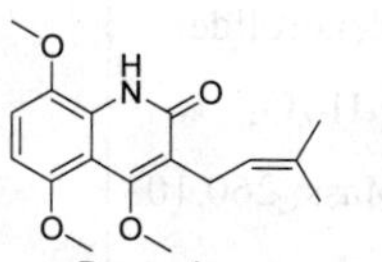 Dasycarine
Dictamnol $C_{12}H_{18}O$ Exact Mass: 178.14	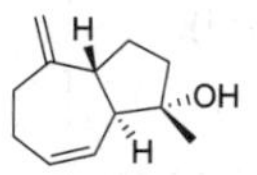 Dictamnol	Rutevin $C_{26}H_{30}O_9$ Exact Mass: 486.19	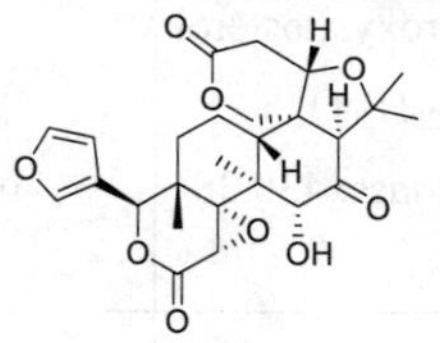 Rutevin
梣酮 Fraxinellone $C_{14}H_{16}O_3$ Exact Mass: 232.11	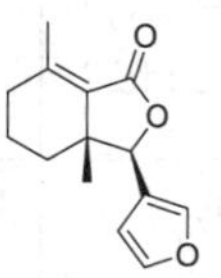 梣酮 Fraxinellone	5,7,4′-三羟基-3′-甲氧基异黄酮 5,7,4′-Trihydroxy-3′-methoxyisoflavone $C_{16}H_{12}O_6$ Exact Mass: 300.06	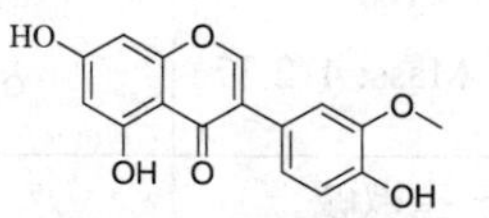 5,7,4′-三羟基-3′-甲氧基异黄酮 5,7,4′-Trihydroxy-3′-methoxyisoflavone
3′-*O*-甲基花旗松素 3′-*O*-Methyltaxifolin $C_{16}H_{14}O_7$ Exact Mass: 318.07	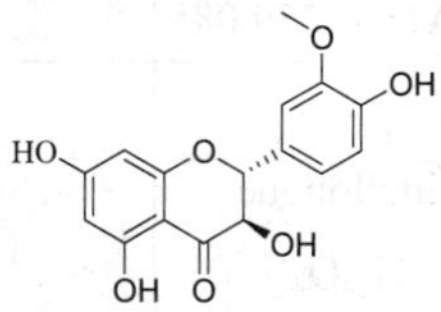 3′-*O*-甲基花旗松素 3′-*O*-Methyltaxifolin	胡芦巴碱 Trigonelline $C_7H_7NO_2$ Exact Mass: 137.05	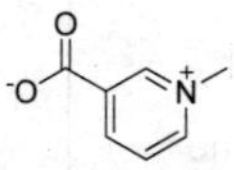 胡芦巴碱 Trigonelline
异白鲜碱 Isodictamnine $C_{12}H_9NO_2$ Exact Mass: 199.06	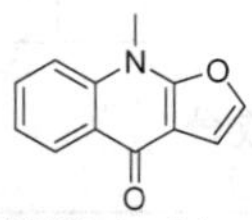 异白鲜碱 Isodictamnine	*O*-Ethylnor-*γ*-fagarine $C_{14}H_{13}NO_3$ Exact Mass: 243.09	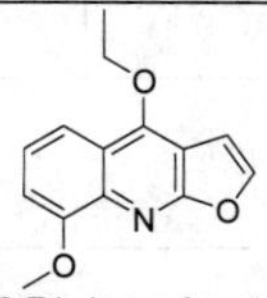 *O*-Ethylnor-*γ*-fagarine
6-甲氧基异白鲜碱 6-Methoxyisodictamnine $C_{13}H_{11}NO_3$ Exact Mass: 229.07	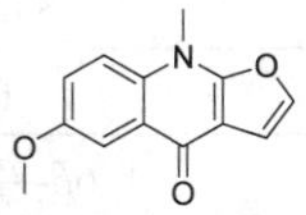 6-甲氧基异白鲜碱 6-Methoxyisodictamnine	去甲茵芋碱 Norskimmianine $C_{13}H_{11}NO_4$ Exact Mass: 245.07	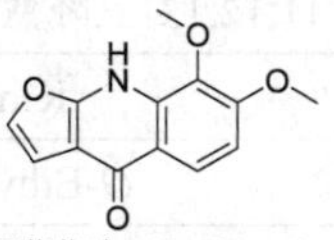 去甲茵芋碱 Norskimmianine
7,8-Dimethoxy-myrtopsine $C_{17}H_{21}NO_6$ Exact Mass: 335.14	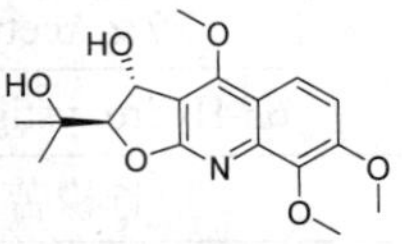 7,8-Dimethoxymyrtopsine	7,8-Dimethoxyplaty-desmine $C_{17}H_{21}NO_5$ Exact Mass: 319.14	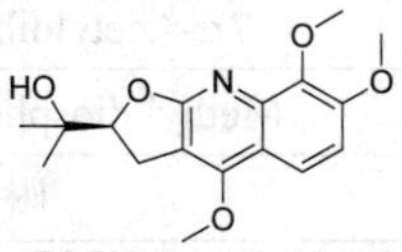 7,8-Dimethoxyplatydesmine

续表

中英文名、化学式及相对分子质量	结构图	中英文名、化学式及相对分子质量	结构图
O-Ethylnorskimmianine $C_{15}H_{15}NO_4$ Exact Mass: 273.1	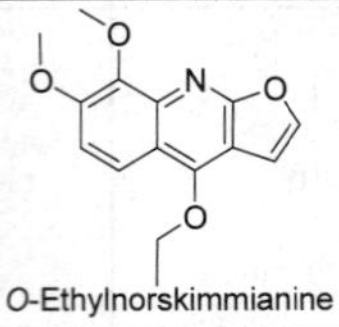 *O*-Ethylnorskimmianine	Platydesmine $C_{15}H_{17}NO_3$ Exact Mass: 259.12	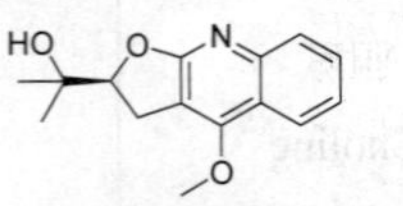 Platydesmine
异白蜡树酮 Isofraxinellone $C_{14}H_{16}O_3$ Exact Mass: 232.11	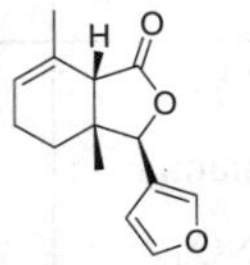 异白蜡树酮 Isofraxinellone	黄柏酮酸 Obacunonic acid $C_{26}H_{32}O_8$ Exact Mass: 472.21	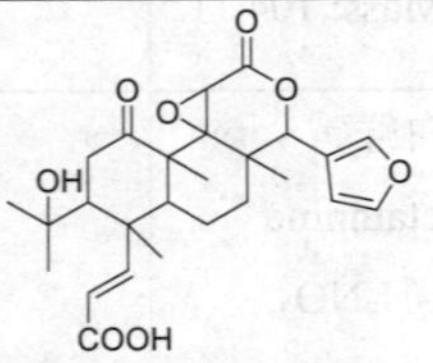 黄柏酮酸 Obacunonic acid
Calodendrolide $C_{15}H_{16}O_4$ Exact Mass: 260.10	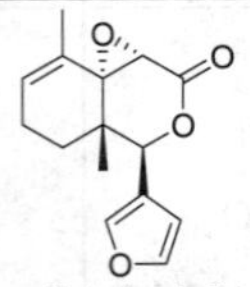 Calodendrolide	菜油甾醇 Campesterol $C_{28}H_{48}O$ Exact Mass: 400.37	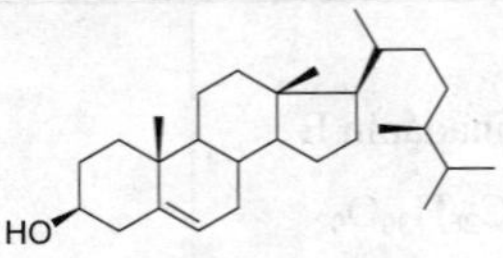 菜油甾醇 Campesterol
7*α*-Hydroxysitosterol $C_{29}H_{50}O_2$ Exact Mass: 430.38	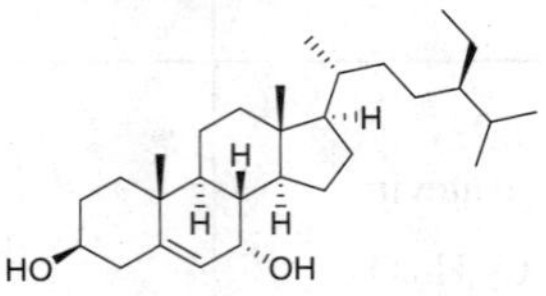 7*α*-Hydroxysitosterol	*β*-谷甾醇(谷甾醇) *β*-Sitosterol (Sitosterol) $C_{29}H_{50}O$ Exact Mass: 414.39	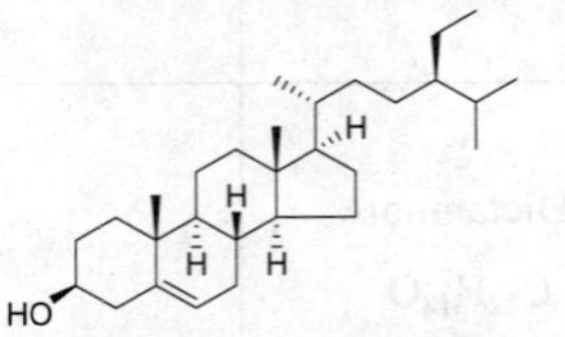 *β*-谷甾醇 (谷甾醇) *β*-Sitosterol (Sitosterol)
β-Sitosterol-4-en-3-one $C_{29}H_{48}O$ Exact Mass: 412.37	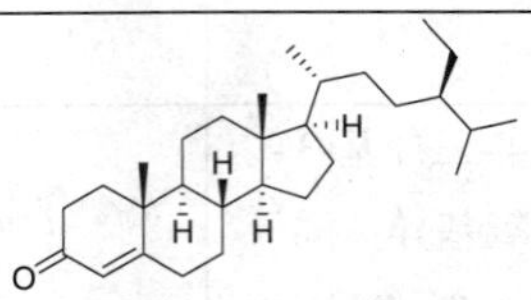 *β*-Sitosterol-4-en-3-one	Progesterone $C_{21}H_{30}O_2$ Exact Mass: 314.22	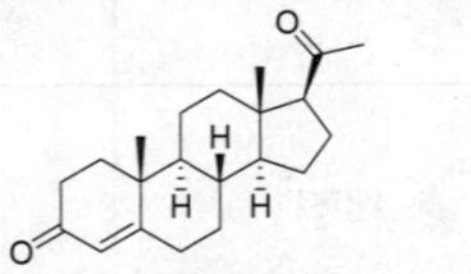 Progesterone
γ-崖椒碱 *γ*-Fagarine $C_{13}H_{11}NO_3$ Exact Mass: 229.07	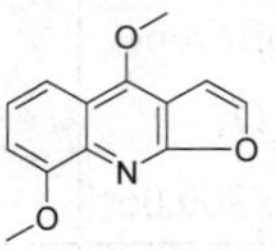 *γ*-崖椒碱 *γ*-Fagarine	茵芋碱 Skimmianine $C_{14}H_{13}NO_4$ Exact Mass: 259.08	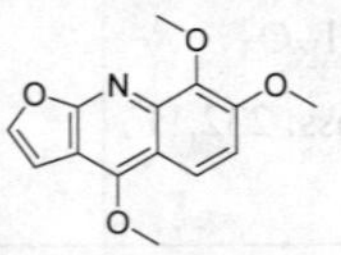 茵芋碱 Skimmianine
黄柏酮 Obacunone $C_{26}H_{30}O_7$ Exact Mass: 454.20	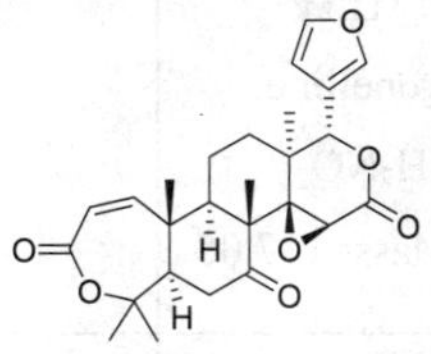 黄柏酮 Obacunone	Fraxinellonone $C_{14}H_{14}O_4$ Exact Mass: 246.09	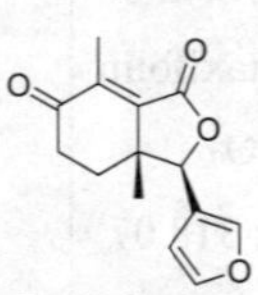 Fraxinellonone

表 1-5-34b 白鲜皮其他主要化学成分[95~98]

中英文名	中英文名
11,12,13-三降愈创木-6-烯-4*β*,10*β*-二醇	Kihadanin BA
Kihadanin BB	白鲜皮碱
O-Ethylnordictamine	6*β*-羟基白蜡树酮
白鲜脑交酯	*β*-榄香醇
7*α*-Acetyldihydronomolin	7*α*-Acetylobacunol
Methyl diosphenol limonilate	6*β*-Hydroxystigmast-4-en-3-one
咻酮	柠檬苦素地噢酚
异斑佛林草碱	

【分析方法】

1 高效液相色谱法测定不同来源白鲜皮中黄柏酮含量[99]

1.1 仪器

Agilent 1100 高效液相色谱仪。

1.2 色谱条件

色谱柱：Agilent 色谱柱(150mm×4.6mm)；流动相：甲醇-水(60∶40)；流速 0.8mL/min；检测波长 216nm；柱温 25℃。

1.3 对照品溶液的制备

称取黄柏酮对照品，用适量甲醇溶解。

1.4 供试品溶液的制备

称取粉碎的白鲜皮 1.0g，用 20mL 甲醇回流提取 1h，滤过，用甲醇定容至 50mL，即得。

2 高效液相色谱法测定不同来源白鲜皮中白鲜碱的含量[100]

2.1 仪器

Agilent 1100 高效液相色谱仪。

2.2 色谱条件

色谱柱：Agilent 色谱柱(150mm×4.6mm)；流动相：甲醇-水(55∶45)；流速 0.8mL/min；检测波长 236nm；柱温 25℃。

2.3 对照品溶液的制备

称取白鲜碱对照品，用适量甲醇溶解。

2.4 供试品溶液的制备

称取粉碎的白鲜皮 1.0g，用 20mL 甲醇回流提取 1h，滤过，用甲醇定容至 50mL，即得。

白薇

Baiwei

CYNANCHI ATRATI RADIX ET RHIZOMA

【化学成分】

表 1-5-35a 白薇主要化学成分[101～107]

中英文名、化学式及相对分子质量	结构图	中英文名、化学式及相对分子质量	结构图
十六烷酸(棕榈酸) Hexadecanoic acid (Palmitic acid) $C_{16}H_{32}O_2$ Exact Mass: 256.24	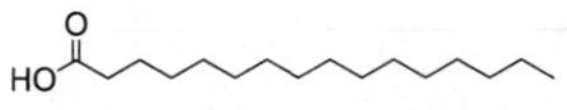 十六烷酸 (棕榈酸) Hexadecanoic acid (Palmitic acid)	丁香酸 Syringic acid $C_9H_{10}O_5$ Exact Mass: 198.05	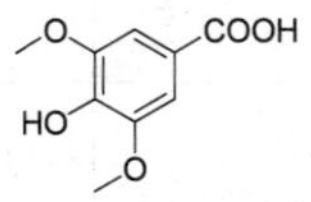 丁香酸 Syringic acid
胡萝卜苷 Daucosterol $C_{35}H_{60}O_6$ Exact Mass: 576.44	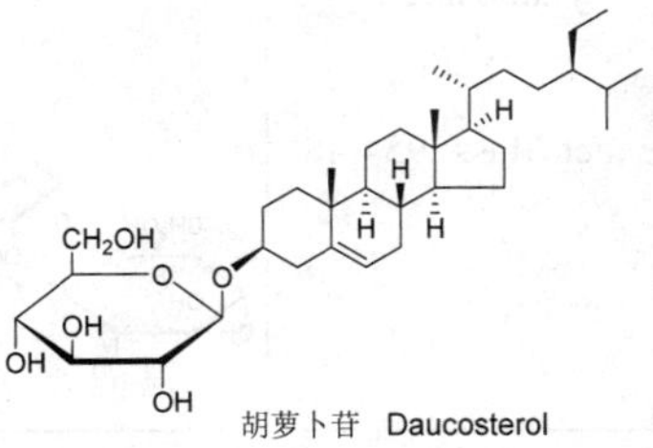 胡萝卜苷 Daucosterol	*β*-谷甾醇(谷甾醇) *β*-Sitosterol (Sitosterol) $C_{29}H_{50}O$ Exact Mass: 414.39	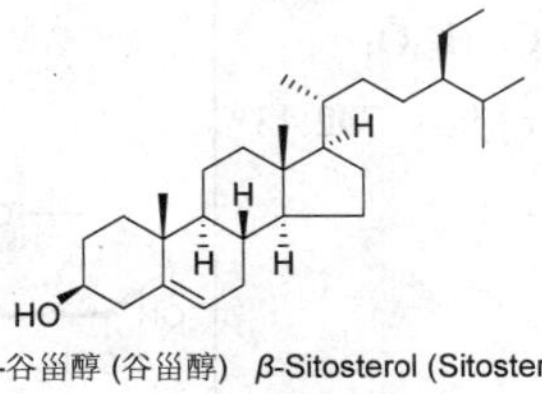 *β*-谷甾醇 (谷甾醇) *β*-Sitosterol (Sitosterol)

续表

中英文名、化学式及相对分子质量	结构图	中英文名、化学式及相对分子质量	结构图
苯甲酸 Benzoic acid $C_7H_6O_2$ Exact Mass: 122.04	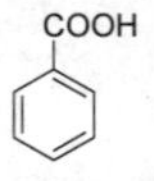 苯甲酸　Benzoic acid	*β*-乙酰香树脂醇酯 *β*-Amyrin acetate $C_{32}H_{52}O_2$ Exact Mass: 468.40	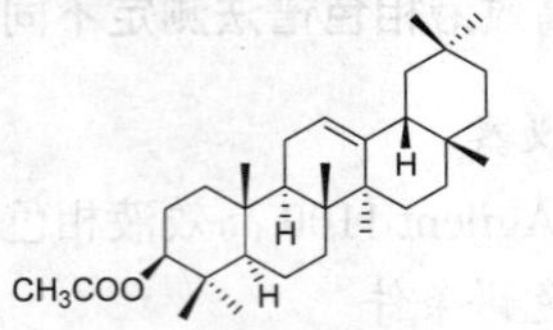 *β*-乙酰香树脂醇酯 *β*-Amyrin acetate
对羟基苯乙酮 4-Hydroxyaceto-phenone $C_8H_8O_2$ Exact Mass: 136.05	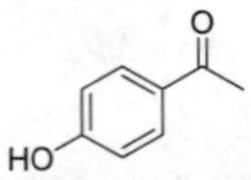 对羟基苯乙酮　4-Hydroxyacetophenone	4-羟基-3-甲氧基苯乙酮 4-Hydroxy-3-methox-yacetophenone $C_9H_{10}O_3$ Exact Mass: 166.06	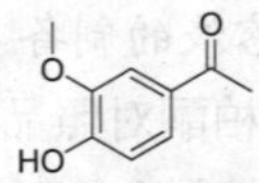 4-羟基-3-甲氧基苯乙酮 4-Hydroxy-3-methoxyacetophenone
4-羟基苯甲醇 4-Hydroxybenzene-methanol $C_7H_8O_2$ Exact Mass: 124.05	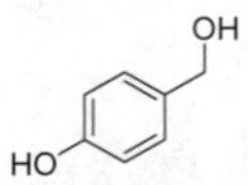 4-羟基苯甲醇　4-Hydroxybenzenemethanol	2,4-二羟基苯乙酮 2,4-Dihydroxyaceto-phenone $C_8H_8O_3$ Exact Mass: 152.05	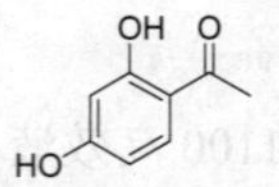 2,4-二羟基苯乙酮　2,4-Dihydroxyacetophenone
白薇苷 A Cynatratoside A $C_{28}H_{40}O_8$ Exact Mass: 504.27	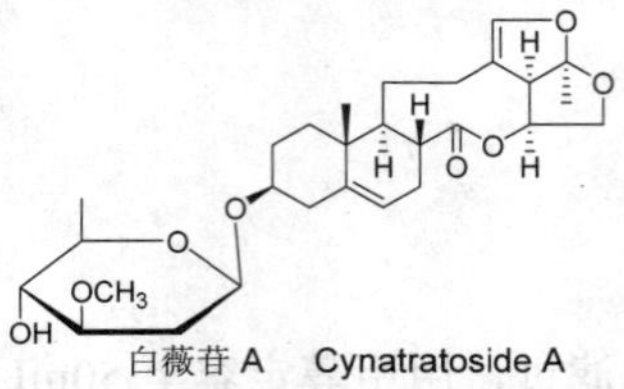 白薇苷 A　Cynatratoside A	正十八烷酸 *n*-Octadecily acid $C_{18}H_{36}O_2$ Exact Mass: 284.27	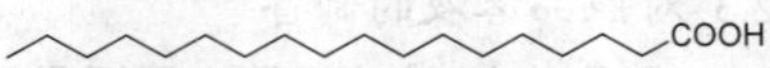 正十八烷酸 *n*-Octadecily acid
白薇苷 B Cynatratoside B $C_{41}H_{62}O_{14}$ Exact Mass: 778.41	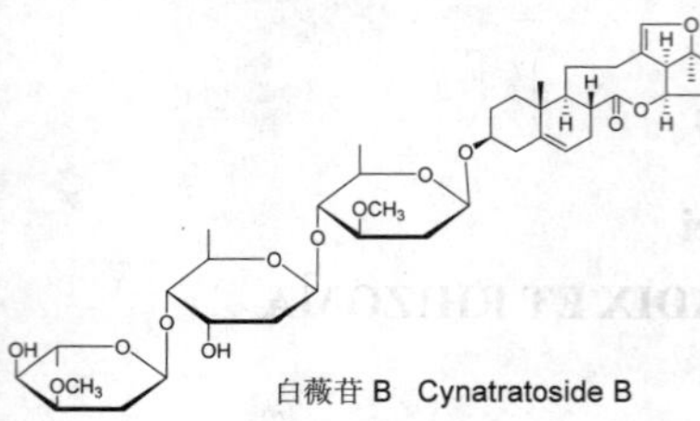 白薇苷 B　Cynatratoside B	白薇苷 C Cynatratoside C $C_{41}H_{62}O_{14}$ Exact Mass: 778.41	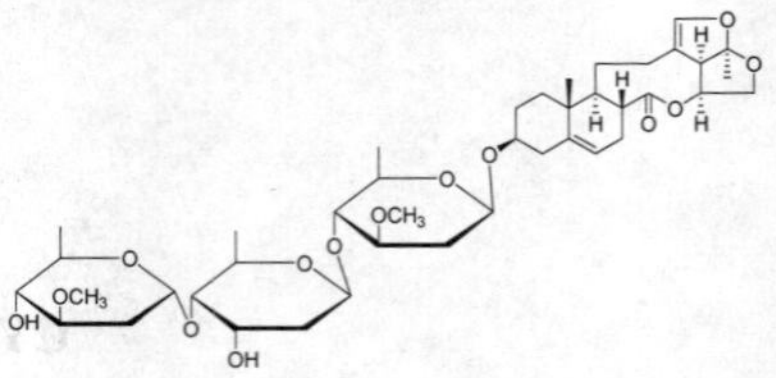 白薇苷 C　Cynatratoside C
白薇苷 D Cynatratoside D $C_{47}H_{72}O_{19}$ Exact Mass: 940.47	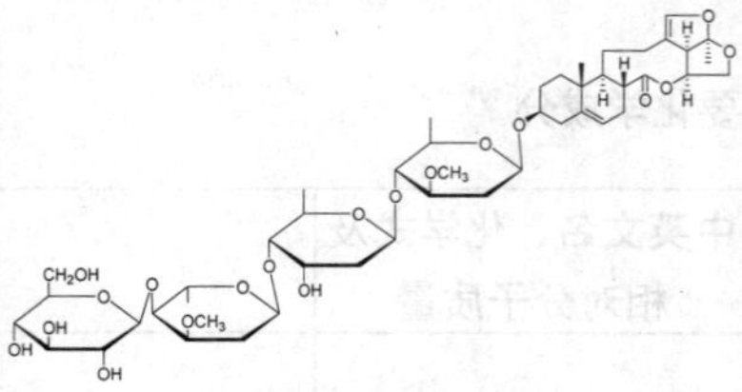 白薇苷 D　Cynatratoside D	白薇苷 E Cynatratoside E $C_{47}H_{72}O_{19}$ Exact Mass: 940.47	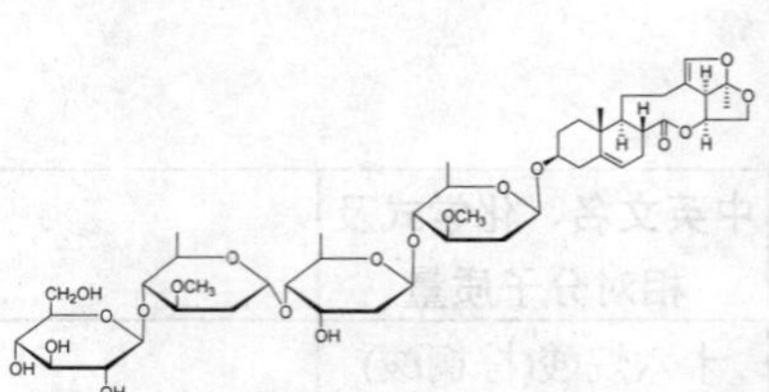 白薇苷 E　Cynatratoside E
Cynanoside P_1 $C_{42}H_{64}O_{14}$ Exact Mass: 792.43	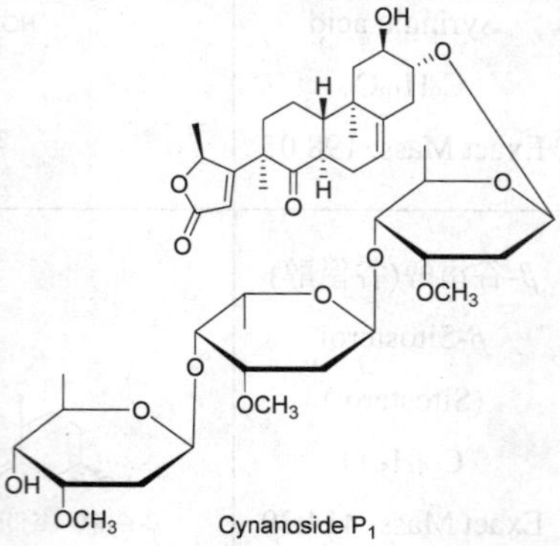 Cynanoside P_1	Cynanoside P_2 $C_{48}H_{74}O_{19}$ Exact Mass: 954.48	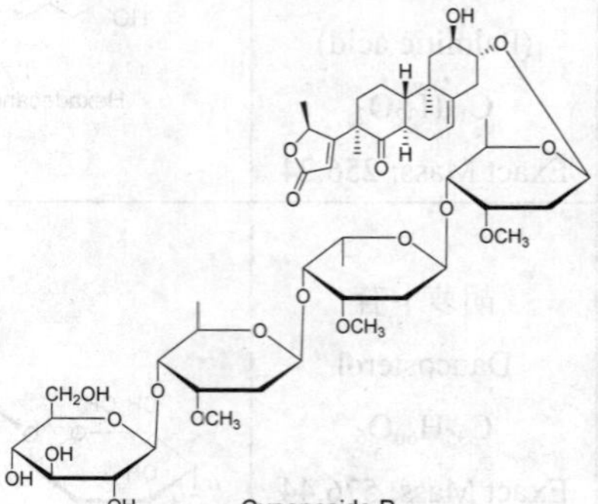 Cynanoside P_2

续表

中英文名、化学式及相对分子质量	结构图	中英文名、化学式及相对分子质量	结构图
Cynanoside P_3 $C_{42}H_{64}O_{14}$ Exact Mass: 792.43	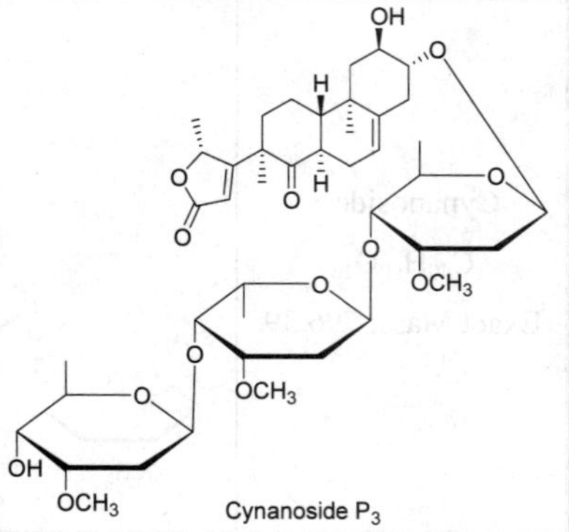 Cynanoside P_3	Cynanoside P_4 $C_{48}H_{74}O_{19}$ Exact Mass: 954.48	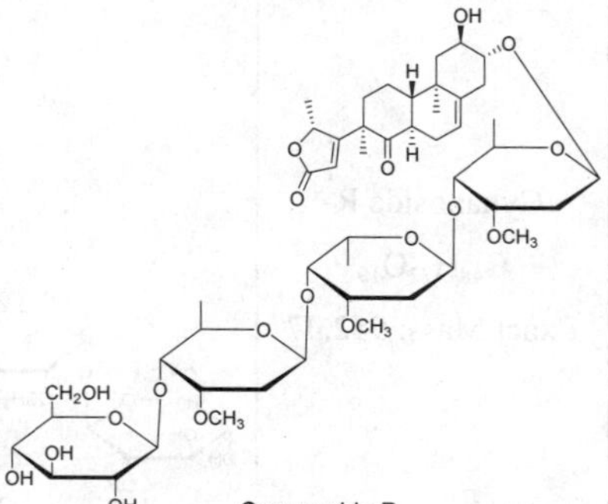 Cynanoside P_4
Cynanoside P_5 $C_{49}H_{76}O_{20}$ Exact Mass: 984.49	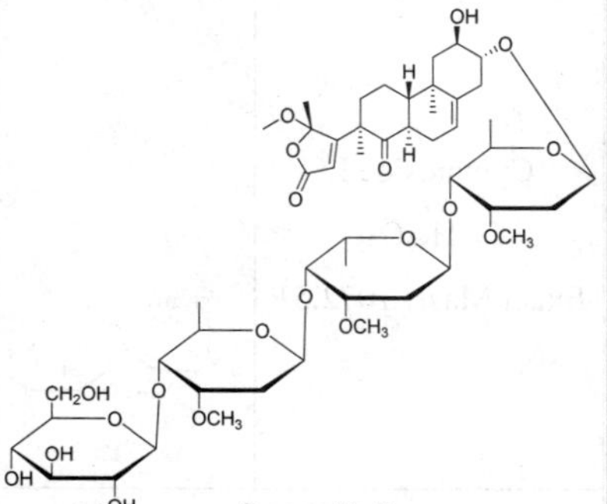 Cynanoside P_5	Cynanoside Q_1 $C_{47}H_{72}O_{19}$ Exact Mass: 940.47	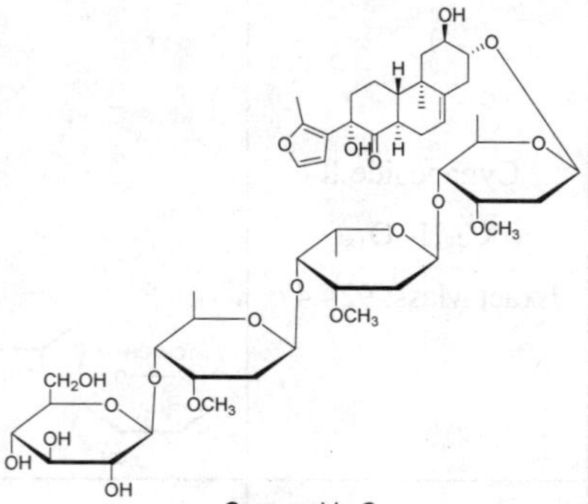 Cynanoside Q_1
Cynanoside Q_2 $C_{40}H_{60}O_{14}$ Exact Mass: 764.40	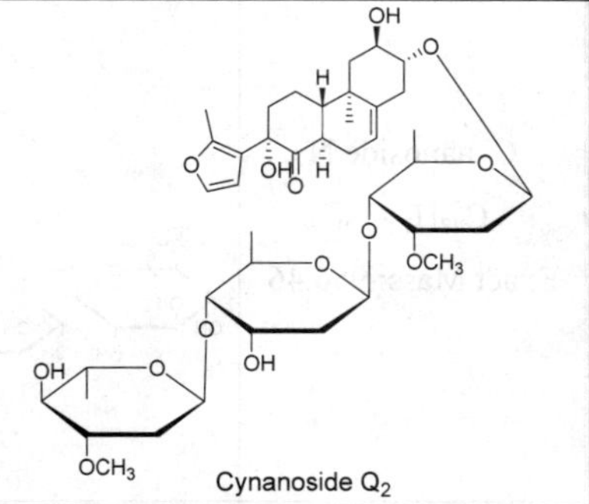 Cynanoside Q_2	Cynanoside Q_3 $C_{46}H_{70}O_{19}$ Exact Mass: 926.45	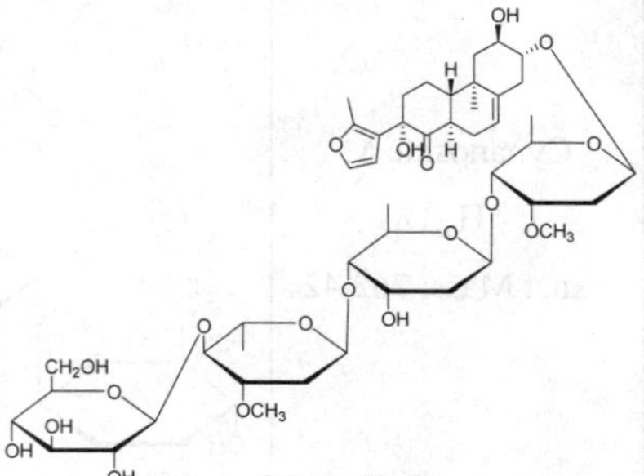 Cynanoside Q_3
Atratoglaucoside A $C_{35}H_{52}O_{12}$ Exact Mass: 664.35	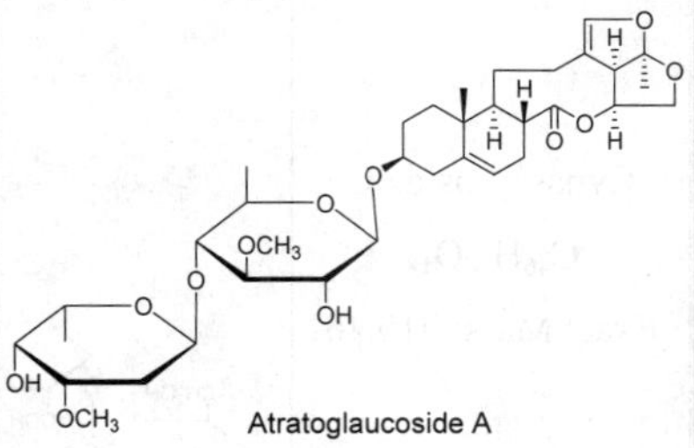 Atratoglaucoside A	Atratoglaucoside B $C_{42}H_{62}O_{16}$ Exact Mass: 822.40	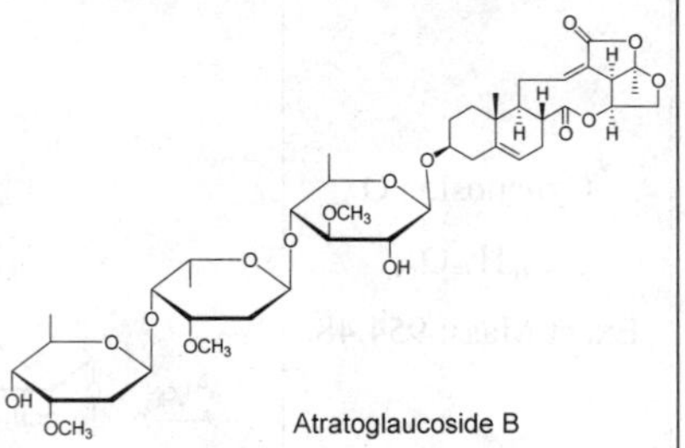 Atratoglaucoside B
Cynanoside R_1 $C_{42}H_{62}O_{13}$ Exact Mass: 774.42	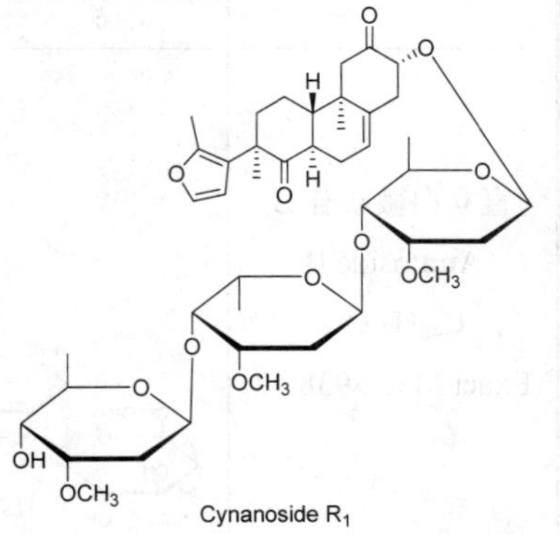 Cynanoside R_1	Cynanoside R_2 $C_{42}H_{62}O_{14}$ Exact Mass: 790.41	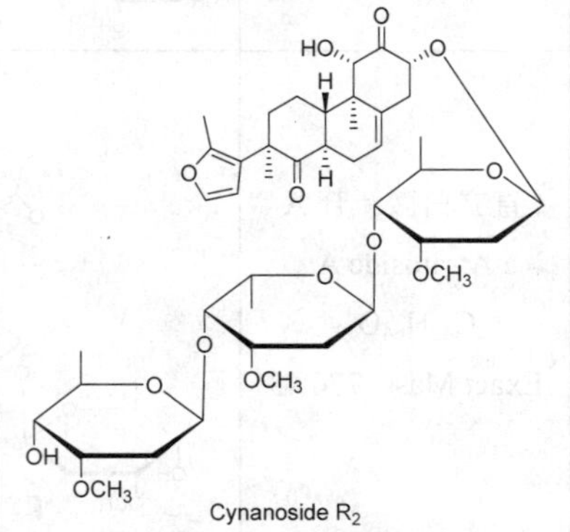 Cynanoside R_2

续表

中英文名、化学式及相对分子质量	结构图	中英文名、化学式及相对分子质量	结构图
Cynanoside R_3 $C_{48}H_{72}O_{19}$ Exact Mass: 952.47	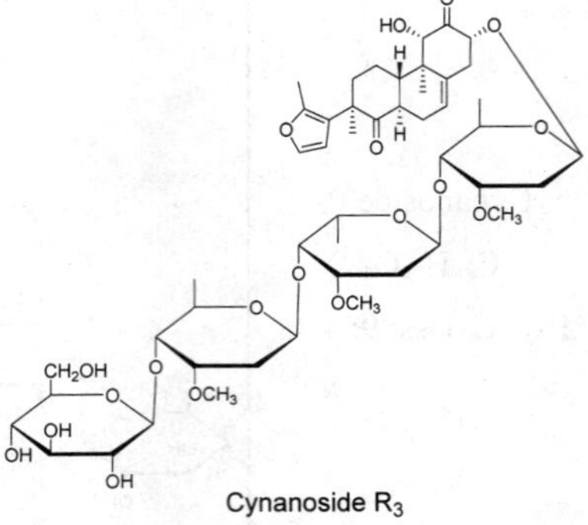 Cynanoside R_3	Cynanoside S $C_{40}H_{60}O_{16}$ Exact Mass: 796.39	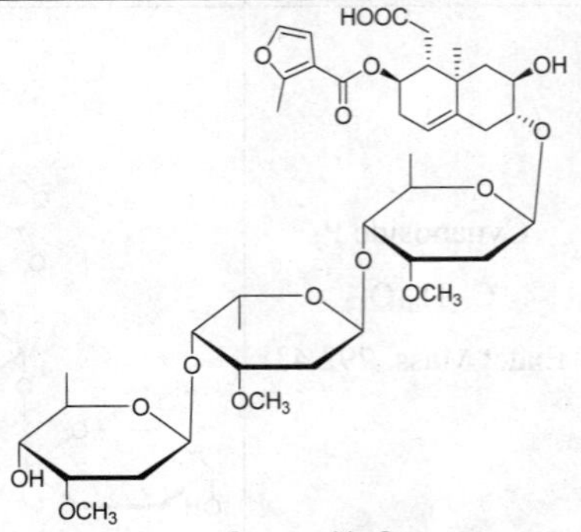 Cynanoside S
Cynanoside K $C_{47}H_{72}O_{18}$ Exact Mass: 924.47	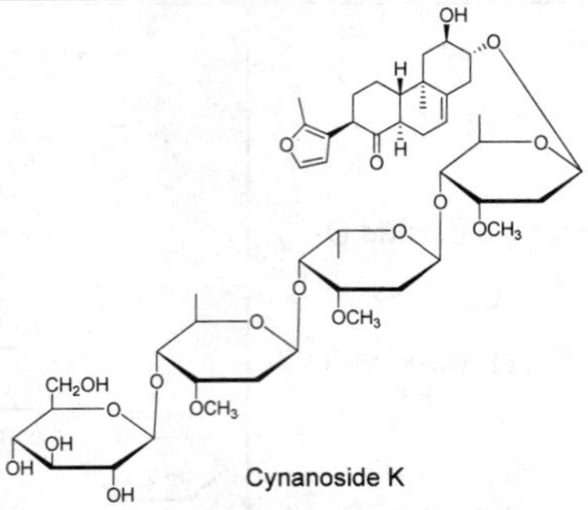 Cynanoside K	Cynanoside L $C_{52}H_{80}O_{23}$ Exact Mass: 1072.51	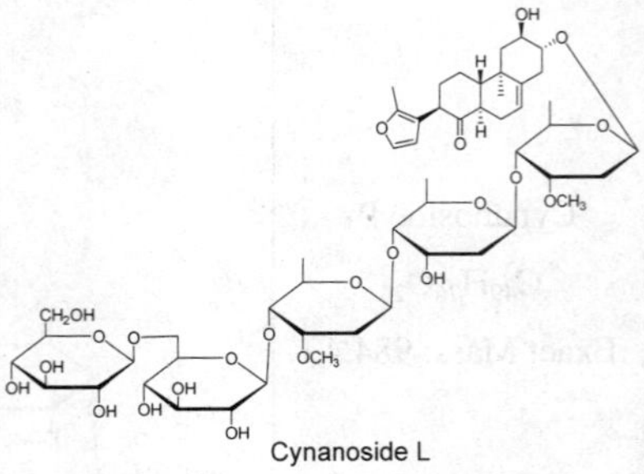 Cynanoside L
Cynanoside M $C_{41}H_{62}O_{13}$ Exact Mass: 762.42	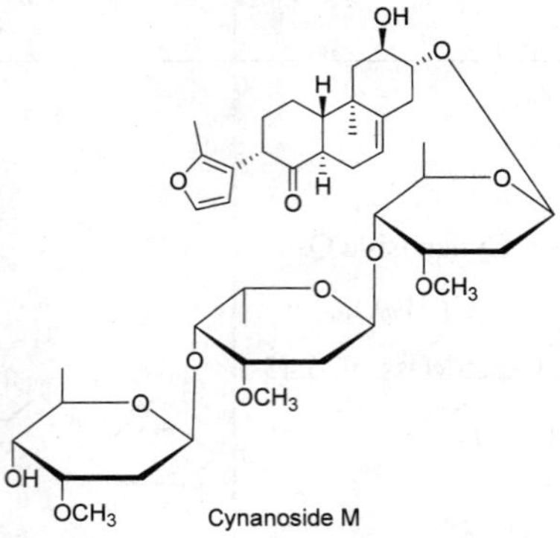 Cynanoside M	Cynanoside N $C_{47}H_{72}O_{20}$ Exact Mass: 956.46	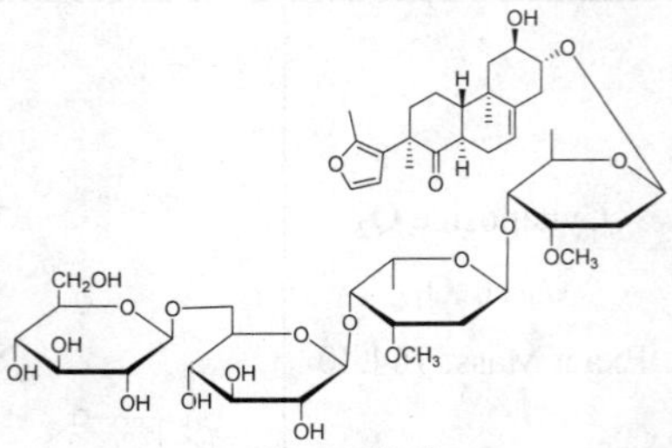 Cynanoside N
Cynanoside O $C_{48}H_{74}O_{19}$ Exact Mass: 954.48	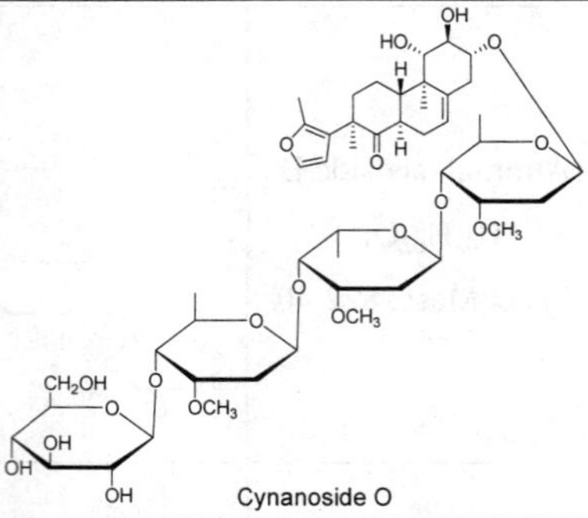 Cynanoside O	Cynascyroside C $C_{46}H_{70}O_{18}$ Exact Mass: 910.46	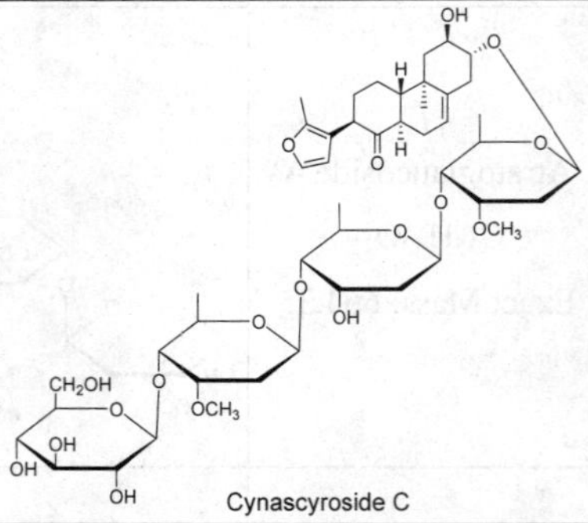 Cynascyroside C
直立白微新苷 A Atratoside A $C_{42}H_{64}O_{13}$ Exact Mass: 776.43	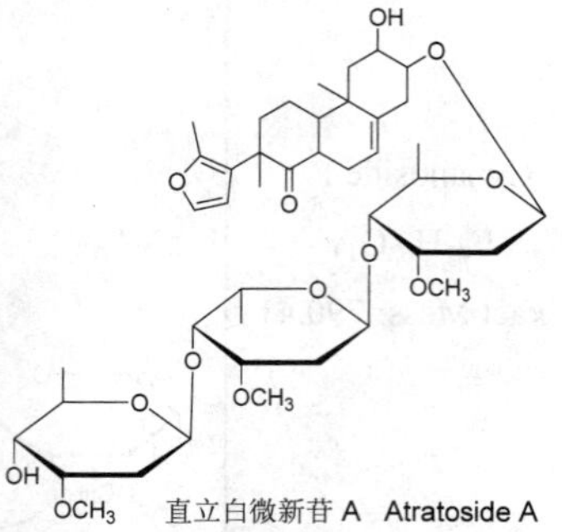 直立白微新苷 A Atratoside A	直立白微新苷 B Atratoside B $C_{48}H_{74}O_{18}$ Exact Mass: 938.49	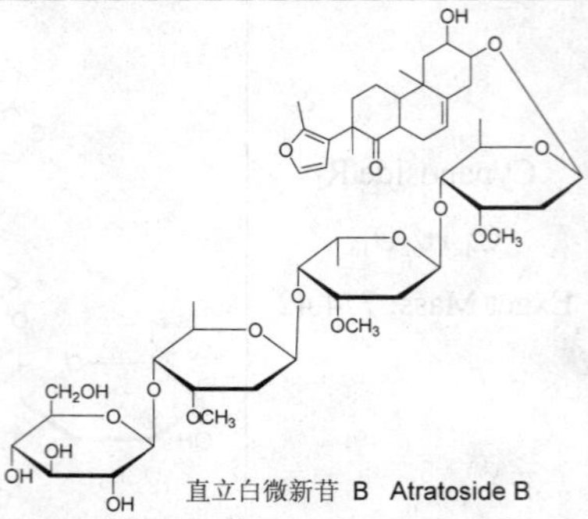 直立白微新苷 B Atratoside B

表 1-5-35b 白薇其他主要化学成分[101～107]

中英文名	中英文名
白薇正苷C	Sublanceoside E
Sublanceoside I	Glaucoside C 3-*O*-*β*-D-cymaropyranosyl-(1→4)-*α*-L-diginopyranosyl-(1→4)-*β*-D-thevetopyranoside
芫花叶白前苷元C-3-*O*-*β*-D-黄花夹竹桃吡喃糖苷	白薇正苷A
白薇正苷B	

【分析方法】

1 高效液相色谱法测定中药白薇中白薇正苷 A 的含量[108]

1.1 仪器

HP 1100 液相色谱仪。

1.2 色谱条件

流动相：乙腈-水(26∶74)；流速 1.0mL/min；检测波长 206nm；柱温 35℃；分析时间 20min。

1.3 对照品溶液的制备

称取白薇正苷 A 对照品，用适量甲醇溶解。

1.4 供试品溶液的制备

称取粉碎的白薇 1.0g，用 50mL 甲醇超声提取 60min，提取液过滤浓缩至 1mL 后，加于硅胶干层析柱上，依次用 50mL 氯仿、100mL 10%甲醇-氯仿淋洗后，用 50mL 20%甲醇-氯仿洗脱，滤过，即得。

瓜蒌

Gualou

TRICHOSANTHIS FRUCTUS

【化学成分】

表 1-5-36a 瓜蒌主要化学成分[109]

中英文名、化学式及相对分子质量	结构图	中英文名、化学式及相对分子质量	结构图
十六烷酸(棕榈酸) Hexadecanoic acid (Palmitic acid) $C_{16}H_{32}O_2$ Exact Mass: 256.24	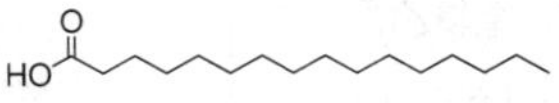 十六烷酸 (棕榈酸) Hexadecanoic acid (Palmitic acid)	亚油酸 Linoleic acid $C_{18}H_{32}O_2$ Exact Mass: 280.24	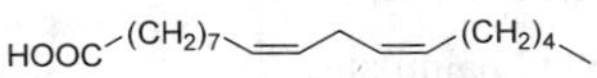 亚油酸 Linoleic acid
亚麻酸 Linolenic acid $C_{18}H_{30}O_2$ Exact Mass: 278.22	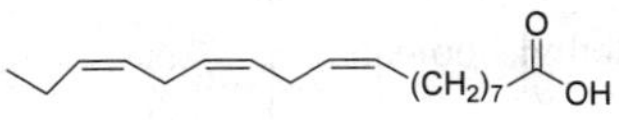 亚麻酸 Linolenic acid	月桂酸 Lauric acid $C_{12}H_{24}O_2$ Exact Mass: 200.18	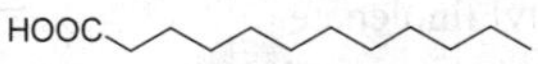 月桂酸 Lauric acid
香草酸 Vanillic acid $C_8H_8O_4$ Exact Mass: 168.04	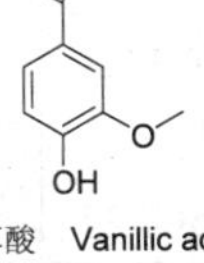 香草酸 Vanillic acid	肉豆蔻酸 Myristic acid $C_{14}H_{28}O_2$ Exact Mass: 228.21	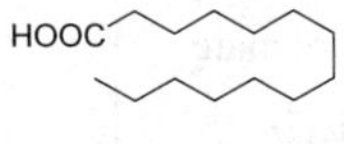 肉豆蔻酸 Myristic acid

续表

中英文名、化学式及相对分子质量	结构图	中英文名、化学式及相对分子质量	结构图
苜蓿素(小麦黄素) Tricin $C_{17}H_{14}O_7$ Exact Mass: 330.07	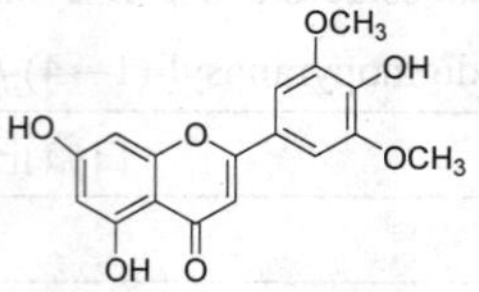 苜蓿素（小麦黄素） Tricin	菠菜甾醇(α-菠菜甾醇，菠甾醇) Spinasterol (α-Spinasterol) $C_{29}H_{48}O$ Exact Mass: 412.37	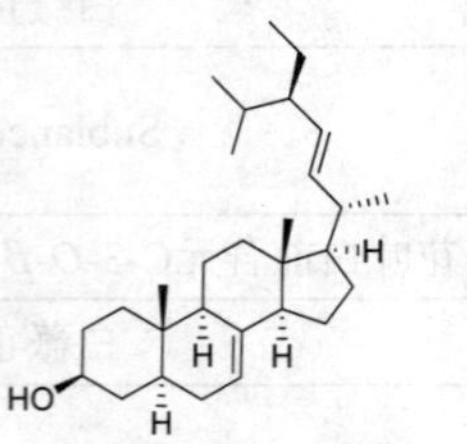 菠菜甾醇(α-菠菜甾醇, 菠甾醇) Spinasterol (α-Spinasterol)
香草醛 Vanillin $C_8H_8O_3$ Exact Mass: 152.05	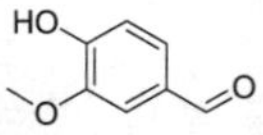 香草醛 Vanillin	栝楼酸 Trichosanic acid $C_{18}H_{30}O_2$ Exact Mass: 278.22	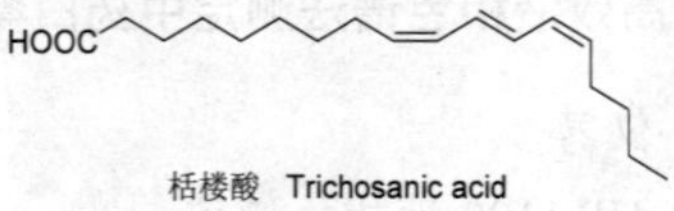 栝楼酸 Trichosanic acid
异栝楼仁二醇 Isokarounidiol $C_{30}H_{48}O_2$ Exact Mass: 440.37	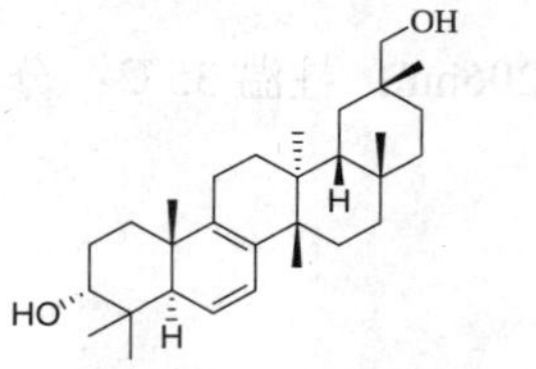 异栝楼仁二醇 Isokarounidiol	豆甾-7-烯-3β-醇 Stigmast-7-en-3β-ol $C_{29}H_{50}O$ Exact Mass: 414.39	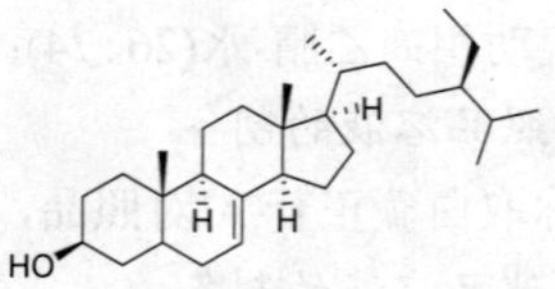 豆甾-7-烯-3β-醇 Stigmast-7-en-3β-ol
油酸 Oleic acid $C_{18}H_{34}O_2$ Exact Mass: 282.26	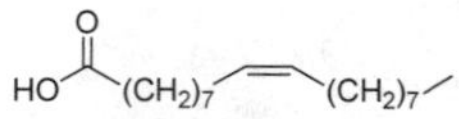 油酸 Oleic acid	栝楼仁二醇 Karounidiol $C_{30}H_{48}O_2$ Exact Mass: 440.37	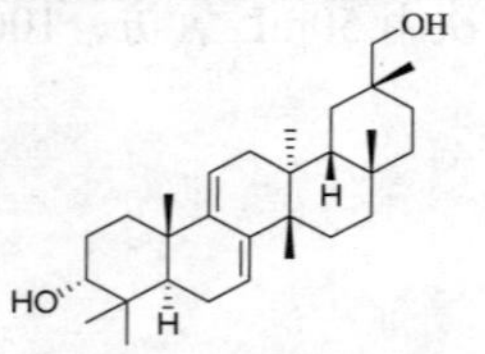 栝楼仁二醇 Karounidiol
褐煤酸(蒙坦尼酸) Montanic acid $C_{28}H_{56}O_2$ Exact Mass: 424.43	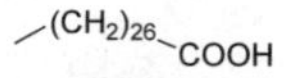 褐煤(蒙坦尼酸)酸 Montanic acid	蜂蜜酸 Melissic acid $C_{30}H_{60}O_2$ Exact Mass: 452.46	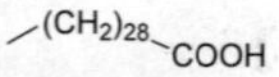 蜂蜜酸 Melissic acid
蜡酸(二十六酸) Cerotic acid $C_{26}H_{52}O_2$ Exact Mass: 396.40	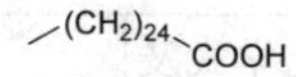 蜡酸(二十六酸) Cerotic acid	木蜡酸(二十四酸) Lignoceric acid $C_{24}H_{48}O_2$ Exact Mass: 368.37	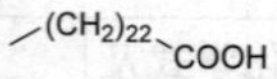 木蜡酸 (二十四酸) Lignoceric acid
棕榈酸甲酯 Methyl palmitate $C_{17}H_{34}O_2$ Exact Mass: 270.26	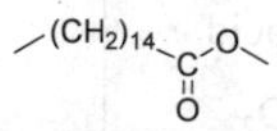 棕榈酸甲酯 Methyl palmitate	棕榈酸乙酯 Ethyl palmitate $C_{18}H_{36}O_2$ Exact Mass: 284.27	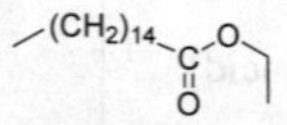 棕榈酸乙酯 Ethyl palmitate
亚麻酸甲酯 Methyl linolenate $C_{19}H_{32}O_2$ Exact Mass: 292.24	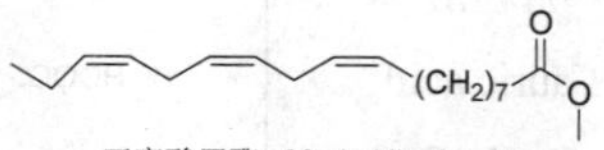 亚麻酸甲酯 Methyl linolenate	亚油酸甲酯 Methyl linoleate $C_{19}H_{34}O_2$ Exact Mass: 294.26	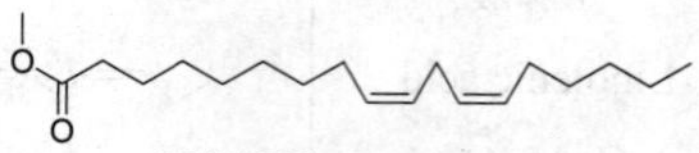 亚油酸甲酯 Methyl linoleate
亚麻酸乙酯 Ethyl linolenate $C_{20}H_{34}O_2$ Exact Mass: 306.26	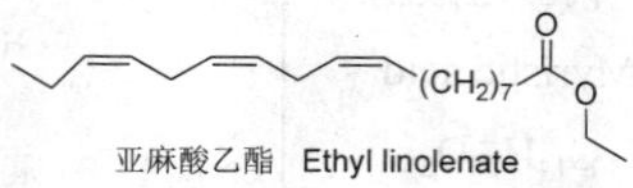 亚麻酸乙酯 Ethyl linolenate	亚油酸乙酯 Ethyl linoleate $C_{20}H_{36}O_2$ Exact Mass: 308.27	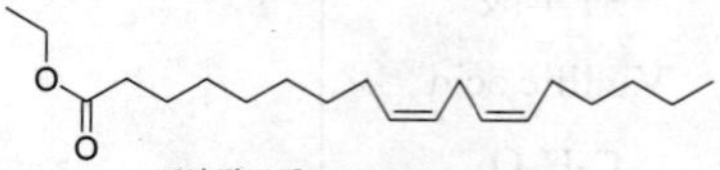 亚油酸乙酯 Ethyl linoleate

表 1-5-36b 瓜蒌其他主要化学成分[109]

中英文名	中英文名
1-栝楼酸-2,3-二亚麻甘油酯	11-甲氧基-去甲-洋蒿宁
2,4-二氢-10α-葫芦二烯醇	豆甾-7,22-二烯-3β-醇
豆甾-7,22-二烯-3-O-β-D-葡萄糖苷	1-栝楼酸-2-亚麻酸-3-棕榈酸甘油酯
α-(苯甲酰胺)-苯丙酸-3-[(1-苯基)亚乙基]氨-2-羟基丙酯	Karounidiol
半乳糖	

瓜蒌子

Gualouzi

TRICHOSANTHIS SEMEN

【化学成分】

表 1-5-37 瓜蒌子主要化学成分[109, 110]

中英文名、化学式及相对分子质量	结构图	中英文名、化学式及相对分子质量	结构图
油酸 Oleic acid $C_{18}H_{34}O_2$ Exact Mass: 282.26	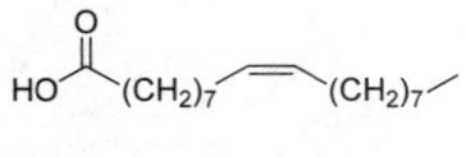 油酸 Oleic acid	亚油酸 Linoleic acid $C_{18}H_{32}O_2$ Exact Mass: 280.24	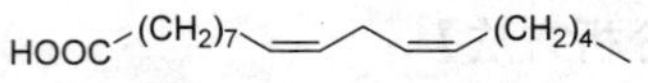 亚油酸 Linoleic acid
亚麻酸 Linolenic acid $C_{18}H_{30}O_2$ Exact Mass: 278.22	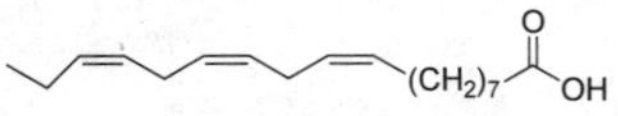 亚麻酸 Linolenic acid	香草醛 Vanillin $C_8H_8O_3$ Exact Mass: 152.05	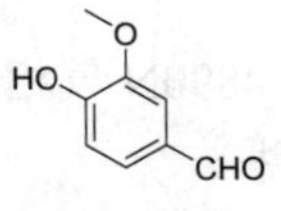 香草醛 Vanillin
苜蓿素 Tricin $C_{17}H_{14}O_7$ Exact Mass: 330.07	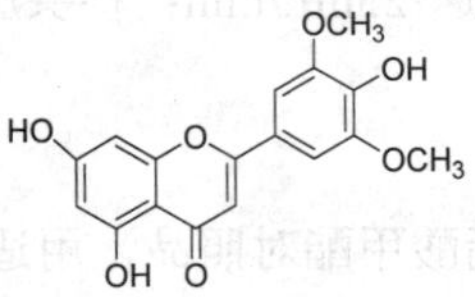 苜蓿素 Tricin	栝楼酸 Trichosanic acid $C_{18}H_{30}O_2$ Exact Mass: 278.22	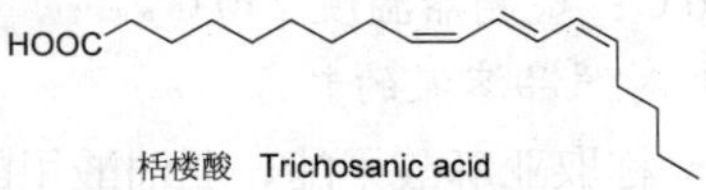 栝楼酸 Trichosanic acid
菠菜甾醇(α-菠菜甾醇，菠甾醇) Spinasterol (α-Spinasterol) $C_{29}H_{48}O$ Exact Mass: 412.37	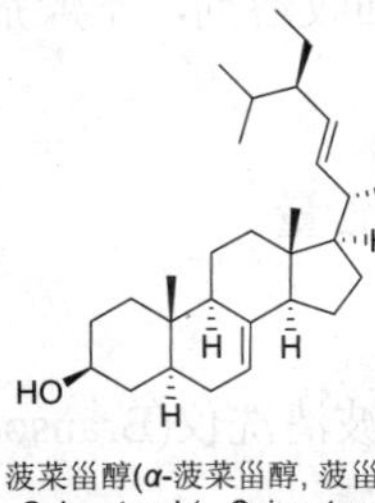 菠菜甾醇(α-菠菜甾醇, 菠甾醇) Spinasterol (α-Spinasterol)	栝楼仁二醇 Karounidiol $C_{30}H_{48}O_2$ Exact Mass: 440.37	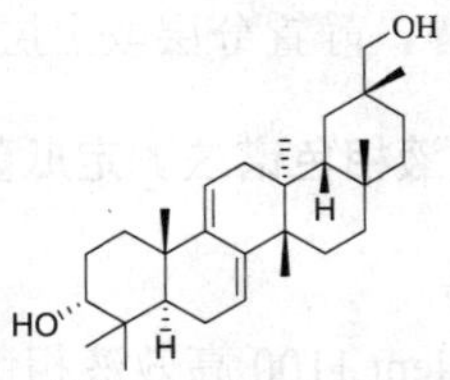 栝楼仁二醇 Karounidiol
异栝楼仁二醇 Isokarounidiol $C_{30}H_{48}O_2$ Exact Mass: 440.37	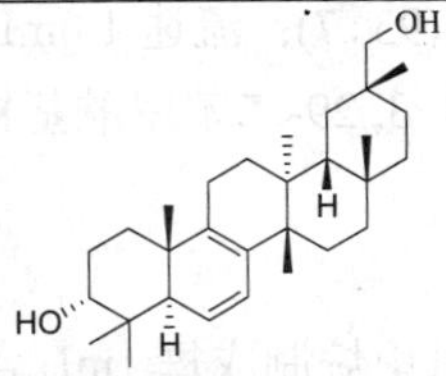 异栝楼仁二醇 Isokarounidiol	豆甾-7-烯-3β-醇 Stigmast-7-en-3β-ol $C_{29}H_{50}O$ Exact Mass: 414.39	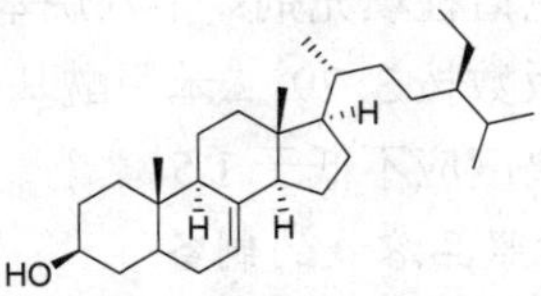 豆甾-7-烯-3-醇 Stigmast-7-en-3β-ol

续表

中英文名、化学式及相对分子质量	结构图	中英文名、化学式及相对分子质量	结构图
木蜡酸(二十四酸) Lignoceric acid $C_{24}H_{48}O_2$ Exact Mass: 368.37	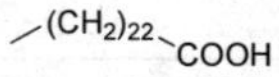 木蜡酸 (二十四酸) Lignoceric acid	褐煤酸 Montanic acid $C_{28}H_{56}O_2$ Exact Mass: 424.43	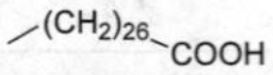 褐煤酸　Montanic acid
蜂蜜酸 Melissic acid $C_{30}H_{60}O_2$ Exact Mass: 452.46	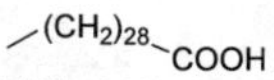 蜂蜜酸　Melissic acid	香草酸 Vanillic acid $C_8H_8O_4$ Exact Mass: 168.04	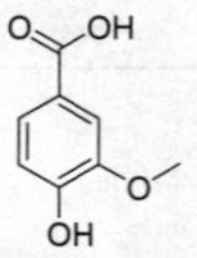 香草酸　Vanillic acid
蜡酸(二十六酸) Cerotic acid $C_{26}H_{52}O_2$ Exact Mass: 396.40	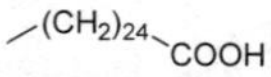 蜡酸(二十六酸)　Cerotic acid		

除以上化学成分外，瓜蒌子还含有1-栝楼酸-2-亚麻酸-3-棕榈酸甘油酯、1-栝楼酸-2,3-二亚麻甘油酯、11-甲氧基-去甲-洋蒿宁、豆甾-7,22-二烯-3-*O*-*β*-D-葡萄糖苷、豆甾-7,22-二烯-3*β*-醇、3,29-二苯甲酰基栝楼仁三醇等。

【分析方法】

1　气相色谱法同时测量瓜蒌仁中五种主要脂肪酸含量[111]

1.1 仪器

Agilent 4890N 气相色谱仪，氢离子火焰检测器。

1.2 色谱条件

毛细管：HP-1 石英毛细管柱(30mm×0.22mm，0.33μm)；初始柱温 120℃，恒温 3min，然后以 10℃/min 的速度程序升温至 230℃，维持 20min；载气 N_2 99.99%；流速 25mL/min；柱头压 0.12MPa；进样口温度 250℃；检测器温度 250℃。

1.3 对照品溶液的制备

称取亚麻酸甲酯、亚油酸甲酯、油酸、棕榈酸甲酯、硬脂酸甲酯对照品，用适量正己烷溶解。

1.4 供试品溶液的制备

称取粉碎的瓜蒌仁生药适量，用适量环己烷回流提取 18h，回收溶剂，干燥剂脱水，进行酯交换反应，回收甲醇，静置分层取上层液体水洗，脱水并干燥至恒重，即得。

2　高效液相色谱法测定瓜蒌子中 3, 29-二苯甲酰基栝楼仁三醇的含量

2.1 仪器

Agilent 1100 高效液相色谱仪(配有二极管阵列检测器)，超声波清洗仪(Branson B5500S-MT)。

2.2 色谱条件及系统适应性

色谱柱填充剂：十八烷基硅烷键合硅胶；流动相：甲醇-水(93∶7)；流速 1.0mL/min；检测波长 230nm。理论板数按 3, 29-二苯甲酰基栝楼仁三醇峰计算应不低于 2000，3, 29-二苯甲酰基栝楼仁三醇与相邻色谱峰的分离度应不低于 1.5。

2.3 对照品溶液的制备

精密称取 3, 29-二苯甲酰基栝楼仁三醇对照品适量，加三氯甲烷制成每 1mL 含 0.1mg 的溶液，即得。

2.4 供试品溶液的制备

取本品粗粉(40℃干燥 6h)约 1g，精密称定；置 50mL 具塞锥形瓶中，精密加入三氯甲烷 10mL，密塞，称定重量；超声处理(功率 250W，频率 40kHz)30min，放冷，再称定重量；用三氯甲烷补足减失的重量，

摇匀，滤过；取续滤液，经微孔滤膜(0.45μm)滤过，即得。

色谱图如图 1-5-3 所示。

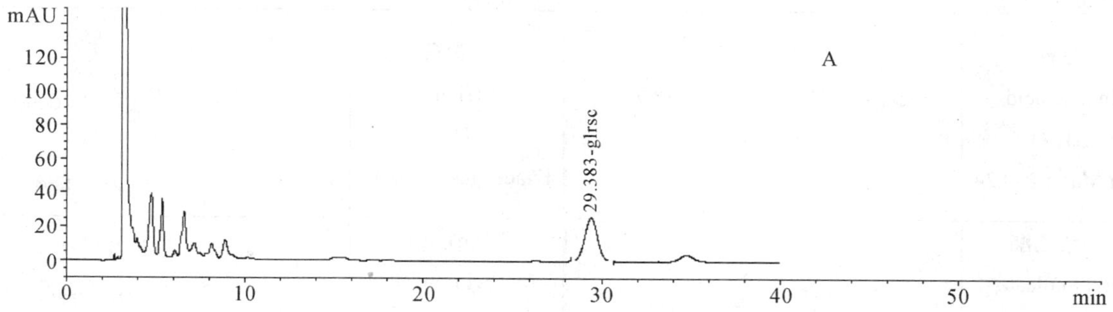

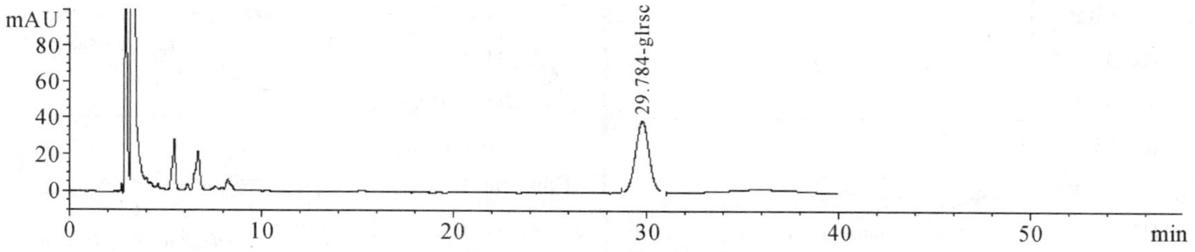

图 1-5-3　瓜蒌子含量测定高效液相色谱图

A. 3, 29-二苯甲酰基栝楼仁三醇对照品溶液；B. 供试品溶液

瓜蒌皮

Gualoupi

TRICHOSANTHIS PERICARPIUM

【化学成分】

表 1-5-38　瓜蒌皮主要化学成分[109, 112]

中英文名、化学式及相对分子质量	结构图	中英文名、化学式及相对分子质量	结构图
亚麻酸 Linolenic acid $C_{18}H_{30}O_2$ Exact Mass: 278.22	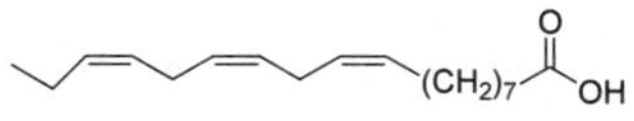 亚麻酸　Linolenic acid	肉豆蔻酸 Myristic acid $C_{14}H_{28}O_2$ Exact Mass: 228.21	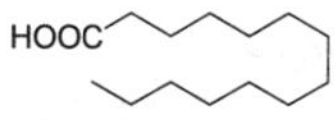 肉豆蔻酸　Myristic acid
菠菜甾醇(α-菠菜甾醇，菠甾醇) Spinasterol (α-Spinasterol) $C_{29}H_{48}O$ Exact Mass: 412.37	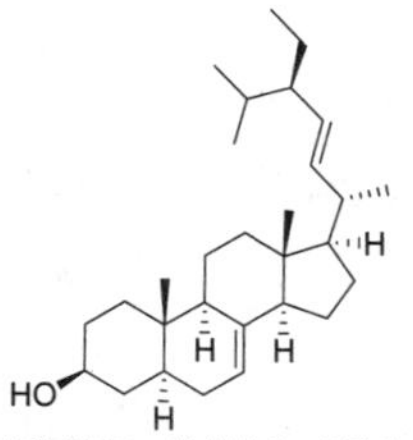 菠菜甾醇(α-菠菜甾醇, 菠甾醇) Spinasterol (α-Spinasterol)	十六烷酸(棕榈酸) Hexadecanoic acid (Palmitic acid) $C_{16}H_{32}O_2$ Exact Mass: 256.24	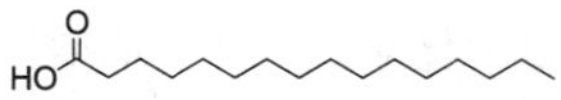 十六烷酸 (棕榈酸) Hexadecanoic acid (Palmitic acid)

续表

中英文名、化学式及相对分子质量	结构图	中英文名、化学式及相对分子质量	结构图
亚油酸 Linoleic acid $C_{18}H_{32}O_2$ Exact Mass: 280.24	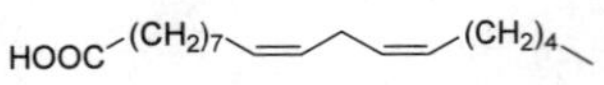 亚油酸 Linoleic acid	苜蓿素 Tricin $C_{17}H_{14}O_7$ Exact Mass: 330.07	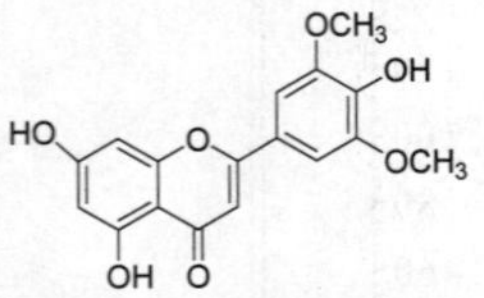 苜蓿素 (小麦黄素) Tricin
亚油酸乙酯 Ethyl linoleate $C_{20}H_{36}O_2$ Exact Mass: 308.27	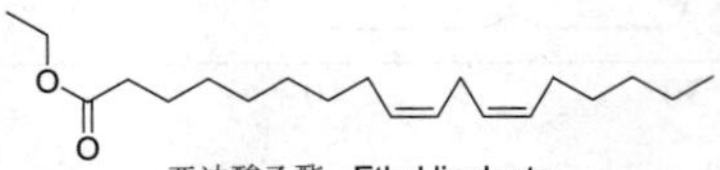 亚油酸乙酯 Ethyl linoleate	亚油酸甲酯 Methyl linoleate $C_{19}H_{34}O_2$ Exact Mass: 294.26	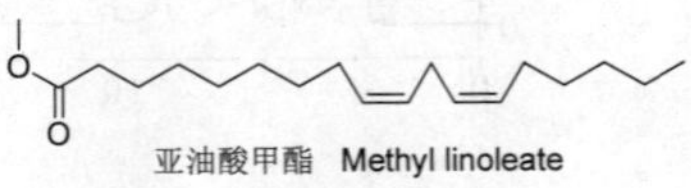 亚油酸甲酯 Methyl linoleate
棕榈酸甲酯 Methyl palmitate $C_{17}H_{34}O_2$ Exact Mass: 270.26	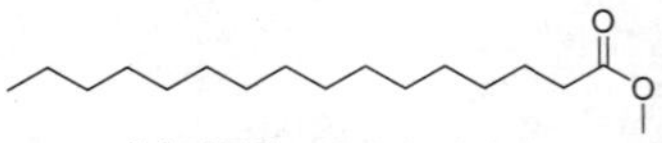 棕榈酸甲酯 Methyl palmitate	月桂酸 Lauric acid $C_{12}H_{24}O_2$ Exact Mass: 200.18	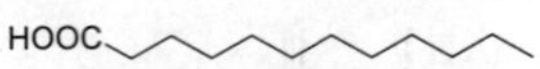 月桂酸 Lauric acid
亚麻酸甲酯 Methyl linolenate $C_{19}H_{32}O_2$ Exact Mass: 292.24	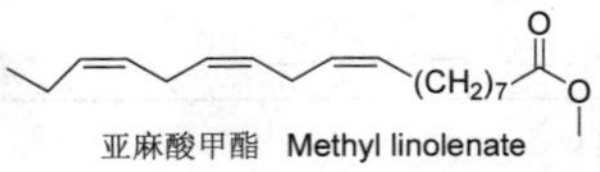 亚麻酸甲酯 Methyl linolenate	亚麻酸乙酯 Ethyl linolenate $C_{20}H_{34}O_2$ Exact Mass: 306.26	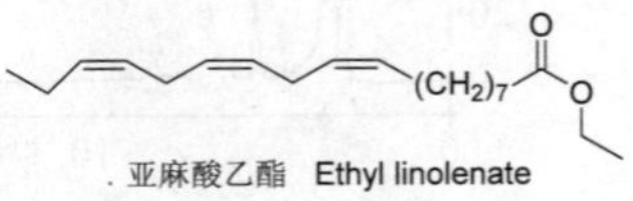 亚麻酸乙酯 Ethyl linolenate
蜡酸(二十六酸) Cerotic acid $C_{26}H_{52}O_2$ Exact Mass: 396.40	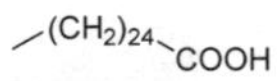 蜡酸(二十六酸) Cerotic acid	木蜡酸(二十四酸) Lignoceric acid $C_{24}H_{48}O_2$ Exact Mass: 368.37	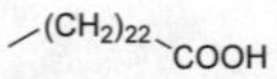 木蜡酸 (二十四酸) Lignoceric acid
褐煤酸 Montanic acid $C_{28}H_{56}O_2$ Exact Mass: 424.43	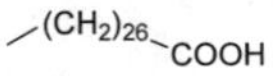 褐煤酸 Montanic acid	蜂蜜酸 Melissic acid $C_{30}H_{60}O_2$ Exact Mass: 452.46	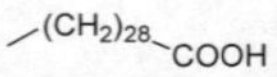 蜂蜜酸 Melissic acid
香草酸 Vanillic acid $C_8H_8O_4$ Exact Mass: 168.04	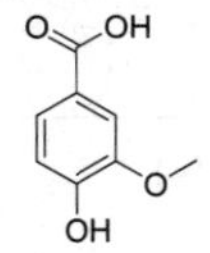 香草酸 Vanillic acid	棕榈酸乙酯 Ethyl palmitate $C_{18}H_{36}O_2$ Exact Mass: 284.27	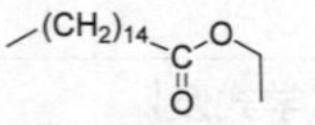 棕榈酸乙酯 Ethyl palmitate
豆甾-7-烯-3β-醇 Stigmast-7-en-3β-ol $C_{29}H_{50}O$ Exact Mass: 414.39	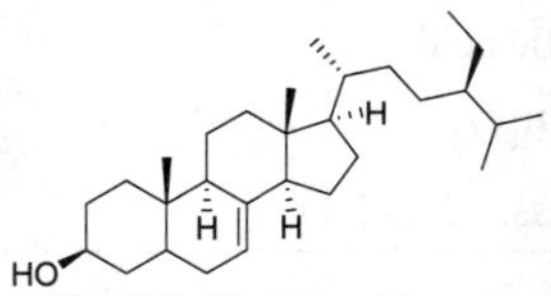 豆甾-7-烯-3 -醇 Stigmast-7-en-3β-ol		

除以上化学成分外，瓜蒌皮还含有 2, 4-二氢-10α-葫芦二烯醇、α-(苯甲酰胺)-苯丙酸-3-[(1-苯基)亚乙基]氨-2-羟基丙酯等。

冬虫夏草

Dongchongxiacao

CORDYCEPS

【化学成分】

表 1-5-39 冬虫夏草主要化学成分[113]

中英文名、化学式及相对分子质量	结构图	中英文名、化学式及相对分子质量	结构图
谷氨酸 Glutamic acid $C_5H_9NO_4$ Exact Mass: 147.05	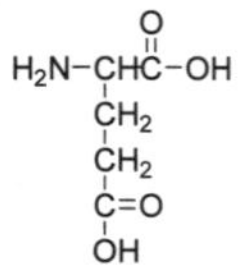 谷氨酸 Glutamic acid	精氨酸 Arginine $C_6H_{14}N_4O_2$ Exact Mass: 174.11	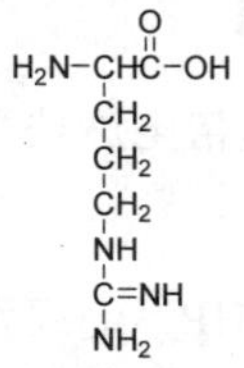 精氨酸 Arginine
天门冬氨酸 Aspartic acid $C_4H_7NO_4$ Exact Mass: 133.04	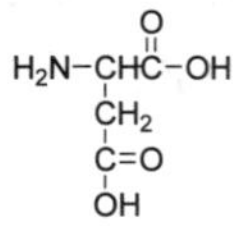 天门冬氨酸 Aspartic acid	亮氨酸 Leucine $C_6H_{13}NO_2$ Exact Mass: 131.09	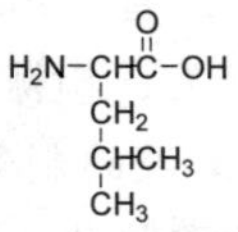 亮氨酸 Leucine
胆固醇 Cholesterol $C_{27}H_{46}O$ Exact Mass: 386.35	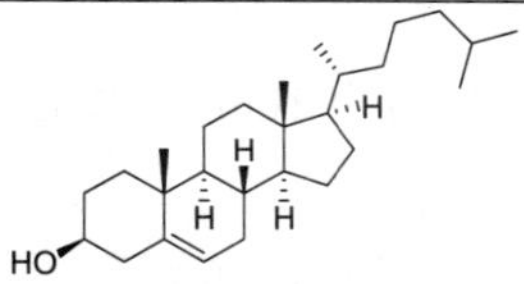 胆固醇 Cholesterol	麦角甾醇 Ergosterol $C_{28}H_{44}O$ Exact Mass: 396.34	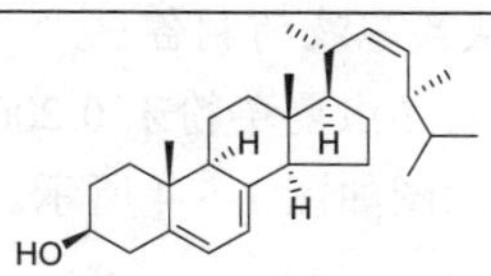 麦角甾醇 Ergosterol
β-谷甾醇(谷甾醇) β-Sitosterol (Sitosterol) $C_{29}H_{50}O$ Exact Mass: 414.39	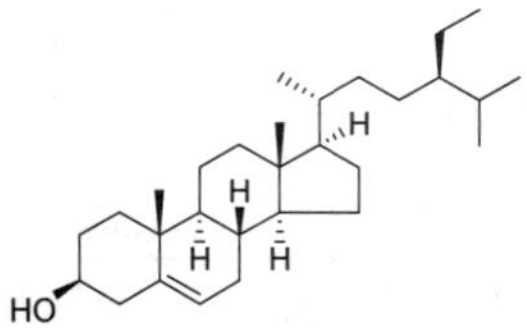 β-谷甾醇 (谷甾醇) β-Sitosterol (Sitosterol)	次黄嘌呤核苷 (肌苷) Inosine $C_{10}H_{12}N_4O_5$ Exact Mass: 268.08	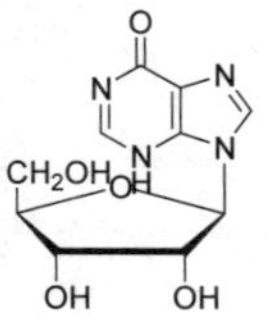 次黄嘌呤核苷 (肌苷) Inosine
胆甾醇软脂酸酯 Cholesteryl palmitate $C_{43}H_{76}O_2$ Exact Mass: 624.58	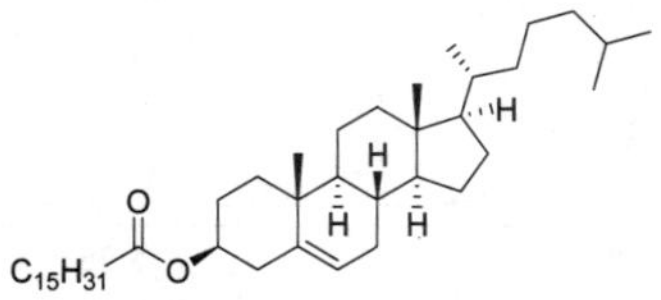 胆甾醇软脂酸酯 Cholesteryl palmitate	啤酒甾醇 Cerevisterol $C_{28}H_{46}O_3$ Exact Mass: 430.34	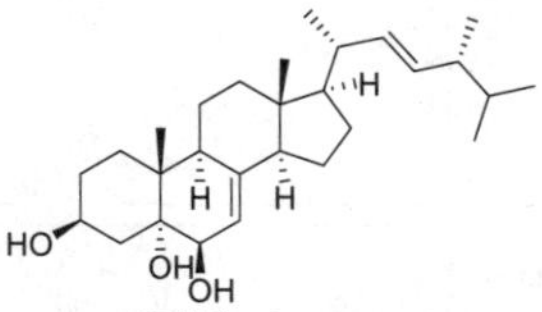 啤酒甾醇 Cerevisterol
尿嘧啶 Uracil $C_4H_5N_2O_2$ Exact Mass: 113.04	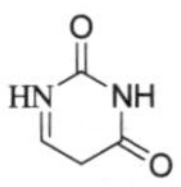 尿嘧啶 Uracil	尿苷 Uridine $C_9H_{12}N_2O_6$ Exact Mass: 244.07	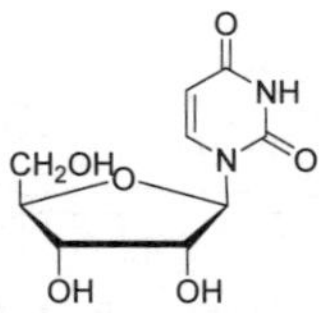 尿苷 Uridine
腺嘌呤 Adenine $C_5H_5N_5$ Exact Mass: 135.05	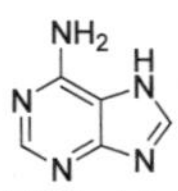 腺嘌呤 Adenine	脱氧腺苷 Deoxyadenosine $C_{10}H_{13}N_5O_3$ Exact Mass: 251.10	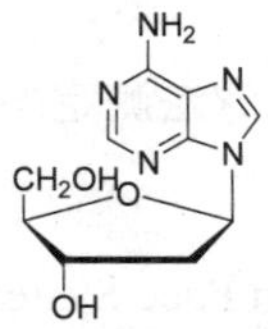 脱氧腺苷 Deoxyadenosine

续表

中英文名、化学式及相对分子质量	结构图	中英文名、化学式及相对分子质量	结构图
腺苷 Adenosine $C_{10}H_{13}N_5O_4$ Exact Mass: 267.10	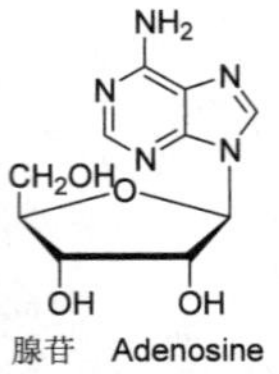	虫草素 Cordycepin $C_{10}H_{13}N_5O_3$ Exact Mass: 251.10	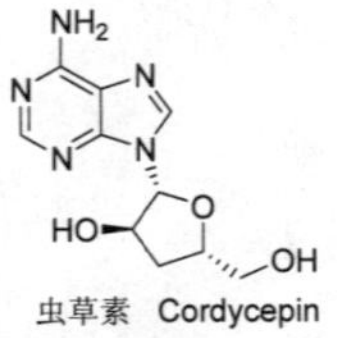

除以上化学成分外，冬虫夏草还含有鸟苷等。

【分析方法】

1　毛细管区带电泳法测定冬虫夏草中核苷类成分的含量[114]

1.1 仪器

Agilent HP3D 毛细管电泳仪，配有二极管阵列检测器。

1.2 色谱条件

石英毛细管：50cm×50μm (有效长度为 42cm)；缓冲液：25mmol/L 硼砂，pH 9.5；分离电压 20kV；毛细管温度 25℃；检测波长 260nm；进样 50mbar×20s；分析时间约 6min。

1.3 对照品溶液的制备

精密称取腺苷、鸟苷、尿苷和次黄嘌呤核苷对照品适量，用水溶解。

1.4 供试品溶液的制备

称取冬虫夏草粉末 0.200g，精密称定，用水超声 20min 后定容至 10mL，离心，取上清液，即得。

电泳图如图 1-5-4 所示。

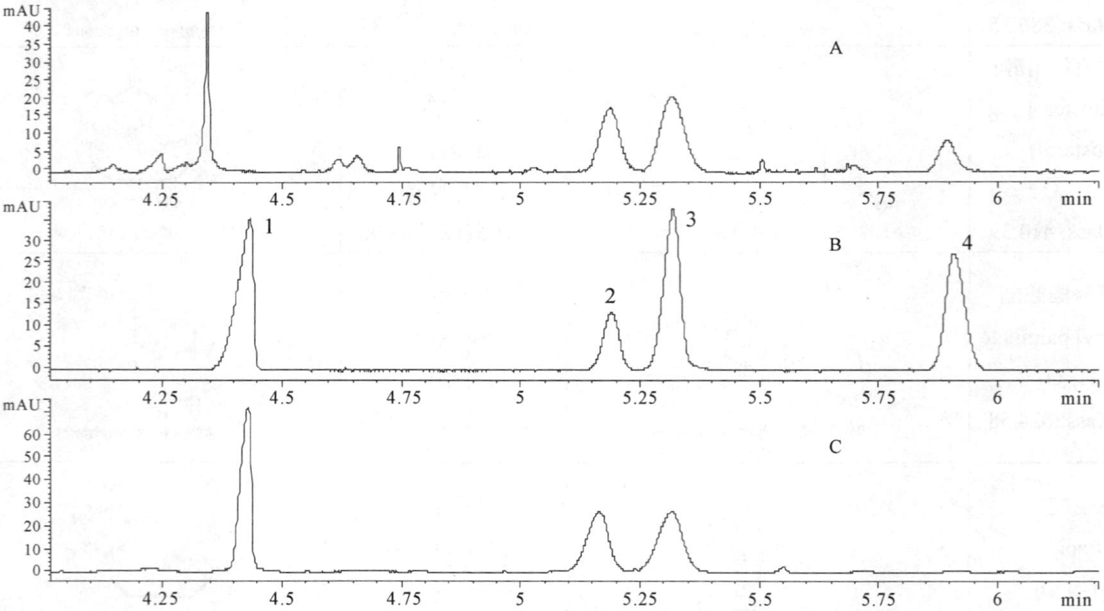

图 1-5-4　天然冬虫夏草(A)、人工发酵虫草菌粉(B)和对照品(C)的电泳图

1. 腺苷；2.鸟苷；3. 尿苷；4. 次黄嘌呤核苷

2　毛细管电泳法测定冬虫夏草中核苷类成分的含量[115]

2.1 仪器

Beckman Pace System 5010 高效毛细管电泳仪。

2.2 色谱条件

毛细管：Beckman 无涂层毛细管(57cm×75μm，有效长度 50cm)；缓冲液：0.2mol/L 硼酸(用 5mol/L 氢

氧化钠溶液调 pH 至 8.5)；分离电压 20kV；检测波长 254nm；压力进样 586kPa • 6s；毛细管温度 20℃；分析时间 15min。

2.3 对照品溶液的制备

分别称取腺苷、尿苷、鸟苷对照品，用适量水溶解。

2.4 供试品溶液的制备

称取粉碎的冬虫夏草生药适量，用适量无水乙醇回流提取 6h，提取液蒸干后用水溶解，滤过，即得。

冬葵果

Dongkuiguo

MALVAE FRUCTUS

【化学成分】

有关冬葵果化学成分的研究报道较少，文献报道的成分有多糖类、挥发油类及金属元素[116, 117]。

玄参

Xuanshen

SCROPHULARIAE RADIX

【化学成分】

表 1-5-40 玄参主要化学成分[118]

中英文名、化学式及相对分子质量	结构图	中英文名、化学式及相对分子质量	结构图
哈帕苷 Harpagide $C_{15}H_{24}O_{10}$ Exact Mass: 364.14	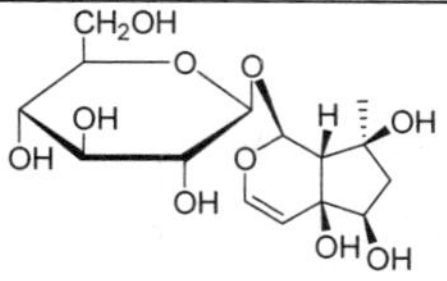 哈帕苷 Harpagide	哈帕酯苷 Harpagoside $C_{24}H_{30}O_{11}$ Exact Mass: 494.18	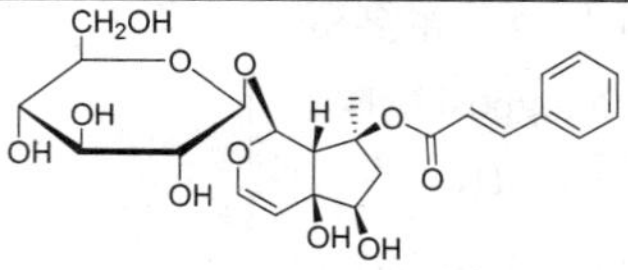 哈帕酯苷 Harpagoside
士可玄参苷 A Scropolioside A $C_{35}H_{44}O_{18}$ Exact Mass: 752.25	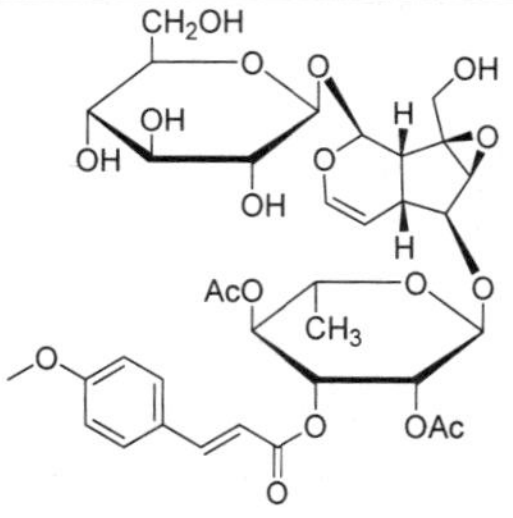 士可玄参苷 A Scropolioside A	斩龙剑苷 A Sibirioside A $C_{21}H_{28}O_{12}$ Exact Mass: 472.16	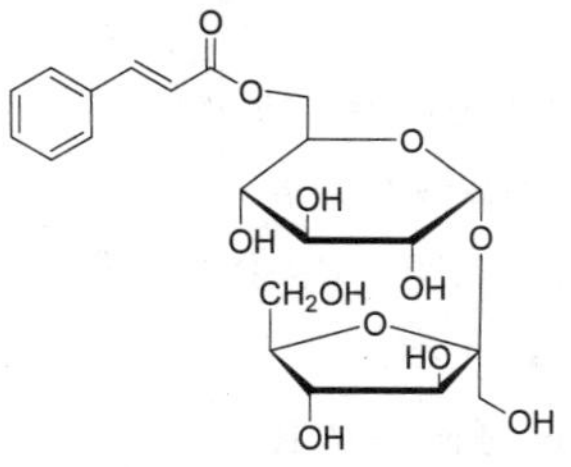 斩龙剑苷 A Sibirioside A
熊果酸 Ursolic acid $C_{30}H_{48}O_3$ Exact Mass: 456.36	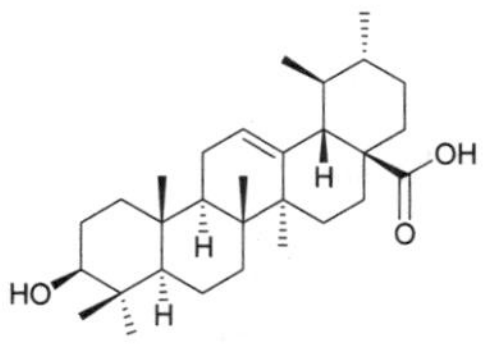 熊果酸 Ursolic acid	5-羟甲基糠醛 5-Hydroxymethyl-2-furfural $C_6H_6O_3$ Exact Mass: 126.03	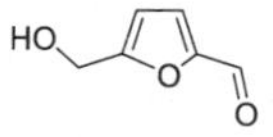 5-羟甲基糠醛 5-Hydroxymethyl-2-furfural
琥珀酸 Succinic acid $C_4H_6O_4$ Exact Mass: 118.03	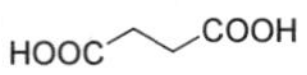 琥珀酸 Succinic acid	天冬酰胺 Asparagine $C_4H_8N_2O_3$ Exact Mass: 132.05	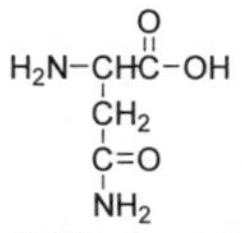 天冬酰胺 Asparagine

续表

中英文名、化学式及相对分子质量	结构图	中英文名、化学式及相对分子质量	结构图
肉苁蓉苷 F Cistanoside F $C_{21}H_{28}O_{13}$ Exact Mass: 488.15	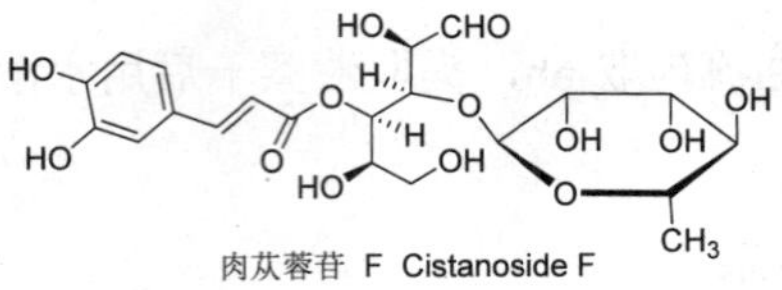 肉苁蓉苷 F Cistanoside F	安格洛苷 C Angoroside C $C_{36}H_{48}O_{19}$ Exact Mass: 784.28	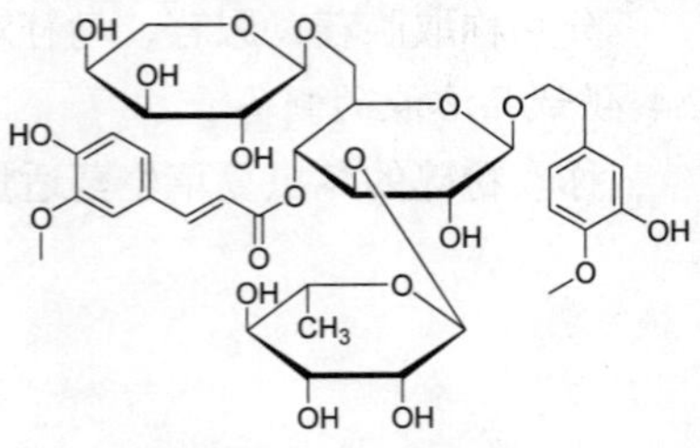 安格洛苷 C Angoroside C
肉苁蓉苷 D Cistanoside D $C_{31}H_{40}O_{15}$ Exact Mass: 652.24	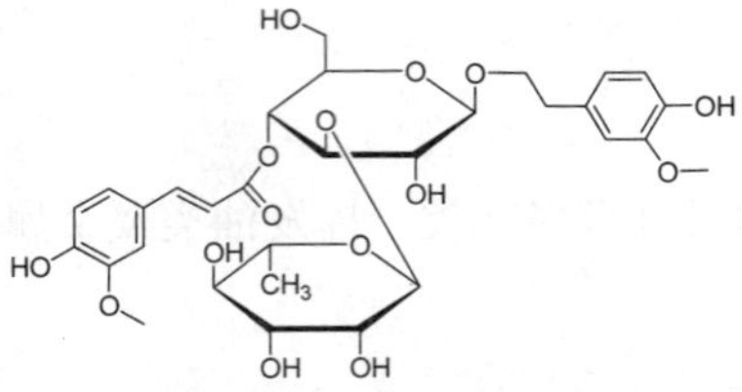 肉苁蓉苷 D Cistanoside D	毛蕊花糖苷 Acteoside $C_{29}H_{36}O_{15}$ Exact Mass: 624.21	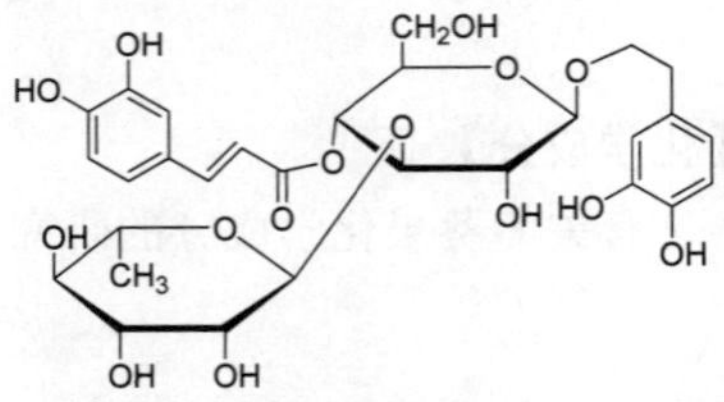 毛蕊花糖苷 Acteoside
3-*O*-乙酰基-2-*O*-对羟基肉桂酰基-*α*-L-鼠李糖 Ningposide C $C_{17}H_{20}O_8$ Exact Mass: 352.12	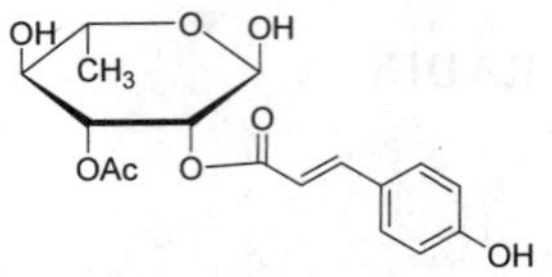 3-*O*-乙酰基-2-*O*-对羟基肉桂酰基-*α*-L-鼠李糖 Ningposide C	3-*O*-乙酰基-2-*O*-阿魏酰基-*α*-L-鼠李糖 Ningposide A $C_{18}H_{22}O_9$ Exact Mass: 382.13	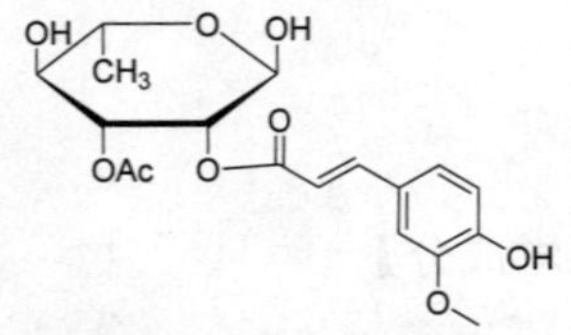 3-*O*-乙酰基-2-*O*-阿魏酰基-*α*-L-鼠李糖 Ningposide A
4-*O*-乙酰基-2-*O*-阿魏酰基-*α*-L-鼠李糖 Ningposide B $C_{18}H_{22}O_9$ Exact Mass: 382.13	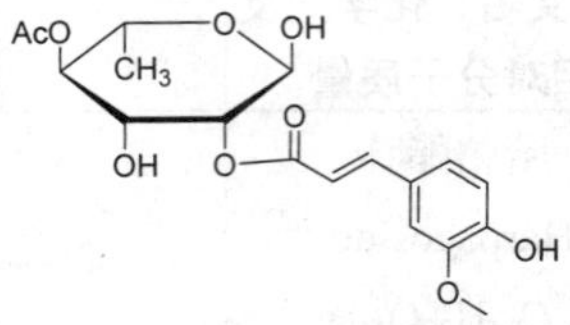 4-*O*-乙酰基-2-*O*-阿魏酰基-*α*-L-鼠李糖 Ningposide B	3-*O*-乙酰基-2-*O*-对甲氧基肉桂酰基-*α*-L-鼠李糖 Ningposide D $C_{18}H_{22}O_8$ Exact Mass: 366.13	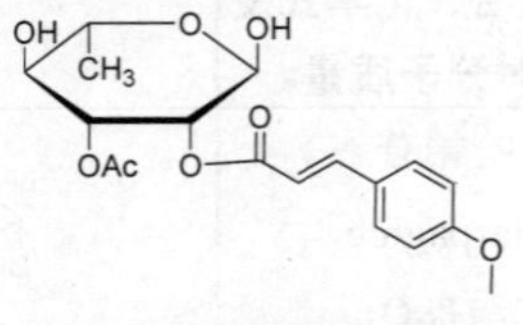 3-*O*-乙酰基-2-*O*-对甲氧基肉桂酰基-*α*-L-鼠李糖 Ningposide D
4-*O*-(对甲氧基肉桂酰基)-*α*-L-鼠李糖 Buergeriside C_1 $C_{16}H_{20}O_7$ Exact Mass: 324.12	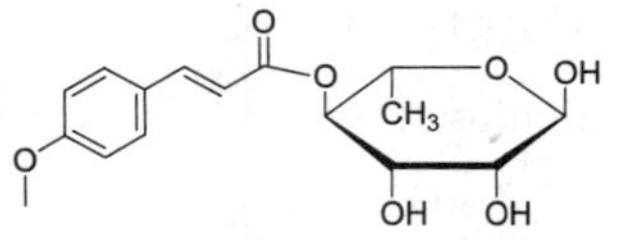 4-*O*-(对甲氧基肉桂酰基)-α-L-鼠李糖 Buergeriside C_1	胡萝卜苷 Daucosterol $C_{35}H_{60}O_6$ Exact Mass: 576.44	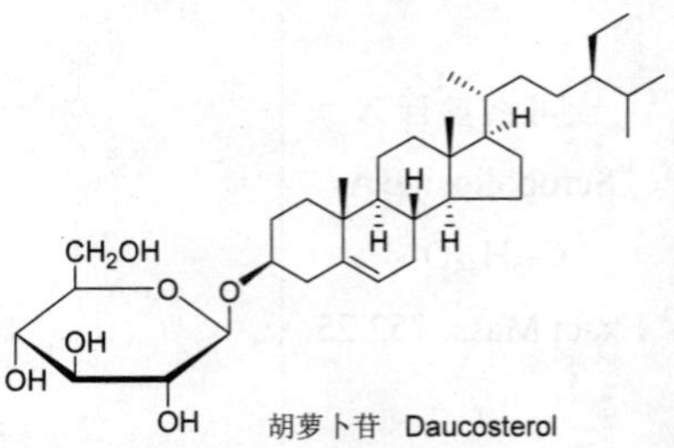 胡萝卜苷 Daucosterol
β-谷甾醇(谷甾醇) *β*-Sitosterol (Sitosterol) $C_{29}H_{50}O$ Exact Mass: 414.39	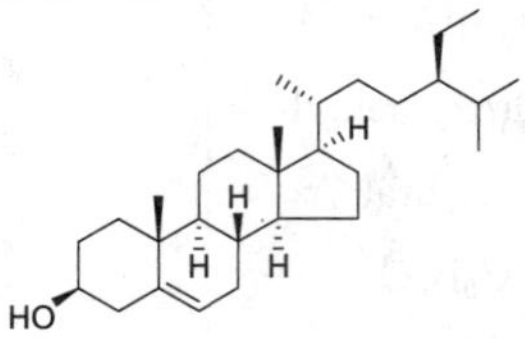 *β*-谷甾醇 (谷甾醇) *β*-Sitosterol (Sitosterol)	阿魏酸 Ferulic acid $C_{10}H_{10}O_4$ Exact Mass: 194.06	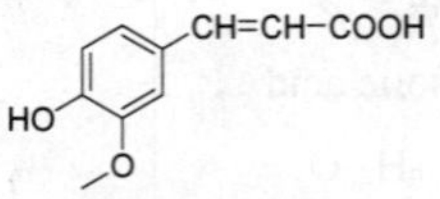 阿魏酸 Ferulic acid
去咖啡酰毛蕊花糖苷 Decaffeoylacteoside $C_{20}H_{30}O_{12}$ Exact Mass: 462.17	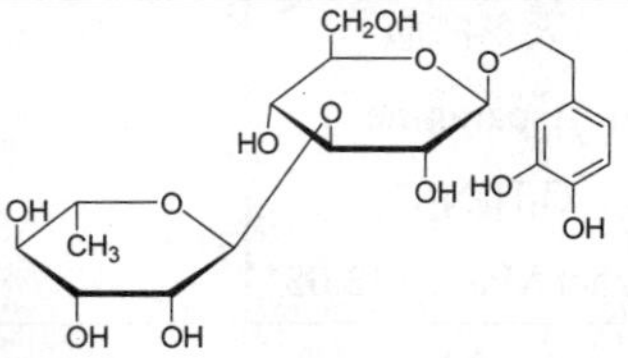 去咖啡酰毛蕊花糖苷 Decaffeoylacteoside	4-羟基-3-甲氧基苯甲酸 4-Hydroxy-3-methoxybenzoic acid	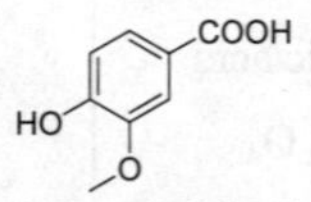 4-羟基-3-甲氧基苯甲酸 4-Hydroxy-3-methoxybenzoic acid

续表

中英文名、化学式及相对分子质量	结构图	中英文名、化学式及相对分子质量	结构图
对甲氧基肉桂酸 *p*-Methoxycinnamic acid $C_{10}H_{10}O_3$ Exact Mass: 178.06	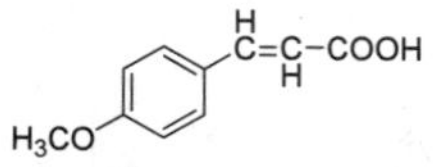 对甲氧基肉桂酸 *p*-Methoxycinnamic acid	柳杉醇 Sugiol $C_{20}H_{28}O_2$ Exact Mass: 300.21	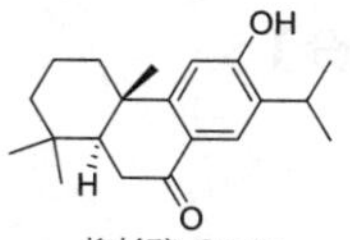 柳杉醇 Sugiol
6-*O*-*α*-D-半乳糖基哈帕酯苷 6-*O*-*α*-D-Galactopyranosylharpagoside $C_{30}H_{40}O_{16}$ Exact Mass: 656.23	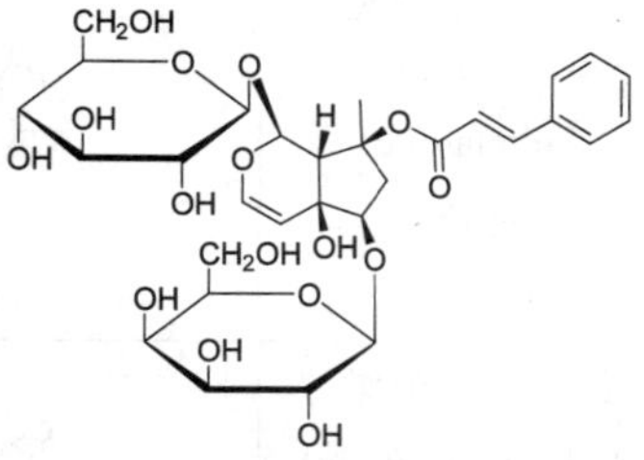 6-*O*-*α*-D-半乳糖基哈帕酯苷 6-*O*-*α*-D-Galactopyranosylharpagoside	玄参种苷 A Ningpogoside A $C_{15}H_{24}O_8$ Exact Mass: 332.15	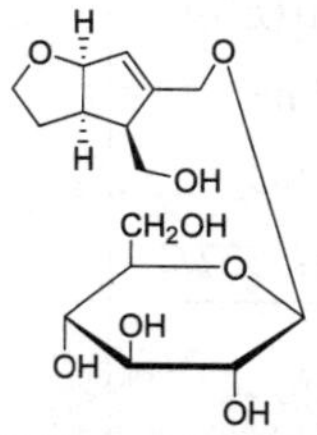 玄参种苷 A Ningpogoside A
玄参种苷 B Ningpogoside B $C_{15}H_{24}O_8$ Exact Mass: 332.15	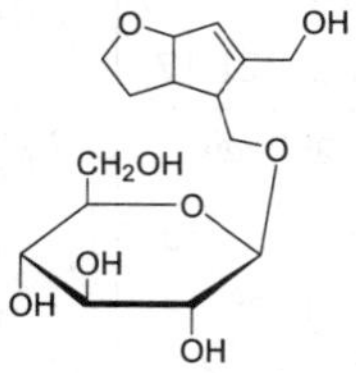 玄参种苷 B Ningpogoside B	异玄参苷元 Ningpogenin $C_9H_{14}O_3$ Exact Mass: 170.09	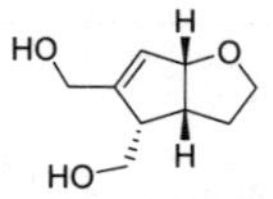 异玄参苷元 Ningpogenin

除以上化学成分外，玄参还含有 8-*O*-(2-羟基肉桂酰基)哈帕苷、Iridoidlacton、士可玄参苷 B_4、8-*O*-阿魏酰基哈帕苷等。

【分析方法】

1 高效液相色谱-二极管阵列检测-蒸发光散射检测联用法同时测定玄参中 5 种成分的含量[119]

1.1 仪器

Agilent 1100 高效液相色谱系统，二极管阵列检测器，Waters 2420 蒸发光散射检测器。

1.2 色谱条件

色谱柱：Shimadzu C_{18} 柱(200mm×4.6mm，5μm)；流动相：乙腈(A)-0.4%醋酸(B)；二元梯度洗脱程序：0min 5% A，20min 10% A，50min 55% A；流速 0.8mL/min；柱温 30℃；分析时间 50min。

肉桂酸、安哥拉苷 C、哈巴俄苷用紫外检测器检测，检测波长为 280nm。桃叶珊瑚苷、哈巴苷用蒸发光散射检测器检测，漂移管温度 105℃，雾化气为 N_2，流速 1.2L/min，不分流模式。

1.3 对照品溶液的制备

分别称取桃叶珊瑚苷、哈帕苷、哈帕俄苷、安哥拉苷 C、肉桂酸对照品，用适量 70%甲醇溶解。

1.4 供试品溶液的制备

称取粉碎的玄参 1.0g，加入 15mL 75%甲醇用溶剂加速提取仪提取 10min，定容至 25mL，滤过，即得。

半边莲
Banbianlian
LOBELIAE CHINENSIS HERBA

【化学成分】

表 1-5-41　半边莲主要化学成分[120～122]

中英文名、化学式及相对分子质量	结构图	中英文名、化学式及相对分子质量	结构图
半边莲碱(山梗菜碱) Lobeline $C_{22}H_{27}NO_2$ Exact Mass: 337.2	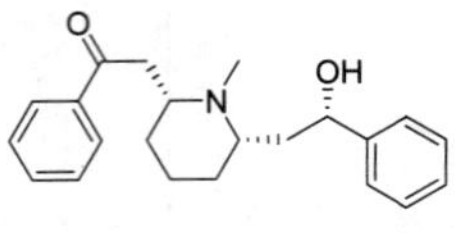 半边莲碱 (山梗菜碱) Lobeline	山梗菜酮碱 Lobelanine $C_{22}H_{25}NO_2$ Exact Mass: 335.19	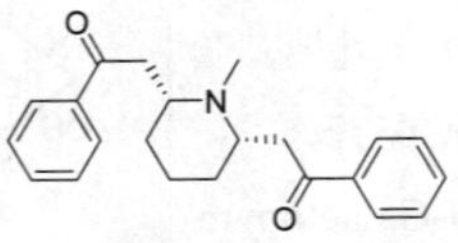 山梗菜酮碱 Lobelanine
山梗菜醇碱 Lobelanidine $C_{22}H_{29}NO_2$ Exact Mass: 339.22	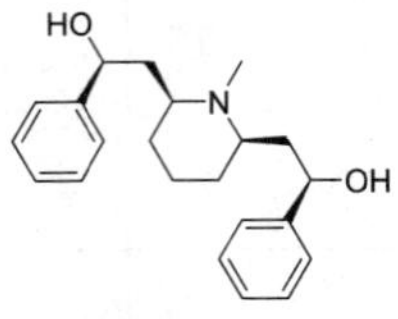 山梗菜醇碱 Lobelanidine	异山梗菜酮碱 (去甲山梗菜酮碱) Isolobelanine $C_{21}H_{23}NO_2$ Exact Mass: 321.17	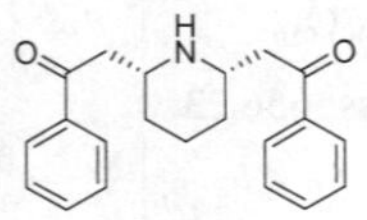 异山梗菜酮碱(去甲山梗菜酮碱) Isolobelanine
琥珀酸 Succinic acid $C_4H_6O_4$ Exact Mass: 118.03	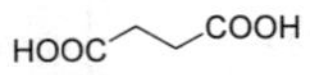 琥珀酸 Succinic acid	对羟基苯甲酸 *p*-Hydroxybenzoic acid $C_7H_6O_3$ Exact Mass: 138.03	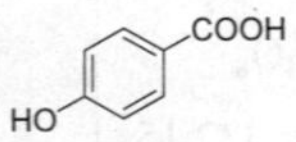 对羟基苯甲酸 *p*-Hydroxybenzoic acid
半边莲碱 A Radicamine A $C_{12}H_{17}NO_5$ Exact Mass: 255.11	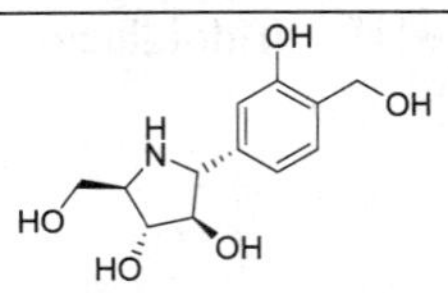 半边莲碱 A Radicamine A	半边莲碱 B Radicamine B $C_{11}H_{15}NO_4$ Exact Mass: 225.1	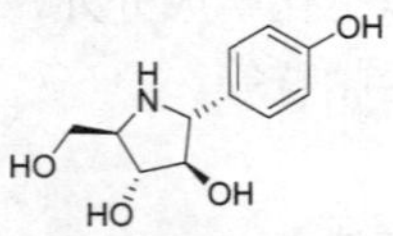 半边莲碱 B Radicamine B
党参炔苷 Lobetyolin $C_{20}H_{28}O_8$ Exact Mass: 396.18	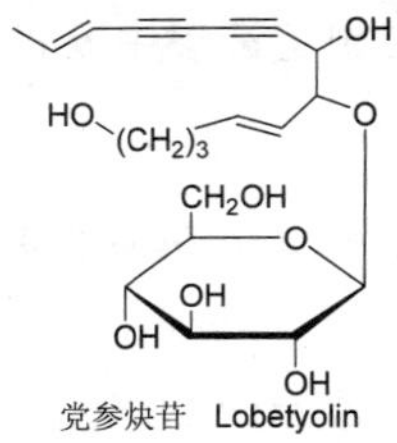 党参炔苷 Lobetyolin	Lobetyolinin $C_{26}H_{38}O_{13}$ Exact Mass: 558.23	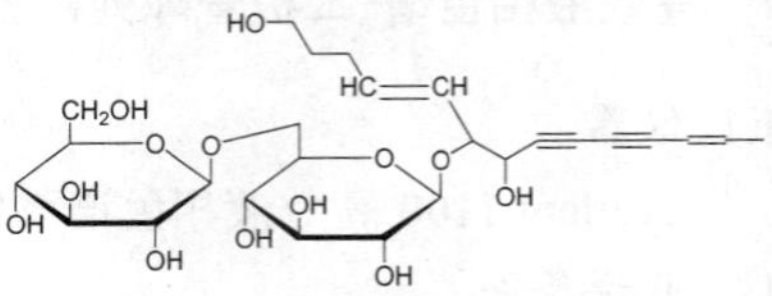 Lobetyolinin
延胡索酸 Fumaric acid $C_4H_4O_4$ Exact Mass: 116.01	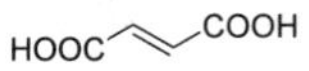 延胡索酸 Fumaric acid		

【分析方法】

1　高效液相色谱法测定半边莲药材中 2 个多炔类成分的含量[122]

1.1 仪器

Agilent 1100 高效液相色谱仪，二极管阵列检测器。

1.2 色谱条件

色谱柱：Zorbax XDB RP-C_{18} 柱(250mm×4.6mm，5μm)；流动相：乙腈-水；梯度洗脱：0～25min 10%～

40%乙腈；流速 1.0mL/min；检测波长 267nm；分析时间 25min。

1.3 对照品溶液的制备

称取 Lobetyolin 和 Lobetyolinin 对照品，用适量甲醇溶解。

1.4 供试品溶液的制备

称取粉碎的半边莲生药适量，用 50 倍量甲醇回流提取 1h，滤过，即得。

半枝莲

Banzhilian

SCUTELLARIAE BARBATAE HERBA

【化学成分】

表 1-5-42　半枝莲主要化学成分[123]

中英文名、化学式及相对分子质量	结构图	中英文名、化学式及相对分子质量	结构图
黄芩素 Baicalein $C_{15}H_{10}O_5$ Exact Mass: 270.05	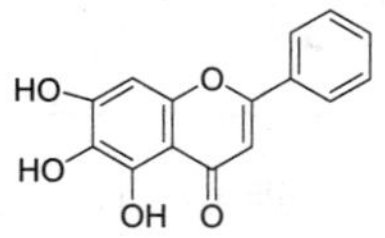 黄芩素 Baicalein	野黄芩素 Scutellarein $C_{15}H_{10}O_6$ Exact Mass: 286.05	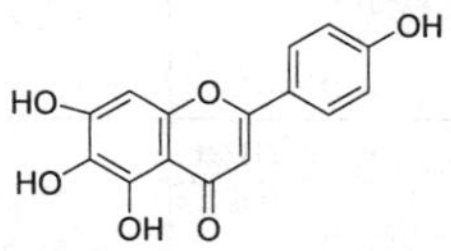 野黄芩素 Scutellarein
汉黄芩素 Wogonin $C_{16}H_{12}O_5$ Exact Mass: 284.07	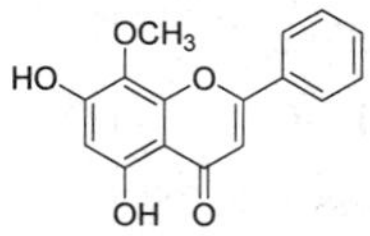 汉黄芩素 Wogonin	4′-羟基汉黄芩素 4′-Hydroxywogonin $C_{16}H_{12}O_6$ Exact Mass: 300.06	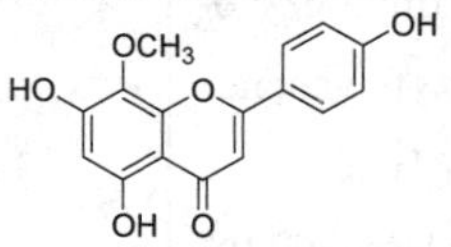 4′-羟基汉黄芩素 4′-Hydroxywogonin
芹菜素 Apigenin $C_{15}H_{10}O_5$ Exact Mass: 270.05	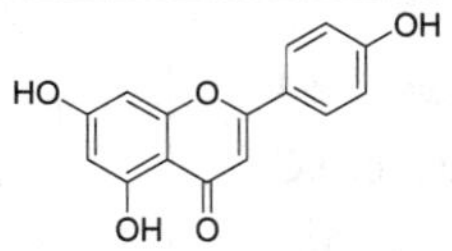 芹菜素 Apigenin	粗毛豚草素 Hispidulin $C_{16}H_{12}O_6$ Exact Mass: 300.06	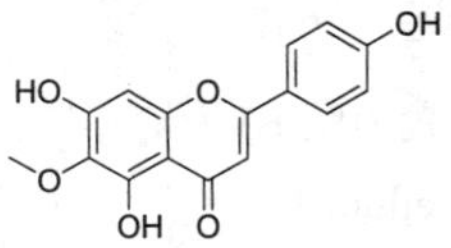 粗毛豚草素 Hispidulin
木犀草素 Luteolin $C_{15}H_{10}O_6$ Exact Mass: 286.05	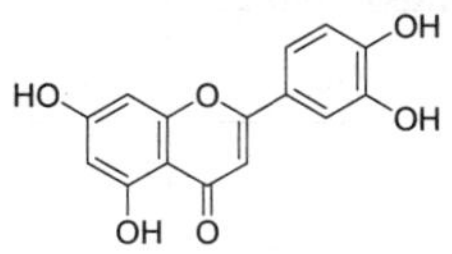 木犀草素 Luteolin	红花素 Carthamidin $C_{15}H_{12}O_6$ Exact Mass: 288.06	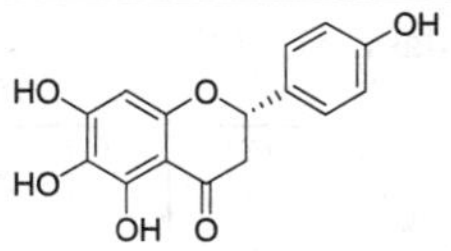 红花素 Carthamidin
异红花素 Isocarthamidin $C_{15}H_{12}O_6$ Exact Mass: 288.06	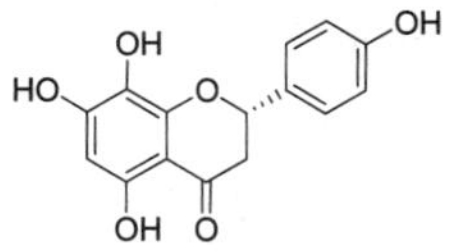 异红花素 Isocarthamidin	柚皮素 Naringenin $C_{15}H_{12}O_5$ Exact Mass: 272.07	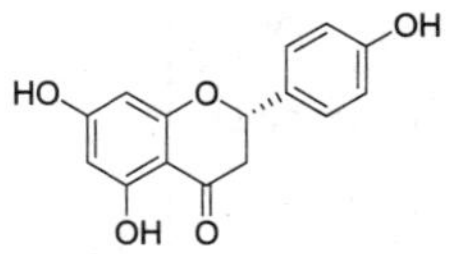 柚皮素 Naringenin
圣草素 Eriodictyol $C_{15}H_{12}O_6$ Exact Mass: 288.06	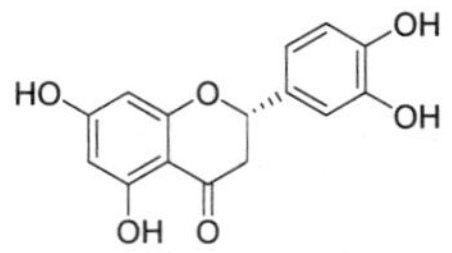 圣草素 Eriodictyol	*β*-谷甾醇(谷甾醇) *β*-Sitosterol (Sitosterol) $C_{29}H_{50}O$ Exact Mass: 414.39	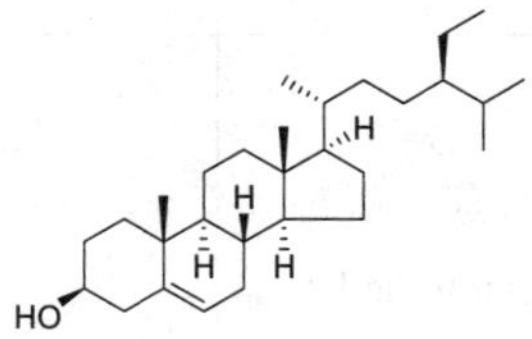 *β*-谷甾醇 (谷甾醇) *β*-Sitosterol (Sitosterol)
对香豆酸 *p*-Coumaric acid $C_9H_8O_3$ Exact Mass: 164.05	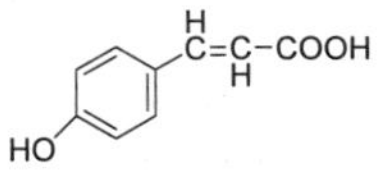 对香豆酸 *p*-Coumaric acid	原儿茶酸 Protocatechuic acid $C_7H_6O_4$ Exact Mass: 154.03	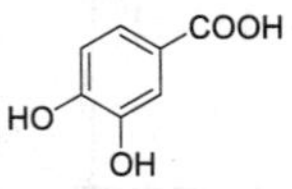 原儿茶酸 Protocatechuic acid

续表

中英文名、化学式及相对分子质量	结构图	中英文名、化学式及相对分子质量	结构图
熊果酸 Ursolic acid $C_{30}H_{48}O_3$ Exact Mass: 456.36	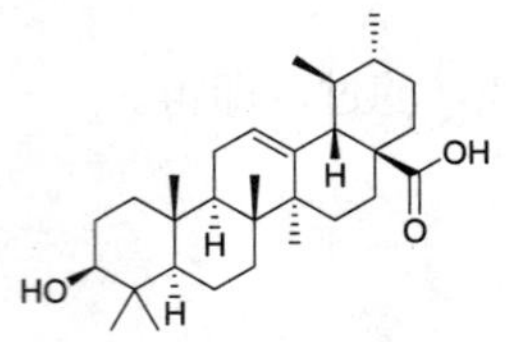 熊果酸　Ursolic acid	5,7,4′-三羟基-8-甲氧基黄烷酮 5,7,4′-Trihydroxy-8-methoxyflavanone $C_{16}H_{14}O_6$ Exact Mass: 302.08	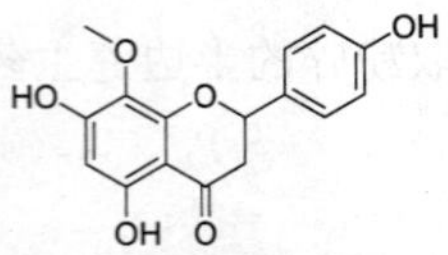 5,7,4′-三羟基-8-甲氧基黄烷酮 5,7,4′-Trihydroxy-8-methoxyflavanone
5,2′,6′-三羟基-7,8-二甲氧基黄酮-2′-*O*-*β*-D-葡萄糖苷 5,2′,6′-Trihydroxy-7,8-dimethoxyflavone-2′-*O*-*β*-D-glucoside $C_{23}H_{24}O_{12}$ Exact Mass: 492.13	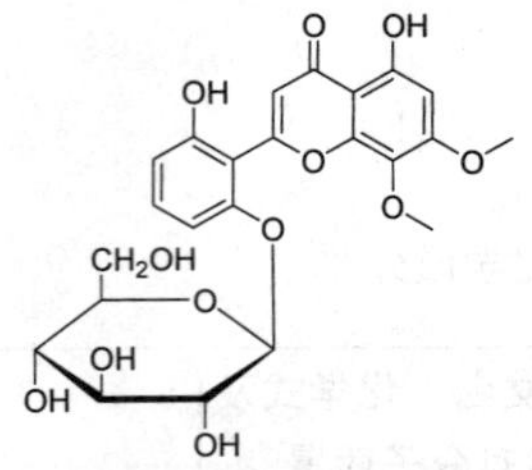 5,2′,6′-三羟基-7,8-二甲氧基黄酮-2′-*O*-*β*-D-葡萄糖苷 5,2′,6′-Trihydroxy-7,8-dimethoxyflavone-2′-*O*-*β*-D-glucoside	7-羟基-5,8-二甲氧基黄酮 7-Hydroxy-5,8-dimethoxyflavone $C_{17}H_{14}O_5$ Exact Mass: 298.08	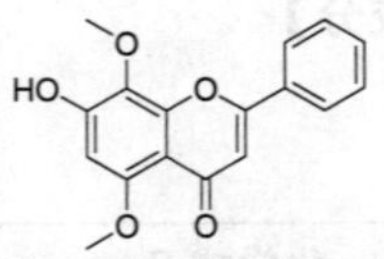 7-羟基-5,8-二甲氧基黄酮 7-Hydroxy-5,8-dimethoxyflavone
5,7,4′-三羟基-6-甲氧基黄烷酮 5,7,4′-Trihydroxy-6-methoxyflavanone $C_{16}H_{14}O_6$ Exact Mass: 302.08	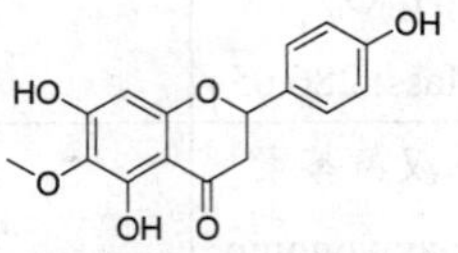 5,7,4′-三羟基-6-甲氧基黄烷酮 5,7,4′-Trihydroxy-6-methoxyflavanone	半枝莲二萜 A (半枝莲内酯 C_1) Scutellone A $C_{29}H_{38}O_9$ Exact Mass: 530.25	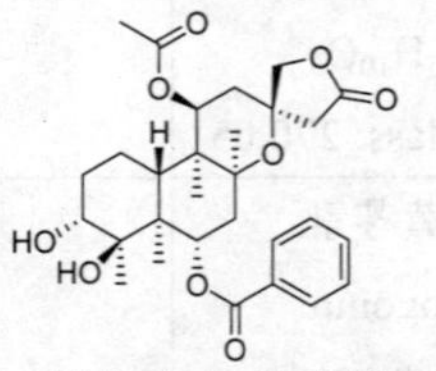 半枝莲二萜 A (半枝莲内酯C_1) Scutellone A
半枝莲二萜 B (半枝莲内酯 B) Scutellone B $C_{29}H_{36}O_8$ Exact Mass: 512.24	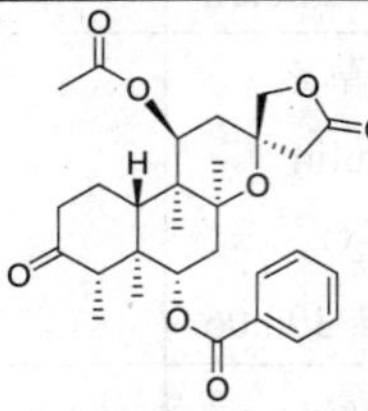 半枝莲二萜 B (半枝莲内酯B) Scutellone B	半枝莲二萜 C Scutellone C $C_{29}H_{38}O_9$ Exact Mass: 530.25	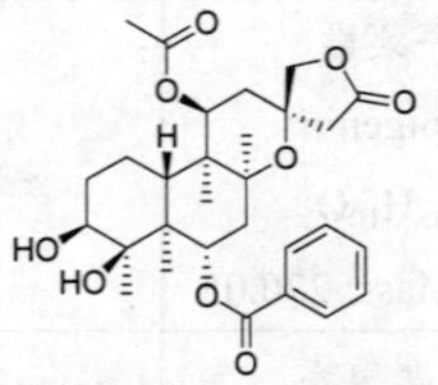 半枝莲二萜 C　Scutellone C
半枝莲二萜 D (半枝莲内酯 D) Scutellone D (Scuterivulactone D) $C_{27}H_{34}O_7$ Exact Mass: 470.23	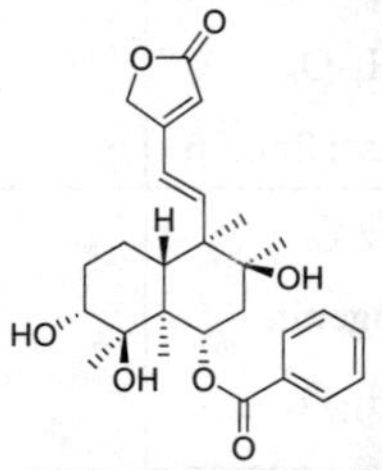 半枝莲二萜 D(半枝莲内酯D) Scutellone D	半枝莲二萜 E Scutellone E $C_{27}H_{32}O_6$ Exact Mass: 452.22	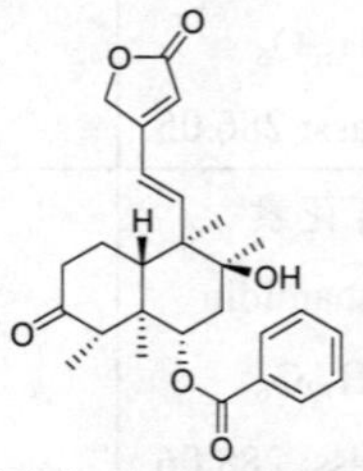 半枝莲二萜 E　Scutellone E
半枝莲二萜 F Scutellone F $C_{27}H_{32}O_6$ Exact Mass: 452.22	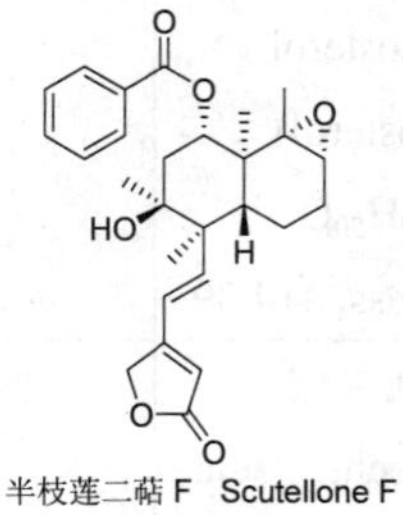 半枝莲二萜 F　Scutellone F	半枝莲二萜 G Scutellone G $C_{29}H_{36}O_8$ Exact Mass: 512.24	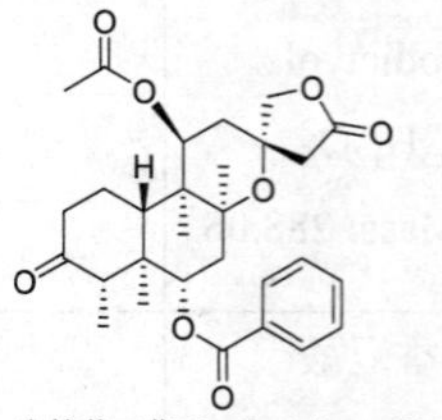 半枝莲二萜 G　Scutellone G

续表

中英文名、化学式及相对分子质量	结构图	中英文名、化学式及相对分子质量	结构图
5-羟基-7,8-二甲氧基黄酮 5-Hydroxy-7,8-dimethoxyflavone $C_{17}H_{14}O_5$ Exact Mass: 298.08	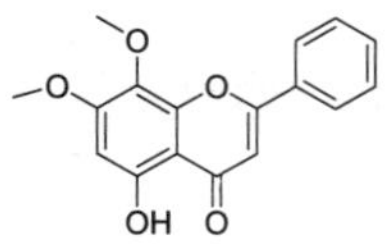 5-羟基-7,8-二甲氧基黄酮 5-Hydroxy-7,8-dimethoxyflavone	5,7,8,2′-四羟基黄酮-7-*O*-*β*-D-葡萄糖苷 5,7,8,2′-Tetrahydroxyflavone-7-*O*-*β*-D-glucoside $C_{22}H_{20}O_{11}$ Exact Mass: 488.10	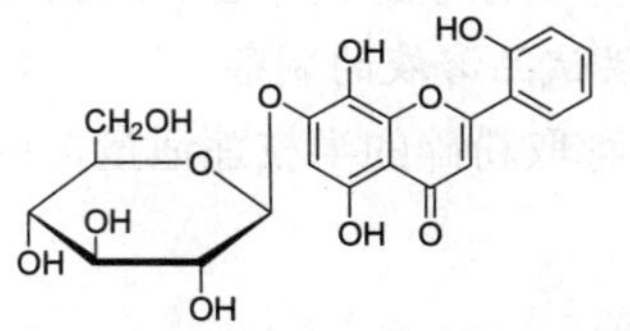 5,7,8,2′-四羟基黄酮-7-*O*-*β*-D-葡萄糖苷 5,7,8,2′-Tetrahydroxyflavone-7-*O*-*β*-D-glucoside
7-羟基-5,8-二甲氧基黄酮-7-*O*-*β*-D-葡萄糖苷 7-Hydroxy-5,8-dimethoxyflavone-7-*O*-*β*-D-glucoside $C_{23}H_{24}O_{10}$ Exact Mass: 460.14	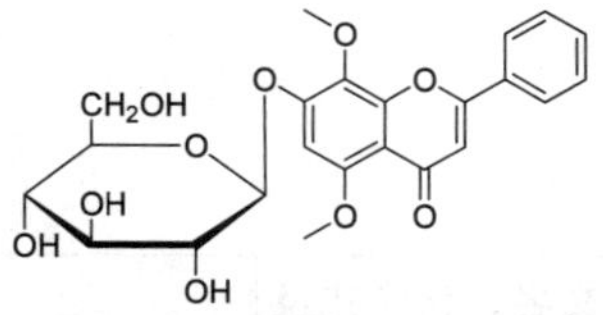 7-羟基-5,8-二甲氧基黄酮-7-*O*-*β*-D-葡萄糖苷 7-Hydroxy-5,8-dimethoxyflavone-7-*O*-*β*-D-glucoside	5,2′-二羟基-7,8,6′-三甲氧基黄酮-2′-*O*-*β*-D-葡萄糖苷 5,2′-Dihydroxy-7,8,6′-trimethoxyflavone-2′-*O*-*β*-D-glucoside $C_{24}H_{26}O_{12}$ Exact Mass: 506.14	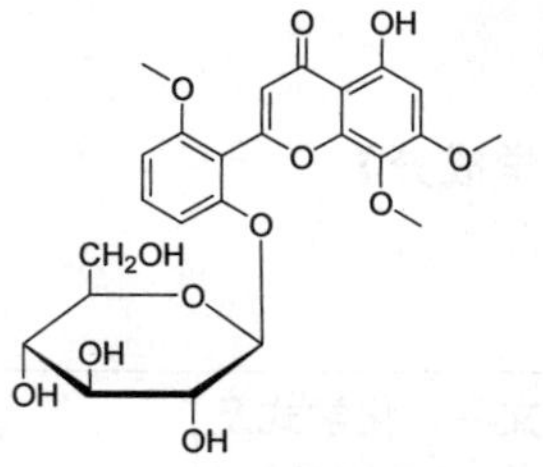 5,2′-二羟基-7,8,6′-三甲氧基黄酮-2′-*O*-*β*-D-葡萄糖苷 5,2′-Dihydroxy-7,8,6′-trimethoxyflavone-2′-*O*-*β*-D-glucoside
半枝莲二萜 H Scutellone H $C_{29}H_{38}O_7$ Exact Mass: 498.26	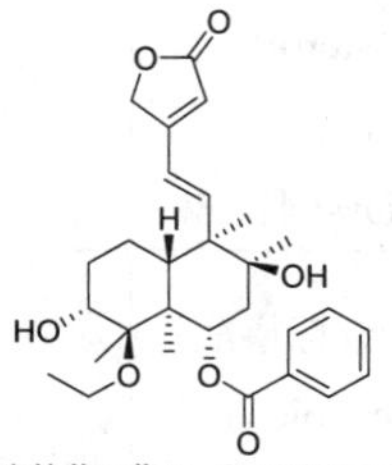 半枝莲二萜 H Scutellone H	半枝莲二萜 I Scutellone I $C_{28}H_{36}O_7$ Exact Mass: 484.25	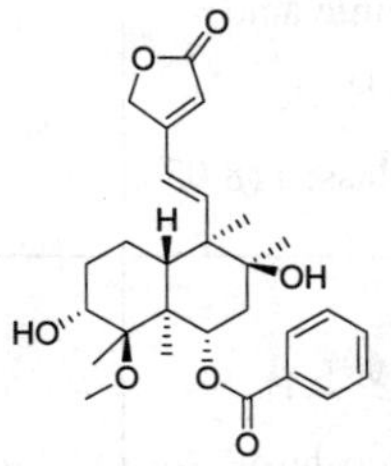 半枝莲二萜 I Scutellone I
半枝莲内酯 C_2 Scuterivulactone C_2 $C_{29}H_{38}O_9$ Exact Mass: 530.25	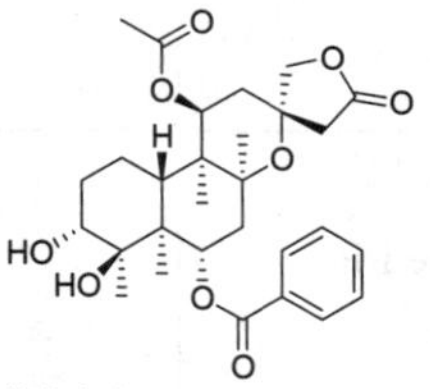 半枝莲内酯 C_2 Scuterivulactone C_2	半枝莲碱 A Scutebarbatin A $C_{32}H_{34}N_2O_7$ Exact Mass: 558.24	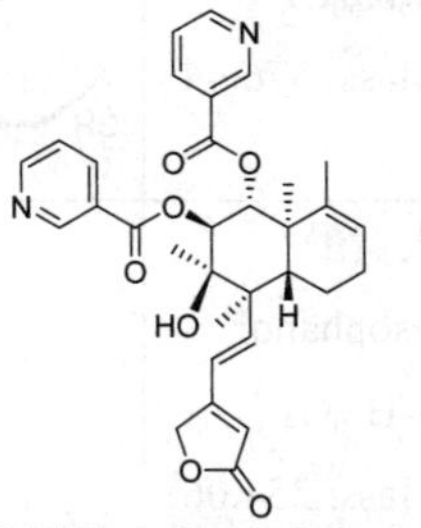 半枝莲碱 A Scutebarbatine A
半枝莲内酯 A Scuterivulactone A $C_{29}H_{36}O_8$ Exact Mass: 512.24	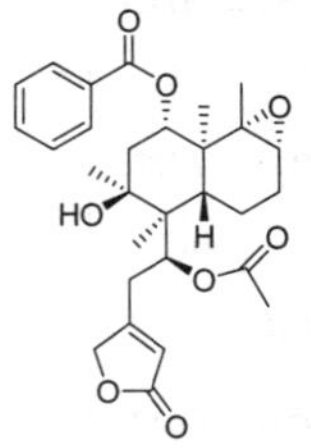 半枝莲内酯 A Scuterivulactone A		

【分析方法】

1 高效液相色谱法测定半枝莲药材中 4 种黄酮类成分的含量[124]

1.1 仪器

Agilent 1100 高效液相色谱仪，二极管阵列检测器。

1.2 色谱条件

色谱柱：Waters SunFire^{TM} C_{18} 柱(150mm×4.6mm，5μm)；流动相：测定野黄芩苷用甲醇-1%醋酸水溶

液(40∶60)，测定野黄芩素、木犀草素和芹菜素用乙腈-1%醋酸水溶液；梯度洗脱程序：0～40min 15%～60%乙腈；流速 1.0mL/min；检测波长 335nm；分析时间 25min。

1.3 对照品溶液的制备

分别称取野黄芩苷、野黄芩素、木犀草素和芹菜素对照品，用适量甲醇溶解。

1.4 供试品溶液的制备

称取粉碎的半枝莲适量，用 100 倍量甲醇回流提取 2h，滤过，即得。

半夏

Banxia

PINELLIAE RHIZOMA

【化学成分】

表 1-5-43 半夏主要化学成分[125～127]

中英文名、化学式及相对分子质量	结构图	中英文名、化学式及相对分子质量	结构图
琥珀酸 Succinic acid $C_4H_6O_4$ Exact Mass: 118.03	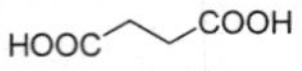 琥珀酸 Succinic acid	*β*-谷甾醇(谷甾醇) *β*-Sitosterol (Sitosterol) $C_{29}H_{50}O$ Exact Mass: 414.39	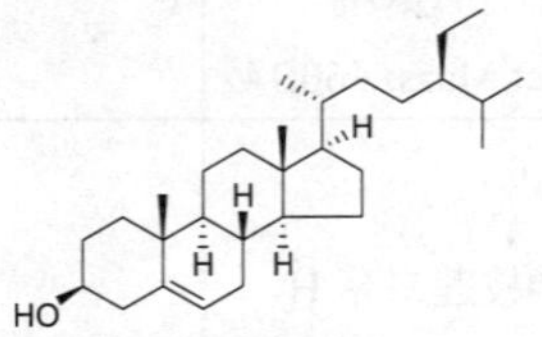 *β*-谷甾醇 (谷甾醇) *β*-Sitosterol (Sitosterol)
胡萝卜苷 Daucosterol $C_{35}H_{60}O_6$ Exact Mass: 576.44	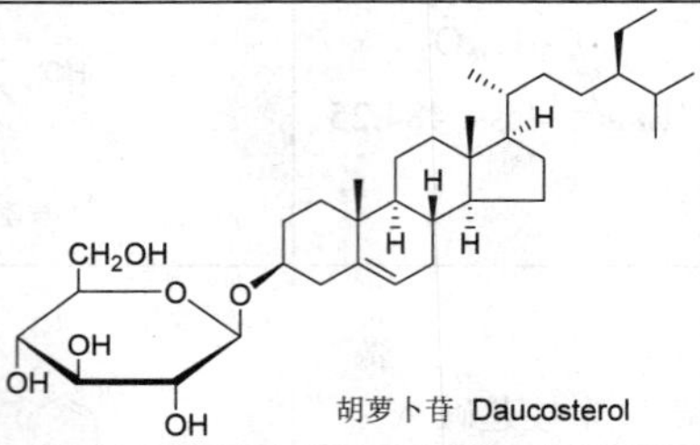 胡萝卜苷 Daucosterol	十六烷酸(棕榈酸) Hexadecanoic acid (Palmitic acid) $C_{16}H_{32}O_2$ Exact Mass: 256.24	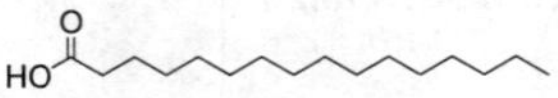 十六烷酸 (棕榈酸) Hexadecanoic acid (Palmitic acid)
大黄酚 Chrysophanol $C_{15}H_{10}O_4$ Exact Mass: 254.06	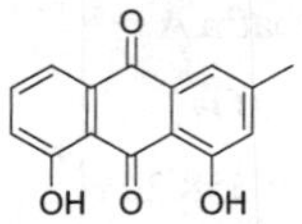 大黄酚 Chrysophanol	麻黄碱 Ephedrine $C_{10}H_{15}NO$ Exact Mass: 165.12	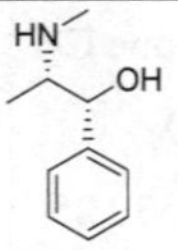 麻黄碱 Ephedrine
环阿尔廷醇 Cycloartenol $C_{30}H_{50}O$ Exact Mass: 426.39	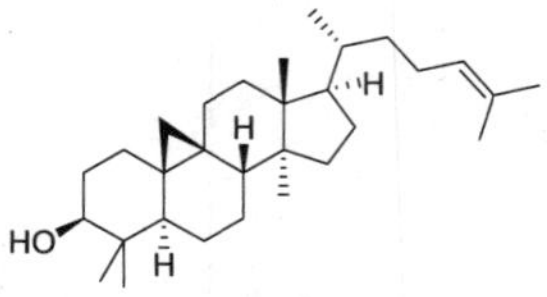 环阿尔廷醇 Cycloartenol	5*α*,8*α*-桥二氧麦角甾-6,22-双烯-3-醇 5*α*,8*α*-Epidioxyergosta-6,22-dien-3-ol $C_{28}H_{44}O_3$ Exact Mass: 428.33	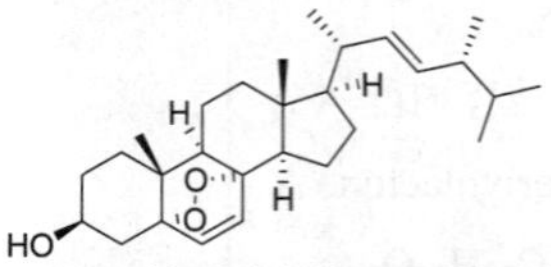 5*α*,8*α*-桥二氧麦角甾-6,22-双烯-3-醇 5*α*,8*α*-Epidioxyergosta-6,22-dien-3-ol
大豆脑苷 I Soyacerebroside I $C_{40}H_{75}NO_9$ Exact Mass: 713.54	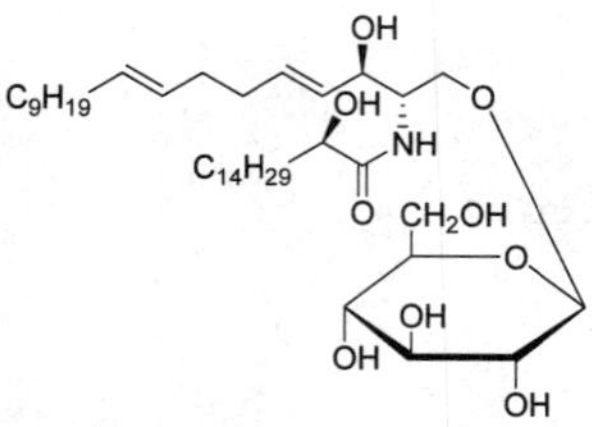 大豆脑苷 I Soyacerebroside I	大豆脑苷 II Soyacerebroside II $C_{40}H_{75}NO_9$ Exact Mass: 713.54	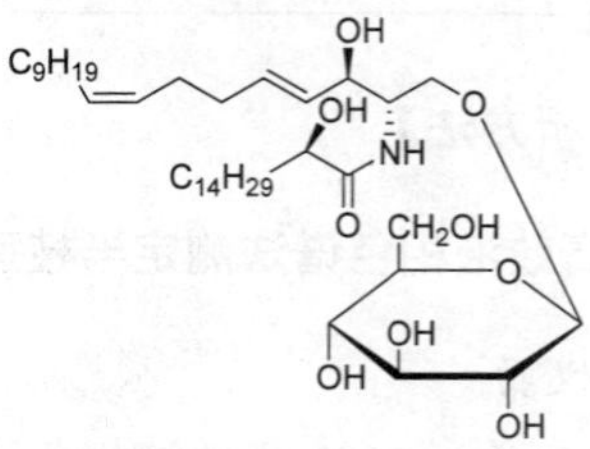 大豆脑苷 II Soyacerebroside II

除以上化学成分外，半夏还含有*N*-乙酰谷氨酸、豆甾-4-烯-3-酮、*α*-棕榈精、*β*-谷甾醇-3-*O*-*β*-D-葡萄糖苷-6′-*O*-二十烷酸酯等。

【分析方法】

1 高效液相色谱法测定半夏、水半夏及其炮制品中麻黄碱的含量[128]

1.1 仪器

Shimadzu LC-10A 高效液相色谱仪。

1.2 色谱条件

色谱柱：Daimensil C_{18}柱(150mm×4.6mm，5μm)；流动相：甲醇-0.08%三乙胺水溶液(18∶82，醋酸调pH至5.8)；流速1.0mL/min；检测波长210nm；柱温25℃；分析时间6min。

1.3 对照品溶液的制备

称取盐酸麻黄碱对照品，用适量甲醇溶解。

1.4 供试品溶液的制备

称取粉碎的半夏、水半夏及其炮制品适量，用10倍量75%乙醇(含1%盐酸)冷浸过夜后超声提取30min，滤过，即得。

2 高效液相色谱法测定半夏药材中次黄嘌呤核苷、鸟嘌呤核苷的含量[129]

2.1 仪器

Waters 515型高效液相色谱仪。

2.2 色谱条件

色谱柱：Kromasil C_{18}柱(150mm×4.6mm，10μm)；流动相：甲醇-水(1∶99)；流速1.0mL/min；检测波长248nm(次黄嘌呤核苷)和254nm(鸟嘌呤核苷)；柱温30℃。

2.3 对照品溶液的制备

分别称取次黄嘌呤核苷、鸟嘌呤核苷对照品，用适量水溶解。

2.4 供试品溶液的制备

称取粉碎的半夏生药适量，用10倍量水超声提取30min，离心10min，残渣加水超声15min，离心10min，合并上清液，即得。

3 高效液相色谱法测定半夏中尿嘧啶核苷和鸟嘌呤核苷的含量

3.1 仪器

Agilent 1100高效液相色谱仪，配有二极管阵列检测器。

3.2 色谱条件及系统适应性

色谱柱填充剂：十八烷基硅烷键合硅胶；流动相：乙腈-水(0.1∶99.9)；检测波长254nm。理论塔板数按鸟嘌呤核苷峰计算应不低于4000。

3.3 对照品溶液的制备

分别精密称取尿嘧啶核苷和鸟嘌呤核苷对照品适量，加水制成每1mL各含10μg的混合溶液，即得。

3.4 供试品溶液的制备

称取本品粉末(过四号筛)1g，精密称定，置锥形瓶中，用水超声处理(功率500W，频率40kHz)3次，每次10mL，每次30min，离心，合并水液，浓缩至近干；残渣加水使溶解，转移至10mL量瓶中，加水至刻度，摇匀，滤过，取续滤液，即得。

色谱图如图1-5-5所示。

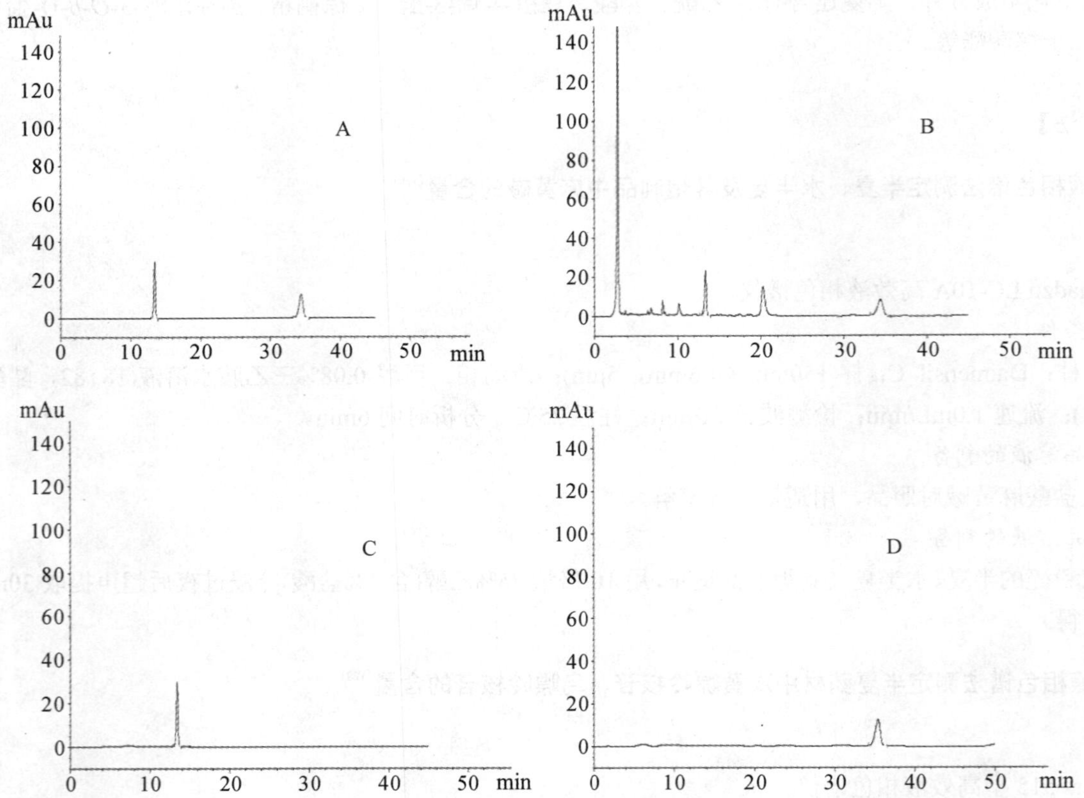

图 1-5-5 半夏含量测定高效液相色谱图

A. 混合对照品溶液；B. 供试品溶液；C. 尿嘧啶核苷对照品溶液；D. 鸟嘌呤核苷对照品溶液

母丁香

Mudingxiang

CARYOPHYLLI FRUCTUS

【化学成分】

表 1-5-44a 母丁香主要化学成分[130]

中英文名、化学式及相对分子质量	结构图	中英文名、化学式及相对分子质量	结构图
樟脑 Camphor $C_{10}H_{16}O$ Exact Mass: 152.12	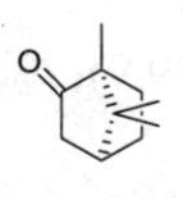 樟脑 Camphor	丁香酚 Eugenol $C_{10}H_{12}O_2$ Exact Mass: 164.08	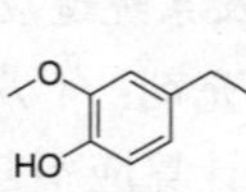 丁香酚 Eugenol
石竹烯 Caryophyllene $C_{15}H_{24}$ Exact Mass: 204.19	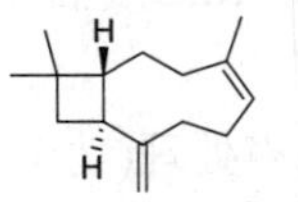 石竹烯 Caryophyllene	δ-杜松烯 δ-Cadinene $C_{15}H_{24}$ Exact Mass: 204.19	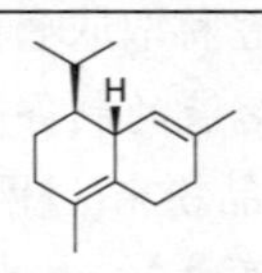 δ-杜松烯 δ-Cadinene
乙酰基丁香油酚 Acetyleugenol $C_{12}H_{14}O_3$ Exact Mass: 206.09	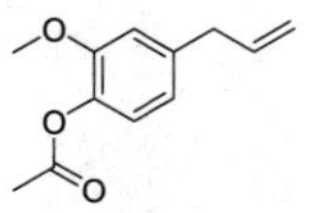 乙酰基丁香油酚 Acetyleugenol	α-石竹烯(α-丁香烯) α-Caryophyllene $C_{15}H_{24}$ Exact Mass: 204.19	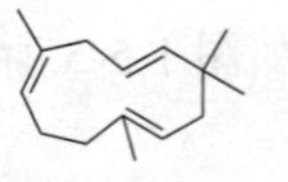 α-石竹烯 (α-丁香烯) α-Caryophyllene

续表

中英文名、化学式及相对分子质量	结构图	中英文名、化学式及相对分子质量	结构图
安息香酸乙酯 Ethyl benzoate $C_9H_{10}O_2$ Exact Mass: 150.07	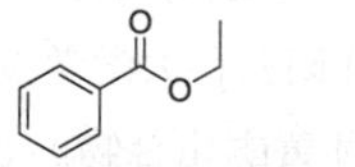 安息香酸乙酯 Ethyl benzoate	3,7-二甲基-1,6-辛二烯-3-醇 3,7-Dimethyl-1,6-octadien-3-ol $C_{10}H_{18}O$ Exact Mass: 154.14	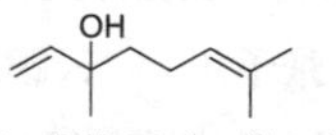 3,7-二甲基-1,6-辛二烯-3-醇 3,7-Dimethyl-1,6-octadien-3-ol
表-*α*-红没药醇 *epi*-*α*-Bisabolol $C_{15}H_{26}O$ Exact Mass: 222.20	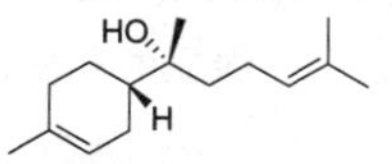 表-*α*-红没药醇 *epi*-*α*-Bisabolol	*α*-杜松醇 *α*-Cadinol $C_{15}H_{26}O$ Exact Mass: 222.20	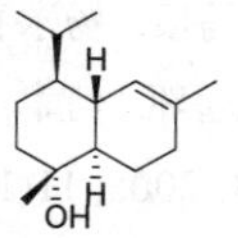 *α*-杜松醇 *α*-Cadinol

表 1-5-44b 母丁香其他主要化学成分[130]

中文名	中文名
安息香酸-2-羟基-甲酯	*α*-壬酮
1,2-二甲氧基-4-(2-丙烯基)苯	2,4-二羟基-对-异丙基苯甲烷
1,6-二氢-1-甲基-6-氧代-*N*-三甲基甲硅烷基-3-吡啶卡波克斯酰胺	1-(3,4,5-三甲氧基苯)-桥亚乙基酮
α-醛基呋喃	贝叶烯

参考文献

[1] 林厚文，韩公羽，廖时萱．中药玉竹有效成分研究．药学学报, 1994, 29(3): 215-222.

[2] 秦海林，李志宏，王鹏，司立鲜．中药玉竹中新的次生代谢产物．中国中药杂志, 2004, 29(1): 42-44.

[3] 李丽红，任凤芝，陈书红，高月麒．玉竹中新的双氢高异黄酮．药学学报, 2009, 44(7): 764-767.

[4] Wang D, Li D, Zhu W, Peng P. A new C-methylated homoisoflavanone and triterpenoid from the rhizomes of polygonatum odoratum. Nat Prod Res, 2009, 23(6): 580-589.

[5] 吕光华，王立为，陈建民，肖培根．高效液相色谱法测定十大功劳属植物中的 7 种生物碱成分．药物分析杂志, 1999, 19(4): 271-274

[6] Zeng X, Dong Y, Sheng G, Dong X, Sun X, Fu J. Isolation and structure determination of anti-influenza component from Mahonia bealei. J Ethnopharmacol, 2006, 108(3): 317-319.

[7] 唐富昌，杨秀铁，周小江，向大雄．高效液相色谱法测定功劳木中盐酸小檗碱的含量．中南药学, 2005, 3(2): 99-100.

[8] 张毅，徐丽珍，杨世林．甘松化学成分的研究．中草药, 2006, 37(2): 181-183.

[9] 张旭，兰洲，董小萍，邓赟，胡晓梅，彭腾，郭平．甘松有效成分研究．中药材, 2007, 30(1): 38-41.

[10] 张旭，胡晓梅，罗霄，傅超美，李莹，王曙. HPLC 测定甘松中的蒙花苷．华西药学杂志, 2007, 22(6): 692-694.

[11] 王敏．甘草研究综述．齐鲁药事, 2005, 24(10): 614-616.

[12] 李利军，吴峰敏，程昊，喻来波，冯军，吴健玲．电堆集-非水毛细管电泳分离测定甘草次酸和阿魏酸的研究．分析测试学报, 2008, 27(6): 611-614.

[13] 马君义，张继，姚健，郑生霞．光果甘草叶挥发性化学成分的 GC-MS 分析．西北药学杂志, 2006, 21(4): 153-155.

[14] 张淑萍，田嘉铭，白雪梅，李旺．高效液相色谱法测定炙甘草和炙甘草汤中甘草次酸的含量．时珍国医国药, 2007, 18(4): 880-881.

[15] 王立岩．甘遂的化学成分及其生物活性的研究．沈阳: 沈阳药科大学，博士毕业论文, 2006: 1-10.

[16] 程显隆，肖新月，李广华，马双成．甘遂中大戟二烯醇和表大戟二烯醇的含量测定．药物分析杂志, 2009, 29(9):

1444-1447.

[17] 修彦凤，吴弢，王海颖，张永太. HPLC-ELSD 指纹谱法研究甘遂炮制前后成分差异. 中成药, 2009, 31(2): 249-252.

[18] Ali DM, Wong KC, Lim PK. Flavonoids from Blumea balsamifera. Fitoterapia, 2005, 76(1): 128-130.

[19] Ragasa CY, Co AL, Rideout JA. Antifungal metabolites from Blumea balsamifera. Nat Prod Res, 2005, 19(3): 231-237.

[20] Nessa F, Ismail Z, Karupiah S, Mohamed N. RP-HPLC method for the quantitative analysis of naturally occurring flavonoids in leaves of Blumea balsamifera DC. J Chromatogr Sci, 2005, 43(8): 416-420.

[21] 吉双，张予川，刁云鹏，孟大利，李宁，李铣. 艾叶的化学成分. 沈阳药科大学学报, 2009, 26(8): 617-619.

[22] 王锦军，黄兆文. 等度反相高压液相色谱法同时测定艾叶中四种黄酮化合物的含量. 分析试验室，2008, 27(S1): 444-447.

[23] 梅全喜，高玉桥. 艾叶化学及药理研究进展. 中成药, 2006, 28(7):1030-1032.

[24] 石建功，马辰，杨永春，宋万志. 中药石韦的生药学研究. 中药现代化, 2002, 4(5): 36-44.

[25] 张兰，刘远环，何聿，陈国南. 毛细管电泳-电化学检测法用于中药石韦中绿原酸和槲皮素的同时测定. 分析测试技术与仪器, 2005, 11(1): 22-27.

[26] Liu Y, Wagner H, Bauer R. Nevadensin glycosides from Lysionotus pauciflorus. Phytochemistry, 1996, 42(4): 1203-1205.

[27] Liu Y, Wagner H, Bauer R. Phenylpropanoids and flavonoid glycosides from Lysionotus pauciflorus. Phytochemistry, 1998, 48(2): 339-343.

[28] 杨晓燕，陈发奎，吴立军. 石菖蒲水煎液化学成分的研究. 中草药, 1998, 29(11): 730-731.

[29] 陶宏，朱恩圆，王峥涛. 石菖蒲的化学成分. 中国天然药物, 2006, 4(2): 159-160.

[30] 董玉，石任兵，刘斌. 石菖蒲化学成分的研究(Ⅰ). 北京中医药大学学报, 2007, 30(1): 61-63.

[31] 陈乐真，屠凌岚. 石菖蒲的化学成分与药理研究进展. 浙江实用医学, 2008, 13(3): 222-225.

[32] 舒莹，郭顺星，陈晓梅，王春兰，杨峻山. 金钗石斛化学成分的研究. 中国药学杂志, 2004, 39(6): 421-422.

[33] 杨薇薇，辛浩. 金钗石斛化学成分研究. 分析测试技术与仪器, 2006, 12(2): 98-100.

[34] 张雪. 金钗石斛的化学成分与生物活性研究. 沈阳:沈阳药科大学，博士学位论文, 2005: 1-2.

[35] 罗丹，张朝凤，林萍，王峥涛，徐珞珊. 金钗石斛化学成分的研究. 中草药, 2005, 37(1): 36-38.

[36] 李榕生，杨欣，何平，干宁. 铁皮石斛根茎中菲类化学成分分析. 中药材, 2009, 32(2): 200-223.

[37] 李燕. 铁皮石斛化学成分的研究. 北京: 北京协和医学院, 2009: 1-4.

[38] 王琳，叶庆生，刘伟. 金钗石斛研究概况. 亚热带植物科学, 2004, 33(2):73-76.

[39] 黄小燕，乙引. 气相色谱法测定金钗石斛中石斛碱的含量. 贵州师范大学学报(自然科学版), 2007, 25(4): 92-94.

[40] 杨丽平，杨永红. 石榴皮的研究进展. 云南中医中药杂志, 2004, 25(3):45-47.

[41] 刘洪，陈亮，邹盛勤. 石榴皮中乌索酸和齐墩果酸含量的反相高效液相色谱测定. 时珍国医国药，2007, 18(12): 2884-2885.

[42] 冯世秀，刘梅芳，魏孝义，林立东. 布渣叶中三萜和黄酮类成分的研究. 热带亚热带植物学报, 2008, 16(1): 51-56.

[43] Bandara KA, Kumar V, Jacobsson U, Molleyres LP. Insecticidal piperidine alkaloid from Microcos paniculata stem bark. Phytochemistry, 2000, 54(1): 29-32.

[44] Feng SX, Lin LD, Xu HH, Wei XY. Two new piperidine alkaloids from the leaves of Microcos paniculata. J Asian Nat Prod Res, 2008, 10(11-12): 1155-1158.

[45] 刘涛，才谦，付玉芹，杨松松. 中药龙胆的研究进展. 辽宁中医杂志, 2004, 31(1): 85-86.

[46] 卢永昌，林鹏程，王欢. 高效液相色谱法测定龙胆花中 4 种活性成分的含量. 时珍国医国药，2009, 20(8): 1882-1883.

[47] 曹悦，左代英，吴晓兰，刘敬武，孙启时. 超高效液相色谱法测定龙胆药材中的獐芽菜苦苷和龙胆苦苷. 时珍国医国药, 2009, 20(5): 1079-1080.

[48] 黄建蓉，李琳，李冰. 龙眼肉生理功效和活性成分的研究进展. 食品工业科技, 2007, 28(3): 221-224.

[49] Ryu JY, Kim JS, Kang SS. Cerebrosides from Longan arillus. Arch Pharm Res, 2003, 26(2): 138-142.

[50] Rangkadilok N, Worasuttayangkurn L, Bennett RN, Satayavivad J. Identification and quantification of polyphenolic compounds in Longan (Euphoria longana Lam.) fruit. J Agric Food Chem, 2005, 53(5): 1387-1392.

[51] 肖维强, 赖志勇, 戴宏芬, 黄炳雄, 李建光, 刘传和, 王晓容. 龙眼肉中 9 种核苷类成分的高效液相色谱分析. 华中农业大学学报, 2007, 26(5): 722-726.

[52] 李兴斌, 高燕飞, 李吉良. 平贝母化学成分及药理活性研究进展. 中医研究进展. 2004, 21(4): 28-29.

[53] 张东杰, 张爱武, 王丽杰. HPLC-ELSD 法测定平贝母中贝母素甲、贝母素乙含量. 中国食品学报, 2009, 9(2): 194-197.

[54] 徐兵勇, 富志军. 北豆根的研究概况. 海峡药学, 2008, 20(11): 1-4.

[55] 李可强, 刘威, 张振秋. HPLC 法测定北豆根药材中粉防己碱和青藤碱. 中草药, 2008, 39(4): 607-609.

[56] 原忠. 北沙参化学成分及生物活性的研究. 沈阳: 沈阳药科大学, 博士学位论文, 2002: 6-20.

[57] 张样柏, 李国强, 管华诗. HPLC 法同时测定北沙参中法卡林二醇和人参炔醇的含量. 中国海洋大学学报, 2007, 37(Sup.): 127-130.

[58] 赵浩如, 王明时, 周国平, 泰国伟. 四季青的化学成分研究. 中国中药杂志, 1993, 18(4): 226-228, 255.

[59] 王颖, 李东伟. 生姜的研究进展. 中国药业, 2006, 15(9): 62-63.

[60] 吴冰, 倪贺, 李海航, 李玲. 固相萃取-HPLC 法测定生姜不同品种和器官中姜黄素含量. 天然产物研究与开发, 2008, 20: 859-862, 902.

[61] 黄有霖. 仙茅的研究进展. 中药材, 2003, 26(3): 225-230.

[62] Xu JP, Xu RS, Li XY. Four new cycloartane saponins from Curculigo orchioides. Planta Med, 1992, 58(2): 208-210.

[63] Xu JP, Xu RS. Cycloartane-type sapogenins and their glycosides from Curculigo orchioides. Phytochemistry, 1992, 31(7): 2455-2458.

[64] Li N, Chen JJ, Zhao YX, Zhou J. Three new norlignans from Curculigo capitulata. J Asian Nat Prod Res, 2005, 7(3): 189-195.

[65] 徐俊平, 徐任生. 仙茅的酚性苷成分研究. 药学学报, 1992, 27(5): 353-357.

[66] 曹大鹏, 韩婷, 郑毅男, 秦路平, 张巧艳. 仙茅的酚苷和木脂素类成分的分离和鉴定. 第二军医大学学报, 2009, 30(2): 194-197.

[67] 金在久. 仙鹤草的化学成分及临床研究进展. 华西药学杂志, 2006, 21(5): 468-471.

[68] 杜超, 李宁, 李铣, 孟大利, 张鹏. HPLC 测定仙鹤草秋芽、地下部分和地上部分鹤草酚的含量. 中国现代中药, 2008, 10(3): 16-18.

[69] 罗新根, 刘文庸, 张卫东, 陈海生. 中药白及的化学成分及临床研究进展. 药学实践杂志, 1999, 17(6): 359-365.

[70] Feng JQ, Zhang RJ, Zhao WM. Novel bibenzyl derivatives from the tubers of Bletilla striata. Helv Chim Acta, 2008, 91: 520-525.

[71] 杜培凤, 聂进红. 白术研究综述. 齐鲁药事, 2004, 23(9): 41-43.

[72] 郝延军, 桑育黎, 贾天柱. 白术生品及炮制品中白术内酯Ⅱ含量的研究. 中华中医药学刊, 2008, 26(6): 1161-1162.

[73] 王峰, 蔡光明, 郭惠玲. 高效液相色谱法测定白术挥发油中苍术酮的含量. 中南药学, 2008, 6(3): 320-322.

[74] 舒莹, 韩广轩, 刘文庸, 张卫东, 徐一新, 陈海生. 中药白头翁的药材、化学成分和药理作用的研究. 药学实践杂志, 2000, 18(6): 387-389.

[75] 王蒨, 鹿燕敏, 薛小平, 刘洪斌. 反相高效液相色谱法测定白头翁药材中白头翁皂苷 B_4 的含量. 时珍国医国药, 2009, 20(11): 2758-2759.

[76] 张晓燕, 李铣. 白芍的化学研究进展. 沈阳药科大学学报, 2002, 19(1): 70-73.

[77] 葛志伟, 贺庆, 林云径, 程翼宇. RP-HPLC 法测定杭白芍及其饮片中芍药内酯苷、芍药苷和苯甲酰芍药苷. 中草药, 2008, 39(3): 378-380.

[78] 李霄, 艾萍. RP-HPLC 双波长法测定白芍中芍药苷和五没食子酰葡萄糖含量. 北京中医药大学学报, 2009, 32(2): 122-124.

[79] 张富强, 聂红, 韦艺, 朱荃. 白芷的化学与药理研究进展. 南京中医药大学学报(自然科学版), 2002, 18(3): 190-192.

[80] 邓捷圆, 高广慧, 赵春杰, 徐鹏久. HPLC 法同时测定不同产地白芷中 2 种香豆素的含量. 沈阳药科大学学报, 2004, 21(5): 354-357.

[81] 石延榜, 张振凌. 白附子化学成分及药理作用研究进展. 中国实用医药, 2008, 3(9): 130-131.

[82] 焦坤, 陈佩东, 和颖颖, 丁安伟. 白茅根研究概况. 江苏中医药, 2008, 40(1): 91-93.
[83] 赵燕燕, 曹悦, 孙启时. RP-HPLC 法测定白茅根中 Siderin 含量. 沈阳药科大学学报, 2007, 24(2): 86-88.
[84] 王琴, 温其标. 银杏种仁中活性成分及其药理作用的研究进展. 现代食品科技, 2006, 22(1): 164-167.
[85] 于敏, 陈红卫, 焦连庆, 翟颖. 白屈菜的研究进展. 特产研究, 2008, 2: 76-78.
[86] 邱声祥. 柳叶白前化学成分研究. 中国中药杂志, 1994, 19(8): 488-490.
[87] Yoshikawa M, Murakami T, Komatsu H, Matsuda H. Medicinal foodstuffs. Ⅻ. Saponin constituents with adjuvant activity from hyacinth bean, the seeds of Dolichos lablab L. (1): Structures of lablabosides A, B, and C. Chem Pharm Bull (Tokyo), 1998, 46(5): 812-816.
[88] Komatsu H, Murakami T, Matsuda H, Yoshikawa M. Medicinal foodstuffs. Ⅻ. Saponin constituents with adjuvant activity from hyacinth bean, the seeds of Dolichos lablab L. (2): Structures of lablabosides D, E, and F. Heterocycles, 1998, 48(4): 703-710.
[89] Yoshiki Y, Kim JH, Okubo K, Nagoya I, Sakabe T, Tamura N. A saponin conjugated with 2,3-dihydro-2, 5-dihydroxy-6-methyl-4H-pyran-4-one from Dolichos lablab. Phytochemistry, 1995, 38(1): 229-231.
[90] 俞文胜, 陈新民, 杨磊, 李宇飞. 白蔹单宁化学成分的研究. 天然产物研究与开发, 1995, 7(1): 15-17.
[91] 郭丽冰, 卢雁, 陈水平. 白蔹化学成分的研究. 广东药学院学报, 1996, 12(3): 145-147
[92] 赫军, 羡冀, 宋莹莹, 宋少江. 白蔹的化学成分. 沈阳药科大学学报, 2008, 25(8): 636-637.
[93] 赫军, 畅晓兵, 杨旭, 宋少江. 白蔹的化学成分(Ⅱ). 沈阳药科大学学报, 2009, 26(3): 188-190.
[94] 邹济高, 金蓉鸾, 何宏贤. 白蔹化学成分研究. 中药材, 2000, 23(2): 91-93.
[95] 杜程芳, 杨欣欣, 屠鹏飞. 白鲜皮的化学成分研究. 中国中药杂志, 2005, 30(21): 1663-1666.
[96] 李翔, 汤华钊, 苟小军, 涂杰. 白鲜皮的化学成分研究. 中草药, 2008, 31(12): 1816-1819.
[97] 王红萍. 白鲜皮化学成分的研究(2). 中国现代应用药学杂志, 2006, 23(3): 200-201.
[98] 武海燕. 药用植物白鲜皮的化学成分及药理作用综述. 内蒙古石油化工, 2007,(3): 50-51.
[99] 吴颖, 李斌, 叶青. HPLC 测定不同来源白鲜皮中黄柏酮含量. 中国当代医药, 2009, 16(22): 143-144.
[100] 马光, 吕文军, 柏学敏. HPLC 法对不同来源白鲜皮中白鲜碱含量的测定. 中国中医药现代远程教育, 2009, 7(11): 47-48.
[101] 边宝林, 王宏洁, 司南, 杨键. 白薇化学成分的研究. 中草药, 2005, 36(7): 990-991.
[102] 郑兆广, 张卫东, 柳润辉, 张川, 孔令义. 蔓生白薇的化学成分研究. 中草药, 2006, 37(7): 987-989.
[103] 袁鹰, 张卫东, 张川, 柳润辉, 苏娟, 金慧子. 直立白薇化学成分研究. 中国中药杂志, 2007, 32(18): 1895-1898.
[104] Zhang ZX, Zhou J, Hayashi K, Mitsuhashi H. Studies on the constituents of asclepiadaceae plants. LVⅡ. The structures of five glycosides, cynatratoside-A, -B, -C, -D, and -E, from the Chinese drug "pai-wei," Cynanchum atratum Bunge. Chem Pharm Bull (Tokyo), 1985, 33(4): 1507-1514.
[105] Bai H, Li W, Asada Y, Satou T, Wang Y, Koike K. Twelve pregnane glycosides from Cynanchum atratum. Steroids, 2009, 74(2): 198-207.
[106] Bai H, Li W, Koike K. Pregnane glycosides from Cynanchum atratum. Steroids, 2008, 73(1): 96-103.
[107] Day SH, Wang JP, Won SJ, Lin CN. Bioactive constituents of the roots of Cynanchum atratum. J Nat Prod, 2001, 64(5): 608-611.
[108] 王宏洁, 司南, 边宝林. 中药白薇中白薇正苷 A 含量测定. 中国实验方剂学杂志, 2005, 11(1): 5-6.
[109] 屠婕红, 余菁, 陈伟光. 瓜蒌的化学成分和药理作用研究概述. 中国药师, 2004, 7(7): 562-563.
[110] 巢志茂, 何波, 张颖, 秋久俊博. 栝楼种子中不皂化类脂的化学成分研究. 中国药学杂志, 2000, 35(11): 733-736.
[111] 尹航, 鲁文琴. 气相色谱法同时测量瓜蒌仁中五种主要脂肪酸含量. 贵州医药, 2007, 31(3): 266-267.
[112] 杜上鉴, 刘正和, 钱伏刚, 李敏华. 瓜蒌皮脂溶性化学成分的研究. 医药工业, 1988, 19(7): 301-303, 307.
[113] 章伟明, 李进. 冬虫夏草化学成分研究进展. 海峡医学, 2008, 20(4): 67-69
[114] 候晓蓉, 栾连军, 程翼宇. 冬虫夏草中核苷类成分的毛细管区带电泳定量分析研究. 中国中药杂志, 2005, 30(6): 447-449.
[115] 李绍平, 李萍, 季晖, 董婷霞, 詹华强. 毛细管电泳法测定冬虫夏草中核苷类的含量. 药物分析杂志, 2001, 21(2):

77-79.

[116] 刁景丽, 张桂琴, 王晋. 蒙药冬葵果宏量元素与微量元素测定. 中国民族医药杂志, 2005, (2): 31-32.

[117] 李增春, 徐宁, 杨利青, 张力, 王群立. 蒙药冬葵果挥发油化学成分分析. 中成药, 2008, 30(6): 922-924.

[118] 胡瑛瑛, 黄真. 玄参的化学成分及药理作用研究进展. 浙江中医药大学学报, 2008, 32(2): 268-270.

[119] 杨宪, 杨水平, 张雪, 李隆云. HPLC-UV-ELSD 同时测定玄参中 5 种成分的含量. 中国中药杂志, 2009, 34(1): 68-71.

[120] 赵勇, 赵蕾. 半边莲的研究进展. 医学信息, 2005, 19(5): 1115-1116.

[121] Shibano M, Tsukamoto D, Masuda A, Tanaka Y, Kusano G. Two new pyrrolidine alkaloids, radicamines A and B, as inhibitors of alpha-glucosidase from Lobelia chinensis lour. Chem Pharm Bull (Tokyo), 2001, 49(10): 1362-1365.

[122] 乔春峰, 贺震旦, 韩全斌, 宋景政, 徐宏喜. HPLC 测定半边莲药材中 2 个多炔类成分的含量. 中国中药杂志, 2006, 31(9): 744-746.

[123] 邹箴蕾, 吴启南. 半枝莲的化学成分及药理作用研究进展. 时珍国医国药, 2005, 16(2): 149-150.

[124] 乔春峰, 韩全斌, 宋景政, 戴晋, 莫世甫, 徐宏喜. RP-HPLC 测定半枝莲药材中 4 种主要黄酮类成分的含量. 中国药学杂志, 2006, 41(17): 1342-1344.

[125] 吴皓, 张科卫, 李伟, 孙晔, 沈绣红. 半夏的化学成分研究. 中草药, 2003, 34(7): 593-594.

[126] 何萍, 李帅, 王素娟, 杨永春, 石建功. 半夏化学成分的研究. 中国中药杂志, 2005, 30(9): 671-674.

[127] 杨虹, 俞桂新, 王峥涛, 胡之壁. 半夏的化学成分研究. 中国药学杂志, 2007, 42(2): 99-101.

[128] 许卫锋, 张保国, 李勉, 刘广河. 高效液相色谱法测定半夏、水半夏及其炮制品中麻黄碱的含量. 时珍国医国药, 2007, 18(4): 884-885.

[129] 张科卫, 吴皓, 李伟. HPLC 同时测定半夏药材中次黄嘌呤核苷、鸟嘌呤核苷的含量. 药物分析杂志, 2005, 25(5): 487-489.

[130] 姚发业, 刘廷礼, 邱琴, 赵怡. 母丁香挥发油化学成分的 GC-MS 研究. 中草药, 2001, 32(3): 203-204.

六画

老鹳草

Laoguancao

ERODII HERBA

GERANII HERBA

【化学成分】

表 1-6-1a　老鹳草主要化学成分[1]

中英文名、化学式及相对分子质量	结构图	中英文名、化学式及相对分子质量	结构图
锦葵色素-3-*O*-(6-*O*-乙酰基-*β*-D-吡喃葡萄糖苷)-5-*O*-*β*-D-吡喃葡萄糖苷 Malvidin-3-*O*-(6-*O*-acetyl-*β*-D-glucopyranoside)-5-*O*-*β*-D-glucopyranoside $C_{31}H_{37}O_{18}^+$ Exact Mass: 697.20	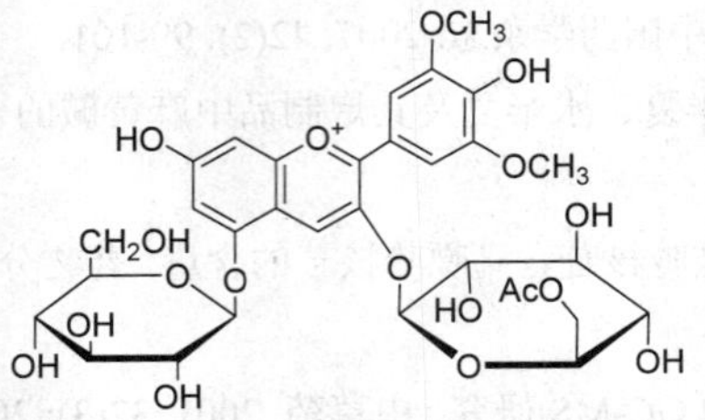 锦葵色素-3-*O*-(6-*O*-乙酰基-*β*-D-吡喃葡萄糖苷)-5-*O*-*β*-D-吡喃葡萄糖苷 Malvidin-3-*O*-(6-*O*-acetyl-*β*-D-glucopyranoside)-5-*O*-*β*-D-glucopyranoside	锦葵色素 3,5-二葡萄糖苷 Malvidin 3,5-diglucoside $C_{29}H_{35}O_{17}^+$ Exact Mass: 655.19	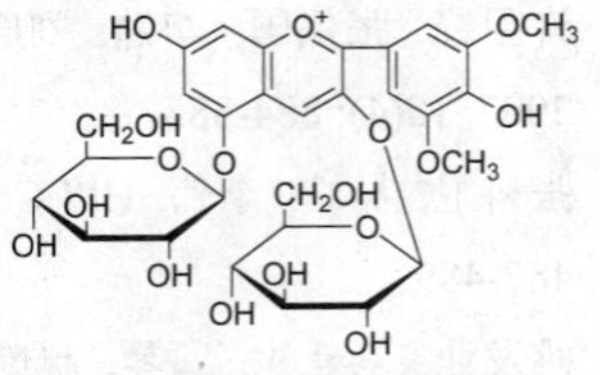 锦葵色素3,5-二葡萄糖苷 Malvidin 3,5-diglucoside
花青素-3,5-二葡萄糖苷 Cyanidin 3,5-diglucoside $C_{27}H_{31}O_{16}^+$ Exact Mass: 611.16	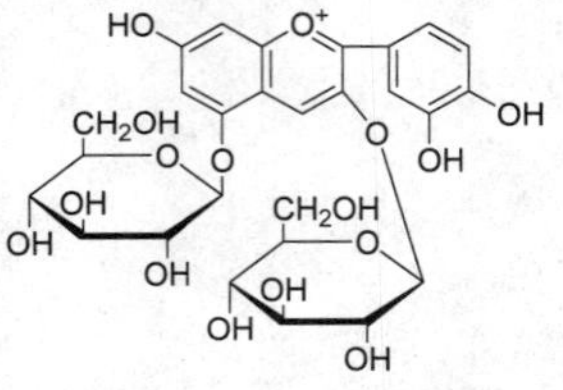 花青素-3,5-二葡萄糖苷 Cyanidin 3,5-diglucoside	花青素-3-葡萄糖苷 Cyanidin-3-glucoside $C_{21}H_{21}O_{11}^+$ Exact Mass: 449.11	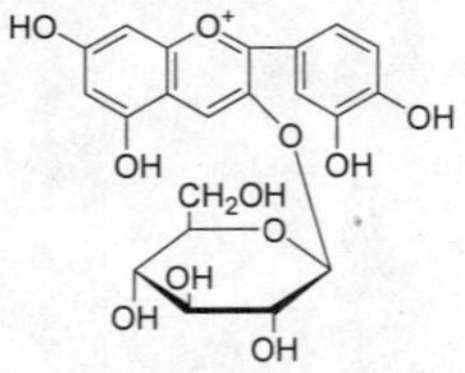 花青素-3-葡萄糖苷 Cyanidin-3-glucoside
翠雀素-3-葡萄糖苷 Delphinidin-3-glucoside $C_{21}H_{21}O_{12}^+$ Exact Mass: 465.10	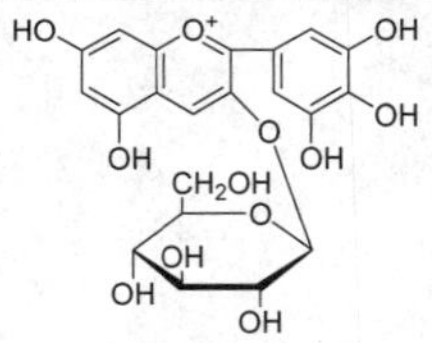 翠雀素-3-葡萄糖苷　Delphinidin-3-glucoside	槲皮素 Quercetin $C_{15}H_{10}O_7$ Exact Mass: 302.04	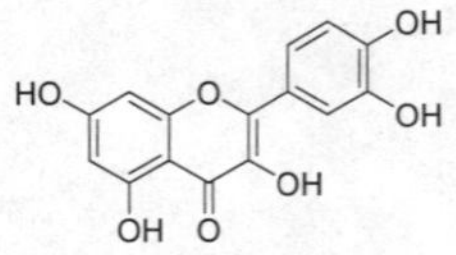 槲皮素　Quercetin
山柰酚 Kaempferol $C_{15}H_{10}O_6$ Exact Mass: 286.05	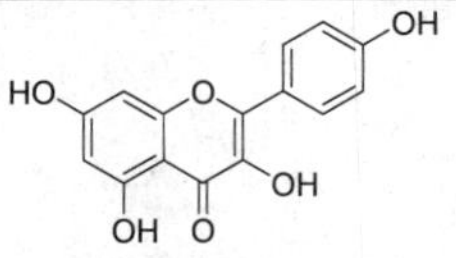 山柰酚(山柰素)　Kaempferol	杨梅素 Myricetin $C_{15}H_{10}O_8$ Exact Mass: 318.04	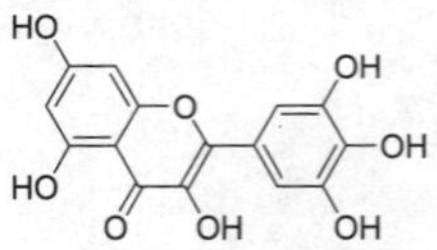 杨梅素　Myricetin
木犀草素 Luteolin $C_{15}H_{10}O_6$ Exact Mass: 286.05	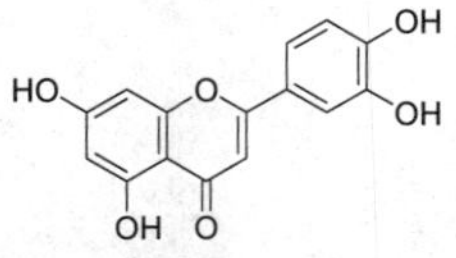 木犀草素　Luteolin	山柰苷(山柰酚 3,7-二鼠李糖苷) Kaempferitrin $C_{27}H_{30}O_{14}$ Exact Mass: 578.16	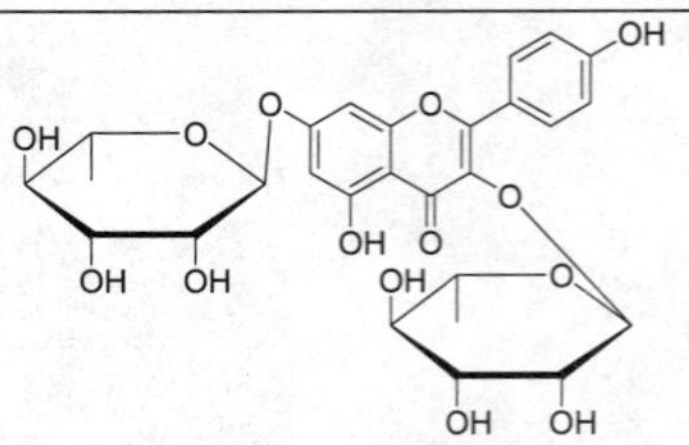 山柰苷(山柰酚 3,7-二鼠李糖苷)　Kaempferitrin

续表

中英文名、化学式及相对分子质量	结构图	中英文名、化学式及相对分子质量	结构图
山柰酚-7-*O*-α-L-呋喃阿拉伯糖苷 Kaempferol-7-*O*-α-L-arabinofuranoside $C_{20}H_{18}O_{10}$ Exact Mass: 418.09	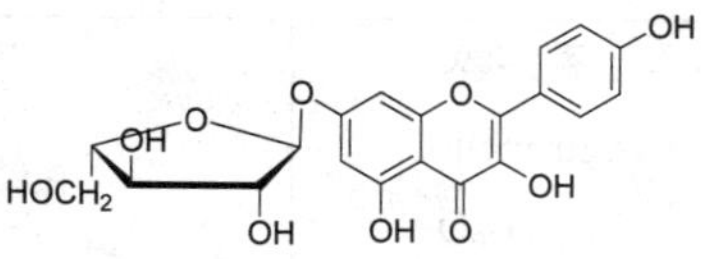 山柰酚-7-*O*-α-L-呋喃阿拉伯糖苷 Kaempferol-7-*O*-α-L-arabinofuranoside	山柰酚-7-*O*-α-L-鼠李糖苷 Kaempferol-7-*O*-α-L-rhamnoside $C_{21}H_{20}O_{10}$ Exact Mass: 432.11	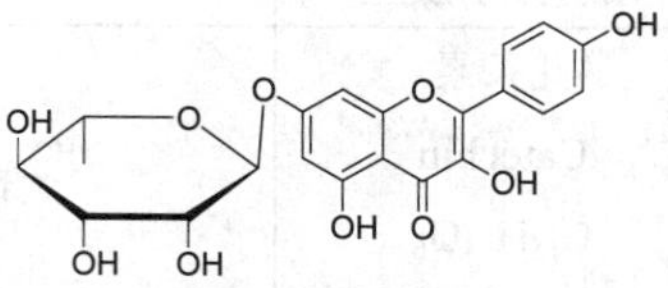 山柰酚-7-*O*-α-L-鼠李糖苷 Kaempferol-7-*O*-α-L-rhamnoside
槲皮素-3-*O*-β-D-吡喃半乳糖苷 Quercetin-3-*O*-galactopyranoside $C_{21}H_{20}O_{12}$ Exact Mass: 464.10	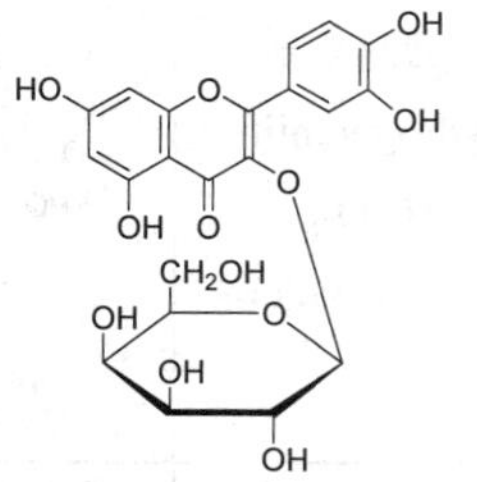 槲皮素-3-*O*-β-D-吡喃半乳糖苷 Quercetin-3-*O*-galactopyranoside	杨梅素-3-*O*-β-D-吡喃半乳糖苷 Myricetin-3-*O*-galactopyranoside $C_{21}H_{20}O_{13}$ Exact Mass: 480.09	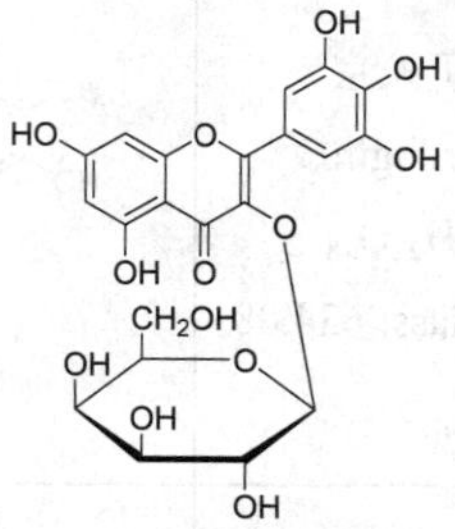 杨梅素-3-*O*-β-D-吡喃半乳糖苷 Myricetin-3-*O*-galactopyranoside
杨梅素-3-*O*-α-L-吡喃鼠李糖苷 Myricetin-3-*O*-α-L-rhamnopyranoside $C_{21}H_{20}O_{12}$ Exact Mass: 464.10	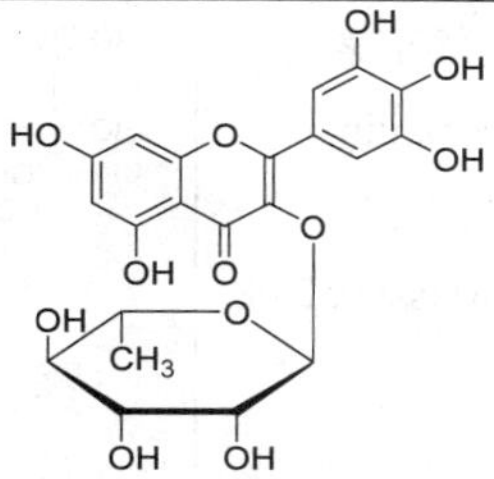 杨梅素-3-*O*-α-L-吡喃鼠李糖苷 Myricetin-3-*O*-α-L-rhamnopyranoside	芦丁 Rutin $C_{27}H_{30}O_{16}$ Exact Mass: 610.15	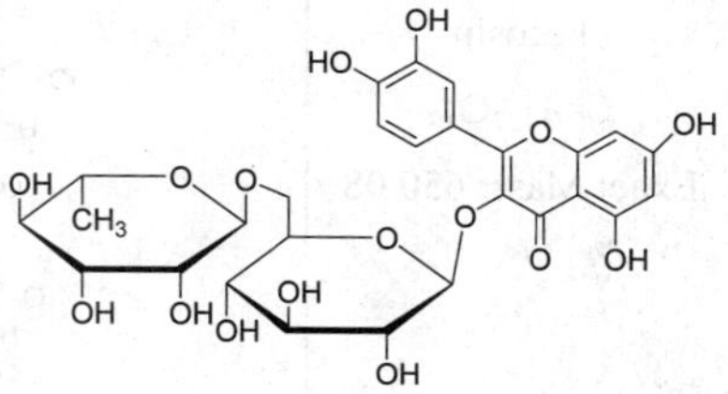 芦丁 Rutin
烟花苷 Nicotiflorin $C_{27}H_{30}O_{15}$ Exact Mass: 594.16	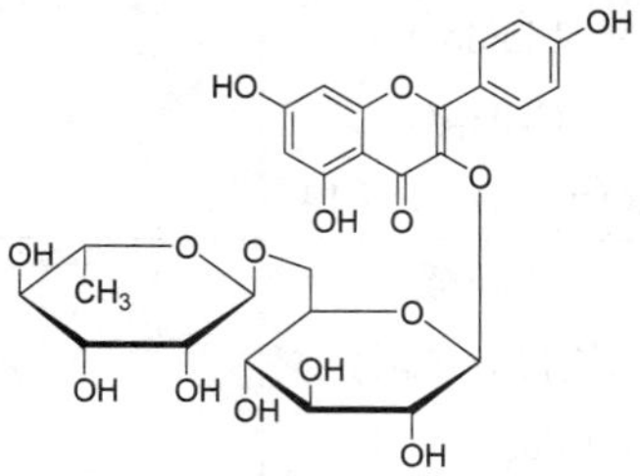 烟花苷 Nicotiflorin	金丝桃苷 Hyperoside $C_{21}H_{20}O_{12}$ Exact Mass: 464.10	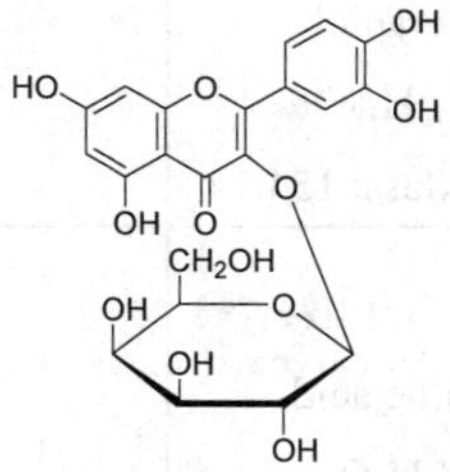 金丝桃苷 Hyperoside
异槲皮素(槲皮素-3-*O*-葡萄糖苷) Isoquercetin (Quercetin-3-*O*-glucopyranoside) $C_{21}H_{20}O_{12}$ Exact Mass: 464.10	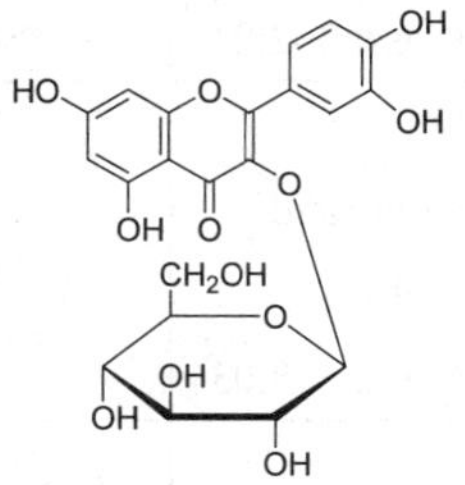 异槲皮素(槲皮素-3-*O*-葡萄糖苷) Isoquercetin (Quercetin-3-*O*-glucopyranoside)	棉黄苷 Quercimeritrin $C_{21}H_{20}O_{12}$ Exact Mass: 464.10	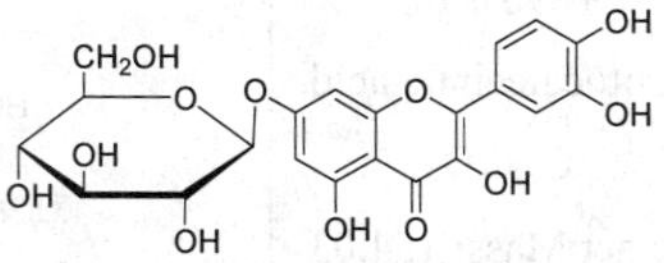 棉黄苷 Quercimeritrin
绣线菊苷 Spiraeoside $C_{21}H_{20}O_{12}$ Exact Mass: 464.10	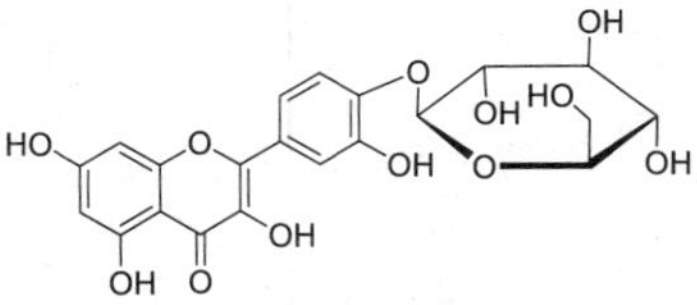 绣线菊苷 Spiraeoside	短叶苏木酚(云实素) Brevifolin $C_{12}H_8O_6$ Exact Mass: 248.03	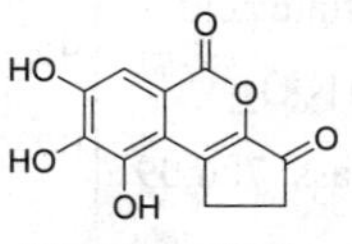 短叶苏木酚(云实素) Brevifolin

续表

中英文名、化学式及相对分子质量	结构图	中英文名、化学式及相对分子质量	结构图
儿茶素 Catechin $C_{15}H_{14}O_6$ Exact Mass: 290.08	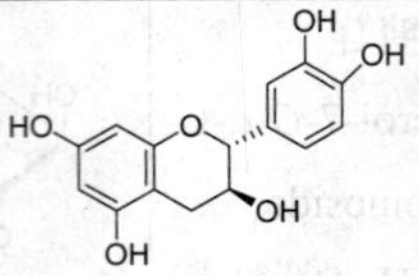 儿茶素 Catechin	香茅醇 Citronellol $C_{10}H_{20}O$ Exact Mass: 156.15	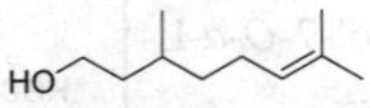 香茅醇 Citronellol
柯里拉京 Corilagin $C_{27}H_{22}O_{18}$ Exact Mass: 634.08	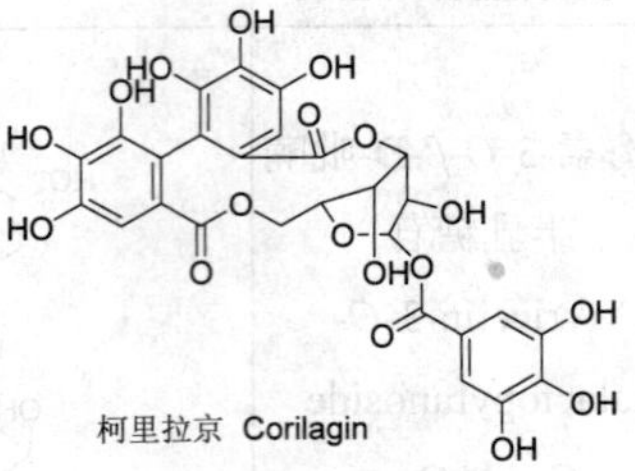 柯里拉京 Corilagin	脱氢老鹳草素 Dehydrogeraniin $C_{41}H_{28}O_{28}$ Exact Mass: 968.08	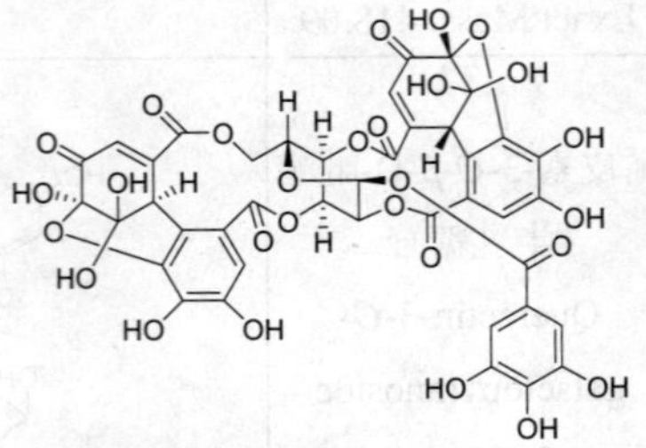 脱氢老鹳草素 Dehydrogeraniin
Furosin $C_{27}H_{22}O_{19}$ Exact Mass: 650.08	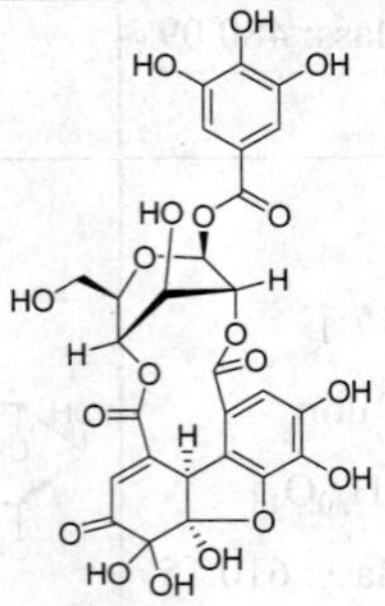 Furosin	老鹳草素 Geraniin $C_{41}H_{28}O_{27}$ Exact Mass: 952.08	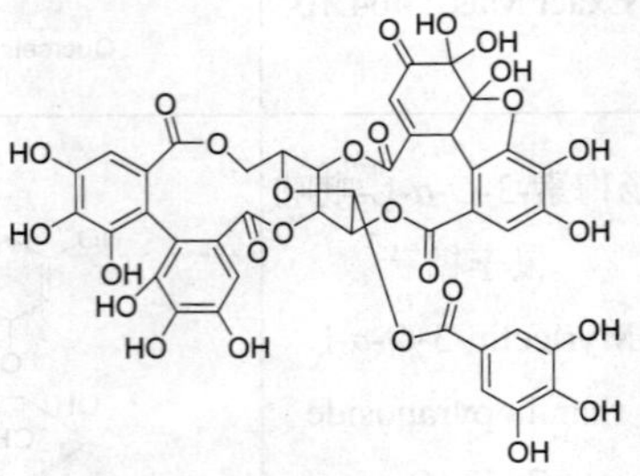 老鹳草素 Geraniin
香叶醇(牻牛儿醇) Geraniol $C_{10}H_{18}O$ Exact Mass: 154.14	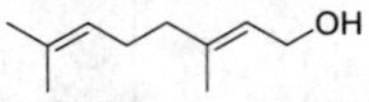 香叶醇(牻牛儿醇) Geraniol	芳樟醇(里哪醇) Linalool $C_{10}H_{18}O$ Exact Mass: 154.14	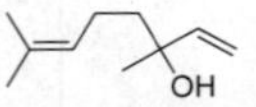 芳樟醇(里哪醇) Linalool
没食子酸 Gallic acid $C_7H_6O_5$ Exact Mass: 170.02	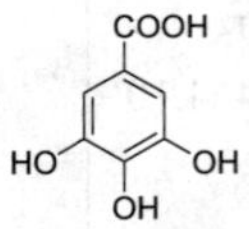 没食子酸 Gallic acid	鞣花酸 (逆没食子酸) Ellagic acid $C_{14}H_6O_8$ Exact Mass: 302.01	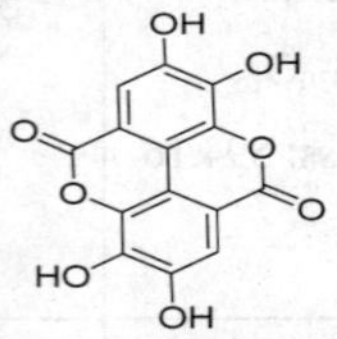 鞣花酸(逆没食子酸) Ellagic acid
原儿茶酸 Protocatechuic acid $C_7H_6O_4$ Exact Mass: 154.03	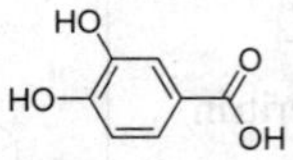 原儿茶酸 Protocatechuic acid	琥珀酸 Succinic acid $C_4H_6O_4$ Exact Mass: 118.03	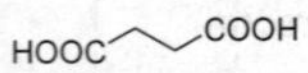 琥珀酸 Succinic acid
野桐次酸 Mallotinic acid $C_{34}H_{26}O_{22}$ Exact Mass: 786.09	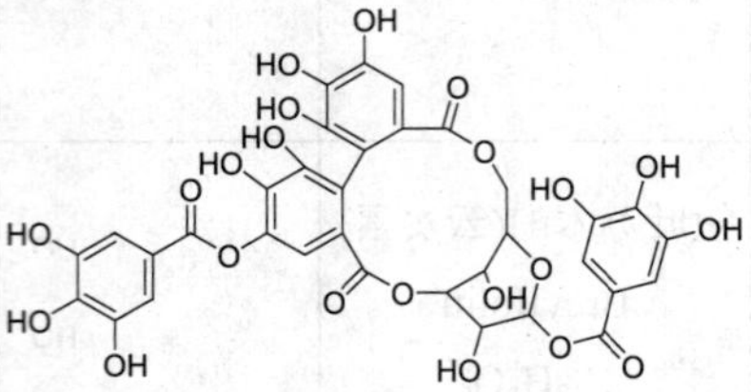 野桐次酸 Mallotinic acid		

表 1-6-1b 老鹳草其他主要化学成分[1]

中英文名	中英文名
没食子酸甲酯-3-*O*-*β*-D-吡喃糖苷	诃子酸
Mallotasinic acid	诃黎勒鞣花酸
Elaeocarpusin	Furosinin
1,3-双-*O*-双倍酚-2-*O*-酰-4,6-(六羟基二苯)-*β*-D-葡萄糖	没食子酸甲酯-3-*O*-*β*-D-(6-*O*-没食子酰基)-吡喃葡萄糖苷
香茅醇甲酸酯	香茅醛

【分析方法】

1 高效液相色谱法测定老鹳草中的原儿茶酸[2]

1.1 仪器

HP 1100 高效液相色谱仪。

1.2 色谱条件

色谱柱：Thermo 柱(250mm×4.6mm，5μm)；流动相：乙腈-0.1%磷酸水溶液(3∶97)；流速 1.0mL/min；检测波长 260nm；分析时间 35min。

1.3 对照品溶液的制备

称取原儿茶酸对照品，用适量甲醇溶解。

1.4 供试品溶液的制备

称取粉碎的老鹳草 2.0g，用 50mL 0.1mol/L 盐酸溶液回流提取 40min，滤过，取续滤液 25mL 用乙醚萃取(20mL×2)，合并萃取液，挥去溶剂后用甲醇溶解并定容至 10mL，滤过，即得。

地龙

Dilong

PHERETIMA

【化学成分】

表 1-6-2 地龙主要化学成分[3]

中英文名、化学式及相对分子质量	结构图	中英文名、化学式及相对分子质量	结构图
亮氨酸 Leucine $C_6H_{13}NO_2$ Exact Mass: 131.09	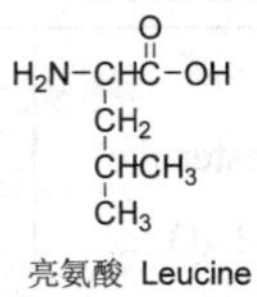 亮氨酸 Leucine	谷氨酸 Glutamic acid $C_5H_9NO_4$ Exact Mass: 147.05	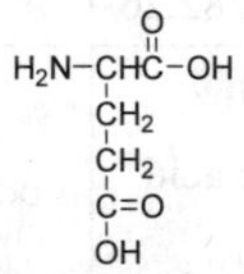 谷氨酸 Glutamic acid
天门冬氨酸 Aspartic acid $C_4H_7NO_4$ Exact Mass: 133.04	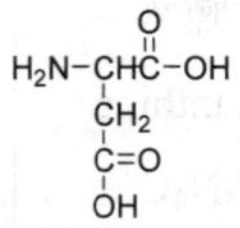 天门冬氨酸 Aspartic acid	缬氨酸 Valine $C_5H_{11}NO_2$ Exact Mass: 117.08	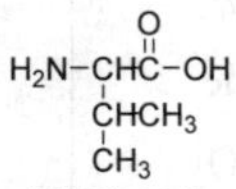 缬氨酸 Valine
丙氨酸 Alanine $C_3H_7NO_2$ Exact Mass: 89.05	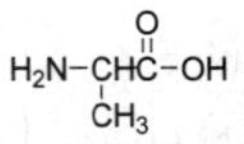 丙氨酸 Alanine	甘氨酸 Glycine $C_2H_5NO_2$ Exact Mass: 75.03	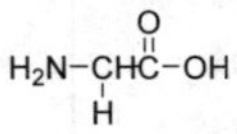 甘氨酸 Glycine

续表

中英文名、化学式及相对分子质量	结构图	中英文名、化学式及相对分子质量	结构图
赖氨酸 Lysine $C_6H_{14}N_2O_2$ Exact Mass: 146.11	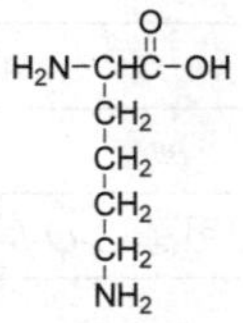 赖氨酸 Lysine	精氨酸 Arginine $C_6H_{14}N_4O_2$ Exact Mass: 174.11	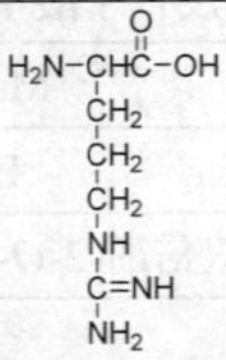 精氨酸 Arginine
蛋氨酸 Methionine $C_5H_{11}NO_2S$ Exact Mass: 149.05	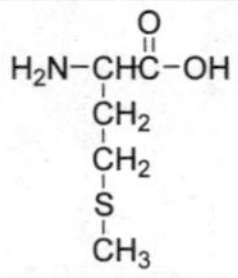 蛋氨酸 Methionine	丝氨酸 Serine $C_3H_7NO_3$ Exact Mass: 105.04	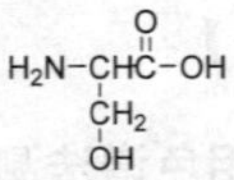 丝氨酸 Serine
苏氨酸 Threonine $C_4H_9NO_3$ Exact Mass: 119.06	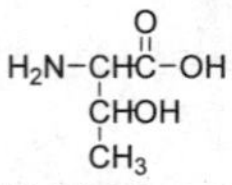 苏氨酸 Threonine	苯丙氨酸 Phenylalanine $C_9H_{11}NO_2$ Exact Mass: 165.08	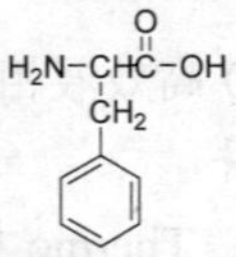 苯丙氨酸 Phenylalanine
脯氨酸 Proline $C_5H_9NO_2$ Exact Mass: 115.06	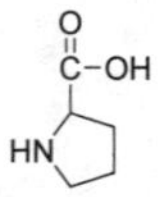 脯氨酸 Proline	组氨酸 Histidine $C_6H_9N_3O_2$ Exact Mass: 155.07	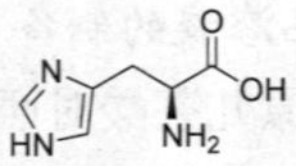 组氨酸 Histidine
酪氨酸 Tyrosine $C_9H_{11}NO_3$ Exact Mass: 181.07	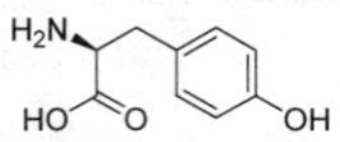 酪氨酸 Tyrosine	十六烷酸(棕榈酸) Hexadecanoic acid (Palmitic acid) $C_{16}H_{32}O_2$ Exact Mass: 256.24	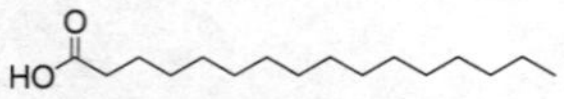 十六烷酸 (棕榈酸) Hexadecanoic acid (Palmitic acid)
硬脂酸 Stearic acid $C_{18}H_{36}O_2$ Exact Mass: 284.27	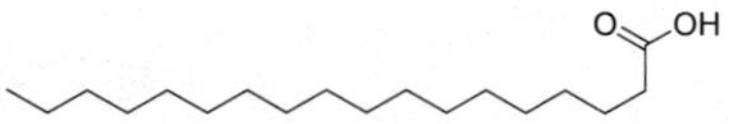 硬脂酸 Stearic acid	琥珀酸 Succinic acid $C_4H_6O_4$ Exact Mass: 118.03	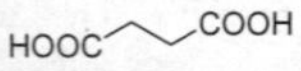 琥珀酸 Succinic acid
油酸 Oleic acid $C_{18}H_{34}O_2$ Exact Mass: 282.26	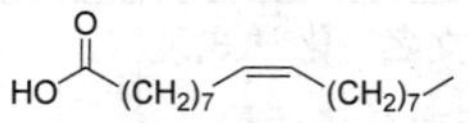 油酸 Oleic acid	亚油酸 Linoleic acid $C_{18}H_{32}O_2$ Exact Mass: 280.24	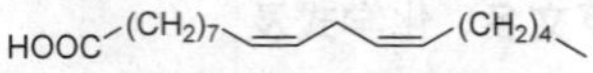 亚油酸 Linoleic acid
花生四烯酸 Arachidonic acid $C_{20}H_{32}O_2$ Exact Mass: 304.24	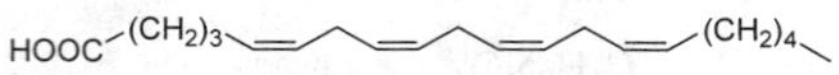 花生四烯酸 Arachidonic acid	胆固醇 Cholesterol $C_{27}H_{46}O$ Exact Mass: 386.35	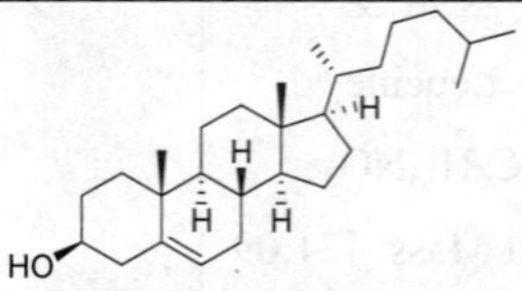 胆固醇 Cholesterol
黄嘌呤 Xanthine $C_5H_4N_4O_2$ Exact Mass: 152.03	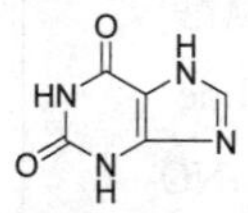 黄嘌呤 Xanthine	次黄嘌呤 Hypoxanthine $C_5H_4N_4O$ Exact Mass: 136.04	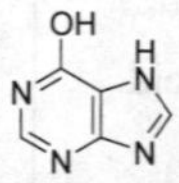 次黄嘌呤 Hypoxanthine
腺嘌呤 Adenine $C_5H_5N_5$ Exact Mass: 135.05	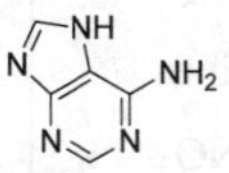 腺嘌呤 Adenine	鸟嘌呤 Guanine $C_5H_5N_5O$ Exact Mass: 151.05	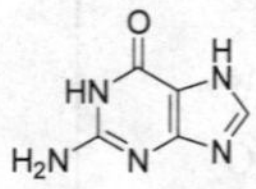 鸟嘌呤 Guanine

除以上化学成分外，地龙还包括十五烷酸、十六烷酸、十七烷酸、十八烷酸、花生酸、花生三烯酸、γ-亚油酸等。

【分析方法】

1 高效液相色谱法测定地龙中次黄嘌呤的含量[4]

1.1 仪器

Waters 高效液相色谱仪。

1.2 色谱条件

色谱柱：Kromasil C_{18} 柱(250mm×4.6mm，5μm)；流动相：甲醇-水(10∶90)；流速 0.6mL/min；检测波长 254nm；柱温 35℃；分析时间 15min。

1.3 对照品溶液的制备

称取次黄嘌呤对照品，用适量稀乙醇溶解。

1.4 供试品溶液的制备

称取粉碎的地龙药材约 1g，加 90mL 稀乙醇，于温水浴中放置 2h 后超声提取 30min，离心，取上清液，用稀乙醇稀释 5 倍，滤过，即得。

2 广地龙中琥珀酸的毛细管电泳电导法测定[5]

2.1 仪器

CES2000-HV-B 毛细管电泳仪。

2.2 色谱条件

毛细管：未涂层融硅毛细管柱(50cm×75μm)；缓冲液：1.0mmol/L Tris-10mmol/L H_3BO_3-0.5%四乙烯五胺-0.025mmol/L 十六烷基三甲基溴化铵；分离电压－10kV；重力进样：20cm 高度进样 15s；分析时间 8min。

2.3 对照品溶液的制备

称取琥珀酸对照品，用适量水溶解。

2.4 供试品溶液的制备

称取粉碎的广地龙药材约 0.5g，加入 90%乙醇 20mL 超声提取 45min，滤过，蒸干，残渣用 20mL 水溶解，滤过，即得。

地枫皮

Difengpi

ILLICII CORTEX

【化学成分】

表 1-6-3 地枫皮主要化学成分[6~8]

中英文名、化学式及相对分子质量	结构图	中英文名、化学式及相对分子质量	结构图
地枫皮素 Difengpin $C_{20}H_{20}O_4$ Exact Mass: 324.14	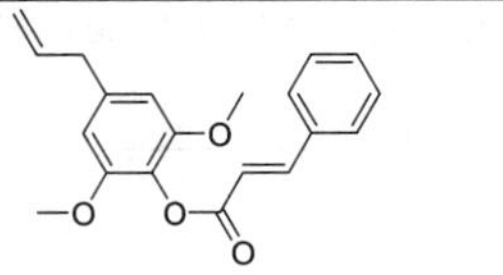 地枫皮素 Difengpin	厚朴酚 Magnolol $C_{18}H_{18}O_2$ Exact Mass: 266.13	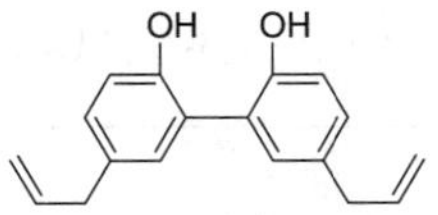 厚朴酚 Magnolol

续表

中英文名、化学式及相对分子质量	结构图	中英文名、化学式及相对分子质量	结构图
β-谷甾醇 *β*-Sitosterol $C_{29}H_{50}O$ Exact Mass: 414.39	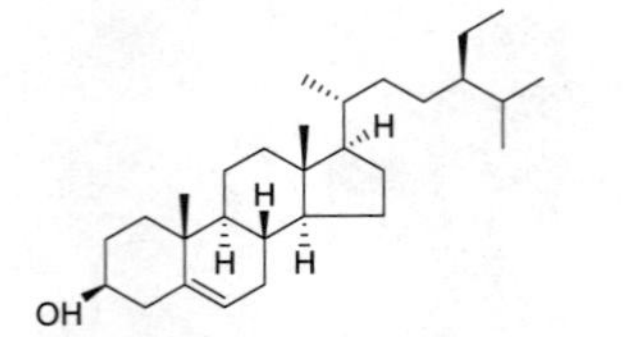 *β*-谷甾醇(谷甾醇)　*β*-Sitosterol(Sitosterol)	芒果醇酸 Mangiferolic acid $C_{30}H_{48}O_3$ Exact Mass: 456.36	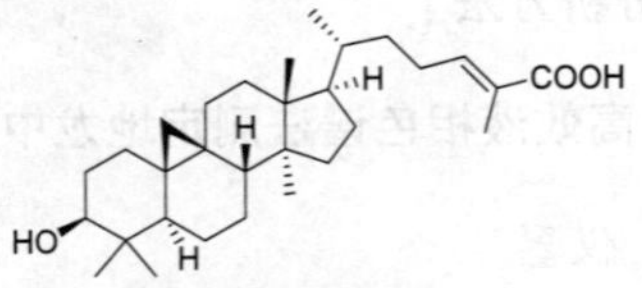 芒果醇酸　Mangiferolic acid
白桦脂酸 Betulinic acid $C_{30}H_{48}O_3$ Exact Mass: 456.36	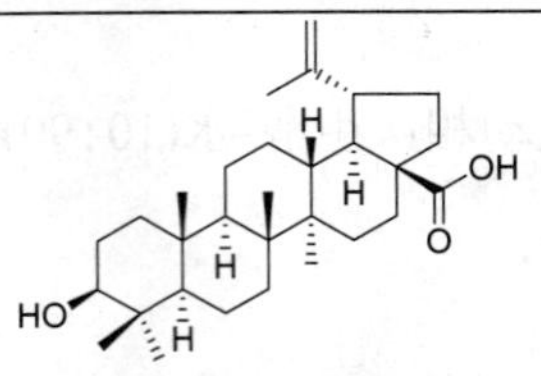 白桦脂酸　Betulinic acid		

除以上化学成分外，地枫皮还含有3*β*-*O*-乙酰基-芒果醇酸、芒果酮酸等。

地肤子

Difuzi

KOCHIAE FRUCTUS

【化学成分】

表 1-6-4a　地肤子主要化学成分[9]

中英文名、化学式及相对分子质量	结构图	中英文名、化学式及相对分子质量	结构图
齐墩果酸 Oleanolic acid $C_{30}H_{48}O_3$ Exact Mass: 456.36	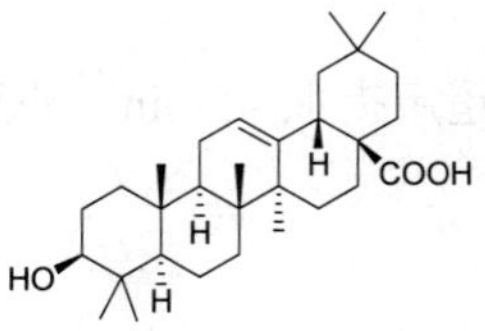 齐墩果酸　Oleanolic acid	豆甾醇 3-*O*-*β*-D-吡喃葡萄糖苷 Stigmasterol-3-*O*-*β*-D-glucopyranoside $C_{35}H_{58}O_6$ Exact Mass: 574.42	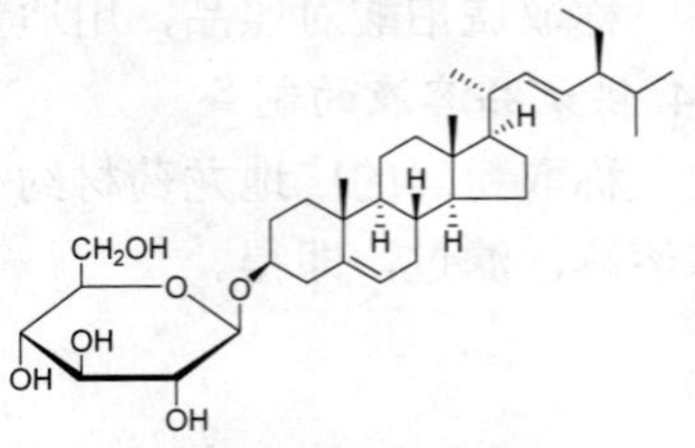 豆甾醇-3-*O*-*β*-D-吡喃葡萄糖苷 Stigmasterol-3-*O*-*β*-D-glucopyranoside

表 1-6-4b　地肤子其他主要化学成分[9]

中文名	中文名
齐墩果酸3-*O*-*β*-D-吡喃木糖(1→3)-*β*-D-吡喃葡萄糖醛酸苷	3-*O*-*β*-D-吡喃木糖(1→3)-*β*-D-吡喃葡萄糖醛酸-齐墩果酸-28-*O*-*β*-D-吡喃葡萄糖酯苷
齐墩果酸28-*O*-*β*-D-吡喃葡萄糖酯苷	齐墩果酸3-*O*-[*β*-D-吡喃葡萄糖(1→2)*β*-D-吡喃木糖(1→3)]-*β*-D-吡喃葡萄糖醛酸苷
齐墩果酸3-*O*-*β*-D-吡喃葡萄糖醛酸甲酯苷	齐墩果酸3-*O*-*β*-D-吡喃木糖(1→3)-*β*-D-吡喃葡萄糖醛酸甲酯苷

地骨皮

Digupi

LYCII CORTEX

【化学成分】

表 1-6-5　地骨皮主要化学成分[10]

中英文名、化学式及相对分子质量	结构图	中英文名、化学式及相对分子质量	结构图
甜菜碱 Betaine $C_5H_{11}NO_2$ Exact Mass: 117.08	$(CH_3)_3N^+-CH_2-COO^-$ 甜菜碱　Betaine	地骨皮甲素 Kukoamine A $C_{28}H_{42}N_4O_6$ Exact Mass: 530.31	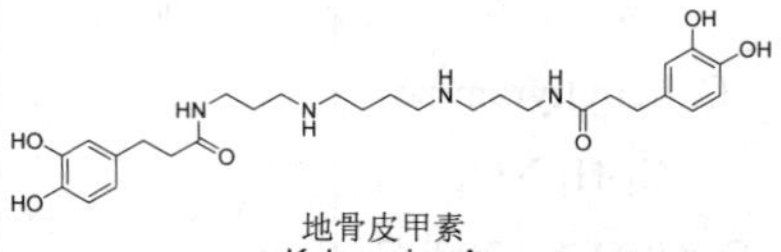 地骨皮甲素 Kukoamine A
亚油酸 Linoleic acid $C_{18}H_{32}O_2$ Exact Mass: 280.24	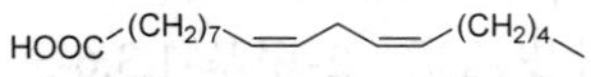 亚油酸　Linoleic acid	亚麻酸 Linolenic acid $C_{18}H_{30}O_2$ Exact Mass: 278.22	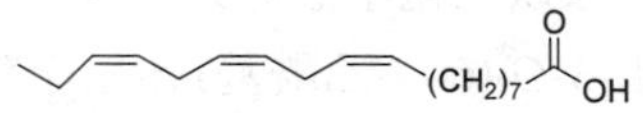 亚麻酸　Linolenic acid
肉桂酸 Cinnamic acid $C_9H_8O_2$ Exact Mass: 148.05	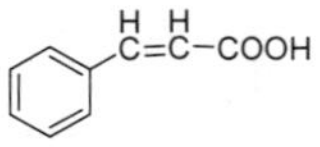 肉桂酸　Cinnamic acid	东莨菪苷 Scopolin $C_{16}H_{18}O_9$ Exact Mass: 354.10	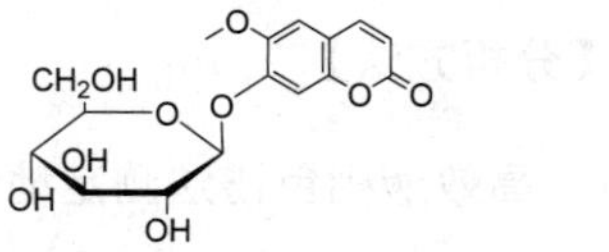 东莨菪苷　Scopolin
蒙花苷 Linarin $C_{28}H_{32}O_{14}$ Exact Mass: 592.18	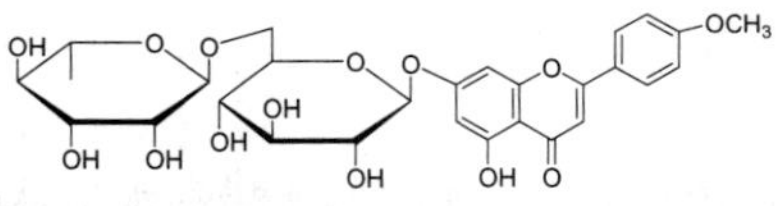 蒙花苷　Linarin	法荜枝苷 Fabiatrin $C_{21}H_{26}O_{13}$ Exact Mass: 486.14	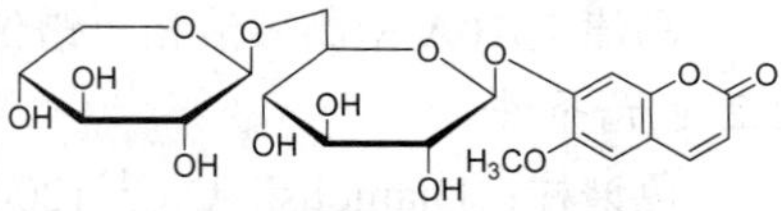 法荜枝苷　Fabiatrin
紫丁香酸葡萄糖苷 Glucosyringic acid $C_{15}H_{20}O_{10}$ Exact Mass: 360.11	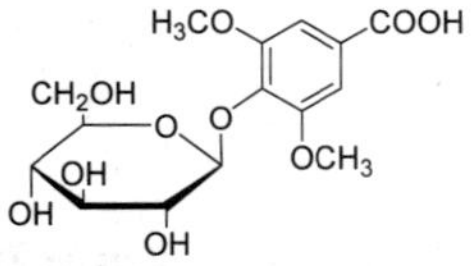 紫丁香酸葡萄糖苷　Glucosyringic acid	地骨皮苷甲 Digupigan A $C_{18}H_{26}O_{12}$ Exact Mass: 434.14	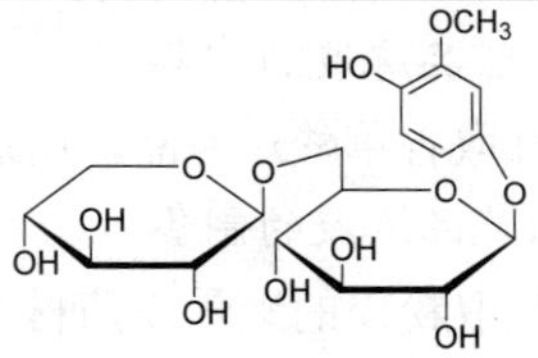 地骨皮苷甲　Digupigan A
大黄素甲醚 Physcion $C_{16}H_{12}O_5$ Exact Mass: 284.07	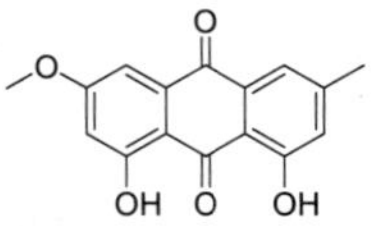 大黄素甲醚　Physcion	大黄素 Emodin $C_{15}H_{10}O_5$ Exact Mass: 270.05	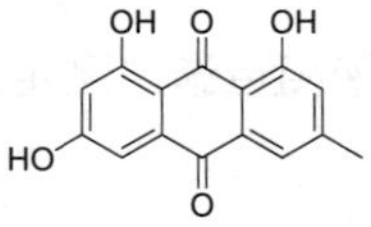 大黄素　Emodin
β-谷甾醇 *β*-Sitosterol $C_{29}H_{50}O$ Exact Mass: 414.39	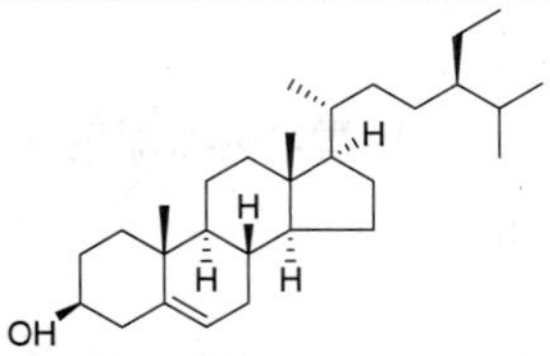 *β*-谷甾醇(谷甾醇)　*β*-Sitosterol(Sitosterol)	东莨菪素 Scopoletin $C_{10}H_8O_4$ Exact Mass: 192.04	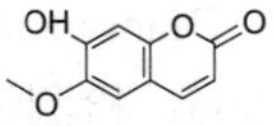 东莨菪素　Scopoletin
芹菜素 Apigenin $C_{15}H_{10}O_5$ Exact Mass: 270.05	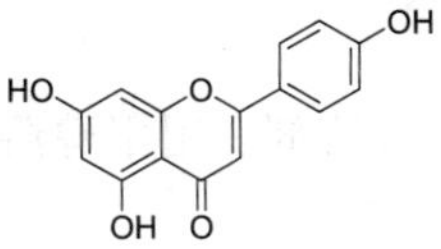 芹菜素　Apigenin	牛磺酸 Taurine $C_2H_7NO_3S$ Exact Mass: 125.01	$H_2N-CH_2-CH_2-SO_3H$ 牛磺酸　Taurine

续表

中英文名、化学式及相对分子质量	结构图	中英文名、化学式及相对分子质量	结构图
N-顺式-咖啡酰酪胺 *N-cis*-Caffeoyltyramine $C_{17}H_{17}NO_4$ Exact Mass: 299.12	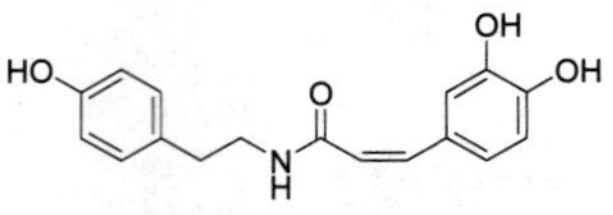 *N*-顺式-咖啡酰酪胺 *N-cis*-Caffeoyltyramine	*N*-二氢咖啡酰酪胺 *N*-Dihydro-caffeoyltyramine $C_{17}H_{19}NO_4$ Exact Mass: 301.13	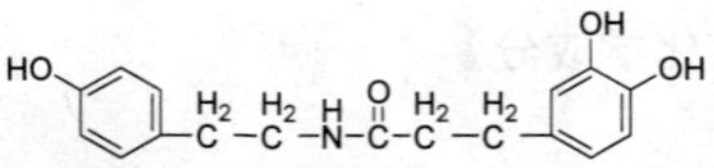 *N*-二氢咖啡酰酪胺 *N*-Dihydro-caffeoyltyramine
N-反式-咖啡酰酪胺 *N-trans*-Caffeoyltyramine $C_{17}H_{17}NO_4$ Exact Mass: 299.12	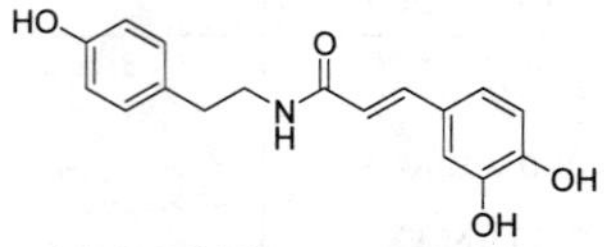 *N*-反式-咖啡酰酪胺 *N-trans*-Caffeoyltyramine		

除以上化学成分外，地骨皮还含有南烛木树脂醇-3*α*-*O*-*β*-D-吡喃葡萄糖苷、2-甲基-1,3,6-三羟基-9,10-蒽醌-3-*O*-(6-*O*-乙酰基)-*α*-鼠李糖基(1→2)-*β*-葡萄糖苷、地骨皮乙素、2-甲基-1,3,6-三羟基-9,10-蒽醌、(s)-9-羟基-(10*E*,12*Z*)-十八碳二烯酸、(s)-9-羟基-(10*E*,12*Z*,15*Z*)-十八碳三烯酸等。

【分析方法】

1 高效液相色谱法测定地骨皮中香草酸的含量[11]

1.1 仪器

岛津 2010A 型高效液相色谱仪。

1.2 色谱条件

色谱柱：Diamonsil C_{18} 柱(200mm×4.6mm，5μm)；流动相：乙腈-1%冰醋酸水溶液(10∶90，pH＝3)；流速 0.8mL/min；检测波长 260nm；柱温 30℃；分析时间 40min。

1.3 对照品溶液的制备

称取香草酸对照品，用适量甲醇溶解。

1.4 供试品溶液的制备

称取粉碎的地骨皮药材 1g，加入 100mL 甲醇索氏回流提取 30min，挥去溶剂后用甲醇溶解并定容至 10mL，滤过，即得。

2 高效液相色谱法测定地骨皮中莨菪亭的含量[12]

2.1 仪器

岛津 2010A 型高效液相色谱仪。

2.2 色谱条件

色谱柱：Diamonsil C_{18} 柱(200mm×4.6mm，5μm)；流动相：甲醇-1%冰醋酸水溶液(25:75，pH=3.0)；流速 0.8mL/min；检测波长 345nm；柱温 25℃；分析时间 24min。

2.3 对照品溶液的制备

称取莨菪亭对照品，用适量甲醇溶解。

2.4 供试品溶液的制备

称取粉碎的地骨皮药材 1g，用 40mL 乙醇回流提取 1h，挥去溶剂后用甲醇溶解并定容至 10mL，滤过，即得。

地黄

Dihuang
REHMANNIAE RADIX

【化学成分】

表 1-6-6 地黄主要化学成分[13]

中英文名、化学式及相对分子质量	结构图	中英文名、化学式及相对分子质量	结构图
梓醇 Catalpol $C_{15}H_{22}O_{10}$ Exact Mass: 362.12	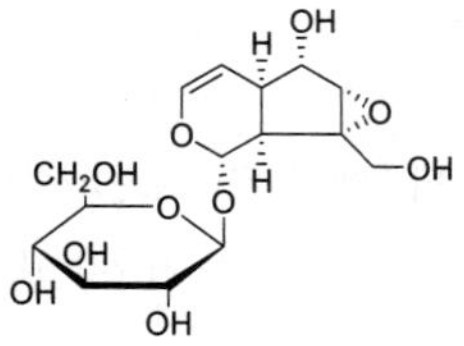 梓醇 Catalpol	地黄苷 D Rehmannioside D $C_{27}H_{42}O_{20}$ Exact Mass: 686.23	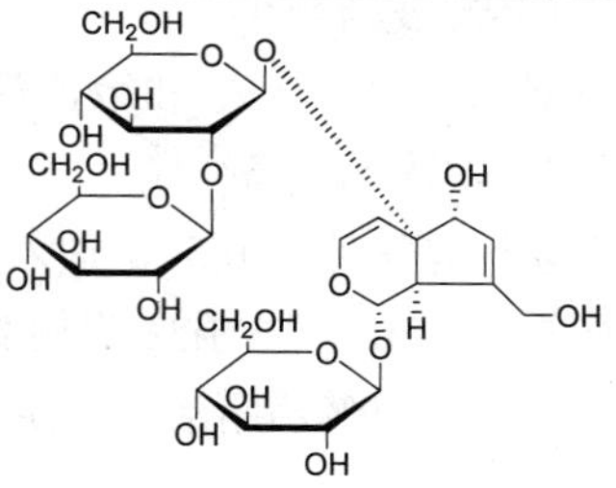 地黄苷 D Rehmannioside D
麦角甾苷 Acteoside $C_{29}H_{36}O_{15}$ Exact Mass: 624.21	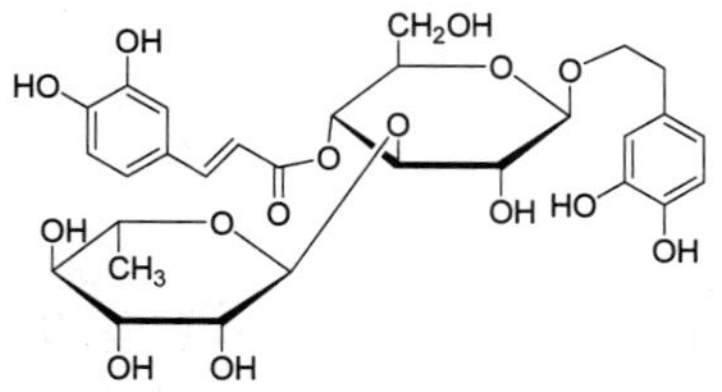 麦角甾苷 Acteoside	地黄苷 A Rehmannioside A $C_{21}H_{32}O_{15}$ Exact Mass: 524.17	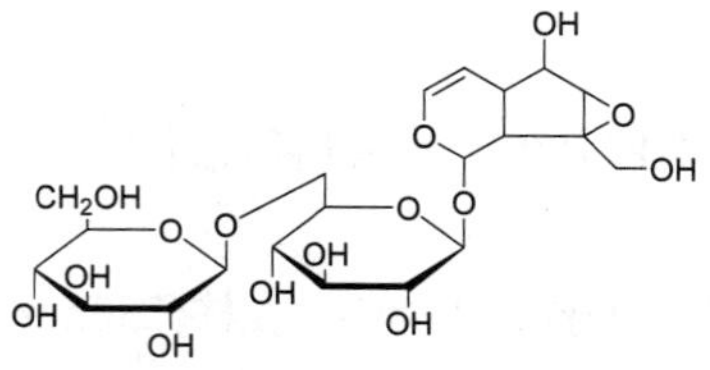 地黄苷 A Rehmannioside A
β-谷甾醇 *β*-Sitosterol $C_{29}H_{50}O$ Exact Mass: 414.39	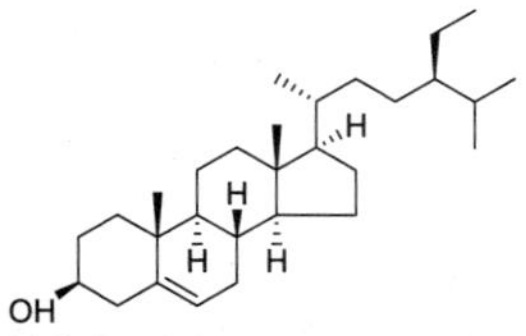 *β*-谷甾醇(谷甾醇) *β*-Sitosterol(Sitosterol)	腺苷 Adenosine $C_{10}H_{13}N_5O_4$ Exact Mass: 267.10	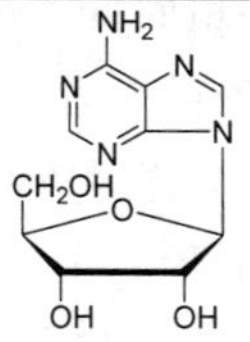 腺苷 Adenosine
水苏糖 Stachyose $C_{24}H_{42}O_{21}$ Exact Mass: 666.22	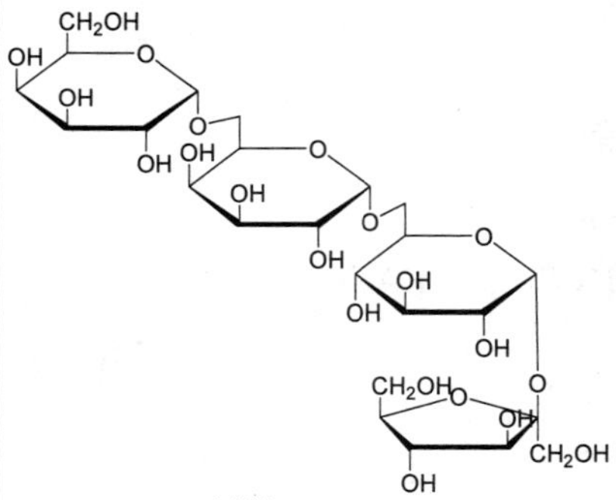 水苏糖 Stachyose	毛蕊花糖 Verbascose $C_{30}H_{52}O_{26}$ Exact Mass: 828.27	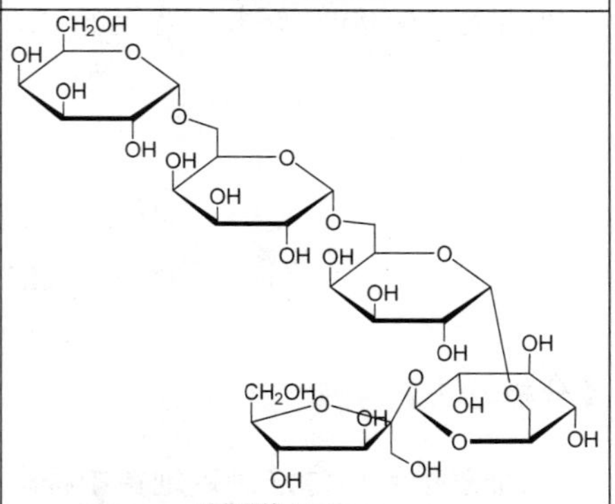 毛蕊花糖 Verbascose
甘露三糖 Mannotriose $C_{18}H_{32}O_{16}$ Exact Mass: 504.17	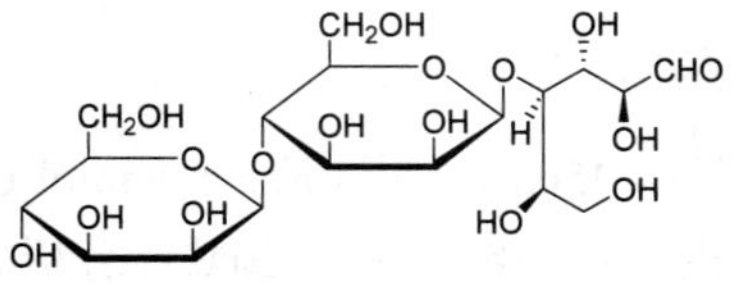 甘露三糖 Mannotriose	棉子糖 Raffinose $C_{18}H_{32}O_{16}$ Exact Mass: 504.17	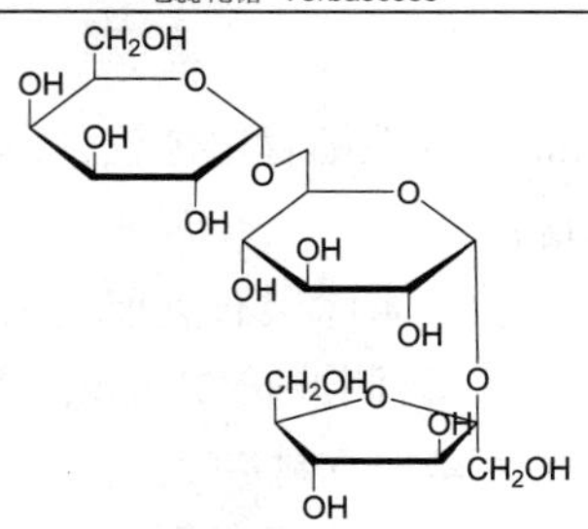 棉子糖 Raffinose

除以上化学成分外，地黄还含有地黄多糖 a、地黄多糖 b 等。

【分析方法】

1 高效液相色谱法测定生地黄中地黄苷 A 和 D[14]

1.1 仪器

岛津 LC-10A 高效液相色谱仪，SPD-M10A 二极管阵列检测器。

1.2 色谱条件

色谱柱：Inertsil NH_2 柱(250mm×4.6mm，5μm)；流动相：乙腈-水(75∶25)；流速 1.0mL/min；检测波长 203nm；分析时间 15min。

1.3 对照品溶液的制备

分别称取地黄苷 A 和地黄苷 D 对照品，用适量 70%乙腈溶解。

1.4 供试品溶液的制备

称取粉碎的地黄 0.5g，加入 30mL 50%甲醇冷浸过夜，回流提取 1.5h，提取液挥去溶剂后用适量水溶解，通过 DA-201 型大孔吸附树脂柱，先用 80mL 水淋洗，弃去水洗液，再用 80mL 30%甲醇洗脱，甲醇液挥去溶剂后用 70%乙腈溶解并定容至 5mL，滤过，即得。

2 高效液相色谱法测定地黄中麦角甾苷的含量[15]

2.1 仪器

HP1100 高效液相色谱仪。

2.2 色谱条件

色谱柱：Polaris C_{18} 柱(250mm×4.6mm，5μm)；流动相：溶剂 A 为乙腈，溶剂 B 为 0.1%醋酸；梯度洗脱：0～25 min 10%～27% A，25～30min 27% A，30～40min 10% A；流速 1.0mL/min；检测波长 334nm；柱温 25℃；分析时间 30min。

2.3 对照品溶液的制备

称取麦角甾苷对照品，用适量乙腈-0.1%醋酸(10∶90)溶解。

2.4 供试品溶液的制备

称取粉碎的地黄药材 2g，用 50mL 甲醇超声提取 45min 滤过，取续滤液 25mL，蒸干，残渣用乙腈-0.1%醋酸(10∶90)溶解并定容至 5mL，滤过，即得。

熟地黄

Shudihuang

REHMANNIAE RADIX PREPARATA

【分析方法】

1 毛细管区带电泳法测定地黄中梓醇的含量[16]

1.1 仪器

Unimicro 毛细管电泳仪。

1.2 色谱条件

毛细管：未涂层石英玻璃毛细管(60cm×75μm，有效长度 45cm)；缓冲液：50mmol/L 硼砂溶液；分离电压 14kV；检测波长 210nm；重力进样：10cm 高度下进样 5s；毛细管温度 20℃；分析时间 12min。

1.3 对照品溶液的制备

称取梓醇对照品，用适量乙醇溶解。

1.4 供试品溶液的制备

称取粉碎的熟地黄药材 3g，用适量乙醇回流提取 30min，滤过，定容至 25mL，即得。

地榆

Diyu

SANGUISORBAE RADIX

【化学成分】

表 1-6-7　地榆主要化学成分[17~19]

中英文名、化学式及相对分子质量	结构图	中英文名、化学式及相对分子质量	结构图
Arjunic acid $C_{30}H_{48}O_5$ Exact Mass: 488.35	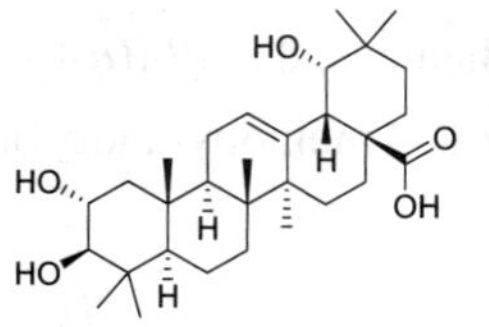 Arjunic acid	Rosamultic acid $C_{30}H_{46}O_5$ Exact Mass: 486.33	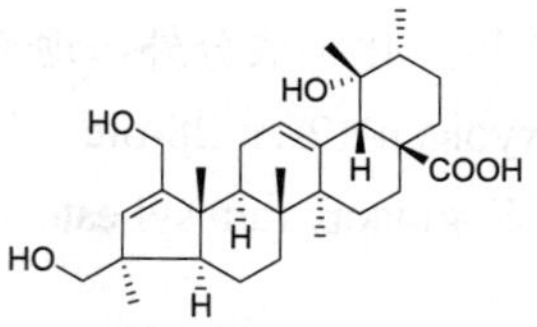 Rosamultic acid
1*β*-羟基蔷薇酸 1*β*-Hydroxyeuscaphic acid $C_{30}H_{48}O_6$ Exact Mass: 504.35	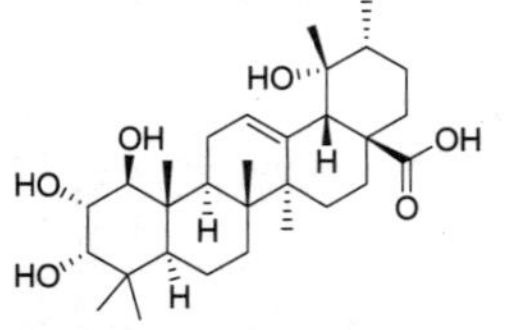 1*β*-羟基蔷薇酸　1*β*-Hydroxyeuscaphic acid	蔷薇酸 Euscaphic acid $C_{30}H_{48}O_5$ Exact Mass: 488.35	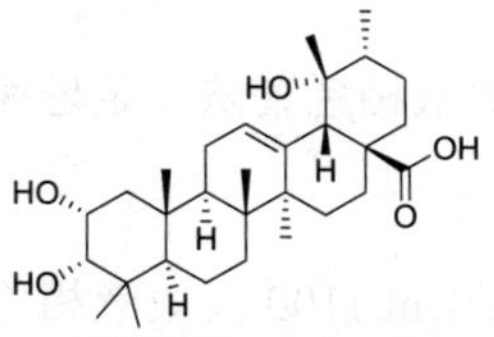 蔷薇酸　Euscaphic acid
委陵菜酸 Tormentic acid $C_{30}H_{48}O_5$ Exact Mass: 488.35	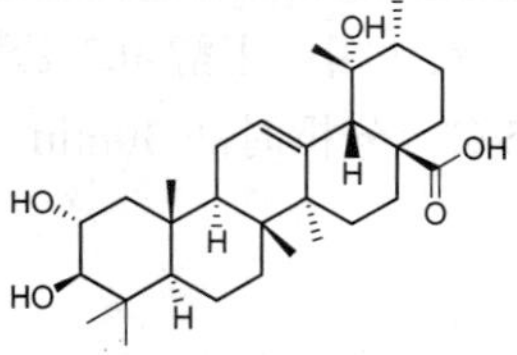 委陵菜酸　Tormentic acid	坡模酸 Pomolic acid $C_{30}H_{48}O_4$ Exact Mass: 472.36	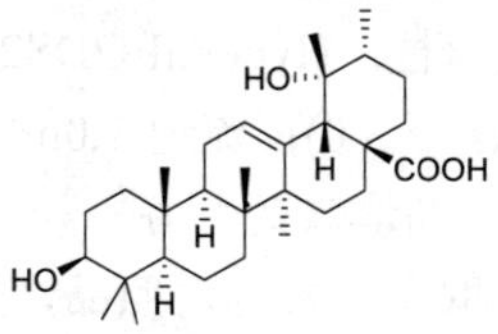 坡模酸　Pomolic acid
乌苏酸 Ursolic acid $C_{30}H_{48}O_3$ Exact Mass: 456.36	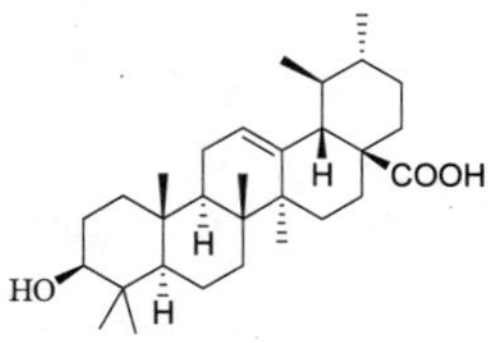 乌苏酸　Ursolic acid	地榆皂苷 I Ziyu glycoside Ⅰ $C_{41}H_{66}O_{13}$ Exact Mass: 766.45	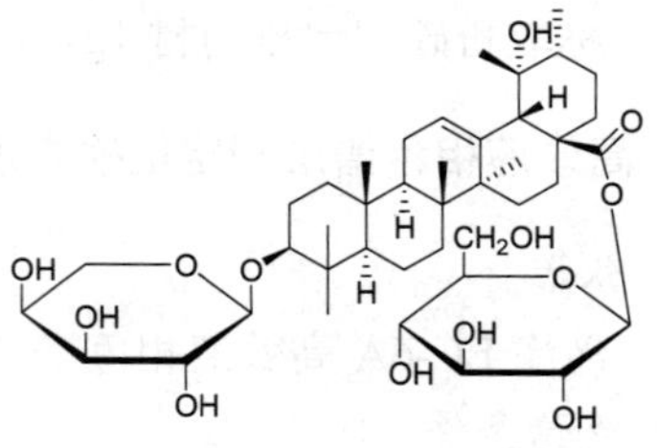 地榆皂苷 I　Ziyu glycoside Ⅰ
地榆皂苷 Ⅱ Ziyu glycoside Ⅱ $C_{36}H_{58}O_8$ Exact Mass: 618.41	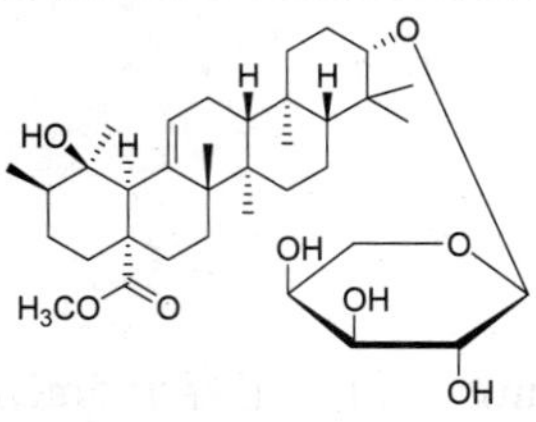 地榆皂苷 Ⅱ　Ziyu glycoside Ⅱ	阿魏酸 Ferulic acid $C_{10}H_{10}O_4$ Exact Mass: 194.06	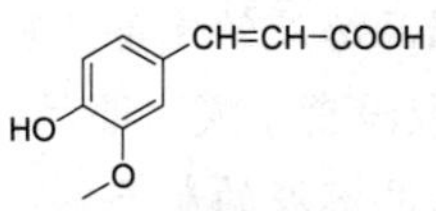 阿魏酸　Ferulic acid
山柰苷(山柰酚 3,7-二鼠李糖苷) Kaempferitrin $C_{27}H_{30}O_{14}$ Exact Mass: 578.16	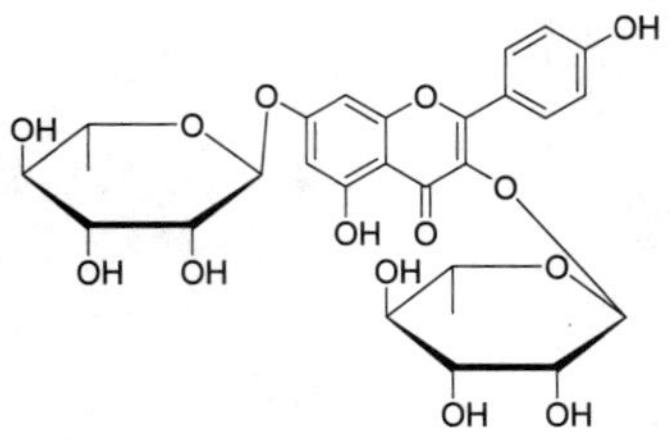 山柰苷(山柰酚3,7-二鼠李糖苷)　Kaempferitrin	槲皮素-3-半乳糖-7-葡萄糖苷 Quercetin-3-galactoside-7-glucoside $C_{27}H_{30}O_{17}$ Exact Mass: 626.15	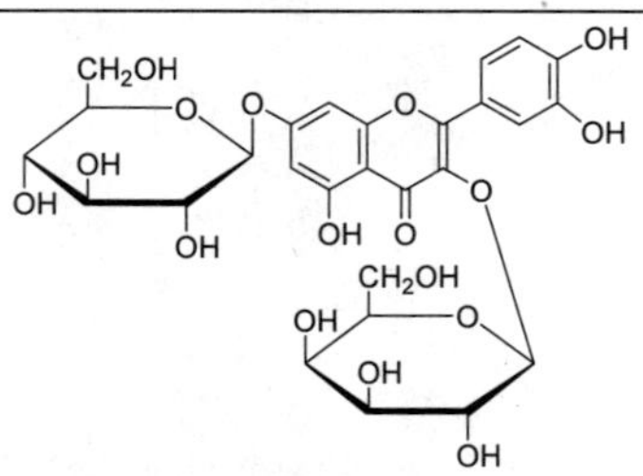 槲皮素-3-半乳糖-7-葡萄糖苷 Quercetin-3-galactoside-7-glucoside

续表

中英文名、化学式及相对分子质量	结构图	中英文名、化学式及相对分子质量	结构图
β-谷甾醇 β-Sitosterol $C_{29}H_{50}O$ Exact Mass: 414.39	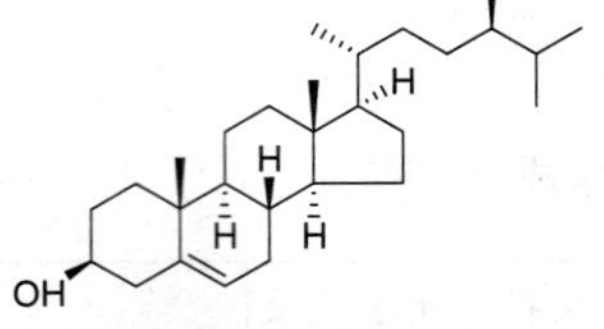 β-谷甾醇(谷甾醇) β-Sitosterol(Sitosterol)	胡萝卜苷 Daucosterol $C_{35}H_{60}O_6$ Exact Mass: 576.44	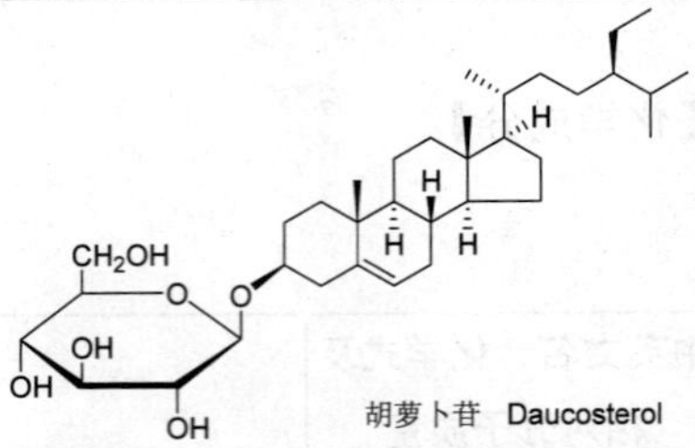 胡萝卜苷 Daucosterol

除以上化学成分外，地榆还含有Niga-ichigoside、Haptadienic acid、3*β*-[(*α*-L-Arabinopyranosyl)oxy]-29-hydroxyolean-12-en-28-oic acid-*β*-D-glucopyranosyl ester、3*β*-[(*α*-L-Arabinopyranosyl)oxy]-urs-12,18-dien-28-oic acid-*β*-D-glucopyranosyl ester 等。

【分析方法】

1　高效液相色谱法测定地榆中金丝桃苷的含量[20]

1.1 仪器

Agilent 1100 高效液相色谱仪。

1.2 色谱条件

色谱柱：Hypersil ODS2 分析柱(250mm×4.6mm，5μm)；流动相：甲醇-0.2%磷酸溶液(46∶54，用三乙胺调 pH 至 3.0)；流速 1.0mL/min；检测波长 370nm；柱温 25℃；分析时间 30min。

1.3 对照品溶液的制备

称取金丝桃苷对照品，用适量甲醇溶解。

1.4 供试品溶液的制备

称取粉碎的地榆药材 1g，用 100mL 甲醇超声提取 1h，滤过，即得。

2　高效液相色谱法测定地榆中没食子酸的含量[21]

2.1 仪器

岛津 LC-6A 高效液相色谱仪。

2.2 色谱条件

色谱柱：Shim-pack CLC-ODS 柱(150mm×6.0mm，5μm)；流动相：甲醇-0.025mol/L 磷酸(15∶85)；流速 1.0mL/min；检测波长 270nm；柱温 25℃；分析时间 20min。

2.3 对照品溶液的制备

称取没食子酸对照品，用适量甲醇溶解。

2.4 供试品溶液的制备

称取粉碎的地榆药材 0.5g，用 40mL 甲醇超声提取 25min，滤过，定容至 5mL，即得。

地锦草

Dijincao

EUPHORBIAE HUMIFUSAE HERBA

【化学成分】

表 1-6-8　地锦草主要化学成分[22]

中英文名、化学式及相对分子质量	结构图	中英文名、化学式及相对分子质量	结构图
1,2,6-三-*O*-没食子酰基-*β*-D-吡喃葡萄糖 1,2,6-Tri-*O*-galloyl-*β*-D-glucopyranoside $C_{27}H_{24}O_{18}$ Exact Mass: 636.10	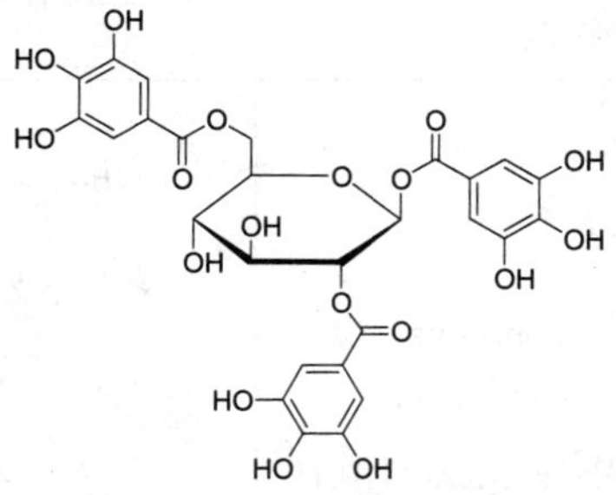 1,2,6-三-*O*-没食子酰基-*β*-D-吡喃葡萄糖 1,2,6-Tri-*O*-galloyl-*β*-D-glucopyranoside	2,4,6-三-*O*-没食子酰基-D-吡喃葡萄糖 2,4,6-Tri-*O*-galloyl-D-glucopyranoside $C_{27}H_{24}O_{18}$ Exact Mass: 636.10	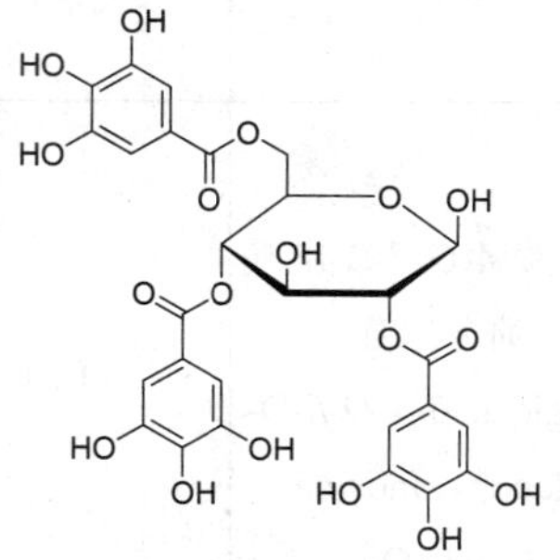 2,4,6-三-*O*-没食子酰基-D-吡喃葡萄糖 2,4,6-Tri-*O*-galloyl-D-glucopyranoside
老鹳草素 Geraniin $C_{41}H_{28}O_{27}$ Exact Mass: 952.08	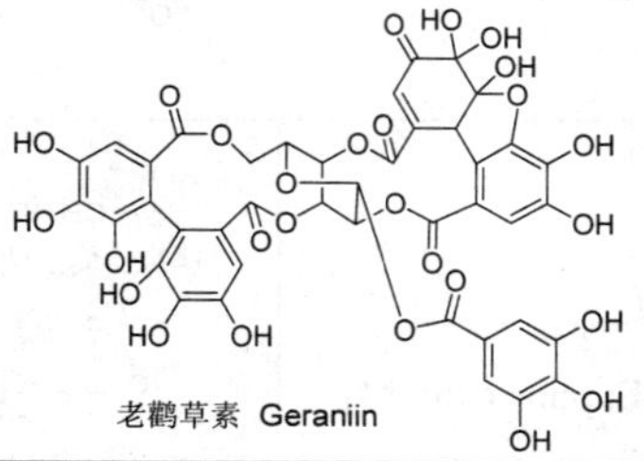 老鹳草素 Geraniin	柯里拉京 Corilagin $C_{27}H_{22}O_{18}$ Exact Mass: 634.08	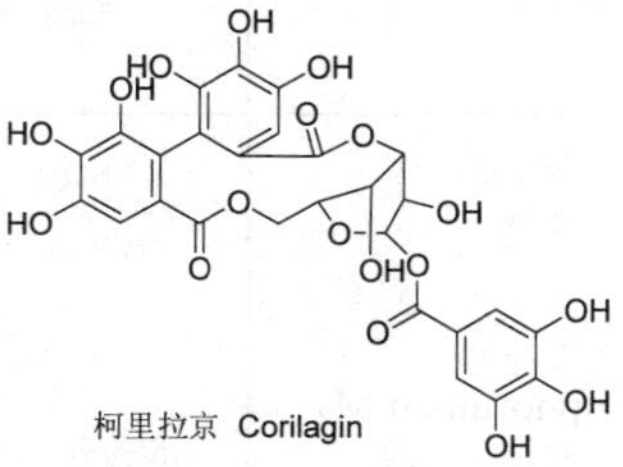 柯里拉京 Corilagin
1,2,4,6-四-*O*-没食子酰基-*β*-D-吡喃葡萄糖 1,2,4,6-Tetra-*O*-galloyl-*β*-D-glucopyranoside $C_{34}H_{28}O_{22}$ Exact Mass: 788.11	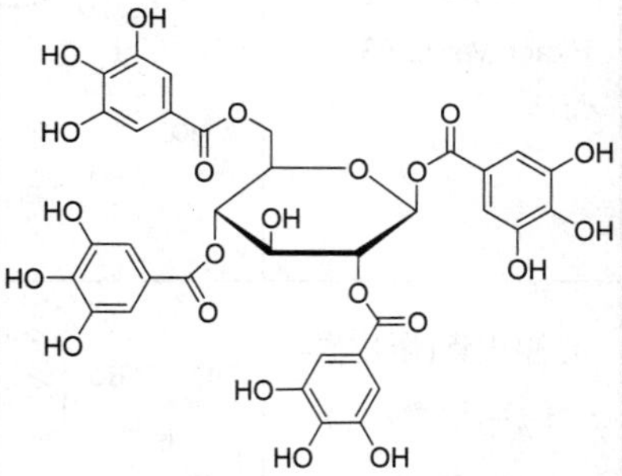 1,2,4,6-四-*O*-没食子酰基-*β*-D-吡喃葡萄糖 1,2,4,6-Tetra-*O*-galloyl-*β*-D-glucopyranoside	1,3,4,6-四-*O*-没食子酰基-*β*-D-吡喃葡萄糖 1,3,4,6-Tetra-*O*-galloyl-*β*-D-glucopyranoside $C_{34}H_{28}O_{22}$ Exact Mass: 788.11	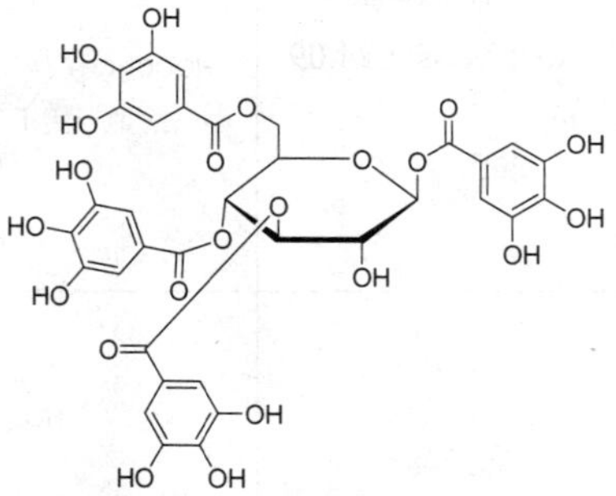 1,3,4,6-四-*O*-没食子酰基-*β*-D-吡喃葡萄糖 1,3,4,6-Tetra-*O*-galloyl-*β*-D-glucopyranoside
1,2,3,6-四-*O*-没食子酰基-*β*-D-吡喃葡萄糖 1,2,3,6-Tetra-*O*-galloyl-*β*-D-glucopyranoside $C_{34}H_{28}O_{22}$ Exact Mass: 788.11	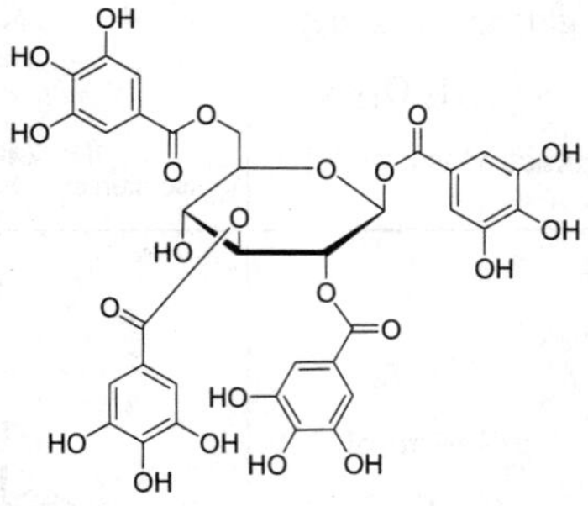 1,2,3,6-四-*O*-没食子酰基-*β*-D-吡喃葡萄糖 1,2,3,6-Tetra-*O*-galloyl-*β*-D-glucopyranoside	1,2,3,4,6-五-*O*-没食子酰基-*β*-D-吡喃葡萄糖 1,2,3,4,6-Penta-*O*-galloyl-*β*-D-glucopyranoside $C_{41}H_{32}O_{26}$ Exact Mass: 940.12	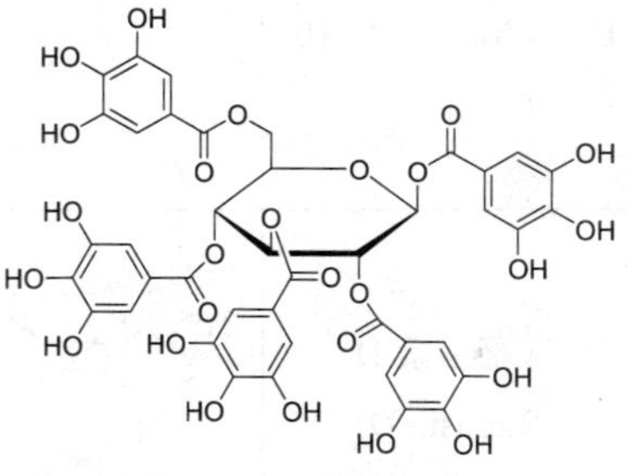 1,2,3,4,6-五-*O*-没食子酰基-*β*-D-吡喃葡萄糖 1,2,3,4,6-Penta-*O*-galloyl-*β*-D-glucopyranoside

续表

中英文名、化学式及相对分子质量	结构图	中英文名、化学式及相对分子质量	结构图
Mallotusinin $C_{41}H_{26}O_{25}$ Exact Mass: 918.08	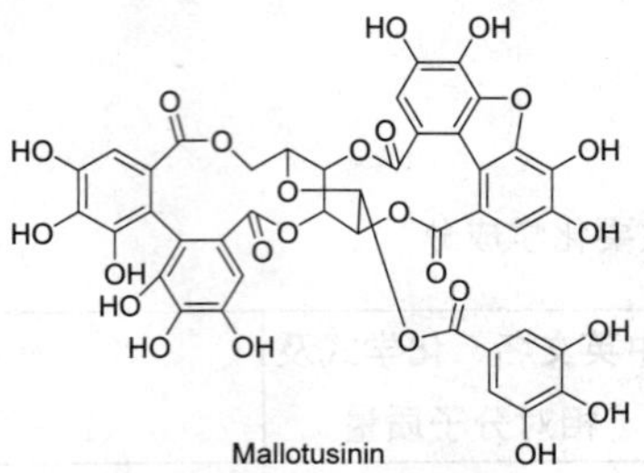 Mallotusinin	斑叶地锦素 A Eumaculin A $C_{68}H_{52}O_{44}$ Exact Mass: 1572.18	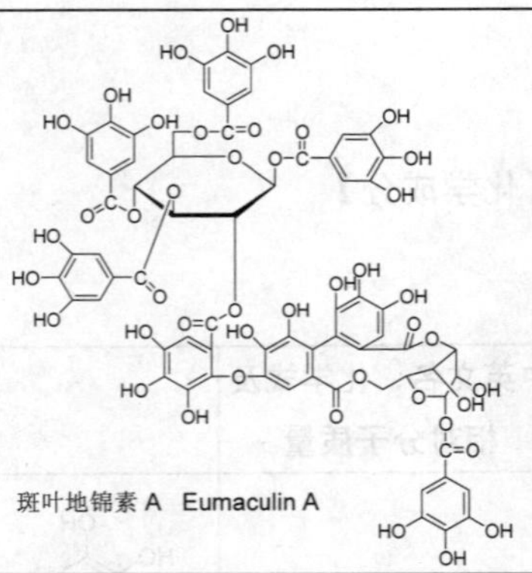 斑叶地锦素 A　Eumaculin A
鞣花酸-4-*O*-*β*-D-吡喃葡萄糖苷 Ellagic acid-4-*O*-*β*-D-glucopyranoside $C_{23}H_{22}O_{13}$ Exact Mass: 506.11	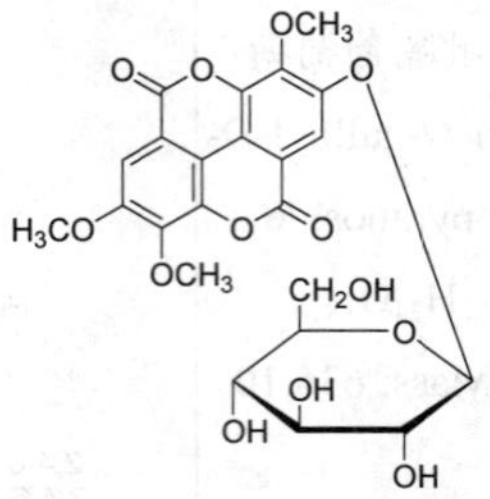 鞣花酸-4-*O*-*β*-D-吡喃葡萄糖苷 Ellagic acid-4-*O*-*β*-D-glucopyranoside	Euphormisin M_1 $C_{40}H_{30}O_{25}$ Exact Mass: 910.11	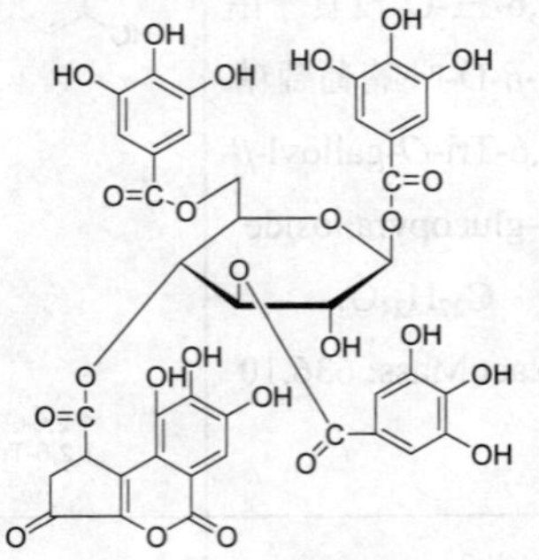 Euphormisin M_1
Euphormisin M_2 $C_{40}H_{28}O_{26}$ Exact Mass: 924.09	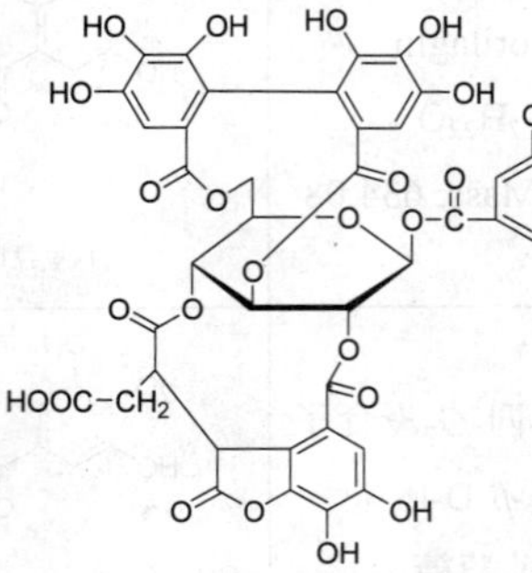 Euphormisin M_2	Euphormisin M_3 $C_{27}H_{24}O_{18}$ Exact Mass: 636.10	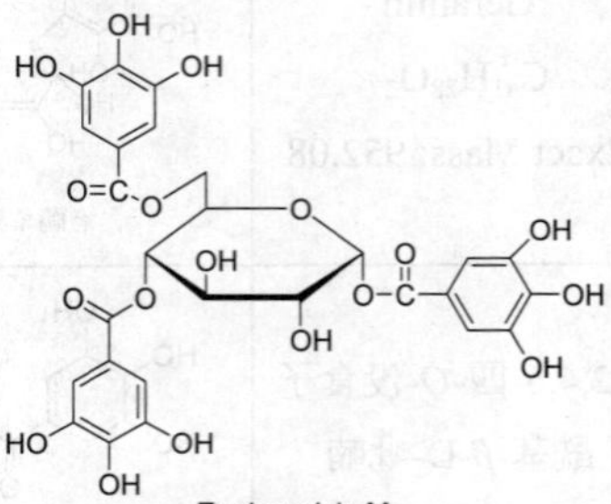 Euphormisin M_3
紫云英苷 Astragalin $C_{21}H_{20}O_{11}$ Exact Mass: 448.10	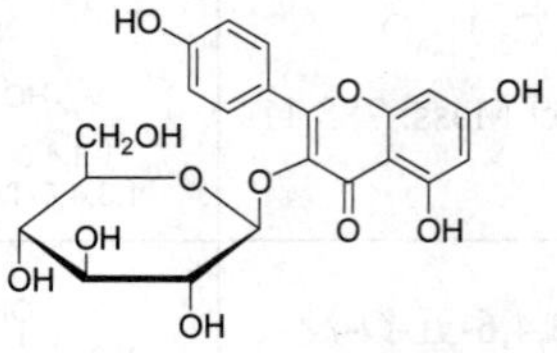 紫云英苷　Astragalin	异槲皮素(槲皮素-3-*O*-葡萄糖苷) Isoquercetin (Quercetin-3-*O*-glucopyranoside) $C_{21}H_{20}O_{12}$ Exact Mass: 464.10	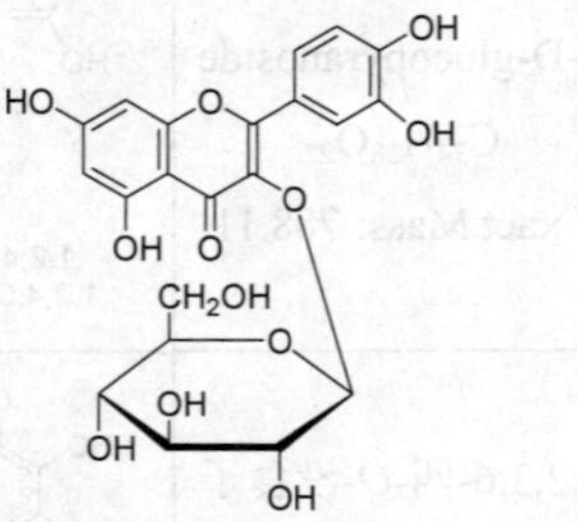 异槲皮素(槲皮素-3-*O*-葡萄糖苷) Isoquercetin(Quercetin-3-*O*-glucopyranoside)
皱褶菌素 D Rugosin D $C_{82}H_{58}O_{52}$ Exact Mass: 1874.19	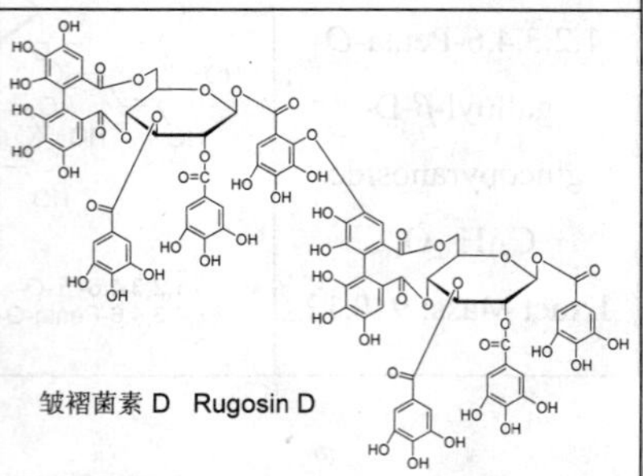 皱褶菌素 D　Rugosin D	*β*-谷甾醇 *β*-Sitosterol $C_{29}H_{50}O$ Exact Mass: 414.39	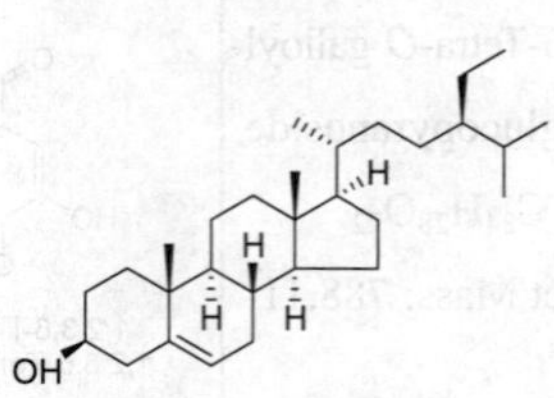 *β*-谷甾醇(谷甾醇)　*β*-Sitosterol(Sitosterol)

续表

中英文名、化学式及相对分子质量	结构图	中英文名、化学式及相对分子质量	结构图
槲皮素 Quercetin $C_{15}H_{10}O_7$ Exact Mass: 302.04	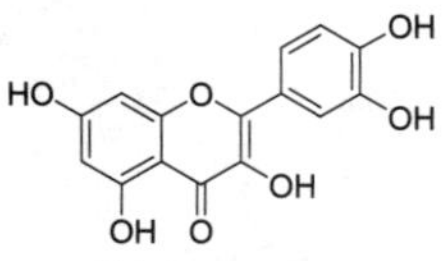 槲皮素　Quercetin	短叶苏木酚 Brevifolin $C_{12}H_8O_6$ Exact Mass: 248.03	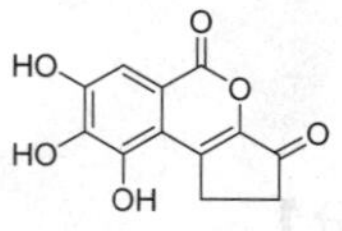 短叶苏木酚　Brevifolin
没食子酸 Gallic acid $C_7H_6O_5$ Exact Mass: 170.02	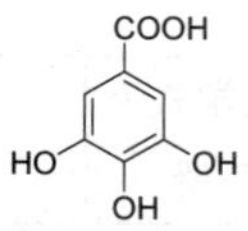 没食子酸　Gallic acid	鞣花酸(逆没食子酸) Ellagic acid $C_{14}H_6O_8$ Exact Mass: 302.01	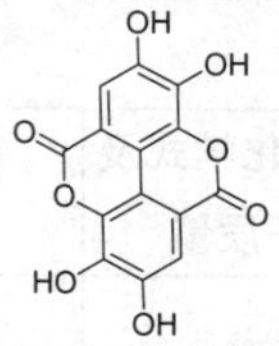 鞣花酸(逆没食子酸)　Ellagic acid
芹菜素-7-*O*-葡萄糖苷 Apigenin-7-*O*-glucoside $C_{21}H_{20}O_{10}$ Exact Mass: 432.11	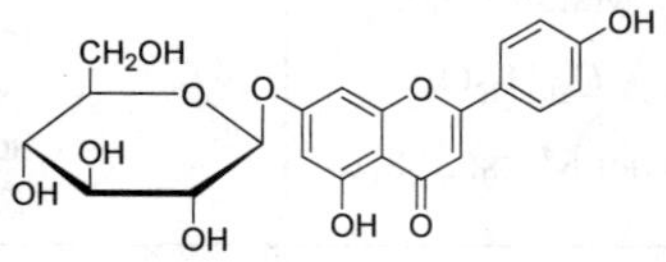 芹菜素-7-*O*-葡萄糖苷　Apigenin-7-*O*-glucoside	木犀草苷 Cynaroside $C_{21}H_{20}O_{11}$ Exact Mass: 448.10	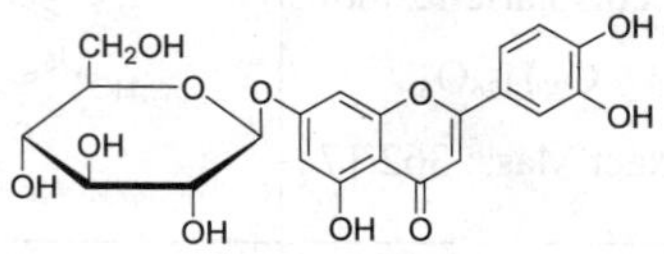 木犀草苷　Cynaroside
槲皮素-3-*O*-*α*-L-阿拉伯呋喃糖苷 Quercetin-3-*O*-*α*-L-arabinofuranoside $C_{20}H_{18}O_{11}$ Exact Mass: 434.08	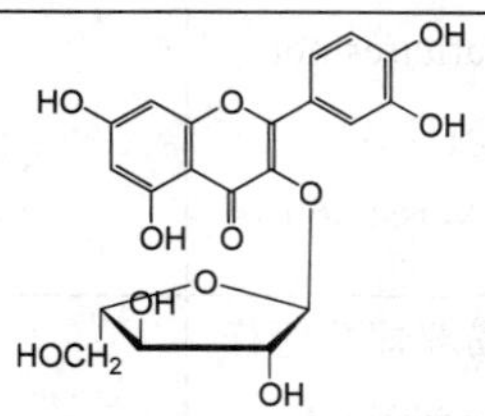 槲皮素-3-*O*-*α*-L-阿拉伯呋喃糖苷 Quercetin-3-*O*-α-L-arabinofuranoside		

除以上化学成分外，地锦草还含有Excoecarianin、大戟素A、大戟素B、2,3-二-*O*-没食子酰-4,6-六羟基联苯二甲酰基葡萄糖、诃黎鞣花酸等。

【分析方法】

1　高效液相色谱法测定地锦草中槲皮素、山柰素的含量[23]

1.1　仪器

Agilent 1100高效液相色谱仪，G1315A二极管阵列检测器。

1.2　色谱条件

色谱柱：Diamonsil C_{18}柱(250mm×4.6mm，5μm)；流动相：甲醇-0.25%磷酸溶液(60∶40)；流速1.0mL/min；检测波长360nm；柱温35℃；分析时间15min。

1.3　对照品溶液的制备

分别称取槲皮素和山柰酚对照品，用适量甲醇溶解。

1.4　供试品溶液的制备

称取粉碎的地锦草药材1g，用30mL盐酸-甲醇(1∶20)回流提取60min，滤过，用甲醇定容至50mL，即得。

亚麻子

Yamazi

LINI SEMEN

【化学成分】

表 1-6-9a　亚麻子主要化学成分[24]

中英文名、化学式及相对分子质量	结构图	中英文名、化学式及相对分子质量	结构图
裂环异落叶松脂素 Secoisolariciresinol $C_{20}H_{26}O_6$ Exact Mass: 362.17	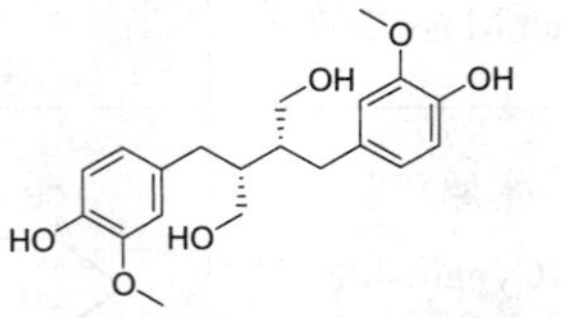 裂环异落叶松脂素 Secoisolariciresinol	罗汉松脂素 Matairesinol $C_{20}H_{22}O_6$ Exact Mass: 358.14	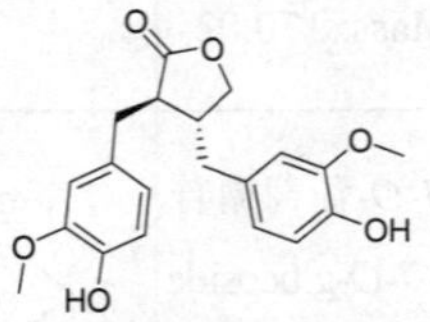 罗汉松脂素 Matairesinol
松脂酚 (松脂醇，松脂素) Pinoresinol $C_{20}H_{22}O_6$ Exact Mass: 358.14	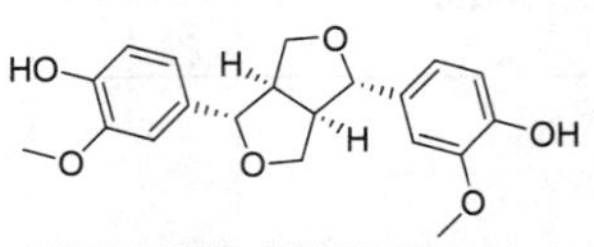 松脂酚(松脂醇, 松脂素) Pinoresinol	异落叶松脂素 Isolariciresinol $C_{20}H_{24}O_6$ Exact Mass: 360.16	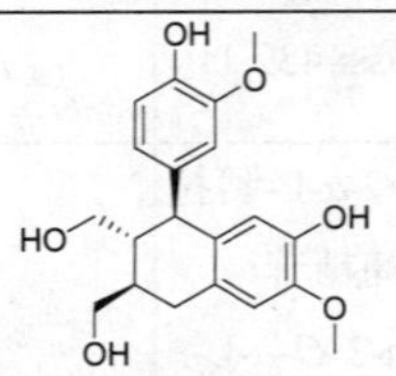 异落叶松脂素 Isolariciresinol
落叶松脂素 Lariciresinol $C_{20}H_{24}O_6$ Exact Mass: 360.16	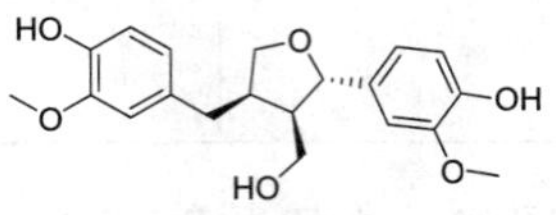 落叶松脂素 Lariciresinol	松脂酚双葡萄糖苷 Pinoresinol diglucoside $C_{32}H_{42}O_{16}$ Exact Mass: 682.25	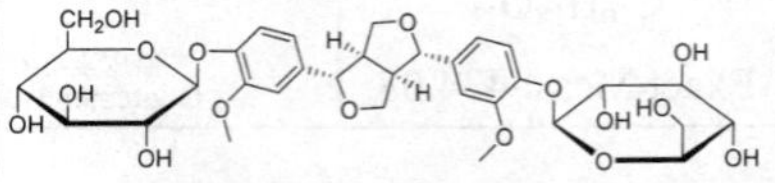 松脂酚双葡萄糖苷 Pinoresinol diglucoside
草棉黄素 Herbacetin $C_{15}H_{10}O_7$ Exact Mass: 302.04	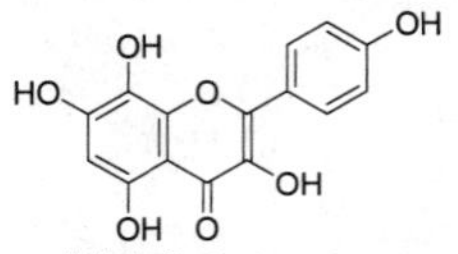 草棉黄素 Herbacetin	亚麻氰苷 Linustatin $C_{16}H_{27}NO_{11}$ Exact Mass: 409.16	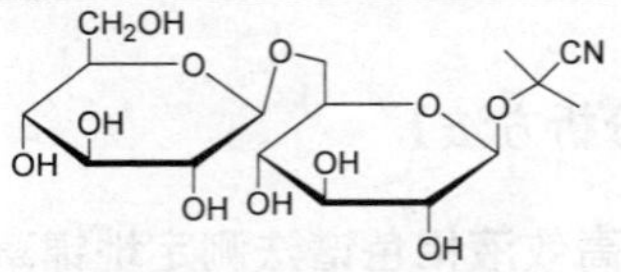 亚麻氰苷 Linustatin
新亚麻氰苷 Neolinustatin $C_{17}H_{29}NO_{11}$ Exact Mass: 423.17	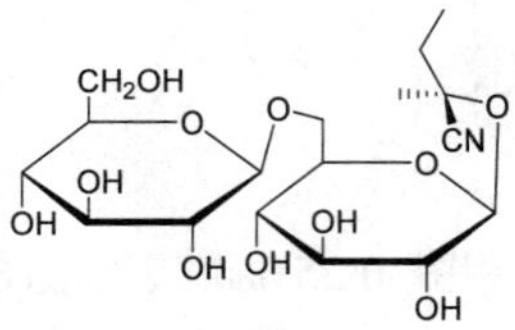 新亚麻氰苷 Neolinustatin	百脉根苷 Lotaustralin $C_{11}H_{19}NO_6$ Exact Mass: 261.12	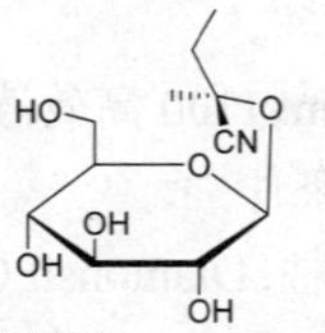 百脉根苷 Lotaustralin
3-*O*-葡糖基-5-甲氧基反式桂皮酸甲酯 Linusitamarin $C_{17}H_{22}NO_9$ Exact Mass: 370.13	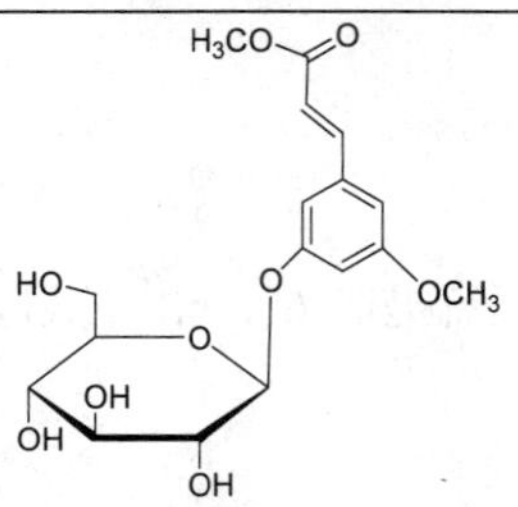 3-*O*-葡糖基-5-甲氧基反式桂皮酸甲酯 Linusitamarin	对-*O*-葡糖基反式桂皮酸甲酯 Linocinnamarin $C_{16}H_{20}O_8$ Exact Mass: 340.12	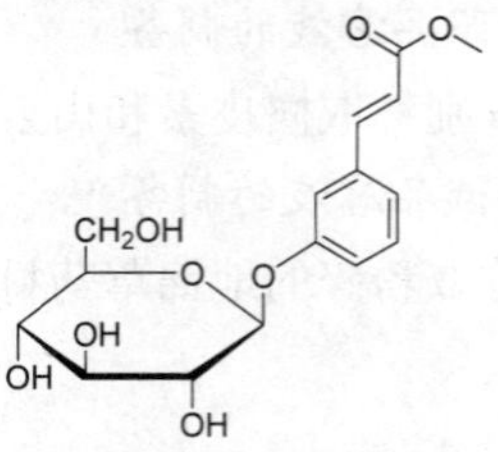 对-*O*-葡糖基反式桂皮酸甲酯 Linocinnamarin
硬脂酸 Stearic acid $C_{16}H_{32}O_2$ Exact Mass: 256.24	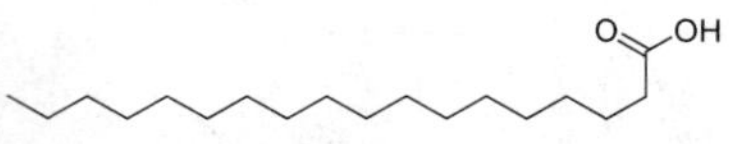 硬脂酸 Stearic acid	亚油酸 Linoleic acid $C_{18}H_{36}O_2$ Exact Mass: 284.27	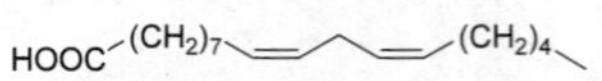 亚油酸 Linoleic acid

续表

中英文名、化学式及相对分子质量	结构图	中英文名、化学式及相对分子质量	结构图
亚麻酸(*α*-亚麻酸) Linolenic acid (*α*-Linolenic acid) $C_{18}H_{32}O_2$ Exact Mass: 280.24	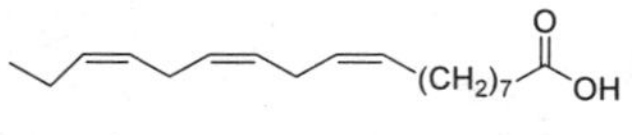 亚麻酸 Linolenic acid	二十二烷酸 Docosoic acid $C_{22}H_{44}O_2$ Exact Mass: 340.58	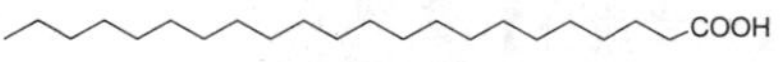 二十二烷酸 Docosoic acid
烟碱 Nicotine $C_{29}H_{50}O$ Exact Mass: 414.39	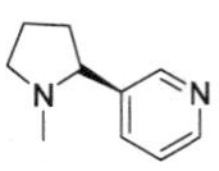 烟碱 Nicotine	胡萝卜苷 Daucosterol $C_{35}H_{60}O_6$ Exact Mass: 576.44	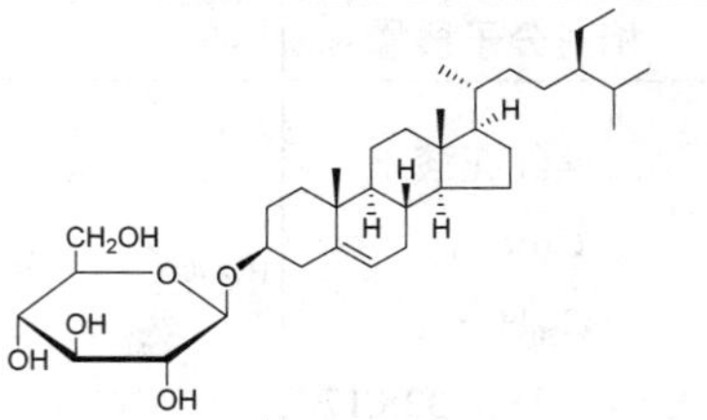 胡萝卜苷 Daucosterol
色氨酸 Tryptophane $C_{11}H_{12}N_2O_2$ Exact Mass: 204.09	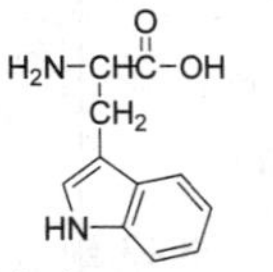 色氨酸 Tryptophane	对羟基苯甲酸 *p*-Hydroxybenzoic acid $C_{11}H_{12}O_5$ Exact Mass: 224.07	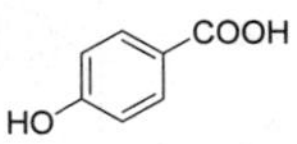 对羟基苯甲酸 *p*-Hydroxybenzoic acid
阿魏酸 Ferulic acid $C_7H_6O_3$ Exact Mass: 138.03	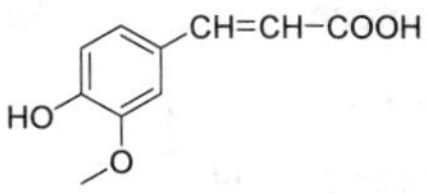 阿魏酸 Ferulic acid		

表 1-6-9b 亚麻子其他主要化学成分[24]

中文名	中文名
去甲氧基裂环异落叶松脂素	芥子酸
软脂酸(棕榈酸)	3,7-二甲氧基草棉黄素
草棉黄素-3,8-*O*-双葡萄糖苷	山柰酚-3,7-*O*-双葡萄糖苷
β-谷甾醇	二十二烷酸
N-谷酰胺脯氨酸	

西瓜霜

Xiguashuang

MIRABILITUM PRAEPARATUM

【化学成分】

西瓜霜化学成分主要有氨基酸、硫酸钠、无机元素等[25]。

西红花
Xihonghua
CROCI STIGMA

【化学成分】

表 1-6-10a　西红花主要化学成分[26, 27]

中英文名、化学式及相对分子质量	结构图	中英文名、化学式及相对分子质量	结构图
西红花酸 Crocetin $C_{20}H_{24}O_4$ Exact Mass: 328.17	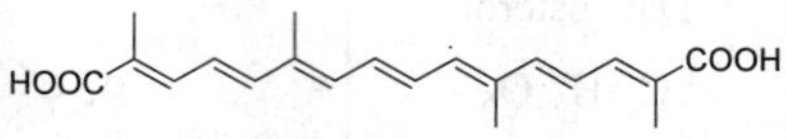 西红花酸　Crocetin	藏红花酸二甲酯 Crocetin dimethyl ester $C_{22}H_{28}O_4$ Exact Mass: 356.20	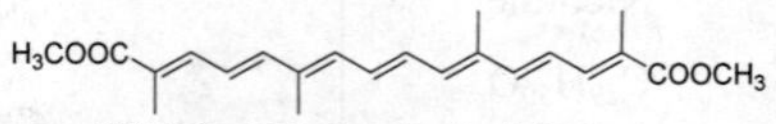 藏红花酸二甲酯　Crocetin dimethyl ester
番茄红素 Lycopene $C_{40}H_{56}$ Exact Mass: 536.44	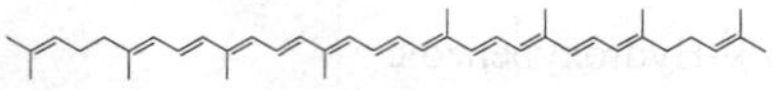 番茄红素 Lycopene	玉米黄质 Zeaxanthin $C_{40}H_{56}O_2$ Exact Mass: 568.43	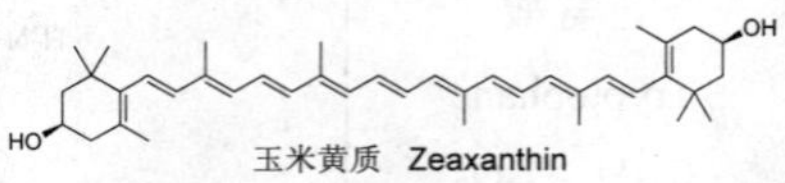 玉米黄质　Zeaxanthin
山柰酚 Kaempferol $C_{15}H_{10}O_6$ Exact Mass: 286.05	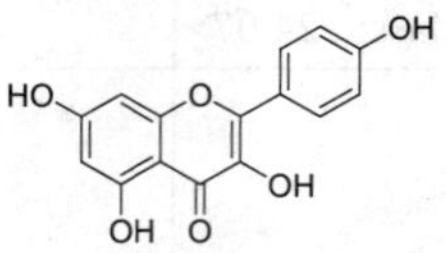 山柰酚(山柰素)　Kaempferol	胡萝卜素 Carotene $C_{40}H_{56}$ Exact Mass: 536.44	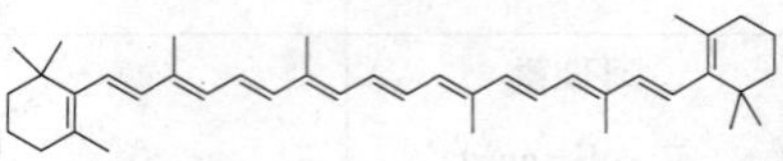 胡萝卜素　Carotene
槲皮素 Quercetin $C_{15}H_{10}O_7$ Exact Mass: 302.04	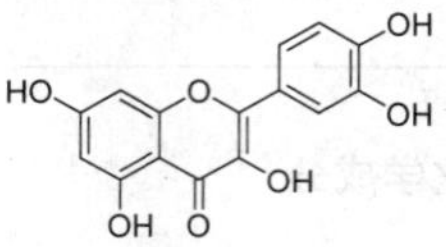 槲皮素　Quercetin	飞燕草素 Delphinidin $C_{15}H_{11}O_7$ Exact Mass: 303.05	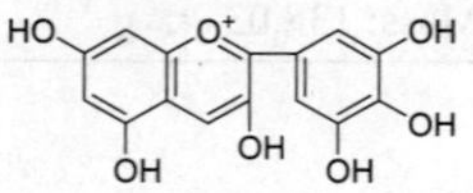 飞燕草素　Delphinidin
飞燕草素-3,5-二葡萄糖苷 Delphinidin-3,5-diglucoside $C_{27}H_{31}O_{17}$ Exact Mass: 627.16	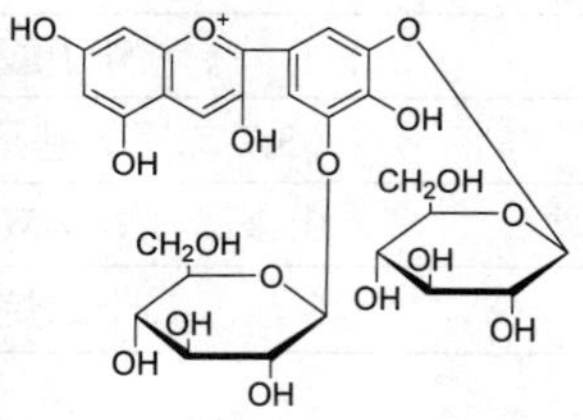 飞燕草素-3,5-二葡萄糖苷 Delphinidin-3,5-diglucoside	黄芪苷 Astragaloside $C_{28}H_{32}O_{17}$ Exact Mass: 640.16	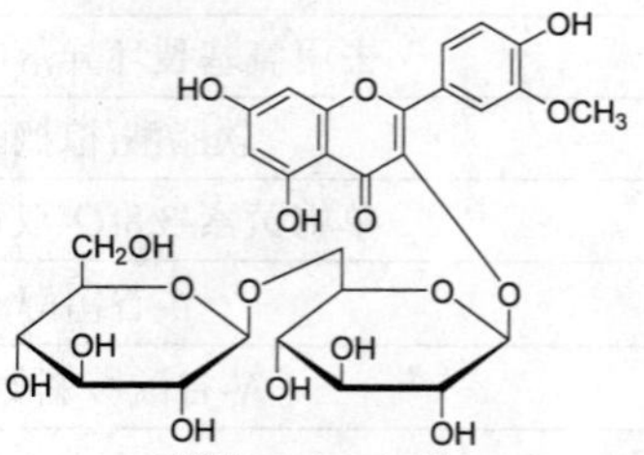 黄芪苷　Astragaloside

表 1-6-10b　西红花其他主要化学成分[26, 27]

中英文名	中英文名
藏红花素	藏红花苦素
胡萝卜素	三甲基飞燕草素
Miricetin	山柰酚-3-*O*-葡糖(1→2)-6-乙酰基葡糖苷
山柰酚-3-*O*-葡糖(1→2)-葡糖苷	西红花苷 I
西红花苷 II	西红花苷 III
西红花苷 IV	

【分析方法】

1 高效液相色谱法测定西红花中主要活性成分的含量[28]

1.1 仪器

Waters 高效液相色谱仪，Waters 600E 二极管阵列检测器。

1.2 色谱条件

色谱柱：Spherisorb RP C_{18}柱(250mm×4.6mm，10μm)；流动相：A 相为甲醇，B 相为 15%乙腈水；梯度洗脱：0min 10% A，60min 100% A；流速 1.0mL/min；检测波长：藏红花苦苷、HTCC、山柰酚均为 250nm，番红花醛和番红花素均为 440nm；柱温 25℃；分析时间 60 min。

1.3 对照品溶液的制备

分别称取番红花苦素(Picrocrocin)、HTCC、3-Gentiobiosyl-kaempferol、*trans*-Crosin 4、*trans*-Crocin 3、*trans*-Crocin 2′、*cis*-Crocin 4、Safranal、*trans*-Crocin 2、*cis*-Crocin 2 对照品，用适量 50%甲醇溶解。

1.4 供试品溶液的制备

称取粉碎的西红花生药 50mg，用 10mL 50%甲醇 4℃避光搅拌 24h，离心得上清液，滤过，即得。

西河柳

Xiheliu

TAMARICIS CACUMEN

【化学成分】

表 1-6-11a 西河柳主要化学成分[29]

中英文名、化学式及相对分子质量	结构图	中英文名、化学式及相对分子质量	结构图
槲皮素-3′-甲醚 (异鼠李素) Quercetin-3′-methylether (Isorhamnetin) $C_{16}H_{12}O_7$ Exact Mass: 316.06	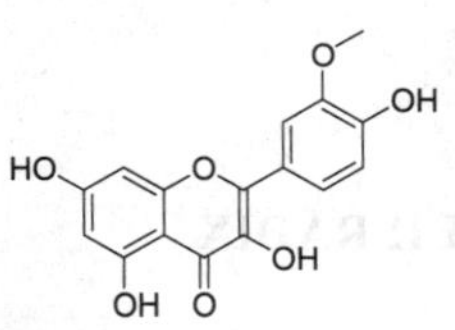 槲皮素-3′-甲醚(异鼠李素) Quercetin-3′-methylether(Isorhamnetin)	硬脂酸 Stearic acid $C_{18}H_{36}O_2$ Exact Mass: 284.27	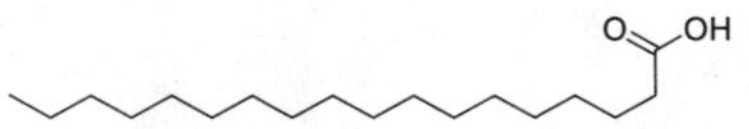 硬脂酸 Stearic acid
柽柳酚 Tamarixinol $C_{30}H_{54}O_2$ Exact Mass: 446.41	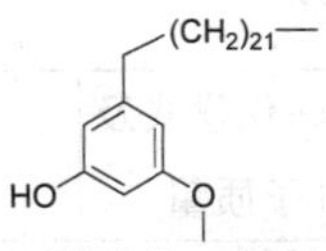 柽柳酚 Tamarixinol	柽柳酮 Tamarixone $C_{30}H_{48}O_2$ Exact Mass: 440.37	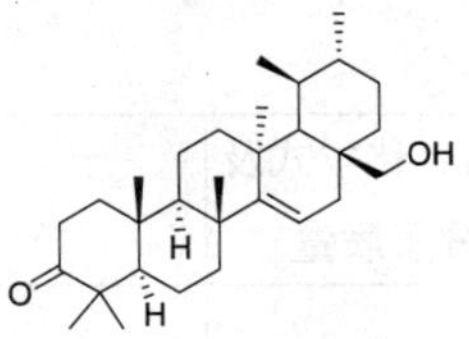 柽柳酮 Tamarixone
柽柳醇 Tamarixol $C_{30}H_{50}O_2$ Exact Mass: 442.38	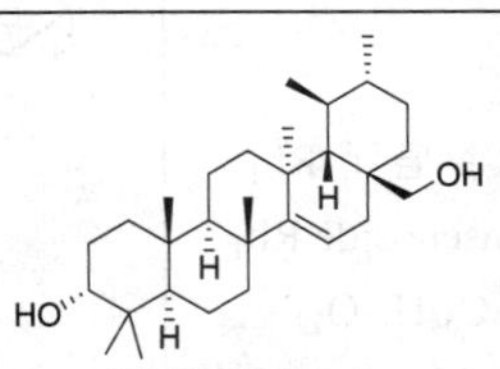 柽柳醇 Tamarixol	*β*-谷甾醇 *β*-Sitosterol $C_{29}H_{50}O$ Exact Mass: 414.39	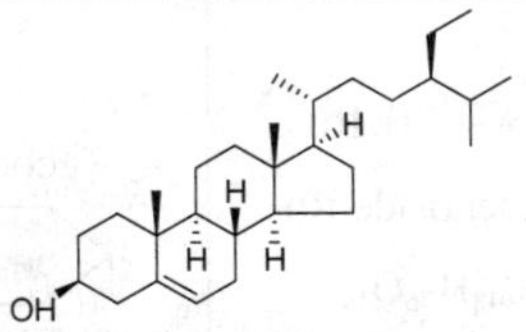 *β*-谷甾醇(谷甾醇) *β*-Sitosterol(Sitosterol)
槲皮素 Quercetin $C_{15}H_{10}O_7$ Exact Mass: 302.04	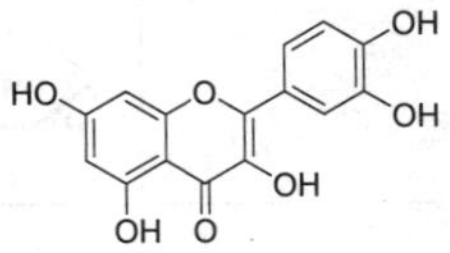 槲皮素 Quercetin	没食子酸 Gallic acid $C_7H_6O_5$ Exact Mass: 170.02	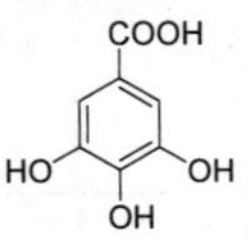 没食子酸 Gallic acid

表 1-6-11b 西河柳其他主要化学成分[29]

中文名	中文名
山柰酚-7,4′-二甲醚	没食子酸甲酯-3-甲醚
2-羟基-4-甲氧基桂皮酸	胡萝卜苷
3′,4′-二甲醚槲皮素	正三十一烷
12-正三十一烷醇	三十二烷醇乙酸酯
山柰酚-4′-甲醚等	

【分析方法】

1 西河柳中抗炎活性成分槲皮素-3′,4′-二甲醚的高效液相色谱法测定[30]

1.1 仪器

日立 655 型高效液相色谱仪。

1.2 色谱条件

色谱柱：Inertsil ODS-2 柱(250mm×4.6mm，5μm)；流动相：甲醇-1%醋酸(80∶20)；流速 0.5mL/min；检测波长 367nm；柱温室温；分析时间 20min。

1.3 对照品溶液的制备

称取槲皮素-3′,4′-二甲醚对照品，用适量甲醇溶解。

1.4 供试品溶液的制备

称取粉碎的西河柳药材 0.5g，加适量甲醇用索氏回流提取至无色，将提取液定容至 100mL，取上清液 2.4mL，用甲醇稀释至 100mL，滤过，即得。

西洋参

Xiyangshen

PANACIS QUINQUEFOLII RADIX

【化学成分】

表 1-6-12a 西洋参主要化学成分[31, 32]

中英文名、化学式及相对分子质量	结构图	中英文名、化学式及相对分子质量	结构图
人参皂苷 Ro Ginsenoside Ro $C_{48}H_{76}O_{19}$ Exact Mass: 956.50	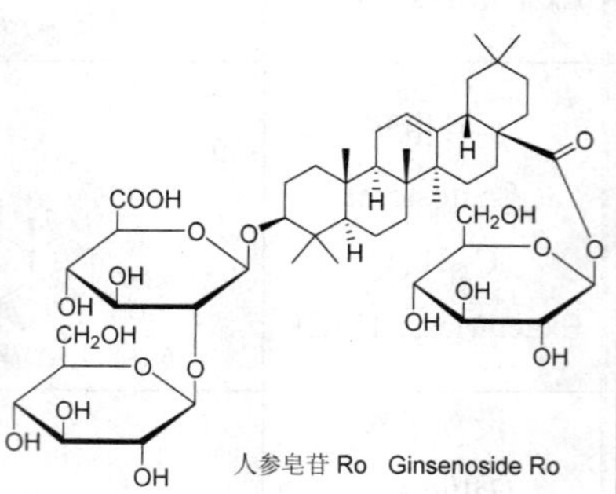 人参皂苷 Ro Ginsenoside Ro	人参皂苷 Rb_1 Ginsenoside Rb_1 $C_{54}H_{92}O_{23}$ Exact Mass: 1108.60	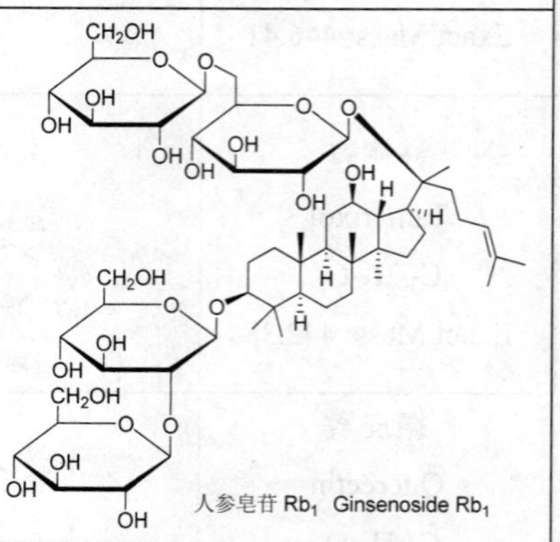 人参皂苷 Rb_1 Ginsenoside Rb_1

续表

中英文名、化学式及相对分子质量	结构图	中英文名、化学式及相对分子质量	结构图
人参皂苷 Rb_2 Ginsenoside Rb_2 $C_{53}H_{90}O_{22}$ Exact Mass: 1078.59	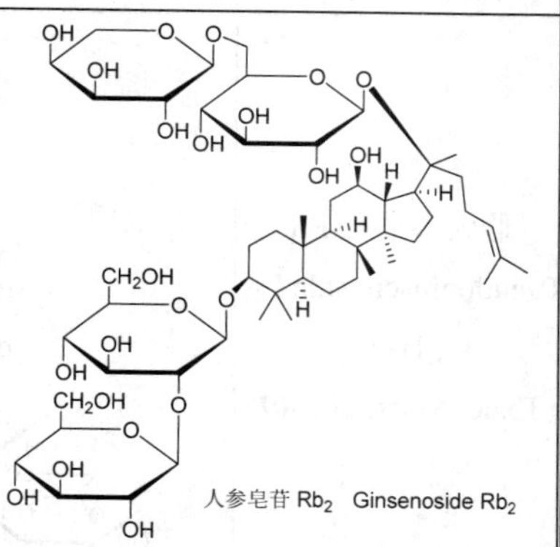 人参皂苷 Rb_2 Ginsenoside Rb_2	人参皂苷 Rc Ginsenoside Rc $C_{53}H_{90}O_{22}$ Exact Mass: 1078.59	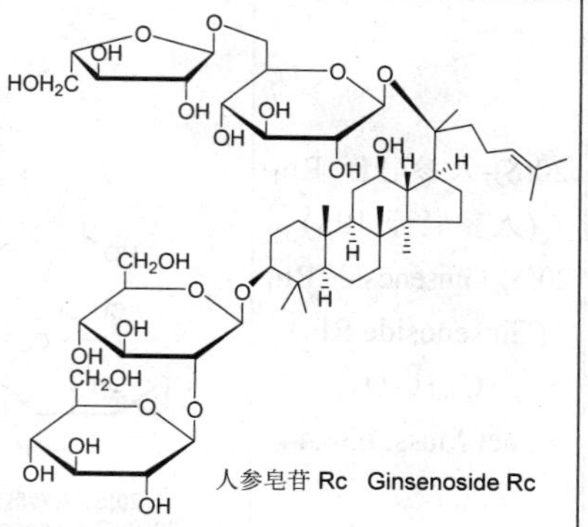 人参皂苷 Rc Ginsenoside Rc
人参皂苷 Rd Ginsenoside Rd $C_{48}H_{82}O_{18}$ Exact Mass: 946.55	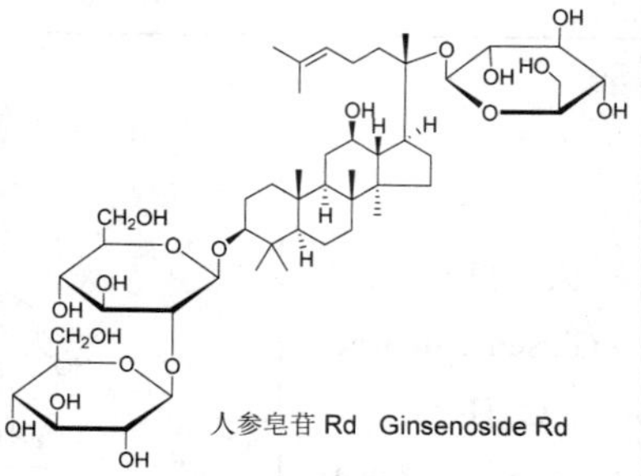 人参皂苷 Rd Ginsenoside Rd	人参皂苷 Re Ginsenoside Re $C_{48}H_{82}O_{18}$ Exact Mass: 946.55	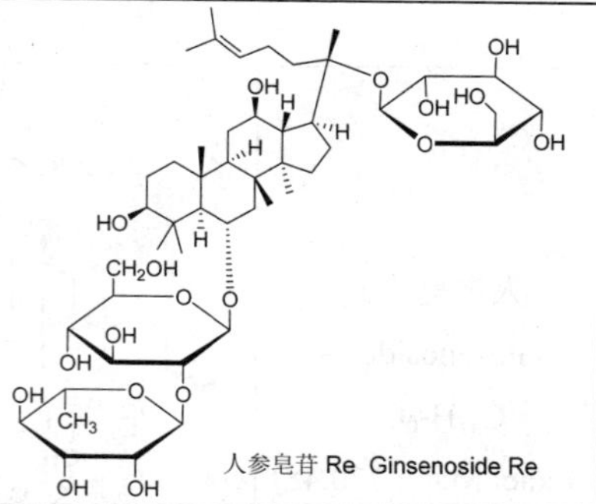 人参皂苷 Re Ginsenoside Re
人参皂苷 Rf Ginsenoside Rf $C_{42}H_{72}O_{14}$ Exact Mass: 800.49	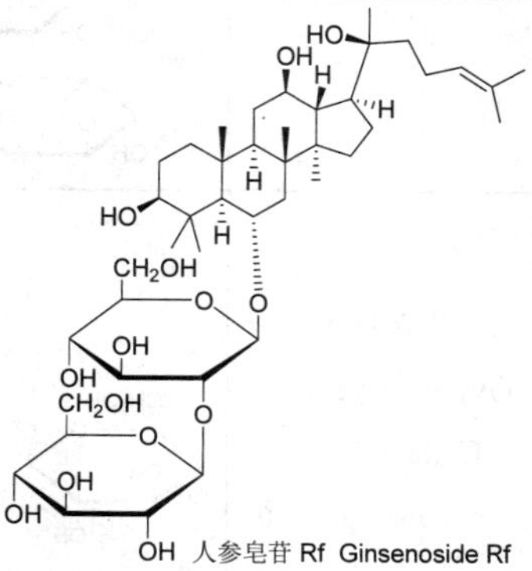 人参皂苷 Rf Ginsenoside Rf	人参皂苷 Rg_1 Ginsenoside Rg_1 $C_{42}H_{72}O_{14}$ Exact Mass: 800.49	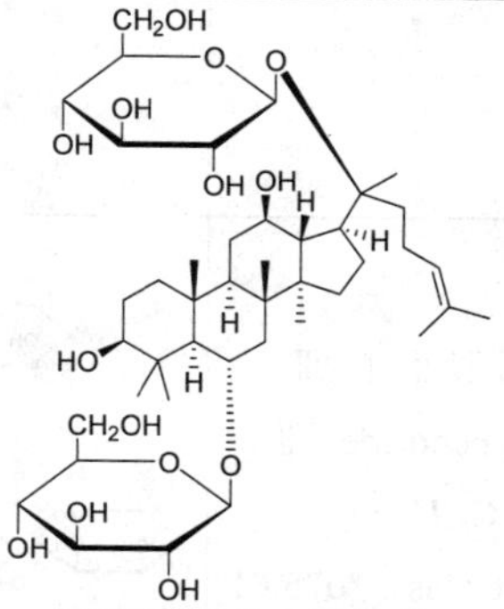 人参皂苷 Rg_1 Ginsenoside Rg_1
20(*S*)-人参皂苷 Rg_2 (人参皂苷 Rg_2) 20(*S*)-Ginsenoside Rg_2 (Ginsenoside Rg_2) $C_{42}H_{72}O_{13}$ Exact Mass: 784.50	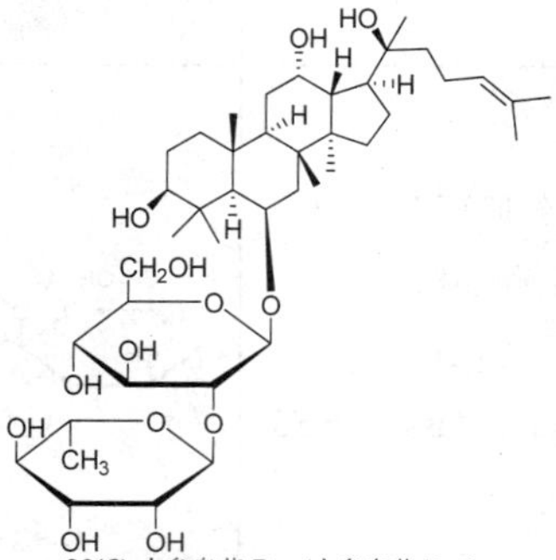 20(*S*)-人参皂苷 Rg_2 (人参皂苷 Rg_2) 20(*S*)-Ginsenoside Rg_2 (Ginsenoside Rg_2)	20(*S*)-人参皂苷 Rg_3 (人参皂苷 Rg_3) 20(*S*)-Ginsenoside Rg_3 (Ginsenoside Rg_3) $C_{42}H_{72}O_{13}$ Exact Mass: 784.50	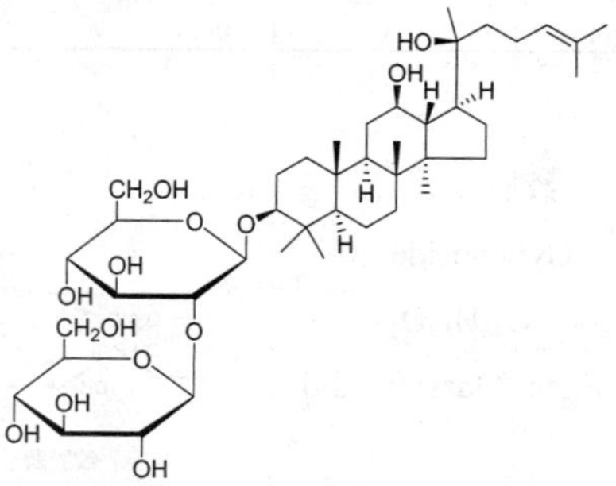 20(*S*)-人参皂苷 Rg_3 (人参皂苷 Rg_3) 20(*S*)-Ginsenoside Rg_3 (Ginsenoside Rg_3)
人参皂苷 Ra_0 Ginsenoside Ra_0 $C_{60}H_{102}O_{28}$ Exact Mass: 1270.66	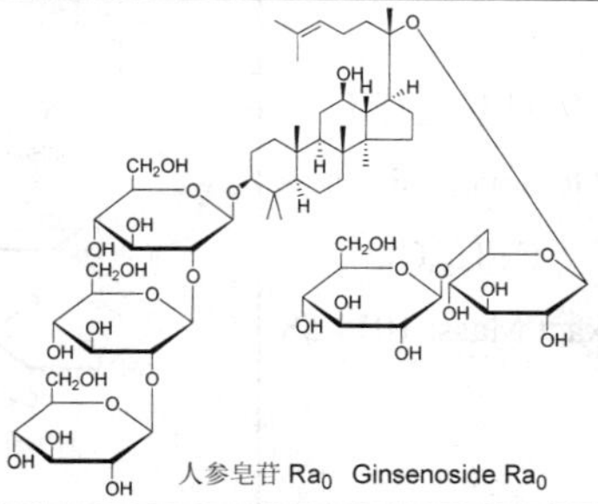 人参皂苷 Ra_0 Ginsenoside Ra_0	人参皂苷 F_2 Ginsenoside F_2 $C_{42}H_{72}O_{13}$ Exact Mass: 784.50	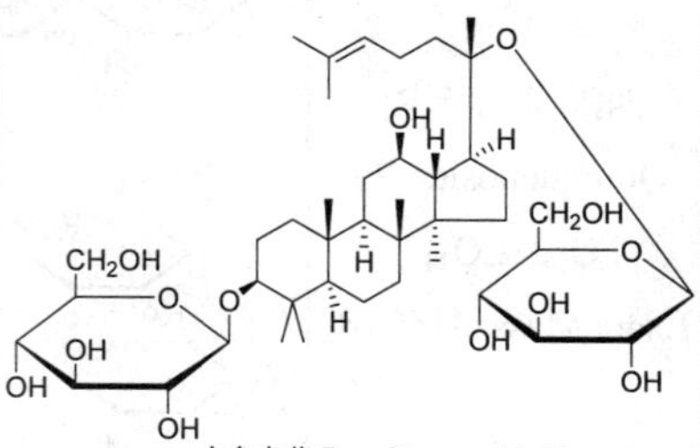 人参皂苷 F_2 Ginsenoside F_2

续表

中英文名、化学式及相对分子质量	结构图	中英文名、化学式及相对分子质量	结构图
20(*S*)-人参皂苷 Rh_1 (人参皂苷 Rh_1) 20(*S*)-Ginsenoside Rh_1 (Ginsenoside Rh_1) $C_{36}H_{62}O_9$ Exact Mass: 638.44	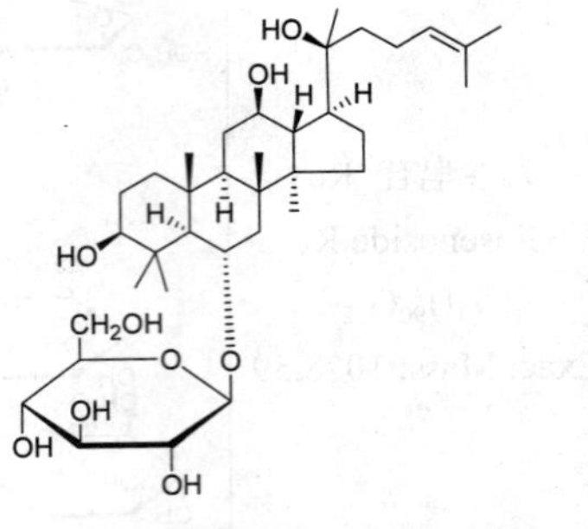 20(*S*)-人参皂苷 Rh_1 (人参皂苷 Rh_1) 20(*S*)-Ginsenoside Rh_1 (Ginsenoside Rh_1)	假人参皂苷 F_{11} Pseudoginsenoside F_{11} $C_{42}H_{72}O_{14}$ Exact Mass: 800.49	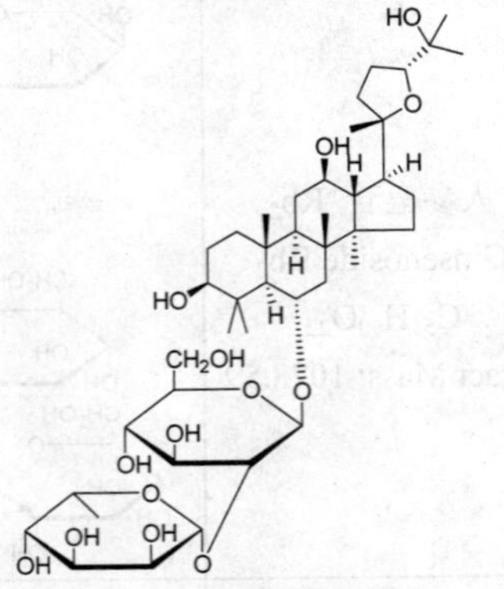 假人参皂苷 F_{11}　Pseudoginsenoside F_{11}
人参皂苷 F_3 Ginsenoside F_3 $C_{41}H_{70}O_{13}$ Exact Mass: 770.48	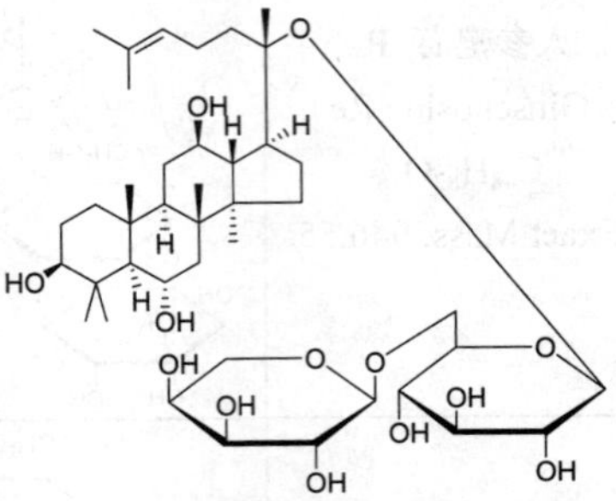 人参皂苷 F_3　Ginsenoside F_3	人参皂苷 Rg_8 Ginsenoside Rg_8 $C_{42}H_{70}O_{14}$ Exact Mass: 798.48	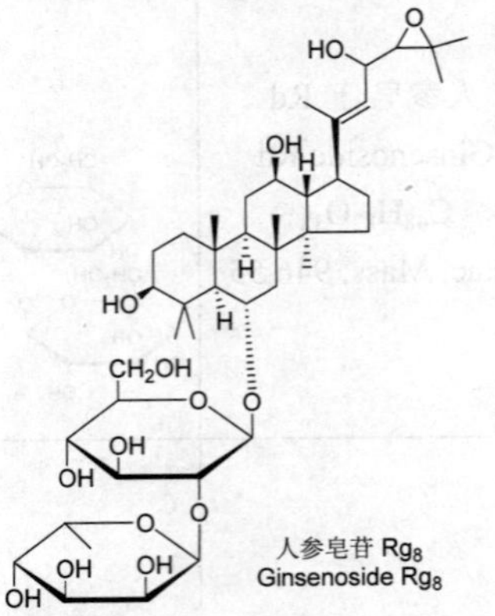 人参皂苷 Rg_8 Ginsenoside Rg_8
绞股蓝苷 Ⅶ Gypenoside Ⅶ $C_{54}H_{92}O_{21}$ Exact Mass: 1076.61	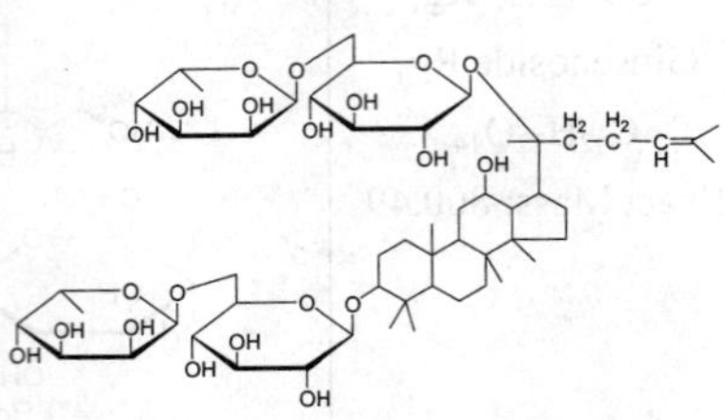 绞股蓝苷 Ⅶ　Gypenoside Ⅶ	绞股蓝苷 X Gypenoside X $C_{48}H_{82}O_{17}$ Exact Mass: 930.56	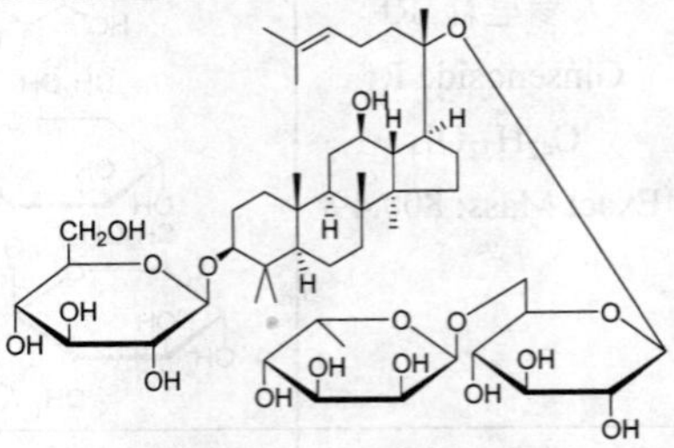 绞股蓝苷 X　Gypenoside X
绞股蓝苷 XI Gypenoside XI $C_{48}H_{82}O_{17}$ Exact Mass: 930.56	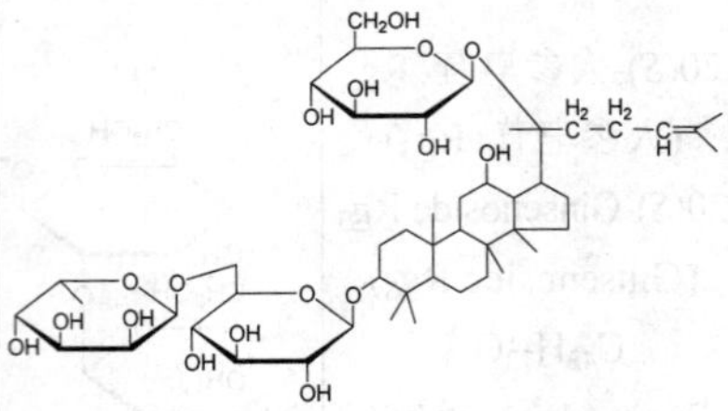 绞股蓝苷 XI　Gypenoside XI	绞股蓝苷 XⅦ Gypenoside XⅦ $C_{48}H_{82}O_{18}$ Exact Mass: 946.55	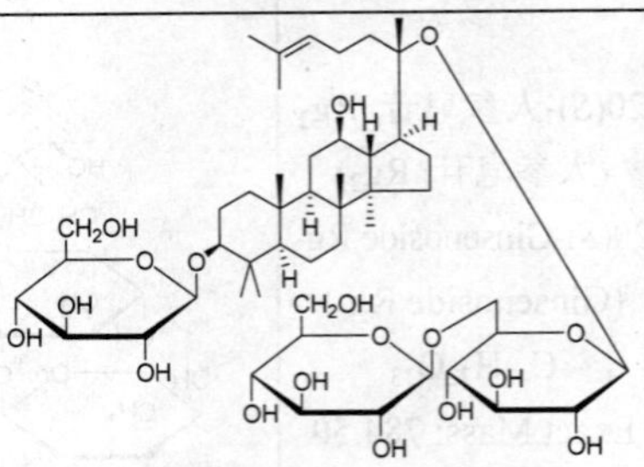 绞股蓝苷 XⅦ　Gypenoside XⅦ
西洋参皂苷 R_1 Quinquenoside R_1 $C_{56}H_{94}O_{24}$ Exact Mass: 1150.61	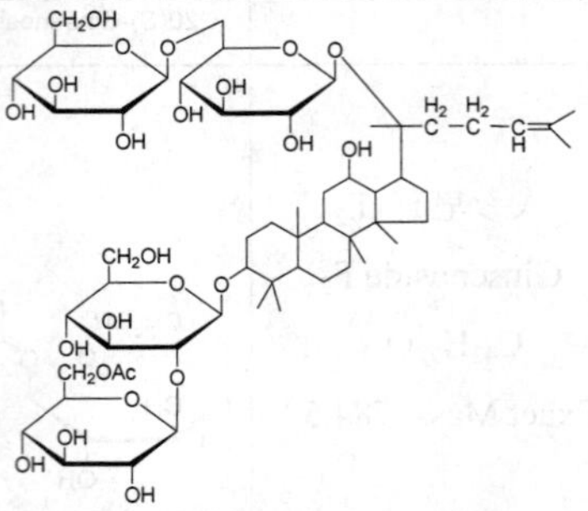 西洋参皂苷 R_1　Quinquenoside R_1	西洋参皂苷 Ⅰ Quinquenoside Ⅰ $C_{52}H_{86}O_{19}$ Exact Mass: 1014.58	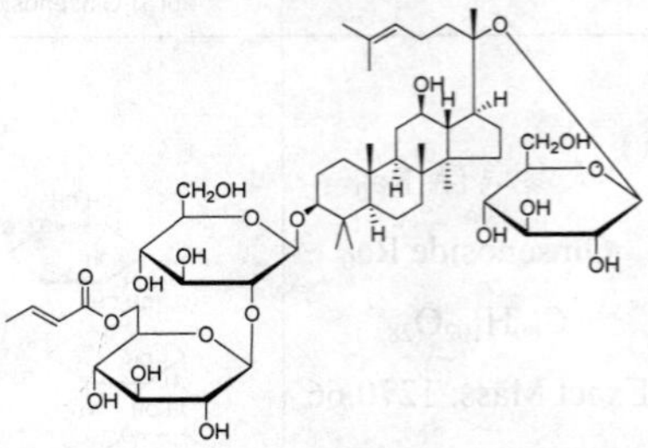 西洋参皂苷 Ⅰ　Quinquenoside Ⅰ

续表

中英文名、化学式及相对分子质量	结构图	中英文名、化学式及相对分子质量	结构图
西洋参皂苷Ⅱ QuinquenosideⅡ $C_{62}H_{104}O_{24}$ Exact Mass: 1232.69	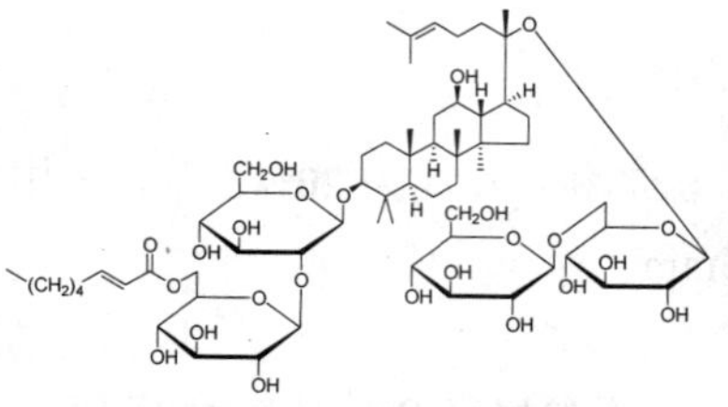 西洋参皂苷 Ⅱ Quinquenoside Ⅱ	西洋参皂苷 Ⅲ Quinquenoside Ⅲ $C_{50}H_{84}O_{19}$ Exact Mass: 988.56	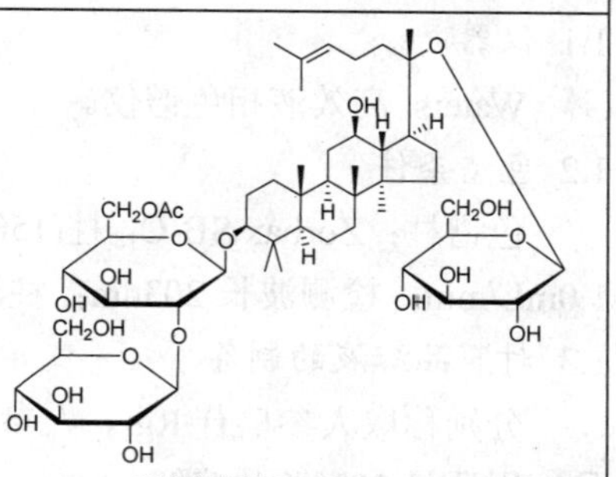 西洋参皂苷 Ⅲ Quinquenoside Ⅲ
西洋参皂苷 Ⅳ Quinquenoside Ⅳ $C_{54}H_{90}O_{24}$ Exact Mass: 1122.58	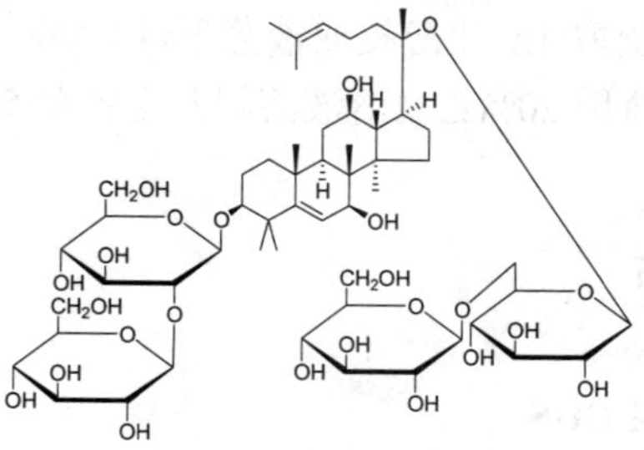 西洋参皂苷 Ⅳ Quinquenoside Ⅳ	西洋参皂苷 Ⅴ Quinquenoside Ⅴ $C_{60}H_{102}O_{28}$ Exact Mass: 1270.66	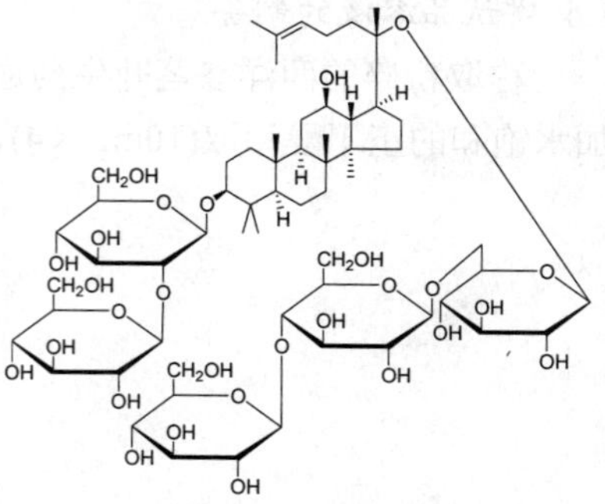 西洋参皂苷 Ⅴ Quinquenoside Ⅴ
人参三糖 Panose $C_{18}H_{32}O_{16}$ Exact Mass: 504.17	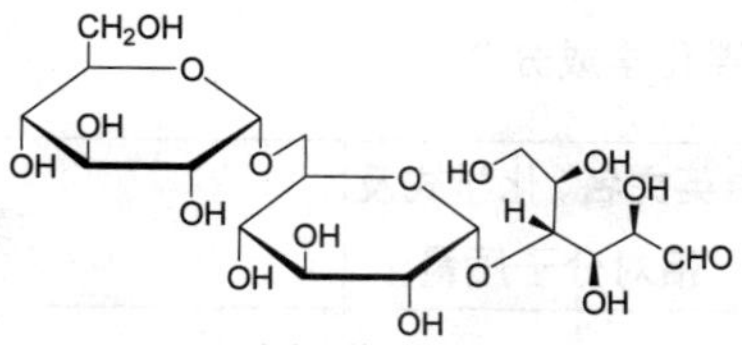 人参三糖 Panose	蔗糖 Sucrose $C_{12}H_{22}O_{11}$ Exact Mass: 342.12	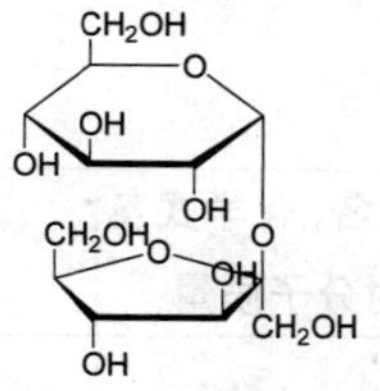 蔗糖 Sucrose
胡萝卜苷 Daucosterol $C_{35}H_{60}O_6$ Exact Mass: 576.44	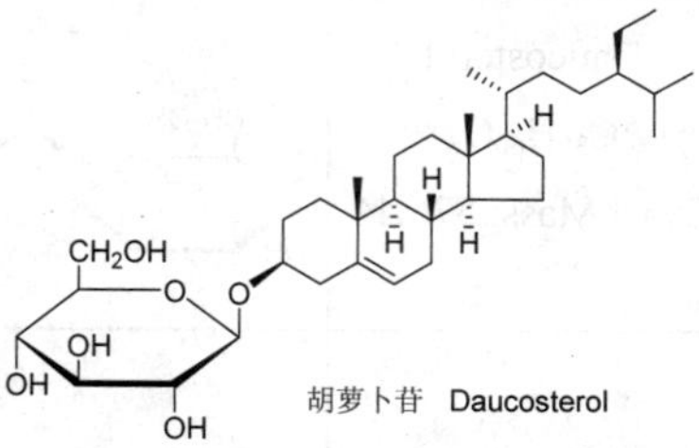 胡萝卜苷 Daucosterol	豆甾烯醇 Stigmastenol $C_{29}H_{50}O$ Exact Mass: 414.39	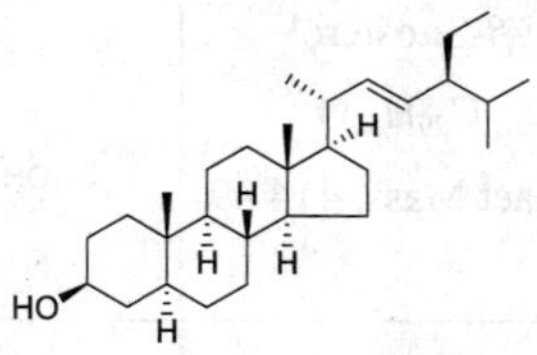 豆甾烯醇 Stigmastenol

表 1-6-12b 西洋参其他主要化学成分[31, 32]

中英文名	中英文名
Karusan A	Karusan B
Karusan C	Karusan D
Karusan E	人参多糖L-1
葡萄糖	果糖
山梨糖	豆甾-3,5-二烯-7-酮
麦芽糖	豆甾-5-烯醇

【分析方法】

1　高效液相色谱法测定西洋参茎叶中 6 种人参皂苷的含量[33]

1.1 仪器

Waters 高效液相色谱仪。

1.2 色谱条件

色谱柱：Zorbax SB-C_{18} 柱(150mm×4.6mm，5μm)；流动相：A 相为 20%乙腈，B 相为 80%乙腈；流速 1.0mL/min；检测波长 203nm；柱温 25℃；分析时间 45min。

1.3 对照品溶液的制备

分别称取人参皂苷 Rg_1、人参皂苷 Re、人参皂苷 Rb_1、人参皂苷 Rc、人参皂苷 Rb_2、人参皂苷 Rd 对照品，用适量 20%乙腈溶解。

1.4 供试品溶液的制备

称取粉碎的西洋参茎叶生药适量，用适量甲醇回流提取 1h，甲醇提取液蒸干，用水洗涤残渣(10mL×4)，加水饱和的正丁醇萃取(10mL×4)，正丁醇液蒸干，残渣用 20%乙腈溶液溶解并定容至 5mL，离心，即得。

百合

Baihe

LILII BULBUS

【化学成分】

表 1-6-13　百合主要化学成分[34]

中英文名、化学式及相对分子质量	结构图	中英文名、化学式及相对分子质量	结构图
β-谷甾醇 β-Sitosterol $C_{29}H_{50}O$ Exact Mass: 414.39	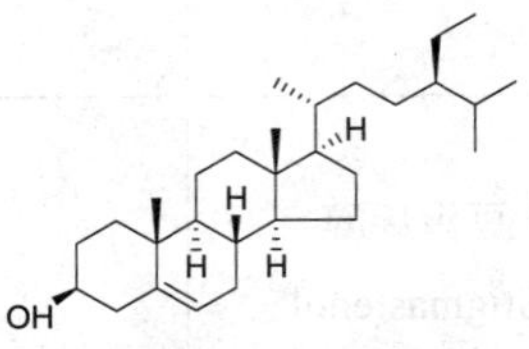 β-谷甾醇 β-Sitosterol	胡萝卜苷 Daucosterol $C_{35}H_{60}O_6$ Exact Mass: 576.44	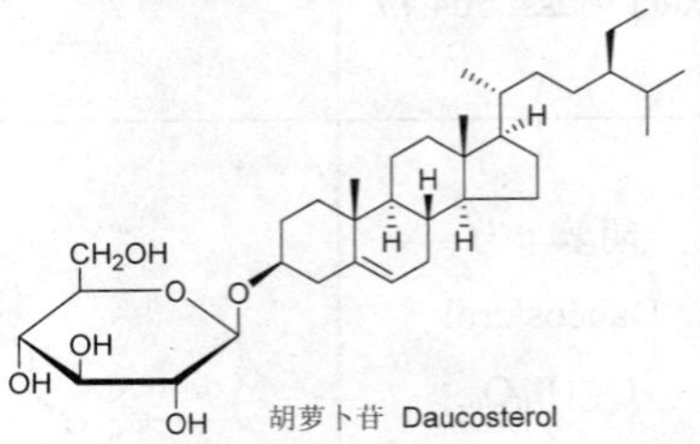 胡萝卜苷 Daucosterol
正丁基-β-D-吡喃果糖苷 n-Butyl-β-D-fructopyranoside $C_{10}H_{20}O_6$ Exact Mass: 236.13	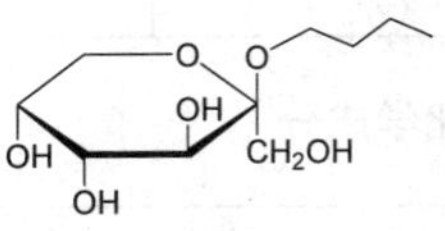 正丁基-β-D-吡喃果糖苷 n-Butyl-β-D-fructopyranoside	麦冬皂苷 D Ophiopogonin D $C_{44}H_{70}O_{16}$ Exact Mass: 854.47	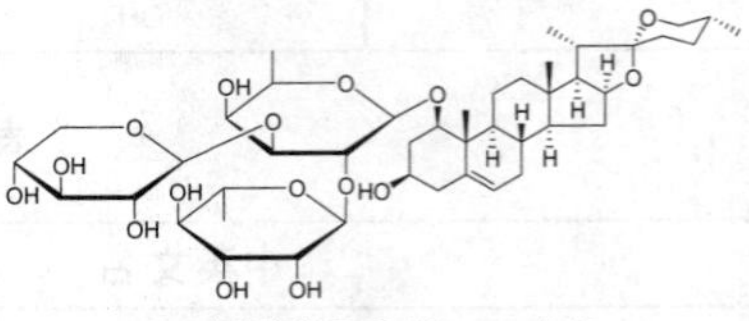 麦冬皂苷 D Ophiopogonin D
卷丹皂苷 A Lililancifoloside A $C_{44}H_{70}O_{16}$ Exact Mass: 854.47	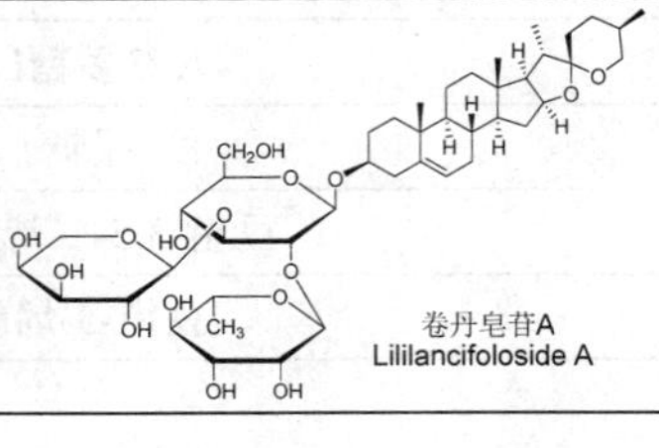 卷丹皂苷A Lililancifoloside A		

除以上化学成分外，百合还含有胡萝卜素、26-*O*-β-D-吡喃葡萄糖-3β,26-二羟基-5-胆甾烯-16,22-二氧-3-*O*-α-L-吡喃鼠李糖-(1→2)-β-D-吡喃葡萄糖苷、26-*O*-β-D-吡喃葡萄糖-3β,26-二羟基胆甾烷-16,22-二氧-3-*O*-α-L-吡喃鼠李糖-(1→2)-β-D-吡喃葡萄糖苷、Regaloside A、Regaloside C 等。

【分析方法】

1 高效液相色谱法测定百合中两种酚酸甘油苷的含量[35]

1.1 仪器

Waters 2695 高效液相色谱系统，996 光电二极管阵列检测器。

1.2 色谱条件

色谱柱：Alltima C_{18} 柱(250mm×4.6mm，5μm)；流动相：水-甲醇(73∶27)；流速 1.0mL/min；检测波长 325nm；柱温 30℃。

1.3 对照品溶液的制备

分别称取 Regaloside C 和 Regaloside A 对照品，用适量甲醇溶解。

1.4 供试品溶液的制备

称取粉碎的百合鲜品、干品适量，用适量 40%甲醇水浴 80℃提取两次(1h/次)，滤过，合并滤液，蒸干，残渣用甲醇溶解并定容至 10mL，滤过，即得。

百部

Baibu

STEMONAE RADIX

【化学成分】

表 1-6-14a 百部主要化学成分[36~39]

中英文名、化学式及相对分子质量	结构图	中英文名、化学式及相对分子质量	结构图
Stilbostemin B $C_{15}H_{16}O_2$ Exact Mass: 228.12	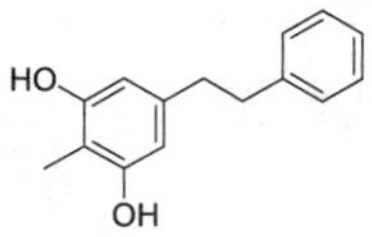 Stilbostemin B	Stilbostemin D $C_{16}H_{18}O_3$ Exact Mass: 258.13	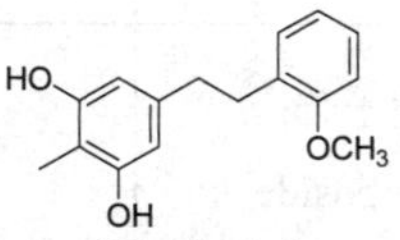 Stilbostemin D
原百部碱 Protostemotinine $C_{23}H_{29}NO_6$ Exact Mass: 415.20	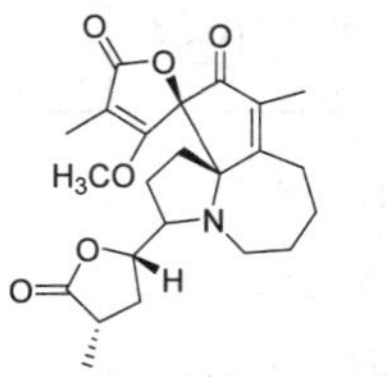 原百部碱 Protostemotinine	Stemospironine $C_{19}H_{29}NO_5$ Exact Mass: 351.20	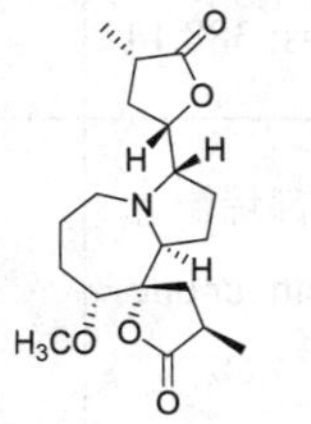 Stemospironine
4′-Methylpinosylvin $C_{15}H_{14}O_2$ Exact Mass: 226.10	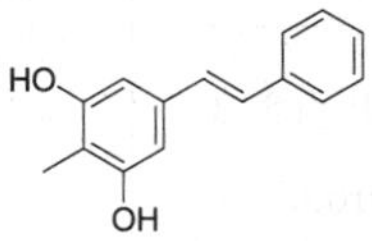 4′-Methylpinosylvin	芝麻素 Sesamin $C_{20}H_{18}O_6$ Exact Mass: 354.11	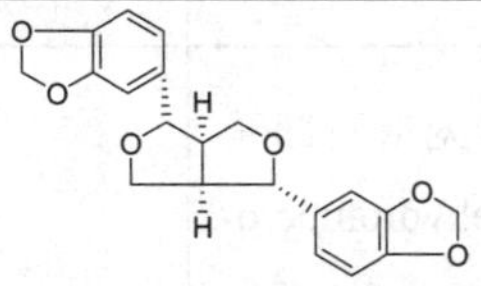 芝麻素 Sesamin
β-谷甾醇 *β*-Sitosterol $C_{29}H_{50}O$ Exact Mass: 414.39	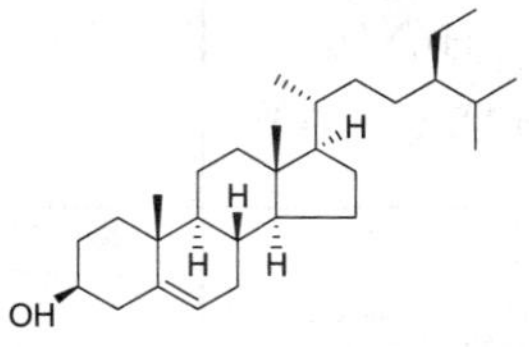 *β*-谷甾醇 *β*-Sitosterol	豆甾醇 Stigmasterol $C_{29}H_{48}O$ Exact Mass: 412.37	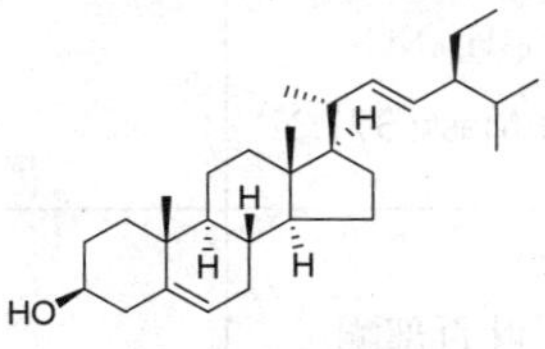 豆甾醇 Stigmasterol
苯甲酸 Benzoic acid $C_7H_6O_2$ Exact Mass: 122.04	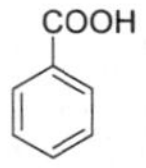 苯甲酸 Benzoic acid	4-甲氧基苯甲酸 4-Methoxy benzoic acid $C_8H_8O_3$ Exact Mass: 152.05	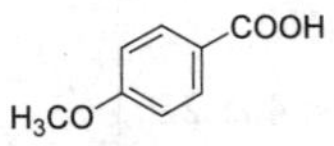 4-甲氧基苯甲酸 4-Methoxy benzoic acid

续表

中英文名、化学式及相对分子质量	结构图	中英文名、化学式及相对分子质量	结构图
1,8-二羟基-3-甲基蒽醌(大黄酚) 1,8-Dihydroxy-3-methylanthraquinone (Chrysophanol) $C_{15}H_{10}O_4$ Exact Mass: 254.06	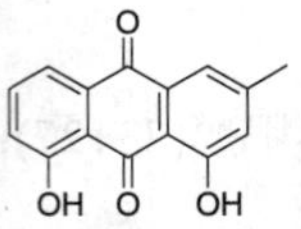 1,8-二羟基-3-甲基蒽醌(大黄酚) 1,8-Dihydroxy-3-methylanthraquinone (Chrysophanol)	1,8-二羟基-6-甲氧基-3-甲基蒽醌(大黄素甲醚) 1,8-Dihydroxy-6-methoxy-3-methylanthraquinone (Physcion) $C_{16}H_{12}O_5$ Exact Mass: 284.07	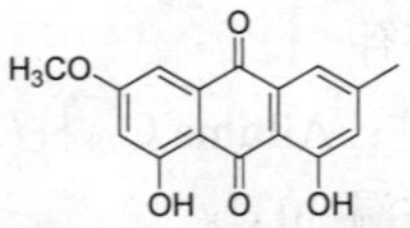 1, 8-二羟基-6-甲氧基-3-甲基蒽醌(大黄素甲醚) 1,8-Dihydroxy-6-methoxy-3-methylanthraquinone (Physcion)
氧代狭叶百部碱 Oxymaistemonine $C_{23}H_{29}NO_7$ Exact Mass: 431.19	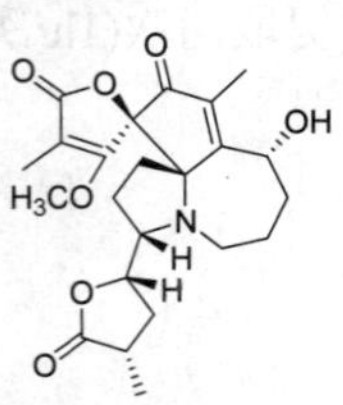 氧代狭叶百部碱 Oxymaistemonine	百部定碱 Stemonidine $C_{19}H_{29}NO_5$ Exact Mass: 351.20	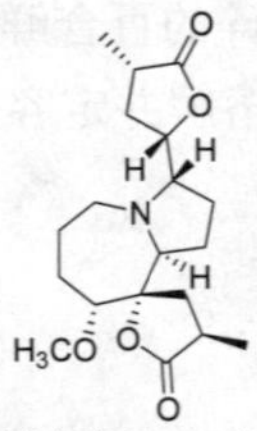 百部定碱 Stemonidine
异狭叶百部碱 Isomaistemonine $C_{23}H_{29}NO_6$ Exact Mass: 415.20	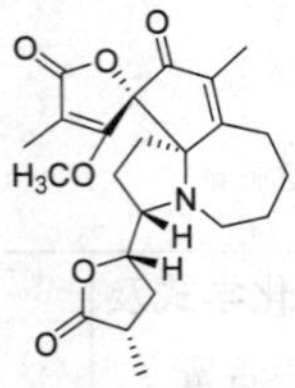 异狭叶百部碱 Isomaistemonine	绿原酸 Chlorogenic acid $C_{16}H_{18}O_9$ Exact Mass: 354.10	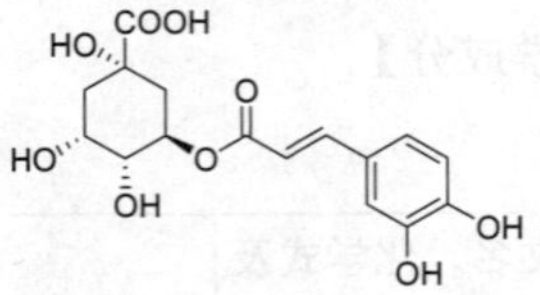 绿原酸 Chlorogenic acid
栀子苷 Geniposide $C_{17}H_{24}O_{10}$ Exact Mass: 388.14	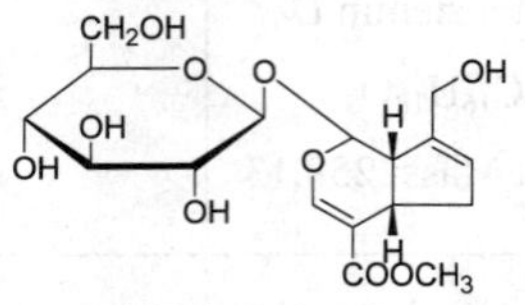 栀子苷 Geniposide	藏红花素 A Crocin A $C_{44}H_{64}O_{24}$ Exact Mass: 976.38	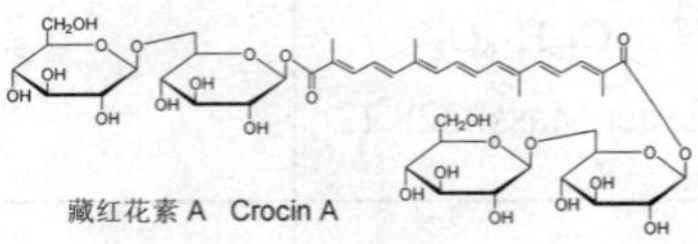 藏红花素 A Crocin A
对叶百部烯酮 Tuberostemoenone $C_{22}H_{29}NO_5$ Exact Mass: 387.20	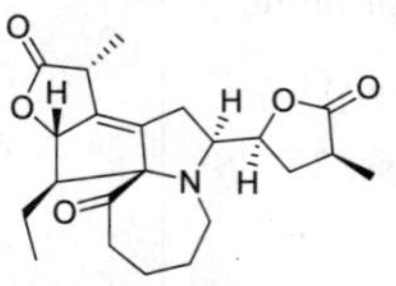 对叶百部烯酮 Tuberostemoenone	*N*-氧-对叶百部碱 *N*-Oxy-tuberostemonine $C_{22}H_{33}NO_5$ Exact Mass: 391.24	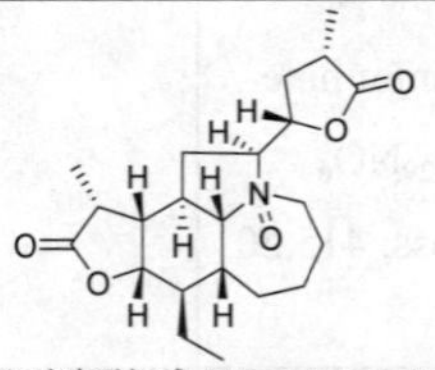 *N*-氧-对叶百部碱 *N*-Oxy-tuberostemonine
异脱氢对叶百部碱 Isodidehydrotuberostemonine $C_{22}H_{29}NO_4$ Exact Mass: 371.21	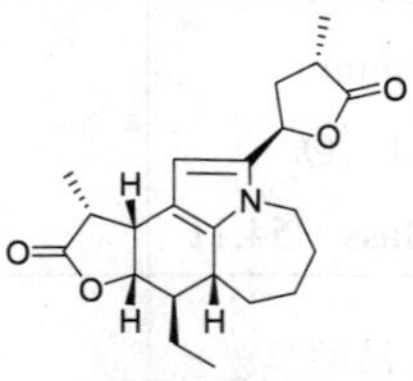 异脱氢对叶百部碱 Isodidehydrotuberostemonine	脱氢对叶百部碱 Didehydrotuberostemonine $C_{22}H_{27}NO_4$ Exact Mass: 369.19	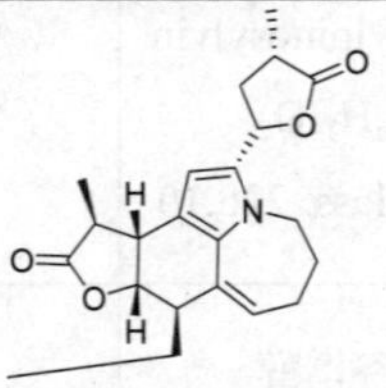 脱氢对叶百部碱 Didehydrotuberostemonine
对叶百部酮 Tuberostemonone $C_{22}H_{31}NO_6$ Exact Mass: 405.22	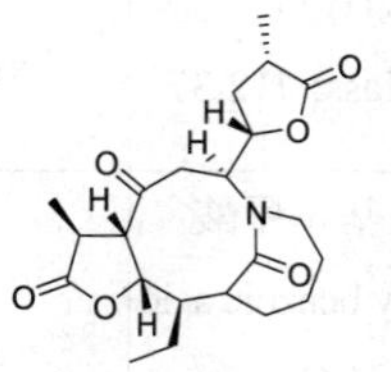 对叶百部酮 Tuberostemonone	氧化对叶百部碱 Oxotuberostemonine $C_{22}H_{31}NO_5$ Exact Mass: 389.22	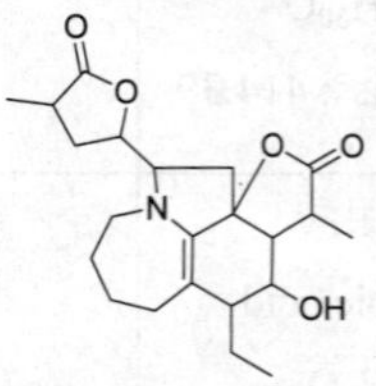 氧化对叶百部碱 Oxotuberostemonine

表 1-6-14b 百部其他主要化学成分[36～39]

中文名	中文名
狭叶百部碱	异莩金刚大碱
百部新碱	对叶百部碱
新对叶百部碱	28-羟基-正二十八烷酸-3′-甘油单酯
5,11-豆甾二烯-3*β*-醇	26-羟基-正二十六烷酸-3′-甘油单酯

【分析方法】

1 高效液相色谱法-二极管阵列检测-蒸发光反射检测法测定百部中生物碱成分的含量[39]

1.1 仪器

Beckman 高效液相色谱系统，Alltech 二极管阵列检测器和蒸发光反射检测器。

1.2 色谱条件

色谱柱：Alltima C_{18} 柱(150mm×4.6mm，3μm)，流动相：A 相为含 0.12%三乙胺梯度的水，B 相为含 0.12%三乙胺的乙腈；梯度洗脱：0～10min 40% B，10～12min 40%～50% B，12～28min 50% B，28～30min 50%～40% B；流速 1.0mL/min；检测波长：原百部碱 307nm，狭叶百部碱 260nm，金刚大碱、百部新碱、对叶百部碱和新对叶百部碱用 ELSD 的检测器；柱温 25℃；ELSD 漂流管温度 97℃；氮气流速 2.6L/min；分析时间 30min。

1.3 对照品溶液的制备

分别称取原百部碱、狭叶百部碱、异莩金刚大碱、百部新碱、对叶百部碱和新对叶百部碱对照品，用适量甲醇溶解。

1.4 供试品溶液的制备

称取粉碎的百部生药适量，用 5mL 甲醇超声提取两次(1h/次)，合并提取液，滤过，即得。

当归

Danggui

ANGELICAE SINENSIS RADIX

【化学成分】

表 1-6-15 当归主要化学成分[40～42]

中英文名、化学式及相对分子质量	结构图	中英文名、化学式及相对分子质量	结构图
川芎内酯 Cnidilide $C_{12}H_{18}O_2$ Exact Mass: 194.13	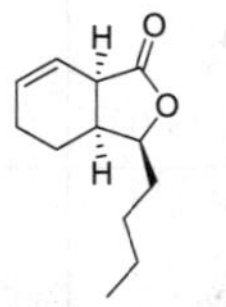 川芎内酯 Cnidilide	别罗勒烯 Alloocimene $C_{10}H_{16}$ Exact Mass: 136.13	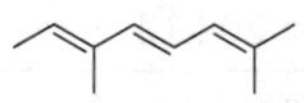 别罗勒烯 Alloocimene
Brefeldin A $C_{16}H_{24}O_4$ Exact Mass: 280.17	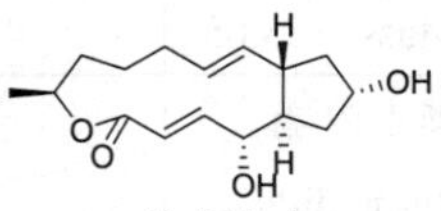 Brefeldin A	*E*-藁本内酯 *E*-Ligustilide $C_{12}H_{14}O_2$ Exact Mass: 190.10	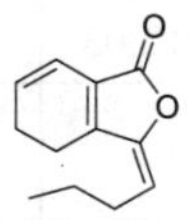 *E*-藁本内酯 *E*-Ligustilide

续表

中英文名、化学式及相对分子质量	结构图	中英文名、化学式及相对分子质量	结构图
Z-藁本内酯 *Z*-Ligustilide $C_{12}H_{14}O_2$ Exact Mass: 190.10	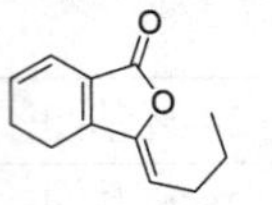 Z-藁本内酯 Z-Ligustilide	佛手柑内酯 Bergapten $C_{12}H_8O_4$ Exact Mass: 216.04	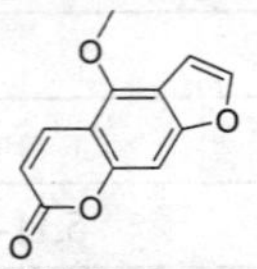 佛手柑内酯 Bergapten
愈创木酚 Guaiacol $C_7H_8O_2$ Exact Mass: 124.05	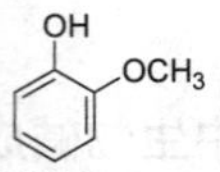 愈创木酚 Guaiacol	2,3-二甲苯酚 2,3-Dimethylphenol $C_8H_{10}O$ Exact Mass: 122.07	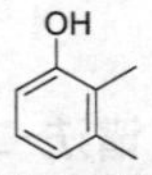 2,3-二甲苯酚 2,3-Dimethylphenol
对乙苯酚 4-Ethylphenol $C_8H_{10}O$ Exact Mass: 122.07	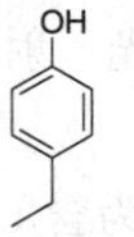 对乙苯酚 4-Ethylphenol	间乙苯酚 3-Ethylphenol $C_8H_{10}O$ Exact Mass: 122.07	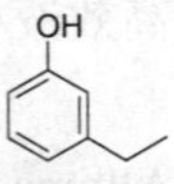 间乙苯酚 3-Ethylphenol
4-乙基间苯二酚 4-Ethyl-*m*-dihydroxybenzene $C_8H_{10}O_2$ Exact Mass: 138.07	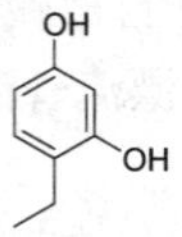 4-乙基间苯二酚 4-Ethyl-*m*-dihydroxybenzene	2,4-二羟基苯乙酮 2,4-Dihydroxy-acetophenone $C_8H_8O_3$ Exact Mass: 152.05	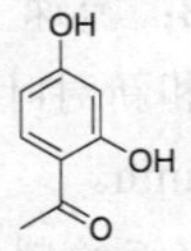 2,4-二羟基苯乙酮 2,4-Dihydroxy-acetophenone
异丁香酚 Isoeugenol $C_{10}H_{12}O_2$ Exact Mass: 164.08	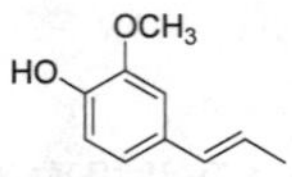 异丁香酚 Isoeugenol	香草醛 Vanillin $C_8H_8O_3$ Exact Mass: 152.05	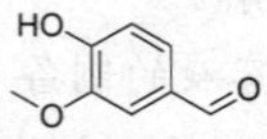 香草醛 Vanillin
阿魏酸 Ferulic acid $C_{10}H_{10}O_4$ Exact Mass: 194.06	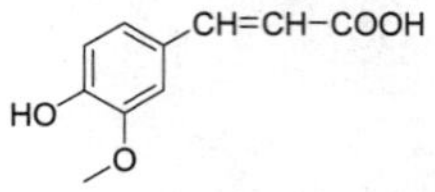 阿魏酸 Ferulic acid	琥珀酸 Succinic acid $C_4H_6O_4$ Exact Mass: 118.03	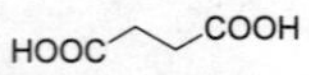 琥珀酸 Succinic acid
邻苯二甲酸酐 Phthalic anhydride $C_8H_4O_3$ Exact Mass: 148.02	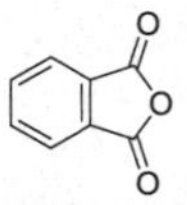 邻苯二甲酸酐 Phthalic anhydride	茴香酸 Anisic acid $C_8H_8O_3$ Exact Mass: 152.05	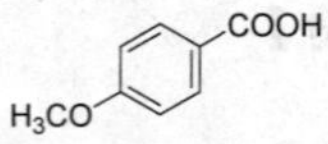 茴香酸 Anisic acid
癸二酸 Sebacic acid $C_{10}H_{18}O_4$ Exact Mass: 202.12	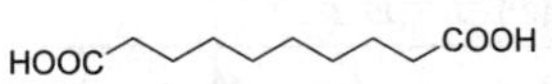 癸二酸 Sebacic acid	烟酸 Nicotinic acid $C_6H_5NO_2$ Exact Mass: 123.03	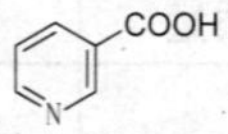 烟酸 Nicotinic acid
尿嘧啶 Uracil $C_4H_4N_2O_2$ Exact Mass: 112.03	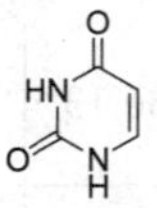 尿嘧啶 Uracil	腺嘌呤 Adenine $C_5H_5N_5$ Exact Mass: 135.05	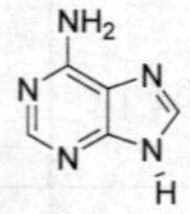 腺嘌呤 Adenine
胆碱 Choline $C_5H_{14}NO^+$ Exact Mass: 104.11	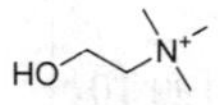 胆碱 Choline	新藁本内酯 Neoligustilide $C_{12}H_{14}O_2$ Exact Mass: 190.10	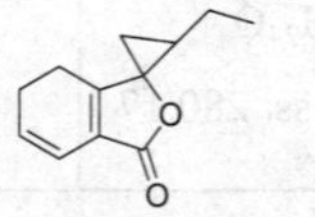 新藁本内酯 Neoligustilide

除以上化学成分外，当归还含有 Homosenkyunolide H、Homosenkyonolide Ⅰ、6-甲氧基香豆素、次黄苷(肌苷)、当归酮、正丁烯基苯酞内酯、新当归内酯、*E*-丁烯基酞内酯、*Z*-丁烯基酞内酯等。

【分析方法】

1　高效液相色谱法测定当归中藁本内酯类成分含量[43]

1.1 仪器

HP 1100 高效液相色谱仪，二极管阵列检测器。

1.2 色谱条件

色谱柱：Alltima C_{18}柱(150mm×4.6mm，5μm)；流动相：水-乙腈(40:60)；流速 1.0mL/min；检测波长 350nm；柱温室温；分析时间 15min。

1.3 对照品溶液的制备

称取 *E*-藁本内酯、*Z*-藁本内酯、*E*-丁烯基酞内酯和 *Z*-丁烯基酞内酯对照品，用适量甲醇溶解。

1.4 供试品溶液的制备

称取粉碎的当归药材 0.5g，用 50mL 甲醇超声提取 100min 滤过，即得。

肉苁蓉

Roucongrong

CISTANCHES HERBA

【化学成分】

表 1-6-16　肉苁蓉主要化学成分[44, 45]

中英文名、化学式及相对分子质量	结构图	中英文名、化学式及相对分子质量	结构图
肉苁蓉苷 A Cistanoside A $C_{36}H_{48}O_{20}$ Exact Mass: 800.27	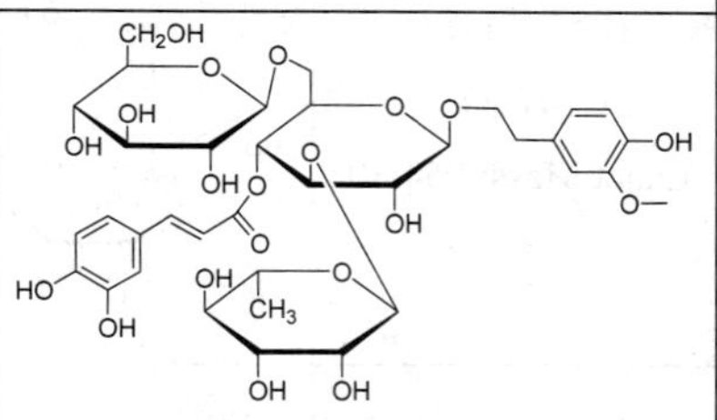 肉苁蓉苷 A Cistanoside A	肉苁蓉苷 B Cistanoside B $C_{37}H_{50}O_{20}$ Exact Mass: 814.29	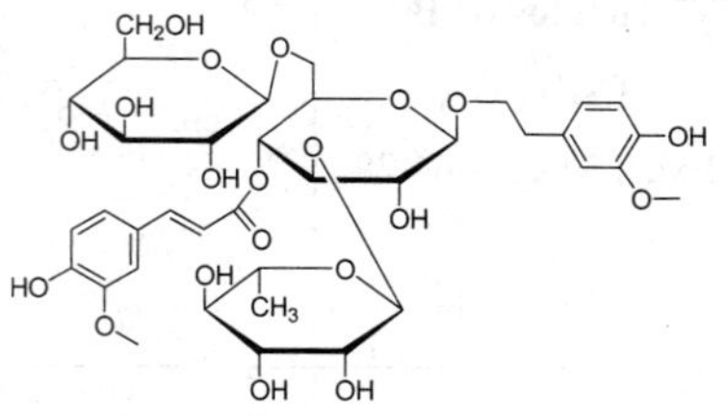 肉苁蓉苷 B Cistanoside B
肉苁蓉苷 C Cistanoside C $C_{30}H_{38}O_{15}$ Exact Mass: 638.22	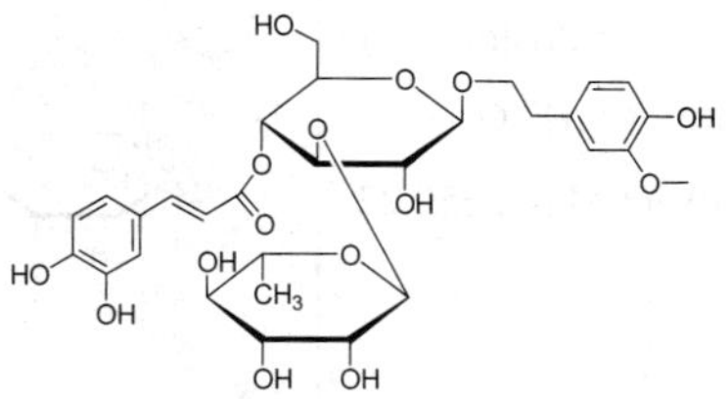 肉苁蓉苷 C Cistanoside C	肉苁蓉苷 H Cistanoside H $C_{22}H_{32}O_{13}$ Exact Mass: 504.18	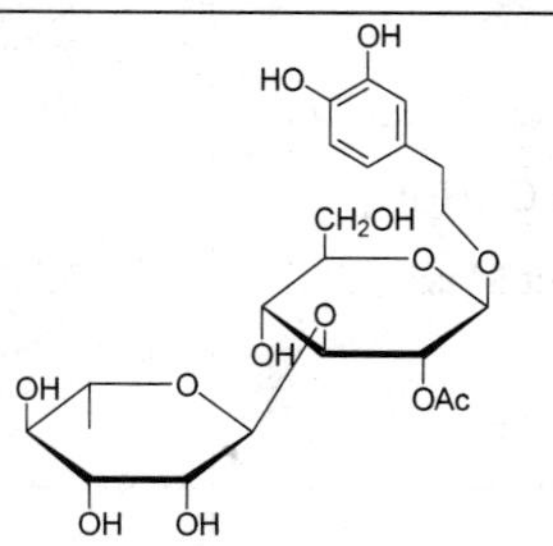 肉苁蓉苷 H Cistanoside H
异类叶升麻苷 Isoacteoside $C_{29}H_{36}O_{15}$ Exact Mass: 624.21	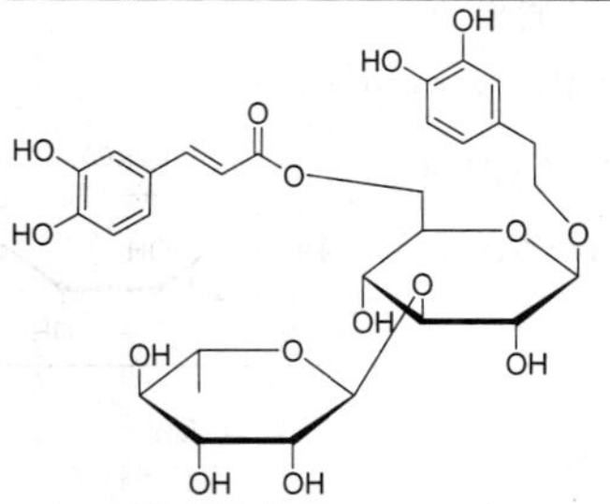 异类叶升麻苷 Isoacteoside	2′-乙酰类叶升麻苷 2′-Acetylacteoside $C_{31}H_{38}O_{16}$ Exact Mass: 666.22	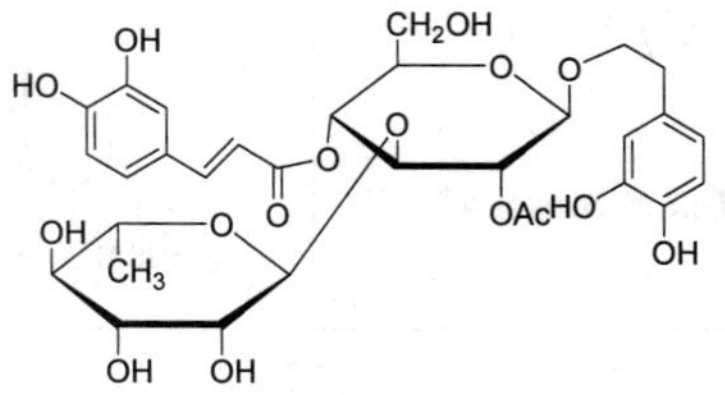 2′-乙酰类叶升麻苷 2′-Acetylacteoside

续表

中英文名、化学式及相对分子质量	结构图	中英文名、化学式及相对分子质量	结构图
松果菊苷 Echinacoside $C_{35}H_{46}O_{20}$ Exact Mass: 786.26	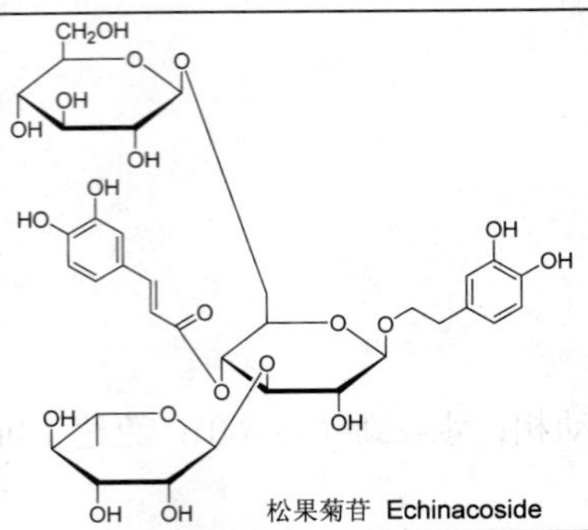 松果菊苷 Echinacoside	类叶升麻苷 (麦角甾苷) Acteoside $C_{29}H_{36}O_{15}$ Exact Mass: 624.21	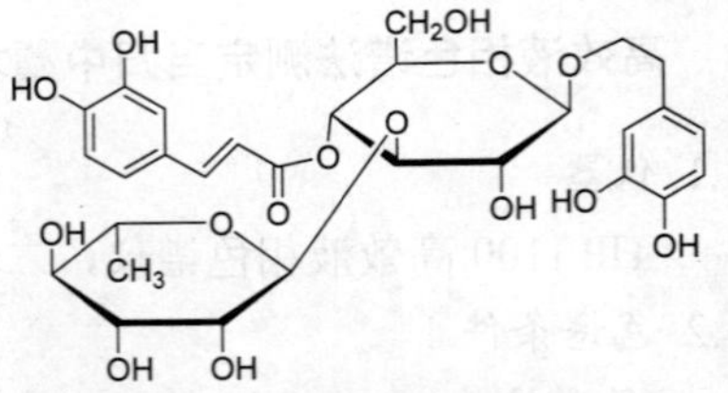 类叶升麻苷(麦角甾苷) Acteoside
8-表马钱子苷酸 8-*epi*-Loganic acid $C_{16}H_{24}O_{10}$ Exact Mass: 376.14	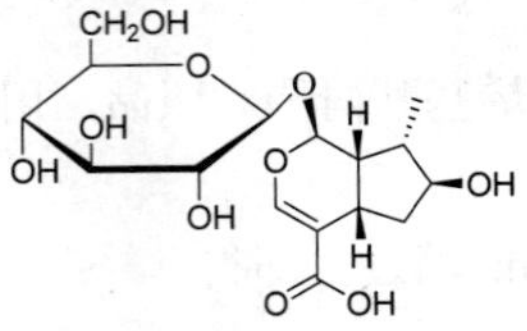 8-表马钱子苷酸 8-*epi*-Loganic acid	邻苯二甲酸二丁酯 Dibutyl phthalate $C_{16}H_{22}O_4$ Exact Mass: 278.15	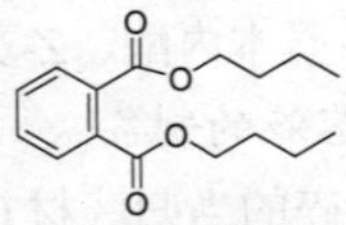 邻苯二甲酸二丁酯 Dibutyl phthalate
红景天苷 Salidroside $C_{14}H_{20}O_7$ Exact Mass: 300.12	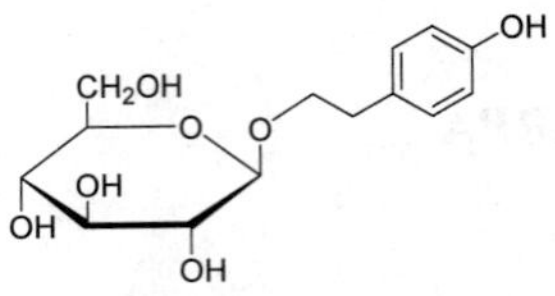 红景天苷 Salidroside	Tubuloside A $C_{37}H_{48}O_{21}$ Exact Mass: 828.27	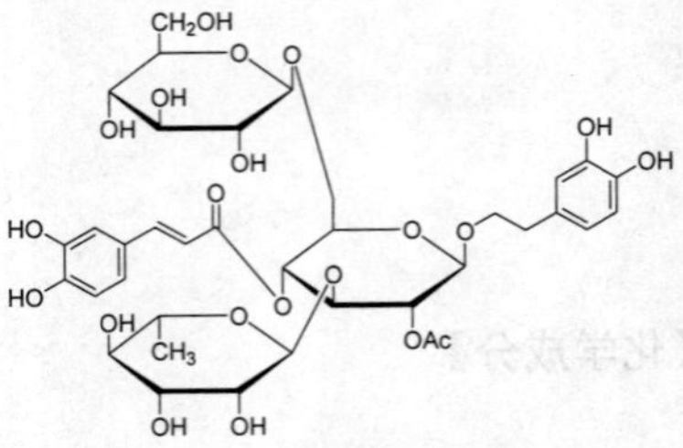 Tubuloside A
Tubuloside B $C_{31}H_{38}O_{16}$ Exact Mass: 666.22	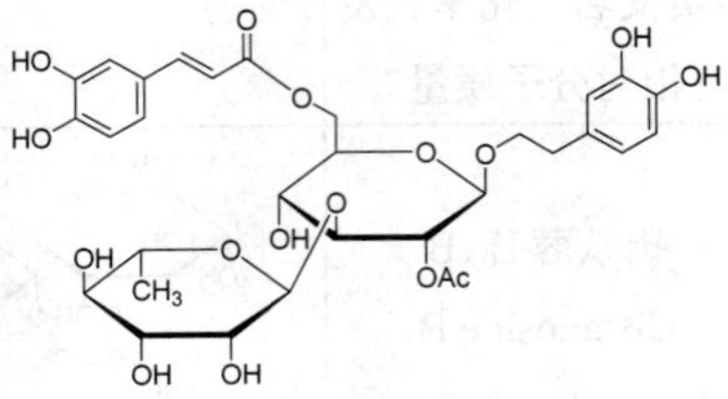 Tubuloside B	Tubuloside C $C_{43}H_{54}O_{24}$ Exact Mass: 954.30	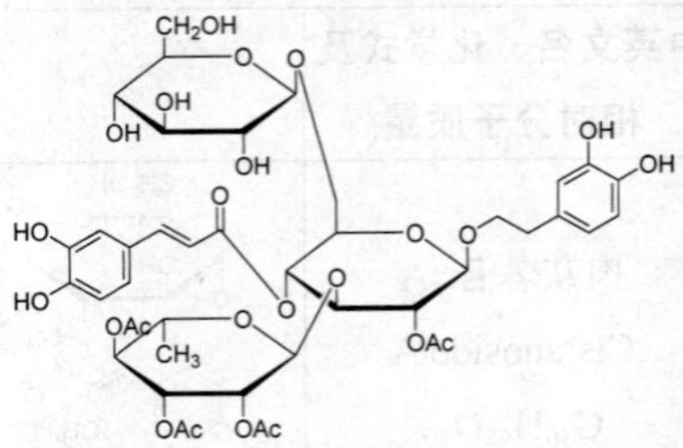 Tubuloside C
Tubuloside D $C_{43}H_{54}O_{23}$ Exact Mass: 938.31	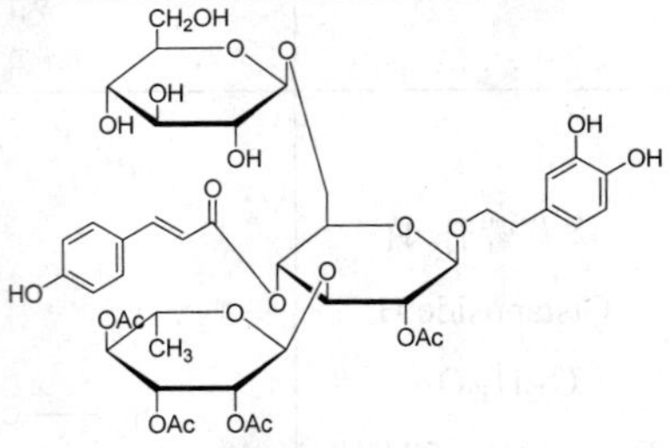 Tubuloside D	Tubuloside E $C_{31}H_{38}O_{15}$ Exact Mass: 650.22	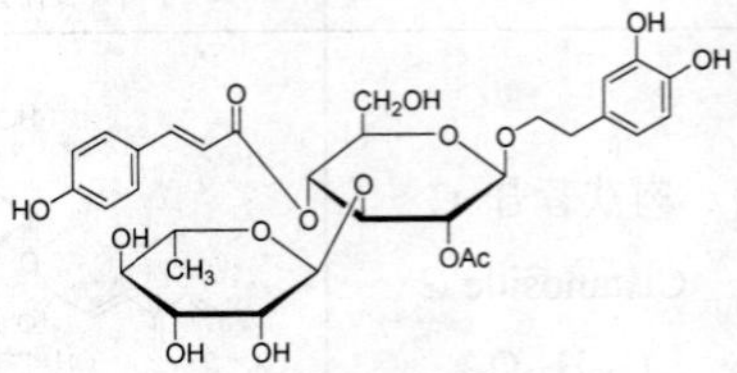 Tubuloside E
β-谷甾醇 *β*-Sitosterol $C_{29}H_{50}O$ Exact Mass: 414.39	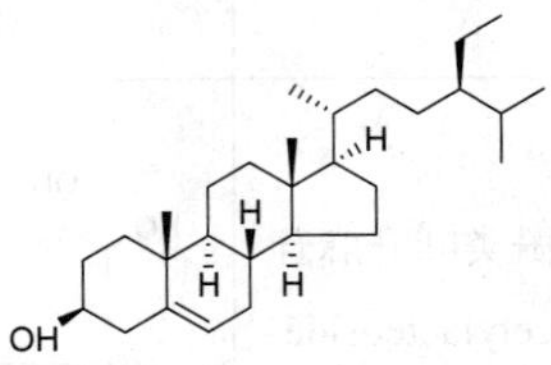 *β*-谷甾醇(谷甾醇) *β*-Sitosterol(Sitosterol)	胡萝卜苷 Daucosterol $C_{35}H_{60}O_6$ Exact Mass: 576.44	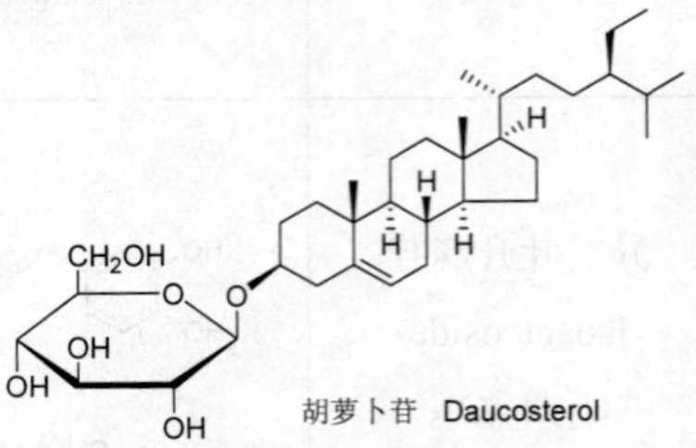 胡萝卜苷 Daucosterol

续表

中英文名、化学式及相对分子质量	结构图	中英文名、化学式及相对分子质量	结构图
癸二酸二丁酯 Dibutyl sebacate $C_{18}H_{34}O_4$ Exact Mass: 314.25	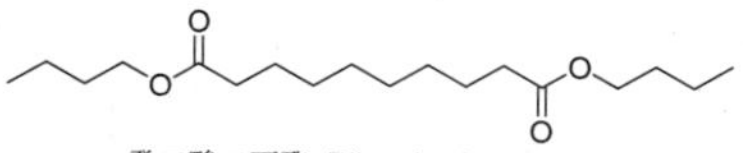 癸二酸二丁酯 Dibutyl sebacate	邻苯二甲酸二异辛酯 Di-isooctyl-phthalate $C_{24}H_{38}O_4$ Exact Mass: 390.28	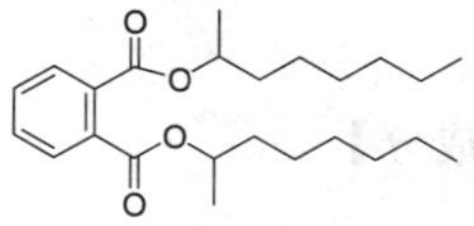 邻苯二甲酸二异辛酯 Di-isooctyl-phthalate
琥珀酸 Succinic acid $C_4H_6O_4$ Exact Mass: 118.03	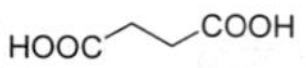 琥珀酸 Succinic acid		

除以上化学成分外，肉苁蓉还含有 Dehydrodiconiferyl alcohol *γ*′-*O*-*β*-D-glucopyranoside、Dehydrodiconiferyl alcohol 4′-*O*-*β*-D-glucopyranoside 等。

【分析方法】

1 高效液相色谱法测定肉苁蓉中麦角甾苷的含量[45]

1.1 仪器

Agilent1100 高效液相色谱仪，G1315A 二极管阵列检测器。

1.2 色谱条件

色谱柱：Kromasil C_{18} 柱(250mm×4.6mm，5μm)；流动相：甲醇-水(35∶65，含磷酸 0.04%)；流速 1.0mL/min；检测波长 331nm；柱温 35℃；分析时间 25min。

1.3 对照品溶液的制备

称取麦角甾苷对照品，用适量甲醇溶解。

1.4 供试品溶液的制备

称取粉碎的肉苁蓉生药适量，用 20 倍量甲醇超声提取 30min，过滤后残渣再用 20 倍量的甲醇超声提取 30min，合并提取液回收溶剂后用甲醇溶解。

2 高效液相色谱法测定肉苁蓉中 8-表马钱子苷酸的含量[46]

2.1 仪器

Waters 2690 型高效液相色谱仪。

2.2 色谱条件

色谱柱：Hypersil ODS-2 柱(200mm×4.6mm，5μm)；流动相：乙腈-0.4%磷酸水溶液(9∶91)；流速 1.0mL/min；检测波长 235nm；柱温 25℃；分析时间 10min。

2.3 对照品溶液的制备

称取 8-表马钱子苷酸对照品，用适量 50%甲醇溶解。

2.4 供试品溶液的制备

称取粉碎的肉苁蓉药材 1g，用 20mL 甲醇超声提取 2 次，每次 30min，合并提取液，蒸干，残渣用甲醇溶解并定容至 25mL，滤过，即得。

肉豆蔻

Roudoukou

MYRISTICAE SEMEN

【化学成分】

表 1-6-17　肉豆蔻主要化学成分[47, 48]

中英文名、化学式及相对分子质量	结构图	中英文名、化学式及相对分子质量	结构图
5-甲氧基去氢二异丁香酚 5-Methoxydehydro-diisoeugenol $C_{21}H_{24}O_5$ Exact Mass: 356.16	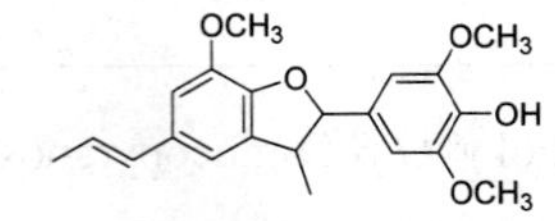 5-甲氧基去氢二异丁香酚 5-Methoxydehydrodiisoeugenol	肉豆蔻酚 C Fragransol C $C_{21}H_{24}O_5$ Exact Mass: 356.16	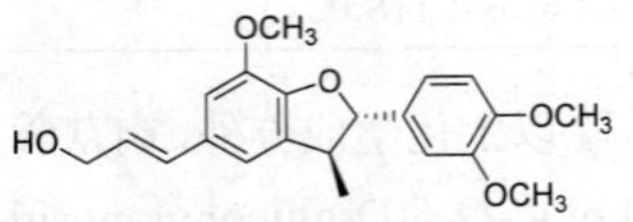 肉豆蔻酚 C Fragransol C
肉豆蔻酚 D Fragransol D $C_{21}H_{22}O_6$ Exact Mass: 370.14	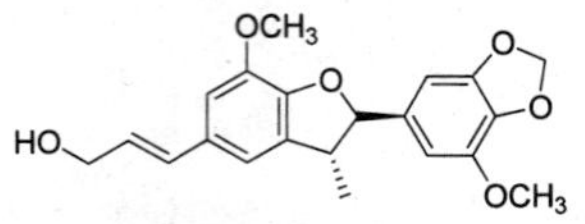 肉豆蔻酚 D Fragransol D	肉豆蔻醇 A Myristicanol A $C_{23}H_{30}O_8$ Exact Mass: 434.19	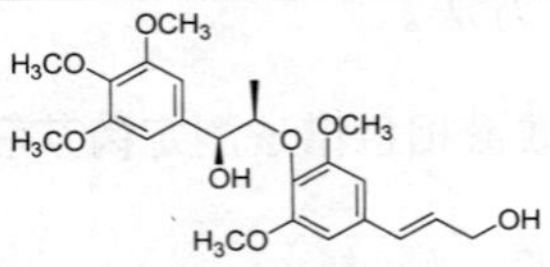 肉豆蔻醇 A Myristicanol A
肉豆蔻醇 B Myristicanol B $C_{22}H_{28}O_7$ Exact Mass: 404.18	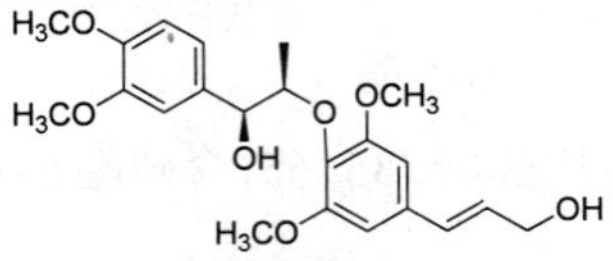 肉豆蔻醇 B Myristicanol B	去氢二异丁香酚 Dehydrodiisoeugenol $C_{20}H_{22}O_4$ Exact Mass: 326.15	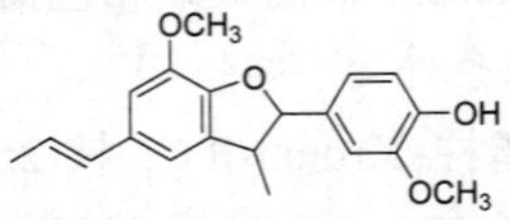 去氢二异丁香酚 Dehydrodiisoeugenol
利卡灵 B Licarin B $C_{20}H_{20}O_4$ Exact Mass: 324.14	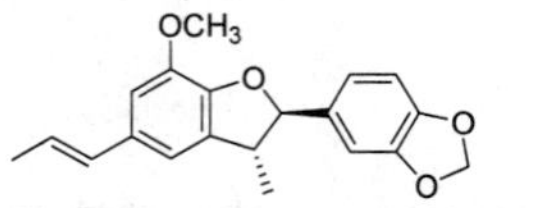 利卡灵 B Licarin B	异香草醛 Isovanillin $C_8H_8O_3$ Exact Mass: 152.05	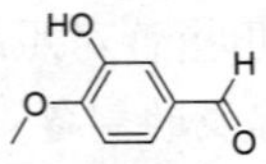 异香草醛 Isovanillin
肉豆蔻醚 Myristicin $C_{11}H_{12}O_3$ Exact Mass: 192.08	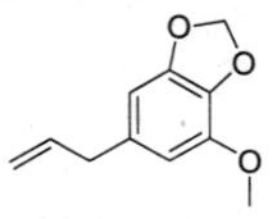 肉豆蔻醚 Myristicin	榄香素 Elemicin $C_{12}H_{16}O_3$ Exact Mass: 208.11	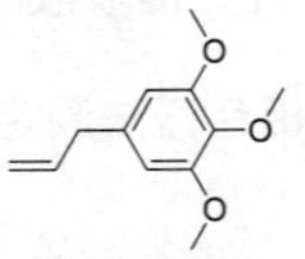 榄香素 Elemicin
原儿茶酸 Protocatechuic acid $C_7H_6O_4$ Exact Mass: 154.03	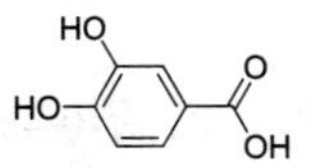 原儿茶酸 Protocatechuic acid	异甘草素 Isoliquiritigenin $C_{15}H_{12}O_4$ Exact Mass: 256.07	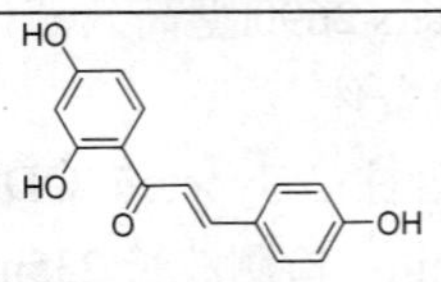 异甘草素 Isoliquiritigenin
甲基丁香酚 Methyleugenol $C_{11}H_{14}O_2$ Exact Mass: 178.10	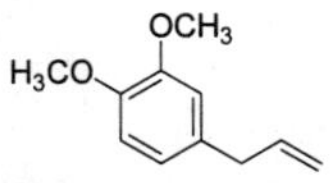 甲基丁香酚 Methyleugenol	甲基异丁香酚 Methylisoeugenol $C_{11}H_{14}O_2$ Exact Mass: 178.10	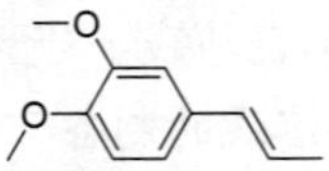 甲基异丁香酚 Methylisoeugenol
黄樟醚 Safrol $C_{10}H_{10}O_2$ Exact Mass: 162.07	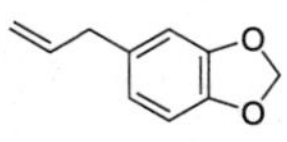 黄樟醚 Safrol		

除以上化学成分外，肉豆蔻还含有 1-(3-甲氧基-4-羟基苯基)-2-(4-烯丙基-2,6-二甲氧基苯氧基)-1-丙醇等。

【分析方法】

1 高效液相色谱法测定长形肉豆蔻及其不同炮制品挥发油中甲基丁香酚、异甲基丁香酚及黄樟醚含量[49]

1.1 仪器

岛津 LC-10AT 高效液相色谱仪。

1.2 色谱条件

色谱柱：Shim-pack VP-ODS 柱(150mm×4.6mm，5μm)；流动相：甲醇-0.2%磷酸(70∶30)；流速 1.0mL/min；检测波长 280nm；柱温 40℃；分析时间 44min。

1.3 对照品溶液的制备

分别称取甲基丁香酚、甲基异丁香酚、黄樟醚对照品，用适量甲醇溶解。

1.4 供试品溶液的制备

称取粉碎的肉豆蔻药材 20g，按药典附录挥发油提取方法提取挥发油，所得挥发油加少量氯仿助溶，然后用甲醇定容至 50mL，取此溶液 3mL，用甲醇定容至 25mL，滤过，即得。

肉桂

Rougui

CINNAMOMI CORTEX

【化学成分】

表 1-6-18 肉桂主要化学成分[50]

中英文名、化学式及相对分子质量	结构图	中英文名、化学式及相对分子质量	结构图
肉桂醛 Cinnamaldehyde C_9H_8O Exact Mass: 132.06	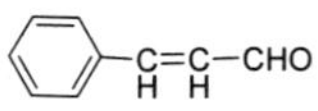 肉桂醛 Cinnamaldehyde	肉桂醇 Cinnamic alcohol $C_9H_{10}O$ Exact Mass: 134.07	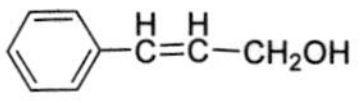 肉桂醇 Cinnamic alcohol
苯丙醛 Hydrocinnamaldehyde $C_9H_{10}O$ Exact Mass: 134.07	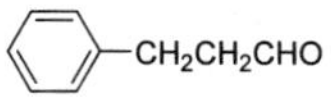 苯丙醛 Hydrocinnamaldehyde	苯甲醛 Benzaldehyde C_7H_6O Exact Mass: 106.04	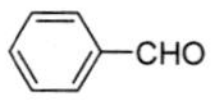 苯甲醛 Benzaldehyde
咕巴烯 Copaene $C_{15}H_{24}$ Exact Mass: 204.19	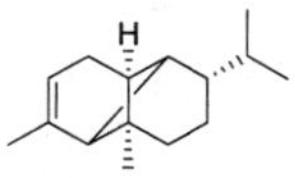 咕巴烯 Copaene	乙酸肉桂酯 Cinnamyl acetate $C_{11}H_{12}O_2$ Exact Mass: 176.08	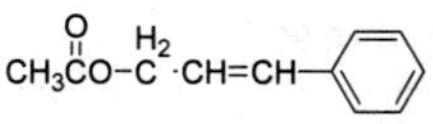 乙酸肉桂酯 Cinnamyl acetate
石竹烯 Caryophyllene $C_{15}H_{24}$ Exact Mass: 204.19	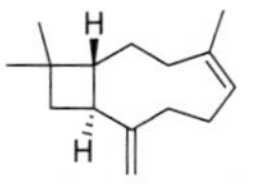 石竹烯 Caryophyllene	邻甲氧基肉桂醛 2-Methoxy cinnamaldehyde $C_{10}H_{10}O_2$ Exact Mass: 162.07	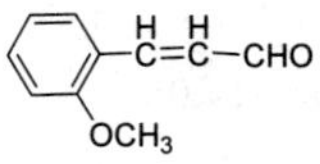 邻甲氧基肉桂醛 2-Methoxy cinnamaldehyde
香豆素 Coumarin $C_{24}H_{32}O_3$ Exact Mass: 368.24	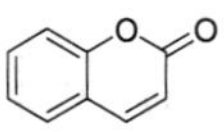 香豆素 Coumarin	肉桂酸 Cinnamic acid $C_9H_8O_2$ Exact Mass: 148.05	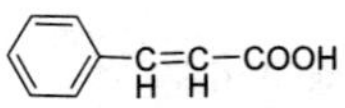 肉桂酸 Cinnamic acid

【分析方法】

1 八种樟属肉桂组药用植物中肉桂酸、肉桂醛含量的测定[51]

1.1 仪器

Agilent 1100 高效液相色谱仪。

1.2 色谱条件

色谱柱：Lichrospher-C_{18}柱(150mm×4.6mm，5μm)；流动相：乙腈-水；梯度洗脱：0～10min 35%～38%乙腈，10～15min 38%～50%乙腈；流速 1.0mL/min；检测波长 290nm；柱温 30℃；分析时间 15min。

1.3 对照品溶液的制备

分别称取肉桂酸和肉桂醛对照品，用适量甲醇溶解。

1.4 供试品溶液的制备

称取粉碎的肉桂药材 0.1g，用 10mL 甲醇超声提取 30min，滤过，提取液用甲醇稀释 1 倍，即得。

2 高效液相色谱法测定肉桂中成分的含量[52]

2.1 仪器

Agilent 1100 色谱仪，二极管阵列检测器。

2.2 色谱条件

色谱柱：Zorbax XDB RP-C_8柱(150mm×4.6mm，5μm)；流动相：乙腈-0.04%醋酸水溶液(25∶75)；流速 1.0mL/min；检测波长：桂皮醛、桂皮酸、香豆素 250nm，桂皮醇 280nm；柱温 20℃；分析时间 60min。

2.3 对照品溶液的制备

分别称取肉桂醛、肉桂酸、肉桂醇、香豆素对照品，用适量甲醇溶解。

2.4 供试品溶液的制备

称取粉碎的肉桂药材 0.5g，用 25mL 甲醇超声提取 30min，滤过，即得。

朱砂根

Zhushagen

ARDISIAE CRENATAE RADIX

【化学成分】

表 1-6-19 朱砂根主要化学成分[53, 54]

中英文名、化学式及相对分子质量	结构图	中英文名、化学式及相对分子质量	结构图
去甲矮地茶素 Norbergenin $C_{13}H_{14}O_9$ Exact Mass: 314.06	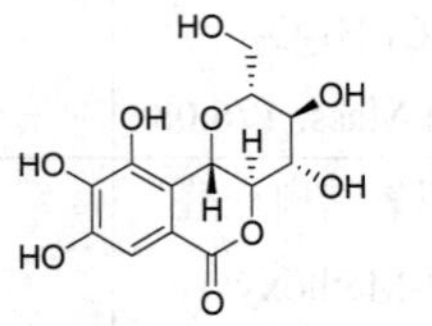 去甲矮地茶素 Norbergenin	矮地茶素 (岩白菜素) Bergenin $C_{14}H_{16}O_9$ Exact Mass: 328.08	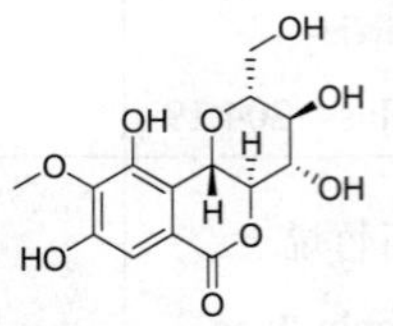 矮地茶素(岩白菜素) Bergenin
无羁萜(木栓酮) Friedelin $C_{30}H_{50}O$ Exact Mass: 426.39	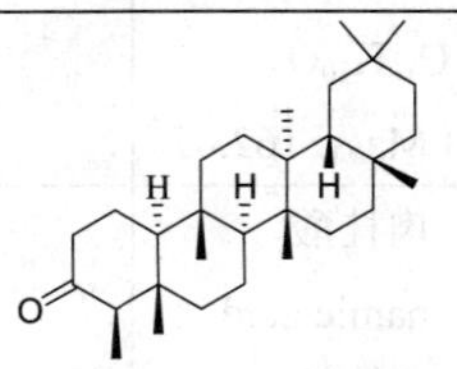 无羁萜(木栓酮) Friedelin	β-谷甾醇 β-Sitosterol $C_{29}H_{50}O$ Exact Mass: 414.39	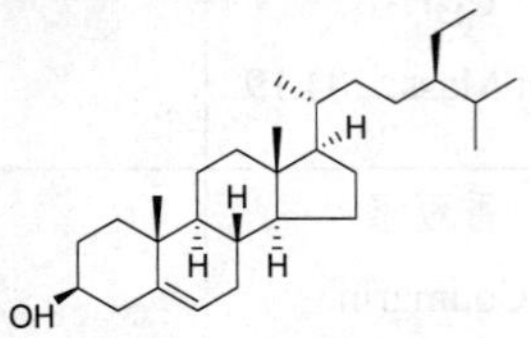 β-谷甾醇 β-Sitosterol

续表

中英文名、化学式及相对分子质量	结构图	中英文名、化学式及相对分子质量	结构图
11-*O*-丁香酰矮地茶素 11-*O*-Syringyl-bergenin $C_{23}H_{24}O_{13}$ Exact Mass: 508.12	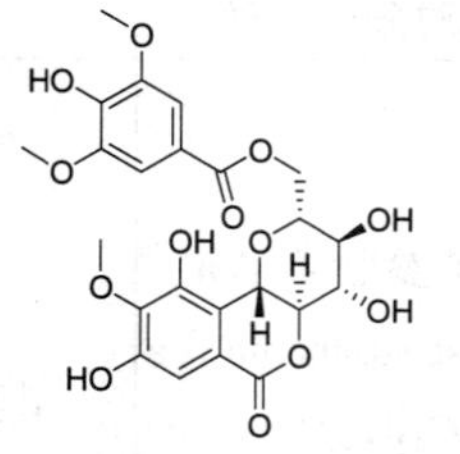 11-*O*-丁香酰矮地茶素 11-*O*-Syringyl-bergenin	胡萝卜苷 Daucosterol $C_{35}H_{60}O_6$ Exact Mass: 576.44	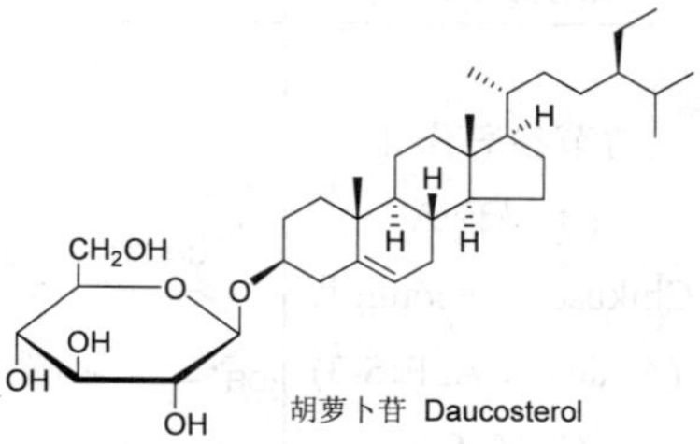 胡萝卜苷 Daucosterol
蜜花醌 Rapanone $C_{19}H_{30}O_4$ Exact Mass: 322.21	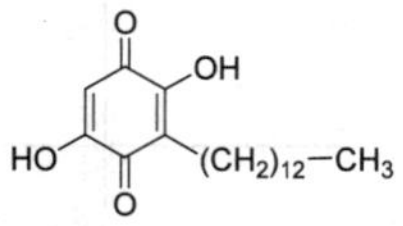 蜜花醌 Rapanone		

竹节参

Zhujieshen
PANACIS JAPONICI RHIZOMA

【化学成分】

表 1-6-20　竹节参主要化学成分[55]

中英文名、化学式及相对分子质量	结构图	中英文名、化学式及相对分子质量	结构图
竹节参皂苷 Ia Chikusetsusaponin Ia $C_{41}H_{70}O_{12}$ Exact Mass: 754.49	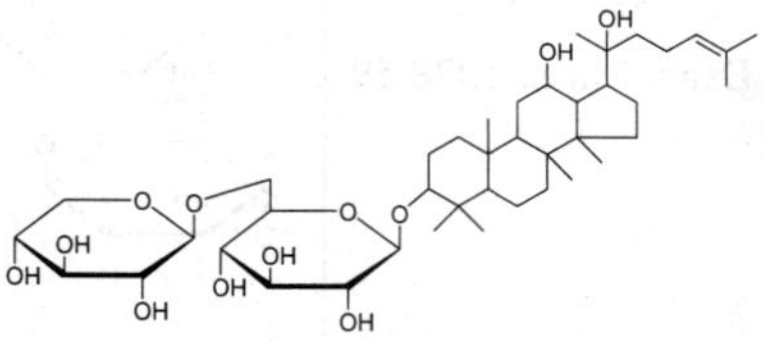 竹节参皂苷 Ia　Chikusetsusaponin Ia	竹节参皂苷 Ib Chikusetsusaponin Ib $C_{47}H_{74}O_{18}$ Exact Mass: 926.49	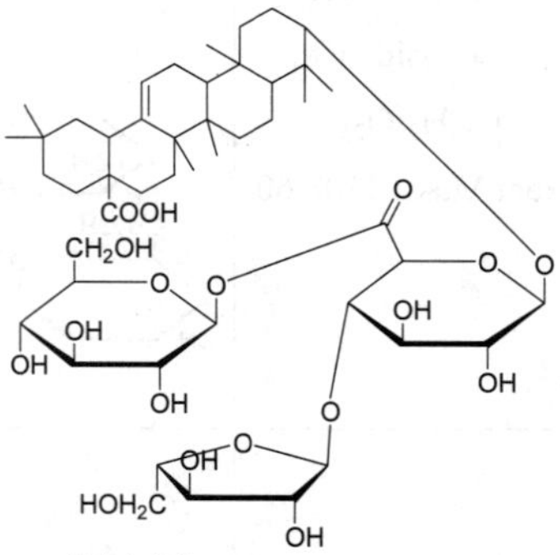 竹节参皂苷 Ib　Chikusetsusaponin Ib
竹节参皂苷 II Chikusetsusaponin II $C_{42}H_{66}O_{14}$ Exact Mass: 794.45	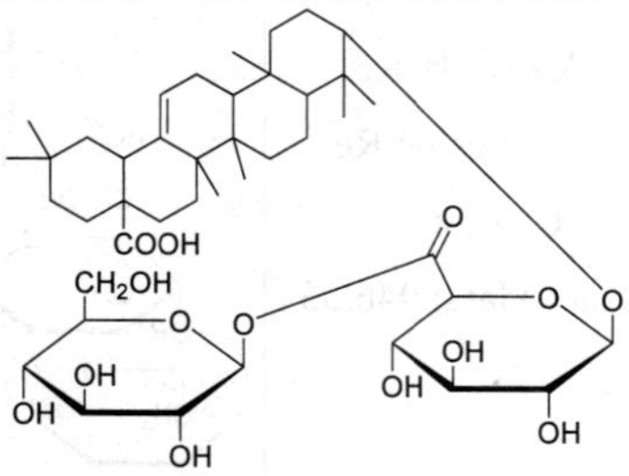 竹节参皂苷 II　Chikusetsusaponin II	竹节参皂苷 III Chikusetsusaponin III $C_{47}H_{80}O_{17}$ Exact Mass: 916.54	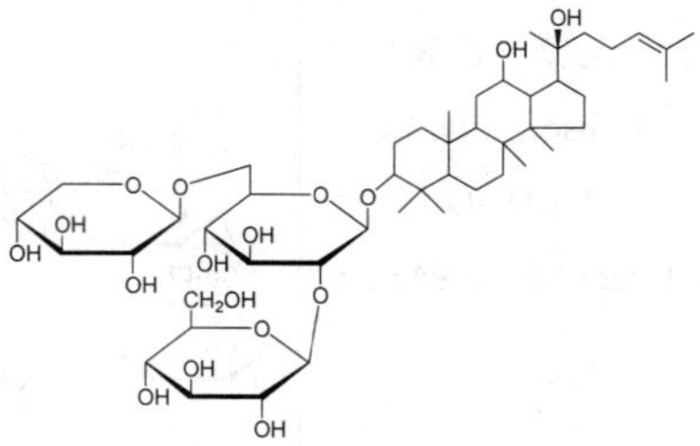 竹节参皂苷 III　Chikusetsusaponin III
β-檀香烯 *β*-Santalene $C_{15}H_{24}$ Exact Mass: 204.19	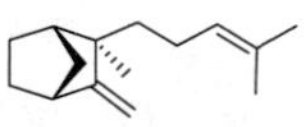 *β*-檀香烯　*β*-Santalene	*β*-金合欢烯 *β*-Farnesene $C_{15}H_{24}$ Exact Mass: 204.19	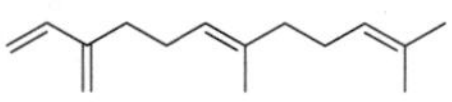 *β*-金合欢烯　*β*-Farnesene

续表

中英文名、化学式及相对分子质量	结构图	中英文名、化学式及相对分子质量	结构图
竹节参皂苷 Ⅳ (木皂苷 A) Chikusetsusaponin Ⅳ (Araloside A, PJS-3) $C_{47}H_{74}O_{18}$ Exact Mass: 926.49	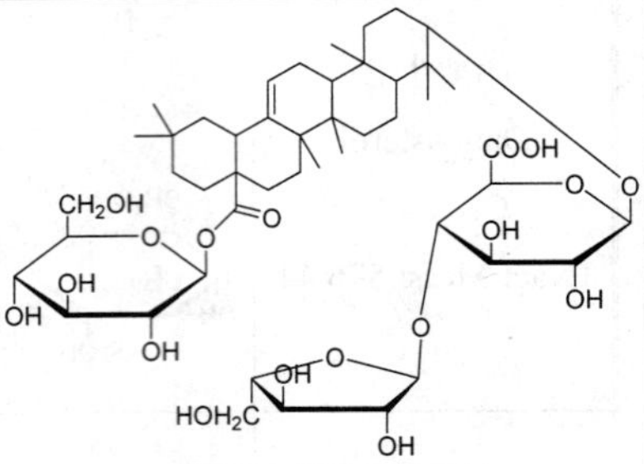 竹节参皂苷 Ⅳ (木皂苷 A) Chikusetsusaponin Ⅳ(Araloside A, PJS-3)	竹节参皂苷 Ⅳa Chikusetsusaponin Ⅳa $C_{42}H_{66}O_{14}$ Exact Mass: 794.45	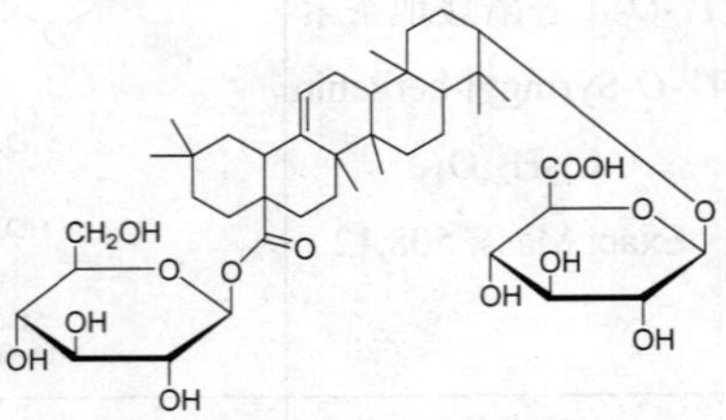 竹节参皂苷 Ⅳa Chikusetsusaponin Ⅳa
竹节参皂苷Ⅴ Chikusetsusaponin Ⅴ $C_{48}H_{76}O_{19}$ Exact Mass: 956.5	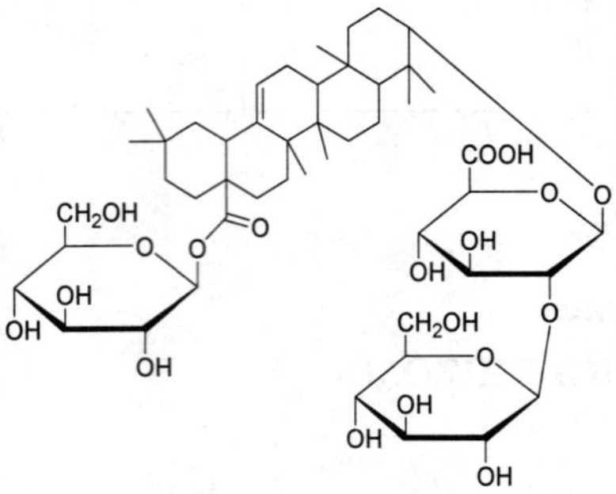 竹节参皂苷 Ⅴ Chikusetsusaponin Ⅴ	齐墩果酸-28-*O*-*β*-D-吡喃葡萄糖苷 PJS 1 (Oleanolic acid-28-*O*-*β*-D-glucopyranoside) $C_{36}H_{58}O_8$ Exact Mass: 618.41	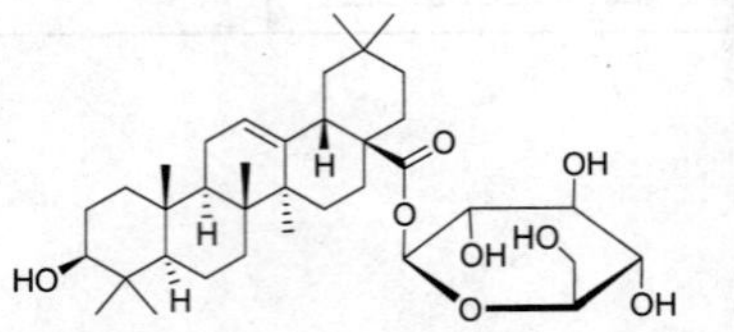 齐墩果酸-28-*O*-*β*-D-吡喃葡萄糖苷 PJS 1 (Oleanolic acid-28-*O*-*β*-D-glucopyranoside)
人参皂苷 Rb_1 Ginsenoside Rb_1 $C_{54}H_{92}O_{23}$ Exact Mass: 1108.60	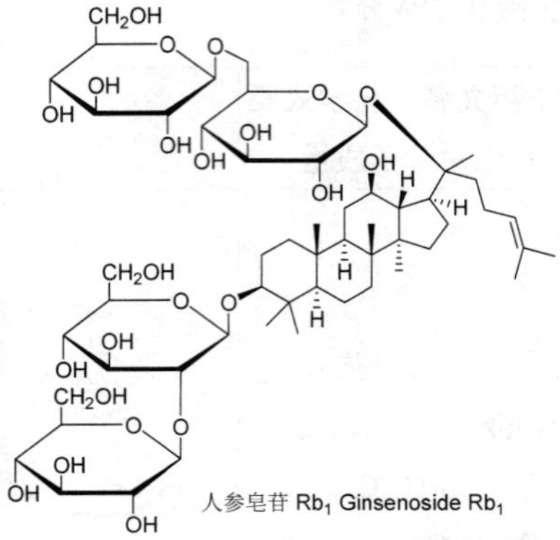 人参皂苷 Rb_1 Ginsenoside Rb_1	人参皂苷 Rc Ginsenoside Rc $C_{53}H_{90}O_{22}$ Exact Mass: 1078.59	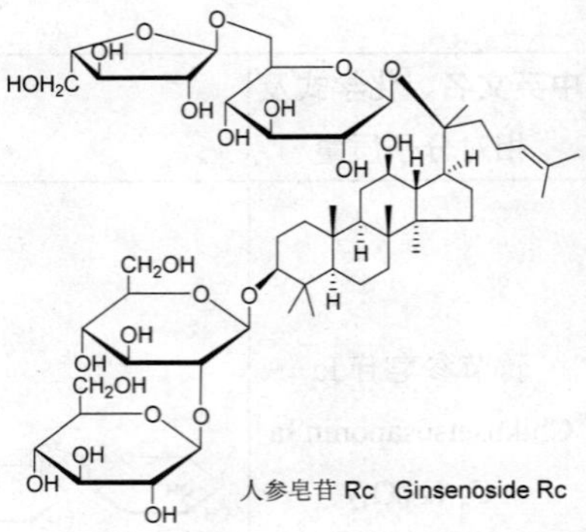 人参皂苷 Rc Ginsenoside Rc
人参皂苷 Rd Ginsenoside Rd $C_{48}H_{82}O_{18}$ Exact Mass: 946.55	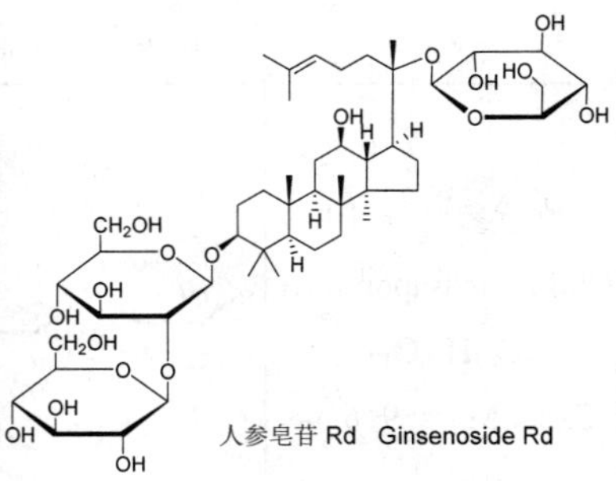 人参皂苷 Rd Ginsenoside Rd	人参皂苷 Re Ginsenoside Re $C_{48}H_{82}O_{18}$ Exact Mass: 946.55	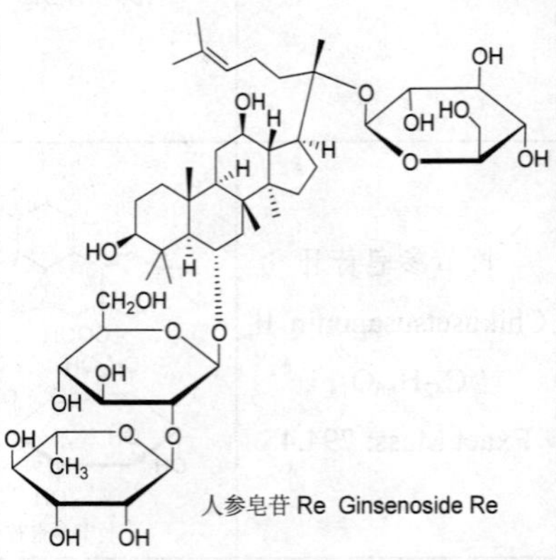 人参皂苷 Re Ginsenoside Re

续表

中英文名、化学式及相对分子质量	结构图	中英文名、化学式及相对分子质量	结构图
人参皂苷 Rg_1 Ginsenoside Rg_1 $C_{42}H_{72}O_{14}$ Exact Mass: 800.49	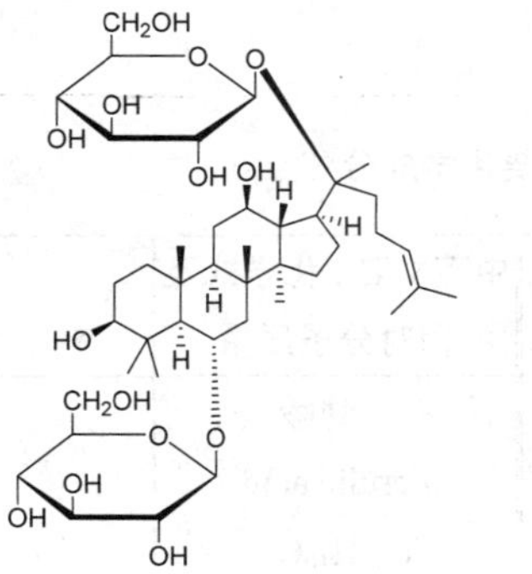 人参皂苷Rg_1 Ginsenoside Rg_1	20(*S*)-人参皂苷 Rg_2 (人参皂苷 Rg_2) 20(*S*)-Ginsenoside Rg_2 (Ginsenoside Rg_2) $C_{42}H_{72}O_{13}$ Exact Mass: 784.50	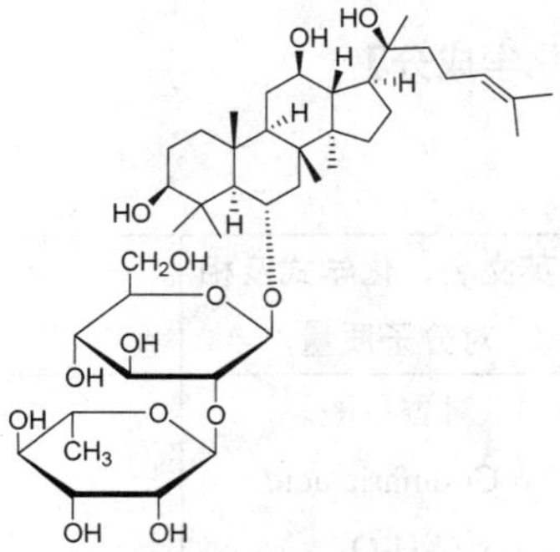 20(*S*)-人参皂苷Rg_2 (人参皂苷Rg_2) 20(*S*)-Ginsenoside Rg_2 (Ginsenoside Rg_2)
三七皂苷 R_1 Notoginsenoside R_1 $C_{47}H_{80}O_{18}$ Exact Mass: 932.53	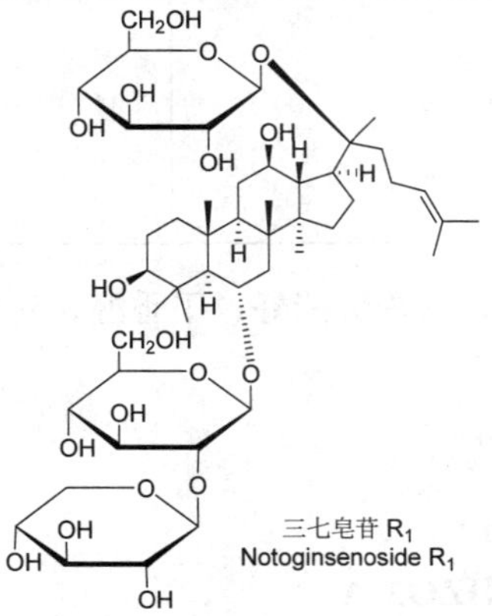 三七皂苷 R_1 Notoginsenoside R_1	三七皂苷 R_2 Notoginsenoside R_2 $C_{41}H_{70}O_{13}$ Exact Mass: 770.48	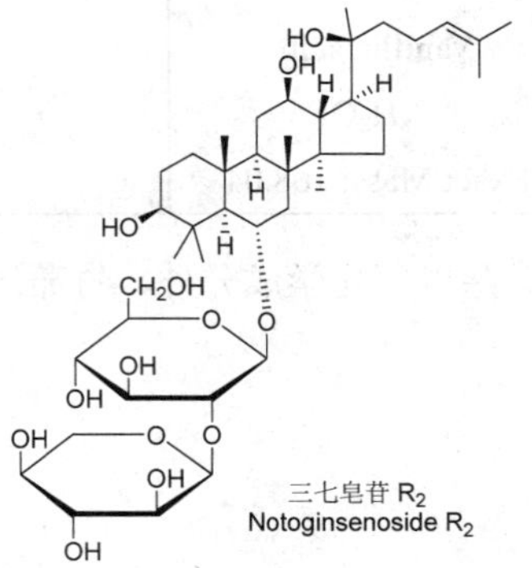 三七皂苷 R_2 Notoginsenoside R_2

除以上化学成分外，竹节参还含有 3-*O*-[*β*-D-吡喃木糖(1→2)*β*-D-吡喃葡萄糖醛酸]-齐墩果酸-28-*O*-吡喃葡萄糖苷 PJS-2、3-*O*-[*α*-呋喃阿拉伯糖]-齐墩果酸-28-*O*-*β*-D-吡喃葡萄糖苷 PJS-4、七叶胆皂苷 XVII 、伪人参皂苷 F_{11} 等。

【分析方法】

1　高效液相色谱法测定竹节参中多种人参皂苷含量[56]

1.1 仪器

HP 1100 高效液相色谱仪，G1315A 二级管阵列检测器。

1.2 色谱条件

色谱柱：Phenomenex Luna C_{18} 柱(250mm×4.6mm，5μm)；流动相：A 相为水，B 相为乙腈；梯度洗脱：0～20min 80% A，20～25min 80%～77.5% A，25～32min 77.5%～60% A，32～40min 60%～40% A，40～42min 40%～80% A，42～50min 80% A；流速 1.0mL/min；检测波长 203nm；柱温室温；分析时间 40min。

1.3 对照品溶液的制备

分别称取人参皂苷 Rg_1、人参皂苷 Re、人参皂苷 Rb_1、人参皂苷 Rb_2、人参皂苷 Rg_2、人参皂苷 Rd 对照品，用适量甲醇溶解。

1.4 供试品溶液的制备

称取粉碎的竹节参，用适量 70%乙醇回流提取 2 次(2h/次)，合并提取液，蒸干，用水溶解，经乙醚萃取后用水饱和的正丁醇提取，提取液蒸干，残渣用适量 60%甲醇溶解并定容，即得。

竹茹

Zhuru

BAMBUSAE CAULIS IN TAENIAS

【化学成分】

表 1-6-21　竹茹主要化学成分[57]

中英文名、化学式及相对分子质量	结构图	中英文名、化学式及相对分子质量	结构图
对香豆酸 *p*-Coumaric acid $C_9H_8O_3$ Exact Mass: 164.05	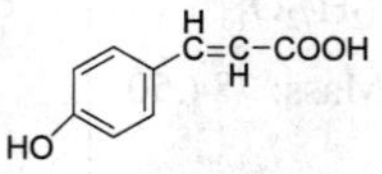 对香豆酸 *p*-Coumaric acid	阿魏酸 Ferulic acid $C_{10}H_{10}O_4$ Exact Mass: 194.06	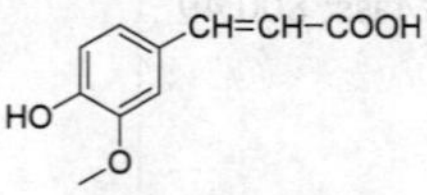 阿魏酸 Ferulic acid
香草酸 Vanillic acid $C_8H_8O_4$ Exact Mass: 168.04	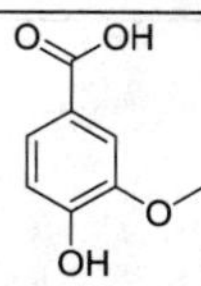 香草酸 Vanillic acid		

除以上化学成分外，竹茹还含有 2,5-二甲氧基对苯醌、松柏醇酯醛、丁香醛、对羟基苯甲酸等。

延胡索(元胡)

Yanhusuo

CORYDALIS RHIZOMA

【化学成分】

表 1-6-22　延胡索主要化学成分[58]

中英文名、化学式及相对分子质量	结构图	中英文名、化学式及相对分子质量	结构图
延胡索乙素 (四氢巴马汀) Tetrahydropalmatine $C_{21}H_{25}NO_4$ Exact Mass: 355.18	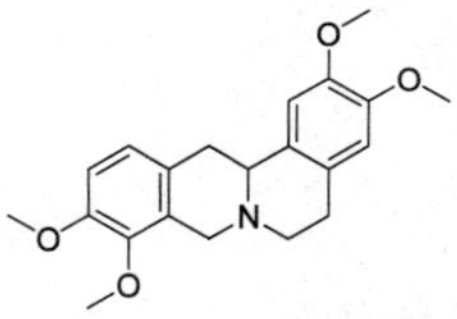 延胡索乙素(四氢巴马汀) Tetrahydropalmatine	延胡索甲素 (延胡索碱) *d*-Corydaline $C_{22}H_{27}NO_4$ Exact Mass: 369.19	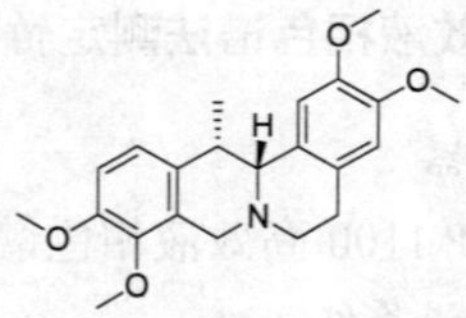 延胡索甲素(延胡索碱) *d*-Corydaline
去氢延胡索甲素 (去氢延胡索碱) Dehydrocorydaline $C_{22}H_{24}NO_4^+$ Exact Mass: 366.17	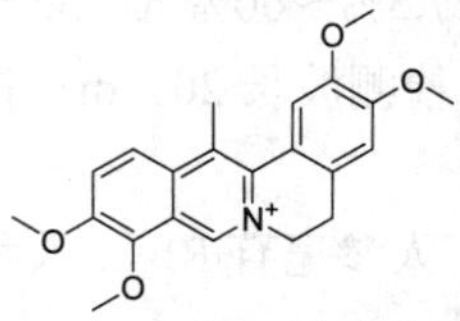 去氢延胡索甲素(去氢延胡索碱) Dehydrocorydaline	小檗碱 Berberine $C_{20}H_{18}NO_4^+$ Exact Mass: 336.12	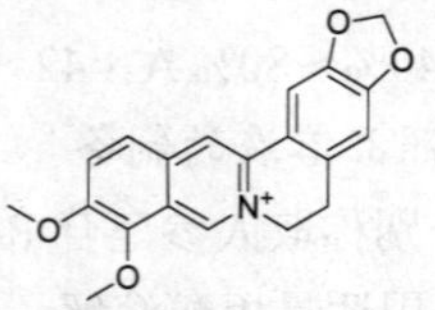 小檗碱 Berberine
氢化小檗碱 Canadine $C_{20}H_{21}NO_4$ Exact Mass: 339.15	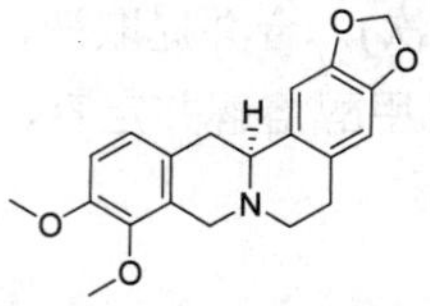 氢化小檗碱 Canadine	巴马汀 Palmatine $C_{21}H_{22}NO_4^+$ Exact Mass: 352.15	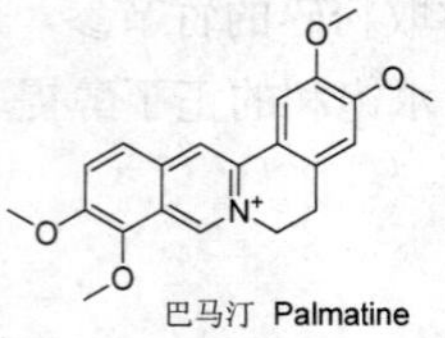 巴马汀 Palmatine

续表

中英文名、化学式及相对分子质量	结构图	中英文名、化学式及相对分子质量	结构图
dl-四氢黄连碱 *dl*-Tetrahydrocoptisine $C_{19}H_{17}NO_4$ Exact Mass: 323.12	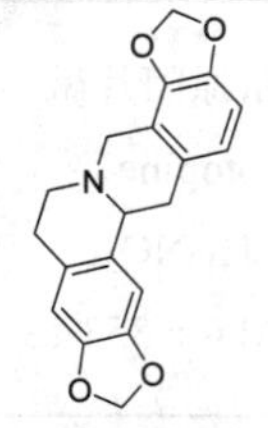 *dl*-四氢黄连碱 *dl*-Tetrahydrocoptisine	黄连碱 Coptisine $C_{19}H_{14}NO_4^+$ Exact Mass: 320.09	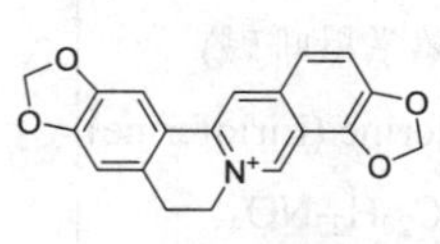 黄连碱 Coptisine
L-四氢非洲防己碱 L-Tetrahydrocolumbamine $C_{20}H_{23}NO_4$ Exact Mass: 341.16	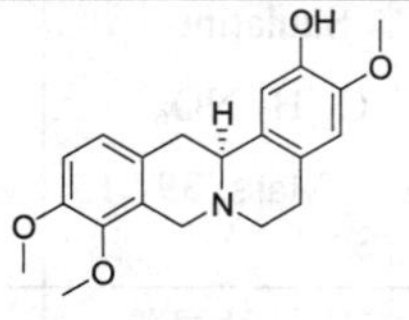 L-四氢非洲防己碱 L-Tetrahydrocolumbamine	非洲防己碱 Columbamine $C_{20}H_{20}NO_4$ Exact Mass: 338.14	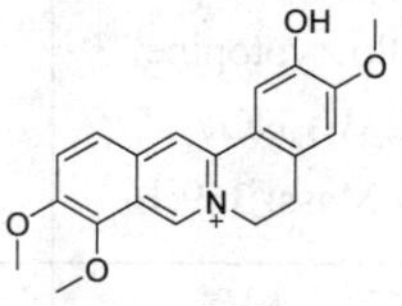 非洲防己碱 Columbamine
延胡索庚素 Corybulbine $C_{21}H_{25}NO_4$ Exact Mass: 355.18	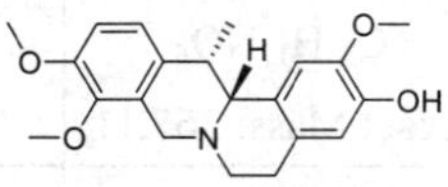 延胡索庚素 Corybulbine	异紫堇球碱 Isocorybulbine $C_{21}H_{25}NO_4$ Exact Mass: 355.18	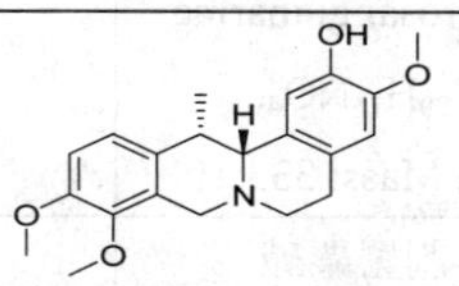 异紫堇球碱 Isocorybulbine
元胡宁 Yuanhunine $C_{21}H_{25}NO_4$ Exact Mass: 355.18	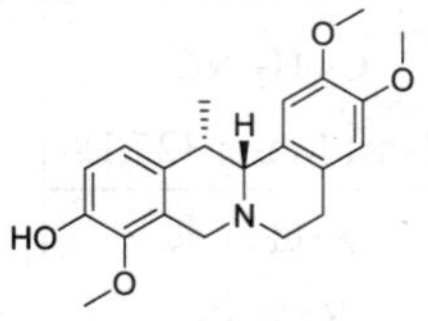 元胡宁 Yuanhunine	*d*-海罂粟碱 *d*-Glaucine $C_{21}H_{25}NO_4$ Exact Mass: 355.18	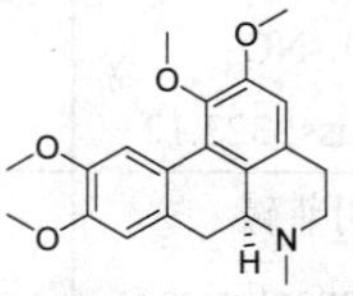 *d*-海罂粟碱 *d*-Glaucine
d-异波尔定 *d*-Isoboldine $C_{19}H_{21}NO_4$ Exact Mass: 327.15	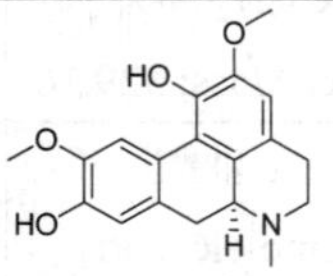 *d*-异波尔定 *d*-Isoboldine	去氢南天竹啡碱 Dehydronantenine $C_{20}H_{19}NO_4$ Exact Mass: 337.13	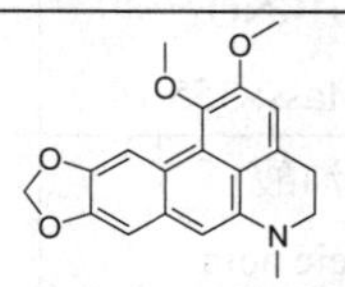 去氢南天竹啡碱 Dehydronantenine
l-四氢黄连碱(*l*-刺罂粟碱) *l*-Tetrahydrocoptisine (*l*-Stylopine) $C_{19}H_{17}NO_4$ Exact Mass: 323.12	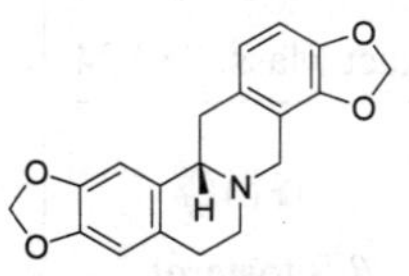 *l*-四氢黄连碱 (*l*-刺罂粟碱) *l*-Tetrahydrocoptisine(*l*-Stylopine)	去氢海罂粟碱 Dehydroglaucine $C_{21}H_{23}NO_4$ Exact Mass: 353.16	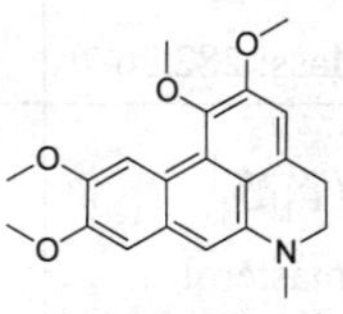 去氢海罂粟碱 Dehydroglaucine
去甲海罂粟碱 Norglaucine $C_{20}H_{23}NO_4$ Exact Mass: 341.16	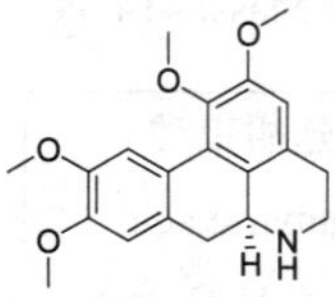 去甲海罂粟碱 Norglaucine	*N*-甲基樟苍碱 *N*-Methyl laurotetanine $C_{20}H_{23}NO_4$ Exact Mass: 341.16	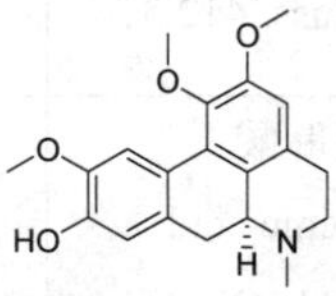 *N*-甲基樟苍碱 *N*-Methyl laurotetanine
d-南天竹啡碱 (南天竹啡碱) *d*-Nantenine(Nantenine) $C_{20}H_{21}NO_4$ Exact Mass: 339.15	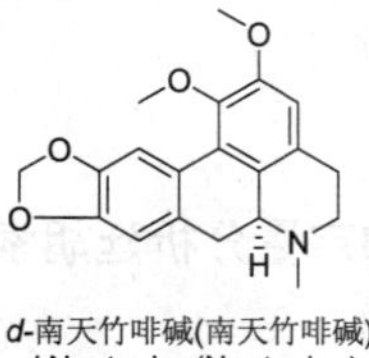 *d*-南天竹啡碱(南天竹啡碱) *d*-Nantenine(Nantenine)	*d*-唐松草坡芬 (唐松草坡芬) *d*-Thaliporphine (Thaliporphine) $C_{20}H_{23}NO_4$ Exact Mass: 341.16	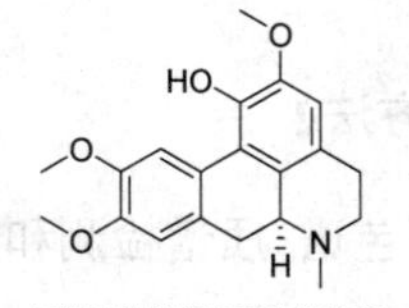 *d*-唐松草坡芬(唐松草坡芬) *d*-Thaliporphine(Thaliporphine)

续表

中英文名、化学式及相对分子质量	结构图	中英文名、化学式及相对分子质量	结构图
d-鹅掌楸啡碱 (鹅掌楸啡碱) *d*-Liriofeine (Liriofeine) $C_{20}H_{23}NO_4$ Exact Mass: 341.16	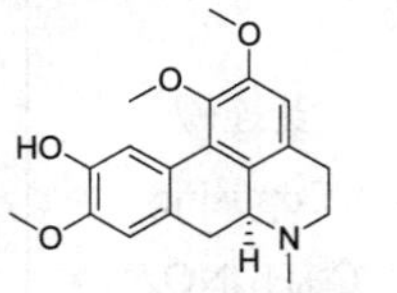 *d*-鹅掌楸啡碱 (鹅掌楸啡碱) *d*-Liriofeine (Liriofeine)	普托品(原阿片碱) Protopine $C_{20}H_{19}NO_5$ Exact Mass: 353.13	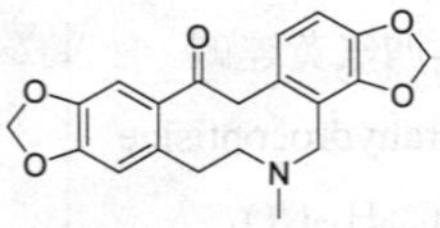 普托品 (原阿片碱) Protopine
α-别隐品碱 *α*-Allocryptopine $C_{21}H_{23}NO_5$ Exact Mass: 369.16	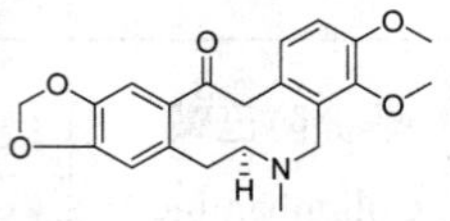 *α*-别隐品碱　*α*-Allocryptopine	Saulatine $C_{22}H_{23}NO_6$ Exact Mass: 397.15	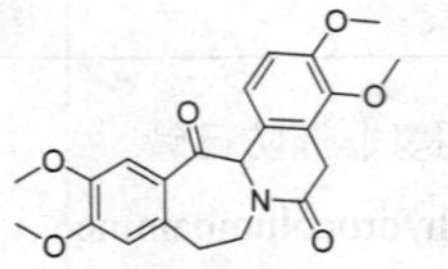 Saulatine
二氢血根碱 Dihydrosanguinarine $C_{20}H_{15}NO_4$ Exact Mass: 333.10	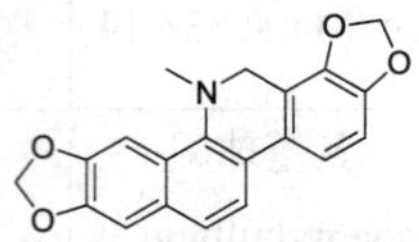 二氢血根碱 Dihydrosanguinarine	比枯枯灵 Bicuculline $C_{20}H_{17}NO_6$ Exact Mass: 367.11	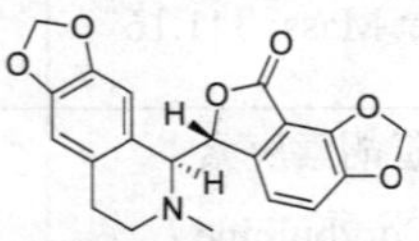 比枯枯灵 Bicuculline
d-刺罂粟碱 *d*-Stylopine $C_{19}H_{17}NO_4$ Exact Mass: 323.12	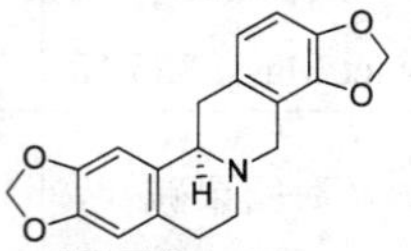 *d*-刺罂粟碱　*d*-Stylopine	狮足草碱 Leonticine $C_{20}H_{25}NO_3$ Exact Mass: 327.18	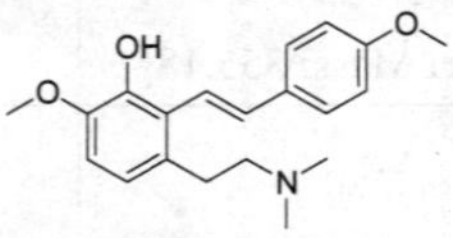 狮足草碱　Leonticine
元胡菲碱 Coryphenanthrine $C_{21}H_{25}NO_4$ Exact Mass: 355.18	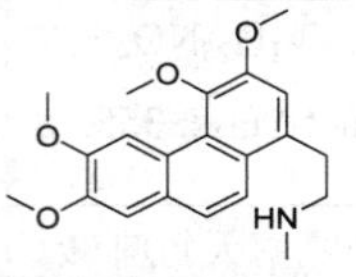 元胡菲碱　Coryphenanthrine	羟链霉素 Reticulin $C_{19}H_{23}NO_4$ Exact Mass: 329.16	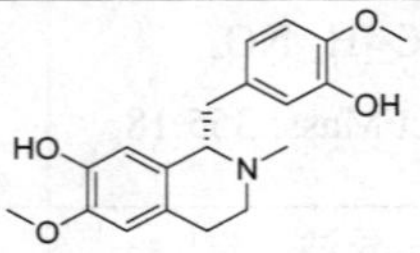 羟链霉素　Reticulin
油酸 Oleic acid $C_{18}H_{34}O_2$ Exact Mass: 282.26	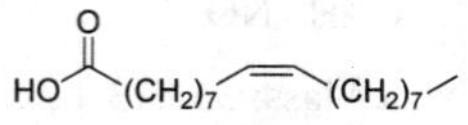 油酸　Oleic acid	亚油酸 Linoleic acid $C_{18}H_{32}O_2$ Exact Mass: 280.24	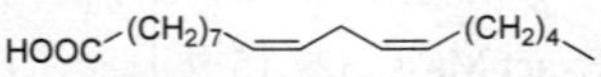 亚油酸　Linoleic acid
豆甾醇 Stigmasterol $C_{29}H_{48}O$ Exact Mass: 412.37	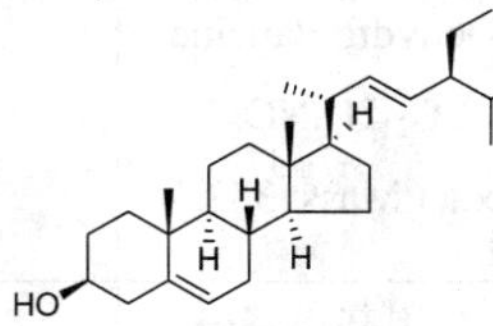 豆甾醇　Stigmasterol	*β*-谷甾醇 *β*-Sitosterol $C_{29}H_{50}O$ Exact Mass: 414.39	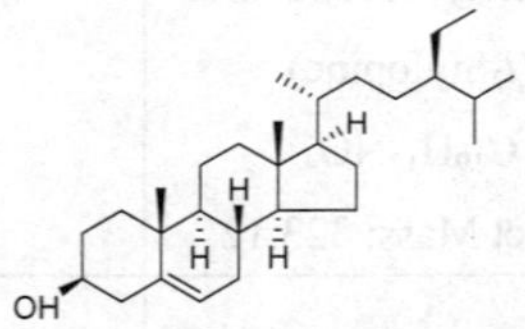 *β*-谷甾醇(谷甾醇)　*β*-Sitosterol(Sitosterol)
亚麻酸 Linolenic acid $C_{18}H_{30}O_2$ Exact Mass: 278.22	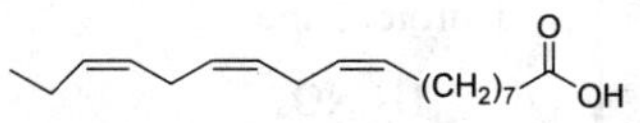 亚麻酸　Linolenic acid	延胡索酸 Fumaric acid $C_4H_4O_4$ Exact Mass: 116.01	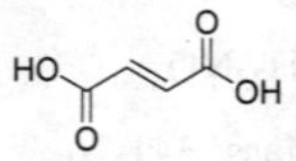 延胡索酸　Fumaric acid

【分析方法】

1　液相色谱-质谱检测和液相色谱-二极管阵列检测法定性和定量分析延胡索中 10 种生物碱成分[59]

1.1 仪器

Varian ProStar 高效液相色谱仪，ProStar 330 二极管阵列检测器。

1.2 色谱条件

色谱柱：Diamonsil^{TM} C_{18} 柱(200mm×4.6mm，5μm)；流动相：A 相为 0.2%醋酸(三乙胺调 pH 至 5.0)，

B 相为乙腈；梯度洗脱：0～15min 20% B，15～35min 20%～80% B，35～37min 80%～20% B；流速 1.0mL/min；检测波长 280nm；柱温 25℃；电喷雾电压－40V，API 载气和干燥气温度分别是 50℃、350℃；扫描质量范围：m/z100～400；碰撞气氩气；检测器倍增电压 1090V；分析时间 40min。

1.3 对照品溶液的制备

分别称取原阿片碱、四氢非洲防己碱、海罂粟碱、非洲防己碱、小檗碱、去氢延胡索碱、延胡索乙素、氢化小檗碱、延胡索碱、*d*-刺罂粟碱对照品，用适量甲醇溶解。

1.4 供试品溶液的制备

称取粉碎的延胡索药材 5g，用 100mL 70%乙醇回流提取 3 次，每次 1h，滤过，浓缩，用 HCl 调 pH 至 2；滤过，用 NaOH 调 pH 至 12，乙酸乙酯萃取后回收溶剂，用甲醇溶解并定容至 10mL，滤过，即得。

2 高效液相色谱法测定延胡索中延胡索乙素的含量

2.1 仪器

Agilent 1100 高效液相色谱仪，配有二极管阵列检测器。

2.2 色谱条件及系统适应性

色谱柱：十八烷基硅烷键合硅胶；流动相：甲醇-0.1%磷酸溶液(三乙胺调 pH 至 6.0)；流速 1.0mL/min；检测波长 280nm。理论板数按延胡索乙素峰计算应不低于 3000，延胡索乙素与相邻色谱峰的分离度应不低于 1.5。

2.3 对照品溶液的制备

精密称取延胡索乙素对照品适量，加甲醇制成每 1mL 含 46μg 的溶液，即得。

2.4 供试品溶液的制备

称取本品粉末(过三号筛)0.5g，精密称定，置平底烧瓶中，精密加入浓氨试液-甲醇(1∶20)混合溶液 50mL，称定重量，冷浸 1h 后加热回流 1h，放冷，再称定重量，用浓氨试液-甲醇(1∶20)混合溶液补足减失的重量，摇匀，滤过。精密吸取续滤液 25mL，蒸干，残渣加甲醇溶解，转移至 5mL 量瓶中，并稀释至刻度，摇匀，滤过，取续滤液，即得。色谱图如图 1-6-1 所示。

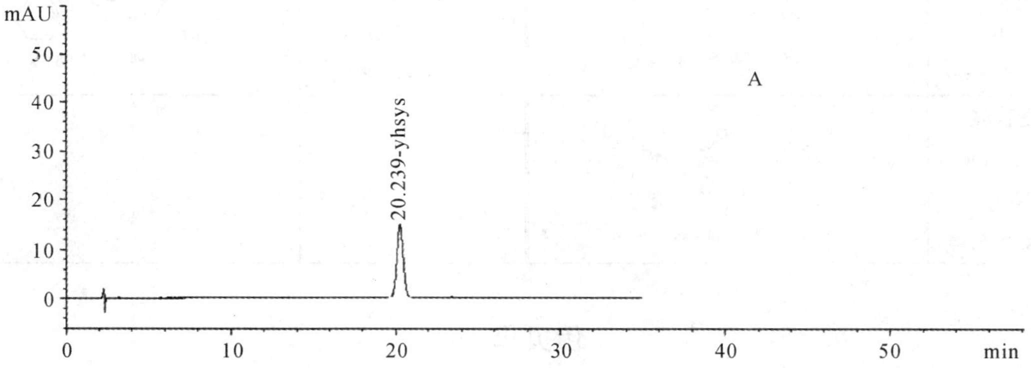

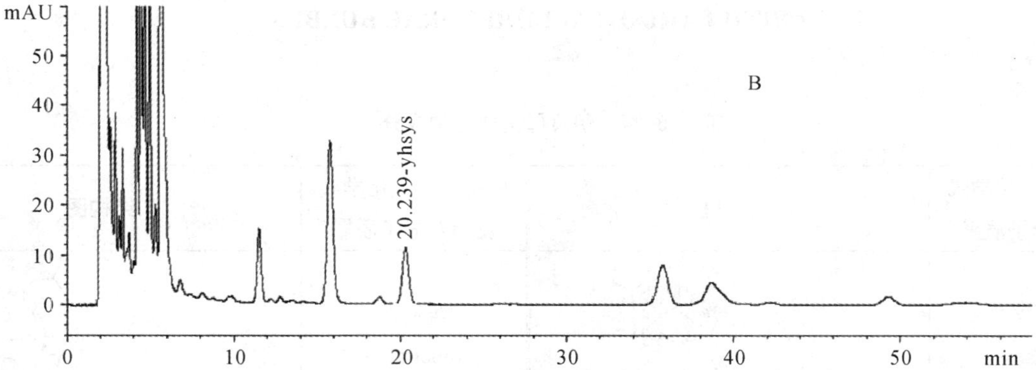

图 1-6-1 延胡索含量测定高效液相色谱图

A. 延胡索乙素对照品溶液；B. 供试品溶液

华山参

Huashanshen

PHYSOCHLAINAE RADIX

【化学成分】

表 1-6-23 华山参主要化学成分[60, 61]

中英文名、化学式及相对分子质量	结构图	中英文名、化学式及相对分子质量	结构图
东莨菪素 Scopoletin $C_{10}H_8O_4$ Exact Mass: 192.04	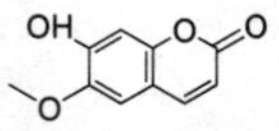 东莨菪素 Scopoletin	莨菪碱 Hyoscyamine $C_{17}H_{23}NO_3$ Exact Mass: 289.17	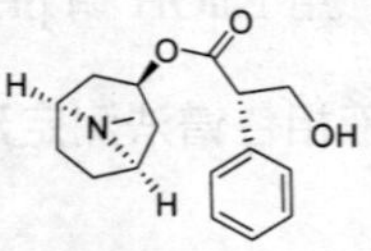 莨菪碱 Hyoscyamine
东莨菪碱 (天仙子碱) Scopolamine $C_{17}H_{21}NO_4$ Exact Mass: 303.15	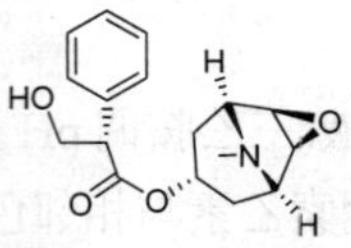 东莨菪碱(天仙子碱) Scopolamine	山莨菪碱 Anisodamine $C_{17}H_{23}NO_4$ Exact Mass: 305.16	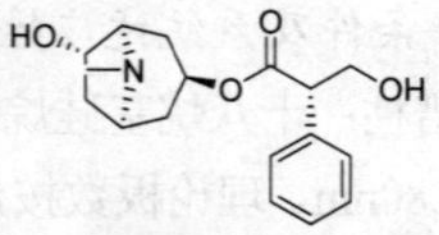 山莨菪碱 Anisodamine
胆碱 Choline $C_5H_{14}NO^+$ Exact Mass: 104.11	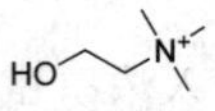 胆碱 Choline	蚕豆素(法荜枝苷) Fabiatrin $C_{21}H_{26}O_{13}$ Exact Mass: 486.14	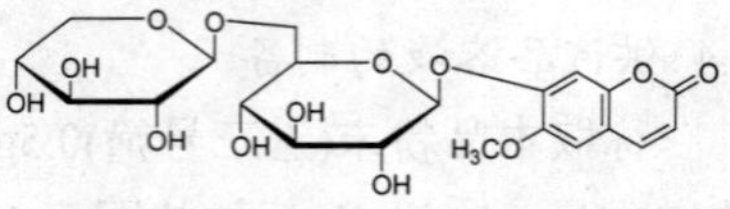 蚕豆素(法荜枝苷) Fabiatrin
异东莨菪醇 Scopoline $C_8H_{13}NO_2$ Exact Mass: 155.09	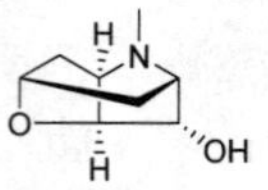 异东莨菪醇 Scopoline	阿托品 Atropine $C_{17}H_{23}NO_3$ Exact Mass: 289.17	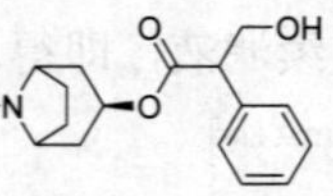 阿托品 Atropine
阿朴东莨菪碱 Aposcopolamine $C_{17}H_{19}NO_3$ Exact Mass: 285.14	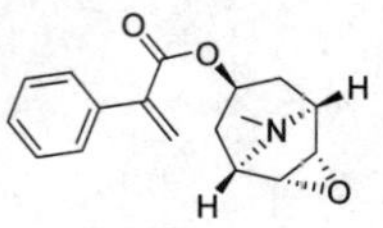 阿朴东莨菪碱 Aposcopolamine		

伊贝母

Yibeimu

FRITILLARIAE PALLIDIFLORAE BULBUS

【化学成分】

表 1-6-24 伊贝母主要化学成分[62]

中英文名、化学式及相对分子质量	结构图	中英文名、化学式及相对分子质量	结构图
贝母辛 Peimisine $C_{27}H_{41}NO_3$ Exact Mass: 427.31	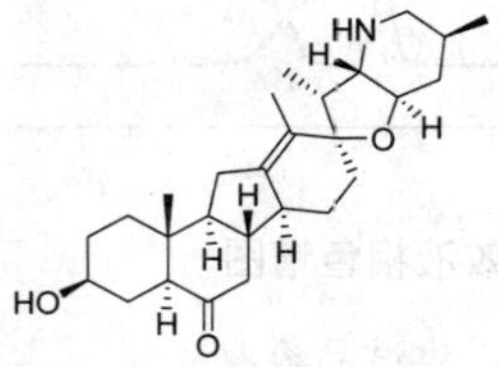 贝母辛 Peimisine	西贝素 Imperialine $C_{27}H_{43}NO_3$ Exact Mass: 429.32	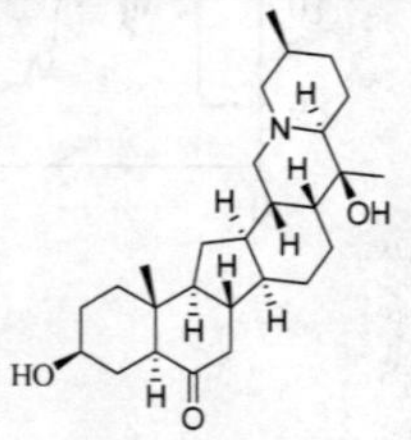 西贝素 Imperialine

续表

中英文名、化学式及相对分子质量	结构图	中英文名、化学式及相对分子质量	结构图
西贝素苷 Glucoimperialine $C_{33}H_{53}NO_8$ Exact Mass: 591.38	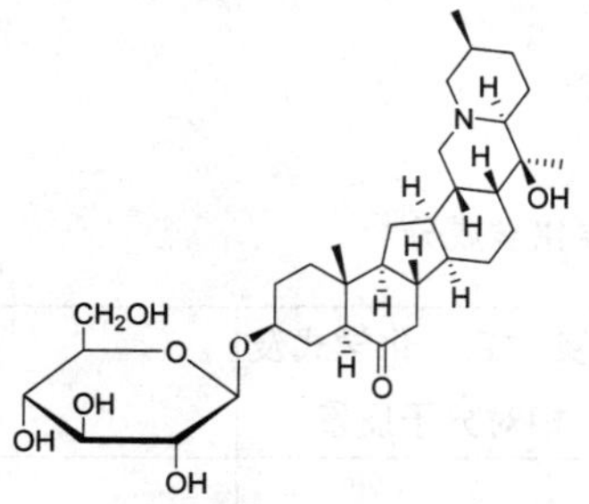 西贝素苷 Glucoimperialine		

【分析方法】

1 伊贝母中活性生物碱的高效液相色谱-蒸发光反射检测法分析[63]

1.1 仪器

HPG1312A-1100 液相色谱仪，Alltech 500 型蒸发光散射检测器。

1.2 色谱条件

色谱柱：Nova-Pak C_{18} 柱(150mm×3.9mm，10μm)；流动相：乙腈-水-二乙胺；梯度洗脱：0～8min 乙腈-水-二乙胺(60∶40∶0.3)，8～25min 乙腈-水-二乙胺从 60∶40∶0.3 线性变化至 90∶10∶0.3，25～30min 乙腈-水-二乙胺(90∶10∶0.3)；流速 1.0mL/min；ELSD 检测条件：汽化温度 75℃，氮气压力 210kPa；分析时间 40min。

1.3 对照品溶液的制备

分别称取贝母辛、西贝素苷、伊贝碱苷、西贝素和新贝甲素对照品，用适量甲醇溶解。

1.4 供试品溶液的制备

称取粉碎的贝母药材 0.5g，以 1mL 的氨水碱化后，加入二氯甲烷-甲醇(4∶1)5mL 于 90℃水浴加热回流提取 4h，提取液蒸干，用适量甲醇溶解，滤过，即得。

血余炭

Xueyutan

CRINIS CARBONISATUS

【化学成分】

血余炭化学成分主要有炭素，另外含有钙、铁等多种无机元素[64]。

血竭

Xuejie

DRACONIS SANGUIS

【化学成分】

表 1-6-25 血竭主要化学成分[65]

中英文名、化学式及相对分子质量	结构图	中英文名、化学式及相对分子质量	结构图
血竭素 Dracorhodin $C_{17}H_{14}O_3$ Exact Mass: 266.09	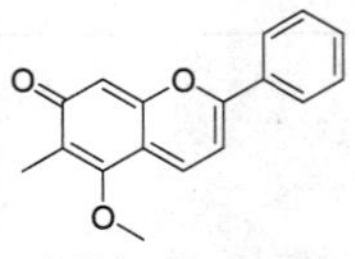 血竭素 Dracorhodin	血竭红素 Dracorubin $C_{32}H_{24}O_5$ Exact Mass: 488.16	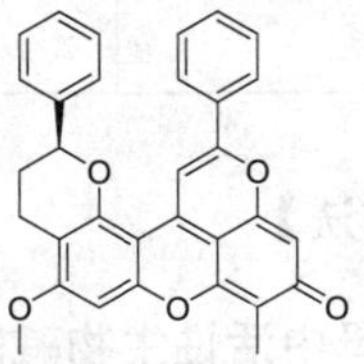 血竭红素 Dracorubin
去甲基血竭红素 Nordracorubin $C_{31}H_{22}O_5$ Exact Mass: 474.15	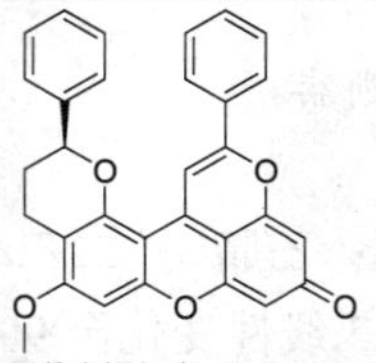 去甲基血竭红素 Nordracorubin	去甲基血竭素 Nordracorhodin $C_{16}H_{12}O_3$ Exact Mass: 252.08	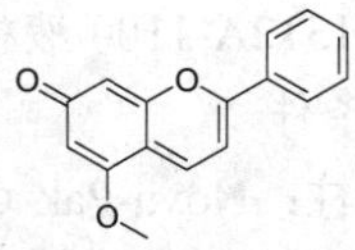 去甲基血竭素 Nordracorhodin

全蝎

Quanxie

SCORPIO

【化学成分】

表 1-6-26 全蝎主要成分[66]

中英文名、化学式及相对分子质量	结构图	中英文名、化学式及相对分子质量	结构图
甜菜碱 Betaine $C_5H_{11}NO_2$ Exact Mass: 117.08	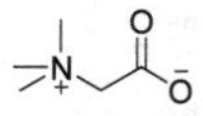 甜菜碱 Betaine	十六烷酸(棕榈酸) Hexadecanoic acid (Palmitic acid) $C_{16}H_{32}O_2$ Exact Mass: 256.24	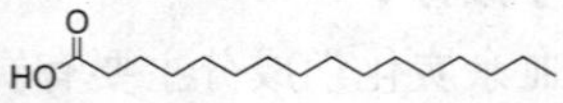 十六烷酸(棕榈酸) Hexadecanoic acid(Palmitic acid)
硬脂酸 Stearic acid $C_{18}H_{36}O_2$ Exact Mass: 284.27	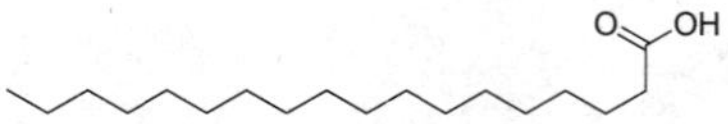 硬脂酸 Stearic acid	胆固醇 Cholesterol $C_{27}H_{46}O$ Exact Mass: 386.35	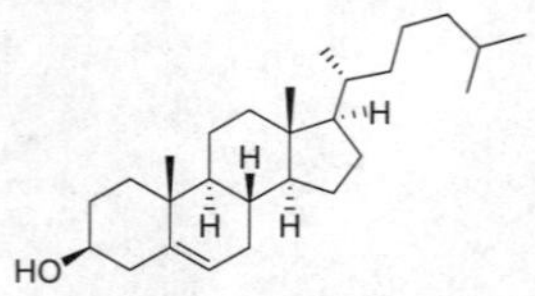 胆固醇 Cholesterol

除以上化学成分外，全蝎还含有苦味酸胺、蝎毒素等。

合欢皮

Hehuanpi

ALBIZIAE CORTEX

【化学成分】

表 1-6-27a 合欢皮主要化学成分[67～69]

中英文名、化学式及相对分子质量	结构图	中英文名、化学式及相对分子质量	结构图
槲皮素 Quercetin $C_{15}H_{10}O_7$ Exact Mass: 302.04	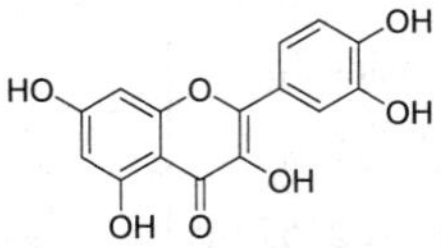 槲皮素 Quercetin	3′,4′,7-三羟基黄酮 3′,4′,7-Trihydroxy-flavone $C_{15}H_{10}O_5$ Exact Mass: 270.05	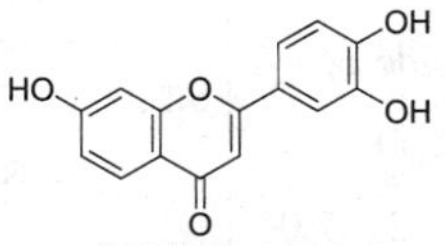 3′,4′,7-三羟基黄酮 3′,4′,7-Trihydroxyflavone
l-儿茶酚(*l*-儿茶素) *l*-Catechol (*l*-Catechin) $C_{15}H_{14}O_6$ Exact Mass: 290.08	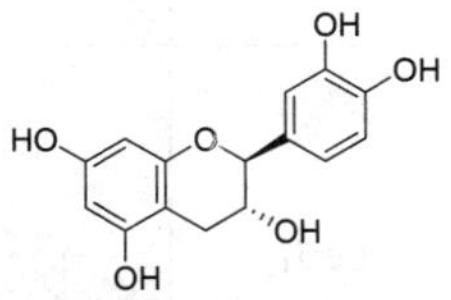 *l*-儿茶酚(*l*-儿茶素) *l*-Catechol(*l*-Catechin)	*d*-儿茶酚(*d*-儿茶素) *d*-Catechol (*d*-Catechin) $C_{15}H_{14}O_6$ Exact Mass: 290.08	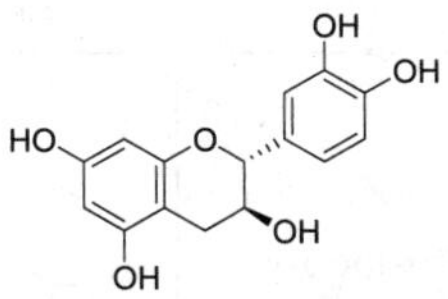 *d*-儿茶酚 (*d*-儿茶素) *d*-Catechol(*d*-Catechin)
Julibroside J_1 $C_{101}H_{160}O_{49}$ Exact Mass: 2157.00	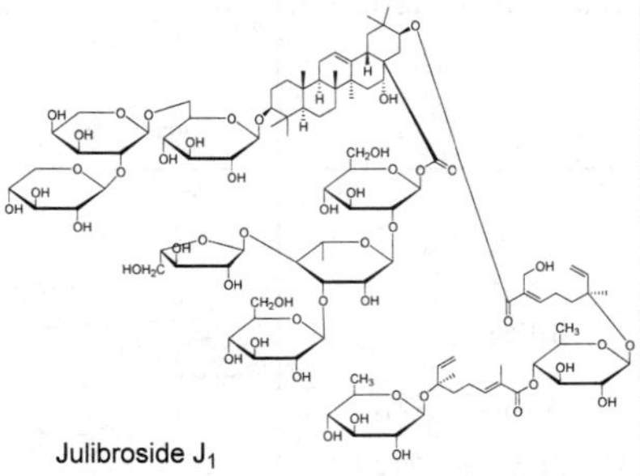 Julibroside J_1	Julibroside J_2 $C_{95}H_{150}O_{46}$ Exact Mass: 2026.94	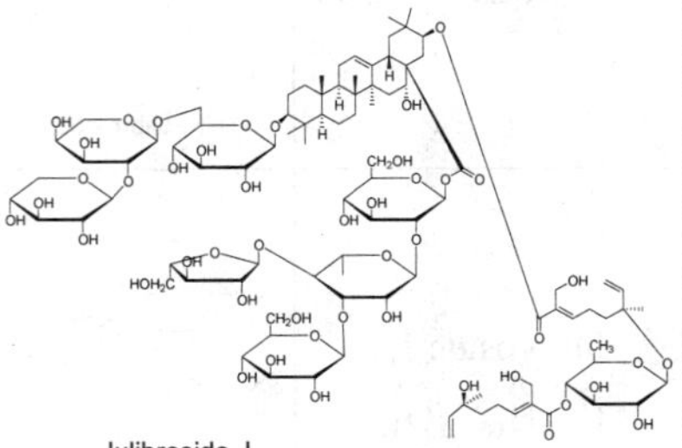 Julibroside J_2
Julibroside J_3 $C_{103}H_{163}NO_{49}$ Exact Mass: 2198.03	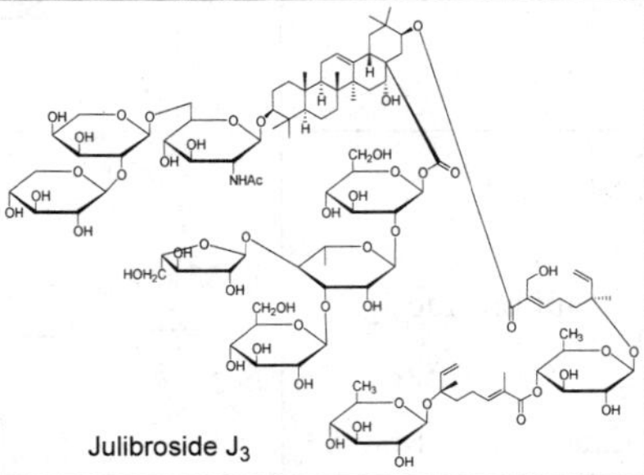 Julibroside J_3	Julibroside J_4 $C_{102}H_{162}O_{48}$ Exact Mass: 2155.02	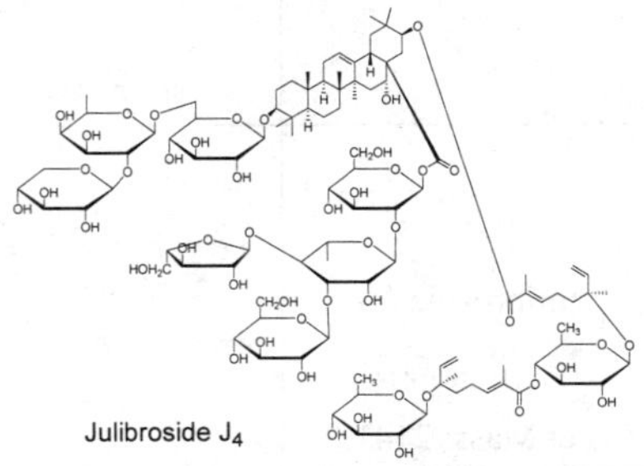 Julibroside J_4
Julibroside J_5 $C_{102}H_{162}O_{49}$ Exact Mass: 2171.02	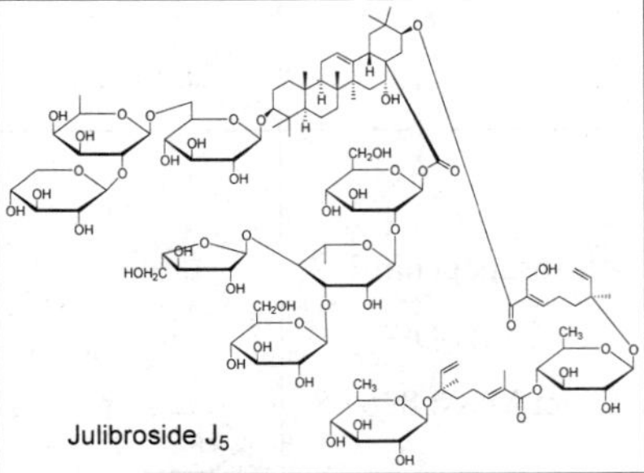 Julibroside J_5	Julibroside J_6 $C_{97}H_{153}NO_{46}$ Exact Mass: 2067.97	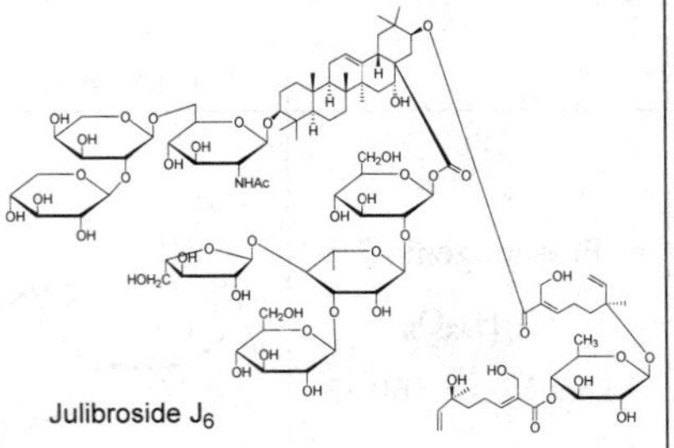 Julibroside J_6

续表

中英文名、化学式及相对分子质量	结构图	中英文名、化学式及相对分子质量	结构图
Julibroside J_7 $C_{95}H_{150}O_{46}$ Exact Mass: 2026.94	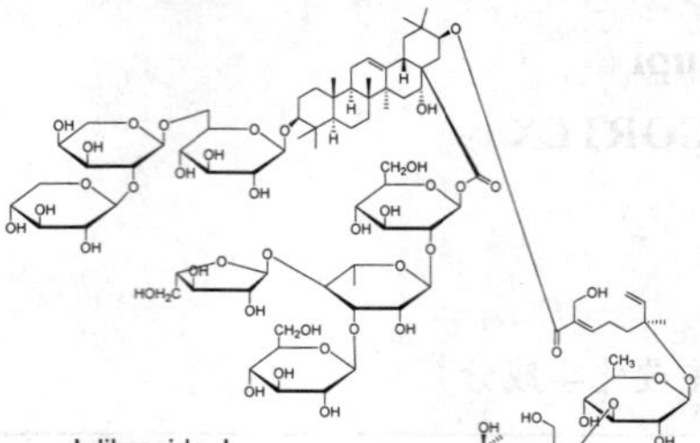 Julibroside J_7	Julibroside J_8 $C_{102}H_{162}O_{49}$ Exact Mass: 2171.02	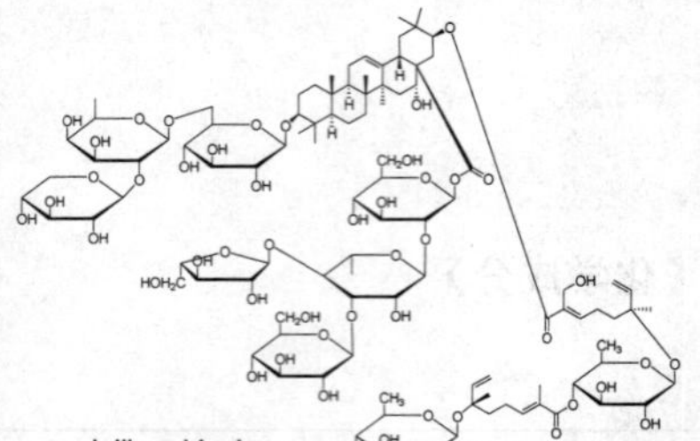 Julibroside J_8
Julibroside J_9 $C_{101}H_{160}O_{49}$ Exact Mass: 2157.00	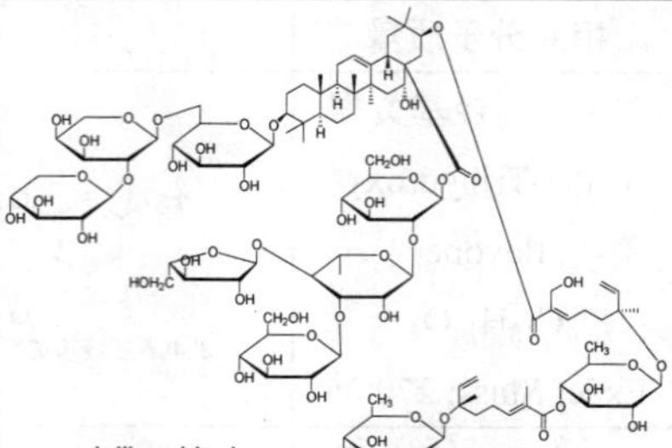 Julibroside J_9	Julibroside J_{10} $C_{101}H_{160}O_{49}$ Exact Mass: 2157.00	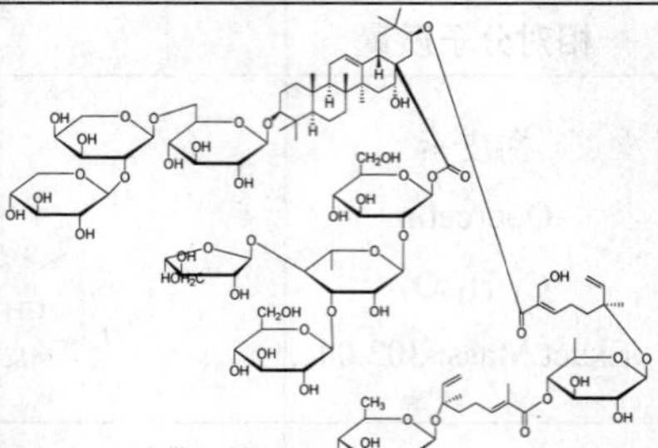 Julibroside J_{10}
Julibroside J_{11} $C_{101}H_{160}O_{49}$ Exact Mass: 2157.00	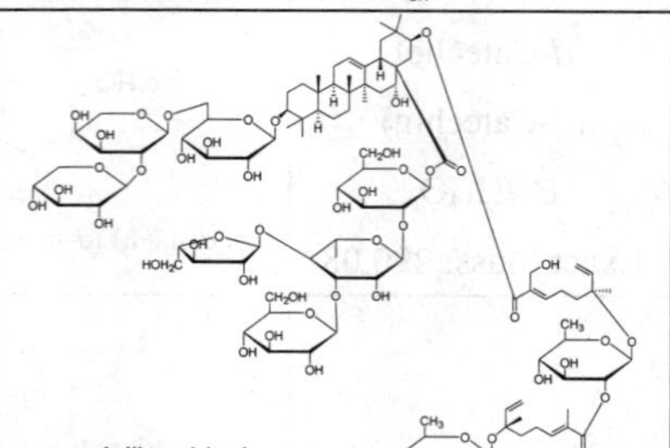 Julibroside J_{11}	Julibroside J_{12} $C_{104}H_{165}NO_{49}$ Exact Mass: 2212.05	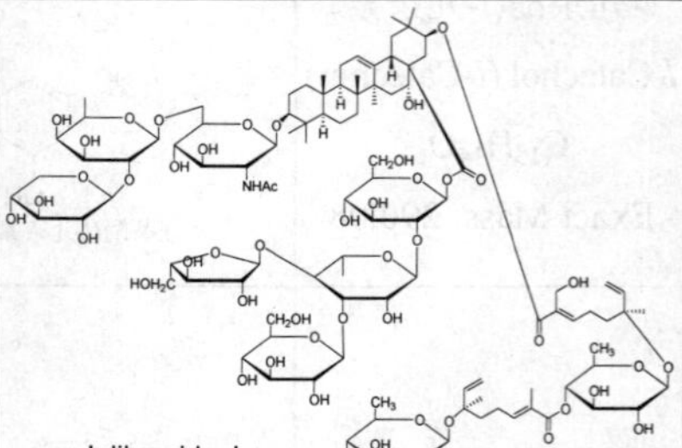 Julibroside J_{12}
Julibroside J_{13} $C_{104}H_{165}NO_{49}$ Exact Mass: 2212.05	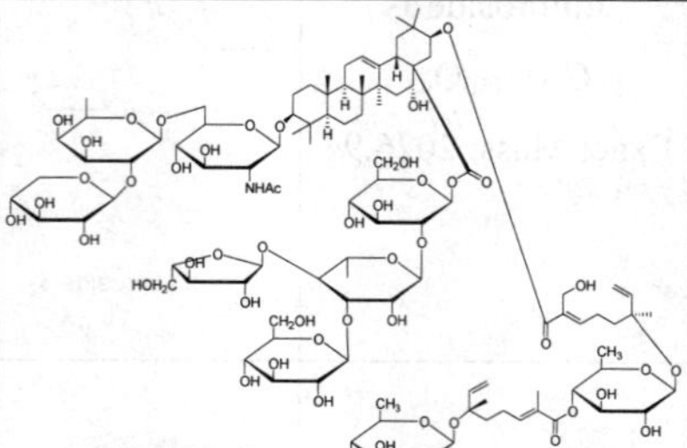 Julibroside J_{13}	Julibroside J_{14} $C_{101}H_{160}O_{48}$ Exact Mass: 2141.01	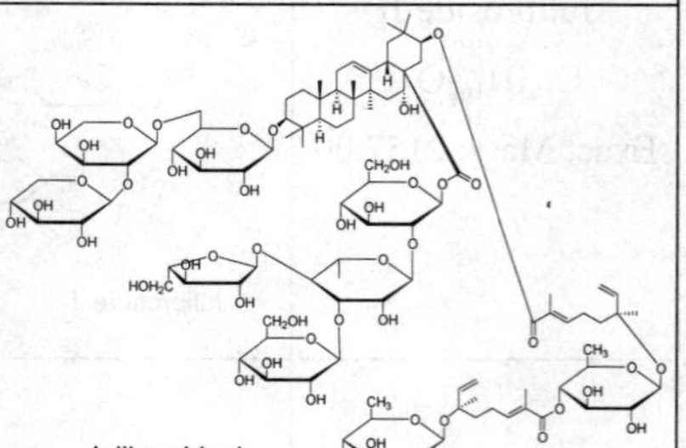 Julibroside J_{14}
Julibroside J_{15} $C_{101}H_{160}O_{48}$ Exact Mass: 2141.01	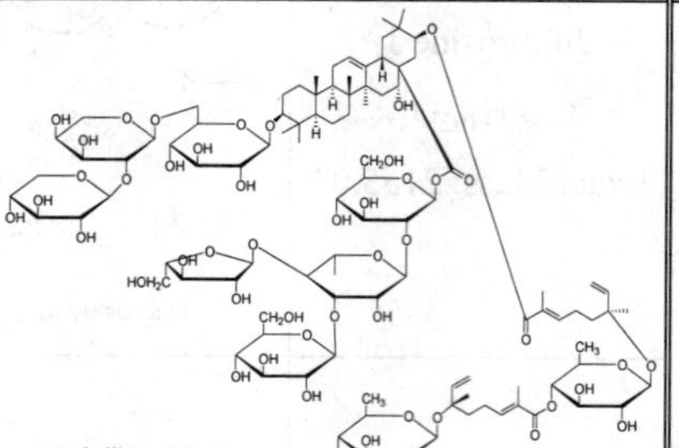 Julibroside J_{15}	Julibroside J_{20} $C_{84}H_{134}O_{43}$ Exact Mass: 1830.83	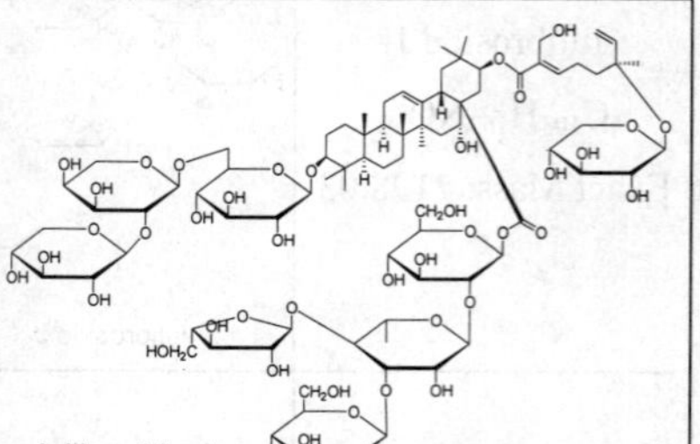 Julibroside J_{20}
Prosapogenin 2 $C_{32}H_{48}O_8$ Exact Mass: 560.33	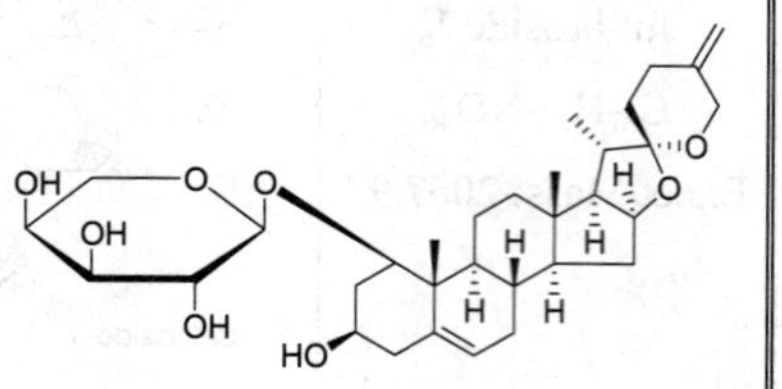 Prosapogenin 2	Prosapogenin 3 $C_{46}H_{72}O_{17}$ Exact Mass: 896.48	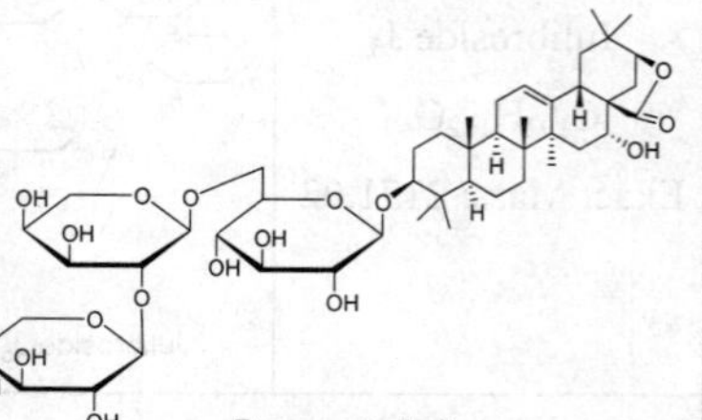 Prosapogenin 3

续表

中英文名、化学式及相对分子质量	结构图	中英文名、化学式及相对分子质量	结构图
Julibroside J_{22} $C_{87}H_{139}NO_{43}$ Exact Mass: 1885.87	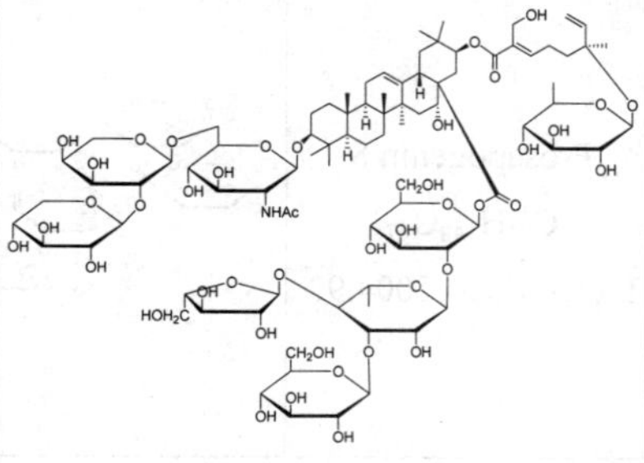 Julibroside J_{22}	Julibroside J_{23} $C_{101}H_{160}O_{49}$ Exact Mass: 2157.00	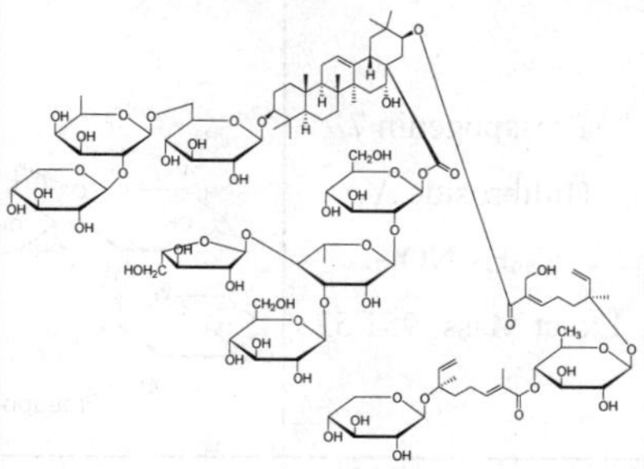 Julibroside J_{23}
Julibroside J_{24} $C_{94}H_{148}O_{46}$ Exact Mass: 2012.92	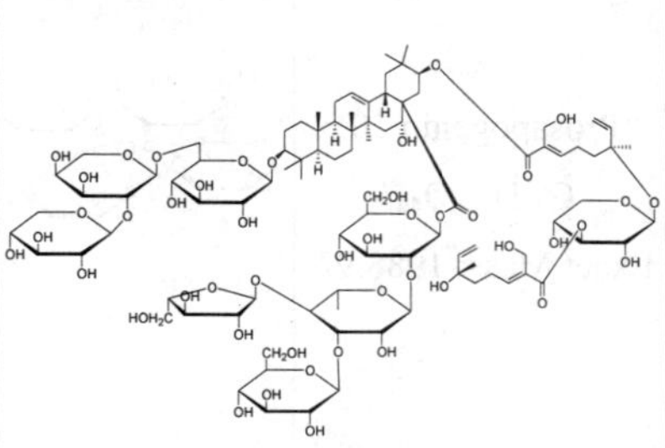 Julibroside J_{24}	Julibroside J_{25} $C_{85}H_{136}O_{43}$ Exact Mass: 1844.85	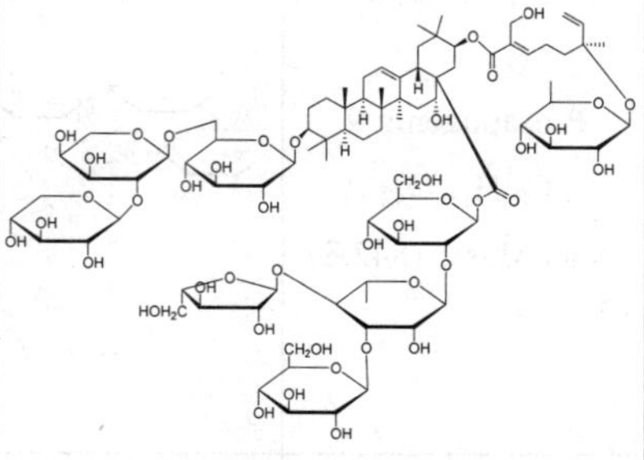 Julibroside J_{25}
Julibroside J_{26} $C_{85}H_{136}O_{42}$ Exact Mass: 1828.85	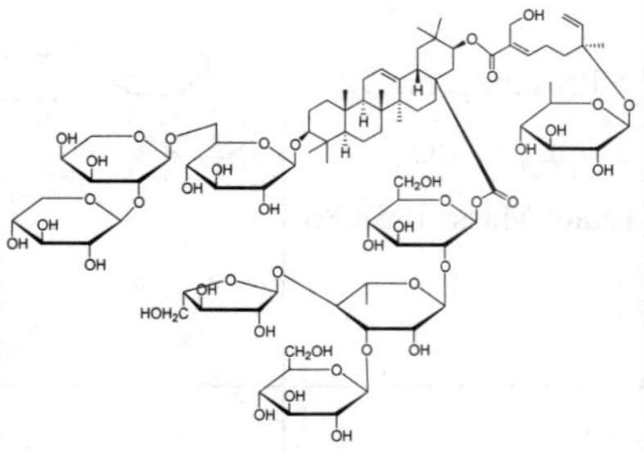 Julibroside J_{26}	Julibroside J_{27} $C_{96}H_{152}O_{46}$ Exact Mass: 2040.96	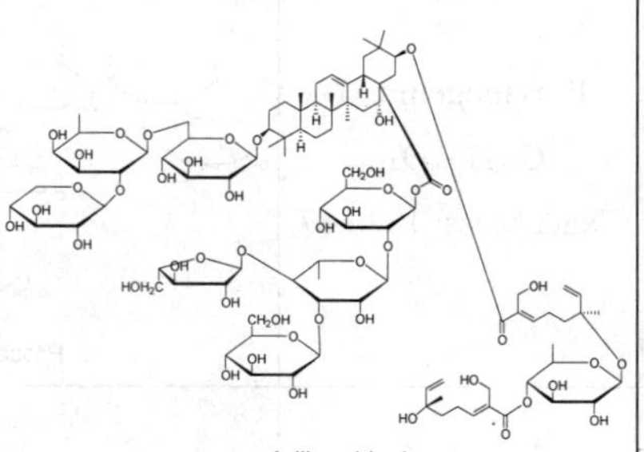 Julibroside J_{27}
Julibroside J_{28} $C_{104}H_{165}NO_{48}$ Exact Mass: 2196.05	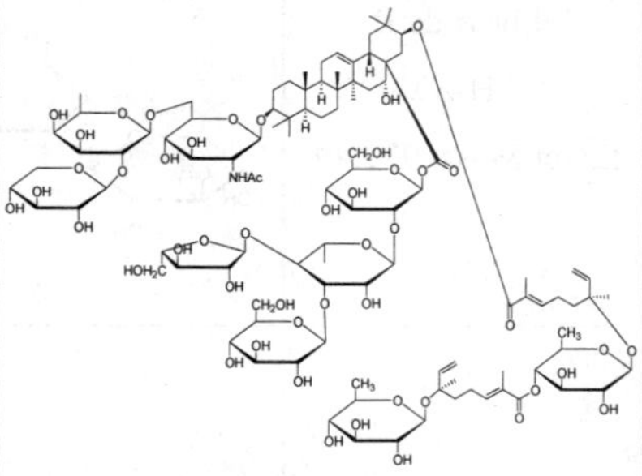 Julibroside J_{28}	Prosapogenin 1 $C_{38}H_{58}O_{12}$ Exact Mass: 706.39	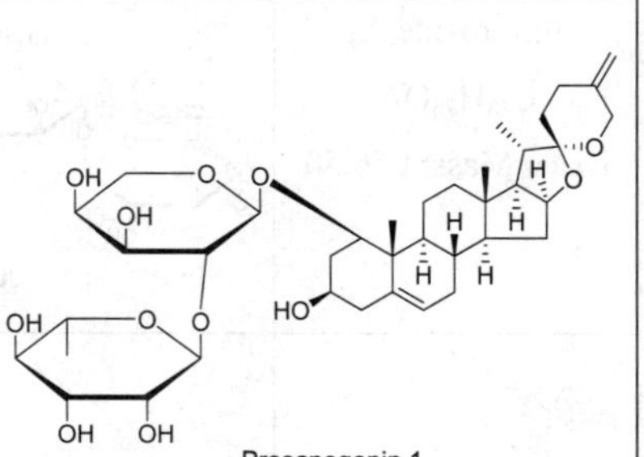 Prosapogenin 1
Prosapogenin 4 $C_{48}H_{75}NO_{17}$ Exact Mass: 937.50	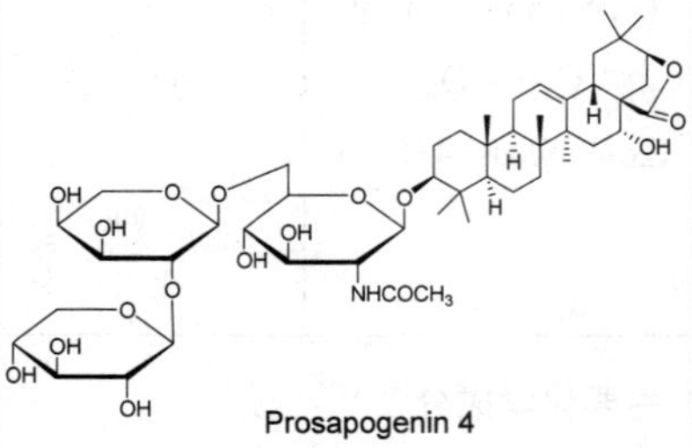 Prosapogenin 4	Prosapogenin 5 (Julibroside A_1) $C_{53}H_{84}O_{22}$ Exact Mass: 1072.55	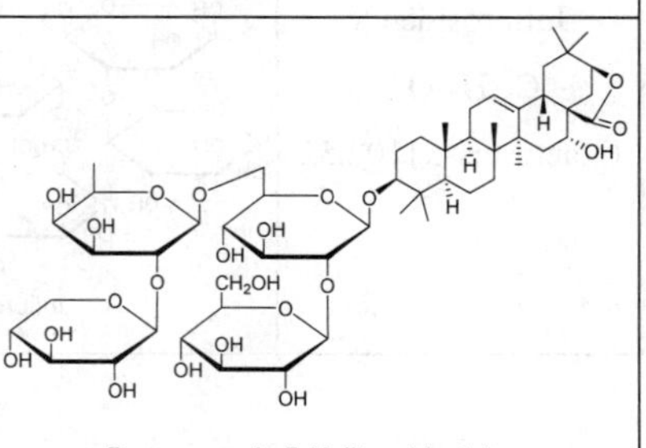 Prosapogenin 5 (Julibroside A_1)

续表

中英文名、化学式及相对分子质量	结构图	中英文名、化学式及相对分子质量	结构图
Prosapogenin 7 (Julibroside A_3) $C_{49}H_{77}NO_{17}$ Exact Mass: 951.52	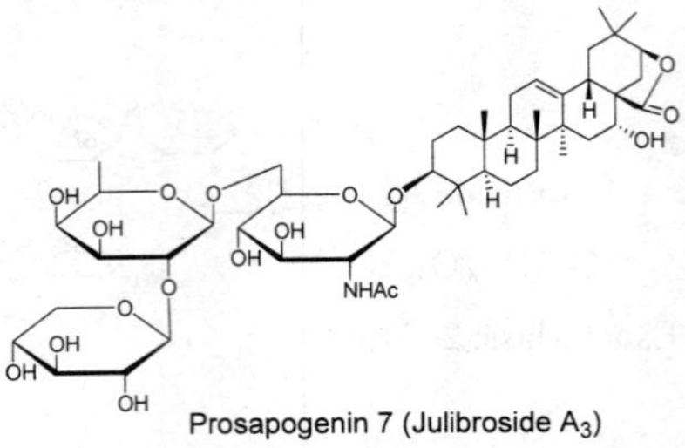 Prosapogenin 7 (Julibroside A_3)	Prosapogenin 8 $C_{92}H_{148}O_{47}$ Exact Mass: 2004.92	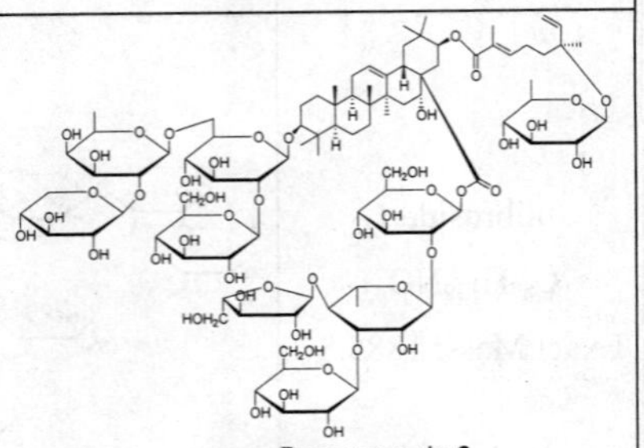 Prosapogenin 8
Prosapogenin 9 $C_{86}H_{138}O_{42}$ Exact Mass: 1842.87	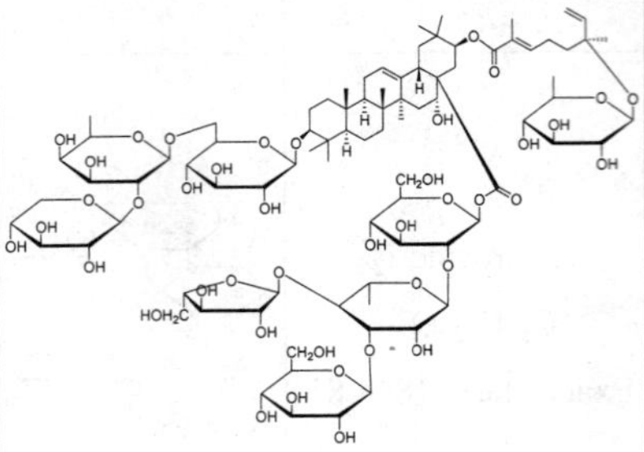 Prosapogenin 9	Prosapogenin 10 $C_{92}H_{148}O_{46}$ Exact Mass: 1988.92	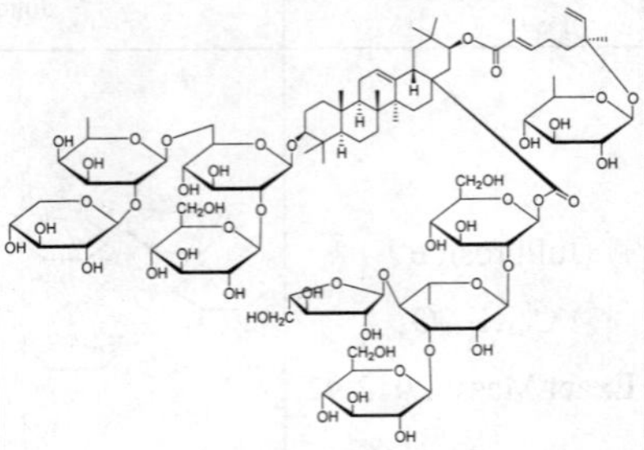 Prosapogenin 10
Prosapogenin 11 $C_{86}H_{138}O_{41}$ Exact Mass: 1826.87	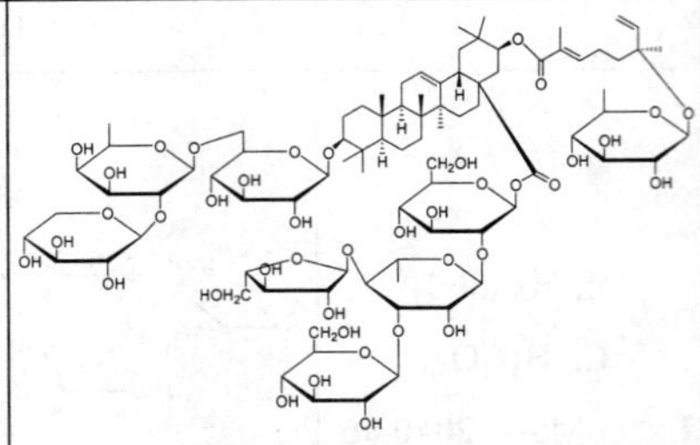 Prosapogenin 11	Prosapogenin 12 $C_{86}H_{138}O_{43}$ Exact Mass: 1858.86	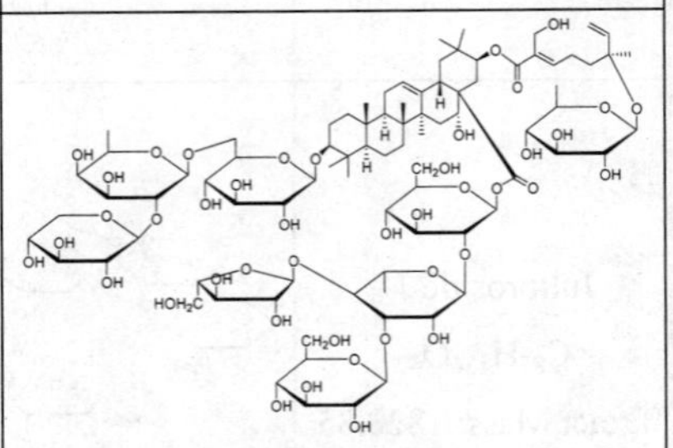 Prosapogenin 12
Julibroside A_4 $C_{48}H_{76}O_{19}$ Exact Mass: 956.50	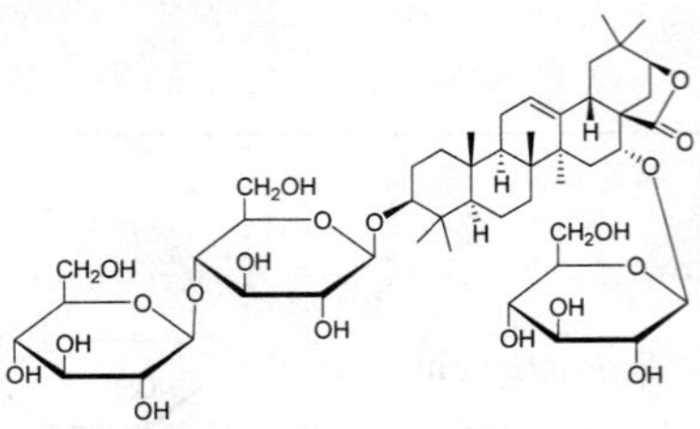 Julibroside A_4	Julibroside B_1 $C_{48}H_{76}O_{20}$ Exact Mass: 972.49	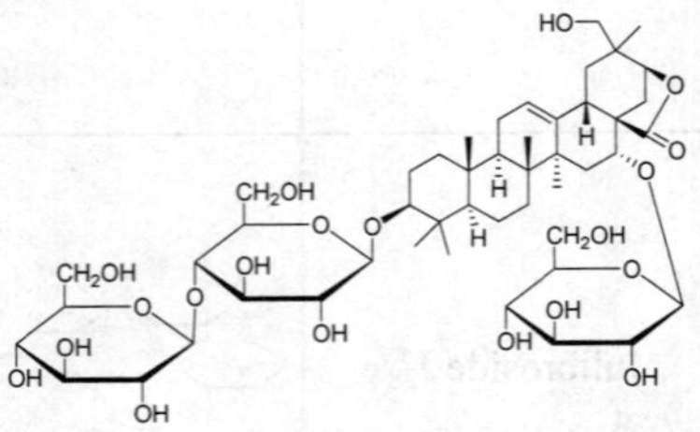 Julibroside B_1
Julibroside C_1 $C_{53}H_{82}O_{24}$ Exact Mass: 1102.52	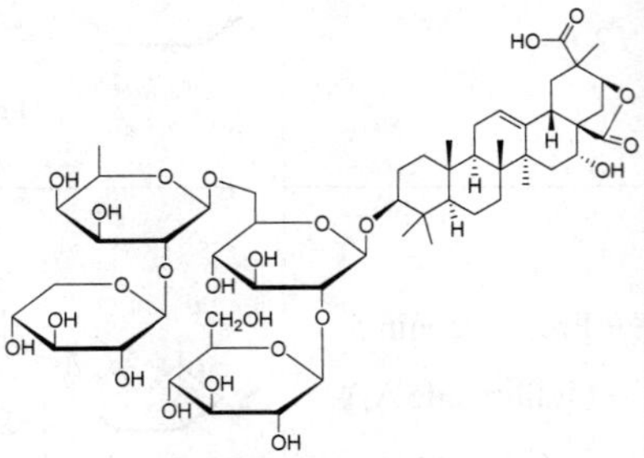 Julibroside C_1	(-)-丁香脂素 (-)-Syringaresinol $C_{22}H_{26}O_8$ Exact Mass: 418.16	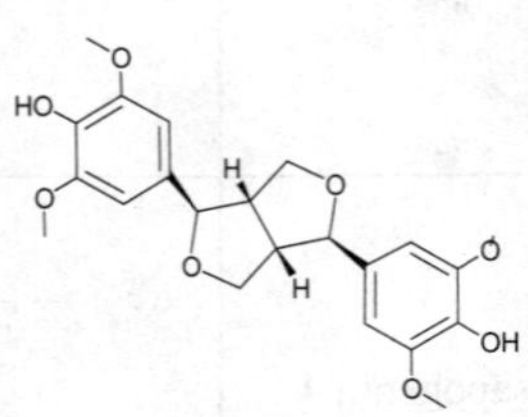 (-)-丁香脂素　(-)-Syringaresinol

表 1-6-27b　合欢皮其他主要化学成分[67~69]

中英文名	中英文名
(-)-丁香树脂酚-4-*O*-*β*-D-呋喃芹糖基-(1→2)-*β*-D-吡喃葡萄糖苷	(*R*)-2-反式-2,6-二甲基-6-*O*-*β*-D-吡喃鸡纳糖基-2,7-辛二烯酸
(*S*)-2-反式-2,6-二甲基-6-*O*-*β*-D-吡喃鸡纳糖基-2,7-辛二烯酸	5,5′-Dimethoxy-7-oxolariciressinol

【分析方法】

1 高效液相色谱法测定合欢皮中(−)-丁香树脂酚-4-*O*-*β*-D-呋喃芹糖基-(1→2)-*β*-D-吡喃葡萄糖苷的含量

1.1 仪器

Agilent 1100 高效液相色谱仪，配有二极管阵列检测器(G1315B)。

1.2 色谱条件及系统适应性

色谱柱：十八烷基硅烷键合硅胶；流动相：乙腈-0.04%磷酸水溶液(18∶82)；检测波长 204nm。理论塔板数按(−)-丁香树脂酚-4-*O*-*β*-D-呋喃芹糖基-(1→2)-*β*-D-吡喃葡萄糖苷峰计算应不低于 3000。

1.3 对照品溶液的制备

精密称取对照品适量，加甲醇制成每 1mL 含 25μg 的溶液，即得。

1.4 供试品溶液的制备

称取本品粉末(过三号筛)0.5g，精密称定，置具塞锥形瓶中，精密加入 50%甲醇 20mL，密塞，称定重量，浸泡 1h，超声提取(功率 250W，频率 33kHz)30min，放冷，再称定重量，用 50%甲醇补足减失的重量，摇匀，滤过，取续滤液，即得。色谱图如图 1-6-2 所示。

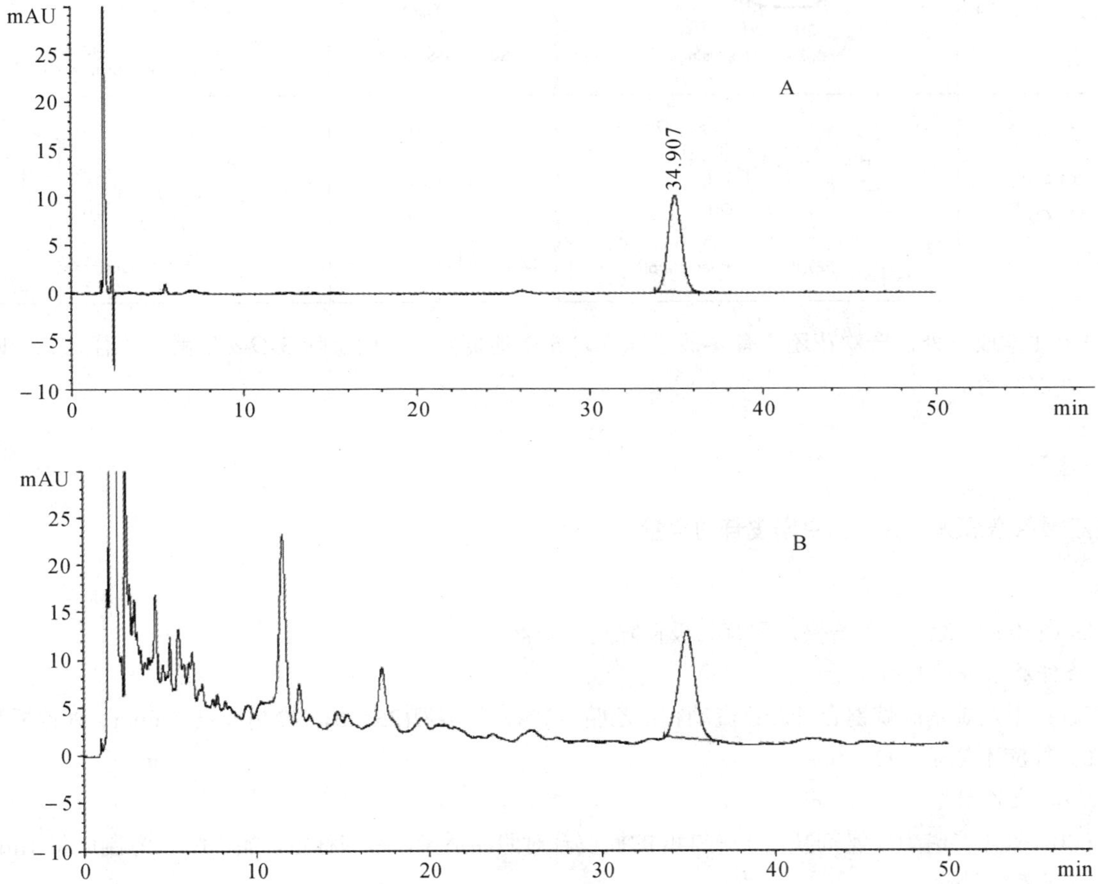

图 1-6-2 合欢皮含量测定高效液相色谱图

A. (−)-丁香树脂酚-4-*O*-*β*-D-呋喃芹糖基-(1→2)-*β*-D-吡喃葡萄糖苷对照品溶液；B. 供试品溶液

合欢花

Hehuanhua

ALBIZIAE FLOS

【化学成分】

表 1-6-28 合欢花主要化学成分[70, 71]

中英文名、化学式及相对分子质量	结构图	中英文名、化学式及相对分子质量	结构图
槲皮苷 Quercitrin $C_{21}H_{20}O_{11}$ Exact Mass: 448.10	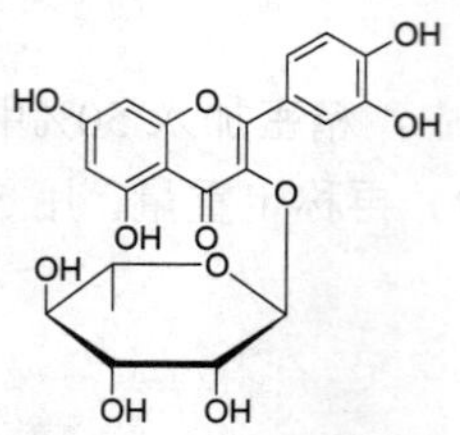 槲皮苷 Quercitrin	*α*-菠菜甾醇 (菠菜甾醇，菠甾醇) *α*-Spinasterol (Spinasterol) $C_{29}H_{48}O$ Exact Mass: 412.37	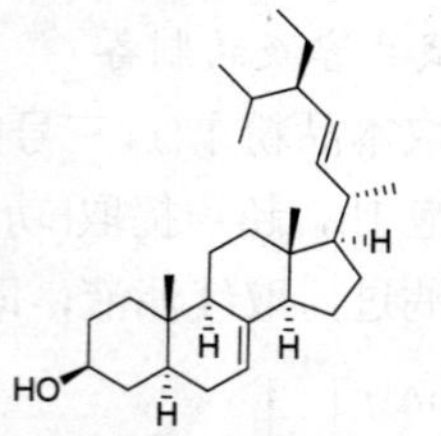 *α*-菠菜甾醇(菠菜甾醇，菠甾醇) *α*-Spinasterol(Spinasterol)
山柰酚 Kaempferol $C_{15}H_{10}O_6$ Exact Mass: 286.05	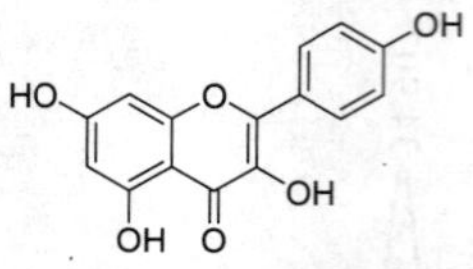 山柰酚(山柰素) Kaempferol	槲皮素 Quercetin $C_{15}H_{10}O_7$ Exact Mass: 302.04	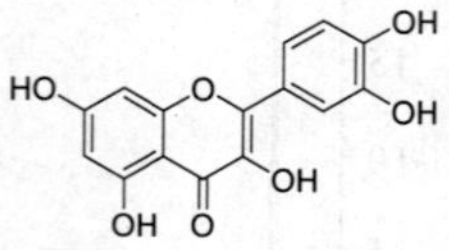 槲皮素 Quercetin

除以上化学成分外，合欢花还含有*α*-菠甾醇-3-*O*-*β*-D 葡萄糖苷、山柰酚-3-*O*-*α*-L 鼠李糖苷、二十四烷酸、二十八烷醇等。

【分析方法】

1 高效液相色谱法测定合欢花中槲皮苷的含量

1.1 仪器

Agilent 1100 高效液相色谱仪，配有二极管阵列检测器。

1.2 色谱条件及系统适应性

色谱柱：十八烷基硅烷键合硅胶；流动相：乙腈-0.1%磷酸溶液(25∶75)；检测波长 256nm。理论板数按槲皮苷峰计算应不低于 3000。

1.3 对照品溶液的制备

称取以五氧化二磷为干燥剂减压干燥 24h 的槲皮苷对照品适量，精密称定，加 50%乙醇制成每 1mL 中含 60μg 的溶液，即得。

1.4 供试品溶液的制备

称取本品粉末(过三号筛)0.25g，精密称定，置 100mL 具塞锥形瓶中，精密加入 50%乙醇 50mL，称定重量，加热回流 30min，放至室温，再称定重量，用 50%乙醇补足减失的重量，摇匀，滤过，取续滤液，即得。色谱图如图 1-6-3 所示。

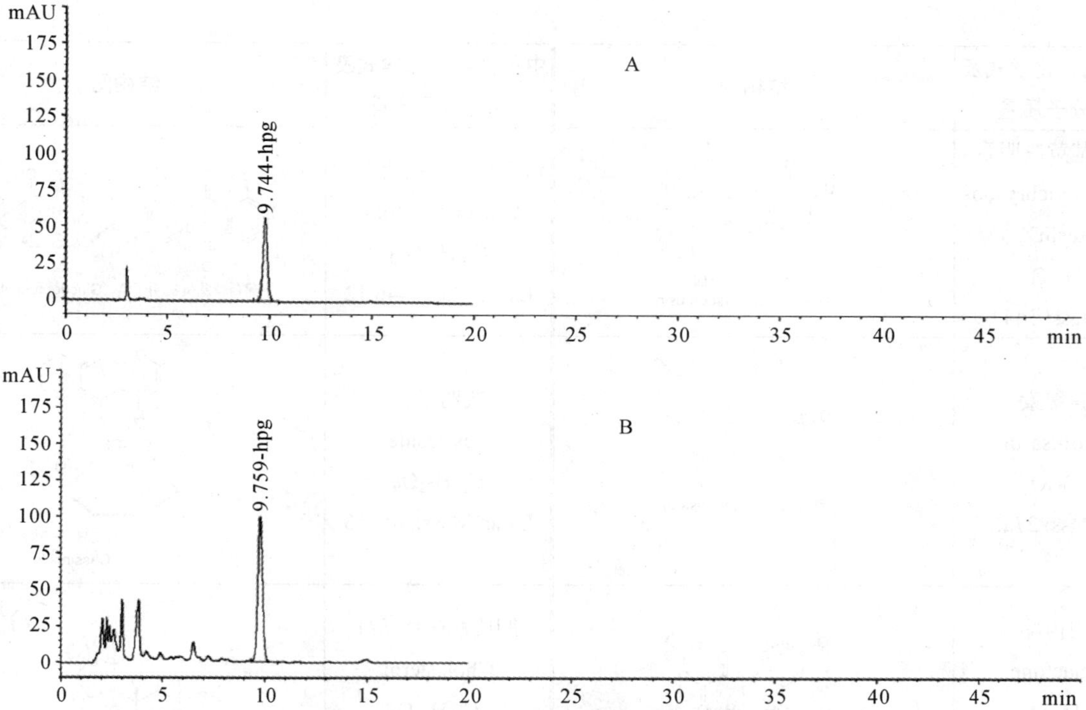

图 1-6-3 合欢花含量测定高效液相色谱图

A. 槲皮苷对照品溶液；B. 供试品溶液

决明子

Juemingzi

CASSIAE SEMEN

【化学成分】

表 1-6-29a 决明子主要化学成分[72]

中英文名、化学式及相对分子质量	结构图	中英文名、化学式及相对分子质量	结构图
大黄酚 Chrysophanol $C_{15}H_{10}O_4$ Exact Mass: 254.06	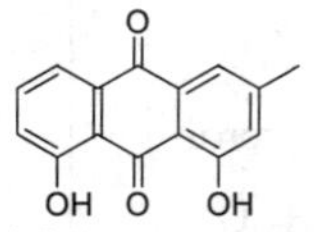 大黄酚 Chrysophanol	大黄素甲醚 Physcion $C_{16}H_{12}O_5$ Exact Mass: 284.07	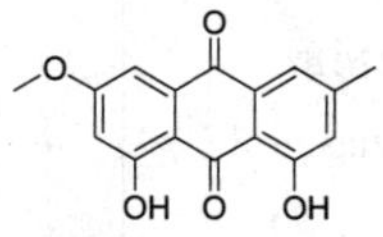 大黄素甲醚 Physcion
美决明子素 Obtusifolin $C_{16}H_{12}O_5$ Exact Mass: 284.07	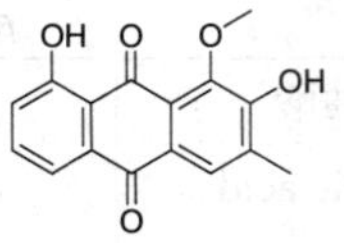 美决明子素 Obtusifolin	黄决明素 Chrysoobtusin $C_{19}H_{18}O_7$ Exact Mass: 358.11	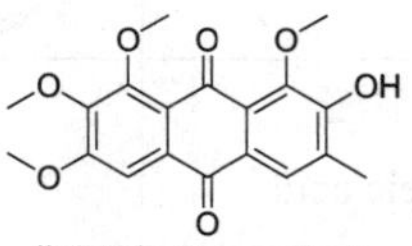 黄决明素 Chrysoobtusin
决明素 Obtusin $C_{18}H_{16}O_7$ Exact Mass: 344.09	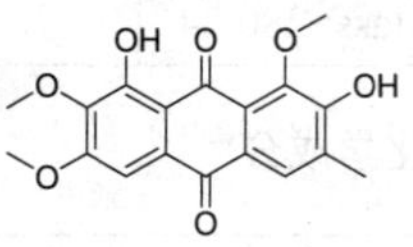 决明素 Obtusin	橙黄决明素 Aurantioobtusin $C_{17}H_{14}O_7$ Exact Mass: 330.07	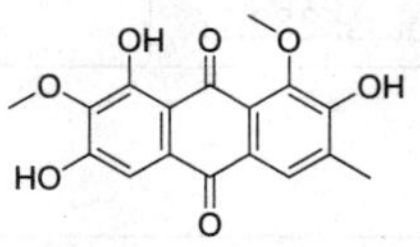 橙黄决明素 Aurantioobtusin
大黄素 Emodin $C_{15}H_{10}O_5$ Exact Mass: 270.05	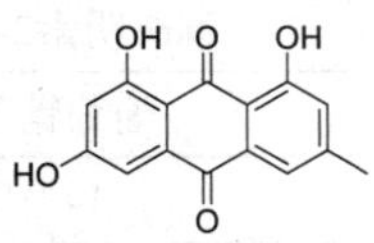 大黄素 Emodin	芦荟大黄素 Aloe-emodin $C_{15}H_{10}O_5$ Exact Mass: 270.05	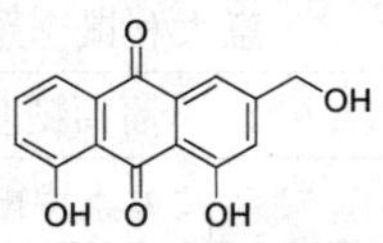 芦荟大黄素 Aloe-emodin

续表

中英文名、化学式及相对分子质量	结构图	中英文名、化学式及相对分子质量	结构图
1-去甲基黄决明素 1-Desmethylchrysoo-btusin $C_{18}H_{16}O_7$ Exact Mass: 344.09	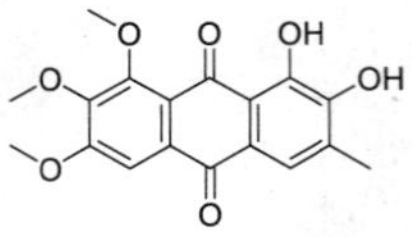 1-去甲基黄决明素 1-Desmethylchrysoobtusin	葡萄糖基美决明子素 Glucoobtusifolin $C_{22}H_{22}O_{10}$ Exact Mass: 446.12	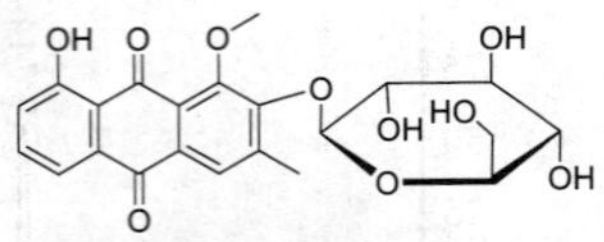 葡萄糖基美决明子素 Glucoobtusifolin
红镰霉素 Rubrofusarin $C_{15}H_{12}O_5$ Exact Mass: 272.07	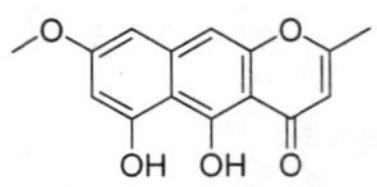 红镰霉素 Rubrofusarin	决明子苷 Cassiaside $C_{20}H_{22}O_9$ Exact Mass: 406.13	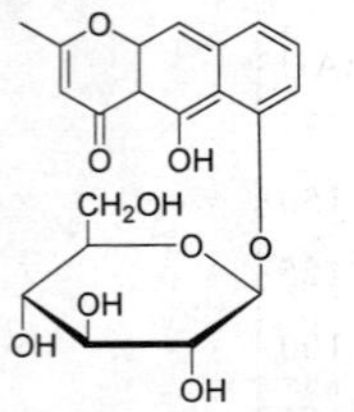 决明子苷 Cassiaside
决明内酯 Toralactone $C_{15}H_{12}O_5$ Exact Mass: 272.07	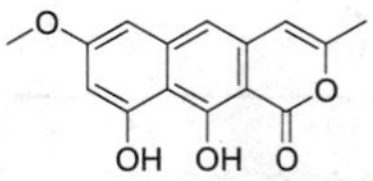 决明内酯 Toralactone	胆固醇(胆甾醇) Cholesterol $C_{27}H_{46}O$ Exact Mass: 386.35	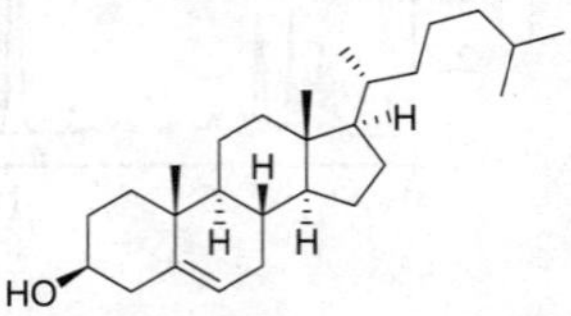 胆固醇(胆甾醇) Cholesterol
决明子内酯 Cassialactone $C_{16}H_{16}O_6$ Exact Mass: 304.09	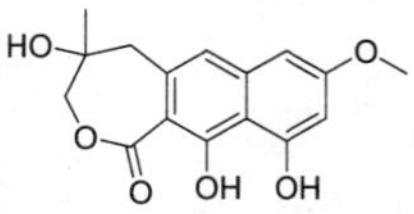 决明子内酯 Cassialactone	2,5-二甲氧基苯醌 2,5-Dimethoxybenzo-quinone $C_8H_8O_4$ Exact Mass: 168.04	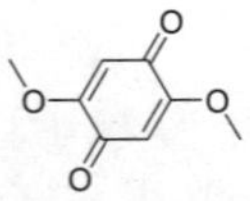 2,5-二甲氧基苯醌 2,5-Dimethoxybenzoquinone
十六烷酸(棕榈酸) Hexadecanoic acid (Palmitic acid) $C_{16}H_{32}O_2$ Exact Mass: 256.24	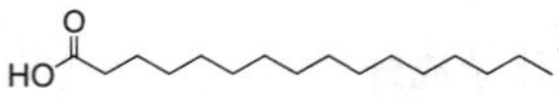 十六烷酸 (棕榈酸) Hexadecanoic acid (Palmitic acid)	硬脂酸 Stearic acid $C_{18}H_{36}O_2$ Exact Mass: 284.27	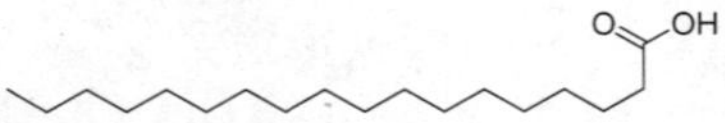 硬脂酸 Stearic acid
豆甾醇 Stigmasterol $C_{29}H_{48}O$ Exact Mass: 412.37	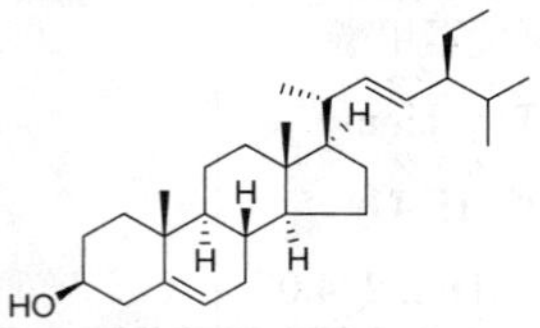 豆甾醇 Stigmasterol	*β*-谷甾醇 *β*-Sitosterol $C_{29}H_{50}O$ Exact Mass: 414.39	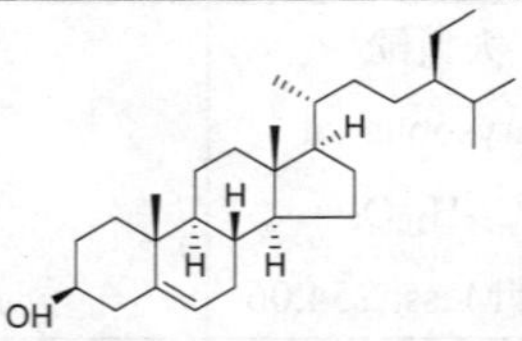 *β*-谷甾醇(谷甾醇) *β*-Sitosterol(Sitosterol)
油酸 Oleic acid $C_{18}H_{34}O_2$ Exact Mass: 282.26	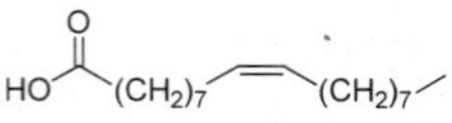 油酸 Oleic acid	亚油酸 Linoleic acid $C_{18}H_{32}O_2$ Exact Mass: 280.24	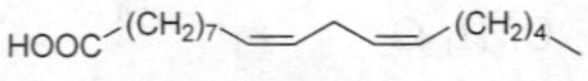 亚油酸 Linoleic acid

表 1-6-29b　决明子其他主要化学成分[72]

中文名	中文名
意大利鼠李蒽醌-1-*O*-葡萄糖苷	黄决明素2-*O*-*β*-D-葡萄糖苷
葡萄糖基橙黄决明素	葡萄糖基橙黄决明素
大黄素甲醚-8-*O*-葡萄糖苷	1-去甲基决明素

续表

中文名	中文名
大黄酚-10,10′-联蒽酮	大黄酚-9-蒽酮
大黄酚-1-*O*-三葡萄糖苷	大黄酚-1-*O*-四葡萄糖苷
决明子苷 B	决明子苷 C
红镰霉素-6-*O*-龙胆二糖苷	红镰霉素-6-*O*-芹糖葡萄糖苷
决明蒽酮	异决明内酯
决明子苷 B_2	决明子苷 C_2
1,3-二羟基-3-甲基蒽醌	Cassitoroside

【分析方法】

1 高效液相色谱法测定决明子中红镰霉素龙胆二糖苷的含量[73]

1.1 仪器

Waters 高效液相色谱仪。

1.2 色谱条件

色谱柱：Diamonsil C_{18} 柱(250mm×4.6mm，5μm)；流动相：乙腈-四氢呋喃-1%冰醋酸(18∶3∶79)；流速 1.0mL/min；检测波长 278nm；柱温 30℃；分析时间 30min。

1.3 对照品溶液的制备

称取红镰霉素龙胆二糖苷对照品，用适量甲醇溶解。

1.4 供试品溶液的制备

称取粉碎的决明子 0.05g，用 125mL 甲醇回流提取 2h，滤过，即得。

关黄柏

Guanhuangbo

PHELLODENDRI AMURENSIS CORTEX

【化学成分】

表 1-6-30 关黄柏主要化学成分[74]

中英文名、化学式及相对分子质量	结构图	中英文名、化学式及相对分子质量	结构图
黄柏酮 Obacunone $C_{26}H_{30}O_7$ Exact Mass: 454.20	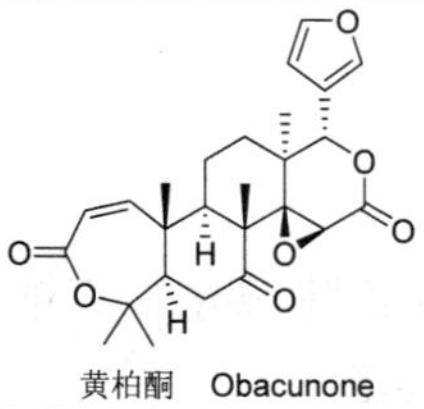 黄柏酮 Obacunone	黄柏内酯 Evodin $C_{26}H_{30}O_8$ Exact Mass: 470.19	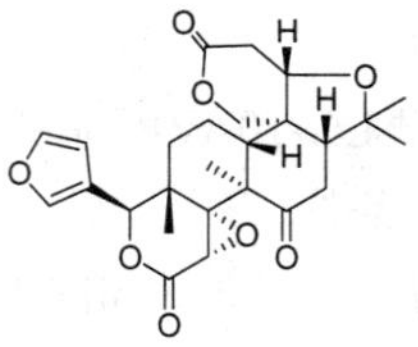 黄柏内酯 Evodin
关黄柏酰胺 A Amurenamide A $C_{17}H_{23}NO_9$ Exact Mass: 385.14	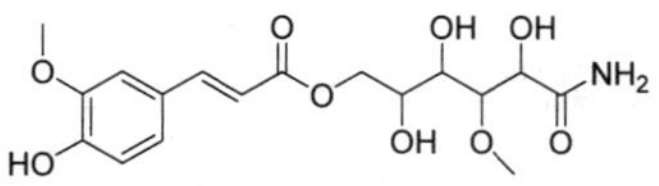 关黄柏酰胺 A Amurenamide A	药根碱 Jatrorrhizine $C_{20}H_{20}NO_4^+$ Exact Mass: 338.14	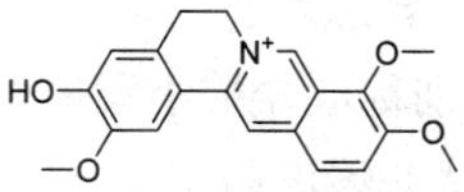 药根碱 Jatrorrhizine
巴马汀 Palmatine $C_{21}H_{22}NO_4^+$ Exact Mass: 352.15	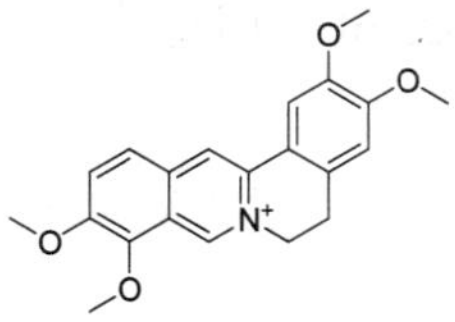 巴马汀 Palmatine	关黄柏内酯 A Amurenlactone A $C_{17}H_{20}O_9$ Exact Mass: 368.11	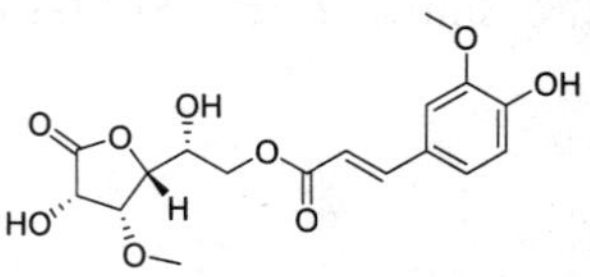 关黄柏内酯 A Amurenlactone A

续表

中英文名、化学式及相对分子质量	结构图	中英文名、化学式及相对分子质量	结构图
Kihadanin B $C_{26}H_{30}O_9$ Exact Mass: 486.19	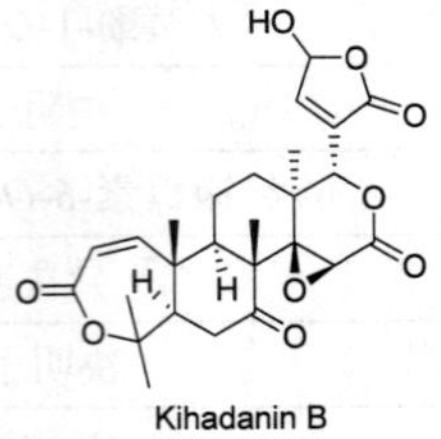 Kihadanin B	小檗碱 Berberine $C_{20}H_{18}NO_4^+$ Exact Mass: 336.12	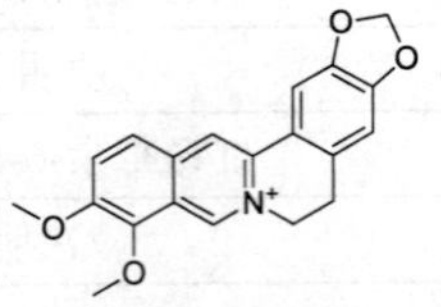 小檗碱 Berberine
三棱酸 Sanleng acid $C_{18}H_{34}O_5$ Exact Mass: 330.24	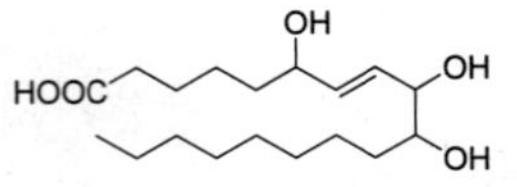 三棱酸 Sanleng acid	丁香苷 Syringin $C_{17}H_{24}O_9$ Exact Mass: 372.14	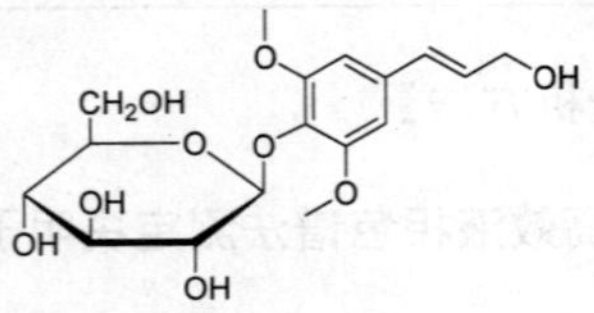 丁香苷 Syringin
3-*O*-阿魏酰奎尼酸甲酯 Methyl 3-*O*-feruloylquinate $C_{18}H_{22}O_9$ Exact Mass: 382.13	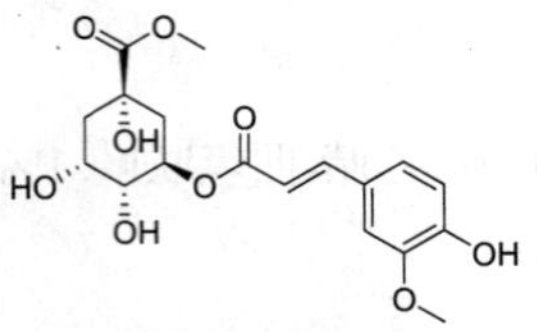 3-*O*-阿魏酰奎尼酸甲酯 Methyl 3-*O*-feruloylquinate	*β*-谷甾醇 *β*-Sitosterol $C_{29}H_{50}O$ Exact Mass: 414.39	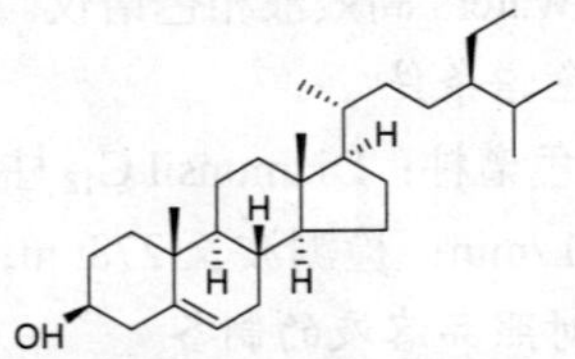 *β*-谷甾醇(谷甾醇) *β*-Sitosterol(Sitosterol)
胡萝卜苷 Daucosterol $C_{35}H_{60}O_6$ Exact Mass: 576.44	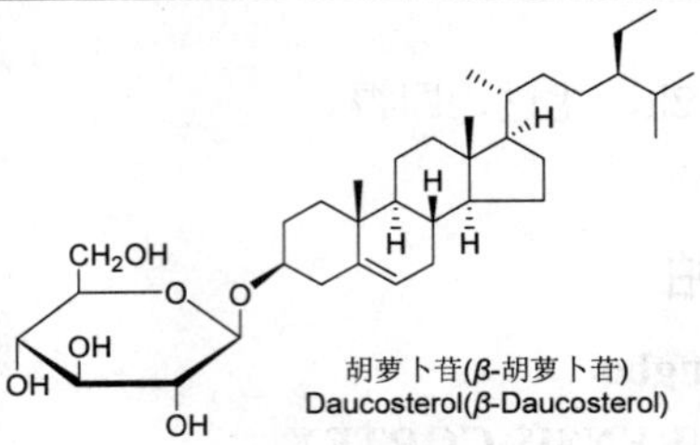 胡萝卜苷(*β*-胡萝卜苷) Daucosterol(*β*-Daucosterol)		

除以上化学成分外，关黄柏还有关黄柏内酯 B 等。

【分析方法】

1　高效液相色谱法测定关黄柏不同采收期及黄檗不同部位的小檗碱、巴马汀含量[75]

1.1 仪器

岛津 LC-10AVP 高效液相色谱仪。

1.2 色谱条件

色谱柱：Diamonsil ODS 柱(250mm×4.6mm，5μm)；流动相：乙腈-磷酸二氢钠-SDS(体积比 42∶58∶0.01)；流速 1.0mL/min；检测波长 345nm；柱温 30℃；分析时间 30min。

1.3 对照品溶液的制备

分别称取盐酸小檗碱和盐酸巴马汀对照品，用适量甲醇溶解。

1.4 供试品溶液的制备

称取粉碎的关黄柏药材 0.2g，用 50mL 含少量盐酸的甲醇溶液冷浸 10min，超声提取 30min，滤过，取续滤液 10mL，蒸干，残渣经乙醚脱脂后用甲醇稀释并定容至 25mL，即得。

灯心草

Dengxincao

JUNCI MEDULLA

【化学成分】

表 1-6-31 灯心草主要化学成分[76~78]

中英文名、化学式及相对分子质量	结构图	中英文名、化学式及相对分子质量	结构图
木犀草素 Luteolin $C_{15}H_{10}O_6$ Exact Mass: 286.05	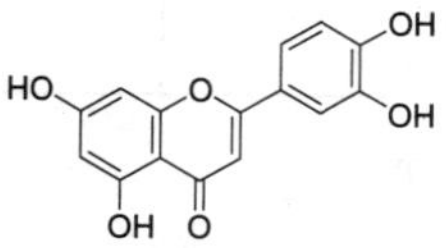 木犀草素 Luteolin	圣草酚 Eriodictyol $C_{15}H_{12}O_6$ Exact Mass: 288.06	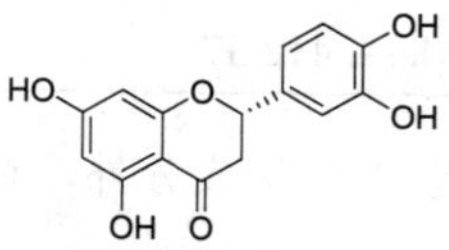 圣草酚 Eriodictyol
2′,5′,5,7-四羟基黄酮 2′,5′,5,7-Tetrahydroxyflavone $C_{15}H_{10}O_6$ Exact Mass: 286.05	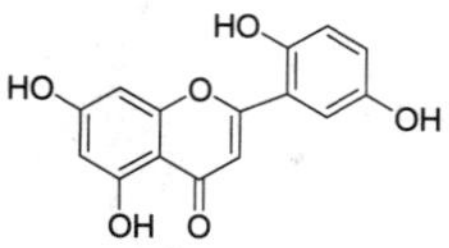 2′,5′,5,7-四羟基黄酮 2′,5′,5,7-Tetrahydroxyflavone	木犀草素-7-*O*-*β*-D-吡喃葡萄糖苷 Luteolin-7-*O*-*β*-D-glucopyranoside $C_{21}H_{20}O_{11}$ Exact Mass: 448.10	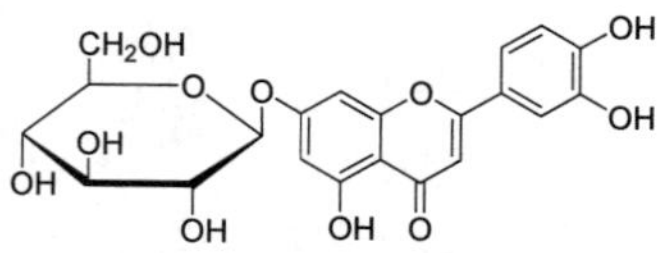 木犀草素-7-*O*-*β*-D-吡喃葡萄糖苷 Luteolin-7-*O*-*β*-D-glucopyranoside
对羟基苯甲酸甲酯 Methyl 4-hydroxybenzoate $C_8H_8O_3$ Exact Mass: 152.05	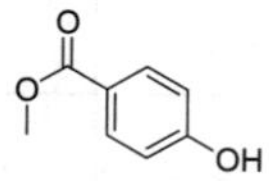 对羟基苯甲酸甲酯 Methyl 4-hydroxybenzoate	香草酸 Vanillic acid $C_8H_8O_4$ Exact Mass: 168.04	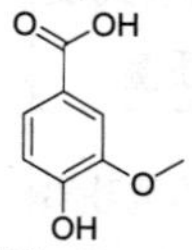 香草酸 Vanillic acid
十六烷酸(棕榈酸) Hexadecanoic acid (Palmitic acid) $C_{16}H_{32}O_2$ Exact Mass: 256.24	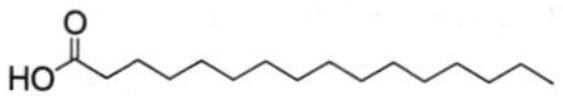 十六烷酸(棕榈酸) Hexadecanoic acid(Palmitic acid)	*β*-谷甾醇 *β*-Sitosterol $C_{29}H_{50}O$ Exact Mass: 414.39	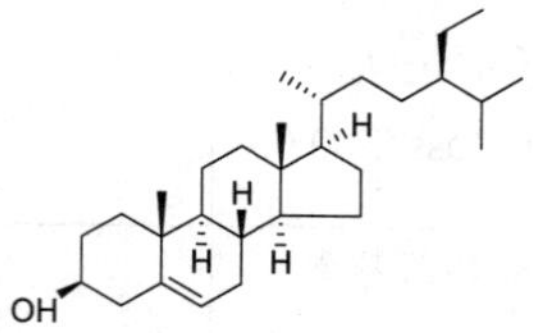 *β*-谷甾醇 *β*-Sitosterol
7-氧代-*β*-谷甾醇 7-*oxo*-*β*-Sitosterol $C_{29}H_{48}O_2$ Exact Mass: 428.37	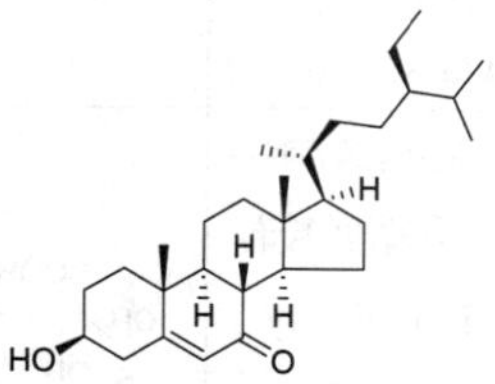 7-氧代-*β*-谷甾醇 7-*oxo*-*β*-Sitosterol	3-羟基-2,5-己二酮 3-Hydroxy-2,5-hexadione $C_6H_{10}O_3$ Exact Mass: 130.06	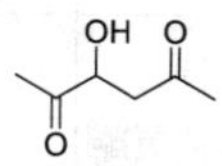 3-羟基-2,5-己二酮 3-Hydroxy-2,5-hexadione
胡萝卜苷 Daucosterol $C_{35}H_{60}O_6$ Exact Mass: 576.44	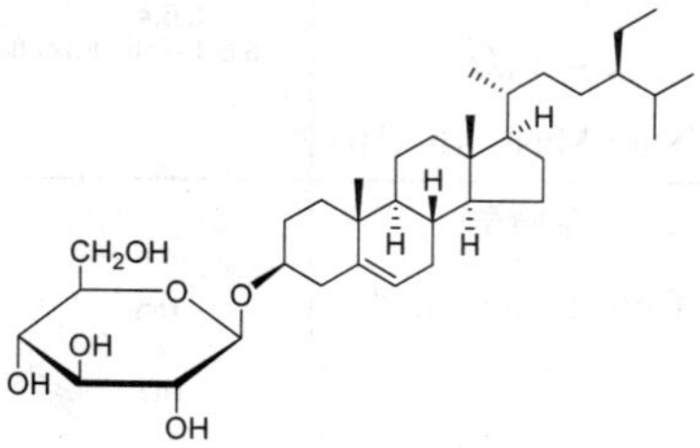 胡萝卜苷 Daucosterol	豆甾-4-烯-6*β*-醇-3-酮 Stigmast-4-en-6*β*-ol-3-one $C_{29}H_{48}O_2$ Exact Mass: 428.37	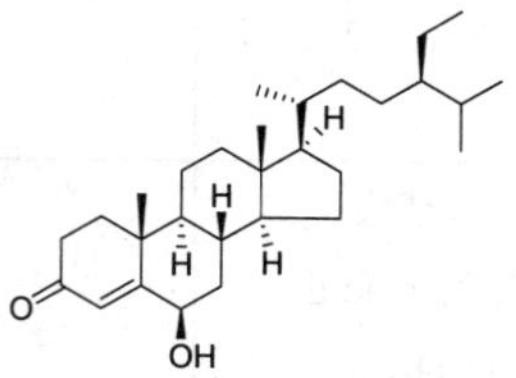 豆甾-4-烯-6*β*-醇-3-酮 Stigmast-4-en-6*β*-ol-3-one

续表

中英文名、化学式及相对分子质量	结构图	中英文名、化学式及相对分子质量	结构图
厄弗酚 Effusol $C_{17}H_{16}O_2$ Exact Mass: 252.12	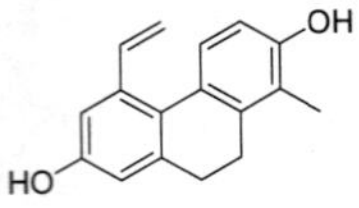 厄弗酚　Effusol	灯心草酚 Juncusol $C_{18}H_{18}O_2$ Exact Mass: 266.13	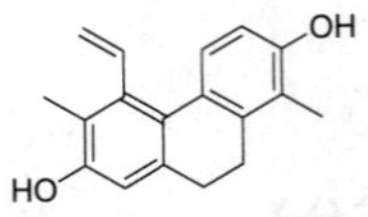 灯心草酚　Juncusol
(24*R*)-豆甾-4-烯-3-酮 (24*R*)-Stigmast-4-ene-3-one $C_{29}H_{48}O$ Exact Mass: 412.37	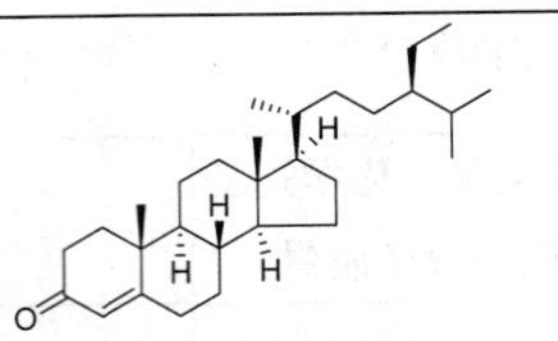 (24*R*)-豆甾-4-烯-3-酮 (24*R*)-Stigmast-4-ene-3-one		

除以上化学成分外，灯心草还含有过氧化麦角甾醇、正十四烷等。

灯盏细辛

Dengzhanxixin

ERIGERONTIS HERBA

【化学成分】

表 1-6-32a　灯盏细辛主要化学成分[79]

中英文名、化学式及相对分子质量	结构图	中英文名、化学式及相对分子质量	结构图
3-羟基-7-甲氧基黄芩素 3-Hydroxy-7-methoxy baicalein $C_{16}H_{12}O_6$ Exact Mass: 300.06	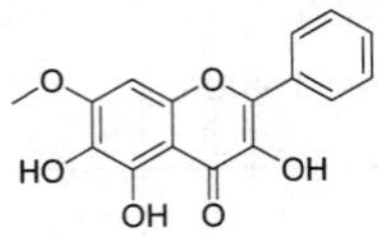 3-羟基-7-甲氧基黄芩素 3-Hydroxy-7-methoxy baicalein	苦菜素 A Pigenin A $C_{30}H_{48}O_5$ Exact Mass: 488.35	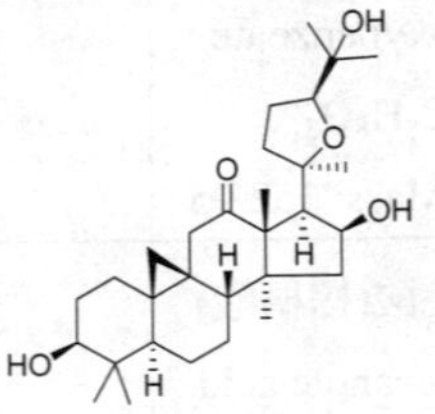 苦菜素 A　Pigenin A
3-羟基黄芩素 3-Hydroxy baicalein $C_{15}H_{10}O_6$ Exact Mass: 286.05	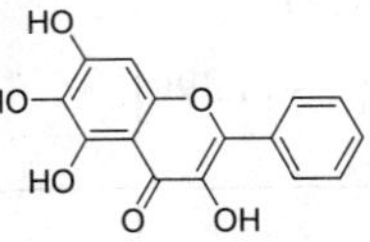 3-羟基黄芩素　3-Hydroxy baicalein	黄芩素 Baicalein $C_{15}H_{10}O_5$ Exact Mass: 270.05	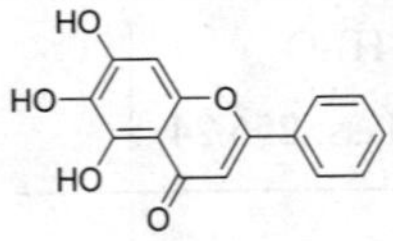 黄芩素　Baicalein
5,7,4′-三羟基双氢黄酮 5,7,4′-Trihydroxy flavanone $C_{15}H_{12}O_5$ Exact Mass: 272.07	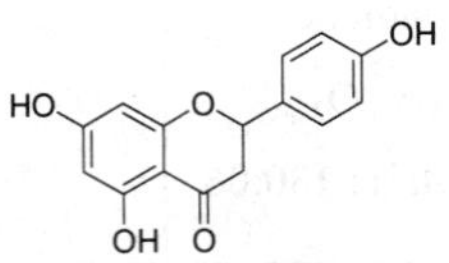 5,7,4′-三羟基双氢黄酮 5,7,4′-Trihydroxy flavanone	5,6,4′-三羟基黄酮-7-*O*-*β*-D-半乳糖醛酸苷 5,6,4′-Trihydroxy flavone-7-*O*-*β*-D-galactonic acid $C_{21}H_{20}O_{12}$ Exact Mass: 464.10	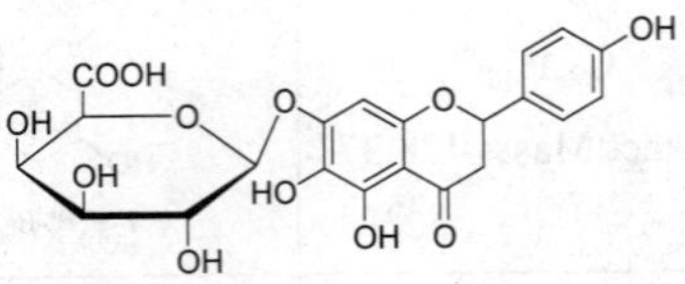 5,6,4′-三羟基黄酮-7-*O*-*β*-D-半乳糖醛酸苷 5,6,4′-Trihydroxy flavone-7-*O*-*β*-D-galactonic acid
咖啡酸 Caffeic acid $C_9H_8O_4$ Exact Mass: 180.04	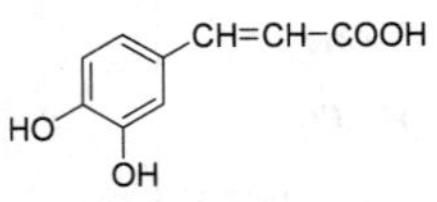 咖啡酸　Caffeic acid	绿原酸 Chlorogenic acid $C_{16}H_{18}O_9$ Exact Mass: 354.10	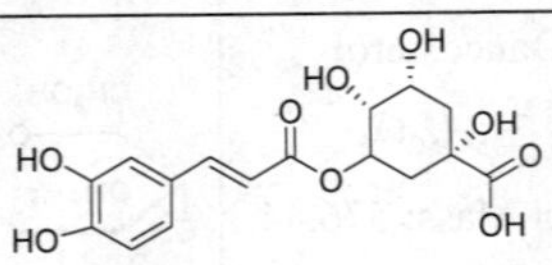 绿原酸　Chlorogenic acid

续表

中英文名、化学式及相对分子质量	结构图	中英文名、化学式及相对分子质量	结构图
黄芩素-7-*O*-*β*-D-吡喃葡萄糖苷 Baicalein-7-*O*-*β*-D-glucopyranoside $C_{21}H_{20}O_{10}$ Exact Mass: 432.11	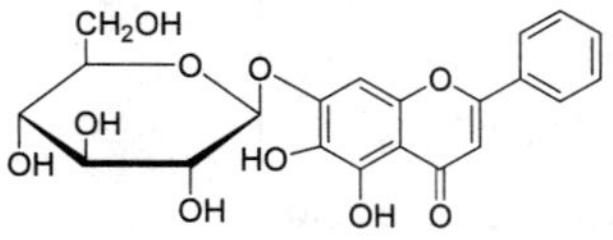 黄芩素-7-*O*-*β*-D-吡喃葡萄糖苷 Baicalein-7-*O*-*β*-D-glucopyranoside	1-羟基-2,3,5-三甲氧基𠮿酮 1-Hydroxy-2,3,5-trimethoxyxanthone $C_{16}H_{14}O_6$ Exact Mass: 302.08	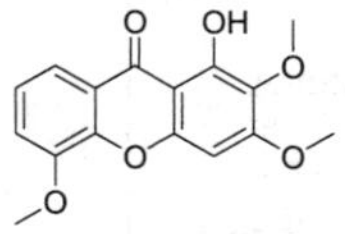 1-羟基-2,3,5-三甲氧基𠮿酮 1-Hydroxy-2,3,5-trimethoxyxanthone
芹菜素-7-*O*-*β*-D-葡萄糖醛酸苷 Apigenin-7-*O*-*β*-D-glucuronopyranoside $C_{21}H_{18}O_{11}$ Exact Mass: 446.08	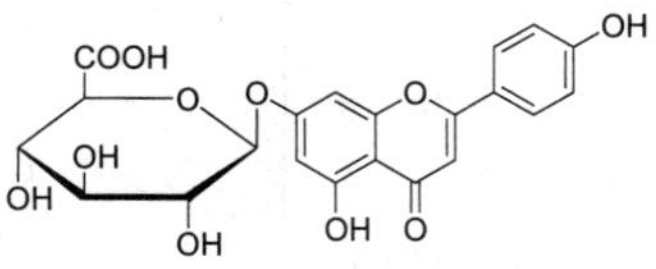 芹菜素-7-*O*-*β*-D-葡萄糖醛酸苷 Apigenin-7-*O*-*β*-D-glucuronopyranoside	芹菜素-7-*O*-葡萄糖苷 Apigenin-7-*O*-glucoside $C_{21}H_{20}O_{10}$ Exact Mass: 432.11	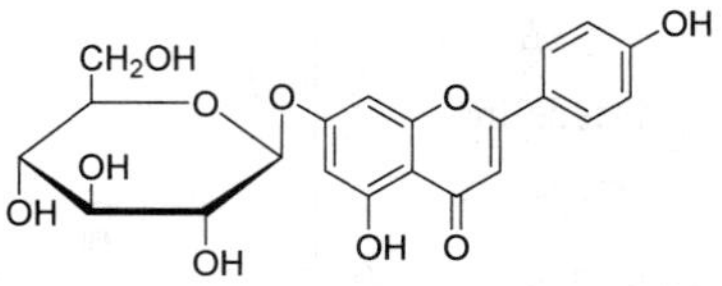 芹菜素-7-*O*-葡萄糖苷 Apigenin-7-*O*-glucoside
山柰酚 Kaempferol $C_{15}H_{10}O_6$ Exact Mass: 286.05	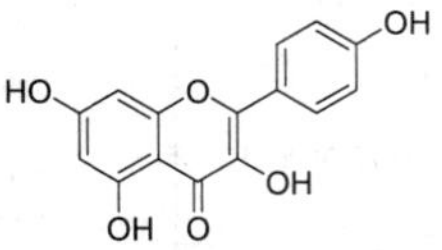 山柰酚(山柰素)　Kaempferol	1,5-二咖啡酰氧基奎宁酸 1,5-Dicaffeoylquinic acid $C_{25}H_{24}O_{12}$ Exact Mass: 516.13	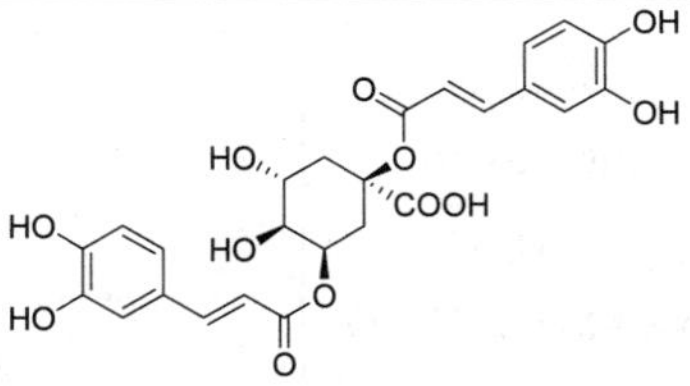 1,5-二咖啡酰氧基奎宁酸 1,5-Dicaffeoylquinic acid
1,3-二咖啡酰氧基奎宁酸 1,3-Dicaffeoylquinic acid $C_{25}H_{24}O_{12}$ Exact Mass: 516.13	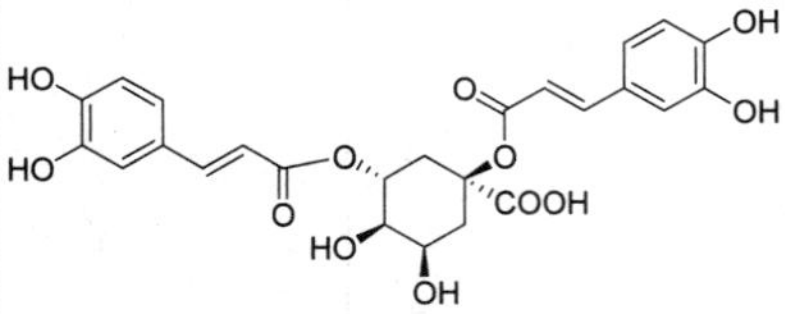 1, 3-二咖啡酰氧基奎宁酸 1,3-Dicaffeoylquinic acid	4,5-二咖啡酰氧基奎宁酸 4,5-Dicaffeoylquinic acid $C_{25}H_{24}O_{12}$ Exact Mass: 516.13	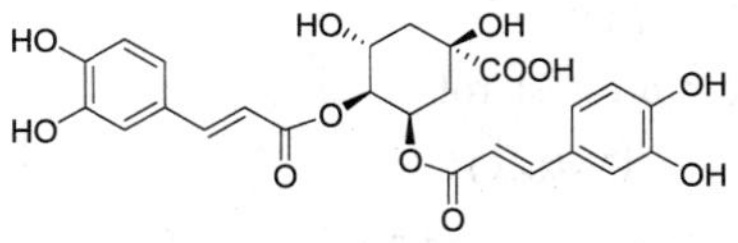 4, 5-二咖啡酰氧基奎宁酸 4,5-Dicaffeoylquinic acid
3,5-二咖啡酰氧基奎宁酸 3,5-Dicaffeoylquinic acid $C_{25}H_{24}O_{12}$ Exact Mass: 516.13	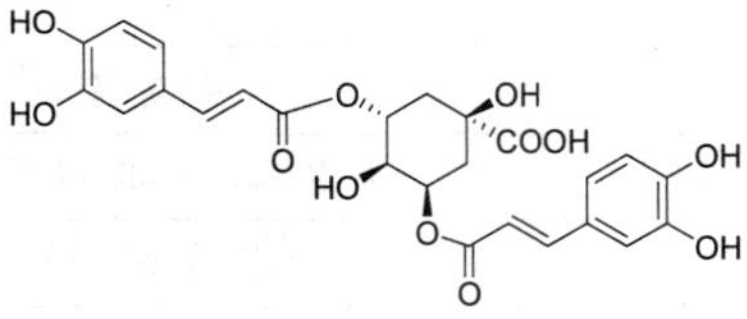 3,5-二咖啡酰氧基奎宁酸 3,5-Dicaffeoylquinic acid	3,4-二咖啡酰氧基奎宁酸 3,4-Dicaffeoylquinic acid $C_{25}H_{24}O_{12}$ Exact Mass: 516.13	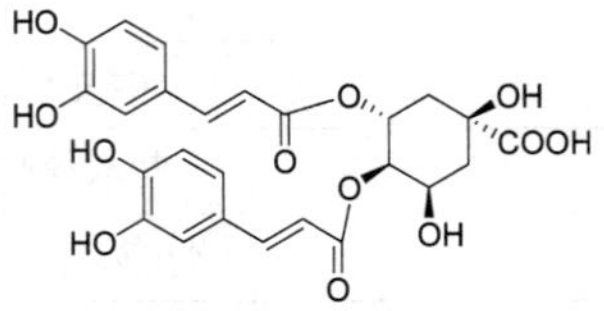 3,4-二咖啡酰氧基奎宁酸 3,4-Dicaffeoylquinic acid
4-咖啡酰氧基奎宁酸 4-*O*-Caffeoylquinic acid $C_{16}H_{18}O_9$ Exact Mass: 354.10	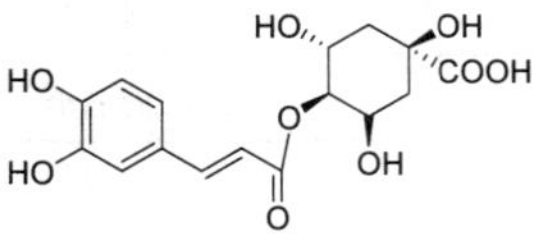 4-咖啡酰氧基奎宁酸 4-*O*-Caffeoylquinic acid	咖啡酸甲酯 Methyl caffeate $C_{10}H_{10}O_4$ Exact Mass: 194.06	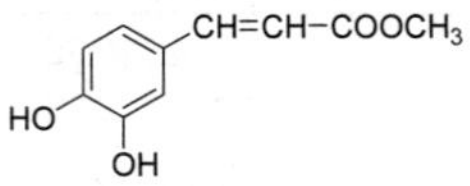 咖啡酸甲酯　Methyl caffeate
1-*O*-甲基-3,5-*O*-二咖啡酰氧基奎宁酸甲酯 1-*O*-Methyl-3,5-*O*-dicaffeoylquinic acid methyl ester $C_{27}H_{28}O_{12}$ Exact Mass: 544.16	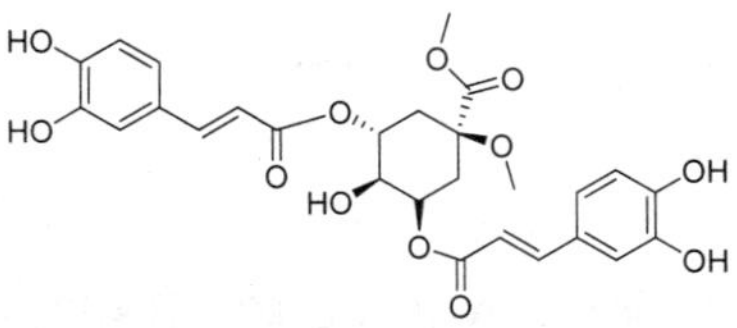 1-*O*-甲基- 3,5-*O*-二咖啡酰氧基奎宁酸甲酯 1-*O*-Methyl-3,5-*O*-dicaffeoylquinic acid methyl ester	5-*O*-咖啡酰氧基奎宁酸丁酯 5-*O*-Caffeoylquinic acid butyl ester $C_{20}H_{26}O_9$ Exact Mass: 410.16	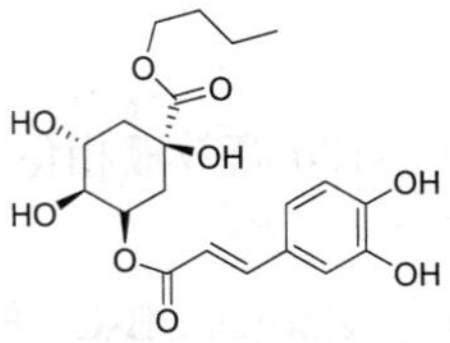 5-*O*-咖啡酰氧基奎宁酸丁酯 5-*O*-Caffeoylquinic acid butyl ester

续表

中英文名、化学式及相对分子质量	结构图	中英文名、化学式及相对分子质量	结构图
Erigoster A $C_{27}H_{26}O_{13}$ Exact Mass: 558.14	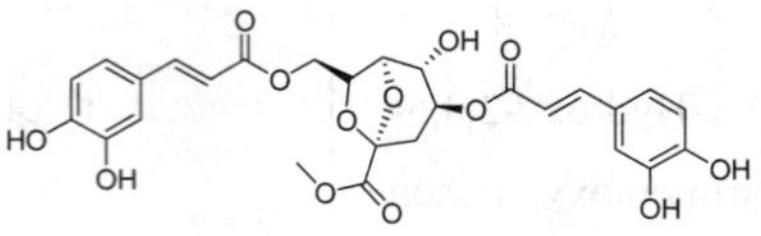 Erigoster A	3,5-二甲氧基-4-羟基苯甲酸 3,5-Dimethoxy-4-hydroxybenzoic acid $C_9H_{10}O_5$ Exact Mass: 198.05	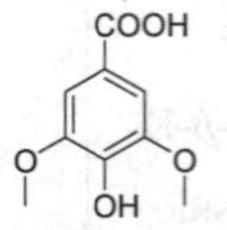 3,5-二甲氧基-4-羟基苯甲酸 3,5-Dimethoxy-4-hydroxybenzoic acid
木栓醇 Friedelinol $C_{30}H_{52}O$ Exact Mass: 428.40	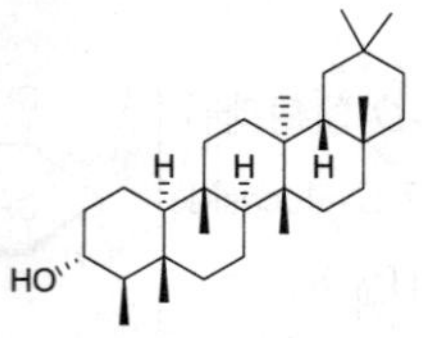 木栓醇 Friedelinol	木栓烷 Friedelane $C_{30}H_{52}$ Exact Mass: 412.41	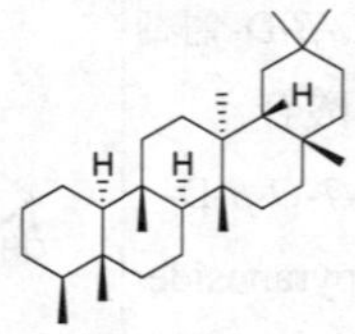 木栓烷 Friedelane
豆甾醇 Stigmasterol $C_{29}H_{48}O$ Exact Mass: 412.37	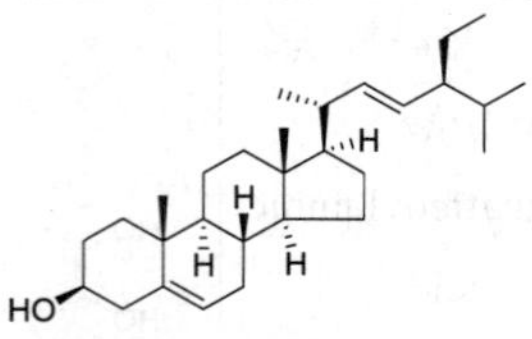 豆甾醇 Stigmasterol	豆甾醇-3-*O*-*β*-D-吡喃葡萄糖苷 Stigmasterol-3-*O*-*β*-D-glucopyranoside $C_{41}H_{74}O_{10}$ Exact Mass: 726.53	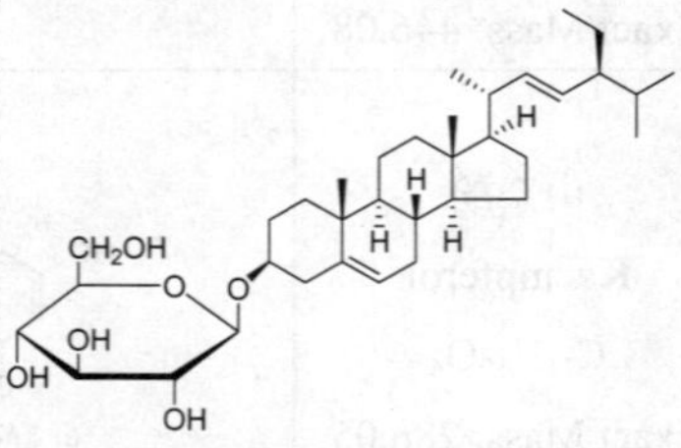 豆甾醇-3-*O*-*β*-D-吡喃葡萄糖苷 Stigmasterol-3-*O*-*β*-D-glucopyranoside
β-谷甾醇 *β*-Sitosterol $C_{29}H_{50}O$ Exact Mass: 414.39	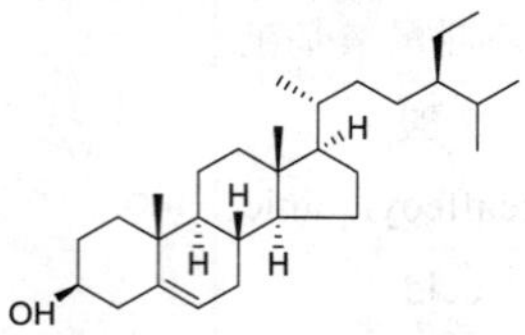 *β*-谷甾醇 *β*-Sitosterol		

表 1-6-32b　灯盏细辛其他主要化学成分[79]

中文名	中文名
表木栓烷	5,6,4′-三羟基黄酮-7-*O*-吡喃葡萄糖醛酸乙酯
灯盏花甲素	多舌飞蓬苷
(1*R*,3*R*)-二羟基-(4*S*,5*R*)-二咖啡酰氧基环己甲酸甲酯	1,4-二羟基-(3*R*,5*R*)-二咖啡酰氧基环己甲酸甲酯
1-(2′-*γ*-吡喃酮)-6-咖啡酰基-*α*-D-吡喃葡萄糖苷	6-甲氧基7-*O*-*β*-D-香豆素吡喃葡萄糖苷
麦角甾-7,22-二烯-3-酮	七叶树苷
正四十五酸	3,4-二羟基肉桂酸等

【分析方法】

1　高效液相色谱法同时测定不同产地灯盏细辛中 4 种有效成分的含量[80]

1.1　仪器

Agilent 1100 高效液相色谱仪，配有二极管阵列检测器。

1.2　色谱条件

色谱柱：Zorbax SB-C_{18}柱(150mm×4.6mm，5μm)；流动相：A 相为乙腈，B 相为 0.05%磷酸水溶液；梯度洗脱程度：0～9min 10% A，9～10min 10%～13% A，10～40min 13% A；流速 1.0mL/min；检测波长 325nm；柱温 30℃；分析时间 40min。

1.3 对照品溶液的制备

分别称取绿原酸、咖啡酸、1,5-二-*O*-咖啡酰奎宁酸对照品，用适量甲醇溶解。

1.4 供试品溶液的制备

称取粉碎的灯盏细辛 0.3g，用适量 50%甲醇超声提取 30min，定容至 25mL，滤过，即得。

安息香

Anxixiang

BENZOINUM

【化学成分】

表 1-6-33 安息香主要化学成分[81]

中英文名、化学式及相对分子质量	结构图	中英文名、化学式及相对分子质量	结构图
苯甲酸 Benzoic acid $C_7H_6O_2$ Exact Mass: 122.04	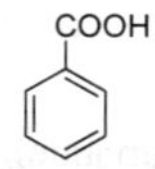 苯甲酸 Benzoic acid		

除以上化学成分外，安息香还有苯甲酸松柏酯、苯甲酸苄酯、苯甲酸肉桂酯等。

防己

Fangji

STEPHANIAE TETRANDRAE RADIX

【化学成分】

表 1-6-34 防己主要化学成分[82]

中英文名、化学式及相对分子质量	结构图	中英文名、化学式及相对分子质量	结构图
粉防己碱 Tetrandrine $C_{38}H_{42}N_2O_6$ Exact Mass: 622.30	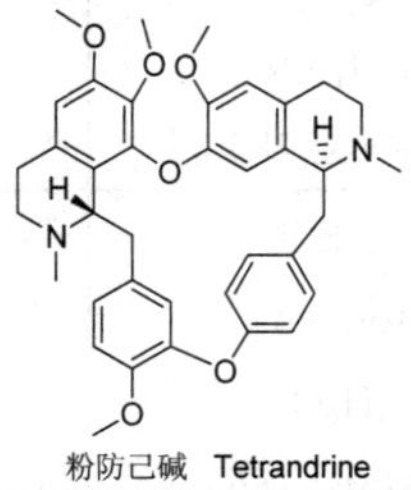 粉防己碱 Tetrandrine	防己诺林碱 Fangchinoline $C_{37}H_{40}N_2O_6$ Exact Mass: 608.29	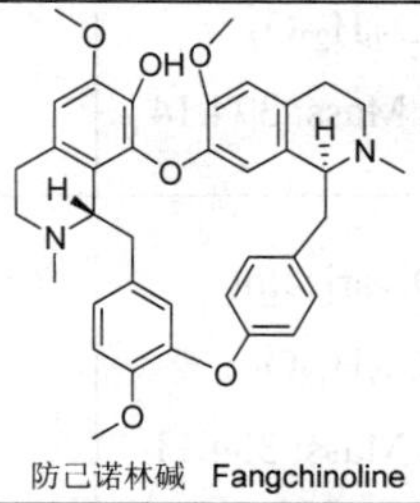 防己诺林碱 Fangchinoline
氧化防己碱 Oxofangchirine $C_{37}H_{34}N_2O_7$ Exact Mass: 618.24	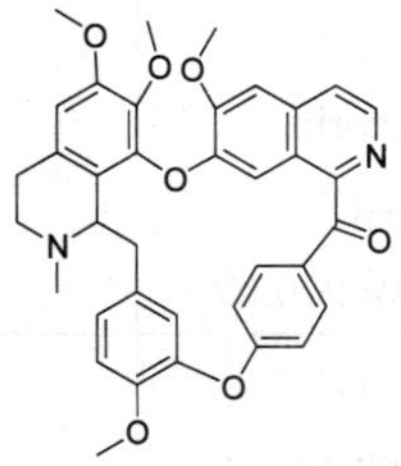 氧化防己碱 Oxofangchirine	荷苞牡丹碱 Dicentrine $C_{20}H_{21}NO_4$ Exact Mass: 339.15	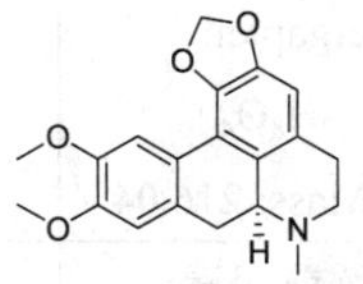 荷苞牡丹碱 Dicentrine

除以上化学成分外，防己还有 2′-*N*-Chloromethy-ltetrandrine、Tazopsine 等。

防风

Fangfeng

SAPOSHNIKOVIAE RADIX

【化学成分】

表 1-6-35　防风主要化学成分[83]

中英文名、化学式及相对分子质量	结构图	中英文名、化学式及相对分子质量	结构图
升麻素 Cimifugin $C_{16}H_{18}O_6$ Exact Mass: 306.11	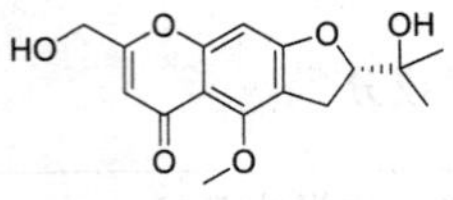 升麻素 Cimifugin	升麻素苷 *prim-O*-Glucosylcimifugin $C_{22}H_{28}O_{11}$ Exact Mass: 468.16	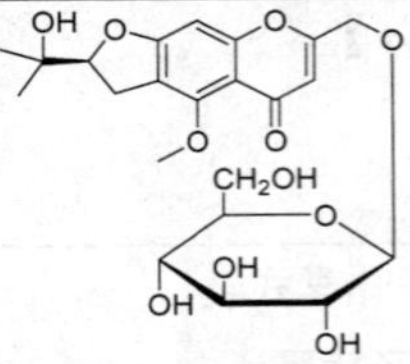 升麻素苷 *prim-O*-Glucosylcimifugin
亥茅酚 Hamaudol $C_{15}H_{16}O_5$ Exact Mass: 276.10	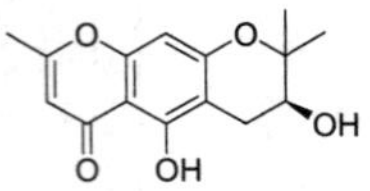 亥茅酚 Hamaudol	亥茅酚苷 Sec-*O*-glucosylhamaudol $C_{21}H_{26}O_{10}$ Exact Mass: 438.15	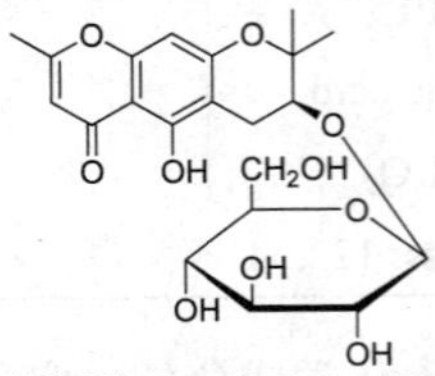 亥茅酚苷 Sec-*O*-glucosylhamaudol
3′-*O*-乙酰亥茅酚 3′-*O*-Acetylhamaudol $C_{17}H_{18}O_6$ Exact Mass: 318.11	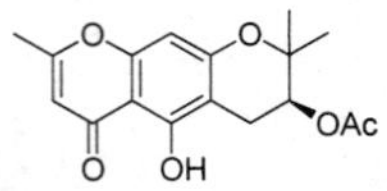 3′-*O*-乙酰亥茅酚 3′-*O*-Acetylhamaudol	5-*O*-甲基维斯阿米醇 5-*O*-Methylvisamminol $C_{16}H_{18}O_5$ Exact Mass: 290.12	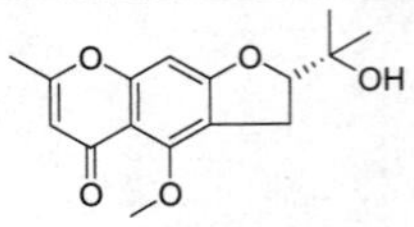 5-*O*-甲基维斯阿米醇 5-*O*-Methylvisamminol
3′-*O*-当归酰亥茅酚 3′-*O*-Angeloylhamaudol $C_{20}H_{22}O_6$ Exact Mass: 358.14	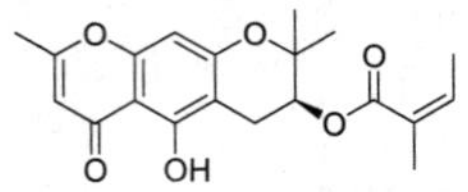 3′-*O*-当归酰亥茅酚 3′-*O*-Angeloylhamaudol	Undulatoside A $C_{16}H_{18}O_9$ Exact Mass: 354.10	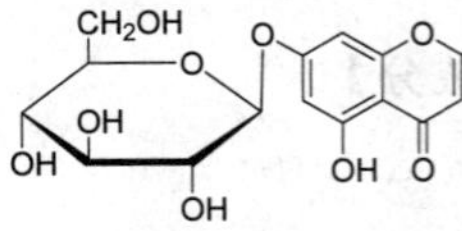 Undulatoside A
Ledebouriellol $C_{20}H_{22}O_7$ Exact Mass: 374.14	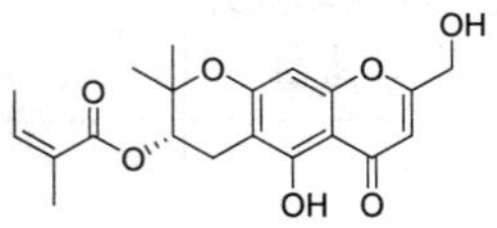 Ledebouriellol	汉黄芩素 Wogonin $C_{16}H_{12}O_5$ Exact Mass: 284.07	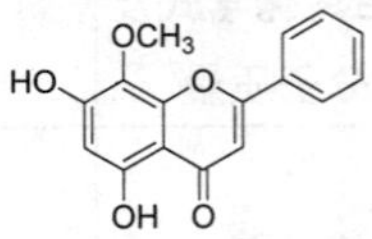 汉黄芩素 Wogonin
Divaricatol $C_{17}H_{18}O_7$ Exact Mass: 334.11	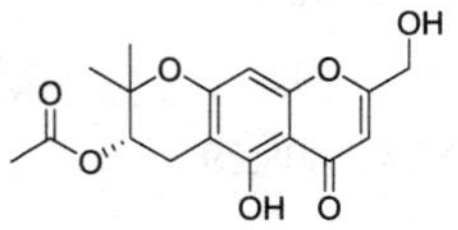 Divaricatol	补骨脂素 Psoralen $C_{11}H_6O_3$ Exact Mass: 186.03	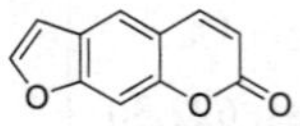 补骨脂素 Psoralen
佛手柑内酯(香柑内酯) Bergapten $C_{12}H_8O_4$ Exact Mass: 216.04	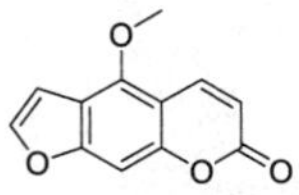 佛手柑内酯(香柑内酯) Bergapten	欧前胡素 Imperatorin $C_{16}H_{14}O_4$ Exact Mass: 270.09	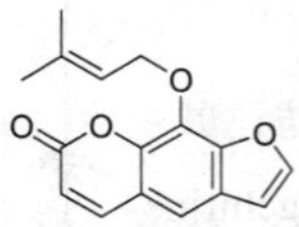 欧前胡素 Imperatorin
异欧前胡素 Isoimperatorin $C_{16}H_{14}O_4$ Exact Mass: 270.09	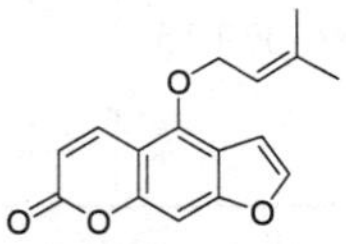 异欧前胡素 Isoimperatorin	紫花前胡苷元 Nodakenetin $C_{14}H_{14}O_4$ Exact Mass: 246.09	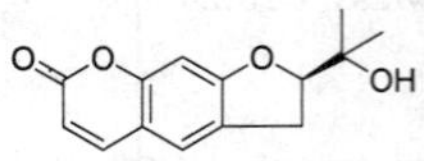 紫花前胡苷元 Nodakenetin

续表

中英文名、化学式及相对分子质量	结构图	中英文名、化学式及相对分子质量	结构图
异紫花前胡苷 Marmesin $C_{14}H_{14}O_4$ Exact Mass: 246.09	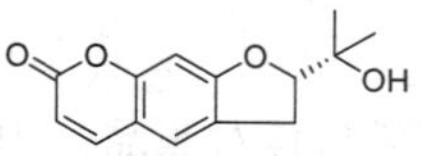 异紫花前胡苷 Marmesin	花椒毒素 Xanthotoxin $C_{12}H_8O_4$ Exact Mass: 216.04	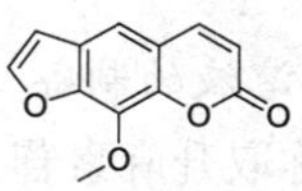 花椒毒素 Xanthotoxin
东莨菪素 Scopoletin $C_{10}H_8O_4$ Exact Mass: 192.04	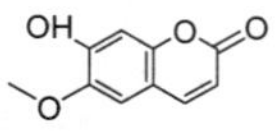 东莨菪素 Scopoletin	川白芷内酯 Anomalin $C_{24}H_{26}O_7$ Exact Mass: 428.18	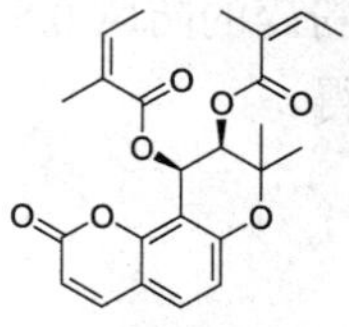 川白芷内酯 Anomalin
珊瑚菜内酯 Phellopterin $C_{17}H_{16}O_5$ Exact Mass: 300.10	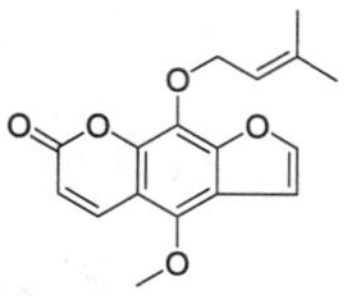 珊瑚菜内酯 Phellopterin	石防风素 Deltoin $C_{19}H_{20}O_5$ Exact Mass: 328.13	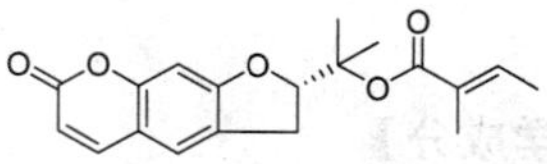 石防风素 Deltoin
嗪皮啶 Fraxidin $C_{11}H_{10}O_5$ Exact Mass: 222.05	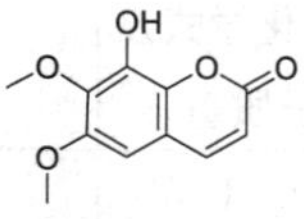 嗪皮啶 Fraxidin	异嗪皮啶 Isofraxidin $C_{11}H_{10}O_5$ Exact Mass: 222.05	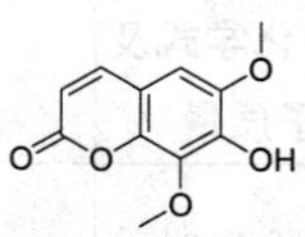 异嗪皮啶 Isofraxidin
10-十一碳烯甲酯 Methyl 10-undecylenate $C_{12}H_{22}O_2$ Exact Mass: 198.16	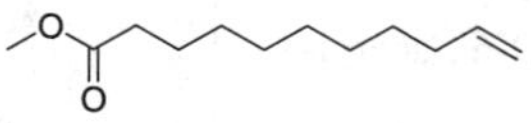 10-十一碳烯甲酯 Methyl 10-undecylenate	十四烷酸甲酯 Methyl myristate $C_{15}H_{30}O_2$ Exact Mass: 242.22	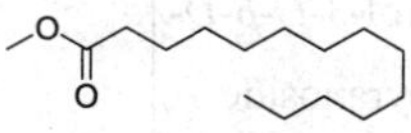 十四烷酸甲酯 Methyl myristate
β-谷甾醇 *β*-Sitosterol $C_{29}H_{50}O$ Exact Mass: 414.39	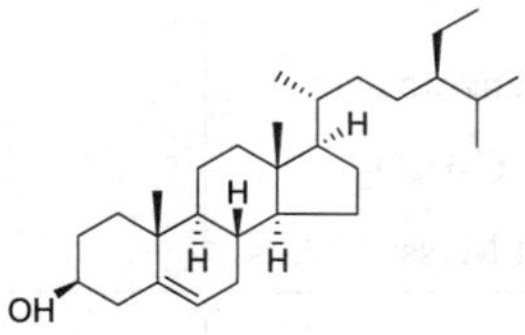 *β*-谷甾醇 *β*-Sitosterol	胡萝卜苷 Daucosterol $C_{35}H_{60}O_6$ Exact Mass: 576.44	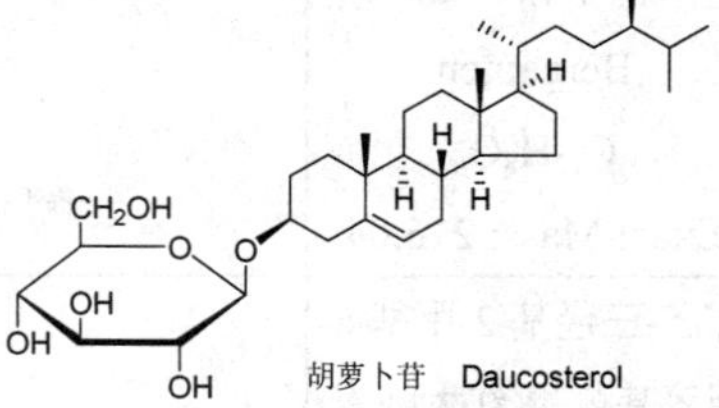 胡萝卜苷 Daucosterol
十五烷酸甲酯 Methyl pentadecanoate $C_{16}H_{32}O_2$ Exact Mass: 256.24	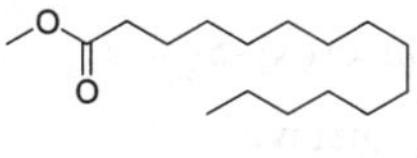 十五烷酸甲酯 Methyl pentadecanoate		

除以上化学成分外，防风还含有9(*Z*)-十八碳二烯酸甲酯、12(*Z*)-十八碳二烯酸甲酯、(3′*S*)-羟基-石防风素、5-*O*-甲基维斯阿米醇苷、2-(*E*)-壬烯二酸甲酯、十六烷酸甲酯等。

【分析方法】

1 高效液相色谱法同时测定不同产地及不同部位防风中4种有效成分的含量[84]

1.1 仪器

Hitachi 高效液相色谱仪。

1.2 色谱条件

色谱柱：Diamonsil C_{18} 柱(200mm×4.6mm，5μm)；流动相：甲醇-水；梯度洗脱：0～15min 35%甲醇，15～25min 35%～55%甲醇，25～40min 55%甲醇；流速 1.0mL/min；检测波长 254nm；柱温 30℃；分析时间 40min。

1.3 对照品溶液的制备

分别称取升麻素苷、升麻素、5-*O*-甲基维斯阿米醇苷、亥茅酚苷对照品，用适量甲醇溶解。

1.4 供试品溶液的制备

称取粉碎的防风 0.5g，用 25mL 甲醇水浴回流提取 2h，提取液回收溶剂后用甲醇溶解并定容至 10mL，滤过，即得。

红大戟

Hongdaji

KNOXIAE RADIX

【化学成分】

表 1-6-36　红大戟主要化学成分[85~87]

中英文名、化学式及相对分子质量	结构图	中英文名、化学式及相对分子质量	结构图
山柰酚-3-*O*-*β*-D-吡喃葡萄糖苷 Kaempferol-3-*O*-*β*-D-glucopyranoside $C_{21}H_{20}O_{11}$ Exact Mass: 448.10	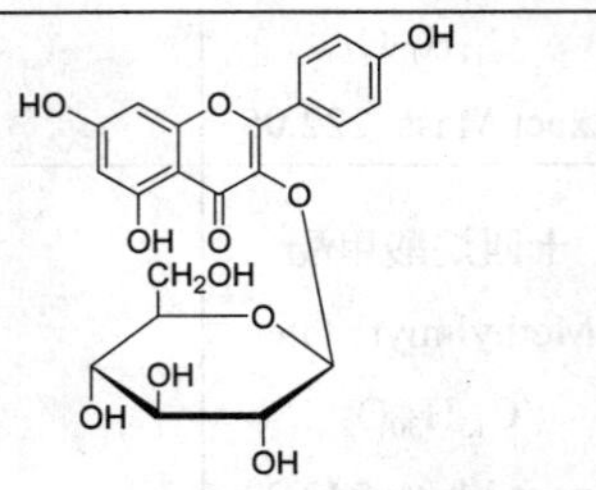 山柰酚-3-*O*-*β*-D-吡喃葡萄糖苷 Kaempferol-3-*O*-*β*-D-glucopyranoside	山柰酚-3-*O*-*β*-D-6″-乙酰吡喃葡萄糖苷 Kaempferol-3-*O*-*β*-D-6″-acetyl-glucopyranoside $C_{23}H_{22}O_{12}$ Exact Mass: 490.11	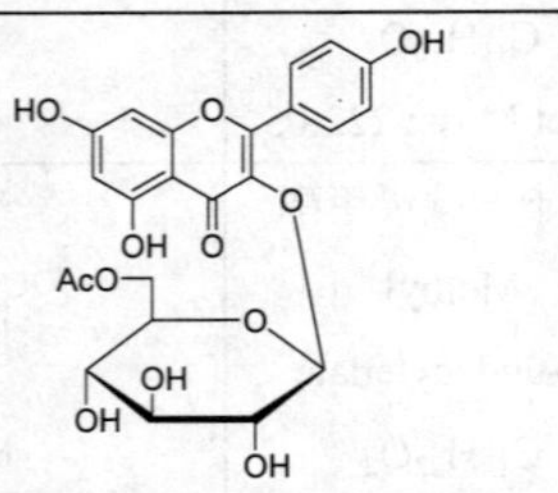 山柰酚-3-*O*-*β*-D-6″-乙酰吡喃葡萄糖苷 Kaempferol-3-*O*-*β*-D-6″-acetyl-glucopyranoside
佛手柑内酯 Bergapten $C_{12}H_8O_4$ Exact Mass: 216.04	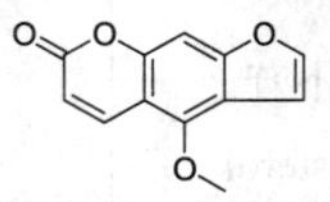 佛手柑内酯　Bergapten	苯甲酸 Benzoic acid $C_7H_6O_2$ Exact Mass: 122.04	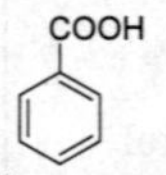 苯甲酸　Benzoic acid
1,3,5-三羟基-2-甲基-6-甲氧基蒽醌(红大戟素) 1,3,5-Trihydroxy-2-methyl-6-methoxy-anthraquinone (Knoxiadin) $C_{16}H_{12}O_6$ Exact Mass: 300.06	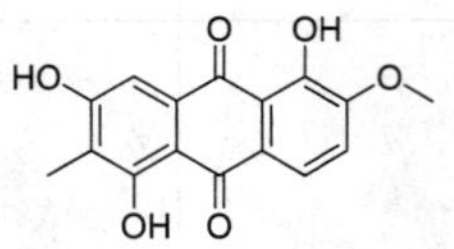 1,3,5-三羟基-2-甲基-6-甲氧基蒽醌(红大戟素) 1,3,5-Trihydroxy-2-methyl-6-methoxy-anthraquinone(Knoxiadin)	1,3,6-三羟基-5-乙氧甲基蒽醌 1,3,6-Trihydroxy-5-ethoxylmethyl-anthraquinone $C_{17}H_{14}O_6$ Exact Mass: 314.08	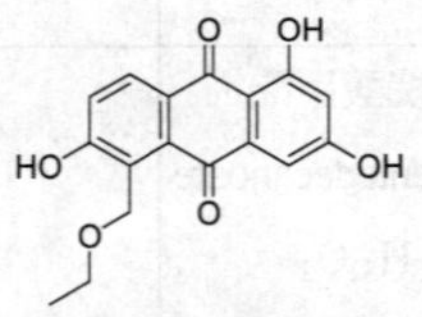 1,3,6-三羟基-5-乙氧甲基蒽醌 1,3,6-Trihydroxy-5-ethoxylmethyl-anthraquinone
甲基异茜草素 Rubiadin $C_{15}H_{10}O_4$ Exact Mass: 254.06	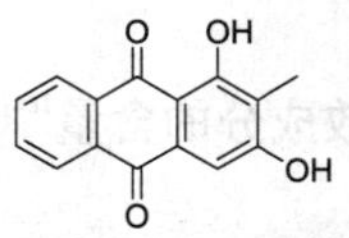 甲基异茜草素　Rubiadin	1,3,5-三羟基-2-乙氧甲基-6-甲氧基蒽醌 1,3,5-Trihydroxy-2-ethoxymethyl-6-methoxy-anthraquinone $C_{18}H_{16}O_7$ Exact Mass: 344.09	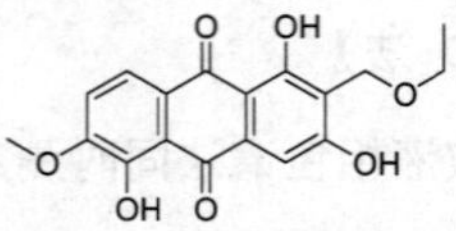 1,3,5-三羟基-2-乙氧甲基-6-甲氧基蒽醌 1,3,5-Trihydroxy-2-ethoxymethyl-6-methoxy-anthraquinone

续表

中英文名、化学式及相对分子质量	结构图	中英文名、化学式及相对分子质量	结构图
1,3-二羟基-2-乙氧甲基-蒽醌 1,3-Dihydroxy-2-ethoxymethyl-anthraquinone $C_{17}H_{14}O_5$ Exact Mass: 298.08	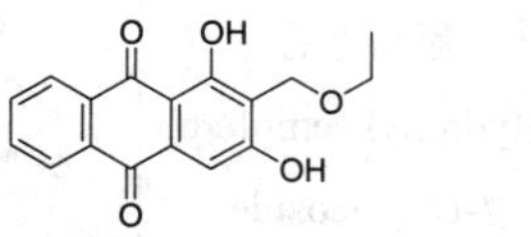 1,3-二羟基-2-乙氧甲基-蒽醌 1,3-Dihydroxy-2-ethoxymethyl-anthraquinone		

红花

Honghua

CARTHAMI FLOS

【化学成分】

表 1-6-37 红花主要化学成分[88]

中英文名、化学式及相对分子质量	结构图	中英文名、化学式及相对分子质量	结构图
红花黄色素 A Safflor yellow A $C_{27}H_{30}O_{15}$ Exact Mass:594.16	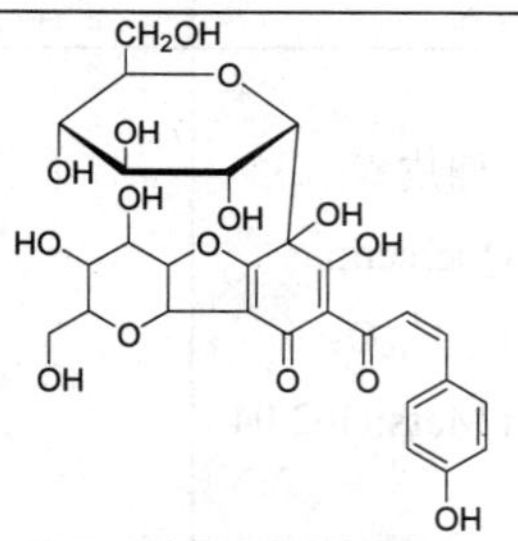 红花黄色素 A Safflor yellow A	红花黄色素 B Safflor yellow B $C_{48}H_{54}O_{27}$ Exact Mass: 1062.29	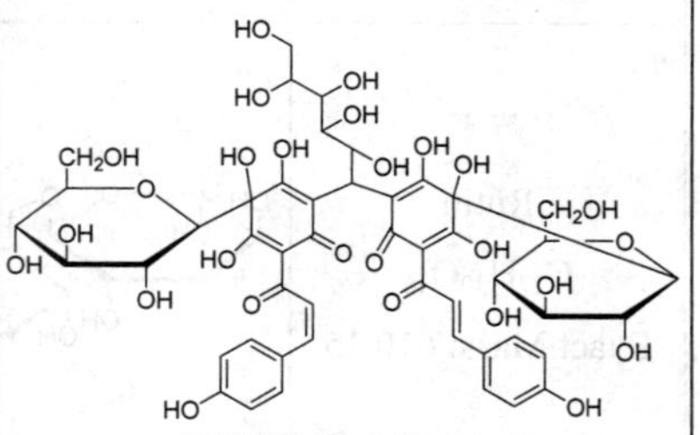 红花黄色素 B Safflor yellow B
Safflomin C $C_{30}H_{30}O_{14}$ Exact Mass: 614.16	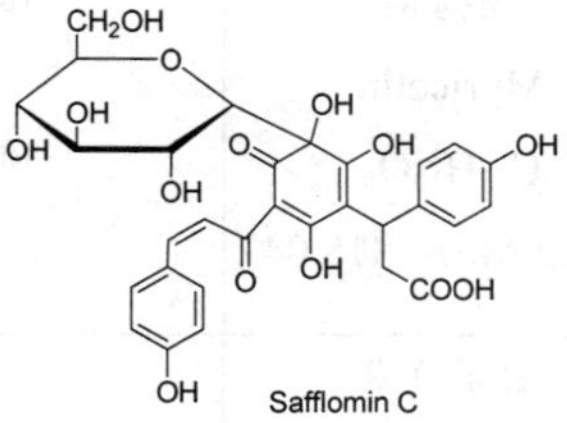 Safflomin C	羟基红花黄色素 A Hydroxysafflor yellow A $C_{27}H_{32}O_{16}$ Exact Mass: 612.17	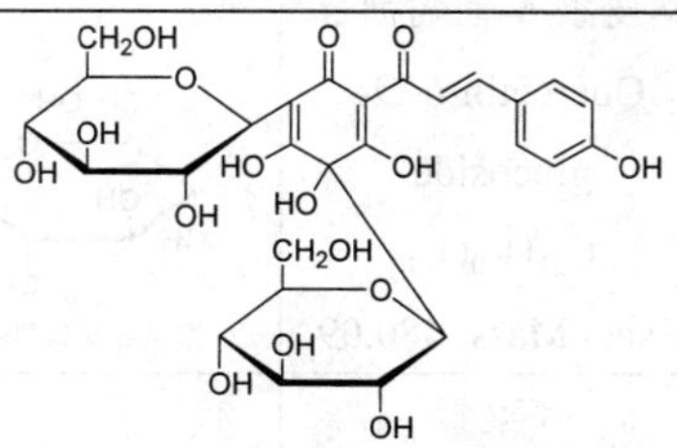 羟基红花黄色素 A Hydroxysafflor yellow A
红花红色素 (红花苷) Carthamin $C_{43}H_{42}O_{22}$ Exact Mass: 910.22	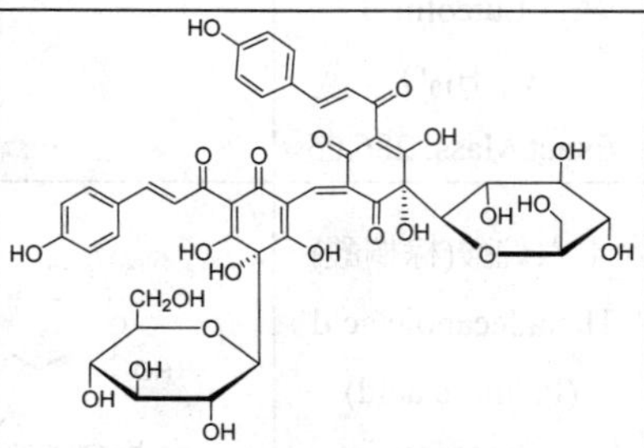 红花红色素(红花苷) Carthamin	Cartormin $C_{27}H_{29}NO_{13}$ Exact Mass: 575.16	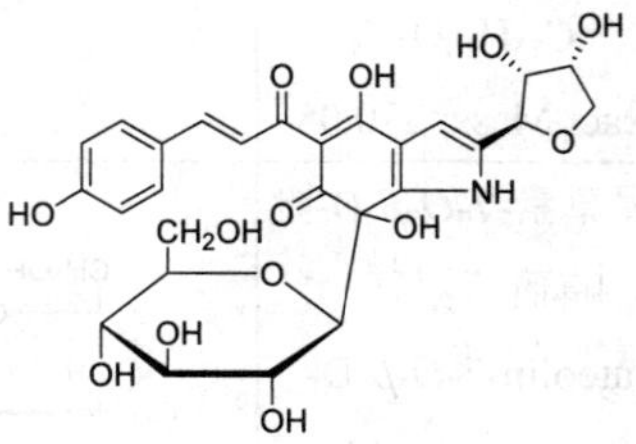 Cartormin
山柰酚 Kaempferol $C_{15}H_{10}O_6$ Exact Mass: 286.05	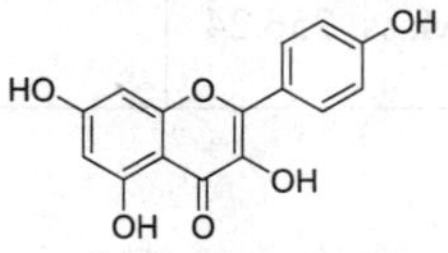 山柰酚 Kaempferol	槲皮素 Quercetin $C_{15}H_{10}O_7$ Exact Mass: 302.04	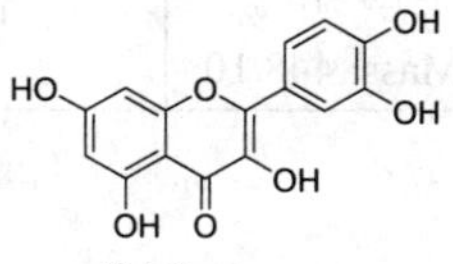 槲皮素 Quercetin

续表

中英文名、化学式及相对分子质量	结构图	中英文名、化学式及相对分子质量	结构图
6-羟基山柰酚-3-*O*-葡萄糖苷 6-Hydroxykaempferol-3-*O*-glucoside $C_{21}H_{20}O_{12}$ Exact Mass: 464.10	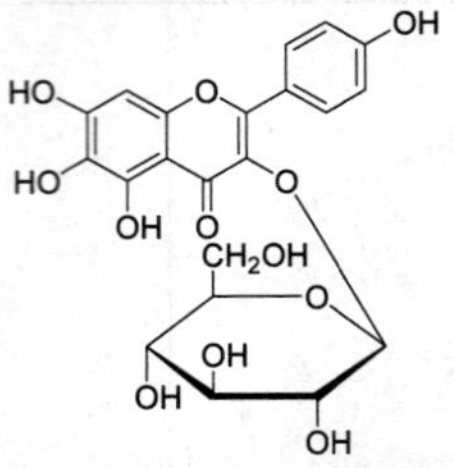 6-羟基山柰酚-3-*O*-葡萄糖苷 6-Hydroxykaempferol-3-*O*-glucoside	6-羟基山柰酚-7-*O*-葡萄糖苷 6-Hydroxykaempferol-7-*O*-glucoside $C_{21}H_{20}O_{12}$ Exact Mass: 464.10	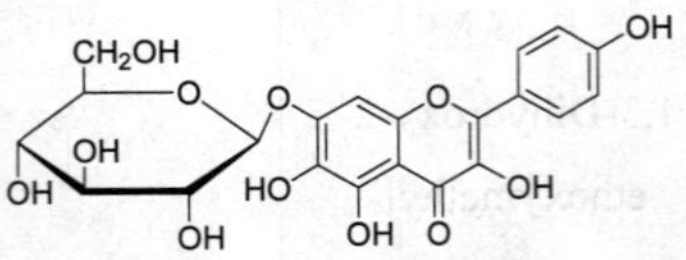 6-羟基山柰酚-7-*O*-葡萄糖苷 6-Hydroxykaempferol-7-*O*-glucoside
6-羟基山柰酚 6-Hydroxykaempferol $C_{15}H_{10}O_7$ Exact Mass: 302.04	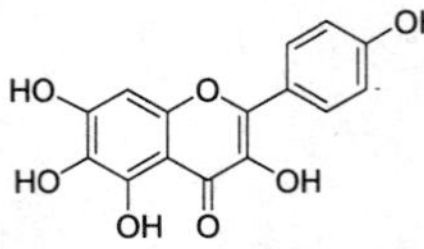 6-羟基山柰酚　6-Hydroxykaempferol	黄芩苷 Baicalin $C_{21}H_{18}O_{11}$ Exact Mass: 446.08	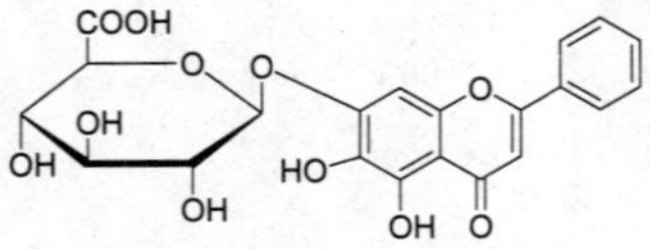 黄芩苷　Baicalin
槲皮苷 Quercitrin $C_{21}H_{20}O_{11}$ Exact Mass: 448.10	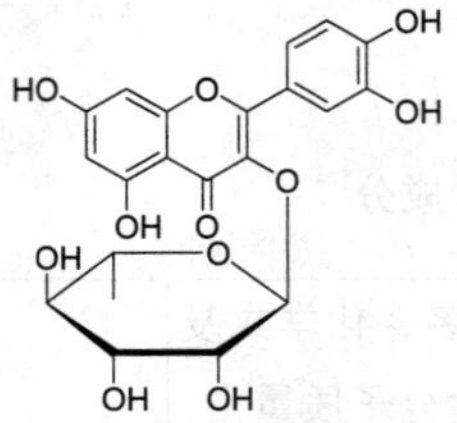 槲皮苷　Quercitrin	山柰酚-3-芸香糖苷 Kaempferol-3-*O*-rutinoside $C_{27}H_{30}O_{15}$ Exact Mass: 594.16	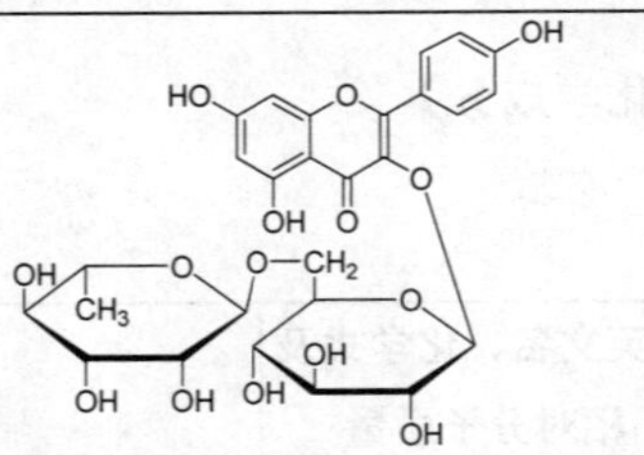 山柰酚-3-芸香糖苷　Kaempferol-3-*O*-rutinoside
芦丁 Rutin $C_{27}H_{30}O_{16}$ Exact Mass: 610.15	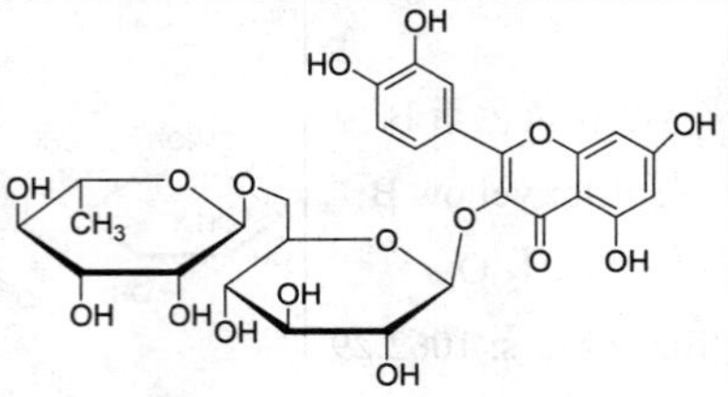 芦丁　Rutin	槲皮素 Quercetin $C_{15}H_{10}O_7$ Exact Mass: 302.04	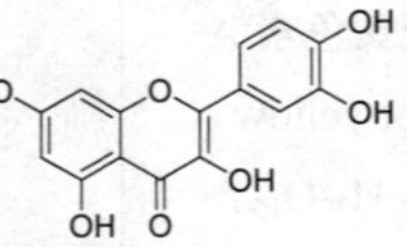 槲皮素　Quercetin
槲皮素-6-葡萄糖苷 Quercetin-6-*O*-glucoside $C_{21}H_{20}O_{13}$ Exact Mass: 480.09	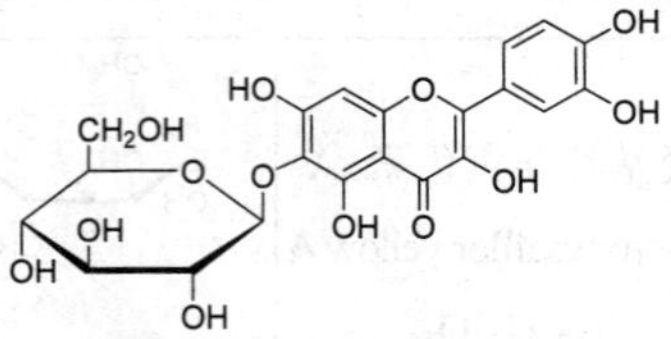 槲皮素-6-葡萄糖苷　Quercetin-6-*O*-glucoside	杨梅素 Myricetin $C_{15}H_{10}O_8$ Exact Mass: 318.04	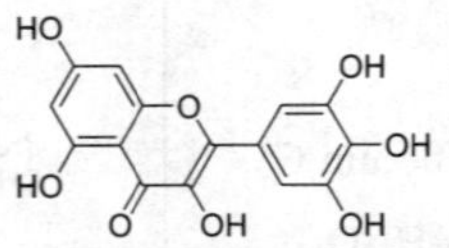 杨梅素　Myricetin
芹菜素 Apigenin $C_{15}H_{10}O_5$ Exact Mass: 270.05	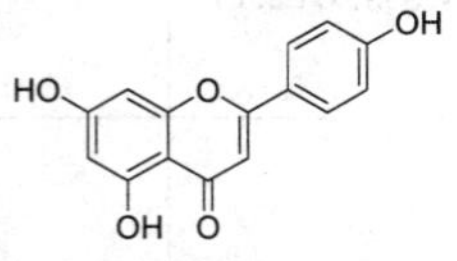 芹菜素　Apigenin	木犀草素 Luteolin $C_{15}H_{10}O_6$ Exact Mass: 286.05	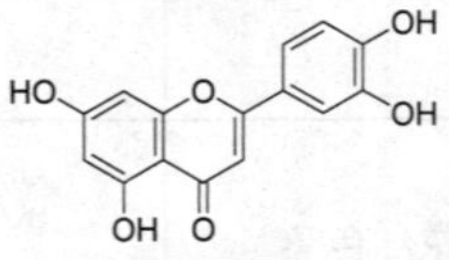 木犀草素　Luteolin
木犀草素-7-*O*-*β*-D-吡喃葡萄糖苷 Luteolin-7-*O*-*β*-D-glucopyranoside $C_{21}H_{20}O_{11}$ Exact Mass: 448.10	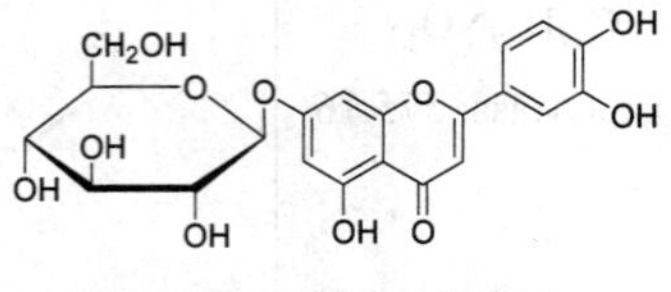 木犀草素-7-*O*-*β*-D-吡喃葡萄糖苷 Luteolin-7-*O*-*β*-D-glucopyranoside	十六烷酸(棕榈酸) Hexadecanoic acid (Palmitic acid) $C_{16}H_{32}O_2$ Exact Mass: 256.24	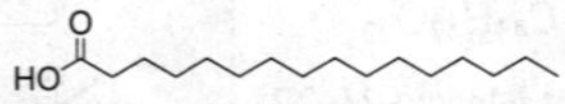 十六烷酸(棕榈酸) Hexadecanoic acid (Palmitic acid)

续表

中英文名、化学式及相对分子质量	结构图	中英文名、化学式及相对分子质量	结构图
肉豆蔻酸 Myristic acid $C_{14}H_{28}O_2$ Exact Mass: 228.21	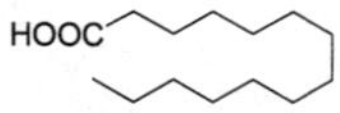 肉豆蔻酸 Myristic acid	月桂酸 Lauric acid $C_{12}H_{24}O_2$ Exact Mass: 200.18	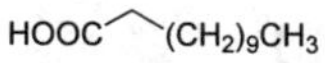 月桂酸 Lauric acid
油酸 Oleic acid $C_{18}H_{34}O_2$ Exact Mass: 282.26	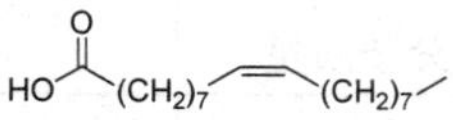 油酸 Oleic acid	亚油酸 Linoleic acid $C_{18}H_{32}O_2$ Exact Mass: 280.24	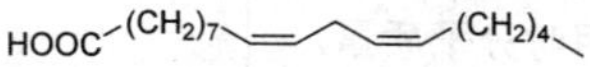 亚油酸 Linoleic acid
(*E*)-3-十三烯-5,7,9,11-四炔-1,2-双醇 (*E*)-3-Tridecene-5,7,9,11-tetrayne-1,2-diol $C_{13}H_{10}O_2$ Exact Mass: 198.07	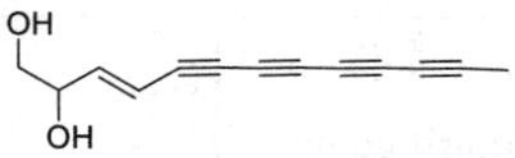 (*E*)-3-十三烯-5,7,9,11-四炔-1,2-双醇 (*E*)-3-Tridecene-5,7,9,11-tetrayne-1,2-diol	(3*E*,11*E*)-3,11-十三烯-5,7,9-三炔-1,2-双醇 (3*E*,11*E*)-3,11-Tridecadiene-5,7,9-triyne-1,2-diol $C_{13}H_{12}O_2$ Exact Mass: 200.08	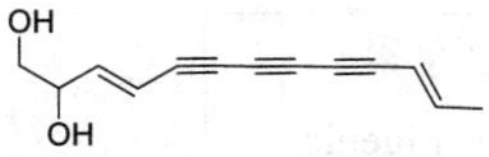 (3*E*,11*E*)-3,11-十三烯- 5,7,9-三炔-1,2-双醇 (3*E*,11*E*)-3,11-Tridecadiene-5,7,9-triyne-1,2-diol

【分析方法】

1 高效液相色谱法测定红花五味子木脂素的含量[89]

1.1 仪器

Agilent 1100 型高效液相色谱仪，配有二极管阵列检测器。

1.2 色谱条件

色谱柱：Sphereclone ODS 柱(250mm×4.6mm，5μm)；流动相：甲醇-水；梯度洗脱程序：0～4min 70%甲醇，4～54min 70%～100%甲醇；流速 0.4mL/min；检测波长 254nm；柱温 25℃；分析时间 60min。

1.3 对照品溶液的制备

分别称取五味子酯甲、去氧五味子素、五味子乙素和五味子丙素对照品，用适量甲醇溶解。

1.4 供试品溶液的制备

称取粉碎的红花适量，用 50mL 环己浸泡过夜，滤过，取续滤液 40mL，蒸干，残渣用甲醇溶解并定容至 5mL，离心取上清液，即得。

2 高效毛细管电泳法同时测定红花中腺苷、芦丁和槲皮素的含量[90]

2.1 仪器

HP^{3D} G1600A 型高效毛细管电泳仪，配有二极管阵列检测器。

2.2 色谱条件

毛细管：未涂层石英毛细管(66.5cm×50μm，有效长度 58cm)；缓冲液：50mmol/L 硼砂-18%甲醇(pH 9.7)；分离电压 24kV；检测波长 210nm；毛细管温度 20℃；压力进样 5kPa • 5s；分析时间 40min。

2.3 对照品溶液的制备

分别称取腺苷、芦丁、槲皮素对照品，用适量甲醇溶解。

2.4 供试品溶液的制备

称取粉碎的红花药材 2.0g，用 24mL 60%乙醇超声提取 2 次，每次 30min，离心，合并上清液，回收溶剂后残渣用 60%甲醇溶解并定容至 10mL，滤过，即得。

红芪

Hongqi
HEDYSARI RADIX

【化学成分】

表 1-6-38 红芪主要化学成分[91]

中英文名、化学式及相对分子质量	结构图	中英文名、化学式及相对分子质量	结构图
芒柄花黄素 Formononetin $C_{16}H_{12}O_4$ Exact Mass: 268.07	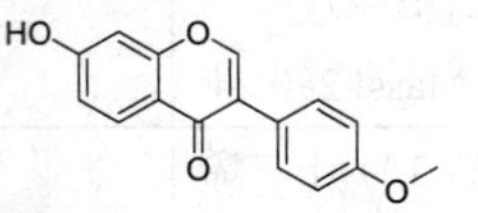 芒柄花黄素 Formononetin	阿夫罗摩辛 Afromosin $C_{17}H_{14}O_5$ Exact Mass: 298.08	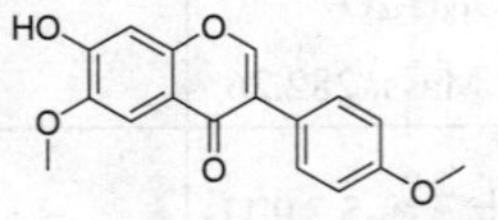 阿夫罗摩辛 Afromosin
甘草素 Liquiritigenin $C_{15}H_{12}O_4$ Exact Mass: 256.07	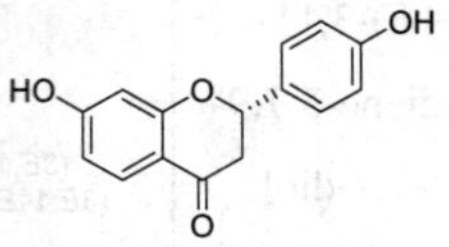 甘草素 Liquiritigenin	异甘草素 Isoliquiritigenin $C_{15}H_{12}O_4$ Exact Mass: 256.07	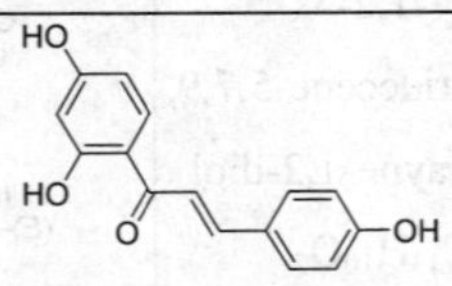 异甘草素 Isoliquiritigenin
(−)-Vestitol $C_{16}H_{16}O_4$ Exact Mass: 272.10	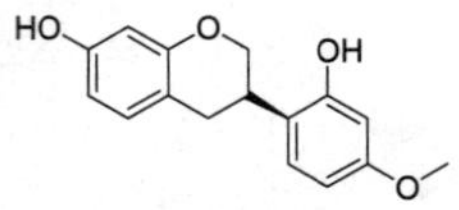 (−)-Vestitol	3′,7-二羟基 4′-甲氧基异黄酮 3′,7-Dihydroxy-4′-methoxyisoflavone $C_{16}H_{12}O_5$ Exact Mass: 284.07	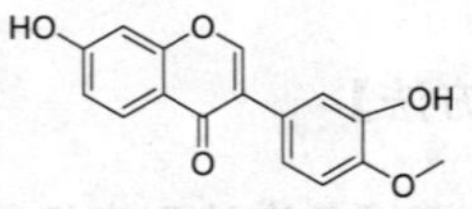 3′,7-二羟基4′-甲氧基异黄酮 3′,7-Dihydroxy-4′-methoxyisoflavone
芒柄花苷 Ononin $C_{22}H_{22}O_9$ Exact Mass: 430.13	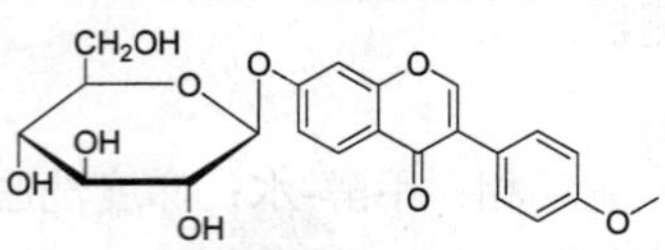 芒柄花苷 Ononin	阿魏酸木蜡醇酯 Lignoceryl ferulate $C_{34}H_{58}O_4$ Exact Mass: 530.43	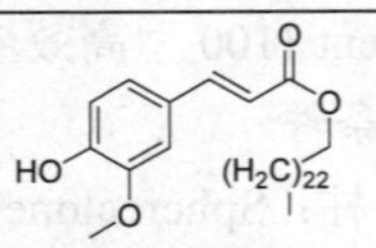 阿魏酸木蜡醇酯 Lignoceryl ferulate
3,4,5-三甲氧基桂皮酸甲酯 Methyl 3,4,5-trimethoxycinnamate $C_{13}H_{16}O_5$ Exact Mass: 252.1	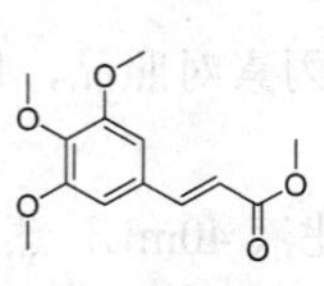 3,4,5-三甲氧基桂皮酸甲酯 Methyl 3,4,5-trimethoxycinnamate	香草酸 Vanillic acid $C_8H_8O_4$ Exact Mass: 168.04	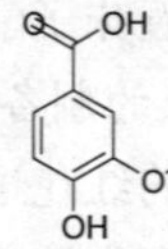 香草酸 Vanillic acid
硬脂酸 Stearic acid $C_{18}H_{36}O_2$ Exact Mass: 284.27	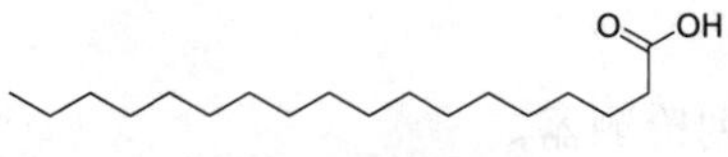 硬脂酸 Stearic acid	木蜡酸 Lignoceric acid $C_{24}H_{48}O_2$ Exact Mass: 368.37	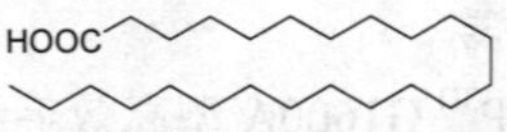 木蜡酸 Lignoceric acid
熊果酸(乌苏酸) Ursolic acid $C_{30}H_{48}O_3$ Exact Mass: 456.36	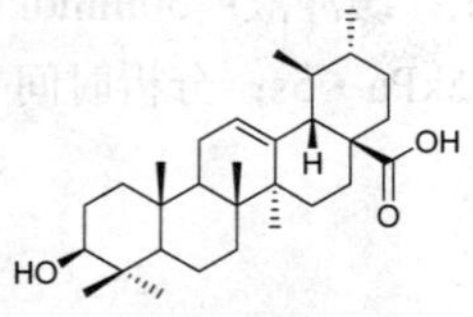 熊果酸(乌苏酸) Ursolic acid	*β*-谷甾醇 *β*-Sitosterol $C_{29}H_{50}O$ Exact Mass: 414.39	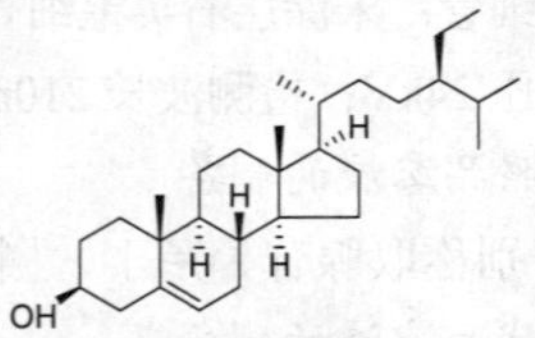 *β*-谷甾醇 *β*-Sitosterol

除以上化学成分外，红芪还含有 5-羟基-2-(2′-羟基-4′-甲氧苯基)-6-甲氧基苯唑呋喃、6-羟基-2-(2′-羟基-4′-甲氧苯基)-苯唑呋喃、L-3-羟基-9-甲氧基紫檀素等。

红豆蔻

Hongdoukou

GALANGAE FRUCTUS

【化学成分】

表 1-6-39 红豆蔻主要化学成分[92]

中英文名、化学式及相对分子质量	结构图	中英文名、化学式及相对分子质量	结构图
α-布黎烯 α-Bulnesene $C_{15}H_{24}$ Exact Mass: 204.19	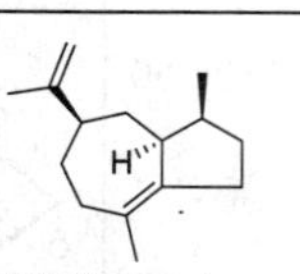 α-布黎烯 α-Bulnesene	愈创醇 Guaiol $C_{15}H_{26}O$ Exact Mass: 222.20	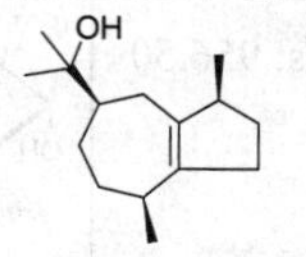 愈创醇 Guaiol
顺澳白檀醇 *cis*-Lanceol $C_{15}H_{24}O$ Exact Mass: 220.18	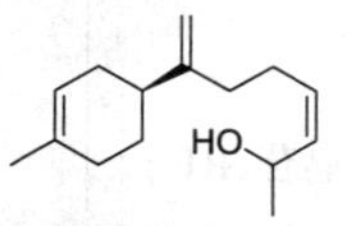 顺澳白檀醇 *cis*-Lanceol	α-檀香萜 α-Santalene $C_{15}H_{24}$ Exact Mass: 204.19	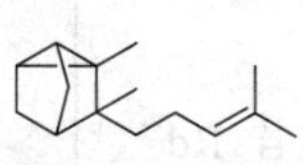 α-檀香萜 α-Santalene
α-葎草烯 (α-石竹烯，α-丁香烯) α-Humulene (α-Caryophyllene) $C_{15}H_{24}$ Exact Mass: 204.19	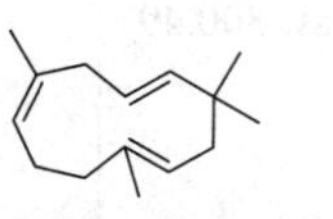 α-葎草烯(α-石竹烯, α-丁香烯) α-Humulene(α-Caryophyllene)	菖蒲酮 Acorone $C_{15}H_{24}O_2$ Exact Mass: 236.18	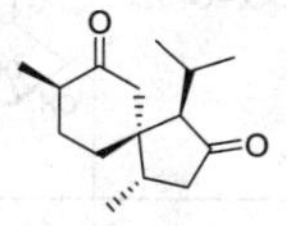 菖蒲酮 Acorone

除以上化学成分外，红豆蔻还含有顺-γ-杜松烯等。

红参

Hongshen

GINSENG RADIX ET RHIZOMA RUBRA

【化学成分】

表 1-6-40 红参主要化学成分[93]

中英文名、化学式及相对分子质量	结构图	中英文名、化学式及相对分子质量	结构图
人参皂苷 Rb_2 Ginsenoside Rb_2 $C_{53}H_{90}O_{22}$ Exact Mass: 1078.59	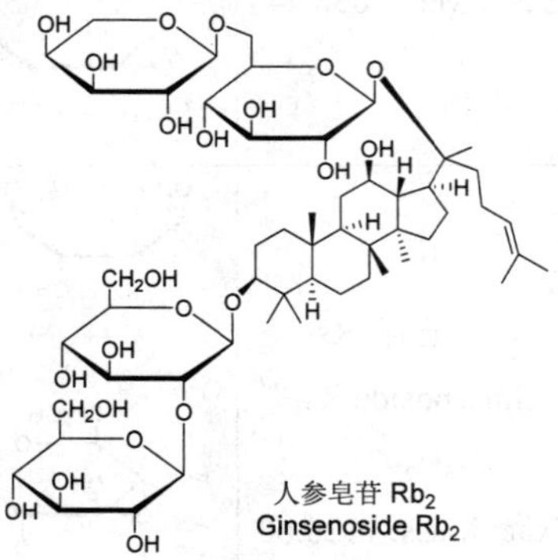 人参皂苷 Rb_2 Ginsenoside Rb_2	人参皂苷 Rc Ginsenoside Rc $C_{53}H_{90}O_{22}$ Exact Mass: 1078.59	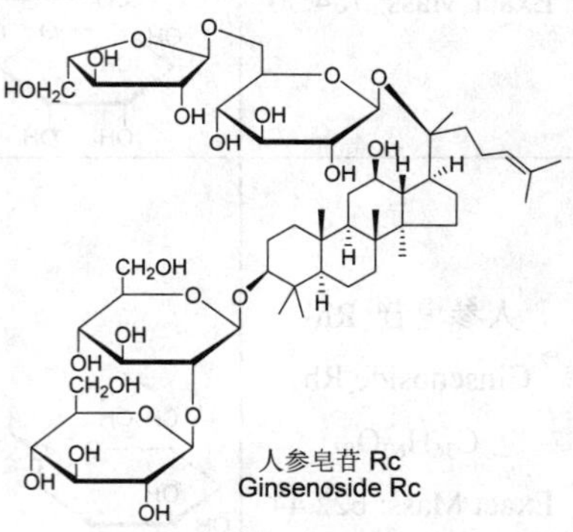 人参皂苷 Rc Ginsenoside Rc

续表

中英文名、化学式及相对分子质量	结构图	中英文名、化学式及相对分子质量	结构图
人参皂苷 Ro Ginsenoside Ro $C_{48}H_{76}O_{19}$ Exact Mass: 956.50	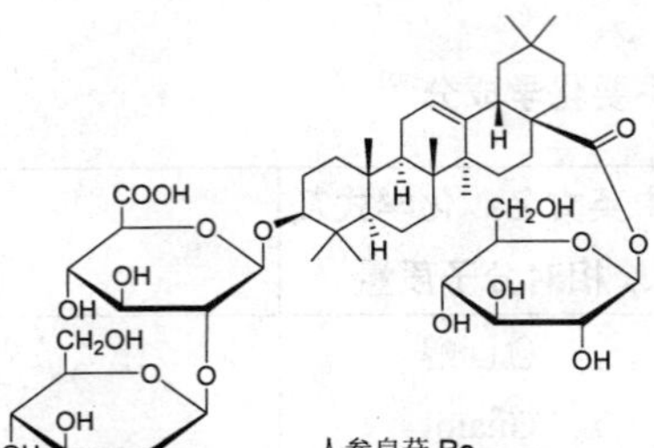 人参皂苷 Ro Ginsenoside Ro	人参皂苷 Rb_1 Ginsenoside Rb_1 $C_{54}H_{92}O_{23}$ Exact Mass: 1108.60	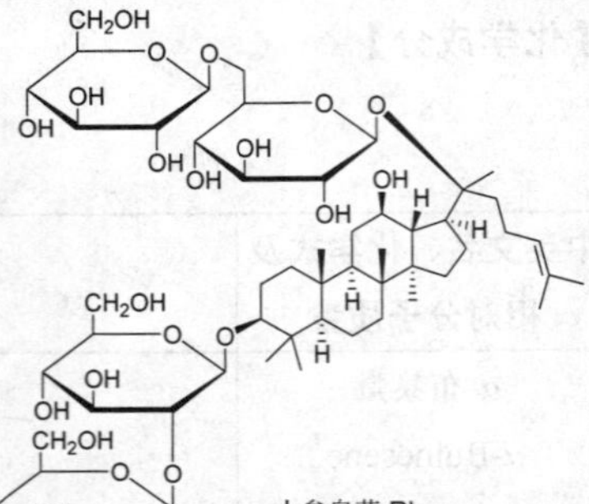 人参皂苷 Rb_1 Ginsenoside Rb_1
人参皂苷 Rd Ginsenoside Rd $C_{48}H_{82}O_{18}$ Exact Mass: 946.55	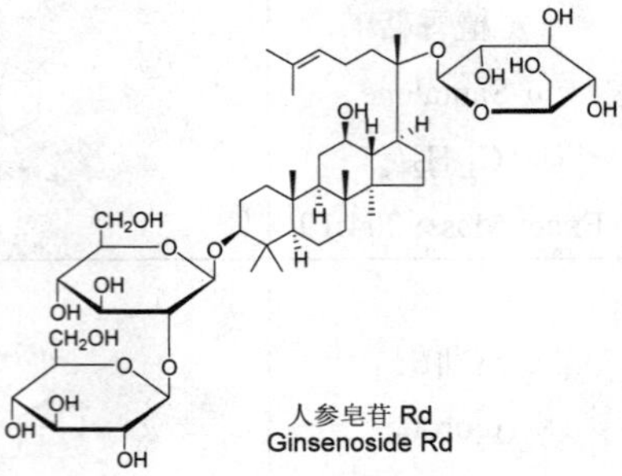 人参皂苷 Rd Ginsenoside Rd	人参皂苷 Rf Ginsenoside Rf $C_{42}H_{72}O_{14}$ Exact Mass: 800.49	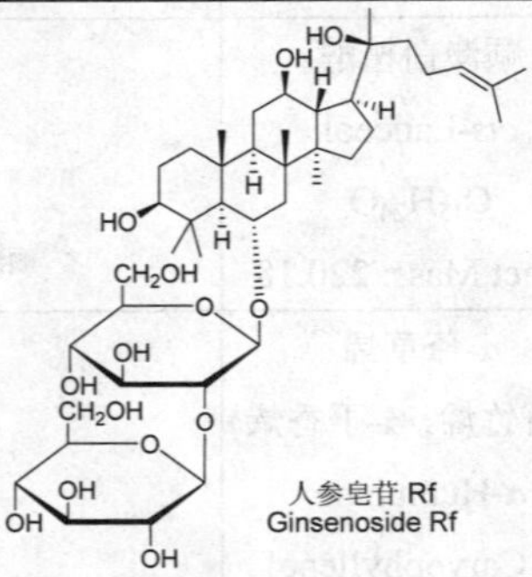 人参皂苷 Rf Ginsenoside Rf
人参皂苷 Rg_1 Ginsenoside Rg_1 $C_{42}H_{72}O_{14}$ Exact Mass: 800.49	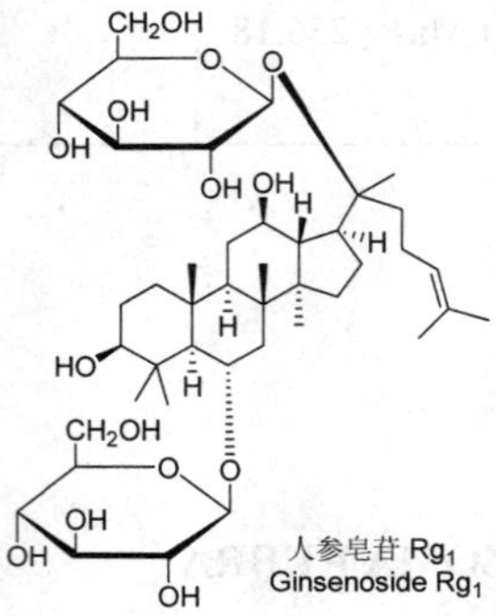 人参皂苷 Rg_1 Ginsenoside Rg_1	人参皂苷 Rg_2 Ginsenoside Rg_2 $C_{42}H_{72}O_{13}$ Exact Mass: 784.50	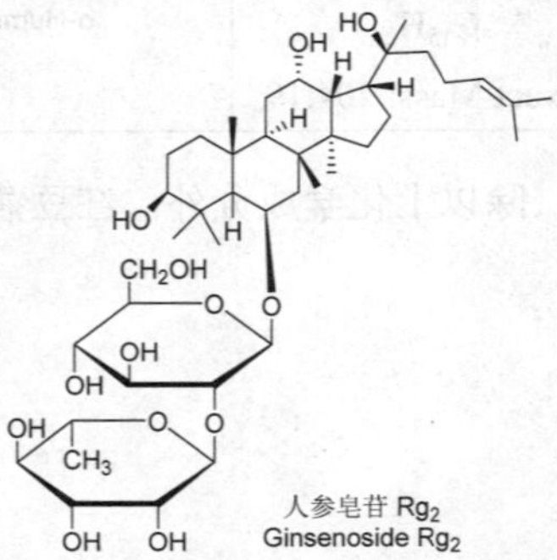 人参皂苷 Rg_2 Ginsenoside Rg_2
20(*R*)-人参皂苷 Rg_2 20(*R*)-Ginsenoside Rg_2 $C_{42}H_{72}O_{13}$ Exact Mass: 784.50	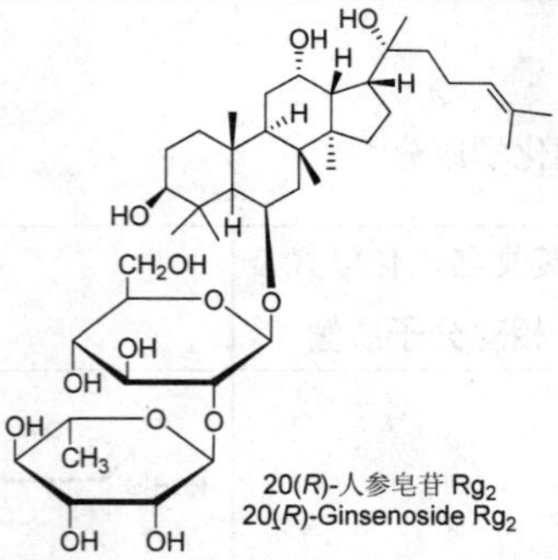 20(*R*)-人参皂苷 Rg_2 20(*R*)-Ginsenoside Rg_2	20(*R*)-人参皂苷 Rh_1 20(*R*)-Ginsenoside Rh_1 $C_{36}H_{62}O_9$ Exact Mass: 638.44	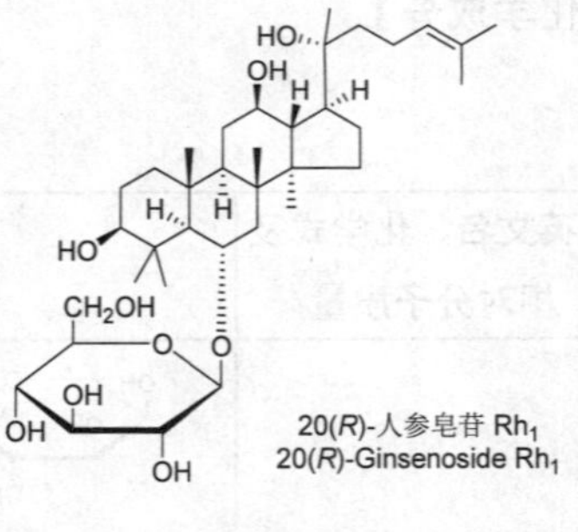 20(*R*)-人参皂苷 Rh_1 20(*R*)-Ginsenoside Rh_1
人参皂苷 Rh_2 Ginsenoside Rh_2 $C_{36}H_{62}O_8$ Exact Mass: 622.44	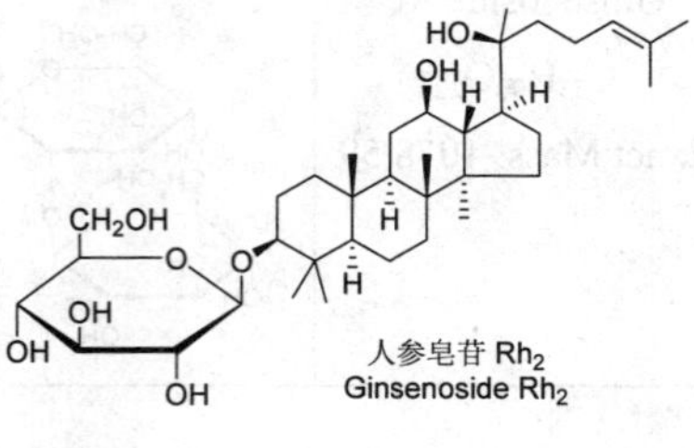 人参皂苷 Rh_2 Ginsenoside Rh_2	人参皂苷 Rs_1 Ginsenoside Rs_1 $C_{55}H_{92}O_{23}$ Exact Mass: 1120.60	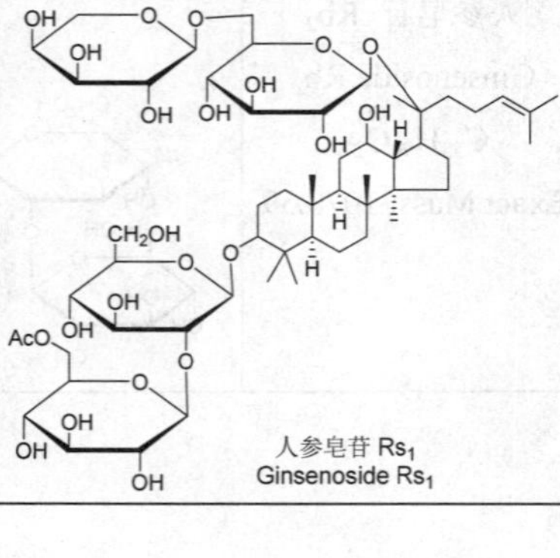 人参皂苷 Rs_1 Ginsenoside Rs_1

续表

中英文名、化学式及相对分子质量	结构图	中英文名、化学式及相对分子质量	结构图
人参皂苷 Rs$_2$ Ginsenoside Rs$_2$ $C_{55}H_{92}O_{23}$ Exact Mass: 1120.60	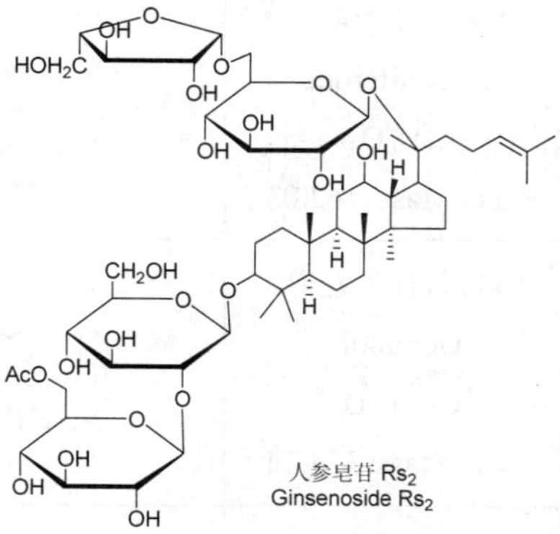 人参皂苷 Rs$_2$ Ginsenoside Rs$_2$		

红景天

Hongjingtian

RHODIOLAE CRENULATAE RADIX ET RHIZOMA

【化学成分】

表 1-6-41　红景天主要化学成分[94]

中英文名、化学式及相对分子质量	结构图	中英文名、化学式及相对分子质量	结构图
槲皮素 Quercetin $C_{15}H_{10}O_7$ Exact Mass: 302.04	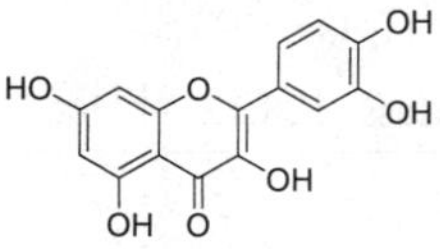 槲皮素　Quercetin	山柰酚 Kaempferol $C_{15}H_{10}O_6$ Exact Mass: 286.05	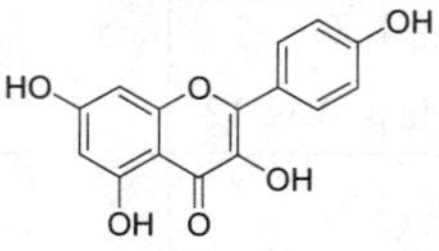 山柰酚　Kaempferol
异槲皮苷 Isoquercitrin $C_{21}H_{20}O_{12}$ Exact Mass: 464.10	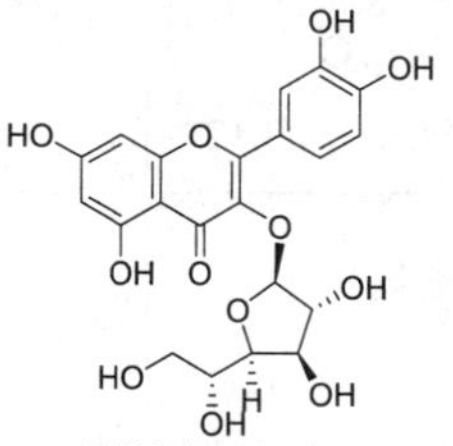 异槲皮苷　Isoquercitrin	芦丁 Rutin $C_{27}H_{30}O_{16}$ Exact Mass: 610.15	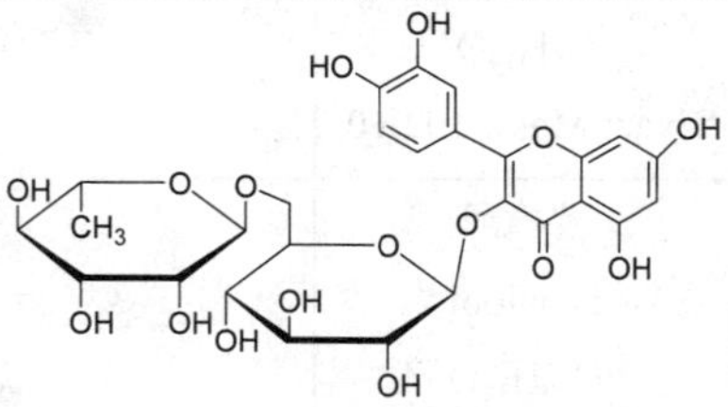 芦丁　Rutin
熊果苷 Arbutin $C_{12}H_{16}O_7$ Exact Mass: 272.09	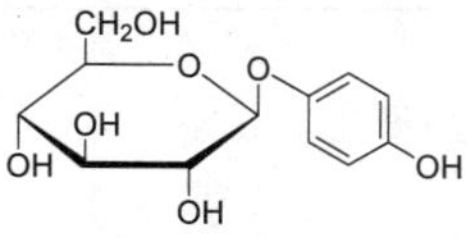 熊果苷　Arbutin	酪醇 Tyrosol $C_8H_{10}O_2$ Exact Mass: 138.07	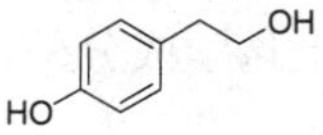 酪醇　Tyrosol
鞣花酸 (逆没食子酸) Ellagic acid $C_{14}H_6O_8$ Exact Mass: 302.01	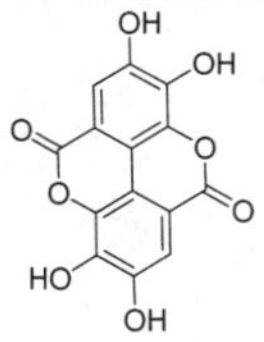 鞣花酸(逆没食子酸)　Ellagic acid	没食子酸 Gallic acid $C_7H_6O_5$ Exact Mass: 170.02	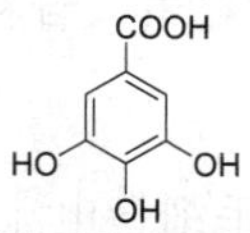 没食子酸　Gallic acid

续表

中英文名、化学式及相对分子质量	结构图	中英文名、化学式及相对分子质量	结构图
香豆素 Coumarin $C_{24}H_{32}O_3$ Exact Mass: 368.24	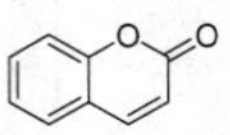 香豆素 Coumarin	伞形花内酯 Umbelliferone $C_9H_6O_3$ Exact Mass: 162.03	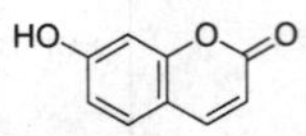 伞形花内酯 Umbelliferone
东莨菪素 Scopoletin $C_{10}H_8O_4$ Exact Mass: 192.04	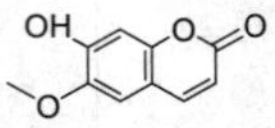 东莨菪素 Scopoletin	香叶醇(牻牛儿醇) Geraniol $C_{10}H_{18}O$ Exact Mass: 154.14	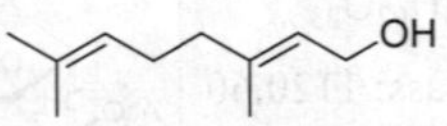 香叶醇(牻牛儿醇) Geraniol
正辛醇 *n*-Octanol $C_8H_{18}O$ Exact Mass: 130.14	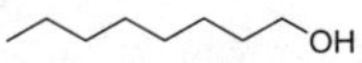 正辛醇 *n*-Octanol	2-甲基-3-丁烯-2-醇 2-Methyl-3-buten-2-ol $C_5H_{10}O$ Exact Mass: 86.07	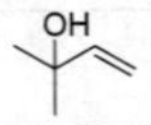 2-甲基-3-丁烯-2-醇 2-Methyl-3-buten-2-ol
香茅醇 Citronellol $C_{10}H_{20}O$ Exact Mass: 156.15	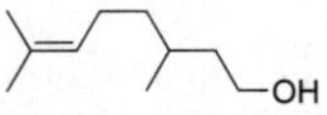 香茅醇 Citronellol	3-甲基-2-丁烯-1-醇 3-Methyl-2-buten-1-ol (Prenol) $C_5H_{10}O$ Exact Mass: 86.07	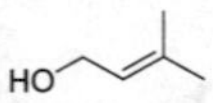 3-甲基-2-丁烯-1-醇 3-Methyl-2-buten-1-ol (Prenol)
桃金娘烯醇 Myrtenol $C_{10}H_{16}O$ Exact Mass: 152.12	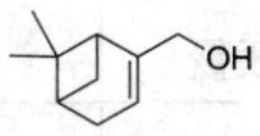 桃金娘烯醇 Myrtenol	6-甲基-5-庚烯-2-醇 6-Methyl-5-heptene-2-ol $C_8H_{16}O$ Exact Mass: 128.12	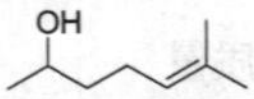 6-甲基-5-庚烯-2-醇 6-Methyl-5-heptene-2-ol
正己醇 *n*-Hexanol $C_6H_{14}O$ Exact Mass: 102.10	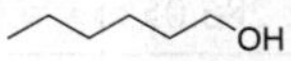 正己醇 *n*-Hexanol	1-辛烯-3-醇 1-Octen-3-ol $C_8H_{16}O$ Exact Mass: 128.12	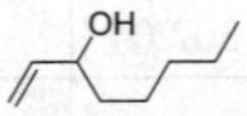 1-辛烯-3-醇 1-Octen-3-ol
芳樟醇 Linalool $C_{10}H_{18}O$ Exact Mass: 154.14	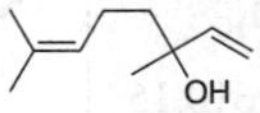 芳樟醇 Linalool		

除以上化学成分外，红景天还含有花色苷等。

【分析方法】

1 红景天中红景天苷和酪醇的毛细管电泳法分析[95]

1.1 仪器

HP-3D 毛细管电泳仪。

1.2 色谱条件

毛细管：石英毛细管(48.5cm×50μm，有效长度 40cm)；缓冲液：14mmol/L 硼砂-30mmol/L 十二烷基硫酸钠-2.5%(*V*/*V*)乙腈(pH 10.7)；分离电压 21kV；检测波长 221nm；压力进样 50mbar·4s；毛细管温度 25℃；分析时间 10min。

1.3 对照品溶液的制备

称取红景天苷和酪醇对照品，用适量80%乙醇溶解。

1.4 供试品溶液的制备

称取粉碎的红景天药材1.0g，用10mL 80%乙醇浸泡过夜后，超声提取1h，离心取上清液，即得。

参考文献

[1] 王志刚，李青，王斌，许小琴. 中药老鹳草的成分和药理学研究进展. 中兽医学杂志, 2008, (4): 44-48.
[2] 张善玉，姜艳玲，朴惠顺，施溯筠. HPLC 测定老鹳草中的原儿茶酸. 华西药学杂志, 2007, 22(4): 453-454.
[3] 李廷利，李玉萍，冯翰. 地龙的主要成分及其作用的研究. 黑龙江医药, 2006, 19(4): 303-304.
[4] 胡珍，高明远. HPLC 测定地龙中次黄嘌呤的含量. 中国药事, 2006, 20(7): 408-409.
[5] 黄庆华，龙晓英，毋福海，谢国祥，何林. 广地龙中琥珀酸的毛细管电泳电导法测定. 中国现代应用药学, 2006, 23(6): 484-486.
[6] 芮和恺，季伟良. 地枫皮精油化学成分的研究. 广西植物, 1992, 12(4): 381-383.
[7] 黄平，杨敏，赖茂祥，郑学忠，西正敏，中西勤. 中药地枫皮的化学成分研究. 药学学报, 1996, 31(4): 278-281.
[8] 黄平，西正敏，郑学忠，赖茂祥，中西勤. 中药地枫皮中三萜酸类成分研究. 药学学报, 1997, 32(9): 704-707.
[9] 汪豪，范春林，王蓓，戴岳，叶文才，赵守训. 中药地肤子的三萜和皂苷成分研究. 中国天然药物, 2003, 1(3): 134-136.
[10] 周洁，朱伟. 地骨皮的化学成分及药理研究进展. 山西中医, 2008, 24(2): 47-48.
[11] 李康，陈晓辉，毕开顺. RP-HPLC 法测定地骨皮中香草酸的含量. 中草药, 2005, 36(3): 446.
[12] 李康，李强，袁劲松，毕开顺. 反相高效液相色谱测定地骨皮中莨菪亭的含量. 中国药学杂志, 2005, 40(22): 1741-1742.
[13] 曾艳，贾正平，张汝学. 地黄化学成分及药理研究进展. 中成药, 2006, 28(4): 609-611.
[14] 王慧森，刘明，李更生. HPLC 测定生地黄中地黄苷 A 和 D. 中草药, 2007, 38(11): 1732-1733.
[15] 李惠，俞桂新，王峥涛，胡之璧. HPLC 测定地黄中麦角甾苷的含量. 中国中药杂志, 2006, 31(10): 822-824.
[16] 赵新峰，孙毓庆. 毛细管区带电泳法测定地黄中梓醇的含量. 药物分析杂志, 2002, 22(6): 471-473.
[17] 王寒，原忠. 地榆中三萜类成分的研究. 中国药物化学杂志, 2009, 19(1): 52-55.
[18] 罗艳，王寒，原忠. 地榆中三萜皂苷类成分及其抗炎活性研究. 中国药物化学杂志, 2008, 18(2): 138-141.
[19] 程东亮，曹小平，邹佩秀，杨萍. 中药地榆黄酮等成分的分离与鉴定. 中草药, 1995, 26(11): 570-571.
[20] 陈岳蓉，刘海青. 反相高效液相色谱法测定地榆中金丝桃苷的含量. 时珍国医国药, 2008, 19(2): 455-456.
[21] 刘志贤. 高效液相色谱法测定地榆中没食子酸的含量. 中国冶金工业医学杂志, 2004, 21(2): 164.
[22] 韩广轩，谷莉，王立新，尹建设. 中药地锦草的研究概况. 药学实践杂志, 2001, 19(5): 308-311.
[23] 雷鹏，刘韶，李新中，徐平声. HPLC 测定地锦草中槲皮素、山柰素的含量. 中药材, 2005, 28(8): 666-667.
[24] 张才煜，张本刚，杨秀伟. 亚麻子化学成分及其药理作用研究进展. 中国新药杂志, 2005, 14(5): 525-530.
[25] 邹节明，李昆，祝长青. 西瓜霜化学成分分析. 中成药, 1988, (6): 30.
[26] 刘瑛，古天明，周红. 西红花苷类成分药理作用研究概况. 成都大学学报(自然科学版), 2008, 27(1): 16-19.
[27] 杨英，赵焕君. 中药西红花的研究进展. 中医药学刊, 2006, 24(12): 2324-2325.
[28] Heriberto CO, Rogelio PM, I., A. F. HPLC quantification of major active components from 11 different saffron (Crocus sativus L.) sources. Food Chemistry, 2007, 100(3): 1126-1131.
[29] 牟欣，许志，刘安，等. 柽柳研究现状及进展. 国医论坛, 2002, 17(1): 53-54.
[30] 陈发奎，杨晓燕. 西河柳中抗炎活性成分槲皮素-3′,4′-二甲醚的 HPLC 测定. 中草药, 1995, 26(9): 467-468.
[31] 陈莉莉，崔宁. 西洋参化学成分研究进展. 时珍国医国药, 2002, 13(10): 632-633.
[32] 王蕾，王英平，许世泉，等. 西洋参化学成分及药理活性研究进展. 特产研究, 2007, (3): 73-77.
[33] 许传莲，郑毅男，崔淑玉，胡洪来，李想. RP-HPLC 法测定西洋参茎叶中 6 种人参皂苷的含量. 吉林农业大学学报, 2002, 24(3): 50-52.
[34] 曲伟红，周日宝，童巧珍，等. 百合的化学成分研究概况. 湖南中医药导报, 2004, 10(3): 75-76.

[35] 胡文彦, 段金廒, 钱大玮, 朱玲英, 钱士辉. 反相高效液相色谱法测定百合中两种酚酸甘油苷的含量. 时珍国医国药, 2007, 18(1): 27-28.
[36] 吕丽华, 叶文才, 赵守训, 等. 直立百部的化学成分. 中国药科大学学报, 2005, 36(5): 408-410.
[37] 杨新洲, 唐春萍, 柯昌强, 等. 蔓生百部的化学成分研究. 天然产物研究与开发, 2008, 20(3): 399-402.
[38] Lin WH, Fu HZ. Three new alkaloids from the roots of stemona tubersa lour. Journal of Chinese Pharmaceutical Sciences, 1999, 8(1): 1-7.
[39] Li S L., Jiang R W, Hon P M, Cheng L, Xu H X., Greger H, But P P., Shaw P C. Quality evaluation of Radix Stemonae through simultaneous quantification of bioactive alkaloids by high-performance liquid chromatography coupled with diode array and evaporative light scattering detectors. Biomed Chromatogr, 2007, 21(10): 1088-1094.
[40] 陈飞, 姚成. 当归化学成分研究进展. 中医药研究, 2002, 18(3): 51-54.
[41] 黄伟晖, 宋纯清. 当归化学成分研究. 药学学报, 2003, 38(9): 680-683.
[42] 李用珍, 刘彩红, 董红军. 当归化学成分研究. 实用中医药杂志, 2004, 20(2): 105-106.
[43] Lu G H, Chan K, Chan C. L, Leung K, Jiang Z H, Zhao Z Z. Quantification of ligustilides in the roots of Angelica sinensis and related umbelliferous medicinal plants by high-performance liquid chromatography and liquid chromatography-mass spectrometry. J Chromatogr A, 2004, 1046: 101-107.
[44] 张雷红, 堵年生. 肉苁蓉化学成分的研究概况. 中成药, 2003, 25(4): 323-327.
[45] 卢永昌, 林鹏程, 林生秀. 高效液相色谱法测定肉苁蓉中麦角甾苷的含量. 西南民族大学学报(自然科学版), 2006, 32(4): 709-711.
[46] 杨建华, 堵年生, 热娜·卡斯木, 胡君萍. HPLC 测定肉苁蓉中 8-表马钱子苷酸的含量. 药物分析杂志, 2006, 26(10): 1395-1397.
[47] 杨秀伟, 高继山. 肉豆蔻化学成分研究. 中成药, 1994, 16(5): 38-39.
[48] 李秀芳, 吴立军, 贾天柱, 袁子民, 高慧媛. 肉豆蔻的化学成分. 沈阳药科大学学报, 2006, 23(11): 698-702.
[49] 赵启苗, 王远志, 贾天柱. HPLC 测定长形肉豆蔻及其不同炮制品挥发油中甲基丁香酚、异甲基丁香酚及黄樟醚含量. 中成药, 2009, 31(5): 801-802.
[50] 董岩, 魏兴国, 刘明成. 肉桂挥发油化学成分的 GC-MS 分析. 齐鲁药事, 2004, 23(3): 35.
[51] 施宇, 杨杰, 王强. 八种樟属肉桂组药用植物中肉桂酸、肉桂醛含量的测定. 中国野生植物资源, 2008, 27(3): 54-57.
[52] He Z D, Qiao C F, Han Q B, Cheng C. L, Xu H X, Jiang R W, But P P H, Shaw P C. Authentication and quantitative analysis on the chemical profile of cassia bark (Cortex cinnamomi) by high-pressure liquid chromatography. Journal of Agricultural and Food Chemistry, 2005, 53(7): 2424-2428.
[53] 韩力, 倪慕云. 中药朱砂根化学成分的研究. 中国中药杂志, 1989,14(12): 33-35.
[54] 倪慕云, 韩力. 中药朱砂根化学成分的研究. 中药通报, 1988, 13(12): 33-34.
[55] 顿耀艳, 袁丁. 竹节参化学成分的研究进展. 时珍国医国药, 2006, 17(10): 1909-1911.
[56] 李露, 程薇, 杨洁. 高效液相色谱法测定竹节参中多种人参皂苷含量. 分析测试技术与仪器, 2008, 14(1): 19-22.
[57] 孙媛. 竹茹现代研究概况. 黑龙江医药, 2008, 21(6): 78-79.
[58] 贺凯, 高建莉, 赵光树. 延胡索化学成分、药理作用及质量控制研究进展. 中草药, 2007, 38(12): 1909-1912.
[59] Ding B, Zhou T, Fan G, Hong Z, Wu Y. Qualitative and quantitative determination of ten alkaloids in traditional Chinese medicine Corydalis yanhusuo W.T. Wang by LC-MS/MS and LC-DAD. J Pharm Biomed Anal, 2007, 45(2): 219-226.
[60] 李松武, 赵云荣, 庆伟霞, 刘绣华. 华山参的研究进展. 济源职业技术学院学报, 2005, 4(2): 8-10.
[61] 李松武, 庆伟霞, 王文领, 等. 华山参挥发油化学成分分析. 河南大学学报(自然科学版), 2005, 35(3): 34.
[62] 黄恩垚, 李超生, 徐东铭. 伊贝母生物碱成分的研究. 中国中药杂志, 1990, 15(9): 39-41.
[63] 曾令杰, 林鸽, 李萍. 伊贝母中活性生物碱的 HPLC-ELSD 分析. 药物分析杂志, 2003, 23(4): 274-276.
[64] 覃元. 血余碳的研究简况. 中国中药杂志, 1989, 14(1): 24-25.
[65] 吴平, 杜青云. 血竭的化学成分与临床应用研究进展. 海峡药学, 2000, 12(2): 1-2.
[66] 罗跃, 彭延古, 易小明. 全蝎的化学成分及其作用的研究进展. 湖南中医药大学学报, 2008, 28(3): 78-80.
[67] 蔚冬红, 乔善义, 赵毅民. 中药合欢皮研究概况. 中国中药杂志, 2004, 29(7): 619-624.

[68] 李海涛, 徐东铭, 吕刚. 合欢皮中三萜皂苷类化学成分的研究. 长春中医药大学学报, 2006, 22(3): 62-64.
[69] 佟文勇, 米靓, 梁鸿, 赵玉英. 合欢皮化学成分的分离鉴定. 北京大学学报(医学版), 2003, 35(2): 180-183.
[70] 李作平, 郜嵩, 郝存书, 范桂敏. 合欢花化学成分的研究. 中国中药杂志, 2000, 25(2): 103-104.
[71] 李作平, 张嫚丽, 刘伟娜, 毛知娟. 合欢花化学成分的研究(Ⅱ). 天然产物研究与开发, 2005, 17(5): 585-587.
[72] 郝延军, 桑育黎, 赵余庆. 决明子的研究进展. 中草药, 2001, 32(9): 858-859.
[73] 唐力英, 王祝举, 邬秋萍, 赫炎, 黄璐琦. HPLC 测定决明子中红镰霉素龙胆二糖苷的含量. 中国中药杂志, 2008, 33(4): 366-368.
[74] 周海燕. 关黄柏化学成分的研究. 沈阳: 沈阳药科大学, 硕士学位论文, 2001,1-10.
[75] 张煊, 崔征, 周海燕, 董娥. 高效液相色谱法测定关黄柏不同采收期及黄檗不同部位的小檗碱、巴马汀含量. 沈阳药科大学学报, 2003, 20(3): 194-197.
[76] 单承莺, 叶永浩, 姜洪芳, 张玖. 灯心草化学成分研究. 中药材, 2008, 31(3): 374-376.
[77] 李红霞, 陈玉, 梅之南, 杨光忠. 灯心草化学成分研究. 中药材, 2006, 29(11): 1186-1187.
[78] 田学军, 李红霞, 陈玉, 王晓琼, 杨光忠. 灯心草化学成分的研究(Ⅱ). 时珍国医国药, 2007, 18(9): 2121-2122.
[79] 吕曙华, 解军波, 吕归宝. 灯盏细辛的研究进展. 天津药学, 2003, 15(2): 46-48.
[80] 王跃飞, 潘桂湘, 高秀梅, 王淼, 阚红玉, 王晓明. HPLC 法同时测定不同产地灯盏细辛中 4 种有效成分的含量. 药物分析杂志, 2009, 29(3): 416-419.
[81] 李宏. 安息香的生产、应用和国际贸易. 国外医药·植物药分册, 2001, 16(1): 18-20.
[82] 李行诺, 闫海霞, 沙娜. 粉防己生物碱化学成分的分离与鉴定. 沈阳药科大学学报, 2009, 26(6): 430-433.
[83] 窦红霞, 高玉兰. 防风的化学成分和药理作用研究进展. 中医药信息, 2009, 26(2): 15-17.
[84] 曾丽君, 孙启时, 贾凌云. RP-HPLC 法同时测定不同产地及不同部位防风中 4 种有效成分的含量. 沈阳药科大学学报, 2009, 26(2): 127-130.
[85] 王玉波, 黄荣, 林峰, 赵静峰, 李良. 红芽大戟的化学成分研究. 云南大学学报(自然科学版), 2004, 26(3): 254-255.
[86] 袁珊琴, 赵毅民. 红芽大戟的化学成分. 药学学报, 2006, 41(8): 735-737.
[87] 袁珊琴, 赵毅民. 红芽大戟化学成分的研究. 药学学报, 2005, 40(5): 432-434.
[88] 施峰, 刘焱文. 红花的化学成分及药理研究进展. 时珍国医国药, 2006, 17(9): 1666-1667.
[89] 王彦涵, 高建平, 郁韵秋, 陈道峰. HPLC 法测定红花五味子木脂素的含量. 中草药, 2003, 34(10): 950-952.
[90] 孙沂, 郭涛, 隋因, 李发美. 高效毛细管电泳法同时测定红花中腺苷、芦丁和槲皮素的含量. 药学学报, 2003, 38(4): 283-285.
[91] 田宏印. 红芪化学成分的研究现状. 西北民族学院学报(自然科学版), 1996, 17(1): 89-91.
[92] 崔兆杰, 邱琴, 董冰, 等. 红豆蔻挥发油化学成分的 GC-MS 法分析. 山东大学学报(理学版), 2003, 38(3): 104-107.
[93] 陈燕. 鲜人参、生晒参和红参的比较研究. 海峡药学, 2006, 18(4): 137-139.
[94] 刘孟华, 李沛波, 苏薇薇. 红景天化学成分及其药理作用研究进展. 中南药学, 2006, 4(6): 463-466.
[95] 王洪伦, 明永飞, 李玉林, 陈世龙, 索有瑞. 红景天中红景天苷和酪醇的毛细管电泳法分析. 分析试验室, 2005, 24(1): 40-42.

七画

麦冬

Maidong

OPHIOPOGONIS RADIX

【化学成分】

表 1-7-1　麦冬主要化学成分[1~6]

中英文名、化学式及相对分子质量	结构图	中英文名、化学式及相对分子质量	结构图
6-醛基-7-甲氧基-异麦冬黄酮 A 6-Aldehydo-7-methoxy-isoophiopogonone A $C_{20}H_{16}O_7$ Exact Mass: 368.09	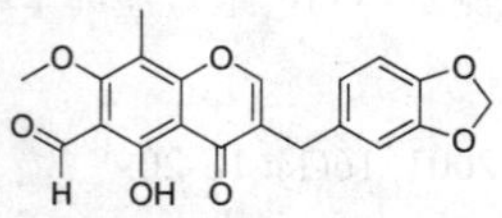 6-醛基-7-甲氧基-异麦冬黄酮 A 6-Aldehydo-7-methoxy-isoophiopogonone A	6-醛基-7-甲氧基-异麦冬黄酮 B 6-Aldehydo-7-methoxy-isoophiopogonone B $C_{20}H_{18}O_6$ Exact Mass: 354.11	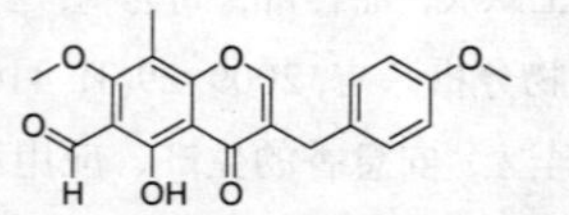 6-醛基-7-甲氧基-异麦冬黄酮 B 6-Aldehydo-7-methoxy-isoophiopogonone B
6-醛基异麦冬黄酮 A 6-Aldehydo-isoophio-pogonone A $C_{19}H_{14}O_7$ Exact Mass: 354.07	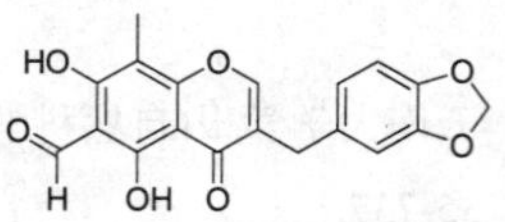 6-醛基异麦冬黄酮 A 6-Aldehydo-isoophiopogonone A	6-醛基异麦冬黄酮 B 6-Aldehydo-isoophio-pogonone B $C_{19}H_{16}O_6$ Exact Mass: 340.09	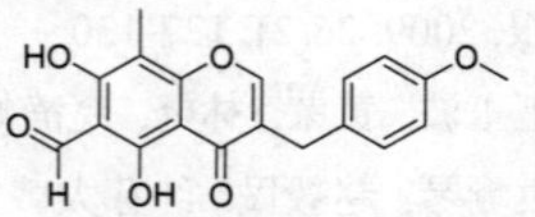 6-醛基异麦冬黄酮 B 6-Aldehydo-isoophiopogonone B
龙脑-2-*O*-*β*-D-芹糖-(1→6)-*β*-D-葡萄糖苷 Borneol 2-*O*-*β*-D-apiosyl-(1→6)-*β*-D-glucoside $C_{21}H_{36}O_{10}$ Exact Mass: 448.23	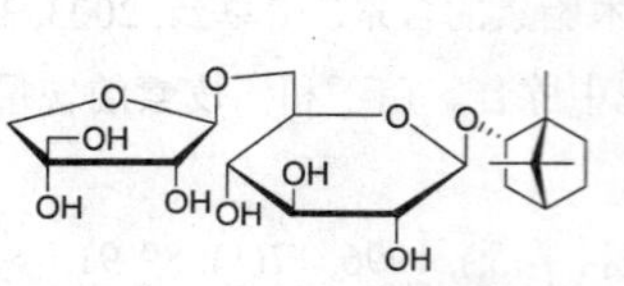 龙脑-2-*O*-*β*-D-芹糖-(1→6)-*β*-D-葡萄糖苷 Borneol 2-*O*-*β*-D-apiosyl-(1→6)-*β*-D-glucoside	龙脑-2-*O*-*β*-D-葡萄糖苷 Borneol-2-*O*-*β*-D-glucoside $C_{16}H_{28}O_6$ Exact Mass: 316.19	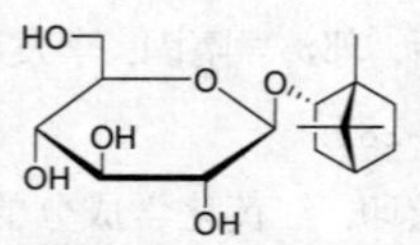 龙脑-2-O-*β*-D-葡萄糖苷 Borneol-2-O-*β*-D-glucoside
环-(亮氨酸-异亮氨酸) Cyclo-(Leu-Ile) $C_{12}H_{22}N_2O_2$ Exact Mass: 226.17	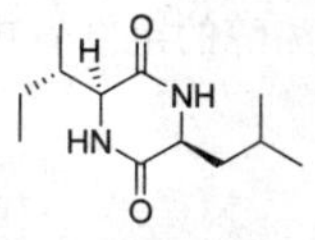 环-(亮氨酸-异亮氨酸) Cyclo-(Leu-Ile)	环-(苯丙氨酸-酪氨酸) Cyclo-(Phe-Tyr) $C_{18}H_{18}N_2O_3$ Exact Mass: 310.13	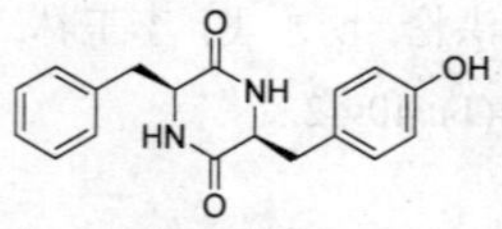 环-(苯丙氨酸-酪氨酸) Cyclo-(Phe-Tyr)
去甲基异麦冬黄酮 B Desmethylisoophiopo-gonone B $C_{17}H_{14}O_5$ Exact Mass: 298.08	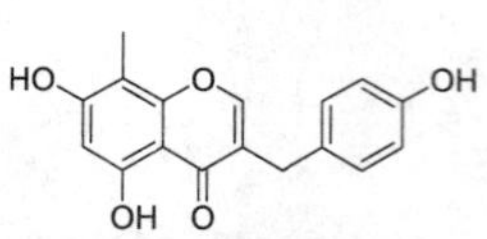 去甲基异麦冬黄酮 B Desmethylisoophiopogonone B	5,7-二羟基-6,8-二甲基-3-(4'-羟基-3'-甲氧苯甲基)色原烷-4-酮 5,7-Dihydroxy-6,8-dimethyl-3-(4'-hydroxy-3'-methoxybenzyl) chroman-4-one $C_{19}H_{20}O_6$ Exact Mass: 344.13	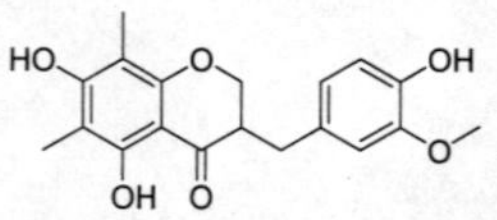 5,7-二羟基-6,8-二甲基-3-(4'-羟基-3'-甲氧苯甲基)色原烷-4-酮 5,7-Dihydroxy-6,8-dimethyl-3-(4'-hydroxy-3'-methoxybenzyl) chroman-4-one

续表

中英文名、化学式及相对分子质量	结构图	中英文名、化学式及相对分子质量	结构图
5,7-二羟基-3-(2',6'-二羟基-4'-甲氧基苄基)色原烷-4-酮 5,7-Dihydroxy-3-(2',6'-dihydroxy-4'-methoxybenzyl) chroman-4-one $C_{17}H_{16}O_7$ Exact Mass: 332.09	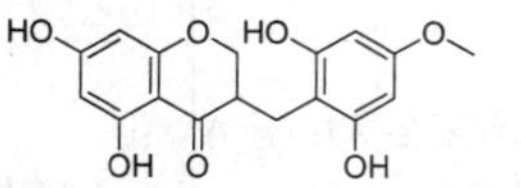 5,7-二羟基-3-(2',6'-二羟基-4'-甲氧基苄基)色原烷-4-酮 5,7-Dihydroxy-3-(2',6'-dihydroxy-4'-methoxybenzyl)chroman-4-one	5,7-二羟基-6,8-二甲基-3-(3',4'-二羟基苄基)色原烷-4-酮 5,7-Dihydroxy-6,8-dimethyl-3-(3',4'-dihydroxybenzyl) chroman-4-one $C_{18}H_{18}O_6$ Exact Mass: 330.11	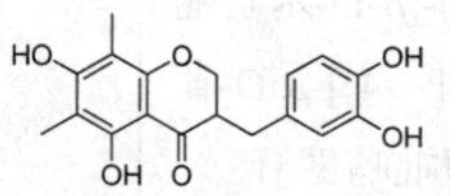 5,7-二羟基-6,8-二甲基-3-(3',4'-二羟基苄基)色原烷-4-酮 5,7-Dihydroxy-6,8-dimethyl-3-(3',4'-dihydroxybenzyl) chroman-4-one
6,8-二甲基-5,7-二羟基-3-(2'-羟基-3',4'-次甲二氧基苄基)色原烷-4-酮 5,7-Dihydroxy-6,8-dimethyl-3-(2'-hydroxy-3',4'-methylenedioxy-benzyl)chroman-4-one $C_{19}H_{18}O_7$ Exact Mass: 358.11	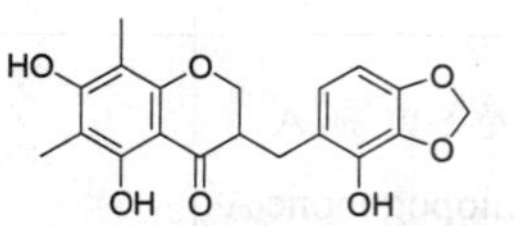 6,8-二甲基-5,7-二羟基-3-(2'-羟基-3',4'-次甲二氧基苄基)色原烷-4-酮 5,7-Dihydroxy-6,8-dimethyl-3-(2'-hydroxy-3',4'-methylenedioxybenzyl)chroman-4-one	5,7-二羟基-6,8-二甲基-3-(2'-羟基-3',4'-次甲二氧基苄基)色原酮 5,7-Dihydroxy-6,8-dimethyl-3-(2'-hydroxy-3',4'-methylenedioxy-benzyl) chromone $C_{19}H_{16}O_7$ Exact Mass: 356.09	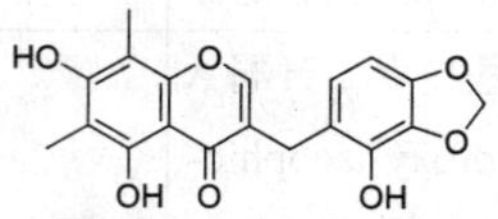 5,7-二羟基-6,8-二甲基-3-(2'-羟基-3',4'-次甲二氧基苄基)色原酮 5,7-Dihydroxy-6,8-dimethyl-3-(2'-hydroxy-3',4'-methylenedioxybenzyl)chromone
5,7-二羟基-6,8-二甲基-3(*R*)-(3'-甲氧基-4'-羟基苄基)色原烷-4-酮 5,7-Dihydroxy-6,8-dimethyl-3(*R*)-(3'-methoxy-4'-hydroxybenzyl)chroman-4-one $C_{19}H_{20}O_6$ Exact Mass: 344.13	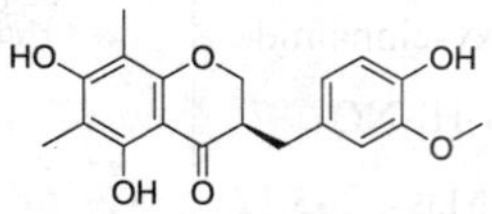 5,7-二羟基-6,8-二甲基-3(*R*)-(3'-甲氧基-4'-羟基苄基)色原烷-4-酮 5,7-Dihydroxy-6,8-dimethyl-3(*R*)-(3'-methoxy-4'-hydroxybenzyl) chroman-4-one	5,7-二羟基-6,8-二甲基-3(*S*)-(3'-甲氧基-4'-羟基苄基)色原烷-4-酮 5,7-Dihydroxy-6,8-dimethyl-3(*S*)-(3'-methoxy-4'-hydroxyb-enzyl)chroman-4-one $C_{19}H_{20}O_6$ Exact Mass: 344.13	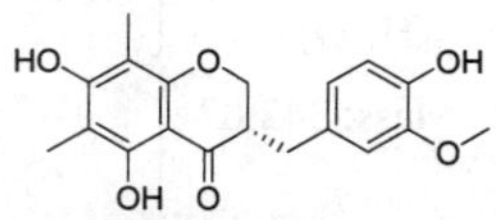 5,7-二羟基-6,8-二甲基-3(*S*)-(3'-甲氧基-4'-羟基苄基)色原烷-4-酮 5,7-Dihydroxy-6,8-dimethyl-3(*S*)-(3'-methoxy-4'-hydroxybenzyl)chroman-4-one
1,4-二羟基-2-甲氧基苯 1,4-Dihydroxy-2-methoxybenzene $C_7H_8O_3$ Exact Mass: 140.05	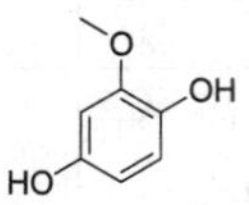 1,4-二羟基-2-甲氧基苯 1,4-Dihydroxy-2-methoxybenzene	5,7-二羟基-3-(4'-羟苄基)色原酮 5,7-Dihydroxy-3-(4'-hydroxybenzyl) chromone $C_{16}H_{12}O_5$ Exact Mass: 284.07	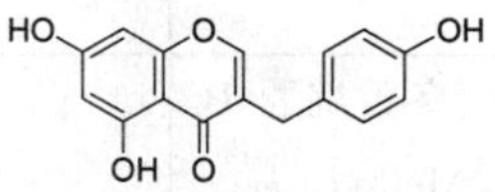 5,7-二羟基-3-(4'-羟苄基)色原酮 5,7-Dihydroxy-3-(4'-hydroxybenzyl)chromone
5,7-二羟基-6-甲基-3-(4'-羟基苄基)色原酮 5,7-Dihydroxy-6-methyl-3-(4'-hydroxy-benzyl) chromone $C_{17}H_{14}O_5$ Exact Mass: 298.08	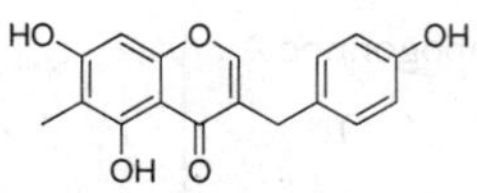 5,7-二羟基-6-甲基-3-(4'-羟基苄基)色原酮 5,7-Dihydroxy-6-methyl-3-(4'-hydroxybenzyl)chromone	5,7-二羟基-6-甲基-3-(4'-羟基苄基)色原烷-4-酮 5,7-Dihydroxy-6-methyl-3-(4'-hydroxy-benzyl) chroman-4-one $C_{17}H_{16}O_5$ Exact Mass: 300.10	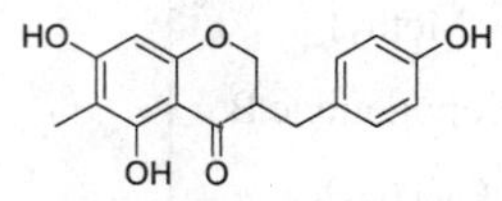 5,7-二羟基-6-甲基-3-(4'-羟基苄基)色原烷-4-酮 5,7-Dihydroxy-6-methyl-3-(4'-hydroxybenzyl) chroman-4-one

续表

中英文名、化学式及相对分子质量	结构图	中英文名、化学式及相对分子质量	结构图
薯蓣皂苷元-3-*O*-*α*-L-鼠李吡喃糖基(1→2)-[*β*-D-木吡喃糖基(1→4)]-*β*-D-葡萄吡喃糖苷 Diosgenin-3-*O*-*α*-L-rhamnopyranosyl(1→2)-[*β*-D-xylopyranosyl-(1→4)]-*β*-D-glucopyranoside $C_{46}H_{74}O_{15}$ Exact Mass: 866.50	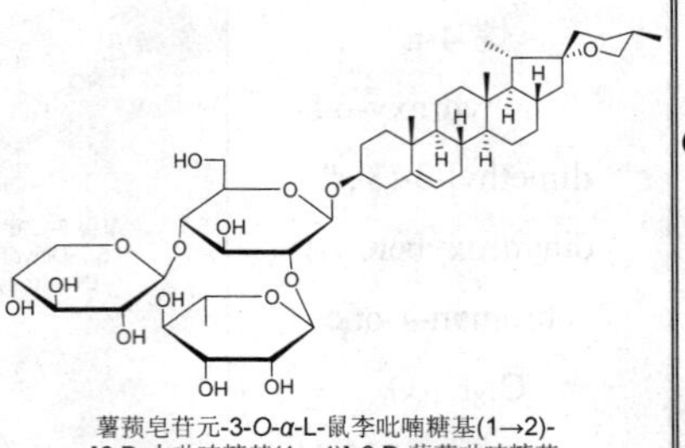 薯蓣皂苷元-3-*O*-*α*-L-鼠李吡喃糖基(1→2)-[*β*-D-木吡喃糖基(1→4)]-*β*-D-葡萄吡喃糖苷 Diosgenin-3-*O*-*α*-L-rhamnopyranosyl(1→2)-[*β*-D-xylopyranosyl-(1→4)]-*β*-D-glucopyranoside	6-醛基异麦冬黄烷酮 A 6-Formyl-isoophiopogonanone A $C_{19}H_{16}O_7$ Exact Mass: 356.09	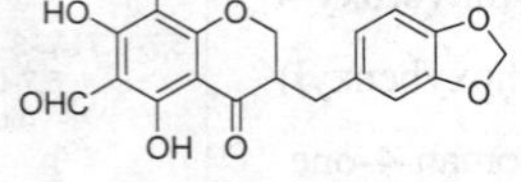 6-醛基异麦冬黄烷酮 A 6-Formyl-isoophiopogonanone A
2'-羟基异麦冬黄酮 A 2'-Hydroxy-isoophiopogonone A $C_{18}H_{14}O_7$ Exact Mass: 342.07	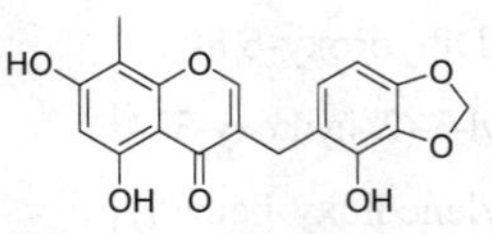 2'-羟基异麦冬黄酮 A 2'-Hydroxy-isoophiopogonone A	异麦冬黄酮 A Isoophiopogonone A $C_{18}H_{14}O_6$ Exact Mass: 326.08	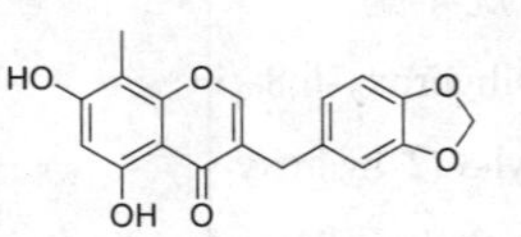 异麦冬黄酮 A Isoophiopogonone A
2'-羟基麦冬黄酮 A 2'-Hydroxy-ophiopogonone A $C_{18}H_{14}O_7$ Exact Mass: 342.07	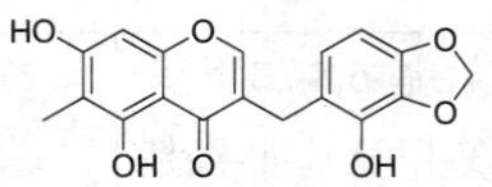 2'-羟基麦冬黄酮 A 2'-Hydroxy-ophiopogonone A	*N*-2-(4-羟基苯基)乙基-4-羟基肉桂酰胺 *N*-2-(4-Hydroxyphenyl)ethyl-4-hydroxy-cinnamide $C_{17}H_{17}NO_3$ Exact Mass: 283.12	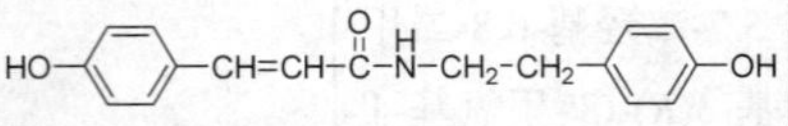 *N*-2-(4-羟基苯基)乙基-4-羟基肉桂酰胺 *N*-2-(4-Hydroxyphenyl)ethyl-4-hydroxy-cinnamide
14-Hydroxy sprengerinin C $C_{44}H_{70}O_{17}$ Exact Mass: 870.46	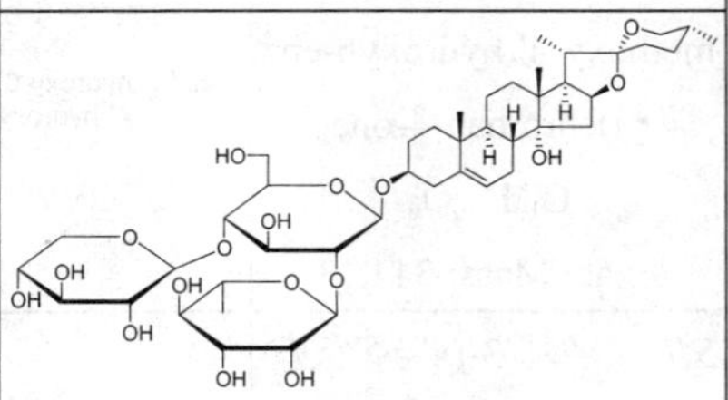 14-Hydroxy sprengerinin C	甲基麦冬黄烷酮 A Methyl ophiopogonanone A $C_{19}H_{18}O_6$ Exact Mass: 342.11	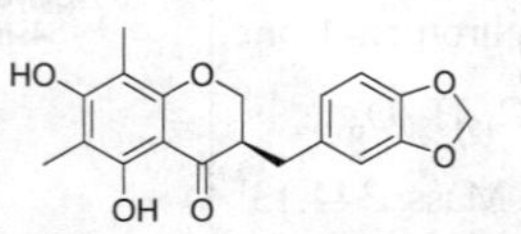 甲基麦冬黄烷酮 A Methyl ophiopogonanone A
甲基麦冬黄烷酮 B Methyl ophiopogonanone B $C_{19}H_{20}O_5$ Exact Mass: 328.13	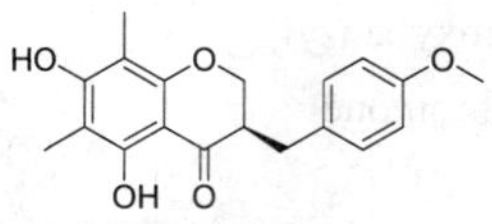 甲基麦冬黄烷酮 B Methyl ophiopogonanone B	甲基麦冬黄酮 A Methyl ophiopogonone A $C_{19}H_{16}O_6$ Exact Mass: 340.09	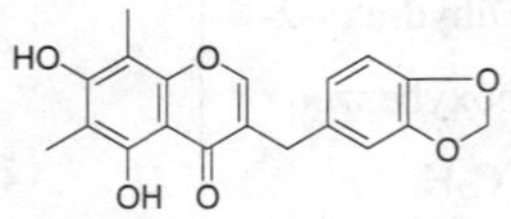 甲基麦冬黄酮 A Methyl ophiopogonone A
甲基麦冬黄酮 B Methyl ophiopogonone B $C_{19}H_{18}O_5$ Exact Mass: 326.12	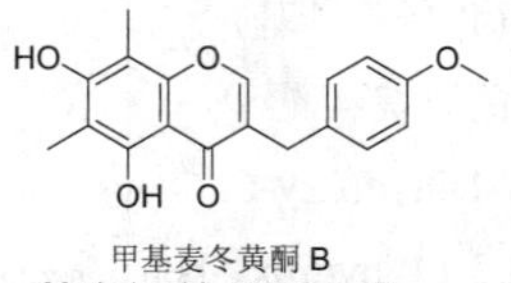 甲基麦冬黄酮 B Methyl ophiopogonone B	麦冬黄酮 A Ophiopogonone A $C_{18}H_{14}O_6$ Exact Mass: 326.08	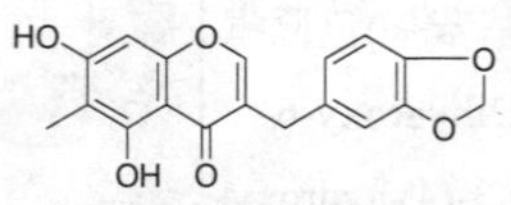 麦冬黄酮 A Ophiopogonone A

续表

中英文名、化学式及相对分子质量	结构图	中英文名、化学式及相对分子质量	结构图
麦冬黄酮 B Ophiopogonone B $C_{18}H_{16}O_5$ Exact Mass: 312.10	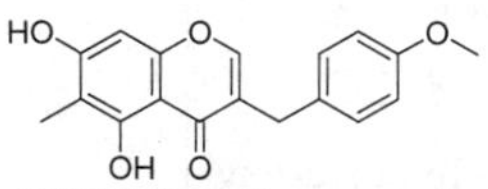 麦冬黄酮 B Ophiopogonone B	麦冬黄烷酮 A Ophiopogonanone A $C_{18}H_{16}O_6$ Exact Mass: 328.09	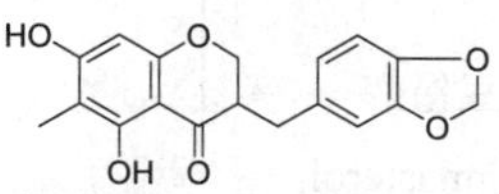 麦冬黄烷酮 A Ophiopogonanone A
麦冬黄烷酮 B Ophiopogonanone B $C_{18}H_{18}O_5$ Exact Mass: 314.12	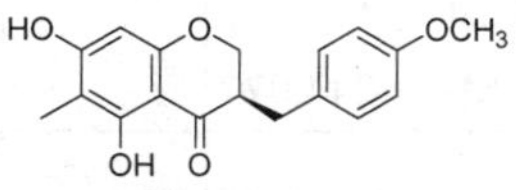 麦冬黄烷酮 B Ophiopogonanone B	麦冬皂苷元 Ophiogenin $C_{27}H_{42}O_5$ Exact Mass: 446.30	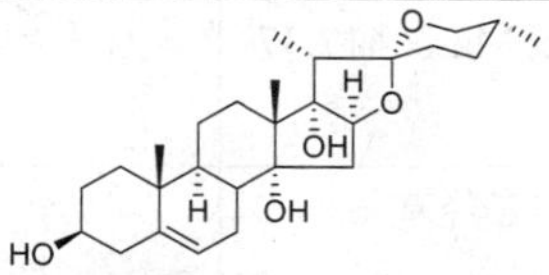 麦冬皂苷元 Ophiogenin
麦冬皂苷 A Ophiopogonin A $C_{41}H_{64}O_{13}$ Exact Mass: 764.43	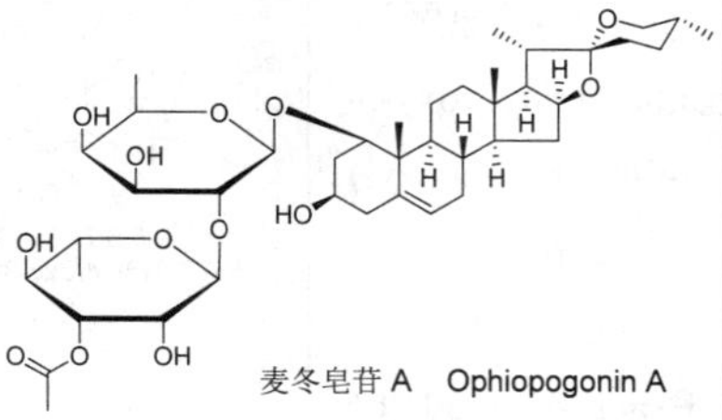 麦冬皂苷 A Ophiopogonin A	麦冬皂苷 B Ophiopogonin B $C_{39}H_{62}O_{12}$ Exact Mass: 722.42	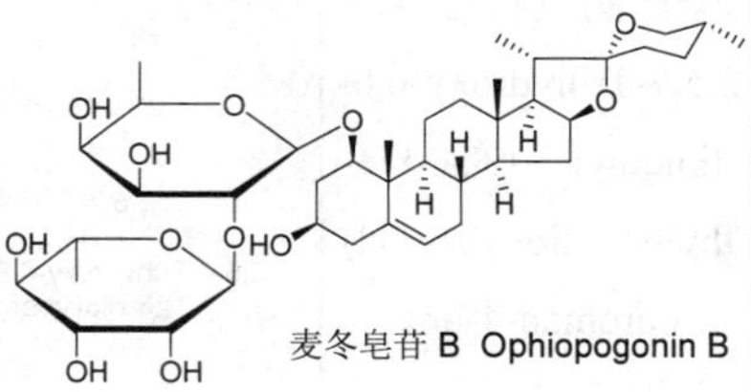 麦冬皂苷 B Ophiopogonin B
麦冬皂苷 D Ophiopogonin D $C_{44}H_{70}O_{16}$ Exact Mass: 854.47	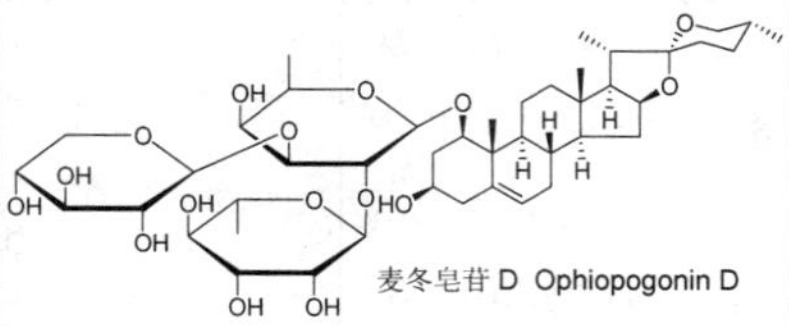 麦冬皂苷 D Ophiopogonin D	麦冬皂苷 D' Ophiopogonin D' $C_{44}H_{70}O_{16}$ Exact Mass: 854.47	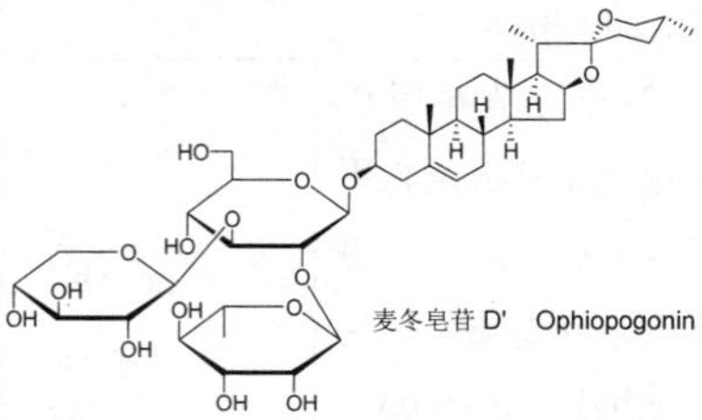 麦冬皂苷 D' Ophiopogonin D'
鲁斯可皂苷元 Ruscogenin $C_{27}H_{42}O_4$ Exact Mass: 430.31	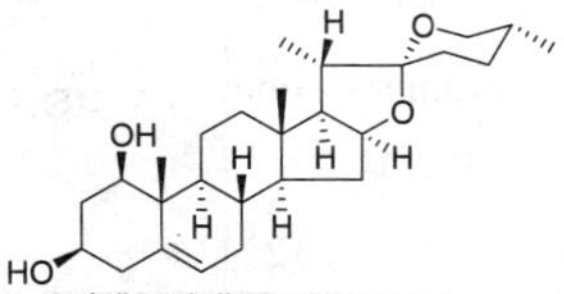 鲁斯可皂苷元 Ruscogenin	*β*-谷甾醇 *β*-Sitosterol $C_{29}H_{50}O$ Exact Mass: 414.39	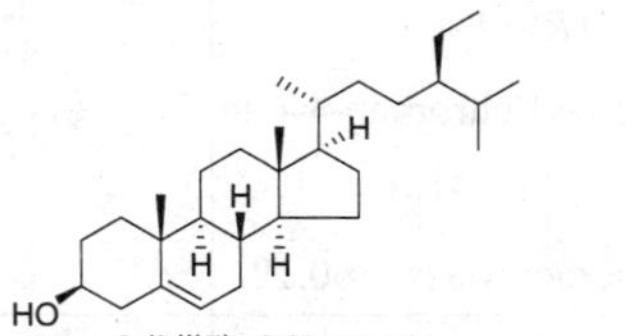 *β*-谷甾醇 *β*-Sitosterol
胡萝卜苷(*β*-谷甾醇-*β*-D-葡萄糖苷) Daucosterol (*β*-Sitosterol-*β*-D-glucoside) $C_{35}H_{60}O_6$ Exact Mass: 576.44	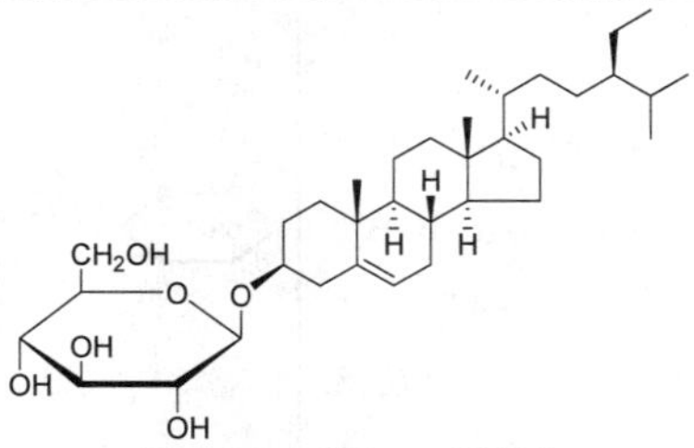 胡萝卜苷(*β*-谷甾醇-*β*-D-葡萄糖苷) Daucosterol (*β*-Sitosterol-*β*-D-glucoside)	Sprengerinin C $C_{44}H_{70}O_{16}$ Exact Mass: 854.47	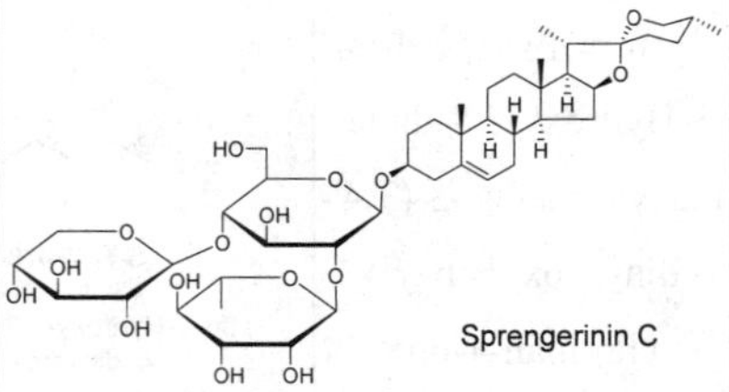 Sprengerinin C
天师酸 Tianshic acid $C_{18}H_{34}O_5$ Exact Mass: 330.24	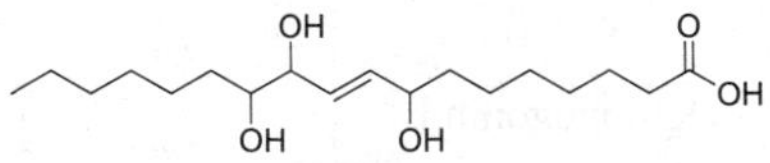 天师酸 Tianshic acid	2,5,7-三羟基-6,8-二甲基-3-(4'-甲氧基苄基)色原烷-4-酮 2,5,7-Trihydroxy-6,8-dimethyl-3-(4'-methoxybenzyl)chroman-4-one $C_{19}H_{20}O_6$ Exact Mass: 344.13	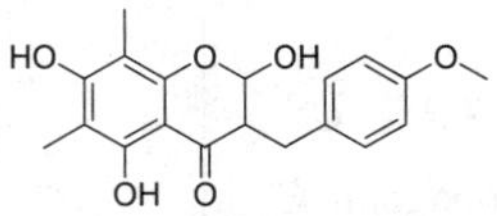 2,5,7-三羟基-6,8-二甲基-3-(4'-甲氧基苄基)色原烷-4-酮 2,5,7-Trihydroxy-6,8-dimethyl-3-(4'-methoxybenzyl)chroman-4-one

续表

中英文名、化学式及相对分子质量	结构图	中英文名、化学式及相对分子质量	结构图
豆甾醇 Stigmasterol $C_{29}H_{48}O$ Exact Mass: 412.37	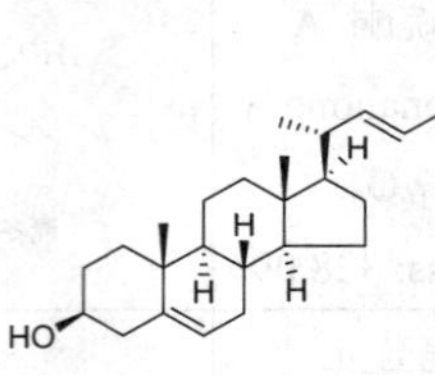 豆甾醇 Stigmasterol	4,4',5,6-四羟基-1,2-二苯乙烯 4,4',5,6-Tetrahydroxy-stilbene $C_{14}H_{12}O_4$ Exact Mass: 244.07	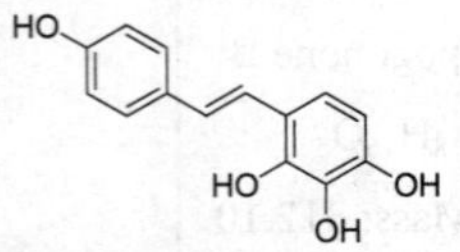 4,4',5,6-四羟基-1,2-二苯乙烯 4,4',5,6-Tetrahydroxystilbene
2,5,7-三羟基-6,8-二甲基-3-(3',4'-亚甲二氧基苄基)色原烷-4-酮 2,5,7-Trihydroxy-6,8-dimethyl-3-(3',4'-methylene-dioxybenzyl) chroman-4-one $C_{19}H_{18}O_7$ Exact Mass: 358.11	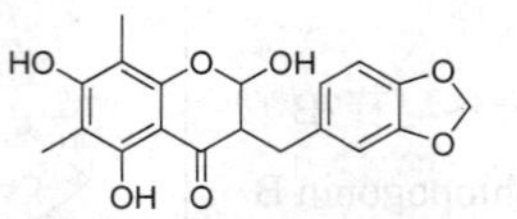 2,5,7-三羟基-6,8-二甲基-3-(3',4'-亚甲二氧基苄基)色原烷-4-酮 2,5,7-Trihydroxy-6,8-dimethyl-3-(3',4'-methylene-dioxybenzyl)chroman-4-one	5,6,7-三羟基-3-(4'-羟苄基)色原酮 5,6,7-Trihydroxy-3-(4'-hydroxybenzyl) chromone $C_{16}H_{12}O_6$ Exact Mass: 300.06	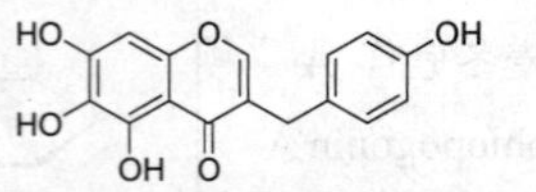 5,6,7-三羟基-3-(4'-羟苄基)色原酮 5,6,7-Trihydroxy-3-(4'-hydroxybenzyl)chromone
5,7,2'-三羟基-6-甲基-8-甲氧基-3(*R*)-(4'-甲氧基苄基)色原烷-4-酮 5,7,2'-Trihydroxy-6-methyl-8-methoxy-3(*R*)-(4'-methoxy-benzyl)chroman-4-one $C_{19}H_{20}O_7$ Exact Mass: 360.12	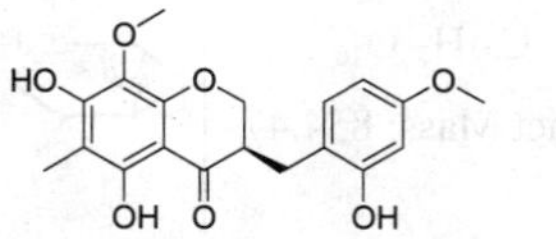 5,7,2'-三羟基-6-甲基-8-甲氧基-3(*R*)-(4'-甲氧基苄基)色原烷-4-酮 5,7,2'-Trihydroxy-6-methyl-8-methoxy-3(*R*)-(4'-methoxybenzyl)chroman-4-one	5,7,2'-三羟基-6-甲基-8-甲氧基-3(*S*)-(4'-甲氧基苄基)色原烷-4-酮 5,7,2'-Trihydroxy-6-methyl-8-methoxy-3(*S*)-(4'-methoxy-benzyl)chroman-4-one $C_{19}H_{20}O_7$ Exact Mass: 360.12	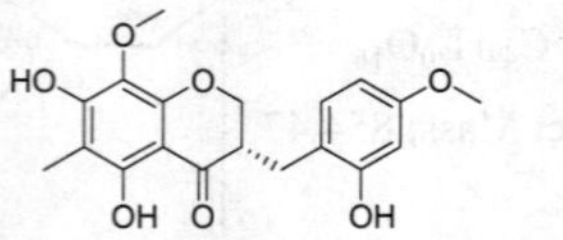 5,7,2'-三羟基-6-甲基-8-甲氧基-3(*S*)-(4'-甲氧基苄基)色原烷-4-酮 5,7,2'-Trihydroxy-6-methyl-8-methoxy-3(*S*)-(4'-methoxybenzyl)chroman-4-one
5-羟基-7,8-二甲氧基-6-甲基-3-(3',4'-二羟基苄基)色原烷-4-酮 5-Hydroxy-7,8-dime-thoxy-6-methyl-3-(3',4'-dihydroxybenzyl) chroman-4-one $C_{19}H_{20}O_7$ Exact Mass: 360.12	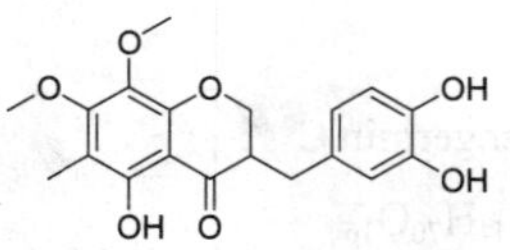 5-羟基-7,8-二甲氧基-6-甲基-3-(3',4'-二羟基苄基)色原烷-4-酮 5-Hydroxy-7,8-dimethoxy-6-methyl-3-(3',4'-dihydroxybenzyl)chroman-4-one	麦冬皂苷 B' Ophiopogonin B' $C_{46}H_{72}O_{17}$ Exact Mass: 896.48	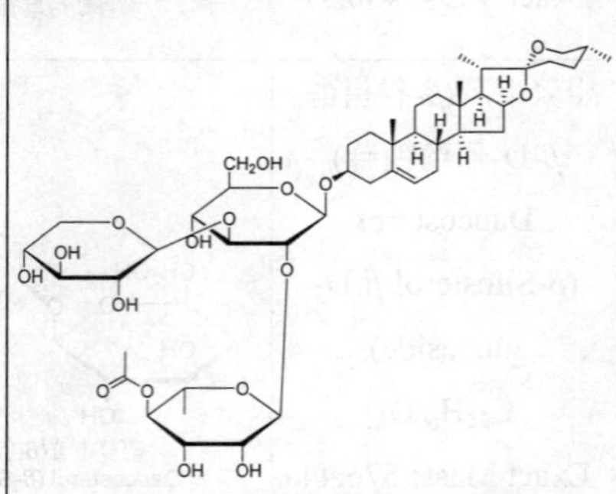 麦冬皂苷 B' Ophiopogonin B'
麦冬皂苷 C' Ophiopogonin C' $C_{39}H_{62}O_{12}$ Exact Mass: 722.42	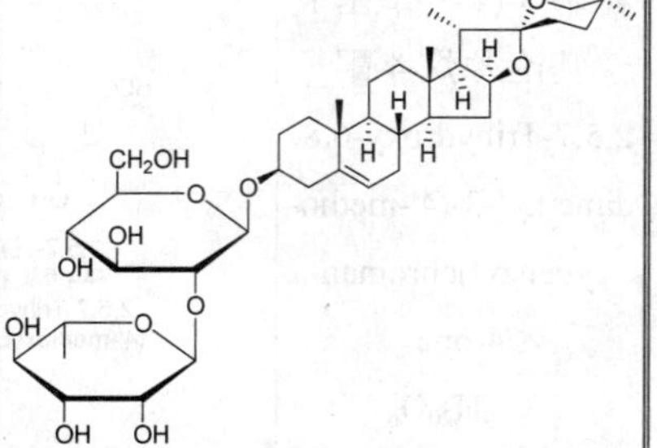 麦冬皂苷 C' Ophiopogonin C'	麦冬皂苷 E Ophiopogonin E $C_{38}H_{60}O_{13}$ Exact Mass: 724.40	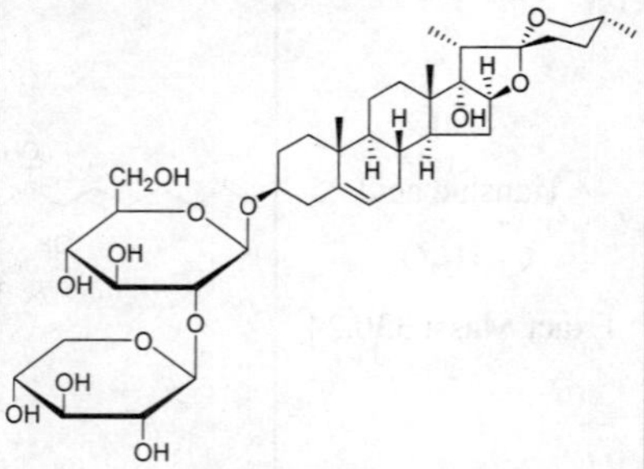 麦冬皂苷 E Ophiopogonin E

除以上化学成分外，麦冬还含有 6-醛基异麦冬黄烷酮 B、麦冬皂苷 C、龙脑硫酸酯钙等。

【分析方法】

1 高效液相色谱法测定麦冬药材及其提取物中甲基麦冬黄烷酮 A 和 B 的含量[6]

1.1 仪器

Agilent 1100 高效液相色谱仪，配有二极管阵列检测器。

1.2 色谱条件

色谱柱：Kromasil C_{18} 柱(250mm×4.6mm，5μm)；流动相：乙腈-水(55∶45)；流速 1.0mL/min；检测波长 298nm；柱温 30℃；分析时间 20min。

1.3 对照品溶液的制备

取甲基麦冬黄烷酮 A 和甲基麦冬黄烷酮 B 对照品，用适量甲醇溶解。

1.4 供试品溶液的制备

称取粉碎的川麦冬约 1g、浙麦冬约 0.5g，用 50mL 甲醇超声提取 30min，滤过，取续滤液 25mL，蒸干，残渣用甲醇溶解并定容至 5mL，滤过，即得。

2 麦冬高效液相色谱-紫外检测-蒸发光散射检测二元指纹图谱研究[7]

2.1 仪器

Agilent 1100 型高效液相色谱仪，Alltech 2000 蒸发光散射检测器。

2.2 色谱条件

色谱柱：汉邦 Lichrospher C_{18} 柱(250mm×4.6mm，5μm)；流动相：A 相为 0.05%甲酸水，B 相为 0.05%甲酸乙腈；线性梯度洗脱：0min 5% B，40min 25% B，120min 80% B，130min 100% B；流速 0.6mL/min；检测波长 280nm (小檗碱)；柱温 30℃；进样体积 10μL。蒸发光散射检测器参数：雾化气体为高纯氮气，雾化气体流速为 2.4L/min，漂移管温度为 100℃，仪器增益设置为 4，撞击器(Impactor)位置设置为“OFF”。

2.3 供试品溶液的制备

称取药材粉末 5.0g，加入 200mL 甲醇回流提取 1h，提取液挥干溶剂，残渣用 40mL 水溶解，水溶液以 90mL 水饱和的正丁醇分 3 次萃取，合并正丁醇相，挥干溶剂，准确加入甲醇 2.0mL 溶解残渣，离心，取上清液，即得。

麦芽

Maiya

HORDEI FRUCTUS GERMINATUS

【化学成分】

表 1-7-2 麦芽主要化学成分[8~11]

中英文名、化学式及相对分子质量	结构图	中英文名、化学式及相对分子质量	结构图
壬二酸 Azelaic acid $C_9H_{16}O_4$ Exact Mass: 188.10	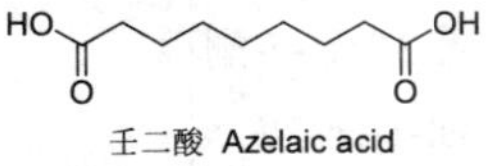 壬二酸 Azelaic acid	*N*-苯甲酰基-苯丙氨-2-苯甲酰胺基-3-苯丙基酯 *N*-Benzoyl-phenylalanine-2-benzoylamino-3-phenylpropyl ester $C_{32}H_{30}N_2O_4$ Exact Mass: 506.22	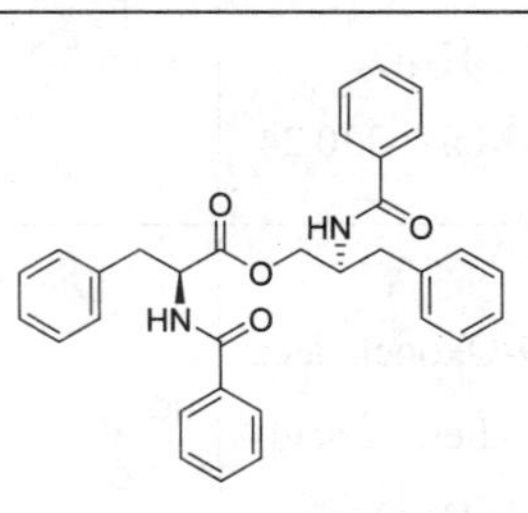 *N*-苯甲酰基-苯丙氨-2-苯甲酰胺基-3-苯丙基酯 *N*-Benzoyl-phenylalanine-2-benzoylamino-3-phenylpropyl ester

续表

中英文名、化学式及相对分子质量	结构图	中英文名、化学式及相对分子质量	结构图
坎狄辛 Candicine $C_{11}H_{18}NO^+$ Exact Mass: 180.14	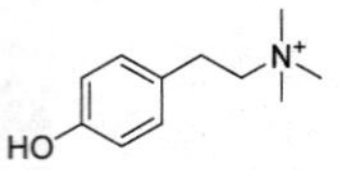 坎狄辛 Candicine	腺苷 Adenosine $C_{10}H_{13}N_5O_4$ Exact Mass: 267.10	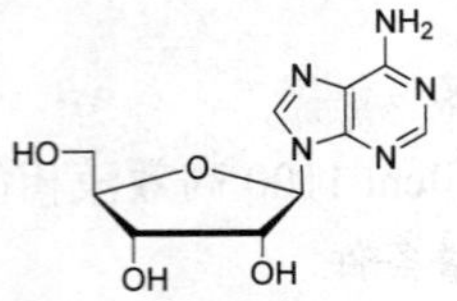 腺苷 Adenoside
胡萝卜苷 Daucosterol $C_{35}H_{60}O_6$ Exact Mass: 576.44	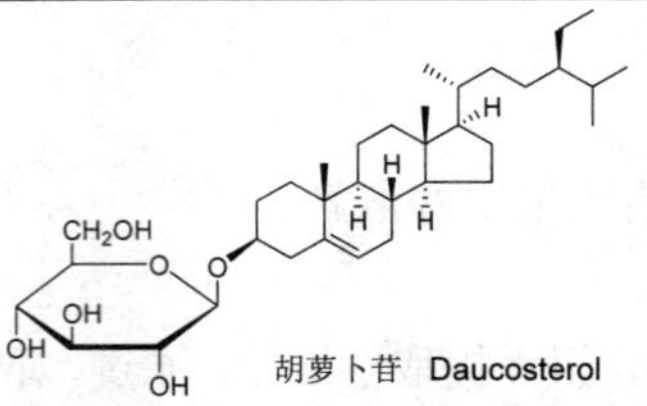 胡萝卜苷 Daucosterol	*α*-单棕榈酸甘油酯 *α*-Glyceryl monopalmitate $C_{19}H_{38}O_4$ Exact Mass: 330.28	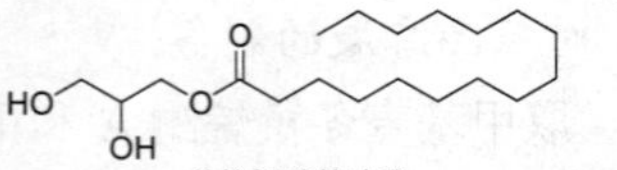 *α*-单棕榈酸甘油酯 *α*-Glyceryl monopalmitate
禾草碱 Gramine $C_{11}H_{14}N_2$ Exact Mass: 174.12	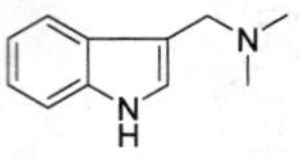 禾草碱 Gramine	大麦腈苷 Heterodendrin $C_{11}H_{19}NO_6$ Exact Mass: 261.12	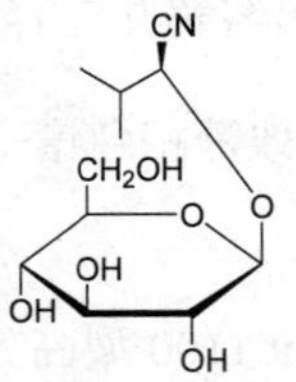 大麦腈苷 Heterodendrin
5-羟甲基糠醛 5-Hydroxymethyl furfural $C_6H_6O_3$ Exact Mass: 126.03	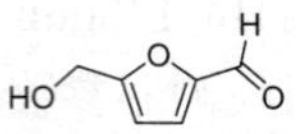 5-羟甲基糠醛 5-Hydroxymethyl furfural	大麦碱 A Hordatine A $C_{28}H_{38}N_8O_4$ Exact Mass: 550.30	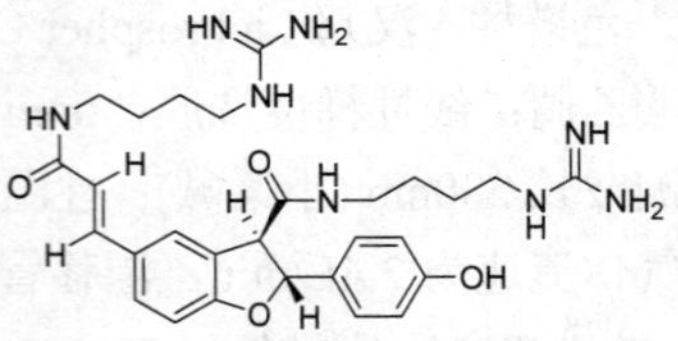 大麦碱 A Hordatine A
大麦碱 B Hordatine B $C_{29}H_{40}N_8O_5$ Exact Mass: 580.31	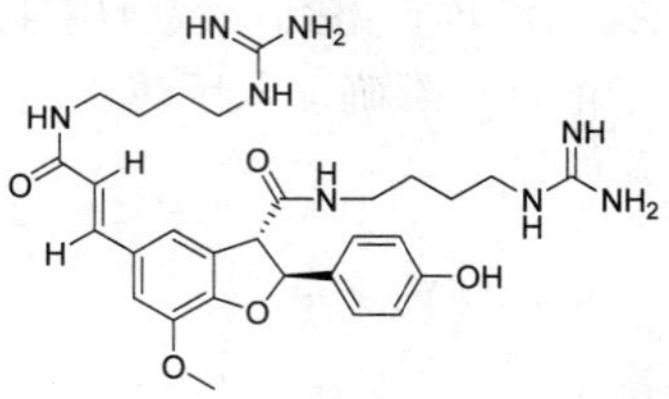 大麦碱 B Hordatine B	大麦芽碱 Hordenine $C_{10}H_{15}NO$ Exact Mass: 165.12	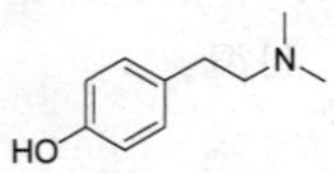 大麦芽碱 Hordenine
色胺 Tryptamine $C_{10}H_{12}N_2$ Exact Mass: 160.10	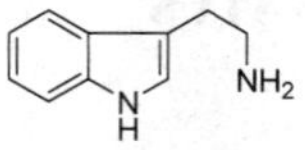 色胺 Tryptamine	酪胺 Tyramine $C_8H_{11}NO$ Exact Mass: 137.08	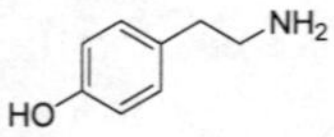 酪胺 Tyramine
天师酸 Tianshic acid $C_{18}H_{34}O_5$ Exact Mass: 330.24	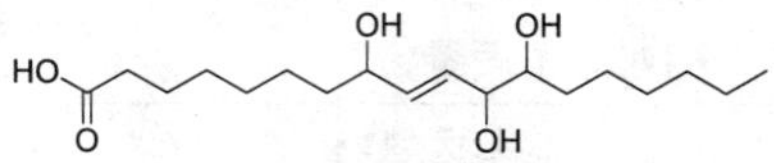 天师酸 Tianshic acid	麦芽酮 Tricin $C_{17}H_{14}O_7$ Exact Mass: 330.07	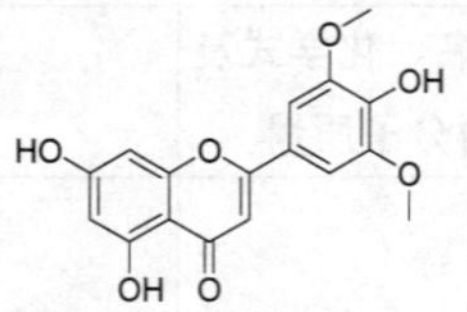 麦芽酮 Tricin
(*E*,*E*)-9-Oxooctadeca-10,12-dienoic acid $C_{18}H_{30}O_3$ Exact Mass: 294.22	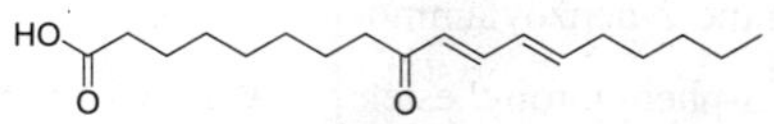 (*E*,*E*)-9-Oxooctadeca-10,12-dienoic acid	豆甾-5-烯-3*β*-醇-7-酮 Stigmast-5-en-3*β*-ol-7-one $C_{29}H_{48}O_2$ Exact Mass: 428.37	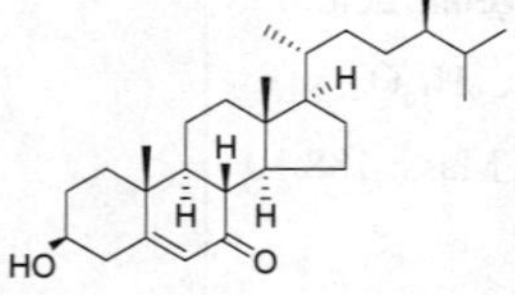 豆甾-5-烯-3*β*-醇-7-酮 Stigmast-5-en-3*β*-ol-7-one

续表

中英文名、化学式及相对分子质量	结构图	中英文名、化学式及相对分子质量	结构图
丙二酸 Malonic acid $C_3H_4O_4$ Exact Mass: 104.01	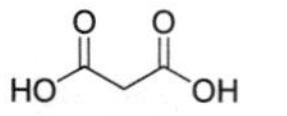 丙二酸 Malonic acid	烟酸 Nicotinic acid $C_6H_5NO_2$ Exact Mass: 123.03	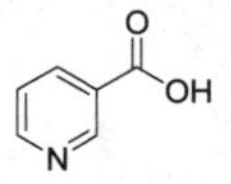 烟酸 Nicotinic acid
腐胺 Putrescine $C_4H_{12}N_2$ Exact Mass: 88.10	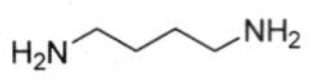 腐胺 Putrescine	*β*-谷甾醇 *β*-Sitosterol $C_{29}H_{50}O$ Exact Mass: 414.39	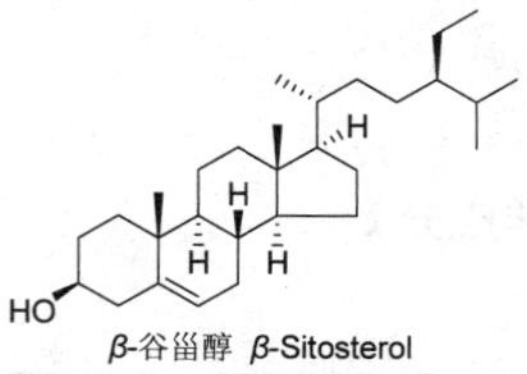 *β*-谷甾醇 *β*-Sitosterol
精胺 Spermine $C_{10}H_{26}N_4$ Exact Mass: 202.22	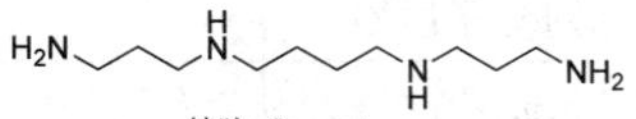 精胺 Spermine	甜菜碱 Betaine $C_5H_{11}NO_2$ Exact Mass: 117.08	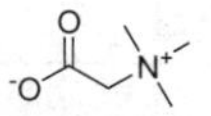 甜菜碱 Betaine
胆碱 Choline $C_5H_{14}NO^+$ Exact Mass: 104.11	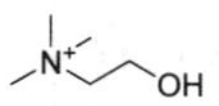 胆碱 Choline	皂草黄苷 Saponarin $C_{27}H_{30}O_{15}$ Exact Mass: 594.16	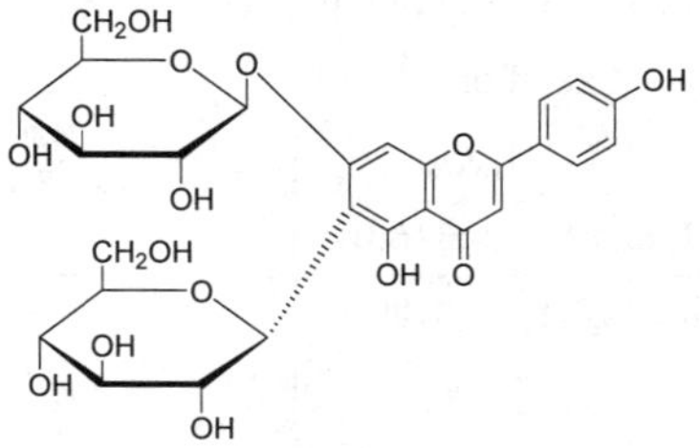 皂草黄苷 Saponarin
腺嘌呤 Adenine $C_5H_5N_5$ Exact Mass: 135.05	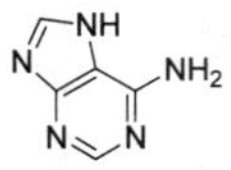 腺嘌呤 Adenine	乳酸 Lactic acid $C_3H_6O_3$ Exact Mass: 90.03	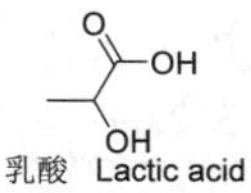 乳酸 Lactic acid
大麦黄苷 Lutonarin $C_{27}H_{30}O_{16}$ Exact Mass: 610.15	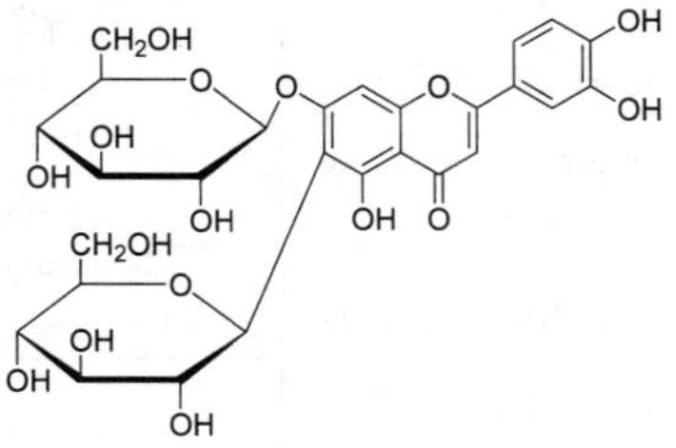 大麦黄苷 Lutonarin		

除以上化学成分外，麦芽还含有麦芽糖、蔗糖、*α*-托科醌、*α*-生育三烯酚、卵磷脂、白花色苷等。

【分析方法】

1 高效液相色谱法测定大麦芽中麦黄酮[11]

1.1 仪器

Hitachi L-7110 型高效液相色谱仪。

1.2 色谱条件

色谱柱：Spherigel C_{18} 柱(150mm×4.6mm，5μm)；流动相：乙腈-水-四氢呋喃-甲酸(26∶74∶10∶1)；流速 1.0mL/min；检测波长 350nm；柱温 30℃；分析时间 20min。

1.3 对照品溶液的制备

取麦黄酮对照品，用适量甲醇溶解。

1.4 供试品溶液的制备

称取粉碎的生麦芽 5g，加入 50mL 甲醇浸泡过夜后回流提取 3h，滤过，定容至 50mL，滤过，即得。

远志

Yuanzhi

POLYGALAE RADIX

【化学成分】

表 1-7-3a 远志主要化学成分[12~16]

中英文名、化学式及相对分子质量	结构图	中英文名、化学式及相对分子质量	结构图
1,2,3,7-四甲氧基𠮿酮 1,2,3,7-Tetramethoxy-xanthone $C_{17}H_{16}O_6$ Exact Mass: 316.09	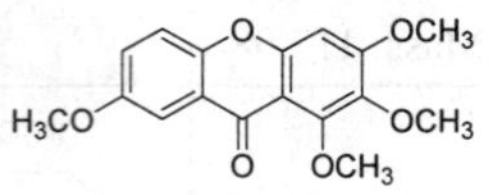 1,2,3,7-四甲氧基𠮿酮 1,2,3,7-Tetramethoxyxanthone	1,2,3,6,7-五甲氧基𠮿酮 1,2,3,6,7-Pentametho-xyxanthone $C_{18}H_{18}O_7$ Exact Mass: 346.11	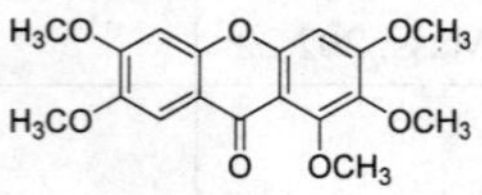 1,2,3,6,7-五甲氧基𠮿酮 1,2,3,6,7-Pentamethoxyxanthone
6-羟基-1,2,3,7-四甲氧基𠮿酮 6-Hydroxy-1,2,3,7-tetramethoxyxanthone $C_{17}H_{16}O_7$ Exact Mass: 332.09	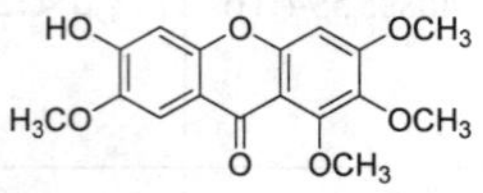 6-羟基-1,2,3,7-四甲氧基𠮿酮 6-Hydroxy-1,2,3,7-tetramethoxyxanthone	远志𠮿酮Ⅰ OnjixanthoneⅠ $C_{16}H_{14}O_6$ Exact Mass: 302.08	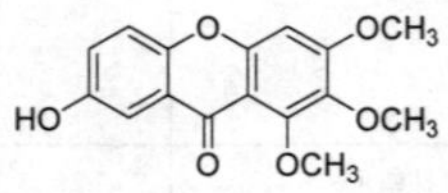 远志𠮿酮Ⅰ OnjixanthoneⅠ
远志𠮿酮Ⅱ OnjixanthoneⅡ $C_{15}H_{12}O_7$ Exact Mass: 304.06	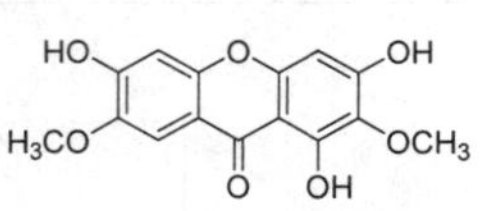 远志𠮿酮Ⅱ OnjixanthoneⅡ	3-羟基-2,8-二甲氧基𠮿酮 3-Hydroxy-2,8-dimethoxyxanthone $C_{15}H_{12}O_5$ Exact Mass: 272.07	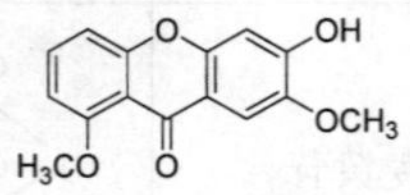 3-羟基-2,8-二甲氧基𠮿酮 3-Hydroxy-2,8-dimethoxyxanthone
1,7-二甲氧基-2,3-亚甲二氧基𠮿酮 1,7-Dimethoxy-2,3-methylenedioxyxan-thone $C_{16}H_{12}O_6$ Exact Mass: 300.06	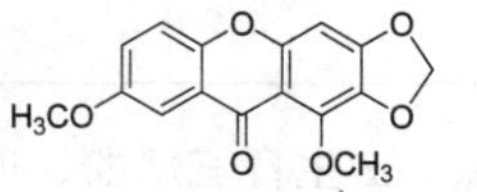 1,7-二甲氧基-2,3-亚甲二氧基𠮿酮 1,7-Dimethoxy-2,3-methylenedioxyxanthone	6,8-二羟基-1,2,4-三甲氧基𠮿酮 6,8-Dihydroxy-1,2,4-trimethoxyxanthone $C_{16}H_{14}O_7$ Exact Mass: 318.07	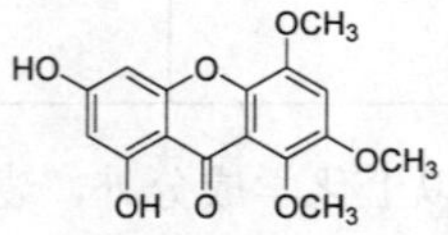 6,8-二羟基-1,2,4-三甲氧基𠮿酮 6,8-Dihydroxy-1,2,4-trimethoxyxanthone
6,8-二羟基-1,2,3-三甲氧基𠮿酮 6,8-Dihydroxy-1,2,3-trimethoxyxanthone $C_{16}H_{14}O_7$ Exact Mass: 318.07	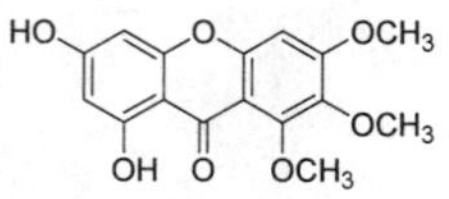 6,8-二羟基-1,2,3-三甲氧基𠮿酮 6,8-Dihydroxy-1,2,3-trimethoxyxanthone	Polygalaxanthone Ⅲ $C_{25}H_{28}O_{15}$ Exact Mass: 568.14	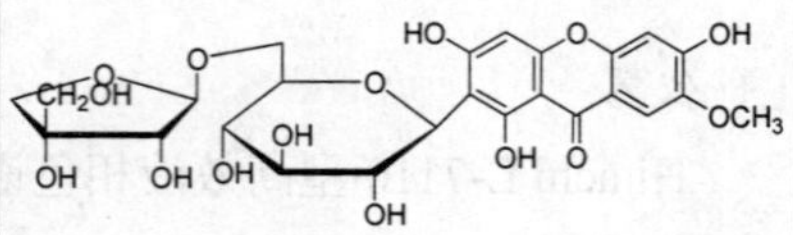 Polygalaxanthone Ⅲ

续表

中英文名、化学式及相对分子质量	结构图	中英文名、化学式及相对分子质量	结构图
Sibiricaxanthone A $C_{24}H_{26}O_{14}$ Exact Mass: 538.13	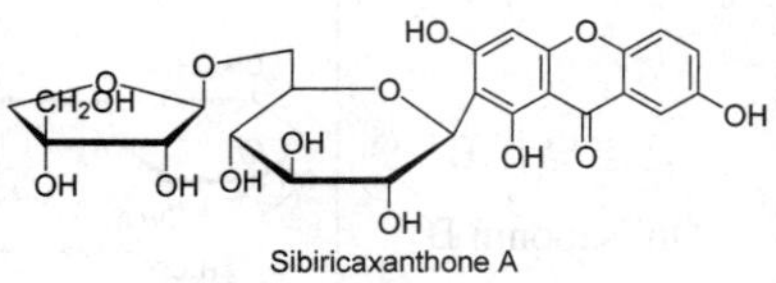 Sibiricaxanthone A	Sibiricaxanthone B $C_{24}H_{26}O_{14}$ Exact Mass: 538.13	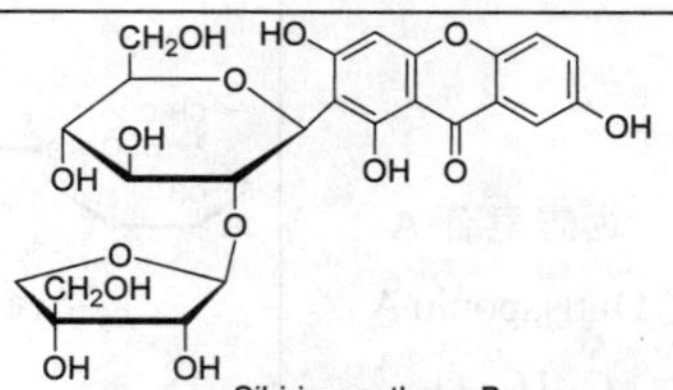 Sibiricaxanthone B
1,3-二羟基-2-甲氧基𠮿酮 1,3-Dihydroxy-2-methoxyxanthone $C_{14}H_{10}O_5$ Exact Mass: 258.05	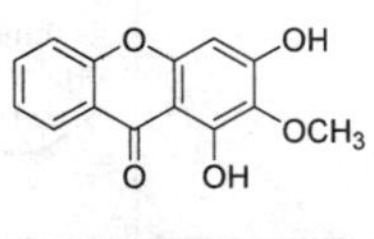 1,3-二羟基-2-甲氧基𠮿酮 1,3-Dihydroxy-2-methoxyxanthone	7-羟基-1-甲氧基-2,3-亚甲二氧基𠮿酮 7-Hydroxy-1-methoxy-2-methoxyxanthone $C_{15}H_{10}O_6$ Exact Mass: 286.05	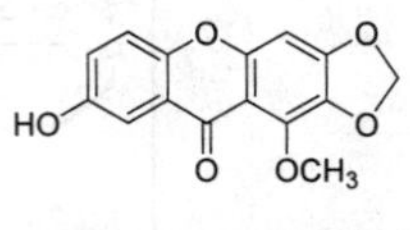 7-羟基-1-甲氧基-2,3-亚甲二氧基𠮿酮 7-Hydroxy-1-methoxy-2-methoxyxanthone
1,3,7-三甲氧基𠮿酮 1,3,7-Trimethoxyxanthone $C_{16}H_{14}O_5$ Exact Mass: 286.08	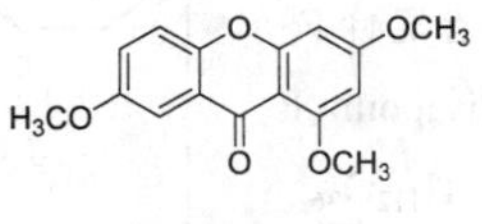 1,3,7-三甲氧基𠮿酮 1,3,7-Trimethoxyxanthone	1,6,7-三羟基-2,3-二甲氧基𠮿酮 1,6,7-Trihydroxy-2,3-dimethoxyxanthone $C_{15}H_{12}O_7$ Exact Mass: 304.06	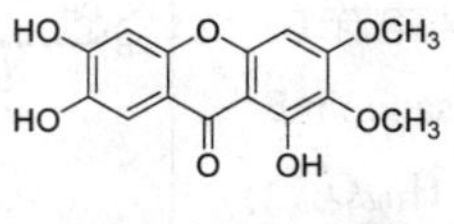 1,6,7-三羟基-2,3-二甲氧基𠮿酮 1,6,7-Trihydroxy-2,3-dimethoxyxanthone
3,4,5-三甲氧基肉桂酸 3,4,5-Trimethoxycinnamylic acid $C_{12}H_{14}O_5$ Exact Mass: 238.08	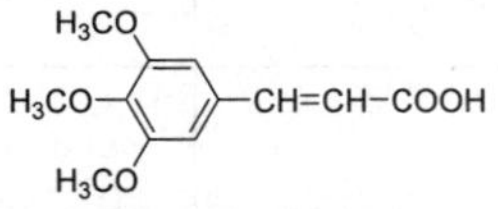 3,4,5-三甲氧基肉桂酸 3,4,5-Trimethoxycinnamylic acid	乙酸苯酯 Phenyl acetate $C_8H_8O_2$ Exact Mass: 136.05	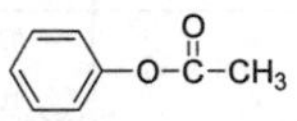 乙酸苯酯 Phenyl acetate
α-D-(6-*O*-芥子酰基)-吡喃葡萄糖基(1→2)-*β*-D-(3-*O*-芥子酰基)-呋喃果糖 *α*-D-(6-*O*-Sinapoyl)-glucopyranosyl(1→2)-*β*-D-(3-*O*-sinapoyl)-fructofuranose $C_{34}H_{42}O_{19}$ Exact Mass: 754.23	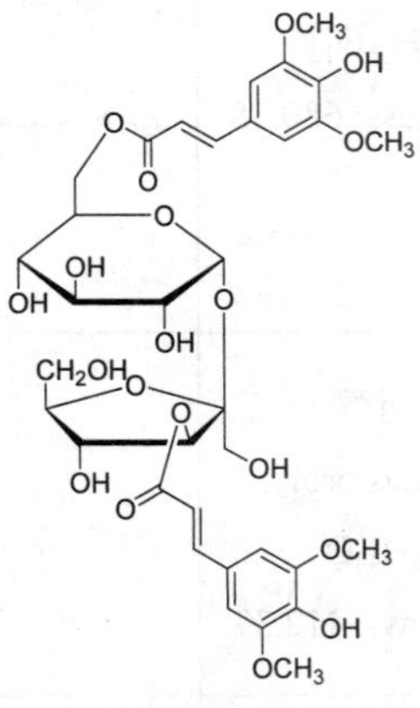 *α*-D-(6-*O*-芥子酰基)-吡喃葡萄糖基(1→2)-*β*-D-(3-*O*-芥子酰基)-呋喃果糖 *α*-D-(6-*O*-Sinapoyl)-glucopyranosyl(1→2)-*β*-D-(3-*O*-sinapoyl)-fructofuranose	*α*-D-(6-*O*-4-甲基-3,5-二甲氧桂皮烯酰基)-吡喃葡萄糖基(1→2)-*β*-D-(3-*O*-芥子酰基)-呋喃果糖 *α*-D-(6-*O*-4-Methyl-3,5-dimethoxycinnamoyl)-glucopyranosyl(1→2)-*β*-D-(3-*O*-sinapoyl)-fructofuranose $C_{35}H_{44}O_{18}$ Exact Mass: 752.25	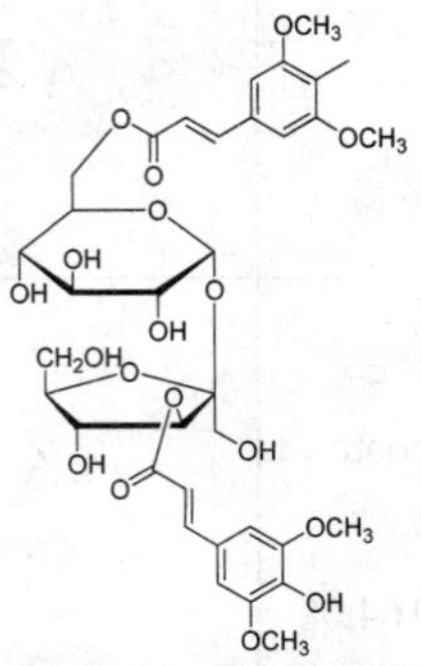 *α*-D-(6-*O*-4-甲基-3,5-二甲氧桂皮烯酰基)-吡喃葡萄糖基(1→2)-*β*-D-(3-*O*-芥子酰基)-呋喃果糖 *α*-D-(6-*O*-4-Methyl-3,5-dimethoxycinnamoyl)-glucopyranosyl(1→2)-*β*-D-(3-*O*-sinapoyl)-fructofuranose

续表

中英文名、化学式及相对分子质量	结构图	中英文名、化学式及相对分子质量	结构图
远志皂苷 A Onjisaponin A $C_{80}H_{120}O_{39}$ Exact Mass: 1704.74	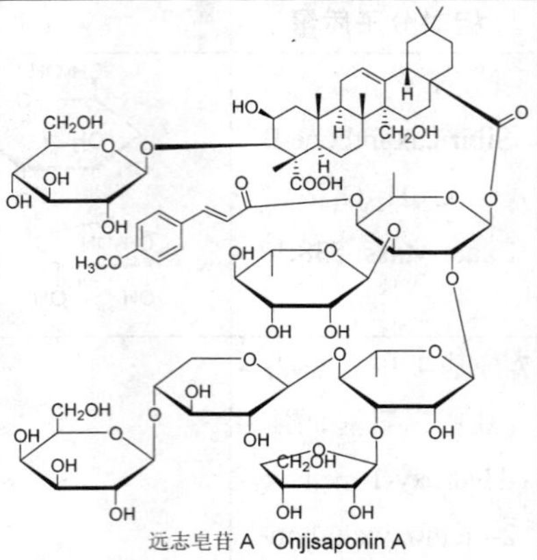 远志皂苷 A　Onjisaponin A	远志皂苷 B Onjisaponin B $C_{75}H_{112}O_{35}$ Exact Mass: 1572.7	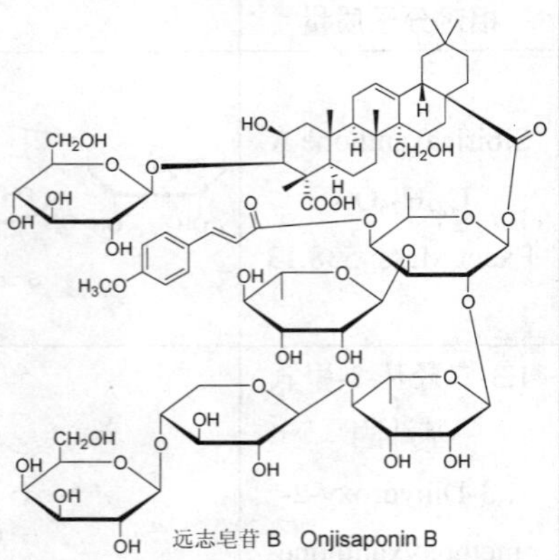 远志皂苷 B　Onjisaponin B
远志皂苷 E Onjisaponin E $C_{71}H_{106}O_{33}$ Exact Mass: 1486.66	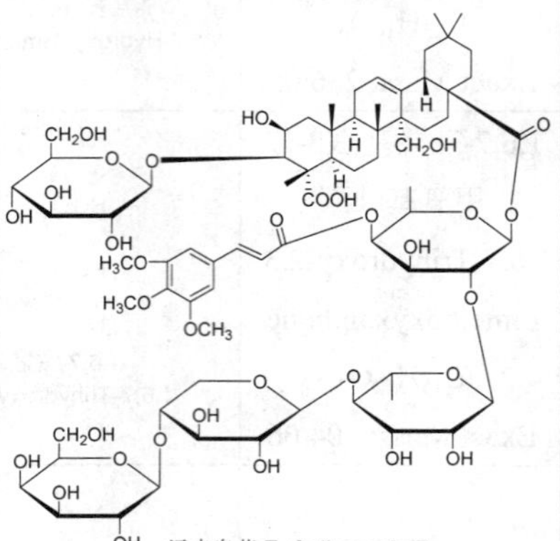 远志皂苷 E　Onjisaponin E	远志皂苷 F Onjisaponin F $C_{75}H_{112}O_{36}$ Exact Mass: 1588.69	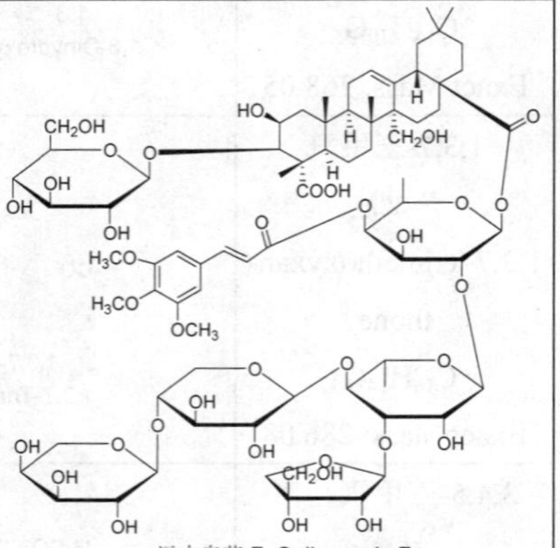 远志皂苷 F　Onjisaponin F
远志皂苷 G Onjisaponin G $C_{70}H_{104}O_{32}$ Exact Mass: 1456.65	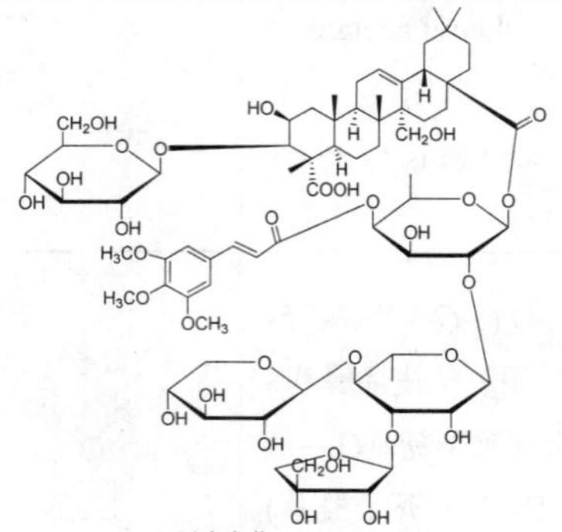 远志皂苷 G　Onjisaponin G	远志次皂苷 Tenuifolin $C_{36}H_{56}O_{12}$ Exact Mass: 680.38	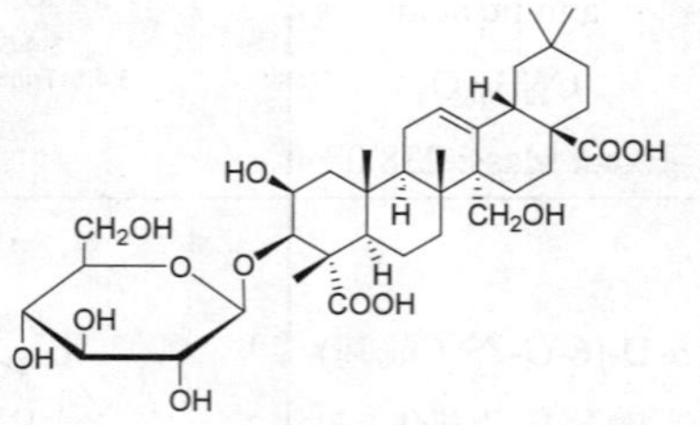 远志次皂苷　Tenuifolin
苯甲酸丙酯 Propyl benzoate $C_{10}H_{12}O_2$ Exact Mass: 164.08	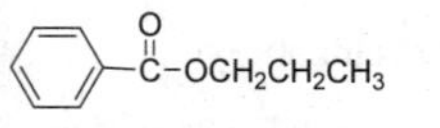 苯甲酸丙酯　Propyl benzoate	豆甾醇 Stigmasterol $C_{29}H_{48}O$ Exact Mass: 412.37	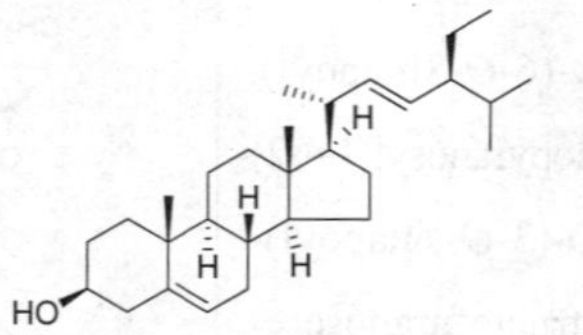 豆甾醇　Stigmasterol
β-胡萝卜苷 *β*-Daucosterol $C_{35}H_{60}O_6$ Exact Mass: 576.44	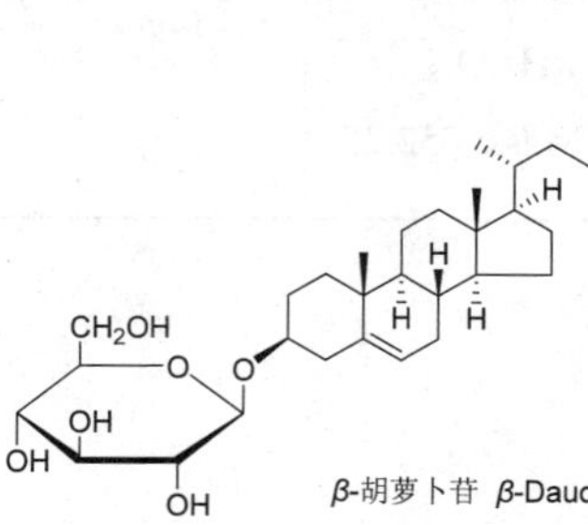 *β*-胡萝卜苷　*β*-Daucosterol	乙酰酚酮苷 Sibiricaphenone $C_{20}H_{28}O_{11}$ Exact Mass: 444.16	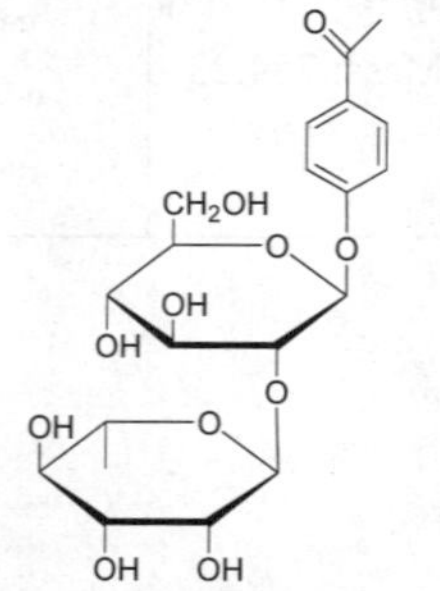 乙酰酚酮苷　Sibiricaphenone

续表

中英文名、化学式及相对分子质量	结构图	中英文名、化学式及相对分子质量	结构图
远志苷 C Tenuifoliside C $C_{35}H_{44}O_{19}$ Exact Mass: 768.25	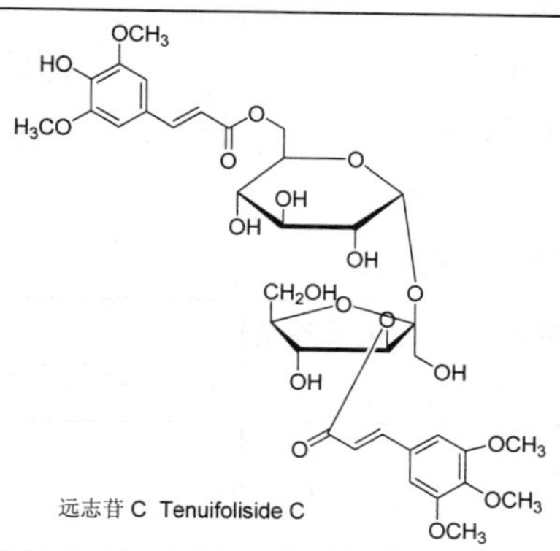 远志苷 C Tenuifoliside C	远志苷 D Tenuifoliside D $C_{18}H_{24}O_{9}$ Exact Mass: 384.14	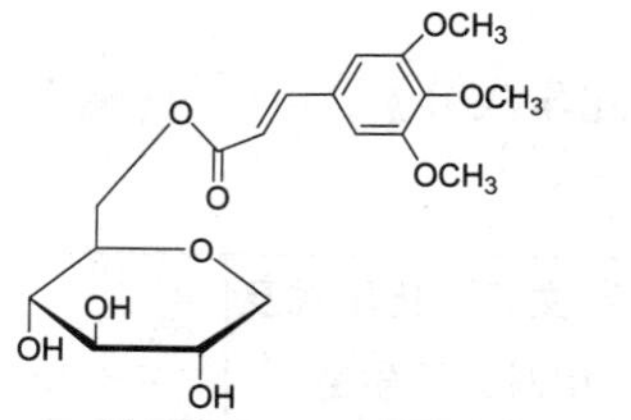 远志苷 D Tenuifoliside D
远志苷 A Tenuifoliside A $C_{31}H_{38}O_{17}$ Exact Mass: 682.21	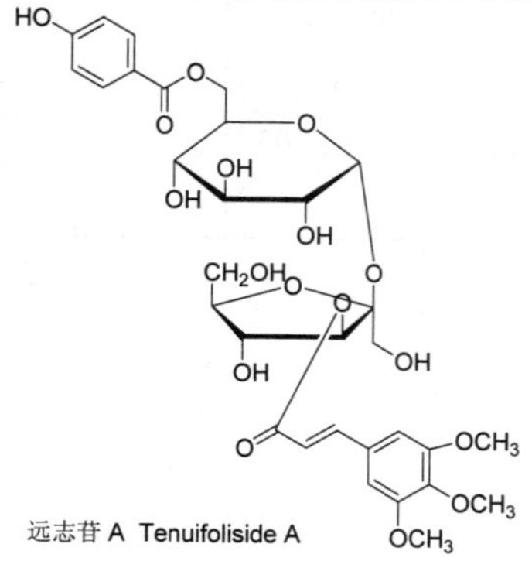 远志苷 A Tenuifoliside A	远志苷 B Tenuifoliside B $C_{30}H_{36}O_{17}$ Exact Mass: 668.20	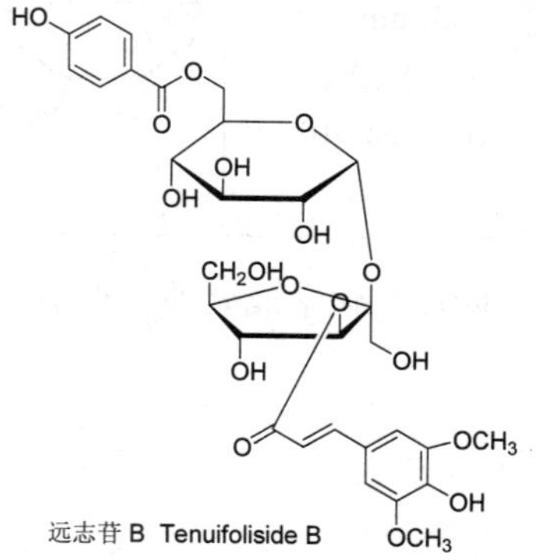 远志苷 B Tenuifoliside B

表 1-7-3b 远志其他主要化学成分[12~16]

中英文名	中英文名
葡萄糖	果糖
正十二烷	壬烷
远志醇	远志碱
N-乙酰-D-氨基葡萄糖	3-羟基-1,2,7-三甲氧基𠮿酮
远志皂苷C	远志皂苷D
7-*O*-Methylmangiferin	Lancerin

【分析方法】

1 HPLC 法测定远志中去羟基远志皂苷元含量[16]

1.1 仪器

HP-1100 高效液相色谱仪。

1.2 色谱条件

色谱柱：Hypersil ODS 柱(125mm×4mm，5μm)；流动相：甲醇-0.05%磷酸溶液(74∶26)；流速 1.0mL/min；紫外检测波长 210nm；柱温 25℃。

1.3 对照品溶液的制备

称取去羟基远志皂苷对照品，用适量甲醇溶解。

1.4 供试品溶液的制备

称取粉碎的远志生药 2g，加乙醚回流脱脂 2h，弃去乙醚液，药渣用 50mL 水饱和的正丁醇浸泡过夜后超声提取 30min，滤过，取续滤液 10mL，蒸干，残渣中加入 10% HCl 40mL 水解 2h，滤过，沉淀用水洗至中性后用甲醇溶解。

赤小豆

Chixiaodou

VIGNAE SEMEN

【化学成分】

表 1-7-4 赤小豆主要化学成分[17, 18]

中英文名、化学式及相对分子质量	结构图	中英文名、化学式及相对分子质量	结构图
芦丁 Rutin $C_{27}H_{30}O_{16}$ Exact Mass: 610.15	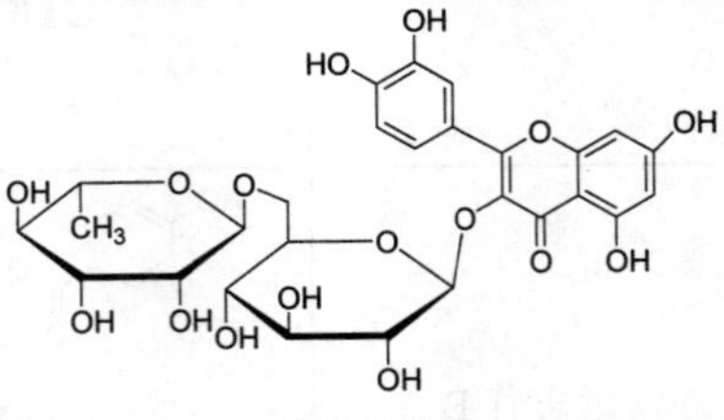 芦丁 Rutin	烟酸 Nicotinic acid $C_6H_5NO_2$ Exact Mass: 123.03	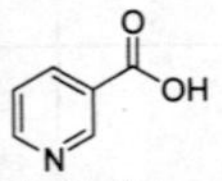 烟酸 Nicotinic acid

除以上化学成分外，赤小豆还含有 α-球蛋白、β-球蛋白等。

赤芍

Chishao

PAEONIAE RADIX RUBRA

【化学成分】

表 1-7-5 赤芍主要化学成分[19～28]

中英文名、化学式及相对分子质量	结构图	中英文名、化学式及相对分子质量	结构图
Evofolin B $C_{17}H_{18}O_6$ Exact Mass: 318.11	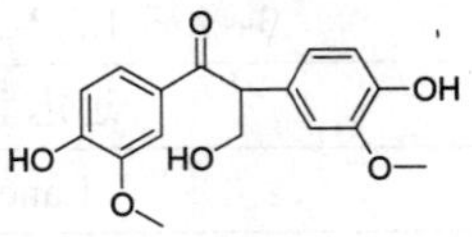 Evofolin B	没食子酸 Gallic acid $C_7H_6O_5$ Exact Mass: 170.12	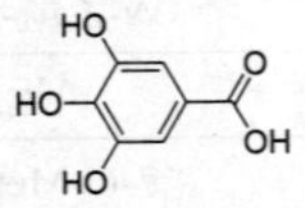 没食子酸 Gallic acid
Hederagenin 3β,23-acetonide $C_{33}H_{52}O_4$ Exact Mass: 512.39	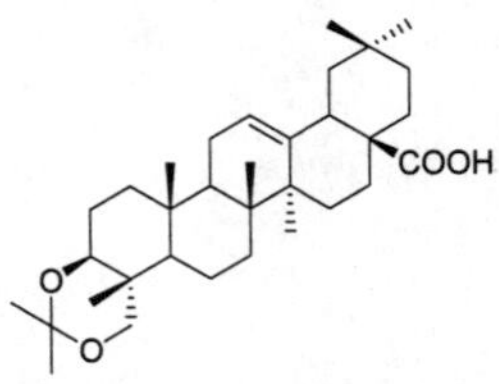 Hederagenin 3β,23-acetonide	乙酰芍药苷 Acetylpaeoniflorin $C_{25}H_{30}O_{12}$ Exact Mass: 522.17	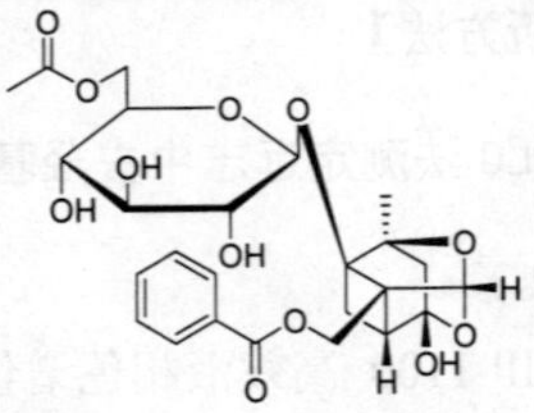 乙酰芍药苷 Acetylpaeoniflorin
白芍苷 Albiflorin $C_{23}H_{28}O_{11}$ Exact Mass: 480.16	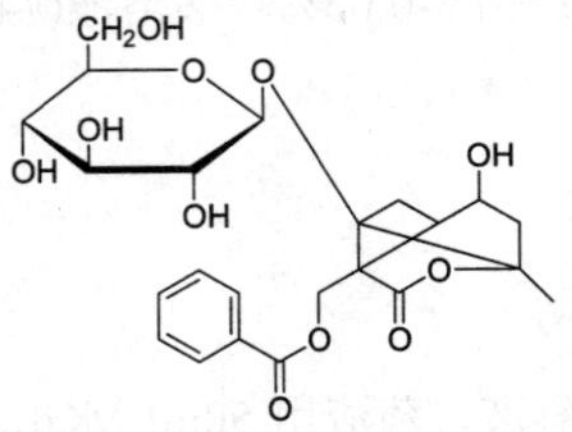 白芍苷 Albiflorin	白芍苷 R_1 Albiflorin R_1 $C_{23}H_{28}O_{11}$ Exact Mass: 480.16	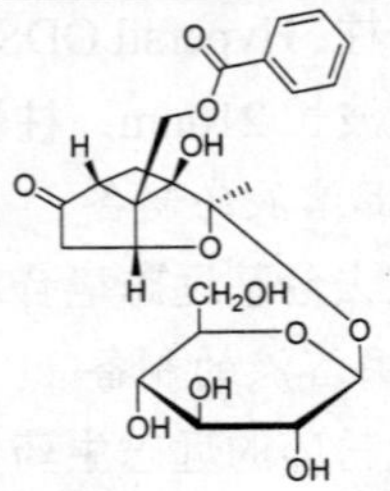 白芍苷 R_1 Albiflorin R_1

续表

中英文名、化学式及相对分子质量	结构图	中英文名、化学式及相对分子质量	结构图
天门冬素 Asparagine $C_4H_8N_2O_3$ Exact Mass: 132.05	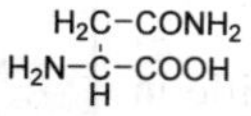 天门冬素(天冬酰胺) Asparagine	黄芪苷 Astragalin $C_{21}H_{20}O_{11}$ Exact Mass: 448.10	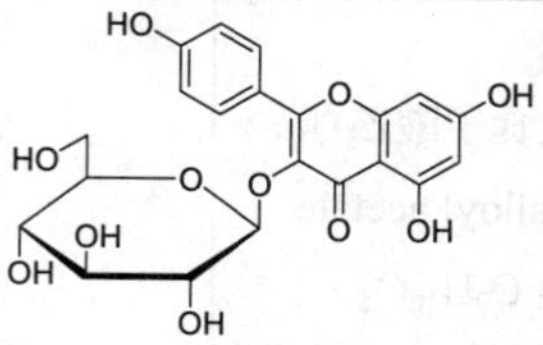 黄芪苷 Astragalin
苯甲酸 Benzoic acid $C_7H_6O_2$ Exact Mass: 122.04	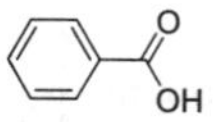 苯甲酸 Benzoic acid	6'-*O*-Benzoyl-4"-hydroxy-3"-methoxy-paeoniflorin $C_{31}H_{34}O_{14}$ Exact Mass: 630.19	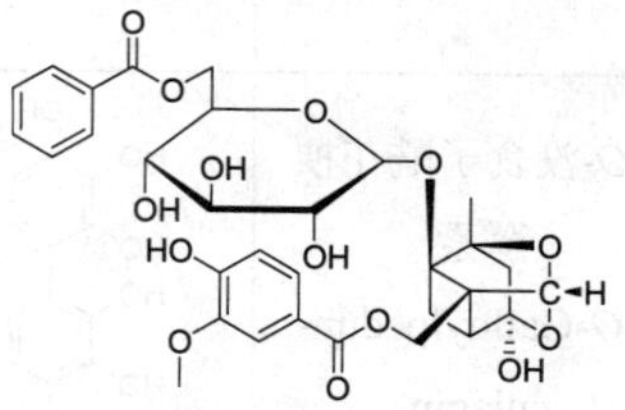 6'-*O*-Benzoyl-4"-hydroxy-3"-methoxypaeoniflorin
苯甲酰氧化芍药苷 Benzoyloxypaeoni-florin $C_{30}H_{32}O_{13}$ Exact Mass: 600.18	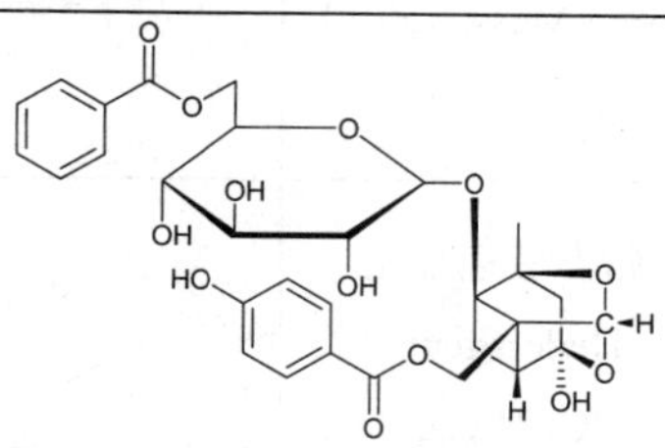 苯甲酰氧化芍药苷 Benzoyloxypaeoniflorin	苯甲酰芍药苷 Benzoylpaeoniflorin $C_{30}H_{32}O_{12}$ Exact Mass: 584.19	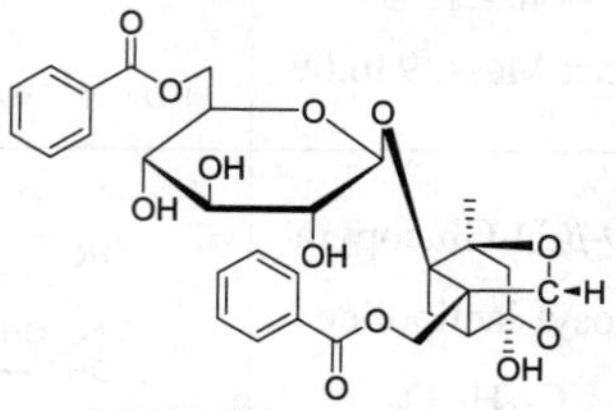 苯甲酰芍药苷 Benzoylpaeoniflorin
(+)-儿茶素 (+)-Catechin $C_{15}H_{14}O_6$ Exact Mass: 290.08	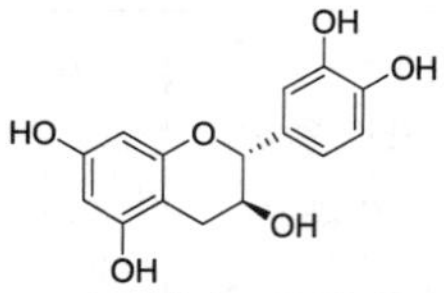 (+)-儿茶素 (+)-Catechin	花青素 3,5-二葡萄糖苷 Cyanidin 3,5-diglucoside $C_{27}H_{31}ClO_{16}$ Exact Mass: 646.13	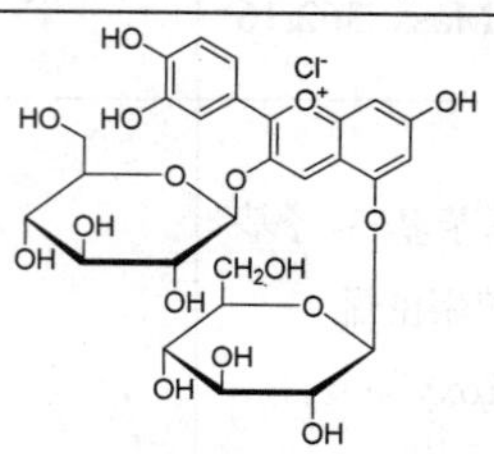 花青素3,5-二葡萄糖苷 Cyanidin 3,5-diglucoside
花青素 3-葡萄糖苷 Cyanidin 3-glucoside $C_{21}H_{21}ClO_{11}$ Exact Mass: 484.08	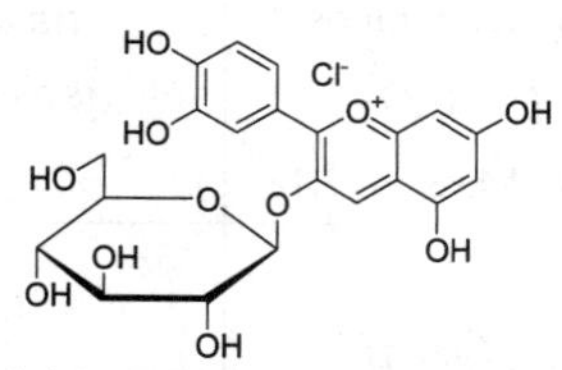 花青素3-葡萄糖苷 Cyanidin 3-glucoside	胡萝卜苷 Daucosterol $C_{35}H_{60}O_6$ Exact Mass: 576.44	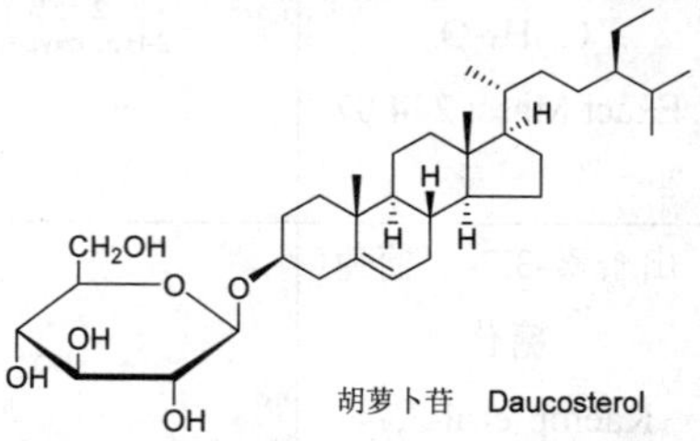 胡萝卜苷 Daucosterol
8-Debenzoylpaeoni-florin $C_{16}H_{24}O_{10}$ Exact Mass: 376.14	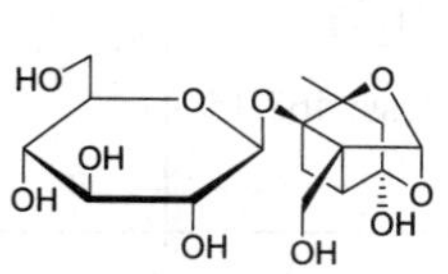 8-Debenzoylpaeoniflorin	3,4-二甲氧基苯甲醛 3,4-Dimethoxybenzal-dehyde $C_9H_{10}O_3$ Exact Mass: 166.06	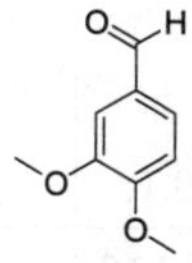 3,4-二甲氧基苯甲醛 3,4-Dimethoxybenzaldehyde
4-乙基-芍药苷 4-Ethyl-paeoniflorin $C_{25}H_{32}O_{11}$ Exact Mass: 508.19	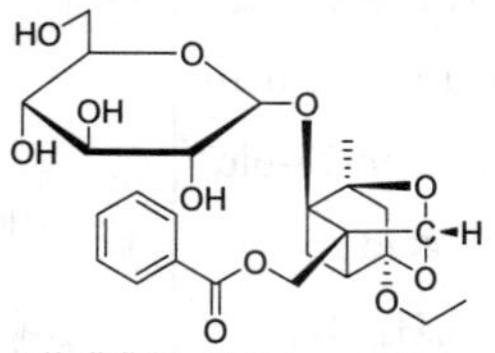 4-乙基-芍药苷 4-Ethyl-paeoniflorin	Euglobal $C_{10}H_{16}O_3$ Exact Mass: 184.11	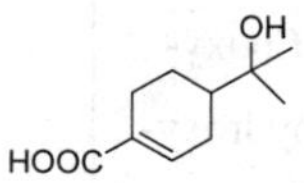 Euglobal

续表

中英文名、化学式及相对分子质量	结构图	中英文名、化学式及相对分子质量	结构图
没食子酸乙酯 Galloyl acetate $C_9H_{10}O_5$ Exact Mass: 198.17	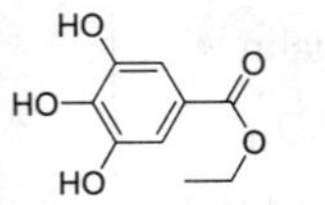 没食子酸乙酯 Galloyl acetate	没食子酰芍药苷 Galloylpaeoniflorin $C_{30}H_{32}O_{15}$ Exact Mass: 632.57	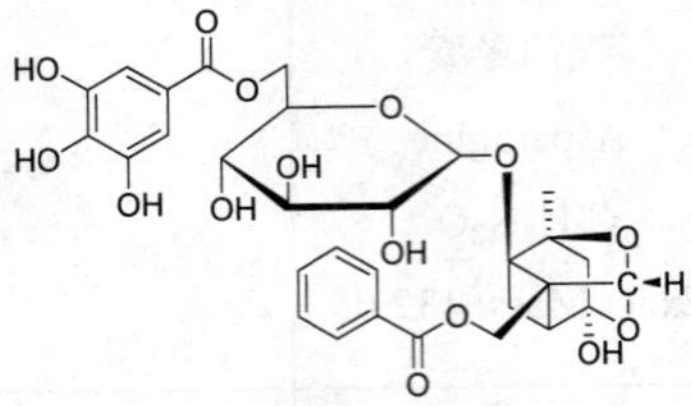 没食子酰芍药苷 Galloylpaeoniflorin
1-*O*-没食子酰花梗鞣素 1-*O*-Galloylpedunculagin $C_{41}H_{28}O_{26}$ Exact Mass: 936.09	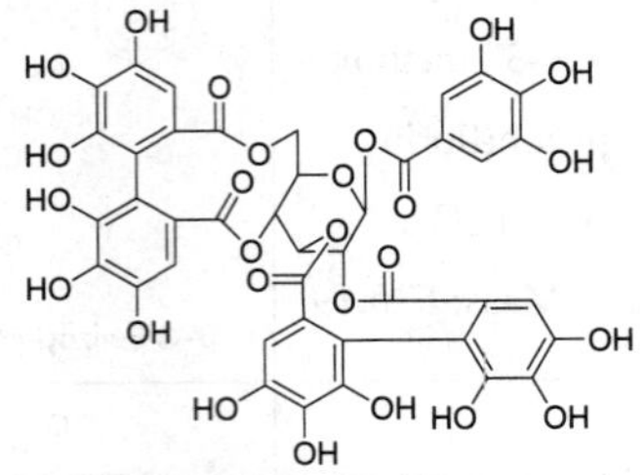 1-*O*-没食子酰花梗鞣素 1-*O*-Galloylpedunculagin	1-*O*-*β*-D-Glucopyranosyl-paeonisuffrone $C_{16}H_{24}O_9$ Exact Mass: 360.14	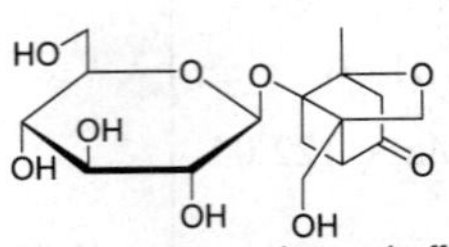 1-*O*-*β*-D-Glucopyranosyl-paeonisuffrone
6-*O*-*β*-D-Glucopyranosyl-lactinolide $C_{16}H_{26}O_9$ Exact Mass: 362.16	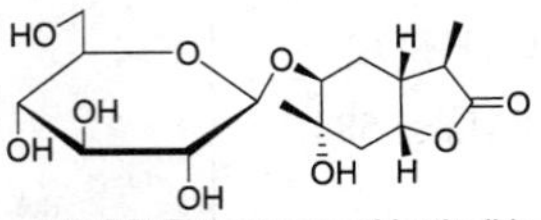 6-*O*-*β*-D-Glucopyranosyl-lactinolide	常春藤皂苷元 Hederagenin $C_{30}H_{48}O_4$ Exact Mass: 472.36	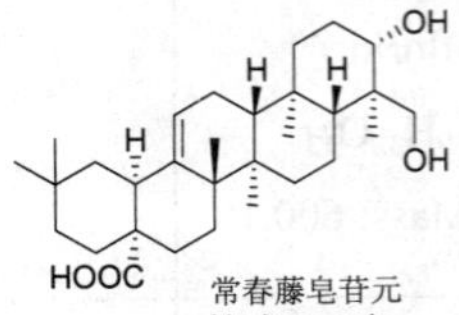 常春藤皂苷元 Hederagenin
2-羟基苄基-3-羟基苯甲酸酯 2-Hydroxybenzyl-3-hydroxybenzoate $C_{14}H_{12}O_4$ Exact Mass: 244.07	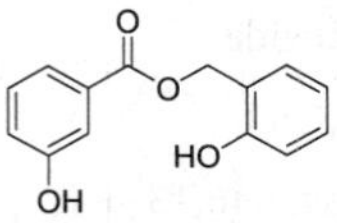 2-羟基苄基-3-羟基苯甲酸酯 2-Hydroxybenzyl -3-hydroxybenzoate	(1*S*,2*S*,4*R*)-反式-2-羟基-1,8-桉叶素-*β*-D-吡喃葡萄糖苷 (1*S*,2*S*,4*R*)-*trans*-2-Hydroxy-1,8-cineole-*β*-D-glucopyranoside $C_{16}H_{28}O_7$ Exact Mass: 332.18	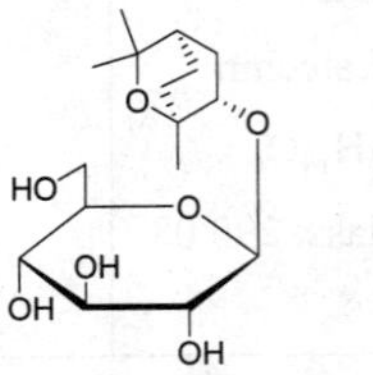 (1*S*,2*S*,4*R*)-反式-2-羟基-1,8-桉叶素-*β*-D-吡喃葡萄糖苷 (1*S*,2*S*,4*R*)-*trans*-2-Hydroxy-1,8-cineole-*β*-D-glucopyranoside
山柰素-3,7-二葡萄糖苷 Kaempferol-3,7-diglucoside $C_{27}H_{30}O_{16}$ Exact Mass: 610.15	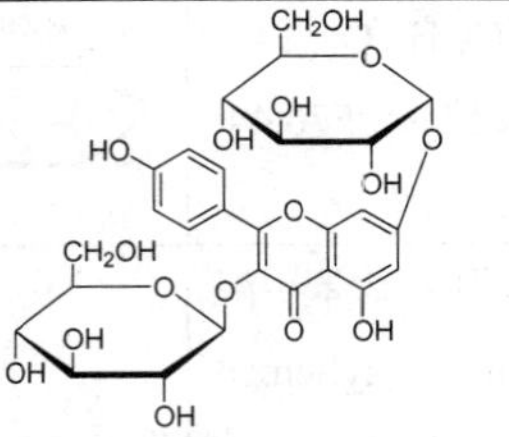 山柰素-3,7-二葡萄糖苷 Kaempferol-3,7-diglucoside	芍药新苷 Lactiflorin $C_{23}H_{26}O_{10}$ Exact Mass: 462.15	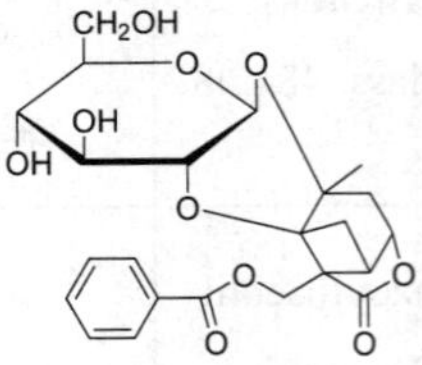 芍药新苷 Lactiflorin
11*α*,12*α*-环氧-3*β*,13*β*-二羟基齐墩果28,13*β*-交酯 11*α*,12*α*-Epoxy-3*β*,13*β*-dihydroxy-olean28,13*β*-olide $C_{30}H_{46}O_4$ Exact Mass: 470.34	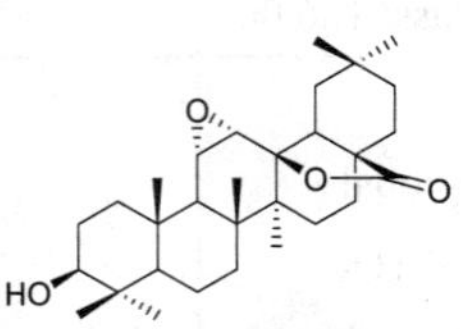 11*α*,12*α*-环氧-3*β*,13*β*-二羟基齐墩果28,13*β*-交酯 11*α*,12*α*-Epoxy-3*β*,13*β*-dihydroxy-olean28,13*β*-olide	3*β*-羟基-11-氧代-齐墩果-12-烯-28-酸 3*β*-Hydroxy-11-*oxo*-olean-12-en-28-oic acid $C_{30}H_{46}O_4$ Exact Mass: 470.34	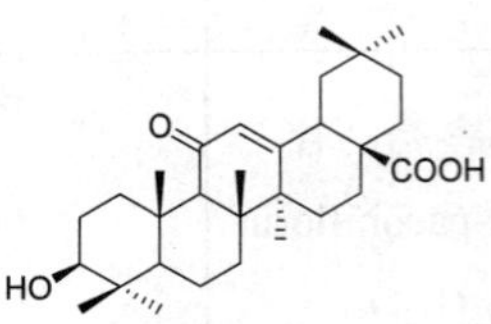 3*β*-羟基-11-氧代-齐墩果-12-烯-28-酸 3*β*-Hydroxy-11-*oxo*-olean-12-en-28-oic acid

续表

中英文名、化学式及相对分子质量	结构图	中英文名、化学式及相对分子质量	结构图
山柰甲黄素 Kaempferide $C_{16}H_{12}O_6$ Exact Mass: 300.06	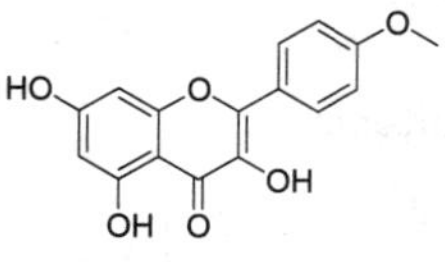 山柰甲黄素 Kaempferide	山柰酚 Kaempferol $C_{15}H_{10}O_6$ Exact Mass: 286.05	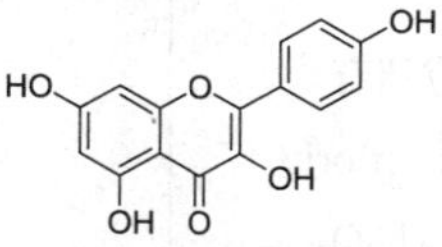 山柰酚 Kaempferol
Lactinolide $C_{10}H_{16}O_4$ Exact Mass: 200.10	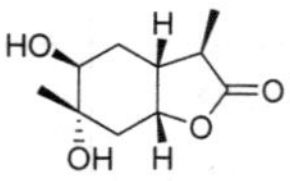 Lactinolide	3-甲氧基-黄杉素 3-Methoxy-distylin $C_{16}H_{14}O_7$ Exact Mass: 318.07	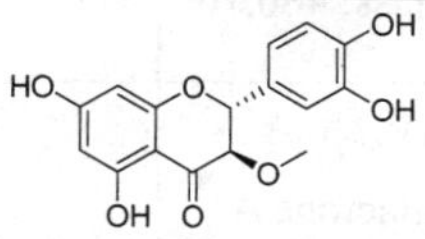 3-甲氧基-黄杉素 3-Methoxy-distylin
没食子酰甲酯 Methyl gallate $C_8H_8O_5$ Exact Mass: 184.04	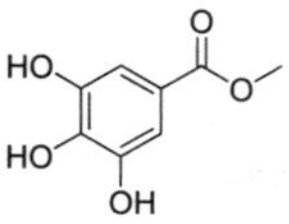 没食子酰甲酯 Methyl gallate	3-*O*-甲基芍药苷 3-*O*-Methylpaeoniflorin $C_{24}H_{30}O_{11}$ Exact Mass: 494.18	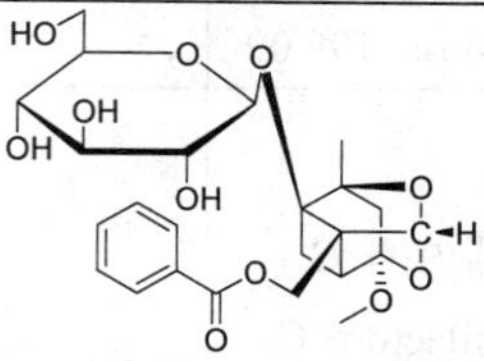 3-*O*-甲基芍药苷 3-*O*-Methylpaeoniflorin
13-甲基十四碳酸 13-Methyl tetradecanoic acid $C_{15}H_{30}O_2$ Exact Mass: 242.22	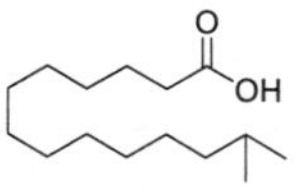 13-甲基十四碳酸 13-Methyl tetradecanoic acid	牡丹苷 J Mudanpioside J $C_{31}H_{34}O_{14}$ Exact Mass: 630.19	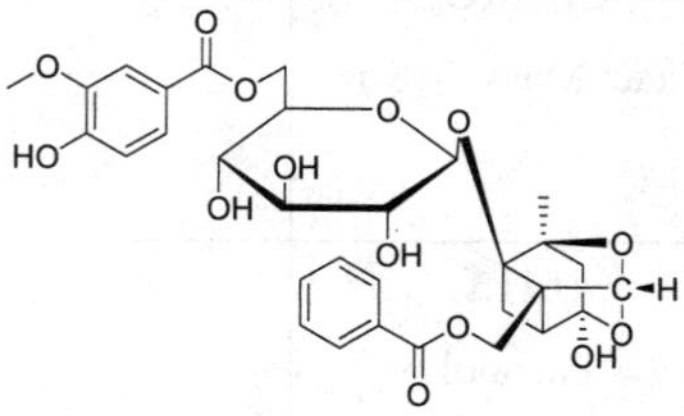 牡丹苷 J Mudanpioside J
Oplopanaxogenin C $C_{30}H_{48}O_4$ Exact Mass: 472.36	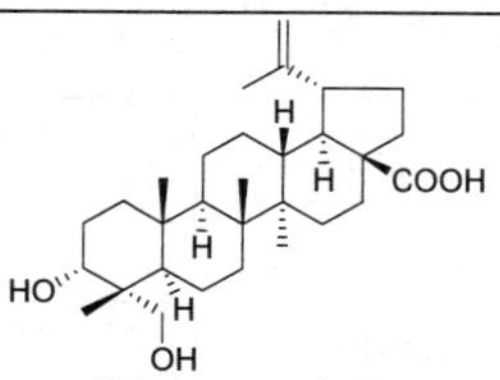 Oplopanaxogenin C	3-氧代-1,8-桉叶素 3-*oxo*-1,8-Cineole $C_{10}H_{16}O_2$ Exact Mass: 168.12	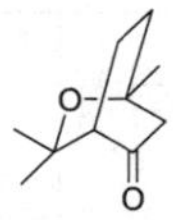 3-氧代-1,8-桉叶素 3-*oxo*-1,8-Cineole
氧化苯甲酰芍药苷 Oxybenzoyl-paeoniflorin $C_{30}H_{32}O_{13}$ Exact Mass: 600.57	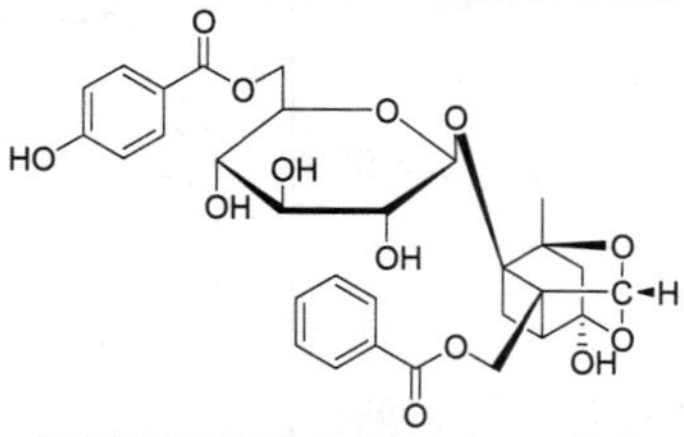 氧化苯甲酰芍药苷 Oxybenzoyl-paeoniflorin	氧化芍药苷 Oxypaeoniflorin $C_{23}H_{28}O_{12}$ Exact Mass: 496.16	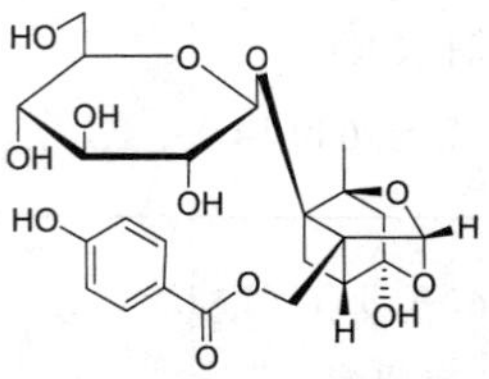 氧化芍药苷 Oxypaeoniflorin
Paeonenolide F $C_{32}H_{46}O_5$ Exact Mass: 510.33	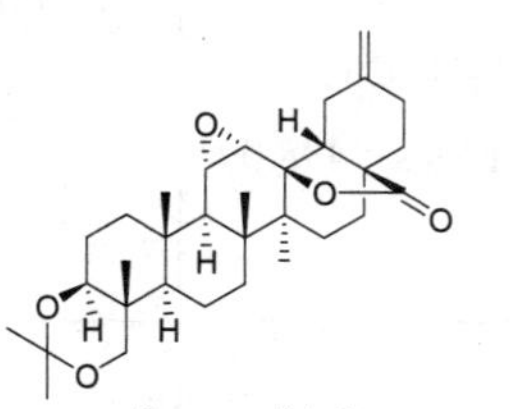 Paeonenolide F	Paeonenolide G $C_{31}H_{44}O_6$ Exact Mass: 512.31	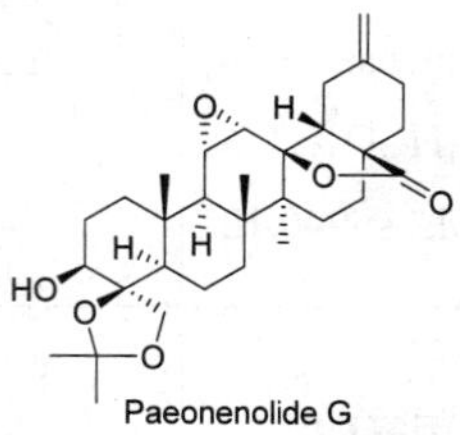 Paeonenolide G
Paeonenolide H $C_{31}H_{48}O_5$ Exact Mass: 500.35	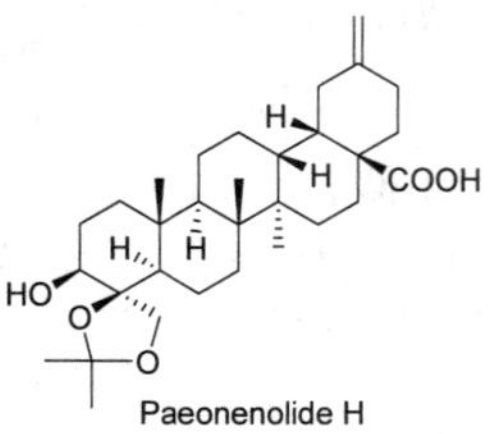 Paeonenolide H	芍药苷元酮 Paeoniflorigenone $C_{17}H_{18}O_6$ Exact Mass: 318.11	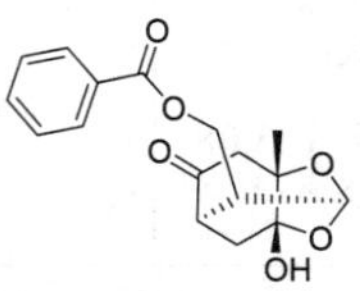 芍药苷元酮 Paeoniflorigenone

续表

中英文名、化学式及相对分子质量	结构图	中英文名、化学式及相对分子质量	结构图
芍药苷 Paeoniflorin $C_{23}H_{28}O_{11}$ Exact Mass: 480.16	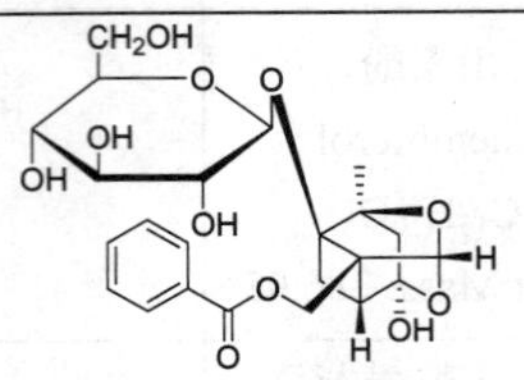 芍药苷 Paeoniflorin	Paeonilactinone $C_{10}H_{16}O_2$ Exact Mass: 168.12	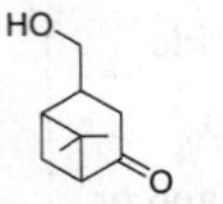 Paeonilactinone
芍药内酯 A Paeonilactone A $C_{10}H_{14}O_4$ Exact Mass: 198.09	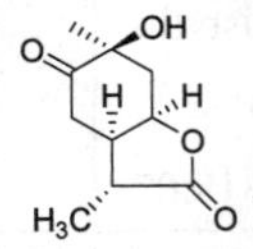 芍药内酯 A Paeonilactone A	芍药内酯 B Paeonilactone B $C_{10}H_{12}O_4$ Exact Mass: 196.07	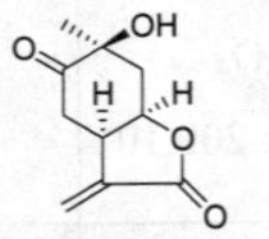 芍药内酯 B Paeonilactone B
芍药内酯 C Paeonilactone C $C_{17}H_{18}O_6$ Exact Mass: 318.11	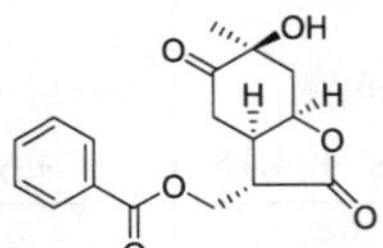 芍药内酯 C Paeonilactone C	芍药花苷 Paeonin $C_{28}H_{33}ClO_{16}$ Exact Mass: 660.15	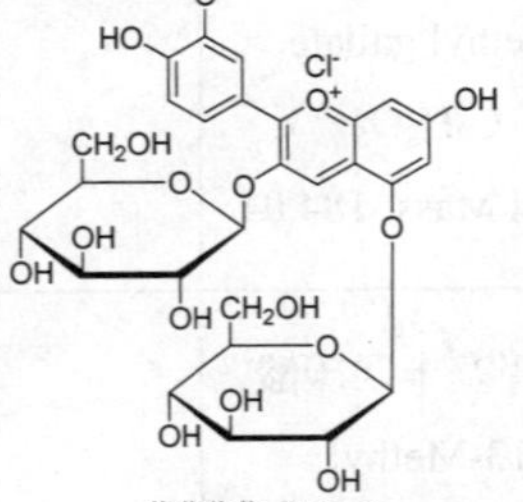 芍药花苷 Paeonin
牡丹酚 Paeonol $C_9H_{10}O_3$ Exact Mass: 166.06	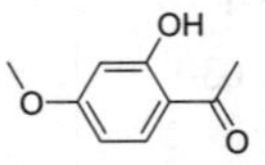 牡丹酚 Paeonol	Palbinone $C_{22}H_{30}O_4$ Exact Mass: 358.21	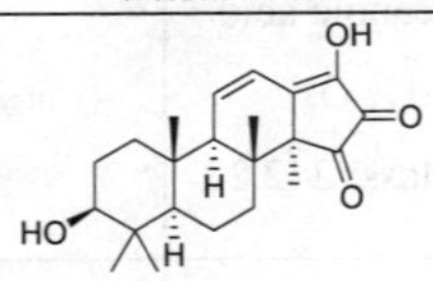 Palbinone
天竺葵色素 3,5-二葡萄糖苷 Pelargonidin 3,5-diglucoside $C_{27}H_{31}ClO_{15}$ Exact Mass: 630.14	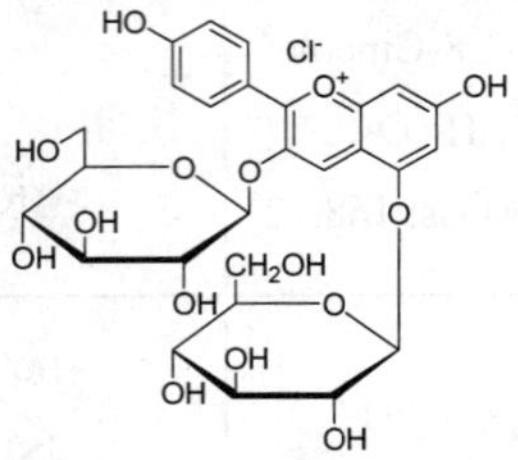 天竺葵色素 3,5-二葡萄糖苷 Pelargonidin 3,5-diglucoside	天竺葵色素 3-葡萄糖苷 Pelargonidin 3-glucoside $C_{21}H_{21}ClO_{10}$ Exact Mass: 468.08	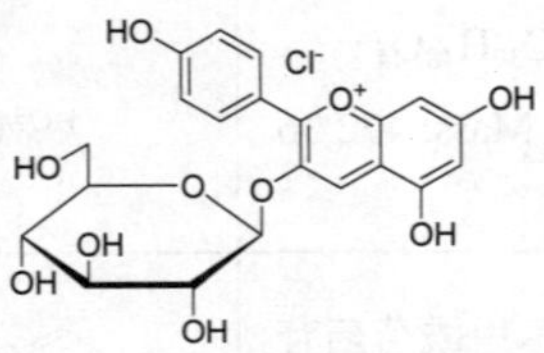 天竺葵色素 3-葡萄糖苷 Pelargonidin 3-glucoside
1,2,3,4,6-五没食子酰基葡萄糖 1,2,3,4,6-Pentagalloyl-glucose $C_{41}H_{32}O_{26}$ Exact Mass: 940.12	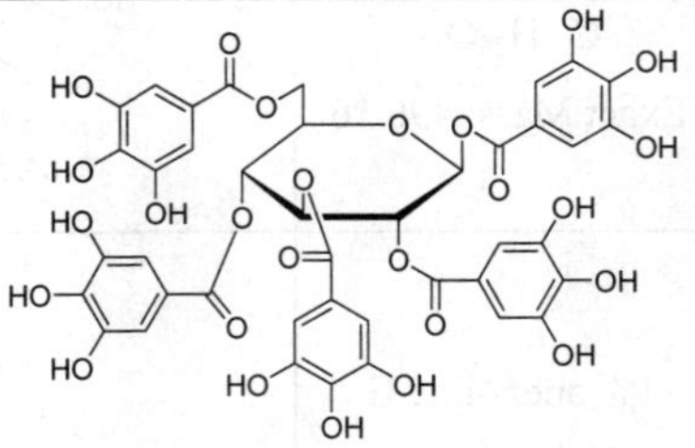 1,2,3,4,6-五没食子酰基葡萄糖 1,2,3,4,6-Pentagalloylglucose	芍药素 3-葡萄糖苷 Peonidin 3-glucoside $C_{22}H_{23}ClO_{11}$ Exact Mass: 498.09	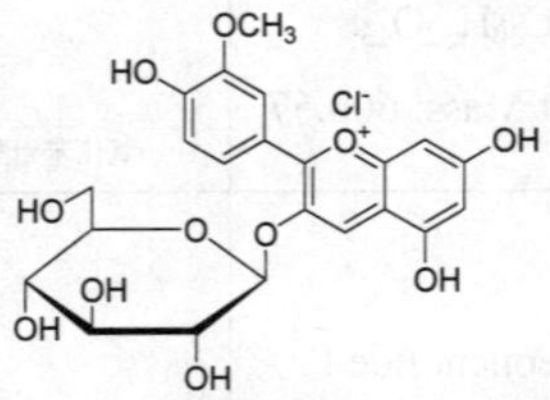 芍药素 3-葡萄糖苷 Peonidin 3-glucoside
苯丙氨酸 Phenylalanine $C_9H_{11}NO_2$ Exact Mass: 165.08	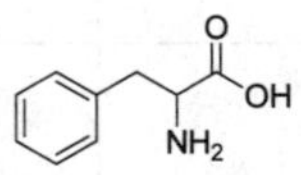 苯丙氨酸 Phenylalanine	(*Z*)-(1*S*,5*R*)-*β*-蒎烯-10-*β*-巢菜糖苷 (*Z*)-(1*S*,5*R*)-*β*-Pinen-10-yl *β*-vicianoside $C_{21}H_{34}O_{10}$ Exact Mass: 446.22	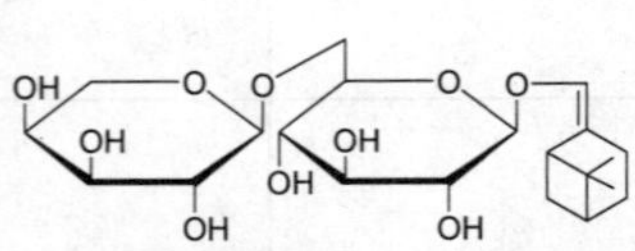 (*Z*)-(1*S*,5*R*)-*β*-蒎烯-10-*β*-巢菜糖苷 (*Z*)-(1*S*,5*R*)-*β*-Pinen-10-yl *β*-vicianoside

续表

中英文名、化学式及相对分子质量	结构图	中英文名、化学式及相对分子质量	结构图
β-谷甾醇 *β*-Sitosterol $C_{29}H_{50}O$ Exact Mass: 414.39	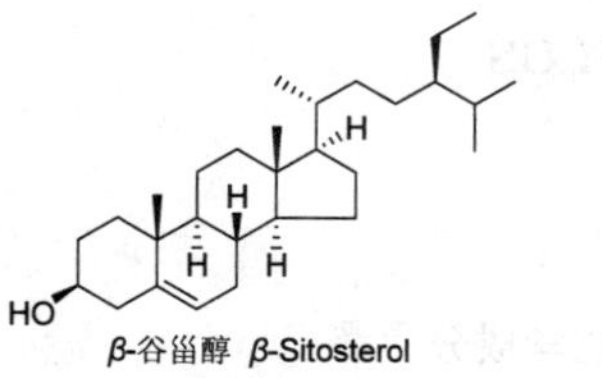 *β*-谷甾醇 *β*-Sitosterol	1,2,3,6-四-*O*-没食子酰-*β*-D-葡萄糖 1,2,3,6-Tetra-*O*-galloyl-*β*-D-glucose $C_{34}H_{28}O_{22}$ Exact Mass: 788.11	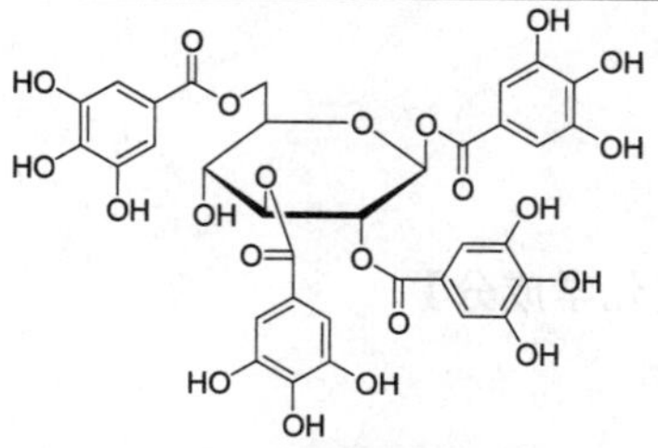 1,2,3,6-四-*O*-没食子酰-*β*-D-葡萄糖 1,2,3,6-Tetra-*O*-galloyl-*β*-D-glucose
3*β*,4*β*,23-Trihydroxy-24,30-dinorolean-12,20(29)-dien-28-oic acid $C_{28}H_{42}O_5$ Exact Mass: 458.30	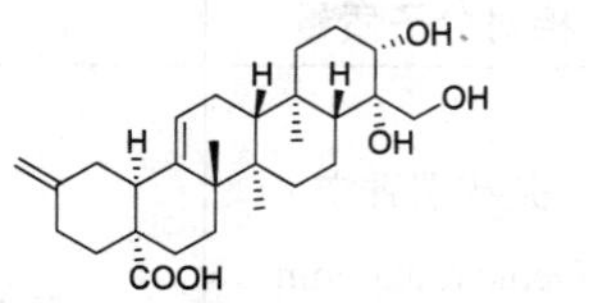 3*β*,4*β*,23-Trihydroxy-24,30-dinorolean-12,20(29)-dien-28-oic acid	香草酸 Vanillic acid $C_8H_8O_4$ Exact Mass: 168.04	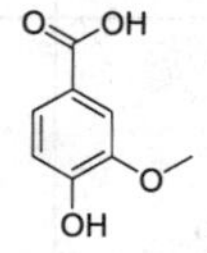 香草酸 Vanilic acid
牡丹酚原苷 Paeonolide $C_{20}H_{28}O_{12}$ Exact Mass: 460.16	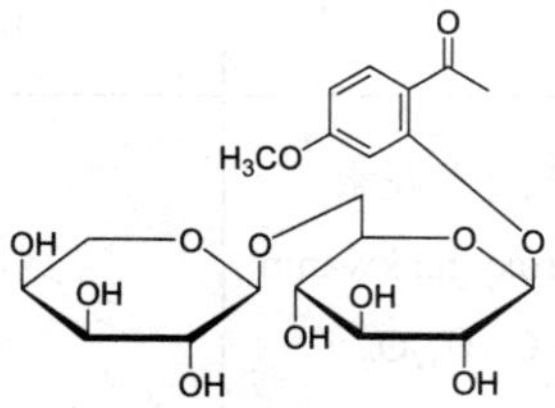 牡丹酚原苷 Paeonolide	牡丹酚苷 Paeonoside $C_{15}H_{20}O_8$ Exact Mass: 328.12	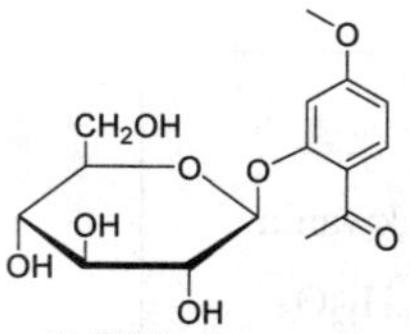 牡丹酚苷 Paeonoside
杨属苷 Populnin $C_{21}H_{20}O_{11}$ Exact Mass: 448.10	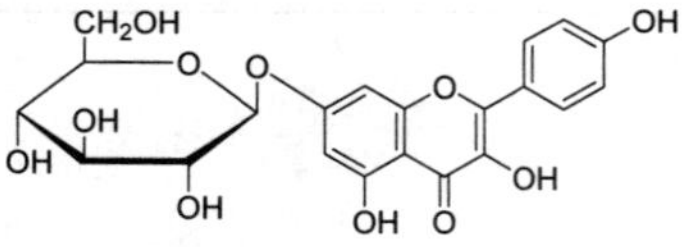 杨属苷 Populnin		

除以上化学成分外，赤芍还含有邻苯三酚、二氢芹菜素等。

【分析方法】

1　高效液相色谱法测定赤芍 3 种化学成分[28]

1.1 仪器

Shimadzu LC-10AD 液相色谱仪。

1.2 色谱条件

色谱柱：Hypersil C_{18} 柱(200mm×4.6mm)；流动相：乙腈-水(12∶88，磷酸调 pH 至 3.0)；流速 0.8mL/min；检测波长 230nm；柱温室温；分析时间 45min。

1.3 对照品溶液的制备

分别称取芍药苷、芍药内酯苷、苯甲酸对照品，用适量甲醇溶解。

1.4 供试品溶液的制备

称取粉碎的赤芍 1g，用 8 倍量 75%乙醇回流提取 3 次，每次 2h，合并提取液，蒸干，残渣用甲醇溶解并定容至 25mL。

芫花

Yuanhua

GENKWA FLOS

【化学成分】

表 1-7-6　芫花主要化学成分[29, 30]

中英文名、化学式及相对分子质量	结构图	中英文名、化学式及相对分子质量	结构图
芹菜素 Apigenin $C_{15}H_{10}O_5$ Exact Mass: 270.05	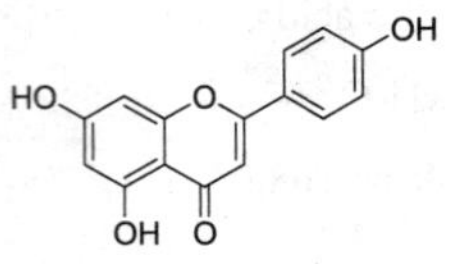 芹菜素 Apigenin	芫花瑞香宁 Genkwadaphnin $C_{34}H_{34}O_{10}$ Exact Mass: 602.22	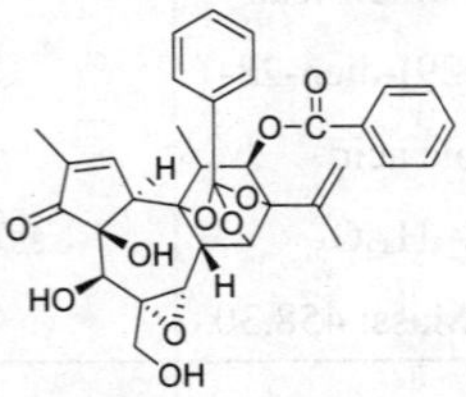 芫花瑞香宁 Genkwadaphnin
芫花素 Genkwanin $C_{16}H_{12}O_5$ Exact Mass: 284.07	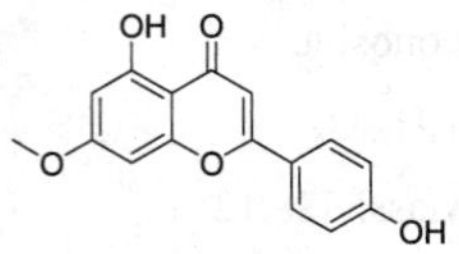 芫花素 Genkwanin	羟基芫花素 Hydroxygenkwanin $C_{16}H_{12}O_6$ Exact Mass: 300.06	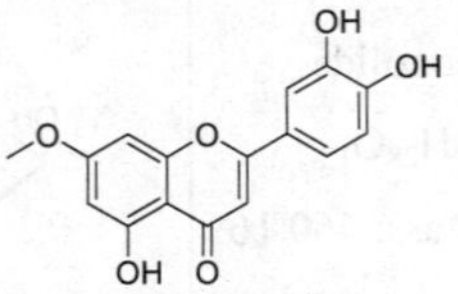 羟基芫花素 Hydroxygenkwanin

除以上化学成分外，芫花还含有芫花木内酯等。

【分析方法】

1　高效液相色谱法测定不同产地芫花药材中芫花酯甲的含量[30]

1.1 仪器

Waters 高效液相色谱仪，Waters 486 二极管阵列检测器。

1.2 色谱条件

色谱柱：Kromasil C_{18}柱(250mm×4.6mm，5μm)；流动相：甲醇-水(82∶18)；流速 1.0mL/min；检测波长 233nm；柱温 40℃；分析时间 30min。

1.3 对照品溶液的制备

称取芫花酯甲对照品，用适量甲醇溶解。

1.4 供试品溶液的制备

称取粉碎的芫花 5g，用 50mL 三氯甲烷超声提取 30min，滤过，滤液回收溶剂后残渣加 50mL 甲醇回流 1h，滤过，即得。

花椒

Huajiao

ZANTHOXYLI PERICARPIUM

【化学成分】

表 1-7-7a 花椒主要化学成分[31~35]

中英文名、化学式及相对分子质量	结构图	中英文名、化学式及相对分子质量	结构图
橙皮油内酯 Aurapten $C_{19}H_{22}O_3$ Exact Mass: 298.16	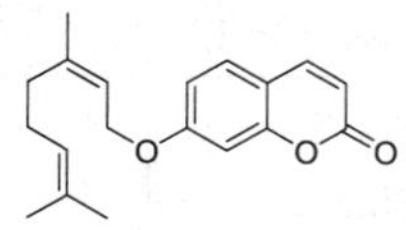 橙皮油内酯 Aurapten	佛手柑内酯 Bergapten $C_{12}H_8O_4$ Exact Mass: 216.04	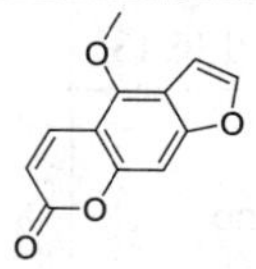 佛手柑内酯 Bergapten
苯甲酸 Benzoic acid $C_7H_6O_2$ Exact Mass: 122.04	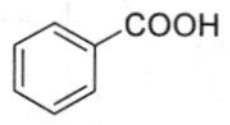 苯甲酸 Benzoic acid	莰烯 Camphene $C_{10}H_{16}$ Exact Mass: 136.13	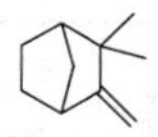 莰烯 Camphene
1,8-桉油素 1,8-Cineol $C_{10}H_{18}O$ Exact Mass: 154.14	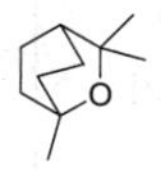 1,8-桉油素 1,8-Cineol	Collinin $C_{34}H_{26}O_{22}$ Exact Mass: 786.09	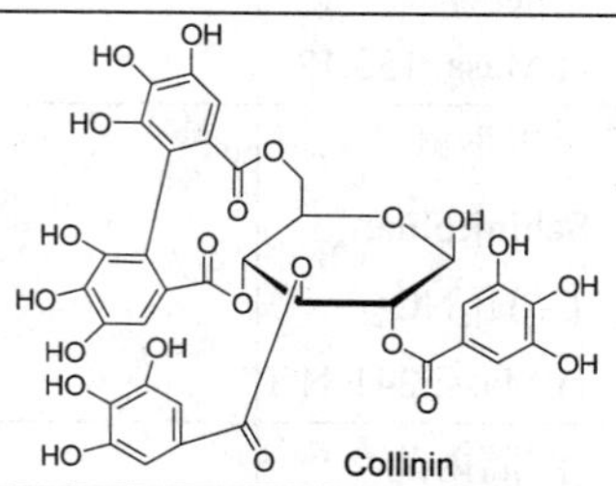 Collinin
枯醇 Cumic alcohol $C_{10}H_{14}O$ Exact Mass: 150.10	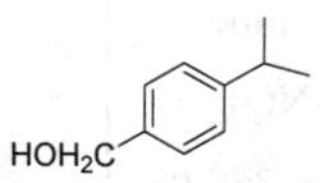 枯醇 Cumic alcohol	对伞花烃 *p*-Cymene $C_{10}H_{14}$ Exact Mass: 134.11	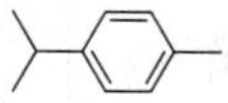 对伞花烃 *p*-Cymene
去甲乌药碱 Demethylcoclaurine $C_{16}H_{17}NO_3$ Exact Mass: 271.12	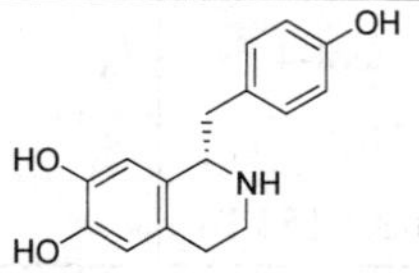 去甲乌药碱 Demethylcoclaurine	草蒿脑 Estragole $C_{10}H_{12}O$ Exact Mass: 148.09	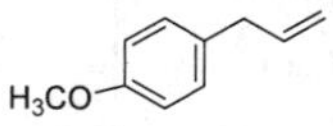 草蒿脑 Estragole
异松油烯 Isoterpinene $C_{10}H_{16}$ Exact Mass: 136.13	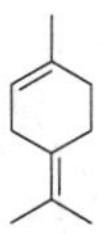 异松油烯 Isoterpinene	牻牛儿醇 Geraniol $C_{10}H_{18}O$ Exact Mass: 154.14	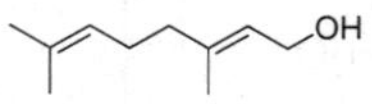 牻牛儿醇 Geraniol
芳樟醇 Linalool $C_{10}H_{18}O$ Exact Mass: 154.14	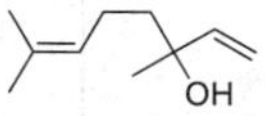 芳樟醇 Linalool	柠檬烯 Limonene $C_{10}H_{16}$ Exact Mass: 136.13	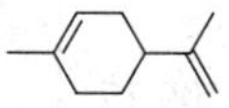 柠檬烯 Limonene
邻-甲基苯乙酮 *o*-Methyl acetophenone $C_9H_{10}O$ Exact Mass: 134.07	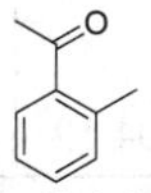 邻-甲基苯乙酮 *o*-Methyl acetophenone	*β*-月桂烯 *β*-Myrcene $C_{10}H_{16}$ Exact Mass: 136.13	$H_2C{=}CH{-}C({=}CH_2){-}CH_2{-}CH_2{-}CH{=}C(CH_3)_2$ *β*-月桂烯 *β*-Myrcene

续表

中英文名、化学式及相对分子质量	结构图	中英文名、化学式及相对分子质量	结构图
两面针碱 Nitidine $C_{21}H_{18}NO_4^+$ Exact Mass: 348.12	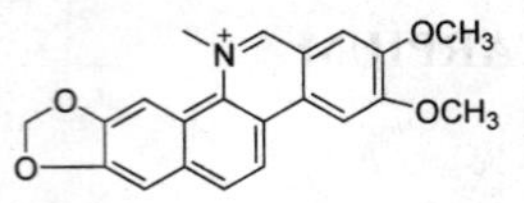 两面针碱 Nitidine	罗勒烯 Ocimene $C_{10}H_{16}$ Exact Mass: 136.13	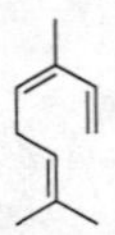 罗勒烯 Ocimene
α-水芹烯 α-Phellandrene $C_{10}H_{16}$ Exact Mass: 136.13	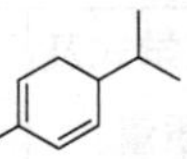 α-水芹烯 α-Phellandrene	β-水芹烯 β-Phellandrene $C_{10}H_{16}$ Exact Mass: 136.13	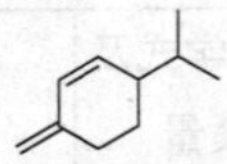 β-水芹烯 β-Phellandrene
α-蒎烯 α-Pinene $C_{10}H_{16}$ Exact Mass: 136.13	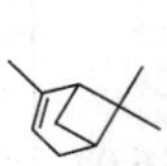 α-蒎烯 α-Pinene	β-蒎烯 β-Pinene $C_{10}H_{16}$ Exact Mass: 136.13	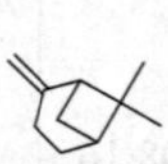 β-蒎烯 β-Pinene
胡椒酮 Piperitone $C_{10}H_{16}O$ Exact Mass: 152.12	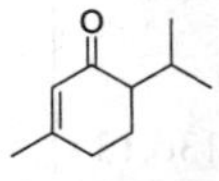 胡椒酮 Piperitone	青椒香豆素 Schinicoumarin $C_{12}H_{12}O_5$ Exact Mass: 236.07	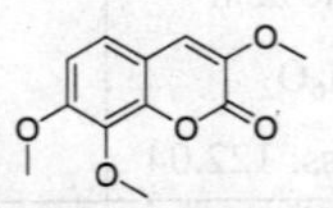 青椒香豆素 Schinicoumarin
青椒碱 Schinifoline $C_{15}H_{15}NO_2$ Exact Mass: 241.11	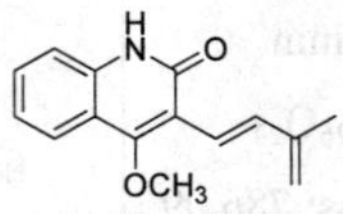 青椒碱 Schinifoline	青椒烯醇Ⅱ Schininallylol $C_{20}H_{24}O_5$ Exact Mass: 344.16	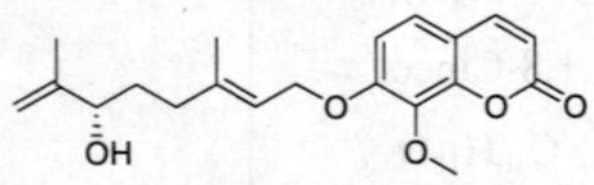 青椒烯醇Ⅱ Schininallylol
滨蒿内酯 Scoparone $C_{11}H_{10}O_4$ Exact Mass: 206.06	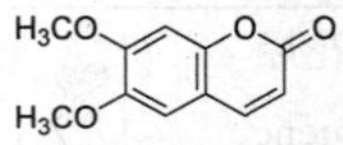 滨蒿内酯 Scoparone	茵芋碱 Skimmianine $C_{14}H_{13}NO_4$ Exact Mass: 259.08	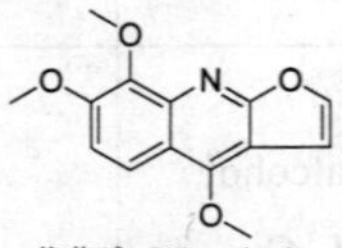 茵芋碱 Skimmianine
α-松油醇 α-Terpineol $C_{10}H_{18}O$ Exact Mass: 154.14	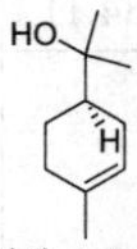 α-松油醇 α-Terpineol	松油醇-4 Terpineol-4 $C_{10}H_{18}O$ Exact Mass: 154.14	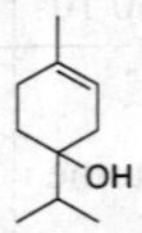 松油醇-4 Terpineol-4
伞形花内酯 Umbelliferone $C_9H_6O_3$ Exact Mass: 162.03	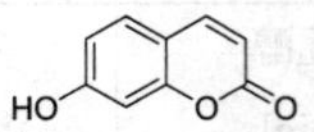 伞形花内酯 Umbelliferone	花椒朋碱 Zanthobungeanine $C_{16}H_{17}NO_3$ Exact Mass: 271.12	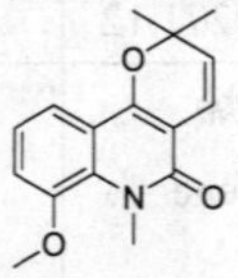 花椒朋碱 Zanthobungeanine
Zanthosimuline $C_{20}H_{23}NO_2$ Exact Mass: 309.17	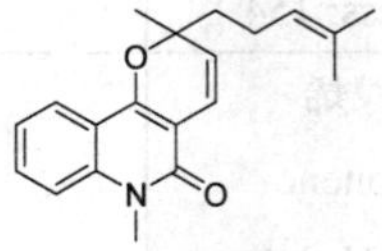 Zanthosimuline	桧烯 Sabinene $C_{10}H_{16}$ Exact Mass: 136.13	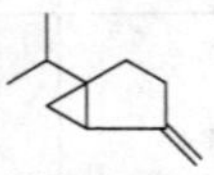 桧烯 Sabinene
布枯叶苷 Diosmin $C_{28}H_{32}O_{15}$ Exact Mass: 608.17	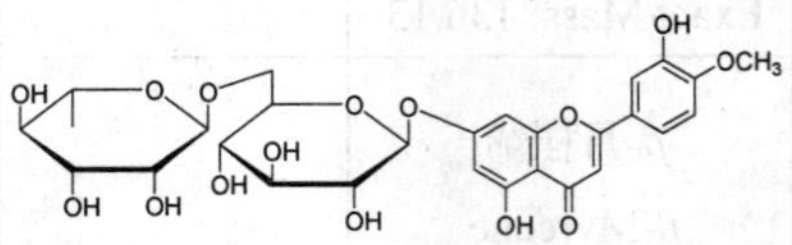 布枯叶苷 Diosmin	β-榄香烯 β-Elemene $C_{15}H_{24}$ Exact Mass: 204.19	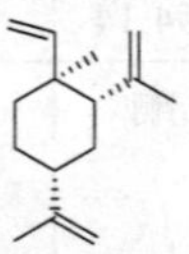 β-榄香烯 β-Elemene

续表

中英文名、化学式及相对分子质量	结构图	中英文名、化学式及相对分子质量	结构图
合帕洛平 Haplopine $C_{13}H_{11}NO_4$ Exact Mass: 245.07	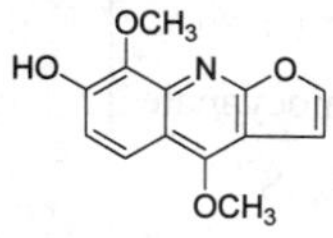 合帕洛平 Haplopine	脱肠草素 Herniarin $C_{10}H_8O_3$ Exact Mass: 176.05	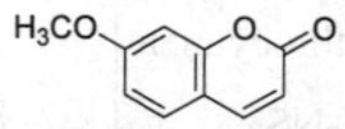 脱肠草素 Herniarin
香草木宁 Kokusaginine $C_{14}H_{13}NO_4$ Exact Mass: 259.08	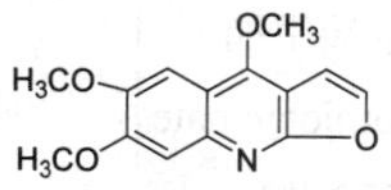 香草木宁 Kokusaginine	*β*-水芹烯 *β*-Phellandrene $C_{10}H_{16}$ Exact Mass: 136.13	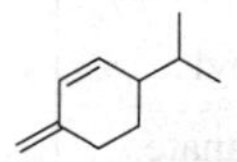 *β*-水芹烯 *β*-Phellandrene
花椒油素 Xanthoxylin $C_{10}H_{12}O_4$ Exact Mass: 196.07	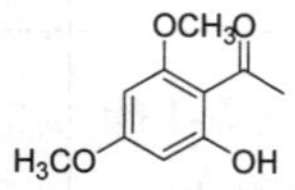 花椒油素 Xanthoxylin		

表 1-7-7b 花椒其他主要化学成分[31~35]

中文名	中文名
2,5-1,1-二甲基乙基噻吩	1-甲氧基-4(1-丙烯基)苯
8-甲基-5-异丙基-6,8-壬二烯-2-酮	正廿九烷2'-羟基-*N*-异丁基[反式2,6,8,10]-十二烷四烯酰胺
2-苯基-2-丙醇	侧柏醇-3

【分析方法】

1 高效液相色谱法测定刺壳花椒中木兰花碱含量的研究[35]

1.1 仪器

LC-20AT 高效液相色谱仪，SPD-M20A 二极管阵列检测器。

1.2 色谱条件

色谱柱：Diamonsil C_{18} 柱(250mm×4.6mm，5μm)；流动相：乙腈-0.2%磷酸和 0.2%三乙胺水溶液(15：85)；流速 1.0mL/min；检测波长 278nm；柱温 30℃；分析时间 20min。

1.3 对照品溶液的制备

称取木兰碱对照品，用适量甲醇溶解。

1.4 供试品溶液的制备

称取粉碎的花椒适量，用 20 倍量甲醇在水浴上回流 1h，过滤，滤液挥去溶剂后用甲醇溶解。

芥子

Jiezi

SINAPIS SEMEN

【化学成分】

表 1-7-8a 芥子主要化学成分[36, 37]

中英文名、化学式及相对分子质量	结构图	中英文名、化学式及相对分子质量	结构图
异硫氰酸烯丙酯 Allyl isothiocyanate C_4H_5NS Exact Mass: 99.01	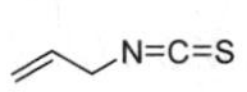 异硫氰酸烯丙酯 Allyl isothiocyanate	异硫氰酸苄酯 Benzyl isothiocyanate C_8H_7NS Exact Mass: 149.03	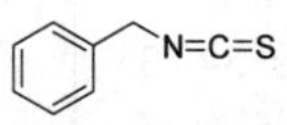 异硫氰酸苄酯 Benzyl isothiocyanate

续表

中英文名、化学式及相对分子质量	结构图	中英文名、化学式及相对分子质量	结构图
异硫氰酸丁烯-3-酯 3-Butyl isothiocyanate C_5H_7NS Exact Mass: 113.03	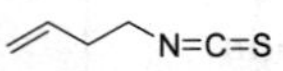 异硫氰酸丁烯-3-酯 3-Butyl isothiocyanate	异硫氰酸丁酯 Butyl isothiocyanate C_5H_9NS Exact Mass: 115.05	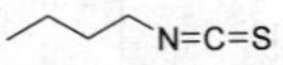 异硫氰酸丁酯 Butyl isothiocyanate
异硫氰酸异丙酯 Isopropyl isothiocyanate C_4H_7NS Exact Mass: 101.03	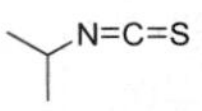 异硫氰酸异丙酯 Isopropyl isothiocyanate	异硫氰酸甲酯 Methyl isothiocyanate C_2H_3NS Exact Mass: 73.00	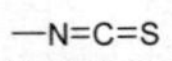 异硫氰酸甲酯 Methyl isothiocyanate
异硫氰酸 3-甲基硫代丙酯 3-Methylthiopropyl isothiocyanate $C_5H_9NS_2$ Exact Mass: 147.02	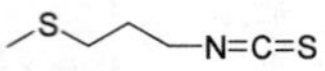 异硫氰酸 3-甲基硫代丙酯 3-Methylthiopropyl isothiocyanate	异硫氰酸戊烯-4-酯 4-Pentenyl isothiocyanate C_6H_9NS Exact Mass: 127.05	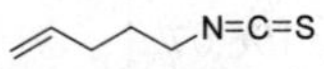 异硫氰酸戊烯-4-酯 4-Pentenyl isothiocyanate
异硫氰酸-*β*-苯乙酯 *β*-Phenylethyl isothiocyanate C_9H_9NS Exact Mass: 163.05	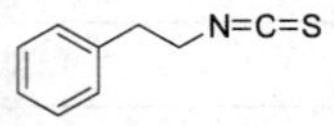 异硫氰酸-*β*-苯乙酯 *β*-Phenylethyl isothiocyanate	异硫氰酸苯酯 Phenyl isothiocyanate C_7H_5NS Exact Mass: 135.01	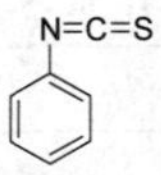 异硫氰酸苯酯 Phenyl isothiocyanate
芥子酸 Sinapic acid $C_{11}H_{12}O_5$ Exact Mass: 224.07	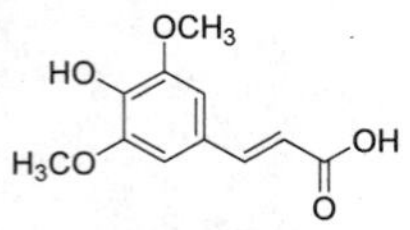 芥子酸 Sinapic acid	芥子碱 Sinapine $C_{16}H_{24}NO_5^+$ Exact Mass: 310.16	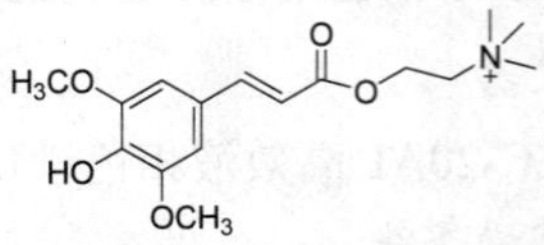 芥子碱 Sinapine
黑芥子苷 Sinigrin $C_{10}H_{17}NO_9S_2$ Exact Mass: 359.03	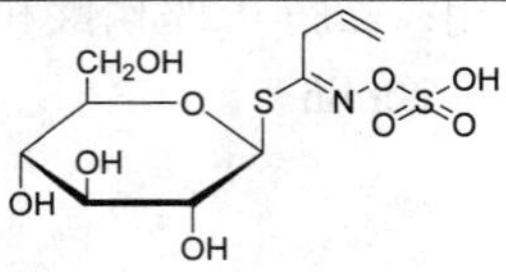 黑芥子苷 Sinigrin	亚麻酸 Linolenic acid $C_{18}H_{30}O_2$ Exact Mass: 278.22	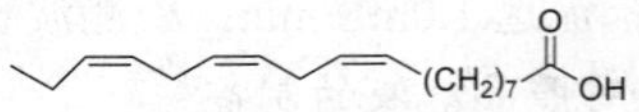 亚麻酸 Linolenic acid
亚油酸 Linoleic acid $C_{18}H_{32}O_2$ Exact Mass: 280.24	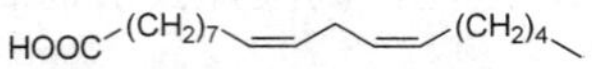 亚油酸 Linoleic acid	油酸 Oleic acid $C_{18}H_{34}O_2$ Exact Mass: 282.26	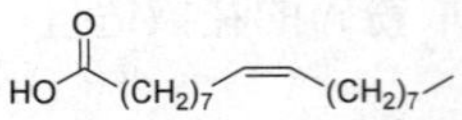 油酸 Oleic acid
棕榈酸 Palmitic acid $C_{16}H_{32}O_2$ Exact Mass: 256.24	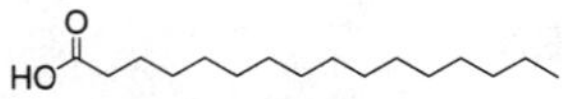 棕榈酸 Palmitic acid	硬脂酸 Octadecanoic acid $C_{18}H_{36}O_2$ Exact Mass: 284.27	$HO_2C-(CH_2)_{16}-CH_3$ 硬脂酸 Octadecanoic acid
山萮酸 Behenic acid $C_{22}H_{44}O_2$ Exact Mass: 340.33	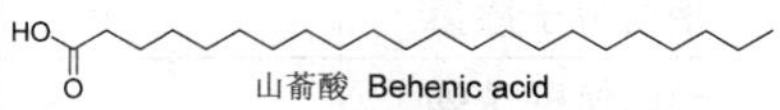 山萮酸 Behenic acid	豆瓣菜苷 Gluconasturtiin $C_{15}H_{21}NO_9S_2$ Exact Mass: 423.07	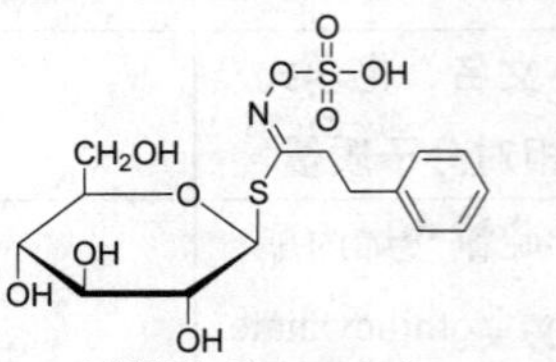 豆瓣菜苷 Gluconasturtiin

续表

中英文名、化学式及相对分子质量	结构图	中英文名、化学式及相对分子质量	结构图
烯丙基芥子油苷 Allyl glucosinolate $C_{10}H_{17}NO_9S_2$ Exact Mass: 359.03	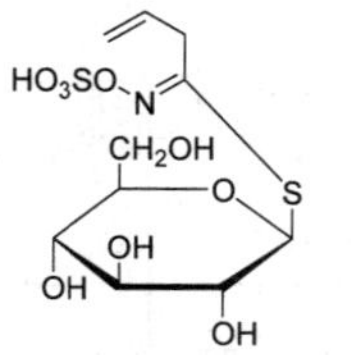 烯丙基芥子油苷 Allyl glucosinolate	吲哚甲基芥子油苷 Indolylmethyl glucosinolate $C_{16}H_{20}N_2O_9S_2$ Exact Mass: 448.06	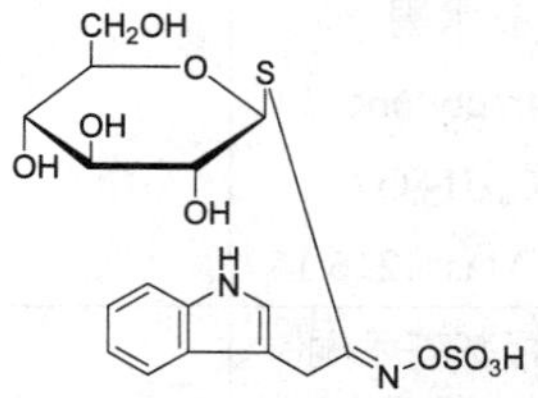 吲哚甲基芥子油苷 Indolylmethyl glucosinolate
异硫氰酸对羟基苄酯 *p*-Hydroxybenzyl isothiocyanate C_8H_7NOS Exact Mass: 165.02	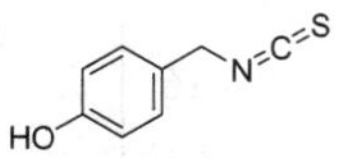 异硫氰酸对羟基苄酯 *p*-Hydroxybenzyl isothiocyanate	胆碱 Choline $C_5H_{14}NO^+$ Exact Mass: 104.11	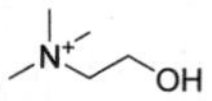 胆碱 Choline
芥子油 Mustard oil C_4H_5NS Exact Mass: 99.01	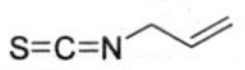 芥子油 Mustard oil		

表 1-7-8b 芥子其他主要化学成分[36, 37]

中文名	中文名
原告伊春苷	二十碳烯-11-酸
葡萄糖	丁烯基芥子油苷
花生酸	2-羟基丁烯基芥子油苷
(4-羟基吲哚基)-甲基芥子油苷	戊烯基芥子油苷
重硫酸芥子碱	(4-甲氧基吲哚基)-甲基芥子油苷
芥酸	4-羟基苯甲酰胆碱
4-羟基苯甲胺	芥子酶
黏液质	

苍术

Cangzhu

ATRACTYLODIS RHIZOMA

【化学成分】

表 1-7-9a 苍术主要化学成分[38~44]

中英文名、化学式及相对分子质量	结构图	中英文名、化学式及相对分子质量	结构图
β-桉醇(桉叶油醇) *β*-Eudesmol $C_{15}H_{26}O$ Exact Mass: 222.20	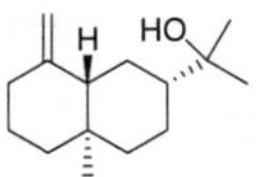 *β*-桉醇 (桉叶油醇) *β*-Eudesmol	茅术醇 Atractylol $C_{15}H_{20}O$ Exact Mass: 216.15	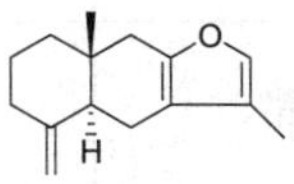 茅术醇 Atractylol

续表

中英文名、化学式及相对分子质量	结构图	中英文名、化学式及相对分子质量	结构图
苍术酮 Atractylone $C_{15}H_{20}O$ Exact Mass: 216.15	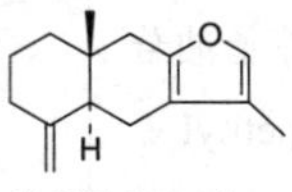 苍术酮 Atractylone	苍术素 Atractylodin $C_{13}H_{10}O$ Exact Mass: 182.07	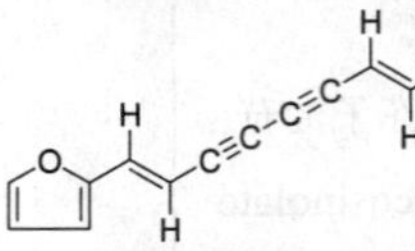 苍术素 Atractylodin
3*β*-羟基苍术酮 3*β*-Hydroxy atractylone $C_{15}H_{20}O_2$ Exact Mass: 232.15	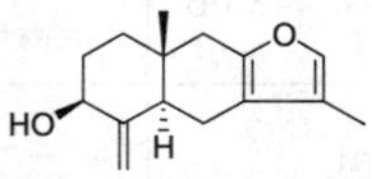 3*β*-羟基苍术酮 3*β*-Hydroxy atractylone	3*β*-醋酸基苍术酮 3*β*-Acetoxyatractylone $C_{17}H_{22}O_3$ Exact Mass: 274.16	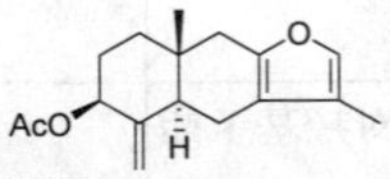 3*β*-醋酸基苍术酮 3*β*-Acetoxyatractylone
4-蒈烯 4-Carene $C_{10}H_{16}$ Exact Mass: 136.13	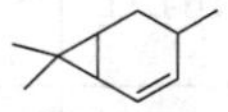 4-蒈烯 4-Carene	3-蒈烯 3-Carene $C_{10}H_{16}$ Exact Mass: 136.13	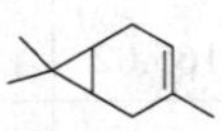 3-蒈烯 3-Carene
α-愈创木烯 *α*-Guaiene $C_{15}H_{24}$ Exact Mass: 204.19	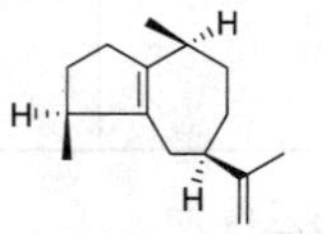 *α*-愈创木烯 *α*-Guaiene	*δ*-愈创木烯 *δ*-Guaiene $C_{15}H_{24}$ Exact Mass: 204.19	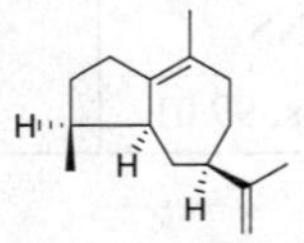 *δ*-愈创木烯 *δ*-Guaiene
愈创木奥醇 Guaiol $C_{15}H_{26}O$ Exact Mass: 222.20	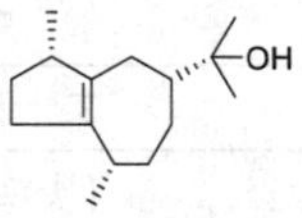 愈创木奥醇 Guaiol	石竹烯 Caryophyllene $C_{15}H_{24}$ Exact Mass: 204.19	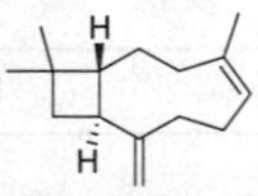 石竹烯 Caryophyllene
β-榄香烯 *β*-Elemene $C_{15}H_{24}$ Exact Mass: 204.19	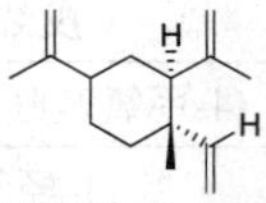 *β*-榄香烯 *β*-Elemene	葎草烯 Humulene $C_{15}H_{24}$ Exact Mass: 204.19	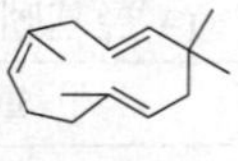 葎草烯 Humulene
β-芹子烯 *β*-Selinene $C_{15}H_{24}$ Exact Mass: 204.19	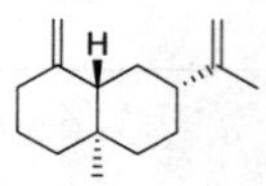 *β*-芹子烯 *β*-Selinene	3*β*-醋酸基苍术醇 3*β*-Acetoxy-atractylol $C_{17}H_{22}O_3$ Exact Mass: 274.16	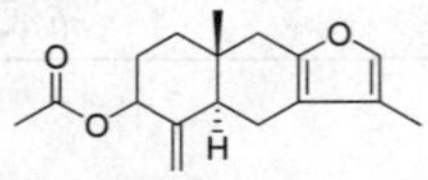 3*β*-醋酸基苍术醇 3*β*-Acetoxy-atractylol
α-桉醇 *α*-Eudesmol $C_{15}H_{26}O$ Exact Mass: 222.20	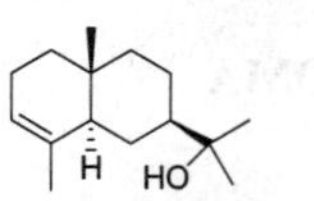 *α*-桉醇 *α*-Eudesmol	*β*-桉醇(*β*-桉叶油醇) *β*-Eudesmol $C_{15}H_{26}O$ Exact Mass: 222.20	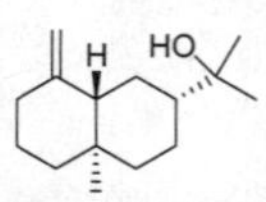 *β*-桉醇 (桉叶油醇) *β*-Eudesmol
花柏烯 Chamigrene $C_{15}H_{24}$ Exact Mass: 204.19	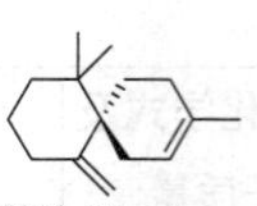 花柏烯 Chamigrene	2-呋喃甲醛 2-Furaldehyde $C_5H_4O_2$ Exact Mass: 96.02	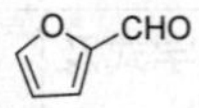 2-呋喃甲醛 2-Furaldehyde
茅术醇 Hinesol $C_{15}H_{26}O$ Exact Mass: 222.20	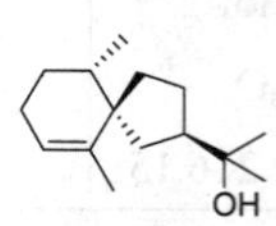 茅术醇 Hinesol	柠檬苦素 Limonin $C_{26}H_{30}O_8$ Exact Mass: 470.19	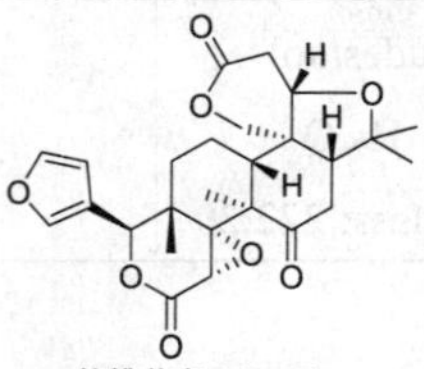 柠檬苦素 Limonin

续表

中英文名、化学式及相对分子质量	结构图	中英文名、化学式及相对分子质量	结构图
5-羟甲基糠醛 5-Hydromethyl furaldehyde $C_6H_6O_3$ Exact Mass: 126.03	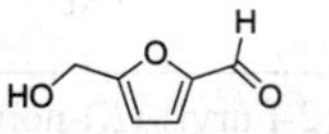 5-羟甲基糠醛 5-Hydromethyl furaldehyde	2-呋喃甲酸 2-Furoic acid $C_5H_4O_3$ Exact Mass: 112.02	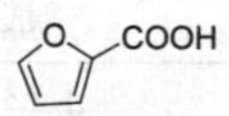 2-呋喃甲酸 2-Furoic acid
苍术烯内酯甲 Atractylenolide I $C_{15}H_{18}O_2$ Exact Mass: 230.13	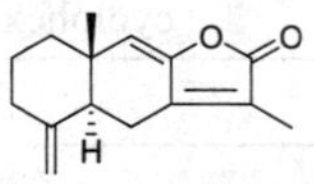 苍术烯内酯甲 Atractylenolide I	苍术烯内酯乙 Atractylenolide Ⅱ $C_{15}H_{20}O_2$ Exact Mass: 232.15	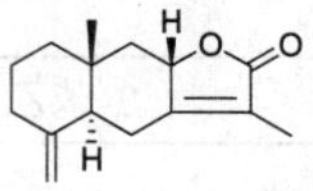 苍术烯内酯乙 Atractylenolide Ⅱ
苍术烯内酯丙 Atractylenolide Ⅲ $C_{15}H_{20}O_3$ Exact Mass: 248.14	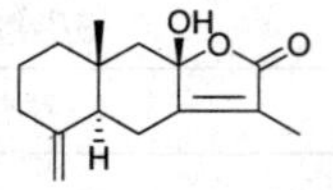 苍术烯内酯丙 Atractylenolide Ⅲ	水芹烯 Phellandrene $C_{10}H_{16}$ Exact Mass: 136.13	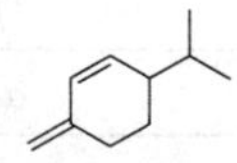 水芹烯 Phellandrene
Osthol $C_{15}H_{16}O_3$ Exact Mass: 244.11	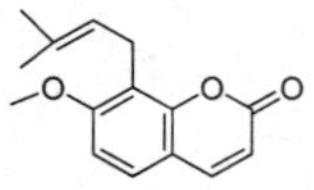 Osthol	汉黄芩素 Wogonin $C_{16}H_{12}O_5$ Exact Mass: 284.07	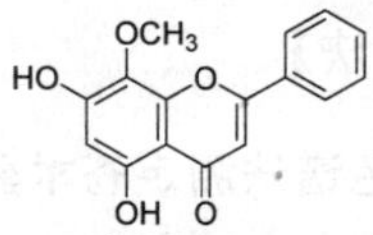 汉黄芩素 Wogonin
汉黄芩苷甲酯 Wogonin 7-*O*-glucuronide methyl ester $C_{23}H_{22}O_{11}$ Exact Mass: 474.12	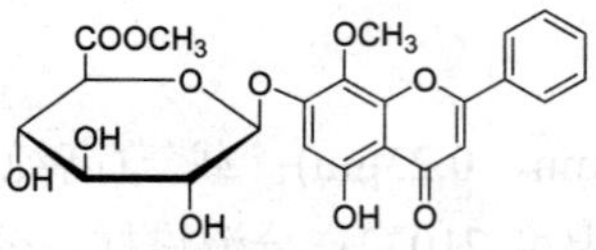 汉黄芩苷甲酯 Wogonin 7-*O*-glucuronide methyl ester	香草酸 Vanillic acid $C_8H_8O_4$ Exact Mass: 168.04	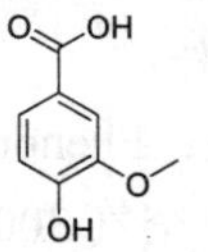 香草酸 Vanillic acid
丁香酸 Syringic acid $C_9H_{10}O_5$ Exact Mass: 198.05	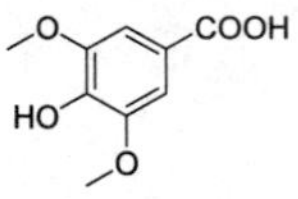 丁香酸 Syringic acid	原儿茶醛 Protocatechualdehyde $C_7H_6O_3$ Exact Mass: 138.03	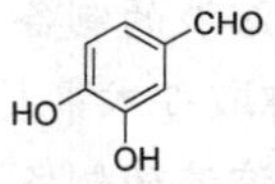 原儿茶醛 Protocatechualdehyde
原儿茶酸 Protocatechuic acid $C_7H_6O_4$ Exact Mass: 154.03	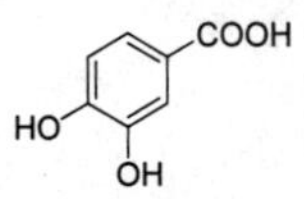 原儿茶酸 Protocatechuic acid	糠醛 Furfural $C_5H_4O_2$ Exact Mass: 96.02	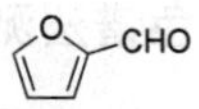 糠醛 Furfural
榄香醇 Elemol $C_{15}H_{26}O$ Exact Mass: 222.20	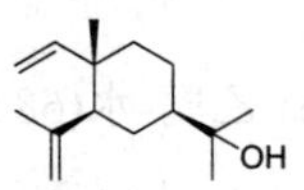 榄香醇 Elemol	*β*-芹子烯 *β*-Selinene $C_{15}H_{24}$ Exact Mass: 204.19	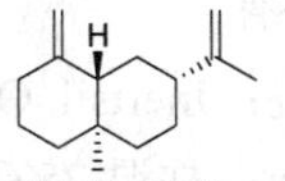 *β*-芹子烯 *β*-Selinene
芳姜黄烯 *ar*-Curcumene $C_{15}H_{22}$ Exact Mass: 202.17	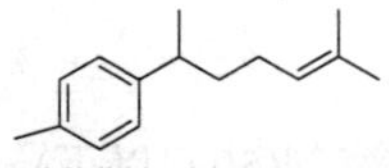 芳姜黄烯 *ar*-Curcumene		

表 1-7-9b　苍术其他主要化学成分[38～44]

中英文名	中英文名
1,3,4,5,6,7-六氢-2,5,5-三甲基-2*H*-2,4α亚乙烯基萘	3,5-二甲氧基-4-葡萄糖氧基苯基烯丙醇
2-(8-甲基-2,8-二羟基-9-酮基-2-羟基甲基双环[5.3.0]癸-7-炔基)异丙醇葡萄糖苷	双[5-甲酰基糠基]醚
4-羟基-3-甲氧基苯甲酸	1-(2-Furyl)-(*E*)-nonene-3,5-diyne-1,2-diacetate
(1,5*E*,11*E*)-Tridecateiene-7,9-diyne-3,4-diacetate	(3*E*,5*E*,11*E*)- Tridecateiene-7,9-diyne-1,2-diacetate
(3*Z*,5*E*,11*E*)-Tridecateiene-7,9-diyne-1,2-diacetate	2-[(2*E*)-3,7-Dimethyl-2,6-octadienyl]-6-methyl-2,5-cyclohexadiene-1,4-dione
2-苯乙醇芸香糖苷	白术酯甲
苍术素醇	乙酰苍术素醇
绿叶烯	1,9-马兜铃二烯
β-马榄烯	3*β*-羟基苍术醇
α-易维惕烯	芹烷二烯酮
布藜烯	

【分析方法】

1　气相色谱法测定苍术药材中苍术素及苍术酮[43]

1.1 仪器

Varian 3900 气相色谱仪。

1.2 色谱条件

色谱柱：Phenomenex ZB-YAX 毛细管柱(30m×0.25mm，0.25μm)；载气(高纯氮气)25mL/min；氢气 30mL/min；空气 300mL/min；检测器温度 250℃；进样口温度 210℃；分流进样，分流比为 20∶1；程序升温：从 70℃以 15℃/min 上升至 145℃并保持 4min，之后以 20℃/min 上升至 190℃保持 5min，再以 10℃/min 上升至 230℃保持 10min；分析时间 30min。

1.3 对照品溶液的制备

分别称取苍术素及苍术酮对照品，用适量正己烷溶解。

1.4 供试品溶液的制备

称取粉碎的苍术 0.5g，用 50mL 正己烷超声提取 30min，滤过，即得。

2　高效液相色谱法测定茅苍术中 *β*-桉叶醇的含量[44]

2.1 仪器

HP 1100 系列高效液相色谱仪。

2.2 色谱条件

色谱柱：Inertsil ODS-3 柱(250mm×4.6mm，5μm)；流动相：乙腈-水(68∶32)；流速 1.0mL/min；检测波长 200nm；柱温 25℃；分析时间 25min。

2.3 对照品溶液的制备

称取 *β*-桉叶醇对照品，用适量甲醇溶解。

2.4 供试品溶液的制备

称取粉碎的苍术 1g，加 40mL 甲醇索氏回流提取 3h，回收溶剂(50℃以下)，残渣用甲醇溶解并定容至 50mL，滤过，即得。

苍耳子

Cang'erzi

XANTHII FRUCTUS

【化学成分】

表 1-7-10a 苍耳子主要化学成分[45~48]

中英文名、化学式及相对分子质量	结构图	中英文名、化学式及相对分子质量	结构图
苍耳醇 Xanthanol $C_{17}H_{24}O_5$ Exact Mass: 308.16	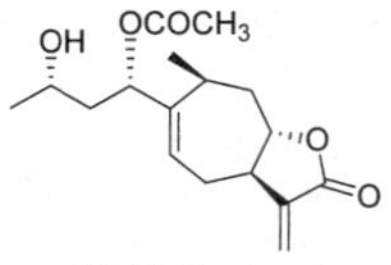 苍耳醇 Xanthanol	异苍耳醇 Isoxanthanol $C_{17}H_{24}O_5$ Exact Mass: 308.16	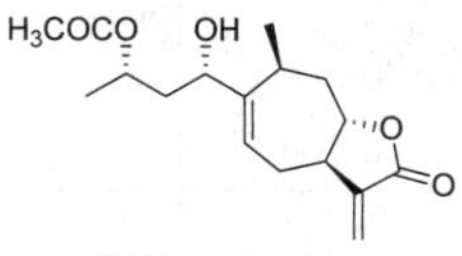 异苍耳醇 Isoxanthanol
苍耳酯 Xanthumin $C_{17}H_{22}O_5$ Exact Mass: 306.15	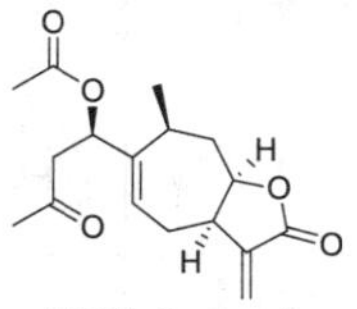 苍耳酯 Xanthumin	Xanthinosin $C_{15}H_{20}O_3$ Exact Mass: 248.14	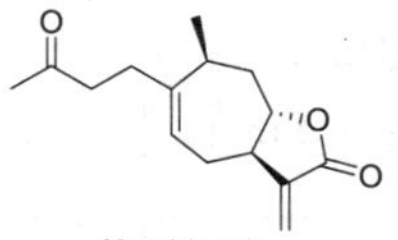 Xanthinosin
Xantholide A $C_{15}H_{18}O_2$ Exact Mass: 230.13	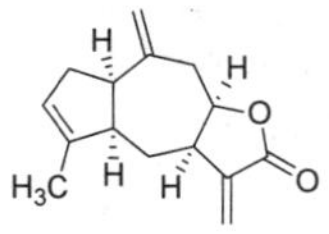 Xantholide A	Xantholide B $C_{15}H_{20}O_2$ Exact Mass: 232.15	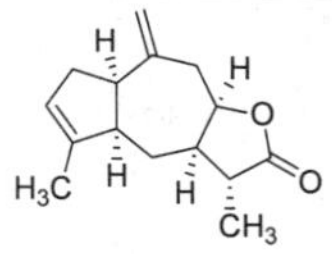 Xantholide B
山稔甲素 Tomentosin $C_{34}H_{24}O_{22}$ Exact Mass: 784.08	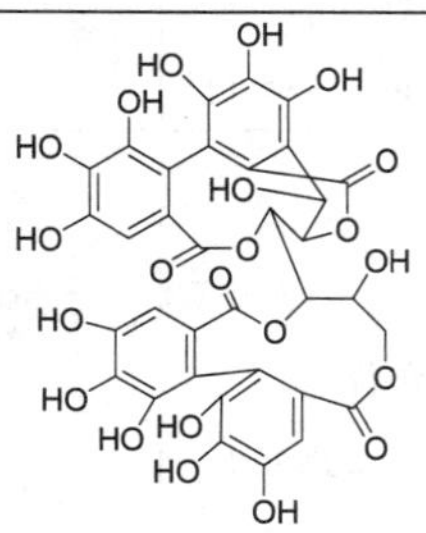 山稔甲素 Tomentosin	苍耳亭 Xanthatin $C_{15}H_{18}O_3$ Exact Mass: 246.13	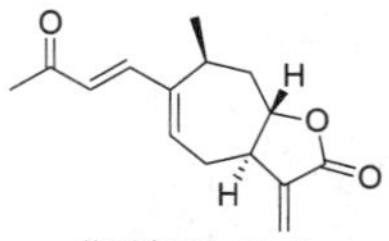 苍耳亭 Xanthatin
苍耳宁 Xanthinin $C_{17}H_{22}O_5$ Exact Mass: 306.15	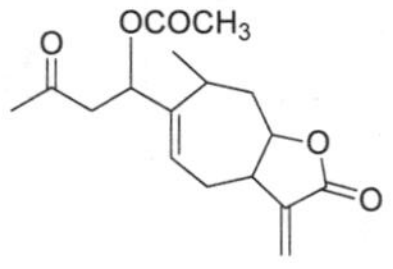 苍耳宁 Xanthinin	苍术苷 Atractyloside $C_{30}H_{46}K_2O_{16}S_2$ Exact Mass: 804.15	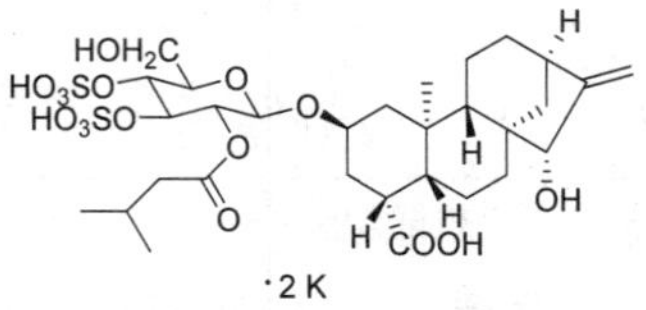 苍术苷 Atractyloside
羧基苍术苷 Carboxyatractyloside $C_{31}H_{46}K_2O_{18}S_2$ Exact Mass: 848.14	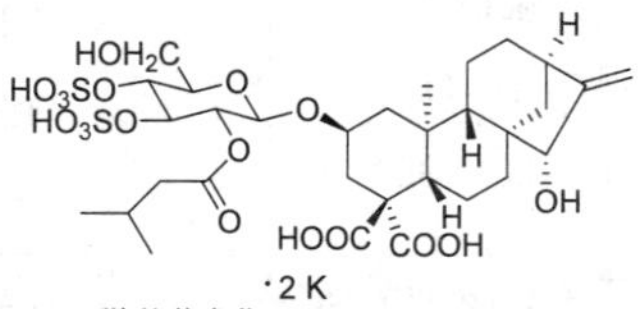 羧基苍术苷 Carboxyatractyloside	油酸 Oleic acid $C_{18}H_{34}O_2$ Exact Mass: 282.26	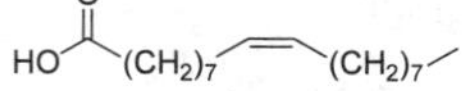 油酸 Oleic acid
亚油酸 Linoleic acid $C_{18}H_{32}O_2$ Exact Mass: 280.24	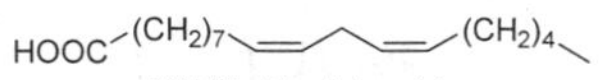 亚油酸 Linoleic acid	棕榈酸 Palmitic acid $C_{16}H_{32}O_2$ Exact Mass: 256.24	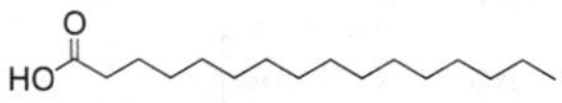 棕榈酸 Palmitic acid

续表

中英文名、化学式及相对分子质量	结构图	中英文名、化学式及相对分子质量	结构图
硬脂酸 Stearic acid $C_{18}H_{36}O_2$ Exact Mass: 284.27	$HO_2C-(CH_2)_{16}-CH_3$ 硬脂酸 Stearic acid	琥珀酸 Succinic acid $C_4H_6O_4$ Exact Mass: 118.03	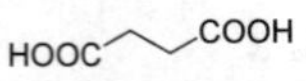 琥珀酸 Succinic acid
石竹烯 Caryophyllene $C_{15}H_{24}$ Exact Mass: 204.19	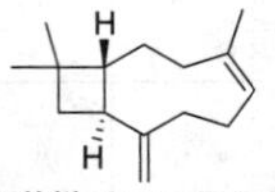 石竹烯 Caryophyllene	葎草烯 Humulene $C_{15}H_{24}$ Exact Mass: 204.19	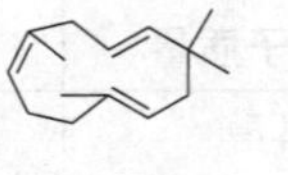 葎草烯 Humulene
β-谷甾醇 *β*-Sitosterol $C_{29}H_{50}O$ Exact Mass: 414.39	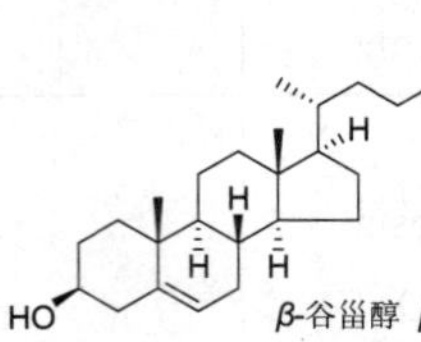 *β*-谷甾醇 *β*-Sitosterol	豆甾醇 Stigmasterol $C_{29}H_{48}O$ Exact Mass: 412.37	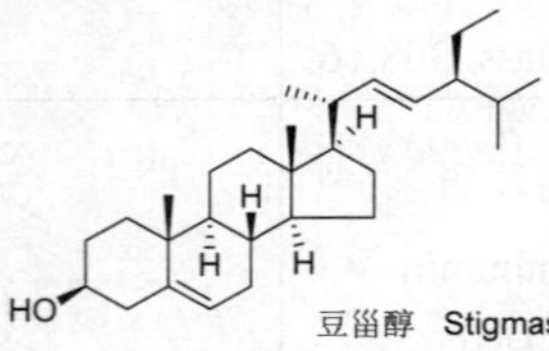 豆甾醇 Stigmasterol
1,4-二咖啡酰基奎宁酸 1,4-Dicaffeoylquinic acid $C_{25}H_{24}O_{12}$ Exact Mass: 516.13	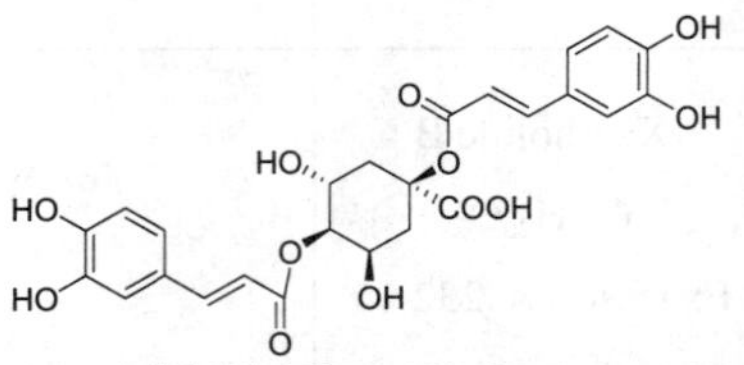 1,4-二咖啡酰基奎宁酸 1,4-Dicaffeoylquinic acid	8-(Δ^2-异戊烯基)-5,7,3',4'-四羟基黄酮 8-(Δ^2-Isopentenyl)-5,7,3',4'-tetrahydroxy-flavone $C_{20}H_{18}O_6$ Exact Mass: 354.11	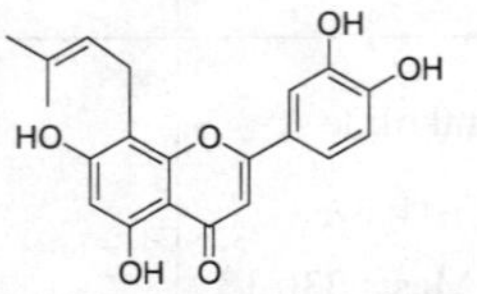 8-(Δ^2-异戊烯基)-5,7,3',4'-四羟基黄酮 8-(Δ^2-Isopentenyl)-5,7,3',4'-tetrahydroxyflavone
咖啡酸 Caffeic acid $C_9H_8O_4$ Exact Mass: 180.04	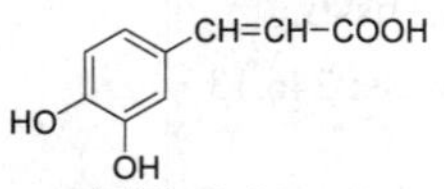 咖啡酸 Caffeic acid	咖啡酰苍耳子噻嗪双酮苷 Caffeoylxanthiside $C_{26}H_{29}NO_{11}S$ Exact Mass: 563.15	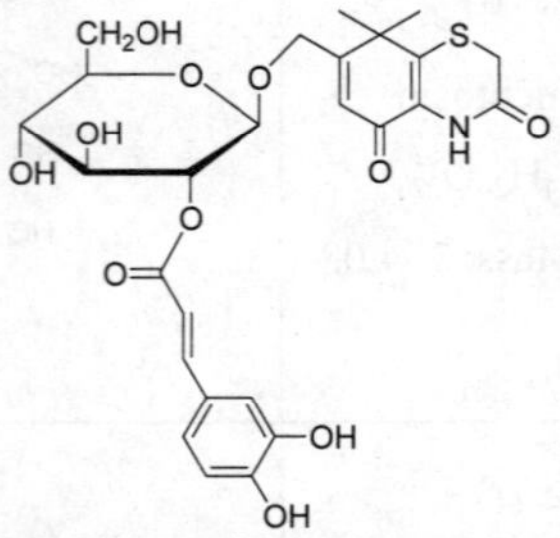 咖啡酰苍耳子噻嗪双酮苷 Caffeoylxanthiside
4,5-*O*-二咖啡酰奎宁酸 4,5-*O*-Dicaffeoylquinic acid $C_{25}H_{24}O_{12}$ Exact Mass: 516.13	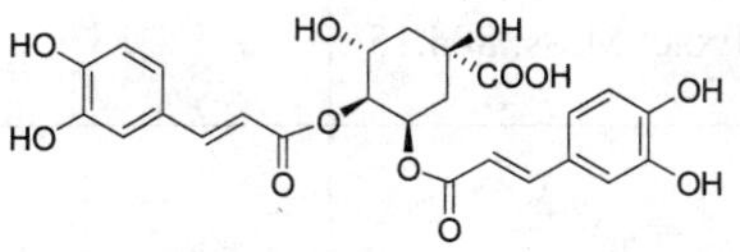 4,5-*O*-二咖啡酰奎宁酸 4,5-*O*-Dicaffeoylquinic acid	4-*O*-咖啡酰奎宁酸 4-*O*-Caffeoylquinic acid $C_{16}H_{18}O_9$ Exact Mass: 354.10	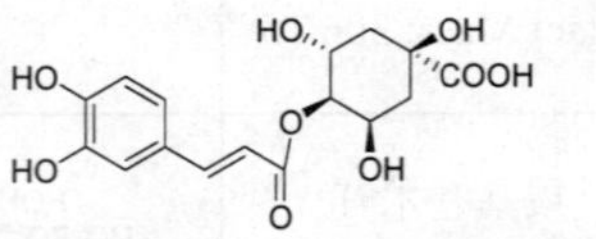 4-O-咖啡酰奎宁酸 4-O-Caffeoylquinic acid
苍耳子噻嗪双酮 Xanthiazone $C_{11}H_{13}NO_3S$ Exact Mass: 239.06	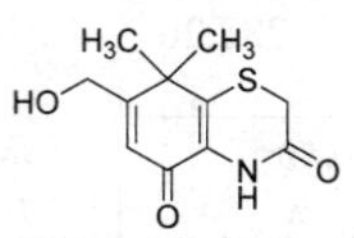 苍耳子噻嗪双酮 Xanthiazone	苍耳子噻嗪双酮苷 Xanthiside $C_{17}H_{23}NO_8S$ Exact Mass: 401.11	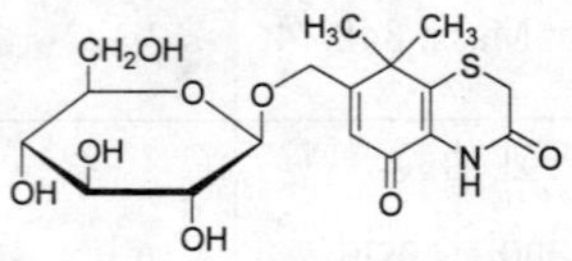 苍耳子噻嗪双酮苷 Xanthiside
白桦脂酸 Betulinic acid $C_{30}H_{48}O_3$ Exact Mass: 456.36	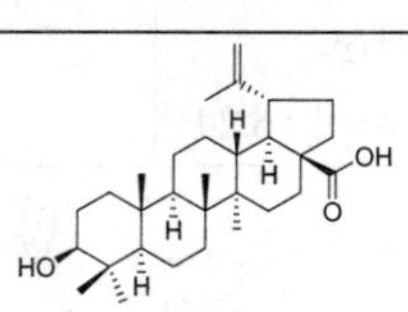 白桦脂酸 Betulinic acid	香草醛 Vanillin $C_8H_8O_3$ Exact Mass: 152.05	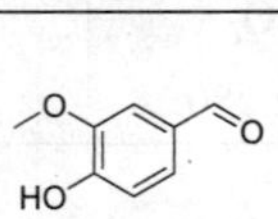 香草醛 Vanillin

续表

中英文名、化学式及相对分子质量	结构图	中英文名、化学式及相对分子质量	结构图
1,3-*O*-二咖啡酰奎宁酸 1,3-*O*-Dicaffeoylquinic acid $C_{25}H_{24}O_{12}$ Exact Mass: 516.13	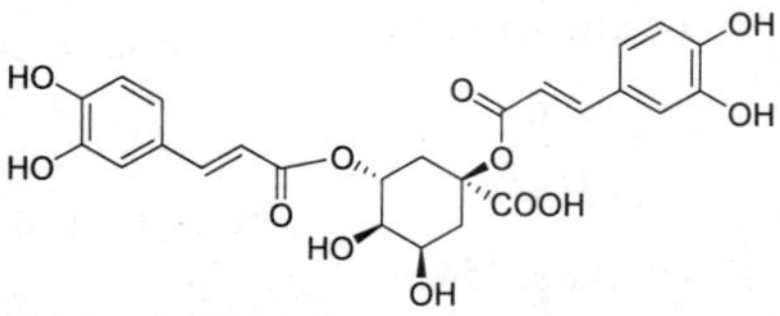 1,3-*O*-二咖啡酰奎宁酸 1,3-*O*-Dicaffeoylquinic acid	绿原酸 (氯原酸) Chlorogenic acid $C_{16}H_{18}O_9$ Exact Mass: 354.10	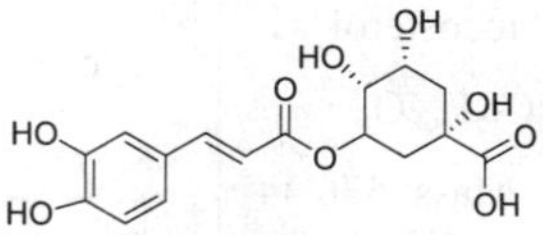 绿原酸 (氯原酸) Chlorogenic acid
1,5-*O*-二咖啡酰奎宁酸 1,5-*O*-Dicaffeoylquinic acid $C_{25}H_{24}O_{12}$ Exact Mass: 516.13	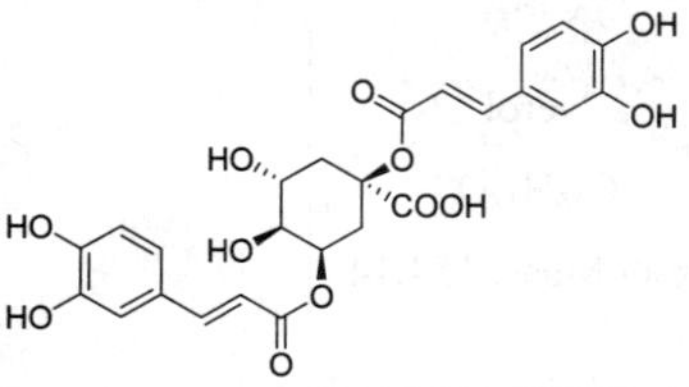 1,5-*O*-二咖啡酰奎宁酸 1,5-*O*-Dicaffeoylquinic acid	1,3,5-*O*-三咖啡酰奎宁酸 1,3,5-*O*-Tricaffeoyl-quinic acid $C_{34}H_{30}O_{15}$ Exact Mass: 678.16	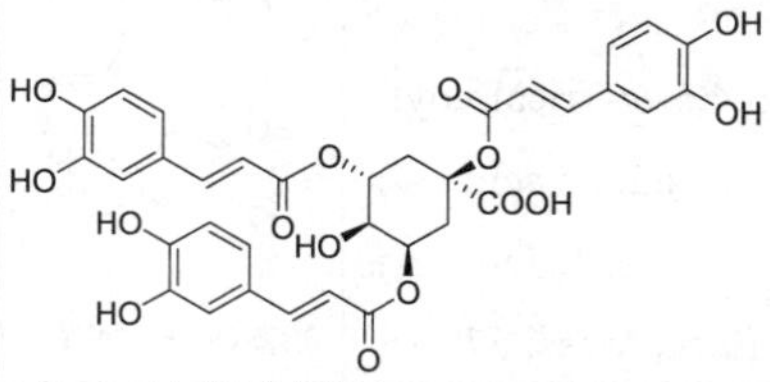 1,3,5-*O*-三咖啡酰奎宁酸 1,3,5-*O*-Tricaffeoylquinic acid
4'-去磺基苍术苷 4'-Desulphate-atractyloside $C_{30}H_{46}KO_{13}S$ Exact Mass: 685.23	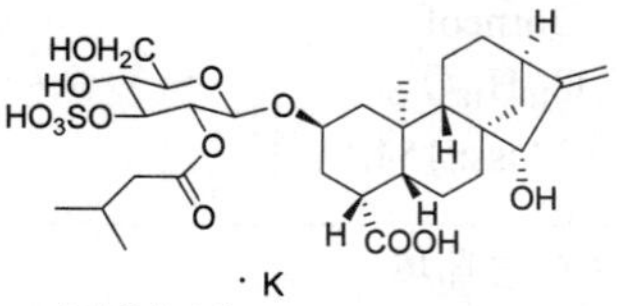 4'-去磺基苍术苷 4'-Desulphate-atractyloside	阿魏酸 Ferulic acid $C_{10}H_{10}O_4$ Exact Mass: 194.06	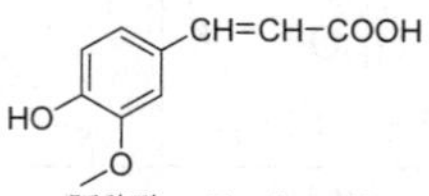 阿魏酸 Ferulic acid
1-*O*-咖啡酰奎宁酸 1-*O*-Caffeoyquinic acid $C_{16}H_{18}O_9$ Exact Mass: 354.10	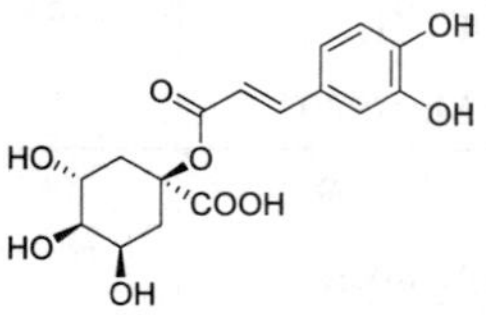 1-*O*-咖啡酰奎宁酸 1-*O*-Caffeoyquinic acid	2-羟基-苍耳子噻嗪双酮苷 2-Hydroxyxanthiside $C_{17}H_{23}NO_9S$ Exact Mass: 417.11	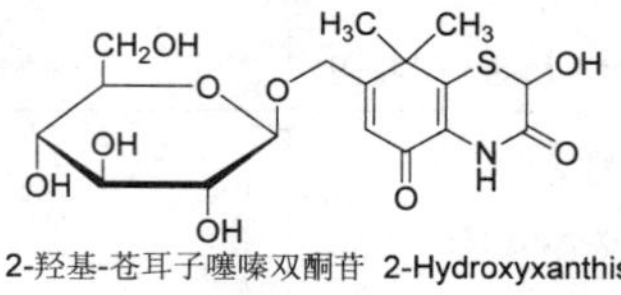 2-羟基-苍耳子噻嗪双酮苷 2-Hydroxyxanthiside
山嵛酸 Docosanoic acid $C_{22}H_{44}O_2$ Exact Mass: 340.33	$CH_3(CH_2)_{20}COOH$ 山嵛酸 Docosanoic acid	水飞蓟宾 Silybin $C_{25}H_{22}O_{10}$ Exact Mass: 482.12	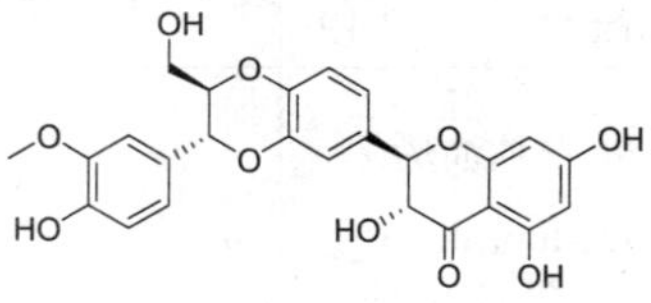 水飞蓟宾 Silybin
肉桂酸 Cinnamic acid $C_9H_8O_2$ Exact Mass: 148.05	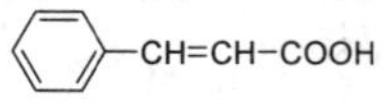 肉桂酸 Cinnamic acid	槲皮素 Quercetin $C_{15}H_{10}O_7$ Exact Mass: 302.04	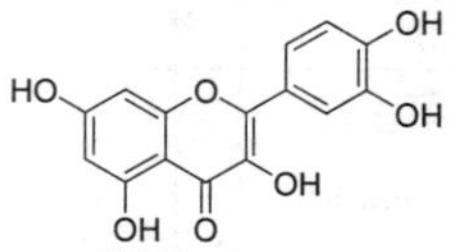 槲皮素 Quercetin
琥珀酸 Succinic acid $C_4H_6O_4$ Exact Mass: 118.03	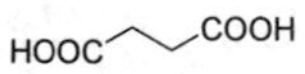 琥珀酸 Succinic acid	芒柄花素 Formononetin $C_{16}H_{12}O_4$ Exact Mass: 268.07	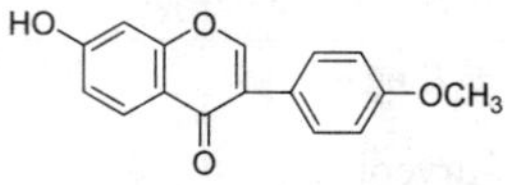 芒柄花素 Formononetin
香草酸 Vanillic acid $C_8H_8O_4$ Exact Mass: 168.04	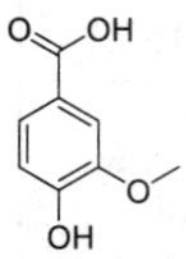 香草酸 Vanilic acid	芒柄花苷 Ononin $C_{22}H_{22}O_9$ Exact Mass: 430.13	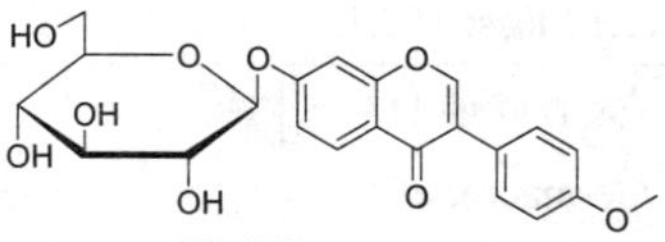 芒柄花苷 Ononin

续表

中英文名、化学式及相对分子质量	结构图	中英文名、化学式及相对分子质量	结构图
胡萝卜苷 Daucosterol $C_{35}H_{60}O_6$ Exact Mass: 576.44	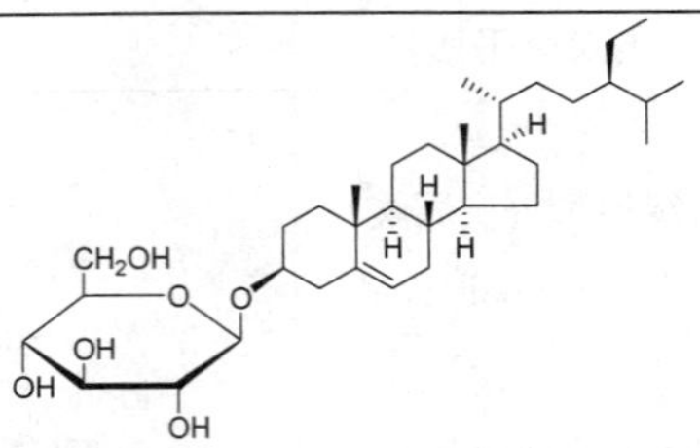 胡萝卜苷 Daucosterol	3-*O*-咖啡酰奎宁酸 3-*O*-Caffeoylquinic acid $C_{16}H_{18}O_9$ Exact Mass: 354.10	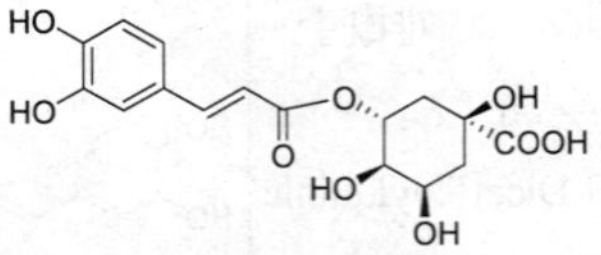 3-*O*-咖啡酰奎宁酸 3-*O*-Caffeoylquinic acid
3,4,5-*O*-三咖啡酰奎宁酸 3,4,5-*O*-Tricaffeoyl-quinic acid $C_{34}H_{30}O_{15}$ Exact Mass: 678.16	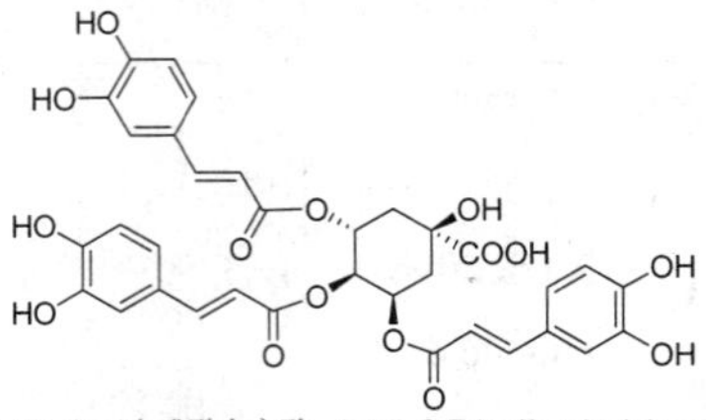 3,4,5-*O*-三咖啡酰奎宁酸 3,4,5-*O*-Tricaffeoylquinic acid	橙花醇 Nerol $C_{10}H_{18}O$ Exact Mass: 154.14	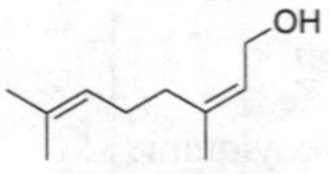 橙花醇 Nerol
松油醇-4 Terpineol-4 $C_{10}H_{18}O$ Exact Mass: 154.14	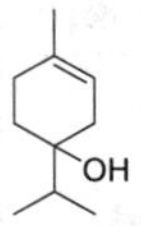 松油醇-4 Terpineol-4	龙脑 Borneol $C_{10}H_{18}O$ Exact Mass: 154.14	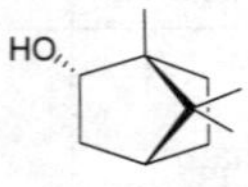 龙脑 Borneol
α-荜澄茄烯 *α*-Cubebene $C_{15}H_{24}$ Exact Mass: 204.19	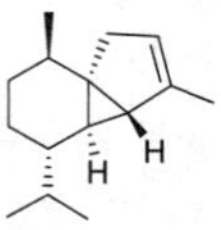 *α*-荜澄茄烯 *α*-Cubebene	*β*-荜澄茄烯 *β*-Cubebene $C_{15}H_{24}$ Exact Mass: 204.19	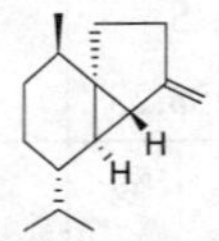 *β*-荜澄茄烯 *β*-Cubebene
α-芹子烯 *α*-Selinene $C_{15}H_{24}$ Exact Mass: 204.19	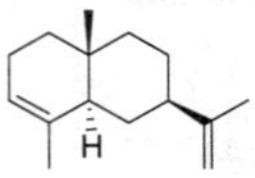 *α*-芹子烯 *α*-Selinene	*β*-芹子烯 *β*-Selinene $C_{15}H_{24}$ Exact Mass: 204.19	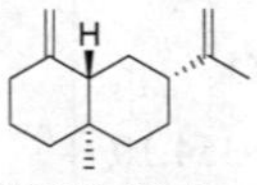 *β*-芹子烯 *β*-Selinene
α-衣兰油烯 *α*-Muurolene $C_{15}H_{24}$ Exact Mass: 204.19	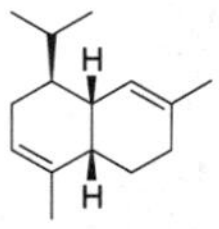 *α*-衣兰油烯 *α*-Muurolene	*γ*-谷甾醇 *γ*-Sitosterol $C_{29}H_{50}O$ Exact Mass: 414.39	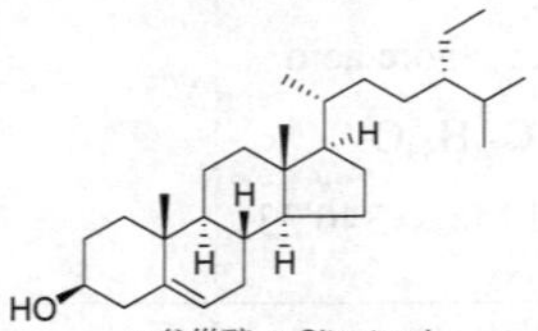 *γ*-谷甾醇 *γ*-Sitosterol
油菜甾醇 Campesterol $C_{28}H_{48}O$ Exact Mass: 400.37	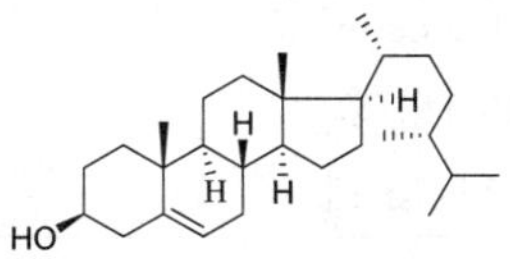 油菜甾醇 Campesterol	马鞭草烯酮 Verbenone $C_{10}H_{14}O$ Exact Mass: 150.10	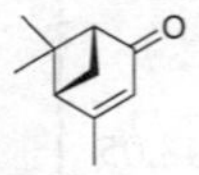 马鞭草烯酮 Verbenone
香芹醇 Carveol $C_{10}H_{16}O$ Exact Mass: 152.12	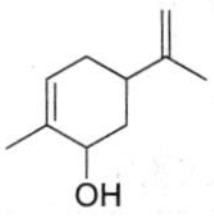 香芹醇 Carveol	马鞭草烯醇 Verbenol $C_{10}H_{16}O$ Exact Mass: 152.12	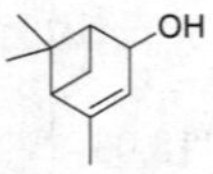 马鞭草烯醇 Verbenol
大香叶烯 D Germacrene D $C_{15}H_{24}$ Exact Mass: 204.19	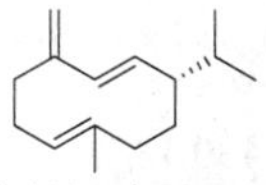 大香叶烯 D Germacrene D	香芹酚 Carvacrol $C_{10}H_{14}O$ Exact Mass: 150.10	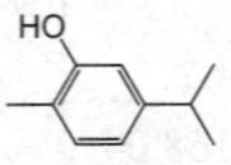 香芹酚 Carvacrol

续表

中英文名、化学式及相对分子质量	结构图	中英文名、化学式及相对分子质量	结构图
α-松油醇 *α*-Terpineol $C_{10}H_{18}O$ Exact Mass: 154.14	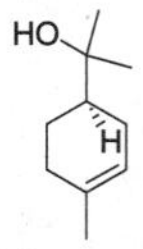 α-松油醇 α-Terpineol	番红花醛 Safranal $C_{10}H_{14}O$ Exact Mass: 150.10	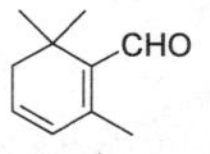 番红花醛 Safranal
β-杜松烯 *β*-Cadinene $C_{15}H_{24}$ Exact Mass: 204.19	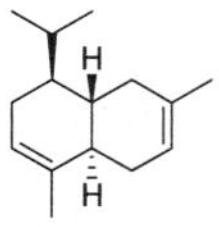 β-杜松烯 β-Cadinene	异杜松烯 Isocadinene $C_{15}H_{24}$ Exact Mass: 204.19	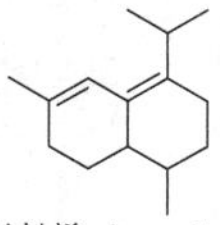 异杜松烯 Isocadinene
石竹烯氧化物 (丁香烯氧化物) Caryophyllene oxide $C_{15}H_{24}O$ Exact Mass: 220.18	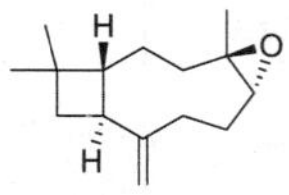 石竹烯氧化物(丁香烯氧化物) Caryophyllene oxide	叶绿醇 Phytol $Cn_{20}H_{40}O$ Exact Mass: 296.31	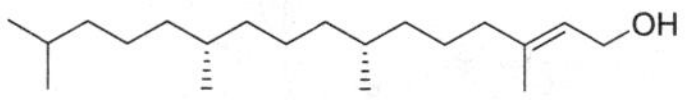 叶绿醇 Phytol

表 1-7-10b 苍耳子其他主要化学成分[45~48]

中文名	中文名
葡萄糖	果糖
蔗糖	*ε*-谷甾醇
酒石酸	硬脂酸甘油酯
延胡索酸	苹果酸
乙酸龙脑酯	乙酸橙花醇酯
苍耳苷	古芸烯
香橙烯	环氧异香树烯
β-柏木-8-醇	十八碳-9,12-二烯酸
3(15),7(14)石竹二烯-6-醇	6,10,14-三甲基-十五酮-2

芡实

Qianshi

EURYALES SEMEN

【化学成分】

表 1-7-11 芡实主要化学成分[49]

中英文名、化学式及相对分子质量	结构图	中英文名、化学式及相对分子质量	结构图
维生素 C Vitamin C $C_6H_8O_6$ Exact Mass: 176.03	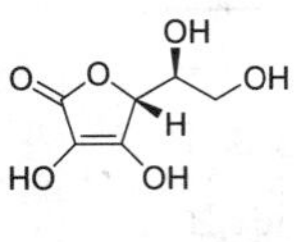 维生素 C Vitamin C	硫胺素 Thiamine $C_{12}H_{17}ClN_4OS$ Exact Mass: 300.08	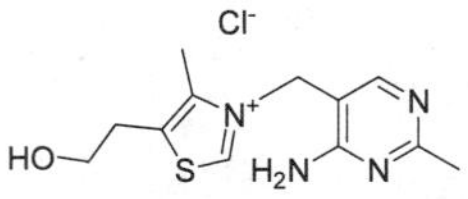 硫胺素 Thiamine
烟酸 Nicotinic acid $C_6H_5NO_2$ Exact Mass: 123.03	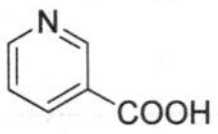 烟酸 Nicotinic acid		

除以上化学成分外，芡实还含有胡萝卜素、核黄素、24-甲基胆甾-5-乙基-3*β*-*O*-吡喃葡萄糖苷、24-乙基胆甾-5-乙基-3*β*-*O*-吡喃葡萄糖苷、24-乙基胆甾-5,22*E*-二乙基-3*β*-*O*-吡喃葡萄糖苷等。

芦荟

Luhui

ALOE

【化学成分】

表 1-7-12a 芦荟主要化学成分[50~57]

中英文名、化学式及相对分子质量	结构图	中英文名、化学式及相对分子质量	结构图
芦荟双氢香豆素 Aloe dihydrocomarin $C_{22}H_{18}O_7$ Exact Mass: 394.11	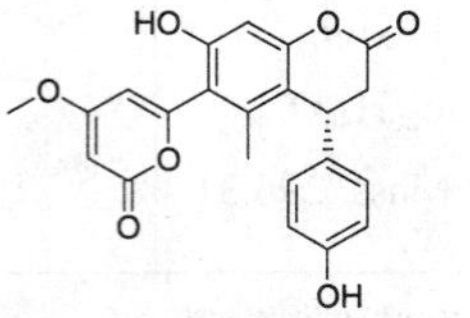 芦荟双氢香豆素 Aloe dihydrocomarin	芦荟大黄素 Aloe emodin $C_{15}H_{10}O_5$ Exact Mass: 270.05	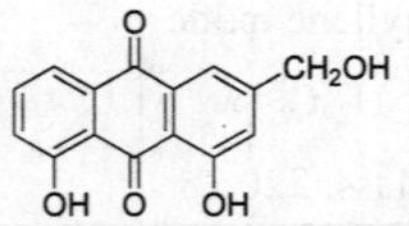 芦荟大黄素 Aloe emodin
芦荟宁 Aloenin $C_{19}H_{22}O_{10}$ Exact Mass: 410.12	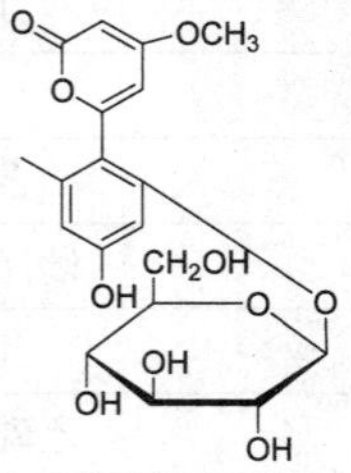 芦荟宁 Aloenin	芦荟苦素 Aloeresin $C_{19}H_{22}O_9$ Exact Mass: 394.13	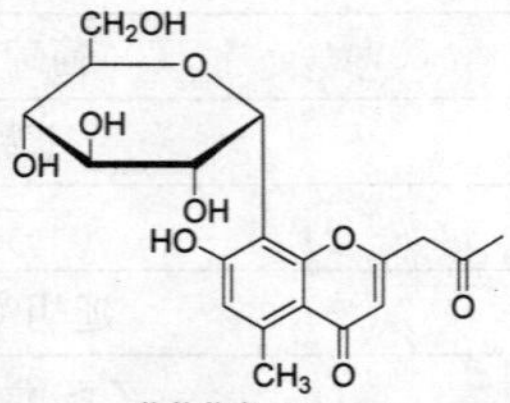 芦荟苦素 Aloeresin
芦荟树脂 A Aloeresin A $C_{28}H_{28}O_{11}$ Exact Mass: 540.16	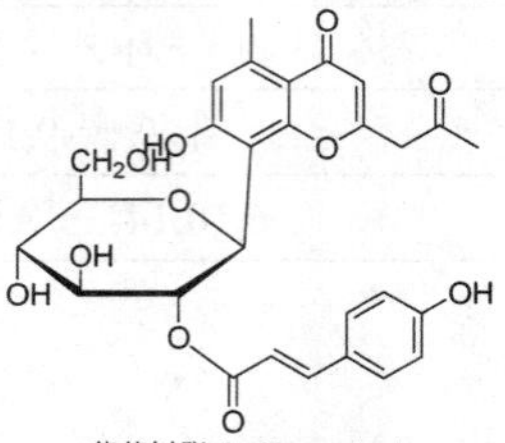 芦荟树脂 A Aloeresin A	芦荟树脂 C Aloeresin C $C_{34}H_{38}O_{16}$ Exact Mass: 702.22	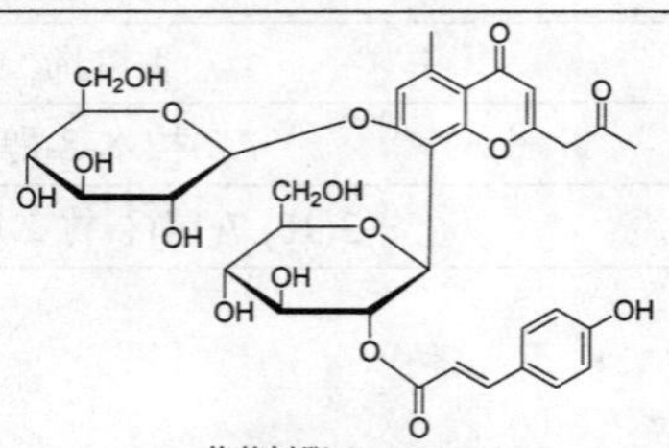 芦荟树脂 C Aloeresin C
芦荟树脂 G Aloeresin G $C_{29}H_{30}O_{10}$ Exact Mass: 538.18	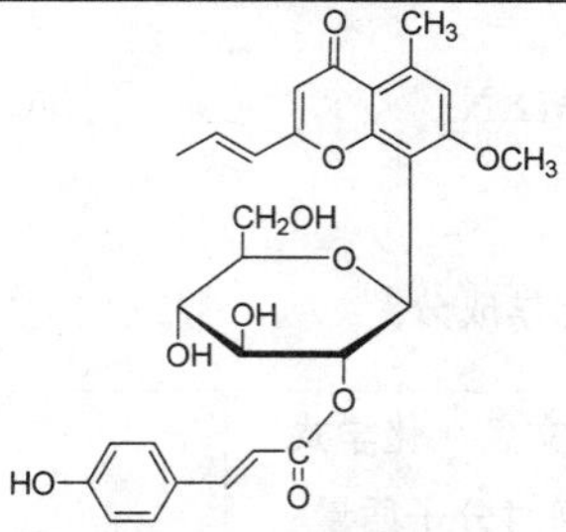 芦荟树脂 G Aloeresin G	芦荟松 Aloesone $C_{13}H_{12}O_4$ Exact Mass: 232.07	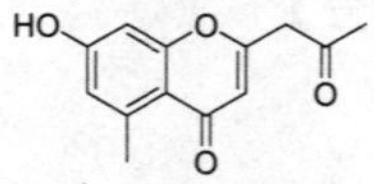 芦荟松 Aloesone
芦荟苷 Aloin $C_{21}H_{22}O_9$ Exact Mass: 418.13	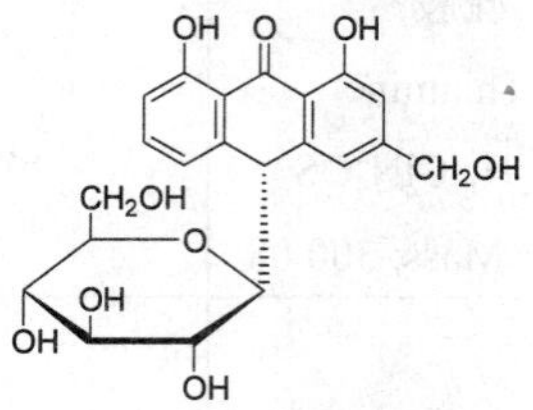 芦荟苷 Aloin	芦荟苷糖苷 B Aloinoside B $C_{27}H_{32}O_{13}$ Exact Mass: 564.18	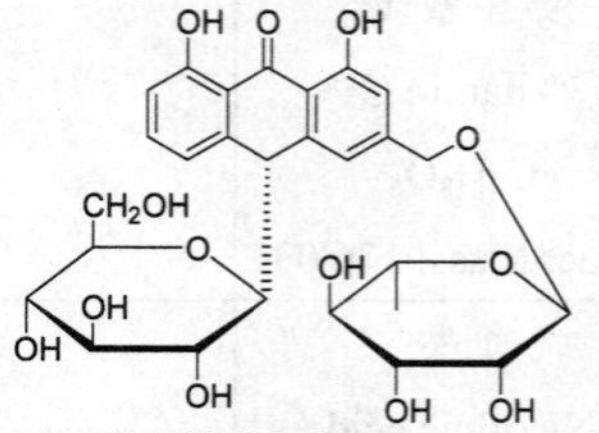 芦荟苷糖苷 B Aloinoside B

续表

中英文名、化学式及相对分子质量	结构图	中英文名、化学式及相对分子质量	结构图
蒽酚 Anthranol $C_{14}H_{10}O$ Exact Mass: 194.07	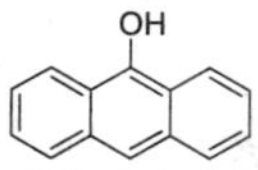 蒽酚 Anthranol	油菜甾醇 Campesterol $C_{28}H_{48}O$ Exact Mass: 400.37	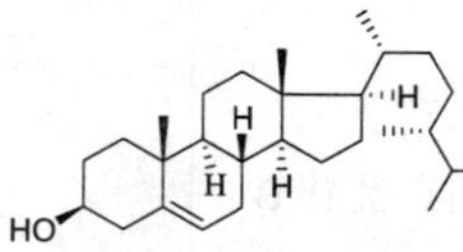 油菜甾醇 Campesterol
樟烯醇 Campherenol $C_{15}H_{26}O$ Exact Mass: 222.20	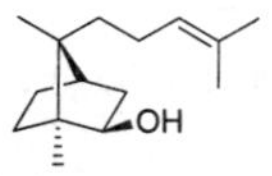 樟烯醇 Campherenol	癸酸 Capric acid $C_{10}H_{20}O_2$ Exact Mass: 172.15	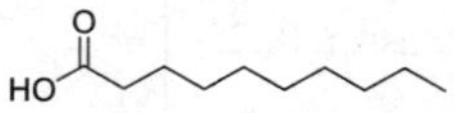 癸酸 Capric acid
N-(4-Chlorobutyl) butanamide $C_8H_{16}ClNO$ Exact Mass: 177.09	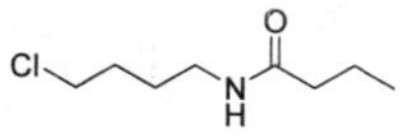 *N*-(4-Chlorobutyl)butanamide	胆固醇 Cholesterol $C_{27}H_{46}O$ Exact Mass: 386.35	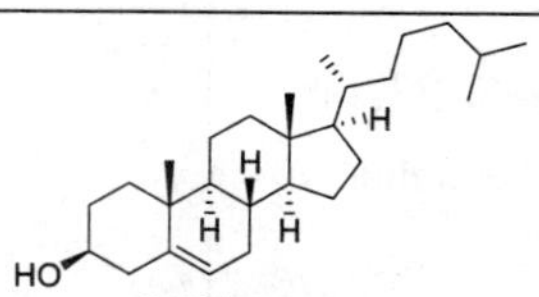 胆固醇 Cholesterol
大黄酚 Chrysophanol $C_{15}H_{10}O_4$ Exact Mass: 254.06	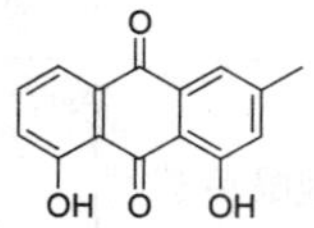 大黄酚 Chrysophanol	对香豆酸 *p*-Coumaric acid $C_9H_8O_3$ Exact Mass: 164.05	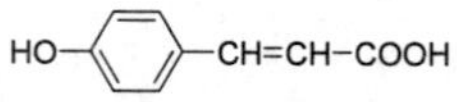 对香豆酸 *p*-Coumaric acid
2''-*O*-对香豆酰芦荟苦素 2''-*O*-*p*-Coumaroyla-loesin $C_{28}H_{28}O_{11}$ Exact Mass: 540.16	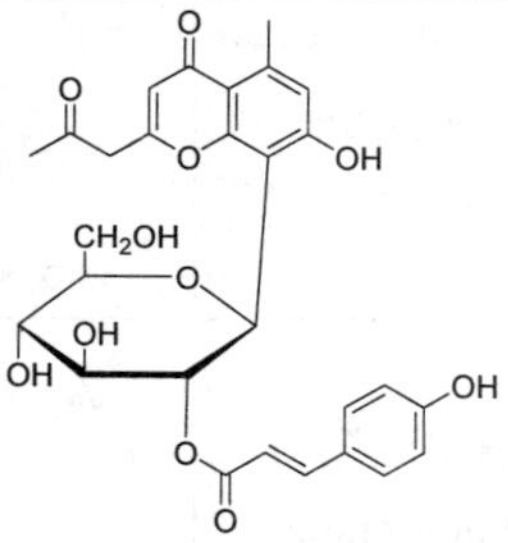 2''-*O*-对香豆酰芦荟苦素 2''-*O*-*p*-Coumaroyla-loesin	6''-*O*-对香豆酰芦荟苦素 6''-*O*-*p*-Coumaroyla-loesin $C_{28}H_{28}O_{11}$ Exact Mass: 540.16	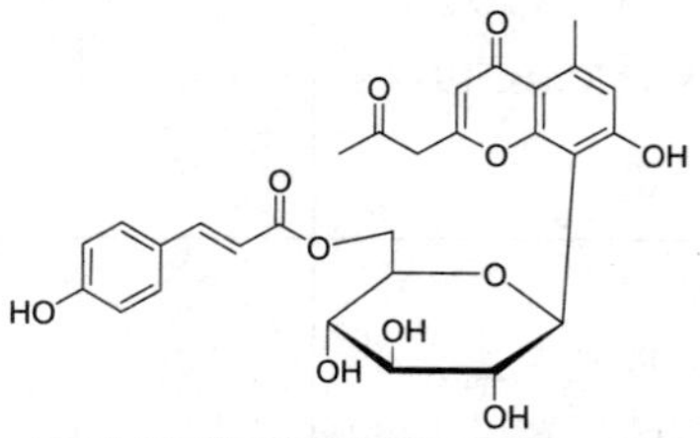 6''-*O*-对香豆酰芦荟苦素 6''-*O*-*p*-Coumaroylaloesin
芦荟黄酮苷 8-*C*-*β*-D-[2-*O*-(*E*)-*p*-Coumaroyl] glucopyranosyl-2-[2-hydroxy]propyl-7-methoxy-5-methyl-chromone $C_{29}H_{32}O_{11}$ Exact Mass: 556.19	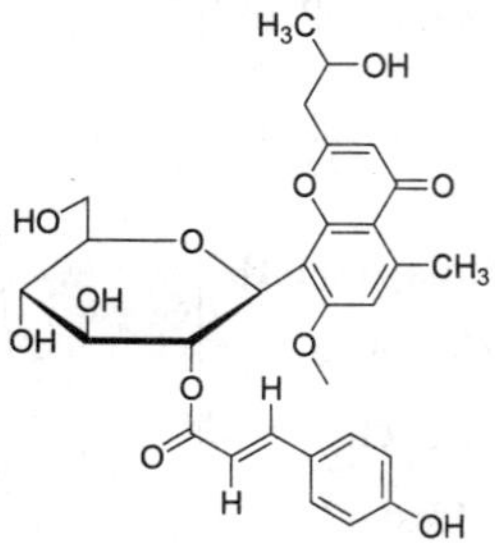 芦荟黄酮苷 8-*C*-*β*-D-[2-*O*-(*E*)-*p*-Coumaroyl]glucopyranosyl-2-[2-hydroxy]propyl-7-methoxy-5-methyl-chromone	胡萝卜苷 Daucosterol $C_{35}H_{60}O_6$ Exact Mass: 576.44	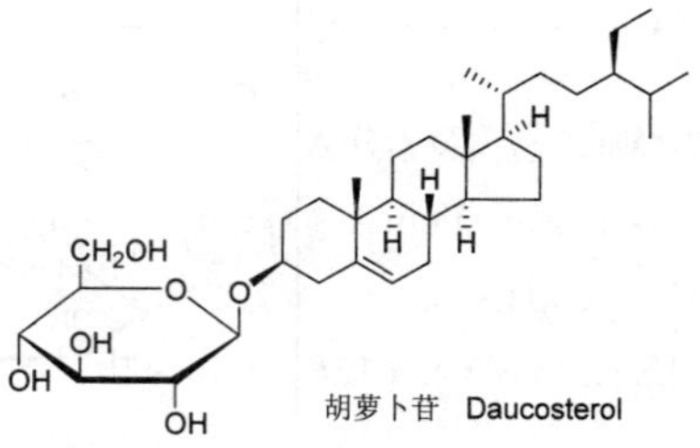 胡萝卜苷 Daucosterol
芦荟双氢异香豆素 A 3,4-Dihydro-6,8-dihydroxyl-3-(2'-acetyl-3'-hydroxyl-5'-methoxy phenyl)methyl-1*H*-[2] benzoplyran-1-one $C_{19}H_{18}O_7$ Exact Mass: 358.11	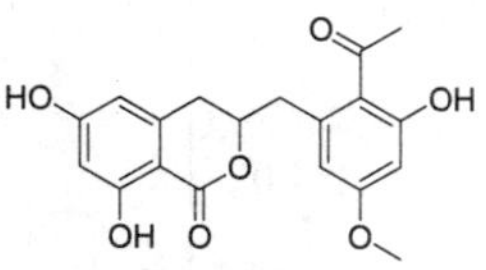 芦荟双氢异香豆素 A 3,4-Dihydro-6,8-dihydroxyl-3-(2'-acetyl-3'-hydroxyl-5'-methoxy phenyl)methyl-1*H*-[2]benzoplyran-1-one	1,8-二羟基-9,10-蒽酮-3-甲基-(2-羟基)丙酸酯 1,8-Dihydroxy-9,10-anthraquinone-3-methyl-(2-hydroxy) propionate ester $C_{18}H_{14}O_7$ Exact Mass: 342.07	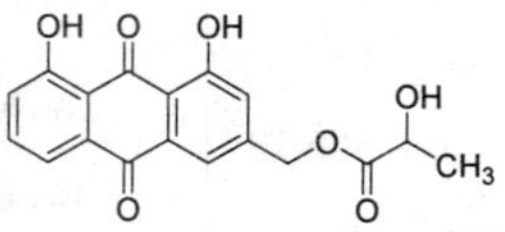 1,8-二羟基-9,10-蒽酮-3-甲基-(2-羟基)丙酸酯 1,8-Dihydroxy-9,10-anthraquinone-3-methyl-(2-hydroxy)propionate ester

续表

中英文名、化学式及相对分子质量	结构图	中英文名、化学式及相对分子质量	结构图
好望角芦荟苷 B Feroxin B $C_{35}H_{36}O_{12}$ Exact Mass: 648.22	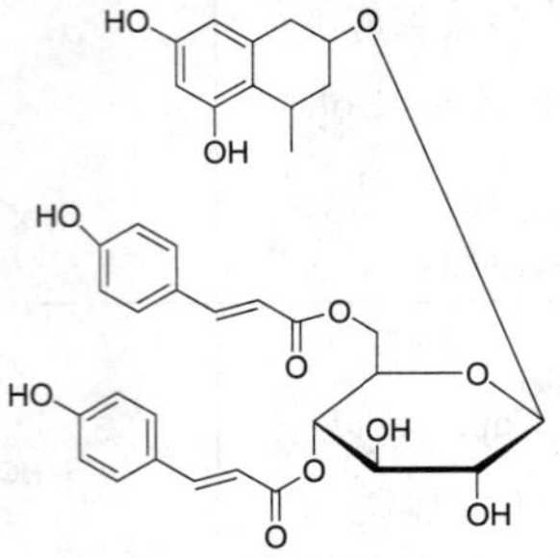 好望角芦荟苷 B Feroxin B	大黄素 Emodin $C_{15}H_{10}O_5$ Exact Mass: 270.05	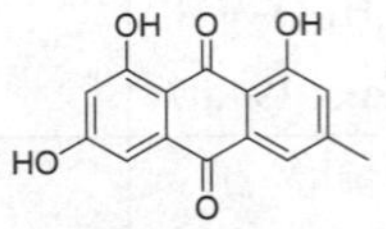 大黄素 Emodin
好望角芦荟内酯 Feralolide $C_{18}H_{16}O_7$ Exact Mass: 344.09	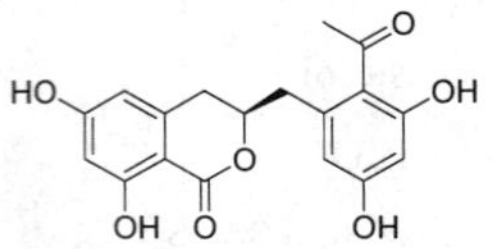 好望角芦荟内酯 Feralolide	好望角芦荟苷 A Feroxin A $C_{17}H_{24}O_8$ Exact Mass: 356.15	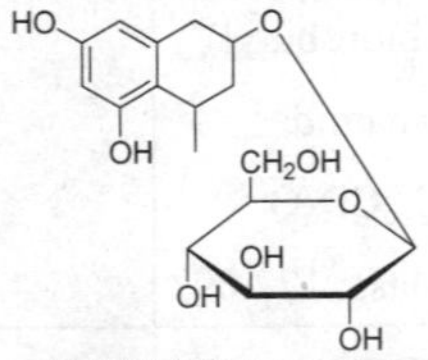 好望角芦荟苷 A Feroxin A
好望角芦荟苷元 Feroxidin $C_{11}H_{14}O_3$ Exact Mass: 194.09	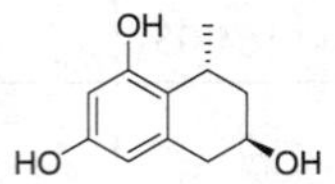 好望角芦荟苷元 Feroxidin	2"-*O*-阿魏酰芦荟苦素 2"-*O*-Feruloylaloesin $C_{29}H_{30}O_{12}$ Exact Mass: 570.17	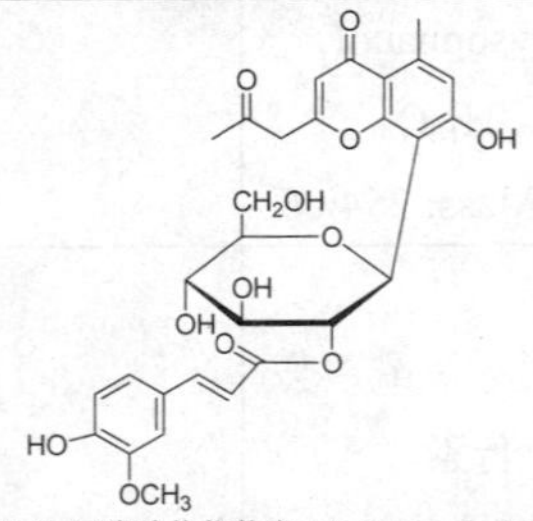 2"-*O*-阿魏酰芦荟苦素 2"-*O*-Feruloylaloesin
呋喃芦荟松 Furoaloesone $C_{15}H_{12}O_4$ Exact Mass: 256.07	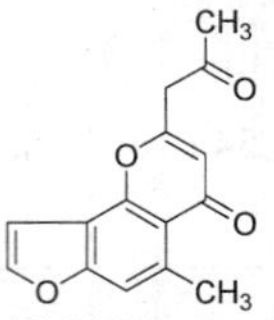 呋喃芦荟松 Furoaloesone	高塔尔芦荟素 Homonataloin $C_{22}H_{24}O_9$ Exact Mass: 432.14	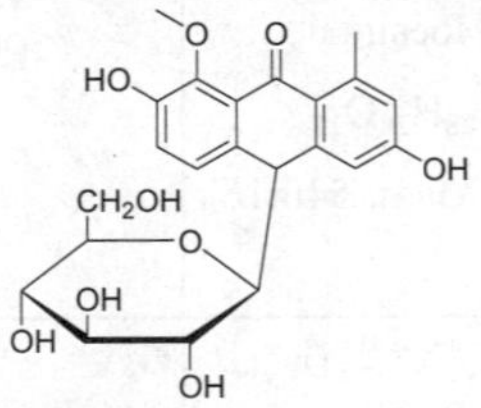 高塔尔芦荟素 Homonataloin
7-羟基芦荟大黄素苷 A 7-Hydroxyaloin A $C_{21}H_{22}O_{10}$ Exact Mass: 434.12	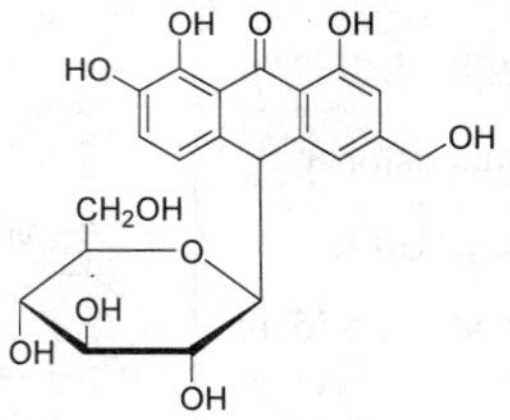 7-羟基芦荟大黄素苷A 7-Hydroxyaloin A	10-Hydroxyaloin B 6'-*O*-acetate $C_{23}H_{24}O_{11}$ Exact Mass: 476.13	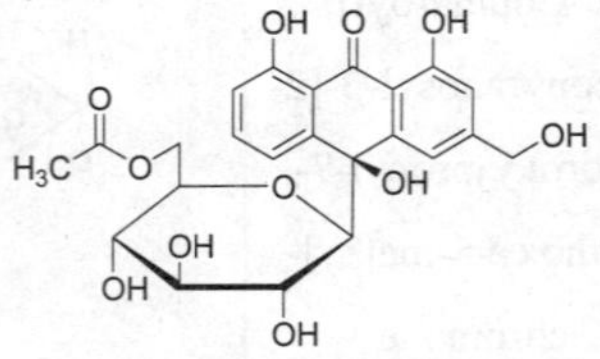 10-Hydroxyaloin B 6'-*O*-acetate
Isoeleutherol 5-*O*-*β*-D-glucopyranoside $C_{20}H_{22}O_9$ Exact Mass: 406.13	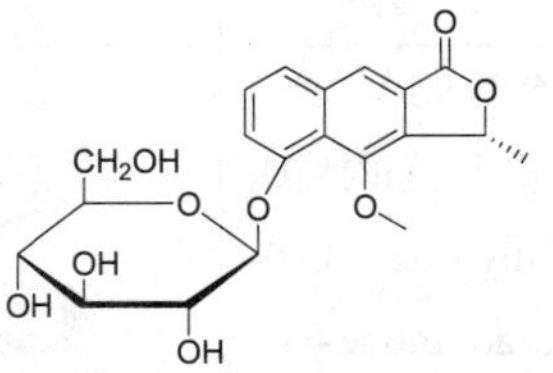 Isoeleutherol 5-*O*-*β*-D-glucopyranoside	大黄素甲醚 Physcion $C_{16}H_{12}O_5$ Exact Mass: 284.07	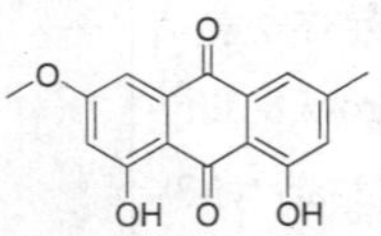 大黄素甲醚 Physcion
(*R*)-Prechrysophanol $C_{15}H_{14}O_4$ Exact Mass: 258.09	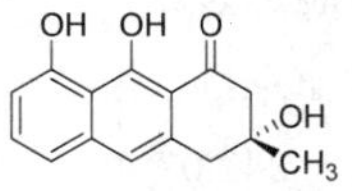 (*R*)-Prechrysophanol	大黄酸 Rhein $C_{15}H_8O_6$ Exact Mass: 284.03	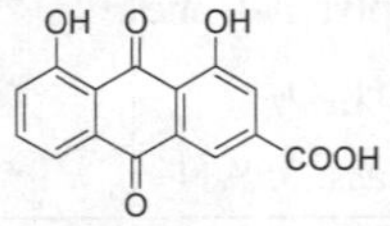 大黄酸 Rhein

续表

中英文名、化学式及相对分子质量	结构图	中英文名、化学式及相对分子质量	结构图
芦丁 Rutin $C_{27}H_{30}O_{16}$ Exact Mass: 610.15	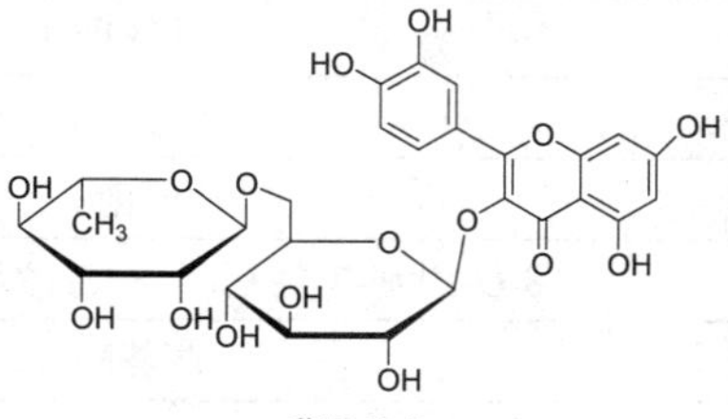 芦丁 Rutin	琥珀酸 Succinic acid $C_{27}H_{30}O_{16}$ Exact Mass: 610.15	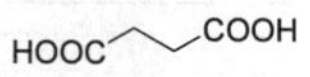 琥珀酸 Succinic acid
β-谷甾醇 *β*-Sitosterol $C_{29}H_{50}O$ Exact Mass: 414.39	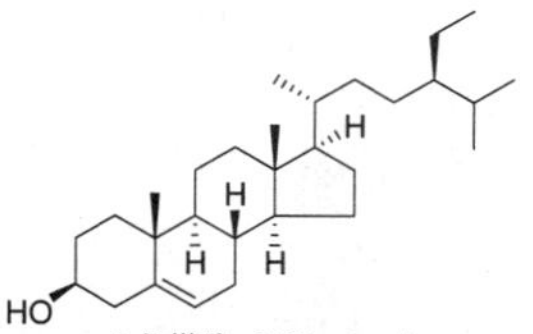 *β*-谷甾醇 *β*-Sitosterol	异芦荟树脂 D Isoaloeresin D $C_{29}H_{32}O_{11}$ Exact Mass: 556.19	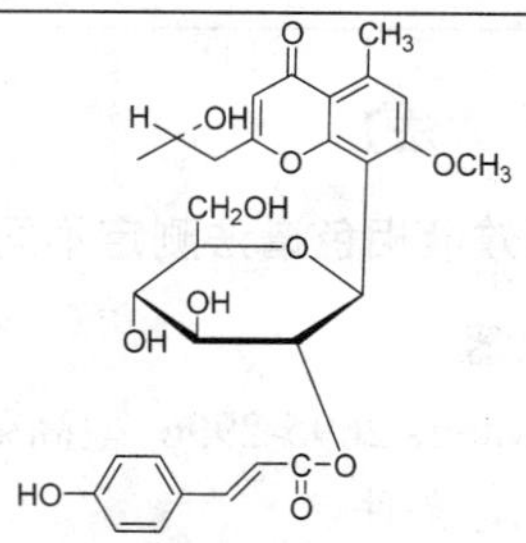 异芦荟树脂 D Isoaloeresin D
Elgonica-dimer A $C_{36}H_{30}O_{14}$ Exact Mass: 686.16	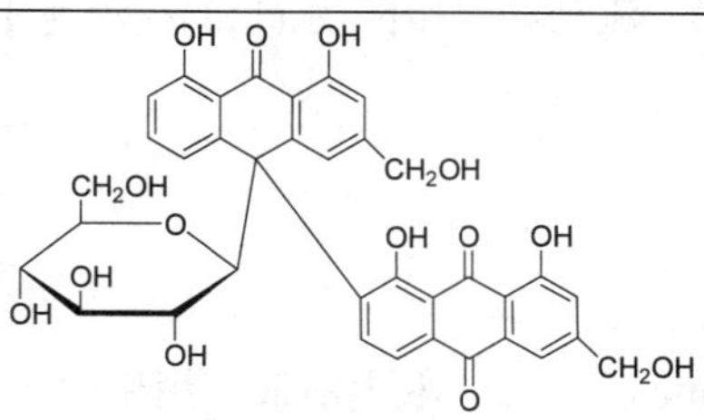 Elgonica-dimer A	Elgonica-dimer B $C_{36}H_{30}O_{14}$ Exact Mass: 686.16	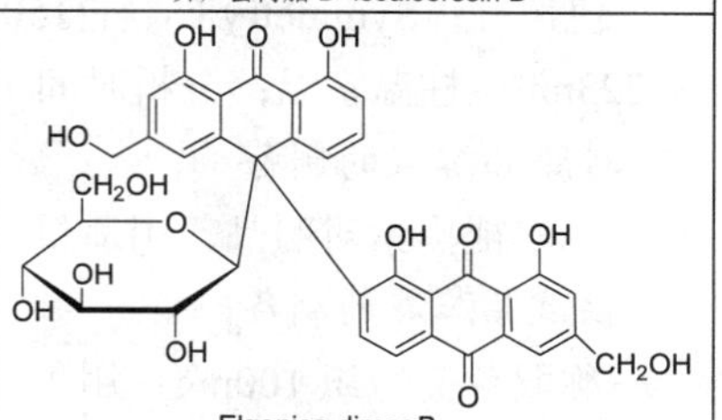 Elgonica-dimer B
何伯烷-3-醇 Hopan-3-ol $C_{30}H_{52}O$ Exact Mass: 428.40	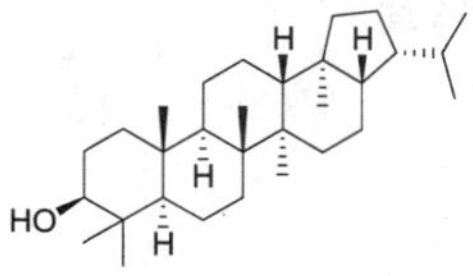 何伯烷-3-醇 Hopan-3-ol	羽扇豆醇 Lupeol $C_{30}H_{50}O$ Exact Mass: 426.39	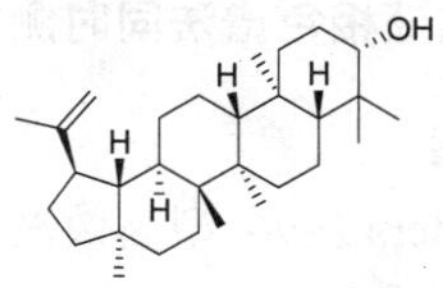 羽扇豆醇 Lupeol
异芦荟树脂 A Isoaloeresin A $C_{28}H_{28}O_{11}$ Exact Mass: 540.16	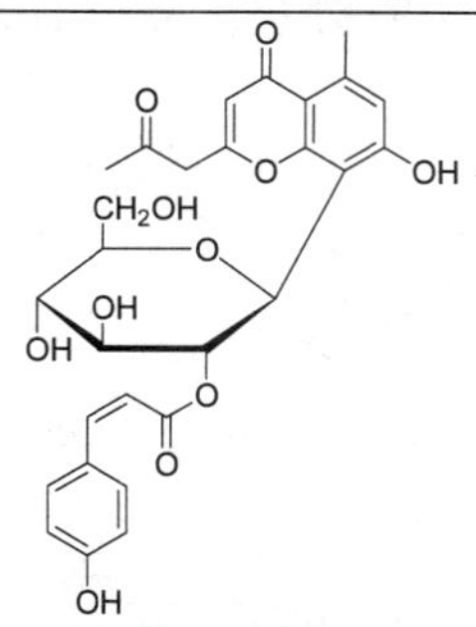 异芦荟树脂 A Isoaloeresin A	褪黑激素 Melatonin $C_{13}H_{16}N_2O_2$ Exact Mass: 232.12	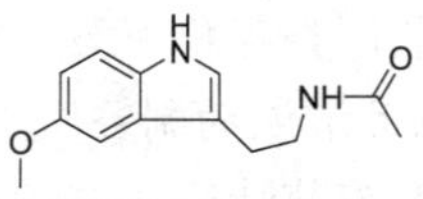 褪黑激素 Melatonin

表 1-7-12b 芦荟主要化学成分[50~57]

中英文名	中英文名
芦荟双氢异香豆素B	芦荟树脂B
芦荟树脂D	大黄酚葡萄糖苷
十七烷酸	3,4-Dihydro-2-methoxy-4,8,9-trihydroxy-6-methyl-1(2*H*)-anthracenone-4-*O*-*β*-D-glucopyranoside
3,4-Dihydro-2,3,8,9-tetrahydroxy-6-methyl-1(2*H*)-anthracenone-4-*O*-*β*-D-glucopyranoside	葡萄糖醛酸
十六烷酸	7-羟基芦荟大黄素苷B

续表

中英文名	中英文名
N,N- Dimethylconiine	乳酸
乳酸镁	甘露糖
甘露糖-b	十五烷酸
鼠李糖	蔗糖
木糖	8-*O*-甲基-7-羟基芦荟大黄素苷B芦荟脂酸
芦荟黄质	芦荟酸
芦荟解素	

【分析方法】

1 高效液相色谱法测定不同芦荟中褪黑激素含量[56]

1.1 仪器

Waters 2695-2996 型高效液相色谱仪。

1.2 色谱条件

色谱柱：Symmetry C_{18} 柱(150mm×4.6mm，5.0μm)；流动相：甲醇-水(1∶1)；流速 1.0mL/min；检测波长 223nm；柱温室温；分析时间 10min。

1.3 对照品溶液的制备

称取褪黑素对照品，用适量甲醇溶解。

1.4 供试品溶液的制备

称取芦荟组织 100mg，用 1.0mL 甲醇超声提取 30min，离心，取上清液，用甲醇稀释 2 倍，即得。

2 高效液相色谱法同时测定芦荟汁中芦荟苷和芦荟大黄素的含量[57]

2.1 仪器

Waters 2996 型高效液相色谱仪。

2.2 色谱条件

色谱柱：YWG-C_{18} 柱(200mm×4.5mm，5μm)；流动相：甲醇-水(55∶45)；流速 1.0mL/min；检测波长 225nm；柱温 30℃；分析时间 40min。

2.3 对照品溶液的制备

称取芦荟苷和芦荟大黄素对照品，用适量甲醇溶解。

2.4 供试品溶液的制备

量取芦荟汁适量，滤过，即得。

芦根

Lugen

PHRAGMITIS RHIZOMA

【化学成分】

表 1-7-13 芦根主要化学成分[58, 59]

中英文名、化学式及相对分子质量	结构图	中英文名、化学式及相对分子质量	结构图
咖啡酸 Caffeic acid $C_9H_8O_4$ Exact Mass: 180.04	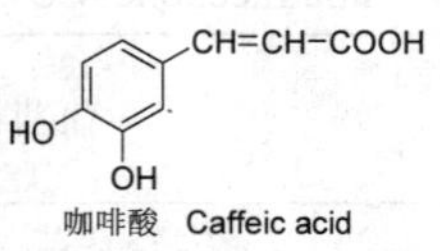	阿魏酸 Ferulic acid $C_{10}H_{10}O_4$ Exact Mass: 194.06	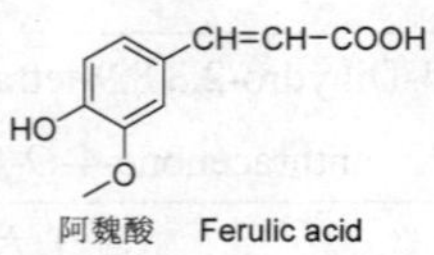

续表

中英文名、化学式及相对分子质量	结构图	中英文名、化学式及相对分子质量	结构图
对香豆酸 *p*-Coumaric acid $C_9H_8O_3$ Exact Mass: 164.05	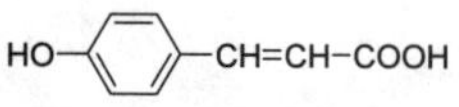 对香豆酸 *p*-Coumaric acid	对羟基苯甲醛 *p*-Hydroxybenzal-dehyde $C_7H_6O_2$ Exact Mass: 122.04	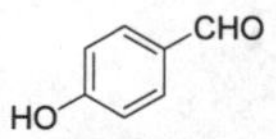 对羟基苯甲醛 *p*-Hydroxybenzaldehyde
丁香醛 Syringaldehyde $C_9H_{10}O_4$ Exact Mass: 182.06	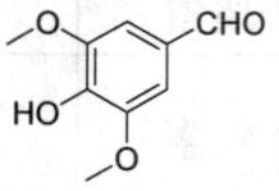 丁香醛 Syringaldehyde	薏苡素 Coixol $C_8H_7NO_3$ Exact Mass: 165.04	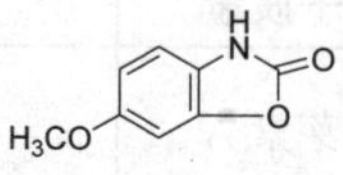 薏苡素 Coixol
松柏醛 Coniferaldehyde $C_{10}H_{10}O_3$ Exact Mass: 178.06	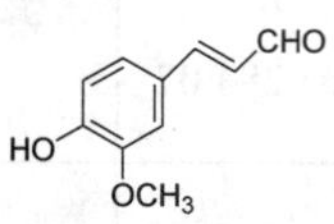 松柏醛 Coniferaldehyde	香草酸 Vanillic acid $C_8H_8O_4$ Exact Mass: 168.04	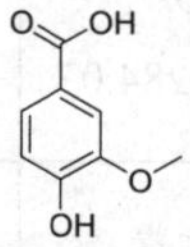 香草酸 Vanlilic acid
天门冬酰胺 Asparagine $C_4H_8N_2O_3$ Exact Mass: 132.05	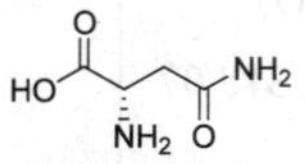 天门冬酰胺 Asparagine	龙胆酸 Gentisic acid $C_7H_6O_4$ Exact Mass: 154.03	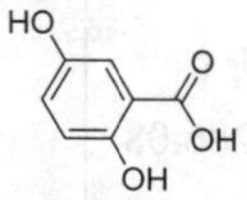 龙胆酸 Gentisic acid
2,5-二甲氧基对苯醌 2,5-Dimethoxy-*p*-benzoquinone $C_8H_8O_4$ Exact Mass: 168.04	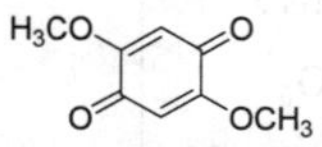 2,5-二甲氧基对苯醌 2,5-Dimethoxy-*p*-benzoquinone		

【分析方法】

1 气相色谱-飞行时间质谱法快速测定和鉴定芦根中阿魏酸的含量与结构[59]

1.1 仪器

Micromass GCT 型气相色谱-飞行时间质谱仪。

1.2 色谱条件

色谱柱：Agilent DB-5MS 柱(30mm×0.25mm，0.25μm)；载气(高纯氦)流量 1.0mL/min；分流比 10∶1；气化温度 280℃；GC-MS 接口温度 200℃；GC 升温程序：初始温度 80℃，恒温 0.5min，以 8℃/min 升至 220℃，再以 30℃/min 升至 280℃，恒温 10min。

质谱条件：EI 电离；电子能量 70eV；源温度 200℃；分辨率 8000FW HM；EI 收集电流 100μA。

1.3 供试品溶液的制备

称取粉碎的芦根生药适量，用 3 倍量 85%乙醇 40℃温浸 3h 后回流提取两次，每次 2h；滤过，合并提取液，浓缩得膏状物，溶于热水，加乙醇至醇的体积分数为 85%，滤过，浓缩后用 5% NaOH 调 pH 至 9～10，滤过，将滤液 pH 调至 2，滤过，得沉淀物，用甲醇溶解，即得。

苏木

Sumu

SAPPAN LIGNUM

【化学成分】

表 1-7-14　苏木主要化学成分[60~65]

中英文名、化学式及相对分子质量	结构图	中英文名、化学式及相对分子质量	结构图
鹰嘴豆芽素 A Biochanin A $C_{16}H_{12}O_5$ Exact Mass: 284.07	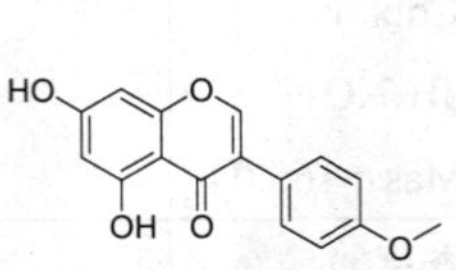 鹰嘴豆芽素 A　Biochanin A	巴西苏木红素 Brazilein $C_{16}H_{12}O_5$ Exact Mass: 284.07	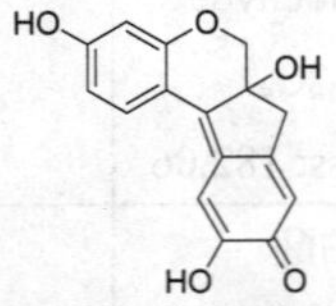 巴西苏木红素　Brazilein
巴西苏木素 Brazilin $C_{16}H_{14}O_5$ Exact Mass: 286.08	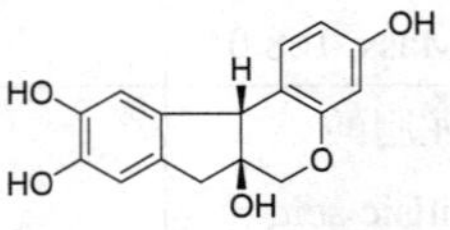 巴西苏木素　Brazilin	Brazilide A $C_{16}H_{14}O_7$ Exact Mass: 318.07	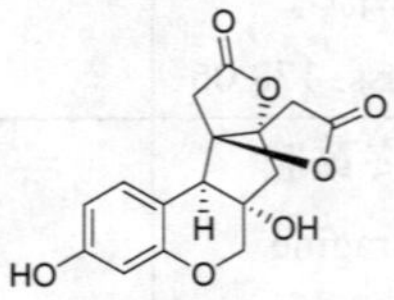 Brazilide A
Butein $C_{15}H_{12}O_5$ Exact Mass: 272.07	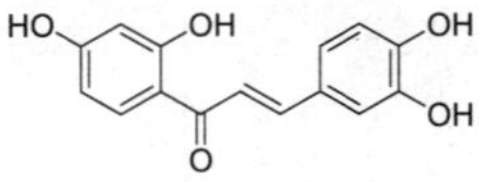 Butein	云实品 J Caesalpins J $C_{17}H_{16}O_6$ Exact Mass: 316.09	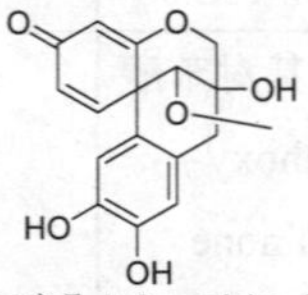 云实品 J　Caesalpins J
云实品 P Caesalpins P $C_{16}H_{12}O_6$ Exact Mass: 300.06	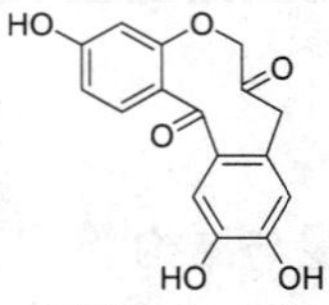 云实品 P　Caesalpins P	胡萝卜苷 Daucosterol $C_{35}H_{60}O_6$ Exact Mass: 576.44	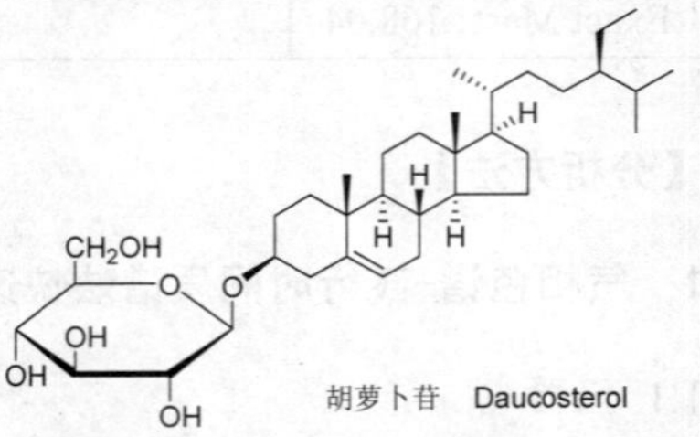 胡萝卜苷　Daucosterol
3-Deoxysappan-chalcone $C_{16}H_{14}O_4$ Exact Mass: 270.09	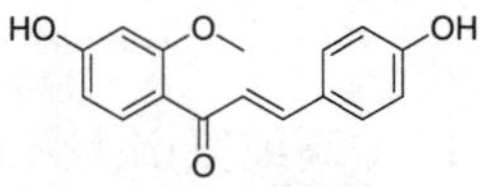 3-Deoxysappanchalcone	3'-去氧苏木醇 3'-Deoxysappanol $C_{16}H_{16}O_5$ Exact Mass: 288.10	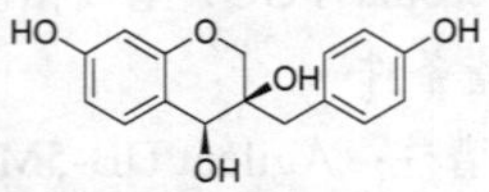 3'-去氧苏木醇　3'-Deoxysappanol
3'-去氧苏木酮 A 3'-Deoxysappanone A $C_{16}H_{12}O_4$ Exact Mass: 268.07	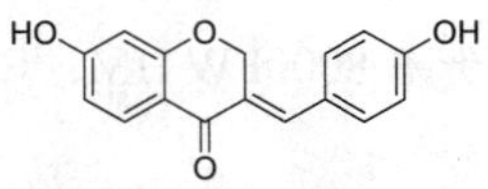 3'-去氧苏木酮 A　3'-Deoxysappanone A	3-去氧苏木酮 B 3-Deoxysappanone B $C_{16}H_{14}O_5$ Exact Mass: 286.08	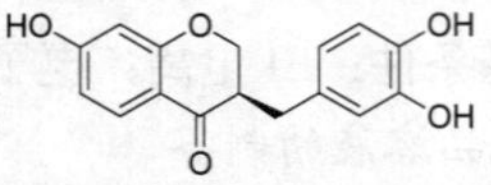 3-去氧苏木酮 B　3-Deoxysappanone B
3'-去氧苏木酮 B 3'-Deoxysappanone B $C_{18}H_{18}O_5$ Exact Mass: 314.12	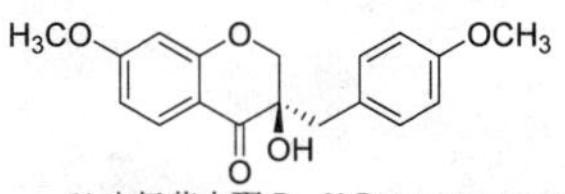 3'-去氧苏木酮 B　3'-Deoxysappanone B	(3*R*,4*S*)-3,4-Dihydroxy-3-(3′,4′-dimethoxy-benzyl)-7-methoxy-chroman $C_{19}H_{22}O_6$ Exact Mass: 346.14	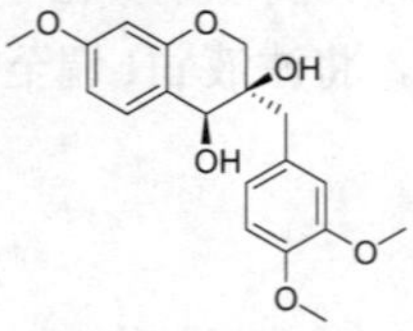 (3*R*,4*S*)-3,4-Dihydroxy-3-(3′,4′-dimethoxybenzyl)-7-methoxychroman

续表

中英文名、化学式及相对分子质量	结构图	中英文名、化学式及相对分子质量	结构图
(3*R*,4*R*)-3,4-Dihydroxy-3-(3′,4′-dimethoxybenzyl)-7-methoxychroman $C_{19}H_{22}O_6$ Exact Mass: 346.14	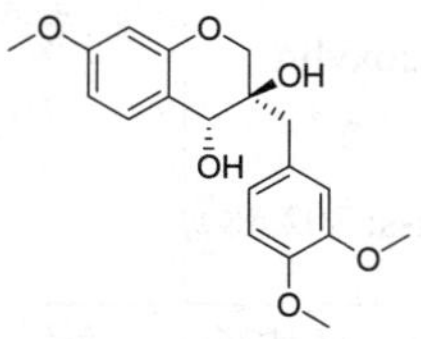 (3*R*,4*R*)-3,4-Dihydroxy-3-(3′,4′-dimethoxybenzyl)-7-methoxychroman	4,4'-二羟基-2'-甲氧基查尔酮 4,4'-Dihydroxy-2'-methoxy-chalcone $C_{16}H_{14}O_4$ Exact Mass: 270.09	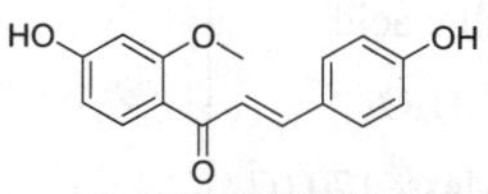 4,4'-二羟基-2'-甲氧基查尔酮 4,4'-Dihydroxy-2'-methoxy-chalcone
3-(3′,4′-二羟基苄基)-7-羟基苯并二氢呋喃-4-酮 3-(3′,4′-Dihydroxybenzyl)-7-hydroxychroman-4-one $C_{16}H_{14}O_5$ Exact Mass: 286.08	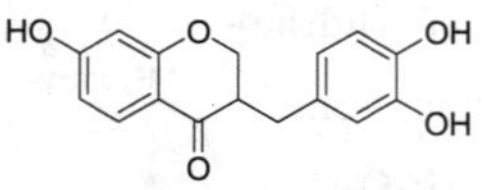 3-(3′,4′-二羟基苄基)-7-羟基苯并二氢呋喃-4-酮 3-(3′,4′-Dihydroxybenzyl)-7-hydroxychroman-4-one	(*E*)-3-(3′,4′-Dihydroxybenzylidene)-7-hydroxychroman-4-one $C_{16}H_{12}O_5$ Exact Mass: 284.07	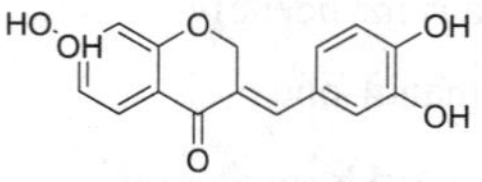 (*E*)-3-(3′,4′-Dihydroxybenzylidene)-7-hydroxychroman-4-one
3,7-二羟基-3-(3′,4′-二羟基苄基)-苯并二氢呋喃-4-酮 3,7-Dihydroxy-3-(3′,4′-dihydroxybenzyl)-chroman-4-one $C_{16}H_{14}O_6$ Exact Mass: 302.08	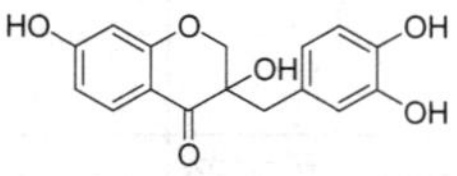 3,7-二羟基-3-(3′,4′-二羟基苄基)-苯并二氢呋喃-4-酮 3,7-Dihydroxy-3-(3′,4′-dihydroxybenzyl)-chroman-4-one	3,7-二羟基-3-(4′-羟基苄基)-苯并二氢呋喃-4-酮 3,7-Dihydroxy-3-(4′-hydroxybenzyl)-chroman-4-one $C_{16}H_{14}O_5$ Exact Mass: 286.08	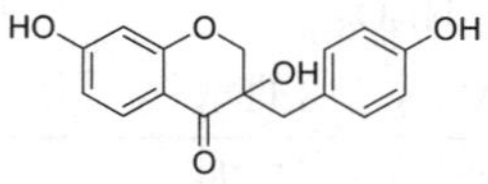 3,7-二羟基-3-(4′-羟基苄基)-苯并二氢呋喃-4-酮 3,7-Dihydroxy-3-(4′-hydroxybenzyl)-chroman-4-one
3,8-Dihydroxy-4,10-dimethoxy-7-*oxo*-[2]benzopyrano[4,3-b][1]benzopyran-7-(5*H*)-one $C_{18}H_{14}O_7$ Exact Mass: 342.07	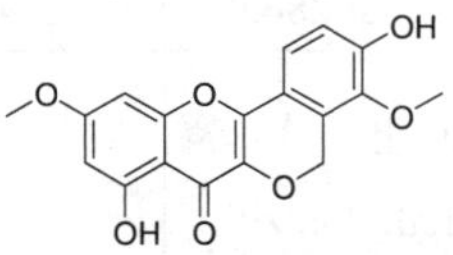 3,8-Dihydroxy-4,10-dimethoxy-7-*oxo*-[2]benzopyrano[4,3-b][1]benzopyran-7-(5*H*)-one	5,7-Dihydroxy-4′-methoxyisoflavanone $C_{16}H_{14}O_5$ Exact Mass: 286.08	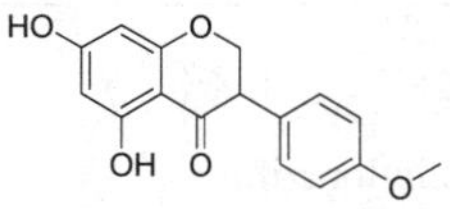 5,7-Dihydroxy-4′-methoxyisoflavanone
(3*R*,4*S*)-4′,7-Dimethoxy-3′-deoxysappanol $C_{18}H_{20}O_5$ Exact Mass: 316.13	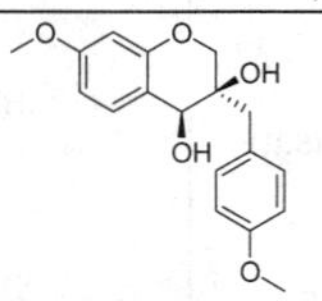 (3*R*,4*S*)-4′,7-Dimethoxy-3′-deoxysappanol	(*E*)-3,3′-Dimethoxy-4,4′-dihydroxystilbene $C_{16}H_{16}O_4$ Exact Mass: 272.10	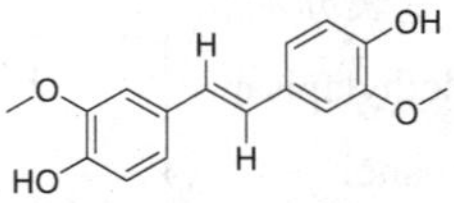 (*E*)-3,3′-Dimethoxy-4,4′-dihydroxystilbene
表苏木醇 Episappanol $C_{16}H_{16}O_6$ Exact Mass: 304.09	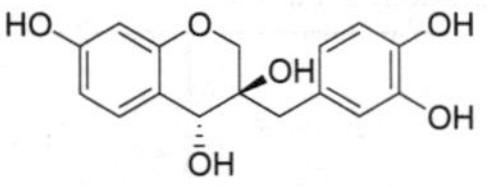 表苏木醇 Episappanol	Euxanthone $C_{13}H_8O_4$ Exact Mass: 228.04	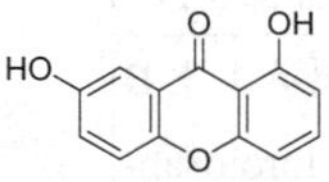 Euxanthone
3,3',4',7-Tetrahydroxy-flavanone $C_{15}H_{12}O_6$ Exact Mass: 288.06	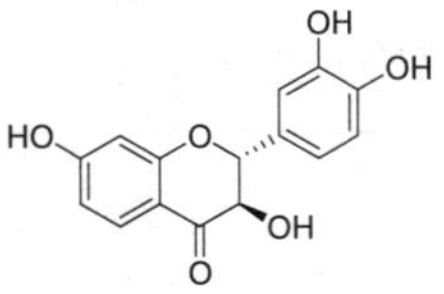 3,3',4',7-Tetrahydroxy-flavanone	苏木精 Hematine $C_{16}H_{12}O_6$ Exact Mass: 300.06	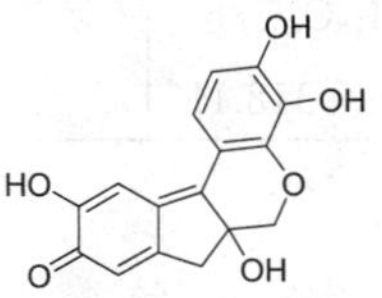 苏木精 Hematine

续表

中英文名、化学式及相对分子质量	结构图	中英文名、化学式及相对分子质量	结构图
没食子酸 Gallic acid $C_7H_6O_5$ Exact Mass: 170.02	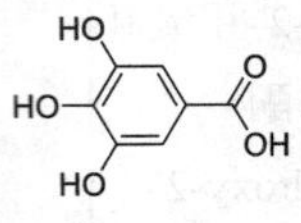 没食子酸　Gallic acid	Haematoxylin $C_{16}H_{14}O_6$ Exact Mass: 302.08	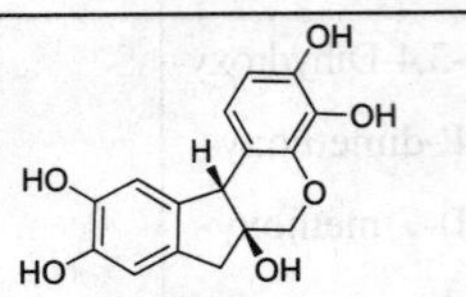 Haematoxylin
7-羟基-3-(3',4'-二羟基亚苄基)-苯并二氢呋喃-4-酮 7-Hydroxy-3-(3',4'-dihydroxybenzylidene)-chroman-4-one $C_{16}H_{12}O_5$ Exact Mass: 284.07	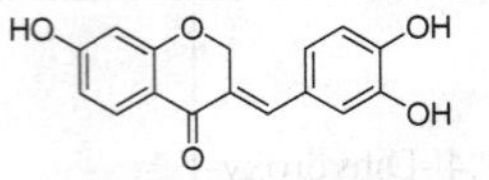 7-羟基-3-(3',4'-二羟基亚苄基)-苯并二氢呋喃-4-酮 7-Hydroxy-3-(3',4'-dihydroxybenzylidene)-chroman-4-one	7-羟基-3-(4'-羟基亚苄基)-苯并二氢呋喃-4-酮 7-Hydroxy-3-(4'-hydroxybenzylidene)-chroman-4-one $C_{16}H_{12}O_4$ Exact Mass: 268.07	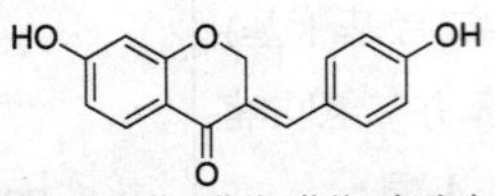 7-羟基-3-(4'-羟基亚苄基)-苯并二氢呋喃-4-酮 7-Hydroxy-3-(4'-hydroxybenzylidene)-chroman-4-one
3,7-Dihydroxy-4-methoxy-3-(3',4'-dimethoxybenzyl)-chroman $C_{17}H_{18}O_6$ Exact Mass: 318.11	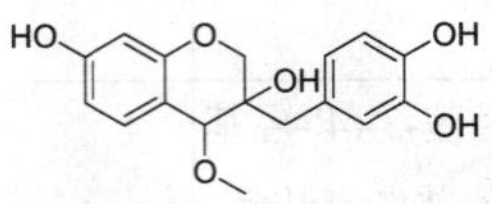 3,7-Dihydroxy-4-methoxy-3-(3',4'-dimethoxybenzyl)-chroman	(±)-Lyoniresinol $C_{22}H_{28}O_8$ Exact Mass: 420.18	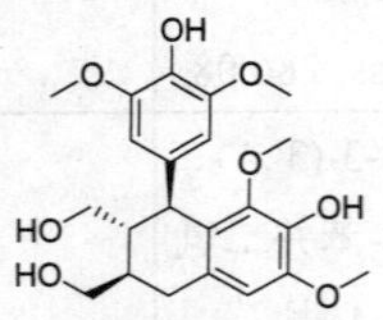 (±)-Lyoniresinol
8-Methoxybonducellin $C_{18}H_{16}O_5$ Exact Mass: 312.10	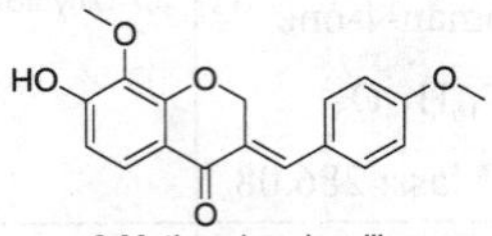 8-Methoxybonducellin	2'-甲氧基-3,4,4'-三羟基查尔酮 2'-Methoxy-3,4,4'-trihydroxychalcone $C_{16}H_{14}O_5$ Exact Mass: 286.08	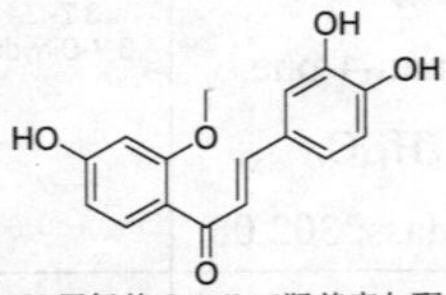 2'-甲氧基-3,4,4'-三羟基查尔酮 2'-Methoxy-3,4,4'-trihydroxychalcone
3'-*O*-甲基巴西苏木素 3'-*O*-Methylbrazilin $C_{17}H_{16}O_5$ Exact Mass: 300.10	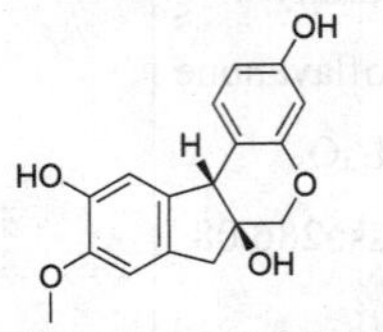 3'-*O*-甲基巴西苏木素　3'-*O*-Methylbrazilin	4'-*O*-甲基巴西苏木素 4'-*O*-Methylbrazilin $C_{17}H_{18}O_5$ Exact Mass: 302.12	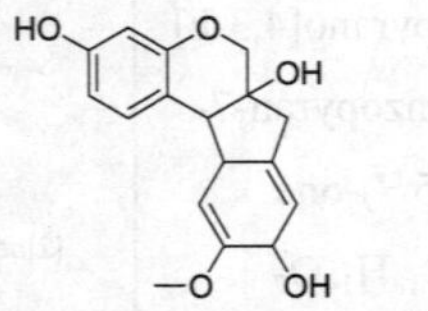 4'-*O*-甲基巴西苏木素　4'-*O*-Methylbrazilin
3'-*O*-甲基表苏木醇 3'-*O*-Methylepisappanol $C_{17}H_{18}O_6$ Exact Mass: 318.11	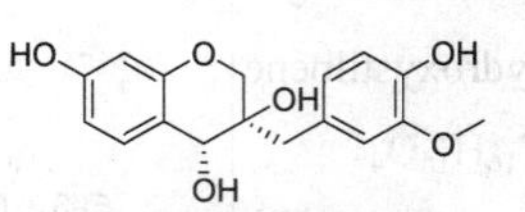 3'-*O*-甲基表苏木醇　3'-*O*-Methylepisappanol	4-*O*-甲基表苏木醇 4-*O*-Methylepisappanol $C_{17}H_{18}O_6$ Exact Mass: 318.11	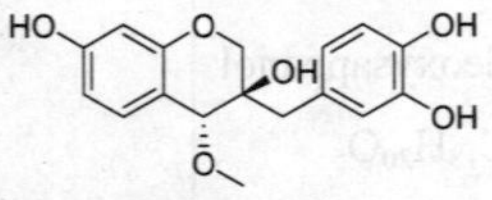 4-*O*-甲基表苏木醇 4-*O*-Methylepisappanol
10-*O*-甲基原苏木素 B 10-*O*-Methylprotosappanin B $C_{17}H_{18}O_6$ Exact Mass: 318.11	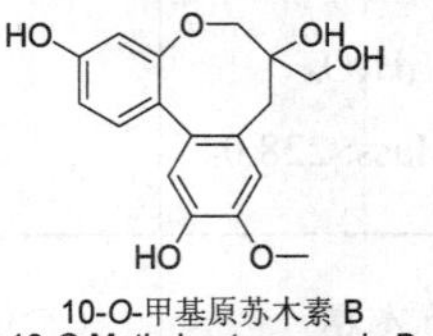 10-*O*-甲基原苏木素 B 10-*O*-Methylprotosappanin B	3'-*O*-甲基苏木醇 3'-*O*-Methylsappanol $C_{17}H_{18}O_6$ Exact Mass: 318.11	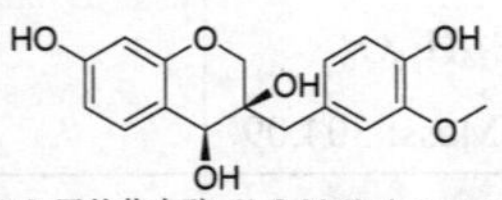 3'-*O*-甲基苏木醇　3'-*O*-Methylsappanol

续表

中英文名、化学式及相对分子质量	结构图	中英文名、化学式及相对分子质量	结构图
4-*O*-甲基苏木醇 4-*O*-Methylsappanol $C_{17}H_{18}O_6$ Exact Mass: 318.11	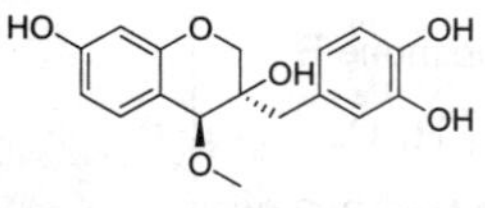 4-*O*-甲基苏木醇 4-*O*-Methylsappanol	Neosappanone A $C_{33}H_{28}O_{11}$ Exact Mass: 600.16	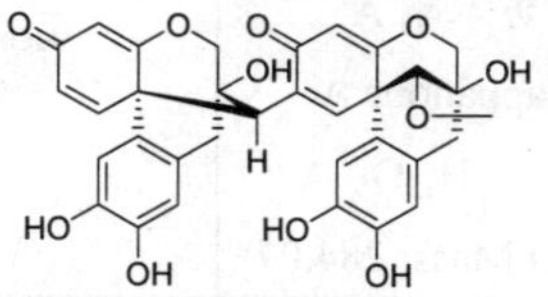 Neosappanone A
罗勒烯 Ocimene $C_{10}H_{16}$ Exact Mass: 136.13	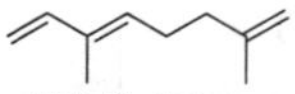 罗勒烯 Ocimene	二十八醇 Octacosanol $C_{28}H_{58}O$ Exact Mass: 410.45	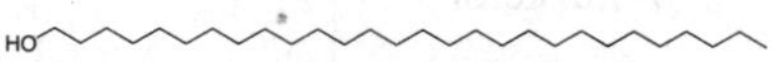 二十八醇 Octacosanol
硬脂酸 Octadecanoic acid $C_{18}H_{36}O_2$ Exact Mass: 284.27	$HO_2C-(CH_2)_{16}-CH_3$ 硬脂酸 Octadecanoic acid	棕榈酸 Palmitic acid $C_{16}H_{32}O_2$ Exact Mass: 256.24	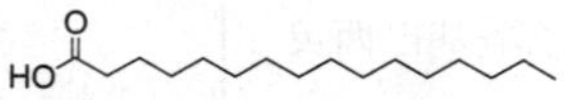 棕榈酸 Palmitic acid
原苏木素 A Protosappanin A $C_{15}H_{12}O_5$ Exact Mass: 272.07	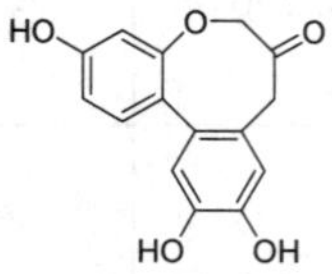 原苏木素 A Protosappanin A	原苏木素 B Protosappanin B $C_{16}H_{16}O_6$ Exact Mass: 304.09	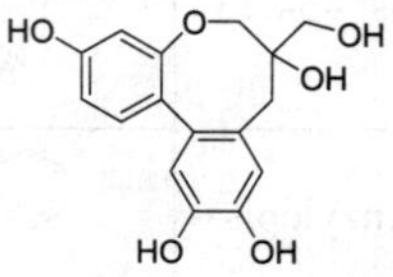 原苏木素 B Protosappanin B
原苏木素 C Protosappanin C $C_{16}H_{14}O_6$ Exact Mass: 302.08	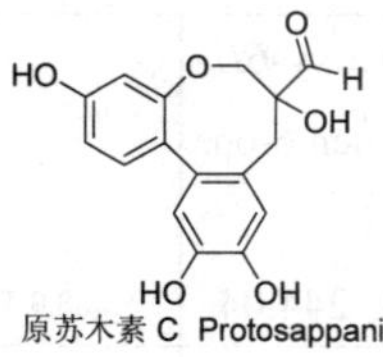 原苏木素 C Protosappanin C	原苏木素 E-1 Protosappanin E-1 $C_{32}H_{26}O_{11}$ Exact Mass: 586.15	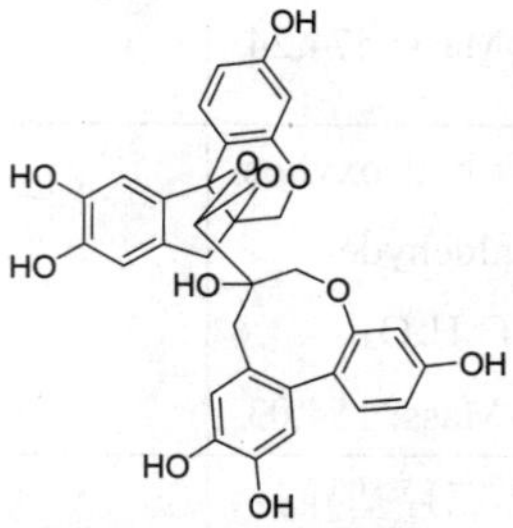 原苏木素 E-1 Protosappanin E-1
原苏木素 E-2 Protosappanin E-2 $C_{32}H_{26}O_{11}$ Exact Mass: 586.15	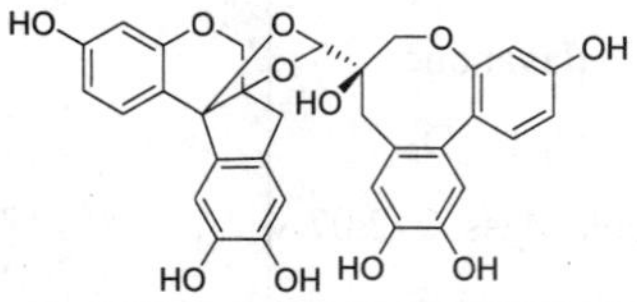 原苏木素 E-2 Protosappanin E-2	槲皮素 Quercetin $C_{15}H_{10}O_7$ Exact Mass: 302.04	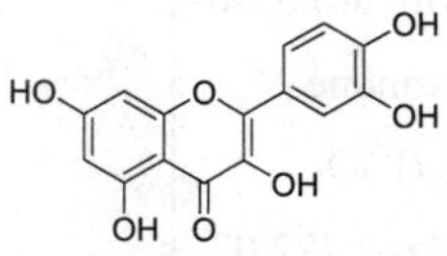 槲皮素 Quercetin
鼠李素 Rhamnetin $C_{16}H_{12}O_7$ Exact Mass: 316.06	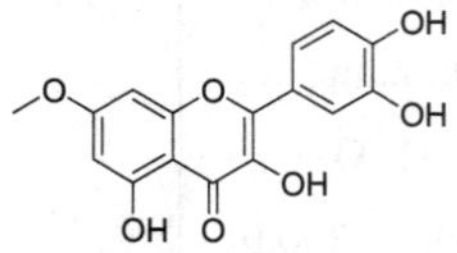 鼠李素 Rhamnetin	苏木查尔酮 Sappanchalcone $C_{16}H_{14}O_5$ Exact Mass: 286.08	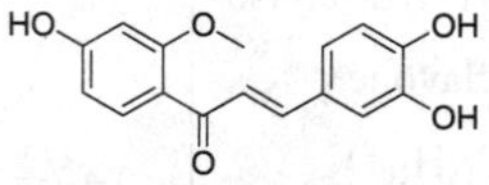 苏木查尔酮 Sappanchalcone
苏木酚 Sappanin $C_{16}H_{12}O_5$ Exact Mass: 284.07	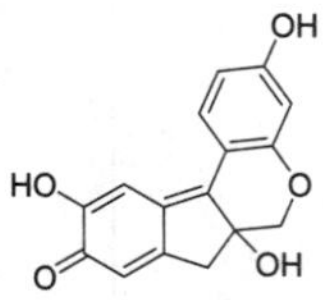 苏木酚 Sappanin	苏木醇 Sappanol $C_{16}H_{16}O_6$ Exact Mass: 304.09	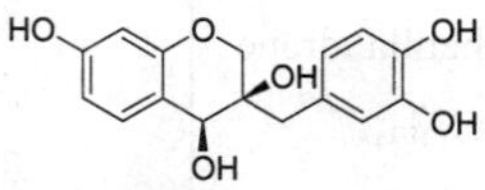 苏木醇 Sappanol

续表

中英文名、化学式及相对分子质量	结构图	中英文名、化学式及相对分子质量	结构图
苏木酮 A Sappanone A $C_{16}H_{12}O_5$ Exact Mass: 284.07	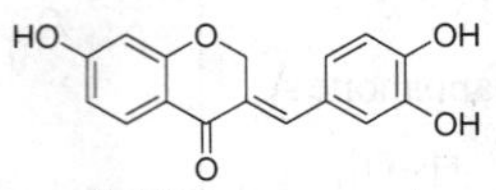 苏木酮 A Sappanone A	苏木酮 B Sappanone B $C_{16}H_{14}O_6$ Exact Mass: 302.08	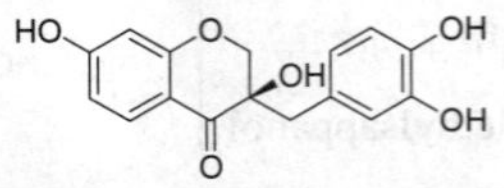 苏木酮 B Sappanone B
β-谷甾醇 *β*-Sitosterol $C_{29}H_{50}O$ Exact Mass: 414.39	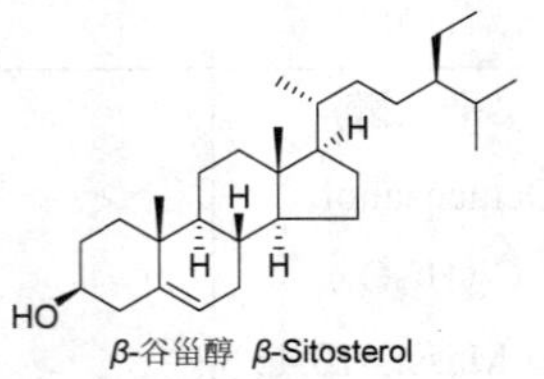 *β*-谷甾醇 *β*-Sitosterol	(−)-Syringaresinol $C_{22}H_{26}O_8$ Exact Mass: 418.16	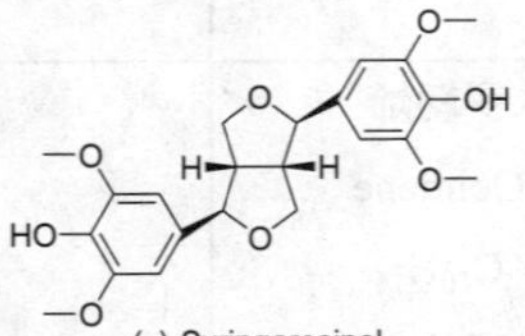 (−)-Syringaresinol
四乙酰基巴西灵 Tetraacetylbrazilin $C_{24}H_{22}O_9$ Exact Mass: 454.13	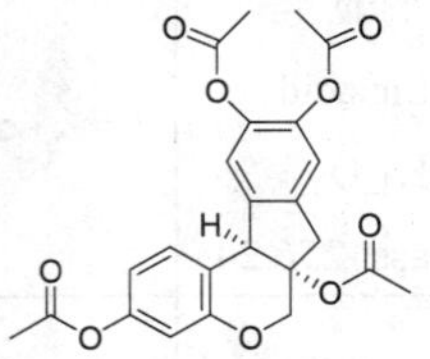 四乙酰基巴西灵 Tetraacetylbrazilin	2',4',3,4-Tetrahydroxy-*β*-hydroxychalcone $C_{15}H_{14}O_6$ Exact Mass: 290.08	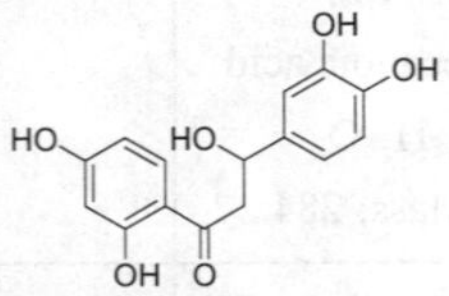 2',4',3,4-Tetrahydroxy-*β*-hydroxychalcone
3',4',7-Tribenzylepisappanol $C_{37}H_{34}O_6$ Exact Mass: 574.24	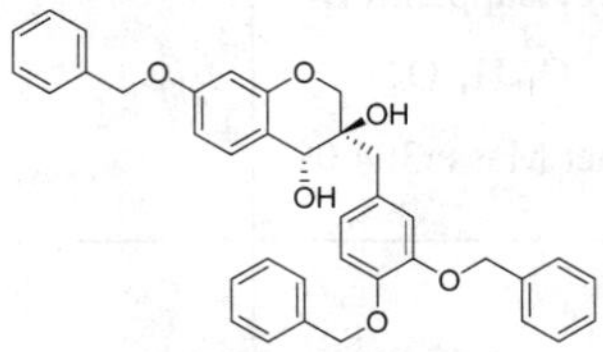 3',4',7-Tribenzylepisappanol	3',4',7-Tribenzylsappanol $C_{37}H_{34}O_6$ Exact Mass: 574.24	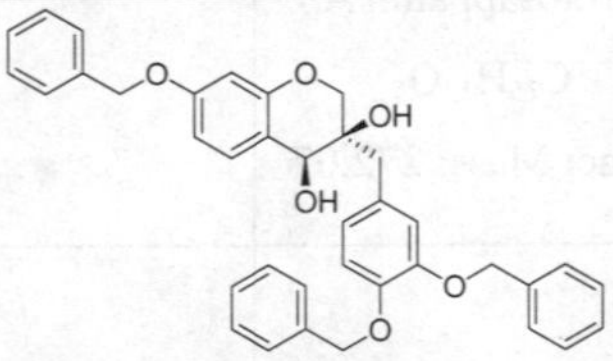 3',4',7-Tribenzylsappanol
2,4,5-Trihydeoxybenzaldehyde $C_7H_6O_4$ Exact Mass: 154.03	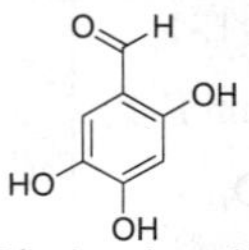 2,4,5-Trihydeoxybenzaldehyde	3,8,9-Trihydeoxy-6*H*-benzo[c]chromen-6-one $C_{13}H_8O_5$ Exact Mass: 244.04	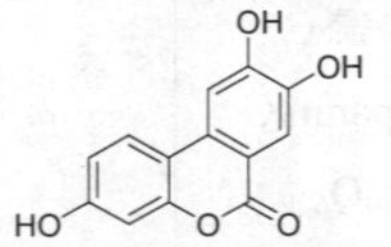 3,8,9-Trihydeoxy-6*H*-benzo[c]chromen-6-one
3',4',7-三羟基异黄烷酮 3',4',7-Trihydroxyisoflavanone $C_{15}H_{12}O_5$ Exact Mass: 272.07	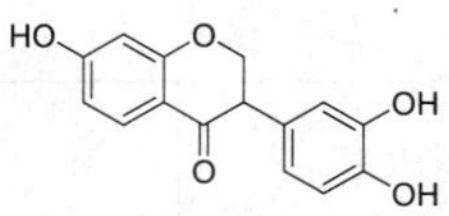 3',4',7-三羟基异黄烷酮 3',4',7-Trihydroxyisoflavanone	7,3',4'-三羟基黄烷酮 7,3',4'-Trihydroxyflavanone $C_{15}H_{12}O_5$ Exact Mass: 272.07	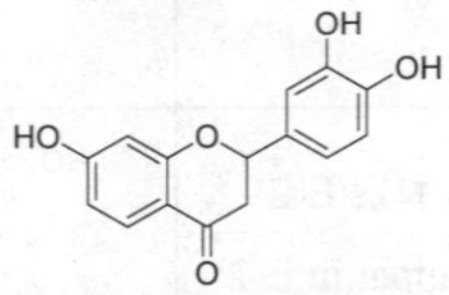 7,3',4'-三羟基黄烷酮 7,3',4'-Trihydroxyflavanone
3',4',7-三羟基异黄酮 3',4',7-Trihydroxyisoflavone $C_{15}H_{10}O_5$ Exact Mass: 270.05	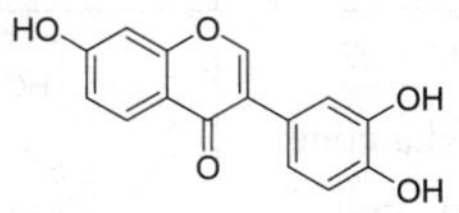 3',4',7-三羟基异黄酮 3',4',7-Trihydroxyisoflavone	商陆精 Ombuin $C_{17}H_{14}O_7$ Exact Mass: 330.07	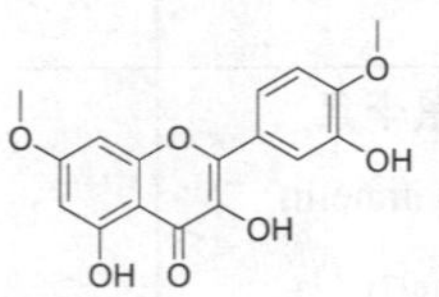 商陆精 Ombuin
D-*α*-水芹烯 D-*α*-Phenllandrene $C_{10}H_{16}$ Exact Mass: 136.23	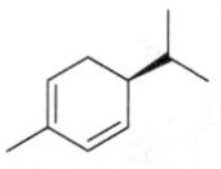 D-*α*-水芹烯 D-*α*-Phenllandrene		

除以上化学成分外，苏木还含有 4-*O*-Hydroxybrazilin trimethyl ether、油酸等。

苏合香

Suhexiang
STYRAX

【化学成分】

表 1-7-15a 苏合香主要化学成分[66, 67]

中英文名、化学式及相对分子质量	结构图	中英文名、化学式及相对分子质量	结构图
5α-雄烷 5α-Androstane $C_{19}H_{32}$ Exact Mass: 260.25	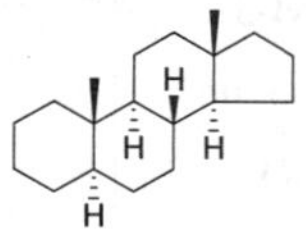 5α-雄烷 5α-Androstane	氢化肉桂醛 3-Phenyl propanal $C_9H_{10}O$ Exact Mass: 134.07	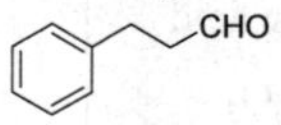 氢化肉桂醛 3-Phenyl propanal
桂皮酸 Cinnamic acid $C_9H_8O_2$ Exact Mass: 148.05	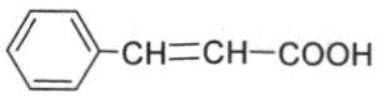 桂皮酸 Cinnamic acid	肉桂醛 Cinnamaldehyde C_9H_8O Exact Mass: 132.06	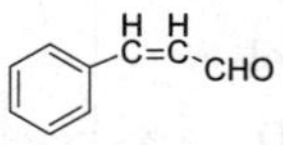 肉桂醛 Cinnamaldehyde
苯甲醛 Benzaldehyde C_7H_6O Exact Mass: 106.04	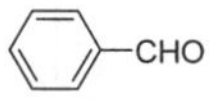 苯甲醛 Benzaldehyde	安息香酸 Benzoic acid $C_7H_6O_2$ Exact Mass: 122.04	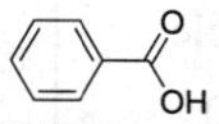 安息香酸 Benzoic acid
安息香酸苄酯 Benzoic acid,benzyl ester $C_{14}H_{12}O_2$ Exact Mass: 212.08	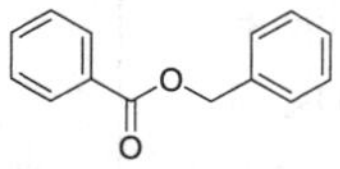 安息香酸苄酯 Benzoic acid,benzyl ester	乙酰苯丙酯 Benzeneuropyl acetate $C_{11}H_{14}O_2$ Exact Mass: 178.10	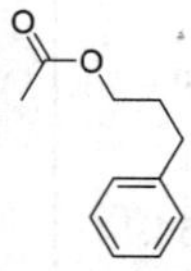 乙酰苯丙酯 Benzeneuropyl acetate
乙酸苄酯 Benzyl acetate $C_9H_{10}O_2$ Exact Mass: 150.07	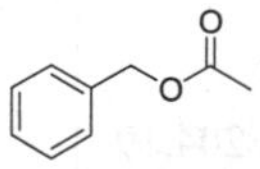 乙酸苄酯 Benzyl acetate	苯甲酸苄酯 Benzyl benzoate $C_{14}H_{12}O_2$ Exact Mass: 212.08	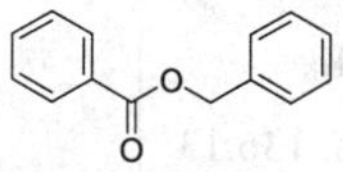 苯甲酸苄酯 Benzyl benzoate
肉桂酸苄酯 Benzyl cinnamate $C_{16}H_{14}O_2$ Exact Mass: 238.10	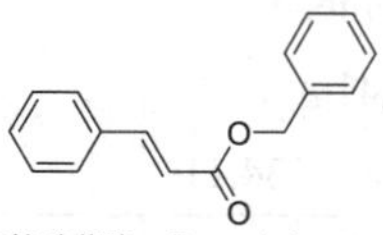 肉桂酸苄酯 Benzyl cinnamate	桂皮酸乙酯 Ethylcinnamate $C_{11}H_{12}O_2$ Exact Mass: 176.08	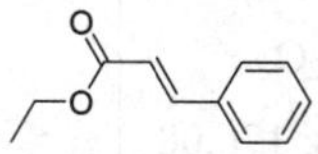 桂皮酸乙酯 Ethylcinnamate
桂皮酸苯乙酯 Phenylethyl cinnamate $C_{17}H_{16}O_2$ Exact Mass: 252.12	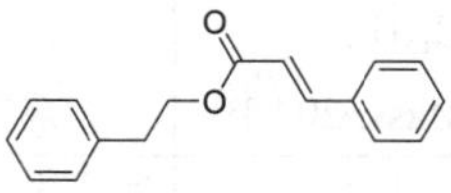 桂皮酸苯乙酯 Phenylethyl cinnamate	桂皮酸苯丙酯 Phenylpropyl cinnamate $C_{18}H_{18}O_2$ Exact Mass: 266.13	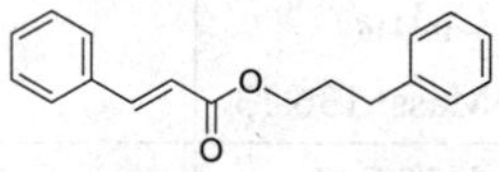 桂皮酸苯丙酯 Phenylpropyl cinnamate
肉桂酸异丁酯 Isobutyl cinnamate $C_{13}H_{16}O_2$ Exact Mass: 204.12	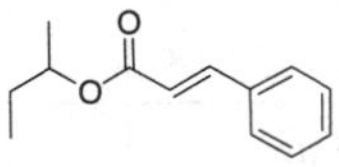 肉桂酸异丁酯 Isobutyl cinnamate	苯乙酸 Phenylacetic acid $C_8H_8O_2$ Exact Mass: 136.05	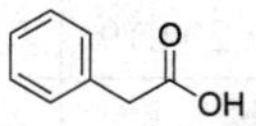 苯乙酸 Phenylacetic acid

续表

中英文名、化学式及相对分子质量	结构图	中英文名、化学式及相对分子质量	结构图
亚油酸 Linolenic acid $C_{18}H_{32}O_2$ Exact Mass: 280.24	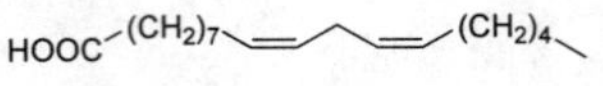 亚油酸　Linoleic acid	3-表齐墩果酸 3-Epioleanolic acid $C_{30}H_{48}O_3$ Exact Mass: 456.70	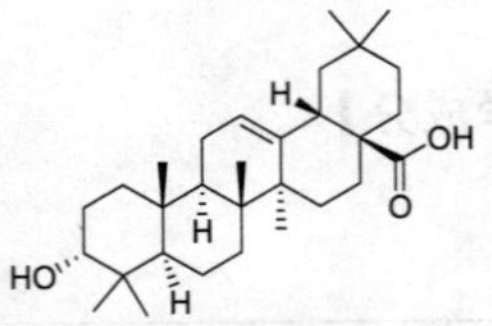 3-表齐墩果酸　3-Epioleanolic acid
齐墩果酮酸 Oleanonic acid $C_{30}H_{46}O_3$ Exact Mass: 454.34	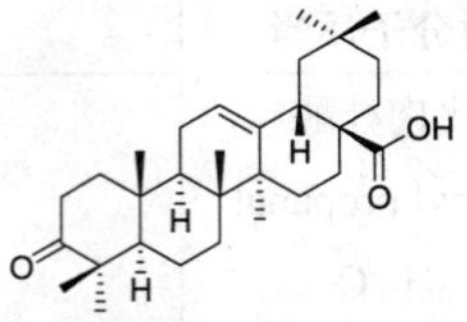 齐墩果酮酸　Oleanonic acid	1-苯甲酰基-3-苯丙炔 1-Benzoyl-3-phenylpropyne $C_{16}H_{12}O$ Exact Mass: 220.09	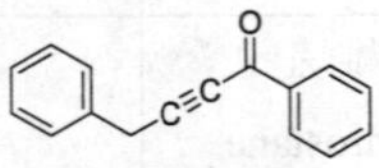 1-苯甲酰基-3-苯丙炔 1-Benzoyl-3-phenylpropyne
乙醇 Ethanol C_2H_6O Exact Mass: 46.04	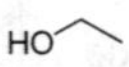 乙醇　Ethanol	苯甲醇 Benzyl alcohol C_7H_8O Exact Mass: 108.06	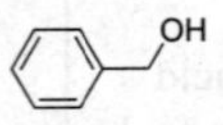 苯甲醇　Benzyl alcohol
1,8-桉叶素 1,8-Cineole $C_{10}H_{18}O$ Exact Mass: 154.14	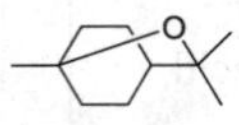 1,8-桉叶素　1,8-Cineole	芳樟醇 Linalool $C_{10}H_{18}O$ Exact Mass: 154.14	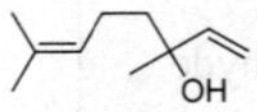 芳樟醇　Linalool
α-萜品醇 *α*-Terpineol $C_{10}H_{18}O$ Exact Mass: 154.14	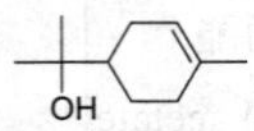 *α*-萜品醇　*α*-Terpineol	*β*-杜松烯 *β*-Cadinene $C_{15}H_{24}$ Exact Mass: 204.19	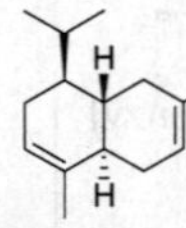 *β*-杜松烯　*β*-Cadinene
莰烯 Camphene $C_{10}H_{16}$ Exact Mass: 136.13	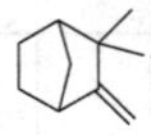 莰烯　Camphene	石竹烯 Caryophyllene $C_{15}H_{24}$ Exact Mass: 204.19	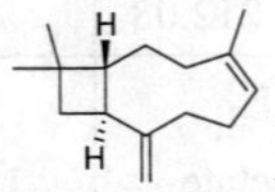 石竹烯　Caryophyllene
乙酰肉桂烯 Cinnamyl acetate $C_{11}H_{12}O_2$ Exact Mass: 176.08	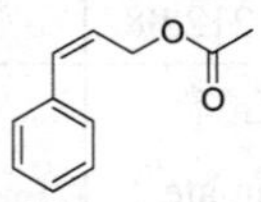 乙酰肉桂烯　Cinnamyl acetate	对伞花烃 *p*-Cymene $C_{10}H_{14}$ Exact Mass: 134.11	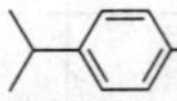 对伞花烃　*p*-Cymene
柠檬烯 Limonene $C_{10}H_{16}$ Exact Mass: 136.13	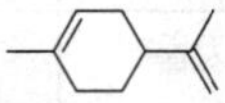 柠檬烯　Limonene	*α*-长蒎烯 *α*-Longipinene $C_{15}H_{24}$ Exact Mass: 204.19	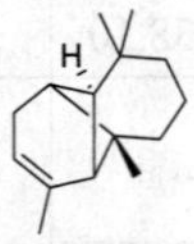 *α*-长蒎烯　*α*-Longipinene
α-广藿香烯 *α*-Patchoulene $C_{15}H_{24}$ Exact Mass: 204.19	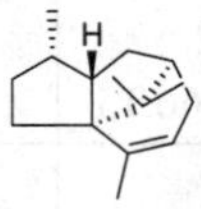 *α*-广藿香烯　*α*-Patchoulene	*α*-蒎烯 *α*-Pinene $C_{14}H_{24}O_2$ Exact Mass: 224.18	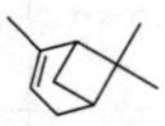 *α*-蒎烯　*α*-Pinene
β-蒎烯 *β*-Pinene $C_{10}H_{16}$ Exact Mass: 136.13	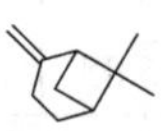 *β*-蒎烯　*β*-Pinene	香荚兰醛 Vanillin $C_8H_8O_3$ Exact Mass: 152.05	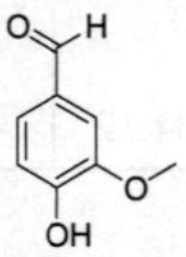 香荚兰醛　Vanillin

续表

中英文名、化学式及相对分子质量	结构图	中英文名、化学式及相对分子质量	结构图
苏合香烯 Styrene C_8H_8 Exact Mass: 104.06	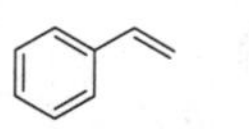 苏合香烯 Styrene	异松油烯 Terpinolene $C_{10}H_{16}$ Exact Mass: 136.13	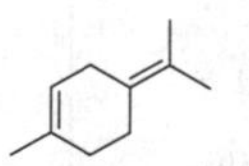 异松油烯 Terpinolene
肉桂烯 Cinnamene C_8H_8 Exact Mass: 104.06	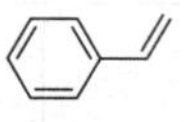 肉桂烯 Cinnamene	2,6,6-三甲基-3-环庚(苯硫基)-4-烯醇 2,6,6-Trimethyl-3-(phenylthio) cyclohept-4-enol $C_{16}H_{22}OS$ Exact Mass: 262.14	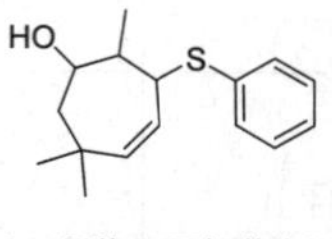 2,6,6-三甲基-3-环庚(苯硫基)-4-烯醇 2,6,6-Trimethyl-3-(phenylthio) cyclohept-4-eno
二氢香豆素 Dihydrocoumarin $C_9H_8O_2$ Exact Mass: 148.05	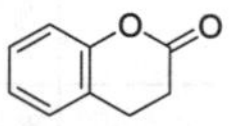 二氢香豆素 Dihydrocoumarin		

表 1-7-15b 苏合香其他主要化学成分[66, 67]

中文名	中文名
反-甲基桂皮酸	苏合香素
β-苯丙酸	氢化枞醇
香叶烯	4,14-松香油
硬尾醇氧化物	异广藿香烷
(5,α)-17-氧杂雄烷-16-酮	17-氧白羽扇豆碱

杜仲

Duzhong
EUCOMMIAE CORTEX

【化学成分】

表 1-7-16 杜仲主要化学成分[68~73]

中英文名、化学式及相对分子质量	结构图	中英文名、化学式及相对分子质量	结构图
桃叶珊瑚苷 Aucubin $C_{15}H_{22}O_9$ Exact Mass: 346.13	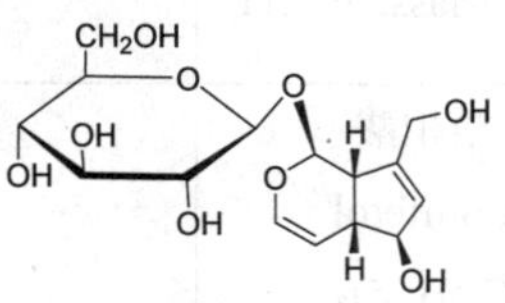 桃叶珊瑚苷 Aucubin	京尼平苷 Geniposide $C_{17}H_{24}O_{10}$ Exact Mass: 388.14	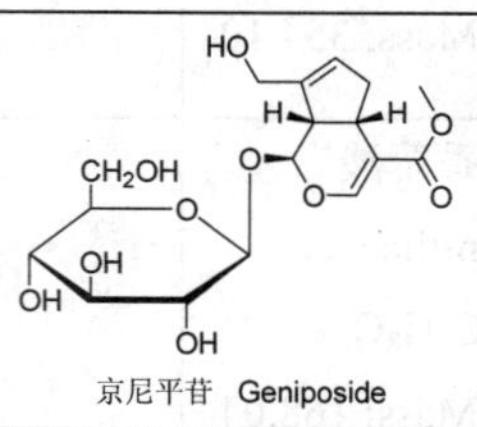 京尼平苷 Geniposide
咖啡酸 Caffeic acid $C_9H_8O_4$ Exact Mass: 180.04	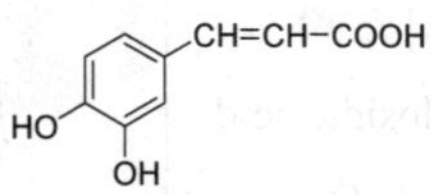 咖啡酸 Caffeic acid	二氢咖啡酸 Dihydrocaffeic acid $C_9H_{10}O_4$ Exact Mass: 182.17	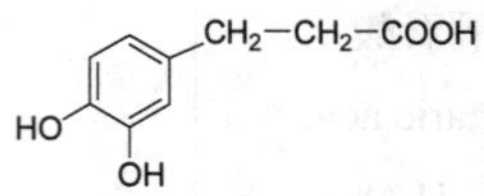 二氢咖啡酸 Dihydrocaffeic acid

续表

中英文名、化学式及相对分子质量	结构图	中英文名、化学式及相对分子质量	结构图
杜仲苷 Ulmoside $C_{21}H_{32}O_{14}$ Exact Mass: 508.18	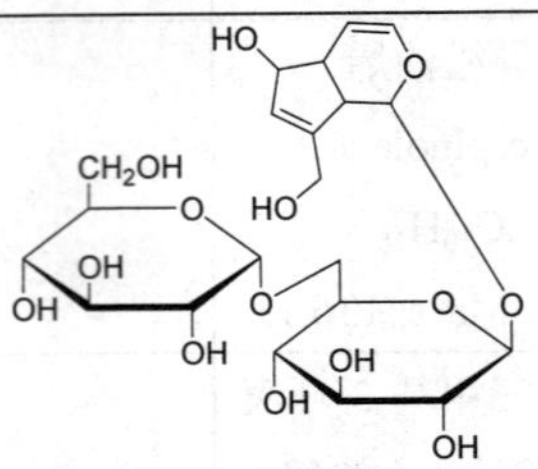 杜仲苷　Ulmoside	杜仲醇苷 Eucommioside $C_{15}H_{26}O_9$ Exact Mass: 350.16	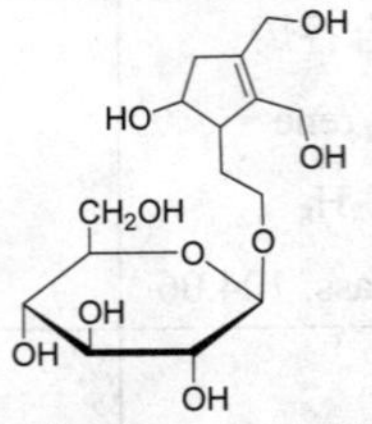 杜仲醇苷　Eucommioside
杜仲醇苷Ⅱ EucommiosideⅡ $C_{15}H_{26}O_9$ Exact Mass: 350.16	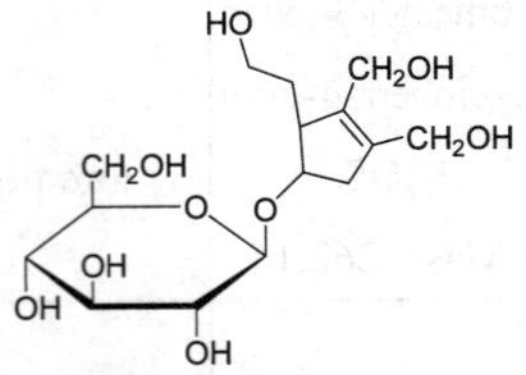 杜仲醇苷Ⅱ　Eucommioside Ⅱ	筋骨草苷 Ajugoside $C_{17}H_{26}O_{10}$ Exact Mass: 390.15	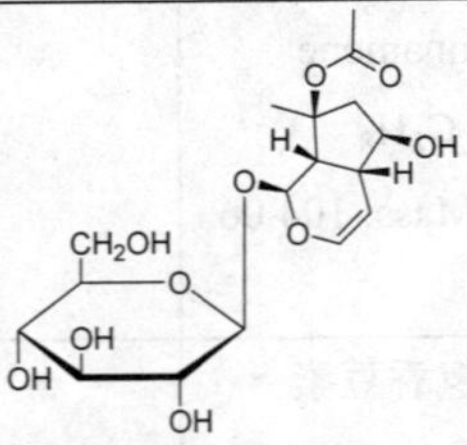 筋骨草苷　Ajugoside
雷扑妥苷 Reptoside $C_{17}H_{26}O_{10}$ Exact Mass: 390.15	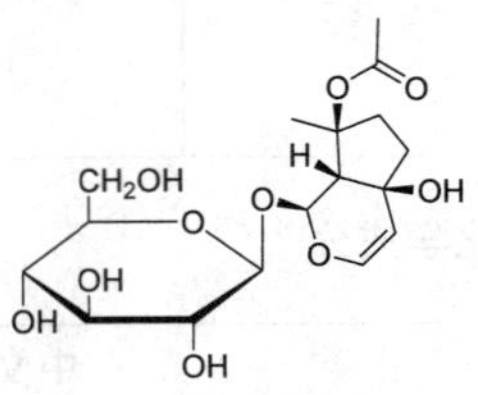 雷扑妥苷　Reptoside	松柏苷 Coniferin $C_{16}H_{22}O_8$ Exact Mass: 342.13	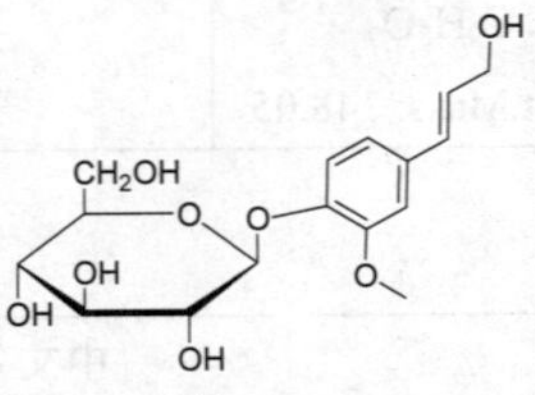 松柏苷　Coniferin
紫丁香苷 Syringin $C_{17}H_{24}O_9$ Exact Mass: 372.14	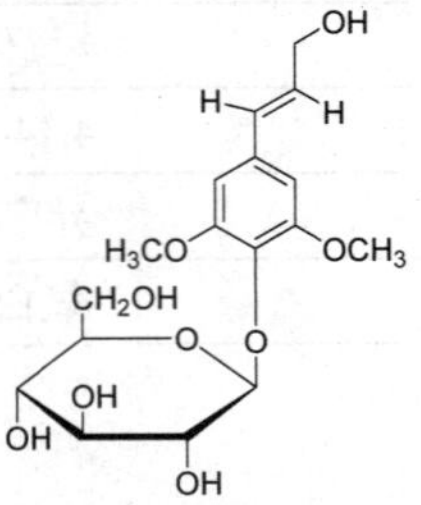 紫丁香苷　Syringin	寇布拉苷 Koaburaside $C_{14}H_{20}O_9$ Exact Mass: 332.30	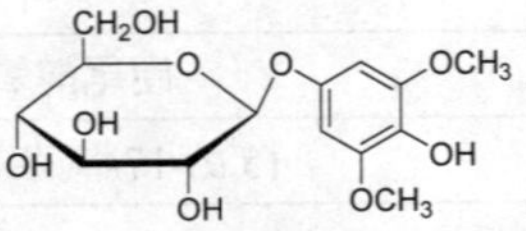 寇布拉苷　Koaburaside
车叶草苷 Asperuloside $C_{18}H_{22}O_{11}$ Exact Mass: 414.36	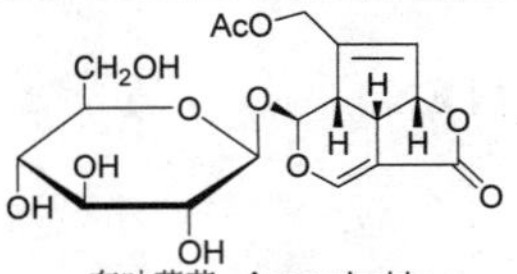 车叶草苷　Asperuloside	京尼平 Genipin $C_{11}H_{14}O_5$ Exact Mass: 226.08	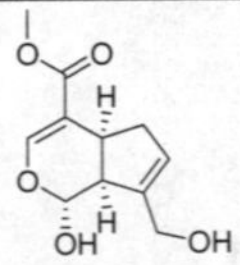 京尼平　Genipin
绿原酸 Chlorogenic acid $C_{16}H_{18}O_9$ Exact Mass: 354.10	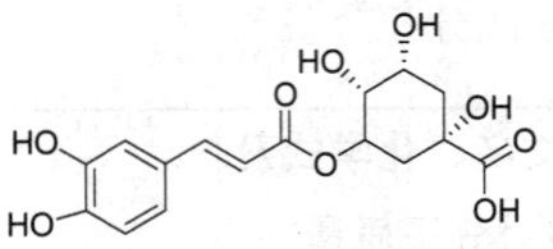 绿原酸　Chlorogenic acid	绿原酸甲酯 Methyl chlorogenate $C_{17}H_{20}O_9$ Exact Mass: 368.11	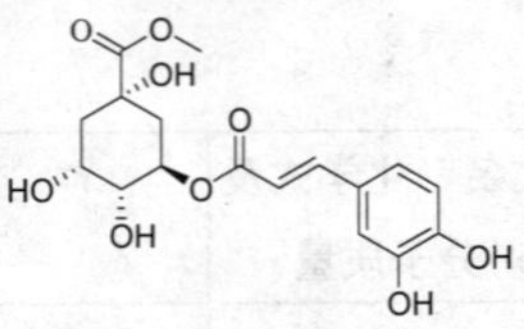 绿原酸甲酯 Methyl chlorogenate
香草酸 Vanillic acid $C_8H_8O_4$ Exact Mass: 168.04	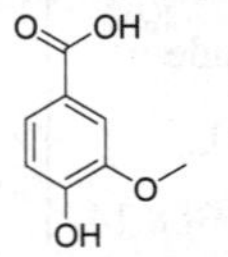 香草酸　Vanillic acid	松柏酸 Coniferol $C_{10}H_{12}O_3$ Exact Mass: 180.08	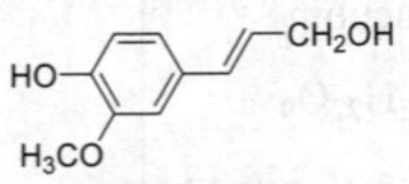 松柏酸　Coniferol
酒石酸 Tartaric acid $C_4H_6O_6$ Exact Mass: 150.02	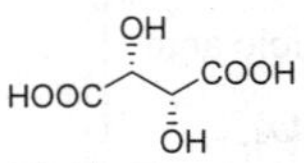 酒石酸　Tartaric acid	车叶草酸 Asperulosidic acid $C_{18}H_{24}O_{12}$ Exact Mass: 432.38	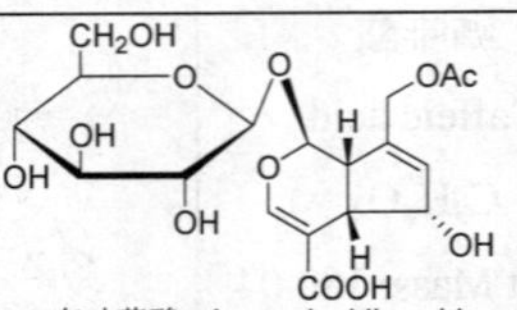 车叶草酸　Asperulosidic acid

续表

中英文名、化学式及相对分子质量	结构图	中英文名、化学式及相对分子质量	结构图
去乙酰车叶草酸 Deacetyl asperulosidic acid $C_{16}H_{22}O_{11}$ Exact Mass: 390.34	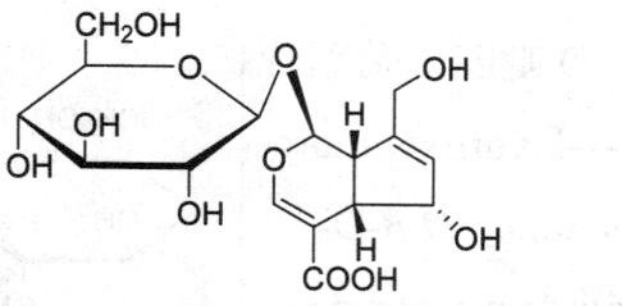 去乙酰车叶草酸 Deacetyl asperulosidic acid	京尼平苷酸 Geniposidic acid $C_{16}H_{22}O_{10}$ Exact Mass: 374.12	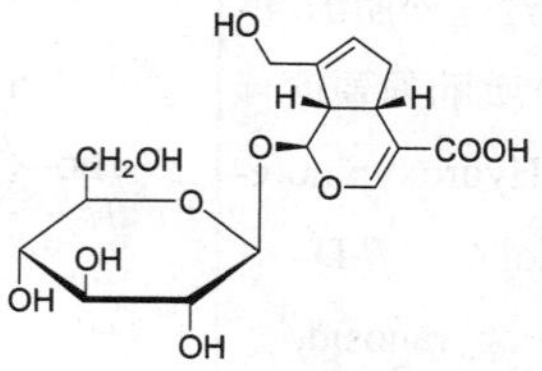 京尼平苷酸 Geniposidic acid
京尼平苷酸三聚体 Ulmoideside A $C_{48}H_{62}O_{28}$ Exact Mass: 1086.34	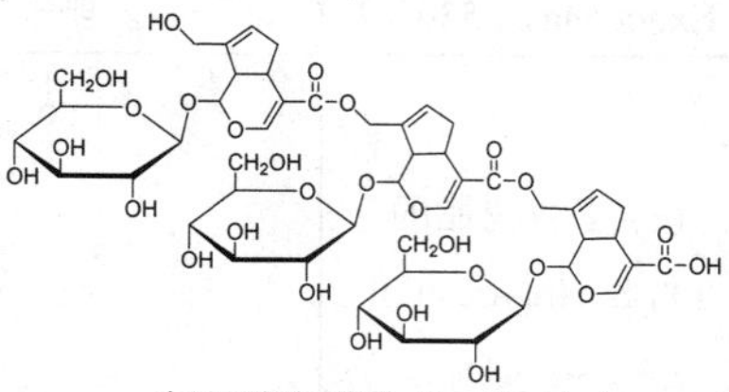 京尼平苷酸三聚体 Ulmoideside A	京尼平苷酸三聚体乙酸酯 Ulmoideside B $C_{50}H_{64}O_{29}$ Exact Mass: 1128.35	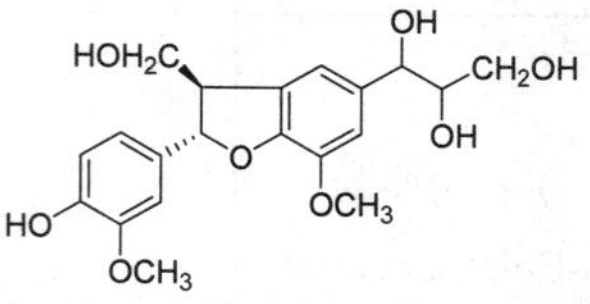 京尼平苷酸三聚体乙酸酯 Ulmoideside B
京尼平苷酸四聚体 Ulmoideside C $C_{64}H_{82}O_{37}$ Exact Mass: 1442.45	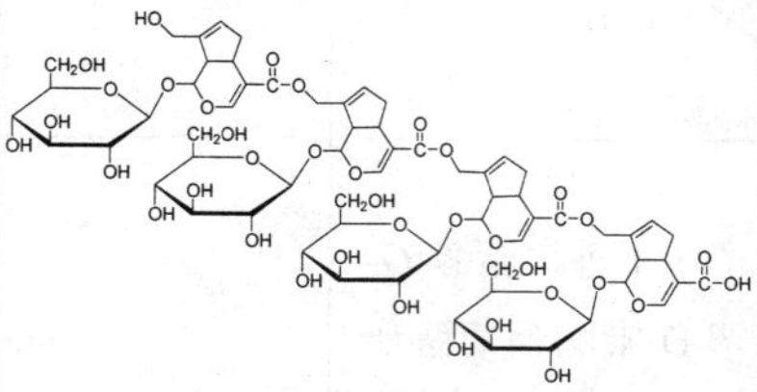 京尼平苷酸四聚体 Ulmoideside C	京尼平苷酸四聚体乙酸酯 Ulmoideside D $C_{66}H_{84}O_{38}$ Exact Mass: 1484.46	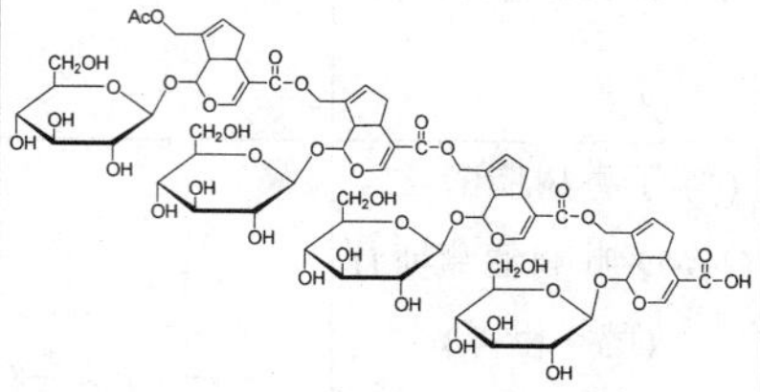 京尼平苷酸四聚体乙酸酯 Ulmoideside D
哈帕苷乙酸酯 Acetylharpagide $C_{17}H_{26}O_{11}$ Exact Mass: 406.38	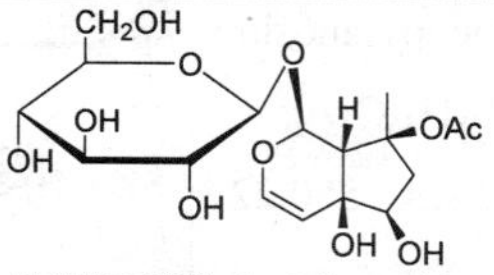 哈帕苷乙酸酯 Acetylharpagide	(+)-松脂酚(松脂醇) (+)-Pinoresinol $C_{20}H_{22}O_6$ Exact Mass: 358.14	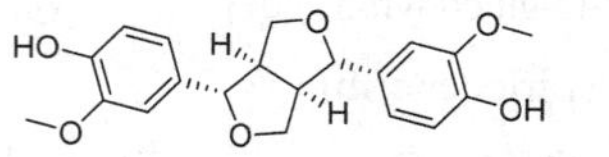 (+)-松脂酚 (+)-Pinoresinol
(+)-松脂酚-*O*-*β*-D 葡萄吡喃糖苷 (+)-Pinoresinol-*O*-*β*-D-glucopyranoside $C_{26}H_{32}O_{11}$ Exact Mass: 520.19	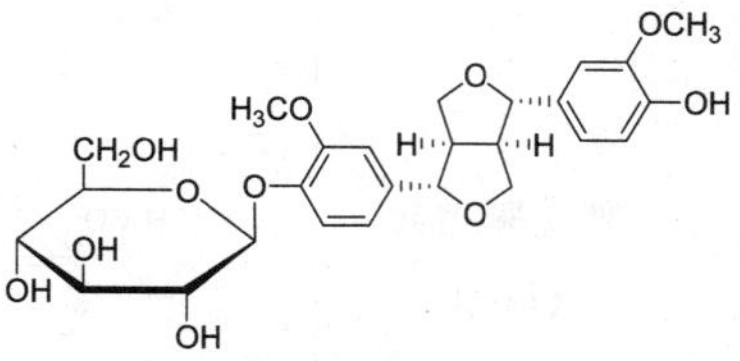 (+)-松脂酚-*O*-*β*-D葡萄吡喃糖苷 (+)-Pinoresinol-*O*-*β*-D-glucopyranoside	(+)-松脂酚-二-*O*-*β*-D 葡萄吡喃糖苷 (+)-Pinoresinol di-*O*-*β*-D-glucopyranoside $C_{32}H_{42}O_{16}$ Exact Mass: 682.25	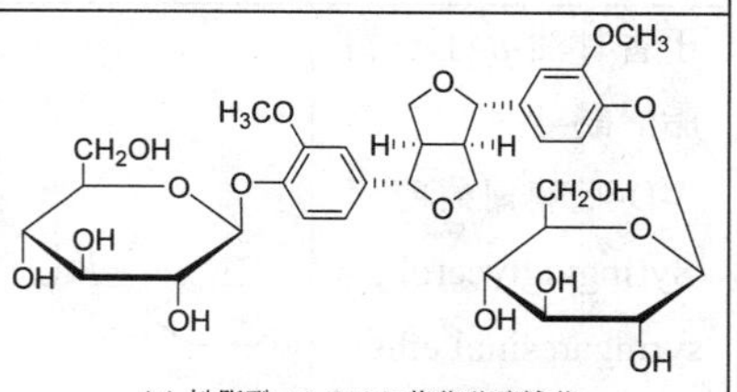 (+)-松脂酚-二-*O*-*β*-D葡萄吡喃糖苷 (+)-Pinoresinol di-*O*-*β*-D-glucopyranoside
(+)-1-羟基松脂酚 (+)-1-Hydroxypinoresinol $C_{20}H_{22}O_7$ Exact Mass: 374.14	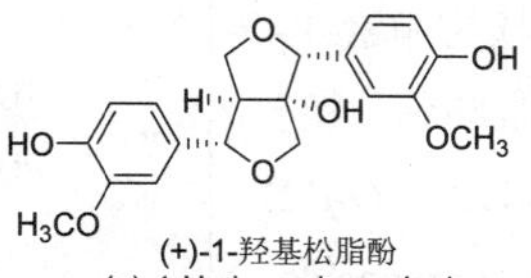 (+)-1-羟基松脂酚 (+)-1-Hydroxypinoresinol	(+)-1-羟基松脂酚-4'-4"-二-*O*-*β*-D 葡萄吡喃糖苷 (松脂醇二葡萄糖苷) (+)-1-Hydroxypinoresinol 4',4"-di-*O*-*β*-D-glucopyranoside (Pinoresinol diglucoside) $C_{32}H_{42}O_{17}$ Exact Mass: 698.24	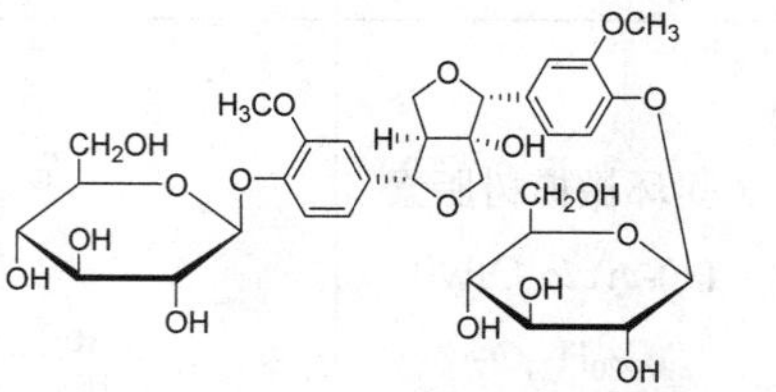 (+)-1-羟基松脂酚-4'-4"-二-*O*-*β*-D葡萄吡喃糖苷 (+)-1-Hydroxypinoresinol 4',4"-di-*O*-*β*-D-glucopyranoside

续表

中英文名、化学式及相对分子质量	结构图	中英文名、化学式及相对分子质量	结构图
(+)-1-羟基松脂酚-4'-*O*-*β*-D 吡喃葡萄糖苷 (+)-1-Hydroxypinoresinol 4'-*O*-*β*-D-glucopyranoside $C_{26}H_{32}O_{12}$ Exact Mass: 536.19	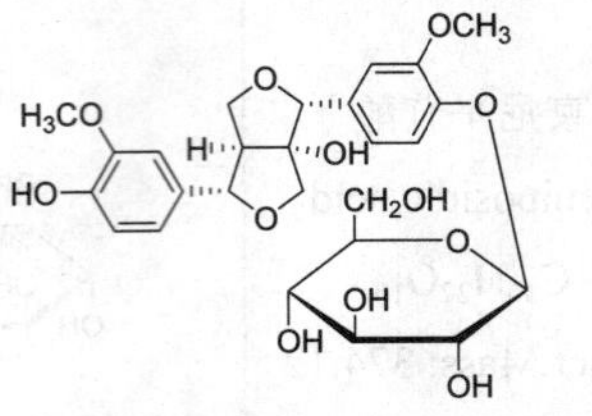 (+)-1-羟基松脂酚-4'-*O*-*β*-D吡喃葡萄糖苷 (+)-1-Hydroxypinore-sinol 4'-*O*-*β*-D-glucopyranoside	(+)-1-羟基松脂酚-4"-*O*-*β*-D 吡喃葡萄糖苷 (+)-1-Hydroxypinoresinol 4"-*O*-*β*-D-glucopyranoside $C_{26}H_{32}O_{12}$ Exact Mass: 536.19	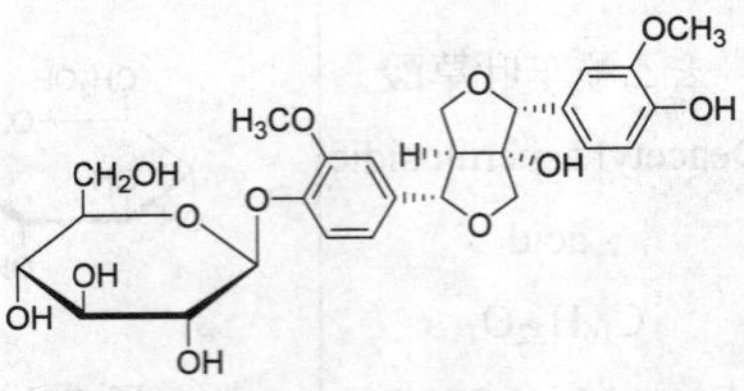 (+)-1-羟基松脂酚-4"-*O*-*β*-D吡喃葡萄糖苷 (+)-1-Hydroxypinore-sinol 4"-*O*-*β*-D-glucopyranoside
(+)-表松脂酚 (+)-Epipinoresinol $C_{20}H_{22}O_6$ Exact Mass: 358.14	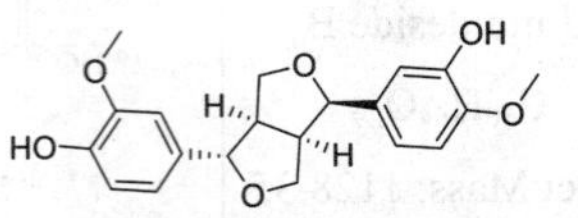 (+)-表松脂酚 (+)-Epipinoresinol	(+)-丁香树脂酚 (+)-Syringaresinol $C_{22}H_{26}O_8$ Exact Mass: 418.16	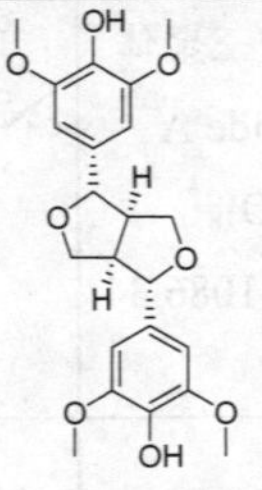 (+)-丁香树脂酚 (+)-Syringaresinol
(+)-丁香树脂醇-二-*O*-*β*-D-吡喃葡萄糖苷(鹅掌楸碱) (+)-Syringaresinol di-*O*-*β*-D-glucopyranoside (Liriodendrin) $C_{34}H_{46}O_{18}$ Exact Mass: 742.27	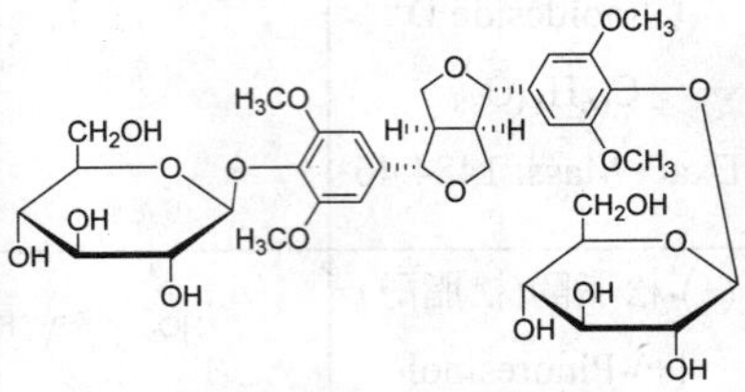 (+)-丁香树脂醇-二-*O*-*β*-D-吡喃葡萄糖苷 (鹅掌楸碱) (+)-Syringaresinol di-*O*-*β*-D-glucopyranoside (Liriodendrin)	(+)-丁香树脂醇-*O*-*β*-D-吡喃葡萄糖苷 (+)-Syringaresinol-*O*-*β*-D-glucopyranoside $C_{28}H_{36}O_{13}$ Exact Mass: 580.22	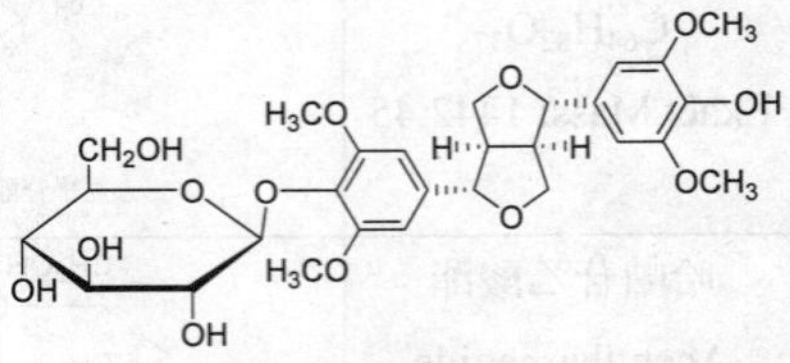 (+)-丁香树脂醇-*O*-*β*-D-吡喃葡萄糖苷 (+)-Syringaresinol-*O*-*β*-D-glucopyranoside
丁香甘油-*β*-丁香树脂醇醚-4",4'''-二-*O*-*β*-D-吡喃葡萄糖苷 Syringylglycerol-*β*-syringaresinol ether-4",4'''-di-*O*-*β*-D-glucopyranoside $C_{45}H_{60}O_{23}$ Exact Mass: 968.35	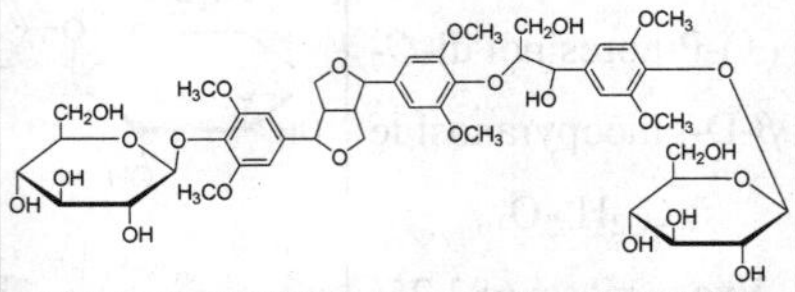 丁香甘油-*β*-丁香树脂醇醚-4",4'''-二-*O*-*β*-D-吡喃葡萄糖苷 Syringylglycerol-*β*-syringaresinol ether-4",4'''-di-*O*-*β*-D-glucopyranoside	(−)-橄榄树脂素 (−)-Olivil $C_{20}H_{24}O_7$ Exact Mass: 376.15	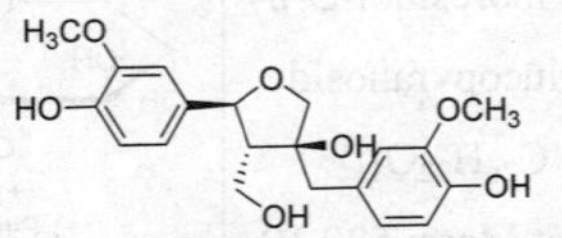 (−)-橄榄树脂素 (−)-Olivil
(+)-环橄榄树脂素 (+)-*cyclo*-Olivil $C_{20}H_{24}O_7$ Exact Mass: 376.15	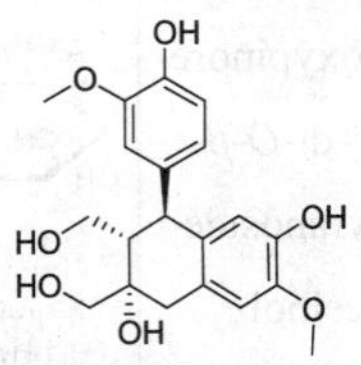 (+)-环橄榄树脂素 (+)-*cyclo*-Olivil	(−)-橄榄树脂素-4'-*O*-*β*-D-吡喃葡萄糖苷 (−)-Olivil-4'-*O*-*β*-D-glucopyranoside $C_{26}H_{34}O_{12}$ Exact Mass: 538.21	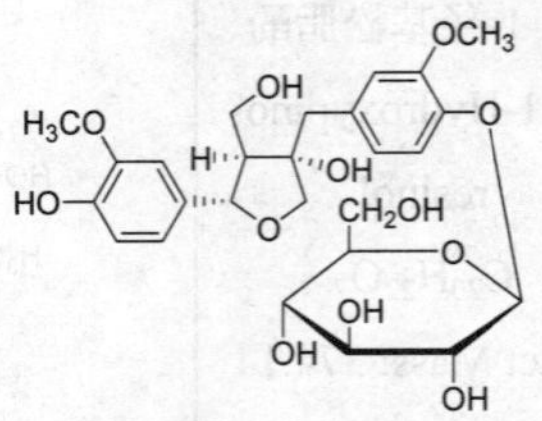 (−)-橄榄树脂素-4'-*O*-*β*-D-吡喃葡萄糖苷 (−)-Olivil-4'-*O*-*β*-D-glucopyranoside
1-脱氧杜仲醇 1-Deoxyeucommiol $C_9H_{16}O_3$ Exact Mass: 172.11	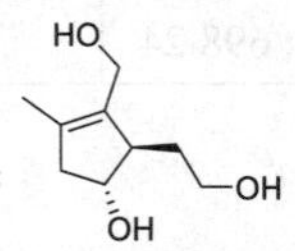 1-脱氧杜仲醇 1-Deoxyeucommiol	甜醇 Dulcitol $C_6H_{14}O_6$ Exact Mass: 182.08	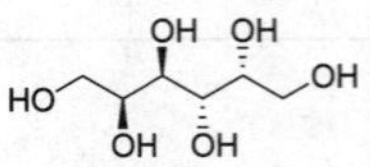 甜醇 Dulcitol

续表

中英文名、化学式及相对分子质量	结构图	中英文名、化学式及相对分子质量	结构图
(−)-橄榄树脂素-4''-*O*-*β*-D-吡喃葡萄糖苷 (−)-Olivil-4''-*O*-*β*-D-glucopyranoside $C_{26}H_{34}O_{12}$ Exact Mass: 538.21	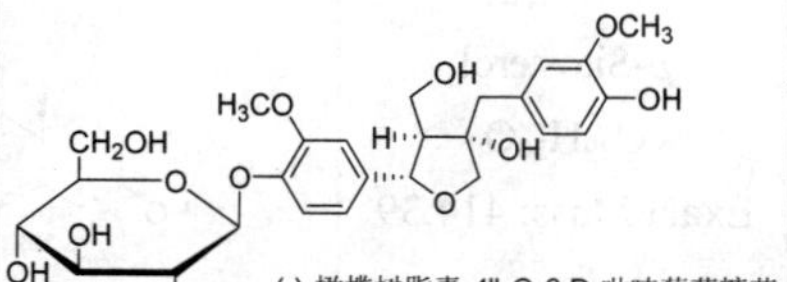 (-)-橄榄树脂素-4''-*O*-*β*-D-吡喃葡萄糖苷 (-)-Olivil-4''-*O*-*β*-D-glucopyranoside	(−)-橄榄树脂素-4',4''-二-*O*-*β*-D-吡喃葡萄糖苷 (−)-Olivil-4',4''-di-*O*-*β*-D-glucopyranoside $C_{32}H_{44}O_{17}$ Exact Mass: 700.26	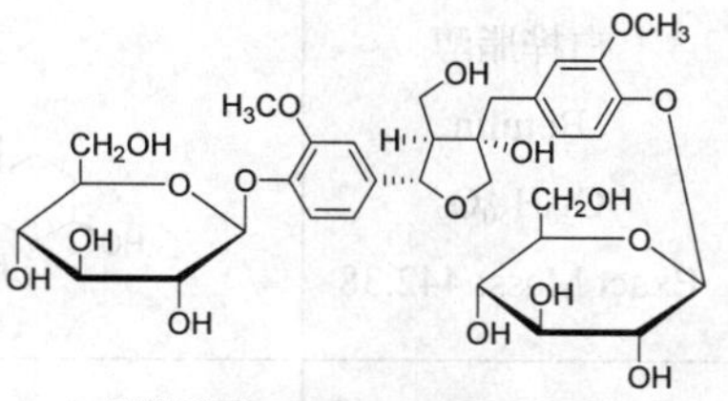 (-)-橄榄树脂素-4',4''-二-*O*-*β*-D-吡喃葡萄糖苷 (-)-Olivil-4',4''-di-*O*-*β*-D-glucopyranoside
(+)-杜仲树脂醇 (+)-Medioresinol $C_{21}H_{24}O_7$ Exact Mass: 388.15	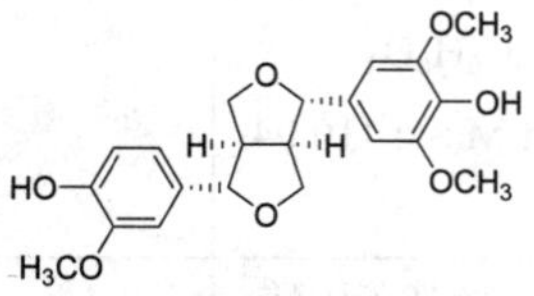 (+)-杜仲树脂醇 (+)-Medioresinol	(+)-杜仲树脂醇-二-吡喃葡萄糖苷 (+)-Medioresinol di-*O*-*β*-D-glucopyranoside $C_{33}H_{44}O_{17}$ Exact Mass: 712.26	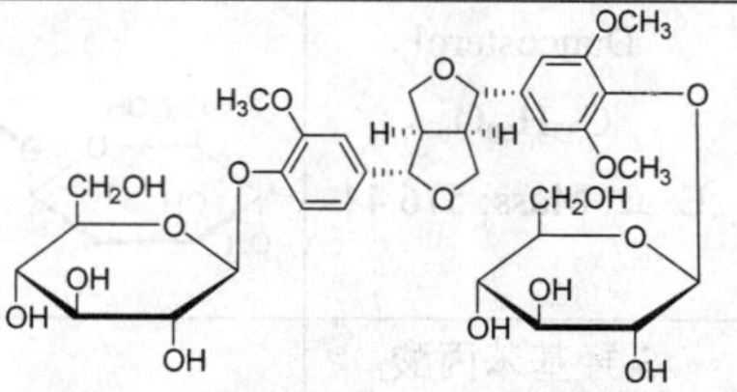 (+)-杜仲树脂醇-二-吡喃葡萄糖苷 (+)-Medioresinol di-*O*-*β*-D-glucopyranoside
(+)-杜仲树脂醇-4'-吡喃葡萄糖苷 (杜仲素 A) (+)-Medioresinol 4'-*O*-*β*-D-glucopyranoside (Eucommin A) $C_{27}H_{34}O_{12}$ Exact Mass: 550.21	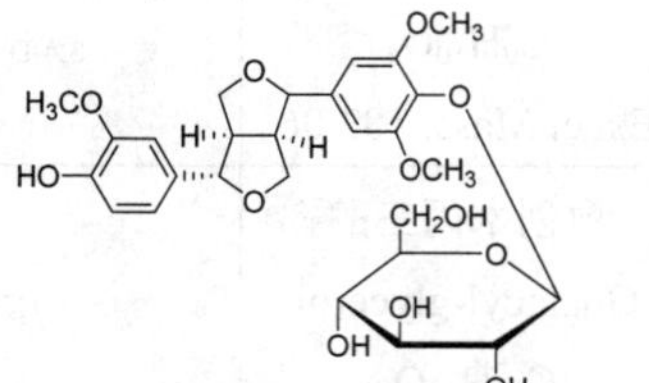 (+)-杜仲树脂醇-4'-吡喃葡萄糖苷 (杜仲素A) (+)-Medioresinol 4'-*O*-*β*-D-glucopyranoside (Eucommin A)	耳草素 C 双糖苷 Hedyotol C-4'',4'''-di-*O*-*β*-D-glucopyranoside $C_{43}H_{56}O_{21}$ Exact Mass: 908.33	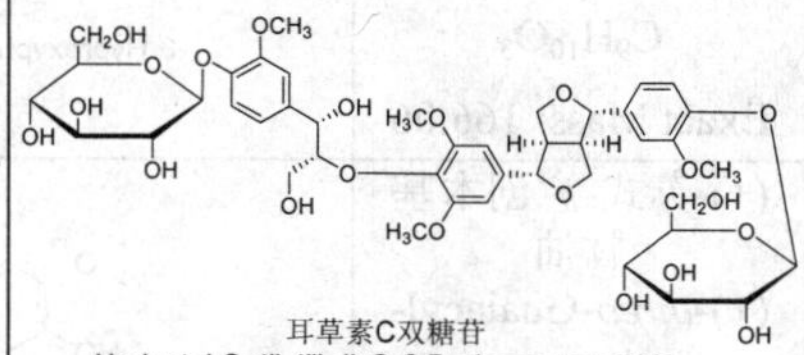 耳草素C双糖苷 Hedyotol C-4'',4'''-di-*O*-*β*-D-glucopyranoside
二氢脱氢二松柏醇 Dihydrodehydro-coniferol $C_{20}H_{24}O_6$ Exact Mass: 360.16	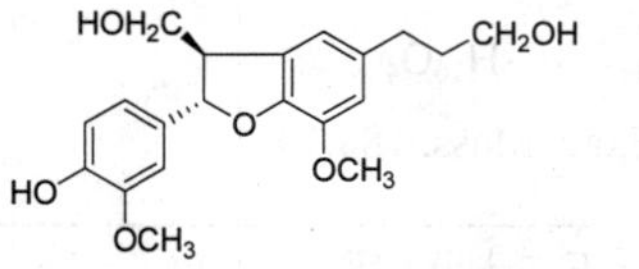 二氢脱氢二松柏醇 Dihydrodehydroconiferol	赤式-二羟基脱氢二松柏醇 Erythro-dihydroxyde-hydrodiconiferyl alcohol $C_{20}H_{24}O_8$ Exact Mass: 392.15	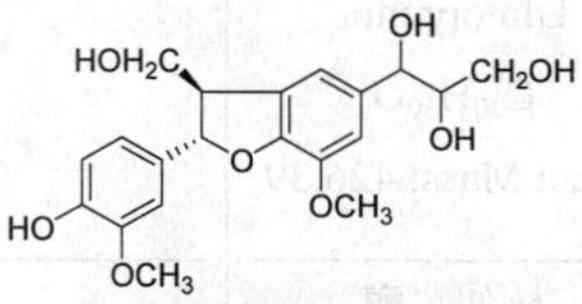 赤式-二羟基脱氢二松柏醇 Erythro-dihydroxydehydrodiconiferyl alcohol
苏式-二羟基脱氢二松柏醇 *threo*-Dihydroxydehy-droconiferyl alcohol $C_{20}H_{24}O_8$ Exact Mass: 392.15	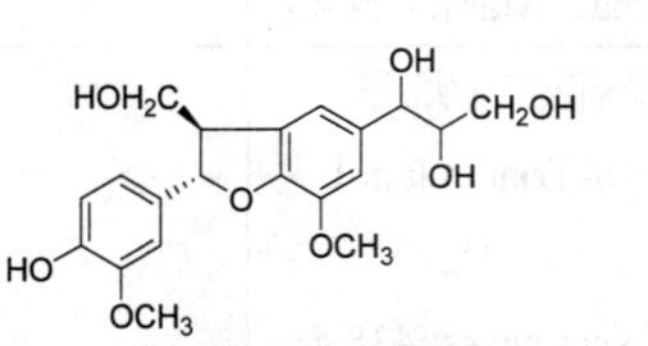 苏式-二羟基脱氢二松柏醇 *threo*-Dihydroxydehydrodiconiferyl alcohol	去氢二松柏醇-4,*γ*'-二-*O*-*β*-D-吡喃葡萄糖苷 Dehydrodiconiferyl alcohol-4,*γ*'-di-*O*-*β*-D-glucopyranoside $C_{32}H_{42}O_{16}$ Exact Mass: 682.25	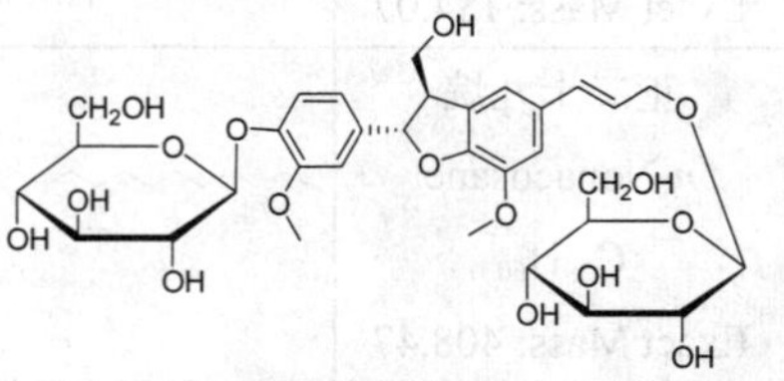 去氢二松柏醇-4,*γ*'-二-*O*-*β*-D-吡喃葡萄糖苷 Dehydrodiconiferyl alcohol-4,*γ*'-di-*O*-*β*-D-glucopyranoside
熊果酸 Ursolic acid $C_{30}H_{48}O_3$ Exact Mass: 456.36	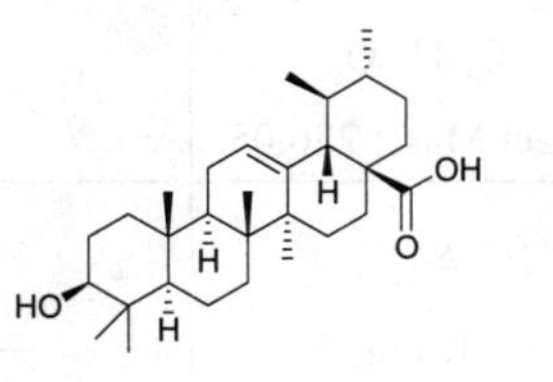 熊果酸 Ursolic acid	白桦脂酸 Betulinic acid $C_{30}H_{48}O_3$ Exact Mass: 456.36	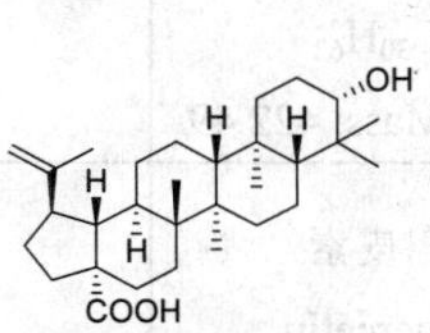 白桦脂酸 Betulinic acid

续表

中英文名、化学式及相对分子质量	结构图	中英文名、化学式及相对分子质量	结构图
白桦脂醇 Betulin $C_{30}H_{50}O_2$ Exact Mass: 442.38	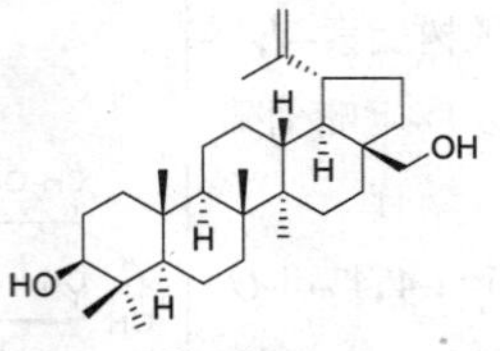 白桦脂醇 Betulin	*β*-谷甾醇 *β*-Sitosterol $C_{29}H_{50}O$ Exact Mass: 414.39	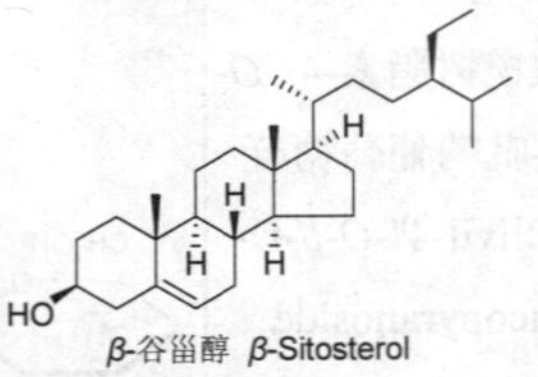 *β*-谷甾醇 *β*-Sitosterol
胡萝卜苷 Daucosterol $C_{35}H_{60}O_6$ Exact Mass: 576.44	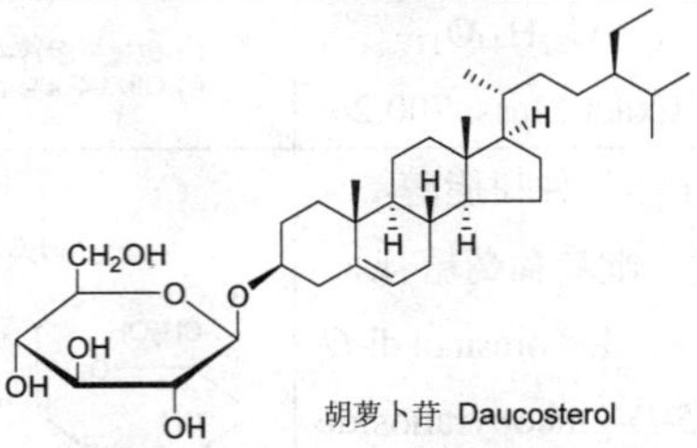 胡萝卜苷 Daucosterol	邻苯二酚 Catechol $C_6H_6O_2$ Exact Mass: 110.04	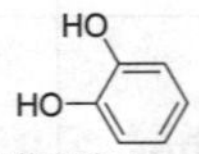 邻苯二酚 Catechol
3-羟基苯丙酸 3-Hydroxyphenyl-propionic acid $C_9H_{10}O_3$ Exact Mass: 166.06	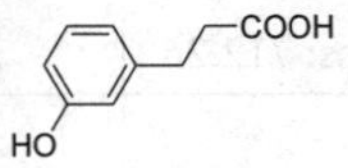 3-羟基苯丙酸 3-Hydroxyphenyl-propionic acid	3,4-二羟基苯丙酸 3,4-Dihydroxyphenyl-propionic acid $C_9H_{10}O_4$ Exact Mass: 182.06	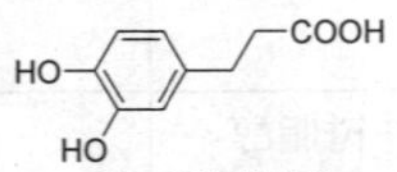 3,4-二羟基苯丙酸 3,4-Dihydroxyphenyl-propionic acid
(+)-苏式-愈创木基甘油 (+)-*threo*-Guaiacyl-glycerol $C_{10}H_{14}O_5$ Exact Mass: 214.08	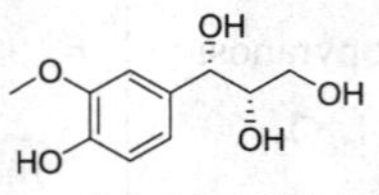 (+)-苏式-愈创木基甘油 (+)-*threo*-Guaiacylglycerol	愈创木丙三醇 Guaiacyl-glycerol $C_{10}H_{14}O_5$ Exact Mass: 214.08	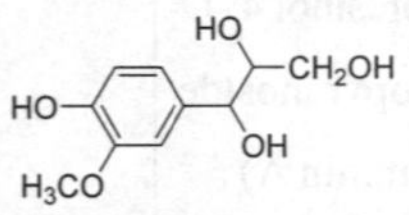 愈创木丙三醇 Guaiacyl-glycerol
杜仲丙烯醇 Ulmoprenol $C_{30}H_{50}O$ Exact Mass: 426.39	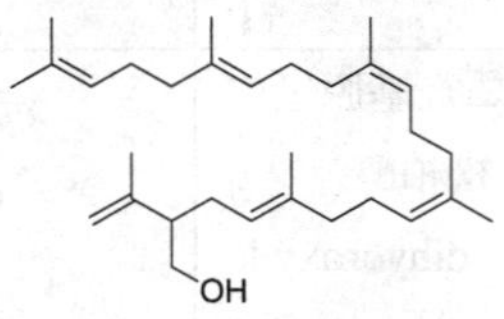 杜仲丙烯醇 Ulmoprenol	杜仲醇 Eucommiol $C_9H_{16}O_4$ Exact Mass: 188.10	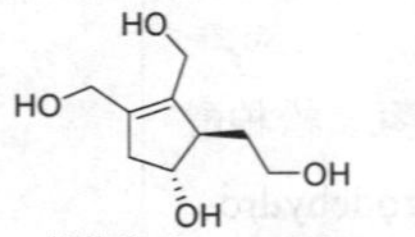 杜仲醇 Eucommiol
杜仲二醇 Eucommidiol $C_9H_{12}O_4$ Exact Mass: 184.07	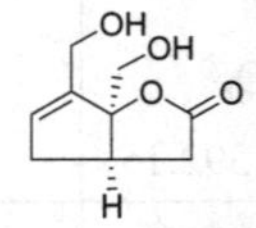 杜仲二醇 Eucommidiol	正二十八烷酸 *n*-Octacosanoic acid $C_{28}H_{56}O_2$ Exact Mass: 424.43	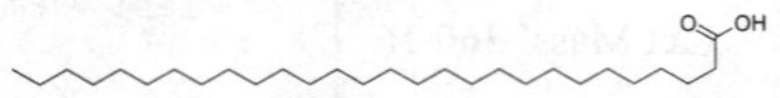 正二十八烷酸 *n*-Octacosanoic acid
正二十九烷 *n*-Nonacosane $C_{29}H_{60}$ Exact Mass: 408.47	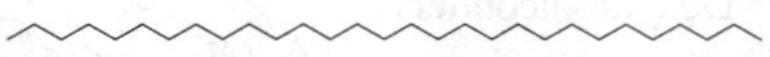 正二十九烷 *n*-Nonacosane	正三十烷醇 *n*-Triacontanol $C_{30}H_{62}O$ Exact Mass: 438.48	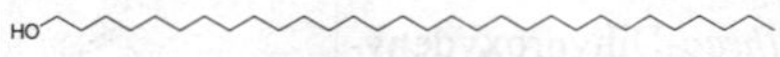 正三十烷醇 *n*-Triacontanol
正三十烷 *n*-Triacontane $C_{30}H_{62}$ Exact Mass: 422.49	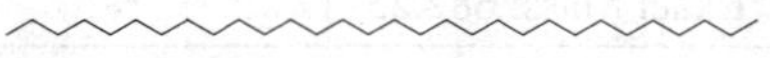 正三十烷 *n*-Triacontane	山柰酚 Kaempferol $C_{15}H_{10}O_6$ Exact Mass: 286.05	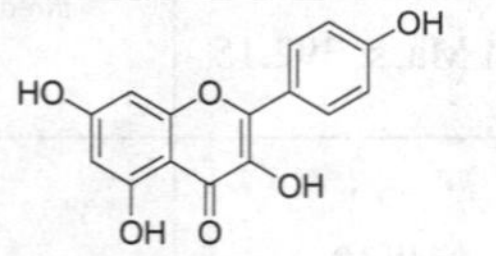 山柰酚 Kaempferol
槲皮素 Quercetin $C_{15}H_{10}O_7$ Exact Mass: 302.04	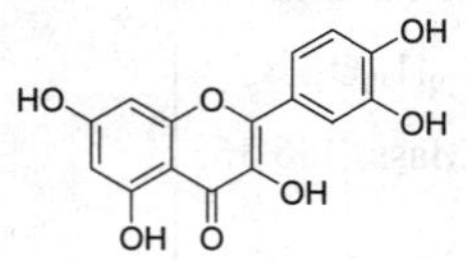 槲皮素 Quercetin	芦丁 Rutin $C_{27}H_{30}O_{16}$ Exact Mass: 610.15	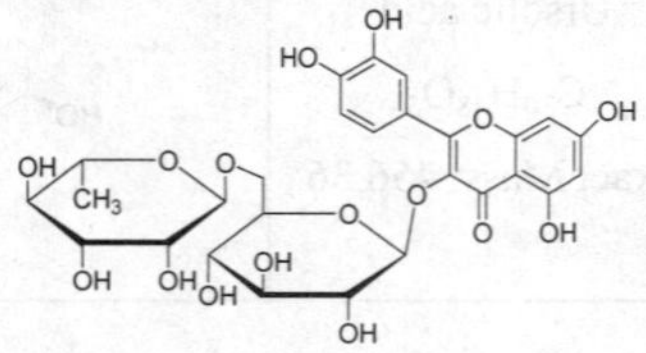 芦丁 Rutin

续表

中英文名、化学式及相对分子质量	结构图	中英文名、化学式及相对分子质量	结构图
柑属苷 B Citrusin B $C_{27}H_{36}O_{13}$ Exact Mass: 568.22	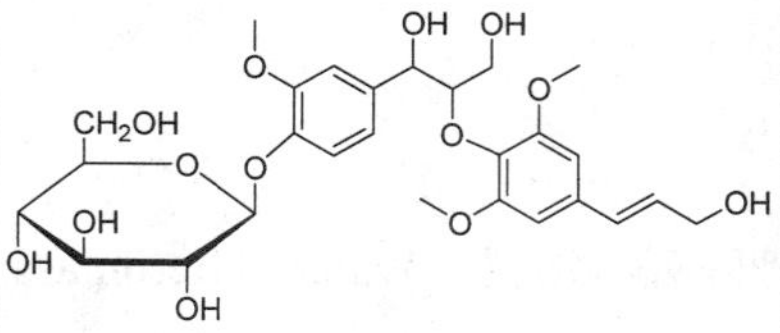 柑属苷 B Citrusin B	Loliolide $C_{11}H_{16}O_3$ Exact Mass: 196.11	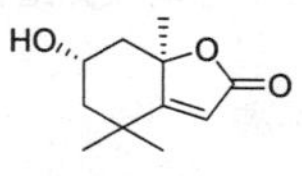 Loliolide
(−)-表儿茶素 (−)-Epicatechin $C_{15}H_{14}O_6$ Exact Mass: 290.08	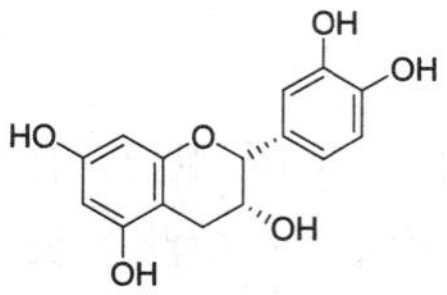 (−)-表儿茶素 (−)-Epicatechin	儿茶素 (+)-Catechin hydrate $C_{15}H_{16}O_7$ Exact Mass: 308.09	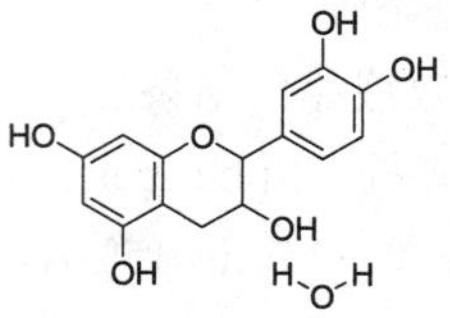 儿茶素 (+)-Catechin hydrate
5-羟甲基糠醛 5-Hydroxymethyl furaldehyde $C_6H_6O_3$ Exact Mass: 126.03	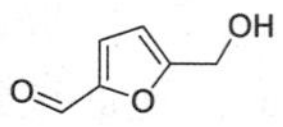 5-羟甲基糠醛 5-Hydroxymethyl furaldehyde	异麦芽糖 Isomaltose $C_{12}H_{22}O_{11}$ Exact Mass: 342.12	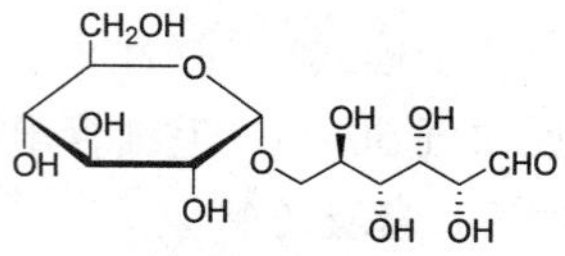 异麦芽糖 Isomaltose
Koaburaside $C_{14}H_{20}O_9$ Exact Mass: 332.11	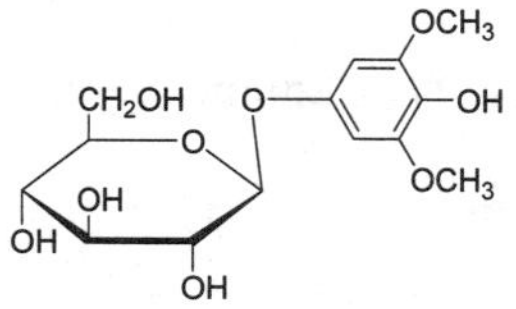 Koaburaside	哈帕苷 Harpagide $C_{15}H_{24}O_{10}$ Exact Mass: 364.14	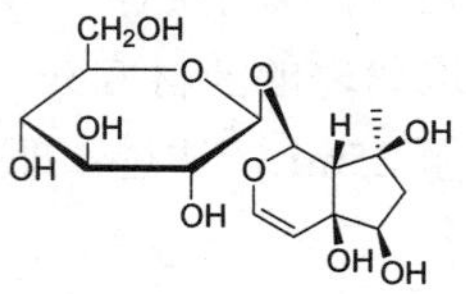 哈帕苷 Harpagide
1,4*α*,5,7*α*-四氢-7-羟甲基环戊烯[c]并吡喃-4-羧酸甲酯 1,4*α*,5,7*α*-Tetrahydro-7-hydroxyl-cyclopenta [c]pyran-4-carboxylic methyl ester $C_{10}H_{12}O_4$ Exact Mass: 196.07	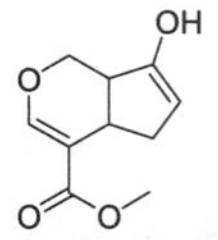 1,4*α*,5,7*α*-四氢-7-羟甲基环戊烯[c]并吡喃-4-羧酸甲酯 1,4*α*,5,7*α*-Tetrahydro-7-hydroxyl-cyclopenta [c]pyran-4-carboxylic methyl ester		

除以上化学成分外，杜仲还含有 Rehmaglutin C、杜仲胶等。

【分析方法】

1 高效液相色谱法测定杜仲中松脂醇二葡萄糖苷和丁香脂素二糖苷的含量[72]

1.1 仪器

Shimadzu 2010A 分析型高效液相色谱仪，SPD 光电二极管阵列检测器。

1.2 色谱条件

色谱柱：VP-ODS C_{18} 柱(150mm×4.6mm)；流动相：甲醇-水(30∶70)；柱温 25℃；流速 1.0mL/min；检测波长 227nm；分析时间 10min。

1.3 对照品溶液的制备

称取松脂醇二葡萄糖苷和丁香脂素二糖苷对照品，用适量甲醇溶解。

1.4 供试品溶液的制备

称取粉碎的药材 10g，用适量 70%的乙醇溶液在 60℃下提取 3 次，每次 1h，减压浓缩，用水定容后，先用三氯甲烷萃取 3 次，再用正丁醇萃取 3 次，减压浓缩，用水定容至 250mL，滤过，即得。

2 高效液相色谱-质谱法测定杜仲样品中环烯醚萜含量[73]

2.1 仪器

Waters Alliance 2695 高效液相色谱仪，996 二极管阵列检测器，Waters Micromass ZQ 2000 电喷雾质谱仪。

2.2 色谱条件

高效液相色谱条件：

色谱柱：Spherigel C_{18} 柱(250mm×4.6mm，5μm)；流动相：A 相为甲醇，B 相为 0.1%甲酸水溶液；梯度洗脱：0～15min 15%A，15～25min 30%A；柱温 30℃；二极管阵列检测波长范围 195～400nm；分析时间 25min。

液相色谱-质谱联用条件：

正离子模式；选择性离子检测［$M+Na]^+$离子；离子源温度 105℃；去溶剂温度 350℃；脱溶剂气 250L/h；锥孔反吹气 50L/h；毛细管电压 215kV；锥孔电压 40V；进入质谱的流速通过分流器调至 0.2mL/min。

2.3 对照品溶液的制备

称取桃叶珊瑚苷、京尼平苷酸和京尼平苷对照品，用适量甲醇溶解。

2.4 供试品溶液的制备

称取粉碎的药材 0.5g，用 50%甲醇 10mL 超声提取 2 次，每次 25min，离心，合并上清液，用 50%甲醇定容至 25mL，滤过，即得。

杜仲叶

Duzhongye

EUCOMMIAE FOLIUM

【分析方法】

1 高效液相色潽法测定杜仲叶中京尼平苷酸、绿原酸、京尼平苷的含量[74]

1.1 仪器

Shimadzu LC-10A 型高效液相色谱仪。

1.2 色谱条件

色谱柱：Diamonsil ODS C_{18} 柱(250mm×4.6mm，5μm)；流动相：甲醇-水-冰醋酸(17∶83∶1.5)；柱温 25℃；流速 1.0mL/min；检测波长 237nm；分析时间 35min。

1.3 对照品溶液的制备

称取京尼平苷酸、绿原酸和京尼平苷对照品，用适量甲醇溶解。

1.4 供试品溶液的制备

称取粉碎的本品 0.25g，用 50%甲醇 25mL 超声提取 40min，滤过，即得。

2 高效液相色谱法同时测定杜仲叶药材中芦丁等 3 种黄酮类有效成分的含量[75]

2.1 仪器

Waters 高效液相色谱仪，2996 二极管阵列检测器。

2.2 色谱条件

色谱柱：Spherisorb BDS C_{18} 柱(250mm×4.6mm，5μm)；流动相：甲醇-0.1%磷酸水溶液；梯度洗脱：0min 30%甲醇，10min 30%甲醇，30min 50%甲醇，40min 60%甲醇，50min 30%甲醇；流速 1.0mL/min；柱

温 35℃；检测波长 350nm；分析时间 42min。

2.3 对照品溶液的制备

称取芦丁、槲皮素和山柰酚对照品，用适量 60%乙醇溶解。

2.4 供试品溶液的制备

称取粉碎的药材 2g，用 60mL 60%乙醇冷浸 8h 后超声提取 3h，滤过，即得。

杠板归

Gangbangui

POLYGONI PERFOLIATI HERBA

【化学成分】

表 1-7-17 杠板归主要化学成分[76, 77]

中英文名、化学式及相对分子质量	结构图	中英文名、化学式及相对分子质量	结构图
Helonioside B $C_{34}H_{40}O_{18}$ Exact Mass: 736.22	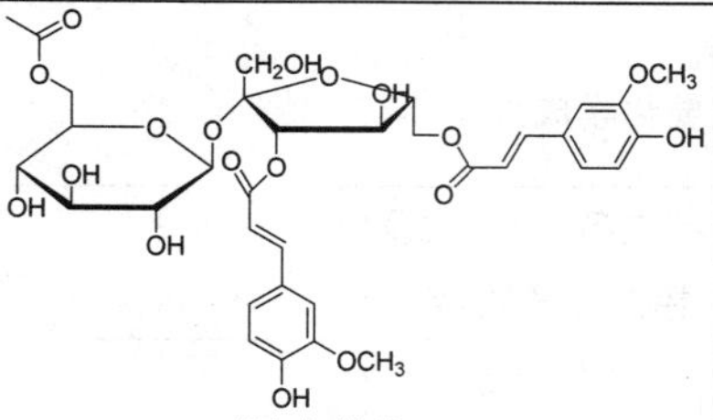 Helonioside B	2′,4′,6′-Triacetyl-3,6-diferuloylsucrose $C_{38}H_{44}O_{20}$ Exact Mass: 820.24	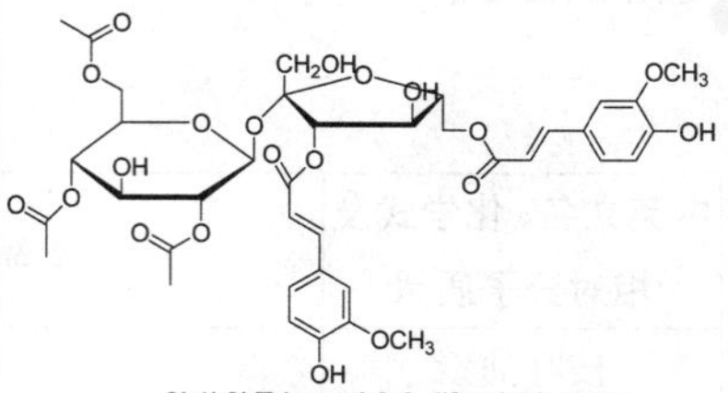 2′,4′,6′-Triacetyl-3,6-diferuloylsucrose
1,2′,4′,6′-Tetraacetyl-3,6-diferuloylsucrose $C_{40}H_{46}O_{21}$ Exact Mass: 862.25	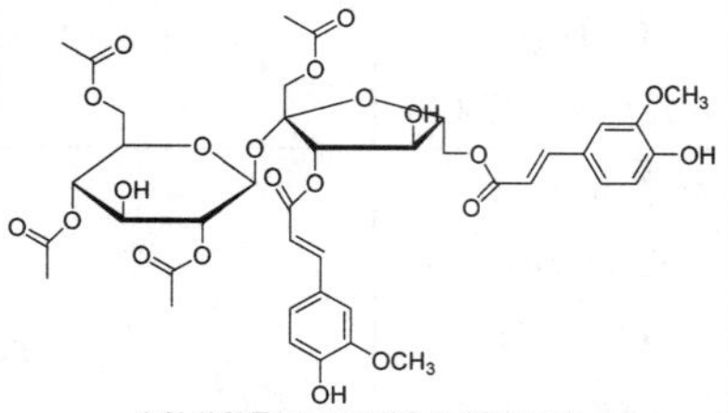 1,2′,4′,6′-Tetraacetyl-3,6-diferuloylsucrose	1,2′,6′-Triacetyl-3,6-diferuloylsucrose $C_{38}H_{44}O_{20}$ Exact Mass: 820.24	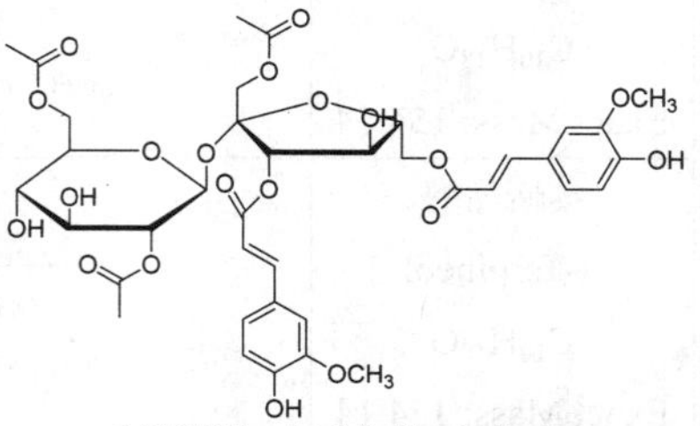 1,2′,6′-Triacetyl-3,6-diferuloylsucrose
2′,6′-Diacetyl-3,6-diferuloylsucrose $C_{36}H_{42}O_{19}$ Exact Mass: 778.23	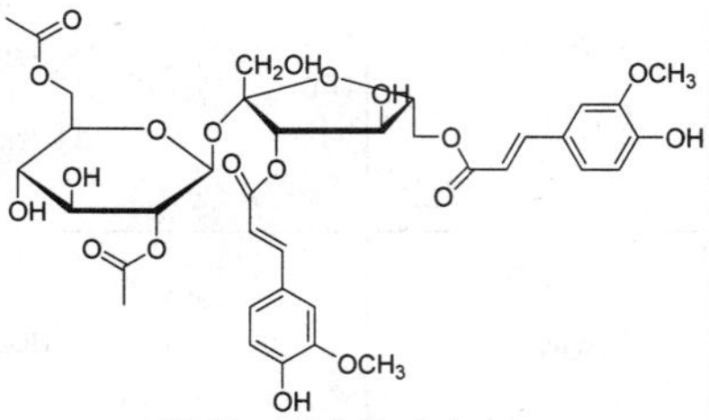 2′,6′-Diacetyl-3,6-diferuloylsucrose	3,4-二氢-4-(4′-羟基苯基)-5,7-二羟基香豆素 3,4-Dihydro-4-(4′-hydroxyphenyl)-5,7-dihydroxycoumarin $C_{15}H_{12}O_5$ Exact Mass: 272.25	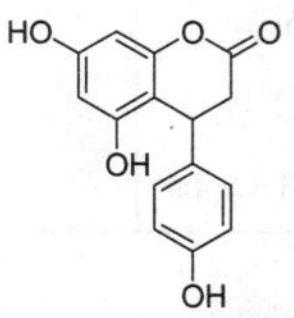 3,4-二氢-4-(4′-羟基苯基)-5,7-二羟基香豆素 3,4-Dihydro-4-(4′-hydroxyphenyl)-5,7-dihydroxycoumarin
3,4-二氢-5-羟基-7-甲氧基-4-(4′-甲氧基苯基)香豆素 3,4-Dihydro-5-hydroxy-7-methoxy-4-(4′-methoxy phenyl) coumarin $C_{17}H_{16}O_5$ Exact Mass: 300.31	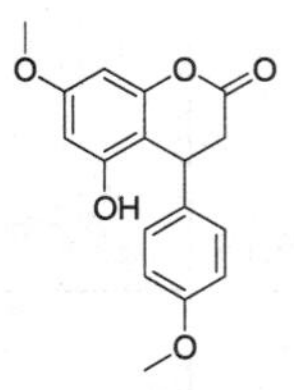 3,4-二氢-5-羟基-7-甲氧基-4-(4′-甲氧基苯基)香豆素 3,4-Dihydro-5-hydroxy-7-methoxy-4-(4′-methoxy phenyl) coumarin	3,4-二氢-5-羟基-4-(4′-羟基苯基)-7-甲氧基香豆素 3,4-Dihydro-5-hydroxy-4-(4′-hydroxyphenyl)-7-methoxycoumarin $C_{16}H_{14}O_5$ Exact Mass: 286.28	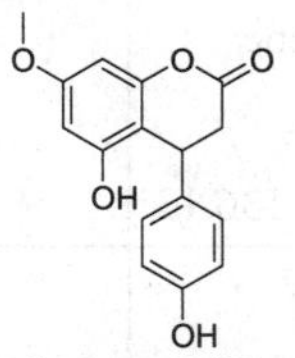 3,4-二氢-5-羟基-4-(4′-羟基苯基)-7-甲氧基香豆素 3,4-Dihydro-5-hydroxy-4-(4′-hydroxyphenyl)-7-methoxycoumarin

续表

中英文名、化学式及相对分子质量	结构图	中英文名、化学式及相对分子质量	结构图
3,4-二氢-5,7-二羟基-4-(4′-甲氧基苯基)香豆素 3,4-Dihydro-5,7-dihydroxy-4-(4′-methoxyphenyl) coumarin $C_{16}H_{14}O_5$ Exact Mass: 286.28	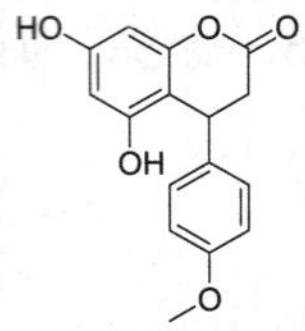 3,4-二氢-5,7-二羟基-4-(4′-甲氧基苯基)香豆素 3,4-Dihydro-5,7-dihydroxy-4-(4′-methoxyphenyl)coumarin		

豆蔻

Doukou

AMOMI FRUCTUS ROTUNDUS

【化学成分】

表 1-7-18 豆蔻主要化学成分[78~81]

中英文名、化学式及相对分子质量	结构图	中英文名、化学式及相对分子质量	结构图
桉叶油素 Eucalyptol $C_{10}H_{18}O$ Exact Mass: 154.14	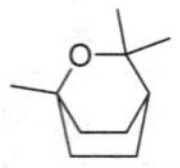 桉叶油素 Eucalyptol	1,8-桉叶素 1,8-Cineole $C_{10}H_{18}O$ Exact Mass: 154.14	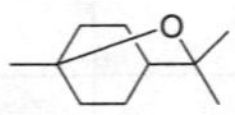 1,8-桉叶素 1,8-Cineole
α-萜品醇 *α*-Terpineol $C_{10}H_{18}O$ Exact Mass: 154.14	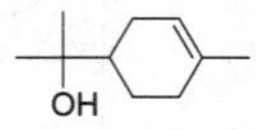 *α*-萜品醇 *α*-Terpineol	松油醇-4 Terpineol-4 $C_{10}H_{18}O$ Exact Mass: 154.14	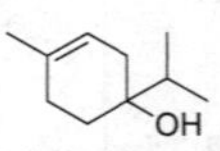 松油醇-4 Terpineol-4
芳樟醇 Linalool $C_{10}H_{18}O$ Exact Mass: 154.14	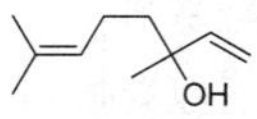 芳樟醇 Linalool	橙花椒醇 Nerolidol $C_{15}H_{26}O$ Exact Mass: 222.20	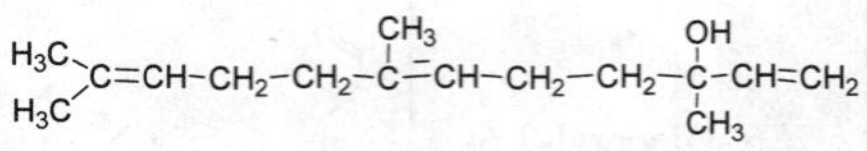 橙花叔醇 Nerolidol
樟脑 Camphor $C_{10}H_{16}O$ Exact Mass: 152.12	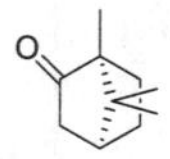 樟脑 Camphor	*d*-龙脑 *d*-Borneol $C_{10}H_{18}O$ Exact Mass: 154.14	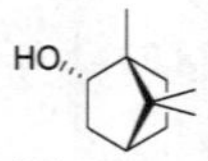 *d*-龙脑 *d*-Borneol
莰烯 Camphene $C_{10}H_{16}$ Exact Mass: 136.13	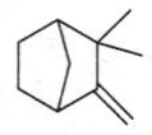 莰烯 Camphene	*δ*-3-蒈烯 *δ*-3-Carene $C_{10}H_{16}$ Exact Mass: 136.13	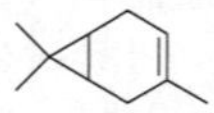 *δ*-3-蒈烯 *δ*-3-Carene
α-蒎烯 *α*-Pinene $C_{10}H_{16}$ Exact Mass: 136.13	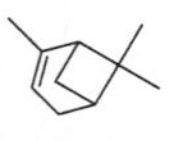 *α*-蒎烯 *α*-Pinene	*β*-蒎烯 *β*-Pinene $C_{10}H_{16}$ Exact Mass: 136.13	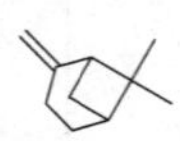 *β*-蒎烯 *β*-Pinene

续表

中英文名、化学式及相对分子质量	结构图	中英文名、化学式及相对分子质量	结构图
石竹烯 Caryophyllene $C_{15}H_{24}$ Exact Mass: 204.19	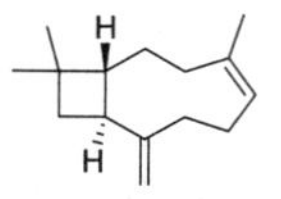 石竹烯　Caryophyllene	α-芹子烯 α-Selinene $C_{15}H_{24}$ Exact Mass: 204.19	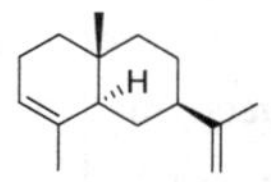 α-芹子烯　α-Selinene
α-萜品烯 α-Terpinene $C_{10}H_{16}$ Exact Mass: 136.13	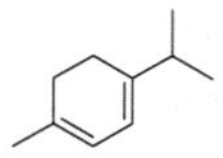 α-萜品烯　α-Terpinene	月桂烯 Myrcene $C_{10}H_{16}$ Exact Mass: 136.13	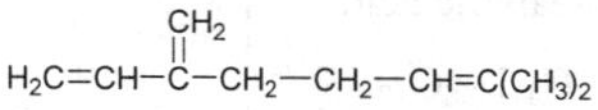 月桂烯　Myrcene
β-甜没药烯 β-Bisabolene $C_{15}H_{24}$ Exact Mass: 204.19	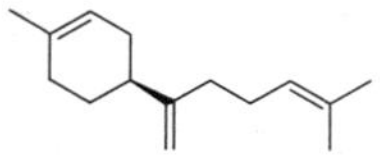 β-甜没药烯　β-Bisabolene	β-杜松烯 β-Cadinene $C_{15}H_{24}$ Exact Mass: 204.19	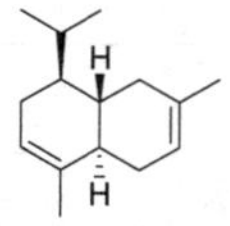 β-杜松烯　β-Cadinene
桃金娘烯醛 Myrtenal $C_{10}H_{14}O$ Exact Mass: 150.10	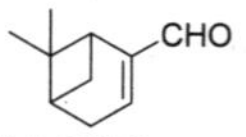 桃金娘烯醛　Myrtenal		

除以上化学成分外，豆蔻还含有1,4桉叶醇、β-萜品醇、1-甲基-4-异丙烯基-环己醇、榄香烯、γ-荜澄茄烯等。

两头尖

Liangtoujian

ANEMONES RADDEANAE RHIZOMA

【化学成分】

表1-7-19　两头尖主要化学成分[82~84]

中英文名、化学式及相对分子质量	结构图	中英文名、化学式及相对分子质量	结构图
薯蓣皂苷元 Diosgenin $C_{27}H_{42}O_3$ Exact Mass: 414.31	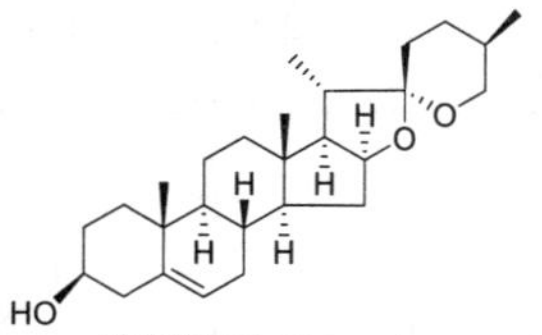 薯蓣皂苷元　Diosgenin	两头尖皂苷 R_0 Raddeanoside R_0 $C_{35}H_{56}O_7$ Exact Mass: 588.40	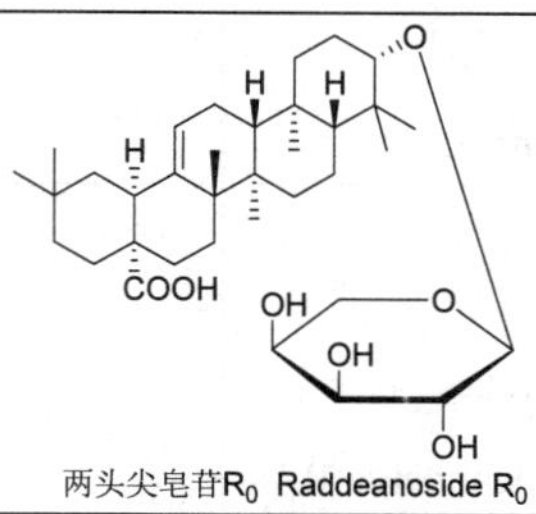 两头尖皂苷R_0　Raddeanoside R_0
苯乙醇 Phenethyl alcohol $C_8H_{10}O$ Exact Mass: 122.07	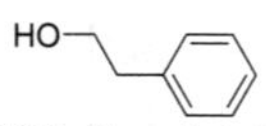 苯乙醇　Phenethyl alcohol	卫矛醇 Evonymitol $C_6H_{14}O_6$ Exact Mass: 182.08	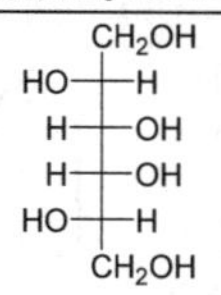 卫矛醇　Evonymitol
α-萜品醇 α-Terpineol $C_{10}H_{18}O$ Exact Mass: 154.14	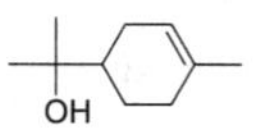 α-萜品醇　α-Terpineol	α-广藿香烯 α-Patchoulene $C_{15}H_{24}$ Exact Mass: 204.19	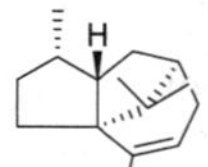 α-广藿香烯　α-Patchoulene

续表

中英文名、化学式及相对分子质量	结构图	中英文名、化学式及相对分子质量	结构图
3-*O*-*β*-D-Glucopyranosyl-(1→4)-*α*-L-arabinopyranosyl-oleanolic acid $C_{41}H_{66}O_{12}$ Exact Mass: 750.46	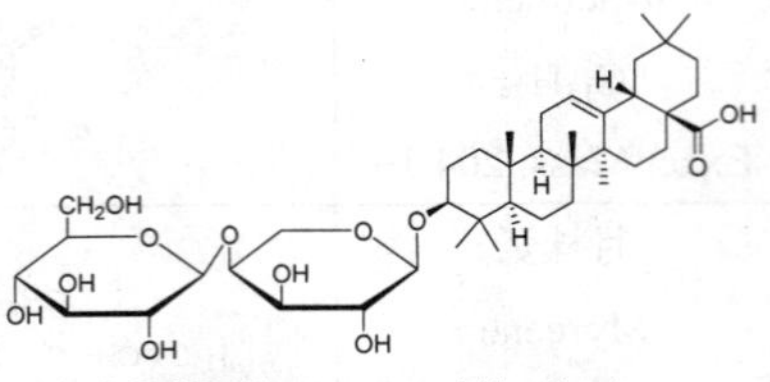 3-*O*-*β*-D-Glucopyranosyl-(1→4)-*α*-L-arabinopyranosyl-oleanolic acid	两头尖皂苷 R_3 Raddeanoside R_3 $C_{47}H_{76}O_{16}$ Exact Mass: 896.51	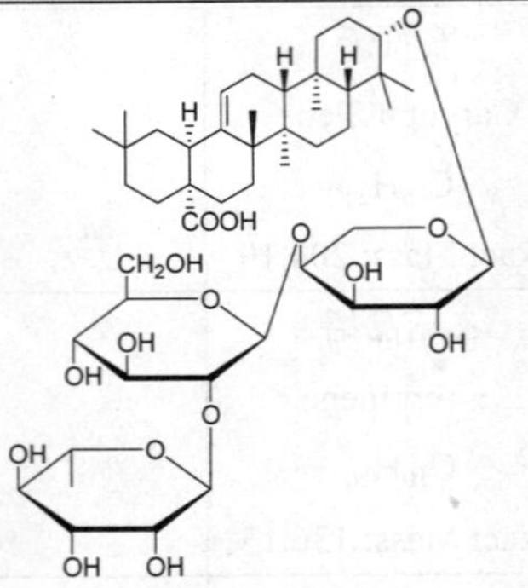 两头尖皂苷 R_3 Raddeanoside R_3
两头尖皂苷 R_{13} Raddeanoside R_{13} $C_{47}H_{76}O_{16}$ Exact Mass: 897.10	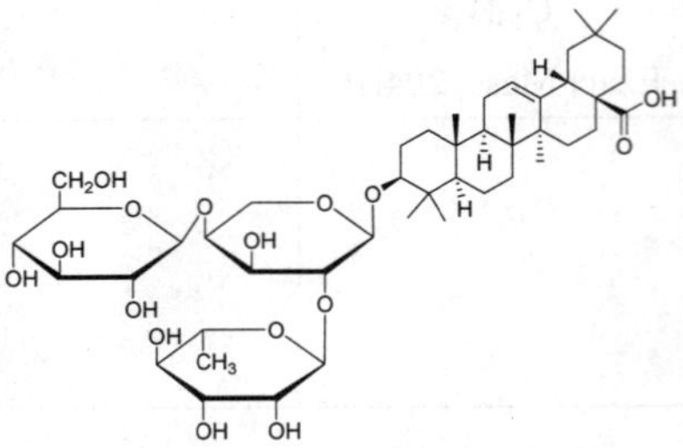 两头尖皂苷 R_{13} Raddeanoside R_{13}	两头尖皂苷 R_4 Raddeanoside R_4 $C_{53}H_{86}O_{20}$ Exact Mass: 1042.57	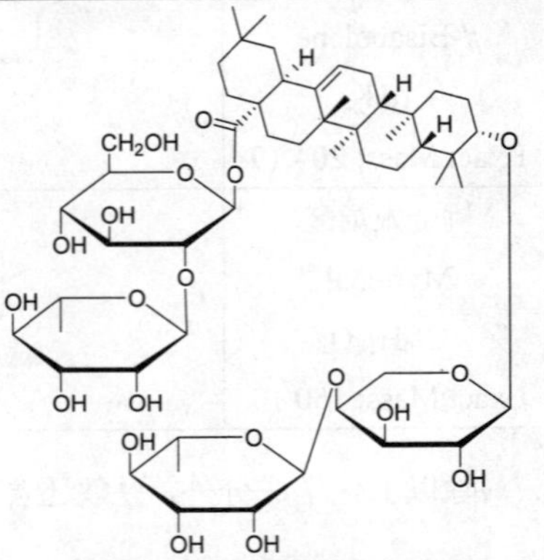 两头尖皂苷 R_4 Raddeanoside R_4
两头尖皂苷 R_5 Raddeanoside R_5 $C_{59}H_{96}O_{25}$ Exact Mass: 1204.62	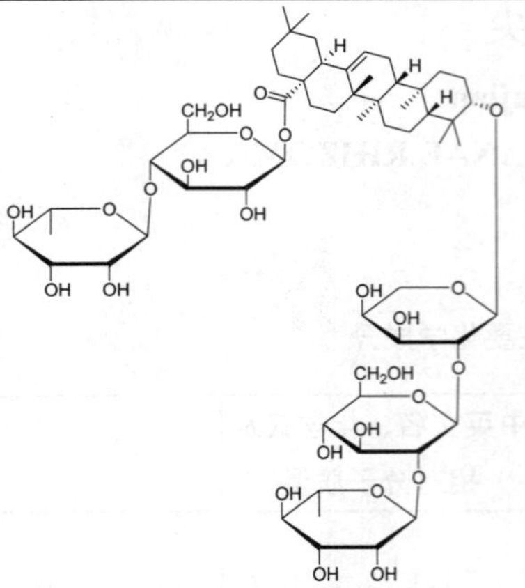 两头尖皂苷 R_5 Raddeanoside R_5	两头尖皂苷 R_6 Raddeanoside R_6 $C_{47}H_{76}O_{16}$ Exact Mass: 896.51	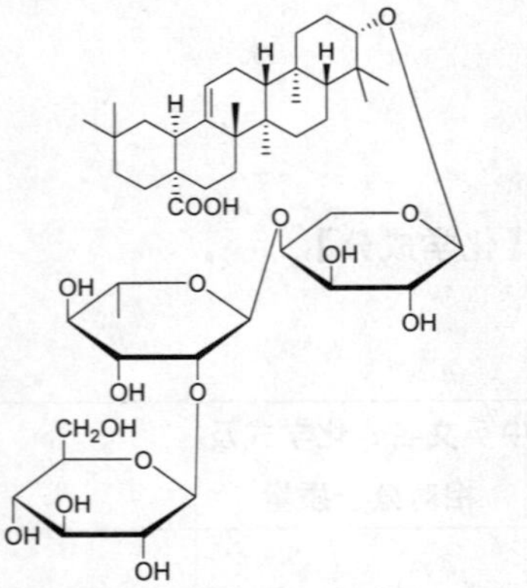 两头尖皂苷 R_6 Raddeanoside R_6
两头尖皂苷 R_7 Raddeanoside R_7 $C_{53}H_{86}O_{21}$ Exact Mass: 1058.57	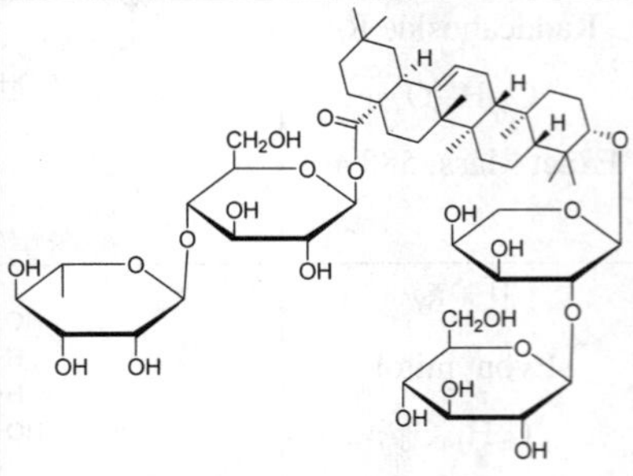 两头尖皂苷 R_7 Raddeanoside R_7	两头尖皂苷 R_8 Raddeanoside R_8 $C_{65}H_{106}O_{30}$ Exact Mass: 1366.68	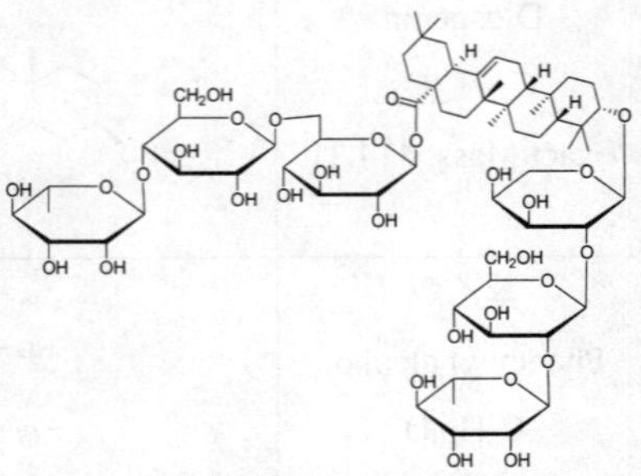 两头尖皂苷 R_8 Raddeanoside R_8
十九烷醇 Nonadecanol $C_{19}H_{40}O$ Exact Mass: 284.31	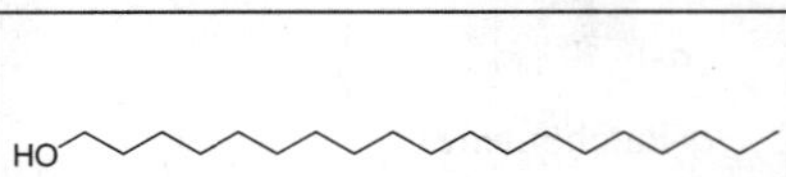 十九烷醇 Nonadecanol	6-甲基-1-庚醇 6-Methyl-1-heptanol $C_8H_{18}O$ Exact Mass: 130.14	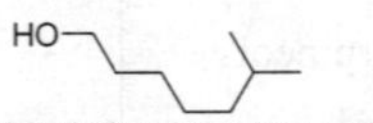 6-甲基-1-庚醇 6-Methyl-1-heptanol

续表

中英文名、化学式及相对分子质量	结构图	中英文名、化学式及相对分子质量	结构图
两头尖皂苷 R_{13} Raddeanoside R_{13} $C_{47}H_{76}O_{16}$ Exact Mass: 896.51	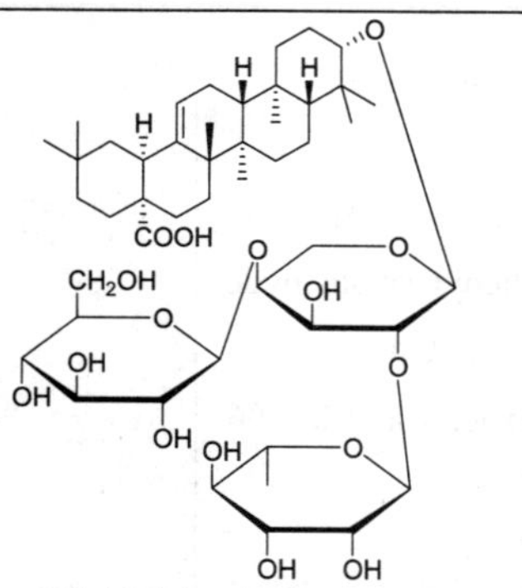 两头尖皂苷 R_{13} Raddeanoside R_{13}	两头尖皂苷 R_{14} Raddeanoside R_{14} $C_{59}H_{96}O_{26}$ Exact Mass: 1220.62	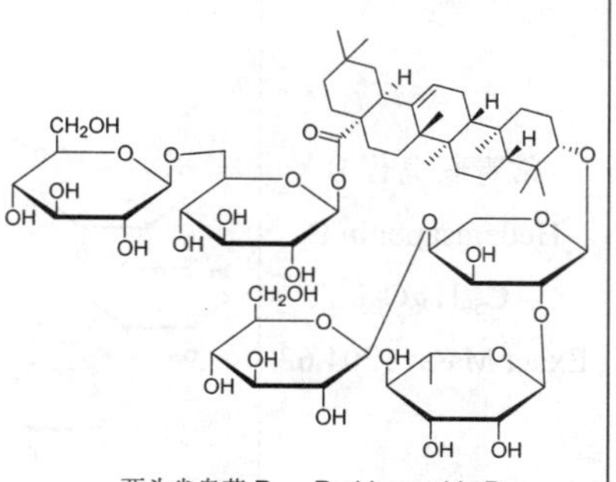 两头尖皂苷 R_{14} Raddeanoside R_{14}
两头尖皂苷 R_9 Raddeanoside R_9 $C_{65}H_{106}O_{31}$ Exact Mass: 1382.67	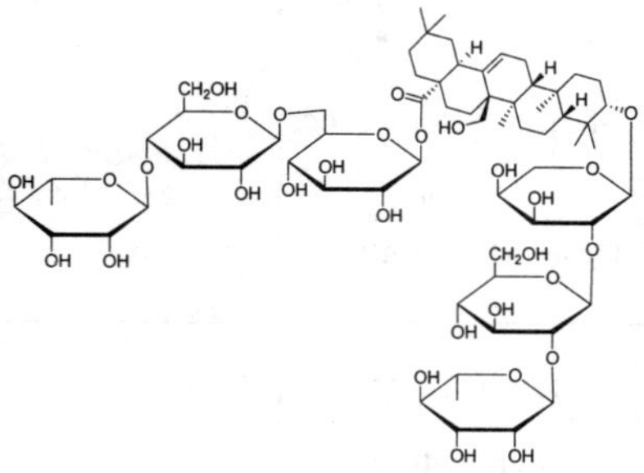 两头尖皂苷 R_9 Raddeanoside R_9	两头尖皂苷 R_{12} Raddeanoside R_{12} $C_{41}H_{66}O_{12}$ Exact Mass: 750.46	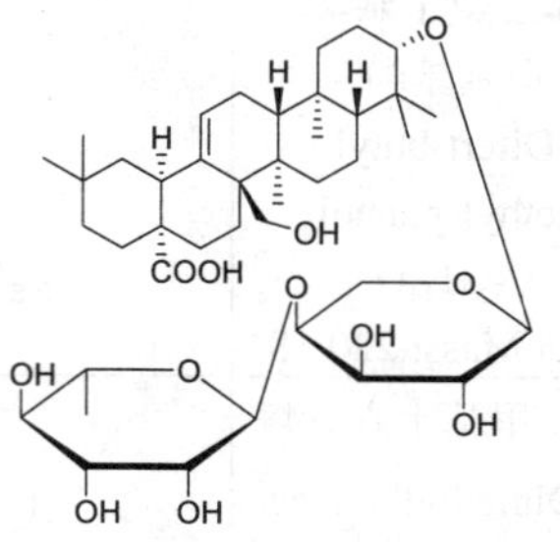 两头尖皂苷 R_{12} Raddeanoside R_{12}
两头尖皂苷 R_{15} Raddeanoside R_{15} $C_{64}H_{104}O_{29}$ Exact Mass: 1336.67	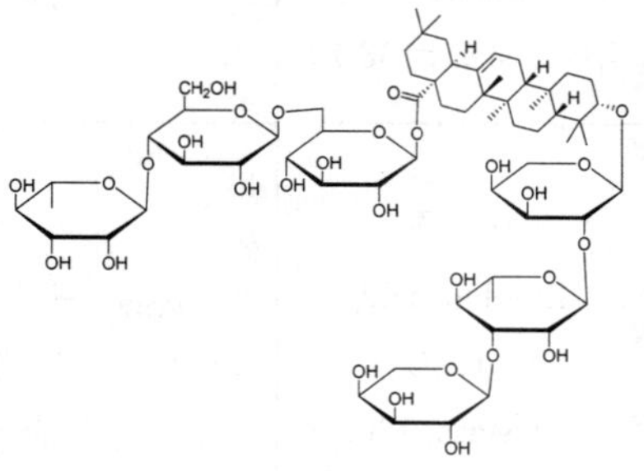 两头尖皂苷 R_{15} Raddeanoside R_{15}	Hederacholchiside E $C_{65}H_{106}O_{30}$ Exact Mass: 1366.68	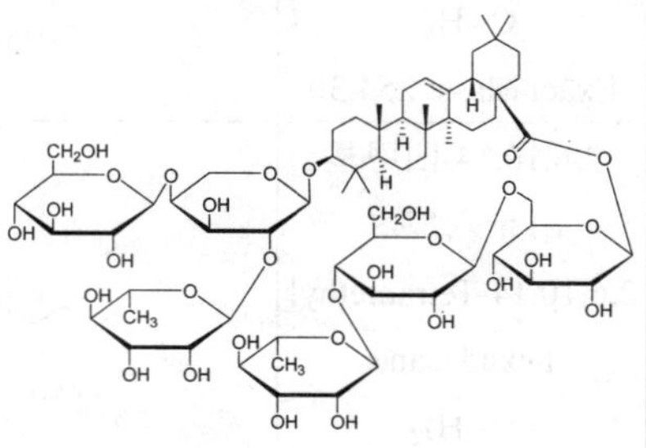 Hederacholchiside E
毛茛苷 Ranunculin $C_{11}H_{16}O_8$ Exact Mass: 276.08	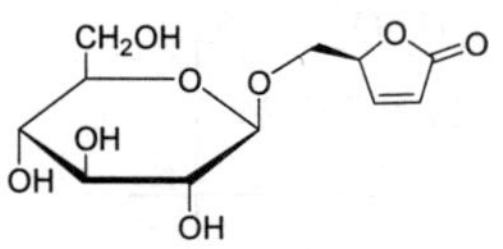 毛茛苷 Ranunculin	五加苷 K Eleutheroside K $C_{41}H_{66}O_{11}$ Exact Mass: 734.46	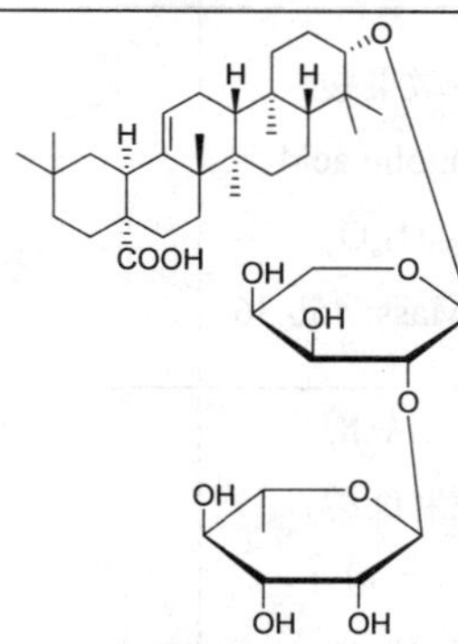 五加苷 K Eleutheroside K
己酸 Hexanoic acid $C_6H_{12}O_2$ Exact Mass: 116.08	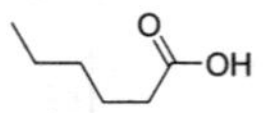 己酸 Hexanoic acid	2-甲基-十四烷 2-Methyl-tetradecane $C_{15}H_{32}$ Exact Mass: 212.25	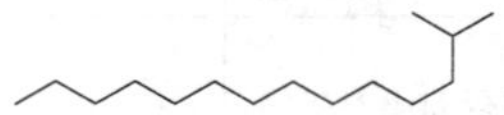 2-甲基-十四烷 2-Methyl-tetradecane
正十六烷 *n*-Hexadecane $C_{16}H_{34}$ Exact Mass: 226.27	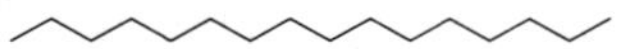 正十六烷 *n*-Hexadecane	2-甲基十六烷 2-Methylhexadecane $C_{17}H_{36}$ Exact Mass: 240.28	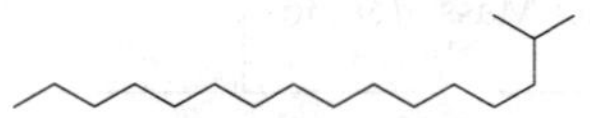 2-甲基十六烷 2-Methylhexadecane

续表

中英文名、化学式及相对分子质量	结构图	中英文名、化学式及相对分子质量	结构图
常青藤皂苷 B Hederasaponin B $C_{59}H_{96}O_{25}$ Exact Mass: 1204.62	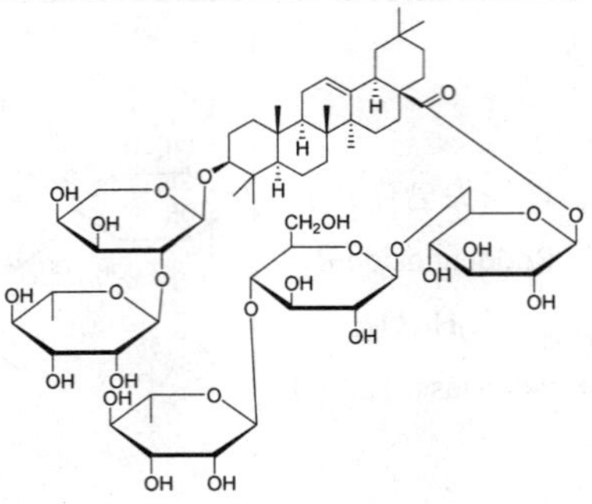 常青藤皂苷 B Hederasaponin B	苯乙醛 Phenylacetaldehyde C_8H_8O Exact Mass: 120.06	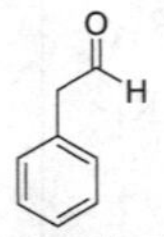 苯乙醛 Phenylacetaldehyde
2,6-二叔丁基-4-甲基苯酚 2,6-Ditert-butyl-4-methyl-phenol $C_{15}H_{24}O$ Exact Mass: 220.18	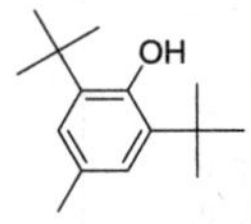 2,6-二叔丁基-4-甲基苯酚 2,6-Ditert-butyl-4-methyl-phenol	2-甲基十六碳烷 2-Methylhexadecane $C_{17}H_{36}$ Exact Mass: 240.28	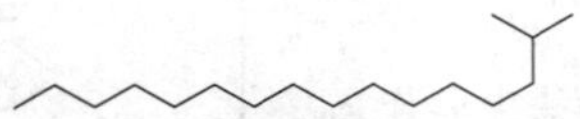 2-甲基十六碳烷 2-Methylhexadecane
7,9-二甲基十六碳烷 7,9-Dimethylhexadecane $C_{18}H_{38}$ Exact Mass: 254.30	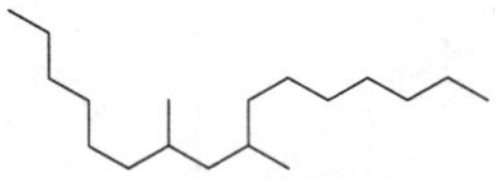 7,9-二甲基十六碳烷 7,9-Dimethylhexadecane	2-戊基-呋喃 2-Pentyl-furan $C_9H_{14}O$ Exact Mass: 138.10	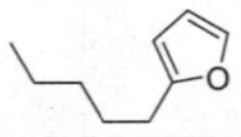 2-戊基-呋喃 2-Pentyl-furan
2,6,10,14-四甲基十六烷 2,6,10,14-Tetramethyl hexadecane $C_{20}H_{42}$ Exact Mass: 282.33	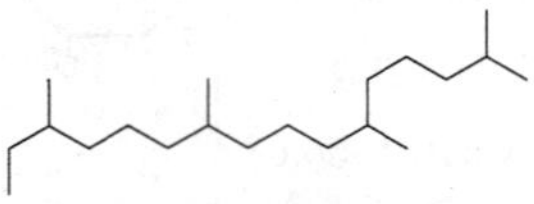 2,6,10,14-四甲基十六烷 2,6,10,14-Tetramethyl hexadecane	亚油酸 Linoleic acid $C_{18}H_{32}O_2$ Exact Mass: 280.24	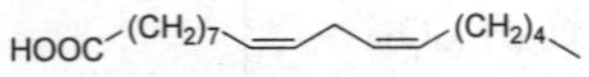 亚油酸 Linoleic acid
齐墩果酸 Oleanolic acid $C_{30}H_{48}O_3$ Exact Mass: 456.36	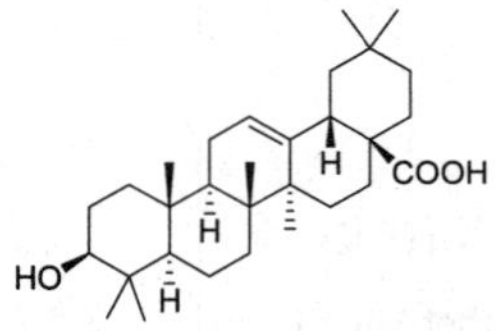 齐墩果酸 Oleanolic acid	棕榈酸乙酯 Ethyl palmitate $C_{16}H_{32}O_2$ Exact Mass: 256.24	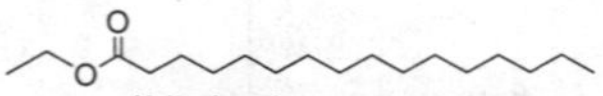 棕榈酸乙酯 Ethyl palmitate
羽扇豆醇 (蛇麻酯醇) Lupeol $C_{30}H_{50}O$ Exact Mass: 426.39	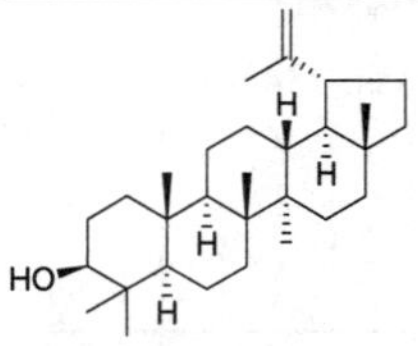 羽扇豆醇(蛇麻酯醇) Lupeol	白桦脂醇 Betulin $C_{30}H_{50}O_2$ Exact Mass: 442.38	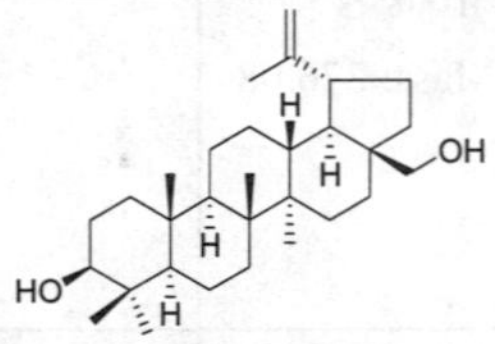 白桦脂醇 Betulin
白桦脂酸 Betulinic acid $C_{30}H_{48}O_3$ Exact Mass: 456.36	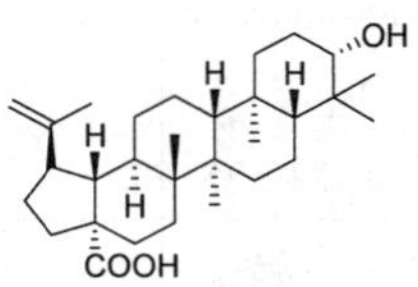 白桦脂酸 Betulinic acid	*β*-谷甾醇 *β*-Sitosterol $C_{29}H_{50}O$ Exact Mass: 414.39	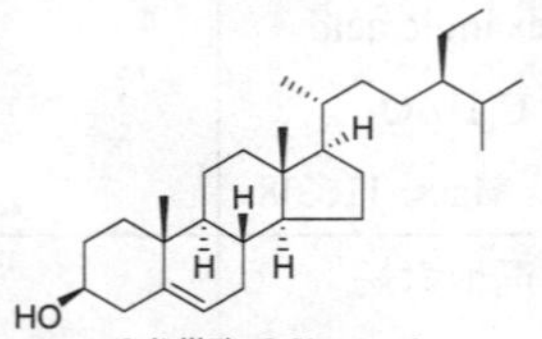 *β*-谷甾醇 *β*-Sitosterol

续表

中英文名、化学式及相对分子质量	结构图	中英文名、化学式及相对分子质量	结构图
胡萝卜苷 Daucosterol $C_{35}H_{60}O_6$ Exact Mass: 576.44	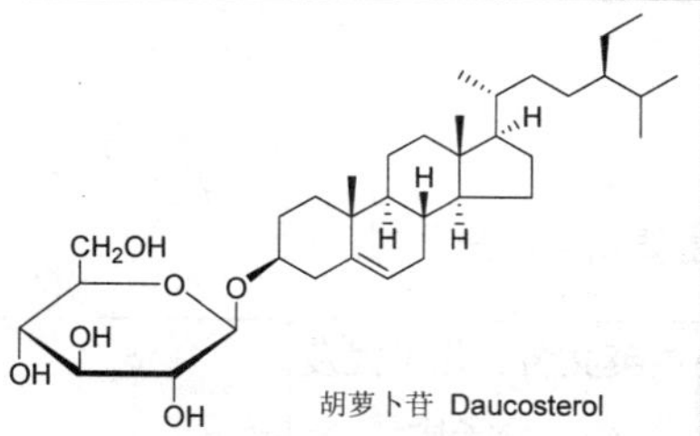 胡萝卜苷 Daucosterol	香豆素 Coumarin $C_{24}H_{32}O_3$ Exact Mass: 368.24	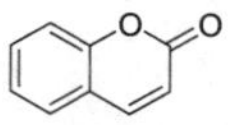 香豆素 Coumarin
4,7-二甲氧基-5-香豆素 4,7-Dimethoxyl-5-coumarin $C_{12}H_{14}O_4$ Exact Mass: 222.09	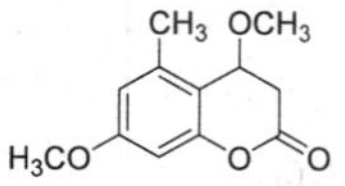 4,7-二甲氧基-5-香豆素 4,7-Dimethoxyl-5-coumarin	白头翁素 Anemonin $C_{10}H_8O_4$ Exact Mass: 192.04	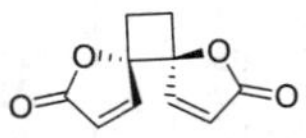 白头翁素 Anemonin
原白头翁素 Protoanemonin $C_5H_4O_2$ Exact Mass: 96.02	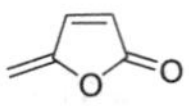 原白头翁素 Protoanemonin		

除以上化学成分外，两头尖还含有对叔丁基苯乙醚、4-羟基-3-甲氧基苯乙酮、2,6-叔丁基-4-甲基苯酚、5-乙基-5-正丙基十一烷、3-乙酰齐墩果酸等。

【分析方法】

1 HPLC 法对不同产地两头尖中皂苷 D 的定量分析[84]

1.1 仪器

LC-6A 高效液相色谱仪。

1.2 色谱条件

色谱柱：Shim-Pack C_{18} 柱(200mm×4.6mm，5μm)；流动相：甲醇-水(70∶30)；流速 1.0mL/min；检测波长 207nm；分析时间 18min。

1.3 对照品溶液的制备

称取两头尖皂苷 D 对照品，用适量甲醇-水(70∶30)溶解。

1.4 供试品溶液的制备

称取粉碎的药材 1.5g，加适量甲醇索氏回流提取 4h，提取液蒸干，残渣加少量水溶解后，用乙醚萃取 4 次，乙醚层用水洗 3 次，合并水层，再用水饱和的正丁醇萃取 5 次，合并正丁醇层，减压浓缩至干，残渣用甲醇溶解并定容至 10mL，滤过，即得。

两面针

Liangmianzhen
ZANTHOXYLI RADIX

【化学成分】

表 1-7-20 两面针主要化学成分[85~89]

中英文名、化学式及相对分子质量	结构图	中英文名、化学式及相对分子质量	结构图
小檗红碱 Berberrubine $C_{19}H_{16}NO_4^+$ Exact Mass: 322.11	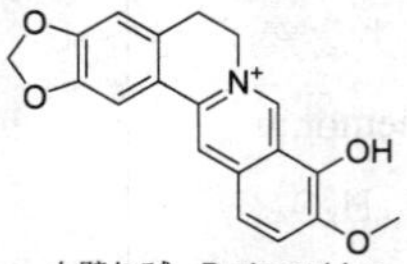 小檗红碱 Berberrubine	白屈菜红碱 Chelerythrine $C_{21}H_{18}NO_4^+$ Exact Mass: 348.12	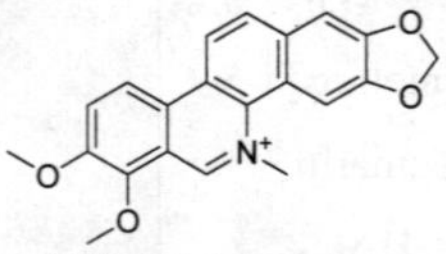 白屈菜红碱 Chelerythrine
二氢白屈菜红碱 Dihydrochelerythrine $C_{21}H_{19}NO_4$ Exact Mass: 349.13	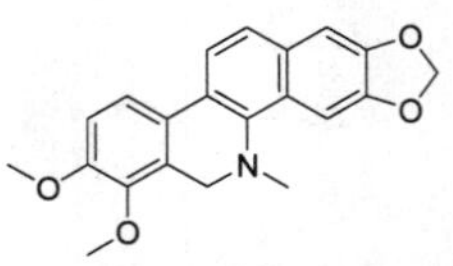 二氢白屈菜红碱 Dihydrochelerythrine	8-乙醛基二氢白屈菜红碱 Dihydrochelerythrinyl-8-acetaldehyde $C_{23}H_{21}NO_5$ Exact Mass: 391.14	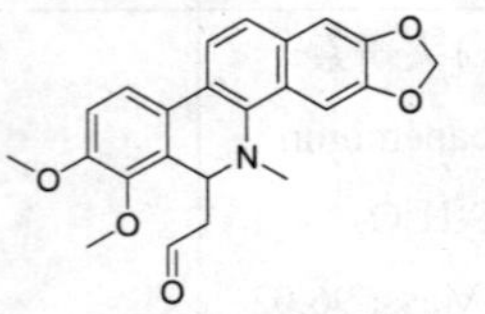 8-乙醛基二氢白屈菜红碱 Dihydrochelerythrinyl-8-acetaldehyde
8-羟基二氢白屈菜红碱 8-Hydroxydihydro-chelerythrine $C_{21}H_{19}NO_5$ Exact Mass: 365.13	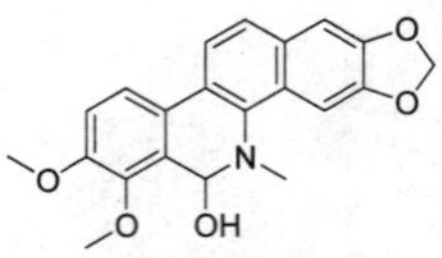 8-羟基二氢白屈菜红碱 8-Hydroxydihydrochelerythrine	8-甲氧基二氢白屈菜红碱 8-Methoxydihydro-chelerythrine $C_{22}H_{21}NO_5$ Exact Mass: 379.14	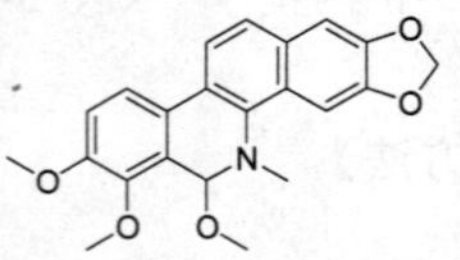 8-甲氧基二氢白屈菜红碱 8-Methoxydihydrochelerythrine
8-(1-羟基)-乙基二氢白屈菜红碱 8-(1-Hydroxy)-ethyl-dihydrochelerythrine $C_{23}H_{23}NO_5$ Exact Mass: 393.16	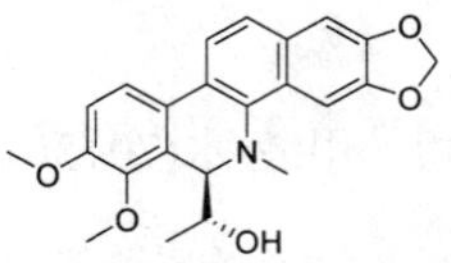 8-(1-羟基)-乙基二氢白屈菜红碱 8-(1-Hydroxy)-ethyldihydrochelerythrine	*N*-去甲基白屈菜红碱 *N*-Norchelerythrine $C_{20}H_{15}NO_4$ Exact Mass: 333.10	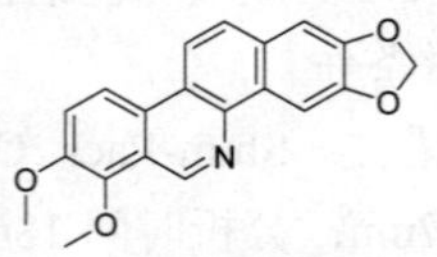 *N*-去甲基白屈菜红碱 *N*-Norchelerythrine
两面针碱 Nitidine $C_{21}H_{18}NO_4^+$ Exact Mass: 348.12	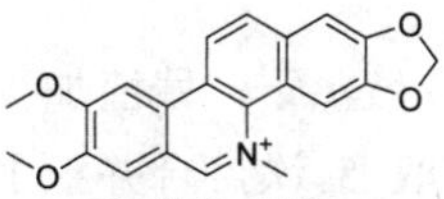 两面针碱 Nitidine	氯化两面针碱 Nitidine chloride $C_{21}H_{18}ClNO_4$ Exact Mass: 383.09	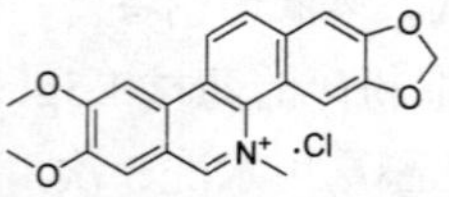 氯化两面针碱 Nitidine chloride
氧化两面针碱 Oxynitidine $C_{21}H_{17}NO_5$ Exact Mass: 363.11	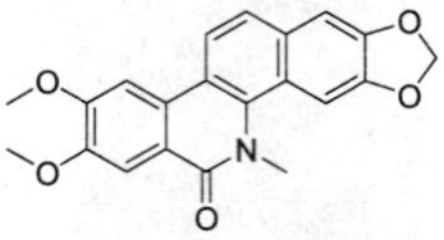 氧化两面针碱 Oxynitidine	二氢两面针碱 Dihydronitidine $C_{21}H_{19}NO_4$ Exact Mass: 349.13	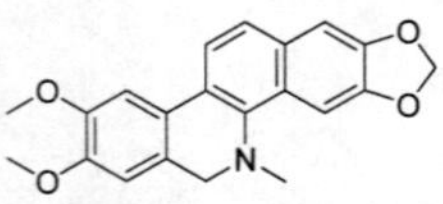 二氢两面针碱 Dihydronitidine
黄连碱 Coptisine $C_{19}H_{14}NO_4^+$ Exact Mass: 320.09	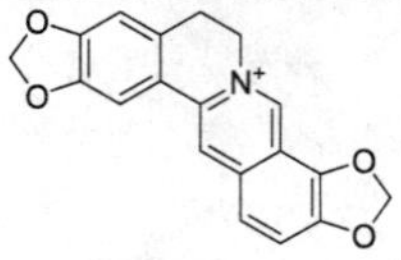 黄连碱 Coptisine	德卡林碱 Decarine $C_{19}H_{13}NO_4$ Exact Mass: 319.08	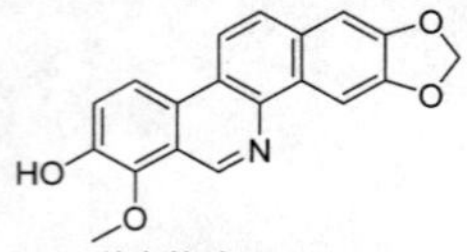 德卡林碱 Decarine

续表

中英文名、化学式及相对分子质量	结构图	中英文名、化学式及相对分子质量	结构图
白鲜碱 Dictamnine $C_{12}H_9NO_2$ Exact Mass: 199.06	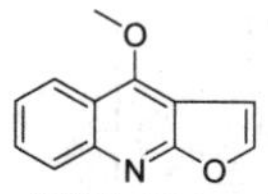 白鲜碱 Dictamnine	鹅掌楸碱 Liriodenine $C_{17}H_9NO_3$ Exact Mass: 275.06	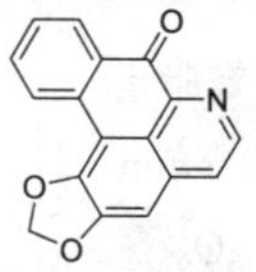 鹅掌楸碱 Liriodenine
血根碱 Sanguinarine $C_{20}H_{14}NO_4^+$ Exact Mass: 332.09	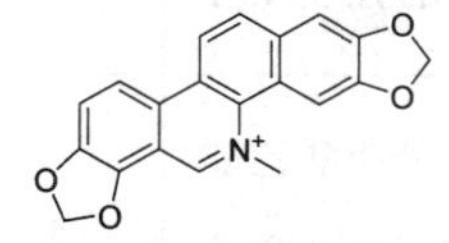 血根碱 Sanguinarine	*α*-别隐品碱 *α*-Allocryptopine $C_{21}H_{23}NO_5$ Exact Mass: 369.16	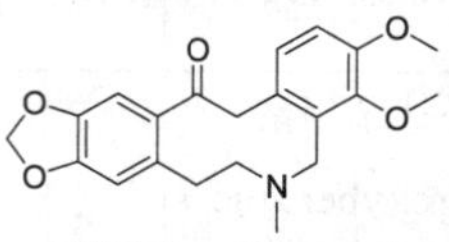 *α*-别隐品碱 *α*-Allocryptopine
博落回醇碱 Bocconoline $C_{22}H_{21}NO_5$ Exact Mass: 379.14	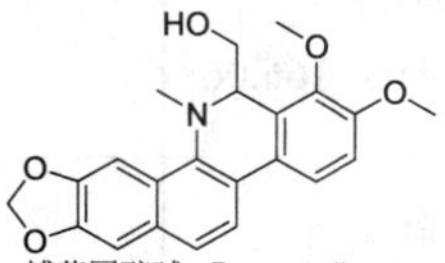 博落回醇碱 Bocconoline	异崖椒定碱 Isofagaridine $C_{20}H_{16}NO_4^+$ Exact Mass: 334.11	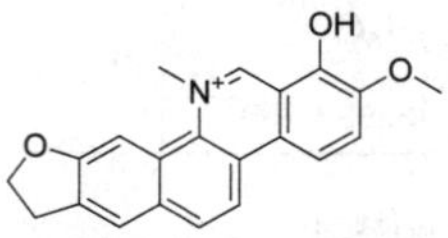 异崖椒定碱 Isofagaridine
木兰花碱 Magnoflorine $C_{20}H_{24}NO_4^+$ Exact Mass: 342.17	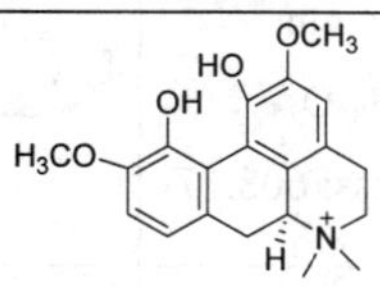 木兰花碱 Magnoflorine	氧化刺叔碱 Oxyterihanine $C_{20}H_{15}NO_5$ Exact Mass: 349.10	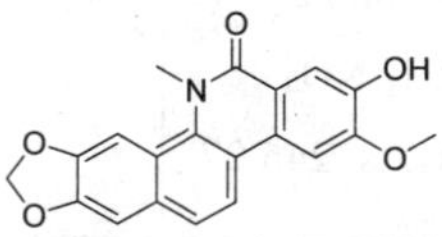 氧化刺叔碱 Oxyterihanine
氧化勒檔碱 Oxyavicine $C_{20}H_{13}NO_5$ Exact Mass: 347.08	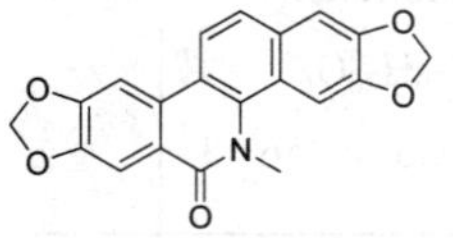 氧化勒檔碱 Oxyavicine	茵芋碱 Skimmianine $C_{14}H_{13}NO_4$ Exact Mass: 259.08	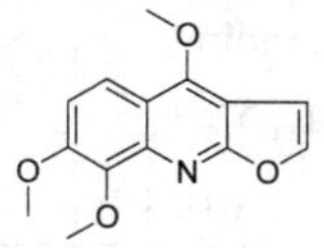 茵芋碱 Skimmianine
全缘叶花椒酰胺 Integriamide $C_{20}H_{15}NO_6$ Exact Mass: 365.09	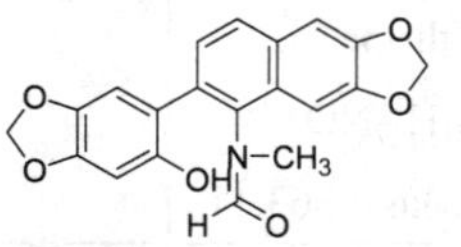 全缘叶花椒酰胺 Integriamide	阿尔洛花椒酰胺 Arnottianamide $C_{21}H_{19}NO_6$ Exact Mass: 381.12	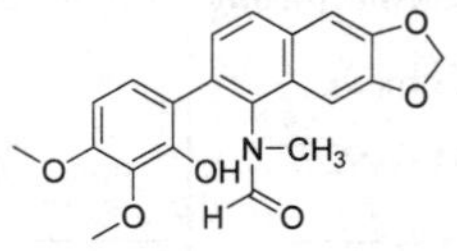 阿尔洛花椒酰胺 Arnottianamide
异阿尔洛花椒酰胺 Isoarnottianamide $C_{21}H_{19}NO_6$ Exact Mass: 381.12	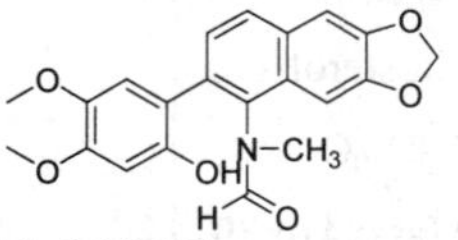 异阿尔洛花椒酰胺 Isoarnottianamide	三十四烷胺 Tetratriacontanamine $C_{34}H_{71}N$ Exact Mass: 493.56	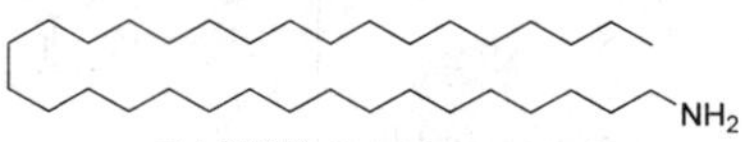 三十四烷胺 Tetratriacontanamine
4,5-二羟基-1-甲基-2-(三氯甲基)-3*H*-吲哚啉-3-酮 4,5-Dihydroxy-1-methyl-3-*oxo*-2-(trichloromethyl)-3*H*-indolium $C_{10}H_7Cl_3NO_3^+$ Exact Mass: 293.95	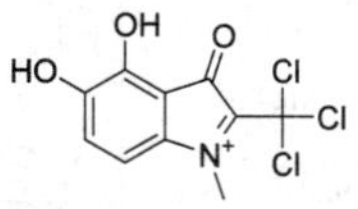 4,5-二羟基-1-甲基-2-(三氯甲基)-3*H*-吲哚啉-3-酮 4,5-Dihydroxy-1-methyl-3-*oxo*-2-(trichloromethyl)-3*H*-indolium	2,4-二羟基嘧啶 2,4-Dihydroxypyrimidine $C_4H_4N_2O_2$ Exact Mass: 112.03	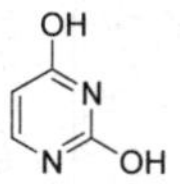 2,4-二羟基嘧啶 2,4-Dihydroxypyrimidine
2,6-二甲氧基对苯醌 2,6-Dimethoxy-1,4-benzoquinone $C_8H_8O_4$ Exact Mass: 168.04	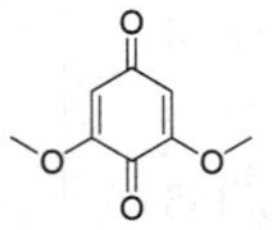 2,6-二甲氧基对苯醌 2,6-Dimethoxy-1,4-benzoquinone	10-二十烷醇 10-Eicosanol $C_{20}H_{42}O$ Exact Mass: 298.32	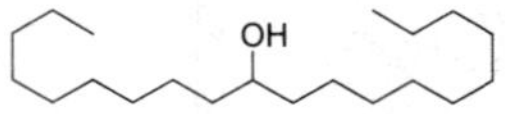 10-二十烷醇 10-Eicosanol

续表

中英文名、化学式及相对分子质量	结构图	中英文名、化学式及相对分子质量	结构图
(+)-表芝麻脂素 (+)-Episesamin $C_{20}H_{18}O_6$ Exact Mass: 354.11	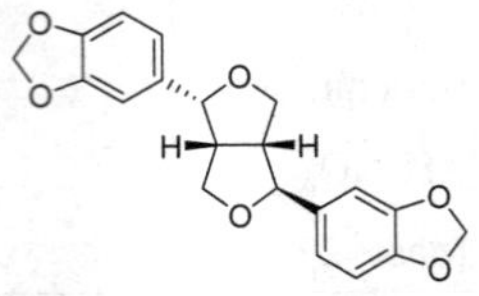 (+)-表芝麻脂素 (+)-Episesamin	L-芝麻脂素 L-Sesamin $C_{20}H_{18}O_6$ Exact Mass: 354.11	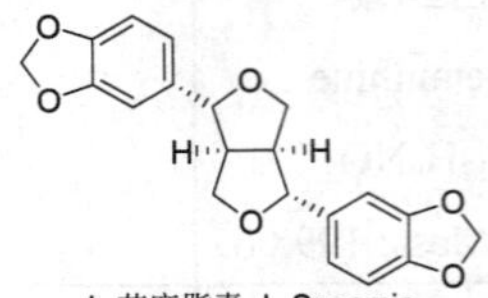 L-芝麻脂素 L-Sesamin
对羟基苯甲酸 4-Hydroxybenzoic acid $C_7H_6O_3$ Exact Mass: 138.03	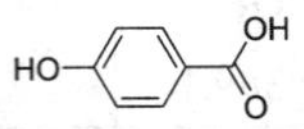 对羟基苯甲酸 4-Hydroxybenzoic acid	对羟基苯甲酸乙酯 Ethylparaben $C_9H_{10}O_3$ Exact Mass: 166.06	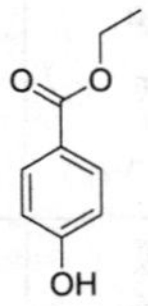 对羟基苯甲酸乙酯 Ethylparaben
合帕洛平 Haplopine $C_{13}H_{11}NO_4$ Exact Mass: 245.07	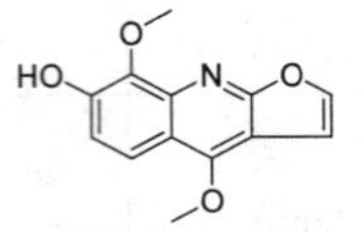 合帕洛平 Haplopine	香叶木苷 Diosmin $C_{28}H_{32}O_{15}$ Exact Mass: 608.17	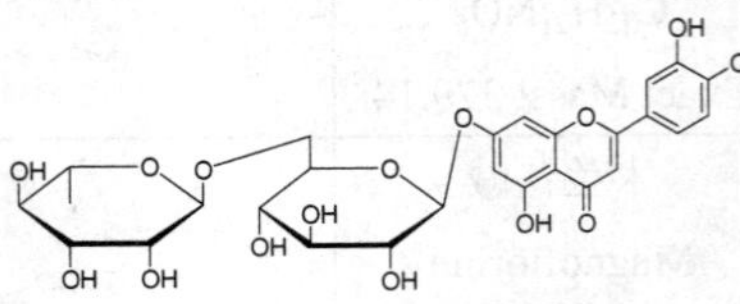 香叶木苷 Diosmin
橙皮苷 Hesperidin $C_{28}H_{34}O_{15}$ Exact Mass: 610.19	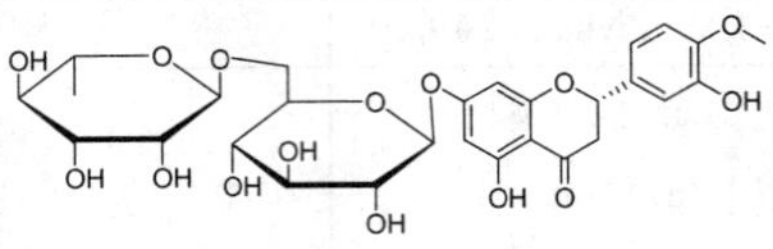 橙皮苷 Hesperidin	Horsfieldin $C_{20}H_{20}O_6$ Exact Mass: 356.13	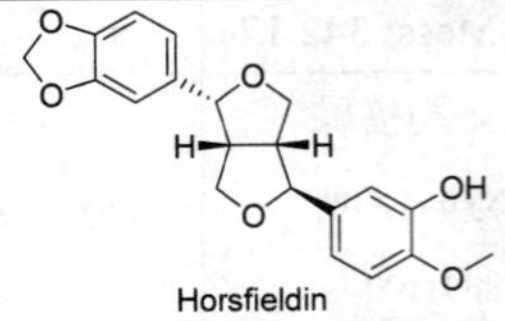 Horsfieldin
5-Methoxymarmesin $C_{15}H_{16}O_5$ Exact Mass: 276.1	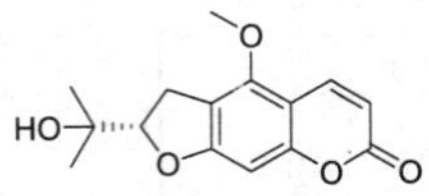 5-Methoxymarmesin	8-Methoxynorchelery-thrine $C_{21}H_{17}NO_5$ Exact Mass: 363.11	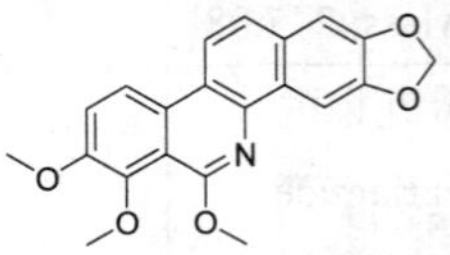 8-Methoxynorchelerythrine
Rhoifolin A $C_{20}H_{13}NO_5$ Exact Mass: 347.08	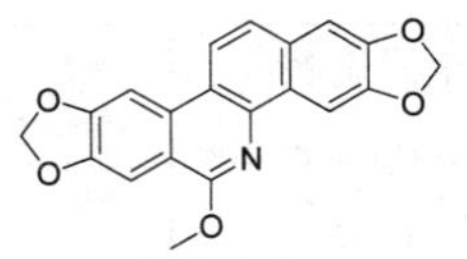 Rhoifolin A	β-谷甾醇 β-Sitosterol $C_{29}H_{50}O$ Exact Mass: 414.39	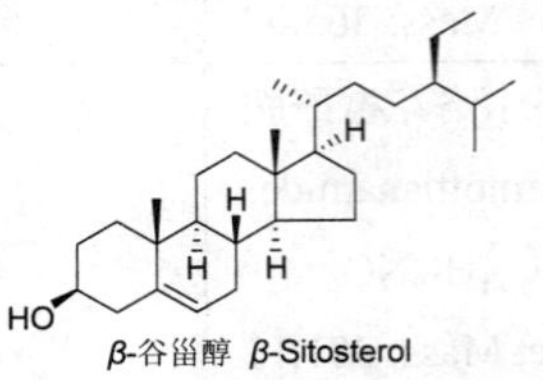 β-谷甾醇 β-Sitosterol
β-香树脂醇 β-Amyrin $C_{30}H_{50}O$ Exact Mass: 426.39	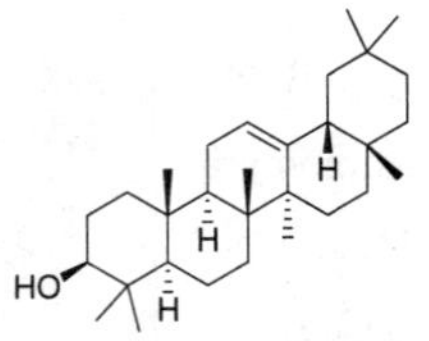 β-香树脂醇 β-Amyrin	β-胡萝卜苷 β-Daucosterol $C_{35}H_{60}O_6$ Exact Mass: 576.44	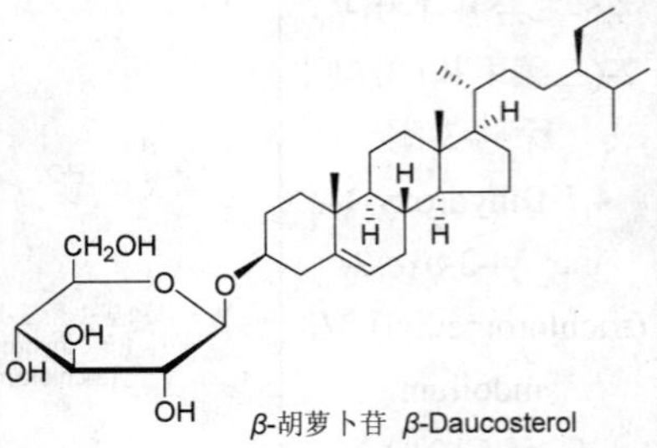 β-胡萝卜苷 β-Daucosterol
豆甾-9(11)-烯-3-醇 Stigmast-9(11)-en-3-ol $C_{29}H_{50}O$ Exact Mass: 414.39	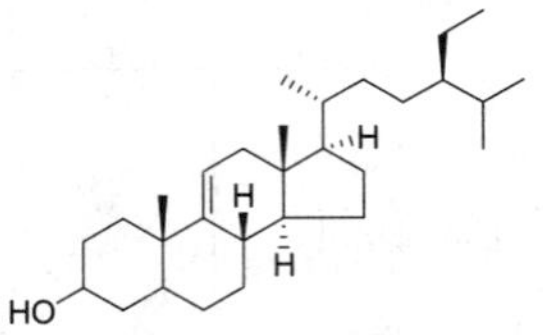 豆甾-9(11)-烯-3-醇 Stigmast-9(11)-en-3-ol	丁香酸 Syringic acid $C_9H_{10}O_5$ Exact Mass: 198.05	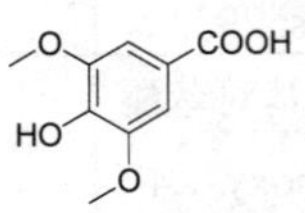 丁香酸 Syringic acid

续表

中英文名、化学式及相对分子质量	结构图	中英文名、化学式及相对分子质量	结构图
5,6,7-三甲氧基香豆素 5,6,7-Trimethoxy-coumarin $C_{12}H_{12}O_5$ Exact Mass: 236.07	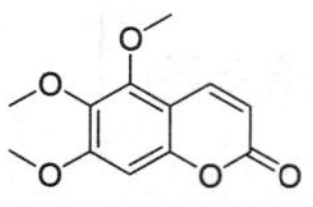 5,6,7-三甲氧基香豆素 5,6,7-Trimethoxycoumarin	反-3-(2,3,4-三甲氧基苯基)丙烯酸 (*E*)-3-(2,3,4-Trimethoxyphenyl)acrylic acid $C_{18}H_{18}O_5$ Exact Mass: 314.12	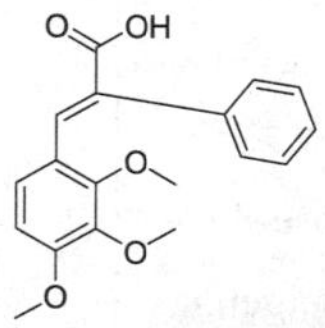 反-3-(2,3,4-三甲氧基苯基)丙烯酸 (*E*)-3-(2,3,4-Trimethoxyphenyl)acrylic acid
牡荆苷 Vitexin $C_{21}H_{20}O_{11}$ Exact Mass: 448.10	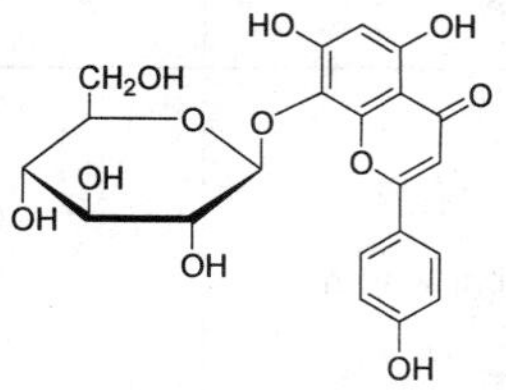 牡荆素 Vitexin	(+)丁香脂素 Syringaresinol $C_{22}H_{26}O_8$ Exact Mass: 418.16	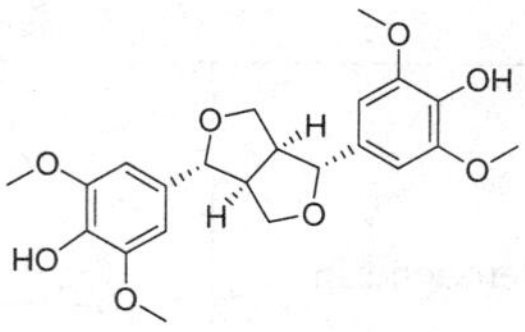 (+)丁香脂素 Syringaresinol

除以上化学成分外，两面针还含有6-甲氧基-5,6-二氢白屈菜红碱、马栗树皮素二甲醚、左旋细辛脂素等。

连钱草

Lianqiancao

GLECHOMAE HERBA

【化学成分】

表 1-7-21 连钱草主要化学成分[90~97]

中英文名、化学式及相对分子质量	结构图	中英文名、化学式及相对分子质量	结构图
芹菜素 Apigenin $C_{15}H_{10}O_5$ Exact Mass: 270.05	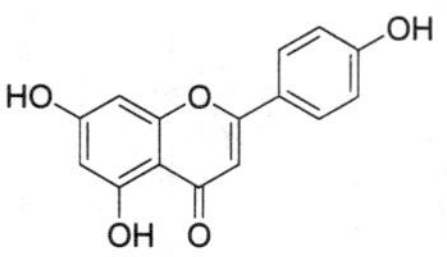 芹菜素 Apigenin	芹菜素-7-*O*-*β*-D-吡喃葡萄糖苷 Apigenin-7-*O*-glucopyranoside $C_{21}H_{20}O_{10}$ Exact Mass: 432.11	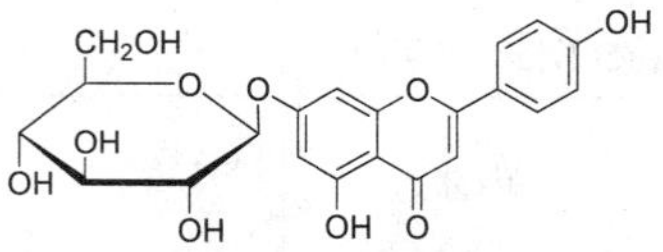 芹菜素-7-*O*-*β*-D-吡喃葡萄糖苷 Apigenin-7-*O*-glucopyranoside
芹菜素-7-*O*-*β*-D-葡萄糖醛酸乙酯苷 Apigenin-7-*O*-*β*-D-glucuronide ethyl ester $C_{23}H_{22}O_{11}$ Exact Mass: 474.12	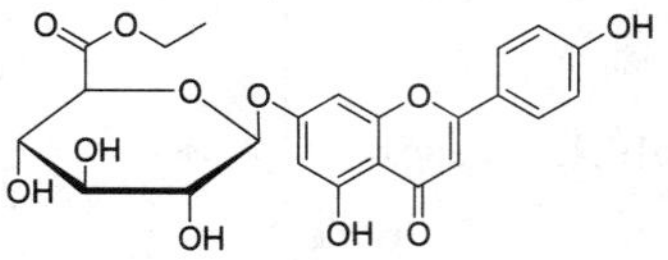 芹菜素-7-*O*-*β*-D-葡萄糖醛酸乙酯苷 Apigenin-7-*O*-*β*-D-glucuronide ethyl ester	6-*C*-阿拉伯糖基-8-*C*-葡萄糖基-芹菜素 6-*C*-Arabinose-8-*C*-glucose-apigenin $C_{26}H_{28}O_{14}$ Exact Mass: 564.15	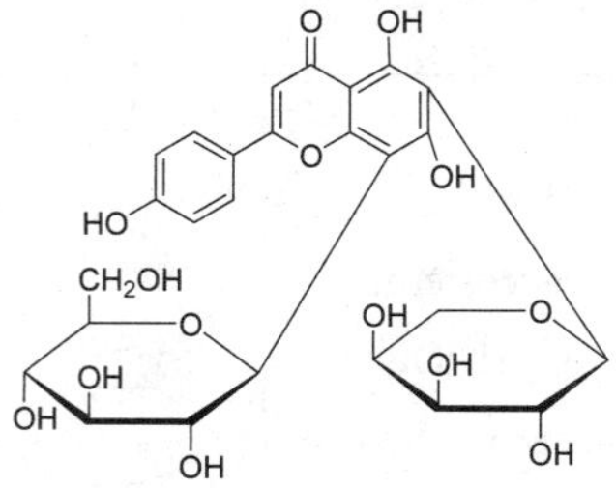 6-*C*-阿拉伯糖基-8-*C*-葡萄糖基-芹菜素 6-*C*-Arabinose-8-*C*-glucose-apigenin
蒙花苷 Linarin $C_{28}H_{32}O_{14}$ Exact Mass: 592.18	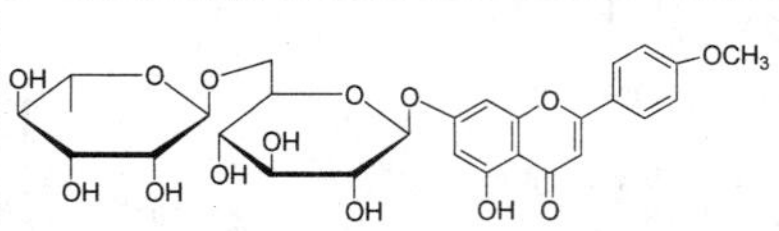 蒙花苷 Linarin	大黄素甲醚 Physcion $C_{16}H_{12}O_5$ Exact Mass: 284.07	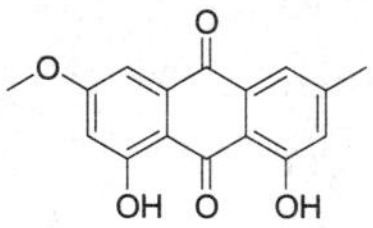 大黄素甲醚 Physcion

续表

中英文名、化学式及相对分子质量	结构图	中英文名、化学式及相对分子质量	结构图
6-*C*-葡萄糖基-8-*C*-葡萄糖基-芹菜素 6-*C*-Glucose-8-*C*-glucose-apigenin $C_{27}H_{30}O_{15}$ Exact Mass: 594.16	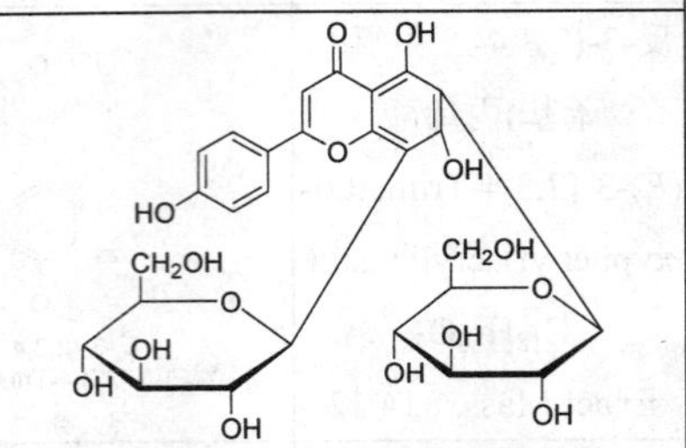 6-*C*-葡萄糖基-8-*C*-葡萄糖基-芹菜素 6-*C*-Glucose-8-*C*-glucose-apigenin	刺槐素(金合欢素) Acacetin $C_{16}H_{12}O_5$ Exact Mass: 284.07	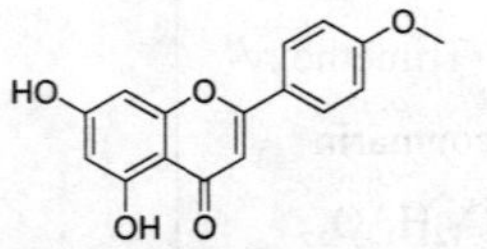 刺槐素(金合欢素) Acacetin
海常素 Clerodendrin $C_{27}H_{26}O_{17}$ Exact Mass: 622.12	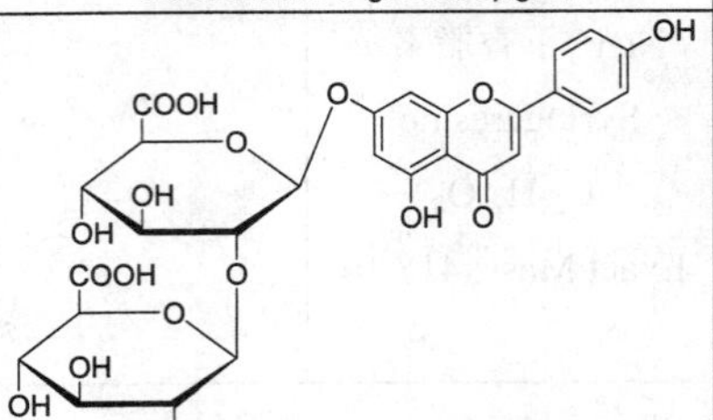 海常素 Clerodendrin	芫花素 Genkwanin $C_{16}H_{12}O_5$ Exact Mass: 284.07	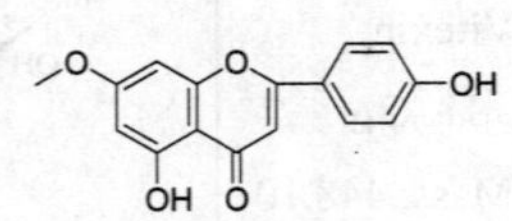 芫花素 Genkwanin
木犀草素 Luteolin $C_{15}H_{10}O_6$ Exact Mass: 286.05	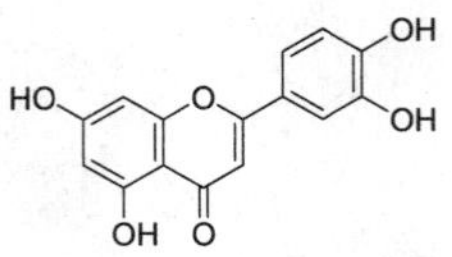 木犀草素 Luteolin	木犀草苷 Luteoloside (Luteolin-7-*O*-*β*-D-glucopyranoside) $C_{21}H_{20}O_{11}$ Exact Mass: 448.10	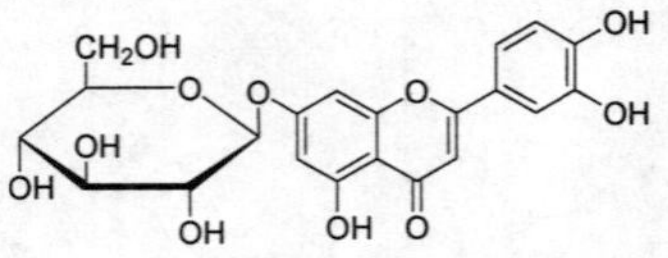 木犀草苷 Luteoloside(Luteolin-7-*O*-*β*-D-glucopyranoside)
木犀草素-7-*O*-葡萄糖醛酸乙酯苷 Luteolin-7-*O*-glucuronide ethyl ester $C_{23}H_{22}O_{12}$ Exact Mass: 490.11	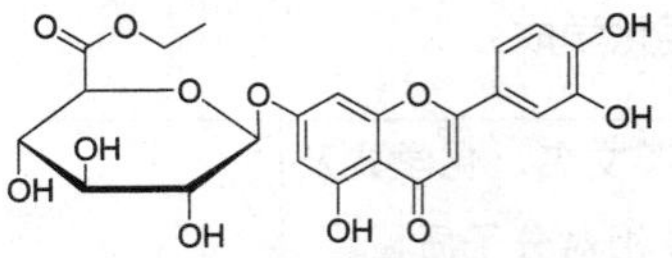 木犀草素-7-*O*-葡萄糖醛酸乙酯苷 Luteolin-7-*O*-glucuronide ethyl ester	芦丁 Rutin $C_{27}H_{30}O_{16}$ Exact Mass: 610.15	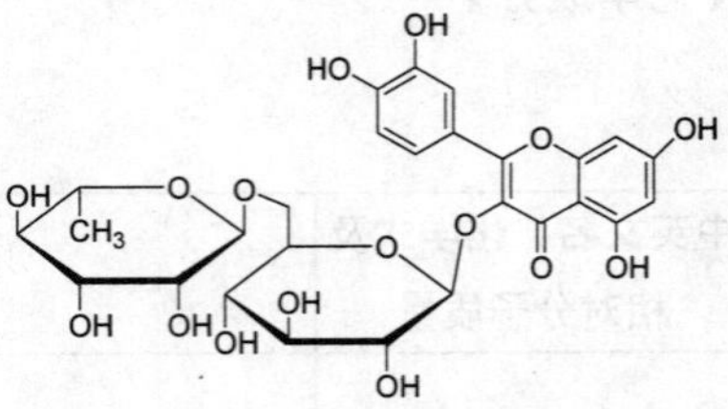 芦丁 Rutin
大黄酚 Chrysophanol $C_{15}H_{10}O_4$ Exact Mass: 254.06	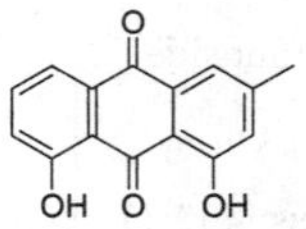 大黄酚 Chrysophanol	3*β*-羟基-20,24-二烯达玛烷 Dammardienol $C_{30}H_{50}O$ Exact Mass: 426.39	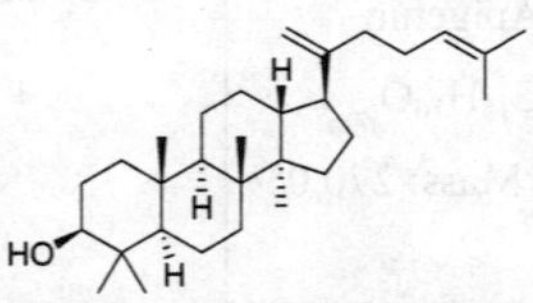 3*β*-羟基-20,24-二烯达玛烷 Dammardienol
胡萝卜苷 Daucosterol $C_{35}H_{60}O_6$ Exact Mass: 576.44	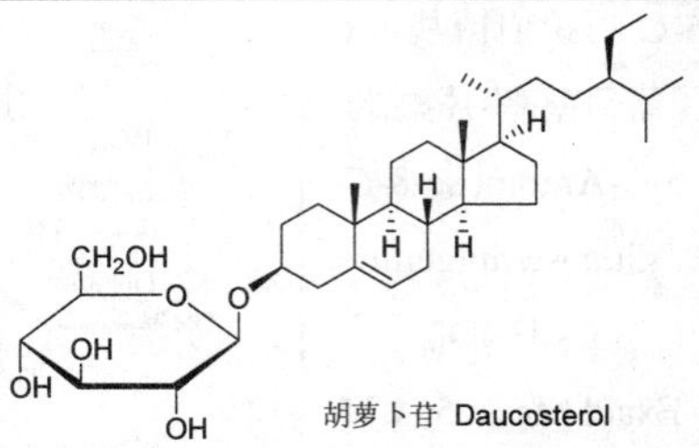 胡萝卜苷 Daucosterol	1,10:4,5-二环氧活血丹内酯 1,10:4,5-Diepoxy-germacren-12,8-olide $C_{15}H_{20}O_4$ Exact Mass: 264.14	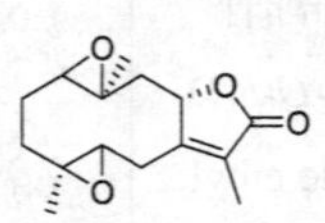 1,10:4,5-二环氧活血丹内酯 1,10:4,5-Diepoxy-germacren-12,8-olide
β-谷甾醇 *β*-Sitosterol $C_{29}H_{50}O$ Exact Mass: 414.39	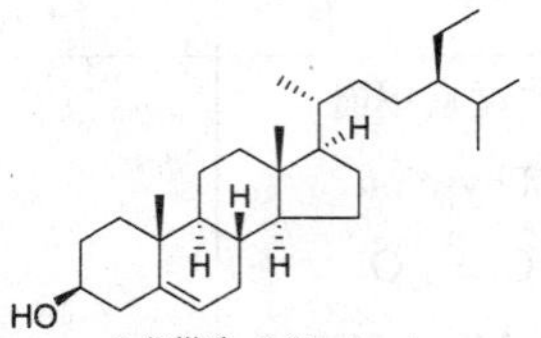 *β*-谷甾醇 *β*-Sitosterol	白桦脂醇 Betulin $C_{30}H_{50}O_2$ Exact Mass: 442.38	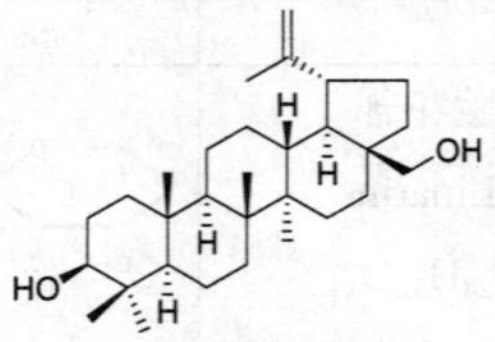 白桦脂醇 Betulin

续表

中英文名、化学式及相对分子质量	结构图	中英文名、化学式及相对分子质量	结构图
白桦脂酸 Betulinic acid $C_{30}H_{48}O_3$ Exact Mass: 456.36	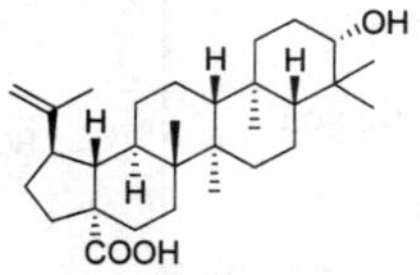 白桦脂酸 Betulinic acid	熊果酸 Ursolic acid $C_{30}H_{48}O_3$ Exact Mass: 456.36	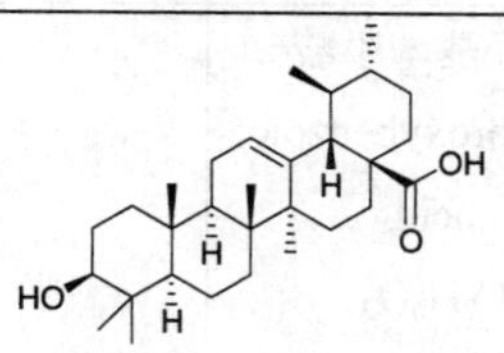 熊果酸 Ursolic acid
熊果醇 Uvaol $C_{30}H_{50}O_2$ Exact Mass: 442.38	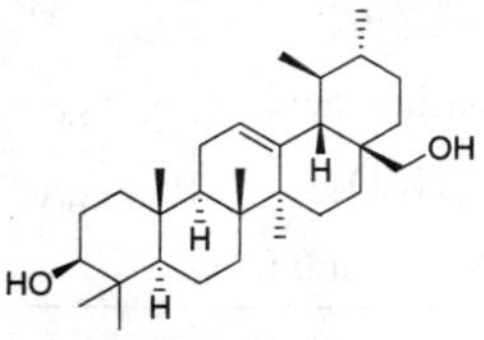 熊果醇 Uvaol	齐墩果酸 Oleanolic acid $C_{30}H_{48}O_3$ Exact Mass: 456.36	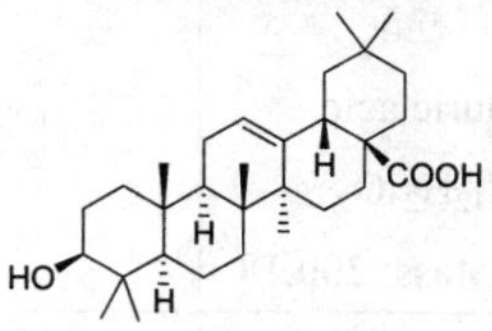 齐墩果酸 Oleanolic acid
2α,3α-二羟基乌苏-12-烯-28-酸 2α,3α-Dihydroxyurs-12-en-28-oic acid $C_{30}H_{48}O_4$ Exact Mass: 472.70	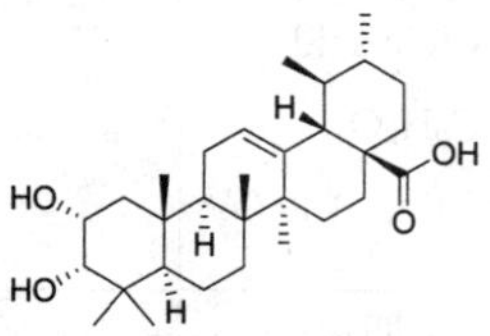 2α,3α-二羟基乌苏-12-烯-28-酸 2α,3α-Dihydroxyurs-12-en-28-oic acid	2α,3β-二羟基乌苏-12-烯-28-酸 2α,3β-Dihydroxyurs-12-en-28-oic acid $C_{30}H_{48}O_4$ Exact Mass: 472.70	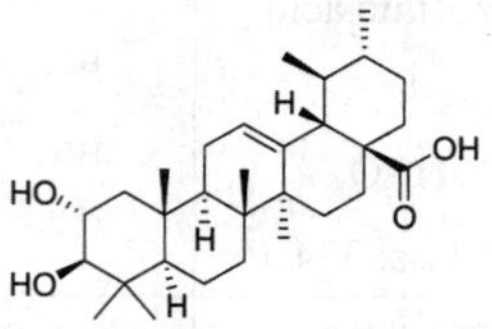 2α,3β-二羟基乌苏-12-烯-28-酸 2α,3β-Dihydroxyurs-12-en-28-oic acid
2α,3α,24-三羟基乌苏-12-烯-28-酸 2α,3α,24-Trihydroxyurs-12-en-28-oic acid $C_{30}H_{48}O_5$ Exact Mass: 488.70	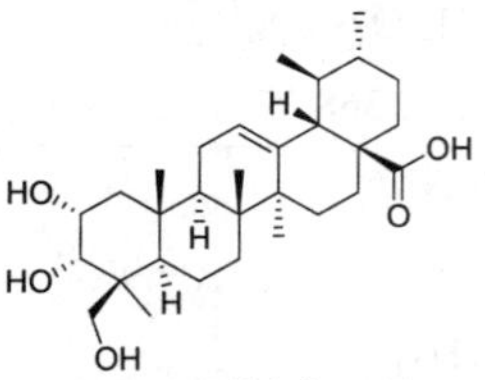 2α,3α,24-三羟基乌苏-12-烯-28-酸 2α,3α,24-Trihydroxyurs-12-en-28-oic acid	L-蒎莰酮 L-Pinocamphone $C_{10}H_{16}O$ Exact Mass: 152.12	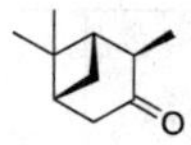 L-蒎莰酮 L-Pinocamphone
无羁萜 Friedelin $C_{30}H_{50}O$ Exact Mass: 426.39	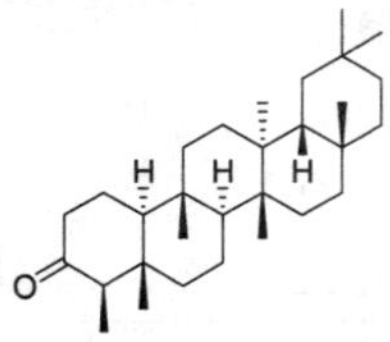 无羁萜 Friedelin	异蒎莰酮 Isopinocamphone $C_{10}H_{16}O$ Exact Mass: 152.12	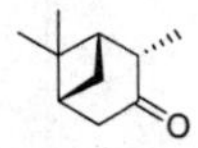 异蒎莰酮 Isopinocamphone
L-薄荷酮 L-Menthone $C_{10}H_{18}O$ Exact Mass: 154.14	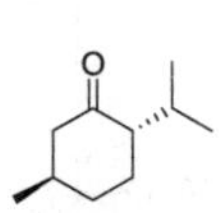 L-薄荷酮 L-Menthone	胡薄荷酮 Pulegone $C_{10}H_{16}O$ Exact Mass: 152.12	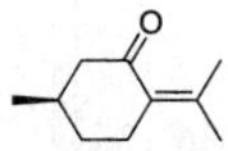 胡薄荷酮 Pulegone
左旋胡薄荷酮 L-Pulegone $C_{10}H_{16}O$ Exact Mass: 152.12	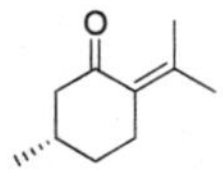 左旋胡薄荷酮 L-Pulegone	异薄荷酮 Isomenthone $C_{10}H_{18}O$ Exact Mass: 154.14	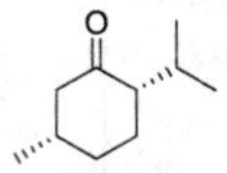 异薄荷酮 Isomenthone
Glecholone $C_{15}H_{22}O_3$ Exact Mass: 250.16	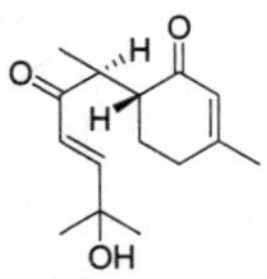 Glecholone	羟基达玛烯酮-Ⅱ Hydroxydammarenone-Ⅱ $C_{30}H_{50}O_2$ Exact Mass: 442.38	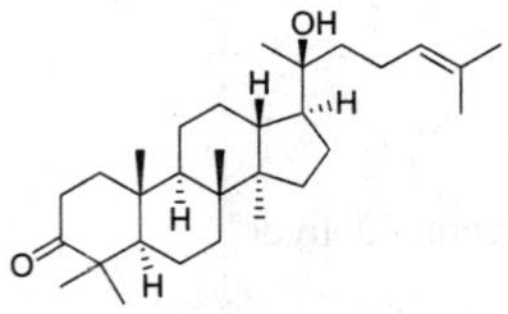 羟基达玛烯酮-Ⅱ Hydroxydammarenone-Ⅱ

续表

中英文名、化学式及相对分子质量	结构图	中英文名、化学式及相对分子质量	结构图
间羟基苯甲酸 *m*-Hydroxybenzoic acid $C_7H_6O_3$ Exact Mass: 138.03	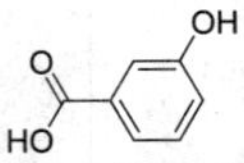 间羟基苯甲酸 *m*-Hydroxybenzoic acid	棕榈酸 Palmitic acid $C_{16}H_{32}O_2$ Exact Mass: 256.24	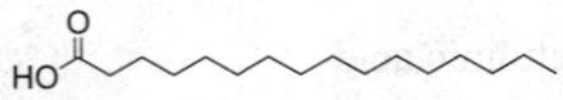 棕榈酸 Palmitic acid
月桂酸 Lauric acid $C_{12}H_{24}O_2$ Exact Mass: 200.18	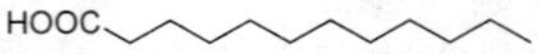 月桂酸 Lauric acid	迷迭香酸 Rosmarinic acid $C_{18}H_{16}O_8$ Exact Mass: 360.08	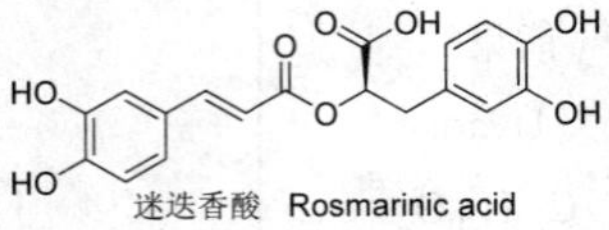 迷迭香酸 Rosmarinic acid
迷迭香酸甲酯 Rosmarinic acid methyl ester $C_{19}H_{18}O_8$ Exact Mass: 374.10	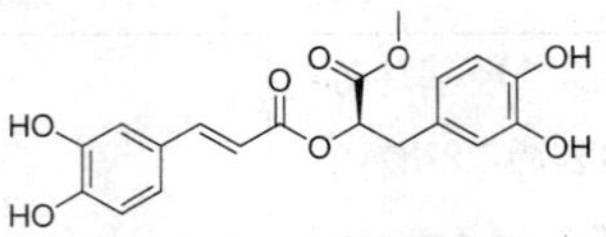 迷迭香酸甲酯 Rosmarinic acid methyl ester	咖啡酸 Caffeic acid $C_9H_8O_4$ Exact Mass: 180.04	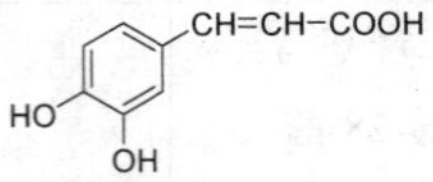 咖啡酸 Caffeic acid
琥珀酸 Succinic acid $C_4H_6O_4$ Exact Mass: 118.03	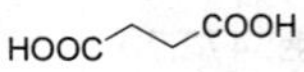 琥珀酸 Succinic acid	正二十四烷酸 Tetracosanoic acid $C_{24}H_{48}O_2$ Exact Mass: 368.37	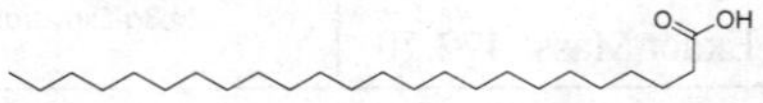 正二十四烷酸 Tetracosanoic acid
芳樟醇 Linalool $C_{10}H_{18}O$ Exact Mass: 154.14	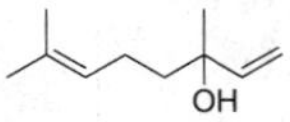 芳樟醇 Linalool	薄荷醇 Menthol $C_{10}H_{20}O$ Exact Mass: 156.15	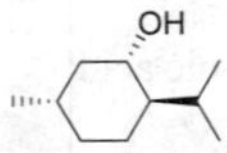 薄荷醇 Menthol
对伞花烃 *p*-Cymene $C_{10}H_{14}$ Exact Mass: 134.11	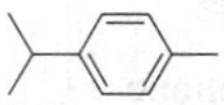 对伞花烃 *p*-Cymene	*α*-蒎烯 *α*-Pinene $C_{14}H_{24}O_2$ Exact Mass: 224.18	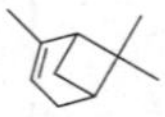 *α*-蒎烯 *α*-Pinene
β-蒎烯 *β*-Pinene $C_{10}H_{16}$ Exact Mass: 136.13	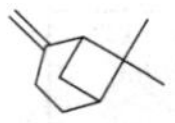 *β*-蒎烯 *β*-Pinene	柠檬烯 Limonene $C_{10}H_{16}$ Exact Mass: 136.13	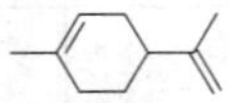 柠檬烯 Limonene
大波斯菊苷 Cosmosiin $C_{21}H_{20}O_{10}$ Exact Mass: 432.11	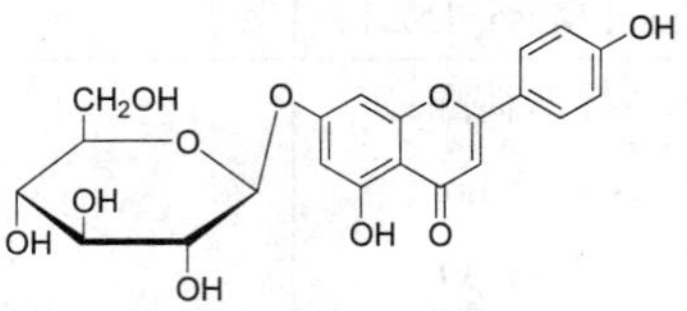 大波斯菊苷 Cosmosiin	植醇 Phytol $C_{20}H_{40}O$ Exact Mass: 296.31	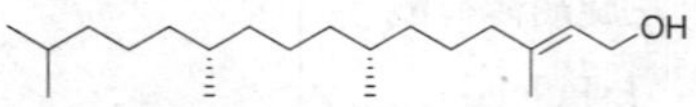 植醇 Phytol
原儿茶醛 Protocatechualdehyde $C_7H_6O_3$ Exact Mass: 138.03	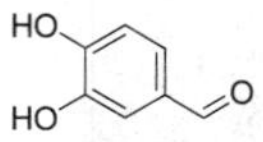 原儿茶醛 Protocatechualdehyde	水苏糖 Stachyose $C_{24}H_{42}O_{21}$ Exact Mass: 666.22	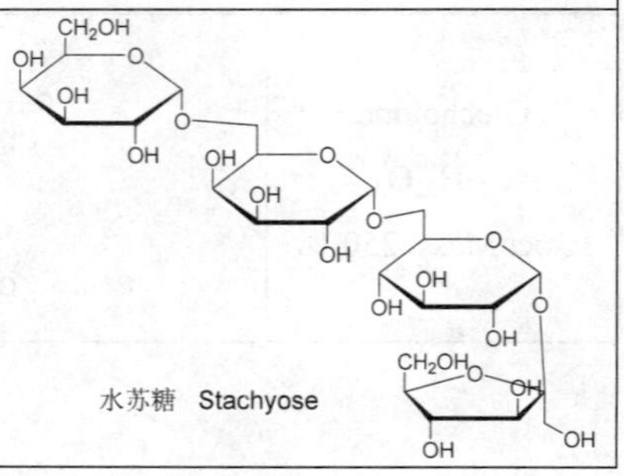 水苏糖 Stachyose

除以上化学成分外，连钱草还含有 1,8-环氧-7(11)-吉马烯-5-酮-12,8-内酯、山柰酚-3-*O*-葡萄糖苷、7,11-Dihydroxy-2,9E- bisaboladien、6,4'-二甲氧基-6",6"-二甲基吡喃-(7,8,2",3")-黄酮等。

【分析方法】

1 高效液相色谱法测定连钱草中迷迭香酸的含量[96]

1.1 仪器

Agilent 1100 高效液相色谱仪。

1.2 色谱条件

色谱柱：Hypersil ODS 柱(250mm×4.6mm，5μm)；流动相：甲醇-0.1%磷酸水溶液(40∶60)；流速 1.0mL/min；柱温 25℃；检测波长 330nm；分析时间 17min。

1.3 对照品溶液的制备

称取迷迭香酸对照品，用甲醇溶解。

1.4 供试品溶液的制备

称取粉碎的药材 0.5g，用 9mL 甲醇超声提取 2 次，每次 20min，滤过，合并滤液，定容至 25mL，即得。

2 高效液相色谱法测定连钱草中熊果酸的含量[97]

2.1 仪器

Agilent 1100 高效液相色谱仪。

2.2 色谱条件

色谱柱：Hypersil ODS 柱(250mm×4.6mm，5μm)；流动相：甲醇-0.15%磷酸水溶液(85∶15)；流速 1.0mL/min；柱温 30℃；检测波长 210nm；分析时间 12min。

2.3 对照品溶液的制备

称取熊果酸对照品，用甲醇溶解。

2.4 供试品溶液的制备

称取粉碎的药材 1g，用 100mL 氯仿超声提取 60min，滤过，取续滤液 50mL，蒸干，残渣用甲醇溶解并定容至 5mL，滤过，即得。

连翘

Lianqiao

FORSYTHIAE FRUCTUS

【化学成分】

表 1-7-22a 连翘主要化学成分[98~104]

中英文名、化学式及相对分子质量	结构图	中英文名、化学式及相对分子质量	结构图
苯丙素苷 Acteoside $C_{29}H_{36}O_{15}$ Exact Mass: 624.21	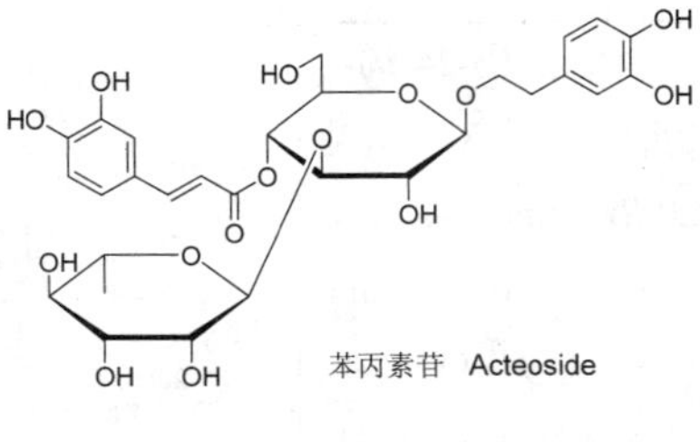 苯丙素苷 Acteoside	(20*S*,24*R*)-3*β*-*O*-乙酰基-20,25-环氧达玛烷-24-醇 (20*S*,24*R*)-3*β*-*O*-Acetyl-20,25-epoxydammarane-24-ol $C_{32}H_{54}O_4$ Exact Mass: 502.40	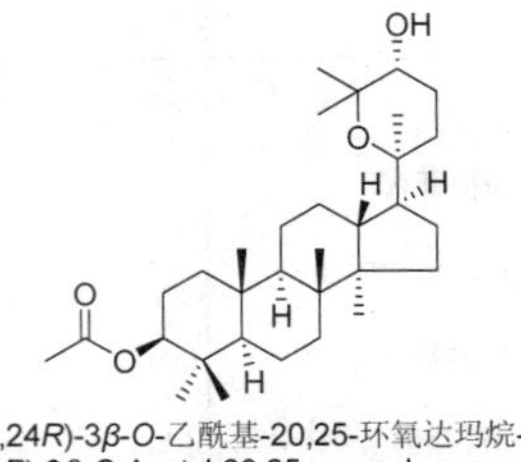 (20*S*,24*R*)-3*β*-*O*-乙酰基-20,25-环氧达玛烷-24-醇 (20*S*,24*R*)-3*β*-*O*-Acetyl-20,25-epoxydammarane-24-ol

续表

中英文名、化学式及相对分子质量	结构图	中英文名、化学式及相对分子质量	结构图
(20*S*,24*S*)-3*β*-*O*-乙酰基-20,25-环氧达玛烷-24-醇 (20*S*,24*S*)-3*β*-*O*-Acetyl-20,25-epoxydammarane-24-ol $C_{32}H_{54}O_4$ Exact Mass: 502.40	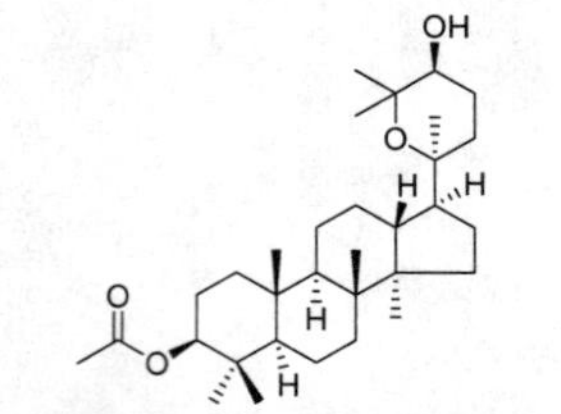 (20*S*,24*S*)-3*β*-*O*-乙酰基-20,25-环氧达玛烷-24-醇 (20*S*,24*S*)-3*β*-*O*-Acetyl-20,25-epoxydammarane-24-ol	Adoxosidic acid $C_{16}H_{24}O_{10}$ Exact Mass: 376.14	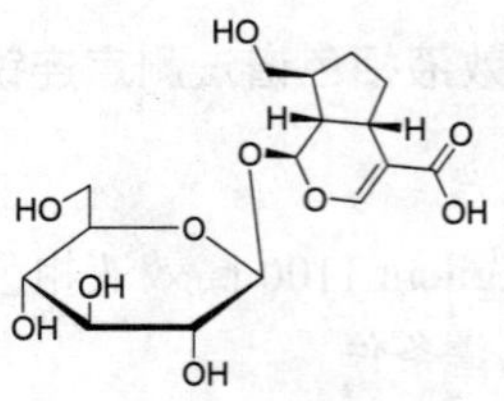 Adoxosidic acid
牛蒡子苷 Arctiin $C_{27}H_{34}O_{11}$ Exact Mass: 534.21	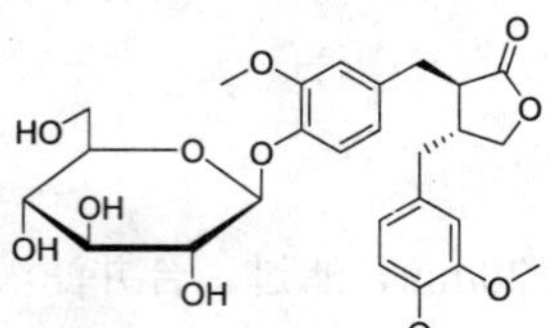 牛蒡子苷 Arctiin	牛蒡子苷元 Arctigenin $C_{21}H_{24}O_6$ Exact Mass: 372.16	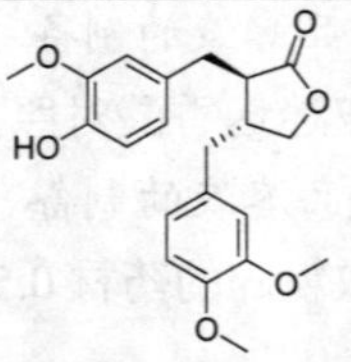 牛蒡子苷元 Arctigenin
β-谷甾醇 *β*-Sitosterol $C_{29}H_{50}O$ Exact Mass: 414.39	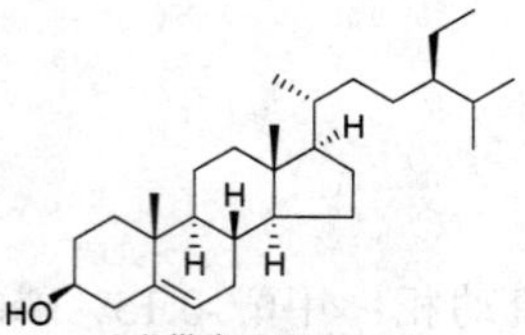 *β*-谷甾醇 *β*-Sitosterol	胡萝卜苷 Daucosterol $C_{35}H_{60}O_6$ Exact Mass: 576.44	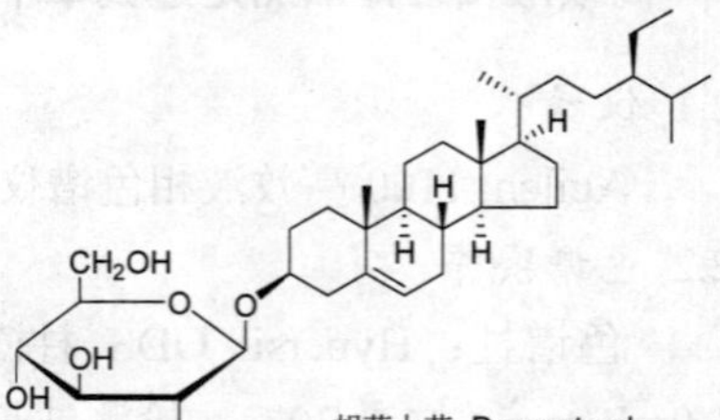 胡萝卜苷 Daucosterol
β-乙酰香树脂醇酯 *β*-Amyrin acetate $C_{32}H_{52}O_2$ Exact Mass: 468.40	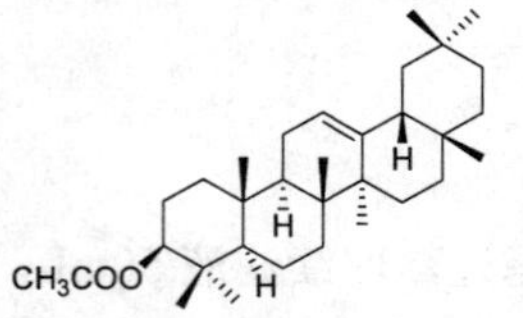 *β*-乙酰香树脂醇酯 *β*-Amyrin acetate	白桦脂酸 Betulinic acid $C_{30}H_{48}O_3$ Exact Mass: 456.36	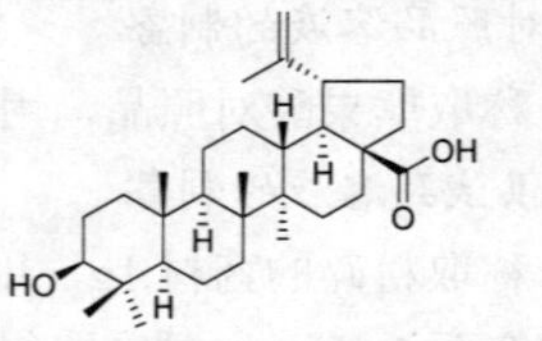 白桦脂酸 Betulinic acid
2*α*-羟基白桦脂酸 2*α*-Hydroxy betulinic acid $C_{30}H_{48}O_4$ Exact Mass: 472.70	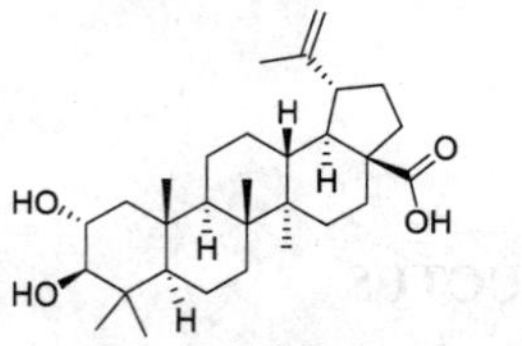 2*α*-羟基白桦脂酸 2*α*-Hydroxy betulinic acid	熊果酸 Ursolic acid $C_{30}H_{48}O_3$ Exact Mass: 456.36	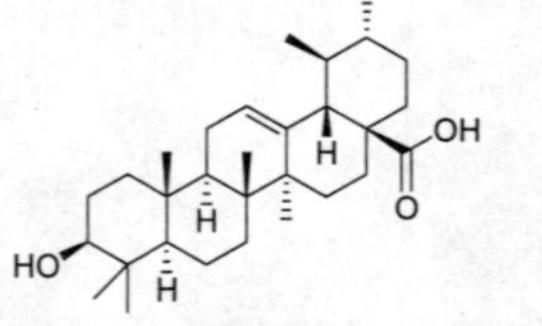 熊果酸 Ursolic acid
2*α*,23-羟基熊果酸 2*α*,23-Dihydroxy ursolic acid $C_{30}H_{48}O_5$ Exact Mass: 488.35	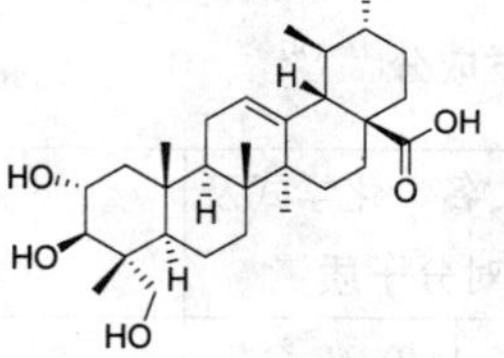 2*α*,23-羟基熊果酸 2*α*,23-Dihydroxy ursolic acid	齐墩果酸 Oleanolic acid $C_{30}H_{48}O_3$ Exact Mass: 456.36	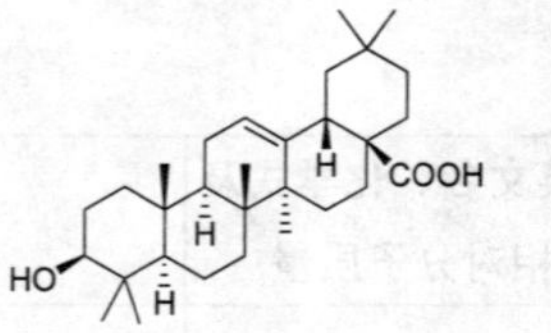 齐墩果酸 Oleanolic acid
咖啡酸 Caffeic acid $C_9H_8O_4$ Exact Mass: 180.04	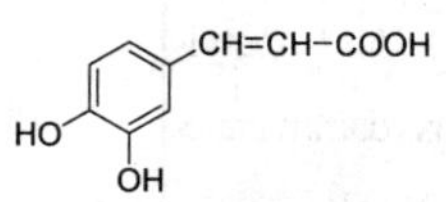 咖啡酸 Caffeic acid	20(*S*)-达玛-24-烯-3*β*,20-二醇-3-乙酸酯 20(*S*)-Dammar-24-ene-3*β*,20-diol-3-acetate $C_{32}H_{54}O_3$ Exact Mass: 486.41	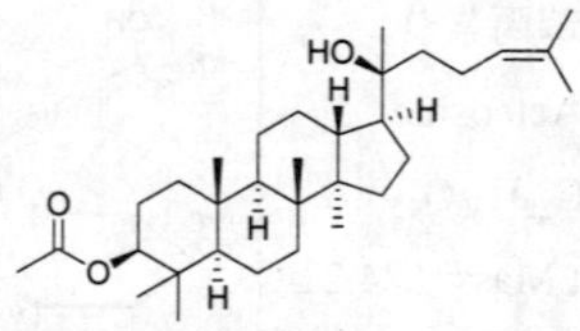 20(*S*)-达玛-24-烯-3*β*,20-二醇-3-乙酸酯 20(*S*)-Dammar-24-ene-3*β*,20-diol-3-acetate

续表

中英文名、化学式及相对分子质量	结构图	中英文名、化学式及相对分子质量	结构图
6,7-二甲氧基香豆素 6,7-Dimethoxy-coumarin $C_{11}H_{10}O_4$ Exact Mass: 206.06	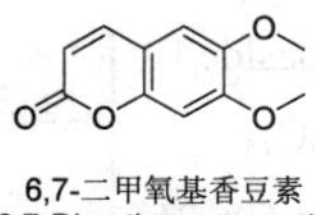 6,7-二甲氧基香豆素 6,7-Dimethoxycoumarin	2,3-二羟甲基-4-(3',4'-二甲氧基苯基)-γ-丁内酯 2,3-Dihydroxymethyl-4-(3',4'-dimethoxyphe-nyl)-γ-butyrolactone $C_{14}H_{18}O_6$ Exact Mass: 282.11	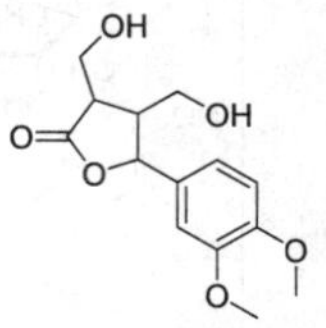 2,3-二羟甲基-4- (3',4'-二甲氧基苯基)-γ-丁内酯 2,3-Dihydroxymethyl-4- (3',4'-dimethoxyphe-nyl)-γ-butyrolactone
丁四醇 Erythritol $C_4H_{10}O_4$ Exact Mass: 122.06	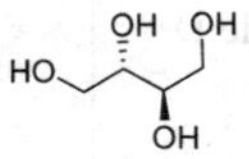 丁四醇 Erythritol	双环氧连翘内酯 Forsythenin $C_{14}H_{16}O_5$ Exact Mass: 264.10	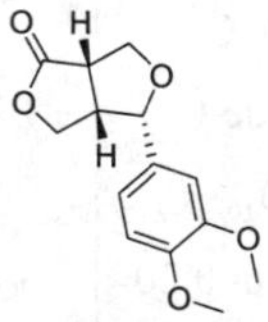 双环氧连翘内酯 Forsythenin
连翘苷 Phillyrin $C_{27}H_{34}O_{11}$ Exact Mass: 534.21	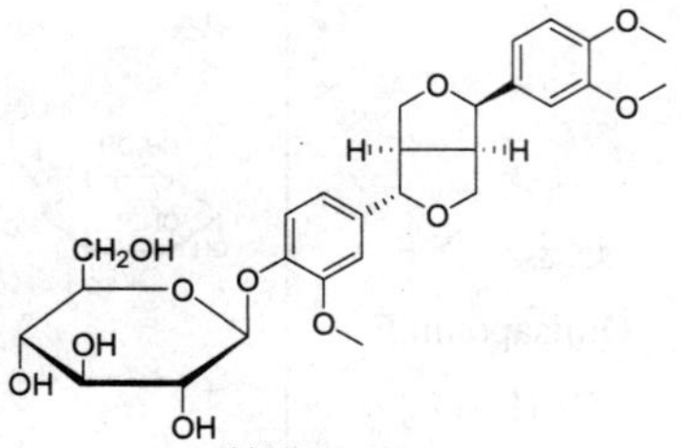 连翘苷 Phillyrin	连翘苷元 Phillygenin $C_{21}H_{24}O_6$ Exact Mass: 372.16	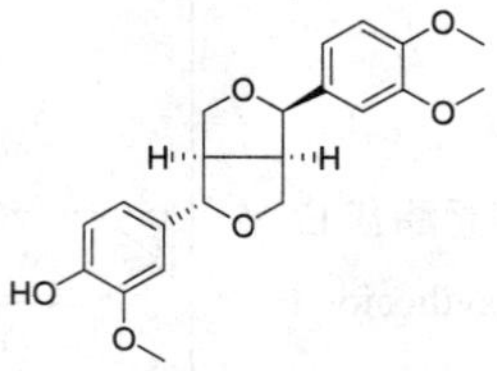 连翘苷元 Phillygenin
Rengyoside A $C_{14}H_{26}O_8$ Exact Mass: 322.16	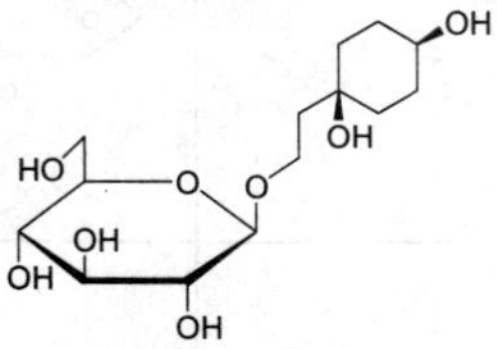 Rengyoside A	Rengyoside B $C_{14}H_{24}O_8$ Exact Mass: 320.15	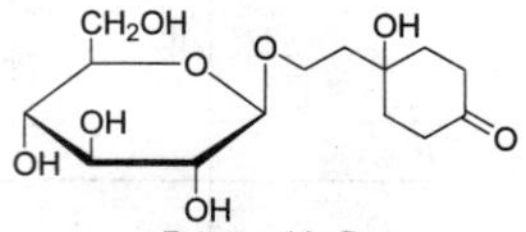 Rengyoside B
Rengyoside C $C_{22}H_{32}O_{10}$ Exact Mass: 456.20	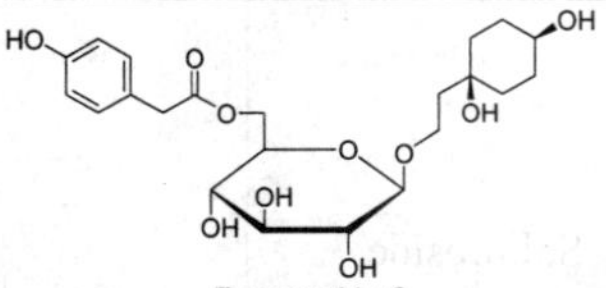 Rengyoside C	连翘烯苷 A Forsythenside A $C_{22}H_{26}O_{10}$ Exact Mass: 450.15	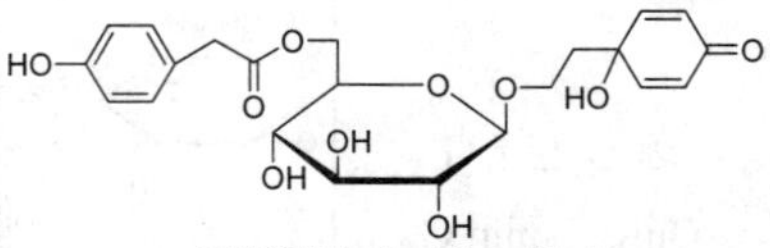 连翘烯苷 A Forsythenside A
连翘烯苷 B Forsythenside B $C_{22}H_{26}O_{11}$ Exact Mass: 466.15	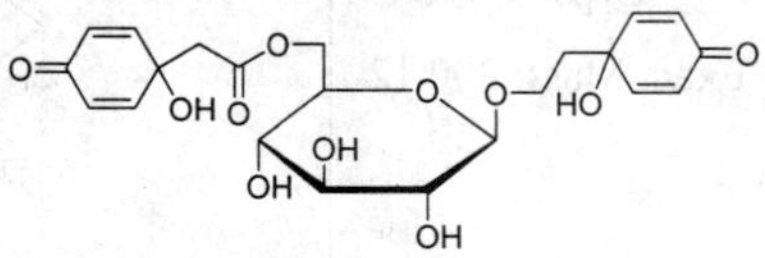 连翘烯苷 B Forsythenside B	羟基连翘酯苷 Suspensaside $C_{29}H_{36}O_{16}$ Exact Mass: 640.20	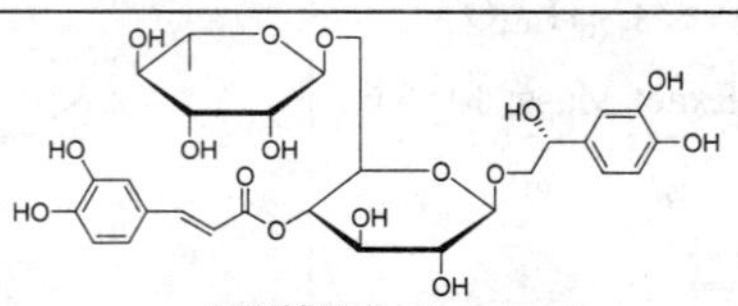 羟基连翘酯苷 Suspensaside
连翘酯苷 A Forsythoside A $C_{29}H_{36}O_{15}$ Exact Mass: 624.21	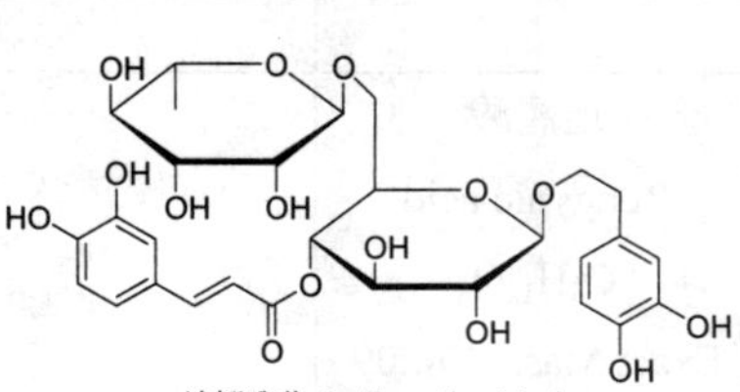 连翘酯苷 A Forsythoside A	右旋羟基连翘酯苷 A (+)-Suspensaside A $C_{29}H_{34}O_{15}$ Exact Mass: 622.19	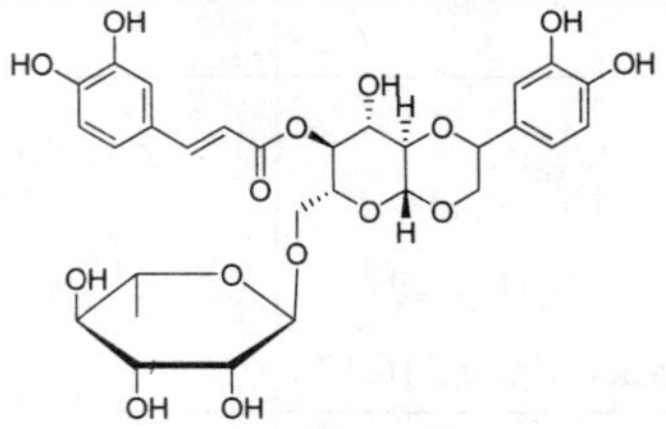 右旋羟基连翘酯苷 A (+)-Suspensaside A

续表

中英文名、化学式及相对分子质量	结构图	中英文名、化学式及相对分子质量	结构图
连翘酯苷 B Forsythoside B $C_{34}H_{44}O_{19}$ Exact Mass: 756.25	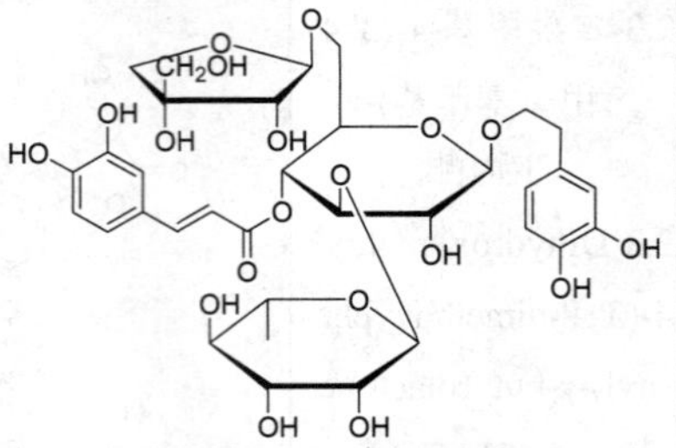 连翘酯苷 B　Forsythoside B	正丁氧基连翘酯苷 (−)-Suspensaside B $C_{33}H_{44}O_{16}$ Exact Mass: 696.26	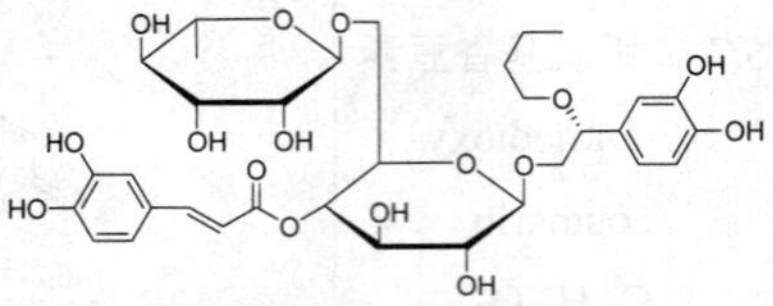 正丁氧基连翘酯苷 (−)-Suspensaside B
连翘酯苷 C Forsythoside C $C_{29}H_{36}O_{16}$ Exact Mass: 640.20	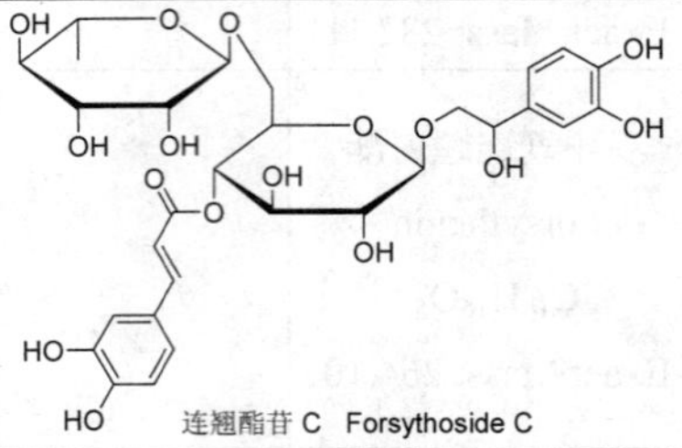 连翘酯苷 C　Forsythoside C	连翘酯苷 D Forsythoside D $C_{20}H_{30}O_{13}$ Exact Mass: 478.17	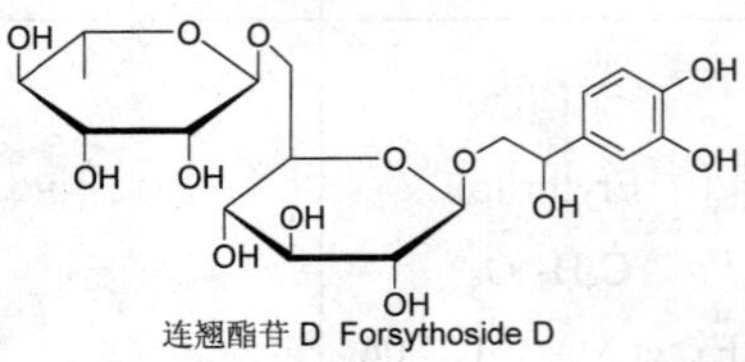 连翘酯苷 D　Forsythoside D
连翘酯苷 E Forsythoside E $C_{20}H_{30}O_{12}$ Exact Mass: 462.17	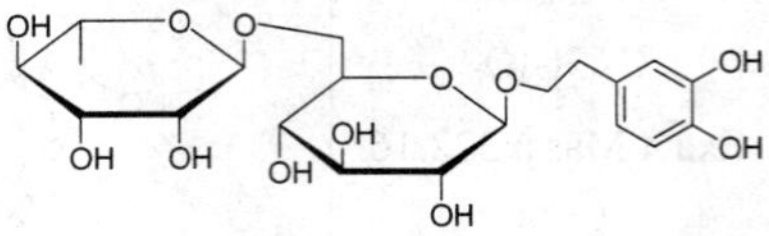 连翘酯苷 E　Forsythoside E	远志皂苷 F Onjisaponin F $C_{75}H_{112}O_{36}$ Exact Mass: 1588.69	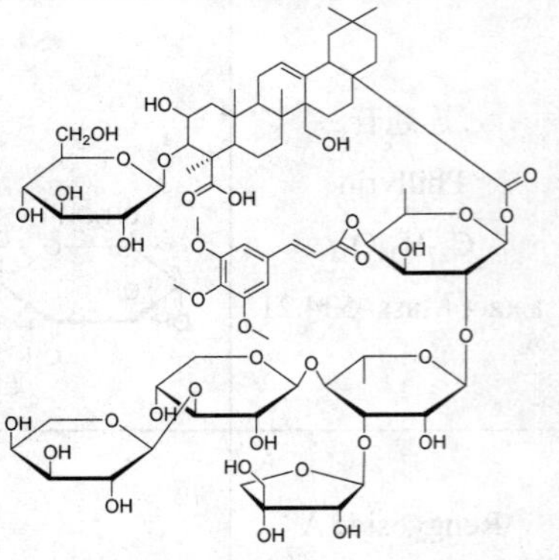 远志皂苷 F　Onjisaponin F
远志皂苷 G Onjisaponin G $C_{70}H_{104}O_{32}$ Exact Mass: 1456.65	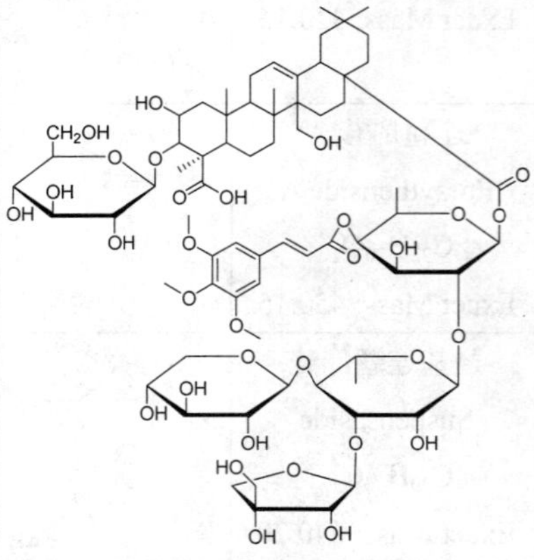 远志皂苷 G　Onjisaponin G	红景天苷 Salidroside $C_{14}H_{20}O_7$ Exact Mass: 300.12	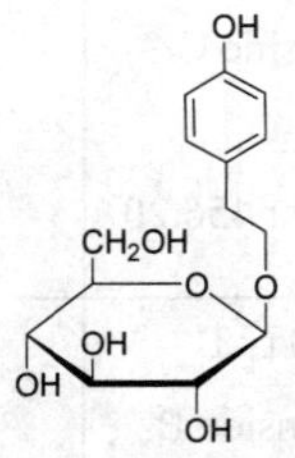 红景天苷　Salidroside
棘木苷 Cornoside $C_{14}H_{20}O_8$ Exact Mass: 316.12	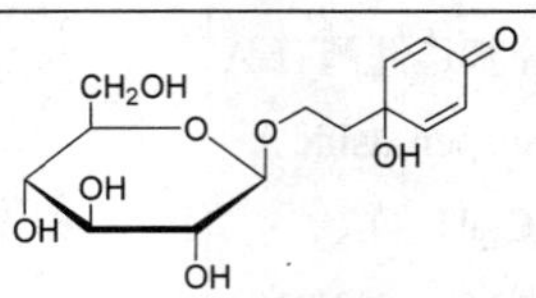 棘木苷　Cornoside	连翘酸 Rengynic acid $C_8H_{14}O_4$ Exact Mass: 174.09	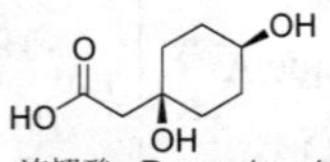 连翘酸　Rengynic acid
连翘醇 Rengyol $C_8H_{16}O_3$ Exact Mass: 160.11	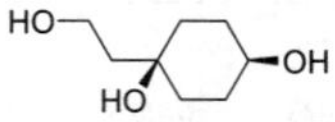 连翘醇　Rengyol	连翘醇酯 Rengyolester $C_{16}H_{22}O_5$ Exact Mass: 294.15	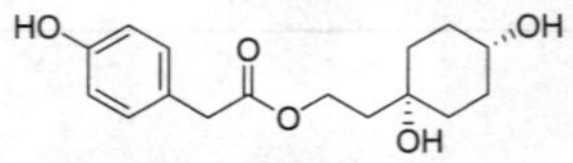 连翘醇酯　Rengyolester

续表

中英文名、化学式及相对分子质量	结构图	中英文名、化学式及相对分子质量	结构图
连翘酸-1'-*O*-*β*-D 葡萄糖苷 Rengynic acid-1'-*O*-*β*-D-glucoside $C_{14}H_{24}O_9$ Exact Mass: 336.14	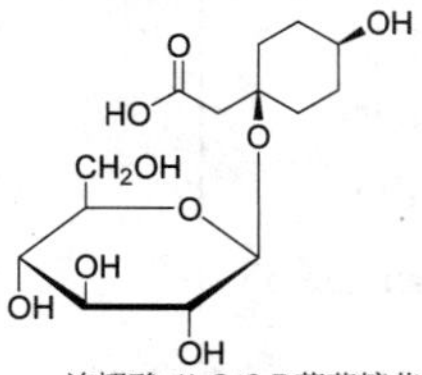 连翘酸-1'-*O*-*β*-D葡萄糖苷 Rengynic acid-1'-*O*-*β*-D-glucoside	连翘烯酸 Suspenolic acid $C_{10}H_{14}O_4$ Exact Mass: 198.09	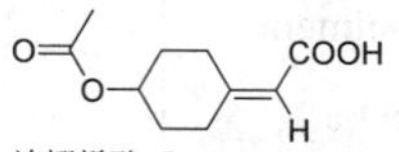 连翘烯酸 Suspenolic acid
氧化连翘醇 Rengyoxide $C_8H_{14}O_3$ Exact Mass: 158.09	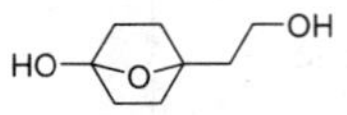 氧化连翘醇 Rengyoxide	异连翘醇 Isorengyol $C_8H_{16}O_3$ Exact Mass: 160.11	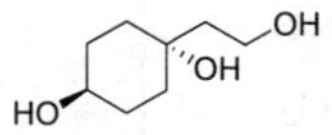 异连翘醇 Isorengyol
连翘醇酮 Rengyolone $C_8H_{10}O_3$ Exact Mass: 154.06	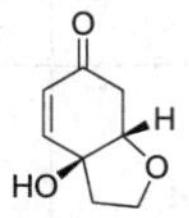 连翘醇酮 Rengyolone	红门兰醇 Orchinol $C_{16}H_{16}O_3$ Exact Mass: 256.11	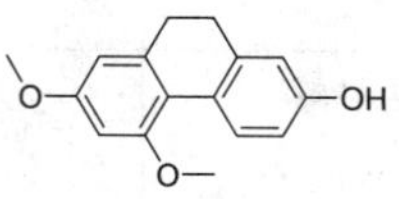 红门兰醇 Orchinol
异落叶松树脂醇 Isolariciresinol $C_{20}H_{24}O_6$ Exact Mass: 360.16	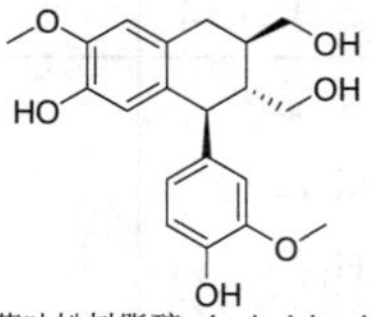 异落叶松树脂醇 Isolariciresinol	芳樟醇 Linalool $C_{10}H_{18}O$ Exact Mass: 154.14	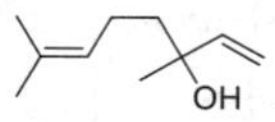 芳樟醇 Linalool
牻牛儿醛 Geranial $C_{10}H_{16}O$ Exact Mass: 152.12	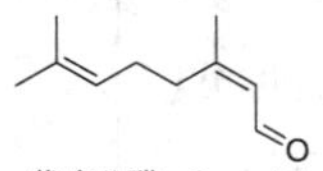 牻牛儿醛 Geranial	Rengyoside B $C_{14}H_{24}O_8$ Exact Mass: 320.15	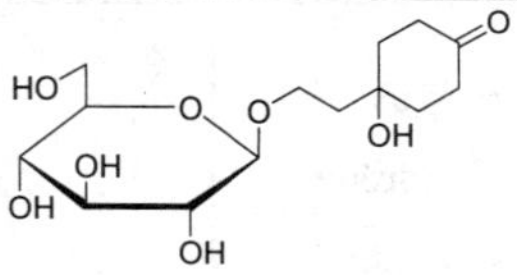 Rengyoside B
β-Hydroxyacteoside $C_{29}H_{36}O_{16}$ Exact Mass: 640.20	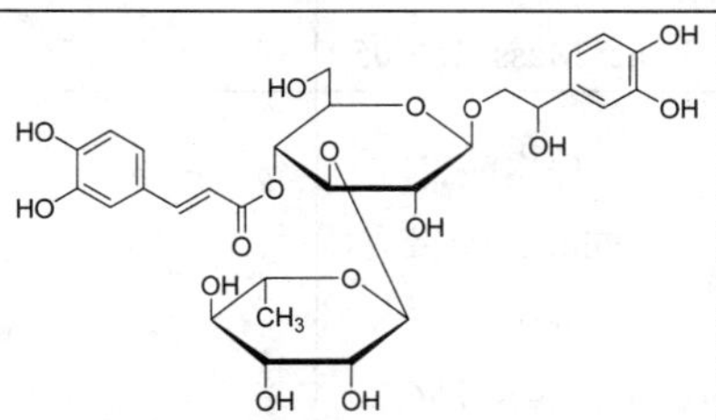 *β*-Hydroxyacteoside	莰烯 Camphene $C_{10}H_{16}$ Exact Mass: 136.13	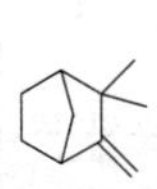 莰烯 Camphene
樟脑 Camphor $C_{10}H_{16}O$ Exact Mass: 152.12	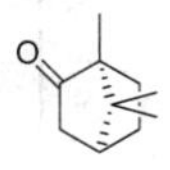 樟脑 Camphor	对伞花烃 *p*-Cymene $C_{10}H_{14}$ Exact Mass: 134.11	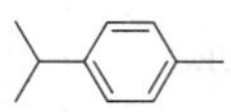 对伞花烃 *p*-Cymene
柠檬烯 Limonene $C_{10}H_{16}$ Exact Mass: 136.13	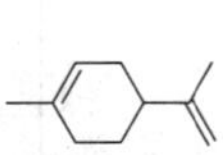 柠檬烯 Limonene	Matairesinoside $C_{26}H_{32}O_{11}$ Exact Mass: 520.19	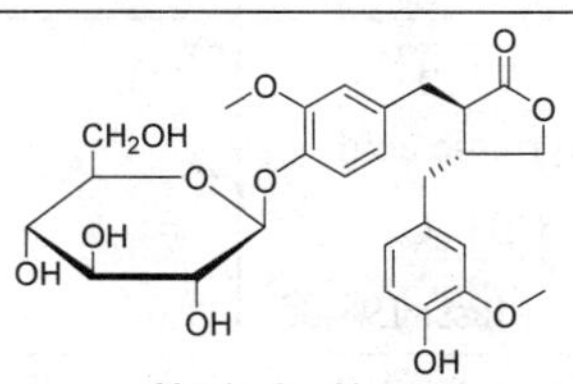 Matairesinoside
β-蒎烯 *β*-Pinene $C_{10}H_{16}$ Exact Mass: 136.13	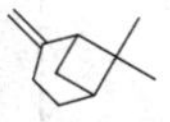 *β*-蒎烯 *β*-Pinene	异松油烯 Terpinolene $C_{10}H_{16}$ Exact Mass: 136.13	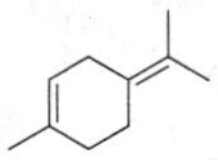 异松油烯 Terpinolene

续表

中英文名、化学式及相对分子质量	结构图	中英文名、化学式及相对分子质量	结构图
β-顺-罗勒烯 *β*-*cis*-Ocimene $C_{12}H_{20}$ Exact Mass: 164.16	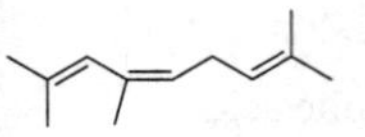 *β*-顺-罗勒烯 *β*-*cis*-Ocimene	Ocotillone $C_{30}H_{50}O_3$ Exact Mass: 458.38	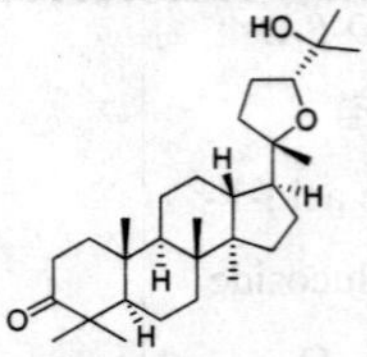 Ocotillone
Ocotillol acetate $C_{32}H_{54}O_4$ Exact Mass: 502.40	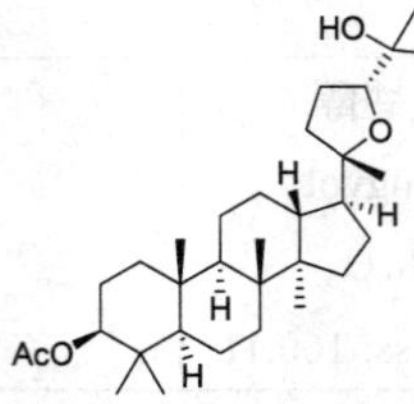 Ocotillol acetate	*α*-蒎烯 *α*-Pinene $C_{14}H_{24}O_2$ Exact Mass: 224.18	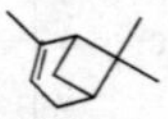 *α*-蒎烯 *α*-Pinene
γ-萜品烯 *γ*-Terpinene $C_{10}H_{16}$ Exact Mass: 136.13	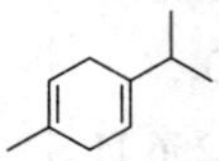 *γ*-萜品烯 *γ*-Terpinene	*α*-萜品醇 *α*-Terpineol $C_{10}H_{18}O$ Exact Mass: 154.14	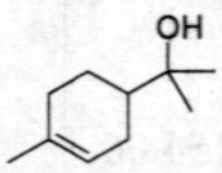 *α*-萜品醇 *α*-Terpineol
(*R*)-对孟烯-1-醇-4 Terpinen-4-ol $C_{10}H_{18}O$ Exact Mass: 154.14	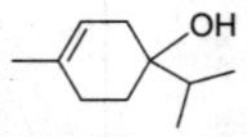 (*R*)-对孟烯-1-醇-4 Terpinen-4-ol	*α*-侧柏烯 *α*-Thujene $C_{10}H_{16}$ Exact Mass: 136.13	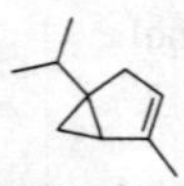 *α*-侧柏烯 *α*-Thujene
水芹烯 Phellandrene $C_{10}H_{16}$ Exact Mass: 136.13	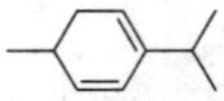 水芹烯 Phellandrene	对羟基苯乙酸 *p*-Hydroxyphenyl acetic acid $C_8H_8O_3$ Exact Mass: 152.05	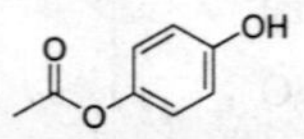 对羟基苯乙酸 *p*-Hydroxyphenyl acetic acid
Isobauerenyl acetate $C_{32}H_{52}O_2$ Exact Mass: 468.40	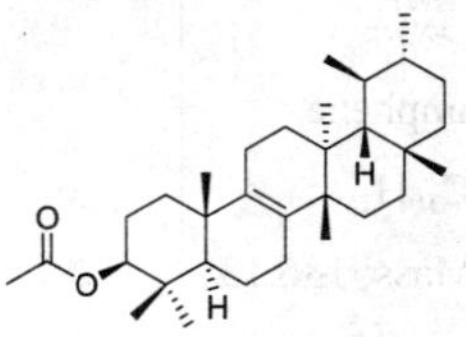 Isobauerenyl acetate	棕榈酸 Palmitic acid $C_{16}H_{32}O_2$ Exact Mass: 256.24	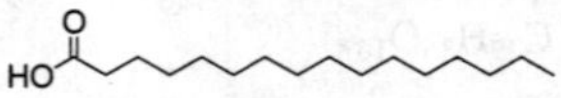 棕榈酸 Palmitic acid
硬脂酸 Stearic acid $C_{18}H_{36}O_2$ Exact Mass: 284.27	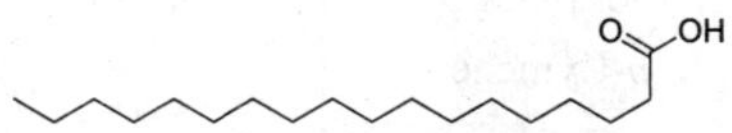 硬脂酸 Stearic acid	琥珀酸 Succinic acid $C_4H_6O_4$ Exact Mass: 118.03	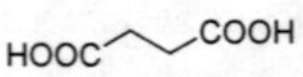 琥珀酸 Succinic acid
丁香酸 Syringic acid $C_9H_{10}O_5$ Exact Mass: 198.05	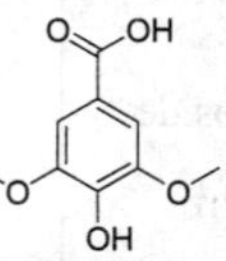 丁香酸 Syringic acid	香荚兰酸 Vanillic acid $C_8H_8O_4$ Exact Mass: 168.04	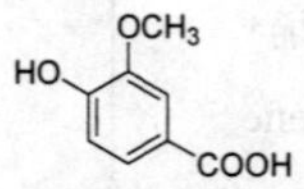 香荚兰酸 Vanillic acid
(6′-*O*-Palmitoyl)-sitosterol-3-*O*-*β*-D-glucoside $C_{50}H_{88}O_7$ Exact Mass: 800.65	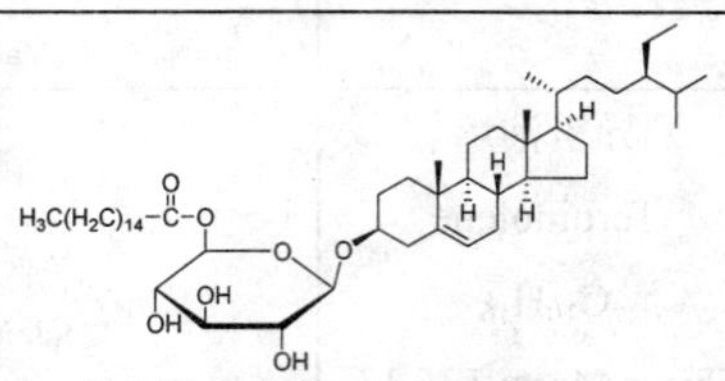 (6′-*O*-Palmitoyl)-sitosterol-3-*O*-*β*-D-glucoside	松脂素 Pinoresinol $C_{20}H_{22}O_6$ Exact Mass: 358.14	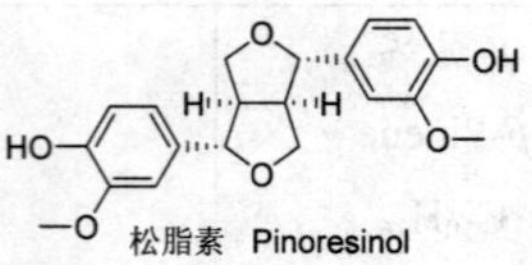 松脂素 Pinoresinol

续表

中英文名、化学式及相对分子质量	结构图	中英文名、化学式及相对分子质量	结构图
(+)-表松脂素 Epipinoresinol $C_{20}H_{22}O_6$ Exact Mass: 358.14	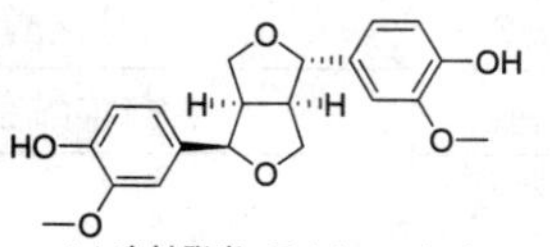 (+)-表松脂素 Epipinoresinol	(+)-松脂酚-4-*O*-*β*-D-葡萄糖苷 (+)-Pinoresinol-4-*O*-*β*-D-glucoside $C_{26}H_{32}O_{11}$ Exact Mass: 520.19	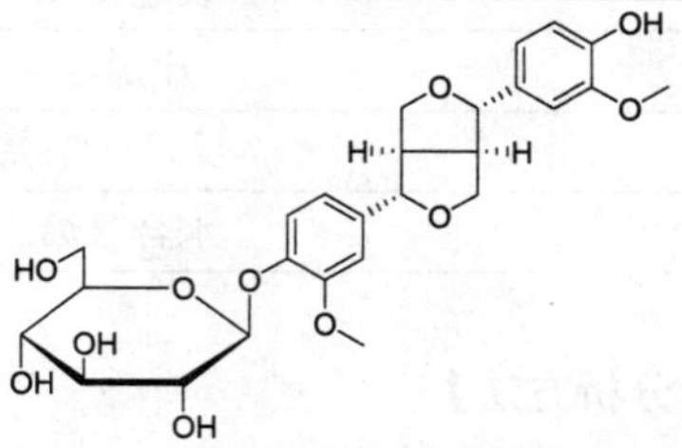 (+)-松脂酚-4-*O*-*β*-D-葡萄糖苷 (+)-Pinoresinol-4-*O*-*β*-D-glucoside
罗汉松脂醇苷 Matairesinoside $C_{26}H_{32}O_{11}$ Exact Mass: 520.19	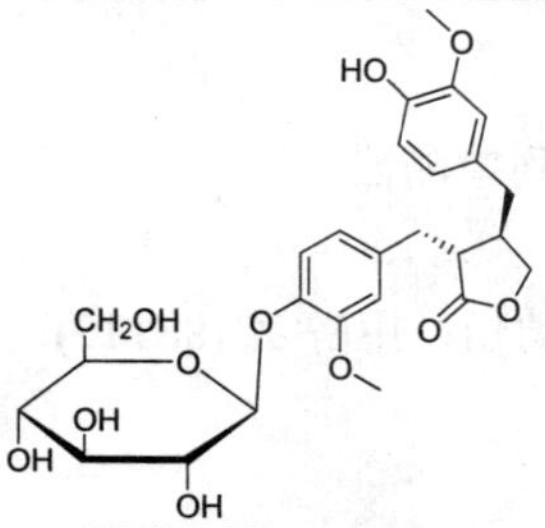 罗汉松脂醇苷 Matairesinoside	罗汉松脂素 Matairesinol $C_{20}H_{22}O_6$ Exact Mass: 358.14	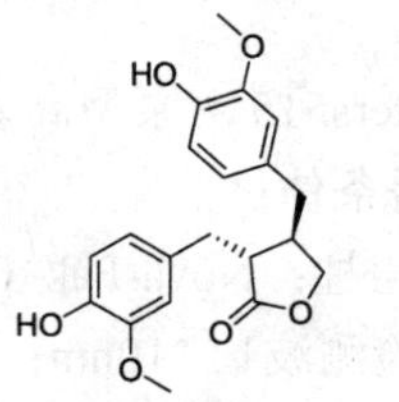 罗汉松脂素 Matairesinol
槲皮素 Quercetin $C_{15}H_{10}O_7$ Exact Mass: 302.04	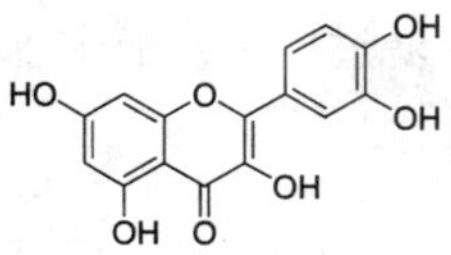 槲皮素 Quercetin	芦丁 Rutin $C_{27}H_{30}O_{16}$ Exact Mass: 610.15	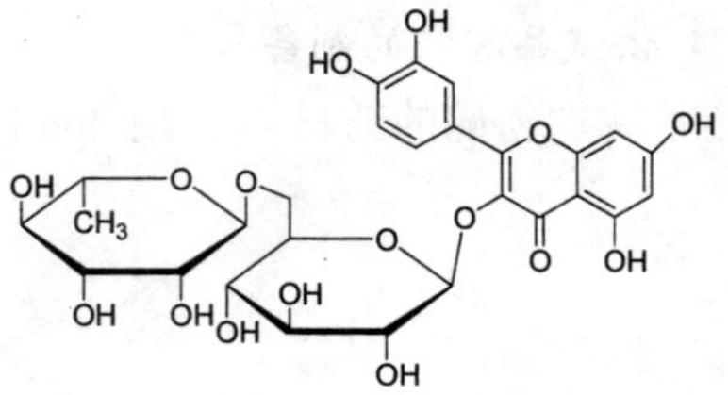 芦丁 Rutin
汉黄芩苷 (汉黄芩素-7-*O*-*β*-D-葡萄糖醛酸苷) Wogonoside (Wogonin-7-*O*-*β*-D-glucuronide) $C_{22}H_{22}O_{10}$ Exact Mass: 446.12	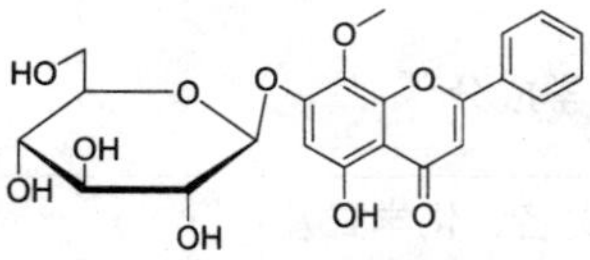 汉黄芩苷(汉黄芩素-7-*O*-*β*-D-葡萄糖醛酸苷) Wogonoside(Wogonin-7-*O*-*β*-D-glucuronide)	黄樟醚 Safrole $C_{10}H_{10}O_2$ Exact Mass: 162.07	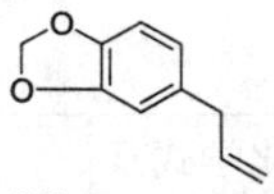 黄樟醚 Safrole
滨蒿内酯 Scoparone $C_{11}H_{10}O_4$ Exact Mass: 206.06	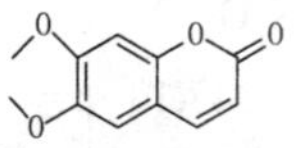 滨蒿内酯 Scoparone	Suspenol $C_8H_{16}O_4$ Exact Mass: 176.10	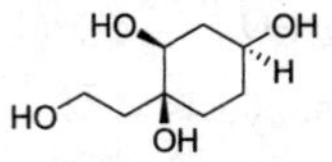 Suspenol
乳糖 Lactose $C_{12}H_{22}O_{11}$ Exact Mass: 342.12	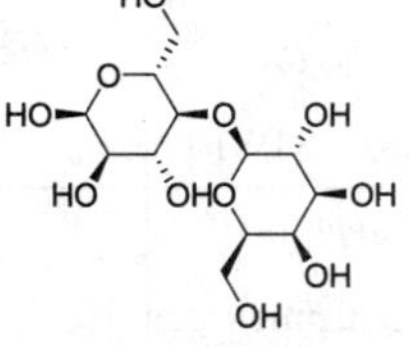 乳糖 Lactose		

表 1-7-22b 连翘其他主要化学成分[98～104]

中文名	中文名
表连翘醇	松香芹醇
比烯-3	香叶烯
β-反式-罗勒烯	月桂醇烯
水合蒎烯	4-咖啡酰芸香糖

【分析方法】

1 反相高效液相色谱法测定连翘中乌索酸和齐墩果酸的含量[104]

1.1 仪器

Waters515 双泵型高效液相色谱仪，2996 光电二极管阵列检测器。

1.2 色谱条件

色谱柱：Nova-Pak C_{18} 柱(300mm×3.9mm，4μm)；流动相：甲醇-水(88∶12)；流速 0.8mL/min；柱温 25℃；检测波长 210nm；分析时间 22min。

1.3 对照品溶液的制备

称取乌索酸和齐墩果酸对照品，用适量甲醇溶解。

1.4 供试品溶液的制备

称取粉碎的药材 4g，用 40mL 95%乙醇超声提取 120min；滤过，用乙醇定容至 50mL，滤过，即得。

吴茱萸

Wuzhuyu

EUODIAE FRUCTUS

【化学成分】

表 1-7-23a 吴茱萸主要化学成分[105～112]

中英文名、化学式及相对分子质量	结构图	中英文名、化学式及相对分子质量	结构图
吴茱萸碱 Evodiamine $C_{19}H_{17}N_3O$ Exact Mass: 303.14	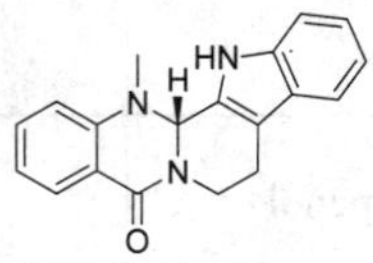 吴茱萸碱 Evodiamine	羧基吴茱萸碱 Carboxyevodiamine $C_{20}H_{17}N_3O_3$ Exact Mass: 347.13	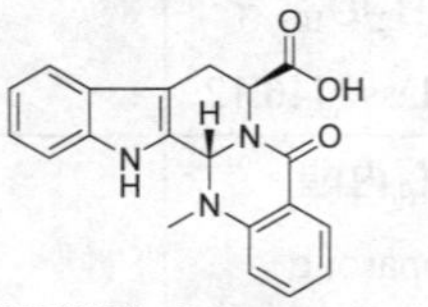 羧基吴茱萸碱 Carboxyevodiamine
二氢吴茱萸次碱 Dihydrorutaecarpine $C_{18}H_{15}N_3O$ Exact Mass: 289.12	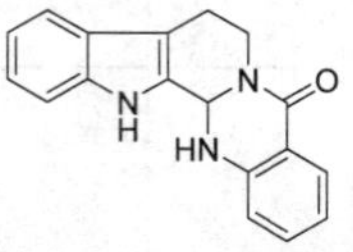 二氢吴茱萸次碱 Dihydrorutaecarpine	羟基吴茱萸碱 Hydroxyevodiamine $C_{19}H_{17}N_3O_2$ Exact Mass: 319.13	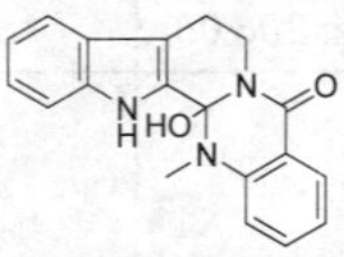 羟基吴茱萸碱 Hydroxyevodiamine
丙酮基吴茱萸碱 Acetonylevodiamine $C_{22}H_{21}N_3O_2$ Exact Mass: 359.16	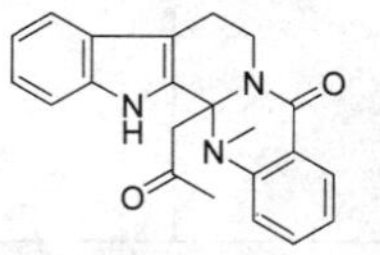 丙酮基吴茱萸碱 Acetonylevodiamine	吴茱萸次碱 Rutaecarpine $C_{18}H_{13}N_3O$ Exact Mass: 287.11	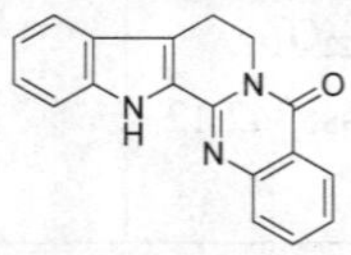 吴茱萸次碱 Rutaecarpine

续表

中英文名、化学式及相对分子质量	结构图	中英文名、化学式及相对分子质量	结构图
二氢吴茱萸次碱 Dihydrorutaecarpine $C_{18}H_{15}N_3O$ Exact Mass: 289.12	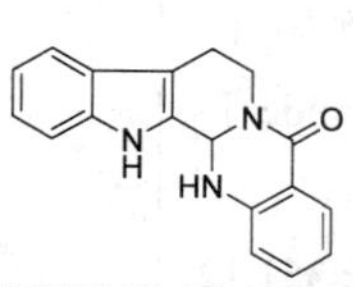 二氢吴茱萸次碱 Dihydrorutaecarpine	14-甲酰二氢吴茱萸次碱 14-Formyldihydro-rutaecarpine $C_{19}H_{15}N_3O_2$ Exact Mass: 317.12	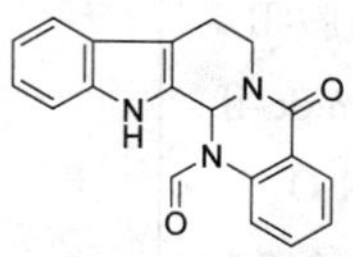 14-甲酰二氢吴茱萸次碱 14-Formyldihydrorutaecarpine
7*β*-羟基吴茱萸次碱 7*β*-Hydroxyrutae-carpine $C_{18}H_{13}N_3O_2$ Exact Mass: 303.10	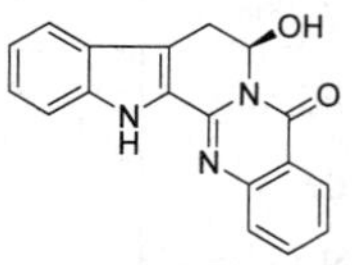 7*β*-羟基吴茱萸次碱 7*β*-Hydroxyrutaecarpine	吴茱萸新碱 Evocarpine $C_{23}H_{33}NO$ Exact Mass: 339.26	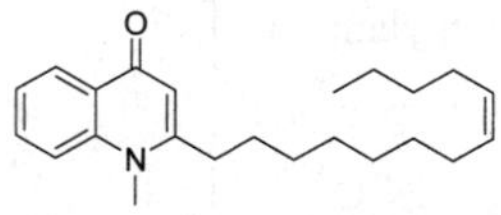 吴茱萸新碱 Evocarpine
二氢吴茱萸新碱 Dihydroevocarpine $C_{23}H_{35}NO$ Exact Mass: 341.27	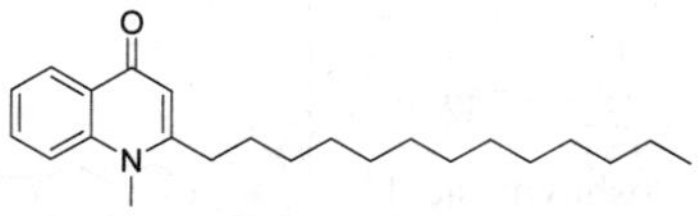 二氢吴茱萸新碱 Dihydroevocarpine	吴茱萸黄碱 Evoxanthine $C_{16}H_{13}NO_4$ Exact Mass: 283.08	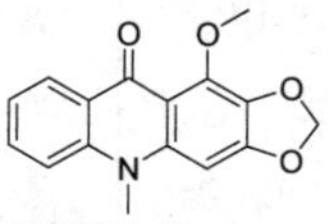 吴茱萸黄碱 Evoxanthine
吴茱萸黄次碱 Evoxanthidine $C_{15}H_{11}NO_4$ Exact Mass: 269.07	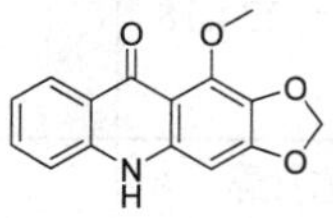 吴茱萸黄次碱 Evoxanthidine	甲氧基吴茱萸黄次碱 Xanthevodine $C_{16}H_{13}NO_5$ Exact Mass: 299.08	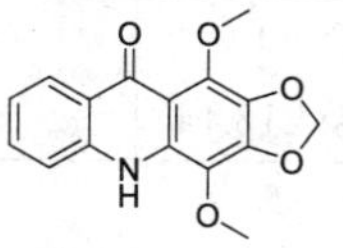 甲氧基吴茱萸黄次碱 Xanthevodine
吴茱萸宁碱 Evodianinine $C_{19}H_{13}N_3O$ Exact Mass: 299.11	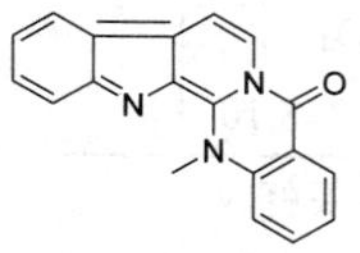 吴茱萸宁碱 Evodianinine	吴茱萸新酮碱 Evoxoidine $C_{18}H_{19}NO_5$ Exact Mass: 329.13	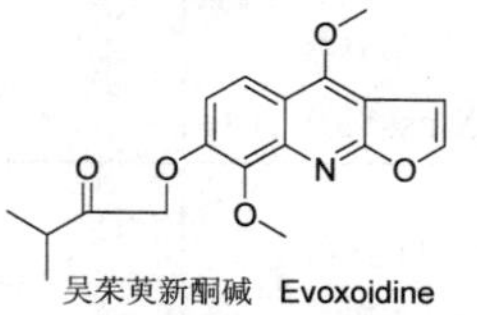 吴茱萸新酮碱 Evoxoidine
茵芋碱 Skimmianine $C_{14}H_{13}NO_4$ Exact Mass: 259.08	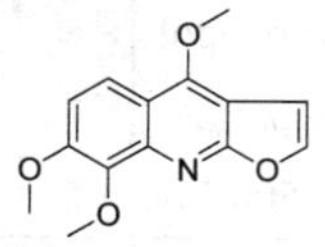 茵芋碱 Skimmianine	去甲氧基茵芋碱 Evolitrine $C_{13}H_{11}NO_3$ Exact Mass: 229.07	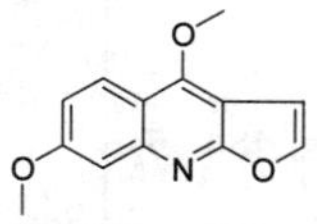 去甲氧基茵芋碱 Evolitrine
dl-去甲基衡州乌药碱 *dl*-Demethylcoclaurine $C_{16}H_{17}NO_3$ Exact Mass: 271.12	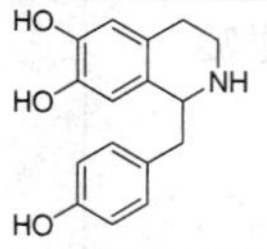 *dl*-去甲基衡州乌药碱 *dl*-Demethylcoclaurine	小檗碱 Berberine $C_{20}H_{18}NO_4^+$ Exact Mass: 336.12	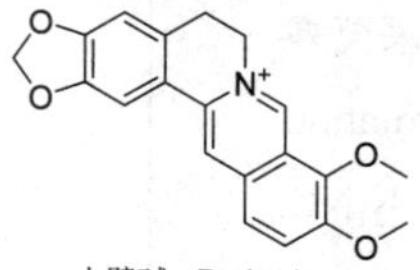 小檗碱 Berberine
7-*O*-异戊基崖椒碱 7-*O*-Isopentenyl-8-fagarine $C_{18}H_{19}NO_4$ Exact Mass: 313.13	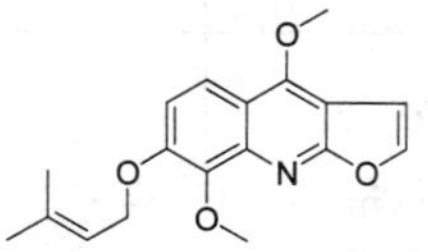 7-*O*-异戊基崖椒碱 7-*O*-Isopentenyl-8-fagarine	吴茱萸酰胺 Evodiamide $C_{19}H_{21}N_3O$ Exact Mass: 307.17	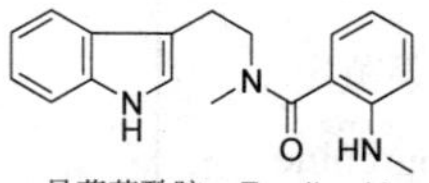 吴茱萸酰胺 Evodiamide
去氢吴茱萸胺 Dehydroevodiamine $C_{19}H_{15}N_3O$ Exact Mass: 301.12	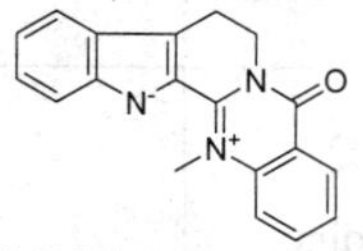 去氢吴茱萸胺 Dehydroevodiamine	吴茱萸酰胺-Ⅰ Goshuyuamide-Ⅰ $C_{19}H_{19}N_3O$ Exact Mass: 305.15	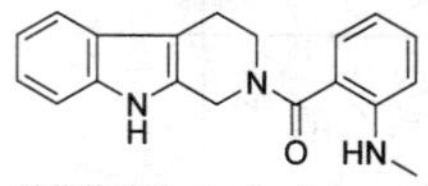 吴茱萸酰胺-Ⅰ Goshuyuamide-Ⅰ

续表

中英文名、化学式及相对分子质量	结构图	中英文名、化学式及相对分子质量	结构图
吴茱萸酰胺-Ⅱ Goshuyuamide-Ⅱ $C_{19}H_{17}N_3O_2$ Exact Mass: 319.13	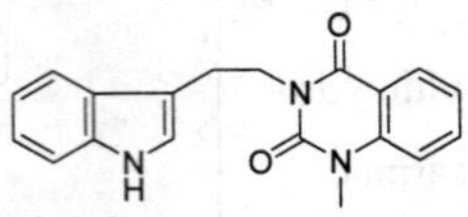 吴茱萸酰胺-Ⅱ　Goshuyuamide-Ⅱ	吴茱萸果酰胺-Ⅰ Wuchuyuamide-Ⅰ $C_{19}H_{17}N_3O_4$ Exact Mass: 351.12	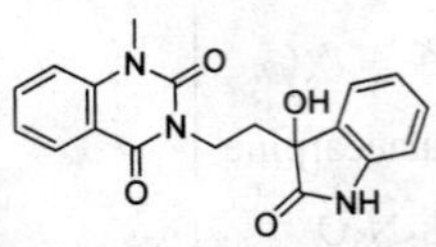 吴茱萸果酰胺-Ⅰ　Wuchuyuamide-Ⅰ
去甲基吴茱萸酰胺 *N*-(2-Methylamino-benzoyl)tryptamine $C_{18}H_{19}N_3O$ Exact Mass: 293.15	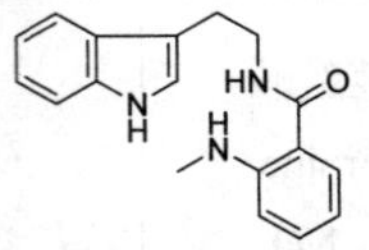 去甲基吴茱萸酰胺 *N*-(2-Methylaminobenzoyl)tryptamine	*N*-甲基-邻-氨基苯甲酰胺 *N*-Methylanthrany-lamide $C_8H_{10}N_2O$ Exact Mass: 150.08	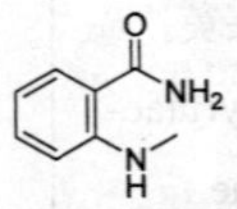 *N*-甲基-邻-氨基苯甲酰胺 *N*-Methylanthranylamide
N,N-二甲基-5-甲氧基色胺 *N,N*-Dimethyl-5-methoxytryptamine $C_{13}H_{18}N_2O$ Exact Mass: 218.14	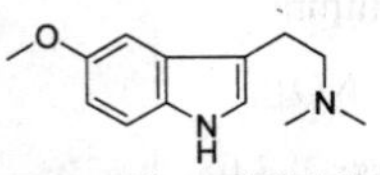 *N,N*-二甲基-5-甲氧基色胺 *N,N*-Dimethyl-5-methoxytryptamine	吴茱萸酸 Goshuynic acid $C_{14}H_{24}O_2$ Exact Mass: 224.18	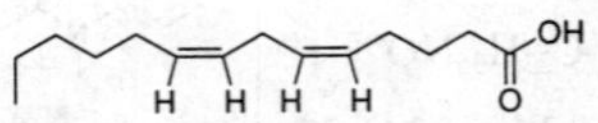 吴茱萸酸　Goshuynic acid
吴茱萸啶酮 Evodinone $C_{16}H_{21}NO_5$ Exact Mass: 307.14	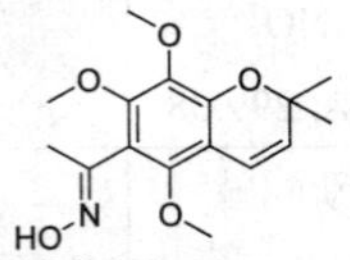 吴茱萸啶酮　Evodinone	吴茱萸酮醇 Evodionol $C_{14}H_{16}O_4$ Exact Mass: 248.10	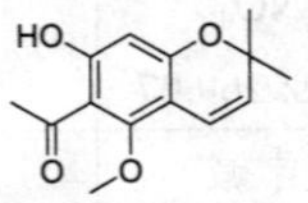 吴茱萸酮醇　Evodionol
吴茱萸内酯醇 Evodol $C_{26}H_{28}O_9$ Exact Mass: 484.17	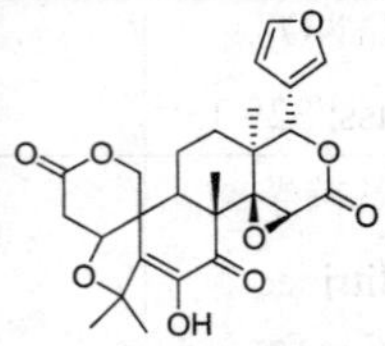 吴茱萸内酯醇　Evodol	12-*α*-羟基吴茱萸内酯醇 12-*α*-Hydroxyevodol $C_{26}H_{28}O_{10}$ Exact Mass: 500.17	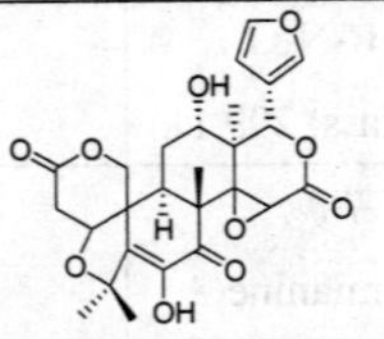 12-*α*-羟基吴茱萸内酯醇 12-*α*-Hydroxyevodol
吴茱萸亭 Evolatine $C_{18}H_{21}NO_6$ Exact Mass: 347.14	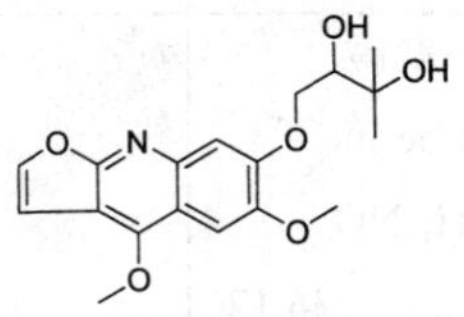 吴茱萸亭　Evolatine	吴茱萸里啶 Evolidine $C_{38}H_{58}N_8O_9$ Exact Mass: 770.43	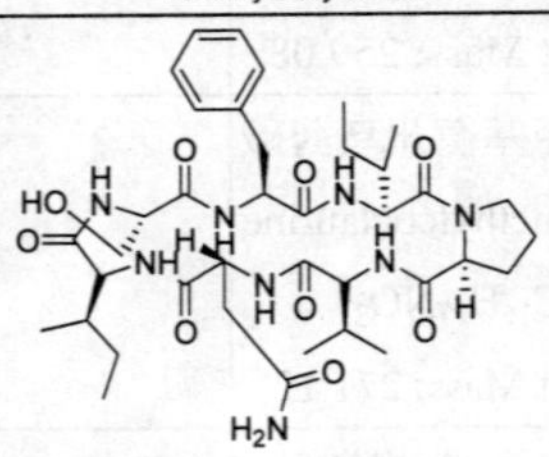 吴茱萸里啶　Evolidine
吴茱萸宁 Evoprenine $C_{20}H_{21}NO_4$ Exact Mass: 339.15	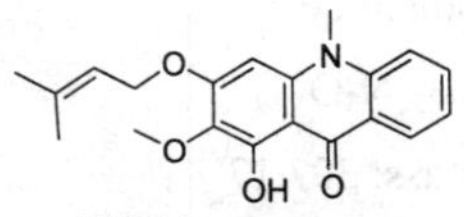 吴茱萸宁　Evoprenine	吴茱萸苦素 Rutaevin $C_{26}H_{30}O_9$ Exact Mass: 486.19	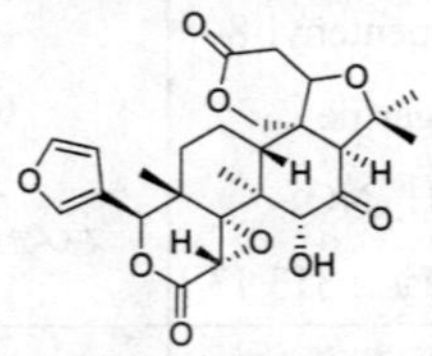 吴茱萸苦素　Rutaevin
吴茱萸苦素乙酸酯 Rutaevin acetate $C_{28}H_{32}O_{10}$ Exact Mass: 528.20	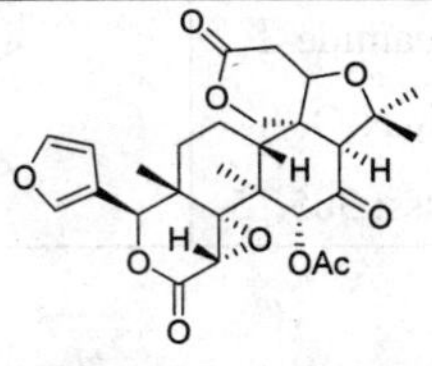 吴茱萸苦素乙酸酯　Rutaevin acetate	蜜茱萸定 Melicopidine $C_{17}H_{15}NO_5$ Exact Mass: 313.10	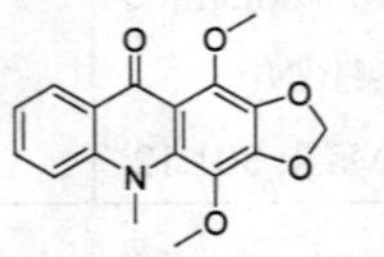 蜜茱萸定　Melicopidine

续表

中英文名、化学式及相对分子质量	结构图	中英文名、化学式及相对分子质量	结构图
椒吴茱萸灵 Xanthoxoline $C_{15}H_{13}NO_4$ Exact Mass: 271.08	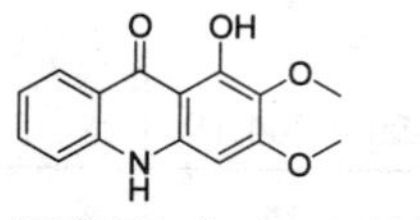 椒吴茱萸灵　Xanthoxoline	6*α*-乙酰氧基-5-表柠檬苦素 6*α*-Acetoxy-5-epilimonin $C_{30}H_{38}O_9$ Exact Mass: 542.25	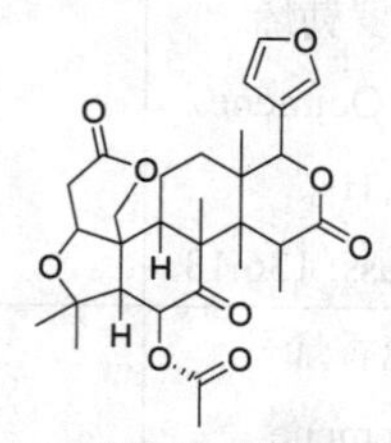 6*α*-乙酰氧基-5-表柠檬苦素 6*α*-Acetoxy-5-epilimonin
6*β*-乙酰氧基-5-表柠檬苦素 6*β*-Acetoxy-5-epilimonin $C_{28}H_{32}O_{10}$ Exact Mass: 528.20	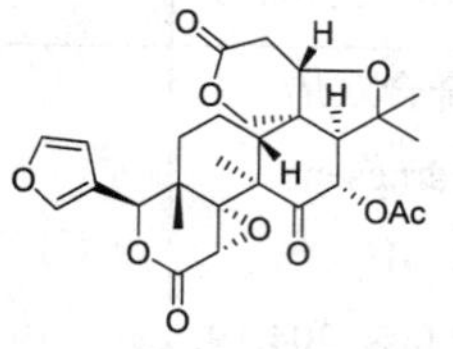 6*β*-乙酰氧基-5-表柠檬苦素 6*β*-Acetoxy-5-epilimonin	12-*α*-羟基柠檬苦素 12-*α*-Hydroxylimonin $C_{26}H_{30}O_9$ Exact Mass: 486.19	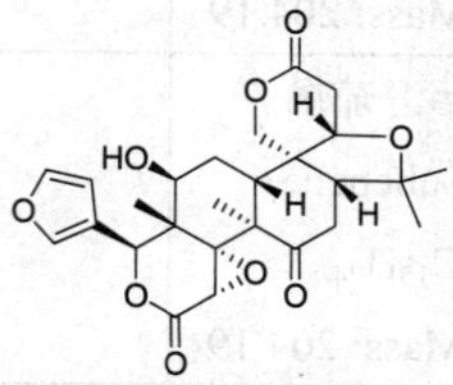 12-*α*-羟基柠檬苦素　12-*α*-Hydroxylimonin
柠檬苦素 Limonin $C_{25}H_{28}O_8$ Exact Mass: 456.18	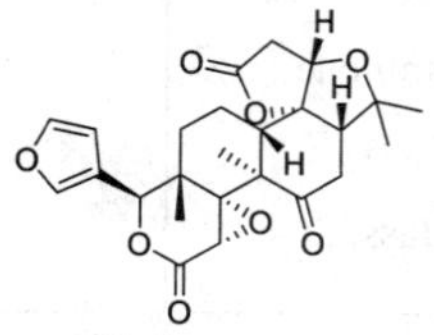 柠檬苦素　Limonin	(*R*)-石虎柠檬素 A (*R*)-Shihulimonin A $C_{26}H_{30}O_{10}$ Exact Mass: 502.18	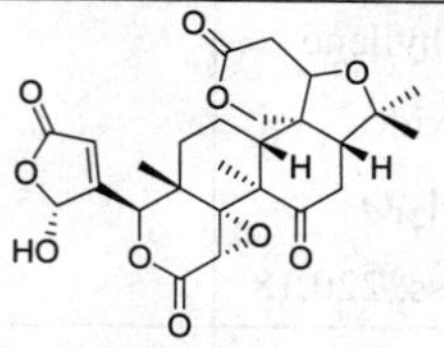 (*R*)-石虎柠檬素 A　(*R*)-Shihulimonin A
(*S*)-石虎柠檬素 A (*S*)-Shihulimonin A $C_{26}H_{30}O_{10}$ Exact Mass: 502.18	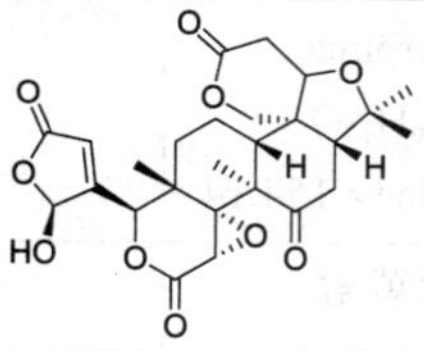 (*S*)-石虎柠檬素 A　(*S*)-Shihulimonin A	格罗苦素甲 Glaucin A $C_{26}H_{30}O_{10}$ Exact Mass: 502.18	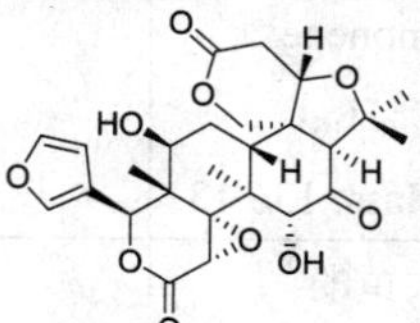 格罗苦素甲　Glaucin A
加沽茱里苦素 Jangomolide $C_{26}H_{28}O_8$ Exact Mass: 468.18	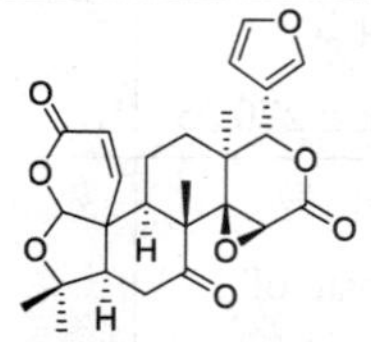 加沽茱里苦素　Jangomolide	别香橙烯 Allo-aromadendrene $C_{15}H_{24}$ Exact Mass: 204.19	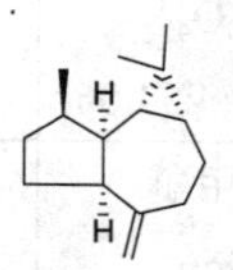 别香橙烯 Allo-aromadendrene
α-佛手柑油烯 *α*-Bergaptene $C_{12}H_8O_4$ Exact Mass: 216.04	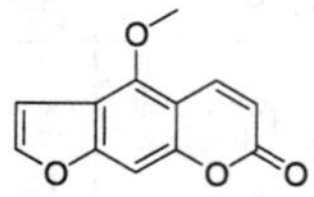 *α*-佛手柑油烯　*α*-Bergaptene	*β*-甜没药烯 *β*-Bisabolene $C_{15}H_{24}$ Exact Mass: 204.19	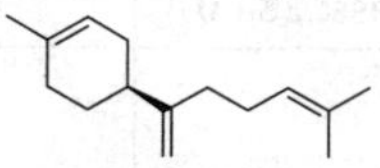 *β*-甜没药烯 *β*-Bisabolene
β-侧柏烯 *β*-Thujene $C_{10}H_{16}$ Exact Mass: 136.13	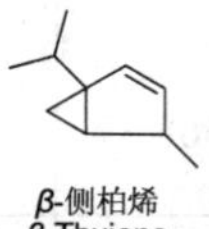 *β*-侧柏烯 *β*-Thujene	月桂烯 Myrcene $C_{10}H_{16}$ Exact Mass: 136.13	$H_2C{=}CH{-}\overset{CH_2}{\overset{\Vert}{C}}{-}CH_2{-}CH_2{-}CH{=}C(CH_3)_2$ 月桂烯　Myrcene
罗勒烯 Ocimene $C_{10}H_{16}$ Exact Mass: 136.13	$H_2C{=}\underset{H}{C}{-}\overset{CH_3}{C}{=}\underset{H}{C}{-}\overset{H_2}{C}{-}CH{=}C(CH_3)_2$ 罗勒烯　Ocimene	*β*-顺-罗勒烯 *β*-*cis*-Ocimene $C_{10}H_{16}$ Exact Mass: 136.13	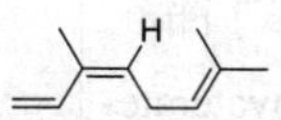 *β*-顺-罗勒烯　*β*-*cis*-Ocimene

续表

中英文名、化学式及相对分子质量	结构图	中英文名、化学式及相对分子质量	结构图
β-反-罗勒烯 *β-trans*-Ocimene $C_{10}H_{16}$ Exact Mass: 136.13	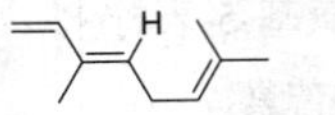 *β*-反-罗勒烯 *β-trans*-Ocimene	*δ*-榄香烯 *δ*-Elemene $C_{15}H_{24}$ Exact Mass: 204.19	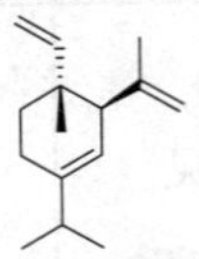 *δ*-榄香烯 *δ*-Elemene
γ-榄香烯 *γ*-Elemene $C_{15}H_{24}$ Exact Mass: 204.19	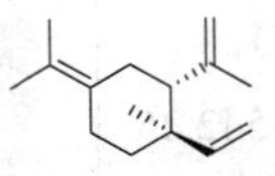 *γ*-榄香烯 *γ*-Elemene	*δ*-杜松帖烯 *δ*-Cadinene $C_{15}H_{24}$ Exact Mass: 204.19	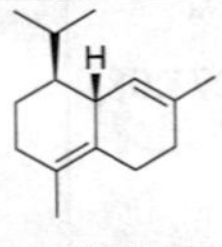 *δ*-杜松帖烯 *δ*-Cadinene
β-荜澄茄烯 *β*-Cubebene $C_{15}H_{24}$ Exact Mass: 204.19	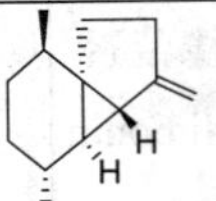 *β*-荜澄茄烯 *β*-Cubebene	*β*-金合欢烯 *β*-Farnesene $C_{15}H_{24}$ Exact Mass: 204.19	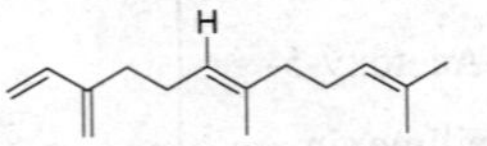 *β*-金合欢烯 *β*-Farnesene
石竹烯环氧化物 Caryophyllene epoxide $C_{15}H_{24}O$ Exact Mass: 220.18	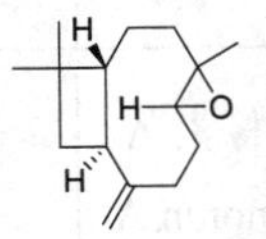 石竹烯环氧化物 Caryophyllene epoxide	蛇麻烯(葎草烯) Humulene $C_{15}H_{24}$ Exact Mass: 204.19	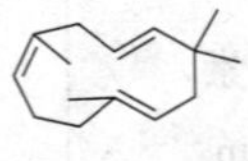 蛇麻烯 Humulene
柠檬烯 Limonene $C_{10}H_{16}$ Exact Mass: 136.13	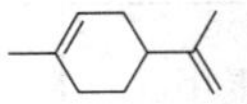 柠檬烯 Limonene	*α*-萜品醇 *α*-Terpineol $C_{10}H_{18}O$ Exact Mass: 154.14	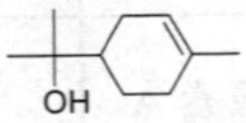 *α*-萜品醇 *α*-Terpineol
大黄酚 Chrysophanol $C_{15}H_{10}O_4$ Exact Mass: 254.06	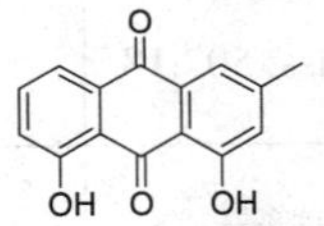 大黄酚 Chrysophanol	大黄素 Emodin $C_{15}H_{10}O_5$ Exact Mass: 270.05	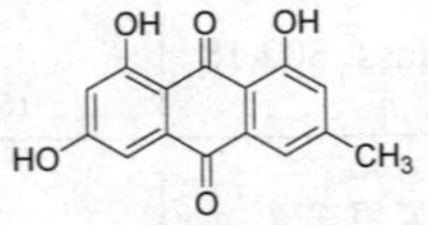 大黄素 Emodin
大黄素甲醚 Physcion $C_{16}H_{12}O_5$ Exact Mass: 284.07	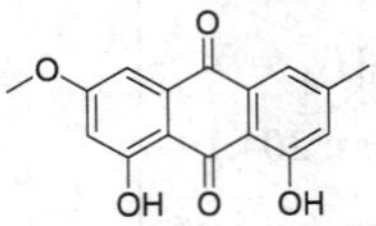 大黄素甲醚 Physcion	*β*-谷甾醇 *β*-Sitosterol $C_{29}H_{50}O$ Exact Mass: 414.39	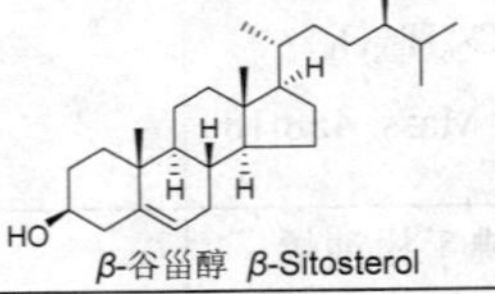 *β*-谷甾醇 *β*-Sitosterol
β-胡萝卜苷 *β*-Daucosterol $C_{35}H_{60}O_6$ Exact Mass: 576.44	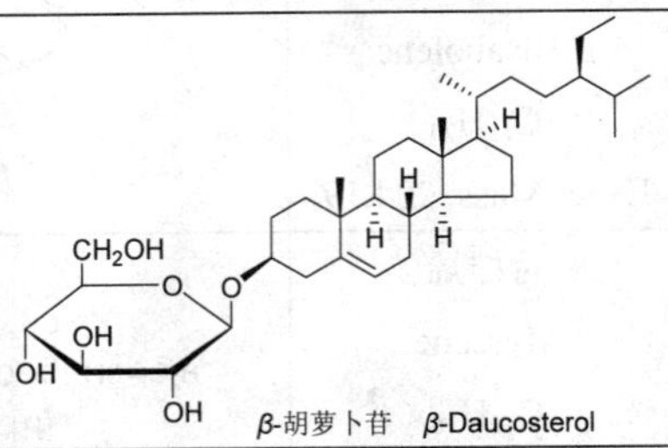 *β*-胡萝卜苷 *β*-Daucosterol	花生酸丁酯 Eicosanoic acid butyl ester $C_{24}H_{48}O_2$ Exact Mass: 368.37	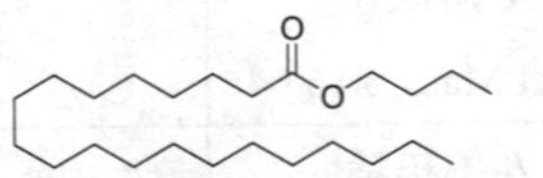 花生酸丁酯 Eicosanoic acid butyl ester
异戊酸异丁酯 Isobutyl isovaterate $C_9H_{18}O_2$ Exact Mass: 158.13	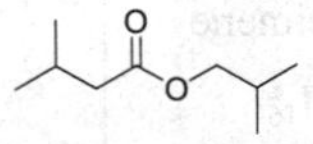 异戊酸异丁酯 Isobutyl isovaterate	异鼠李素-3-*O*-*β*-D-半乳糖苷 Isorhamnetin-3-*O*-*β*-D-galactoside $C_{22}H_{22}O_{12}$ Exact Mass: 478.11	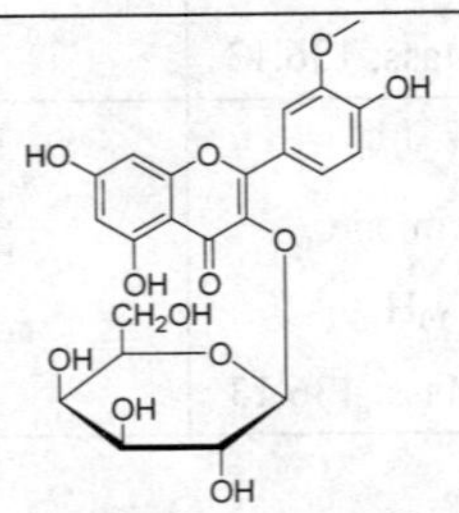 异鼠李素-3-*O*-*β*-D-半乳糖苷 Isorhamnetin-3-*O*-*β*-D-galactoside

续表

中英文名、化学式及相对分子质量	结构图	中英文名、化学式及相对分子质量	结构图
槲皮素-3-*O*-*β*-D-半乳糖苷 Quercetin-3-*O*-*β*-D-galactoside $C_{21}H_{20}O_{12}$ Exact Mass: 464.10	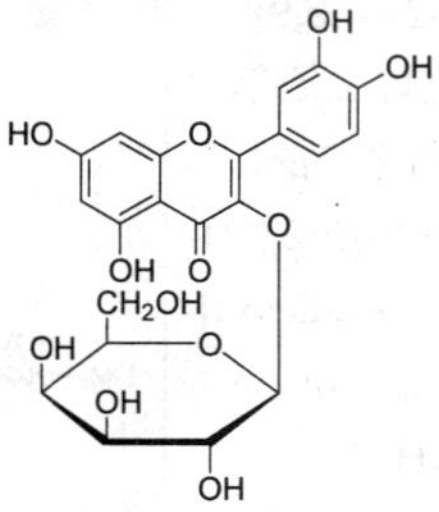 槲皮素-3-*O*-*β*-D-半乳糖苷 Quercetin-3-*O*-*β*-D-galactoside	香木草宁 Kokusaginine $C_{14}H_{13}NO_4$ Exact Mass: 259.08	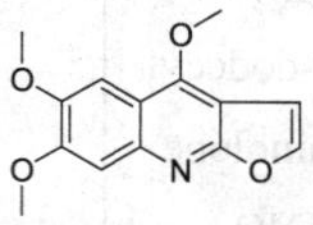 香木草宁 Kokusaginine
雷特西宁 Rhetsinine $C_{19}H_{17}N_3O_2$ Exact Mass: 319.13	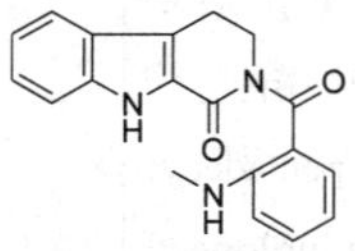 雷特西宁 Rhetsinine	棕榈酸 Palmitic acid $C_{16}H_{32}O_2$ Exact Mass: 256.24	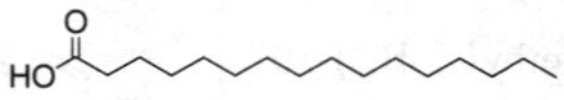 棕榈酸 Palmitic acid
芳樟醇 Linalool $C_{10}H_{18}O$ Exact Mass: 154.14	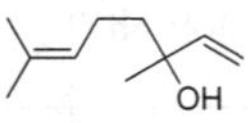 芳樟醇 Linalool	硬脂酸 Stearic acid $C_{18}H_{36}O_2$ Exact Mass: 284.27	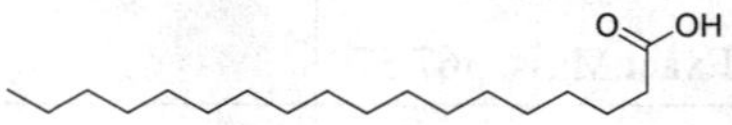 硬脂酸 Stearic acid
辛弗林 Synephrine $C_9H_{13}NO_2$ Exact Mass: 167.09	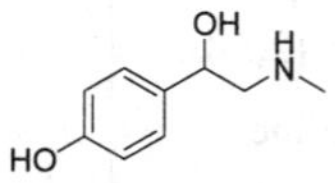 辛弗林 Synephrine	D-脱氧肾上腺素 D-Synephrine $C_9H_{13}NO_2$ Exact Mass: 167.09	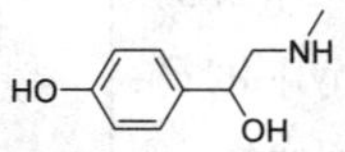 D-脱氧肾上腺素 D-Synephrine
顺-5,8-十四二烯酸 *cis*-5,8-Tetradeca-dienic acid $C_{14}H_{24}O_2$ Exact Mass: 224.18	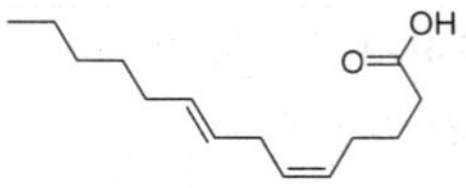 顺-5,8-十四二烯酸 *cis*-5,8-Tetradecadienic acid	*N*-甲基邻氨基苯甲酸 *N*-Methylanthranilic acid $C_8H_9NO_2$ Exact Mass: 151.06	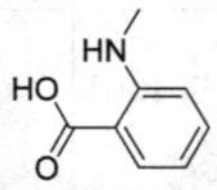 *N*-甲基邻氨基苯甲酸 *N*-Methylanthranilic acid
3-甲基-3-丁烯-2-醇 3-Methyl-3-butenyl-2-ol C_5H_9O Exact Mass: 85.07	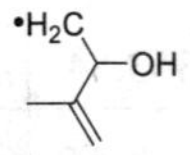 3-甲基-3-丁烯-2-醇 3-Methyl-3-butenyl-2-ol	3-(4-甲基-3-戊烯基)-呋喃 3-(4-Methyl-3-pentenyl)-furan $C_{10}H_{14}O$ Exact Mass: 150.10	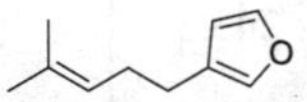 3-(4-甲基-3-戊烯基)-呋喃 3-(4-Methyl-3-pentenyl)-furan
黄柏内酯 Obaculactone $C_{26}H_{30}O_8$ Exact Mass: 470.19	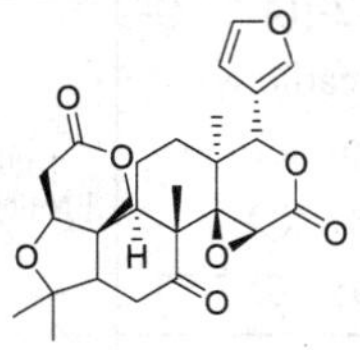 黄柏内酯 Obaculactone	黄柏酮 Obacunone $C_{26}H_{30}O_7$ Exact Mass: 454.20	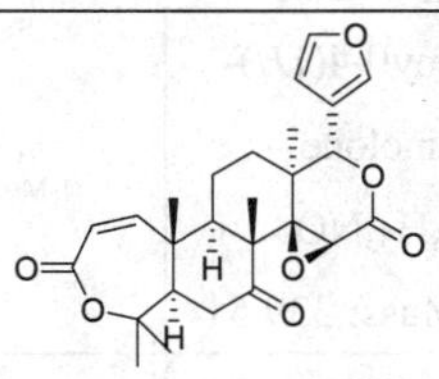 黄柏酮 Obacunone
丙酮 Acetone C_3H_6O Exact Mass: 58.04	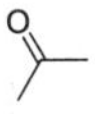 丙酮 Acetone	2-十五酮 2-Pentadecanone $C_{15}H_{30}O$ Exact Mass: 226.23	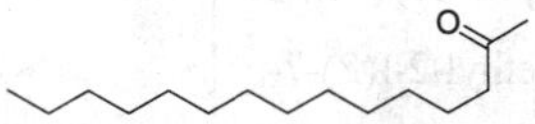 2-十五酮 2-Pentadecanone

续表

中英文名、化学式及相对分子质量	结构图	中英文名、化学式及相对分子质量	结构图
1-甲基-2-十二烷基-4-(1*H*)-喹诺酮 1-Methyl-2-dodecyl-4-(1*H*)-quinolone $C_{22}H_{33}NO$ Exact Mass: 327.26	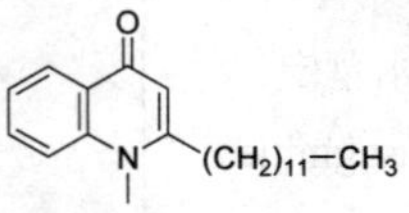 1-甲基-2-十二烷基-4-(1*H*)-喹诺酮 1-Methyl-2-dodecyl-4-(1*H*)-quinolone	1-甲基-2-[(6*Z*,9*Z*)-6,9-十五烷二烯基]-4(1*H*)喹诺酮 1-Methyl-2-[(6*Z*,9*Z*)-6,9-pentadecadienyl]-4(1*H*)-quinolone $C_{25}H_{35}NO$ Exact Mass: 365.27	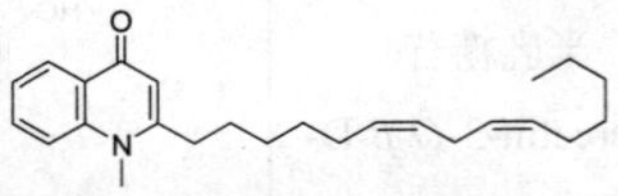 1-甲基-2-[(6*Z*,9*Z*)-6,9-十五烷二烯基]-4(1*H*)喹诺酮 1-Methyl-2-[(6*Z*,9*Z*)-6,9-pentadecadienyl]-4(1*H*)-quinolone
1-甲基-2-[(*Z*)-10-十五烯基]-4(1*H*)喹诺酮 1-Methyl-2-[(*Z*)-10-pentadecenyl]-4(1*H*)-quinolone $C_{25}H_{37}NO$ Exact Mass: 367.57	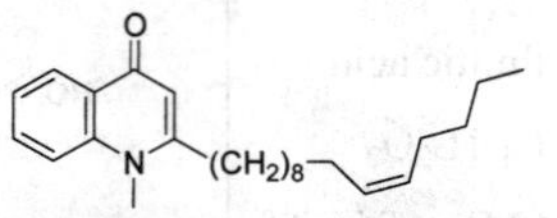 1-甲基-2-[(*Z*)-10-十五烯基]-4(1*H*)喹诺酮 1-Methyl-2-[(*Z*)-10-pentadecenyl]-4(1*H*)-quinolone	1-甲基-2-十五烷基4(1*H*)喹诺酮 1-Methyl-2-pentadecyl-4(1*H*)-quinolone $C_{25}H_{39}NO$ Exact Mass: 369.58	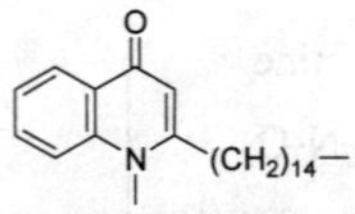 1-甲基-2-十五烷基4(1*H*)喹诺酮 1-Methyl-2-pentadecyl-4(1*H*)-quinolone
1-甲基-2-[(*Z*)-9-十五烯基]-4(1*H*)喹诺酮 1-Methyl-2-[(*Z*)-9-pentadecenyl]-4(1*H*)-quinolone $C_{25}H_{37}NO$ Exact Mass: 367.57	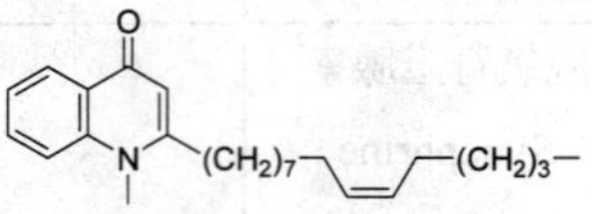 1-甲基-2-[(*Z*)-9-十五烯基]-4(1*H*)喹诺酮 1-Methyl-2-[(*Z*)-9-pentadecenyl]-4(1*H*)-quinolone	4,8-Dimethoxy-7-(3-methyl-2,3-epoxybutoxyl)-furo[2,3-b]-quinoline $C_{18}H_{19}NO_5$ Exact Mass: 329.35	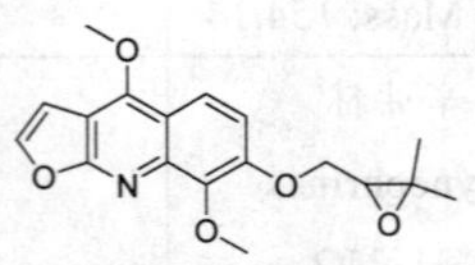 4,8-Dimethoxy-7-(3-methyl-2,3-epoxybutoxyl)-furo[2,3-b]-quinoline
3-二甲基烯丙基-4-甲氧基-2-喹诺酮 3-Dimethylallyl-4-methoxy-2-quinolone $C_{15}H_{17}NO_2$ Exact Mass: 243.30	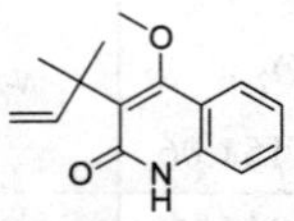 3-二甲基烯丙基-4-甲氧基-2-喹诺酮 3-Dimethylallyl-4-methoxy-2-quinolone	1-甲基-2-[(*Z*)-8-十四烯基]-4(1*H*)喹诺酮 1-Methyl-2-[(*Z*)-8-tetradecenyl]-4(1*H*)-quinolone $C_{24}H_{35}NO$ Exact Mass: 353.54	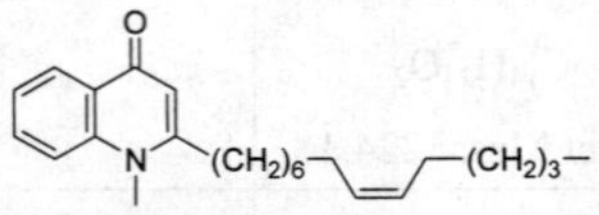 1-甲基-2-[(*Z*)-8-十四烯基]-4(1*H*)喹诺酮 1-Methyl-2-[(*Z*)-8-tetradecenyl]-4(1*H*)-quinolone
1-甲基-2-[(*Z*)-7-十三烯基]-4(1*H*)喹诺酮 1-Methyl-2-[(*Z*)-7-tridecenyl]-4(1*H*)-quinolone $C_{23}H_{33}NO$ Exact Mass: 339.51	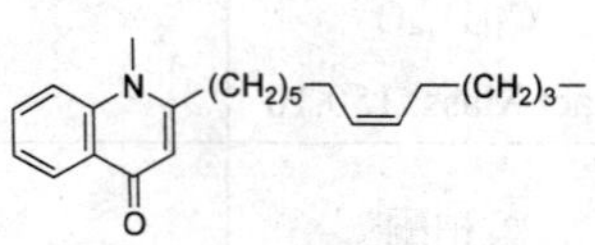 1-甲基-2-[(*Z*)-7-十三烯基]-4(1*H*)喹诺酮 1-Methyl-2-[(*Z*)-7-tridecenyl]-4(1*H*)-quinolone	1-甲基-2-[(4*Z*,7*Z*)-4,7-十三烷二烯基]-4(1*H*)喹诺酮 1-Methyl-2-[(4*Z*,7*Z*)-4,7-tridecadienyl]-4(1*H*)-quinolone $C_{23}H_{31}NO$ Exact Mass: 337.50	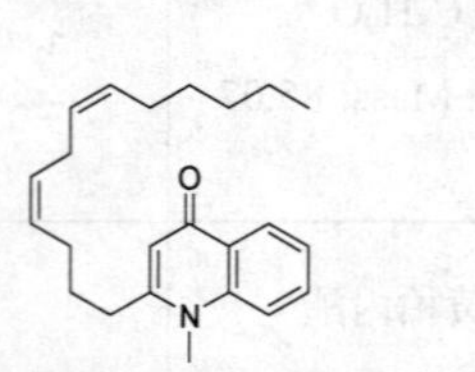 1-甲基-2-[(4*Z*,7*Z*)-4,7-十三烷二烯基]-4(1*H*)喹诺酮 1-Methyl-2-[(4*Z*,7*Z*)-4,7-tridecadienyl]-4(1*H*)-quinolone
1-甲基-2-[(*Z*)-7-十三烯基]-4(1*H*)喹诺酮 1-Methyl-2-[(*Z*)-7-tridecenyl]-4(1*H*)-quinolone $C_{23}H_{33}NO$ Exact Mass: 339.51	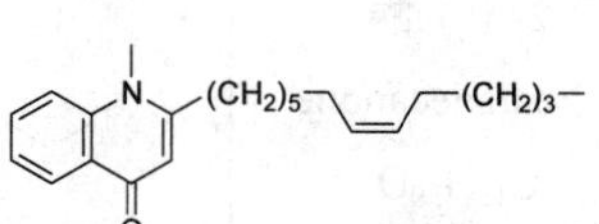 1-甲基-2-[(*Z*)-7-十三烯基]-4(1*H*)喹诺酮 1-Methyl-2-[(*Z*)-7-tridecenyl]-4(1*H*)-quinolone	1-甲基-2-[(*Z*)-5-十一烯基]-4(1*H*)喹诺酮 1-Methyl-2-[(*Z*)-5-undecenyl]-4(1*H*)-quinolone $C_{21}H_{29}NO$ Exact Mass: 311.46	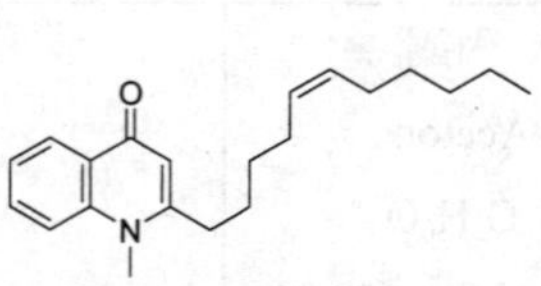 1-甲基-2-[(*Z*)-5-十一烯基]-4(1*H*)喹诺酮 1-Methyl-2-[(*Z*)-5-undecenyl]-4(1*H*)-quinolone

续表

中英文名、化学式及相对分子质量	结构图	中英文名、化学式及相对分子质量	结构图
1-甲基-2-[(*Z*)-6-十一烯基]-4(1*H*)喹诺酮 1-Methyl-2-[(*Z*)-6-undecenyl]-4(1*H*)-quinolone $C_{21}H_{29}NO$ Exact Mass: 311.46	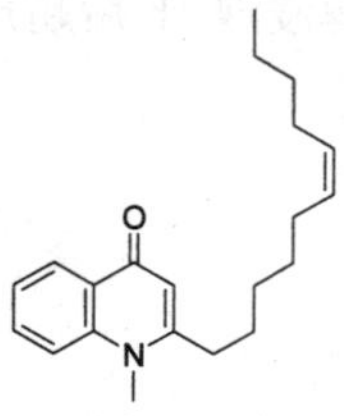 1-甲基-2-[(*Z*)-6-十一烯基]-4(1*H*)喹诺酮 1-Methyl-2-[(*Z*)-6-undecenyl]-4(1*H*)-quinolone	1-甲基-2-十一烷基4(1*H*)喹诺酮 1-Methyl-2-undecyl-4(1*H*)-quinolone $C_{21}H_{31}NO$ Exact Mass: 313.48	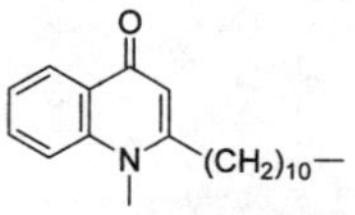 1-甲基-2-十一烷基4(1*H*)喹诺酮 1-Methyl-2-undecyl-4(1*H*)-quinolone
2-羟基-4-甲氧基-3-(3'-甲基-2'-丁烯基)-喹诺酮 $C_{15}H_{17}NO_2$ Exact Mass: 311.22	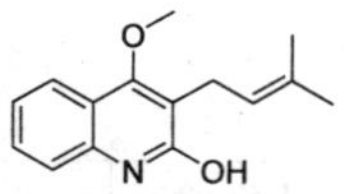 2-羟基-4-甲氧基-3-(3'-甲基-2'-丁烯基)-喹诺酮	2-十三烷基-4-(1*H*)-喹诺酮 2-Tridecyl-4-(1*H*)-quinolone $C_{22}H_{33}NO$ Exact Mass: 327.5	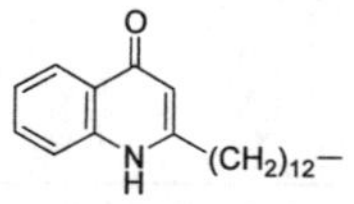 2-十三烷基-4-(1*H*)-喹诺酮 2-Tridecyl-4-(1*H*)-quinolone
1,2,3-三甲氧基-10-甲基吖叮酮 1,2,3-Trimethoxy-10-methyl-acridone $C_{17}H_{17}NO_4$ Exact Mass: 299.12	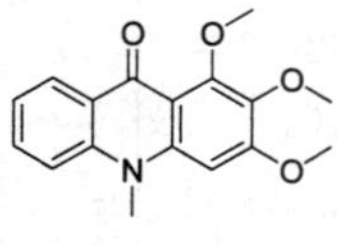 1,2,3-三甲氧基-10-甲基吖叮酮 1,2,3-Trimethoxy-10-methyl-acridone	萘 Naphthalene $C_{10}H_8$ Exact Mass: 128.06	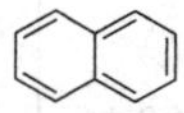 萘 Naphthalene
β-咔啉 *β*-Carboline $C_{11}H_8N_2$ Exact Mass: 168.07	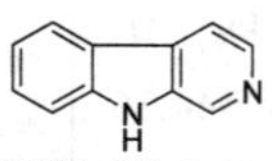 *β*-咔啉 *β*-Carboline	1,2,3,4-四氢-*β*-咔啉 1,2,3,4-Tetrahydro-1-*oxo*-*β*-carboline $C_{11}H_{10}N_2O$ Exact Mass: 186.08	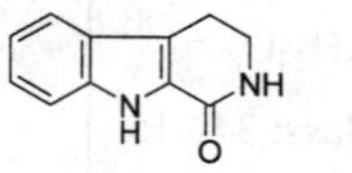 1,2,3,4-四氢-*β*-咔啉 1,2,3,4-Tetrahydro-1-*oxo*-*β*-carboline

表 1-7-23b 吴茱萸其他主要化学成分[105~112]

中文名	中文名
去甲基吴茱萸碱	吴茱萸因碱
吴茱萸烯	吴茱萸精
柠檬苦素-17-*O*-*β*-D-葡萄糖吡喃糖苷	*β*-石竹烯
异甲基丁香酚	反式-芳樟醇氧化物
顺式-芳樟醇氧化物	木焦油酸
6-甲氧基-*N*-甲基-1,2,3,4-四氢-*β*-咔啉	异戊烯黄酮

【分析方法】

1 高效液相色谱法同时测定制吴茱萸及其提取物中吴茱萸碱、吴茱萸次碱和吴茱萸内酯含量[112]

1.1 仪器

Waters 高效液相色谱仪。

1.2 色谱条件

色谱柱：Kromasil C_{18}柱(250mm×4.6mm，5μm)，流动相：乙腈-水-四氢呋喃-乙酸(51∶48∶1∶0.5)；流速 1.0mL/min；柱温 32℃；检测波长 225nm；分析时间 12min。

1.3 对照品溶液的制备

称取吴茱萸碱、吴茱萸次碱和吴茱萸内酯对照品，用甲醇溶解。

1.4 供试品溶液的制备

称取制吴茱萸 200mg 或制吴茱萸提取物 100mg，用适量乙醇浸泡 1h 后超声提取 40min，定容至 50mL，滤过，即得。

牡丹皮

Mudanpi

MOUTAN CORTEX

【化学成分】

表 1-7-24a 牡丹皮主要化学成分[113～119]

中英文名、化学式及相对分子质量	结构图	中英文名、化学式及相对分子质量	结构图
芍药苷 Paeoniflorin $C_{23}H_{28}O_{11}$ Exact Mass: 480.16	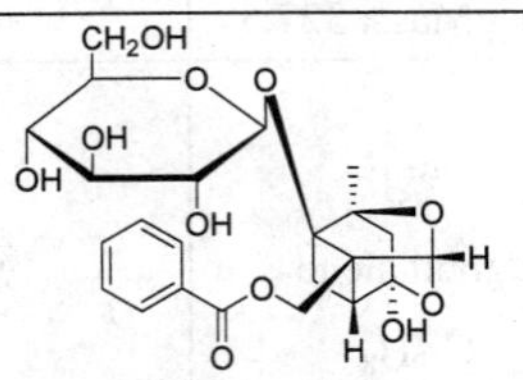 芍药苷 Paeoniflorin	芍药苷元酮 Paeoniflorigenone $C_{17}H_{18}O_6$ Exact Mass: 318.11	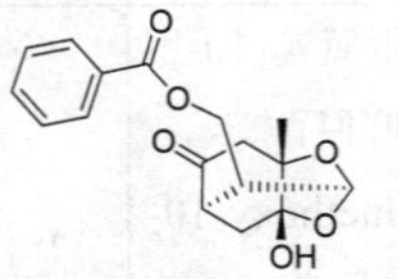 芍药苷元酮 Paeoniflorigenone
牡丹皮苷 F Mudanpioside F $C_{16}H_{24}O_8$ Exact Mass: 344.15	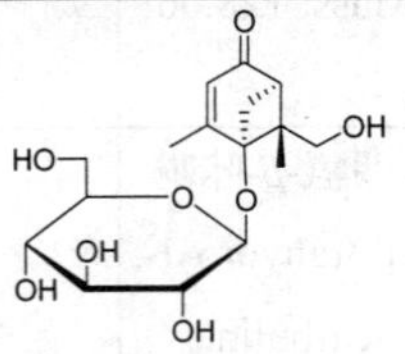 牡丹皮苷 F Mudanpioside F	牡丹皮苷 G Mudanpioside G $C_{16}H_{24}O_8$ Exact Mass: 344.36	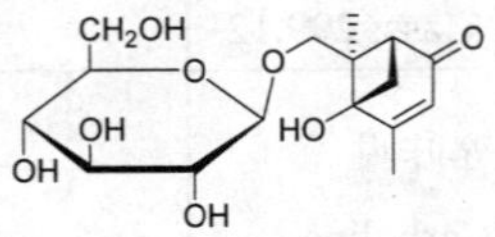 牡丹皮苷 G Mudanpioside G
氧化芍药苷 Oxypaeoniflorin $C_{23}H_{28}O_{12}$ Exact Mass: 496.16	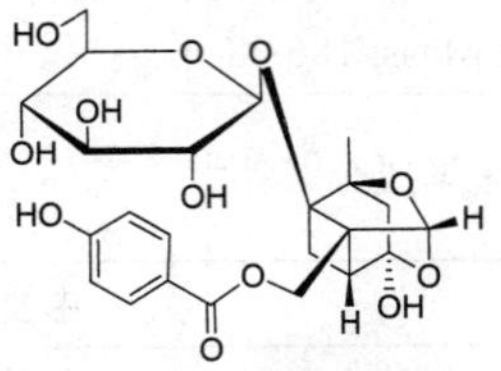 氧化芍药苷 Oxypaeoniflorin	苯甲酰氧化芍药苷 Benzoyloxypaeo- niflorin $C_{30}H_{32}O_{13}$ Exact Mass: 600.18	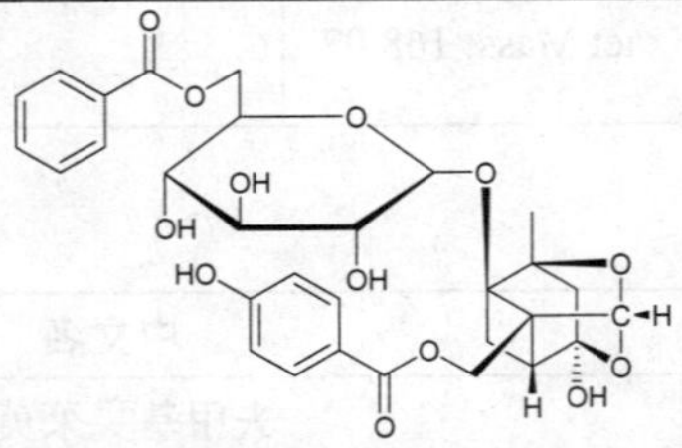 苯甲酰氧化芍药苷 Benzoyloxypaeoniflorin
苯甲酰芍药苷 Benzoylpaeoniflorin $C_{30}H_{32}O_{12}$ Exact Mass: 584.19	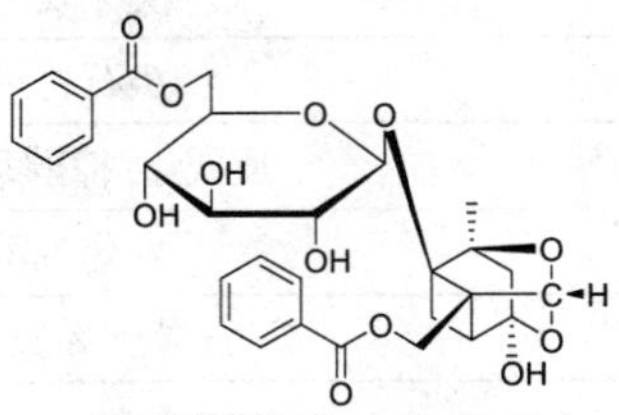 苯甲酰芍药苷 Benzoylpaeoniflorin	没食子酰氧化芍药苷 Galloyloxypaeoniflorin $C_{30}H_{32}O_{16}$ Exact Mass: 648.17	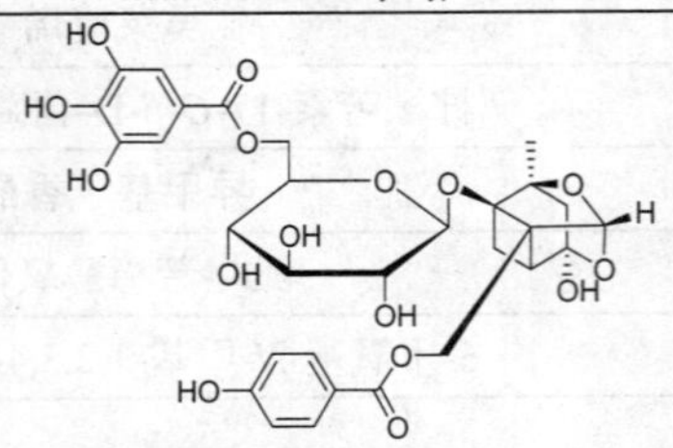 没食子酰氧化芍药苷 Galloyloxypaeoniflorin
没食子酰芍药苷 Galloylpaeoniflorin $C_{30}H_{32}O_{15}$ Exact Mass: 632.17	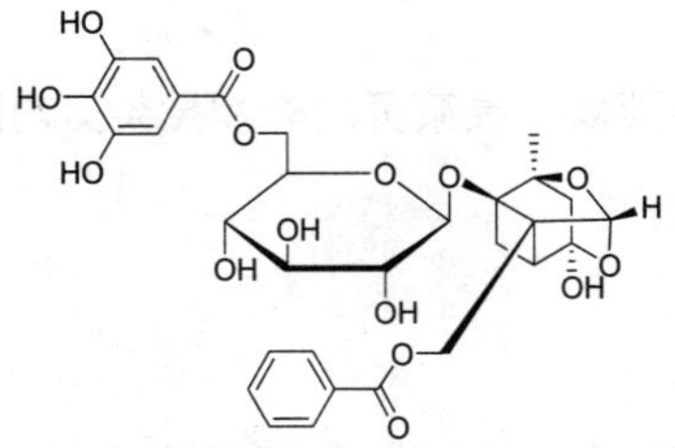 没食子酰芍药苷 Galloylpaeoniflorin	牡丹皮苷 A Mudanoside A $C_{14}H_{18}O_9$ Exact Mass: 330.10	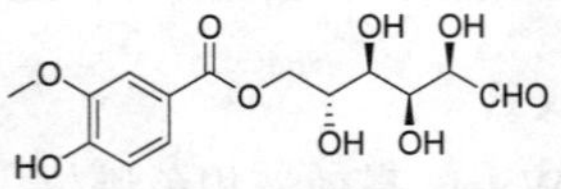 牡丹皮苷 A Mudanoside A

续表

中英文名、化学式及相对分子质量	结构图	中英文名、化学式及相对分子质量	结构图
牡丹皮苷 B Mudanoside B $C_{18}H_{24}O_{14}$ Exact Mass: 464.12	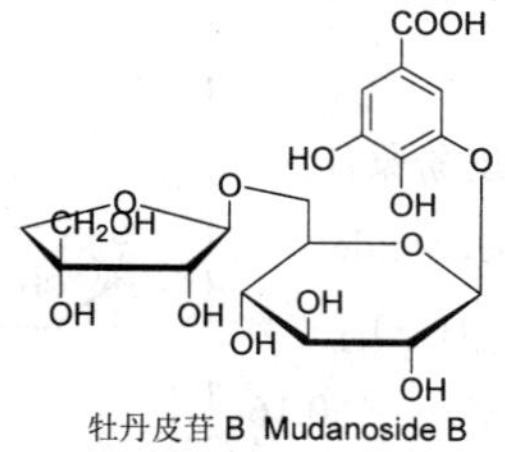 牡丹皮苷 B Mudanoside B	牡丹皮苷 C Mudanpioside C $C_{30}H_{32}O_{13}$ Exact Mass: 600.18	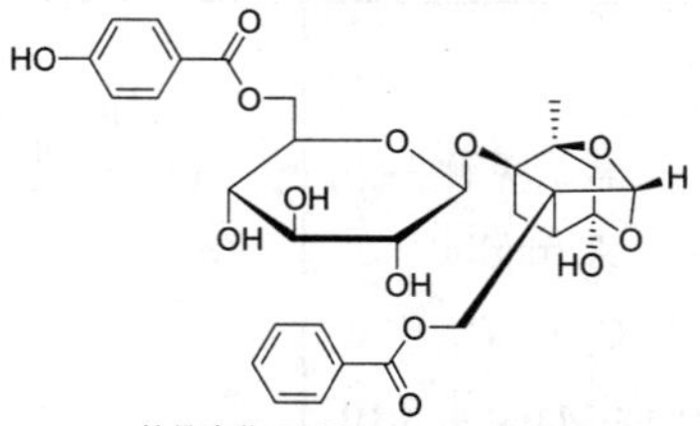 牡丹皮苷 C Mudanpioside C
牡丹皮苷 D Mudanpioside D $C_{24}H_{30}O_{12}$ Exact Mass: 510.17	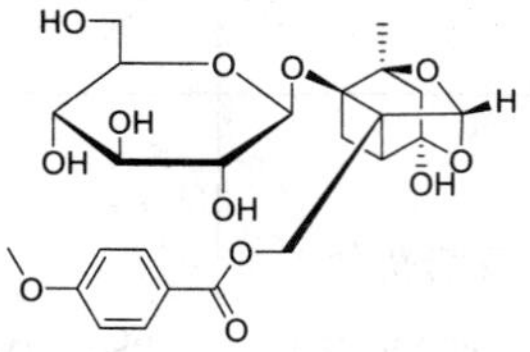 牡丹皮苷 D Mudanpioside D	牡丹皮苷 E Mudanpioside E $C_{24}H_{30}O_{13}$ Exact Mass: 526.17	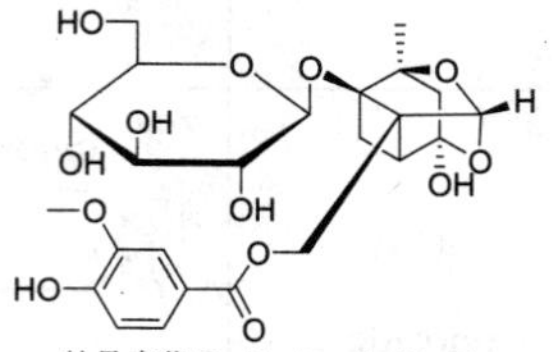 牡丹皮苷 E Mudanpioside E
牡丹皮苷 H Mudanpioside H $C_{30}H_{32}O_{14}$ Exact Mass: 616.18	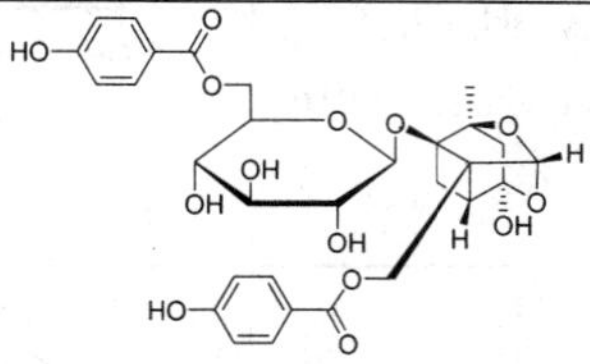 牡丹皮苷 H Mudanpioside H	牡丹皮苷 I Mudanpioside I $C_{23}H_{28}O_{11}$ Exact Mass: 480.16	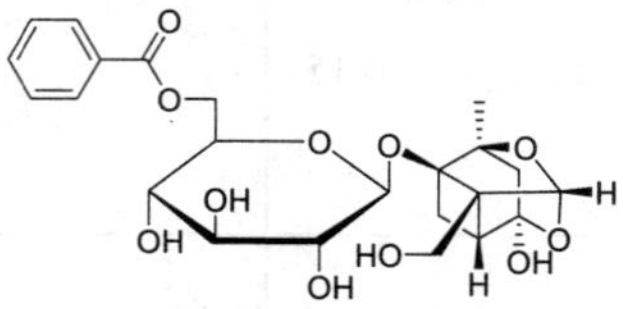 牡丹皮苷 I Mudanpioside I
牡丹皮苷 J Mudanpioside J $C_{31}H_{34}O_{14}$ Exact Mass: 630.19	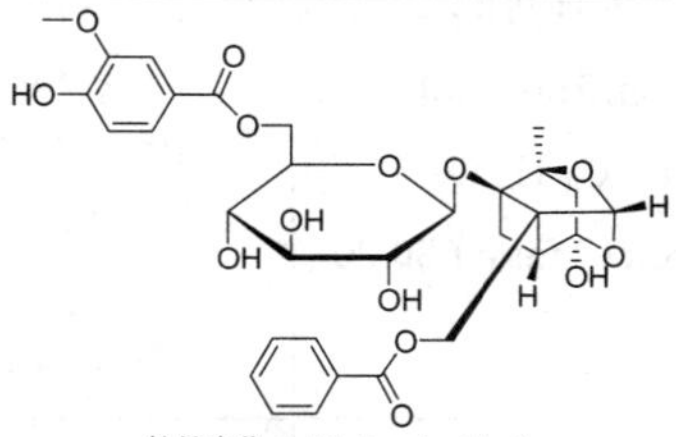 牡丹皮苷 J Mudanpioside J	牡丹苷 A Suffruticoside A $C_{27}H_{32}O_{16}$ Exact Mass: 612.17	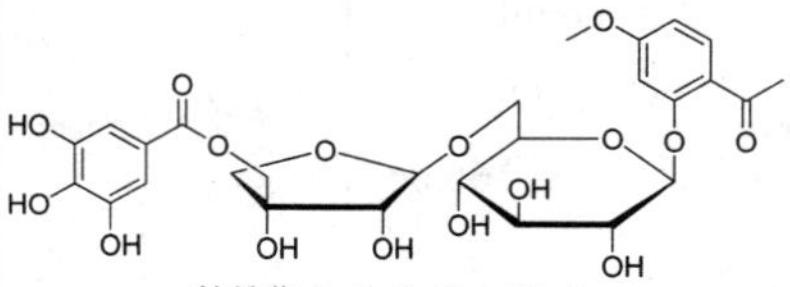 牡丹苷 A Suffruticoside A
牡丹苷 B Suffruticoside B $C_{27}H_{32}O_{16}$ Exact Mass: 612.17	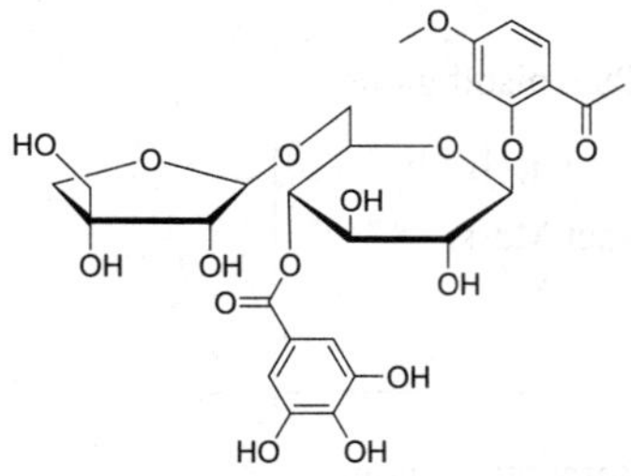 牡丹苷 B Suffruticoside B	牡丹苷 C Suffruticoside C $C_{27}H_{32}O_{16}$ Exact Mass: 612.17	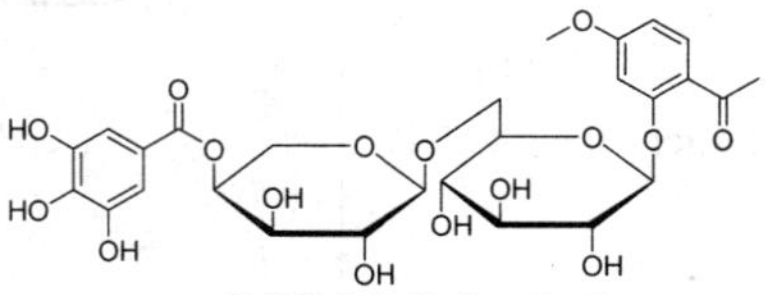 牡丹苷 C Suffruticoside C
牡丹苷 D Suffruticoside D $C_{27}H_{32}O_{16}$ Exact Mass: 612.17	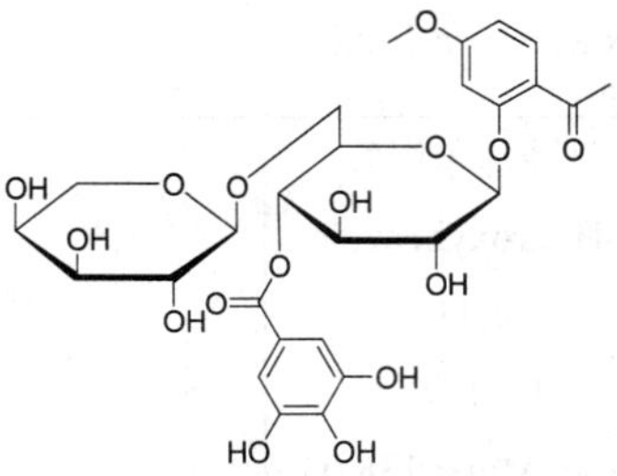 牡丹苷 D Suffruticoside D	牡丹苷 E Suffruticoside E $C_{26}H_{38}O_{17}$ Exact Mass: 622.21	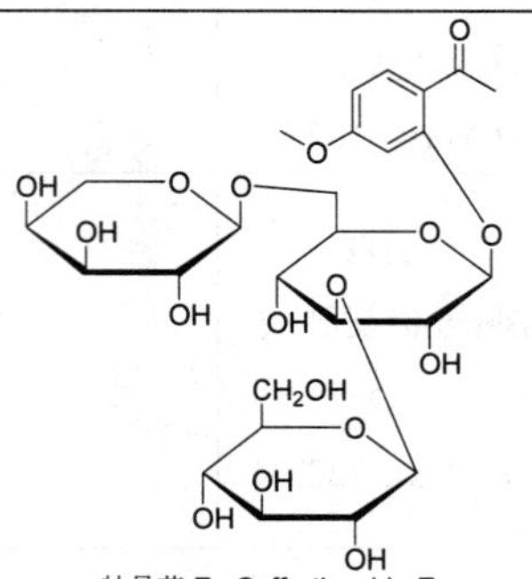 牡丹苷 E Suffruticoside E
牡丹缩酮 Paeonisuffral $C_{10}H_{14}O_5$ Exact Mass: 214.08	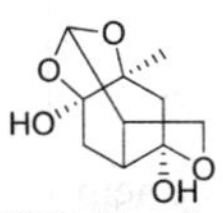 牡丹缩酮 Paeonisuffral	牡丹酮 Paeonisuffrone $C_{10}H_{14}O_4$ Exact Mass: 198.09	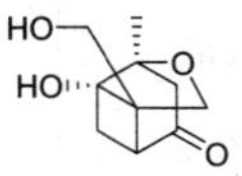 牡丹酮 Paeonisuffrone

续表

中英文名、化学式及相对分子质量	结构图	中英文名、化学式及相对分子质量	结构图
紫云英苷 Astraglin $C_{21}H_{20}O_{11}$ Exact Mass: 448.10	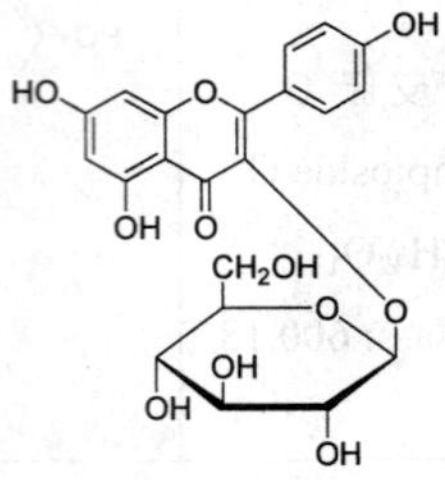 紫云英苷 Astraglin	丹皮酚原苷 Paeonolide $C_{20}H_{28}O_{12}$ Exact Mass: 460.16	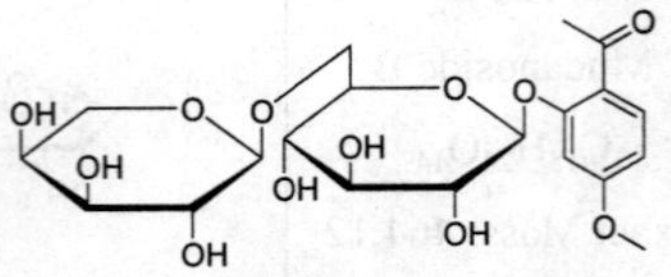 丹皮酚原苷 Paeonolide
牡丹酚苷 Paeonoside $C_{27}H_{30}O_{16}$ Exact Mass: 610.15	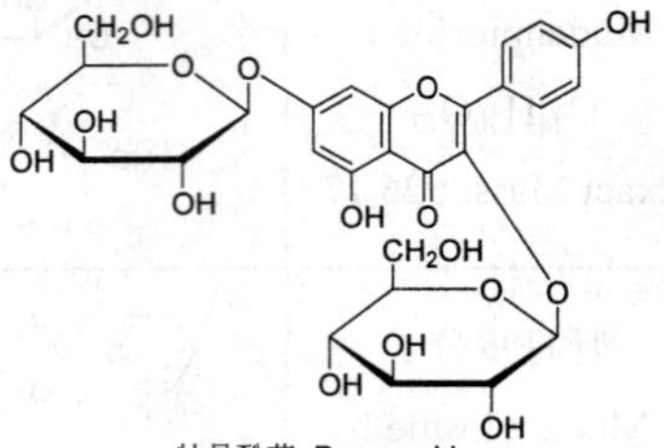 牡丹酚苷 Paeonoside	丹皮酚新苷 Apiopaeonoside $C_{20}H_{28}O_{12}$ Exact Mass: 460.16	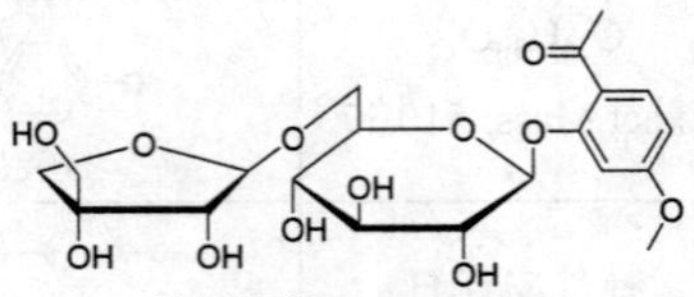 丹皮酚新苷 Apiopaeonoside
丹皮酚(牡丹酚) Paeonol $C_9H_{10}O_3$ Exact Mass: 166.06	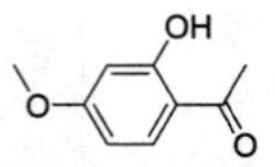 丹皮酚(牡丹酚) Paeonol	牡丹醇 Suffruticosol A $C_{42}H_{32}O_9$ Exact Mass: 680.20	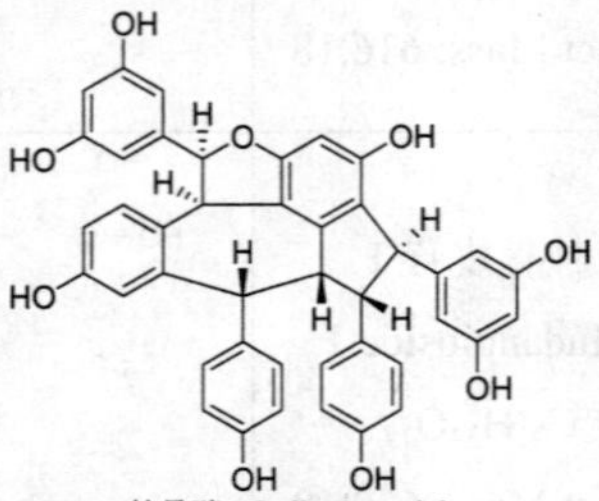 牡丹醇 Suffruticosol A
Paeonidanin $C_{24}H_{30}O_{11}$ Exact Mass: 494.49	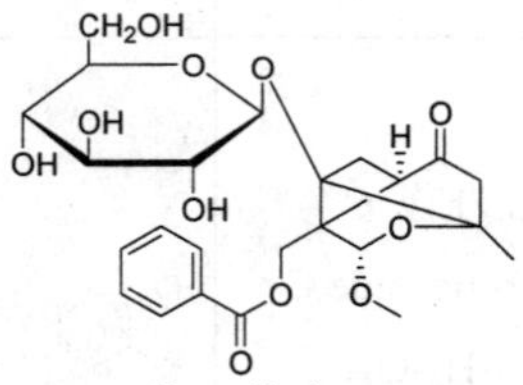 Paeonidanin	Paeonisothujone $C_{10}H_{14}O_3$ Exact Mass: 182.09	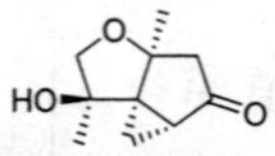 Paeonisothujone
去氧牡丹酮 Deoxypaeonisuffrone $C_{10}H_{14}O_3$ Exact Mass: 182.09	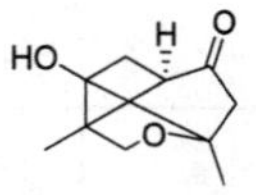 去氧牡丹酮 Deoxypaeonisuffrone	Resacetophenone $C_8H_8O_3$ Exact Mass: 152.05	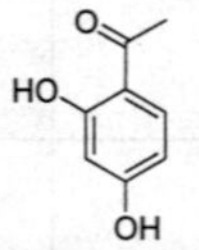 Resacetophenone
安息香酸 Benzoic acid $C_7H_6O_2$ Exact Mass: 122.04	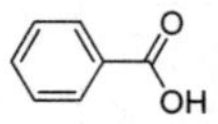 安息香酸 Benzoic acid	对羟基苯甲酸 *p*-Hydroxybenzoic acid $C_7H_6O_3$ Exact Mass: 138.03	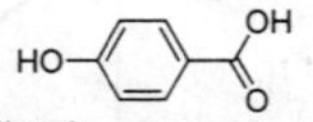 对羟基苯甲酸 *p*-Hydroxybenzoic acid
没食子酸 Gallic acid $C_7H_6O_5$ Exact Mass: 170.02	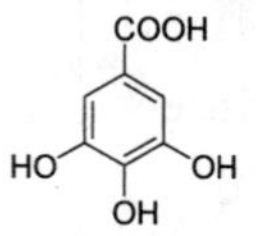 没食子酸 Gallic acid	4-甲氧基-3-羟基苯甲酸 4-Methoxy-3-hydroxybenzoic acid $C_8H_8O_4$ Exact Mass: 168.04	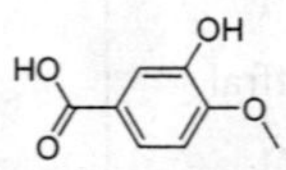 4-甲氧基-3-羟基苯甲酸 4-Methoxy-3-hydroxybenzoic acid

续表

中英文名、化学式及相对分子质量	结构图	中英文名、化学式及相对分子质量	结构图
阿拉伯糖 Arabinose $C_5H_{10}O_5$ Exact Mass: 150.05	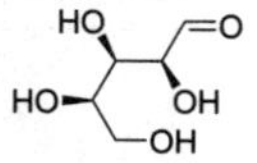 阿拉伯糖 Arabinose	蔗糖 Sucrose $C_{12}H_{22}O_{11}$ Exact Mass: 342.12	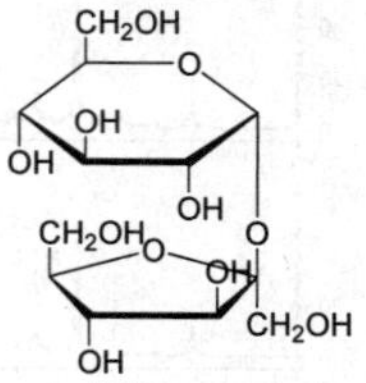 蔗糖 Sucrose
葡萄糖 Glucose $C_6H_{12}O_6$ Exact Mass: 180.06	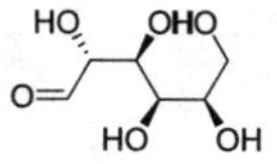 葡萄糖 Glucose	儿茶素 (+)-Catechin $C_{15}H_{14}O_6$ Exact Mass: 290.08	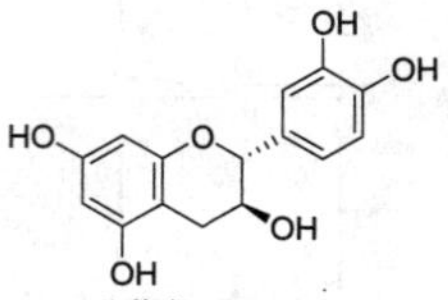 儿茶素 (+)-Catechin
1,2,3,4,6-五没食子酰葡萄糖 1,2,3,4,6-Pentagalloyl-glucose $C_{41}H_{32}O_{26}$ Exact Mass: 940.12	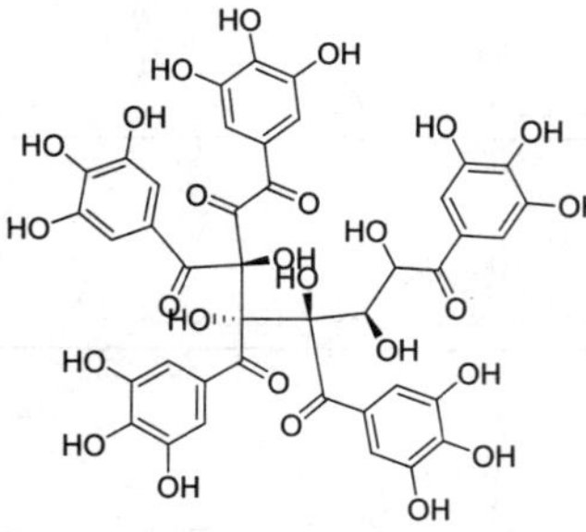 1,2,3,4,6-五没食子酰葡萄糖 1,2,3,4,6-Pentagalloyl-glucose	胆碱 Choline $C_5H_{14}NO^+$ Exact Mass: 104.11	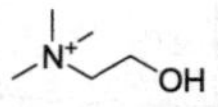 胆碱 Choline

表 1-7-24b 牡丹皮其他主要化学成分[113~119]

中文名	中文名
异牡丹酮	溶血磷脂
2,3-二羟基-4-甲氧基苯乙酮	2,5-二羟基-4-甲氧基苯乙酮
4-羟基苯乙酮	3-羟基-4-甲氧基苯乙酮
磷脂酰胆碱	

【分析方法】

1 高效液相色谱-二极管阵列检测法测定牡丹皮中 5 种成分的含量[117]

1.1 仪器

Agilent 1100 型高效液相色谱仪，配有二极管阵列检测器。

1.2 色谱条件

色谱柱：Agilent Zorbax SB-C_{18} 柱(250mm×4.6mm，5μm)；流动相：A 相为乙腈，B 相为 0.1%甲酸水；线性梯度洗脱：0min 5% A，20min 15% A，30min 15% A，75min 25% A，90min 45% A，95min 70% A，105min 70% A；流速 0.5mL/min；检测波长 230nm；柱温 25℃。

1.3 对照品溶液的制备

精密称取盐没食子酸、芍药苷、氧化芍药苷、苯甲酰芍药苷和丹皮酚对照品适量，用甲醇溶解。

1.4 供试品溶液的制备

称取药材粉末 1g，精密称定，用 40mL 甲醇回流提取 1h，过滤，滤液转移至 50mL 容量瓶，用甲醇定容。

10 批次牡丹皮提取液的色谱图如图 1-7-1 所示。

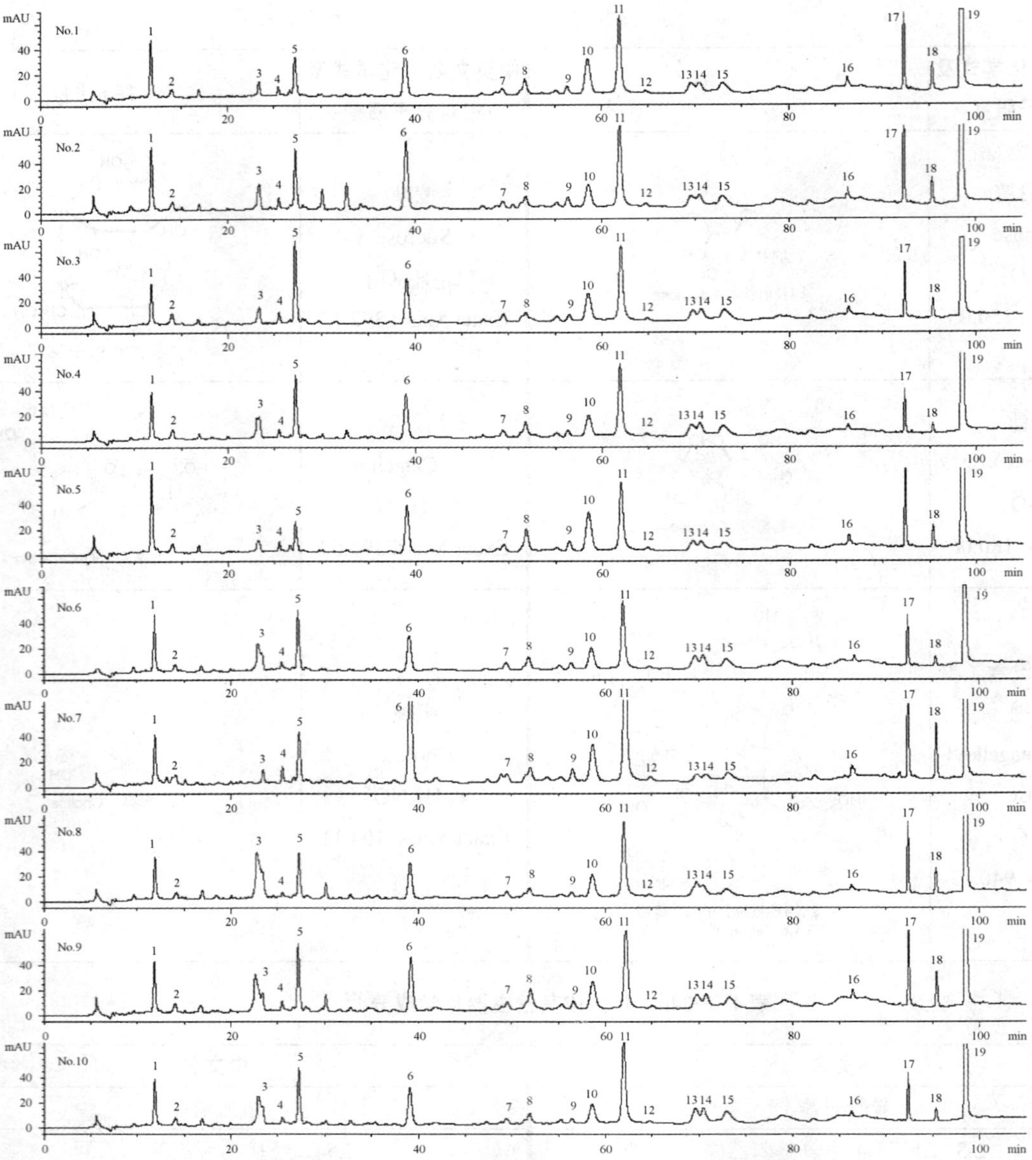

图 1-7-1 10 批次牡丹皮提取液的色谱图

1. 没食子酸；4. 氧化芍药苷；6. 芍药苷；17. 苯甲酰芍药苷；19. 丹皮酚

2 高效液相色谱法测定牡丹皮中活性成分的含量[118]

2.1 仪器

Agilent 1100 型高效液相色谱仪。

2.2 色谱条件

色谱柱：YMC-C_{18}柱(250mm×4.6mm，5μm)；流动相：A 相为水(含 0.05%磷酸)，B 相为甲醇；线性梯度洗脱：0min 10% B，10min 18% B，30min 35% B，40min 50% B，50min 85% B，55min 100% B；流速 0.8mL/min；检测波长：0～20min 270nm，20～35min233nm，35～55min270nm；柱温 30℃。

2.3 对照品溶液的制备

称取没食子酸、芍药苷和丹皮酚对照品适量，用甲醇溶解。

2.4 供试品溶液的制备

称取丹皮粉末 2.0g，精密称定于 25mL 容量瓶中，加 8 倍量的 70%(*V*/*V*)乙醇液浸泡 1h，然后超声提取 30min，定容，离心，取适量上清液用水稀释 25 倍，滤过，即得。

标准品和供试品溶液的色谱图如图 1-7-2 所示。

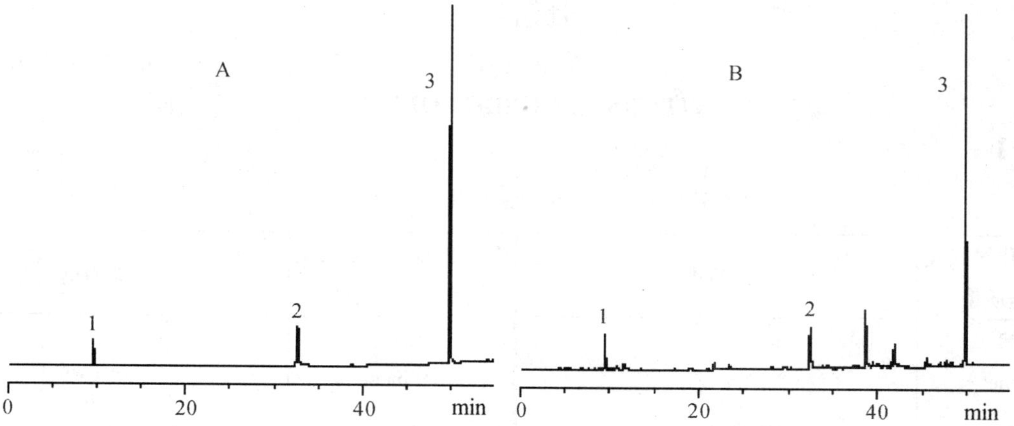

图 1-7-2　对照品 A 和牡丹皮供试品 B 色谱图

1. 没食子酸；2. 芍药苷；3. 丹皮酚

3　毛细管胶束电动色谱法测定牡丹皮中丹皮酚和芍药苷的含量[119]

3.1 仪器

Agilent HP^{3D} 毛细管电泳仪，配有二极管阵列检测器。

3.2 色谱条件

石英毛细管：50.0cm×75μm (有效长度为 41.5cm)；缓冲液：10mmol/L 硼砂-25mmol/L 十二烷基磺酸钠(pH 9.54)；分离电压 15kV；毛细管温度 25℃；检测波长 233nm；进样 30mbar×3s；分析时间约 7min。

3.3 对照品溶液的制备

精密称取丹皮酚和芍药苷对照品适量，用甲醇溶解。

3.4 供试品溶液的制备

称取丹皮粉末 2.0g，精密称定于 25mL 容量瓶中，加 8 倍量的 70%(*V*/*V*)乙醇液浸泡 1h，然后超声提取 30min，定容，离心，取适量上清液用水稀释 25 倍，滤过，即得。

标准品和供试品溶液的电泳图如图 1-7-3 所示。

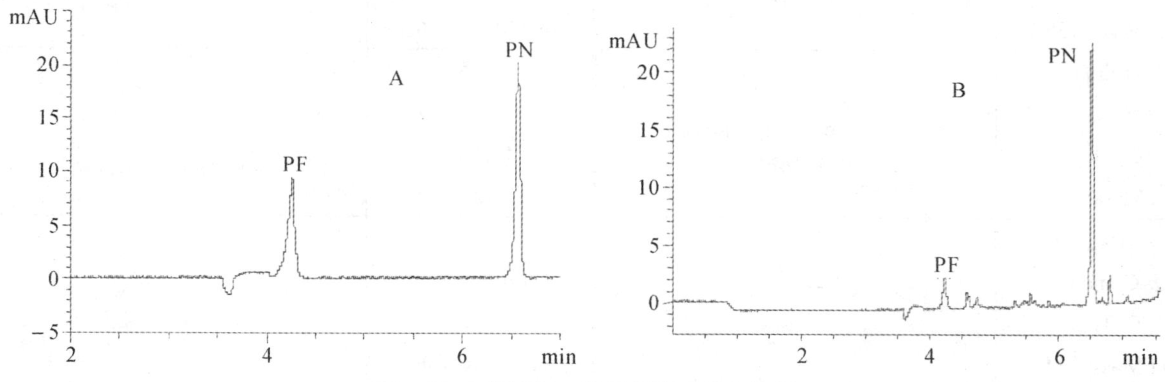

图 1-7-3　标准品 A 和牡丹皮 B 的电泳图

PF. 芍药苷；PN. 丹皮酚

牡荆叶

Mujingye

VITICIS NEGUNDO FOLIUM

【化学成分】

表 1-7-25　牡荆叶主要化学成分[120]

中英文名、化学式及相对分子质量	结构图	中英文名、化学式及相对分子质量	结构图
α-蒎烯 α-Pinene $C_{10}H_{16}$ Exact Mass: 136.13	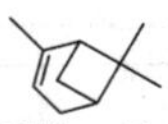 α-蒎烯　α-Pinene	桧烯 Sabinene $C_{10}H_{16}$ Exact Mass: 136.13	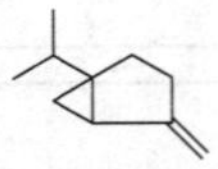 桧烯　Sabinene
1,8-桉叶素 1,8-Cineole $C_{10}H_{18}O$ Exact Mass: 154.14	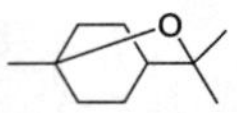 1,8-桉叶素　1,8-Cineole	对伞花烃 *p*-Cymene $C_{10}H_{14}$ Exact Mass: 134.11	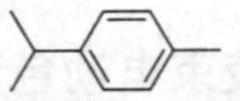 对伞花烃　*p*-Cymene
乙酸龙脑酯 Bornyl acetate $C_{12}H_{20}O_2$ Exact Mass: 196.15	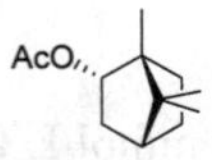 乙酸龙脑酯　Bornyl acetate	反石竹烯 *trans*-Caryophyllene $C_{15}H_{24}$ Exact Mass: 204.19	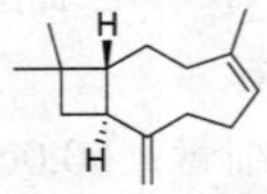 反石竹烯　*trans*-Caryophyllene
石竹烯氧化物 Caryophyllene oxide $C_{15}H_{24}O$ Exact Mass: 220.18	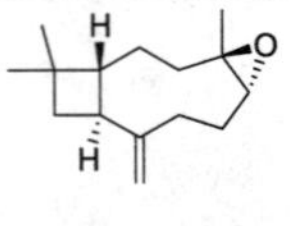 石竹烯环氧化物 Caryophyllene oxide	α-侧柏烯 α-Thujene $C_{10}H_{16}$ Exact Mass: 136.13	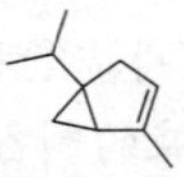 α-侧柏烯　α-Thujene
莰烯 Camphene $C_{10}H_{16}$ Exact Mass: 136.13	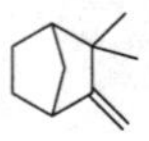 莰烯　Camphene	β-蒎烯 β-Pinene $C_{10}H_{16}$ Exact Mass: 136.13	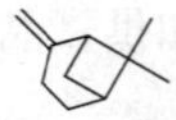 β-蒎烯　β-Pinene
月桂烯 Myrcene $C_{10}H_{16}$ Exact Mass: 136.13	$H_2C{=}CH{-}C({=}CH_2){-}CH_2{-}CH_2{-}CH{=}C(CH_3)_2$ 月桂烯　Myrcene	α-水芹烯 α-Phellandrene $C_{10}H_{16}$ Exact Mass: 136.13	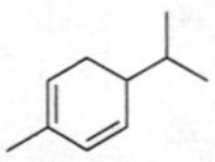 α-水芹烯　α-Phellandrene
对伞花烃 *p*-Cymene $C_{10}H_{14}$ Exact Mass: 134.11	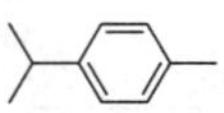 对伞花烃　*p*-Cymene	柠檬烯 Limonene $C_{10}H_{16}$ Exact Mass: 136.13	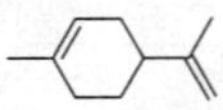 柠檬烯　Limonene
γ-萜品烯 γ-Terpinene $C_{10}H_{16}$ Exact Mass: 136.13	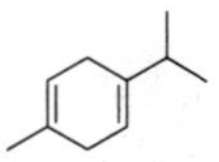 γ-萜品烯　γ-Terpinene	松油烯 Terpinolene $C_{10}H_{16}$ Exact Mass: 136.13	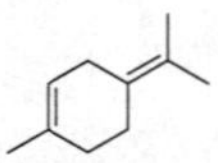 松油烯　Terpinolene
芳樟醇 Linalool $C_{10}H_{18}O$ Exact Mass: 154.14	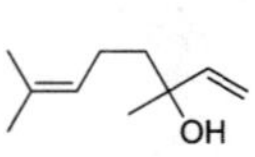 芳樟醇　Linalool	α-萜品醇 α-Terpineol $C_{10}H_{18}O$ Exact Mass: 154.14	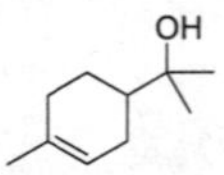 α-萜品醇　α-Terpineol

续表

中英文名、化学式及相对分子质量	结构图	中英文名、化学式及相对分子质量	结构图
乙酸龙脑酯 Bornyl acetate $C_{12}H_{20}O_2$ Exact Mass: 196.15	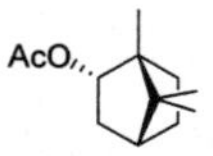 乙酸龙脑酯 Bornyl acetate	*δ*-榄香烯 *δ*-Elemene $C_{15}H_{24}$ Exact Mass: 204.19	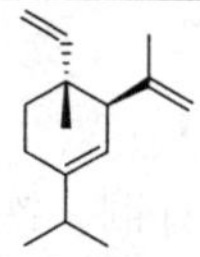 *δ*-榄香烯 *δ*-Elemene
乙酸松油酯 Terpinyl acetate $C_{12}H_{20}O_2$ Exact Mass: 196.15	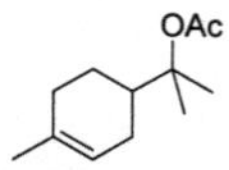 乙酸松油酯 Terpinyl acetate	咕巴烯 Copaene $C_{15}H_{24}$ Exact Mass: 204.19	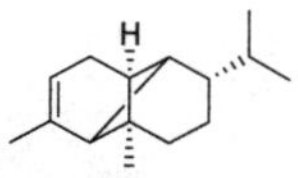 咕巴烯 Copaene
β-波旁烯 *β*-Bourbonene $C_{15}H_{24}$ Exact Mass: 204.19	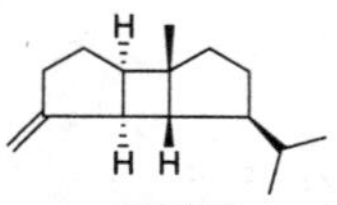 *β*-波旁烯 *β*-Bourbonene	*β*-榄香烯 *β*-Elemene $C_{15}H_{24}$ Exact Mass: 204.19	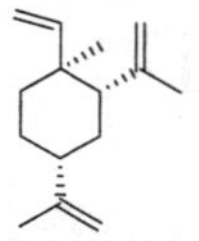 *β*-榄香烯 *β*-Elemene
石竹烯 Caryophyllene $C_{15}H_{24}$ Exact Mass: 204.19	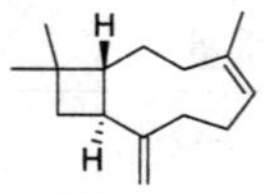 石竹烯 Caryophyllene	蛇麻烯 Humulene $C_{15}H_{24}$ Exact Mass: 204.19	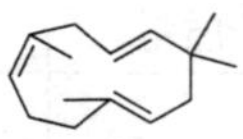 蛇麻烯 Humulene
γ-衣兰油烯 *γ*-Muurolene $C_{15}H_{24}$ Exact Mass: 204.19	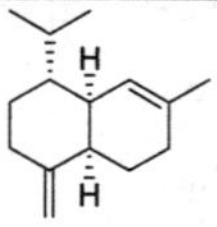 *γ*-衣兰油烯 *γ*-Muurolene	*β*-荜澄茄烯 *β*-Cubebene $C_{15}H_{24}$ Exact Mass: 204.19	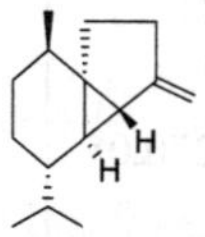 *β*-荜澄茄烯 *β*-Cubebene
雅槛蓝油烯 Eremophilene $C_{15}H_{24}$ Exact Mass: 204.19	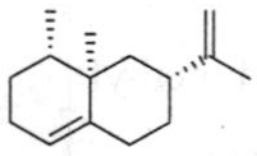 雅槛蓝油烯 Eremophilene	*β*-甜没药烯 *β*-Bisabolene $C_{15}H_{24}$ Exact Mass: 204.19	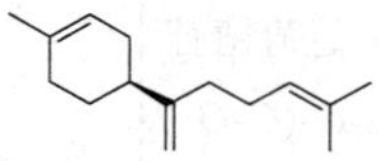 *β*-甜没药烯 *β*-Bisabolene
δ-杜松帖烯 *δ*-Cadinene $C_{15}H_{24}$ Exact Mass: 204.19	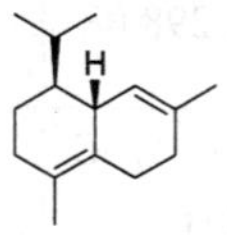 *δ*-杜松帖烯 *δ*-Cadinene	二氢白菖考烯 Calamenene $C_{15}H_{22}$ Exact Mass: 202.17	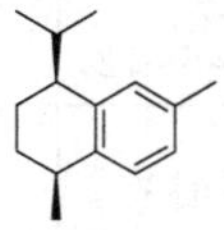 二氢白菖考烯 Calamenene
油酸 Oleic acid $C_{16}H_{32}O_2$ Exact Mass: 256.24	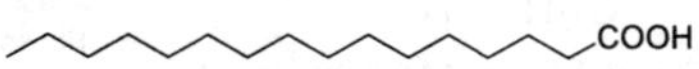 油酸 Oleic acid	*β*-桉醇 *β*-Eudesmol $C_{15}H_{28}O$ Exact Mass: 224.21	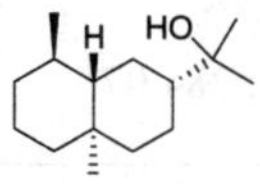 *β*-桉醇 *β*-Eudesmol
亚油酸 Linoleic acid $C_{18}H_{32}O_2$ Exact Mass: 280.24	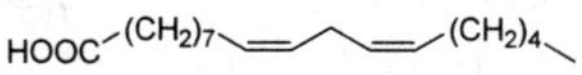 亚油酸 Linoleic acid		

除以上化学成分外，牡荆叶还含有松油烯-4-醇、乙酸橙花醇酯、丁香烯氧化物等。

牡蛎

Muli

OSTREAE CONCHA

【化学成分】

牡蛎含有铜、铁、锌等微量元素及多种氨基酸[121]。

何首乌

Heshouwu

POLYGONI MULTIFLORI RADIX

【化学成分】

表 1-7-26a　何首乌主要化学成分[122～126]

中英文名、化学式及相对分子质量	结构图	中英文名、化学式及相对分子质量	结构图
大黄素 Emodin $C_{15}H_{10}O_5$ Exact Mass: 270.05	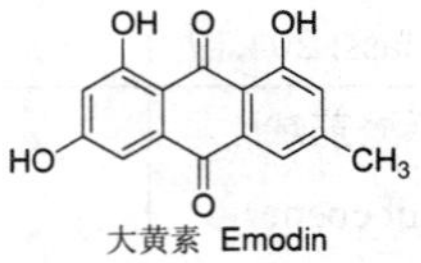 大黄素 Emodin	大黄素-8-*O*-*β*-D-葡萄糖苷 Emodin-8-*O*-*β*-D-glucoside $C_{21}H_{20}O_{10}$ Exact Mass: 432.11	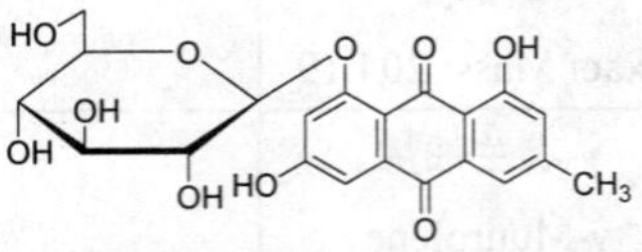 大黄素-8-*O*-*β*-D-葡萄糖苷 Emodin-8-*O*-*β*-D-glucoside
大黄素-8-*O*-(6'-*O*-乙酰基)-*β*-D-葡萄糖苷 Emodin-8-*O*-(6'-*O*-acetyl)-*β*-D-glucoside $C_{23}H_{22}O_{10}$ Exact Mass: 458.12	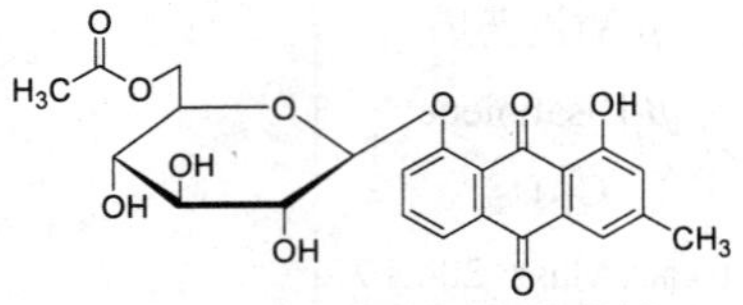 大黄素-8-*O*-(6'-*O*-乙酰基)-*β*-D-葡萄糖苷 Emodin-8-*O*-(6'-*O*-acetyl)-*β*-D-glucoside	大黄素 1,6-二甲醚 Emodin 1,6-dimethyl ether $C_{17}H_{14}O_5$ Exact Mass: 298.08	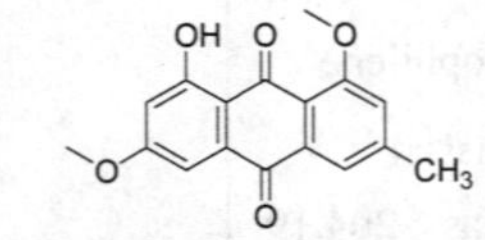 大黄素1,6-二甲醚 Emodin 1,6-dimethyl ether
大黄素甲醚 Physcion $C_{16}H_{12}O_5$ Exact Mass: 284.07	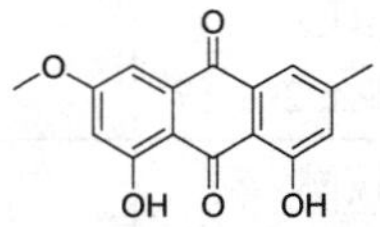 大黄素甲醚 Physcion	大黄素甲醚-8-*O*-*β*-D-葡萄糖苷 Physcion-8-*O*-*β*-D-glucoside $C_{22}H_{22}O_{10}$ Exact Mass: 446.12	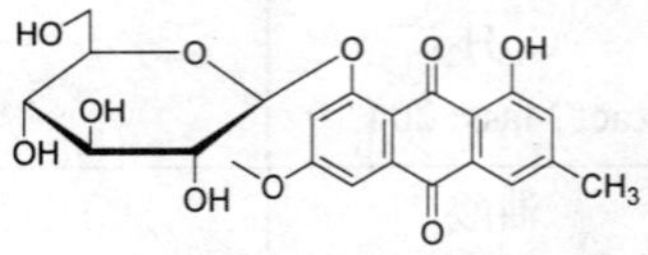 大黄素甲醚-8-*O*-*β*-D-葡萄糖苷 Physcion-8-*O*-*β*-D-glucoside
大黄素-8-甲醚 Questin $C_{16}H_{12}O_5$ Exact Mass: 284.07	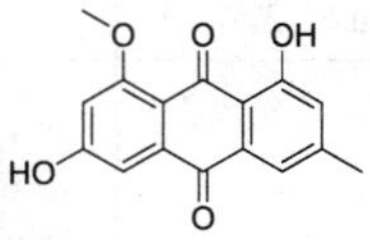 大黄素-8-甲醚 Questin	*Ω*-羟基大黄素-8-甲醚 Questinol $C_{16}H_{12}O_6$ Exact Mass: 300.06	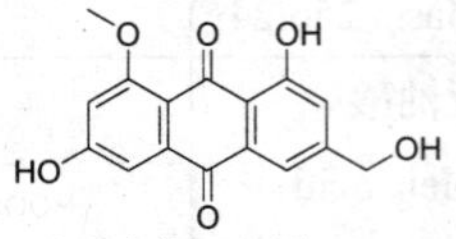 *Ω*-羟基大黄素-8-甲醚 Questinol
大黄素乙醚 2-Acetylemodin $C_{17}H_{14}O_5$ Exact Mass: 298.08	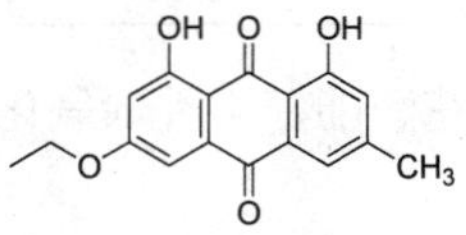 大黄素乙醚 2-Acetylemodin	2-乙酰基大黄素 2-Acetylemodin $C_{17}H_{12}O_6$ Exact Mass: 312.06	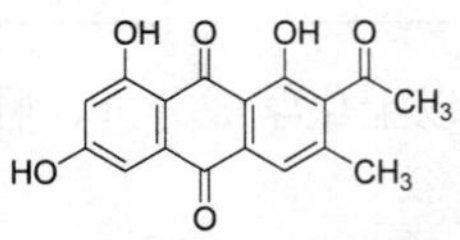 2-乙酰基大黄素 2-Acetylemodin

续表

中英文名、化学式及相对分子质量	结构图	中英文名、化学式及相对分子质量	结构图
ω-羟基大黄素 *ω*-Hydroxyemodin $C_{15}H_{10}O_6$ Exact Mass: 286.05	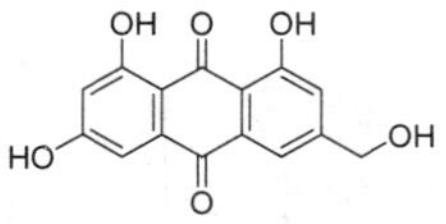 *ω*-羟基大黄素　*ω*-Hydroxyemodin	芦荟大黄素 Aloe-emodin $C_{15}H_{10}O_5$ Exact Mass: 270.05	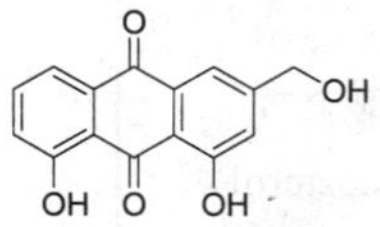 芦荟大黄素　Aloe-emodin
去氧大黄酚 Chrysarobin $C_{15}H_{12}O_3$ Exact Mass: 240.08	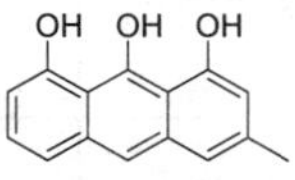 去氧大黄酚　Chrysarobin	大黄酚 Chrysophanol $C_{15}H_{10}O_4$ Exact Mass: 254.06	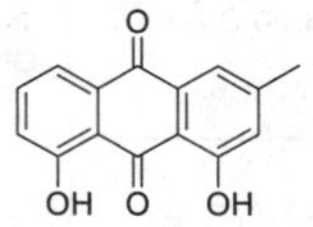 大黄酚　Chrysophanol
大黄酚-8-*O*-*β*-D-吡喃葡萄糖苷 Chrysophanol-8-*O*-*β*-D-glucopyranoside $C_{21}H_{20}O_9$ Exact Mass: 416.11	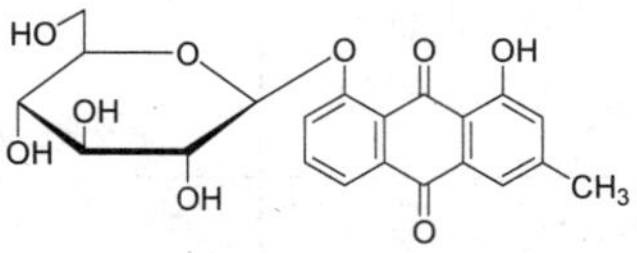 大黄酚-8-*O*-*β*-D-吡喃葡萄糖苷 Chrysophanol-8-*O*-*β*-D-glucopyranoside	洋地黄蒽醌 Digitopurpone $C_{15}H_{10}O_5$ Exact Mass: 270.05	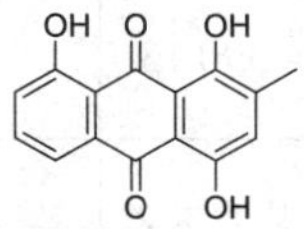 洋地黄蒽醌　Digitopurpone
苜蓿素 Tricin $C_{17}H_{14}O_7$ Exact Mass: 330.07	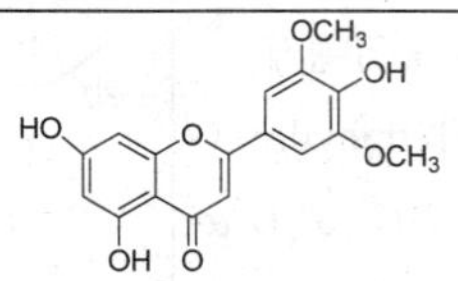 苜蓿素　Tricin	大黄酸 Rhein $C_{15}H_8O_6$ Exact Mass: 284.03	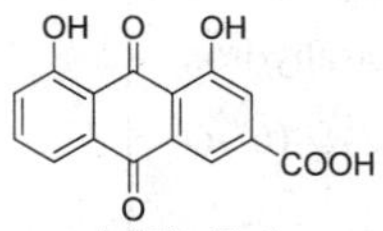 大黄酸　Rhein
没食子酸 Gallic acid $C_7H_6O_5$ Exact Mass: 170.02	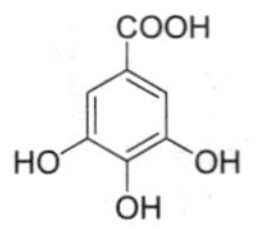 没食子酸　Gallic acid	橘红青霉素 Emodin 6,8-dimethyl ether $C_{17}H_{14}O_5$ Exact Mass: 298.08	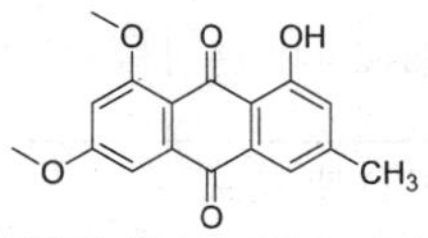 橘红青霉素　Emodin 6,8-dimethyl ether
拟石黄衣醇 Fallacinol $C_{16}H_{12}O_6$ Exact Mass: 300.06	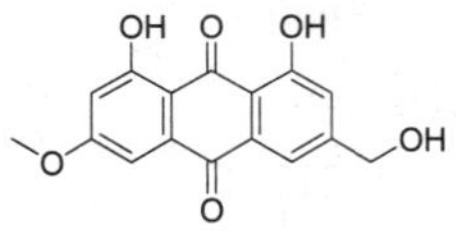 拟石黄衣醇　Fallacinol	白藜芦醇 Resveratrol $C_{14}H_{12}O_3$ Exact Mass: 228.08	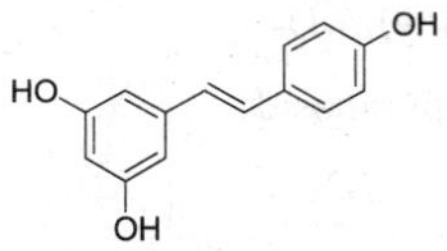 白藜芦醇　Resveratrol
槲皮素-3-*O*-阿拉伯糖苷 Quercetin-3-*O*-arabinoside $C_{20}H_{18}O_{11}$ Exact Mass: 434.08	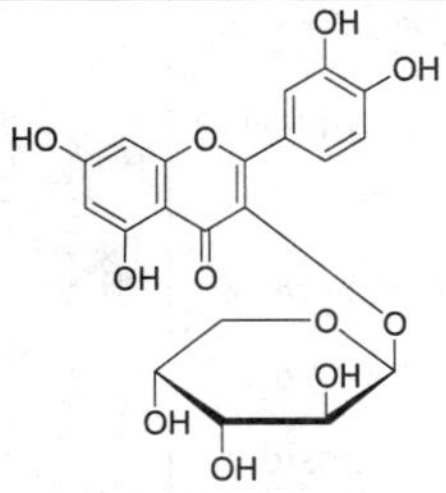 槲皮素-3-*O*-阿拉伯糖苷 Quercetin-3-*O*-arabinoside	3-半乳糖槲皮素 Quercetin-3-*O*-galactoside $C_{21}H_{20}O_{12}$ Exact Mass: 464.10	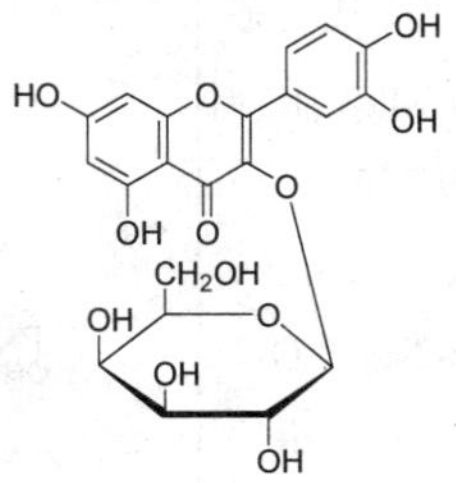 3-半乳糖槲皮素　Quercetin-3-*O*-galactoside
1,3-二羟基-6,7-二甲基呫吨酮-1-*β*-D-吡喃葡萄糖苷 1,3-Dihydroxy-6,7-dimethylxanthone-1-*β*-D-glucoside $C_{21}H_{22}O_9$ Exact Mass: 418.13	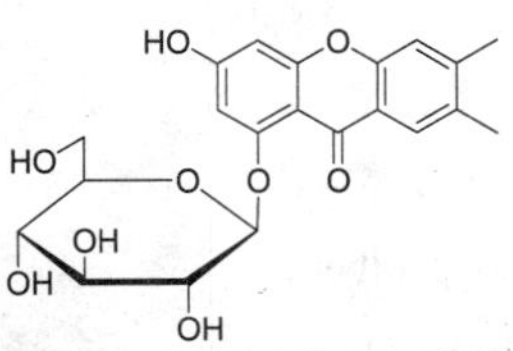 1,3-二羟基-6,7-二甲基呫吨酮-1-*β*-D-吡喃葡萄糖苷 1,3-Dihydroxy-6,7-dimethylxanthone-1-*β*-D-glucoside	6-甲氧基-2-乙酰基-3-甲基-1,4-萘醌-8-*O*-*β*-D-吡喃葡萄糖苷 6-Methoxy-2-acetyl-7-methyl-1,4-naphthoquinone-8-*O*-*β*-D-glucopyranoside $C_{20}H_{22}O_{10}$ Exact Mass: 422.12	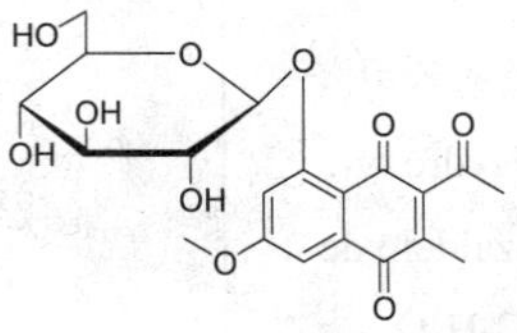 6-甲氧基-2-乙酰基-3-甲基-1,4-萘醌-8-*O*-*β*-D-吡喃葡萄糖苷 6-Methoxy-2-acetyl-7-methyl-1,4-naphthoquinone-8-*O*-*β*-D-glucopyranoside

续表

中英文名、化学式及相对分子质量	结构图	中英文名、化学式及相对分子质量	结构图
胡萝卜苷 Daucosterol $C_{35}H_{60}O_6$ Exact Mass: 576.44	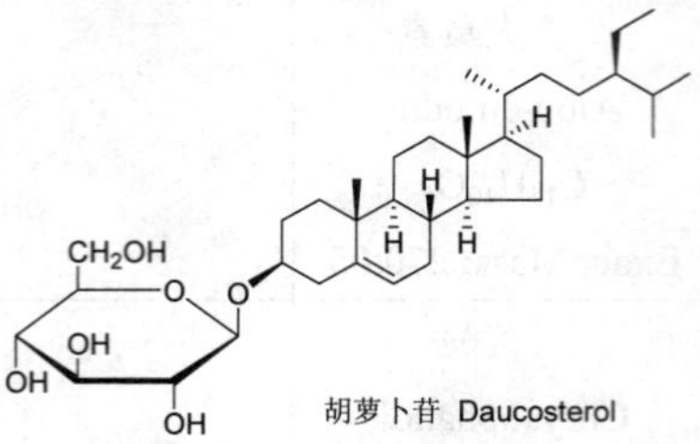 胡萝卜苷 Daucosterol	*β*-谷甾醇 *β*-Sitosterol $C_{29}H_{50}O$ Exact Mass: 414.39	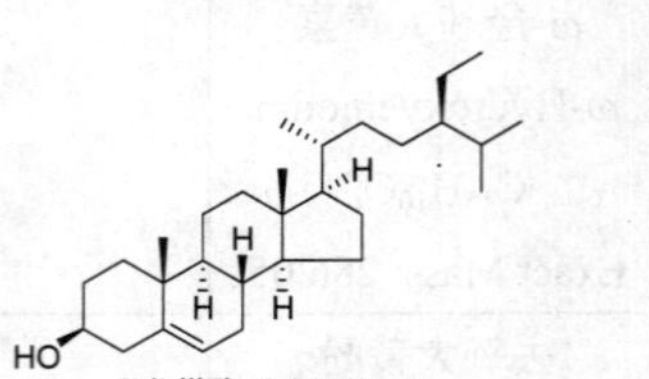 *β*-谷甾醇 *β*-Sitosterol
虎杖苷 Polydatin $C_{20}H_{22}O_8$ Exact Mass: 390.13	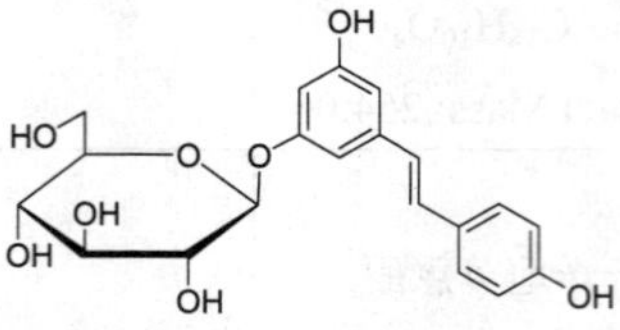 虎杖苷 Polydatin	夜交藤乙酰苯苷 Polygoacetophenoside $C_{14}H_{18}O_{10}$ Exact Mass: 346.09	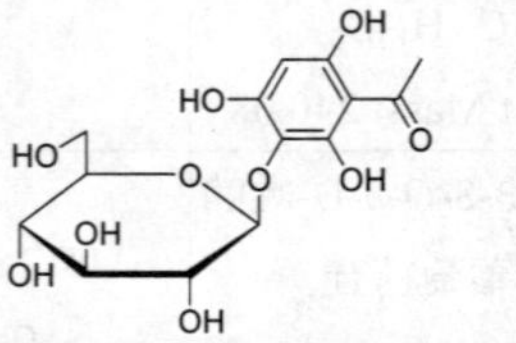 夜交藤乙酰苯苷 Polygoacetophenoside
2,3,5,4'-四羟基二苯乙烯-2-*O*-(6"-*O*-乙酰基)-*β*-D-吡喃葡萄糖苷 2,3,5,4'-Tetrahydroxy-stilbene-2-*O*-(6"-*O*-acetyl)-*β*-D-glucopyranoside $C_{22}H_{24}O_{10}$ Exact Mass: 448.14	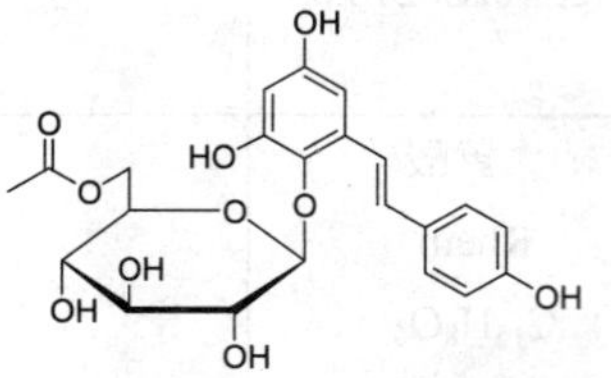 2,3,5,4'-四羟基二苯乙烯-2-*O*-(6"-*O*-乙酰基)-*β*-D-吡喃葡萄糖苷 2,3,5,4'-Tetrahydroxystilbene-2-*O*-(6"-*O*-acetyl)-*β*-D-glucopyranoside	2,3,5,4'-四羟基二苯乙烯-2-*O*-(6"-*O*-*α*-D吡喃葡萄糖苷)-*β*-D-吡喃葡萄糖苷 2,3,5,4'-Tetrahydroxy-stilbene-2-*O*-(6"-*O*-*α*-D-glucopyranosyl)-*β*-D-glucopyranoside $C_{26}H_{32}O_{14}$ Exact Mass: 568.18	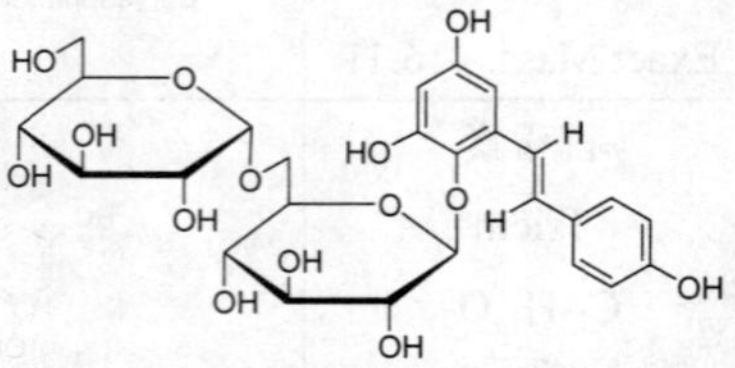 2,3,5,4'-四羟基二苯乙烯-2-*O*-(6"-*O*-*α*-D吡喃葡萄糖苷)-*β*-D-吡喃葡萄糖苷 2,3,5,4'-Tetrahydroxystilbene-2-*O*-(6"-*O*-*α*-D-glucopyranosyl)-*β*-D-glucopyranoside
正丁基-*β*-D-吡喃果糖苷 *n*-Butyl-*β*-D-fructopyranoside $C_{10}H_{20}O_6$ Exact Mass: 236.13	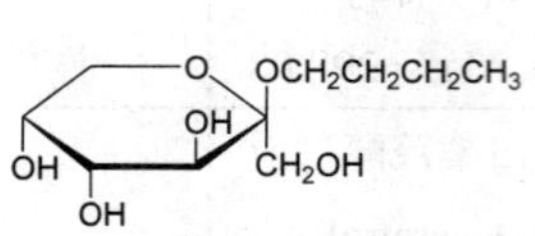 正丁基-*β*-D-吡喃果糖苷 *n*-Butyl-*β*-D-fructopyranoside	阿魏酰酪胺 Feruloyltyramine $C_{18}H_{19}NO_4$ Exact Mass: 313.13	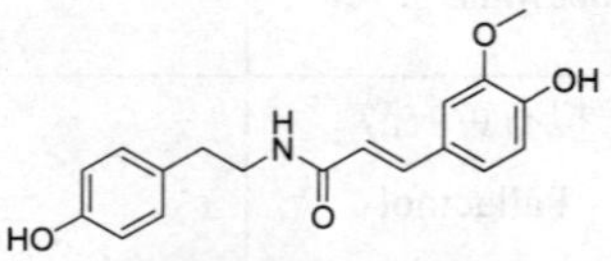 阿魏酰酪胺 Feruloyltyramine
2,3,5,4'-四羟基二苯乙烯-2-*O*-*β*-D-吡喃葡萄糖苷 2,3,5,4'-Tetrahydroxy-stilbene-2-*O*-*β*-D-glucopyranoside $C_{20}H_{22}O_9$ Exact Mass: 406.13	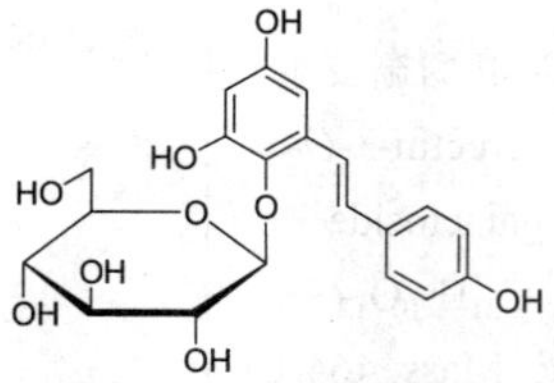 2,3,5,4'-四羟基二苯乙烯-2-*O*-*β*-D-吡喃葡萄糖苷 2,3,5,4'-Tetrahydroxystilbene-2-*O*-*β*-D-glucopyranoside	2,3,5,4'-四羟基二苯乙烯-2,3-*O*-*β*-D-吡喃葡萄糖苷 2,3,5,4'-Tetrahydroxy-stilbene-2,3-*O*-*β*-D-glucopyranoside $C_{26}H_{32}O_{14}$ Exact Mass: 568.18	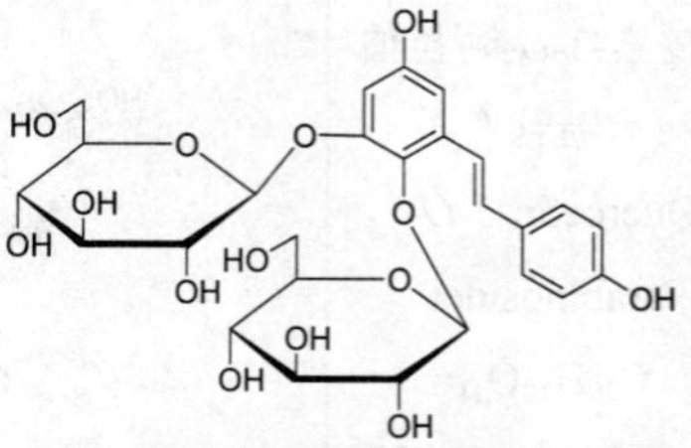 2,3,5,4'-四羟基二苯乙烯-2,3-*O*-*β*-D-吡喃葡萄糖苷 2,3,5,4'-Tetrahydroxystilbene-2,3-*O*-*β*-D-glucopyranoside
对羟基苯甲醛 *p*-Hydroxy-benzaldehyde $C_7H_6O_2$ Exact Mass: 122.04	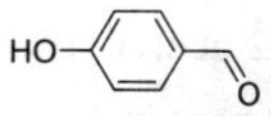 对羟基苯甲醛 *p*-Hydroxy-benzaldehyde	3,5-二羟基-4'-甲氧基二苯乙烯 3,5-Dihydroxy-4'-methoxystilbene $C_{15}H_{14}O_3$ Exact Mass: 242.09	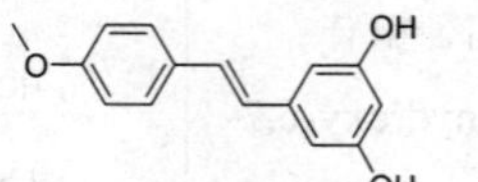 3,5-二羟基-4'-甲氧基二苯乙烯 3,5-Dihydroxy-4'-methoxystilbene

续表

中英文名、化学式及相对分子质量	结构图	中英文名、化学式及相对分子质量	结构图
(+)-儿茶素 (+)-Catechin $C_{15}H_{14}O_6$ Exact Mass: 290.08	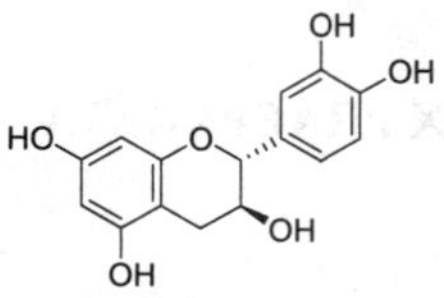 (+)-儿茶素 (+)-Catechin	(−)-表儿茶素 (−)-Epicatechin $C_{15}H_{14}O_6$ Exact Mass: 290.08	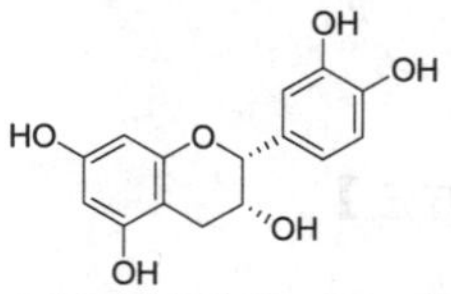 (−)-表儿茶素 (−)-Epicatechin
3-*O*-没食子酰儿茶精 3-*O*-Galloyl-catechin $C_{22}H_{18}O_{10}$ Exact Mass: 442.09	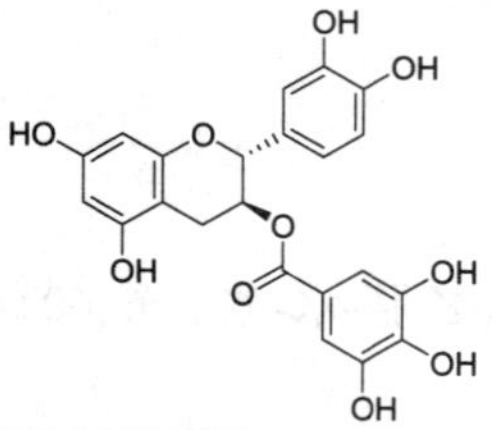 3-*O*-没食子酰儿茶精 3-*O*-Galloyl-catechin	穆坪马兜铃酰胺 *N-trans*-Feruloyl tyramine $C_{18}H_{19}NO_4$ Exact Mass: 313.13	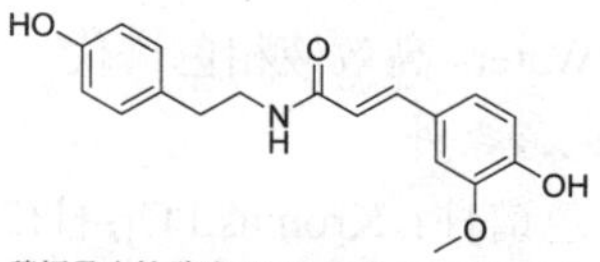 穆坪马兜铃酰胺 *N-trans*-Feruloyl tyramine

表 1-7-26b 何首乌其他主要化学成分[122～126]

中英文名	中英文名
2-甲氧基-6-乙酰基-7-甲基胡桃醌	2''-*O*-单没食子酰乙酯-2,3,5,4'-四羟基二苯乙烯-2-*O*-*β*-D-吡喃葡萄糖苷
3''-*O*-单没食子酰乙酯-2,3,5,4'-四羟基二苯乙烯-2-*O*-*β*-D-吡喃葡萄糖苷	1-*O*-正十八烷酰-2-*O*-$\Delta^{4',7'}$-正十二碳二烯酰-3-*O*-磷脂酸-*O*-*β*-D葡萄糖苷
1-*O*-正十八烷酰-2-*O*-$\Delta^{4',7'}$-正十二碳二烯酰-3-*O*-磷脂酸-(6''-*O*-*α*-D-葡萄糖)-*β*-D葡萄糖苷	2,3,4,6-四羟基乙酰苯3-*O*-*β*-D-葡萄糖苷
决明酮-8-*O*-*β*-D-吡喃葡萄糖苷	3-*O*-没食子酰原矢车菊苷元B
(+)-Lyoniresinol-3*α*-*O*-*β*-D-glucopyranoside	3,3'-*O*-没食子酰原矢车菊苷元B_2
N-反式阿魏酰基-3-甲基多巴胺	磷脂酰胆碱
磷脂酰乙醇胺	磷脂酸
磷脂酰甘油	

【分析方法】

1 高效液相色谱法测定何首乌中抗氧化有效成分没食子酸和儿茶素在炮制前后含量的变化[127]

1.1 仪器

HP1100 高效液相色谱仪，G1315A 二极管阵列检测器。

1.2 色谱条件

色谱柱：Diamond C_{18} 柱(250mm×4.6mm，5μm)；流动相：乙腈-0.01%磷酸(6∶94)；流速 1.0mL/min；柱温 40℃；检测波长 230nm；分析时间约 23min。

1.3 对照品溶液的制备

称取没食子酸和儿茶素对照品，用适量甲醇溶解。

1.4 供试品溶液的制备

称取何首乌和制何首乌粉末 0.5g，用 75%乙醇 25mL 超声提取 30min，滤过，取续滤液 10mL，蒸干，残渣用 10mL 溶解，用氯仿萃取(15mL×3)，弃去氯仿层，水层蒸干，残渣用甲醇溶解并定容至 10mL，即得。

制何首乌

Zhiheshouwu

POLYGONI MULTIFLORI RADIX PRAEPARATA

【分析方法】

1　高效液相色谱法测定制何首乌中大黄素的含量[128]

1.1　仪器

Waters 高效液相色谱仪。

1.2　色谱条件

色谱柱：Kromasil C_{18} 柱(250mm×4.6mm，5μm)；流动相：乙腈-水-冰醋酸(60∶40∶1)；流速 1.0mL/min；柱温 35℃；检测波长 437nm；分析时间约 14min。

1.3　对照品溶液的制备

称取大黄素对照品，用适量甲醇溶解。

1.4　供试品溶液的制备

称取粉碎的药材 3g，用 50mL 甲醇加热回流 30min，滤过，取续滤液 25mL，蒸干，残渣加水 20mL、盐酸 2mL 及三氯甲烷 20mL 加热回流 30min，分取三氯甲烷层，水层再用三氯甲烷萃取(10mL×3)，合并三氯甲烷液，蒸干，残渣加甲醇溶解并定容至 25mL，滤过，即得。

2　高效液相色谱法测定制何首乌及复方密骨胶囊中二苯乙烯苷的含量[129]

2.1　仪器

Waters 高效液相色谱仪。

2.2　色谱条件

色谱柱：Nova-Pak C_{18} 柱(150mm×3.9mm)；流动相：甲醇-水(29∶71)；流速 0.7mL/min；检测波长 320nm；分析时间约 14min。

2.3　对照品溶液的制备

称取二苯乙烯苷对照品，用适量 50%稀乙醇溶解。

2.4　供试品溶液的制备

称取粉碎的药材 0.2g，用 50%稀乙醇 25mL 加热回流 30min，滤过，即得。

伸筋草

Shenjincao

LYCOPODII HERBA

【化学成分】

表 1-7-27　伸筋草主要化学成分[130～132]

中英文名、化学式及相对分子质量	结构图	中英文名、化学式及相对分子质量	结构图
伸筋草碱 Clavatine $C_{16}H_{25}NO_2$ Exact Mass: 263.19	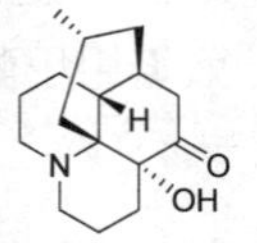 伸筋草碱　Clavatine	石松灵碱 Lycodoline $C_{16}H_{25}NO_2$ Exact Mass: 263.19	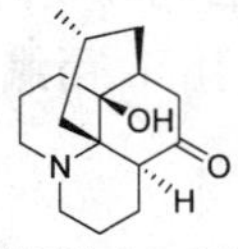 石松灵碱　Lycodoline

续表

中英文名、化学式及相对分子质量	结构图	中英文名、化学式及相对分子质量	结构图
石松宁碱 Clavolonine $C_{16}H_{25}NO_2$ Exact Mass: 263.19	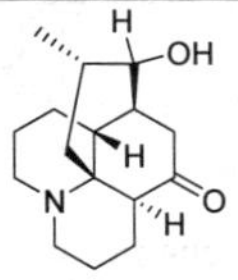 石松宁碱 Clavolonine	石松碱 Lycopodine $C_{16}H_{25}NO$ Exact Mass: 247.19	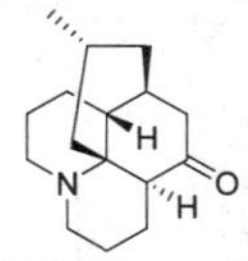 石松碱 Lycopodine
二氢石松碱 Dihydrolycopodine $C_{16}H_{27}NO$ Exact Mass: 249.21	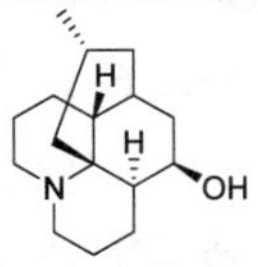 二氢石松碱 Dihydrolycopodine	法西亭碱 Fawcettiine $C_{18}H_{29}NO_3$ Exact Mass: 307.21	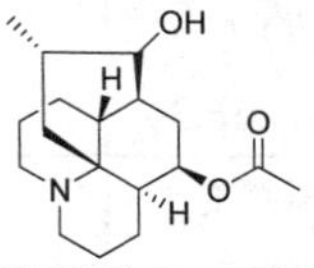 法西亭碱 Fawcettiine
去乙酰法西亭碱 Deacetylfawcettiine $C_{16}H_{27}NO_2$ Exact Mass: 265.2	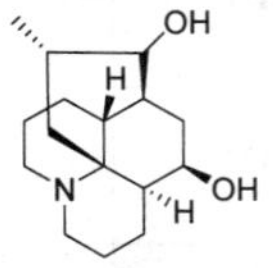 去乙酰法西亭碱 Deacetylfawcettiine	法西亭明碱 Fawcettimine $C_{16}H_{25}NO_2$ Exact Mass: 263.19	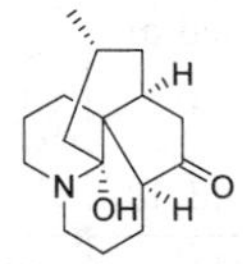 法西亭明碱 Fawcettimine
烟碱 Nicotine $C_{10}H_{14}N_2$ Exact Mass: 162.12	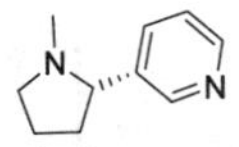 烟碱 Nicotine	伸筋草亭醇 Lyclanitin $C_{30}H_{50}O_5$ Exact Mass: 490.37	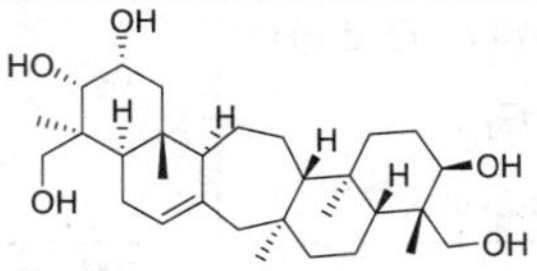 伸筋草亭醇 Lyclanitin
16-氧伸筋草亭醇 16-Oxlyclanitin $C_{30}H_{48}O_6$ Exact Mass: 504.35	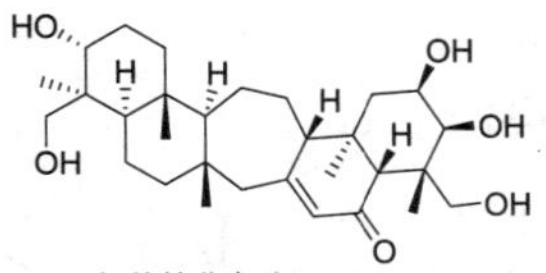 16-氧伸筋草亭醇 16-Oxlyclanitin	伸筋草萜三醇 Lycoclavanol $C_{30}H_{50}O_3$ Exact Mass: 458.38	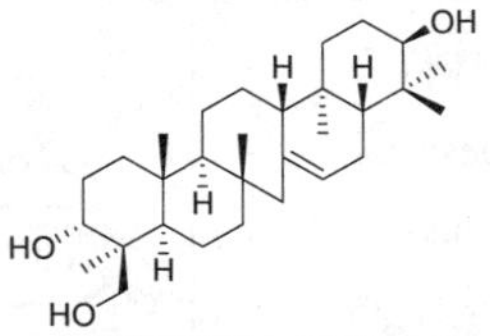 伸筋草萜三醇 Lycoclavanol
16-氧伸筋草萜三醇 16-Oxolycoclavanol $C_{30}H_{48}O_4$ Exact Mass: 472.36	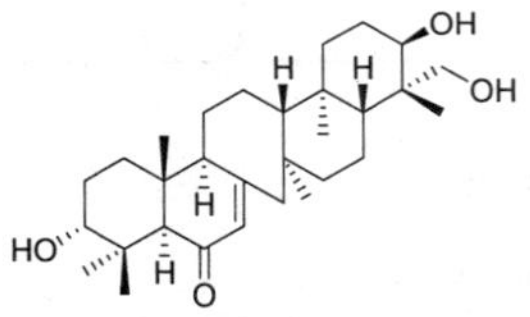 16-氧伸筋草萜三醇 16-Oxolycoclavanol	伸筋草萜四醇 Clavatol $C_{28}H_{50}O_4$ Exact Mass: 450.37	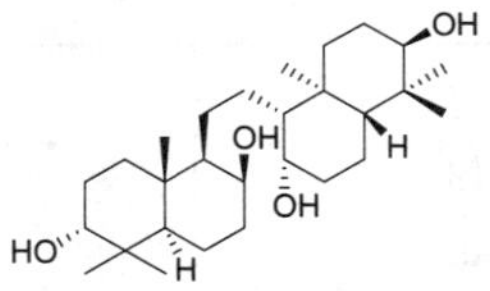 伸筋草萜四醇 Clavatol
伸筋草萜酮四醇 Lycoclavanin $C_{30}H_{48}O_5$ Exact Mass: 488.35	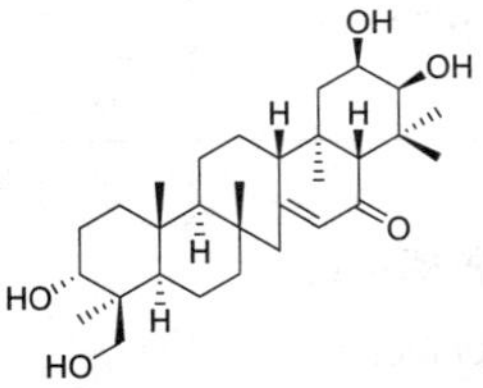 伸筋草萜酮四醇 Lycoclavanin	伸筋草萜宁醇 Lyclaninol $C_{30}H_{50}O_4$ Exact Mass: 474.37	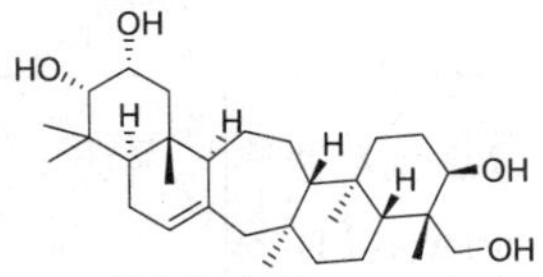 伸筋草萜宁醇 Lyclaninol
二表伸筋草隐醇 Diepilycocryptol $C_{30}H_{50}O_4$ Exact Mass: 474.37	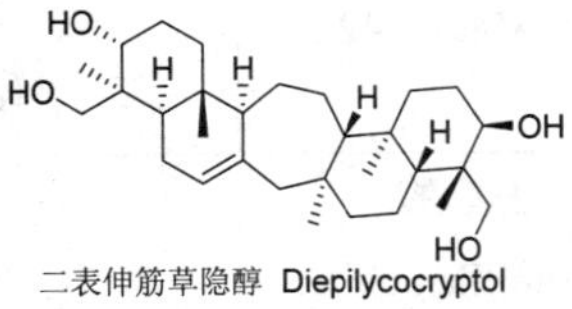 二表伸筋草隐醇 Diepilycocryptol	千层塔萜烯二醇 Serratenediol $C_{30}H_{50}O_2$ Exact Mass: 442.38	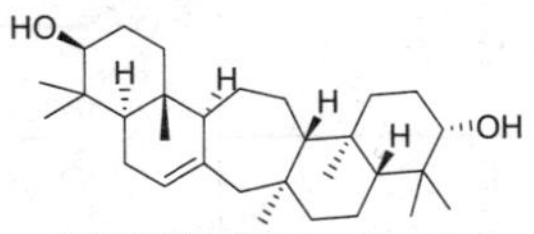 千层塔萜烯二醇 Serratenediol
二表千层塔萜烯二醇 Diepiserratenediol $C_{30}H_{50}O_2$ Exact Mass: 442.38	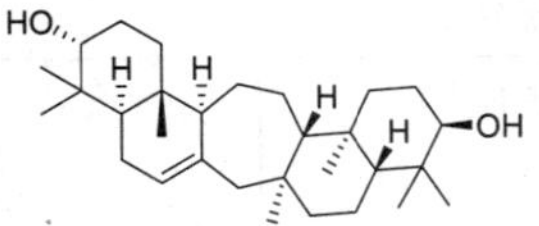 二表千层塔萜烯二醇 Diepiserratenediol	16-氧二表千层塔萜烯二醇 16-*oxo*-Diepiserratene-diol $C_{30}H_{48}O_3$ Exact Mass: 456.36	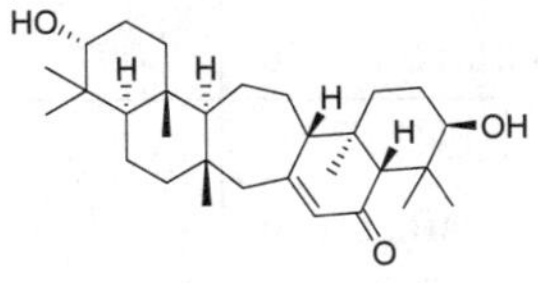 16-氧二表千层塔萜烯二醇 16-*oxo*-Diepiserratene-diol

续表

中英文名、化学式及相对分子质量	结构图	中英文名、化学式及相对分子质量	结构图
16-氧-21-表千层塔萜烯二醇 16-*oxo*-21-Episerratenediol $C_{30}H_{48}O_3$ Exact Mass: 456.36	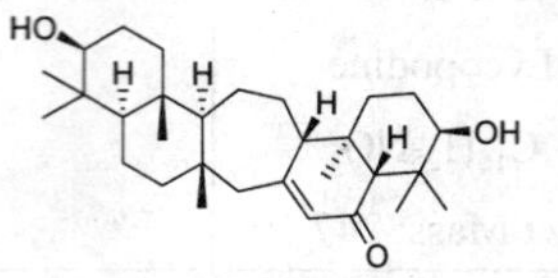 16-氧-21-表千层塔萜烯二醇 16-*oxo*-21-Episerratenediol	16-氧-千层塔萜烯二醇 16- *oxo*-Serratenediol $C_{30}H_{48}O_3$ Exact Mass: 456.36	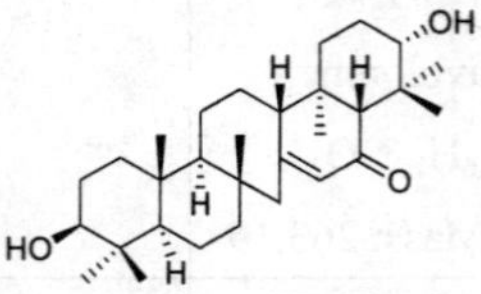 16-氧-千层塔萜烯二醇 16- *oxo*-Serratenediol
21-表千层塔萜烯二醇 21-Episerratenediol $C_{30}H_{50}O_2$ Exact Mass: 442.38	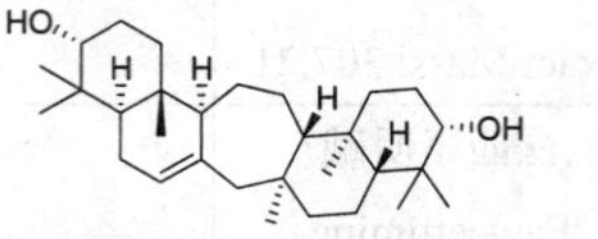 21-表千层塔萜烯二醇 21-Episerratenediol	21-表千层塔萜三醇 21-Episerratriol $C_{30}H_{50}O_3$ Exact Mass: 458.38	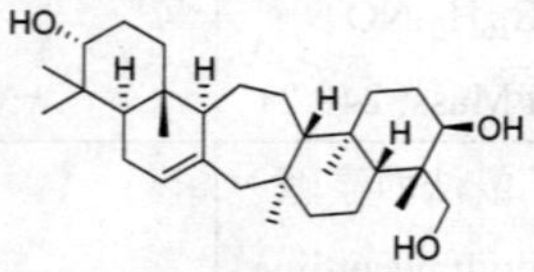 21-表千层塔萜三醇 21-Episerratriol
雪松醇(*α*-雪松醇) Cedrol (*α*-Cedrol) $C_{15}H_{26}O$ Exact Mass: 222.2	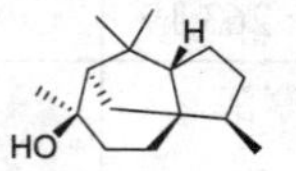 雪松醇(*α*-雪松醇) Cedrol (*α*-Cedrol)	油菜甾醇 Campesterol $C_{28}H_{48}O$ Exact Mass: 400.37	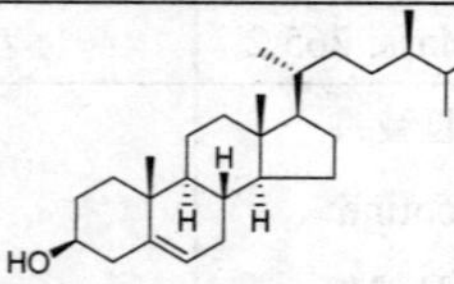 油菜甾醇 Campesterol
油菜甾醇-*β*-D-葡萄糖苷 Campesterol-*β*-D-glucoside $C_{34}H_{58}O_6$ Exact Mass: 562.42	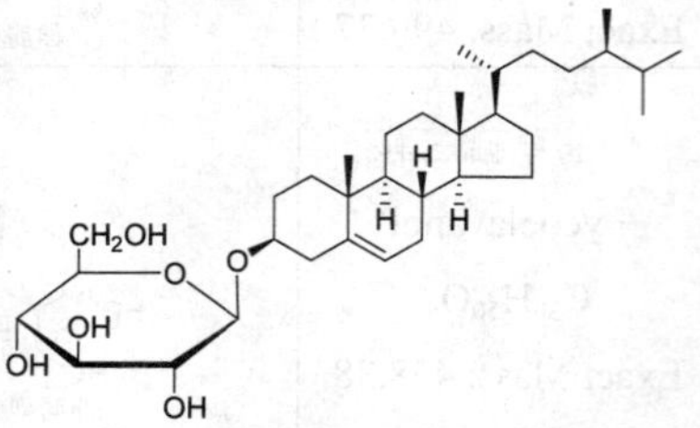 油菜甾醇-*β*-D-葡萄糖苷 Campesterol-*β*-D-glucoside	*β*-谷甾醇 *β*-Sitosterol $C_{29}H_{50}O$ Exact Mass: 414.39	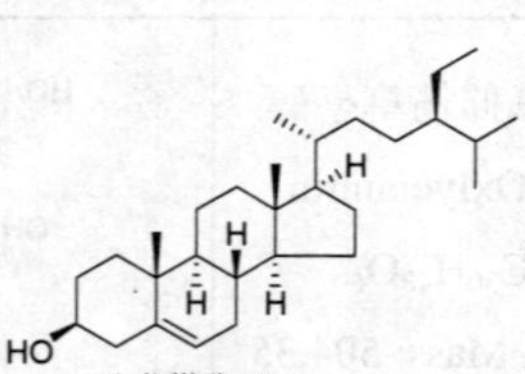 *β*-谷甾醇 *β*-Sitosterol
胡萝卜苷 Daucosterol $C_{35}H_{60}O_6$ Exact Mass: 576.44	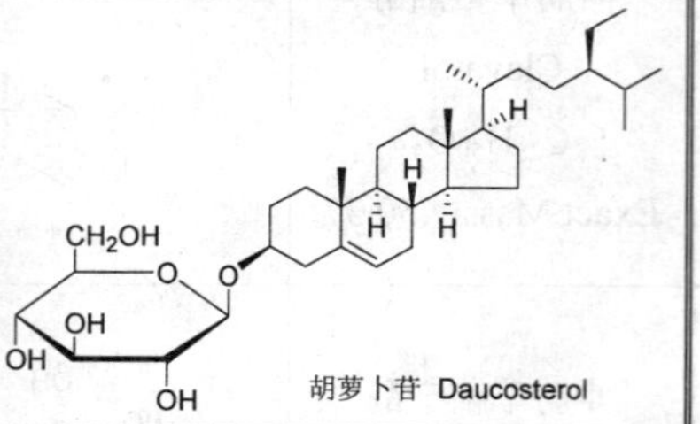 胡萝卜苷 Daucosterol	豆甾醇 Stigmasterol $C_{29}H_{48}O$ Exact Mass: 412.37	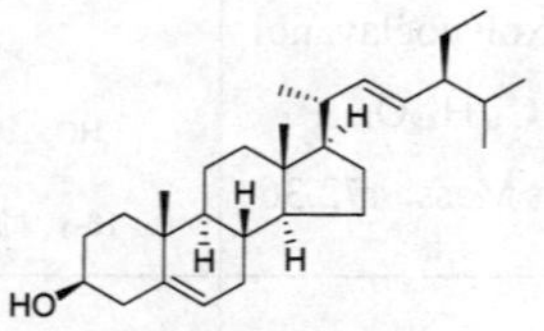 豆甾醇 Stigmasterol
豆甾醇-*β*-D-葡萄糖苷 Stigmasterol-*β*-D-glucoside $C_{35}H_{58}O_6$ Exact Mass: 574.42	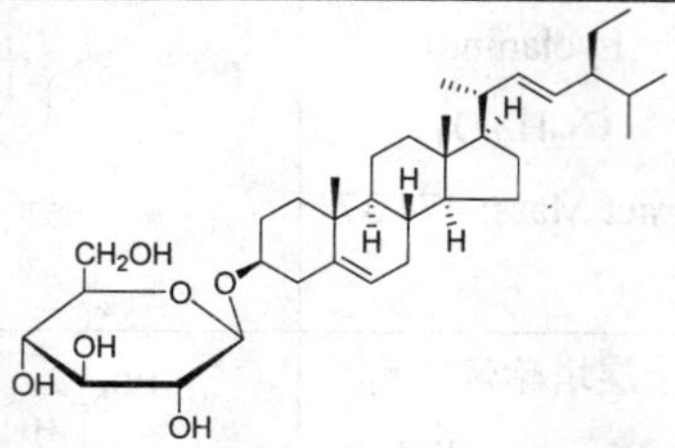 豆甾醇-*β*-D-葡萄糖苷 Stigmasterol-*β*-D-glucoside	*α*-芒柄花萜 *α*-Onocerin $C_{30}H_{50}O_2$ Exact Mass: 442.38	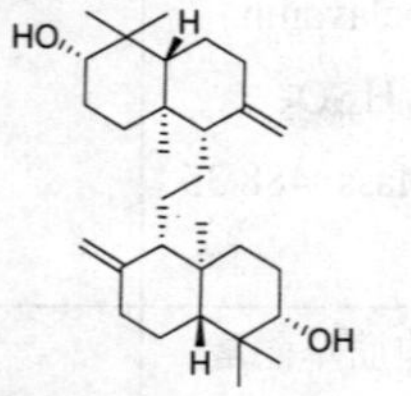 *α*-芒柄花萜 *α*-Onocerin
壬二酸 Azelaic acid $C_9H_{16}O_4$ Exact Mass: 188.10	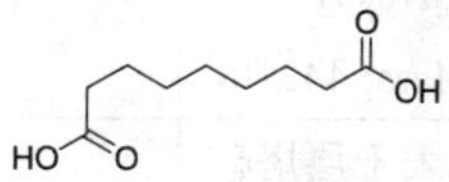 壬二酸 Azelaic acid	香草酸 Vanillic acid $C_8H_8O_4$ Exact Mass: 168.04	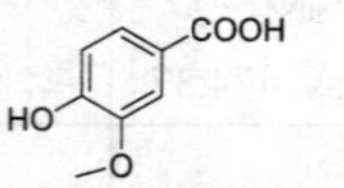 香草酸 Vanillic acid
二氢咖啡酸 Dihydrocaffeic acid $C_9H_{10}O_4$ Exact Mass: 182.06	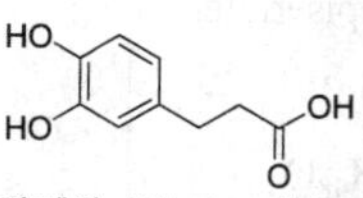 二氢咖啡酸 Dihydrocaffeic acid	硬脂酸 Stearic acid $C_{18}H_{36}O_2$ Exact Mass: 284.27	$HO_2C—(CH_2)_{16}—CH_3$ 硬脂肪酸 Stearic acid

续表

中英文名、化学式及相对分子质量	结构图	中英文名、化学式及相对分子质量	结构图
二羟基硬脂酸 Dihydroxy stearic acid $C_{18}H_{36}O_4$ Exact Mass: 316.26	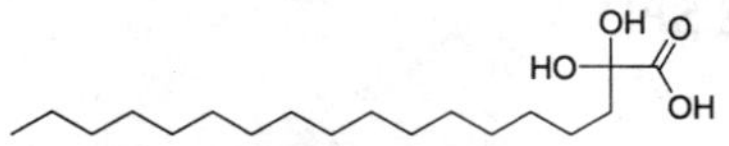 二羟基硬脂酸 Dihydroxy stearic acid	阿魏酸 Ferulic acid $C_{10}H_{10}O_4$ Exact Mass: 194.06	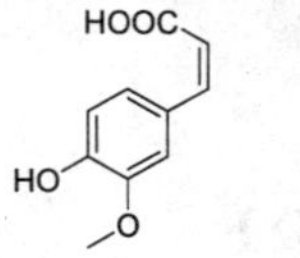 阿魏酸 Ferulic acid
肉豆蔻酸 Myristic acid $C_{14}H_{28}O_2$ Exact Mass: 228.21	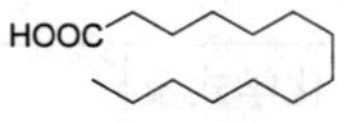 肉豆蔻酸 Myristic acid	9-十八烷烯酸 9-Octadecenoic acid $C_{18}H_{34}O_2$ Exact Mass: 282.26	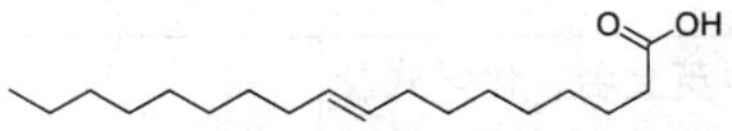 9-十八烷烯酸 9-Octadecenoic acid
9,12-十八烷二烯酸 9,12-Octadecadienoic acid $C_{18}H_{32}O_2$ Exact Mass: 280.24	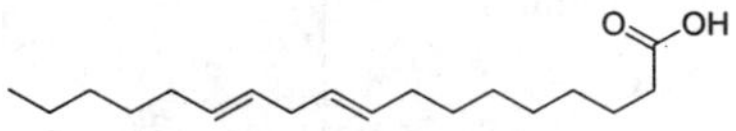 9,12-十八烷二烯酸 9,12-Octadecadienoic acid	油酸 Oleic acid $C_{16}H_{32}O_2$ Exact Mass: 256.24	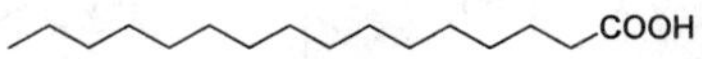 油酸 Oleic acid
葵酸 Capric acid $C_{10}H_{20}O_2$ Exact Mass: 172.15	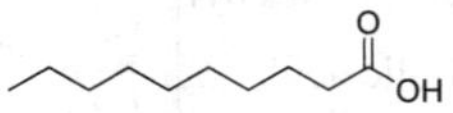 葵酸 Capric acid	十四烷酸 Tetradecanoic acid $C_{14}H_{28}O_2$ Exact Mass: 228.21	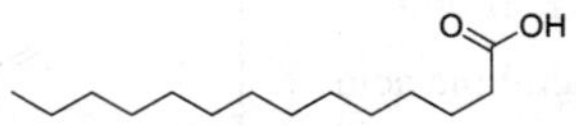 十四烷酸 Tetradecanoic acid
3,7,11,15-四甲基-2-十六烯酸 3,7,11,15-Tetramethyl-2-hexadecen-1-ol $C_{20}H_{40}O$ Exact Mass: 296.31	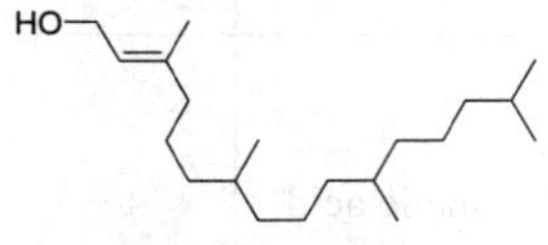 3,7,11,15-四甲基-2-十六烯酸 3,7,11,15-Tetramethyl-2-hexadecen-1-ol	十八烷 Octadecane $C_{18}H_{38}$ Exact Mass: 254.30	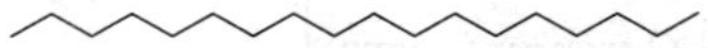 十八烷 Octadecane
6,10,14-三甲基-2-十五酮 6,10,14-Trimethyl-2-pentadecanone $C_{18}H_{36}O$ Exact Mass: 268.28	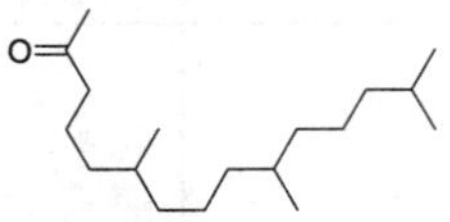 6,10,14-三甲基-2-十五酮 6,10,14-Trimethyl-2-pentadecanone	2-甲基-5-异丙基苯酚 Phenol,2-methyl-5-(1-methylethyl) $C_{10}H_{14}O$ Exact Mass: 150.10	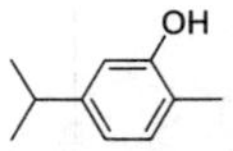 2-甲基-5-异丙基苯酚 Phenol,2-methyl-5-(1-methylethyl)
1,2-二甲氧基-4-丙烯基苯 Benzene,1,2-dimethoxy-4-(2-propenyl) $C_{11}H_{14}O_2$ Exact Mass: 178.10	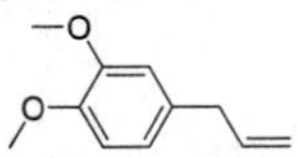 1,2-二甲氧基-4-丙烯基苯 Benzene,1,2-dimethoxy-4-(2-propenyl)	蔗糖 Sucrose $C_{12}H_{22}O_{11}$ Exact Mass: 342.12	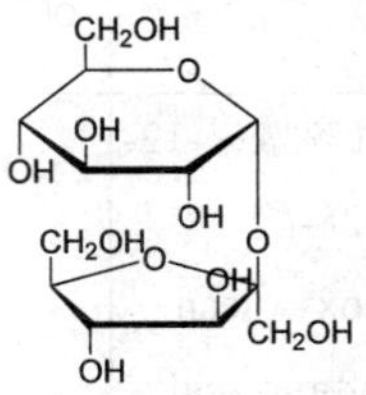 蔗糖 Sucrose

除以上化学成分外，伸筋草还含有石松毒碱、去氢石松碱、千层塔萜烯-3β-醇-21-酮、芹菜素-4'-*O*-(2",6"-二-*O*-对-香豆酰-β-D-葡萄吡喃糖苷)、石松子酸、*N*-去甲基-α-玉柏碱等。

皂角刺
Zaojiaoci
GLEDITSIAE SPINA

【化学成分】

表 1-7-28　皂角刺主要化学成分[133～136]

中英文名、化学式及相对分子质量	结构图	中英文名、化学式及相对分子质量	结构图
Alphitolic acid $C_{30}H_{48}O_4$ Exact Mass: 472.36	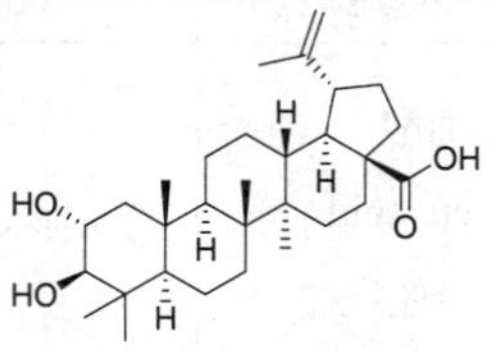 Alphitolic acid	白桦脂醇 Betulin $C_{30}H_{50}O_2$ Exact Mass: 442.38	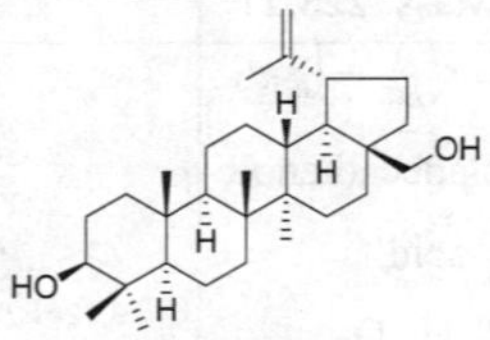 白桦脂醇　Betulin
白桦脂酸 Betulinic acid $C_{30}H_{48}O_3$ Exact Mass: 456.36	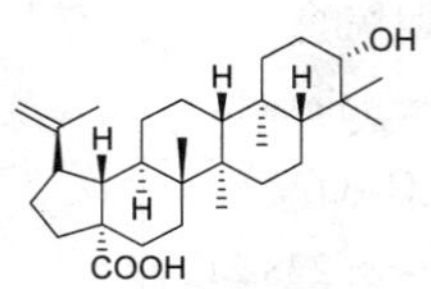 白桦脂酸　Betulinic acid	3*β*-*O*-*trans*-*p*-Caffeoyl alphitolic acid $C_{39}H_{54}O_7$ Exact Mass: 634.39	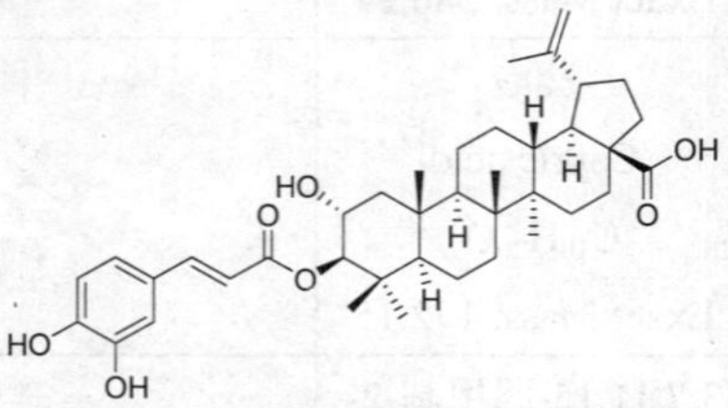 3*β*-*O*-*trans*-*p*-Caffeoyl alphitolic acid
3*β*-*O*-*trans*-*p*-Coumaroyl alphitolic acid $C_{39}H_{54}O_6$ Exact Mass: 618.39	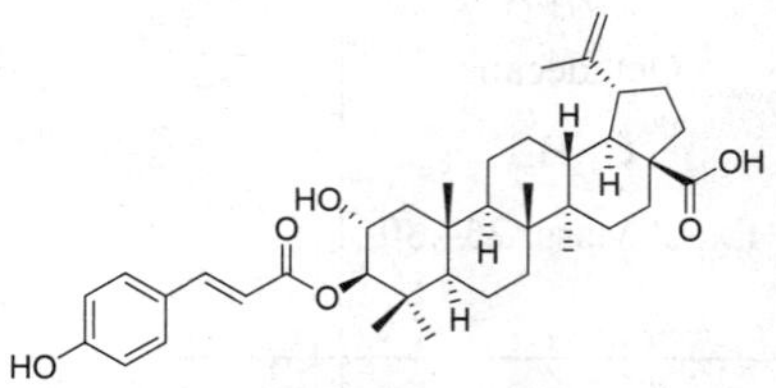 3*β*-*O*-*trans*-*p*-Coumaroyl alphitolic acid	Zizyberanalic acid $C_{30}H_{46}O_4$ Exact Mass: 470.34	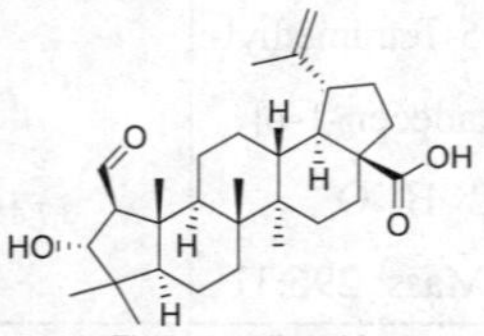 Zizyberanalic acid
胡萝卜苷 Daucosterol $C_{35}H_{60}O_6$ Exact Mass: 576.44	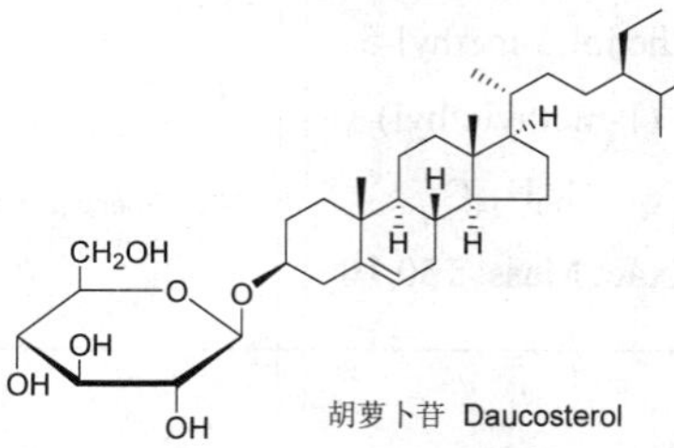 胡萝卜苷　Daucosterol	*β*-谷甾醇 *β*-Sitosterol $C_{29}H_{50}O$ Exact Mass: 414.39	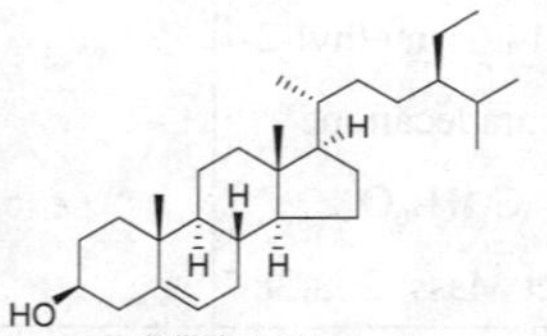 *β*-谷甾醇　*β*-Sitosterol
3*β*-乙酰氧齐墩果-12-烯-28-酸 3*β*-Acetoxy olean-12-en-28-oic acid $C_{32}H_{50}O_4$ Exact Mass: 498.37	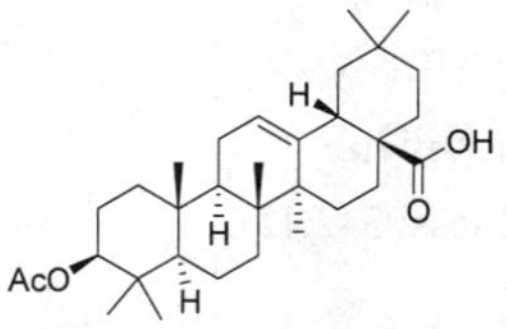 3*β*-乙酰氧齐墩果-12-烯-28-酸 3*β*-Acetoxy olean-12-en-28-oic acid	合欢酸 Echinocystic acid $C_{30}H_{48}O_4$ Exact Mass: 472.36	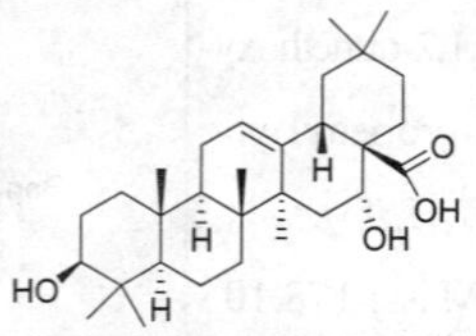 合欢酸　Echinocystic acid
棕榈酸 Palmitic acid $C_{16}H_{32}O_2$ Exact Mass: 256.24	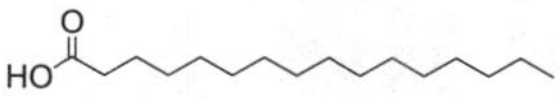 棕榈酸　Palmitic acid	黄颜木素 Fisetin $C_{15}H_{10}O_6$ Exact Mass: 286.05	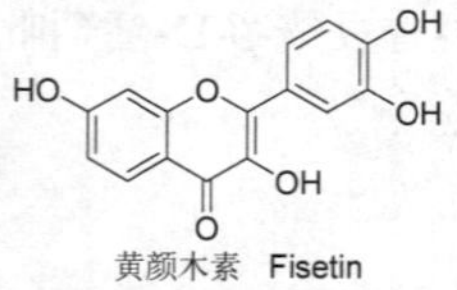 黄颜木素　Fisetin

续表

中英文名、化学式及相对分子质量	结构图	中英文名、化学式及相对分子质量	结构图
无羁萜 Friedelin $C_{30}H_{50}O$ Exact Mass: 426.39	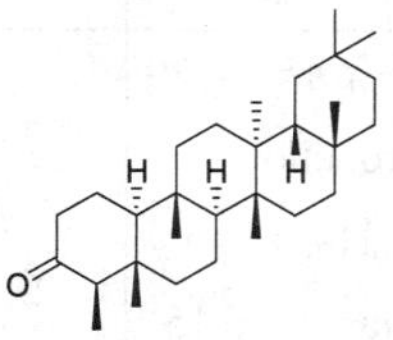 无羁萜 Friedelin	皂荚皂苷 B Gleditsia saponin B $C_{94}H_{148}O_{44}$ Exact Mass: 1980.93	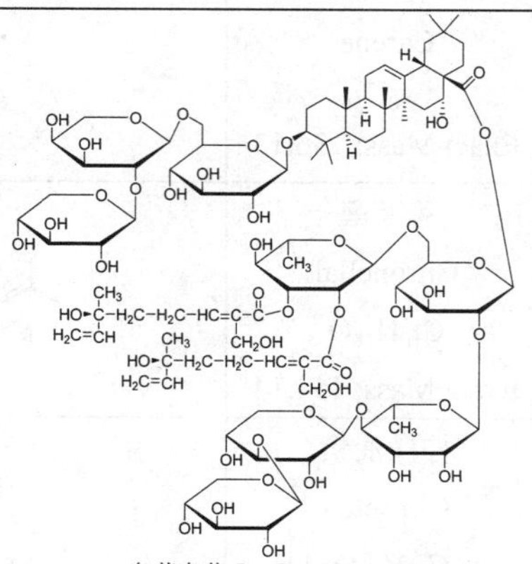 皂荚皂苷 B Gleditsia saponin B
皂荚皂苷 C Gleditsia saponin C $C_{94}H_{148}O_{43}$ Exact Mass: 1964.94	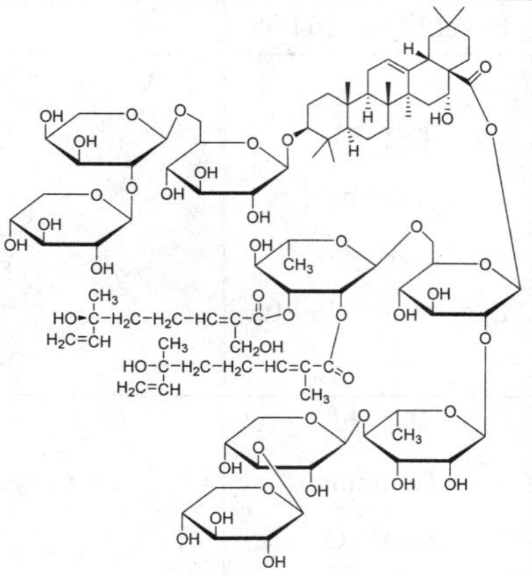 皂荚皂苷 C Gleditsia saponin C	皂荚皂苷 G Gleditsia saponin G $C_{84}H_{132}O_{35}$ Exact Mass: 1700.85	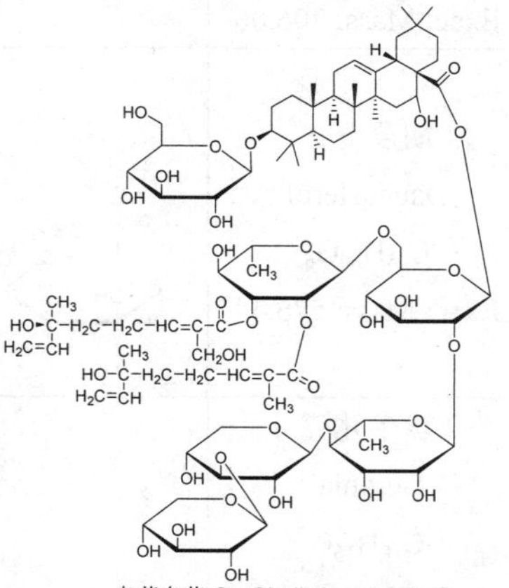 皂荚皂苷 G Gleditsia saponin G
槲皮素 Quercetin $C_{15}H_{10}O_7$ Exact Mass: 302.04	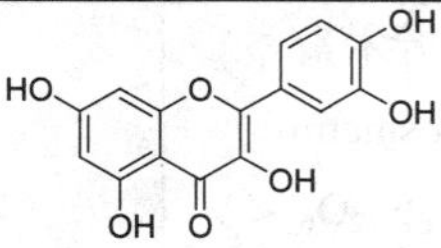 槲皮素 Quercetin		

除以上化学成分外，皂角刺还含有 3*β*-Acetoxyolean-12-en-28-oic acid、皂荚皂苷 F、皂荚皂苷 D、皂荚皂苷 E 等。

佛手

Foshou

CITRI SARCODACTYLIS FRUCTUS

【化学成分】

表 1-7-29 佛手主要化学成分[137~141]

中英文名、化学式及相对分子质量	结构图	中英文名、化学式及相对分子质量	结构图
α-香柠檬烯 *α*-Bergamotene $C_{15}H_{24}$ Exact Mass: 204.19	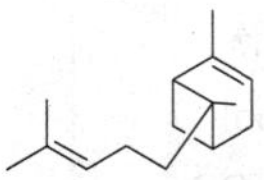 *α*-香柠檬烯 *α*-Bergamotene	*β*-红没药烯 *β*-Bisabolene $C_{15}H_{24}$ Exact Mass: 204.19	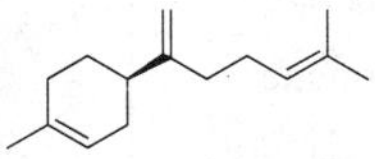 *β*-红没药烯 *β*-Bisabolene

续表

中英文名、化学式及相对分子质量	结构图	中英文名、化学式及相对分子质量	结构图
蒈烯 Carene $C_{10}H_{16}$ Exact Mass: 136.13	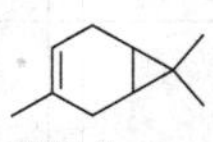 蒈烯 Carene	*β*-石竹烯 *β*-Caryophyllene $C_{15}H_{24}$ Exact Mass: 204.19	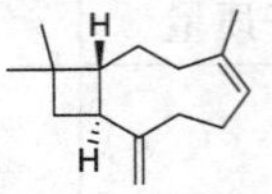 *β*-石竹烯 *β*-Caryophyllene
香茅醛 Citronellal $C_{10}H_{18}O$ Exact Mass: 154.14	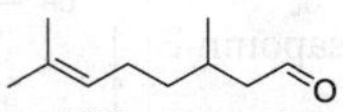 香茅醛 Citronellal	香茅醇 Citronellol $C_{10}H_{20}O$ Exact Mass: 156.15	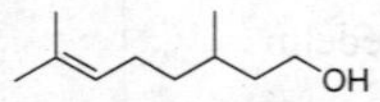 香茅醇 Citronellol
柠檬油素 Citropten $C_{11}H_{10}O_4$ Exact Mass: 206.06	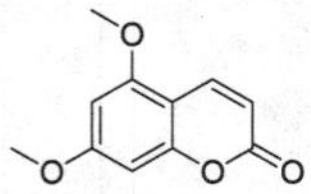 柠檬油素 Citropten	对香豆酸 *p*-Coumaric acid $C_9H_8O_3$ Exact Mass: 164.05	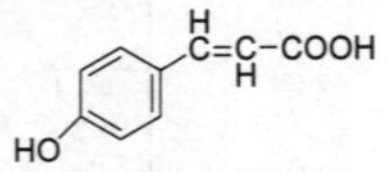 对香豆酸 *p*-Coumaric acid
胡萝卜苷 Daucosterol $C_{35}H_{60}O_6$ Exact Mass: 576.44	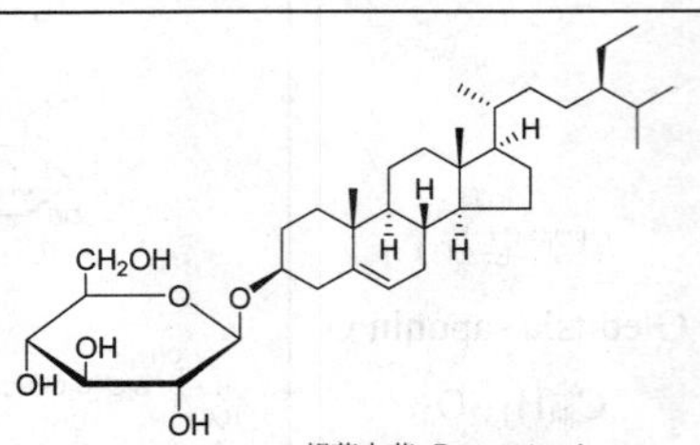 胡萝卜苷 Daucosterol	阿魏酸 Ferulic acid $C_{10}H_{10}O_4$ Exact Mass: 194.06	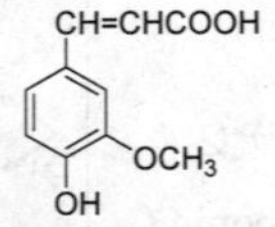 阿魏酸 Ferulic acid
牻牛儿醛 Geranial $C_{10}H_{16}O$ Exact Mass: 152.12	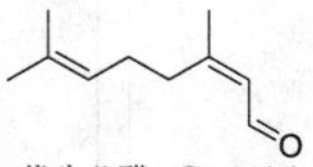 牻牛儿醛 Geranial	香叶醇 Geraniol $C_{10}H_{18}O$ Exact Mass: 154.14	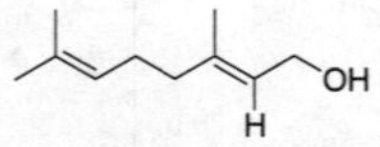 香叶醇 Geraniol
乙酸香叶酯 Geranyl acetate $C_{12}H_{20}O_2$ Exact Mass: 196.15	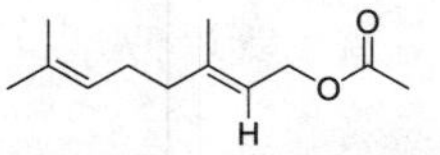 乙酸香叶酯 Geranyl acetate	香叶木素 Diosmetin $C_{16}H_{12}O_6$ Exact Mass: 300.06	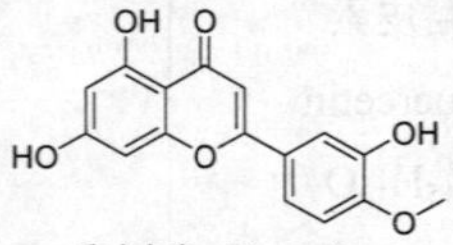 香叶木素 Diosmetin
香叶木苷 Diosmin $C_{28}H_{32}O_{15}$ Exact Mass: 608.17	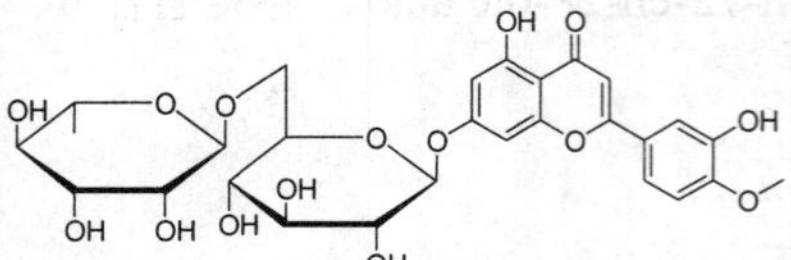 香叶木苷 Diosmin	顺-头-头-3,3',4,4'-柠檬油素二聚体 *cis*-Head-to-head-limettin dimer $C_{22}H_{20}O_8$ Exact Mass: 412.12	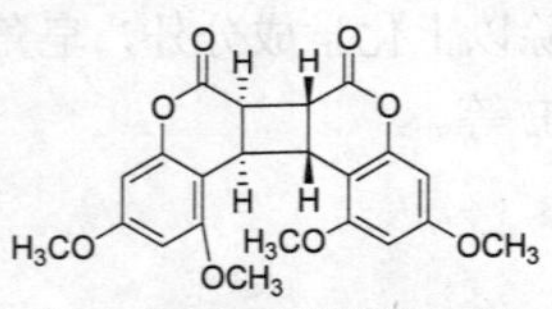 顺-头-头-3,3',4,4'-柠檬油素二聚体 *cis*-Head-to-head-limettin dimer
顺-头-尾-3,3',4,4'-柠檬油素二聚体 *cis*-Head-to-tail-limettin dimer $C_{22}H_{20}O_8$ Exact Mass: 412.12	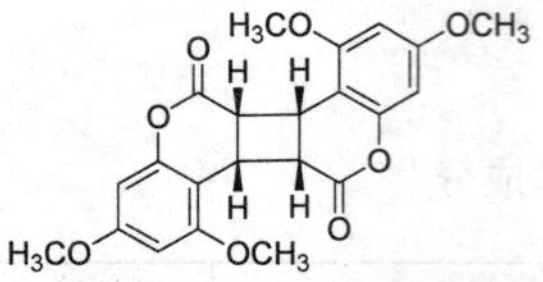 顺-头-尾-3,3',4,4'-柠檬油素二聚体 *cis*-Head-to-tail-limettin dimer	橙皮苷 Hesperidin $C_{28}H_{34}O_{15}$ Exact Mass: 610.19	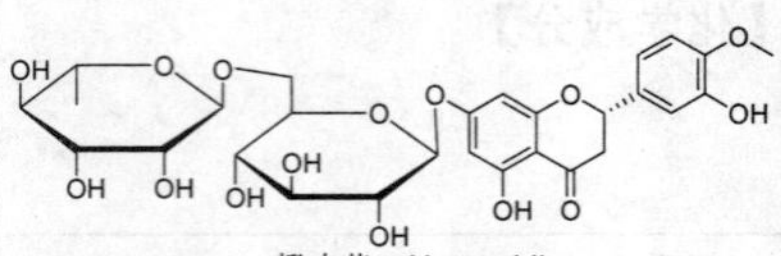 橙皮苷 Hesperidin
柠檬烯 Limonene $C_{10}H_{16}$ Exact Mass: 136.13	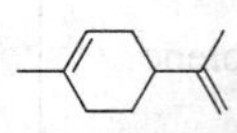 柠檬烯 Limonene	芳樟醇 Linalool $C_{10}H_{18}O$ Exact Mass: 154.14	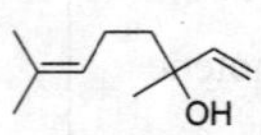 芳樟醇 Linalool

续表

中英文名、化学式及相对分子质量	结构图	中英文名、化学式及相对分子质量	结构图
亚油酸 Linoleic acid $C_{18}H_{32}O_2$ Exact Mass: 280.24	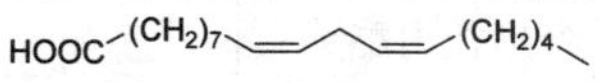 亚油酸 Linoleic acid	柠檬内酯 Limettin $C_{11}H_{10}O_4$ Exact Mass: 206.06	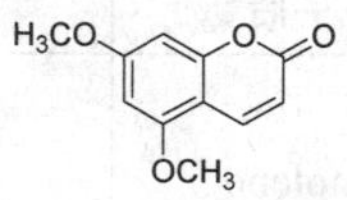 柠檬内酯 Limettin
5-甲氧基糠醛 5-Methoxyfurfural $C_6H_6O_3$ Exact Mass: 126.03	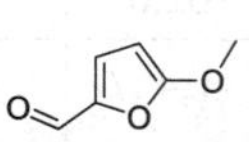 5-甲氧基糠醛 5-Methoxyfurfural	单棕榈酸甘油酯 Monopalmitin $C_{19}H_{38}O_4$ Exact Mass: 330.28	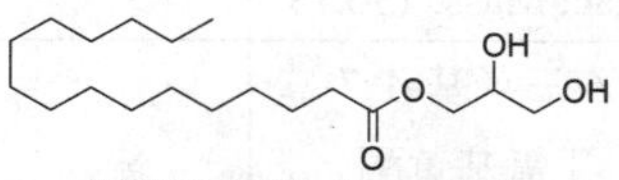 单棕榈酸甘油酯 Monopalmitin
β-月桂烯 *β*-Myrcene $C_{10}H_{16}$ Exact Mass: 136.13	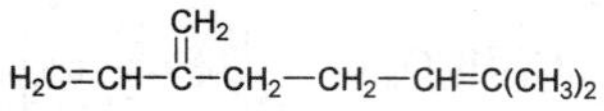 *β*-月桂烯 *β*-Myrcene	橙花醛 Neral $C_{10}H_{16}O$ Exact Mass: 152.12	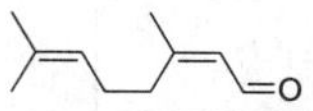 橙花醛 Neral
橙花醇 Nerol $C_{10}H_{18}O$ Exact Mass: 154.14	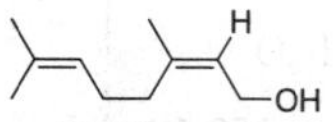 橙花醇 Nerol	棕榈酸 Palmitic acid $C_{16}H_{32}O_2$ Exact Mass: 256.24	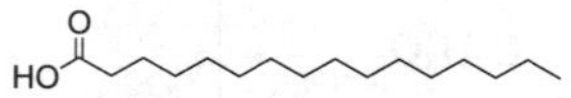 棕榈酸 Palmitic acid
β-水芹烯 *β*-Phellandrene $C_{10}H_{16}$ Exact Mass: 136.13	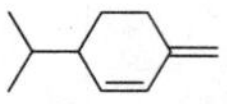 *β*-水芹烯 *β*-Phellandrene	*α*-蒎烯 *α*-Pinene $C_{10}H_{16}$ Exact Mass: 136.13	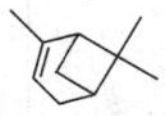 *α*-蒎烯 *α*-Pinene
β-蒎烯 *β*-Pinene $C_{10}H_{16}$ Exact Mass: 136.13	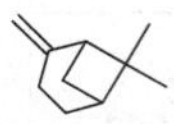 *β*-蒎烯 *β*-Pinene	原儿茶酸 Protocatechuic acid $C_7H_6O_4$ Exact Mass: 154.03	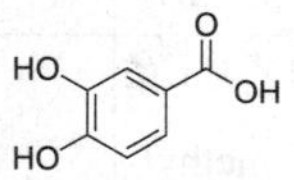 原儿茶酸 Protocatechuic acid
香桧烯 Sabinene $C_{10}H_{16}$ Exact Mass: 136.13	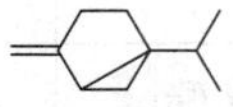 香桧烯 Sabinene	*β*-谷甾醇 *β*-Sitosterol $C_{29}H_{50}O$ Exact Mass: 414.39	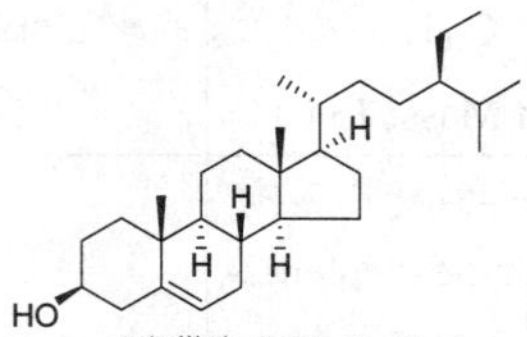 *β*-谷甾醇 *β*-Sitosterol
豆甾醇 Stigmasterol $C_{29}H_{48}O$ Exact Mass: 412.37	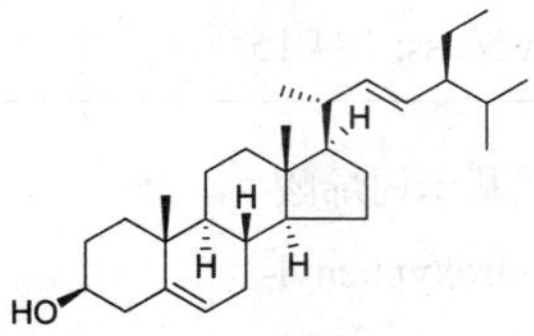 豆甾醇 Stigmasterol	乙酸橙花酯 Neryl acetate $C_{12}H_{20}O_2$ Exact Mass: 196.15	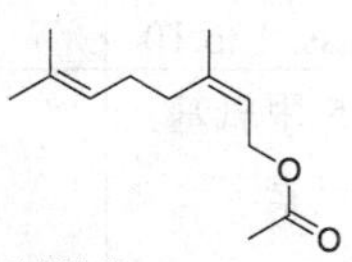 乙酸橙花酯 Neryl acetate
琥珀酸 Succinic acid $C_4H_6O_4$ Exact Mass: 118.03	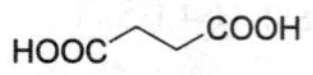 琥珀酸 Succinic acid	*γ*-萜品烯 *γ*-Terpinene $C_{10}H_{16}$ Exact Mass: 136.13	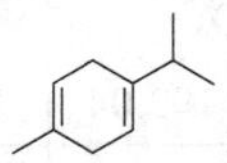 *γ*-萜品烯 *γ*-Terpinene
α-萜品醇 *α*-Terpineol $C_{10}H_{18}O$ Exact Mass: 154.14	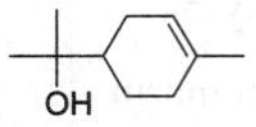 *α*-萜品醇 *α*-Terpineol	(*R*)-对孟烯-1-醇-4 Terpinen-4-ol $C_{10}H_{18}O$ Exact Mass: 154.14	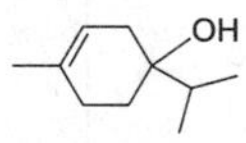 (*R*)-对孟烯-1-醇-4 Terpinen-4-ol

续表

中英文名、化学式及相对分子质量	结构图	中英文名、化学式及相对分子质量	结构图
异松油烯 Terpinolene $C_{10}H_{16}$ Exact Mass: 136.13	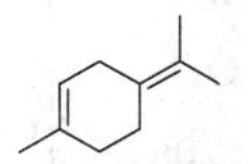 异松油烯　Terpinolene	伞形花内酯 Umbelliferone $C_9H_6O_3$ Exact Mass: 162.03	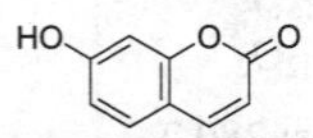 伞形花内酯　Umbelliferone
3,5,6-三羟基-4',7-二甲氧基黄酮 3,5,6-Trihydroxy-4',7-dimethoxyflavone $C_{17}H_{14}O_7$ Exact Mass: 330.07	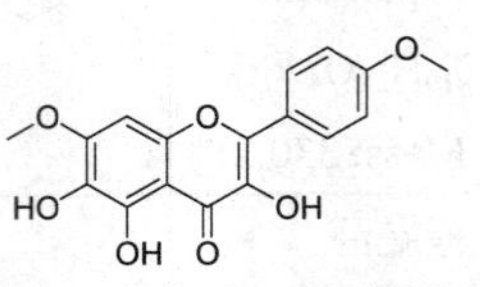 3,5,6-三羟基-4',7-二甲氧基黄酮 3,5,6-Trihydroxy-4',7-dimethoxyflavone	3,5,6-三羟基-3',4',7-三甲氧基黄酮 3,5,6-Trihydroxy-3',4',7-trimethoxyflavone $C_{18}H_{16}O_8$ Exact Mass: 360.08	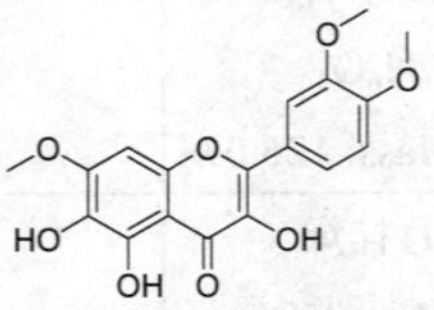 3,5,6-三羟基-3',4',7-三甲氧基黄酮 3,5,6-Trihydroxy-3',4',7-trimethoxyflavone
香荚兰酸 Vanillic acid $C_8H_8O_4$ Exact Mass: 168.04	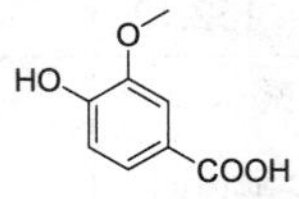 香荚兰酸 Vanillic acid	马鞭草烯醇 Verbenol $C_{10}H_{16}O$ Exact Mass: 152.12	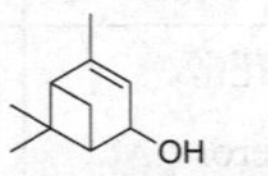 马鞭草烯醇　Verbenol
3,5,8-三羟基-3',4'-二甲氧基黄酮 3,5,8-Trihydroxy-3',4'-dimethoxyflavone $C_{17}H_{14}O_7$ Exact Mass: 330.07	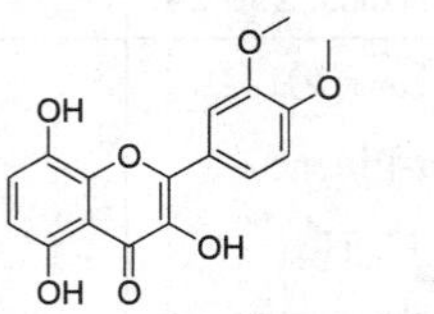 3,5,8-三羟基-3',4'-二甲氧基黄酮 3,5,8-Trihydroxy-3',4'-dimethoxyflavone	柠檬苦素 Limonin $C_{26}H_{30}O_8$ Exact Mass: 470.19	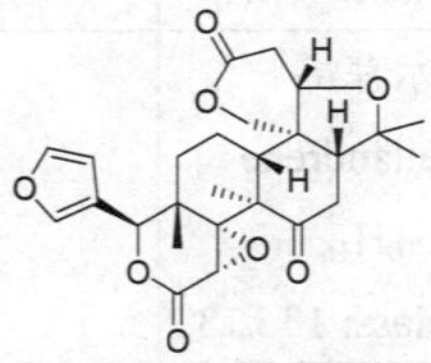 柠檬苦素　Limonin
1-甲基-2-(1-甲乙基)-苯 1-Methyl-2-(1-methyl-ethyl)-benzene $C_{10}H_{14}$ Exact Mass: 134.11	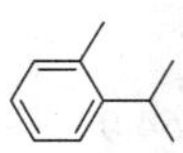 1-甲基-2-(1-甲乙基)-苯 1-Methyl-2-(1-methylethyl)-benzene	东莨菪亭 Scopoletin $C_{10}H_8O_4$ Exact Mass: 192.04	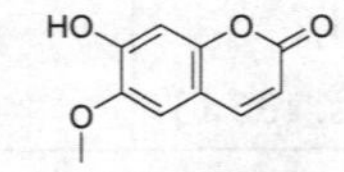 东莨菪亭　Scopoletin
6-甲基-5-庚烯-2-酮 6-Methyl-5-hepten-2-one $C_8H_{14}O$ Exact Mass: 126.10	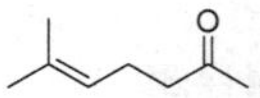 6-甲基-5-庚烯-2-酮 6-Methyl-5-hepten-2-one	甲酸香茅酯 Citronellyl formate $C_{11}H_{20}O_2$ Exact Mass: 184.15	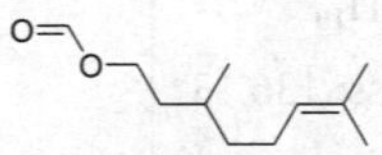 甲酸香茅酯　Citronellyl formate
7-羟基-5-甲氧基香豆素 7-Hydroxy-5-methoxycoumarin $C_{10}H_8O_4$ Exact Mass: 192.04	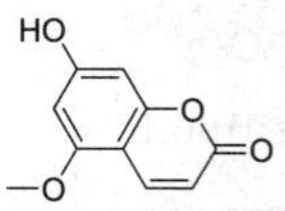 7-羟基-5-甲氧基香豆素 7-Hydroxy-5-methoxycoumarin	对羟基苯丙烯酸 *p*-Hydroxyphenyl-propenoic acid $C_9H_8O_3$ Exact Mass: 164.05	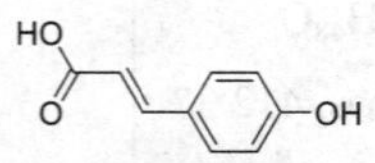 对羟基苯丙烯酸 *p*-Hydroxyphenyl-propenoic acid
6,7-二甲氧基香豆素 6,7-Dimethoxy coumarin $C_{11}H_{10}O_4$ Exact Mass: 206.06	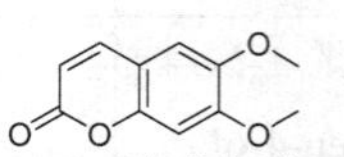 6,7-二甲氧基香豆素 6,7-Dimethoxy coumarin	5-异戊烯氧基-7-甲氧基香豆素 7-Methoxy-5-prenyloxycoumarin $C_{15}H_{16}O_4$ Exact Mass: 260.10	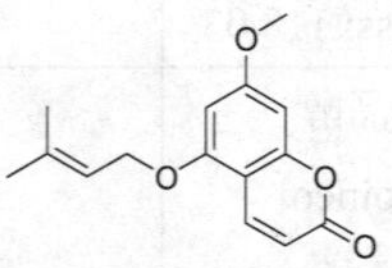 5-异戊烯氧基-7-甲氧基香豆素 7-Methoxy-5-prenyloxycoumarin

续表

中英文名、化学式及相对分子质量	结构图	中英文名、化学式及相对分子质量	结构图
黄柏酮 Obacunone $C_{26}H_{30}O_7$ Exact Mass: 454.20	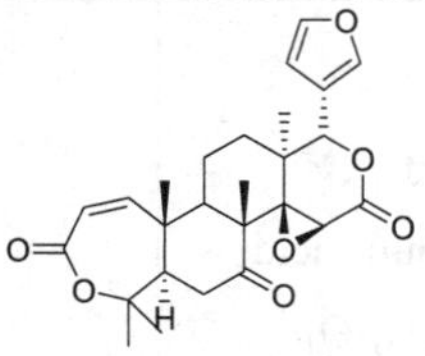 黄柏酮 Obacunone	Aviprin $C_{16}H_{16}O_6$ Exact Mass: 304.09	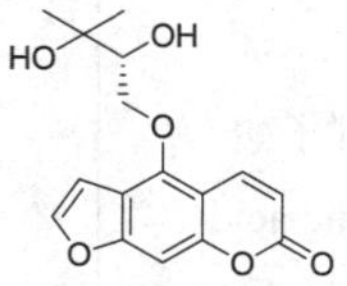 Aviprin
柠檬黄酮 Citflavanone $C_{20}H_{18}O_5$ Exact Mass: 338.12	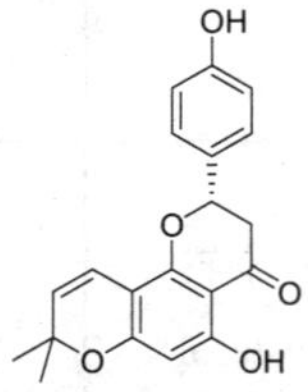 柠檬黄酮 Citflavanone	橙花酸 Nerolic acid $C_{10}H_{16}O_2$ Exact Mass: 168.12	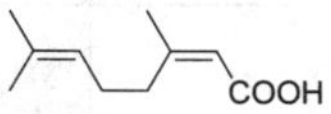 橙花酸 Nerolic acid

除以上化学成分外，佛手还含有β-D-葡萄糖、β-松油烯、诺米林、厄特哥、4-甲氧基联苄等。

【分析方法】

1 高效液相色谱法测定广佛手中5, 7-二甲氧基香豆素的含量[142]

1.1 仪器

Agilent 1100高效液相色谱仪，二极管阵列检测器。

1.2 色谱条件

色谱柱：Li ChrosPher^R 100柱(250mm×4.6mm，5μm)；流动相：甲醇-水(65∶35)；流速1.0mL/min；柱温35℃；检测波长326nm；分析时间约6min。

1.3 对照品溶液的制备

称取5,7-二甲氧基香豆素对照品，用适量醋酸乙酯溶解。

1.4 供试品溶液的制备

称取粉碎的药材1.5g，用35mL醋酸乙酯超声提取3次，每次15min，滤过，合并提取液，蒸干，残渣用醋酸乙酯溶解并定容至5mL，即得。

余甘子

Yuganzi

PHYLLANTHI FRUCTUS

【化学成分】

表1-7-30 余甘子主要化学成分[143～146]

中英文名、化学式及相对分子质量	结构图	中英文名、化学式及相对分子质量	结构图
羽扇豆醇 (蛇麻酯醇) Lupeol $C_{30}H_{50}O$ Exact Mass: 426.39	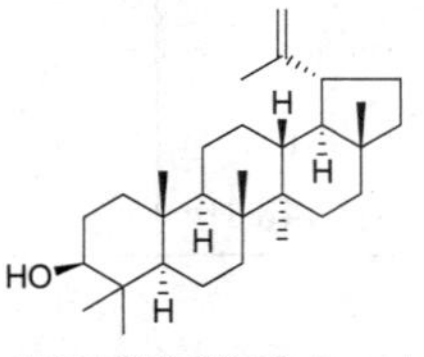 羽扇豆醇(蛇麻酯醇) Lupeol	β-香树脂酮 β-Amyrenone $C_{30}H_{48}O$ Exact Mass: 424.37	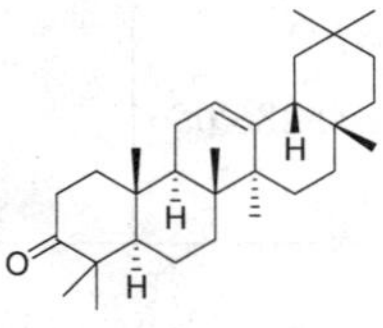 β-香树脂酮 β-Amyrenone

续表

中英文名、化学式及相对分子质量	结构图	中英文名、化学式及相对分子质量	结构图
余甘子酸 Amlaic acid $C_{27}H_{24}O_{19}$ Exact Mass: 652.09	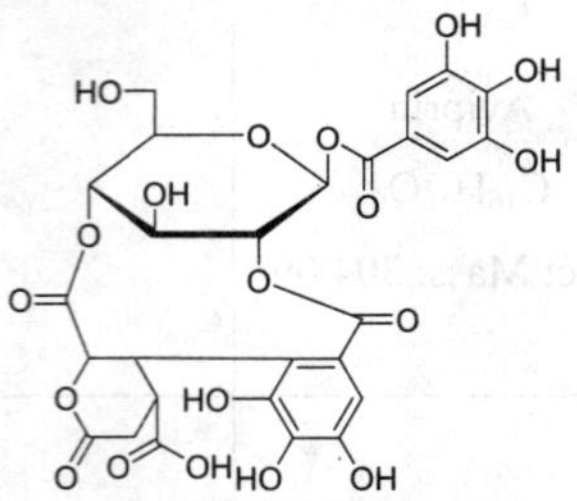 余甘子酸 Amlaic acid	诃子次酸 Chebulic acid $C_{14}H_{12}O_{11}$ Exact Mass: 356.04	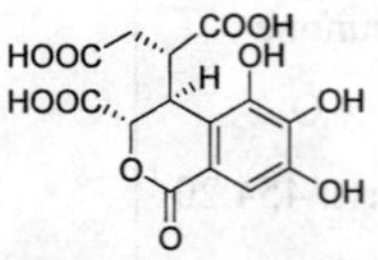 诃子次酸 Chebulic acid
β-谷甾醇 *β*-Sitosterol $C_{29}H_{50}O$ Exact Mass: 414.39	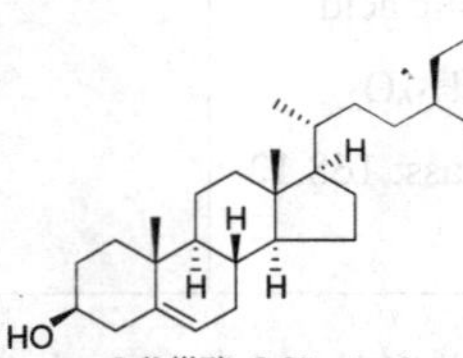 *β*-谷甾醇 *β*-Sitosterol	*β*-胡萝卜苷 *β*-Daucosterol $C_{35}H_{60}O_6$ Exact Mass: 576.44	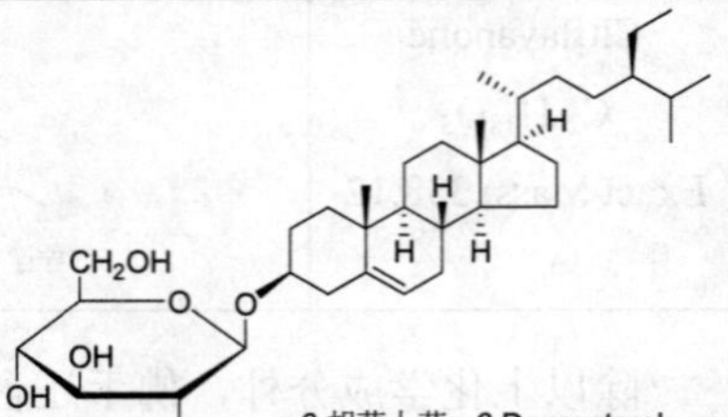 *β*-胡萝卜苷 *β*-Daucosterol
β-胡萝卜素 *β*-Carotene $C_{40}H_{56}$ Exact Mass: 536.44	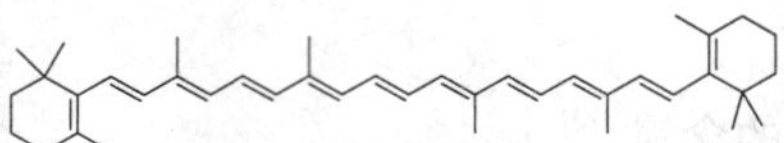 *β*-胡萝卜素 *β*-Carotene	双没食子酸 Digallic acid $C_{14}H_{10}O_9$ Exact Mass: 322.03	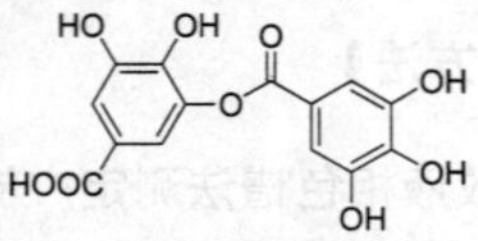 双没食子酸 Digallic acid
并没食子酸 Ellagic acid $C_{14}H_6O_8$ Exact Mass: 302.01	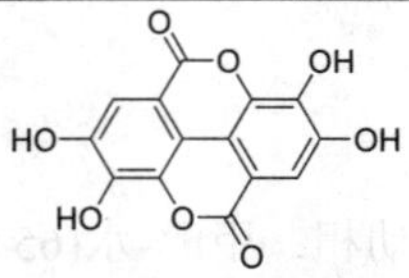 并没食子酸 Ellagic acid	没食子酸 Gallic acid $C_7H_6O_5$ Exact Mass: 170.02	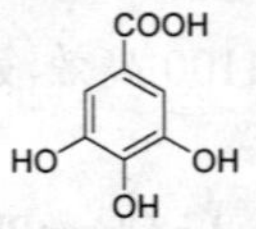 没食子酸 Gallic acid
3-乙基没食子酸 3-Ethoxy-4,5-dihy-droxy-benzoic acid $C_9H_{10}O_5$ Exact Mass: 198.05	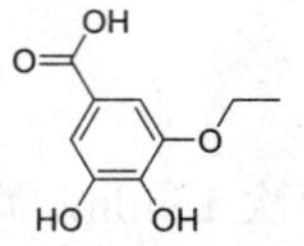 3-乙基没食子酸 3-Ethoxy-4,5-dihydroxy-benzoic acid	3,6-二-*O*-没食子酰基-*β*-D-葡萄糖 3,6-Di-*O*-Galloyl-*β*-D-glucose $C_{20}H_{20}O_{14}$ Exact Mass: 484.09	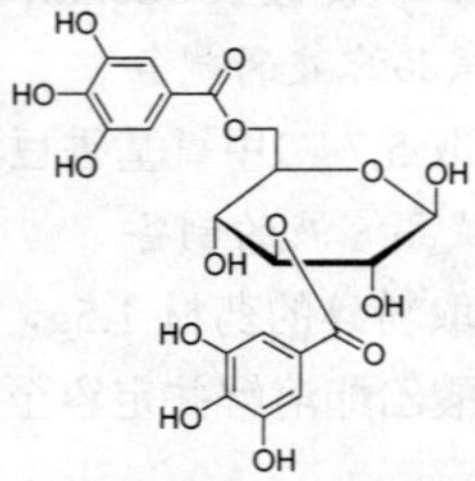 3,6-二-*O*-没食子酰基-*β*-D-葡萄糖 3,6-Di-*O*-Galloyl-*β*-D-glucose
1,6-二-*O*-没食子酰基-*β*-D-葡萄糖 1,6-Di-*O*-galloyl-*β*-D-glucose $C_{20}H_{20}O_{14}$ Exact Mass: 484.09	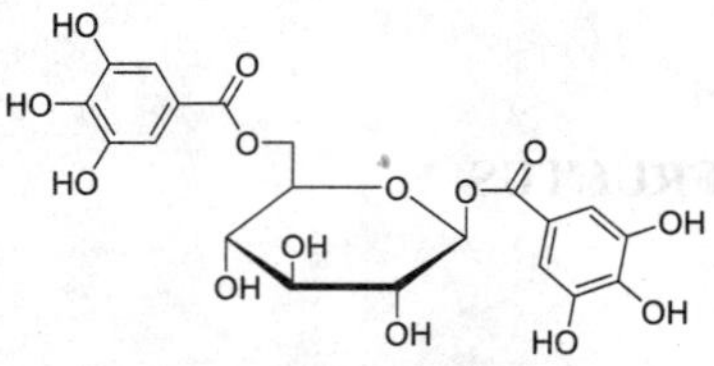 1,6-二-*O*-没食子酰基-*β*-D-葡萄糖 1,6-Di-*O*-galloyl-*β*-D-glucose	1-没食子酰基-*β*-D-葡萄糖 1-Galloyl-*β*-D-glucose $C_{13}H_{16}O_{10}$ Exact Mass: 332.07	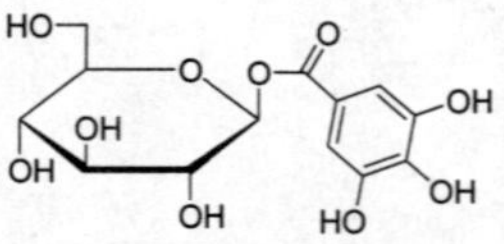 1-没食子酰基-*β*-D-葡萄糖 1-Galloyl-*β*-D-glucose
山柰酚 Kaemferol $C_{15}H_{10}O_6$ Exact Mass: 286.05	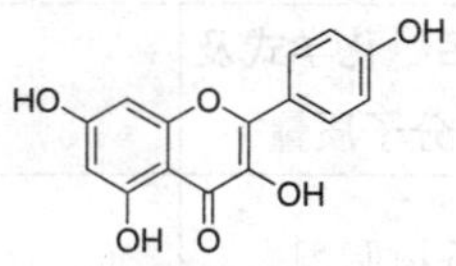 山柰酚 Kaempferol	山柰酚-3-*O*-葡萄糖苷 Kaempferol-3-*O*-glucoside $C_{21}H_{20}O_{11}$ Exact Mass: 448.10	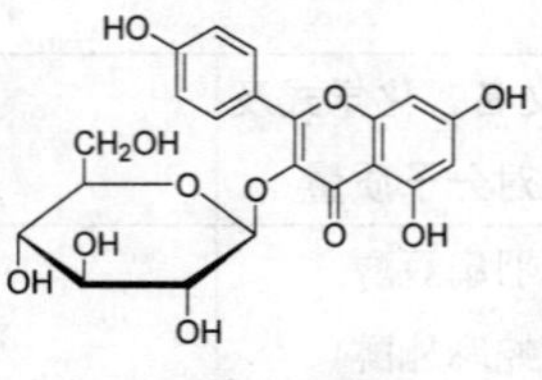 山柰酚-3-*O*-葡萄糖苷 Kaempferol-3-*O*-glucoside

续表

中英文名、化学式及相对分子质量	结构图	中英文名、化学式及相对分子质量	结构图
杜英鞣质 Elaeocarpusin $C_{47}H_{34}O_{32}$ Exact Mass: 1110.10	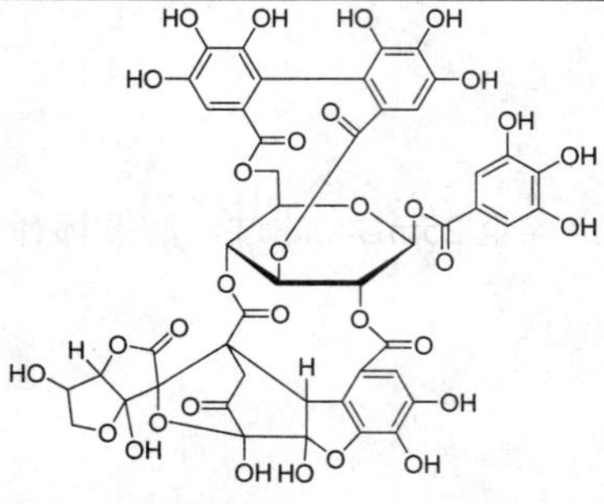 杜英鞣质 Elaeocarpusin	黏酸二甲酯-2-*O*-没食子酰基 Mucic acid dimethyl ester-2-*O*-gallate $C_{15}H_{18}O_{12}$ Exact Mass: 390.08	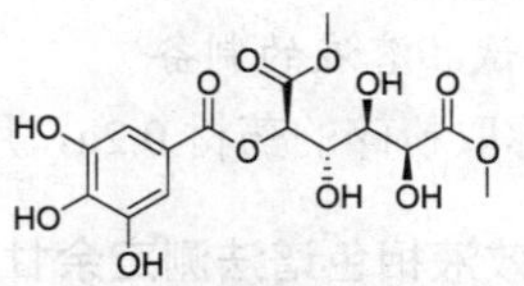 黏酸二甲酯-2-*O*-没食子酰基 Mucic acid dimethyl ester-2-*O*-gallate
油酸 Oleic acid $C_{16}H_{32}O_2$ Exact Mass: 256.24	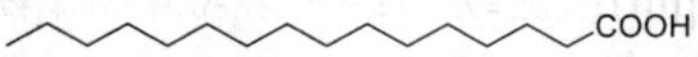 油酸 Oleic acid	亚油酸 Linoleic acid $C_{18}H_{32}O_2$ Exact Mass: 280.24	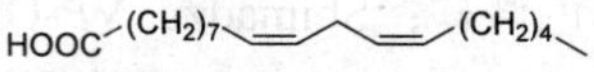 亚油酸 Linoleic acid
黏酸 Mucic acid $C_6H_{10}O_8$ Exact Mass: 210.04	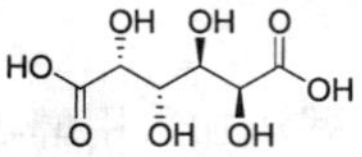 黏酸 Mucic acid	肉豆蔻酸 Myristic acid $C_{14}H_{28}O_2$ Exact Mass: 228.21	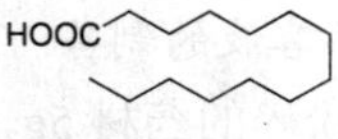 肉豆蔻酸 Myristic acid
硬脂酸 Octadecanoic acid $C_{18}H_{36}O_2$ Exact Mass: 284.27	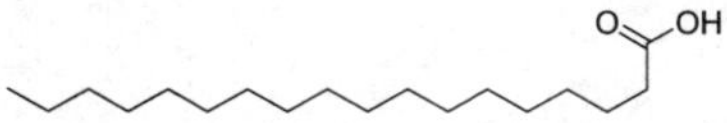 硬脂酸 Octadecanoic acid	棕榈酸 Palmitic acid $C_{16}H_{32}O_2$ Exact Mass: 256.24	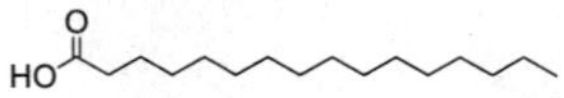 棕榈酸 Palmitic acid
槲皮素 Quercetin $C_{15}H_{10}O_7$ Exact Mass: 302.04	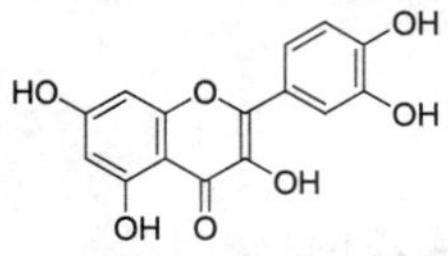 槲皮素 Quercetin	汉黄芩素 Wogonin $C_{16}H_{12}O_5$ Exact Mass: 284.07	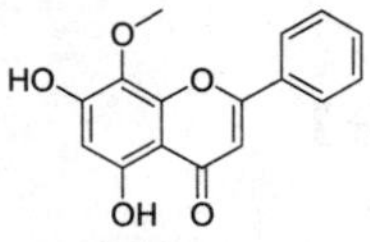 汉黄芩素 Wogonin
维生素C Vitamin C $C_6H_8O_6$ Exact Mass: 176.03	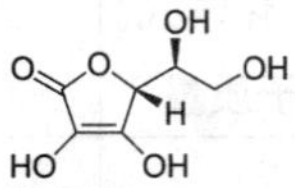 维生素C Vitamin C	邻苯三酚 Pyrogallic acid $C_6H_6O_3$ Exact Mass: 126.03	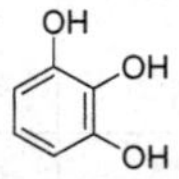 邻苯三酚 Pyrogallic acid
D-果糖 D-Fructose $C_6H_{12}O_6$ Exact Mass: 180.06	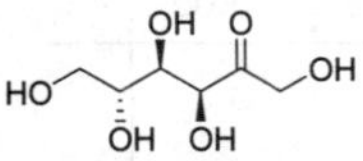 D-果糖 D-Fructose	蔗糖 Sucrose $C_{12}H_{22}O_{11}$ Exact Mass: 342.12	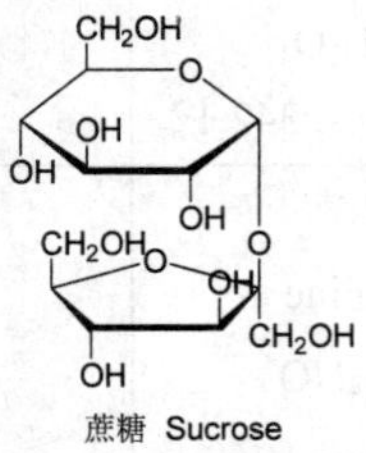 蔗糖 Sucrose

除以上化学成分外，余甘子还含有诃子酸、原诃子酸、诃子次鞣酸、余甘子酚、黏酸-1-甲酯-6-乙酯、飞燕草素、核果木素 A 等。

【分析方法】

1 高效液相色谱法测定藏药余甘子中没食子酸的含量[147]

1.1 仪器

Agilent 1100 高效液相色谱仪。

1.2 色谱条件

色谱柱：Agilent XDB-150 柱；流动相：甲醇-水-磷酸(5∶95∶0.05)；流速 1.0mL/min；柱温 30℃；检测波长 280nm；分析时间约 5min。

1.3 对照品溶液的制备

称取没食子酸对照品，用适量 30%甲醇溶解。

1.4 供试品溶液的制备

称取粉碎的药材 0.2g，用 30%甲醇适量，冷浸 24h 定容至 25mL，滤过，滤液稀释 5 倍，即得。

2 高效液相色谱法测定余甘子药材中槲皮素的含量[148]

2.1 仪器

Shimadzu LC-20AT 高效液相色谱仪。

2.2 色谱条件

色谱柱：Shimadzu VP-ODS 柱(250mm×4.6mm，5μm)；流动相：甲醇-0.4%磷酸溶液(50∶50)；流速 1.0mL/min；柱温 35℃；检测波长 373nm；分析时间约 17min。

2.3 对照品溶液的制备

称取槲皮素对照品，用适量甲醇溶解。

2.4 供试品溶液的制备

称取粉碎的药材 5g，用 250mL 甲醇加热回流 1.5h，蒸干，残渣加入甲醇-5%盐酸溶液(4∶1)的混合液，加热回流 30min，滤过，即得。

谷芽

Guya

SETARIAE FRUCTUS GERMINATUS

【化学成分】

表 1-7-31 谷芽主要化学成分[149]

中英文名、化学式及相对分子质量	结构图	中英文名、化学式及相对分子质量	结构图
麦芽糖 Maltose $C_{12}H_{22}O_{11}$ Exact Mass: 342.12	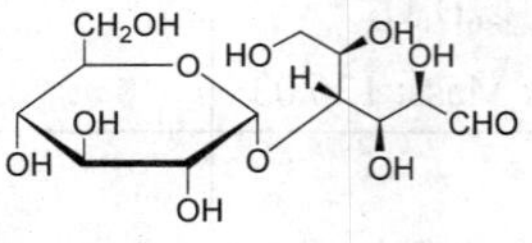 麦芽糖 Maltose	腺嘌呤 Adenine $C_5H_5N_5$ Exact Mass: 135.05	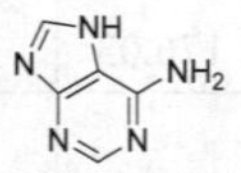 腺嘌呤 Adenine
胆碱 Choline $C_5H_{14}NO^+$ Exact Mass: 104.11	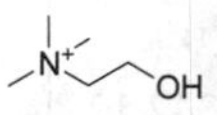 胆碱 Choline		

除以上化学成分外，谷芽还含有 α-淀粉酶、β-淀粉酶、聚胺氧化酶等。

谷精草

Gujingcao

ERIOCAULI FLOS

【化学成分】

表 1-7-32　谷精草主要化学成分[150, 151]

中英文名、化学式及相对分子质量	结构图	中英文名、化学式及相对分子质量	结构图
粗毛豚草素 7-(6-*E*-对番豆酮-*β*-D-葡萄糖苷) Hispidulin 7-(6-*E*-*p*-coumaroyl-*β*-D-glucopyranoside) $C_{31}H_{28}O_{13}$ Exact Mass: 608.15	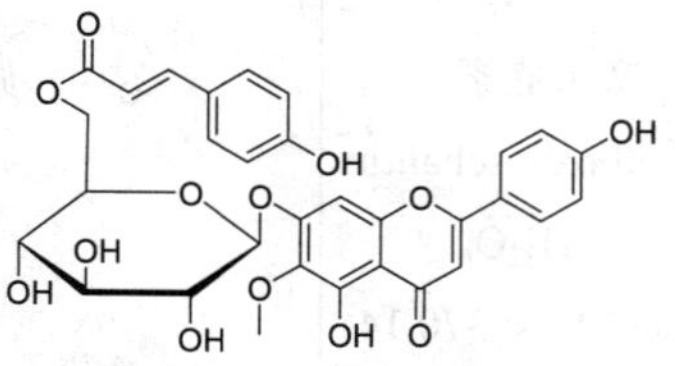 粗毛豚草素7-(6-*E*-对番豆酮-*β*-D-葡萄糖苷) Hispidulin 7-(6-*E*-*p*-coumaroyl-*β*-D-glucopyranoside)	邻苯二甲酸二丁酯 Dibutyl phthalate $C_{16}H_{22}O_4$ Exact Mass: 278.15	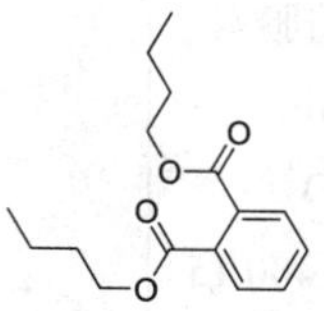 邻苯二甲酸二丁酯 Dibutyl phthalate
(*Z*,*Z*)-9,12-十八烷二烯酸 (*Z*,*Z*)-9,12-Octadecdienoic acid $C_{18}H_{32}O_2$ Exact Mass: 280.24	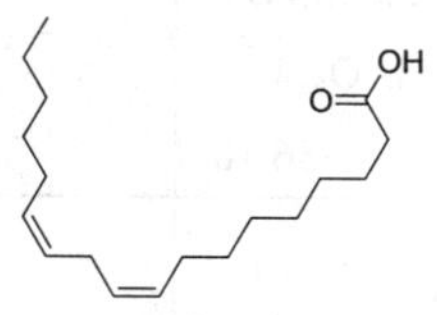 (*Z*,*Z*)-9,12-十八烷二烯酸 (*Z*,*Z*)-9,12-Octadecdienoic acid	3,7,11-三甲基-2,6,10-十二碳三烯酸甲酯 3,7,11-Trimethyl-2,6,10-dodectrienoic methyl ester $C_{16}H_{26}O_2$ Exact Mass: 250.19	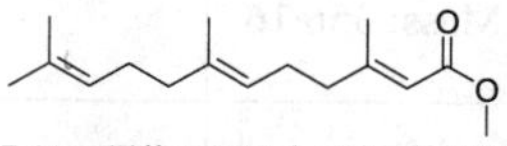 3,7,11-三甲基-2,6,10-十二碳三烯酸甲酯 3,7,11-Trimethyl-2,6,10-dodectrienoic methyl ester
(*Z*,*Z*,*Z*)-9,12,15-十八烷三烯酸甲酯 (*Z*,*Z*,*Z*)-9,12,15-Octadectrienoic acid methyl ester $C_{19}H_{32}O_2$ Exact Mass: 292.24	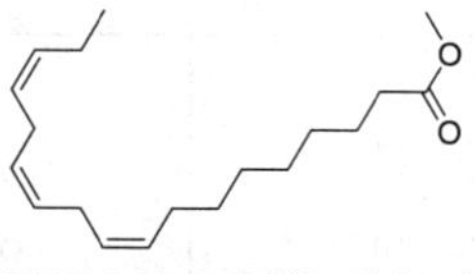 (*Z*,*Z*,*Z*)-9,12,15-十八烷三烯酸甲酯 (*Z*,*Z*,*Z*)-9,12,15-Octadectrienoic acid methyl ester	软脂酸 *N*-Hexadecenoic acid $C_{16}H_{30}O_2$ Exact Mass: 254.22	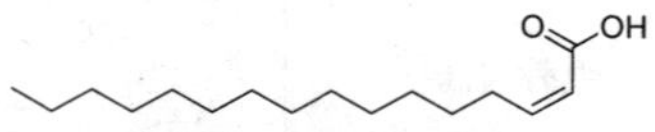 软脂酸 *N*-Hexadecenoic acid
反油酸 9-Octadecenoic acid $C_{18}H_{34}O_2$ Exact Mass: 282.26	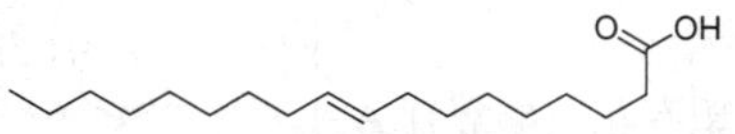 反油酸 9-Octadecenoic acid	十五烷酸 Pentadecanoic acid $C_{15}H_{30}O_2$ Exact Mass: 242.22	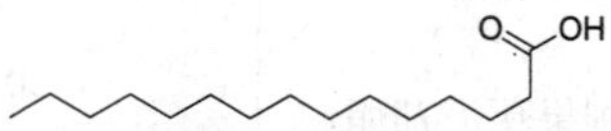 十五烷酸 Pentadecanoic acid
十四烷酸 Tetradecanoic acid $C_{14}H_{28}O_2$ Exact Mass: 228.21	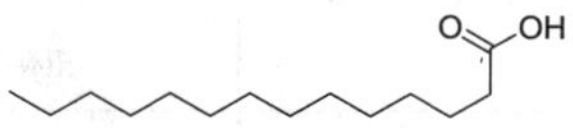 十四烷酸 Tetradecanoic acid	6,10,14-三甲基-2-十五烷酮 6,10,14-Trimethyl-2-pentadecanone $C_{18}H_{36}O$ Exact Mass: 268.28	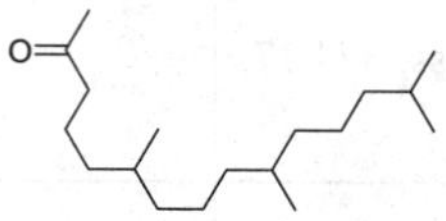 6,10,14-三甲基-2-十五烷酮 6,10,14-Trimethyl-2-pentadecanone
(2*S*)-3',4'-亚甲基双氧-5,7-二甲氧基黄烷 (2*S*)-3',4'-Methylenedioxy-5,7-dimethoxyflavane $C_{18}H_{18}O_5$ Exact Mass: 314.12	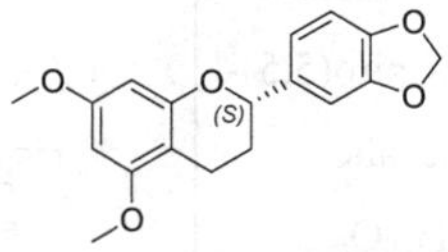 (2*S*) -3',4'-亚甲基双氧-5,7-二甲氧基黄烷 (2*S*)-3',4'-Methylenedioxy-5,7-dimethoxyflavane	二十八烷 Octacosane $C_{28}H_{58}$ Exact Mass: 394.45	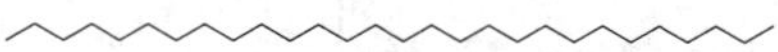 二十八烷 Octacosane

辛夷

Xinyi
MAGNOLIAE FLOS

【化学成分】

表 1-7-33 辛夷主要化学成分[152～155]

中英文名、化学式及相对分子质量	结构图	中英文名、化学式及相对分子质量	结构图
刚果荜澄茄脂素 Aschantin $C_{22}H_{24}O_7$ Exact Mass: 400.15	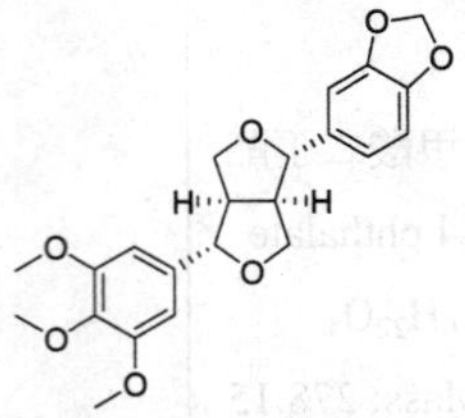 刚果荜澄茄脂素 Aschantin	辛夷脂素 Demethoxyaschantin $C_{21}H_{22}O_6$ Exact Mass: 370.14	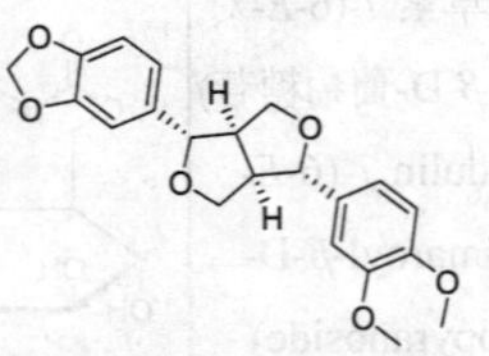 辛夷脂素 Demethoxyaschantin
Calopiptin $C_{21}H_{24}O_5$ Exact Mass: 356.16	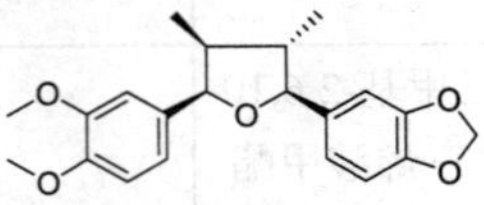 Calopiptin	(−)-白玉兰亭 B (−)-Denudatin B $C_{21}H_{24}O_5$ Exact Mass: 356.16	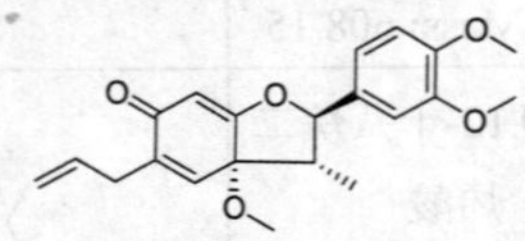 (-)-白玉兰亭 B (-)-Denudatin B
白玉兰亭 A Denudatin A $C_{20}H_{20}O_5$ Exact Mass: 340.13	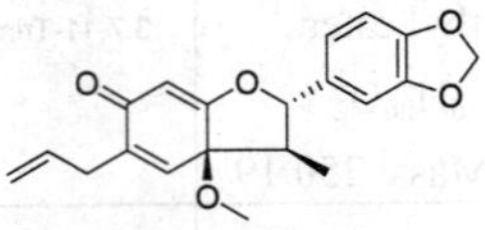 白玉兰亭 A Denudatin A	法代玉兰素 Fargesin $C_{21}H_{22}O_6$ Exact Mass: 370.14	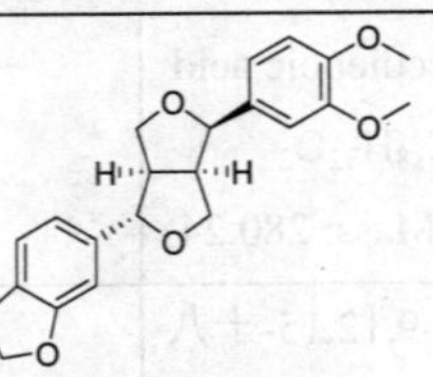 法代玉兰素 Fargesin
望春花素 Magnolin $C_{23}H_{28}O_7$ Exact Mass: 416.18	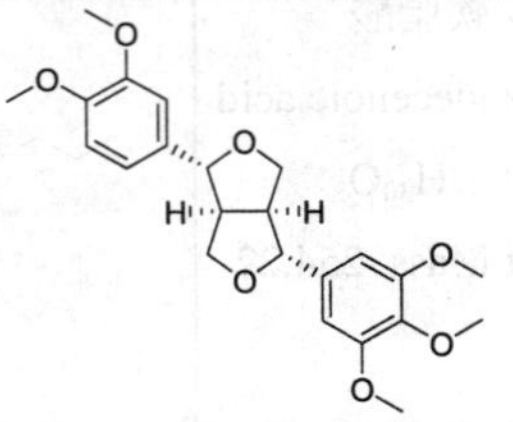 望春花素 Magnolin	利卡灵 B Licarin B $C_{20}H_{20}O_4$ Exact Mass: 324.14	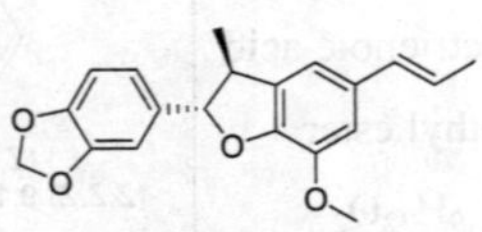 利卡灵 B Licarin B
刚果荜澄茄脂 Biondinin A $C_{21}H_{26}O_6$ Exact Mass: 374.17	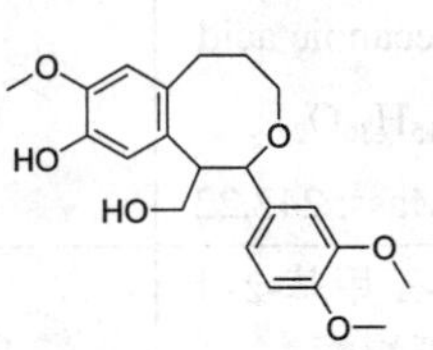 刚果荜澄茄脂 Biondinin A	望春花黄酮醇苷 A Buddlenoid A $C_{30}H_{26}O_{13}$ Exact Mass: 594.14	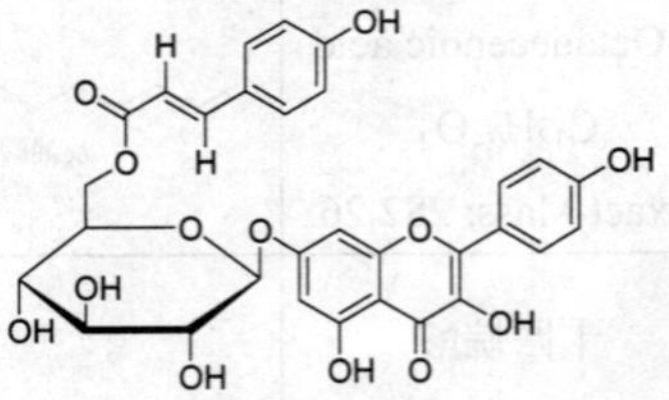 望春花黄酮醇苷 A Buddlenoid A
望春花酮 A Fargesone A $C_{21}H_{24}O_6$ Exact Mass: 372.16	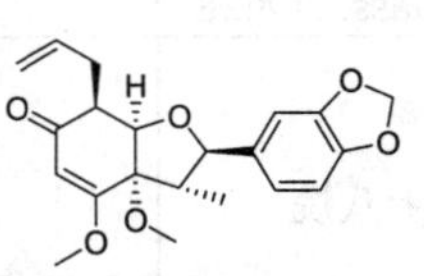 望春花酮 A Fargesone A	(7*R*,8*S*,1'*S*,8'*S*)-2,5'-Diene-2',8'- epoxy-5'-methoxy-8-methyl-4'-*oxo*-3,4-methyl-enedioxy-spiro(5,5)-undecane $C_{20}H_{20}O_5$ Exact Mass: 340.13	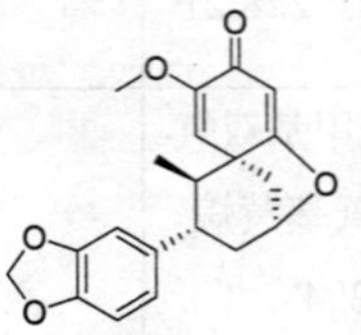 (7*R*,8*S*,1'*S*,8'*S*)-2,5'-Diene-2',8'- epoxy-5'-methoxy- 8-methyl-4'-*oxo*-3,4-methylenedioxy-spiro(5,5)-undecane

续表

中英文名、化学式及相对分子质量	结构图	中英文名、化学式及相对分子质量	结构图
Burchellin $C_{20}H_{20}O_5$ Exact Mass: 340.13	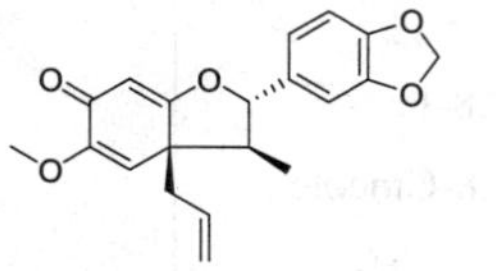 Burchellin	异香草酸 3-Hydroxy-4-methoxybenzoic acid $C_8H_8O_4$ Exact Mass: 168.04	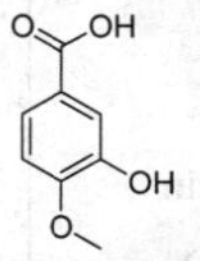 异香草酸 3-Hydroxy-4-methoxybenzoic acid
莽草酸 Shikimic acid $C_7H_{10}O_5$ Exact Mass: 174.05	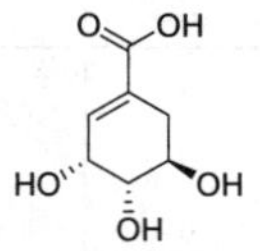 莽草酸 Shikimic acid	Isodihydrofutoquinol B $C_{21}H_{24}O_5$ Exact Mass: 356.16	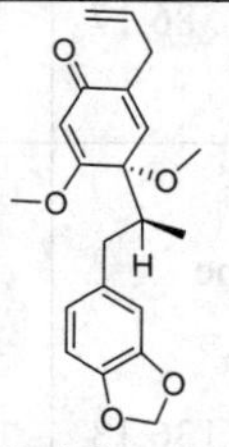 Isodihydrofutoquinol B
鹅掌楸树脂醇 B 、二甲醚 Lirioresinol B dimethyl ether $C_{24}H_{30}O_8$ Exact Mass: 446.19	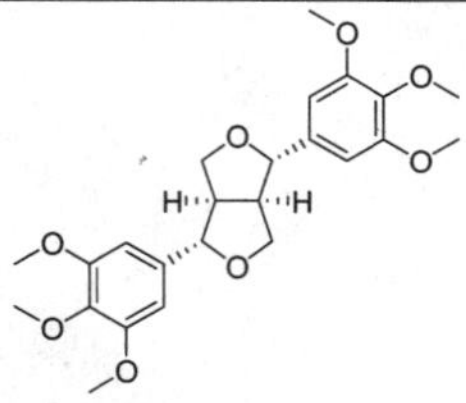 鹅掌楸树脂醇 B 二甲醚 Lirioresinol B dimethyl ether	Maglifloenone (Denudatone) $C_{22}H_{26}O_6$ Exact Mass: 386.17	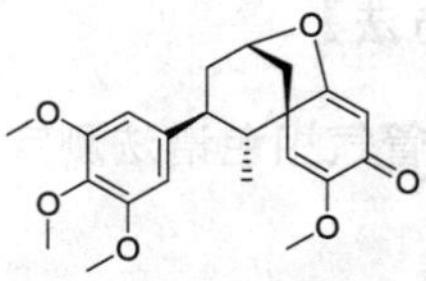 Maglifloenone(Denudatone)
木兰箭毒碱 Magnocurarine $C_{19}H_{24}NO_3^+$ Exact Mass: 314.18	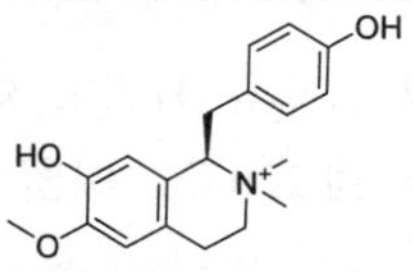 木兰箭毒碱 Magnocurarine	武当木兰碱 Magnosprengerine $C_{11}H_{17}NO_2$ Exact Mass: 195.13	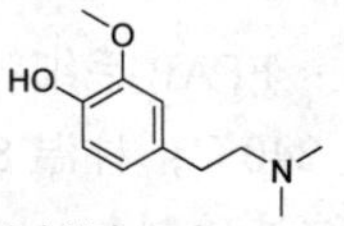 武当木兰碱 Magnosprengerine
木兰碱 Magnoflorine $C_{20}H_{24}NO_4^+$ Exact Mass: 342.17	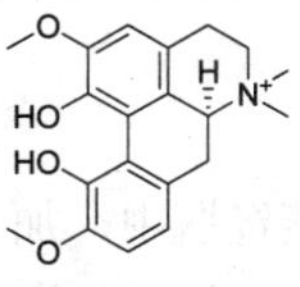 木兰碱 Magnoflorine	柳叶木兰碱 Salicifoline $C_{36}H_{52}O_{16}$ Exact Mass: 740.33	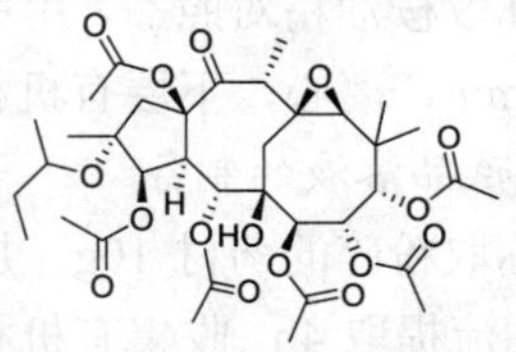 柳叶木兰碱 Salicifoline
松脂素二甲醚 Pinoresinol dimethyl ether $C_{22}H_{26}O_6$ Exact Mass: 386.17	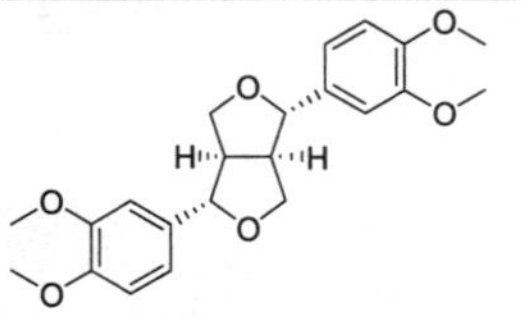 松脂素二甲醚 Pinoresinol dimethyl ether	松脂素 Pinoresinol $C_{20}H_{22}O_6$ Exact Mass: 358.14	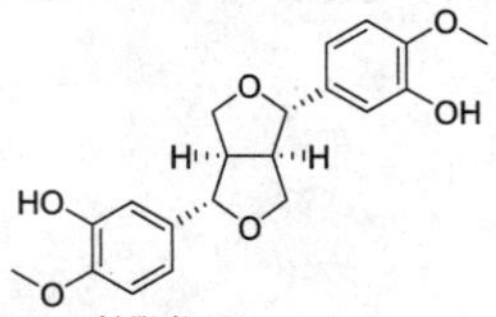 松脂素 Pinoresinol
Piperenone $C_{22}H_{28}O_6$ Exact Mass: 388.19	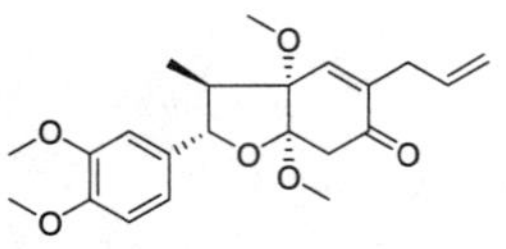 Piperenone	*β*-谷甾醇 *β*-Sitosterol $C_{29}H_{50}O$ Exact Mass: 414.39	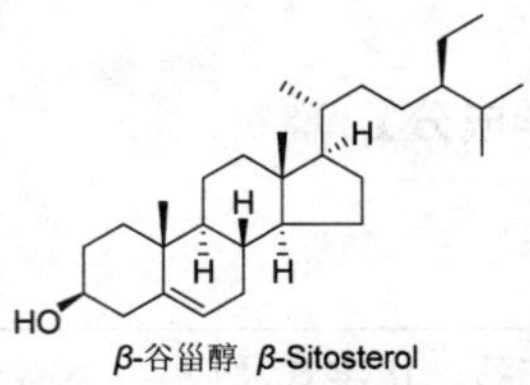 *β*-谷甾醇 *β*-Sitosterol
紫丁香苷 Syringin $C_{17}H_{24}O_9$ Exact Mass: 372.14	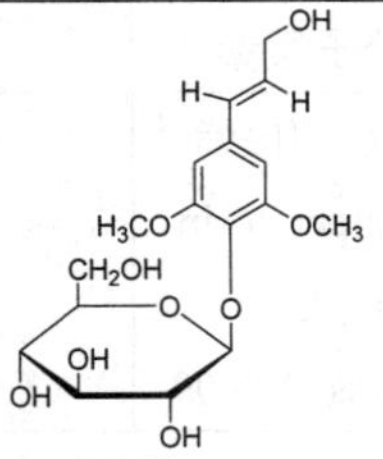 紫丁香苷 Syringin	Veraguensin $C_{22}H_{28}O_5$ Exact Mass: 372.19	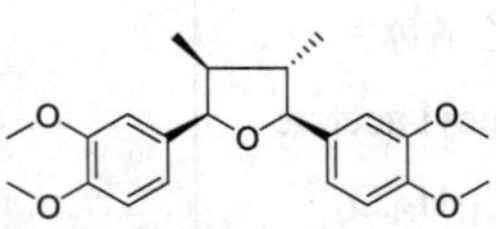 Veraguensin

续表

中英文名、化学式及相对分子质量	结构图	中英文名、化学式及相对分子质量	结构图
桉叶素 Eudesmin $C_{22}H_{26}O_6$ Exact Mass: 386.17	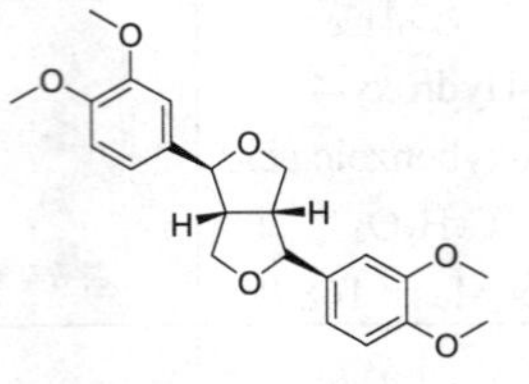 桉叶素 Eudesmin	1,8-桉叶素 1,8-Cineole $C_{10}H_{16}$ Exact Mass: 136.13	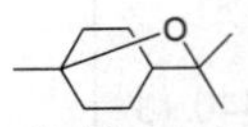 1,8-桉叶素 1,8-Cineole
α-蒎烯 *α*-Pinene $C_{10}H_{16}$ Exact Mass: 136.13	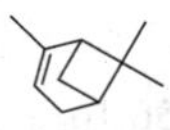 *α*-蒎烯 *α*-Pinene		

【分析方法】

1 毛细管气相色谱法测定辛夷药材中桉油精含量[156]

1.1 仪器

Shimadzu GC-16A 气相色谱仪，氢火焰离子检测器。

1.2 色谱条件

色谱柱：FFAP 毛细管(30mm×0.32mm，0.32μm)；载气氮气(N_2)；柱前压 80kPa；汽化室温度 240℃；检测器温度 240℃；柱温 80℃保留 6min，以 40℃/min 的速率升到 220℃，保留 2min；内标苯乙烯。

1.3 对照品溶液的制备

称取桉油精对照品，用甲醇溶解后取 0.05mL，加入 5mL 苯乙烯-三氯甲烷内标液和 1mL 水中，振摇提取 0.5min，离心，下层有机相为对照品溶液。

1.4 供试品溶液的制备

称取粉碎的药材 10g，加水，用匀浆罐匀浆，将浆液移至蒸馏瓶中，加入环己烷 5mL，于挥发油提取器中回流提取 4h，收集有机相，离心，将上清液加入环己烷定容至 10mL，取该溶液 0.25mL 和内标液 5mL，加水 1mL，振摇提取 0.5min，取下层有机相，即得。

羌活

Qianghuo

NOTOPTERYGII RHIZOMA ET RADIX

【化学成分】

表 1-7-34a 羌活主要化学成分[157~161]

中英文名、化学式及相对分子质量	结构图	中英文名、化学式及相对分子质量	结构图
乙酰冰片 Borneyl acetate $C_{12}H_{20}O_2$ Exact Mass: 196.29	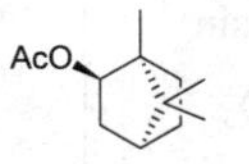 乙酰冰片 Borneyl acetate	别异欧前胡内酯 Alloisoimperatorin $C_{16}H_{14}O_4$ Exact Mass: 270.09	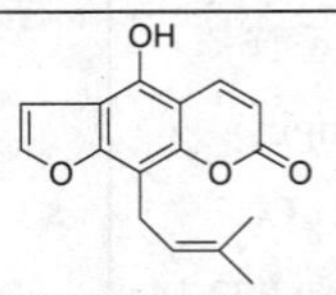 别异欧前胡内酯 Alloisoimperatorin

续表

中英文名、化学式及相对分子质量	结构图	中英文名、化学式及相对分子质量	结构图
γ-氨基丁酸 γ-Aminobutyric acid $C_4H_9NO_2$ Exact Mass: 103.06	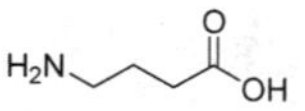 γ-氨基丁酸 γ-Aminobutyric acid	去氢羌活内酯 Anhydronotoptol $C_{21}H_{22}O_4$ Exact Mass: 338.15	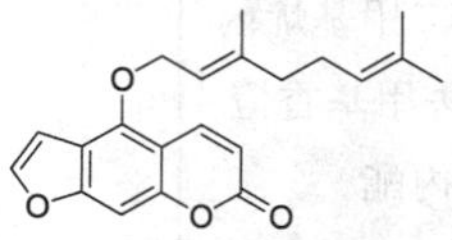 去氢羌活内酯 Anhydronotoptol
环氧脱水羌活酚 Anhydronotoptoloxide $C_{21}H_{22}O_5$ Exact Mass: 354.15	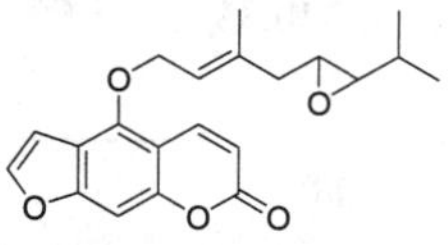 环氧脱水羌活酚 Anhydronotoptoloxide	芹菜脑 Apiol $C_{12}H_{14}O_4$ Exact Mass: 222.09	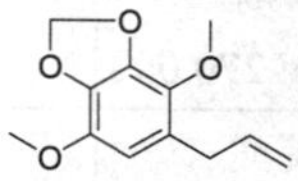 芹菜脑 Apiol
花生酸 Arachidic acid $C_{20}H_{40}O_2$ Exact Mass: 312.30	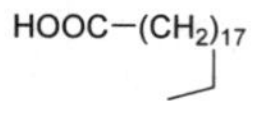 花生酸 Arachidic acid	佛手柑内酯 Bergapten $C_{12}H_8O_4$ Exact Mass: 216.04	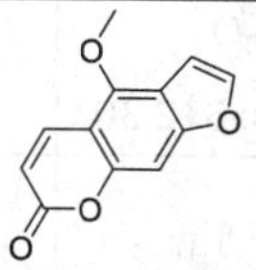 佛手柑内酯 Bergapten
香柠檬亭 Bergapten $C_{12}H_8O_4$ Exact Mass: 216.04	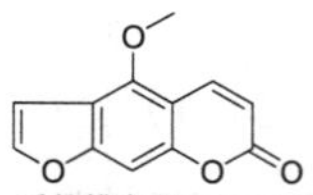 香柠檬亭 Bergapten	香柑醇 Bergaptol $C_{11}H_6O_4$ Exact Mass: 202.03	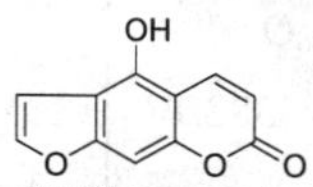 香柑醇 Bergaptol
香柠檬酚-*O*-*β*-D-吡喃葡萄糖苷 Bergaptol-*O*-*β*-D-glucopyranoside $C_{17}H_{16}O_9$ Exact Mass: 364.08	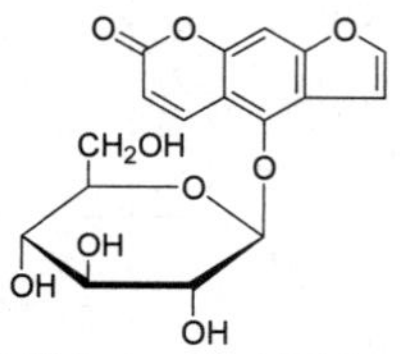 香柠檬酚-*O*-*β*-D-吡喃葡萄糖苷 Bergaptol-*O*-*β*-D-glucopyranoside	乙酸冰片酯 Bornyl acetate $C_{12}H_{20}O_2$ Exact Mass: 196.15	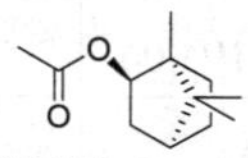 乙酸冰片酯 Bornyl acetate
(−)-Borneyl ferulate $C_{20}H_{26}O_4$ Exact Mass: 330.18	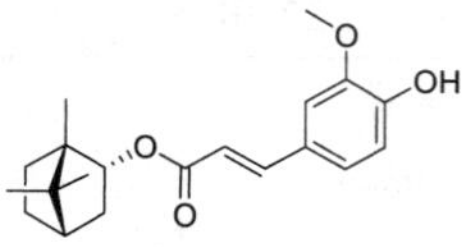 (−)-Borneyl ferulate	樟烯 Camphene $C_{10}H_{16}$ Exact Mass: 136.13	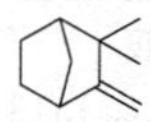 樟烯 Camphene
4-蒈烯 Carene-4 $C_{10}H_{16}$ Exact Mass: 136.13	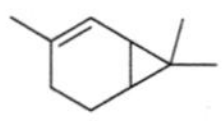 4-蒈烯 Carene-4	葛缕酮 Carvone $C_{10}H_{14}O$ Exact Mass: 150.10	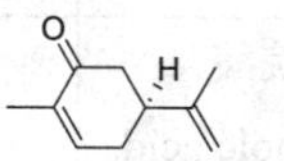 葛缕酮 Carvone
蛇床灵 Cnidilin $C_{17}H_{16}O_5$ Exact Mass: 300.10	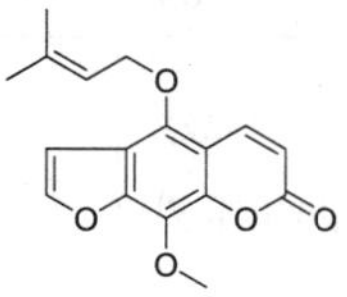 蛇床灵 Cnidilin	哥伦比亚苷元 Columbianetin $C_{14}H_{14}O_4$ Exact Mass: 246.09	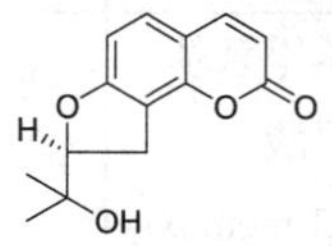 哥伦比亚苷元 Columbianetin
α-胡椒烯(胡椒烯, α-可巴烯) α-Copaene(Copaene) $C_{15}H_{24}$ Exact Mass: 204.19	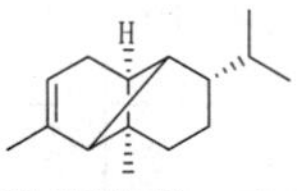 α-胡椒烯(胡椒烯, α-可巴烯) α-Copaene(Copaene)	对伞形花素 *p*-Cymene $C_{10}H_{14}$ Exact Mass: 134.11	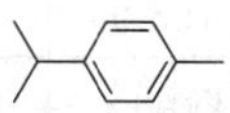 对伞形花素 *p*-Cymene

续表

中英文名、化学式及相对分子质量	结构图	中英文名、化学式及相对分子质量	结构图
8-(3',3'-二甲基烯丙基)-5-去甲基香橙内酯 Demethylfuropinnarin $C_{16}H_{14}O_4$ Exact Mass: 270.09	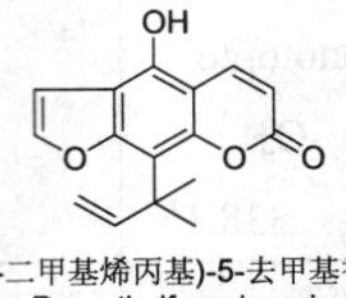 8-(3',3'-二甲基烯丙基)-5-去甲基香橙内酯 Demethylfuropinnarin	二十二烷酸 Docosanoic acid $C_{22}H_{44}O_2$ Exact Mass: 340.33	$—(CH_2)_{20}—COOH$ 二十二烷酸 Docosanoic acid
二十烷酸 Eicosanoic acid $C_{20}H_{40}O_2$ Exact Mass: 312.30	$H_3C—(CH_2)_{18}—COOH$ 二十烷酸 Eicosanoic acid	11-二十烯酸 11-Eicosenonic acid $C_{20}H_{36}O_3$ Exact Mass: 324.27	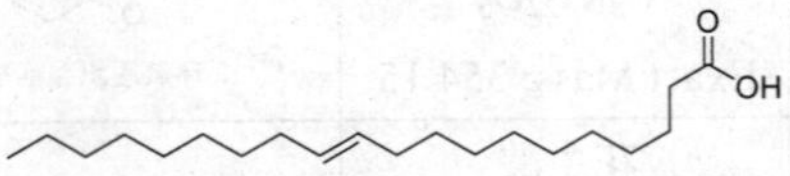 11-二十烯酸 11-Eicosenonic acid
乙基羌活醇 Ethylnotopterol $C_{23}H_{26}O_5$ Exact Mass: 382.18	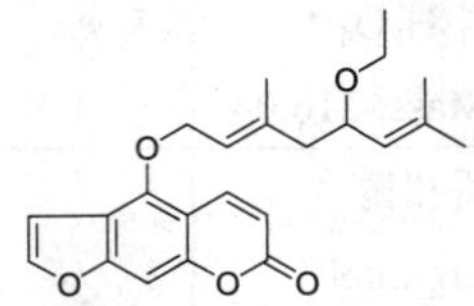 乙基羌活醇 Ethylnotopterol	*β*-金合欢烯 *β*-Farnesene $C_{15}H_{24}$ Exact Mass: 204.19	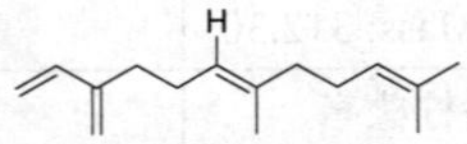 *β*-金合欢烯 *β*-Farnesene
阿魏酸 Ferulic acid $C_{10}H_{10}O_4$ Exact Mass: 194.06	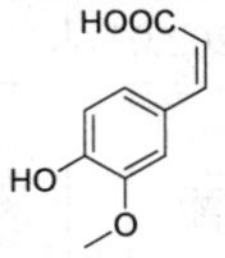 阿魏酸 Ferulic acid	果糖 Fructose $C_6H_{12}O_6$ Exact Mass: 180.06	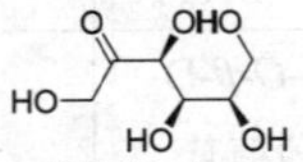 果糖 Fructose
葡萄糖 Glucose $C_6H_{12}O_6$ Exact Mass: 180.06	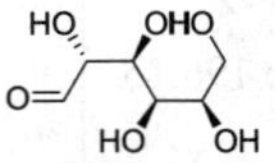 葡萄糖 Glucose	愈创木醇 Guaiol $C_{15}H_{26}O$ Exact Mass: 222.20	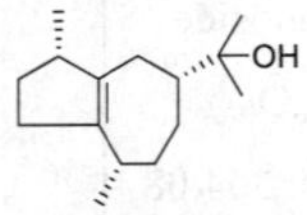 愈创木醇 Guaiol
二十一烷酸 Heneicosanoic acid $C_{21}H_{42}O_2$ Exact Mass: 326.32	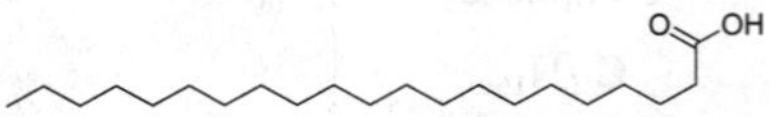 二十一烷酸 Heneicosanoic acid	庚醛 Heptanal $C_7H_{14}O$ Exact Mass: 114.10	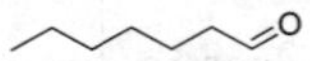 庚醛 Heptanal
十六烷酸 Hexadecanoic acid $C_{16}H_{32}O_2$ Exact Mass: 256.24	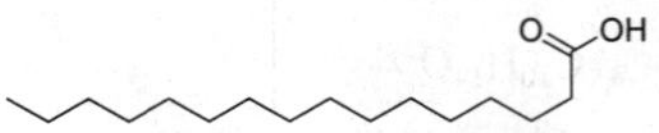 十六烷酸 Hexadecanoic acid	己醛 Hexanal $C_6H_{12}O$ Exact Mass: 100.09	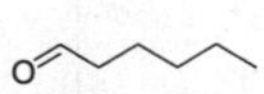 己醛 Hexanal
4-羟基-3-甲氧基苯甲酸 4-Hydroxy-3-methoxy-benzonic acid $C_8H_8O_4$ Exact Mass: 168.04	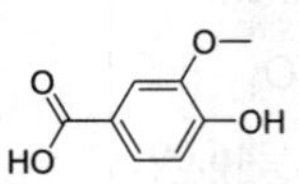 4-羟基-3-甲氧基苯甲酸 4-Hydroxy-3-methoxy-benzonic acid	对羟基苄基茴香酸酯 *p*-Hydroxyphenethyl-anisate $C_{16}H_{16}O_4$ Exact Mass: 272.10	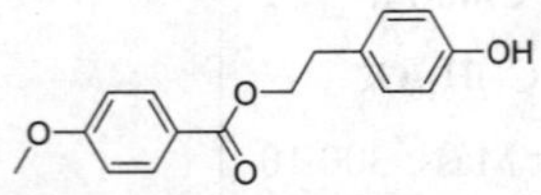 对羟基苄基茴香酸酯 *p*-Hydroxyphenethyl anisate
异欧前胡内酯 Isoimperatorin $C_{16}H_{14}O_4$ Exact Mass: 270.09	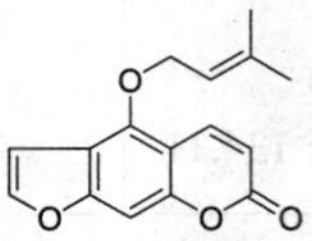 异欧前胡内酯 Isoimperatorin	柠檬烯 Limonene $C_{10}H_{16}$ Exact Mass: 136.13	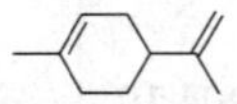 柠檬烯 Limonene

续表

中英文名、化学式及相对分子质量	结构图	中英文名、化学式及相对分子质量	结构图
顺-9-顺-12-亚油酸、 *cis*-9-*cis*-Linoleic acid $C_{18}H_{32}O_2$ Exact Mass: 280.24	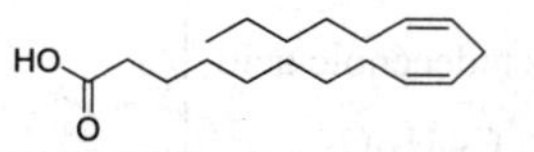 顺-9-顺-12-亚油酸 *cis*-9-*cis*-Linoleic acid	异紫花前胡苷元 Marmesin $C_{14}H_{14}O_4$ Exact Mass: 246.09	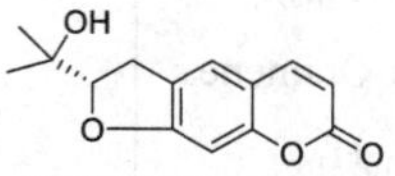 异紫花前胡苷元 Marmesin
印度榅桲素 Marmesin $C_{14}H_{14}O_4$ Exact Mass: 246.09	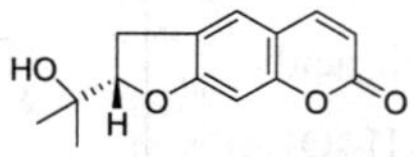 印度榅桲素 Marmesin	二十烷酸甲酯 Methyl eicosanoate $C_{21}H_{42}O_2$ Exact Mass: 326.32	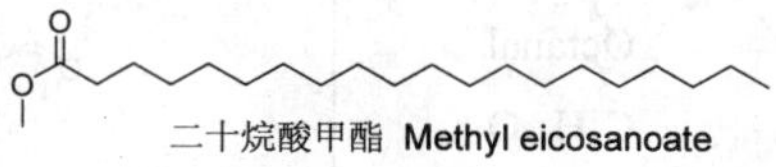 二十烷酸甲酯 Methyl eicosanoate
11-二十烯酸甲酯 Methyl 11-eicosenate $C_{21}H_{40}O_2$ Exact Mass: 324.30	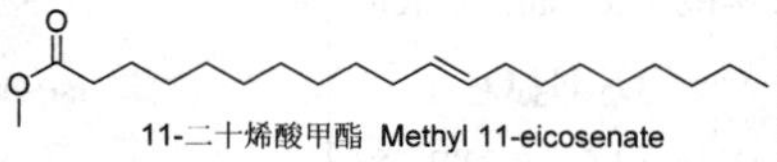 11-二十烯酸甲酯 Methyl 11-eicosenate	14-甲基-十六烷酸 14-Methyl- hexadecanoic acid $C_{17}H_{34}O_2$ Exact Mass: 270.26	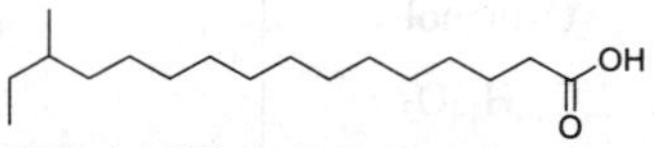 14-甲基-十六烷酸 14-Methyl-hexadecanoic acid
14-甲基-十六烷酸 甲酯 14-Methyl-hexadeca- noic acid methyl ester $C_{18}H_{36}O_2$ Exact Mass: 284.27	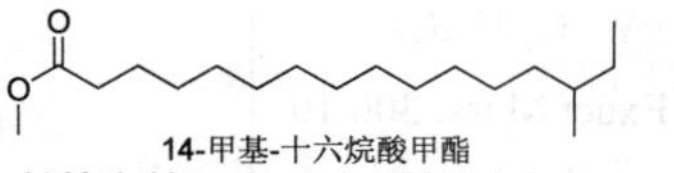 14-甲基-十六烷酸甲酯 14-Methyl-hexadecanoic acid methyl ester	肉豆蔻酸甲酯 Methyl myristate $C_{15}H_{30}O_2$ Exact Mass: 242.22	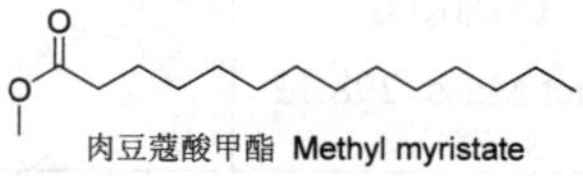 肉豆蔻酸甲酯 Methyl myristate
月桂烯 Myrcene $C_{10}H_{16}$ Exact Mass: 136.13	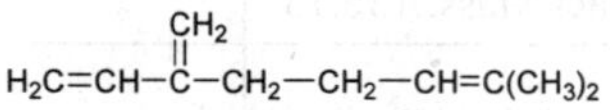 月桂烯 Myrcene	12-甲基-十四烷酸 12-Methyl-tetradeca- noic acid $C_{15}H_{30}O_2$ Exact Mass: 242.22	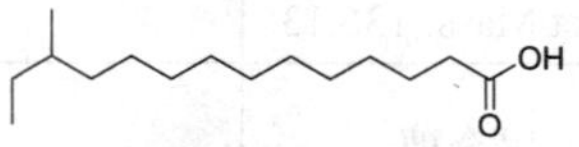 12-甲基-十四烷酸 12-Methyl-tetradecanoic acid
12-甲基-十四烷酸 甲酯 12-Methyl-tetradeca- noic acid methyl ester $C_{16}H_{32}O_2$ Exact Mass: 256.24	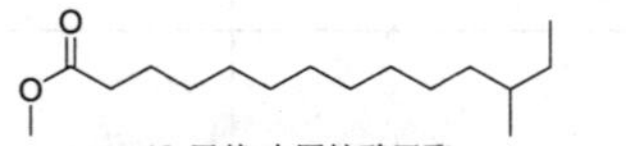 12-甲基-十四烷酸甲酯 12-Methyl-tetradecanoic acid methyl ester	肉豆蔻酸 Myristic acid $C_{14}H_{28}O_2$ Exact Mass: 228.21	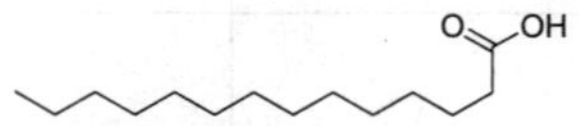 肉豆蔻酸 Myristic acid
紫花前胡苷 Nodakenin $C_{20}H_{24}O_9$ Exact Mass: 408.14	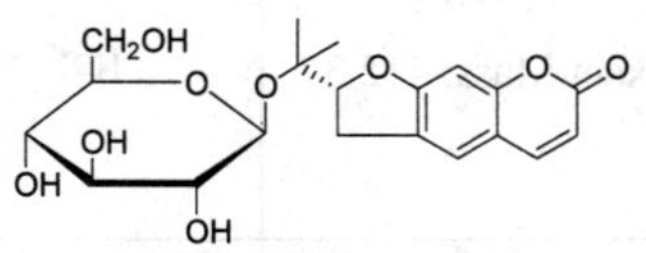 紫花前胡苷 Nodakenin	紫花前胡苷元 Nodakenitin $C_{14}H_{14}O_4$ Exact Mass: 246.09	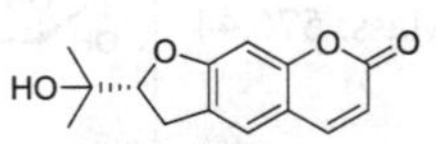 紫花前胡苷元 Nodakenitin
羌活醇 Notopterol $C_{21}H_{22}O_5$ Exact Mass: 354.15	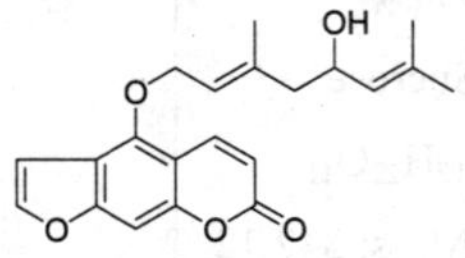 羌活醇 Notopterol	羌活酚 Notoptol $C_{21}H_{22}O_5$ Exact Mass: 354.15	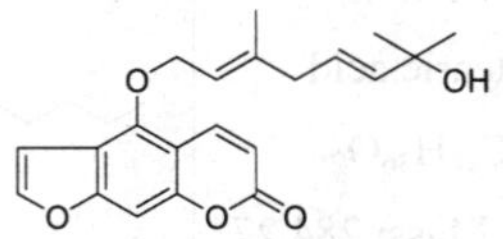 羌活酚 Notoptol
羌活酚缩醛 Notoptolide $C_{25}H_{30}O_6$ Exact Mass: 426.20	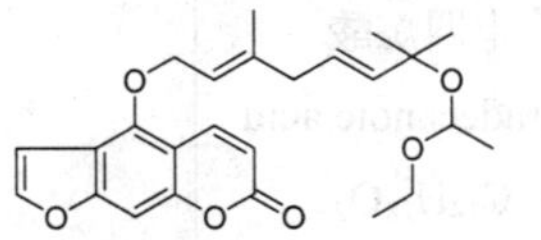 羌活酚缩醛 Notoptolide	*β*-顺-罗勒烯 *β-cis*-Ocimene $C_{10}H_{16}$ Exact Mass: 136.13	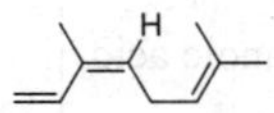 *β*-顺-罗勒烯 *β-cis*-Ocimene

续表

中英文名、化学式及相对分子质量	结构图	中英文名、化学式及相对分子质量	结构图
β-反-罗勒烯 *β-trans*-Ocimene $C_{10}H_{16}$ Exact Mass: 136.13	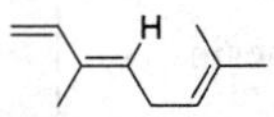 β-反-罗勒烯 *β-trans*-Ocimene	9-十八烷烯酸 9-Octadecenoic acid $C_{18}H_{34}O_2$ Exact Mass: 282.26	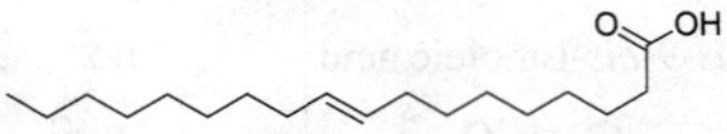 9-十八烷烯酸 9-Octadecenoic acid
辛醛 Octanal $C_8H_{16}O$ Exact Mass: 128.12	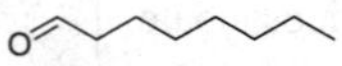 辛醛 Octanal	油酸 Oleic acid $C_{18}H_{34}O_2$ Exact Mass: 282.26	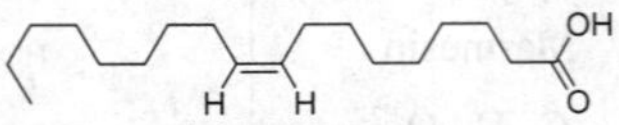 油酸 Oleic acid
欧芹酚 Osthenol $C_{14}H_{14}O_3$ Exact Mass: 230.09	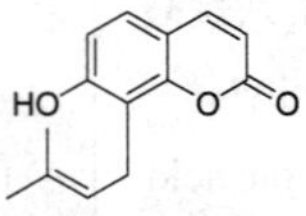 欧芹酚 Osthenol	正二十五烷酸 *n*-Pentacosanoic acid $C_{25}H_{50}O_2$ Exact Mass: 382.38	$—(CH_2)_{22}$ COOH 正二十五烷酸 *n*-Pentacosanoic acid
苯乙基阿魏酸酯 Phenethyl ferulate $C_{18}H_{18}O_4$ Exact Mass: 298.12	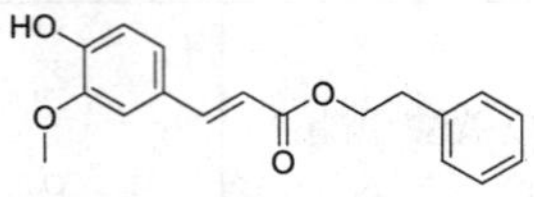 苯乙基阿魏酸酯 Phenethyl ferulate	珊瑚莱素 Phellopterin $C_{17}H_{16}O_5$ Exact Mass: 300.10	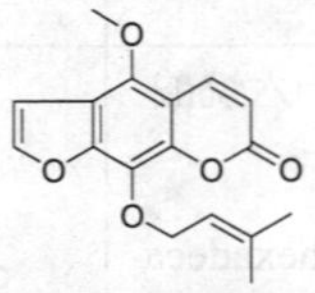 珊瑚莱素 Phellopterin
α-蒎烯 *α*-Pinene $C_{10}H_{16}$ Exact Mass: 136.13	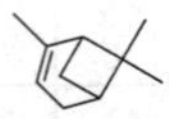 α-蒎烯 *α*-Pinene	β-蒎烯 *β*-Pinene $C_{10}H_{16}$ Exact Mass: 136.13	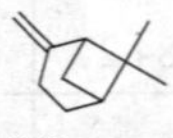 β-蒎烯 *β*-Pinene
鼠李糖 Rhamnose $C_6H_{12}O_5$ Exact Mass: 164.07	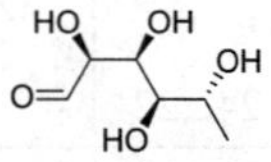 鼠李糖 Rhamnose	β-谷甾醇 *β*-Sitosterol $C_{29}H_{50}O$ Exact Mass: 414.39	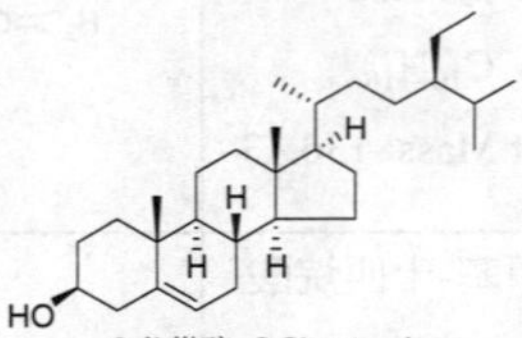 β-谷甾醇 *β*-Sitosterol
胡萝卜苷 Daucosterol $C_{35}H_{60}O_6$ Exact Mass: 576.44	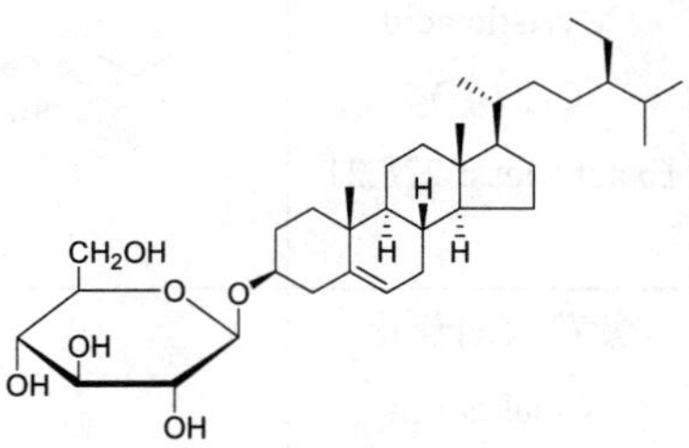 胡萝卜苷 Daucosterol	豆甾醇 Stigmasterol $C_{29}H_{48}O$ Exact Mass: 412.37	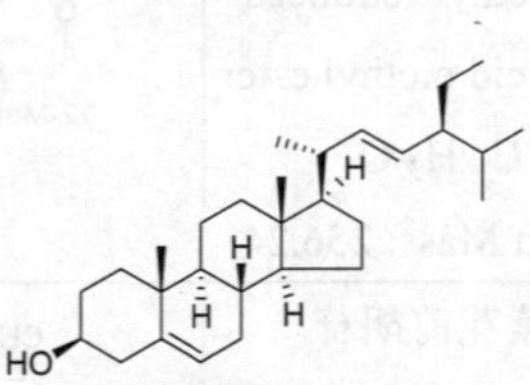 豆甾醇 Stigmasterol
硬脂酸 Stearic acid $C_{18}H_{36}O_2$ Exact Mass: 284.27	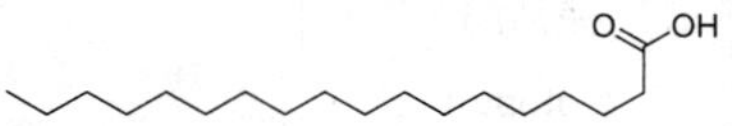 硬脂酸 Stearic acid	蔗糖 Sucrose $C_{12}H_{22}O_{11}$ Exact Mass: 342.12	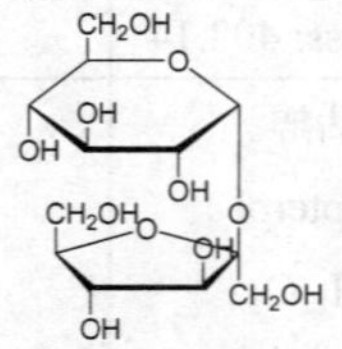 蔗糖 Sucrose
正二十四烷酸 *n*-Tetracosanoic acid $C_{24}H_{48}O_2$ Exact Mass: 368.37	$H_3C-(CH_2)_{22}-COOH$ 正二十四烷酸 *n*-Tetracosanoic acid	十四烷酸 Tetradecanoic acid $C_{14}H_{28}O_2$ Exact Mass: 228.21	$H_3C-(CH_2)_{12}-COOH$ 十四烷酸 Tetradecanoic acid

续表

中英文名、化学式及相对分子质量	结构图	中英文名、化学式及相对分子质量	结构图
γ-萜品烯 γ-Terpinene $C_{10}H_{16}$ Exact Mass: 136.13	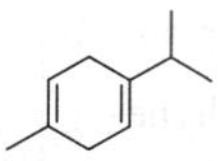 γ-萜品烯 γ-Terpinene	(*R*)-对孟烯-1-醇-4 Terpinen-4-ol $C_{10}H_{18}O$ Exact Mass: 154.14	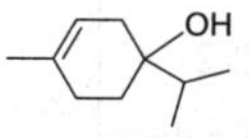 (*R*)-对孟烯-1-醇-4 Terpinen-4-ol
α-侧柏烯 α-Thujene $C_{10}H_{16}$ Exact Mass: 136.13	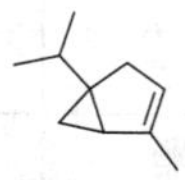 α-侧柏烯 α-Thujene	正二十三烷酸 *n*-Tricosanoic acid $C_{23}H_{46}O_2$ Exact Mass: 354.35	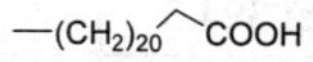 正二十三烷酸 *n*-Tricosanoic acid
4,8,12-三甲基十三烷酸 4,8,12-Trimethyl-tridecanoic acid $C_{16}H_{32}O_2$ Exact Mass: 256.24	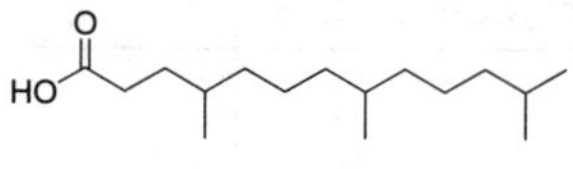 4,8,12-三甲基十三烷酸 4,8,12-Trimethyl-tridecanoic acid	香荚兰酸 Vanillic acid $C_8H_8O_4$ Exact Mass: 168.04	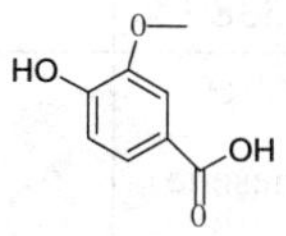 香荚兰酸 Vanillic acid
花椒毒素 Xanthotoxin $C_{12}H_8O_4$ Exact Mass: 216.04	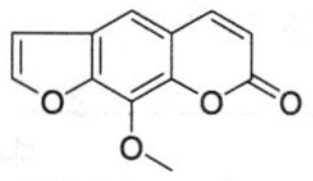 花椒毒素 Xanthotoxin	花椒毒酚 Xanthotoxol $C_{11}H_6O_4$ Exact Mass: 202.03	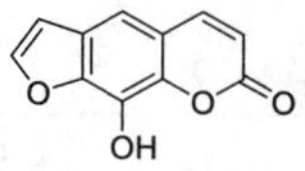 花椒毒酚 Xanthotoxol
α-水茴香萜 α-Phellandrene $C_{10}H_{16}$ Exact Mass: 136.13	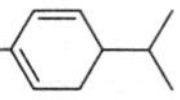 α-水茴香萜 α-Phenllandrene	香桧烯 Sabinene $C_{10}H_{16}$ Exact Mass: 136.13	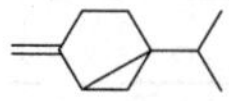 香桧烯 Sabinene
β-芹子烯 β-Selinene $C_{15}H_{24}$ Exact Mass: 204.19	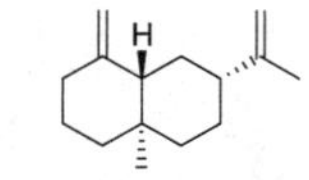 β-芹子烯 β-Selinene	α-松油醇 α-Terpineol $C_{10}H_{18}O$ Exact Mass: 154.14	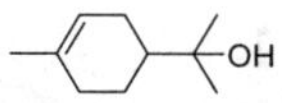 α-松油醇 α-Terpineol
东莨菪素 Scopoletin $C_{10}H_8O_4$ Exact Mass: 192.04	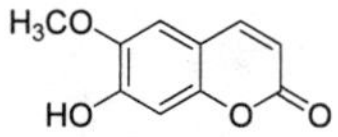 东莨菪素 Scopoletin	6-甲氧基-绣球酚 6-Methoxy-hydrangenol $C_{16}H_{14}O_5$ Exact Mass: 286.08	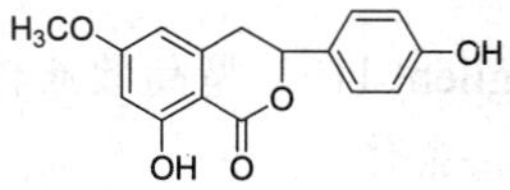 6-甲氧基-绣球酚 6-Methoxy-hydrangenol
孕甾烯醇酮 Pregnenolone $C_{21}H_{32}O_2$ Exact Mass: 316.24	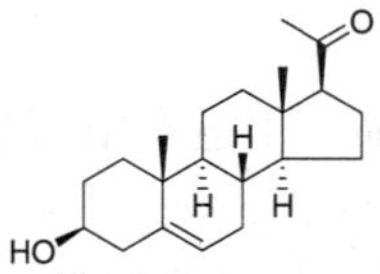 孕甾烯醇酮 Pregnenolone	胡萝卜苷 Daucosterol $C_{35}H_{60}O_6$ Exact Mass: 576.44	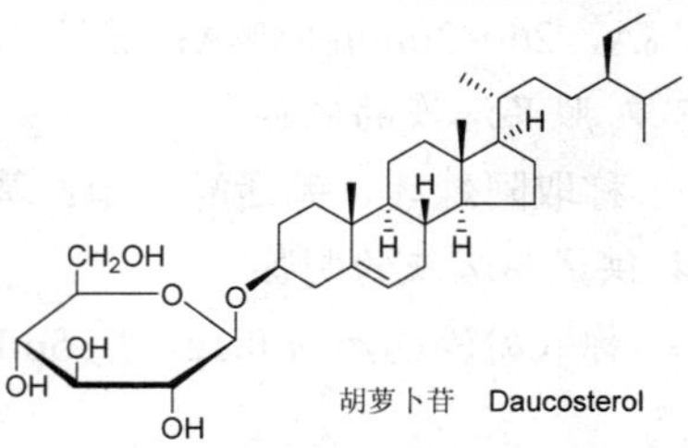 胡萝卜苷 Daucosterol
茴香酸对羟基苯乙酯 *p*-Hydroxyopenethyl anisate $C_{16}H_{16}O_4$ Exact Mass: 272.10	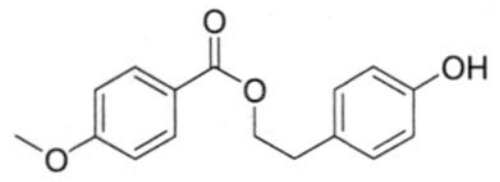 茴香酸对羟基苯乙酯 *p*-Hydroxyopenethyl anisate	对香豆酸 *p*-Coumaric acid $C_9H_8O_3$ Exact Mass: 164.05	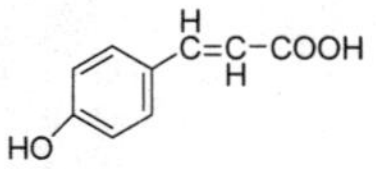 对香豆酸 *p*-Coumaric acid

续表

中英文名、化学式及相对分子质量	结构图	中英文名、化学式及相对分子质量	结构图
9,12-Octadecadienoic acid (*Z,Z*)-(2,2-dimethyl-1,3-dioxolan-4-yl)methyl ester $C_{24}H_{42}O_4$ Exact Mass: 394.31	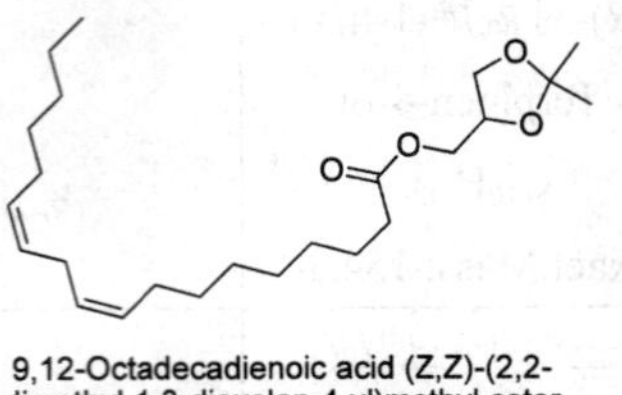 9,12-Octadecadienoic acid (Z,Z)-(2,2-dimethyl-1,3-dioxolan-4-yl)methyl ester	(10*E*)1,10-Heptadeca-diene-4,6-diyne-3,8,9-triol $C_{17}H_{24}O_3$ Exact Mass: 276.17	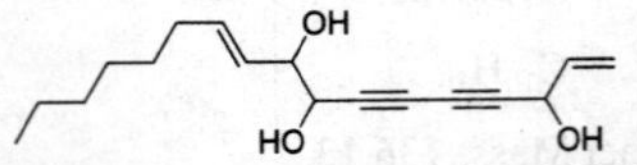 (10*E*) 1,10-Heptadecadiene-4,6-diyne-3,8,9-triol
佛手苷亭 Bergamottin $C_{21}H_{22}O_4$ Exact Mass: 338.15	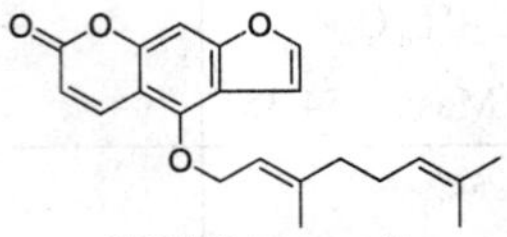 佛手苷亭 Bergamottin	苯甲酸苄酯 Benzyl benzoate $C_{14}H_{12}O_2$ Exact Mass: 212.08	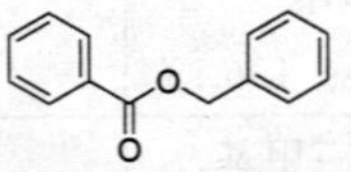 苯甲酸苄酯 Benzyl benzoate
反-*β*-金合欢烯 *trans*-*β*-Farnesene $C_{15}H_{24}$ Exact Mass: 204.19	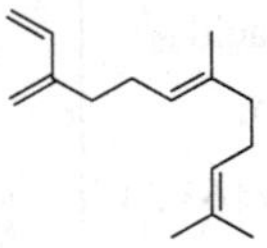 反-*β*-金合欢烯 *trans*-*β*-Farnesene		

表 1-7-34b 羌活其他主要化学成分[157～161]

中英文名	中英文名
哥伦比亚苷	Farcarindiol
6'-*O*-反-阿魏酰闹达柯宁	5-羟基-8(1',1'-二甲基丙烯基补骨脂内酯)
十八烷酸甲酯	*α*-萜品油烯
Notopterol(5-[(2*E*,5*E*)-7-hydroxy-3,7-dimethyl-2,5-octadienyloxyl] psoralen)	Notopterol(*dl*-5[(2*E*)-hydroxy-3,7-dimethyl-2,6-octadienyloxyl] psoralen)

【分析方法】

1 高效液相色谱法测定羌活中阿魏酸、羌活醇、苯乙基阿魏酸酯和异欧前胡素[162]

1.1 仪器

Agilent 1100 型高效液相色谱仪系列，二极管阵列检测器。

1.2 色谱条件

色谱柱：Alltima HP C_{18}柱(250mm×4.6mm，5μm)；流动相：乙腈(A)-0.3%醋酸水(B)；梯度洗脱程序：0～8min 15%～20%A，8～12min20% A，12～14min 20%～55%A，14～25min 55%A，25～26min 55%～65%A，26～30min 65%A；流速 1.0mL/min；柱温 30℃；检测波长 330nm；分析时间 30min。

1.3 对照品溶液的制备

称取阿魏酸、羌活醇、苯乙基阿魏酸酯和异欧前胡素对照品，用适量甲醇溶解。

1.4 供试品溶液的制备

称取粉碎的药材 0.1g，用 5mL 甲醇回流提取 1h，取上清液，滤过，即得。

沙苑子

Shayuanzi

ASTRAGALI COMPLANATI SEMEN

【化学成分】

表 1-7-35　沙苑子主要化学成分[163～166]

中英文名、化学式及相对分子质量	结构图	中英文名、化学式及相对分子质量	结构图
紫云英苷 Astragalin $C_{21}H_{20}O_{11}$ Exact Mass: 448.10	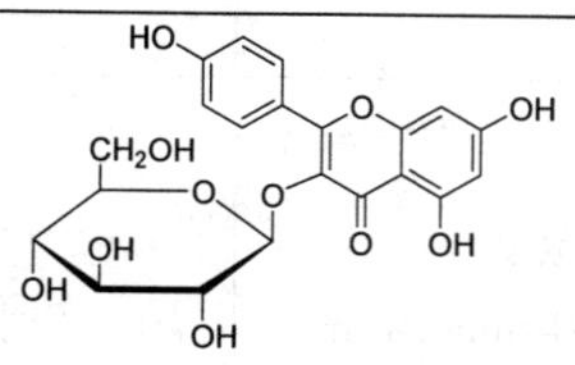 紫云英苷 Astragalin	沙苑子脈酸 Complanatin $C_{10}H_{19}N_3O_2$ Exact Mass: 213.15	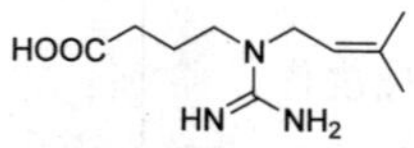 沙苑子脈酸 Complanatin
沙苑子苷 Complanatuside $C_{28}H_{32}O_{16}$ Exact Mass: 624.17	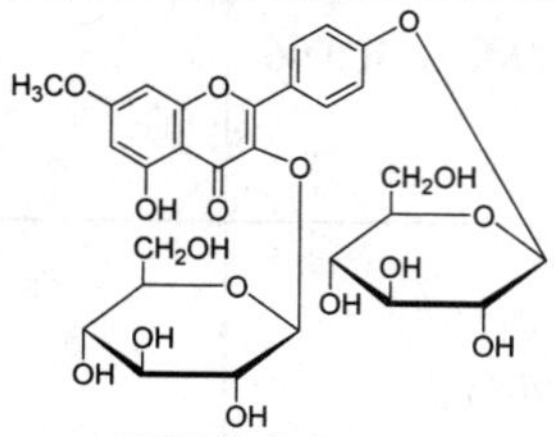 沙苑子苷 Complanatuside	11-*O*-*p*-Coumarylnepeticin $C_{39}H_{56}O_4$ Exact Mass: 588.42	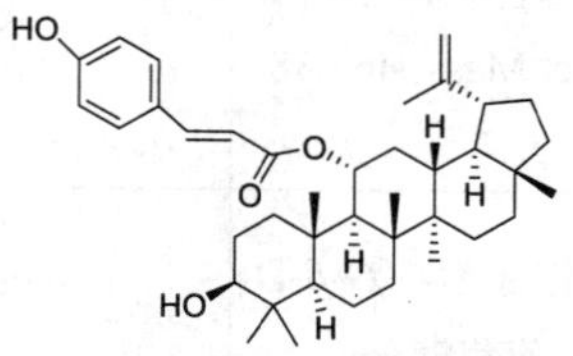 11-*O*-*p*-Coumarylnepeticin
胡萝卜苷 Daucosterol $C_{35}H_{60}O_6$ Exact Mass: 576.44	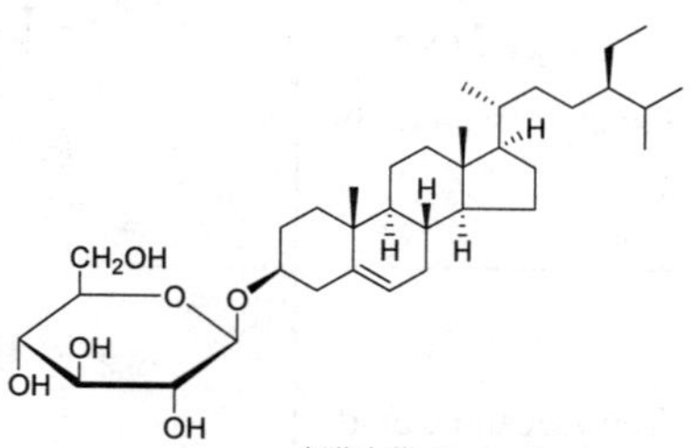 胡萝卜苷 Daucosterol	芒柄花素 Formononetin $C_{16}H_{12}O_4$ Exact Mass: 268.07	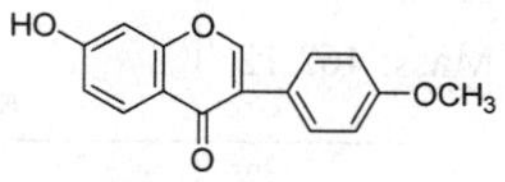 芒柄花素 Formononetin
山柰素 Kaempferide $C_{16}H_{12}O_6$ Exact Mass: 300.06	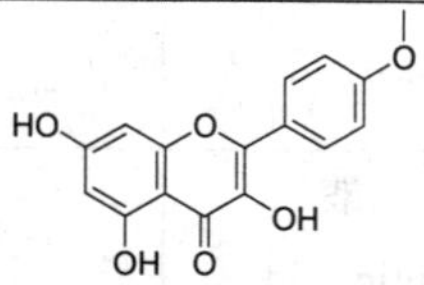 山柰素 Kaempferide	山柰酚 Kaempferol $C_{15}H_{10}O_6$ Exact Mass: 286.05	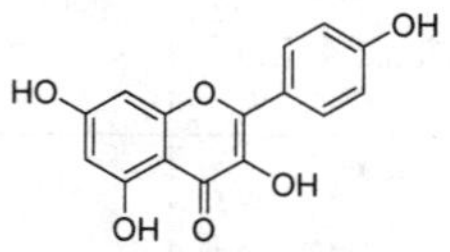 山柰酚 Kaempferol
山柰酚-3-*O*-L-阿拉伯吡喃糖苷 Kaempferol-3-*O*-*α*-L-arabinoside $C_{20}H_{18}O_{10}$ Exact Mass: 418.09	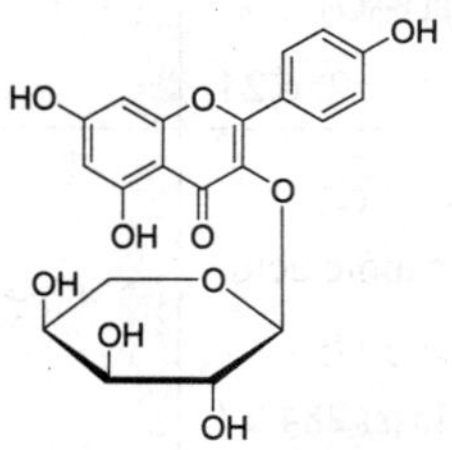 山柰酚-3-*O*-L-阿拉伯吡喃糖苷 Kaempferol-3-*O*-*α*-L-arabinoside	杨梅素 Myricetin $C_{15}H_{10}O_8$ Exact Mass: 318.04	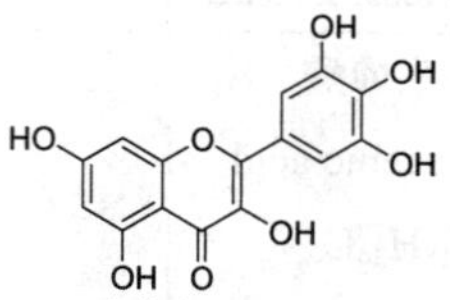 杨梅素 Myricetin
土麻苷 Myricetin-5'-*O*-*β*-D-glucopyranoside $C_{21}H_{20}O_{13}$ Exact Mass: 480.09	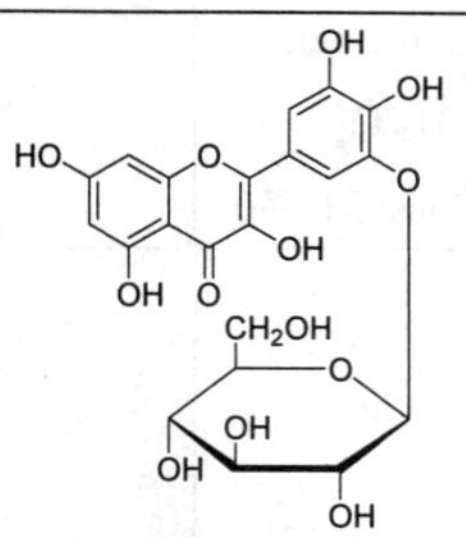 土麻苷 Myricetin-5'-*O*-*β*-D-glucopyranoside	沙苑子杨梅苷 Myricomplanoside $C_{22}H_{22}O_{13}$ Exact Mass: 494.11	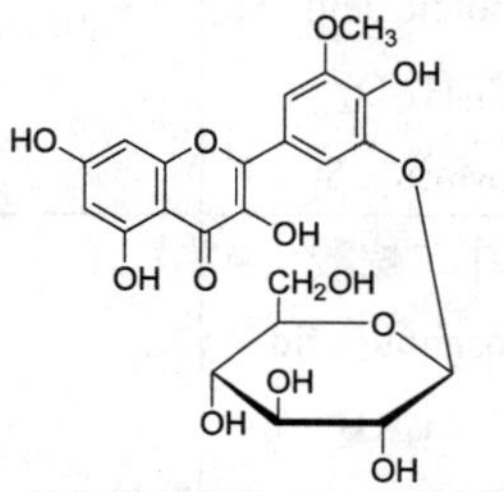 沙苑子杨梅苷 Myricomplanoside

续表

中英文名、化学式及相对分子质量	结构图	中英文名、化学式及相对分子质量	结构图
沙苑子新苷 Neocomplanoside $C_{24}H_{24}O_{12}$ Exact Mass: 504.13	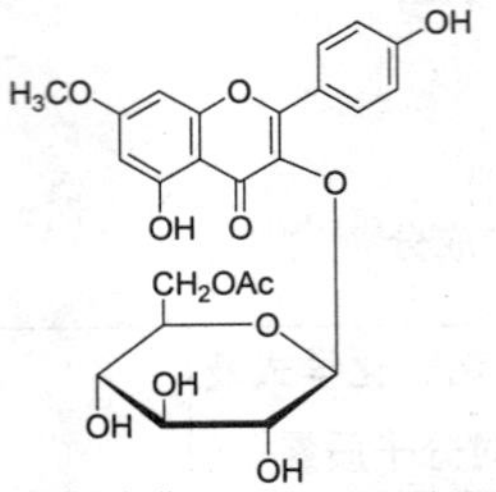 沙苑子新苷 Neocomplanoside	芒柄花苷 Ononin $C_{22}H_{22}O_9$ Exact Mass: 430.40	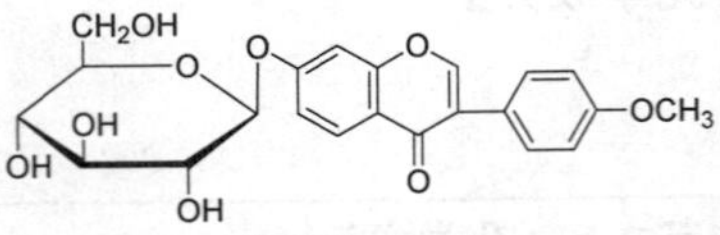 芒柄花苷 Ononin
异槲皮苷 Quercetin-3-*O*-*β*-D-glucopyranoside $C_{21}H_{20}O_{12}$ Exact Mass: 464.38	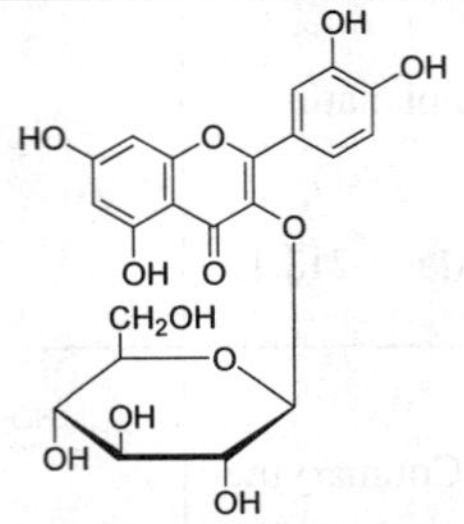 异槲皮苷 Quercetin-3-*O*-*β*-D-glucopyranoside	鼠李柠檬素 Rhamnocitrin $C_{16}H_{12}O_6$ Exact Mass: 300.06	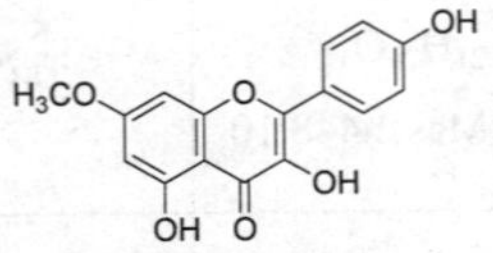 鼠李柠檬素 Rhamnocitrin
鼠李柠檬素-3-*O*-*β*-D-葡萄糖苷 Rhamnocitrin-3-*O*-*β*-D-glucoside $C_{22}H_{22}O_{11}$ Exact Mass: 462.12	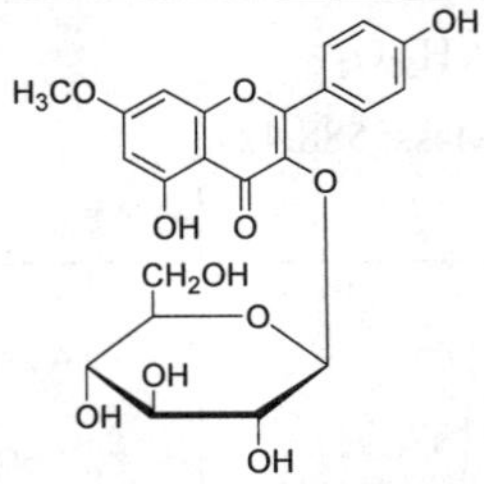 鼠李柠檬素-3-*O*-*β*-D-葡萄糖苷 Rhamnocitrin-3-*O*-*β*-D-glucoside	*β*-谷甾醇 *β*-Sitosterol $C_{29}H_{50}O$ Exact Mass: 414.39	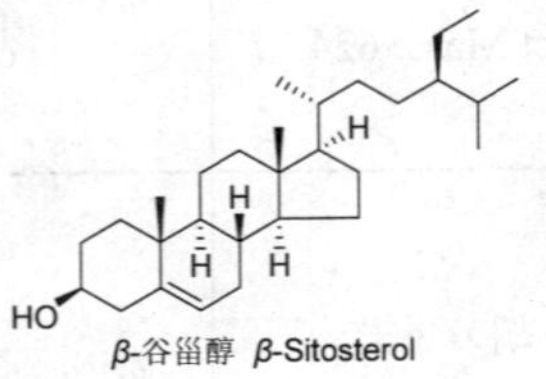 *β*-谷甾醇 *β*-Sitosterol
豆甾醇 Stigmasterol $C_{29}H_{48}O$ Exact Mass: 412.37	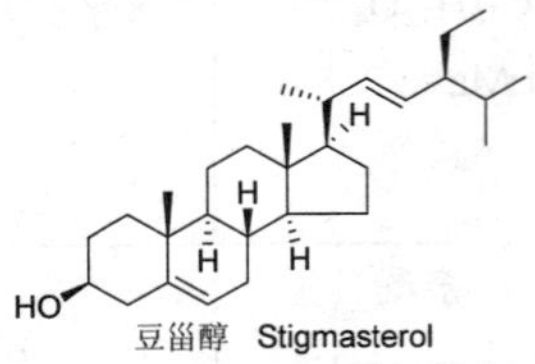 豆甾醇 Stigmasterol	十四烷酸 Tetradecanoic acid $C_{14}H_{28}O_2$ Exact Mass: 228.21	$H_3C-(CH_2)_{12}-COOH$ 十四烷酸 Tetradecanoic acid
十五酸 Pentadecanoic acid $C_{15}H_{30}O_2$ Exact Mass: 242.22	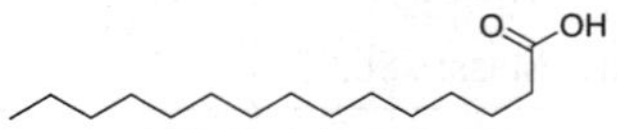 十五酸 Pentadecanoic acid	十六酸 Palmitic acid $C_{16}H_{32}O_2$ Exact Mass: 256.24	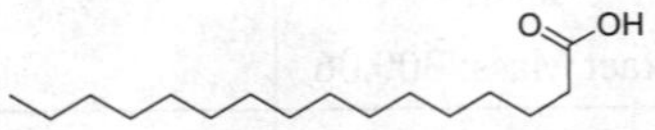 十六酸 Palmitic acid
十八烯酸 Octadecenic acid $C_{18}H_{34}O_2$ Exact Mass: 282.26	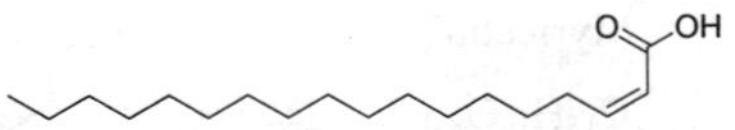 十八烯酸 Octadecenic acid	硬脂酸 Octadecanoic acid $C_{18}H_{36}O_2$ Exact Mass: 284.27	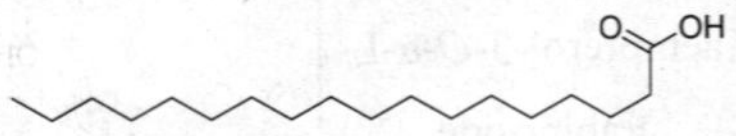 硬脂酸 Octadecanoic acid
亚油酸 Linoleic acid $C_{18}H_{32}O_2$ Exact Mass: 280.24	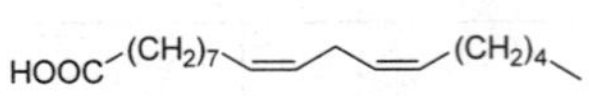 亚油酸 Linoleic acid	二十烷酸 Eicosanoic acid $C_{20}H_{40}O_2$ Exact Mass: 312.30	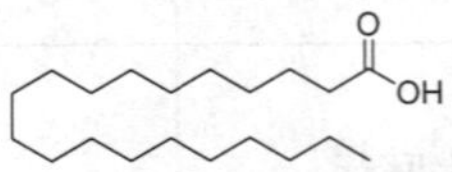 二十烷酸 Eicosanoic acid
二十二烷酸 Docosanoic acid $C_{22}H_{44}O_2$ Exact Mass: 340.33	$—(CH_2)_{20}—COOH$ 二十二烷酸 Docosanoic acid		

除以上化学成分外，沙苑子还含有毛蕊异黄酮-7-*O*-葡萄糖苷、磷脂酰乙醇胺、磷脂酰肌醇等。

【分析方法】

1　HPLC 测定沙苑子中沙苑子苷 A 的含量[167]

1.1 仪器

Waters 高效液相色谱仪。

1.2 色谱条件

色谱柱：Zorbax Extend-C_{18} 柱(250mm×4.6mm，5μm)；流动相：乙腈-水-磷酸(20∶80∶0.2)；流速 1.0mL/min；柱温室温；检测波长 267nm；分析时间约 15min。

1.3 对照品溶液的制备

称取沙苑子苷 A 对照品，用适量 50%乙醇溶解。

1.4 供试品溶液的制备

称取粉碎的药材粉末 0.4g，加石油醚，脱脂 3h，药渣挥去石油醚，用 60%乙醇 25mL 超声提取 30min，滤过，即得。

沙棘

Shaji

HIPPOPHAE FRUCTUS

【化学成分】

表 1-7-36a　沙棘主要化学成分[168～173]

中英文名、化学式及相对分子质量	结构图	中英文名、化学式及相对分子质量	结构图
β-香树脂醇 *β*-Amyrin $C_{30}H_{50}O$ Exact Mass: 426.39	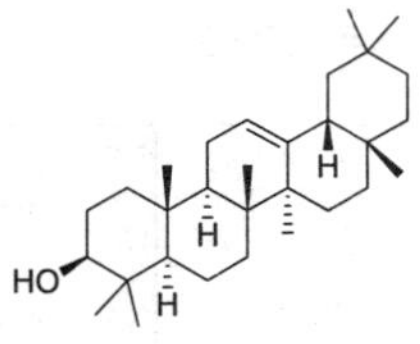 *β*-香树脂醇 *β*-Amyrin	蒽 Anthracene $C_{14}H_{10}$ Exact Mass: 178.08	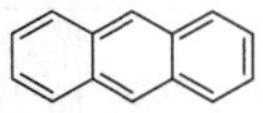 蒽 Anthracene
芹菜素 Apigenin $C_{15}H_{10}O_5$ Exact Mass: 270.05	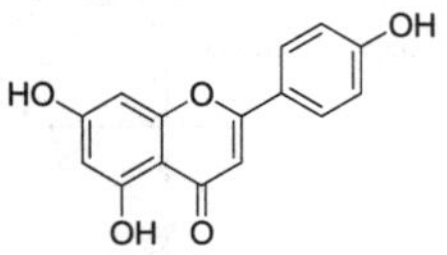 芹菜素 Apigenin	花生酸 Arachidic acid $C_{20}H_{40}O_2$ Exact Mass: 312.3	$HOOC-(CH_2)_{18}-CH_3$ 花生酸 Arachidic acid
抗坏血酸 Ascorbic acid $C_6H_8O_6$ Exact Mass: 176.03	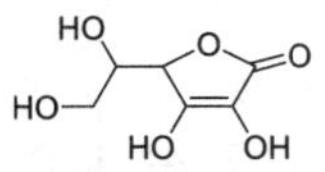 抗坏血酸 Ascorbic acid	苯甲酸正丁酯 *n*-Butyl benzoate $C_{11}H_{14}O_2$ Exact Mass: 178.1	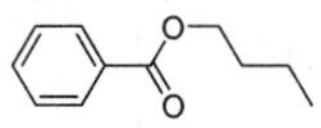 苯甲酸正丁酯 *n*-Butyl benzoate
油菜甾醇 Campesterol $C_{28}H_{48}O$ Exact Mass: 400.37	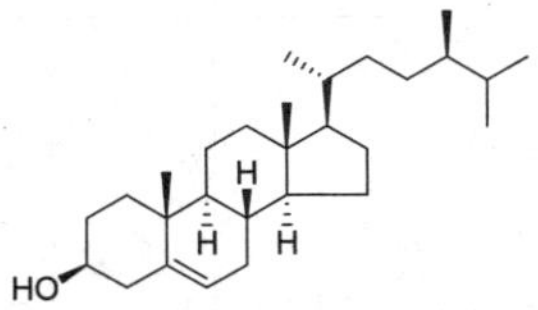 油菜甾醇 Campesterol	癸酸 Capric acid $C_{10}H_{20}O_2$ Exact Mass: 172.15	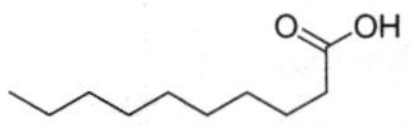 癸酸 Capric acid

续表

中英文名、化学式及相对分子质量	结构图	中英文名、化学式及相对分子质量	结构图
己酸 Caproic acid $C_6H_{12}O_2$ Exact Mass: 116.08	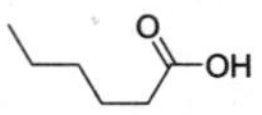 己酸 Caproic acid	辛酸 Caprylic acid $C_8H_{16}O_2$ Exact Mass: 144.12	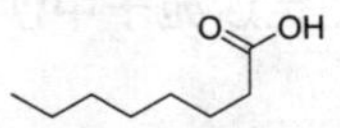 辛酸 Caprylic acid
δ-胡萝卜素 δ-Carotene $C_{40}H_{56}$ Exact Mass: 536.44	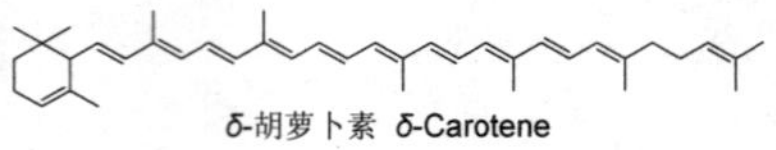 δ-胡萝卜素 δ-Carotene	栗木鞣花素 Castalagin $C_{41}H_{26}O_{26}$ Exact Mass: 934.07	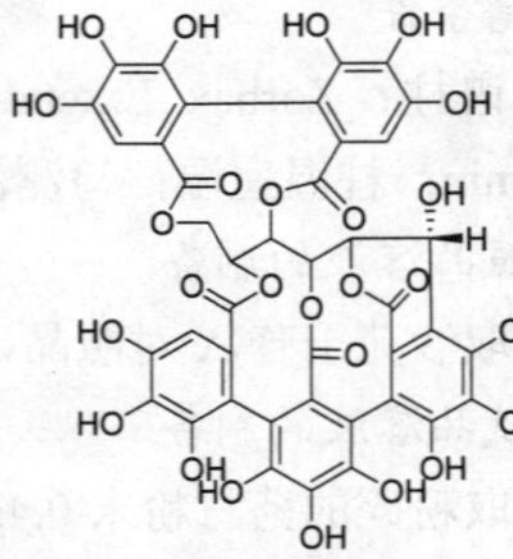 栗木鞣花素 Castalagin
儿茶素 (+)-Catechin $C_{15}H_{14}O_6$ Exact Mass: 290.08	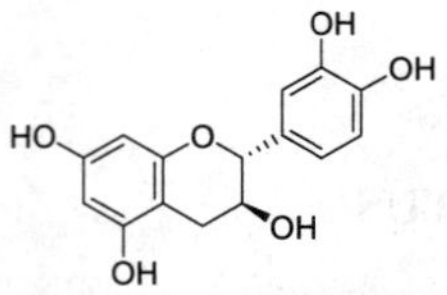 儿茶素 (+)-Catechin	儿茶素-(4α→8)-儿茶素 Catechin-(4α→8)-catechin $C_{30}H_{26}O_{12}$ Exact Mass: 578.14	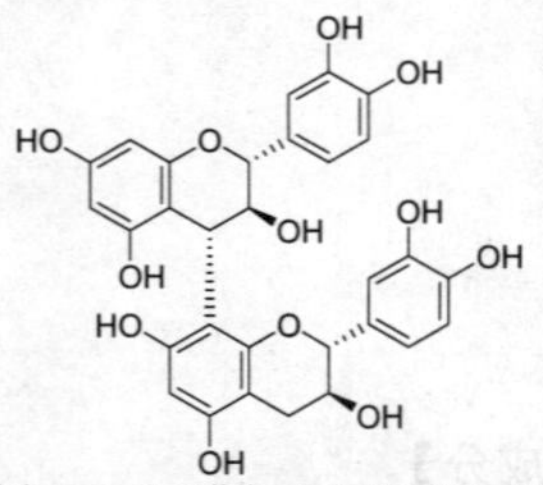 儿茶素-(4α→8)-儿茶素 Catechin-(4α→8)-catechin
绿原酸 Chlorogenic acid $C_{16}H_{18}O_9$ Exact Mass: 354.10	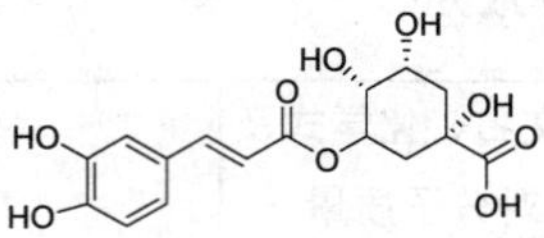 绿原酸 Chlorogenic acid	枸橼酸 Citric acid $C_6H_8O_7$ Exact Mass: 192.03	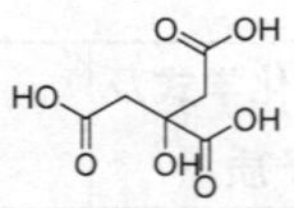 枸橼酸 Citric acid
香茅醛 Citronellal $C_{10}H_{18}O$ Exact Mass: 154.14	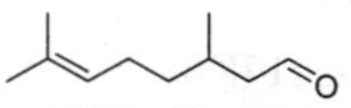 香茅醛 Citronellal	环阿屯醇 Cycloartanol $C_{30}H_{52}O$ Exact Mass: 428.40	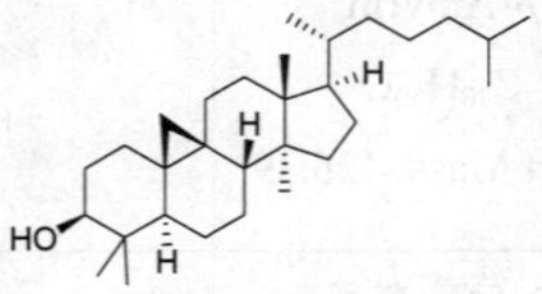 环阿屯醇 Cycloartanol
环阿屯烷醇 Cycloeucalenol $C_{30}H_{50}O$ Exact Mass: 426.39	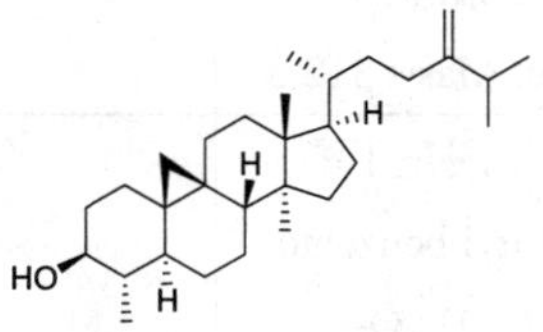 环阿屯烷醇 Cycloeucalenol	胡萝卜苷 Daucosterol $C_{35}H_{60}O_6$ Exact Mass: 576.44	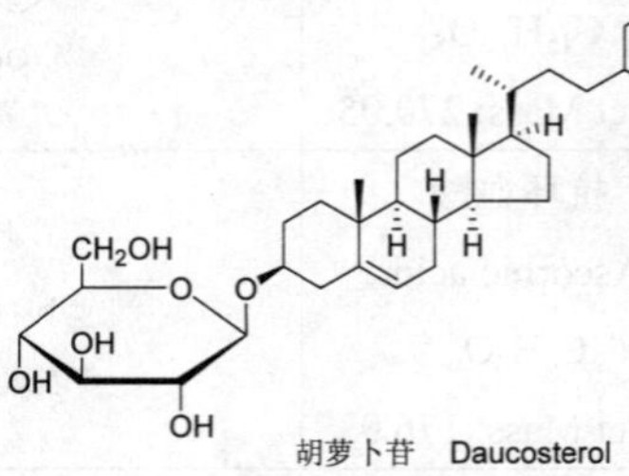 胡萝卜苷 Daucosterol
正癸醛 *n*-Decanal $C_{10}H_{20}O$ Exact Mass: 156.15	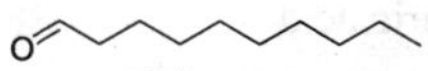 正癸醛 *n*-Decanal	2-癸烯醛 2-Decenal $C_{10}H_{18}O$ Exact Mass: 154.14	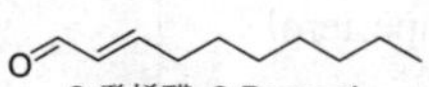 2-癸烯醛 2-Decenal

续表

中英文名、化学式及相对分子质量	结构图	中英文名、化学式及相对分子质量	结构图
1,1-二乙氧基-正壬烷 1,1-Diethoxy-*n*-nonane $C_{13}H_{28}O_2$ Exact Mass: 216.21	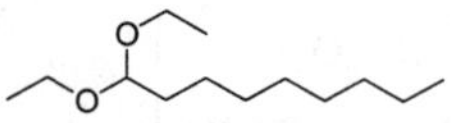 1,1-二乙氧基-正壬烷 1,1-Diethoxy-*n*-nonane	1,1-二乙氧基-正十四烷 1,1-Diethoxy-*n*-tetradecane $C_{18}H_{38}O_2$ Exact Mass: 286.29	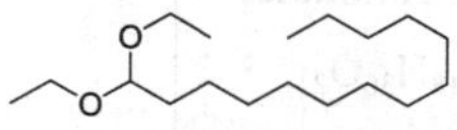 1,1-二乙氧基-正十四烷 1,1-Diethoxy-*n*-tetradecane
9,12-二羟基-15-十九碳酸 9,12-Dihydroxy-15-nonadecenoic acid $C_{19}H_{36}O_4$ Exact Mass: 328.26	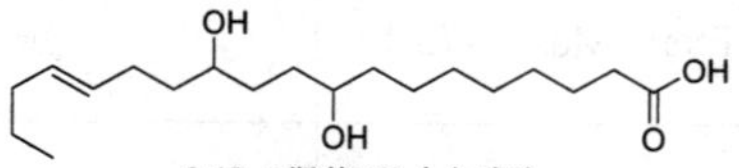 9,12-二羟基-15-十九碳酸 9,12-Dihydroxy-15-nonadecenoic acid	2,3-二甲基己二烯-1,4 2,3-Dimethyl hexadiene-1,4 C_8H_{14} Exact Mass: 110.11	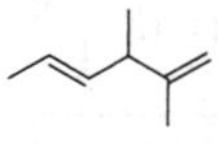 2,3-二甲基己二烯-1,4 2,3-Dimethyl hexadiene-1,4
正二十二烷醛 *n*-Docosanal $C_{22}H_{44}O$ Exact Mass: 324.34	$H_3C-(CH_2)_{20}-CHO$ 正二十二烷醛 *n*-Docosanal	正十二烷醛 *n*-Dodecanal $C_{12}H_{24}O$ Exact Mass: 184.18	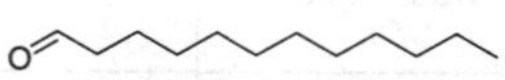 正十二烷醛 *n*-Dodecanal
十二碳烯-1 Dodecene-1 $C_{12}H_{24}$ Exact Mass: 168.19	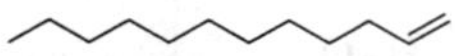 十二碳烯-1 Dodecene-1	正二十烷醛 *n*-Eicosanal $C_{20}H_{40}O$ Exact Mass: 296.31	$—(CH_2)_{18}—CHO$ 正二十烷醛 *n*-Eicosanal
2-二十碳烯醛 2-Eicosenal $C_{20}H_{38}O$ Exact Mass: 294.29	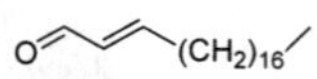 2-二十碳烯醛 2-Eicosenal	表儿茶素 (−)-Epicatechin $C_{15}H_{14}O_6$ Exact Mass: 290.08	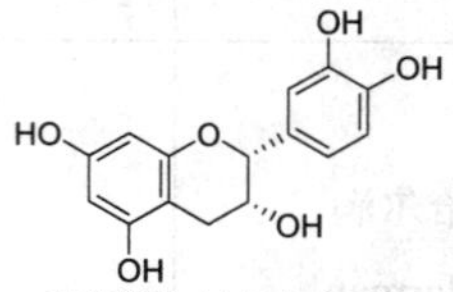 表儿茶素 (−)-Epicatechin
表倍儿茶素 Epigallocatechin $C_{15}H_{14}O_7$ Exact Mass: 306.07	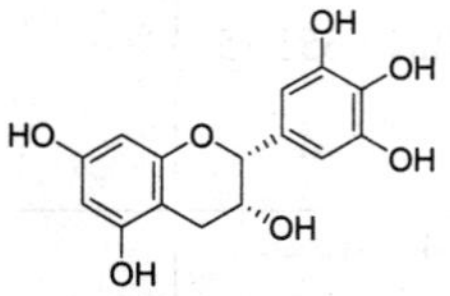 表倍儿茶素 Epigallocatechin	乙酸乙酯 Ethyl acetate $C_4H_8O_2$ Exact Mass: 88.05	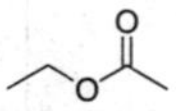 乙酸乙酯 Ethyl acetate
亚油酸乙酯 Ethyl linoleate $C_{20}H_{36}O_2$ Exact Mass: 308.27	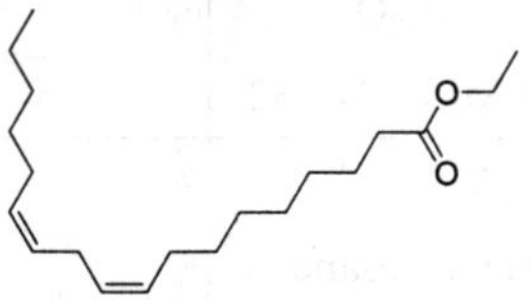 亚油酸乙酯 Ethyl linoleate	肉豆蔻酸乙酯 Ethyl myristate $C_{16}H_{32}O_2$ Exact Mass: 256.24	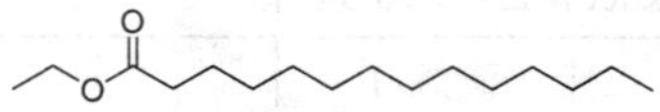 肉豆蔻酸乙酯 Ethyl myristate
十八碳烯酸乙酯 Ethyl octadecenoate $C_{20}H_{38}O_2$ Exact Mass: 310.29	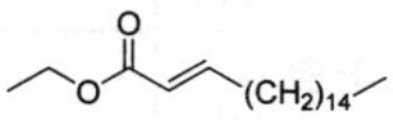 十八碳烯酸乙酯 Ethyl octadecenoate	油酸乙酯 Ethyl oleate $C_{20}H_{38}O_2$ Exact Mass: 310.29	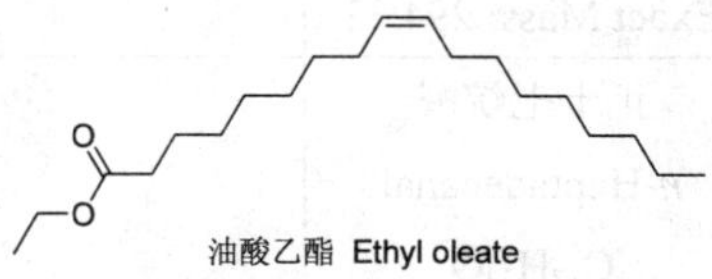 油酸乙酯 Ethyl oleate

续表

中英文名、化学式及相对分子质量	结构图	中英文名、化学式及相对分子质量	结构图
十六烷酸乙酯 Ethyl palmitate $C_{18}H_{36}O_2$ Exact Mass: 284.27	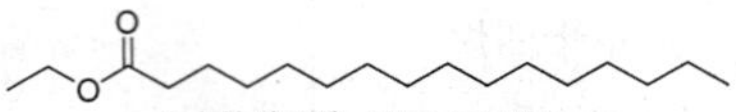 十六烷酸乙酯 Ethyl palmitate	棕榈油酸乙酯 Ethyl palmitoleate $C_{18}H_{34}O_2$ Exact Mass: 282.26	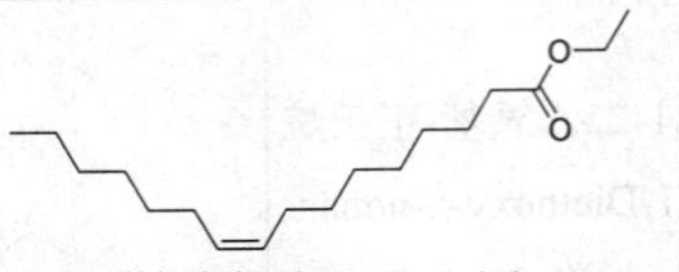 棕榈油酸乙酯 Ethyl palmitoleate
叶酸 Folic acid $C_{19}H_{19}N_7O_6$ Exact Mass: 441.14	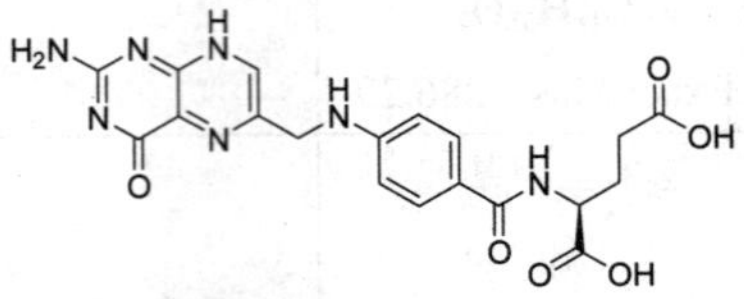 叶酸 Folic acid	亚叶酸 Folinic acid $C_{20}H_{23}N_7O_7$ Exact Mass: 473.17	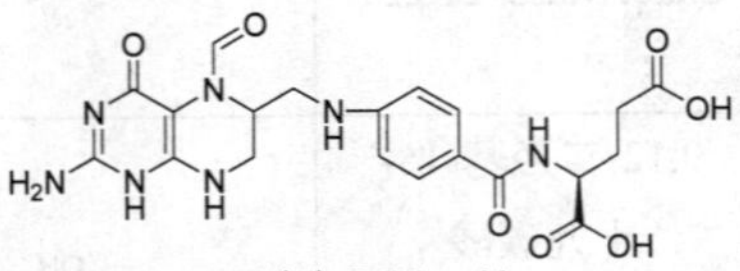 亚叶酸 Folinic acid
没食子酸 Gallic acid $C_7H_6O_5$ Exact Mass: 170.02	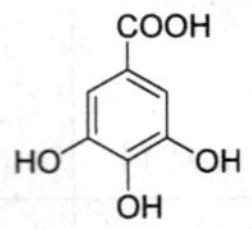 没食子酸 Gallic acid	倍儿茶素 Gallocatechin $C_{15}H_{14}O_7$ Exact Mass: 306.07	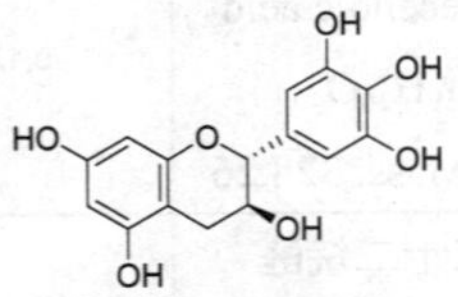 倍儿茶素 Gallocatechin
倍儿茶素-(4α→8)-表儿茶素 Gallocatechin(4α→8)-epicatechin $C_{30}H_{26}O_{13}$ Exact Mass: 594.14	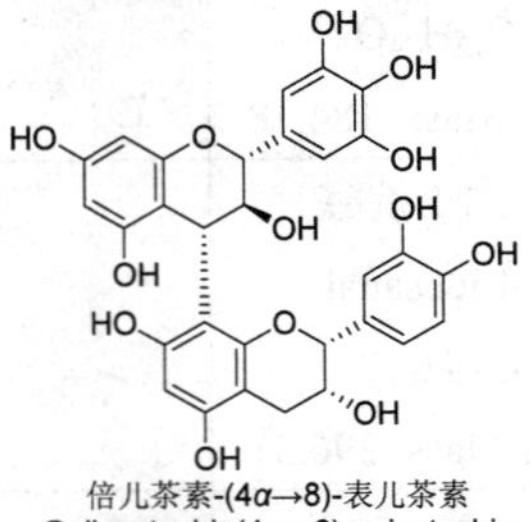 倍儿茶素-(4α→8)-表儿茶素 Gallocatechin(4α→8)-epicatechin	牻牛儿基丙酮 Geranylacetone $C_{13}H_{22}O$ Exact Mass: 194.17	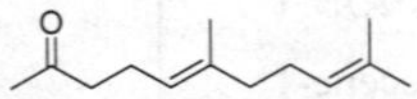 牻牛儿基丙酮 Geranylacetone
哈尔满 Harman $C_{12}H_{10}N_2$ Exact Mass: 182.08	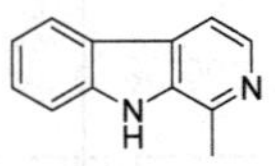 哈尔满 Harman	氧化血红素 Hemin $C_{34}H_{32}ClFeN_4O_4$ Exact Mass: 651.15	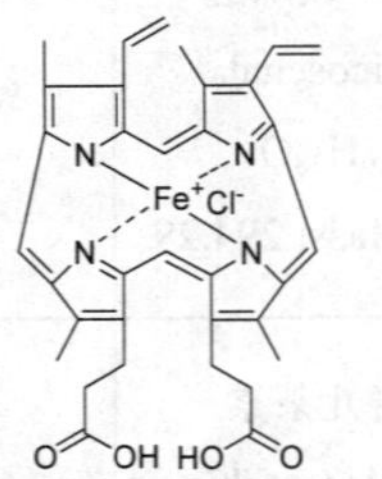 氧化血红素 Hemin
正二十一烷 *n*-Heneicosane $C_{21}H_{44}$ Exact Mass: 296.34	$H_3C-(CH_2)_{19}-CH_3$ 正二十一烷 *n*-Heneicosane	正二十一烷醛 *n*-Henicosanal $C_{21}H_{42}O$ Exact Mass: 310.32	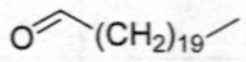 正二十一烷醛 *n*-Henicosanal
二十一碳烯-1 Henicosene-1 $C_{21}H_{42}$ Exact Mass: 294.33	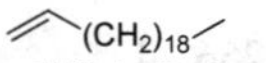 二十一碳烯-1 Henicosene-1	正二十七烷 *n*-Heptacosane $C_{27}H_{56}$ Exact Mass: 380.44	$H_3C-(CH_2)_{25}-CH_3$ 正二十七烷 *n*-Heptacosane
正十七烷醛 *n*-Heptadecanal $C_{17}H_{34}O$ Exact Mass: 254.26	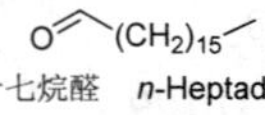 正十七烷醛 *n*-Heptadecanal	异鼠李素 Isorhamnetin $C_{16}H_{12}O_7$ Exact Mass: 316.06	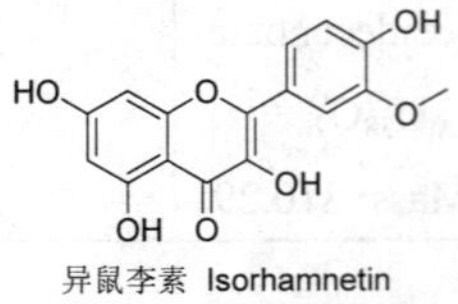 异鼠李素 Isorhamnetin

续表

中英文名、化学式及相对分子质量	结构图	中英文名、化学式及相对分子质量	结构图
正十七烷 *n*-Heptadecane $C_{17}H_{34}O$ Exact Mass: 254.26	$CH_3—(CH_2)_{15}—CH_3$ 正十七烷 *n*-Heptadecane	正庚醛 *n*-Heptanal $C_7H_{14}O$ Exact Mass: 114.10	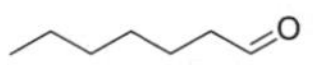 正庚醛 *n*-Heptanal
正二十六烷 *n*-Hexadcosane $C_{26}H_{54}$ Exact Mass: 366.42	$H_3C—(CH_2)_{24}—CH_3$ 正二十六烷 *n*-Hexadcosane	正十六烷醛 *n*-Hexadecanal $C_{16}H_{32}O$ Exact Mass: 240.25	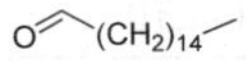 正十六烷醛 *n*-Hexadecanal
正十六烷 *n*-Hexadecane $C_{16}H_{34}$ Exact Mass: 226.27	$H_3C—(CH_2)_{14}—CH_3$ 正十六烷 *n*-Hexadecane	十六烷酸 Hexadecanoic acid $C_{16}H_{32}O_2$ Exact Mass: 256.24	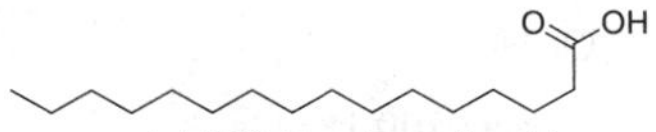 十六烷酸 Hexadecanoic acid
十六碳烯-1 Hexadecylene-1 $C_{16}H_{32}$ Exact Mass: 224.25	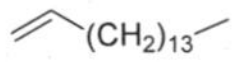 十六碳烯-1 Hexadecylene-1	六氢法呢基丙酮 Hexahydrofarnesyl acetone $C_{18}H_{36}O$ Exact Mass: 268.28	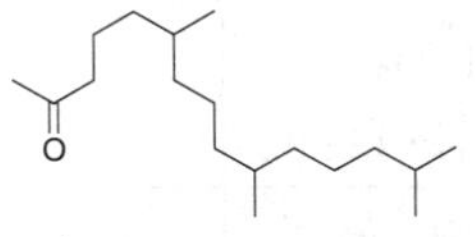 六氢法呢基丙酮 Hexahydrofarnesyl acetone
13-羟基-9,11-十六烷二烯酸 13-Hydroxy-9,11-hexadecadienoic acid $C_{16}H_{28}O_3$ Exact Mass: 268.20	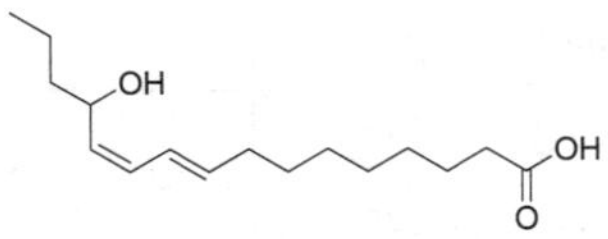 13-羟基-9,11-十六烷二烯酸 13-Hydroxy-9,11-hexadecadienoic acid	9-羟基-10,12-十五碳二烯酸 9-Hydroxy-10,12-pentadecadienoic acid $C_{15}H_{26}O_3$ Exact Mass: 254.19	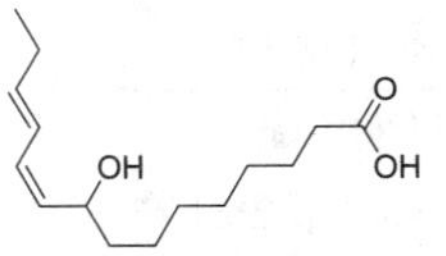 9-羟基-10,12-十五碳二烯酸 9-Hydroxy-10,12-pentadecadienoic acid
11-羟基-9-三癸烯酸 11-Hydroxy-9-tridecenoic acid $C_{13}H_{24}O_3$ Exact Mass: 228.17	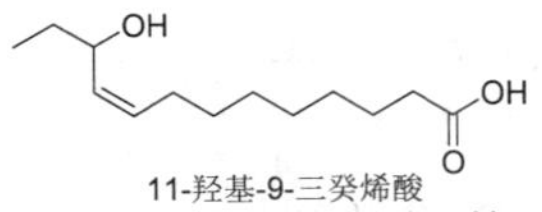 11-羟基-9-三癸烯酸 11-Hydroxy-9-tridecenoic acid	2α-羟基熊果酸 2α-Hydroxyursolic acid $C_{30}H_{48}O_4$ Exact Mass: 472.36	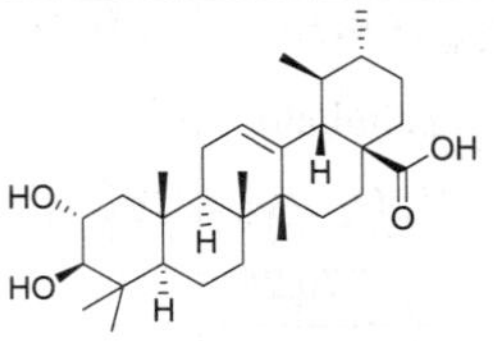 2α-羟基熊果酸 2α-Hydroxyursolic acid
α-紫罗兰酮 α-Ionone $C_{13}H_{20}O$ Exact Mass: 192.15	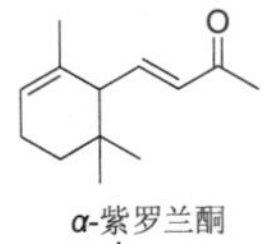 α-紫罗兰酮 α-Ionone	苯甲酸异戊酯 Isoamyl benzoate $C_{12}H_{16}O_2$ Exact Mass: 192.12	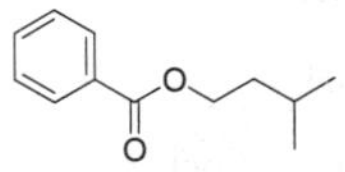 苯甲酸异戊酯 Isoamyl benzoate
异鼠李素-7-*O*-鼠李糖-3-*O*-葡萄糖苷 Isorhamnetin-7-*O*-rhamnose-3-*O*-glucoside $C_{28}H_{32}O_{16}$ Exact Mass: 624.17	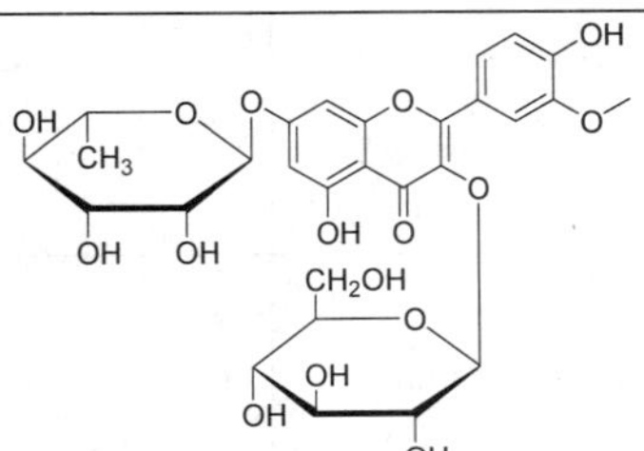 异鼠李素-7-*O*-鼠李糖-3-*O*-葡萄糖苷 Isorhamnetin-7-*O*-rhamnose-3-*O*-glucoside	山柰酚 Kaempferol $C_{15}H_{10}O_6$ Exact Mass: 286.05	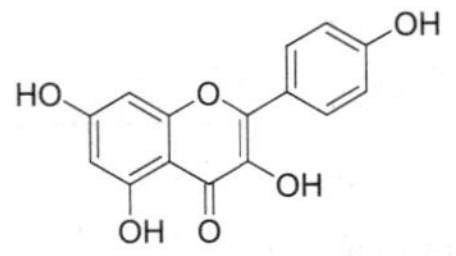 山柰酚 Kaempferol

续表

中英文名、化学式及相对分子质量	结构图	中英文名、化学式及相对分子质量	结构图
山柰酚-3-*O*-葡萄糖苷 Kaempferol-3-*O*-glucoside $C_{21}H_{20}O_{11}$ Exact Mass: 448.10	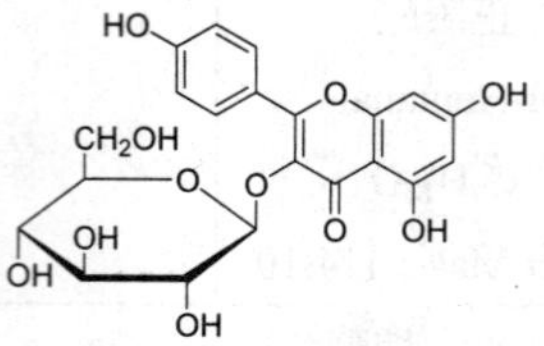 山柰酚-3-*O*-葡萄糖苷 Kaempferol-3-O-glucoside	山柰酚-7-*O*-*α*-L-鼠李糖苷 Kaempferol-7-*O*-*α*-L-rhamnopyranoside $C_{21}H_{20}O_{10}$ Exact Mass: 432.11	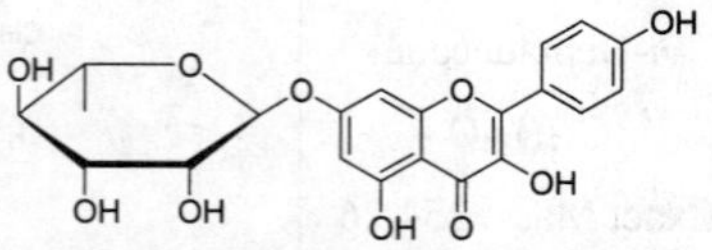 山柰酚-7-*O*-*α*-L-鼠李糖苷 Kaempferol-7-*O*-*α*-L-rhamnopyranoside
十二酸(月桂酸) Dodecanoic acid (Lauric acid) $C_{12}H_{24}O_2$ Exact Mass: 200.18	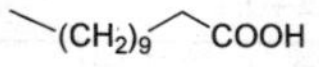 十二酸(月桂酸) Dodecanoic acid(Lauric acid)	亚油酸 Linoleic acid $C_{18}H_{32}O_2$ Exact Mass: 280.24	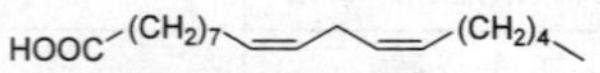 亚油酸　Linoleic acid
苹果酸 Malic acid $C_4H_6O_5$ Exact Mass: 134.02	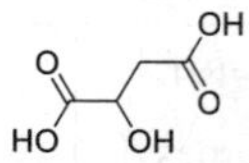 苹果酸　Malic acid	薄荷醇 Menthol $C_{10}H_{20}O$ Exact Mass: 156.15	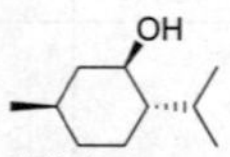 薄荷醇　Menthol
丁香酚甲醚 Methyleugenol $C_{11}H_{14}O_2$ Exact Mass: 178.10	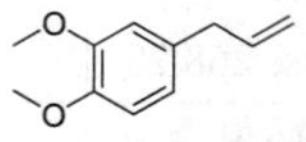 丁香酚甲醚　Methyleugenol	肉豆蔻酸甲酯 Methyl myristate $C_{15}H_{30}O_2$ Exact Mass: 242.22	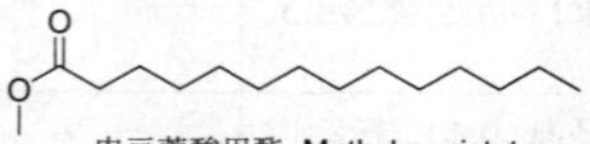 肉豆蔻酸甲酯　Methyl myristate
十八碳烯酸甲酯 Methyl octadecenoate $C_{19}H_{36}O_2$ Exact Mass: 296.27	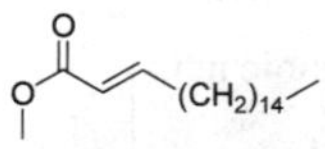 十八碳烯酸甲酯 Methyl octadecenoate	油酸甲酯 Methyl oleate $C_{19}H_{36}O_2$ Exact Mass: 296.27	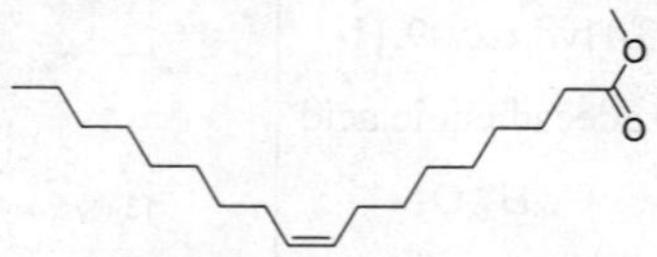 油酸甲酯　Methyl oleate
十六烷酸甲酯 Methyl palmitate $C_{17}H_{34}O_2$ Exact Mass: 270.26	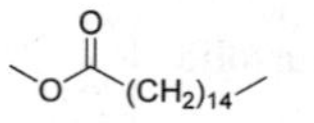 十六烷酸甲酯　Methyl palmitate	棕榈油酸甲酯 Methyl palmitoleate $C_{17}H_{32}O_2$ Exact Mass: 268.24	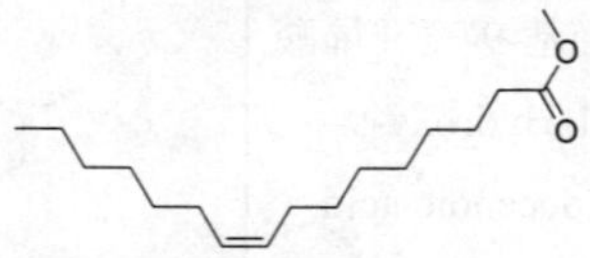 棕榈油酸甲酯　Methyl palmitoleate
杨梅树皮素 Myricetin $C_{15}H_{10}O_8$ Exact Mass: 318.04	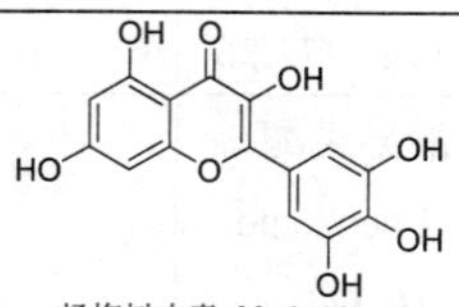 杨梅树皮素 Myricetin	肉豆蔻酸(十四酸) Myristic acid $C_{14}H_{28}O_2$ Exact Mass: 228.21	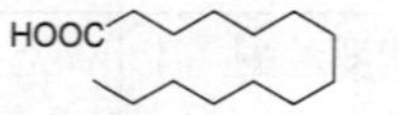 肉豆蔻酸　Myristic acid
萘 Naphthalene $C_{10}H_8$ Exact Mass: 128.06	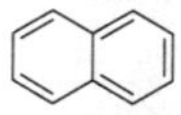 萘　Naphthalene	正二十九烷 *n*-Nonacosane $C_{29}H_{60}$ Exact Mass: 408.47	$H_3C-(CH_2)_{27}-CH_3$ 正二十九烷 *n*-Nonacosane
正十九烷 *n*-Nonadecane $C_{19}H_{40}$ Exact Mass: 268.31	$H_3C-(CH_2)_{17}-CH_3$ 正十九烷 *n*-Nonadecane	正壬醛 *n*-Nonanal $C_9H_{18}O$ Exact Mass: 142.14	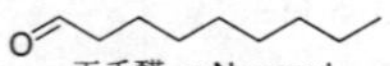 正壬醛 *n*-Nonanal

续表

中英文名、化学式及相对分子质量	结构图	中英文名、化学式及相对分子质量	结构图
2-壬烯醛 2-Nonenal $C_9H_{16}O$ Exact Mass: 140.12	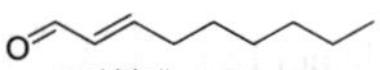 2-壬烯醛 2-Nonenal	乙酸正壬酯 *n*-Nonyl acetate $C_{11}H_{22}O_2$ Exact Mass: 186.16	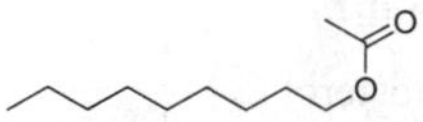 乙酸正壬酯 *n*-Nonyl acetate
正二十八烷 *n*-Octacosane $C_{28}H_{58}$ Exact Mass: 394.45	$H_3C-(CH_2)_{26}-CH_3$ 正二十八烷 *n*-Octacosane	正十八烷醛 *n*-Octadecanal $C_{18}H_{36}O$ Exact Mass: 268.28	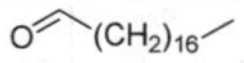 正十八烷醛 n-Octadecanal
正十八烷 *n*-Octadecane $C_{18}H_{38}$ Exact Mass: 254.30	$H_3C-(CH_2)_{16}-CH_3$ 正十八烷 *n*-Octadecane	正辛醛 *n*-Octanal $C_8H_{16}O$ Exact Mass: 128.12	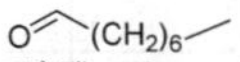 正辛醛 *n*-Octanal
正辛烷 *n*-Octane C_8H_{18} Exact Mass: 114.14	$H_3C-(CH_2)_6-CH_3$ 正辛烷 *n*-Octane	正辛醇 Octanol $C_8H_{18}O$ Exact Mass: 130.14	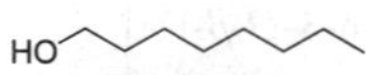 正辛醇 Octanol
草酸 Oxalic acid $C_2H_2O_4$ Exact Mass: 90.00	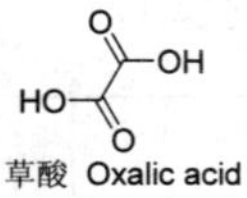 草酸 Oxalic acid	十六烷酸 Palmitoleic acid $C_{16}H_{30}O_2$ Exact Mass: 254.22	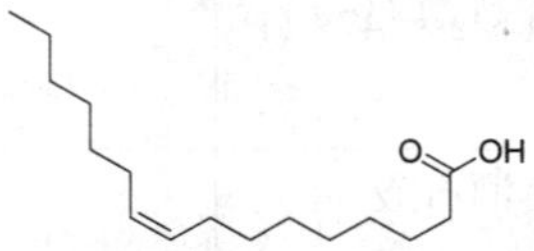 十六烷酸 Palmitoleic acid
正二十五烷 *n*-Pentacosane $C_{25}H_{52}$ Exact Mass: 352.41	$H_3C-(CH_2)_{23}-CH_3$ 正二十五烷 *n*-Pentacosane	二十五碳烯-1 Pentacosene-1 $C_{25}H_{50}$ Exact Mass: 350.39	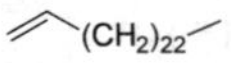 二十五碳烯 -1 Pentacosene-1
正十五烷醛 *n*-Pentadecanal $C_{15}H_{30}O$ Exact Mass: 226.23	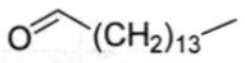 正十五烷醛 *n*-Pentadecanal	正十五烷 *n*-Pentadecane $C_{15}H_{32}$ Exact Mass: 212.25	$H_3C-(CH_2)_{13}-CH_3$ 正十五烷 *n*-Pentadecane
十五碳烯-1 Pentadecylene-1 $C_{15}H_{30}$ Exact Mass: 210.23	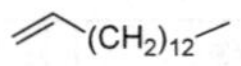 十五碳烯-1 Pentadecylene-1	邻苯二甲酸二丁酯 Phthalic acid dibutyl ester $C_{16}H_{22}O_4$ Exact Mass: 278.15	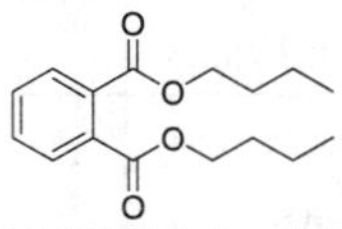 邻苯二甲酸二丁酯 Phthalic acid dibutyl ester
槲皮素 Quercetin $C_{15}H_{10}O_7$ Exact Mass: 302.04	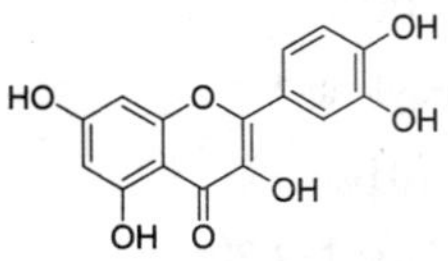 槲皮素 Quercetin	芦丁 Rutin $C_{27}H_{30}O_{16}$ Exact Mass: 610.15	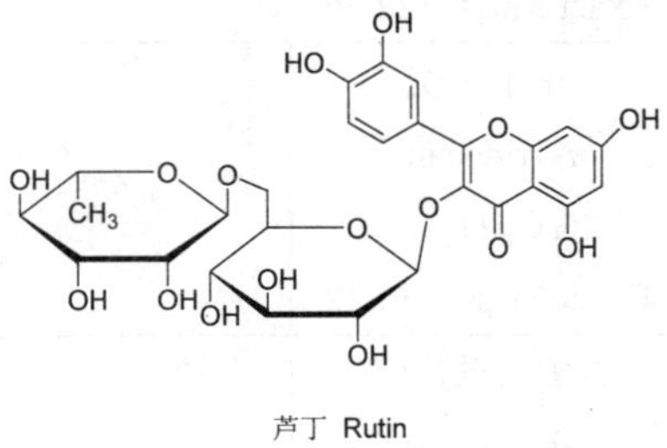 芦丁 Rutin

续表

中英文名、化学式及相对分子质量	结构图	中英文名、化学式及相对分子质量	结构图
β-谷甾醇 *β*-Sitosterol $C_{29}H_{50}O$ Exact Mass: 414.39	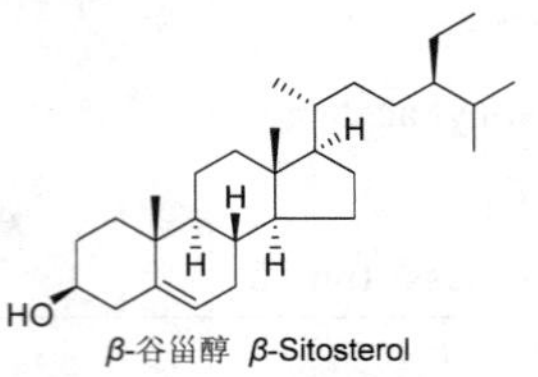 *β*-谷甾醇 *β*-Sitosterol	硬脂酸 Stearic acid $C_{18}H_{36}O_2$ Exact Mass: 284.27	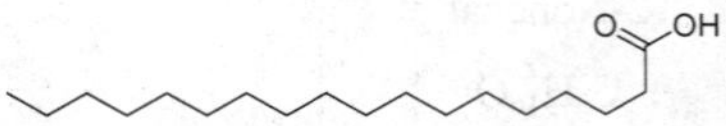 硬脂酸 Stearic acid
豆甾醇 Stigmasterol $C_{29}H_{48}O$ Exact Mass: 412.37	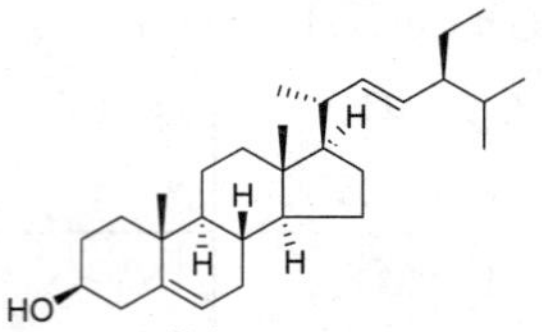 豆甾醇 Stigmasterol	琥珀酸 Succinic acid $C_4H_6O_4$ Exact Mass: 118.03	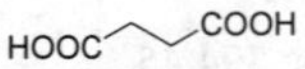 琥珀酸 Succinic acid
柽柳黄素-3-*O*-*β*-D-吡喃葡萄糖苷 Tamarixetin-3-*O*-*β*-D-glucopyranoside $C_{22}H_{22}O_{12}$ Exact Mass: 478.11	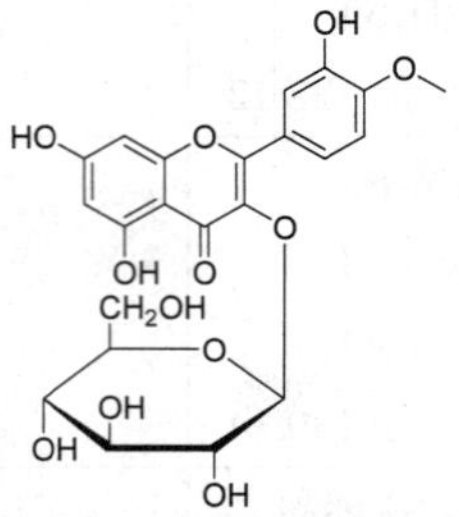 柽柳黄素-3-*O*-*β*-D-吡喃葡萄糖苷 Tamarixetin-3-*O*-*β*-D-glucopyranoside	柽柳黄素-3-*O*-*β*-D-葡萄糖-7-*O*-*α*-L-鼠李糖 Tamarixetin-3-*O*-*β*-D-glucoside-7-*O*-*α*-L-rhamnoside $C_{28}H_{32}O_{16}$ Exact Mass: 624.17	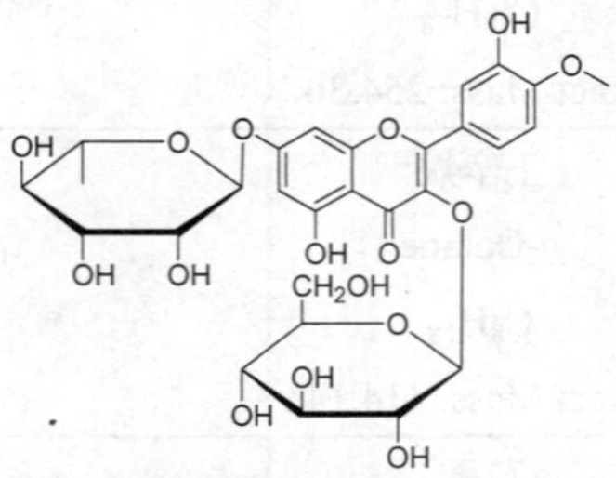 柽柳黄素-3-*O*-*β*-D-葡萄糖-7-*O*-*α*-L-鼠李糖 Tamarixetin-3-O-*β*-D-glucoside-7-O-*α*-L-rhamnoside
酒石酸 Tartaric acid $C_4H_6O_6$ Exact Mass: 150.02	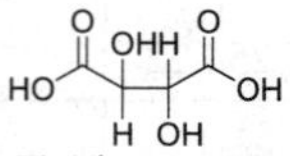 酒石酸 Tartaric acid	*α*-萜品醇 *α*-Terpineol $C_{10}H_{18}O$ Exact Mass: 154.14	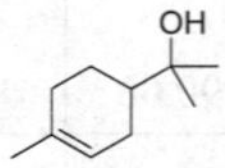 *α*-萜品醇 *α*-Terpineol
正二十四烷 *n*-Tetracosane $C_{24}H_{50}$ Exact Mass: 338.39	$H_3C-(CH_2)_{22}-CH_3$ 正二十四烷 *n*-Tetracosane	正十四烷醛 *n*-Tetradecanal $C_{14}H_{28}O$ Exact Mass: 212.21	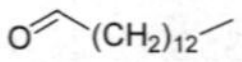 正十四烷醛 *n*-Tetradecanal
正十四烷 *n*-Tetradecane $C_{14}H_{30}$ Exact Mass: 198.23	$H_3C-(CH_2)_{12}-CH_3$ 正十四烷 *n*-Tetradecane	正二十三烷 *n*-Tricosane $C_{23}H_{48}$ Exact Mass: 324.38	$H_3C-(CH_2)_{21}-CH_3$ 正二十三烷 *n*-Tricosane
二十三碳烯-1 Tricosene-1 $C_{23}H_{46}$ Exact Mass: 322.36	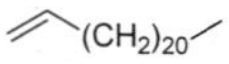 二十三碳烯-1 Tricosene-1	正十三烷醛 *n*-Tridecanal $C_{13}H_{26}O$ Exact Mass: 198.20	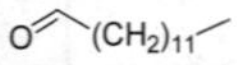 正十三烷醛 *n*-Tridecanal
正十三烷 *n*-Tridecane $C_{13}H_{28}$ Exact Mass: 184.22	$H_3C-(CH_2)_{11}-CH_3$ 正十三烷 *n*-Tridecane	十三碳烯-1 Tridecylene-1 $C_{13}H_{26}$ Exact Mass: 182.20	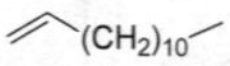 十三碳烯-1 Tridecylene-1
2-十一碳烯醛 2-Undecenal $C_{11}H_{20}O$ Exact Mass: 168.15	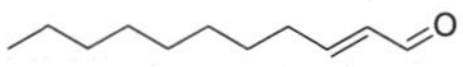 2-十一碳烯醛 2-Undecenal	十一碳烯-1 Undecene-1 $C_{11}H_{22}$ Exact Mass: 154.17	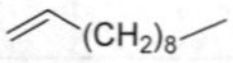 十一碳烯-1 Undecene-1

续表

中英文名、化学式及相对分子质量	结构图	中英文名、化学式及相对分子质量	结构图
3,4,2'-三羟基查尔酮-4'-*O*-*β*-D-吡喃葡萄糖苷 3,4,2'-Trihydroxychalcone-4'-*O*-*β*-D-glucopyranoside $C_{21}H_{22}O_{10}$ Exact Mass: 434.12	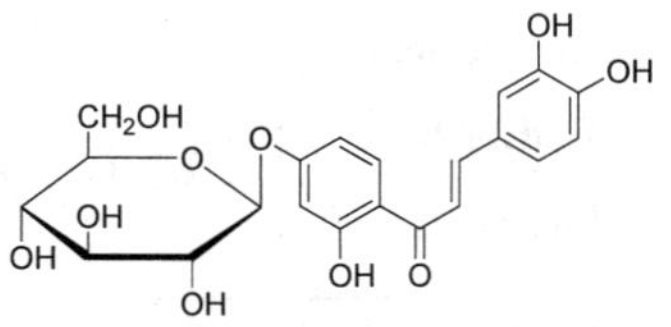 3,4,2'-三羟基查尔酮-4'-*O*-*β*-D-吡喃葡萄糖苷 3,4,2'-Trihydroxychalcone-4'-*O*-*β*-D-glucopyranoside	1,3,5-三异丙基苯 1,3,5-Triisopropyl benzene $C_{15}H_{24}$ Exact Mass: 204.19	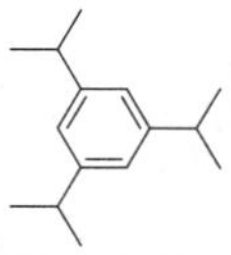 1,3,5-三异丙基苯 1,3,5-Triisopropyl benzene
1,1,6-三甲基-1,2-二氢萘 1,1,6-Trimethyl-1,2-dihydronaphthalene $C_{13}H_{16}$ Exact Mass: 172.13	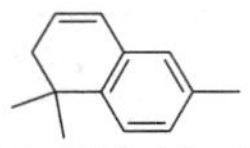 1,1,6-三甲基-1,2-二氢萘 1,1,6-Trimethyl-1,2-dihydronaphthalene	2,2,5,5-四甲基己烯二酮-3,4 2,2,5,5-Tetramethyl hexanedione-3,4 $C_{10}H_{18}O_2$ Exact Mass: 170.13	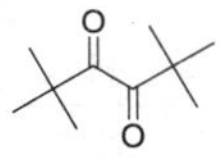 2,2,5,5-四甲基己烯二酮-3,4 2,2,5,5-Tetramethyl hexanedione-3,4
熊果酸 Ursolic acid $C_{30}H_{48}O_3$ Exact Mass: 456.36	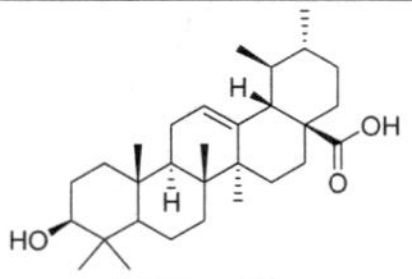 熊果酸 Ursolic acid	维生素 A Vitamin A $C_{20}H_{30}O$ Exact Mass: 286.23	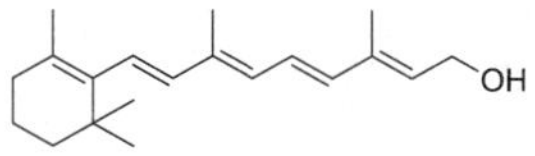 维生素 A Vitamin A
维生素 B_1 Vitamin B_1 $C_{12}H_{17}N_4OS^+$ Exact Mass: 265.11	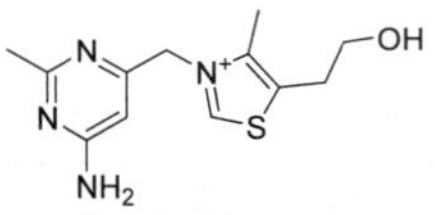 维生素 B_1 Vitamin B_1	维生素 E_α Vitamin E_α $C_{29}H_{50}O_2$ Exact Mass: 430.38	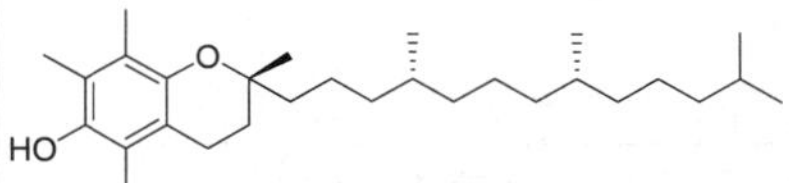 维生素 E_α Vitamin E_α
维生素 B_{12} Vitamin B_{12} $C_{63}H_{88}CoN_{14}O_{14}P$ Exact Mass: 1354.57	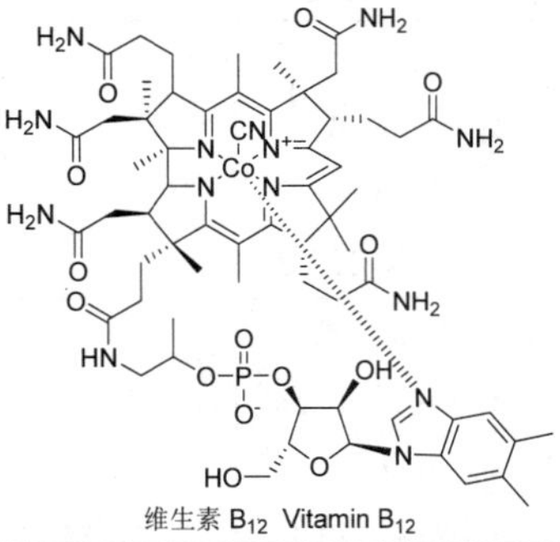 维生素 B_{12} Vitamin B_{12}	*α*-香树脂醇 *α*-Amyrin $C_{30}H_{50}O$ Exact Mass: 426.39	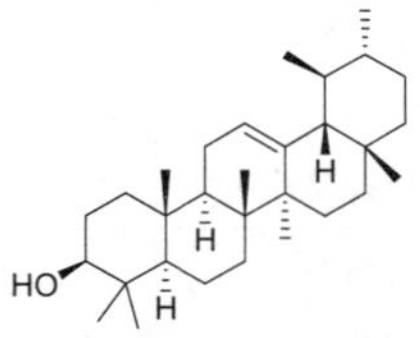 *α*-香树脂醇 *α*-Amyrin
维生素 E_β Vitamin E_β $C_{28}H_{48}O_2$ Exact Mass: 416.37	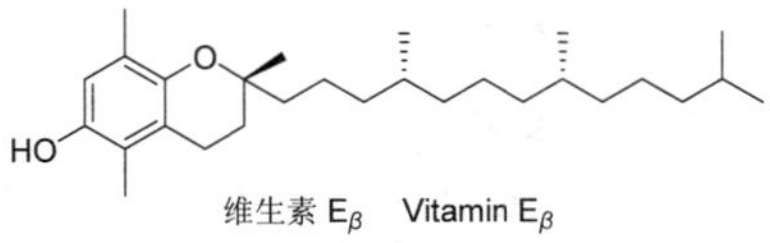 维生素 E_β Vitamin E_β	维生素 E_δ Vitamin E_δ $C_{27}H_{46}O_2$ Exact Mass: 402.35	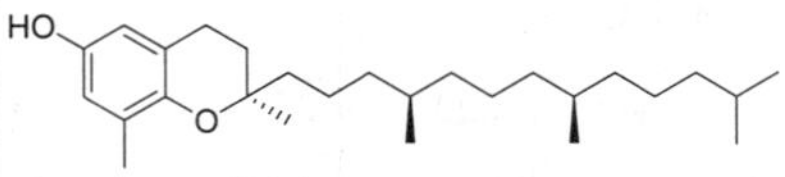 维生素 E_δ Vitamin E_δ
维生素 E_γ Vitamin E_γ $C_{28}H_{48}O_2$ Exact Mass: 416.37	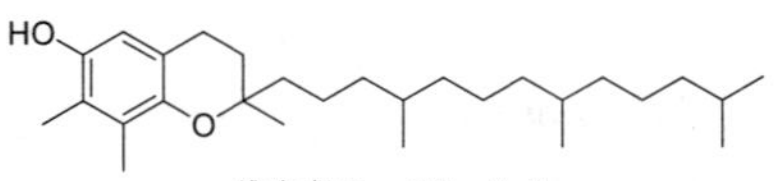 维生素 E_γ Vitamin E_γ	维生素 K_1 Vitamin K_1 $C_{31}H_{46}O_2$ Exact Mass: 450.35	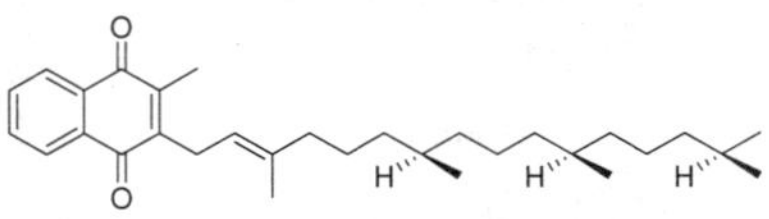 维生素 K_1 Vitamin K_1
维生素 K_2 Vitamin K_2 $C_{41}H_{56}O_2$ Exact Mass: 580.43	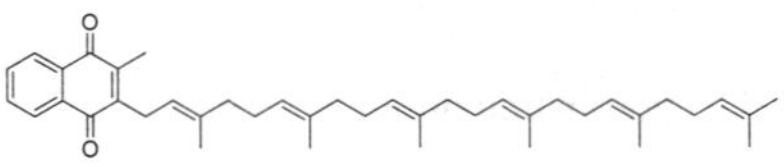 维生素 K_2 Vitamin K_2	玉蜀黍黄素 Zeaxanthin $C_{40}H_{56}O_2$ Exact Mass: 568.43	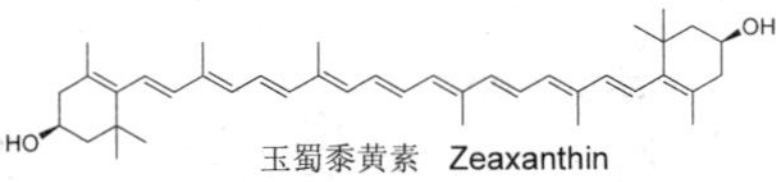 玉蜀黍黄素 Zeaxanthin

续表

中英文名、化学式及相对分子质量	结构图	中英文名、化学式及相对分子质量	结构图
β-香树脂醇 *β*-Amyrin $C_{30}H_{50}O$ Exact Mass: 426.39	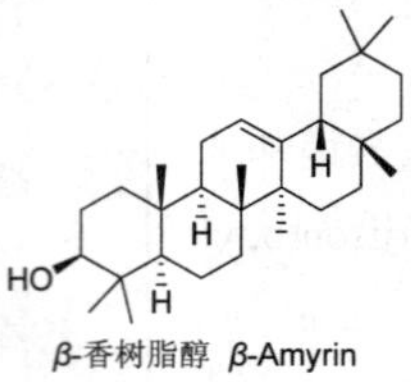 *β*-香树脂醇 *β*-Amyrin	齐墩果酸 Oleanolic acid $C_{30}H_{48}O_3$ Exact Mass: 456.36	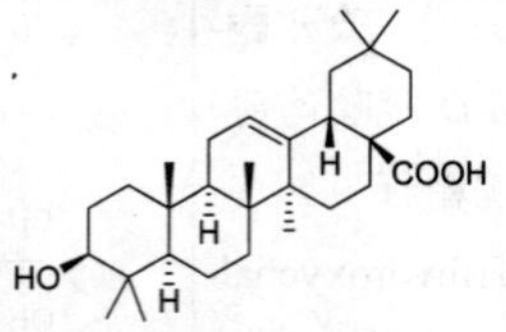 齐墩果酸 Oleanolic acid

表 1-7-36b 沙棘其他主要化学成分[168~173]

中文名	中文名
β-芷香酮	哈尔醇
顺式芳樟醇氧化物	反式芳樟醇氧化物
顺式-9-顺式-12-亚油酸	4-甲基庚烯-5-酮-2
正十九烷醛	植烷
槲皮素3-*O*-*β*-D-吡喃葡萄糖苷	槲皮素3-*O*-芸香糖苷
麦角甾烯醇	柠檬甾二烯醇

沉香

Chenxiang
AQUILARIAE LIGNUM RESINATUM

【化学成分】

表 1-7-37a 沉香主要化学成分[174~179]

中英文名、化学式及相对分子质量	结构图	中英文名、化学式及相对分子质量	结构图
白木香酸 Baimuxinic acid $C_{15}H_{24}O_3$ Exact Mass: 252.17	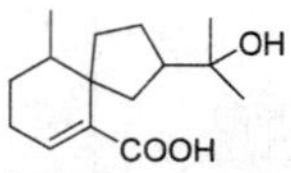 白木香酸 Baimuxinic acid	沉香螺旋醇 Agarospirol $C_{15}H_{26}O$ Exact Mass: 222.2	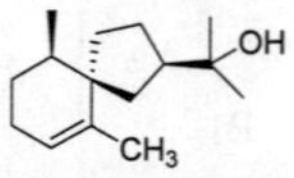 沉香螺旋醇 Agarospirol
白木香醛 Baimuxinal $C_{15}H_{24}O_2$ Exact Mass: 236.18	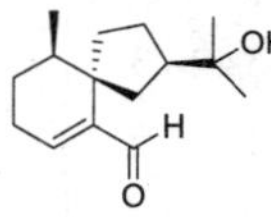 白木香醛 Baimuxinal	白木香呋喃酸 Baimuxifuranic acid $C_{15}H_{24}O_3$ Exact Mass: 252.17	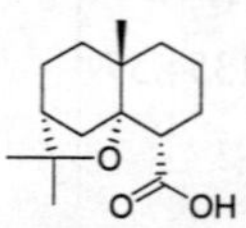 白木香呋喃酸 Baimuxifuranic acid
呋喃白木香醛 Sinenofuranal $C_{15}H_{24}O_2$ Exact Mass: 236.18	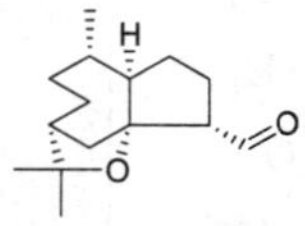 呋喃白木香醛 Sinenofuranal	呋喃白木香醇 Sinenofuranol $C_{15}H_{26}O_2$ Exact Mass: 238.19	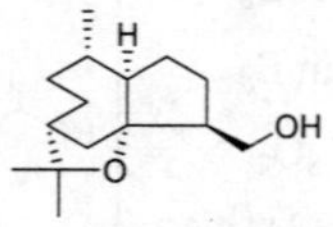 呋喃白木香醇 Sinenofuranol
二氢卡拉酮 Dihydrokaranone $C_{15}H_{22}O$ Exact Mass: 218.17	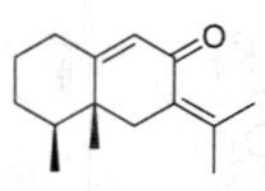 二氢卡拉酮 Dihydrokaranone	*β*-沉香呋喃 *β*-Agarofuran $C_{15}H_{24}O$ Exact Mass: 220.18	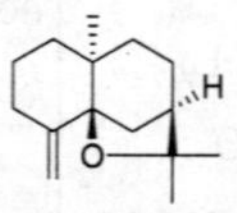 *β*-沉香呋喃 *β*-Agarofuran
白木香醇 Baimuxinol $C_{15}H_{26}O_2$ Exact Mass: 238.19	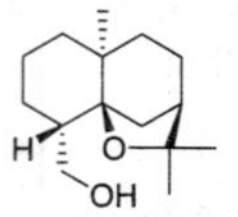 白木香醇 Baimuxinol	去氢白木香醇 Dehydrobaimuxinol $C_{15}H_{24}O_2$ Exact Mass: 236.18	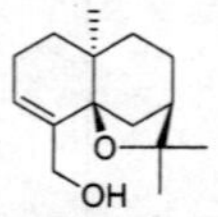 去氢白木香醇 Dehydrobaimuxinol

续表

中英文名、化学式及相对分子质量	结构图	中英文名、化学式及相对分子质量	结构图
异白木香醇 Isobaimuxinol $C_{15}H_{26}O_2$ Exact Mass: 238.19	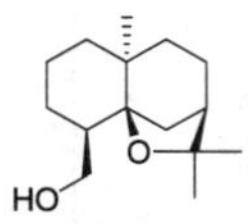 异白木香醇 Isobaimuxinol	苄基丙酮 Benzylacetone $C_{10}H_{12}O$ Exact Mass: 148.09	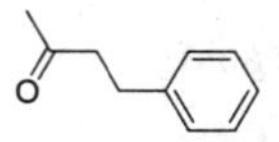 苄基丙酮 Benzylacetone
对甲氧基苄基丙酮 *p*-Methoxybenzylacetone $C_{11}H_{14}O_2$ Exact Mass: 178.10	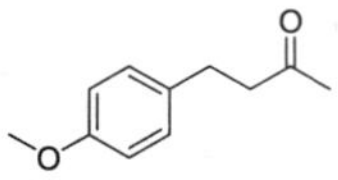 对甲氧基苄基丙酮 *p*-Methoxybenzylacetone	茴香酸 Anisic acid $C_8H_8O_3$ Exact Mass: 152.05	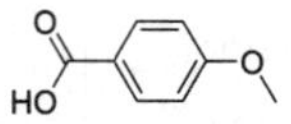 茴香酸 Anisic acid
6-羟基-2-[2-(4'-甲氧基苯)乙基]色酮 6-Hydroxy-2-[2-(4'-methoxyphenyl)ethyl] chromone $C_{18}H_{16}O_4$ Exact Mass: 296.10	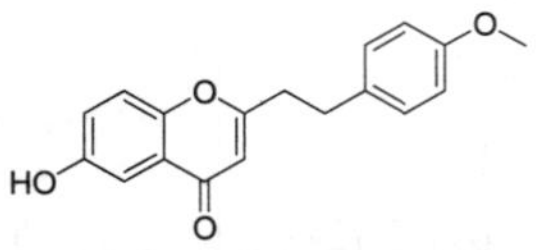 6-羟基-2-[2-(4'-甲氧基苯)乙基]色酮 6-Hydroxy-2-[2-(4'-methoxyphenyl)ethyl]chromone	2-(2-苯乙基)色酮 2-(2-Phenylethyl) chromone $C_{17}H_{14}O_2$ Exact Mass: 250.10	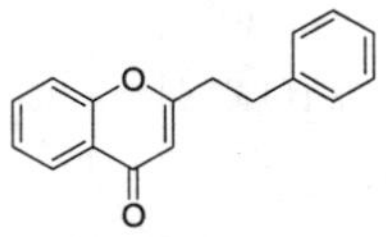 2-(2-苯乙基)色酮 2-(2-Phenylethyl)chromone
6-甲氧基-2-(2-苯乙基)色酮 6-Methoxy-2-(2-phenylethyl) chromone $C_{18}H_{16}O_3$ Exact Mass: 280.11	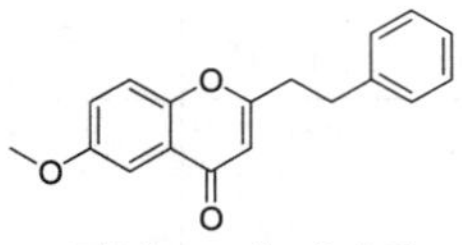 6-甲氧基-2-(2-苯乙基)色酮 6-Methoxy-2-(2-phenylethyl)chromone	6,7-二甲氧基-2-(2-苯乙基)色酮 6,7-Dihydroxy-2-(2-phenylethyl) chromone $C_{19}H_{18}O_4$ Exact Mass: 310.12	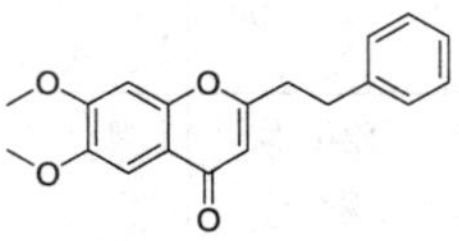 6,7-二甲氧基-2-(2-苯乙基)色酮 6,7-Dihydroxy-2-(2-phenylethyl)chromone
6-甲氧基-2-[2-(3'-甲氧基苯)乙基]色酮 6-Methoxy-2-[2-(3'-methoxyphenyl) ethyl] chromone $C_{19}H_{18}O_4$ Exact Mass: 310.12	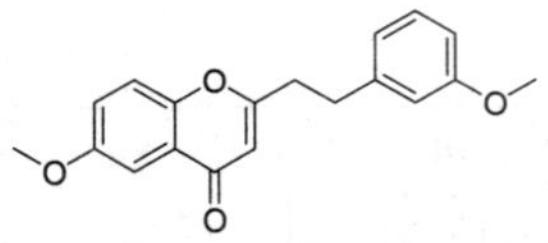 6-甲氧基-2-[2-(3'-甲氧基苯)乙基]色酮 6-Methoxy-2-[2-(3'-methoxyphenyl)ethyl]chromone	6-甲氧基-2-[2-(4'-甲氧基苯)乙基]色酮 6-Methoxy-2-[2-(4'-methoxyphenyl) ethyl] chromone $C_{19}H_{18}O_4$ Exact Mass: 310.12	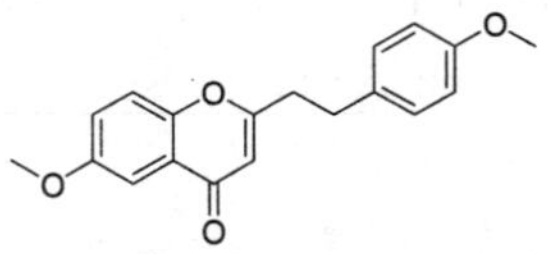 6-甲氧基-2-[2-(4'-甲氧基苯)乙基]色酮 6-Methoxy-2-[2-(4'-methoxyphenyl)ethyl]chromone
6-羟基-2-(2-苯乙基)色酮 6-Hydroxy-2-(2-phenylethyl) chromone $C_{17}H_{14}O_3$ Exact Mass: 266.09	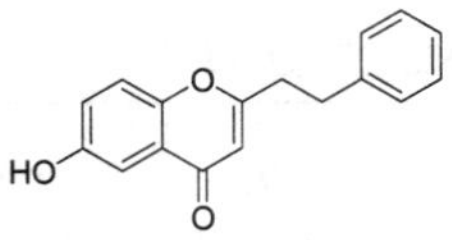 6-羟基-2-(2-苯乙基)色酮 6-Hydroxy-2-(2-phenylethyl)chromone	5,8-二羟基-2-(2-对甲氧基苯乙基)色酮 5,8-Dihydroxy-2-(2-*p*-methoxyphenylethyl) chromone $C_{18}H_{16}O_5$ Exact Mass: 312.10	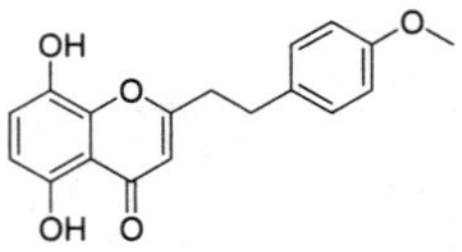 5,8-二羟基-2-(2-对甲氧基苯乙基)色酮 5,8-Dihydroxy-2-(2-*p*-methoxyphenylethyl)chromone
5,8-二羟基-2-(2-苯乙基)色酮 5,8-Dihydroxy-2-(2-phenylethyl) chromone $C_{17}H_{14}O_4$ Exact Mass: 282.09	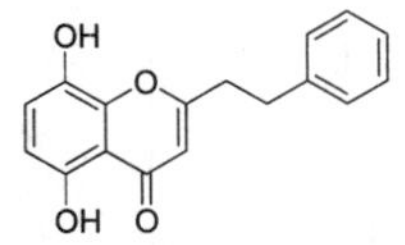 5,8-二羟基-2-(2-苯乙基)色酮 5,8-Dihydroxy-2-(2-phenylethyl)chromone	6,7-二甲氧基-2-(2-对甲氧基苯乙基)色酮 6,7-Dimethoxy-2-(2-*p*-methoxyphenylethyl) chromone $C_{20}H_{20}O_5$ Exact Mass: 340.13	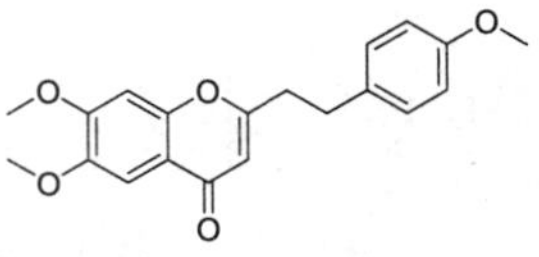 6,7-二甲氧基-2-(2-对甲氧基苯乙基)色酮 6,7-Dimethoxy-2-(2-*p*-methoxyphenylethyl)chromone

续表

中英文名、化学式及相对分子质量	结构图	中英文名、化学式及相对分子质量	结构图
棕榈酸 Palmitic acid $C_{16}H_{32}O_2$ Exact Mass: 256.24	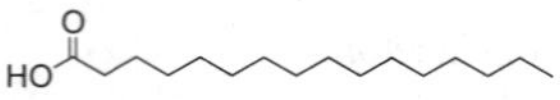 棕榈酸 Palmitic acid	羟基何帕酮 Hydroxyhopanone $C_{30}H_{50}O_2$ Exact Mass: 442.38	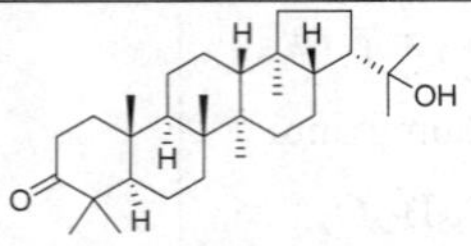 羟基何帕酮 Hydroxyhopanone
沉香雅槛蓝醇 Jinkoheremol $C_{15}H_{26}O$ Exact Mass: 222.20	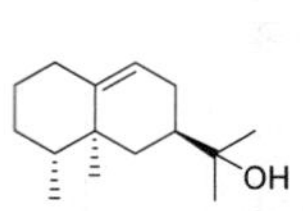 沉香雅槛蓝醇 Jinkoheremol	AH14 $C_{34}H_{30}O_8$ Exact Mass: 566.19	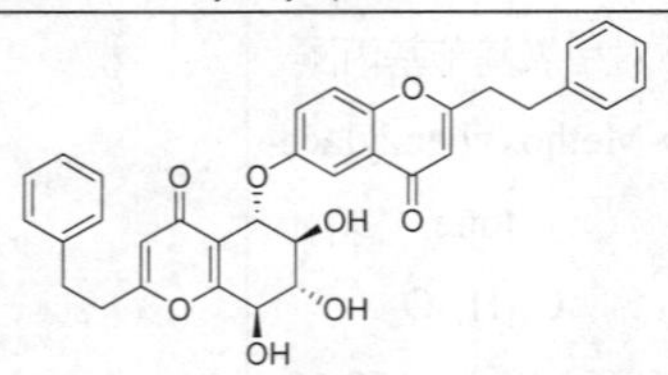 AH14
6,8-二羟基-2-[2-(4'-羟基苯)乙基]色酮 6,8-Dihydroxy-2-[2-(4'-hydroxyphenyl)ethyl]chromone $C_{17}H_{14}O_5$ Exact Mass: 298.08	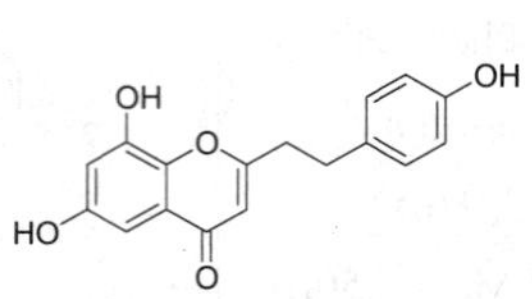 6,8-二羟基-2-[2-(4'-羟基苯)乙基]色酮 6,8-Dihydroxy-2-[2-(4'-hydroxyphenyl)ethyl]chromone	6-羟基-2-[2-(3'-甲氧基-4'-羟基苯)乙基]色酮 6-Hydroxy-2-[2-3'-methoxy-4'-hydroxy-phenyl)ethyl]chromone $C_{18}H_{16}O_5$ Exact Mass: 312.10	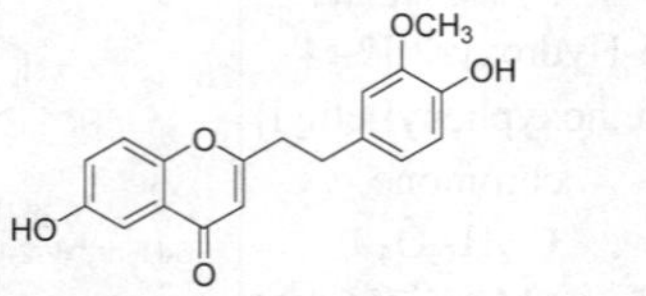 6-羟基-2-[2-(3'-甲氧基-4'-羟基苯)乙基]色酮 6-Hydroxy-2-[2-3'-methoxy-4'-hydroxyphenyl)ethyl]chromone
6-甲氧基-2-[2-(3'-甲氧基-4'-羟基苯)乙基]色酮 6-Methoxy-2-[2-3'-methoxy-4'-hydroxy-phenyl)ethyl]chromone $C_{19}H_{18}O_5$ Exact Mass: 326.12	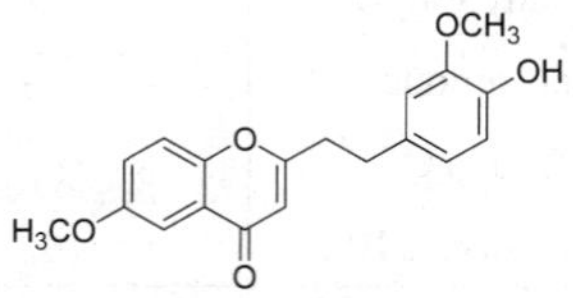 6-甲氧基-2-[2-(3'-甲氧基-4'-羟基苯)乙基]色酮 6-Methoxy-2-[2-3'-methoxy-4'-hydroxyphenyl)ethyl]chromone	Hederagenin $C_{30}H_{48}O_4$ Exact Mass: 472.36	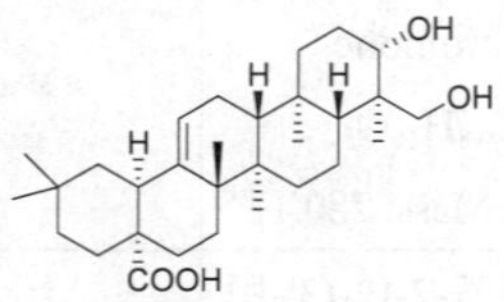 Hederagenin
6-羟基-7-甲氧基-2-(2-苯乙基)色酮 6-Hydroxy-7-methoxy-2-(2-phenylethyl) chromone $C_{18}H_{16}O_4$ Exact Mass: 296.10	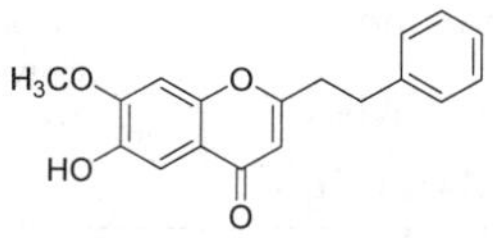 6-羟基-7-甲氧基-2-(2-苯乙基)色酮 6-Hydroxy-7-methoxy-2-(2-phenylethyl)chromone	6-羟基-2-[2-(4-羟基苯)乙基]色酮 6-Hydroxy-2-[2-(4-hydroxyphenyl) ethyl] chromone $C_{17}H_{14}O_4$ Exact Mass: 282.09	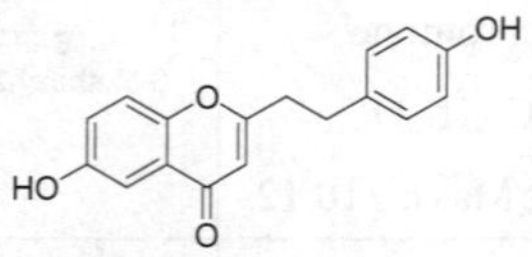 6-羟基-2-[2-(4-羟基苯)乙基]色酮 6-Hydroxy-2-[2-(4-hydroxyphenyl)ethyl]chromone
豆甾醇 Stigmasterol $C_{29}H_{48}O$ Exact Mass: 412.37	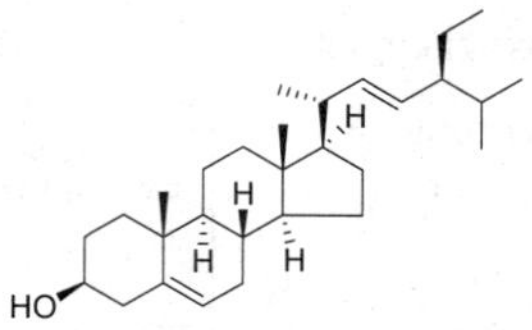 豆甾醇 Stigmasterol	4-羟基-(4-羟基-3-甲氧基苯)丁酮 $C_{11}H_{14}O_3$ Exact Mass: 194.09	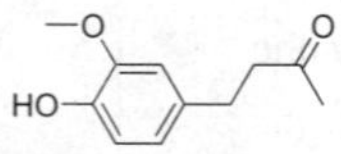 4-羟基-(4-羟基-3-甲氧基苯)丁酮
AH11 $C_{34}H_{26}O_6$ Exact Mass: 530.17	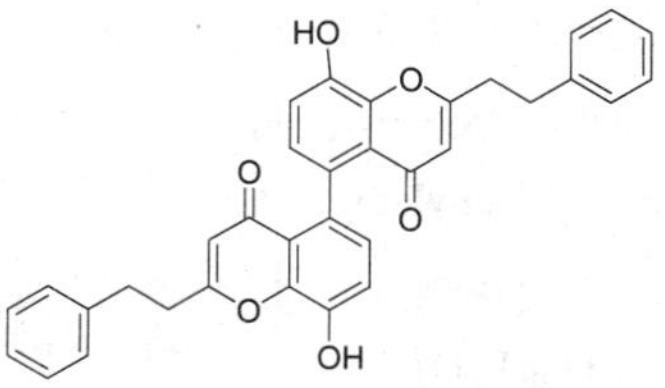 AH11	α-蒎烯 α-Pinene $C_{10}H_{16}$ Exact Mass: 136.13	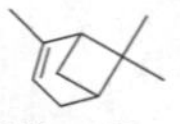 α-蒎烯 α-Pinene

续表

中英文名、化学式及相对分子质量	结构图	中英文名、化学式及相对分子质量	结构图
(5*S*,6*S*,7*R*,8*S*)-2-(2-苯乙基)-6,7,8-三羟基-5,6,7,8-四氢-5-[2-(2-苯乙基)-7-羟基色酮-6-氧]色酮 (5*S*,6*S*,7*R*,8*S*)-2-(2-Phenylethyl)-6,7,8-trihydroxy-5,6,7,8-tetrahydro-5-[2-(2-phenylethyl)-7-hydroxychromone-6-oxy]chromone $C_{34}H_{30}O_9$ Exact Mass: 582.19	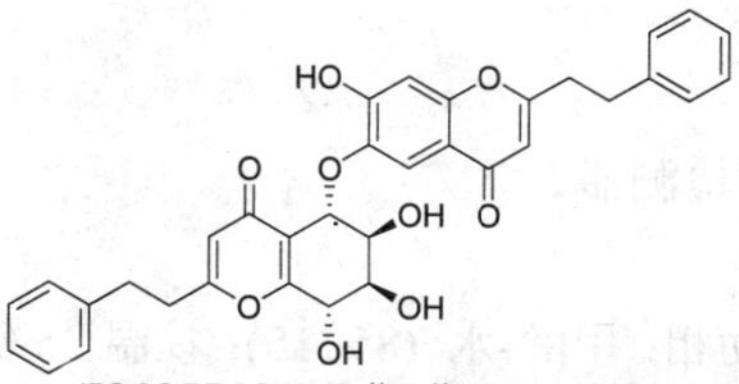 (5*S*,6*S*,7*R*,8*S*)-2-(2-苯乙基)-6,7,8-三羟基-5,6,7,8-四氢-5-[2-(2-苯乙基)-7-羟基色酮-6-氧]色酮 (5*S*,6*S*,7*R*,8*S*)-2-(2-Phenylethyl)-6,7,8-trihydroxy-5,6,7,8-tetrahydro-5-[2-(2-phenylethyl)-7-hydroxychromone-6-oxy]chromone	AH20 $C_{51}H_{46}O_{14}$ Exact Mass: 882.29	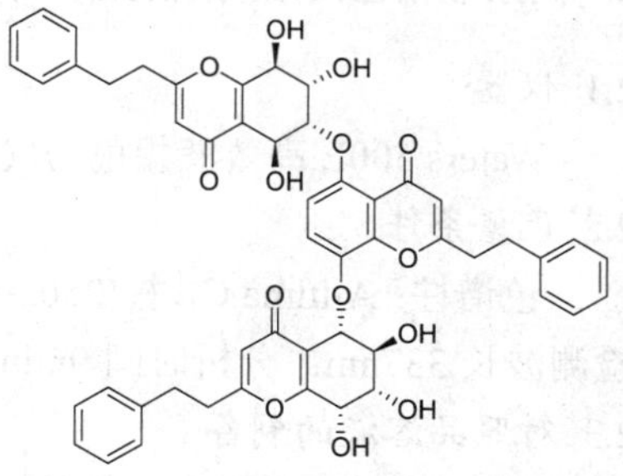 AH20
α-萜品醇 *α*-Terpineol $C_{10}H_{18}O$ Exact Mass: 154.14	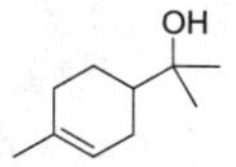 *α*-萜品醇 *α*-Terpineol	桉叶素 Cineole $C_{10}H_{18}O$ Exact Mass: 154.14	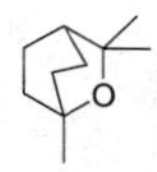 桉叶素 Cineole
龙脑 Borneol $C_{10}H_{18}O$ Exact Mass: 154.14	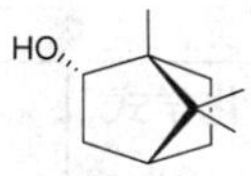 龙脑 Borneol	3,7-二甲基-1,6-辛二烯-3-醇 3,7-Dimethyl-1,6-octadien-3-ol $C_{10}H_{18}O$ Exact Mass: 154.14	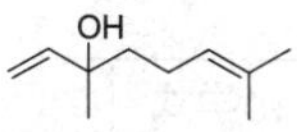 3,7-二甲基-1,6-辛二烯-3-醇 3,7-Dimethyl-1,6-octadien-3-ol

表 1-7-37b 沉香其他主要化学成分[174~179]

中文名	中文名
1-[4-甲基苯基]-乙酮	1-甲基-4-[1-甲基乙烯基]-苯
顺式-*α*,*α*,4-三甲基-环己烷甲醇	[*R*]-4-甲基-1-[1-甲基]-3-环己烯-1-甲氧基苯
6,6-二甲基-双环[3,3,1]七-2-乙烯-2-乙醛	4,4,6-三甲基-双环[3,3,1]七-3-en-2-酮
3-异丙基苯甲醛	2-甲基-3-苯基-丙醛
2,6,6,9-四甲基-三环[5,4,0,2,8]十一-9-烯	3-苯基-2-丁酮
十八碳烯-[9]-酸	十八碳二烯-[10,12]-酸

【分析方法】

1 高效液相色谱法测定沉香中 2 种活性成分的含量[180]

1.1 仪器

Shimadzu LC-10AT 高效液相色谱仪。

1.2 色谱条件

色谱柱：Diamonsil™ RP-18 柱(250mm×4.6mm，5μm)；流动相：乙腈-甲醇-水(27∶27∶46)；流速 0.8mL/min；柱温 35℃；检测波长 226nm；分析时间约 25min。

1.3 对照品溶液的制备

称取 6-羟基-2-[2-(4'-甲氧基苯乙基)]色酮和 6-羟基-2-(2-苯乙基)色酮对照品，用适量甲醇溶解。

1.4 供试品溶液的制备

称取粉碎的药材 0.25g，加 60mL 甲醇回流提取 1h，提取液蒸干，残渣加 5%碳酸氢钠溶液溶解后，用乙醚提取 3 次，合并乙醚提取液，蒸干，残渣加甲醇溶解并定容至 10mL，滤过，即得。

2 高效液相色谱法测定沉香叶中芫花素含量[181]

2.1 仪器

Waters 500E 高效液相色谱仪系列，996 二极管阵列检测器。

2.2 色谱条件

色谱柱：Alltima C_{18} 柱(250mm×4.6mm，5μm)；流动相：甲醇-水 (85∶15)；柱温 25℃；流速 1.0mL/min；检测波长 337nm；分析时间 9min。

2.3 对照品溶液的制备

称取芫花素对照品，用适量 70%乙醇超声溶解。

2.4 供试品溶液的制备

称取粉碎的本品适量，用 70%乙醇超声 30min。

没药

Moyao

MYRRHA

【化学成分】

表 1-7-38a 没药主要化学成分[182～184]

中英文名、化学式及相对分子质量	结构图	中英文名、化学式及相对分子质量	结构图
(3*R*-反)-4-乙烯基-4-甲基-3-异丙烯基-1-异丙基-环己烯 (3*R*-*trans*)-4-Ethenyl-4-methyl-3-(1-methylethenyl)-1-(methylethyl)-cyclohexene $C_{15}H_{24}$ Exact Mass: 204.19	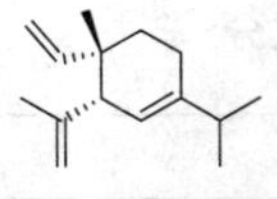 (3*R*-反)-4-乙烯基-4-甲基-3-异丙烯基-1-异丙基-环己烯 (3*R*-*trans*)-4-Ethenyl-4-methyl-3-(1-methylethenyl)-1-(methylethyl)-cyclohexene	*α*-荜澄茄油烯 *α*-Cubebene $C_{15}H_{24}$ Exact Mass: 204.19	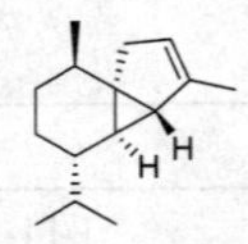 α-荜澄茄油烯 α-Cubebene
γ-榄香烯 *γ*-Elemene $C_{15}H_{24}$ Exact Mass: 204.19	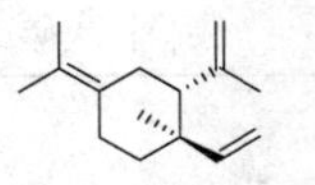 *γ*-榄香烯 *γ*-Elemene	Rel-1*S*,2*S*-epoxy-4*R*-furanogermacr-10(15)-en-6-one $C_{15}H_{18}O_3$ Exact Mass: 246.13	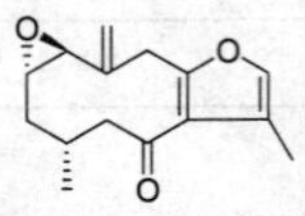 Rel-1*S*,2*S*-epoxy-4*R*-furanogermacr-10(15)-en-6-one
Rel-2*R*-methyl-5*S*-acetoxy-4*R*-furanogermacr-1(10)*Z*-en-6-one $C_{18}H_{24}O_5$ Exact Mass: 320.16	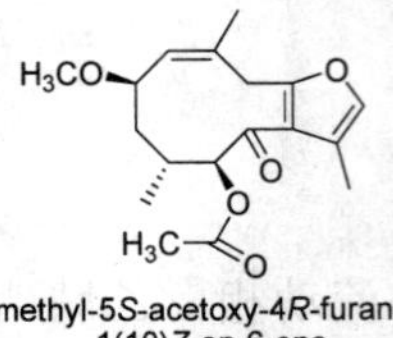 Rel-2*R*-methyl-5*S*-acetoxy-4*R*-furanogermacr-1(10)*Z*-en-6-one	Rel-3*R*-methoxy-4*S*-furanogermacra-1*E*,10(15)-dien-6-one $C_{16}H_{20}O_3$ Exact Mass: 260.14	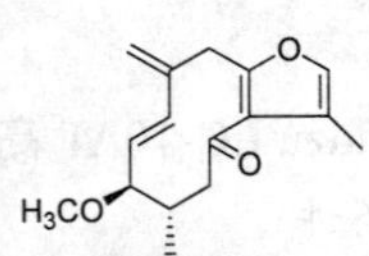 Rel-3*R*-methoxy-4*S*-furanogermacra-1*E*,10(15)-dien-6-one

续表

中英文名、化学式及相对分子质量	结构图	中英文名、化学式及相对分子质量	结构图
Rel-2*R*-methoxy-4*R*-furanogermacr-1(10)*E*-en-6-one $C_{16}H_{22}O_3$ Exact Mass: 262.16	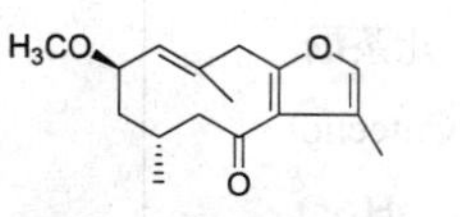 Rel-2*R*-methoxy-4*R*-furanogermacr-1(10)*E*-en-6-one	Cyclo-artane-1*α*,2*α*,3*β*,25-tetraol (neomyrrhaol) $C_{30}H_{52}O_4$ Exact Mass: 476.39	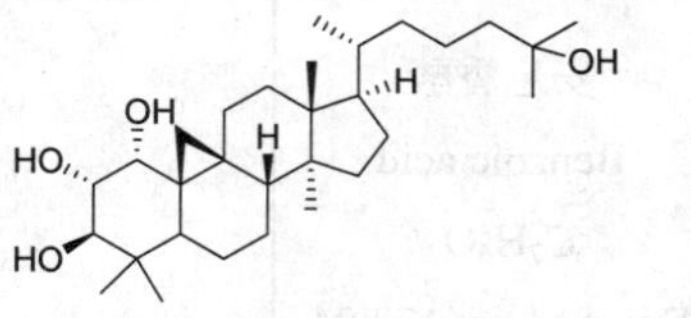 Cyclo-artane-1*α*,2*α*,3*β*,25-tetraol(neomyrrhaol)
Sandaracopimaric acid $C_{20}H_{30}O_2$ Exact Mass: 302.22	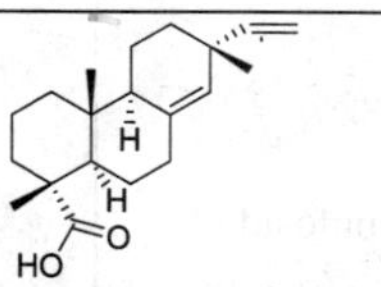 Sandaracopimaric acid	松香酸 Abietic acid $C_{20}H_{30}O_2$ Exact Mass: 302.22	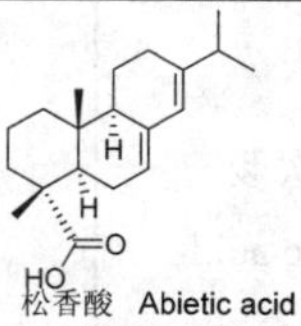 松香酸 Abietic acid
2-Methoxy-5-acetoxy-furanogermacr-1(10)-en-6-one $C_{18}H_{24}O_5$ Exact Mass: 320.16	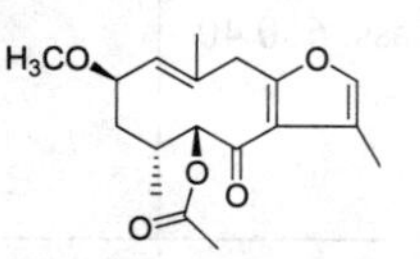 2-Methoxy-5-acetoxy-furanogermacr-1(10)-en-6-one	Dehydroabietic acid $C_{20}H_{28}O_2$ Exact Mass: 300.21	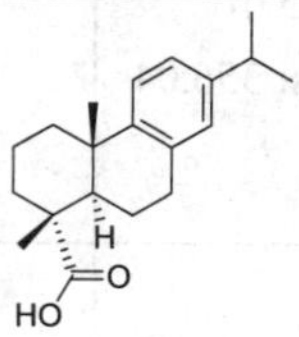 Dehydroabietic acid

表 1-7-38b 没药其他主要化学成分[182~184]

中文名	中文名
十氢-3A-甲基-6-亚甲基-1-异丙基-环丁[1,2:3,4]二环戊烯	1,5,9-三甲基-1,5,9-环十二碳三烯
柏木烯	八氢-7-甲基-3-亚甲基-4-异丙基-1*H*-环戊并[1,3]环丙并[1,2]苯
1,2,3,4,4A,5,6,8A-八氢-7-甲基-4-亚甲基-1-异丙基-萘	1-乙基-1-甲基-2,4-二异丙烯基-环己烯
1*R*,3*Z*,9*S*-4,11,11-三甲基-8-亚甲基双环[7.2.0]十一碳-3-烯	4,5,6,6A-四氢-2(1*H*)-并环戊烯酮
脱氢香橙烯	

诃子

Hezi

CHEBULAE FRUCTUS

【化学成分】

表 1-7-39 诃子主要化学成分[185~188]

中英文名、化学式及相对分子质量	结构图	中英文名、化学式及相对分子质量	结构图
阿拉伯糖 Arabinose $C_5H_{10}O_5$ Exact Mass: 150.05	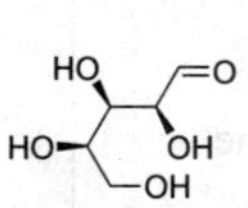 阿拉伯糖 Arabinose	阿江榄仁素 Arjungenin $C_{30}H_{48}O_6$ Exact Mass: 504.35	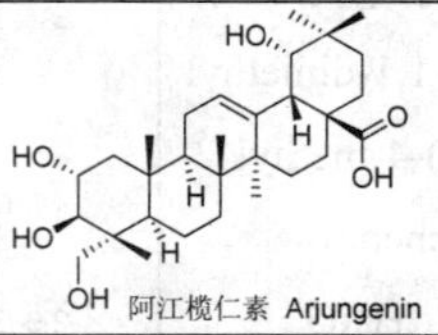 阿江榄仁素 Arjungenin
Arjunglucoside $C_{36}H_{58}O_{11}$ Exact Mass: 666.40	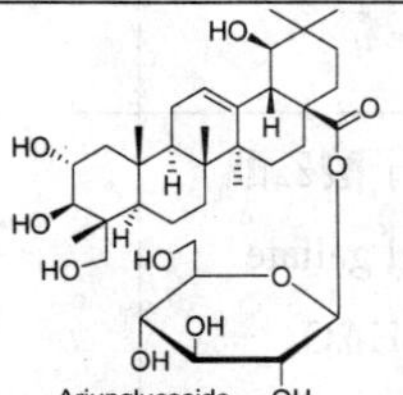 Arjunglucoside	阿江榄仁酸 Arjunolic acid $C_{30}H_{48}O_5$ Exact Mass: 488.35	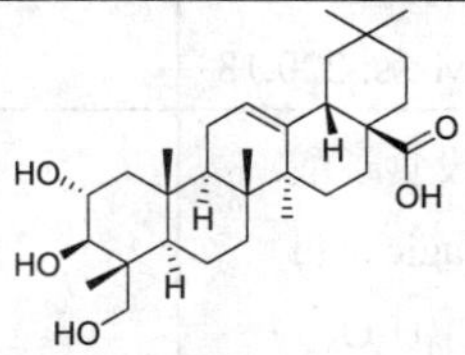 阿江榄仁酸 Arjunolic acid

续表

中英文名、化学式及相对分子质量	结构图	中英文名、化学式及相对分子质量	结构图
安息香酸 Benzoic acid $C_7H_6O_2$ Exact Mass: 122.04	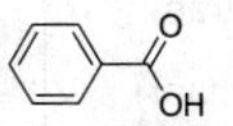 安息香酸 Benzoic acid	儿茶酚 Catechol $C_{15}H_{14}O_6$ Exact Mass: 290.08	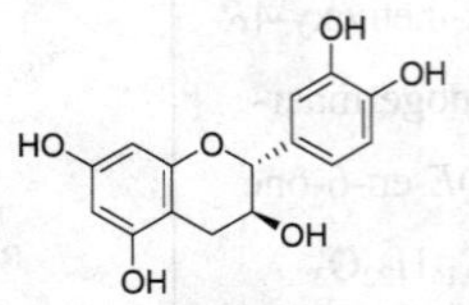 儿茶酚 Catechol
诃子次酸 Chebulic acid $C_{14}H_{12}O_{11}$ Exact Mass: 356.04	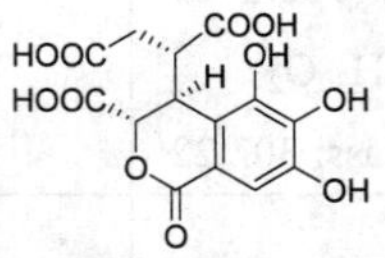 诃子次酸 Chebulic acid	Chebuloside I $C_{36}H_{58}O_{10}$ Exact Mass: 650.40	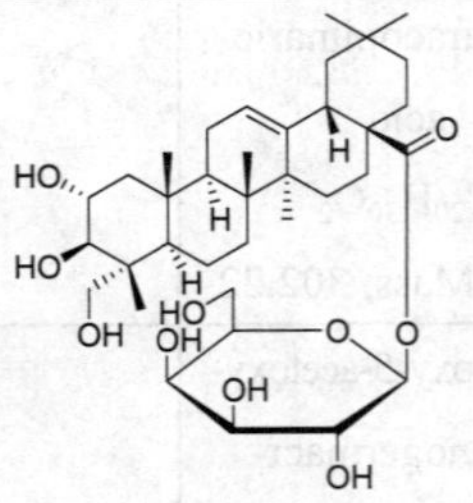 Chebuloside I
Chebuloside II $C_{36}H_{58}O_{11}$ Exact Mass: 666.40	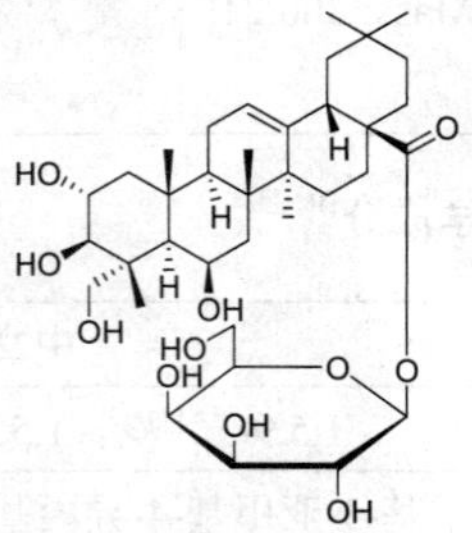 Chebuloside II	诃子醇 Chebupentol $C_{30}H_{50}O_5$ Exact Mass: 490.37	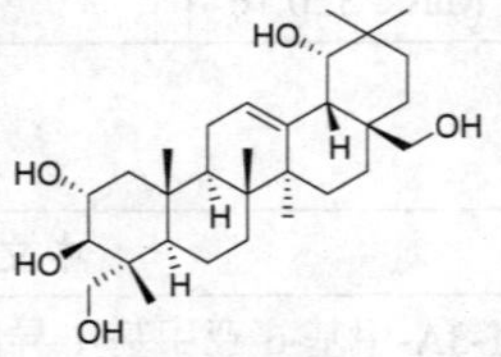 诃子醇 Chebupentol
鞣云食精 Corilagin $C_{27}H_{22}O_{18}$ Exact Mass: 634.08	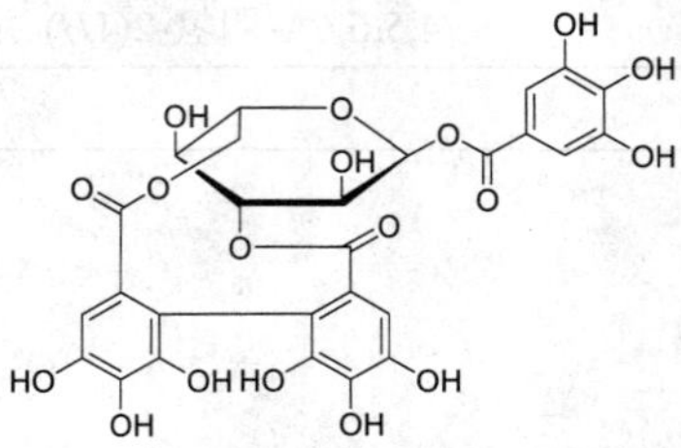 鞣云食精 Corilagin	胡萝卜苷 Daucosterol $C_{35}H_{60}O_6$ Exact Mass: 576.44	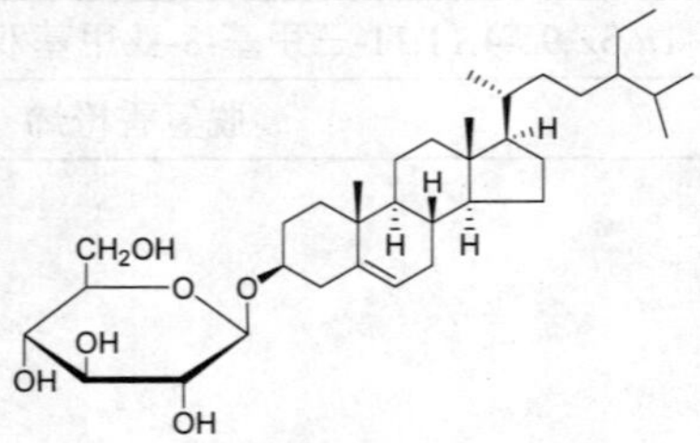 胡萝卜苷 Daucosterol
去氢莽草酸 Dehydroshikimic acid $C_7H_8O_5$ Exact Mass: 172.04	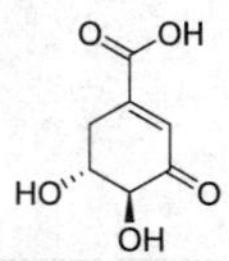 去氢莽草酸 Dehydroshikimic acid	2,6-二甲基十七烷 2,6-Dimethyl heptadecane $C_{19}H_{40}$ Exact Mass: 268.31	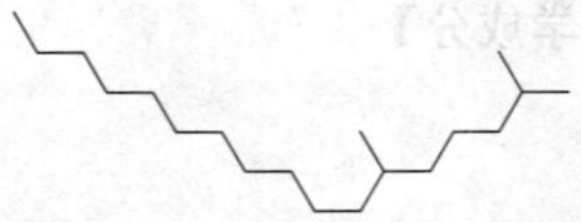 2,6-二甲基十七烷 2,6-Dimethyl heptadecane
2,6-叔丁基对甲酚 2,6-Bis(1,1-dimethyl ethyl)-4-methyl phenol $C_{15}H_{24}O$ Exact Mass: 220.18	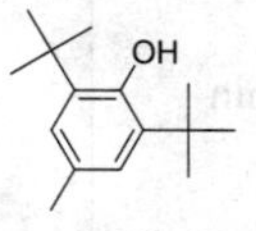 2,6-叔丁基对甲酚 2,6-Bis(1,1-dimethyl ethyl)-4-methyl phenol	二十烷 Eicosane $C_{20}H_{42}$ Exact Mass: 282.33	$H_3C-(CH_2)_{18}-CH_3$ 二十烷 Eicosane
并没食子酸 Ellagic acid $C_{14}H_6O_8$ Exact Mass: 302.01	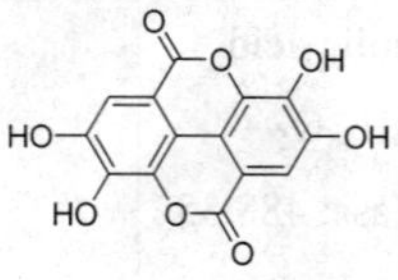 并没食子酸 Ellagic acid	没食子酸乙酯 Ethyl gallate $C_9H_{10}O_5$ Exact Mass: 198.05	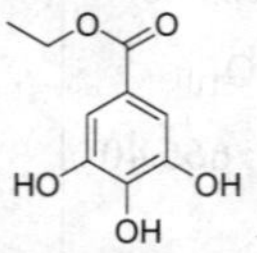 没食子酸乙酯 Ethyl gallate

续表

中英文名、化学式及相对分子质量	结构图	中英文名、化学式及相对分子质量	结构图
没食子酸 Gallic acid $C_7H_6O_5$ Exact Mass: 170.02	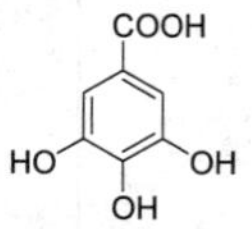 没食子酸 Gallic acid	没食子酰葡萄糖 1-Galloyl-glucose $C_{13}H_{16}O_{10}$ Exact Mass: 332.07	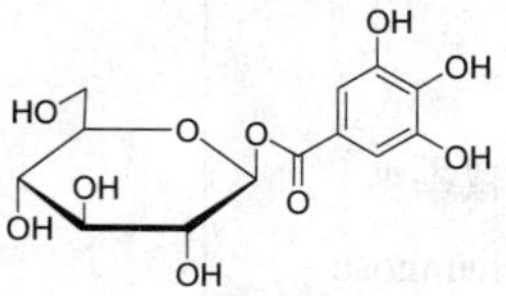 没食子酰葡萄糖 1-Galloyl-glucose
葡萄糖 Glucose $C_6H_{12}O_6$ Exact Mass: 180.06	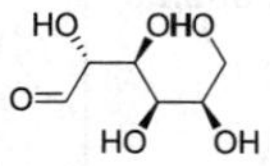 葡萄糖 Glucose	十七烷 Heptadecane $C_{17}H_{36}$ Exact Mass: 240.28	—$(CH_2)_{15}$— 十七烷 Heptadecane
十六烷 Hexadecane $C_{16}H_{34}$ Exact Mass: 226.27	—$(CH_2)_{14}$— 十六烷 Hexadecane	十六烷酸 Hexadecanoic acid $C_{16}H_{32}O_2$ Exact Mass: 256.24	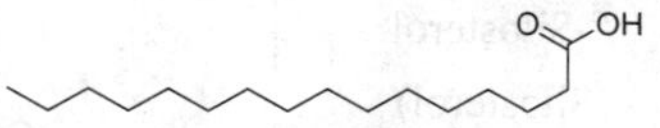 十六烷酸 Hexadecanoic acid
2*α*-羟基马可莫酸 2*α*-Hydroxymicromeric acid $C_{30}H_{46}O_4$ Exact Mass: 470.34	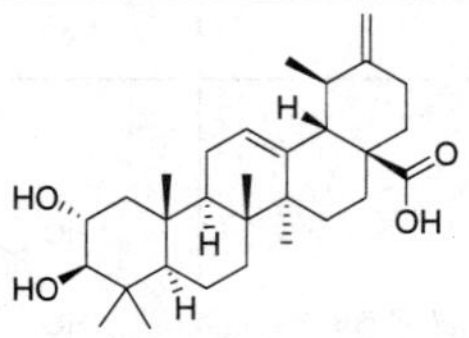 2*α*-羟基马可莫酸 2*α*-Hydroxymicromeric acid	亚油酸 Linoleic acid $C_{18}H_{32}O_2$ Exact Mass: 280.24	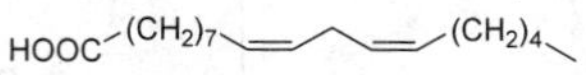 亚油酸 Linoleic acid
马斯里酸 Maslinic acid $C_{30}H_{48}O_4$ Exact Mass: 472.36	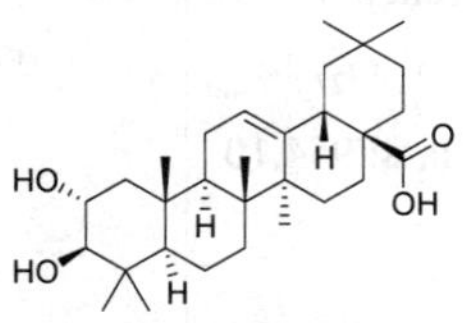 马斯里酸 Maslinic acid	Neochebulic acid $C_{14}H_{12}O_{11}$ Exact Mass: 356.04	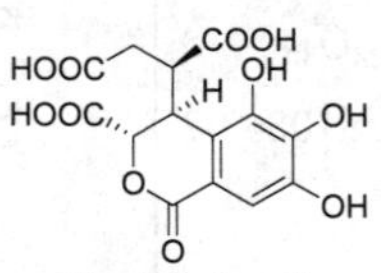 Neochebulic acid
十九烷 Octadecane $C_{19}H_{40}$ Exact Mass: 268.31	$H_3C-(CH_2)_{17}-CH_3$ 十九烷 Octadecane	棕榈酸 Palmitic acid $C_{16}H_{32}O_2$ Exact Mass: 256.24	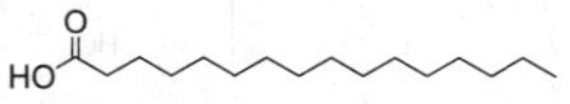 棕榈酸 Palmitic acid
十五烷 Pentadecane $C_{15}H_{32}$ Exact Mass: 212.25	$H_3C-(CH_2)_{13}-CH_3$ 十五烷 Pentadecane	芍药花青素 Peonidin $C_{16}H_{13}O_6$ Exact Mass: 301.07	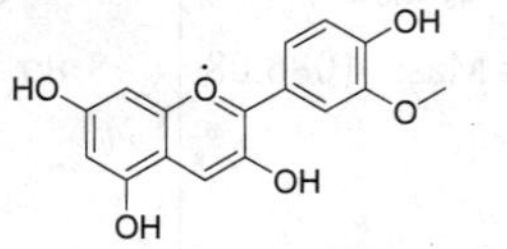 芍药花青素 Peonidin
2,3-*O*-连二没食子酰石榴皮鞣质 Punicalagin $C_{48}H_{28}O_{30}$ Exact Mass: 1084.07	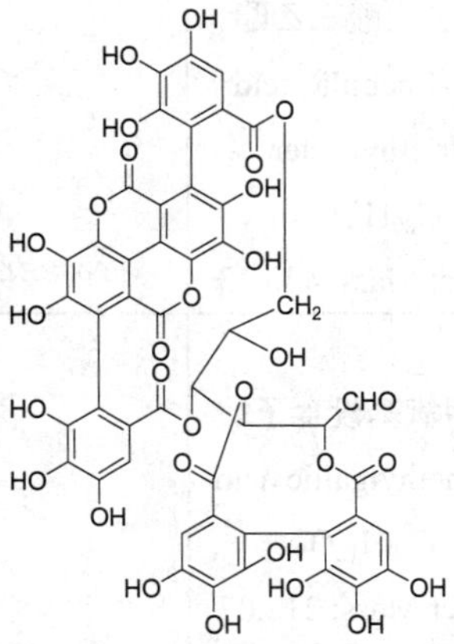 2,3-*O*-连二没食子酰石榴皮鞣质 Punicalagin	奎尼酸 Quinic acid $C_7H_{12}O_6$ Exact Mass: 192.06	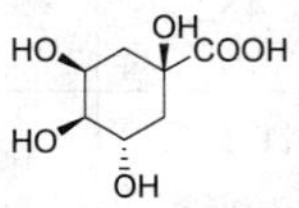 奎尼酸 Quinic acid

续表

中英文名、化学式及相对分子质量	结构图	中英文名、化学式及相对分子质量	结构图
鼠李糖 Rhamnose $C_6H_{12}O_5$ Exact Mass: 164.07	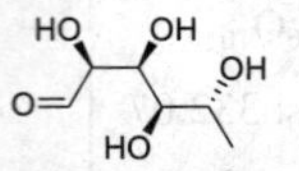 鼠李糖 Rhamnose	番泻苷 A Sennoside A $C_{42}H_{38}O_{20}$ Exact Mass: 862.20	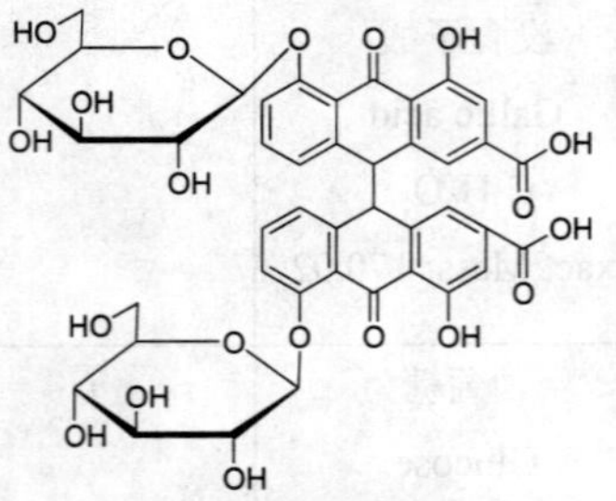 番泻苷 A Sennoside A
β-谷甾醇(谷甾醇) *β*-Sitosterol (Sitosterol) $C_{29}H_{50}O$ Exact Mass: 414.39	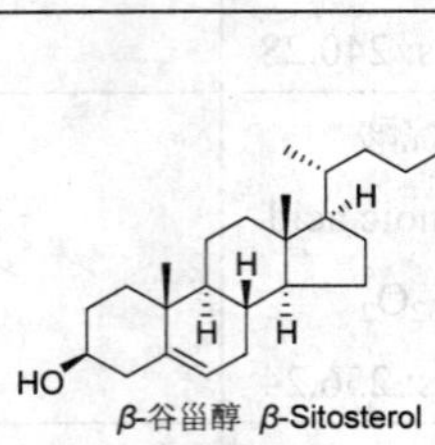 *β*-谷甾醇 *β*-Sitosterol	蔗糖 Sucrose $C_{12}H_{22}O_{11}$ Exact Mass: 342.12	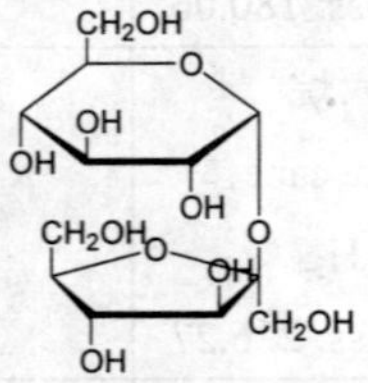 蔗糖 Sucrose
原诃子素 Terchebulin $C_{48}H_{28}O_{30}$ Exact Mass: 1084.07	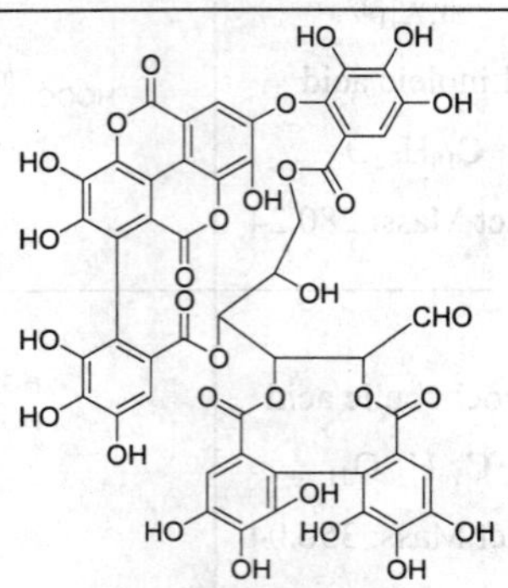 原诃子素 Terchebulin	原诃子酸 Terchebin $C_{41}H_{30}O_{27}$ Exact Mass: 954.10	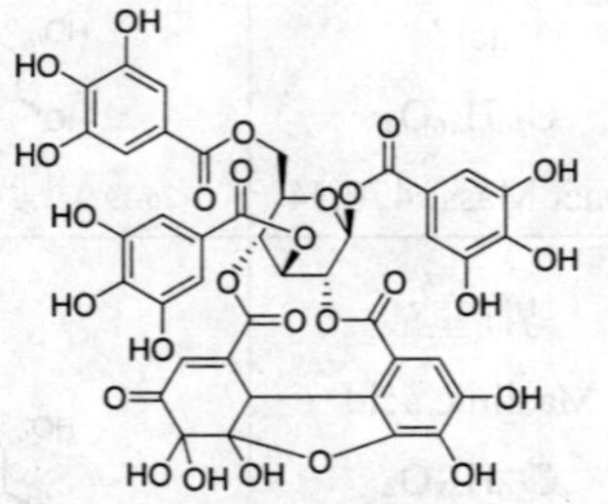 原诃子酸 Terchebin
Terflavin A $C_{48}H_{30}O_{30}$ Exact Mass: 1086.08	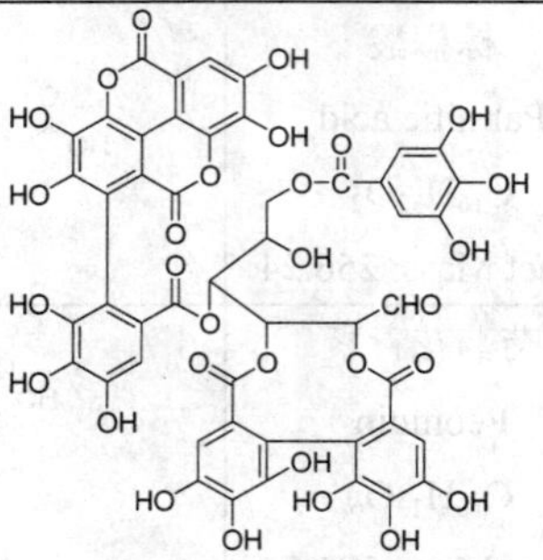 Terflavin A	Thannilignan $C_{19}H_{22}O_5$ Exact Mass: 330.15	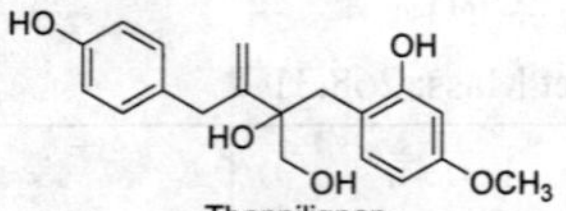 Thannilignan
三十碳酸 Triacontanoic acid $C_{30}H_{60}O_2$ Exact Mass: 452.46	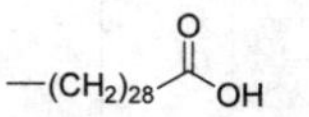 三十碳酸 Triacontanoic acid	诃子次酸三乙酯 (−)-Chebulic acid triethyl ester $C_{20}H_{24}O_{11}$ Exact Mass: 440.13	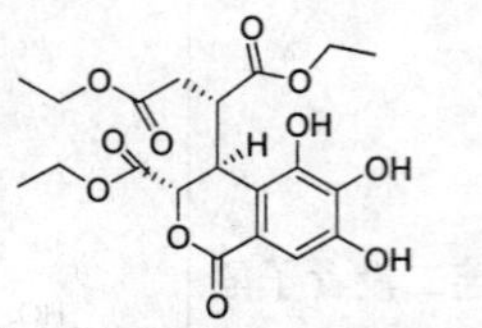 诃子次酸三乙酯 (−)-Chebulic acid triethyl ester
1,3,6-三没食子酰-*β*-D-葡萄糖 1,3,6-Trigalloyl-*β*-D-glucose $C_{27}H_{24}O_{18}$ Exact Mass: 636.10	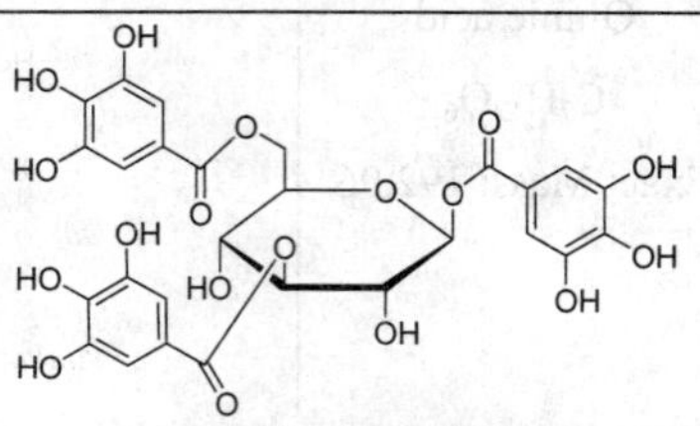 1,3,6-三没食子酰-*β*-D-葡萄糖 1,3,6-Trigalloyl-*β*-D-glucose	三甲氧基没食子酸 Trimethylgallic acid $C_{10}H_{12}O_5$ Exact Mass: 212.07	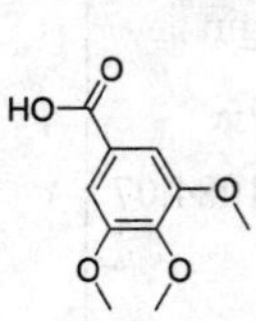 三甲氧基没食子酸 Trimethylgallic acid

续表

中英文名、化学式及相对分子质量	结构图	中英文名、化学式及相对分子质量	结构图
维生素 C Vitamin C $C_6H_8O_6$ Exact Mass: 176.03	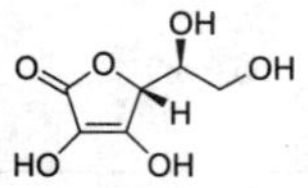 维生素 C Vitamin C	2α-羟基乌苏酸 2α-Hydroxyursolic acid $C_{30}H_{48}O_4$ Exact Mass: 472.36	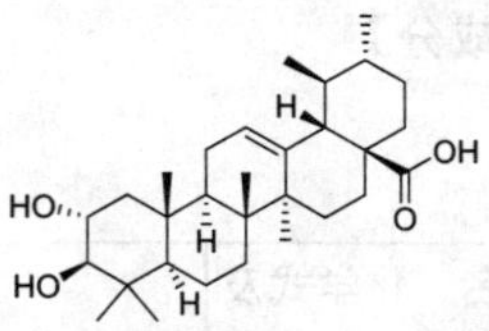 2α-羟基乌苏酸 2α-Hydroxyursolic acid
Isochebulic acid $C_{14}H_{12}O_{11}$ Exact Mass: 356.04	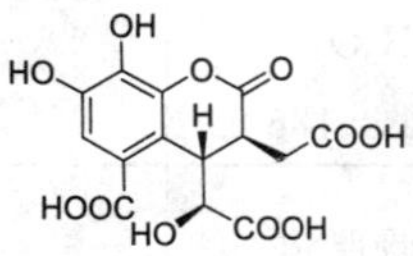 Isochebulic acid	1,2,3,4,6-五没食子酰葡萄糖 1,2,3,4,6-Pentagallyl-glucose $C_{41}H_{42}O_{21}$ Exact Mass: 870.22	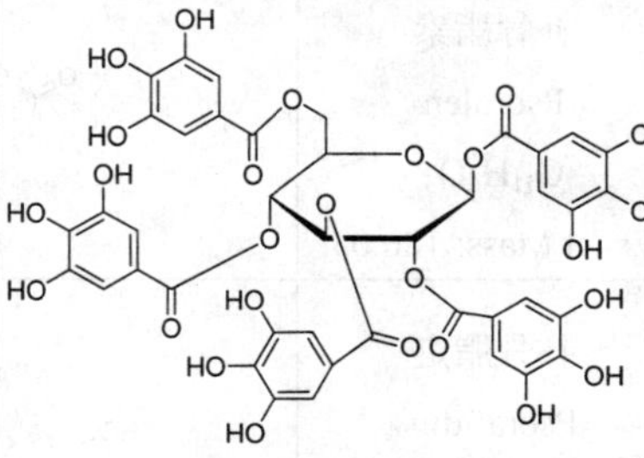 1,2,3,4,6-五没食子酰葡萄糖 1,2,3,4,6-Pentagallylglucose
顺 α-檀香醇 *cis-α*-Santalol $C_{15}H_{24}O$ Exact Mass: 220.18	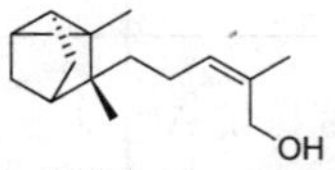 顺α-檀香醇 *cis-α*-Santalol	莽草酸 Shikimic acid $C_7H_{10}O_5$ Exact Mass: 174.05	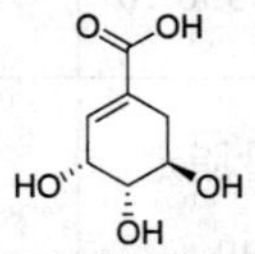 莽草酸 Shikimic acid
粉蕊黄杨醇酸 Terminoic acid $C_{30}H_{48}O_5$ Exact Mass: 488.35	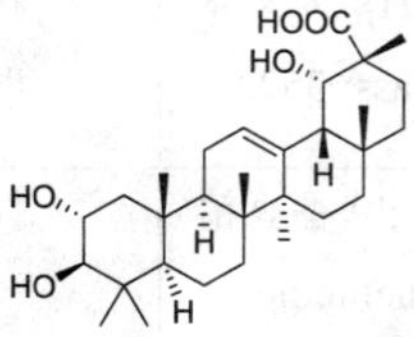 粉蕊黄杨醇酸 Terminoic acid	榄仁酸 Terminalic acid $C_{20}H_{28}O_3$ Exact Mass: 316.43	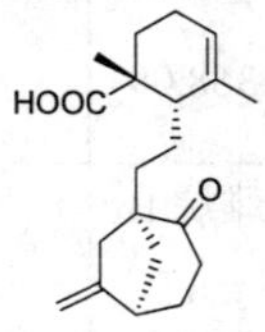 榄仁酸 Terminalic acid

除以上化学成分外，诃子还含有诃黎勒酸、诃子素、诃子酸、果糖、十八碳二烯酸等。

【分析方法】

1 高效液相色谱法测定诃子中鞣花酸的含量[189]

1.1 仪器

Shimadzu SPD-10AT 高效液相色谱仪。

1.2 色谱条件

色谱柱：Shim-Pack CLC-ODS 柱(150mm×4.6mm，5μm)；流动相：甲醇-乙酸乙酯-0.05mol/L 磷酸二氢钾/磷酸(34∶2∶64)；柱温 30℃；检测波长 254nm；分析时间约 16min。

1.3 对照品溶液的制备

称取鞣花酸对照品，用适量甲醇溶解。

1.4 供试品溶液的制备

称取粉碎的药材 1g，用 60%乙醇 25mL 超声提取 60min，滤过，滤液蒸干，残渣加甲醇溶解并定容至 10mL，滤过，即得。

补骨脂

Buguzhi

PSORALEAE FRUCTUS

【化学成分】

表 1-7-40a 补骨脂主要化学成分[190~193]

中英文名、化学式及相对分子质量	结构图	中英文名、化学式及相对分子质量	结构图
补骨脂素 Psoralen $C_{11}H_6O_3$ Exact Mass: 186.03	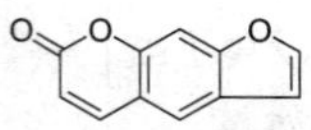 补骨脂素 Psoralen	异补骨脂素 Isopsoralen $C_{11}H_6O_3$ Exact Mass: 186.03	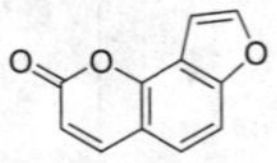 异补骨脂素 Isopsoralen
补骨脂定 Psoralidin $C_{20}H_{16}O_5$ Exact Mass: 336.10	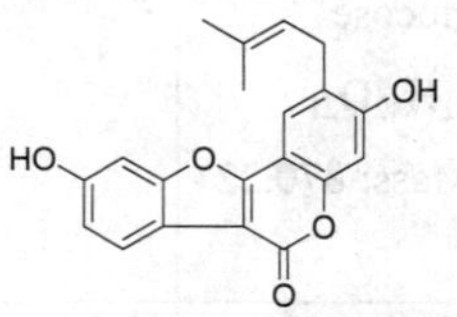 补骨脂定 Psoralidin	异补骨脂定 Isopsoralidin $C_{20}H_{16}O_5$ Exact Mass: 336.10	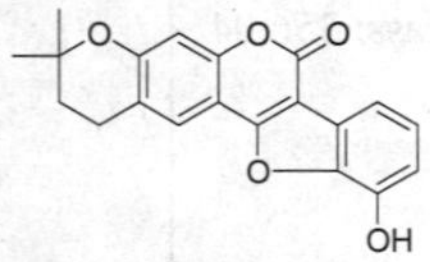 异补骨脂定 Isopsoralidin
双羟异补骨脂定 Corylidin $C_{20}H_{16}O_7$ Exact Mass: 368.09	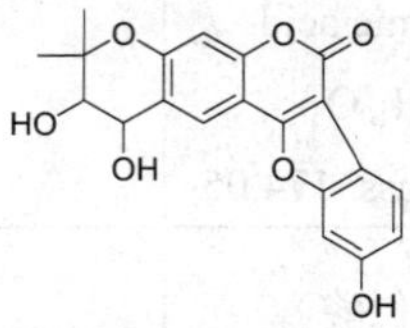 双羟异补骨脂定 Corylidin	补骨脂香豆雌烷 A Bavacoumestan A $C_{20}H_{16}O_6$ Exact Mass: 352.09	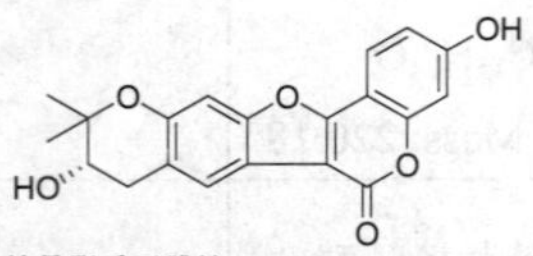 补骨脂香豆雌烷 A Bavacoumestan A
补骨脂香豆雌烷 B Bavacoumestan B $C_{20}H_{16}O_6$ Exact Mass: 352.09	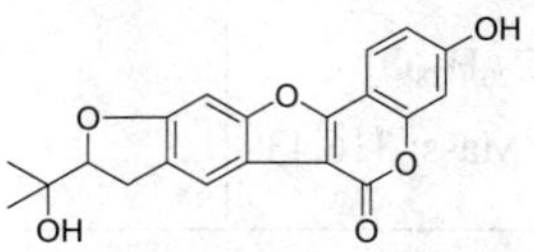 补骨脂香豆雌烷 B Bavacoumestan B	补骨脂呋喃香豆精 Bakuchicin $C_{11}H_6O_3$ Exact Mass: 186.03	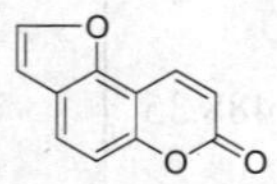 补骨脂呋喃香豆精 Bakuchicin
补骨脂查尔酮 Bavachalcone $C_{20}H_{20}O_4$ Exact Mass: 324.37	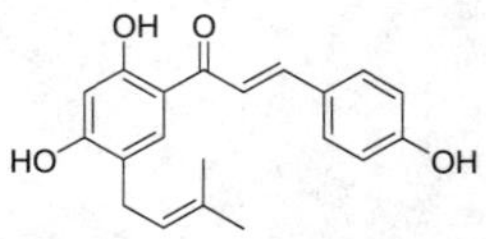 补骨脂查尔酮 Bavachalcone	异补骨脂查尔酮 Isobavachalcone $C_{20}H_{20}O_4$ Exact Mass: 324.14	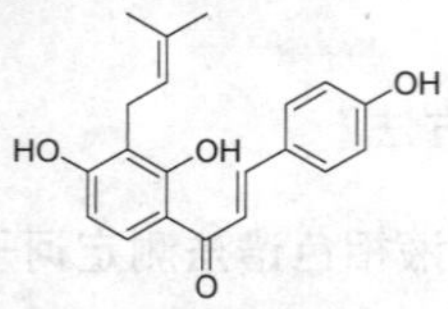 异补骨脂查尔酮 Isobavachalcone
补骨脂色烯查尔酮 Bavachromene $C_{20}H_{18}O_4$ Exact Mass: 322.12	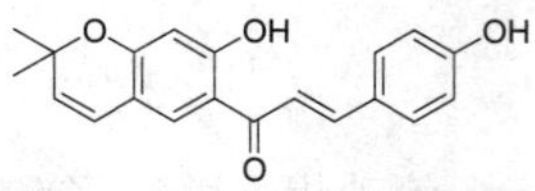 补骨脂色烯查尔酮 Bavachromene	新补骨脂查尔酮 Neobavachalcone $C_{17}H_{14}O_5$ Exact Mass: 298.08	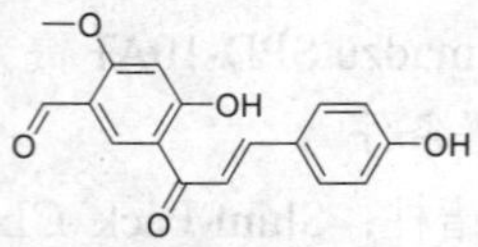 新补骨脂查尔酮 Neobavachalcone
补骨脂色烷查尔酮 Bavachromanol $C_{20}H_{20}O_5$ Exact Mass: 340.13	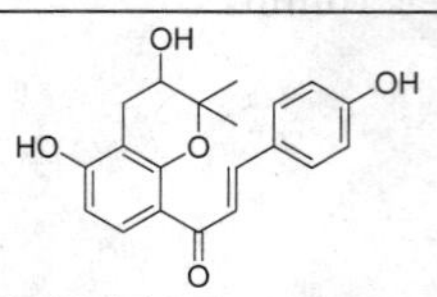 补骨脂色烷查尔酮 Bavachromanol	异新补骨脂查尔酮 Isoneobavachalcone $C_{17}H_{14}O_5$ Exact Mass: 298.08	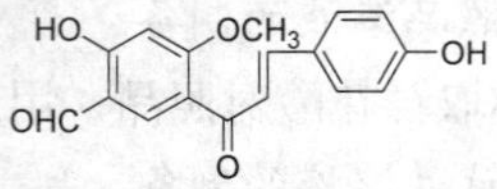 异新补骨脂查尔酮 Isoneobavachalcone
补骨脂双氢黄酮 (补骨脂甲素) Bavachin(Corylifolin) $C_{20}H_{20}O_4$ Exact Mass: 324.14	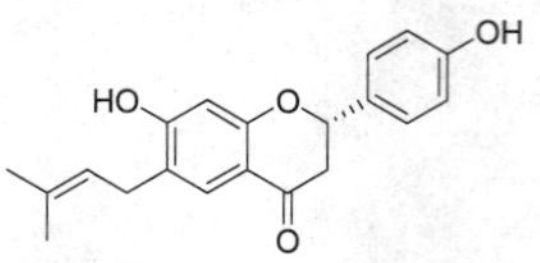 补骨脂双氢黄酮(补骨脂甲素) Bavachin(Corylifolin)	补骨脂双氢黄酮甲醚 Bavachinin $C_{21}H_{22}O_4$ Exact Mass: 338.15	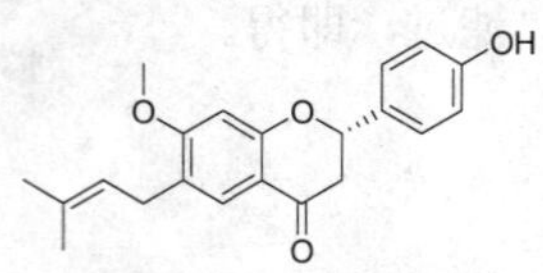 补骨脂双氢黄酮甲醚 Bavachinin

续表

中英文名、化学式及相对分子质量	结构图	中英文名、化学式及相对分子质量	结构图
异补骨脂双氢黄酮 Isobavachin $C_{20}H_{20}O_4$ Exact Mass: 324.14	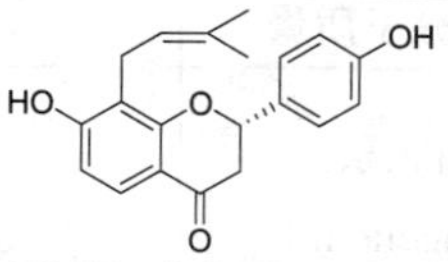 异补骨脂双氢黄酮 Isobavachin	新异补骨脂异黄酮 Neobavaisoflavone $C_{20}H_{18}O_4$ Exact Mass: 322.12	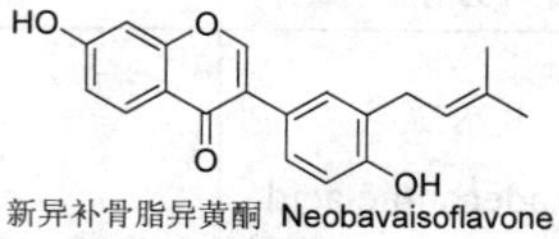 新异补骨脂异黄酮 Neobavaisoflavone
异补骨脂酮 (补骨脂乙素) Corylifolinin $C_{20}H_{20}O_4$ Exact Mass: 324.14	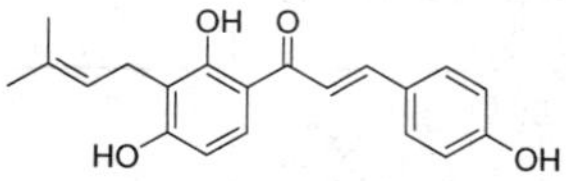 异补骨脂酮(补骨脂乙素) Corylifolinin	补骨脂异黄酮 Corylin $C_{20}H_{16}O_4$ Exact Mass: 320.10	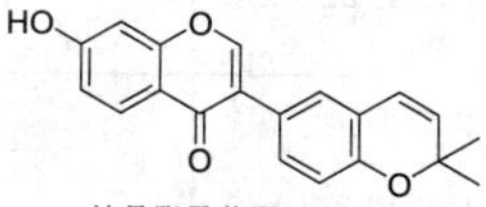 补骨脂异黄酮 Corylin
补骨脂异黄酮醛 Corylinal $C_{16}H_{10}O_5$ Exact Mass: 282.05	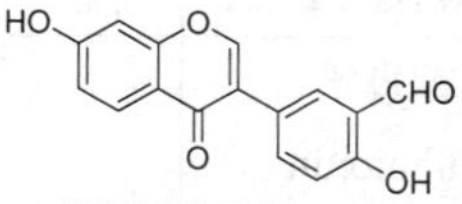 补骨脂异黄酮醛 Corylinal	补骨脂异黄酮醇 Psoralenol $C_{20}H_{18}O_5$ Exact Mass: 338.12	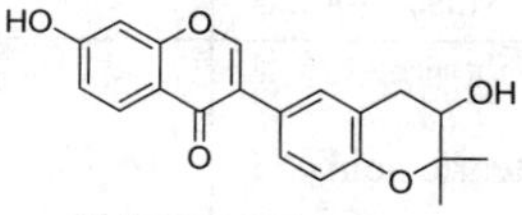 补骨脂异黄酮醇 Psoralenol
补骨脂酚 Bakuchiol $C_{18}H_{24}O$ Exact Mass: 256.18	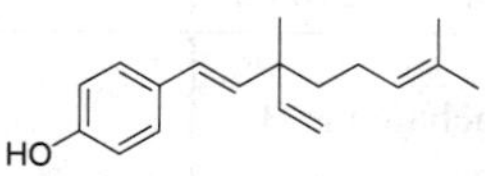 补骨脂酚 Bakuchiol	(+)-补骨脂酚 (+)-Bakuchiol $C_{18}H_{24}O$ Exact Mass: 256.18	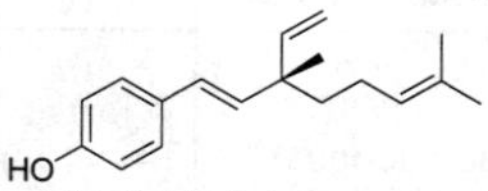 (+)-补骨脂酚 (+)-Bakuchiol
豆甾醇 Stigmasterol $C_{29}H_{48}O$ Exact Mass: 412.37	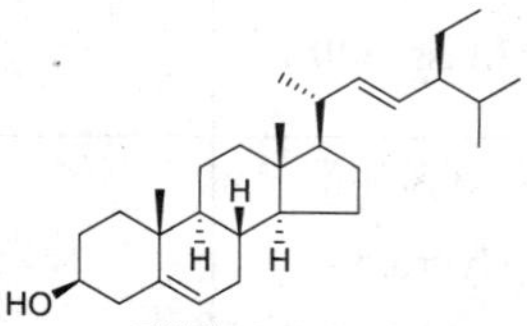 豆甾醇 Stigmasterol	三十烷 Triacontane $C_{30}H_{62}$ Exact Mass: 422.49	—$(CH_2)_{28}$— 三十烷 Triacontane
胡萝卜苷 Daucosterol $C_{35}H_{60}O_6$ Exact Mass: 576.44	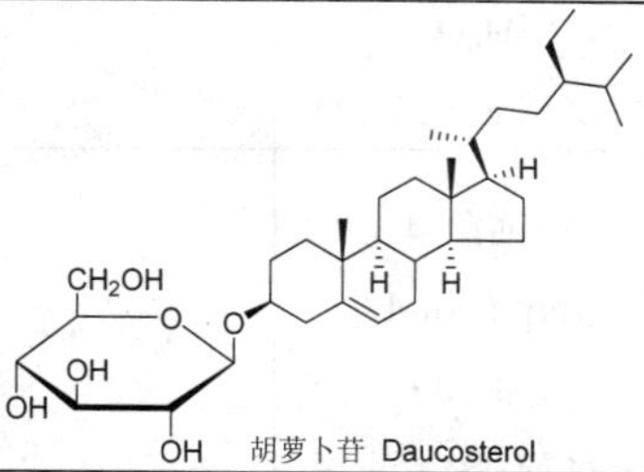 胡萝卜苷 Daucosterol	柠檬烯 Limonene $C_{10}H_{16}$ Exact Mass: 136.13	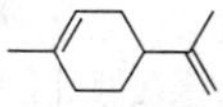 柠檬烯 Limonene
α-胡椒烯(胡椒烯, *α*-可巴烯) *α*-Copaene (Copaene) $C_{15}H_{24}$ Exact Mass: 204.19	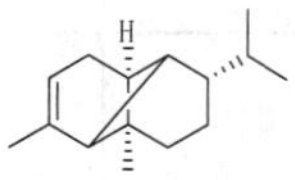 *α*-胡椒烯 (胡椒烯, *α*-可巴烯) *α*-Copaene (Copaene)	芳樟醇 Linalool $C_{10}H_{18}O$ Exact Mass: 154.14	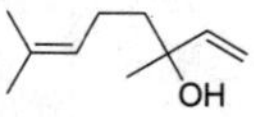 芳樟醇 Linalool
β-石竹烯 *β*-Caryophyllene $C_{15}H_{24}$ Exact Mass: 204.19	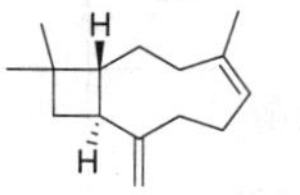 *β*-石竹烯 *β*-Caryophyllene	*α*-丁香烯 (*α*-石竹烯) *α*-Caryophyllene $C_{15}H_{24}$ Exact Mass: 204.19	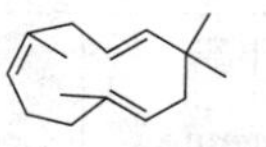 *α*-丁香烯(*α*-石竹烯) *α*-Caryophyllene
蛇麻烯 Humulene $C_{15}H_{24}$ Exact Mass: 204.19	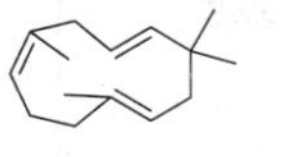 蛇麻烯 Humulene	香橙烯 Aromadendrene $C_{15}H_{24}$ Exact Mass: 204.19	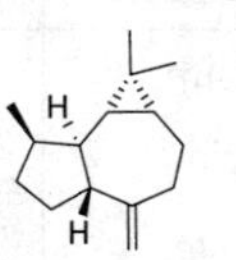 香橙烯 Aromadendrene

续表

中英文名、化学式及相对分子质量	结构图	中英文名、化学式及相对分子质量	结构图
十六烷酸 Hexadecanoic acid $C_{16}H_{32}O_2$ Exact Mass: 256.24	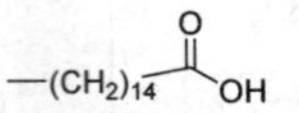 十六烷酸 Hexadecanoic acid	白芷素 Angelicin $C_{29}H_{50}O$ Exact Mass: 414.39	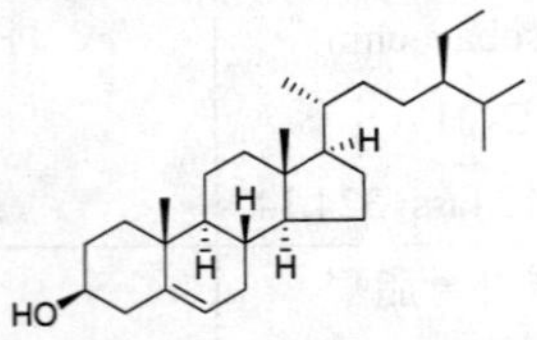 白芷素 Angelicin
二十二烷酸 Docosanic acid $C_{22}H_{44}O_2$ Exact Mass: 340.33	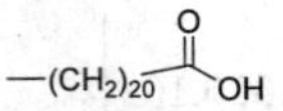 二十二烷酸 Docosanic acid	肉豆蔻酸 Myristic acid $C_{14}H_{28}O_2$ Exact Mass: 228.21	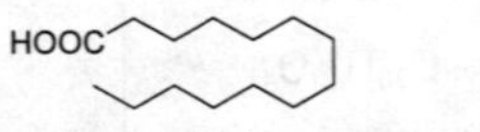 肉豆蔻酸 Myristic acid
硬脂酸 Stearic acid $C_{18}H_{36}O_2$ Exact Mass: 284.27	$HO_2C—(CH_2)_{16}—CH_3$ 硬脂肪酸 Stearic acid	花椒毒素 Xanthotoxin $C_{12}H_8O_4$ Exact Mass: 216.04	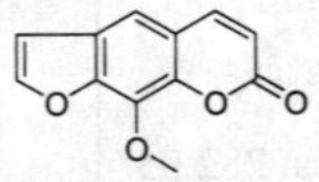 花椒毒素 Xanthotoxin
Psorachalcone A $C_{20}H_{20}O_5$ Exact Mass: 340.13	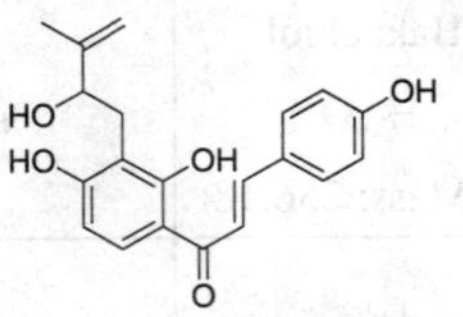 Psorachalcone A	Psorachalcone B (Corylifol B) $C_{20}H_{20}O_5$ Exact Mass: 340.13	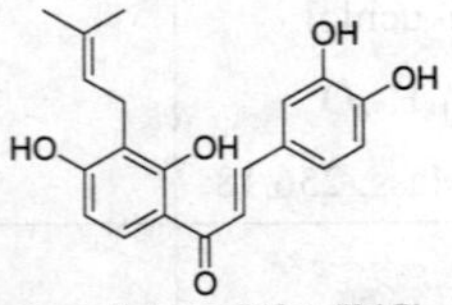 Psorachalcone B(Corylifol B)
松醇 Pinitol $C_7H_{14}O_6$ Exact Mass: 194.08	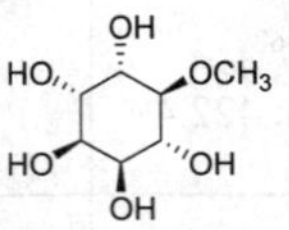 松醇 Pinitol	对羟基苯甲醛 *p*-Hydroxy-benzaldehyde $C_7H_6O_2$ Exact Mass: 122.04	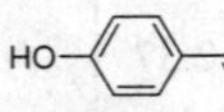 对羟基苯甲醛 *p*-Hydroxy-benzaldehyde
橙花醇 (*Z*)-3,7-Dimethyl-2,6-octadien-1-ol $C_{10}H_{18}O$ Exact Mass: 154.14	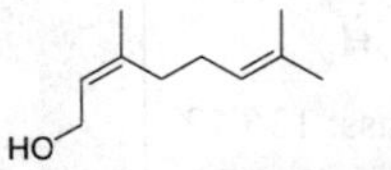 橙花醇 (*Z*)-3,7-Dimethyl-2,6-octadien-1-ol	松油醇-4 Terpineol-4 $C_{10}H_{18}O$ Exact Mass: 154.14	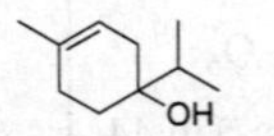 松油醇-4 Terpineol-4
牻牛儿基乙酮 Geranylacetone $C_{13}H_{22}O$ Exact Mass: 194.17	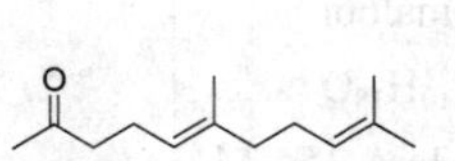 牻牛儿基乙酮 Geranylacetone	别香橙烯 Allo-aromadendrene $C_{15}H_{24}$ Exact Mass: 204.19	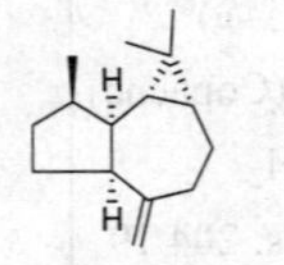 别香橙烯 Allo-aromadendrene
乙酸香叶酯 Geranyl acetate $C_{12}H_{20}O_2$ Exact Mass: 196.15	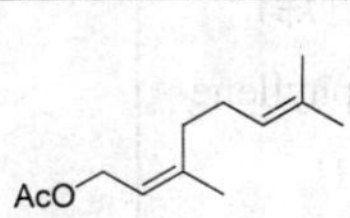 乙酸香叶酯 Geranyl acetate	库贝醇 Cubenol $C_{15}H_{26}O$ Exact Mass: 222.20	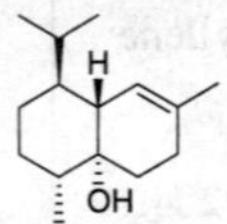 库贝醇 Cubenol
三月桂精 Trilaurin $C_{39}H_{74}O_6$ Exact Mass: 638.55	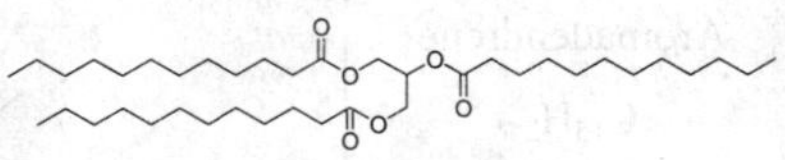 三月桂精 Trilaurin	大豆黄苷 Daidzin $C_{21}H_{20}O_9$ Exact Mass: 416.11	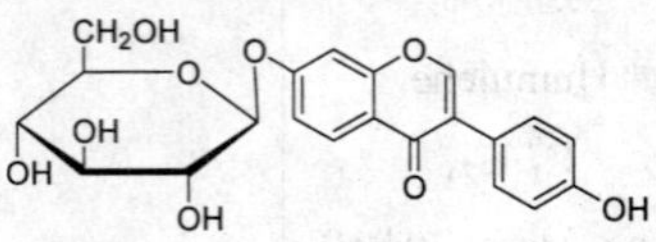 大豆黄苷 Daidzin

续表

中英文名、化学式及相对分子质量	结构图	中英文名、化学式及相对分子质量	结构图
拟雌内酯 Coumestrol $C_{15}H_8O_5$ Exact Mass: 268.04	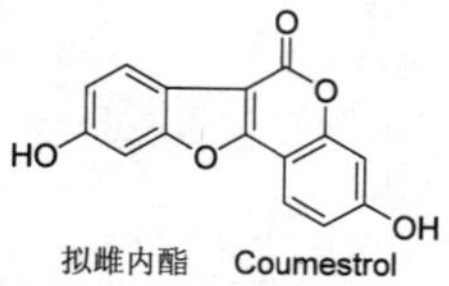 拟雌内酯 Coumestrol	(+)-*α*-衣兰油烯 (+)-*α*-Muurolene $C_{15}H_{24}$ Exact Mass: 204.19	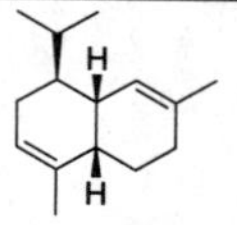 (+)-α-衣兰油烯 (+)-α-Muurolene
γ-衣兰油烯 *γ*-Muurolene $C_{15}H_{24}$ Exact Mass: 204.19	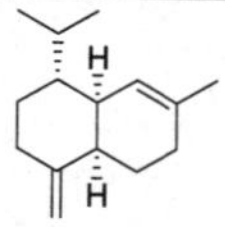 γ-衣兰油烯 γ-Muurolene	*α*-荜澄茄烯 *α*-Cadinene $C_{15}H_{24}$ Exact Mass: 204.19	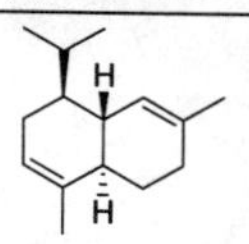 α-荜澄茄烯 α-Cadinene
γ-杜松烯 *γ*-Cadinene $C_{15}H_{24}$ Exact Mass: 204.19	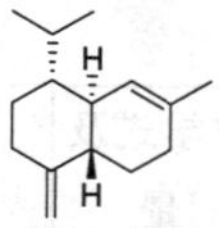 γ-杜松烯 γ-Cadinene	*δ*-杜松帖烯 *δ*-Cadinene $C_{15}H_{24}$ Exact Mass: 204.19	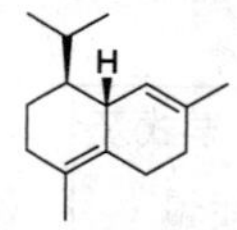 δ-杜松帖烯 δ-Cadinene
去氢白菖考烯 Calamenene $C_{15}H_{22}$ Exact Mass: 202.17	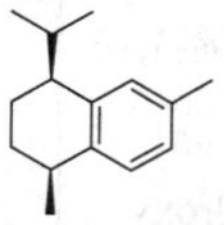 去氢白菖考烯 Calamenene	Sophoracoumestan A $C_{20}H_{14}O_5$ Exact Mass: 334.08	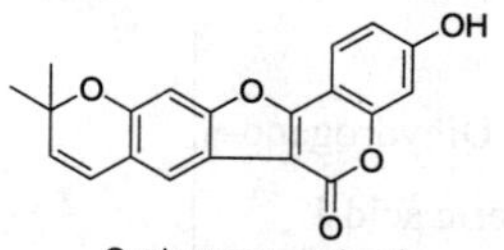 Sophoracoumestan A
Benzopyran C_9H_8O Exact Mass: 132.06	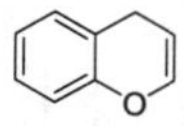 Benzopyran	8-甲氧基补骨脂素 8-Methoxypsoralen $C_{12}H_8O_4$ Exact Mass: 216.04	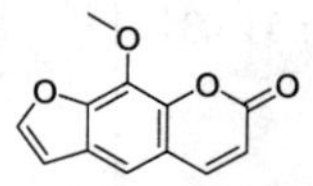 8-甲氧基补骨脂素 8-Methoxypsoralen
巴库查尔酮 Bakuchalcone $C_{20}H_{20}O_5$ Exact Mass: 340.13	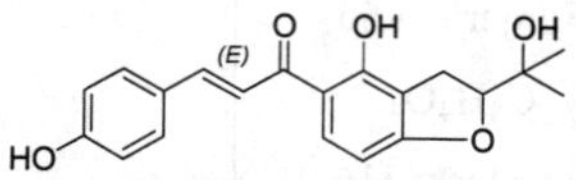 巴库查尔酮 Bakuchalcone	Bakuchicin $C_{11}H_6O_3$ Exact Mass: 186.16	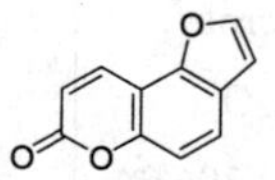 Bakuchicin

表 1-7-40b 补骨脂其他主要化学成分[190~193]

中文名	中文名
紫苏酮	甘油三酯
甘油二酯	单甘油酯
2',3'-氧化物二乙酯补骨脂定	六氢金合欢基丙酮
白菖考烯	补骨脂醛

【分析方法】

1 高效液相色谱法同时测定补骨脂药材中 6 种成分的含量[194]

1.1 仪器

Shimadzu LC-10AD VP 高效液相色谱仪。

1.2 色谱条件

色谱柱：Alltech C_{18} 柱(250mm×4.6mm，5μm)；流动相：A 相为 11%冰醋酸溶液，B 相为乙腈；梯度洗脱：0～15min 50%～60% B；15～35min 60%～85% B；流速 1.0mL/min；柱温室温；检测波长 245nm。

1.3 对照品溶液的制备

分别称取补骨脂素、异补骨脂素、补骨脂甲素、补骨脂异黄酮、补骨脂定和补骨脂查耳酮对照品，用适量甲醇溶解。

1.4 供试品溶液的制备

称取粉碎的药材 2g，用 70%乙醇 40mL 加热回流 1h，滤过，取续滤液 2mL，用 70%乙醇稀释至 25mL，即得。

灵芝
Lingzhi
GANODERMA

【化学成分】

表 1-7-41 灵芝主要化学成分[195～200]

中英文名、化学式及相对分子质量	结构图	中英文名、化学式及相对分子质量	结构图
8*β*,9*α*-Dihydroganoderic acid J $C_{30}H_{44}O_7$ Exact Mass: 516.31	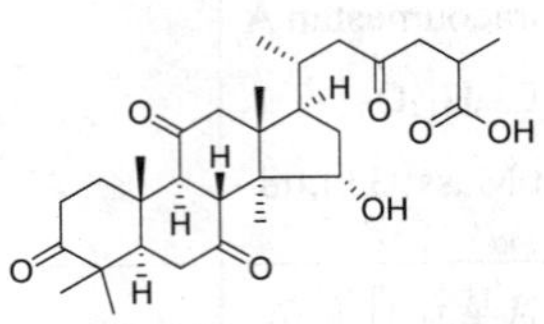 8*β*,9*α*-Dihydroganoderic acid J	26,27-二羟基-羊毛甾-7,9(11),24-三烯-3,16-二酮 26,27-Dihydroxy-lanosta-7,9(11),24-triene-3,16-dion $C_{30}H_{44}O_4$ Exact Mass: 468.32	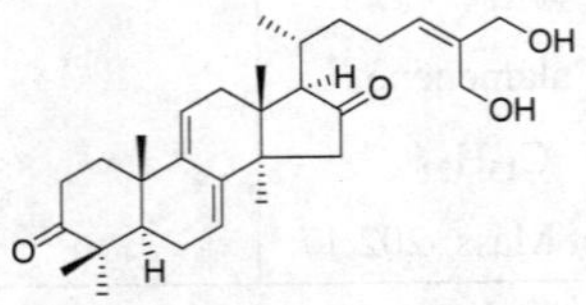 26,27-二羟基-羊毛甾-7,9(11),24-三烯-3,16-二酮 26,27-Dihydroxy-lanosta-7,9(11),24-triene-3,16-dione
麦角甾醇 Ergosterol $C_{28}H_{44}O$ Exact Mass: 396.34	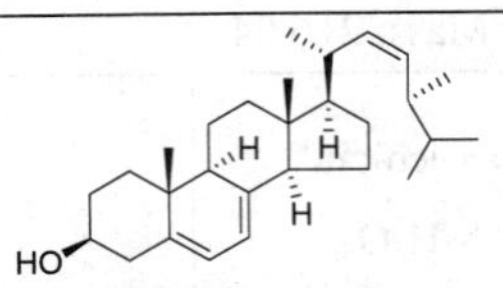 麦角甾醇 Ergosterol	富马酸 Fumaric acid $C_4H_4O_4$ Exact Mass: 116.01	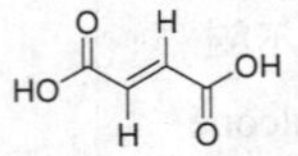 富马酸 Fumaric acid
灵芝酸 X Ganoderic acid X $C_{32}H_{48}O_5$ Exact Mass: 512.35	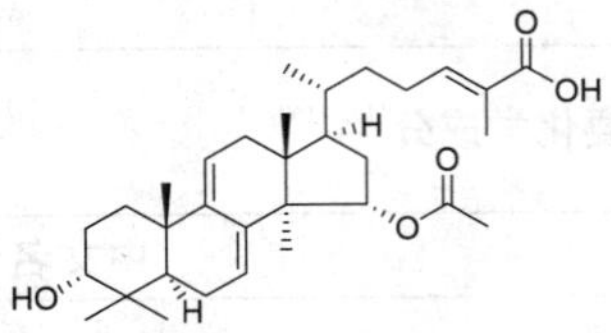 灵芝酸 X Ganoderic acid X	灵芝酸 Y Ganoderic acid Y $C_{30}H_{46}O_3$ Exact Mass: 454.34	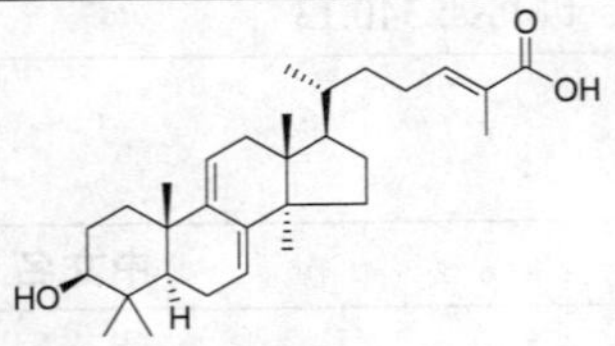 灵芝酸 Y Ganoderic acid Y
灵芝烯酸 A Ganoderenic acid A $C_{30}H_{42}O_7$ Exact Mass: 514.29	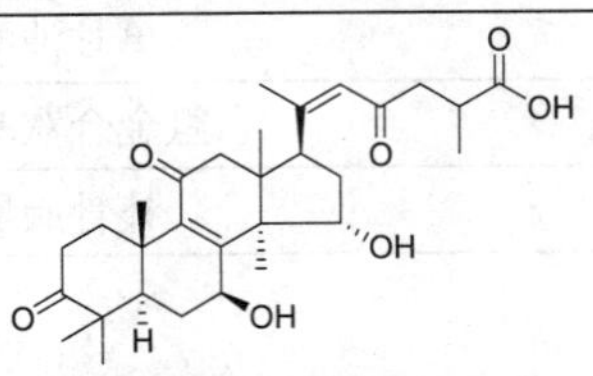 灵芝烯酸 A Ganoderenic acid A	灵芝烯酸 B Ganoderenic acid B $C_{30}H_{42}O_7$ Exact Mass: 514.29	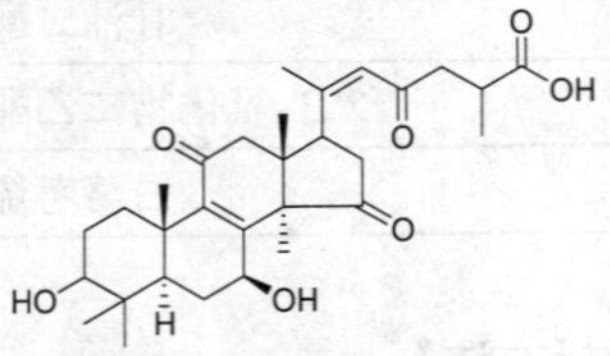 灵芝烯酸 B Ganoderenic acid B
灵芝烯酸 C Ganoderenic acid C $C_{30}H_{44}O_7$ Exact Mass: 516.31	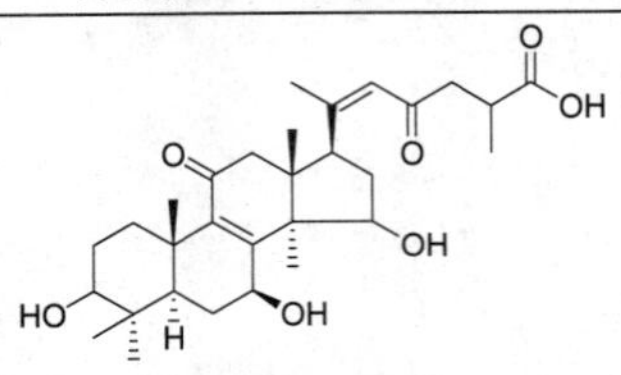 灵芝烯酸 C Ganoderenic acid C	灵芝烯酸 D Ganoderenic acid D $C_{30}H_{40}O_7$ Exact Mass: 512.28	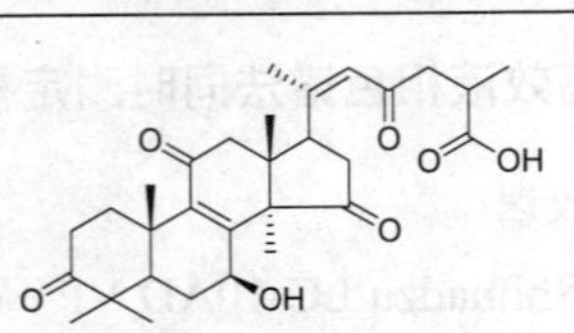 灵芝烯酸 D Ganoderenic acid D
灵芝酸 DM Ganoderic acid DM $C_{30}H_{44}O_4$ Exact Mass: 468.32	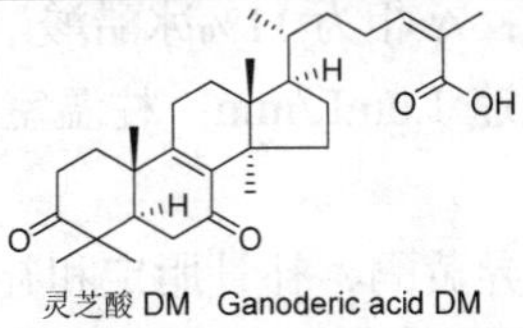 灵芝酸 DM Ganoderic acid DM	灵芝烯酸 F Ganoderenic acid F $C_{30}H_{38}O_7$ Exact Mass: 510.26	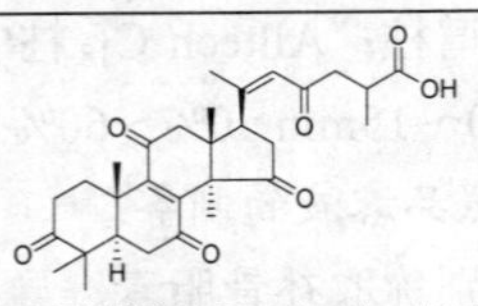 灵芝烯酸 F Ganoderenic acid F

续表

中英文名、化学式及相对分子质量	结构图	中英文名、化学式及相对分子质量	结构图
灵芝烯酸 G Ganoderenic acid G $C_{30}H_{40}O_7$ Exact Mass: 512.28	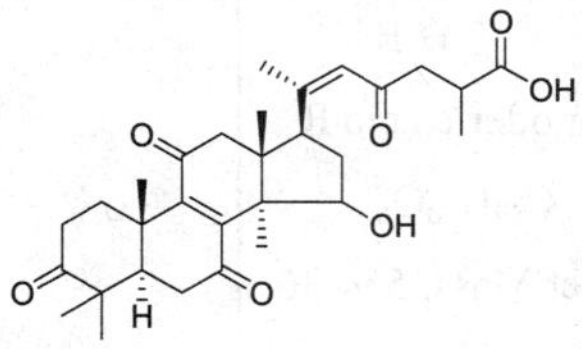 灵芝烯酸 G Ganoderenic acid G	灵芝烯酸 H Ganoderenic acid H $C_{30}H_{40}O_7$ Exact Mass: 512.28	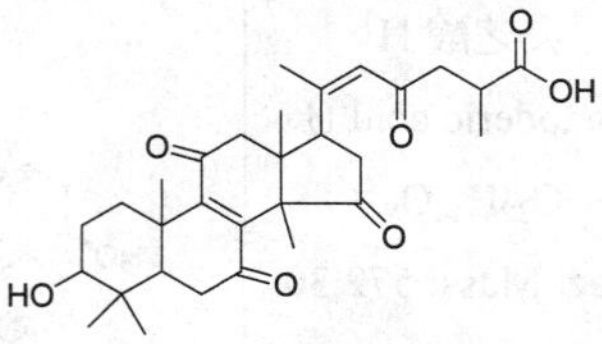 灵芝烯酸 H Ganoderenic acid H
灵芝酸 LM_2 Ganoderic acid LM_2 $C_{30}H_{42}O_7$ Exact Mass: 514.29	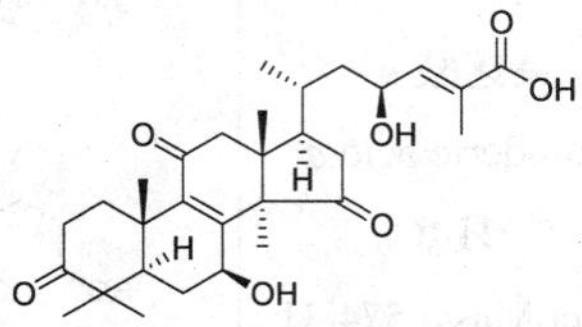 灵芝酸 LM_2 Ganoderic acid LM_2	灵芝酸 MA Ganoderic acid MA $C_{34}H_{52}O_7$ Exact Mass: 572.37	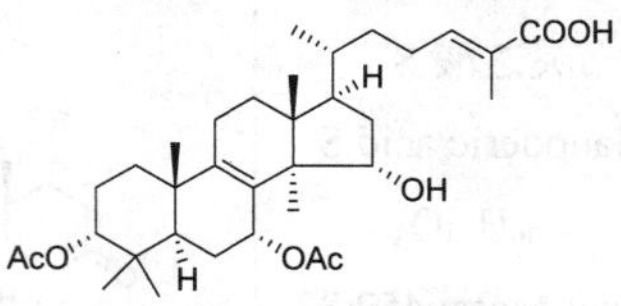 灵芝酸 MA Ganoderic acid MA
灵芝酸 U Ganoderic acid U $C_{30}H_{48}O_4$ Exact Mass: 472.36	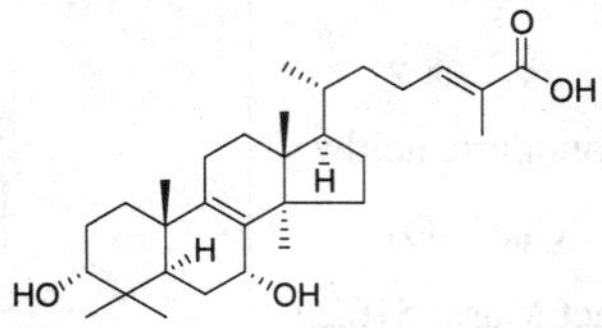 灵芝酸 U Ganoderic acid U	灵芝酸 V Ganoderic acid V $C_{32}H_{48}O_6$ Exact Mass: 528.35	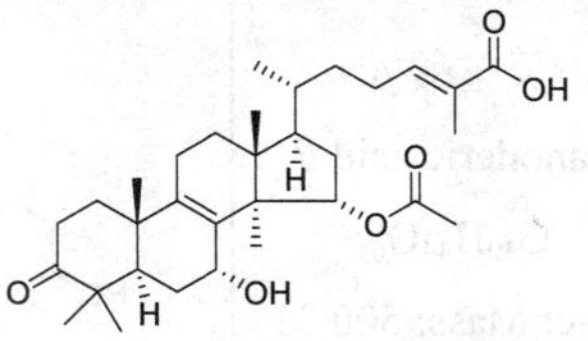 灵芝酸 V Ganoderic acid V
灵芝酸 W Ganoderic acid W $C_{34}H_{52}O_7$ Exact Mass: 572.37	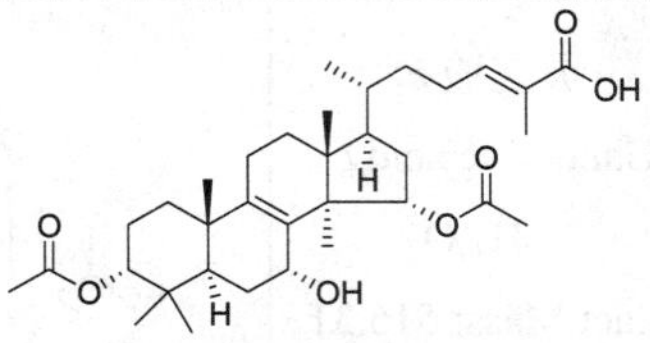 灵芝酸 W Ganoderic acid W	灵芝酸 Z Ganoderic acid Z $C_{30}H_{48}O_3$ Exact Mass: 456.36	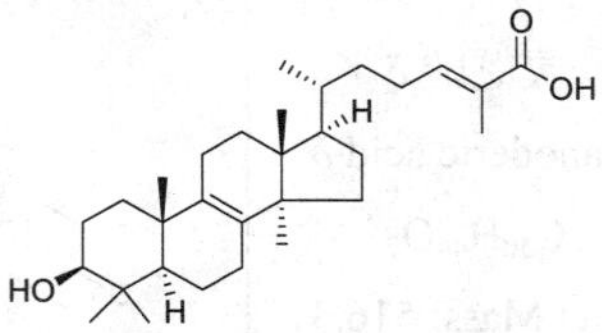 灵芝酸 Z Ganoderic acid Z
灵芝酸 A Ganoderic acid A $C_{30}H_{44}O_7$ Exact Mass: 516.31	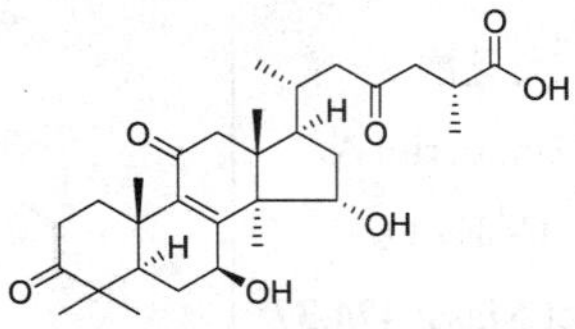 灵芝酸 A Ganoderic acid A	灵芝酸 B Ganoderic acid B $C_{30}H_{44}O_7$ Exact Mass: 516.31	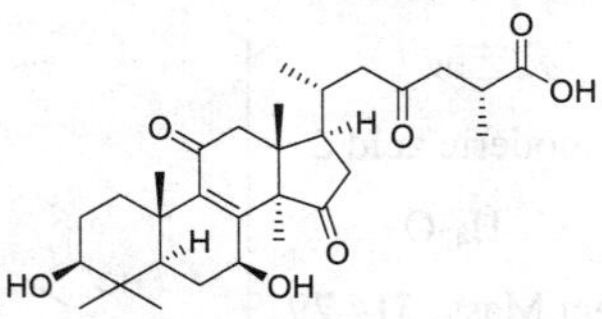 灵芝酸 B Ganoderic acid B
灵芝酸 C Ganoderic acid C $C_{30}H_{42}O_7$ Exact Mass: 514.29	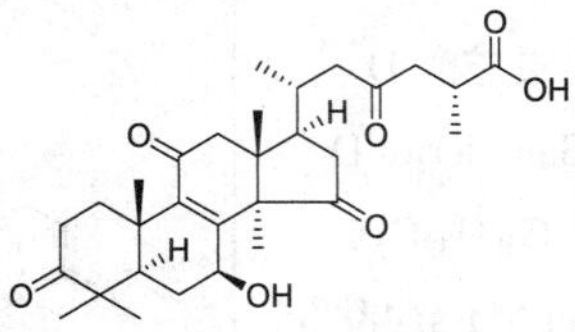 灵芝酸 C Ganoderic acid C	灵芝酸 C_2 Ganoderic acid C_2 $C_{30}H_{46}O_8$ Exact Mass: 534.32	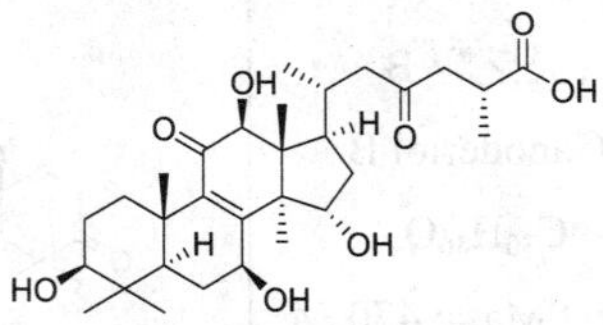 灵芝酸 C_2 Ganoderic acid C_2
灵芝酸 D Ganoderic acid D $C_{30}H_{42}O_7$ Exact Mass: 514.29	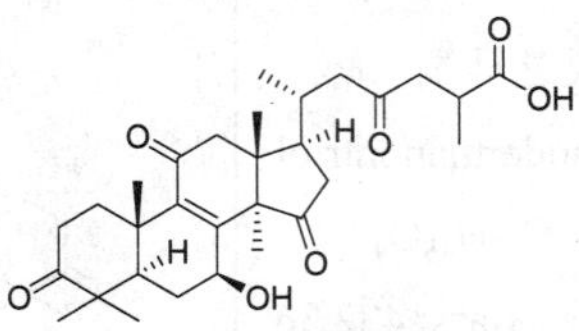 灵芝酸 D Ganoderic acid D	灵芝酸 DM Ganoderic acid DM $C_{30}H_{44}O_4$ Exact Mass: 468.32	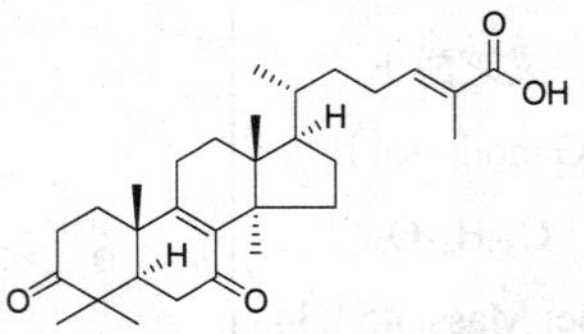 灵芝酸 DM Ganoderic acid DM
灵芝酸 E Ganoderic acid E $C_{30}H_{40}O_7$ Exact Mass: 512.28	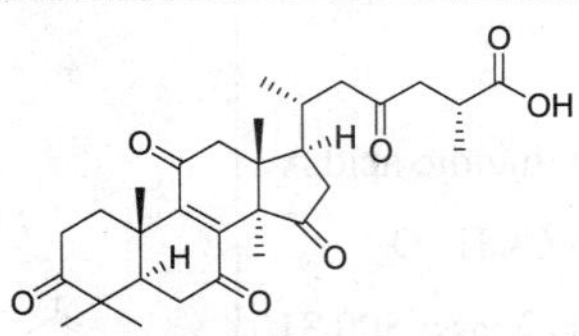 灵芝酸 E Ganoderic acid E	灵芝酸 G Ganoderic acid G $C_{30}H_{44}O_8$ Exact Mass: 532.30	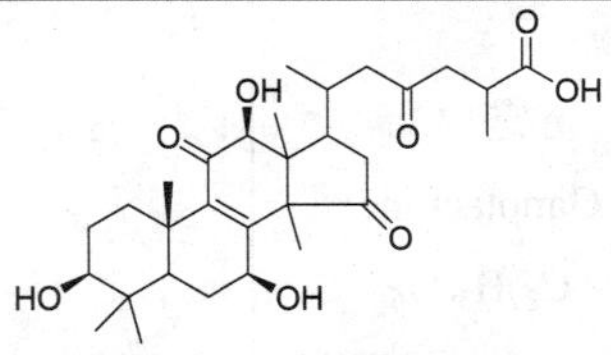 灵芝酸 G Ganoderic acid G

续表

中英文名、化学式及相对分子质量	结构图	中英文名、化学式及相对分子质量	结构图
灵芝酸 H Ganoderic acid H $C_{32}H_{44}O_9$ Exact Mass: 572.30	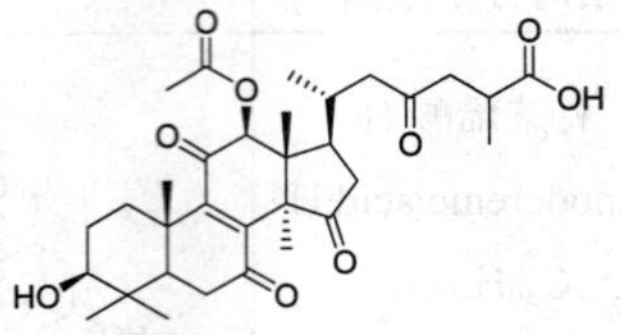 灵芝酸 H Ganoderic acid H	灵芝酸 R Ganoderic acid R $C_{34}H_{50}O_6$ Exact Mass: 554.36	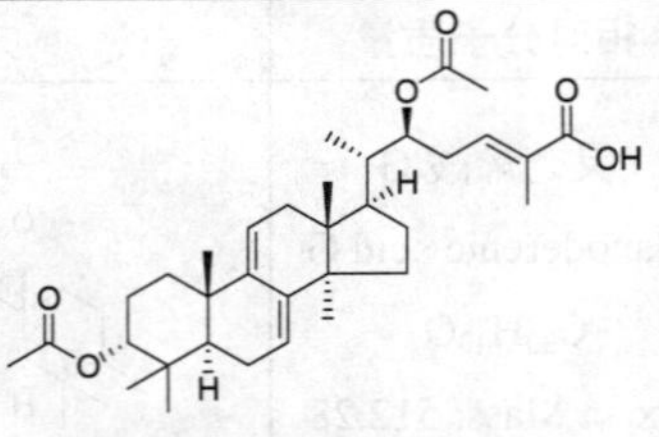 灵芝酸 R Ganoderic acid R
灵芝酸 S Ganoderic acid S $C_{30}H_{44}O_3$ Exact Mass: 452.33	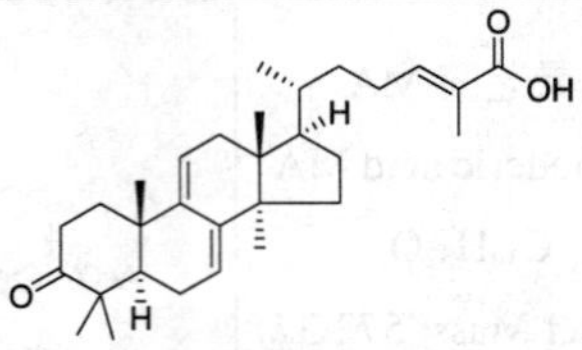 灵芝酸 S Ganoderic acid S	灵芝酸 α Ganoderic acid α $C_{32}H_{46}O_9$ Exact Mass: 574.31	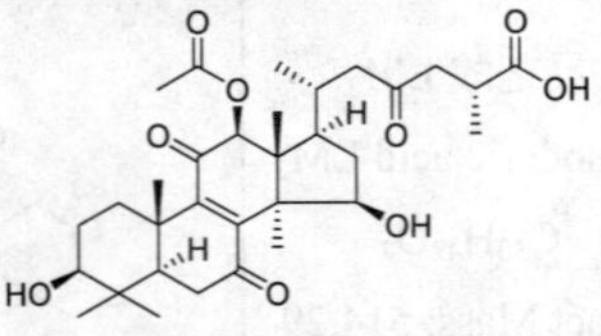 灵芝酸 α Ganoderic acid α
灵芝酸 β Ganoderic acid β $C_{30}H_{44}O_6$ Exact Mass: 500.31	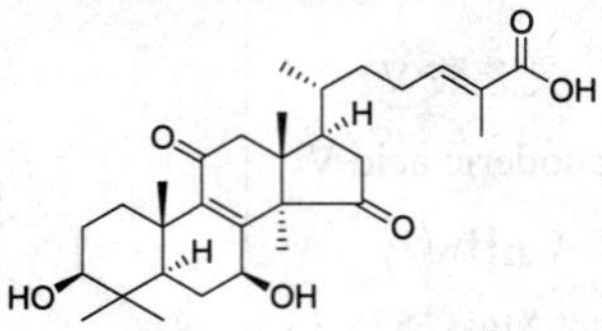 灵芝酸 β Ganoderic acid β	灵芝酸 γ Ganoderic acid γ $C_{30}H_{44}O_7$ Exact Mass: 516.31	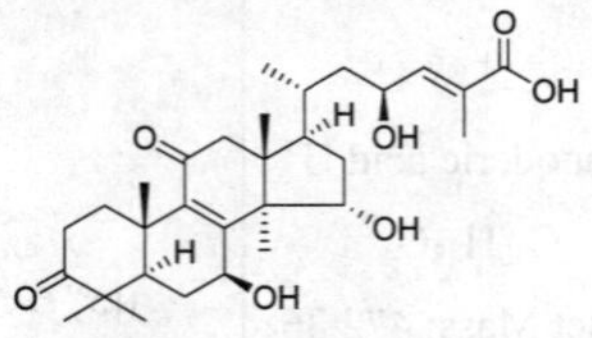 灵芝酸 γ Ganoderic acid γ
灵芝酸 δ Ganoderic acid δ $C_{30}H_{44}O_7$ Exact Mass: 516.31	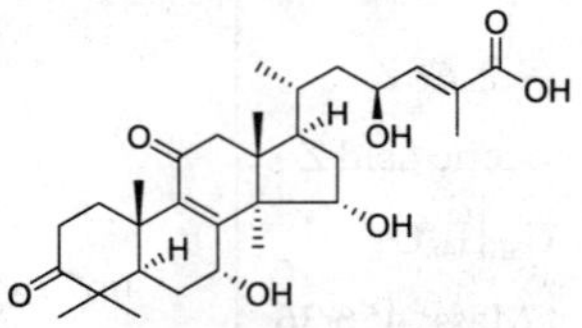 灵芝酸 δ Ganoderic acid δ	灵芝酸 ε Ganoderic acid ε $C_{30}H_{44}O_7$ Exact Mass: 516.31	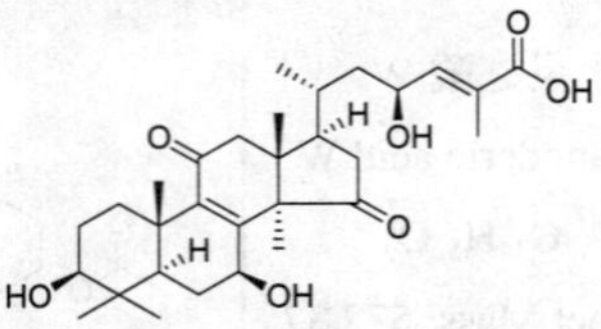 灵芝酸 ε Ganoderic acid ε
灵芝酸 ζ Ganoderic acid ζ $C_{30}H_{42}O_7$ Exact Mass: 514.29	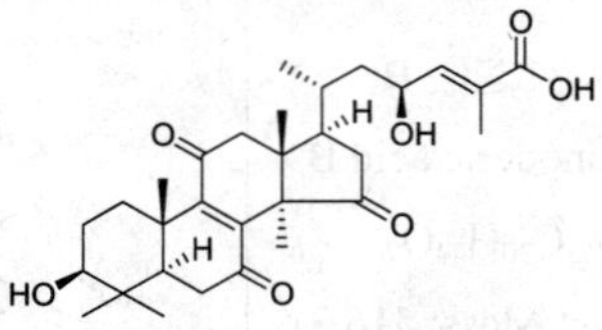 灵芝酸 ζ Ganoderic acid ζ	灵芝醇 A Ganoderiol A $C_{30}H_{50}O_4$ Exact Mass: 474.37	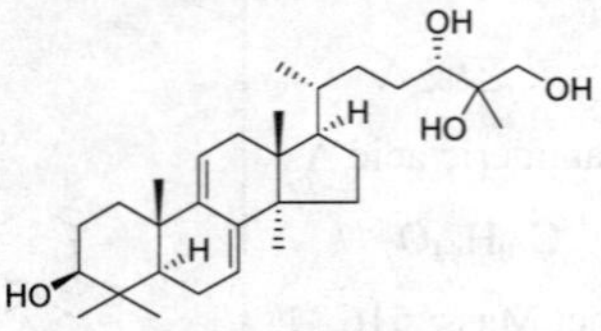 灵芝醇 A Ganoderiol A
灵芝醇 B Ganoderiol B $C_{30}H_{46}O_4$ Exact Mass: 470.34	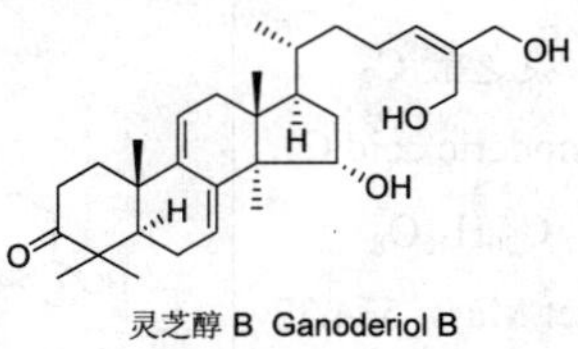 灵芝醇 B Ganoderiol B	灵芝醇 D Ganoderiol D $C_{30}H_{48}O_5$ Exact Mass: 488.35	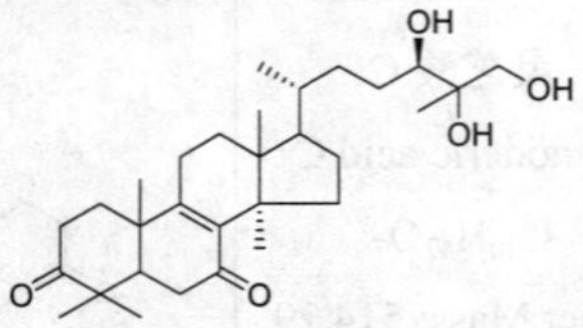 灵芝醇 D Ganoderiol D
灵芝醇 F Ganoderiol F $C_{30}H_{46}O_3$ Exact Mass: 454.34	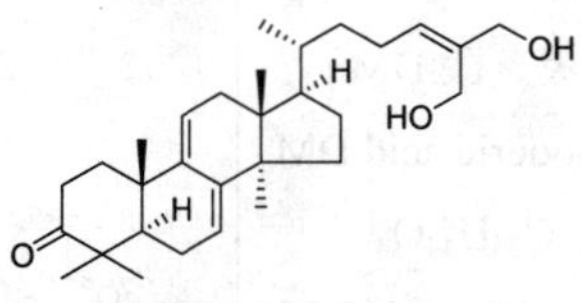 灵芝醇 F Ganoderiol F	灵芝马酮三醇 Ganodermanontriol $C_{30}H_{48}O_4$ Exact Mass: 472.36	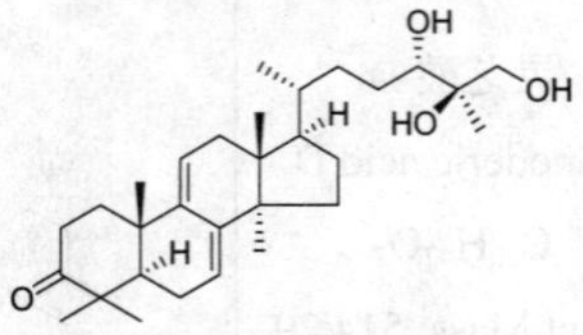 灵芝马酮三醇 Ganodermanontriol
赤芝内酯 Ganolactone $C_{27}H_{36}O_6$ Exact Mass: 456.25	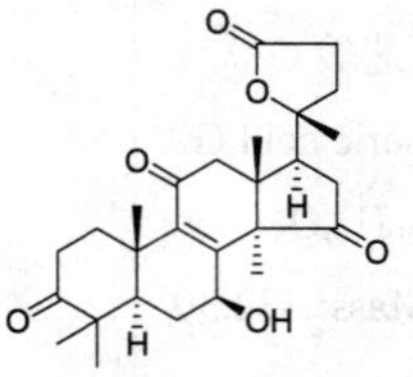 赤芝内酯 Ganolactone	Ganolucidic acid A $C_{30}H_{44}O_6$ Exact Mass: 500.31	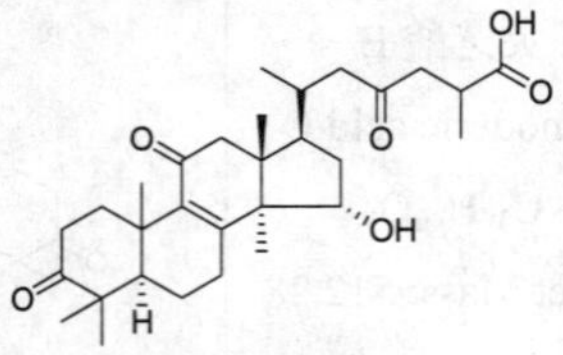 Ganolucidic acid A

续表

中英文名、化学式及相对分子质量	结构图	中英文名、化学式及相对分子质量	结构图
Ganolucidic acid B $C_{30}H_{46}O_6$ Exact Mass: 502.33	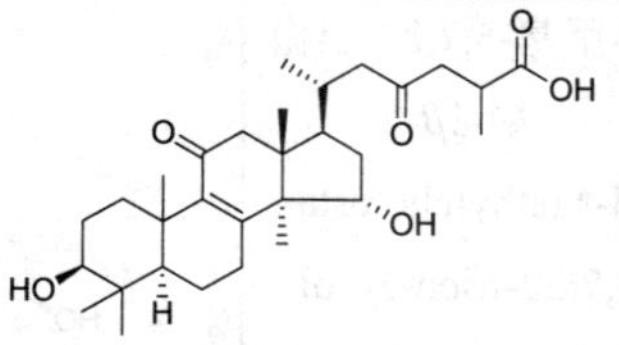 Ganolucidic acid B	Ganosporelactone A $C_{30}H_{40}O_7$ Exact Mass: 512.28	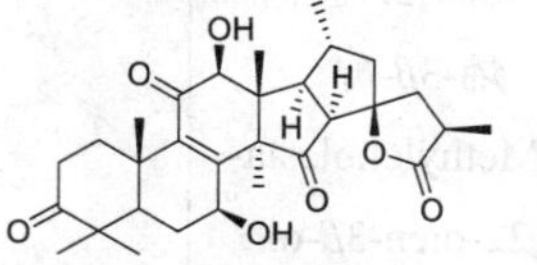 Ganosporelactone A
Ganosporelactone B $C_{30}H_{42}O_7$ Exact Mass: 514.29	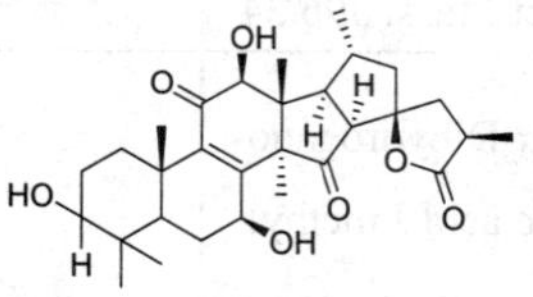 Ganosporelactone B	灵芝孢子酸 A Ganosporeric acid A $C_{30}H_{38}O_8$ Exact Mass: 526.26	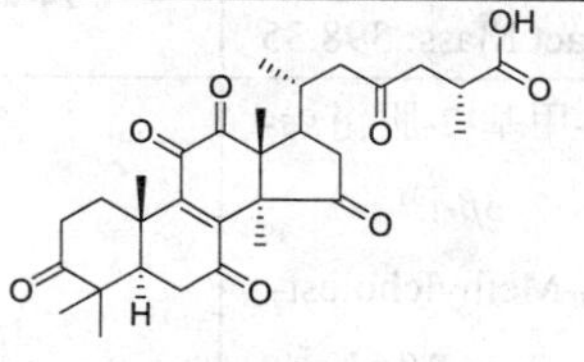 灵芝孢子酸 A Ganosporeric acid A
金雀异黄素 Genistein $C_{15}H_{10}O_5$ Exact Mass: 270.05	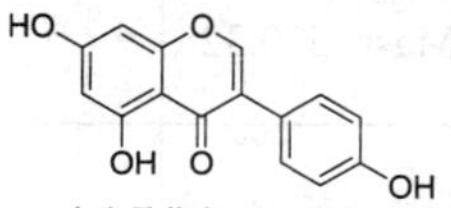 金雀异黄素 Genistein	葡萄糖胺 Glucosamine $C_6H_{13}NO_5$ Exact Mass: 179.08	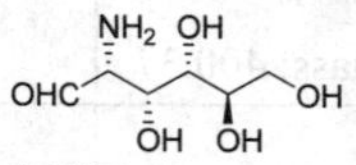 葡萄糖胺 Glucosamine
20-羟基灵芝酸 G 20-Hydroxylganoderic acid G $C_{30}H_{44}O_9$ Exact Mass: 548.30	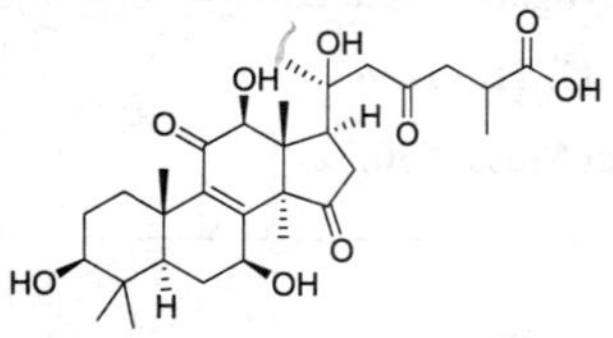 20-羟基灵芝酸 G 20-Hydroxylganoderic acid G	Lucialdehyde A $C_{30}H_{46}O_2$ Exact Mass: 438.35	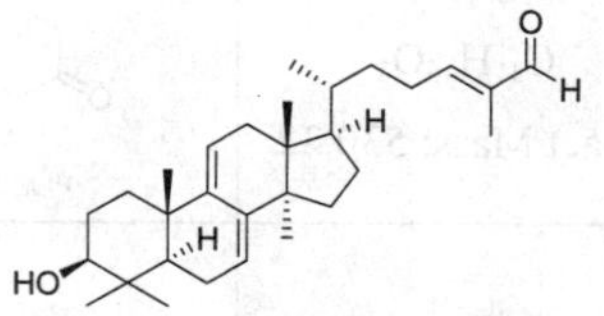 Lucialdehyde A
Lucialdehyde B $C_{30}H_{44}O_3$ Exact Mass: 452.33	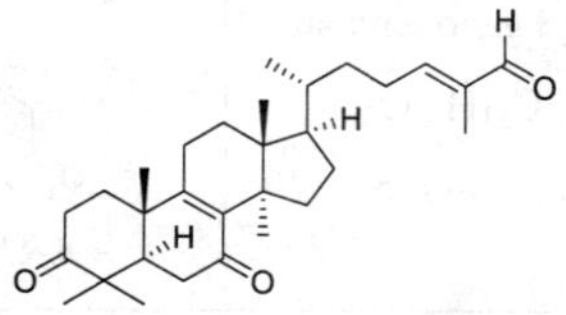 Lucialdehyde B	Lucialdehyde C $C_{30}H_{46}O_3$ Exact Mass: 454.34	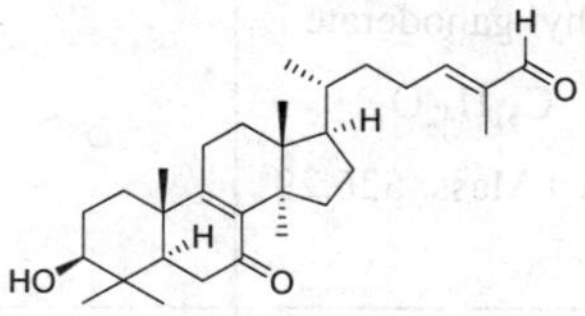 Lucialdehyde C
赤芝酸 A Lucidenic acid A $C_{27}H_{38}O_6$ Exact Mass: 458.27	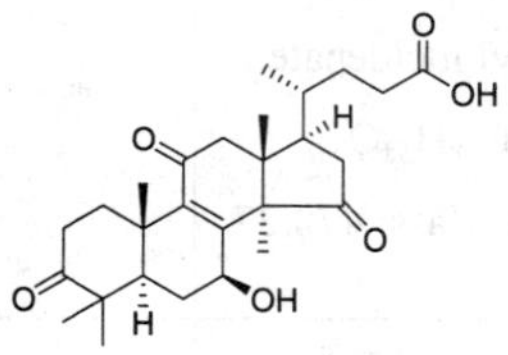 赤芝酸 A Lucidenic acid A	赤芝酸 N (赤芝酸 LM_1) Lucidenic acid N (Lucidenic acid LM_1) $C_{27}H_{40}O_6$ Exact Mass: 460.28	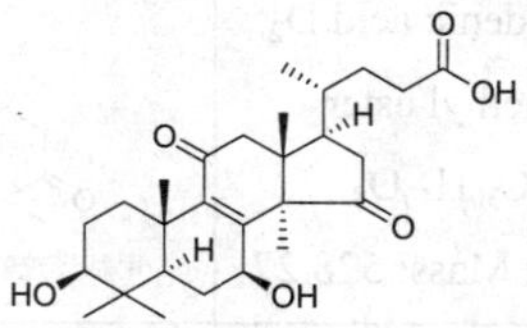 赤芝酸N(赤芝酸 LM_1) Lucidenic acid N(Lucidenic acid LM_1)
赤芝酸 O Lucidenic acid O $C_{27}H_{40}O_7$ Exact Mass: 476.28	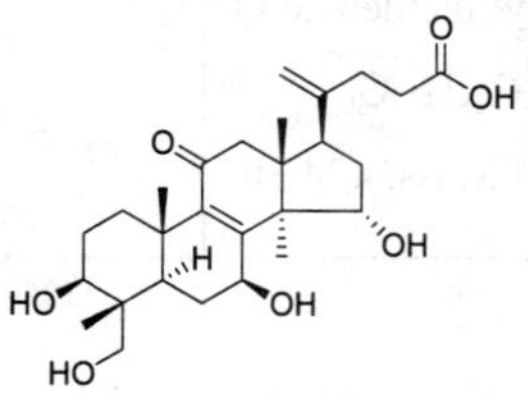 赤芝酸 O Lucidenic acid O	赤芝酸 P Lucidenic acid P $C_{29}H_{42}O_8$ Exact Mass: 518.29	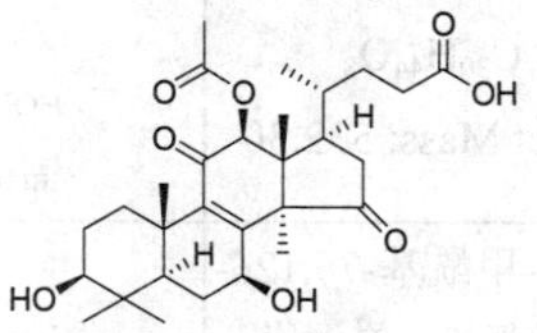 赤芝酸 P Lucidenic acid P
赤芝醇 A Lucidumol A $C_{30}H_{48}O_4$ Exact Mass: 472.36	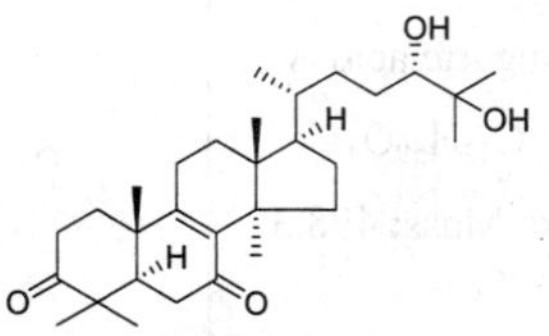 赤芝醇 A Lucidumol A	山柰酚 Kaemferol $C_{15}H_{10}O_6$ Exact Mass: 286.05	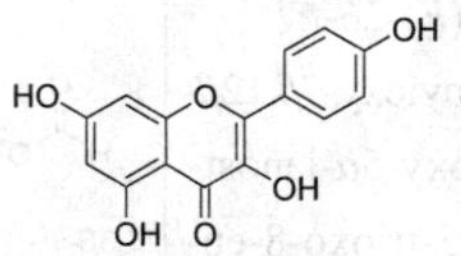 山柰酚 Kaempferol

续表

中英文名、化学式及相对分子质量	结构图	中英文名、化学式及相对分子质量	结构图
24-甲基-7,22-胆甾二烯-3β-醇 24-Methylcholesta-7,22-dien-3β-ol $C_{28}H_{46}O$ Exact Mass: 398.35	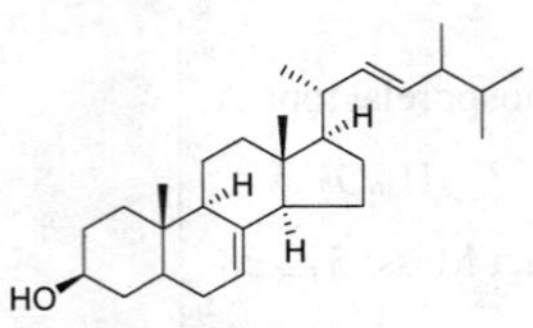 24-甲基-7,22-胆甾二烯-3β-醇 24-Methylcholesta-7,22-dien-3β-ol	24-甲基-5,7,22-胆甾三烯-3β-醇 24-Methylcholesta-5,7,22-trien-3β-ol $C_{28}H_{44}O$ Exact Mass: 396.34	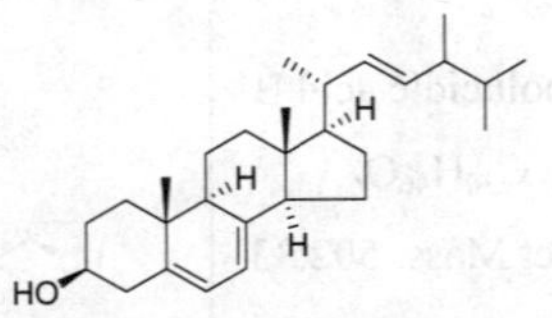 24-甲基-5,7,22-胆甾三烯-3β-醇 24-Methylcholesta-5,7,22-trien-3β-ol
24-甲基-7-胆甾烯-3β-醇 24-Methylcholest-7-en-3β-ol $C_{28}H_{48}O$ Exact Mass: 400.37	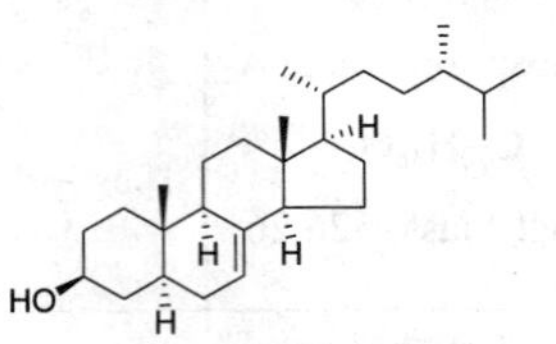 24-甲基-7-胆甾烯-3β-醇 24-Methylcholest-7-en-3β-ol	8β,9α-Dihydroganoderic acid J methyl ester $C_{31}H_{46}O_7$ Exact Mass: 530.32	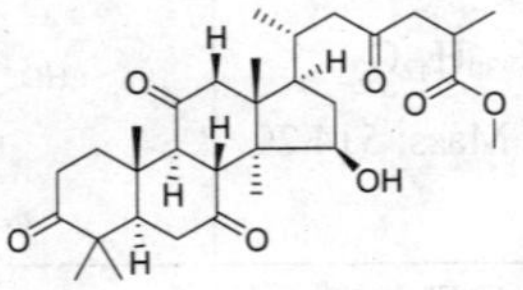 8β,9α-Dihydroganoderic acid J methyl ester
甲基灵芝酸 A Methyl ganoderate A $C_{31}H_{46}O_7$ Exact Mass: 530.32	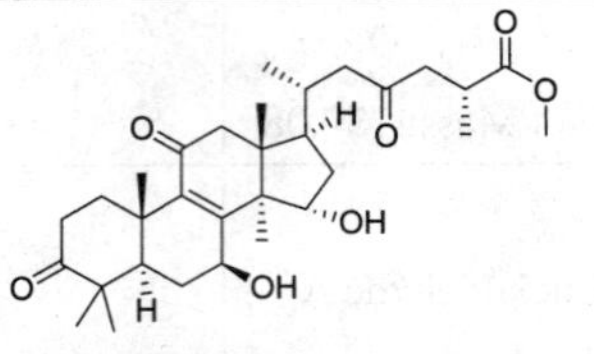 甲基灵芝酸 A Methyl ganoderate A	甲基灵芝酸 B Methyl ganoderate B $C_{31}H_{46}O_7$ Exact Mass: 530.32	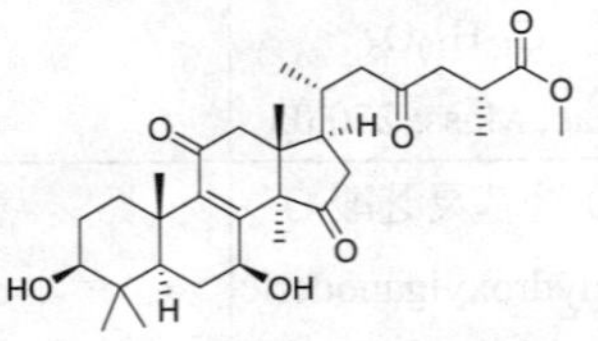 甲基灵芝酸 B Methyl ganoderate B
甲基灵芝酸 E Methyl ganoderate E $C_{31}H_{42}O_7$ Exact Mass: 526.29	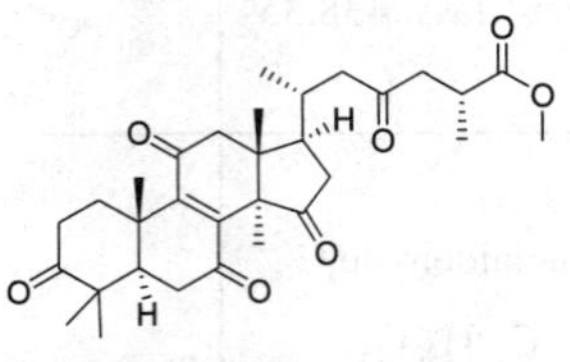 甲基灵芝酸 E Methyl ganoderate E	甲基灵芝烯酸 D Methyl ganoderenate D $C_{31}H_{42}O_7$ Exact Mass: 526.29	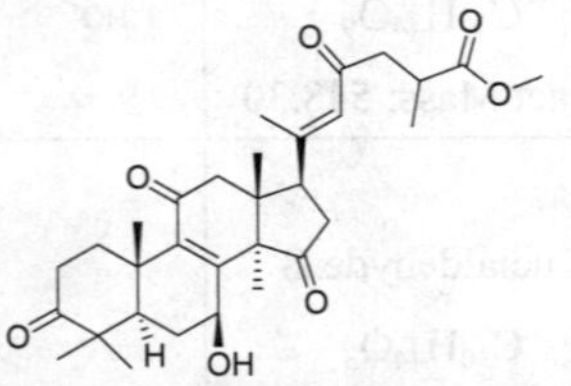 甲基灵芝烯酸 D Methyl ganoderenate D
甲基赤芝酸 D_2 Lucidenic acid D_2 methyl ester $C_{30}H_{40}O_8$ Exact Mass: 528.27	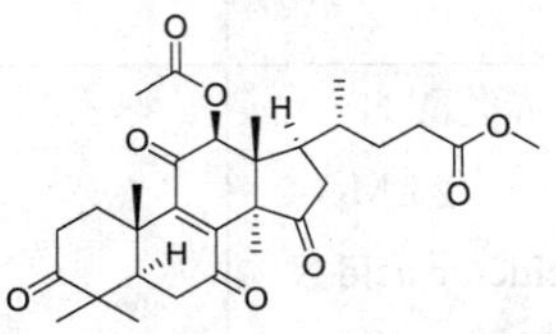 甲基赤芝酸 D_2 Lucidenic acid D_2 methyl ester	甲基赤芝酸 F Methyl lucidenate F $C_{28}H_{38}O_6$ Exact Mass: 470.27	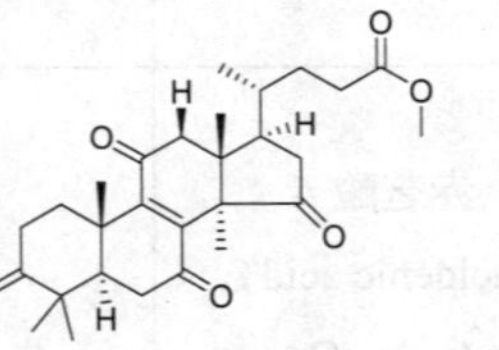 甲基赤芝酸 F Methyl lucidenate F
甲基赤芝酸 P Methyl lucidenate P $C_{30}H_{44}O_8$ Exact Mass: 532.30	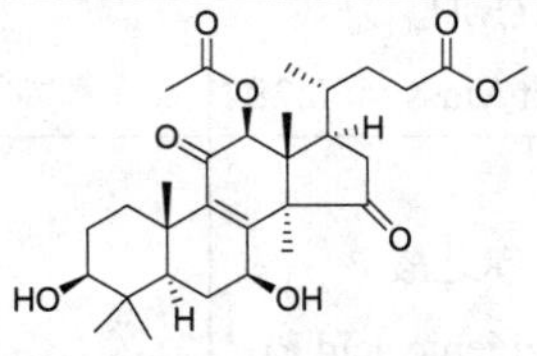 甲基赤芝酸 P Methyl lucidenate P	甲基赤芝酸 Q Methyl lucidenate Q $C_{28}H_{42}O_6$ Exact Mass: 474.30	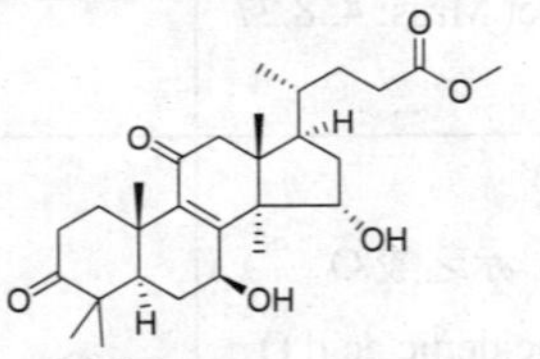 甲基赤芝酸 Q Methyl lucidenate Q
3β-氧-甲酰基-7β,12β-二羟基-5α-羊毛甾-11,15,23-三酮-8-烯(E)-26-酸 3β-Formyloxy-7β,12β-dihydroxy-5α-lanost-11,15,23-trioxo-8-en-(E)-26-oic acid $C_{31}H_{44}O_9$ Exact Mass: 560.30	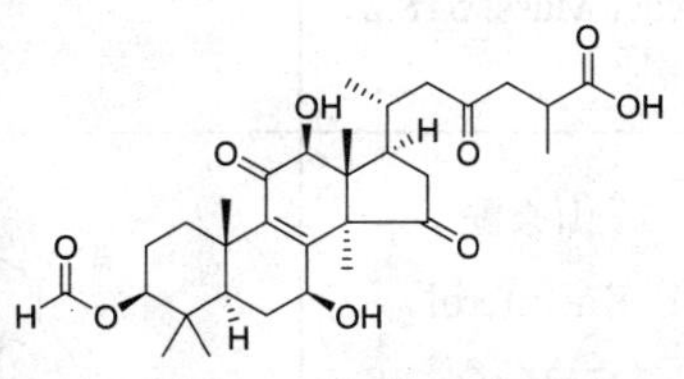 3β-氧-甲酰基-7β,12β-二羟基-5α-羊毛甾-11,15,23-三酮-8-烯(E)-26-酸 3β-Formyloxy-7β,12β-dihydroxy-5α-lanost-11,15,23-trioxo-8-en-(E)-26-oic acid	Tsugaric acid A $C_{32}H_{50}O_4$ Exact Mass: 498.37	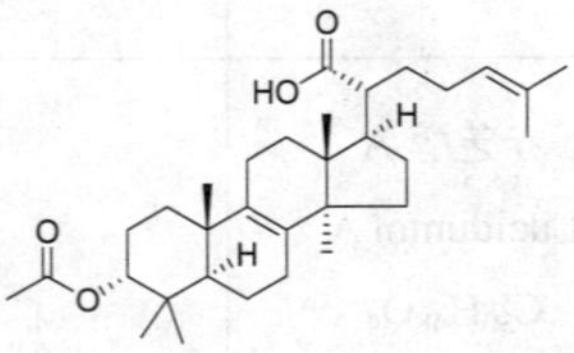 Tsugaric acid A

续表

中英文名、化学式及相对分子质量	结构图	中英文名、化学式及相对分子质量	结构图
Tsugaric acid B $C_{33}H_{52}O_5$ Exact Mass: 528.38	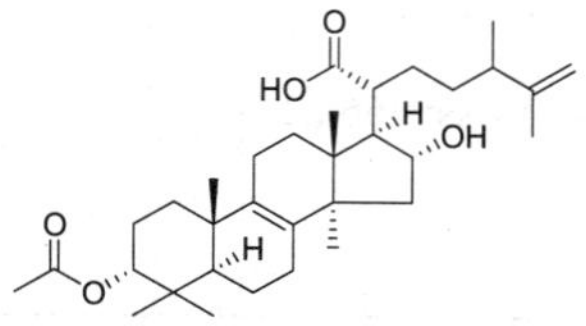 Tsugaric acid B	3*β*-氧-甲酰基-7*β*,12*β*-二羟基-4,4,14*α*-三甲基-5*α*-胆甾-11,15-二酮-8-烯(*E*)-24-酸 3*β*-Formyloxy-7*β*,12*β*-dihydroxy-4,4,14*α*-trimethyl-5*α*-chol-11,15-dioxo-8-en-(*E*)-24-oic acid $C_{28}H_{40}O_8$ Exact Mass: 504.27	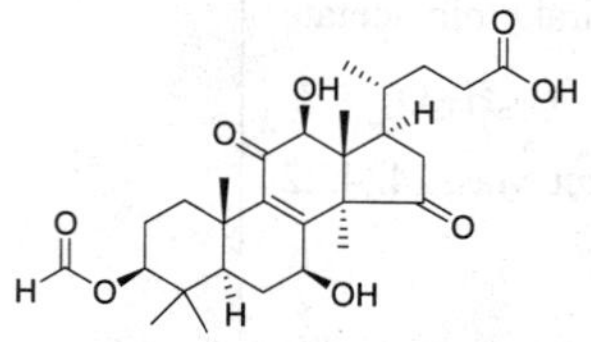 3*β*-氧-甲酰基-7*β*,12*β*-二羟基-4,4,14*α*-三甲基-5*α*-胆甾-11,15-二酮-8-烯(*E*)-24-酸 3*β*-Formyloxy-7*β*,12*β*-dihydroxy-4,4,14*α*-trimethyl-5*α*-chol-11,15-dioxo-8-en-(*E*)-24-oic acid
蓖麻油酸 Ricinoleic acid $C_{18}H_{34}O_3$ Exact Mass: 298.25	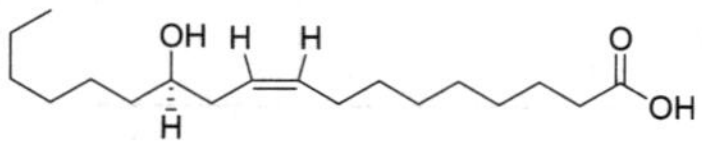 蓖麻油酸 Ricinoleic acid		

阿魏

Awei

FERULAE RESINA

【化学成分】

表 1-7-42 阿魏主要化学成分[201，202]

中英文名、化学式及相对分子质量	结构图	中英文名、化学式及相对分子质量	结构图
Isofeterin $C_{26}H_{32}O_6$ Exact Mass: 440.22	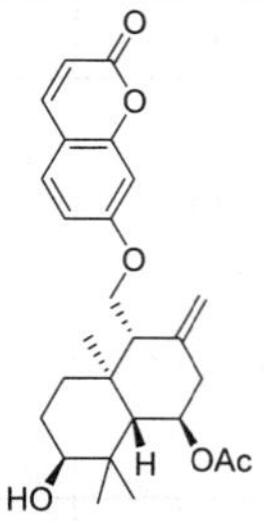 Isofeterin	Feterin $C_{26}H_{32}O_6$ Exact Mass: 440.22	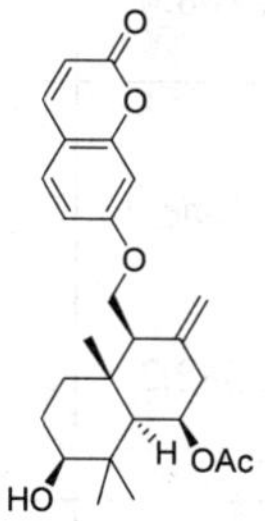 Feterin
Badrakemone $C_{24}H_{28}O_4$ Exact Mass: 380.20	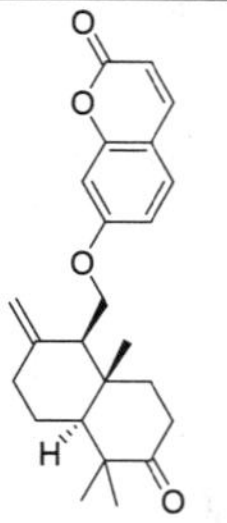 Badrakemone	Badrakemin $C_{24}H_{30}O_4$ Exact Mass: 382.21	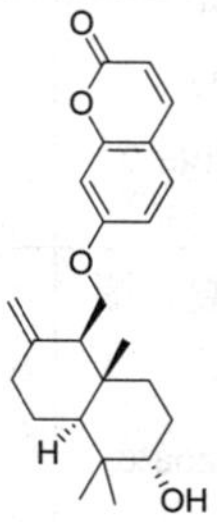 Badrakemin

续表

中英文名、化学式及相对分子质量	结构图	中英文名、化学式及相对分子质量	结构图
Badrakemin acetate $C_{26}H_{32}O_5$ Exact Mass: 424.22	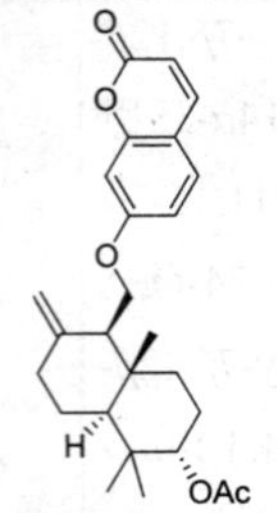 Badrakemin acetate	Colladonin $C_{24}H_{30}O_3$ Exact Mass: 366.22	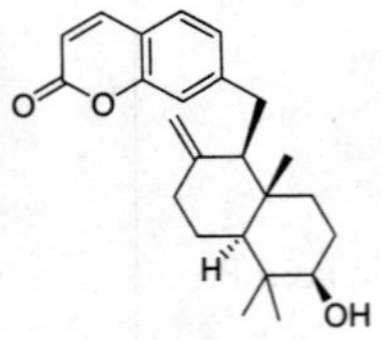 Colladonin
Samarcandone $C_{24}H_{30}O_5$ Exact Mass: 398.21	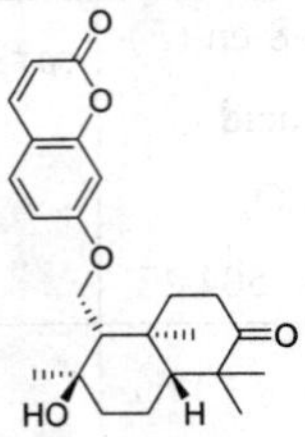 Samarcandone	Samarcandin $C_{24}H_{32}O_5$ Exact Mass: 400.22	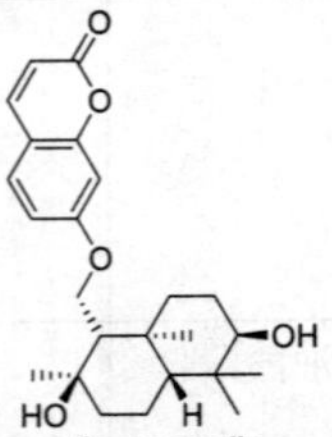 Samarcandin
Samarcandin acetate $C_{26}H_{34}O_6$ Exact Mass: 442.24	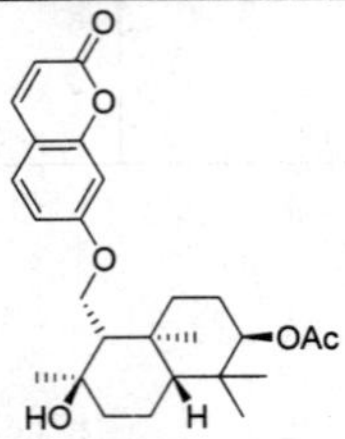 Samarcandin acetate	Feselol $C_{24}H_{30}O_4$ Exact Mass: 382.21	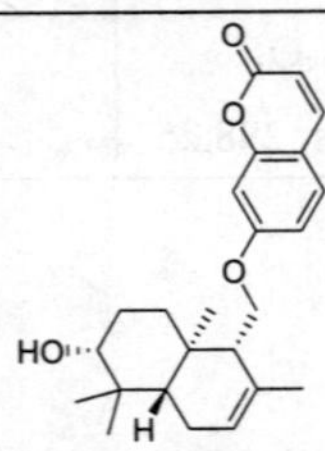 Feselol
孕甾-4-烯-3,20-二酮 Pregn-4-ene-3,20-dione $C_{21}H_{30}O_2$ Exact Mass: 314.22	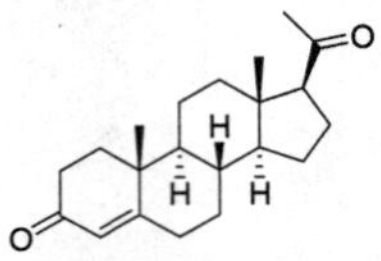 孕甾-4-烯-3,20-二酮 Pregn-4-ene-3,20-dione	孕甾-3,20-二酮 Pregnane-3,20-dione $C_{21}H_{32}O_2$ Exact Mass: 316.24	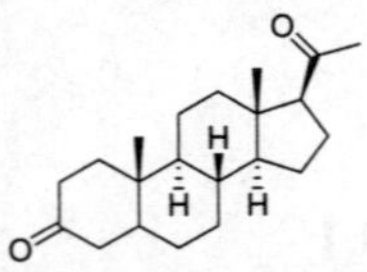 孕甾-3,20-二酮 Pregnane-3,20-dione
Latifolone $C_{11}H_{12}O_4$ Exact Mass: 208.07	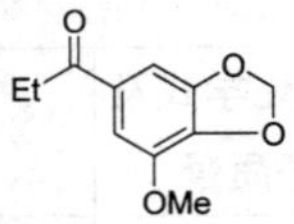 Latifolone	伞形酮 Umbelliferone $C_9H_6O_3$ Exact Mass: 162.03	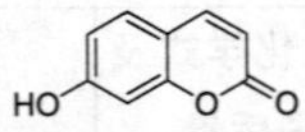 伞形酮 Umbelliferone
Lehmannolone $C_{24}H_{30}O_4$ Exact Mass: 382.21	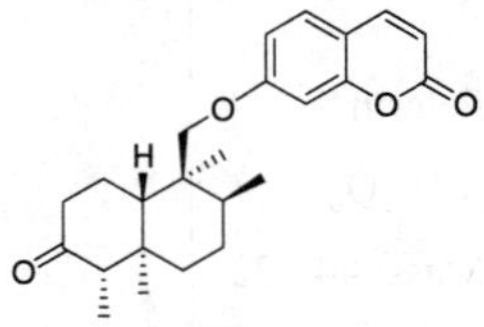 Lehmannolone	Lehmannolol $C_{24}H_{32}O_4$ Exact Mass: 384.23	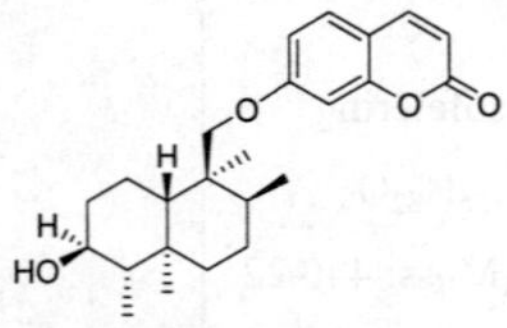 Lehmannolol
Fekrynol $C_{24}H_{32}O_4$ Exact Mass: 384.23	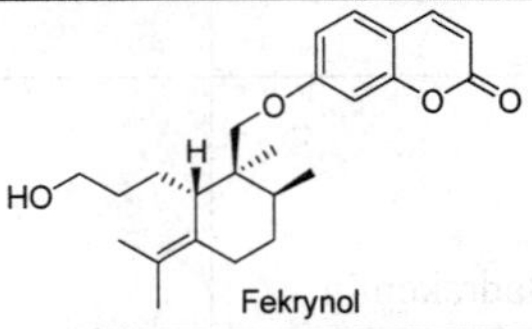 Fekrynol	Sinkianone $C_{24}H_{30}O_4$ Exact Mass: 382.21	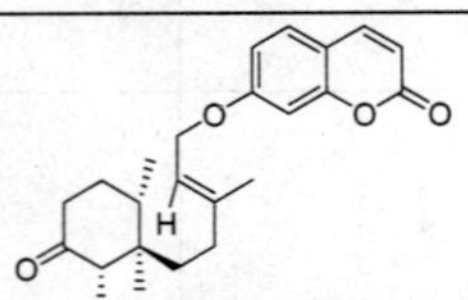 Sinkianone
对羟基苯甲酸乙酯 Ethyl 4-hydroxybenzoate $C_9H_{10}O_3$ Exact Mass: 166.06	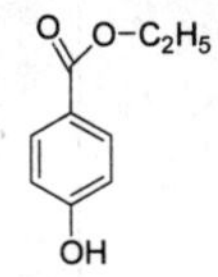 对羟基苯甲酸乙酯 Ethyl 4- hydroxybenzoate	β-谷甾醇 β-Sitosterol $C_{29}H_{50}O$ Exact Mass: 414.39	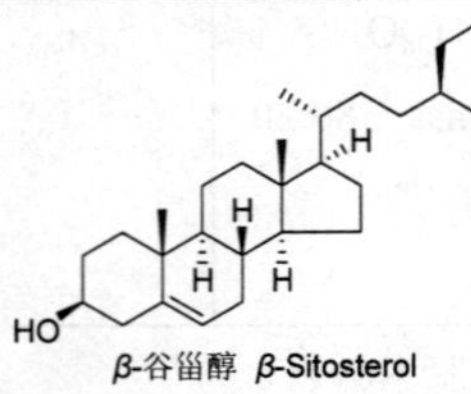 β-谷甾醇 β-Sitosterol

续表

中英文名、化学式及相对分子质量	结构图	中英文名、化学式及相对分子质量	结构图
Episamarcandin $C_{24}H_{32}O_5$ Exact Mass: 400.22	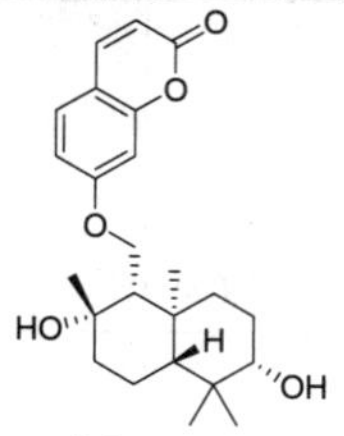 Episamarcandin	法呢费醇 C Farnesiferol C $C_{24}H_{30}O_4$ Exact Mass: 382.21	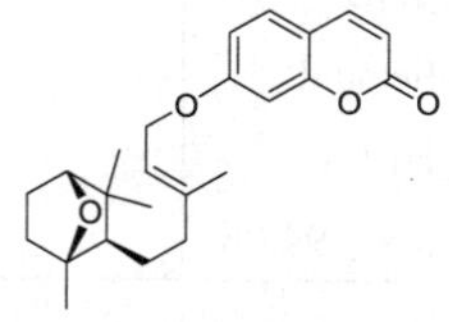 法呢费醇 C Farnesiferol C
法呢费醇 B Farnesiferol B $C_{24}H_{30}O_4$ Exact Mass: 382.21	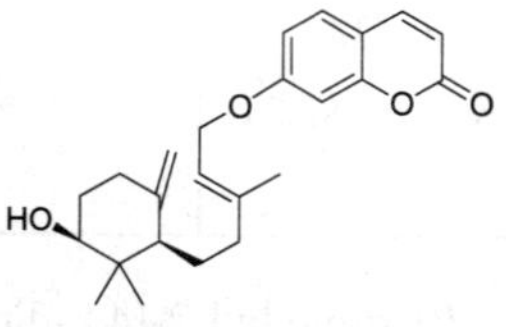 法呢费醇 B Farnesiferol B	Isosamarcandin $C_{29}H_{38}O_6$ Exact Mass: 482.27	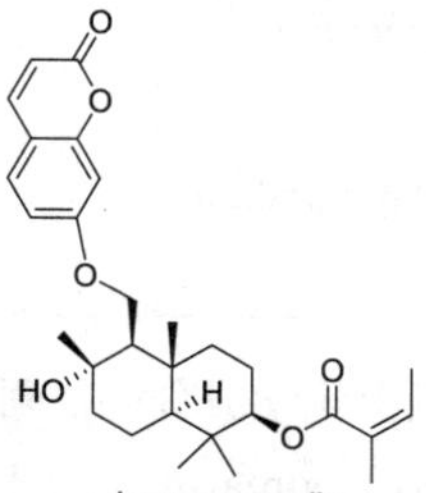 Isosamarcandin
3-法呢基-4,7-二羟基香豆素 Ammoresinol $C_{24}H_{30}O_4$ Exact Mass: 382.21	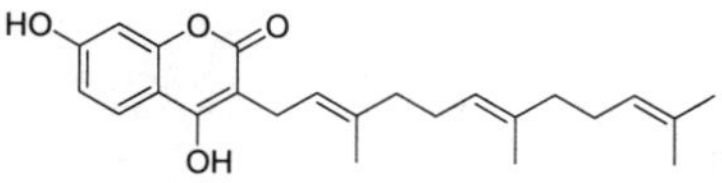 3-法呢基-4,7-二羟基香豆素 Ammoresinol	伞形花素 Umbelliprenin $C_{24}H_{30}O_3$ Exact Mass: 366.22	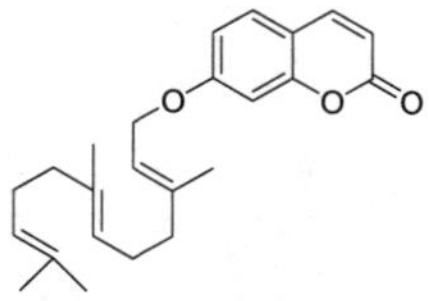 伞形花素 Umbelliprenin
愈创木醇 Guaiol $C_{15}H_{26}O$ Exact Mass: 222.20	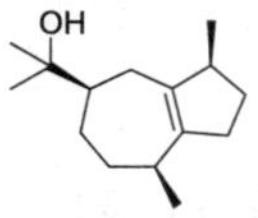 愈创木醇 Guaiol	佛手柑内酯 Bergapten $C_{12}H_8O_4$ Exact Mass: 216.04	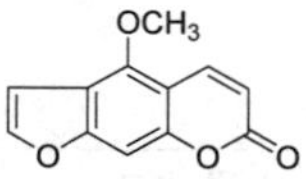 佛手柑内酯 Bergapten
Badrakemone $C_{24}H_{28}O_4$ Exact Mass: 380.20	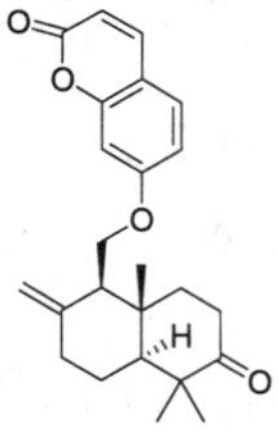 Badrakemone	大果阿魏酮 Lehmannolone $C_{24}H_{30}O_4$ Exact Mass: 382.21	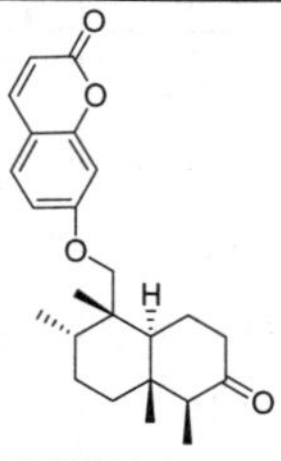 大果阿魏酮 Lehmannolone
Assafoetidin $C_{24}H_{30}O_4$ Exact Mass: 382.21	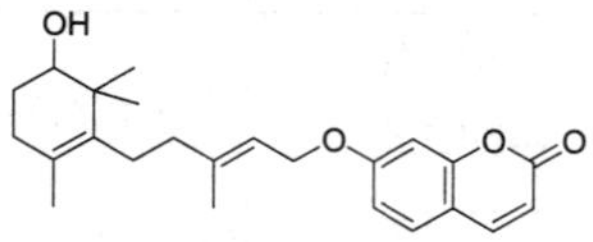 Assafoetidin	1,3,7-Trihydroxy-6-methyl-xanthone $C_{14}H_{10}O_5$ Exact Mass: 258.05	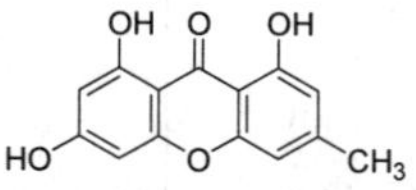 1,3,7-Trihydroxy-6-methyl-xanthone
大黄素 Emodin $C_{15}H_{10}O_5$ Exact Mass: 270.05	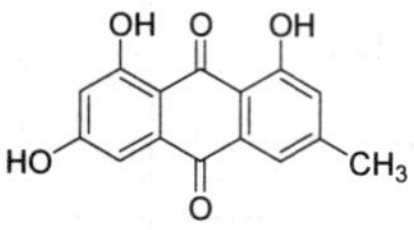 大黄素 Emodin	胡萝卜苷 Daucosterol $C_{35}H_{60}O_6$ Exact Mass: 576.44	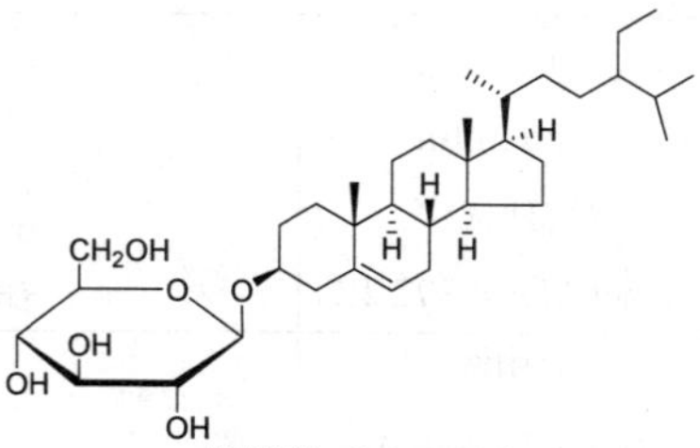 胡萝卜苷 Daucosterol

续表

中英文名、化学式及相对分子质量	结构图	中英文名、化学式及相对分子质量	结构图
阿魏酸 Ferulic acid $C_{10}H_{10}O_4$ Exact Mass: 194.06	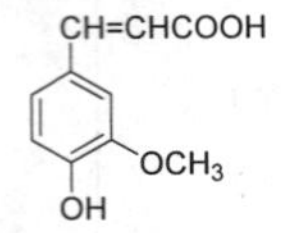 阿魏酸 Ferulic acid	香荚兰醛 Vanillin $C_8H_8O_3$ Exact Mass: 152.05	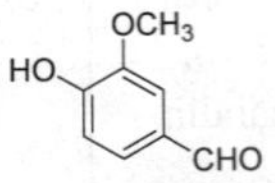 香荚兰醛 Vanillin
阜康阿魏酮 A Fukanone A $C_{24}H_{28}O_4$ Exact Mass: 380.20	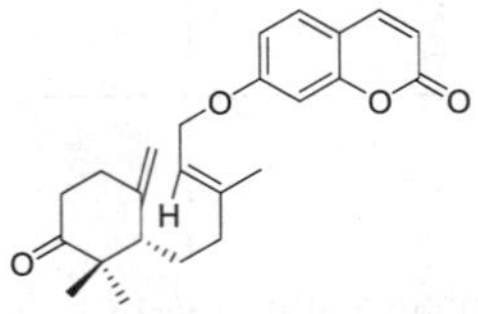 阜康阿魏酮 A Fukanone A	法呢费醇 A Farnesiferol A $C_{24}H_{30}O_4$ Exact Mass: 382.21	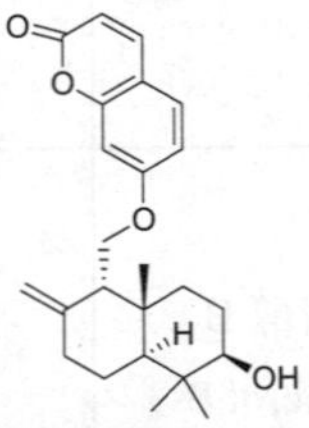 法呢费醇 A Farnesiferol A

除以上化学成分外，阿魏还含有 2,3-Dihydro-7-hydroxy-2*S**,3*R**-dimethyl-2-[4,8-dimethyl-3(*E*),7-nonadienyl]-furo-[3,2-c]coumarin、2,3-Dihydro-7-hydroxy-2*R**,3*R**-dimethyl-2-[4,8-dimethyl-3(*E*),7-nonadienyl]-furo-[3,2-c]coumarin、Ent-colladonin 等。

陈皮

Chenpi

CITRI RETICULATAE PERICARPIUM

【化学成分】

表 1-7-43 陈皮主要化学成分[203～205]

中英文名、化学式及相对分子质量	结构图	中英文名、化学式及相对分子质量	结构图
橙皮苷 Hesperidin $C_{28}H_{34}O_{15}$ Exact Mass: 610.19	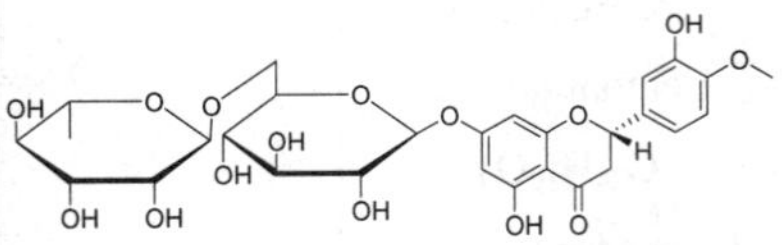 橙皮苷 Hesperidin	新橙皮苷 Neohesperidin $C_{28}H_{34}O_{15}$ Exact Mass: 610.19	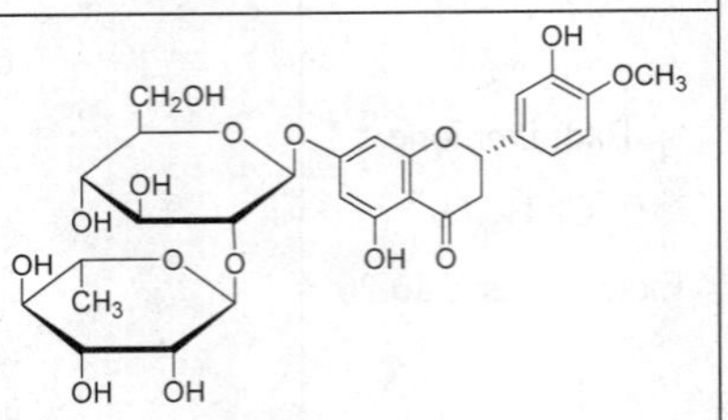 新橙皮苷 Neohesperidin
柚皮素 Naringenin $C_{15}H_{12}O_5$ Exact Mass: 272.07	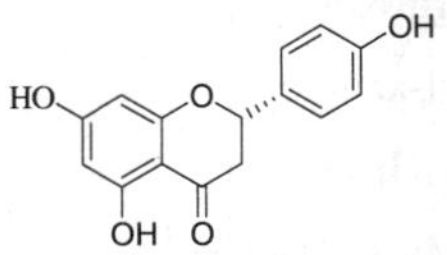 柚皮素 Naringenin	川陈皮素 Nobiletin $C_{21}H_{22}O_8$ Exact Mass: 402.13	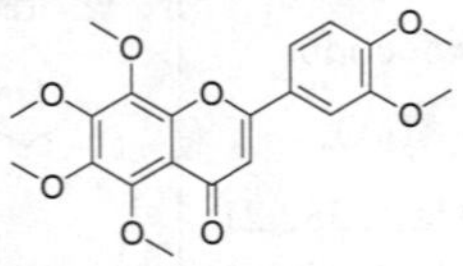 川陈皮素 Nobiletin
红橘素 Tangeretin $C_{20}H_{20}O_7$ Exact Mass: 372.12	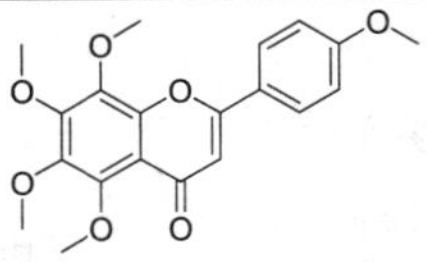 红橘素 Tangeretin	Natsudaidain $C_{21}H_{22}O_9$ Exact Mass: 418.13	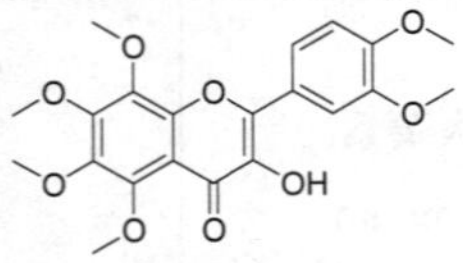 Natsudaidain
苯甲醇 Benzyl alcohol C_7H_8O Exact Mass: 108.06	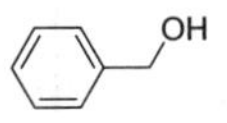 苯甲醇 Benzyl alcohol	4-蒈烯 Carene-4 $C_{10}H_{16}$ Exact Mass: 136.13	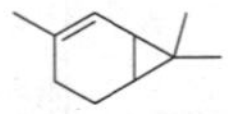 4-蒈烯 Carene-4

续表

中英文名、化学式及相对分子质量	结构图	中英文名、化学式及相对分子质量	结构图
陈皮素 Hesperetin $C_{16}H_{14}O_6$ Exact Mass: 302.08	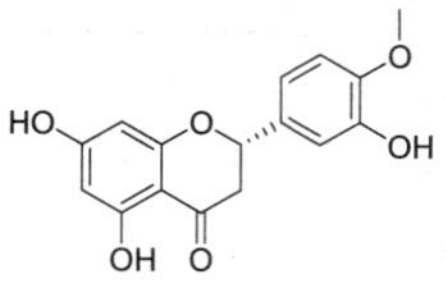 陈皮素 Hesperetin	3,5,6,7,8,3',4'-七甲氧基黄酮 3,5,6,7,8,3',4'-Heptemethoxyflavone $C_{22}H_{24}O_9$ Exact Mass: 432.14	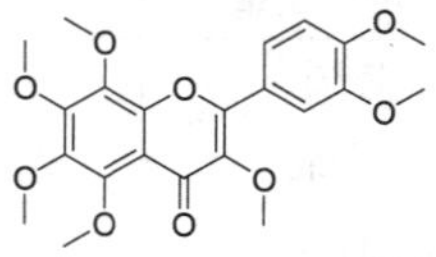 3,5,6,7,8,3',4'-七甲氧基黄酮 3,5,6,7,8,3',4'-Heptemethoxyflavone
香荆芥酚 Carvacrol $C_{10}H_{14}O$ Exact Mass: 150.10	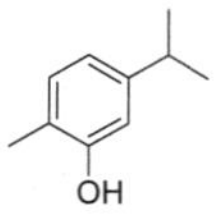 香荆芥酚 Carvacrol	香茅醛 Citronellal $C_{10}H_{18}O$ Exact Mass: 154.14	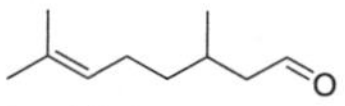 香茅醛 Citronellal
香茅醇 Citronellol $C_{10}H_{20}O$ Exact Mass: 156.15	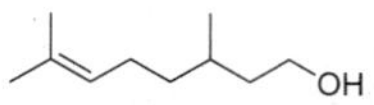 香茅醇 Citronellol	对伞花烃 *p*-Cymene $C_{10}H_{14}$ Exact Mass: 134.11	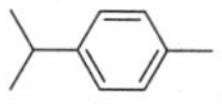 对伞花烃 *p*-Cymene
正癸醛 *n*-Decanal $C_{10}H_{20}O$ Exact Mass: 156.15	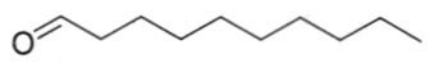 正癸醛 *n*-Decanal	3,7-二甲基-7-辛醛 3,7-Dimethyl-7-octenal $C_{10}H_{18}O$ Exact Mass: 154.14	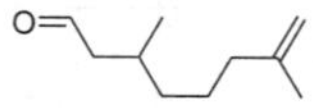 3,7-二甲基-7-辛醛 3,7-Dimethyl-7-octenal
α-金合欢烯(金合欢烯) *α*-Farnesene (Farnesene) $C_{15}H_{24}$ Exact Mass: 204.19	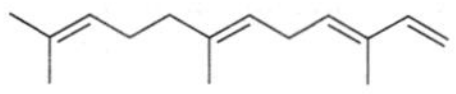 *α*-金合欢烯(金合欢烯) *α*-Farnesene(Farnesene)	5,6,7,8,3',4'-六甲氧基黄酮 5,6,7,8,3',4'-Hexamethoxyflavone $C_{21}H_{22}O_8$ Exact Mass: 402.13	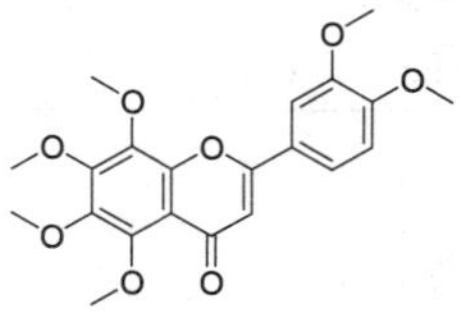 5,6,7,8,3',4'-六甲氧基黄酮 5,6,7,8,3',4'-Hexamethoxyflavone
柠檬烯 Limonene $C_{10}H_{16}$ Exact Mass: 136.13	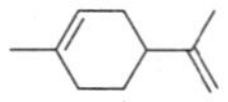 柠檬烯 Limonene	芳樟醇 Linalool $C_{10}H_{18}O$ Exact Mass: 154.14	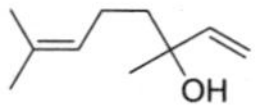 芳樟醇 Linalool
香叶烯 Myrcene $C_{10}H_{16}$ Exact Mass: 136.13	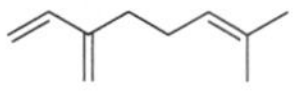 香叶烯 Myrcene	橙花醛 Neral $C_{10}H_{16}O$ Exact Mass: 152.12	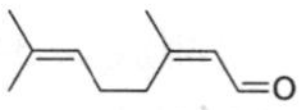 橙花醛 Neral
橙花醇 Nerol $C_{10}H_{18}O$ Exact Mass: 154.14	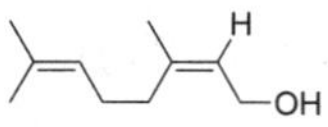 橙花醇 Nerol	川陈皮素 Nobiletin $C_{21}H_{22}O_8$ Exact Mass: 402.13	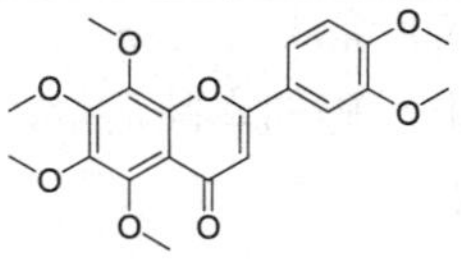 川陈皮素 Nobiletin
罗勒烯 Ocimene $C_{10}H_{16}$ Exact Mass: 136.13	$H_2C=\underset{H}{C}-\overset{CH_3}{C}=\underset{H}{C}-\overset{H_2}{C}\cdot CH=C(CH_3)_2$ 罗勒烯 Ocimene	辛醛 Octanal $C_8H_{16}O$ Exact Mass: 128.12	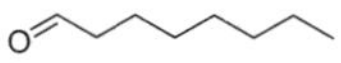 辛醛 Octanal
正辛醇 Octanol $C_8H_{18}O$ Exact Mass: 130.14	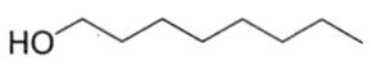 正辛醇 Octanol	紫苏烯醛 Perillylaldehyde $C_{11}H_{16}O$ Exact Mass: 164.12	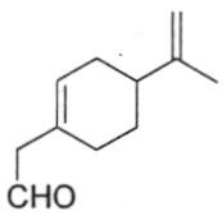 紫苏烯醛 Perillylaldehyde

续表

中英文名、化学式及相对分子质量	结构图	中英文名、化学式及相对分子质量	结构图
α-蒎烯 *α*-Pinene $C_{10}H_{16}$ Exact Mass: 136.13	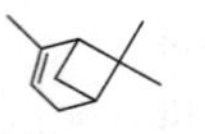 *α*-蒎烯　*α*-Pinene	甜橙素 Sinensetin $C_{20}H_{20}O_7$ Exact Mass: 372.12	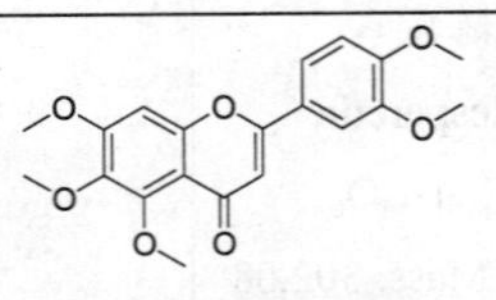 甜橙素　Sinensetin
β-谷甾醇 *β*-Sitosterol $C_{29}H_{50}O$ Exact Mass: 414.39	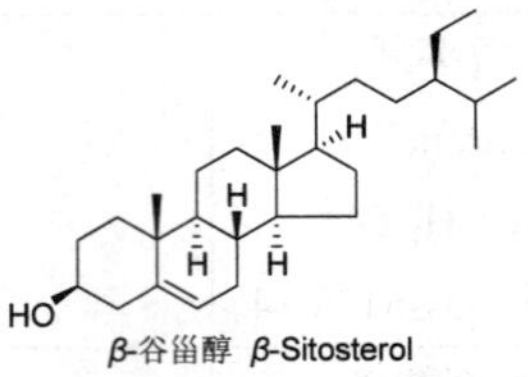 *β*-谷甾醇　*β*-Sitosterol	橘皮素 Tangeretin $C_{20}H_{20}O_7$ Exact Mass: 372.12	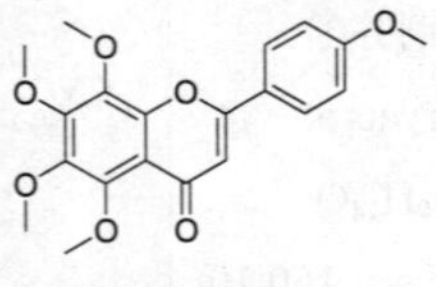 橘皮素　Tangeretin
α-萜品烯 *α*-Terpinene $C_{10}H_{16}$ Exact Mass: 136.13	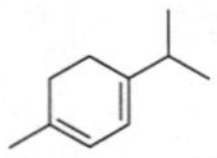 *α*-萜品烯　*α*-Terpinene	*γ*-萜品烯 *γ*-Terpinene $C_{10}H_{16}$ Exact Mass: 136.13	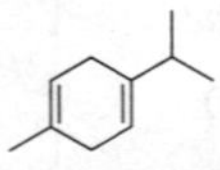 *γ*-萜品烯　*γ*-Terpinene
侧柏烯 Thujene $C_{10}H_{16}$ Exact Mass: 136.13	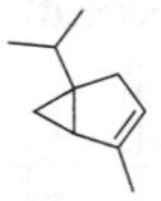 侧柏烯　Thujene	麝香草酚 Thymol $C_{10}H_{14}O$ Exact Mass: 150.10	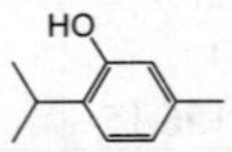 麝香草酚　Thymol

【分析方法】

1　微波法提取陈皮中 3, 5, 6, 7, 8, 3', 4'-七甲氧基黄酮及其含量测定[206]

1.1 仪器

Agilent 1100 型高效液相色谱仪系列，二极管阵列检测器。

1.2 色谱条件

色谱柱：Kromasil C_{18} 柱(150mm×4.6mm，5μm)；流动相：乙腈-水-醋酸(50∶50∶1)；柱温 25℃；流速 1.0mL/min；检测波长 347nm；分析时间 8min。

1.3 对照品溶液的制备

取 3,5,6,7,8,3',4'-七甲氧基黄酮对照品，用适量甲醇溶解。

1.4 供试品溶液的制备

称取粉碎的本品适量，用 10 倍量 60%乙醇溶液浸润，置微波炉(40W)处理 6min，减压回收溶剂至干，甲醇溶解。

附子

Fuzi

ACONITI LATERALIS RADIX PRAEPARATA

【化学成分】

表 1-7-44a　附子主要化学成分[207~210]

中英文名、化学式及相对分子质量	结构图	中英文名、化学式及相对分子质量	结构图
去甲乌药碱 Demethylcoclaurine $C_{16}H_{17}NO_3$ Exact Mass: 271.12	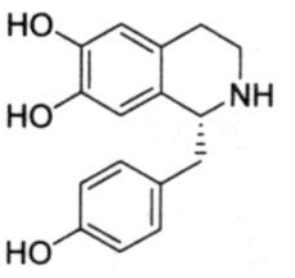 去甲乌药碱　Demethylcoclaurine	乌头碱 Aconitine $C_{34}H_{47}NO_{11}$ Exact Mass: 645.31	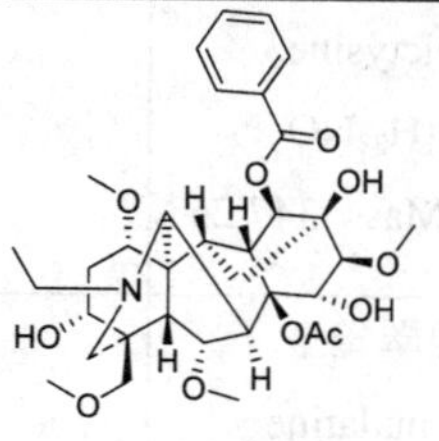 乌头碱　Aconitine
次乌头碱 Hypaconitine $C_{33}H_{45}NO_{10}$ Exact Mass: 615.30	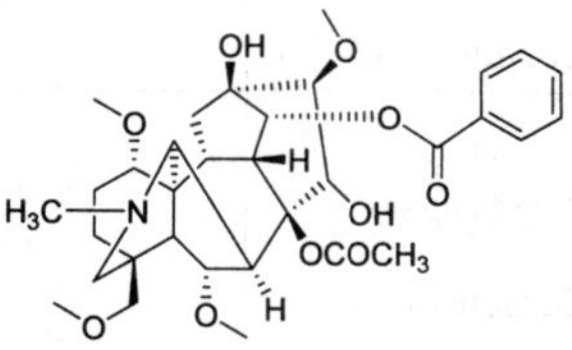 次乌头碱　Hypaconitine	新乌头碱 (中乌头碱) Mesaconitine $C_{33}H_{45}NO_{11}$ Exact Mass: 631.30	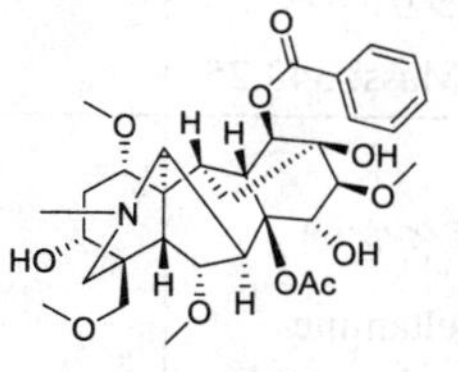 新乌头碱 (中乌头碱) Mesaconitine
塔拉地萨敏 Talatisamine $C_{24}H_{39}NO_5$ Exact Mass: 421.28	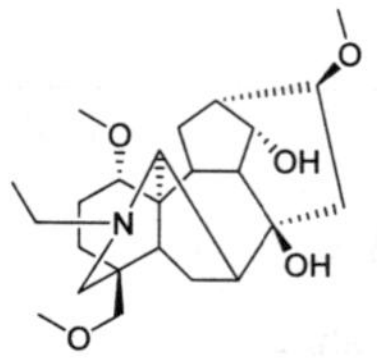 塔拉地萨敏　Talatisamine	附子灵 (15-α-羟基新乌碱) Fuziline(15-α-Hydroxyneoline) $C_{24}H_{39}NO_7$ Exact Mass: 453.27	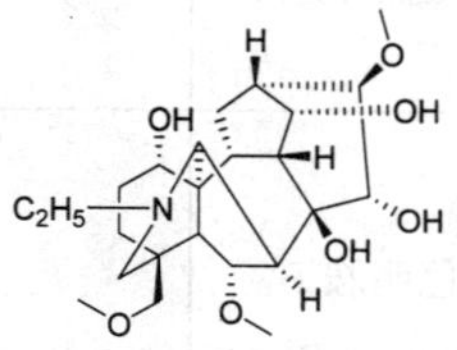 附子灵(15-α-羟基新乌碱) Fuziline(15-α-Hydroxyneoline)
北草乌碱 Beiwulian $C_{33}H_{45}NO_{12}$ Exact Mass: 647.29	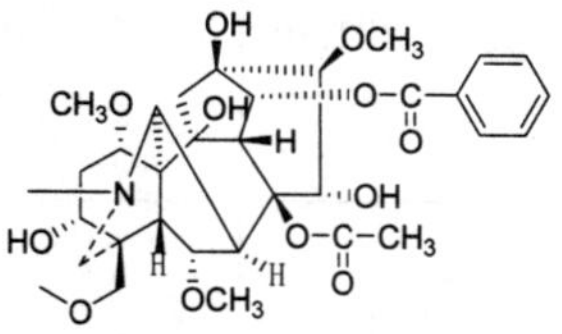 北草乌碱　Beiwulian	去甲猪毛菜碱 Salsoline $C_{11}H_{15}NO_2$ Exact Mass: 193.11	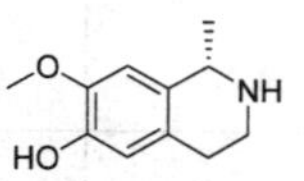 去甲猪毛菜碱　Salsoline
棍掌碱 Coryneine $C_{11}H_{18}NO_2^+$ Exact Mass: 196.13	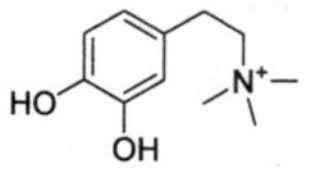 棍掌碱　Coryneine	卡拉可林 Karakoline $C_{22}H_{35}NO_4$ Exact Mass: 377.26	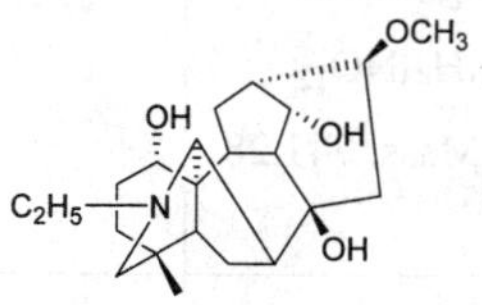 卡拉可林　Karakoline
β-谷甾醇 β-Sitosterol $C_{29}H_{50}O$ Exact Mass: 414.39	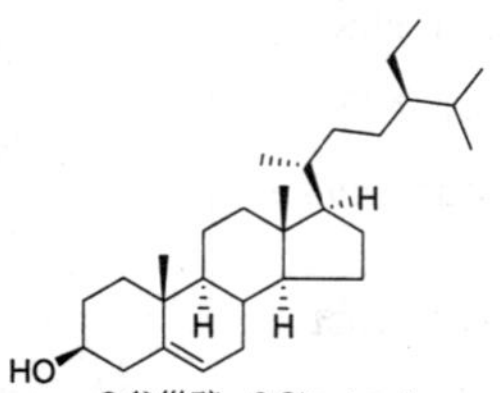 β-谷甾醇　β-Sitosterol	尿嘧啶 Uracil $C_4H_5N_2O_2$ Exact Mass: 113.04	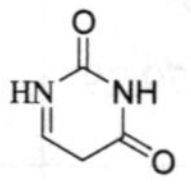 尿嘧啶　Uracil

续表

中英文名、化学式及相对分子质量	结构图	中英文名、化学式及相对分子质量	结构图
附子苷 Fuzinoside $C_{15}H_{28}O_{13}$ Exact Mass: 416.15	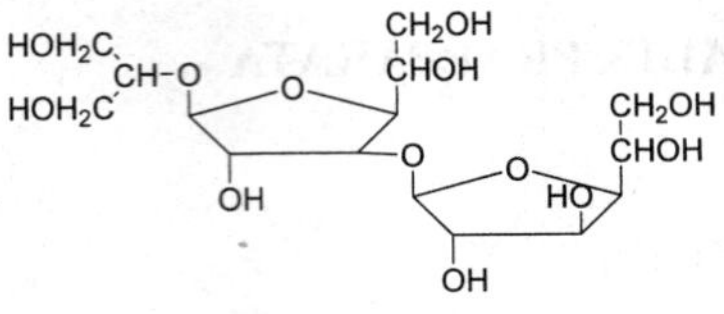 附子苷　Fuzinoside	新江油乌头碱 Neojiangyouaconitine $C_{33}H_{47}NO_9$ Exact Mass: 601.33	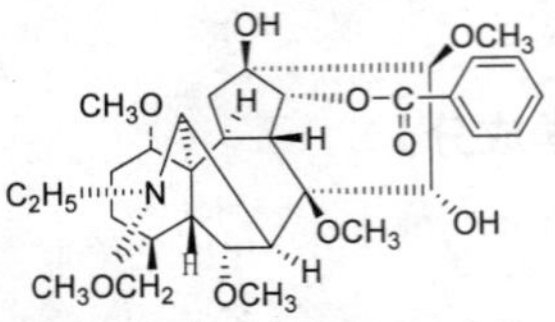 新江油乌头碱　Neojiangyouaconitine
网果翠雀碱 Dictysine $C_{21}H_{33}NO_3$ Exact Mass: 347.25	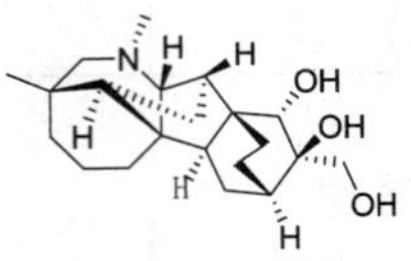 网果翠雀碱　Dictysine	3-去氧乌头碱 Deoxyaconitine $C_{34}H_{47}NO_{10}$ Exact Mass: 629.32	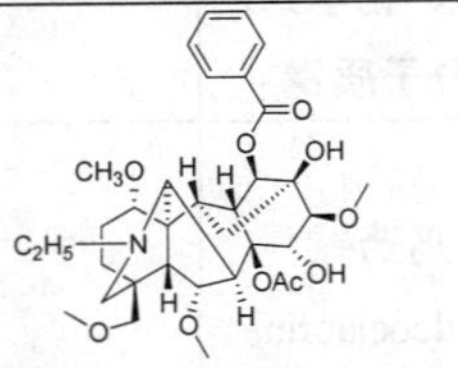 3-去氧乌头碱　Deoxyaconitine
裸翠雀亭 Denudatine $C_{22}H_{33}NO_2$ Exact Mass: 343.25	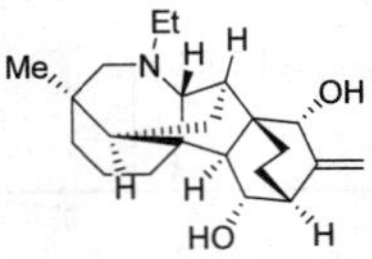 裸翠雀亭　Denudatine	翠雀它灵 Deltaline $C_{27}H_{41}NO_8$ Exact Mass: 507.28	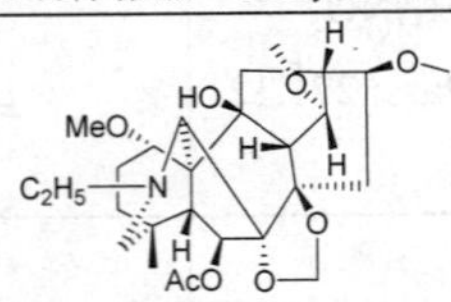 翠雀它灵　Deltaline
翠雀它明 Deltamine $C_{25}H_{39}NO_7$ Exact Mass: 465.27	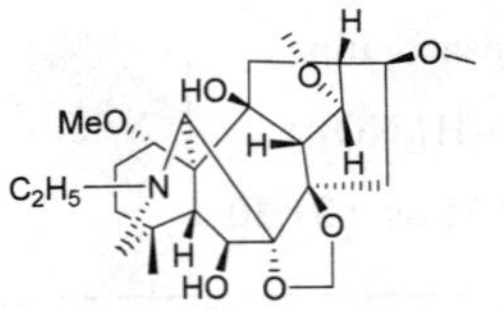 翠雀它明　Deltamine	翠雀色明胺 A Delsemine A $C_{37}H_{53}N_3O_{10}$ Exact Mass: 699.37	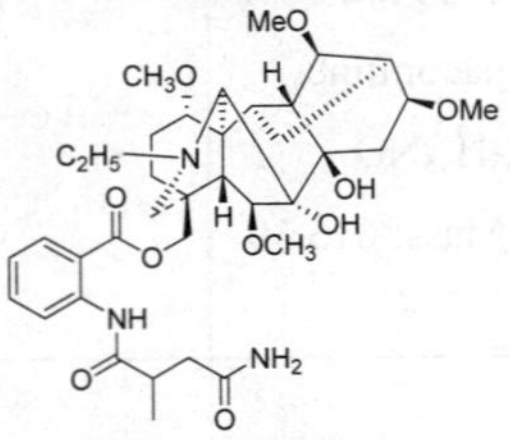 翠雀色明胺 A　Delsemine A
翠雀色明胺 B Delsemine B $C_{37}H_{53}N_3O_{10}$ Exact Mass: 699.37	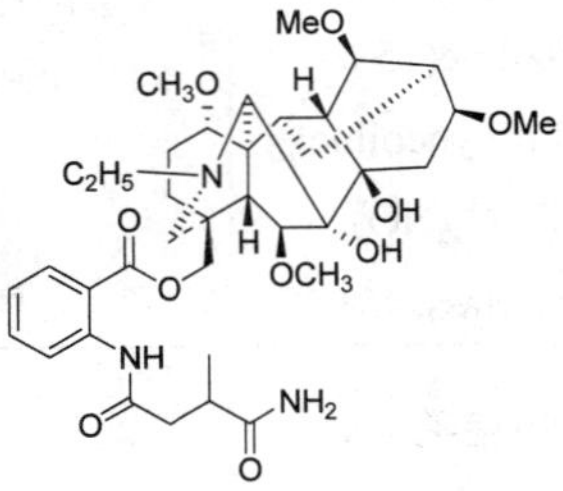 翠雀色明胺 B　Delsemine B	翠雀亭 Delphatine $C_{26}H_{43}NO_7$ Exact Mass: 481.30	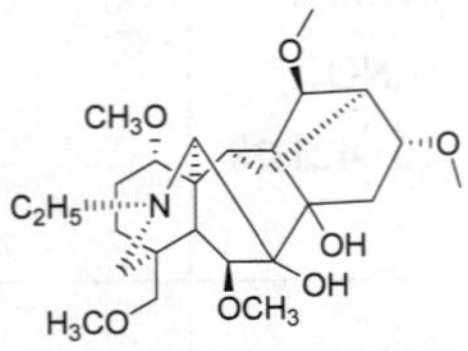 翠雀亭　Delphatine
翠雀花定 Delgrandine $C_{41}H_{43}NO_{12}$ Exact Mass: 741.28	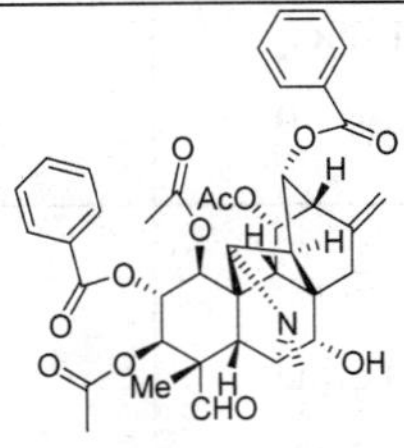 翠雀花定　Delgrandine	囊翠碱甲 Delbruine $C_{25}H_{39}NO_7$ Exact Mass: 465.27	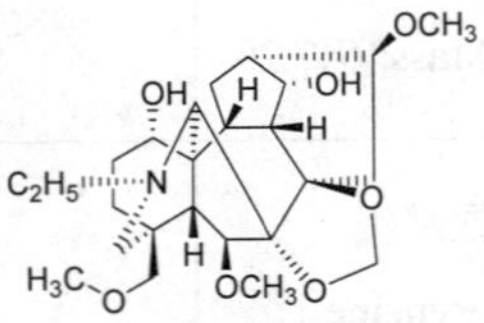 囊翠碱甲　Delbruine
囊距翠雀灵 Delbruline $C_{26}H_{41}NO_7$ Exact Mass: 479.29	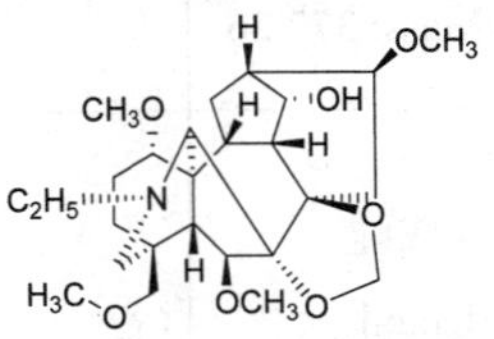 囊距翠雀灵　Delbruline	囊距翠雀星 Delbrusine $C_{27}H_{43}NO_7$ Exact Mass: 493.30	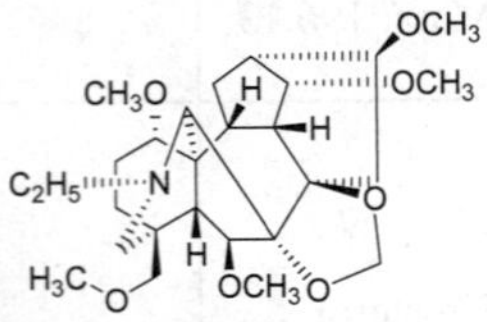 囊距翠雀星　Delbrusine
间氨基苯酚 *m*-Aminophenol C_6H_7NO Exact Mass: 109.05	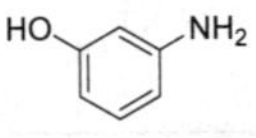 间氨基苯酚 *m*-Aminophenol	邻氨基苯酚 *o*-Aminophenol C_6H_7NO Exact Mass: 109.05	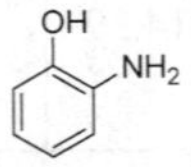 邻-氨基苯酚 *o*-Aminophenol

续表

中英文名、化学式及相对分子质量	结构图	中英文名、化学式及相对分子质量	结构图
翠雀酰胺 Delamide $C_{13}H_{16}N_2O_4$ Exact Mass: 264.11	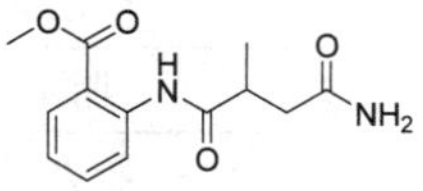 翠雀酰胺 Delamide	卡米车灵 Carmichaeline $C_{22}H_{35}NO_4$ Exact Mass: 377.26	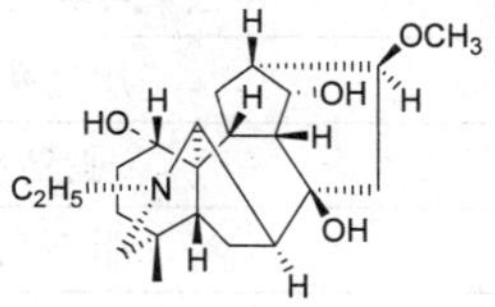 卡米车灵 Carmichaeline
对氨基苯酚 *p*-Aminophenol C_6H_7NO Exact Mass: 109.05	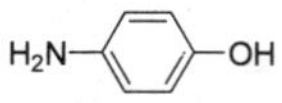 对氨基苯酚 *p*-Aminophenol	尼奥灵/新乌碱 Neoline $C_{24}H_{39}NO_6$ Exact Mass: 437.28	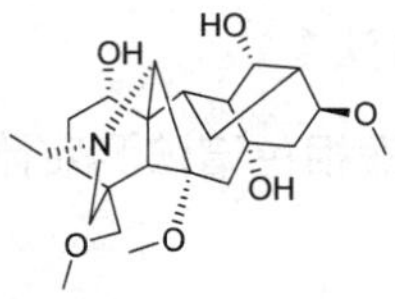 尼奥灵/新乌碱 Neoline
宋果宁 Songorine $C_{22}H_{31}NO_3$ Exact Mass: 357.23	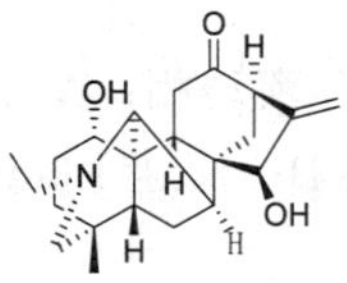 宋果宁 Songorine	乌头生布碱 A Senbusine A $C_{23}H_{37}NO_6$ Exact Mass: 423.26	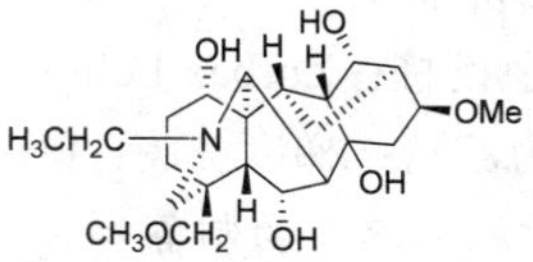 乌头生布碱 A Senbusine A
乌头生布碱 B Senbusine B $C_{23}H_{37}NO_6$ Exact Mass: 423.26	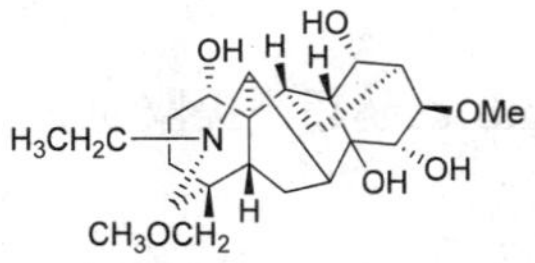 乌头生布碱 B Senbusine B	禾布碱 A Hokbusine A $C_{32}H_{45}NO_{10}$ Exact Mass: 603.30	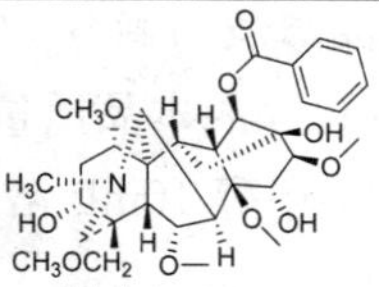 禾布碱 A Hokbusine A
禾布碱 B Hokbusine B $C_{22}H_{33}NO_5$ Exact Mass: 391.24	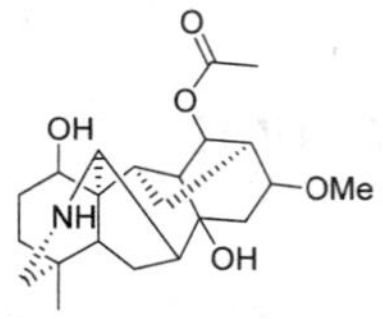 禾布碱 B Hokbusine B	杰沙乌头碱 Jesaconitine $C_{35}H_{49}NO_{12}$ Exact Mass: 675.33	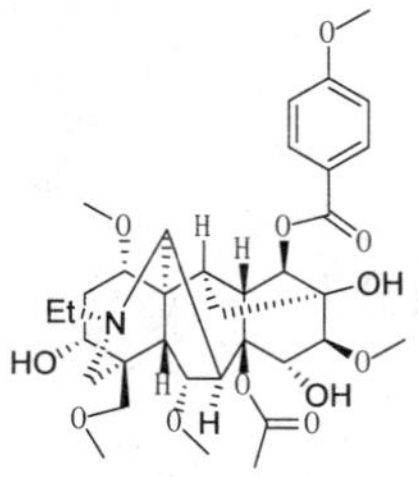 杰沙乌头碱 Jesaconitine
苯甲酰乌头原碱 Benzoylaconine $C_{32}H_{45}NO_{10}$ Exact Mass: 603.30	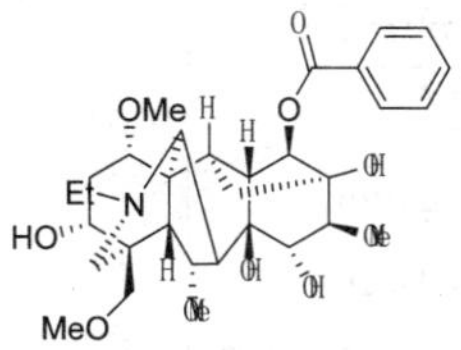 苯甲酰乌头原碱 Benzoylaconine	苯甲次乌头原碱 Benzoylhypaconine $C_{31}H_{43}NO_9$ Exact Mass: 573.29	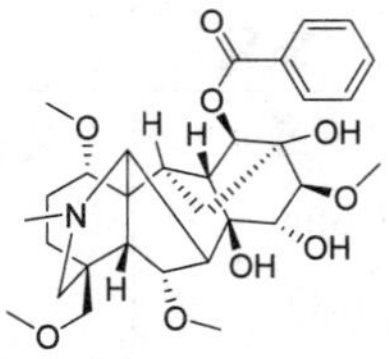 苯甲次乌头原碱 Benzoylhypaconine
下乌头原碱 Hypaconitine $C_{33}H_{45}NO_{10}$ Exact Mass: 615.30	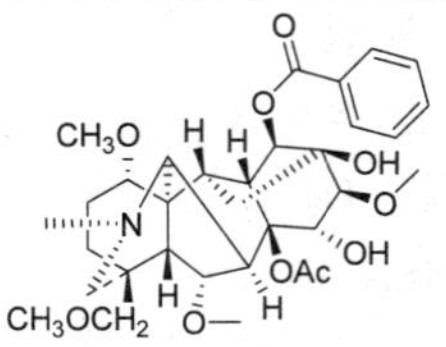 下乌头原碱 Hypaconitine	3-乙酰乌头碱 3-Acetylaconitine $C_{36}H_{49}NO_{12}$ Exact Mass: 687.33	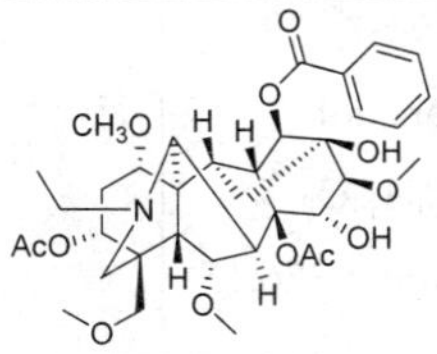 3-乙酰乌头碱 3-Acetylaconitine
三-乙酰乌头碱 Triacetylaconitine $C_{40}H_{53}NO_{14}$ Exact Mass: 771.35	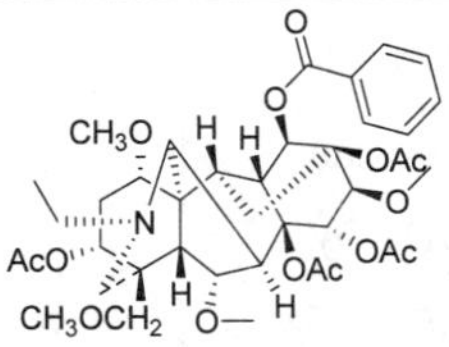 三-乙酰乌头碱 Triacetylaconitine		

表 1-7-44b 附子其他主要化学成分[207-210]

中文名	中文名
8-去氧-14-去氢乌头诺辛	川乌头碱甲
川乌头碱乙	单乙酰塔拉胺
脂乌头碱	脂中乌头碱
脂下乌头碱	脂去氧乌头碱
苯甲酰中乌头碱	二-乙酰乌头碱

【分析方法】

1 高效液相色谱法测定附子及其炮制品中 3 种双酯型生物碱的含量[210]

1.1 仪器

Agilent 1100 高效液相色谱仪。

1.2 色谱条件

色谱柱：Zorbax Eclipse XDB C_{18} 柱(250mm×4.6mm，5μm)；流动相：A 相为 40mmol 乙酸铵缓冲液，B 相为乙腈；梯度洗脱：0～15min 33% B，15～45min 33%~50% B；流速 1.0mL/min；检测波长 230nm。

1.3 对照品溶液的制备

称取新乌头碱、乌头碱和次乌头碱对照品，用适量 0.01%盐酸-甲醇溶解。

1.4 供试品溶液的制备

称取粉碎的本品适量，加 10%氨水 1mL 浸润，再用 25mL 乙醚超声提取 30min，提取液蒸干，残渣用 0.01%盐酸-甲醇 10mL 溶解，滤过，即得。

忍冬藤

Rendongteng

LONICERAE JAPONICAE CAULIS

【化学成分】

表 1-7-45 忍冬藤主要化学成分[211～213]

中英文名、化学式及相对分子质量	结构图	中英文名、化学式及相对分子质量	结构图
木犀草素 Luteolin $C_{15}H_{10}O_6$ Exact Mass: 286.05	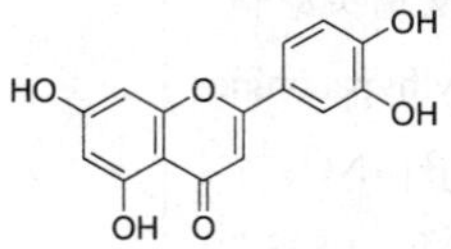 木犀草素 Luteolin	马钱素 Loganin $C_{17}H_{26}O_{10}$ Exact Mass: 390.15	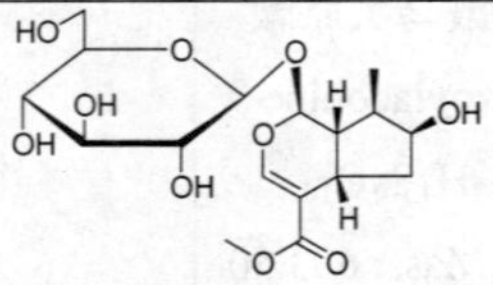 马钱素 Loganin
忍冬醇 Japenol $C_{20}H_{24}O_7$ Exact Mass: 376.15	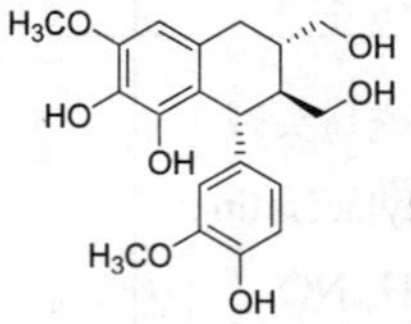 忍冬醇 Japenol	绿原酸 Chlorogenic acid $C_{16}H_{18}O_9$ Exact Mass: 354.10	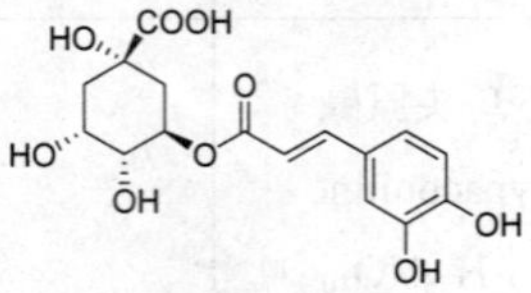 绿原酸 Chlorogenic acid
咖啡酸 Caffeic acid $C_9H_8O_4$ Exact Mass: 180.04	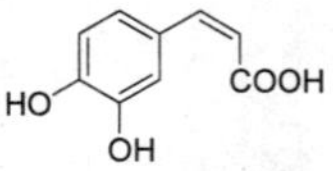 咖啡酸 Caffeic acid	獐牙菜苷 Sweroside $C_{16}H_{22}O_9$ Exact Mass: 358.13	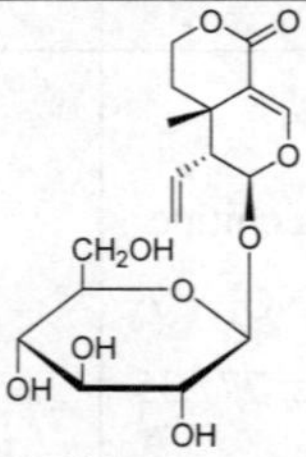 獐牙菜苷 Sweroside

【分析方法】

1 高效液相色谱法测定忍冬藤中 4 种成分的含量[213]

1.1 仪器

Agilent 1200 高效液相色谱仪。

1.2 色谱条件

色谱柱：Agilent Extend-C_{18} 柱(250mm×4.6mm，5μm)；流动相：甲醇-0.4%醋酸水溶液(26∶74)；流速 1.0mL/min；柱温室温；检测波长 240nm；分析时间约 25min。

1.3 对照品溶液的制备

称取绿原酸、咖啡酸、当药苷和马钱子苷对照品，用适量甲醇溶解。

1.4 供试品溶液的制备

称取粉碎的药材 1.0g，用 50%甲醇 25mL 超声提取 45min，滤过，即得。

鸡血藤

Jixueteng

SPATHOLOBI CAULIS

【化学成分】

表 1-7-46 鸡血藤主要化学成分[214～216]

中英文名、化学式及相对分子质量	结构图	中英文名、化学式及相对分子质量	结构图
阿夫罗摩辛 Afromosin $C_{17}H_{14}O_5$ Exact Mass: 298.08	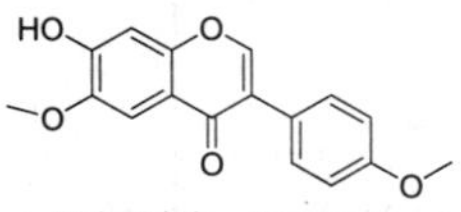 阿夫罗摩辛 Afromosin	卡亚宁 Cajanin $C_{16}H_{12}O_6$ Exact Mass: 300.06	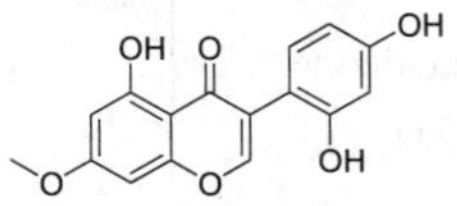 卡亚宁 Cajanin
大豆苷元 Daidzein $C_{15}H_{10}O_4$ Exact Mass: 254.06	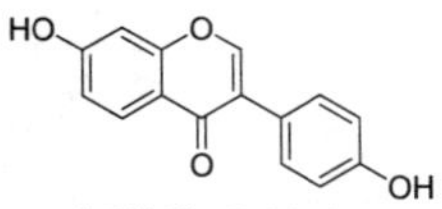 大豆苷元 Daidzein	胡萝卜苷 Daucosterol $C_{35}H_{60}O_6$ Exact Mass: 576.44	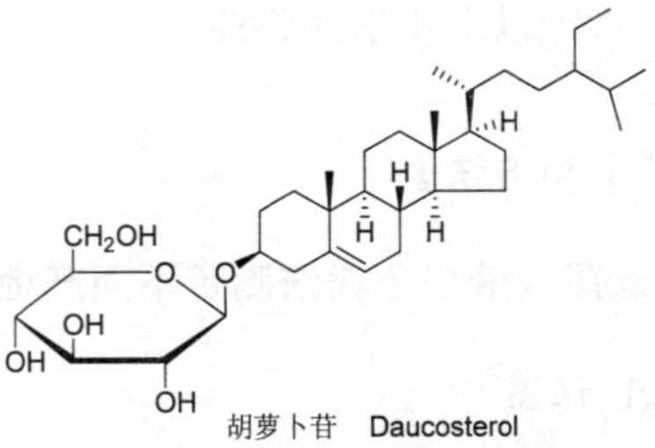 胡萝卜苷 Daucosterol
3,7-二羟基-6-甲氧基二氢黄酮醇 3,7-Dihydroxy-6-methoxyflacanonol $C_{16}H_{14}O_5$ Exact Mass: 286.08	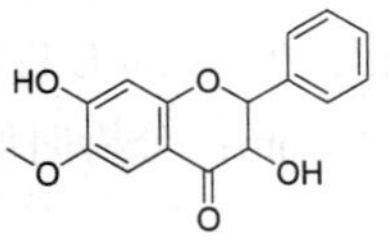 3,7-二羟基-6-甲氧基二氢黄酮醇 3,7-Dihydroxy-6-methoxyflacanonol	表儿茶素 (−)Epicatechin $C_{15}H_{14}O_6$ Exact Mass: 290.08	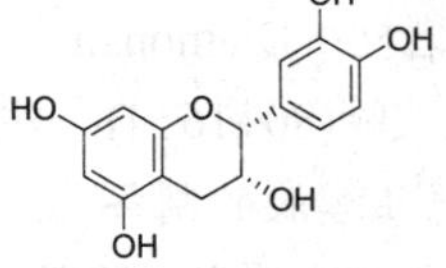 表儿茶素 (−)Epicatechin
表木栓醇 Friedelan-3*β*-ol $C_{30}H_{52}O$ Exact Mass: 428.40	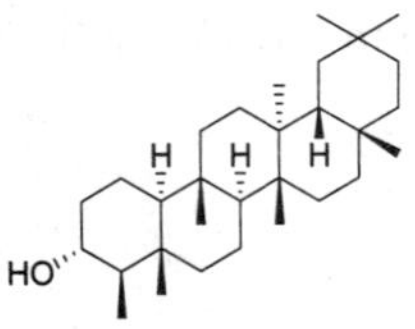 表木栓醇 Friedelan-3*β*-ol	芒柄花素 Formononetin $C_{16}H_{12}O_4$ Exact Mass: 268.07	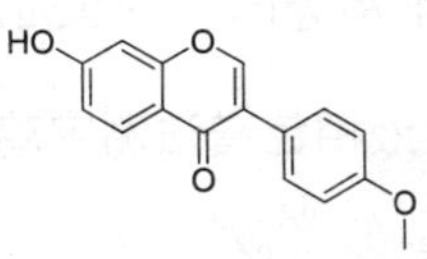 芒柄花素 Formononetin

续表

中英文名、化学式及相对分子质量	结构图	中英文名、化学式及相对分子质量	结构图
异甘草素 Isoliquiritigenin $C_{15}H_{12}O_4$ Exact Mass: 256.07	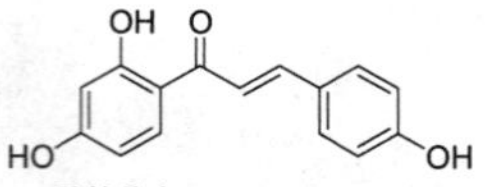 异甘草素 Isoliquiritigenin	甘草查尔酮 A Licochalcone A $C_{21}H_{22}O_4$ Exact Mass: 338.15	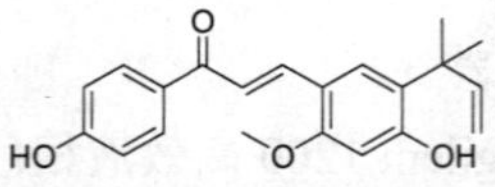 甘草查尔酮 A Licochalcone A
苜蓿酚 Medicagol $C_{16}H_8O_6$ Exact Mass: 296.03	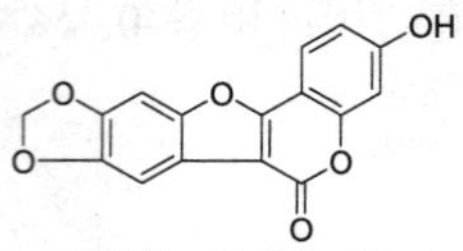 苜蓿酚 Medicagol	芒柄花苷 Ononin $C_{22}H_{22}O_9$ Exact Mass: 430.13	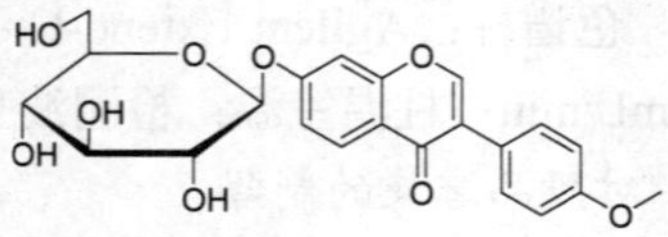 芒柄花苷 Ononin
樱黄素 Prunetin $C_{16}H_{12}O_5$ Exact Mass: 284.07	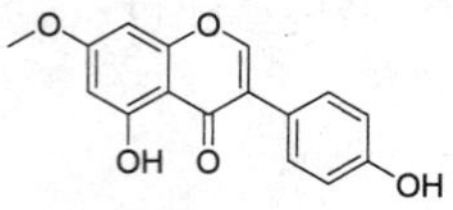 樱黄素 Prunetin	*β*-谷甾醇 *β*-Sitosterol $C_{29}H_{50}O$ Exact Mass: 414.39	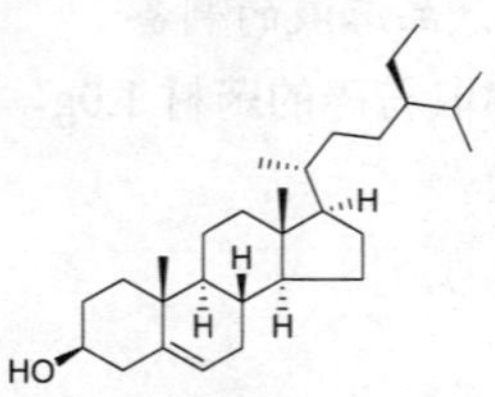 *β*-谷甾醇 *β*-Sitosterol
白芷内酯 Angelicin $C_{29}H_{50}O$ Exact Mass: 414.39	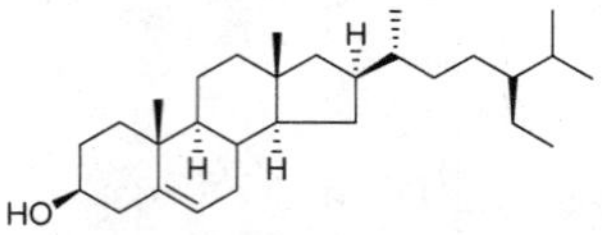 白芷内酯 Angelicin	密花豆素 Suberectin $C_{16}H_{14}O_6$ Exact Mass: 302.08	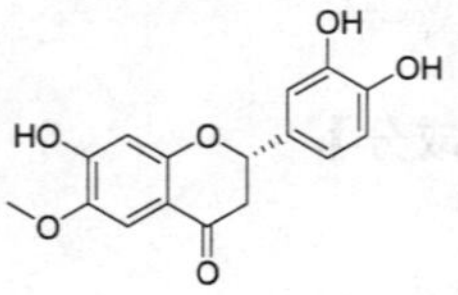 密花豆素 Suberectin
4',6',3,4-四羟基查尔酮 4',6',3,4-Tetrahydro-xychalcone $C_{16}H_{14}O_6$ Exact Mass: 302.08	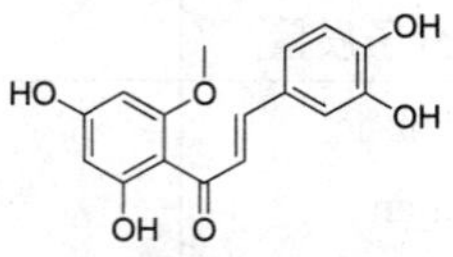 4',6',3,4-四羟基查尔酮 4',6',3,4-Tetrahydroxychalcone		

除以上化学成分外，鸡血藤还含有 9-*O*-甲基拟雌内酯等。

【分析方法】

1 高效液相色谱法测定不同产地鸡血藤中表儿茶素的含量[216]

1.1 仪器

Shimadzu 高效液相色谱仪。

1.2 色谱条件

色谱柱：Diamonsil™ C_{18} 柱(250mm×4.6mm，5μm)；流动相：0.04mol/L 柠檬酸溶液-*N*,*N*-二甲基甲酰胺-四氢呋喃(80∶16∶4)；柱温 35℃；流速 1.0mL/min；检测波长 280nm；分析时间约 25min。

1.3 对照品溶液的制备

称取表儿茶素对照品，用适量甲醇-水(1∶1)溶解。

1.4 供试品溶液的制备

称取粉碎的药材 0.5g，用甲醇-水(1∶1) 25mL 超声提取 20min，离心，滤过，即得。

2 高效液相色谱法测定鸡血藤中原儿茶酸的含量[217]

2.1 仪器

Agilent 1200 高效液相色谱仪。

2.2 色谱条件

色谱柱：Phenomenex C_{18}柱(250mm×4.6mm，5μm)；流动相：乙腈-0.1%磷酸(8∶92)；柱温 35℃；流速 1.0mL/min；检测波长 260nm；分析时间约 10min。

2.3 对照品溶液的制备

称取原儿茶酸对照品，用适量甲醇-水(1∶1)溶解。

2.4 供试品溶液的制备

称取粉碎的药材 2g，置于索氏提取器中，用石油醚脱脂 30min，弃去石油醚液，挥干溶剂后，加 2% HCl 2mL，静置 5min，加 80mL 醋酸乙酯加热回流 3h，取醋酸乙酯液，用蒸馏水萃取两次，减压回收溶剂，残渣用甲醇-水(1∶1)溶解并定容至 5mL，滤过，即得。

鸡骨草

Jigucao

ABRI HERBA

【化学成分】

表 1-7-47　鸡骨草主要化学成分[218～222]

中英文名、化学式及相对分子质量	结构图	中英文名、化学式及相对分子质量	结构图
相思子皂醇 A Abrisapogenol A $C_{30}H_{50}O_3$ Exact Mass: 458.38	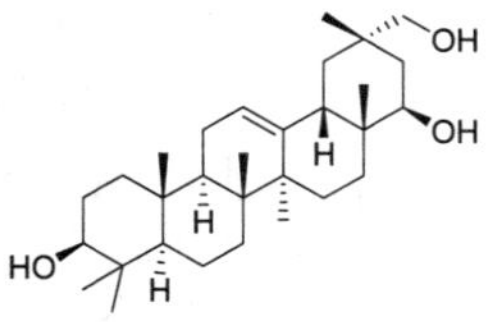 相思子皂醇 A　Abrisapogenol A	相思子皂醇 B Abrisapogenol B $C_{30}H_{50}O_4$ Exact Mass: 474.37	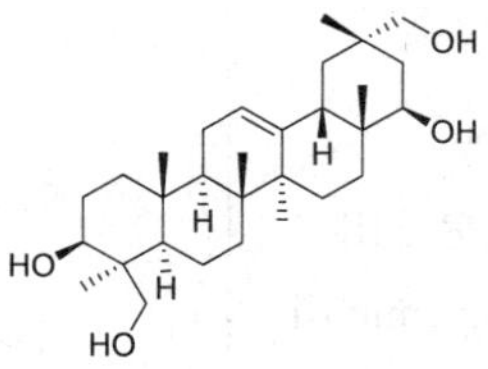 相思子皂醇 B　Abrisapogenol B
相思子皂醇 C Abrisapogenol C $C_{30}H_{50}O_4$ Exact Mass: 474.37	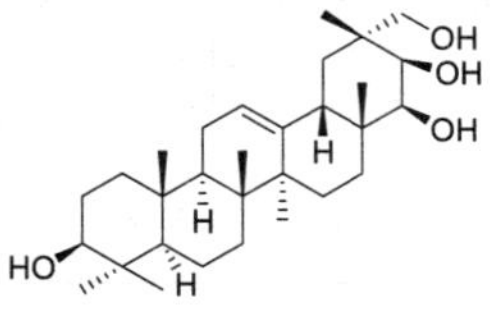 相思子皂醇 C　Abrisapogenol C	相思子皂醇 E Abrisapogenol E $C_{30}H_{50}O_4$ Exact Mass: 474.37	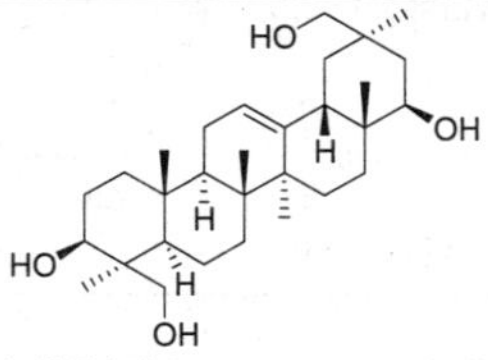 相思子皂醇 E　Abrisapogenol E
相思子皂醇 D Abrisapogenol D $C_{30}H_{50}O_3$ Exact Mass: 458.38	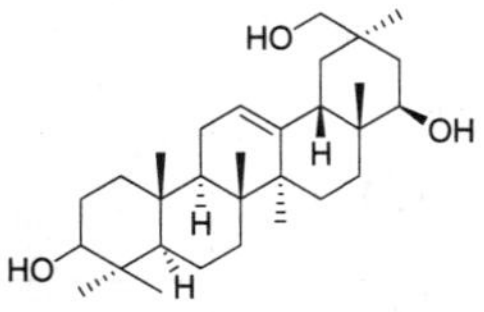 相思子皂醇 D　Abrisapogenol D	相思子皂醇 G Abrisapogenol G $C_{30}H_{50}O_2$ Exact Mass: 442.38	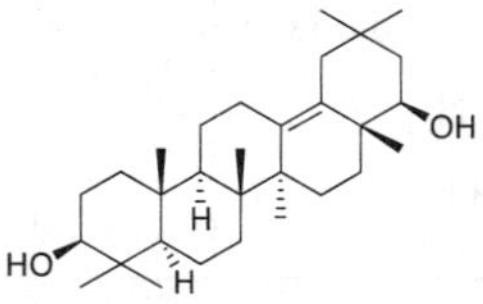 相思子皂醇 G　Abrisapogenol G
相思子皂醇 F Abrisapogenol F $C_{30}H_{48}O_2$ Exact Mass: 440.37	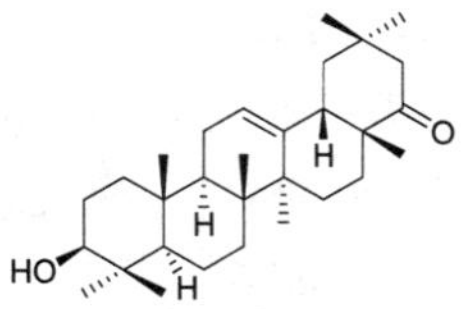 相思子皂醇 F　Abrisapogenol F	相思子皂苷 I Abrisaponin Ⅰ $C_{48}H_{74}O_{20}$ Exact Mass: 970.48	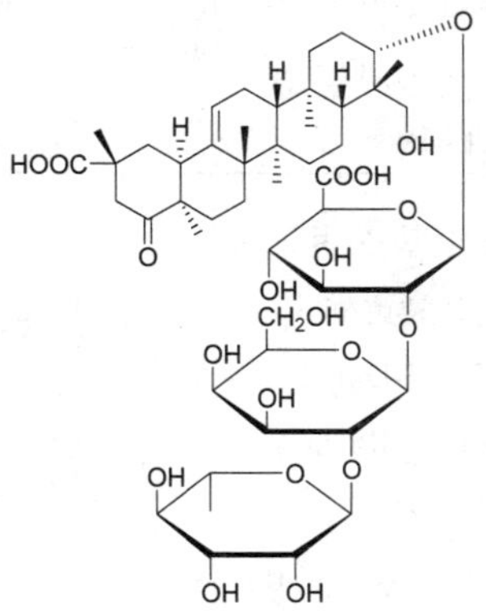 相思子皂苷 I　Abrisaponin Ⅰ

续表

中英文名、化学式及相对分子质量	结构图	中英文名、化学式及相对分子质量	结构图
相思子三萜苷 A Abrusoside A $C_{36}H_{54}O_{10}$ Exact Mass: 646.37	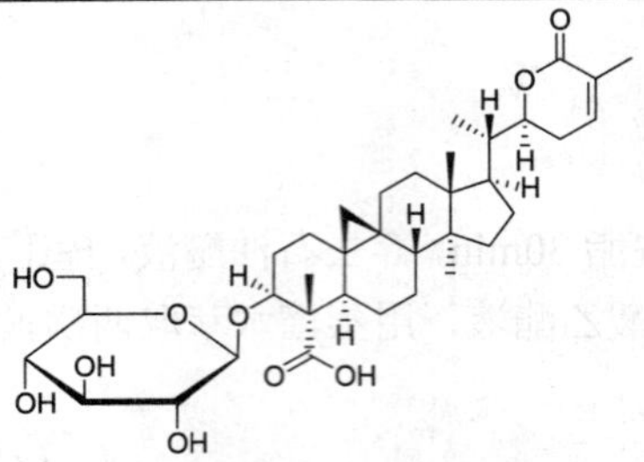 相思子三萜苷 A　Abrusoside A	葛藤皂醇 A Kudzusapogenol A $C_{30}H_{50}O_5$ Exact Mass: 490.37	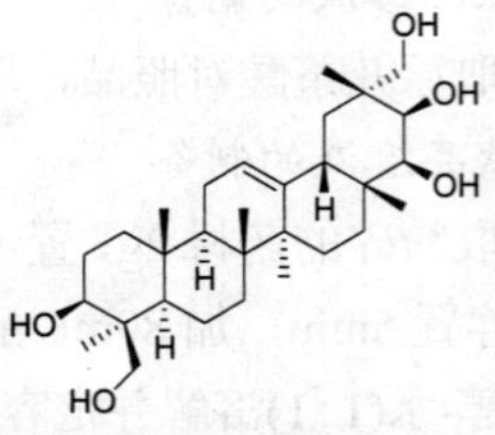 葛藤皂醇 A　Kudzusapogenol A
鸡骨草三醇 Cantoniensistriol $C_{30}H_{50}O_3$ Exact Mass: 458.38	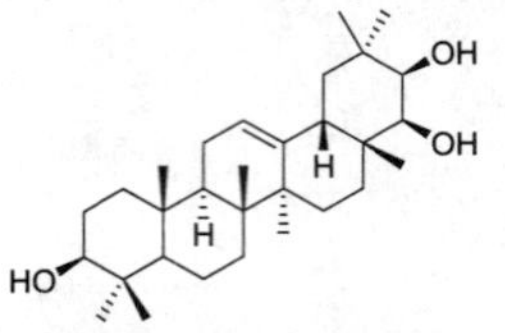 鸡骨草三醇　Cantoniensistriol	相思子碱 Abrine $C_{12}H_{14}N_2O_2$ Exact Mass: 218.11	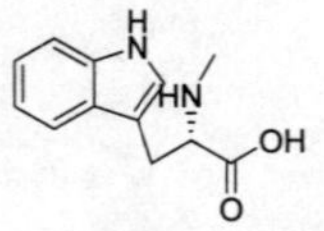 相思子碱　Abrine
相思子醌 A (3*R*)-Abruquinone A $C_{19}H_{20}O_7$ Exact Mass: 360.12	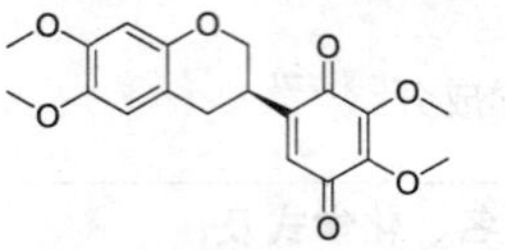 相思子醌 A　(3*R*)-Abruquinone A	相思子醌 B (3*R*)-Abruquinone B $C_{20}H_{22}O_8$ Exact Mass: 390.13	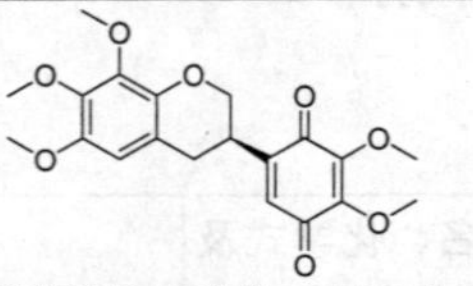 相思子醌 B　(3*R*)-Abruquinone B
槐花皂苷Ⅲ Kaikasapomin Ⅲ $C_{48}H_{78}O_{17}$ Exact Mass: 926.52	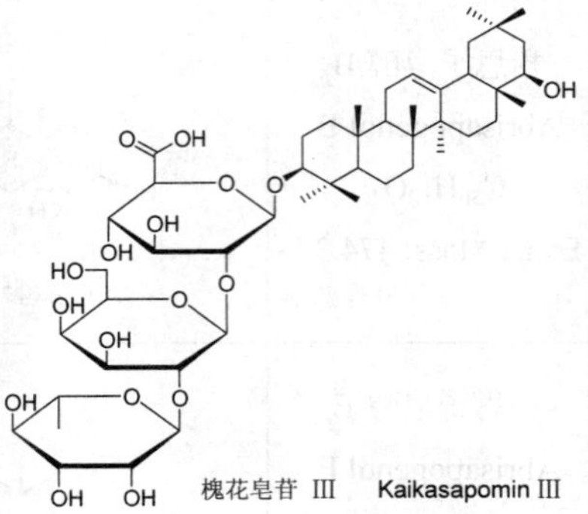 槐花皂苷 Ⅲ　Kaikasapomin Ⅲ	大豆皂苷Ⅰ Soyasaponin Ⅰ $C_{48}H_{78}O_{18}$ Exact Mass: 942.52	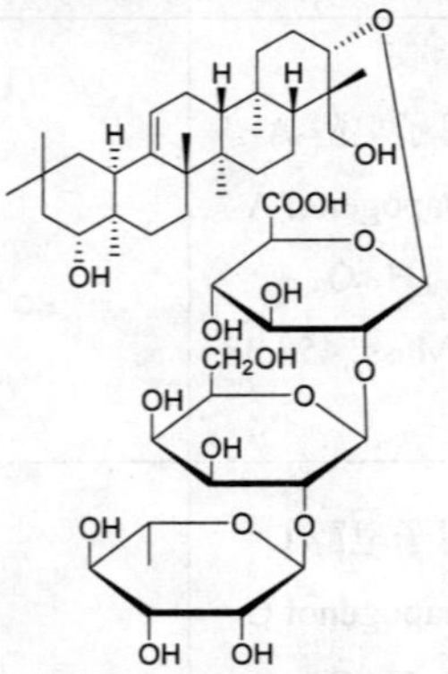 大豆皂苷Ⅰ　Soyasaponin Ⅰ
相思子醌 D (3*R*)-Abruquinone D $C_{19}H_{22}O_8$ Exact Mass: 378.13	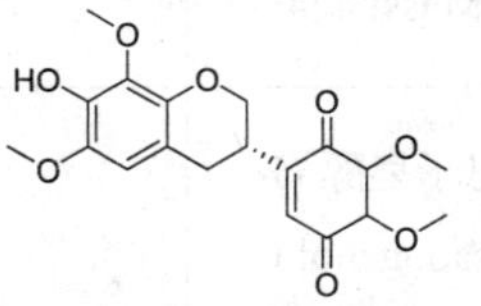 相思子醌 D　(3*R*)-Abruquinone D	相思子醌 E (3*R*)-Abruquinone E $C_{21}H_{24}O_9$ Exact Mass: 420.14	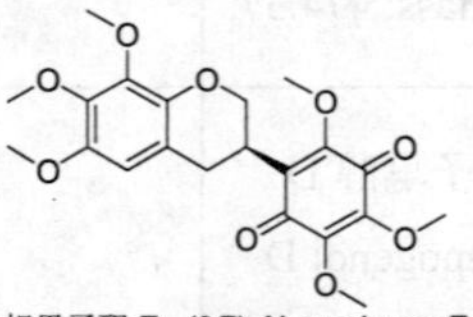 相思子醌 E　(3*R*)-Abruquinone E
相思子醌 F (3*S*)-Abruquinone F $C_{19}H_{20}O_8$ Exact Mass: 376.12	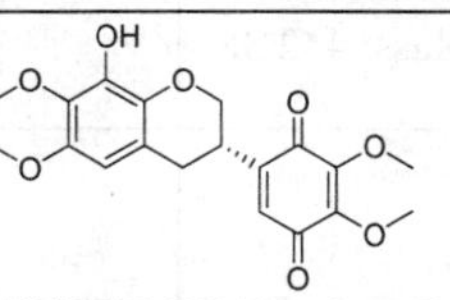 相思子醌 F　(3*S*)-Abruquinone F	相思子醌 G (3*S*)-Abruquinone G $C_{18}H_{18}O_8$ Exact Mass: 362.10	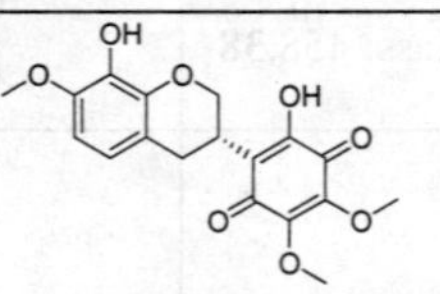 相思子醌 G　(3*S*)-Abruquinone G
3,7-二羟基-6-甲氧基二氢黄酮 (2*R*,3*R*)-3,7-Dihydroxy-6-methoxyflavanone $C_{16}H_{14}O_5$ Exact Mass: 286.08	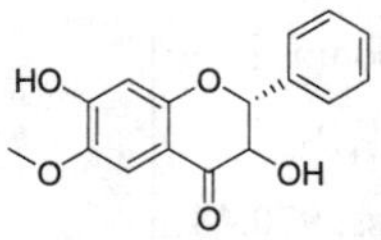 3,7-二羟基-6-甲氧基二氢黄酮 (2*R*,3*R*)-3,7-Dihydroxy-6-methoxyflavanone	2,8-二羟基-3,4,9,10-四甲氧基紫檀素 (6a*R*,11a*R*)-2,8-Dihydroxy-3,4,9,10-tetramethoxypterocarpan $C_{19}H_{20}O_8$ Exact Mass: 376.12	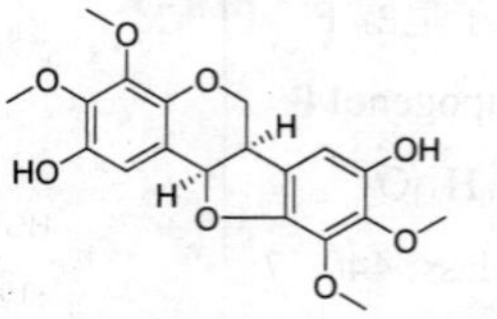 2,8-二羟基-3,4,9,10-四甲氧基紫檀素 (6a*R*,11a*R*)-2,8-Dihydroxy-3,4,9,10-tetramethoxypterocarpan

续表

中英文名、化学式及相对分子质量	结构图	中英文名、化学式及相对分子质量	结构图
大黄酚 Chrysophanol $C_{15}H_{10}O_4$ Exact Mass: 254.06	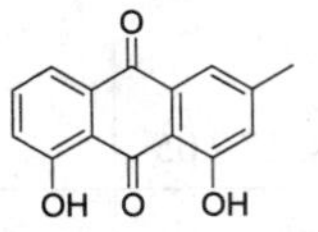 大黄酚 Chrysophanol	胡萝卜苷 Daucosterol $C_{35}H_{60}O_6$ Exact Mass: 576.44	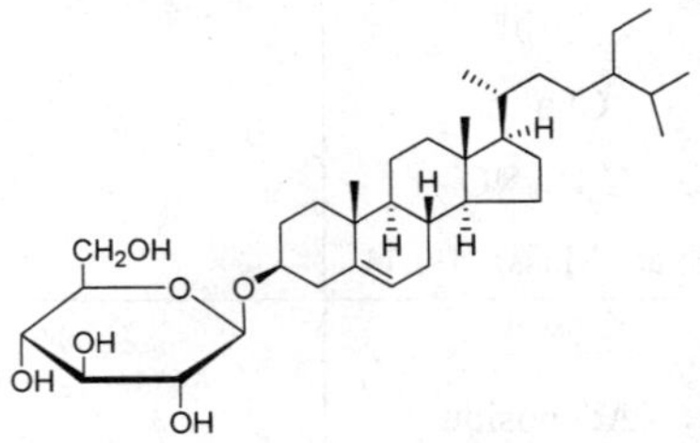 胡萝卜苷 Daucosterol
原儿茶酸乙酯 Ethylprotocatechuate $C_9H_{10}O_4$ Exact Mass: 182.06	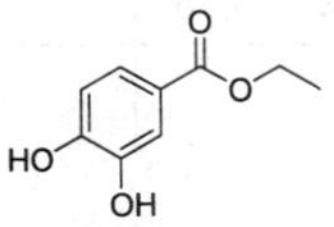 原儿茶酸乙酯 Ethylprotocatechuate	羽扇豆醇 Lupeol $C_{30}H_{50}O$ Exact Mass: 426.39	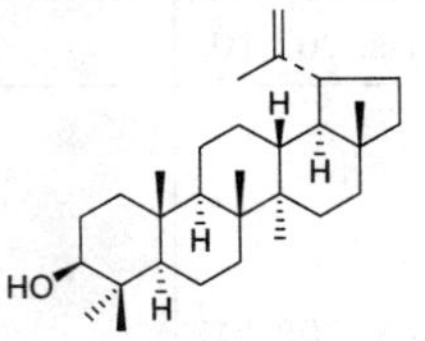 羽扇豆醇 Lupeol
大黄素甲醚 Physcion $C_{16}H_{12}O_5$ Exact Mass: 284.07	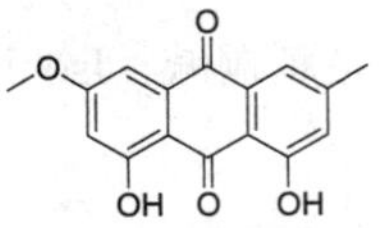 大黄素甲醚 Physcion	原儿茶酸 Protocatechuic acid $C_7H_6O_4$ Exact Mass: 154.03	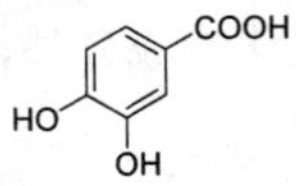 原儿茶酸 Protocatechuic acid
β-谷甾醇 *β*-Sitostetol $C_{29}H_{50}O$ Exact Mass: 414.39	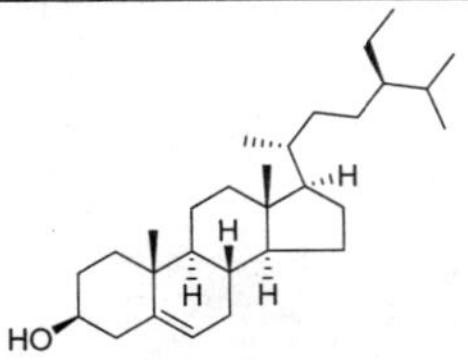 *β*-谷甾醇 *β*-Sitosterol	豆甾醇 Stigmasterol $C_{29}H_{48}O$ Exact Mass: 412.37	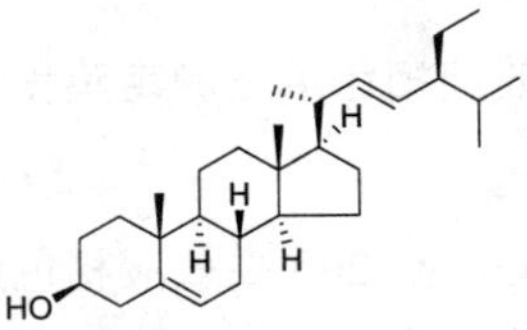 豆甾醇 Stigmasterol
大豆皂醇 A Soyasapogenol A $C_{30}H_{50}O_4$ Exact Mass: 474.37	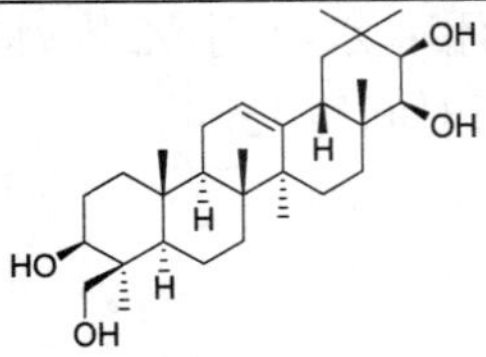 大豆皂醇 A Soyasapogenol A	大豆皂醇 B Soyasapogenol B $C_{30}H_{50}O_3$ Exact Mass: 458.38	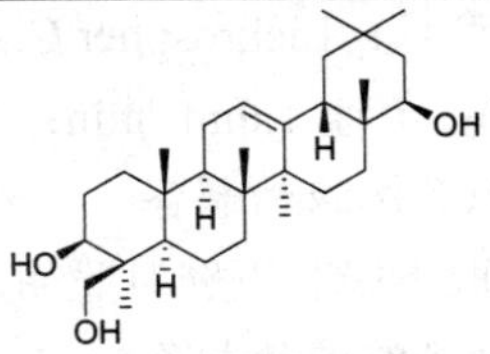 大豆皂醇 B Soyasapogenol B
7,3',4'-三羟基黄酮 7,3',4'-Trihydroxy-flavone $C_{15}H_{10}O_5$ Exact Mass: 270.05	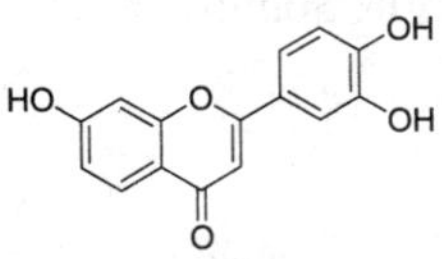 7,3',4'-三羟基黄酮 7,3',4'-Trihydroxy-flavone	*N,N,N*-三甲基-色氨酸 *N,N,N*-Trimethyltry-ptophan $C_{14}H_{18}N_2O_2$ Exact Mass: 246.14	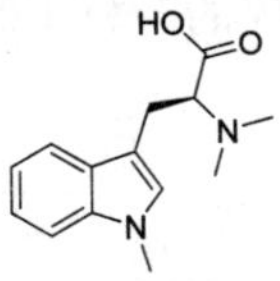 *N,N,N*-三甲基-色氨酸 *N,N,N*-Trimethyltryptophan
槐花二醇 Sophoradiol $C_{30}H_{50}O_2$ Exact Mass: 442.38	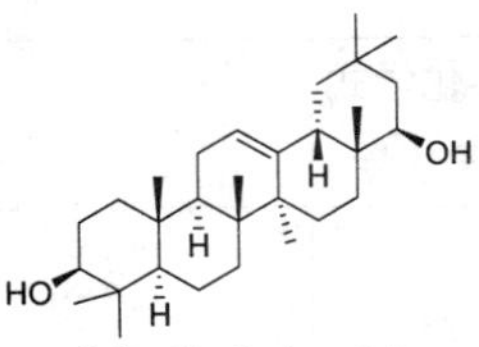 槐花二醇 Sophoradiol	去氢大豆皂苷 I Dehydrosoyasaponin I $C_{48}H_{76}O_{18}$ Exact Mass: 940.50	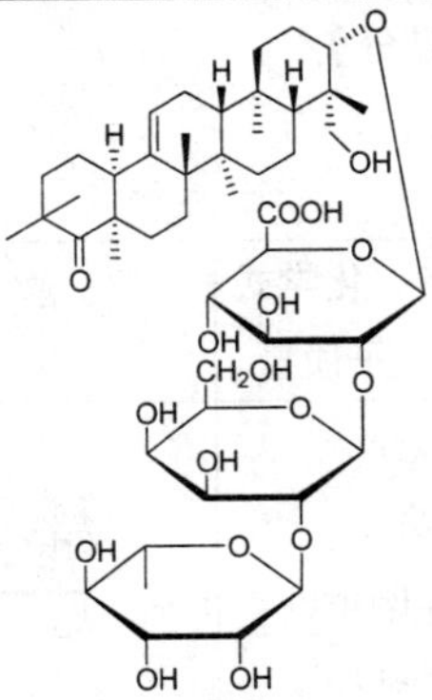 去氢大豆皂苷 I Dehydrosoyasaponin I

续表

中英文名、化学式及相对分子质量	结构图	中英文名、化学式及相对分子质量	结构图
胆碱 Choline $C_5H_{14}NO^+$ Exact Mass: 104.11	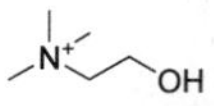 胆碱 Choline	腺嘌呤 Adenine $C_5H_5N_5$ Exact Mass: 135.05	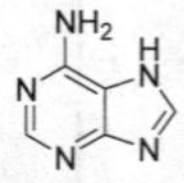 腺嘌呤 Adenine
腺苷 Adenosine $C_{10}H_{13}N_5O_4$ Exact Mass: 267.10	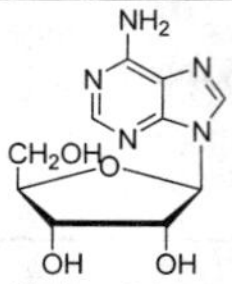 腺苷 Adenosine	白桦酸 Betulinic acid $C_{30}H_{48}O_3$ Exact Mass: 456.36	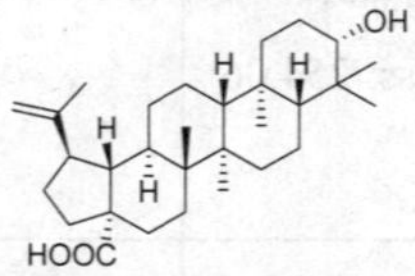 白桦酸 Betulinic acid
Biflorin $C_{20}H_{20}O_3$ Exact Mass: 308.14	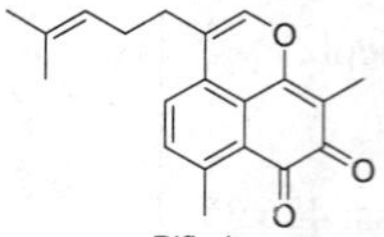 Biflorin		

除以上化学成分外，鸡骨草还含有相思子酸、肌醇甲醚、下箴刺桐碱、Isobiflorin、Acetyl abruquinone G 等。

【分析方法】

1 高效液相色谱法测定鸡骨草中的下箴刺桐碱[222]

1.1 仪器

Agilent 1200 高效液相色谱仪，二极管阵列检测器。

1.2 色谱条件

色谱柱：Lichrospher C_{18} 柱(250mm×4.6mm，5μm)；流动相：水-甲醇-乙腈-冰醋酸-三乙胺 (82∶13∶5∶0.2∶0.3)；流速 1.0mL/min；柱温室温；检测波长 220nm；分析时间约 15min。

1.3 对照品溶液的制备

称取下箴刺桐碱对照品，用适量流动相溶解。

1.4 供试品溶液的制备

称取粉碎的药材 1.0g，用 50mL 流动相浸泡过夜后，超声提取 30min，滤过，即得。

鸡冠花

Jiguanhua

CELOSIAE CRISTATAE FLOS

【化学成分】

表 1-7-48 鸡冠花主要化学成分[223]

中英文名、化学式及相对分子质量	结构图	中英文名、化学式及相对分子质量	结构图
山柰苷 Kaempferitrin $C_{27}H_{30}O_{14}$ Exact Mass: 578.16	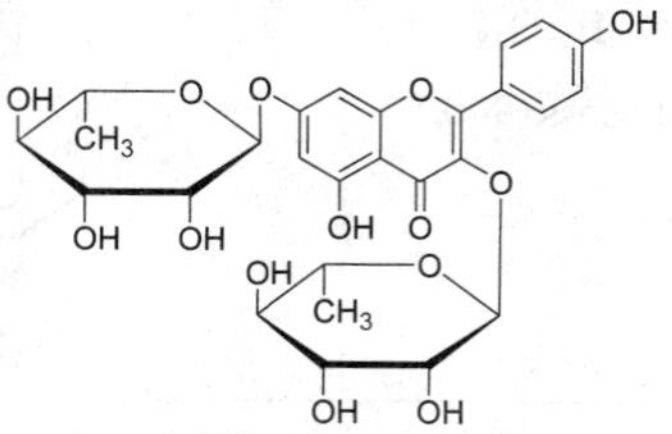 山柰苷 Kaempferitrin	苋菜红素 Amaranthin $C_{30}H_{34}N_2O_{19}$ Exact Mass: 726.18	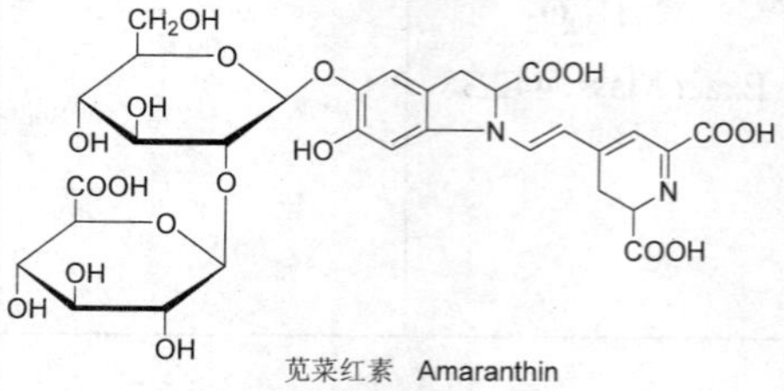 苋菜红素 Amaranthin

续表

中英文名、化学式及相对分子质量	结构图	中英文名、化学式及相对分子质量	结构图
松醇 Pinite $C_7H_{14}O_6$ Exact Mass: 194.08	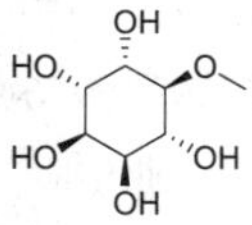 松醇　Pinite		

参考文献

[1] 姚令文. 麦冬的化学成分及质量控制研究. 北京: 中国药品生物制品检定所, 硕士学位论文, 2004: 7-21.

[2] 江洪波. 中药涪麦冬的化学成分研究. 成都: 四川大学, 硕士学位论文, 2006: 5-9.

[3] 王建忠, 陈小兵, 王锋鹏. 川麦冬皂苷类化学成分的研究. 有机化学, 2008, 28(9): 1620-1623.

[4] 程志红, 吴弢, 余伯阳. 麦冬块根化学成分的研究. 天然产物研究与开发, 2005, 17(1): 1-3.

[5] 陈屏, 徐东铭, 雷军. 麦冬化学成分及药理作用的研究现状. 长春中医学院学报, 2005, 20(1): 35-36.

[6] 陈有根, 戴俊东, 古海峰. 麦冬药材及其提取物中甲基麦冬黄烷酮 A 和 B 的 HPLC 法测定. 中草药, 2007, 38(11): 1640-1643.

[7] Liu L, Lu Y, Shao Q, Cheng YY, Qu HB. Binary chromatographic fingerprinting for quality evaluation of radix ophiopogonis by high-performance liquid chromatography coupled with ultraviolet and evaporative light-scattering detectors. J Sep Sci, 2007, 30(16): 2628-2637.

[8] 凌俊红. 麦芽的化学成分及炮制学研究. 沈阳: 沈阳药科大学, 硕士学位论文, 2005: 1-3.

[9] 欧明, 林励, 李衍文. 简明中药成分手册(第一版). 北京: 中国医药科技出版社, 2003: 170-171.

[10] 黄泰康. 常用中药成分与药理手册(第一版). 北京: 中国医药科技出版社, 1997: 937-938.

[11] 凌俊红, 王楠, 任玉珍, 王龙虎, 王金辉, 李铣. HPLC 法测定大麦芽中麦黄酮. 中草药, 2005, 36(11): 1632-1634.

[12] 李萍. 远志化学成分及其生物活性的研究. 长春: 吉林大学, 硕士学位论文, 2004: 3-5.

[13] 林黎琳. 远志属两种植物的(屾)酮类成分研究. 北京: 中国协和医科大学, 博士学位论文, 2005: 10-37.

[14] 鄢丹. 远志皂苷的提取及药材质量标准研究. 成都: 成都中医药大学, 硕士学位论文, 2004: 5-9.

[15] 黄泰康. 常用中药成分与药理手册(第一版). 北京: 中国医药科技出版社, 1997: 939-940.

[16] 刘友平, 万德光, 宋英. HPLC 法测定远志中去羟基远志皂苷元含量. 中草药, 2001, 32(9): 786-787.

[17] 王海棠, 尹卫平, 张玉清, 马向东. 赤豆中黄色素芦丁的分离与鉴定. 洛阳工学院学报, 2000, 21(1): 77-79.

[18] 黄泰康. 常用中药成分与药理手册(第一版). 北京: 中国医药科技出版社, 1997: 1001.

[19] 张晓燕. 芍药的化学成分研究. 沈阳: 沈阳药科大学, 硕士学位论文, 2001: 4-9.

[20] 王晓玲. 四种药用植物的化学成分及芍药苷的微生物转化研究. 成都: 中国科学院研究生院(成都生物研究所), 博士学位论文, 2006: 10-11.

[21] 段文娟, 姜艳, 靳鑫, 覃耿垚, 邱峰. 芍药的化学成分研究. 中国药物化学杂志, 2009, 19(1): 55-58.

[22] 王彦志, 石任兵, 刘斌. 芍药化学成分的分离与结构鉴定. 北京中医药大学学报, 2006, 29(4): 267-269.

[23] 李鲜, 黎胜红, 普建新, 黄胜雄, 孙汉董. 川芍药的化学成分研究. 云南植物研究, 2007, 29(2): 259-262.

[24] 张继振, 孙黎明, 牛学蒙. 芍药化学成分的研究进展. 延边大学学报(自然科学版), 1998, 24(3): 63-70.

[25] 王朝虹, 闵知大. 芍药化学成分及药理研究. 时珍国医国药, 1999, 10(7): 544-546.

[26] 周家驹, 谢桂荣, 严新建. 中药原植物化学成分手册(第一版). 北京: 化学工业出版社, 2004: 755.

[27] 黄泰康. 常用中药成分与药理手册(第一版). 北京: 中国医药科技出版社, 1997: 1002-1003.

[28] 张克荣, 刘荣霞, 许俊博, 毕开顺. RP-HPLC 同时测定赤芍 3 种化学成分. 中国药学杂志, 2003, 38(10): 793-795.

[29] 张保献, 原思通, 张静修, 王祝举, 夏坤. 芫花的现代研究概况. 中国中医药信息杂志, 1995, 2(10): 21-24.

[30] 黄兰岚, 李娆娆, 原思通, 金山. 不同产地芫花药材中芫花酯甲含量比较. 中成药, 2008, 30(10): 附 10-12.

[31] 庄世宏. 花椒精油提取及其生物活性测定研究. 杨凌: 西北农林科技大学, 硕士学位论文, 2002: 16-17.

[32] 欧明, 林励, 李衍文. 简明中药成分手册(第一版). 北京: 中国医药科技出版社, 2003: 173-174.
[33] 黄泰康. 常用中药成分与药理手册(第一版). 北京: 中国医药科技出版社, 1997: 972-974.
[34] 付陈梅, 阚建全, 陈宗道, 赵国华. 花椒的成分研究及其应用. 中国食品添加剂, 2003, 4(1): 83-86.
[35] 汪灿, 伍城颖, 汪文涛, 马一华. HPLC 测定刺壳花椒中木兰花碱含量的研究. 中国中药杂志, 2009, 34(7): 922-923.
[36] 黄泰康. 常用中药成分与药理手册(第一版). 北京: 中国医药科技出版社, 1997: 976-978.
[37] 周家驹, 谢桂荣, 严新建. 中药原植物化学成分手册(第一版). 北京: 化学工业出版社, 2004: 374, 742.
[38] 李霞, 王金辉, 孟大利, 李铣. 麸炒北苍术的化学成分. 沈阳药科大学学报, 2003, 20(3): 173-175.
[39] 梁大连, 李霞, 李铣. 中药苍术化学成分的研究. 山东医药工业, 2002, 21(5): 2-4.
[40] 李霞. 麸炒北苍术化学成分和镇痛作用的研究. 沈阳: 沈阳药科大学, 硕士学位论文, 2002: 12-16.
[41] 王锡宁, 郭明才. 茅苍术挥发油化学成分的分析研究. 中国卫生检验杂志, 2003, 13(3): 295-297.
[42] 欧明, 林励, 李衍文. 简明中药成分手册(第一版). 北京: 中国医药科技出版社, 2003: 175-176.
[43] 谢友良, 李卓明, 黄鸣清, 苏子仁, 赖小平. GC 法测定苍术药材中苍术素及苍术酮. 中草药, 2008, 39(4): 614-615.
[44] 陈炎明, 俞桂新, 王峥涛. RP-HPLC 测定茅苍术中 β-桉叶醇的含量. 中国中药杂志, 2007, 32(21): 2265-2267.
[45] 阮贵华, 李攻科. 苍耳子的化学成分及其分离分析研究进展. 中成药, 2008, 30(3): 421-426.
[46] 覃振林, 韦海英, 李学坚, 刘布鸣. 苍耳挥发油化学成分的 GC-MS 分析. 中国中医药科技, 2006, 13(4): 248-250.
[47] 韩婷. 苍耳子的生物活性成分及品质评价. 上海: 第二军医大学, 博士学位论文, 2006: 18-24.
[48] 黄泰康. 常用中药成分与药理手册(第一版). 北京: 中国医药科技出版社, 1997: 986-987.
[49] 黄泰康. 常用中药成分与药理手册(第一版). 北京: 中国医药科技出版社, 1997: 987-988.
[50] 肖志艳, 陈迪华, 斯建勇, 涂光忠, 马立斌. 库拉索芦荟化学成分的研究. 药学学报, 2000, 35(2): 120-123.
[51] 田兵. 芦荟生物活性成分的分离提取、理化性质及药理作用的研究. 大连: 大连理工大学, 博士学位论文, 2002: 3-12.
[52] 徐呈祥. 库拉索芦荟对盐胁迫的响应和硅对其盐害的缓建效应. 南京: 南京农业大学, 博士学位论文, 2006: 22-23.
[53] 高钧. 芦荟药效物质基础与其质量评价方法研究. 沈阳: 沈阳药科大学, 博士学位论文, 2003: 4-6.
[54] 孟云. 芦荟中酚类成分的分离、分子结构表征与抗氧化性初探. 北京: 北京化工大学, 硕士学位论文, 2004: 25-26.
[55] 黄泰康. 常用中药成分与药理手册(第一版). 北京: 中国医药科技出版社, 1997: 989-990.
[56] 王英娟, 步怀宇, 贾敬芬, 索志荣. RP-HPLC 法测定不同芦荟中褪黑激素含量. 食品科学, 2008, 29(6): 350-352.
[57] 郭华, 侯冬岩, 回瑞华, 李铁纯. RP-HPLC 法同时测定芦荟汁中芦荟苷和芦荟大黄素的含量. 生命科学仪器, 2006, 4(2): 32-33.
[58] 黄泰康. 常用中药成分与药理手册(第一版). 北京: 中国医药科技出版社, 1997: 993-994.
[59] 张国升, 李前荣, 尹浩, 李立华. 气相色谱-飞行时间质谱法快速测定和鉴定芦根中阿魏酸的含量与结构. 中草药, 2005, 36(3): 333-335.
[60] 郭荣辉. 苏木中药效成分及提取工艺的研究. 成都: 四川大学, 硕士学位论文, 2004: 3-6.
[61] 王宗权. 苏木免疫抑制活性部位筛选及化学成分的研究. 哈尔滨: 黑龙江中医药大学, 硕士学位论文, 2006: 9-20.
[62] 陈超. 苏木抗排斥作用有效部位及化学成分研究. 哈尔滨: 黑龙江中医药大学, 硕士学位论文, 2003: 4-7.
[63] Chen YP, Liu L, Zhou YH, Wen J, Jiang Y, Tu PF. Chemical constituents from Sappan Lignum. Journal of Chinese Pharmaceutical Sciences, 2008, 17: 82-86.
[64] 舒诗会, 韩景兰, 杜冠华, 秦海林. 苏木心材中一个新黄酮类化合物. 中国中药杂志, 2008, 33(8): 903-905.
[65] 张莉, 杜冠华, 秦海林. 苏木的化学成分研究. 天然产物研究与开发, 2007, 19: 63-66.
[66] 姚发业, 邱琴, 崔兆杰, 苏德民. 苏合香挥发油的化学成分. 药物分析杂志, 2005, 25(7): 859-862.
[67] 罗光明, 龚千峰, 刘贤旺. 苏合香研究进展. 江西中医学院学报, 1997, 9(1): 43-44.
[68] 孙燕荣, 董俊兴, 吴曙光. 杜仲化学成分研究. 中药材, 2004, 27(5): 341-343.
[69] 华会明, 尹宏权, 李宝强, 裴月湖. 杜仲化学成分的研究. 分子植物育种, 2003, 1(5/6): 801-803.
[70] 尉芹, 马希汉, 张康健. 杜仲化学成分研究. 西北林学院学报, 1995, 10(4): 88-93.
[71] 欧明, 林励, 李衍文. 简明中药成分手册(第一版). 北京: 中国医药科技出版社, 2003: 179-181.
[72] 柳娜, 陈晓青, 刘伟, 欧阳冬生, 出山武. 反相高效液相色谱法测定杜仲中松脂醇二葡萄糖苷和丁香脂素二糖苷.

天然产物研究与开发, 2007, 19(2): 306-308.
[73] 彭密军, 张敏, 周春山, 朱炯波. 高效液相色谱-质谱法测定杜仲样品中环烯醚萜含量. 分析测试学报, 2006, 25(01): 52-56.
[74] 孙彦超, 李钦, 杜红岩, 付建敏, 杜兰英. RP-HPLC 测定杜仲叶中京尼平苷酸、绿原酸、京尼平苷的含量. 中成药, 2009, 31(10): 1608-1609.
[75] 伍庆, 王兴宁, 张明时, 曹桂红. 高效液相色谱法同时测定杜仲叶药材中芦丁等 3 种黄酮类有效成分的含量. 时珍国医国药, 2009, 20(5): 1186-1187.
[76] Sun XZ, Zimmermann MZ, Campagne JM, Sneden AT. New sucrose phenylpropanoid Esters from Polygonum perfoliatum. J. Nat. Prod, 2000, 63: 1094-1097.
[77] Sun X, Sneden AT. Neoflavonoids from Polygonum perfoliatum. Planta. Med., 1999, 65(7): 671-673.
[78] 黄天来, 赵萍, 冯美蓉, 王宁生. 白豆蔻、草豆蔻、高良姜挥发油成分研究. 广州中医学院学报, 1990, 7(2): 95-101.
[79] 王少军, 段启, 曹君, 张继华, 龚千锋. 豆蔻挥发油成分的 GC-MS 分析. 中成药, 2005, 27(7): 815-821.
[80] 吴惠勤, 黄晓兰, 林晓珊, 黄芳, 葛发欢. 白豆蔻挥发油 GC-MS 指纹图谱研究. 中药材, 2006, 29(8): 788-892.
[81] 丁平, 刘心纯, 徐鸿华, 林励. 不同引种地爪哇白豆蔻挥发油 GC-MS 测定. 中药材, 1996, 19(5): 245-248.
[82] 周鸿立. 两头尖化学成分及其生物活性的初步研究. 长春: 长春中医药大学, 博士学位论文, 2007: 17-20.
[83] 黄泰康. 常用中药成分与药理手册(第一版). 北京: 中国医药科技出版社, 1997: 1016-1018.
[84] 李勇, 张惠, 刘大有. HPLC 法对不同产地两头尖中皂苷 D 的定量分析. 中草药, 2000, 31(01): 15-16.
[85] 胡疆. 两面针中活性成分的研究. 上海: 第二军医大学, 硕士学位论文, 2006: 1-7.
[86] 姚荣成, 胡疆. 两面针化学成分及其药理活性研究概况. 药学实践杂志, 2004, 22(5): 264-267.
[87] 沈建伟, 张晓峰, 彭树林, 丁立生. 两面针化学成分及其药理活性研究概况. 天然产物研究与开发, 2005, 17(1): 33-34.
[88] 李定祥, 闵知大. 两面针中生物碱的分离. 中国天然药物, 2004, 2(5): 285-288.
[89] 欧明, 林励, 李衍文. 简明中药成分手册(第一版). 北京: 中国医药科技出版社, 2003: 181-182.
[90] 张前军. 连钱草、假木豆化学成分及其抗菌活性研究. 贵阳: 贵州大学, 博士学位论文, 2006: 4-7.
[91] 杨念云, 段金廒, 李萍, 钱士辉, 胡万春. 连钱草的化学成分. 中国天然药物, 2006, 4(2): 98-100.
[92] 于志斌, 吴霞, 叶蕴华, 周亚伟. 连钱草化学成分研究. 天然药物研究与开发, 2008, 20(1): 262-264.
[93] 杨念云, 段金廒, 李萍, 钱士辉. 连钱草的化学成分研究. 药学学报, 2006, 41(5): 431-434.
[94] 杨念云, 段金廒, 李萍, 钱士辉, 张健. 连钱草中的黄酮类化学成分. 中国药科大学学报, 2005, 36(3): 210-212.
[95] 欧明, 林励, 李衍文. 简明中药成分手册(第一版). 北京: 中国医药科技出版社, 2003: 182-183.
[96] 田萍, 王道平, 朱海燕, 杨小生. 高效液相色谱法测定连钱草中的迷迭香酸的含量. 贵州大学学报(自然科学版), 2008, 25(2): 169-171.
[97] 张前军, 赵超, 杨小生, 朱海燕, 郝小江. 高效液相色谱法测定连钱草中熊果酸的含量. 中国中药杂志, 2006, 31(18): 1533-1534.
[98] 刘悦. 连翘水提物的化学成分研究. 沈阳: 沈阳药科大学, 硕士学位论文, 2003: 11-14.
[99] 明东升. 连翘和蜘蛛香化学成分及生物活性研究. 北京: 中国协和医科大学, 博士学位论文, 1998: 16-22.
[100] 邹国安. 连翘和毛喉鞘蕊花活性成分及其质量分析研究. 武汉: 湖北中医学院, 硕士学位论文, 2006: 8.
[101] 李倩, 冯卫生. 连翘的化学成分研究进展. 河南中医学院学报, 2005, 20(117): 78-80.
[102] 欧明, 林励, 李衍文. 简明中药成分手册(第一版). 北京: 中国医药科技出版社, 2003: 183-184.
[103] 黄泰康. 常用中药成分与药理手册(第一版). 北京: 中国医药科技出版社, 1997: 1022-1024.
[104] 邹盛勤, 余济海, 高兴华, 陈武. 反相高效液相色谱法测定连翘中乌索酸和齐墩果酸的含量. 时珍国医国药, 2006, 17(10): 1872-1873.
[105] 唐元清. 吴茱萸化学成分的研究及喹诺酮生物碱的合成. 北京: 中国协和医科大学, 博士学位论文, 1996: 5-16.
[106] 孟娜. 吴茱萸抗癌活性成分及其合成. 贵阳: 贵州大学, 硕士学位论文, 2006: 8-16.
[107] 杨秀伟, 张虎, 胡俊. 疏毛吴茱萸化学成分的研究. 热带亚热带植物学报, 2008, 16(3): 244-248.
[108] 张起辉, 高慧媛, 吴立军, 张磊. 吴茱萸的化学成分. 沈阳药科大学学报, 2005, 22(1): 12-14.

[109] 饶高雄, 胡之璧, 宋纯清. 小粒吴茱萸的化学成分研究. 天然产物研究与开发, 2004, 16(1): 28-30.
[110] 欧明, 林励, 李衍文. 简明中药成分手册(第一版). 北京: 中国医药科技出版社, 2003: 185-187.
[111] 黄泰康. 常用中药成分与药理手册(第一版). 北京: 中国医药科技出版社, 1997: 1027-1029.
[112] 鲍天冬, 董宇, 杨庆, 朱晓新. 高效液相色谱法同时测定制吴茱萸及其提取物中吴茱萸碱、吴茱萸次碱和吴茱萸内酯含量. 中国实验方剂学杂志, 2007, 13(6): 1-3.
[113] 姜潇. 牡丹皮质量评价方法的研究. 济南: 山东大学, 硕士学位论文, 2005: 9-13.
[114] 胡红宇, 杨郁, 于能江, 赵毅民. 牡丹皮化学成分研究. 中国中药杂志, 2006, 31(21): 1793-1795.
[115] 王祝举, 唐力英, 赫炎. 牡丹皮的化学成分和药理作用. 国外医药植物药分册, 2006, 21(4): 155-159.
[116] 欧明, 林励, 李衍文. 简明中药成分手册(第一版). 北京: 中国医药科技出版社, 2003, 188-190.
[117] He Q, Ge ZW, Song Y, Cheng YY. Quality evaluation of Cortex Moutan by high performance liquid chromatography coupled with diode array detector and electrospary ionization tandem mass spectrometry. Chem Pharm Bull, 2005, 54(9): 171-175.
[118] Yu K, Wang YW, Cheng YY. Determination of the active components in Chinese herb Cortex Moutan by micellar electrokinetic capillary chromatography and high performance liquid chromatography. Chromatographia, 2006, 63(7-8): 359-364.
[119] Yu K, Wang YW, Cheng YY. Determination of paeonol and paeoniflorin in Chinese medicine Cortex Moutan and 'Shuangdan' granule by micellar electrokinetic capillary chromatography. J Pharm Biomed Anal, 2006, 40(5): 1247-1262.
[120] 黄泰康. 常用中药成分与药理手册(第一版). 北京: 中国医药科技出版社, 1997: 1046-1047.
[121] 陈玉枝, 林舒. 牡蛎壳与龙骨成分的分析. 福建医科大学学报, 1999, 33(4): 432-434.
[122] 欧明, 林励, 李衍文. 简明中药成分手册(第一版). 北京: 中国医药科技出版社, 2003: 190-192.
[123] 张志国, 吕泰省, 姚庆强. 何首乌的研究进展. 解放军药学学报, 2008, 24(1): 62-65.
[124] 张志国, 吕泰省, 姚庆强. 何首乌蒽醌化学成分研究. 中草药, 2006, 37(9): 1311-1313.
[125] 张志国, 吕泰省, 姚庆强. 何首乌中的非蒽醌类化学成分. 中国中药杂志, 2006, 31(12): 1027-1029.
[126] 黄泰康. 常用中药成分与药理手册(第一版). 北京: 中国医药科技出版社, 1997: 937-938.
[127] 刘振丽, 宋志前, 巢志茂, 王淳, 吕署一, 王超, 李林福. HPLC 测定何首乌中抗氧化有效成分没食子酸和儿茶素在炮制前后含量的变化. 中成药, 2009, 31(9): 1394-1392.
[128] 叶玉华, 雷德卿, 黄胜春, 刘灿辉. HPLC 法测定制何首乌中大黄素的含量. 中国药师, 2007, 10(8): 793-794.
[129] 史万忠, 黄利红, 徐德生, 石印玉. HPLC 法测定制何首乌及复方密骨胶囊中二苯乙烯苷的含量. 中药新药与临床药理, 2001, 12(5): 359-361.
[130] 冯毅凡, 郭晓玲, 韩亮. 伸筋草挥发性成分 GC-MS 分析. 广东药学院学报, 2005, 21(5): 515-516.
[131] 谭昌恒, 朱大元. 石松生物碱研究进展. 中国天然药物, 2003, 1(1): 1-7.
[132] 黄泰康. 常用中药成分与药理手册(第一版). 北京: 中国医药科技出版社, 1997: 1071-1073.
[133] 李万华, 李琴, 王小刚, 赵文明. 皂角刺中黄酮类化学成分的分离鉴定. 西北大学学报(自然科学版), 2005, 35(6): 763-766.
[134] 蒋志平, 彭骞, 何周康. 皂角刺的现代研究进展. 儿科药学杂志, 2008, 14(5): 57-59.
[135] 陈晓岚, 屈凌波, 韩维诚, 王继扬. 皂角皂苷元化学成分研究. 中草药, 2001, 32(3): 195-197.
[136] 徐哲, 赵晓由页, 王漪檬, 陈晓辉, 毕开顺. 皂角刺抗肿瘤活性成分的分离鉴定与活性测定. 沈阳药科大学学报, 2008, 25(2): 108-112.
[137] 张颖, 孔令义. 佛手化学成分的研究. 中国现代中药, 2006, 8(6): 16-18.
[138] 尹锋, 成亮, 楼凤昌. 佛手化学成分的研究. 中国天然药物, 2004, 2(3): 20-21.
[139] 尹锋, 楼凤昌. 佛手化学成分的研究. 中国药学杂志, 2004, 39(1): 1-3.
[140] 周露, 陈剑昌, 任洪涛, 张劲松. 佛手油化学成分研究. 香料香精化妆品, 2000, 61(2): 7-10.
[141] 欧明, 林励, 李衍文. 简明中药成分手册(第一版). 北京: 中国医药科技出版社, 2003: 192-193.
[142] 高幼衡, 刁远明, 彭新生, 徐鸿华. HPLC 法测定广佛手中 5,7-二甲氧基香豆素的含量. 中药新药与临床药理, 2003, 14(4): 250-251.

[143] 侯海燕. 中药余甘子抗 HBV 活性成分研究. 北京: 中国人民解放军军事医学科学院, 硕士学位论文, 2006: 14-30.
[144] 蔡英卿. 福建余甘子(Phyllanthus emblica L.)遗传资源的 RAPD 分析. 福州: 福建农林大学, 硕士学位论文, 2004: 10-11.
[145] 张兰珍, 赵文华, 郭亚健, 涂光忠, 林树, 辛林广. 藏药余甘子化学成分研究. 中国中药杂志, 2003, 28(10): 40-943.
[146] 黄泰康. 常用中药成分与药理手册(第一版). 北京: 中国医药科技出版社, 1997: 1077.
[147] 李晓梅, 赵琪钟, 罗松. HPLC 法测定藏药余甘子中没食子酸的含量. 中国民族医药杂志, 2006, 5(5): 70-71.
[148] 魏屹, 丁雪娇, 包金颖. 高效液相色谱法测定余甘子药材中槲皮素的含量. 时珍国医国药, 2008, 19(7): 1634-1635.
[149] 黄泰康. 常用中药成分与药理手册(第一版). 北京: 中国医药科技出版社, 1997: 1078-1079.
[150] 邱燕, 范明, 单萍. 谷精草中挥发油的气质联用分析. 福建中医药, 2002, 37(1): 46.
[151] 周家驹, 谢桂荣, 严新建. 中药原植物化学成分手册(第一版). 北京: 化学工业出版社, 2004, 424-607.
[152] 杜江. 中国特有植物杉木及传统中药白玉兰的化学成分研究. 北京: 中国协和药科大学, 博士学位论文, 2000: 67-73.
[153] 黄泰康. 常用中药成分与药理手册(第一版). 北京: 中国医药科技出版社, 1997: 1084-1085.
[154] 卢艳花, 高扬, 王峥涛, 刘建群, 魏东芝. 望春花中的一个苯并呋喃类木质素. 药学学报, 2005, 14(3): 137-139.
[155] 于宗渊. 辛夷主流品种望春花蕾化学成分及薄层色谱法鉴别辛夷的研究. 济南: 山东中医药大学, 硕士学位论文, 2003: 1-10.
[156] 王兴宁, 张明时, 夏品华, 杨琼. 毛细管气相色谱法测定辛夷药材中桉油精含量. 时珍国医国药, 2008, 19(1): 48-49.
[157] 李艳辉. 双花千里光、川芎及宽叶羌活的化学成分研究. 成都: 中国科学院研究生院(成都生物研究所), 博士学位论文, 2006: 66-77.
[158] 李丽梅, 梁宝德, 俞绍文, 孙汉董. 羌活的化学成分. 中国天然药物, 2007, 5(5): 351-353.
[159] 肖永庆, 孙友富, 刘晓宏. 羌活化学成分研究. 中国中药杂志, 1994, 19(7): 421-423.
[160] 张娜, 孟宪生, 曹爱民, 王海波. 羌活化学成分及质量评价方法综述. 时珍国医国药, 2006, 17(10): 2085-2087.
[161] 黄泰康. 常用中药成分与药理手册(第一版). 北京: 中国医药科技出版社, 1997: 1106-1107.
[162] 古丽娜•沙比尔, 郭洪祝, 郭慧, 马晓驰, 王炜, 果德安. HPLC 法测定羌活中阿魏酸、羌活醇、苯乙基阿魏酸酯和异欧前胡素. 中草药, 2006, 37(6): 937-940.
[163] 顾莹, 黄仲达, 刘永和. 沙苑子有效成分的研究. 药学学报, 1997, 32(1): 59-61.
[164] 刘春宇, 顾振纶. 沙苑子的化学成分和药理作用. 中国野生植物资源, 2009, 21(2): 1-3.
[165] 韩东晓. 沙苑子的性状鉴定及化学、药理的研究进展. 时珍国药研究, 1996, 7(4): 251-252.
[166] 顾莹, 刘永和, 李国光, 彭军鹏, 刘珍, 黄仲达. 沙苑子化学成分及的研究. 西北药学杂志, 1997, 12(3): 107-109.
[167] 张建军, 闫兴丽, 张玉杰, 王玉萍, 张秋菊, 曾凤英, 李伟, 欧丽娜. HPLC 测定沙苑子中沙苑子苷 A 的含量. 中国中药杂志, 2005, 8(8): 600-602.
[168] 张素敏. 沙棘果实中黄酮类成分的提取、分离与鉴定. 长春: 吉林农业大学, 硕士学位论文, 2004: 1-2.
[169] 杨扬. 沙棘(Hlippophae Rhamnoides L.)心血管活性成分的研究. 沈阳: 沈阳药科大学, 硕士学位论文, 2005: 6-14.
[170] 樊金玲. 沙棘籽原花色素的研究. 无锡: 江南大学, 博士学位论文, 2006: 57-61.
[171] 路平, 宋玉乔, 方翠芬, 李教社, 苏琳, 邹元生, 吴克汶. 中国沙棘果皮化学成分的研究(Ⅰ). 医药研究, 2002, 15(4): 25-26.
[172] 郑瑞霞, 杨峻山. 中国沙棘果实化学成分的研究. 中草药, 2006, 37(8): 1154-1155.
[173] 黄泰康. 常用中药成分与药理手册(第一版). 北京: 中国医药科技出版社, 1997: 1093-1096.
[174] 沉香(白木香)药材规范化种植(GAP)研究. 广州: 广州中医药大学, 博士学位论文, 2005: 36-40.
[175] 陈亚. 沉香化学成分和质量评价研究. 广州: 广州中医药大学, 硕士学位论文, 2005: 15-19.
[176] 林立东, 戚树源. 国产沉香中的三萜成分. 中草药, 2000, 31(2): 89-90.
[177] 杨峻山. 沉香化学成分的研究概况. 天然产物研究与开发, 1996, 10(1): 99-103.
[178] 杨友宝, 宁德山. 中药沉香挥发油成分分析. 湖南中医杂志, 2004, 20(5): 48-49.
[179] 欧明, 林励, 李衍文. 简明中药成分手册(第一版). 北京: 中国医药科技出版社, 2003: 194.

[180] 陈亚，江滨，曾元儿. 高效液相色谱法测定沉香药材中两种活性成分的含量. 时珍国医国药, 2007, 18(7): 1697-1698.
[181] 王红刚. HPLC 法测定沉香叶中芫花素含量研究. 中医药导报, 2008, 14(3): 69-70.
[182] 赵富春, 曾志, 刘雪英, 刘军涛, 冯爱青, 欧军, 蒙绍金. 没药挥发性化学成分的研究. 华南师范大学学报(自然科学版), 2006, 1: 69-74.
[183] Zhu NQ, Kikuzaki H, Sheng SQ, Sang SM, Rafi MM, Wang MF, Nakatani N, DiPaola RS, Rosen RT, Ho CT. Furanosesquiterpenoids of Commiphora myrrha. J. Nat. Prod., 2001, 64: 1460-1462.
[184] Su SL, Duan JA, Tang YP, Zhang X, Yu L, Jiang FR, Zhou W, Lu D, Ding AW. Isolation and biological activities of neomyrrhaol and other terpenes from the resin of commiphora myrrha. Isolation and Biological. Planta. Med., 2009, 75: 351-355.
[185] 张海龙, 裴月湖, 华会明. 诃子化学成分及药理活性的研究进展. 沈阳药科大学学报, 2001, 18(6): 452-454.
[186] 连红, 黄庆柏, 赵余庆. 中药诃子的化学成分与生物活性研究进展. 亚太传统医药, 2008, 4(6): 46-48.
[187] 丁岗, 刘延泽, 陆蕴如, 盛龙生. 诃子中诃子裂酸的两个新异构体. 中国医科大学学报, 2000, 32(5): 333-335.
[188] 欧明, 林励, 李衍文. 简明中药成分手册(第一版). 北京: 中国医药科技出版社, 2003: 195-196.
[189] 贝玉祥, 杨阳, 郭英, 李正全, 高云涛. 高效液相色谱法测定诃子中鞣花酸的含量. 时珍国医国药, 2009, 20(9): 2178-2179.
[190] 于丽丽. 补骨脂等三种植物药化学成分研究. 昆明: 云南师范大学, 硕士学位论文, 2004: 5-10.
[191] 吉力, 徐植灵, 姚三桃. 补骨脂挥发油的化学成分. 中国药学杂志, 1995, 30(7): 436.
[192] 欧明, 林励, 李衍文. 简明中药成分手册(第一版). 北京: 中国医药科技出版社, 2003: 197-198.
[193] 黄泰康. 常用中药成分与药理手册(第一版). 北京: 中国医药科技出版社, 1997: 1113-1115.
[194] 赵陆华, 黄朝瑜, 屠颖, 梅玲华, 刘月庆. HPLC 法同时测定补骨脂药材中 6 种成分的含量. 中国天然药物, 2005, 3(4): 342-344.
[195] 刘思好, 王艳, 何蓉蓉, 曲戈霞, 邱峰. 灵芝的化学成分. 沈阳药科大学学报, 2008, 25(3): 183-188.
[196] 王艳丽, 张晓琦, 王国才, 叶文才. 灵芝子实体的化学成分研究. 江苏药学与临床研究, 2006, 14(6): 349-351.
[197] 高建莉, 禹志领, 李绍平, 王一涛. 灵芝三萜类成分研究进展. 中国食用菌, 2005, 24(4): 6-11.
[198] 马林, 吴丰, 陈若芸. 灵芝三萜成分分析. 药学学报, 2003, 38(1): 50-52.
[199] 张晓云, 杨春清. 灵芝的化学成分和药理作用. 国外医药植物药分册, 2006, 21(4): 152-155.
[200] 周家驹, 谢桂荣, 严新建. 中药原植物化学成分手册(第一版). 北京: 化学工业出版社, 2004: 350-354.
[201] 欧明, 林励, 李衍文. 简明中药成分手册(第一版). 北京: 中国医药科技出版社, 2003: 200-201.
[202] 杨俊荣. 臭阿魏、新疆阿魏和多伞阿魏的化学成分研究. 北京: 中国协和医科大学, 硕士学位论文, 2006: 17-26.
[203] 胡燕飞. 陈皮中抗肿瘤活性成分的研究. 大连: 大连理工大学, 硕士学位论文, 2004: 10-13.
[204] 欧明, 林励, 李衍文. 简明中药成分手册(第一版). 北京: 中国医药科技出版社, 2003, 210-211, 202-203.
[205] 胡燕飞, 王长海. 微波法提取陈皮中 3,5,6,7,8,3',4'-七甲氧基黄酮及其含量测定. 烟台大学学报(自然科学与工程版), 2005, 18(1): 45-48.
[206] 卫东, 韩公羽, 梁华清, 陈海生. 国内外对中药附子成分与活性的研究. 天然药物化学, 1996, 14(2): 91-94.
[207] 洪波. 附子化学成分和有效成分的研究. 长春: 吉林农业大学, 硕士学位论文, 2003: 1-2.
[208] 家驹, 谢桂荣, 严新建. 中药原植物化学成分手册(第一版). 北京: 化学工业出版社, 2004: 3-5.
[209] 欧明, 林励, 李衍文. 简明中药成分手册(第一版). 北京: 中国医药科技出版社, 2003: 224-246.
[210] 于向红, 李飞, 谈钰元, 乔延江. HPLC 测定附子及其炮制品中 3 种双酯型生物碱的含量. 中国中药杂志, 2006, 31(14): 1160-1162.
[211] 童巧珍. 灰毡毛忍冬与正品金银花化学成分的比较研究. 长沙: 湖南中医学院, 硕士学位论文, 2003: 17-19.
[212] 李峰. 山东道地药材金银花的多元多息指纹图谱鉴别研究. 济南: 山东中医药大学, 博士学位论文, 2004: 8-9.
[213] 正明, 周建良, 李会军, 李萍. 忍冬藤质量标准研究. 中国药学杂志, 2009, 44 (1): 52-54.
[214] 王亚莉. 鸡血藤化学成分研究. 广州: 广东工业大学, 硕士学位论文, 2004: 19-21.

[215] 章丽华. 丰城鸡血藤活性成分黄酮类化合物提取分离及抗氧化活性研究. 南昌: 南昌大学, 硕士学位论文, 2006: 2-10.

[216] 李坚, 周泽函, 严秋筠. HPLC 法测定不同产地鸡血藤中表儿茶素的含量. 郧阳医学院学报, 2008, 27(2): 176-178.

[217] 刘军民, 安冉, 吴凤玲, 徐鸿华. HPLC 法测定鸡血藤类药材中原儿茶酸的含量. 中药新药与临床药理, 2009, 20(5): 462-465.

[218] 黄荣韶. 鸡骨草根瘤菌资源及其对生长和有效成分影响的研究. 长沙: 湖南农业大学, 博士学位论文, 2004: 2-3.

[219] 史海明, 温晶, 屠鹏飞. 鸡骨草的化学成分研究. 中草药, 2006, 37(11): 1610-1613.

[220] 宋纯清, 胡之璧. 相思子根化学成分研究——相思子醌 A,B,D,E,F,G. 植物学报, 1998, 40(8): 734-739.

[221] 周家驹, 谢桂荣, 严新建. 中药原植物化学成分手册(第一版). 北京: 化学工业出版社, 2004: 3-5.

[222] 黄平, 陈峰, 许洁芳, 韦善新. RP-HPLC 测定鸡骨草中的下箴刺桐碱. 华西药学杂志, 2008: 23(3): 340-341.

[223] 黄泰康. 常用中药成分与药理手册(第一版). 北京: 中国医药科技出版社, 1997: 1153.

八画

青风藤

Qingfengteng

SINOMENII CAULIS

【化学成分】

表 1-8-1 青风藤主要化学成分[1~5]

中英文名、化学式及相对分子质量	结构图	中英文名、化学式及相对分子质量	结构图
青藤定 Acutumidine $C_{18}H_{22}ClNO_6$ Exact Mass: 383.11	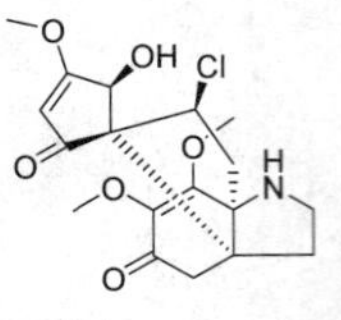 青藤定 Acutumidine	青藤防己碱 Acutumine $C_{19}H_{24}ClNO_6$ Exact Mass: 397.13	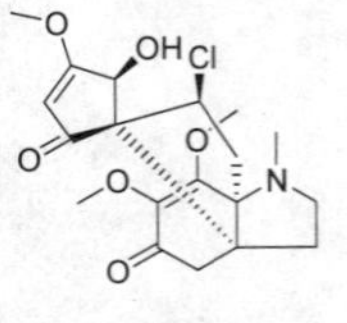 青藤防己碱 Acutumine
蝙蝠葛宁 Bianfugenine $C_{20}H_{17}NO_5$ Exact Mass: 351.11	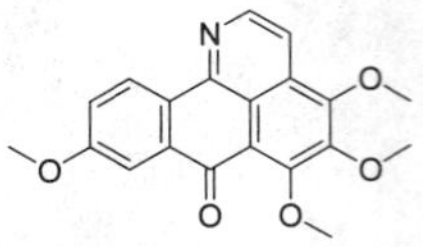 蝙蝠葛宁 Bianfugenine	8,14-二氢萨鲁塔里定碱 8,14-Dihydrosaluta-ridine $C_{19}H_{23}NO_4$ Exact Mass: 329.16	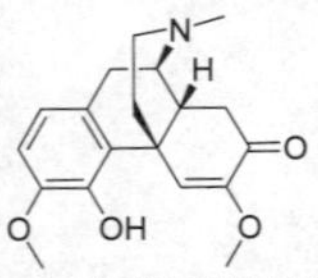 8,14-二氢萨鲁塔里定碱 8,14-Dihydrosalutaridine
13,13*a*-二脱氧-9,10-二甲氧基-2,3-亚甲二氧基小檗因 13,13*a*-Didehydro-9,10-dimethoxy-2,3-(ethylenedioxy)-berbine $C_{20}H_{19}NO_4$ Exact Mass: 337.13	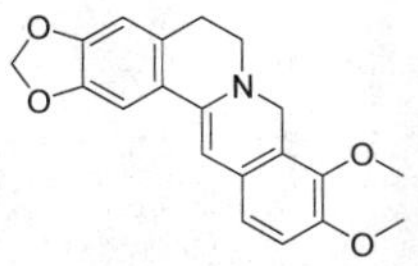 13,13*a*-二脱氧-9,10-二甲氧基-2,3-亚甲二氧基小檗因 13,13*a*-Didehydro-9,10-dimethoxy-2,3-(ethylenedioxy)-berbine	槲皮醇 Quercitol (1,2,3,4,5-Cyclohexanepentol) $C_6H_{12}O_5$ Exact Mass: 164.07	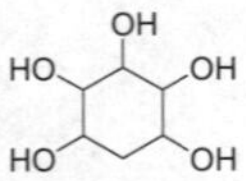 槲皮醇 Quercitol (1,2,3,4,5-Cyclohexanepentol)
N-(1,7-二甲氧基-菲-2-基)-乙酰胺 *N*-(1,7-Dimethoxy-phenan-thren-2-yl)-acetamide $C_{18}H_{17}NO_3$ Exact Mass: 295.12	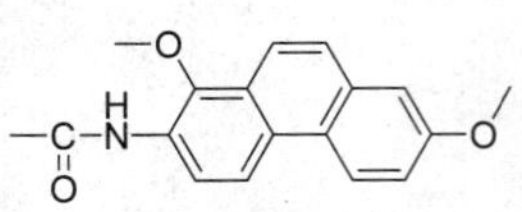 *N*-(1,7-二甲氧基-菲-2-基)-乙酰胺 *N*-(1,7-Dimethoxy-phenan-thren-2-yl)-acetamide	双青藤碱 Disinomenine $C_{38}H_{44}N_2O_8$ Exact Mass: 656.31	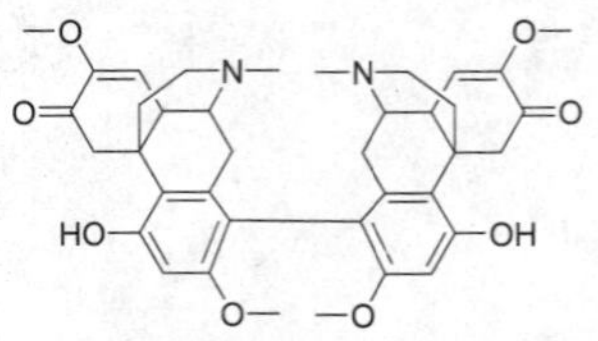 双青藤碱 Disinomenine
穆坪马兜铃酰胺 *N-trans*-Feruloyltyra-mine $C_{18}H_{19}NO_4$ Exact Mass: 313.13	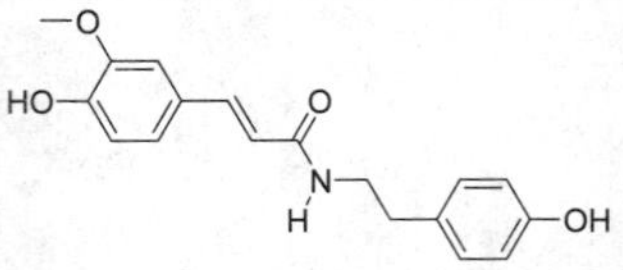 穆坪马兜铃酰胺 *N-trans*-Feruloyltyramine	7,10-二烯十六烷酸甲酯 Methyl 7,10-hexadecadienoate $C_{17}H_{30}O_2$ Exact Mass: 266.22	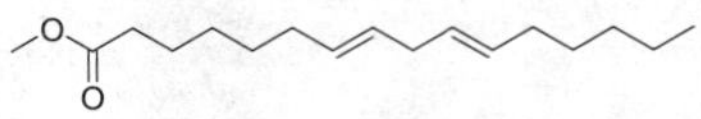 7,10-二烯十六烷酸甲酯 Methyl 7,10-hexadecadienoate

续表

中英文名、化学式及相对分子质量	结构图	中英文名、化学式及相对分子质量	结构图
异青藤碱 Isosinomenine $C_{19}H_{23}NO_4$ Exact Mass: 329.16	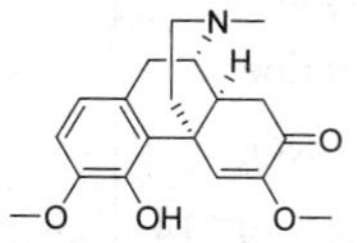 异青藤碱 Isosinomenine	木兰碱 Magnoflorine $C_{20}H_{24}NO_4^+$ Exact Mass: 342.17	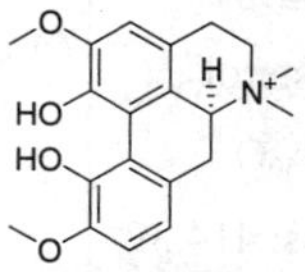 木兰碱 Magnoflorine
3-甲氧基-7,8-二脱氧-17-甲基吗啡烷-6-酮 3-Methoxy-7,8-didehydro-17-methylmorphinane -6-one $C_{18}H_{21}NO_2$ Exact Mass: 283.16	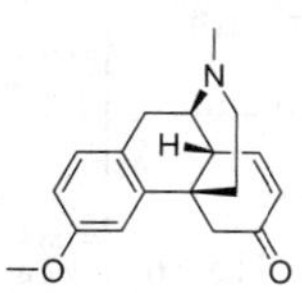 3-甲氧基-7,8-二脱氧-17-甲基吗啡烷-6-酮 3-Methoxy-7,8-didehydro-17-methylmorphinane-6-one	3-甲氧基-6-羟基-17-甲基吗啡烷 3-Methoxy-6-hydroxy-17-methylmorphinane $C_{18}H_{25}NO_2$ Exact Mass: 287.19	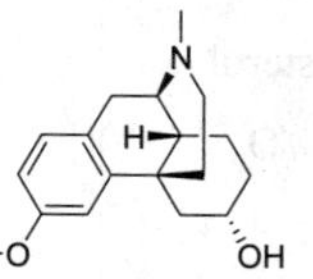 3-甲氧基-6-羟基-17-甲基吗啡烷 3-Methoxy-6-hydroxy-17-methylmorphinane
3-甲氧基-14-羟基-17-甲基吗啡烷-6-酮 3-Methoxy-14-hydroxy-17-methylmorphinane-6-one $C_{18}H_{23}NO_3$ Exact Mass: 301.17	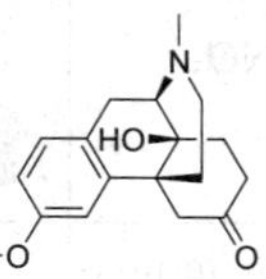 3-甲氧基-14-羟基-17-甲基吗啡烷-6-酮 3-Methoxy-14-hydroxy-17-methylmorphinane-6-one	3-甲氧基-17-甲基吗啡烷-6-酮 3-Methoxy-17-methyl-morphinane-6-one $C_{18}H_{23}NO_2$ Exact Mass: 285.17	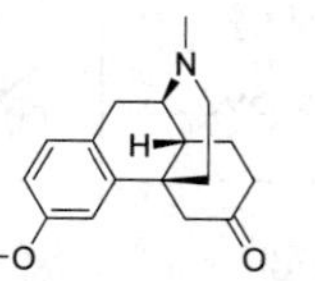 3-甲氧基-17-甲基吗啡烷-6-酮 3-Methoxy-17-methylmorphinane-6-one
3-甲氧基-17-甲基吗啡烷 3-Methoxy-17-methyl-morphinane $C_{18}H_{25}NO$ Exact Mass: 271.19	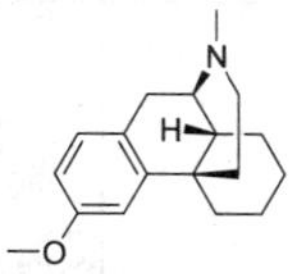 3-甲氧基-17-甲基吗啡烷 3-Methoxy-17-methyl-morphinane	3-甲氧基吗啡烷 3-Methoxyorphinane $C_{17}H_{23}NO$ Exact Mass: 257.18	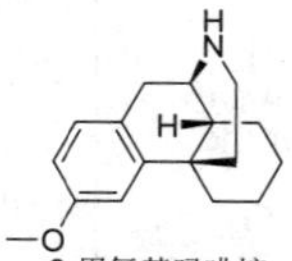 3-甲氧基吗啡烷 3-Methoxymorphinane
7-甲氧基青风藤定碱 7-Methoxysinomendine $C_{21}H_{21}NO_4$ Exact Mass: 351.15	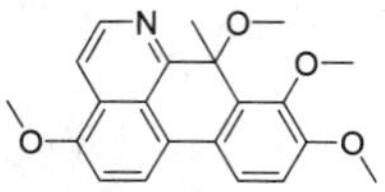 7-甲氧基青风藤定碱 7-Methoxysinomendine	十六烷酸甲酯 Methyl hexadecanate $C_{17}H_{34}O_2$ Exact Mass: 270.26	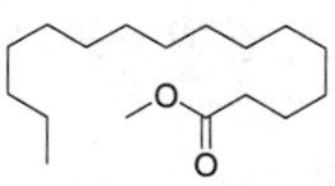 十六烷酸甲酯 Methyl hexadecanate
白兰花碱 Michelalbine $C_{17}H_{15}NO_3$ Exact Mass: 281.11	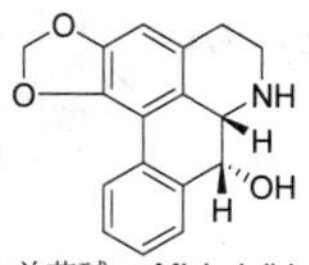 白兰花碱 Michelalbine	6,9-二烯十八烷酸甲酯 6,9-Octadecadienoic acid methyl water $C_{19}H_{34}O_2$ Exact Mass: 294.26	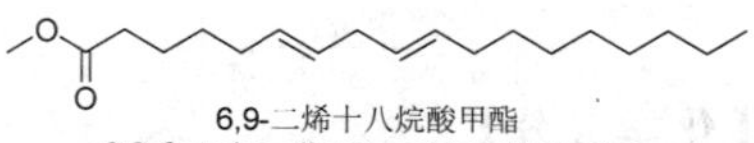 6,9-二烯十八烷酸甲酯 6,9-Octadecadienoic acid methyl water
四氢表小檗碱 Sinactine $C_{20}H_{21}NO_4$ Exact Mass: 339.15	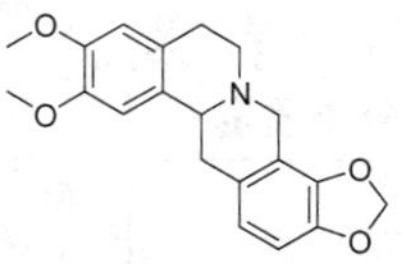 四氢表小檗碱 Sinactine	青风藤碱 Sinoacutine $C_{19}H_{21}NO_4$ Exact Mass: 327.15	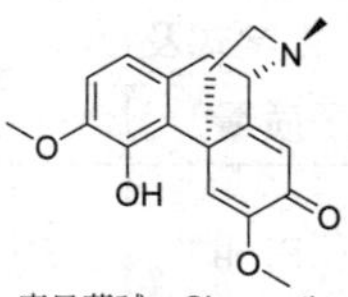 青风藤碱 Sinoacutine
青风藤定碱 Sinomendine $C_{20}H_{19}NO_4$ Exact Mass: 337.13	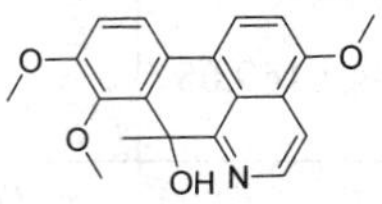 青风藤定碱 Sinomendine	青藤碱 Sinomenine $C_{19}H_{23}NO_4$ Exact Mass: 329.16	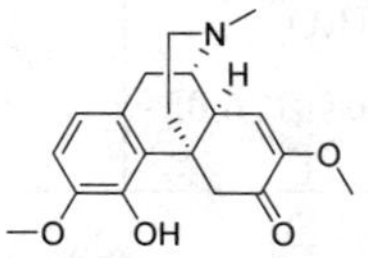 青藤碱 Sinomenine

续表

中英文名、化学式及相对分子质量	结构图	中英文名、化学式及相对分子质量	结构图
β-谷甾醇 *β*-Sitosterol $C_{29}H_{50}O$ Exact Mass: 414.39	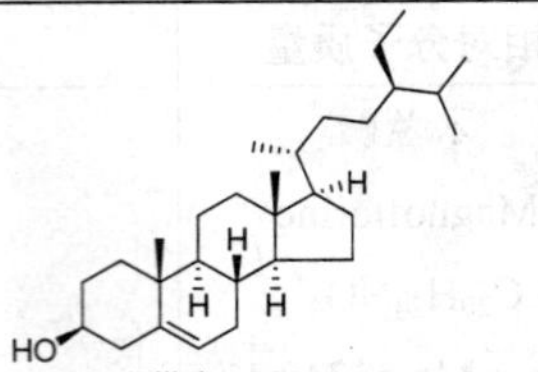 *β*-谷甾醇 *β*-Sitosterol	光千金藤碱 Stepharine $C_{18}H_{19}NO_3$ Exact Mass: 297.14	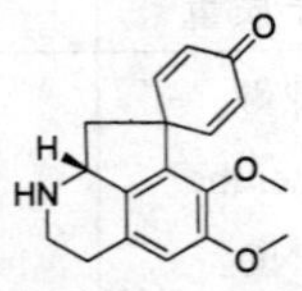 光千金藤碱 Stepharine
豆甾醇 Stigmasterol $C_{29}H_{50}O$ Exact Mass: 414.39	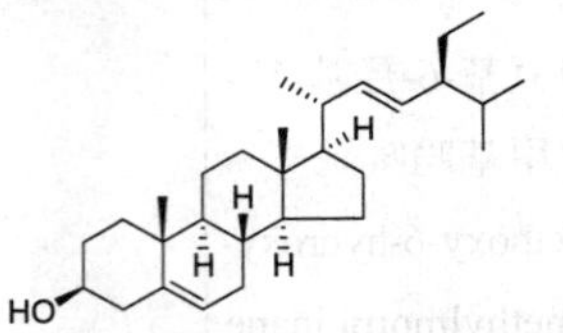 豆甾醇 Stigmasterol	*dl*-紫丁香树脂酚 *dl*-Syringaresinol $C_{22}H_{26}O_8$ Exact Mass: 418.16	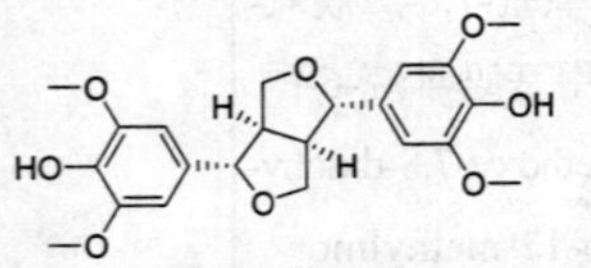 *dl*-紫丁香树脂酚 *dl*-Syringaresinol
Syringaresinolmono-*β*-D-glucoside $C_{30}H_{40}O_{12}$ Exact Mass: 592.25	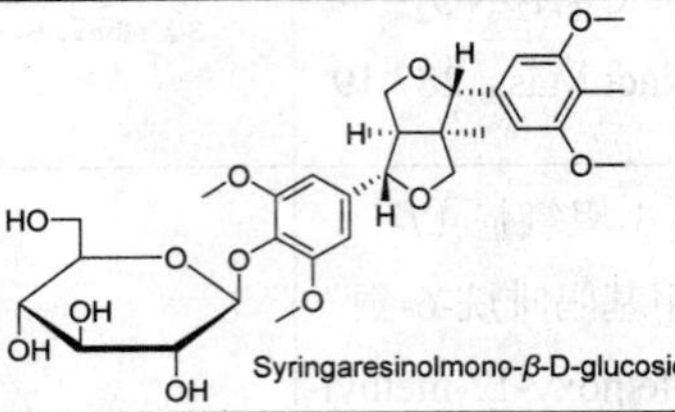 Syringaresinolmono-*β*-D-glucoside	土藤碱 Tuduranine $C_{18}H_{19}NO_3$ Exact Mass: 297.14	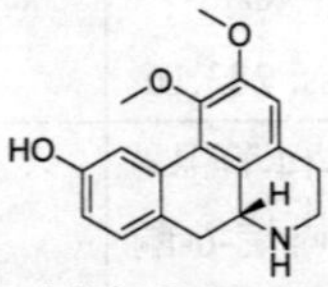 土藤碱 Tuduranine
Aquilegiolide $C_8H_8O_3$ Exact Mass: 152.05	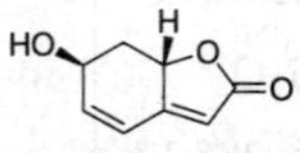 Aquilegiolide	*N*-Demethyl-*N*-formyl-dehydronuciferine $C_{19}H_{17}NO_3$ Exact Mass: 307.12	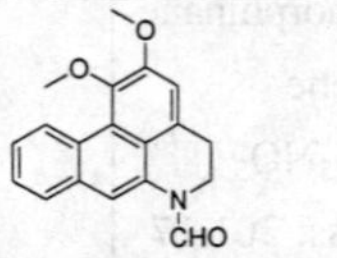 *N*-Demethyl-*N*-formyl-dehydronuciferine
千金藤宁 Stepharanine $C_{19}H_{18}NO_4^+$ Exact Mass: 324.12	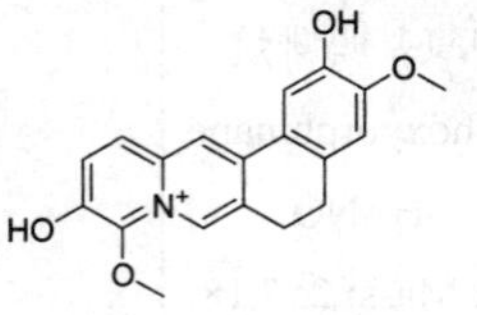 千金藤宁 Stepharanine		

除以上化学成分外，青花藤还含有乙基青藤碱等。

青叶胆

Qingyedan

SWERTIAE MILEENSIS HERBA

【化学成分】

表 1-8-2 青叶胆主要化学成分[6~8]

中英文名、化学式及相对分子质量	结构图	中英文名、化学式及相对分子质量	结构图
红白金花内酯 Erythrocentaurin $C_{10}H_8O_3$ Exact Mass: 176.05	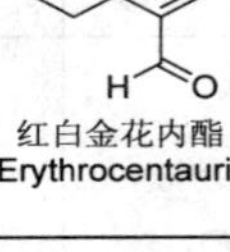 红白金花内酯 Erythrocentaurin	次龙胆碱 Gentianadine $C_8H_7NO_2$ Exact Mass: 149.05	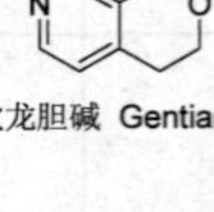 次龙胆碱 Gentianadine

续表

中英文名、化学式及相对分子质量	结构图	中英文名、化学式及相对分子质量	结构图
1,5-二羟基-2,3-二甲氧基𠮿酮 1,5-Dihydrxy-2,3-dimethoxyxanthone $C_{15}H_{12}O_6$ Exact Mass: 288.06	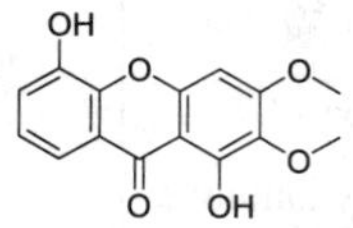 1,5-二羟基-2,3-二甲氧基𠮿酮 1,5-Dihydrxy-2,3-dimethoxyxanthone	1,8-二羟基-3,5-二甲氧基𠮿酮 1,8-Dihydrxy-3,5-dimethoxyxanthone $C_{15}H_{12}O_6$ Exact Mass: 288.06	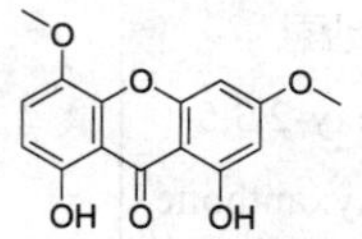 1,8-二羟基-3,5-二甲氧基𠮿酮 1,8-Dihydrxy-3,5-dimethoxyxanthon
1,8-二羟基-3,7-二甲氧基𠮿酮 1,8-Dihydrxy-3,7-dimethoxyxanthone $C_{15}H_{12}O_6$ Exact Mass: 288.06	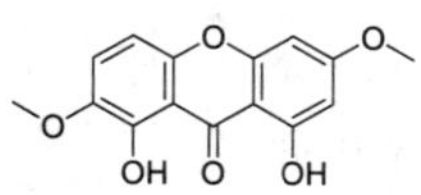 1,8-二羟基-3,7-二甲氧基𠮿酮 1,8-Dihydrxy-3,7-dimethoxyxanthone	1,5-二羟基-2,3,4,7-四甲氧基𠮿酮 1,5-Dihydrxy-2,3,4,7-tetramethoxyxanthone $C_{17}H_{16}O_8$ Exact Mass: 348.08	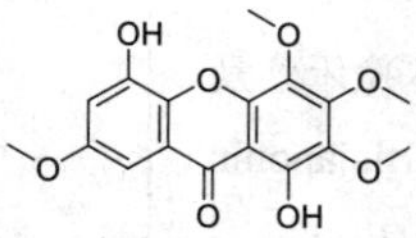 1,5-二羟基-2,3,4,7-四甲氧基𠮿酮 1,5-Dihydrxy-2,3,4,7-tetramethoxyxanthone
1,5-二羟基-2,3,7-三甲氧基𠮿酮 1,5-Dihydrxy-2,3,7-trimethoxyxanthone $C_{16}H_{14}O_7$ Exact Mass: 318.07	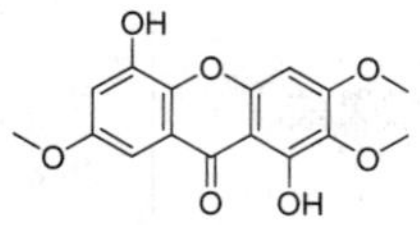 1,5-二羟基-2,3,7-三甲氧基𠮿酮 1,5-Dihydrxy-2,3,7-trimethoxyxanthone	1,8-二羟基-2,3,6-三甲氧基𠮿酮 1,8-Dihydrxy-2,3,6-trimethoxyxanthone $C_{16}H_{14}O_7$ Exact Mass: 318.07	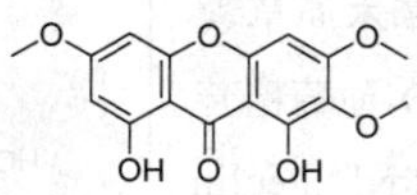 1,8-二羟基-2,3,6-三甲氧基𠮿酮 1,8-Dihydrxy-2,3,6-trimethoxyxanthone
龙胆宁碱 Gentianine $C_{10}H_9NO_2$ Exact Mass: 175.06	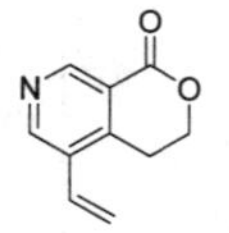 龙胆宁碱 Gentianine	龙胆黄碱 Gentioflavine $C_{10}H_{11}NO_3$ Exact Mass: 193.07	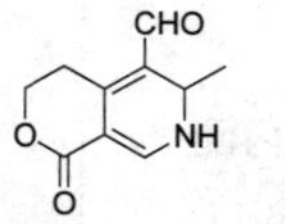 龙胆黄碱 Gentioflavine
1-羟基-2,3,4,5-四甲氧基𠮿酮 1-Hydroxy-2,3,4,5-tetramethoxyxanthone $C_{17}H_{16}O_7$ Exact Mass: 332.09	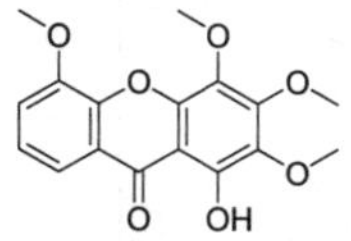 1-羟基-2,3,4,5-四甲氧基𠮿酮 1-Hydroxy-2,3,4,5-tetramethoxyxanthone	1-羟基-2,3,4,6-四甲氧基𠮿酮 1-Hydroxy-2,3,4,6-tetramethoxyxanthone $C_{17}H_{16}O_7$ Exact Mass: 332.09	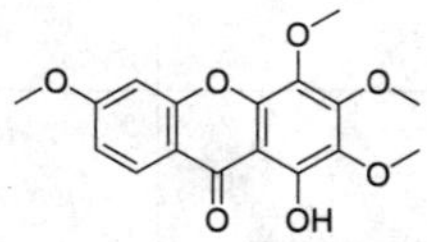 1-羟基-2,3,4,6-四甲氧基𠮿酮 1-Hydroxy-2,3,4,6-tetramethoxyxanthone
1-羟基-2,3,4,7-四甲氧基𠮿酮 1-Hydroxy-2,3,4,7-tetramethoxyxanthone $C_{17}H_{16}O_7$ Exact Mass: 332.09	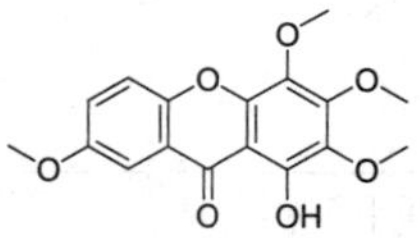 1-羟基-2,3,4,7-四甲氧基𠮿酮 1-Hydroxy-2,3,4,7-tetramethoxyxanthone	1-羟基-2,3,5,7-四甲氧基𠮿酮 1-Hydroxy-2,3,5,7-tetramethoxyxanthone $C_{17}H_{16}O_7$ Exact Mass: 332.09	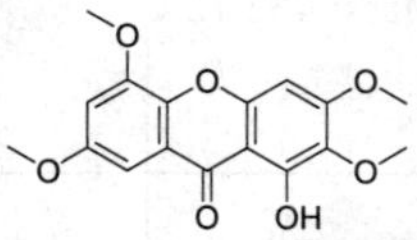 1-羟基-2,3,5,7-四甲氧基𠮿酮 1-Hydroxy-2,3,5,7-tetramethoxyxanthone
1-羟基-2,3,6,8-四甲氧基𠮿酮 1-Hydroxy-2,3,6,8-tetramethoxyxanthone $C_{17}H_{16}O_7$ Exact Mass: 332.09	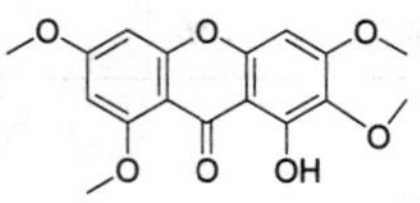 1-羟基-2,3,6,8-四甲氧基𠮿酮 1-Hydroxy-2,3,6,8-tetramethoxyxanthone	1-羟基-2,3,7-三甲氧基𠮿酮 1-Hydroxy-2,3,7-trimethoxyxanthone $C_{16}H_{14}O_6$ Exact Mass: 302.08	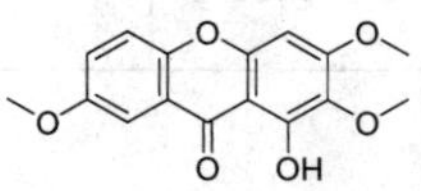 1-羟基-2,3,7-三甲氧基𠮿酮 1-Hydroxy-2,3,7-trimethoxyxanthone

续表

中英文名、化学式及相对分子质量	结构图	中英文名、化学式及相对分子质量	结构图
1-羟基-2,3,5-三甲氧基䓬酮 1-Hydroxy-2,3,5-trimethoxyxanthone $C_{16}H_{14}O_6$ Exact Mass: 302.08	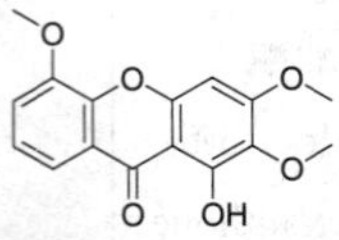 1-羟基-2,3,5-三甲氧基䓬酮 1-Hydroxy-2,3,5-trimetxyxanthone	1-羟基-3,7,8-三甲氧基䓬酮 1-Hydroxy-3,7,8-trimethoxyxanthone $C_{16}H_{14}O_6$ Exact Mass: 302.08	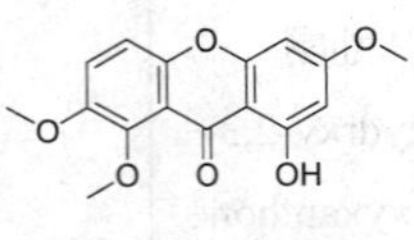 1-羟基-3,7,8-三甲氧基䓬酮 1-Hydroxy-3,7,8-trimethoxyxanthon
异日本獐牙菜素 Isoswertiajaponin $C_{22}H_{22}O_{11}$ Exact Mass: 476.13	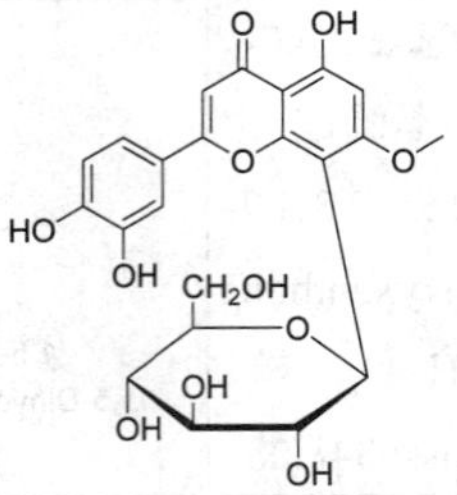 异日本獐牙菜素 Isoswertiajaponin	异当药黄素 Isoswertisin $C_{22}H_{22}O_{10}$ Exact Mass: 460.14	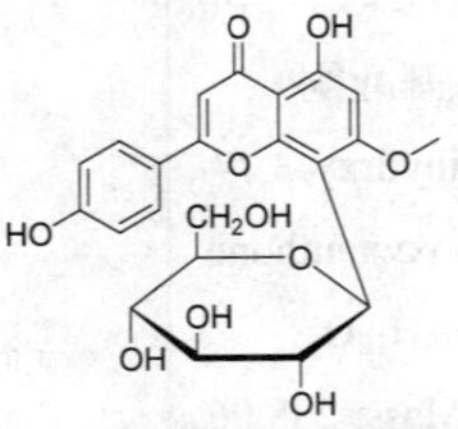 异当药黄素 Isoswertisin
7-*O*-甲基木犀草素-6-*C*-*β*-D-葡萄糖苷 7-*O*-Methyl luteolin-6-*C*-*β*-D-glucoside $C_{22}H_{24}O_{11}$ Exact Mass: 464.13	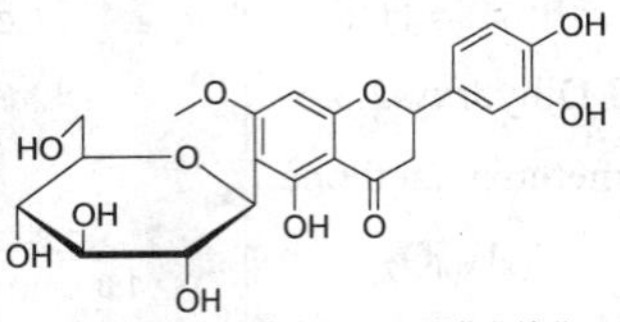 7-*O*-甲基木犀草素-6-*C*-*β*-D-葡萄糖苷 7-*O*-Methyl luteolin-6-*C*-*β*-D-glucoside	齐墩果酸 Oleanolic acid $C_{30}H_{48}O_3$ Exact Mass: 456.36	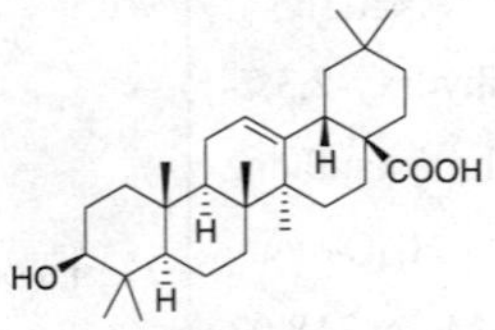 齐墩果酸 Oleanolic acid
青叶胆内酯 Swermirin $C_{10}H_{10}O_4$ Exact Mass: 194.06	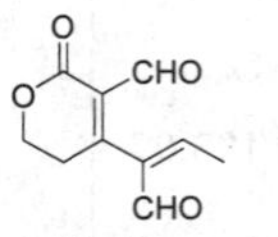 青叶胆内酯 Swermirin	獐牙菜苷 Sweroside $C_{16}H_{22}O_9$ Exact Mass: 358.13	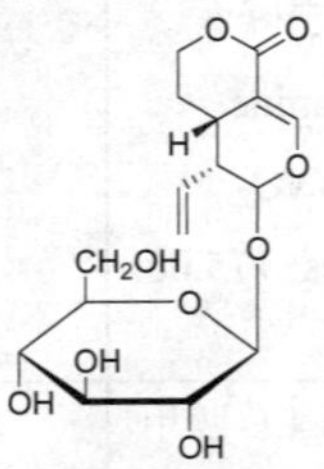 獐牙菜苷 Sweroside
日本獐牙菜素 Swertia japonin $C_{22}H_{22}O_{11}$ Exact Mass: 462.12	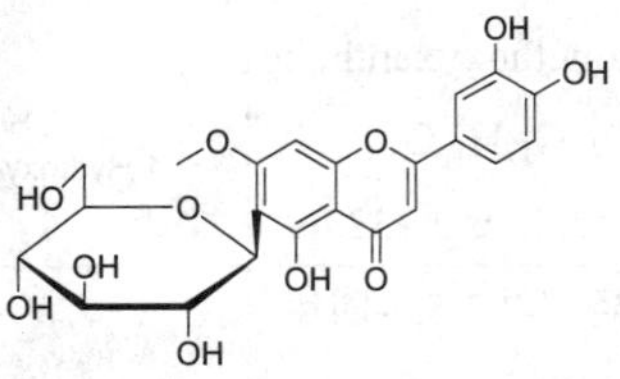 日本獐牙菜素 Swertia japonin	獐牙菜苦苷 Swertiamarin $C_{16}H_{22}O_{10}$ Exact Mass: 374.12	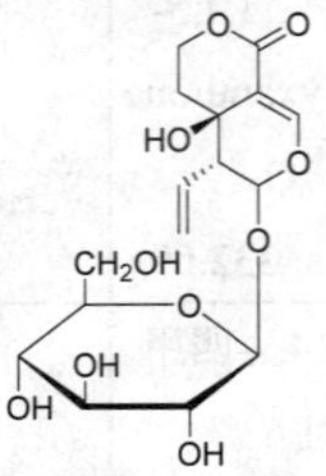 獐牙菜苦苷 Swertiamarin
当药黄素 Swertisin $C_{22}H_{22}O_{10}$ Exact Mass: 446.12	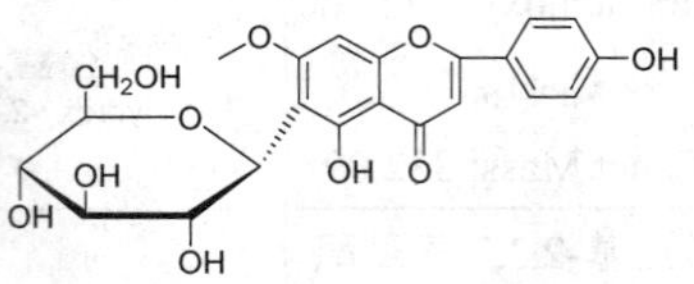 当药黄素 Swertisin	1,2,3,5-四甲氧基䓬酮 1,2,3,5-Tetramethoxy-xanthone $C_{17}H_{16}O_6$ Exact Mass: 316.09	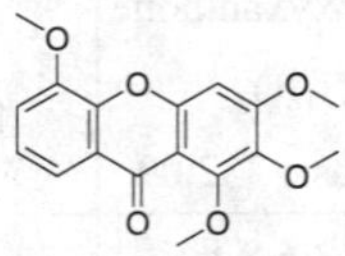 1,2,3,5-四甲氧基䓬酮 1,2,3,5-Tetramethoxyxanthone

青皮

Qingpi

CITRI RETICULATAE PERICARPIUM VIRIDE

【化学成分】

表 1-8-3 青皮主要化学成分[9, 10]

中英文名、化学式及相对分子质量	结构图	中英文名、化学式及相对分子质量	结构图
橙皮苷 Hesperidin $C_{28}H_{34}O_{15}$ Exact Mass: 610.19	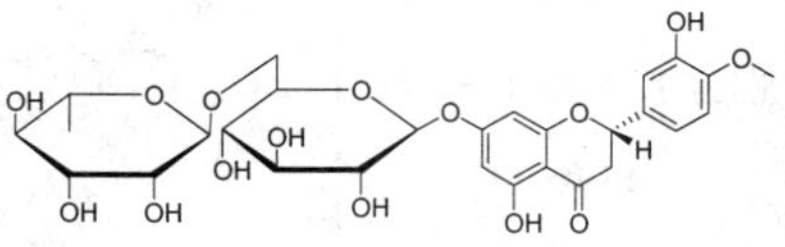 橙皮苷 Hesperidin	新橙皮苷 Neohesperidin $C_{28}H_{34}O_{15}$ Exact Mass: 610.19	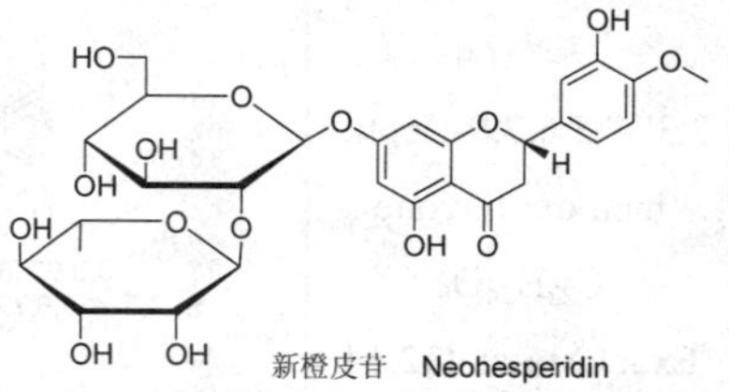 新橙皮苷 Neohesperidin
川陈皮素 Nobiletin $C_{21}H_{22}O_8$ Exact Mass: 402.13	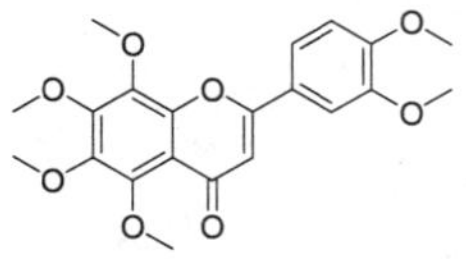 川陈皮素 Nobiletin	柚皮苷 Naringin $C_{27}H_{32}O_{14}$ Exact Mass: 580.18	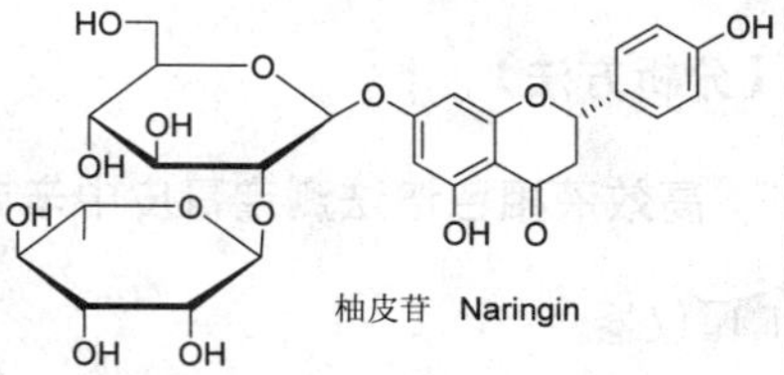 柚皮苷 Naringin
柚皮芸香苷 Narirutin $C_{27}H_{32}O_{14}$ Exact Mass: 580.18	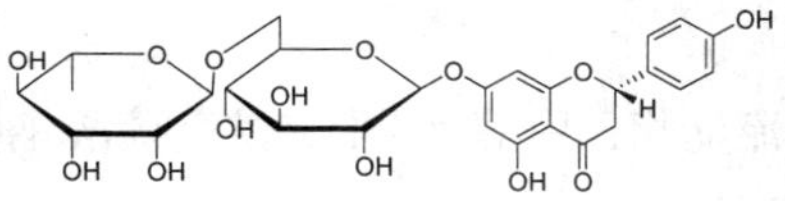 柚皮芸香苷 Narirutin	辛弗林 Synephrine $C_9H_{13}NO_2$ Exact Mass: 167.09	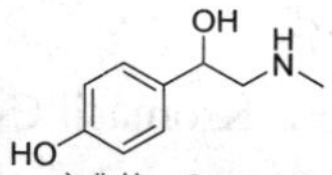 辛弗林 Synephrine
5,6,7,3',4'-五甲氧基黄酮 Sinensetin $C_{20}H_{20}O_7$ Exact Mass: 372.12	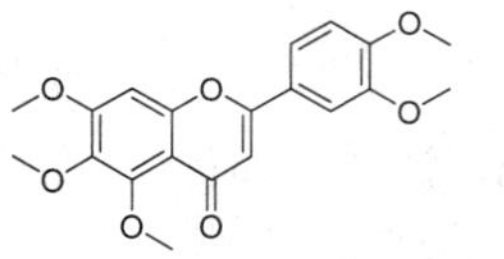 5,6,7,3',4'-五甲氧基黄酮 Sinensetin	7-羟基-3,5,6,3',4'-五甲氧基黄酮 7-Hydroxy-3,5,6,3',4'-pentamethoxyflavone $C_{20}H_{20}O_8$ Exact Mass: 388.12	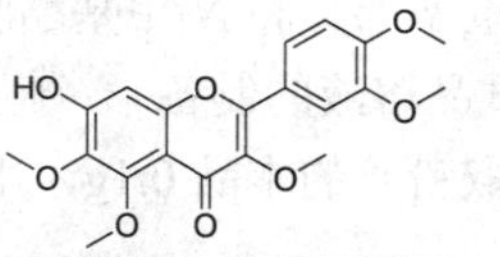 7-羟基-3,5,6,3',4'-五甲氧基黄酮 7-Hydroxy-3,5,6,3',4'-pentamethoxyflavone
5-羟基-6,7,8,3',4'-五甲氧基黄酮 5-Hydroxy-3',4',6,7,8-pentamethoxyflavone $C_{20}H_{20}O_8$ Exact Mass: 388.12	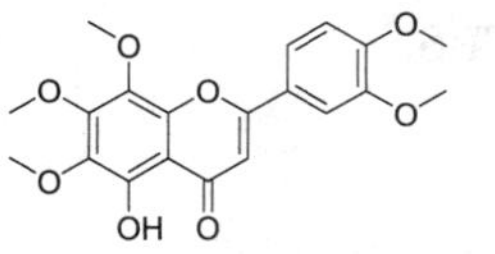 5-羟基-6,7,8,3',4'-五甲氧基黄酮 5-Hydroxy-3',4',6,7,8-pentamethoxyflavone	5,6,7,8,3',4'-五甲氧基黄酮 5,6,7,8,3',4'-Hexamethoxyflavone $C_{21}H_{22}O_8$ Exact Mass: 402.13	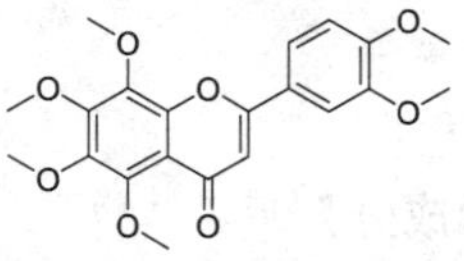 5,6,7,8,3',4'-五甲氧基黄酮 5,6,7,8,3',4'-Hexamethoxyflavone
5,6,7,8,4'-五甲氧基黄酮 Tangeretin $C_{20}H_{20}O_7$ Exact Mass: 372.12	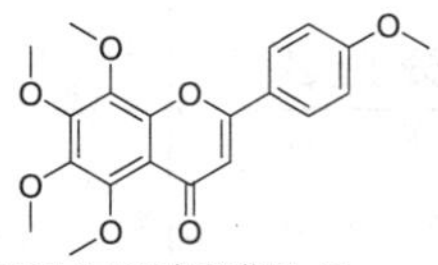 5,6,7,8,4'-五甲氧基黄酮 Tangeretin	5,7,8,4'-四甲氧基黄酮 4',5,7,8-Tetramethoxyflavone $C_{19}H_{18}O_6$ Exact Mass: 342.11	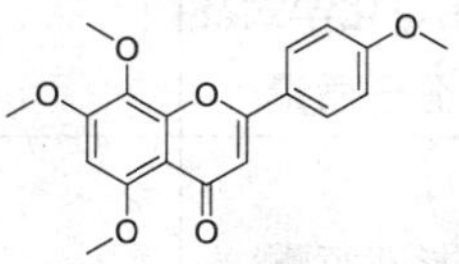 5,7,8,4'-四甲氧基黄酮 4',5,7,8-Tetramethoxyflavone

续表

中英文名、化学式及相对分子质量	结构图	中英文名、化学式及相对分子质量	结构图
7-羟基-3,5,6,8,3',4'-六甲氧基黄酮 7-Hydroxy-3,5,6,8,3',4'-hexamethoxyflavone $C_{21}H_{22}O_9$ Exact Mass: 418.13	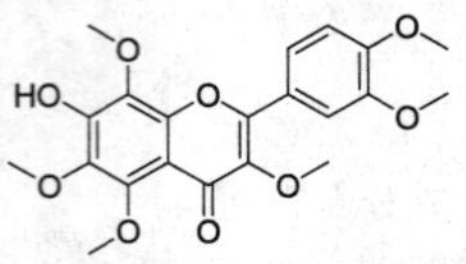 7-羟基-3,5,6,8,3',4'-六甲氧基黄酮 7-Hydroxy-3,5,6,8,3',4'-hexamethoxyflavone	5,6,7,4'-四甲氧基黄酮 4',5,6,7-Tetramethoxy-flavone $C_{19}H_{18}O_6$ Exact Mass: 342.11	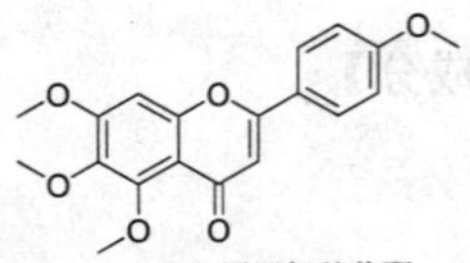 5,6,7,4'-四甲氧基黄酮 4',5,6,7-Tetramethoxyflavone
3,5,6,7,8,3',4'-七甲氧基黄酮 3,3',4',5,6,7,8-Hepta-methoxyflavone $C_{22}H_{24}O_9$ Exact Mass: 432.14	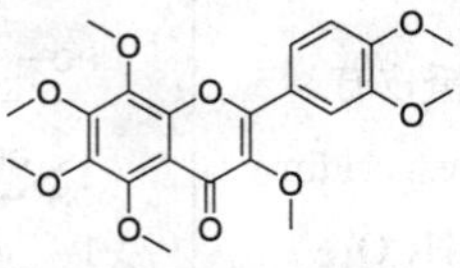 3,5,6,7,8,3',4'-七甲氧基黄酮 3,3',4',5,6,7,8-Heptamethoxyflavone	5,7,8,3',4'-五甲氧基黄酮 5,7,8,3',4'-Pentametho-xyflavone $C_{20}H_{20}O_7$ Exact Mass: 372.12	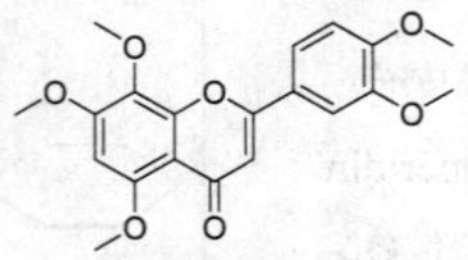 5,7,8,3',4'-五甲氧基黄酮 5,7,8,3',4'-Pentamethoxyflavone

【分析方法】

1　高效液相色谱法测定青皮中辛弗林和 *N*-甲基酪胺的含量[10]

1.1　仪器

Waters 600 型高效液相色谱仪。

1.2　色谱条件

色谱柱：Kromasil C_{18} 柱(250mm×4.6mm，5μm)；流动相：甲醇-水-十二烷基硫酸钠(55∶45∶0.1)；柱温 40℃；流速 1.0mL/min；检测波长 275nm；分析时间 27min。

1.3　对照品溶液的制备

称取辛弗林和 *N*-甲基酪胺对照品，用适量甲醇溶解。

1.4　供试品溶液的制备

称取粉碎的本品 0.1g，用 30%甲醇 25mL 超声提取 30min，滤过，即得。

青果
Qingguo
CANARII FRUCTUS

【化学成分】

表 1-8-4　青果主要化学成分[11~15]

中英文名、化学式及相对分子质量	结构图	中英文名、化学式及相对分子质量	结构图
穗花杉双黄酮 Amentoflavone $C_{30}H_{18}O_{10}$ Exact Mass: 538.09	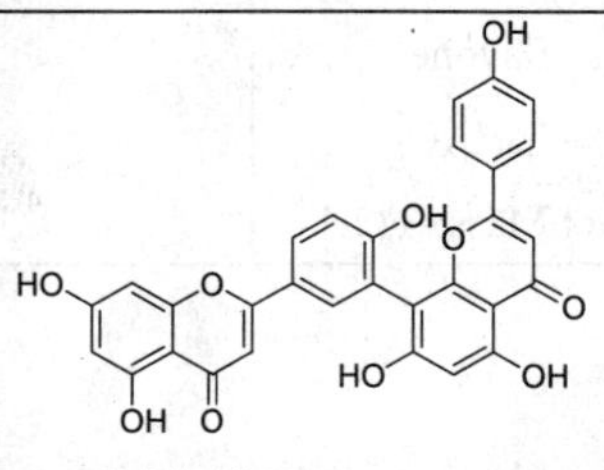 穗花杉双黄酮　Amentoflavone	*α*-香树脂醇 *α*-Amyrin $C_{30}H_{50}O$ Exact Mass: 426.39	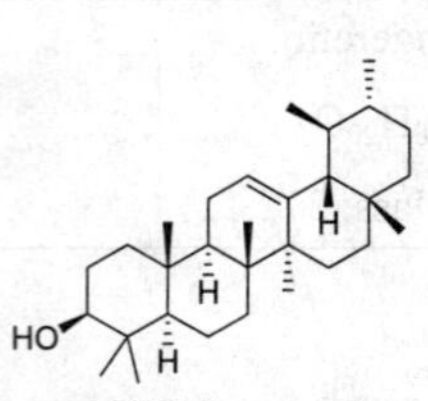 α-香树脂醇　α-Amyrin

续表

中英文名、化学式及相对分子质量	结构图	中英文名、化学式及相对分子质量	结构图
β-香树脂醇 *β*-Amyrin $C_{30}H_{50}O$ Exact Mass: 426.39	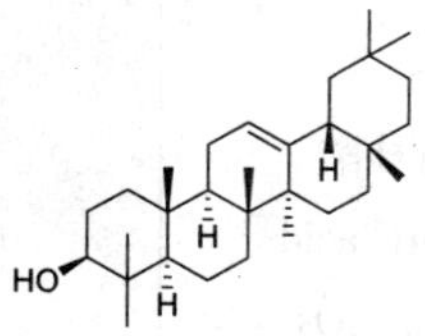 *β*-香树脂醇 *β*-Amyrin	3-表-*α*-香树脂醇 3-*epi*-*α*-Amyrin $C_{30}H_{50}O$ Exact Mass: 426.39	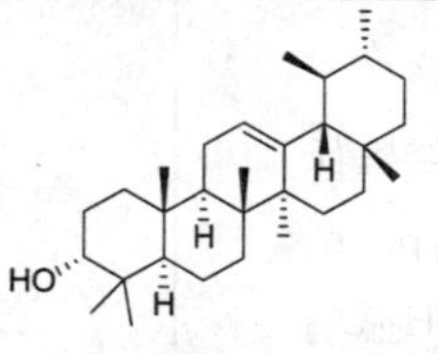 3-表-*α*-香树脂醇 3-*epi*-*α*-Amyrin
3-表-*β*-香树脂醇 3-*epi*-*β*-Amyrin $C_{30}H_{50}O$ Exact Mass: 426.39	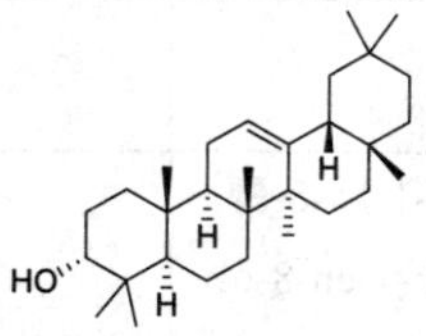 3-表-*β*-香树脂醇 3-*epi*-*β*-Amyrin	短叶苏木酚(云实素) Brevifolin $C_{12}H_{8}O_{6}$ Exact Mass: 248.03	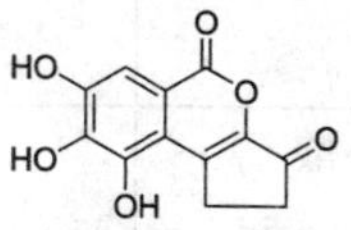 短叶苏木酚 (云实素) Brevifolin
反-石竹烯 *trans*-Caryophyllene $C_{15}H_{24}$ Exact Mass: 204.19	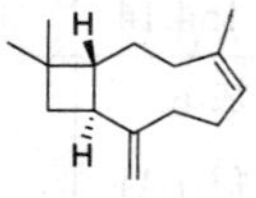 反-石竹烯 *trans*-Caryophyllene	石竹烯氧化物 Caryophyllene oxide $C_{15}H_{24}O$ Exact Mass: 220.18	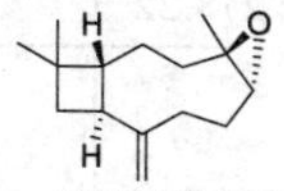 石竹烯氧化物 Caryophyllene oxide
α-古巴烯 *α*-Copaene $C_{16}H_{26}$ Exact Mass: 218.20	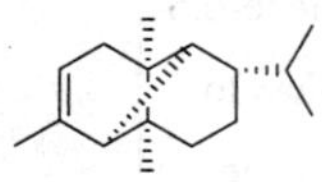 *α*-古巴烯 *α*-Copaene	并没食子酸 Ellagic acid $C_{14}H_{6}O_{8}$ Exact Mass: 302.01	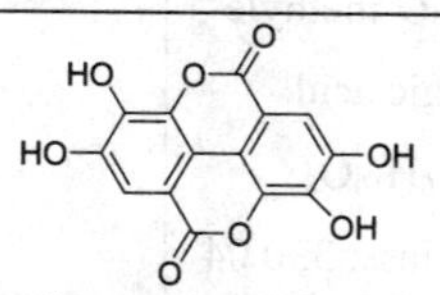 并没食子酸 Ellagic acid
癸酸 Decanoic acid $C_{10}H_{20}O_{2}$ Exact Mass: 172.15	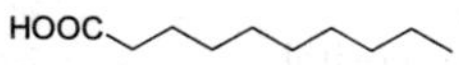 癸酸 Decanoic acid	(*E*)-3,3'-二羟基-4,4-二甲氧基芪 (*E*)-3,3'-Dihydroxy-4,4-dimethoxystilbene $C_{16}H_{16}O_{4}$ Exact Mass: 272.10	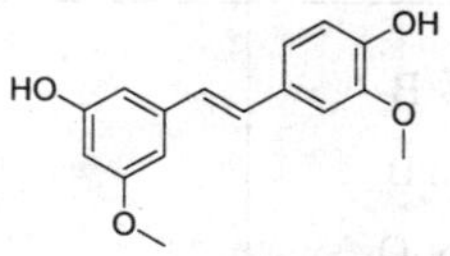 (*E*)-3,3'-二羟基-4,4-二甲氧基芪 (*E*)-3,3'-Dihydroxy-4,4-dimethoxystilbene
熊果-12-烯-3*β*,16*β*-二醇 Urs-12-ene-3*β*,16*β*-diol $C_{30}H_{50}O_{2}$ Exact Mass: 442.38	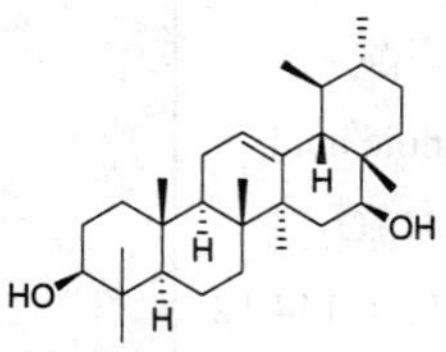 熊果-12-烯-3*β*,16*β*-二醇 Urs-12-ene-3*β*,16*β*-diol	熊果-12-烯-3*α*,16*β*-二醇 Urs-12-ene-3*α*,16*β*-diol $C_{30}H_{50}O_{2}$ Exact Mass: 442.38	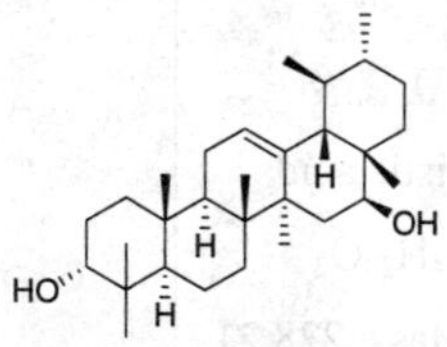 熊果-12-烯-3*α*,16*β*-二醇 Urs-12-ene-3*α*,16*β*-diol
齐墩果-12-烯-3*α*,16*β*-二醇 Olean-12-ene-3*α*,16*β*-diol $C_{30}H_{50}O_{2}$ Exact Mass: 442.38	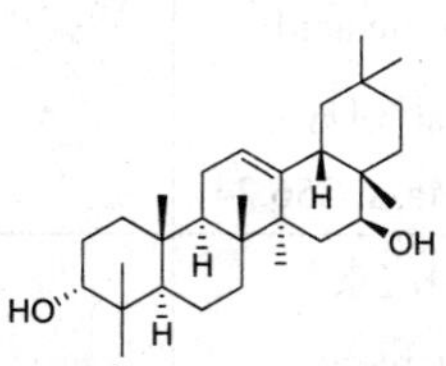 齐墩果-12-烯-3*α*,16*β*-二醇 Olean-12-ene-3*α*,16*β*-diol	没食子酸乙酯 Ethyl gallate $C_{9}H_{10}O_{5}$ Exact Mass: 198.05	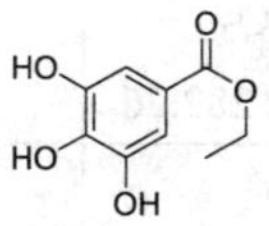 没食子酸乙酯 Ethyl gallate
没食子酸 Gallic acid $C_{7}H_{6}O_{5}$ Exact Mass: 170.02	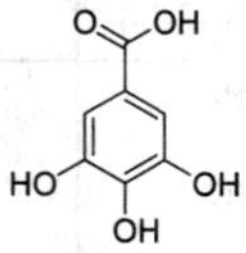 没食子酸 Gallic acid	已酸 Hexanoic acid $C_{6}H_{12}O_{2}$ Exact Mass: 116.08	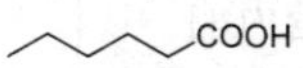 已酸 Hexanoic acid

续表

中英文名、化学式及相对分子质量	结构图	中英文名、化学式及相对分子质量	结构图
金丝桃苷 Hyperin $C_{21}H_{20}O_{12}$ Exact Mass: 464.10	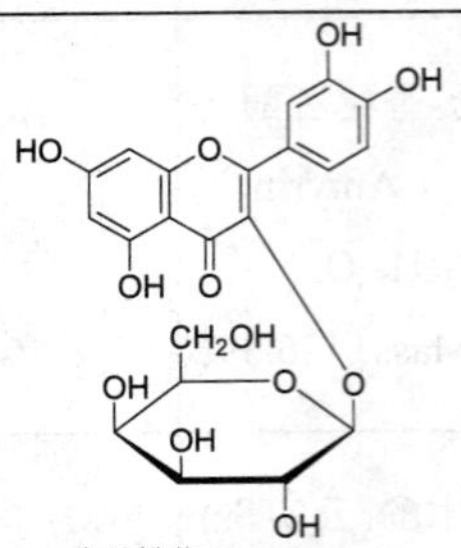 金丝桃苷 Hyperin	月桂酸 Lauric acid $C_{12}H_{24}O_2$ Exact Mass: 200.18	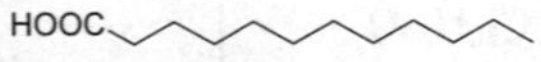 月桂酸　Lauric acid
亚麻酸 Linoleic acid $C_{18}H_{30}O_2$ Exact Mass: 278.22	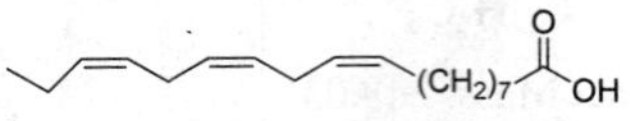 亚麻酸　Linolenic acid	对薄荷-1-烯-8-醇 *p*-Menth-1-en-8-ol $C_{10}H_{18}O$ Exact Mass: 154.14	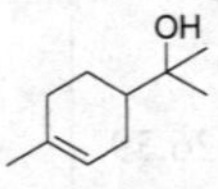 对薄荷-1-烯-8-醇 *p*-Menth-1-en-8-ol
3,3'-二甲氧基鞣花酸 3,3'-Di-*O*-methyle-llagic acid $C_{16}H_{10}O_8$ Exact Mass: 330.04	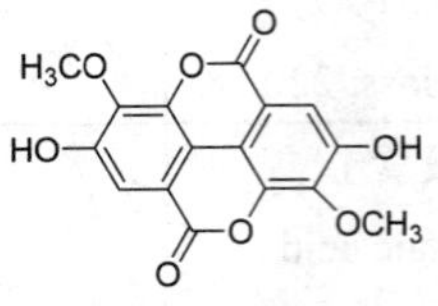 3,3'-二甲氧基鞣花酸 3,3'-Di-*O*-methylellagic acid	(±)-2-亚甲基-6,6-二甲基-二环[3.1.1]-庚烷 (±)-2-Methylene-6,6-dimethyl-bicyclo[3.1.1]-heptane $C_{10}H_{16}$ Exact Mass: 136.13	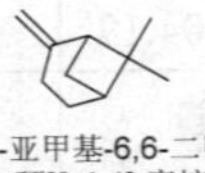 (±)-2-亚甲基-6,6-二甲基-二环[3.1.1]-庚烷 (±)-2-Methylene-6,6-dimethyl-bicyclo[3.1.1]-heptane
维生素 B_2 Vitamin B_2 $C_{17}H_{20}N_4O_6$ Exact Mass: 376.14	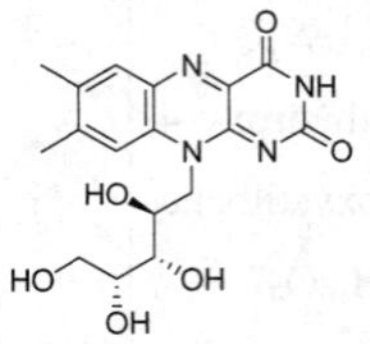 维生素 B_2　Vitamin B_2	肌醇 Myo-inositol $C_6H_{12}O_6$ Exact Mass: 180.06	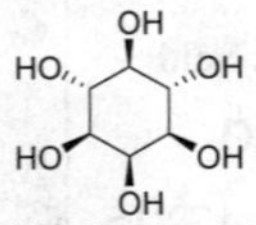 肌醇　Myo-inositol
肉豆蔻酸 Myristic acid $C_{14}H_{28}O_2$ Exact Mass: 228.21	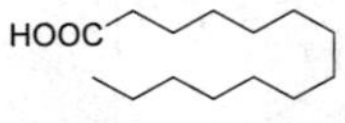 肉豆蔻酸　Myristic acid	辛酸 Octanoic acid $C_8H_{16}O_2$ Exact Mass: 144.12	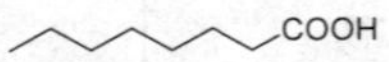 辛酸　Octanoic acid
油酸 Oleic acid $C_{18}H_{34}O_2$ Exact Mass: 282.26	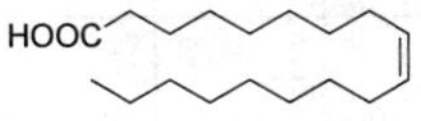 油酸　Oleic acid	棕榈酸 Palmitic acid $C_{16}H_{32}O_2$ Exact Mass: 256.24	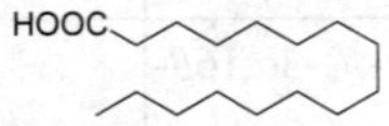 棕榈酸　Palmitic acid
α-蒎烯 *α*-Pinene $C_{10}H_{16}$ Exact Mass: 136.13	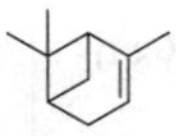 *α*-蒎烯　*α*-Pinene	槲皮素 Quercetin $C_{15}H_{10}O_7$ Exact Mass: 302.04	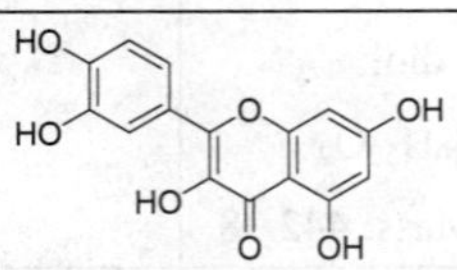 槲皮素　Quercetin
东莨菪内酯 Scopoletin $C_{10}H_8O_4$ Exact Mass: 192.04	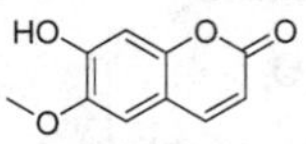 东莨菪内酯　Scopoletin	滨蒿内酯 Scoparone $C_{11}H_{10}O_4$ Exact Mass: 206.06	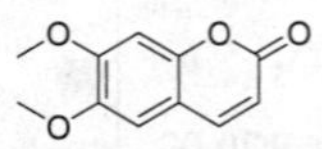 滨蒿内酯　Scoparone

续表

中英文名、化学式及相对分子质量	结构图	中英文名、化学式及相对分子质量	结构图
硬脂酸 Stearic acid $C_{18}H_{36}O_2$ Exact Mass: 284.27	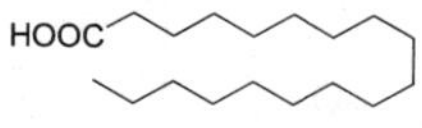 硬脂酸 Stearic acid	*β*-谷甾醇 *β*-Sitosterol $C_{29}H_{50}O$ Exact Mass: 414.39	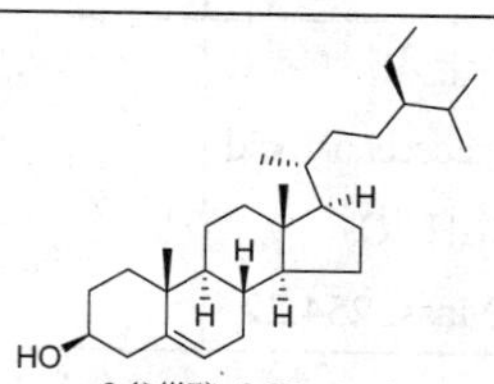 *β*-谷甾醇 *β*-Sitosterol
β-胡萝卜素 *β*-Carotene $C_{40}H_{56}$ Exact Mass: 536.44	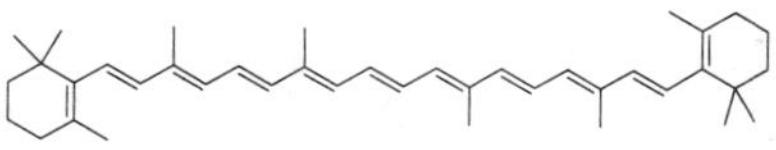 *β*-胡萝卜素 *β*-Carotene	维生素 A Vitamin A $C_{20}H_{30}O$ Exact Mass: 286.23	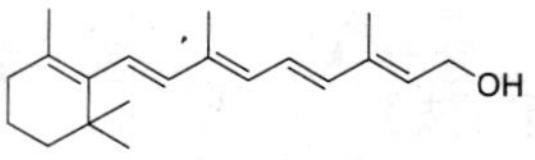 维生素 A Vitamin A
维生素 B_5 Vitamin B_5 $C_9H_{17}NO_5$ Exact Mass: 219.11	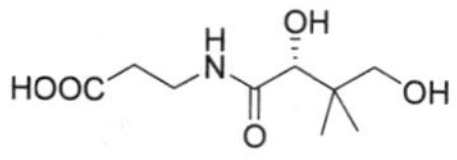 维生素 B_5 Vitamin B_5	维生素 B_1 Vitamin B_1 $C_{12}H_{17}ClN_4OS$ Exact Mass: 300.08	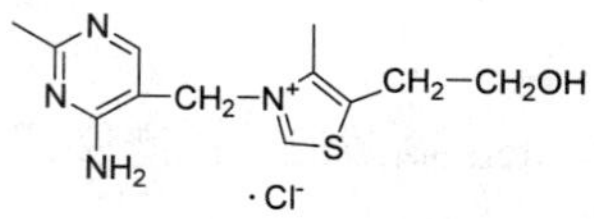 维生素 B_1 Vitamin B_1
维生素 C Vitamin C $C_6H_8O_6$ Exact Mass: 176.03	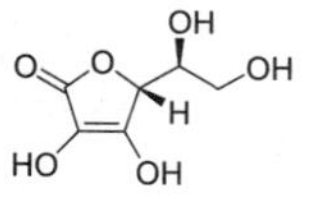 维生素 C Vitamin C	并没食子酸 (逆没食子酸) Ellagic acid $C_{14}H_6O_8$ Exact Mass: 302.01	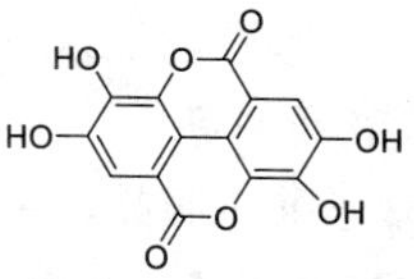 并没食子酸(逆没食子酸) Ellagic acid
大根香叶烯 A Germacrene A $C_{15}H_{24}$ Exact Mass: 204.19	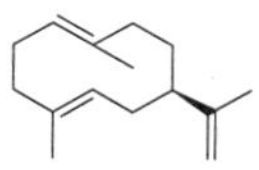 大根香叶烯 A Germacrene A	大根香叶烯 D Germacrene D $C_{15}H_{24}$ Exact Mass: 204.19	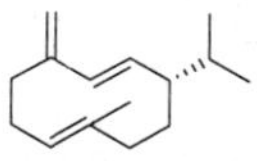 大根香叶烯 D Germacrene D
桧烯 Sabinene $C_{10}H_{16}$ Exact Mass: 136.13	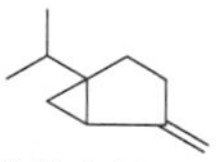 桧烯 Sabinene	*α*-葎草烯 *α*-Humulene $C_{15}H_{24}$ Exact Mass: 204.19	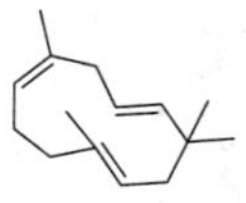 *α*-葎草烯 *α*-Humulene
杜松烯 Cadinene $C_{15}H_{28}$ Exact Mass: 208.22	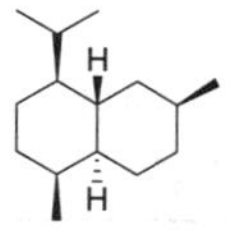 杜松烯 Cadinene	香橙烯 Aromadendrene $C_{15}H_{24}$ Exact Mass: 204.19	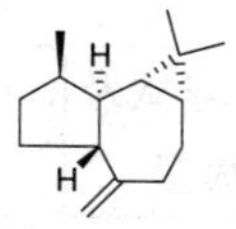 香橙烯 Aromadendrene
α-芷香酮 *α*-Ionone $C_{13}H_{20}O$ Exact Mass: 192.15	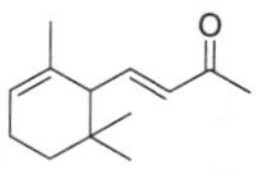 *α*-芷香酮 *α*-Ionone	十六烷酸 Hexadecanoic acid $C_{16}H_{32}O_2$ Exact Mass: 256.24	$HOOC—(CH_2)_{14}—CH_3$ 十六烷酸 Hexadecanoic acid
十六烷 Hexadecane $C_{16}H_{34}$ Exact Mass: 226.27	$H_3C—(CH_2)_{14}—CH_3$ 十六烷 Hexadecane	十二烷酸 Dodecanoic acid $C_{12}H_{24}O_2$ Exact Mass: 200.18	$HOOC—(CH_2)_{10}—CH_3$ 十二烷酸 Dodecanoic acid
6-十八碳烯酸 6-Octadecenoic acid $C_{18}H_{34}O_2$ Exact Mass: 282.26	$H_3C-(CH_2)_{10}-CH=CH-(CH_2)_4-COOH$ 6-十八碳烯酸 6-Octadecenoic acid	豆蔻酸 Myristic acid $C_{14}H_{28}O_2$ Exact Mass: 228.21	$HOOC—(CH_2)_{12}—CH_3$ 豆蔻酸 Myristic acid

续表

中英文名、化学式及相对分子质量	结构图	中英文名、化学式及相对分子质量	结构图
Z-11-十六烯酸 *Z*-11-Hexadecenoic acid $C_{16}H_{30}O_2$ Exact Mass: 254.22	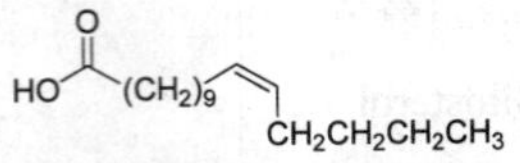 *Z*-11-十六烯酸 *Z*-11-Hexadecenoic acid	喇叭茶醇 Ledol $C_{15}H_{26}O$ Exact Mass: 222.20	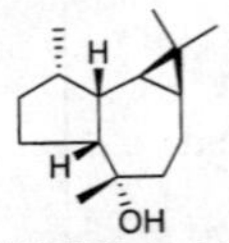 喇叭茶醇 Ledol

除以上化学成分外，青果还含有4,5-去氢诃子裂酸三乙酯等。

【分析方法】

1. 高效液相色谱法测定青果中没食子酸的含量[16]

1.1 仪器

Waters 高效液相色谱仪。

1.2 色谱条件

色谱柱：ALLTMA C_{18}柱(250mm×4.6mm，5μm)；流动相：甲醇-0.5%冰醋酸(15∶85)；柱温27℃；流速1.0mL/min；检测波长271nm；分析时间7min。

1.3 对照品溶液的制备

称取没食子酸对照品，用适量甲醇溶解。

1.4 供试品溶液的制备

称取粉碎的青果2g，用20mL甲醇超声提取两次，每次20min，合并提取液，定容至50mL，滤过，即得。

青葙子

Qingxiangzi

CELOSIAE SEMEN

【化学成分】

表1-8-5 青葙子主要化学成分[17~20]

中英文名、化学式及相对分子质量	结构图	中英文名、化学式及相对分子质量	结构图
青葙苷C Celosin C $C_{42}H_{66}O_{13}$ Exact Mass: 778.45	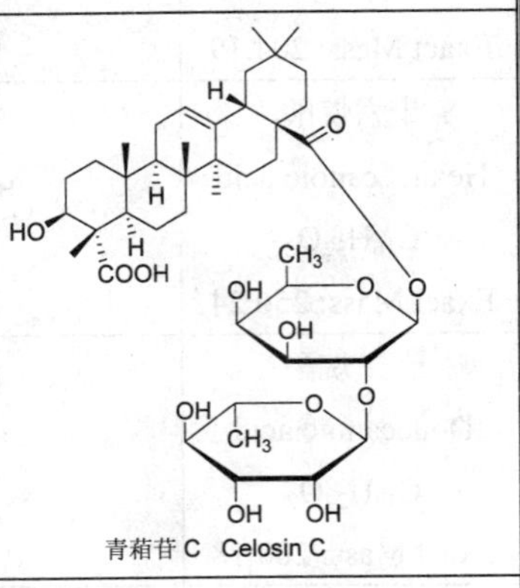 青葙苷C Celosin C	青葙苷D Celosin D $C_{48}H_{76}O_{18}$ Exact Mass: 940.50	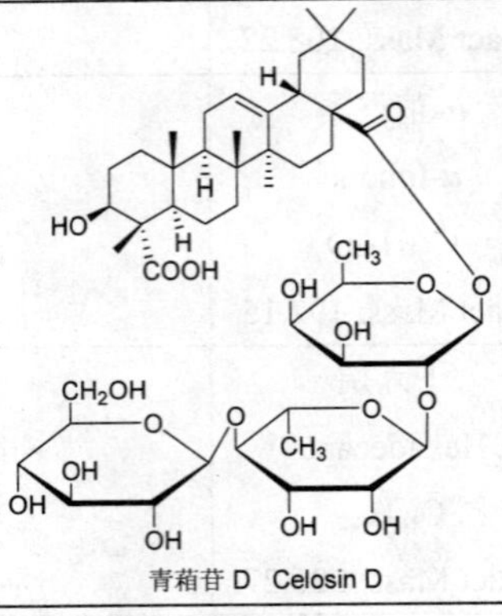 青葙苷D Celosin D
亚麻酸 Linolenic acid $C_{18}H_{30}O_2$ Exact Mass: 278.22	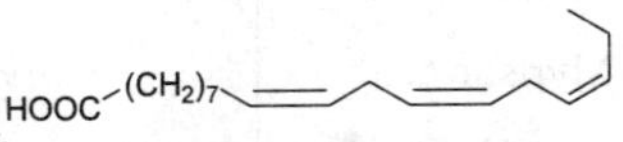 亚麻酸 Linolenic acid	硬脂酸 Stearic acid $C_{18}H_{36}O_2$ Exact Mass: 284.27	$HOOC—(CH_2)_{16}—CH_3$ 硬脂酸 Stearic acid

续表

中英文名、化学式及相对分子质量	结构图	中英文名、化学式及相对分子质量	结构图
棕榈酸胆甾烯酯 Cholesteryl palmitate $C_{43}H_{76}O_2$ Exact Mass: 624.58	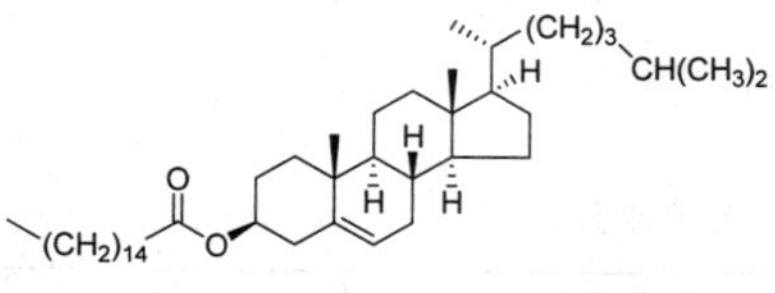 棕榈酸胆甾烯酯 Cholesteryl palmitate	胡萝卜苷 Daucosterol $C_{35}H_{60}O_6$ Exact Mass: 576.44	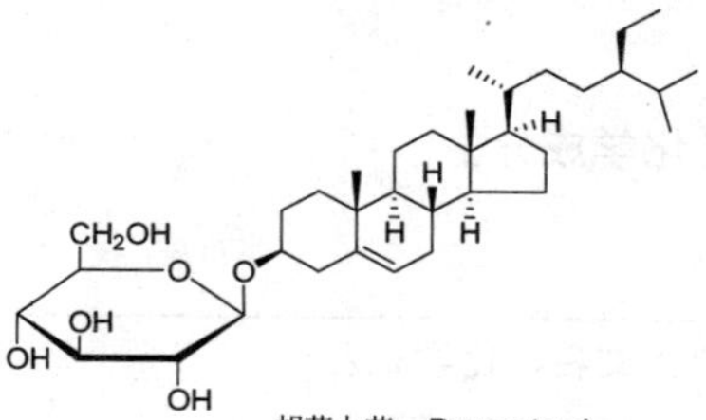 胡萝卜苷 Daucosterol
3,4-二羟基苯甲醛 3,4-Dihydroxyl benzaldedyde $C_7H_6O_3$ Exact Mass: 138.03	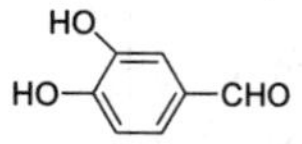 3,4-二羟基苯甲醛 3,4-Dihydroxyl benzaldedyde	3,4-二羟基苯甲酸 3,4-Dihydroxyl benzoic acid $C_7H_6O_4$ Exact Mass: 154.03	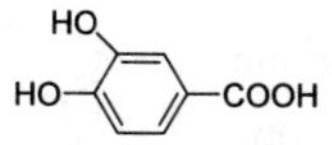 3,4-二羟基苯甲酸 3,4-Dihydroxyl benzoic acid
对羟基苯甲酸 *p*-Hydroxyl benzoic acid $C_7H_6O_3$ Exact Mass: 138.03	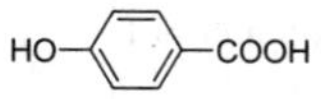 对羟基苯甲酸 *p*-Hydroxyl benzoic acid	齐墩果酸 Oleanolic acid $C_{30}H_{48}O_3$ Exact Mass: 456.36	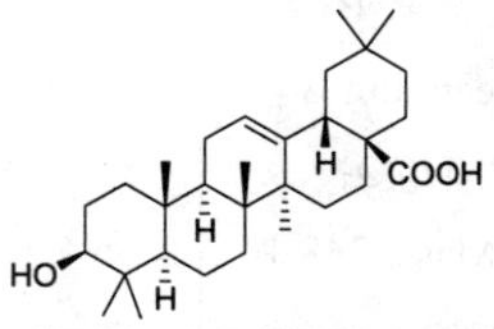 齐墩果酸 Oleanolic acid
蔗糖 Sucrose $C_{12}H_{22}O_{11}$ Exact Mass: 342.12	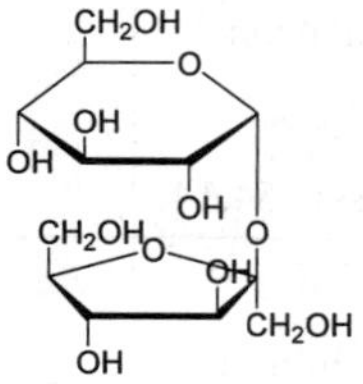 蔗糖 Sucrose	*β*-谷甾醇 *β*-Sitosterol $C_{29}H_{50}O$ Exact Mass: 414.39	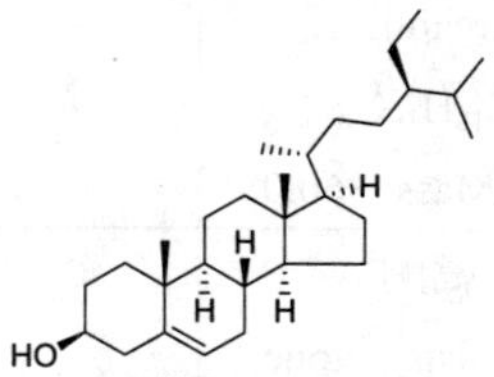 *β*-谷甾醇 *β*-Sitosterol
豆甾醇 Stigmasterol $C_{29}H_{48}O$ Exact Mass: 412.37	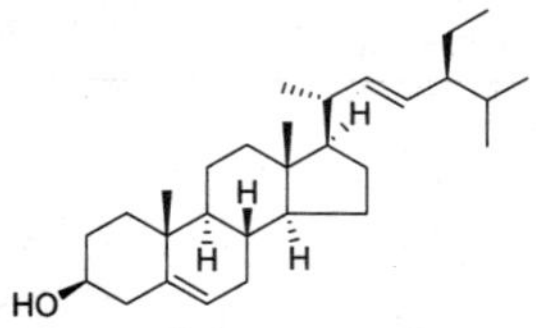 豆甾醇 Stigmasterol	棕榈酸 Palmitic acid $C_{16}H_{32}O_2$ Exact Mass: 256.24	$HOOC—(CH_2)_{14}—CH_3$ 棕榈酸 Palmitic acid
油酸 Oleic acid $C_{18}H_{34}O_2$ Exact Mass: 282.26	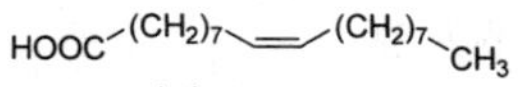 油酸 Oleic acid	亚油酸 Linoleic acid $C_{18}H_{32}O_2$ Exact Mass: 280.24	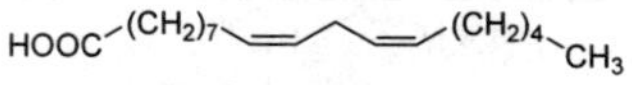 亚油酸 Linoleic acid

除以上化学成分外，青葙子还含有正丁基-*β*-D-果糖苷、青葙苷 A、青葙苷 B 等。

青蒿

Qinghao

ARTEMISIAE ANNUAE HERBA

【化学成分】

表 1-8-6　青蒿主要化学成分[21～26]

中英文名、化学式及相对分子质量	结构图	中英文名、化学式及相对分子质量	结构图
青蒿素 Arteannuin $C_{15}H_{22}O_5$ Exact Mass: 282.15	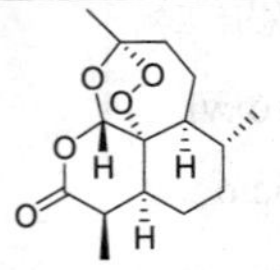 青蒿素　Arteannuin	青蒿素 A Arteannuin A $C_{13}H_{18}O_2$ Exact Mass: 206.13	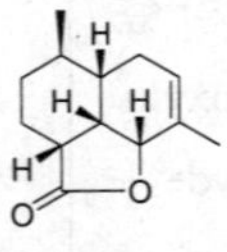 青蒿素 A　Arteannuin A
青蒿素 B Arteannuin B $C_{15}H_{20}O_3$ Exact Mass: 248.14	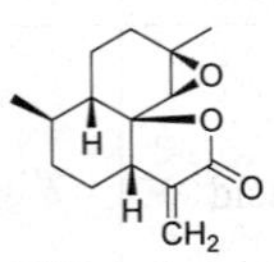 青蒿素 B　Arteannuin B	乙酸-L-*β*-艾醇酯 Acetic ester of L-*β*-artermisia alcohol $C_{12}H_{20}O_2$ Exact Mass: 196.15	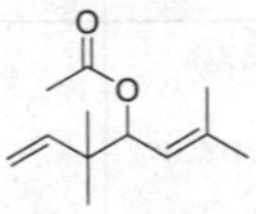 乙酸-L-*β*-艾醇酯 Acetic ester of L-*β*-artermisia alcohol
茵陈黄酮 Areaplllin $C_{18}H_{16}O_8$ Exact Mass: 360.08	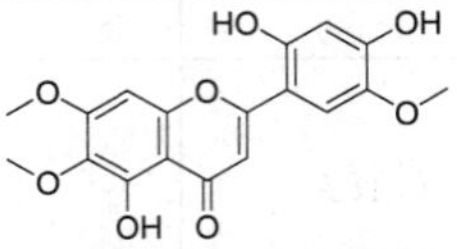 茵陈黄酮　Areaplllin	蒿醇 Artemisia alcohol $C_{10}H_{18}O$ Exact Mass: 154.14	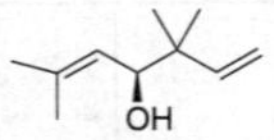 蒿醇　Artemisia alcohol
蒿酮 Artemisia ketone $C_{10}H_{16}O$ Exact Mass: 152.12	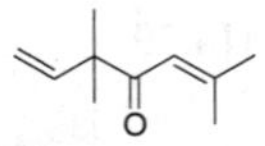 蒿酮　Artemisia ketone	青蒿甲素 Ⅰ Arteamisinine Ⅰ $C_{13}H_{18}O_2$ Exact Mass: 206.13	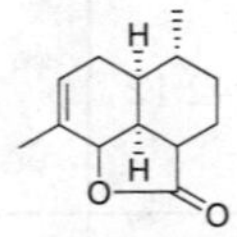 青蒿甲素 Ⅰ　Arteamisinine Ⅰ
青蒿甲素 Ⅲ Arteamisinine Ⅲ $C_{15}H_{22}O_4$ Exact Mass: 266.15	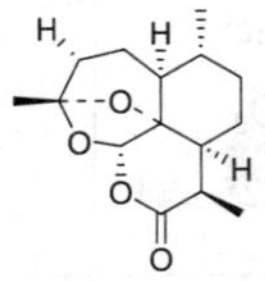 青蒿甲素 Ⅲ　A rteamisinine Ⅲ	艾黄素 Artemisetin $C_{20}H_{20}O_8$ Exact Mass: 388.12	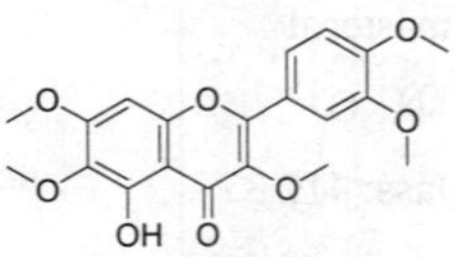 艾黄素　Artemisetin
β-法呢烯 *β*-Farnesene $C_{15}H_{24}$ Exact Mass: 204.19	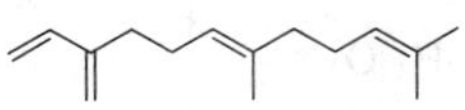 *β*-法呢烯　*β*-Farnesene	青蒿醇 Artemisinol $C_{15}H_{28}O$ Exact Mass: 224.21	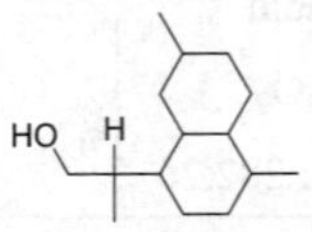 青蒿醇　Artemisinol
青蒿内酯 Artemisilacetone $C_{15}H_{22}O_3$ Exact Mass: 250.16	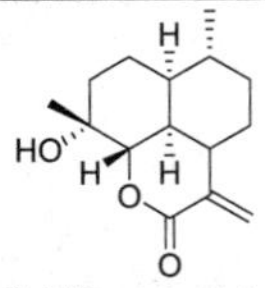 青蒿内酯　Artemisilacetone	青蒿酸 Artemisic acid $C_{15}H_{22}O_2$ Exact Mass: 234.16	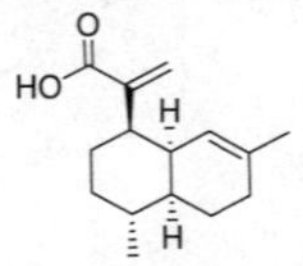 青蒿酸　Artemisic acid
蒿素 Artemisin $C_{15}H_{18}O_4$ Exact Mass: 262.12	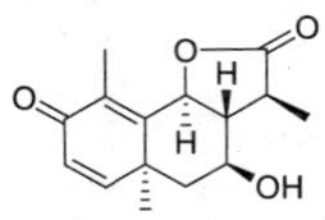 蒿素　Artemisin	青蒿烯 Artemisitene $C_{15}H_{20}O_5$ Exact Mass: 280.13	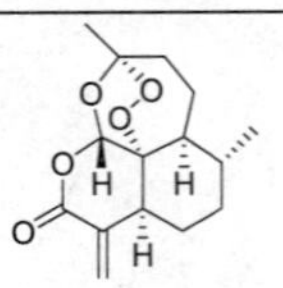 青蒿烯　Artemisitene

续表

中英文名、化学式及相对分子质量	结构图	中英文名、化学式及相对分子质量	结构图
枸杞酰胺 Aurantiamide acetate $C_{27}H_{28}N_2O_4$ Exact Mass: 444.20	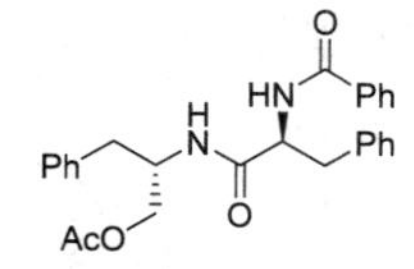 枸杞酰胺 Aurantiamide acetate	甲氧基万寿菊素 Axillarin $C_{17}H_{14}O_8$ Exact Mass: 346.07	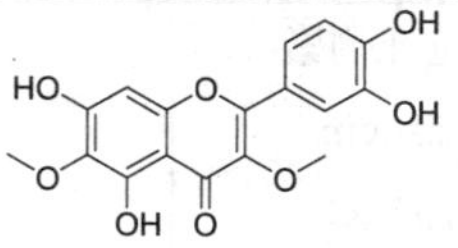 甲氧基万寿菊素 Axillarin
β-波旁烯 *β*-Bourbonene $C_{15}H_{24}$ Exact Mass: 204.19	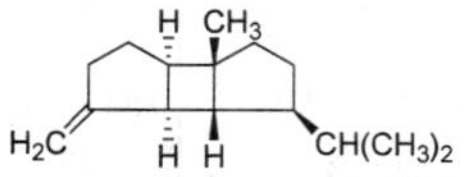 *β*-波旁烯 *β*-Bourbonene	龙脑 Borneol $C_{10}H_{18}O$ Exact Mass: 154.14	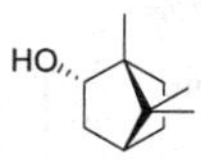 龙脑 Borneol
乙酸龙脑酯 Bornyl acetate $C_{12}H_{20}O_2$ Exact Mass: 196.29	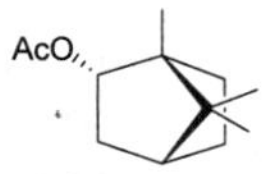 乙酸龙脑酯 Bornyl acetate	乙酸苄基 Benzyl acetate $C_9H_{10}O_2$ Exact Mass: 150.07	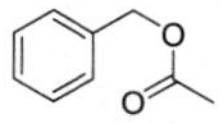 乙酸苄基 Benzyl acetate
d-2-甲基丁酸苄酯 Benzyl *d*-2-methyl-butyrate $C_{12}H_{16}O_2$ Exact Mass: 192.12	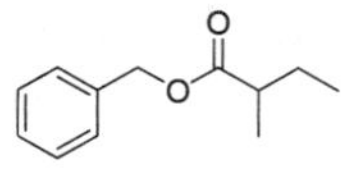 *d*-2-甲基丁酸苄酯 Benzyl *d*-2-methyl-butyrate	2-苯甲基辛醛 2-Benzyl octanal $C_{15}H_{22}O$ Exact Mass: 218.17	$Ph{-}CH_2{-}\underset{H}{\overset{CHO}{C}}{-}(CH_2)_5{-}CH_3$ 2-苯甲基辛醛 2-Benzyl octanal
异戊酸龙脑酯 Bornyl isovalerimnate $C_{15}H_{26}O_2$ Exact Mass: 238.19	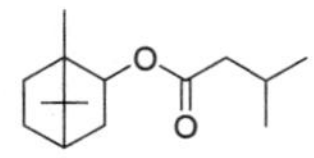 异戊酸龙脑酯 Bornyl isovalerimnate	*β*-荜澄茄烯 *β*-Cadinene $C_{15}H_{24}$ Exact Mass: 204.19	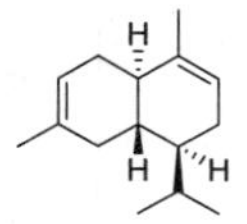 *β*-荜澄茄烯 *β*-Cadinene
ε-荜澄茄烯 *ε*-Cadinene $C_{15}H_{24}$ Exact Mass: 204.19	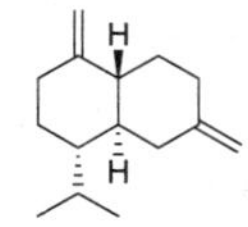 *ε*-荜澄茄烯 *ε*-Cadinene	*δ*-荜澄茄烯 *δ*-Cadinene $C_{15}H_{24}$ Exact Mass: 204.19	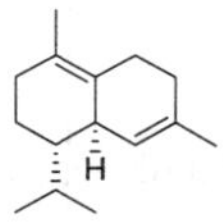 *δ*-荜澄茄烯 *δ*-Cadinene
γ-荜澄茄烯 *γ*-Cadinene $C_{15}H_{24}$ Exact Mass: 204.19	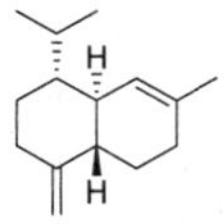 *γ*-荜澄茄烯 *γ*-Cadinene	樟烯 Camphene $C_{10}H_{16}$ Exact Mass: 136.13	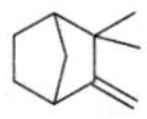 樟烯 Camphene
樟脑 Camphor $C_{10}H_{16}O$ Exact Mass: 152.12	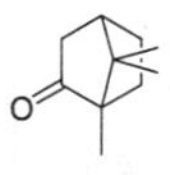 樟脑 Camphor	左旋樟脑 *l*-Camphor $C_{10}H_{16}O$ Exact Mass: 152.12	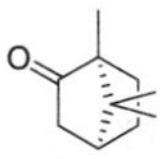 左旋樟脑 *l*-Camphor
蒈烯-4 Carene-4 $C_{10}H_{16}$ Exact Mass: 136.23	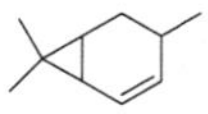 蒈烯-4 Carene-4	*β*-丁香烯 *β*-Caryophyllene $C_{15}H_{24}$ Exact Mass: 204.19	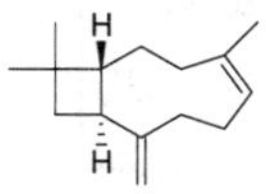 *β*-丁香烯 *β*-Caryophyllene
顺-香芹醇 *cis*-Carveol $C_{10}H_{16}O$ Exact Mass: 152.12	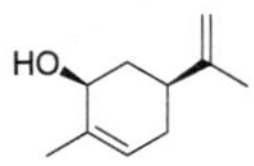 顺-香芹醇 *cis*-Carveol	反-香芹醇 *trans*-Carveol $C_{10}H_{16}O$ Exact Mass: 152.12	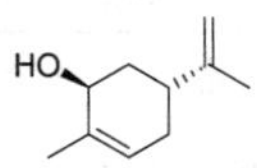 反-香芹醇 *trans*-Carveol

续表

中英文名、化学式及相对分子质量	结构图	中英文名、化学式及相对分子质量	结构图
紫花杜荆素 Casticin $C_{19}H_{18}O_8$ Exact Mass: 374.10	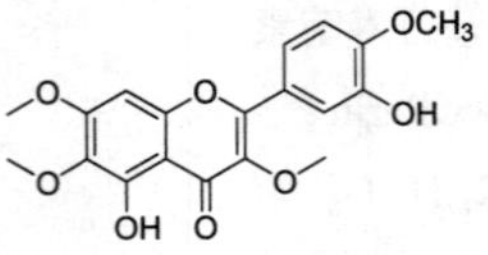 紫花杜荆素 Casticin	金圣草素 Chrysoeriol $C_{16}H_{12}O_6$ Exact Mass: 300.06	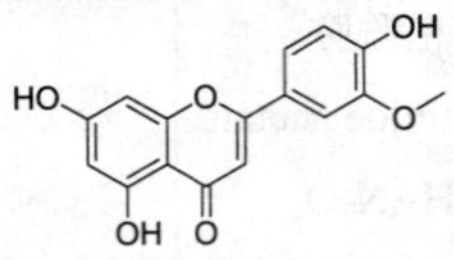 金圣草素 Chrysoeriol
1,8-桉叶油素 1,8-Cineole $C_{10}H_{18}O$ Exact Mass: 154.14	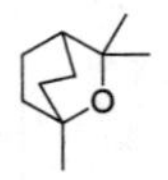 1,8-桉叶油素 1,8-Cineole	香茅醇 Citronellol $C_{10}H_{20}O$ Exact Mass: 156.15	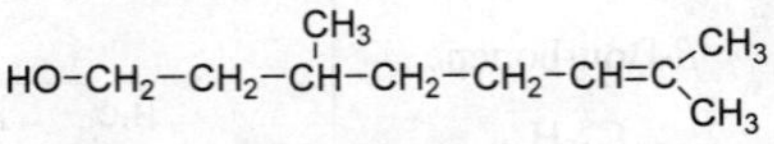 香茅醇 Citronellol
香豆素 Coumarin $C_9H_6O_2$ Exact Mass: 146.04	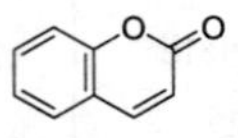 香豆素 Coumarin	枯醛 Cumaldehyde $C_{10}H_{12}O$ Exact Mass: 148.09	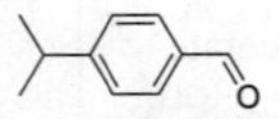 枯醛 Cumaldehyde
α-可巴烯 *α*-Copaene $C_{15}H_{24}$ Exact Mass: 204.19	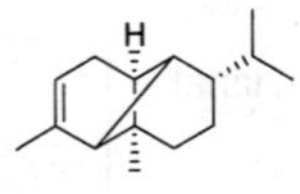 α-可巴烯 α-Copaene	甲基条叶蓟素(3-甲氧基蓟黄素) Cirsilineol $C_{18}H_{16}O_7$ Exact Mass: 344.09	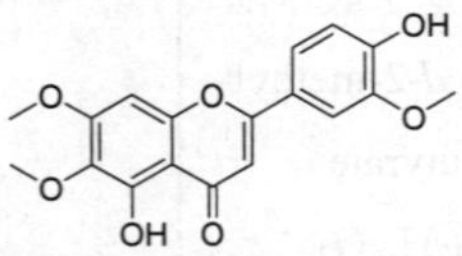 甲基条叶蓟素 (3-甲氧基蓟黄素) Cirsilineol
条叶蓟素 Cirsiliol $C_{17}H_{14}O_7$ Exact Mass: 330.07	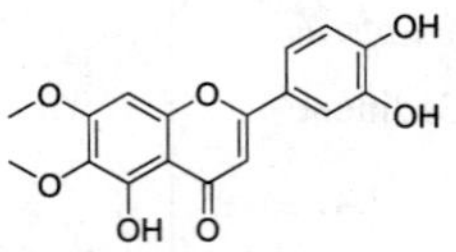 条叶蓟素 Cirsiliol	滨蓟黄素 Cirsimaritin $C_{17}H_{14}O_6$ Exact Mass: 314.08	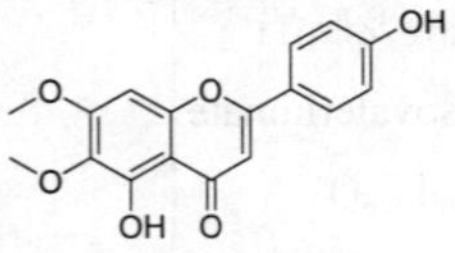 滨蓟黄素 Cirsimaritin
枯茗醇 Cuminic alcohol $C_{10}H_{14}O$ Exact Mass: 150.10	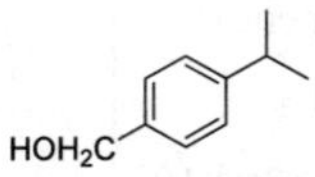 枯茗醇 Cuminic alcohol	4-(3-环己烯基-1)-3-丁烯-2-酮 4-(3-Cyclohexene-1-yl)-3-buten-2-one $C_{10}H_{14}O$ Exact Mass: 150.10	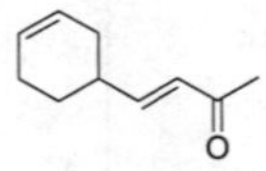 4-(3-环己烯基-1)-3-丁烯-2-酮 4-(3-Cyclohexene-1-yl)-3-buten-2-one
6,7-去氢青蒿酸 6,7-Dehydroartemi-sinic acid $C_{15}H_{20}O_2$ Exact Mass: 232.15	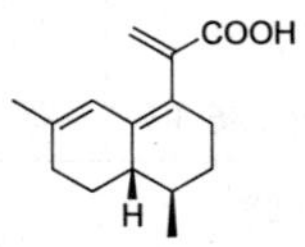 6,7-去氢青蒿酸 6,7-Dehydroartemisinic acid	3,5-二羟基-6,7,3',4'-四甲氧基黄酮 3,5-Dihydroxy-6,7,3',4'-tetramethoxyflavone $C_{19}H_{18}O_8$ Exact Mass: 374.10	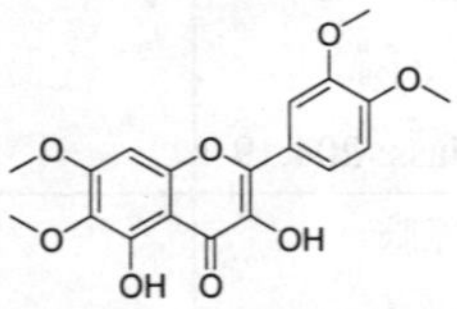 3,5-二羟基-6,7,3',4'-四甲氧基黄酮 3,5-Dihydroxy-6,7,3',4'-tetramethoxyflavone
3,4-二羟基-6,7,3',4'-四甲氧基黄酮 3,4-Dihydroxy-6,7,3',4'-tetramethoxyflavone $C_{19}H_{20}O_7$ Exact Mass: 360.12	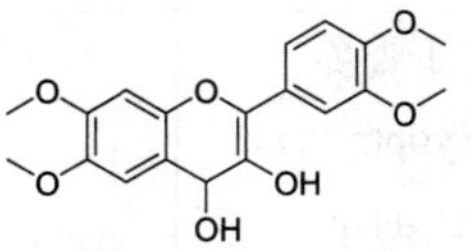 3,4-二羟基-6,7,3',4'-四甲氧基黄酮 3,4-Dihydroxy-6,7,3',4'-tetramethoxyflavone	5,6-二甲氧基-7-羟基香豆精 5,6-Dimethoxy-7-hydroxycoumarin $C_{11}H_{10}O_5$ Exact Mass: 222.05	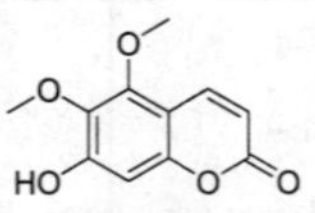 5,6-二甲氧基-7-羟基香豆精 5,6-Dimethoxy-7-hydroxycoumarin
β-榄香烯 *β*-Elemene $C_{15}H_{24}$ Exact Mass: 204.19	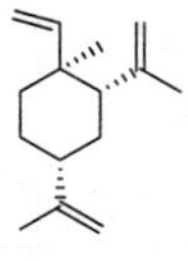 β-榄香烯 β-Elemene	*γ*-榄香烯 *γ*-Elemene $C_{15}H_{24}$ Exact Mass: 204.19	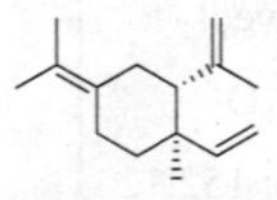 γ-榄香烯 γ-Elemene

续表

中英文名、化学式及相对分子质量	结构图	中英文名、化学式及相对分子质量	结构图
表脱氧青蒿乙素 Epideoxyarteannuin B $C_{15}H_{20}O_2$ Exact Mass: 232.15	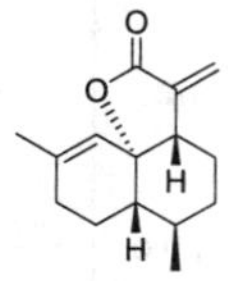 表脱氧青蒿乙素 Epideoxyarteannuin B	环氧青蒿酸 Epoxyarteannuinic acid $C_{15}H_{22}O_3$ Exact Mass: 250.16	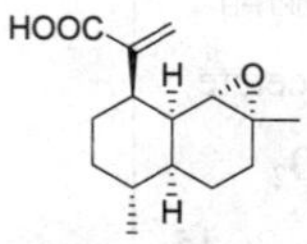 环氧青蒿酸 Epoxyarteannuinic acid
十二酸乙酯 Ethyl laurate $C_{14}H_{28}O_2$ Exact Mass: 228.21	$H_3CH_2COOC—(CH_2)_{10}—CH_3$ 十二酸乙酯 Ethyl laurate	十六酸乙酯 Ethyl palmitate $C_{18}H_{36}O_2$ Exact Mass: 284.27	$H_3CH_2COOC—(CH_2)_{14}—CH_3$ 十六酸乙酯 Ethyl palmitate
泽兰黄醇 Eupatin $C_{18}H_{16}O_8$ Exact Mass: 360.08	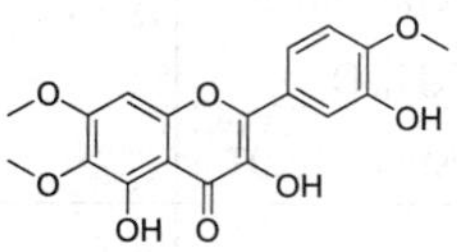 泽兰黄醇 Eupatin	3,5,3',4'-四羟基-6,7-二甲氧基黄酮 Eupatolitin $C_{17}H_{14}O_8$ Exact Mass: 346.07	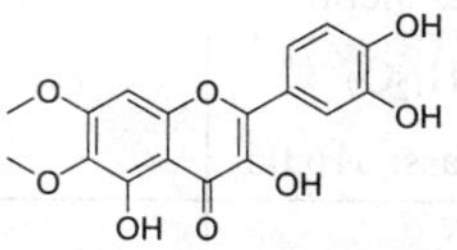 3,5,3',4'-四羟基-6,7-二甲氧基黄酮 Eupatolitin
β-金合欢烯 *β*-Farnesene $C_{15}H_{24}$ Exact Mass: 204.19	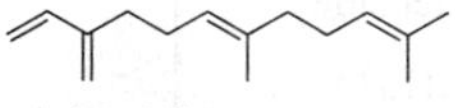 *β*-金合欢烯 *β*-Farnesene	乙酸金合欢酯 Farnesyl acetate $C_{17}H_{28}O_2$ Exact Mass: 264.21	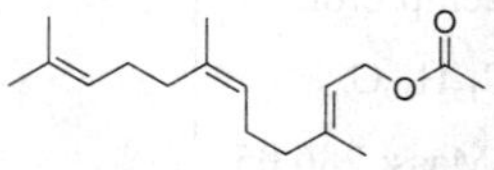 乙酸金合欢酯 Farnesyl acetate
茴香酮 Fenchone $C_{10}H_{16}O$ Exact Mass: 152.12	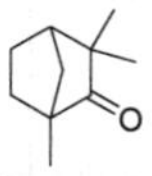 茴香酮 Fenchone	无羁萜 Friedelin $C_{30}H_{50}O$ Exact Mass: 426.39	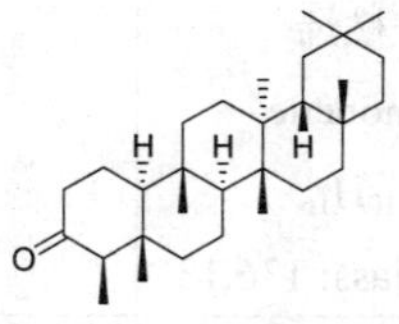 无羁萜 Friedelin
十六烷 Hexadecane $C_{16}H_{34}$ Exact Mass: 226.27	$H_3C—(CH_2)_{14}—CH_3$ 十六烷 Hexadecane	2-己烯醛 2-Hexenal $C_6H_{10}O$ Exact Mass: 98.07	$(H_3C)_2HC-CH=CH-CHO$ 2-己烯醛 2-Hexenal
己酸-3-己烯酯 3-Hexenyl hexanoate $C_{12}H_{22}O_2$ Exact Mass: 198.16	$H_3C-H_2C-CH=CH-CH_2-CH_2-O-\overset{O}{\overset{\|\|}{C}}-(CH_2)_4-CH_3$ 己酸-3-己烯酯 3-Hexenyl hexanoate	*β*-葎草烯 *β*-Humulene $C_{15}H_{24}$ Exact Mass: 204.19	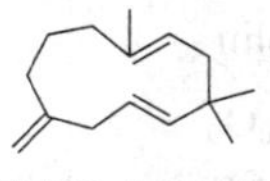 *β*-葎草烯 *β*-Humulene
5-羟基-3,6,7,3',4'-五甲氧基黄酮 5-Hydroxy-3,6,7,3',4'-penmethoxy flavone $C_{20}H_{20}O_8$ Exact Mass: 388.12	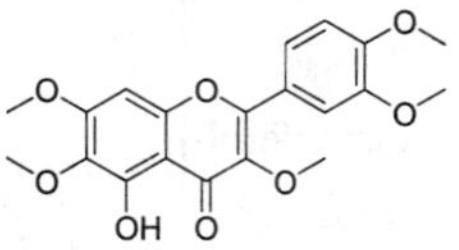 5-羟基-3,6,7,3',4'-五甲氧基黄酮 5-Hydroxy-3,6,7,3',4'-penmethoxy flavone	5-羟基-3,6,7,4'-四甲氧基黄酮 5-Hydroxy-3,6,7,4'-tetramethoxyflavone $C_{19}H_{18}O_7$ Exact Mass: 358.11	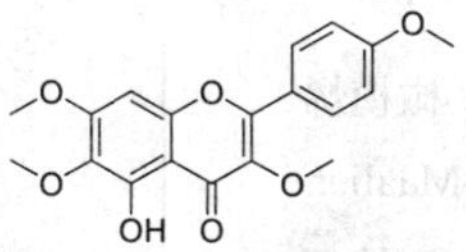 5-羟基-3,6,7,4'-四甲氧基黄酮 5-Hydroxy-3,6,7,4'-tetramethoxyflavone
D-异龙脑 D-Isoborneol $C_{10}H_{18}O$ Exact Mass: 154.14	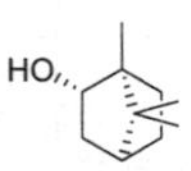 D-异龙脑 D-Isoborneol	L-异龙脑 L-Isoborneol $C_{10}H_{18}O$ Exact Mass: 154.14	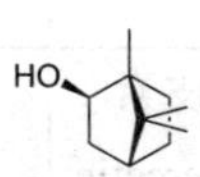 L-异龙脑 L-Isoborneol

续表

中英文名、化学式及相对分子质量	结构图	中英文名、化学式及相对分子质量	结构图
乙酸异龙脑酯 Isobornyl acetate $C_{12}H_{20}O_2$ Exact Mass: 196.15	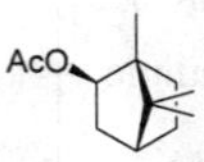 乙酸异龙脑酯　Isobornyl acetate	异丁香烯 Isocaryophyllene $C_{15}H_{24}$ Exact Mass: 204.19	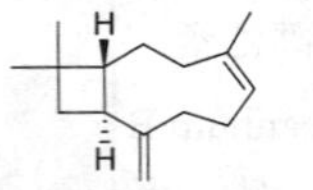 异丁香烯　Isocaryophyllene
异白蜡树定 Isofraxidin $C_{11}H_{10}O_5$ Exact Mass: 222.05	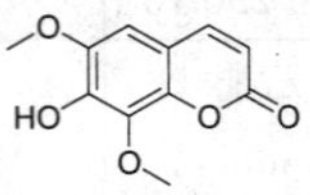 异白蜡树定　Isofraxidin	水杨酸异丙酯 Isopropyl salicylate $C_{10}H_{12}O_3$ Exact Mass: 180.08	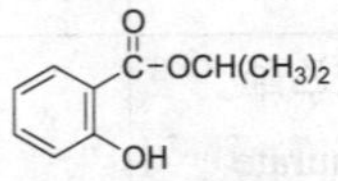 水杨酸异丙酯　Isopropyl salicylate
异鼠李素 Isorhamnetin $C_{16}H_{12}O_7$ Exact Mass: 316.06	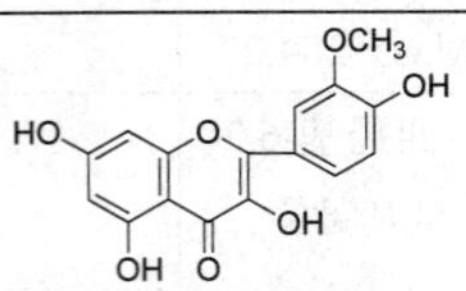 异鼠李素　Isorhamnetin	异戊醛 Isovaleraldehyde $C_5H_{10}O$ Exact Mass: 86.07	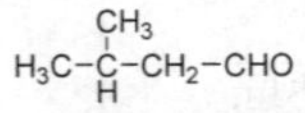 异戊醛　Isovaleraldehyde
山柰酚 Kaempferol $C_{15}H_{10}O_6$ Exact Mass: 286.05	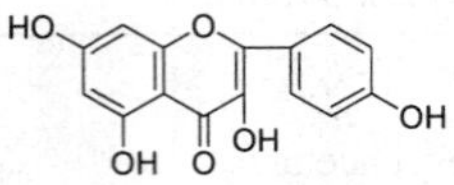 山柰酚　Kaempferol	山柰酚-3-*O*-葡萄糖苷 Kaempferol-3-*O*-glucoside $C_{21}H_{20}O_{11}$ Exact Mass: 448.10	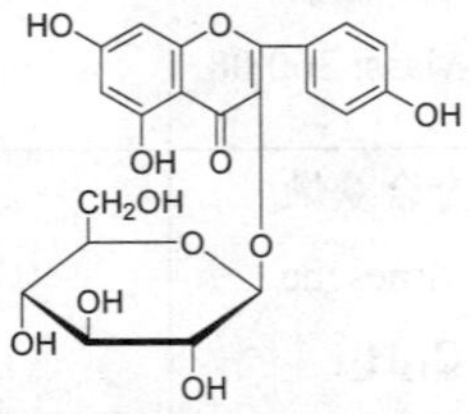 山柰酚-3-*O*-葡萄糖苷　Kaempferol-3-*O*-glucoside
柠檬烯 Limonene $C_{10}H_{16}$ Exact Mass: 136.13	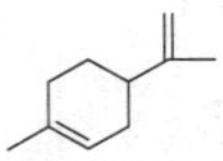 柠檬烯　Limonene	芳樟醇 Linalool $C_{10}H_{18}O$ Exact Mass: 154.14	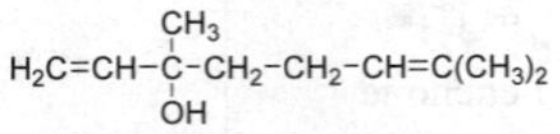 芳樟醇　Linalool
乙酸芳樟醇酯 Linalyl acetate $C_{12}H_{20}O_2$ Exact Mass: 196.15	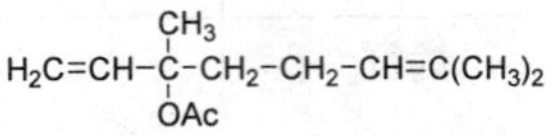 乙酸芳樟醇酯　Linalyl acetate	长叶烯 Longifolene $C_{15}H_{24}$ Exact Mass: 204.19	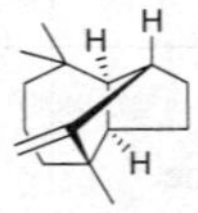 长叶烯　Longifolene
木犀草素 Luteolin $C_{15}H_{10}O_6$ Exact Mass: 286.05	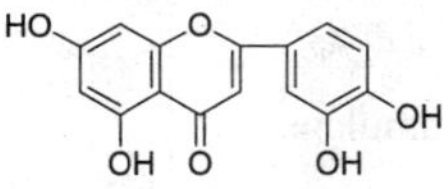 木犀草素　Luteolin	木犀草素-7-*O*-葡萄糖苷 Luteolin-7-*O*-glucoside $C_{21}H_{20}O_{11}$ Exact Mass: 448.10	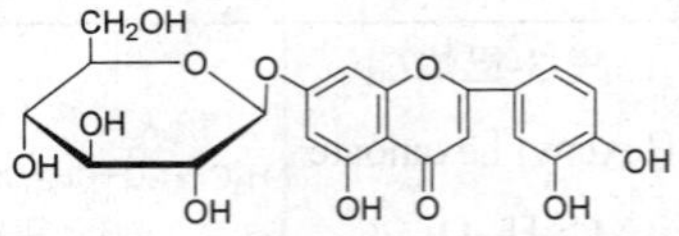 木犀草素-7-*O*-葡萄糖苷　Luteolin-7-*O*-glucoside
β-橄榄烯 *β*-Maaliene $C_{15}H_{24}$ Exact Mass: 204.19	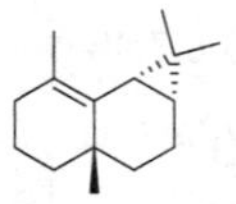 *β*-橄榄烯　*β*-Maaliene	6-甲氧基山柰酚-3-*O*-*β*-D-葡萄糖苷 6-Methoxykaempferol-3-*O*-*β*-D-glucopyranoside $C_{22}H_{22}O_{12}$ Exact Mass: 478.11	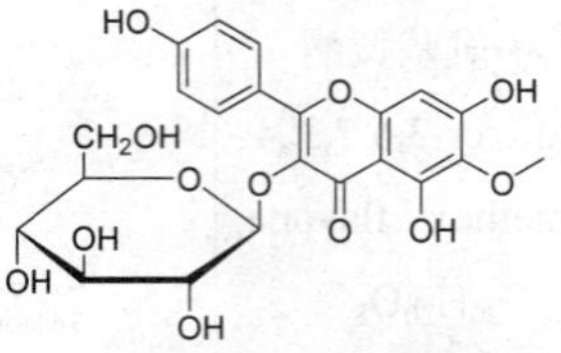 6-甲氧基山柰酚-3-*O*-*β*-D葡萄糖苷 6-Methoxykaempferol-3-*O*-*β*-D-glucopyranoside
3-甲氧基槲皮素 3-*O*-Methylquercetin $C_{16}H_{12}O_7$ Exact Mass: 316.06	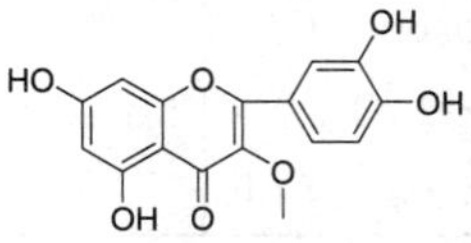 3-甲氧基槲皮素　3-*O*-Methylquercetin	青蒿酸甲酯 Methyl arteannuate $C_{16}H_{24}O_2$ Exact Mass: 248.18	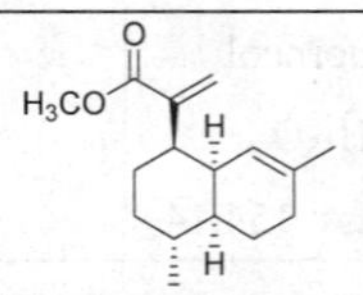 青蒿酸甲酯　Methyl arteannuate

续表

中英文名、化学式及相对分子质量	结构图	中英文名、化学式及相对分子质量	结构图
肉桂酸甲酯 Methyl cinnamate $C_{10}H_{10}O_2$ Exact Mass: 162.07	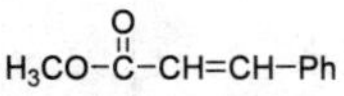 肉桂酸甲酯 Methyl cinnamate	5-甲基十三烷 5-Methyl tridecane $C_{14}H_{30}$ Exact Mass: 198.23	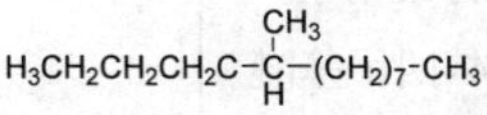 5-甲基十三烷 5-Methyl tridecane
月桂烯 Myrcene $C_{10}H_{16}$ Exact Mass: 136.13	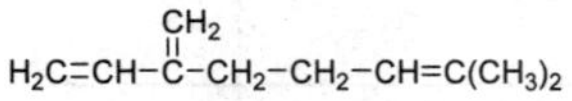 月桂烯 Myrcene	二十九烷醇 Nonacosanol $C_{29}H_{60}O$ Exact Mass: 424.46	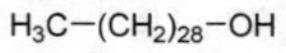 二十九烷醇 Nonacosanol
罗勒醇 Ocimenol $C_{10}H_{16}O$ Exact Mass: 152.12	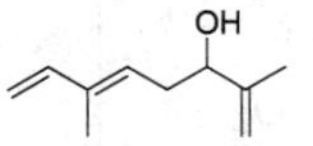 罗勒醇 Ocimenol	万寿菊素 Patuletin $C_{16}H_{12}O_8$ Exact Mass: 332.05	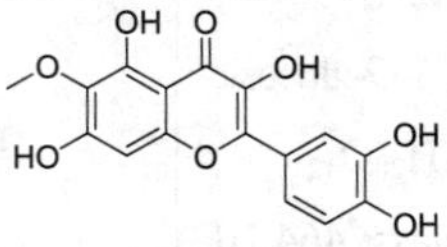 万寿菊素 Patuletin
万寿菊素-3-*O*-葡萄糖苷 Patuletin-3-*O*-glucoside $C_{22}H_{22}O_{13}$ Exact Mass: 494.11	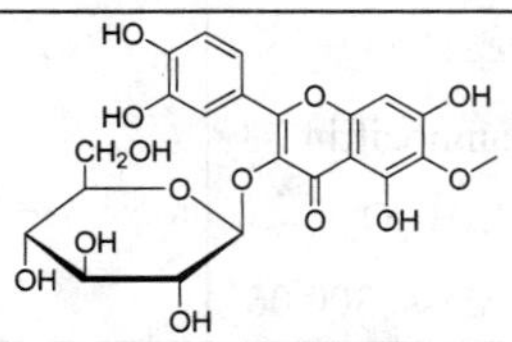 万寿菊素-3-O-葡萄糖苷 Patuletin-3-*O*-glucoside	5,4'-二羟基-3,6,7-三甲氧基黄酮 Penduletin $C_{18}H_{16}O_7$ Exact Mass: 344.09	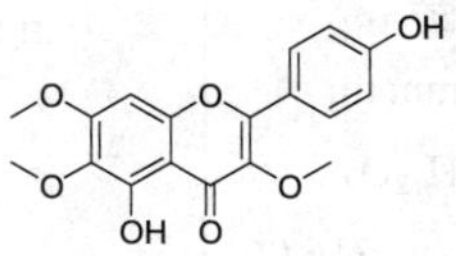 5,4'-二羟基-3,6,7-三甲氧基黄酮 Penduletin
5,6,7,3',4'-五羟基-3-甲氧基黄酮 5,6,7,3',4'-Pentahydroxy-3-methoxyflavone $C_{16}H_{12}O_8$ Exact Mass: 332.05	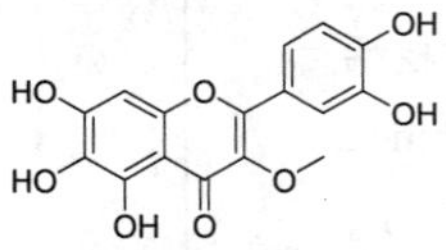 5,6,7,3',4'-五羟基-3-甲氧基黄酮 5,6,7,3',4'-Pentahydroxy-3-methoxyflavone	乙酸苯酯 Phenyl acetate $C_8H_8O_2$ Exact Mass: 136.05	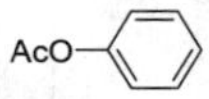 乙酸苯酯 Phenyl acetate
苯乙酸 Phenylacetic acid $C_8H_8O_2$ Exact Mass: 136.05	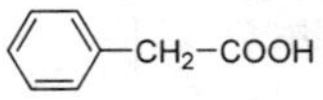 苯乙酸 Phenylacetic acid	*α*-蒎烯 *α*-Pinene $C_{10}H_{16}$ Exact Mass: 136.13	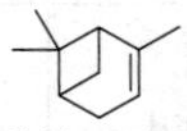 *α*-蒎烯 *α*-Pinene
β-蒎烯 *β*-Pinene $C_{10}H_{16}$ Exact Mass: 136.13	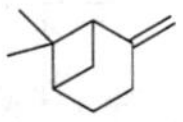 *β*-蒎烯 *β*-Pinene	胡椒酮 Piperitone $C_{10}H_{16}O$ Exact Mass: 152.12	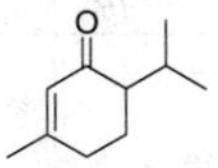 胡椒酮 Piperitone
伪山道年 Pseudosantonin $C_{15}H_{20}O_4$ Exact Mass: 264.14	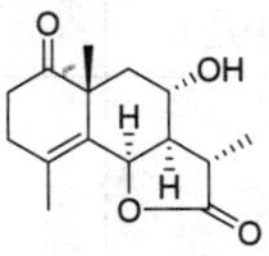 伪山道年 Pseudosantonin	青蒿丁素 Qinghaosu Ⅳ $C_{15}H_{22}O_5$ Exact Mass: 282.15	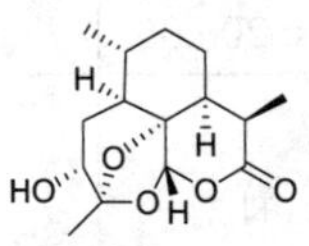 青蒿丁素 Qinghaosu Ⅳ
青蒿戊素 Qinghaosu Ⅴ $C_{15}H_{22}O_3$ Exact Mass: 250.16	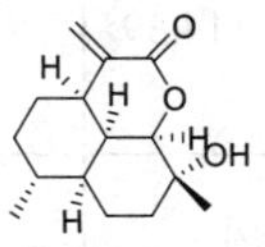 青蒿戊素 Qinghaosu Ⅴ	槲皮万寿菊素-3,4'-二甲基醚 Quercetagetin-3,4'-dimethyl ether $C_{17}H_{14}O_8$ Exact Mass: 346.07	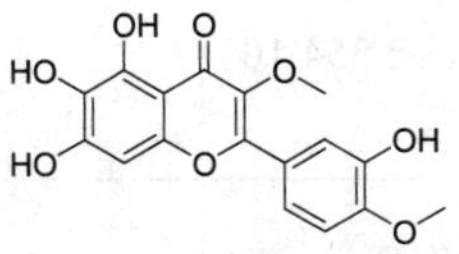 槲皮万寿菊素-3,4'-二甲基醚 Quercetagetin-3,4'-dimethyl ether

续表

中英文名、化学式及相对分子质量	结构图	中英文名、化学式及相对分子质量	结构图
槲皮万寿菊素-6,7,3',4'-四甲基醚 Quercetagetin-6,7,3',4'-tetramethyl ether $C_{19}H_{18}O_8$ Exact Mass: 374.10	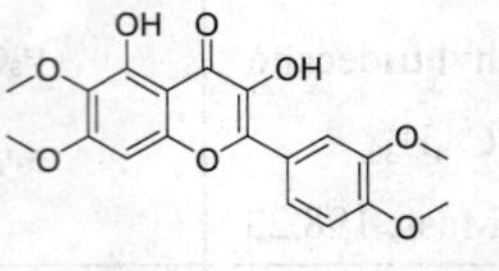 槲皮万寿菊素-6,7,3',4'-四甲基醚 Quercetagetin-6,7,3',4'-tetramethyl ether	槲皮素 Quereetin $C_{15}H_{10}O_7$ Exact Mass: 302.04	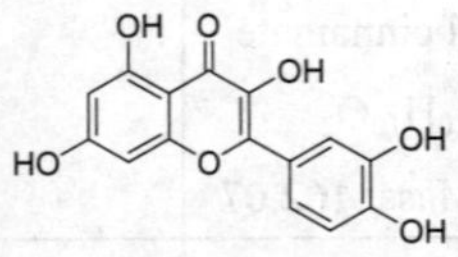 槲皮素　Quereetin
槲皮素-3-*O*-葡萄糖苷 Quereetin-3-*O*-glucoside $C_{21}H_{20}O_{12}$ Exact Mass: 464.10	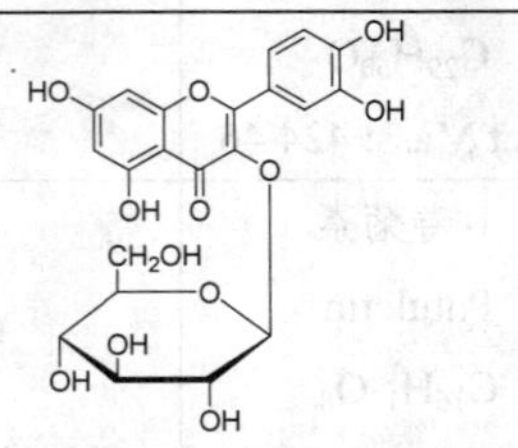 槲皮素-3-O-葡萄糖苷　Quercetin-3-O-glucoside	槲皮素-3-甲基醚 Quereetin-3-methyl ether $C_{16}H_{12}O_7$ Exact Mass: 316.06	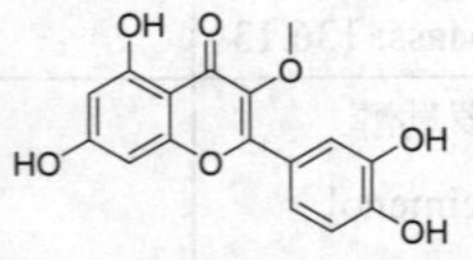 槲皮素-3-甲基醚　Quereetin-3-methyl ether
鼠李素 Rhamnetin $C_{16}H_{12}O_7$ Exact Mass: 316.06	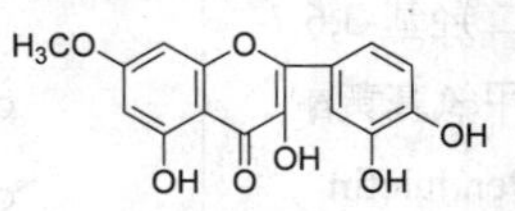 鼠李素　Rhamnetin	鼠李柠檬素 Rhamnocitrin $C_{16}H_{12}O_6$ Exact Mass: 300.06	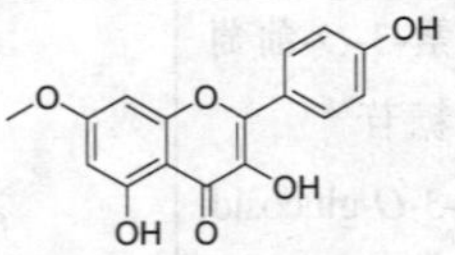 鼠李柠檬素　Rhamnocitrin
芦丁 Rutin $C_{27}H_{30}O_{16}$ Exact Mass: 610.15	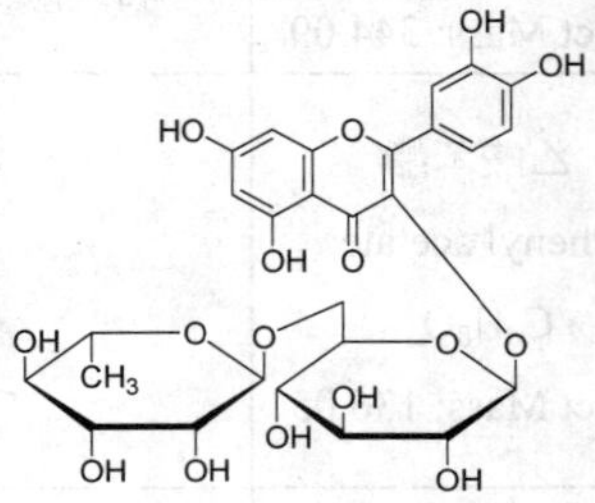 芦丁　Rutin	香桧烯 Sabinene $C_{10}H_{16}$ Exact Mass: 136.13	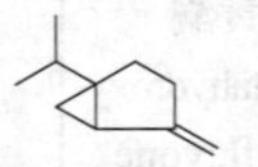 香桧烯　Sabinene
水杨酸 Salicylic acid $C_7H_6O_3$ Exact Mass: 138.03	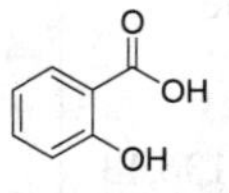 水杨酸　Salicylic acid	*β*-山道年 *β*-Santonin $C_{15}H_{18}O_3$ Exact Mass: 246.13	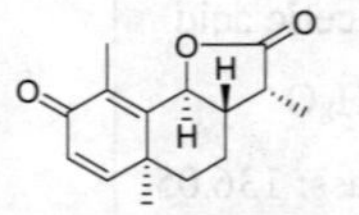 *β*-山道年　*β*-Santonin
滨蒿内酯 Scoparone $C_{11}H_{10}O_4$ Exact Mass: 206.06	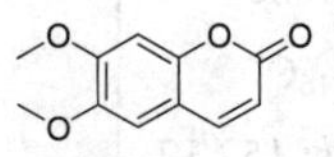 滨蒿内酯　Scoparone	东莨菪素 Scopoletin $C_{10}H_8O_4$ Exact Mass: 192.04	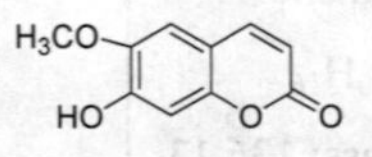 东莨菪素　Scopoletin
东莨菪苷 Scopolin $C_{16}H_{18}O_9$ Exact Mass: 354.10	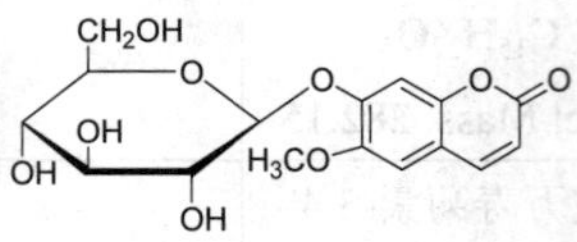 东莨菪苷　Scopolin	*β*-谷甾醇 *β*-Sitosterol $C_{29}H_{50}O$ Exact Mass: 414.39	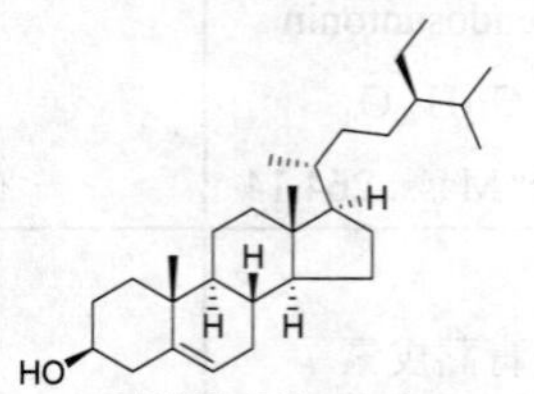 *β*-谷甾醇　*β*-Sitosterol
豆甾醇 Stigmasterol $C_{29}H_{48}O$ Exact Mass: 412.37	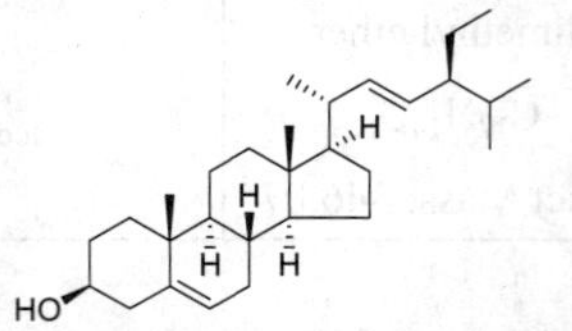 豆甾醇　Stigmasterol	*β*-松油烯 *β*-Terpinene $C_{10}H_{16}$ Exact Mass: 136.13	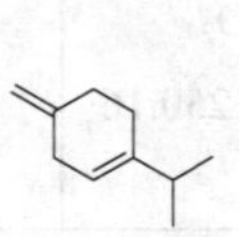 *β*-松油烯　*β*-Terpinene

续表

中英文名、化学式及相对分子质量	结构图	中英文名、化学式及相对分子质量	结构图
γ-松油烯 *γ*-Terpinene $C_{10}H_{16}$ Exact Mass: 136.13	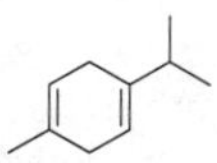 *γ*-松油烯 *γ*-Terpinene	*α*-松油醇 *α*-Terpineol $C_{10}H_{18}O$ Exact Mass: 154.14	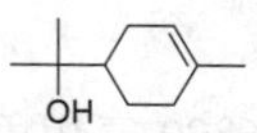 *α*-松油醇 *α*-Terpineol
乙酸松油醇酯 4-Terpineol acetate $C_{12}H_{20}O_2$ Exact Mass: 196.15	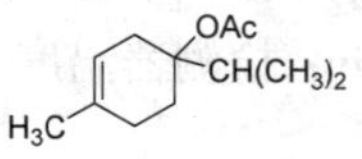 乙酸松油醇酯 4-Terpineol acetate	侧柏酮 Thujone $C_{10}H_{16}O$ Exact Mass: 152.12	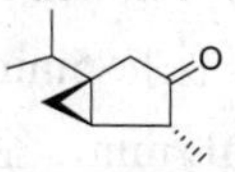 侧柏酮 Thujone
5,7,8,3'-四羟基-3,4'-二甲氧基黄酮 5,7,8,3'-Tetrahydroxy-3,4'-demethoxy flavone $C_{17}H_{14}O_8$ Exact Mass: 346.07	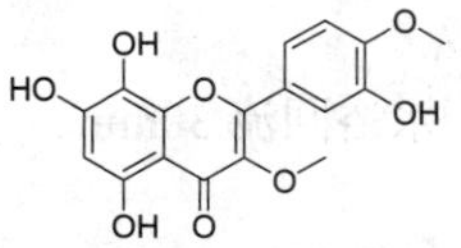 5,7,8,3'-四羟基-3,4'-二甲氧基黄酮 5,7,8,3'-Tetrahydroxy-3,4'-demethoxy flavone	5,6,3',4'-四羟基-3,7-二甲氧基黄酮 5,6,3',4'-Tetrahydroxy-3,7-demethoxy flavone $C_{17}H_{14}O_8$ Exact Mass: 346.07	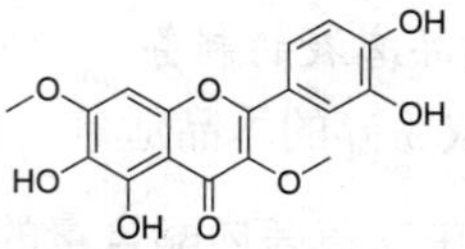 5,6,3',4'-四羟基-3,7-二甲氧基黄酮 5,6,3',4'-Tetrahydroxy-3,7-demethoxy flavone
侧柏烯 Thujene $C_{10}H_{18}$ Exact Mass: 138.14	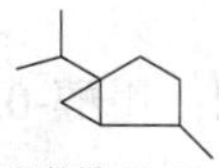 侧柏烯 Thujene	三环烯 Tricyclene $C_{10}H_{16}$ Exact Mass: 136.13	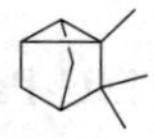 三环烯 Tricyclene
十三烷 Tridecane $C_{13}H_{28}$ Exact Mass: 184.22	$H_3C-(CH_2)_{11}-CH_3$ 十三烷 Tridecane	3,5,3'-三羟基-6,7,4'-三甲氧基黄酮 3,5,3'-Trihydroxy-6,7,4'-trimethoxy flavone $C_{18}H_{16}O_8$ Exact Mass: 360.08	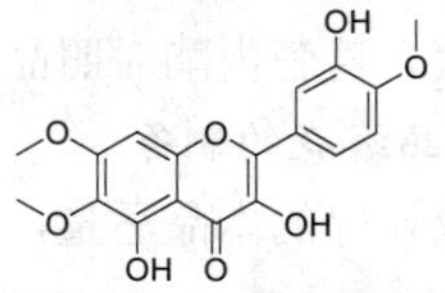 3,5,3'-三羟基-6,7,4'-三甲氧基黄酮 3,5,3'-Trihydroxy-6,7,4'-trimethoxy flavone
戊酸 Valeric acid $C_5H_{10}O_2$ Exact Mass: 102.07	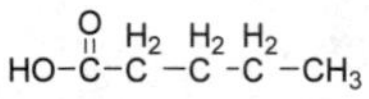 戊酸 Valeric acid	槲皮万寿菊素 Quercetagetin $C_{15}H_{10}O_8$ Exact Mass: 318.04	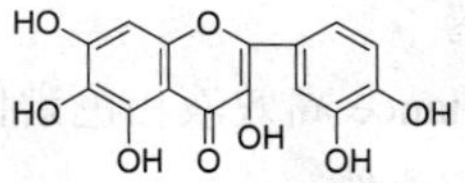 槲皮万寿菊素 Quercetagetin
东莨菪内酯 Scopoletin $C_{10}H_8O_4$ Exact Mass: 192.04	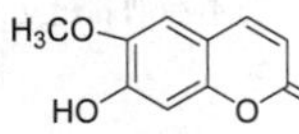 东莨菪内酯 Scopoletin	东莨菪苷 Scopolin $C_{16}H_{18}O_9$ Exact Mass: 354.10	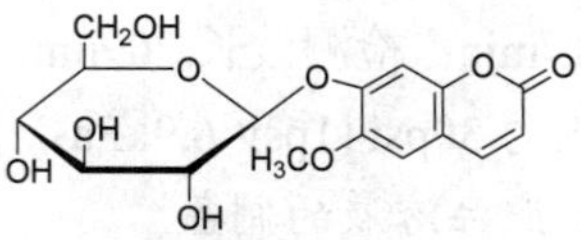 东莨菪苷 Scopolin
二十九烷 Nonacosane $C_{29}H_{60}$ Exact Mass: 408.47	$H_3C-(CH_2)_{27}-CH_3$ 二十九烷 Nonacosane	二十五烷 Pentacosane $C_{25}H_{52}$ Exact Mass: 352.41	$H_3C-(CH_2)_{23}-CH_3$ 二十五烷 Pentacosane
β-香树脂乙酸酯 *β*-Amyrin acetate $C_{32}H_{52}O_2$ Exact Mass: 468.40	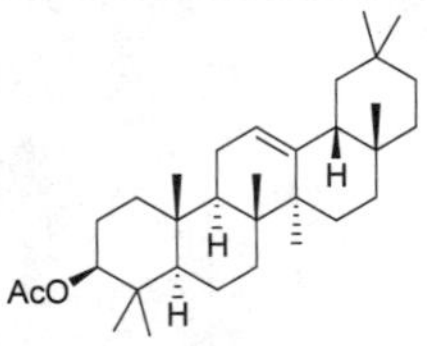 *β*-香树脂乙酸酯 *β*-Amyrin acetate		

除以上化学成分外，青蒿还含有青蒿素G、青蒿碱、*γ*-衣兰油烯等。

【分析方法】

1 青蒿中石竹烯和樟脑含量的毛细管气相色谱法测定[24]

1.1 仪器

Agilent 6890 气相色谱仪。

1.2 色谱条件

色谱柱：Agilent HP-5 石英毛细管柱(30m×0.53mm，1.5μm)；程序升温，初温 100℃，以 10℃/min 升温至 190℃，保持 5min，再以 10℃/min 升温至 250℃，保持 10min；检测器温度 270℃；气化室温度 270℃；氮气流速 3mL/min，空气流速 300mL/min，氢气流速 35mL/min。

1.3 对照品溶液的制备

称取石竹烯和樟脑对照品，加入 2.0mL 十三烷内标溶液，用适量正己烷-异丙醇(1∶3)混合溶剂溶解。

1.4 供试品溶液的制备

称取粉碎的本品适量，加入正己烷-异丙醇(1∶3)混合溶剂，水浴回流 30min。

2 青蒿中东莨菪内酯含量的高效液相色谱法测定[25]

2.1 仪器

Waters 201 型高效液相色谱仪。

2.2 色谱条件

色谱柱：YMC-Pack ODS-A 柱(250mm×4.6mm，5μm)；流动相：甲醇-0.08%磷酸(40∶60)；柱温室温；流速 0.8mL/min；检测波长 340nm；分析时间 12min。

2.3 对照品溶液的制备

称取东莨菪内酯对照品，用适量甲醇溶解。

2.4 供试品溶液的制备

称取粉碎的本品适量，用甲醇超声提取 30min。

3 青蒿中青蒿素、青蒿乙素和青蒿酸含量的紫外检测高效液相色谱-紫外检测-蒸发光散射检测法测定[26]

3.1 仪器

Alliance 高效液相色谱仪，2420 蒸发光散射检测器。

3.2 色谱条件

色谱柱：Nucleodur C_{18} 柱(250mm×4.6mm，5μm)；流动相：乙腈-0.1%乙酸(50∶50)；柱温 25℃；流速 1.0mL/min；检测波长 209nm；分析时间 46min。青蒿素用蒸发光散射检测器检测，漂移管温度 50℃，载气(N_2)压力 30psi (1psi≈6.9kPa)，增益值为 50。

3.3 对照品溶液的制备

称取青蒿素、青蒿乙素和青蒿酸对照品，用适量甲醇溶解。

3.4 供试品溶液的制备

称取粉碎的本品适量，用石油醚超声提取 50min，蒸干，残渣加甲醇溶解，定容，滤过，即得。

青黛

Qingdai

INDIGO NATURALIS

【化学成分】

表 1-8-7 青黛主要化学成分[27~29]

中英文名、化学式及相对分子质量	结构图	中英文名、化学式及相对分子质量	结构图
苯甲酸 Benzoic acid $C_7H_6O_2$ Exact Mass: 122.04	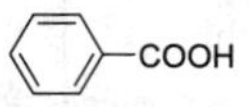 苯甲酸 Benzoic acid	脱氧鸭嘴花碱酮 Deoxyvasicinone $C_{11}H_{10}N_2O$ Exact Mass: 186.08	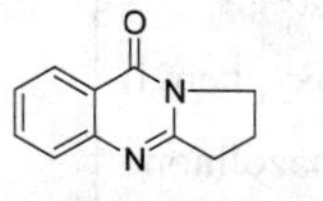 脱氧鸭嘴花碱酮 Deoxyvasicinone
腺苷 Adenosine $C_{10}H_{13}N_5O_4$ Exact Mass: 267.10	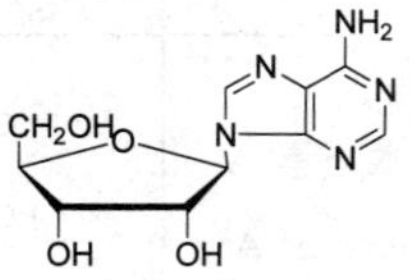 腺苷 Adenosine	邻氨基苯甲酸 2-Amino-benzoic acid $C_7H_7NO_2$ Exact Mass: 137.05	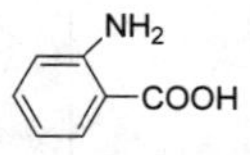 邻氨基苯甲酸 2-Amino-benzoic acid
正丁基-*β*-D-吡喃型果糖 *n*-Butyl-*β*-D-fructopyronoside $C_{10}H_{20}O_6$ Exact Mass: 236.13	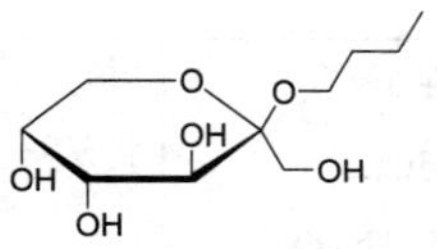 正丁基-*β*-D-吡喃型果糖 *n*-Butyl-*β*-D-fructopyronoside	胡萝卜苷 Daucosterol $C_{35}H_{60}O_6$ Exact Mass: 576.44	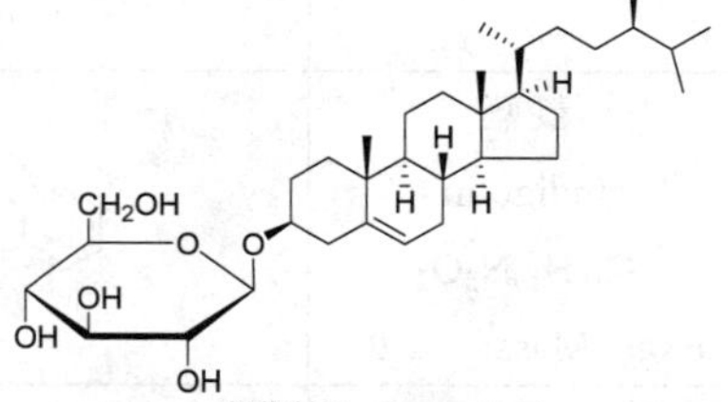 胡萝卜苷 Daucosterol
2,3-二氢-4-羟基-2-吲哚-3-乙腈 2,3-Dihydro-4-hydroxy-2-indole-3-acetonitrile $C_{10}H_8N_2O_2$ Exact Mass: 188.06	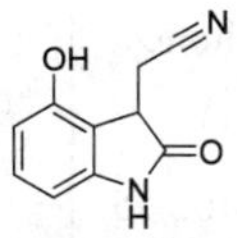 2,3-二氢-4-羟基-2-吲哚-3-乙腈 2,3-Dihydro-4-hydroxy-2-indole-3-acetonitrile	(*E*)-1,3-Dihydro-3-[(4-hydroxy-3,5-dimethoxyphenyl)methylene]-2*H*-indol-2-one $C_{17}H_{15}NO_4$ Exact Mass: 297.10	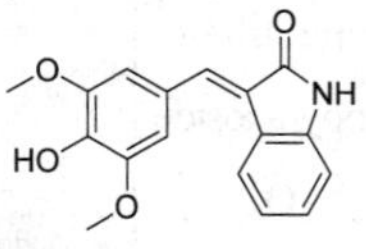 (*E*)-1,3-Dihydro-3-[(4-hydroxy-3,5-dimethoxyphenyl) methylene]-2*H*-indol-2-one
大黄素 Emodin $C_{15}H_{10}O_5$ Exact Mass: 270.05	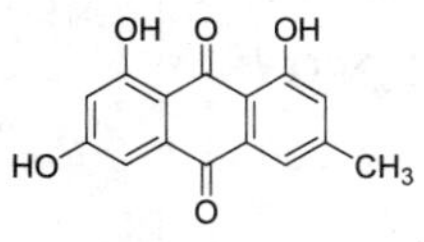 大黄素 Emodin	大黄素-8-*O*-*β*-D-葡萄糖苷 Emodin-8-*O*-*β*-D-glucoside $C_{21}H_{20}O_{10}$ Exact Mass: 432.11	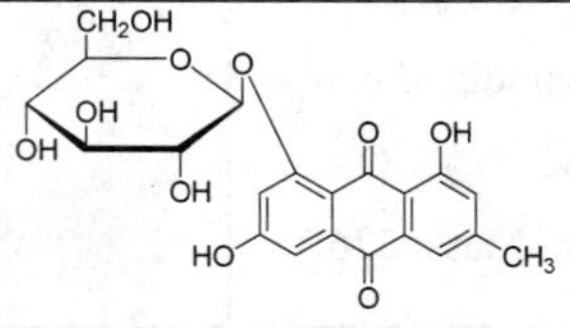 大黄素-8-*O*-*β*-D-葡萄糖苷 Emodin-8-*O*-*β*-D-glucoside
芥酸 Erucic acid $C_{22}H_{42}O_2$ Exact Mass: 338.32	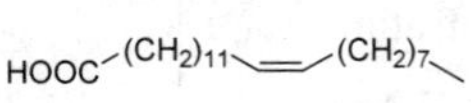 芥酸 Erucic acid	芸薹葡糖硫苷 Glucobrassicin $C_{16}H_{20}N_2O_9S_2$ Exact Mass: 448.06	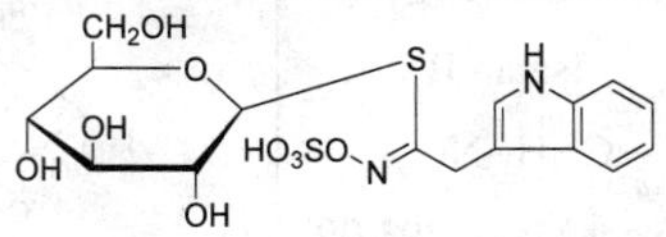 芸薹葡糖硫苷 Glucobrassicin
2-羟基-1,4-苯二甲酸 2-Hydroxy-1,4-benzendicarboxylic acid $C_8H_6O_5$ Exact Mass: 182.02	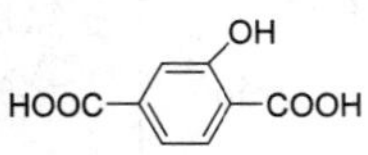 2-羟基-1,4-苯二甲酸 2-Hydroxy-1,4-benzendicarboxylic acid	羟基靛玉红 Hydroxyindirubin $C_{16}H_{10}N_2O_3$ Exact Mass: 278.07	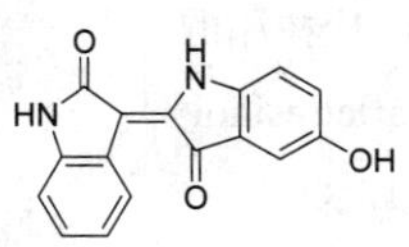 羟基靛玉红 Hydroxyindirubin

续表

中英文名、化学式及相对分子质量	结构图	中英文名、化学式及相对分子质量	结构图
5-羟基-2-吲哚酮 5-Hydroxy-2-indolinone $C_8H_7NO_2$ Exact Mass: 149.05	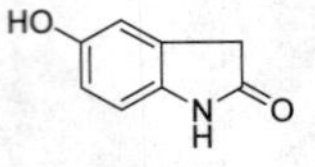 5-羟基-2-吲哚酮 5-Hydroxy-2-indolinone	5-羟甲基糠酸 5-Hydroxymethylfuroic acid $C_6H_6O_4$ Exact Mass: 142.03	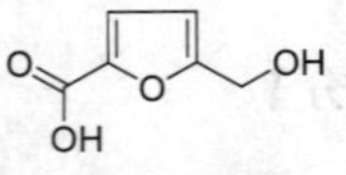 5-羟甲基糠酸 5-Hydroxymethylfuroic acid
3-(2'-羟基苯基)-4(3*H*)-喹唑酮 3-(2'-Hydroxyphenyl)-4(3*H*)-quinazolinone $C_{14}H_{10}N_2O_2$ Exact Mass: 238.07	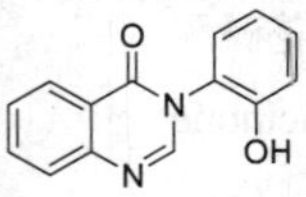 3-(2'-羟基苯基)-4(3H)-喹唑酮 3-(2'-Hydroxyphenyl)-4(3*H*)-quinazolinone	次黄嘌呤 Hypoxanthine $C_5H_4N_4O$ Exact Mass: 136.04	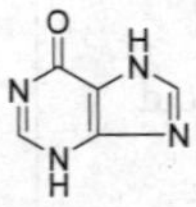 次黄嘌呤 Hypoxanthine
靛苷 Indicant $C_{14}H_{17}NO_6$ Exact Mass: 295.11	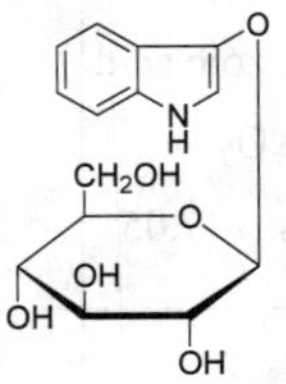 靛苷 Indicant	板蓝根木质素 A Indigoticoside A $C_{26}H_{34}O_{11}$ Exact Mass: 522.21	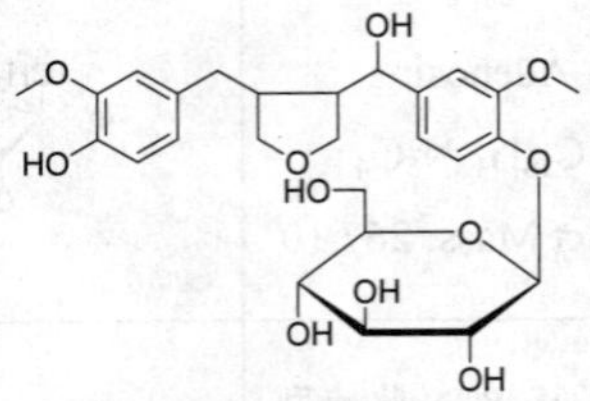 板蓝根木质素 A Indigoticoside A
靛蓝 Indigotin $C_{16}H_{10}N_2O_2$ Exact Mass: 262.07	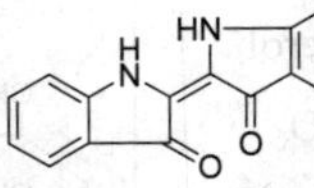 靛蓝 Indigotin	靛玉红 Indirubin $C_{16}H_{10}N_2O_2$ Exact Mass: 262.07	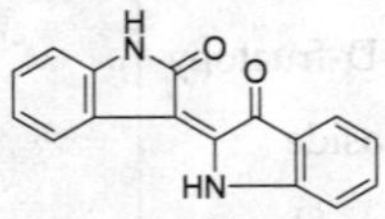 靛玉红 Indirubin
吲哚-3-乙腈-6-*O*-*β*-D-葡萄糖苷 Indole-3-acetonitrile-6-*O*-*β*-D-glucopyranoside $C_{16}H_{18}N_2O_6$ Exact Mass: 334.12	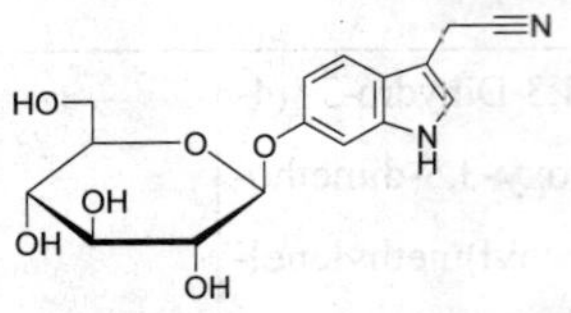 吲哚-3-乙腈-6-*O*-*β*-D-葡萄糖苷 Indole-3-acetonitrile-6-*O*-*β*-D-glucopyranoside	依靛蓝双酮 Isaindigotidione $C_{23}H_{22}N_2O_5$ Exact Mass: 406.15	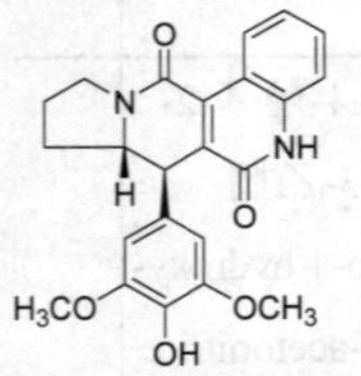 依靛蓝双酮 Isaindigotidione
依靛蓝酮 Isaindigodione $C_{18}H_{18}N_2O_4$ Exact Mass: 326.13	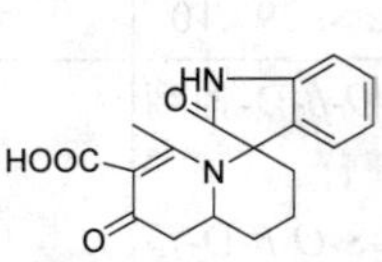 依靛蓝酮 Isaindigodione	Isaindigotone $C_{20}H_{18}N_2O_4$ Exact Mass: 350.13	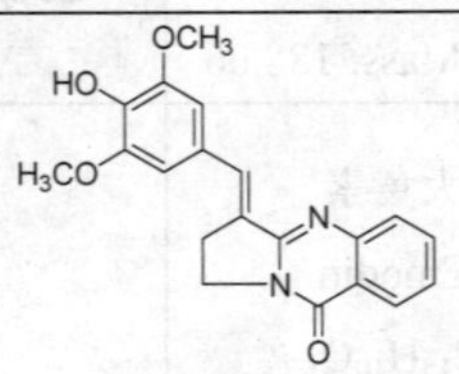 Isaindigotone
板蓝根乙素 Isatan B $C_{14}H_{15}NO_6$ Exact Mass: 293.09	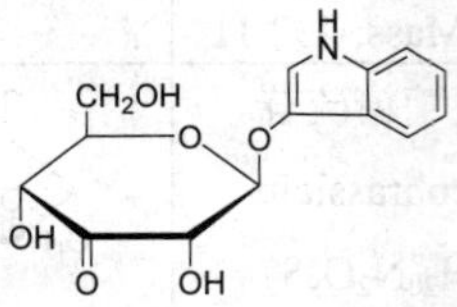 板蓝根乙素 Isatan B	靛红 Isatin $C_8H_5NO_2$ Exact Mass: 147.03	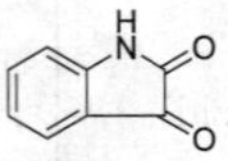 靛红 Isatin
(+)异落叶松树脂醇 (+)-Isolariciresinol $C_{20}H_{24}O_6$ Exact Mass: 360.16	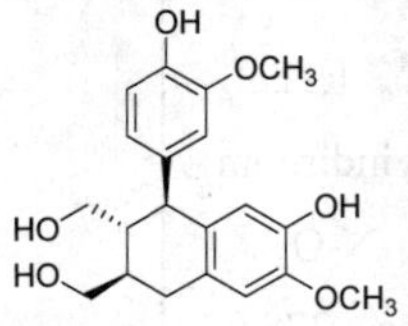 (+)异落叶松树脂醇 (+)-Isolariciresinol	异甘草素 Isoliquiritigenin $C_{15}H_{12}O_4$ Exact Mass: 256.07	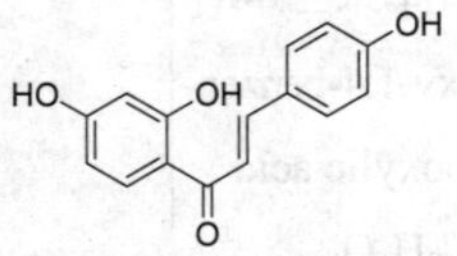 异甘草素 Isoliquiritigenin

续表

中英文名、化学式及相对分子质量	结构图	中英文名、化学式及相对分子质量	结构图
异金雀花素 Isoscoparin $C_{22}H_{22}O_{11}$ Exact Mass: 462.12	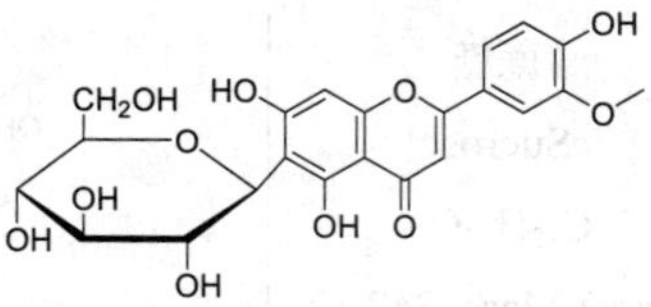 异金雀花素 Isoscoparin	异金雀花素-3"-*O*-吡喃葡萄糖苷 Isoscoparin-3"-*O*-glucopyranoside $C_{28}H_{32}O_{16}$ Exact Mass: 624.17	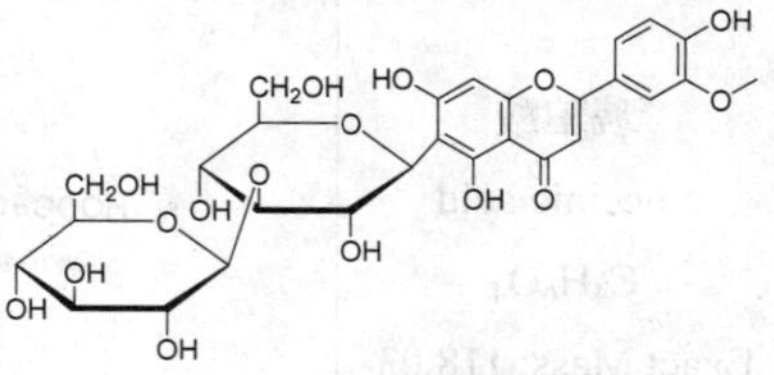 异金雀花素-3"-*O*-吡喃葡萄糖苷 Isoscoparin-3"-*O*-glucopyranoside
亚麻酸 Linolenic acid $C_{18}H_{30}O_2$ Exact Mass: 278.22	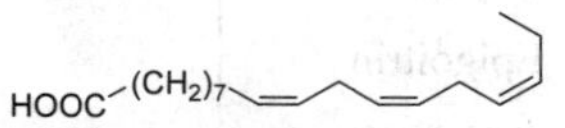 亚麻酸 Linolenic acid	甘草素 Liquiritigenin $C_{15}H_{12}O_4$ Exact Mass: 256.07	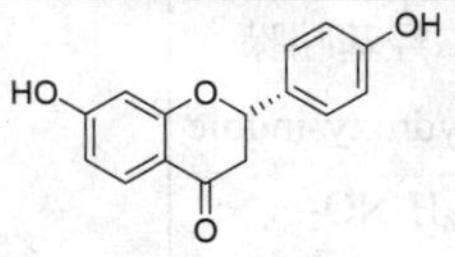 甘草素 Liquiritigenin
异杜荆素 Isovitexin $C_{21}H_{20}O_{10}$ Exact Mass: 432.11	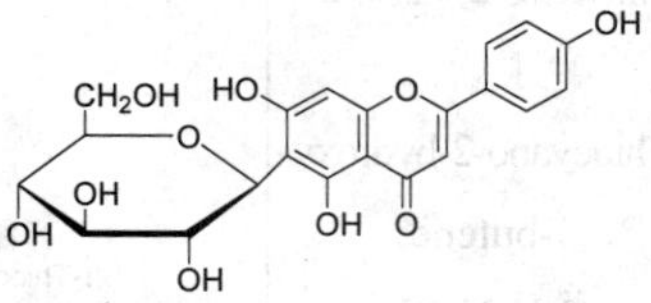 异杜荆素 Isovitexin	异杜荆素-3"-*O*-吡喃葡萄糖苷 Isovitexin-3"-*O*-glucopyranoside $C_{27}H_{30}O_{15}$ Exact Mass: 594.16	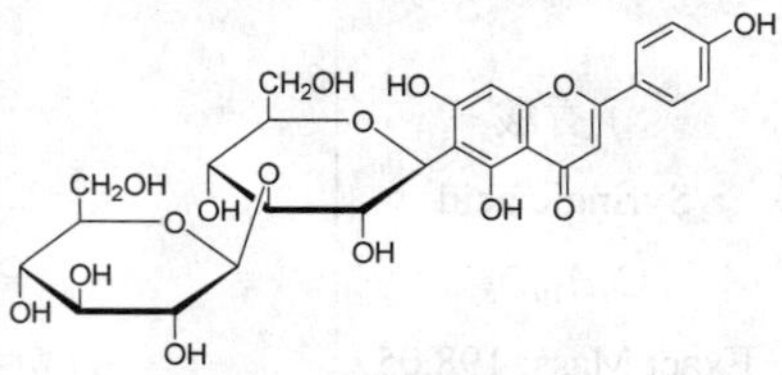 异杜荆素-3"-*O*-吡喃葡萄糖苷 Isovitexin-3"-*O*-glucopyranoside
新芸薹苷 Neoglucobrassicin $C_{17}H_{22}N_2O_{10}S_2$ Exact Mass: 478.07	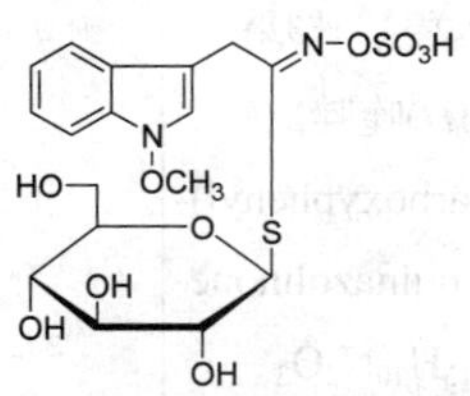 新芸薹苷 Neoglucobrassicin	新橙皮苷 Neohesperidin $C_{28}H_{34}O_{15}$ Exact Mass: 610.19	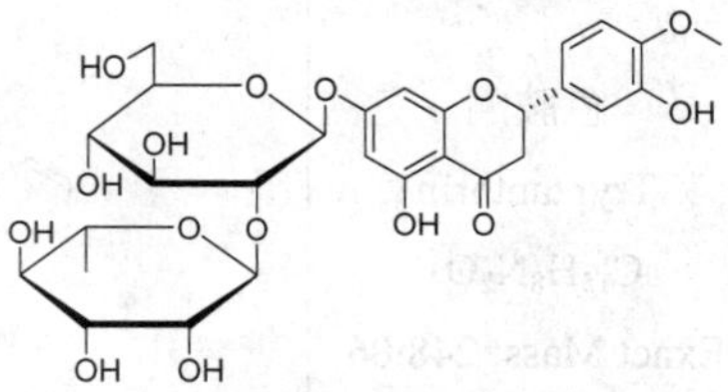 新橙皮苷 Neohesperidin
烟酸 Nicotinic acid $C_6H_5NO_2$ Exact Mass: 123.03	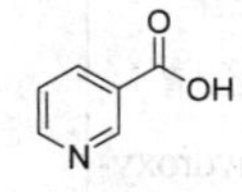 烟酸 Nicotinic acid	棕榈酸 Palmitic acid $C_{16}H_{32}O_2$ Exact Mass: 256.24	$HOOC-(CH_2)_{14}-CH_3$ 棕榈酸 Palmitic acid
远志醇 Polygalytol $C_6H_{12}O_5$ Exact Mass: 164.07	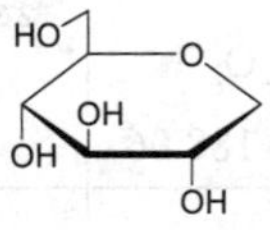 远志醇 Polygalytol	青黛酮 Qingdainone $C_{23}H_{13}N_3O_2$ Exact Mass: 363.10	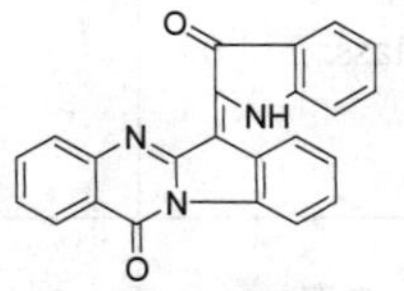 青黛酮 Qingdainone
水杨酸 Salicylic acid $C_7H_6O_3$ Exact Mass: 138.03	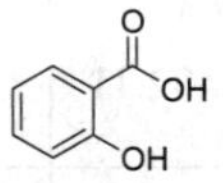 水杨酸 Salicylic acid	黑芥子苷 Sinigrin $C_{11}H_{17}NO_9S_2$ Exact Mass: 397.00	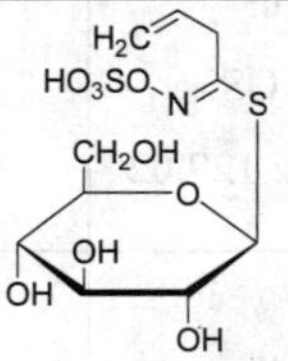 黑芥子苷 Sinigrin
β-谷甾醇 *β*-Sitosterol $C_{29}H_{50}O$ Exact Mass: 414.39	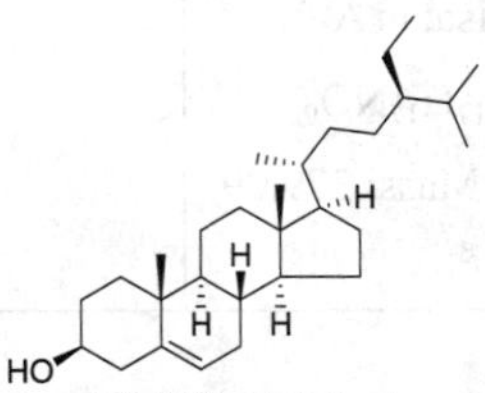 *β*-谷甾醇 *β*-Sitosterol	*γ*-谷甾醇 *γ*-Sitosterol $C_{29}H_{50}O$ Exact Mass: 414.39	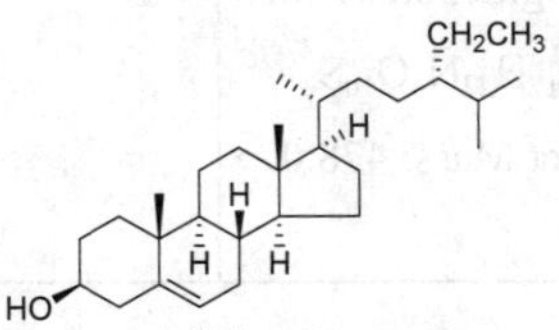 *γ*-谷甾醇 *γ*-Sitosterol

续表

中英文名、化学式及相对分子质量	结构图	中英文名、化学式及相对分子质量	结构图
琥珀酸 Succinic acid $C_4H_6O_4$ Exact Mass: 118.03	HOOC—CH_2—CH_2—COOH 琥珀酸 Succinic acid	蔗糖 Sucrose $C_{12}H_{22}O_{11}$ Exact Mass: 342.12	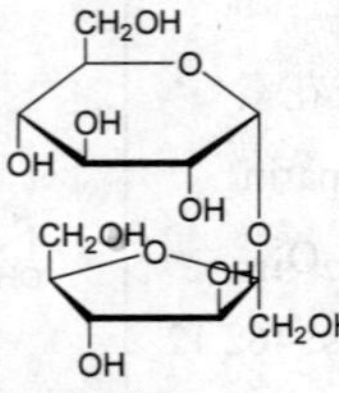 蔗糖 Sucrose
2,5-二羟基吲哚 2,5-Dihydroxy-indole $C_8H_7NO_2$ Exact Mass: 149.05	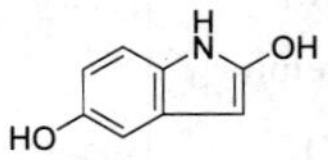 2,5-二羟基吲哚 2,5-Dihydroxy-indole	表告依春 Epigoitrin C_5H_7NOS Exact Mass: 129.02	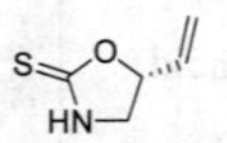 表告依春 Epigoitrin
丁香酸 Syringic acid $C_9H_{10}O_5$ Exact Mass: 198.05	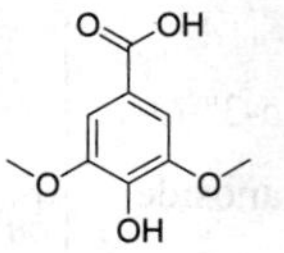 丁香酸 Syringic acid	1-硫氰酸-2-羟基-3-丁烯 1-Thiocyano-2-hydroxy-3-butene C_5H_7NOS Exact Mass: 129.18	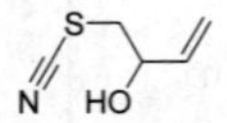 1-硫氰酸-2-羟基-3-丁烯 1-Thiocyano-2-hydroxy-3-butene
色胺酮 Tryptanthrin $C_{15}H_8N_2O_2$ Exact Mass: 248.06	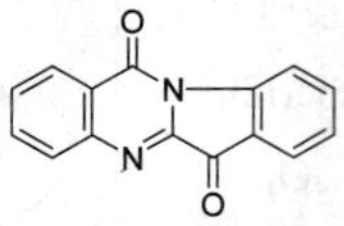 色胺酮 Tryptanthrin	3-(2'-羧基苯基)-4(3*H*)喹唑酮 3-(2'-Carboxyphenyl)-4(3*H*)-quinazolinone $C_{15}H_{10}N_2O_3$ Exact Mass: 266.07	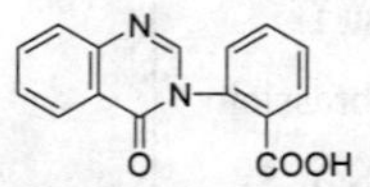 3-(2'-羧基苯基)-4(3*H*)喹唑酮 3-(2'-Carboxyphenyl)-4(3*H*)-quinazolinone
胞苷 Cytidine $C_9H_{13}N_3O_5$ Exact Mass: 243.09	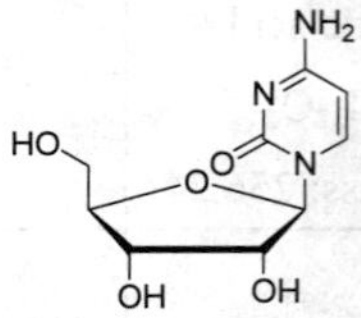 胞苷 Cytidine	2,3-二氢-4-羟基-2-氧-吲哚-3-乙腈 2,3-Dihydro-4-hydroxy-2-*oxo*-indole-3-acetonitrile $C_{10}H_8N_2O_2$ Exact Mass: 188.06	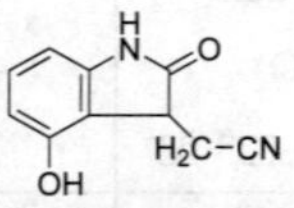 2,3-二氢-4-羟基-2-氧-吲哚-3-乙腈 2,3-Dihydro-4-hydroxy-2-*oxo*-indole-3-acetonitrile
告依春 Goitrin C_5H_7NOS Exact Mass: 129.02	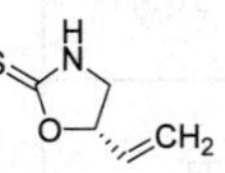 告依春 Goitrin	异牡荆苷 Homovitexin $C_{21}H_{20}O_{10}$ Exact Mass: 432.11	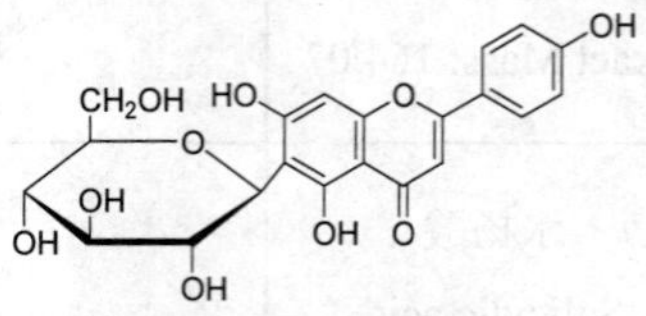 异牡荆苷 Homovitexin
新芥苷 Neoglucobrassicin $C_{17}H_{22}N_2O_{10}S_2$ Exact Mass: 478.07	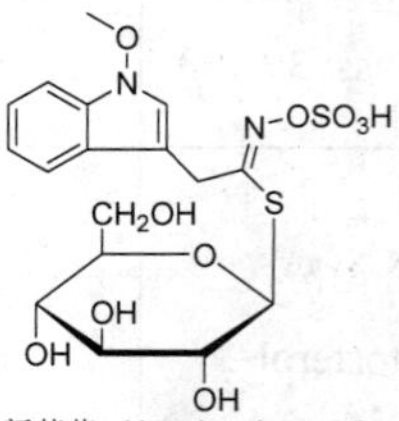 新芥苷 Neoglucobrassicin	板蓝根甲素 Isatan A $C_{17}H_{17}NO_9$ Exact Mass: 379.09	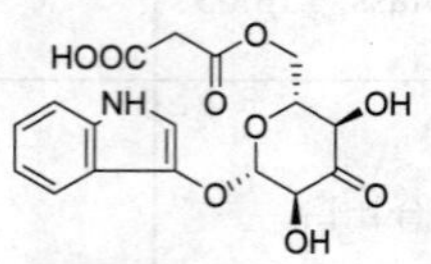 板蓝根甲素 Isatan A

续表

中英文名、化学式及相对分子质量	结构图	中英文名、化学式及相对分子质量	结构图
蒙花苷 Linarin $C_{28}H_{32}O_{14}$ Exact Mass: 592.18	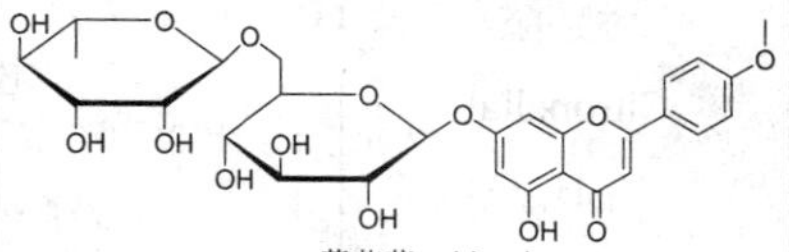 蒙花苷 Linarin	顺丁烯二酸 Maleic acid $C_4H_4O_4$ Exact Mass: 116.01	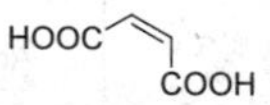 顺丁烯二酸 Maleic acid
吡啶三羧酸 3-Pyridinecarboxylic acid $C_6H_5NO_2$ Exact Mass: 123.03	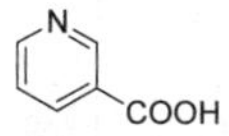 吡啶三羧酸 3-Pyridinecarboxylic acid	焦脱镁叶绿 A Pyrophaeophorbide A $C_{33}H_{34}N_4O_3$ Exact Mass: 534.26	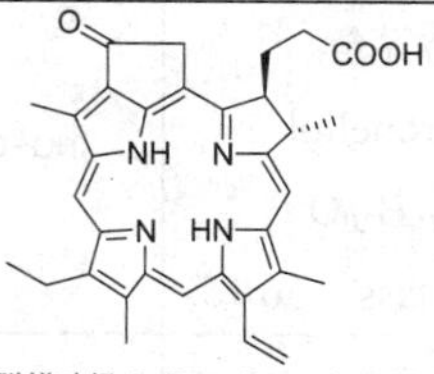 焦脱镁叶绿 A Pyrophaeophorbide A
4(3*H*)-喹唑酮 4(3*H*)-Quinazolinone $C_8H_6N_2O$ Exact Mass: 146.05	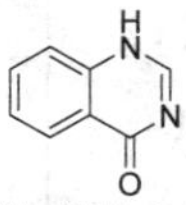 4(3*H*)-喹唑酮 4(3*H*)-Quinazolinone	尿苷 Uridine $C_9H_{12}N_2O_6$ Exact Mass: 244.07	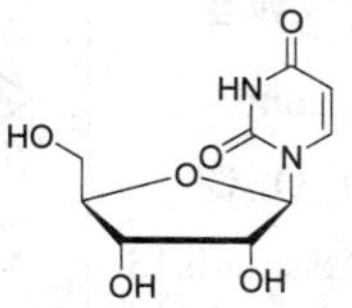 尿苷 Uridine

除以上化学成分外，青黛还含有 *γ*-氨基丁酸、2-(4-羟基-3-甲氧基-苯基)-4-[(4-羟基-3-甲氧基-苯基)-甲基]-3-甲氧基-四氢呋喃、板蓝根丙素、板蓝根丁素等。

玫瑰花

Meiguihua

ROSAE RUGOSAE FLOS

【化学成分】

表 1-8-8 玫瑰花主要化学成分[30~32]

中英文名、化学式及相对分子质量	结构图	中英文名、化学式及相对分子质量	结构图
乙酸 Acetic acid $C_2H_4O_2$ Exact Mass: 60.02	CH_3-COOH 乙酸 Acetic acid	香树烯 Aromadendrene $C_{15}H_{24}$ Exact Mass: 204.19	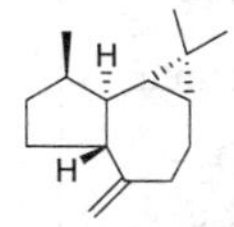 香树烯 Aromadendrene
苯甲醇 Benzyl alcohol C_7H_8O Exact Mass: 108.06	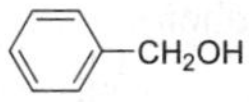 苯甲醇 Benzyl alcohol	苯甲酸苯甲酯 Benzyl benzoate $C_{14}H_{12}O_2$ Exact Mass: 212.08	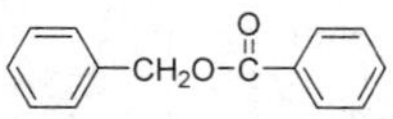 苯甲酸苯甲酯 Benzyl benzoate
苯甲醛 Benzyl dehyde C_7H_6O Exact Mass: 106.04	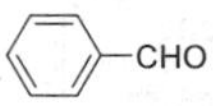 苯甲醛 Benzyl dehyde	*α*-佛手烯 *α*-Bergamotene $C_{15}H_{24}$ Exact Mass: 204.19	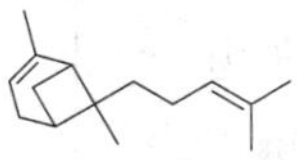 α-佛手烯 α-Bergamotene
β-胡萝卜素 *β*-Carotene $C_{40}H_{56}$ Exact Mass: 536.44	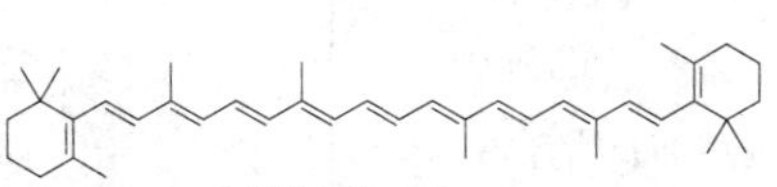 *β*-胡萝卜素 *β*-Carotene	*α*-柠檬醛 *α*-Citral $C_{10}H_{16}O$ Exact Mass: 152.12	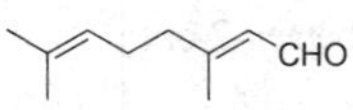 α-柠檬醛 α-Citral

续表

中英文名、化学式及相对分子质量	结构图	中英文名、化学式及相对分子质量	结构图
乙酸香茅酯 Citronally acetate $C_{12}H_{22}O_2$ Exact Mass: 198.16	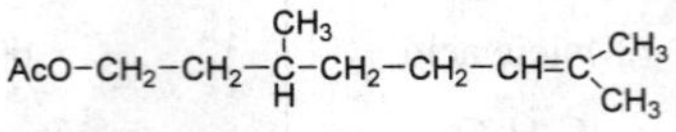 乙酸香茅酯　Citronally acetate	香茅醛 Citronellal $C_{10}H_{18}O$ Exact Mass: 154.14	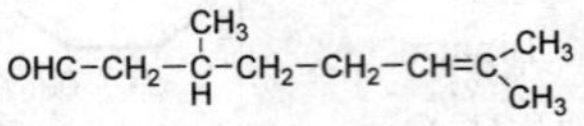 香茅醛　Citronellal
香茅醇 Citronellol $C_{10}H_{20}O$ Exact Mass: 156.15	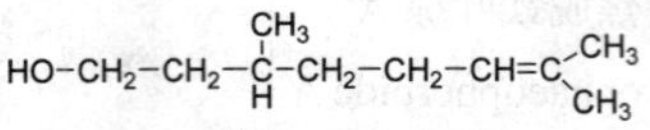 香茅醇　Citronellol	*α*-姜黄烯 *α*-Curcumene $C_{15}H_{22}$ Exact Mass: 202.17	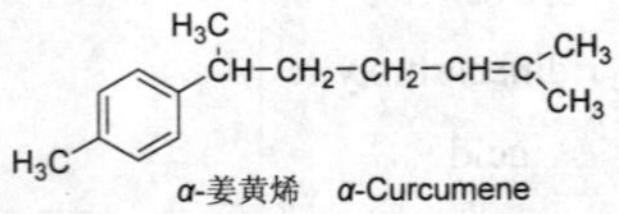 *α*-姜黄烯　*α*-Curcumene
矢车菊双苷 Cyanin $C_{27}H_{31}O_{16}Cl$ Exact Mass: 646.13	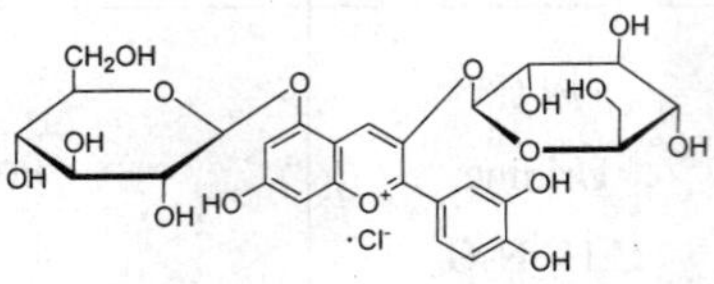 矢车菊双苷　Cyanin	3,7-二甲基-3,6-辛二烯醇 3,7-Dimethyl-3,6-octadienol $C_{10}H_{18}O$ Exact Mass: 154.14	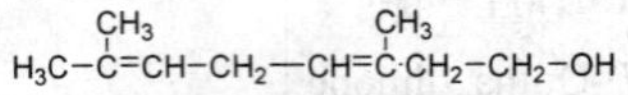 3,7-二甲基-3,6-辛二烯醇　3,7-Dimethyl-3,6-octadienol
2-十二酮 2-Dodecone $C_{12}H_{24}O$ Exact Mass: 184.18	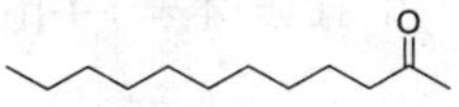 2-十二酮　2-Dodecone	棕榈酸乙酯 Ethyl palmitate $C_{18}H_{36}O_2$ Exact Mass: 284.27	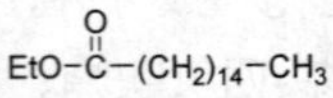 棕榈酸乙酯　Ethyl palmitate
丁香酚 Eugenol $C_{10}H_{12}O_2$ Exact Mass: 164.08	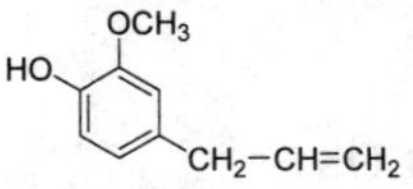 丁香酚　Eugenol	金合欢醇 Farnesol $C_{15}H_{26}O$ Exact Mass: 222.20	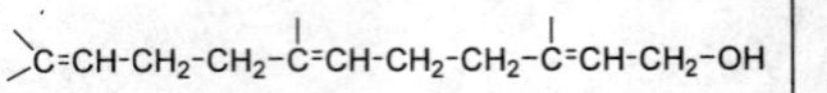 金合欢醇　Farnesol
没食子酸 Gallic acid $C_7H_6O_5$ Exact Mass: 170.02	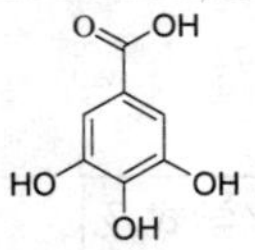 没食子酸　Gallic acid	香叶醇 Geraniol $C_{10}H_{18}O$ Exact Mass: 154.14	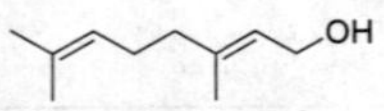 香叶醇　Geraniol
乙酸香叶酯 Geranyl acetate $C_{12}H_{20}O_2$ Exact Mass: 196.15	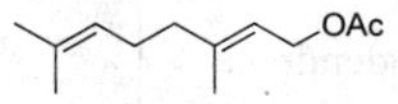 乙酸香叶酯　Geranyl acetate	庚醛 Heptanal $C_7H_{14}O$ Exact Mass: 114.10	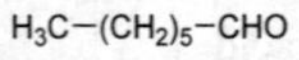 庚醛　Heptanal
2-庚醇 2-Heptanol $C_7H_{16}O$ Exact Mass: 116.12	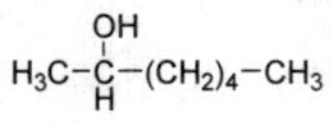 2-庚醇　2-Heptanol	异戊醇 Isoamyl alcohol $C_5H_{12}O$ Exact Mass: 88.09	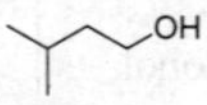 异戊醇　Isoamyl alcohol
芳樟醇 Linalool $C_{10}H_{18}O$ Exact Mass: 154.14	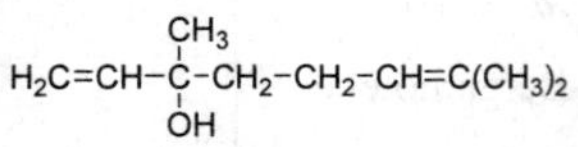 芳樟醇　Linalool	1-对-孟烯 1-*p*-Menthene $C_{10}H_{18}$ Exact Mass: 138.14	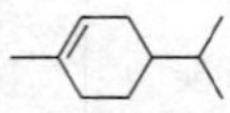 1-对-孟烯　1-*p*-Menthene
6-甲基-5-庚烯-2-酮 6-Methyl-5-hepten-2-one $C_8H_{14}O$ Exact Mass: 126.10	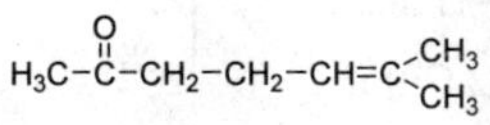 6-甲基-5-庚烯-2-酮　6-Methyl-5-hepten-2-one	橙花醇 Nerol $C_{10}H_{18}O$ Exact Mass: 154.14	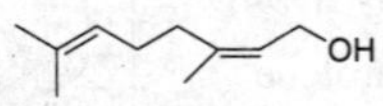 橙花醇　Nerol

续表

中英文名、化学式及相对分子质量	结构图	中英文名、化学式及相对分子质量	结构图
壬醛 Nonanal $C_9H_{18}O$ Exact Mass: 142.14	$H_3C-(CH_2)_7-CHO$ 壬醛 Nonanal	壬醇 Nonanol $C_9H_{20}O$ Exact Mass: 144.15	$H_3C-(CH_2)_8-OH$ 壬醇 Nonanol
苯乙基咖啡酯 Phenthyl caffeate $C_{17}H_{16}O_4$ Exact Mass: 284.10	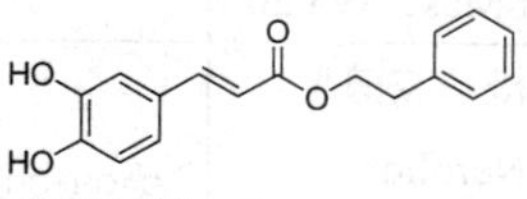 苯乙基咖啡酯 Phenthyl caffeate	苯乙醇 Phenethyl alcohol $C_8H_{10}O$ Exact Mass: 122.07	Ph$-CH_2-CH_2-$OH 苯乙醇 Phenethyl alcohol
乙酸苯乙酯 Phenylethyl acetate $C_{10}H_{12}O_2$ Exact Mass: 164.08	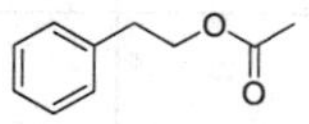 乙酸苯乙酯 Phenylethyl acetate	*α*-蒎烯 *α*-Pinene $C_{10}H_{16}$ Exact Mass: 136.13	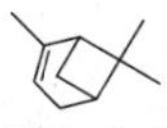 *α*-蒎烯 *α*-Pinene
β-蒎烯 *β*-Pinene $C_{10}H_{16}$ Exact Mass: 136.13	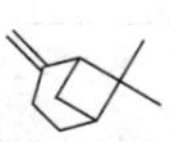 *β*-蒎烯 *β*-Pinene	玉红黄质 Rubixanthin $C_{40}H_{56}O$ Exact Mass: 552.43	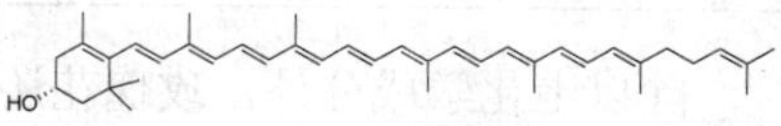 玉红黄质 Rubixanthin
玫瑰醛 Rugosal $C_{15}H_{22}O_4$ Exact Mass: 266.15	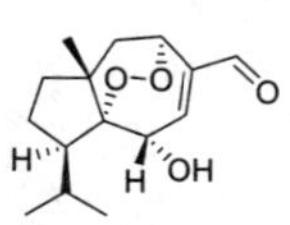 玫瑰醛 Rugosal	槲皮苷 Quercitroside $C_{21}H_{20}O_{11}$ Exact Mass: 448.10	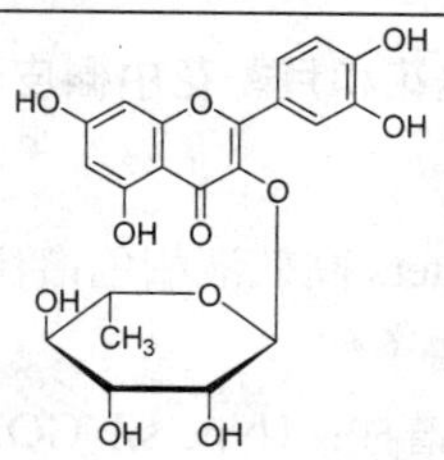 槲皮苷 Quercitroside
奎尼酸 Quinic acid $C_7H_{12}O_6$ Exact Mass: 192.06	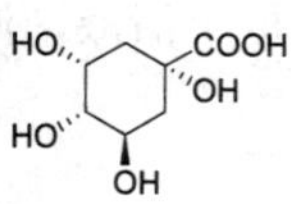 奎尼酸 Quinic acid	玫瑰鞣素 D Rugosin D $C_{82}H_{58}O_{52}$ Exact Mass: 1874.19	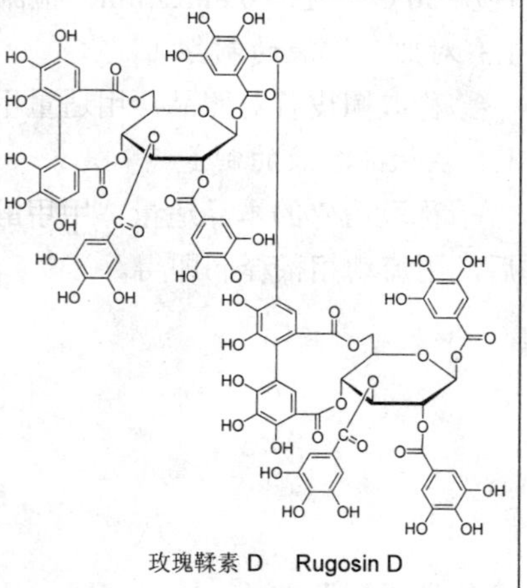 玫瑰鞣素 D Rugosin D
β-荜澄茄烯 *β*-Cubebene $C_{15}H_{24}$ Exact Mass: 204.19	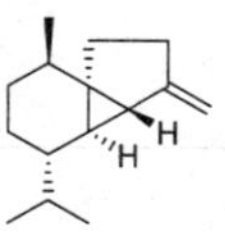 *β*-荜澄茄烯 *β*-Cubebene	丁香酚甲醚 Eugenol methyl ether $C_{11}H_{14}O_2$ Exact Mass: 178.10	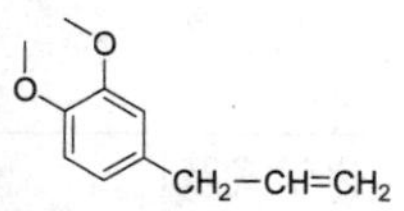 丁香酚甲醚 Eugenol methyl ether
α-松油醇 *α*-Terpineol $C_{10}H_{18}O$ Exact Mass: 154.14	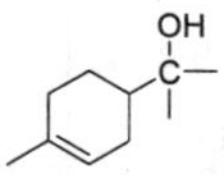 *α*-松油醇 *α*-Terpineol	2-十一醇 2-Undecanol $C_{11}H_{24}O$ Exact Mass: 172.18	$H_3C-CH(OH)-CH_2-CH_2-(CH_2)_6-CH_3$ 2-十一醇 2-Undecanol

续表

中英文名、化学式及相对分子质量	结构图	中英文名、化学式及相对分子质量	结构图
2-十一酮 2-Undecanone $C_{11}H_{22}O$ Exact Mass: 170.17	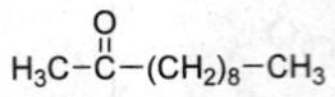 2-十一酮 2-Undecanone	2-十三酮 2-Tridecanone $C_{13}H_{26}O$ Exact Mass: 198.20	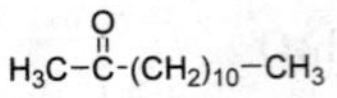 2-十三酮 2-Tridecanone
2-十三醇 2-Tridecanol $C_{13}H_{28}O$ Exact Mass: 200.21	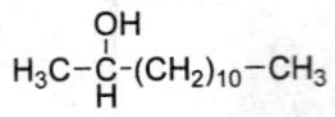 2-十三醇 2-Tridecanol	橙花叔醇 Nerolidol $C_{15}H_{26}O$ Exact Mass: 222.2	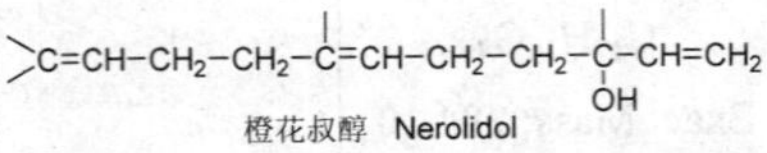 橙花叔醇 Nerolidol
2-十五酮 2-Pentadecanone $C_{15}H_{30}O$ Exact Mass: 226.23	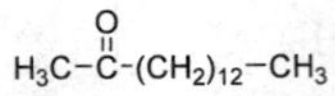 2-十五酮 2-Pentadecanone		

除以上化学成分外，玫瑰花还含有苦味质等。

【分析方法】

1 玫瑰花和月季花中槲皮苷含量的高效液相色谱法测定[32]

1.1 仪器

Waters 高效液相色谱仪。

1.2 色谱条件

色谱柱：Hypersil GOLD 柱(250mm×4.6mm，5μm)；流动相：乙腈-水(20∶80)，加磷酸调 pH 至 2.6；柱温 30℃；流速 0.8mL/min；检测波长 254nm；分析时间 15min。

1.3 对照品溶液的制备

称取槲皮苷对照品，用适量甲醇溶解后，再用流动相稀释，即得。

1.4 供试品溶液的制备

称取粉碎的本品适量，用甲醇超声提取 15min 后浸泡过夜，取上清液，滤过，用 C_{18} 固相萃取柱净化后，用流动相稀释，即得。

苦木

Kumu

PICRASMAE RAMULUS ET FOLIUM

【化学成分】

表 1-8-9 苦木主要化学成分[33~35]

中英文名、化学式及相对分子质量	结构图	中英文名、化学式及相对分子质量	结构图
1-乙酰基-β-咔啉 1-Acetyl-β-carboline $C_{13}H_{10}N_2O$ Exact Mass: 210.08	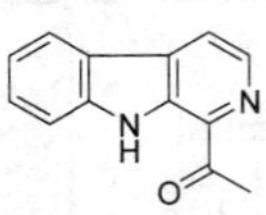 1-乙酰基-β-咔啉 1-Acetyl-β-carboline	铁屎米酮 Canthin-6-one $C_{14}H_8N_2O$ Exact Mass: 220.06	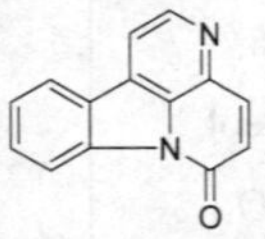 铁屎米酮 Canthin-6-one

续表

中英文名、化学式及相对分子质量	结构图	中英文名、化学式及相对分子质量	结构图
1-乙酯基-*β*-咔啉 1-Carboethoxy-*β*-carboline $C_{14}H_{12}N_2O_2$ Exact Mass: 240.09	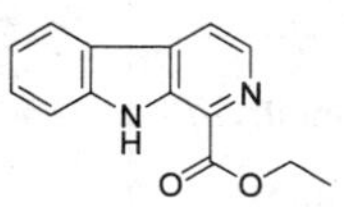 1-乙酯基-*β*-咔啉　1-Carboethoxy-*β*-carboline	*β*-咔啉-1-丙酸 *β*-Carboline-1-propionic acid $C_{14}H_{12}N_2O_2$ Exact Mass: 240.09	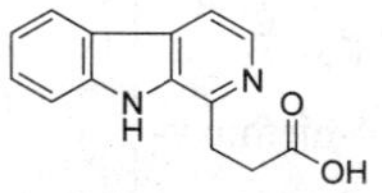 *β*-咔啉-1-丙酸　*β*-Carboline-1-propionic acid
1-甲酯基-*β*-咔啉 1-Carbomethoxy-*β*-carboline $C_{13}H_{10}N_2O_2$ Exact Mass: 226.07	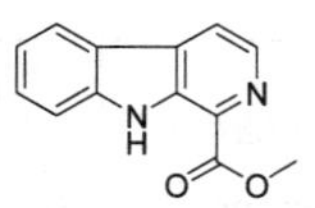 1-甲酯基-*β*-咔啉 1-Carbomethoxy-*β*-carboline	2,4-二氯-6-氨基吡啶 2,4-Dichloro-6-aminopyridine $C_5H_4C_{12}N_2$ Exact Mass: 161.98	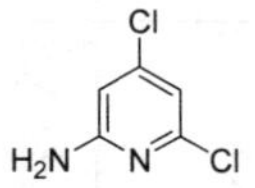 2,4-二氯-6-氨基吡啶 2,4-Dichloro-6-aminopyridine
1-(*β*-1-咔啉基)-4-(4,8-二甲氧基-*β*-1-咔啉基)-2-甲氧基-1-丁酮 1-(*β*-Carbolin-1-yl)-4-(4,8-dimethoxy-*β*-carbolin-1-yl)-2-methoxy-butan-1-one $C_{29}H_{26}N_4O_4$ Exact Mass: 494.20	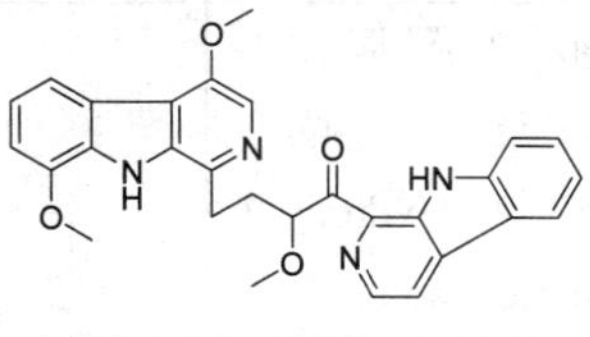 1-(*β*-1-咔啉基)-4-(4,8-二甲氧基-*β*-1-咔啉基)-2-甲氧基-1-丁酮 1-(*β*-Carbolin-1-yl)-4-(4,8-dimethoxy-*β*-carbolin-1-yl)-2-methoxy-butan-1-one	1-(*β*-1-咔啉基)-3-(4, 8-二甲氧基-*β*-1-咔啉基)-1-丙酮 1-(*β*-Carbolin-1-yl)-3-(4,8-dimethoxy-*β*-carbolin-1-yl)-propan-1-one $C_{27}H_{22}N_4O_3$ Exact Mass: 450.17	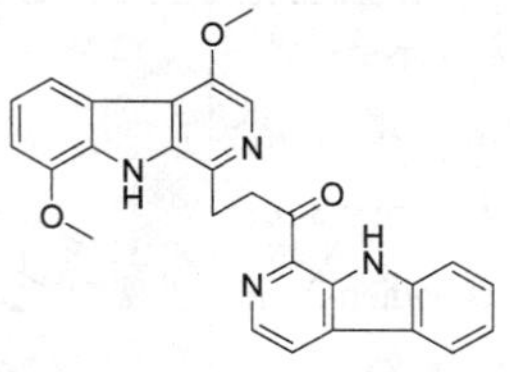 1-(*β*-1-咔啉基)-3-(4,8-二甲氧基-*β*-1-咔啉基)-1-丙酮 1-(*β*-Carbolin-1-yl)-3-(4,8-dimethoxy-*β*-carbolin-1-yl)-propan-1-one
(24*Z*)-3*β*,27-二羟基-7,24-甘遂二烯-21-醛 (24*Z*)-3*β*,27-Dihydroxy-7,24-titucalladien-21-al $C_{30}H_{48}O_3$ Exact Mass: 456.36	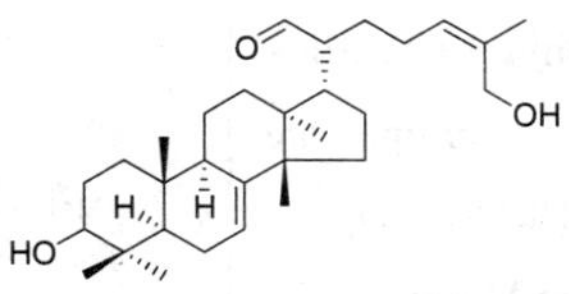 (24*Z*)-3*β*,27-二羟基-7,24-甘遂二烯-21-醛 (24*Z*)-3*β*,27-Dihydroxy-7,24-titucalladien-21-al	4,8-二甲氧基-1-(2-甲氧基乙基)-*β*-咔啉 4,8-Dimethoxy-1-(2-methoxyethyl)-*β*-carboline $C_{16}H_{18}N_2O_3$ Exact Mass: 286.13	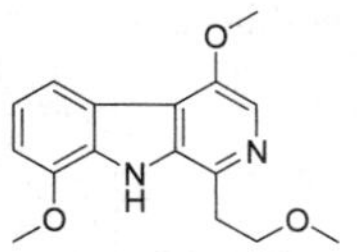 4,8-二甲氧基-1-(2-甲氧基乙基)-*β*-咔啉 4,8-Dimethoxy-1-(2-methoxyethyl)-*β*-carboline
苦木碱 A Kumujansine A $C_{28}H_{25}N_4O_2^+$ Exact Mass: 449.20	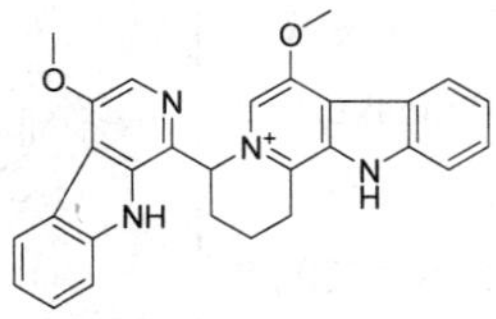 苦木碱 A　Kumujansine A	苦木碱 B Kumujansine B $C_{30}H_{29}N_4O_4^+$ Exact Mass: 509.22	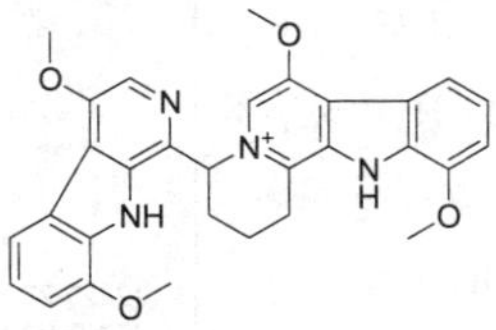 苦木碱 B　Kumujansine B
4,9-二甲氧基-1-乙烯基-*β*-咔啉 4,9-Dimethoxy-1-vinyl-*β*-carboline $C_{15}H_{14}N_2O_2$ Exact Mass: 254.11	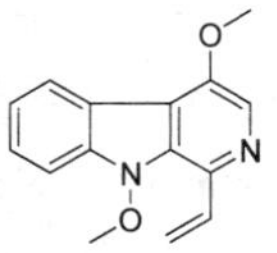 4,9-二甲氧基-1-乙烯基-*β*-咔啉 4,9-Dimethoxy-1-vinyl-*β*-carboline	1-乙基-4,8-二甲氧基-*β*-咔啉 1-Ethyl-4,8-dimethoxy-*β*-carboline $C_{15}H_{16}N_2O_2$ Exact Mass: 256.12	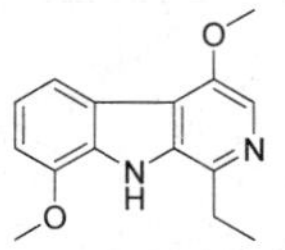 1-乙基-4,8-二甲氧基-*β*-咔啉 1-Ethyl-4,8-dimethoxy-*β*-carboline
1-乙基-4-甲氧基-*β*-咔啉 1-Ethyl-4-methoxy-*β*-carboline $C_{14}H_{14}N_2O$ Exact Mass: 226.11	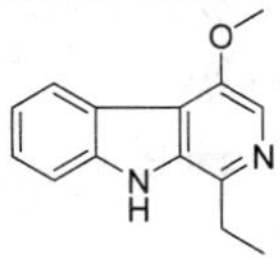 1-乙基-4-甲氧基-*β*-咔啉 1-Ethyl-4-methoxy-*β*-carboline	1-甲酰-*β*-咔啉 1-Formyl-*β*-carboline $C_{12}H_8N_2O$ Exact Mass: 196.06	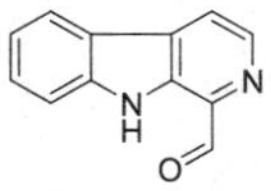 1-甲酰-*β*-咔啉　1-Formyl-*β*-carboline

续表

中英文名、化学式及相对分子质量	结构图	中英文名、化学式及相对分子质量	结构图
1-甲酰-4-甲氧基-*β*-咔啉 1-Formyl-4-methoxy-*β*-carboline $C_{13}H_{10}N_2O_2$ Exact Mass: 226.07	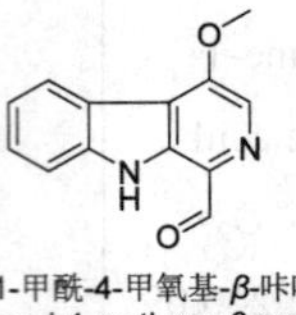 1-甲酰-4-甲氧基-*β*-咔啉 1-Formyl-4-methoxy-*β*-carboline	1-羟基甲基-*β*-咔啉 1-Hydroxymethyl-*β*-carboline $C_{12}H_{10}N_2O$ Exact Mass: 198.08	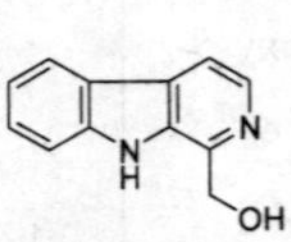 1-羟基甲基-*β*-咔啉　1-Hydroxymethyl-*β*-carboline
苦木碱庚 Kumujian G $C_{15}H_{14}N_2O_2$ Exact Mass: 254.11	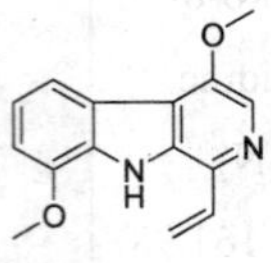 苦木碱庚　Kumujian G	苦木内酯 Kusulactone $C_{25}H_{34}O_8$ Exact Mass: 478.22	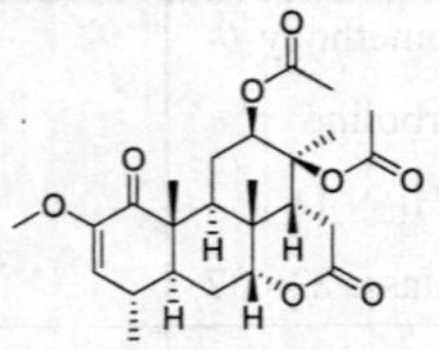 苦木内酯　Kusulactone
(24*Z*)-27-羟基-3-氧代-7,24-甘遂二烯-21-醛 (24*Z*)-27-Hydroxy-3-*oxo*-7,24-titucalladien-21-al $C_{30}H_{46}O_3$ Exact Mass: 454.34	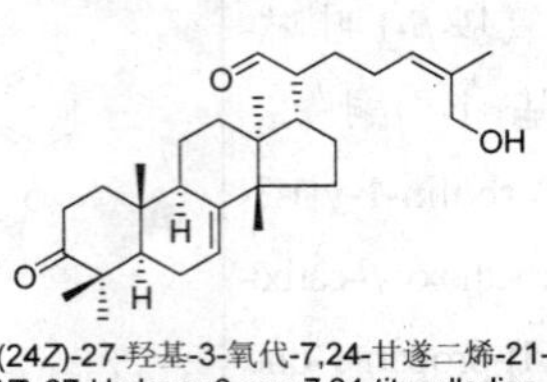 (24*Z*)-27-羟基-3-氧代-7,24-甘遂二烯-21-醛 (24*Z*)-27-Hydroxy-3-*oxo*-7,24-titucalladien-21-al	(24*Z*)-27-羟基-7,24-甘遂二烯-3-酮 (24*Z*)-27-Hydroxy-7,24-titucalladien-3-one $C_{30}H_{48}O_2$ Exact Mass: 440.37	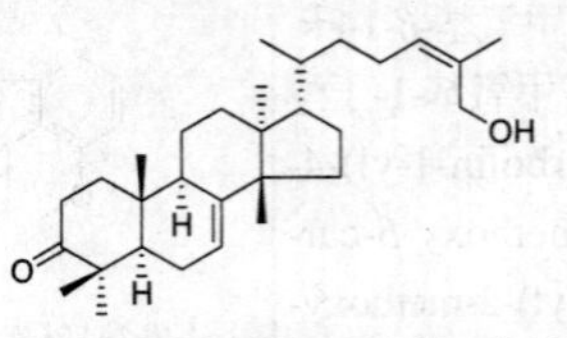 (24*Z*)-27-羟基-7,24-甘遂二烯-3-酮 (24*Z*)-27-Hydroxy-7,24-titucalladien-3-one
3-甲基铁屎米-2,6-二酮 3-Methyl-canthin-2,6-dione $C_{15}H_{10}N_2O_2$ Exact Mass: 250.07	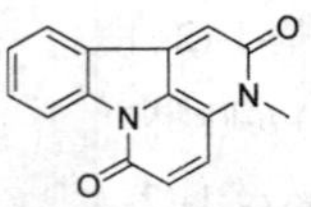 3-甲基铁屎米-2,6-二酮 3-Methyl-canthin-2,6-dione	甲基-3-(*β*-咔啉-1-炔基)丙酸酯 Methyl-3-(*β*-carboline-1-yl)propionate $C_{15}H_{14}N_2O_2$ Exact Mass: 254.11	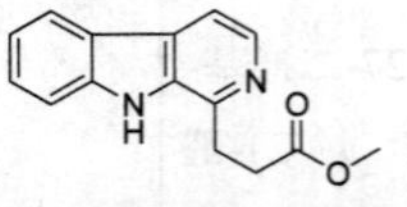 甲基-3-(*β*-咔啉-1-炔基)丙酸酯 Methyl-3-(*β*-carboline-1-yl)propionate
(24*Z*)-27-羟基-3-氧代-7,24-甘遂二烯-21-酸甲酯 (24*Z*)-27-Hydroxy-3-*oxo*-7,24-titucalla-dienoate $C_{31}H_{48}O_4$ Exact Mass: 484.36	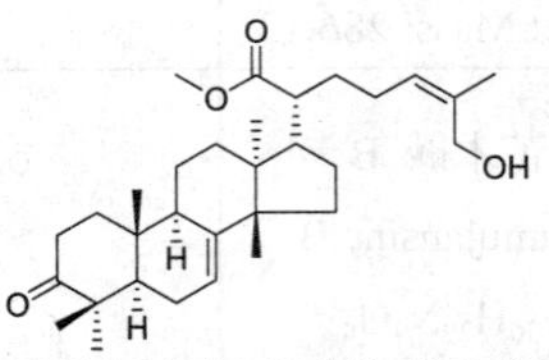 (24*Z*)-27-羟基-3-氧代-7,24-甘遂二烯-21-酸甲酯 (24*Z*)-27-Hydroxy-3-*oxo*-7,24-titucalla-dienoate	甲基苦木酮碱 Methyl nigakinone $C_{16}H_{12}N_2O_3$ Exact Mass: 280.08	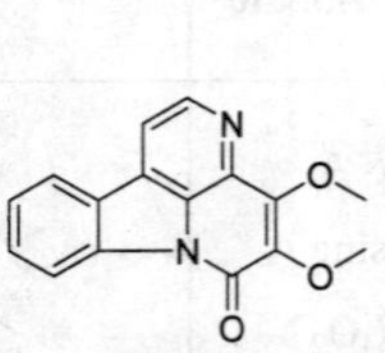 甲基苦木酮碱　Methyl nigakinone
新苦木素 Neoquassin $C_{22}H_{30}O_6$ Exact Mass: 390.20	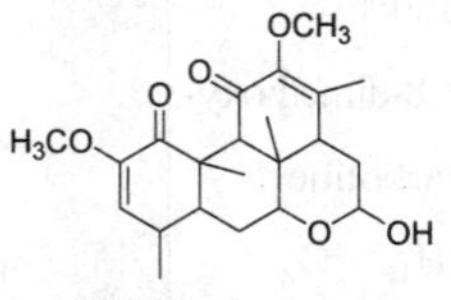 新苦木素　Neoquassin	苦木半缩醛 A Nigakihemiacetal A $C_{22}H_{34}O_7$ Exact Mass: 410.23	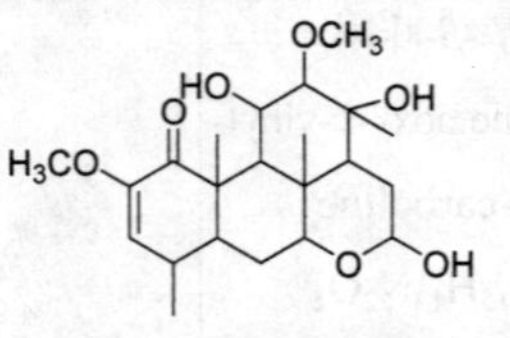 苦木半缩醛 A　Nigakihemiacetal A
苦木半缩醛 C Nigakihemiacetal C $C_{21}H_{32}O_6$ Exact Mass: 380.22	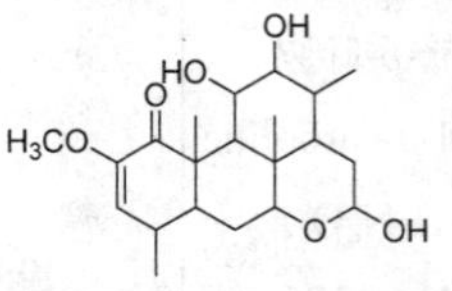 苦木半缩醛 C　Nigakihemiacetal C	苦木半缩醛 E Nigakihemiacetal E $C_{21}H_{30}O_7$ Exact Mass: 394.20	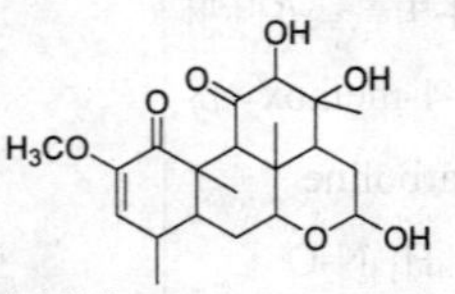 苦木半缩醛 E　Nigakihemiacetal E

续表

中英文名、化学式及相对分子质量	结构图	中英文名、化学式及相对分子质量	结构图
苦木半缩醛 F Nigakihemiacetal F $C_{22}H_{34}O_6$ Exact Mass: 394.24	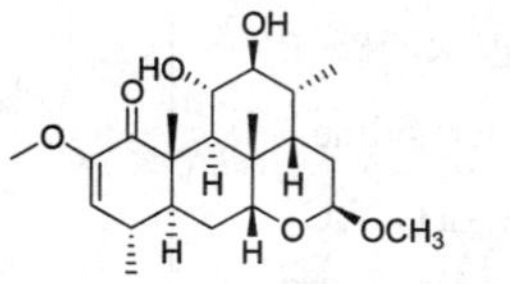 苦木半缩醛 F　Nigakihemiacetal F	苦木内酯 A Nigakilactone A $C_{21}H_{30}O_6$ Exact Mass: 378.20	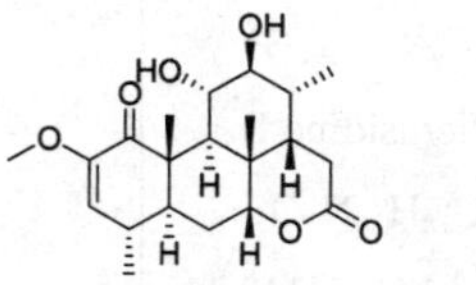 苦木内酯 A　Nigakilactone A
苦木内酯 B Nigakilactone B $C_{22}H_{32}O_6$ Exact Mass: 392.22	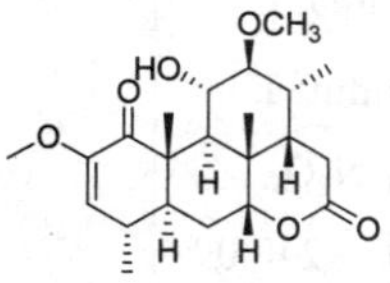 苦木内酯 B　Nigakilactone B	苦木内酯 E Nigakilactone E $C_{24}H_{34}O_8$ Exact Mass: 450.23	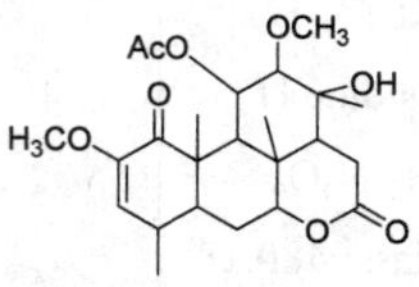 苦木内酯 E　Nigakilactone E
苦木内酯 F Nigakilactone F $C_{22}H_{32}O_7$ Exact Mass: 408.21	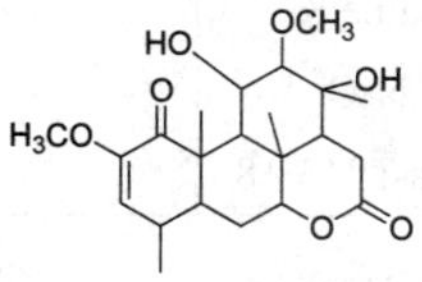 苦木内酯 F　Nigakilactone F	苦木内酯 G Nigakilactone G $C_{26}H_{34}O_8$ Exact Mass: 474.23	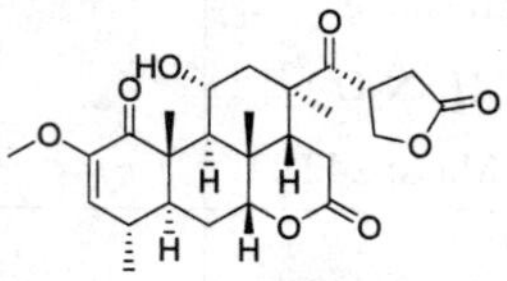 苦木内酯 G　Nigakilactone G
苦木内酯 H Nigakilactone H $C_{22}H_{32}O_8$ Exact Mass: 424.21	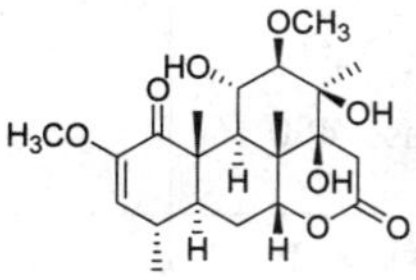 苦木内酯 H　Nigakilactone H	苦木内酯 I Nigakilactone I $C_{21}H_{28}O_6$ Exact Mass: 376.19	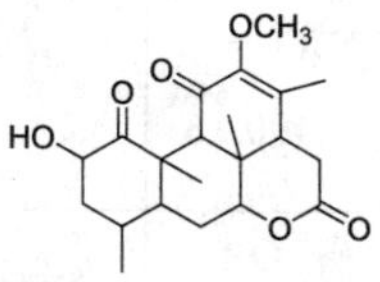 苦木内酯 I　Nigakilactone I
苦木内酯 J Nigakilactone J $C_{23}H_{34}O_7$ Exact Mass: 422.23	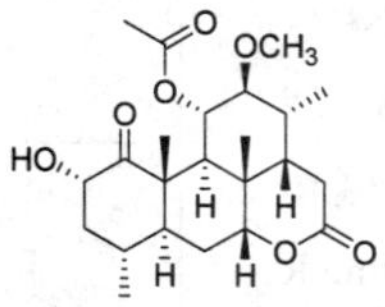 苦木内酯 J　Nigakilactone J	苦木内酯 K Nigakilactone K $C_{22}H_{30}O_7$ Exact Mass: 406.20	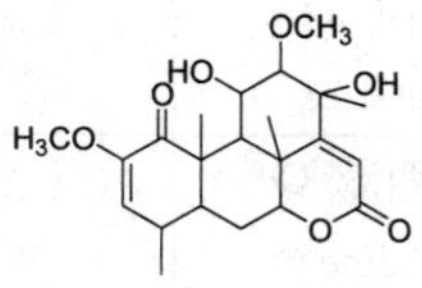 苦木内酯 K　Nigakilactone K
苦木内酯 L Nigakilactone L $C_{22}H_{30}O_7$ Exact Mass: 406.20	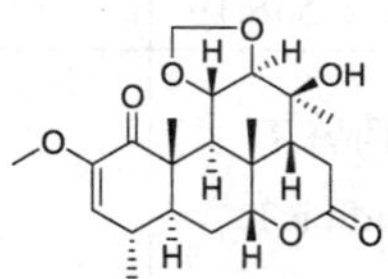 苦木内酯 L　Nigakilactone L	苦木内酯 M Nigakilactone M $C_{21}H_{30}O_7$ Exact Mass: 394.20	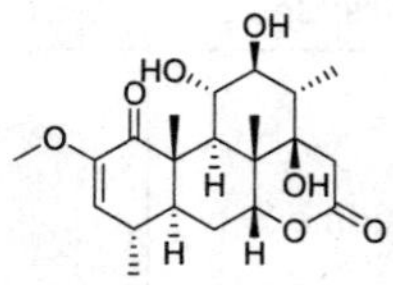 苦木内酯 M　Nigakilactone M
苦木内酯 N Nigakilactone N $C_{21}H_{30}O_7$ Exact Mass: 394.20	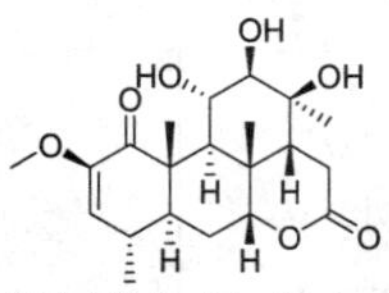 苦木内酯 N　Nigakilactone N	苦木内酯 O Nigakilactone O $C_{30}H_{38}O_{10}$ Exact Mass: 558.25	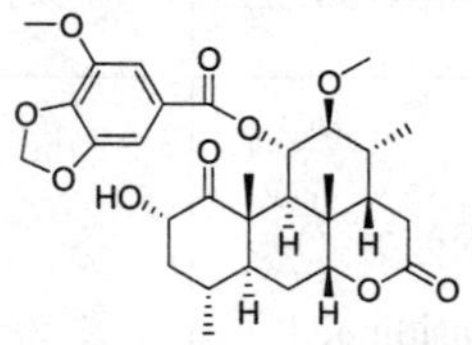 苦木内酯 O　Nigakilactone O
苦木酮 Nigakinone $C_{15}H_{10}N_2O_3$ Exact Mass: 266.07	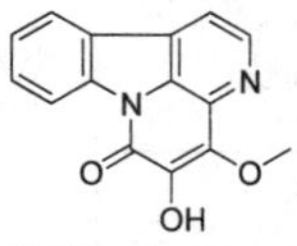 苦木酮　Nigakinone	苦木西碱 C Picrasidine C $C_{29}H_{26}O_4N_4$ Exact Mass: 388.14	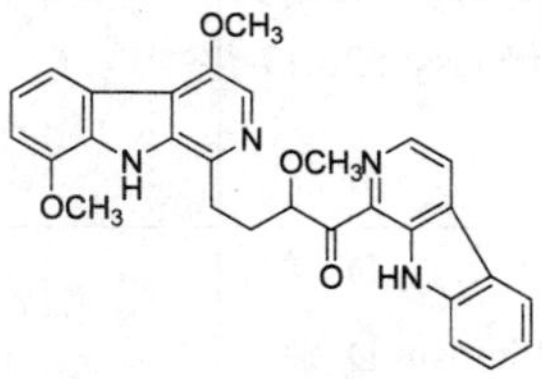 苦木西碱 C　Picrasidine C

续表

中英文名、化学式及相对分子质量	结构图	中英文名、化学式及相对分子质量	结构图
苦木西碱 E Picrasidine E $C_{18}H_{16}N_2O_5$ Exact Mass: 340.11	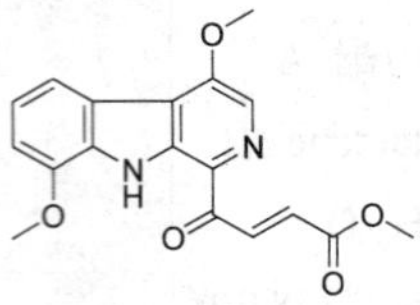 苦木西碱 E Picrasidine E	苦木西碱 F Picrasidine F $C_{29}H_{26}N_4O_3$ Exact Mass: 478.20	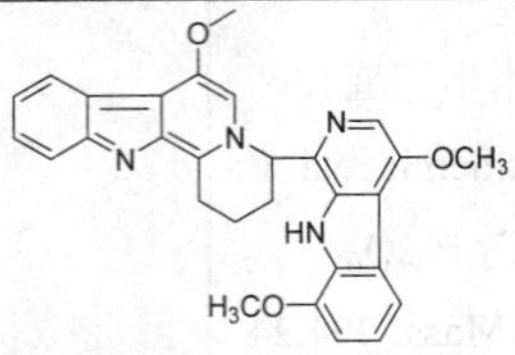 苦木西碱 F Picrasidine F
苦木西碱 H Picrasidine H $C_{28}H_{24}N_4O_4$ Exact Mass: 480.18	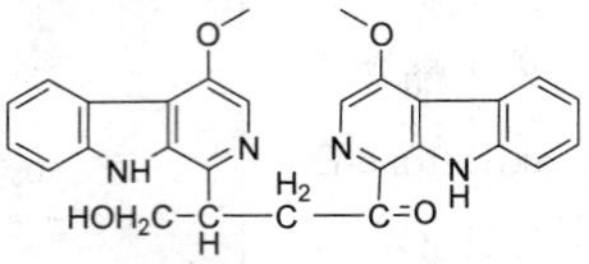 苦木西碱 H Picrasidine H	苦木西碱 I Picrasidine I $C_{14}H_{12}N_2O_2$ Exact Mass: 240.09	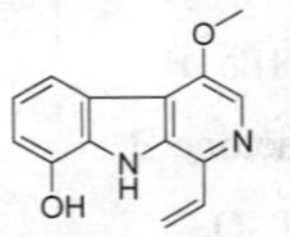 苦木西碱 I Picrasidin I
苦木西碱 J Picrasidine J $C_{14}H_{14}N_2O_2$ Exact Mass: 242.11	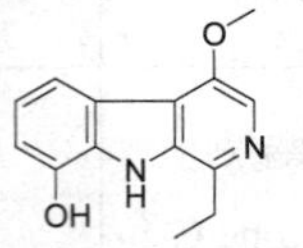 苦木西碱 J Picrasidine J	苦木西碱 K Picrasidine K $C_{18}H_{23}N_3O_2$ Exact Mass: 313.18	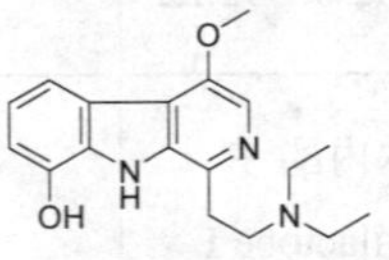 苦木西碱 K Picrasidine K
苦木西碱 M Picrasidine M $C_{29}H_{22}N_4O_4$ Exact Mass: 490.16	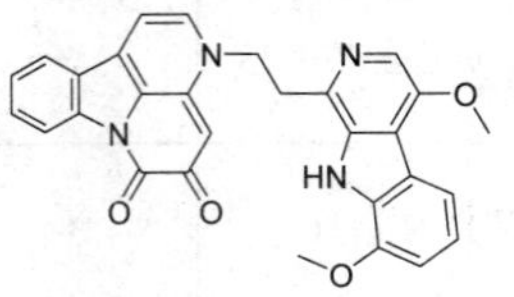 苦木西碱 M Picrasidine M	苦木西碱 N Picrasidine N $C_{29}H_{22}N_4O_4$ Exact Mass: 490.16	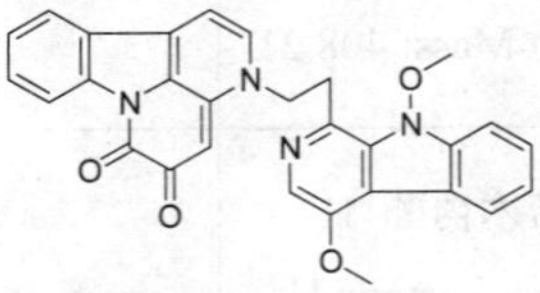 苦木西碱 N Picrasidine N
苦木西碱 O Picrasidine O $C_{16}H_{12}N_2O_3$ Exact Mass: 280.08	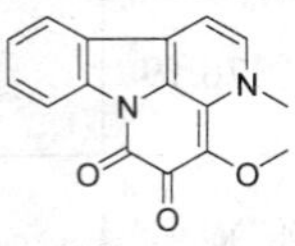 苦木西碱 O Picrasidine O	苦木西碱 P Picrasidine P $C_{13}H_{12}N_2O_2$ Exact Mass: 228.09	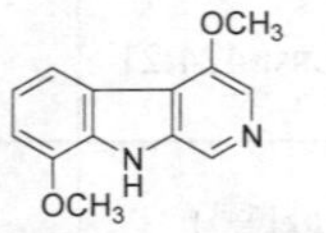 苦木西碱 P Picrasidine P
苦木西碱 Q Picrasidine Q $C_{15}H_{10}N_2O_3$ Exact Mass: 266.07	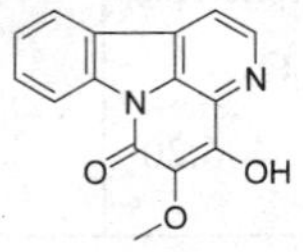 苦木西碱 Q Picrasidine Q	苦木西碱 R Picrasidine R $C_{30}H_{26}N_4O_6$ Exact Mass: 538.19	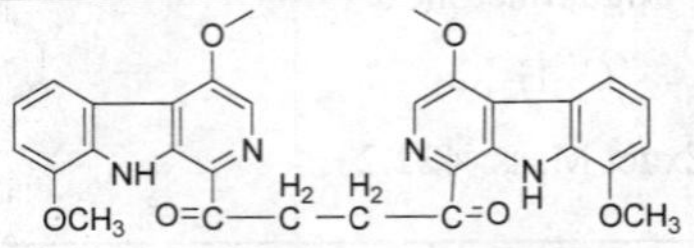 苦木西碱 R Picrasidine R
苦木西碱 S Picrasidine S $C_{30}H_{29}N_4O_4^+$ Exact Mass: 509.22	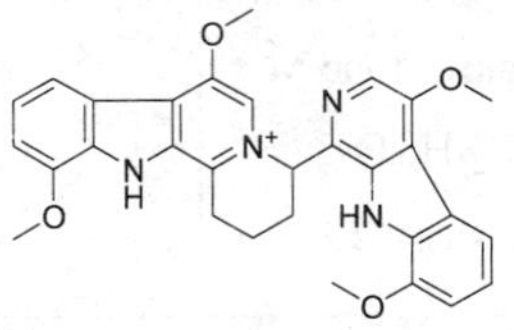 苦木西碱 S Picrasidine S	苦木西碱 T Picrasidine T $C_{28}H_{25}N_4O_4^+$ Exact Mass: 481.19	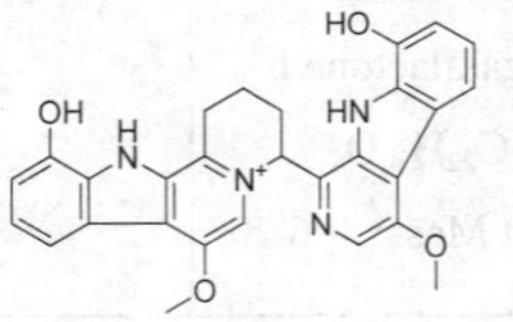 苦木西碱 T Picrasidine T
苦木西碱 U Picrasidine U $C_{30}H_{24}N_4O_5$ Exact Mass: 520.17	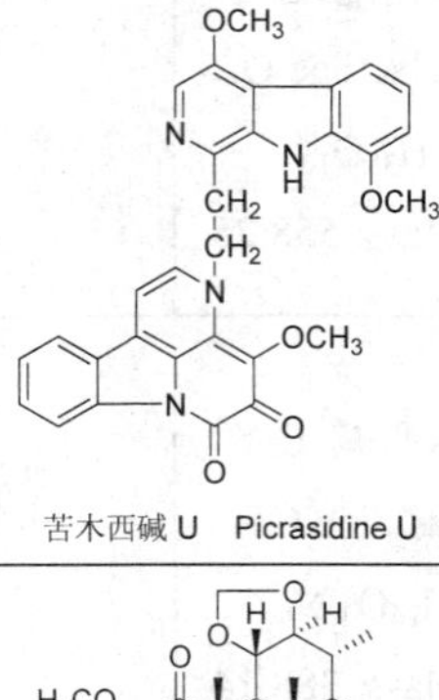 苦木西碱 U Picrasidine U	苦木西碱 V Picrasidine V $C_{12}H_8N_2O_4$ Exact Mass: 244.05	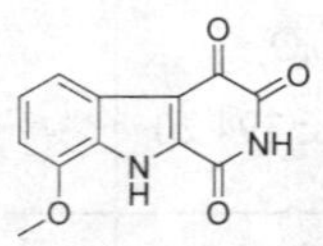 苦木西碱 V Picrasidine V
苦木素 D Picrasin D $C_{22}H_{30}O_6$ Exact Mass: 390.20	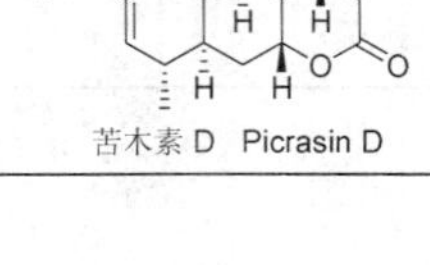 苦木素 D Picrasin D	苦木素 E Picrasin E $C_{22}H_{30}O_7$ Exact Mass: 406.20	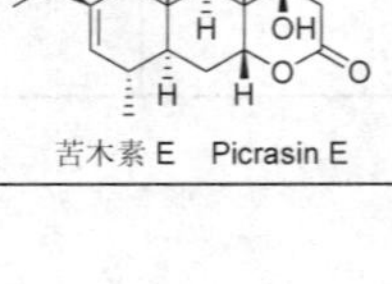 苦木素 E Picrasin E

续表

中英文名、化学式及相对分子质量	结构图	中英文名、化学式及相对分子质量	结构图
苦木素 F Picrasin F $C_{22}H_{30}O_8$ Exact Mass: 422.19	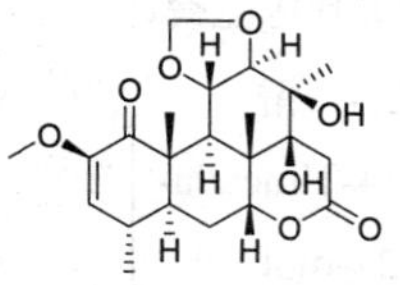 苦木素 F Picrasin F	苦木素 G Picrasin G $C_{21}H_{28}O_7$ Exact Mass: 392.18	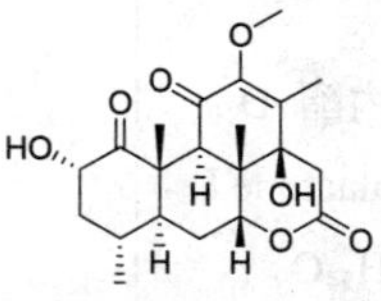 苦木素 G Picrasin G
苦木醇 A Picrasinol A $C_{24}H_{36}O_7$ Exact Mass: 436.25	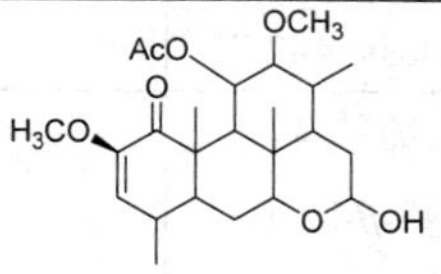 苦木醇 A Picrasinol A	苦木醇 B Picrasinol B $C_{22}H_{32}O_6$ Exact Mass: 392.22	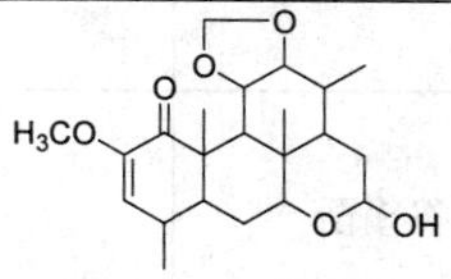 苦木醇 B Picrasinol B
苦木素苷 A Picrasinoside A $C_{27}H_{38}O_{11}$ Exact Mass: 538.24	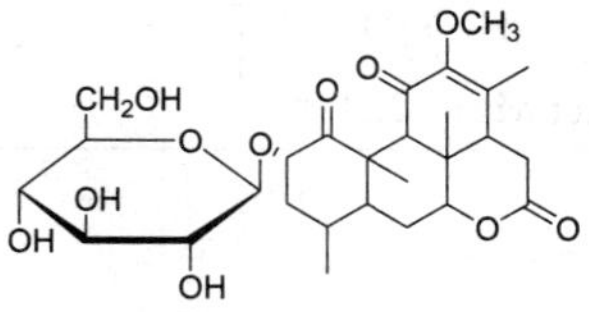 苦木素苷 A Picrasinoside A	苦木素苷 B Picrasinoside B $C_{28}H_{40}O_{11}$ Exact Mass: 552.26	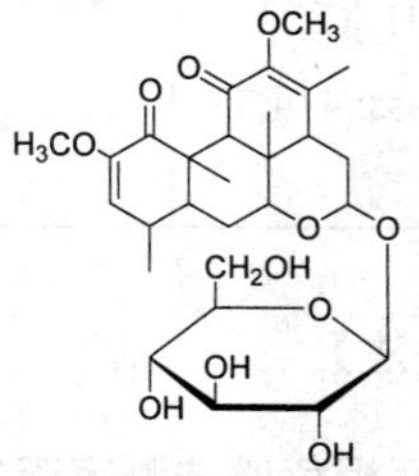 苦木素苷 B Picrasinoside B
苦木素苷 C Picrasinoside C $C_{28}H_{42}O_{11}$ Exact Mass: 554.27	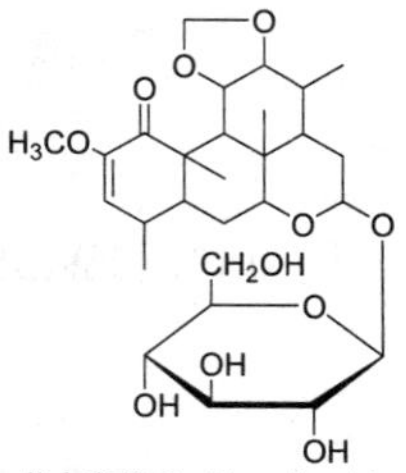 苦木素苷 C Picrasinoside C	苦木素苷 D Picrasinoside D $C_{30}H_{46}O_{12}$ Exact Mass: 598.30	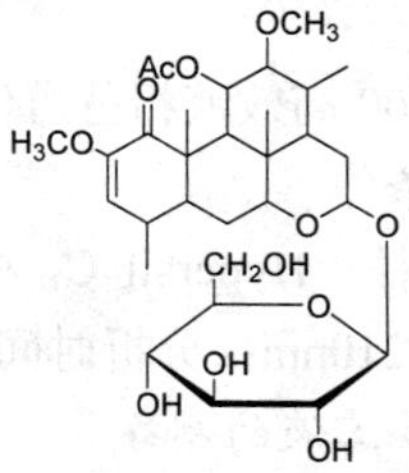 苦木素苷 D Picrasinoside D
苦木素苷 E Picrasinoside E $C_{30}H_{46}O_{13}$ Exact Mass: 614.29	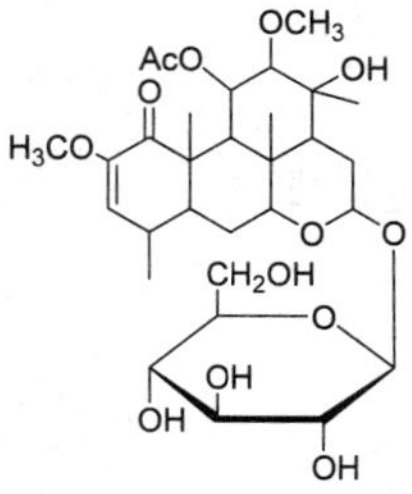 苦木素苷 E Picrasinoside E	苦木素苷 G Picrasinoside G $C_{28}H_{44}O_{12}$ Exact Mass: 572.28	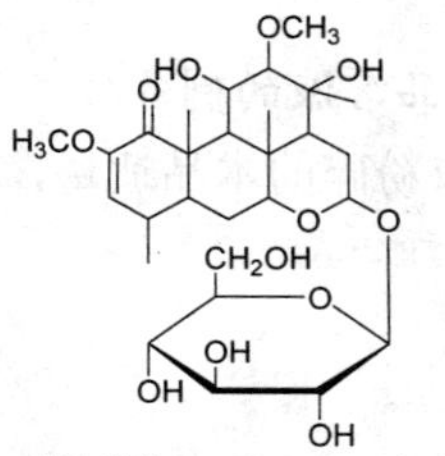 苦木素苷 G Picrasinoside G
苦木素苷 H Picrasinoside H $C_{30}H_{44}O_{13}$ Exact Mass: 612.28	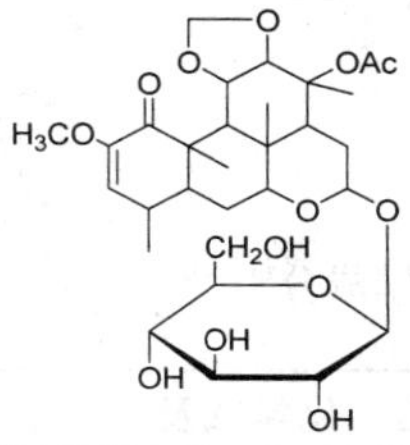 苦木素苷 H Picrasinoside H	异苦木素 Picrasmin $C_{22}H_{28}O_6$ Exact Mass: 388.19	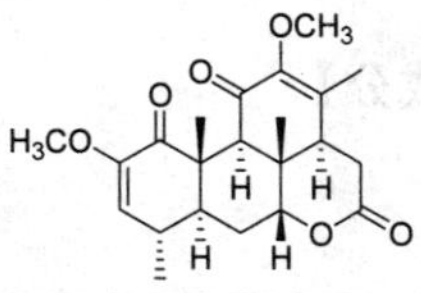 异苦木素 Picrasmin
鬼臼毒素 Podophyllotoxin $C_{22}H_{22}O_8$ Exact Mass: 414.13	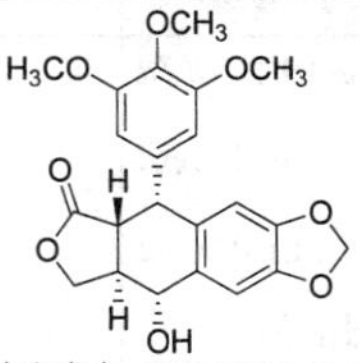 鬼臼毒素 Podophyllotoxin	苦木素 Quassin $C_{22}H_{28}O_6$ Exact Mass: 388.19	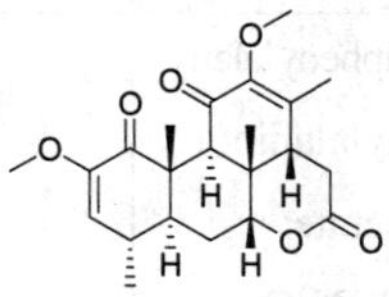 苦木素 Quassin

续表

中英文名、化学式及相对分子质量	结构图	中英文名、化学式及相对分子质量	结构图
苦木内酯 D Simalikalactone D $C_{25}H_{34}O_9$ Exact Mass: 478.22	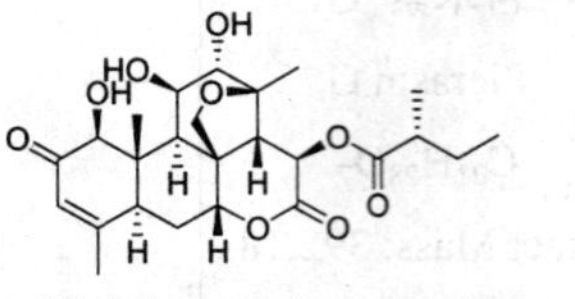 苦木内酯 D Simalikalactone D	(24*Z*)-7,24-甘遂二烯-3*β*,27-二醇 (24*Z*)-7,24-Titucalla-3*β*,27-diol $C_{30}H_{50}O_2$ Exact Mass: 442.38	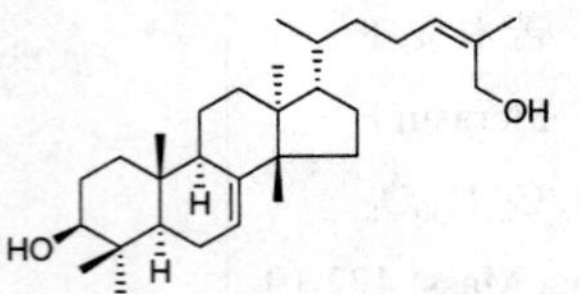 (24*Z*)-7,24-甘遂二烯-3*β*,27-二醇 (24*Z*)-7,24-Titucalla-3*β*,27-diol
β-谷甾醇 *β*-Sitosterol $C_{29}H_{50}O$ Exact Mass: 414.39	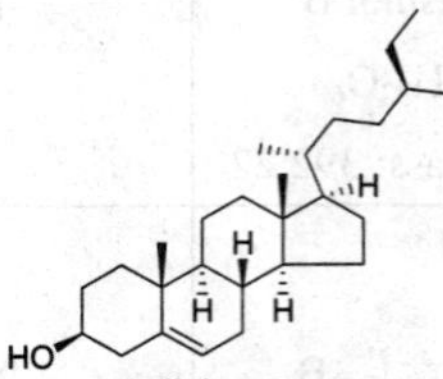 *β*-谷甾醇 *β*-Sitosterol	1-乙烯基-4-甲氧基-*β*-咔啉 1-Vinyl-4-methoxy-*β*-carboline $C_{14}H_{12}N_2O$ Exact Mass: 224.09	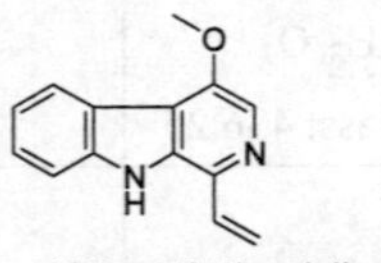 1-乙烯基-4-甲氧基-*β*-咔啉 1-Vinyl-4-methoxy-*β*-carboline

【分析方法】

1 高效液相色谱法测定苦木药材中铁屎米酮生物碱[35]

1.1 仪器

HP1100 高效液相色谱仪，G1315B 二极管阵列检测器。

1.2 色谱条件

色谱柱：Hypersil C_{18} 柱(250mm×4.6mm，5μm)；流动相：乙腈-0.1%磷酸(35∶65)；流速 1.0mL/min；检测波长 210nm；分析时间 15min。

1.3 对照品溶液的制备

称取 4-甲氧基-5-羟基-铁屎米酮(即苦木酮)、4,5-二甲氧基-铁屎米酮(即甲基苦木酮)对照品，用适量甲醇溶解。

1.4 供试品溶液的制备

称取粉碎的本品适量，用 50 倍量甲醇回流提取 1.5h，滤过，即得。

苦玄参

Kuxuanshen

PICRIAE HERBA

【化学成分】

表 1-8-10 苦玄参主要化学成分[36~39]

中英文名、化学式及相对分子质量	结构图	中英文名、化学式及相对分子质量	结构图
N-Benzoylphenylalanyl-L-phenylalaninol acetate $C_{27}H_{28}N_2O_4$ Exact Mass: 444.20	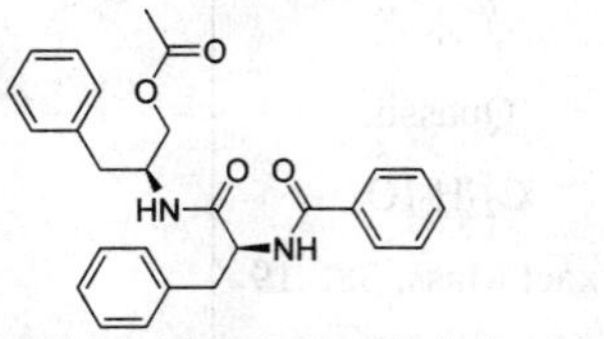 *N*-Benzoylphenylalanyl-L-phenylalaninol acetate	1-羟基-7-羟甲基蒽醌 1-Hydroxy-7-hydroxymethyl-anthraquinone $C_{15}H_{10}O_4$ Exact Mass: 254.06	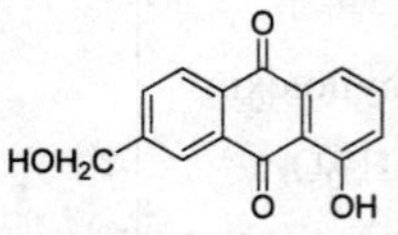 1-羟基-7-羟甲基蒽醌 1-Hydroxy-7-hydroxymethyl-anthraquinone

续表

中英文名、化学式及相对分子质量	结构图	中英文名、化学式及相对分子质量	结构图
9,16-二羟基-10,12,14-三烯-十八碳酸 9,16-Dioxyhydroxy-10,12,14-triene-18 carbonic acid $C_{18}H_{30}O_4$ Exact Mass: 310.21	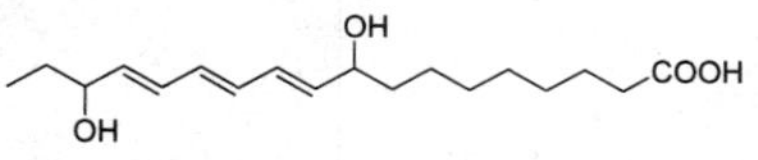 9,16-二羟基-10,12,14-三烯-十八碳酸 9,16-Dioxyhydroxy-10,12,14 -triene-18 carbonic acid	5, 7, 4'-三羟基黄酮 5, 7, 4'-Trihydroxy flavone $C_{15}H_{10}O_5$ Exact Mass: 270.05	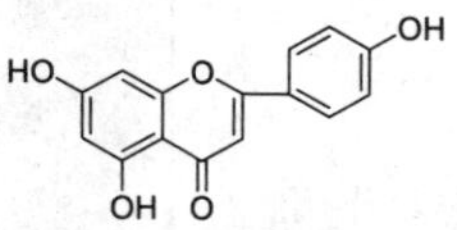 5, 7, 4'-三羟基黄酮 5, 7, 4'-Trihydroxy flavone
β-谷甾醇 *β*-Sitosterol $C_{29}H_{50}O$ Exact Mass: 414.39	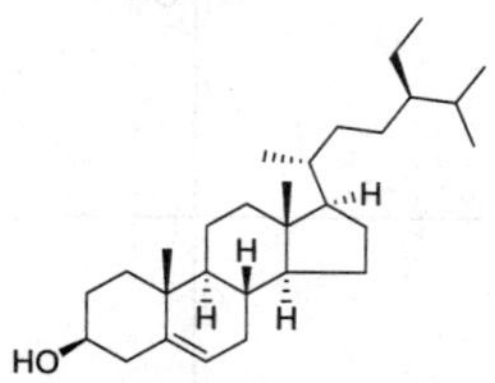 *β*-谷甾醇 *β*-Sitosterol	胡萝卜苷 Daucosterol $C_{35}H_{60}O_6$ Exact Mass: 576.44	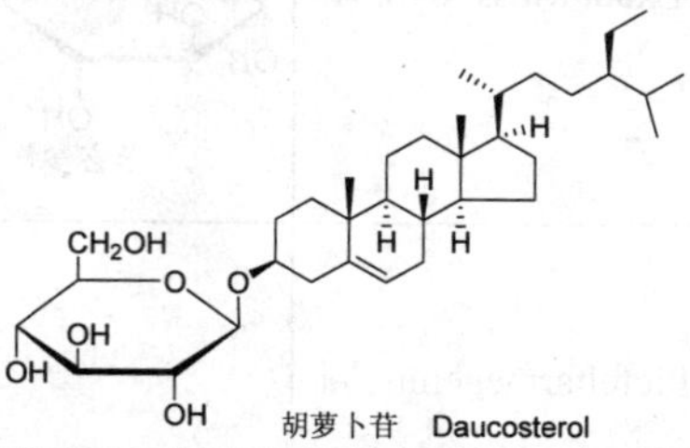 胡萝卜苷 Daucosterol
己降葫芦苦素 F Hexanorcucurbitacin F $C_{24}H_{36}O_5$ Exact Mass: 404.26	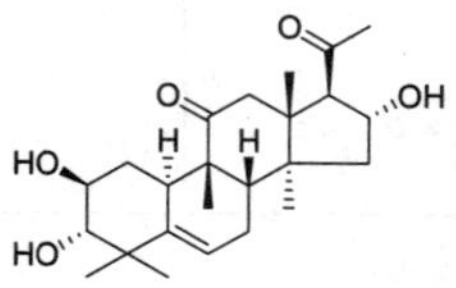 己降葫芦苦素 F Hexanorcucurbitacin F	Picfeltarraenone Ⅱ $C_{30}H_{44}O_6$ Exact Mass: 500.31	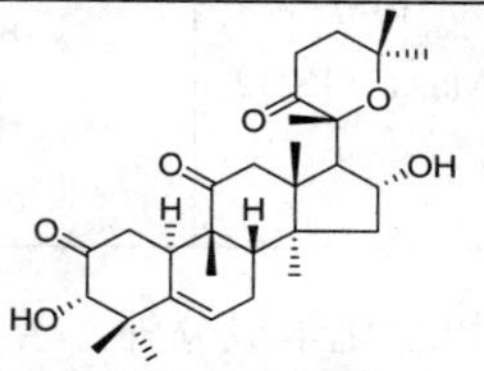 Picfeltarraenone Ⅱ
苦玄参苷 IA Picfeltarraenin IA $C_{41}H_{62}O_{13}$ Exact Mass: 762.42	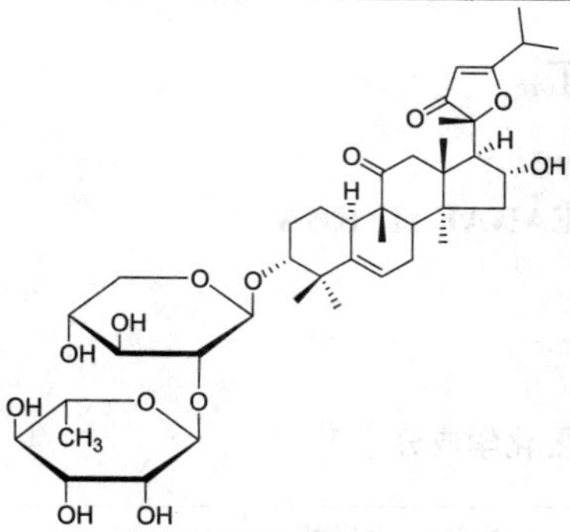 苦玄参苷 IA Picfeltarraenin IA	苦玄参苷 IB Picfeltarraenin IB $C_{42}H_{64}O_{14}$ Exact Mass: 792.43	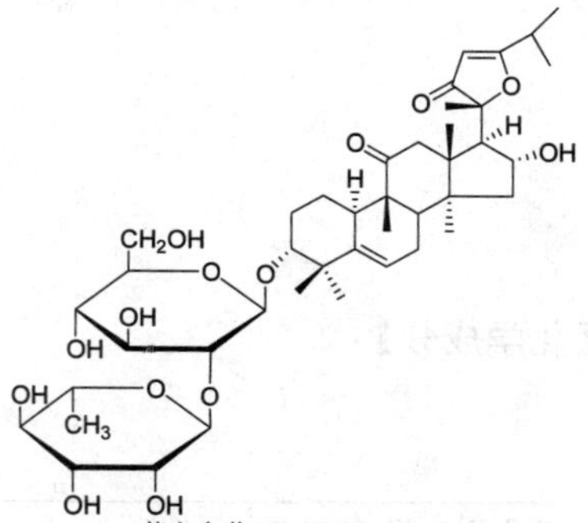 苦玄参苷 IB Picfeltarraenin IB
苦玄参苷 Ⅳ Picfeltarraenin Ⅳ $C_{47}H_{72}O_{18}$ Exact Mass: 924.47	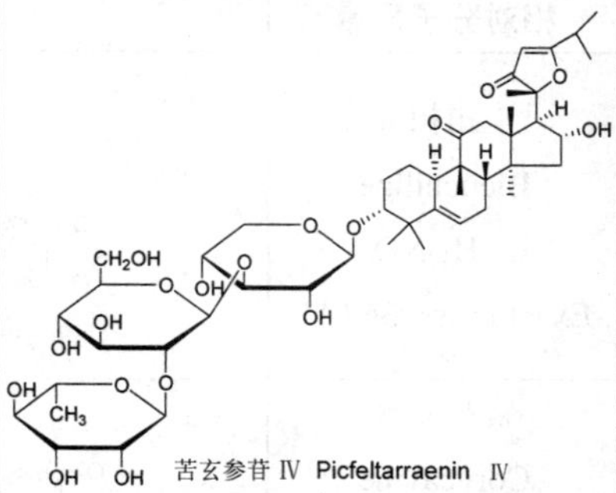 苦玄参苷 Ⅳ Picfeltarraenin Ⅳ	苦玄参苷 Ⅵ Picfeltarraenin Ⅵ $C_{35}H_{52}O_9$ Exact Mass: 616.36	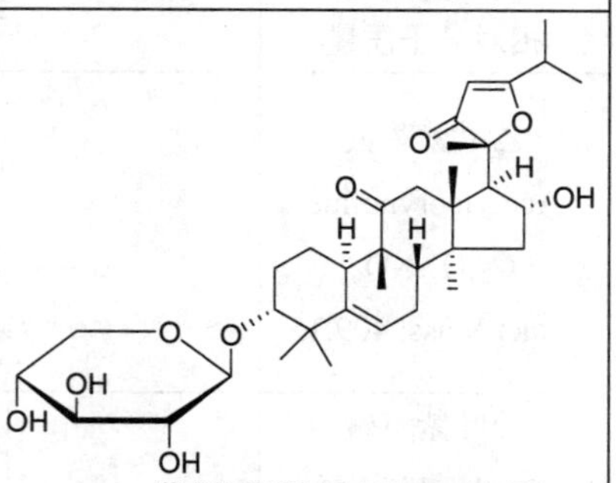 苦玄参苷 Ⅵ Picfeltarraenin Ⅵ
Picfeltarraegenin Ⅰ $C_{30}H_{44}O_5$ Exact Mass: 484.32	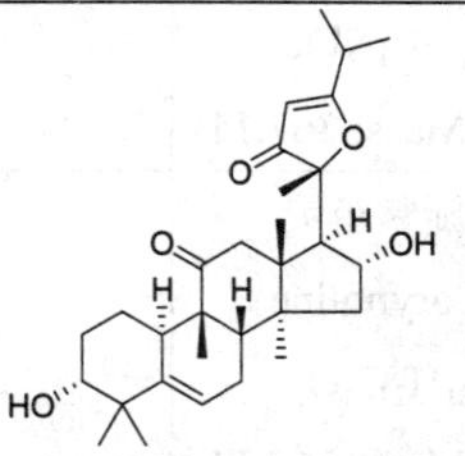 Picfeltarraegenin Ⅰ	Picfeltarraegenin Ⅵ $C_{30}H_{44}O_6$ Exact Mass: 500.31	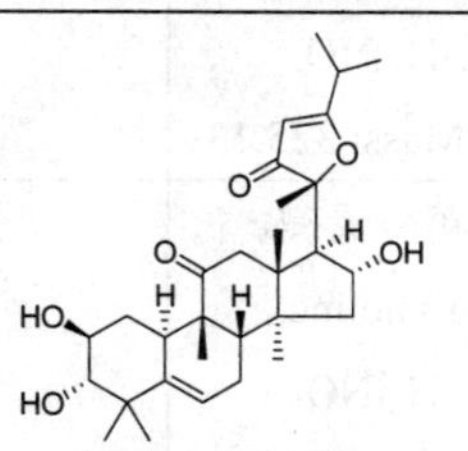 Picfeltarraegenin Ⅵ

续表

中英文名、化学式及相对分子质量	结构图	中英文名、化学式及相对分子质量	结构图
苦玄参苷 Ⅶ Picfeltarraenin Ⅶ $C_{36}H_{54}O_{10}$ Exact Mass: 646.37	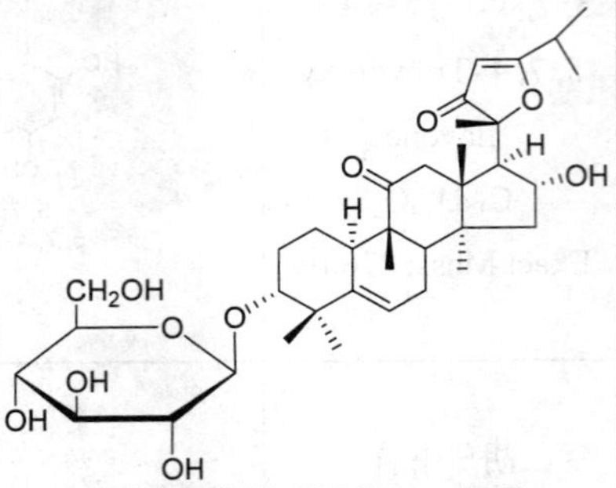 苦玄参苷 Ⅶ　Picfeltarraenin Ⅶ	苦玄参苷 X Picfeltarraenin X $C_{36}H_{56}O_{11}$ Exact Mass: 664.38	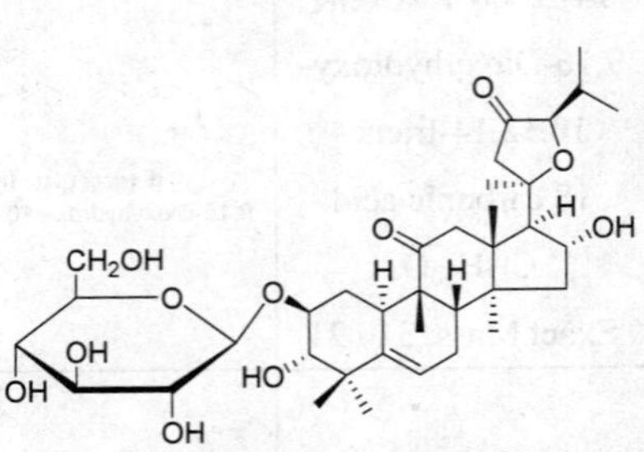 苦玄参苷 X　Picfeltarraenin X
Picfeltarraegenin Ⅶ $C_{30}H_{46}O_{7}$ Exact Mass: 518.32	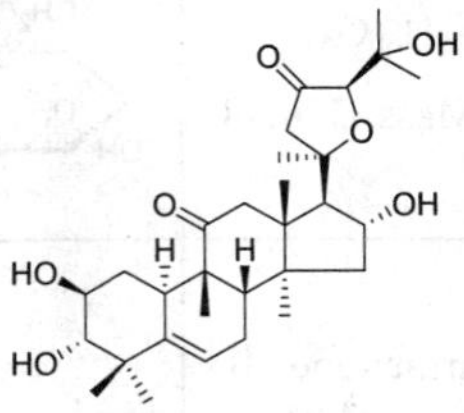 Picfeltarraegenin Ⅶ		

除以上化学成分外，苦玄参还含有脱氢拜俄尼苷等。

苦地丁

Kudiding

CORYDALIS BUNGEANAE HERBA

【化学成分】

表 1-8-11　苦地丁主要化学成分[40, 41]

中英文名、化学式及相对分子质量	结构图	中英文名、化学式及相对分子质量	结构图
乙酰紫堇灵 Acetylcorynoline $C_{23}H_{23}NO_{6}$ Exact Mass: 409.15	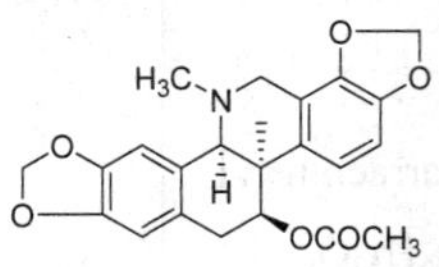 乙酰紫堇灵　Acetylcorynoline	毕扣扣灵 Bicuculline $C_{20}H_{17}NO_{6}$ Exact Mass: 367.11	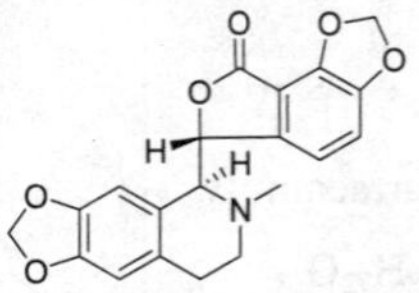 毕扣扣灵　Bicuculline
碎叶紫堇碱 Cheilanthifoline $C_{19}H_{19}NO_{4}$ Exact Mass: 325.13	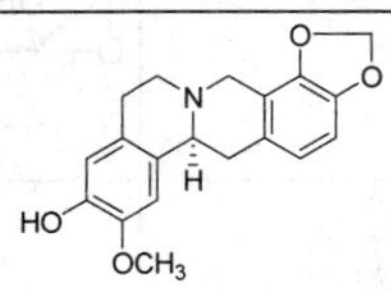 碎叶紫堇碱　Cheilanthifoline	紫堇文碱 Corycavine $C_{21}H_{21}NO_{5}$ Exact Mass: 367.14	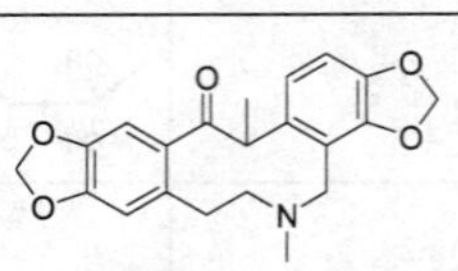 紫堇文碱　Corycavine
紫堇醇灵碱 Corynoline $C_{21}H_{21}NO_{5}$ Exact Mass: 367.14	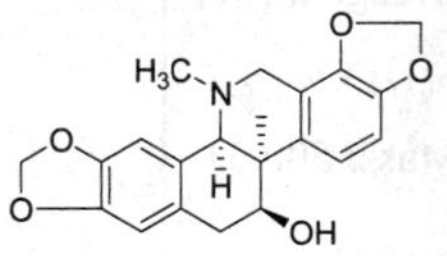 紫堇醇灵碱　Corynoline	右旋紫堇灵 *d*-Corynoline $C_{21}H_{21}NO_{5}$ Exact Mass: 367.14	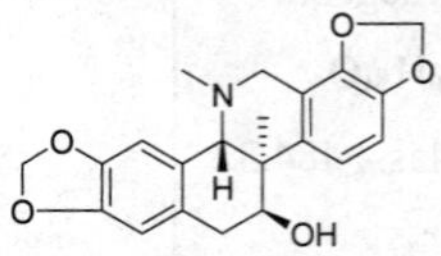 右旋紫堇灵　*d*-Corynoline

续表

中英文名、化学式及相对分子质量	结构图	中英文名、化学式及相对分子质量	结构图
二氢血根碱 Dihydrosanguinarine $C_{20}H_{15}NO_4$ Exact Mass: 333.10	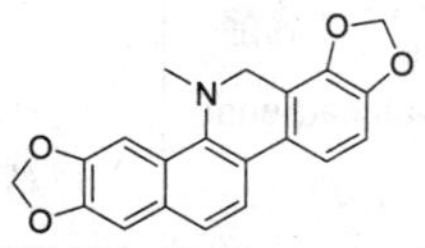 二氢血根碱 Dihydrosanguinarine	13-表紫堇灵 13-Epicorynoline $C_{21}H_{21}NO_5$ Exact Mass: 367.14	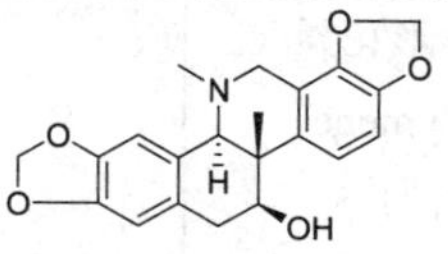 13-表紫堇灵 13-Epicorynoline
11-表紫堇灵 11-Epicorynoline $C_{21}H_{21}NO_5$ Exact Mass: 367.14	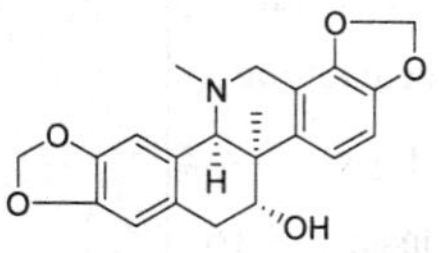 11-表紫堇灵 11-Epicorynoline	12-羟基紫堇灵 12-Hydroxycorynoline $C_{21}H_{21}NO_6$ Exact Mass: 383.14	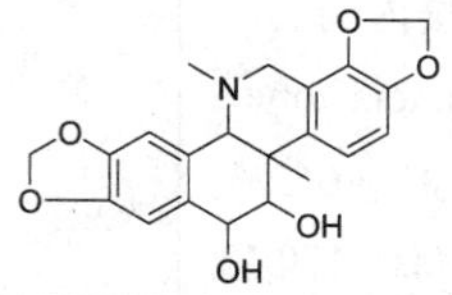 12-羟基紫堇灵 12-Hydroxycorynoline
右旋异紫堇灵 *d*-Isocorynoline $C_{21}H_{21}NO_5$ Exact Mass: 367.14	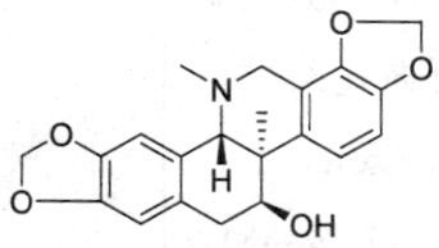 右旋异紫堇灵 *d*-Isocorynoline	原鸦片碱 Protopine $C_{20}H_{19}NO_5$ Exact Mass: 353.13	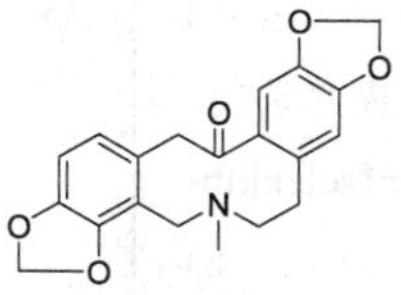 原鸦片碱 Protopine
斯阔伍碱 Scoulerine $C_{19}H_{21}NO_4$ Exact Mass: 327.15	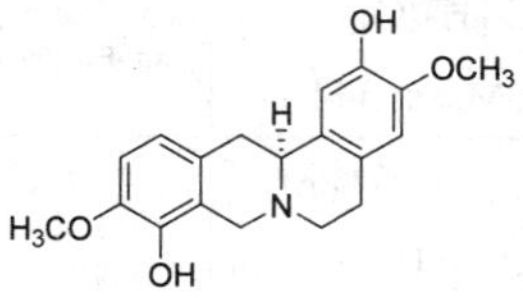 斯阔伍碱 Scoulerine	四氢黄连碱 Tetrahydrocoptisine $C_{19}H_{17}NO_4$ Exact Mass: 323.12	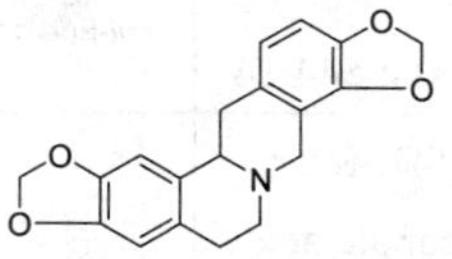 四氢黄连碱 Tetrahydrocoptisine
四氢紫堇萨明 Tetrahydrocorysamine $C_{20}H_{19}NO_4$ Exact Mass: 337.13	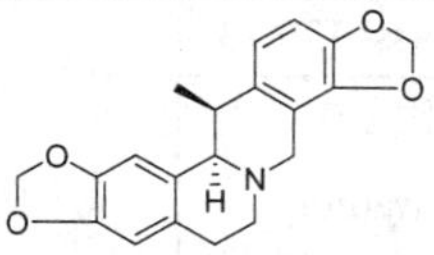 四氢紫堇萨明 Tetrahydrocorysamine		

苦杏仁

Kuxingren

ARMENIACAE SEMEN AMARUM

【化学成分】

表 1-8-12 苦杏仁主要化学成分[42~44]

中英文名、化学式及相对分子质量	结构图	中英文名、化学式及相对分子质量	结构图
扁桃苷 Amygdalin $C_{20}H_{27}NO_{11}$ Exact Mass: 457.16	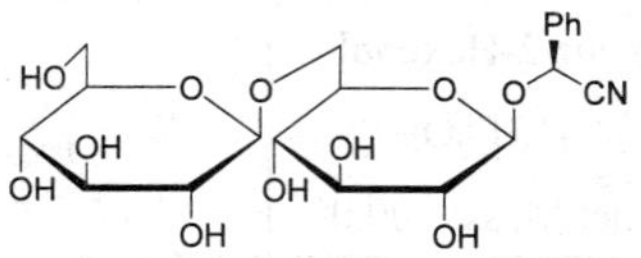 扁桃苷 Amygdalin	花生油酸 Arachidic acid $C_{20}H_{40}O_2$ Exact Mass: 312.30	$HOOC-(CH_2)_{18}-CH_3$ 花生油酸 Arachidic acid
胆甾醇 Cholesterol $C_{27}H_{46}O$ Exact Mass: 386.35	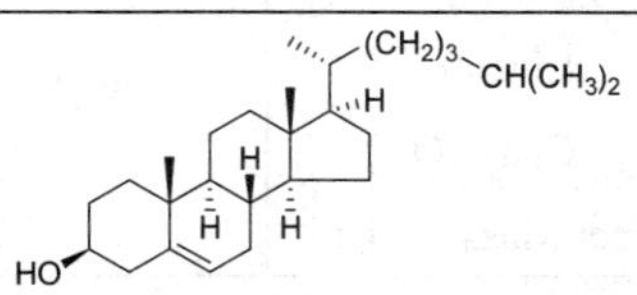 胆甾醇 Cholesterol	柠檬醛 Citral $C_{10}H_{16}O$ Exact Mass: 152.12	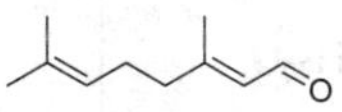 柠檬醛 Citral

续表

中英文名、化学式及相对分子质量	结构图	中英文名、化学式及相对分子质量	结构图
对伞形花素 *p*-Cymene $C_{10}H_{14}$ Exact Mass: 134.11	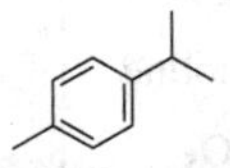 对伞形花素　*p*-Cymene	('*E*)-2,3-癸二烯醛 ('*E*)-2,3-Decadienal $C_{10}H_{16}O$ Exact Mass: 152.12	OHC−C(H)=C=C(H)−(CH₂)₅− ('*E*)-2,3-癸二烯醛　('*E*)-2,3-Decadienal
γ-癸内酯 *γ*-Decanoiactone $C_{10}H_{18}O_2$ Exact Mass: 170.13	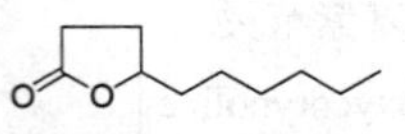 *γ*-癸内酯　*γ*-Decanoiactone	*γ*-十二碳内酯 *γ*-Dodecalactone $C_{12}H_{22}O_2$ Exact Mass: 198.16	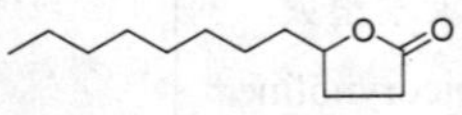 *γ*-十二碳内酯　*γ*-Dodecalactone
对映-表阿夫儿茶精-(2*α*→O→7,4*α*→8)-(+)-阿夫儿茶精 *ent*-Epiafzelechin-(2*α*→O→7,4*α*→8)-(+)-afzelechin $C_{30}H_{24}O_{10}$ Exact Mass: 544.14	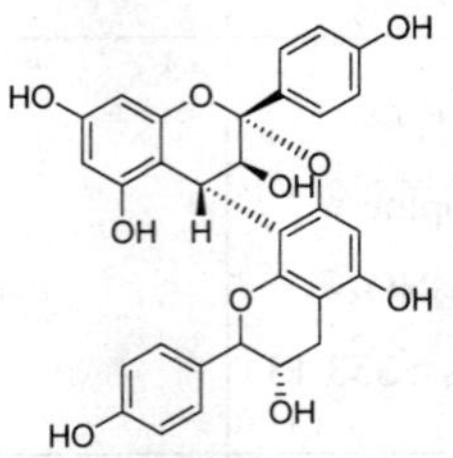 对映-表阿夫儿茶精-(2*α*→O→7,4*α*→8)-(+)-阿夫儿茶精 *ent*-Epiafzelechin-(2*α*→O→7,4*α*→8)-(+)-afzelechin	对映-表阿夫儿茶精-(2*α*→O→7,4*α*→8)-(−)-阿夫儿茶精 *ent*-Epiafzelechin-(2*α*→O→7,4*α*→8)-(−)-afzelechin $C_{30}H_{24}O_{10}$ Exact Mass: 544.14	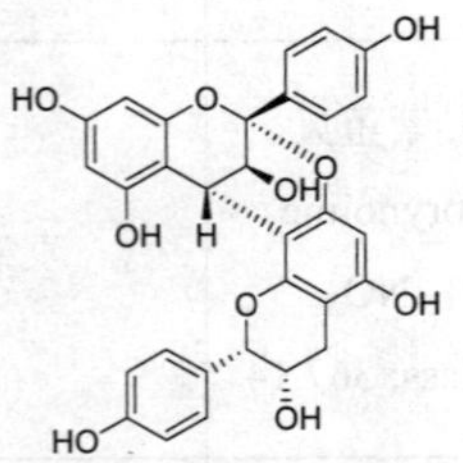 对映-表阿夫儿茶精-(2*α*→O→7,4*α*→8)-(−)-阿夫儿茶精 *ent*-Epiafzelechin-(2*α*→O→7,4*α*→8)-(−)-afzelechin
十四烷酸 Tetradecanoic acid $C_{14}H_{28}O_2$ Exact Mass: 228.21	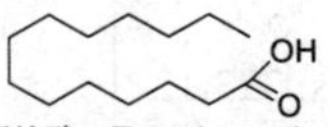 十四烷酸　Tetradecanoic acid	环氧二氢芳樟醇 Epoxydihydrolinalool $C_{10}H_{18}O_2$ Exact Mass: 170.13	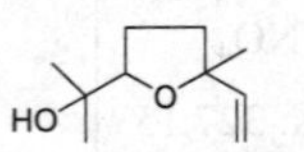 环氧二氢芳樟醇　Epoxydihydrolinalool
雌酮 Estrone $C_{18}H_{22}O_2$ Exact Mass: 270.16	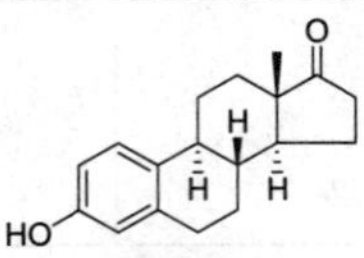 雌酮　Estrone	*α*-雌二醇 *α*-Estradiol $C_{18}H_{24}O_2$ Exact Mass: 272.18	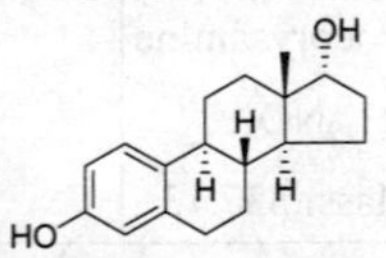 *α*-雌二醇　*α*-Estradiol
毛莨黄素 Flavoxanthin $C_{40}H_{56}O_3$ Exact Mass: 584.42	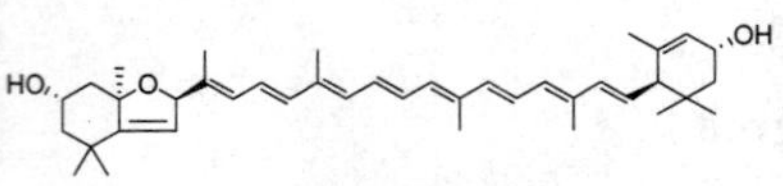 毛莨黄素　Flavoxanthin	牻牛儿醛 Geranial $C_{10}H_{16}O$ Exact Mass: 152.12	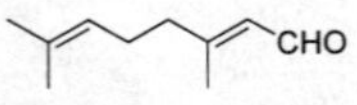 牻牛儿醛　Geranial
十六烷酸 Hexadecanoic acid $C_{16}H_{32}O_2$ Exact Mass: 256.24	HOOC−(CH₂)₁₄−CH₃ 十六烷酸　Hexadecanoic acid	已醛 Hexanal $C_6H_{12}O$ Exact Mass: 100.09	OHC−(CH₂)₄−CH₃ 已醛　Hexanal
(*E*)-2-已醛 (*E*)-2-Hexanal $C_6H_{10}O$ Exact Mass: 98.07	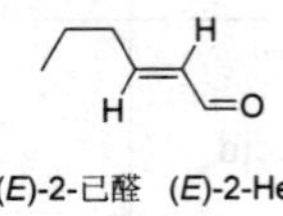 (*E*)-2-已醛　(*E*)-2-Hexanal	反-2-已烯醇 *trans*-2-Hexenol $C_6H_{12}O$ Exact Mass: 100.09	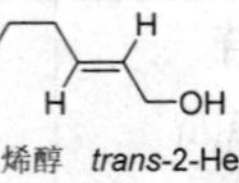 反-2-已烯醇　*trans*-2-Hexenol
β-紫罗兰酮 *β*-Lonone $C_{13}H_{20}O$ Exact Mass: 192.15	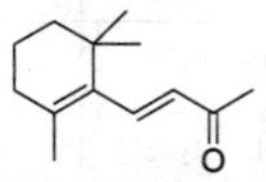 *β*-紫罗兰酮　*β*-Lonone	芳樟醇 Linalool $C_{10}H_{18}O$ Exact Mass: 154.14	H₂C=CH−C(CH₃)(OH)−CH₂−CH₂−CH=C(CH₃)₂ 芳樟醇　Linalool

续表

中英文名、化学式及相对分子质量	结构图	中英文名、化学式及相对分子质量	结构图
顺-9-顺-12-亚油酸 *cis*-9-*cis*-12-Linoleic acid $C_{18}H_{32}O_2$ Exact Mass: 280.24	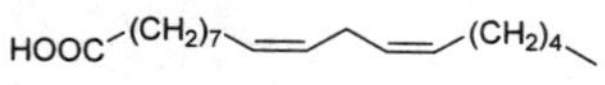 顺-9-顺-12-亚油酸 *cis*-9-*cis*-12-Linoleic acid	亚油酸 Linoleic acid $C_{18}H_{32}O_2$ Exact Mass: 280.24	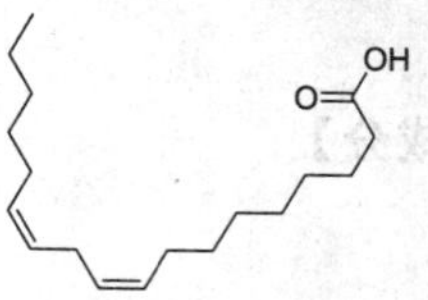 亚油酸 Linoleic acid
亚麻酸 Linolenic acid $C_{18}H_{30}O_2$ Exact Mass: 278.22	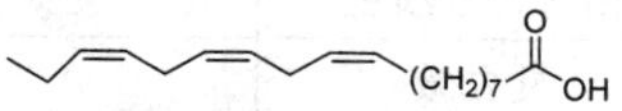 亚麻酸 Linolenic acid	扁桃腈 Mandelontrile C_8H_7NO Exact Mass: 133.05	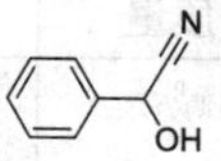 扁桃腈 Mandelontrile
2-甲基丁酸 2-Methyl butyrie acid $C_5H_{10}O_2$ Exact Mass: 116.08	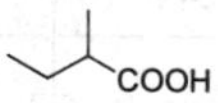 2-甲基丁酸 2-Methyl butyrie acid	肉豆蔻酸 Myristic acid $C_{14}H_{28}O_2$ Exact Mass: 228.21	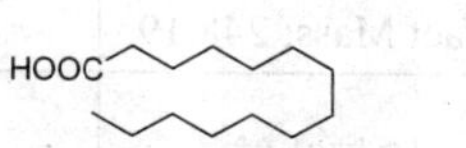 肉豆蔻酸 Myristic acid
(*E*)-2-壬烯醛 (*E*)-2-Nonenal $C_9H_{16}O$ Exact Mass: 140.12	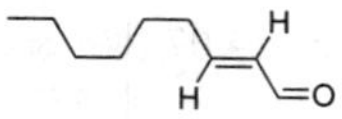 (*E*)-2-壬烯醛 (*E*)-2-Nonenal	*γ*-辛内酯 *γ*-Octalactone $C_8H_{14}O_2$ Exact Mass: 142.10	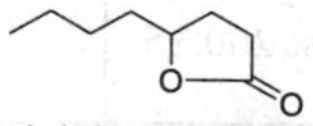 *γ*-辛内酯 *γ*-Ooctalactone
油酸 Oleic acid $C_{18}H_{34}O_2$ Exact Mass: 282.26	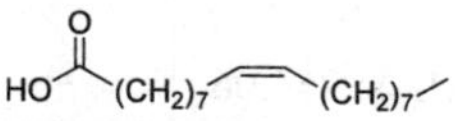 油酸 Oleic acid	棕榈酸 Palmitic acid $C_{16}H_{32}O_2$ Exact Mass: 256.24	$HOOC-(CH_2)_{14}-CH_3$ 棕榈酸 Palmitic acid
棕榈油酸 Palmitoleic acid $C_{16}H_{30}O_2$ Exact Mass: 254.22	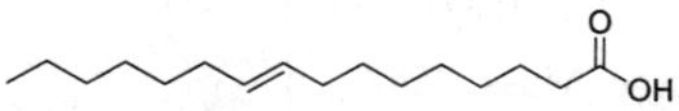 棕榈油酸 Palmitoleic acid	野樱苷 Prunasine $C_{14}H_{17}NO_6$ Exact Mass: 295.11	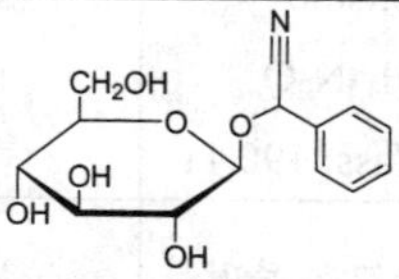 野樱苷 Prunasine
玉红黄质 Rubixanthin $C_{40}H_{56}O$ Exact Mass: 552.43	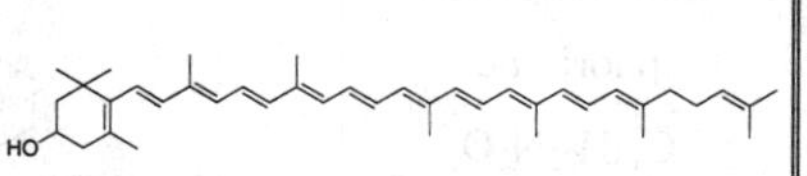 玉红黄质 Rubixanthin	硬脂酸 Stearic acid $C_{18}H_{36}O_2$ Exact Mass: 284.27	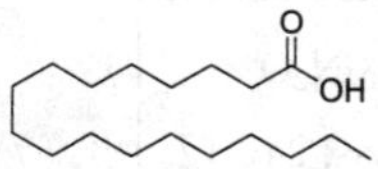 硬脂酸 Stearic acid
α-松油醇 *α*-Terpineol $C_{10}H_{18}O$ Exact Mass: 154.14	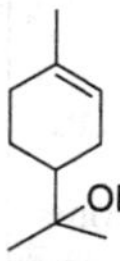 *α*-松油醇 *α*-Terpineol	异松香烯 Terpinolene $C_{10}H_{16}$ Exact Mass: 136.13	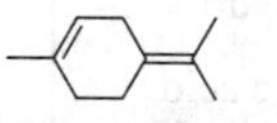 异松香烯 Terpinolene

除以上化学成分外，苦杏仁还含有二十碳烯酸等。

苦参
Kushen
SOPHORAE FLAVESCENTIS RADIX

【化学成分】

表 1-8-13 苦参主要化学成分[45~49]

中英文名、化学式及相对分子质量	结构图	中英文名、化学式及相对分子质量	结构图
别苦参碱 Allomatrine $C_{15}H_{24}N_2O$ Exact Mass: 248.19	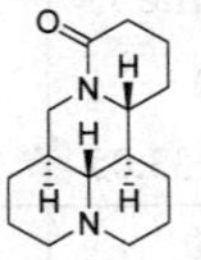 别苦参碱 Allomatrine	臭豆碱 Anagyrine $C_{15}H_{20}N_2O$ Exact Mass: 244.16	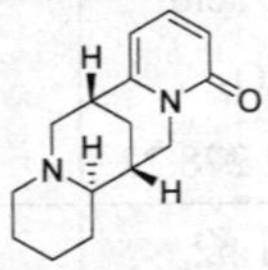 臭豆碱 Anagyrine
赝靛叶碱 Baptifoline $C_{15}H_{20}N_2O_2$ Exact Mass: 260.15	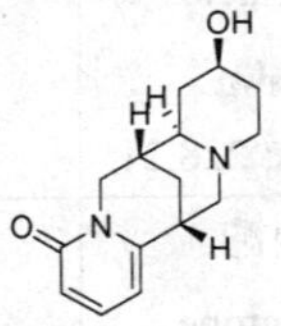 赝靛叶碱 Baptifoline	鹰嘴豆素甲 Biochanin A $C_{16}H_{12}O_5$ Exact Mass: 284.07	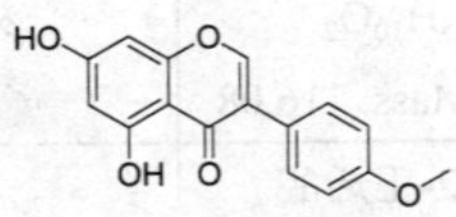 鹰嘴豆素甲 Biochanin A
毛蕊异黄酮 Calycosin $C_{16}H_{12}O_5$ Exact Mass: 284.07	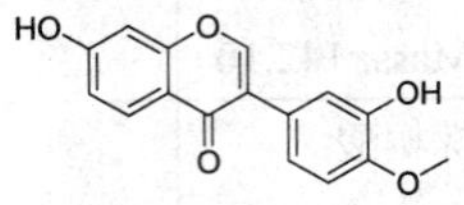 毛蕊异黄酮 Calycosin	大黄酚 Chrysophanol $C_{15}H_{10}O_4$ Exact Mass: 254.06	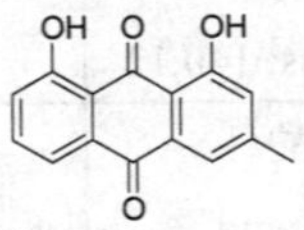 大黄酚 Chrysophanol
金雀花碱 Cytisine $C_{11}H_{14}N_2O$ Exact Mass: 190.11	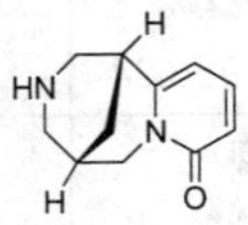 金雀花碱 Cytisine	大豆素 Daidzein $C_{15}H_{10}O_4$ Exact Mass: 254.06	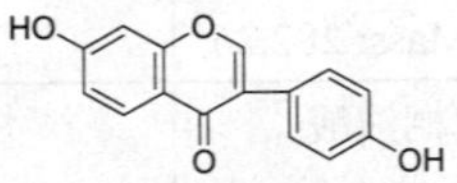 大豆素 Daidzein
7,11-去氢苦参碱 7,11-Dehydromatrine $C_{15}H_{22}N_2O$ Exact Mass: 246.17	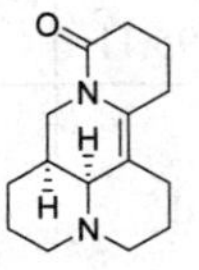 7,11-去氢苦参碱 7,11-Dehydromatrine	13,14-去氢槐果碱 13,14-Dehydrosophoridine $C_{15}H_{22}N_2O$ Exact Mass: 246.17	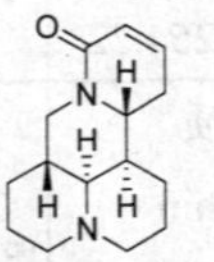 13,14-去氢槐果碱 13,14-Dehydrosophoridine
2,4-二羟基苯甲酸 2,4-Dihydroxy benzoic acid $C_7H_6O_4$ Exact Mass: 154.03	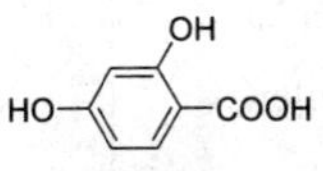 2,4-二羟基苯甲酸 2,4-Dihydroxy benzoic acid	7,4'-二羟基-3'-甲氧基异黄酮 7,4'-Dihydroxyl-3'-methoxylisoflavone $C_{16}H_{12}O_5$ Exact Mass: 284.07	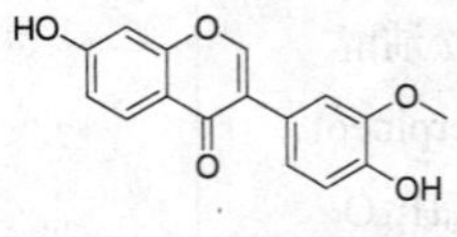 7,4'-二羟基-3'-甲氧基异黄酮 7,4'-Dihydroxyl-3'-methoxylisoflavone
对羟基苯甲酸乙酯 Ethylparaben $C_9H_{10}O_3$ Exact Mass: 166.06	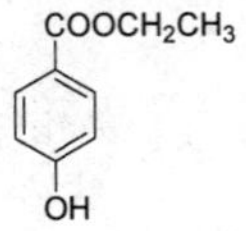 对羟基苯甲酸乙酯 Ethylparaben	刺芒柄花素 Formononetin $C_{16}H_{12}O_4$ Exact Mass: 268.07	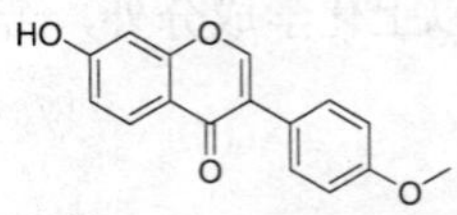 刺芒柄花素 Formononetin

续表

中英文名、化学式及相对分子质量	结构图	中英文名、化学式及相对分子质量	结构图
5-羟基苦参碱 5-Hydroxymatrine $C_{15}H_{24}N_2O_2$ Exact Mass: 264.18	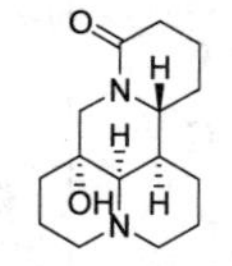 5-羟基苦参碱 5-Hydroxymatrine	9*α*-羟基槐胺 9*α*-Hydroxyso-phoramine $C_{15}H_{20}N_2O_2$ Exact Mass: 260.15	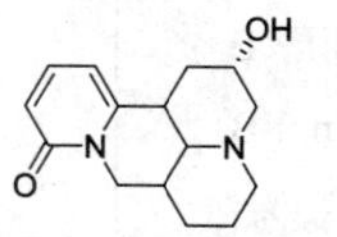 9*α*-羟基槐胺 9*α*-Hydroxysophoramine
苦参胺 Kuraramine $C_{12}H_{18}N_2O_2$ Exact Mass: 222.14	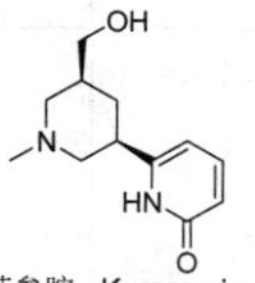 苦参胺 Kuraramine	Kuraridin $C_{26}H_{30}O_6$ Exact Mass: 438.20	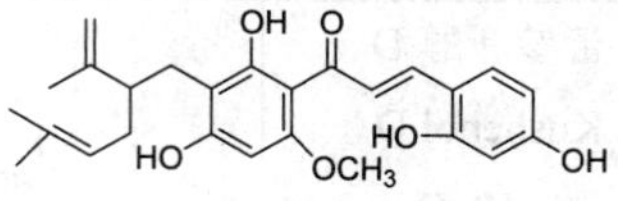 Kuraridin
异去氢淫羊藿素 Isoanhyoicaritin $C_{22}H_{24}O_6$ Exact Mass: 384.16	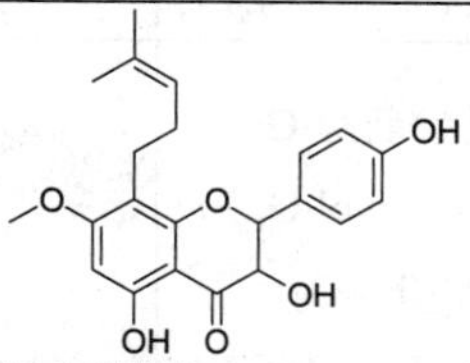 异去氢淫羊藿素 Isoanhyoicaritin	异苦参胺 Isokuraramine $C_{12}H_{18}N_2O_2$ Exact Mass: 222.14	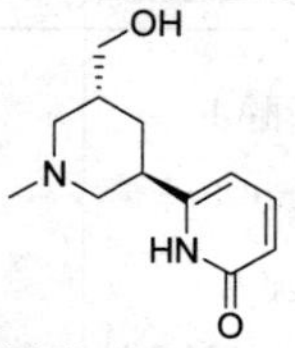 异苦参胺 Isokuraramine
异苦参酮 Isokurarinone $C_{26}H_{30}O_6$ Exact Mass: 438.20	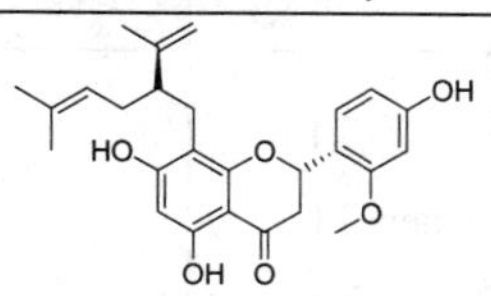 异苦参酮 Isokurarinone	异苦参碱 Isomatrine $C_{15}H_{24}N_2O$ Exact Mass: 248.19	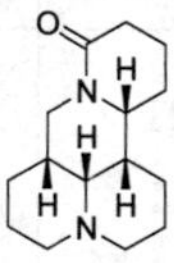 异苦参碱 Isomatrine
8-异戊烯基山柰酚 8-Isopentenyl-kaempferol $C_{20}H_{18}O_6$ Exact Mass: 354.11	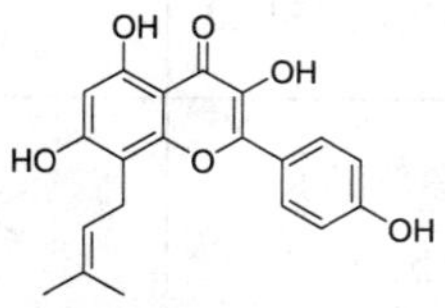 8-异戊烯基山柰酚 8-Isopentenyl-kaempferol	异槐根碱 Isosophocarpine $C_{15}H_{22}N_2O$ Exact Mass: 246.17	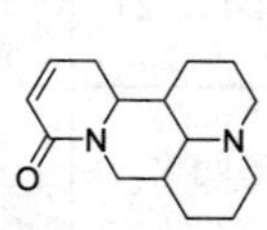 异槐根碱 Isosophocarpine
异黄腐醇 Isoxanthohumol $C_{21}H_{22}O_5$ Exact Mass: 354.15	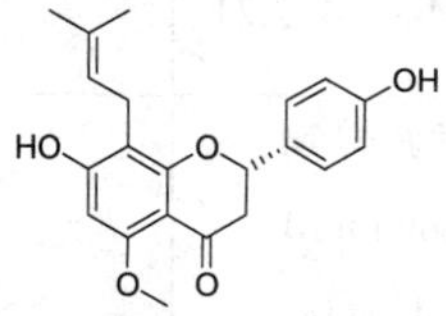 异黄腐醇 Isoxanthohumol	Kosamol A $C_{30}H_{38}O_8$ Exact Mass: 526.26	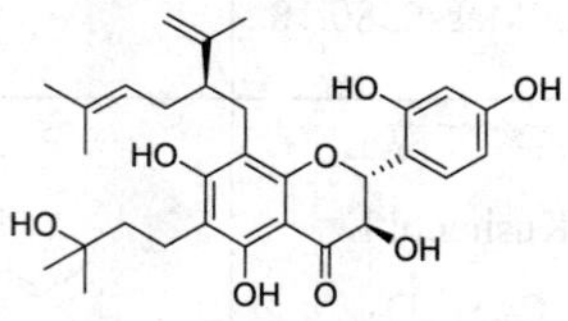 Kosamol A
9*α*-羟基槐果碱 9*α*-Hydroxyso-phocarpine $C_{15}H_{22}N_2O_2$ Exact Mass: 262.17	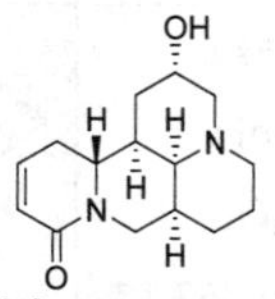 9*α*-羟基槐果碱 9*α*-Hydroxysophocarpine	12*α*-羟基槐果碱 12*α*-Hydroxyso-phocarpine $C_{15}H_{22}N_2O_2$ Exact Mass: 262.17	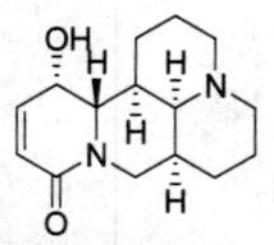 12*α*-羟基槐果碱 12*α*-Hydroxysophocarpine
苦参查尔酮醇 Kuraridinol $C_{26}H_{32}O_7$ Exact Mass: 456.21	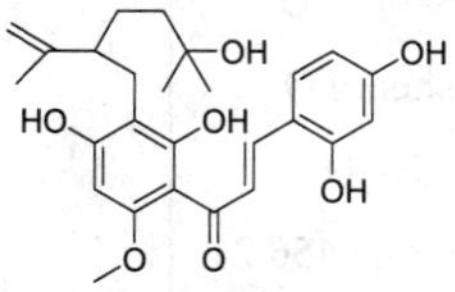 苦参查尔酮醇 Kuraridinol	Kurarinone $C_{26}H_{30}O_6$ Exact Mass: 438.20	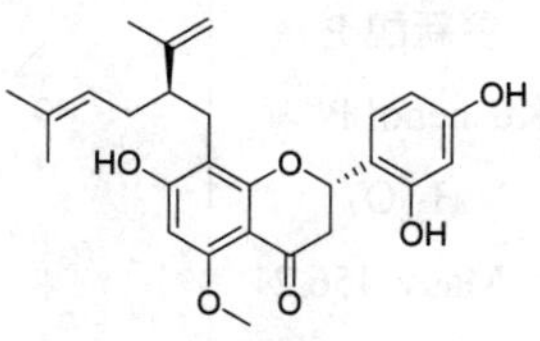 Kurarinone
苦参素 Kushenin $C_{16}H_{14}O_5$ Exact Mass: 286.08	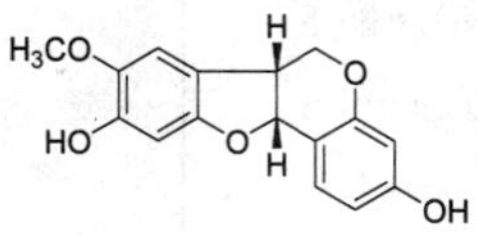 苦参素 Kushenin	苦参新醇 A Kushenol A $C_{25}H_{28}O_5$ Exact Mass: 408.19	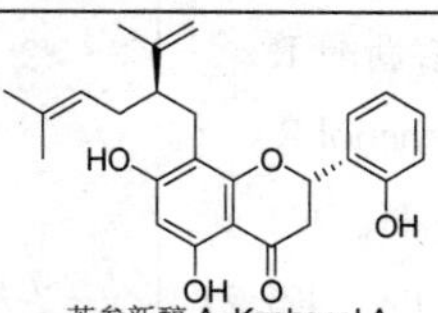 苦参新醇 A Kushenol A

续表

中英文名、化学式及相对分子质量	结构图	中英文名、化学式及相对分子质量	结构图
苦参新醇 B Kushenol B $C_{30}H_{36}O_6$ Exact Mass: 492.25	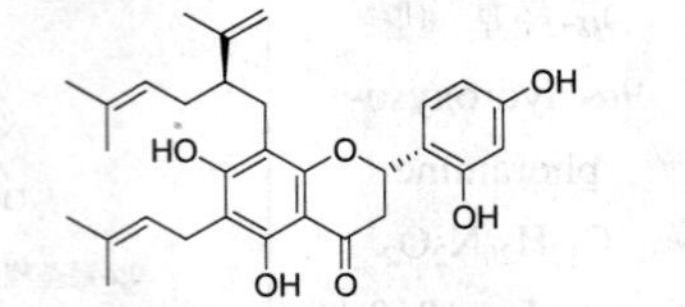 苦参新醇 B　Kushenol B	苦参新醇 C Kushenol C $C_{25}H_{26}O_7$ Exact Mass: 438.17	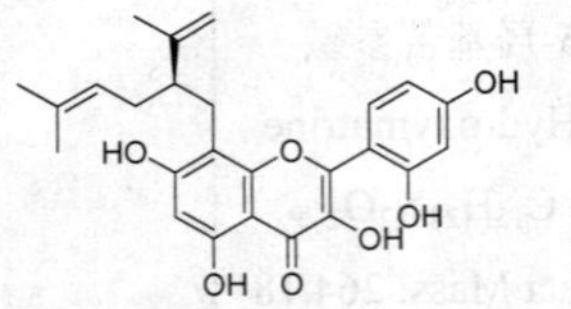 苦参新醇 C　Kushenol C
苦参新醇 D Kushenol D $C_{27}H_{32}O_6$ Exact Mass: 452.22	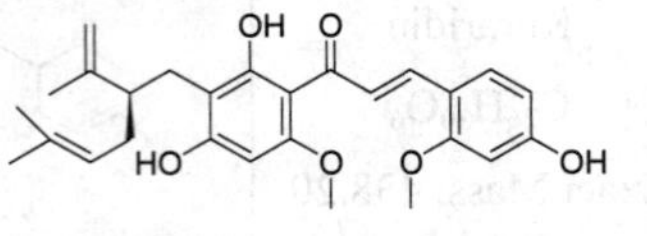 苦参新醇 D　Kushenol D	苦参新醇 E Kushenol E $C_{25}H_{28}O_6$ Exact Mass: 424.19	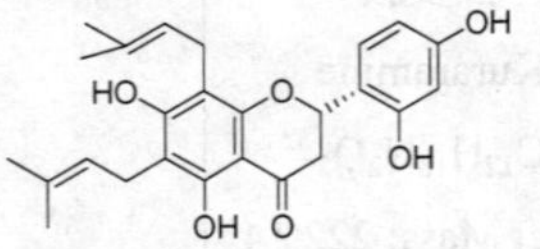 苦参新醇 E　Kushenol E
苦参新醇 F Kushenol F $C_{25}H_{28}O_6$ Exact Mass: 424.19	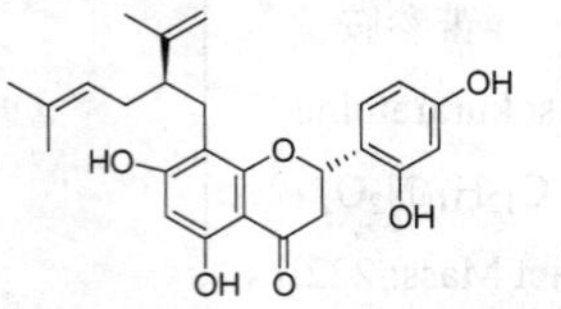 苦参新醇 F　Kushenol F	苦参新醇 G Kushenol G $C_{25}H_{28}O_8$ Exact Mass: 456.18	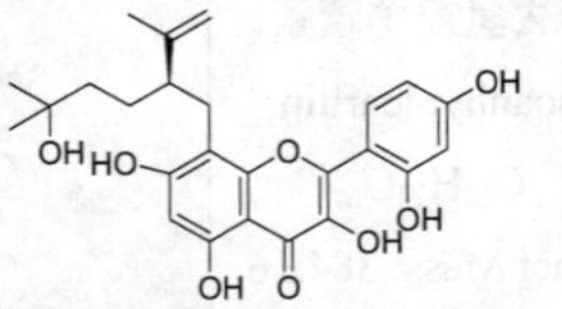 苦参新醇 G　Kushenol G
苦参新醇 H Kushenol H $C_{26}H_{32}O_8$ Exact Mass: 472.21	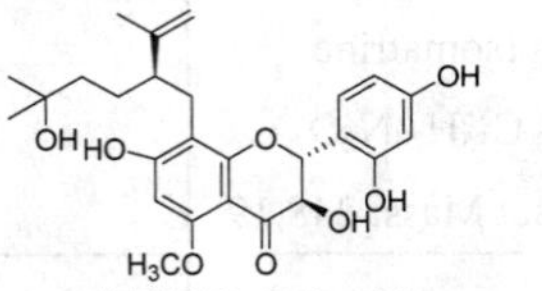 苦参新醇 H　Kushenol H	苦参新醇 I Kushenol I $C_{26}H_{30}O_7$ Exact Mass: 454.20	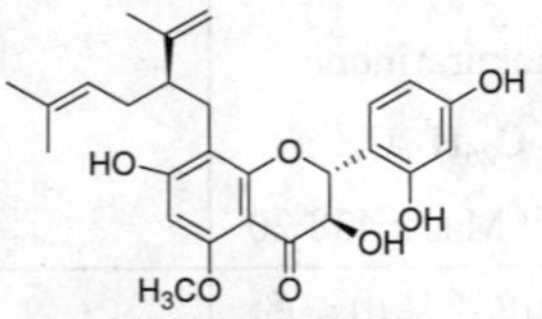 苦参新醇 I　Kushenol I
苦参新醇 J Kushenol J $C_{27}H_{32}O_{14}$ Exact Mass: 580.18	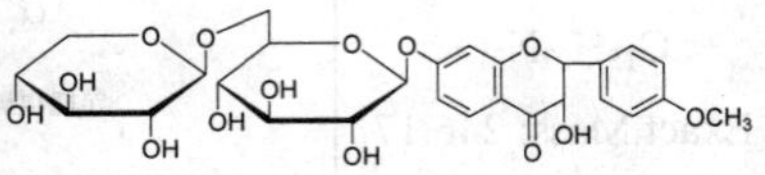 苦参新醇 J　Kushenol J	苦参新醇 K Kushenol K $C_{26}H_{32}O_8$ Exact Mass: 472.21	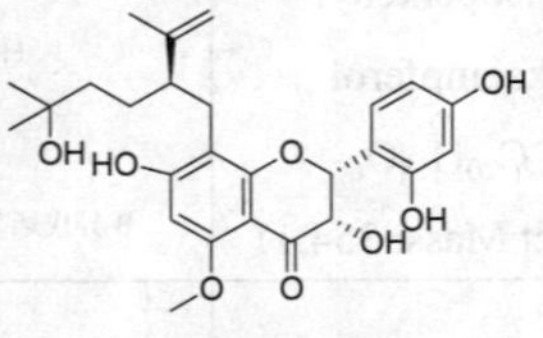 苦参新醇 K　Kushenol K
苦参新醇 L Kushenol L $C_{25}H_{28}O_7$ Exact Mass: 440.18	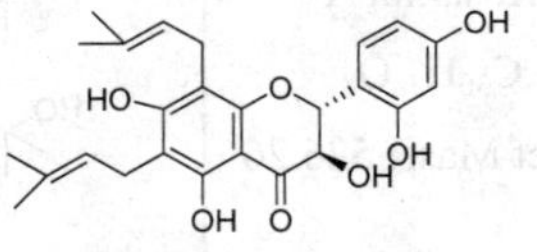 苦参新醇 L　Kushenol L	苦参新醇 M Kushenol M $C_{30}H_{36}O_7$ Exact Mass: 508.25	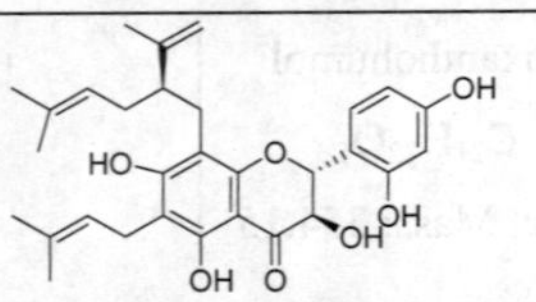 苦参新醇 M　Kushenol M
苦参新醇 N Kushenol N $C_{26}H_{30}O_7$ Exact Mass: 454.20	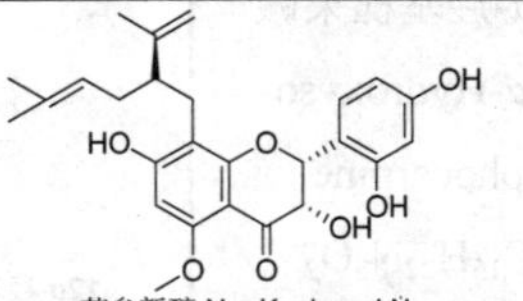 苦参新醇 N　Kushenol N	苦参新醇 O Kushenol O $C_{27}H_{30}O_{13}$ Exact Mass: 562.17	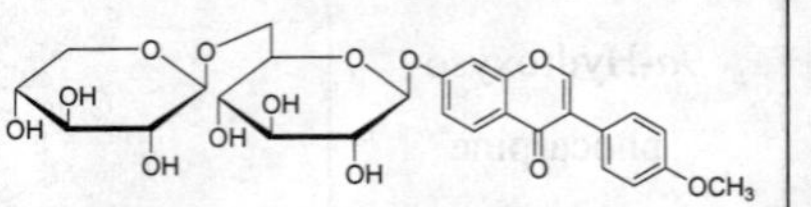 苦参新醇 O　Kushenol O
苦参新醇 P Kushenol P $C_{26}H_{32}O_7$ Exact Mass: 456.21	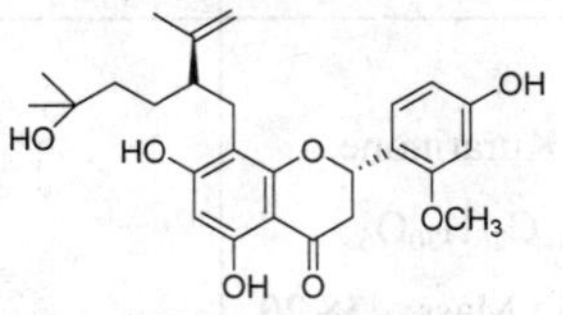 苦参新醇 P　Kushenol P	苦参新醇 Q Kushenol Q $C_{26}H_{32}O_7$ Exact Mass: 456.21	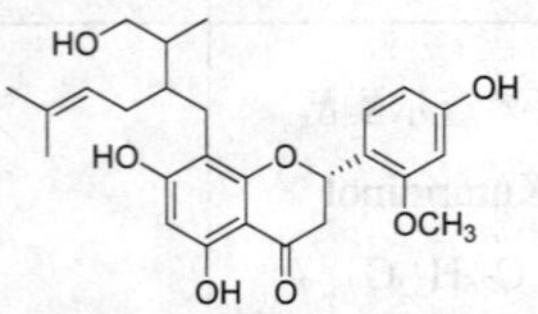 苦参新醇 Q　Kushenol Q
苦参新醇 R Kushenol R $C_{26}H_{30}O_5$ Exact Mass: 422.21	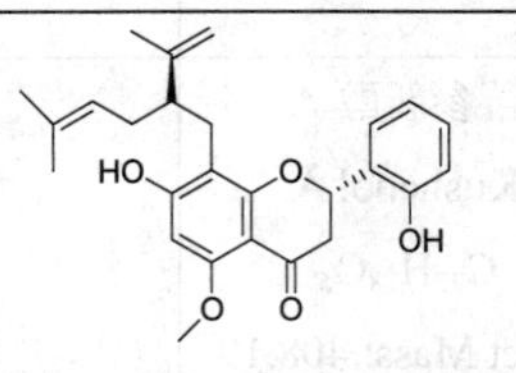 苦参新醇 R　Kushenol R	苦参新醇 S Kushenol S $C_{20}H_{20}O_5$ Exact Mass: 340.13	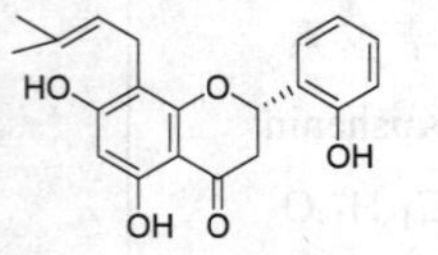 苦参新醇 S　Kushenol S

续表

中英文名、化学式及相对分子质量	结构图	中英文名、化学式及相对分子质量	结构图
苦参新醇 T Kushenol T $C_{25}H_{30}O_6$ Exact Mass: 426.20	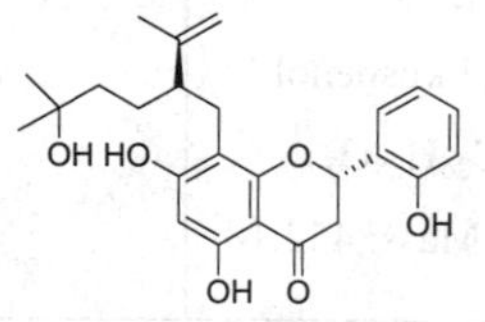 苦参新醇 T Kushenol T	苦参新醇 U Kushenol U $C_{26}H_{30}O_5$ Exact Mass: 422.21	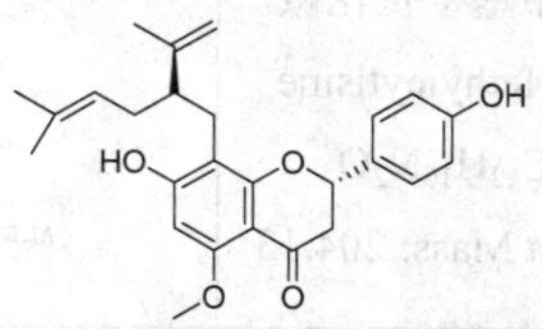 苦参新醇 U Kushenol U
苦参新醇 V Kushenol V $C_{21}H_{22}O_7$ Exact Mass: 386.14	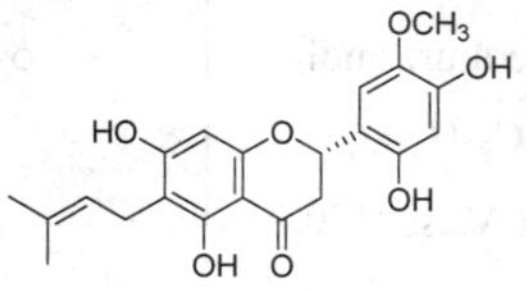 苦参新醇 V Kushenol V	苦参新醇 W Kushenol W $C_{21}H_{22}O_7$ Exact Mass: 386.14	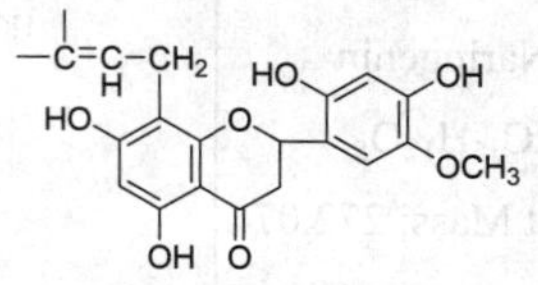 苦参新醇 W Kushenol W
苦参新醇 X Kushenol X $C_{25}H_{28}O_7$ Exact Mass: 440.18	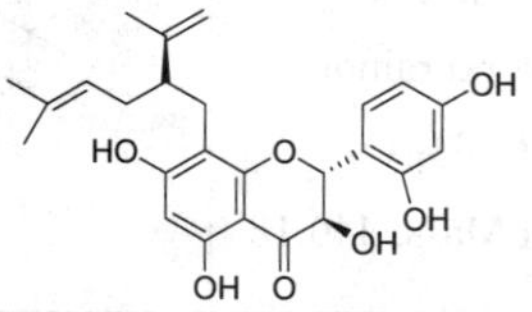 苦参新醇 X Kushenol X	Kushecarpins A $C_{17}H_{18}O_6$ Exact Mass: 318.11	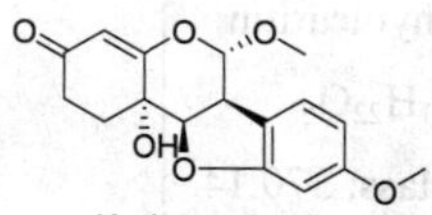 Kushecarpins A
Kushecarpins B $C_{18}H_{18}O_7$ Exact Mass: 346.11	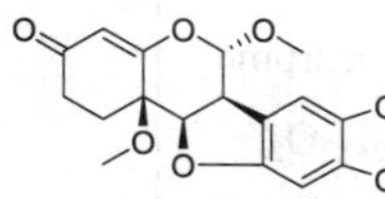 Kushecarpins B	Kushecarpins C $C_{17}H_{16}O_7$ Exact Mass: 332.09	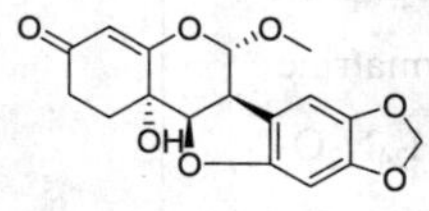 Kushecarpins C
苦参醌 A Kushenquinone A $C_{17}H_{22}O_4$ Exact Mass: 290.15	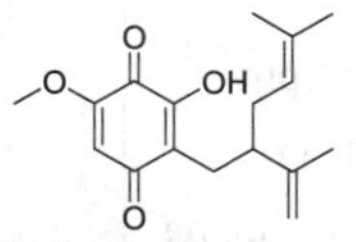 苦参醌 A Kushenquinone A	Leachianone A $C_{26}H_{30}O_6$ Exact Mass: 438.2	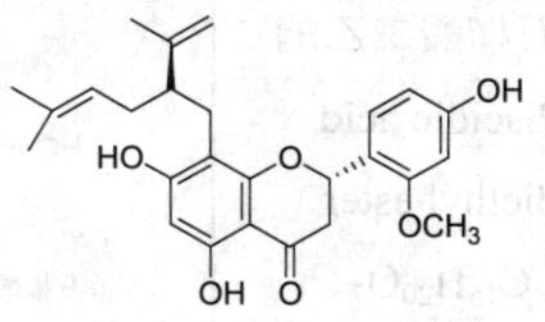 Leachianone A
Leachianone G $C_{20}H_{20}O_6$ Exact Mass: 356.13	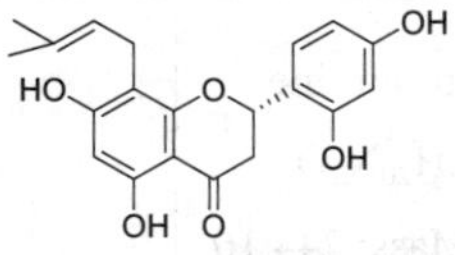 Leachianone G	莱蔓碱 Lehmannine $C_{15}H_{22}N_2O$ Exact Mass: 246.17	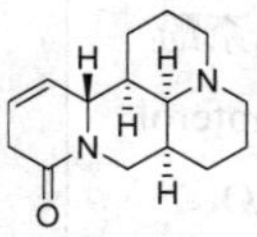 莱蔓碱 Lehmannine
二十四碳酸 Lignoceric acid $C_{24}H_{48}O_2$ Exact Mass: 368.37	$H_3C-(CH_2)_{22}-COOH$ 二十四碳酸 Lignoceric acid	羽扇豆烷宁 Lupanine $C_{15}H_{24}N_2O$ Exact Mass: 248.19	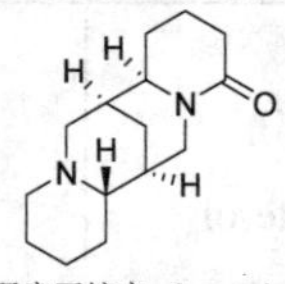 羽扇豆烷宁 Lupanine
Maackiain $C_{16}H_{12}O_5$ Exact Mass: 284.07	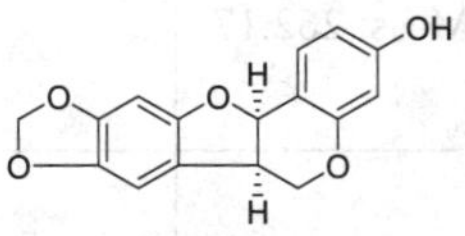 Maackiain	黄叶槐碱 Mamanine $C_{15}H_{22}N_2O_2$ Exact Mass: 262.17	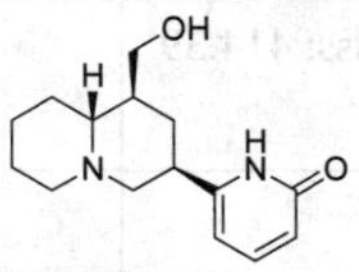 黄叶槐碱 Mamanine
苦参碱 Matrine $C_{15}H_{24}N_2O$ Exact Mass: 248.19	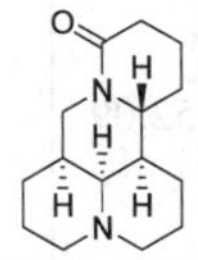 苦参碱 Matrine	2-Methoxykurarinone $C_{27}H_{32}O_6$ Exact Mass: 452.22	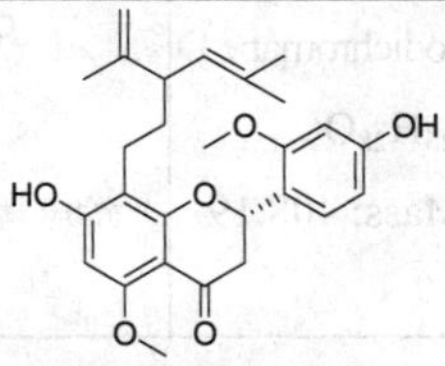 2-Methoxykurarinone

续表

中英文名、化学式及相对分子质量	结构图	中英文名、化学式及相对分子质量	结构图
N-甲基金雀花碱 *N*-Methylcytisine $C_{12}H_{16}N_2O$ Exact Mass: 204.13	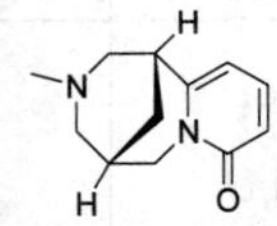 *N*-甲基金雀花碱　*N*-Methylcytisine	甲基苦参新醇 C Methyl kushenol C $C_{26}H_{28}O_7$ Exact Mass: 452.18	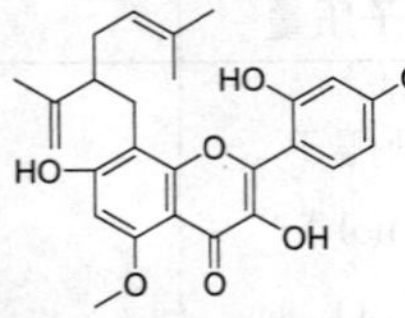 甲基苦参新醇 C　Methyl kushenol C
柚皮素 Naringenin $C_{15}H_{12}O_5$ Exact Mass: 272.07	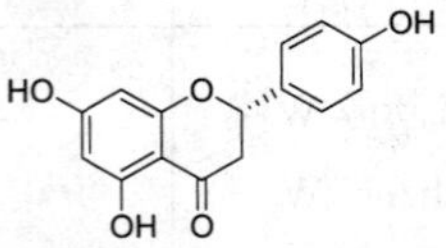 柚皮素 Naringenin	新苦参醇 Neokurarinol $C_{27}H_{34}O_7$ Exact Mass: 470.23	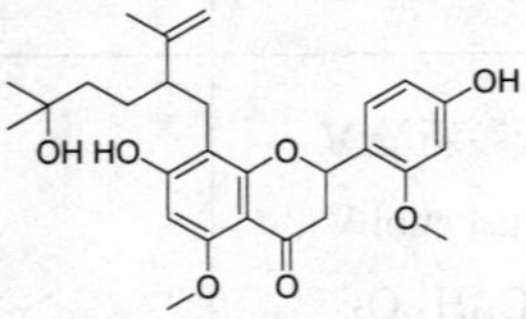 新苦参醇　Neokurarinol
降脱水淫羊藿素 Noranhyoicaritin $C_{21}H_{22}O_6$ Exact Mass: 370.14	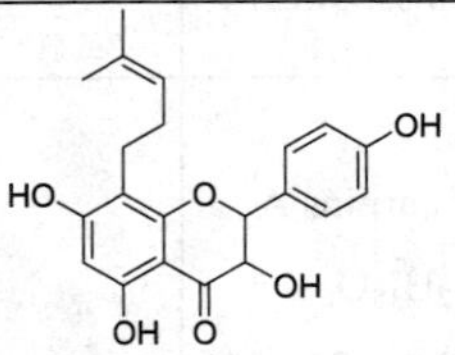 降脱水淫羊藿素　Noranhyoicaritin	降苦参醇 Norkurainol $C_{25}H_{28}O_7$ Exact Mass: 440.18	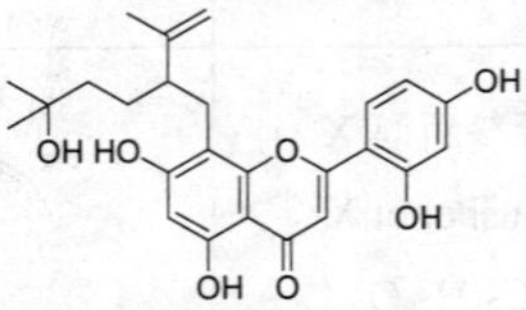 降苦参醇　Norkurainol
氧化苦参碱 Oxymatrine $C_{15}H_{24}N_2O_2$ Exact Mass: 264.18	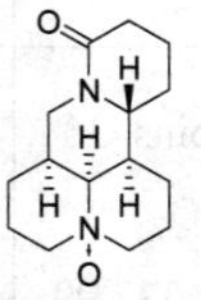 氧化苦参碱　Oxymatrine	氧化槐果碱 Oxysophocarpine $C_{15}H_{22}N_2O_2$ Exact Mass: 262.17	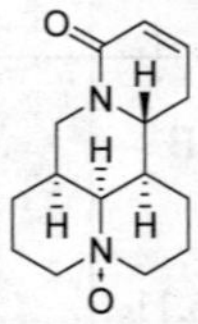 氧化槐果碱　Oxysophocarpine
番石榴酸二乙酯 Piscidic acid diethyl ester $C_{15}H_{20}O_7$ Exact Mass: 312.12	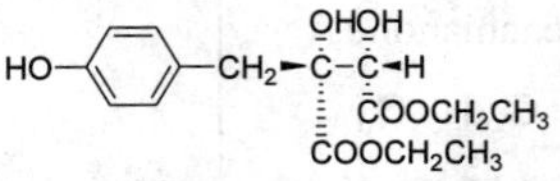 番石榴酸二乙酯　Piscidic acid diethyl ester	Pterocarpin $C_{17}H_{14}O_5$ Exact Mass: 298.08	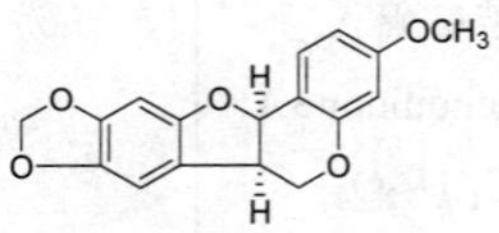 Pterocarpin
5-去羟山柰酚 Resokaempferol $C_{15}H_{10}O_5$ Exact Mass: 272.07	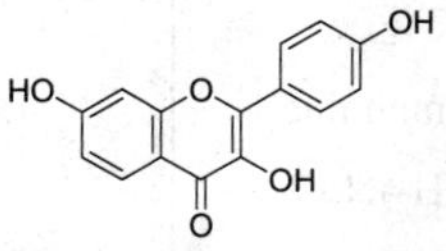 5-去羟山柰酚　Resokaempferol	Rhombifoline $C_{15}H_{20}N_2O$ Exact Mass: 244.16	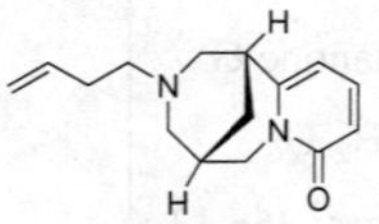 Rhombifoline
β-谷甾醇 *β*-Sitosterol $C_{29}H_{50}O$ Exact Mass: 414.39	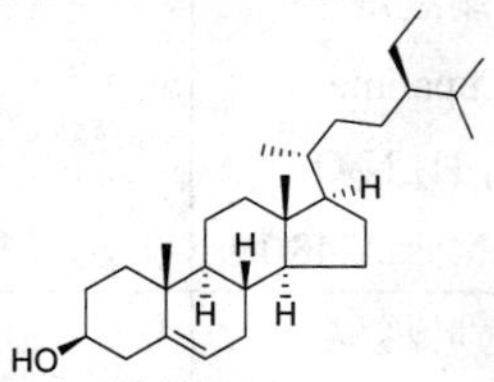 *β*-谷甾醇　*β*-Sitosterol	槐果碱 Sophocarpine $C_{15}H_{22}N_2O_2$ Exact Mass: 262.17	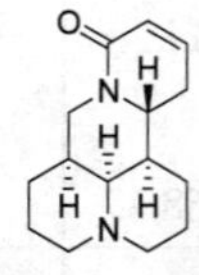 槐果碱　Sophocarpine
苦参色满二氢黄酮 D Sophoranodichromane D $C_{25}H_{28}O_5$ Exact Mass: 408.19	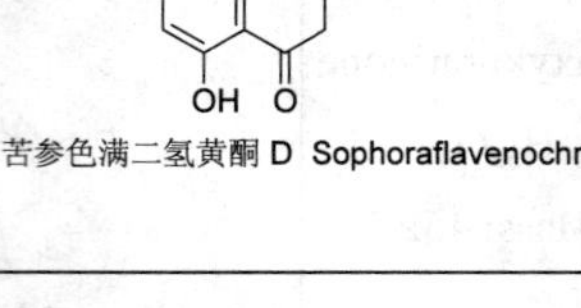 苦参色满二氢黄酮 D　Sophoraflavenochromane D	Sophoraisoflavone A $C_{20}H_{16}O_6$ Exact Mass: 352.09	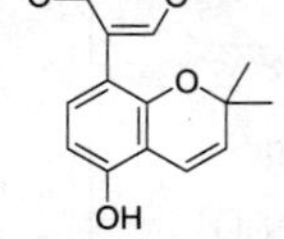 Sophoraisoflavone A

续表

中英文名、化学式及相对分子质量	结构图	中英文名、化学式及相对分子质量	结构图
Sophoraflavanone B $C_{20}H_{20}O_5$ Exact Mass: 340.13	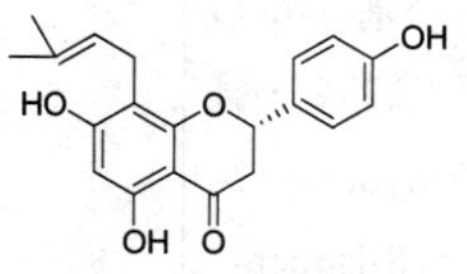 Sophoraflavanone B	Sophoraflavanone G $C_{25}H_{28}O_6$ Exact Mass: 424.19	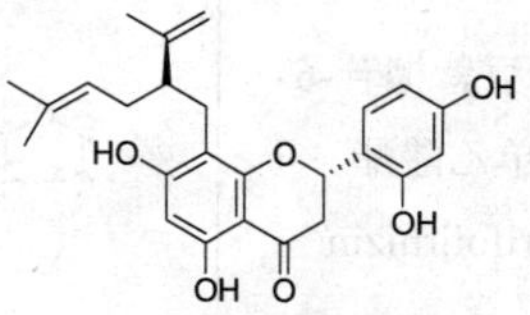 Sophoraflavanone G
苦参色满黄酮 A Flavenochromane A $C_{25}H_{28}O_7$ Exact Mass: 422.17	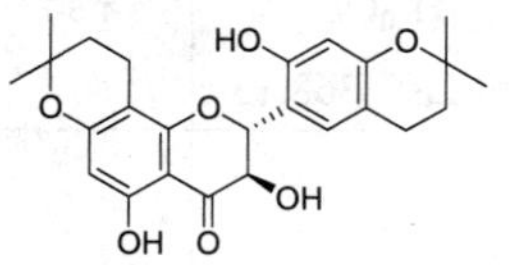 苦参色满黄酮 A　Flavenochromane A	苦参色满黄酮 B Flavenochromane B $C_{25}H_{26}O_6$ Exact Mass: 422.17	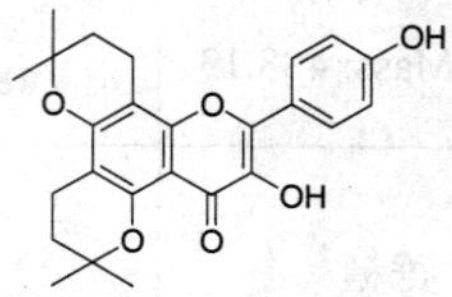 苦参色满黄酮 B　Flavenochromane B
苦参色满黄酮 C Flavenochromane C $C_{21}H_{20}O_6$ Exact Mass: 368.13	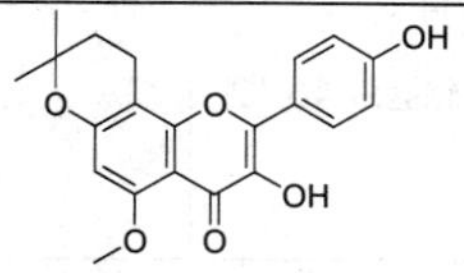 苦参色满黄酮 C　Flavenochromane C	苦参色满二氢黄酮 A Sophoranodichromane A $C_{25}H_{28}O_6$ Exact Mass: 324.14	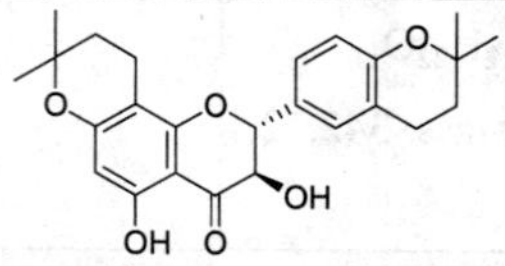 苦参色满二氢黄酮 A Sophoranodichromane A
苦参色满二氢黄酮 B Sophoranodichromane B $C_{25}H_{28}O_6$ Exact Mass: 424.19	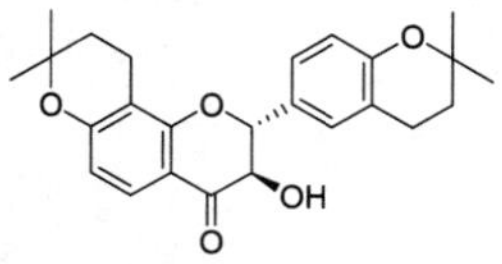 苦参色满二氢黄酮 B Sophoranodichromane B	苦参色满二氢黄酮 C Sophoranodichromane C $C_{25}H_{28}O_7$ Exact Mass: 440.18	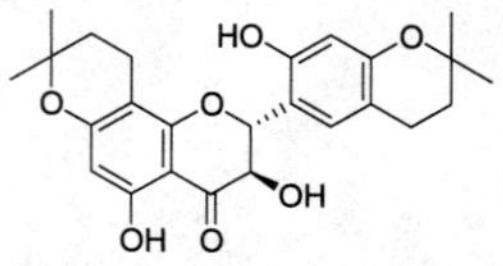 苦参色满二氢黄酮 C Sophoranodichromane C
Sophoflavescenool $C_{22}H_{24}O_6$ Exact Mass: 384.16	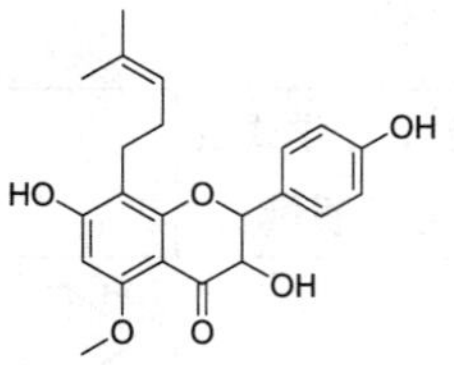 Sophoflavescenool	苦参皂苷 Sophoraflacoside $C_{59}H_{96}O_{27}$ Exact Mass: 1236.61	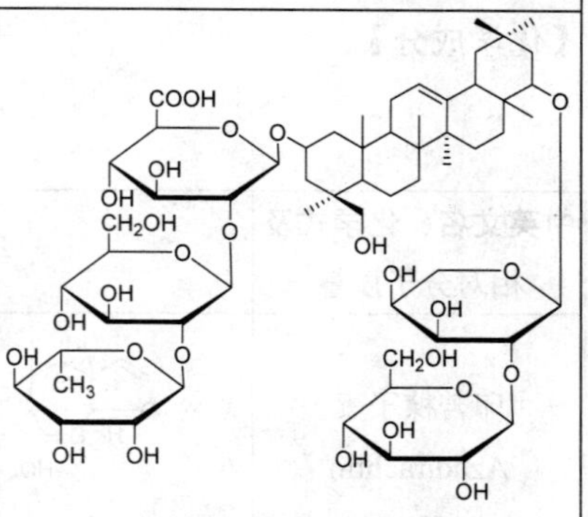 苦参皂苷　Sophoraflacoside
槐胺碱 Sophoramine $C_{15}H_{20}N_2O$ Exact Mass: 244.16	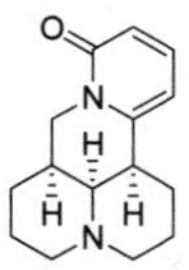 槐胺碱　Sophoramine	槐胺醇 *N*-氧化物 Sophoranol *N*-oxide $C_{15}H_{24}N_2O_3$ Exact Mass: 280.18	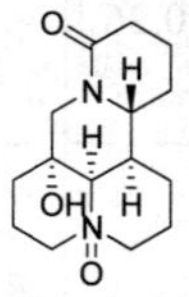 槐胺醇 *N*-氧化物　Sophoranol *N*-oxide
槐定 Sophoridine $C_{15}H_{24}N_2O$ Exact Mass: 248.19	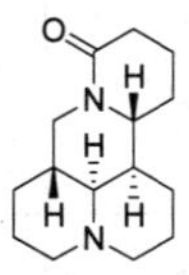 槐定　Sophoridine	大豆皂醇 B Soyasapogenol B $C_{30}H_{50}O_3$ Exact Mass: 458.38	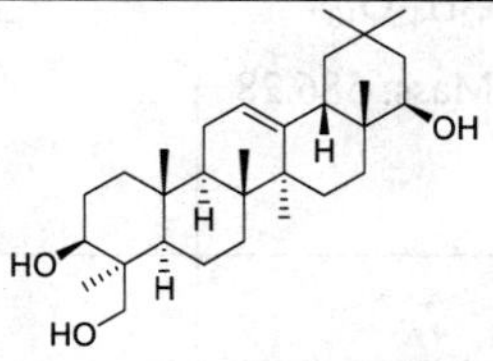 大豆皂醇 B　Soyasapogenol B
黄腐醇 Xanthohumol $C_{21}H_{22}O_5$ Exact Mass: 354.15	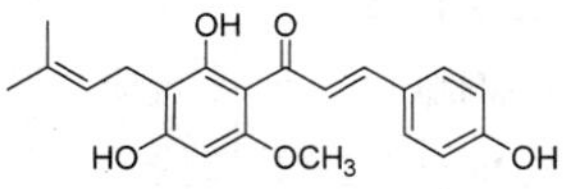 黄腐醇　Xanthohumol	伞形花内酯 Umbelliferone $C_9H_6O_3$ Exact Mass: 162.03	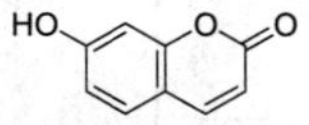 伞形花内酯　Umbelliferone

续表

中英文名、化学式及相对分子质量	结构图	中英文名、化学式及相对分子质量	结构图
三叶豆紫檀苷-6'-单乙酸酯 Trifolirhizin 6'-monoacertate $C_{24}H_{24}O_{11}$ Exact Mass: 488.13	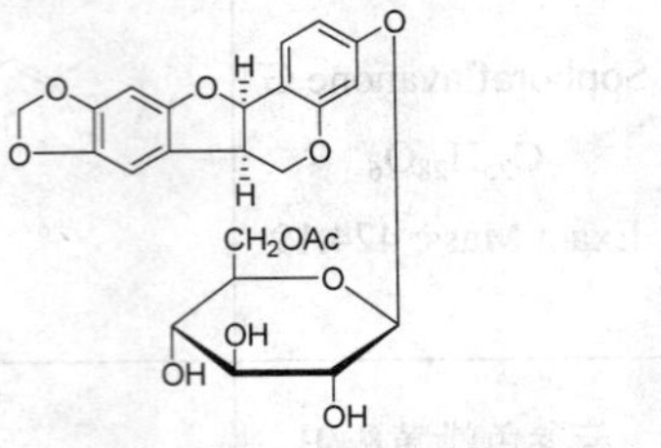 三叶豆紫檀苷-6'-单乙酸酯 Trifolirhizin 6'-monoacertate	3,4',5-三羟基-7-甲氧基-8-异戊烯基黄酮 3,4',5-Trihydroxy-7-methoxy-8-isopentenylflavone $C_{21}H_{20}O_6$ Exact Mass: 368.13	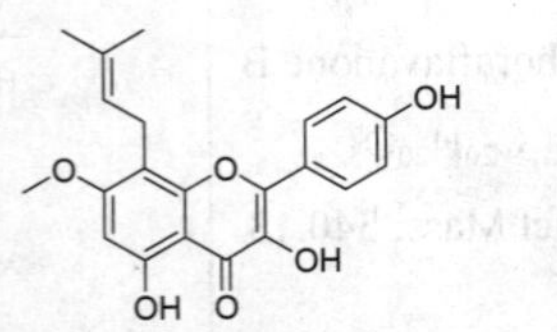 3,4',5-三羟基-7-甲氧基-8-异戊烯基黄酮 3,4',5-Trihydroxy-7-methoxy-8-isopentenylflavone
蔗糖 Sucrose $C_{12}H_{22}O_{11}$ Exact Mass: 342.12	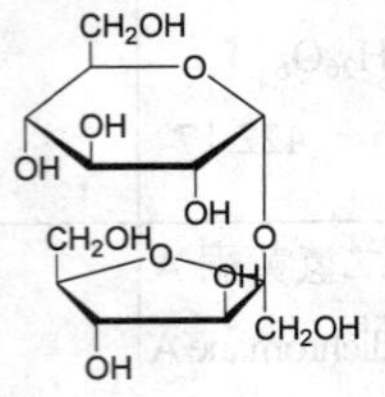 蔗糖 Sucrose	Trifolirhizin $C_{22}H_{22}O_{10}$ Exact Mass: 446.12	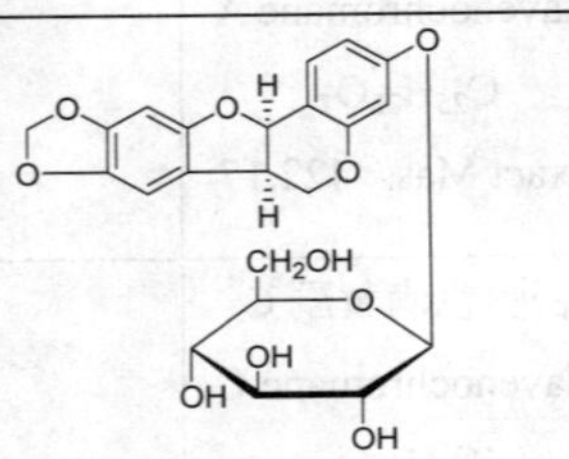 Trifolirhizin

除以上化学成分外，苦参还含有芥子酸十六酯、苦参醇等。

苦楝皮

Kulianpi

MELIAE CORTEX

【化学成分】

表 1-8-14a　苦楝皮主要化学成分[50~53]

中英文名、化学式及相对分子质量	结构图	中英文名、化学式及相对分子质量	结构图
印苦楝子素 Azadirachtin $C_{35}H_{44}O_{16}$ Exact Mass: 720.26	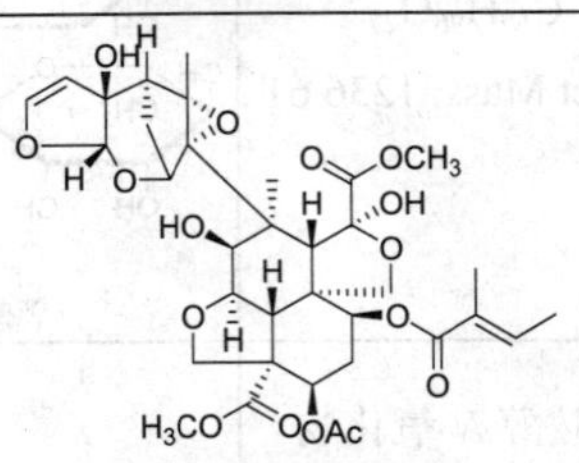 印苦楝子素 Azadirachtin	Azecin 1 $C_{43}H_{60}O_{20}$ Exact Mass: 896.37	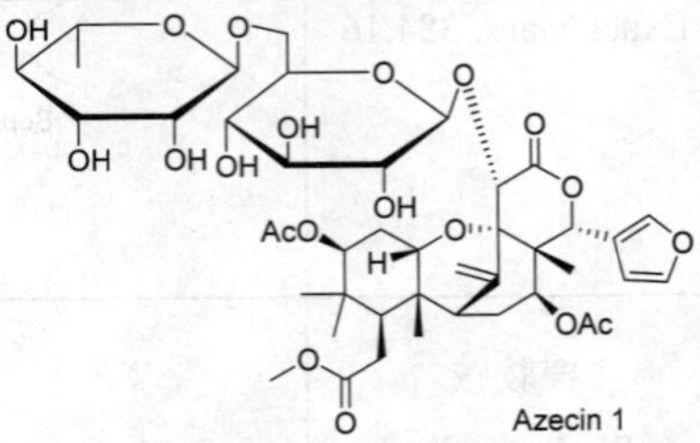 Azecin 1
Azedarachin C $C_{32}H_{42}O_{10}$ Exact Mass: 586.28	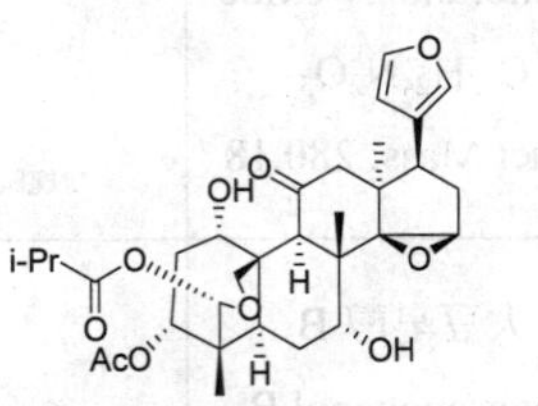 Azedarachin C	秦皮酮 Fraxinellone $C_{14}H_{16}O_3$ Exact Mass: 232.11	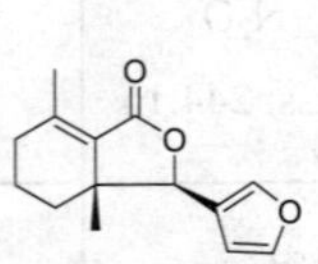 秦皮酮 Fraxinellone
葛杜宁 Gedunin $C_{28}H_{34}O_7$ Exact Mass: 482.23	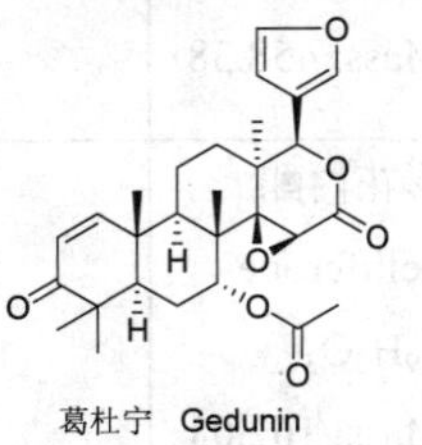 葛杜宁 Gedunin	苦楝萜酮内酯 Kulactone $C_{30}H_{44}O_3$ Exact Mass: 452.33	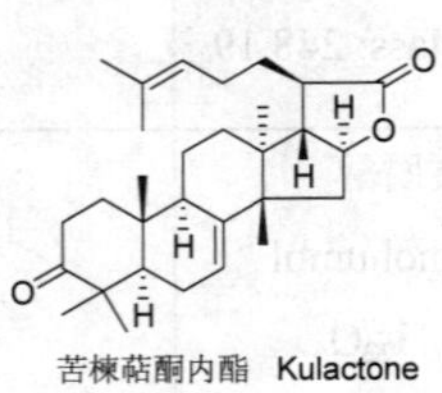 苦楝萜酮内酯 Kulactone

续表

中英文名、化学式及相对分子质量	结构图	中英文名、化学式及相对分子质量	结构图
苦楝萜酮 Kulinone $C_{30}H_{48}O_2$ Exact Mass: 440.37	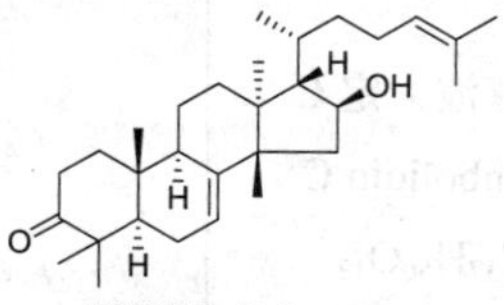 苦楝萜酮 Kulinone	苦楝萜醇内酯 Kulolactone $C_{30}H_{46}O_3$ Exact Mass: 454.34	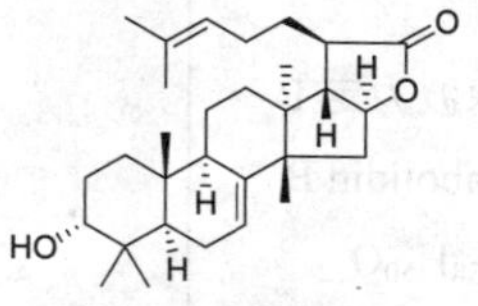 苦楝萜醇内酯 Kulolactone
Melazolide A $C_{11}H_{16}O_4$ Exact Mass: 212.10	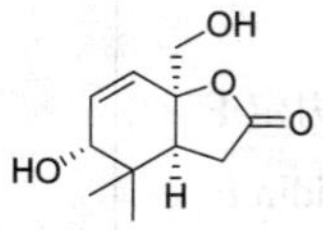 Melazolide A	印楝德林 Meldenin $C_{28}H_{38}O_5$ Exact Mass: 454.27	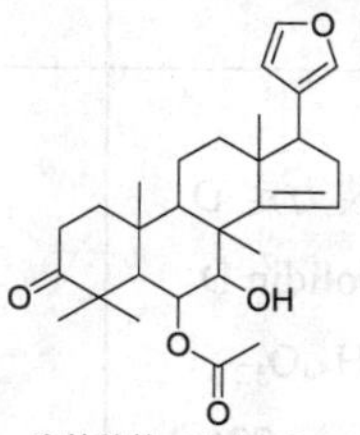 印楝德林 Meldenin
苦楝子紫罗兰醇苷 A Melia-ionoside A $C_{19}H_{36}O_8$ Exact Mass: 392.24	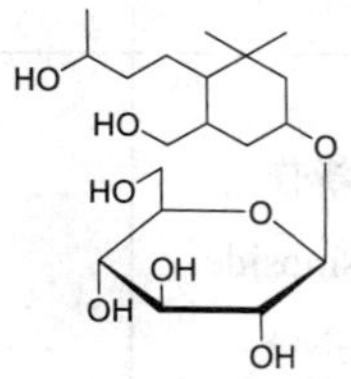 苦楝子紫罗兰醇苷 A Melia-ionoside A	苦楝子紫罗兰醇苷 B Melia-ionoside B $C_{19}H_{36}O_8$ Exact Mass: 392.24	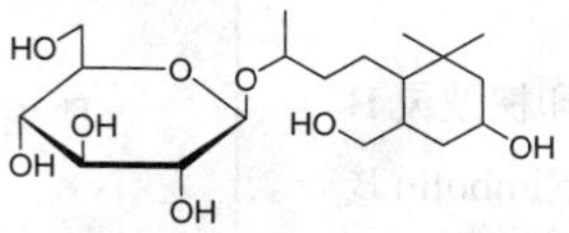 苦楝子紫罗兰醇苷 B Melia-ionoside B
苦楝子二醇 Melianodiol $C_{30}H_{48}O_5$ Exact Mass: 488.35	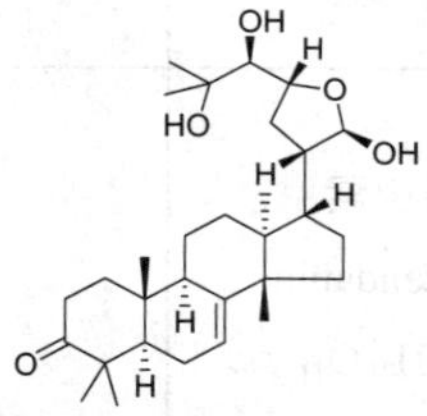 苦楝子二醇 Melianodiol	苦楝子醇 Melianol $C_{35}H_{48}O_9$ Exact Mass: 612.33	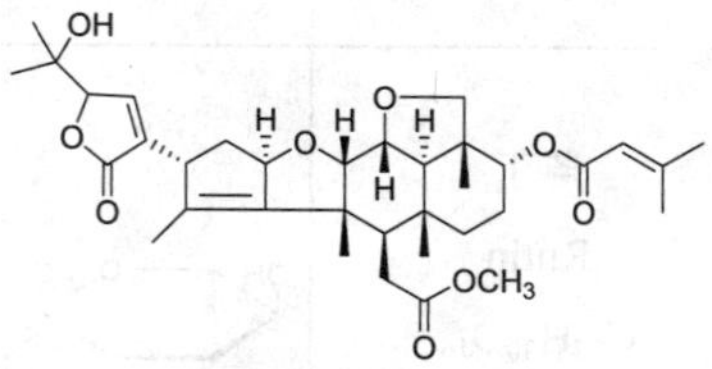 苦楝子醇 Melianol
苦楝子酮 Melianone $C_{30}H_{46}O_4$ Exact Mass: 470.34	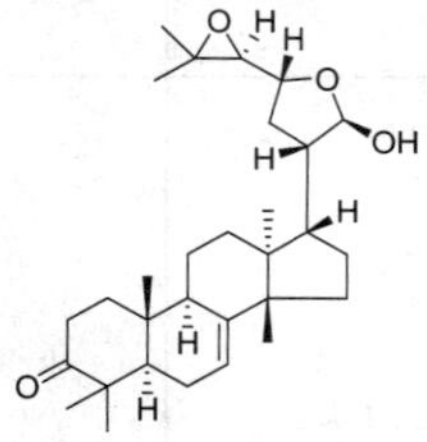 苦楝子酮 Melianone	苦楝新醇 Melianoninol $C_{20}H_{20}O_6$ Exact Mass: 356.13	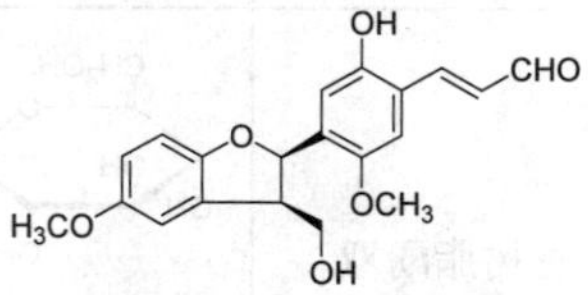 苦楝新醇 Melianoninol
苦楝子三醇 Meliantriol $C_{30}H_{50}O_5$ Exact Mass: 490.37	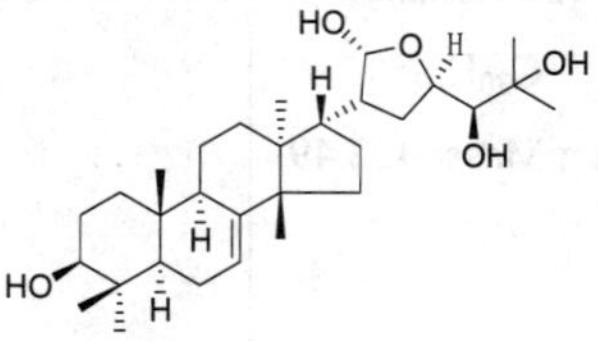 苦楝子三醇 Meliantriol	印楝花苷 Melicitrin $C_{20}H_{18}O_{12}$ Exact Mass: 450.08	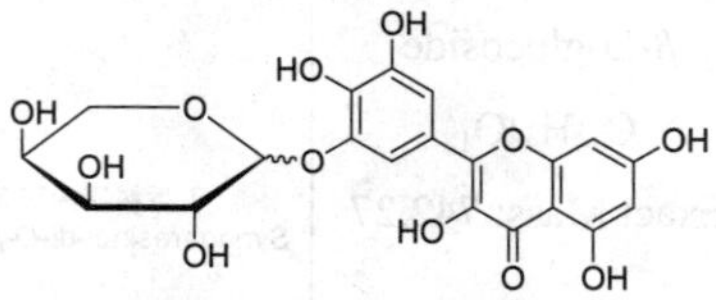 印楝花苷 Melicitrin
苦楝萜酸甲酯 Methyl kulonate $C_{31}H_{48}O_4$ Exact Mass: 484.36	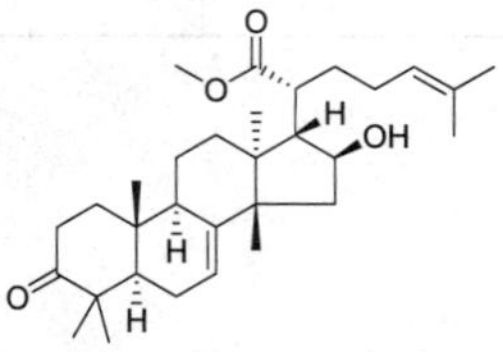 苦楝萜酸甲酯 Methyl kulonate	21-*O*-甲基川楝子五醇 21-*O*-Methyl toosendanopentaol $C_{31}H_{52}O_6$ Exact Mass: 520.38	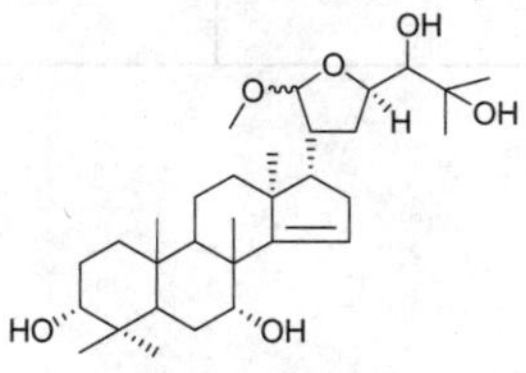 21-*O*-甲基川楝子五醇 21-*O*-Methyl toosendanopentaol

续表

中英文名、化学式及相对分子质量	结构图	中英文名、化学式及相对分子质量	结构图
印楝波力定 B Nimbolidin B $C_{38}H_{50}O_{12}$ Exact Mass: 698.33	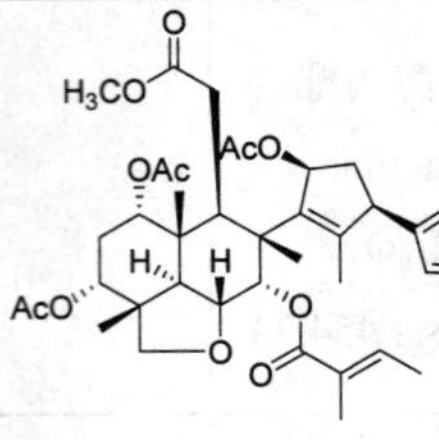 印楝波力定 B　Nimbolidin B	印楝波力定 C Nimbolidin C $C_{37}H_{50}O_{12}$ Exact Mass: 686.33	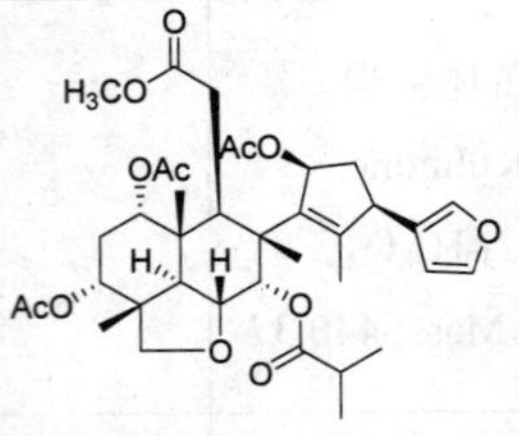 印楝波力定 C　Nimbolidin C
印楝波力定 D Nimbolidin D $C_{40}H_{54}O_{12}$ Exact Mass: 726.36	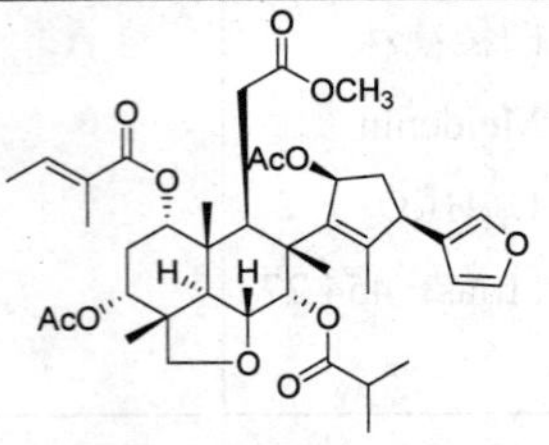 印楝波力定 D　Nimbolidin D	印楝波力定 E Nimbolidin E $C_{41}H_{54}O_{12}$ Exact Mass: 738.36	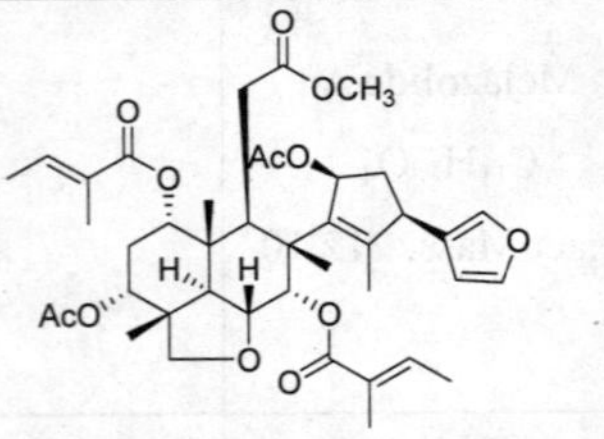 印楝波力定 E　Nimbolidin E
印楝波灵 B Nimbolin B $C_{39}H_{46}O_{10}$ Exact Mass: 674.31	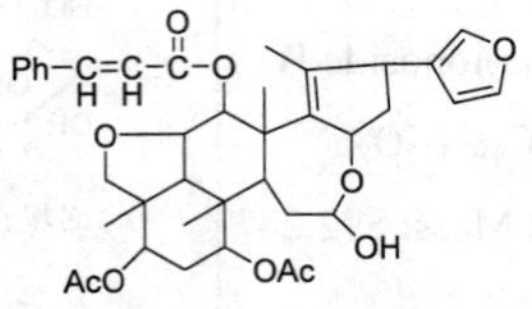 印楝波灵 B　Nimbolin B	宁贝新苷 Ningpeisinoside $C_{34}H_{57}NO_7$ Exact Mass: 591.41	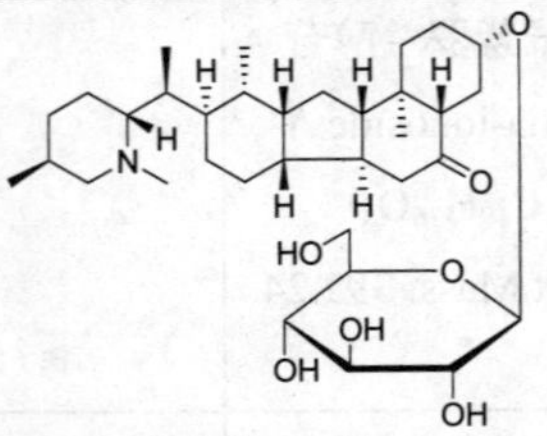 宁贝新苷　Ningpeisinoside
芦丁 Rutin $C_{27}H_{30}O_{16}$ Exact Mass: 610.15	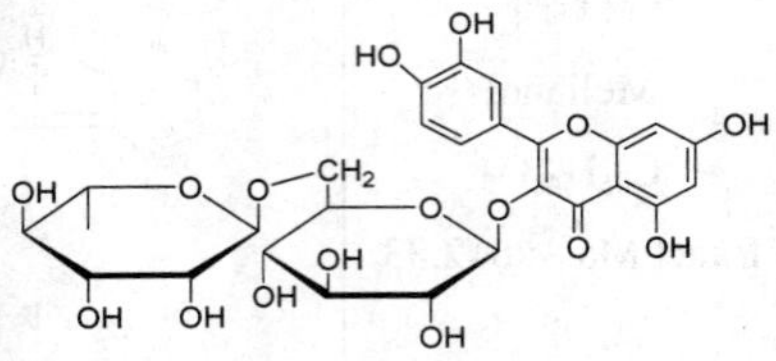 芦丁　Rutin	川楝素 Toosendanin $C_{30}H_{38}O_{11}$ Exact Mass: 574.24	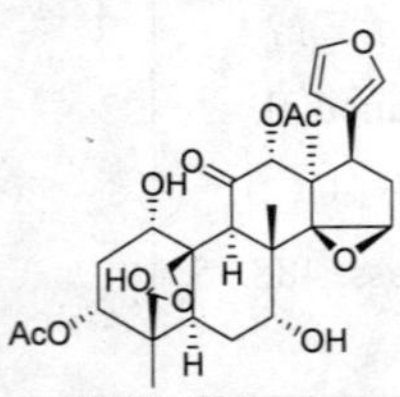 川楝素　Toosendanin
丁香树脂酚双葡萄糖苷 Syringaresinol-di-*O*-*β*-D-glucoside $C_{34}H_{46}O_{18}$ Exact Mass: 742.27	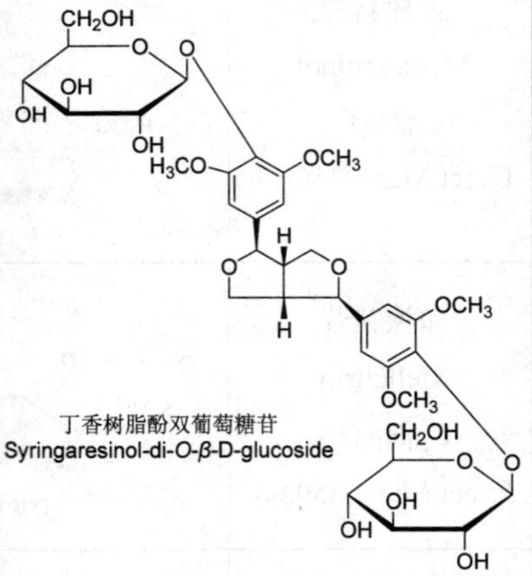 丁香树脂酚双葡萄糖苷 Syringaresinol-di-*O*-*β*-D-glucoside	正三十烷 Triacontane $C_{30}H_{62}$ Exact Mass: 422.49	$H_3C-(CH_2)_{28}-CH_3$ 正三十烷　Triacontane

续表

中英文名、化学式及相对分子质量	结构图	中英文名、化学式及相对分子质量	结构图
山柰酚-3-*O*-*β*-芸香糖苷 Kaempferol-3-*O*-*β*-rutinoside $C_{27}H_{30}O_{15}$ Exact Mass: 594.16	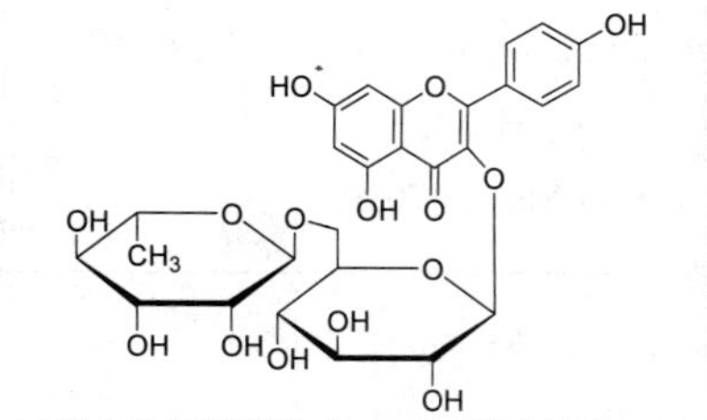 山柰酚-3-*O*-*β*-芸香糖苷 Kaempferol-3-*O*-*β*-rutinoside	羽扇豆醇 Lupeol $C_{30}H_{50}O$ Exact Mass: 426.39	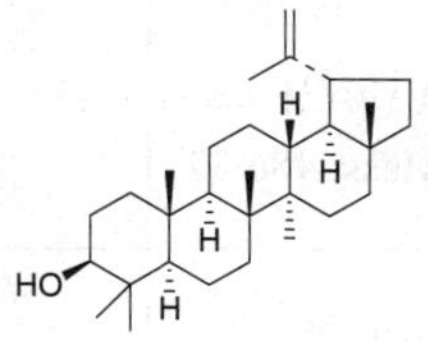 羽扇豆醇 Lupeol
α-菠甾酮 *α*-Spinasterone $C_{29}H_{46}O$ Exact Mass: 410.35	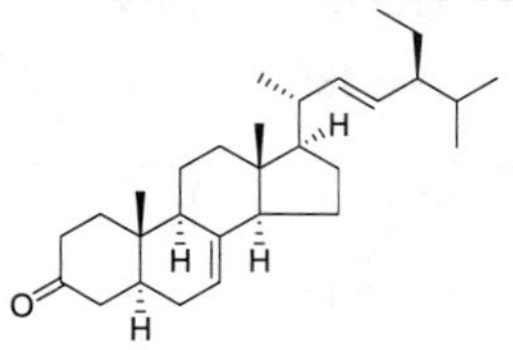 *α*-菠甾酮 *α*-Spinasterone	阿魏酸 Ferulic acid $C_{10}H_{10}O_4$ Exact Mass: 194.06	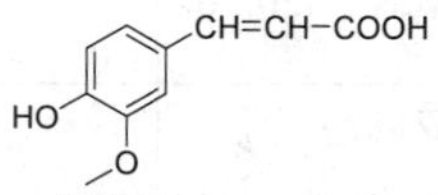 阿魏酸 Ferulic acid
β-谷甾醇 *β*-Sitosterol $C_{29}H_{50}O$ Exact Mass: 414.39	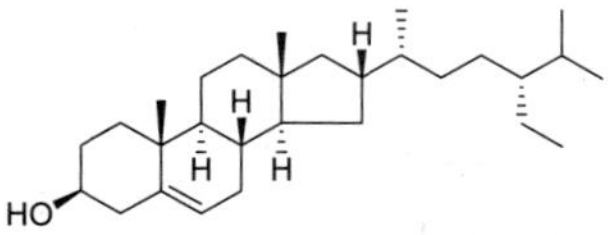 *β*-谷甾醇 *β*-Sitosterol	胡萝卜苷 Daucosterol $C_{35}H_{60}O_6$ Exact Mass: 576.44	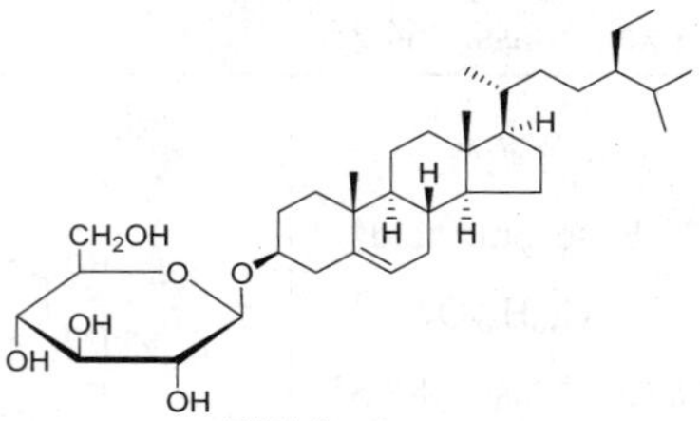 胡萝卜苷 Daucosterol

表 1-8-14b 苦楝皮其他主要化学成分[50～53]

中英文名	中英文名
7*α*-乙酰基-14*β*,15*β*-环氧葛杜宁烷-1-烯-3-*O*-*β*-D-吡喃葡萄糖苷	1,8-二羟基-2-甲基蒽醌-3-*O*-*β*-D-吡喃半乳糖苷
1,5-二羟基-8-甲氧基-2-甲基蒽醌-3-*O*-*α*-L-吡喃鼠李糖苷	1-Deoxy-3-methacrylyl-11-methoxy-meliacarpinin

枇杷叶

Pipaye

ERIOBOTRYAE FOLIUM

【化学成分】

表 1-8-15 枇杷叶主要化学成分[54～58]

中英文名、化学式及相对分子质量	结构图	中英文名、化学式及相对分子质量	结构图
齐墩果酸 Oleanolic acid $C_{30}H_{48}O_3$ Exact Mass: 456.36	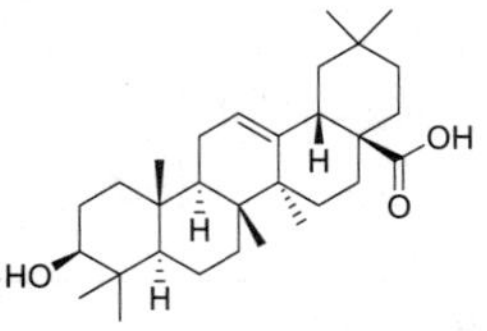 齐墩果酸 Oleanolic acid	马斯里酸 Maslinic acid $C_{30}H_{48}O_4$ Exact Mass: 472.36	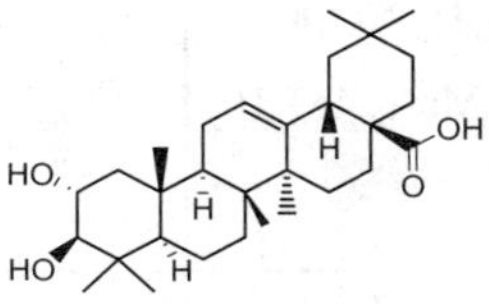 马斯里酸 Maslinic acid

续表

中英文名、化学式及相对分子质量	结构图	中英文名、化学式及相对分子质量	结构图
马斯里酸甲酯 Methyl maslinate $C_{31}H_{50}O_4$ Exact Mass: 486.37	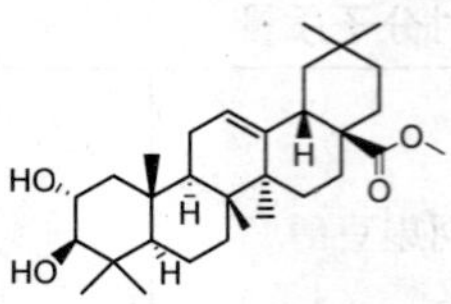 马斯里酸甲酯 Methyl maslinate	山香二烯酸 Hyptadienic acid $C_{30}H_{46}O_4$ Exact Mass: 470.34	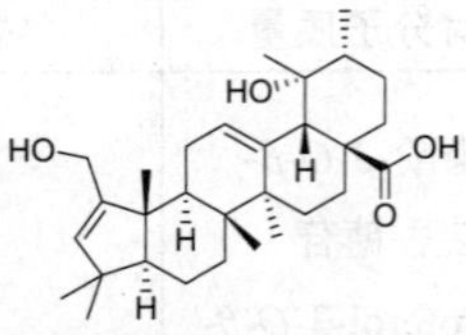 山香二烯酸 Hyptadienic acid
熊果酸 Ursolic acid $C_{30}H_{48}O_3$ Exact Mass: 456.36	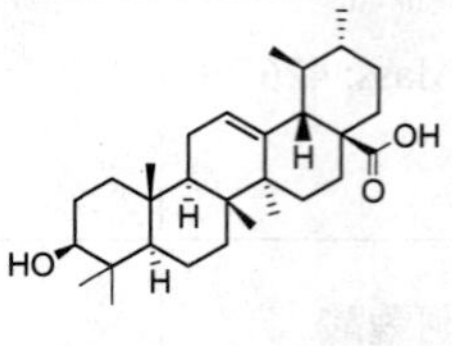 熊果酸 Ursolic acid	委陵菜酸 Tormentic acid $C_{30}H_{48}O_5$ Exact Mass: 488.35	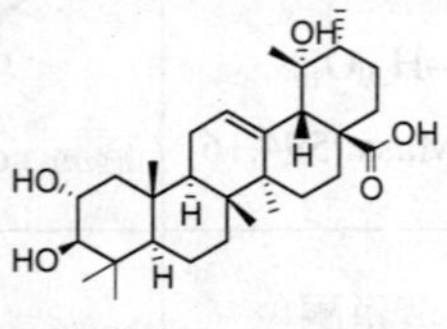 委陵菜酸 Tormentic acid
亚麻醇 9,12,15-Octadecatrien-1-ol $C_{18}H_{32}O$ Exact Mass: 264.25	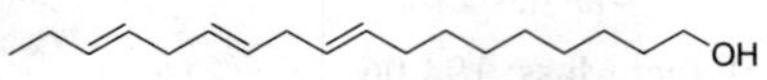 亚麻醇 9,12,15-Octadecatrien-1-ol	(*E*)-橙花叔醇 (*E*)-Nerolidol $C_{15}H_{26}O$ Exact Mass: 222.20	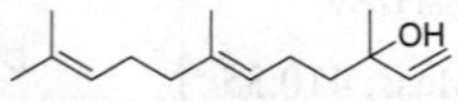 (*E*)-橙花叔醇 (*E*)-Nerolidol
蔷薇酸 Euscaphic acid $C_{30}H_{48}O_5$ Exact Mass: 488.35	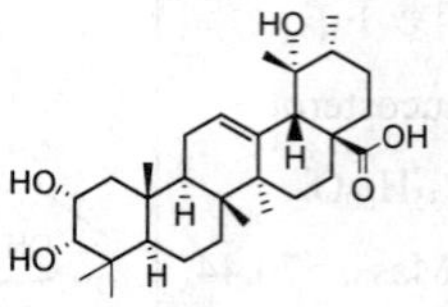 蔷薇酸 Euscaphic acid	棕榈酸 Palmitic acid $C_{16}H_{32}O_2$ Exact Mass: 256.24	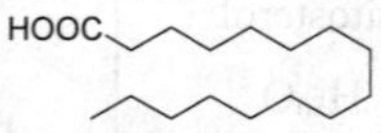 棕榈酸 Palmitic acid
金合欢醇(法呢醇) Farnesol $C_{15}H_{26}O$ Exact Mass: 222.20	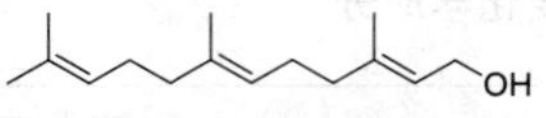 金合欢醇(法呢醇) Farnesol	*α*-红没药醇 *α*-Bisabolol $C_{15}H_{26}O$ Exact Mass: 222.20	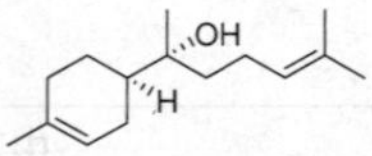 *α*-红没药醇 *α*-Bisabolol
2-己酰呋喃 2-Hexanoylfuran $C_{10}H_{14}O_2$ Exact Mass: 166.10	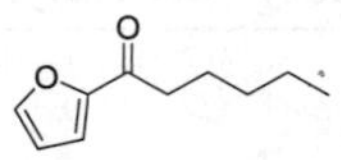 2-己酰呋喃 2-Hexanoylfuran	榄香素 Elemicin $C_{12}H_{16}O_3$ Exact Mass: 208.11	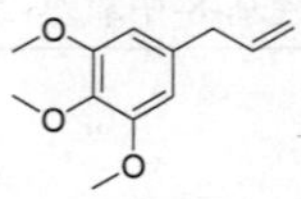 榄香素 Elemicin
二氢猕猴桃内酯 Dihydroactinidiolide $C_{11}H_{16}O_2$ Exact Mass: 180.12	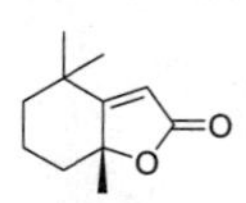 二氢猕猴桃内酯 Dihydroactinidiolide	醋酸法呢基酯 Farnesyl acetate $C_{17}H_{28}O_2$ Exact Mass: 264.21	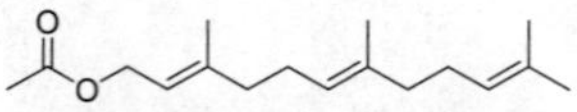 醋酸法呢基酯 Farnesyl acetate
苦杏仁苷 Amygdalin $C_{20}H_{27}NO_{11}$ Exact Mass: 457.16	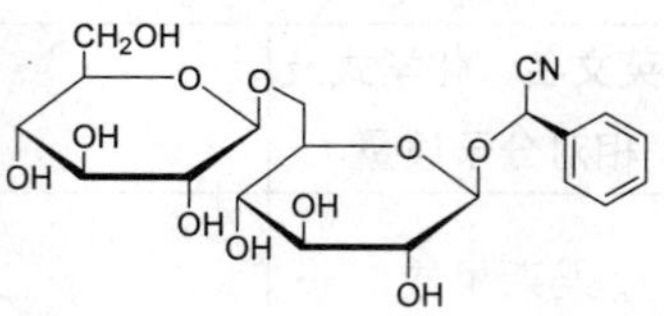 苦杏仁苷 Amygdalin	金丝桃苷 Hyperin $C_{21}H_{20}O_{12}$ Exact Mass: 464.10	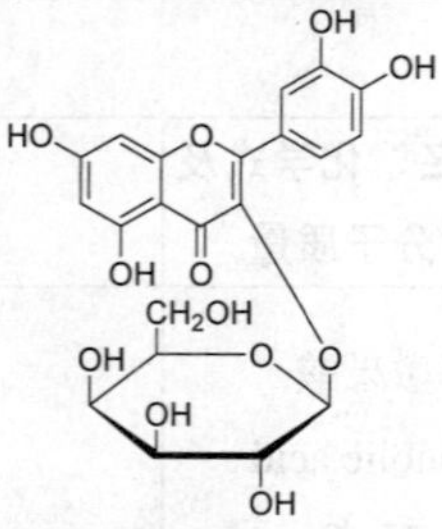 金丝桃苷 Hyperin
山柰酚 Kaempferol $C_{15}H_{10}O_6$ Exact Mass: 286.05	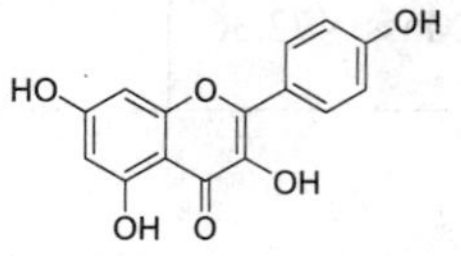 山柰酚 Kaempferol	槲皮素 Quercetin $C_{15}H_{10}O_7$ Exact Mass: 302.04	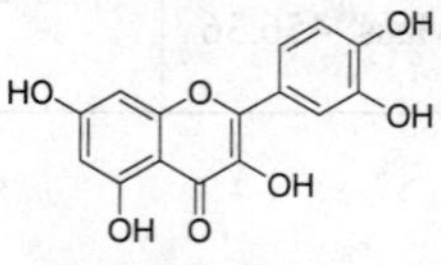 槲皮素 Quercetin

【分析方法】

1 高效液相色谱法测定枇杷叶中齐墩果酸和熊果酸的含量[58]

1.1 仪器

Agilent 1100 高效液相色谱仪。

1.2 色谱条件

色谱柱：Hypersil BDS C_{18} 柱(250mm×4.6mm，5μm)；流动相：甲醇-0.2%乙酸铵溶液(85∶15)；流速 0.6mL/min；检测波长 210nm；分析时间 22min。

1.3 对照品溶液的制备

称取齐墩果酸和熊果酸对照品，用适量甲醇溶解。

1.4 供试品溶液的制备

称取粉碎的药材 1g，用 50mL 甲醇超声提取 30min，滤过，即得。

板蓝根

Banlangen

ISATIDIS RADIX

【化学成分】

表 1-8-16 板蓝根主要化学成分[59~65]

中英文名、化学式及相对分子质量	结构图	中英文名、化学式及相对分子质量	结构图
吡啶-3-羧酸 3-Pyridinecarboxylic acid $C_6H_5NO_2$ Exact Mass: 123.03	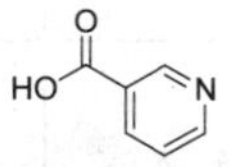 吡啶-3-羧酸 3-Pyridinecarboxylic acid	顺丁烯二酸 Maleic acid $C_4H_4O_4$ Exact Mass: 116.01	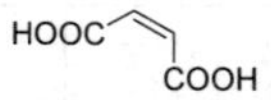 顺丁烯二酸 Maleic acid
2-羟-1,4-苯二甲酸 2-Hydroxy-1,4-benzene-dicarboxylic acid $C_8H_6O_5$ Exact Mass: 182.02	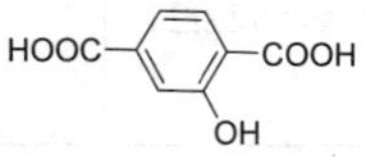 2-羟-1,4-苯二甲酸 2-Hydroxy-1,4-benzenedicarboxylic acid	5-羟甲基糠酸 5-(Hydroxymethyl)-2-furoic acid $C_6H_6O_4$ Exact Mass: 142.03	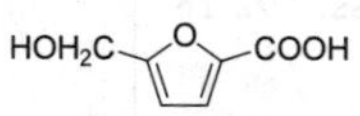 5-羟甲基糠酸 5-(Hydroxymethyl)-2-furoic acid
5-羟甲基糠醛 5-Hydroxymethyl-2-furaldehyde $C_6H_6O_3$ Exact Mass: 126.03	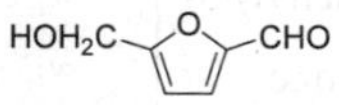 5-羟甲基糠醛 5-Hydroxymethyl-2-furaldehyde	邻氨基苯甲酸 2-Amino benzoic acid $C_7H_7NO_2$ Exact Mass: 137.05	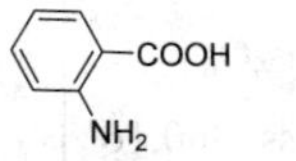 邻氨基苯甲酸 2-Amino benzoic acid
水杨酸 Salicylic acid $C_7H_6O_3$ Exact Mass: 138.03	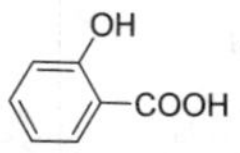 水杨酸 Salicylic acid	焦脱镁叶绿甲酯 a Methyl pyrophaeophorbide a $C_{34}H_{36}N_4O_3$ Exact Mass: 548.28	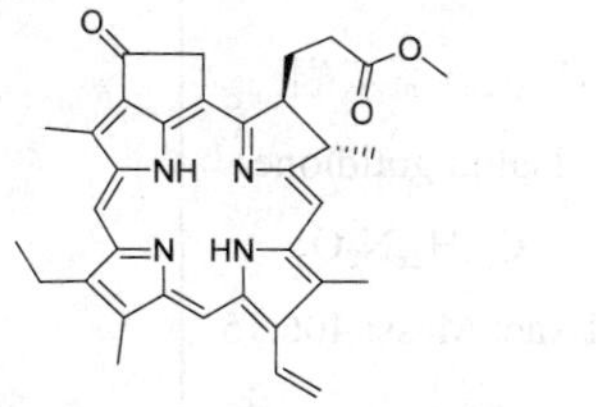 焦脱镁叶绿甲酯 a Methyl pyrophaeophorbide a

续表

中英文名、化学式及相对分子质量	结构图	中英文名、化学式及相对分子质量	结构图
苯甲酸 Benzoic acid $C_7H_6O_2$ Exact Mass: 122.04	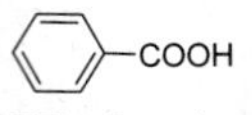 苯甲酸 Benzoic acid	丁香酸 Syringic acid $C_9H_{10}O_5$ Exact Mass: 198.05	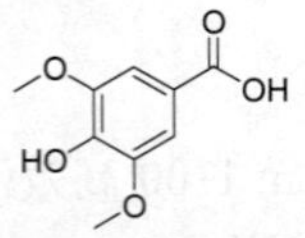 丁香酸 Syringic acid
2,5-二羟基吲哚 2,5-Dihydroxyindole $C_8H_7NO_2$ Exact Mass: 149.05	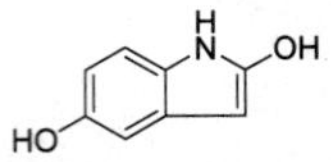 2,5-二羟基吲哚 2,5-Dihydroxyindole	2,3-Dihydro-4-hydroxy-2-*oxo*-indole-3-acetonitrile $C_{10}H_8N_2O_2$ Exact Mass: 188.06	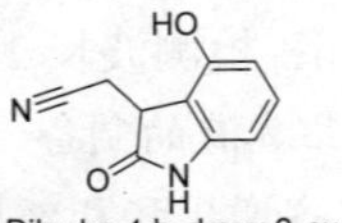 2,3-Dihydro-4-hydroxy-2-*oxo*-indole-3-acetonitrile
大黄素-8-*O*-*β*-D-葡萄苷 Emodin-8-*O*-*β*-D-glucoside $C_{21}H_{20}O_{10}$ Exact Mass: 432.11	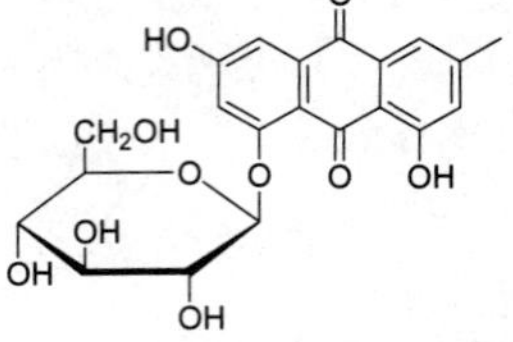 大黄素-8-*O*-*β*-D-葡萄苷 Emodin-8-*O*-*β*-D-glucoside	大黄素 Emodin $C_{15}H_{10}O_5$ Exact Mass: 270.05	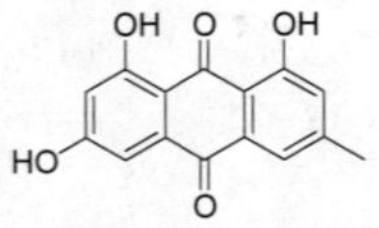 大黄素 Emodin
牡荆苷 Vitexin $C_{21}H_{20}O_{10}$ Exact Mass: 432.11	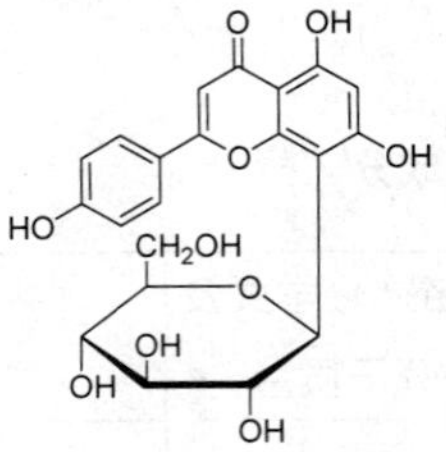 牡荆苷 Vitexin	异牡荆苷 Isovitexin $C_{21}H_{20}O_{10}$ Exact Mass: 432.11	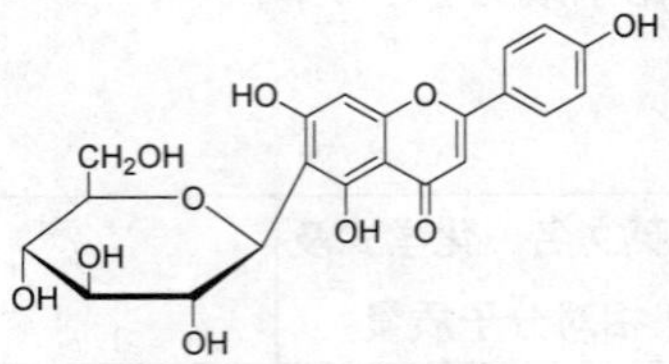 异牡荆苷 Isovitexin
蒙花苷 Linarin $C_{28}H_{32}O_{14}$ Exact Mass: 592.18	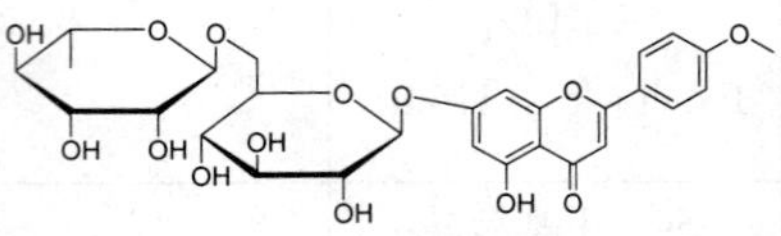 蒙花苷 Linarin	木脂素苷 A Indigoticoside A $C_{26}H_{34}O_{11}$ Exact Mass: 522.21	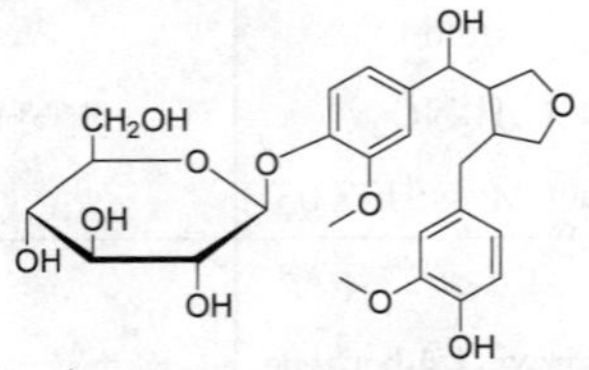 木脂素苷 A Indigoticoside A
异落叶松树脂醇 Isolariciresinol $C_{20}H_{24}O_6$ Exact Mass: 360.16	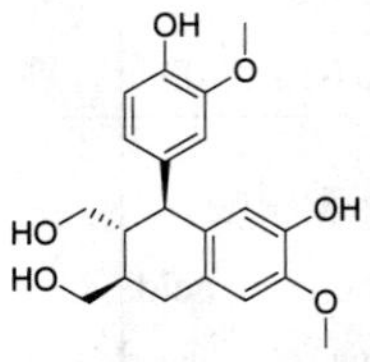 异落叶松树脂醇 Isolariciresinol	4-(4'-羟基-3',5'-二甲氧基苯基)-3-丁烯-2-酮 4-(4'-Hydroxy-3',5'-dimethoxyphenyl)-3-buten-2-one $C_{12}H_{14}O_4$ Exact Mass: 236.10	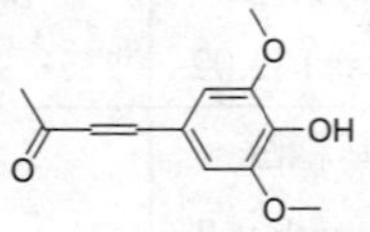 4-(4'-羟基-3',5'-二甲氧基苯基)-3-丁烯-2-酮 4-(4'-Hydroxy-3',5'-dimethoxyphenyl)-3-buten-2-one
依靛蓝双酮 Isaindigotidione $C_{23}H_{22}N_2O_5$ Exact Mass: 406.15	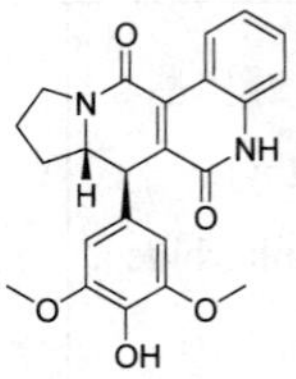 依靛蓝双酮 Isaindigotidione	依靛蓝酮 Isaindigotone $C_{20}H_{18}N_2O_4$ Exact Mass: 350.13	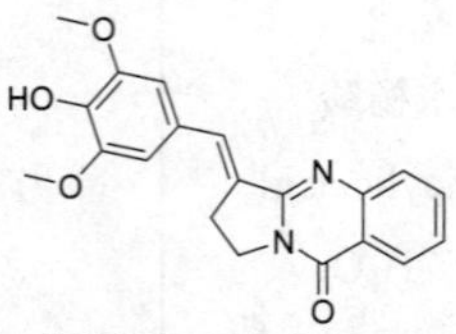 依靛蓝酮 Isaindigotone

续表

中英文名、化学式及相对分子质量	结构图	中英文名、化学式及相对分子质量	结构图
3-羟苯基喹唑酮 3-(2′-Hydroxyphenyl)-4(3*H*)-quinazolinone $C_{14}H_{10}N_2O_2$ Exact Mass: 238.07	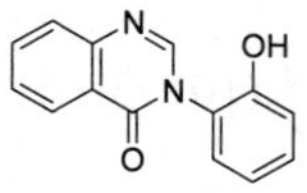 3-羟苯基喹唑酮 3-(2′-Hydroxyphenyl)- 4(3*H*)-quinazolinone	青黛酮 Qingdainone $C_{23}H_{13}N_3O_2$ Exact Mass: 363.10	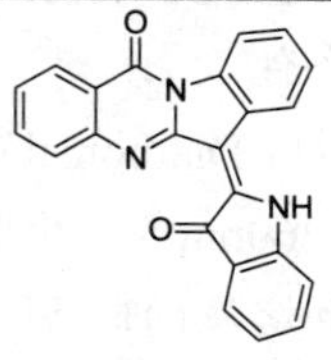 青黛酮　Qingdainone
色胺酮 Tryptanthrin $C_{15}H_8N_2O_2$ Exact Mass: 248.06	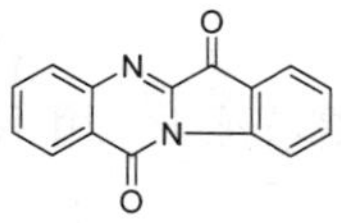 色胺酮　Tryptanthrin	靛蓝 Indigotin $C_{16}H_{10}N_2O_2$ Exact Mass: 262.07	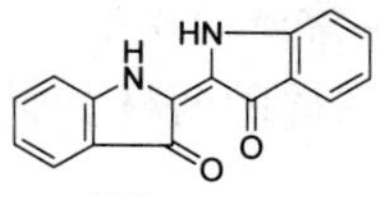 靛蓝　Indigotin
靛玉红 Indirubin $C_{16}H_{10}N_2O_2$ Exact Mass: 262.07	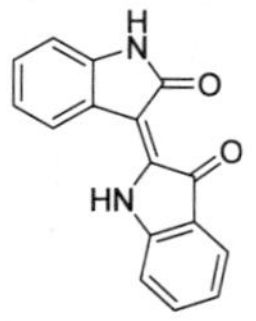 靛玉红　Indirubin	去氧鸭嘴花酮碱 Deoxyvasicinone $C_{11}H_{10}N_2O$ Exact Mass: 186.08	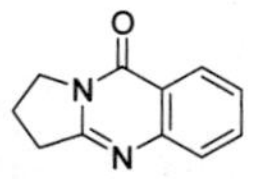 去氧鸭嘴花酮碱　Deoxyvasicinone
腺苷 Adenosine $C_{10}H_{13}N_5O_4$ Exact Mass: 267.10	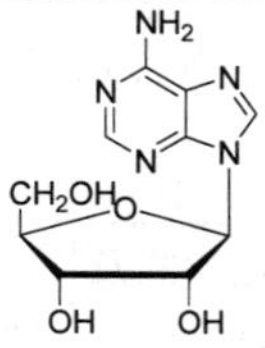 腺苷　Adenosine	尿苷 Uridine $C_9H_{12}N_2O_6$ Exact Mass: 244.07	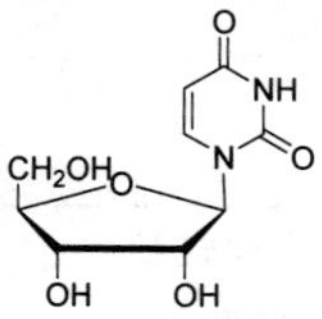 尿苷　Uridine
鸟嘌呤 Guanine $C_5H_5N_5O$ Exact Mass: 151.05	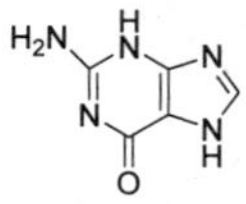 鸟嘌呤 Guanine	次黄嘌呤 Hypoxanthine $C_5H_4N_4O$ Exact Mass: 136.04	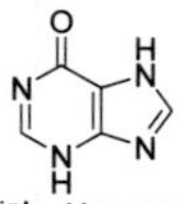 次黄嘌呤　Hypoxanthine
尿嘧啶 Uracil $C_4H_4N_2O_2$ Exact Mass: 112.03	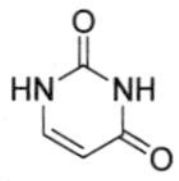 尿嘧啶　Uracil		

除以上化学成分外，板蓝根还含有正丁基-*β*-D-吡喃型果糖、吲哚-3-乙腈-6-*O*-*β*-D-葡萄糖苷、羟基靛玉红、(*E*)-二甲氧羟苄吲哚酮、(*E*)-3-(3',5'-Dimethoxy-4'-Hydroxy-benzyldene)-2-indolinone 等。

【分析方法】

1 高效液相色谱法测定板蓝根提取物中靛蓝和靛玉红的含量[64]

1.1 仪器

Shimadzu SPD-LC10A 型高效液相色谱仪。

1.2 色谱条件

色谱柱：Dikma Diamonsil C_{18} 柱(200mm×4.6mm，5μm)；流动相：甲醇-0.1mol/L 醋酸铵-醋酸(70∶30∶1)；柱温 40℃；流速 1.0mL/min；检测波长 280nm；分析时间 18min。

1.3 对照品溶液的制备

称取靛蓝和靛玉红对照品，用适量氯仿溶解。

1.4 供试品溶液的制备

称取粉碎的药材适量，用 6 倍量 70%乙醇回流提取 2 次，每次 1h，合并提取液，滤过，即得。

2. 高效液相色谱法测定板蓝根中腺苷含量[65]

2.1 仪器

Shimadzu LC-10AT 型高效液相色谱仪。

2.2 色谱条件

色谱柱：Diamonsil C_{18} 柱(250mm×4.6mm，5μm)；流动相：甲醇-水(10∶90)；柱温 40℃；流速 1.0mL/min；检测波长 260nm；分析时间 23min。

2.3 对照品溶液的制备

称取腺苷对照品，用适量 10%甲醇溶解。

2.4 供试品溶液的制备

称取粉碎的药材 1g，用 20mL 10%甲醇超声 30min，滤过，滤液蒸干，用 10%甲醇溶解并定容至 5mL，即得。

松花粉

Songhuafen

PINI POLLEN

【化学成分】

表 1-8-17 松花粉主要化学成分[66~68]

中英文名、化学式及相对分子质量	结构图	中英文名、化学式及相对分子质量	结构图
视黄醇 Retinol $C_{20}H_{30}O$ Exact Mass: 286.23	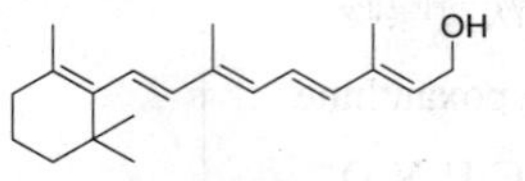 视黄醇 Retinol	黄酮醇 Flavonol $C_{15}H_{10}O_3$ Exact Mass: 238.06	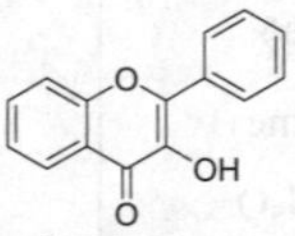 黄酮醇 Flavonol
二氢黄酮醇 Flavanonol $C_{15}H_{12}O_3$ Exact Mass: 240.08	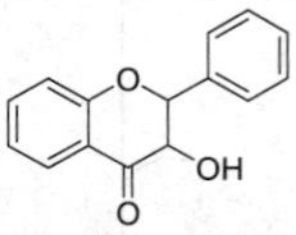 二氢黄酮醇 Flavanonol	维生素 C Vitamin C $C_6H_8O_6$ Exact Mass: 176.03	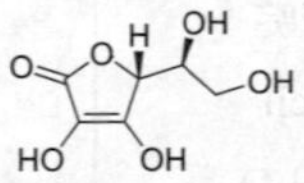 维生素 C Vitamin C
类黄酮 Flavone $C_{15}H_{10}O_2$ Exact Mass: 222.07	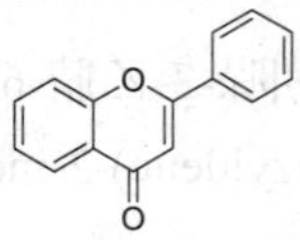 类黄酮 Flavone	花青素 Cyanidin $C_{15}H_{11}ClO_5$ Exact Mass: 306.03	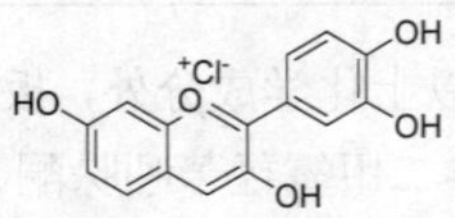 花青素 Cyanidin
芦丁 Rutin $C_{27}H_{30}O_{16}$ Exact Mass: 610.15	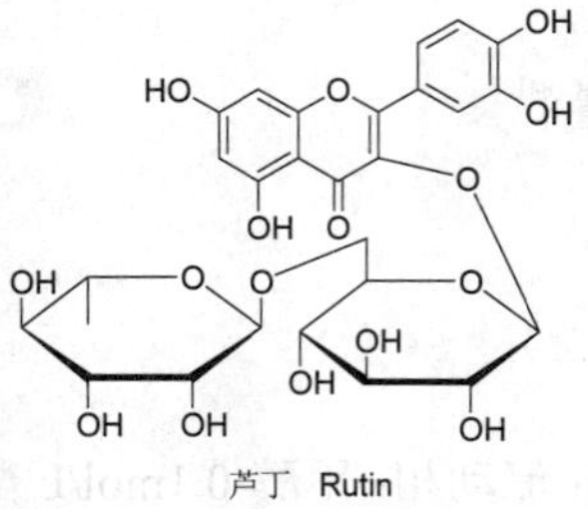 芦丁 Rutin	槲皮素 Quercetin $C_{15}H_{10}O_7$ Exact Mass: 302.04	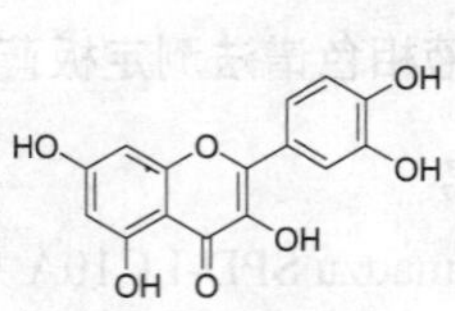 槲皮素 Quercetin
山柰酚 Kaempferol $C_{15}H_{10}O_6$ Exact Mass: 286.05	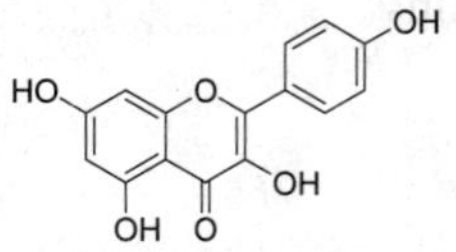 山柰酚 Kaempferol	黄芩苷 Baicalin $C_{21}H_{18}O_{11}$ Exact Mass: 446.08	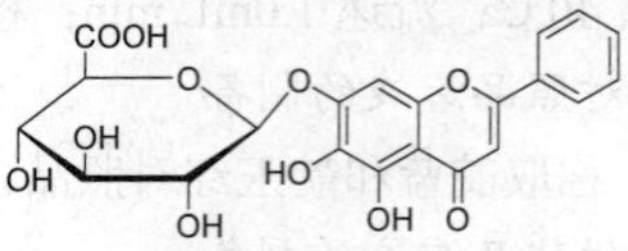 黄芩苷 Baicalin

续表

中英文名、化学式及相对分子质量	结构图	中英文名、化学式及相对分子质量	结构图
杨梅黄酮 Myricetin $C_{15}H_{10}O_8$ Exact Mass: 318.04	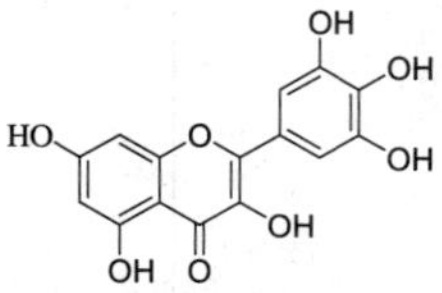 杨梅黄酮 Myricetin	木犀黄素 Luteolin $C_{15}H_{10}O_6$ Exact Mass: 286.05	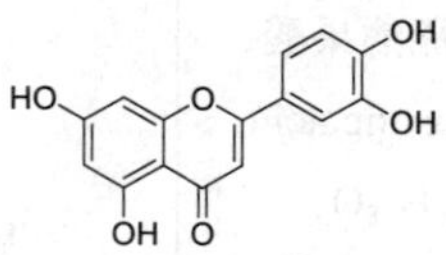 木犀草素 Luteolin
异鼠李素 Isorhamnetin $C_{16}H_{12}O_7$ Exact Mass: 316.06	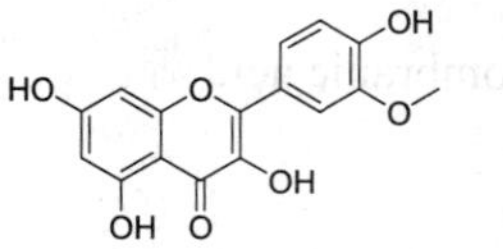 异鼠李素 Isorhamnetin	柚皮素 Naringenin $C_{15}H_{12}O_5$ Exact Mass: 272.07	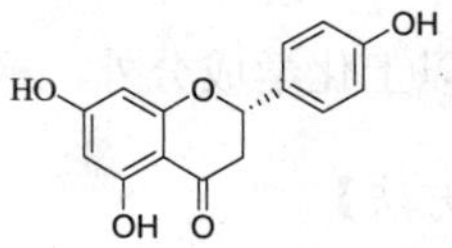 柚皮素 Naringenin
芹菜素 Apigenin $C_{15}H_{10}O_5$ Exact Mass: 270.05	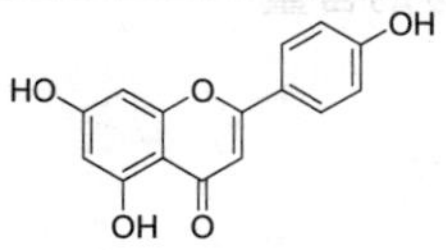 芹菜素 Apigenin		

除以上化学成分外，松花粉还含有磷脂、葡萄糖氧化酶等。

枫香脂

Fengxiangzhi

LIQUIDAMBARIS RESINA

【化学成分】

表 1-8-18 枫香脂主要化学成分[69, 70]

中英文名、化学式及相对分子质量	结构图	中英文名、化学式及相对分子质量	结构图
桂皮酸 Cinnamic acid $C_9H_8O_2$ Exact Mass: 148.05	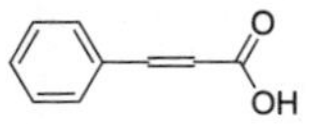 桂皮酸 Cinnamic acid	桂皮醇 Cinnamyl alcohol $C_9H_{10}O$ Exact Mass: 134.07	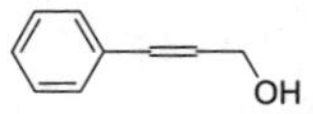 桂皮醇 Cinnamyl alcohol
桂皮酸龙脑酯 Bornyl transcinnamate $C_{19}H_{24}O_2$ Exact Mass: 284.18	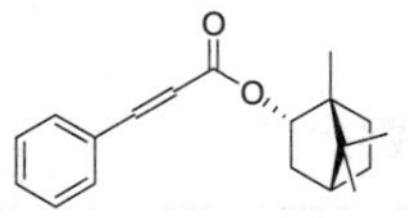 桂皮酸龙脑酯 Bornyl transcinnamate	龙脑 Borneol $C_{10}H_{18}O$ Exact Mass: 154.14	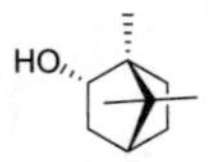 龙脑 Borneol
阿姆布酮酸 Ambradiolic acid $C_{30}H_{48}O_4$ Exact Mass: 472.36	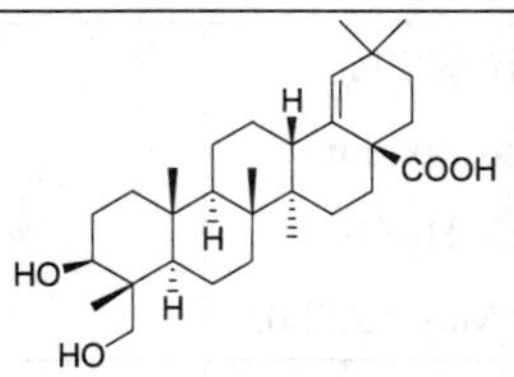 阿姆布酮酸 Ambradiolic acid	阿姆布醛 Ambronal $C_{30}H_{46}O_2$ Exact Mass: 438.35	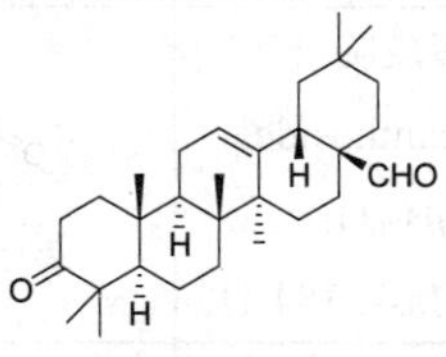 阿姆布醛 Ambronal
路路通酮酸 Liquidambronic acid $C_{30}H_{46}O_3$ Exact Mass: 454.34	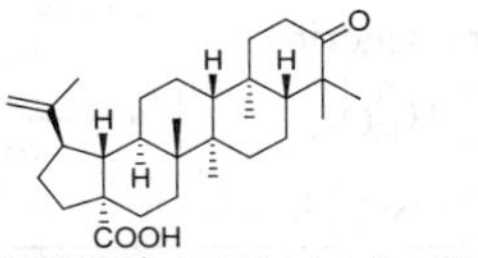 路路通酮酸 Liquidambronic acid	路路通醛 Liquidambronal $C_{30}H_{46}O_2$ Exact Mass: 438.35	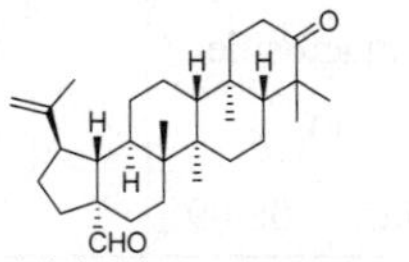 路路通醛 Liquidambronal

续表

中英文名、化学式及相对分子质量	结构图	中英文名、化学式及相对分子质量	结构图
枫香脂熊果酸 Formosolic acid $C_{30}H_{48}O_3$ Exact Mass: 456.36	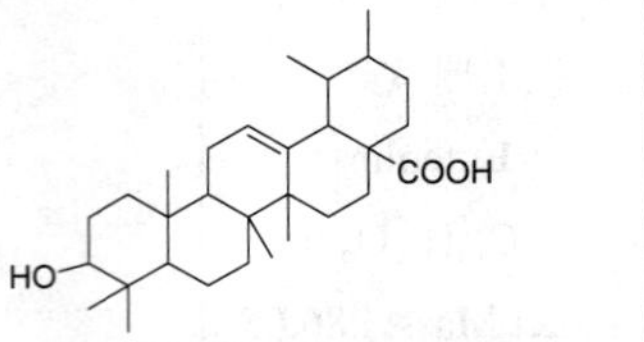 枫香脂熊果酸 Formosolic acid		

除以上化学成分外，枫香脂还含有苏合香素树脂醇、Hombranic acid 等。

【分析方法】

1 胶束电动毛细管电泳色谱法测定苏合香和枫香脂中总桂皮酸的含量[70]

1.1 仪器

Beckman P/ACE system5500 毛细管电泳仪。

1.2 色谱条件

毛细管：无涂层熔融毛细管柱(57cm×75μm，有效长度为 49.4cm)；缓冲液：20mmol/L $Na_2B_4O_7$-4mmol/L NaH_2PO_4-60mmol/L SDS(用 6mol/L 氢氧化钠溶液调 pH 至 11.2)；分离电压 20kV；检测波长 210nm；重力进样；毛细管温度 21℃；分析时间约 21min。

1.3 对照品溶液的制备

称取桂皮酸对照品，用 0.1mol/L NaOH 溶解，内标物水杨酸用 0.1mol/L NaOH 配成 0.5mg/mL。

1.4 供试品溶液的制备

称取粉碎的药材 0.1g，用 0.5mol/L KOH 乙醇溶液 5mL 加热回流 1h 后，蒸干乙醇，加适量热水超声处理 20min，再加入 0.025mol/L $MgSO_4$ 溶液 4mL，静置 10min，离心，取上清液。残渣加水 5mL，超声波处理两次，每次 15min，合并上清液，加入 1mol/L HCl 2mL，用乙醚萃取(20mL×3)，合并乙醚液，挥干。残渣用 0.1mol/L NaOH 溶解并定容至 10mL，即得。

刺五加

Ciwujia

ACANTHOPANACIS SENTICOSI RADIX ET RHIZOMA SEU CAULIS

【化学成分】

表 1-8-19a 刺五加主要化学成分[71~73]

中英文名、化学式及相对分子质量	结构图	中英文名、化学式及相对分子质量	结构图
异秦皮啶苷 Calycanthoside $C_{17}H_{20}O_{10}$ Exact Mass: 384.11	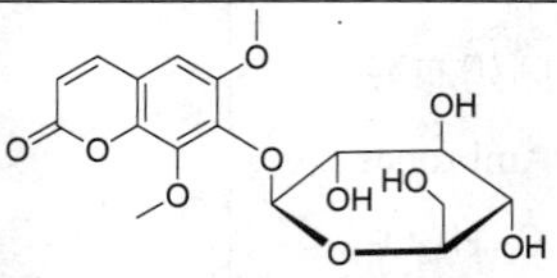 异秦皮啶苷 Calycanthoside	异秦皮啶 Isofraxidin $C_{11}H_{10}O_5$ Exact Mass: 222.05	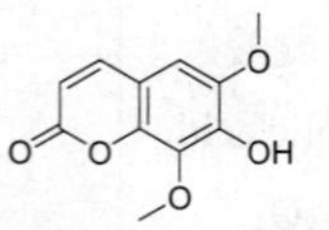 异秦皮啶 Isofraxidin
乙基半乳糖苷 Ethyl-galactoside $C_8H_{16}O_6$ Exact Mass: 208.09	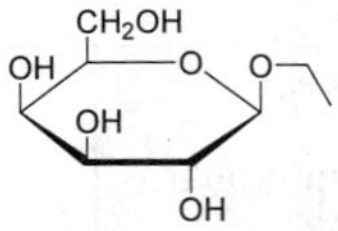 乙基半乳糖苷 Ethyl-galactoside	紫丁香树脂苷 Liriodendrin $C_{34}H_{46}O_{18}$ Exact Mass: 742.27	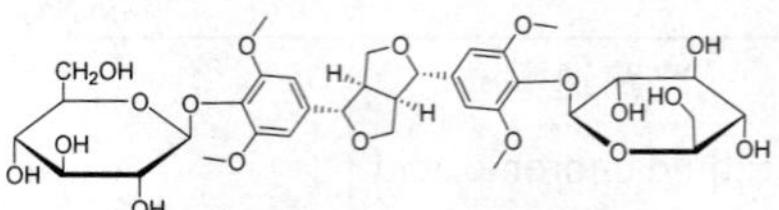 紫丁香树脂苷 Liriodendrin

续表

中英文名、化学式及相对分子质量	结构图	中英文名、化学式及相对分子质量	结构图
β-谷甾醇-*β*-D-葡萄糖苷 *β*-Sitosterol-*β*-D-glucoside $C_{35}H_{60}O_6$ Exact Mass: 576.44	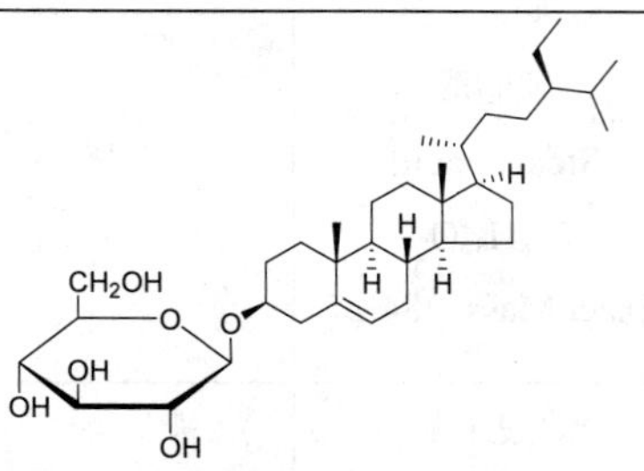 *β*-谷甾醇-*β*-D-葡萄糖苷 *β*-Sitosterol-*β*-D-glucoside	紫丁香酚苷 Syringin $C_{17}H_{24}O_9$ Exact Mass: 372.14	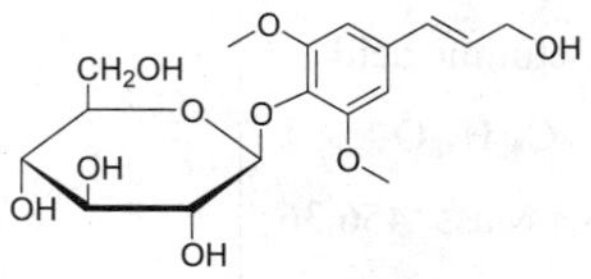 紫丁香酚苷 Syringin
阿魏酸葡萄糖苷 Feruloylsucrose $C_{16}H_{20}O_9$ Exact Mass: 356.11	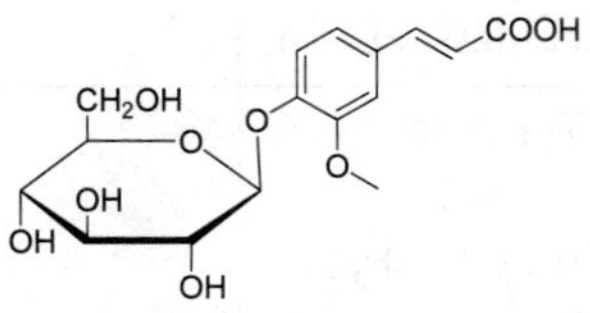 阿魏酸葡萄糖苷 Feruloylsucrose	金丝桃苷 Hyperin $C_{21}H_{20}O_{12}$ Exact Mass: 464.10	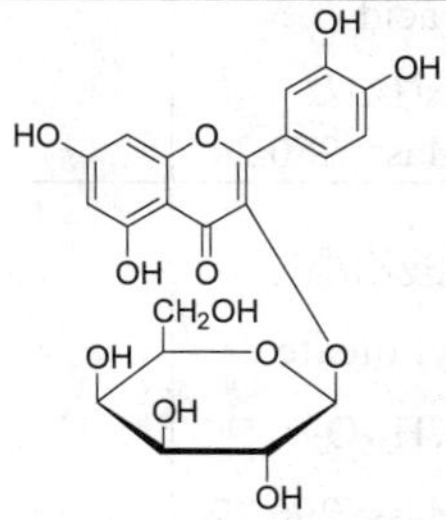 金丝桃苷 Hyperin
苦杏仁苷 Benzeneacetonitrile C_8H_7N Exact Mass: 117.06	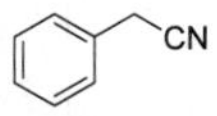 苦杏仁苷 Benzeneacetonitrile	芝麻酯素 Sesamin $C_{20}H_{18}O_6$ Exact Mass: 354.11	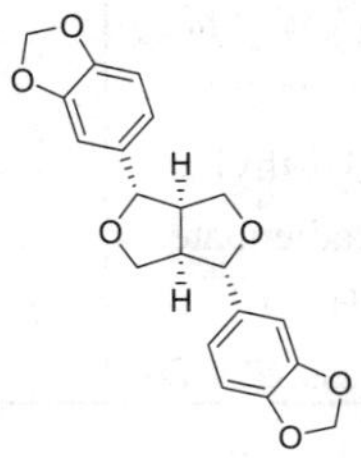 芝麻酯素 Sesamin
槲皮素 Quercetin $C_{15}H_{10}O_7$ Exact Mass: 302.04	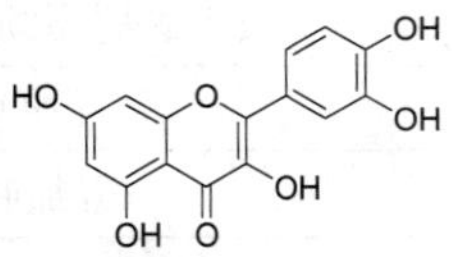 槲皮素 Quercetin	芦丁 Rutin $C_{27}H_{30}O_{16}$ Exact Mass: 610.15	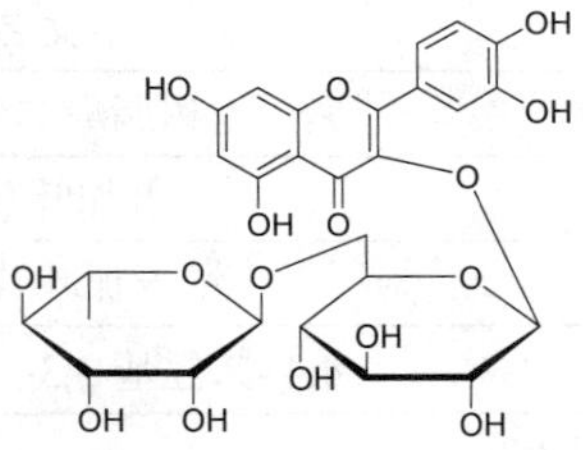 芦丁 Rutin
刺五加酮 Ciwujiatone $C_{22}H_{26}O_9$ Exact Mass: 434.16	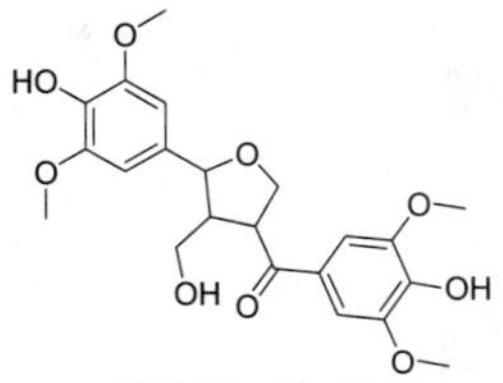 刺五加酮 Ciwujiatone	新刺五加酚 Neociwujiaphenol $C_{22}H_{26}O_7$ Exact Mass: 402.17	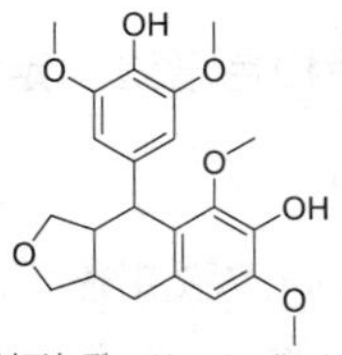 新刺五加酚 Neociwujiaphenol
β-谷甾醇 *β*-Sitosterol $C_{29}H_{50}O$ Exact Mass: 414.39	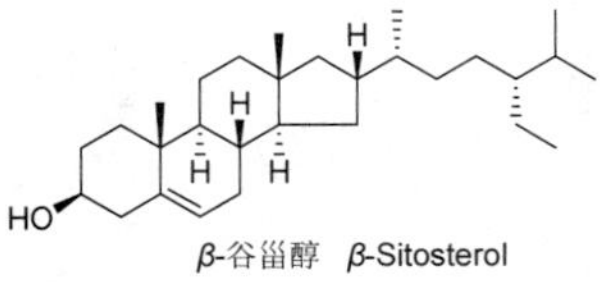 *β*-谷甾醇 *β*-Sitosterol	胡萝卜素 *β*-Carotene Exact Mass: 576.44	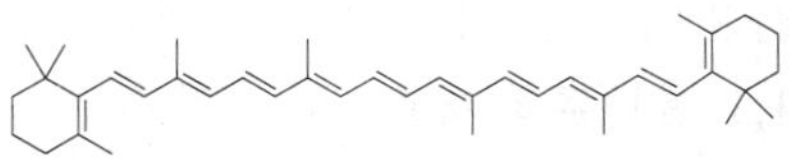 胡萝卜素 *β*-Carotene
肉豆蔻酸 Myristic acid $C_{14}H_{28}O_2$ Exact Mass: 228.21	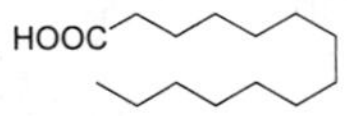 肉豆蔻酸 Myristic acid	棕榈酸 Palmitic acid $C_{16}H_{32}O_2$ Exact Mass: 256.24	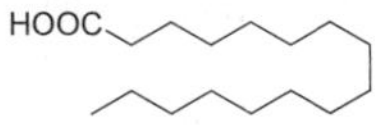 棕榈酸 Palmitic acid

续表

中英文名、化学式及相对分子质量	结构图	中英文名、化学式及相对分子质量	结构图
白桦脂酸 Betulinic acid $C_{30}H_{48}O_3$ Exact Mass: 456.36	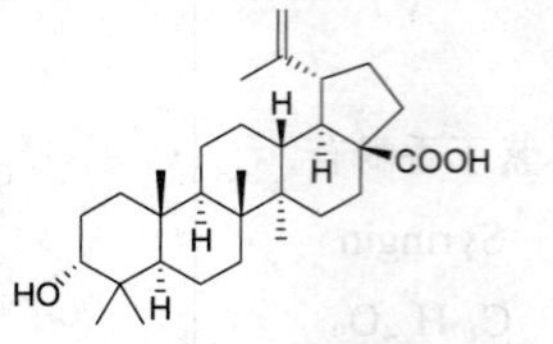 白桦脂酸 Betulinic acid	硬脂酸 Stearic acid $C_{18}H_{36}O_2$ Exact Mass: 284.27	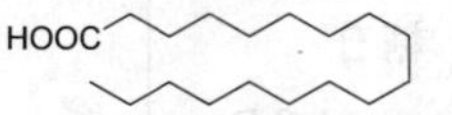 硬脂酸 Stearic acid
9,11-十八碳二烯酸 9,11-Octadecadienoic acid $C_{18}H_{32}O_2$ Exact Mass: 280.24	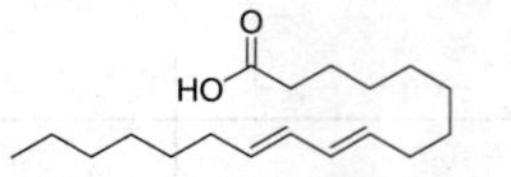 9,11-十八碳二烯酸 9,11-Octadecadienoic acid	油酸甲酯 Methyl oleate $C_{18}H_{34}O_2$ Exact Mass: 282.26	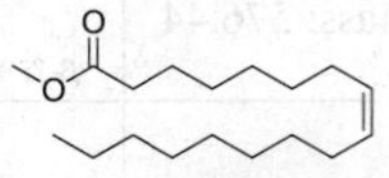 油酸甲酯 Methyl oleate
油酸乙酯 Ethyl oleate $C_{19}H_{36}O_2$ Exact Mass: 296.27	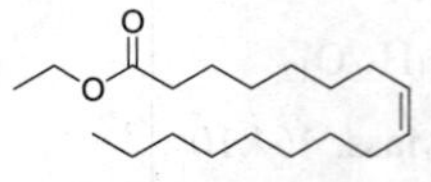 油酸乙酯 Ethyl oleate	10,13-十八碳二烯酸甲酯 10,13-Methyl octadecadienoate $C_{18}H_{32}O_2$ Exact Mass: 280.24	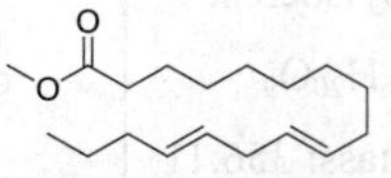 10,13-十八碳二烯酸甲酯 10,13-Methyl octadecadienoate
10,13-十八碳二烯酸乙酯 10,13-Ethyl octadecadienoate $C_{19}H_{34}O_2$ Exact Mass: 294.26	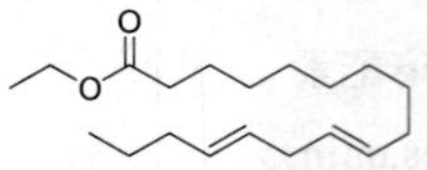 10,13-十八碳二烯酸乙酯 10,13-Ethyl octadecadienoate		

表 1-8-19b　刺五加其他主要化学成分[71～73]

中文名	中文名
紫丁香树脂酚二葡萄糖苷 D	紫丁香树脂酚二葡萄糖苷 E
五加叶苷 I	五加叶苷 K
五加叶苷 L	五加叶苷 M
4,4'-二羟基-3,3-二甲氧基芪	

【分析方法】

1　高效液相色谱法测定刺五加超临界提取物中异嗪皮啶的含量[72]

1.1 仪器

Jasco 高效液相色谱仪。

1.2 色谱条件

色谱柱：ODS 柱(250mm×4.6mm，5μm)；流动相：乙腈-水(20∶80)；流速 1.0mL/min；检测波长 345nm；分析时间 14min。

1.3 对照品溶液的制备

称取异嗪皮啶对照品，用适量乙腈-水(20∶80)溶解。

1.4 供试品溶液的制备

称取粉碎的药材适量，用超临界萃取法处理样品收集分离罐析出的萃取物，用乙腈-水(20∶80)充分溶解，即得。

2 高效液相色谱法测定 3 种五加皮中的绿原酸[73]

2.1 仪器

Waters 2695 高效液相色谱仪。

2.2 色谱条件

色谱柱：Kromasil C_{18} 柱(250mm×4.6mm，5μm)；流动相：乙腈-0.2%磷酸水溶液(10∶90)；柱温 30℃；流速 1.0mL/min；检测波长 327nm；分析时间 14min。

2.3 对照品溶液的制备

称取绿原酸对照品，用适量甲醇溶解。

2.4 供试品溶液的制备

称取粉碎的药材 0.5g，用 75%甲醇 50mL 加热回流 1.5h，滤液蒸干，残渣用甲醇溶解并定容至 25mL，滤过，即得。

郁李仁

Yuliren

PRUNI SEMEN

【化学成分】

表 1-8-20 郁李仁主要化学成分[74]

中英文名、化学式及相对分子质量	结构图	中英文名、化学式及相对分子质量	结构图
苦杏仁苷 Benzeneacetonitrile C_8H_7N Exact Mass: 117.06	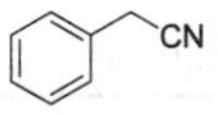 苦杏仁苷 Benzeneacetonitrile		

郁金

YuJin

CURCUMAE RADIX

【化学成分】

表 1-8-21 郁金主要化学成分[75～78]

中英文名、化学式及相对分子质量	结构图	中英文名、化学式及相对分子质量	结构图
2-丁酮 2-Butanone C_4H_8O Exact Mass: 72.06	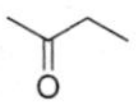 2-丁酮 2-Butanone	姜黄酮 Turmerone $C_{15}H_{22}O$ Exact Mass: 218.17	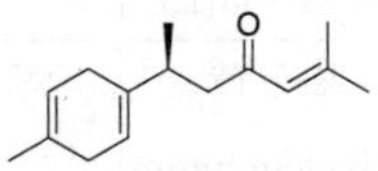 姜黄酮 Turmerone
吉马酮 Germacrone $C_{15}H_{22}O$ Exact Mass: 218.17	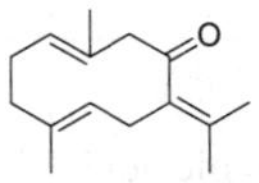 吉马酮 Germacrone	莪二酮 Curdione $C_{15}H_{24}O_2$ Exact Mass: 236.18	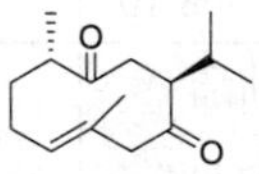 莪二酮 Curdione

续表

中英文名、化学式及相对分子质量	结构图	中英文名、化学式及相对分子质量	结构图
莪术酮 Curzerenone $C_{15}H_{18}O_2$ Exact Mass: 230.13	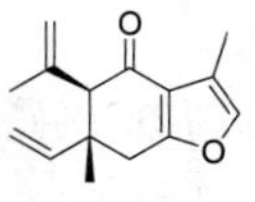 莪术酮 Curzerenone	莪术醇 Curcumenol $C_{15}H_{22}O_2$ Exact Mass: 234.16	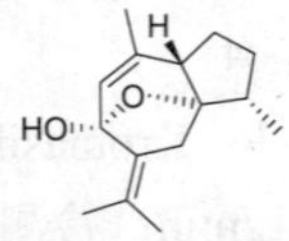 莪术醇 Curcumenol
异莪术醇 Isocurcumenol $C_{15}H_{22}O_2$ Exact Mass: 234.16	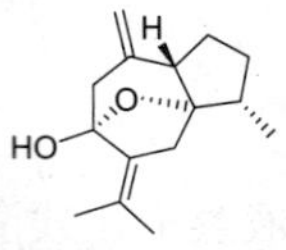 异莪术醇 Isocurcumenol	麝子油醇 Farnesol $C_{15}H_{26}O$ Exact Mass: 222.20	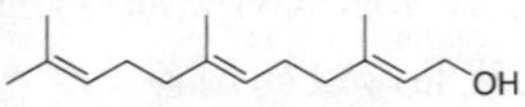 麝子油醇 Farnesol
芳樟醇 Linalool $C_{10}H_{18}O$ Exact Mass: 154.14	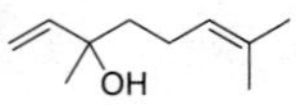 芳樟醇 Linalool	辣薄荷醇 Piperitol $C_{20}H_{20}O_6$ Exact Mass: 154.14	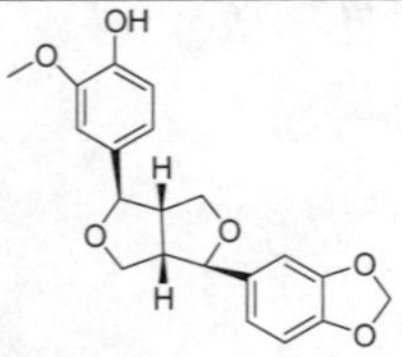 辣薄荷醇 Piperitol
α-松油醇 *α*-Terpineol $C_{10}H_{18}O$ Exact Mass: 154.14	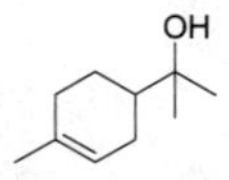 *α*-松油醇 *α*-Terpineol	*α*-檀香醇 *α*-Santalol $C_{15}H_{24}O$ Exact Mass: 220.18	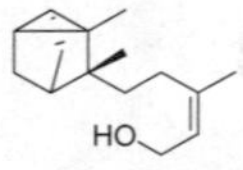 *α*-檀香醇 *α*-Santalol
雪松烯醇 Cedrenol $C_{15}H_{24}O$ Exact Mass: 220.18	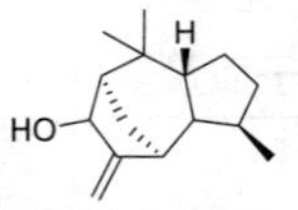 雪松烯醇 Cedrenol	蓝桉醇 Globulol $C_{15}H_{26}O$ Exact Mass: 236.21	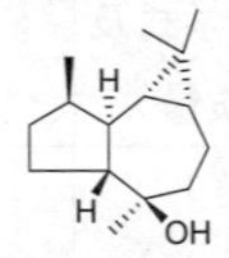 蓝桉醇 Globulol
对异丙基苯甲醇 Isopropyl-*p*-benzalcohol $C_9H_{12}O$ Exact Mass: 136.09	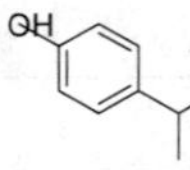 对异丙基苯甲醇 Isopropyl-*p*-benzalcohol	十三烷醇 Tridecylalcohol $C_{13}H_{28}O$ Exact Mass: 200.21	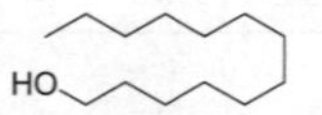 十三烷醇 Tridecylalcohol
1-十五烷醇 1-Pentadecanol $C_{15}H_{32}O$ Exact Mass: 228.25	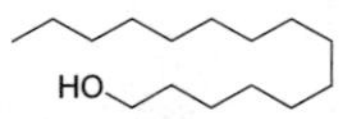 1-十五烷醇 1-Pentadecanol	桉叶素 Cineole $C_{10}H_{18}O$ Exact Mass: 154.14	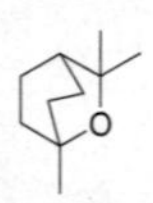 桉叶素 Cineole
姜黄素 Curcumin $C_{21}H_{20}O_6$ Exact Mass: 368.13	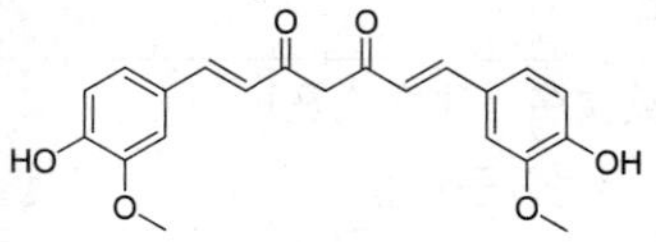 姜黄素 Curcumin	脱甲氧基姜黄素 Demethoxylcurcumin $C_{20}H_{18}O_5$ Exact Mass: 338.12	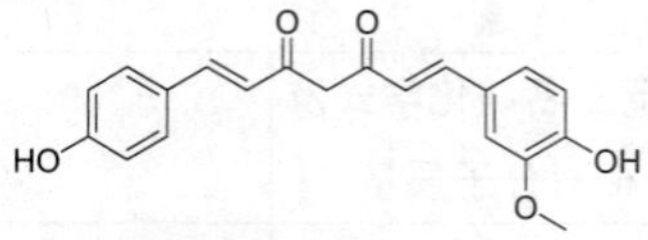 脱甲氧基姜黄素 Demethoxylcurcumin
双脱甲氧基姜黄素 Didemethoxylcurcumin $C_{19}H_{16}O_4$ Exact Mass: 308.10	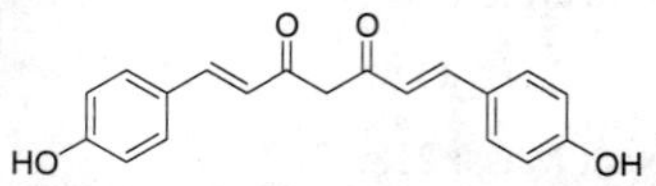 双脱甲氧基姜黄素 Didemethoxylcurcumin	间异丙基甲苯 *m*-Isopropyltoluene $C_{10}H_{14}$ Exact Mass: 134.11	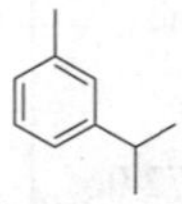 间异丙基甲苯 *m*-Isopropyltoluene
乙酸松油酯 Terpinyl acetate $C_{12}H_{20}O_2$ Exact Mass: 196.15	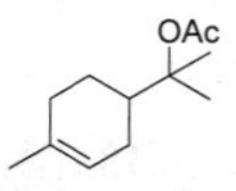 乙酸松油酯 Terpinyl acetate	9-十八碳烯酸 9-Octadecenoic acid $C_{18}H_{34}O_2$ Exact Mass: 282.26	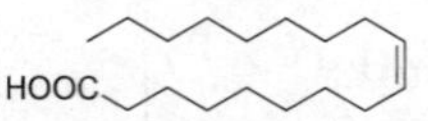 9-十八碳烯酸 9-Octadecenoic acid

续表

中英文名、化学式及相对分子质量	结构图	中英文名、化学式及相对分子质量	结构图
乙酸冰片酯 Bornyl acetate $C_{12}H_{20}O_2$ Exact Mass: 196.15	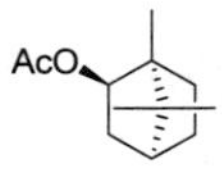 乙酸冰片酯 Bornyl acetate	乙酸月桂酯 Lauryl acetate $C_{14}H_{28}O_2$ Exact Mass: 228.21	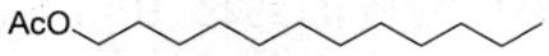 乙酸月桂酯 Lauryl acetate
亚油酸 Linoleic acid $C_{18}H_{32}O_2$ Exact Mass: 280.24	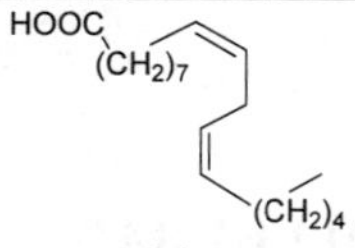 亚油酸 Linoleic acid	十九碳烷 Nonadecane $C_{19}H_{40}$ Exact Mass: 268.31	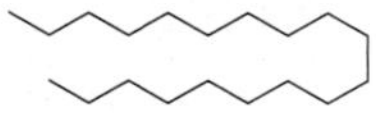 十九碳烷 Nonadecane
十四酸 Myristic acid $C_{14}H_{28}O_2$ Exact Mass: 228.21	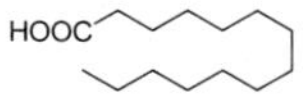 十四酸 Myristic acid	棕榈酸 Palmitinic acid $C_{16}H_{32}O_2$ Exact Mass: 256.24	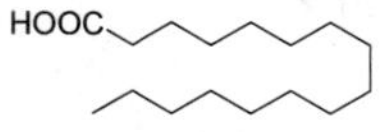 棕榈酸 Palmitinic acid
2-辛基苯酚 2-Octylphenol $C_{14}H_{22}O$ Exact Mass: 206.17	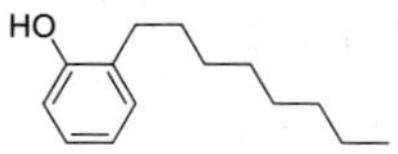 2-辛基苯酚 2-Octylphenol	壬醛 Pelargonicaldehyde $C_9H_{18}O$ Exact Mass: 142.14	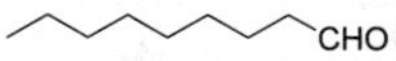 壬醛 Pelargonicaldehyde
十七烷胺 Heptadecylamine $C_{17}H_{37}N$ Exact Mass: 255.29	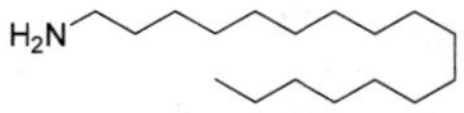 十七烷胺 Heptadecylamine	姜黄素 (二阿魏酰甲烷) Diferuloylmethane $C_{21}H_{20}O_6$ Exact Mass: 368.13	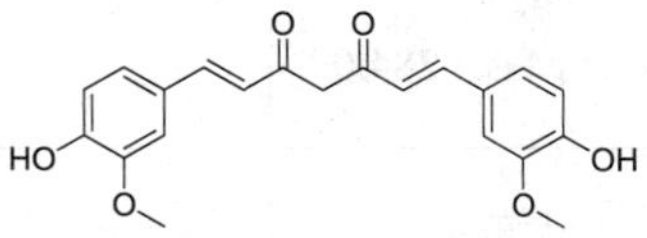 姜黄素 (二阿魏酰甲烷) Diferuloylmethane

除以上化学成分外，郁金还含有芳姜黄酮、苦橙油醇、香豆酰阿魏酰乙烷、2-对香豆酰甲烷、对香豆酰阿魏酰甲烷等。

【分析方法】

1　黄丝郁金的质量标准研究[77]

1.1 仪器

Shimadzu 高效液相色谱仪，二极管阵列检测器。

1.2 色谱条件

色谱柱：Shimadzu ODS 柱(150mm×4.6mm，5μm)；流动相：乙腈-水-冰醋酸(50∶50∶1)；柱温 30℃；流速 0.8mL/min；检测波长 425nm；分析时间 13min。

1.3 对照品溶液的制备

称取姜黄素对照品，用适量甲醇溶解。

1.4 供试品溶液的制备

称取粉碎的药材 0.1g，用甲醇 50mL 45℃温浸 15h，滤过，即得。

2　郁金中姜黄素类化合物的毛细管区带电泳法测定[78]

2.1 仪器

ACS 2000 高效毛细管电泳仪。

2.2 色谱条件

毛细管：石英毛细管柱(60cm×75μm，有效长度为 50cm)；缓冲液：40mol/L 硼砂缓冲液(pH 8.0～10.0)；

分离电压 15kV；检测波长 214nm；电动进样，在 10kV 进样 5s；毛细管温度 22℃；分析时间约 10min。

2.3 对照品溶液的制备

称取双去甲氧基姜黄素、去甲氧基姜黄素和姜黄素对照品，用适量乙醇溶解。

2.4 供试品溶液的制备

称取粉碎的药材 10g，在索氏提取器中用适量 95%乙醇提取 4 次，合并提取液，用石油醚萃取，常压蒸馏，烘干得到固体，用 95%乙醇溶解，定容，即得。

虎杖

Huzhang

POLYGONI CUSPIDATI RHIZOMA ET RADIX

【化学成分】

表 1-8-22　虎杖主要化学成分[79~82]

中英文名、化学式及相对分子质量	结构图	中英文名、化学式及相对分子质量	结构图
大黄素甲醚 Physcion $C_{16}H_{12}O_5$ Exact Mass: 284.07	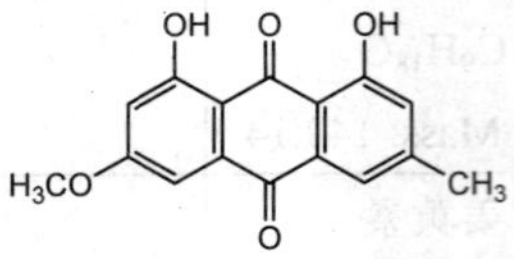 大黄素甲醚 Physcion	大黄素-8-单甲醚 Emodin-8-monomethylether $C_{16}H_{12}O_5$ Exact Mass: 284.07	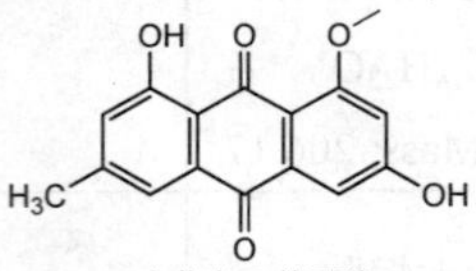 大黄素-8-单甲醚 Emodin-8-monomethylether
大黄素 Emodin $C_{15}H_{10}O_5$ Exact Mass: 270.05	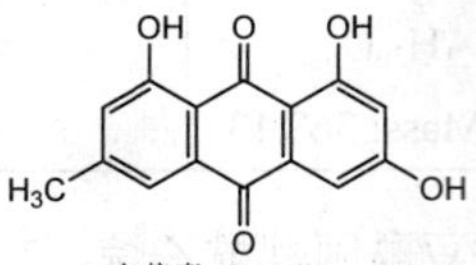 大黄素 Emodin	6-羟基芦荟大黄素 6-Hydroxyaloeemodin $C_{15}H_{10}O_6$ Exact Mass: 286.05	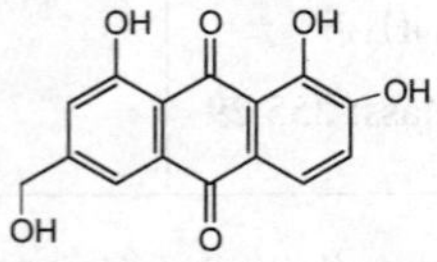 6-羟基芦荟大黄素 6-Hydroxyaloeemodin
6-羟基芦荟大黄素-8-单甲醚 6-Hydroxyaloeemodin-8-monomethylether $C_{16}H_{12}O_6$ Exact Mass: 300.06	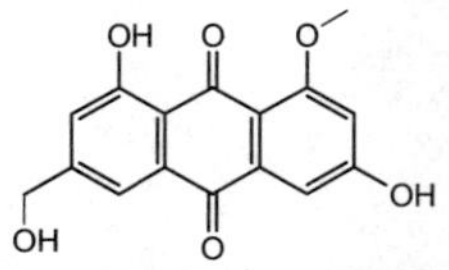 6-羟基芦荟大黄素-8-单甲醚 6-Hydroxyaloeemodin-8-monomethylether	大黄酚 Chrysophanol $C_{15}H_{10}O_4$ Exact Mass: 254.06	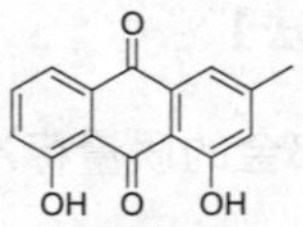 大黄酚 Chrysophanol
大黄酸 Rhein $C_{15}H_8O_6$ Exact Mass: 284.03	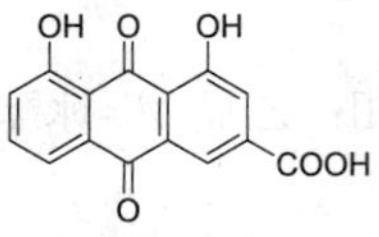 大黄酸 Rhein	香豆素 Coumarin $C_9H_6O_2$ Exact Mass: 146.04	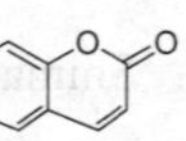 香豆素 Coumarin
虎杖素 A Cuspidatumin A $C_{14}H_{12}O_4$ Exact Mass: 244.07	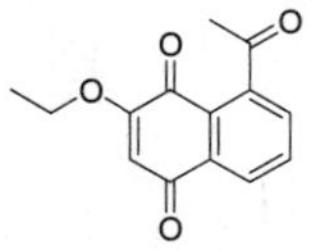 虎杖素 A Cuspidatumin A	黄葵内酯 Ambrettolide $C_{16}H_{28}O_2$ Exact Mass: 252.21	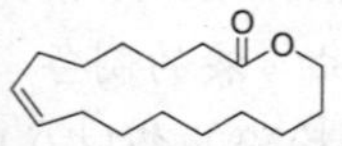 黄葵内酯 Ambrettolide
迷人醇 Fallacinol $C_{16}H_{12}O_6$ Exact Mass: 300.06	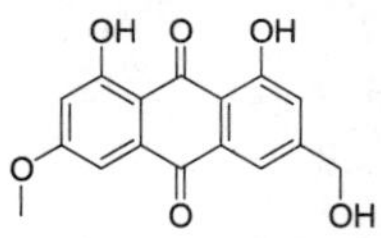 迷人醇 Fallacinol	白藜芦醇 Resveratrol $C_{14}H_{12}O_3$ Exact Mass: 228.08	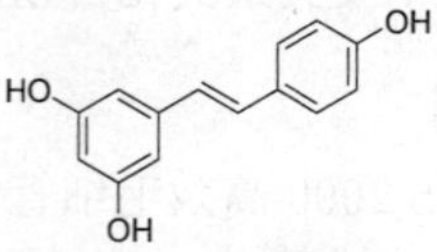 白藜芦醇 Resveratrol

续表

中英文名、化学式及相对分子质量	结构图	中英文名、化学式及相对分子质量	结构图
白藜芦醇苷 Polydatin $C_{20}H_{22}O_8$ Exact Mass: 390.13	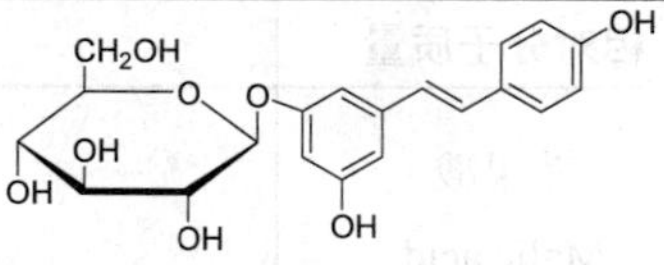 白藜芦醇苷 Polydatin	蒽苷 A Anthraglycoside A $C_{22}H_{22}O_{10}$ Exact Mass: 446.12	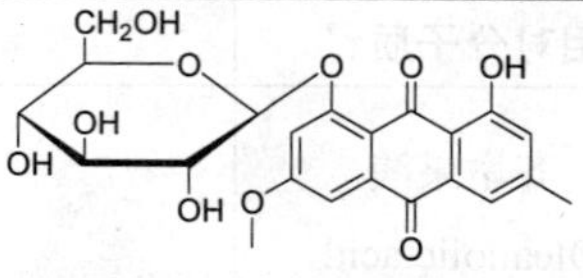 蒽苷 A Anthraglycoside A
蒽苷 B Anthraglycoside B $C_{21}H_{20}O_{10}$ Exact Mass: 432.11	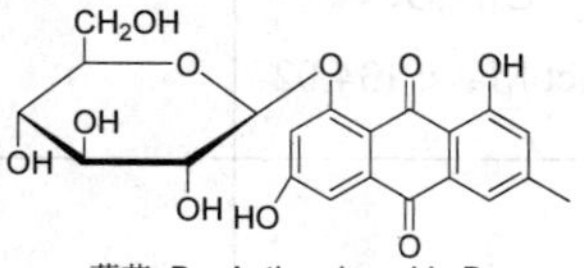 蒽苷 B Anthraglycoside B	原儿茶酸 Protocatechuic acid $C_7H_6O_4$ Exact Mass: 154.03	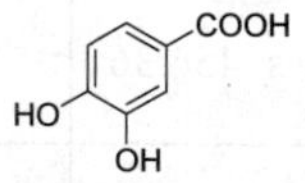 原儿茶酸 Protocatechuic acid
儿茶素 Catechin $C_{15}H_{14}O_6$ Exact Mass: 290.08	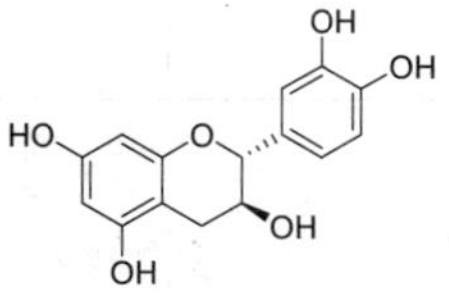 儿茶素 Catechin	2,5-二甲基-7-羟基色原酮 2,5-Dimethyl-7-hydroxychromone $C_{11}H_{10}O_3$ Exact Mass: 190.06	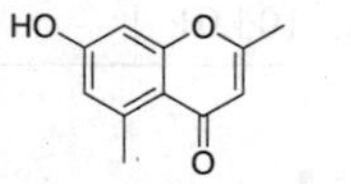 2,5-二甲基-7-羟基色原酮 2,5-Dimethyl-7-hydroxychromone
槲皮素 Quercetin $C_{15}H_{10}O_7$ Exact Mass: 302.04	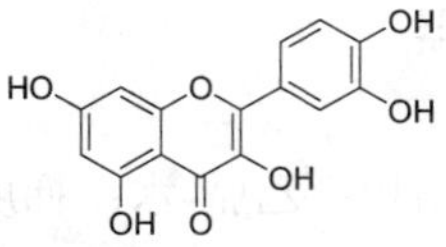 槲皮素 Quercetin	槲皮素-3-阿拉伯糖苷 Quercetin-3-arabinoside $C_{20}H_{18}O_{11}$ Exact Mass: 434.08	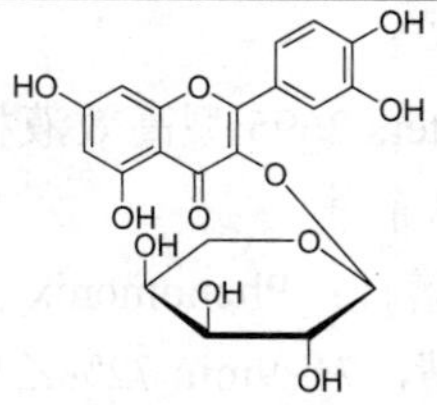 槲皮素-3-阿拉伯糖苷 Quercetin-3-arabinoside
槲皮素-3-鼠李糖苷 Quercetin-3-rhamnoside $C_{21}H_{20}O_{11}$ Exact Mass: 448.10	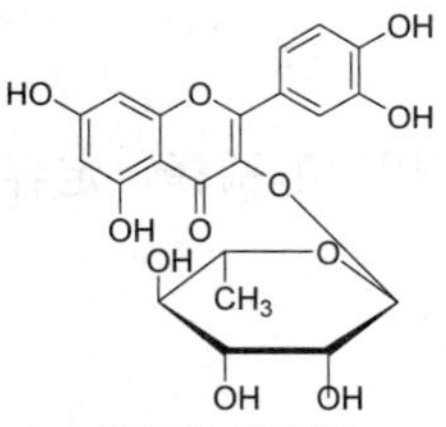 槲皮素-3-鼠李糖苷 Quercetin-3-rhamnoside	槲皮素-3-葡萄糖苷 Quercetin-3-glucoside $C_{21}H_{20}O_{12}$ Exact Mass: 464.10	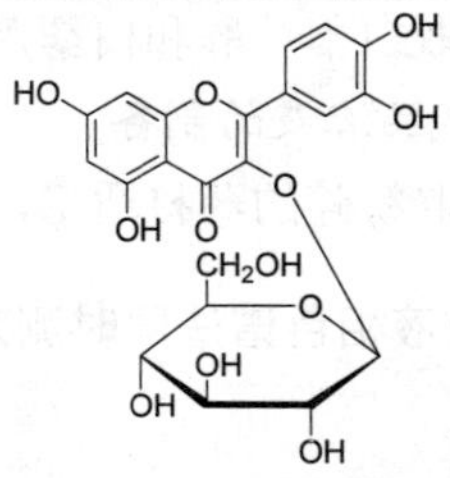 槲皮素-3-葡萄糖苷 Quercetin-3-glucoside
槲皮素-3-半乳糖苷 Quercetin-3-galactoside $C_{21}H_{20}O_{12}$ Exact Mass: 464.10	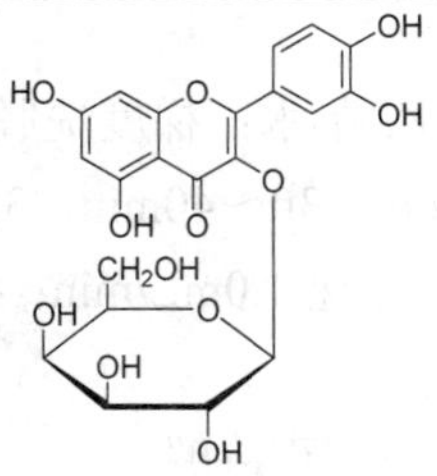 槲皮素-3-半乳糖苷 Quercetin-3-galactoside	芹菜素 Apigenin $C_{15}H_{10}O_5$ Exact Mass: 270.05	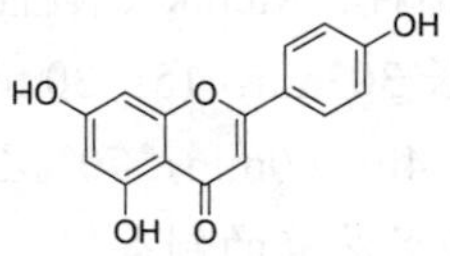 芹菜素 Apigenin
山柰酚 Kaempferol $C_{15}H_{10}O_6$ Exact Mass: 286.05	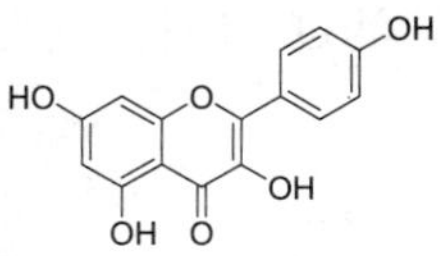 山柰酚 Kaempferol	*β*-谷甾醇 *β*-Sitosterol $C_{29}H_{50}O$ Exact Mass: 414.39	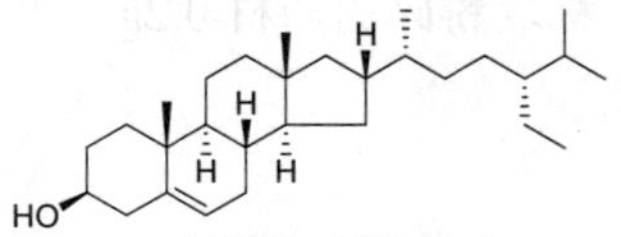 *β*-谷甾醇 *β*-Sitosterol
柠檬酸 Citric acid $C_6H_8O_7$ Exact Mass: 192.03	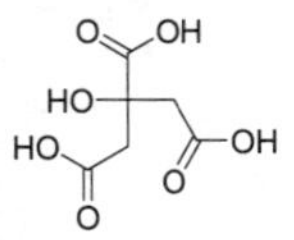 柠檬酸 Citric acid	维生素 C Vitamin C $C_6H_8O_6$ Exact Mass: 176.03	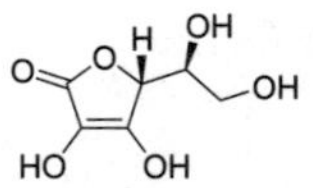 维生素 C Vitamin C

续表

中英文名、化学式及相对分子质量	结构图	中英文名、化学式及相对分子质量	结构图
齐墩果酸 Oleanolic acid $C_{30}H_{48}O_3$ Exact Mass: 456.36	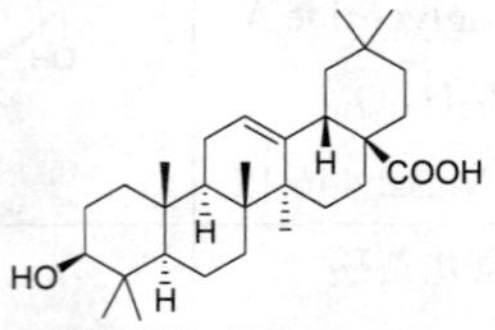 齐墩果酸　Oleanolic acid	苹果酸 Malic acid $C_4H_6O_5$ Exact Mass: 134.02	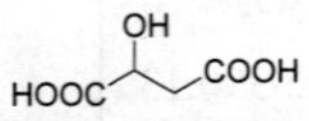 苹果酸　Malic acid
草酸 Oxalic acid $C_3H_4O_4$ Exact Mass: 104.01	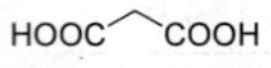 草酸　Oxalic acid		

【分析方法】

1　虎杖中白藜芦醇和白藜芦醇苷的提取及含量测定[81]

1.1 仪器

Waters 2695 型高效液相色谱仪，2996 型二极管阵列检测器。

1.2 色谱条件

色谱柱：Phenomenix C_{18} 柱(250mm×4.6mm，5μm)；流动相：乙腈-水；梯度洗脱：0～7min，28%～72%乙腈，7～9min 72%乙腈；柱温 30℃；流速 1.0mL/min；检测波长 315nm；分析时间 8min。

1.3 对照品溶液的制备

称取白藜芦醇和白藜芦醇苷对照品，用适量甲醇溶解。

1.4 供试品溶液的制备

称取粉碎的药材适量，用 15 倍量 70%乙醇 70℃提取 2h，用甲醇稀释，定容，滤过，即得。

2　高效液相色谱法同时测定虎杖中 4 种成分的含量[82]

2.1 仪器

Agilent 1100 型高效液相色谱仪。

2.2 色谱条件

色谱柱：Merck C_{18} 柱(250mm×4.6mm，5μm)；流动相：乙腈-水；梯度洗脱：0～15min，18%乙腈，检测波长 303nm，15～30min，18%～35%乙腈，检测波长 303nm，30～40min，35%～70%乙腈，检测波长 254nm，40～60min，70%乙腈，检测波长 254nm；柱温 25℃；流速 1.0mL/min；分析时间 46min。

2.3 对照品溶液的制备

称取白藜芦醇、虎杖苷、大黄素和大黄素苷对照品，用甲醇超声溶解。

2.4 供试品溶液的制备

称取粉碎的药材 0.2g，用 50%乙醇 25mL 回流提取 30min，滤过，即得。

昆布

Kunbu

LAMINARIAE THALLUS ECKLONIAE THALLUS

【化学成分】

表 1-8-23 昆布主要化学成分[83]

中英文名、化学式及相对分子质量	结构图	中英文名、化学式及相对分子质量	结构图
藻胶素 Algin $C_7H_{12}O_3$ Exact Mass: 144.08	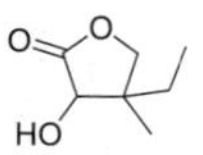 藻胶素 Algin	海带氨酸 Laminine $C_9H_{20}N_2O_2$ Exact Mass: 188.15	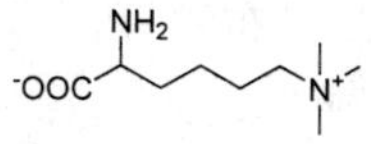 海带氨酸 Laminine
谷氨酸 Glutamic acid $C_5H_9NO_4$ Exact Mass: 147.05	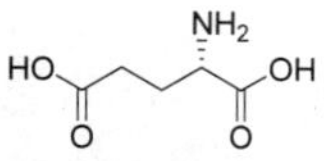 谷氨酸 Glutamic acid	天冬氨酸 Asparagic acid $C_4H_7NO_4$ Exact Mass: 133.04	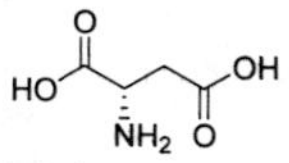 天冬氨酸 Asparagic acid
脯氨酸 Proline $C_5H_9NO_2$ Exact Mass: 103.06	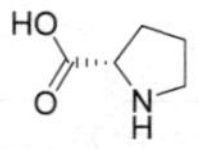 脯氨酸 Proline	蛋氨酸 Methionine $C_5H_{11}NO_2S$ Exact Mass: 149.05	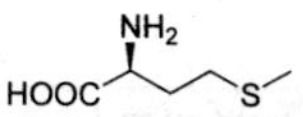 蛋氨酸 Methionine
组氨酸 Histidine $C_6H_9N_3O_2$ Exact Mass: 155.07	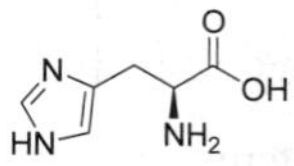 组氨酸 Histidine	半胱氨酸 Cysteine $C_3H_7NO_2S$ Exact Mass: 121.02	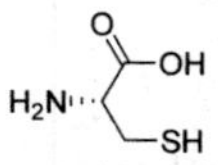 半胱氨酸 Cysteine
胡萝卜素 Carotene $C_{40}H_{56}$ Exact Mass: 536.44	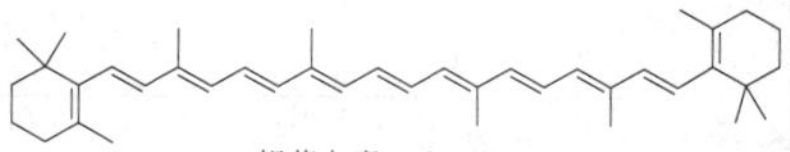 胡萝卜素 Carotene	硫胺素(维生素 B_1) Thiamine $C_{12}H_{17}ClN_4OS$ Exact Mass: 300.08	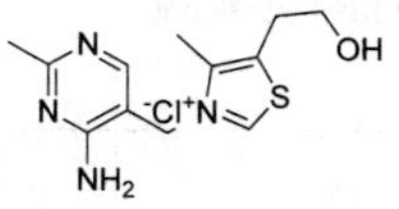 硫胺素 Thiamine
核黄素 (Vitamin B_2) Riboflavin $C_{17}H_{20}N_4O_6$ Exact Mass: 376.14	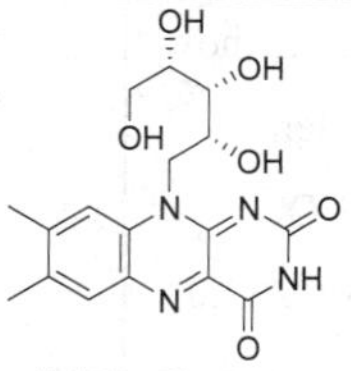 核黄素 Riboflavin	尼克酸 Nicotinic acid $C_6H_5NO_2$ Exact Mass: 123.03	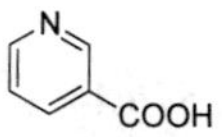 尼克酸 Nicotinic acid
维生素 C(抗坏血酸) Vitamin C $C_6H_8O_6$ Exact Mass: 176.03	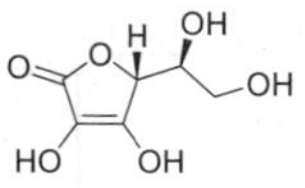 维生素 C Vitamin C	棕榈酸 Palmitinic acid $C_{16}H_{32}O_2$ Exact Mass: 256.24	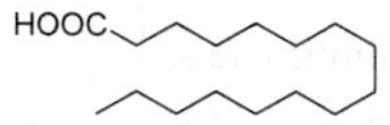 棕榈酸 Palmitinic acid
油酸 Oleic acid $C_{18}H_{34}O_2$ Exact Mass: 282.26	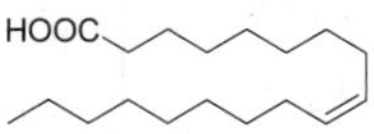 油酸 Oleic acid	亚油酸 Linolic acid $C_{18}H_{32}O_2$ Exact Mass: 280.24	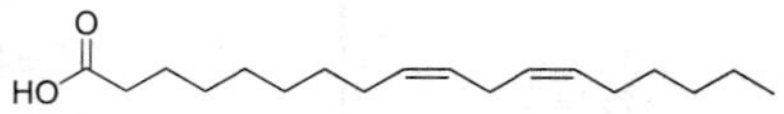 亚油酸 Linolic acid
十八碳四烯酸 Stearidonic acid $C_{18}H_{28}O_2$ Exact Mass: 276.21	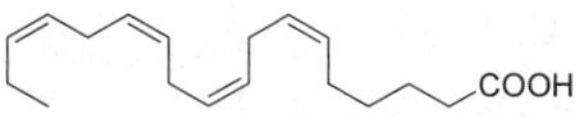 十八碳四烯酸 Stearidonic acid	古罗糖醛酸 Guluronic acid $C_6H_{10}O_7$ Exact Mass: 194.04	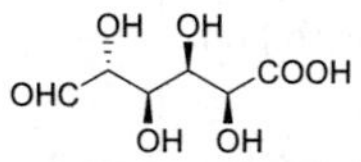 古罗糖醛酸 Guluronic acid

续表

中英文名、化学式及相对分子质量	结构图	中英文名、化学式及相对分子质量	结构图
昆布醇 Eckol $C_{18}H_{12}O_9$ Exact Mass: 372.05	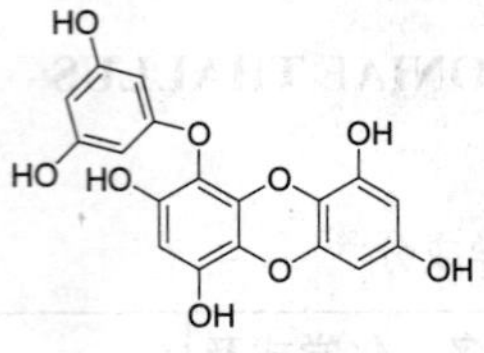 昆布醇 Eckol	呋喃昆布醇 A Phlorofucofuroeckol A $C_{30}H_{18}O_{14}$ Exact Mass: 602.07	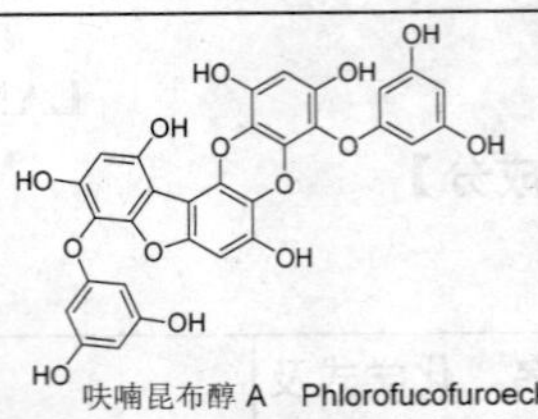 呋喃昆布醇 A Phlorofucofuroeckol A

除以上化学成分外，昆布还含有藻胶酸、2-*O*-(2,4,6-三羟基苯基)-6,6′-二昆布醇、2-*O*-(2,4,6-三羟基苯基)-8,8′-二昆布醇等。

明党参

Mingdangshen
CHANGII RADIX

【化学成分】

表 1-8-24 明党参主要化学成分[84, 85]

中英文名、化学式及相对分子质量	结构图	中英文名、化学式及相对分子质量	结构图
β-谷甾醇 *β*-Sitosterol $C_{29}H_{50}O$ Exact Mass: 414.39	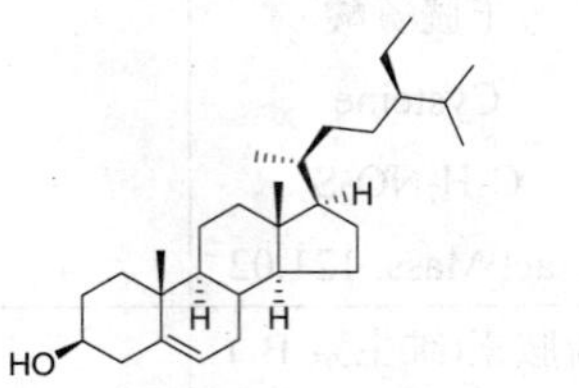 *β*-谷甾醇 *β*-Sitosterol	豆甾醇 Stigmasterol $C_{29}H_{48}O$ Exact Mass: 412.37	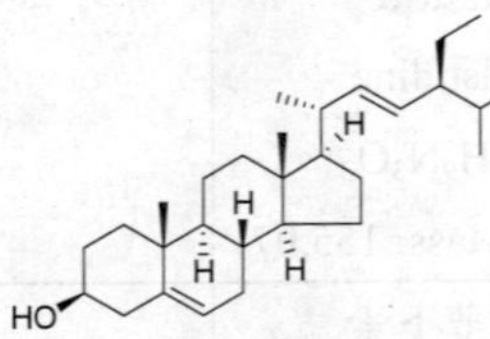 豆甾醇 Stigmasterol
胡萝卜苷 Daucosterol $C_{35}H_{60}O_6$ Exact Mass: 576.44	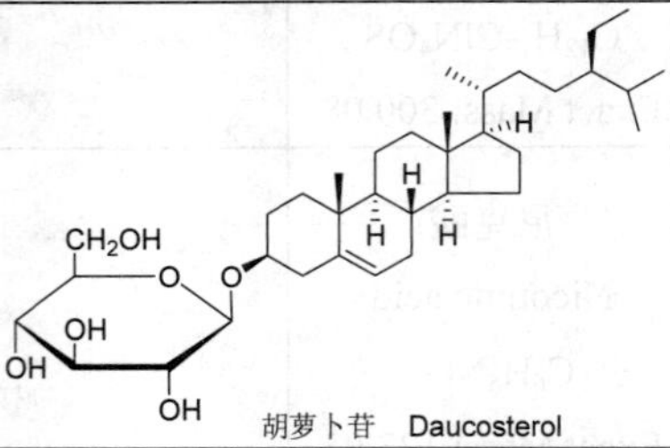 胡萝卜苷 Daucosterol	5-羟基-8-甲氧基补骨酯素 5-Hydroxy-8-methoxy-psoralen $C_{12}H_8O_5$ Exact Mass: 232.04	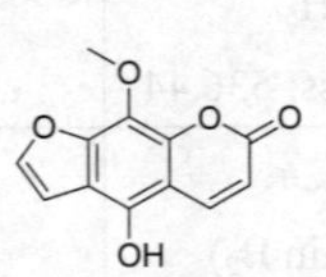 5-羟基-8-甲氧基补骨酯素 5-Hydroxy-8-methoxypsoralen
单棕榈酸甘油酯 Glyceryl monopalmitinate $C_{19}H_{38}O_4$ Exact Mass: 330.28	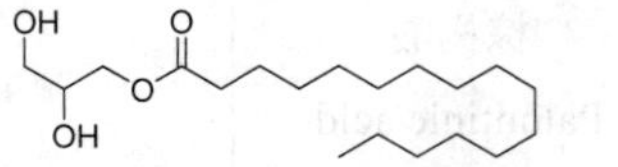 单棕榈酸甘油酯 Glyceryl monopalmitinate	L-焦谷氨酸 L-Pyroglutamic acid $C_5H_7NO_3$ Exact Mass: 129.04	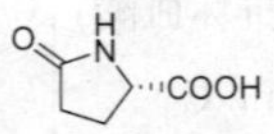 L-焦谷氨酸 L-Pyroglutamic acid
香草酸 Vanillic acid $C_8H_8O_4$ Exact Mass: 168.04	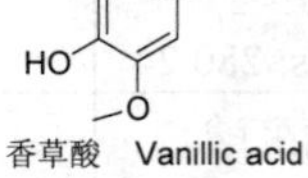 香草酸 Vanillic acid	香草酸-4-*O*-*β*-D-葡萄糖苷 Vanillic acid-4-*O*-*β*-D-glucopyranoside $C_{14}H_{18}O_9$ Exact Mass: 330.10	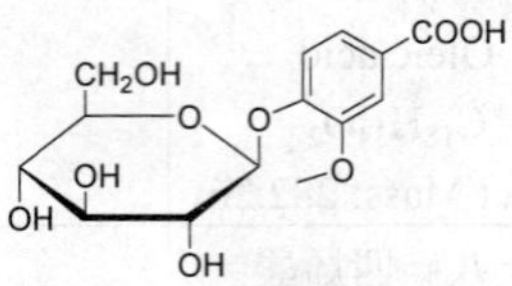 香草酸-4-*O*-*β*-D-葡萄糖苷 Vanillic acid-4-*O*-*β*-D-glucopyranoside

续表

中英文名、化学式及相对分子质量	结构图	中英文名、化学式及相对分子质量	结构图
二十四烷酸 Lignoceric acid $C_{24}H_{48}O_2$ Exact Mass: 368.37	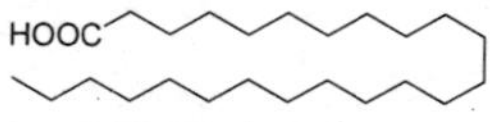 二十四烷酸 Lignoceric acid	琥珀酸 Succinic acid $C_4H_6O_4$ Exact Mass: 118.03	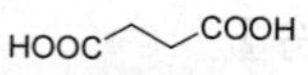 琥珀酸 Succinic acid
9,11-十八碳二烯酸 Octadecadienoic acid $C_{18}H_{32}O_2$ Exact Mass: 280.24	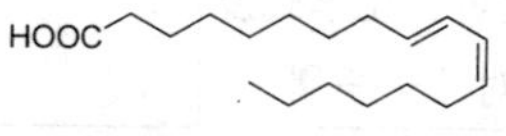 9,11-十八碳二烯酸 Octadecadienoic acid	6-苯基壬酸 6-Phenylnonanoic acid $C_{15}H_{22}O_2$ Exact Mass: 234.16	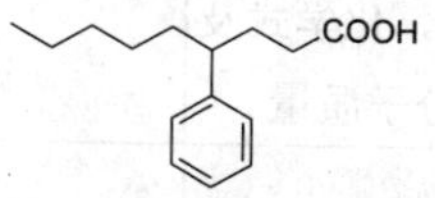 6-苯基壬酸 6-Phenylnonanoic acid
棕榈酸 Palmitic acid $C_{16}H_{32}O_2$ Exact Mass: 256.24	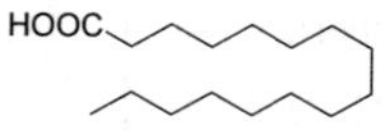 棕榈酸 Palmitic acid	2-甲基-十六烷酸 2-Methylpalmitic acid $C_{17}H_{34}O_2$ Exact Mass: 270.26	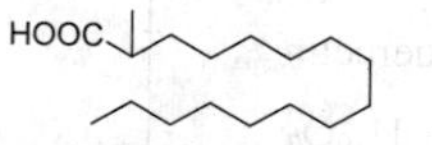 2-甲基-十六烷酸 2-Methylpalmitic acid
十六碳烯酸 Palmitoleic acid $C_{16}H_{30}O_2$ Exact Mass: 254.22	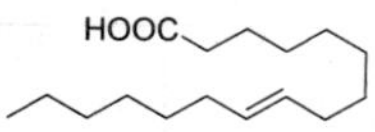 十六碳烯酸 Palmitoleic acid	天冬氨酸 Asparagic acid $C_4H_7NO_4$ Exact Mass: 133.04	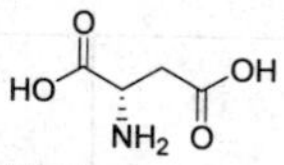 天冬氨酸 Asparagic acid
精氨酸 Arginine $C_6H_{14}N_4O_2$ Exact Mass: 174.11	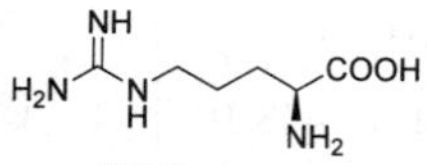 精氨酸 Arginine	丝氨酸 Serine $C_3H_7NO_3$ Exact Mass: 105.04	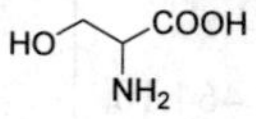 丝氨酸 Serine
谷氨酸 Glutamic acid $C_5H_9NO_4$ Exact Mass: 147.05	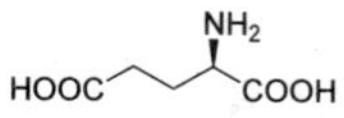 谷氨酸 Glutamic acid	丙氨酸 Alanine $C_3H_7NO_2$ Exact Mass: 89.05	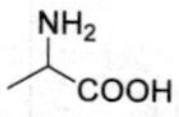 丙氨酸 Alanine
苏氨酸 Threonine $C_4H_9NO_3$ Exact Mass: 119.06	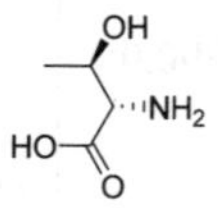 苏氨酸 Threonine	甘氨酸 Glycine $C_2H_5NO_2$ Exact Mass: 75.03	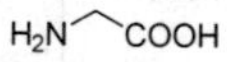 甘氨酸 Glycine
缬氨酸 Valine $C_5H_{11}NO_2$ Exact Mass: 117.08	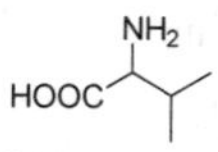 缬氨酸 Valine	γ-氨基丁酸 γ-Aminobutyric acid $C_4H_9NO_2$ Exact Mass: 103.06	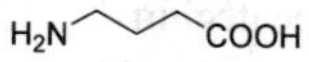 γ-氨基丁酸 γ-Aminobutyric acid
6,9-十八碳二炔酸甲酯 6,9-Octadecadiynoic acid, methyl ester $C_{19}H_{30}O_2$ Exact Mass: 290.22	$H_3C-O-\overset{O}{\overset{\|}{C}}-(CH_2)_4-C\equiv C-CH_2-C\equiv C-(CH_2)_7-CH_3$ 6,9-十八碳二炔酸甲酯 6,9-Octadecadiynoic acid, methyl ester	2,3-二氮-3,3,6-三甲基-1-氢-茚-1-酮 2,3-Dinitrogen-trimethyl-1*H*-indene-1-one $C_{10}H_{18}N_2O$ Exact Mass: 182.14	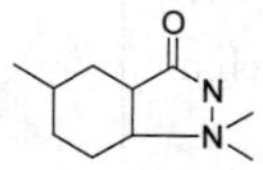 2,3-二氮-3,3,6-三甲基-1-氢-茚-1-酮 2,3-Dinitrogen-trimethyl-1*H*-indene-1-one

除以上化学成分外，明党参还含有磷脂酸等。

罗布麻叶

Luobumaye

APOCYNI VENETI FOLIUM

【化学成分】

表 1-8-25a　罗布麻叶主要化学成分[86~88]

中英文名、化学式及相对分子质量	结构图	中英文名、化学式及相对分子质量	结构图
槲皮素 Quercetin $C_{15}H_{10}O_7$ Exact Mass: 302.04	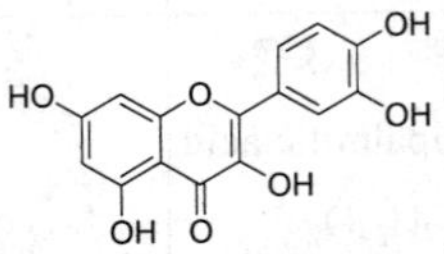 槲皮素　Quercetin	金丝桃苷 Hyperin $C_{21}H_{20}O_{12}$ Exact Mass: 464.10	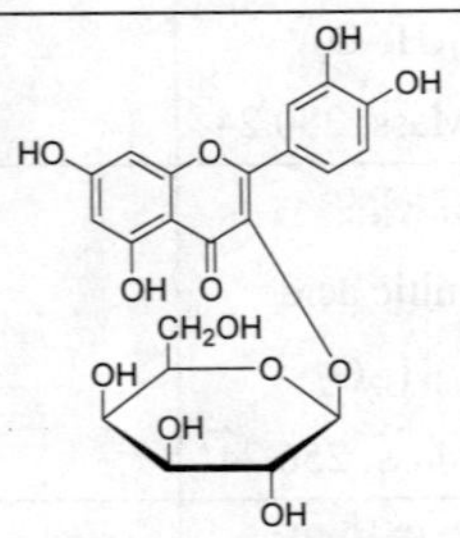 金丝桃苷　Hyperin
异槲皮苷 Isoquercitrin $C_{21}H_{20}O_{12}$ Exact Mass: 464.10	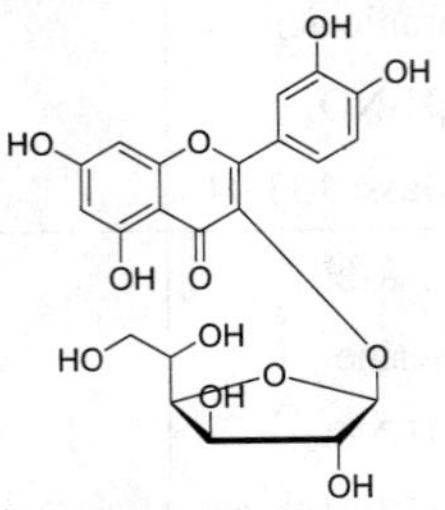 异槲皮苷　Isoquercitrin	三叶豆苷 Trifolin $C_{21}H_{20}O_{11}$ Exact Mass: 448.10	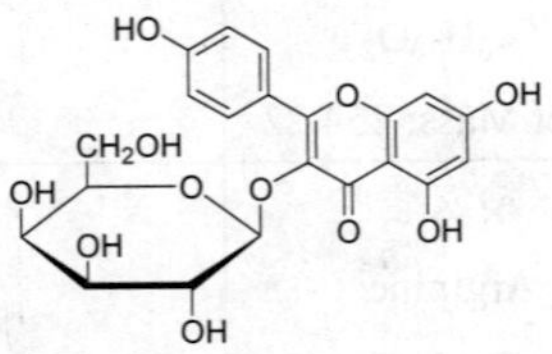 三叶豆苷　Trifolin
紫云英苷 Astragalin $C_{21}H_{20}O_{11}$ Exact Mass: 448.10	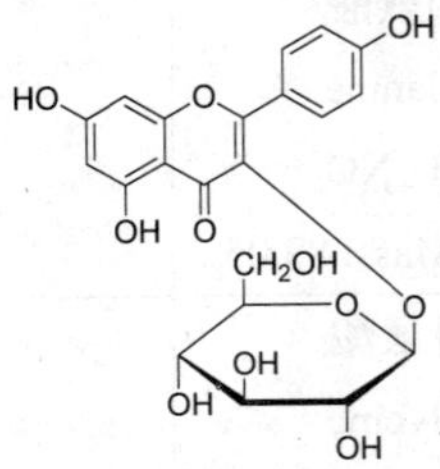 紫云英苷　Astragalin	(−)-表儿茶素 (−)-Epicatechin $C_{15}H_{14}O_6$ Exact Mass: 290.08	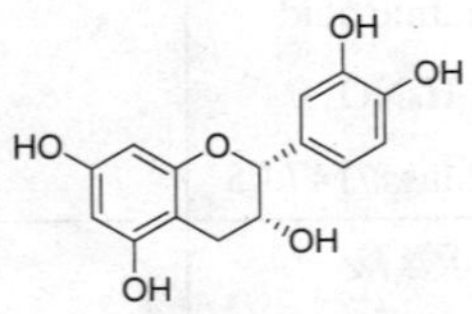 (−)-表儿茶素　(−)-Epicatechin
(−)-表没食子儿茶素 (−)-Epigallocatechin $C_{15}H_{14}O_7$ Exact Mass: 306.07	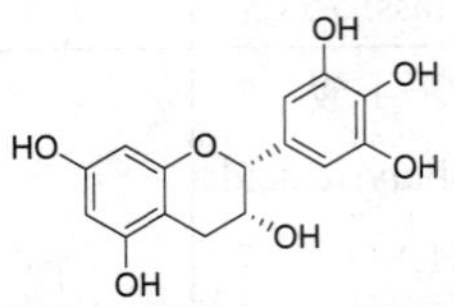 (−)-表没食子儿茶素　(−)-Epigallocatechin	(+)-儿茶素 (+)-Catechin $C_{15}H_{14}O_6$ Exact Mass: 290.08	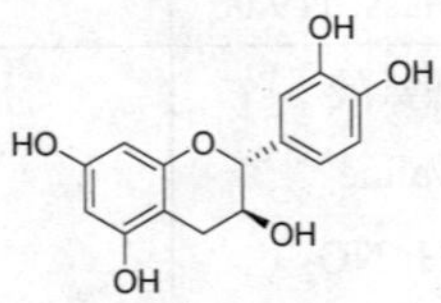 (+)-儿茶素　(+)-Catechin
(+)-没食子儿茶素 (+)-Gallocatechin $C_{15}H_{14}O_7$ Exact Mass: 306.07	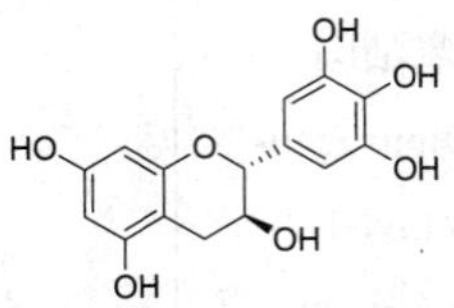 (+)-没食子儿茶素　(+)-Gallocatechin	表没食子儿茶素(4*β*,8)-没食子儿茶素 Epigallocatechin(4*β*,8)-gallocatechin $C_{30}H_{26}O_{13}$ Exact Mass: 594.14	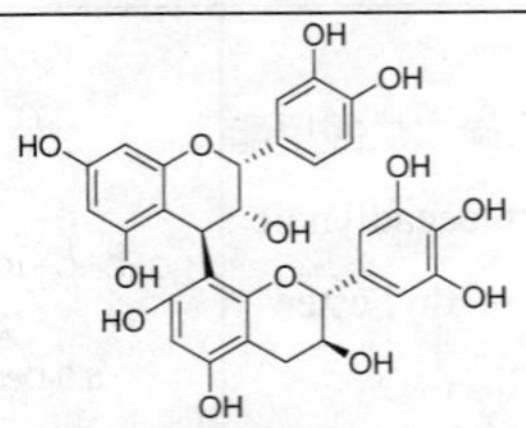 表没食子儿茶素(4*β*,8)-没食子儿茶素 Epigallocatechin(4*β*,8)-gallocatechin
β-谷甾醇 *β*-Sitosterol $C_{29}H_{50}O$ Exact Mass: 414.39	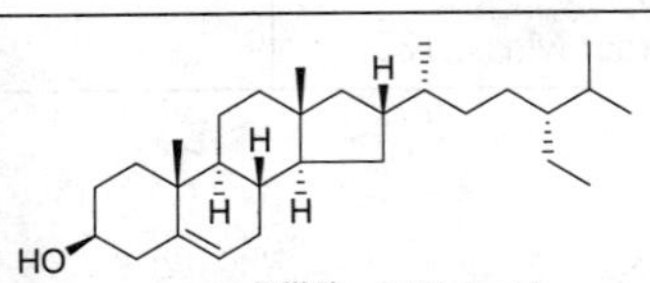 *β*-谷甾醇　*β*-Sitosterol	羽扇豆醇 Lupeol $C_{30}H_{50}O$ Exact Mass: 426.39	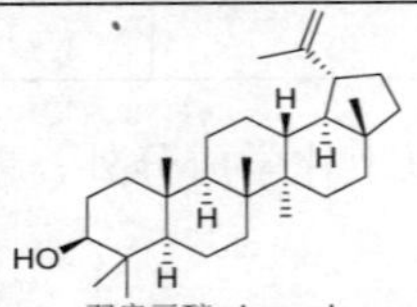 羽扇豆醇　Lupeol

续表

中英文名、化学式及相对分子质量	结构图	中英文名、化学式及相对分子质量	结构图
茶叶花宁 A Apocynin A $C_{24}H_{20}O_{10}$ Exact Mass: 468.11	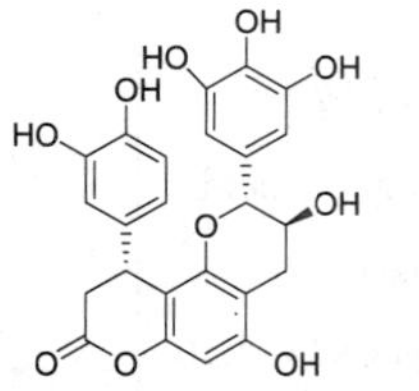 茶叶花宁 A Apocynin A	茶叶花宁 B Apocynin B $C_{24}H_{20}O_{10}$ Exact Mass: 468.11	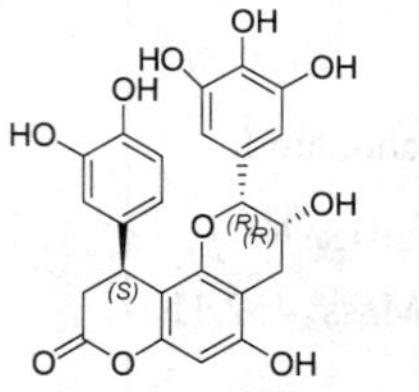 茶叶花宁 B Apocynin B
茶叶花宁 C Apocynin C $C_{24}H_{20}O_{10}$ Exact Mass: 468.11	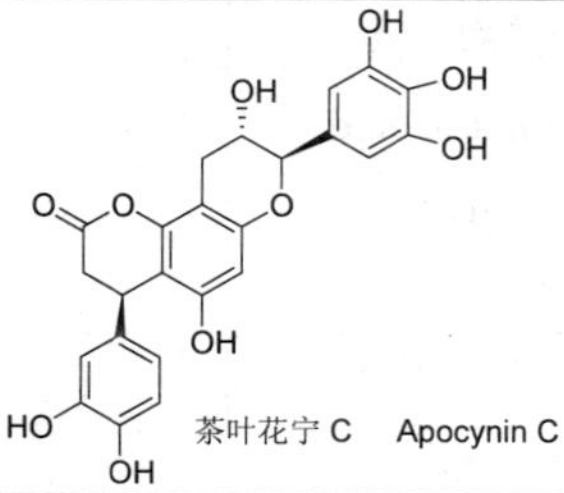 茶叶花宁 C Apocynin C	茶叶花宁 D Apocynin D $C_{24}H_{20}O_{10}$ Exact Mass: 468.11	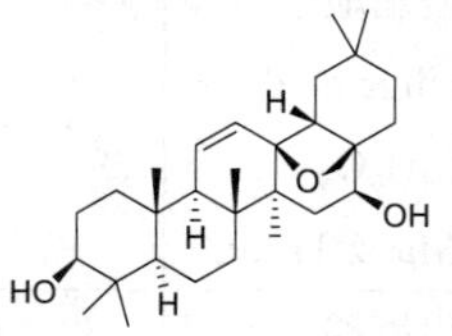 茶叶花宁 D Apocynin D
茶叶花苷 Ⅰ Apocynoside Ⅰ $C_{19}H_{30}O_{8}$ Exact Mass: 386.19	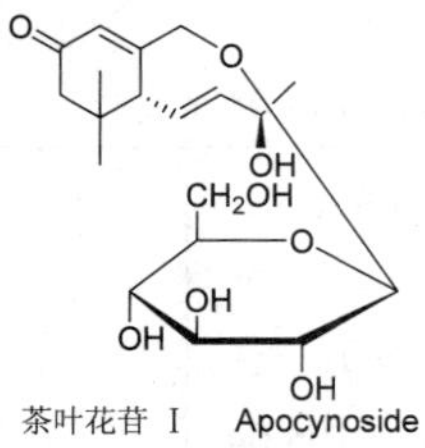 茶叶花苷 Ⅰ Apocynoside Ⅰ	茶叶花苷 Ⅱ Apocynoside Ⅱ $C_{19}H_{30}O_{9}$ Exact Mass: 402.19	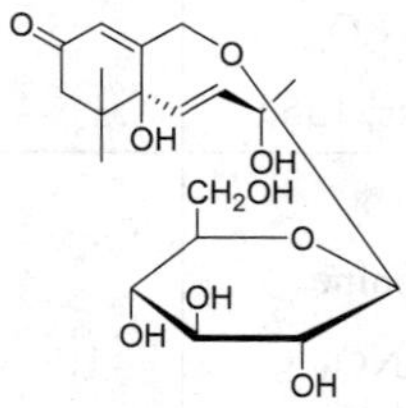 茶叶花苷 Ⅱ Apocynoside Ⅱ
(−)-白坚皮醇 (−)-Bornesitol $C_{7}H_{14}O_{6}$ Exact Mass: 194.08	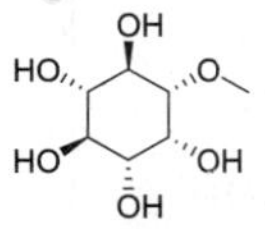 (-)-白坚皮醇 (-)-Bornesitol	肌醇 Inositol $C_{6}H_{12}O_{6}$ Exact Mass: 180.06	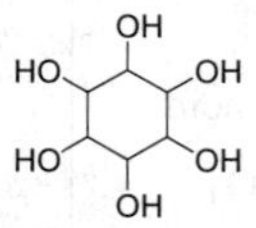 肌醇 Inositol
叶绿醇 Phytol $C_{20}H_{40}O$ Exact Mass: 296.31	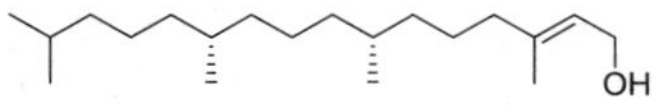 叶绿醇 Phytol	三十烷醇 Triacontanol $C_{30}H_{62}O$ Exact Mass: 438.48	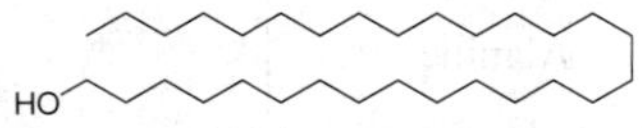 三十烷醇 Triacontanol
D-(−)-婆罗醇 Bornesitol $C_{7}H_{14}O_{6}$ Exact Mass: 194.08	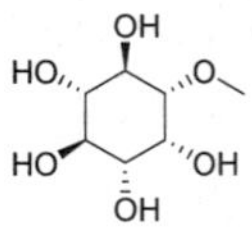 D-(−)-婆罗醇 Bornesitol	棕榈酸蜂花基酯 Myricyl palmitate $C_{46}H_{92}O_{2}$ Exact Mass: 676.71	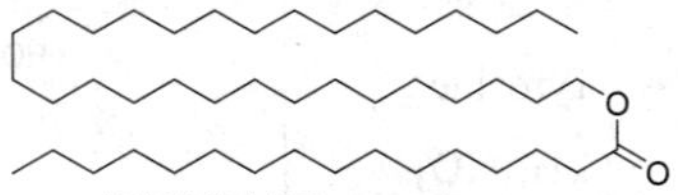 棕榈酸蜂花基酯 Myricyl palmitate
棕榈酸十六醇酯 Hexadecyl palmitate $C_{32}H_{64}O_{2}$ Exact Mass: 480.49	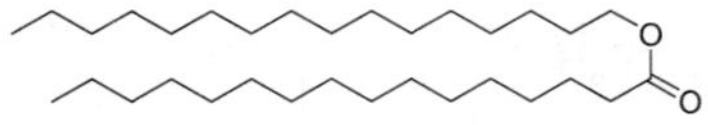 棕榈酸十六醇酯 Hexadecyl palmitate	羽扇豆醇棕榈酸酯 Lupeol palmitate $C_{46}H_{80}O_{2}$ Exact Mass: 664.62	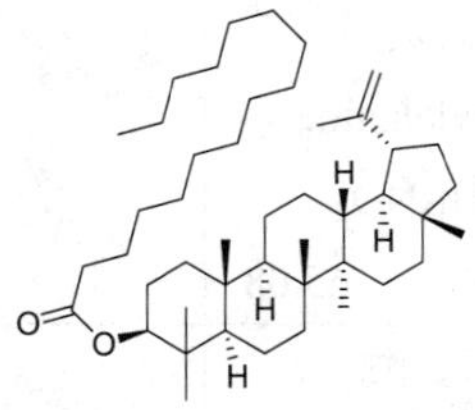 羽扇豆醇棕榈酸酯 Lupeol palmitate
二十九烷 Nonacosane $C_{29}H_{6}0$ Exact Mass: 408.47	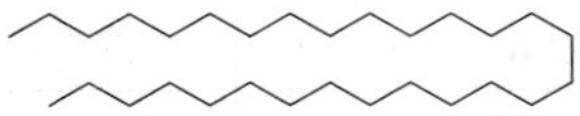 二十九烷 Nonacosane	正三十一烷 Hentriacontane $C_{31}H_{64}$ Exact Mass: 436.50	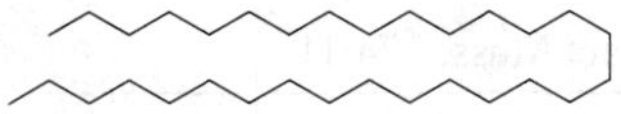 正三十一烷 Hentriacontane

续表

中英文名、化学式及相对分子质量	结构图	中英文名、化学式及相对分子质量	结构图
Cinchonain Ia $C_{24}H_{20}O_9$ Exact Mass: 452.11	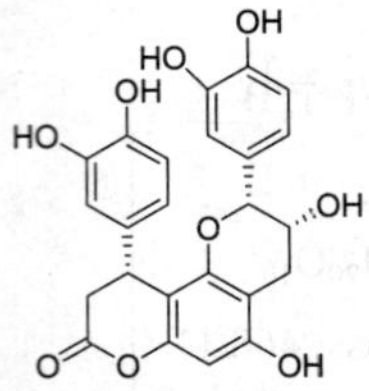 Cinchonain Ia	绿原酸 Chlorogenic acid $C_{16}H_{18}O_9$ Exact Mass: 354.10	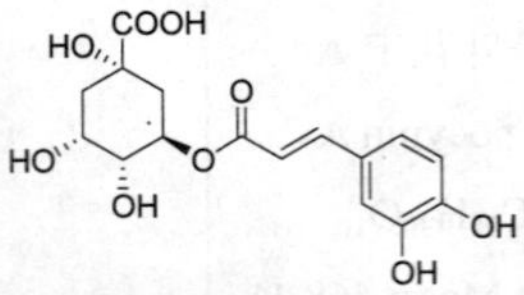 绿原酸 Chlorogenic acid
琥珀酸 Succinic acid $C_4H_6O_4$ Exact Mass: 118.03	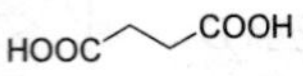 琥珀酸 Succinic acid	延胡索酸 Fumaric acid $C_4H_4O_4$ Exact Mass: 116.01	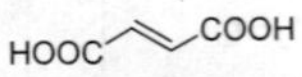 延胡索酸 Fumaric acid
组氨酸 Histidine $C_6H_9N_3O_2$ Exact Mass: 155.07	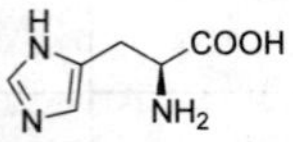 组氨酸 Histidine	天冬氨酸 Asparagic acid $C_4H_7NO_4$ Exact Mass: 133.04	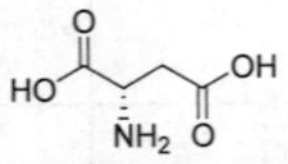 天冬氨酸 Asparagic acid
苏氨酸 Threonine $C_4H_9NO_3$ Exact Mass: 119.06	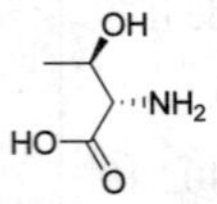 苏氨酸 Threonine	丝氨酸 Serine $C_3H_7NO_3$ Exact Mass: 105.04	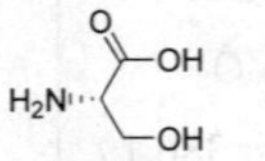 丝氨酸 Serine
谷氨酸 Glutamic acid $C_5H_9NO_4$ Exact Mass: 147.05	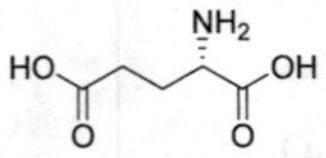 谷氨酸 Glutamic acid	脯氨酸 Proline $C_5H_9NO_2$ Exact Mass: 103.06	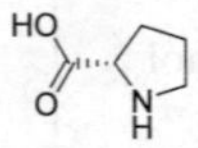 脯氨酸 Proline
丙氨酸 Alanine $C_3H_7NO_2$ Exact Mass: 89.05	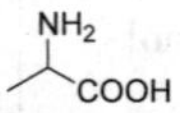 丙氨酸 Alanine	甘氨酸 Glycine $C_2H_5NO_2$ Exact Mass: 75.03	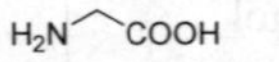 甘氨酸 Glycine
酪氨酸 Tyrosine $C_9H_{11}NO_3$ Exact Mass: 181.07	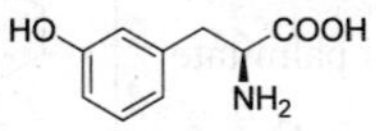 酪氨酸 Tyrosine	蛋氨酸(甲硫氨酸) Methionine $C_5H_{11}NO_2S$ Exact Mass: 149.05	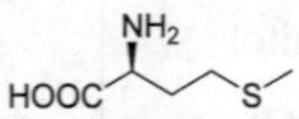 蛋氨酸 Methionine
苯丙氨酸 Phenylalanine $C_9H_{11}NO_2$ Exact Mass: 165.08	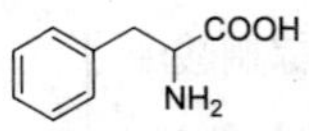 苯丙氨酸 Phenylalanine	赖氨酸 Lysine $C_6H_{14}N_2O_2$ Exact Mass: 146.11	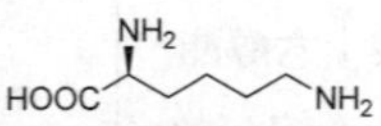 赖氨酸 Lysine
精氨酸 Arginine $C_6H_{14}N_4O_2$ Exact Mass: 174.11	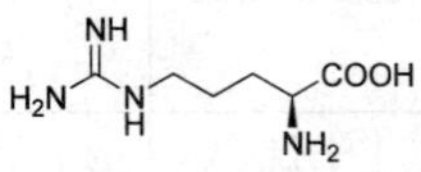 精氨酸 Arginine	亮氨酸 Leucine $C_6H_{13}NO_2$ Exact Mass: 131.09	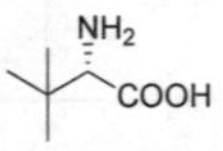 亮氨酸 Leucine
异亮氨酸 Isoleucine $C_6H_{13}NO_2$ Exact Mass: 131.09	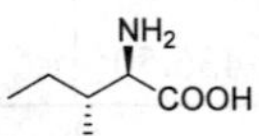 异亮氨酸 Isoleucine	半胱氨酸 Cystine $C_6H_{12}N_2O_4S_2$ Exact Mass: 240.02	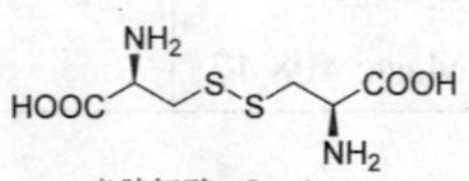 半胱氨酸 Cystine

续表

中英文名、化学式及相对分子质量	结构图	中英文名、化学式及相对分子质量	结构图
缬氨酸 Valine $C_5H_{11}NO_2$ Exact Mass: 117.08	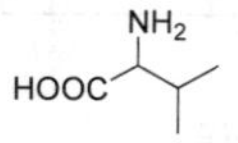 缬氨酸　Valine		

表 1-8-25b　罗布麻叶其他主要化学成分[86~88]

中文名	中文名
异槲皮苷-6′-*O*-乙酰基	三叶豆苷6′-*O*-乙酰基
原花青素	苯甲醇木糖(1→6)吡喃葡萄糖苷
苯乙醇木糖(1→6)吡喃葡萄糖苷	*Z*-3-己烯-1-醇木糖(1→6)吡喃葡萄糖苷

【分析方法】

1　高效液相色谱法测定罗布麻叶中金丝桃苷和罗布麻甲素的含量[88]

1.1　仪器

Shimadzu 2010 高效液相色谱仪。

1.2　色谱条件

色谱柱：Zorbax-C_{18} 柱(150mm×4.6mm，5μm)；流动相：乙腈-1.0%醋酸溶液(14∶86)；柱温 30℃；流速 0.8mL/min；检测波长 360nm；分析时间 15min。

1.3　对照品溶液的制备

称取金丝桃苷和罗布麻甲素对照品，用适量甲醇溶解。

1.4　供试品溶液的制备

称取粉碎的药材 0.5g，用 75%乙醇 50mL 超声提取 1h，滤过，滤液用 C_{18} 固相萃取柱净化，滤过，即得。

罗汉果

Luohanguo

SIRAITIAE FRUCTUS

【化学成分】

表 1-8-26　罗汉果主要化学成分[89~91]

中英文名、化学式及相对分子质量	结构图	中英文名、化学式及相对分子质量	结构图
罗汉果酸丁 Siraitic acid D $C_{28}H_{40}O_5$ Exact Mass: 456.29	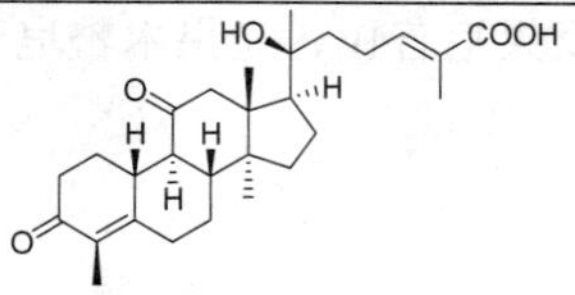 罗汉果酸丁　Siraitic acid D	罗汉果酸戊 Siraitic acid E $C_{28}H_{40}O_5$ Exact Mass: 456.29	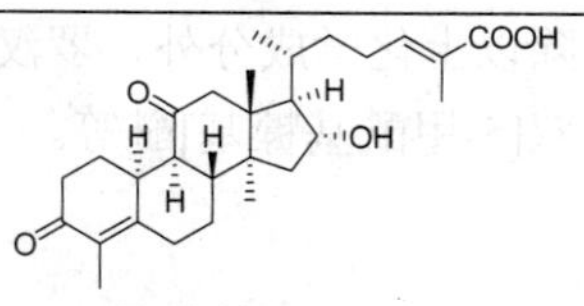 罗汉果酸戊　Siraitic acid E
维生素 C Vitamin C $C_6H_8O_6$ Exact Mass: 176.03	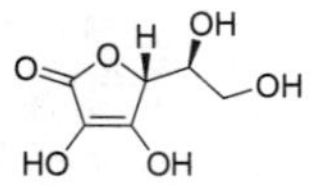 维生素 C　Vitamin C	角鲨烯 Squalene $C_{30}H_{50}$ Exact Mass: 410.39	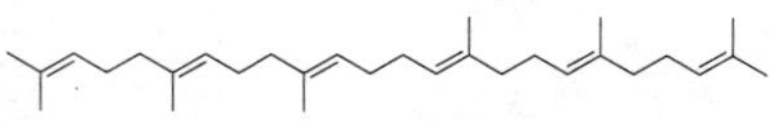 角鲨烯　Squalene

续表

中英文名、化学式及相对分子质量	结构图	中英文名、化学式及相对分子质量	结构图
罗汉果皂苷 Ⅲ Mogroside Ⅲ $C_{48}H_{82}O_{19}$ Exact Mass: 962.55	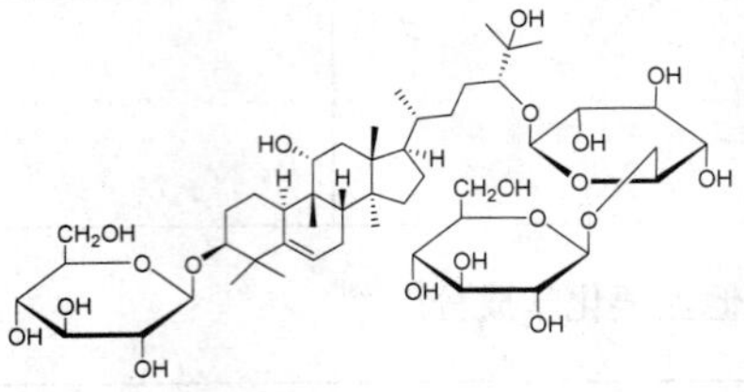 罗汉果皂苷 Ⅲ Mogroside Ⅲ	罗汉果皂苷 Ⅴ Mogroside Ⅴ $C_{60}H_{102}O_{29}$ Exact Mass: 1286.65	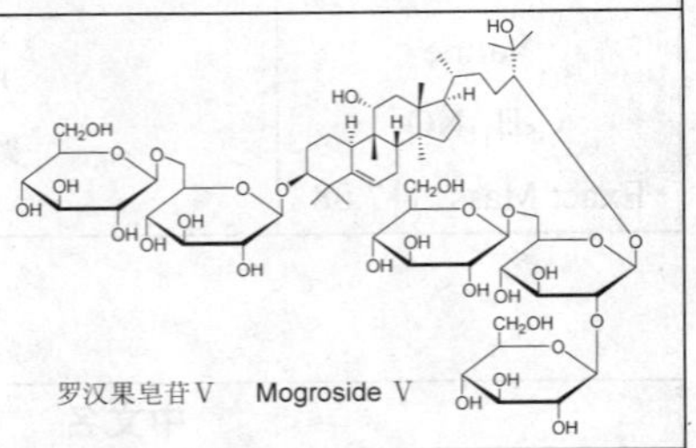 罗汉果皂苷Ⅴ Mogroside Ⅴ
罗汉果黄素 Grosvenorine $C_{33}H_{40}O_{19}$ Exact Mass: 740.22	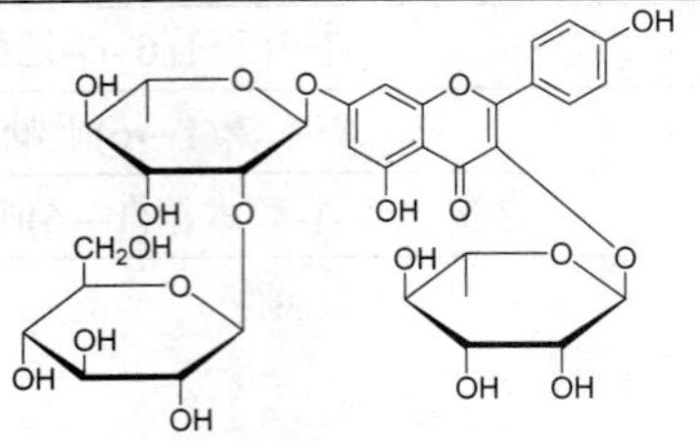 罗汉果黄素 Grosvenorine	罗汉果酸甲 Siraitic acid A $C_{29}H_{44}O_5$ Exact Mass: 472.32	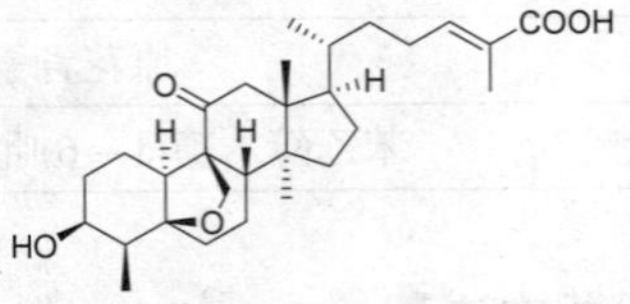 罗汉果酸甲 Siraitic acid A
罗汉果酸乙 Siraitic acid B $C_{29}H_{42}O_5$ Exact Mass: 470.30	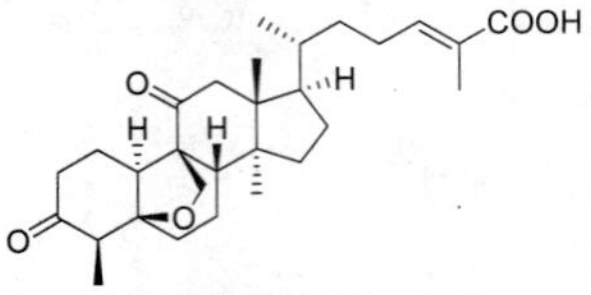 罗汉果酸乙 Siraitic acid B	罗汉果酸丙 Siraitic acid C $C_{28}H_{40}O_4$ Exact Mass: 440.29	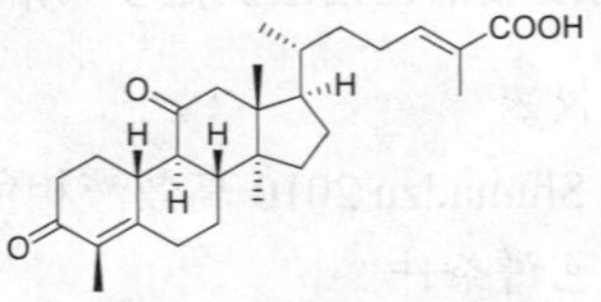 罗汉果酸丙 Siraitic acid C
山柰苷 Kaempferitrin $C_{27}H_{30}O_{14}$ Exact Mass: 578.16	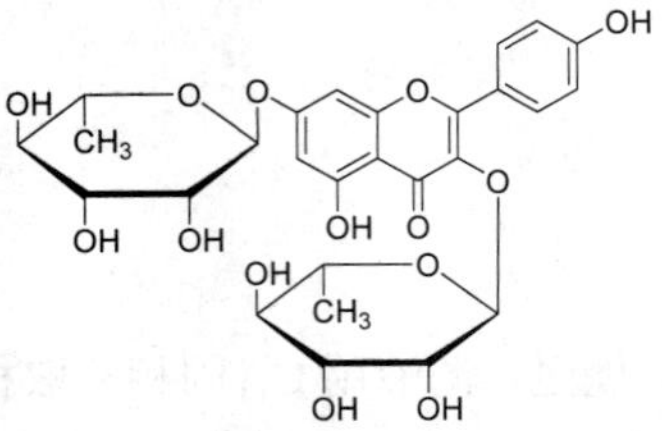 山柰苷 Kaempferitrin	山柰酚 Kaempferol $C_{15}H_{10}O_6$ Exact Mass: 286.05	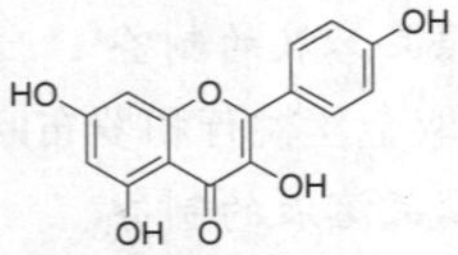 山柰酚 Kaempferol
5-羟甲基糠酸 5-Hydroxymethyl-2-furoic acid $C_6H_6O_4$ Exact Mass: 142.03	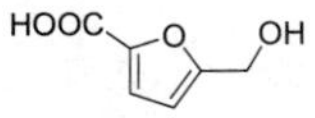 5-羟甲基糠酸 5-Hydroxymethyl-2-furoic acid	琥珀酸 Succinic acid $C_4H_6O_4$ Exact Mass: 118.03	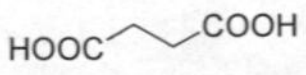 琥珀酸 Succinic acid
厚朴酚 Magnolol $C_{18}H_{18}O_2$ Exact Mass: 266.13	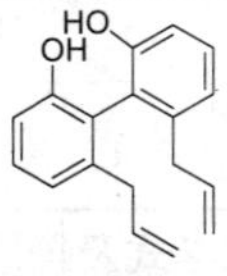 厚朴酚 Magnolol		

除以上化学成分外，罗汉果还含有罗汉果皂苷Ⅱ$_E$、罗汉果皂苷Ⅳ、光果木鳖皂苷 I、罗汉果醇苯甲酸酯、双[5-甲酰基糠基]醚等。

知母

Zhimu
ANEMARRHENAE RHIZOMA

【化学成分】

表 1-8-27a　知母主要化学成分[92～94]

中英文名、化学式及相对分子质量	结构图	中英文名、化学式及相对分子质量	结构图
菝葜皂苷元 Sarsasapogenin $C_{27}H_{44}O_3$ Exact Mass: 416.33	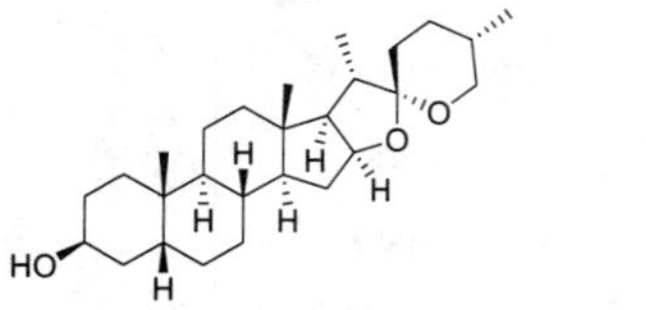 菝葜皂苷元　Sarsasapogenin	马尔可皂苷元 Markogenin $C_{27}H_{44}O_4$ Exact Mass: 432.32	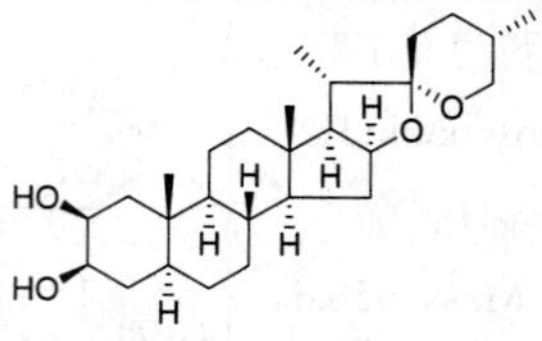 马尔可皂苷元　Markogenin
新吉托皂苷元 Neogitogenin $C_{27}H_{44}O_4$ Exact Mass: 432.32	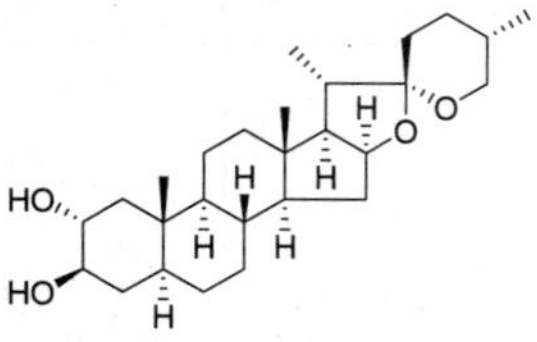 新吉托皂苷元　Neogitogenin	薯蓣皂苷元 Diosgenin $C_{27}H_{42}O_3$ Exact Mass: 414.31	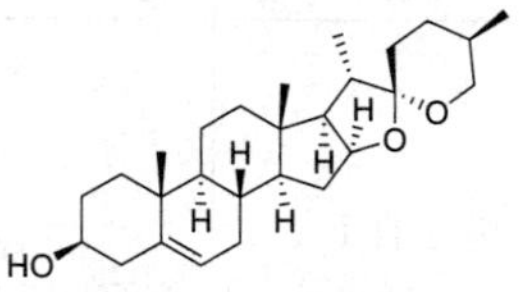 薯蓣皂苷元　Diosgenin
知母皂苷 A-1 Timosaponin A-1 $C_{33}H_{54}O_8$ Exact Mass: 578.38	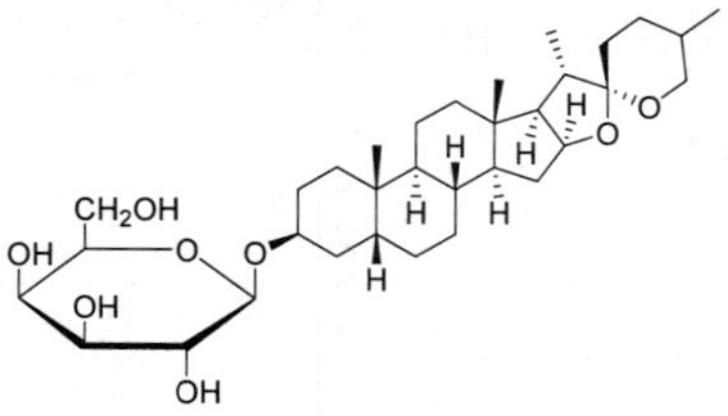 知母皂苷 A-1　Timosaponin A-1	知母皂苷 A-2 Timosaponin A-2 $C_{39}H_{64}O_{14}$ Exact Mass: 756.43	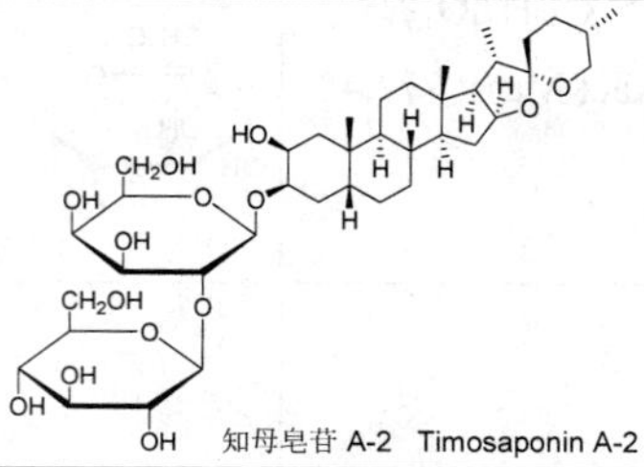 知母皂苷 A-2　Timosaponin A-2
知母皂苷 A-3 Timosaponin A-3 $C_{39}H_{64}O_{13}$ Exact Mass: 740.43	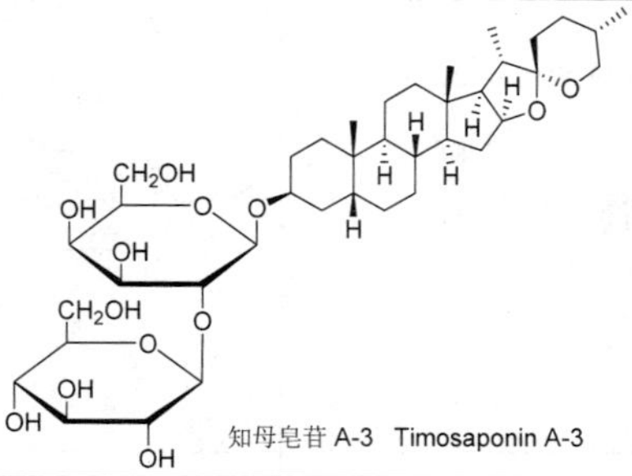 知母皂苷 A-3　Timosaponin A-3	知母皂苷 B-1 Timosaponin B-1 $C_{46}H_{78}O_{19}$ Exact Mass: 934.51	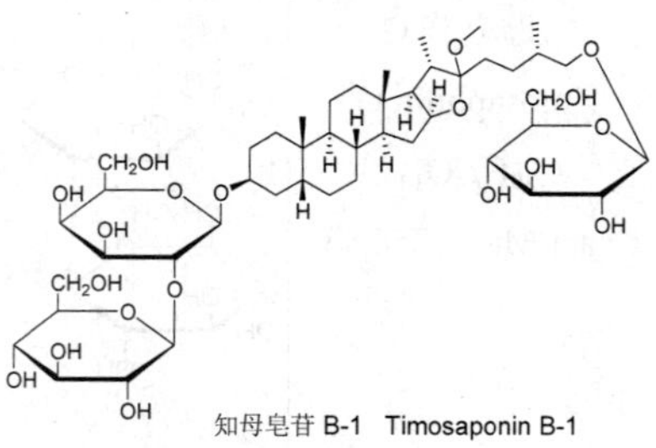 知母皂苷 B-1　Timosaponin B-1
知母皂苷 B-2 Timosaponin B-2 $C_{45}H_{76}O_{19}$ Exact Mass: 920.50	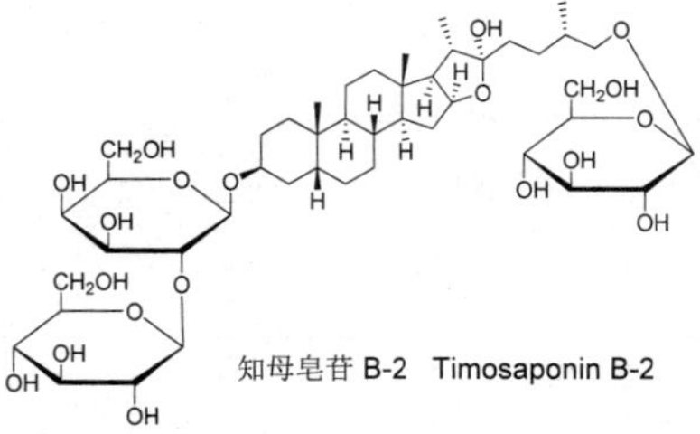 知母皂苷 B-2　Timosaponin B-2	知母皂苷 B-3 Timosaponin B-3 $C_{45}H_{74}O_{18}$ Exact Mass: 902.49	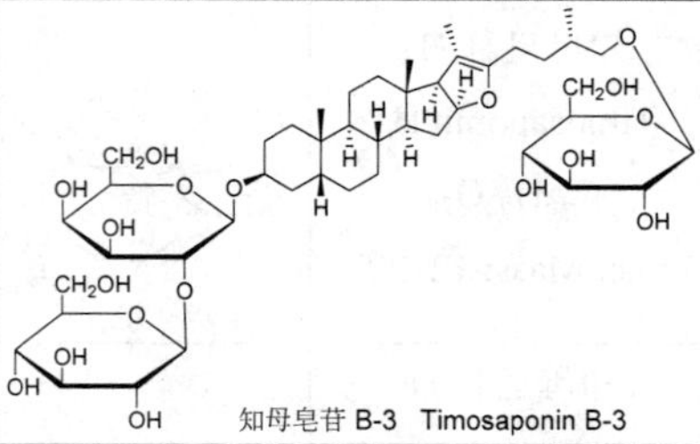 知母皂苷 B-3　Timosaponin B-3
知母皂苷 B-5 Timosaponin B-5 $C_{57}H_{96}O_{29}$ Exact Mass: 1244.60	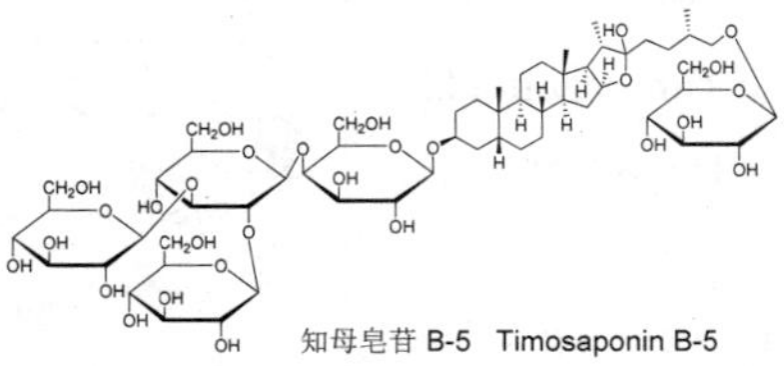 知母皂苷 B-5　Timosaponin B-5	知母皂苷 B-6 Timosaponin B-6 $C_{58}H_{98}O_{29}$ Exact Mass: 1258.62	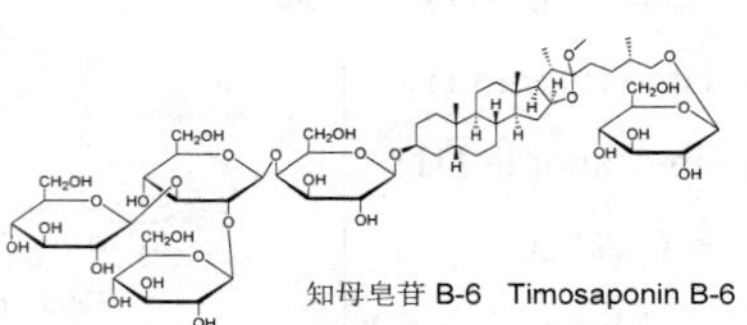 知母皂苷 B-6　Timosaponin B-6

续表

中英文名、化学式及相对分子质量	结构图	中英文名、化学式及相对分子质量	结构图
知母皂苷 C Timosaponin C $C_{45}H_{74}O_{18}$ Exact Mass: 902.49	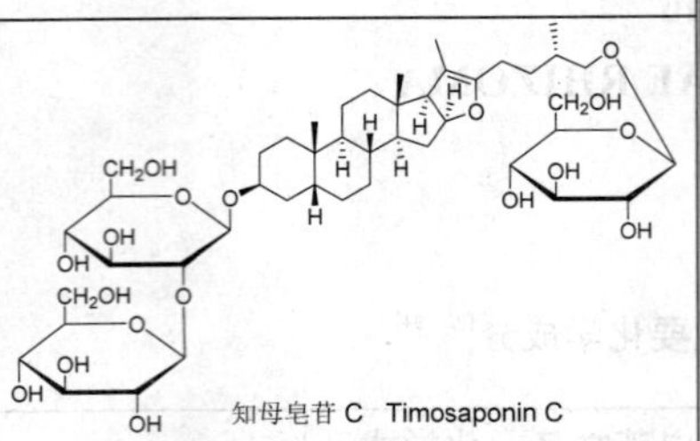 知母皂苷 C Timosaponin C	知母皂苷 D Timosaponin D $C_{45}H_{74}O_{19}$ Exact Mass: 918.48	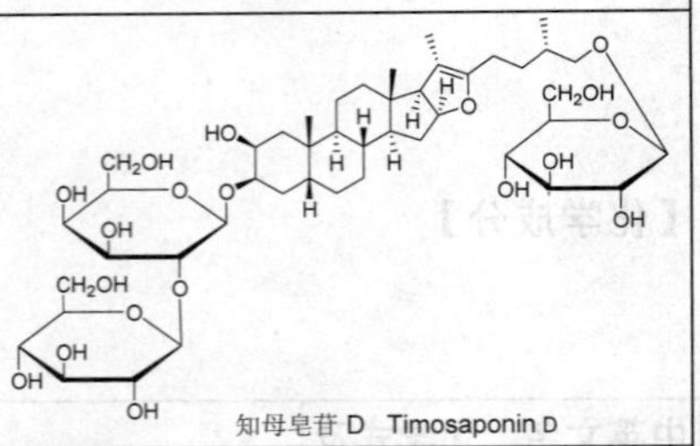 知母皂苷 D Timosaponin D
知母皂苷 E2 Timosaponin E2 $C_{46}H_{78}O_{20}$ Exact Mass: 950.51	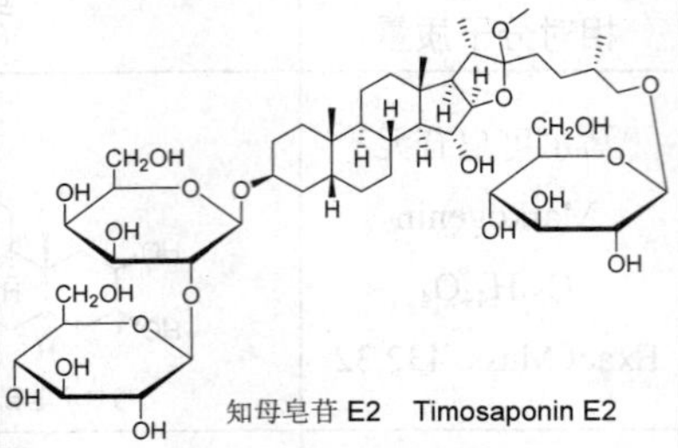 知母皂苷 E2 Timosaponin E2	*N*-顺式阿魏酰基酪胺 *N-cis*-Feruloyl typamine $C_{18}H_{19}NO_4$ Exact Mass: 313.13	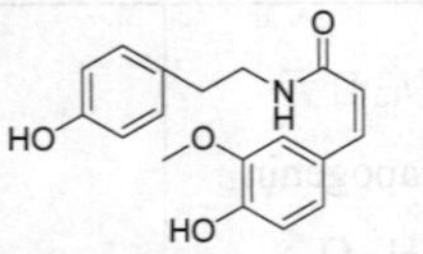 *N*-顺式阿魏酰基酪胺 *N-cis*-Feruloyl typamine
知母皂苷 F Timosaponin F $C_{39}H_{64}O_{15}$ Exact Mass: 772.42	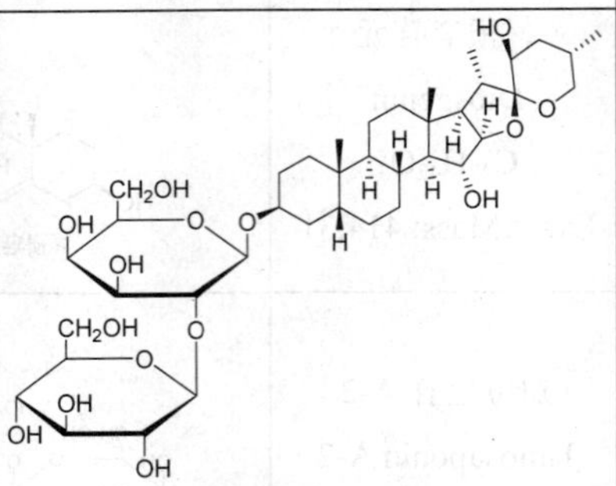 知母皂苷 F Timosaponin F	Anemarsaponin F $C_{50}H_{82}O_{23}$ Exact Mass: 1050.52	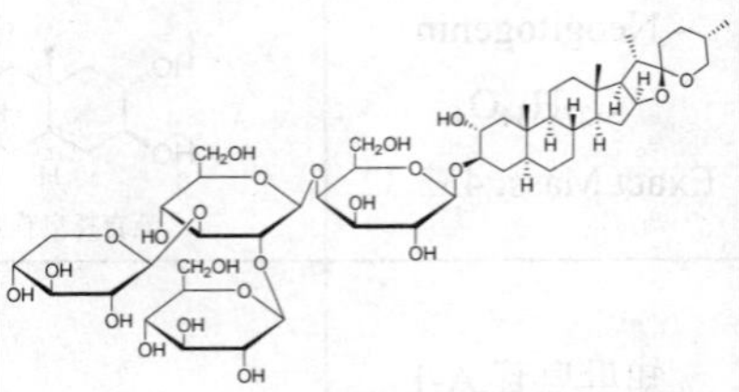 Anemarsaponin F
知母皂苷 G Timosaponin G $C_{39}H_{64}O_{14}$ Exact Mass: 756.43	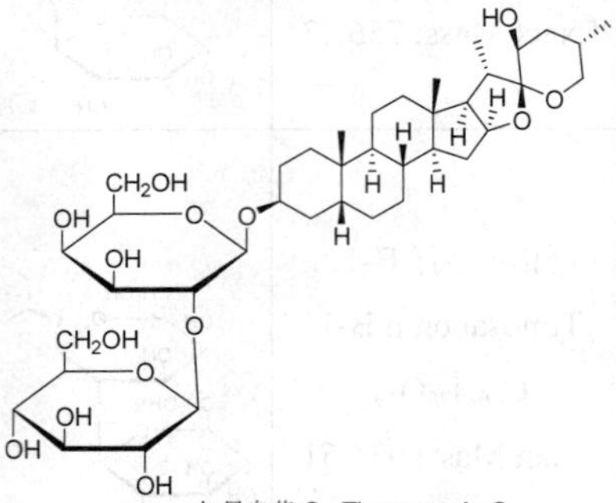 知母皂苷 G Timosaponin G	Anemarsaponin G $C_{50}H_{80}O_{23}$ Exact Mass: 1048.51	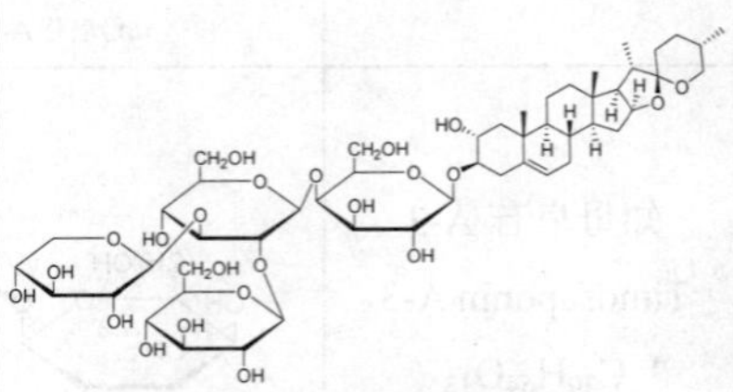 Anemarsaponin G
知母皂苷 H1 Timosaponin H1 $C_{56}H_{92}O_{28}$ Exact Mass: 1212.58	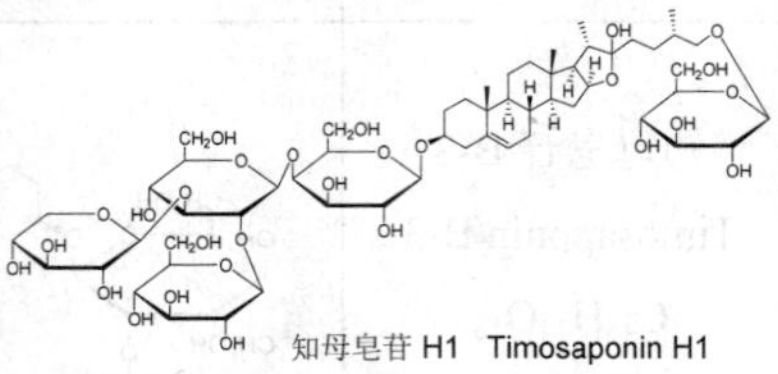 知母皂苷 H1 Timosaponin H1	知母皂苷 H2 Timosaponin H2 $C_{57}H_{94}O_{28}$ Exact Mass: 1226.59	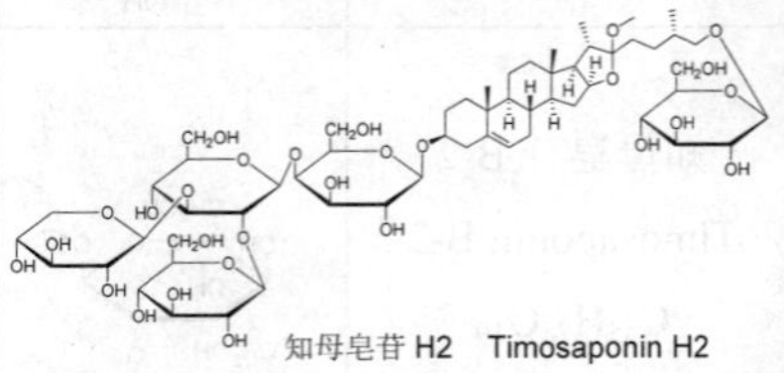 知母皂苷 H2 Timosaponin H2
知母皂苷 I1 (知母皂苷 D1) Timosaponin I1 (Timosaponin D1) $C_{56}H_{94}O_{28}$ Exact Mass: 1214.59	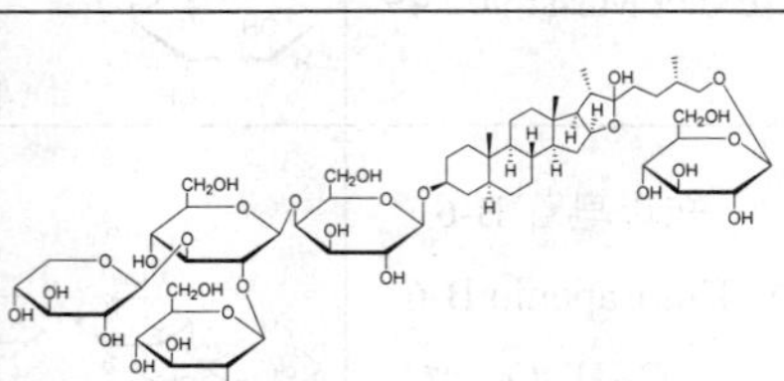 知母皂苷 I1 (知母皂苷D1) Timosaponin I1 (Timosaponin D1)	知母皂苷 I2 (知母皂苷 D2) Timosaponin I2 (Timosaponin D2) $C_{57}H_{96}O_{28}$ Exact Mass: 1228.61	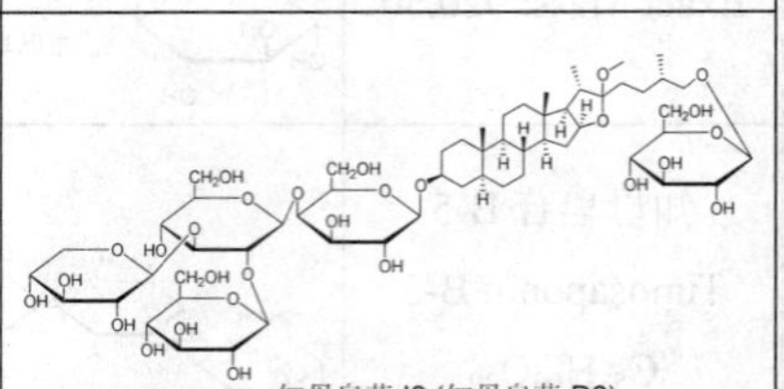 知母皂苷 I2 (知母皂苷 D2) Timosaponin I2 (Timosaponin D2)

续表

中英文名、化学式及相对分子质量	结构图	中英文名、化学式及相对分子质量	结构图
芒果苷 Mangiferin $C_{19}H_{18}O_{11}$ Exact Mass: 422.08	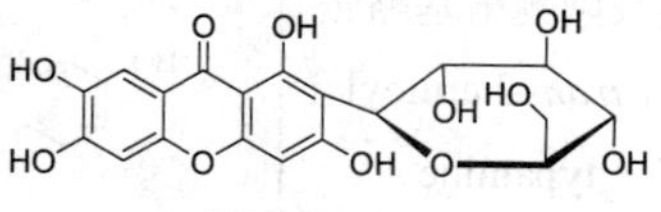 芒果苷 Mangiferin	新芒果苷 Neomangiferin $C_{25}H_{28}O_{16}$ Exact Mass: 584.14	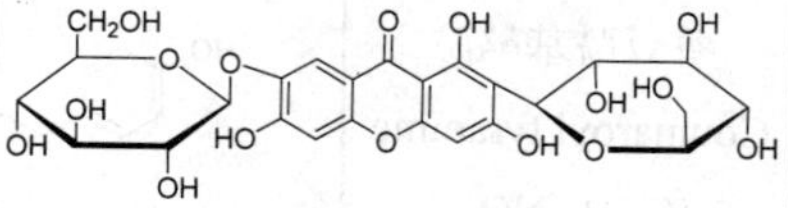 新芒果苷 Neomangiferin
宝藿苷-I Baohuoside-I $C_{27}H_{30}O_{10}$ Exact Mass: 514.18	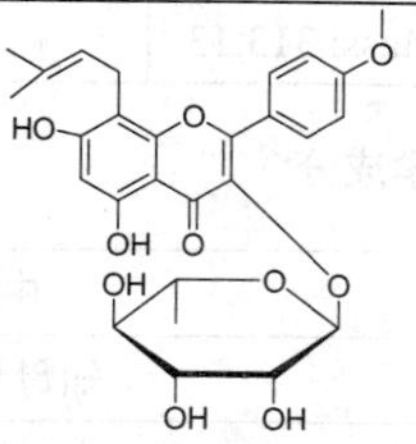 宝藿苷-I Baohuoside-I	淫羊藿苷-I Icariside-I $C_{27}H_{30}O_{11}$ Exact Mass: 530.18	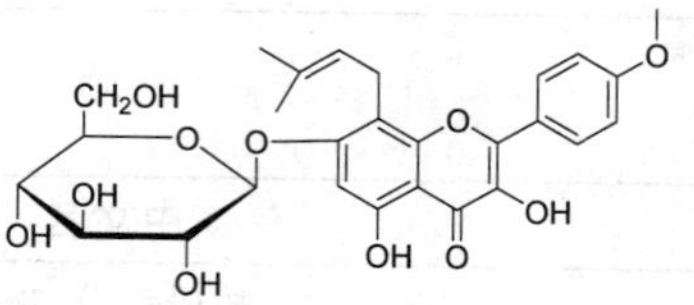 淫羊藿苷-I Icariside-I
异扁柏脂素 Cishinokiresinol $C_{17}H_{16}O_2$ Exact Mass: 252.12	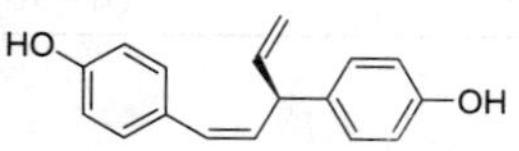 异扁柏脂素 Cishinokiresinol	*β*-谷甾醇 *β*-Sitosterol $C_{29}H_{50}O$ Exact Mass: 414.39	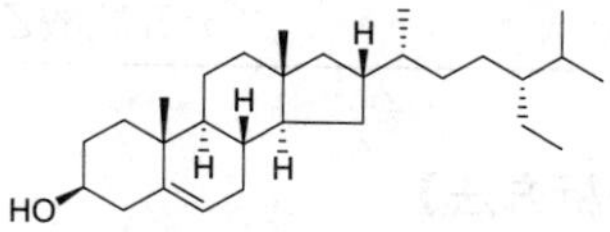 *β*-谷甾醇 *β*-Sitosterol
β-谷甾醇-3-*O*-D-葡萄糖苷 *β*-Sitosterol-3-*O*-D-glucoside $C_{35}H_{60}O_6$ Exact Mass: 576.44	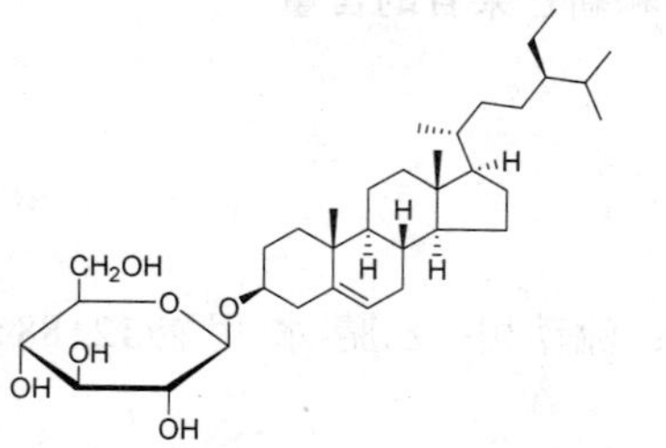 *β*-谷甾醇-3-O-D-葡萄糖苷 *β*-Sitosteryl-3-*O*-D-glucoside	*β*-豆甾醇 *β*-Stigmasterol $C_{29}H_{48}O$ Exact Mass: 412.37	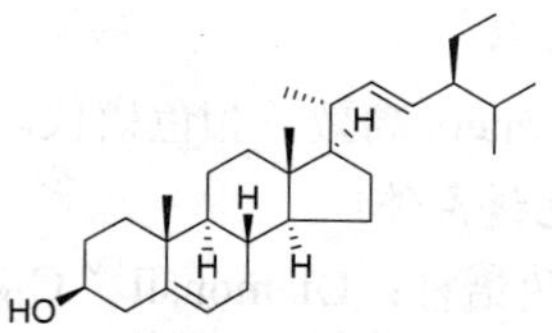 *β*-豆甾醇 *β*-Stigmasterol
β-豆甾醇-3-*O*-葡萄糖苷 *β*-Stigmasterol-3-*O*-glucoside $C_{35}H_{58}O_6$ Exact Mass: 574.42	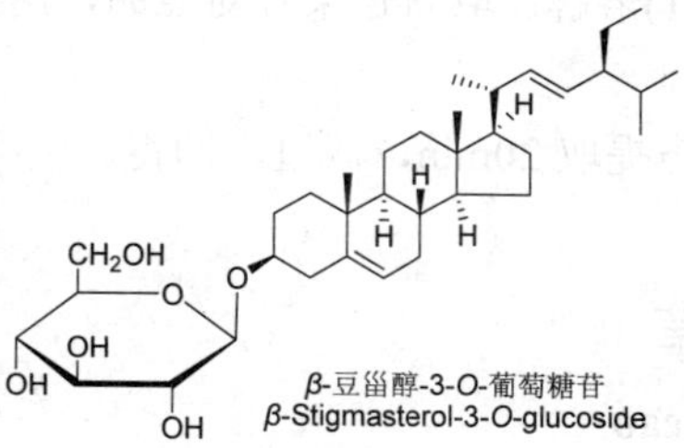 *β*-豆甾醇-3-*O*-葡萄糖苷 *β*-Stigmasterol-3-*O*-glucoside	胡萝卜苷 Daucosterol $C_{35}H_{60}O_6$ Exact Mass: 576.44	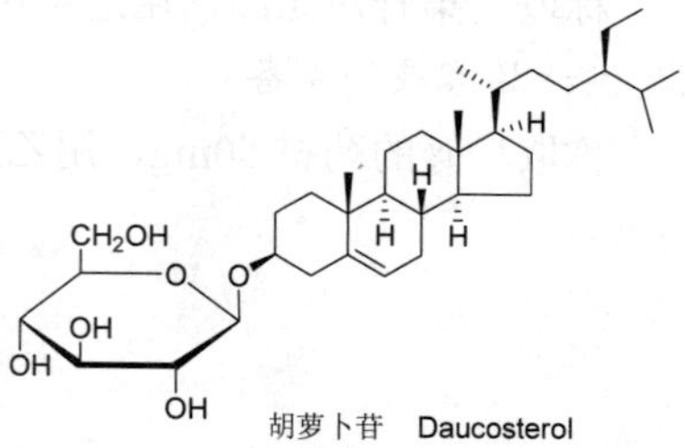 胡萝卜苷 Daucosterol
尼克酸 Nicotinic acid $C_6H_5NO_2$ Exact Mass: 123.03	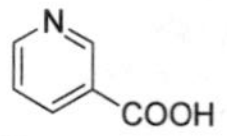 尼克酸 Nicotinic acid	泛酸 Pantothenic acid $C_{11}H_{21}NO_5$ Exact Mass: 247.14	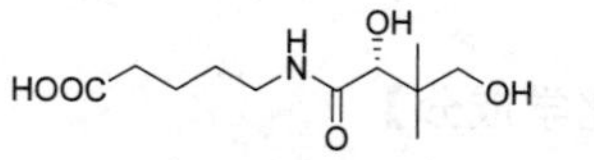 泛酸 Pantothenic acid
棕榈酸 Palmitinic acid $C_{16}H_{32}O_2$ Exact Mass: 256.24	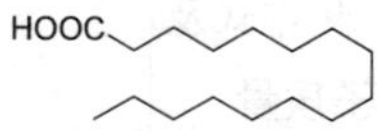 棕榈酸 Palmitinic acid	硬脂酸 Stearic acid $C_{18}H_{36}O_2$ Exact Mass: 284.27	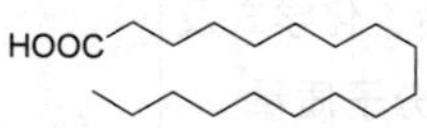 硬脂酸 Stearic acid
橙黄胡椒酸胺乙酸酯 Aurantiamide acetate $C_{27}H_{28}N_2O_4$ Exact Mass: 444.20	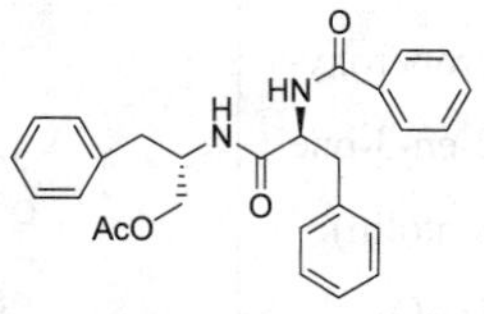 橙黄胡椒酸胺乙酸酯 Aurantiamide acetate	二十九烷醇 Nonacosyl alcohol $C_{29}H_{60}O$ Exact Mass: 424.46	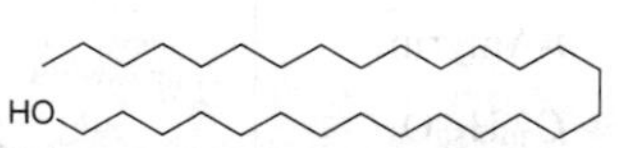 二十九烷醇 Nonacosyl alcohol

续表

中英文名、化学式及相对分子质量	结构图	中英文名、化学式及相对分子质量	结构图
香豆酰基酪胺 Coumaroyl tyramine $C_{17}H_{17}NO_3$ Exact Mass: 283.12	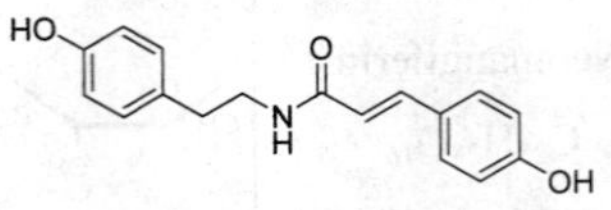 香豆酰基酪胺 Coumaroyl tyramine	*N*-反阿魏酰基酪胺 *N-trans*-Feruloyl typamine $C_{18}H_{19}NO_4$ Exact Mass: 313.13	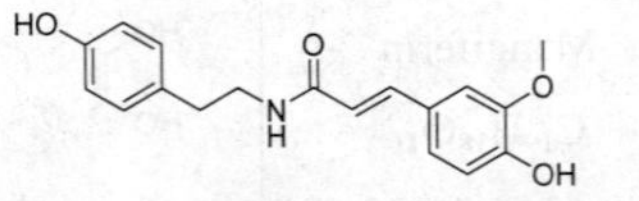 *N*-反阿魏酰基酪胺 *N-trans*-Feruloyl typamine

表 1-8-27b 知母其他主要化学成分[92～94]

中文名	中文名
知母皂苷 B-4	知母皂苷 E3
氧化扁柏脂素	鞣酸
二十五烷酸乙烯酯	环(酪-亮)二肽

【分析方法】

1 高效液相色谱法测定知母药材及其相关制剂中芒果苷和新芒果苷的含量[94]

1.1 仪器

Waters 高效液相色谱仪。

1.2 色谱条件

色谱柱：Diamonsil™ C_{18} 柱(250mm×4.6mm，5μm)；流动相：乙腈-水-甲酸(12∶88∶1.7)；柱温 25℃；流速 0.8mL/min；检测波长 317nm；分析时间 27min。

1.3 对照品溶液的制备

称取芒果苷对照品，用适量甲醇-二氧六环-水(5∶5∶1)溶解；取新芒果苷对照品，用乙腈-水(5∶1)溶解。

1.4 供试品溶液的制备

称取粉碎的药材 50mg，用乙腈-水(12∶88)20mL 超声提取 20min，滤过，即得。

垂盆草

Chuipencao
SEDI HERBA

【化学成分】

表 1-8-28 垂盆草主要化学成分[95, 96]

中英文名、化学式及相对分子质量	结构图	中英文名、化学式及相对分子质量	结构图
δ-香树脂醇 *δ*-Amyrin $C_{30}H_{50}O$ Exact Mass: 426.39	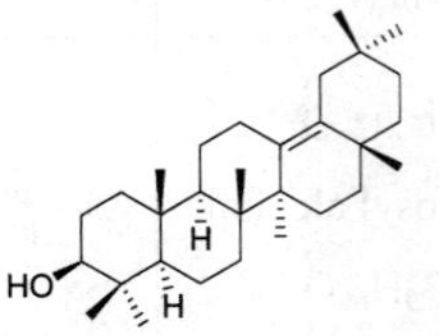 *δ*-香树脂醇 *δ*-Amyrin	18*β*-香树脂酮氢过氧化物 18*β*-Hydroperoxy-olean-12-en-3-one (Sarmentolin) $C_{30}H_{48}O_3$ Exact Mass: 456.36	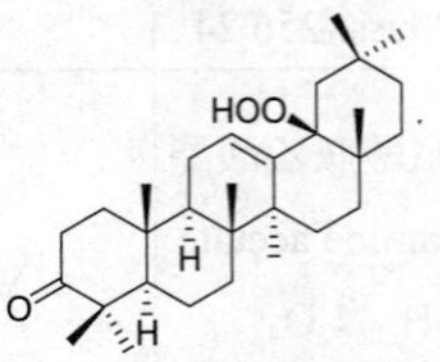 18*β*-香树脂酮氢过氧化物 18*β*-Hydroperoxy-olean-12-en-3-one (Sarmentolin)

续表

中英文名、化学式及相对分子质量	结构图	中英文名、化学式及相对分子质量	结构图
δ-香树脂酮 *δ*-Amyrenone $C_{30}H_{48}O$ Exact Mass: 424.37	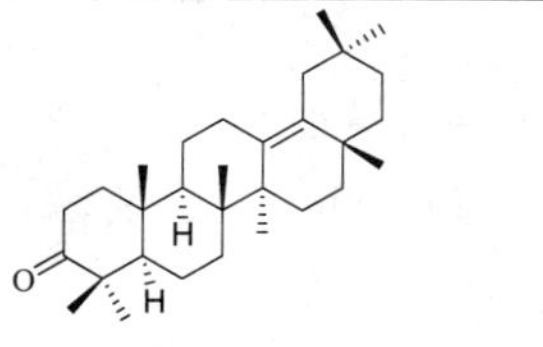 *δ*-香树脂酮 *δ*-Amyrenone	3-表-*δ*-香树脂醇 3-*epi*-*δ*-Amyrin $C_{30}H_{50}O$ Exact Mass: 426.39	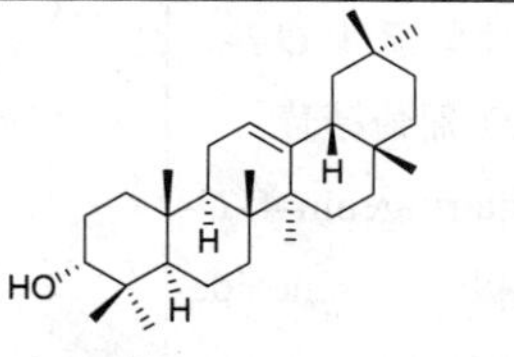 3-表-*δ*-香树脂醇 3-*epi*-*δ*-Amyrin
4,14-二甲基麦角甾-9(11)-烯-3-醇 4,14-Dimethylergost-9(11)-en-3-ol $C_{30}H_{52}O$ Exact Mass: 428.40	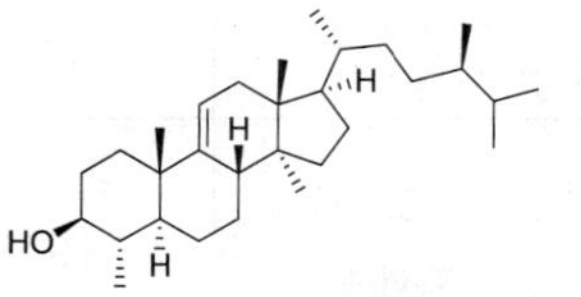 4,14-二甲基麦角甾-9(11)-烯-3-醇 4,14-Dimethylergost-9(11)-en-3-ol	豆甾-4-烯-3*β*,6*β*-二醇 Stigmast-4-en-3*β*,6*β*-diol $C_{29}H_{50}O_2$ Exact Mass: 430.38	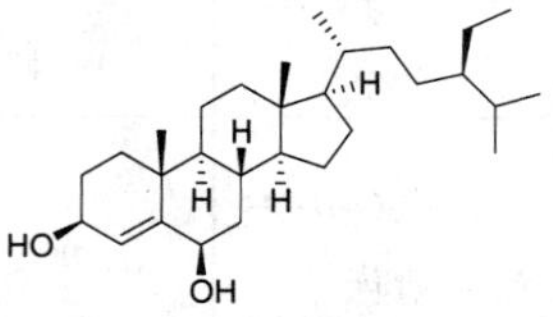 豆甾-4-烯-3*β*,6*β*-二醇 Stigmast-4-en-3*β*,6*β*-diol
丁香酸 Syringic acid $C_9H_{10}O_5$ Exact Mass: 198.05	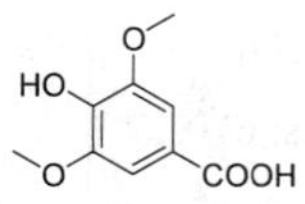 丁香酸 Syringic acid	甘草素 Liquiritigenin $C_{15}H_{12}O_4$ Exact Mass: 256.07	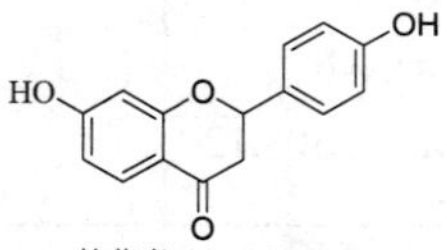 甘草素 Liquiritigenin
β-谷甾醇 *β*-Sitosterol $C_{29}H_{50}O$ Exact Mass: 414.39	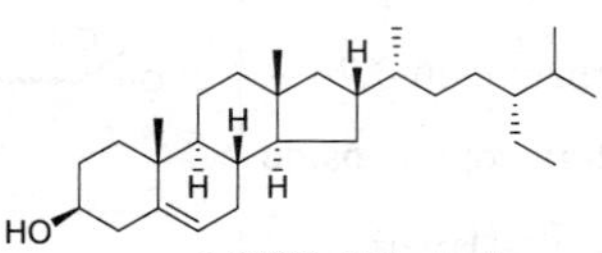 *β*-谷甾醇 *β*-Sitosterol	胡萝卜苷 Daucosterol $C_{35}H_{60}O_6$ Exact Mass: 576.44	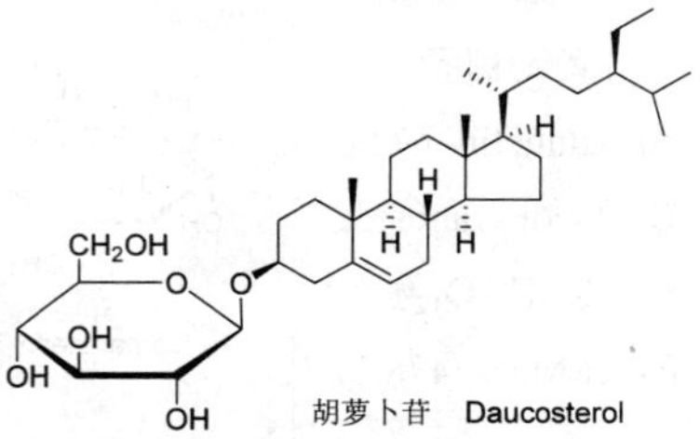 胡萝卜苷 Daucosterol
苜蓿素 Tricin $C_{17}H_{14}O_7$ Exact Mass: 330.07	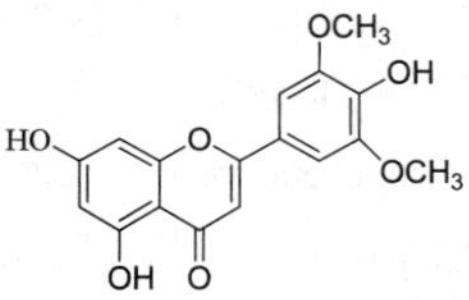 苜蓿素 Tricin	苜蓿素-7-*O*-*β*-葡萄糖苷 Tricin-7-*O*-*β*-glucopyranoside $C_{23}H_{24}O_{12}$ Exact Mass: 492.13	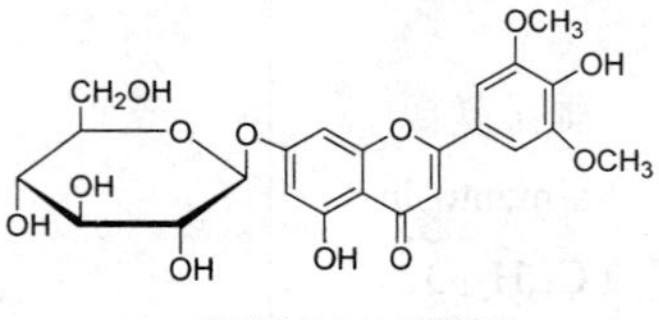 苜蓿素-7-*O*-*β*-葡萄糖苷 Tricin-7-*O*-*β*-glucopyranoside
甘草素-4′-*O*-*β*-D-葡萄糖苷 Liquiritigenin-4′-*O*-*β*-D-glucopyranoside $C_{21}H_{22}O_9$ Exact Mass: 418.13	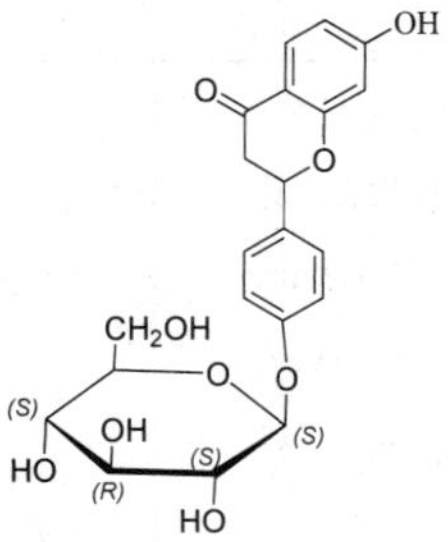 甘草素-4′-*O*-*β*-D-葡萄糖苷 Liquiritigenin-4′-*O*-*β*-D-glucopyranoside	异甘草素 Isoliquiritigenin $C_{15}H_{12}O_4$ Exact Mass: 256.07	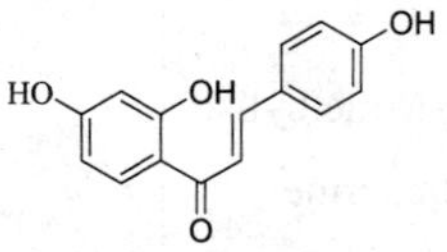 异甘草素 Isoliquiritigenin
木犀草素-7-*O*-*β*-D-葡萄糖苷 Luteolin-7-*O*-*β*-D-glucopyranoside $C_{21}H_{22}O_{11}$ Exact Mass: 450.12	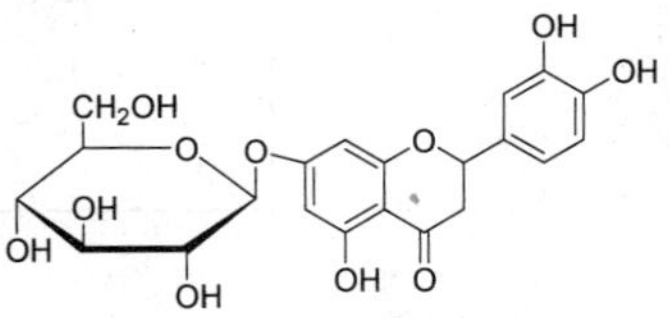 木犀草素-7-*O*-*β*-D-葡萄糖苷 Luteolin-7-*O*-*β*-D-glucopyranoside	柠檬黄素 Limocitrin $C_{17}H_{14}O_8$ Exact Mass: 346.07	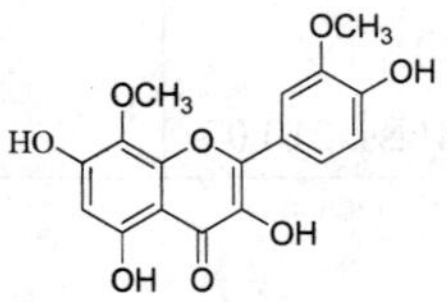 柠檬黄素 Limocitrin

续表

中英文名、化学式及相对分子质量	结构图	中英文名、化学式及相对分子质量	结构图
异甘草素-4′-*O*-*β*-D-葡萄糖苷 Isoliquiritigenin-4′-*O*-*β*-D-glucopyranoside $C_{21}H_{22}O_9$ Exact Mass: 418.13	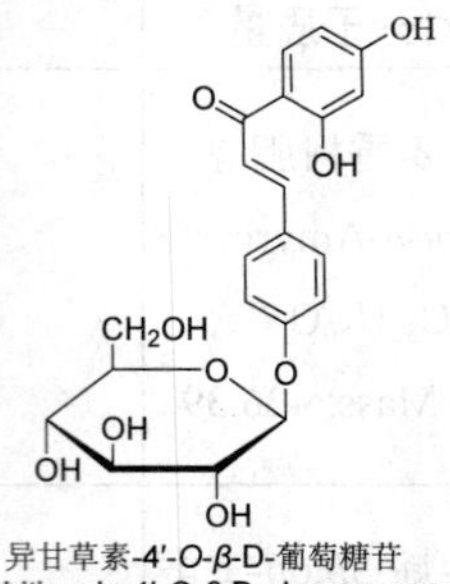 异甘草素-4′-*O*-*β*-D-葡萄糖苷 Isoliquiritigenin-4′-*O*-*β*-D-glucopyranoside	木犀草素 Luteolin $C_{15}H_{10}O_6$ Exact Mass: 418.13	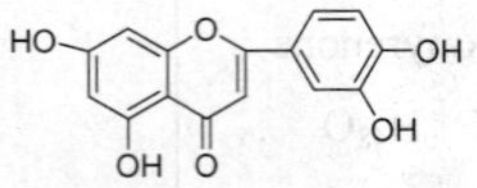 木犀草素　Luteolin
柠檬黄素-3-*O*-*β*-D-葡萄糖苷 Limocitrin-3-*O*-*β*-D-glucopyranoside $C_{23}H_{24}O_{13}$ Exact Mass: 508.12	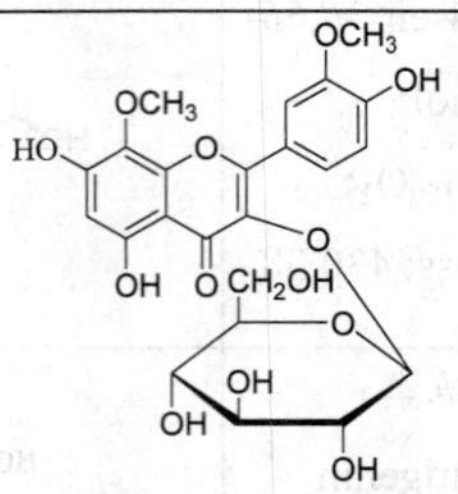 柠檬黄素-3-*O*-*β*-D-葡萄糖苷 Limocitrin-3-*O*-*β*-D-glucopyranoside	柠檬黄素-3,7-*O*-*β*-D-葡萄糖苷 Limocitrin-3,7-*O*-*β*-D-glucopyranoside $C_{29}H_{34}O_{18}$ Exact Mass: 670.17	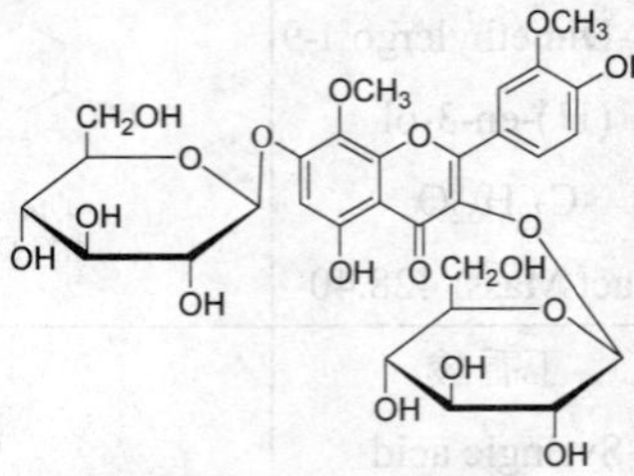 柠檬黄素-3,7-*O*-*β*-D-葡萄糖苷 Limocitrin-3,7-*O*-*β*-D-glucopyranoside
异鼠李素-7-*O*-*β*-D-葡萄糖苷 Isorhamnetin-7-*O*-*β*-D-glucopyranoside $C_{22}H_{22}O_{12}$ Exact Mass: 478.11	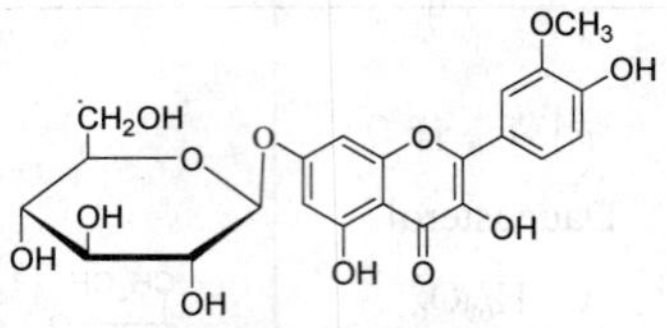 异鼠李素-7-*O*-*β*-D-葡萄糖苷 Isorhamnetin-7-*O*-*β*-D-glucopyranoside	异鼠李素-3,7-*O*-*β*-D-葡萄糖苷 Isorhamnetin-3,7-*O*-*β*-D-glucopyranoside $C_{28}H_{32}O_{17}$ Exact Mass: 640.16	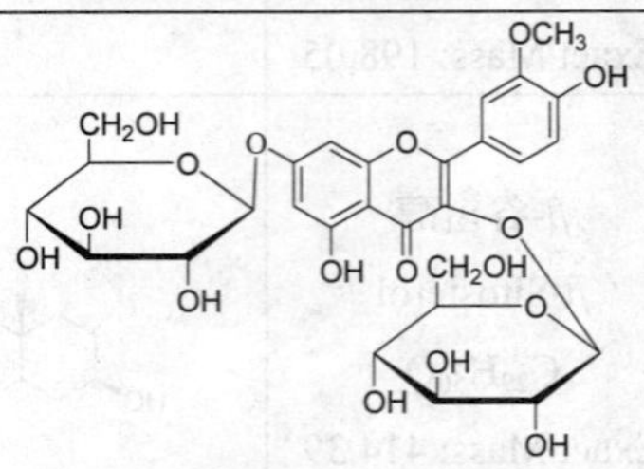 异鼠李素-3,7-*O*-*β*-D-葡萄糖苷 Isorhamnetin-3,7-*O*-*β*-D-glucopyranoside
垂盆草苷 Sarmentosin $C_{13}H_{24}O_6$ Exact Mass: 276.16	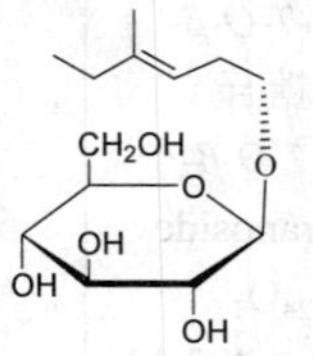 垂盆草苷 Sarmentosin	*N*-甲基异石榴皮碱 *N*-Methylisopelletierine $C_9H_{17}NO$ Exact Mass: 155.13	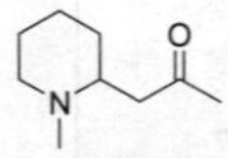 *N*-甲基异石榴皮碱 *N*-Methylisopelletierine
二氢-*N*-甲基异石榴皮碱 Dihydro-*N*-methylisopelletierine $C_9H_{19}NO$ Exact Mass: 157.15	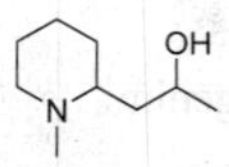 二氢-*N*-甲基异石榴皮碱 Dihydro-*N*-methylisopelletierine	异石榴皮碱 Isopelletierine $C_8H_{15}NO$ Exact Mass: 141.12	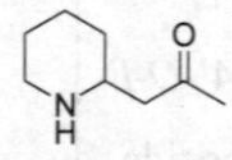 异石榴皮碱　Isopelletierine
景天庚酮糖 Sedoheptulose $C_7H_{14}O_7$ Exact Mass: 210.07	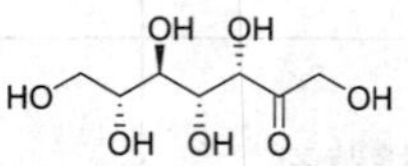 景天庚酮糖　Sedoheptulose		

【分析方法】

1 垂盆草中三萜类成分 δ-香树酯酮的含量测定[96]

1.1 仪器

Agilent 1100 高效液相色谱仪，Alltech 2000 蒸发光散射检测器。

1.2 色谱条件

色谱柱：Zorbax Sil 柱(150mm×4.6mm，5μm)；流动相：二氯甲烷-甲醇(99∶1)；流速 0.5mL/min；蒸发光散射检测器漂移管温度 100℃，氮气流速 3.0min/L。

1.3 对照品溶液的制备

称取 δ-香树酯酮对照品，用适量二氯甲烷溶解。

1.4 供试品溶液的制备

称取粉碎的药材 0.5g，用石油醚(60～90℃)30mL 水浴上回流提取 3h，提取液挥干溶剂，残渣用二氯甲烷溶解并定容至 25mL，滤过，即得。

委陵菜

Weilingcai

POTENTILLAE CHINENSIS HERBA

【化学成分】

表 1-8-29 委陵菜主要化学成分[97～99]

中英文名、化学式及相对分子质量	结构图	中英文名、化学式及相对分子质量	结构图
没食子酸 Gallic acid $C_7H_6O_5$ Exact Mass: 170.02	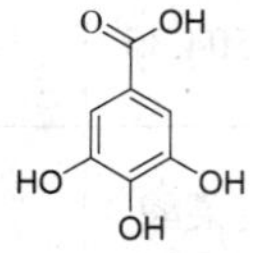 没食子酸 Gallic acid	槲皮素 Quercetin $C_{15}H_{10}O_7$ Exact Mass: 302.04	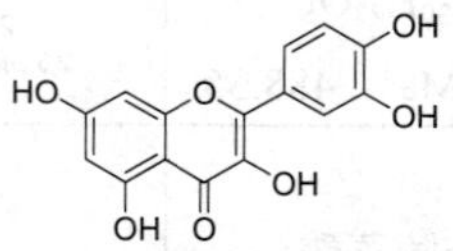 槲皮素 Quercetin
柚皮素 Naringenin $C_{15}H_{12}O_5$ Exact Mass: 272.07	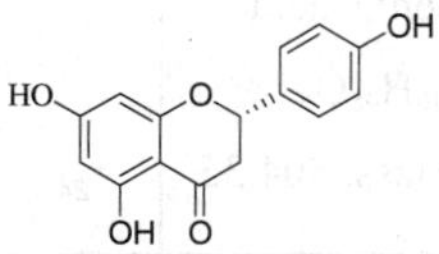 柚皮素 Naringenin	5,7,4′-三羟基黄酮 5,7,4′-Trihydroxy-flavone $C_{15}H_{10}O_5$ Exact Mass: 270.05	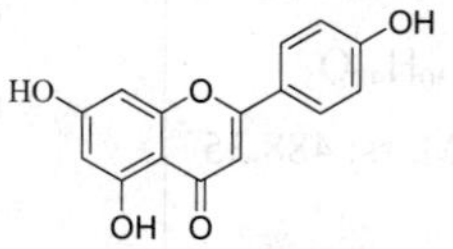 5,7,4′-三羟基黄酮 5,7,4′-Trihydroxy-flavone
β-谷甾醇 β-Sitosterol $C_{29}H_{50}O$ Exact Mass: 414.39	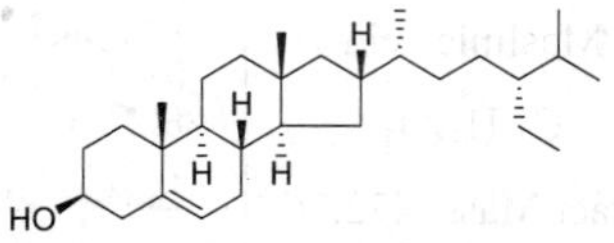 β-谷甾醇 β-Sitosterol	胡萝卜苷 Daucosterol $C_{35}H_{60}O_6$ Exact Mass: 576.44	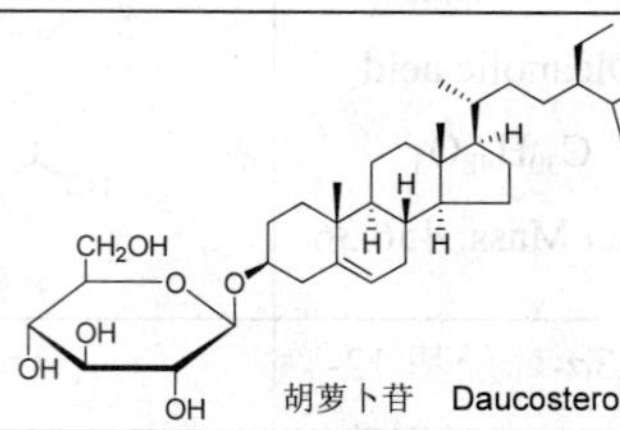 胡萝卜苷 Daucosterol
α-香树素 α-Amyrin $C_{30}H_{50}O$ Exact Mass: 426.39	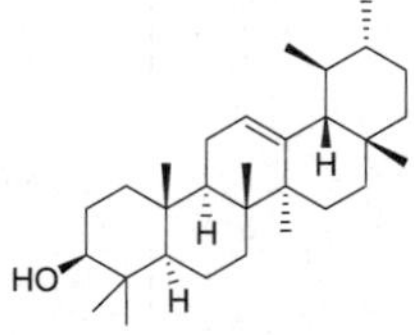 α-香树素 α-Amyrin	β-香树素 β-Amyrin $C_{30}H_{50}O$ Exact Mass: 426.39	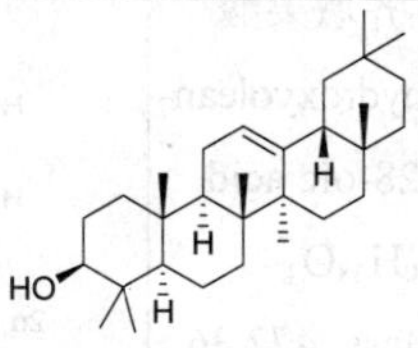 β-香树素 β-Amyrin

续表

中英文名、化学式及相对分子质量	结构图	中英文名、化学式及相对分子质量	结构图
蔷薇酸 Euscaphic acid $C_{30}H_{48}O_5$ Exact Mass: 488.35	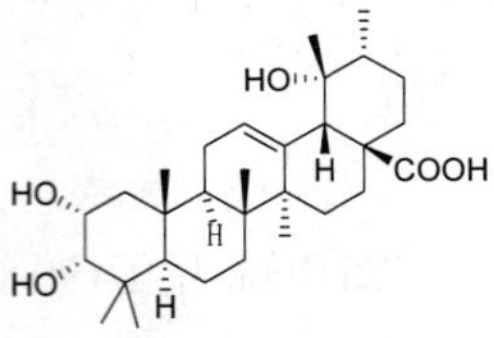 蔷薇酸 Euscaphic acid	坡模酸 Pomolic acid $C_{30}H_{48}O_4$ Exact Mass: 472.36	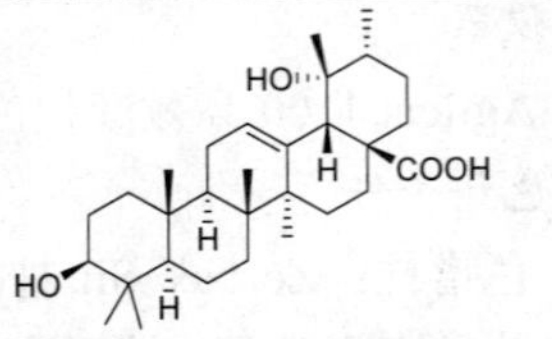 坡模酸 Pomolic acid
积雪草酸 Asiatic acid $C_{30}H_{48}O_5$ Exact Mass: 488.35	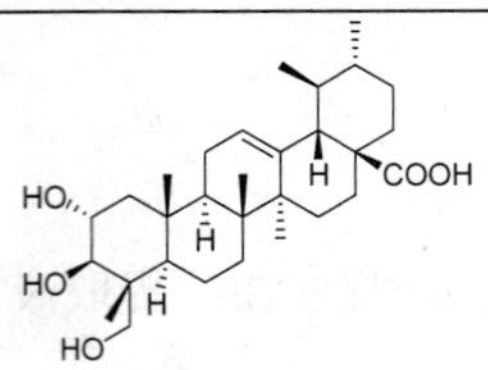 积雪草酸 Asiatic acid	乌苏酸 Ursolic acid $C_{30}H_{48}O_3$ Exact Mass: 456.36	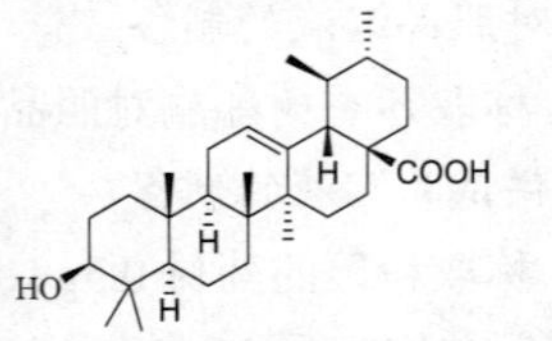 乌苏酸 Ursolic acid
2α-羟基乌苏酸 2α-Hydrourosolic acid $C_{30}H_{48}O_4$ Exact Mass: 472.36	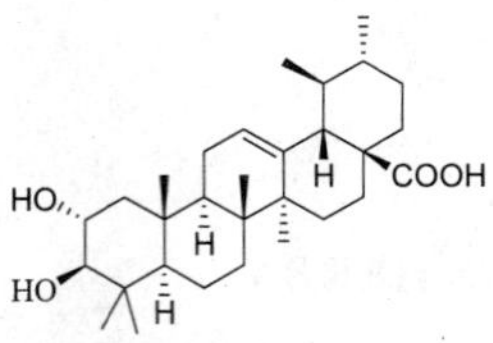 2α-羟基乌苏酸 2α-Hydrourosolic acid	2α,3α-二羟基-12-烯-28-乌苏酸 2α,3α-Dihydroxyurs-12-en-28-oic acid $C_{30}H_{48}O_4$ Exact Mass: 472.36	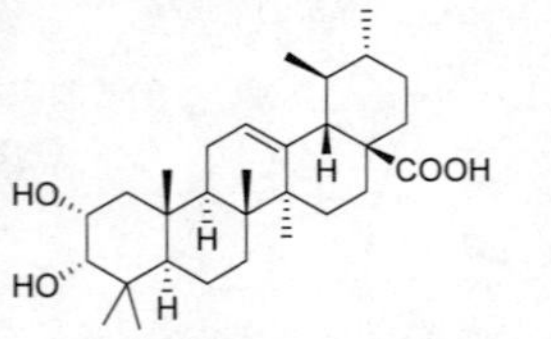 2α,3α-二羟基-12-烯-28-乌苏酸 2α,3α-Dihydroxyurs-12-en-28-oic acid
2β,3β,19α-三羟基-12-烯-28-乌苏酸 2β,3β,19α-Trihydroxyurs-12-en-28-oic acid $C_{30}H_{48}O_5$ Exact Mass: 488.35	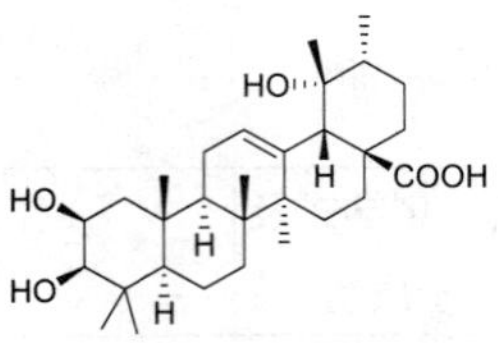 2β,3β,19α-三羟基-12-烯-28-乌苏酸 2β,3β,19α-Trihydroxyurs-12-en-28-oic acid	2α,3α,19α,23-四羟基-12-烯-28-乌苏酸 Myrianthic acid $C_{30}H_{48}O_6$ Exact Mass: 504.35	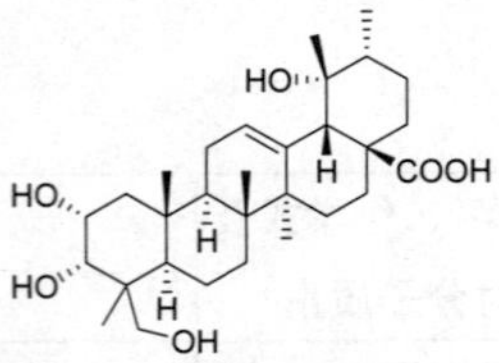 2α,3α,19α,23-四羟基-12-烯-28-乌苏酸 Myrianthic acid
委陵菜酸 Tormentic acid $C_{30}H_{48}O_5$ Exact Mass: 488.35	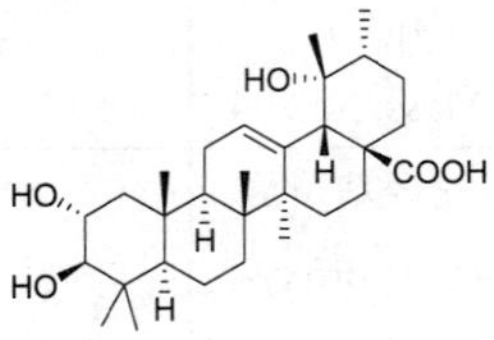 委陵菜酸 Tormentic acid	24-羟基委陵菜酸 24-Hydroxyl tormentic acid $C_{30}H_{48}O_6$ Exact Mass: 504.35	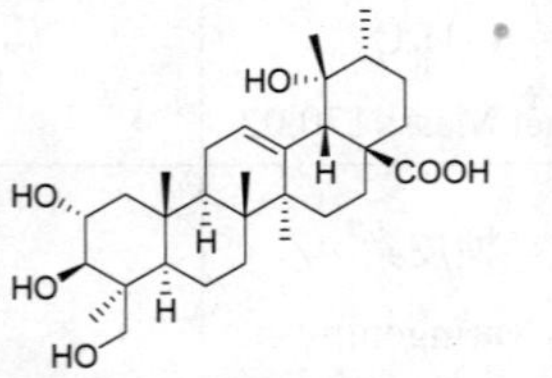 24-羟基委陵菜酸 24-Hydroxyl tormentic acid
齐墩果酸 Oleanolic acid $C_{30}H_{48}O_3$ Exact Mass: 456.36	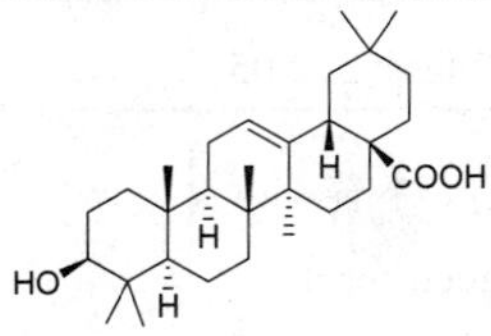 齐墩果酸 Oleanolic acid	2α-羟基齐墩果酸 (山楂酸,马斯里酸) Maslinic acid $C_{30}H_{48}O_4$ Exact Mass: 472.36	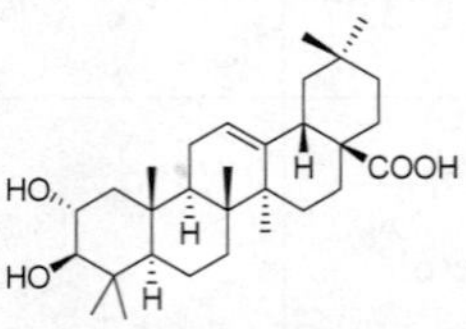 2α-羟基齐墩果酸(山楂酸,马斯里酸) Maslinic acid
2α,3α-二羟基-12-烯-28-齐墩果酸 2α,3α-Dihydroxyolean-12-en-28-oic acid $C_{30}H_{48}O_4$ Exact Mass: 472.36	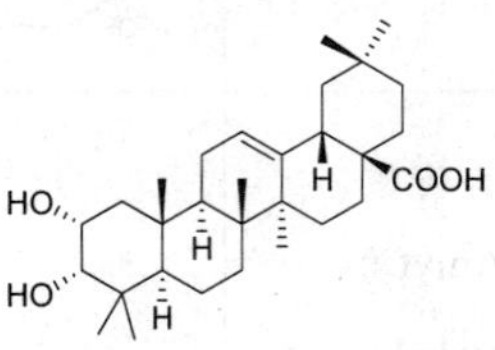 2α, 3α-二羟基-12-烯-28-齐墩果酸 2α, 3α-Dihydroxyolean-12-en-28-oic acid		

使君子

Shijunzi

QUTSQUALIS FRUCTUS

【化学成分】

表 1-8-30 使君子主要化学成分[100, 101]

中英文名、化学式及相对分子质量	结构图	中英文名、化学式及相对分子质量	结构图
使君子氨酸 Quisqualic acid $C_5H_7N_3O_5$ Exact Mass: 189.04	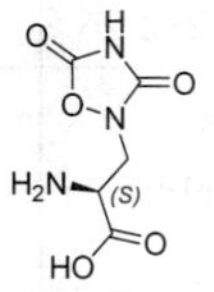 使君子氨酸 Quisqualic acid	葫芦巴碱 Trigonelline $C_7H_7NO_2$ Exact Mass: 137.05	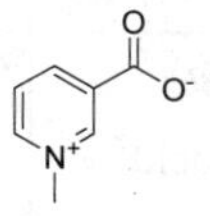 葫芦巴碱 Trigonelline
γ-氨基丁酸 γ-Aminobutyric acid $C_4H_9NO_2$ Exact Mass: 103.06	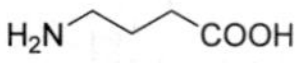 γ-氨基丁酸 γ-Aminobutyric acid	使君子酸钾 Potassium quisqualate $C_5H_7KN_3O_5$ Exact Mass: 228.00	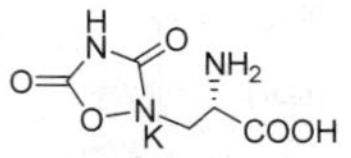 使君子酸钾 Potassium quisqualate
天冬氨酸 Asparagic acid $C_4H_7NO_4$ Exact Mass: 133.04	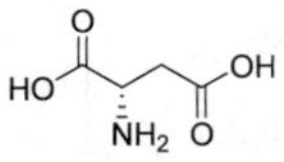 天冬氨酸 Asparagic acid	谷氨酸 Glutamic acid $C_5H_9NO_4$ Exact Mass: 147.05	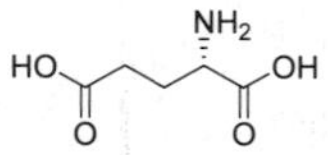 谷氨酸 Glutamic acid
丝氨酸 Serine $C_3H_7NO_3$ Exact Mass: 105.04	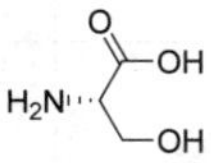 丝氨酸 Serine	甘氨酸 Glycine $C_2H_5NO_2$ Exact Mass: 75.03	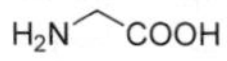 甘氨酸 Glycine
脯氨酸 Proline $C_5H_9NO_2$ Exact Mass: 103.06	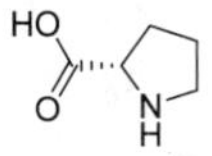 脯氨酸 Proline	亮氨酸 Leucine $C_6H_{13}NO_2$ Exact Mass: 131.09	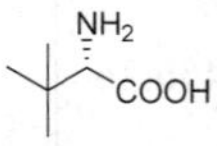 亮氨酸 Leucine
缬氨酸 Valine $C_5H_{11}NO_2$ Exact Mass: 117.08	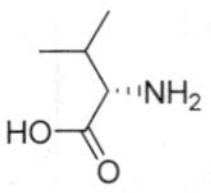 缬氨酸 Valine	丙氨酸 Alanine $C_3H_7NO_2$ Exact Mass: 89.05	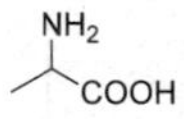 丙氨酸 Alanine
苏氨酸 Threonine $C_4H_9NO_3$ Exact Mass: 119.06	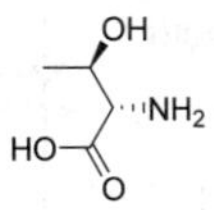 苏氨酸 Threonine	天门冬酰胺 Asparagine $C_4H_8N_2O_3$ Exact Mass: 132.05	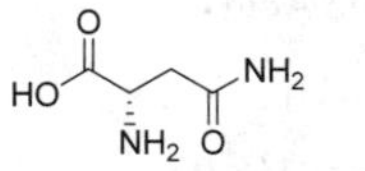 天门冬酰胺 Asparagine
组氨酸 Histidine $C_6H_9N_3O_2$ Exact Mass: 155.07	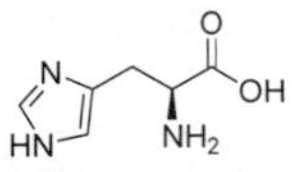 组氨酸 Histidine	赖氨酸 Lysine $C_6H_{14}N_2O_2$ Exact Mass: 146.11	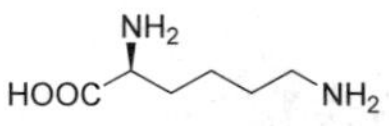 赖氨酸 Lysine

续表

中英文名、化学式及相对分子质量	结构图	中英文名、化学式及相对分子质量	结构图
棕榈酸 $C_{16}H_{32}O_2$ Exact Mass: 256.24	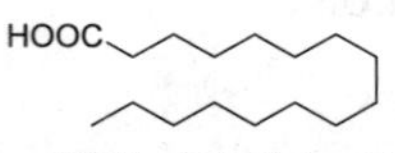 棕榈酸 Palmitinic acid	苹果酸 Malic acid $C_4H_6O_5$ Exact Mass: 134.02	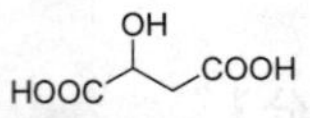 苹果酸 Malic acid
柠檬酸(枸橼酸) Citric acid $C_6H_8O_7$ Exact Mass: 192.03	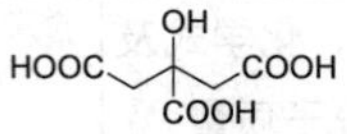 柠檬酸 Citric acid	油酸 Oleic acid $C_{18}H_{34}O_2$ Exact Mass: 282.26	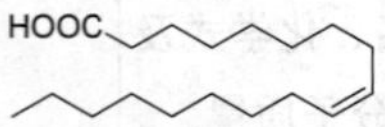 油酸 Oleic acid
亚油酸 Linoleic acid $C_{18}H_{32}O_2$ Exact Mass: 280.24	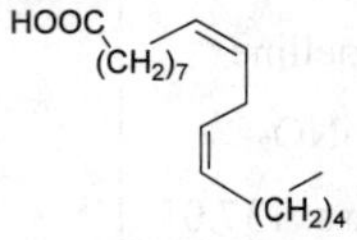 亚油酸 Linoleic acid	硬脂酸 Stearic acid $C_{18}H_{36}O_2$ Exact Mass: 284.27	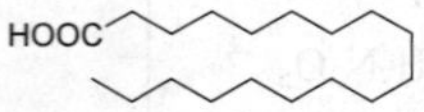 硬脂酸 Stearic acid
花生酸 Arachidic acid $C_{20}H_{40}O_2$ Exact Mass: 312.30	$HOOC-(CH_2)_{18}-CH_3$ 花生酸 Arachidic acid	单硬脂酸甘油酯 Glycerol monostearate $C_{21}H_{42}O_4$ Exact Mass: 358.31	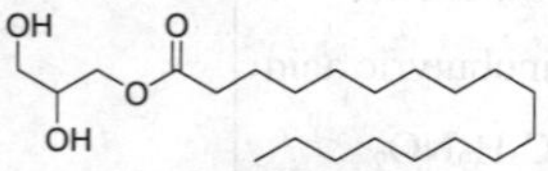 单硬脂酸甘油酯 Glycerol monostearate
赤桐甾醇 Clerosterol $C_{29}H_{48}O$ Exact Mass: 412.37	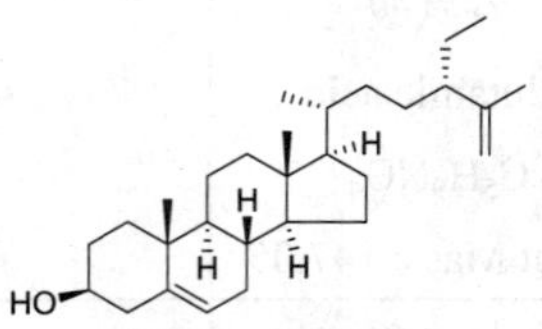 赤桐甾醇 Clerosterol	豆甾醇 Stigmasterol $C_{29}H_{48}O$ Exact Mass: 412.37	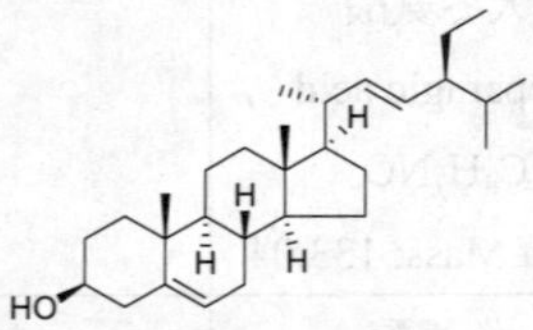 豆甾醇 Stigmasterol
白桦脂酸 Betulinic acid $C_{30}H_{48}O_3$ Exact Mass: 456.36	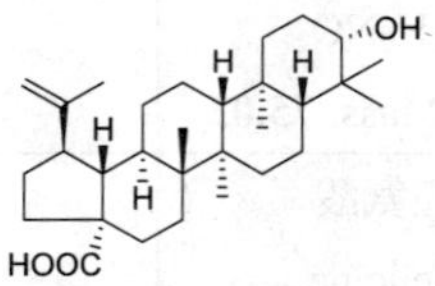 白桦脂酸 Betulinic acid	熊果酸甲酯 Methyl ursolate $C_{31}H_{50}O_3$ Exact Mass: 470.38	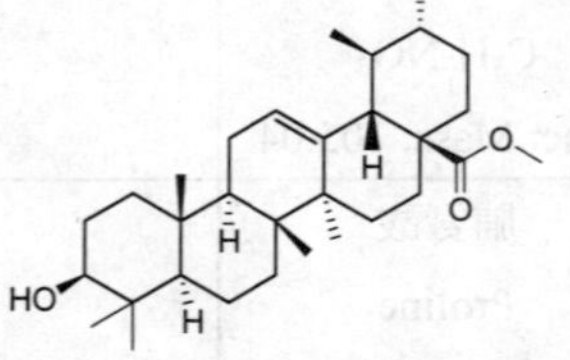 熊果酸甲酯 Methyl ursolate
没食子酸乙酯 Ethyl gallate $C_9H_{10}O_5$ Exact Mass: 198.05	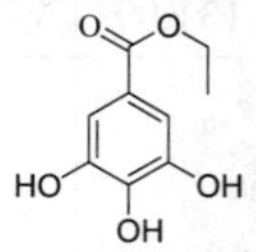 没食子酸乙酯 Ethyl gallate	没食子酸 Gallic acid $C_7H_6O_5$ Exact Mass: 170.02	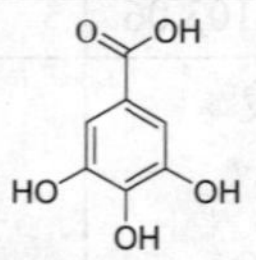 没食子酸 Gallic acid
琥珀酸 Succinic Acid $C_4H_6O_4$ Exact Mass: 118.03	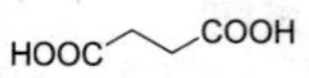 琥珀酸 Succinic acid	苯甲酸 Benzoic acid $C_7H_6O_2$ Exact Mass: 122.04	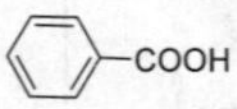 苯甲酸 Benzoic acid

除以上化学成分外，使君子还含有单棕榈酸甘油酯等。

【分析方法】

1 用高效离子交换色谱法分析使君子药材中胡芦巴碱成分[101]

1.1 仪器

HP1100 高效液相色谱仪。

1.2 色谱条件

色谱柱：Spherisorb SCX 柱(150mm×4.6mm，5μm)；流动相：20mmol/L 磷酸盐溶液(20mmol/L 磷酸二氢钠溶液用 20mmol/L 磷酸溶液调节 pH 至 3.2)；流速 1.0mL/min；检测波长 265nm；柱温 25℃；分析时间 10min。

1.3 对照品溶液的制备

称取胡芦巴碱对照品，用适量 70%甲醇溶解。

1.4 供试品溶液的制备

称取粉碎的药材 0.3g，用 70%甲醇 25mL 超声提取 40min，滤过，取 10mL 续滤液过中性氧化铝柱，用适量 50%甲醇洗脱，洗脱液蒸干，残渣用 70%甲醇溶解并定容至 10mL，即得。

侧柏叶

Cebaiye

PLATYCLADI CACUMEN

【化学成分】

表 1-8-31 侧柏叶主要化学成分[102, 103]

中英文名、化学式及相对分子质量	结构图	中英文名、化学式及相对分子质量	结构图
三环烯 Tricyclene $C_{10}H_{16}$ Exact Mass: 136.13	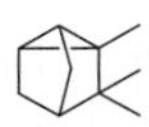 三环烯 Tricyclene	*α*-侧柏烯 *α*-Thujene $C_{10}H_{16}$ Exact Mass: 136.13	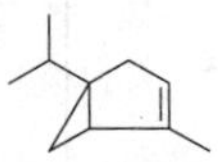 *α*-侧柏烯 *α*-Thujene
α-蒎烯 *α*-Pinene $C_{10}H_{16}$ Exact Mass: 136.13	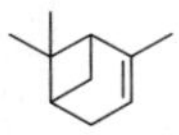 *α*-蒎烯 *α*-Pinene	*β*-蒎烯 *β*-Pinene $C_{10}H_{16}$ Exact Mass: 136.13	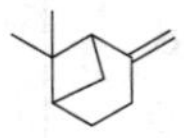 *β*-蒎烯 *β*-Pinene
α-衣兰油烯 *α*-Muurolene $C_{15}H_{24}$ Exact Mass: 204.19	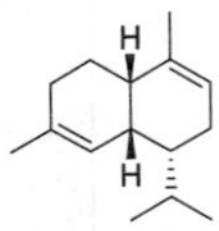 *α*-依兰油烯 *α*-Muurolene	*γ*-衣兰油烯 *γ*-Muurolene $C_{15}H_{24}$ Exact Mass: 204.19	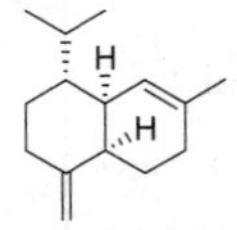 *γ*-衣兰油烯 *γ*-Muurolene
小茴香烯 Fenchene $C_{10}H_{16}$ Exact Mass: 136.13	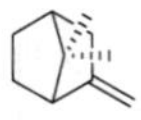 小茴香烯 Fenchene	香桧烯 Sabinene $C_{10}H_{16}$ Exact Mass: 136.13	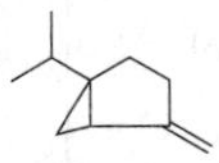 香桧烯 Sabinene
β-波旁老鹳草烯 *β*-Bourbonene $C_{15}H_{24}$ Exact Mass: 204.19	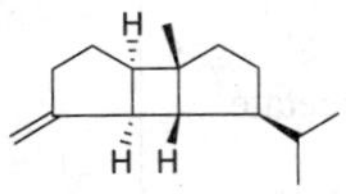 *β*-波旁老鹳草烯 *β*-Bourbonene	(−)*β*-榄香烯 (−)*β*-Elemene $C_{15}H_{24}$ Exact Mass: 204.19	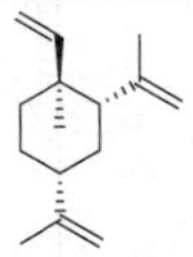 (−)*β*-榄香烯 (−)*β*-Elemene
α-金合欢烯 *α*-Farnesene $C_{15}H_{24}$ Exact Mass: 204.19	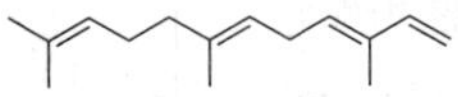 *α*-金合欢烯 *α*-Farnesene	*δ*-荜澄茄烯 *δ*-Cadinene $C_{15}H_{24}$ Exact Mass: 204.19	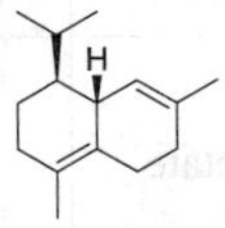 *δ*-荜澄茄烯 *δ*-Cadinene

续表

中英文名、化学式及相对分子质量	结构图	中英文名、化学式及相对分子质量	结构图
β-月桂烯 *β*-Myrcene $C_{10}H_{16}$ Exact Mass: 136.13	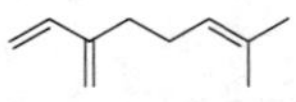 *β*-月桂烯 *β*-Myrcene	*α*-水芹烯 *α*-Phellandrene $C_{10}H_{16}$ Exact Mass: 136.13	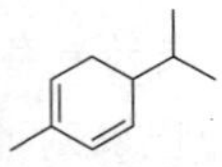 *α*-水芹烯 *α*-Phellandrene
γ-松油烯 *γ*-Terpinene $C_{10}H_{16}$ Exact Mass: 136.13	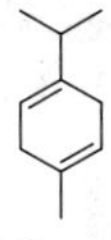 *γ*-松油烯 *γ*-Terpinene	石竹烯 Caryophyllene $C_{15}H_{24}$ Exact Mass: 204.19	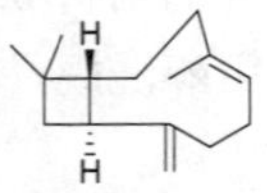 石竹烯 Caryophyllene
异石竹烯 Isocaryophyllene $C_{15}H_{24}$ Exact Mass: 204.19	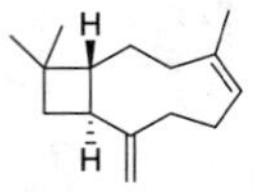 异石竹烯 Isocaryophyllene	石竹烯氧化物 Caryophyllene oxide $C_{15}H_{24}O$ Exact Mass: 220.18	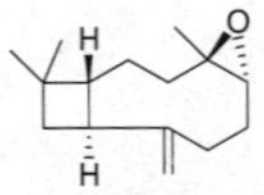 石竹烯氧化物 Caryophyllene oxide
杜鹃烯 D Germacrene D $C_{15}H_{24}$ Exact Mass: 204.19	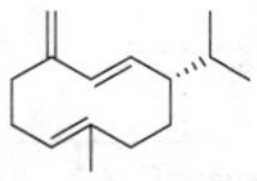 杜鹃烯 D Germacrene D	3-蒈烯 3-Carene $C_{10}H_{16}$ Exact Mass: 136.13	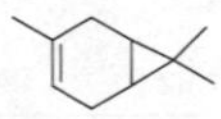 3-蒈烯 3-Carene
柠檬烯 Limonene $C_{10}H_{16}$ Exact Mass: 136.13	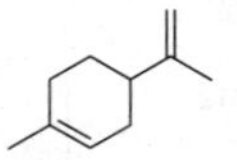 柠檬烯 Limonene	反罗勒烯 *trans*-Ocimene $C_{10}H_{16}$ Exact Mass: 136.13	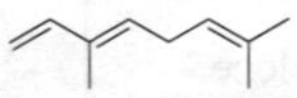 反罗勒烯 *trans*-Ocimene
松油烯 Terpinolene $C_{10}H_{16}$ Exact Mass: 136.13	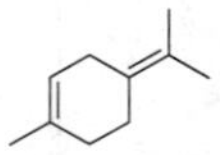 松油烯 Terpinolene	芳樟醇 Linalool $C_{10}H_{18}O$ Exact Mass: 154.14	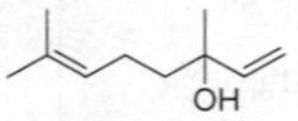 芳樟醇 Linalool
松油醇 Terpineol $C_{10}H_{18}O$ Exact Mass: 154.14	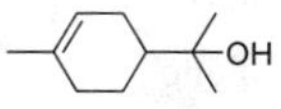 松油醇 Terpineol	榄香醇 Elemol $C_{15}H_{26}O$ Exact Mass: 222.20	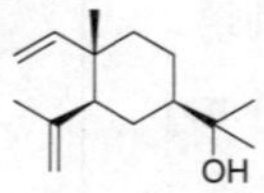 榄香醇 Elemol
τ-依兰醇 *τ*-Muurolol $C_{15}H_{26}O$ Exact Mass: 222.20	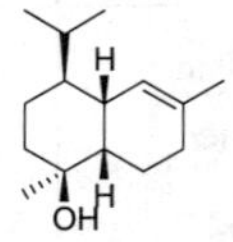 *τ*-依兰醇 *τ*-Muurolol	桃柘酮 Totarol $C_{20}H_{30}O$ Exact Mass: 286.23	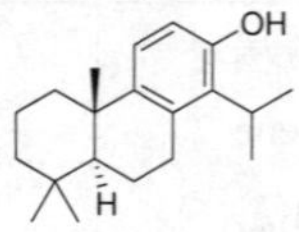 桃柘酮 Totarol
铁锈醇 Ferruginol $C_{20}H_{28}O$ Exact Mass: 284.21	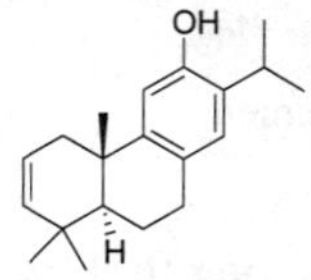 铁锈醇 Ferruginol	醋酸冰片酯 Bornyl acetate $C_{12}H_{20}O_2$ Exact Mass: 196.15	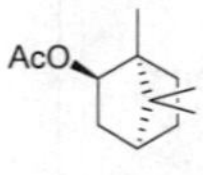 醋酸冰片酯 Bornyl acetate
乙酸松油酯 Terpinyl acetate $C_{12}H_{20}O_2$ Exact Mass: 196.15	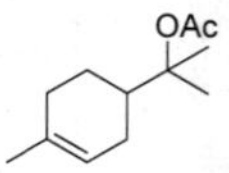 乙酸松油酯 Terpinyl acetate	乙酸里哪酯 Linalyl acetate $C_{12}H_{20}O_2$ Exact Mass: 196.15	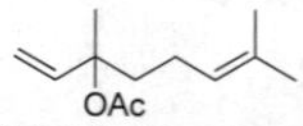 乙酸里哪酯 Linalyl acetate

续表

中英文名、化学式及相对分子质量	结构图	中英文名、化学式及相对分子质量	结构图
3-己烯-1-醇 苯甲酸酯 3-Hexen-1-ol benzoate $C_{13}H_{16}O_2$ Exact Mass: 204.12	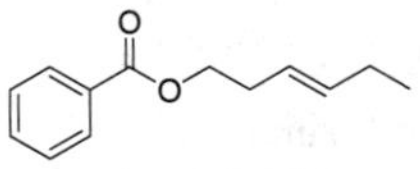 3-己烯-1-醇 苯甲酸酯 3-Hexen-1-ol benzoate	柏木醇 Cedrol $C_{15}H_{26}O$ Exact Mass: 222.20	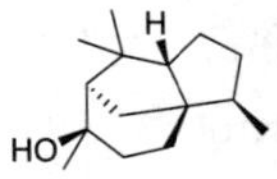 柏木醇 Cedrol
肉豆蔻酸 Myristic acid $C_{14}H_{28}O_2$ Exact Mass: 228.21	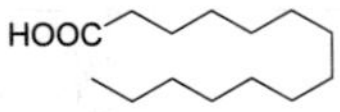 肉豆蔻酸 Myristic acid	棕榈酸 Palmitic acid $C_{16}H_{32}O_2$ Exact Mass: 256.24	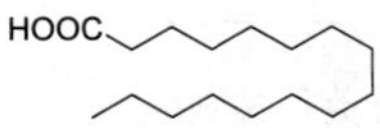 棕榈酸 Palmitic acid
异海松酸 Isopimaric acid $C_{20}H_{30}O_2$ Exact Mass: 302.22	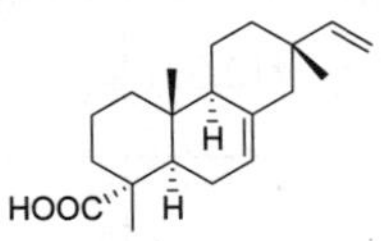 异海松酸 Isopimaric acid	槲皮素 Quercetin $C_{15}H_{10}O_7$ Exact Mass: 302.04	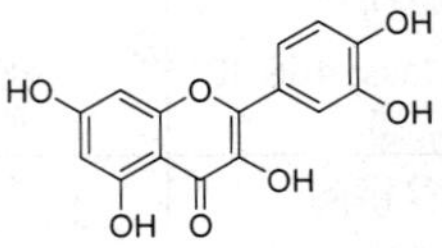 槲皮素 Quercetin
β-桉叶醇 β-Eudesmol $C_{15}H_{26}O$ Exact Mass: 222.20	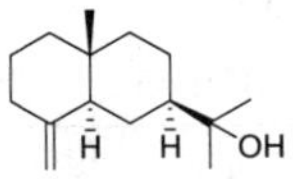 β-桉叶醇 β-Eudesmol		

除以上化学成分外，侧柏叶还含有 α,α,4,8-四甲基-3,7-环癸二烯-1-甲醇等。

佩兰

Peilan

EUPATORII HERBA

【化学成分】

表 1-8-32a 佩兰主要化学成分[104]

中英文名、化学式及相对分子质量	结构图	中英文名、化学式及相对分子质量	结构图
5-甲基-2-异丙基苯甲醚 5-Methyl-2-isopropyl-methylphenyl ether $C_{11}H_{16}O$ Exact Mass: 164.12	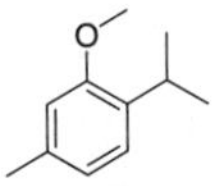 5-甲基-2-异丙基苯甲醚 5-Methyl-2-isopropyl-methylphenyl ether	宁德洛非碱 Lindelofine $C_{15}H_{27}NO_4$ Exact Mass: 285.19	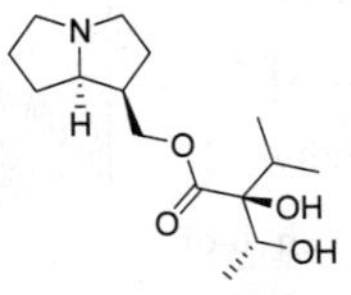 宁德洛非碱 Lindelofine
仰卧天芥菜碱 Supinin $C_{15}H_{25}NO_4$ Exact Mass: 283.18	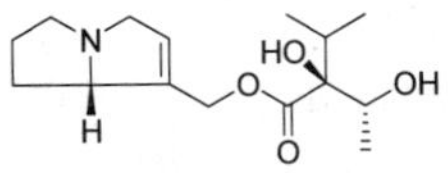 仰卧天芥菜碱 Supinin	乙酸橙花醇酯 Neryl acetate $C_{12}H_{20}O_2$ Exact Mass: 196.15	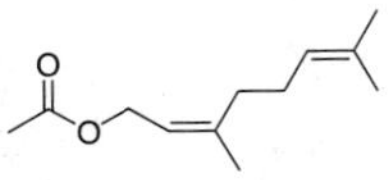 乙酸橙花醇酯 Neryl acetate
β-香树脂醇棕榈酸酯 β-Amyrin palmitate $C_{46}H_{80}O_2$ Exact Mass: 664.62	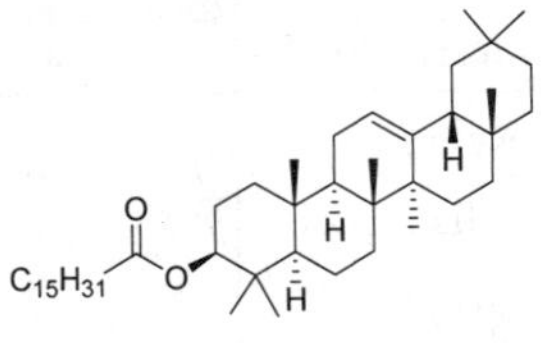 β-香树脂醇棕榈酸酯 β-Amyrin palmitate	β-香树脂醇乙酸酯 β-Amyrin acetate $C_{32}H_{52}O_2$ Exact Mass: 468.40	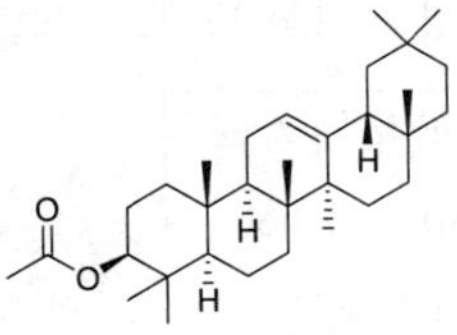 β-香树脂醇乙酸酯 β-Amyrin acetate

续表

中英文名、化学式及相对分子质量	结构图	中英文名、化学式及相对分子质量	结构图
蒲公英甾醇 Taraxasterol $C_{30}H_{50}O$ Exact Mass: 426.39	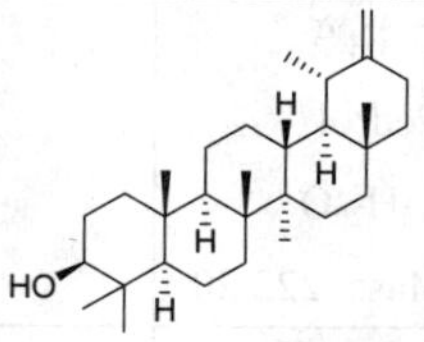 蒲公英甾醇 Taraxasterol	棕榈酸蒲公英甾醇酯 Taraxasteryl palmitate $C_{46}H_{80}O_2$ Exact Mass: 664.62	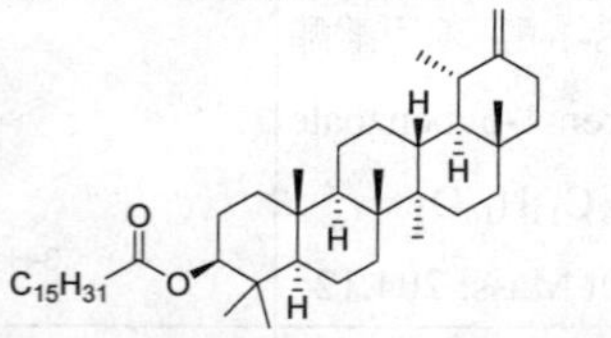 棕榈酸蒲公英甾醇酯 Taraxasteryl palmitate
乙酸蒲公英甾醇酯 Taraxasteryl acetate $C_{32}H_{52}O_2$ Exact Mass: 468.40	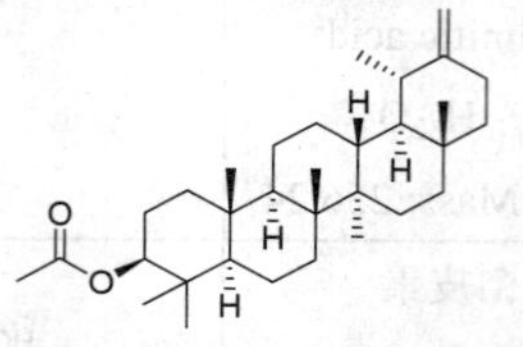 乙酸蒲公英甾醇酯 Taraxasteryl acetate	豆甾烯醇 Stigmastenol $C_{29}H_{48}O$ Exact Mass: 412.37	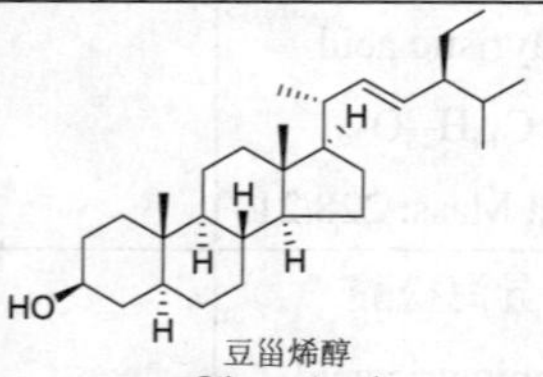 豆甾烯醇 Stigmastenol
β-谷甾醇 *β*-Sitosterol $C_{29}H_{50}O$ Exact Mass: 414.39	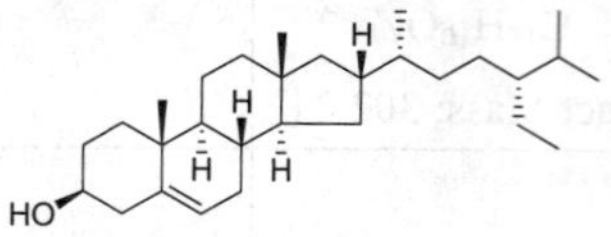 *β*-谷甾醇 *β*-Sitosterol	二十八醇 Octacosanol $C_{28}H_{58}O$ Exact Mass: 410.45	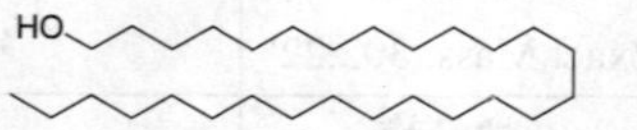 二十八醇 Octacosanol
棕榈醇 Palmityl alcohol $C_{16}H_{34}O$ Exact Mass: 242.26	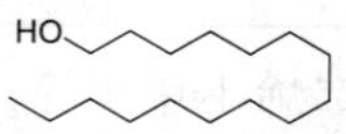 棕榈醇 Palmityl alcohol	3,7-二甲基-1,6-辛二烯-3-醇 3,7-Dimethyl-1,6-octadien-3-ol $C_{10}H_{18}O$ Exact Mass: 154.14	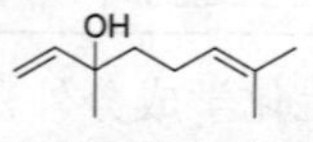 3,7-二甲基-1,6-辛二烯-3-醇 3,7-Dimethyl-1,6-octadien-3-ol
(*Z*)-3,7-二甲基-2,6-辛二烯-1-醇 (*Z*)-3,7-Dimethyl-2,6-octadien-1-ol $C_{10}H_{18}O$ Exact Mass: 154.14	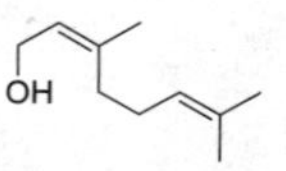 (*Z*)-3,7-二甲基-2,6-辛二烯-1-醇 (*Z*)-3,7-Dimethyl-2,6-octadien-1-ol	3,7-二甲基-1,6-辛二烯-1-醇丁酸酯 3,7-Dimethyl-1,6-octadien-1-ol butyrate $C_{14}H_{24}O_2$ Exact Mass: 224.18	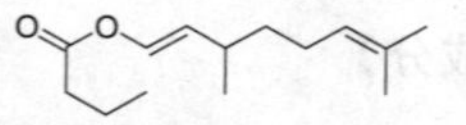 3,7-二甲基-1,6-辛二烯-1-醇丁酸酯 3,7-Dimethyl-1,6-octadien-1-ol butyrate
顺-1-甲基-4-(1-甲乙基)-2-环已烯-1-醇 *cis*-1-Methyl-4-(1-methylethyl)-2-cyclohexen-1-ol $C_{10}H_{18}O$ Exact Mass: 154.14	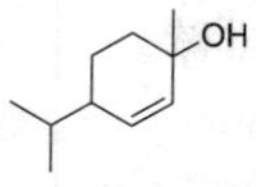 顺-1-甲基-4-(1-甲乙基)-2-环已烯-1-醇 *cis*-1-Methyl-4-(1-methylethyl)-2-cyclohexen-1-ol	4-(1-甲乙基)苯甲醇 4-(1-Methylethyl)-benzenemethanol $C_9H_{12}O$ Exact Mass: 136.09	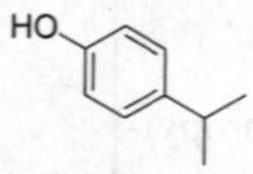 4-(1-甲乙基)苯甲醇 4-(1-Methylethyl)-benzenemethanol
α-松油醇 *α*-Terpineol $C_{10}H_{18}O$ Exact Mass: 154.14	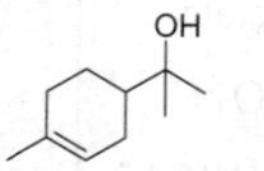 *α*-松油醇 *α*-Terpineol	紫罗醇 Butylated hydroxytoluene $C_{15}H_{24}O$ Exact Mass: 220.18	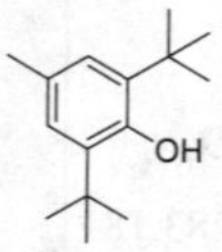 紫罗醇 Butylated hydroxytoluene
(−)-匙叶按油烯醇 (−)-Spathulenol $C_{15}H_{24}O$ Exact Mass: 220.18	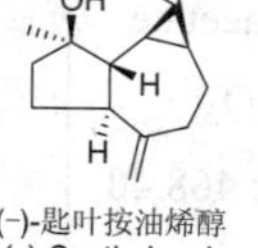 (−)-匙叶按油烯醇 (−)-Spathulenol	绿叶醇 Patchouli alcohol $C_{15}H_{26}O$ Exact Mass: 222.20	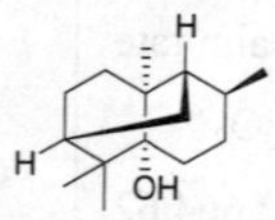 绿叶醇 Patchouli alcohol

续表

中英文名、化学式及相对分子质量	结构图	中英文名、化学式及相对分子质量	结构图
α-蒎烯 α-Pinene $C_{10}H_{16}$ Exact Mass: 136.13	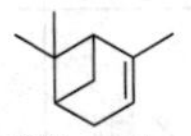 α-蒎烯 α-Pinene	β-蒎烯 β-Pinene $C_{10}H_{16}$ Exact Mass: 136.13	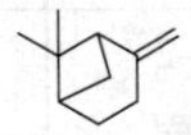 β-蒎烯 β-Pinene
α-水芹烯 α-Phellandrene $C_{10}H_{16}$ Exact Mass: 136.13	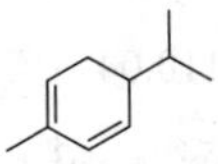 α-水芹烯 α-Phellandrene	对聚伞花素 p-Cymene $C_{10}H_{14}$ Exact Mass: 134.11	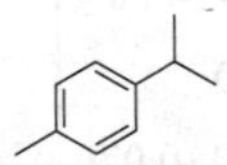 对聚伞花素 p-Cymene
d-柠檬烯 d-Limonene $C_{10}H_{16}$ Exact Mass: 136.13	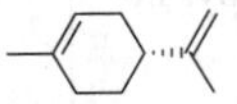 d-柠檬烯 d-Limonene	α-石竹烯 α-Caryophyllene $C_{15}H_{24}$ Exact Mass: 204.19	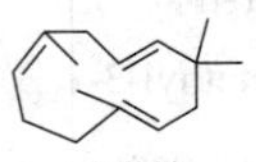 α-石竹烯 α-Caryophyllene
石竹烯氧化物 Caryophyllene oxide $C_{15}H_{24}O$ Exact Mass: 220.18	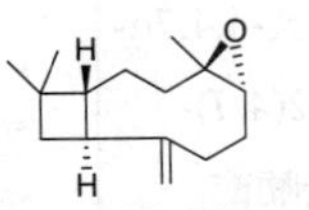 石竹烯氧化物 Caryophyllene oxide	(+)-表-双环倍半水芹烯 (+)-*epi*-Bicyclosesquiphellandrene $C_{15}H_{24}$ Exact Mass: 204.19	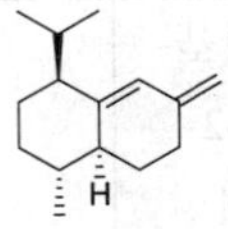 (+)-表-双环倍半水芹烯 (+)-*epi*-Bicyclosesquiphellandrene
α-可巴烯 α-Copaene $C_{15}H_{24}$ Exact Mass: 204.19	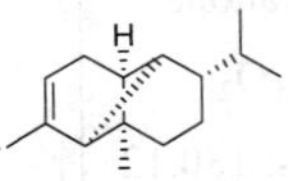 α-可巴烯 α-Copaene	α-荜澄茄油烯 α-Cubebene $C_{15}H_{24}$ Exact Mass: 204.19	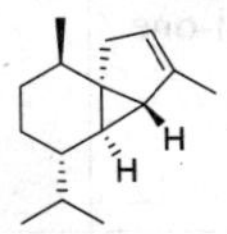 α-荜澄茄油烯 α-Cubebene
杜鹃烯 D(吉马烯 D) Germacrene D $C_{15}H_{24}$ Exact Mass: 204.19	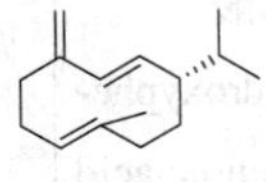 杜鹃烯 D (吉马烯D) Germacrene D	α-木罗烯 α-Muurolene $C_{15}H_{24}$ Exact Mass: 204.19	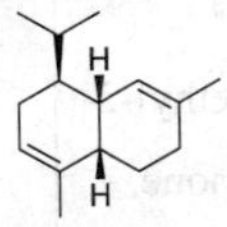 α-木罗烯 α-Muurolene
桉烷-4(14)-11-二烯 Eudesma-4(14),11-diene $C_{15}H_{24}$ Exact Mass: 204.19	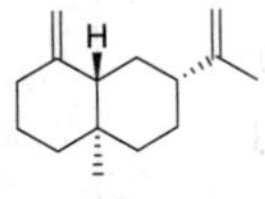 桉烷-4(14)-11-二烯 Eudesma-4(14),11-diene	6,10-二甲基-3-次亚甲基-1-环癸烯 6,10-Dimethyl-3-methylene-1-cyclodecene $C_{13}H_{22}$ Exact Mass: 178.17	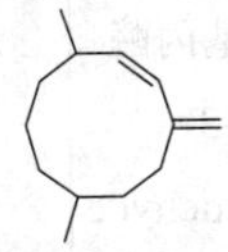 6,10-二甲基-3-次亚甲基-1-环癸烯 6,10-Dimethyl-3-methylene-1-cyclodecene
顺,顺,顺-1,1,4,8-四甲基-4,7,10-环十一烯 *cis,cis,cis*-1,1,4,8-Tetramethyl-4,7,10-cycloundecatriene $C_{15}H_{24}$ Exact Mass: 204.19	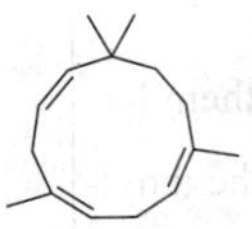 顺, 顺, 顺-1,1,4,8-四甲基-4,7,10-环十一烯 *cis,cis,cis*-1,1,4,8-Tetramethyl-4,7,10-cycloundecatriene	(±)-1,7,7-三甲基-双环[2,2,1]庚-二酮 (±)-1,7,7-Trimethyl-bicyclo[2,2,1]heptan-2-one $C_9H_{14}O$ Exact Mass: 138.10	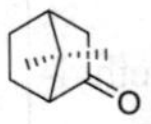 (±)-1,7,7-三甲基-双环[2,2,1]庚-二酮 (±)-1,7,7-Trimethyl-bicyclo[2,2,1]heptan-2-one

续表

中英文名、化学式及相对分子质量	结构图	中英文名、化学式及相对分子质量	结构图
3,4-二甲基-2-环戊烯-1-酮 3,4-Dimethyl-2-cyclopenten-1-one $C_7H_{10}O$ Exact Mass: 110.07	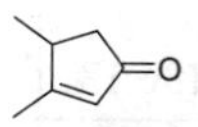 3,4-二甲基-2-环戊烯-1-酮 3,4-Dimethyl-2-cyclopenten-1-one	1-(2-呋喃基)-乙酮 1-(2-Furanyl)-ethanone $C_6H_6O_2$ Exact Mass: 110.04	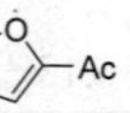 1-(2-呋喃基)-乙酮 1-(2-Furanyl)-ethanone
2,2,5,5-四甲基-3-环戊烯-1-酮 2,2,5,5-Tetrimethyl-3-cyctopenten-l-one $C_9H_{14}O$ Exact Mass: 138.1	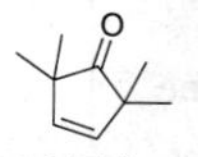 2,2,5,5-四甲基-3-环戊烯-1-酮 2,2,5,5-Tetrimethyl-3-cyctopenten-l-one	2*H*-1-苯并吡喃-2-酮 2*H*-1-Benzopyran-2-one $C_9H_6O_2$ Exact Mass: 146.04	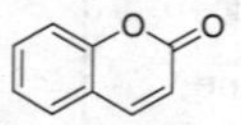 2*H*-1-苯并吡喃-2-酮 2*H*-1-Benzopyran-2-one
反-4-羟基-3-甲基-6-(1-甲乙基)-2-环己烯-1-酮 *trans*-4-Hydroxy-3-methyl-6-(1-methylethyl)-2-cyclohexen-l-one $C_{10}H_{16}O_2$ Exact Mass: 168.12	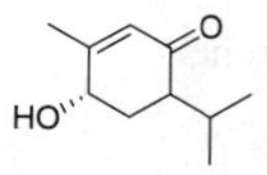 反-4-羟基-3-甲基-6-(1-甲乙基)-2-环己烯-1-酮 *trans*-4-Hydroxy-3-methyl-6-(1-methylethyl)-2-cyclohexen-l-one	5,6,7,7*α*-四氢-4,4,7*α*-三甲基-2(4*H*)-苯并呋喃酮 5,6,7,7*α*-Tetrahydro-4,4,7*α*-trimethyl-2(4*H*)-benzofuranone $C_{11}H_{16}O_2$ Exact Mass: 180.12	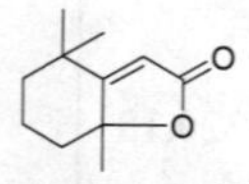 5,6,7,7*α*-四氢-4,4,7*α*-三甲基-2(4*H*)-苯并呋喃酮 5,6,7,7*α*-Tetrahydro-4,4,7*α*-trimethyl-2(4*H*)-benzofuranone
6,10,14-三甲基-2-十五酮 6,10,14-Trimethyl-2-pentadecanone $C_{18}H_{36}O$ Exact Mass: 268.28	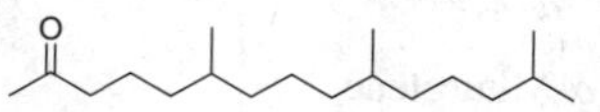 6,10,14-三甲基-2-十五酮 6,10,14-Trimethyl-2-pentadecanone	(*E*)-3-(2-羟基苯基)-2-丙烯酸 (*E*)-3-(2-Hydroxyphenyl)-2-propenoic acid $C_9H_8O_3$ Exact Mass: 164.05	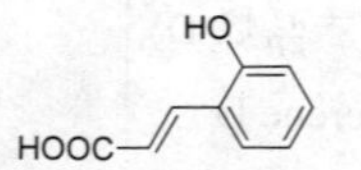 (*E*)-3-(2-羟基苯基)-2-丙烯酸 (*E*)-3-(2-Hydroxyphenyl)-2-propenoic acid
2-甲基-3-苯基丙醛 2-Methyl-3-hydrocinnamaldehyde $C_{10}H_{12}O$ Exact Mass: 148.09	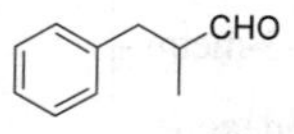 2-甲基-3-苯基丙醛 2-Methyl-3-hydrocinnamaldehyde	百里酚 Thymol $C_{10}H_{14}O$ Exact Mass: 150.10	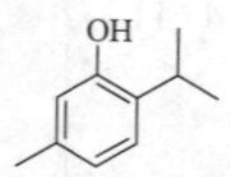 百里香酚　Thymol
2-甲基-5-(1-甲乙基)苯酚 2-Methyl-5-(1-methylethyl)-phenol $C_{10}H_{14}O$ Exact Mass: 150.10	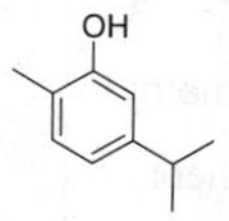 2-甲基-5-(1-甲乙基)苯酚 2-Methyl-5-(1-methylethyl)-phenol	3-甲基-1-乙烯基-1,5-二甲基-4-己烯基丁酸酯 3-Methyl-1-ethenyl-1,5-dimethyl-4-hexenyl-butanoic acid ester $C_{15}H_{26}O_2$ Exact Mass: 238.19	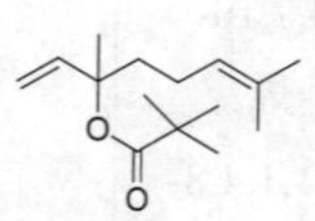 3-甲基-1-乙烯基-1,5-二甲基-4-己烯基丁酸酯 3-Methyl-1-ethenyl-1,5-dimethyl-4-hexenyl-butanoic acid ester

续表

中英文名、化学式及相对分子质量	结构图	中英文名、化学式及相对分子质量	结构图
4,7-二甲基-3-异丙基四氢化萘 Epizonarene $C_{15}H_{24}$ Exact Mass: 204.19	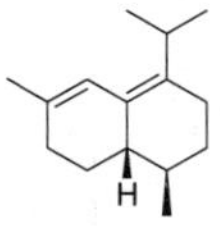 4,7-二甲基-3-异丙基四氢化萘 Epizonarene	2-甲基十八烷 2-Methyl-octadecane $C_{19}H_{40}$ Exact Mass: 268.31	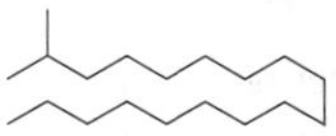 2-甲基十八烷 2-Methyl-octadecane
顺-1,2-二甲基-3-亚甲基环戊烷 *cis*-1,2-Dimethyl-3-methylene-cyclopentane C_8H_{14} Exact Mass: 110.11	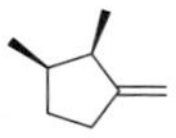 顺-1,2-二甲基-3-亚甲基环戊烷 *cis*-1,2-Dimethyl-3-methylene-cyclopentane	十八烷 Octadecane $C_{18}H_{38}$ Exact Mass: 254.3	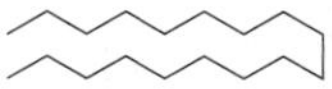 十八烷 Octadecane
棕榈酸 Palmitic acid $C_{16}H_{32}O_2$ Exact Mass: 256.24	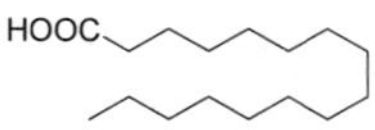 棕榈酸 Palmitic acid	二十烷 Eicosane $C_{20}H_{42}$ Exact Mass: 282.33	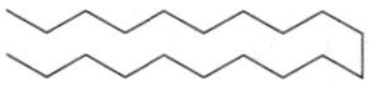 二十烷 Eicosane

表 1-8-32b 佩兰其他主要化学成分[104]

中文名	中文名
(*Z*)-丙酸根-3,7-二甲基-2,6-辛二烯-1-醇	反-1-甲基-4-(1-甲乙基)-2-环己烯-1-醇
6-异丙烯基-4,8*α*-二甲-1,2,3,5,6,7,8,8*α*-八氢-萘-2-醇	芹子-6-烯-4-醇
2-甲基-5-(1-甲乙基)-单环氧化物-1,3-环己二烯	(1*α*,4*αβ*,8*βα*)-1,2,3,4,4*α*,5,6,8*α*-八氢-7-甲基-4-亚甲基-1-异丙基萘
1S-顺-1,2,3,5,6,8*α*-六氢-4,7-二甲基-1-(1-甲乙基)萘	

金果榄

Jinguolan

TINOSPORAE RADIX

【化学成分】

表 1-8-33a 金果榄主要化学成分[105～108]

中英文名、化学式及相对分子质量	结构图	中英文名、化学式及相对分子质量	结构图
防己碱 Palmatine $C_{21}H_{22}NO_4^+$ Exact Mass: 352.15	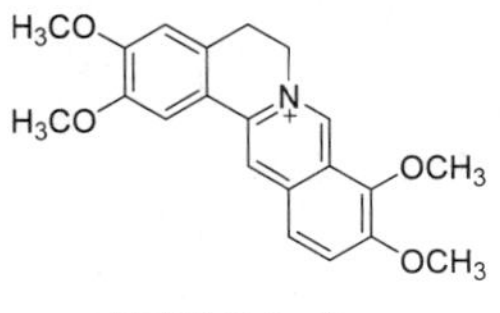 防己碱 Palmatine	药根碱 Jatrorrhizine $C_{20}H_{20}NO_4^+$ Exact Mass: 338.14	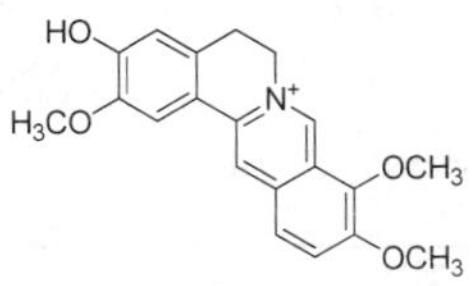 药根碱 Jatrorrhizine
非洲防己碱 Columbamine $C_{20}H_{20}NO_4^+$ Exact Mass: 338.14	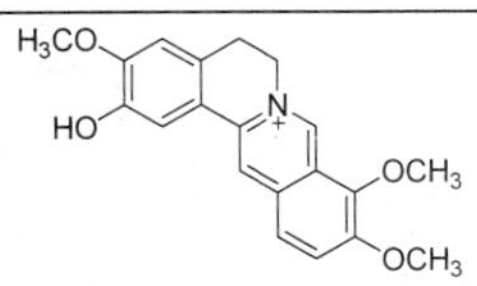 非洲防己碱 Columbamine	千金藤碱 Stepharanine $C_{19}H_{18}NO_4^+$ Exact Mass: 324.12	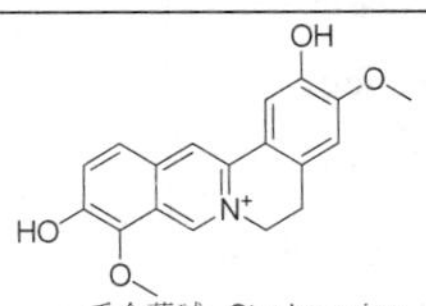 千金藤碱 Stepharanine

续表

中英文名、化学式及相对分子质量	结构图	中英文名、化学式及相对分子质量	结构图
蝙蝠葛碱 Menisperine $C_{21}H_{26}NO_4^+$ Exact Mass: 356.19	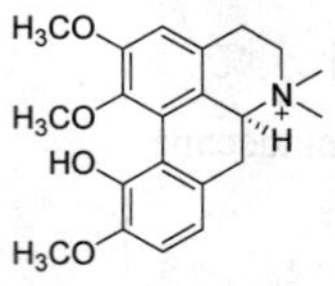 蝙蝠葛碱 Menisperine	木兰花碱 Magnoflorine $C_{20}H_{24}NO_4^+$ Exact Mass: 342.17	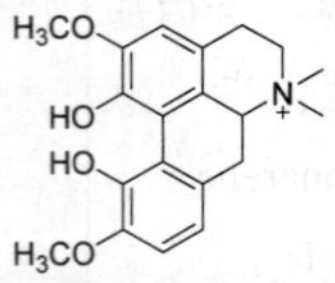 木兰花碱 Magnoflorine
非洲防己苦素 (青牛胆苦素) Columbin $C_{20}H_{22}O_6$ Exact Mass: 358.14	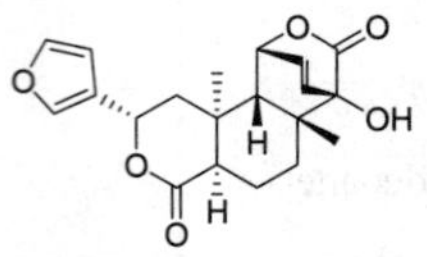 非洲防己苦素(青牛胆苦素) Columbin	异非洲防己苦素 Isocolumbin $C_{20}H_{22}O_6$ Exact Mass: 358.14	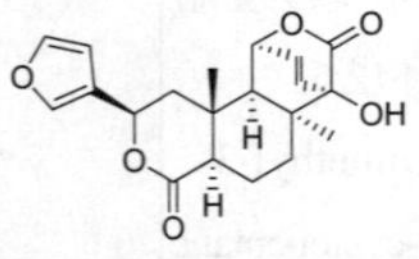 异非洲防己苦素 Isocolumbin
20-羟基蜕皮甾酮 20-Hydroxyecdysone $C_{27}H_{44}O_7$ Exact Mass: 480.31	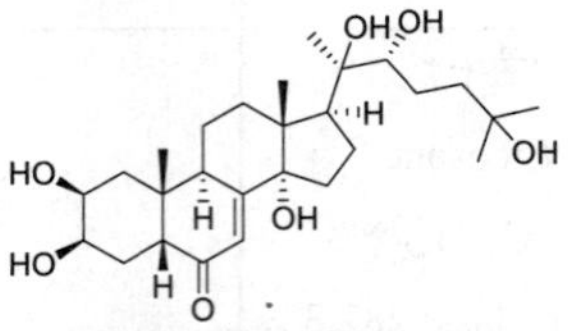 20-羟基蜕皮甾酮 20-Hydroxyecdysone	2-去氧-20-羟基蜕皮甾酮 2-Deoxy-20-hydroxy-ecdysone $C_{27}H_{44}O_6$ Exact Mass: 464.31	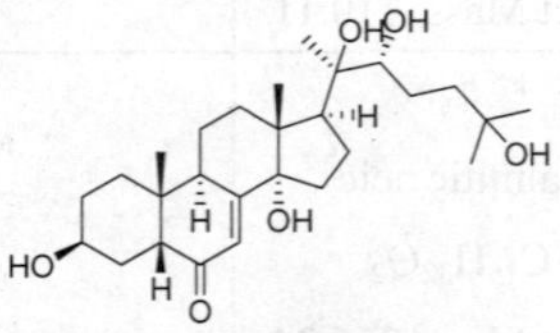 2-去氧-20-羟基蜕皮甾酮 2-Deoxy-20-hydroxyecdysone
2-去氧-20-羟基蜕皮甾酮-3-*β*-D-吡喃葡萄糖苷 2-Deoxy-20-hydroxy-ecdysone-3-*β*-D-glucopyranoside $C_{33}H_{54}O_{11}$ Exact Mass: 626.37	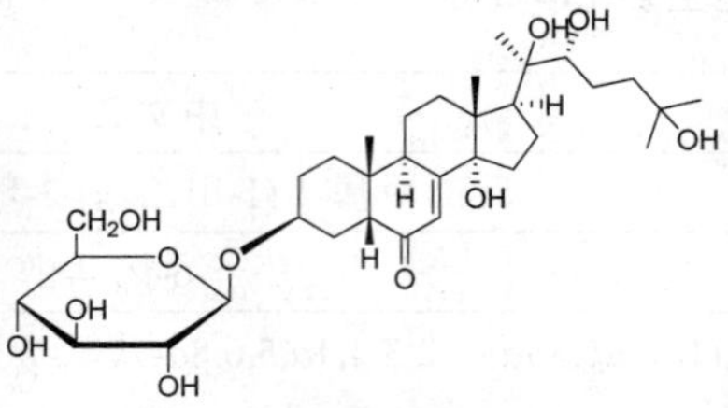 2-去氧-20-羟基蜕皮甾酮-3-*β*-D-吡喃葡萄糖苷 2-Deoxy-20-hydroxyecdysone-3-*β*-D-glucopyranoside	罗汉松甾酮 A Makisterone A $C_{28}H_{46}O_7$ Exact Mass: 494.32	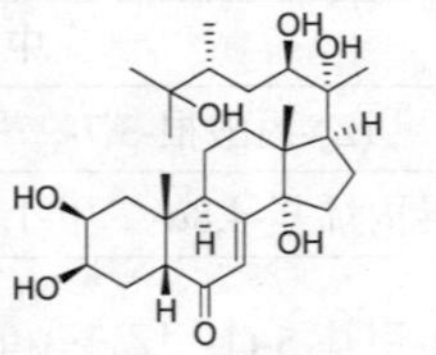 罗汉松甾酮 A　Makisterone A
β-香树脂醇 *β*-Amyrin $C_{30}H_{50}O$ Exact Mass: 426.39	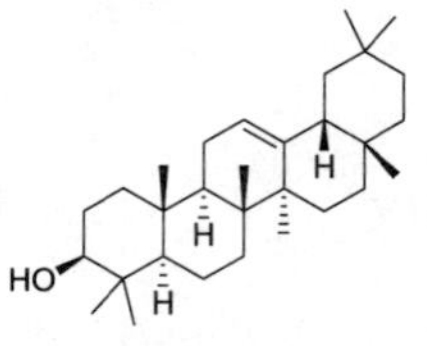 *β*-香树脂醇　*β*-Amyrin	金果榄苷 Tinoside $C_{26}H_{32}O_{11}$ Exact Mass: 520.19	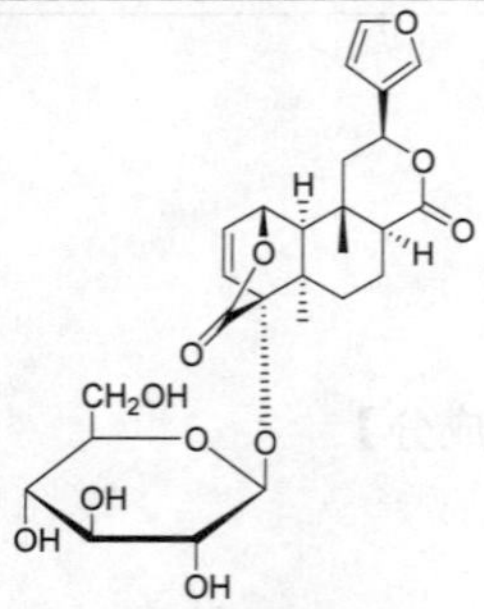 金果榄苷　Tinoside
丁香苷 Syringin $C_{17}H_{24}O_9$ Exact Mass: 372.14	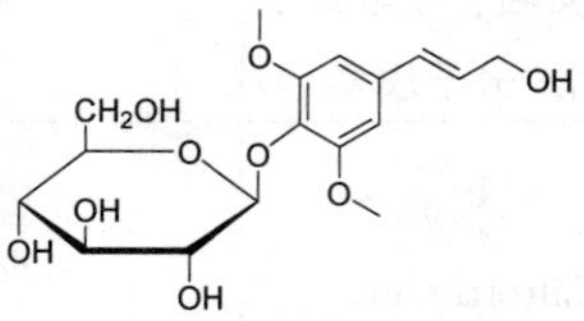 丁香苷　Syringin	二十六醇 Hexacosanol $C_{26}H_{54}O$ Exact Mass: 382.42	HO-$(CH_2)_{25}$— 二十六醇 Hexacosanol
去氧黄藤苦素 Fibleucin $C_{20}H_{20}O_6$ Exact Mass: 356.13	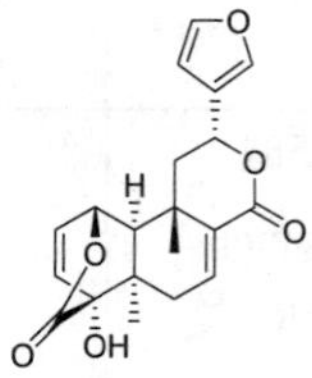 去氧黄藤苦素　Fibleucin		

表 1-8-33b 金果榄其他主要化学成分[105~108]

中文名	中文名
异非洲防己碱	去氢分离木瓣树胺
2,3-二甲基-9,10-二羟基-*N*-甲基四氢原小檗碱	*S*-反-*N*-甲基四氢非洲防己碱
S-反-轮环藤酚碱	阿魏酸二十二酯
2-去氧-甲壳甾酮	24-表罗汉松甾酮A
二十八酸	二十八醇

【分析方法】

1 高效液相色谱法测定金果榄中盐酸药根碱与盐酸巴马汀含量[107]

1.1 仪器

戴安 UltiMate™ 3000 型高效液相色谱仪。

1.2 色谱条件

色谱柱：Diamonsil™ C_{18} 柱(250mm×4.6mm，5μm)；流动相：甲醇-水(50∶50，含四甲基乙二胺 3.5mL/L，用磷酸调节 pH 至 7.5)；流速 1.0mL/min；检测波长 345nm；柱温 25℃；分析时间 8min。

1.3 对照品溶液的制备

称取盐酸药根碱和盐酸巴马汀对照品，用适量甲醇溶解。

1.4 供试品溶液的制备

称取粉碎的药材 1g，用甲醇 25mL 回流提取 1h，滤过，蒸干，再用甲醇溶解并定容至 5mL，即得。

2 非水毛细管电泳法测定金果榄中巴马汀和药根碱含量[108]

2.1 仪器

Agilent HP^{3D} 毛细管电泳仪，配有二极管阵列检测器。

2.2 色谱条件

石英毛细管(50.0cm×75μm，有效长度 41.5cm)；缓冲液：75mmol/L 醋酸铵-0.1%冰醋酸甲醇溶液；分离电压 15kV；毛细管温度 25℃；检测波长 265nm；进样 30mbar·5s；分析时间约 7min。

2.3 对照品溶液的制备

精密称取巴马汀和药根碱对照品适量，用甲醇溶解。

2.4 供试品溶液的制备

称取金果榄粉末 0.5g，精密称定于 10mL 量瓶中，用 10 倍量甲醇浸泡 1h 后超声提取 1h，然后用甲醇定容，离心，取上清液，即得。对照品和供试品溶液的电泳图如图 1-8-1 所示。

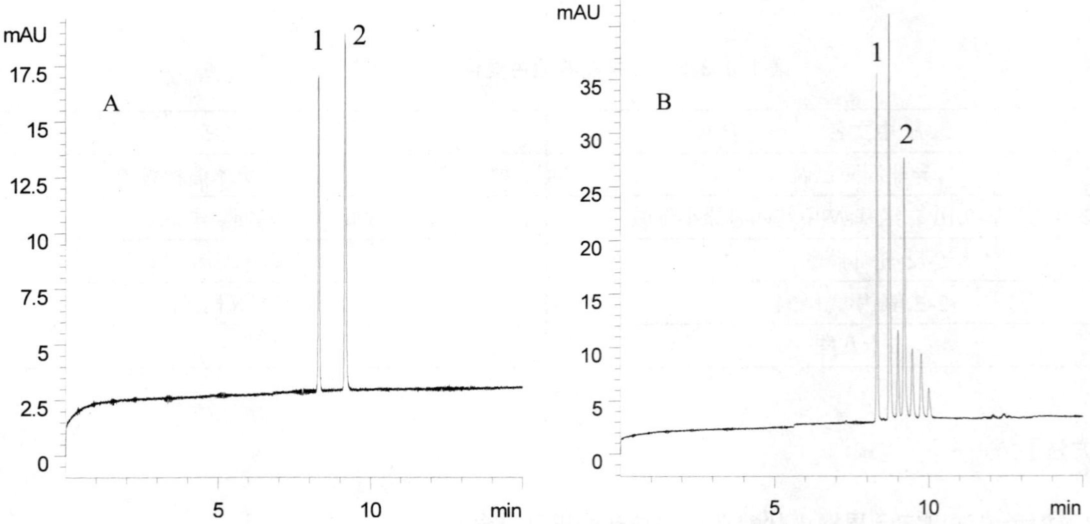

图 1-8-1 金果榄对照品和供试品电泳图

A. 对照品；B. 金果榄供试品

1. 巴马汀；2. 药根碱

金沸草

Jinfeicao

INULAE HERBA

【化学成分】

表 1-8-34 金沸草主要化学成分[109]

中英文名、化学式及相对分子质量	结构图	中英文名、化学式及相对分子质量	结构图
大花旋覆花内酯 Britannilactone $C_{15}H_{22}O_4$ Exact Mass: 266.15	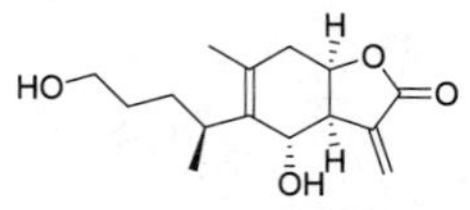 大花旋覆花内酯 Britannilactone	乙酰大花旋覆花内酯 1-*O*-Acetyl-britannilactone $C_{17}H_{24}O_5$ Exact Mass: 308.16	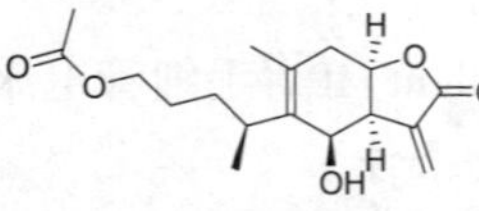 乙酰大花旋覆花内酯 1-O-Acetyl-britannilactone
双乙酰大花旋覆花内酯 1,6-*O*,*O*-Diacetylbritannilactone $C_{19}H_{26}O_6$ Exact Mass: 350.17	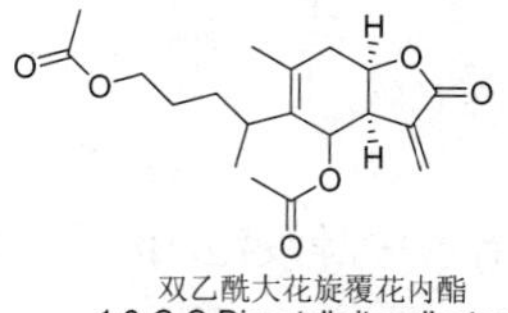 双乙酰大花旋覆花内酯 1,6-*O*,*O*-Diacetylbritannilactone	旋覆花内酯 A Inuchinenolide A $C_{17}H_{22}O_5$ Exact Mass: 306.15	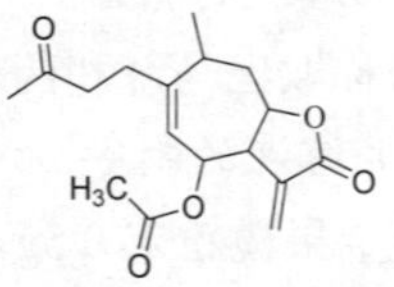 旋覆花内酯 A Inuchinenolide A
旋覆花内酯 B Inuchinenolide B $C_{17}H_{22}O_5$ Exact Mass: 306.15	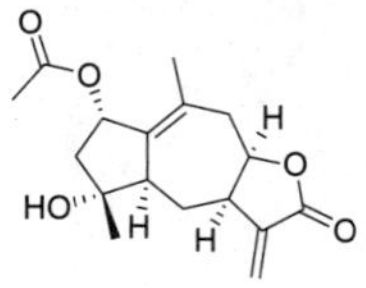 旋覆花内酯B Inuchinenolide B	旋覆花内酯 C Inuchinenolide C $C_{19}H_{26}O_7$ Exact Mass: 366.17	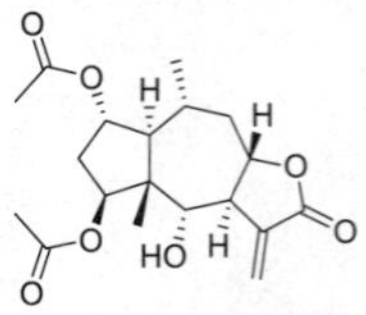 旋覆花内酯 C Inuchinenolide C
麦角内酯 Ergolide $C_{17}H_{22}O_5$ Exact Mass: 306.15	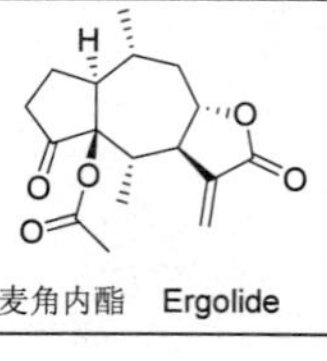 麦角内酯 Ergolide	天人菊内酯 Gaillardin $C_{17}H_{22}O_5$ Exact Mass: 306.15	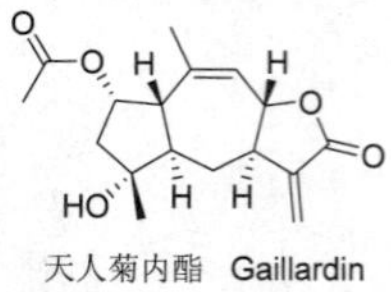 天人菊内酯 Gaillardin

续表

中英文名、化学式及相对分子质量	结构图	中英文名、化学式及相对分子质量	结构图
13(18)齐墩果烯-3-乙酸酯 Olean13(18)-en-3-acetate $C_{32}H_{52}O_2$ Exact Mass: 468.40	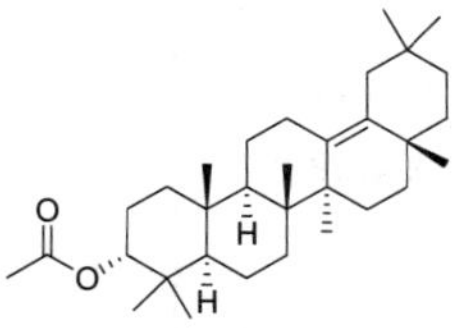 13(18)齐墩果烯-3-乙酸酯 Olean 13(18)-en-3-acetate	3*β*,16*β*-二羟基羽扇豆醇-3-棕榈酸酯 3*β*,16*β*-Dihydroxylupeol-3-palmitate $C_{46}H_{80}O_3$ Exact Mass: 680.61	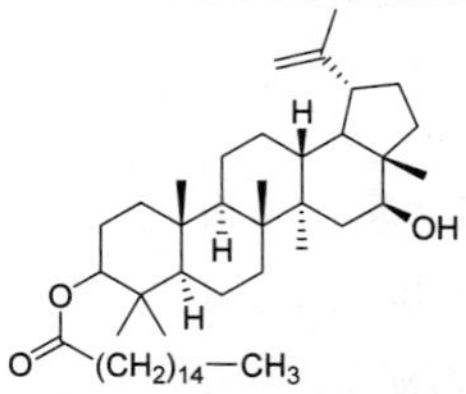 3*β*,16*β*-二羟基羽扇豆醇-3-棕榈酸酯 3*β*,16*β*-Dihydroxylupeol-3-palmitate
3*β*,16*β*-二羟基羽扇豆醇-3-肉豆蔻酸酯 3*β*,16*β*-Dihydroxylupeol-3-myristate $C_{44}H_{76}O_3$ Exact Mass: 652.58	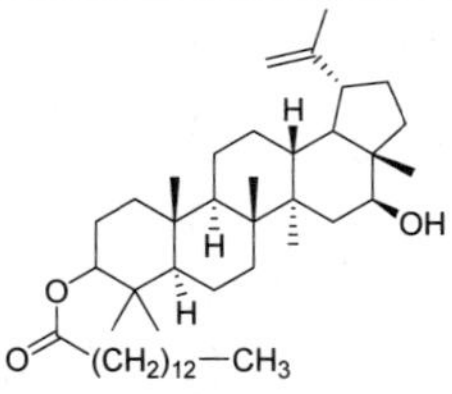 3β,16β-二羟基羽扇豆醇-3-肉豆蔻酸酯 3β,16β-Dihydroxylupeol-3-myristate	*β*-香树精棕榈酸酯 *β*-Amyrin palmitate $C_{46}H_{80}O_2$ Exact Mass: 664.62	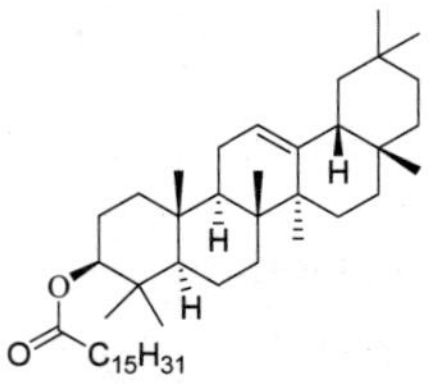 *β*-香树精棕榈酸酯 *β*-Amyrin palmitate
锦菊素 Bigelovin $C_{17}H_{20}O_5$ Exact Mass: 304.13	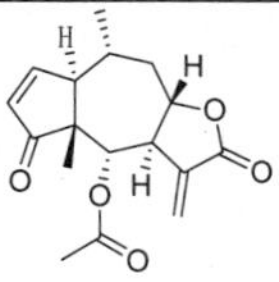 锦菊素 Bigelovin	山稔甲素 Tomentosin $C_{15}H_{20}O_3$ Exact Mass: 248.14	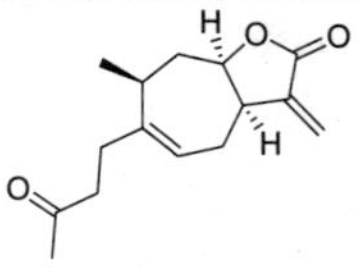 山稔甲素 Tomentosin
表木栓醇 *epi*-Friedelinol $C_{30}H_{52}O$ Exact Mass: 428.40	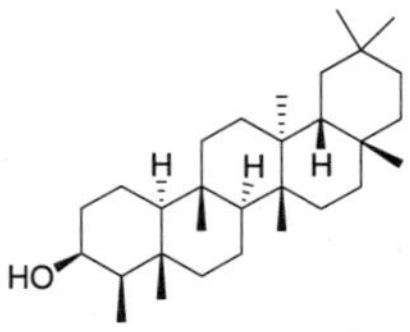 表木栓醇 *epi*-Friedelinol	胡萝卜苷 Daucosterol $C_{35}H_{60}O_6$ Exact Mass: 576.44	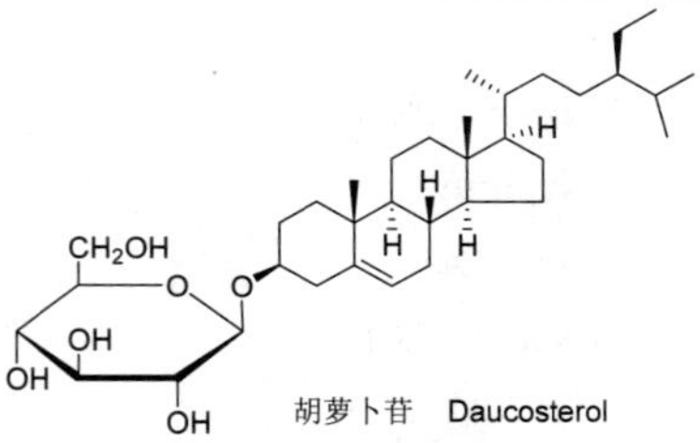 胡萝卜苷 Daucosterol
4-*epi*-Isoinuviscolide $C_{15}H_{20}O_3$ Exact Mass: 248.14	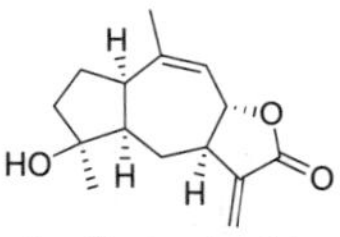 4-*epi*-Isoinuviscolide	6-羟基-3-硫酸基山柰酚 6-Hydroxykaempferol-3-sulphate $C_{16}H_{11}NaO_9S$ Exact Mass: 402.00	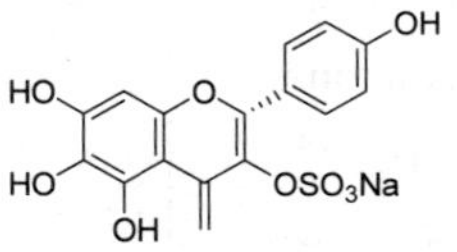 6-羟基-3-硫酸基山柰酚 6-Hydroxykaempferol-3-sulphate
3-硫酸基槲皮素 Quercetin-3-sulphate $C_{16}H_{11}NaO_9S$ Exact Mass: 402.00	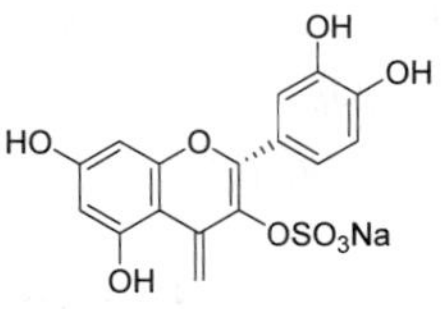 3-硫酸基槲皮素 Quercetin-3-sulphate	17-*O*-*β*-D-Glucopyranosyl-16*β*-*H*-*ent*-kauran-19-oic acid $C_{26}H_{42}O_8$ Exact Mass: 482.29	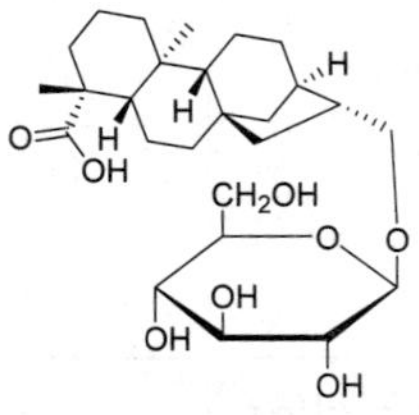 17-*O*-*β*-D-Glucopyranosyl-16*β*-*H*-*ent*-kauran-19-oic acid
17-*O*-*β*-D-Glucopyranosyl-16*β*-*H*-*ent*-kauran-19-oic acid-19-O-*β*-D-glucopyranoside $C_{32}H_{52}O_{13}$ Exact Mass: 644.34	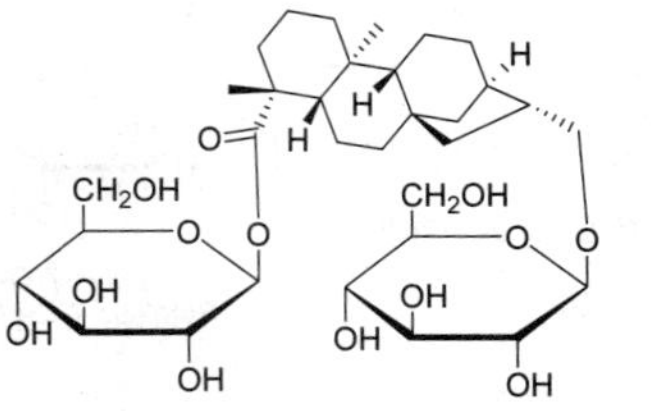 17-*O*-*β*-D-Glucopyranosyl-16*β*-*H*-*ent*-kauran-19-oic acid-19-*O*-*β*-D-glucopyranoside	土木香灵 8-*epi*-Helenalin $C_{15}H_{18}O_4$ Exact Mass: 262.12	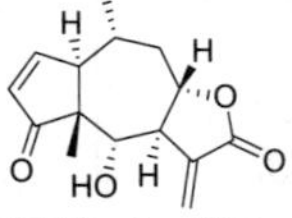 土木香灵 8-*epi*-Helenalin

续表

中英文名、化学式及相对分子质量	结构图	中英文名、化学式及相对分子质量	结构图
豚草素 Ivalin $C_{15}H_{20}O_3$ Exact Mass: 248.14	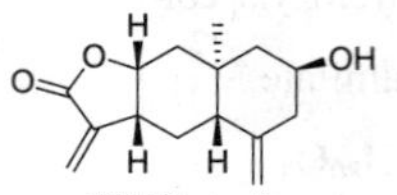 豚草素　Ivalin	异鼠李素-3-*O*-*β*-D-吡喃葡萄糖苷 Isorhamnetin-3-*O*-*β*-D-glucopyranoside $C_{22}H_{22}O_{12}$ Exact Mass: 478.40	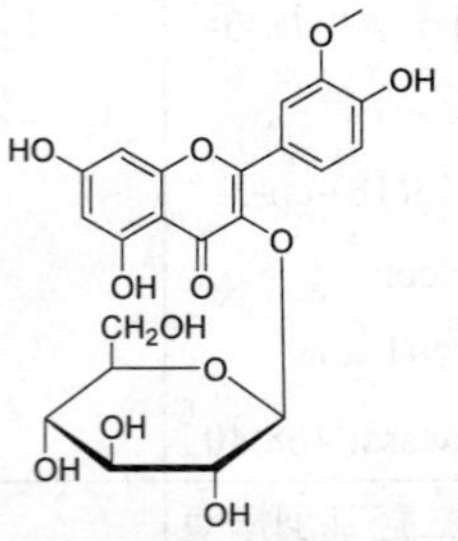 异鼠李素-3-*O*-*β*-D-吡喃葡萄糖苷 Isorhamnetin-3-*O*-*β*-D-glucopyranoside
鼠李素-3-*O*-*β*-D-吡喃葡萄糖苷 Rhamnetin-3-*O*-*β*-D-glucopyranoside $C_{22}H_{22}O_{12}$ Exact Mass: 478.40	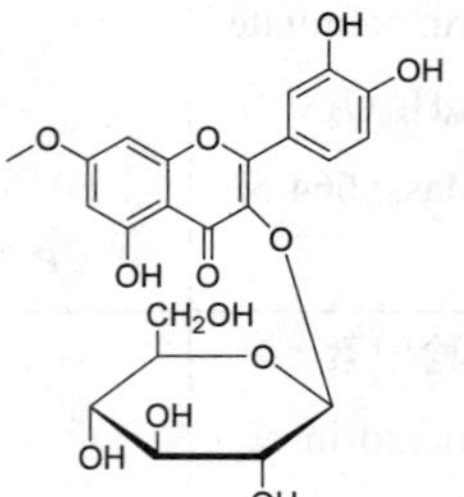 鼠李素-3-*O*-*β*-D-吡喃葡萄糖苷 Rhamnetin-3-*O*-*β*-D-glucopyranoside	山柰酚-3-*O*-*β*-D-吡喃葡萄糖苷 Kaempferol-3-O-*β*-D-glucopyranoside $C_{21}H_{20}O_{11}$ Exact Mass: 448.10	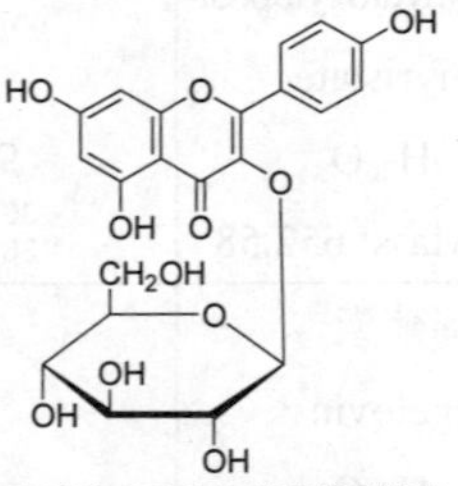 山柰酚-3-*O*-*β*-D-吡喃葡萄糖苷 Kaempferol-3-*O*-*β*-D-glucopyranoside
尼泊尔黄酮苷 Nepitrin $C_{22}H_{22}O_{12}$ Exact Mass: 478.11	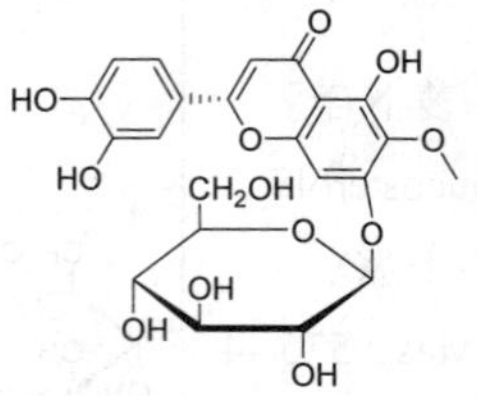 尼泊尔黄酮苷　Nepitrin	山柰酚 Kaempferol $C_{15}H_{10}O_6$ Exact Mass: 286.05	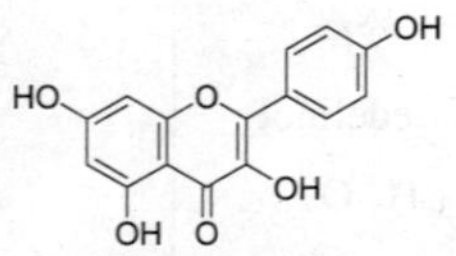 山柰酚　Kaempferol
甲氧基寿菊素 Axillarin $C_{17}H_{14}O_8$ Exact Mass: 346.07	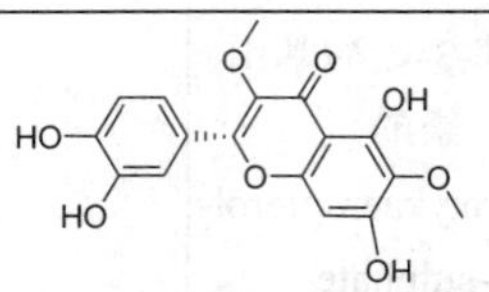 甲氧基寿菊素　Axillarin	万寿菊素 Patuletin $C_{16}H_{12}O_8$ Exact Mass: 332.05	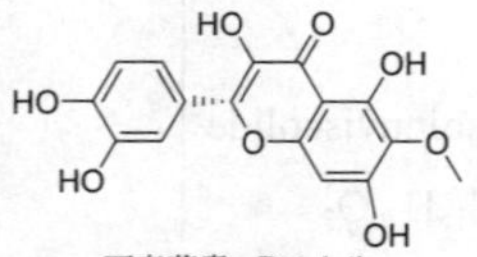 万寿菊素　Patuletin
万寿菊苷 Patulitrin $C_{22}H_{22}O_{13}$ Exact Mass: 494.11	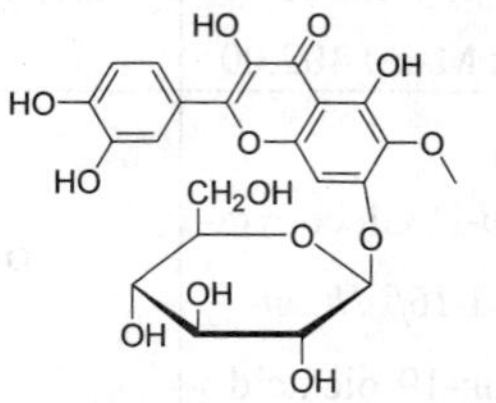 万寿菊苷　Patulitrin	藤黄菌素 Luteolin $C_{15}H_{10}O_6$ Exact Mass: 286.05	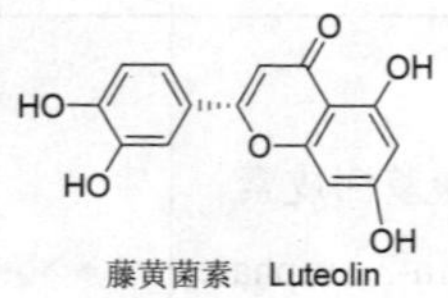 藤黄菌素　Luteolin
万寿菊素-7-*O*-(6″-异丁酰基)-*β*-D-葡萄糖苷 Patuletin-7-*O*-(6″-isobutyryl)-*β*-D-glucoside $C_{26}H_{28}O_{14}$ Exact Mass: 564.15	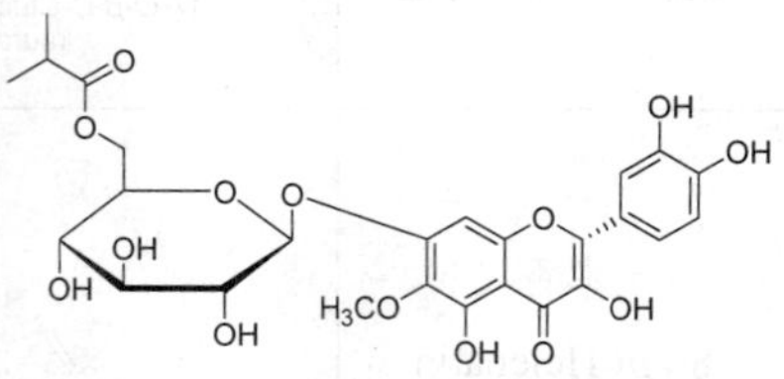 万寿菊素-7-*O*-(6″-异丁酰基)-*β*-D-葡萄糖苷 Patuletin-7-*O*-(6″-isobutyryl)-*β*-D-glucoside	万寿菊素-7-*O*-[6″-(2-甲基丁酰基)]-*β*-D-葡萄糖苷 Patuletin-7-*O*-[6″-(2-methylbutyryl)]-*β*-D-glucoside $C_{27}H_{30}O_{14}$ Exact Mass: 578.16	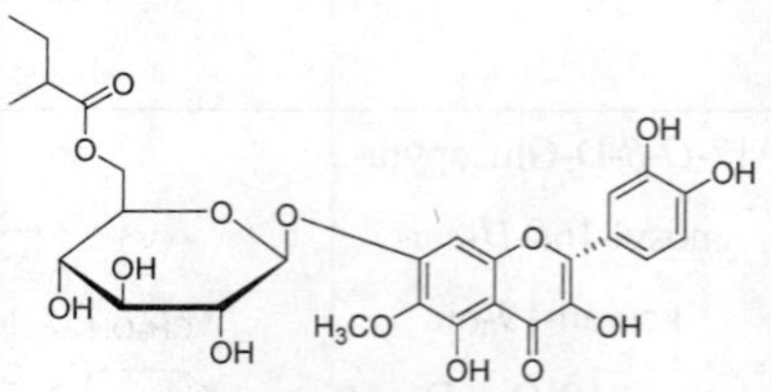 万寿菊素-7-*O*-[6″-(2-甲基丁酰基)]-*β*-D-葡萄糖苷 Patuletin-7-*O*-[6″-(2-methylbutyryl)]-*β*-D-glucoside

续表

中英文名、化学式及相对分子质量	结构图	中英文名、化学式及相对分子质量	结构图
高车前素-7-β-D-葡萄苷 Hispidulin-7-β-D-glucoside $C_{22}H_{22}O_{11}$ Exact Mass: 462.12	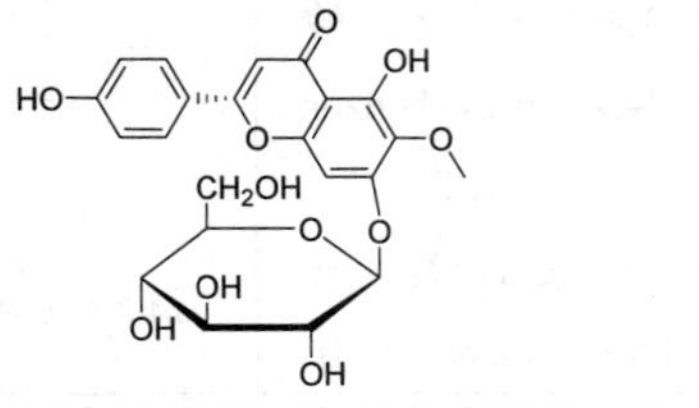 高车前素-7-β-D-葡萄苷 Hispidulin-7-β-D-glucoside	蒲公英醋酸酯 Taraxastery lacetate $C_{32}H_{52}O_2$ Exact Mass: 468.40	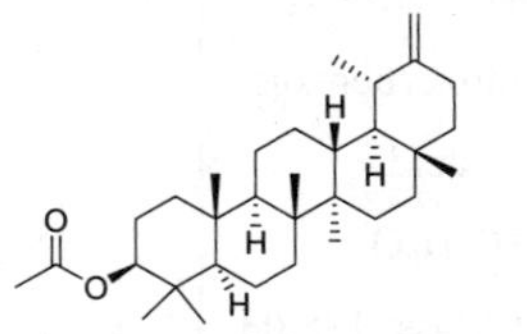 蒲公英醋酸酯 Taraxastery lacetate

除以上化学成分外，金沸草还含有 2-*O*-β-D-Glucopyranosylatractylogenin、4′,5,7-Trihydroxy-3,6-dimethoxyfoavone-7-*O*-β-D-glucopyranoside、万寿菊素-7-*O*-(6″-异戊酰基)-β-D-葡萄糖苷等。

金荞麦

Jinqiaomai

FAGOPYRI DIBOTRYIS RHIZOMA

【化学成分】

表 1-8-35a 金荞麦主要化学成分[110, 111]

中英文名、化学式及相对分子质量	结构图	中英文名、化学式及相对分子质量	结构图
槲皮素 Quercetin $C_{15}H_{10}O_7$ Exact Mass: 302.04	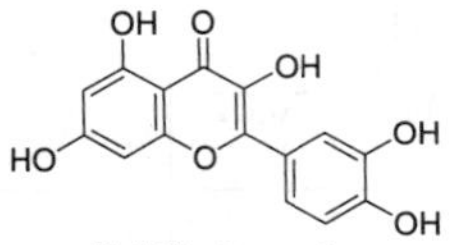 槲皮素 Quercetin	槲皮苷 Quercitrin $C_{21}H_{20}O_{11}$ Exact Mass: 448.10	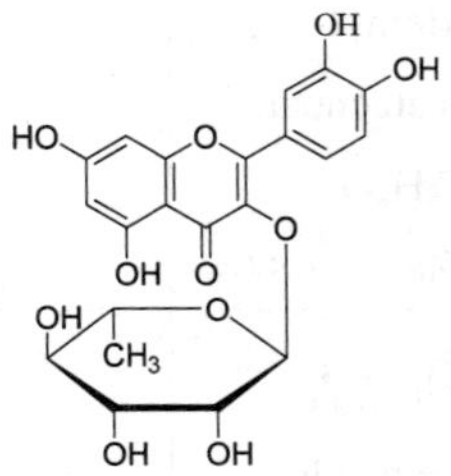 槲皮苷 Quercitrin
芦丁 Rutin $C_{27}H_{30}O_{16}$ Exact Mass: 610.15	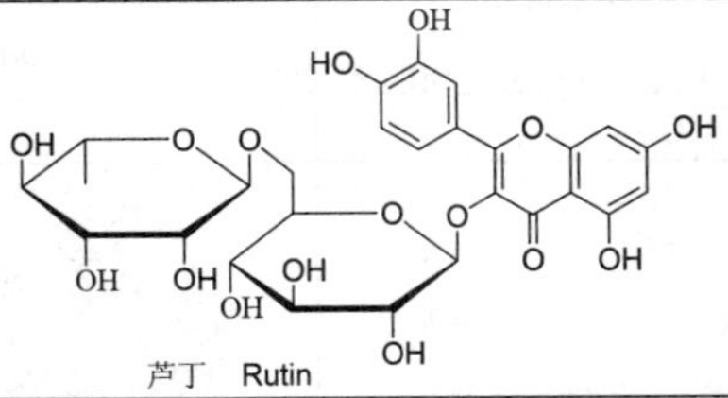 芦丁 Rutin	木犀草素 Luteolin $C_{15}H_{10}O_6$ Exact Mass: 286.05	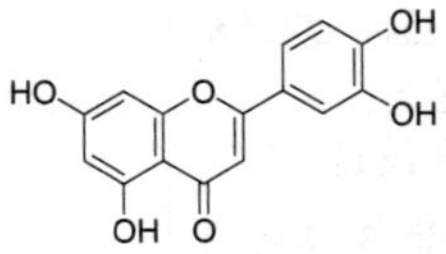 木犀草素 Luteolin
山柰酚 Kaempferol $C_{15}H_{10}O_6$ Exact Mass: 286.05	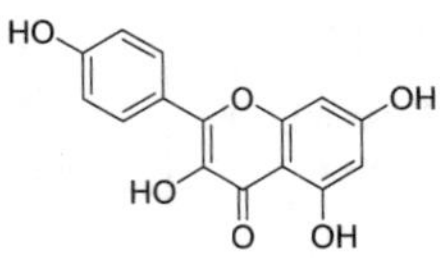 山柰酚 Kaempferol	山柰酚-3-*O*-芸香糖苷 Kaempferol-3-*O*-rutinoside $C_{27}H_{30}O_{15}$ Exact Mass: 594.16	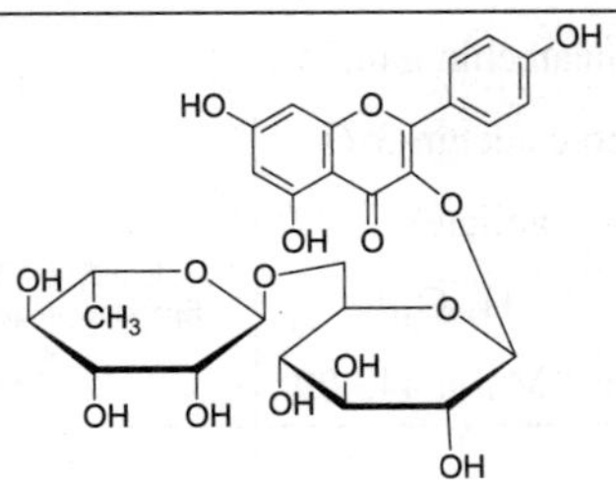 山柰酚-3-*O*-芸香糖苷 Kaempferol-3-*O*-rutinoside
对香豆酸 *p*-Coumaric acid $C_9H_8O_3$ Exact Mass: 164.05	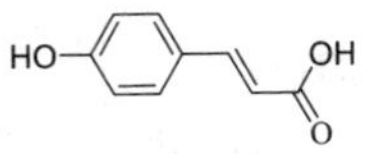 对香豆酸 *p*-Coumaric acid	苯甲酸 Benzoic acid $C_7H_6O_2$ Exact Mass: 122.04	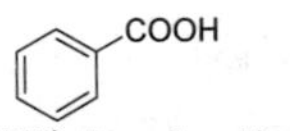 苯甲酸 Benzoic acid

续表

中英文名、化学式及相对分子质量	结构图	中英文名、化学式及相对分子质量	结构图
对羟基苯甲酸 *p*-Hydroxybenzoic acid $C_7H_6O_3$ Exact Mass: 138.03	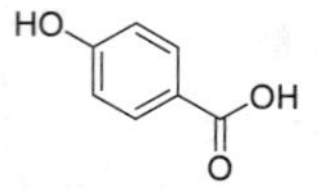 对羟基苯甲酸 *p*-Hydroxybenzoic acid	3,4-二羟基苯甲酸 3,4-Dihydroxybenzonic acid $C_7H_6O_4$ Exact Mass: 154.03	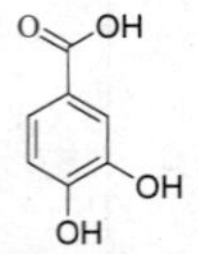 3,4-二羟基苯甲酸 3,4-Dihydroxybenzonic acid
阿魏酸 Ferulic acid $C_{10}H_{10}O_4$ Exact Mass: 194.06	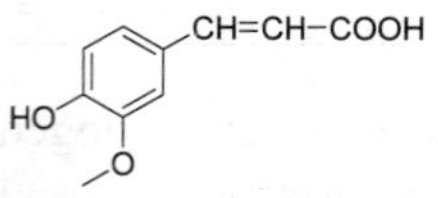 阿魏酸 Ferulic acid	绿原酸 Chlorogenic acid $C_{16}H_{18}O_9$ Exact Mass: 354.10	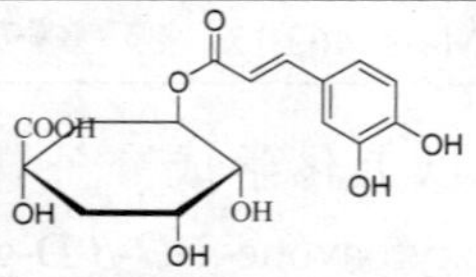 绿原酸 Chlorogenic acid
咖啡酸 Caffeic acid $C_9H_8O_4$ Exact Mass: 180.04	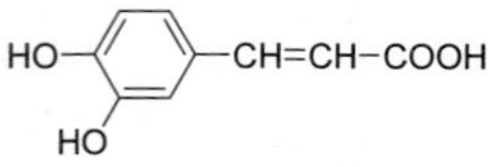 咖啡酸 Caffeic acid	琥珀酸 Succinic acid $C_4H_6O_4$ Exact Mass: 118.03	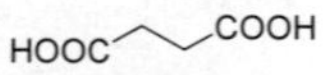 琥珀酸 Succinic acid
反对羟基桂皮酸甲酯 *trans-p*-Hydroxy cinnamic methyl ester $C_{10}H_{10}O_3$ Exact Mass: 178.06	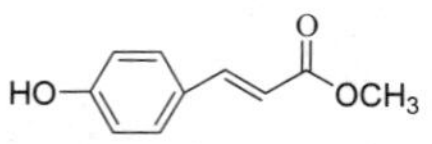 反对羟基桂皮酸甲 *trans-p*-Hydroxy cinnamic methyl ester	原儿茶酸 Protocatechuic acid $C_7H_6O_4$ Exact Mass: 154.03	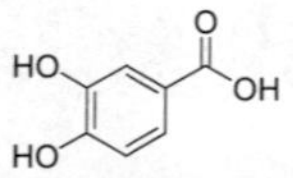 原儿茶酸 Protocatechuic acid
原儿茶酸甲酯 Methyl protocatechuate $C_8H_8O_4$ Exact Mass: 168.04	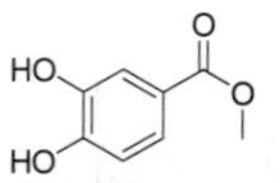 原儿茶酸甲酯 Methyl protocatechuate	没食子酸 Gallic acid $C_7H_6O_5$ Exact Mass: 170.02	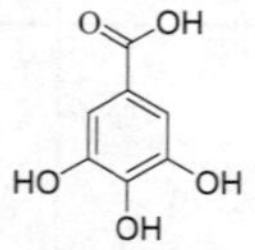 没食子酸 Gallic acid
表儿茶素 Epicatechin $C_{15}H_{14}O_6$ Exact Mass: 290.08	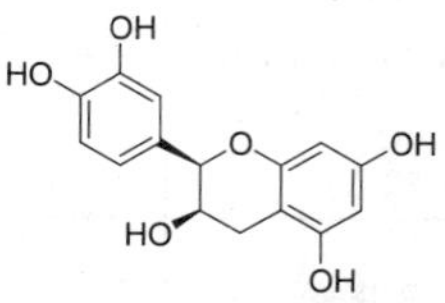 表儿茶素 Epicatechin	儿茶素 Catechin $C_{15}H_{14}O_6$ Exact Mass: 290.08	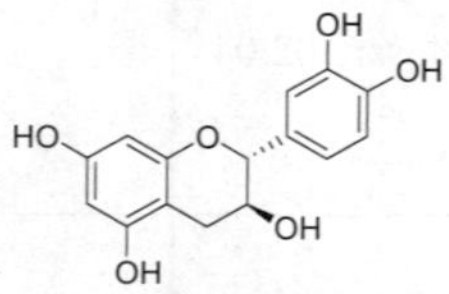 儿茶素 Catechin
表儿茶素没食子酸酯(表儿茶素-3-*O*-没食子酸酯) Epicatechin gallate (Epicatechin-3-*O*-gallate) $C_{22}H_{18}O_{10}$ Exact Mass: 442.09	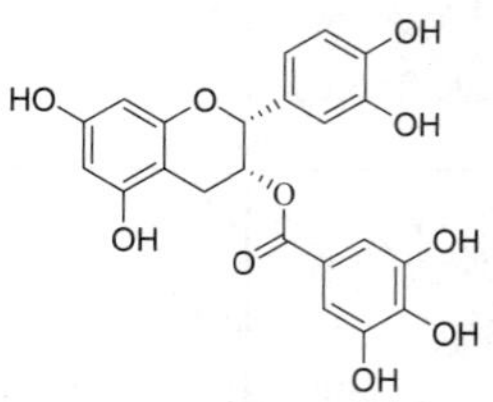 表儿茶素没食子酸酯 (表儿茶素-3-*O*-没食子酸酯) Epicatechin gallate (Epicatechin-3-*O*-gallate)	儿茶素-3-*O*-没食子酸酯 Catechin-3-*O*-gallate $C_{22}H_{18}O_{10}$ Exact Mass: 442.09	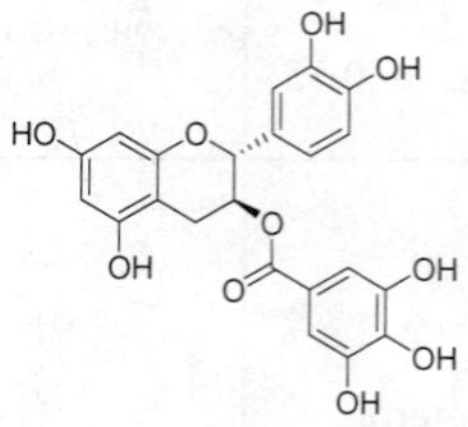 儿茶素-3-*O*-没食子酸酯 Catechin-3-*O*-gallate
3,11-二氧-*β*-香树脂烯 3,11-Dioxo-*β*-amyrene $C_{30}H_{46}O_2$ Exact Mass: 438.35	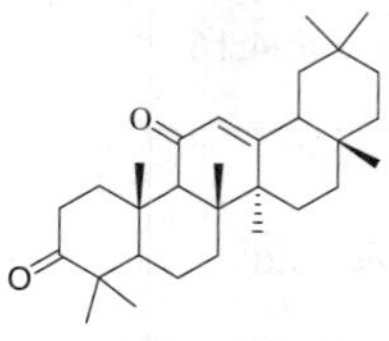 3,11-二氧-*β*-香树脂烯 3,11-Dioxo-*β*-amyrene	*β*-谷甾醇 *β*-Sitosterol $C_{29}H_{50}O$ Exact Mass: 414.39	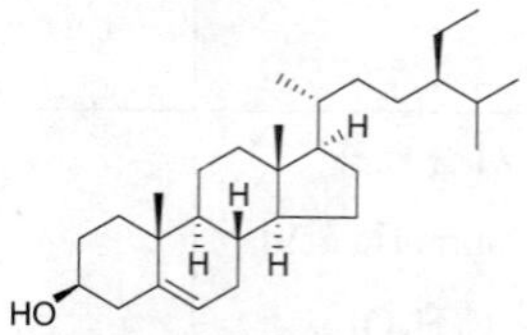 *β*-谷甾醇 *β*-Sitosterol

续表

中英文名、化学式及相对分子质量	结构图	中英文名、化学式及相对分子质量	结构图
原矢车菊素 B_2 Procyanidin B_2 $C_{30}H_{26}O_{12}$ Exact Mass: 578.14	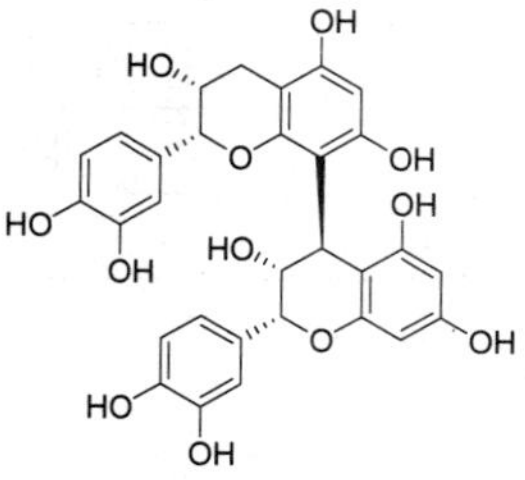 原矢车菊素 B_2 Procyanidin B_2	原矢车菊素 B_3 Procyanidin B_3 $C_{30}H_{26}O_{12}$ Exact Mass: 578.14	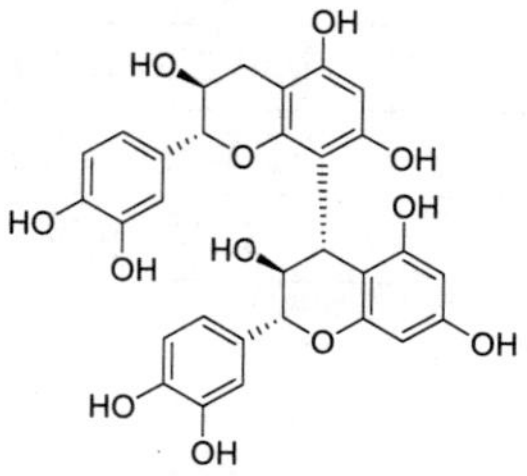 原矢车菊素 B_3 Procyanidin B_3
原矢车菊素 B_4 Procyanidin B_4 $C_{30}H_{26}O_{12}$ Exact Mass: 578.14	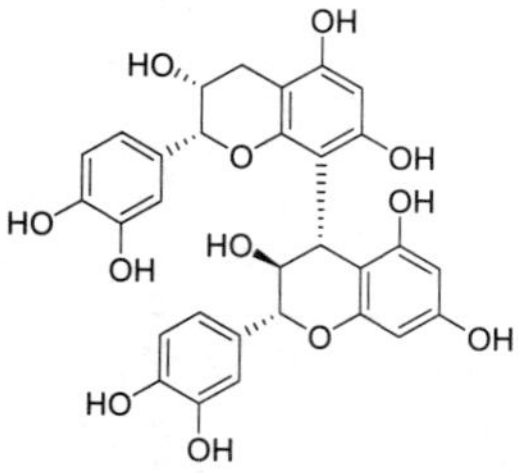 原矢车菊素 B_4 Procyanidin B_4	原矢车菊素 C-1 Procyanidin C-1 $C_{45}H_{38}O_{18}$ Exact Mass: 866.21	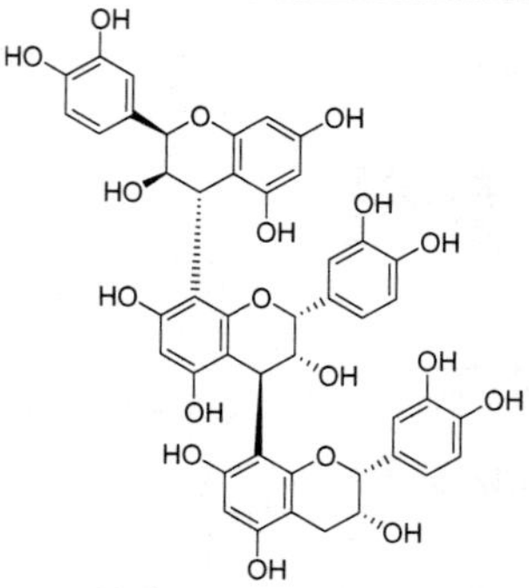 原矢车菊素 C-1 Procyanidin C-1
β-胡萝卜苷 β-Daucosterol $C_{35}H_{60}O_6$ Exact Mass: 576.44	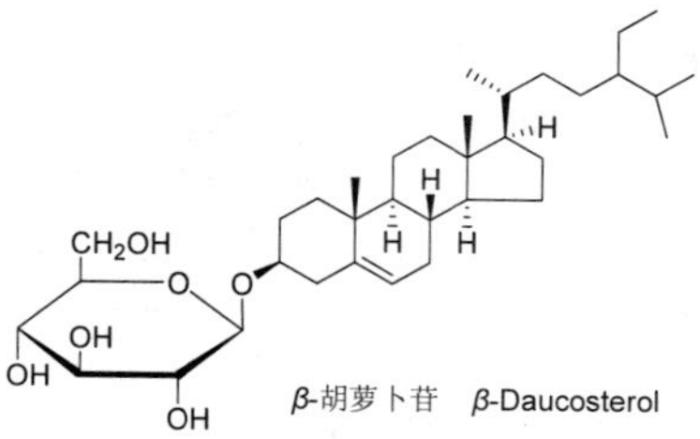 β-胡萝卜苷 β-Daucosterol	海柯皂苷元 Hecogenin $C_{27}H_{42}O_4$ Exact Mass: 430.31	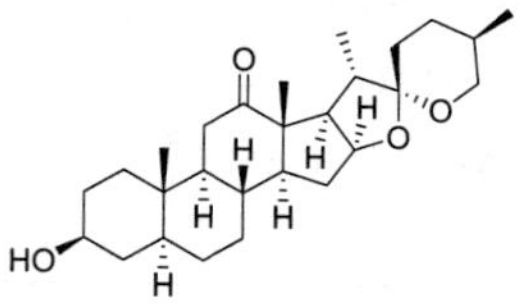 海柯皂苷元 Hecogenin
赤杨酮 Alnusenone $C_{30}H_{48}O$ Exact Mass: 424.37	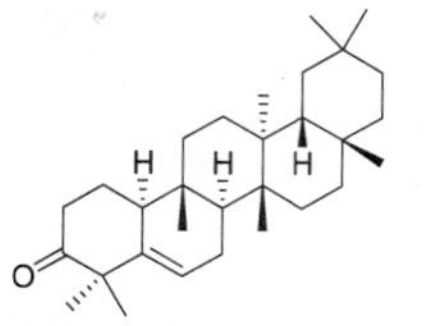 赤杨酮 Alnusenone	赤杨醇 Alnusenol $C_{30}H_{50}O$ Exact Mass: 426.39	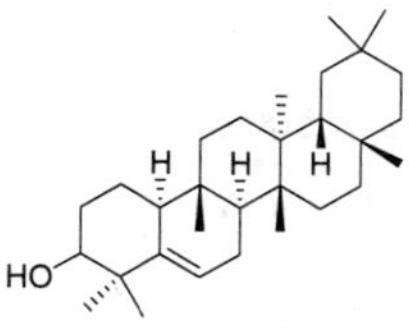 赤杨醇 Alnusenol
正丁醇-β-D-吡喃型果糖苷 *n*-Butanol-β-D-fructpyranoside $C_{10}H_{20}O_6$ Exact Mass: 236.13	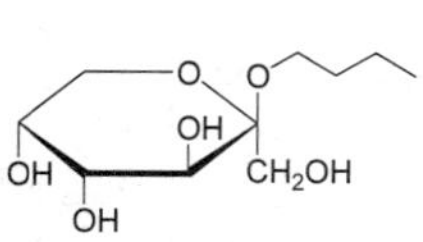 正丁醇-β-D-吡喃型果糖苷 *n*-Butanol-β-D-fructpyranoside	3,4-二羟基苯甲酰胺 3,4-Dihydroxybenzamide $C_7H_7NO_3$ Exact Mass: 153.04	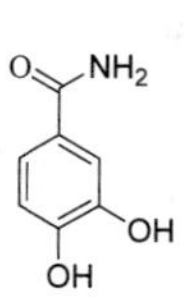 3,4-二羟基苯甲酰胺 3,4-Dihydroxybenzamide
尿嘧啶 Uracil $C_4H_4N_2O_2$ Exact Mass: 112.03	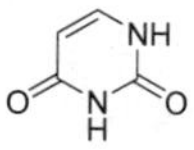 尿嘧啶 Uracil		

表 1-8-35b　金荞麦其他主要化学成分[110, 111]

中文名	中文名
槲皮素-3-*O*-(2″-*O*-对羟基-香豆酰基)-*β*-D-葡萄糖苷	槲皮素-3-芸香糖苷-7-半乳糖苷
槲皮素-3-双鼠李糖苷	槲皮素-3-鼠李糖双葡萄糖苷
3′,4′-亚甲二氧基-7-羟基-6-异戊基黄酮	棕榈酸单甘油酯
谷甾醇棕榈酸酯-4-烯-3,6-二酮	赤地利苷
5,5′-二呋喃醛基二甲醚	

金钱草

Jinqiancao

LYSIMACHIAE HERBA

【化学成分】

表 1-8-36　金钱草主要化学成分[112, 113]

中英文名、化学式及相对分子质量	结构图	中英文名、化学式及相对分子质量	结构图
异鼠李素 Isorhamnetin $C_{16}H_{12}O_7$ Exact Mass: 316.06	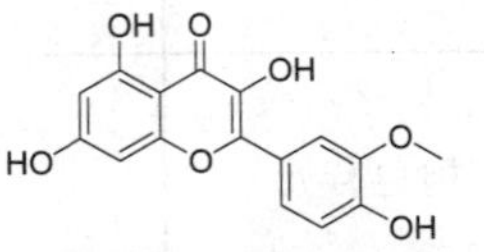 异鼠李素 Isorhamnetin	异鼠李素-3-*O*-*β*-D-刺槐双糖苷 Isorhamnetin-3-*O*-*β*-D-robinobioside $C_{28}H_{32}O_{16}$ Exact Mass: 624.17	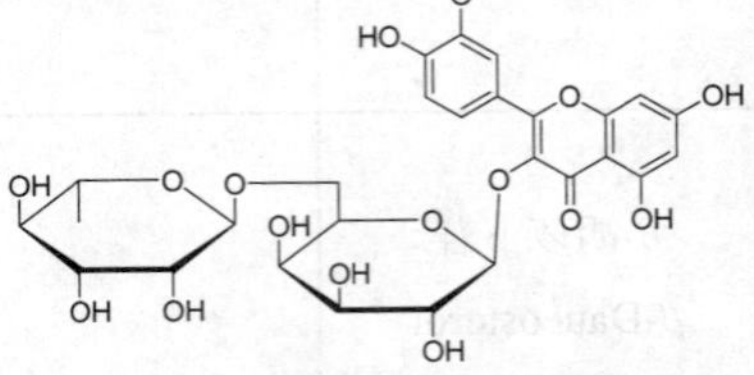 异鼠李素-3-*O*-*β*-D-刺槐双糖苷 Isorhamnetin-3-*O*-*β*-D-robinobioside
山柰素 Kaempferide $C_{16}H_{12}O_6$ Exact Mass: 300.06	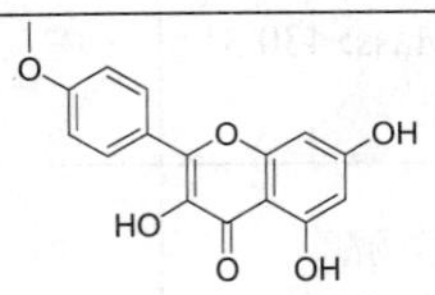 山柰素 Kaempferide	山柰酚 Kaempferol $C_{15}H_{10}O_6$ Exact Mass: 286.05	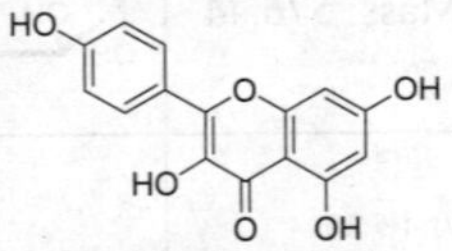 山柰酚 Kaempferol
山柰酚-3-*O*-*β*-D-刺槐双糖苷 Kaempferol-3-*O*-*β*-D-robinobioside $C_{27}H_{30}O_{15}$ Exact Mass: 594.16	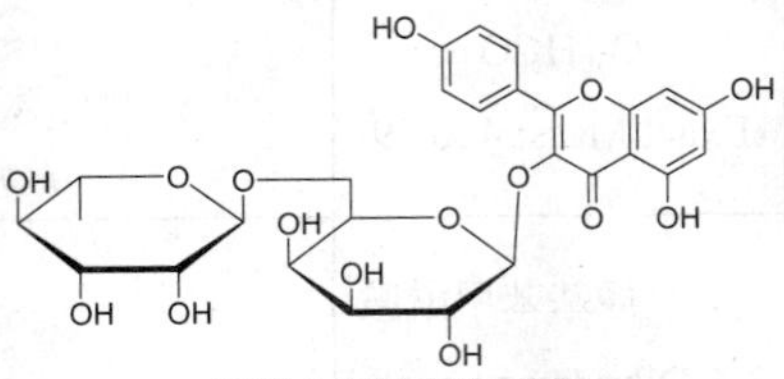 山柰酚-3-*O*-*β*-D-刺槐双糖苷 Kaempferol-3-*O*-*β*-D-robinobioside	槲皮素 Quercetin $C_{15}H_{10}O_7$ Exact Mass: 302.04	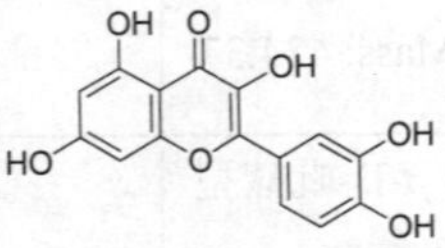 槲皮素 Quercetin
黄芪苷 Astragalin $C_{21}H_{20}O_{11}$ Exact Mass: 448.10	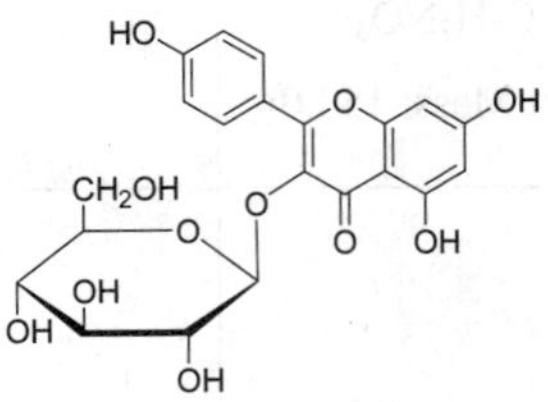 黄芪苷 Astragalin	金丝桃苷 Hyperin $C_{21}H_{20}O_{12}$ Exact Mass: 464.10	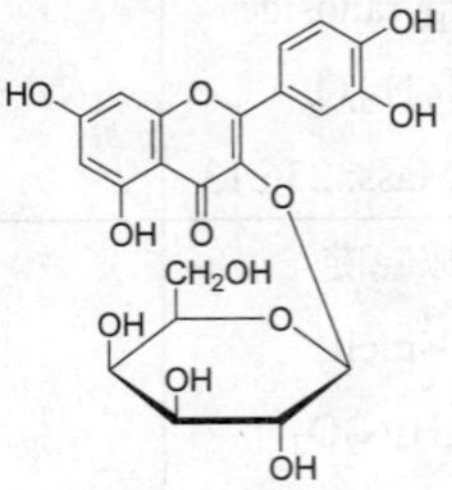 金丝桃苷 Hyperin
对伞花烃 *p*-Cymene $C_{10}H_{14}$ Exact Mass: 134.11	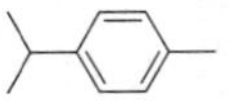 对伞花烃 *p*-Cymene	1-庚烯 1-Heptene C_7H_{14} Exact Mass: 98.11	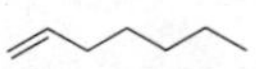 1-庚烯 1-Heptene

续表

中英文名、化学式及相对分子质量	结构图	中英文名、化学式及相对分子质量	结构图
莰烯 Camphene $C_{10}H_{16}$ Exact Mass: 136.13	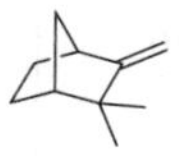 莰烯 Camphene	新西兰牡荆苷-Ⅱ Vicenin-Ⅱ $C_{27}H_{30}O_{15}$ Exact Mass: 594.16	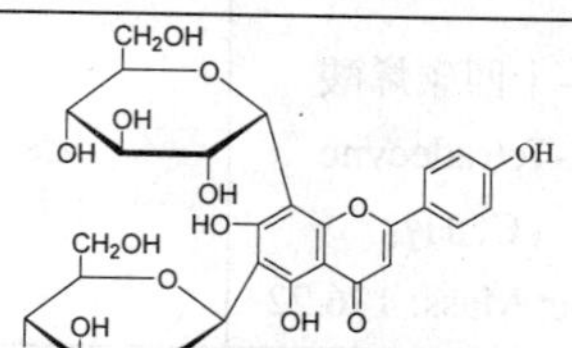 新西兰牡荆苷-Ⅱ Vicenin-Ⅱ
蒙花苷 Linarin $C_{28}H_{32}O_{14}$ Exact Mass: 592.18	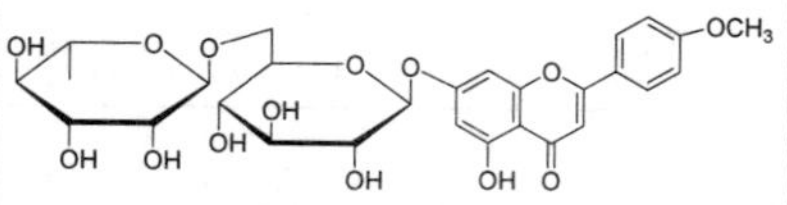 蒙花苷 Linarin	橙皮苷 Hesperidin $C_{28}H_{34}O_{15}$ Exact Mass: 610.19	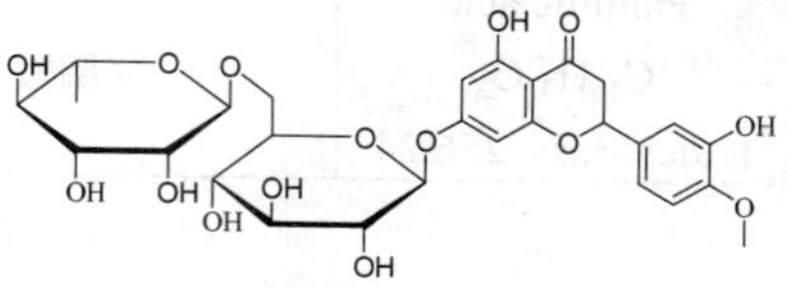 橙皮苷 Hesperidin
芦丁 Rutin $C_{27}H_{30}O_{16}$ Exact Mass: 610.15	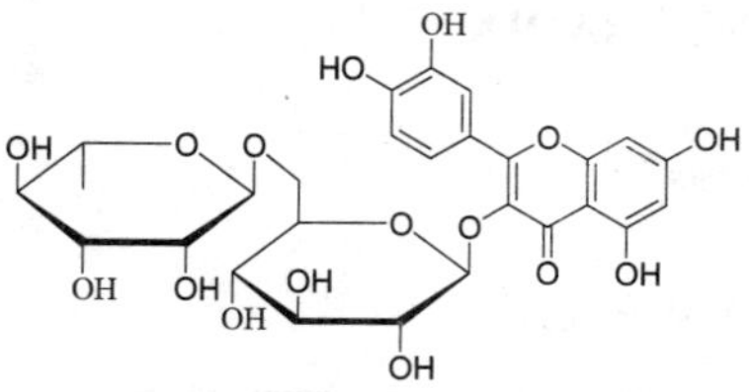 芦丁 Rutin	*α*-蒎烯 *α*-Pinene $C_{10}H_{16}$ Exact Mass: 136.13	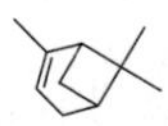 *α*-蒎烯 *α*-Pinene
α-金合欢烯 *α*-Farnesene $C_{15}H_{24}$ Exact Mass: 204.19	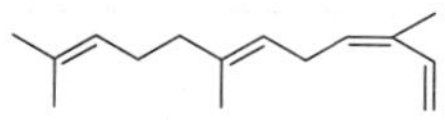 *α*-金合欢烯 *α*-Farnesene	别香橙烯 Alloaromadendrene $C_{15}H_{24}$ Exact Mass: 204.19	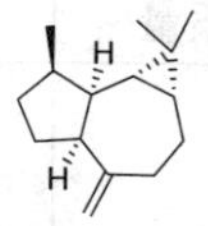 别香橙烯 Alloaromadendrene
丁香烯环氧化物 (石竹烯氧化物) Caryophyllene oxide $C_{15}H_{24}O$ Exact Mass: 220.18	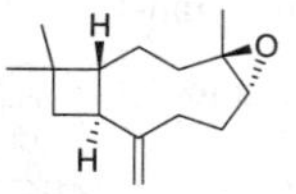 丁香烯环氧化物 (石竹烯环氧化物) Caryophyllene oxide	十八碳烯 1-Octadecene $C_{18}H_{36}$ Exact Mass: 252.28	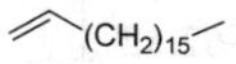 十八碳烯 1-Octadecene
樟脑 Camphor $C_{10}H_{16}O$ Exact Mass: 152.12	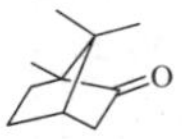 樟脑 Camphor	桉叶油醇 Eucalyptole $C_{10}H_{18}O$ Exact Mass: 154.14	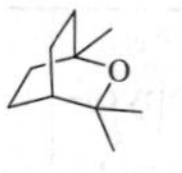 桉叶油醇 Eucalyptole
薄荷醇 Menthol $C_{10}H_{20}O$ Exact Mass: 156.15	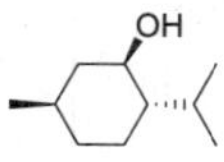 薄荷醇 Menthol	*α*-萜品醇 *α*-Terpineol $C_{10}H_{18}O$ Exact Mass: 154.14	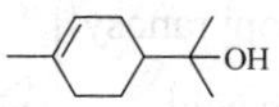 *α*-萜品醇 *α*-Terpineol
匙叶桉油烯醇 Spathulenol $C_{15}H_{24}O$ Exact Mass: 220.18	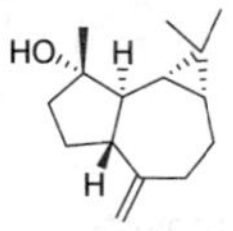 匙叶桉油烯醇 Spathulenol	乙酸冰片酯 Bornyl acetate $C_{12}H_{20}O_2$ Exact Mass: 196.15	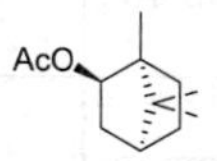 乙酸冰片酯 Bornyl acetate
2-吩嗪腈 2-Phenazinecarbonitrile $C_{13}H_7N_3$ Exact Mass: 205.21	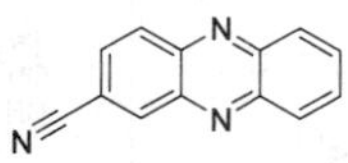 2-吩嗪腈 2-Phenazinecarbonitrile	6,10,14-三甲基-2-十五烷酮 6,10,14-Trimethyl-2-pentadecanone $C_{18}H_{36}O$ Exact Mass: 268.28	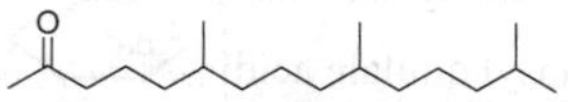 6,10,14-三甲基-2-十五烷酮 6,10,14-Trimethyl-2-pentadecanone

续表

中英文名、化学式及相对分子质量	结构图	中英文名、化学式及相对分子质量	结构图
7-十四碳烯酸 7-Tetradecyne $C_{14}H_{28}$ Exact Mass: 196.22	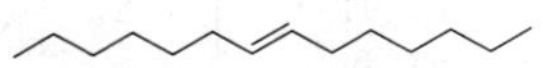 7-十四碳烯酸 7-Tetradecyne	熊果酸 Ursolic acid $C_{30}H_{48}O_3$ Exact Mass: 456.36	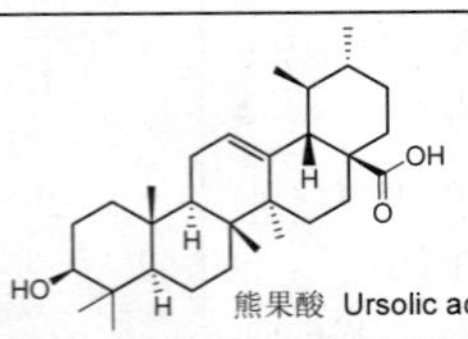 熊果酸 Ursolic acid
棕榈酸 Palmitic acid $C_{16}H_{32}O_2$ Exact Mass: 256.24	$H_3C-(CH_2)_{14}-COOH$ 棕榈酸 Palmitic acid		

金铁锁

Jintiesuo

PSAMMOSILENES RADIX

【化学成分】

表 1-8-37 金铁锁主要化学成分[114～120]

中英文名、化学式及相对分子质量	结构图	中英文名、化学式及相对分子质量	结构图
Tunicyclin A $C_{29}H_{45}N_7O_{11}$ Exact Mass: 667.32	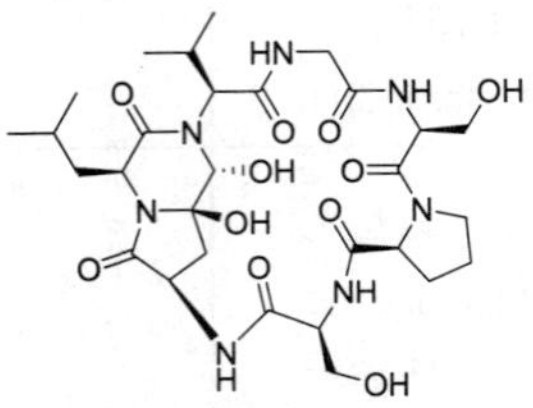 Tunicyclin A	3-*O*-*β*-D-Galactopyranosyl-(1→2)-*β*-D-6-*O*-methylglucuronopyranosyl quillaic acid $C_{43}H_{66}O_{16}$ Exact Mass: 838.44	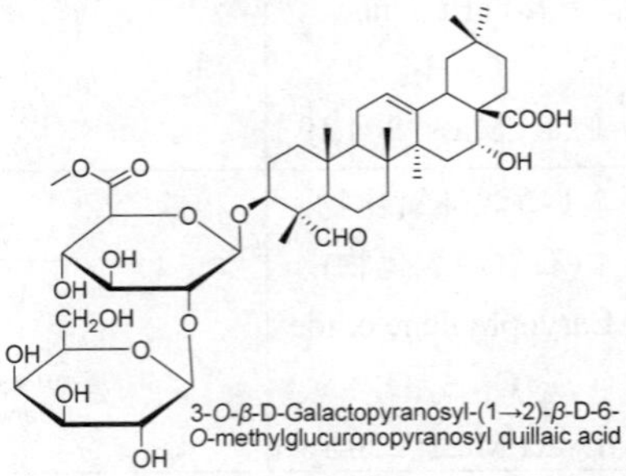 3-*O*-*β*-D-Galactopyranosyl-(1→2)-*β*-D-6-*O*-methylglucuronopyranosyl quillaic acid
3-*O*-*β*-D-Galactopyranosyl-(1→2)-[*β*-D-xylopyranosyl-(1→3)]-*β*-D-glucuronopyranosyl quillaic acid $C_{47}H_{72}O_{20}$ Exact Mass: 956.46	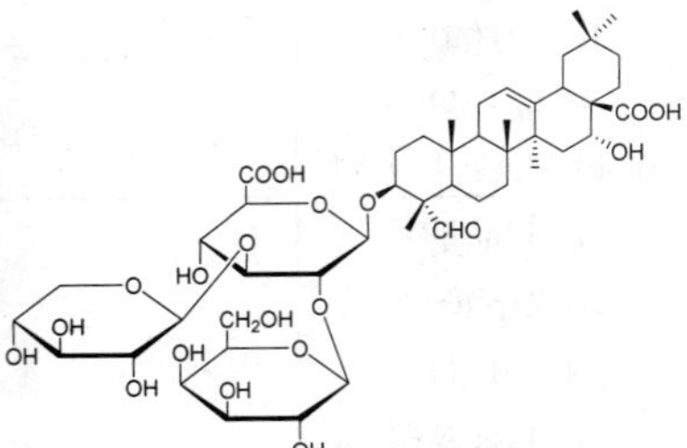 3-*O*-*β*-D-Galactopyranosyl-(1→2)-[*β*-D-xylopyranosyl-(1→3)]-*β*-D-glucuronopyranosyl quillaic acid	3-*O*-*β*-D-Galactopyranosyl-(1→2)-[*β*-D-xylopyranosyl-(1→3)]-*β*-D-6-*O*-methylglucuronopyranosyl quillaic acid $C_{48}H_{74}O_{20}$ Exact Mass: 970.48	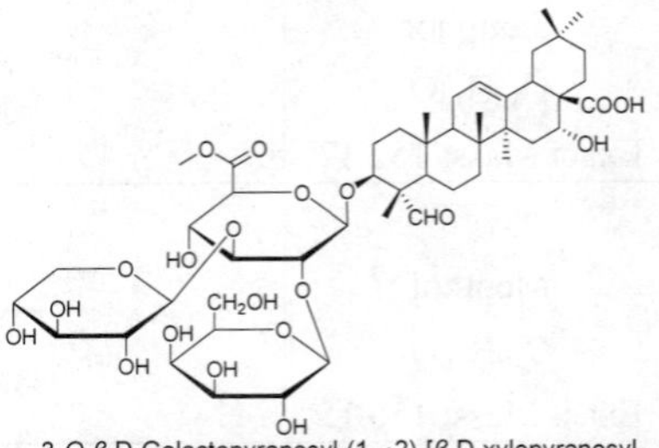 3-*O*-*β*-D-Galactopyranosyl-(1→2)-[*β*-D-xylopyranosyl-(1→3)]-*β*-D-6-*O*-methylglucuronopyranosyl quillaic acid
3-*O*-*β*-D-Galactopyranosyl-(1→2)-[*β*-D-xylopyranosyl-(1→3)]-*β*-D-6-*O*-ethylglucuronopyranosyl quillaic acid $C_{49}H_{76}O_{20}$ Exact Mass: 984.49	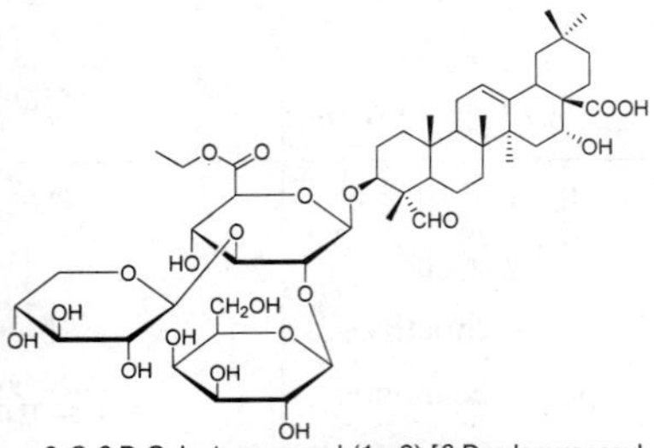 3-*O*-*β*-D-Galactopyranosyl-(1→2)-[*β*-D-xylopyranosyl-(1→3)]-*β*-D-6-*O*-ethylglucuronopyranosyl quillaic acid	3-*O*-*β*-D-Galactopyranosyl-(1→2)-*β*-D-glucuronopyranosyl gypsogenin $C_{42}H_{64}O_{16}$ Exact Mass: 824.42	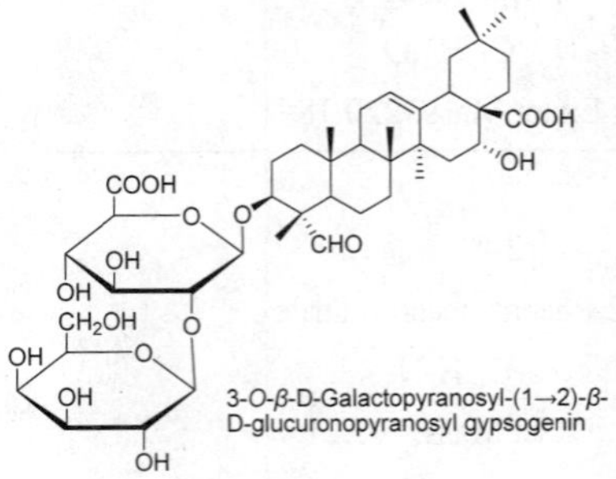 3-*O*-*β*-D-Galactopyranosyl-(1→2)-*β*-D-glucuronopyranosyl gypsogenin

续表

中英文名、化学式及相对分子质量	结构图	中英文名、化学式及相对分子质量	结构图
3-*O*-*β*-D-Galactopyranosyl-(1→2)-[*β*-D-xylopyranosyl-(1→3)]-*β*-D-glucuronopyranosyl gypsogenin $C_{47}H_{72}O_{20}$ Exact Mass: 956.46	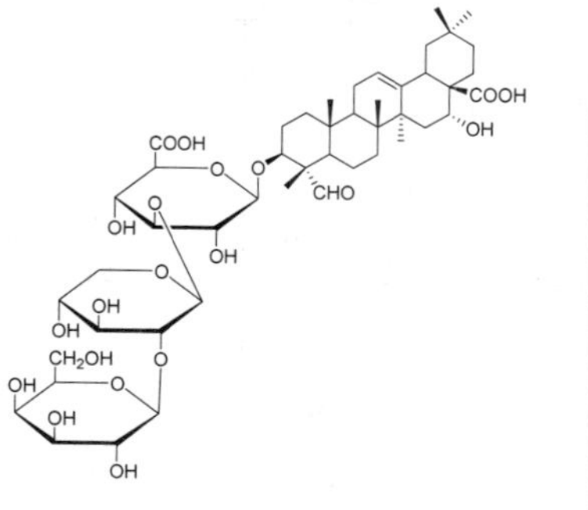 3-*O*-*β*-D-Galactopyranosyl-(1→2)-[*β*-D-xylopyranosyl-(1→3)]-*β*-D-glucuronopyranosyl gypsogenin	Lobatoside I $C_{65}H_{102}O_{33}$ Exact Mass: 1410.63	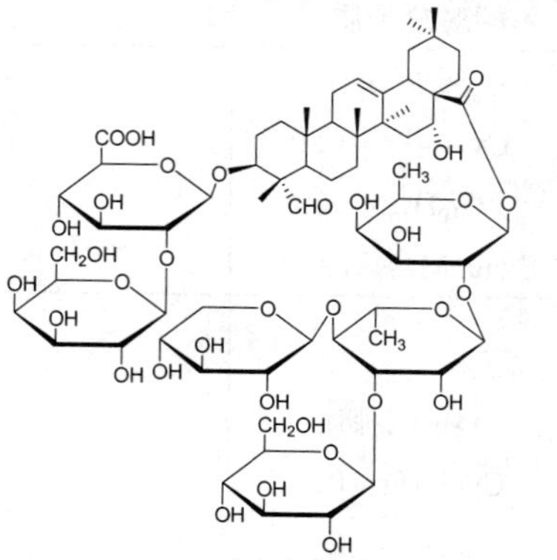 Lobatoside I
3-*O*-*β*-D-Galactopyranosyl-(1→2)-*β*-D-glucuron opyranosyl-(1→3)]-*β*-D-glucuronopyranosylgypsogenin-28-*O*-*β*-D-xylopyranosyl-(1→4)-[*β*-D-glucopyranosyl-(1→3)-]-*α*-L-rhamnopyranosyl-(1→2)-*β*-D-fucopyranoside $C_{70}H_{110}O_{37}$ Exact Mass: 1542.67	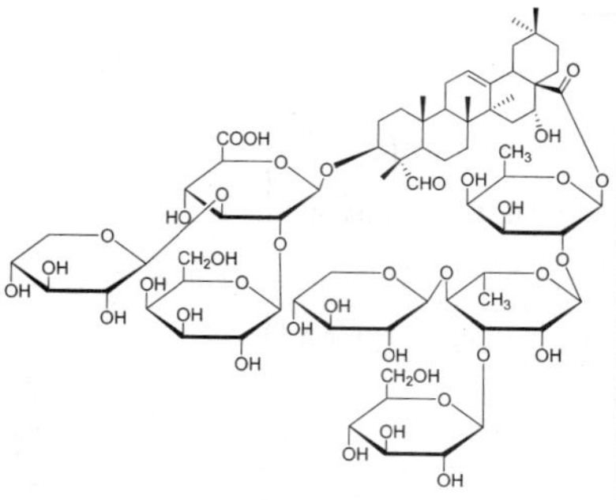 3-*O*-*β*-D-Galactopyranosyl-(1→2)-*β*-D-glucuronopyranosyl-(1→3)]-*β*-D-glucuronopyranosylgypsogenin-28-*O*-*β*-D-xylopyranosyl-(1→4)-[*β*-D-glucopyranosyl-(1→3)-]-*α*-L-rhamnopyranosyl-(1→2)-*β*-D-fucopyranoside	3-*O*-*β*-D-Galactopyranosyl-(1→2)-*β*-D-glucuronopyranosyl gypsogenin-28-*O*-*β*-D-xylopyranosyl-(1→4)-[*β*-D-6-*O*-acetyl glucopyranosyl-(1→3)]-*α*-L-rhamnopyranosyl (1→2)-*β*-D-fucopyranoside $C_{67}H_{104}O_{34}$ Exact Mass: 1452.64	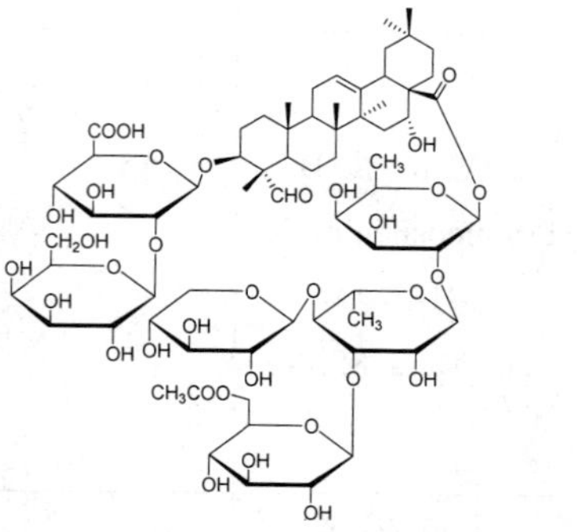 3-*O*-*β*-D-Galactopyranosyl-(1→2)-*β*-D-glucuronopyranosyl gypsogenin-28-*O*-*β*-D-xylopyranosyl-(1→4)-[*β*-D-6-*O*-acetyl glucopyranosyl-(1→3)]-*α*-L-rhamnopyranosyl (1→2)-*β*-D-fucopyranoside
大豆脑苷 I Soyacerebroside I $C_{40}H_{75}NO_9$ Exact Mass: 713.54	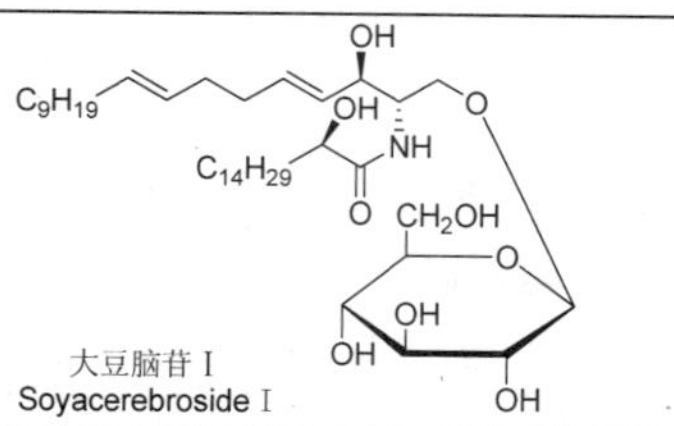 大豆脑苷 I Soyacerebroside I	鸢尾苷 Tectoridin $C_{22}H_{22}O_{11}$ Exact Mass: 462.12	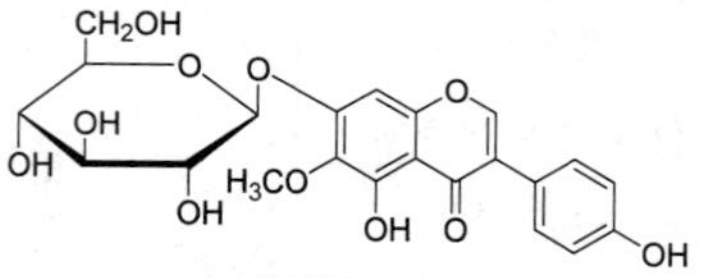 鸢尾苷 Tectoridin
α-菠甾醇 *α*-Spinasterol $C_{29}H_{48}O$ Exact Mass: 412.37	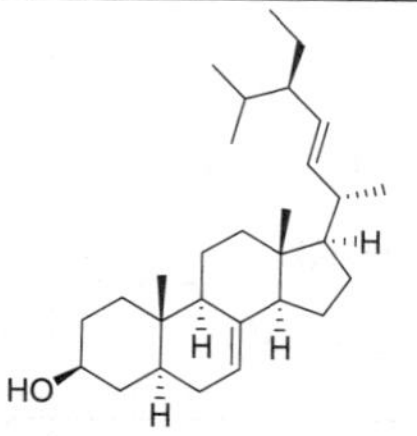 *α*-菠甾醇 *α*-Spinasterol	正二十五烷酸 *n*-Pentacosanoic acid $C_{25}H_{50}O_2$ Exact Mass: 382.38	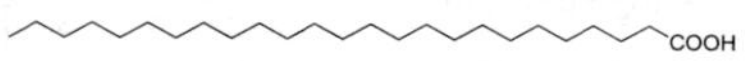 正二十五烷酸 *n*-Pentacosanoic acid
β-谷甾醇 *β*-Sitosterol $C_{29}H_{50}O$ Exact Mass: 414.39	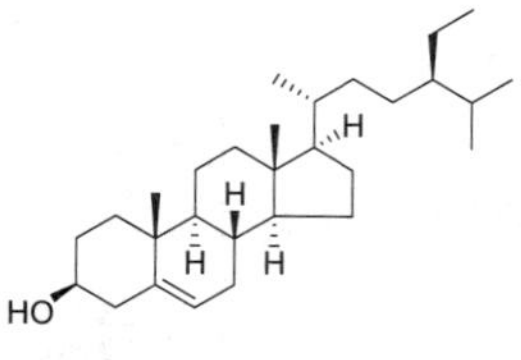 *β*-谷甾醇 *β*-Sitosterol	胡萝卜苷 Daucosterol $C_{35}H_{60}O_6$ Exact Mass: 576.44	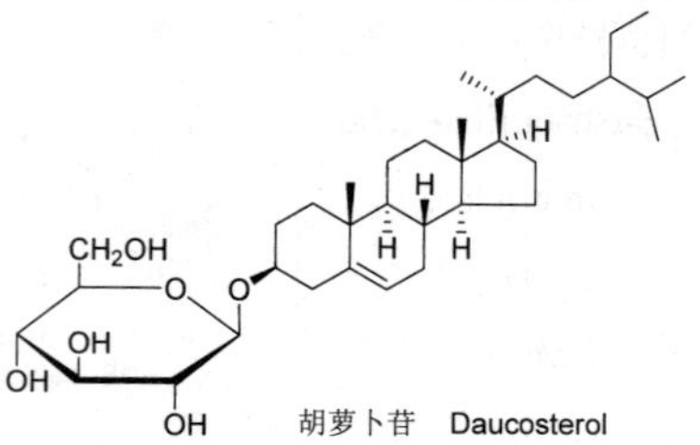 胡萝卜苷 Daucosterol

续表

中英文名、化学式及相对分子质量	结构图	中英文名、化学式及相对分子质量	结构图
环(脯-缬) Cyclo(Pro-Val) $C_{10}H_{16}N_2O_2$ Exact Mass: 196.12	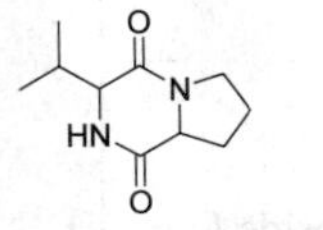 环(脯-缬) Cyclo(Pro-Val)	环(脯-丙) Cyclo(Pro-Ala) $C_8H_{12}N_2O_2$ Exact Mass: 168.09	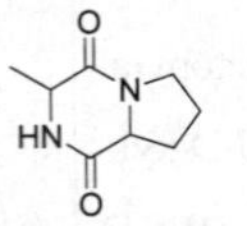 环(脯-丙) Cyclo(Pro-Ala)
环(脯-脯) Cyclo(Pro-Pro) $C_{10}H_{14}N_2O_2$ Exact Mass: 194.11	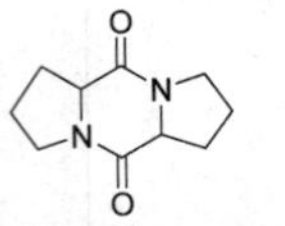 环(脯-脯) Cyclo(Pro-Pro)	金铁锁环肽 A Psamosilenins A $C_{51}H_{64}N_8O_8$ Exact Mass: 916.48	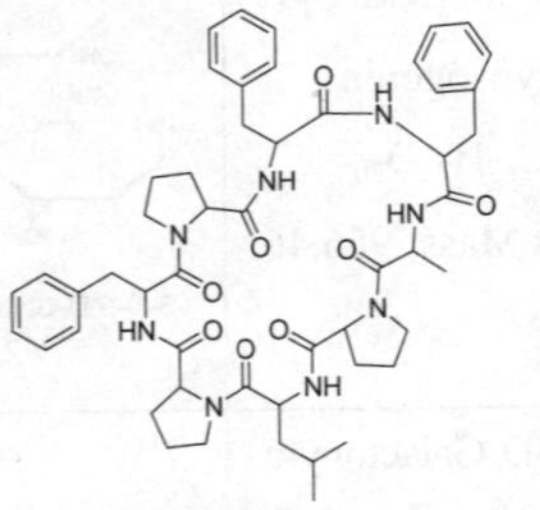 金铁锁环肽 A Psamosilenins A
金铁锁环肽 B Psammosilenins B $C_{45}H_{62}N_8O_9$ Exact Mass: 858.46	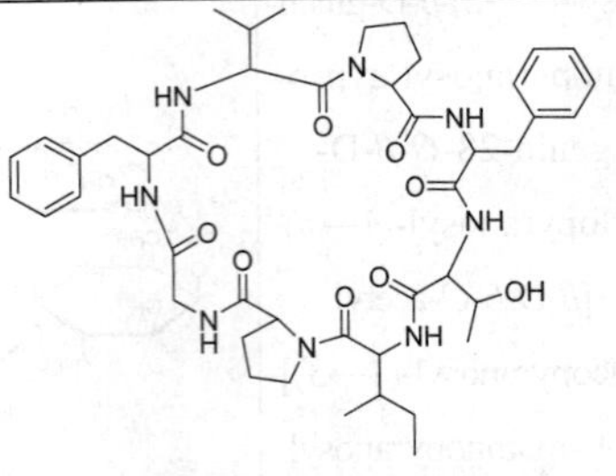 金铁锁环肽 B Psammosilenins B	焦谷氨酸 Pyroglutamic acid $C_5H_7NO_3$ Exact Mass: 129.04	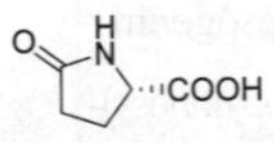 焦谷氨酸 Pyroglutamic acid
焦谷氨酸乙酯 Ethyl glutamate $C_7H_{11}NO_3$ Exact Mass: 157.07	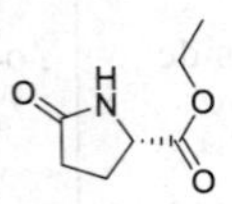 焦谷氨酸乙酯 Ethyl glutamate	焦谷氨酸丙酯 Propyl glutamate $C_8H_{13}NO_3$ Exact Mass: 171.09	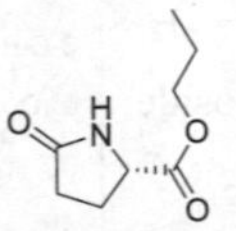 焦谷氨酸丙酯 Propyl glutamate
丝石竹酸 Gypsogenic acid $C_{30}H_{46}O_5$ Exact Mass: 486.33	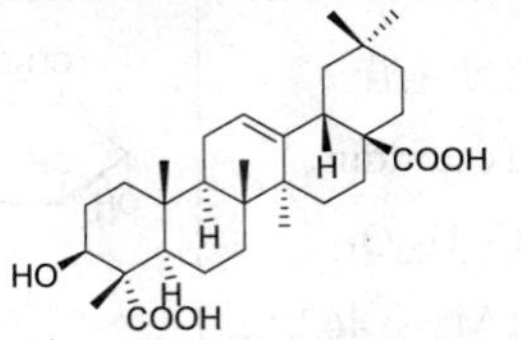 丝石竹酸 Gypsogenic acid	丝石竹苷元 Gypsogcnin $C_{30}H_{46}O_4$ Exact Mass: 470.34	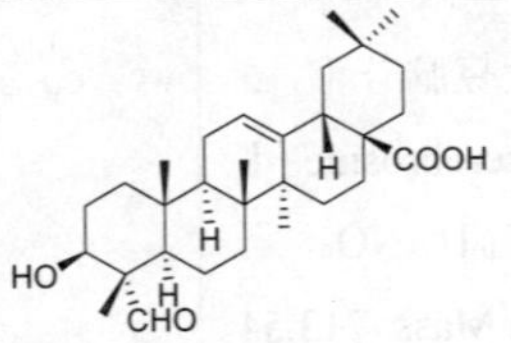 丝石竹苷元 Gypsogcnin
表丝石竹苷元 Epigypsogenin $C_{30}H_{46}O_4$ Exact Mass: 470.34	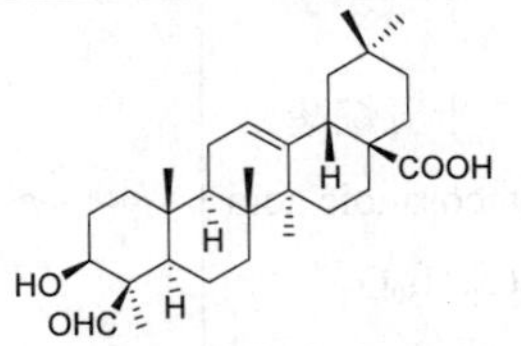 表丝石竹苷元 Epigypsogenin	16-异皂树酸 16-Isoquillaic acid $C_{30}H_{46}O_5$ Exact Mass: 486.33	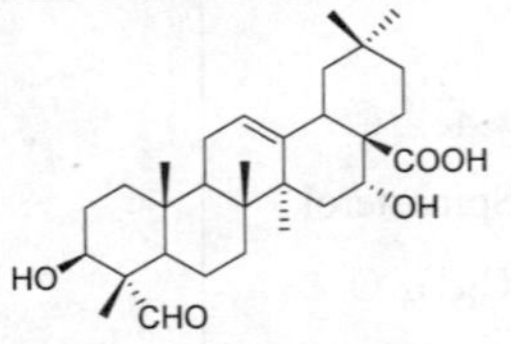 16-异皂树酸 16-Isoquillaic acid
16-异皂树酸甲酯 16-Iso-quillaic acid methylate $C_{31}H_{48}O_5$ Exact Mass: 500.35	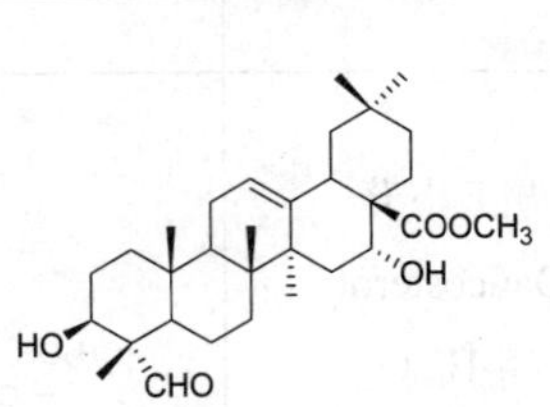 16-异皂树酸甲酯 16-Iso-quillaic acid methylate	3*β*-羟基-12,17-二烯-28-失碳齐墩果烷-23-醛 3*β*-Hydroxy-12,17-diene-28-nordeane-23-al $C_{29}H_{44}O_2$ Exact Mass: 424.33	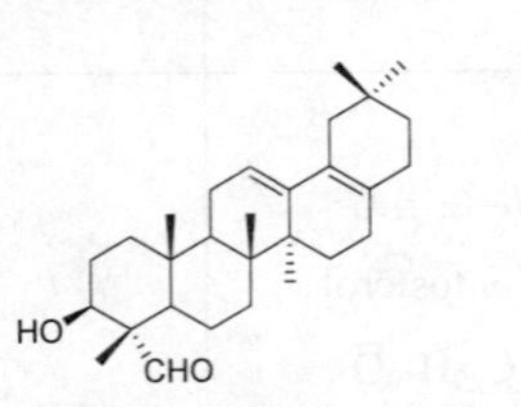 3*β*-羟基-12,17-二烯-28-失碳齐墩果烷-23-醛 3*β*-Hydroxy-12,17-diene-28-nordeane-23-al

续表

中英文名、化学式及相对分子质量	结构图	中英文名、化学式及相对分子质量	结构图
3-Hydroxy-12,14-diene-27-nordeane-28-nic acid $C_{29}H_{42}O_4$ Exact Mass: 454.31	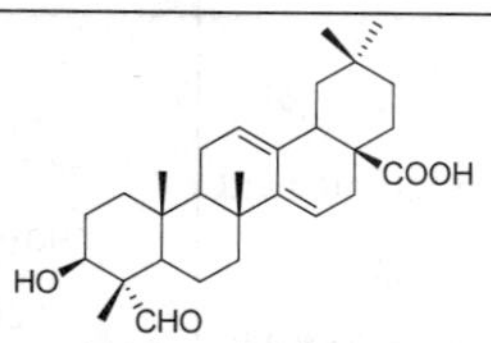 3-Hydroxy-12,14-diene-27-nordeane-28-nic acid	环(丙-丙) Cyclo(Ala-Ala) $C_6H_{10}N_2O_2$ Exact Mass: 142.07	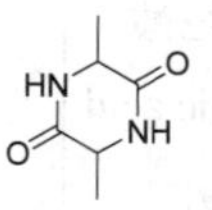 环(丙-丙) Cyclo(Ala-Ala)
环(丙-缬) Cyclo(Ala-Val) $C_8H_{14}N_2O_2$ Exact Mass: 170.11	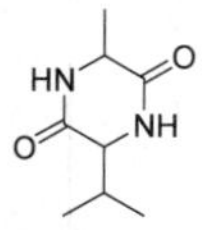 环(丙-缬) Cyclo(Ala-Val)	环(丙-亮) Cyclo(Ala-Leu) $C_9H_{16}N_2O_2$ Exact Mass: 184.12	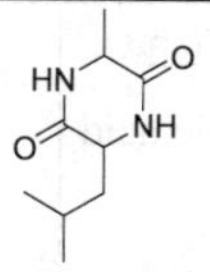 环(丙-亮) Cyclo(Ala-Leu)
环(丙-异亮) Cyclo(Ala-Ile) $C_9H_{16}N_2O_2$ Exact Mass: 184.12	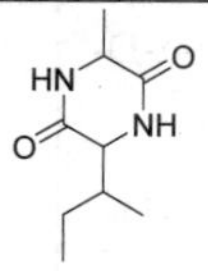 环(丙-异亮) Cyclo(Ala-Ile)		

除以上化学成分外，金铁锁还含有 *α*-吡咯烷酮等。

金银花

Jinyinhua

LONICERAE JAPONICAE FLOS

【化学成分】

表 1-8-38 金银花主要化学成分[121～128]

中英文名、化学式及相对分子质量	结构图	中英文名、化学式及相对分子质量	结构图
绿原酸 Chlorogenic acid $C_{16}H_{18}O_9$ Exact Mass: 354.1	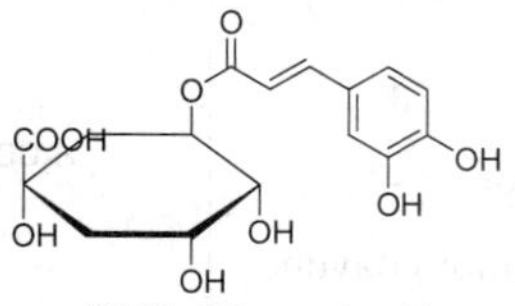 绿原酸 Chlorogenic acid	咖啡酸 Caffeic acid $C_9H_8O_4$ Exact Mass: 180.04	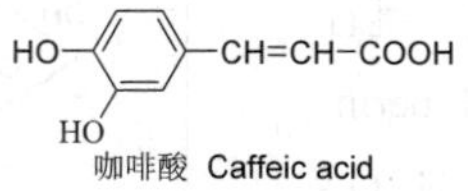 咖啡酸 Caffeic acid
4,5-二咖啡酰奎尼酸 4,5-Dicaffeoylquinic acid $C_{25}H_{24}O_{12}$ Exact Mass: 516.13	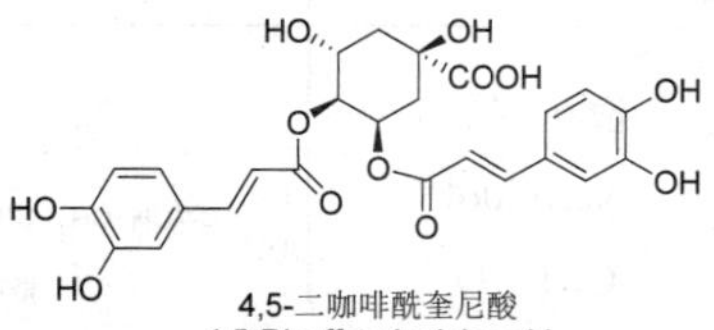 4,5-二咖啡酰奎尼酸 4,5-Dicaffeoylquinic acid	3,4-二咖啡酰奎尼酸 3,4-Dicaffeoylquinic acid $C_{25}H_{24}O_{12}$ Exact Mass: 516.13	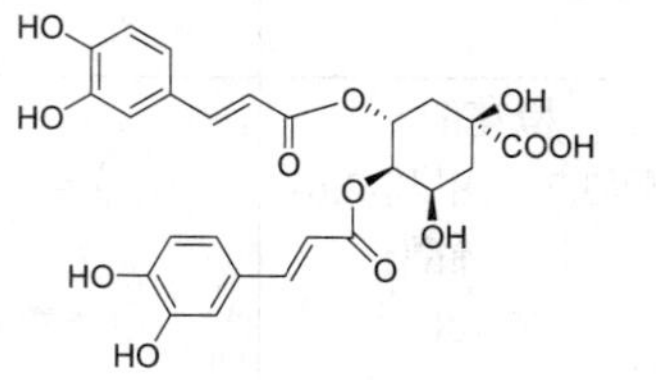 3,4-二咖啡酰奎尼酸 3,4-Dicaffeoylquinic acid
3,5-二咖啡酰奎尼酸 3,5-Dicaffeoylquinic acid $C_{25}H_{24}O_{12}$ Exact Mass: 516.13	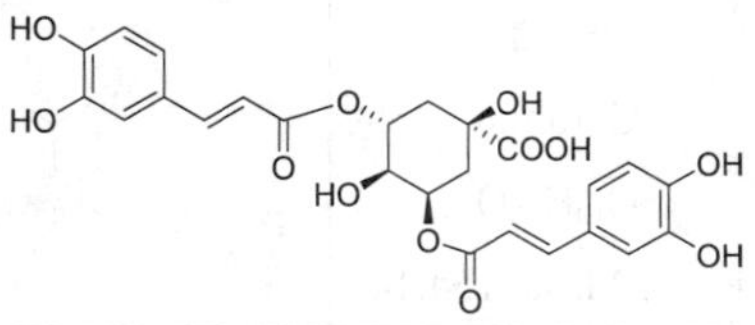 3, 5-二咖啡酰奎尼酸 3,5-Dicaffeoylquinic acid	1,3-二咖啡酰奎尼酸 1,3-Dicaffeoylquinic acid $C_{25}H_{24}O_{12}$ Exact Mass: 516.13	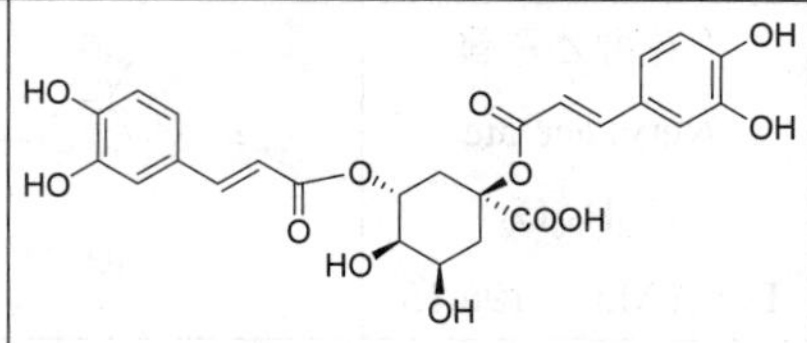 1,3-二咖啡酰奎尼酸 1,3-Dicaffeoylquinic acid

续表

中英文名、化学式及相对分子质量	结构图	中英文名、化学式及相对分子质量	结构图
3-阿魏酰奎尼酸 3-Feruloylquinic acid $C_{17}H_{20}O_9$ Exact Mass: 368.11	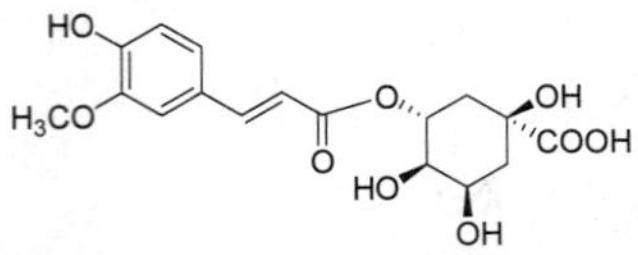 3-阿魏酰奎尼酸　3-Feruloylquinic acid	4-阿魏酰奎尼酸 4-Feruloylquinic acid $C_{17}H_{20}O_9$ Exact Mass: 368.11	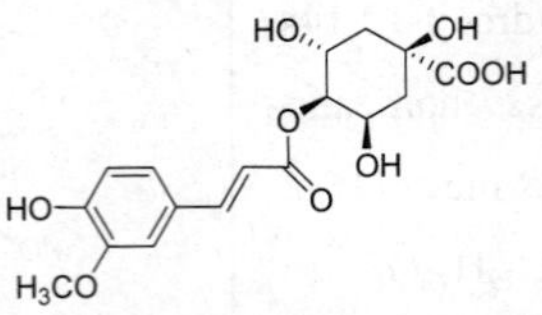 4-阿魏酰奎尼酸　4-Feruloylquinic acid
5-阿魏酰奎尼酸 5-Feruloylquinic acid $C_{17}H_{20}O_9$ Exact Mass: 368.11	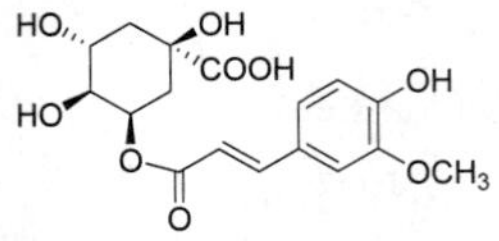 5-阿魏酰奎尼酸　5-Feruloylquinic acid	棕榈酸 Palmitic acid $C_{16}H_{32}O_2$ Exact Mass: 256.24	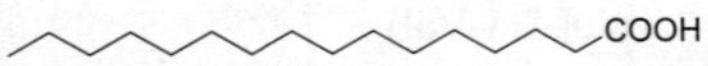 棕榈酸　Palmitic acid
木犀草素 Luteolin $C_{15}H_{10}O_6$ Exact Mass: 286.05	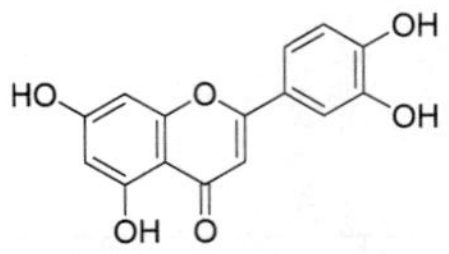 木犀草素　Luteolin	木犀草素-7-*O*-*α*-D-葡萄糖酐 Luteolin-7-*O*-*α*-D-glucoside $C_{21}H_{22}O_{11}$ Exact Mass: 450.12	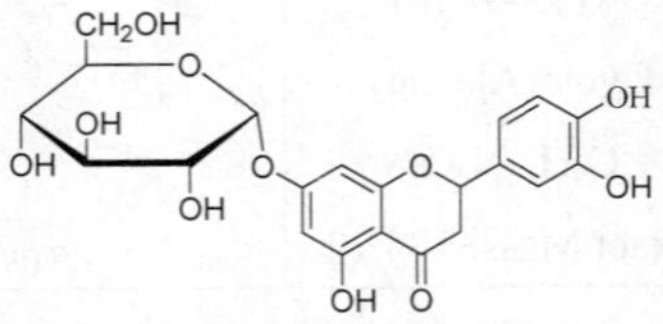 木犀草素-7-*O*-*α*-D-葡萄糖酐 Luteolin-7-*O*-*α*-D-glucoside
紫堇黄酮 Corymbosin $C_{19}H_{18}O_7$ Exact Mass: 358.11	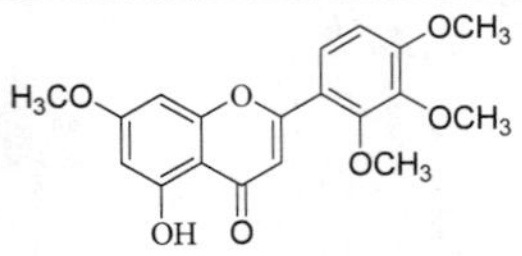 紫堇黄酮　Corymbosin	香茅醇 Citronellol $C_{10}H_{20}O$ Exact Mass: 156.15	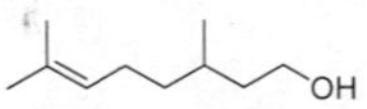 香茅醇　Citronellol
木犀草素-7-*O*-*β*-D-半乳糖苷 Luteolin-7-*O*-*β*-D-galactoside $C_{21}H_{22}O_{11}$ Exact Mass: 450.12	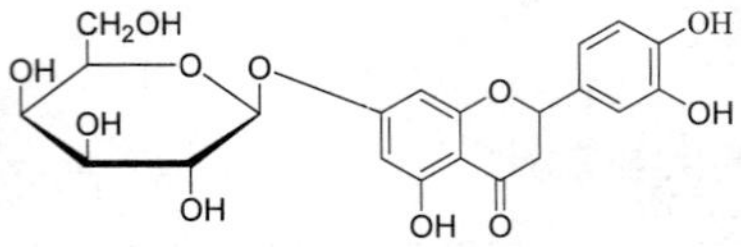 木犀草素-7-*O*-*β*-D-半乳糖苷 Luteolin-7-*O*-*β*-D-galactoside	槲皮素-3-*O*-*β*-D-葡萄糖苷 Quercetin-3-*O*-*β*-D-glucoside $C_{21}H_{20}O_{12}$ Exact Mass: 464.10	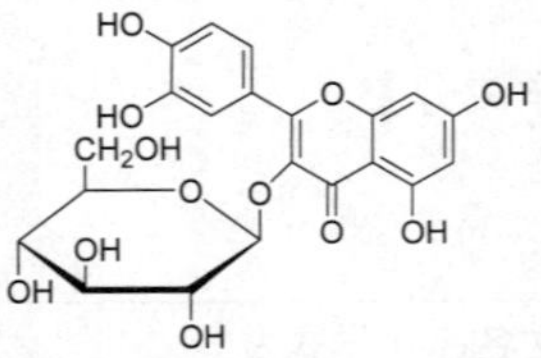 槲皮素-3-*O*-*β*-D-葡萄糖苷 Quercetin-3-*O*-*β*-D-glucoside
金丝桃苷 Hyperin $C_{21}H_{20}O_{12}$ Exact Mass: 464.10	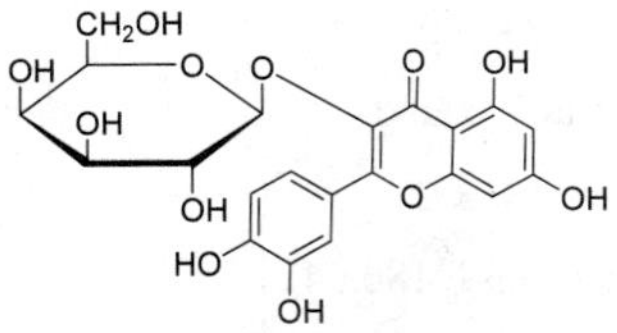 金丝桃苷　Hyperin	5-羟基-3′,4′,7-三甲氧基黄酮 5-Hydroxy-3′,4′,7-trimethoxyflavone $C_{18}H_{16}O_6$ Exact Mass: 328.09	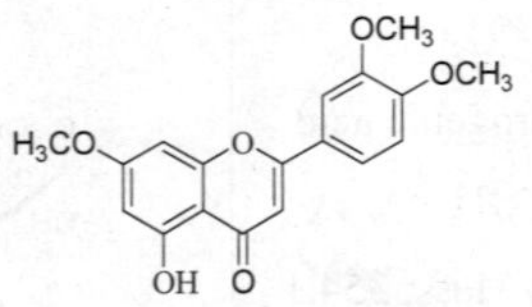 5-羟基-3′,4′,7-三甲氧基黄酮 5-Hydroxy-3′,4′,7-trimethoxyflavone
橙花醇 (顺-3,7-二甲基-2,6-辛二烯醇) Nerol $C_{10}H_{18}O$ Exact Mass: 154.14	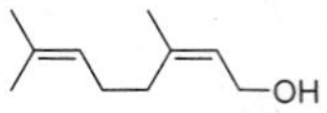 橙花醇(顺-3,7-二甲基-2,6-辛二烯醇) Nerol	橙花叔醇 Nerolidol $C_{15}H_{26}O$ Exact Mass: 222.20	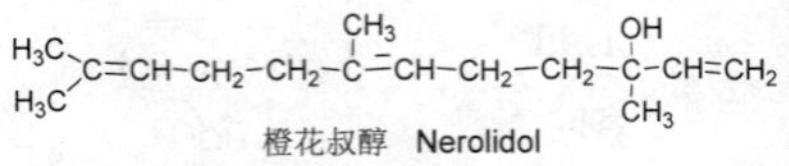 橙花叔醇　Nerolidol
橙花醇乙酸酯 Neryl acetate $C_{12}H_{20}O_2$ Exact Mass: 196.15	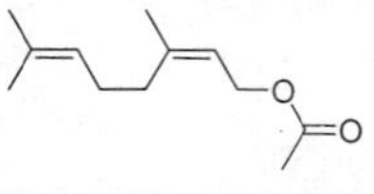 橙花醇乙酸酯　Neryl acetate	香叶醇 Geraniol $C_{10}H_{18}O$ Exact Mass: 154.14	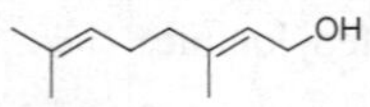 香叶醇　Geraniol

续表

中英文名、化学式及相对分子质量	结构图	中英文名、化学式及相对分子质量	结构图
梓醇 Catalpol $C_{15}H_{22}O_{10}$ Exact Mass: 362.12	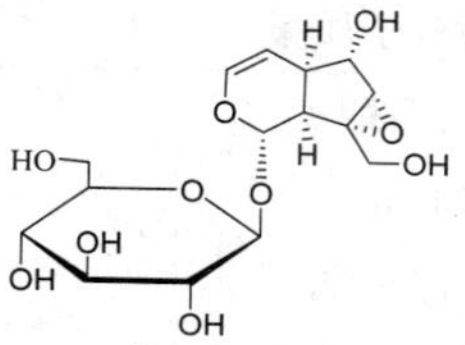 梓醇 Catalpol	愈创醇 Guaiol $C_{15}H_{26}O$ Exact Mass: 222.20	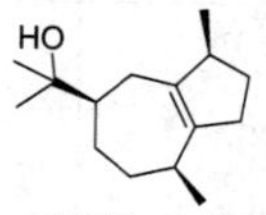 愈创醇 Guaiol
苍术醇 Atractylol $C_{15}H_{20}O$ Exact Mass: 216.15	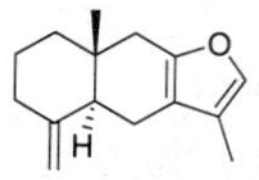 苍术醇 Atractylol	雪松醇 *α*-Cedrol $C_{15}H_{26}O$ Exact Mass: 222.20	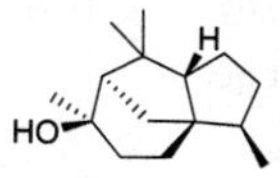 雪松醇 *α*-Cedrol
喇叭茶醇 Ledol $C_{15}H_{26}O$ Exact Mass: 222.20	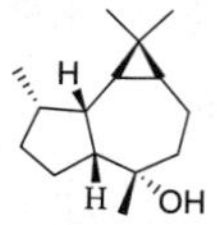 喇叭茶醇 Ledol	植醇 Phytol $C_{20}H_{40}O$ Exact Mass: 296.31	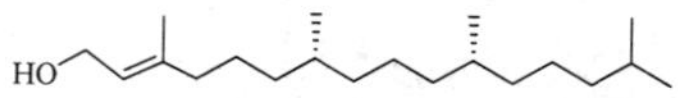 植醇 Phytol
薄荷醇 Menthol $C_{10}H_{20}O$ Exact Mass: 156.15	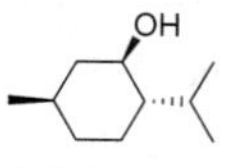 薄荷醇 Menthol	*α*-萜品醇(*α*-松油醇) *α*-Terpineol $C_{10}H_{18}O$ Exact Mass: 154.14	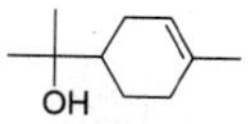 *α*-萜品醇(*α*-松油醇) *α*-Terpineol
柠檬烯 Limonene $C_{10}H_{16}$ Exact Mass: 136.13	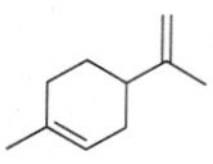 柠檬烯 Limonene	*β*-桉醇 *β*-Eudesmol $C_{15}H_{26}O$ Exact Mass: 222.20	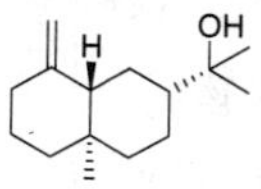 *β*-桉醇 *β*-Eudesmol
蒈烷 Carane $C_{10}H_{18}$ Exact Mass: 138.14	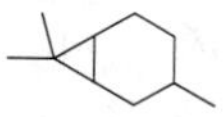 蒈烷 Carane	2-长松针烯-4-醇 2-Caren-4-ol $C_{10}H_{16}O$ Exact Mass: 152.12	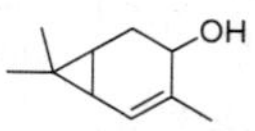 2-长松针烯-4-醇 2-Caren-4-ol
3-蒈烯 3-Carene $C_{10}H_{16}$ Exact Mass: 136.13	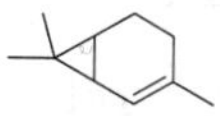 3-蒈烯 3-Carene	反-反金合欢醇 *trans-trans*-Farnesol $C_{15}H_{26}O$ Exact Mass: 222.20	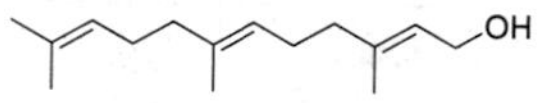 反-反金合欢醇 *trans-trans*-Farnesol
金合欢醛 Farnesal $C_{15}H_{24}O$ Exact Mass: 220.18	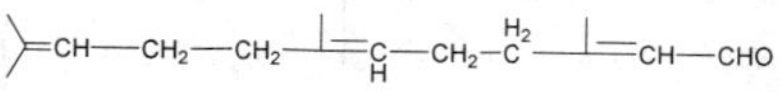 金合欢醛 Farnesal	2,3-二氢金合欢醇 2,3-Dihydroy-farnesol $C_{15}H_{28}O$ Exact Mass: 224.21	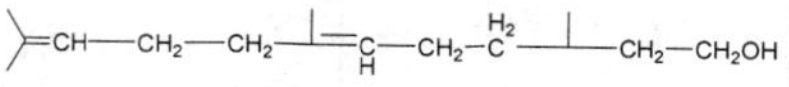 2,3-二氢金合欢醇 2,3-Dihydroy-farnesol
金合欢醇乙酸酯 Farnesyl acetate $C_{17}H_{28}O_2$ Exact Mass: 264.21	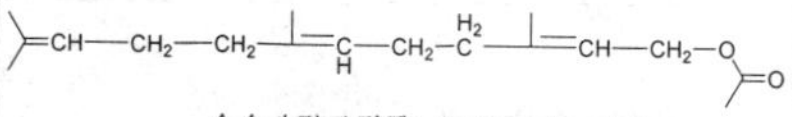 金合欢醇乙酸酯 Farnesyl acetate	*α*-金合欢烯 *α*-Farnesene $C_{15}H_{24}$ Exact Mass: 204.19	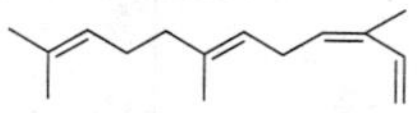 *α*-金合欢烯 *α*-Farnesene
姜烯 Zingiberene $C_{15}H_{24}$ Exact Mass: 204.19	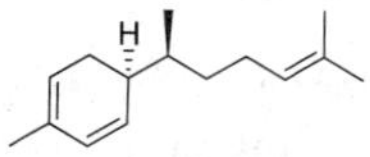 姜烯 Zingiberene	*β*-倍半水芹烯 *β*-Sesquiphellandrene $C_{15}H_{24}$ Exact Mass: 204.19	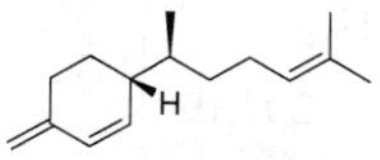 *β*-倍半水芹烯 *β*-Sesquiphellandrene

续表

中英文名、化学式及相对分子质量	结构图	中英文名、化学式及相对分子质量	结构图
杜鹃烯-D Germacrene-D $C_{15}H_{24}$ Exact Mass: 204.19	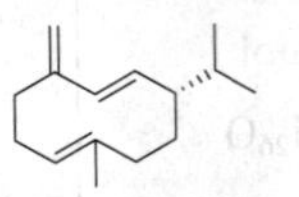 杜鹃烯-D Germacrene-D	榄香醇 Elemol $C_{15}H_{26}O$ Exact Mass: 222.20	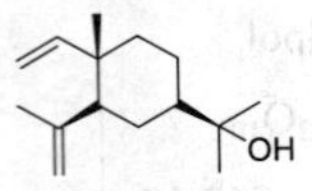 榄香醇 Elemol
β-榄香烯 *β*-Elemene $C_{15}H_{24}$ Exact Mass: 204.19	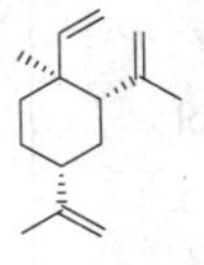 *β*-榄香烯 *β*-Elemene	*γ*-榄香烯 *γ*-Elemene $C_{15}H_{24}$ Exact Mass: 204.19	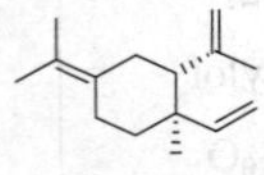 *γ*-榄香烯 *γ*-Elemene
γ-依兰油烯 *γ*-Muurolene $C_{15}H_{24}$ Exact Mass: 204.19	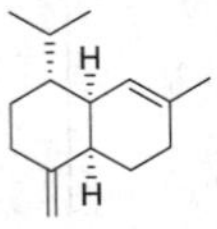 *γ*-依兰油烯 *γ*-Muurolene	*α*-依兰油烯 *α*-Muurolene $C_{15}H_{24}$ Exact Mass: 204.19	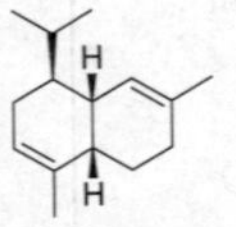 *α*-依兰油烯 *α*-Muurolene
α-依兰烯 *α*-Ylangene $C_{15}H_{24}$ Exact Mass: 204.19	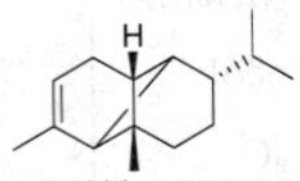 *α*-依兰烯 *α*-Ylangene	*β*-荜澄茄烯 *β*-Cadinene $C_{15}H_{24}$ Exact Mass: 204.19	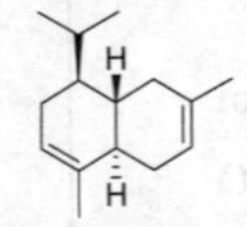 *β*-荜澄茄烯 *β*-Cadinene
丁香烯环氧化物(石竹烯氧化物) Caryophyllene oxide $C_{15}H_{24}O$ Exact Mass: 220.18	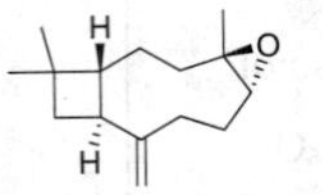 丁香烯环氧化物 (石竹烯环氧化物) Caryophyllene oxide	古芭烯 Copaene $C_{15}H_{24}$ Exact Mass: 204.19	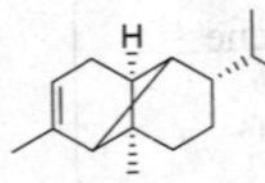 古芭烯 Copaene
γ-荜澄茄烯 *γ*-Cadinene $C_{15}H_{24}$ Exact Mass: 204.19	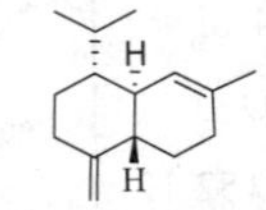 *γ*-荜澄茄烯 *γ*-Cadinene	*δ*-荜澄茄烯 *δ*-Cadinene $C_{15}H_{24}$ Exact Mass: 204.19	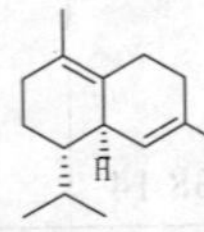 *δ*-荜澄茄烯 *δ*-Cadinene
β-丁香烯 *β*-Caryophyllene $C_{15}H_{24}$ Exact Mass: 204.19	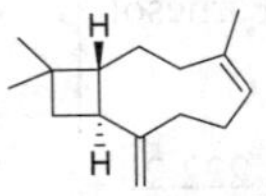 *β*-丁香烯 *β*-Caryophyllene	长叶烯 Longifolene $C_{15}H_{24}$ Exact Mass: 204.19	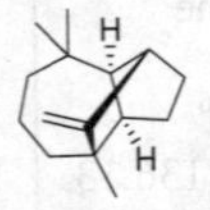 长叶烯 Longifolene
广藿香烯 Patchoulene $C_{16}H_{26}$ Exact Mass: 218.20	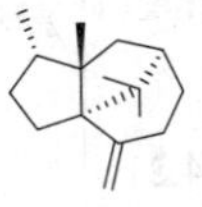 广藿香烯 Patchoulene	*α*-荜澄茄苦素 *α*-Cubebene $C_{15}H_{24}$ Exact Mass: 204.19	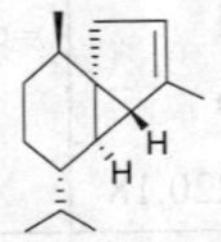 *α*-荜澄茄苦素 *α*-Cubebene
香橙烯 Aromadendrene $C_{15}H_{24}$ Exact Mass: 204.19	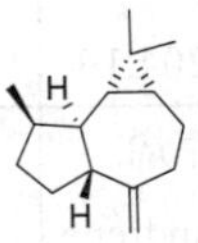 香橙烯 Aromadendrene	断马钱子苷半缩醛内酯 Vogeloside $C_{17}H_{24}O_{10}$ Exact Mass: 388.14	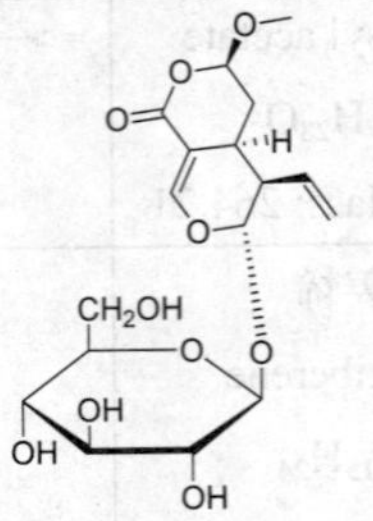 断马钱子苷半缩醛内酯 Vogeloside

续表

中英文名、化学式及相对分子质量	结构图	中英文名、化学式及相对分子质量	结构图
表断马钱子苷半缩醛内酯 7-*epi*-Vogeloside $C_{17}H_{24}O_{10}$ Exact Mass: 388.14	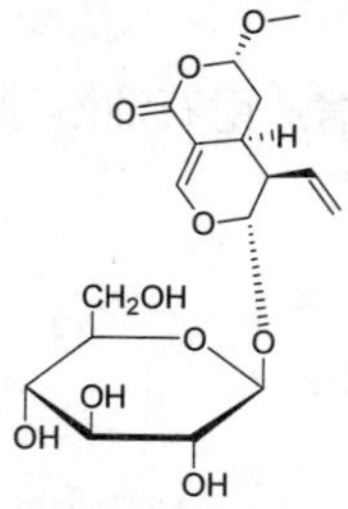 表断马钱子苷半缩醛内酯 7-*epi*-Vogeloside	断马钱子酸 Secologanic acid $C_{16}H_{22}O_{10}$ Exact Mass: 374.12	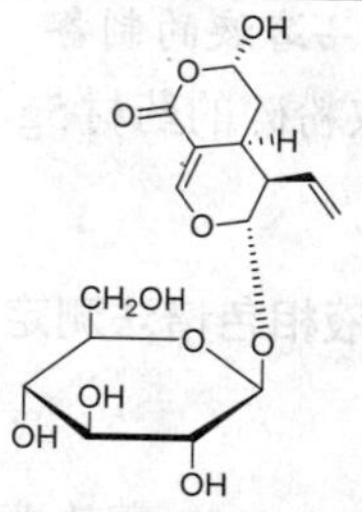 断马钱子酸 Secologanic acid
獐牙菜苷 Sweroside $C_{16}H_{22}O_9$ Exact Mass: 358.13	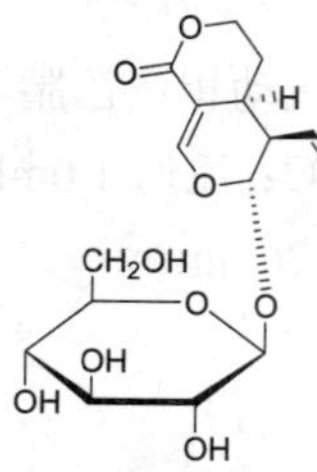 獐牙菜苷 Sweroside	断氧化马钱子苷 Secoxyloganin $C_{17}H_{24}O_{11}$ Exact Mass: 404.13	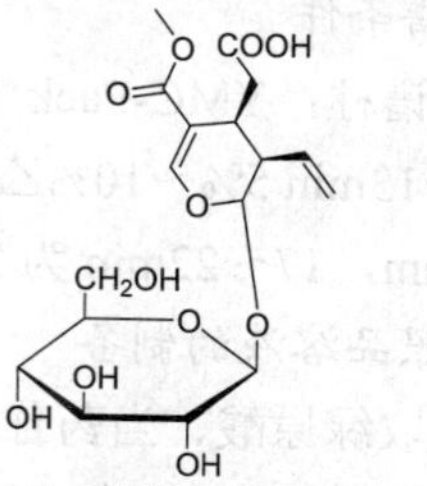 断氧化马钱子苷 Secoxyloganin
四乙酰开联番木鳖苷 Secologanoside $C_{16}H_{22}O_{11}$ Exact Mass: 390.12	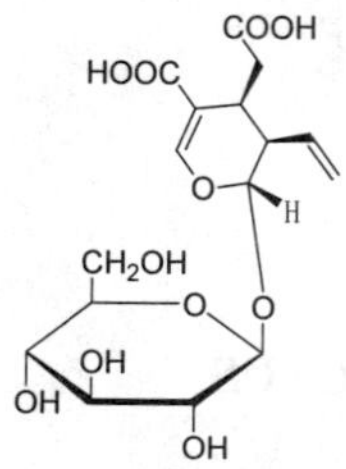 四乙酰开联番木鳖苷 Secologanoside	(*E*)-Aldosecologanin $C_{34}H_{46}O_{19}$ Exact Mass: 758.26	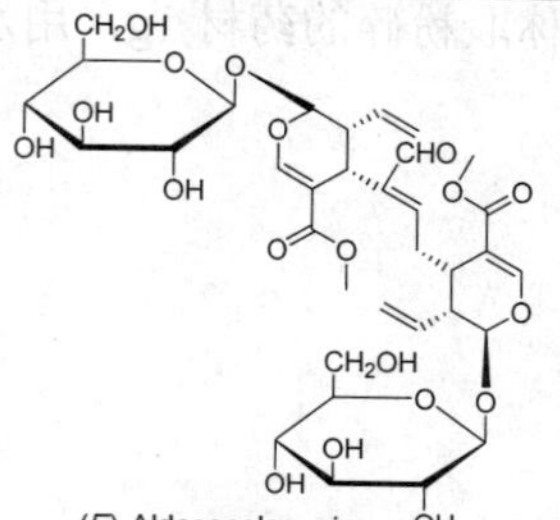 (*E*)-Aldosecologanin

除以上化学成分外，金银花还含有 3,7-二甲基-1,6-辛二烯醇、3,7-二甲基-6-辛烯醇、顺-2-甲基-2-乙烯基-5(*β*-羟基异丙基)四氢呋喃、反-2-甲基-2-乙烯基-5(*β*-羟基异丙基)四氢呋喃等。

【分析方法】

1　高效液相色谱法测定金银花中芦丁的含量[126]

1.1 仪器

Agilent 1100 高效液相色谱仪。

1.2 色谱条件

色谱柱：Zorbax RP-C_{18} 柱(150mm×4.6mm，5μm)；流动相：乙腈-0.3%磷酸(15∶85)；流速 0.6mL/min；检测波长 300nm；分析时间 12min。

1.3 对照品溶液的制备

称取芦丁对照品，用适量甲醇溶解。

1.4 供试品溶液的制备

称取粉碎的药材 0.5g，用 50%甲醇 20mL 超声提取 30min，滤过，定容，即得。

2　高效液相色谱法测定金银花中槲皮素和木犀草素的含量[127]

2.1 仪器

Agilent 1100 高效液相色谱仪。

2.2 色谱条件

色谱柱：Zorbax Extend-C_{18} 柱(250mm×4.6mm，5μm)；流动相：甲醇-0.02%磷酸(50∶50)；流速 1.0mL/min；

检测波长 350nm；分析时间 18min。

2.3 对照品溶液的制备

称取槲皮素和木犀草素对照品，用适量甲醇溶解。

2.4 供试品溶液的制备

称取粉碎的药材5g，用甲醇100mL于40℃超声提取30min，浓缩液用石油醚除杂后用甲醇定容至25mL，即得。

3 高效液相色谱法测定金银花中绿原酸、当药苷和忍冬苷的含量[128]

3.1 仪器

Agilent 1100 高效液相色谱仪，二极管阵列检测器。

3.2 色谱条件

色谱柱：YMC-Pack ODS-A-C_{18} 柱(150mm×4.6mm，5μm)；流动相：乙腈-1%冰醋酸水溶液；梯度洗脱：0～13min 5%～10%乙腈，13～30min 10%～25%乙腈；柱温 20℃；流速 1.0mL/min；检测波长 0～17min 为 325nm，17～22min 为 237nm，22～25min 为 245nm；分析时间 26min。

3.3 对照品溶液的制备

称取绿原酸、当药苷和忍冬苷对照品，用适量水溶解。

3.4 供试品溶液的制备

称取粉碎的药材 1g，用水 50mL 加热回流 1h，滤过，即得。

金樱子

Jinyingzi

ROSAE LAEVIGATAE FRUCTUS

【化学成分】

表 1-8-39a 金樱子主要化学成分[129，130]

中英文名、化学式及相对分子质量	结构图	中英文名、化学式及相对分子质量	结构图
谷甾醇-*β*-D-吡喃葡萄糖苷-四乙酸酯 *β*-Sitosteryl tetra-*O*-acetyl-*β*-D-glycopyranoside $C_{43}H_{68}O_{10}$ Exact Mass: 744.48	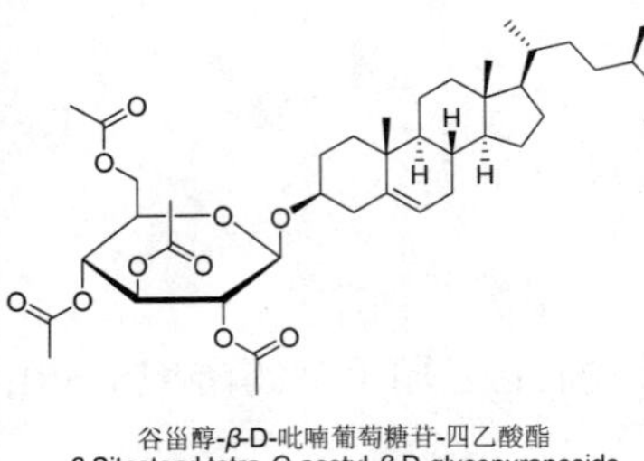 谷甾醇-*β*-D-吡喃葡萄糖苷-四乙酸酯 *β*-Sitosteryl tetra-*O*-acetyl-*β*-D-glycopyranoside	7-氧代-谷甾醇-*β*-D-吡喃葡萄糖苷-四乙酸酯 7-*oxo*-*β*-Sitosteryl tetra-*O*-acetyl-*β*-D-glycopyranoside $C_{43}H_{66}O_{11}$ Exact Mass: 758.46	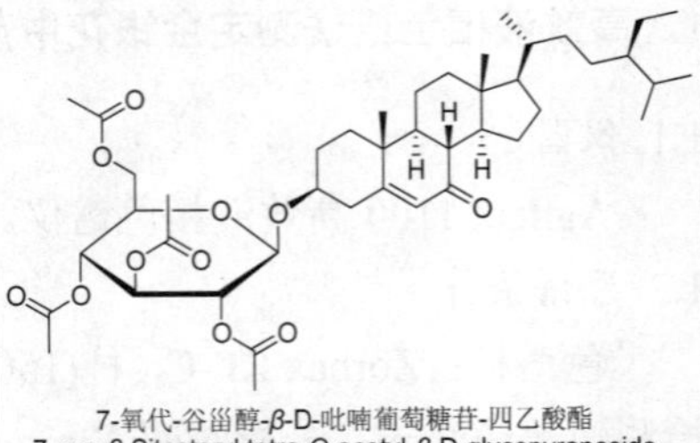 7-氧代-谷甾醇-*β*-D-吡喃葡萄糖苷-四乙酸酯 7-*oxo*-*β*-Sitosteryl tetra-*O*-acetyl-*β*-D-glycopyranoside
7-羟基谷甾醇-*β*-D-吡喃葡萄糖苷 7-Hydroxy-*β*-sitosteryl-3-*O*-*β*-D-glucopyranoside $C_{35}H_{60}O_7$ Exact Mass: 592.85	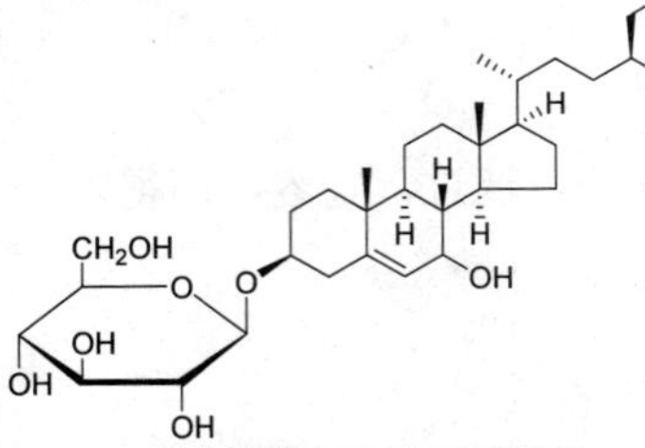 7-羟基谷甾醇-*β*-D-吡喃葡萄糖苷 7-Hydroxy-*β*-sitosteryl-3-*O*-*β*-D-glucopyranoside	*β*-谷甾醇 *β*-Sitosterol $C_{29}H_{50}O$ Exact Mass: 414.71	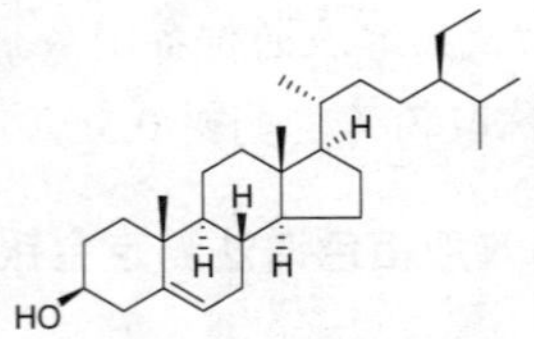 *β*-谷甾醇 *β*-Sitosterol

续表

中英文名、化学式及相对分子质量	结构图	中英文名、化学式及相对分子质量	结构图
胡萝卜苷 Daucosterol $C_{35}H_{60}O_6$ Exact Mass: 576.44	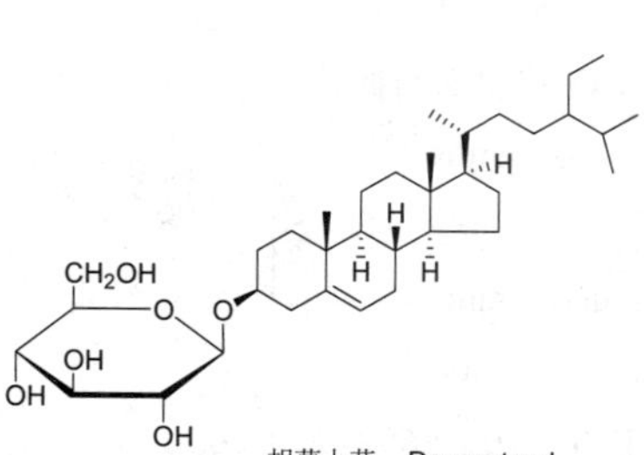 胡萝卜苷 Daucosterol	豆甾醇-3α,5α-二醇-3-O-β-D-吡喃葡萄糖苷-四乙酸酯 Stigmasta-3α,5α-diol-3-O-β-D-glucopyranoside tetracetate $C_{43}H_{70}O_{11}$ Exact Mass: 762.49	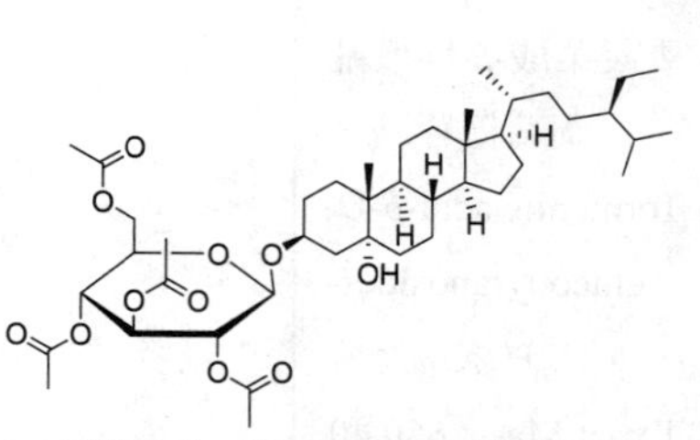 豆甾醇-3α,5α-二醇-3-O-β-D-吡喃葡萄糖苷-四乙酸酯 Stigmasta-3α,5α-diol-3-O-β-D-glucopyranoside tetracetate
齐墩果酸 Oleanolic acid $C_{30}H_{48}O_3$ Exact Mass: 456.36	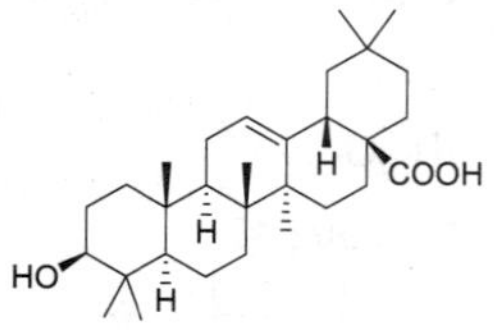 齐墩果酸 Oleanolic acid	齐墩果酸甲酯 Methyl oleanolate $C_{31}H_{50}O_3$ Exact Mass: 470.38	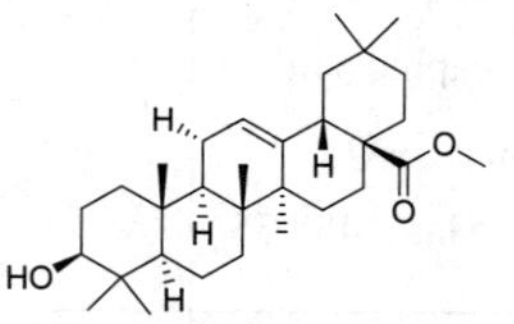 齐墩果酸甲酯 Methyl oleanlate
熊果酸 Ursolic acid $C_{30}H_{48}O_3$ Exact Mass: 456.36	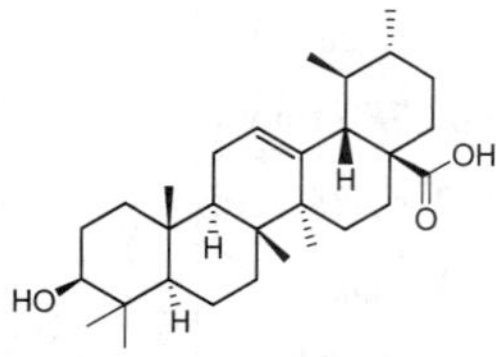 熊果酸 Ursolic acid	熊果酸甲酯 Methyl ursolate $C_{31}H_{50}O_3$ Exact Mass: 470.38	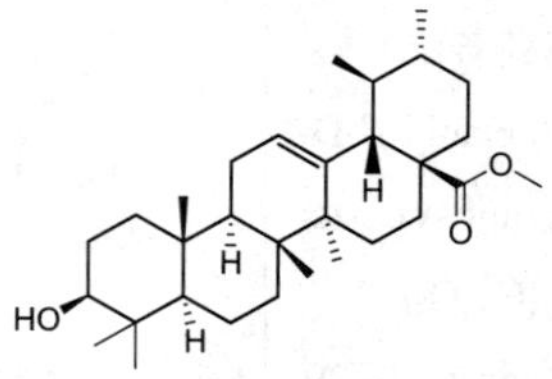 熊果酸甲酯 Methyl ursolate
2α-羟基熊果酸 2α-Hydroxyursolic acid $C_{30}H_{48}O_4$ Exact Mass: 472.36	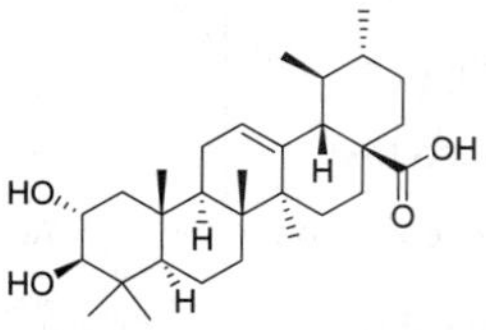 2α-羟基熊果酸 2α-Hydroxyursolic acid	2α-羟基熊果酸甲酯 Methyl 2α-hydroxyursolate $C_{31}H_{50}O_4$ Exact Mass: 486.37	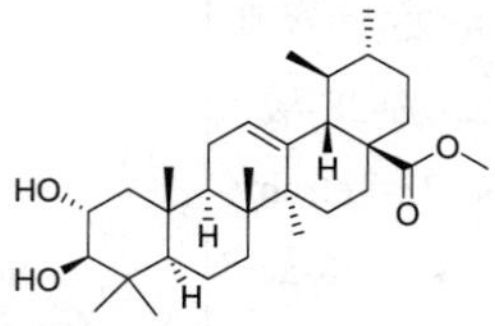 2α-羟基熊果酸甲酯 Methyl 2α-hydroxyursolate
2α-甲氧基熊果酸 2α-Methoxyursolic acid $C_{31}H_{50}O_4$ Exact Mass: 486.37	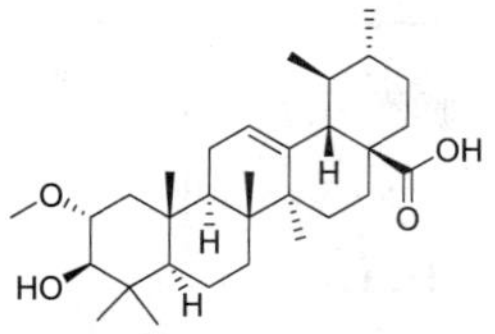 2α-甲氧基熊果酸 2α-Methoxyursolic acid	2α-甲氧基熊果酸甲酯 Methyl 2α-methoxyursolate $C_{32}H_{52}O_4$ Exact Mass: 500.39	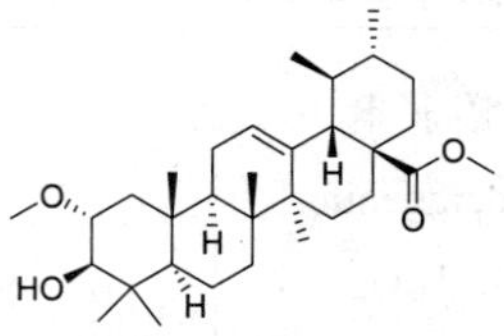 2α-甲氧基熊果酸甲酯 Methyl 2α-methoxyursolate
委陵菜酸 Toumentic acid $C_{30}H_{48}O_5$ Exact Mass: 488.35	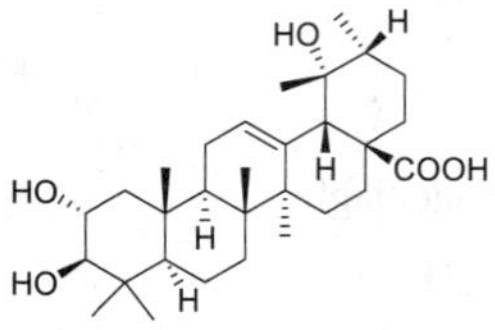 委陵菜酸 Toumentic acid	委陵菜酸甲酯 Methyl toumentate $C_{31}H_{50}O_5$ Exact Mass: 502.37	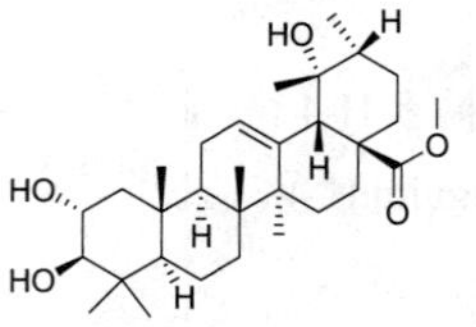 委陵菜酸甲酯 Methyl toumentate
11α-羟基委陵菜酸 11α-Hydroxytormentic acid $C_{30}H_{48}O_6$ Exact Mass: 504.35	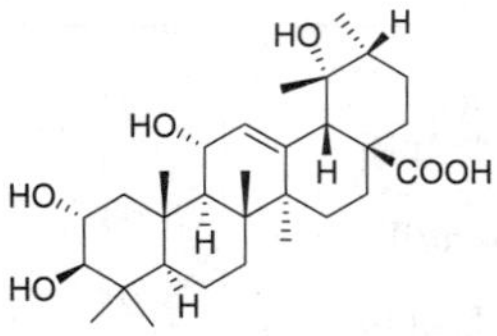 11α-羟基委陵菜酸 11α-Hydroxytormentic acid	11α-羟基委陵菜酸甲酯 Methyl 11α-hydroxytormentate $C_{31}H_{50}O_6$ Exact Mass: 518.36	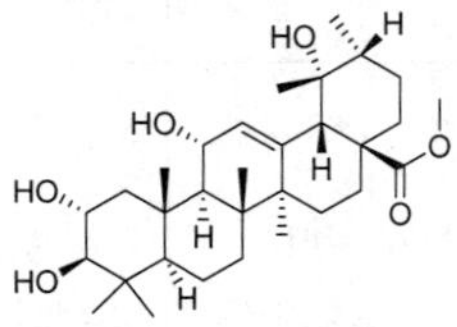 11α-羟基委陵菜酸甲酯 Methyl 11α-hydroxytormentate

续表

中英文名、化学式及相对分子质量	结构图	中英文名、化学式及相对分子质量	结构图
委陵菜酸-β-D-吡喃葡萄糖苷 Tormentic acid-β-D-glucopyranoside $C_{36}H_{58}O_{10}$ Exact Mass: 650.40	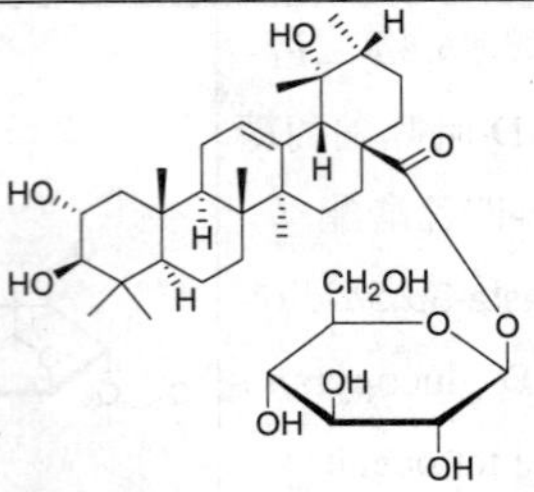 委陵菜酸-β-D-吡喃葡萄糖苷 Tormentic acid-β-D-glucopyranoside	委陵菜酸-6-甲氧基-β-D-吡喃葡萄糖苷 Tormentic acid 6-methoxy-β-D-glucopyranosyl ester $C_{36}H_{58}O_{10}$ Exact Mass: 650.40	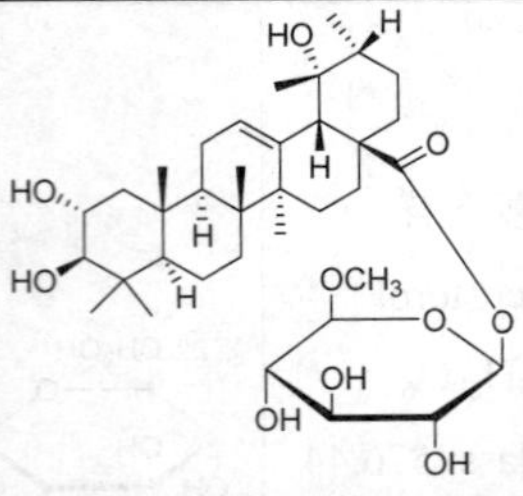 委陵菜酸-6-甲氧基-β-D-吡喃葡萄糖苷 Tormentic acid 6-methoxy-β-D-glucopyranosyl ester
蔷薇酸 Euscaphic acid $C_{30}H_{48}O_5$ Exact Mass: 488.35	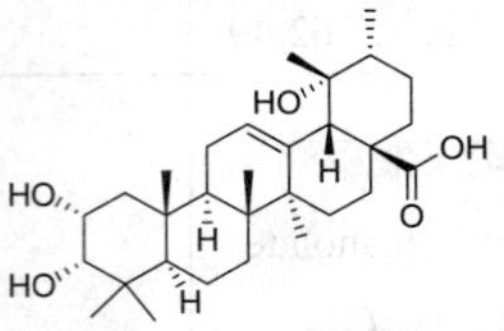 蔷薇酸　Euscaphic acid	蔷薇酸甲酯 Methyl euscaphate $C_{31}H_{50}O_5$ Exact Mass: 502.37	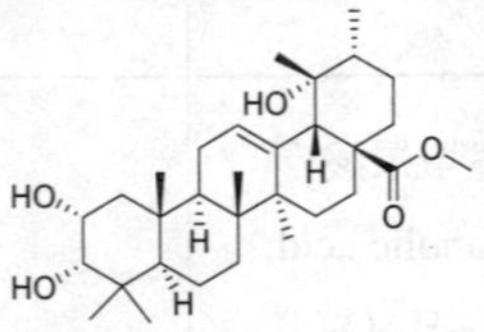 蔷薇酸甲酯　Methyl euscaphate
蔷薇酸-β-D-吡喃葡萄糖苷酯 Euscaphic acid-β-D-glucopyranosyl ester $C_{35}H_{56}O_{10}$ Exact Mass: 636.39	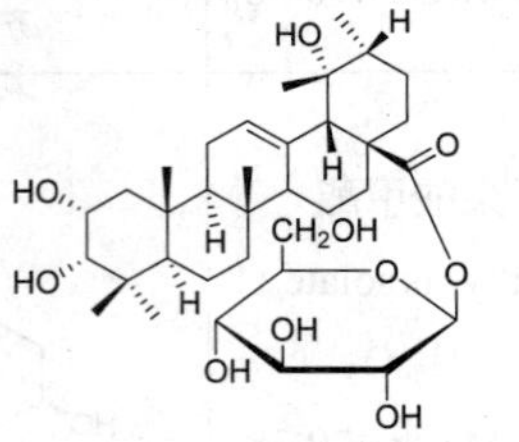 蔷薇酸-β- D-吡喃葡萄糖苷酯 Euscaphic acid-β-D-glucopyranosyl ester	2α,3β,19α,23-四羟基乌苏-12-烯-28-酸 2α,3β,19α,23-Tetrahydroursa-12-en-28-acid $C_{30}H_{48}O_6$ Exact Mass: 504.35	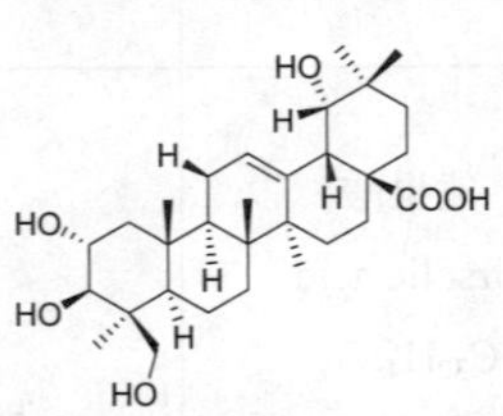 2α,3β,19α,23-四羟基乌苏-12-烯-28-酸 2α,3β,19α,23-Tetrahydroursa-12-en-28-acid
2α,3α,19α,23-四羟基乌苏-12-烯-28-酸 2α,3α,19α,23-Tetrahydroursa-12-en-28-acid $C_{30}H_{48}O_6$ Exact Mass: 504.35	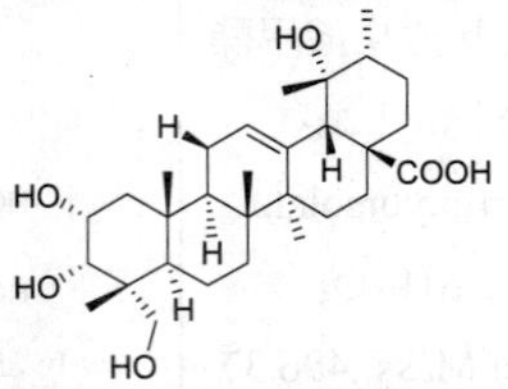 2α,3α,19α,23-四羟基乌苏-12-烯-28-酸 2α,3α,19α,23-Tetrahydroursa-12-en-28-acid	Methyl 2α, 3β-diacetyloxy-lup-20(29)-en-28-oate $C_{35}H_{54}O_6$ Exact Mass: 570.39	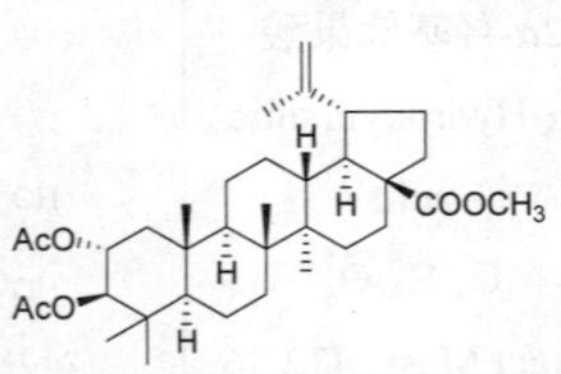 Methyl 2α, 3β-diacetyloxy- lup-20(29)-en-28-oate
常春藤素 Hederagenin $C_{30}H_{48}O_4$ Exact Mass: 472.36	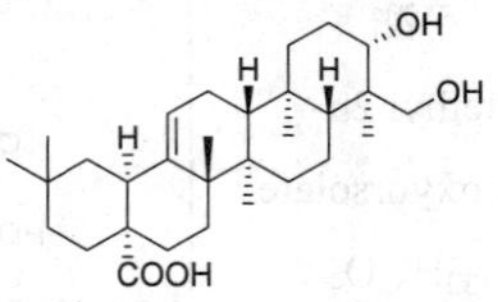 常春藤素　Hederagenin	常春藤素甲酯 Methyl hederagenin $C_{31}H_{50}O_4$ Exact Mass: 486.37	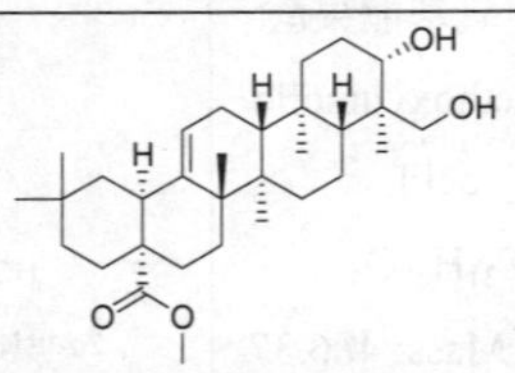 常春藤素甲酯　Methyl hederagenin
地榆素 H-4 Sanguiin H-4 $C_{27}H_{22}O_{18}$ Exact Mass: 634.08	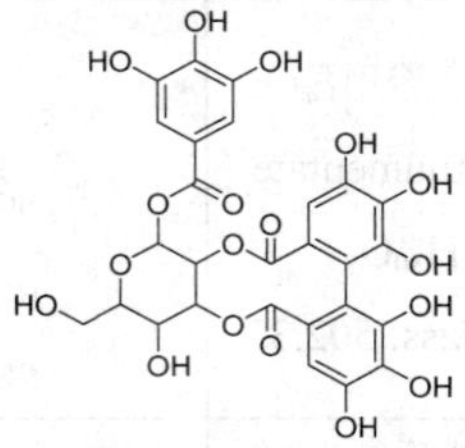 地榆素H-4　Sanguiin H-4	赤芍素 Pedunculagin $C_{34}H_{24}O_{22}$ Exact Mass: 784.08	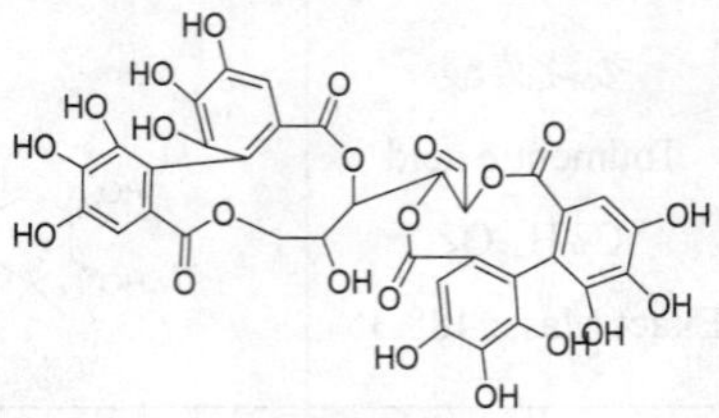 赤芍素　Pedunculagin
Casuarictin $C_{41}H_{28}O_{26}$ Exact Mass: 936.65	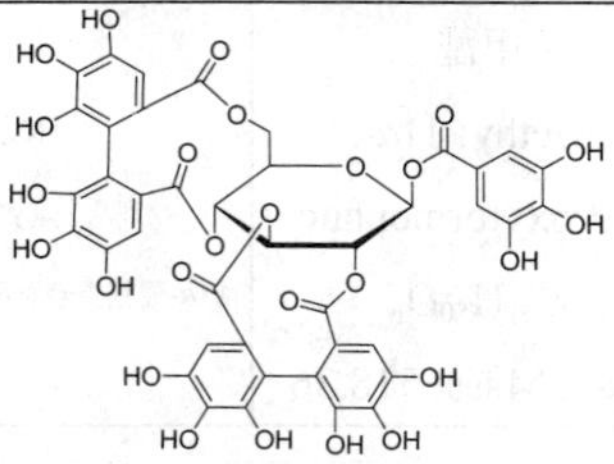 Casuarictin	蛇含鞣质 Potentillin $C_{41}H_{28}O_{26}$ Exact Mass: 936.09	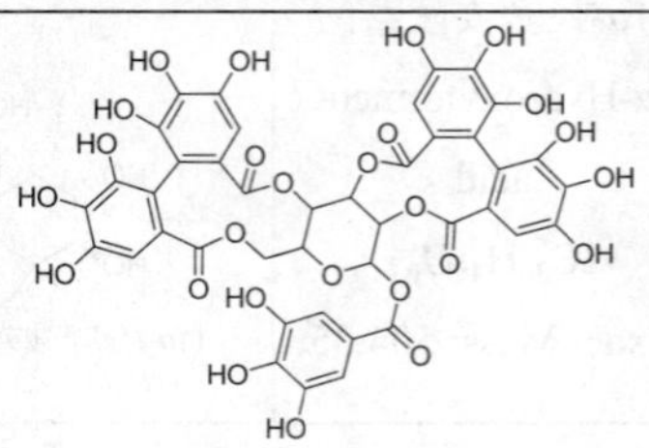 蛇含鞣质　Potentillin

续表

中英文名、化学式及相对分子质量	结构图	中英文名、化学式及相对分子质量	结构图
金樱子鞣质 A Laevigatin A $C_{34}H_{26}O_{23}$ Exact Mass: 802.09	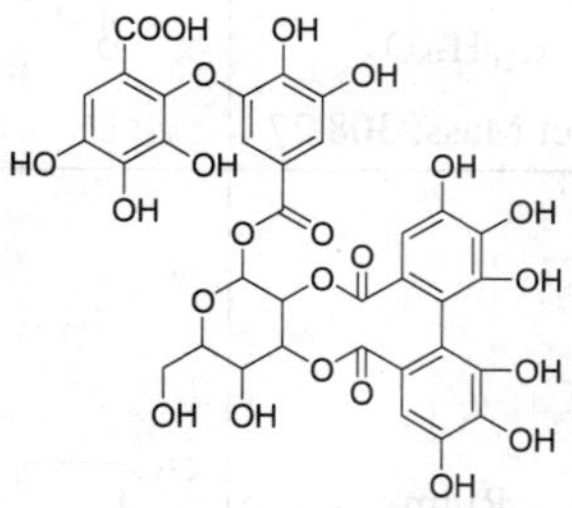 金樱子鞣质 A　Laevigatin A	金樱子鞣质 B Laevigatin B $C_{68}H_{48}O_{44}$ Exact Mass: 1568.15	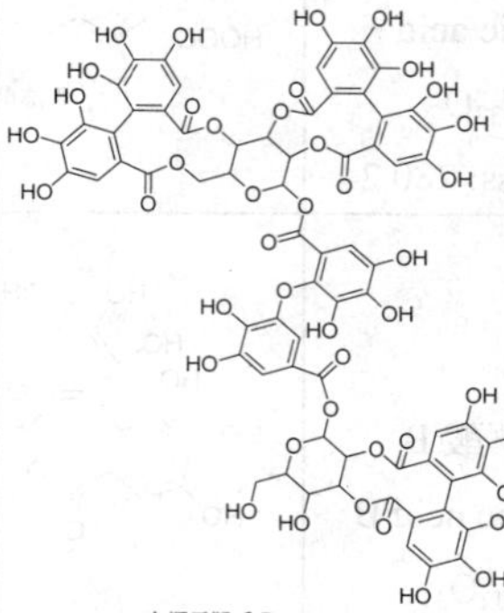 金樱子鞣质 B　Laevigatin B
金樱子鞣质 C Laevigatin C $C_{68}H_{48}O_{44}$ Exact Mass: 1568.15	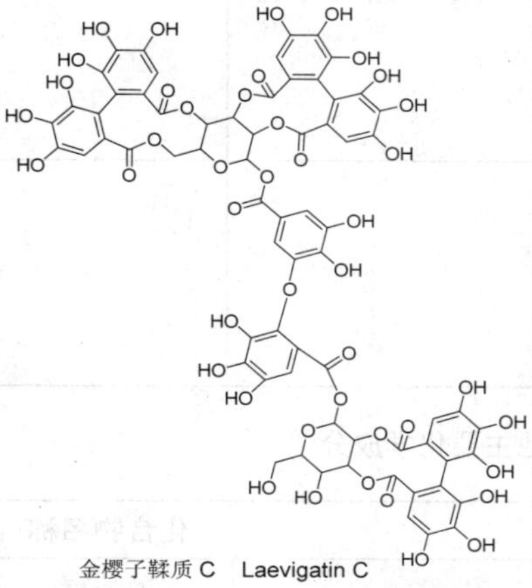 金樱子鞣质 C　Laevigatin C	金樱子鞣质 D Laevigatin D $C_{68}H_{48}O_{44}$ Exact Mass: 1568.15	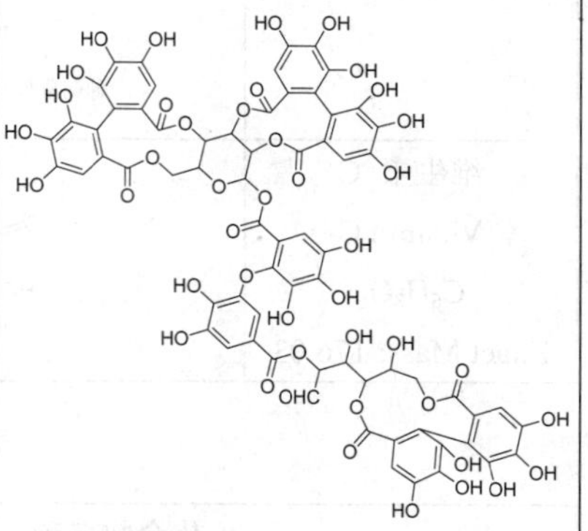 金樱子鞣质 D　Laevigatin D
金樱子鞣质 E Laevigatin E $C_{54}H_{42}O_{36}$ Exact Mass: 1266.15	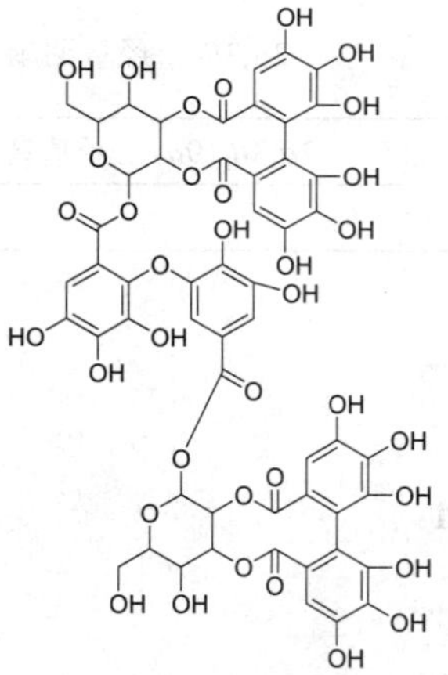 金樱子鞣质 E　Laevigatin E	金樱子鞣质 F Laevigatin F $C_{68}H_{48}O_{44}$ Exact Mass: 1568.15	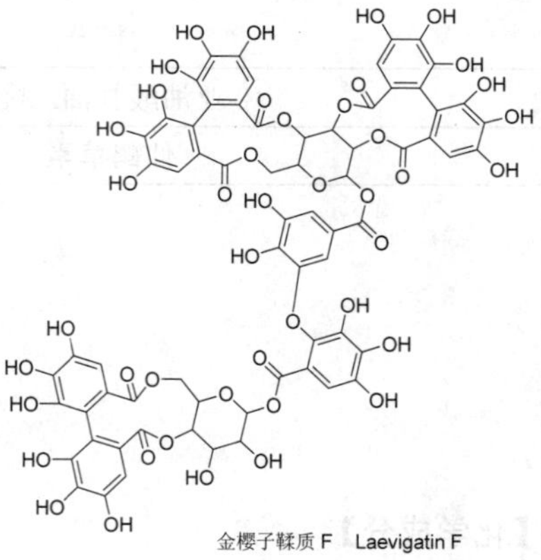 金樱子鞣质 F　Laevigatin F
金樱子鞣质 G Laevigatin G $C_{54}H_{42}O_{36}$ Exact Mass: 1266.15	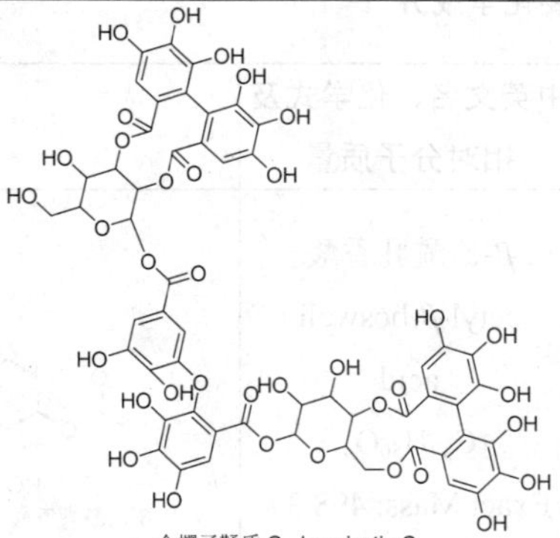 金樱子鞣质 G　Laevigatin G	仙鹤草酸 A Agrimonic acid A $C_{48}H_{32}O_{31}$ Exact Mass: 1104.09	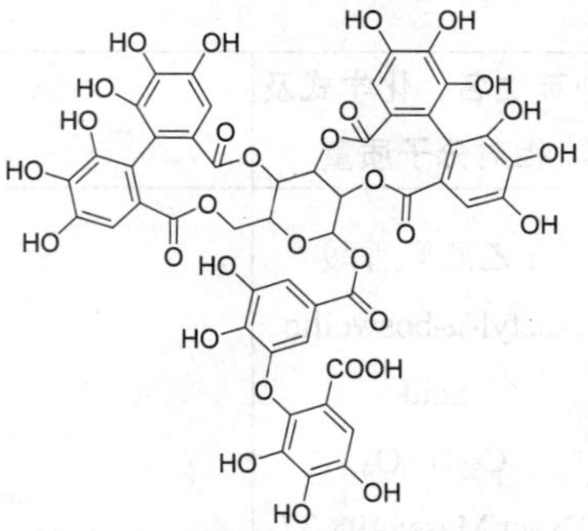 仙鹤草酸 A　Agrimonic acid A

续表

中英文名、化学式及相对分子质量	结构图	中英文名、化学式及相对分子质量	结构图
亚油酸 Linoleic acid $C_{18}H_{32}O_2$ Exact Mass: 280.24	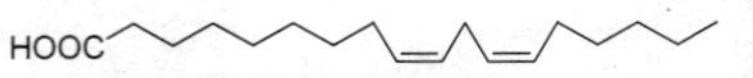 亚油酸 Linoleic acid	亚油酸乙酯 Ethyl linoleate $C_{20}H_{36}O_2$ Exact Mass: 308.27	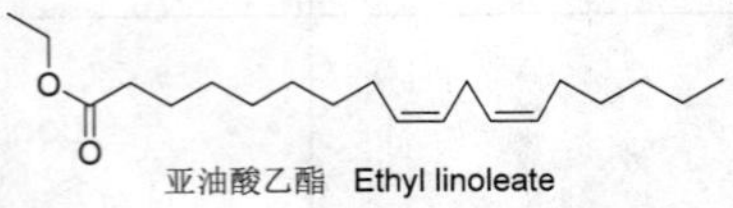 亚油酸乙酯 Ethyl linoleate
仙鹤草酸 B Agrimonic acid B $C_{48}H_{32}O_{31}$ Exact Mass: 1104.09	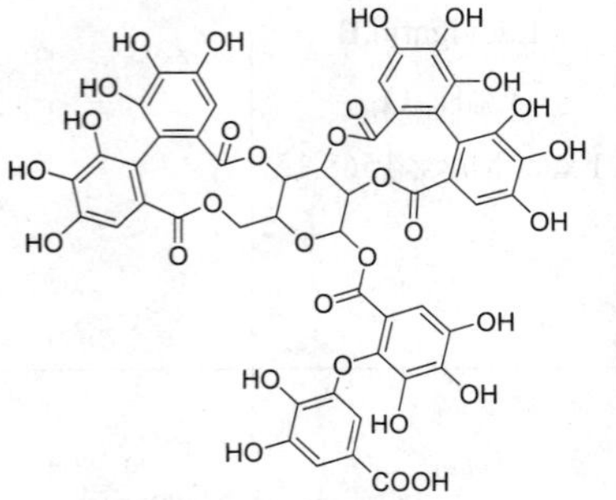 仙鹤草酸 B Agrimonic acid B	芦丁 Rutin $C_{27}H_{30}O_{16}$ Exact Mass: 610.15	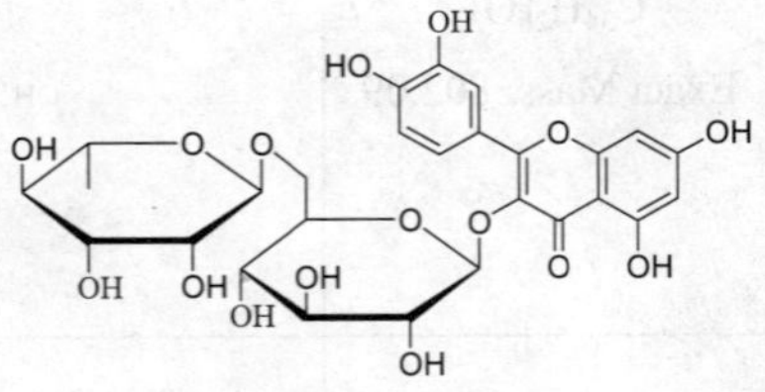 芦丁 Rutin
维生素 C Vitamin C $C_6H_8O_6$ Exact Mass: 176.03	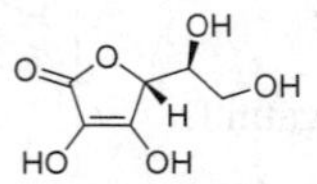 维生素 C Vitamin C		

表 1-8-39b 金樱子其他主要化学成分[129, 130]

化合物名称	化合物名称
果糖	葡萄糖
4′,5,7-三羟黄酮醇-3-*O*-*β*-D-(6-*O*-(*E*)-*p*-羟基苯丙烯酰)吡喃葡萄糖苷	2*α*,3*β*-二羟基羽扇豆-28-羧甲酯
亚油酸甘油三酯	2*α*,3*β*,19*α*-三羟基乌苏-12-烯-28-酸
仙鹤草素	

乳香

Ruxiang

OLIBANUM

【化学成分】

表 1-8-40a 乳香主要化学成分[131～134]

中英文名、化学式及相对分子质量	结构图	中英文名、化学式及相对分子质量	结构图
α-乙酰乳香酸 Acetyl-*α*-boswellic acid $C_{32}H_{50}O_4$ Exact Mass: 498.37	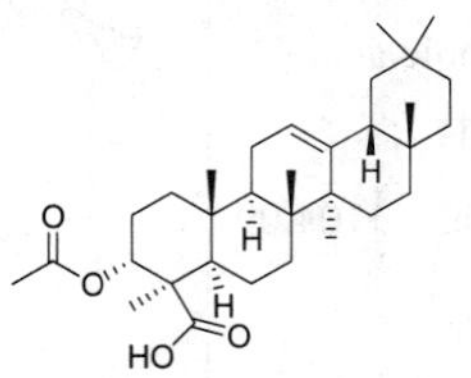 *α*-乙酰乳香酸 Acetyl-*α*-boswellic acid	*β*-乙酰乳香酸 Acetyl-*β*-boswellic acid $C_{32}H_{50}O_4$ Exact Mass: 498.37	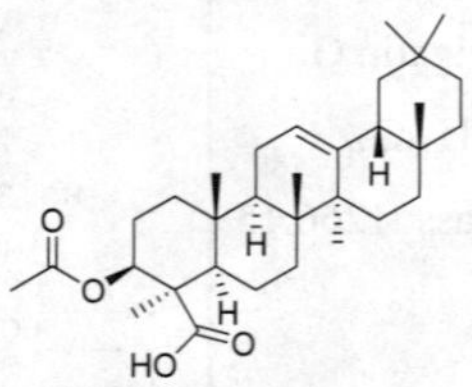 *β*-乙酰乳香酸 Acetyl-*β*-boswellic acid

续表

中英文名、化学式及相对分子质量	结构图	中英文名、化学式及相对分子质量	结构图
α-乳香酸 *α*-Boswellic acid $C_{30}H_{48}O_3$ Exact Mass: 456.36	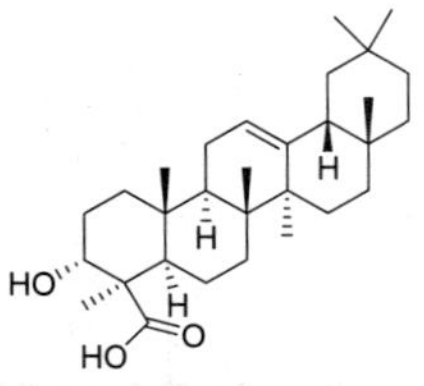 *α*-乳香酸　*α*-Boswellic acid	*β*-乳香酸 *β*-Boswellic acid $C_{30}H_{48}O_3$ Exact Mass: 456.36	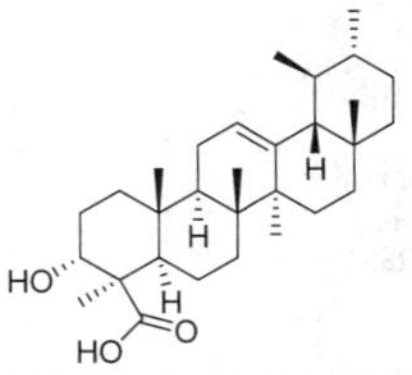 *β*-乳香酸　*β*-Boswellic acid
乙酸辛酯 Octyl acetate $C_{10}H_{20}O_2$ Exact Mass: 172.15	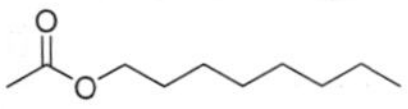 乙酸辛酯　Octyl acetate	Verticiol $C_{20}H_{34}O$ Exact Mass: 290.26	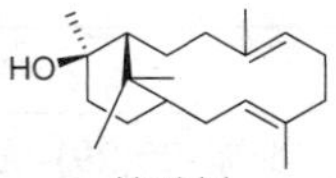 Verticiol
β-榄香烯 *β*-Elemene $C_{15}H_{24}$ Exact Mass: 204.19	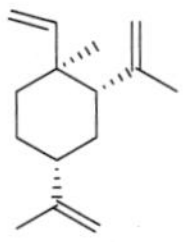 *β*-榄香烯　*β*-Elemene	乙酸龙脑酯 Bornyl acetate $C_{12}H_{20}O_2$ Exact Mass: 196.15	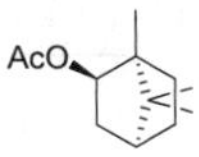 乙酸龙脑酯　Bornyl acetate
Olibanumols A $C_{10}H_{18}O_3$ Exact Mass: 186.13	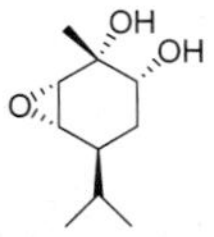 Olibanumols A	Olibanumols B $C_{10}H_{18}O_2$ Exact Mass: 170.13	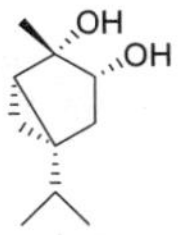 Olibanumols B
Olibanumols C $C_{10}H_{18}O_2$ Exact Mass: 170.13	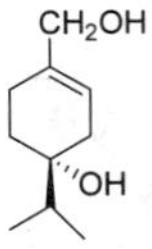 Olibanumols C	Olibanumols H $C_{30}H_{52}O_3$ Exact Mass: 460.39	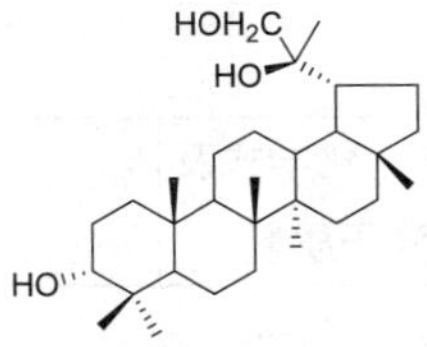 Olibanumols H
Olibanumols I $C_{29}H_{48}O_2$ Exact Mass: 428.37	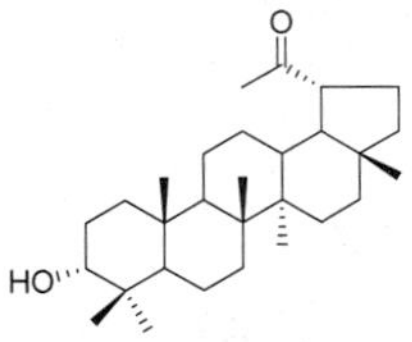 Olibanumols I	Olibanumols J $C_{30}H_{52}O_3$ Exact Mass: 460.39	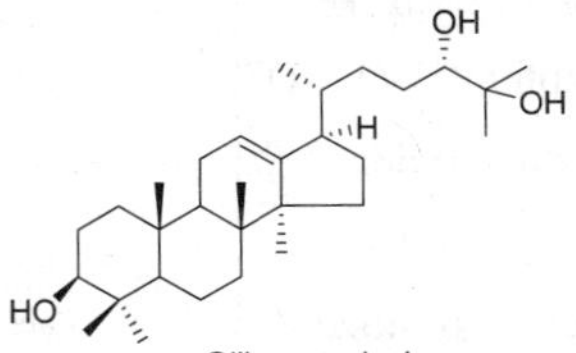 Olibanumols J
3,6-Dihydroxy-*p*-menth-1-ene $C_{11}H_{20}O$ Exact Mass: 168.15	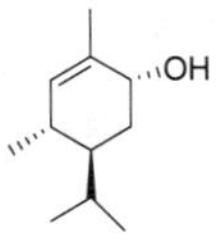 3,6-Dihydroxy-*p*-menth-1-ene	*p*-Menth-1-en-4*α*,6*β*-diol $C_{10}H_{18}O_2$ Exact Mass: 170.13	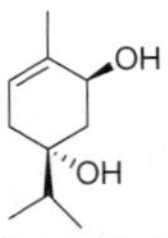 *p*-Menth-1-en-4*α*,6*β*-diol
(−)-*trans*-Sobrerol $C_{10}H_{18}O_2$ Exact Mass: 170.13	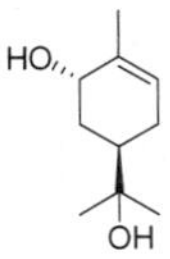 (−)-*trans*-Sobrerol	*p*-Menth-4-en-1,2-diol $C_{10}H_{18}O_2$ Exact Mass: 170.13	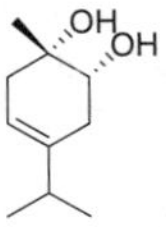 *p*-Menth-4-en-1,2-diol
p-Menth-5-en-1,2-diol $C_{10}H_{18}O_2$ Exact Mass: 170.13	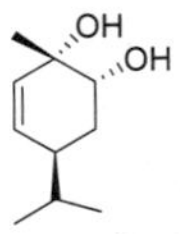 *p*-Menth-5-en-1,2-diol	*iso*-Fouquierol $C_{30}H_{52}O_3$ Exact Mass: 460.39	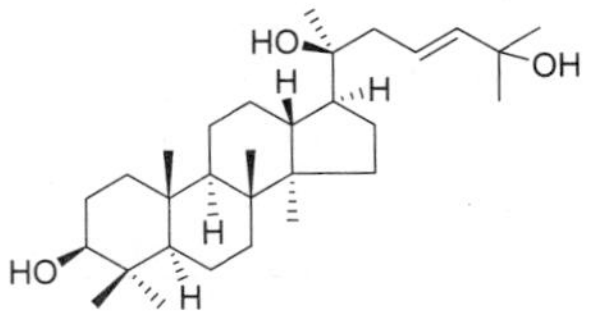 *iso*-Fouquierol

续表

中英文名、化学式及相对分子质量	结构图	中英文名、化学式及相对分子质量	结构图
Epilupeol $C_{30}H_{50}O$ Exact Mass: 426.39	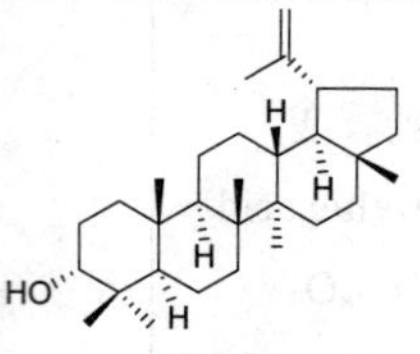 Epilupeol		

表 1-8-40b 乳香其他主要化学成分[131~134]

中文名	中文名
羽扇-20(29)-烯-3*α*-乙酰氧基-24-酸	11-羰基-*β*-乙酰乳香酸
3*α*-乙酰基氧基甘遂-8,24-二烯-21-羧酸	3-羰基甘遂-8,24-二烯-21-羧酸
11-氧代-3-乙酰基-*β*-乳香酸	异丁酸橙花叔酯

肿节风
Zhongjiefeng
SARCANDRAE HERBA

【化学成分】

表 1-8-41 肿节风主要化学成分[135~137]

中英文名、化学式及相对分子质量	结构图	中英文名、化学式及相对分子质量	结构图
山柰酚-3-*O*-*β*-D-葡萄糖醛酸苷 Kaempferol-3-*O*-*β*-D-glucuronide $C_{21}H_{18}O_{12}$ Exact Mass: 462.08	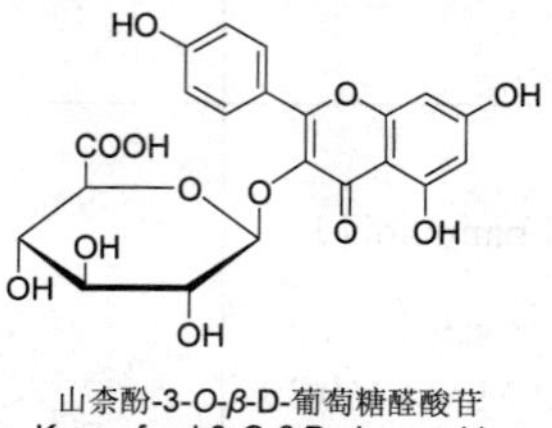 山柰酚-3-*O*-*β*-D-葡萄糖醛酸苷 Kaempferol-3-*O*-*β*-D-glucuronide	槲皮素-3-*O*-*α*-D-葡萄糖醛酸苷 Quercetin-3-*O*-*α*-D-glucuronide $C_{21}H_{18}O_{13}$ Exact Mass: 478.07	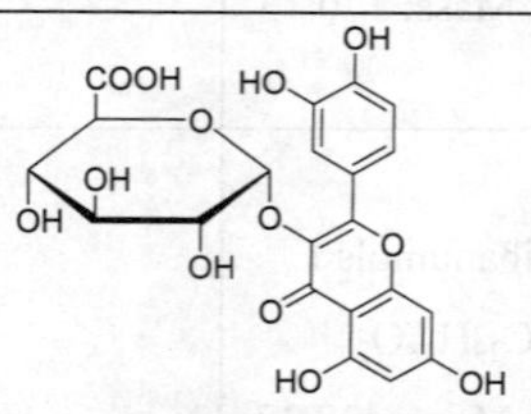 槲皮素-3-*O*-*α*-D-葡萄糖醛酸苷 Quercetin-3-*O*-*α*-D-glucuronide
槲皮素-3-*O*-*β*-D-葡萄糖醛酸甲酯 Methyl quercetin-3-*O*-*β*-D-glucuronate $C_{22}H_{20}O_{13}$ Exact Mass: 492.09	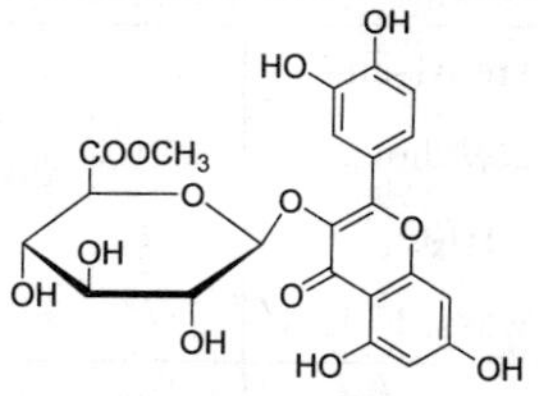 槲皮素-3-*O*-*β*-D-葡萄糖醛酸甲酯 Methyl quercetin-3-*O*-*β*-D-glucuronate	5,7,4′-三羟基-8-*C*-*β*-D-葡萄糖二氢黄酮碳苷 $C_{21}H_{22}O_{10}$ Exact Mass: 434.12	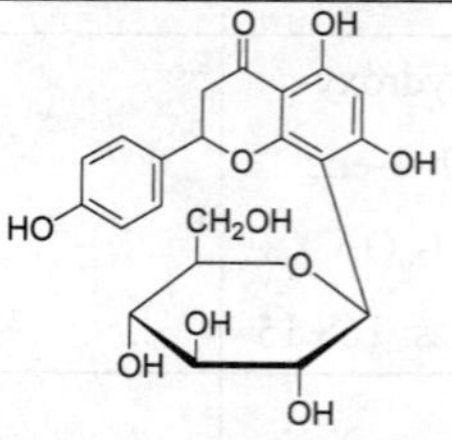 5,7,4′-三羟基-8-*C*-*β*-D-葡萄糖二氢黄酮碳苷
落新妇苷 Astilbin $C_{21}H_{22}O_{11}$ Exact Mass: 450.12	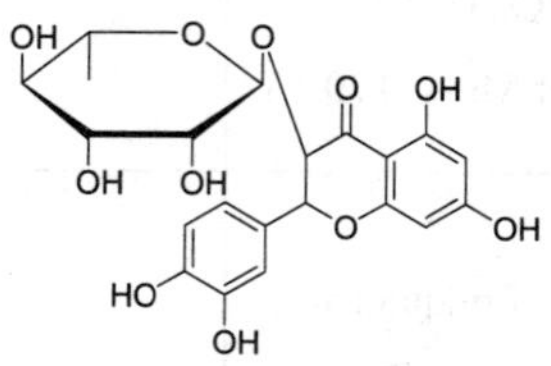 落新妇苷 Astilbin	5-*O*-咖啡酰基-奎宁酸甲酯 Methyl-5-*O*-caffeoylquinate $C_{17}H_{20}O_9$ Exact Mass: 368.11	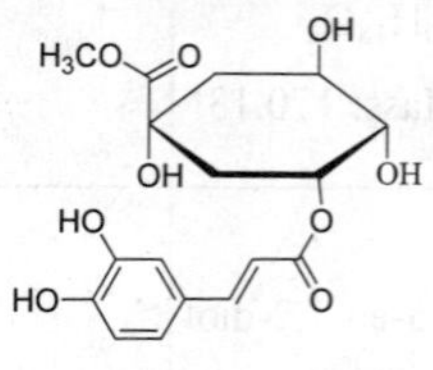 5-*O*-咖啡酰基-奎宁酸甲酯 Methyl-5-*O*-caffeoylquinate

续表

中英文名、化学式及相对分子质量	结构图	中英文名、化学式及相对分子质量	结构图
3,4-二羟基苯甲酸 3,4-Dihydroxy-benzoic acid $C_7H_6O_4$ Exact Mass: 154.03	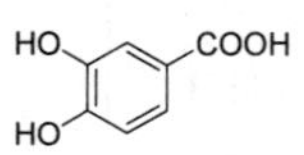 3,4-二羟基苯甲酸 3,4-Dihydroxybenzoic acid	2′,6′-二羟基-4,4′-二甲氧基二氢查耳酮 2′,6′-Dihydroxy-4,4′-dimethoxy-dihydrochalcone $C_{17}H_{18}O_5$ Exact Mass: 302.12	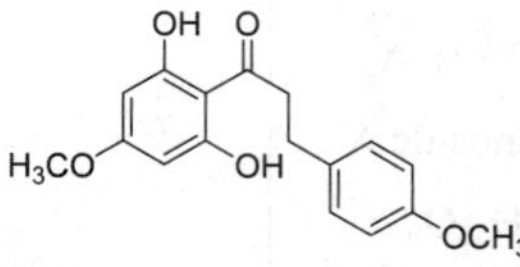 2′,6′-二羟基-4,4′-二甲氧基二氢查耳酮 2′,6′-Dihydroxy-4,4′-dimethoxy-dihydrochalcone
2′-羟基-4′,6′-二甲氧基二氢查耳酮 2′-Hydroxy-4′,6′-dimethoxy-dihydrochalcone $C_{17}H_{18}O_4$ Exact Mass: 286.12	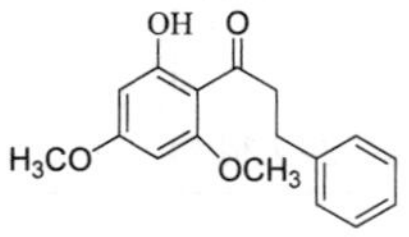 2′-羟基-4′,6′-二甲氧基二氢查耳酮 2′-Hydroxy-4′,6′-dimethoxy-dihydrochalcone	2′-羟基-4,4′,6′-三甲氧基二氢查耳酮 2′-Hydroxy-4,4′,6′-trimethoxy-dihydrochalcone $C_{18}H_{20}O_5$ Exact Mass: 316.13	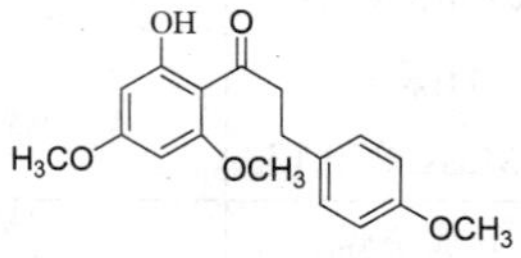 2′-羟基-4,4′,6′-三甲氧基二氢查耳酮 2′-Hydroxy-4,4′,6′-trimethoxy-dihydrochalcone
2′,4′-二羟基-6′-甲氧基二氢查耳酮 2′,4′-Dihydroxy-6′-methoxy-dihydrochalcone $C_{16}H_{16}O_4$ Exact Mass: 272.10	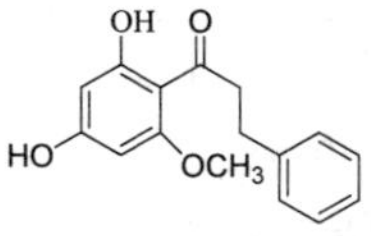 2′,4′-二羟基-6′-甲氧基二氢查耳酮 2′,4′-Dihydroxy-6′-methoxy-dihydrochalcone	2′,4′-二羟基-4,6′-二甲氧基二氢查耳酮 2′,4′-Dihydroxy-4,6′-dimethoxy-dihydrochalcone $C_{17}H_{18}O_5$ Exact Mass: 302.12	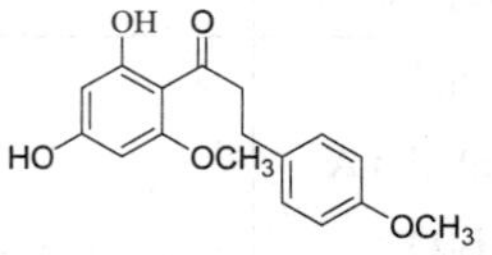 2′,4′-二羟基-4,6′-二甲氧基二氢查耳酮 2′,4′-Dihydroxy-4,6′-dimethoxy-dihydrochalcone
2′,6′-二羟基-4′-甲氧基二氢查耳酮 2′,6′-Dihydroxy-4′-methoxy-dihydrochalcone $C_{16}H_{16}O_4$ Exact Mass: 272.10	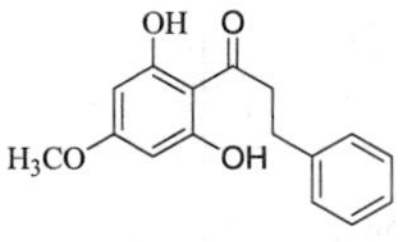 2′,6′-二羟基-4′-甲氧基二氢查耳酮 2′,6′-Dihydroxy-4′-methoxy-dihydrochalcone	5-羟基-7-甲氧基二氢黄酮 5-Hydroxy-7-methoxyflavanone $C_{16}H_{14}O_4$ Exact Mass: 270.09	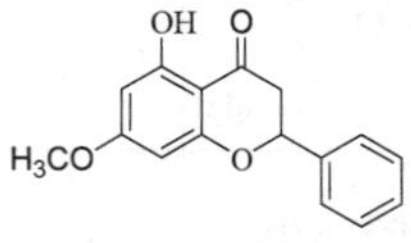 5-羟基-7-甲氧基二氢黄酮 5-Hydroxy-7-methoxyflavanone
金粟兰内酯 B Chloranthalactone B $C_{15}H_{16}O_3$ Exact Mass: 244.11	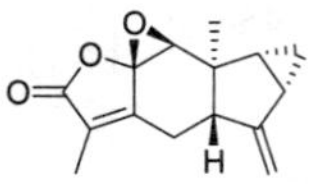 金粟兰内酯 B Chloranthalactone B	金粟兰内酯 E Chloranthalactone E $C_{15}H_{18}O_4$ Exact Mass: 262.12	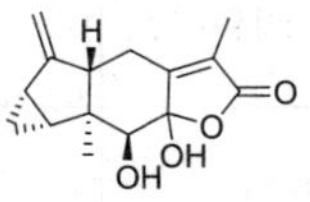 金粟兰内酯 E Chloranthalactone E
5-羟基-4′,7-二甲氧基二氢黄酮 5-Hydroxy-4′,7-dimethoxyflavanone $C_{17}H_{16}O_5$ Exact Mass: 300.10	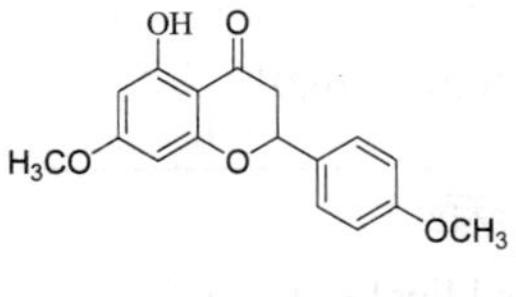 5-羟基-4′,7-二甲氧基二氢黄酮 5-Hydroxy-4′,7-dimethoxyflavanone	金粟兰内酯 A Chloranthalactone A $C_{15}H_{16}O_2$ Exact Mass: 228.12	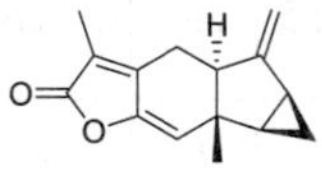 金粟兰内酯 A Chloranthalactone A
金粟兰内酯 F Chloranthalactone F $C_{30}H_{32}O_4$ Exact Mass: 456.23	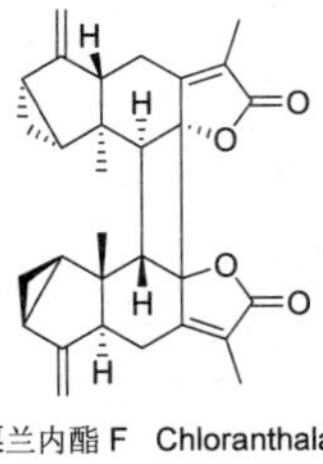 金粟兰内酯 F Chloranthalactone F	苍术烯内酯 II Atractylenolide II $C_{15}H_{20}O_2$ Exact Mass: 232.15	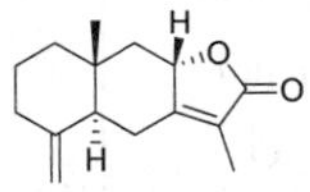 苍术烯内酯 II Atractylenolide II

续表

中英文名、化学式及相对分子质量	结构图	中英文名、化学式及相对分子质量	结构图
金粟兰苷 A Chloranoside A $C_{21}H_{28}O_9$ Exact Mass: 424.17	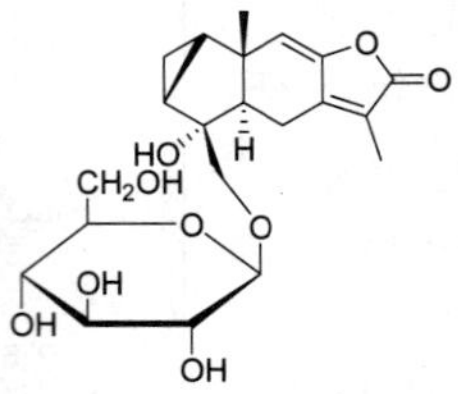 金粟兰苷 A　Chloranoside A	金粟兰苷 B Chloranoside B $C_{21}H_{28}O_9$ Exact Mass: 424.17	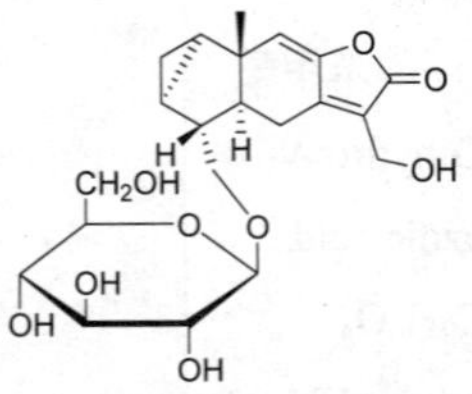 金粟兰苷 B　Chloranside B
金粟兰交酯 A Shizukanolide A $C_{15}H_{18}O_2$ Exact Mass: 230.13	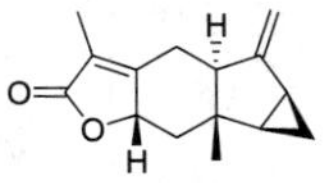 金粟兰交酯 A　Shizukanolide A	金粟兰内酯 G Chloranthalactone G $C_{15}H_{16}O_3$ Exact Mass: 244.11	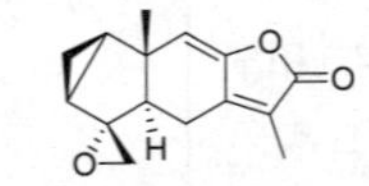 金粟兰内酯 G　Chloranthalactone G
(3,3-二甲基癸烷)-苯 (3,3-Dimethyldecyl)-benzene $C_{18}H_{30}$ Exact Mass: 246.43	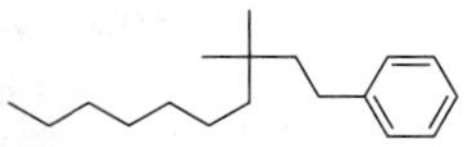 (3,3-二甲基癸烷)-苯　(3,3-Dimethyldecyl)-benzene	*α*-甜没药烯 *α*-Bisabolene $C_{15}H_{24}$ Exact Mass: 204.19	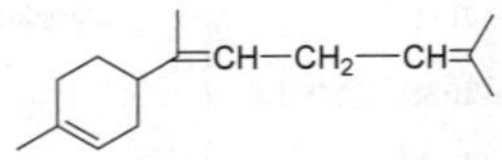 *α*-甜没药烯　*α*-Bisabolene
依斯坦布林 A (−)-Istanbulin A $C_{15}H_{20}O_4$ Exact Mass: 264.14	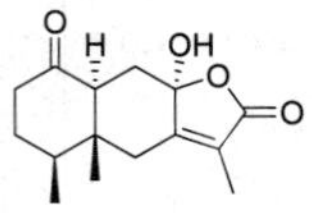 依斯坦布林 A　(−)-Istanbulin A	异秦皮啶 Isofraxidin $C_{11}H_{10}O_5$ Exact Mass: 222.05	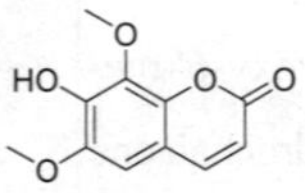 异秦皮啶　Isofraxidin
香豆素 Courmarin $C_9H_6O_2$ Exact Mass: 146.04	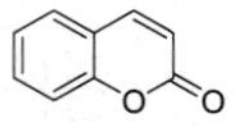 香豆素　Courmarin	东莨菪内酯 Scopoletin $C_{10}H_8O_4$ Exact Mass: 192.04	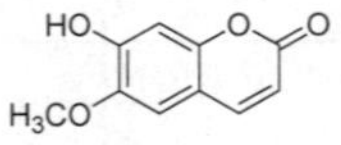 东莨菪内酯　Scopoletin
单萜乙酸芳樟酯 Linalool acetate $C_{12}H_{20}O_2$ Exact Mass: 196.15	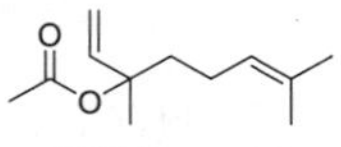 单萜乙酸芳樟酯　Linalool acetate	白桦酸 Betulinic acid $C_{30}H_{48}O_3$ Exact Mass: 456.36	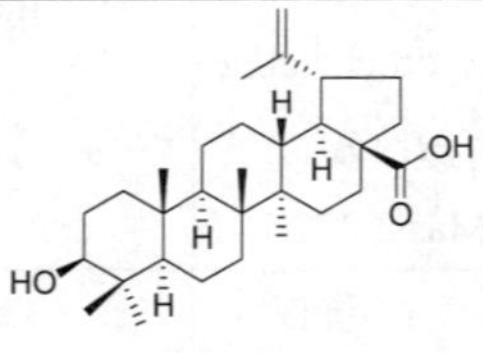 白桦酸 Betulinic acid
胡萝卜苷 Daucosterol $C_{35}H_{60}O_6$ Exact Mass: 576.44	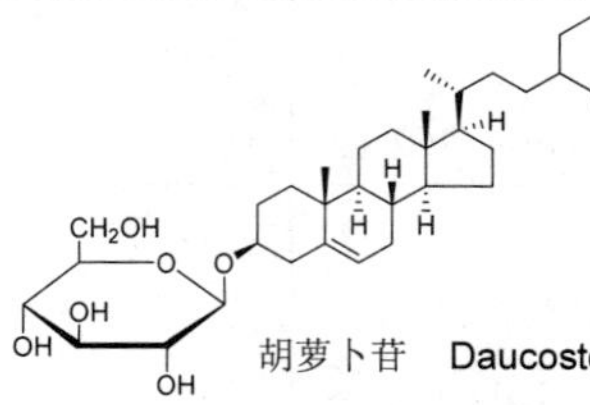 胡萝卜苷　Daucosterol	富马酸 Fumaric acid $C_4H_4O_4$ Exact Mass: 116.01	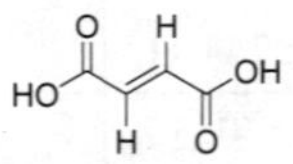 富马酸　Fumaric acid
琥珀酸(丁二酸) Succinic acid $C_4H_6O_4$ Exact Mass: 118.03	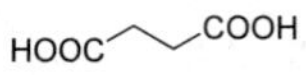 琥珀(丁二酸)酸　Succinic acid	亚麻酸甲酯 Methyl linolenate $C_{19}H_{32}O_2$ Exact Mass: 292.24	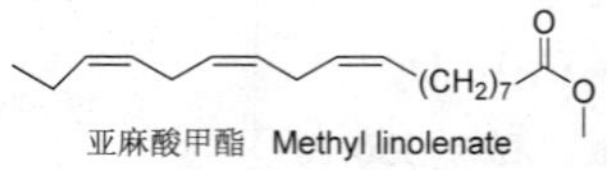 亚麻酸甲酯　Methyl linolenate
匙叶桉油烯醇 Spathulenol $C_{15}H_{24}O$ Exact Mass: 220.18	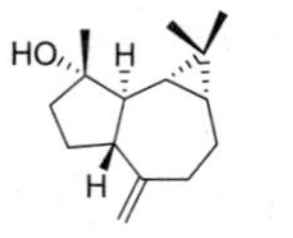 匙叶桉油烯醇　Spathulenol	反橙花叔醇 *trans*-Nerolidol $C_{15}H_{26}O$ Exact Mass: 222.37	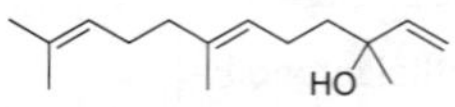 反橙花叔醇　*trans*-Nerolidol

续表

中英文名、化学式及相对分子质量	结构图	中英文名、化学式及相对分子质量	结构图
萜烯诺卜醇 Nopol $C_{11}H_{18}O$ Exact Mass: 166.26	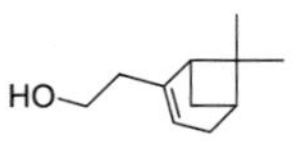 萜烯诺卜醇　Nopol	喇叭茶醇 Ledol $C_{15}H_{26}O$ Exact Mass: 222.20	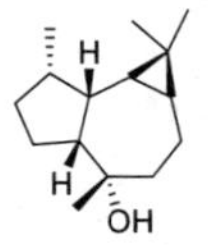 喇叭茶醇　Ledol
愈创醇 Guaiol $C_{15}H_{26}O$ Exact Mass: 222.2	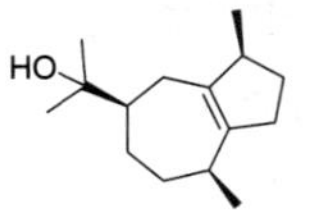 愈创醇　Guaiol	γ-桉叶醇 γ-Eudesmol $C_{15}H_{26}O$ Exact Mass: 222.20	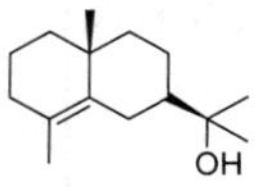 γ-桉叶醇　γ-Eudesmol
2-十一醇 2-Undecanol $C_{11}H_{24}O$ Exact Mass: 172.18	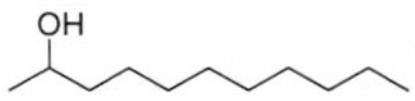 2-十一醇　2-Undecanol	α-蒎烯 α-Pinene $C_{10}H_{16}$ Exact Mass: 136.13	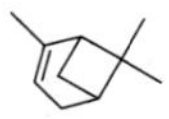 α-蒎烯　α-Pinene
莰烯 Camphene $C_{10}H_{16}$ Exact Mass: 136.13	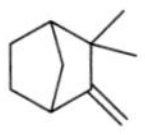 莰烯　Camphene	月桂烯 Myrcene $C_{10}H_{16}$ Exact Mass: 136.13	$H_2C{=}CH{-}C({=}CH_2){-}CH_2{-}CH_2{-}CH{=}C(CH_3)_2$ 月桂烯　Myrcene
α-侧柏烯 α-Origanene $C_{10}H_{16}$ Exact Mass: 136.13	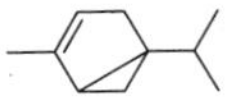 α-侧柏烯　α-Origanene	1-甲基-2-异丙基-苯 1-Methyl-2-isopropyl-benzene $C_{10}H_{14}$ Exact Mass: 134.11	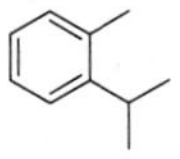 1-甲基-2-异丙基-苯 1-Methyl-2-isopropyl-benzene
β-水芹烯 β-Phellandrene $C_{10}H_{16}$ Exact Mass: 136.13	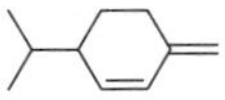 β-水芹烯　β-Phellandrene	α-罗勒烯 α-Ocimene $C_{10}H_{16}$ Exact Mass: 136.13	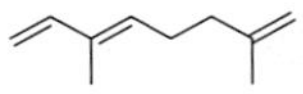 α-罗勒烯　α-Ocimene
别香橙烯 Alloaromadendrene $C_{15}H_{24}$ Exact Mass: 204.19	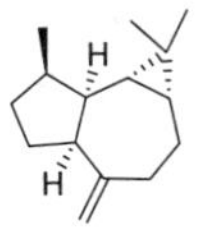 别香橙烯　Alloaromadendrene	蓝桉烯 Globulol $C_{15}H_{26}O$ Exact Mass: 222.20	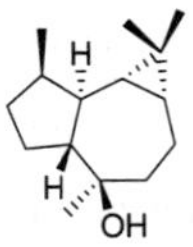 蓝桉烯　Globulol
杜松烯 Cadinene $C_{15}H_{28}$ Exact Mass: 208.22	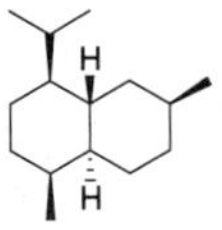 杜松烯　Cadinene	正十三碳醛 Tridecanal $C_{13}H_{26}O$ Exact Mass: 198.20	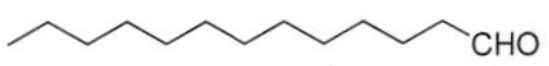 正十三碳醛　Tridecanal
Z-9,17-二烯-十八碳醛 Z-9,17-Octadecadienal $C_{18}H_{32}O$ Exact Mass: 264.45	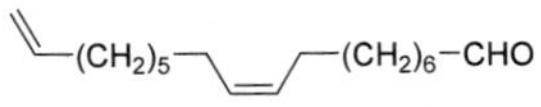 Z-9,17-二烯-十八碳醛　Z-9,17-Octadecadienal	9-十八碳炔 9-Octadecyne $C_{18}H_{34}$ Exact Mass: 250.46	$-(CH_2)_7-C{\equiv}C-(CH_2)_7-$ 9-十八碳炔　9-Octadecyne

除以上化学成分外，肿节风还含有 4,11-二烯-桉叶双烯酮、(−)-4β,7α-Dihydromadendrane 等。

鱼腥草

Yuxingcao
HOUTTUYNIAE HERBA

【化学成分】

表 1-8-42a　鱼腥草主要化学成分[138, 139]

中英文名、化学式及相对分子质量	结构图	中英文名、化学式及相对分子质量	结构图
α-蒎烯 α-Pinene $C_{10}H_{16}$ Exact Mass: 136.13	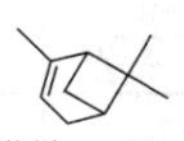 α-蒎烯　α-Pinene	β-蒎烯 β-Pinene $C_{10}H_{16}$ Exact Mass: 136.13	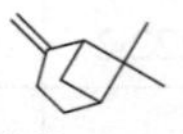 β-蒎烯　β-Pinene
莰烯 Camphene $C_{10}H_{16}$ Exact Mass: 136.13	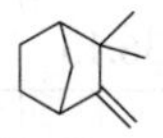 莰烯　Camphene	香桧烯 Sabinene $C_{10}H_{16}$ Exact Mass: 136.13	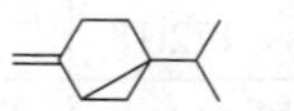 香桧烯　Sabinene
β-丁香烯 β-Caryophyllene $C_{15}H_{24}$ Exact Mass: 204.19	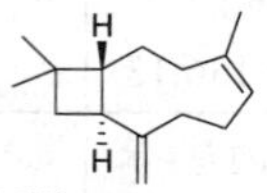 β-丁香烯　β-Caryophyllene	β-金合欢烯 β-Farnesene $C_{15}H_{24}$ Exact Mass: 204.19	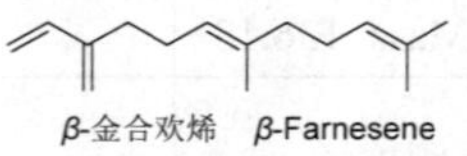 β-金合欢烯　β-Farnesene
蛇麻烯 Humulene $C_{15}H_{24}$ Exact Mass: 204.19	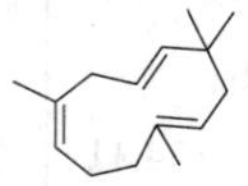 蛇麻烯　Humulene	β-芹子烯 β-Selinene $C_{15}H_{24}$ Exact Mass: 204.19	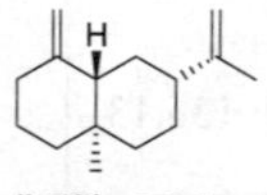 β-芹子烯　β-Selinene
杜松烯 Cadinene $C_{15}H_{28}$ Exact Mass: 208.22	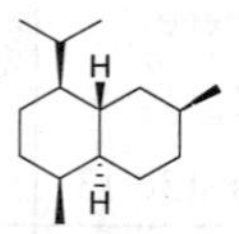 杜松烯　Cadinene	月桂烯 Myrcene $C_{10}H_{16}$ Exact Mass: 136.13	$H_2C{=}CH{-}C({=}CH_2){-}CH_2{-}CH_2{-}CH{=}C(CH_3)_2$ 月桂烯　Myrcene
α-水芹烯 α-Phellandrene $C_{10}H_{16}$ Exact Mass: 136.13	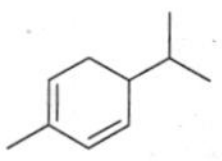 α-水芹烯　α-Phellandrene	对聚伞花素 p-Cymene $C_{10}H_{14}$ Exact Mass: 134.11	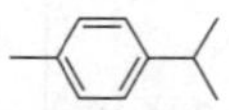 对聚伞花素　p-Cymene
α-柠檬烯 α-Limonene $C_{10}H_{16}$ Exact Mass: 136.13	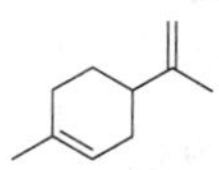 α-柠檬烯　α-Limonene	β-柠檬烯 β-Limonene $C_{10}H_{16}$ Exact Mass: 136.13	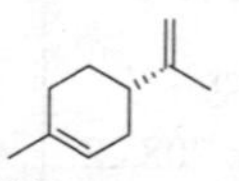 β-柠檬烯　β-Limonene
罗勒烯 Ocimene $C_{10}H_{16}$ Exact Mass: 136.13	$H_3C{-}C({=}CH_2){-}CH_2{-}CH_2{-}CH{=}C(CH_3){-}CH{=}CH_2$ 罗勒烯　Ocimene	4-蒈烯 4-Carene $C_{10}H_{16}$ Exact Mass: 136.23	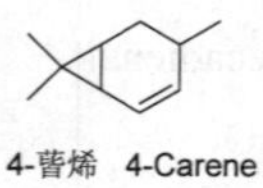 4-蒈烯　4-Carene
异松油烯 Isoterpinene $C_{10}H_{16}$ Exact Mass: 136.13	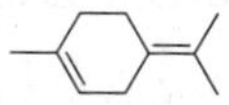 异松油烯　Isoterpinene	壬醛 Pelargonaldehyde $C_9H_{18}O$ Exact Mass: 142.14	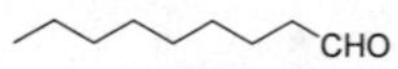 壬醛　Pelargonaldehyde

续表

中英文名、化学式及相对分子质量	结构图	中英文名、化学式及相对分子质量	结构图
壬醇 Nonanol $C_9H_{20}O$ Exact Mass: 144.15	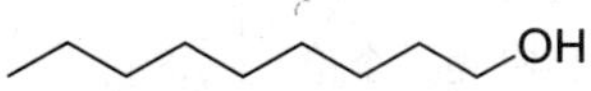 壬醇 Nonanol	萜品烯-4-醇 Terpinene-4-ol $C_{10}H_{18}O$ Exact Mass: 154.14	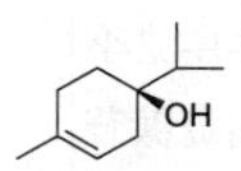 萜品烯-4-醇 Terpinene-4-ol
金合欢醇 Farnesol $C_{15}H_{26}O$ Exact Mass: 222.20	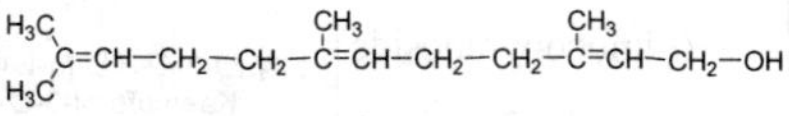 金合欢醇 Farnesol	豆甾醇 Stigmasterol $C_{29}H_{48}O$ Exact Mass: 412.37	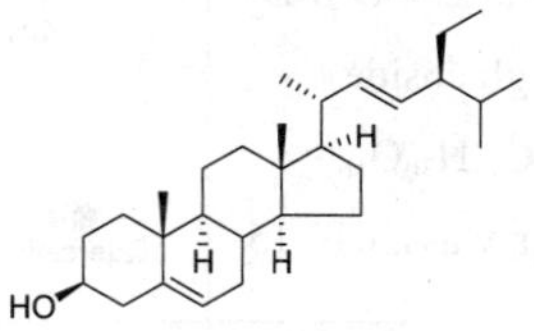 豆甾醇 Stigmasterol
菜豆醇 Brassicasterol $C_{28}H_{46}O$ Exact Mass: 398.35	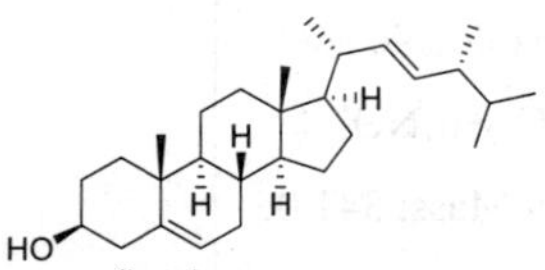 菜豆醇 Brassicasterol	菠菜醇 Spinasterol $C_{29}H_{48}O$ Exact Mass: 412.37	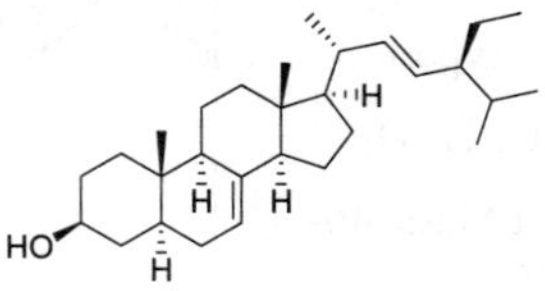 菠菜醇 Spinasterol
菜子甾醇 Campesterol $C_{28}H_{48}O$ Exact Mass: 400.37	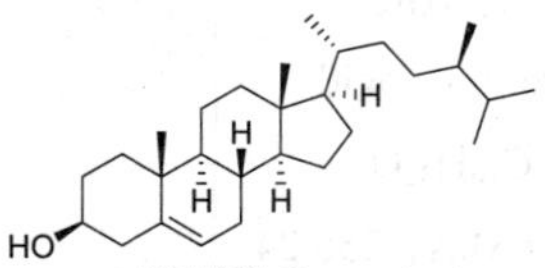 菜子甾醇 Campesterol	乙酸龙脑酯 Bronyl acetate $C_{12}H_{20}O_2$ Exact Mass: 196.15	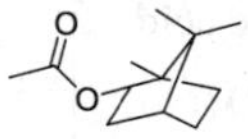 乙酸龙脑酯 Bornyl acetate
乙酸松油烯-4-醇酯 Terpinen-4-ol acetate $C_{12}H_{20}O_2$ Exact Mass: 196.15	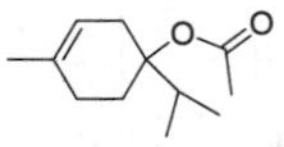 乙酸松油烯-4-醇酯 Terpinen-4-ol acetate	乙酸-*β*-松油酯 Terpinyl-*β*-acetate $C_{12}H_{20}O_2$ Exact Mass: 196.15	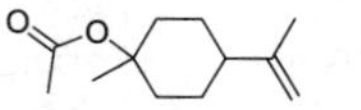 乙酸-*β*-松油酯 Terpinyl-*β*-acetate
乙酸松油酯 Terpinyl acetate $C_{12}H_{20}O_2$ Exact Mass: 196.15	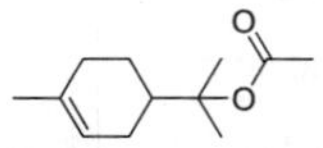 乙酸松油酯 Terpinyl acetate	乙酸橙花酯 Nerol acetate $C_{12}H_{20}O_2$ Exact Mass: 196.15	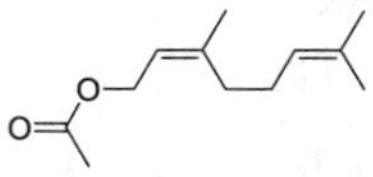 乙酸橙花酯 Nerol acetate
乙酸香叶酯 Geranyl acetate $C_{12}H_{20}O_2$ Exact Mass: 196.15	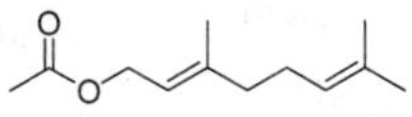 乙酸香叶酯 Geranyl acetate	癸酰乙醛 Decanoyl acetaldehyde $C_{12}H_{22}O_2$ Exact Mass: 198.16	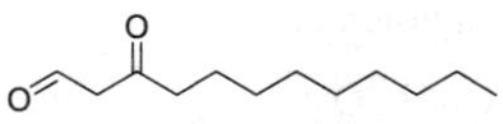 癸酰乙醛 Decanoyl acetaldehyde
槲皮苷 Quercitrin $C_{21}H_{20}O_{11}$ Exact Mass: 448.10	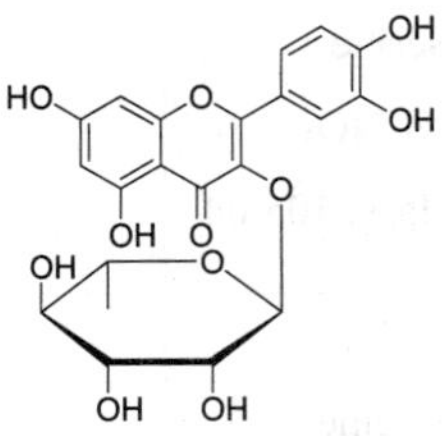 槲皮苷 Quercitrin	槲皮素-3-*O*-*β*-D-半乳糖-7-*O*-*β*-D-葡萄糖苷 Quercetin-3-*O*-*β*-D-galactose-7-*O*-*β*-D-glucoside $C_{27}H_{30}O_{17}$ Exact Mass: 626.15	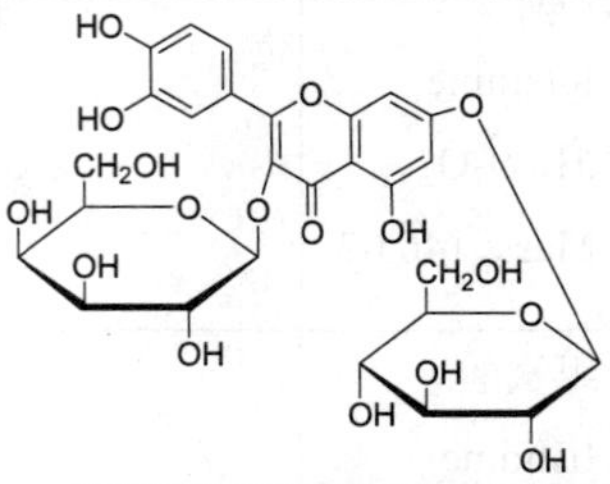 槲皮素-3-*O*-*β*-D-半乳糖-7-*O*-*β*-D-葡萄糖苷 Quercetin-3-*O*-*β*-D-galactose-7-*O*-*β*-D-glucoside
癸酸 Capric acid $C_{10}H_{20}O_2$ Exact Mass: 172.15	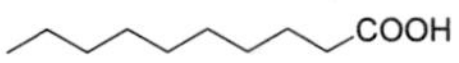 癸酸 Capric acid	月桂酸 Lauric acid $C_{12}H_{24}O_2$ Exact Mass: 200.18	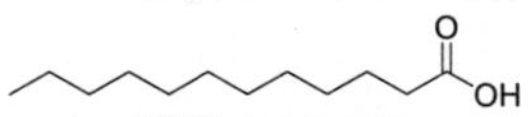 月桂酸 Lauric acid

续表

中英文名、化学式及相对分子质量	结构图	中英文名、化学式及相对分子质量	结构图
槲皮素-3-*O*-*α*-L-鼠李糖-7-*O*-*β*-D-葡萄糖苷 Quercetin-3-*O*-*α*-L-rhamnose-7-*O*-*β*-D-glucoside $C_{27}H_{30}O_{16}$ Exact Mass: 610.15	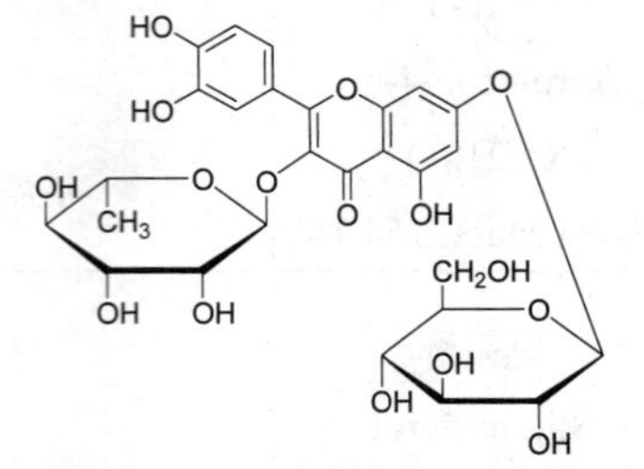 槲皮素-3-*O*-*α*-L-鼠李糖-7-*O*-*β*-D-葡萄糖苷 Quercetin-3-*O*-*α*-L-rhamnose-7-*O*-*β*-D-glucoside	山柰酚-3-*O*-*β*-D-[*α*-L-吡喃鼠李糖(1→6)]吡喃葡萄糖苷 Kaempferol-3-*O*-*β*-D-[*α*-L-rhamnopyranose(1→6)]glucopyranoside $C_{27}H_{30}O_{15}$ Exact Mass: 594.16	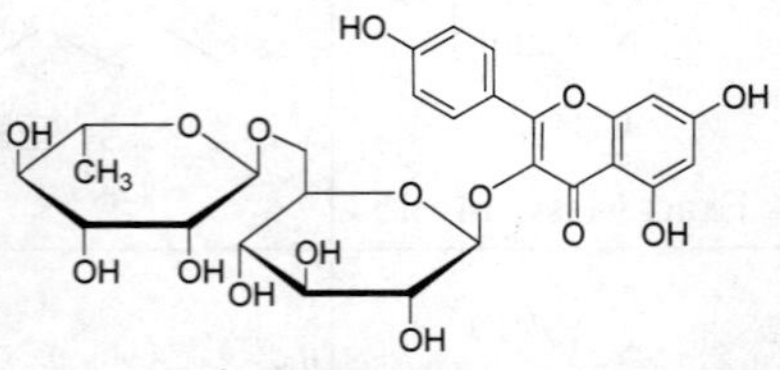 山柰酚-3-*O*-*β*-D-[*α*-L-吡喃鼠李糖(1→6)]吡喃葡萄糖苷 Kaempferol-3-*O*-*β*-D-[*α*-L-rhamnopyranose(1→6)]glucopyranoside
金丝桃苷 Hyperin $C_{21}H_{20}O_{12}$ Exact Mass: 464.1	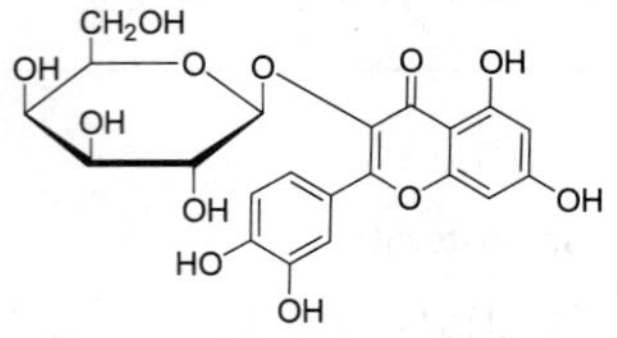 金丝桃苷 Hyperin	马兜铃酸 Aristolochic acid $C_{17}H_{11}NO_7$ Exact Mass: 341.05	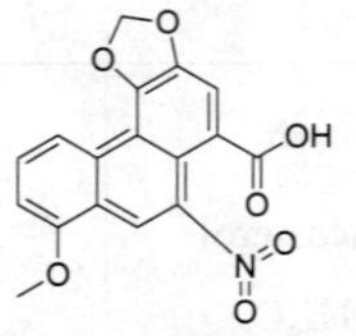 马兜铃酸 Aristolochic acid
绿原酸 Chlorogenic acid $C_{16}H_{18}O_9$ Exact Mass: 354.1	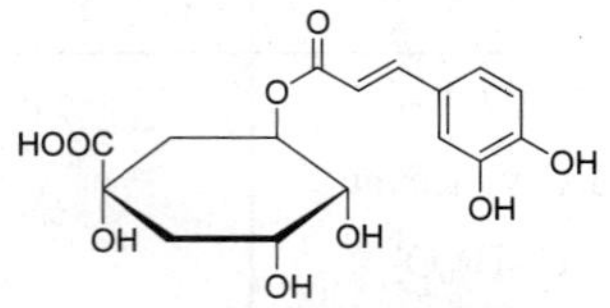 绿原酸 Chlorogenic acid	棕榈酸 Palmitic acid $C_{16}H_{32}O_2$ Exact Mass: 256.24	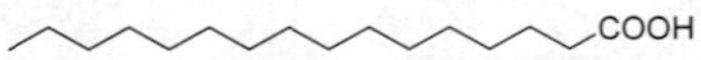 棕榈酸 Palmitic acid
亚油酸 Linoleic acid $C_{18}H_{32}O_2$ Exact Mass: 280.24	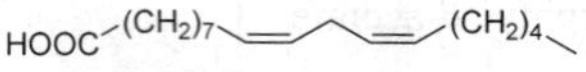 亚油酸 Linoleic acid	油酸 Oleic acid $C_{18}H_{34}O_2$ Exact Mass: 282.26	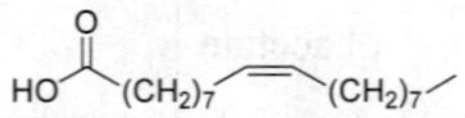 油酸 Oleic acid
硬脂酸 Stearic acid $C_{18}H_{36}O_2$ Exact Mass: 284.27	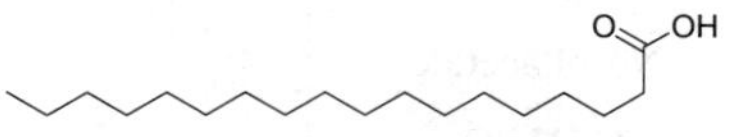 硬脂酸 Stearic acidd	辛酸 Caprylic acid $C_8H_{16}O_2$ Exact Mass: 144.12	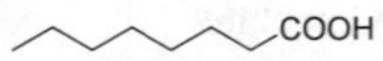 辛酸 Caprylic acid
十烷酸 Decanoic acid $C_{10}H_{20}O_2$ Exact Mass: 172.15	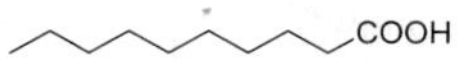 十烷酸 Decanoic acid	天门冬氨酸 Aspartic acid $C_4H_7NO_4$ Exact Mass: 133.04	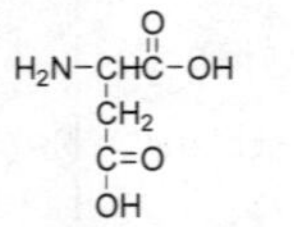 天门冬氨酸 Aspartic acid
谷氨酰胺 Glutamine $C_5H_{10}N_2O_3$ Exact Mass: 146.07	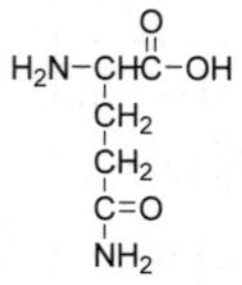 谷氨酰胺 Glutamine	丝氨酸 Serine $C_3H_7NO_3$ Exact Mass: 105.04	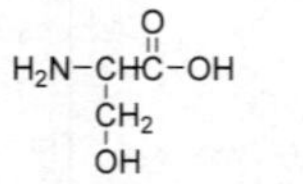 丝氨酸 Serine
组氨酸 Histidine $C_6H_9N_3O_2$ Exact Mass: 155.07	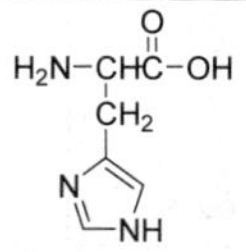 组氨酸 Histidine	甘氨酸 Glycine $C_2H_5NO_2$ Exact Mass: 75.03	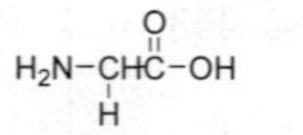 甘氨酸 Glycine

续表

中英文名、化学式及相对分子质量	结构图	中英文名、化学式及相对分子质量	结构图
苏氨酸 Threonine $C_4H_9NO_3$ Exact Mass: 119.06	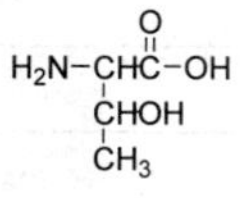 苏氨酸 Threonine	丙氨酸 Alanine $C_3H_7NO_2$ Exact Mass: 89.05	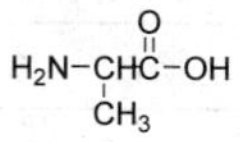 丙氨酸 Alanine
缬氨酸 Valine $C_5H_{11}NO_2$ Exact Mass: 117.08	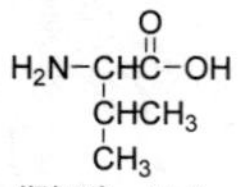 缬氨酸 Valine	蛋氨酸 Methionine $C_5H_{11}NO_2S$ Exact Mass: 149.05	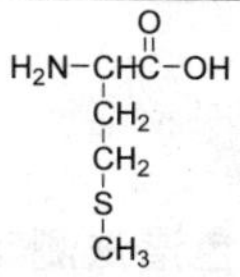 蛋氨酸 Methionine
苯丙氨酸 Phenylalanine $C_9H_{11}NO_2$ Exact Mass: 165.08	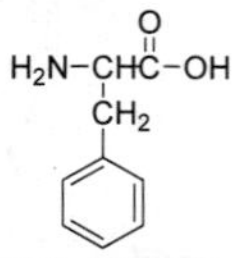 苯丙氨酸 Phenylalanine	异亮氨酸 Isoleucine $C_6H_{13}NO_2$ Exact Mass: 131.09	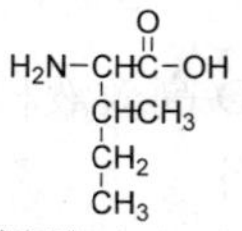 异亮氨酸 Isoleucine
精氨酸 Arginine $C_6H_{14}N_4O_2$ Exact Mass: 174.11	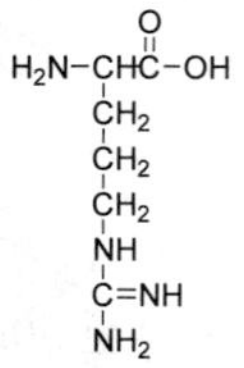 精氨酸 Arginine	酪氨酸 Tyrosine $C_9H_{11}NO_3$ Exact Mass: 181.07	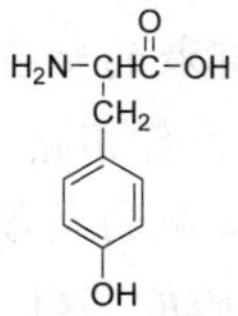 酪氨酸 Tyrosine
亮氨酸 Leucine $C_6H_{13}NO_2$ Exact Mass: 131.09	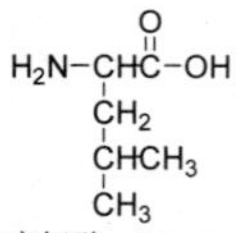 亮氨酸 Leucine	赖氨酸 Lysine $C_6H_{14}N_2O_2$ Exact Mass: 146.11	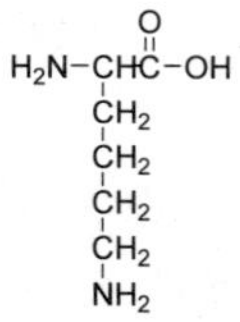 赖氨酸 Lysine
维生素 B_2 Vitamin B_2 $C_{17}H_{20}N_4O_6$ Exact Mass: 376.14	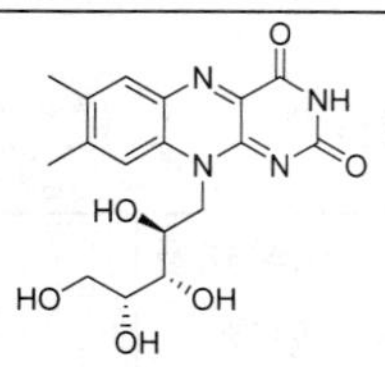 维生素 B_2 Vitamin B_2	维生素 C Vitamin C $C_6H_8O_6$ Exact Mass: 176.03	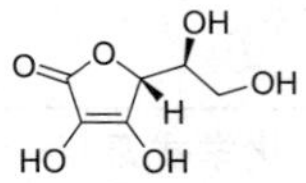 维生素 C Vitamin C
脯氨酸 Proline $C_5H_9NO_2$ Exact Mass: 115.06	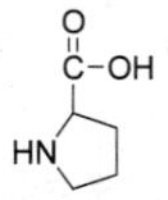 脯氨酸 Proline		

表 1-8-42b　鱼腥草其他主要化学成分[138, 139]

中文名	中文名
松油烯	苏子油烯
豆甾醇-4-烯-3,6-二酮	甲基壬正酮
十七烷	十二硫醛
十八烷	异十九烷
十九烷	二十烷
二十一烷	蕺菜碱
维生素P	顺-*N*-(4-羟基苯乙烯基)苯甲酰胺

续表

中文名	中文名
反-*N*-(4-羟基苯乙烯基)苯甲酰胺	葡萄糖
果糖	阿拉伯糖
半乳糖	木糖
鼠李糖	

【分析方法】

1　高效液相色谱法测定鱼腥草中芸香苷和槲皮素含量[139]

1.1 仪器

LC-6AD 高效液相色谱仪。

1.2 色谱条件

色谱柱：Diamonsil^{TM} C_{18}柱(150mm×4.6mm，5μm)；流动相：甲醇-水-醋酸(48∶50∶2)；柱温 30℃；流速 1.0mL/min；检测波长 254nm；分析时间 9min。

1.3 对照品溶液的制备

称取芸香苷和槲皮素对照品，用适量甲醇溶解。

1.4 供试品溶液的制备

称取粉碎的药材 1.0g，用甲醇 25mL 超声提取 60min，滤过，定容至 50mL，即得。

狗脊

Gouji

CIBOTII RHIZOMA

【化学成分】

表 1-8-43　狗脊主要化学成分[140]

中英文名、化学式及相对分子质量	结构图	中英文名、化学式及相对分子质量	结构图
蕨素 R Pterosin R $C_{15}H_{19}ClO_2$ Exact Mass: 266.11	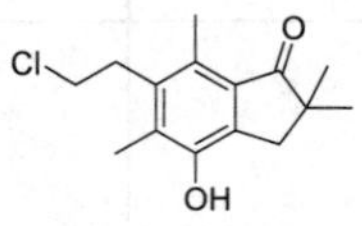 蕨素 R　Pterosin R	蕨素 Y Pterosin Y $C_{15}H_{20}O_5$ Exact Mass: 280.13	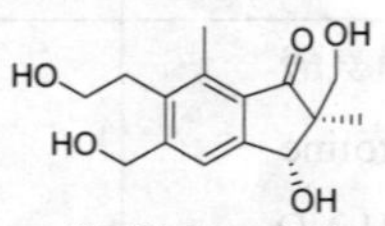 蕨素 Y　Pterosin Y
Isohistiopterosin A $C_{14}H_{16}O_4$ Exact Mass: 248.27	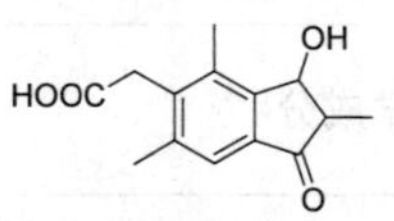 Isohistiopterosin A	金粉蕨素 Onitin $C_{15}H_{20}O_3$ Exact Mass: 248.32	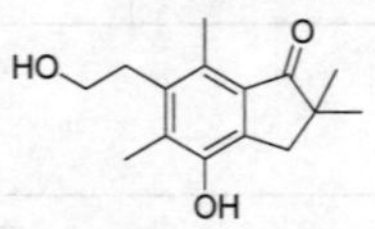 金粉蕨素　Onitin
金粉蕨素-2′-*O*-*β*-D-葡萄糖苷 Onitin-2′-*O*-*β*-D-glucopyranoside $C_{21}H_{30}O_8$ Exact Mass: 410.46	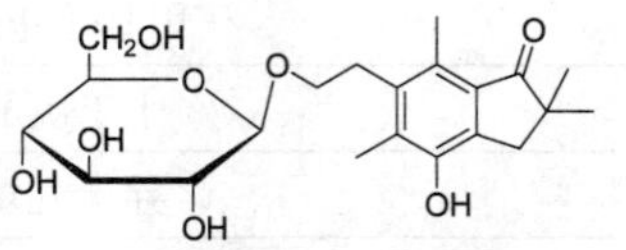 金粉蕨素-2′-*O*-*β*-D-葡萄糖苷 Onitin-2′-*O*-*β*-D-glucopyranoside	金粉蕨素-2′-O-*β*-D-阿洛糖苷 Onitin-2′-O-*β*-D-allopyranoside $C_{21}H_{30}O_8$ Exact Mass: 410.46	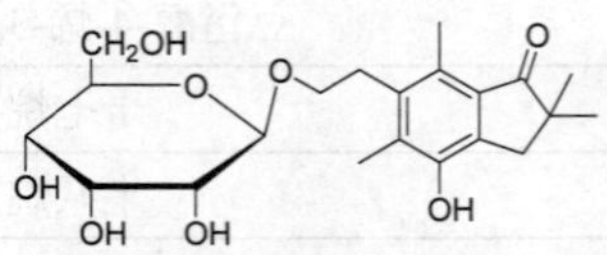 金粉蕨素-2′-*O*-*β*-D-阿洛糖苷 Onitin-2′-*O*-*β*-D-allopyranoside

续表

中英文名、化学式及相对分子质量	结构图	中英文名、化学式及相对分子质量	结构图
绵马酚 Aspidinol $C_{12}H_{16}O_4$ Exact Mass: 224.10	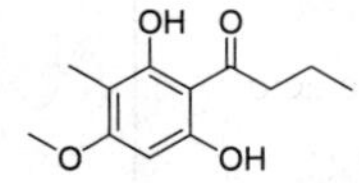 绵马酚 Aspidinol	香荚兰乙酮 Apocynin $C_9H_{10}O_3$ Exact Mass: 166.06	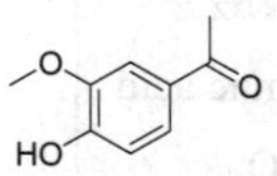 香荚兰乙酮 Apocynin
狗脊蕨酸 Woodwardic acid $C_{30}H_{48}O_3$ Exact Mass: 456.36	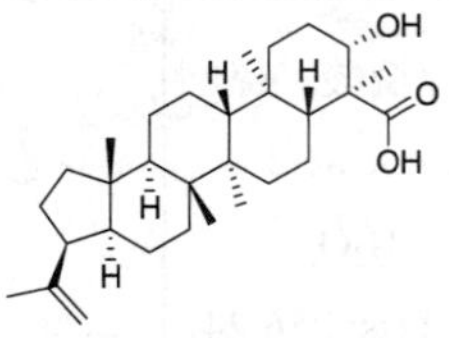 狗脊蕨酸 Woodwardic acid	香草醛 Vanillin $C_8H_8O_3$ Exact Mass: 152.05	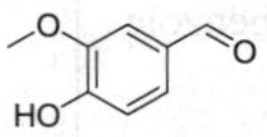 香草醛 Vanillin
山柰素 Kaempferide $C_{16}H_{12}O_6$ Exact Mass: 300.06	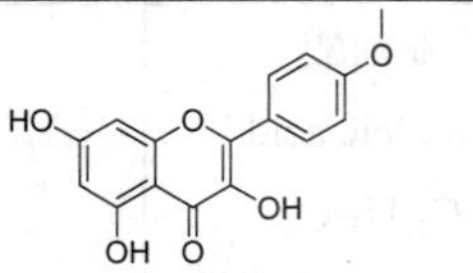 山柰素 Kaempferide	山柰酚 Kaempferol $C_{15}H_{10}O_6$ Exact Mass: 286.05	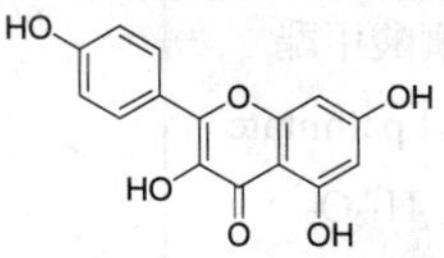 山柰酚 Kaempferol
山柰素-3-*O*-*α*-L-(4-*O*-乙酰基)-鼠李糖基-7-*O*-*α*-L-鼠李糖苷 Kaempferide-3-*O*-*α*-L-(4-*O*-acetyl)-rhamnosyl-7-O-*α*-L-rhamnoside $C_{30}H_{34}O_{15}$ Exact Mass: 634.19	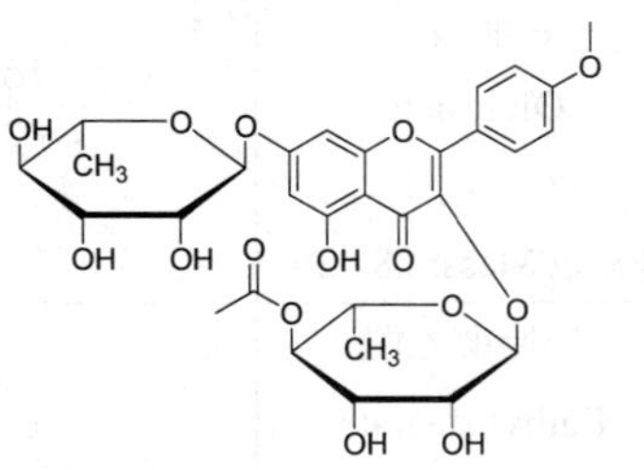 山柰素-3-*O*-*α*-L-(4-*O*-乙酰基)-鼠李糖基-7-*O*-*α*-L-鼠李糖苷 Kaempferide-3-*O*-*α*-L-(4-*O*-acetyl)-rhamnosyl-7-*O*-*α*-L-rhamnoside	山柰素-3-*O*-*α*-L-鼠李糖基-7-*O*-*α*-L-鼠李糖苷 Kaempferide-3-*O*-*α*-L-rhamnosyl-7-*O*-*α*-L-rhamnoside $C_{28}H_{32}O_{14}$ Exact Mass: 592.18	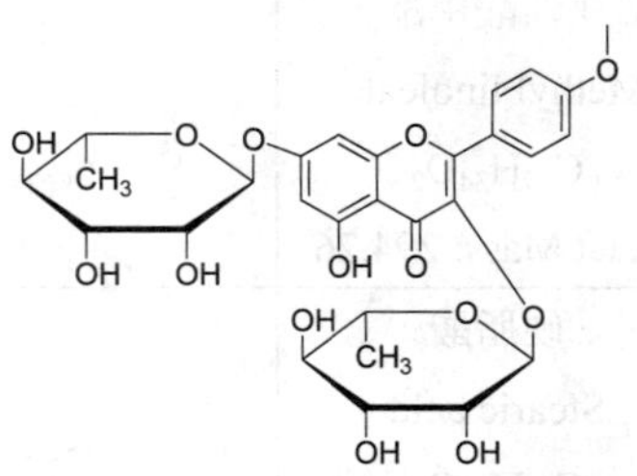 山柰素-3-*O*-*α*-L-鼠李糖基-7-*O*-*α*-L-鼠李糖苷 Kaempferide-3-*O*-*α*-L-rhamnosyl-7-*O*-*α*-L-rhamnoside
蒽醌 Anthraquinone $C_{14}H_8O_2$ Exact Mass: 208.05	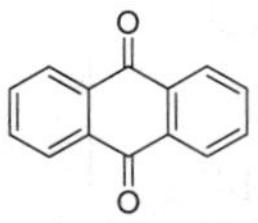 蒽醌 Anthraquinone	*γ*-萜品烯 *γ*-Terpinene $C_{10}H_{16}$ Exact Mass: 136.13	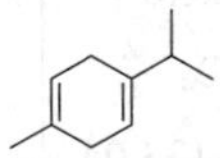 *γ*-萜品烯 *γ*-Terpinene
β-谷甾醇 *β*-Sitosterol $C_{29}H_{50}O$ Exact Mass: 414.71	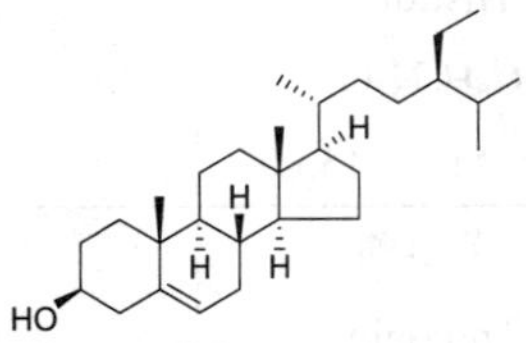 *β*-谷甾醇 *β*-Sitosterol	胡萝卜苷 Daucosterol $C_{35}H_{60}O_6$ Exact Mass: 576.44	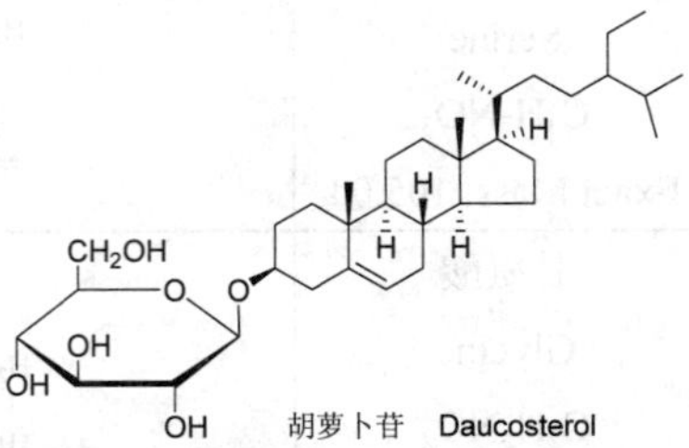 胡萝卜苷 Daucosterol
对羟基乙酰苯胺 *p*-Hydroxyacetanilide $C_8H_9NO_2$ Exact Mass: 151.06	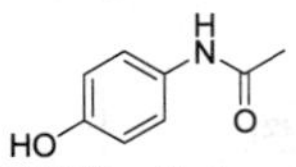 对羟基乙酰苯胺 *p*-Hydroxyacetanilide	原儿茶醛 Protocatechuic aldehyde $C_7H_6O_3$ Exact Mass: 138.03	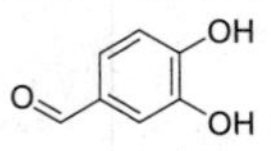 原儿茶醛 Protocatechuic aldehyde
5-羟甲基糠醛 5-Hydroxymethyl furfural $C_6H_6O_3$ Exact Mass: 126.03	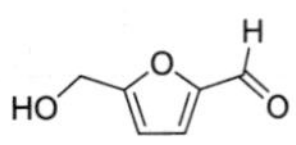 5-羟甲基糠醛 5-Hydroxymethyl furfural	丁香酸 Syringic acid $C_9H_{10}O_5$ Exact Mass: 198.05	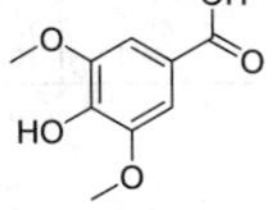 丁香酸 Syringic acid

续表

中英文名、化学式及相对分子质量	结构图	中英文名、化学式及相对分子质量	结构图
原儿茶酸 Protocatechuic acid $C_7H_6O_4$ Exact Mass: 154.03	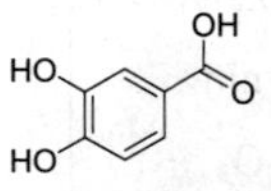 原儿茶酸　Protocatechuic acid	咖啡酸 Caffeic acid $C_9H_8O_4$ Exact Mass: 180.04	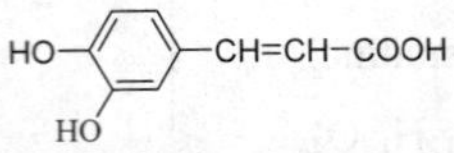 咖啡酸　Caffeic acid
对羟基苯甲酸 *p*-Hydroxybenzoic acid $C_7H_6O_3$ Exact Mass: 138.03	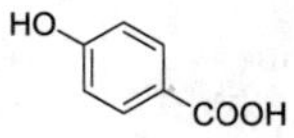 对羟基苯甲酸　*p*-Hydroxybenzoic acid	棕榈酸 Palmitic acid $C_{16}H_{32}O_2$ Exact Mass: 256.24	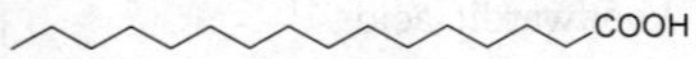 棕榈酸　Palmitic acid
棕榈酸甲酯 Methyl palmitate $C_{17}H_{34}O_2$ Exact Mass: 270.26	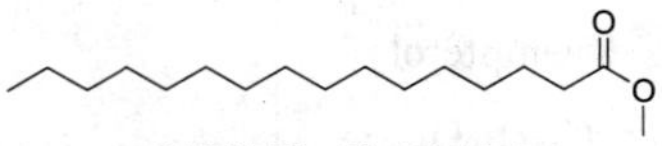 棕榈酸甲酯　Methyl palmitate	亚油酸 Linoleic acid $C_{18}H_{32}O_2$ Exact Mass: 280.24	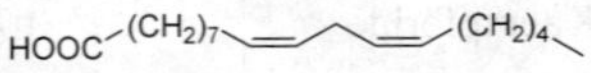 亚油酸　Linoleic acid
亚油酸甲酯 Methyl linoleate $C_{19}H_{34}O_2$ Exact Mass: 294.26	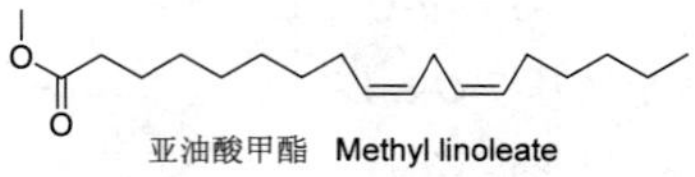 亚油酸甲酯　Methyl linoleate	油酸 Oleic acid $C_{18}H_{34}O_2$ Exact Mass: 282.26	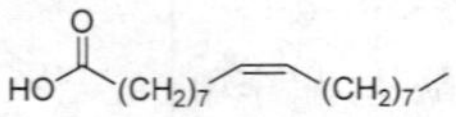 油酸　Oleic acid
硬脂酸 Stearic acid $C_{18}H_{36}O_2$ Exact Mass: 284.27	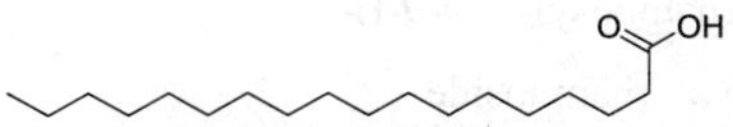 硬脂酸　Stearic acid	硬脂酸乙酯 Eathyl stearate $C_{20}H_{40}O_2$ Exact Mass: 312.3	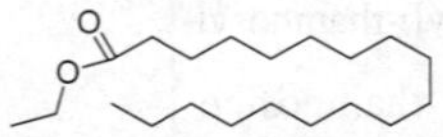 硬脂酸乙酯　Eathyl stearate
天门冬氨酸 Aspartic acid $C_4H_7NO_4$ Exact Mass: 133.04	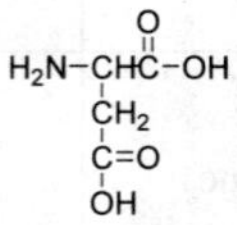 天门冬氨酸　Aspartic acid	谷氨酸 Glutamic acid $C_5H_9NO_4$ Exact Mass: 147.05	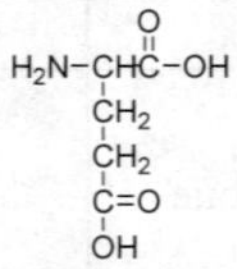 谷氨酸　Glutamic acid
丝氨酸 Serine $C_3H_7NO_3$ Exact Mass: 105.04	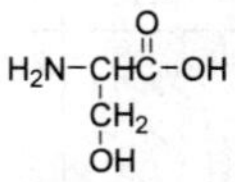 丝氨酸　Serine	组氨酸 Histidine $C_6H_9N_3O_2$ Exact Mass: 155.07	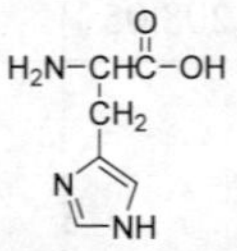 组氨酸　Histidine
甘氨酸 Glycine $C_2H_5NO_2$ Exact Mass: 75.03	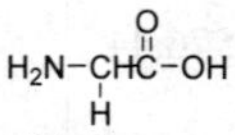 甘氨酸　Glycine	苏氨酸 Threonine $C_4H_9NO_3$ Exact Mass: 119.06	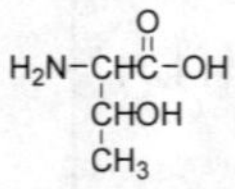 苏氨酸　Threonine
丙氨酸 Alanine $C_3H_7NO_2$ Exact Mass: 89.05	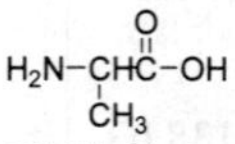 丙氨酸　Alanine	精氨酸 Arginine $C_6H_{14}N_4O_2$ Exact Mass: 174.11	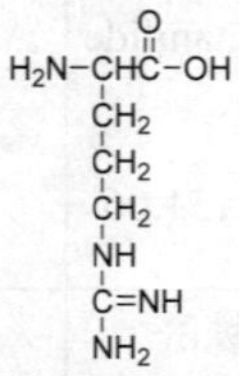 精氨酸　Arginine

续表

中英文名、化学式及相对分子质量	结构图	中英文名、化学式及相对分子质量	结构图
酪氨酸 Tyrosine $C_9H_{11}NO_3$ Exact Mass: 181.07	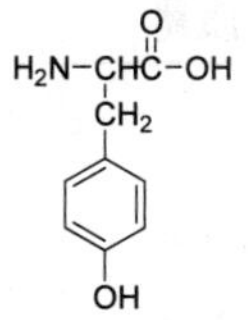 酪氨酸 Tyrosine	缬氨酸 Valine $C_5H_{11}NO_2$ Exact Mass: 117.08	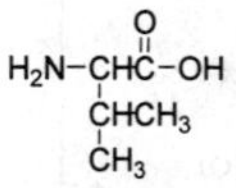 缬氨酸 Valine
蛋氨酸 Methionine $C_5H_{11}NO_2S$ Exact Mass: 149.05	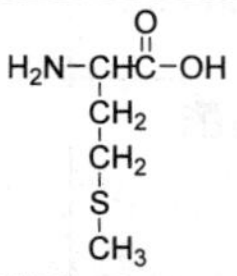 蛋氨酸 Methionine	苯丙氨酸 Phenylalanine $C_9H_{11}NO_2$ Exact Mass: 165.08	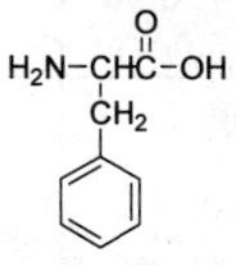 苯丙氨酸 Phenylalanine
赖氨酸 Lysine $C_6H_{14}N_2O_2$ Exact Mass: 146.11	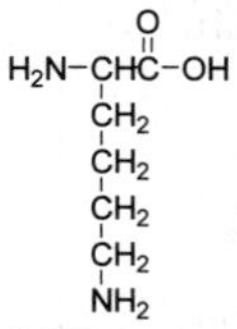 赖氨酸 Lysine	脯氨酸 Proline $C_5H_9NO_2$ Exact Mass: 115.06	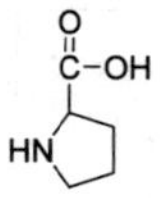 脯氨酸 Proline
亮氨酸 Leucine $C_6H_{13}NO_2$ Exact Mass: 131.09	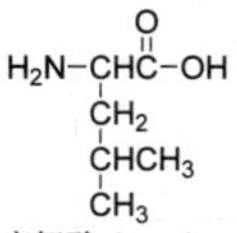 亮氨酸 Leucine	异亮氨酸 Isoleucine $C_6H_{13}NO_2$ Exact Mass: 131.09	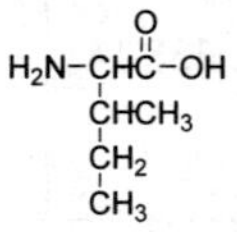 异亮氨酸 Isoleucine
正丁基-*β*-D-吡喃果糖苷 *n*-Butyl-*β*-D-fructofuranoside $C_{10}H_{20}O_6$ Exact Mass: 236.13	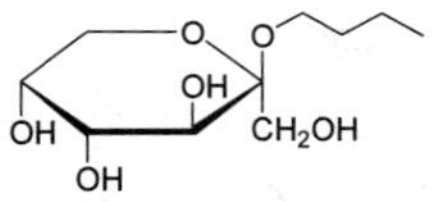 正丁基-*β*-D-呋喃果糖苷 *n*-Butyl-*β*-D-fructofuranoside		

除以上化学成分外，狗脊还含有 *β*-谷甾醇-3-*O*-(6-正十六酰氧基)-*β*-D-葡萄糖苷、硬脂酸单甘酯、十五碳酸、十六碳三烯酸甲酯、葡萄糖、蔗糖等。

京大戟

Jingdaji

EUPHORBIAE PEKINESIS RADIX

【化学成分】

表 1-8-44　京大戟主要化学成分[141, 142]

中英文名、化学式及相对分子质量	结构图	中英文名、化学式及相对分子质量	结构图
β-谷甾醇 *β*-Sitosterol $C_{29}H_{50}O$ Exact Mass: 414.71	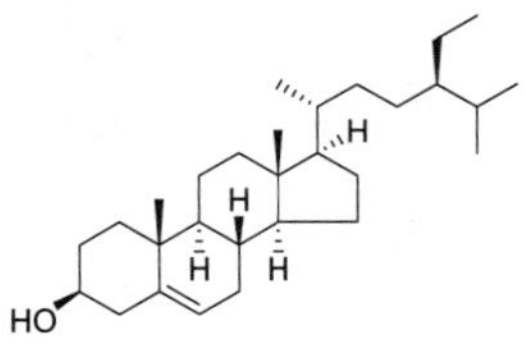 *β*-谷甾醇 *β*-Sitosterol	大戟醇 Euphol $C_{30}H_{50}O$ Exact Mass: 426.39	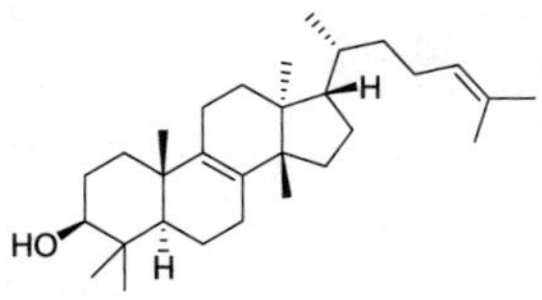 大戟醇 Euphol

续表

中英文名、化学式及相对分子质量	结构图	中英文名、化学式及相对分子质量	结构图
甘遂甾醇 Tirucallol $C_{30}H_{50}O$ Exact Mass: 426.39	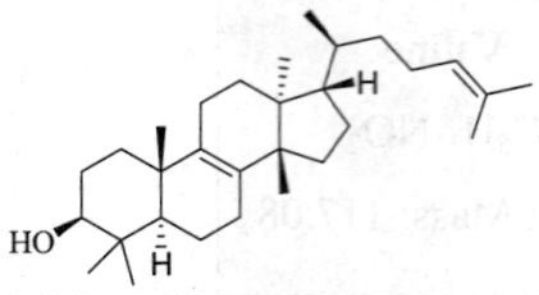 甘遂甾醇　Tirucallol	京大戟素 Euphpekinensin $C_{20}H_{30}O_2$ Exact Mass: 302.22	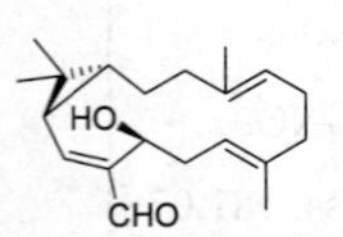 京大戟素　Euphpekinensin
羊毛甾醇 Lanosterol $C_{30}H_{50}O$ Exact Mass: 426.39	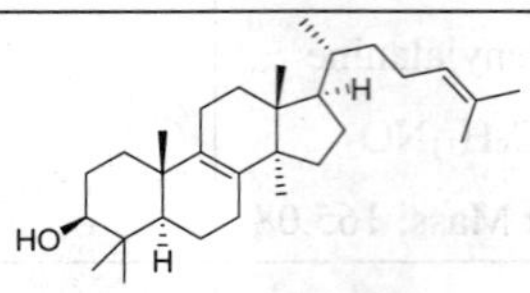 羊毛甾醇　Lanosterol	伞形花内酯 Umbelliferone $C_9H_6O_3$ Exact Mass: 162.03	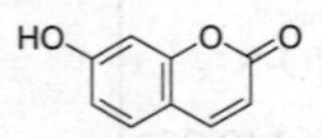 伞形花内酯　Umbelliferone
d-松脂素 *d*-Pinoresinol $C_{20}H_{22}O_6$ Exact Mass: 358.14	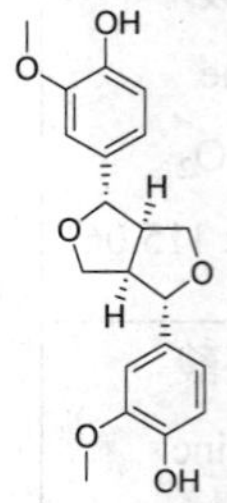 *d*-松脂素　*d*-Pinoresinol	槲皮素 Quercetin $C_{15}H_{10}O_7$ Exact Mass: 302.04	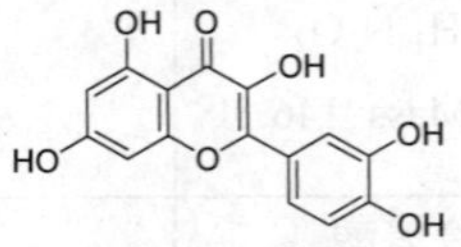 槲皮素　Quercetin
正十八烷醇 Octadecanol $C_{18}H_{38}O$ Exact Mass: 270.29	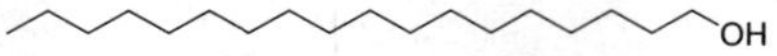 正十八烷醇　Octadecanol	反阿魏酸正十八醇酯 *trans*-Octadecyl-ferulate $C_{28}H_{46}O_4$ Exact Mass: 446.34	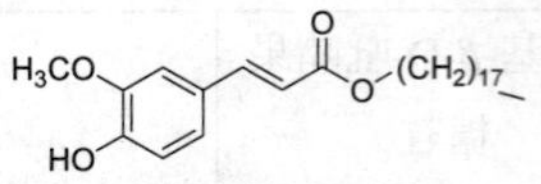 反阿魏酸正十八醇酯 *trans*-Octadecyl-ferulate
正三十烷酸 Triacontanoic acid $C_{30}H_{60}O_2$ Exact Mass: 452.46	$H_3C-(CH_2)_{28}-COOH$ 正三十烷酸　Triacontanoic acid	3,4-二甲氧基苯甲酸 3,4-Dimethoxy-benzoic acid $C_9H_{10}O_4$ Exact Mass: 182.06	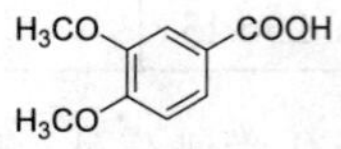 3,4-二甲氧基苯甲酸　3,4-Dimethoxy-benzoic acid
3,4-二羟基苯甲酸 3,4-Dihydroxy-benzoic acid $C_7H_6O_4$ Exact Mass: 154.03	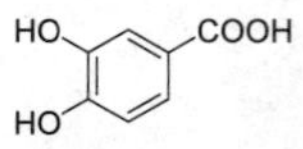 3,4-二羟基苯甲酸　3,4-Dihydroxybenzoic acid		

除以上化学成分外，京大戟还含有2,2′-二甲氧基-3,3′-二羟基-5,5′-二氧-6,6′-联苯二甲酸酐等。

闹羊花

Naoyanghua

RHODODENDRI MOLLIS FLOS

【化学成分】

表 1-8-45 闹羊花主要化学成分[143, 144]

中英文名、化学式及相对分子质量	结构图	中英文名、化学式及相对分子质量	结构图
闹羊花毒素Ⅰ Rhodojaponin Ⅰ $C_{24}H_{36}O_8$ Exact Mass: 452.24	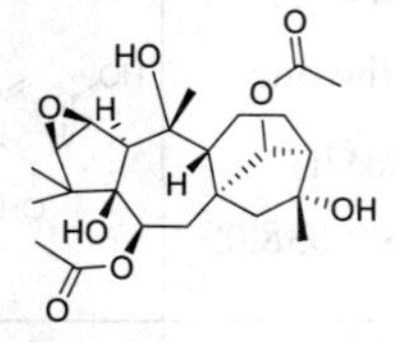 闹羊花毒素Ⅰ Rhodojaponin Ⅰ	闹羊花毒素Ⅱ Rhodojaponin Ⅱ $C_{22}H_{34}O_7$ Exact Mass: 410.23	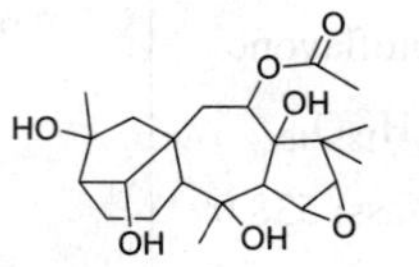 闹羊花毒素Ⅱ Rhodojaponin Ⅱ
闹羊花毒素 Ⅲ Rhodojaponin Ⅲ $C_{20}H_{32}O_6$ Exact Mass: 368.22	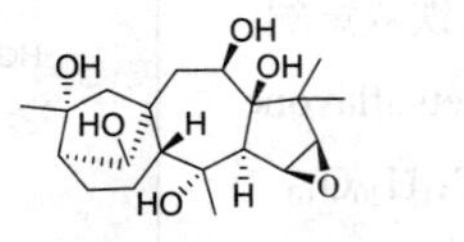 闹羊花毒素 Ⅲ Rhodojaponin Ⅲ	闹羊花毒素 Ⅵ Rhodojaponin Ⅵ $C_{20}H_{34}O_7$ Exact Mass: 386.23	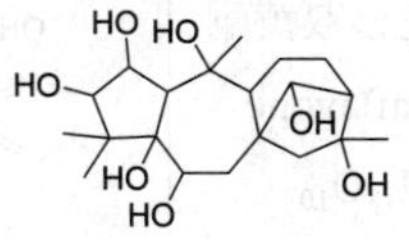 闹羊花毒素 Ⅵ Rhodojaponin Ⅵ
羊踯躅素Ⅰ Rhodomollein Ⅰ $C_{20}H_{32}O_6$ Exact Mass: 368.22	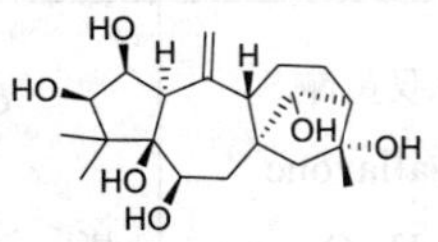 羊踯躅素Ⅰ Rhodomollein Ⅰ	木藜芦素Ⅰ Grayanotoxin Ⅰ $C_{22}H_{36}O_7$ Exact Mass: 412.25	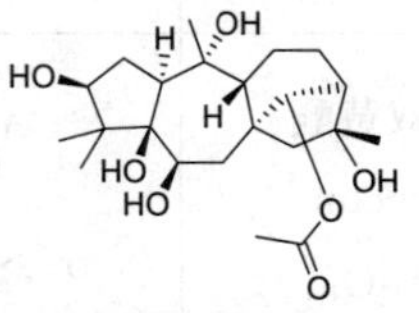 木藜芦素Ⅰ Grayanotoxin Ⅰ
木藜芦素 Ⅲ Grayanotoxin Ⅲ $C_{20}H_{34}O_6$ Exact Mass: 370.24	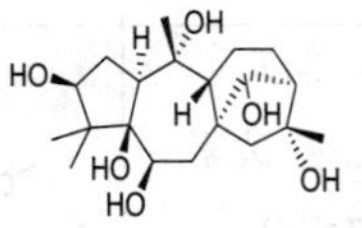 木藜芦素 Ⅲ Grayanotoxin Ⅲ	马醉木素 Asebotin $C_{22}H_{26}O_{10}$ Exact Mass: 450.44	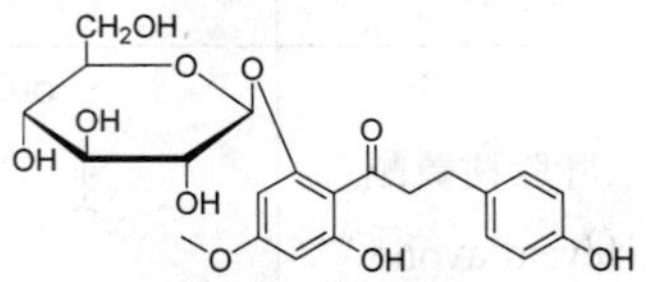 马醉木素 Asebotin
煤地衣酸甲酯 Sparassol $C_{10}H_{12}O_4$ Exact Mass: 196.07	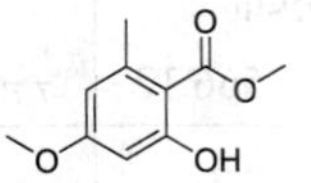 煤地衣酸甲酯 Sparassol	山月桂萜醇 Kalmanol $C_{20}H_{34}O_6$ Exact Mass: 370.24	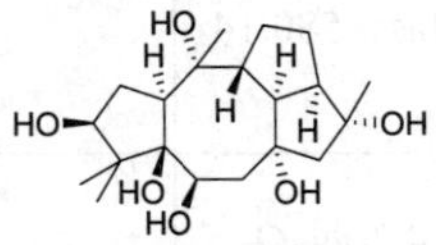 山月桂萜醇 Kalmanol

除以上化学成分外，闹羊花还含有闹羊花毒素ⅩⅥ、闹羊花毒素ⅩⅦ、闹羊花毒素ⅩⅧ、羊踯躅素Ⅱ、石楠素等。

卷柏

Juanbai

SELAGINELLAE HERBA

【化学成分】

表 1-8-46 卷柏主要化学成分[145~147]

中英文名、化学式及相对分子质量	结构图	中英文名、化学式及相对分子质量	结构图
穗花杉双黄酮 Amentoflavone $C_{30}H_{18}O_{10}$ Exact Mass: 538.09	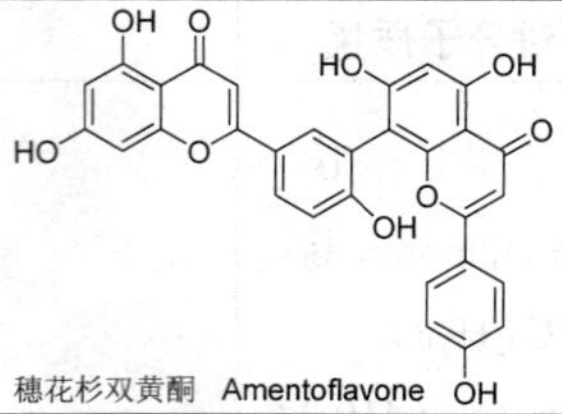 穗花杉双黄酮 Amentoflavone	扁柏双黄酮 Hinokiflavone $C_{30}H_{18}O_{10}$ Exact Mass: 538.09	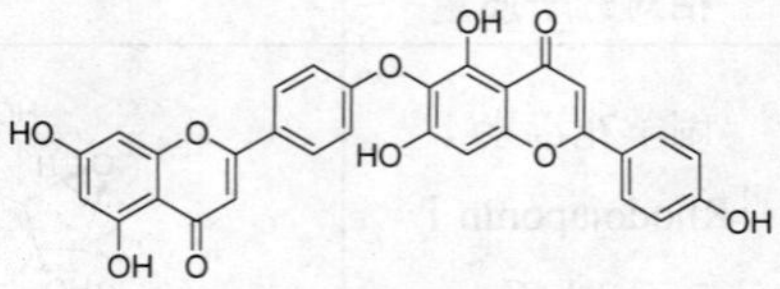 扁柏双黄酮 Hinokiflavone
南方贝壳杉双黄酮 Robustaflavone $C_{30}H_{18}O_{10}$ Exact Mass: 538.09	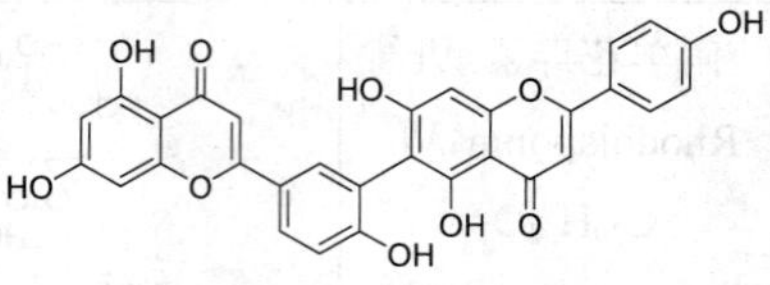 南方贝壳杉双黄酮 Robustaflavone	苏铁双黄酮 Sotetsuflavone $C_{31}H_{20}O_{10}$ Exact Mass: 552.11	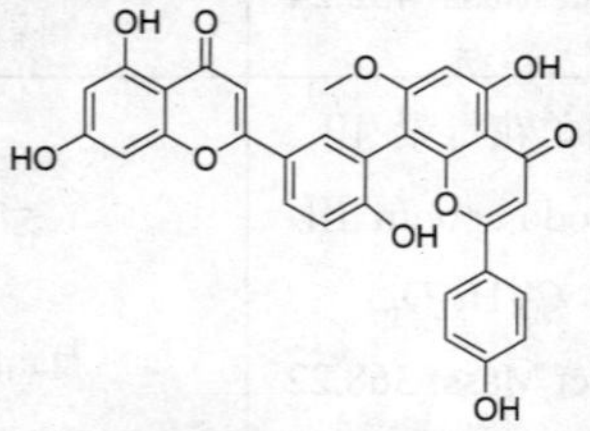 苏铁双黄酮 Sotetsuflavone
银杏双黄酮 Ginkgetin $C_{32}H_{22}O_{10}$ Exact Mass: 566.12	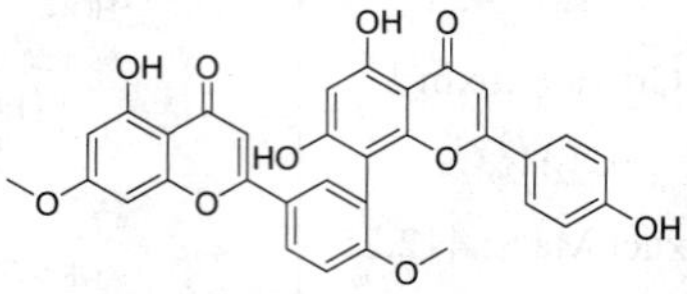 银杏双黄酮 Ginkgetin	榧双黄酮 Kayaflavone $C_{33}H_{24}O_{10}$ Exact Mass: 580.14	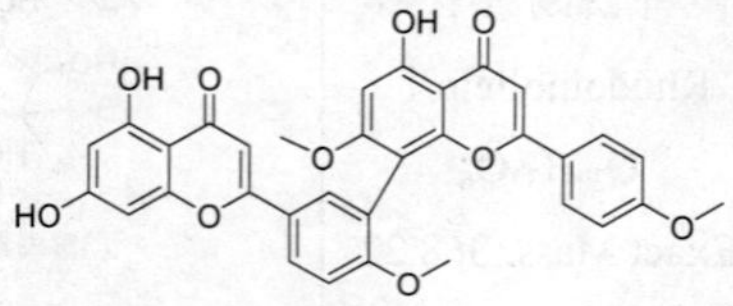 榧双黄酮 Kayaflavone
三叶胶树黄酮 Heveaflavone $C_{33}H_{24}O_{10}$ Exact Mass: 580.14	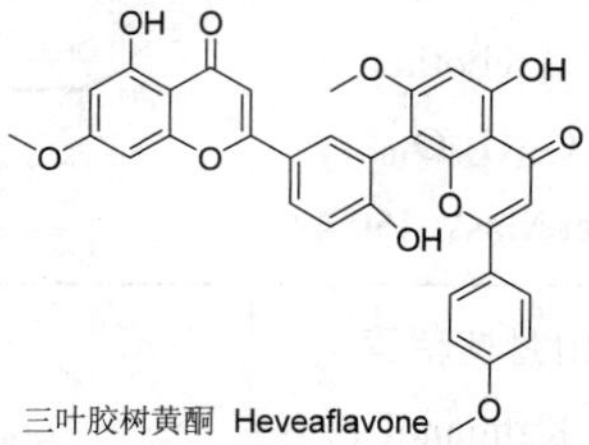 三叶胶树黄酮 Heveaflavone	7,7″-二-*O*-甲基阿曼托黄素 7,7″-Di-*O*-amentoflavone $C_{32}H_{22}O_{10}$ Exact Mass: 566.12	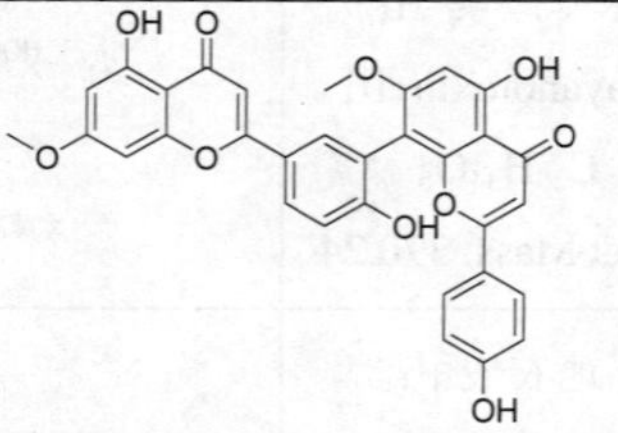 7,7″-2-*O*-甲基阿曼托黄素 7,7″-Di-*O*-amentoflavone
7,4′,7″,4‴-四-*O*-甲基阿曼托黄素 7,4′,7″,4‴-Tetra-*O*-amentoflavone $C_{34}H_{26}O_{10}$ Exact Mass: 594.15	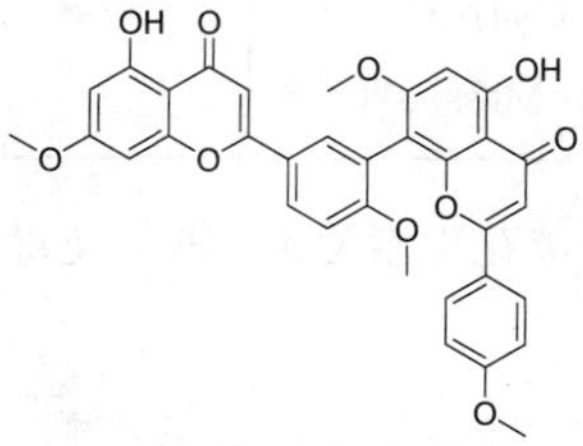 7,4′,7″,4‴-四-*O*-甲基阿曼托黄素 7,4′,7″,4‴-Tetra-*O*-amentoflavone	异柳杉素 Isocryptomerin $C_{31}H_{20}O_{10}$ Exact Mass: 552.11	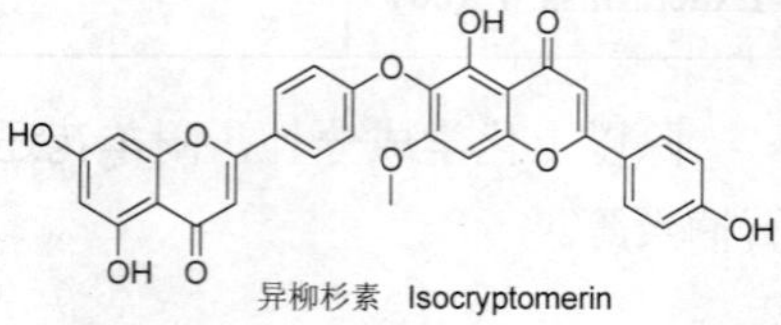 异柳杉素 Isocryptomerin
柳杉素 B Cryptomerin B $C_{32}H_{22}O_{10}$ Exact Mass: 566.12	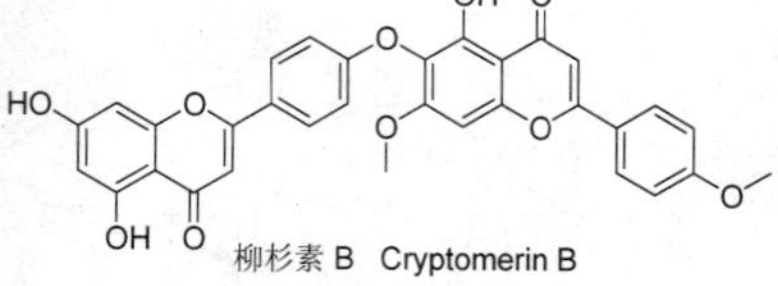 柳杉素 B Cryptomerin B	(+)-罗汉松脂素 (+)-Matairesinol $C_{20}H_{22}O_6$ Exact Mass: 358.14	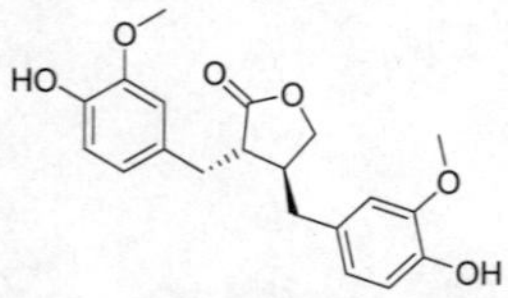 (+)-罗汉松脂素 (+)-Matairesinol

续表

中英文名、化学式及相对分子质量	结构图	中英文名、化学式及相对分子质量	结构图
(−)-鹅掌楸树脂醇 A (−)-Lirioresinol A $C_{22}H_{26}O_8$ Exact Mass: 418.16	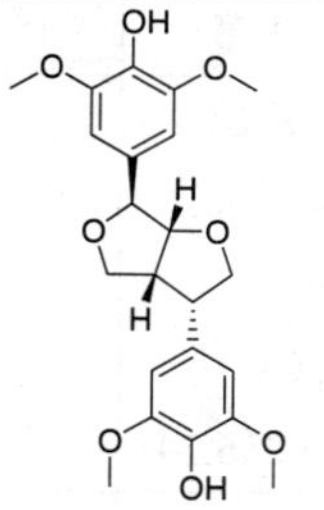 (-)-鹅掌楸树脂醇 A (-)-Lirioresinol A	(−)-鹅掌楸树脂醇 B (−)-Lirioresinol B $C_{22}H_{26}O_8$ Exact Mass: 418.16	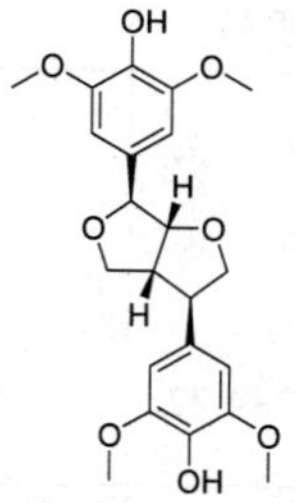 (-)-鹅掌楸树脂醇 B (-)-Lirioresinol B
异茴芹素 Isopimpinellin $C_{13}H_{10}O_5$ Exact Mass: 246.05	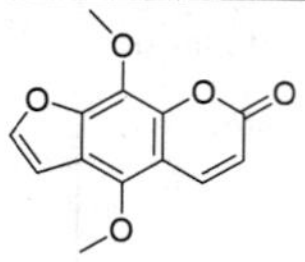 异茴芹素 Isopimpinellin	芹菜素 Apigenin $C_{15}H_{10}O_5$ Exact Mass: 270.05	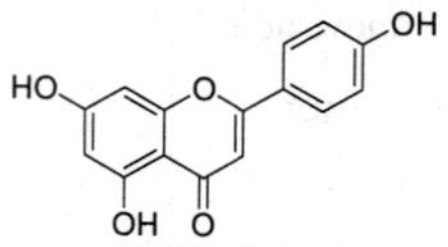 芹菜素 Apigenin
(+)-荛花醇 (+)-Wikstromol $C_{20}H_{22}O_7$ Exact Mass: 374.14	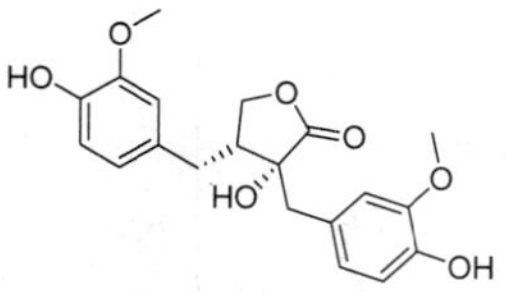 (+)-荛花醇 (+)-Wikstromol	大麦芽碱-*O*-*α*-L-吡喃鼠李糖苷 Hordenine-*O*-*α*-L-rhamnopyranoside $C_{16}H_{25}NO_5$ Exact Mass: 311.37	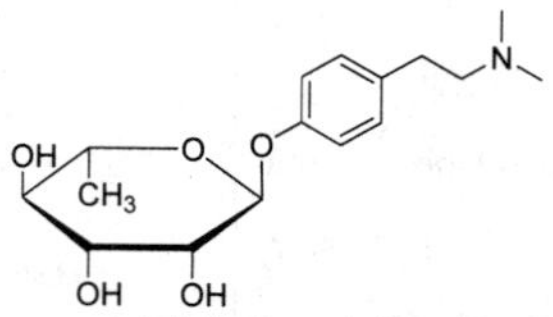 大麦芽碱-*O*-*α*-L-吡喃鼠李糖苷 Hordenine-*O*-*α*-L-rhamnopyranoside
卷柏苷 B Tamariscinoside B $C_{26}H_{36}O_{12}$ Exact Mass: 540.22	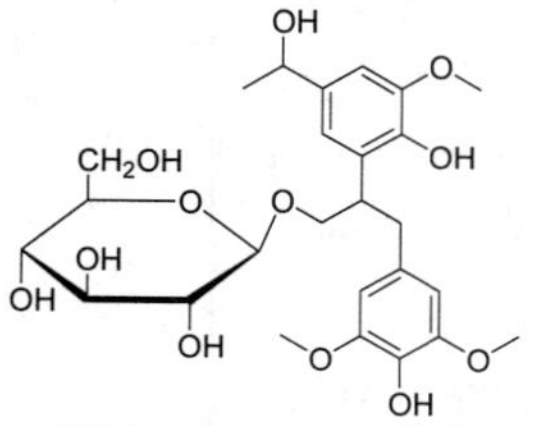 卷柏苷 B Tamariscinoside B	(−)-去甲络石苷 (−)-Nortracheloside $C_{26}H_{32}O_{12}$ Exact Mass: 536.19	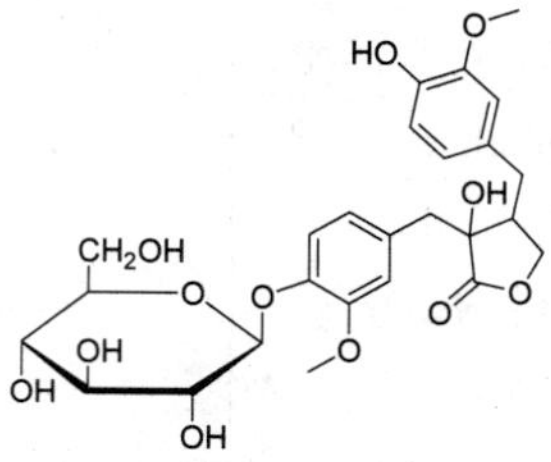 (-)-去甲络石苷 (-)-Nortracheloside
3-羟基-1-(4-羟基-3-甲氧基苯基)-丙酮 3-Hydroxy-1-(4-hydroxy-3-methoxyphenyl)-2-propanone $C_{10}H_{12}O_4$ Exact Mass: 196.07	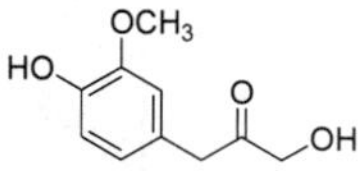 3-羟基-1-(4-羟基-3-甲氧基苯基)-丙酮 3-Hydroxy-1-(4-hydroxy-3-methoxyphenyl)-2-propanone	3-羟基-1-(4-羟基-3,5-二甲氧苯基)-丙酮 3-Hydroxy-1-(4-hydroxy-3,5-dimethoxyphenyl)-2-propanone $C_{11}H_{14}O_5$ Exact Mass: 226.08	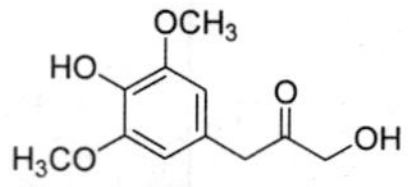 3-羟基-1-(4-羟基-3,5-二甲氧苯基)-丙酮 3-Hydroxy-1-(4-hydroxy-3,5-dimethoxyphenyl)-2-propanone
莽草酸 Shikimic acid $C_7H_{10}O_5$ Exact Mass: 174.05	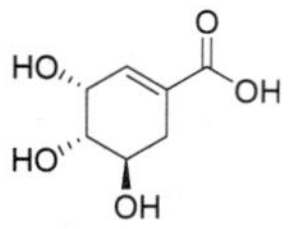 莽草酸 Shikimic acid	大叶菜酸 Doederleinic acid $C_7H_8O_4$ Exact Mass: 156.04	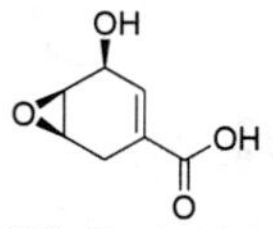 大叶菜酸 Doederleinic acid
7,10,14-三甲基十五烷酮-2 7,10,14-Trinethyl-pentadecanone-2 $C_{18}H_{36}O$ Exact Mass: 268.28	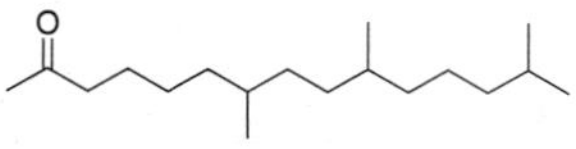 7,10,14-三甲基十五烷酮-2 7,10,14-Trinethyl-pentadecanone-2	十五烷酸乙酯 Pentadecanoic acid ethyl ester $C_{17}H_{34}O_2$ Exact Mass: 270.26	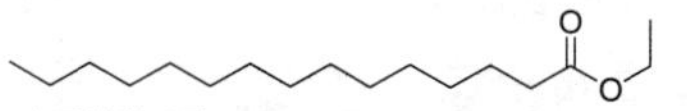 十五烷酸乙酯 Pentadecanoic acid ethyl ester

续表

中英文名、化学式及相对分子质量	结构图	中英文名、化学式及相对分子质量	结构图
硬脂酸 Stearic acid $C_{18}H_{36}O_2$ Exact Mass: 284.27	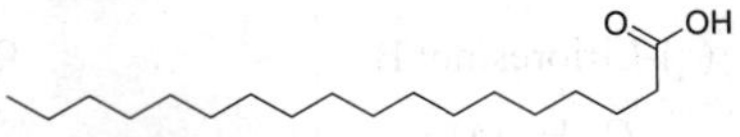 硬脂酸　Stearic acid	十四烷酸乙酯 Tetradecanoic acid ethyl ester $C_{16}H_{32}O_2$ Exact Mass: 256.24	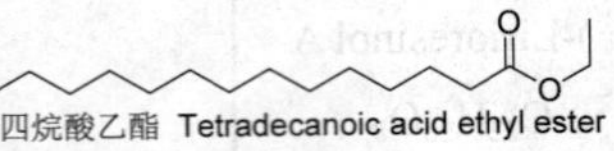 十四烷酸乙酯　Tetradecanoic acid ethyl ester
十六烷酸甲酯 Pentadecanoic acid methyl ester $C_{17}H_{34}O_2$ Exact Mass: 270.26	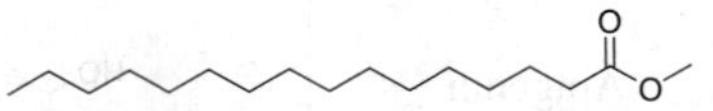 十六烷酸甲酯　Pentadecanoic acid methyl ester	十六烷酸乙酯 Palmitelaidic acid ethyl ester $C_{18}H_{36}O_2$ Exact Mass: 284.27	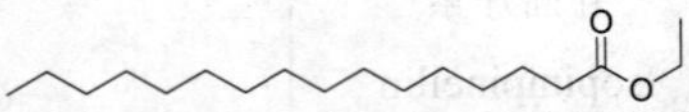 十六烷酸乙酯　Palmitelaidic acid ethyl ester
15-甲基-十七烷酸乙酯 15-Methyl-heptadecanoic acid ethyl ester $C_{20}H_{40}O_2$ Exact Mass: 312.3	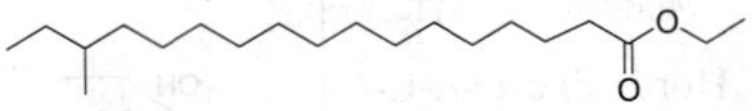 15-甲基-十七烷酸乙酯 15-Methyl-heptadecanoic acid ethyl ester	棕榈酸 Palmitic acid $C_{16}H_{32}O_2$ Exact Mass: 256.24	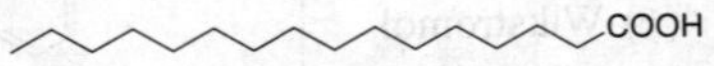 棕榈酸　Palmitic acid
十六烷酸异丙酯 Palmitelaidic acid isopropyl ester $C_{19}H_{38}O_2$ Exact Mass: 298.29	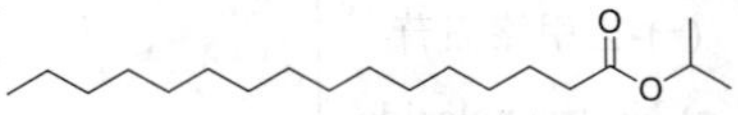 十六烷酸异丙酯 Palmitelaidic acid isopropyl ester	9-十八碳烯酸(*Z*)乙酯 9-Octadecenoic acid (*Z*)ethyl ester $C_{20}H_{38}O_2$ Exact Mass: 310.29	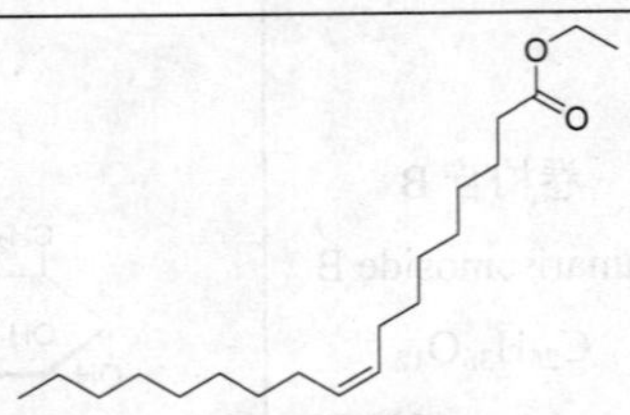 9-十八碳烯酸(*Z*)乙酯 9-Octadecenoic acid(*Z*)ethyl ester
β-谷甾醇 *β*-Sitosterol $C_{29}H_{50}O$ Exact Mass: 414.71	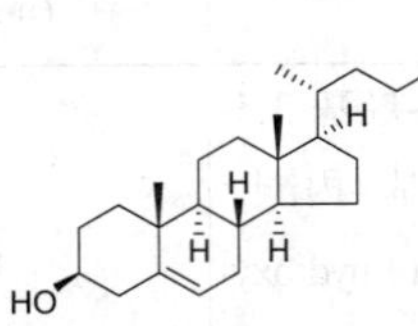 *β*-谷甾醇　*β*-Sitosterol		

除以上化学成分外，卷柏还含有卷柏苷 A、大麦芽碱-*O*-(6″-*O*-反式肉桂酰)-4′-*O*-*β*-*d*-吡喃葡萄糖基-*α*-1-吡喃鼠李糖苷、(7*S*,8*R*)-二氢-7-(3,5-二甲氧基-4-羟基苯基)-8-羟甲基-3′-甲氧基-1′-乙酰基-苯并呋喃、*N*-甲基酪胺-*O*-*α*-1-吡喃鼠李糖苷等。

【分析方法】

1　高效液相色谱法测定贵州、湖南卷柏中穗花杉双黄酮的含量[147]

1.1 仪器

LC-2010A 高效液相色谱仪。

1.2 色谱条件

色谱柱：Purospher star RP-C_{18} 柱(250mm×4.6mm，5μm)；流动相：甲醇-0.1%磷酸溶液(65∶35)；柱温 25℃；流速 0.8mL/min；检测波长 337nm；分析时间 30min。

1.3 对照品溶液的制备

称取穗花杉双黄酮对照品，用适量甲醇溶解。

1.4 供试品溶液的制备

称取粉碎的药材 30mg，用甲醇超声提取 40min 滤过，定容至 10mL，即得。

油松节

Yousongjie

PINI LIGNUM NODI

【化学成分】

表 1-8-47 油松节主要化学成分[148]

中英文名、化学式及相对分子质量	结构图	中英文名、化学式及相对分子质量	结构图
α-蒎烯 α-Pinene $C_{10}H_{16}$ Exact Mass: 136.13	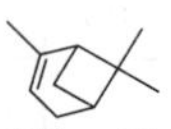 α-蒎烯 α-Pinene	樟脑 Camphor $C_{10}H_{16}O$ Exact Mass: 152.12	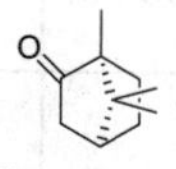 樟脑 Camphor
罗汉柏二烯 Dolabradiene $C_{20}H_{32}$ Exact Mass: 272.25	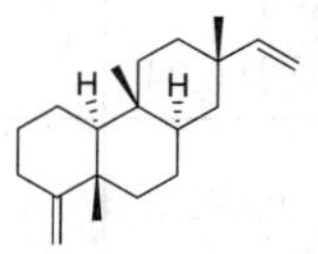 罗汉柏二烯 Dolabradiene		

除以上化学成分外，油松节还含有 4-甲基-1-(1-甲乙基)-3-环己烯-1-醇、α,α,4-三甲基-3-环己烯-1-甲醇、3-苯基-乙基-2-丙烯酸酯、表-13-泪柏醇、3,7,11-三甲基-14-(1-甲乙基)-1,3,6,10-环十四烷四烯等。

泽兰

Zelan

LYLOPI HERBA

【化学成分】

表 1-8-48a 泽兰主要化学成分[149～154]

中英文名、化学式及相对分子质量	结构图	中英文名、化学式及相对分子质量	结构图
胡萝卜苷 Daucosterol $C_{35}H_{60}O_6$ Exact Mass: 576.44	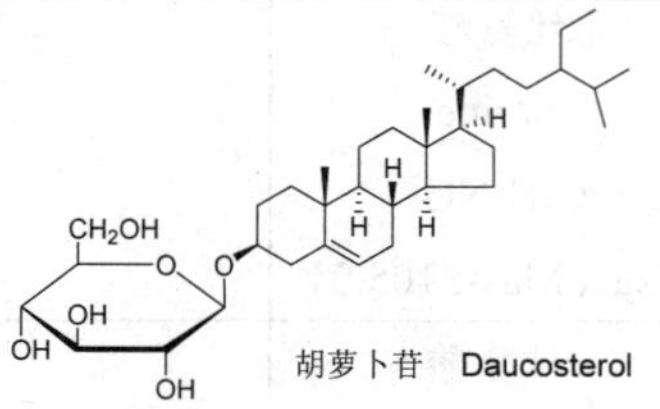 胡萝卜苷 Daucosterol	β-谷甾醇 β-Sitosterol $C_{29}H_{50}O$ Exact Mass: 414.71	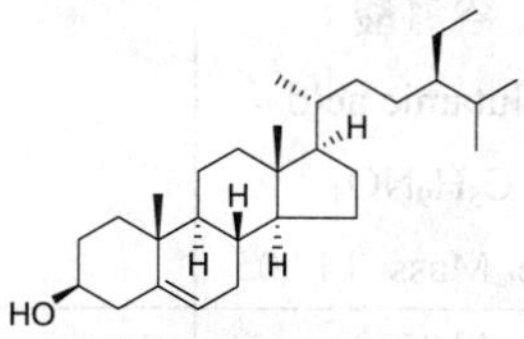 β-谷甾醇 β-Sitosterol
白桦酸 Betulinic acid $C_{30}H_{48}O_3$ Exact Mass: 456.36	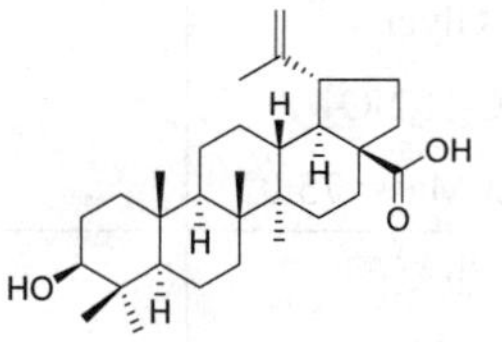 白桦酸 Betulinic acid	熊果酸 Ursolic acid $C_{30}H_{48}O_3$ Exact Mass: 456.36	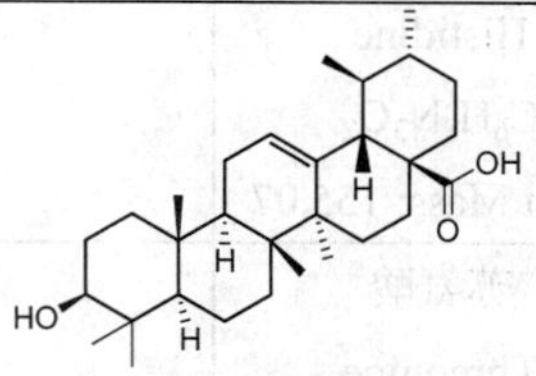 熊果酸 Ursolic acid

续表

中英文名、化学式及相对分子质量	结构图	中英文名、化学式及相对分子质量	结构图
乙酰乌苏酸 (乙酰熊果酸) 3-Acetyl ursolic acid	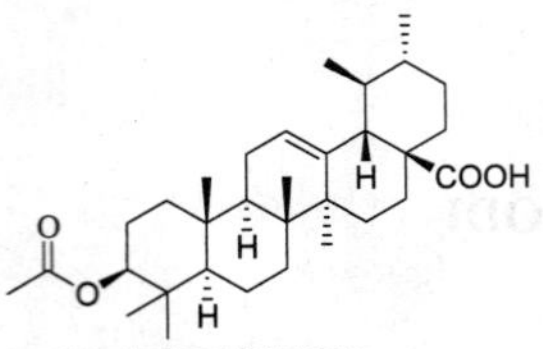 乙酰乌苏酸(乙酰熊果酸) 3-*O*-Acetyl ursolic acid	2*α*-羟基熊果酸 2*α*-Hydroxyursolic acid $C_{30}H_{48}O_4$ Exact Mass: 472.36	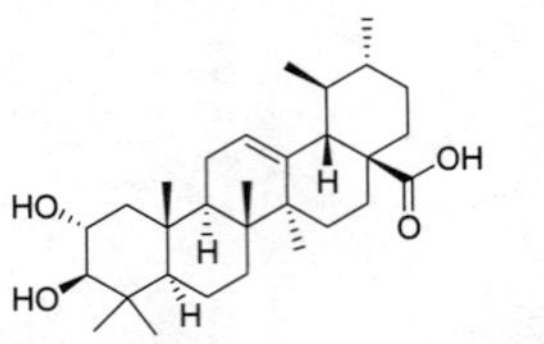 2*α*-羟基熊果酸 2*α*-Hydroxyursolic acid
齐墩果酸 Oleanolic acid $C_{30}H_{48}O_3$ Exact Mass: 456.36	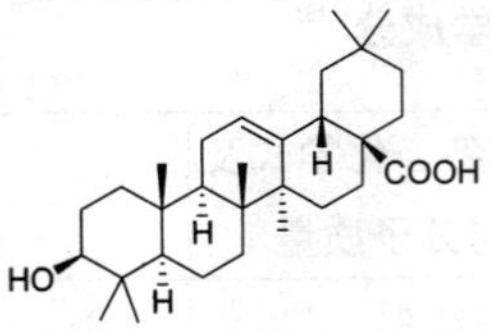 齐墩果酸 Oleanolic acid	原儿茶醛 Protocatechuic aldehyde $C_7H_6O_3$ Exact Mass: 138.03	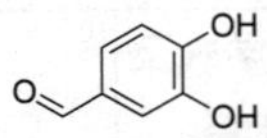 原儿茶醛 Protocatechuic aldehyde
原儿茶酸 Protocatechuic acid $C_7H_6O_4$ Exact Mass: 154.03	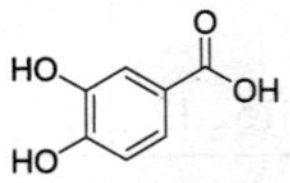 原儿茶酸 Protocatechuic acid	咖啡酸 Caffeic acid $C_9H_8O_4$ Exact Mass: 180.04	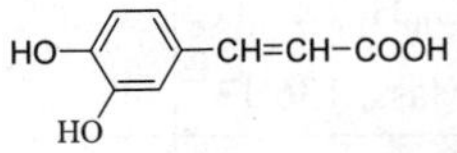 咖啡酸 Caffeic acid
迷迭香酸 Rosmarinic acid $C_{18}H_{16}O_8$ Exact Mass: 360.08	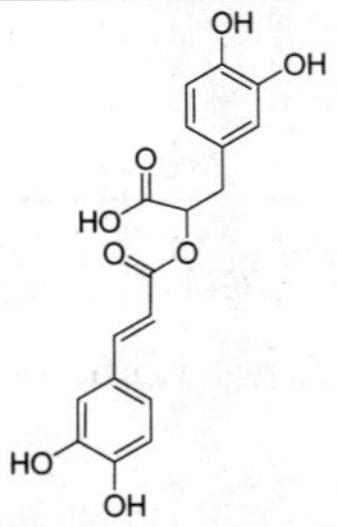 迷迭香酸 Rosmarinic acid	9,12,15-十八碳三烯酸 9,12,15-Octadecatrienoic acid $C_{18}H_{30}O_2$ Exact Mass: 278.22	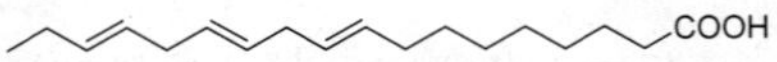 9,12,15-十八碳三烯酸 9,12,15-Octadecatrienoic acid
硬脂酸 Stearic acid $C_{18}H_{36}O_2$ Exact Mass: 284.27	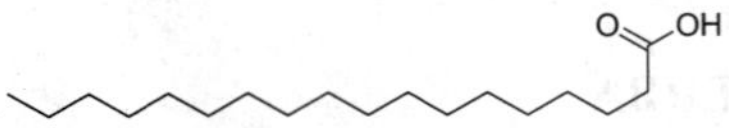 硬脂酸 Stearic acid	9-十六碳烯酸 9-Hexadecenoic acid $C_{16}H_{30}O_2$ Exact Mass: 254.22	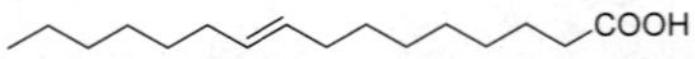 9-十六碳烯酸 9-Hexadecenoic acid
棕榈酸 Palmitic acid $C_{16}H_{32}O_2$ Exact Mass: 256.24	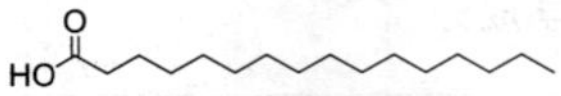 棕榈酸 Palmitic acid	天冬氨酸 Aspartic acid $C_4H_7NO_4$ Exact Mass: 133.04	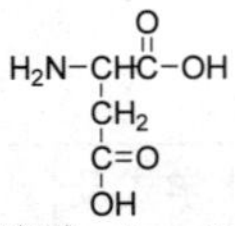 天冬氨酸 Aspartic acid
谷氨酸 Glutamic acid $C_5H_9NO_4$ Exact Mass: 147.05	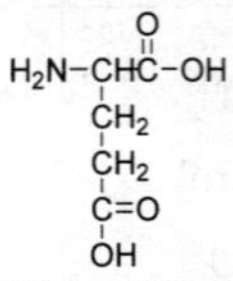 谷氨酸 Glutamic acid	丝氨酸 Serine $C_3H_7NO_3$ Exact Mass: 105.04	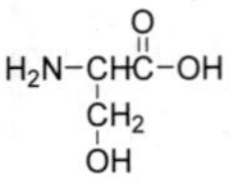 丝氨酸 Serine
组氨酸 Histidine $C_6H_9N_3O_2$ Exact Mass: 155.07	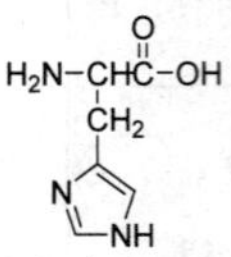 组氨酸 Histidine	甘氨酸 Glycine $C_2H_5NO_2$ Exact Mass: 75.03	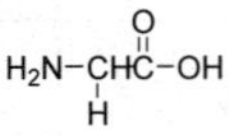 甘氨酸 Glycine
苏氨酸 Threonine $C_4H_9NO_3$ Exact Mass: 119.06	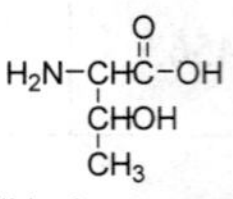 苏氨酸 Threonine	蛋氨酸 Methionine $C_5H_{11}NO_2S$ Exact Mass: 149.05	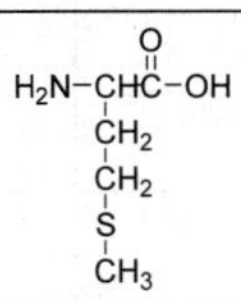 蛋氨酸 Methionine

续表

中英文名、化学式及相对分子质量	结构图	中英文名、化学式及相对分子质量	结构图
精氨酸 Arginine $C_6H_{14}N_4O_2$ Exact Mass: 174.11	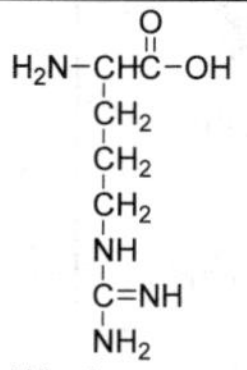 精氨酸 Arginine	酪氨酸 Tyrosine $C_9H_{11}NO_3$ Exact Mass: 181.07	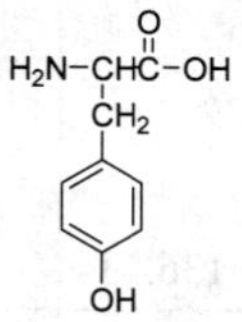 酪氨酸 Tyrosine
缬氨酸 Valine $C_5H_{11}NO_2$ Exact Mass: 117.08	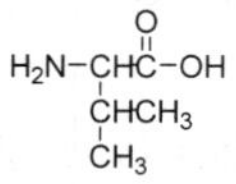 缬氨酸 Valine	半胱氨酸 Cysteine $C_3H_7NO_2S$ Exact Mass: 121.02	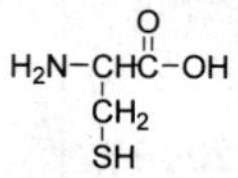 半胱氨酸 Cysteine
苯丙氨酸 Phenylalanine $C_9H_{11}NO_2$ Exact Mass: 165.08	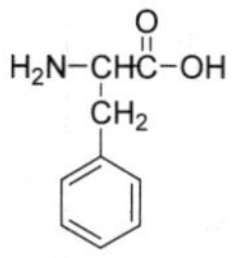 苯丙氨酸 Phenylalanine	异亮氨酸 Isoleucine $C_6H_{13}NO_2$ Exact Mass: 131.09	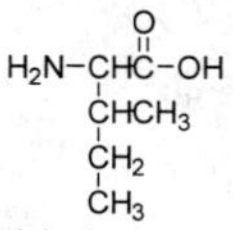 异亮氨酸 Isoleucine
亮氨酸 Leucine $C_6H_{13}NO_2$ Exact Mass: 131.09	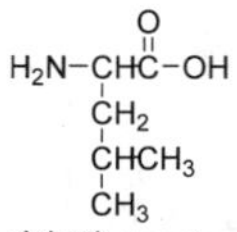 亮氨酸 Leucine	赖氨酸 Lysine $C_6H_{14}N_2O_2$ Exact Mass: 146.11	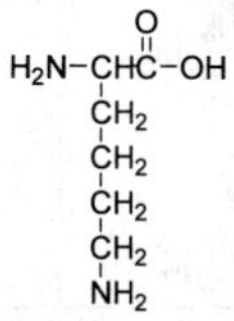 赖氨酸 Lysine
脯氨酸 Proline $C_5H_9NO_2$ Exact Mass: 115.06	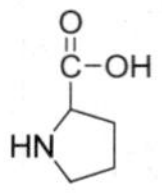 脯氨酸 Proline	维生素 C Vitamin C $C_6H_8O_6$ Exact Mass: 176.03	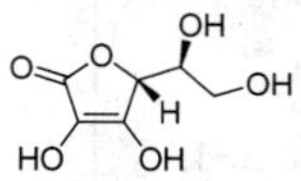 维生素 C Vitamin C
维生素 B_1 Vitamin B_1 $C_{12}H_{17}ClN_4OS$ Exact Mass: 300.08	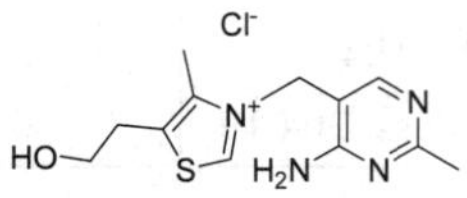 维生素 B_1 Vitamin B_1	维生素 B_2 Vitamin B_2 $C_{17}H_{20}N_4O_6$ Exact Mass: 376.14	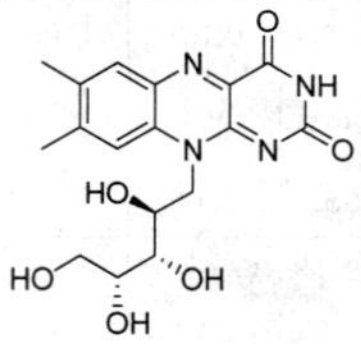 维生素 B_2 Vitamin B_2
水苏糖 Stachyose $C_{24}H_{42}O_{21}$ Exact Mass: 666.22	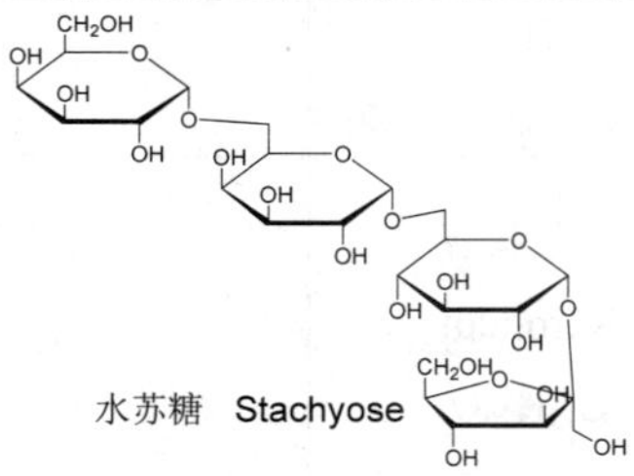 水苏糖 Stachyose	木犀草素-7-*O*-葡萄醛酸糖苷 Luteolin-7-*O*-glucuronide $C_{21}H_{18}O_{12}$ Exact Mass: 462.08	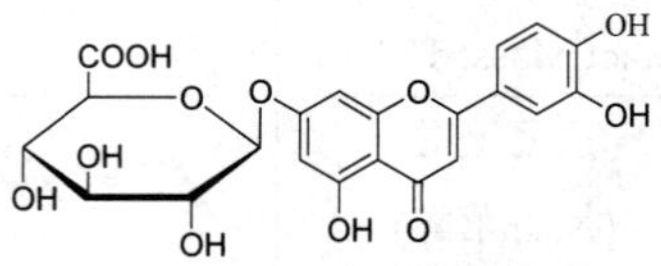 木犀草素-7-*O*-葡萄醛酸糖苷 Luteolin-7-*O*-glucuronide
香茶菜素 Rabdosiin $C_{36}H_{30}O_{16}$ Exact Mass: 718.15	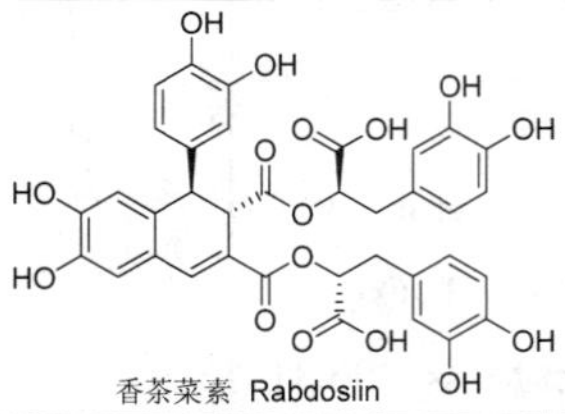 香茶菜素 Rabdosiin	荆芥苷 A Schizotenuin A $C_{36}H_{28}O_{16}$ Exact Mass: 716.14	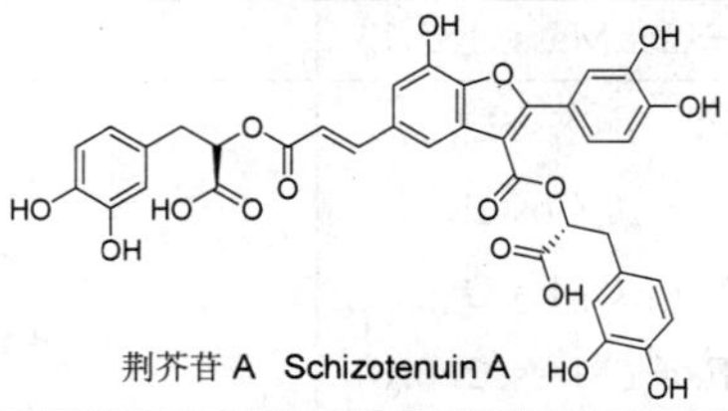 荆芥苷 A Schizotenuin A
α-蒎烯 *α*-Pinene $C_{10}H_{16}$ Exact Mass: 136.13	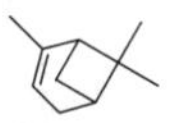 *α*-蒎烯 *α*-Pinene	*β*-蒎烯 *β*-Pinene $C_{10}H_{16}$ Exact Mass: 136.13	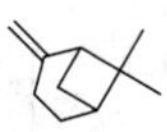 *β*-蒎烯 *β*-Pinene

续表

中英文名、化学式及相对分子质量	结构图	中英文名、化学式及相对分子质量	结构图
月桂烯 Myrcene $C_{10}H_{16}$ Exact Mass: 136.13	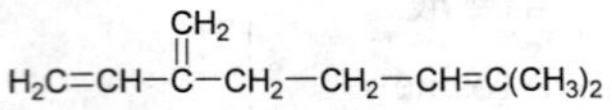 月桂烯 Myrcene	γ-萜品烯 γ-Terpinene $C_{10}H_{16}$ Exact Mass: 136.13	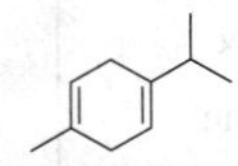 γ-萜品烯 γ-Terpinene
α-蛇麻烯 α-Humulene $C_{15}H_{24}$ Exact Mass: 204.19	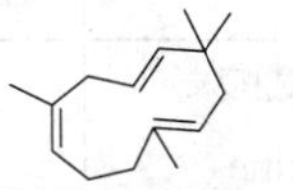 α-蛇麻烯 α-Humulene	β-丁香烯 β-Caryophyllene $C_{15}H_{24}$ Exact Mass: 204.19	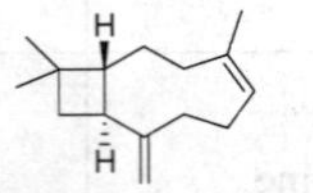 β-丁香烯 β-Caryophyllene
β-金合欢烯 (β-麝子油烯) β-Farnesene $C_{15}H_{24}$ Exact Mass: 204.19	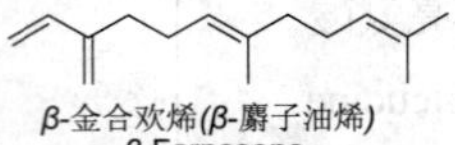 β-金合欢烯(β-麝子油烯) β-Farnesene	α-芹子烯 α-Selinene $C_{15}H_{24}$ Exact Mass: 204.19	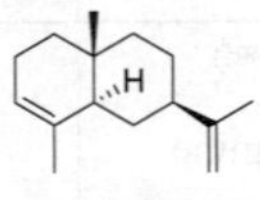 α-芹子烯 α-Selinene
β-芹子烯 β-Selinene $C_{15}H_{24}$ Exact Mass: 204.19	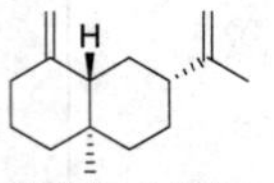 β-芹子烯 β-Selinene	δ-杜松烯 δ-Cadinene $C_{15}H_{24}$ Exact Mass: 204.35	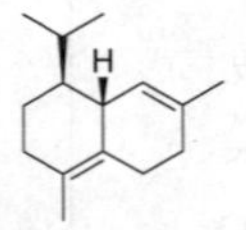 δ-杜松烯 δ-Cadinene
β-倍半水芹烯 β-Sesquiphellandrene $C_{15}H_{24}$ Exact Mass: 204.19	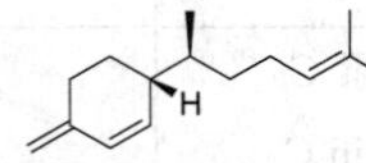 β-倍半水芹烯 β-Sesquiphellandrene	α-甜没药烯 α-Bisabolene $C_{15}H_{24}$ Exact Mass: 204.19	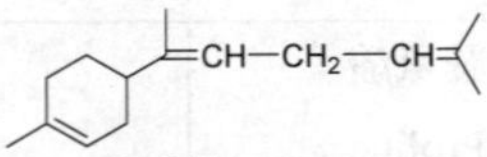 α-甜没药烯 α-Bisabolene
氧化石竹烯 Caryophyllene oxide $C_{15}H_{24}O$ Exact Mass: 220.18	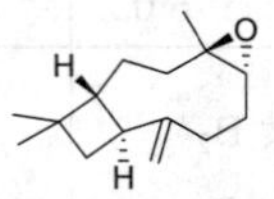 氧化石竹烯 Caryophyllene oxide	香橙烯 Aromadendrene $C_{15}H_{24}$ Exact Mass: 204.19	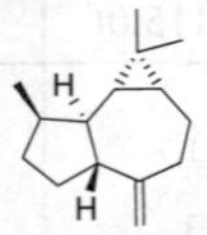 香橙烯 Aromadendrene
氧化柠檬烯 Limonene oxide $C_{10}H_{16}O$ Exact Mass: 152.12	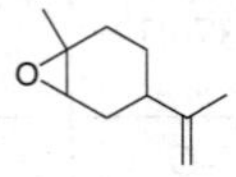 氧化柠檬烯 Limonene oxide	松油二醇 Terpin $C_{10}H_{20}O_2$ Exact Mass: 172.26	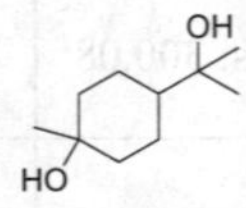 松油二醇 Terpin
反葛缕醇 (反香芹醇) *trans*-Carveol $C_{10}H_{16}O$ Exact Mass: 152.12	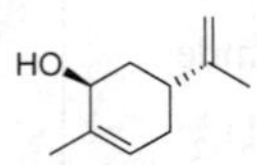 反葛缕醇(反香芹醇) *trans*-Carveol	橙花叔醇 Nerolidol $C_{15}H_{26}O$ Exact Mass: 222.20	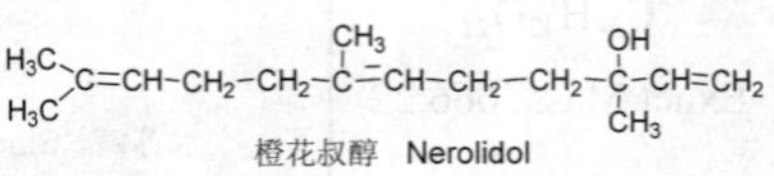 橙花叔醇 Nerolidol
β-木香醇 β-Costol $C_{15}H_{24}O$ Exact Mass: 220.18	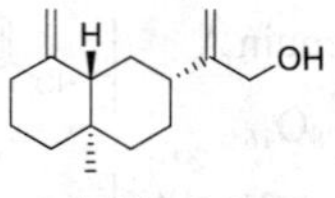 β-木香醇 β-Costol	叶绿醇 Phytol $C_{20}H_{40}O$ Exact Mass: 296.31	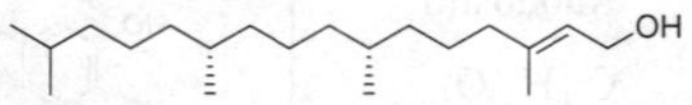 叶绿醇 Phytol
氧茂甲醇 Furyl carbinol $C_5H_6O_2$ Exact Mass: 98.04	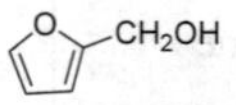 氧茂甲醇 Furyl carbinol	麝香草酚 Thymol $C_{10}H_{14}O$ Exact Mass: 150.10	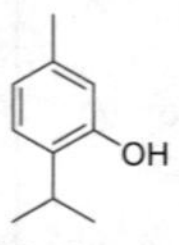 麝香草酚 Thymol

续表

中英文名、化学式及相对分子质量	结构图	中英文名、化学式及相对分子质量	结构图
3-叔丁基-1,2-二甲氧基苯 3-*t*-Butyl-1,2-dimethoxyl-benzene $C_{12}H_{18}O_2$ Exact Mass: 194.13	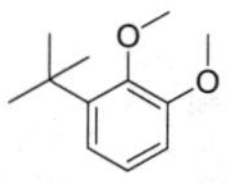 3-叔丁基-1,2-二甲氧基苯 3-*t*-Butyl-1,2-dimethoxyl-benzene	1,6-二溴己烷 1,6-Dibromc-hexane $C_6H_{12}Br_2$ Exact Mass: 241.93	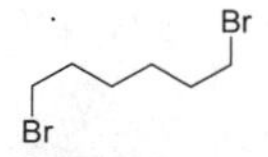 1,6-二溴己烷 1,6- Dibromc-hexane
枯茗醛 Cuminic aldehyde $C_{10}H_{12}O$ Exact Mass: 148.09	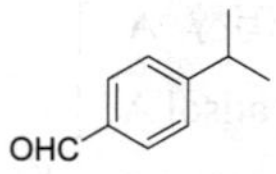 枯茗醛 Cuminic aldehyde	2-羟基-5-甲基苯乙酮 2-Hydroxy-5-methyl-hypnone $C_9H_{10}O_2$ Exact Mass: 150.07	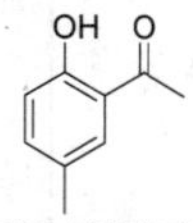 2-羟基-5-甲基苯乙酮 2-Hydroxy-5-methyl-hypnone
2,5-二羟基-4-甲基-苯乙酮 2,5-Dihydroxy-4-methyl-hypnone $C_9H_{10}O_3$ Exact Mass: 166.06	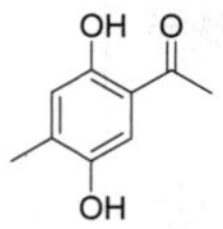 2,5-二羟基-4-甲基-苯乙酮 2,5-Dihydroxy-4-methyl-hypnone	3-己烯-2-酮 3-Hexylene-2-one $C_6H_{10}O$ Exact Mass: 98.07	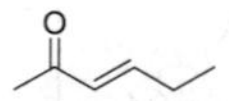 3-己烯-2-酮 3-Hexylene-2-one
2-乙基-4,5-二甲基苯酚 2-Ethyl-4,5-dimethyl-phenol $C_{10}H_{14}O$ Exact Mass: 150.10	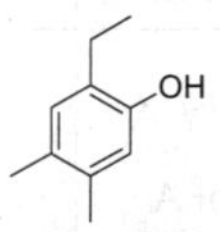 2-乙基-4,5-二甲基苯酚 2-Ethyl-4,5-dimethyl-phenol	苯甲醛 Benzaldehyde C_7H_6O Exact Mass: 106.04	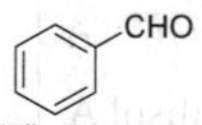 苯甲醛 Benzaldehyde

表 1-8-48b 泽兰其他主要化学成分[149~154]

化合物名称	化合物名称
半乳糖	果糖
γ-杜松烯	石竹烯醇
β-防风烯酮	二硫代二环己烷
2-乙烯基-2,3-二氢苯并呋喃	十四烷
十二碳炔	溴代环己烷

【分析方法】

1 高效液相色谱法测定泽兰中咖啡酸的含量[154]

1.1 仪器

Agilent 1100 高效液相色谱仪，二极管阵列检测器。

1.2 色谱条件

色谱柱：Hypersil ODS2 柱(250mm×4.6mm，5μm)；流动相：乙腈-0.2%磷酸溶液(11:89)；柱温 25℃；流速 1.0mL/min；检测波长 325nm；分析时间 9min。

1.3 对照品溶液的制备

称取咖啡酸对照品，用适量甲醇溶解。

1.4 供试品溶液的制备

称取粉碎的药材 1.0g，用 30%乙醇 20mL 浸泡 0.5h，超声提取 30min，滤过，即得。

泽泻

Zexie

ALISMATIS RHIZOMA

【化学成分】

表 1-8-49　泽泻主要化学成分[155, 156]

中英文名、化学式及相对分子质量	结构图	中英文名、化学式及相对分子质量	结构图
泽泻醇 A Alisol A $C_{30}H_{50}O_5$ Exact Mass: 490.37	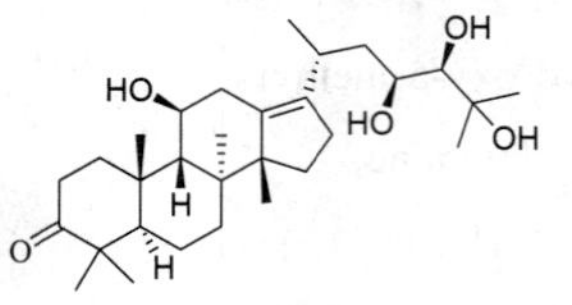 泽泻醇 A　Alisol A	24-乙酰泽泻醇 A 24-Acetate alisol A $C_{32}H_{52}O_6$ Exact Mass: 532.38	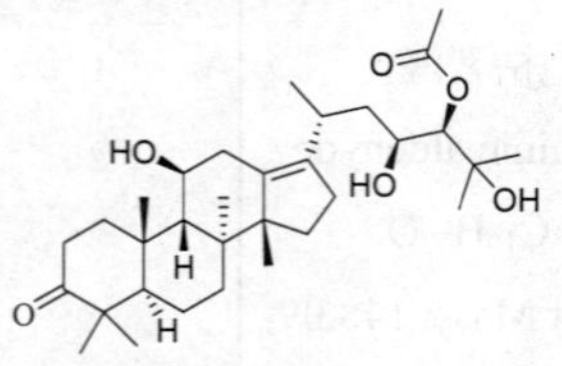 24-乙酰泽泻醇 A　24-Acetate alisol A
25-脱水-24-乙酰泽泻醇 A 25-Dehydroxy-24-acetate alisol A $C_{32}H_{50}O_5$ Exact Mass: 514.37	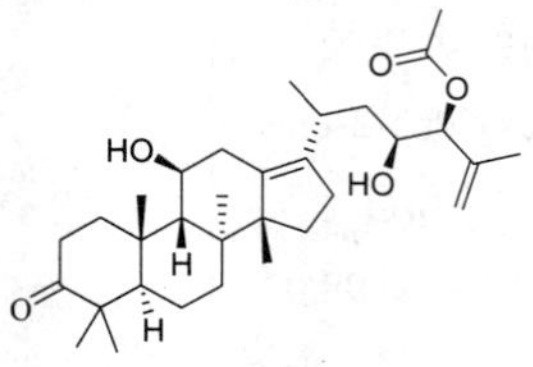 25-脱水-24-乙酰泽泻醇 A 25-Dehydroxy-24-acetate alisol A	25-脱水-11-乙酰泽泻醇 A 25-Dehydroxy-11-acetate alisol A $C_{32}H_{50}O_5$ Exact Mass: 514.37	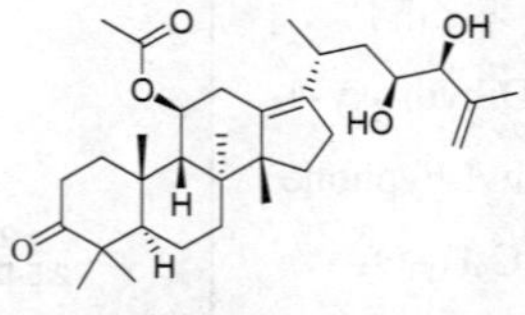 25-脱水-11-乙酰泽泻醇 A 25-Dehydroxy-11-acetate alisol A
25-甲氧基泽泻醇 A 25-*O*-Methylalisol A $C_{31}H_{52}O_5$ Exact Mass: 504.38	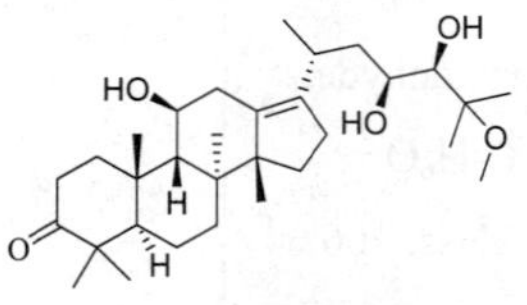 25-甲氧基泽泻醇 A　25-*O*-Methylalisol A	16-羰基泽泻醇 A 16-Oxo alisol A $C_{30}H_{48}O_6$ Exact Mass: 504.35	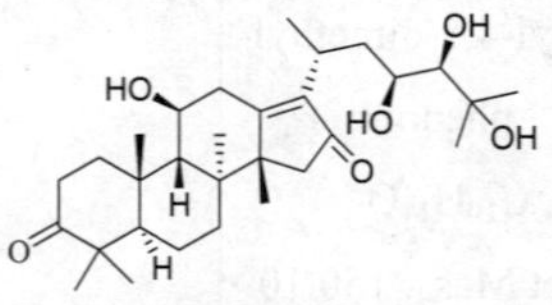 16-羰基泽泻醇 A　16-Oxo alisol A
11-去氧-13*β*,17*β*-环氧泽泻醇 A 11-Deoxy-13*β*,17*β*-epoxy alisol A $C_{30}H_{50}O_5$ Exact Mass: 490.37	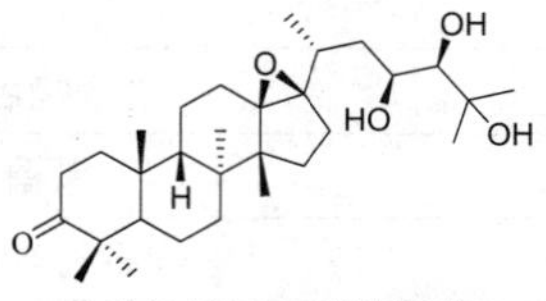 11-去氧-13*β*,17*β*-环氧泽泻醇 A 11-Deoxy-13*β*,17*β*-epoxy alisol A	13,17-环氧泽泻醇 A 13,17-Epoxy alisol A $C_{30}H_{50}O_6$ Exact Mass: 506.36	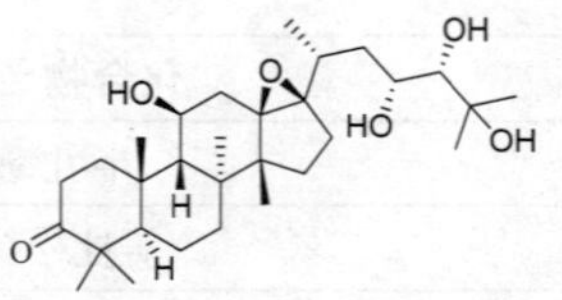 13,17-环氧泽泻醇 A　13,17-Epoxy alisol A
23-乙酰泽泻酮 A 23-Acetate alismaketone A $C_{32}H_{50}O_6$ Exact Mass: 530.36	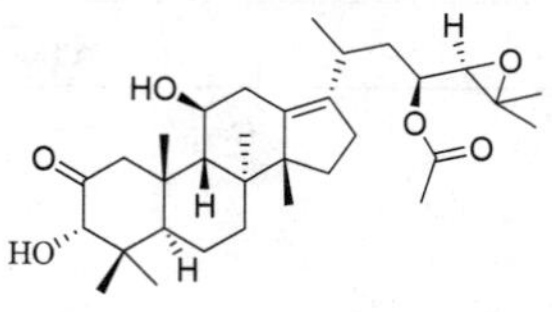 23-乙酰泽泻酮 A　23-Acetate alismaketone A	泽泻醇 B Alisol B $C_{30}H_{48}O_4$ Exact Mass: 472.36	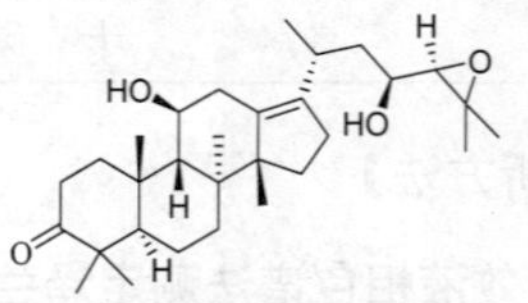 泽泻醇 B　Alisol B
23-乙酰泽泻醇 B 23-Acetate alisol B $C_{32}H_{50}O_5$ Exact Mass: 514.37	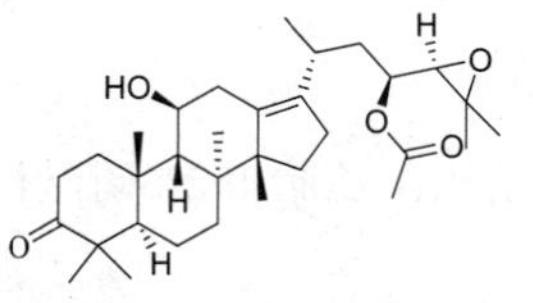 23-乙酰泽泻醇 B　23-Acetate alisol B	11-去氧-23-乙酰泽泻醇 B 11-Deoxy-23-acetate alisol B $C_{32}H_{50}O_4$ Exact Mass: 498.37	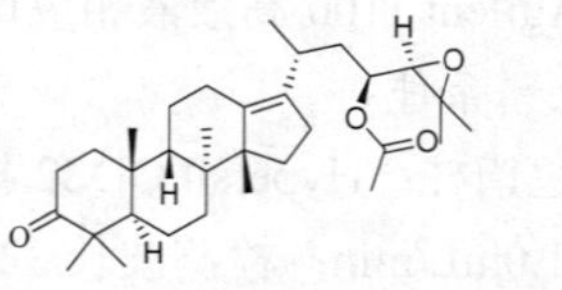 11-去氧-23-乙酰泽泻醇 B　11-Deoxy-23-acetate alisol B

续表

中英文名、化学式及相对分子质量	结构图	中英文名、化学式及相对分子质量	结构图
16β-甲氧基-23-乙酰泽泻醇 B 16β-Methoxyalisol B 23-acetate $C_{33}H_{52}O_6$ Exact Mass: 544.38	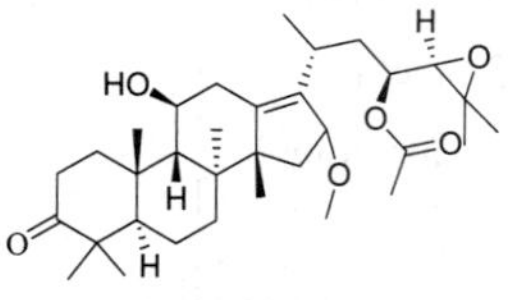 16β-甲氧基-23-乙酰泽泻醇 B 16β-Methoxyalisol B 23-acetate	16,23-环氧泽泻醇 B 16,23-Epoxy-alisol B $C_{30}H_{46}O_4$ Exact Mass: 470.34	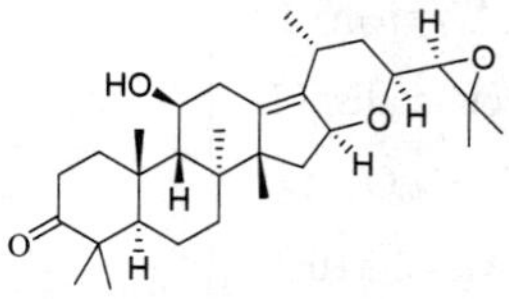 16,23-环氧泽泻醇 B 16,23-Epoxy-alisol B
13,17-环氧泽泻醇 B 13,17-Epoxy alisol B $C_{30}H_{48}O_5$ Exact Mass: 488.35	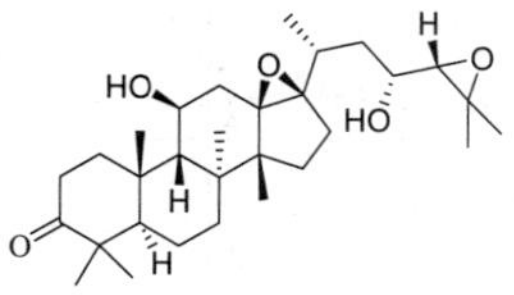 13,17-环氧泽泻醇 B 13,17-Epoxy alisol B	11-去氧-13β,17β-环氧-23-乙酰泽泻醇 B 11-Deoxy-13β,17β-epoxy-alisol B 23-acetate $C_{32}H_{50}O_5$ Exact Mass: 514.37	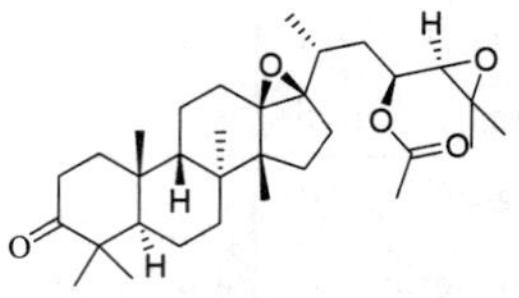 11-去氧-13β,17β-环氧-23-乙酰泽泻醇 B 11-Deoxy-13β,17β-epoxy-alisol B 23-acetate
泽泻醇 C Alisol C $C_{30}H_{46}O_5$ Exact Mass: 486.33	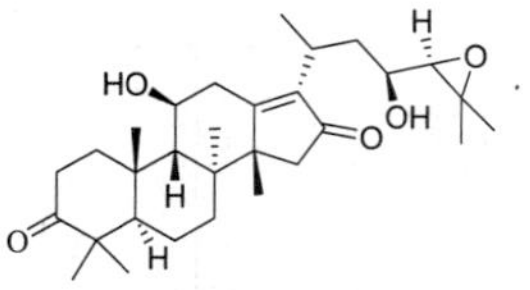 泽泻醇 C Alisol C	23-乙酰泽泻醇 C 23-Acetate alisol C $C_{32}H_{48}O_6$ Exact Mass: 528.35	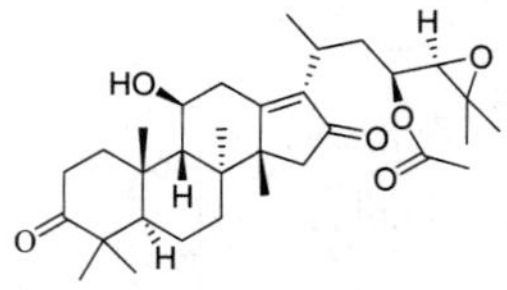 23-乙酰泽泻醇 C 23-Acetate alisol C
泽泻醇 D Alisol D $C_{32}H_{50}O_6$ Exact Mass: 530.36	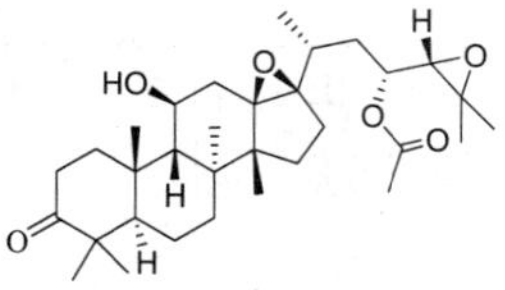 泽泻醇 D Alisol D	23-乙酰泽泻醇 E 23-Acetate alisol E $C_{32}H_{52}O_6$ Exact Mass: 532.38	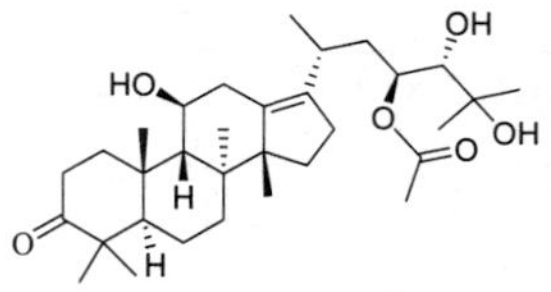 23-乙酰泽泻醇 E 23-Acetate alisol E
24-乙酰泽泻醇 E 24-Acetate alisol E $C_{32}H_{52}O_6$ Exact Mass: 532.38	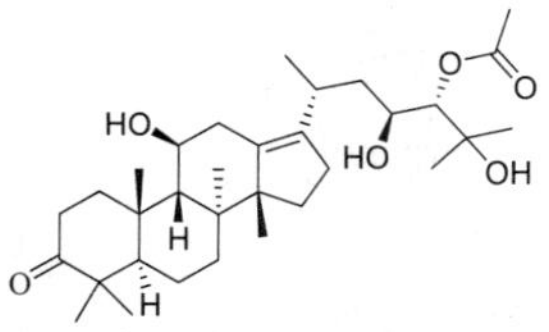 24-乙酰泽泻醇 E 24-Acetate alisol E	泽泻醇 F Alisol F $C_{30}H_{48}O_5$ Exact Mass: 488.35	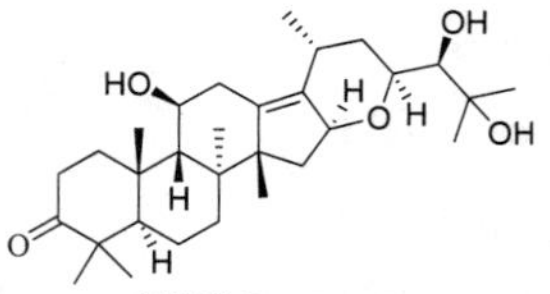 泽泻醇 F Alisol F
24-乙酰泽泻醇 F 24-Acetate alisol F $C_{32}H_{50}O_6$ Exact Mass: 530.36	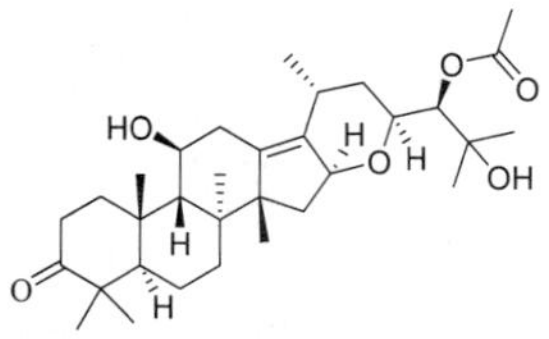 24-乙酰泽泻醇 F 24-Acetate alisol F	泽泻醇 G Alisol G $C_{30}H_{48}O_4$ Exact Mass: 472.36	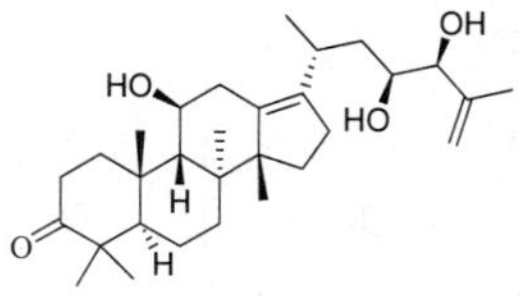 泽泻醇 G Alisol G
泽泻醇 H Alisol H $C_{30}H_{46}O_4$ Exact Mass: 470.34	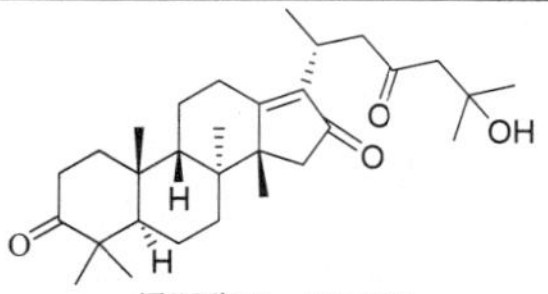 泽泻醇 H Alisol H	泽泻醇 I Alisol I $C_{30}H_{46}O_3$ Exact Mass: 454.34	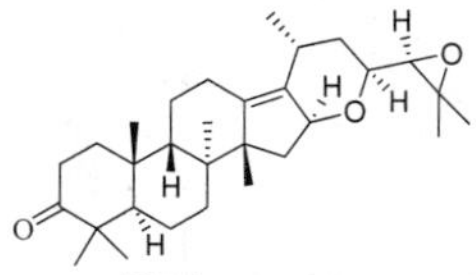 泽泻醇 I Alisol I
23-乙酰泽泻醇 J 23-Acetate alisol J $C_{32}H_{46}O_6$ Exact Mass: 526.33	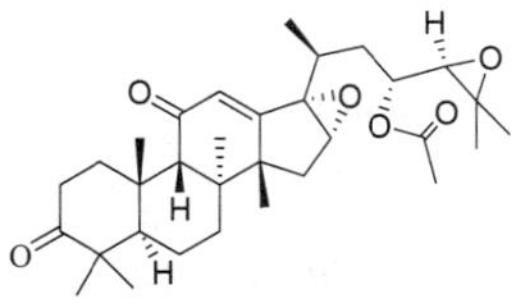 23-乙酰泽泻醇 J 23-Acetate alisol J	23-乙酰泽泻醇 K 23-Acetate alisol K $C_{32}H_{46}O_6$ Exact Mass: 526.33	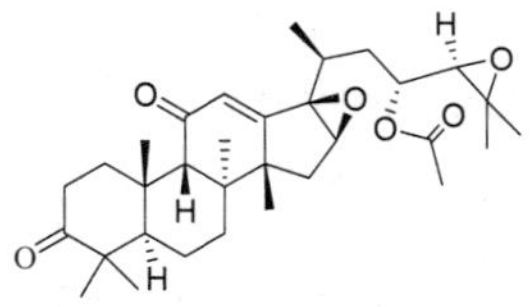 23-乙酰泽泻醇 K 23-Acetate alisol K

续表

中英文名、化学式及相对分子质量	结构图	中英文名、化学式及相对分子质量	结构图
23-乙酰泽泻醇 L 23-Acetate alisol L $C_{32}H_{46}O_5$ Exact Mass: 510.33	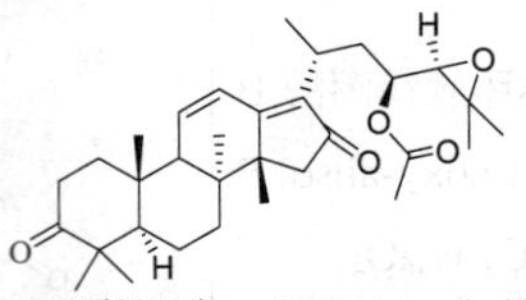 23-乙酰泽泻醇 L　23-Acetate alisol L	23-乙酰泽泻内酯 23-Acetate alisomalactone $C_{31}H_{44}O_8$ Exact Mass: 544.30	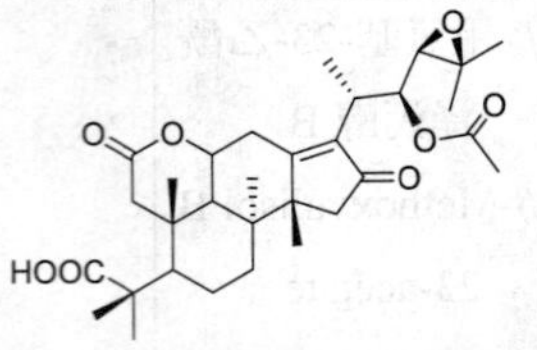 23-乙酰泽泻内酯　23-Acetate alisomalactone
泽泻醇 Alismol $C_{15}H_{24}O$ Exact Mass: 220.18	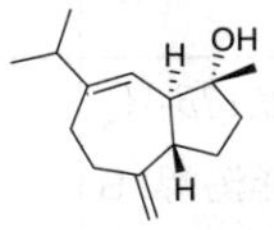 泽泻醇　Alismol	泽泻二醇 Alismoxide $C_{15}H_{26}O_2$ Exact Mass: 238.19	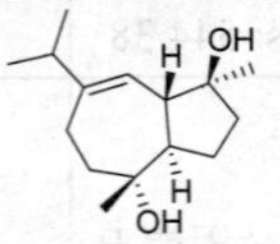 泽泻二醇　Alismoxide
10-甲氧基-泽泻二醇 10-*O*-Methyl alismoxide $C_{16}H_{28}O_2$ Exact Mass: 252.21	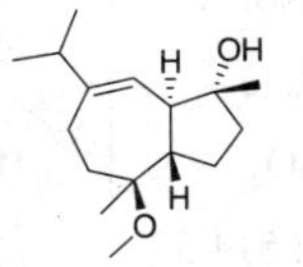 10-甲氧基-泽泻二醇　10-*O*-Methyl alismoxide	新泽泻醇 A Neoalisol A $C_{30}H_{46}O_4$ Exact Mass: 470.34	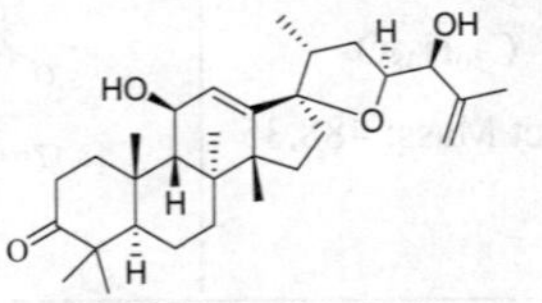 新泽泻醇 A　Neoalisol A
泽泻萜醇 A Orientalol A $C_{15}H_{26}O_3$ Exact Mass: 254.19	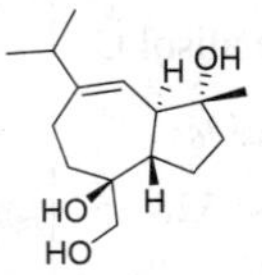 泽泻萜醇 A　Orientalol A	泽泻萜醇 B Orientalol B $C_{15}H_{26}O_3$ Exact Mass: 254.19	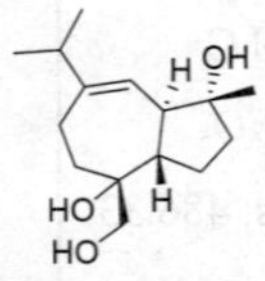 泽泻萜醇 B　Orientalol B
泽泻萜醇 C Orientalol C $C_{15}H_{24}O_2$ Exact Mass: 236.18	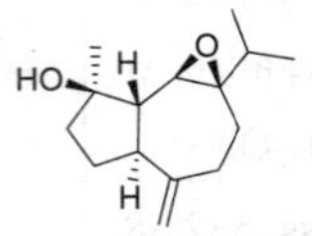 泽泻萜醇 C　Orientalol C	泽泻萜醇 E Orientalol E $C_{15}H_{26}O_3$ Exact Mass: 254.19	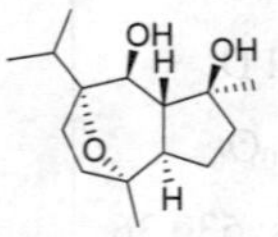 泽泻萜醇 E　Orientalol E
泽泻萜醇 F Orientalol F $C_{15}H_{24}O_2$ Exact Mass: 236.18	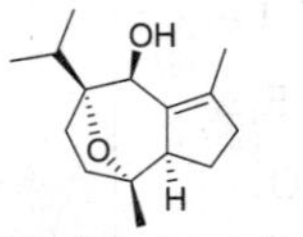 泽泻萜醇 F　Orientalol F	泽泻二萜醇 Oriediterpenol $C_{20}H_{32}O_2$ Exact Mass: 304.24	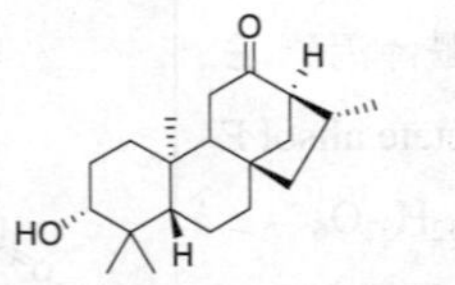 泽泻二萜醇　Oriediterpenol
泽泻二萜苷 Oriediterpenoside $C_{25}H_{40}O_6$ Exact Mass: 436.28	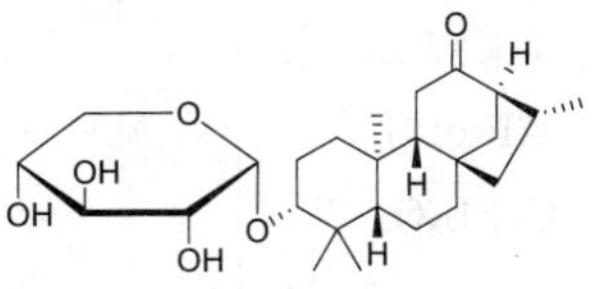 泽泻二萜苷　Oriediterpenoside	吉玛烯 C Germacrene C $C_{15}H_{24}$ Exact Mass: 204.19	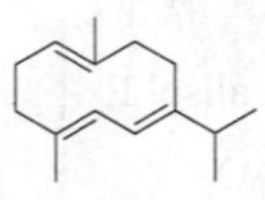 吉玛烯 C　Germacrene C
吉玛烯 D Germacrene D $C_{15}H_{24}$ Exact Mass: 204.19	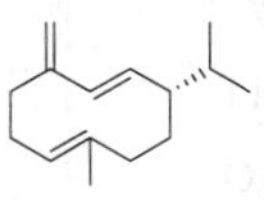 吉玛烯 D　Germacren D	Sulfoorientalol A $C_{15}H_{26}O_4S$ Exact Mass: 302.16	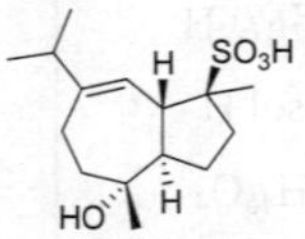 Sulfoorientalol A
Sulfoorientalol B $C_{15}H_{26}O_5S$ Exact Mass: 318.15	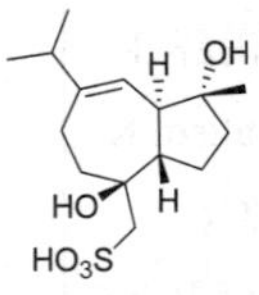 Sulfoorientalol B	Sulfoorientalol C $C_{15}H_{24}O_4S$ Exact Mass: 300.14	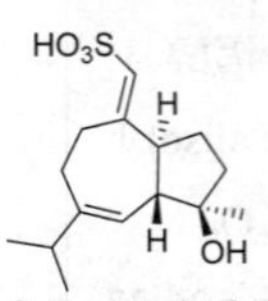 Sulfoorientalol C

续表

中英文名、化学式及相对分子质量	结构图	中英文名、化学式及相对分子质量	结构图
Sulfoorientalol D $C_{15}H_{26}O_5S$ Exact Mass: 318.15	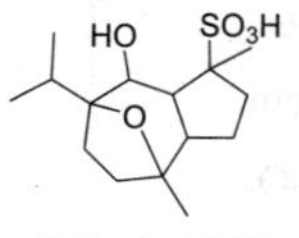 Sulfoorientalol D	桉烯二醇 Eudesma-4(15)-en-1*β*,6*α*-diol $C_{15}H_{26}O_2$ Exact Mass: 238.19	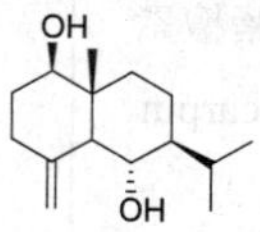 桉烯二醇 Eudesma-4(15)-en-1*β*,6*α*-diol
Oplopanone $C_{15}H_{26}O_2$ Exact Mass: 238.19	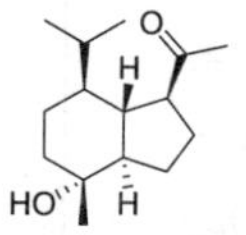 Oplopanone	Orientanone $C_{15}H_{24}O_5S_2$ Exact Mass: 348.11	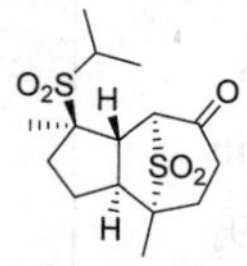 Orientanone
16(*R*)-贝壳杉烷-2,12-二酮 16(*R*)-Entkaurane-2,12-dione $C_{20}H_{30}O_2$ Exact Mass: 302.22	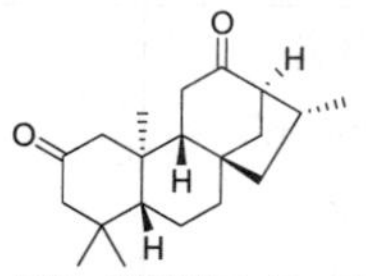 16(*R*)-贝壳杉烷-2,12-二酮 16(*R*)-Entkaurane-2,12-dione	*β*-谷甾醇 *β*-Sitosterol $C_{29}H_{50}O$ Exact Mass: 414.39	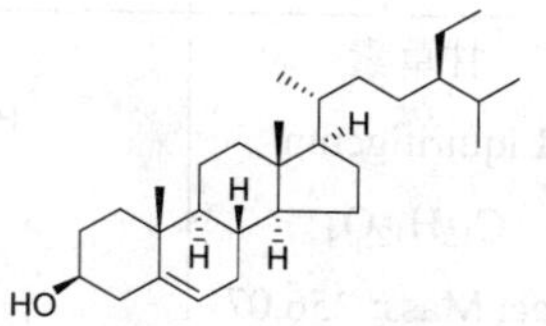 *β*-谷甾醇 *β*-Sitostero
硬脂酸 Stearic acid $C_{18}H_{36}O_2$ Exact Mass: 284.27	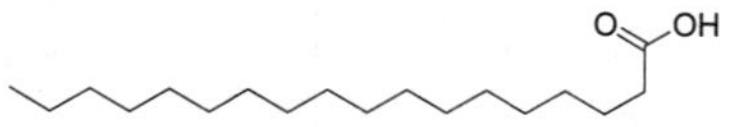 硬脂酸 Stearic acid	胆碱 Choline $C_5H_{14}NO^+$ Exact Mass: 104.11	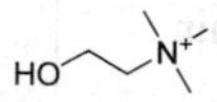 胆碱 Choline
大黄素 Emodin $C_{15}H_{10}O_5$ Exact Mass: 270.05	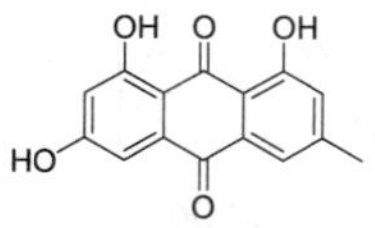 大黄素 Emodin		

除以上化学成分外，泽泻还含有甘油醇-1-硬酸酯、三十烷等。

降香

Jiangxiang

DALBERGIAE ODORIFERAE LIGNUM

【化学成分】

表 1-8-50 降香主要化学成分[157~159]

中英文名、化学式及相对分子质量	结构图	中英文名、化学式及相对分子质量	结构图
β-没药烯 *β*-Bisabolene $C_{15}H_{24}$ Exact Mass: 204.19	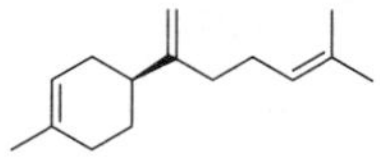 *β*-没药烯 *β*-Bisabolene	反-*β*-金合欢烯 (*E*)-*β*-Farnesene $C_{15}H_{24}$ Exact Mass: 204.19	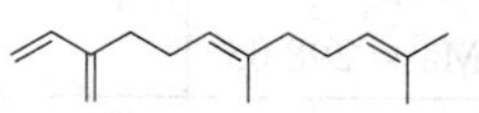 反-*β*-金合欢烯 (*E*)-*β*-Farnesene
降香檀黄烯 Odoriflavene $C_{17}H_{16}O_5$ Exact Mass: 300.10	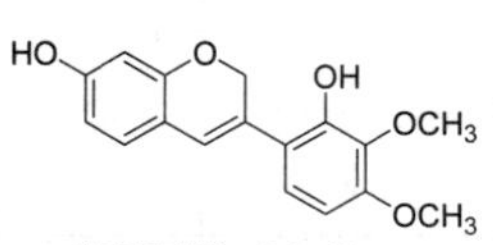 降香檀黄烯 Odoriflavene	黄檀素 Dalbergin $C_{16}H_{12}O_4$ Exact Mass: 268.07	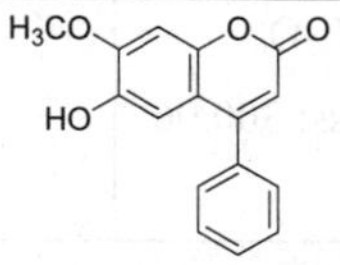 黄檀素 Dalbergin

续表

中英文名、化学式及相对分子质量	结构图	中英文名、化学式及相对分子质量	结构图
(±)-美迪紫檀素 (±)-Medicarpin $C_{16}H_{14}O_4$ Exact Mass: 270.09	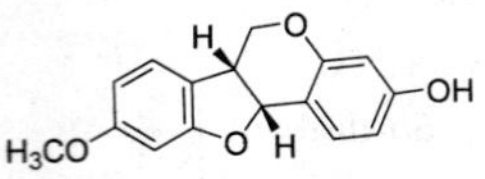 (±)-美迪紫檀素 (±)-Medicarpin	柚皮素 Naringenin $C_{15}H_{12}O_5$ Exact Mass: 272.07	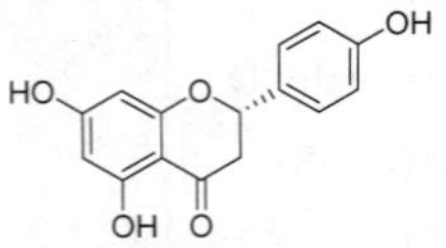 柚皮素 Naringenin
山姜素 Alpinetin $C_{16}H_{14}O_4$ Exact Mass: 270.09	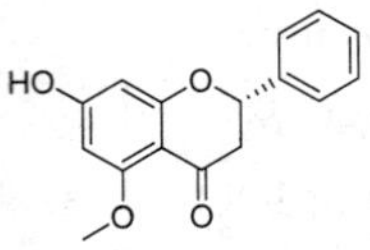 山姜素 Alpinetin	北美圣草素 Eriodictyol $C_{15}H_{12}O_6$ Exact Mass: 288.06	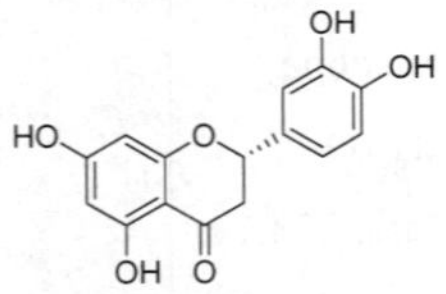 北美圣草素 Eriodictyol
甘草素 Liquiritigenin $C_{15}H_{12}O_4$ Exact Mass: 256.07	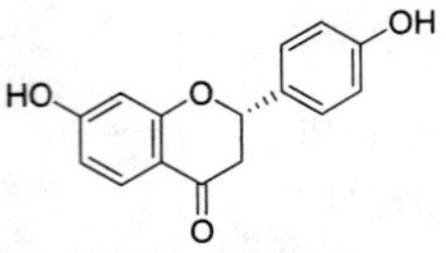 甘草素 Liquiritigenin	异甘草素 Isoliquiritigenin $C_{15}H_{12}O_4$ Exact Mass: 256.07	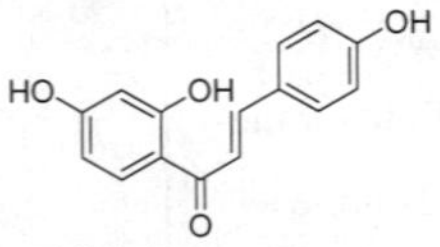 异甘草素 Isoliquiritigenin
2′-*O*-甲基异甘草素 2′-*O*-Methylisoliquiritigenin $C_{16}H_{14}O_4$ Exact Mass: 270.09	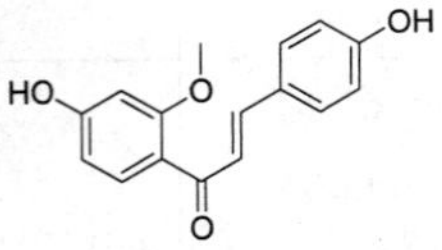 2′-*O*-甲基异甘草素 2′-*O*-Methylisoliquiritigenin	3′,4′,7-三羟基黄烷酮 3′,4′,7-Trihydroxyflavanone $C_{15}H_{12}O_5$ Exact Mass: 272.07	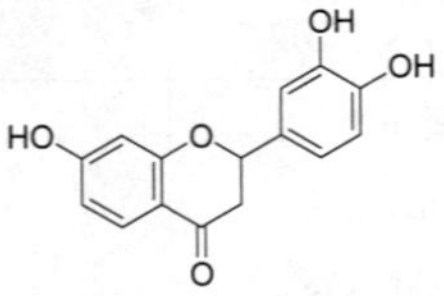 3′,4′,7-三羟基黄烷酮 3′,4′,7-Trihydroxyflavanone
芒柄花素 Formononetin $C_{16}H_{12}O_4$ Exact Mass: 268.07	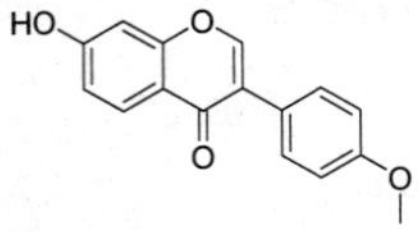 芒柄花素 Formononetin	Koparin $C_{16}H_{12}O_6$ Exact Mass: 300.06	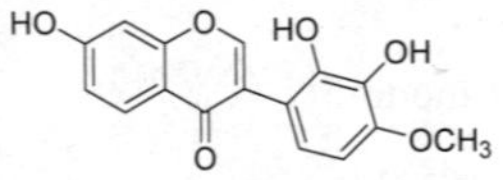 Koparin
3′-羟基大豆素 3′-Hydroxydaidzein $C_{15}H_{10}O_5$ Exact Mass: 270.05	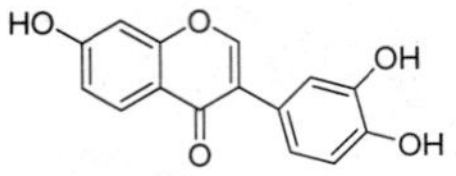 3′-羟基大豆素 3′-Hydroxydaidzein	2′,7-二羟基-4′,5′-二甲氧基异黄酮 2′,7-Dihydroxy-4′,5′-dimethoxyisoflavone $C_{17}H_{14}O_6$ Exact Mass: 314.08	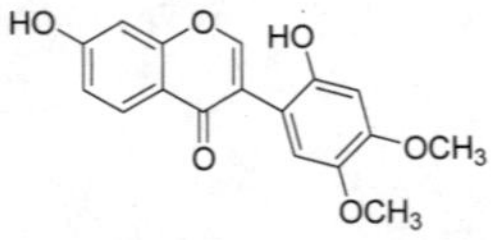 2′,7-二羟基-4′,5′-二甲氧基异黄酮 2′,7-Dihydroxy-4′,5′-dimethoxyisoflavone
Xenognosin B $C_{16}H_{12}O_5$ Exact Mass: 284.07	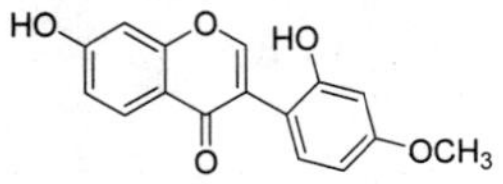 Xenognosin B	(3*R*)-环裂豆醌 (3*R*)-Claussequinone $C_{16}H_{14}O_5$ Exact Mass: 286.08	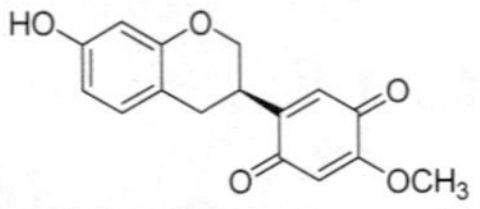 (3*R*)-环裂豆醌 (3*R*)-Claussequinone
鲍迪木醌 Bowdichione $C_{16}H_{10}O_6$ Exact Mass: 298.05	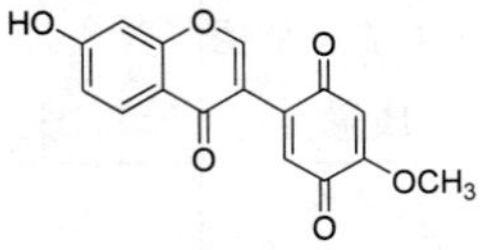 鲍迪木醌 Bowdichione	Stevein $C_{16}H_{12}O_5$ Exact Mass: 284.07	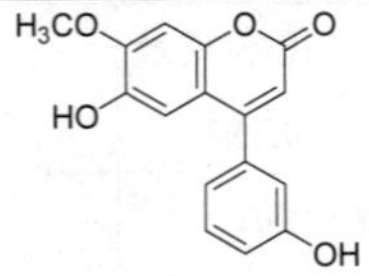 Stevein
3′-Hydroxymelanettin $C_{16}H_{12}O_6$ Exact Mass: 300.06	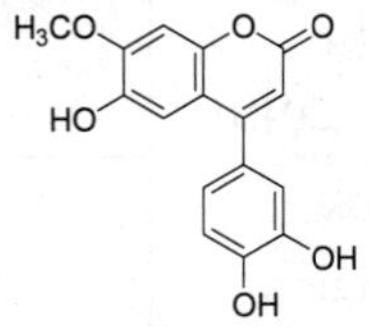 3′-Hydroxymelanettin	Melanettin $C_{16}H_{12}O_5$ Exact Mass: 284.07	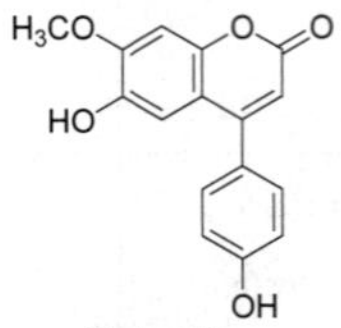 Melanettin

续表

中英文名、化学式及相对分子质量	结构图	中英文名、化学式及相对分子质量	结构图
α-檀香醇 α-Santalol $C_{15}H_{24}O$ Exact Mass: 220.18	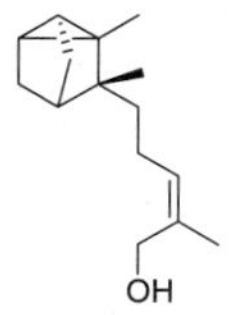 α-檀香醇 α-Santalol	反苦橙油醇 *trans*-Nerolidol $C_{15}H_{26}O$ Exact Mass: 222.20	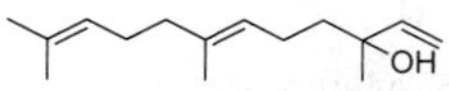 反苦橙油醇 *trans*-Nerolidol
3′-Hydroxy-2,4,5-trimethoxydalbergiquinol $C_{18}H_{20}O_5$ Exact Mass: 316.13	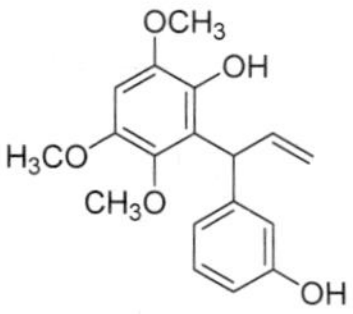 3′-Hydroxy-2,4,5-trimethoxydalbergiquinol	(*S*)-4-甲氧基黄檀酮 (*S*)-4-Methoxy-dalbergione $C_{16}H_{14}O_3$ Exact Mass: 254.09	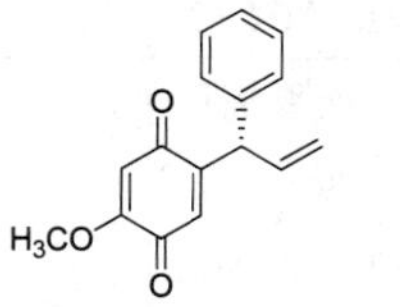 (*S*)-4-甲氧基黄檀酮 (*S*)-4-Methoxy-dalbergione
(3*R*)-2′,3′,7-三羟基-4′-甲氧基-异黄烷酮 (3*R*)-2′,3′,7-Trihydroxy-4′-methoxy-isoflavanone $C_{16}H_{14}O_6$ Exact Mass: 302.08	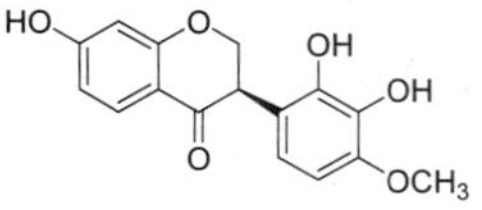 (3*R*)-2′,3′,7-三羟基-4′-甲氧基-异黄烷酮 (3*R*)-2′,3′,7-Trihydroxy-4′-methoxy-isoflavanone	紫苜蓿酮 Sativanone $C_{17}H_{16}O_5$ Exact Mass: 300.10	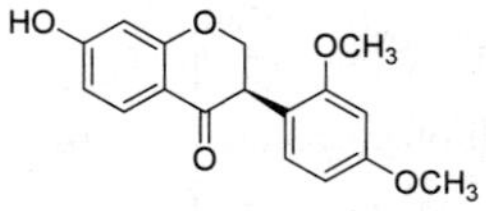 紫苜蓿酮 Sativanone
3′-*O*-Methylviolanone $C_{18}H_{18}O_6$ Exact Mass: 330.11	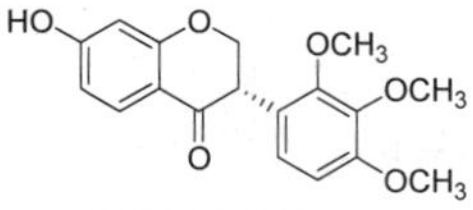 3′-*O*-Methylviolanone	(3*R*)-4′-甲氧基-2′,3′,7-三羟基异黄烷酮 (3*R*)-4′-Methoxy-2′,3′,7-trihydroxy-isoflavanone $C_{16}H_{14}O_6$ Exact Mass: 302.08	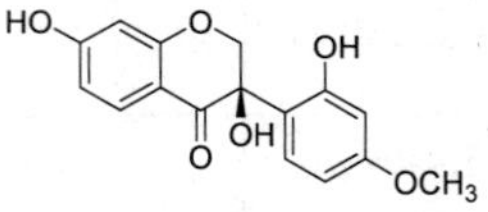 (3*R*)-4′-甲氧基-2′,3′,7-三羟基异黄烷酮 (3*R*)-4′-Methoxy-2′,3′,7-trihydroxyisoflavanone
决明烯 Obtustyrene $C_{16}H_{16}O_2$ Exact Mass: 240.12	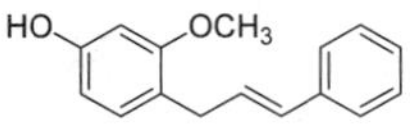 决明烯 Obtustyrene	Isomucronustyrene $C_{17}H_{18}O_3$ Exact Mass: 270.13	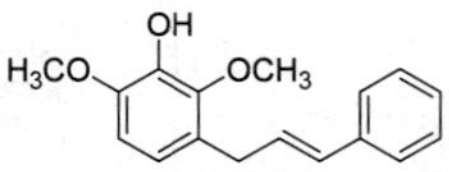 Isomucronustyrene
羟基决明烯 Hydroxyobtustyrene $C_{16}H_{16}O_3$ Exact Mass: 256.11	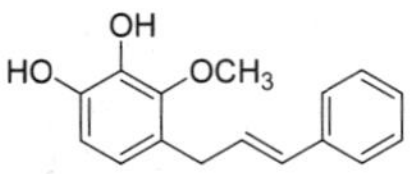 羟基决明烯 Hydroxyobtustyrene	(3*R*)-Duartin $C_{18}H_{20}O_6$ Exact Mass: 332.13	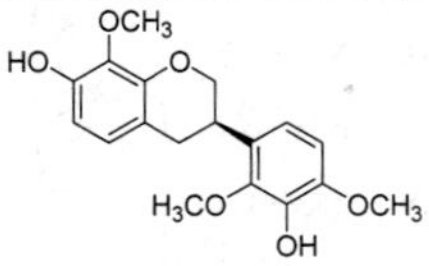 (3*R*)-Duartin
(±)-Isoduartin $C_{18}H_{20}O_6$ Exact Mass: 332.13	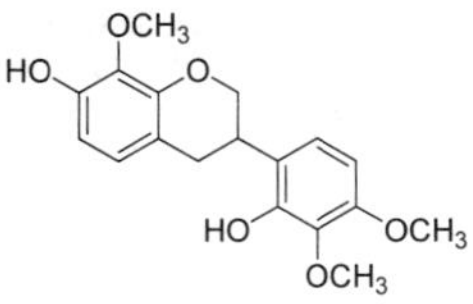 (±)-Isoduartin	(±)-Mucronulatol $C_{17}H_{18}O_5$ Exact Mass: 302.12	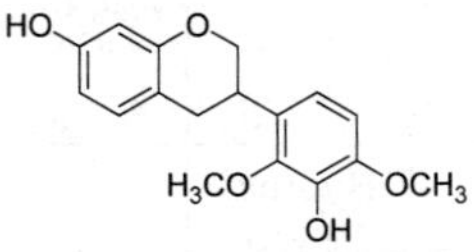 (±)-Mucronulatol
(±)-驴食草酚 (±)-Vestitol $C_{16}H_{16}O_4$ Exact Mass: 272.10	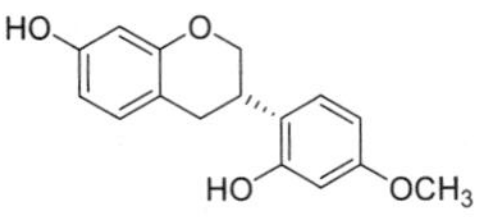 (±)-驴食草酚 (±)-Vestitol	(3*R*)-驴食草酚 (3*R*)-Vestitol $C_{16}H_{16}O_4$ Exact Mass: 272.10	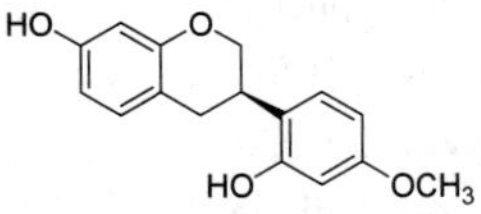 (3*R*)-驴食草酚 (3*R*)-Vestitol

续表

中英文名、化学式及相对分子质量	结构图	中英文名、化学式及相对分子质量	结构图
(3*R*)-5′-甲氧基驴食草酚 (3*R*)-5′-Methoxy-vestitol $C_{17}H_{18}O_5$ Exact Mass: 302.12	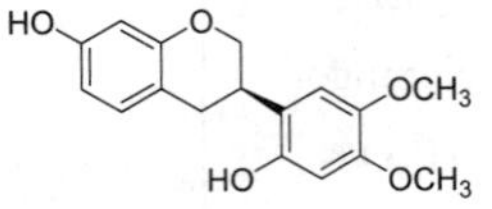 (3*R*)-5′-甲氧基驴食草酚 (3*R*)-5′-Methoxyvestitol	(3*R*)-3′,8-二羟基-驴食草酚 (3*R*)-3′,8-Dihydroxy-vestitol $C_{16}H_{16}O_6$ Exact Mass: 304.09	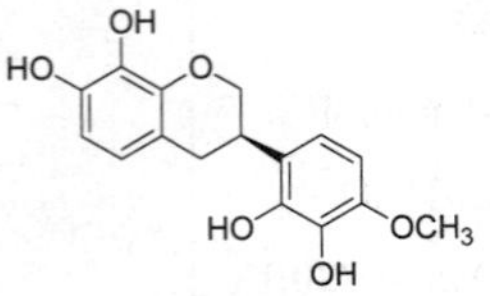 (3*R*)-3′,8-二羟基-驴食草酚 (3*R*)-3′,8-Dihydroxy-vestitol
(−)-甲基尼森香豌豆紫檀酚 (−)-Methyl-nisvsolin $C_{17}H_{16}O_5$ Exact Mass: 300.10	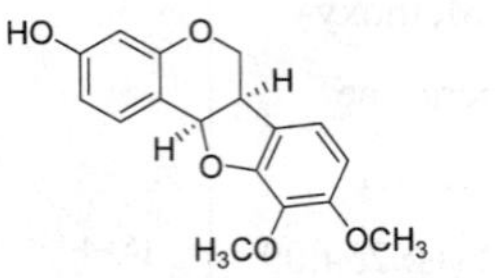 (−)-甲基尼森香豌豆紫檀酚 (−)-Methyl-nisvsolin	白香草木犀紫檀酚 A Melilotocarpan A $C_{17}H_{16}O_5$ Exact Mass: 300.10	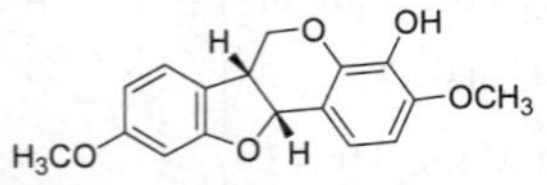 白香草木犀紫檀酚 A Melilotocarpan A
(−)-白香草木犀紫檀酚 C (−)-Melilotocarpan C $C_{18}H_{18}O_6$ Exact Mass: 330.11	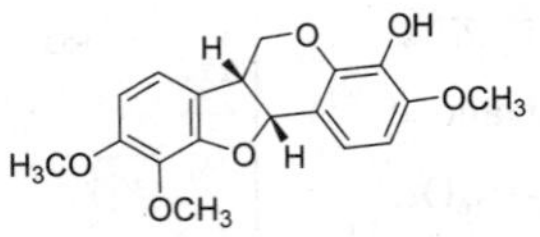 (−)-白香草木犀紫檀酚 C (−)-Melilotocarpan C	(−)-白香草木犀紫檀酚 D (−)-Melilotocarpan D $C_{17}H_{16}O_6$ Exact Mass: 316.09	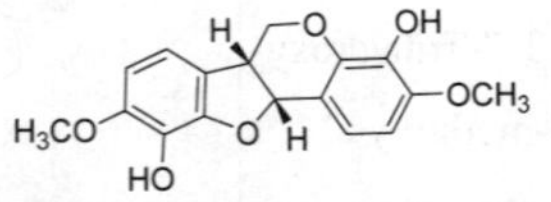 (−)-白香草木犀紫檀酚 D (−)-Melilotocarpan D
(−)-Odoricarpan $C_{18}H_{18}O_6$ Exact Mass: 330.11	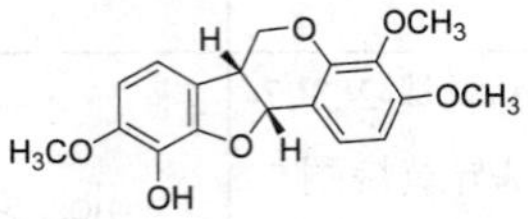 (−)-Odoricarpan	柴铆因 Butein $C_{15}H_{12}O_5$ Exact Mass: 272.07	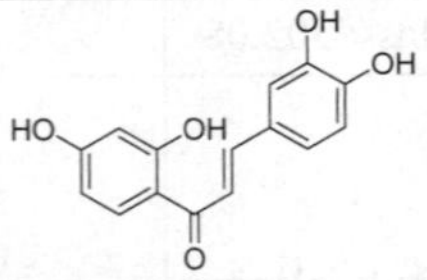 柴铆因 Butein
(3*R*,4*R*)-3,4-*trans*-7,2′,3′-Trihydroxy-4′-methoxy-4-[(3*R*)-2′,7-dihydroxy-4′-methoxy-isoflavan-5′-yl]-isoflavan $C_{32}H_{30}O_9$ Exact Mass: 558.19	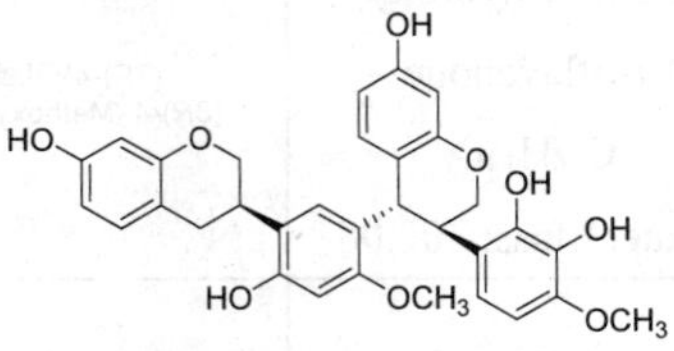 (3*R*,4*R*)-3,4-*trans*-7,2′,3′-Trihydroxy-4′-methoxy-4-[(3*R*)-2′,7-dihydroxy-4′-methoxy-isoflavan-5′-yl]-isoflavan	(3*R*,4*R*)-3,4-*trans*-7,2′-Dihydroxy-4′-methoxy-4-[(3*R*)-2′,7-dihydroxy-4′-methoxy-isoflavan-5′-yl]-isoflavan $C_{32}H_{30}O_8$ Exact Mass: 542.19	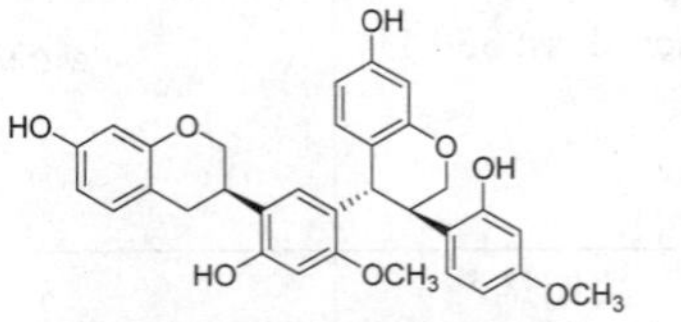 (3*R*,4*R*)-3,4-*trans*-7,2′-Dihydroxy-4′-methoxy-4-[(3*R*)-2′,7-dihydroxy-4′-methoxy-isoflavan-5′-yl]-isoflavan
(3*R*,4*R*)-3,4-*trans*-7,2′-Dihydroxy-4′,5′-dimethoxy-4-[(3*R*)-2′,7-dihydroxy-4′-methoxy-isoflavan-5′-yl]-isoflavan $C_{33}H_{32}O_9$ Exact Mass: 572.20	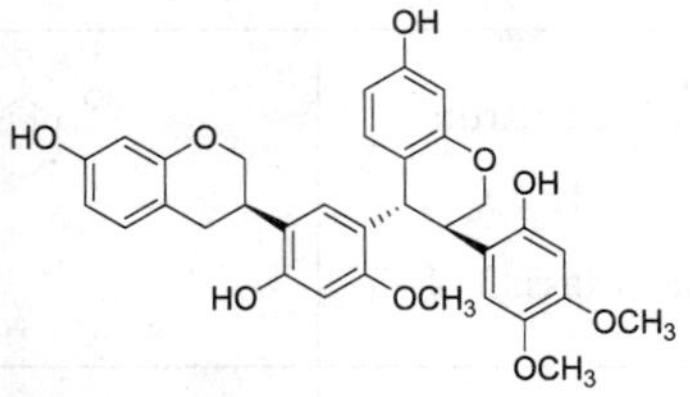 (3*R*,4*R*)-3,4-*trans*-7,2′-Dihydroxy-4′,5′-dimethoxy-4-[(3*R*)-2′,7-dihydroxy-4′-methoxy-isoflavan-5′-yl]-isoflavan	(3*R*,4*R*)-3,4-*trans*-7,3′-Dihydroxy-2′,4′-dimethoxy-4-[(3*R*)-2′,7-dihydroxy-4′-methoxy-isoflavan-5′-yl]-isoflavan $C_{33}H_{32}O_9$ Exact Mass: 572.20	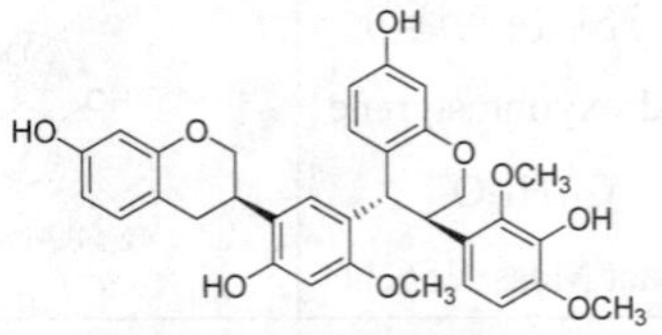 (3*R*,4*R*)-3,4-*trans*-7,3′-Dihydroxy-2′,4′-dimethoxy-4-[(3*R*)-2′,7-dihydroxy-4′-methoxy-isoflavan-5′-yl]-isoflavan
2-((3*R*,4*R*)-7-Hydroxy-4-(4-hydroxy-5-((*R*)-7-hydroxychroman-3-yl)-2-methoxyphenyl)chroman-3-yl)-5-methoxycyclohexa-2,5-diene-1,4-dione $C_{32}H_{28}O_9$ Exact Mass: 556.56	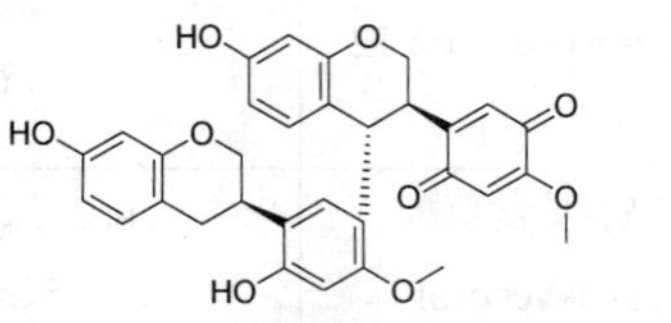 2-((3*R*,4*R*)-7-Hydroxy-4-(4-hydroxy-5-((*R*)-7-hydroxychroman-3-yl)-2-methoxyphenyl)chroman-3-yl)-5-methoxycyclohexa-2,5-diene-1,4-dione	DO 18 $C_{32}H_{28}O_{10}$ Exact Mass: 572.17	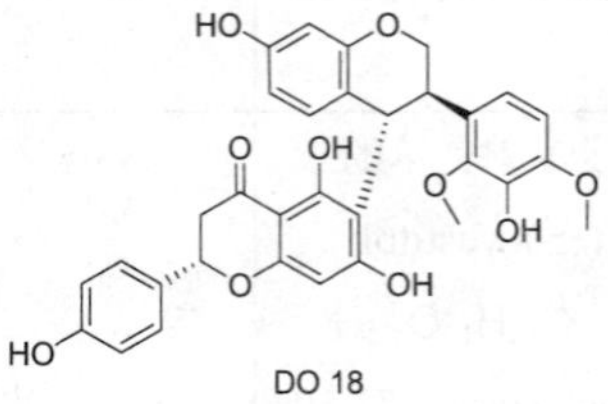 DO 18

续表

中英文名、化学式及相对分子质量	结构图	中英文名、化学式及相对分子质量	结构图
DO 19 $C_{32}H_{28}O_8$ Exact Mass: 540.18	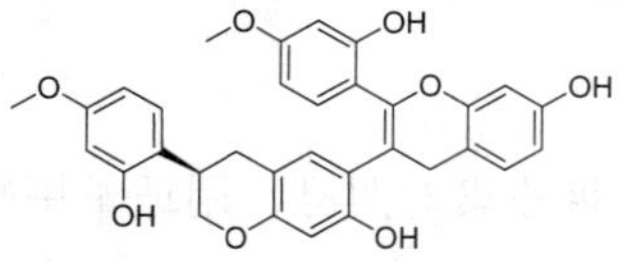 DO 19	DO 20 $C_{32}H_{28}O_8$ Exact Mass: 540.18	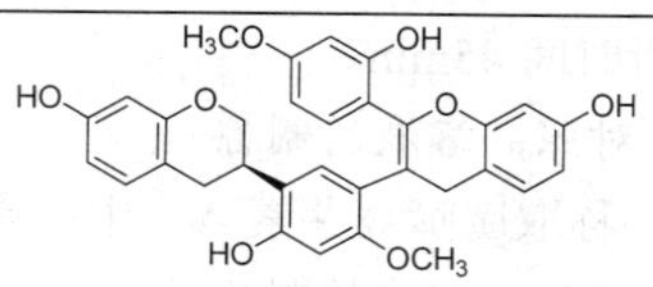 DO 20
DO 21 $C_{32}H_{26}O_9$ Exact Mass: 554.16	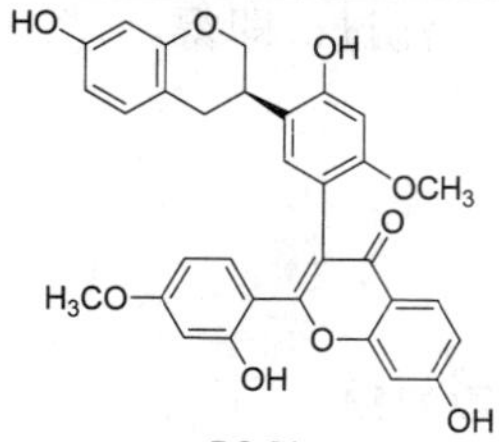 DO 21	Benzopyran derivative Ⅰ $C_{32}H_{28}O_9$ Exact Mass: 556.17	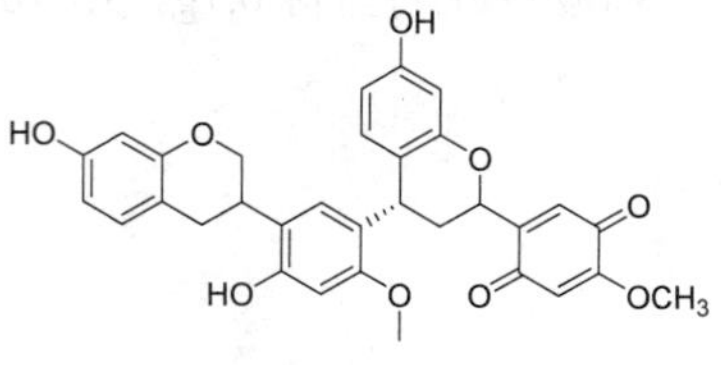 Benzopyran derivative Ⅰ
Benzopyran derivative Ⅱ $C_{32}H_{30}O_7$ Exact Mass: 526.2	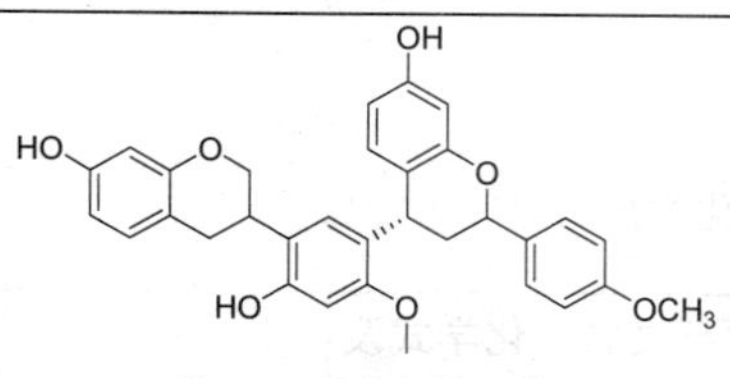 Benzopyran derivative Ⅱ	Benzopyran derivative Ⅲ $C_{32}H_{28}O_{10}$ Exact Mass: 572.17	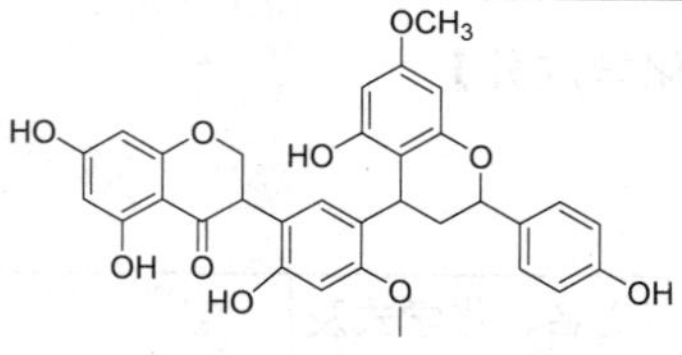 Benzopyran derivative Ⅲ
2′,6-Dihydroxy-4′-methoxy-2-arylbenzofuran $C_{15}H_{12}O_4$ Exact Mass: 256.07	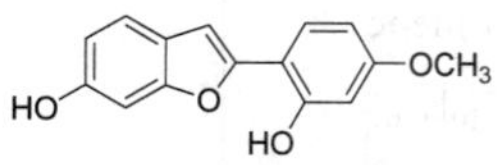 2',6-Dihydroxy-4'-methoxy-2-arylbenzofuran	2-羟基-3,4-二甲氧基苯甲酸甲酯 Methyl-2-hydroxy-3,4-dimethoxybenzoate $C_{10}H_{12}O_5$ Exact Mass: 212.07	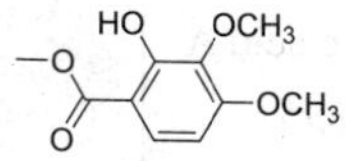 2-羟基-3,4-二甲氧基苯甲酸甲酯 Methyl-2-hydroxy-3,4-dimethoxybenzoate
Cearoin $C_{14}H_{12}O_4$ Exact Mass: 244.07	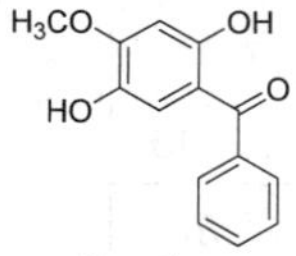 Cearoin	9-Methoxycoumestrol $C_{16}H_{10}O_5$ Exact Mass: 282.05	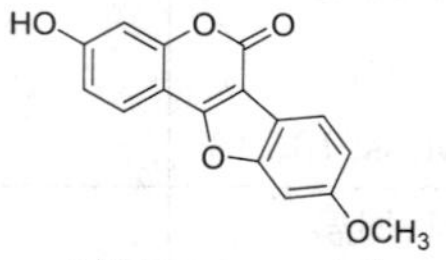 9-Methoxycoumestrol
Sulfuretin $C_{15}H_{10}O_5$ Exact Mass: 270.05	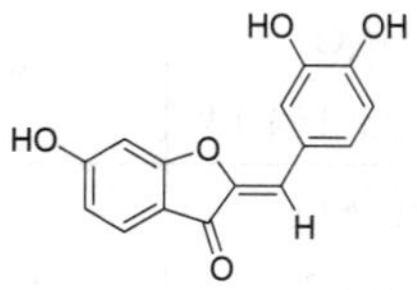 Sulfuretin	1,2,4-三甲基环己烷 1,2,4-Trimethyl-cyclohexane C_9H_{18} Exact Mass: 126.14	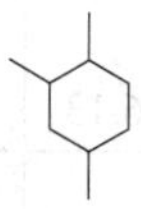 1,2,4-三甲基环己烷 1,2,4-Trimethylcyclohexane
4-甲基-4-羟基-环己酮 4-Methyl-4-hydroxy-cyclohexone $C_7H_{12}O_2$ Exact Mass: 128.08	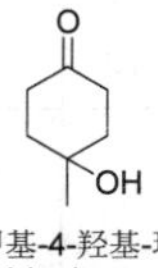 4-甲基-4-羟基-环己酮 4-Methyl-4-hydroxy-cyclohexone	*β*-谷甾醇 *β*-Sitosterol $C_{29}H_{50}O$ Exact Mass: 414.39	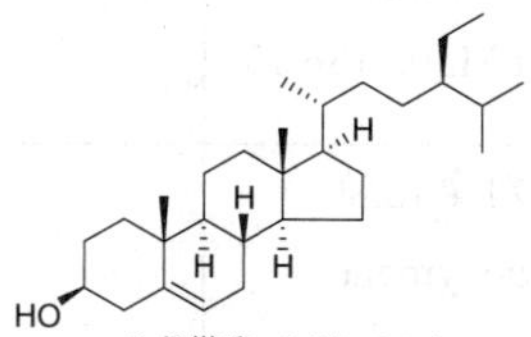 *β*-谷甾醇 *β*-Sitosterol

【分析方法】

1 高效液相色谱法测定降香中 5 种黄酮类成分的含量[159]

1.1 仪器

Waters 1525 型高效液相色谱仪。

1.2 色谱条件

色谱柱：依利特 Hypersil ODS C_{18} 柱(250mm×4.6mm，5μm)；流动相：乙腈-0.05%磷酸水；柱温 25℃；梯度洗脱：0～26min 25%乙腈，26～30min 25%～41%乙腈；柱温 25℃；流速 1.0mL/min；检测波长 298nm；分析时间 45min。

1.3 对照品溶液的制备

称取鹰嘴豆芽素 A、生松素、麦地卡品、Sativanone 和柚皮素对照品，用适量甲醇溶解。

1.4 供试品溶液的制备

称取粉碎的药材 0.1g，用 70%乙醇 25mL 超声提取 60min，滤过，即得。

细辛

Xixin

ASARI RADIX ET RHIZOMA

【化学成分】

表 1-8-51 细辛主要化学成分[160～162]

中英文名、化学式及相对分子质量	结构图	中英文名、化学式及相对分子质量	结构图
马兜铃酸 A Aristolochic acid A $C_{17}H_{11}NO_7$ Exact Mass: 341.05	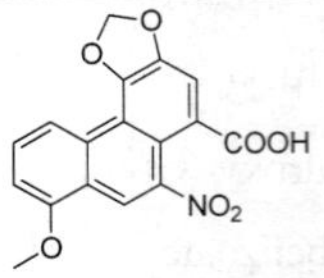 马兜铃酸 A Aristolochic acid A	*α*-蒎烯 *α*-Pinene $C_{10}H_{16}$ Exact Mass: 136.13	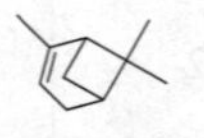 *α*-蒎烯 *α*-Pinene
β-蒎烯 *β*-Pinene $C_{10}H_{16}$ Exact Mass: 136.13	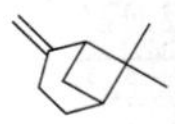 *β*-蒎烯 *β*-Pinene	莰烯 Camphene $C_{10}H_{16}$ Exact Mass: 136.13	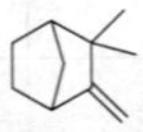 莰烯 Camphene
月桂烯 Myrcene $C_{10}H_{16}$ Exact Mass: 136.13	$H_2C{=}CH{-}C({=}CH_2){-}CH_2{-}CH_2{-}CH{=}C(CH_3)_2$ 月桂烯 Myrcene	香桧烯水合物 Sabinene hydrate $C_{10}H_{18}O$ Exact Mass: 154.14	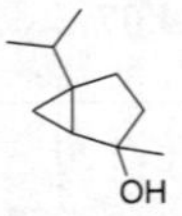 香桧烯水合物 Sabinene hydrate
柠檬烯 Limonene $C_{10}H_{16}$ Exact Mass: 136.13	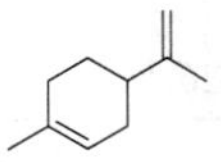 柠檬烯 Limonene	1,8-桉树脑 (1,8-桉叶素) 1,8-Cineole $C_{10}H_{18}O$ Exact Mass: 154.14	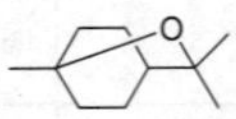 1,8-桉树脑(1,8-桉叶素) 1,8-Cineole
对伞花烃 *p*-Cymene $C_{10}H_{14}$ Exact Mass: 134.11	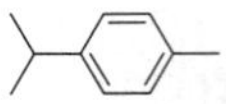 对伞花烃 *p*-Cymene	龙脑 Borneol $C_{10}H_{18}O$ Exact Mass: 154.14	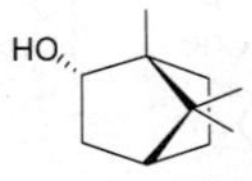 龙脑 Borneol
草蒿脑 Estragole $C_{10}H_{12}O$ Exact Mass: 148.09	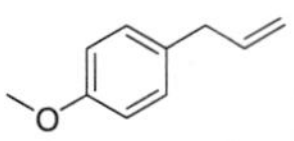 草蒿脑 Estragole	黄樟醚 Safrole $C_{10}H_{10}O_2$ Exact Mass: 162.07	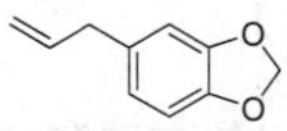 黄樟醚 Safrole

续表

中英文名、化学式及相对分子质量	结构图	中英文名、化学式及相对分子质量	结构图
甲基丁香油酚 Methyleugenol $C_{11}H_{14}O_2$ Exact Mass: 178.10	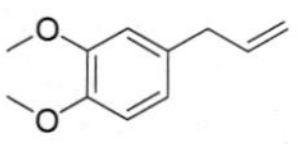 甲基丁香油酚 Methyleugenol	肉豆蔻醚 Myristicin $C_{11}H_{12}O_3$ Exact Mass: 192.08	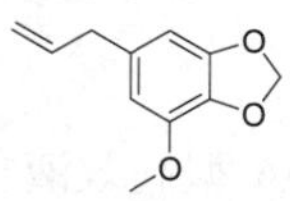 肉豆蔻醚 Myristicin
榄香脂素 Elemicin $C_{12}H_{16}O_3$ Exact Mass: 208.11	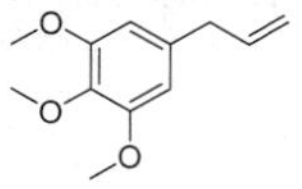 榄香脂素 Elemicin	*α*-萜品醇 *α*-Terpineol $C_{10}H_{18}O$ Exact Mass: 154.14	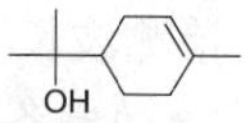 *α*-萜品醇 *α*-Terpineol
α-异松油烯 *α*-Terpinolene $C_{10}H_{16}$ Exact Mass: 136.13	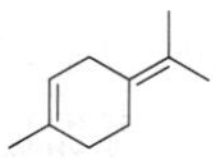 *α*-异松油烯 *α*-Terpinolene	优葛缕酮 Eucarvone $C_{10}H_{14}O$ Exact Mass: 150.10	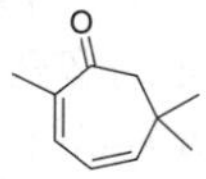 优葛缕酮 Eucarvone
3,5-二甲氧基甲苯 3,5-Dimethoxy-toluene $C_9H_{12}O_2$ Exact Mass: 152.08	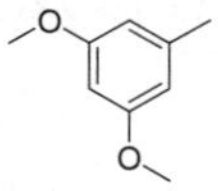 3,5-二甲氧基甲苯 3,5-Dimethoxy-toluene	*α*-水芹烯 *α*-Phellandrene $C_{10}H_{16}$ Exact Mass: 136.13	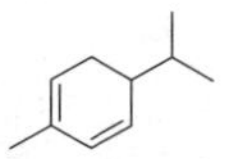 *α*-水芹烯 *α*-Phellandrene
卡枯醇 Kakuol $C_{10}H_{10}O_4$ Exact Mass: 194.06	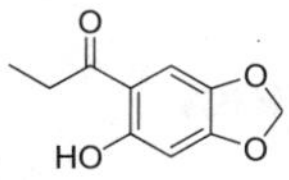 卡枯醇 Kakuol	细辛脑 Asarone $C_{12}H_{16}O_3$ Exact Mass: 208.11	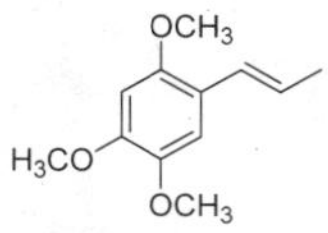 细辛脑 Asarone
萜品烯-4-醇 Terpinene-4-ol $C_{10}H_{18}O$ Exact Mass: 154.14	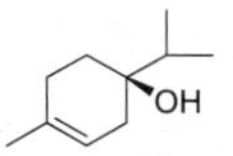 萜品烯-4-醇 Terpinene-4-ol	萘 Naphthalene $C_{10}H_8$ Exact Mass: 128.06	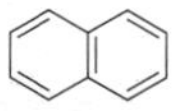 萘 Naphthalene
乙酸龙脑酯 Bornyl acetate $C_{12}H_{20}O_2$ Exact Mass: 196.15	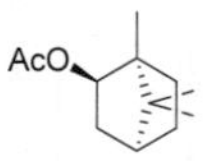 乙酸龙脑酯 Bornyl acetate	(−)-芝麻脂素 (−)-Sesamin $C_{20}H_{18}O_6$ Exact Mass: 354.11	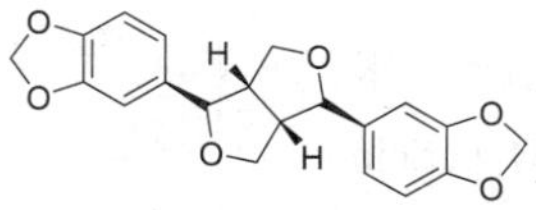 (−)-芝麻脂素 (−)-Sesamin
(−)-细辛脂素 (−)-Asarinin $C_{20}H_{18}O_6$ Exact Mass: 354.35	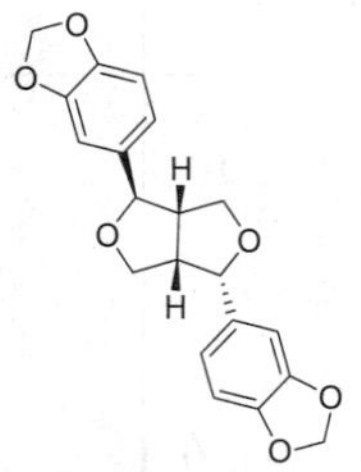 (−)-细辛脂素 (−)-Asarinin	新木脂体柄果脂素 Pluviatilol $C_{20}H_{20}O_6$ Exact Mass: 356.37	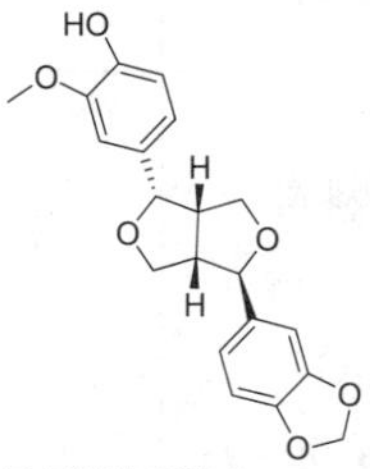 新木脂体柄果脂素 Pluviatilol
5-羟甲基糠醛 5-Hydroxymethyl furfural $C_6H_6O_3$ Exact Mass: 126.03	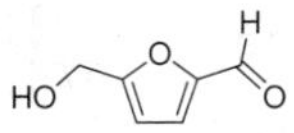 5-羟甲基糠醛 5-Hydroxymethyl furfural		

除以上化学成分外，细辛还含有十五烷、*N*-异丁基十二碳四烯酸胺腔、*α*-羟基-对-聚伞花素、2-甲氧基-4,5-亚甲基二氧基苯丙酮、正丁基-吡喃果糖苷等。

【分析方法】

1 高效液相色谱法测定细辛中马兜铃酸 A 的含量[160]

1.1 仪器

LC-10A 型高效液相色谱仪。

1.2 色谱条件

色谱柱：依利特 C_{18} BDS Hypersil 柱(200mm×4.6mm，5μm)；流动相：乙腈-0.4 冰醋酸(35∶65)；流速 1.0mL/min；检测波长 393nm；分析时间 33min。

1.3 对照品溶液的制备

称取马兜铃酸 A 对照品，用适量甲醇超声处理 5min。

1.4 供试品溶液的制备

称取粉碎细辛药材 5g，加甲醇 50mL 浸泡过夜，滤过，药渣再加甲醇浸泡 1h，合并滤液，水浴蒸干，残渣加适量 0.1mol/L 氢氧化钠溶液分次溶解，洗涤转入分液漏斗中，再加适量三氯甲烷溶液分次溶解、洗涤并转入分液漏斗中；分取碱水层，三氯甲烷溶液再加 0.1mol/L 氢氧化钠溶液萃取 3 次，合并碱水溶液，再加 5mol/L 盐酸溶液，用三氯甲烷萃取 4 次，合并三氯甲烷液，水浴蒸干，残渣加甲醇使溶解并定容至 5mL，即得。

贯叶金丝桃

Guanyejinsitao

HYPERICI PERFORATI HERBA

【化学成分】

表 1-8-52a 贯叶金丝桃主要化学成分[163～165]

中英文名、化学式及相对分子质量	结构图	中英文名、化学式及相对分子质量	结构图
金丝桃素 Hypericin $C_{30}H_{16}O_8$ Exact Mass: 504.08	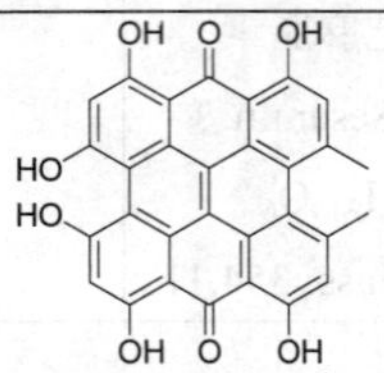 金丝桃素 Hypericin	伪金丝桃素 Pseudohypericin $C_{30}H_{16}O_9$ Exact Mass: 520.08	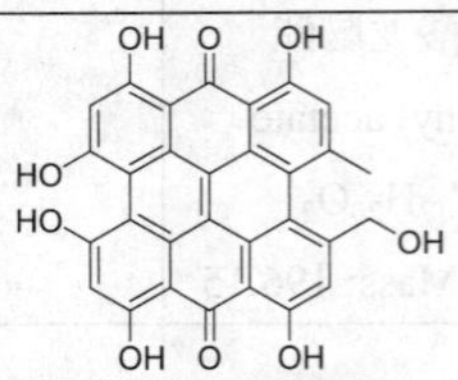 伪金丝桃素 Pseudohypericin
异金丝桃素 Isohypericin $C_{30}H_{16}O_8$ Exact Mass: 504.08	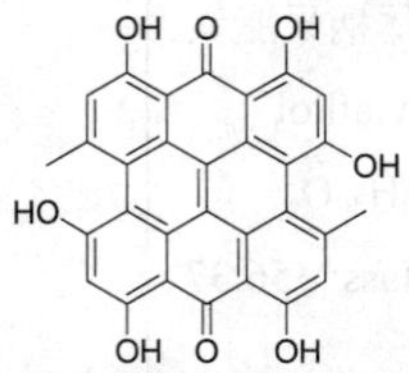 异金丝桃素 Isohypericin	原金丝桃素 Protohypericin $C_{30}H_{18}O_8$ Exact Mass: 506.10	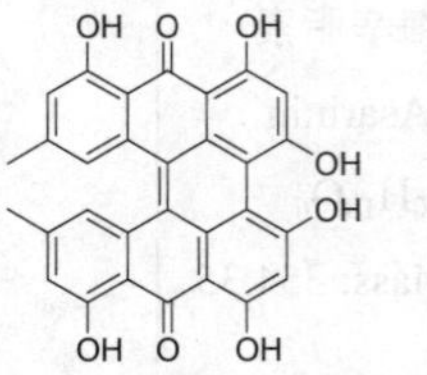 原金丝桃素 Protohypericin
环伪金丝桃素 Cyclopseudohypericin $C_{30}H_{14}O_8$ Exact Mass: 502.07	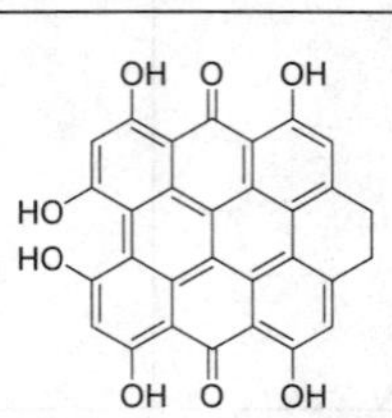 环伪金丝桃素 Cyclopseudohypericin	贯叶金丝桃素 Hyperforin $C_{35}H_{52}O_4$ Exact Mass: 536.39	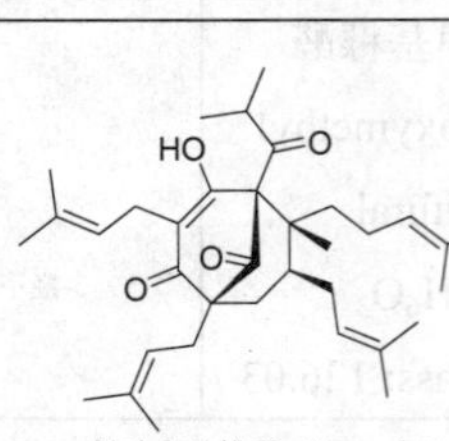 贯叶金丝桃素 Hyperforin

续表

中英文名、化学式及相对分子质量	结构图	中英文名、化学式及相对分子质量	结构图
加贯叶金丝桃素 Adhyperforin $C_{36}H_{54}O_4$ Exact Mass: 550.40	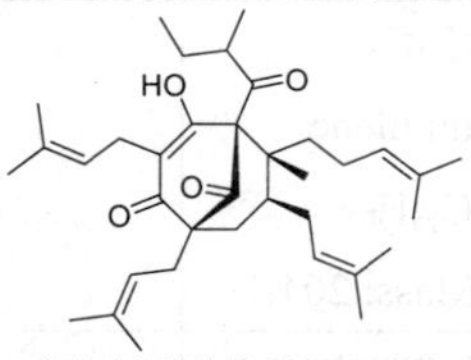 加贯叶金丝桃素 Adhyperforin	白矢车菊素 Leucocyanidin $C_{15}H_{14}O_7$ Exact Mass: 306.07	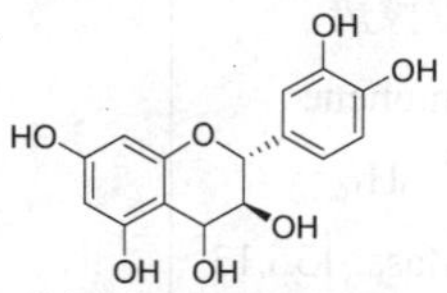 白矢车菊素 Leucocyanidin
金丝桃苷 Hyperin $C_{21}H_{20}O_{12}$ Exact Mass: 464.10	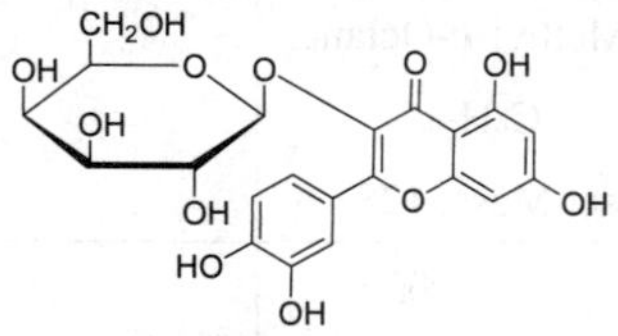 金丝桃苷 Hyperin	槲皮素 Quercetin $C_{15}H_{10}O_7$ Exact Mass: 302.04	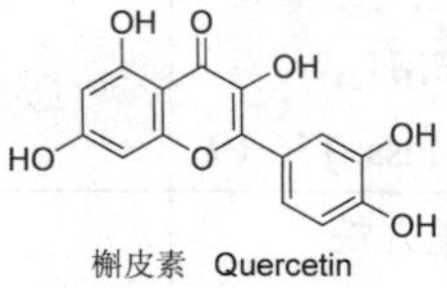 槲皮素 Quercetin
槲皮苷 Quercitrin $C_{21}H_{20}O_{11}$ Exact Mass: 448.10	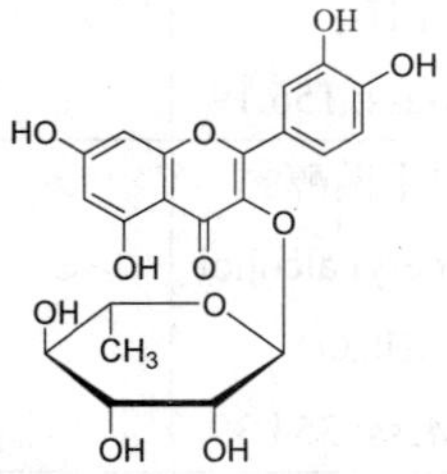 槲皮苷 Quercitrin	异槲皮苷 Isoquercitrin $C_{21}H_{20}O_{12}$ Exact Mass: 464.10	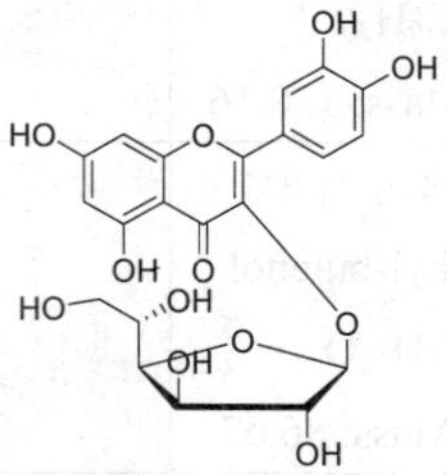 异槲皮苷 Isoquercitrin
芦丁 Rutin $C_{27}H_{30}O_{16}$ Exact Mass: 610.15	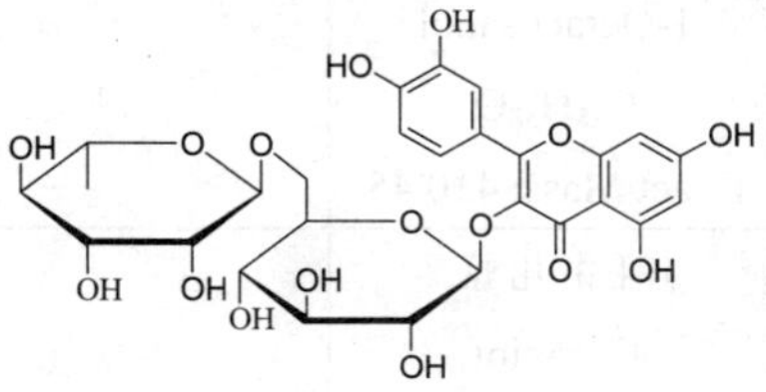 芦丁 Rutin	山柰酚 Kaempferol $C_{15}H_{10}O_6$ Exact Mass: 286.05	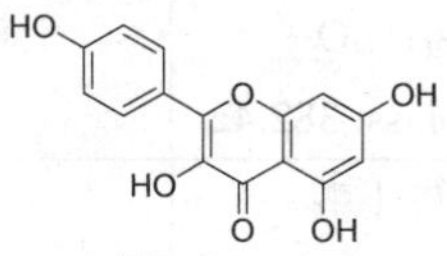 山柰酚 Kaempferol
木犀草素 Luteolin $C_{15}H_{10}O_6$ Exact Mass: 286.05	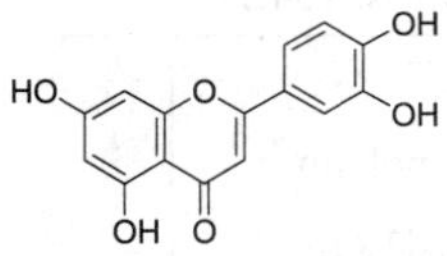 木犀草素 Luteolin	杨梅素 Myricetin $C_{15}H_{10}O_8$ Exact Mass: 318.04	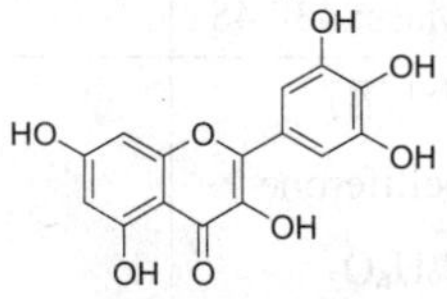 杨梅素 Myricetin
穗花杉双黄酮 Amentoflavone $C_{30}H_{18}O_{10}$ Exact Mass: 538.09	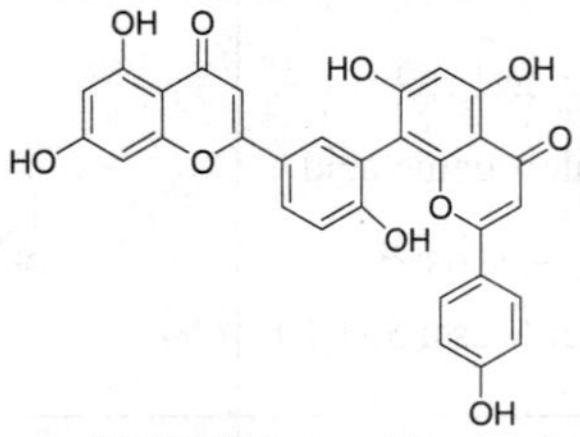 穗花杉双黄酮 Amentoflavone	2-甲基庚烷 2-Methyl-heptane C_8H_{18} Exact Mass: 114.14	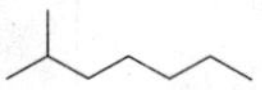 2-甲基庚烷 2-Methyl-heptane
α-蒎烯 *α*-Pinene $C_{10}H_{16}$ Exact Mass: 136.13	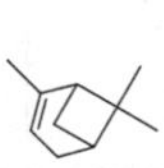 *α*-蒎烯 *α*-Pinene	*β*-蒎烯 *β*-Pinene $C_{10}H_{16}$ Exact Mass: 136.13	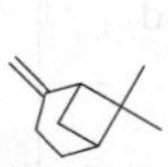 *β*-蒎烯 *β*-Pinene
丁子香烯 Caryophyllene $C_{15}H_{24}$ Exact Mass: 204.19	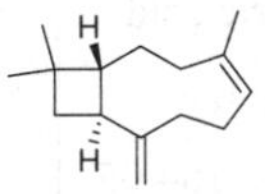 丁子香烯 Caryophyllene	月桂烯 Myrcene $C_{10}H_{16}$ Exact Mass: 136.13	$H_2C{=}CH{-}C({=}CH_2){-}CH_2{-}CH_2{-}CH{=}C(CH_3)_2$ 月桂烯 Myrcene

续表

中英文名、化学式及相对分子质量	结构图	中英文名、化学式及相对分子质量	结构图
柠檬烯 Limonene $C_{10}H_{16}$ Exact Mass: 136.13	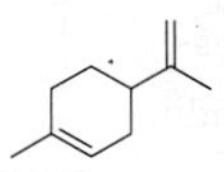 柠檬烯 Limonene	葎草烯 Humulene $C_{15}H_{24}$ Exact Mass: 204.19	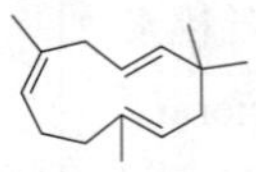 葎草烯 Humulene
2-甲基癸烷 2-Methyl-decane $C_{11}H_{24}$ Exact Mass: 156.19	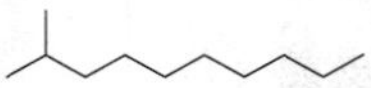 2-甲基癸烷 2-Methyl-decane	2-甲基正辛烷 2-Methyl-*n*-Octane C_9H_{20} Exact Mass: 128.16	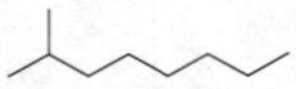 2-甲基正辛烷 2-Methyl-*n*-Octane
正九烷 Nonane C_9H_{20} Exact Mass: 128.16	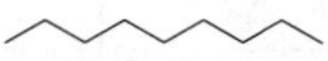 正九烷 Nonane	正十一烷 Undecane $C_{11}H_{24}$ Exact Mass: 156.19	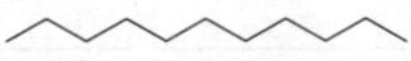 正十一烷 Undecane
2-甲基丁烯醇 2-Methyl-butenol $C_5H_{10}O$ Exact Mass: 86.07	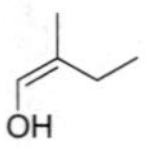 2-甲基丁烯醇 2-Methyl-butenol	1-二十四醇 1-Lignoceryl alcohol $C_{24}H_{50}O$ Exact Mass: 354.39	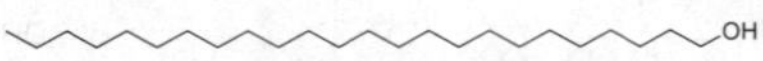 1-二十四醇 1-Lignoceryl alcohol
1-二十六醇 1-Hexacosyl alcohol $C_{26}H_{54}O$ Exact Mass: 382.42	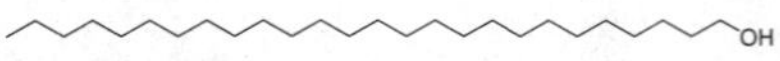 1-二十六醇 1-Hexacosyl alcohol	1-二十八醇 1-Octacosanol $C_{28}H_{58}O$ Exact Mass: 410.45	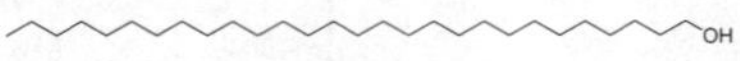 1-二十八醇 1-Octacosanol
1-三十醇 1-Melissyl alcohol $C_{30}H_{62}O$ Exact Mass: 438.48	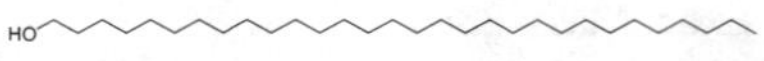 1-三十醇 1-Melissyl alcohol	牻牛儿醇 Geraniol $C_{10}H_{18}O$ Exact Mass: 154.14	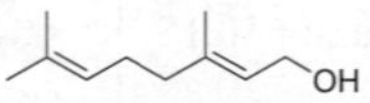 牻牛儿醇 Geraniol
伞形酮 Umbelliferone $C_9H_6O_3$ Exact Mass: 162.03	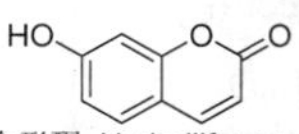 伞形酮 Umbelliferone	莨菪亭 Scopoletin $C_{10}H_8O_4$ Exact Mass: 192.04	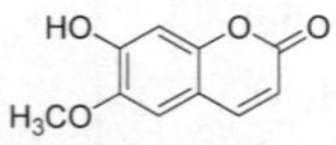 莨菪亭 Scopoletin
咖啡酸 Caffeic acid $C_9H_8O_4$ Exact Mass: 180.04	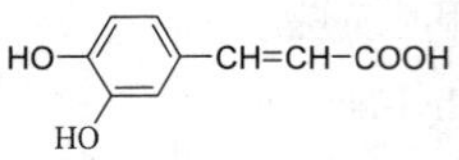 咖啡酸 Caffeic acid	绿原酸 Chlorogenic acid $C_{16}H_{18}O_9$ Exact Mass: 354.10	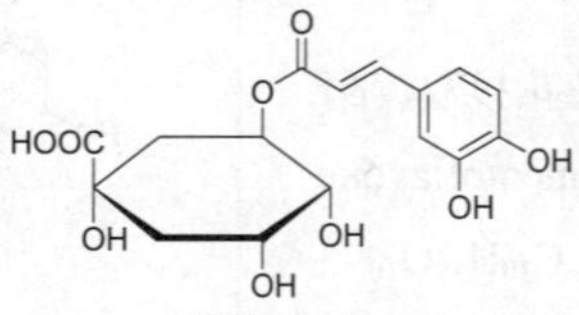 绿原酸 Chlorogenic acid
龙胆酸 Gentisic acid $C_7H_6O_4$ Exact Mass: 154.03	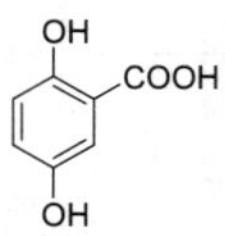 龙胆酸 Gentisic acid	阿魏酸 Ferulic acid $C_{10}H_{10}O_4$ Exact Mass: 194.06	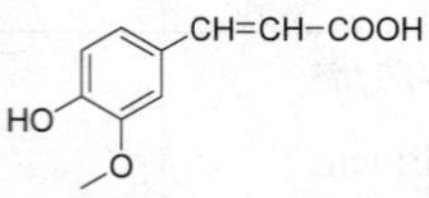 阿魏酸 Ferulic acid
异阿魏酸 Isoferulic acid $C_{10}H_{10}O_4$ Exact Mass: 194.06	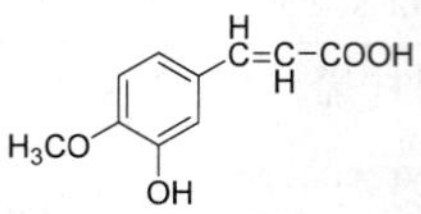 异阿魏酸 Isoferulic acid	对香豆酸 *p*-Coumaric acid $C_9H_8O_3$ Exact Mass: 164.05	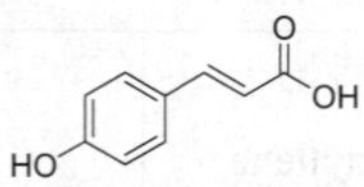 对香豆酸 *p*-Coumaric acid

续表

中英文名、化学式及相对分子质量	结构图	中英文名、化学式及相对分子质量	结构图
异缬草酸 Isovaleric acid $C_5H_{10}O_2$ Exact Mass: 102.07	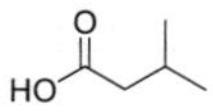 异缬草酸 Isovaleric acid	月桂酸 Lauric acid $C_{12}H_{24}O_2$ Exact Mass: 200.18	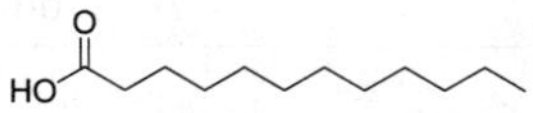 月桂酸 Lauric acid
肉豆蔻酸 Myristic acid $C_{14}H_{28}O_2$ Exact Mass: 228.21	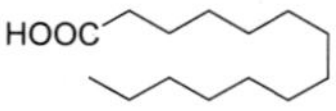 肉豆蔻酸 Myristic acid	棕榈酸 Palmitic acid $C_{16}H_{32}O_2$ Exact Mass: 256.24	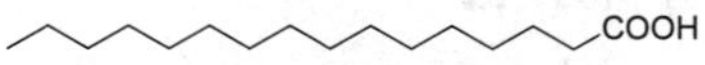 棕榈酸 Palmitic acid
硬脂酸 Stearic acid $C_{18}H_{36}O_2$ Exact Mass: 284.27	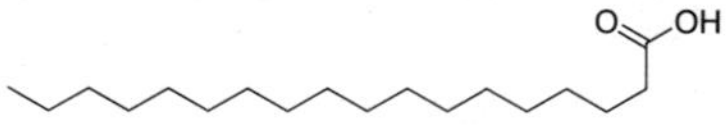 硬脂酸 Stearic acid	烟酸 Nicotinic acid $C_6H_5NO_2$ Exact Mass: 123.03	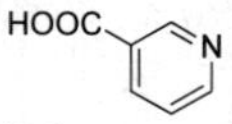 烟酸 Nicotinic acid
半胱氨酸 Cysteine $C_3H_7NO_2S$ Exact Mass: 121.02	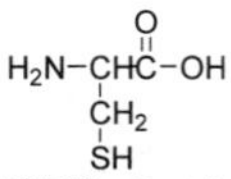 半胱氨酸 Cysteine	*γ*-氨基丁酸 *γ*-Aminobutyric acid $C_4H_9NO_2$ Exact Mass: 103.06	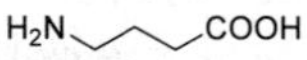 *γ*-氨基丁酸 *γ*-Aminobutyric acid
谷氨酸 Glutamic acid $C_5H_9NO_4$ Exact Mass: 147.05	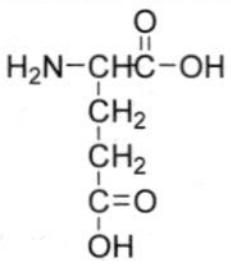 谷氨酸 Glutamic acid	亮氨酸 Leucine $C_6H_{13}NO_2$ Exact Mass: 131.09	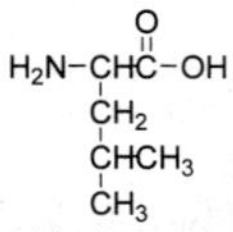 亮氨酸 Leucine
赖氨酸 Lysine $C_6H_{14}N_2O_2$ Exact Mass: 146.11	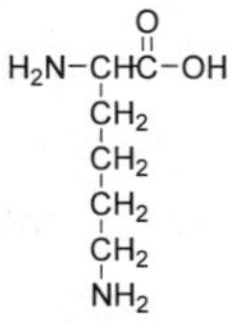 赖氨酸 Lysine	鸟氨酸 Ornithine $C_5H_{12}N_2O_2$ Exact Mass: 132.09	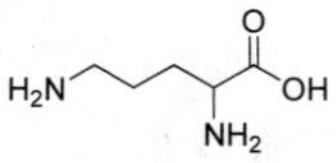 鸟氨酸 Ornithine
脯氨酸 Proline $C_5H_9NO_2$ Exact Mass: 115.06	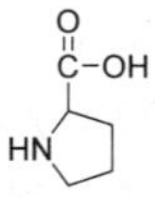 脯氨酸 Proline	苏氨酸 Threonine $C_4H_9NO_3$ Exact Mass: 119.06	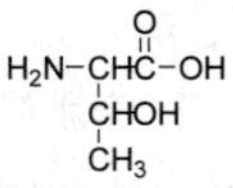 苏氨酸 Threonine
维生素 C Vitamin C $C_6H_8O_6$ Exact Mass: 176.03	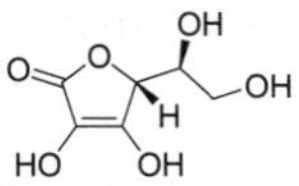 维生素 C Vitamin C	环氧叶黄素 Epoxy lutein $C_{40}H_{56}O_3$ Exact Mass: 584.42	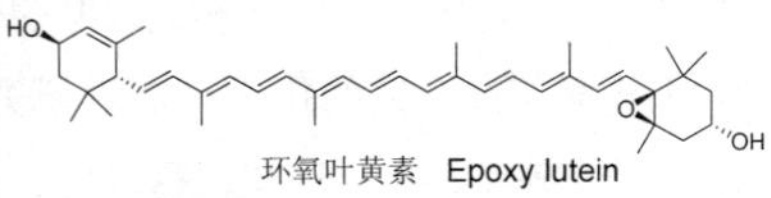 环氧叶黄素 Epoxy lutein
叶黄素 Lutein $C_{40}H_{56}O_2$ Exact Mass: 568.43	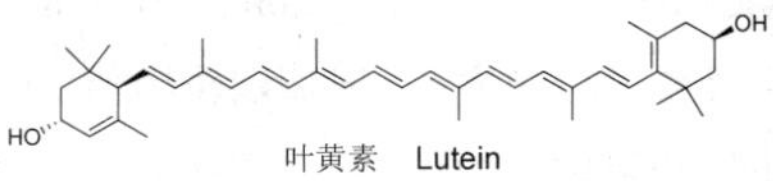 叶黄素 Lutein	堇菜黄质 Violaxanthin $C_{40}H_{56}O_4$ Exact Mass: 600.42	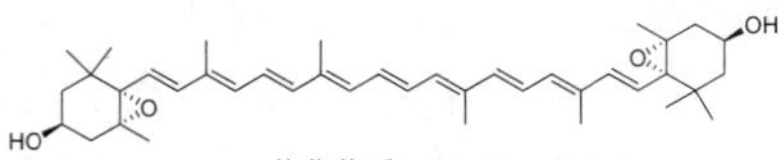 堇菜黄质 Violaxanthin
黄体呋喃素 Luteoxanthin $C_{40}H_{56}O_4$ Exact Mass: 600.42	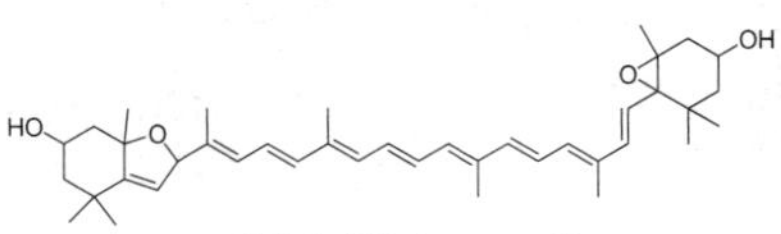 黄体呋喃素 Luteoxanthin	*β*-谷甾醇 *β*-Sitosterol $C_{29}H_{50}O$ Exact Mass: 414.39	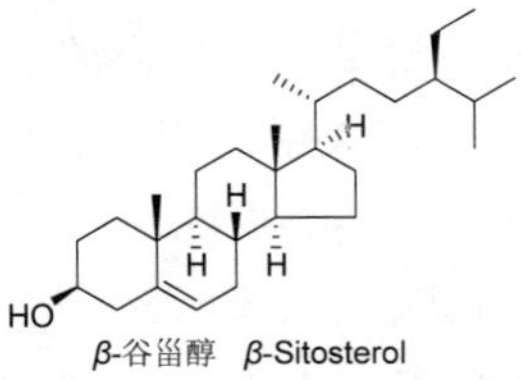 *β*-谷甾醇 *β*-Sitosterol

表 1-8-52b 贯叶金丝桃其他主要化学成分[163～165]

化合物名称	化合物名称
二十九烷	*α*-蒎烷
cis-Throllixantin	Throllichromone
果胶	鞣酐
α-萜烯醇	

【分析方法】

1 高效液相色谱法测定新疆贯叶金丝桃中金丝桃素的含量[165]

1.1 仪器

Waters2690 高效液相色谱仪。

1.2 色谱条件

色谱柱：Kromasil ODS-1 柱(200mm×4.6mm，5μm)；流动相：甲醇-磷酸盐缓冲液(90∶10, pH=6.5)；柱温 40℃；流速 1.0mL/min；检测波长 588nm；分析时间 8min。

1.3 对照品溶液的制备

称取金丝桃素对照品，用适量甲醇溶解。

1.4 供试品溶液的制备

称取粉碎的本品适量，用甲醇超声提取 30min。

参考文献

[1] 程维明. 青风藤化学成分及青藤碱大鼠体内代谢研究. 长春: 沈阳药科大学, 博士学位论文, 2005, 6-9.

[2] 宋永彬, 程维明, 曲戈霞, 邱峰. 青风藤化学成分的分离与鉴定. 沈阳药科大学学报, 2007, 24(2): 79-81.

[3] 曹吉慧, 赵桂森, 冯延江. 青风藤的化学成分与药理作用. 国外医药植物药分册, 2008, 23(2): 62-66.

[4] 李海滨. 青风藤非生物碱化学成分的研究. 贵阳医学院学报, 2006, 31(2): 154-155.

[5] 欧明, 林励, 李衍文. 简明中药成分手册(第一版). 北京: 中国医药科技出版社, 2003, 207-209.

[6] 郭爱华. 青叶胆(屾)酮类化合物成分研究. 太原: 山西医科大学, 硕士学位论文, 2004, 13-18.

[7] 字敏, 袁黎明, 刘频, 艾萍, 陈业高. 高速逆流色谱分离青叶胆中的生物碱. 林产化学与工业, 2002, 22(1): 74-76.

[8] 欧明, 林励, 李衍文. 简明中药成分手册(第一版). 北京: 中国医药科技出版社, 2003, 209-210.

[9] 陈红, 刘传玉, 李承晏. 青皮的化学及药理作用研究进展. 中草药, 2001, 32(11): 1050-1052.

[10] 李先端, 马志静, 林生, 顾雪竹, 毛淑杰. 高效液相色谱法测定青皮中辛弗林和 *N*-甲基酪胺的含量. 中国中药杂志, 2004, 29(6): 537-538.

[11] 项昭保, 陈海生, 何从林. 橄榄的化学成分与药理作用研究进展. 时珍国医国药, 2006, 17(11): 2299-2230.

[12] 张志泉. 青橄榄的化学与药理研究进展. 海峡药学, 2008, 20(1): 5-8.

[13] 钟明, 陈玉芬, 甘廉生, 蔡时可. "三棱榄" 橄榄果实香气成分分析. 园艺学报, 2003, (6): 757.

[14] 孙丽丽, 郭丽冰, 廖华卫. 气相色谱-质谱法分析橄榄根挥发油成分. 国际医药卫生导报, 2008, 14(6): 63-66.

[15] 谭穗懿, 杨旭锐, 杨洁, 段文军. 青果挥发油化学成分的 GC-MS 分析. 中药材, 2008, 31(6): 842-844.

[16] 张钰泉, 叶福媛, 吴倩, 张宁. 高效液相色谱法测定青果中没食子酸的含量. 时珍国医国药, 2002, 13(7): 388-389.

[17] 林文群, 陈忠, 刘剑秋. 青葙子化学成分初步研究. 亚热带植物科学, 2003, 32(1): 20-22.

[18] 薛芊, 郭美丽, 张戈. 青葙子化学成分研究. 药学服务与研究, 2006, 6(5): 345-347.

[19] 付宏征, 孟宪圩, 李石生, 吴立军. 青葙子化学成分的研究. 中草药, 1992, 23(7): 344-345.

[20] 王莹, 郭美丽, 王笑康, 殷军. HPLC-ELSD 法测定青葙子中青葙苷 A 和青葙苷 B 的含量. 第二军医大学学报, 2007, 28(11): 1245-1247.

[21] 刘立鼎, 顾静文, 陈京达, 汪佑民. 黄花蒿和青蒿精油的化学成分. 江西科学, 1996, 14(4): 234-238.

[22] 邹耀洪, 石建东, 施汉堂. 青蒿挥发性化学成分分析. 分析测试学报, 1999, 18(1): 55-57.

[23] 欧明, 林励, 李衍文. 简明中药成分手册(第一版). 北京: 中国医药科技出版社, 2003, 214-215.
[24] 刘亚梅, 蒲旭峰, 张良. 毛细管气相色谱法测定青蒿及青蒿油中石竹烯和樟脑的含量. 华西药学杂志, 2007, 22(2): 218-220.
[25] 杨岚, 王满元, 张东, 屠呦呦. 青蒿药材中东莨菪内酯的含量测定. 中国实验方剂学杂志, 2006, 12(10): 10-11.
[26] 张东, 杨岚, 杨立新, 王满元, 屠呦呦. HPLC-UV-ELSD 法同时测定青蒿中青蒿素、青蒿乙素和青蒿酸的含量. 药学学报, 2007, 42(9): 978-981.
[27] 段飞. 逆境胁迫对菘蓝有效成分和耐逆基因的影响. 西安: 陕西师范大学, 硕士学位论文, 2006, 1-3.
[28] 龚明贵. 菘蓝有效成分合成积累动态与含量差异性研究. 杨凌: 西北农林科技大学, 硕士学位论文, 2005, 2-5.
[29] 高桂花, 邓湘昱, 刘娟, 李发美. 大青叶中碳苷黄酮类化合物. 沈阳药科大学学报, 2007, 24(12): 727-729.
[30] 欧明, 林励, 李衍文. 简明中药成分手册(第一版). 北京: 中国医药科技出版社, 2003, 204-205.
[31] 艾合买提·买买提, 艾克白尔·买买提, 买合木提·买买提. 玫瑰花的研究进展. 中国民族医药杂志, 2008, (8): 23-25.
[32] 葛尔宁. 玫瑰花和月季花中槲皮苷含量的 HPLC 法测定. 浙江中医药大学学报, 2007, 31(2): 207-208.
[33] 黄泰康. 常用中药成分与药理手册(第一版). 北京: 中国医药科技出版社, 1997, 1193-1196.
[34] 周家驹, 谢桂荣, 严新建. 中药原植物化学成分手册(第一版). 北京: 化学工业出版社, 2004, 517-724.
[35] 吕武清, 黄卫东, 宋友昕. HPLC 法测定苦木药材中铁屎米酮生物碱. 中草药, 2009, 40(8): 1321-1323.
[36] 岑菲菲, 甄汉深, 宋志华. 苦玄参化学成分和定量分析研究进展. 时珍国医国药, 2008, 19(2): 208-210.
[37] Zou JM, Wang LS, Ma XM, Guo YJ, Shi RB. A new cucurbitacin from Picria fel-terrae. J Asian Nat Prod Res, 2006, 8(4): 367-371.
[38] Huang Y, Bruyne TD, Apers S, Ma Y, Claeys M, Berghe DV, Pieters L, Vlietinck A. Complement-Inhibiting cucurbitacin glycosides from Picria fel-terrae. J Nat Prod 1998, 61(6): 757-761.
[39] Wang LS, Li SH., Zou JM, Guo YJ, Sun HD. Two new triterpenoids from Picria fel-terrae. J Asian Nat Prod Res, 2006, 8(6): 491-494.
[40] 吕惠子, 崔兴日, 王广录. 苦地丁的化学成分与药理. 中国野生植物资源, 2002, 21(4): 54-55.
[41] 欧明, 林励, 李衍文. 简明中药成分手册(第一版). 北京: 中国医药科技出版社, 2003, 219-220.
[42] 欧明, 林励, 李衍文. 简明中药成分手册(第一版). 北京: 中国医药科技出版社, 2003, 221-222.
[43] 黄泰康. 常用中药成分与药理手册(第一版). 北京: 中国医药科技出版社, 1997, 1199.
[44] 周家驹, 谢桂荣, 严新建. 中药原植物化学成分手册(第一版). 北京: 化学工业出版社, 2004, 1251.
[45] 赵慧娟. 苦参中黄酮类成分的研究. 西安: 西北大学, 硕士学位论文, 2005, 3-11.
[46] 丁佩兰. 山豆根和苦参化学成分的比较研究. 上海: 复旦大学, 博士学位论文, 2004, 46-49.
[47] 李丹, 左海军, 高慧媛, 吴立军. 苦参的化学成分. 沈阳药科大学学报, 2004, 21(5): 346-348.
[48] 欧明, 林励, 李衍文. 简明中药成分手册(第一版). 北京: 中国医药科技出版社, 2003, 222-226.
[49] 黄泰康. 常用中药成分与药理手册(第一版). 北京: 中国医药科技出版社, 1997, 1202-1205.
[50] 张淏, 李行诺, 孙博航, 高慧媛, 吴立军. 苦楝皮的化学成分. 沈阳药科大学学报, 2008, 25(7): 534-536.
[51] 欧明, 林励, 李衍文. 简明中药成分手册(第一版). 北京: 中国医药科技出版社, 2003, 227-228.
[52] 黄泰康. 常用中药成分与药理手册(第一版). 北京: 中国医药科技出版社, 1997, 1210-1211.
[53] 周家驹, 谢桂荣, 严新建. 中药原植物化学成分手册(第一版). 北京: 化学工业出版社, 2004, 1243.
[54] 杨庆新, 黄建安, 刘仲华, 龚雨顺, 杨志辉. 枇杷叶中三萜酸的研究进展. 食品工业科技, 2008, 29(3): 282-285.
[55] 台琪瑞, 徐熹, 郭伟琳. 枇杷叶挥发油的气相色谱-质谱联用分析. 中国医院药学杂志, 2008, 28(3): 206-208.
[56] 赖国新. 枇杷叶的研究进展. 信阳农业高等专科学校学报, 2005, 15(3): 80-82.
[57] 陆林博. 枇杷叶的化学成分研究. 南京: 南京师范大学, 硕士学位论文, 2006, 4-9.
[58] 陈世斌, 徐社金, 江小蓉, 刘军民, 李思思. 高效液相色谱法测定枇杷叶中齐墩果酸和熊果酸的含量. 今日药学, 2009, 19(2): 46-47.
[59] 倪华, 施霞, 刘云海. 板蓝根化学成分及其药理活性研究进展. 齐齐哈尔医学院学报, 2008, 29(13): 1609-1611.
[60] 刘云海, 秦国伟, 丁水平, 吴晓云. 板蓝根化学成分研究(1). 中草药, 2001, 32(12): 1057-1060.
[61] 丁水平, 刘云海, 李敬, 秦国伟, 吴晓云. 板蓝根化学成分研究(2). 医药导报, 2001, 20(8) : 475-476.

[62] 刘云海，秦国伟，丁水平，吴晓云. 板蓝根化学成分研究(3). 中草药, 2002, 33(2): 97-99.
[63] 刘云海，吴晓云，方建国，汤杰. 板蓝根化学成分研究(4). 医药导报, 2003, 22(9): 591-594.
[64] 罗巍伟，贺英菊，王凌，温悦，莫毅，陈艳，闫根全. HPLC 测定板蓝根提取物中靛蓝和靛玉红的含量. 华西药学杂志, 2004, 19(6): 455-456.
[65] 许润春，杨明，苏艳桃. HPLC 测定板蓝根中腺苷含量. 中成药, 2005, 27(6): 742-743.
[66] 王敏. 松花粉的成分及药理作用研究进展. 安徽医药, 2008, 12(4): 357-359.
[67] 刘嘉宝，范国栋，冯武. 云南松花粉中黄酮类成分研究初报. 云南林业科技, 2001, 6(2): 67-70.
[68] 刘嘉宝，范国栋，冯武. 破壁云南松花粉成分分析及其安全性和功能评价. 云南林业科技, 2001, 3(1): 54-57.
[69] 李蓓，郭济贤. 枫香树属二种香树脂类生药——苏合香与枫香脂的研究概况. 天然产物研究与开发，1995，7(3): 53-60.
[70] 李蓓，车镇涛，郭济贤. 胶束电动毛细管电泳色谱法测定苏合香和枫香脂中总桂皮酸的含量. 复旦学报(医学版), 1999, 26(5): 380-381.
[71] 张晶，刘芳芳，陈彦池，李慧萍. 刺五加化学成分及药理学研究进展. 中国野生植物资源, 2008, 27(2): 6-10.
[72] 李庆勇，祖元刚，付玉杰，郑春英，赵春建. 高效液相色谱法测定刺五加超临界提取物中异嗪皮啶的含量. 植物研究, 2004, 24(4): 460-461.
[73] 曾友志，刘圆，孙卓然，孟庆艳. RP-HPLC 测定 3 种五加皮中的绿原酸. 华西药学杂志, 2008, 23(2): 193-194.
[74] 李萍莉，陈炅然. 常用中草药——大黄、芒硝、火麻仁、郁李仁. 中兽医医药杂志, 2000, (3): 35-37.
[75] 李艳萍. 中药郁金的化学成分研究. 西北大学学报(自然科学版), 2000, 30(5): 411-414.
[76] 刘华钢，刘俊英，赖茂祥，成晓静，陆峥琳. 郁金化学成分及药理作用的研究进展. 广西中医学院学报, 2008, 11(2): 81-84.
[77] 李敏，张娜，林琪宇，俸世洪. 黄丝郁金的质量标准研究. 成都中医药大学学报, 2008, 31(1): 55-59.
[78] 薛玲，林秀丽，张惠云，主沉浮. 郁金中姜黄素类化合物的毛细管区带电泳法测定. 化学研究与应用，2006，18(4): 368-371.
[79] 金雪梅，金光洙. 虎杖的化学成分研究. 中草药, 2007, 38(10): 1446-1448.
[80] 刘树兴，程丽英. 虎杖有效成分的开发现状及展望. 食品科技, 2005, (2): 96-98.
[81] 刘仁旺，滕增辉，张邦乐，宦梦蕾，杨茜，周四元. 虎杖中白藜芦醇和白藜芦醇苷的提取及含量测定. 第四军医大学学报, 2008, 29(3): 197-199.
[82] 齐辉，张勉，王峥涛. HPLC 同时测定虎杖中 4 种成分的含量. 中国中药杂志, 2006, 31(23): 2003-2005.
[83] 朱立俏，何伟，袁万瑞. 昆布化学成分与药理作用研究进展. 食品与药品, 2006, 8(3A): 9-12.
[84] 任东春，钱士辉，杨念云，谢宁，段金廒. 明党参化学成分研究. 中药材, 2008, 31(1): 47-49.
[85] 沈爱宗，刘圣，田莉. 明党参化学成分及药理作用概述. 基层中药杂志, 1998, 12(1): 52-53.
[86] 侯晋军，韩利文，杨官娥，李青山. 罗布麻叶化学成分和药理活性研究进展. 中草药, 2006, 37(10): 附 7-附 9.
[87] 周裔彬，张伟，马挺军，宁井铭，陈俊芳，肖虹. 罗布麻叶的研究进展. 安徽农业大学学报, 2008, 35(4): 619-622.
[88] 周春玲，孙苓苓，毕开顺. RP-HPLC 法测定罗布麻叶中金丝桃苷和罗布麻甲素的含量. 药物分析杂志，2009，29(6): 1001-1003.
[89] 杨秀伟，张建业，钱忠明. 罗汉果中新的天然皂苷. 中草药, 2008, 39(6): 810-814.
[90] 陈继丽，娄予强. 罗汉果化学成分及其开发利用. 热带农业科技, 2008, 31(3): 25-25.
[91] 廖日权，李俊，黄锡山，黄艳，何星存，苏小建. 罗汉果化学成分的研究. 西北植物学报, 2008, 28(6): 1250-1254.
[92] 陈千良. “西陵知母”质量特征及其影响因素研究. 北京：北京中医药大学，博士学位论文, 2006, 8-27.
[93] 沈莉，戴胜军，赵大洲. 知母中的生物碱. 中国中药杂志, 2007, 32(1): 39-41.
[94] 翟红莉，孙连娜，来威，余晓静，陈万生. HPLC 法测定知母药材及其相关制剂中芒果苷和新芒果苷的含量. 解放军药学学报, 2007, 23(6): 472-474.
[95] 魏太明. 垂盆草化学成分及质量研究. 北京：北京中医药大学，博士学位论文, 2003, 1-24.
[96] 曹素萍，刘丽芳，王强. 垂盆草中三萜类成分 δ-香树酯酮的含量测定. 中国中药杂志, 2006, 31(1): 41-43.
[97] 赵川，乔卫，张彦文，卢滨，段宏泉. 委陵菜抗糖尿病有效部位及有效成分的研究. 中国中药杂志，2008，

33(6) :680-682.
[98] 沈阳，王庆贺，林厚文，舒薇，周剑斌，李志勇．委陵菜化学成分的研究．中药材, 2008, 29(3): 237-239.
[99] 刘普，段宏泉，潘勤，张彦文，姚智．委陵菜三萜成分研究．中国中药杂志, 2006, 31(22): 1875-1879.
[100] 沈宇峰，沈晓霞，王志安，俞旭平．药用植物使君子的研究综述．时珍国医国药, 2008, 19(7): 1704-1705.
[101] 姜舜尧，田颂九．用高效离子交换色谱法分析使君子药材中胡芦巴碱成分．中国中药杂志, 2004, 29(2): 135-138.
[102] 魏刚，王淑英．侧柏叶挥发油化学成分气质联用分析．时珍国医国药, 2001, 12(1): 18-19.
[103] 曹雨诞，曾祥丽，单鸣秋，丁安伟．侧柏叶的研究进展．江苏中医药, 2008, 40(2): 36-38.
[104] 许冰．泽兰与佩兰化学成分研究．大连：辽宁师范大学，硕士学位论文, 2006, 19-34.
[105] 史琪荣，沈云亨，张川，柳润辉，张卫东．中药金果榄两种基源植物的化学成分．中国天然药物，2008，6(3): 186-190.
[106] 王天志，杜蕾蕾，柏川．金果榄研究进展．中药材, 2002, 25(4): 292-294.
[107] 陈黎，王启斌，黄良永，肖淼生，涂自良．高效液相色谱法测定金果榄中盐酸药根碱与盐酸巴马汀含量．医药导报, 2007, 26(9): 1086-1087.
[108] 王玉文，虞科，程翼宇．非水毛细管电泳法测定金果榄中巴马汀和药根碱含量．中国药学杂志，2007，42(12): 935-937.
[109] 吴一兵，张嫡群，王云志．欧亚旋覆花化学成分研究进展．天然产物研究与开发, 2006 ,18(3): 503-507.
[110] 林静．金荞麦的生药学及化学成分研究．武汉：湖北中医学院，硕士学位论文, 2006, 1-7.
[111] 邵萌．金荞麦(Fagopyrum cymosum (Trev.) Meisn.)的化学成分研究．沈阳：沈阳药科大学，硕士学位论文，2006, 1-5.
[112] 杨念云，段金廒，李萍，钱士辉．金钱草中黄酮类化合物的分离与结构鉴定．中国药学杂志，2006 ，41(21): 1621-1624.
[113] 侯冬岩，回瑞华，李铁纯，杨梅，朱永强，刘晓媛．金钱草化学成分的分析．鞍山师范学院学报, 2004, 6(2): 36-38.
[114] Tian JM, Shen YH, Yang XW, Liang S, Tang J, Shan L, Zhang WD. Tunicyclin A, the first plant tricyclic ring cycloheptapeptide from psammosilene tunicoides. Org Lett, 2009, 11(5): 1131-1133.
[115] 钟惠民，华燕，倪伟，周俊，陈昌祥．金铁锁的两个新三萜皂苷．云南植物研究, 2003, 25(3): 361-365.
[116] 钟惠民，倪伟，华燕，陈耀祖，陈昌祥．金铁锁的新三萜皂苷．云南植物研究, 2002, 24(6): 781-786.
[117] 刘潇潇，王磊，王强，邱斌．金铁锁根的化学成分研究．中国中药杂志, 2007, 32(10): 921-923.
[118] 丁中涛，保志娟，杨雪琼，江明．金铁锁根中的 3 个环二肽．中国中药杂志, 2003, 28(4): 337-339.
[119] 金虹，谭克勤．西南民族药金铁锁的研究现状及展望．中医药导报, 2005, 11(12): 66-67.
[120] 丁中涛，周俊，谭宁华．金铁锁中的四个环二肽．中草药, 2000, 31(11): 803-805.
[121] 赵国玲，刘佳佳，林丹，章晓骅，王晖．金银花化学成分及药理研究进展．中成药, 2002, 24(12): 973-976.
[122] 高玉敏，王名洲，王建平，战旗，秦红岩，穆惠军，关桂菊，王宏．金银花化学成分的研究．中草药，1995，26(11): 568-569.
[123] 黄丽瑛，吕植桢，李继彪，周炳南．中药金银花化学成分的研究．中草药, 1996, 27(11): 645-647.
[124] 阮鸣，彭国平．金银花挥发油的萜类化学成分研究进展．时珍国医国药, 2005, 16(1): 59-61.
[125] 毕跃峰，田野，裴姗姗，刘宏民．金银花中裂环环烯醚萜苷类化学成分研究．中草药, 2008, 39(1): 18-21.
[126] 梅林，程正学，刘凌云，石开云，田光珍．高效液相色谱法测定金银花中芦丁的含量．激光杂志, 2008, 29(3): 94.
[127] 王丽婷，杨敏丽．高效液相色谱法同时测定金银花及叶中的黄酮类物质．时珍国医国药, 2007, 18(8): 1850-1851.
[128] 杨蓓蓓，刘超，王素娟，李帅，陈若芸，石建功．高效液相色谱法测定金银花药材中 3 种成分的含量．药物分析杂志, 2006, 26(2): 168-171.
[129] 张曙明，顾志平，刘东，田磊，陈建民．中药金樱子的研究应用概况．天然产物研究与开发, 1996, 8(4): 57-63.
[130] 刘焱，高智席．药用植物金樱子有效化学成分研究进展．遵义师范学院学报, 2008, 10(3) :49-52.
[131] 周金云，崔锐．乳香的化学成分．药学学报, 2002, 37(8): 633-635.
[132] 杨影，孟艳秋，王趯，赵临襄．乳香的化学成分．中草药, 2007, 38(10): 1469.
[133] 夏华玲，赵新杰．乳香挥发油化学成分的 GC-MS 分析．中草药, 2003, 34(2): 119.

[134] Yoshikawa M, Morikawa T, Oominami H, Matsud H. Absolute stereostructures of olibanumols A, B, C, H, I, and J from olibanum, gum-resin of boswellia carterii, and inhibitors of nitric oxide production in lipopolysaccharide-activated mouse peritoneal macrophages. Chem. Pharm. Bull. 2009, 57(9): 957-964.
[135] 黄明菊，曾光尧，谭健兵，李妍岚，谭桂山，周应军．肿节风中黄酮苷类成分研究．中国中药杂志，2008，33(14): 1700-1702.
[136] 王钢力，陈道峰，林瑞超．肿节风的化学成分及其制剂质量控制研究进展．中草药, 2003, 34(8): 13-15.
[137] 杨荣平，王宾豪，励娜，张小梅．GC-MS 法分析肿节风茎和叶中挥发油化学成分．中国药房，2008，19(30): 2368-2370.
[138] 胡汝晓，肖冰梅，谭周进，赵武能，谢丙炎，谢达平，伍参荣．鱼腥草的化学成分及其药理作用．中国药业，2008，17(8): 23-25.
[139] 刘思曼，边清泉．RP-HPLC 测定鱼腥草中芸香苷和槲皮素含量．中成药, 2006, 28(7): 1058-1059.
[140] 胡彦武，于俊林．中药狗脊的化学成分及药理作用研究进展．时珍国医国药, 2006, 17(2): 275-276.
[141] 梁侨丽，戴传超，吴启南，高羽，蒋继宏．京大戟的化学成分研究．中草药, 2008, 39(12): 1779-1781.
[142] 孔令义，闵知大．大戟根化学成分的研究．药学学报, 1996 ,31(7): 524-529.
[143] 夏德超，杨天明，朱景申，张长弓．羊踯躅的研究进展．中药材, 2002, 25(11): 829-832.
[144] 程东美，胡美英．黄杜鹃的研究进展．天然产物研究与开发, 1998, 11(5): 109-113.
[145] 郑晓珂．卷柏化学成分及雌激素样作用机理研究．北京：北京中医药大学，博士学位论文, 2006, 25-26.
[146] 孙丽娜．卷柏的化学成分及其药理作用概述．辽宁中医药大学学报, 2008, 10(12): 183-184.
[147] 吴彩霞，郅妙利，贺光东，雷豪志，康文艺．RP-HPLC 法测定贵州、湖南卷柏中穗花杉双黄酮的含量．中国药房，2008, 19(15): 1169-1170.
[148] 董岩，邱琴，刘廷礼．GC/MS 法分析油松节挥发油化学成分．理化检验-化学分册, 2003, 39(12): 718-720.
[149] 孙连娜，陈万生，陶朝阳，钱鸣蓉，张汉明．泽兰的化学成分的研究(Ⅰ)．第二军医大学学报，2004，25(9): 1029-1030.
[150] 孙连娜，陈万生，陶朝阳，原源，张汉明．泽兰的化学成分的研究(Ⅱ)．解放军药学学报, 2004, 20(3): 172-174.
[151] 韩梅，赵淑春，杨利民，于英．泽兰营养成分分析．吉林农业大学学报, 1998, 20(2): 35-37.
[152] 刘君．泽兰的化学成分及药理研究进展．辽宁中医药大学学报, 2008, 10(1): 23-24.
[153] 刘莉，刘强，刘怒云．气质联用法分析佩兰和泽兰中挥发油的化学成分．中国实验方剂学杂志, 2008, 14(5): 17-19.
[154] 聂波，刘勇，徐青，石晋丽，梁鑫淼，肖培根．高效液相色谱法测定不同泽兰中咖啡酸的含量．中国中药杂志，2006, 31(11): 882-883.
[155] 朱玉岚，彭国平．泽泻的萜类化学成分研究进展．天然产物研究与开发, 2006, 18: 348-351.
[156] 谢一辉，余无双，邓鹏．泽泻现代研究概况．亚太传统医药, 2008, 4(1): 57-62.
[157] Zhao Q, Guo J, Zhang Y. Chemical and pharmacological research progress of chinese drug "Jiangxiang" (lignum dalbergiae odoriferae). Journal of Chinese Pharmaceutical Sciences, 2000, 9(1): 1-5.
[158] 郭丽冰，王蕾．降香中黄酮类化学成分研究．中草药, 2008, 39(8): 1147-1149.
[159] 王书玉，石任兵，殷军. HPLC 法测定降香中 5 种黄酮类成分的含量．北京中医药大学学报, 2008, 31(2): 119-121.
[160] 谢昭明，李顺祥，刘杰．细辛不同部位马兜铃酸 A 的含量测定．中成药, 2007, 29(12): 1808-1810.
[161] 张峰，王龙星，罗茜，肖宏斌，梁鑫淼，蔡少青．气象色谱-质谱分析北细辛根和根茎中的挥发性成分．色谱，2002, 20(5): 467-470.
[162] 吕帅，许磊，黄健，高慧媛，吴立军．辽细辛地下部分化学成分的分离与鉴定．沈阳药科大学学报，2008，25(9): 702-704.
[163] 刘发，斯拉甫.艾白．维药贯叶金丝桃的研究进展(上)．中国民族医药杂志, 2008, 9(9): 53-55.
[164] 陈茂霞，朱慧，蔡阳，衢鹏飞．贯叶金丝桃的化学成分与药理作用研究进展．中药研究与信息. 2001, 3(10): 24-28.
[165] 胡君萍，杨建华，马成，堵年生．HPLC 测定新疆贯叶金丝桃中金丝桃素的含量．华西药学杂志，2003，18(5): 369-371.

九画

荆芥

Jingjie

SCHIZONEPETAE HERBA

【化学成分】

表 1-9-1a 荆芥主要化学成分[1, 2]

中英文名、化学式及相对分子质量	结构图	中英文名、化学式及相对分子质量	结构图
薄荷酮 Menthone $C_{10}H_{18}O$ Exact Mass: 154.14	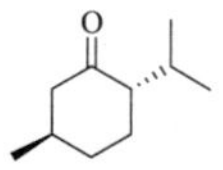 薄荷酮 Menthone	异薄荷酮 Isomenthone $C_{10}H_{18}O$ Exact Mass: 154.14	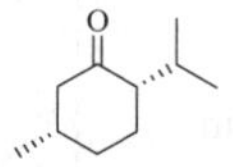 异薄荷酮 Isomenthone
胡薄荷酮 Pulegone $C_{10}H_{16}O$ Exact Mass: 152.12	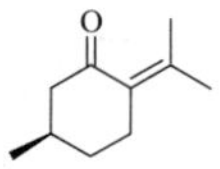 胡薄荷酮 Pulegone	异胡薄荷酮 Isopulegone $C_{10}H_{16}O$ Exact Mass: 152.12	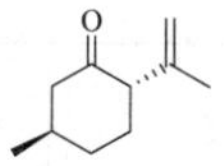 异胡薄荷酮 Isopulegone
辣薄荷酮 Piperitone $C_{10}H_{16}O$ Exact Mass: 152.12	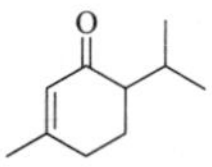 辣薄荷酮 Piperitone	马鞭烯酮 Verbenone $C_{10}H_{14}O$ Exact Mass: 150.10	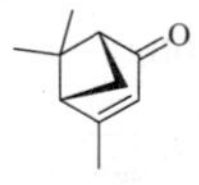 马鞭烯酮 Verbenone
2-甲基-6-异丙基-2-环己烯-1-酮 2-Methyl-6-isopropyl-2-cyclohexene-1-one $C_{10}H_{16}O$ Exact Mass: 152.12	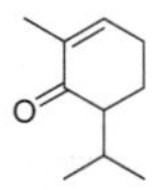 2-甲基-6-异丙基-2-环己烯-1-酮 2-Methyl-6-isopropyl-2-cyclohexene-1-one	百里香酚 Thymol $C_{10}H_{14}O$ Exact Mass: 150.10	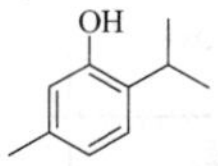 百里香酚 Thymol
芹菜醇 Apigenol $C_{15}H_{10}O_5$ Exact Mass: 270.05	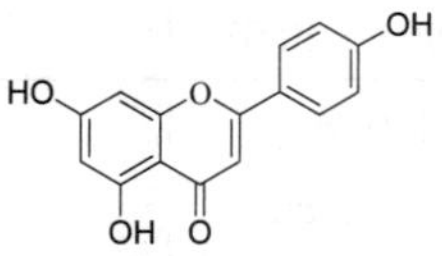 芹菜醇 Apigenol	冬青油醇 Sabinol $C_{10}H_{16}O$ Exact Mass: 152.12	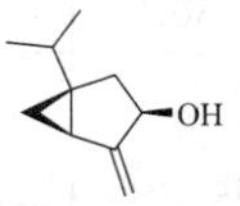 冬青油醇 Sabinol
荆芥醇 Schizonol $C_{10}H_{16}O_2$ Exact Mass: 168.12	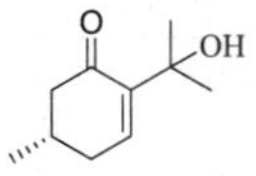 荆芥醇 Schizonol	芳樟醇 Linalool $C_{10}H_{18}O$ Exact Mass: 154.14	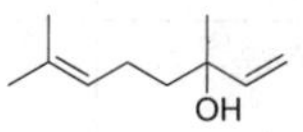 芳樟醇 Linalool
1-庚烯-3-醇 1-Heptene-3-ol $C_7H_{14}O$ Exact Mass: 114.10	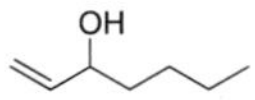 1-庚烯-3-醇 1-Heptene-3-ol	荆芥苷 A Schizonepetoside A $C_{16}H_{26}O_7$ Exact Mass: 330.17	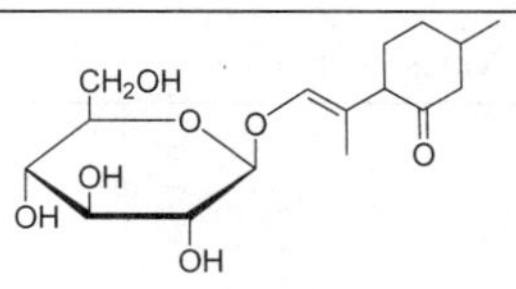 荆芥苷 A Schizonepetoside A

续表

中英文名、化学式及相对分子质量	结构图	中英文名、化学式及相对分子质量	结构图
荆芥苷 B Schizonepetoside B $C_{16}H_{26}O_7$ Exact Mass: 330.17	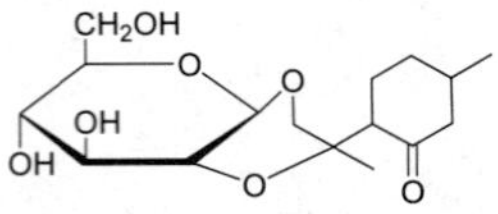 荆芥苷 B　Schizonepetoside B	荆芥苷 C Schizonepetoside C $C_{16}H_{26}O_7$ Exact Mass: 330.17	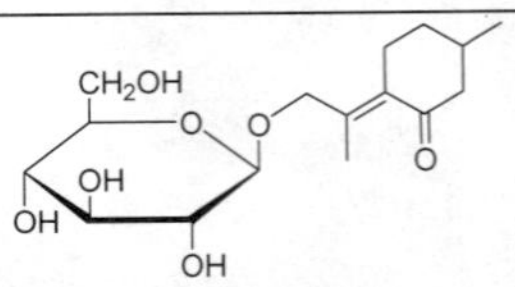 荆芥苷 C　Schizonepetoside C
荆芥苷 D Schizonepetoside D $C_{16}H_{26}O_7$ Exact Mass: 330.17	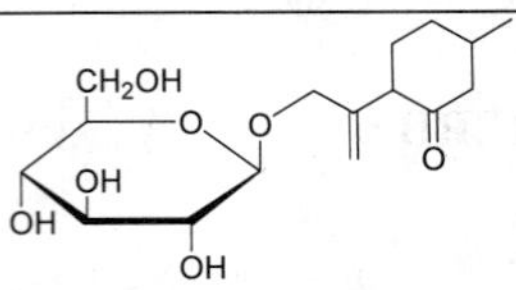 荆芥苷 D　Schizonepetoside D	荆芥苷 E Schizonepetoside E $C_{16}H_{28}O_8$ Exact Mass: 348.18	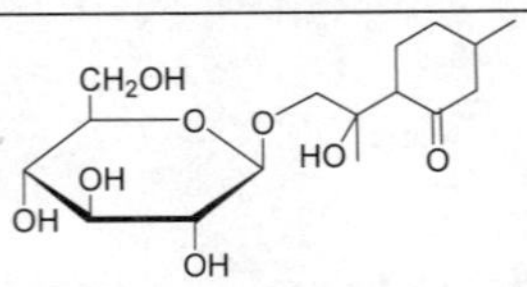 荆芥苷 E　Schizonepetoside E
木犀草素 Luteolin $C_{15}H_{10}O_6$ Exact Mass: 286.05	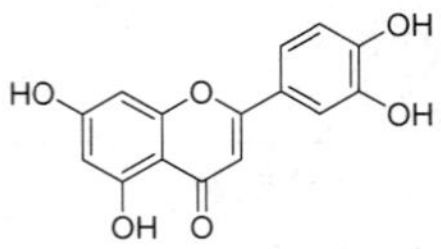 木犀草素　Luteolin	芹菜素 Apigenin $C_{15}H_{10}O_5$ Exact Mass: 270.05	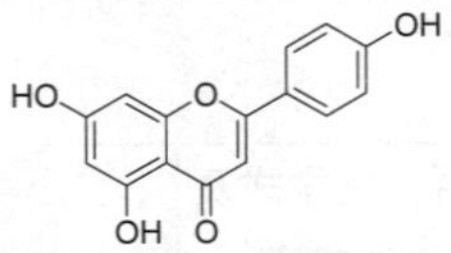 芹菜素　Apigenin
橙皮苷 Hesperidin $C_{28}H_{34}O_{15}$ Exact Mass: 610.19	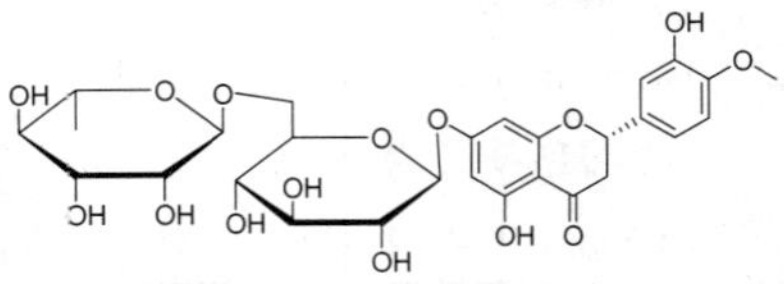 橙皮苷　Hesperidin	橙皮素 Hesperetin $C_{16}H_{14}O_6$ Exact Mass: 302.08	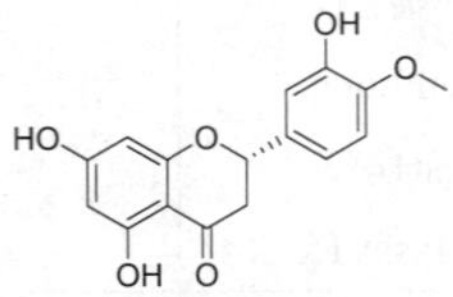 橙皮素　Hesperetin
香叶木素 Diosmetin $C_{16}H_{12}O_6$ Exact Mass: 300.06	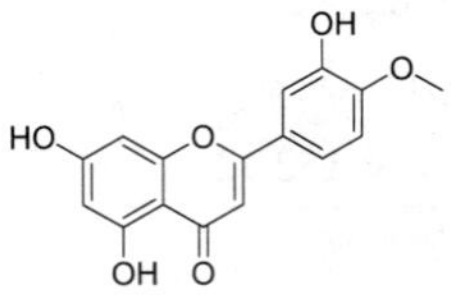 香叶木素　Diosmetin	柠檬烯 Limonene $C_{10}H_{16}$ Exact Mass: 136.13	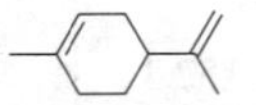 柠檬烯　Limonene
β-月桂烯 *β*-Myrcene $C_{10}H_{16}$ Exact Mass: 136.13	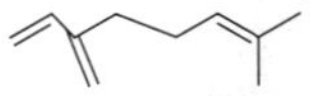 *β*-月桂烯　*β*-Myrcene	4,5-二乙基-3,5-辛二烯 4,5-Diethyl-3,5-octadiene $C_{12}H_{22}$ Exact Mass: 166.17	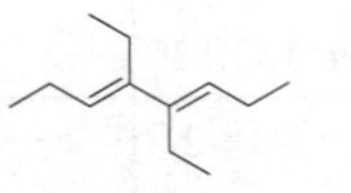 4,5-二乙基-3,5-辛二烯 4,5-Diethyl-3,5-octadiene
异松油烯 Terpinolene $C_{10}H_{16}$ Exact Mass: 136.13	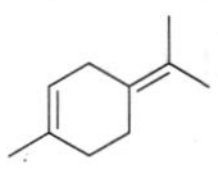 异松油烯　Terpinolene	环丙烯 Cyclopropene C_3H_4 Exact Mass: 40.03	 环丙烯　Cyclopropene
α-蒎烯 *α*-Pinene $C_{10}H_{16}$ Exact Mass: 136.13	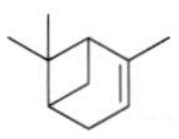 *α*-蒎烯　*α*-Pinene	*α*-水芹烯 *α*-Phellandrene $C_{10}H_{16}$ Exact Mass: 136.13	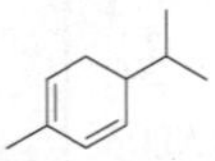 *α*-水芹烯　*α*-Phellandrene
β-水芹烯 *β*-Phellandrene $C_{10}H_{16}$ Exact Mass: 136.13	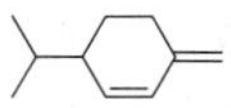 *β*-水芹烯　*β*-Phellandrene	对聚伞花烯 *p*-Cymene $C_{10}H_{14}$ Exact Mass: 134.11	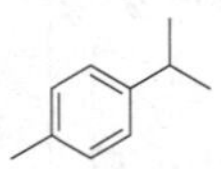 对聚伞花烯　*p*-Cymene

续表

中英文名、化学式及相对分子质量	结构图	中英文名、化学式及相对分子质量	结构图
γ-松油烯 γ-Terpinene $C_{10}H_{16}$ Exact Mass: 136.13	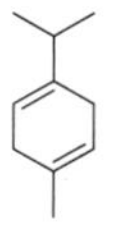 γ-松油烯 γ-Terpinene	二十二烷酸 Docosoic acid $C_{22}H_{44}O_2$ Exact Mass: 340.33	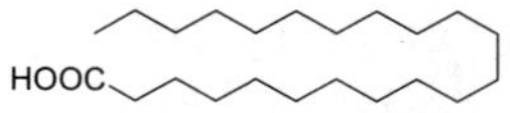 二十二烷酸 Docosoic acid
二十四烷酸 Lignoceric acid $C_{24}H_{48}O_2$ Exact Mass: 368.37	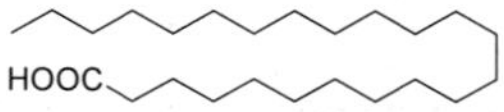 二十四烷酸 Lignoceric acid	琥珀酸 Succinic acid $C_4H_6O_4$ Exact Mass: 118.03	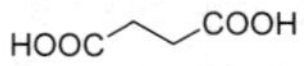 琥珀酸 Succinic acid
咖啡酸 Caffeic acid $C_9H_8O_4$ Exact Mass: 180.04	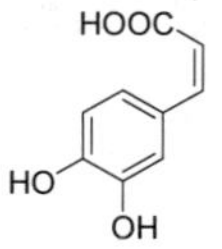 咖啡酸 Caffeic acid	迷迭香酸 Rosmarinic acid $C_{18}H_{16}O_8$ Exact Mass: 360.08	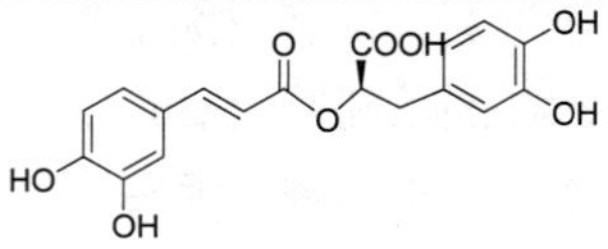 迷迭香酸 Rosmarinic acid
迷迭香酸甲酯 Methyl rosmarinic acid $C_{19}H_{18}O_8$ Exact Mass: 374.10	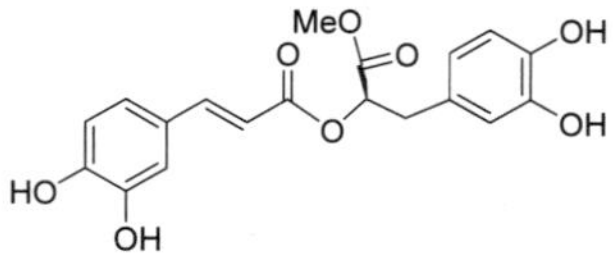 迷迭香酸甲酯 Methyl rosmarinic acid	肉桂酸 Cinnamic acid $C_9H_8O_2$ Exact Mass: 148.05	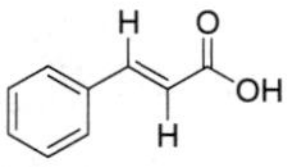 肉桂酸 Cinnamic acid
熊果酸 Ursolic acid $C_{30}H_{48}O_3$ Exact Mass: 456.36	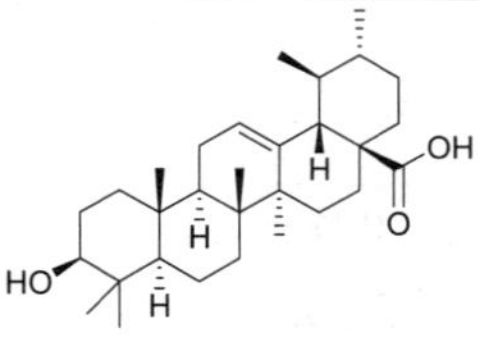 熊果酸 Ursolic acid	齐墩果酸 Oleanolic acid $C_{30}H_{48}O_3$ Exact Mass: 456.36	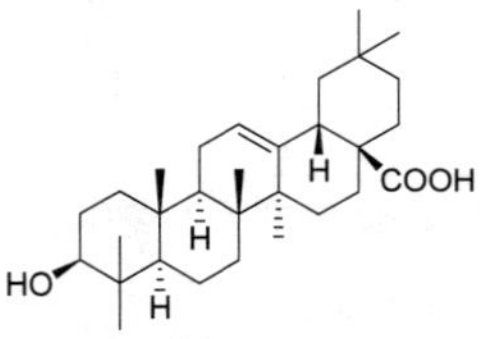 齐墩果酸 Oleanolic acid
去氧齐墩果酸 Deoxyoleanolic acid $C_{30}H_{48}O_2$ Exact Mass: 440.37	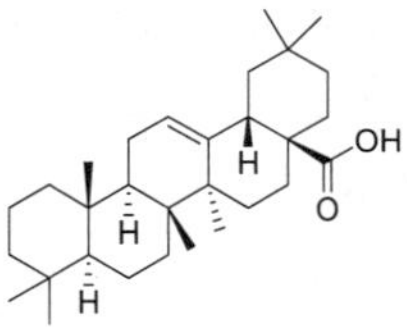 去氧齐墩果酸 Deoxyoleanolic acid	β-谷甾醇 β-Sitosterol $C_{29}H_{50}O$ Exact Mass: 414.39	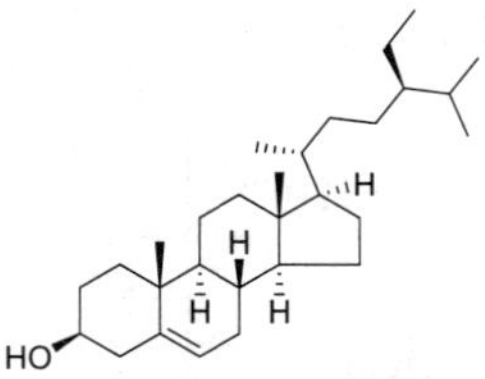 β-谷甾醇 β-Sitosterol
胡萝卜苷 Daucosterol $C_{35}H_{60}O_6$ Exact Mass: 576.44	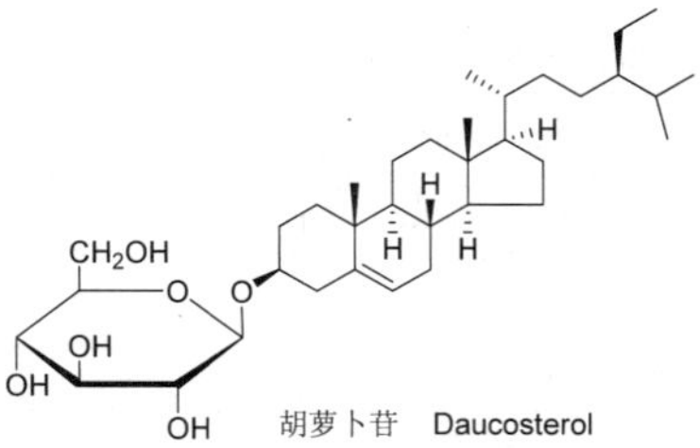 胡萝卜苷 Daucosterol		

表 1-9-1b 荆芥其他主要化学成分[1, 2]

中文名	中文名
4α,5-二甲基-3-异丙基八氢萘酮	荆芥二醇
荆芥素A	荆芥素B
荆芥素C	荆芥素D
荆芥素E	荆芥素F

【分析方法】

1 荆芥中薄荷酮和胡薄荷酮的 GC 法测定[2]

1.1 仪器

122 型气相色谱仪，氢火焰离子检测器。

1.2 色谱条件

色谱柱：PEG-20M 石英毛细管柱(30m×0.53mm，1μm)；柱温 140℃；汽化室和检测器温度均为 250℃；载气流速 10mL/min；空气流速 300mL/min；氢气流速 35mL/min；尾吹流速 22mL/min；分析时间约 10min。

1.3 对照品溶液的制备

称取薄荷酮和胡薄荷酮对照品，用适量乙酸乙酯溶解并加入内标溶液 1mL，即得。

1.4 供试品溶液的制备

称取粉碎的药材 8g，置烧瓶中，加水 100mL，连接挥发油提取器，向提取器中加水至溢入烧瓶中为止，再加入乙酸乙酯回流 3h，静置 5min，取乙酸乙脂层，用铺有适量无水硫酸钠的漏斗过滤，滤液加入 1mL 内标溶液后用乙酸乙酯定容至 10mL，即得。

荆芥穗

Jingjiesui

SCHIZONEPETAE SPICA

【化学成分】

表 1-9-2 荆芥穗主要化学成分[3~5]

中英文名、化学式及相对分子质量	结构图	中英文名、化学式及相对分子质量	结构图
枯烯 Cumene C_9H_{12} Exact Mass: 120.09	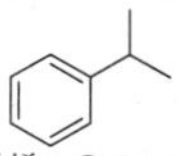 枯烯 Cumene	α-水芹烯 α-Phellandrene $C_{10}H_{16}$ Exact Mass: 136.13	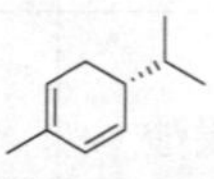 α-水芹烯 α-Phellandrene
β-月桂烯 β-Myrcene $C_{10}H_{16}$ Exact Mass: 136.13	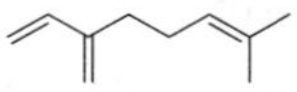 β-月桂烯 β-Myrcene	别香橙烯 Allo-aromadendrene $C_{15}H_{24}$ Exact Mass: 204.19	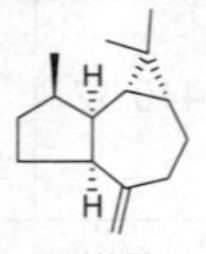 别香橙烯 Allo-aromadendrene
香橙烯 Aromadendrene $C_{15}H_{24}$ Exact Mass: 204.19	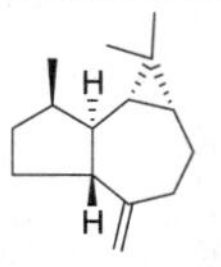 香橙烯 Aromadendrene	β-波旁烯 β-Bourbonene $C_{15}H_{25}$ Exact Mass: 205.20	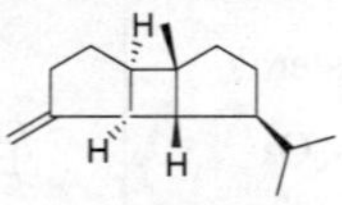 β-波旁烯 β-Bourbonene
β-红没药稀 β-Bisabolene $C_{15}H_{24}$ Exact Mass: 204.19	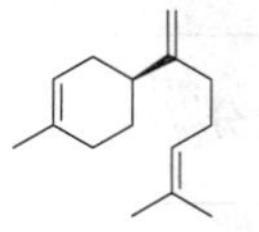 β-红没药烯 β-Bisabolene	顺-γ-红没药烯 *cis*-γ-Bisabolene $C_{15}H_{24}$ Exact Mass: 204.19	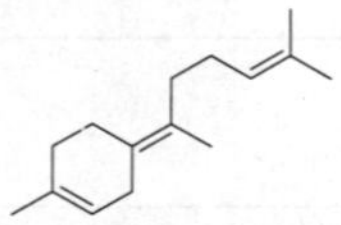 顺-γ-红没药烯 *cis*-γ-Bisabolene
β-雪松烯 β-Himachalene $C_{15}H_{24}$ Exact Mass: 204.19	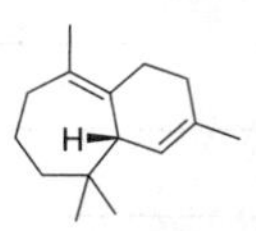 β-雪松烯 β-Himachalene	α-杜松烯 α-Cadinene $C_{15}H_{24}$ Exact Mass: 204.19	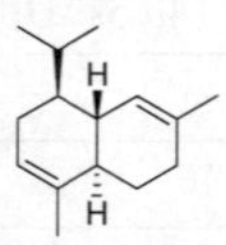 α-杜松烯 α-Cadinene

续表

中英文名、化学式及相对分子质量	结构图	中英文名、化学式及相对分子质量	结构图
γ-杜松烯 γ-Cadinene $C_{15}H_{24}$ Exact Mass: 204.19	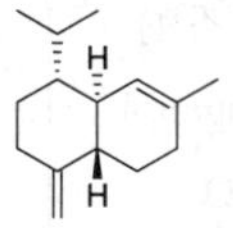 γ-杜松烯 γ-Cadinene	α-菖蒲二烯 α-Acoradiene $C_{15}H_{24}$ Exact Mass: 204.19	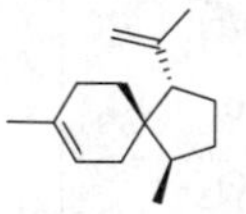 α-菖蒲二烯 α-Acoradiene
α-花柏烯 α-Chamigrene $C_{15}H_{24}$ Exact Mass: 204.19	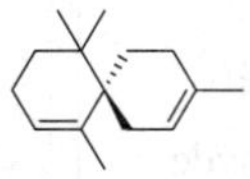 α-花柏烯 α-Chamigrene	α-古巴烯 α-Copaene $C_{15}H_{24}$ Exact Mass: 204.19	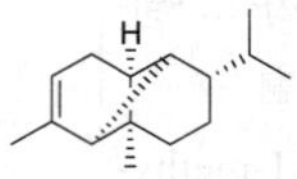 α-古巴烯 α-Copaene
苎烯 Limonene $C_{10}H_{16}$ Exact Mass: 136.13	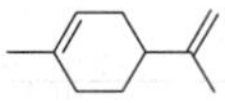 苎烯 Limonene	顺水合桧烯 *cis*-Sabinene hydrate $C_{10}H_{18}O$ Exact Mass: 154.14	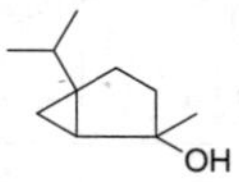 顺水合桧烯 *cis*-Sabinene hydrate
1-十二烯 1-Dodecene $C_{12}H_{24}$ Exact Mass: 168.19	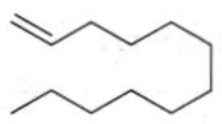 1-十二烯 1-Dodecene	2,5-二甲基庚烷 2,5-Dimethylheptane C_9H_{20} Exact Mass: 128.16	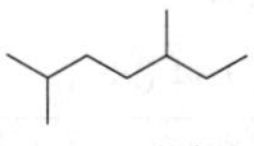 2,5-二甲基庚烷 2,5-Dimethylheptane
十八烷 Octadecane $C_{18}H_{38}$ Exact Mass: 254.3	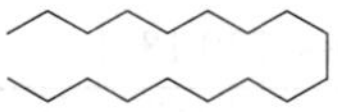 十八烷 Octadecane	细辛脑 Asarone $C_{12}H_{16}O_3$ Exact Mass: 208.11	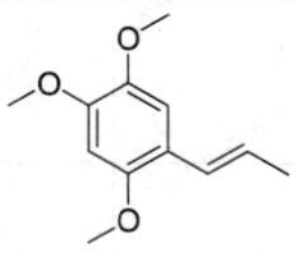 细辛脑 Asarone
艾蒿醚 Artemiseole $C_{10}H_{16}O$ Exact Mass: 152.12	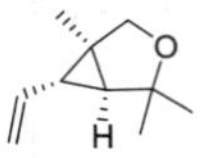 艾蒿醚 Artemiseole	3-甲基-1-环己酮 3-Methyl-1-cyclohexanone $C_7H_{12}O$ Exact Mass: 112.09	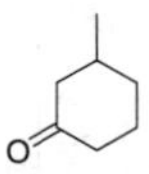 3-甲基-1-环己酮 3-Methyl-1-cyclohexanone
3,5-二甲基-2-环己烯-1-酮 3,5-Dimethyl-2-cyclohexen-1-one $C_8H_{12}O$ Exact Mass: 124.09	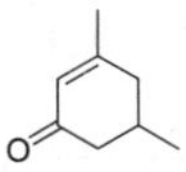 3,5-二甲基-2-环己烯-1-酮 3,5-Dimethyl-2-cyclohexen-1-one	长莰烯酮 Longicamphenylone $C_{14}H_{22}O$ Exact Mass: 206.17	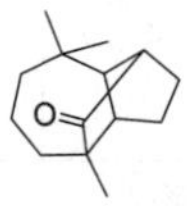 长莰烯酮 Longicamphenylone
莰尼酮 Camphenilone $C_9H_{14}O$ Exact Mass: 138.10	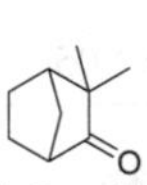 莰尼酮 Camphenilone	β-侧柏酮 β-Thujone $C_{10}H_{16}O$ Exact Mass: 152.12	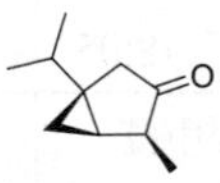 β-侧柏酮 β-Thujone
3-辛酮 3-Octanone $C_8H_{16}O$ Exact Mass: 128.12	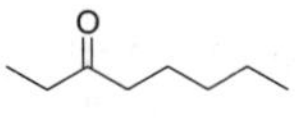 3-辛酮 3-Octanone	薄荷酮 Menthone $C_{10}H_{18}O$ Exact Mass: 154.14	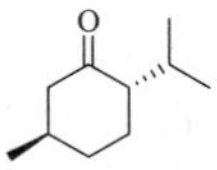 薄荷酮 Menthone
异薄荷酮 Isomenthone $C_{10}H_{18}O$ Exact Mass: 154.14	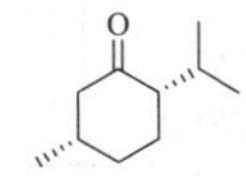 异薄荷酮 Isomenthone	胡薄荷酮 Pulegone $C_{10}H_{16}O$ Exact Mass: 152.12	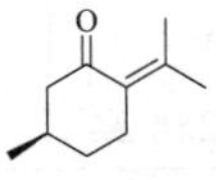 胡薄荷酮 Pulegone

续表

中英文名、化学式及相对分子质量	结构图	中英文名、化学式及相对分子质量	结构图
丁子香酚 Eugenol $C_{10}H_{12}O_2$ Exact Mass: 164.08	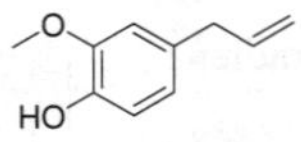 丁子香酚 Eugenol	二氢丁子香酚 Dihydroeugenol $C_{10}H_{14}O_2$ Exact Mass: 166.10	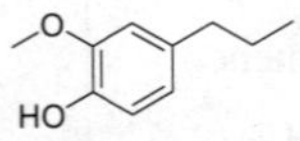 二氢丁子香酚 Dihydroeugenol
5-甲基-2-(1-甲乙基)-环己酮 5-Methyl-2-(1-methylethyl)-cyclohexanone $C_{10}H_{18}O$ Exact Mass: 154.14	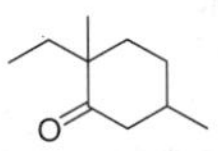 5-甲基-2-(1-甲乙基)-环己酮 5-Methyl-2-(1-methylethyl)-cyclohexanone	苯甲醛 Benzaldehyde C_7H_6O Exact Mass: 106.04	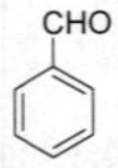 苯甲醛 Benzaldehyde
百里醌 Thymoquinone $C_{10}H_{12}O_2$ Exact Mass: 164.08	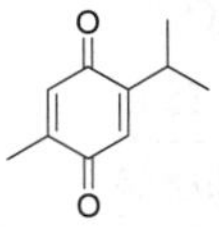 百里醌 Thymoquinone	百里酚 Thymol $C_{10}H_{14}O$ Exact Mass: 150.10	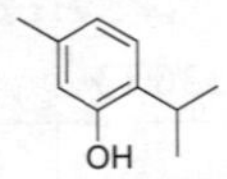 百里酚 Thymol
α-檀香萜 α-Santalene $C_{15}H_{24}$ Exact Mass: 204.19	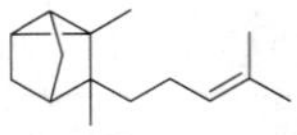 α-檀香萜 α-Santalene	匙叶桉油烯醇 Spathulenol $C_{15}H_{24}O$ Exact Mass: 220.18	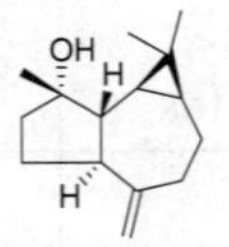 匙叶桉油烯醇 Spathulenol
Khusinol $C_{15}H_{24}O$ Exact Mass: 220.18	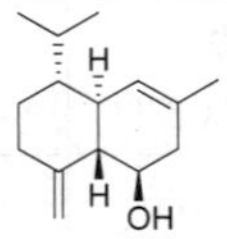 Khusinol	库贝醇 Cubenol $C_{15}H_{26}O$ Exact Mass: 222.20	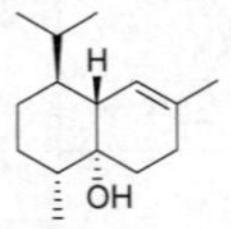 库贝醇 Cubenol
β-谷甾醇 β-Sitosterol $C_{29}H_{50}O$ Exact Mass: 414.39	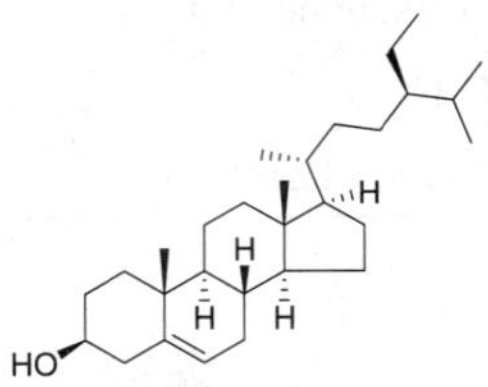 β-谷甾醇 β-Sitosterol	熊果酸 Ursolic acid $C_{30}H_{48}O_3$ Exact Mass: 456.36	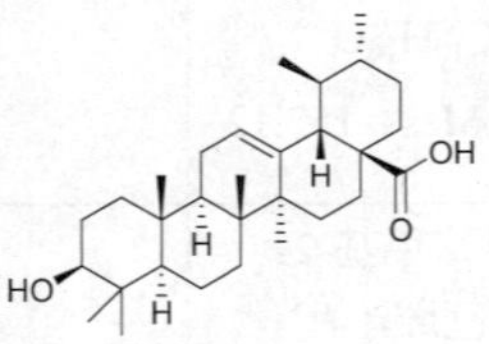 熊果酸 Ursolic acid
反式桂皮酸 *trans*-Cinnamic acid $C_9H_8O_2$ Exact Mass: 148.05	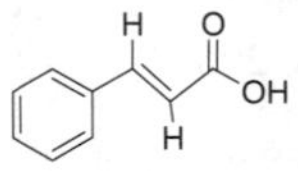 反式桂皮酸 *trans*-Cinnamic acid	水杨酸甲酯 Methyl salicylate $C_8H_8O_3$ Exact Mass: 152.05	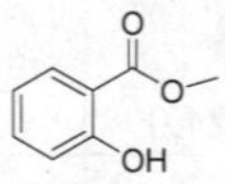 水杨酸甲酯 Methyl salicylate
反-肉桂酸甲酯 *trans*-Methyl cinnamate $C_{10}H_{10}O_2$ Exact Mass: 162.07	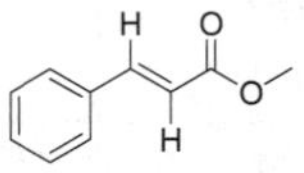 反-肉桂酸甲酯 *trans*-Methyl cinnamate	戊基苯甲酸酯 Pentyl benzoate $C_{12}H_{16}O_2$ Exact Mass: 192.12	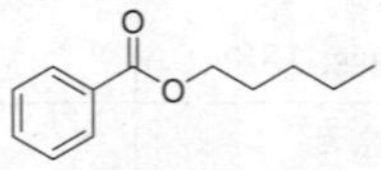 戊基苯甲酸酯 Pentyl benzoate
正十四酸乙酯 Ethyl *n*-tetradecanoate $C_{16}H_{32}O_2$ Exact Mass: 256.24	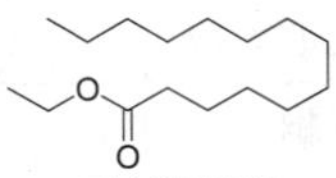 正十四酸乙酯 Ethyl *n*-tetradecanoate	木犀草素 Luteolin $C_{15}H_{10}O_6$ Exact Mass: 286.05	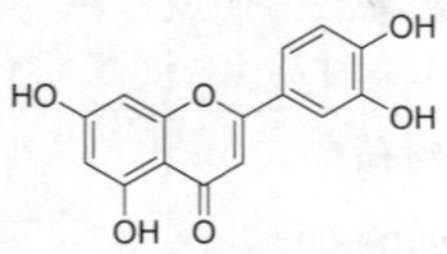 木犀草素 Luteolin

续表

中英文名、化学式及相对分子质量	结构图	中英文名、化学式及相对分子质量	结构图
芹菜素 Apigenin $C_{15}H_{10}O_5$ Exact Mass: 270.05	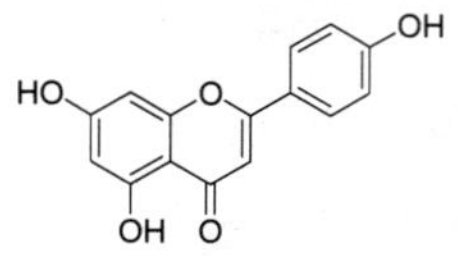 芹菜素 Apigenin	橙皮苷 Hesperidin $C_{28}H_{34}O_{15}$ Exact Mass: 610.19	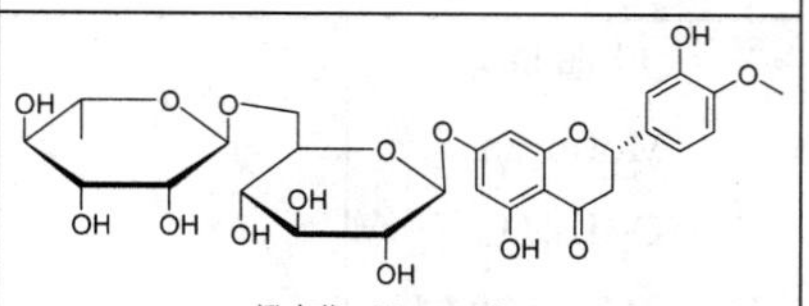 橙皮苷 Hesperidin
橙皮素-7-*O*-葡萄糖苷 Hesperidin-7-*O*-glucoside $C_{22}H_{24}O_{11}$ Exact Mass: 464.13	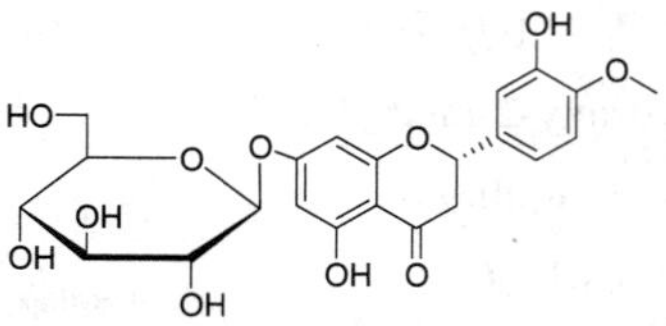 橙皮素-7-*O*-葡萄糖苷 Hesperidin-7-*O*-glucoside	Tilianin $C_{22}H_{22}O_{10}$ Exact Mass: 446.12	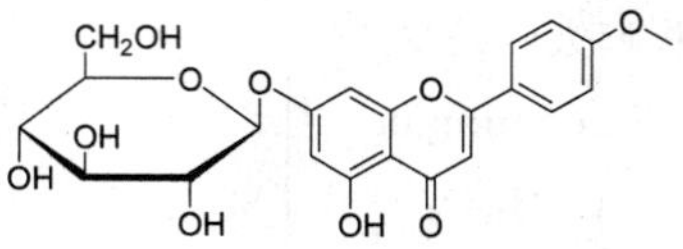 Tilianin

【分析方法】

1 高效液相色谱法测定荆芥穗有效部位中木犀草素和橙皮苷的含量[5]

1.1 仪器

Waters 600 高效液相色谱仪。

1.2 色谱条件

色谱柱：Techsphere ODS 柱(250mm×4.6mm，5μm)；流动相：乙腈-0.2%磷酸溶液；梯度洗脱：0～20min 20%乙腈，20～30min 25%乙腈，30～50min 30%乙腈)；流速 1.0mL/min；柱温室温；检测波长 283nm；分析时间约 40min。

1.3 对照品溶液的制备

称取木犀草素和橙皮苷对照品，用适量甲醇超声溶解。

1.4 供试品溶液的制备

精密称取荆介穗有效部位干膏 100mg，用 50%乙醇超声溶解并定容至 25mL，滤过，即得。

茜草

Qiancao

RUBIAE RADIX ET RHIZOMA

【化学成分】

表 1-9-3 茜草主要化学成分[6, 7]

中英文名、化学式及相对分子质量	结构图	中英文名、化学式及相对分子质量	结构图
茜草素 Alizarin $C_{14}H_8O_4$ Exact Mass: 240.04	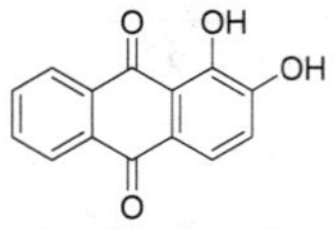 茜草素 Alizarin	羟基茜草素 Purpurin $C_{14}H_8O_5$ Exact Mass: 256.04	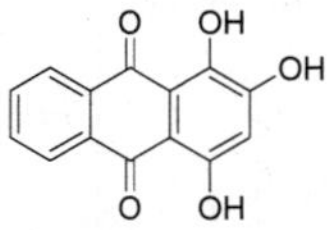 羟基茜草素 Purpurin
异茜草素 Purpuroxanthin $C_{14}H_8O_4$ Exact Mass: 240.04	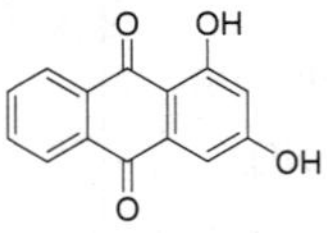 异茜草素 Purpuroxanthin	伪羟基茜草素 Pseudopurpurin $C_{15}H_8O_7$ Exact Mass: 300.03	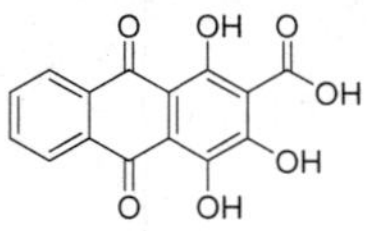 伪羟基茜草素 Pseudopurpurin

续表

中英文名、化学式及相对分子质量	结构图	中英文名、化学式及相对分子质量	结构图
大叶茜草素 Mollugin $C_{17}H_{16}O_4$ Exact Mass: 284.10	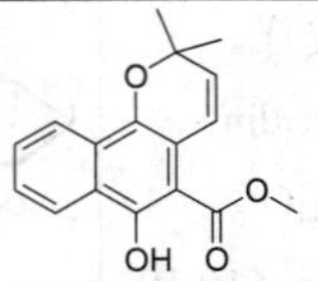 大叶茜草素 Mollugin	二氢大叶茜草素 Dihydromollugin $C_{17}H_{18}O_4$ Exact Mass: 286.12	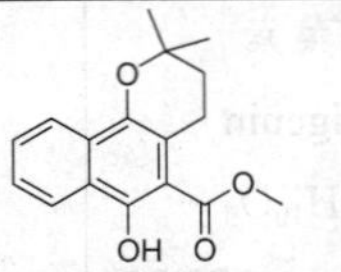 二氢大叶茜草素 Dihydromollugin
呋喃大叶茜草素 Furomollugin $C_{14}H_{10}O_4$ Exact Mass: 242.06	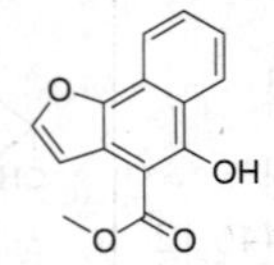 呋喃大叶茜草素 Furomollugin	1-羟基-2-甲基-蒽醌 1-Hydroxy-2-methyl-anthraquinone $C_{15}H_{10}O_3$ Exact Mass: 238.06	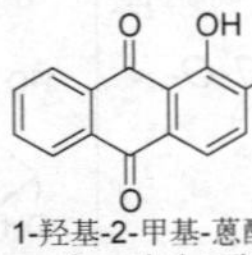 1-羟基-2-甲基-蒽醌 1-Hydroxy-2-methyl-anthraquinone
1-羟基蒽醌 1-Hydroxy-anthraquinone $C_{14}H_8O_3$ Exact Mass: 224.05	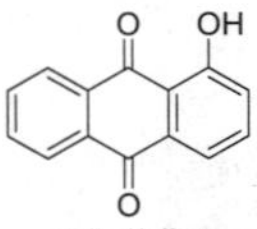 1-羟基蒽醌 1-Hydroxy-anthraquinone	1,2,4-三羟基蒽醌 1,2,4-Trihydroxy-anthraquinone $C_{14}H_8O_5$ Exact Mass: 256.04	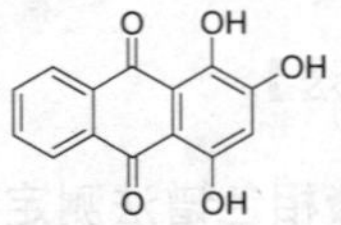 1,2,4-三羟基蒽醌 1,2,4-Trihydroxy-anthraquinone
1,4-二羟基-2-甲基蒽醌 1,4-Dihydroxy-2-methyl-anthraquinone $C_{15}H_{10}O_4$ Exact Mass: 254.06	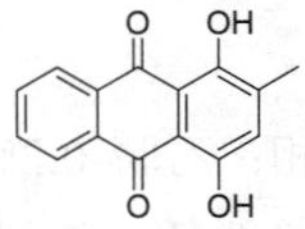 1,4-二羟基-2-甲基蒽醌 1,4-Dihydroxy-2-methyl-anthraquinone	1-羟基-2-甲基蒽醌 1-Hydroxy-2-methyl-anthraquinone $C_{15}H_{10}O_3$ Exact Mass: 238.06	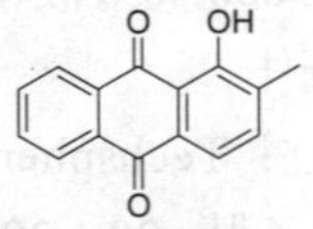 1-羟基-2-甲基蒽醌 1-Hydroxy-2-methyl-anthraquinone
1-羟基-2-羟甲基蒽醌 1-Hydroxy-2-hydromethyl-anthraquinone $C_{15}H_{10}O_4$ Exact Mass: 254.06	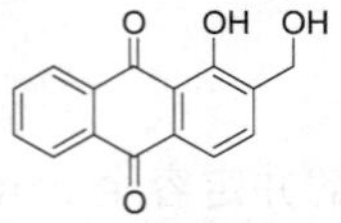 1-羟基-2-羟甲基蒽醌 1-Hydroxy-2-hydromethyl-anthraquinone	1,3,6-三羟基-2-甲基蒽醌 1,3,6-Trihydroxy-2-methyl-anthraquinone $C_{15}H_{10}O_5$ Exact Mass: 270.05	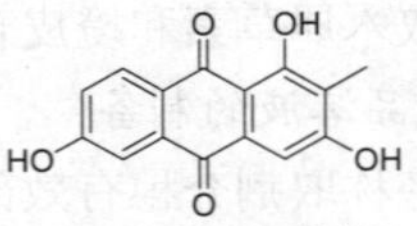 1,3,6-三羟基-2-甲基蒽醌 1,3,6-Trihydroxy-2-methyl-anthraquinone
1,3,6-三羟基-2-甲基蒽醌-3-*O*-(*O*-6-乙酰基)新橙皮苷 1,3,6-Trihydroxy-2-methyl-anthraquinone-3-*O*-(*O*-6-acetyl) neohesperidin $C_{29}H_{32}O_{15}$ Exact Mass: 620.17	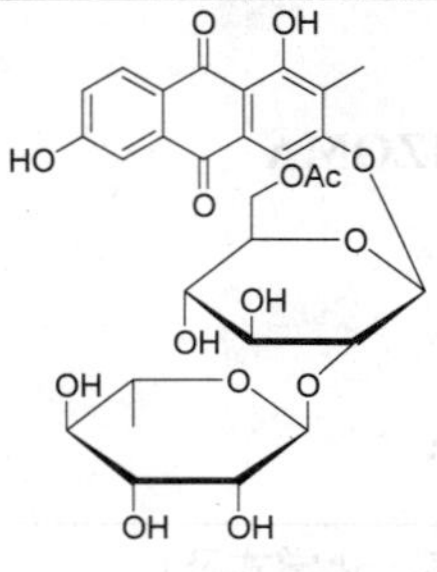 1,3,6-三羟基-2-甲基蒽醌-3-*O*-(*O*-6-乙酰基)新橙皮苷 1,3,6-Trihydroxy-2-methyl-anthraquinone-3-*O*-(*O*-6-acetyl) neohesperidin	1,3,6-三羟基-2-甲基蒽醌-3-*O*-(*O*-6-乙酰基)-*β*-D-吡喃葡萄糖苷 1,3,6-Trihydroxy-2-methyl-anthraquinone-3-*O*-(*O*-6-acetyl)-*β*-D-glucopyranoside $C_{23}H_{22}O_{11}$ Exact Mass: 474.12	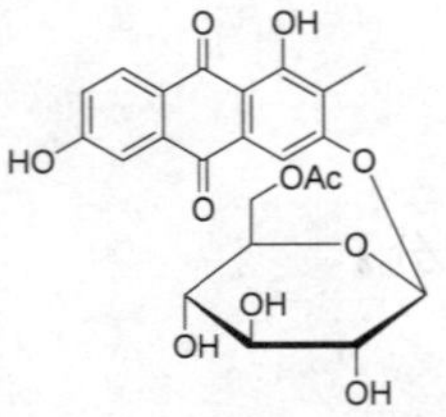 1,3,6-三羟基-2-甲基蒽醌-3-*O*-(*O*-6-乙酰基)-*β*-D-吡喃葡萄糖苷 1,3,6-Trihydroxy-2-methyl-anthraquinone-3-*O*-(*O*-6-acetyl)-*β*-D-glucopyranoside
去氢-*α*-拉杷醌 Dehydro-*α*-lapachone $C_{15}H_{12}O_3$ Exact Mass: 240.08	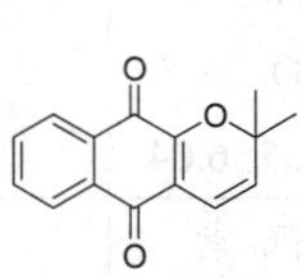 去氢-*α*-拉杷醌 Dehydro-*α*-lapachone	2-氨基甲酰基-3-甲氧基-1,4-萘醌 2-Carbamoyl-3-methoxy-1,4-naphthoquinone $C_{12}H_9NO_4$ Exact Mass: 231.05	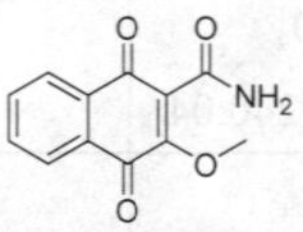 2-氨基甲酰基-3-甲氧基-1,4-萘醌 2-Carbamoyl-3-methoxy-1,4-naphthoquinone

续表

中英文名、化学式及相对分子质量	结构图	中英文名、化学式及相对分子质量	结构图
1,6-二羟基-2-甲基蒽醌-3-*β*-乙酰基-葡萄糖苷(2→1)木糖苷 1,6-Dihydroxy-2-methyl-3-*β*-acetyl-glucoside(2→1) xyloside $C_{28}H_{30}O_{15}$ Exact Mass: 606.16	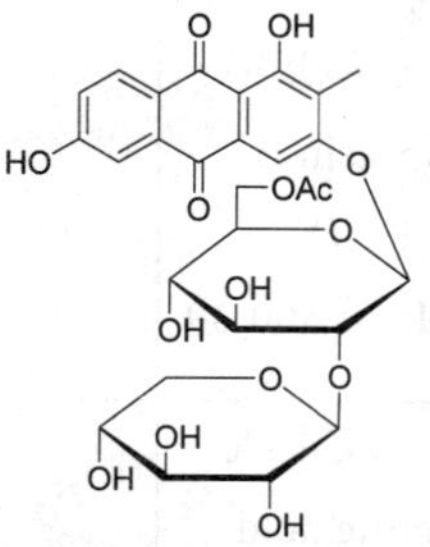 1,6-二羟基-2-甲基蒽醌-3-*β*-乙酰基-葡萄糖苷(2→1)木糖苷 1,6-Dihydroxy-2-methyl-3-*β*-acetyl-glucoside(2→1) xyloside	1,3-二羟基-2-羟甲基蒽醌-3-*O*-*β*-D-吡喃木糖(1→6)-*β*-D-吡喃葡萄糖苷 1,3-Dihydroxy-2-hydroxymethyl-anthraquinone-3-*O*-*β*-D-xylopyranose(1→6)-*β*-D-glucopyranoside $C_{26}H_{28}O_{14}$ Exact Mass: 564.15	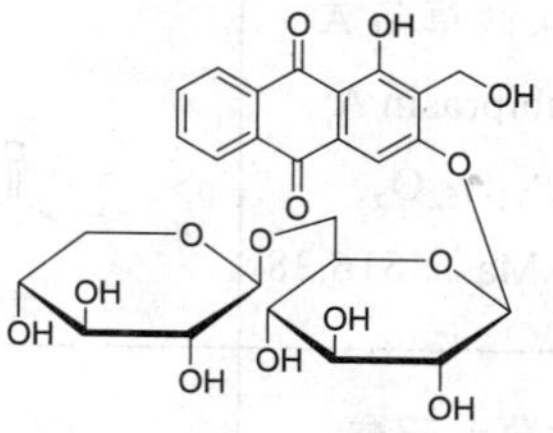 1,3-二羟基-2-羟甲基蒽醌-3-O-*β*-D-吡喃木糖(1→6)-*β*-D-吡喃葡萄糖苷 1,3-Dihydroxy-2-hydroxymethyl-anthraquinone-3-*O*-*β*-D-xylopyranose(1→6)-*β*-D-glucopyranoside
1,3,6-三羟基-2-甲基蒽醌-3-*O*-*β*-D-吡喃葡萄糖苷 1,3,6-Trihydroxy-2-methyl-anthraquinone-3-*O*-*β*-D-glucopyranoside $C_{21}H_{20}O_{10}$ Exact Mass: 432.11	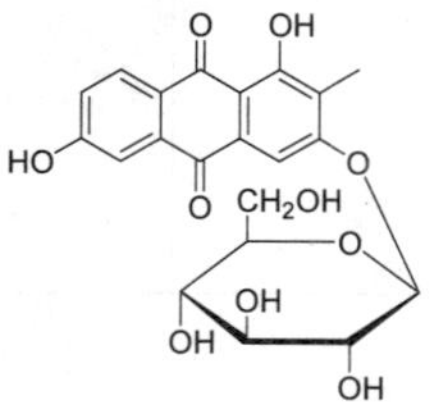 1,3,6-三羟基-2-甲基蒽醌-3-*O*-*β*-D-吡喃葡萄糖苷 1,3,6-Trihydroxy-2-methyl-anthraquinone-3-*O*-*β*-D-glucopyranoside	1,3,6-三羟基-2-甲基蒽醌-3-*O*-*β*-D-吡喃木糖(1→2)*β*-D-(6-*O*-乙酰基)吡喃葡萄糖苷 1,3,6-Trihydroxy-2-methyl-anthraquinone-3-*O*-*β*-D-xylopyranose(1→6)-*β*-D-(6-*O*-acetyl) glucopyranoside $C_{28}H_{30}O_{15}$ Exact Mass: 606.16	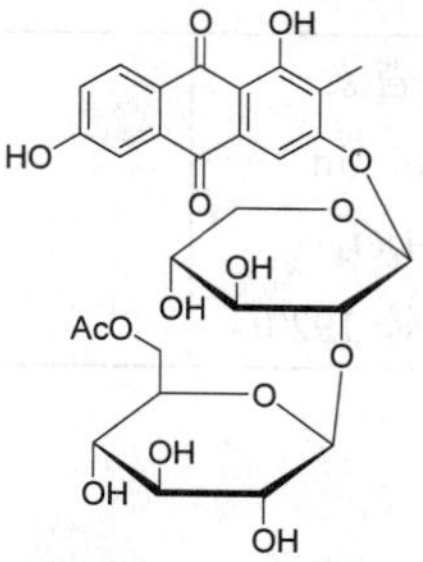 1,3,6-三羟基-2-甲基蒽醌-3-*O*-*β*-D-吡喃木糖(1→2)*β*-D-(6-*O*-乙酰基)吡喃葡萄糖苷 1,3,6-Trihydroxy-2-methyl-anthraquinone-3-*O*-*β*-D-xylopyranose(1→6)-*β*-D-(6-*O*-acetyl)glucopyranoside
2-氨基甲酰基-3-羟基-1,4-萘醌 2-Carbamoyl-3-hydroxy-1,4-naphthoquinone $C_{11}H_7NO_4$ Exact Mass: 217.04	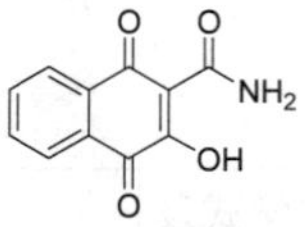 2-氨基甲酰基-3-羟基-1,4-萘醌 2-Carbamoyl-3-hydroxy-1,4-naphthoquinone	2-羧甲基-3-异戊烯基-2,3-环氧-1,4-萘醌 2-Carboxymethyl-3-prenyl-2,3-epoxy-1,4-naphthpeuinone $C_{17}H_{16}O_4$ Exact Mass: 284.10	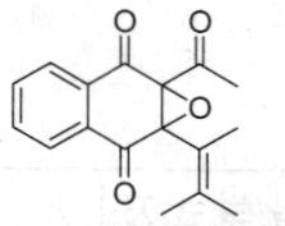 2-羧甲基-3-异戊烯基-2,3-环氧-1,4-萘醌 2-Carboxymethyl-3-prenyl-2,3-epoxy-1,4-naphthpeuinone
β-谷甾醇 *β*-Sitosterol $C_{29}H_{50}O$ Exact Mass: 414.39	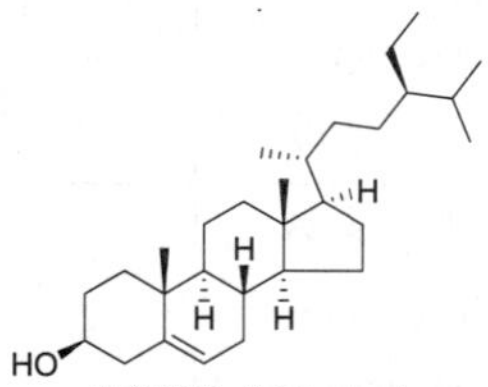 *β*-谷甾醇 *β*-Sitosterol	胡萝卜苷 Daucosterol $C_{35}H_{60}O_6$ Exact Mass: 576.44	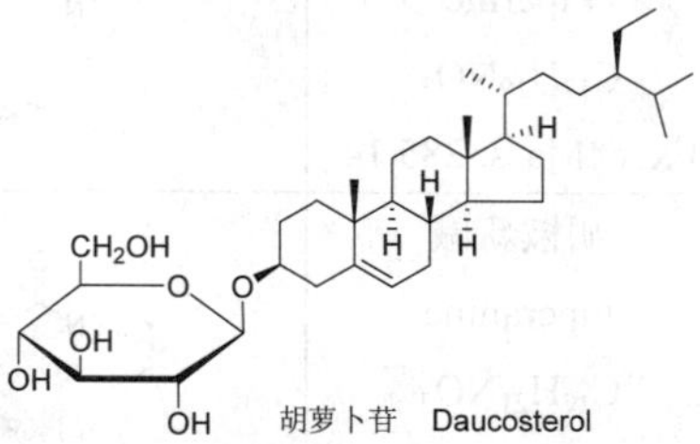 胡萝卜苷 Daucosterol
茜草酸 Munjistin $C_{15}H_8O_6$ Exact Mass: 284.03	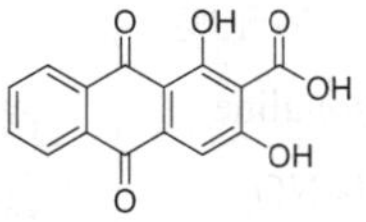 茜草酸 Munjistin	茜根酸 Rubianic acid $C_{25}H_{26}O_{13}$ Exact Mass: 534.14	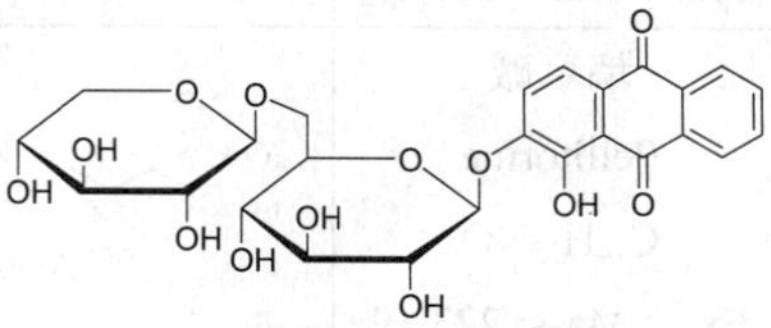 茜根酸 Rubianic acid
大黄素甲醚 Rheochrysidin $C_{16}H_{12}O_5$ Exact Mass: 284.07	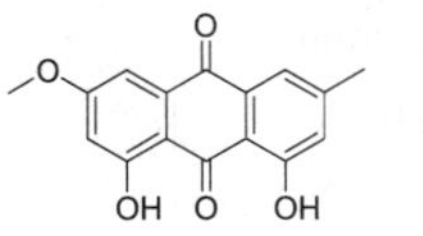 大黄素甲醚 Rheochrysidin	茜草内酯 Rubilactone $C_{15}H_{10}O_5$ Exact Mass: 270.05	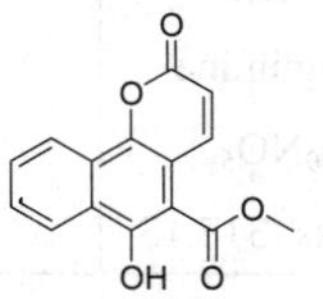 茜草内酯 Rubilactone

续表

中英文名、化学式及相对分子质量	结构图	中英文名、化学式及相对分子质量	结构图
黑果茜草萜 A Rubiprasin A $C_{32}H_{52}O_5$ Exact Mass: 516.38	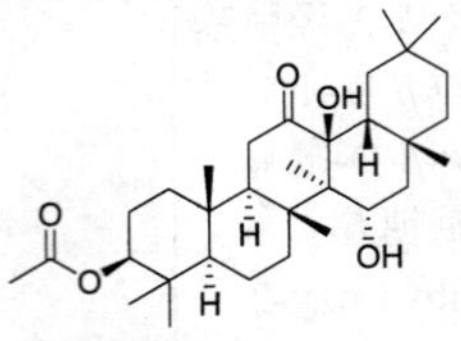 黑果茜草萜 A Rubiprasin A	黑果茜草萜 B Rubiprasin B $C_{32}H_{52}O_4$ Exact Mass: 500.39	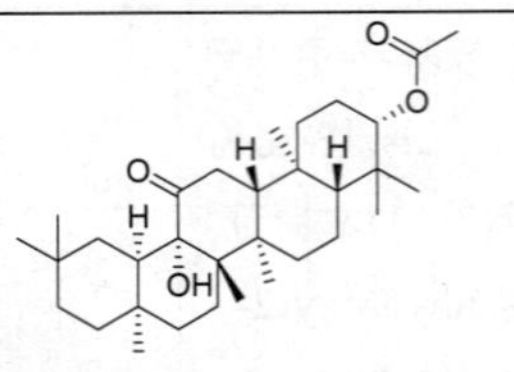 黑果茜草萜 B Rubiprasin B
茜草萜三醇 Rubiatriol $C_{30}H_{50}O_3$ Exact Mass: 458.38	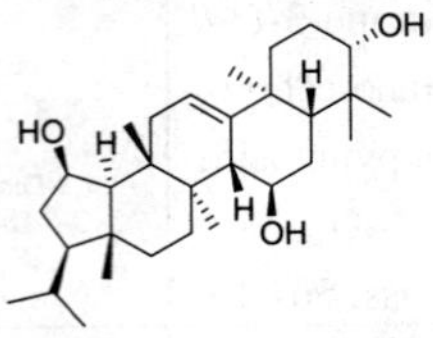 茜草萜三醇 Rubiatriol	齐墩果酸乙酸酯 Oleanolic acid acetate $C_{32}H_{50}O_4$ Exact Mass: 498.37	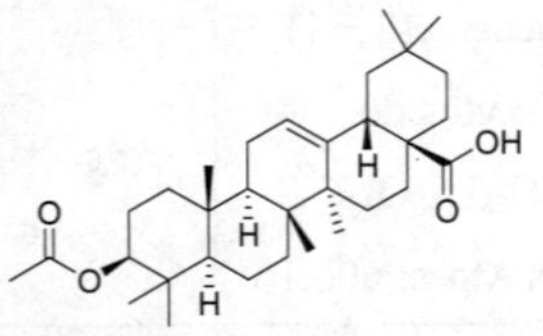 齐墩果酸乙酸酯 Oleanolic acid acetate
东莨菪素 Scopoletin $C_{10}H_8O_4$ Exact Mass: 192.04	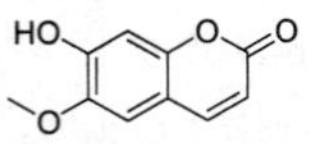 东莨菪素 Scopoletin		

荜茇

Bibo

PIPERIS LONGI FRUCTUS

【化学成分】

表 1-9-4 荜茇主要化学成分[8, 9]

中英文名、化学式及相对分子质量	结构图	中英文名、化学式及相对分子质量	结构图
胡椒碱 Piperine $C_{17}H_{19}NO_3$ Exact Mass: 285.14	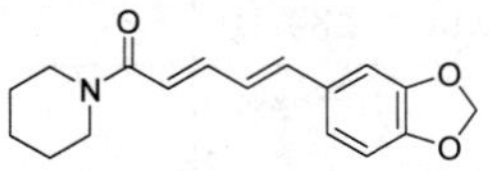 胡椒碱 Piperine	四氢胡椒碱 Tetrahydropiperine $C_{17}H_{23}NO_3$ Exact Mass: 289.17	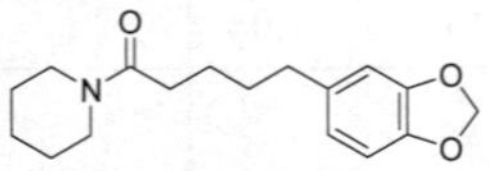 四氢胡椒碱 Tetrahydropiperine
胡椒新碱 Piperanine $C_{17}H_{21}NO_3$ Exact Mass: 287.15	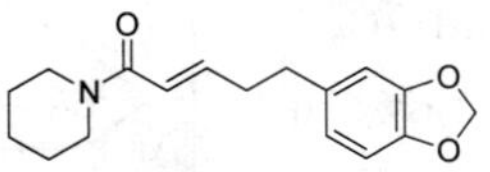 胡椒新碱 Piperanine	几内亚胡椒碱 Guineensine $C_{24}H_{33}NO_3$ Exact Mass: 383.25	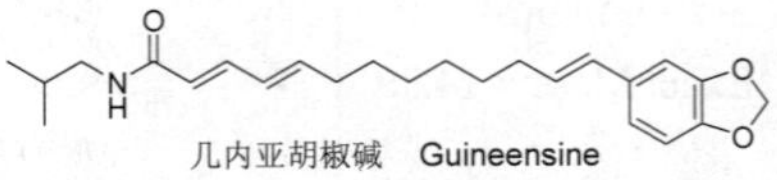 几内亚胡椒碱 Guineensine
墙草碱 Pellitorine $C_{14}H_{25}NO$ Exact Mass: 223.19	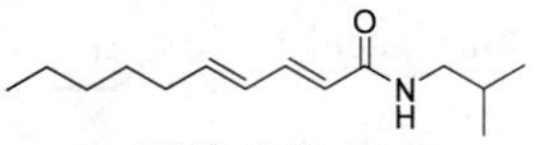 墙草碱 Pellitorine	荜茇壬二烯哌啶 Pipernonaline $C_{21}H_{27}NO_3$ Exact Mass: 341.20	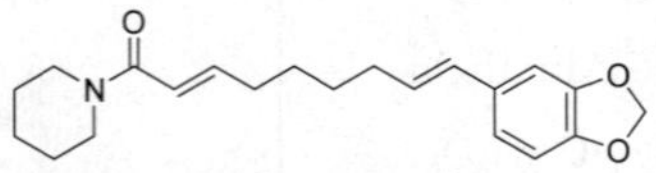 荜茇壬二烯哌啶 Pipernonaline
荜茇酰胺 Piperlongumine $C_{17}H_{19}NO_5$ Exact Mass: 317.13	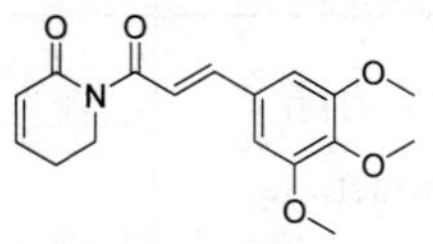 荜茇酰胺 Piperlongumine	芝麻脂素 L-Sesamin $C_{20}H_{18}O_6$ Exact Mass: 354.11	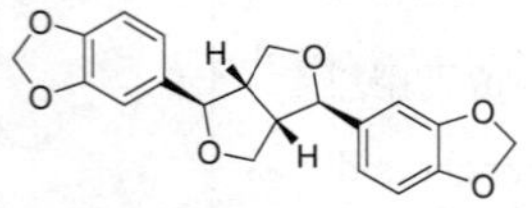 芝麻脂素 L-Sesamin

续表

中英文名、化学式及相对分子质量	结构图	中英文名、化学式及相对分子质量	结构图
胡椒酸甲酯 Methyl piperate $C_{13}H_{12}O_4$ Exact Mass: 232.07	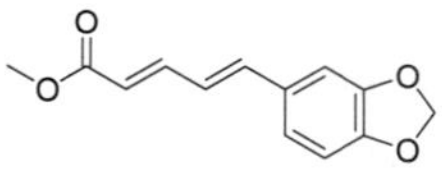 胡椒酸甲酯 Methyl piperate	苯乙酮 Acetophenone C_8H_8O Exact Mass: 120.06	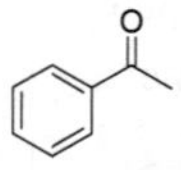 苯乙酮 Acetophenone
3,7-二甲基-1,3,6-辛三烯 3,7-Dimethyl-1,3,6-octriene $C_{10}H_{16}$ Exact Mass: 136.13	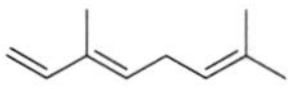 3,7-二甲基-1,3,6-辛三烯 3,7-Dimethyl-1,3,6-octriene	δ-榄香烯 δ-Elemene $C_{15}H_{24}$ Exact Mass: 204.19	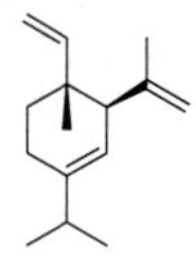 δ-榄香烯 δ-Elemene
(−)β-榄香烯 (−)β-Elemene $C_{15}H_{24}$ Exact Mass: 204.19	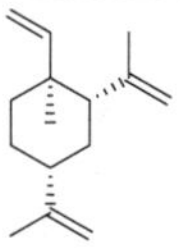 (−)β-榄香烯 (−)β-Elemene	α-荜澄茄油烯 α-Cubebene $C_{15}H_{24}$ Exact Mass: 204.19	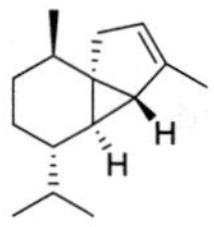 α-荜澄茄油烯 α-Cubebene
β-荜澄茄油烯 β-Cubebene $C_{15}H_{24}$ Exact Mass: 204.19	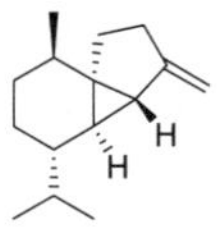 β-荜澄茄油烯 β-Cubebene	顺-丁香烯 *cis*-Caryophyllene $C_{15}H_{24}$ Exact Mass: 204.19	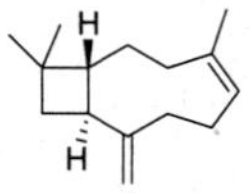 顺-丁香烯 *cis*-Caryophyllene
β-芹子烯 β-Selinene $C_{15}H_{24}$ Exact Mass: 204.19	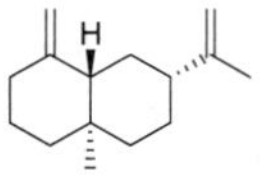 β-芹子烯 β-Selinene	β-金合欢烯 β-Farnesene $C_{15}H_{24}$ Exact Mass: 204.19	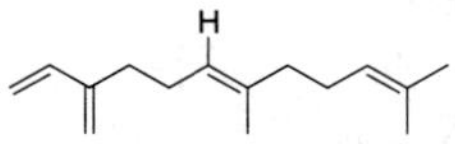 β-金合欢烯 β-Farnesene
金合欢烯 Farnesene $C_{15}H_{24}$ Exact Mass: 204.19	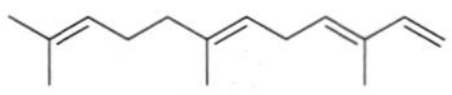 金合欢烯 Farnesene	姜烯 Zingiberene $C_{15}H_{24}$ Exact Mass: 204.19	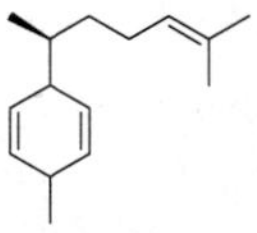 姜烯 Zingiberene
α-葎草烯 α-Humulene $C_{15}H_{24}$ Exact Mass: 204.19	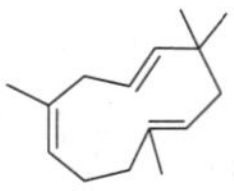 α-葎草烯 α-Humulene	1-十七烯 1-Heptadecene $C_{17}H_{34}$ Exact Mass: 238.27	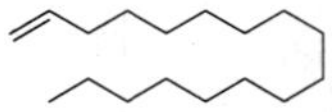 1-十七烯 1-Heptadecene
十七烷 Heptadecane $C_{17}H_{36}$ Exact Mass: 240.28	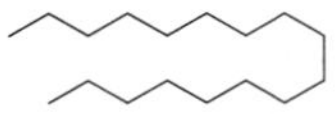 十七烷 Heptadecane	1-十九烯 1-Nonadecene $C_{19}H_{38}$ Exact Mass: 266.30	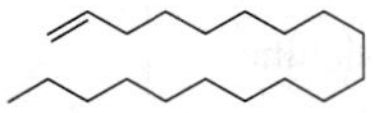 1-十九烯 1-Nonadecene
十九烷 Nonadecane $C_{19}H_{40}$ Exact Mass: 268.31	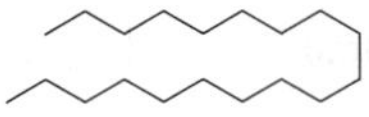 十九烷 Nonadecane	十三烯 Tridecylene $C_{13}H_{26}$ Exact Mass: 182.20	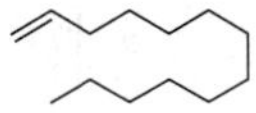 十三烯 Tridecylene
十三烷 Tridecane $C_{13}H_{28}$ Exact Mass: 184.22	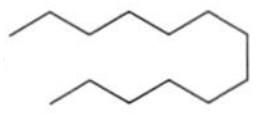 十三烷 Tridecane	十五烯 Pentadecene $C_{15}H_{30}$ Exact Mass: 210.23	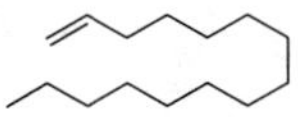 十五烯 Pentadecene

续表

中英文名、化学式及相对分子质量	结构图	中英文名、化学式及相对分子质量	结构图
十五烷 Pentadecane $C_{15}H_{32}$ Exact Mass: 212.25	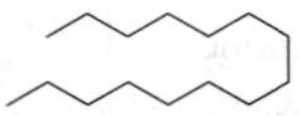 十五烷　Pentadecane	*β*-红没药烯 *β*-Bisabolene $C_{15}H_{24}$ Exact Mass: 204.19	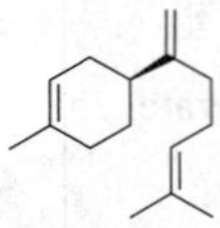 *β*-红没药烯　*β*-Bisabolene
芳樟醇 Linalool $C_{10}H_{18}O$ Exact Mass: 154.14	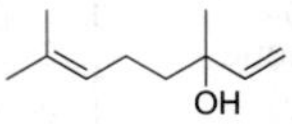 芳樟醇　Linalool	*β*-谷甾醇 *β*-Sitosterol $C_{29}H_{50}O$ Exact Mass: 414.39	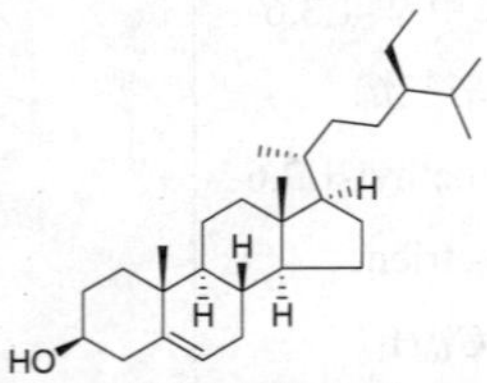 *β*-谷甾醇　*β*-Sitosterol
棕榈酸 Palmitic acid $C_{16}H_{32}O_2$ Exact Mass: 256.24	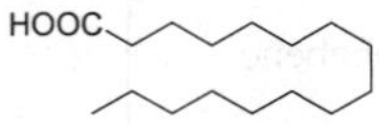 棕榈酸　Palmitic acid	天冬氨酸 Aspartic acid $C_4H_7NO_4$ Exact Mass: 133.04	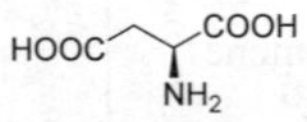 天冬氨酸　Aspartic acid
苯丙酸 Phenylpropionic acid $C_9H_{11}NO_2$ Exact Mass: 165.08	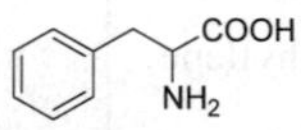 苯丙酸　Phenylpropionic acid	谷氨酸 Glutamic acid $C_5H_9NO_4$ Exact Mass: 147.05	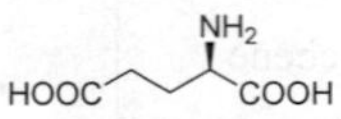 谷氨酸　Glutamic acid
丝氨酸 Serine $C_3H_7NO_3$ Exact Mass: 105.04	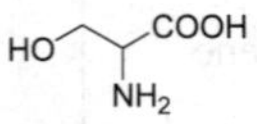 丝氨酸　Serine	组氨酸 Histidine $C_6H_9N_3O_2$ Exact Mass: 155.07	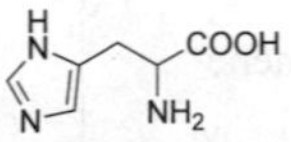 组氨酸　Histidine
甘氨酸 Glycine $C_3H_7NO_2$ Exact Mass: 89.05	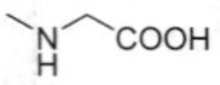 甘氨酸　Glycine	苏氨酸 Threonine $C_4H_9NO_3$ Exact Mass: 119.06	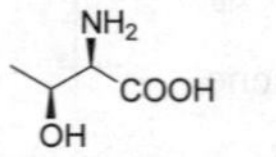 苏氨酸　Threonine
酪氨酸 Tyrosine $C_9H_{11}NO_3$ Exact Mass: 181.07	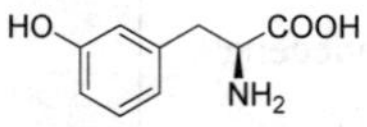 酪氨酸　Tyrosine	缬氨酸 Valine $C_5H_{11}NO_2$ Exact Mass: 117.08	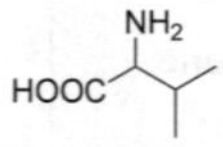 缬氨酸　Valine
苯丙氨酸 Phenylalanine $C_9H_{11}NO_2$ Exact Mass: 165.08	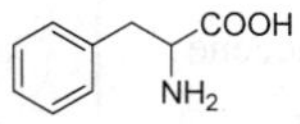 苯丙氨酸　Phenylalanine	异亮氨酸 Isoleucine $C_6H_{13}NO_2$ Exact Mass: 131.09	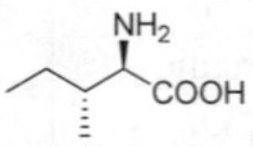 异亮氨酸　Isoleucine
脯氨酸 Proline $C_4H_9NO_2$ Exact Mass: 103.06	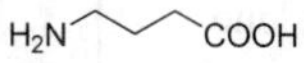 脯氨酸　Proline	丙氨酸 Alanine $C_3H_7NO_2$ Exact Mass: 89.05	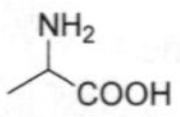 丙氨酸　Alanine

草乌

Caowu

ACONITI KUSNEZOFFII RADIX

【化学成分】

表 1-9-5 草乌主要化学成分[10, 11]

中英文名、化学式及相对分子质量	结构图	中英文名、化学式及相对分子质量	结构图
乌头碱 Aconitine $C_{34}H_{47}NO_{11}$ Exact Mass: 645.31	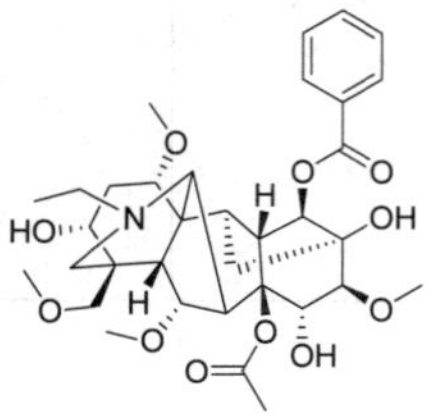 乌头碱 Aconitine	3-脱氧乌头碱 3-Deoxyaconitine $C_{34}H_{47}NO_{10}$ Exact Mass: 629.32	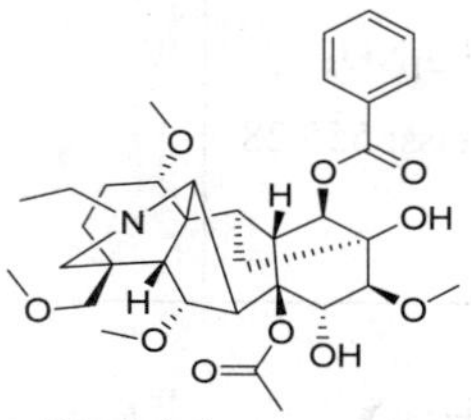 3-脱氧乌头碱 3-Deoxyaconitine
10-羟基乌头碱 Aconifine $C_{34}H_{47}NO_{12}$ Exact Mass: 661.31	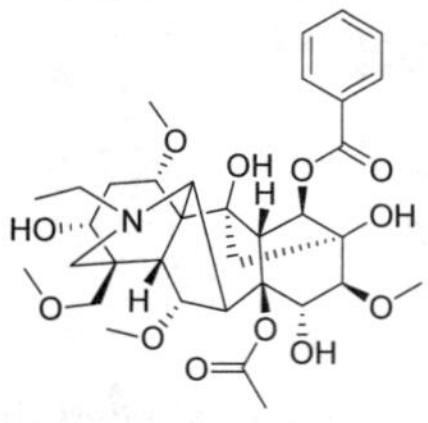 10-羟基乌头碱 Aconifine	中乌头碱 Mesaconitine $C_{33}H_{45}NO_{11}$ Exact Mass: 631.30	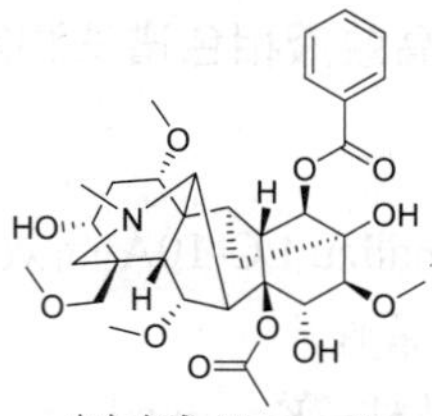 中乌头碱 Mesaconitine
次乌头碱 Hypaconitine $C_{33}H_{45}NO_{10}$ Exact Mass: 615.30	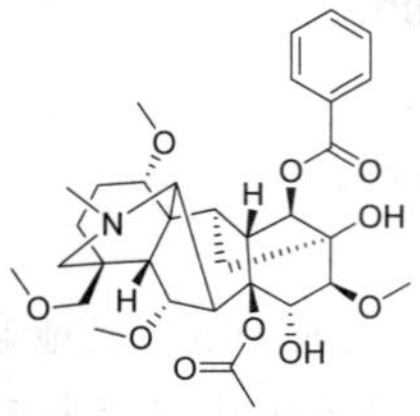 次乌头碱 Hypaconitine	北乌碱 Beiwutine $C_{33}H_{45}NO_{12}$ Exact Mass: 647.29	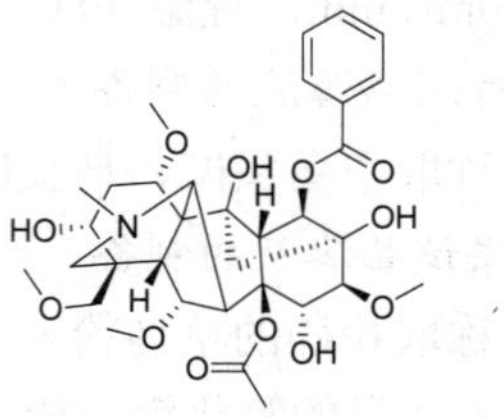 北乌碱 Beiwutine
14-苯甲酰乌头原碱 14-Benzoylaconine $C_{32}H_{45}NO_{10}$ Exact Mass: 603.30	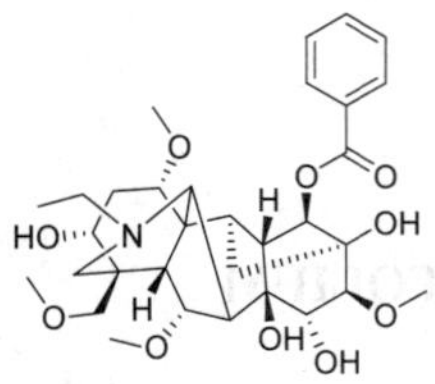 14-苯甲酰乌头原碱 14-Benzoylaconine	尼奥宁 Neoline $C_{24}H_{39}NO_{6}$ Exact Mass: 437.28	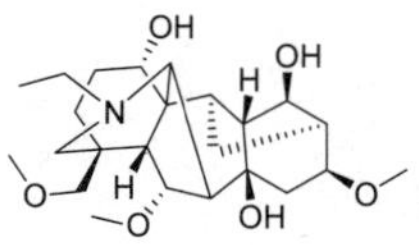 尼奥宁 Neoline
15-α-羟基尼奥宁 15-α-Hydroxyneoline $C_{24}H_{39}NO_{7}$ Exact Mass: 453.27	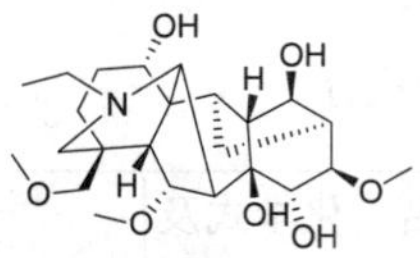 15-α-羟基尼奥宁 15-α-Hydroxyneoline	查斯曼宁 Chasmanine $C_{25}H_{41}NO_{6}$ Exact Mass: 451.29	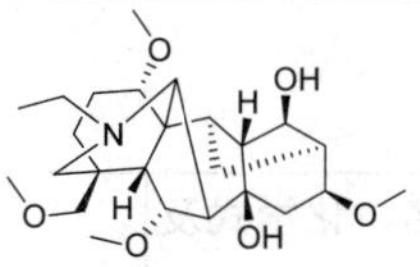 查斯曼宁 Chasmanine
塔拉萨敏 Talatizamine $C_{24}H_{39}NO_{5}$ Exact Mass: 421.28	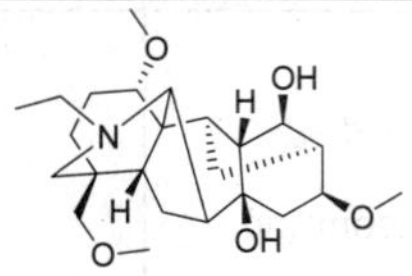 塔拉萨敏 Talatizamine	弗斯生 Foresticine $C_{24}H_{39}NO_{6}$ Exact Mass: 437.28	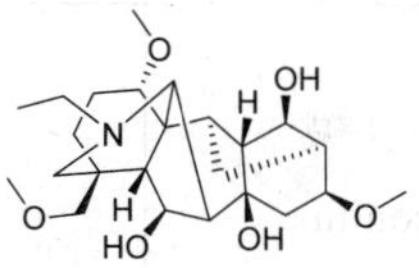 弗斯生 Foresticine

续表

中英文名、化学式及相对分子质量	结构图	中英文名、化学式及相对分子质量	结构图
牛扁碱 Lycoctonine $C_{25}H_{41}NO_7$ Exact Mass: 467.29	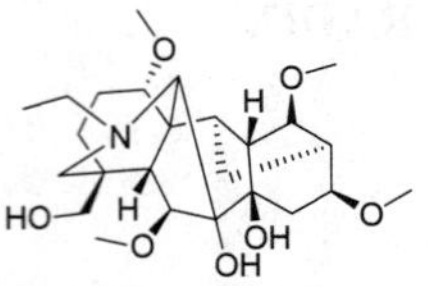 牛扁碱 Lycoctonine	氨茴酰牛扁碱 Anthranoyllycoctonine $C_{32}H_{46}N_2O_8$ Exact Mass: 586.33	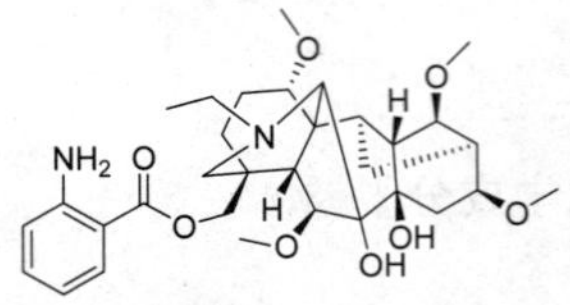 氨茴酰牛扁碱 Anthranoyllycoctonine
Acsonine $C_{31}H_{41}NO_8$ Exact Mass: 555.28	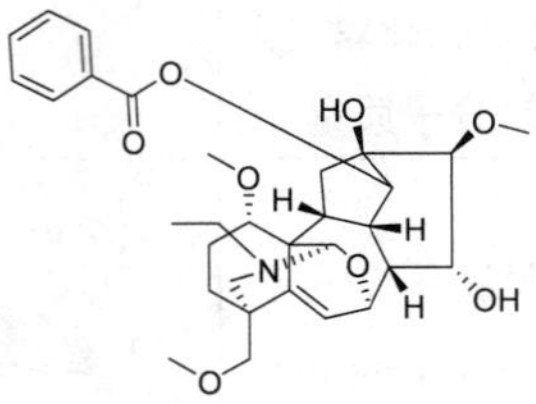 Acsonine		

【分析方法】

1　反向高效液相色谱法测定草乌中乌头碱、中乌头碱和次乌头碱[11]

1.1 仪器

Shimadzu LC-10A 高效液相色谱仪。

1.2 色谱条件

色谱柱：Kormusil C_{18} 柱(250mm×4.6mm，5μm)；流动相：乙腈-醋酸铵缓冲溶液(pH 10.5) (60∶40)；流速 1.0mL/min；柱温 30℃；检测波长 240nm；分析时间约 15min。

1.3 对照品溶液的制备

称取中乌头碱、乌头碱和次乌头碱对照品，用适量乙腈溶解。

1.4 供试品溶液的制备

称取粉碎的草乌粉末 0.4g，用 10%氨溶液 0.4mL 浸润后，加入 10mL 乙醚超声 30min，然后补加乙醚并加入适量的氧化铝，放置过夜，滤过，挥干醚液，残渣用乙腈溶解并定容至 5mL，即得。

草乌叶

Caowuye

ACONITI KUSNEZOFFII FOLIUM

【化学成分】

表 1-9-6　草乌叶主要化学成分[12]

中英文名、化学式及相对分子质量	结构图	中英文名、化学式及相对分子质量	结构图
乌头碱 Aconitine $C_{34}H_{47}NO_{11}$ Exact Mass: 645.31	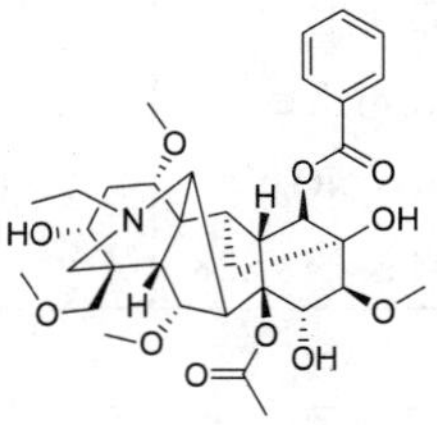 乌头碱 Aconitine	次乌头碱 Hypaconitine $C_{33}H_{45}NO_{10}$ Exact Mass: 615.3	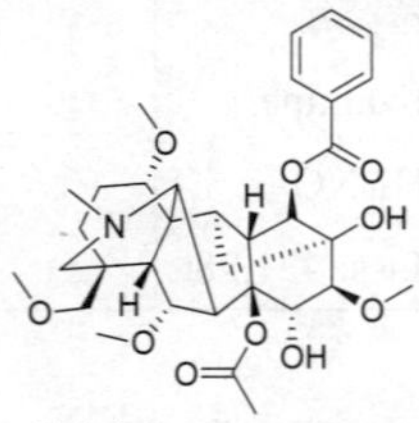 次乌头碱 Hypaconitine

续表

中英文名、化学式及相对分子质量	结构图	中英文名、化学式及相对分子质量	结构图
中乌头碱 Mesaconitine $C_{33}H_{45}NO_{11}$ Exact Mass: 631.30	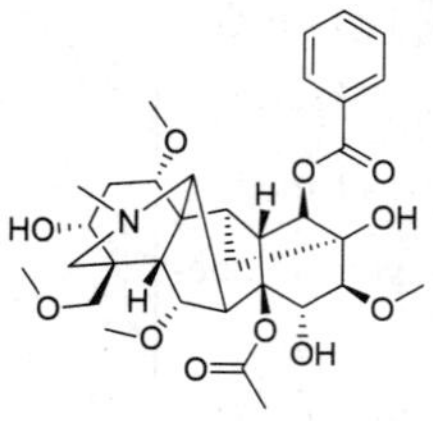 中乌头碱 Mesaconitine	去氧乌头碱 Deoxyaconitine $C_{34}H_{47}NO_{10}$ Exact Mass: 629.32	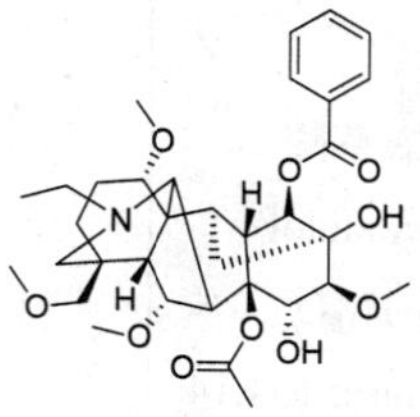 去氧乌头碱 Deoxyaconitine
北乌碱 Beiwutine $C_{33}H_{45}NO_{12}$ Exact Mass: 647.29	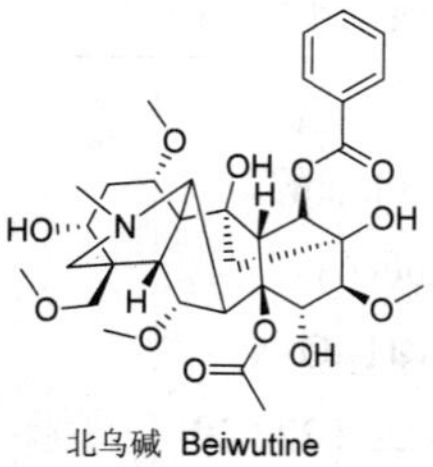 北乌碱 Beiwutine		

草豆蔻

Caodoukou

ALPINIAE KATSUMADAI SEMEN

【化学成分】

表 1-9-7 草豆蔻主要化学成分[13~15]

中英文名、化学式及相对分子质量	结构图	中英文名、化学式及相对分子质量	结构图
松属素 Pinocembrin $C_{15}H_{12}O_4$ Exact Mass: 256.07	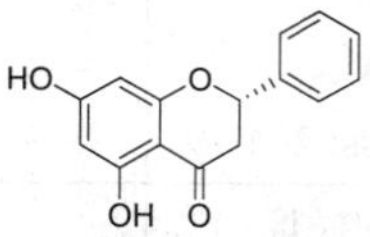 松属素 Pinocembrin	小豆蔻明 Cardamomin $C_{16}H_{14}O_4$ Exact Mass: 270.09	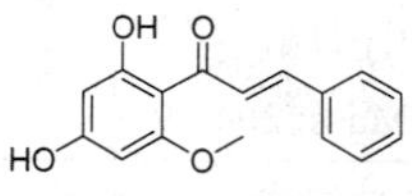 小豆蔻明 Cardamomin
山姜素 Alpinetin $C_{16}H_{14}O_4$ Exact Mass: 270.09	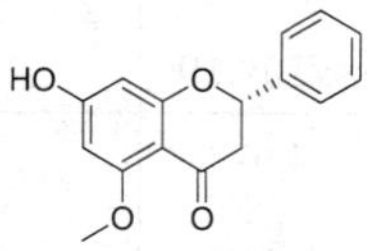 山姜素 Alpinetin	7,4′-二羟基-5-甲氧基二氢黄酮 7,4′-Dihydroxy-5-methoxy-flavanones $C_{16}H_{14}O_5$ Exact Mass: 286.08	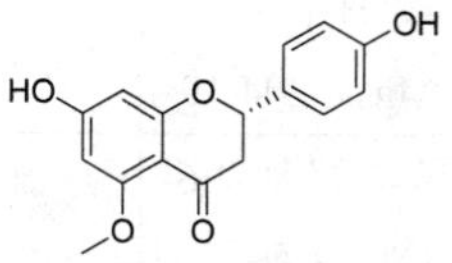 7,4′-二羟基-5-甲氧基二氢黄酮 7,4′-Dihydroxy-5-methoxy-flavanones
β-谷甾醇 *β*-Sitosterol $C_{29}H_{50}O$ Exact Mass: 414.39	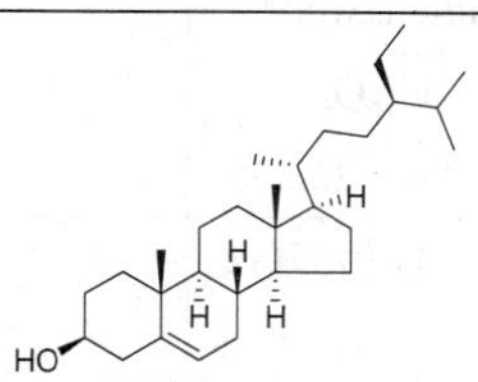 *β*-谷甾醇 *β*-Sitosterol	法呢醇 Farnesol $C_{15}H_{26}O$ Exact Mass: 222.20	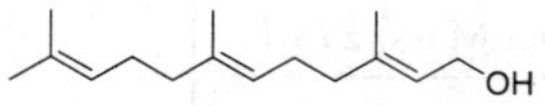 法呢醇 Farnesol
桉叶油素 Eucalyptol $C_{10}H_{18}O$ Exact Mass: 154.14	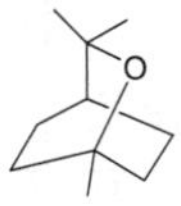 桉叶油素 Eucalyptol	*α*-蒎烯 *α*-Pinene $C_{10}H_{16}$ Exact Mass: 136.13	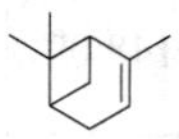 *α*-蒎烯 *α*-Pinene

续表

中英文名、化学式及相对分子质量	结构图	中英文名、化学式及相对分子质量	结构图
熏衣草醇 Lavandulol $C_{10}H_{18}O$ Exact Mass: 154.14	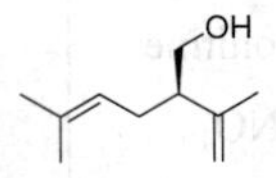 熏衣草醇　Lavandulol	4-甲基-1-(1-甲乙基)-3-环己烯-1-醇 4-Methyl-1-(1-methylethyl)-3-cyclohexene-1-ol $C_{10}H_{18}O$ Exact Mass: 154.14	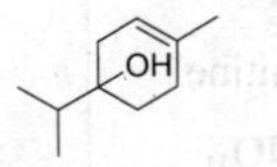 4-甲基-1-(1-甲乙基)-3-环己烯-1-醇 4-Methyl-1-(1-methylethyl)-3-cyclohexene-1-ol
3,7-二甲基-1,6-辛二烯-3-醇 3,7-Dimethyl-1,6-octadiene-3-ol $C_{10}H_{18}O$ Exact Mass: 154.14	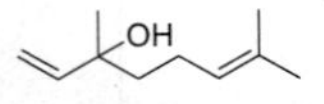 3,7-二甲基-1,6-辛二烯-3-醇 3,7-Dimethyl-1,6-octadiene-3-ol	*α*-桉叶油醇 *α*-Eudesmol $C_{15}H_{26}O$ Exact Mass: 222.20	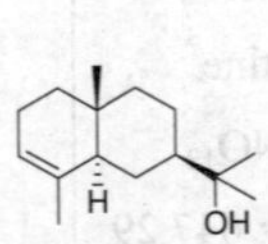 *α*-桉叶油醇　*α*-Eudesmol
β-蒎烯 *β*-Pinene $C_{10}H_{16}$ Exact Mass: 136.13	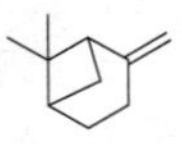 *β*-蒎烯　*β*-Pinene	莰烯 Camphene $C_{10}H_{16}$ Exact Mass: 136.13	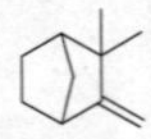 莰烯　Camphene
3-蒈烯 3-Carene $C_{10}H_{16}$ Exact Mass: 136.13	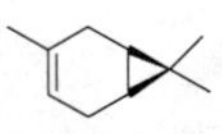 3-蒈烯　3-Carene	*α*-石竹烯 *α*-Caryophyllene $C_{15}H_{24}$ Exact Mass: 204.19	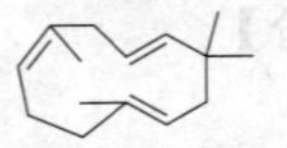 *α*-石竹烯　*α*-Caryophyllene
β-石竹烯 *β*-Caryophyllene $C_{15}H_{24}$ Exact Mass: 204.19	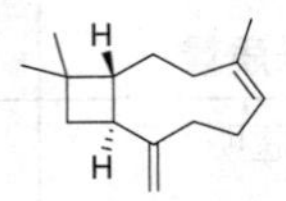 *β*-石竹烯　*β*-Caryophyllene	*β*-红没药烯 *β*-Bisabolene $C_{15}H_{24}$ Exact Mass: 204.19	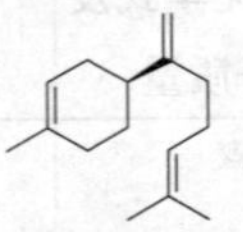 *β*-红没药烯　*β*-Bisabolene
β-杜松烯 *β*-Cadinene $C_{15}H_{24}$ Exact Mass: 204.19	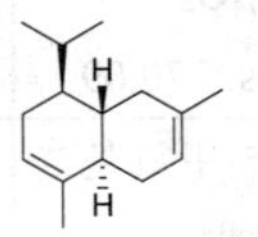 *β*-杜松烯　*β*-Cadinene	*α*-香柠檬烯 *α*-Bergamotene $C_{15}H_{24}$ Exact Mass: 204.19	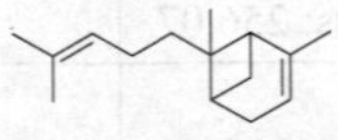 *α*-香柠檬烯　*α*-Bergamotene
1,7-双苯-5-羟基-4,6-庚二烯-3-酮 1,7-Diphenyl-5-hydroxy-4,6-heptadien-3-one $C_{19}H_{18}O_2$ Exact Mass: 278.13	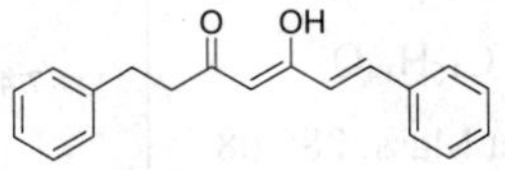 1,7-双苯-5-羟基-4,6-庚二烯-3-酮 1,7-Diphenyl-5-hydroxy-4,6-heptadien-3-one	1,7-双苯-4,6-庚二烯-3-酮 1,7-Diphenyl-4,6-heptadien-3-one $C_{19}H_{18}O$ Exact Mass: 262.35	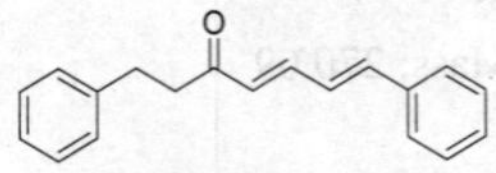 1,7-双苯-4,6-庚二烯-3-酮 1,7-Diphenyl-4,6-heptadien-3-one
3-苯基-2-丁酮 3-Phenyl-2-butanone $C_{10}H_{12}O$ Exact Mass: 148.09	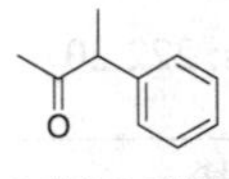 3-苯基-2-丁酮 3-Phenyl-2-butanone	1-甲基-3-(1-甲乙基)苯 1-Methyl-3-(1-methylethyl)-benzene $C_{11}H_{16}$ Exact Mass: 148.13	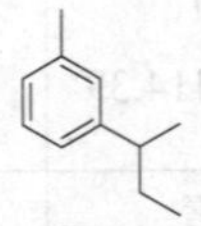 1-甲基-3-(1-甲乙基)苯 1-Methyl-3-(1-methylethyl)-benzene

续表

中英文名、化学式及相对分子质量	结构图	中英文名、化学式及相对分子质量	结构图
3-苯基-2-丙烯酸甲酯 3-Phenyl-2-propenoic acid methyl ester $C_{10}H_{10}O_2$ Exact Mass: 162.07	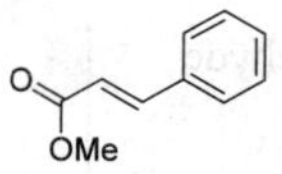 3-苯基-2-丙烯酸甲酯 3-Phenyl-2-propenoic acid methyl ester	棕榈酸 Palmitic acid $C_{16}H_{32}O_2$ Exact Mass: 256.24	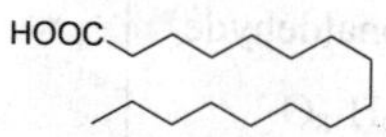 棕榈酸 Palmitic acid

【分析方法】

1 高效液相色谱法测定不同产地草豆蔻中山姜素与小豆蔻明的含量[15]

1.1 仪器

Agilent 1100 高效液相色谱仪。

1.2 色谱条件

色谱柱：Kromasil C_{18} 柱(250mm×4.6mm，5μm)；流动相：甲醇-水(70∶30)；流速 1.0mL/min；柱温 25℃；检测波长 300nm。

1.3 对照品溶液的制备

称取山姜素和小豆蔻明对照品，用适量甲醇溶解。

1.4 供试品溶液的制备

称取粉碎的药材 0.2g，用 40mL 甲醇回流提取 20min，滤过，滤液定容至 50mL，即得。

草果

Caoguo

TSAOKO FRUCTUS

【化学成分】

表 1-9-8 草果主要化学成分[16]

中英文名、化学式及相对分子质量	结构图	中英文名、化学式及相对分子质量	结构图
1,8-桉油精 1,8-Cineole $C_{10}H_{18}O$ Exact Mass: 154.14	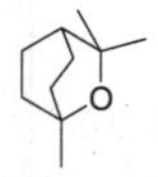 1,8-桉油精 1,8-Cineole	α-蒎烯 α-Pinene $C_{10}H_{16}$ Exact Mass: 136.13	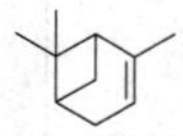 α-蒎烯 α-Pinene
β-蒎烯 β-Pinene $C_{10}H_{16}$ Exact Mass: 136.13	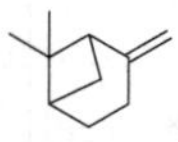 β-蒎烯 β-Pinene	对聚伞花烃 *p*-Cymene $C_{10}H_{14}$ Exact Mass: 134.11	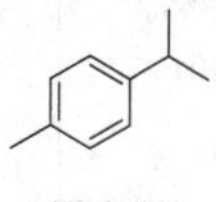 对聚伞花烃 *p*-Cymene
牦牛儿醛 Geranial $C_{10}H_{16}O$ Exact Mass: 152.12	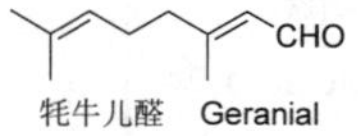 牦牛儿醛 Geranial	反-2-十一烯醛 *trans*-2-Undecenal $C_{11}H_{20}O$ Exact Mass: 168.15	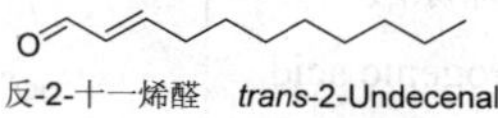 反-2-十一烯醛 *trans*-2-Undecenal

续表

中英文名、化学式及相对分子质量	结构图	中英文名、化学式及相对分子质量	结构图
壬醛 Pelargonaldehyde $C_9H_{18}O$ Exact Mass: 142.14	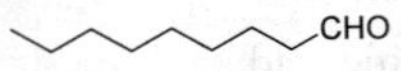 壬醛 Pelargonaldehyde	癸醛 Capraldehyde $C_{10}H_{20}O$ Exact Mass: 156.15	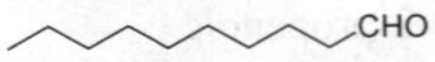 癸醛 Capraldehyde
橙花叔醇 Nerolidol $C_{15}H_{26}O$ Exact Mass: 222.20	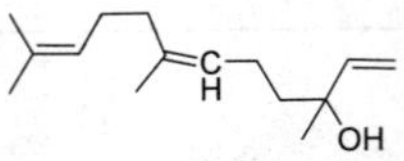 橙花叔醇 Nerolidol	樟脑 Camphor $C_{10}H_{16}O$ Exact Mass: 152.12	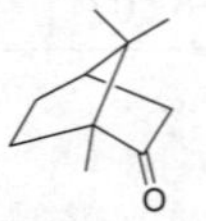 樟脑 Camphor
α-松油醇 *α*-Terpineol $C_{10}H_{18}O$ Exact Mass: 154.14	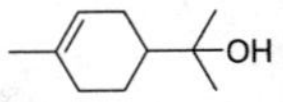 *α*-松油醇 *α*-Terpineol	芳樟醇 Linalool $C_{10}H_{18}O$ Exact Mass: 154.14	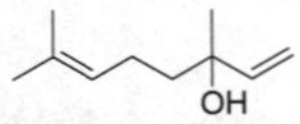 芳樟醇 Linalool
香叶醇 Geraniol $C_{10}H_{18}O$ Exact Mass: 154.14	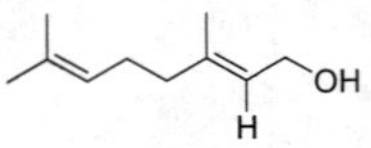 香叶醇 Geraniol	草果素 Tsaokoin $C_{10}H_{14}O_2$ Exact Mass: 166.10	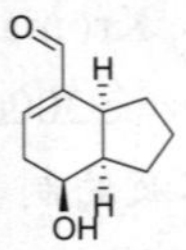 草果素 Tsaokoin

茵陈

Yinchen

ARTEMISIAE SCOPARIAE HERBA

【化学成分】

表 1-9-9 茵陈主要化学成分[17, 18]

中英文名、化学式及相对分子质量	结构图	中英文名、化学式及相对分子质量	结构图
6,7-二甲氧基香豆素 6,7-Dimethoxy-coumarin $C_{11}H_{10}O_4$ Exact Mass: 206.06	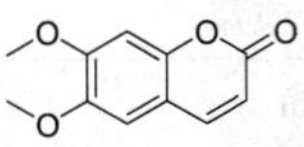 6,7-二甲氧基香豆素 6,7-Dimethoxy-coumarin	4′-甲基茵陈色原酮 4′-Methylcapillarisin $C_{17}H_{14}O_6$ Exact Mass: 314.08	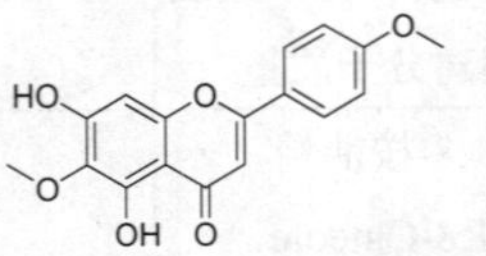 4′-甲基茵陈色原酮 4′-Methylcapillarisin
茵陈色原酮 Capillarisin $C_{16}H_{12}O_7$ Exact Mass: 316.06	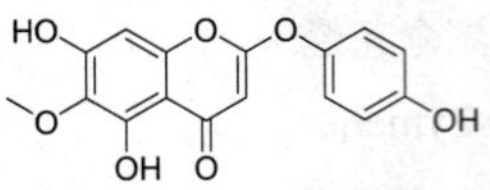 茵陈色原酮 Capillarisin	茵陈黄酮 Arcapillin $C_{18}H_{16}O_8$ Exact Mass: 360.08	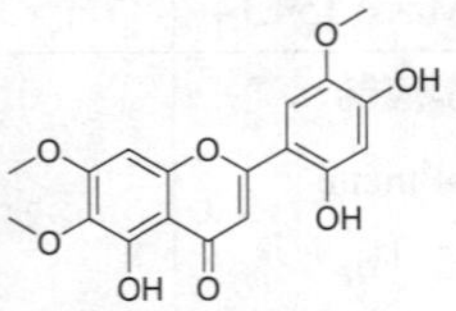 茵陈黄酮 Arcapillin
绿原酸 Chlorogenic acid $C_{16}H_{18}O_9$ Exact Mass: 354.10	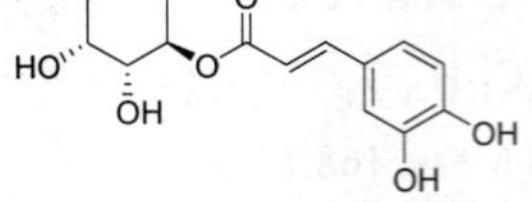 绿原酸 Chlorogenic acid	水杨酸 Salicylic acid $C_7H_6O_3$ Exact Mass: 138.03	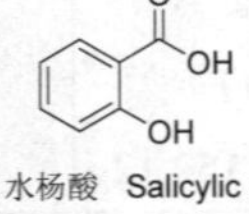 水杨酸 Salicylic acid

续表

中英文名、化学式及相对分子质量	结构图	中英文名、化学式及相对分子质量	结构图
7-甲基茵陈色原酮 7-Methylcapillarisin $C_{17}H_{14}O_6$ Exact Mass: 314.08	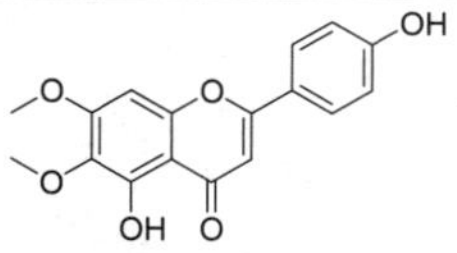 7-甲基茵陈色原酮　7-Methylcapillarisin	4′-去甲泽兰黄醇素 Eupatolitin $C_{17}H_{14}O_8$ Exact Mass: 346.07	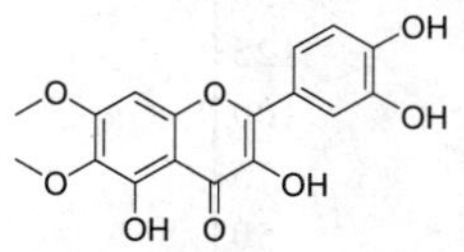 4′-去甲泽兰黄醇素　Eupatolitin
茵陈香豆酸甲 Capillartemisin A $C_{19}H_{24}O_4$ Exact Mass: 316.17	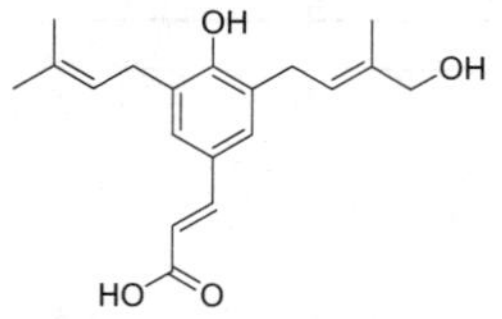 茵陈香豆酸甲　Capillartemisin A	茵陈香豆酸乙 Capillartemisin B $C_{19}H_{24}O_4$ Exact Mass: 316.17	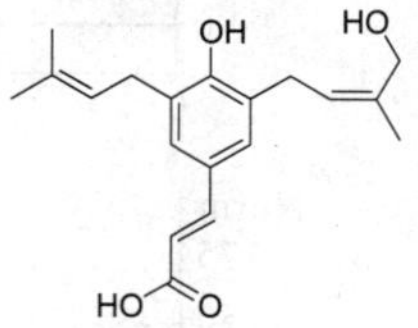 茵陈香豆酸乙　Capillartemisin B
壬二酸 Azelaic acid $C_9H_{16}O_4$ Exact Mass: 188.10	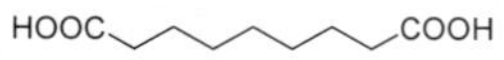 壬二酸　Azelaic acid	对羟基苯乙酮 *p*-Hydroxyacetophenone $C_8H_8O_2$ Exact Mass: 136.05	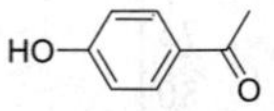 对羟基苯乙酮 *p*-Hydroxyacetophenone
胆碱 Choline $C_5H_{14}NO^+$ Exact Mass: 104.11	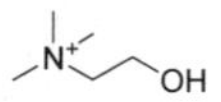 胆碱　Choline		

【分析方法】

1　高效液相色谱法测定茵陈（绵茵陈）中绿原酸的含量

1.1 仪器

Agilent 1100 高效液相色谱仪，配有二极管阵列检测器。

1.2 色谱条件与系统适用性试验

色谱柱填充剂：十八烷基硅烷键合硅胶；流动相：乙腈-0.05%磷酸溶液(10∶90)；流速 1.0mL/min；检测波长 327nm。理论板数按绿原酸峰计算应不低于 5000。

1.3 对照品溶液的制备

精密称取绿原酸对照品适量，置棕色量瓶中，加 50%甲醇制成每 1mL 含 40μg 的溶液，即得。

1.4 供试品溶液的制备

取对羟基苯乙酮含量测定项下供试品溶液，精密量取 5mL，置 25mL 棕色量瓶中，加 50%甲醇至刻度，摇匀，即得。

1.5 方法学验证结果

1.5.1 线性关系考察

绿原酸的进样量在 0.04025～8.05μg，进样量与峰面积呈良好的线性关系。以峰面积为纵坐标 y，进样量(μg)为横坐标 x，y=2862.69 x－14.92，r=1.000。

1.5.2 重复性试验

本方法重现性良好，RSD 为 1.72% (n=6)。

1.5.3 准确度试验

加样回收率为 99.836%～104.773%，平均回收率为 103.2%，RSD 为 1.5% (n=9)。

1.5.4 供试品溶液的稳定性

供试品溶液在 25h 内基本保持稳定，RSD 为 0.30% (n=7)。

1.6 样品测定结果

采用上述方法，分别精密吸取对照品溶液和供试品溶液各 10μL，注入液相色谱仪，测定了 11 批茵陈(绵茵陈)样品中绿原酸的含量，结果为 0.286%～1.166%。

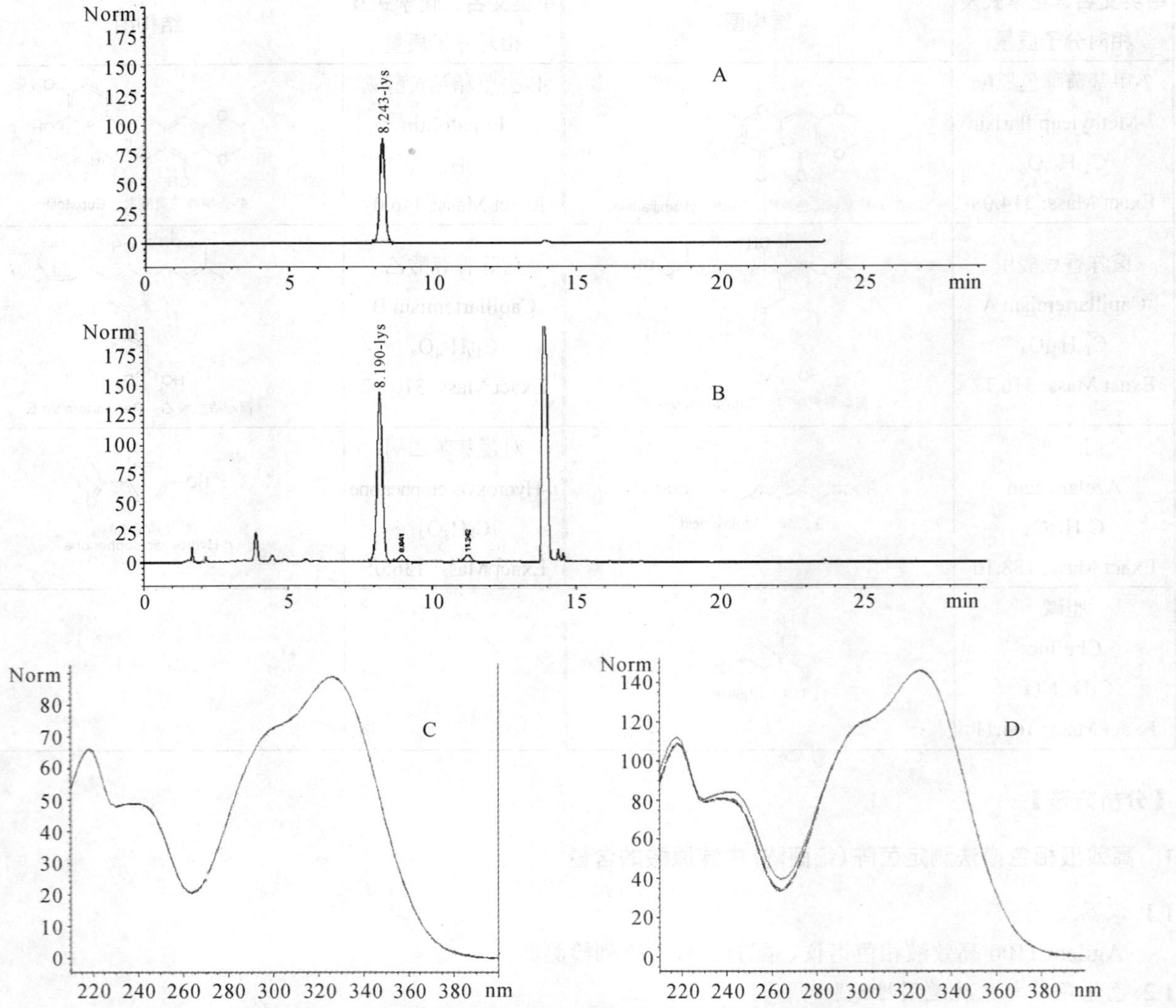

图 1-9-1　绿原酸含量测定高效液相色谱图及紫外光谱扫描图

A. 绿原酸对照品溶液；B. 供试品溶液；C. 绿原酸对照品紫外光谱扫描图；

D. 供试品中绿原酸紫外光谱扫描图

2　高效液相色谱法测定茵陈(绵茵陈)中对羟基苯乙酮的含量

2.1 仪器

Agilent 1100 高效液相色谱仪，配有二极管阵列检测器。

2.2 色谱条件与系统适用性试验

色谱柱填充剂：十八烷基硅烷键合硅胶；流动相：乙腈-0.05%磷酸溶液(15∶85)；流速 1.0mL/min；检测波长为 275nm。理论板数按对羟基苯乙酮峰计算应不低于 5000。

2.3 对照品溶液的制备

精密称取对羟基苯乙酮对照品适量，加 50%甲醇制成每 1mL 含 10μg 的溶液，即得。

2.4 供试品溶液的制备

称取本品粉末(过二号筛)1.0g，精密称定，置具塞锥形瓶中，精密加入 50%甲醇 25mL，称定重量，超声处理(功率 180W，频率 42kHz)30min，放冷，用 50%甲醇补足减失的重量，摇匀，离心，取上清液，即得。

2.5 方法学验证结果

2.5.1 线性关系考察

对羟基苯乙酮的进样量在 0.010152～2.538μg，进样量与峰面积呈良好的线性关系。以峰面积为纵坐标

y，进样量(μg)为横坐标 x，y=5882.69 x+14.12，γ=1.000。

2.5.2 重复性试验

本方法重现性良好，RSD 为 0.37% (n=6)。

2.5.3 加样回收率

加样回收率为 98.733%～102.895%，平均回收率为 100.5%，RSD 为 1.5% (n=9)。

2.5.4 供试品溶液的稳定性

供试品溶液在 25h 内基本保持稳定，RSD 为 0.32% (n=8)。

2.6 样品测定结果

采用上述方法，分别精密吸取对照品溶液和供试品溶液各 10μL，注入液相色谱仪，测定了 11 批茵陈(绵茵陈)样品中对羟基苯乙酮的含量，结果为 0.011%～0.044%。

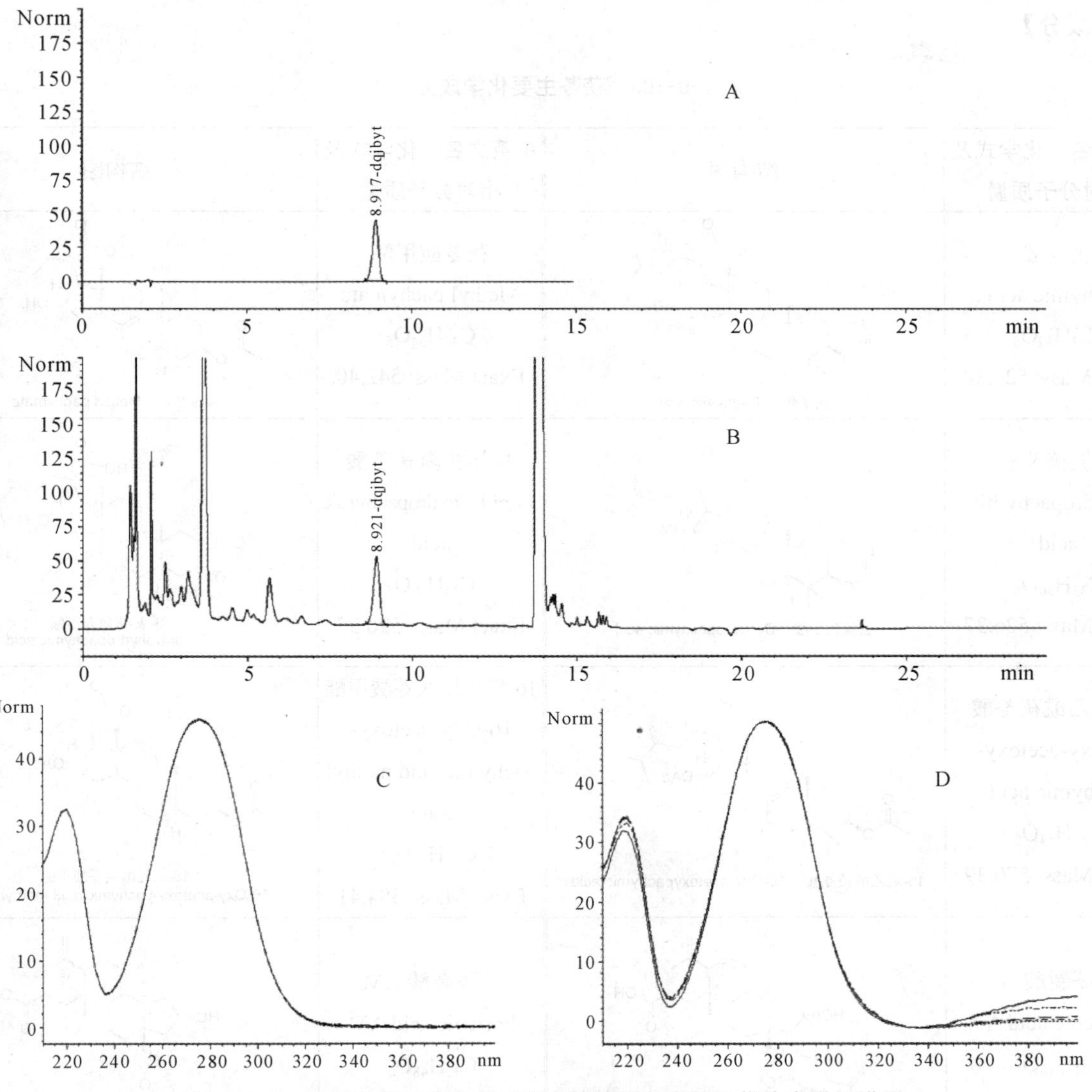

图 1-9-2 对羟基苯乙酮含量测定高效液相色谱图及紫外光谱扫描图

A. 对羟基苯乙酮对照品溶液；B. 供试品溶液；C. 对羟基苯乙酮对照品紫外光谱扫描图；D. 供试品中对羟基苯乙酮紫外光谱扫描图

3 高效液相色谱法测定不同采收期和不同部位茵陈药材中滨蒿内酯的含量[18]

3.1 仪器

高效液相色谱仪。

3.2 色谱条件

色谱柱中 Kromasil ODS 柱(250mm×4.6mm，5μm)；流动相：甲醇-水(40∶60)；流速 1.0mL/min；柱温

室温；检测波长 280nm；分析时间约 14min。

3.3 对照品溶液的制备

称取滨蒿内酯对照品，用适量甲醇超声溶解。

3.4 供试品溶液的制备

称取粉碎的药材 0.2g，用 100mL 甲醇超声提取 1h，浸泡 3h，取上清液，滤过，即得。

茯苓

Fuling
PORIA

【化学成分】

表 1-9-10a 茯苓主要化学成分[19, 20]

中英文名、化学式及相对分子质量	结构图	中英文名、化学式及相对分子质量	结构图
茯苓酸 Pachymic acid $C_{33}H_{52}O_5$ Exact Mass: 528.38	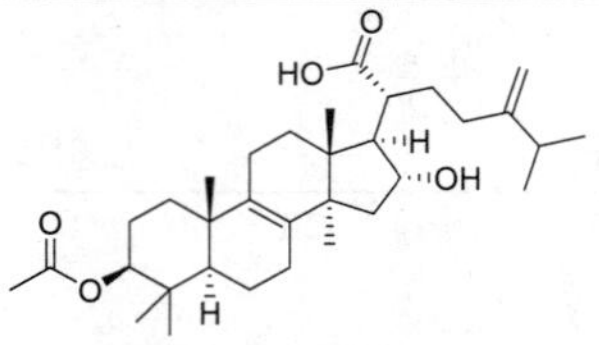 茯苓酸 Pachymic acid	茯苓酸甲酯 Methyl pachymate $C_{34}H_{54}O_5$ Exact Mass: 542.40	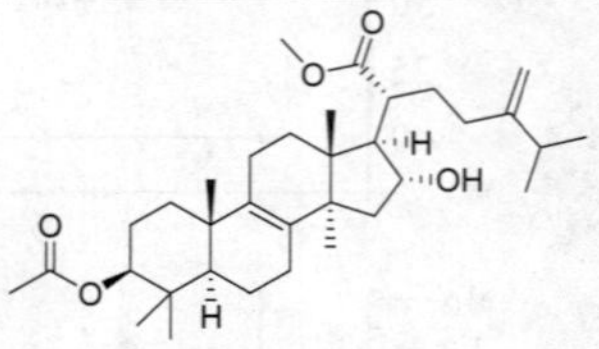 茯苓酸甲酯 Methyl pachymate
去氢茯苓酸 Dehydropachymic acid $C_{33}H_{50}O_5$ Exact Mass: 526.37	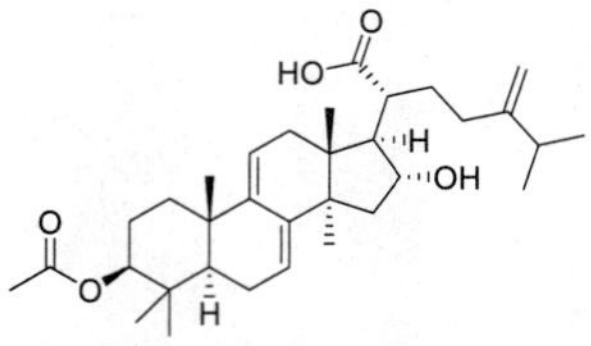 去氢茯苓酸 Dehydropachymic acid	3-表-去氢茯苓酸 3-*epi*-Dehydropachymic acid $C_{33}H_{50}O_5$ Exact Mass: 526.37	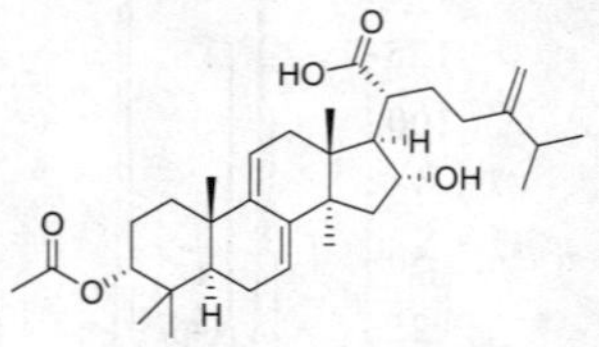 3-表-去氢茯苓酸 3-*epi*-Dehydropachymic acid
16-氧乙酰茯苓酸 16-Oxy-acetoxy-pachymic acid $C_{35}H_{54}O_6$ Exact Mass: 570.39	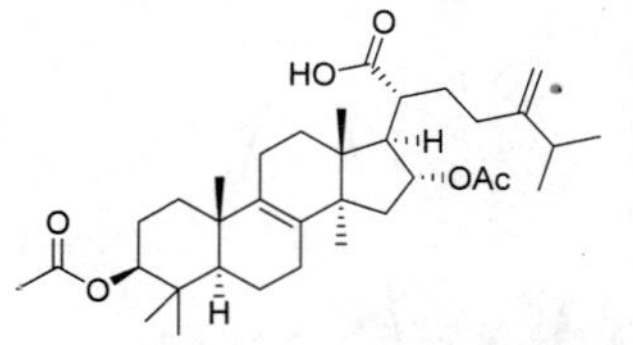 16-氧乙酰茯苓酸 16-Oxy-acetoxypachymic acid	16-氧乙酰茯苓酸甲酯 16-Oxy-acetoxy-pachymic acid methyl ester $C_{36}H_{56}O_6$ Exact Mass: 584.41	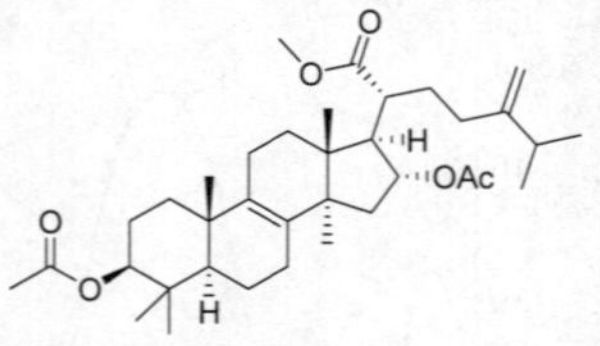 16-氧乙酰茯苓酸甲酯 16-Oxy-acetoxy-pachymic acid methyl ester
茯苓新酸 A Poricoic acid A $C_{31}H_{46}O_5$ Exact Mass: 498.33	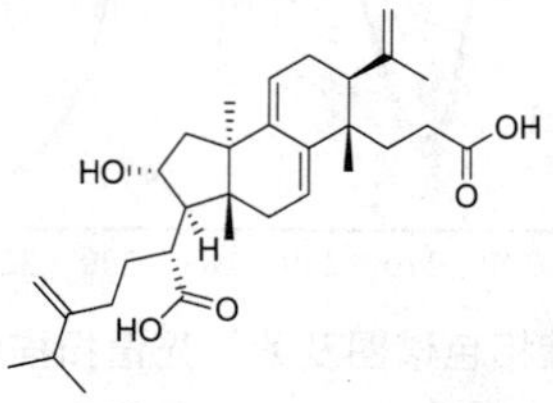 茯苓新酸 A Poricoic acid A	茯苓新酸 AM Poricoic acid AM $C_{32}H_{48}O_5$ Exact Mass: 512.35	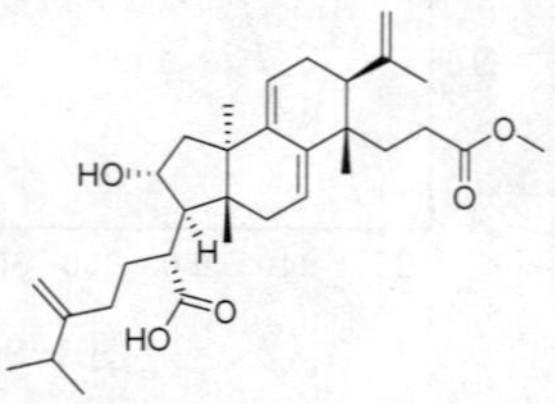 茯苓新酸 AM Poricoic acid AM
茯苓新酸 B Poricoic acid B $C_{30}H_{44}O_5$ Exact Mass: 484.32	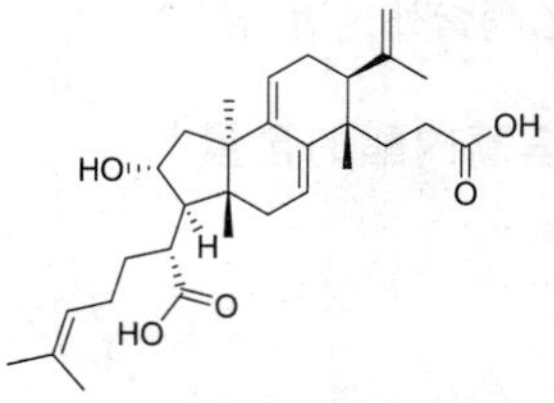 茯苓新酸 B Poricoic acid B	茯苓新酸 C Poricoic acid C $C_{31}H_{46}O_4$ Exact Mass: 482.34	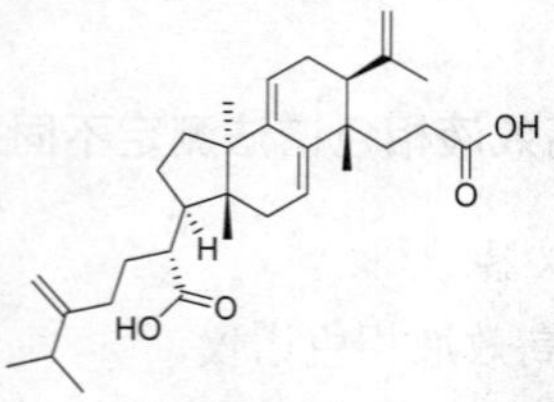 茯苓新酸 C Poricoic acid C

续表

中英文名、化学式及相对分子质量	结构图	中英文名、化学式及相对分子质量	结构图
茯苓新酸 D Poricoic acid D $C_{31}H_{46}O_6$ Exact Mass: 514.33	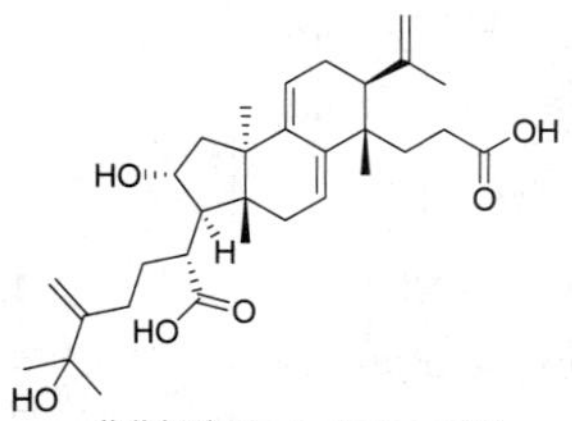 茯苓新酸 D Poricoic acid D	茯苓新酸 DM Poricoic acid DM $C_{32}H_{48}O_6$ Exact Mass: 528.35	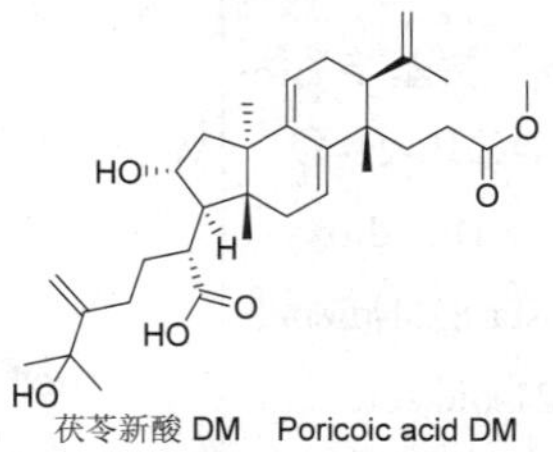 茯苓新酸 DM Poricoic acid DM
茯苓新酸 E Poricoic acid E $C_{30}H_{44}O_6$ Exact Mass: 500.31	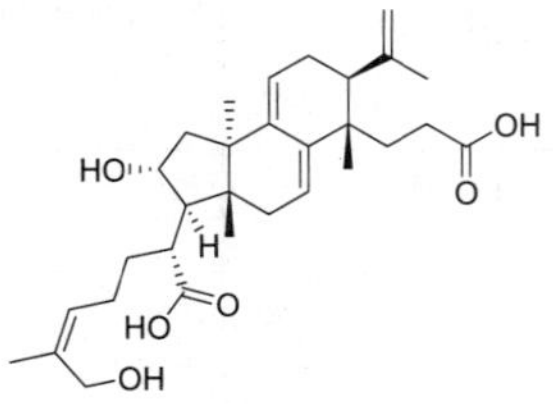 茯苓新酸 E Poricoic acid E	茯苓新酸 F Poricoic acid F $C_{31}H_{46}O_5$ Exact Mass: 498.33	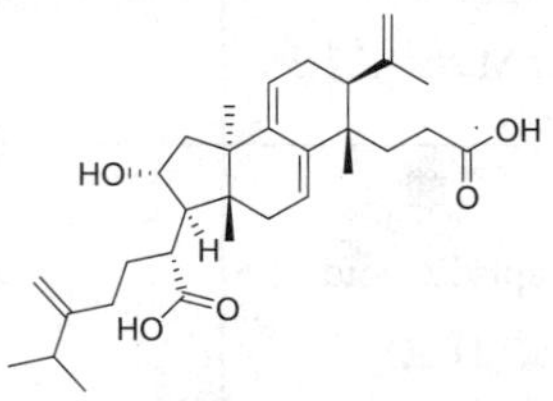 茯苓新酸 F Poricoic acid F
土莫酸 Tumulosic acid $C_{31}H_{50}O_4$ Exact Mass: 486.37	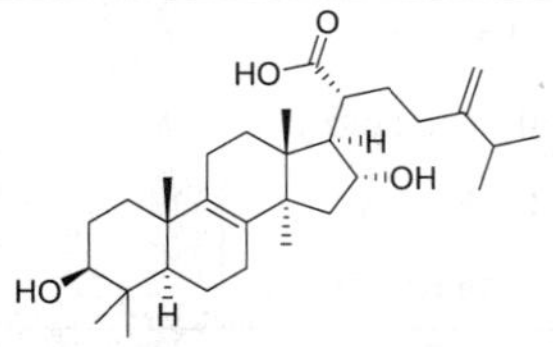 土莫酸 Tumulosic acid	去氢土莫酸 Dehydrotumulosic acid $C_{31}H_{48}O_4$ Exact Mass: 484.36	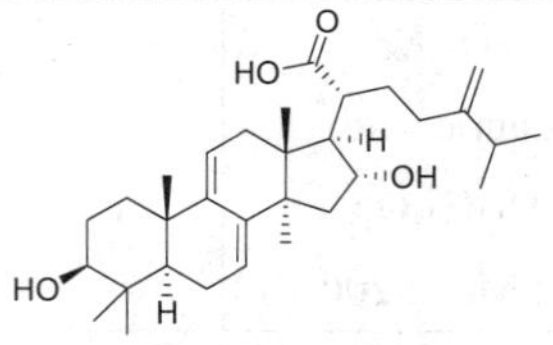 去氢土莫酸 Dehydrotumulosic acid
3-表-去氢土莫酸 3-*epi*-Dehydrotumulosic acid $C_{31}H_{48}O_4$ Exact Mass: 484.36	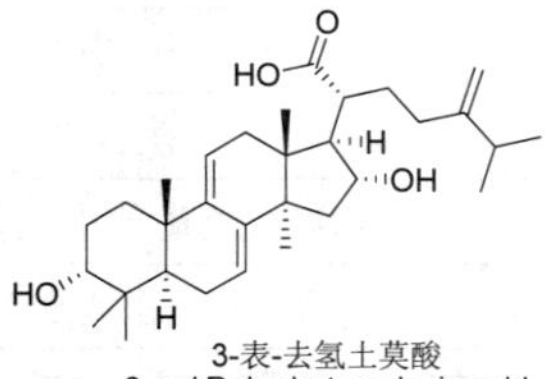 3-表-去氢土莫酸 3-*epi*-Dehydrotumulosic acid	25-羟基-3-差向-去氢土莫酸 25-Hydroxy-3-*epi*-dehydrotumulosic acid $C_{31}H_{48}O_5$ Exact Mass: 500.35	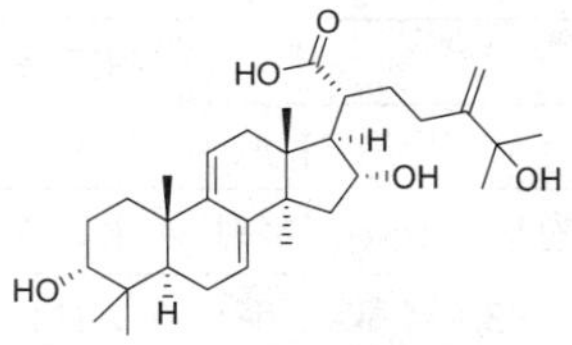 25-羟基-3-差向-去氢土莫酸 25-Hydroxy-3-*epi*-dehydrotumulosic acid
氢化松苓酸 Trametenolic acid $C_{30}H_{48}O_3$ Exact Mass: 456.36	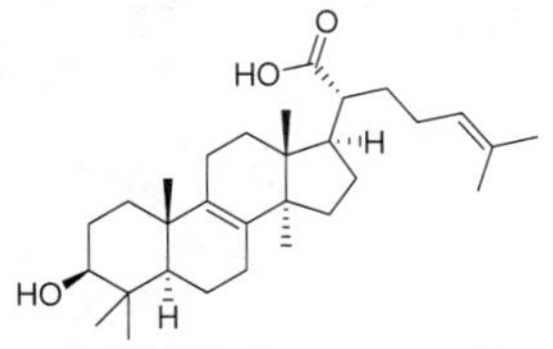 氢化松苓酸 Trametenolic acid	依布里酸 Eburicoic acid $C_{31}H_{50}O_3$ Exact Mass: 470.38	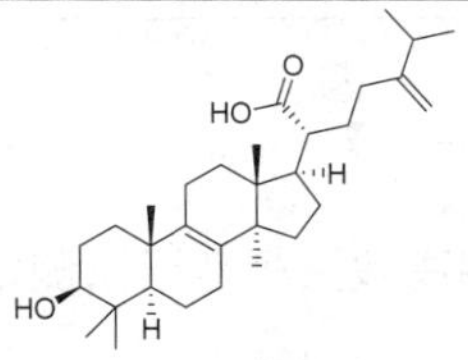 依布里酸 Eburicoic acid
齐墩果酸 Oleanolic acid $C_{30}H_{48}O_3$ Exact Mass: 456.36	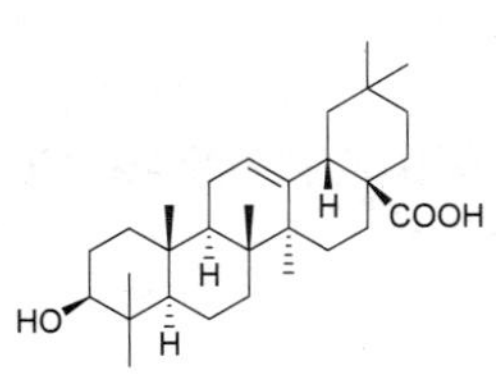 齐墩果酸 Oleanolic acid	3*β*,16*α*-二羟基羊毛甾-7,9(11),24-三烯-21-酸 3*β*,16*α*-Dihydroxy lanosta-7,9(11),24-trien-21-oic acid $C_{30}H_{46}O_4$ Exact Mass: 470.34	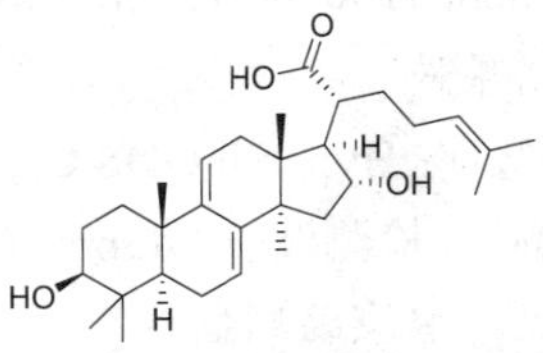 3*β*,16*α*-二羟基羊毛甾-7,9(11),24-三烯-21-酸 3*β*,16*α*-Dihydroxylanosta-7,9(11),24-trien-21-oic acid
β-香树醇乙酸酯 *β*-Amyrin acetate $C_{32}H_{52}O_2$ Exact Mass: 468.40	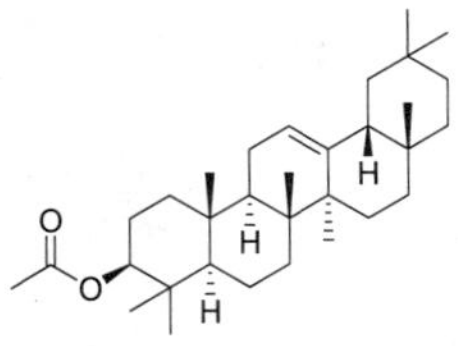 *β*-香树醇乙酸酯 *β*- Amyrin acetate	麦角甾醇 Ergosterol $C_{28}H_{44}O$ Exact Mass: 396.34	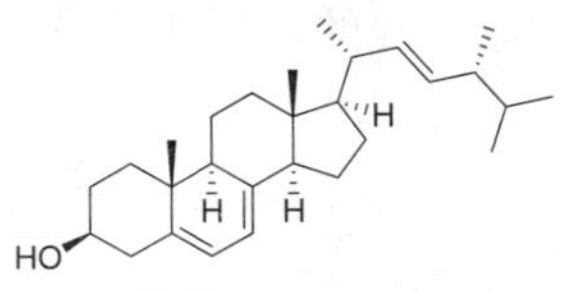 麦角甾醇 Ergosterol

续表

中英文名、化学式及相对分子质量	结构图	中英文名、化学式及相对分子质量	结构图
3β,16α-二羟基羊毛甾-8,24-二烯-21-酸 3β,16α-Dihydroxy-lanosta-8,24-dien-21-oic acid $C_{30}H_{48}O_4$ Exact Mass: 472.36	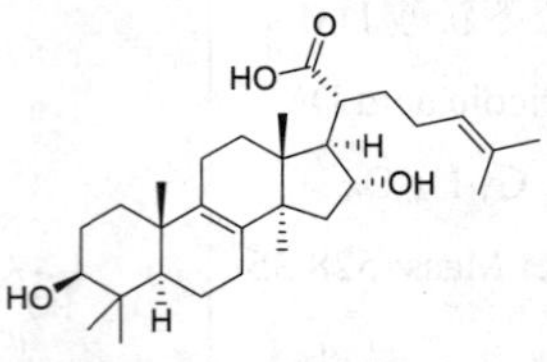 3β,16α-二羟基羊毛甾-8,24-二烯-21-酸 3β,16α-Dihydroxylanosta-8,24-dien-21-oic acid	3β-乙酰氧基-16α-羟基羊毛甾-8,24-二烯-21-酸 3β-Acetoxy-16α-hydroxylanosta-8,24-dien-21-oic acid $C_{32}H_{50}O_5$ Exact Mass: 514.37	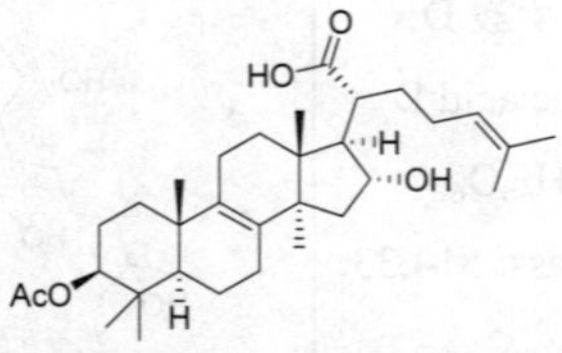 3β-乙酰氧基-16α-羟基羊毛甾-8,24-二烯-21-酸 3β-Acetoxy-16α-hydroxylanosta-8,24-dien-21-oic acid
辛酸 Caprylic acid $C_8H_{16}O_2$ Exact Mass: 144.12	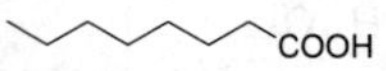 辛酸　Caprylic acid	十一酸 Undecanoic acid $C_{11}H_{22}O_2$ Exact Mass: 186.16	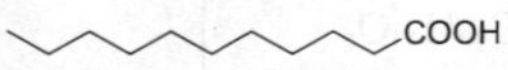 十一酸　Undecanoic acid
月桂酸 Lauric acid $C_{12}H_{24}O_2$ Exact Mass: 200.18	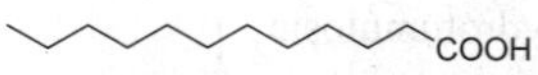 月桂酸　Lauric acid	棕榈酸 Palmitic acid $C_{16}H_{32}O_2$ Exact Mass: 256.24	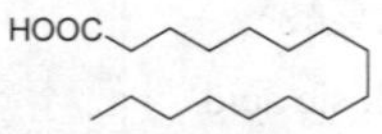 棕榈酸　Palmitic acid

表 1-9-10b　茯苓其他主要化学成分[19, 20]

中文名	中文名
31-羟基-16-氧乙酰茯苓酸	茯苓新酸BM
3-酮基-6,16α-二羟基-羊毛甾-7,9(11),24(31)-三烯-21-酸	3β-对-羟基苯甲酰基去氢土莫酸
3β-羟基-羊毛甾-7,9(11),24(31)-三烯-21-酸	3β-羟基-羊毛甾-7,9(11),24-三烯-21-酸
3β-乙酰氧基-16α-羟基-羊毛甾-7,9(11),24-三烯-21-酸	3β-羟基-16α-乙酰氧基-羊毛甾-7,9(11),24-三烯-21-酸
3-酮基-羊毛甾-7,9(11),24(31)-三烯-21-酸	(20ξ)-3-酮基-羊毛甾-7,9(11),24-三烯-21-酸

【分析方法】

1　反相高效液相色谱法测定茯苓中茯苓酸的含量[20]

1.1 仪器

Agilent 1100 高效液相色谱仪。

1.2 色谱条件

色谱柱：Hypersil ODS C_{18}柱(250mm×4.6mm，5μm)；流动相：乙腈-0.5%磷酸(70∶30)；流速 0.8mL/min；柱温 30℃；检测波长 242nm；分析时间 11min。

1.3 对照品溶液的制备

称取茯苓酸对照品，用适量甲醇溶解。

1.4 供试品溶液的制备

称取粉碎的药材 2g，用 20mL 甲醇超声提取 15min，滤过，即得。

茺蔚子

Chongweizi

LEONURI FRUCTUS

【化学成分】

表 1-9-11　茺蔚子主要化学成分[21]

中英文名、化学式及相对分子质量	结构图	中英文名、化学式及相对分子质量	结构图
益母草碱 Leonurine $C_{14}H_{21}N_3O_5$ Exact Mass: 311.15	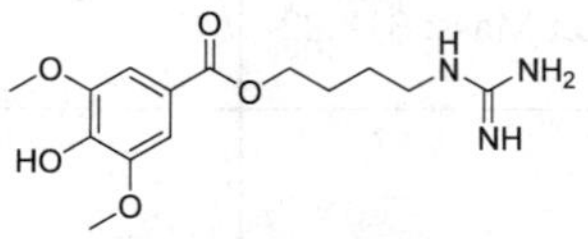 益母草碱　Leonurine	水苏碱 Stachydrine $C_7H_{13}NO_2$ Exact Mass: 143.09	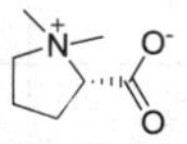 水苏碱　Stachydrine
益母草啶 Leonuridine $C_{15}H_{24}O_9$ Exact Mass: 348.14	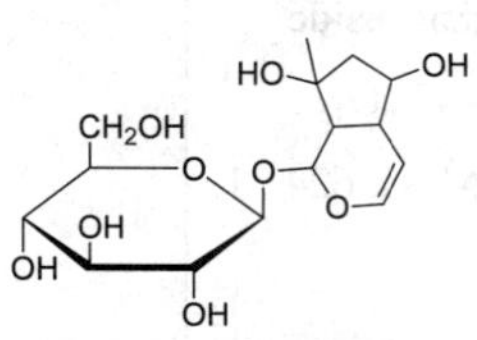 益母草啶　Leonuridine	5,7,3′,4′,5′-五甲氧基黄酮 5,7,3′,4′,5′-Pentamethoxylflavone $C_{20}H_{20}O_7$ Exact Mass: 372.12	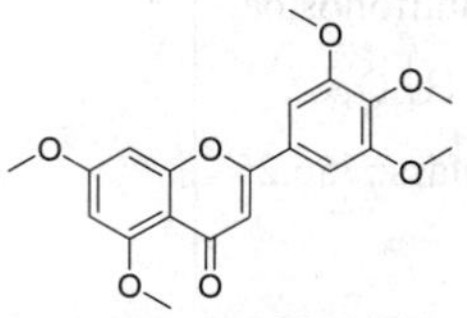 5,7,3′,4′,5′-五甲氧基黄酮 5,7,3′,4′,5′-Pentamethoxylflavone
汉黄芩素 Wogonin $C_{16}H_{12}O_5$ Exact Mass: 284.07	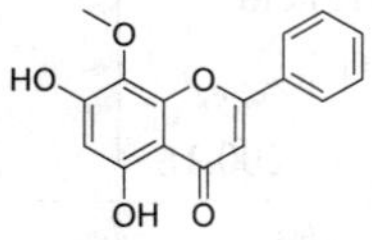 汉黄芩素　Wogonin	大豆素 Daidzein $C_{15}H_{10}O_4$ Exact Mass: 254.06	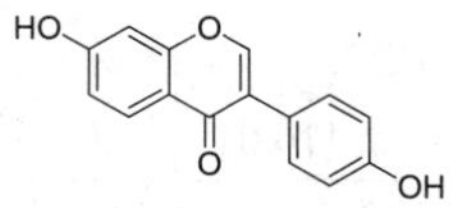 大豆素　Daidzein
芹菜素 Apigenin $C_{15}H_{10}O_5$ Exact Mass: 270.05	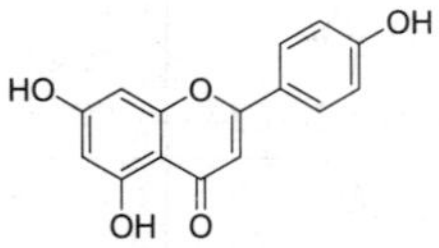 芹菜素　Apigenin	芹菜苷 Apiin $C_{26}H_{28}O_{14}$ Exact Mass: 564.49	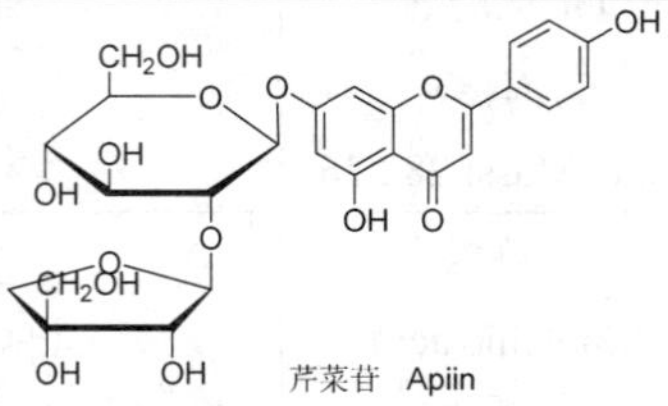 芹菜苷　Apiin
芫花素 Genkwanin $C_{16}H_{12}O_5$ Exact Mass: 284.07	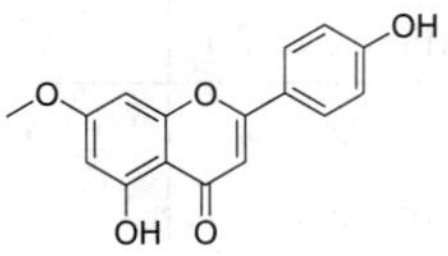 芫花素　Genkwanin	芫花苷 Yuankanin $C_{27}H_{30}O_{14}$ Exact Mass: 578.16	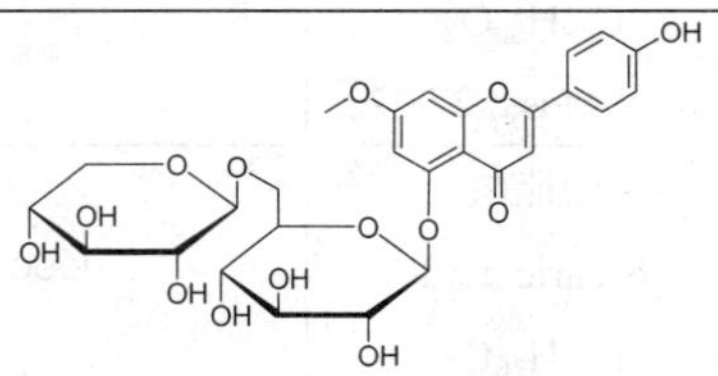 芫花苷　Yuankanin
槲皮素 Quercetin $C_{15}H_{10}O_7$ Exact Mass: 302.04	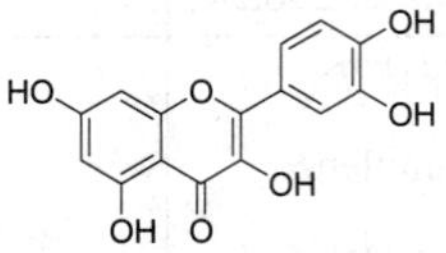 槲皮素　Quercetin	山柰酚 Kaempferol $C_{15}H_{10}O_6$ Exact Mass: 286.05	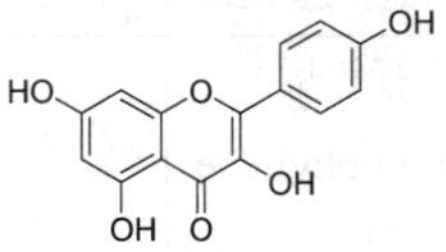 山柰酚　Kaempferol
山柰苷 Kaempferitrin $C_{27}H_{30}O_{14}$ Exact Mass: 578.16	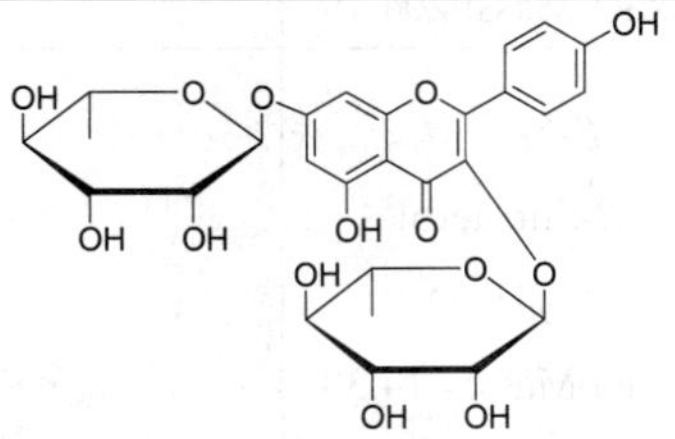 山柰苷　Kaempferitrin	芦丁 Rutin $C_{27}H_{30}O_{16}$ Exact Mass: 610.15	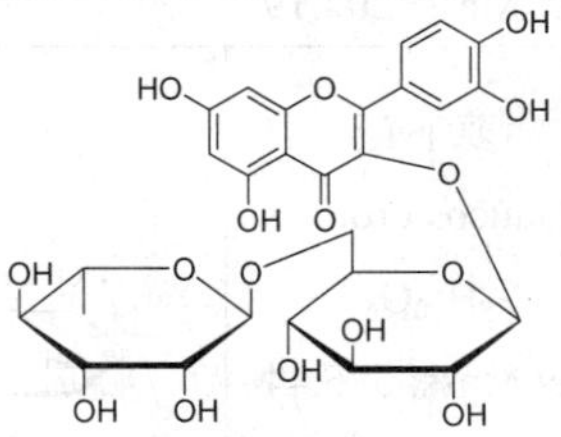 芦丁　Rutin

续表

中英文名、化学式及相对分子质量	结构图	中英文名、化学式及相对分子质量	结构图
前益母草素 Prehispanolone $C_{20}H_{30}O_3$ Exact Mass: 318.22	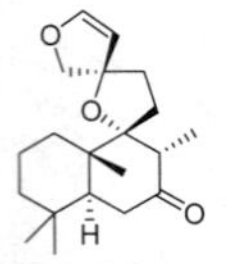 前益母草素 Prehispanolone	前益母草乙素 Preleoheterin $C_{20}H_{30}O_4$ Exact Mass: 334.21	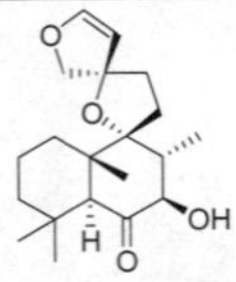 前益母草乙素 Preleoheterin
益母草乙素 Leoheterin $C_{20}H_{30}O_4$ Exact Mass: 334.21	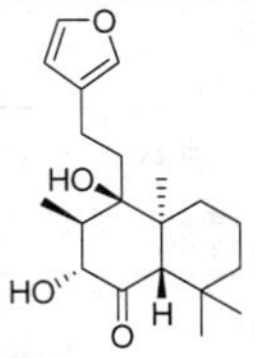 益母草乙素 Leoheterin	益母草素 Hispanolone $C_{20}H_{30}O_3$ Exact Mass: 318.22	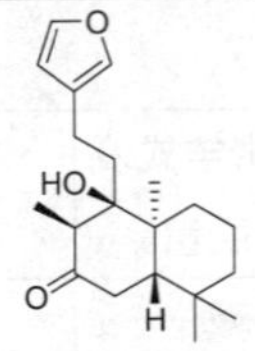 益母草素 Hispanolone
薰衣草叶苷 Lavandulifolioside $C_{34}H_{44}O_{19}$ Exact Mass: 756.25	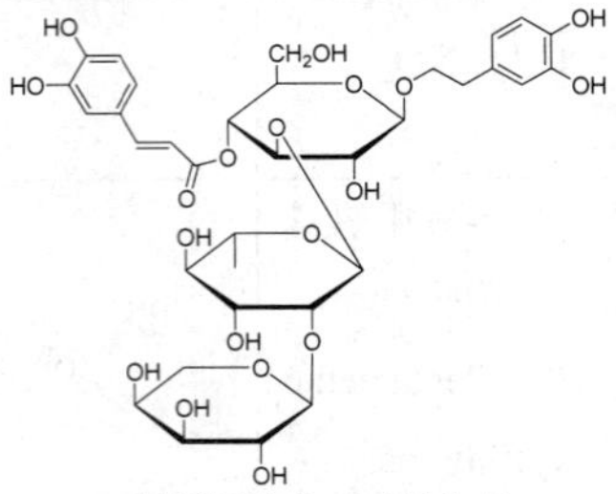 薰衣草叶苷 Lavandulifolioside	毛蕊花苷 Verbascoside $C_{29}H_{36}O_{15}$ Exact Mass: 624.21	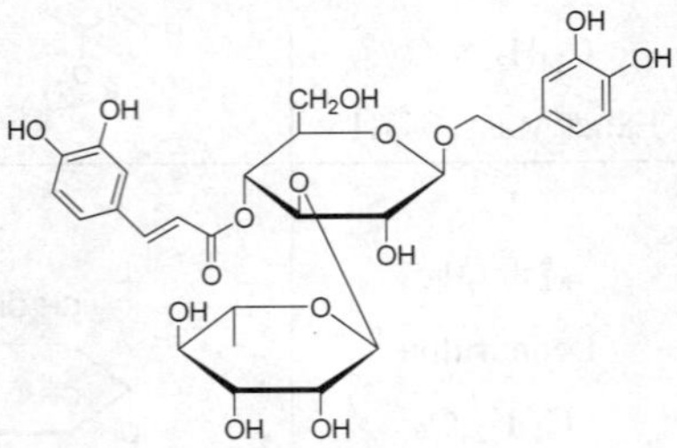 毛蕊花苷 Verbascoside
延胡索酸 Fumaric acid $C_4H_4O_4$ Exact Mass: 116.01	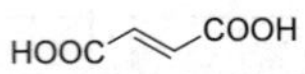 延胡索酸 Fumaric acid	月桂酸 Lauric acid $C_{12}H_{24}O_2$ Exact Mass: 200.18	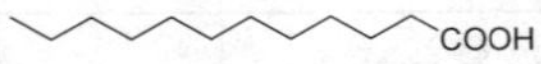 月桂酸 Lauric acid
油酸 Oleic acid $C_{18}H_{34}O_2$ Exact Mass: 282.26	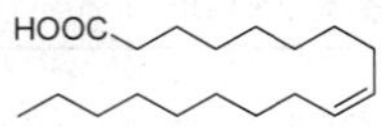 油酸 Oleic acid	亚油酸 Linoleic acid $C_{18}H_{32}O_2$ Exact Mass: 280.24	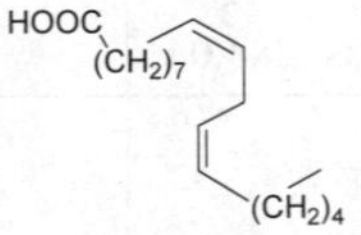 亚油酸 Linoleic acid
亚麻酸 Linolenic acid $C_{18}H_{30}O_2$ Exact Mass: 278.22	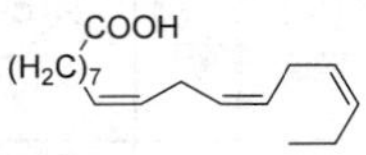 亚麻酸 Linolenic acid	花生酸 Arachidic acid $C_{20}H_{40}O_2$ Exact Mass: 312.30	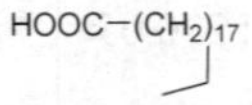 花生酸 Arachidic acid
硬脂酸 Stearic acid $C_{18}H_{36}O_2$ Exact Mass: 284.27	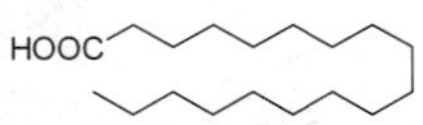 硬脂酸 Stearic acid	棕榈酸 Palmitic acid $C_{16}H_{32}O_2$ Exact Mass: 256.24	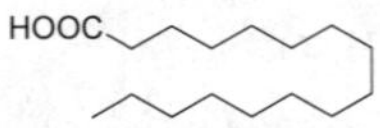 棕榈酸 Palmitic acid
反式石竹烯 *trans*-Caryophyllene $C_{15}H_{24}$ Exact Mass: 204.19	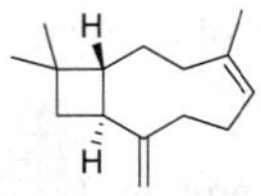 反式石竹烯 *trans*-Caryophyllene	葎草烯 Humulene $C_{15}H_{24}$ Exact Mass: 204.19	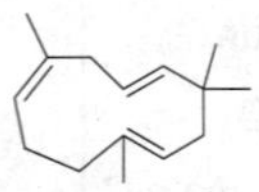 葎草烯 Humulene
胡萝卜苷 Daucosterol $C_{35}H_{60}O_6$ Exact Mass: 576.44	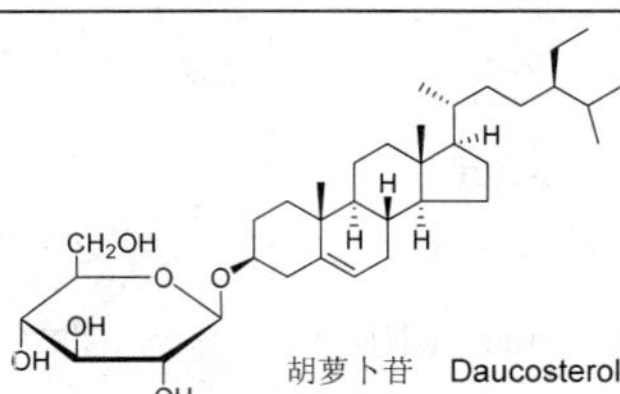 胡萝卜苷 Daucosterol	*β*-谷甾醇 *β*-Sitosterol $C_{29}H_{50}O$ Exact Mass: 414.39	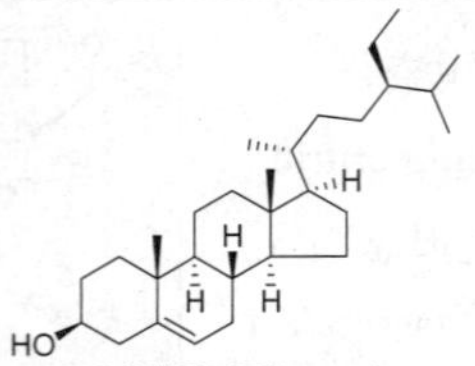 *β*-谷甾醇 *β*-Sitosterol

除以上化学成分外，茺蔚子还含有益母草宁、益母草苷 A、益母草苷 B 等。

胡芦巴

Huluba

TRIGONELLAE SEMEN

【化学成分】

表 1-9-12 胡芦巴主要化学成分[22]

中英文名、化学式及相对分子质量	结构图	中英文名、化学式及相对分子质量	结构图
薯蓣皂苷基 Diosgenin $C_{27}H_{42}O_3$ Exact Mass: 414.31	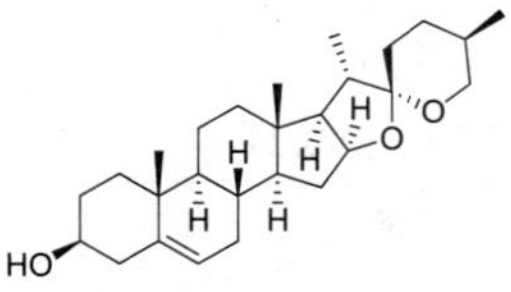 薯蓣皂苷基 Diosgenin	提果皂苷基 Tigogenin $C_{27}H_{44}O_3$ Exact Mass: 416.33	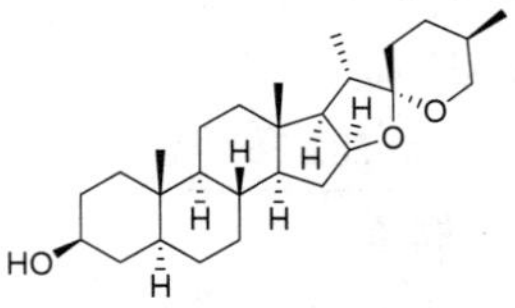 提果皂苷基 Tigogenin
吉托皂苷基 Gitogenin $C_{27}H_{44}O_4$ Exact Mass: 432.32	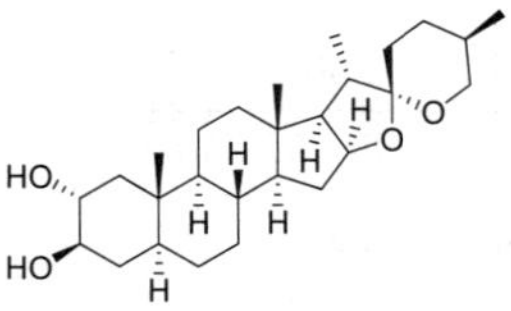 吉托皂苷基 Gitogenin	胡芦巴皂苷 Ⅰa Trigoneoside Ⅰa $C_{44}H_{74}O_{19}$ Exact Mass: 906.48	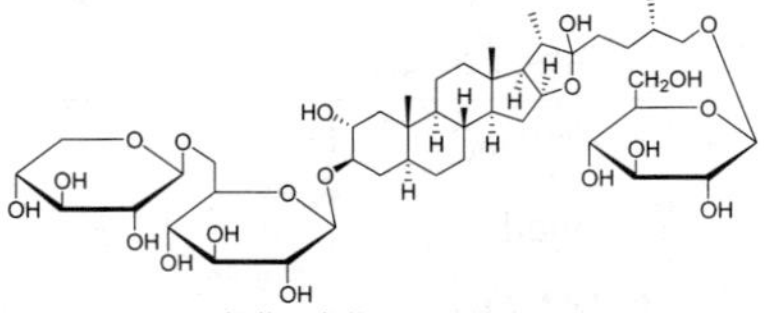 胡芦巴皂苷Ⅰa Trigoneoside Ⅰa
胡芦巴皂苷 Ⅰb Trigoneoside Ⅰb $C_{44}H_{74}O_{19}$ Exact Mass: 906.48	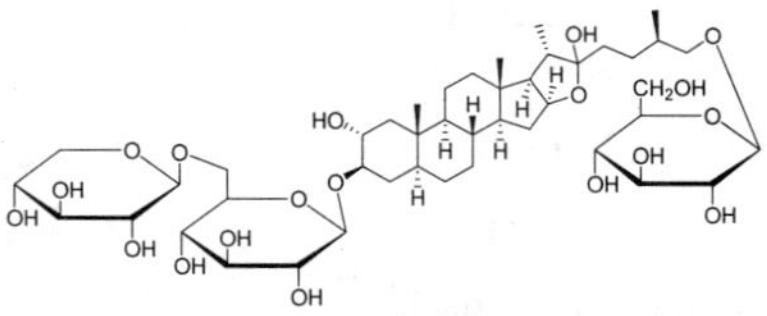 胡芦巴皂苷Ⅰb Trigoneoside Ⅰb	胡芦巴皂苷 Ⅱa Trigoneoside Ⅱa $C_{44}H_{74}O_{18}$ Exact Mass: 890.49	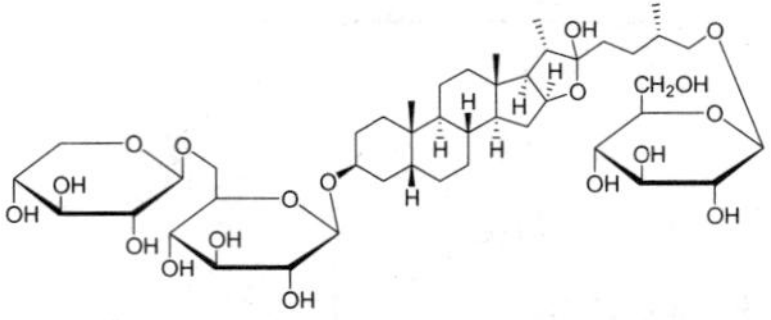 胡芦巴皂苷Ⅱa Trigoneoside Ⅱa
胡芦巴皂苷 Ⅱb Trigoneoside Ⅱb $C_{44}H_{74}O_{18}$ Exact Mass: 890.49	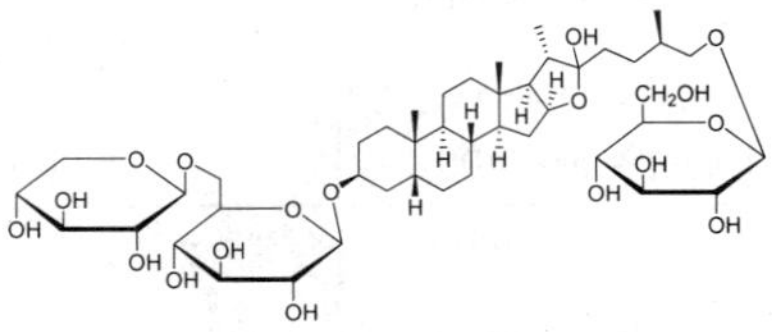 胡芦巴皂苷 Ⅱb Trigoneoside Ⅱb	胡芦巴皂苷 Ⅲa Trigoneoside Ⅲa $C_{45}H_{76}O_{18}$ Exact Mass: 904.5	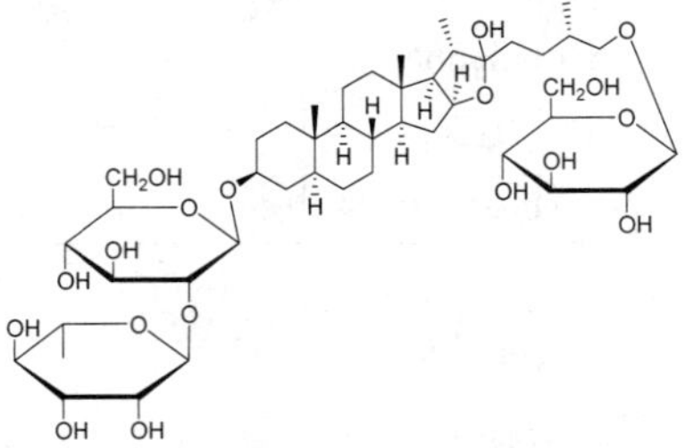 胡芦巴皂苷 Ⅲa Trigoneoside Ⅲa
胡芦巴皂苷 Ⅲb Trigoneoside Ⅲb $C_{45}H_{76}O_{18}$ Exact Mass: 904.5	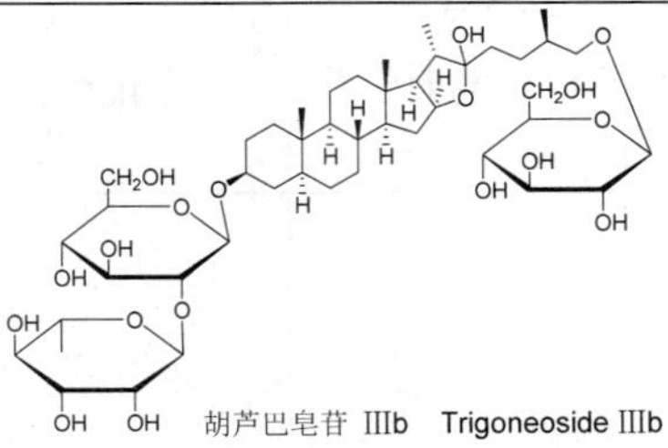 胡芦巴皂苷 Ⅲb Trigoneoside Ⅲb	牡荆素 Vitexin $C_{21}H_{20}O_{10}$ Exact Mass: 432.11	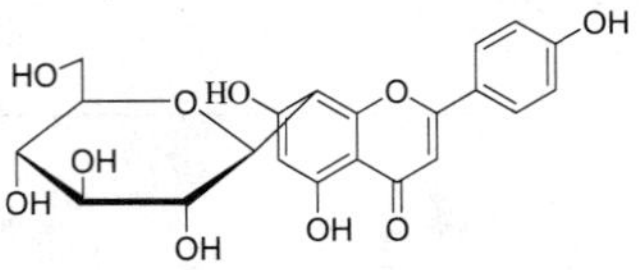 牡荆素 Vitexin
柚皮素 Naringenin $C_{15}H_{12}O_5$ Exact Mass: 272.07	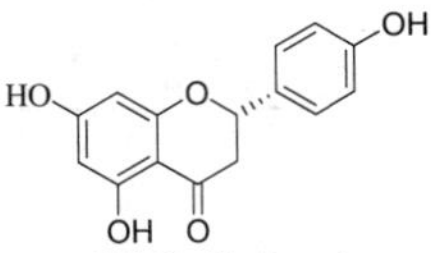 柚皮素 Naringenin	槲皮素 Quercetin $C_{15}H_{10}O_7$ Exact Mass: 302.04	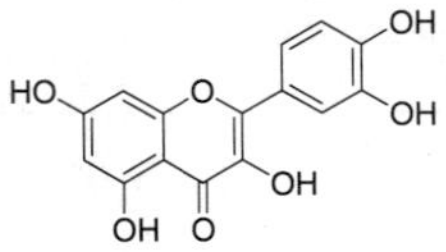 槲皮素 Quercetin

续表

中英文名、化学式及相对分子质量	结构图	中英文名、化学式及相对分子质量	结构图
小麦黄素 Tricin $C_{17}H_{14}O_7$ Exact Mass: 330.07	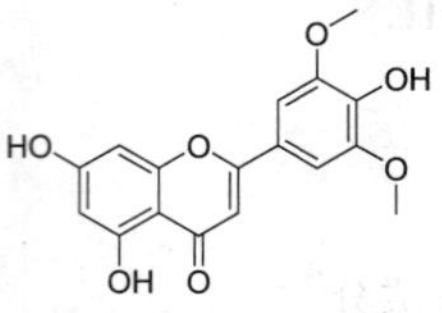 小麦黄素 Tricin	小麦黄素-7-*O*-*β*-D-葡萄糖苷 Tricin-7-*O*-*β*-D-glucopyranoside $C_{23}H_{24}O_{12}$ Exact Mass: 492.13	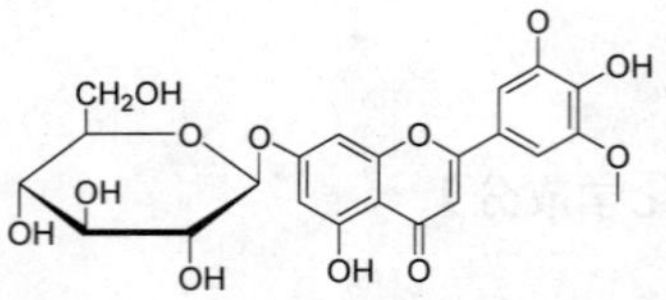 小麦黄素-7-*O*-*β*-D葡萄糖苷 Tricin-7-*O*-*β*-D-glucopyranoside
油酸 Oleic acid $C_{18}H_{34}O_2$ Exact Mass: 282.26	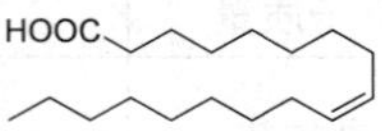 油酸 Oleic acid	亚油酸 Linoleic acid $C_{18}H_{32}O_2$ Exact Mass: 280.24	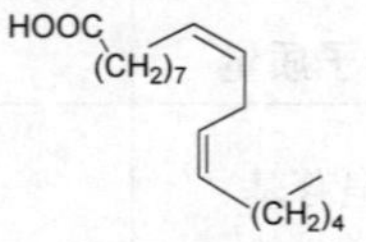 亚油酸 Linoleic acid
棕榈酸 Palmitic acid $C_{16}H_{32}O_2$ Exact Mass: 256.24	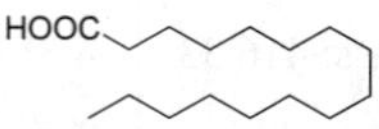 棕榈酸 Palmitic acid	月桂酸 Lauric acid $C_{12}H_{24}O_2$ Exact Mass: 200.18	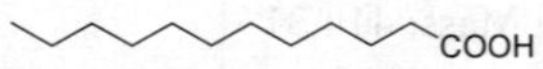 月桂酸 Lauric acid
胡芦巴碱 Trigonelline $C_7H_7NO_2$ Exact Mass: 137.05	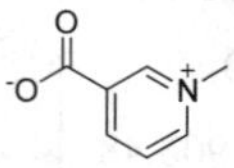 胡芦巴碱 Trigonelline	龙胆碱 Gentianine $C_{10}H_9NO_2$ Exact Mass: 175.06	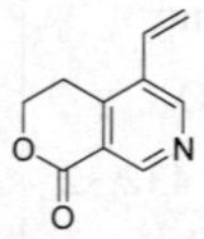 龙胆碱 Gentianine
番木瓜碱 Carpaine $C_{28}H_{50}N_2O_4$ Exact Mass: 478.38	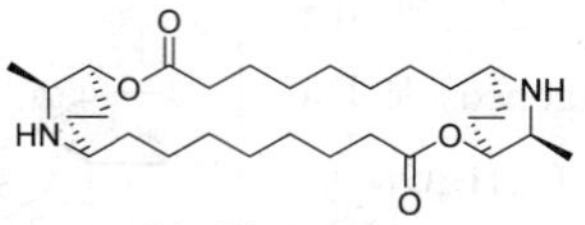 番木瓜碱 Carpaine	胆碱 Choline $C_5H_{14}NO^+$ Exact Mass: 104.11	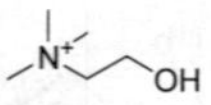 胆碱 Choline
东莨菪素 Scopoletine $C_{10}H_8O_4$ Exact Mass: 192.04	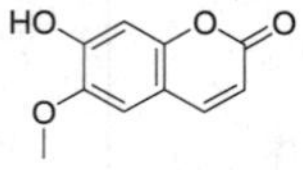 东莨菪素 Scopoletine	*γ*-五味子素 *γ*-Schizandrin $C_{23}H_{28}O_6$ Exact Mass: 400.19	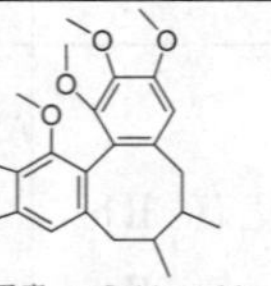 *γ*-五味子素 *γ*-Schizandrin
双咔唑 *N,N'*-Dicarbazyl $C_{24}H_{16}N_2$ Exact Mass: 332.13	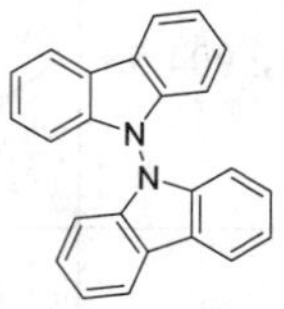 双咔唑 *N,N'*-Dicarbazyl	*β*-谷甾醇 *β*-Sitosterol $C_{29}H_{50}O$ Exact Mass: 414.39	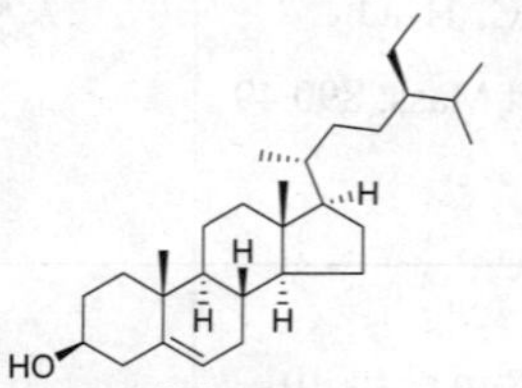 *β*-谷甾醇 *β*-Sitosterol
胆甾醇 Cholesterol $C_{27}H_{46}O$ Exact Mass: 386.35	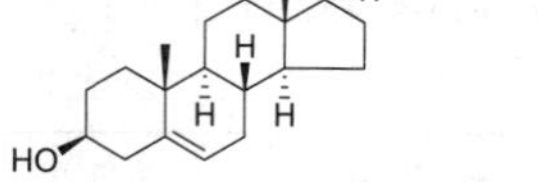 胆甾醇 Cholesterol		

胡黄连

Huhuanglian
PICRORHIZAE RHIZOMA

【化学成分】

表 1-9-13　胡黄连主要化学成分[23～25]

中英文名、化学式及相对分子质量	结构图	中英文名、化学式及相对分子质量	结构图
胡黄连苦苷 Ⅰ Picroside Ⅰ $C_{24}H_{28}O_{11}$ Exact Mass: 492.16	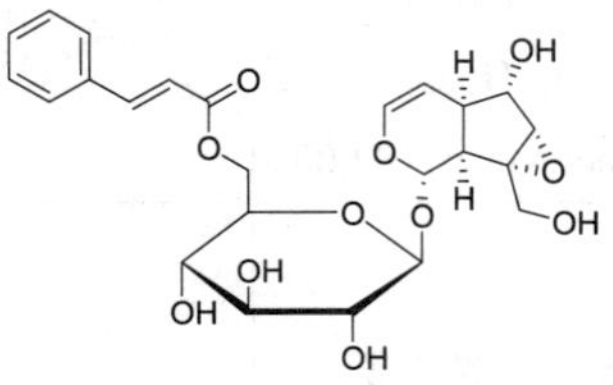 胡黄连苦苷 Ⅰ　Picroside Ⅰ	胡黄连苦苷 Ⅱ Picroside Ⅱ $C_{23}H_{28}O_{13}$ Exact Mass: 512.15	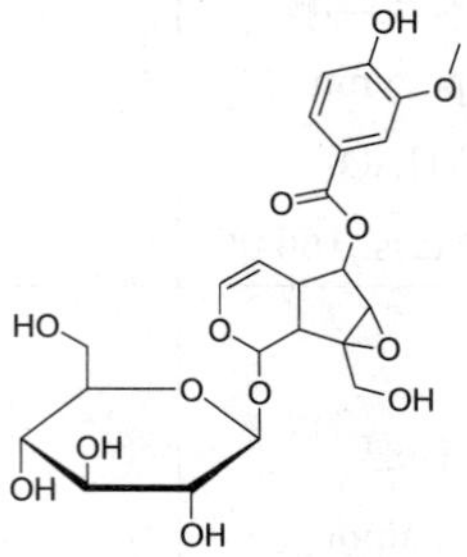 胡黄连苦苷 Ⅱ　Picroside Ⅱ
胡黄连苦苷 Ⅲ Picroside Ⅲ $C_{25}H_{30}O_{13}$ Exact Mass: 538.17	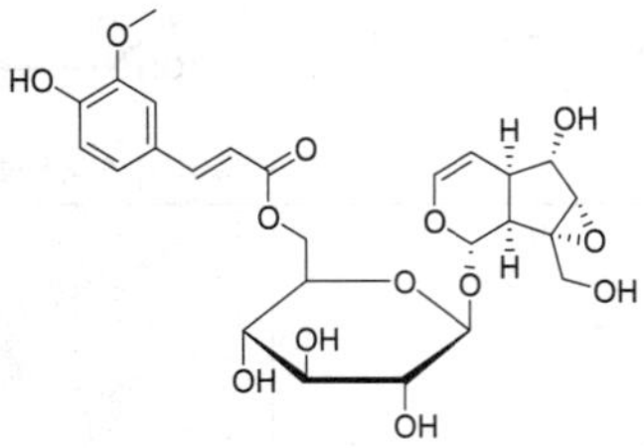 胡黄连苦 Ⅲ　Picroside Ⅲ	藏黄连新苷 A Scroneoside A $C_{25}H_{28}O_{11}$ Exact Mass: 504.16	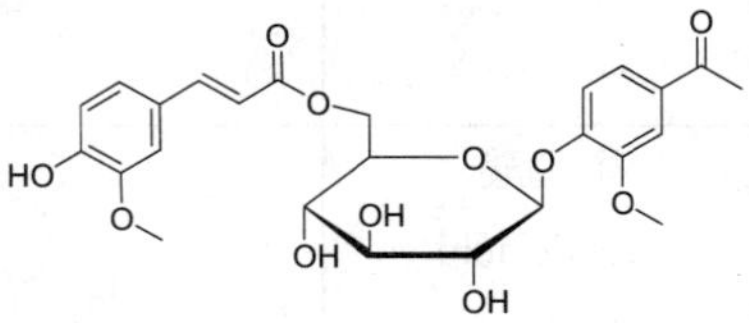 藏黄连新苷 A　Scroneoside A
藏黄连新苷 B Scroneoside B $C_{23}H_{26}O_{11}$ Exact Mass: 478.15	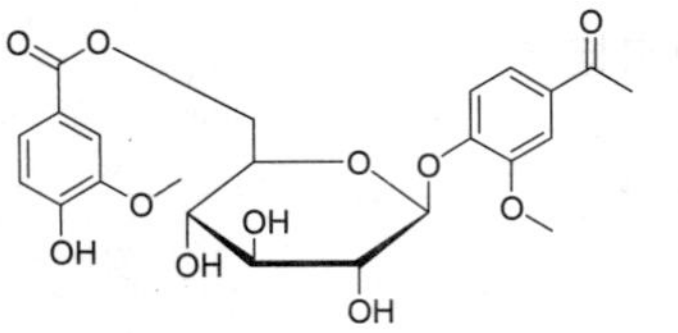 藏黄连新苷 B　Scroneoside B	藏黄连苷 A Scroside A $C_{37}H_{50}O_{21}$ Exact Mass: 830.28	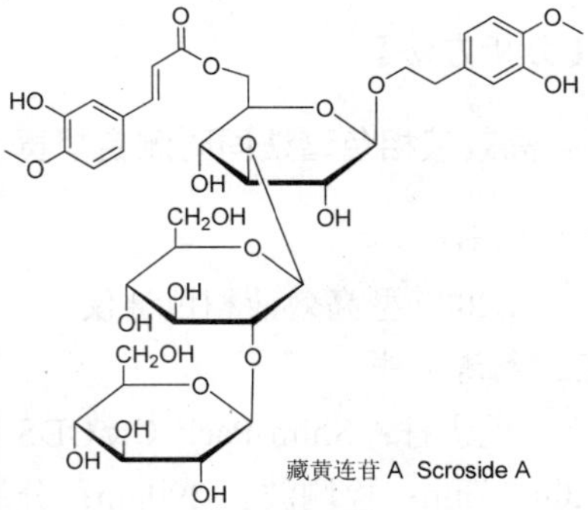 藏黄连苷 A　Scroside A
藏黄连苷 D Scroside D $C_{30}H_{38}O_{16}$ Exact Mass: 654.22	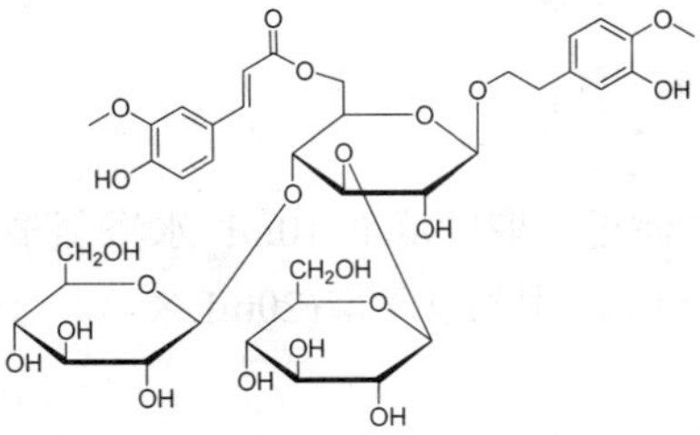 藏黄连苷 D　Scroside D	藏黄连苷 E Scroside E $C_{30}H_{38}O_{16}$ Exact Mass: 654.22	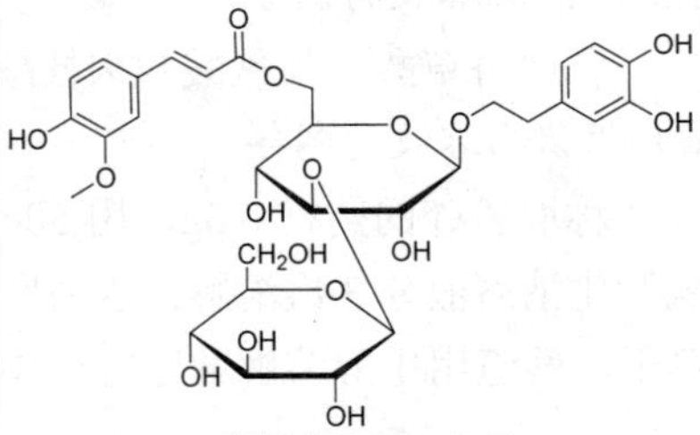 藏黄连苷 E　Scroside E
桃叶珊瑚苷 Aucubin $C_{15}H_{22}O_9$ Exact Mass: 346.13	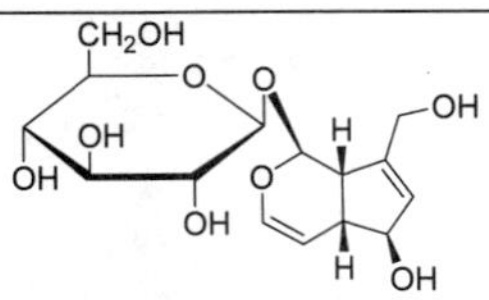 桃叶珊瑚苷　Aucubin	松柏苷 Coniferin $C_{16}H_{22}O_8$ Exact Mass: 342.13	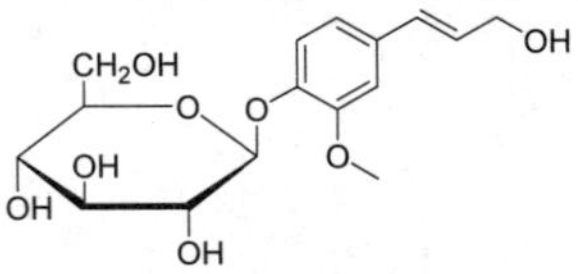 松柏苷　Coniferin

续表

中英文名、化学式及相对分子质量	结构图	中英文名、化学式及相对分子质量	结构图
草夹竹桃苷 Androsin $C_{15}H_{20}O_8$ Exact Mass: 328.12	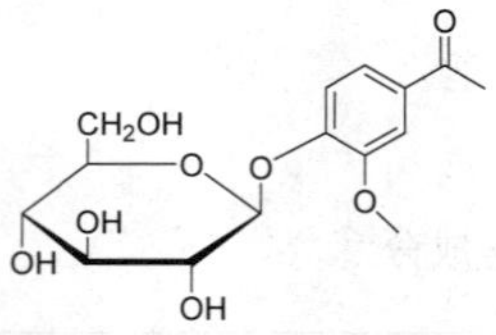 草夹竹桃苷　Androsin	婆婆纳苷 Veronicoside $C_{22}H_{26}O_{11}$ Exact Mass: 466.15	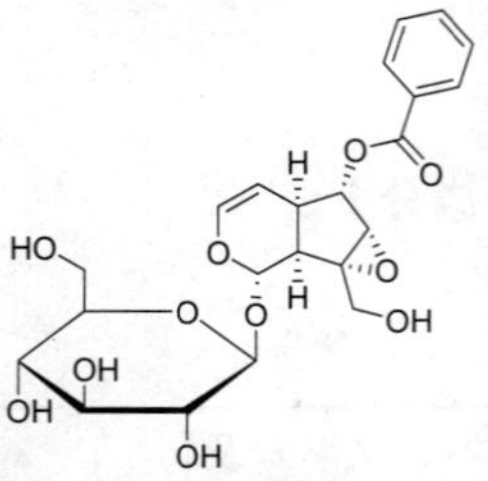 婆婆纳苷　Veronicoside
香荚兰乙酮 Apocynin $C_9H_{10}O_3$ Exact Mass: 166.06	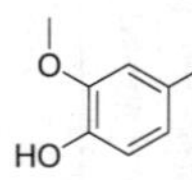 香荚兰乙酮　Apocynin	甘露醇 Mannitol $C_6H_{14}O_6$ Exact Mass: 182.08	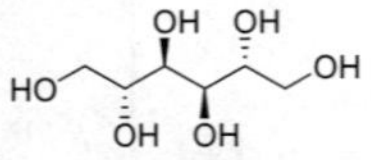 甘露醇　Mannitol
梓醇 Catalpol $C_{15}H_{22}O_{10}$ Exact Mass: 362.12	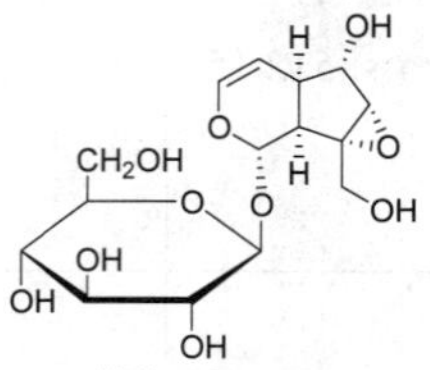 梓醇　Catalpol	6-阿魏酰梓醇 6-Feruloyl catalpol $C_{25}H_{30}O_{12}$ Exact Mass: 522.17	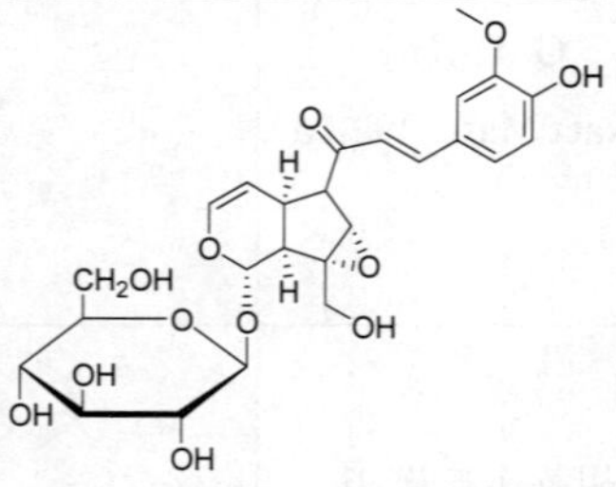 6-阿魏酰梓醇　6-Feruloyl catalpol
阿魏酸 Ferulic acid $C_{10}H_{10}O_4$ Exact Mass: 194.18	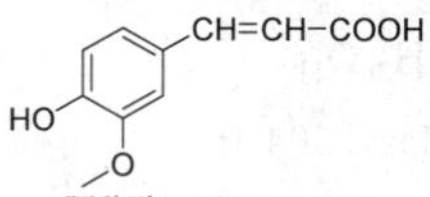 阿魏酸　Ferulic acid		

【分析方法】

1　高效液相色谱法同时测定胡黄连中香草酸、阿魏酸和肉桂酸[25]

1.1 仪器

L2000 型高效液相色谱仪。

1.2 色谱条件

色谱柱：Shim-Pack C_{18} ODS 柱(250mm×4.6mm，5μm)；流动相：乙腈-0.05%磷酸溶液(13∶87)；流速 1.0mL/min；检测波长 290nm；分析时间约 30min。

1.3 对照品溶液的制备

称取香草酸、阿魏酸和肉桂酸对照品，用适量甲醇溶解。

1.4 供试品溶液的制备

称取粉碎的药材 0.5g，用 50mL 甲醇超声提取 1h，滤过，取续滤液 10mL 水浴蒸干，残渣用 0.5mol/L 氢氧化钠溶液分 3 次溶解，水浴回流 2h，用盐酸调 pH 至 2，用乙醚萃取(20mL×4)，合并乙醚液，在水浴蒸干，残渣用甲醇溶解并定容至 10mL，滤过，即得。

胡椒

Hujiao

PIPERIS FRUCTUS

【化学成分】

表 1-9-14 胡椒主要化学成分[26]

中英文名、化学式及相对分子质量	结构图	中英文名、化学式及相对分子质量	结构图
胡椒碱 Piperine $C_{17}H_{19}NO_3$ Exact Mass: 285.14	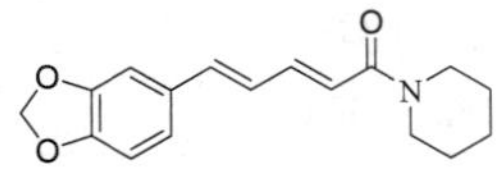 胡椒碱 Piperine	胡椒油碱 B Piperolein B $C_{21}H_{29}NO_3$ Exact Mass: 343.21	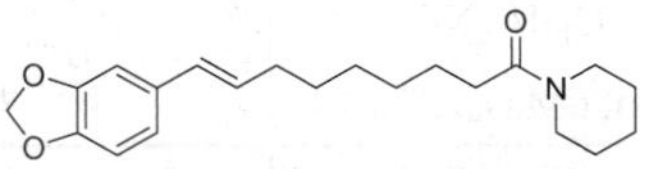 胡椒油碱 B Piperolein B
胡椒林碱 Piperyline $C_{16}H_{17}NO_3$ Exact Mass: 271.12	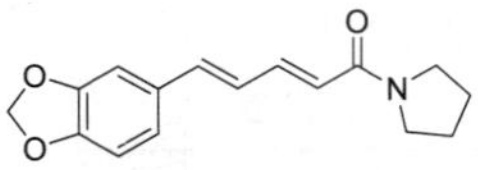 胡椒林碱 Piperyline	胡椒新碱 Piperanine $C_{17}H_{21}NO_3$ Exact Mass: 287.15	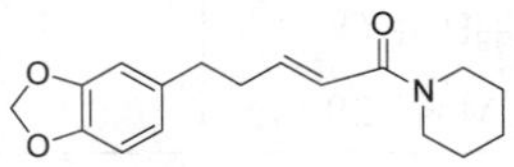 胡椒新碱 Piperanine
胡椒醛 Piperonal $C_8H_6O_3$ Exact Mass: 150.03	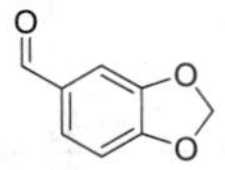 胡椒醛 Piperonal	阿魏波因 Feruperine $C_{17}H_{21}NO_3$ Exact Mass: 287.15	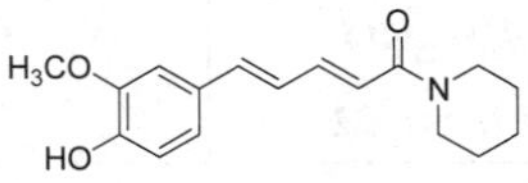 阿魏波因 Feruperine
去氢阿魏波因 Dihydroferuperine $C_{17}H_{23}NO_3$ Exact Mass: 289.17	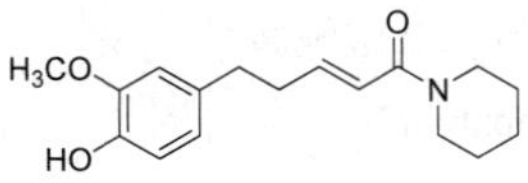 去氢阿魏波因 Dihydroferuperine	*N*-反式-阿魏酰基哌啶 *N-trans*-Feruloyl piperidine $C_{15}H_{19}NO_3$ Exact Mass: 261.14	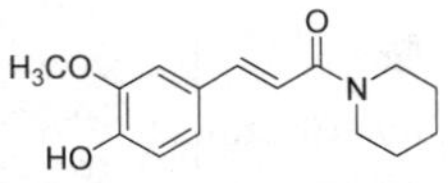 *N*-反式-阿魏酰基哌啶 *N-trans*-Feruloyl piperidine
1-[(2*E*,4*E*)-2,4-癸二烯酰基]吡咯烷 1-[(2*E*,4*E*)-2,4-Decadie-noyl]pyrrolidine $C_{14}H_{23}NO$ Exact Mass: 221.18	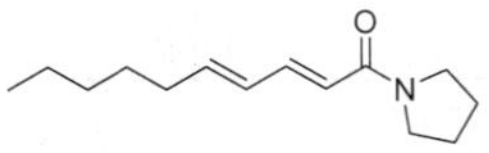 1-[(2*E*,4*E*)-2,4-癸二烯酰基]吡咯烷 1-[(2*E*,4*E*)-2,4-Decadie-noyl]pyrrolidine	1-[(2*E*,4*E*)-2,4-十二二烯酰基]吡咯 1-[(2*E*,4*E*)-2,4-Dodeca-dienoyl]pyrrolidine $C_{16}H_{27}NO$ Exact Mass: 249.21	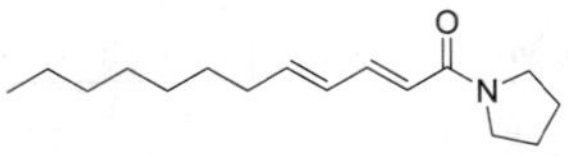 1-[(2*E*,4*E*)-2,4-十二二烯酰基]吡咯 1-[(2*E*,4*E*)-2,4-Dodeca-dienoyl]pyrrolidine
胡椒亭 Piperettine $C_{19}H_{21}NO_3$ Exact Mass: 311.15	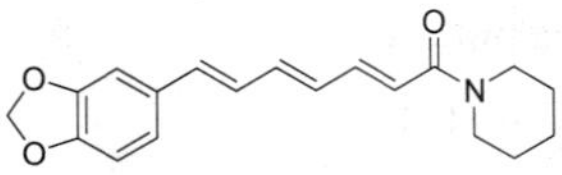 胡椒亭 Piperettine	*N*-(2-甲基丙基)-2*E*,4*E*-癸二烯酰胺 *N*-(2-Methylpropyl)-2*E*,4*E*-decadienamide, $C_{14}H_{25}NO$ Exact Mass: 223.19	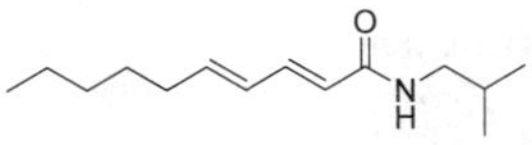 *N*-(2-甲基丙基)-2*E*,4*E*-癸二烯酰胺 *N*-(2-Methylpropyl)-2*E*,4*E*-decadienamide,
(*E*,*E*,*E*)-13-(3,4-亚甲二氧基苯基)-*N*-12-甲基丙基-2,4,12-十三碳三烯酰胺 Guineensine $C_{24}H_{33}NO_3$ Exact Mass: 383.25	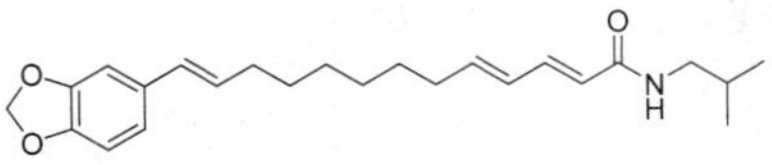 (*E*,*E*,*E*)-13-(3,4-亚甲二氧基苯基)-*N*-12-甲基丙基-2,4,12-十三碳三烯酰胺 Guineensine	*N*-异丁基-2*E*,4*E*,8*E*-二十碳三烯酰胺 $C_{24}H_{43}NO$ Exact Mass: 361.33	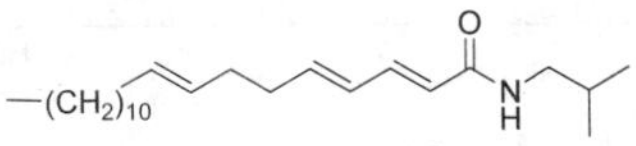 *N*-异丁基-2*E*,4*E*,8*E*-二十碳三烯酰胺

续表

中英文名、化学式及相对分子质量	结构图	中英文名、化学式及相对分子质量	结构图
N-异丁基-2*E*,4*E*-十八碳二烯酰胺 *N*-Isobutyl-(2*E*,4*E*)-octadecadienamide $C_{22}H_{41}NO$ Exact Mass: 335.32	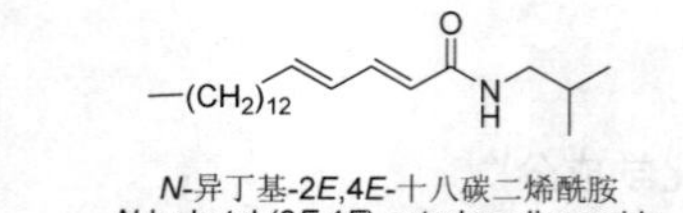 *N*-异丁基-2*E*,4*E*-十八碳二烯酰胺 *N*-Isobutyl-(2*E*,4*E*)-octadecadienamide	去氢胡椒杀虫胺 10,11-Dihydropipercide $C_{22}H_{31}NO_3$ Exact Mass: 357.23	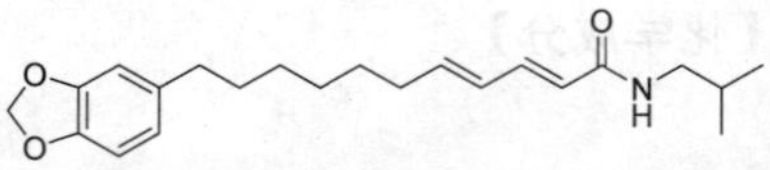 去氢胡椒杀虫胺 10,11-Dihydropipercide
胡椒内酰胺-C5:1(2*E*) $C_{16}H_{19}NO_3$ Exact Mass: 273.14	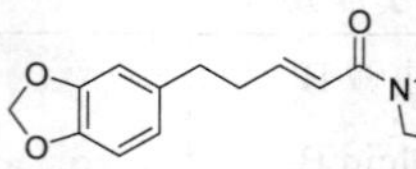 胡椒内酰胺-C5:1(2*E*)	胡椒内酰胺-C7:1(6*E*) $C_{18}H_{23}NO_3$ Exact Mass: 301.17	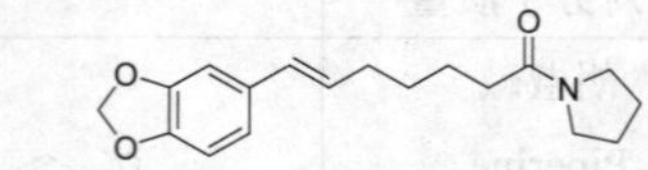 胡椒内酰胺-C7:1(6*E*)
胡椒内酰胺-C7:2(2*E*,6*E*) $C_{18}H_{21}NO_3$ Exact Mass: 299.15	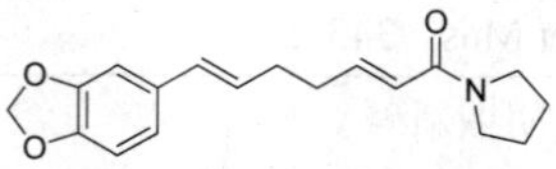 胡椒内酰胺-C7:2(2*E*,6*E*)	胡椒内酰胺-C9:1(8*E*) $C_{20}H_{27}NO_3$ Exact Mass: 329.20	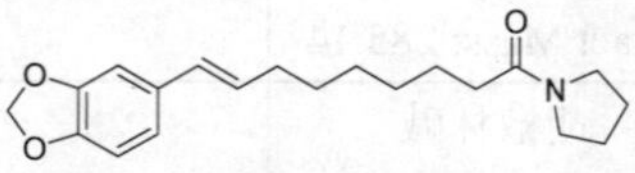 胡椒内酰胺-C9:1(8*E*)
胡椒内酰胺-C9:2(2*E*,8*E*) $C_{20}H_{25}NO_3$ Exact Mass: 327.18	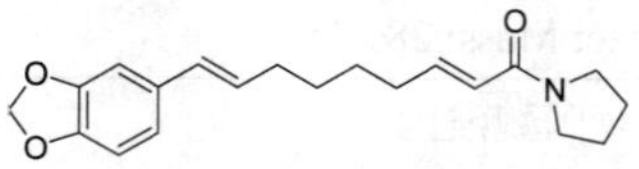 胡椒内酰胺-C9:2(2*E*,8*E*)	胡椒内酰胺-C9:3(2*E*,4*E*,8*E*) $C_{20}H_{23}NO_3$ Exact Mass: 325.17	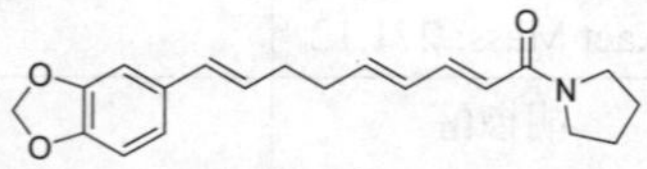 胡椒内酰胺-C9:3(2*E*,4*E*,8*E*)
N-异丁基-9-(3,4-亚甲二氧基苯基)-2*E*,4*E*,8*E*-九碳三烯酰胺 (2*E*,4*E*,8*E*)-9-(Benzo[d][1,3]dioxol-5-yl)-*N*-isobutylnona-2,4,8-trienamide $C_{20}H_{25}NO_3$ Exact Mass: 327.18	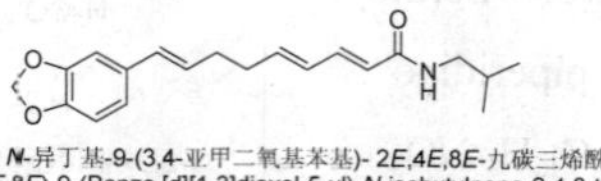 *N*-异丁基-9-(3,4-亚甲二氧基苯基)-2*E*,4*E*,8*E*-九碳三烯酰胺 (2*E*,4*E*,8*E*)-9-(Benzo [d][1,3]dioxol-5-yl)-*N*-isobutylnona-2,4,8-trienamide	*N*-异丁基-2*E*,4*E*-十八碳二烯酸酰胺 *N*-Isobutyl-(2*E*,4*E*)-octadeca-2,4-dienamide $C_{22}H_{41}NO$ Exact Mass: 335.32	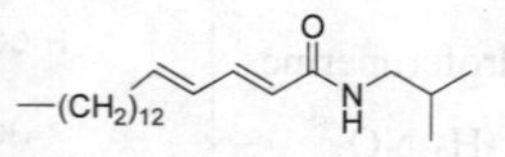 *N*-异丁基-2*E*,4*E*-十八碳二烯酸酰胺 *N*-Isobutyl-(2*E*,4*E*)-octadeca-2,4-dienamide
葵酸 Capric acid $C_{10}H_{20}O_2$ Exact Mass: 172.15	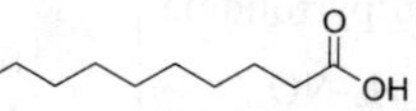 葵酸 Capric acid	月桂酸 Lauric acid $C_{12}H_{24}O_2$ Exact Mass: 200.18	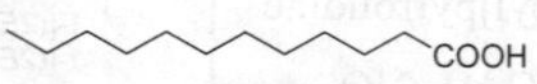 月桂酸 Lauric acid
肉豆蔻酸 Myristic acid $C_{14}H_{28}O_2$ Exact Mass: 228.21	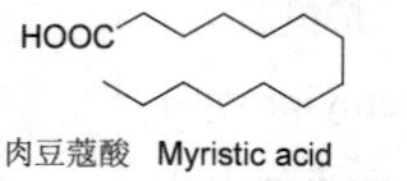 肉豆蔻酸 Myristic acid	棕榈酸 Palmitic acid $C_{16}H_{32}O_2$ Exact Mass: 256.24	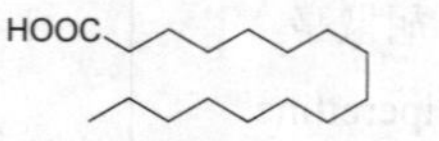 棕榈酸 Palmitic acid
硬脂酸 Stearic acid $C_{18}H_{36}O_2$ Exact Mass: 284.27	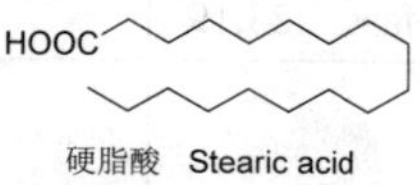 硬脂酸 Stearic acid	罂酸 Linolic acid $C_{18}H_{32}O_2$ Exact Mass: 280.24	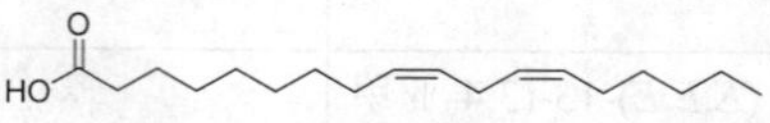 罂酸 Linolic acid
亚油酸 Linoleic acid $C_{18}H_{32}O_2$ Exact Mass: 280.24	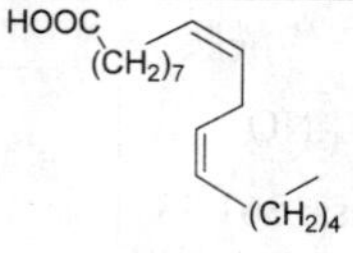 亚油酸 Linoleic acid	油酸 Oleic acid $C_{18}H_{34}O_2$ Exact Mass: 282.26	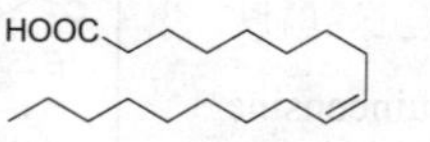 油酸 Oleic acid

续表

中英文名、化学式及相对分子质量	结构图	中英文名、化学式及相对分子质量	结构图
斑鸠菊酸 Vernolic acid $C_{18}H_{32}O_3$ Exact Mass: 296.24	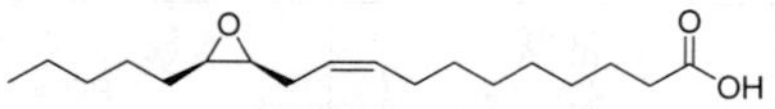 斑鸠菊酸 Vernolic acid	锦葵酸 Malvalic acid $C_{18}H_{32}O_2$ Exact Mass: 280.24	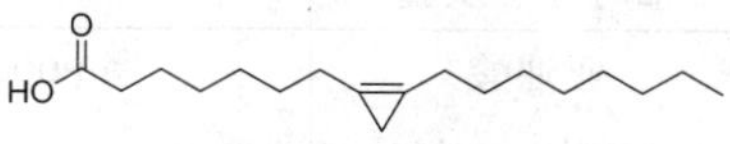 锦葵酸 Malvalic acid
苹婆酸 Sterculic acid $C_{19}H_{34}O_2$ Exact Mass: 294.26	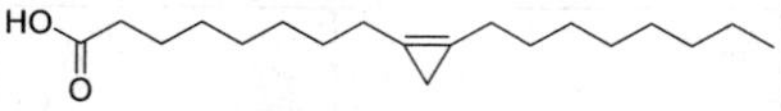 苹婆酸 Sterculic acid		

荔枝核

Lizhihe

LITCHI SEMEN

【化学成分】

表 1-9-15 荔枝核主要化学成分[27~30]

中英文名、化学式及相对分子质量	结构图	中英文名、化学式及相对分子质量	结构图
β-谷甾醇 *β*-Sitosterol $C_{29}H_{50}O$ Exact Mass: 414.39	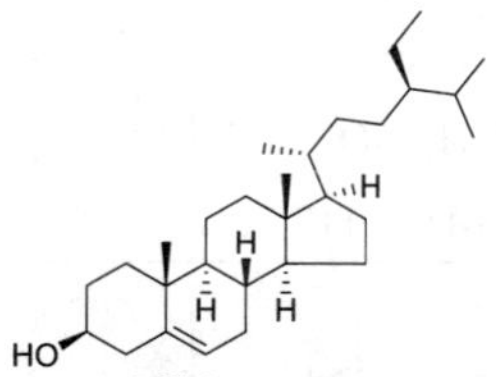 *β*-谷甾醇 *β*-Sitosterol	豆甾醇 Stigmasterol $C_{29}H_{48}O$ Exact Mass: 412.37	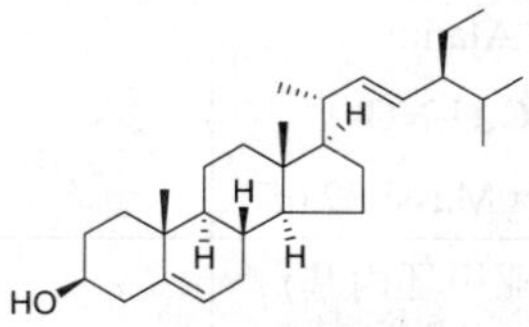 豆甾醇 Stigmasterol
豆甾醇-*β*-D-葡萄糖苷 Stigmasterol-*β*-D-glucoside $C_{35}H_{58}O_6$ Exact Mass: 574.42	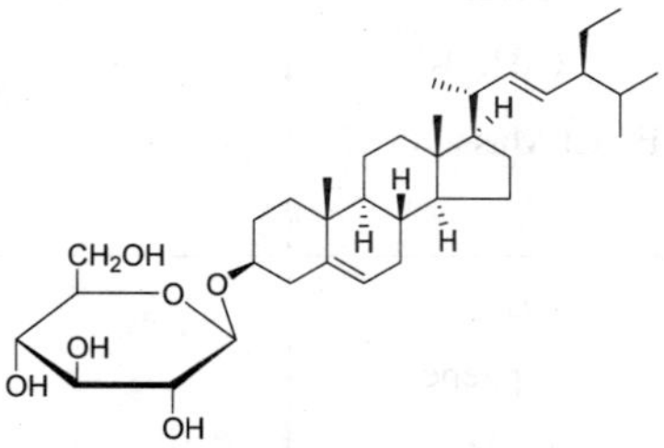 豆甾醇-*β*-D-葡萄糖苷 Stigmasterol-*β*-D-glucoside	胡萝卜苷 Daucosterol $C_{35}H_{60}O_6$ Exact Mass: 576.44	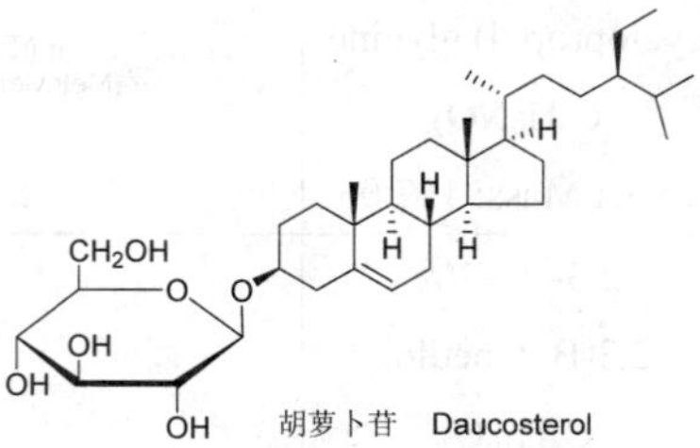 胡萝卜苷 Daucosterol
乔松素-7-新橙皮糖苷 Pinocembrin-7-neohesperidoside $C_{27}H_{30}O_{13}$ Exact Mass: 562.17	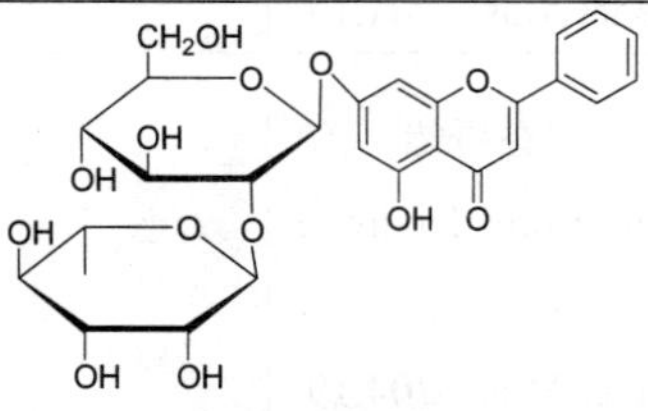 乔松素-7-新橙皮糖苷 Pinocembrin-7-neohesperidoside	原儿茶酸 Protocatechuic acid $C_7H_6O_4$ Exact Mass: 154.03	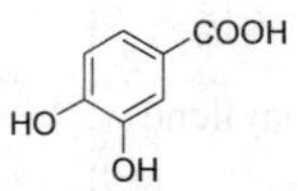 原儿茶酸 Protocatechuic acid
硬脂酸 Stearic acid $C_{18}H_{36}O_2$ Exact Mass: 284.27	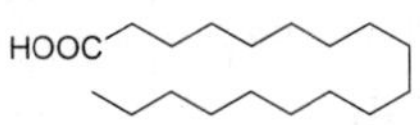 硬脂酸 Stearic acid	棕榈酸 Palmitic acid $C_{16}H_{32}O_2$ Exact Mass: 256.24	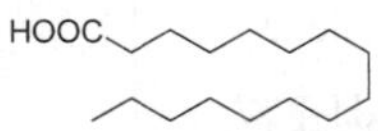 棕榈酸 Palmitic acid

续表

中英文名、化学式及相对分子质量	结构图	中英文名、化学式及相对分子质量	结构图
亚油酸 Linoleic acid $C_{18}H_{32}O_2$ Exact Mass: 280.24	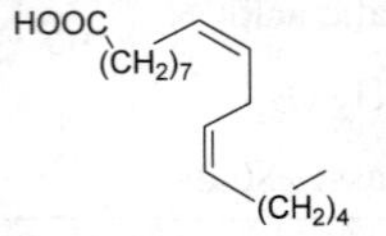 亚油酸 Linoleic acid	油酸 Oleic acid $C_{18}H_{34}O_2$ Exact Mass: 282.26	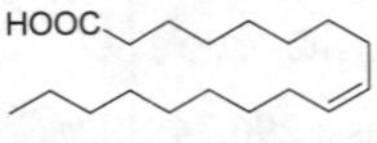 油酸 Oleic acid
二氢苹婆酸 Dihydrosterculic acid $C_{19}H_{36}O_2$ Exact Mass: 296.27	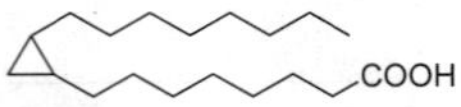 二氢苹婆酸 Dihydrosterculic acid	矢车菊定-3-芒丁粉苷 Cyanidin-3-rutinoside $C_{27}H_{31}ClO_{15}$ Exact Mass: 630.14	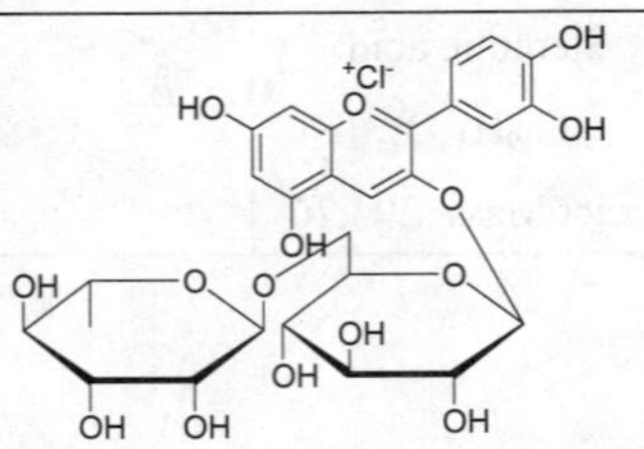 矢车菊定-3-芒丁粉苷 Cyanidin-3-rutinoside
矢车葡定-3-葡萄糖苷 Cyanidin-3-glucoside $C_{21}H_{21}O_{11}$ Exact Mass: 449.11	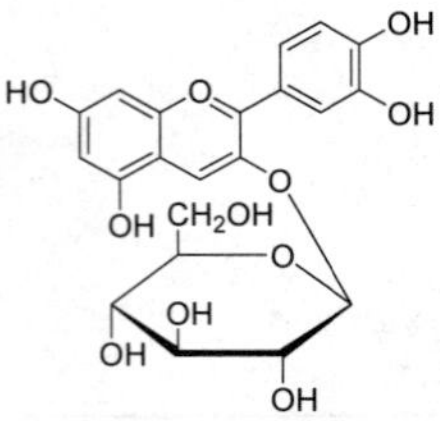 矢车葡定-3-葡萄糖苷 Cyanidin-3-glucoside	天门冬素 Asparagine $C_4H_8N_2O_3$ Exact Mass: 132.05	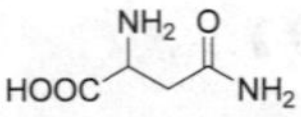 天门冬素 Asparagine
丙氨酸 Alanine $C_3H_7NO_2$ Exact Mass: 89.05	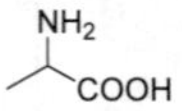 丙氨酸 Alanine	缬氨酸 Valine $C_5H_{11}NO_2$ Exact Mass: 117.08	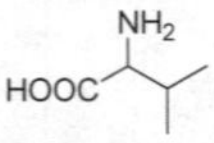 缬氨酸 Valine
α-(亚甲环丙基)甘氨酸 α-(Methylene-cyclopropyl) glycine $C_6H_9NO_2$ Exact Mass: 127.06	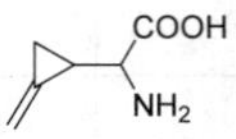 α-(亚甲环丙基)甘氨酸 α-(Methylene-cyclopropyl) glycine	3-羟基丁酮 3-Acetoin $C_4H_8O_2$ Exact Mass: 88.05	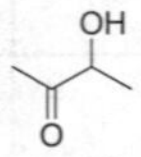 3-羟基丁酮 3-Acetoin
2,3-丁二醇 2,3-Butanediol $C_4H_{10}O_2$ Exact Mass: 90.07	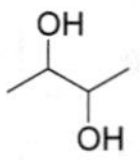 2,3-丁二醇 2,3-Butanediol	胡椒烯 Copaene $C_{15}H_{24}$ Exact Mass: 204.19	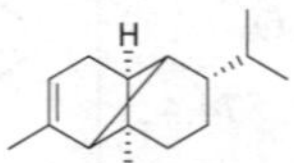 胡椒烯 Copaene
顺式-丁香烯 *cis*-Caryophyllene $C_{15}H_{24}$ Exact Mass: 204.19	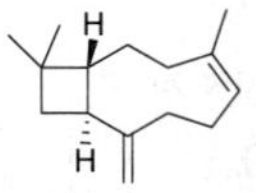 顺式-丁香烯 *cis*-Caryophyllene	别香橙烯 Allo-aromadendrene $C_{15}H_{24}$ Exact Mass: 204.19	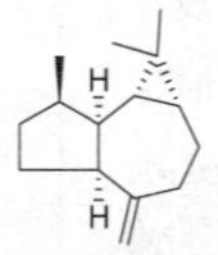 别香橙烯 Allo-aromadendrene
葎草烯 Humulene $C_{15}H_{24}$ Exact Mass: 204.19	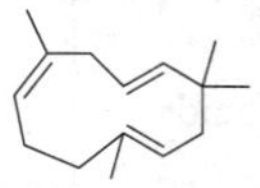 葎草烯 Humulene	α-姜黄烯 α-Curcumene $C_{15}H_{22}$ Exact Mass: 202.17	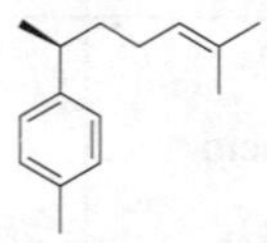 α-姜黄烯 α-Curcumene

续表

中英文名、化学式及相对分子质量	结构图	中英文名、化学式及相对分子质量	结构图
二氢白菖考烯 Calamenene $C_{15}H_{22}$ Exact Mass: 202.17	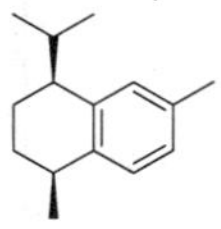 二氢白菖考烯 Calamenene	*α*-愈创木烯 *α*-Guaiene $C_{15}H_{24}$ Exact Mass: 204.19	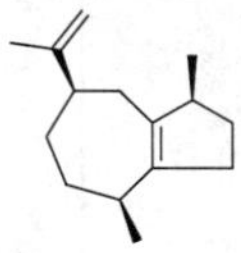 *α*-愈创木烯 *α*-Guaiene
喇叭茶醇 Ledol $C_{15}H_{26}O$ Exact Mass: 222.20	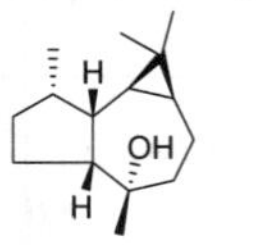 喇叭茶醇 Ledol	黄根醇 Xanthorrhizol $C_{15}H_{22}O$ Exact Mass: 218.17	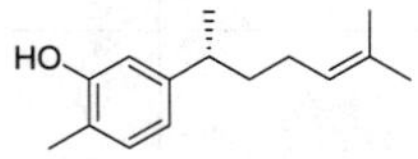 黄根醇 Xanthorrhizol
抗坏血酸 L-Ascorbic acid $C_6H_8O_6$ Exact Mass: 176.03	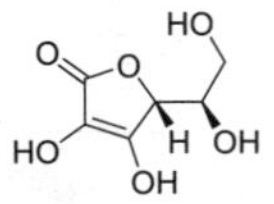 抗坏血酸 L-Ascorbic acid		

除以上化学成分外，荔枝核还含有锦葵花素-3-乙酰葡萄糖苷、*δ*-毕澄茄烯等。

【分析方法】

1 高效液相色谱法测定荔枝核及其制剂中原儿茶酸的含量[30]

1.1 仪器

Waters515-996 型高效液相色谱仪。

1.2 色谱条件

色谱柱：Spherisorb C_{18}柱(200mm×4.6mm，5μm)；流动相：乙腈-水（15∶85)；流速 1.0mL/min；柱温 27℃；检测波长 260nm；分析时间 5min。

1.3 对照品溶液的制备

称取原儿茶酸对照品，用适量无水乙醇溶解。

1.4 供试品溶液的制备

精密称取粉碎的药材 10g，用 100mL 水热提 2 次，每次 2h，合并滤液浓缩至 30mL，用稀盐酸调 pH 至 2，加乙醚萃取(30mL×3)，萃取液蒸干，用无水乙醇溶解并定容至 50mL，即得。

南五味子

Nanwuweizi

SCHISANDRAE SPHENANTHERAE FRUCTUS

【化学成分】

表 1-9-16 南五味子主要化学成分[31, 32]

中英文名、化学式及相对分子质量	结构图	中英文名、化学式及相对分子质量	结构图
五味子甲素 Deoxyschizandrin $C_{24}H_{32}O_6$ Exact Mass: 416.22	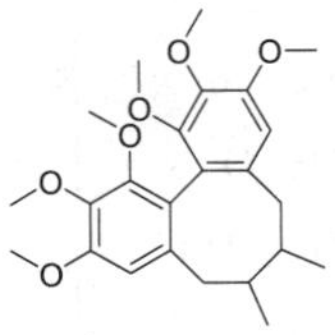 五味子甲素 Deoxyschizandrin	五味子醇甲 Wuweizi alcohol A $C_{24}H_{32}O_7$ Exact Mass: 432.21	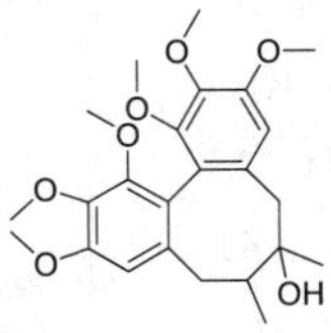 五味子醇甲 Wuweizi alcohol A

续表

中英文名、化学式及相对分子质量	结构图	中英文名、化学式及相对分子质量	结构图
五味子乙素 Schizandrin B $C_{23}H_{28}O_6$ Exact Mass: 400.19	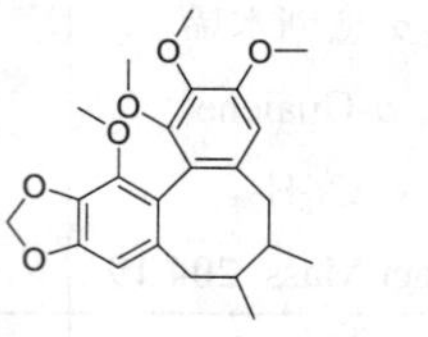 五味子乙素 Schizandrin B	五味子酯甲 Schisantherin A $C_{30}H_{32}O_9$ Exact Mass: 536.20	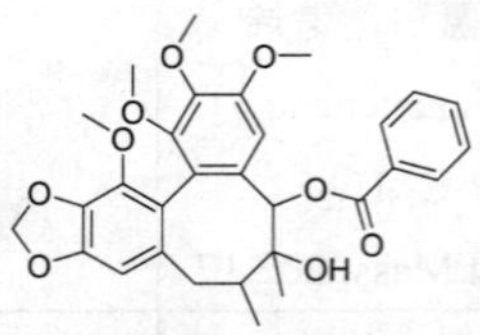 五味子酯甲 Schisantherin A
五味子酯乙 Schisantherin B $C_{28}H_{34}O_9$ Exact Mass: 514.22	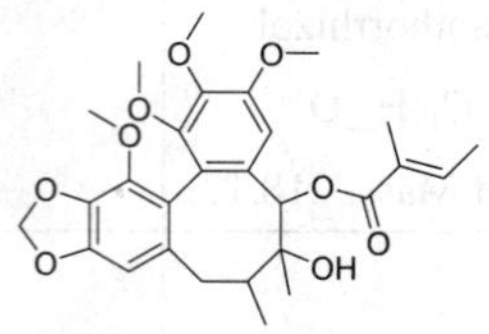 五味子酯乙 Schisantherin B	五味子酯丙 Schisantherin C $C_{28}H_{34}O_9$ Exact Mass: 514.22	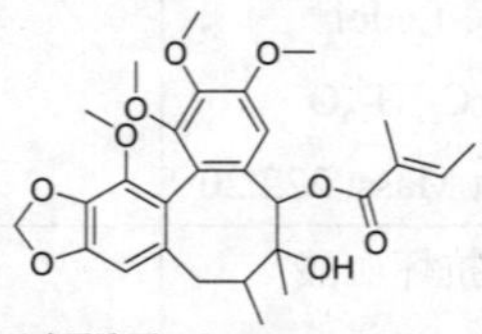 五味子酯丙 Schisantherin C
五味子酯丁 Schisantherin D $C_{29}H_{28}O_9$ Exact Mass: 520.17	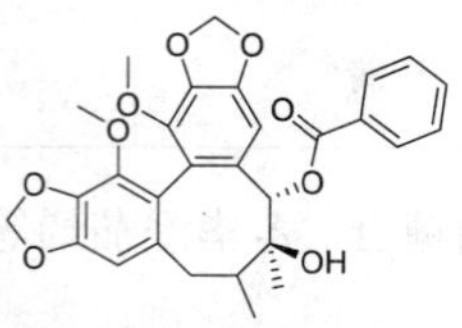 五味子酯丁 Schisantherin D		

南板蓝根

Nanbanlangen

BAPHICACANTHIS CUSIAE RHIZOMA ET RADIX

【化学成分】

表 1-9-17a 南板蓝根主要化学成分[33]

中英文名、化学式及相对分子质量	结构图	中英文名、化学式及相对分子质量	结构图
靛玉红 Indirubin $C_{16}H_{10}N_2O_2$ Exact Mass: 262.07	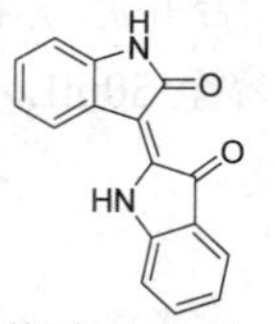 靛玉红 Indirubin	靛蓝 Indigotin $C_{16}H_{10}\ N_2O_2$ Exact Mass: 262.07	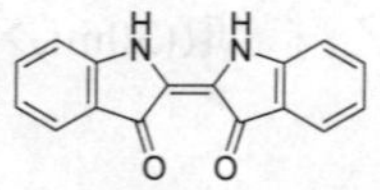 靛蓝 Indigotin
靛苷 Indoxyl-*β*-glucoside $C_{14}H_{17}NO_6$ Exact Mass: 295.11	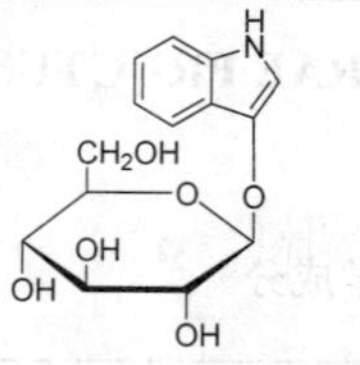 靛苷 Indoxyl-*β*-glucoside	吲哚醇 Indolol $C_{13}H_{18}N_2O_4S$ Exact Mass: 298.10	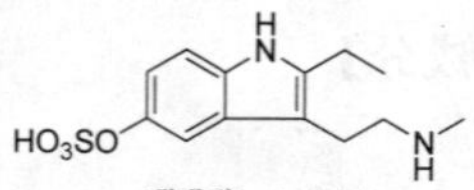 吲哚醇 Indolol
β-谷甾醇 *β*-Sitosterol $C_{29}H_{50}O$ Exact Mass: 414.39	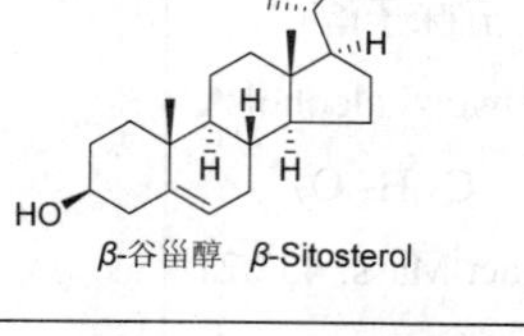 *β*-谷甾醇 *β*-Sitosterol	*γ*-谷甾醇 *γ*-Sitosterol $C_{29}H_{50}O$ Exact Mass: 414.39	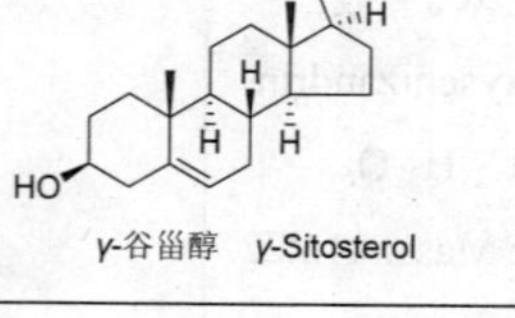 *γ*-谷甾醇 *γ*-Sitosterol

续表

中英文名、化学式及相对分子质量	结构图	中英文名、化学式及相对分子质量	结构图
白桦脂醇 Betulin $C_{30}H_{50}O_2$ Exact Mass: 442.38	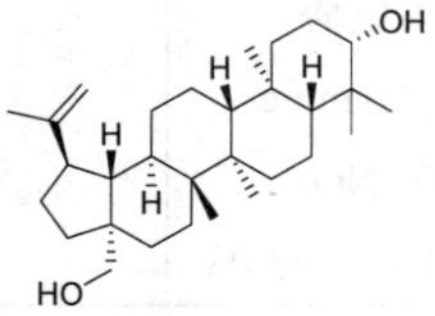 白桦脂醇 Betulin	羽扇豆醇 Lupeol $C_{30}H_{50}O$ Exact Mass: 426.39	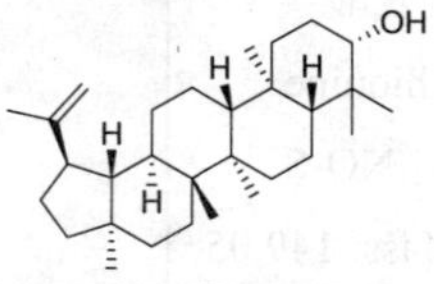 羽扇豆醇 Lupeol
羽扇酮 Lupenone $C_{30}H_{48}O$ Exact Mass: 424.37	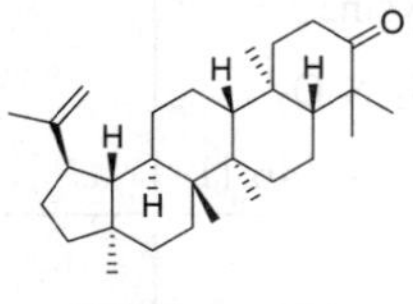 羽扇酮 Lupenone	色胺酮 Tryptanthrin $C_{15}H_8N_2O_2$ Exact Mass: 248.06	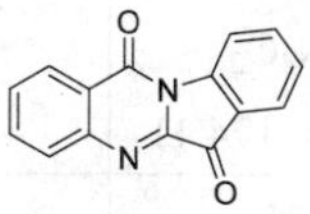 色胺酮 Tryptanthrin
4(3*H*)-喹唑酮 4(3*H*)-Quinazolone $C_8H_6N_2O$ Exact Mass: 146.05	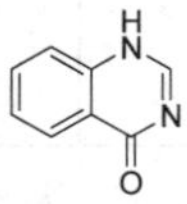 4(3*H*)-喹唑酮 4(3*H*)-Quinazolone	大黄酚 Chrysophanol $C_{15}H_{10}O_4$ Exact Mass: 254.06	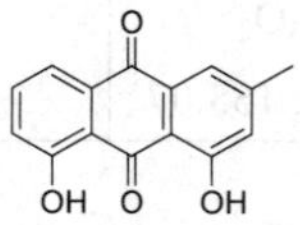 大黄酚 Chrysophanol
丙氨酸 Alanine $C_3H_7NO_2$ Exact Mass: 89.05	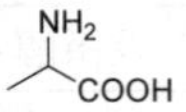 丙氨酸 Alanine	甘氨酸 Glycine $C_3H_7NO_2$ Exact Mass: 89.05	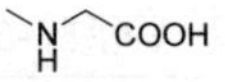 甘氨酸 Glycine
丝氨酸 Serine $C_3H_7NO_3$ Exact Mass: 105.04	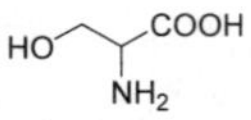 丝氨酸 Serine	脯氨酸 Proline $C_4H_9NO_2$ Exact Mass: 103.06	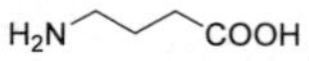 脯氨酸 Proline
缬氨酸 Valine $C_5H_{11}NO_2$ Exact Mass: 117.08	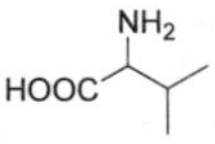 缬氨酸 Valine	苏氨酸 Threonine $C_4H_9NO_3$ Exact Mass: 119.06	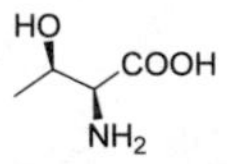 苏氨酸 Threonine
半胱氨酸 Cysteine $C_3H_7NO_2S$ Exact Mass: 121.02	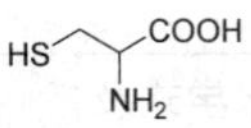 半胱氨酸 Cysteine	异亮氨酸 Isoleucine $C_6H_{13}NO_2$ Exact Mass: 131.09	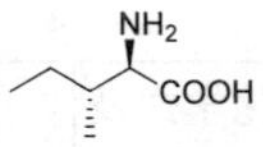 异亮氨酸 Isoleucine
亮氨酸 Leucine $C_6H_{13}NO_2$ Exact Mass: 131.09	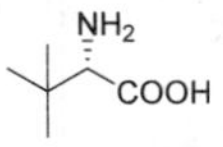 亮氨酸 Leucine	天门冬氨酸 Aspartic acid $C_4H_7NO_4$ Exact Mass: 133.04	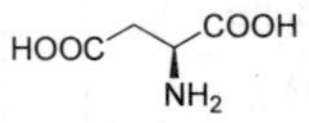 天门冬氨酸 Aspartic acid
酪氨酸 Tyrosine $C_9H_{11}NO_3$ Exact Mass: 181.07	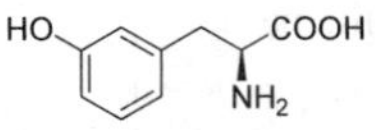 酪氨酸 Tyrosine	色氨酸 Tryptophane $C_{11}H_{12}N_2O_2$ Exact Mass: 204.23	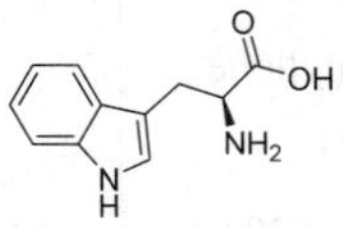 色氨酸 Tryptophane
半胱氨酸 Cystine $C_6H_{12}N_2O_4S_2$ Exact Mass: 240.02	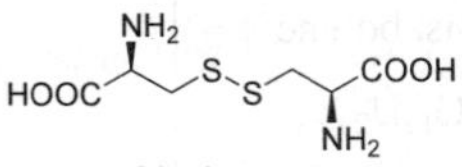 半胱氨酸 Cystine	谷氨酸 Glutamic acid $C_5H_9NO_4$ Exact Mass: 147.05	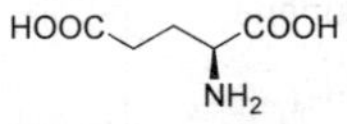 谷氨酸 Glutamic acid

续表

中英文名、化学式及相对分子质量	结构图	中英文名、化学式及相对分子质量	结构图
蛋氨酸 Methionine $C_5H_{11}NO_2S$ Exact Mass: 149.05	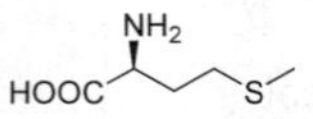 蛋氨酸 Methionine	苯丙氨酸 Phenylalanine $C_9H_{11}NO_2$ Exact Mass: 165.08	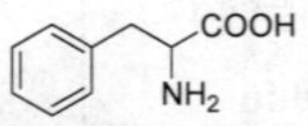 苯丙氨酸 Phenylalanine
精氨酸 Arginine $C_6H_{14}N_4O_2$ Exact Mass: 174.11	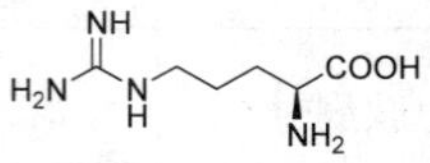 精氨酸 Arginine	赖氨酸 Lysine $C_6H_{14}N_2O_2$ Exact Mass: 146.11	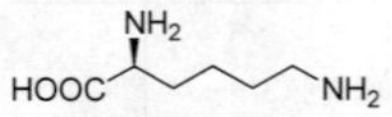 赖氨酸 Lysine
组氨酸 Histidine $C_6H_9N_3O_2$ Exact Mass: 155.07	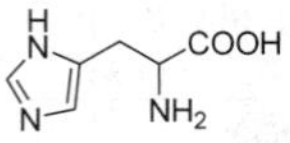 组氨酸 Histidine		

表 1-9-17b 南板蓝根其他主要化学成分[33]

中文名	中文名
豆甾醇-5,22-二烯-3*β*,7*β*-二醇	豆甾醇-5,22-二烯-3*β*,7*α*-二醇
2,4,(1*H*,3*H*)-喹唑二酮	(2*R*)-2-*O*-*β*-D-吡喃葡萄糖基-1,4-苯并恶嗪-3-酮
(2*R*)-2-*O*-*β*-D-吡喃葡萄糖基-4-羟基-1,4-苯并恶嗪-3-酮	松脂酚-4-*O*-*β*-D-芹菜糖基-(1→2)-*β*-D-吡喃葡萄糖苷

南鹤虱

Nanheshi

CAROTAE FURCTUS

【化学成分】

表 1-9-18 南鹤虱主要化学成分[34]

中英文名、化学式及相对分子质量	结构图	中英文名、化学式及相对分子质量	结构图
α-蒎烯 *α*-Pinene $C_{10}H_{16}$ Exact Mass: 136.13	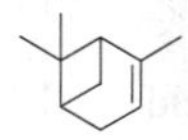 *α*-蒎烯 *α*-Pinene	*β*-蒎烯 *β*-Pinene $C_{10}H_{16}$ Exact Mass: 136.13	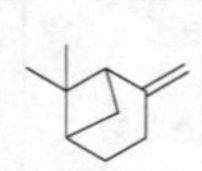 *β*-蒎烯 *β*-Pinene
石竹烯 Caryophyllene $C_{15}H_{24}$ Exact Mass: 204.19	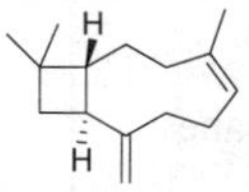 石竹烯 Caryophyllene	*α*-芹子烯 *α*-Selinene $C_{15}H_{24}$ Exact Mass: 204.19	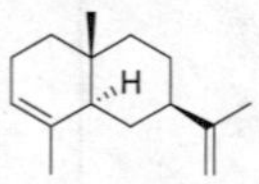 *α*-芹子烯 *α*-Selinene
α-古芸烯 *α*-Gurjunene $C_{15}H_{24}$ Exact Mass: 204.19	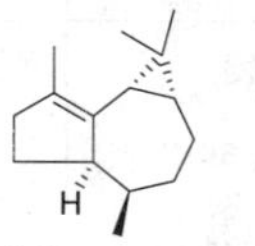 *α*-古芸烯 *α*-Gurjunene	*β*-红没药烯 *β*-Bisabolene $C_{15}H_{24}$ Exact Mass: 204.19	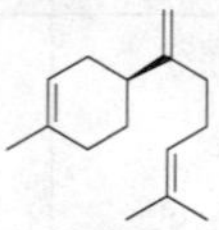 *β*-红没药烯 *β*-Bisabolene

续表

中英文名、化学式及相对分子质量	结构图	中英文名、化学式及相对分子质量	结构图
罗汉柏二烯 Dolabradiene $C_{20}H_{32}$ Exact Mass: 272.25	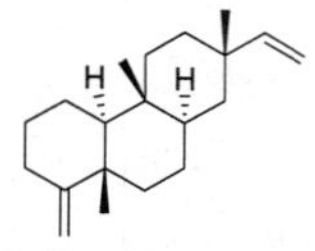 罗汉柏二烯 Dolabradiene	γ-榄香烯 γ-Elemene $C_{15}H_{24}$ Exact Mass: 204.19	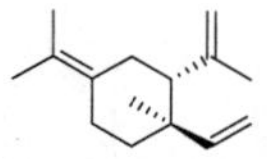 γ-榄香烯 γ-Elemene
细辛脑 Asarone $C_{12}H_{16}O_3$ Exact Mass: 208.11	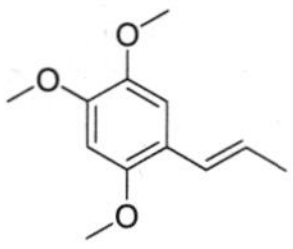 细辛脑 Asarone	乙酸柏木酯 Cedryl acetate $C_{17}H_{28}O_2$ Exact Mass: 264.21	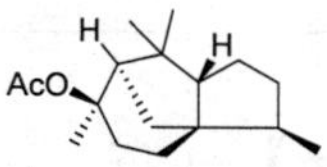 乙酸柏木酯 Cedryl acetate

枳壳

Zhiqiao

AURANTII FRUCTUS

【化学成分】

表 1-9-19 枳壳主要化学成分[35~38]

中英文名、化学式及相对分子质量	结构图	中英文名、化学式及相对分子质量	结构图
(+)-柠檬烯 (+)-Limonene $C_{10}H_{16}$ Exact Mass: 136.13	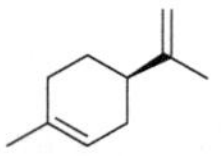 (+)-柠檬烯 (+)-Limonene	橙皮苷 Hesperidin $C_{28}H_{34}O_{15}$ Exact Mass: 610.19	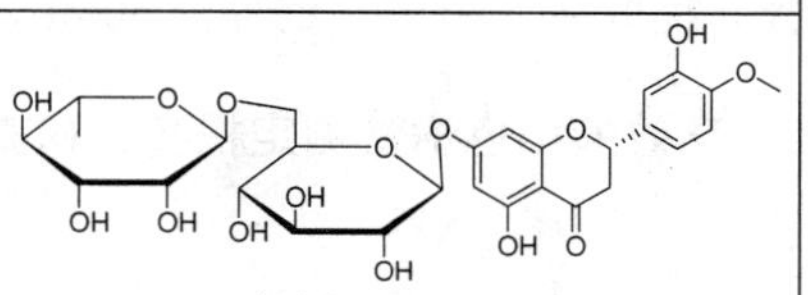 橙皮苷 Hesperidin
辛弗林 Synephrine $C_9H_{13}NO_2$ Exact Mass: 167.09	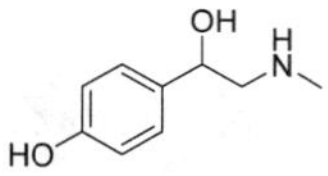 辛弗林 Synephrine	*N*-甲基酪胺 *N*-Methyltyramine $C_9H_{13}NO$ Exact Mass: 151.10	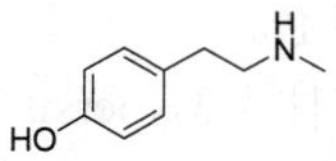 *N*-甲基酪胺 *N*-Methyltyramine
新橙皮苷 Neohesperidin $C_{28}H_{34}O_{15}$ Exact Mass: 610.19	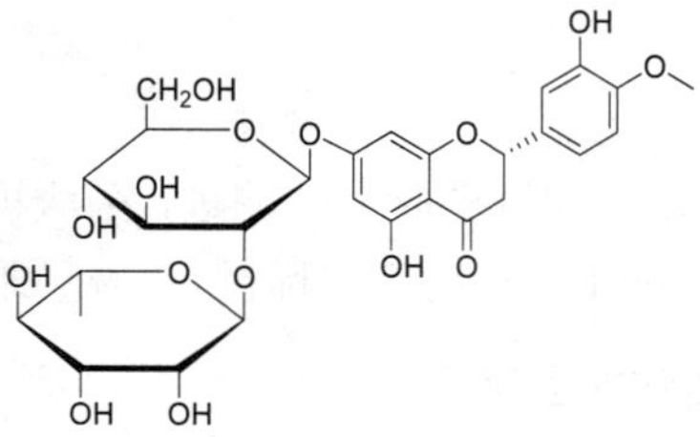 新橙皮苷 Neohesperidin	柚皮苷 Naringin $C_{27}H_{32}O_{14}$ Exact Mass: 580.18	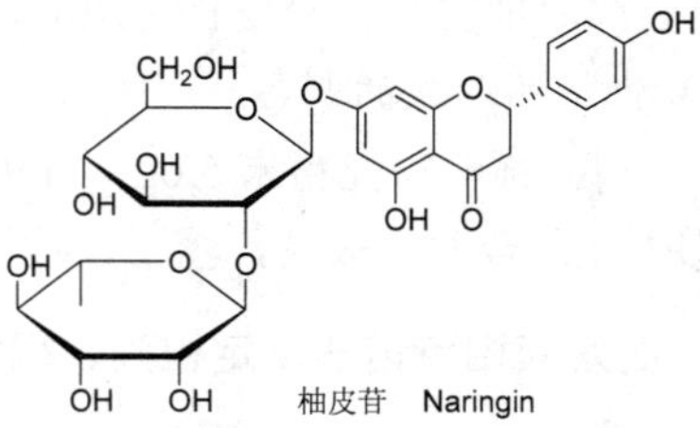 柚皮苷 Naringin
野漆树苷 Rhoifolin $C_{27}H_{30}O_{14}$ Exact Mass: 578.16	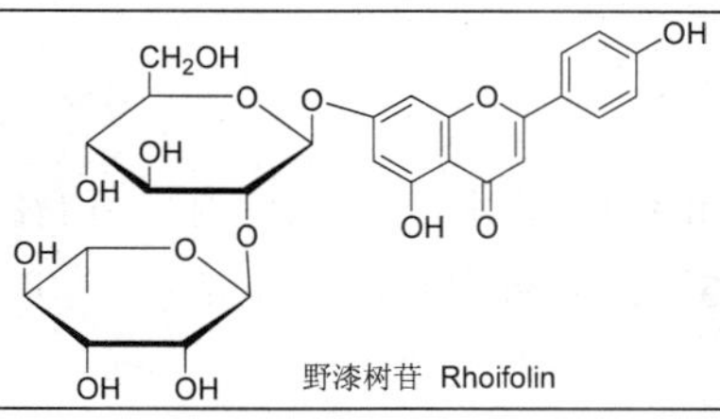 野漆树苷 Rhoifolin	忍冬苷 Lonicerin $C_{27}H_{30}O_{15}$ Exact Mass: 594.16	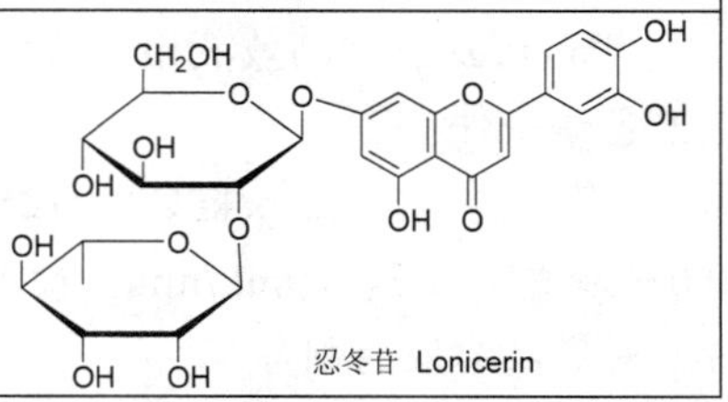 忍冬苷 Lonicerin

续表

中英文名、化学式及相对分子质量	结构图	中英文名、化学式及相对分子质量	结构图
川陈皮素 Nobiletin $C_{21}H_{22}O_8$ Exact Mass: 402.13	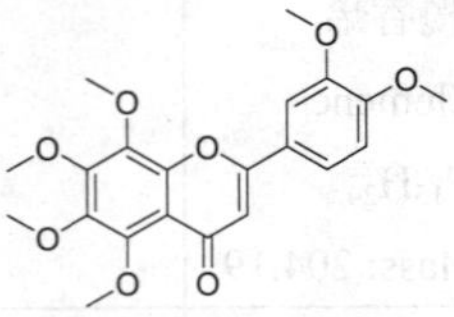 川陈皮素　Nobiletin	5-邻去甲基川陈皮素 5-*o*-Desmethylnobiletin $C_{20}H_{20}O_8$ Exact Mass: 388.12	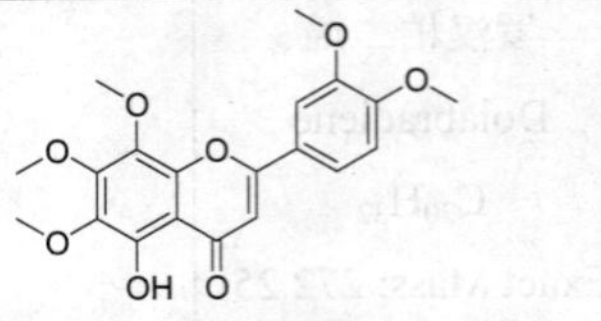 5-邻去甲基川陈皮素 5-o-Desmethylnobiletin

【分析方法】

1　高效液相色谱法测定不同产地枳壳中柚皮苷和新橙皮苷[36]

1.1 仪器

Agilent 1100 型高效液相色谱仪。

1.2 色谱条件

色谱柱：Hypersil C_{18} 柱(200mm×4.6mm，5μm)；流动相：乙腈-水(磷酸 pH 调至 3)(20：80)；流速 1.0mL/min；柱温 25℃；检测波长 283nm；分析时间约 12min。

1.3 对照品溶液的制备

称取柚皮苷和新橙皮苷对照品，用适量甲醇溶解。

1.4 供试品溶液的制备

精密称取枳壳粉末 0.5g，加入 25mL 甲醇水浴回流提取 1.5h，滤过，残渣再用 10mL 甲醇提取两次，合并提取液，用甲醇定容至 50mL，再稀释 10 倍，滤过，即得。

2　高效液相色谱法测定枳实、枳壳中橙皮苷和柚皮苷的含量[37]

2.1 仪器

Waters 2690 高效液相色谱仪，Waters 996 二极管阵列检测器。

2.2 色谱条件

色谱柱为 Hypersil ODS1 柱(250mm×4.6mm，5μm)；流动相：乙腈-0.5%乙酸溶液(22∶78，pH 为 2.90)；流速 1.0mL/min；检测波长 283nm；柱温 35℃；分析时间约 10min。

2.3 对照品溶液的制备

称取柚皮苷和橙皮苷对照品，用适量甲醇溶解。

2.4 供试品溶液的制备

精密称取枳壳粉末 5.0g，用 95%乙醇 50mL 浸泡 40min，回流提取 1h，滤过，药渣再用 95%乙醇 40mL 提取 1h，合并提取液，蒸干，残渣用甲醇溶解并稀释至 10mL，再用甲醇稀释 60 倍，即得。

3　高效液相色谱法测定枳壳、枳实中辛弗林和 *N*-甲基酪胺的含量[38]

3.1 仪器

Waters 201 型高效液相色谱仪。

3.2 色谱条件

色谱柱：Nova pak C_{18} 柱(250mm×4.6mm)；流动相：甲醇-水(52∶48)，内含 0.1%十二烷基磺酸钠和 0.05%磷酸；流速 0.9mL/min；检测波长 275nm；柱温 35℃；分析时间约 20min。

3.3 对照品溶液的制备

称取辛弗林、*N*-甲基酪胺对照品，用适量 0.01mol/L 盐酸溶解。

3.4 供试品溶液的制备

精密称取枳壳粉末 1g，加 20mL 甲醇超声 15min，静置，稀释并定容至 25mL，取滤液 10mL，残渣加 0.01mol/L 盐酸 5mL 溶解并通过 Seppak C_{18} 小柱，滤液以 0.01mol/L 盐酸稀释至 10mL，即得。

枳实

Zhishi

AURANTII FRUCTUS IMMATURUS

【化学成分】

表 1-9-20 枳实主要化学成分[39~41]

中英文名、化学式及相对分子质量	结构图	中英文名、化学式及相对分子质量	结构图
橙皮苷 Hesperidin $C_{28}H_{34}O_{15}$ Exact Mass: 610.19	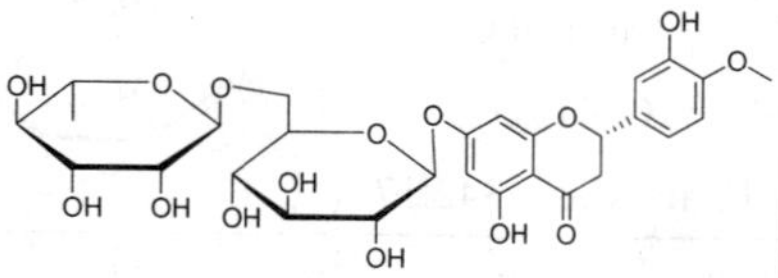 橙皮苷 Hesperidin	新橙皮苷 Neohesperidin $C_{28}H_{34}O_{15}$ Exact Mass: 610.19	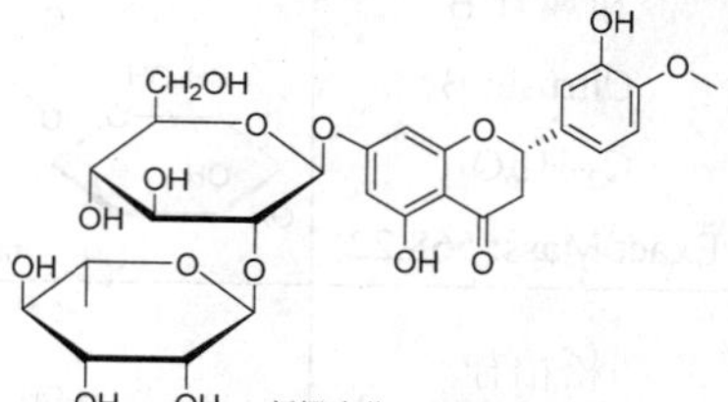 新橙皮苷 Neohesperidin
柚皮苷 Naringin $C_{27}H_{32}O_{14}$ Exact Mass: 580.18	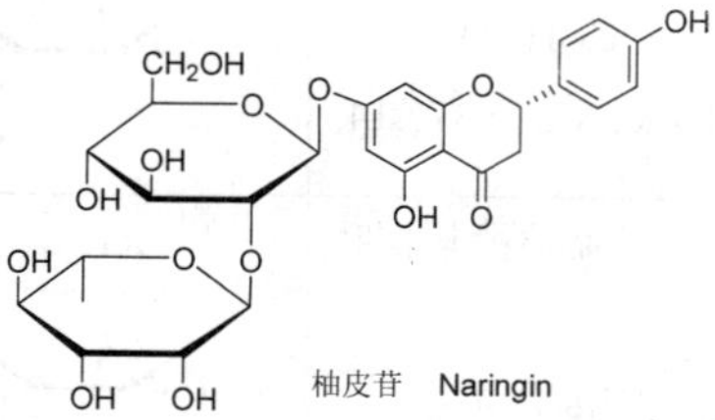 柚皮苷 Naringin	野漆树苷 Rhoifolin $C_{27}H_{30}O_{14}$ Exact Mass: 578.16	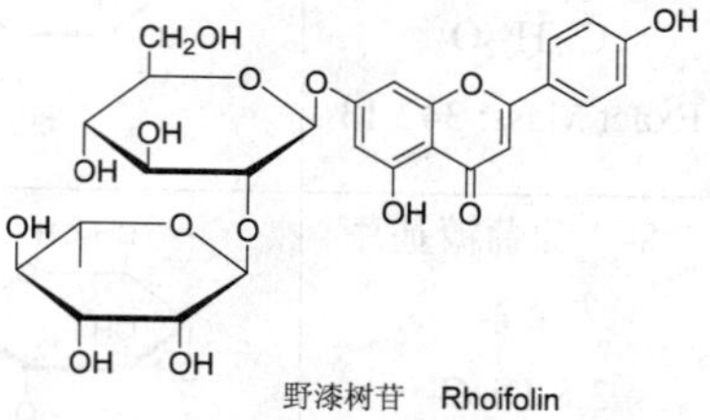 野漆树苷 Rhoifolin
忍冬苷 Lonicerin $C_{27}H_{30}O_{15}$ Exact Mass: 594.16	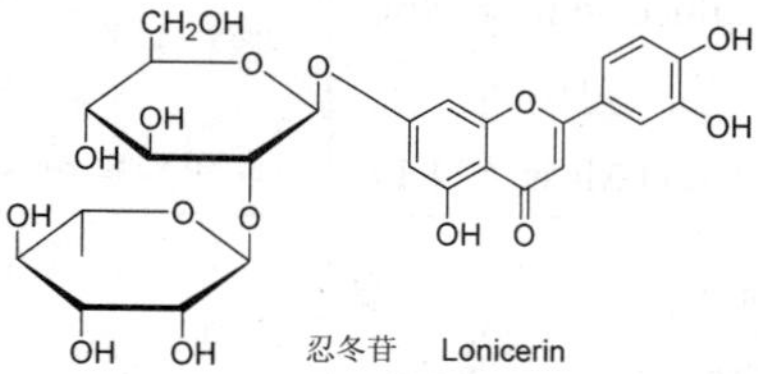 忍冬苷 Lonicerin	川陈皮素 Nobiletin $C_{21}H_{22}O_8$ Exact Mass: 402.13	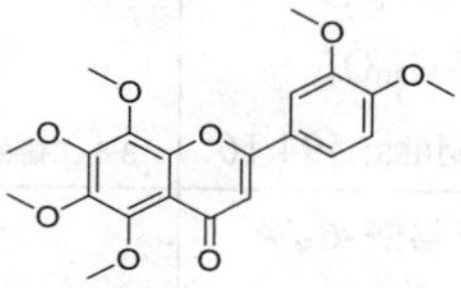 川陈皮素 Nobiletin
川陈皮素-3-*O*-*β*-D-葡萄糖苷 Nobiletin-3-*O*-*β*-D-glucoside $C_{27}H_{32}O_{14}$ Exact Mass: 580.18	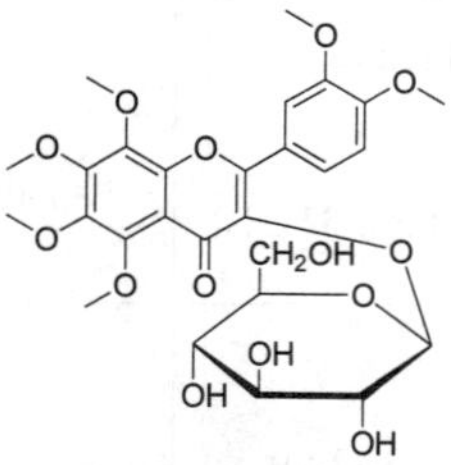 川陈皮素-3-*O*-*β*-D-葡萄糖苷 Nobiletin-3-*O*-*β*-D-glucoside	福橘素 Tangeritin $C_{20}H_{20}O_7$ Exact Mass: 372.12	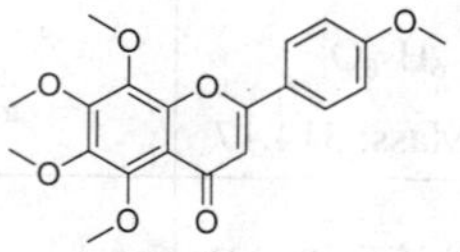 福橘素 Tangeritin
甜橙素 Sinensetin $C_{20}H_{20}O_7$ Exact Mass: 372.12	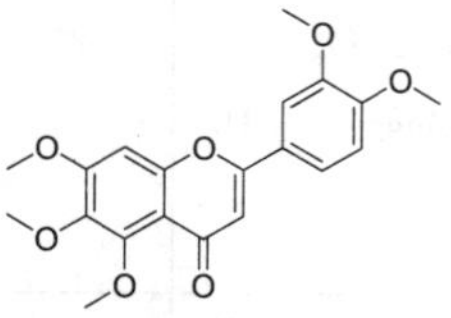 甜橙素 Sinensetin	柚皮芸香苷 Narirutin $C_{27}H_{32}O_{14}$ Exact Mass: 580.18	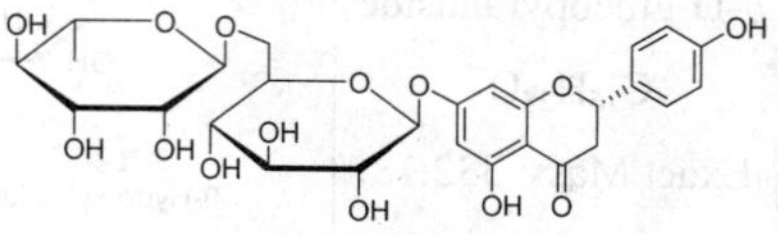 柚皮芸香苷 Narirutin
异野樱素-7-芸香糖苷 Isosakuranetin-7-rutinoside $C_{28}H_{34}O_{14}$ Exact Mass: 594.19	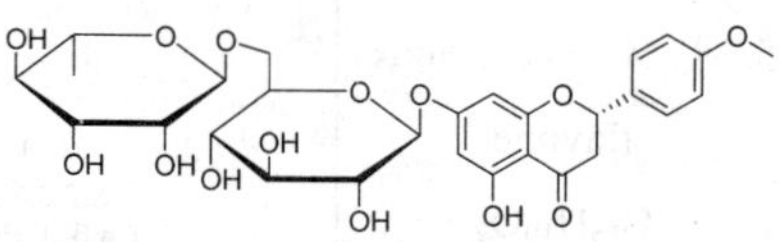 异野樱素-7-芸香糖苷 Isosakuranetin-7-rutinoside	圣草枸橼苷 Eriocitrin $C_{27}H_{32}O_{15}$ Exact Mass: 596.17	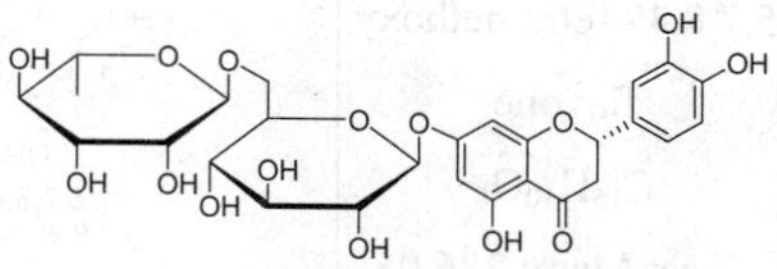 圣草枸橼苷 Eriocitrin

续表

中英文名、化学式及相对分子质量	结构图	中英文名、化学式及相对分子质量	结构图
柚皮素-4′-葡萄糖苷-7-芸香糖苷 Naringenin-4′-glucoside-7-rutinoside $C_{33}H_{42}O_{19}$ Exact Mass: 742.23	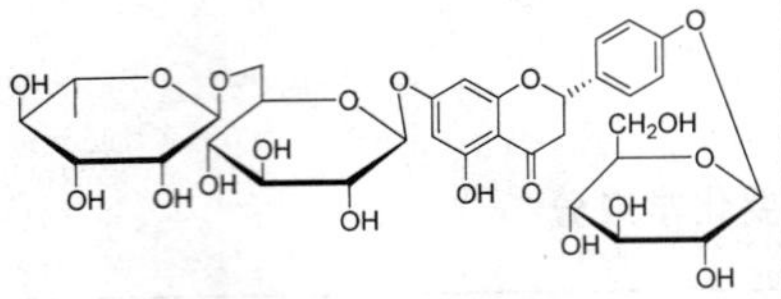 柚皮素-4′-葡萄糖苷-7-芸香糖苷 Naringenin-4′-glucoside-7-rutinoside	柑属苷 A Citrusin A $C_{26}H_{34}O_{12}$ Exact Mass: 538.21	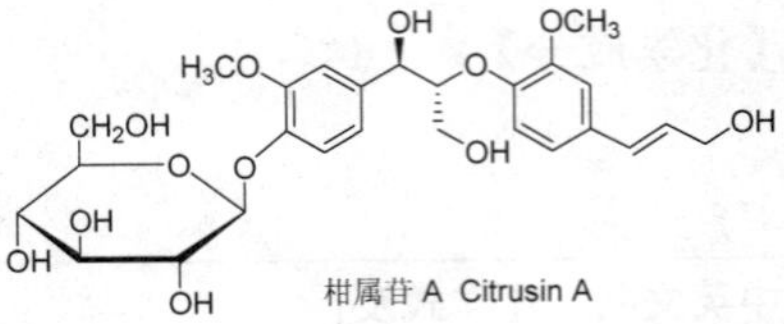 柑属苷 A Citrusin A
柑属苷 B Citrusin B $C_{27}H_{36}O_{13}$ Exact Mass: 568.22	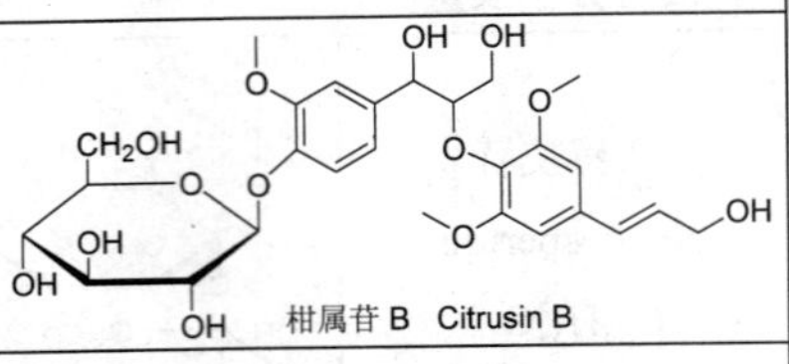 柑属苷 B Citrusin B	柑属苷 C Citrusin C $C_{17}H_{26}O_7$ Exact Mass: 342.17	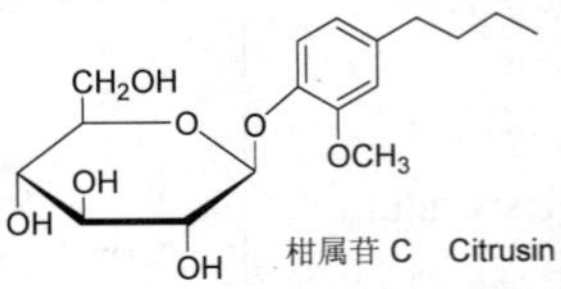 柑属苷 C Citrusin C
松柏苷 Coniferin $C_{16}H_{22}O_8$ Exact Mass: 342.13	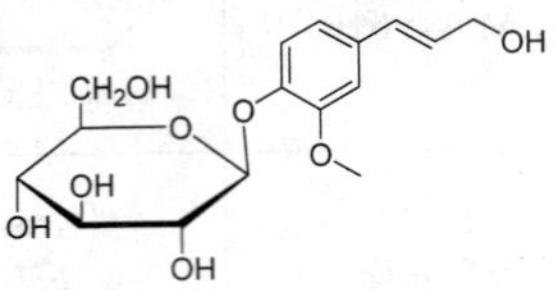 松柏苷 Coniferin	丁香苷 Syringin $C_{17}H_{24}O_9$ Exact Mass: 372.14	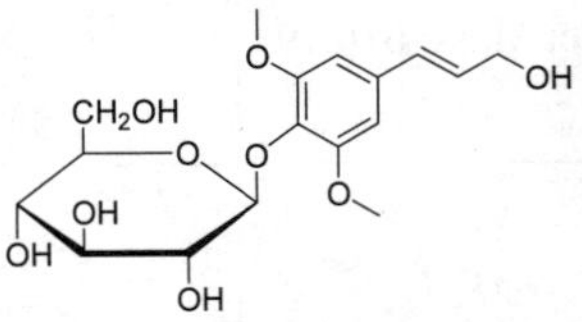 丁香苷 Syringin
3,8-二葡萄糖基芹菜素 3,8-Di-*C*-glucosylapigenin $C_{27}H_{30}O_{15}$ Exact Mass: 594.16	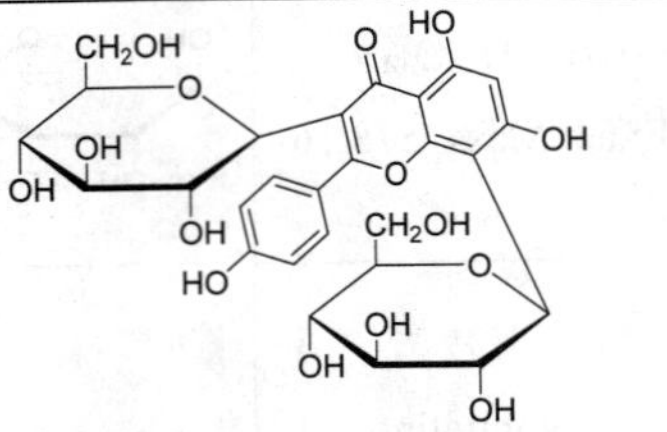 3,8-二葡萄糖基芹菜素 3,8-Di-*C*-glucosylapigenin	3,8-二葡萄糖基香叶木素 3,8-Di-*C*-glucosyldiosmetin $C_{28}H_{32}O_{16}$ Exact Mass: 624.17	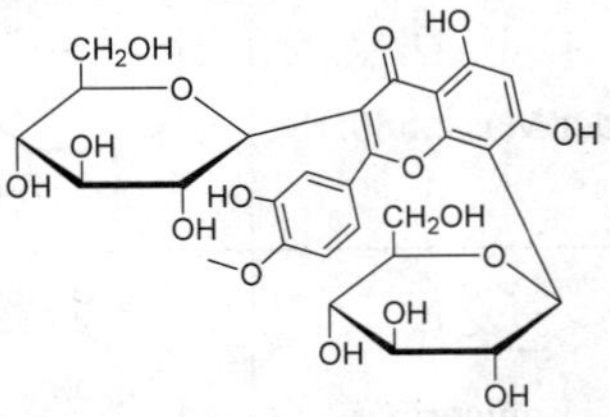 3,8-二葡萄糖基香叶木素 3,8-Di-C-glucosyldiosmetin
反香芹醇-6-*β*-吡喃葡萄糖苷 *trans*-Carveol-6-*β*-glucopyranoside $C_{16}H_{26}O_6$ Exact Mass: 314.17	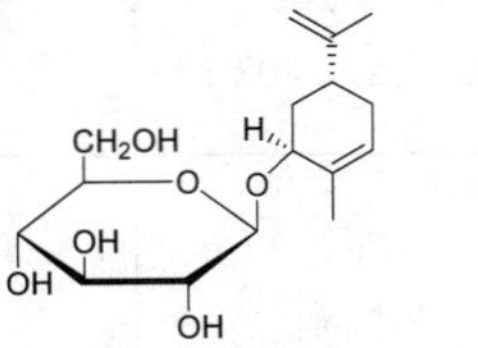 反香芹醇-6-*β*-吡喃葡萄糖苷 *trans*-Carveol-6-*β*-glucopyranoside	5,7,4′-三甲氧基黄酮 5,7,4′-Trimethoxy flavone $C_{18}H_{16}O_5$ Exact Mass: 312.10	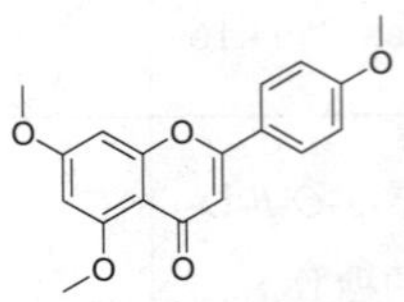 5,7,4′-三甲氧基黄酮 5,7,4′-Trimethoxy flavone
9-羟基芳樟醇-9-*β*-D-吡喃葡萄糖苷 9-Hydroxylinalool-9-*β*-D-glucopyranoside $C_{16}H_{28}O_7$ Exact Mass: 332.18	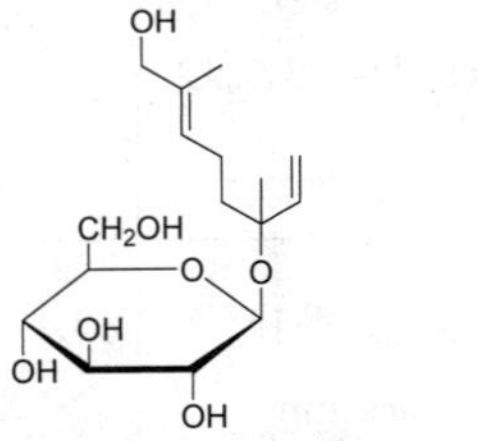 9-羟基芳樟醇-9-*β*-D-吡喃葡萄糖苷 9-Hydroxylinalool-9-*β*-D-glucopyranoside	长春花糖苷Ⅱ Roseoside $C_{19}H_{30}O_8$ Exact Mass: 386.19	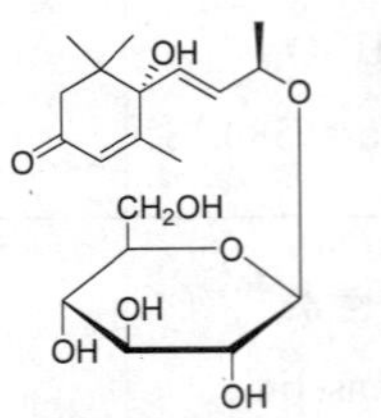 长春花糖苷 Ⅱ Roseoside
5,7,8,4′-四甲氧基黄酮 5,7,8,4′-Tetramethoxy flavone $C_{15}H_{10}O_6$ Exact Mass: 286.05	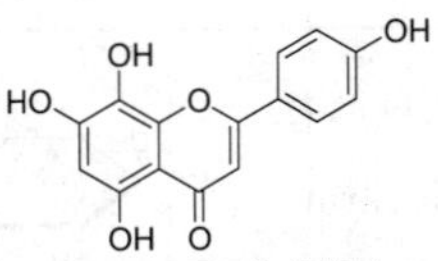 5,7,8,4′-四甲氧基黄酮 5,7,8,4′-Tetramethoxy flavone	5,7,8,3′,4′-五甲氧基黄酮 5,7,8,3′,4′-Pentamethoxy flavone $C_{15}H_{10}O_7$ Exact Mass: 302.04	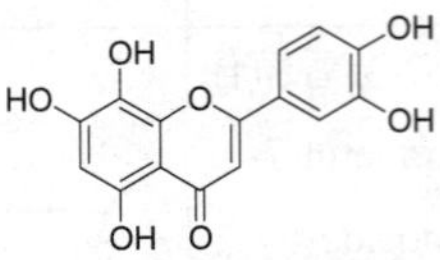 5,7,8,3′,4′-五甲氧基黄酮 5,7,8,3′,4′-Pentamethoxy flavone

续表

中英文名、化学式及相对分子质量	结构图	中英文名、化学式及相对分子质量	结构图
宜昌橙苦素 Ichangin $C_{26}H_{32}O_9$ Exact Mass: 488.20	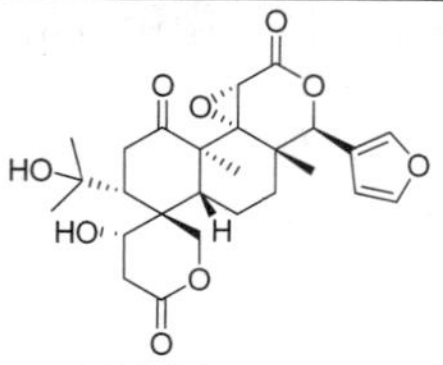 宜昌橙苦素 Ichangin	辛弗林 Synephrine $C_9H_{13}NO_2$ Exact Mass: 167.09	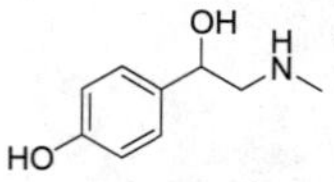 辛弗林 Synephrine
N-甲基酪胺 *N*-Methyltyramine $C_9H_{13}NO$ Exact Mass: 151.10	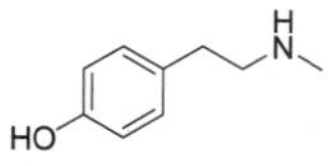 *N*-甲基酪胺 *N*-Methyltyramine	闹米林 Nomilin $C_{28}H_{34}O_9$ Exact Mass: 514.22	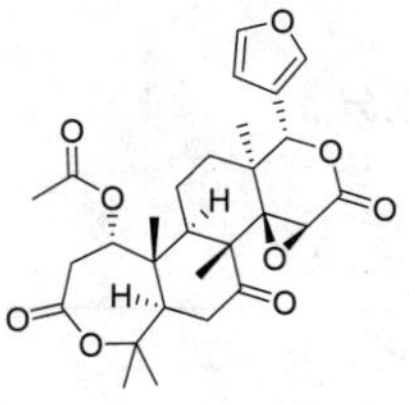 闹米林 Nomilin
去乙酰闹米林 Deacetyl nomilin $C_{26}H_{32}O_8$ Exact Mass: 472.21	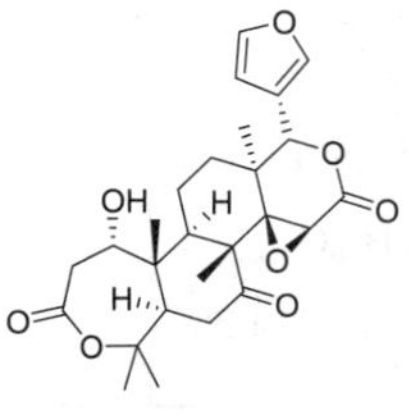 去乙酰闹米林 Deacetyl nomilin	闹米林酸 Nomilinic acid $C_{28}H_{36}O_{10}$ Exact Mass: 532.23	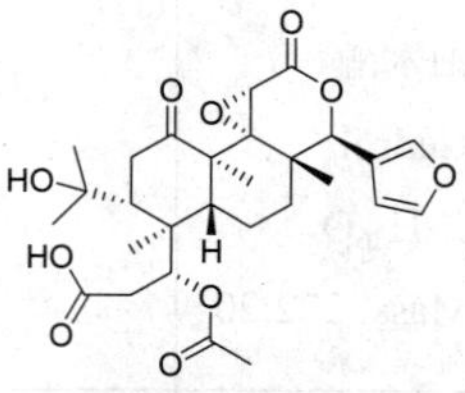 闹米林酸 Nomilinic acid
去乙酰闹米林酸 Deacetylnomilinic acid $C_{26}H_{34}O_9$ Exact Mass: 490.22	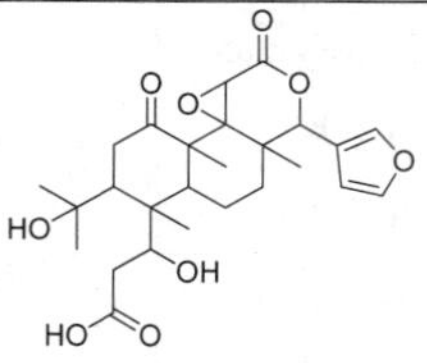 去乙酰闹米林酸 Deacetylnomilinic acid	异柠檬尼酸 Isolimonic acid $C_{26}H_{32}O_9$ Exact Mass: 488.20	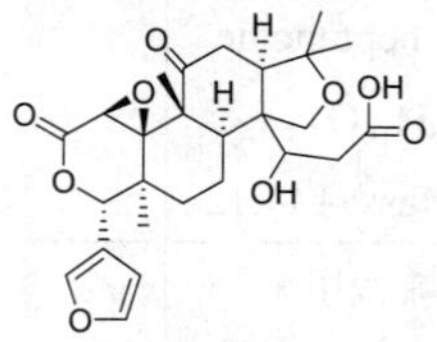 异柠檬尼酸 Isolimonic acid
柠檬苦素 Limonin $C_{26}H_{30}O_8$ Exact Mass: 470.19	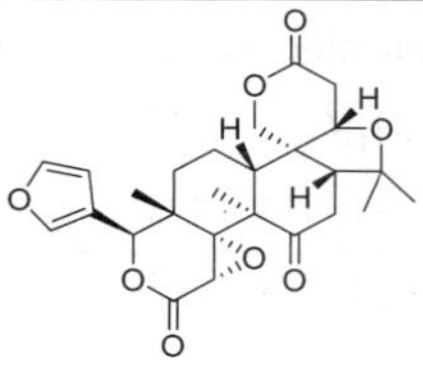 柠檬苦素 Limonin	黄柏酮 Obacunone $C_{26}H_{30}O_7$ Exact Mass: 454.20	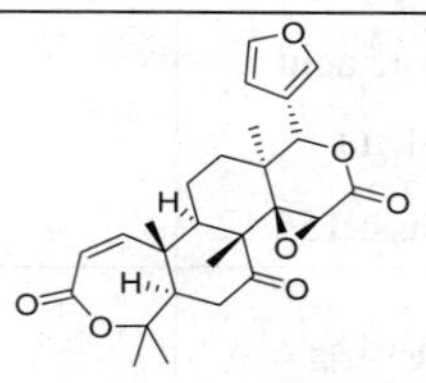 黄柏酮 Obacunone
芳樟醇 Linalool $C_{10}H_{18}O$ Exact Mass: 154.14	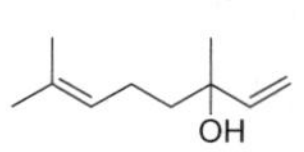 Linalool 芳樟醇	柠檬烯 Limonene $C_{10}H_{16}$ Exact Mass: 136.13	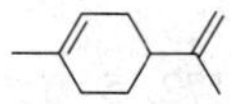 Limonene 柠檬烯

除以上化学成分外，枳实还含有去氢二松柏醇-4-*β*-D-葡萄糖苷、2″-*O*-*β*-木糖基牡荆素、异松香烯、*α*-松油醇-8-*β*-D-吡喃葡萄糖苷、1,3,3-三甲基-2-乙烯基-环己烯等。

【分析方法】

1 高效液相色谱法测定枳实药材中橙皮苷与柚皮苷的含量[41]

1.1 仪器

HP 1100 高效液相色谱仪。

1.2 色谱条件

色谱柱：Merk-Lichrospher RP-C_{18} 柱(250mm×4.6mm，5μm)；流动相：乙腈-水(23∶77)；流速 1.0mL/min；检测波长 283nm；柱温 30℃；分析时间约 12min。

1.3 对照品溶液的制备

称取橙皮苷和柚皮苷对照品，用适量甲醇溶解。

1.4 供试品溶液的制备

精密称取枳实药材 0.3g，用 30mL 甲醇水浴回流提取 1h，蒸干，残渣用甲醇溶解并定容至 25mL，即得。

柏子仁

Baiziren

PLATYCLADI SEMEN

【化学成分】

表 1-9-21a　柏子仁主要化学成分[42]

中英文名、化学式及相对分子质量	结构图	中英文名、化学式及相对分子质量	结构图
柏木醇 Cedrol $C_{15}H_{26}O$ Exact Mass: 222.20	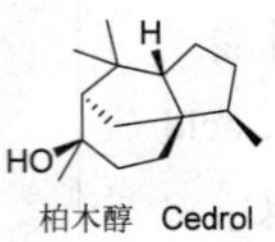 柏木醇　Cedrol	*β*-谷甾醇 *β*-Sitosterol $C_{29}H_{50}O$ Exact Mass: 414.39	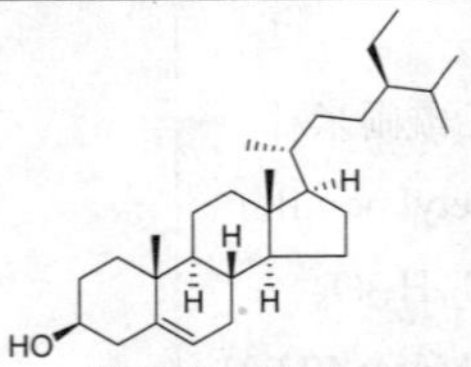 *β*-谷甾醇　*β*-Sitosterol
庚酸甲酯 Methyl heptanoate $C_8H_{16}O_2$ Exact Mass: 144.12	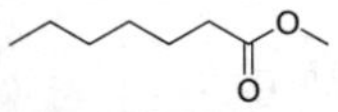 庚酸甲酯　Methyl heptanoate	辛酸甲酯 Methyl caprylate $C_9H_{18}O_2$ Exact Mass: 158.13	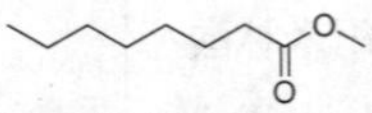 辛酸甲酯　Methyl caprylate
4-辛烯酸甲酯 4-Methyl ester octenoic acid $C_9H_{16}O_2$ Exact Mass: 156.12	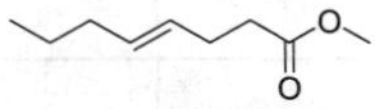 4-辛烯酸甲酯 4-Methyl ester octenoic acid	反,顺-2,6-二烯壬醛 *cis,trans*-2,6-Diene-pelargonic aldehyde $C_9H_{14}O$ Exact Mass: 138.10	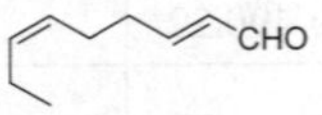 反,顺-2,6-二烯壬醛 *cis,trans*-2,6-Diene-pelargonic aldehyde
壬酸甲酯 Methyl pelargonate $C_{10}H_{20}O_2$ Exact Mass: 172.15	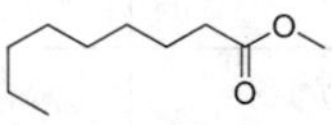 壬酸甲酯　Methyl pelargonate	10-十一烯酸甲酯 10-Undecenoic acid methyl ester $C_{12}H_{22}O_2$ Exact Mass: 198.16	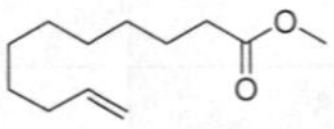 10-十一烯酸甲酯 10-Undecenoic acid methyl ester
十四酸甲酯 Methyl myristate $C_{15}H_{30}O_2$ Exact Mass: 242.22	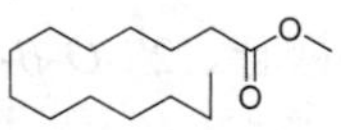 十四酸甲酯　Methyl myristate	9-烯-十六烷酸甲酯 9-Ene-methyl palmitate $C_{17}H_{32}O_2$ Exact Mass: 268.24	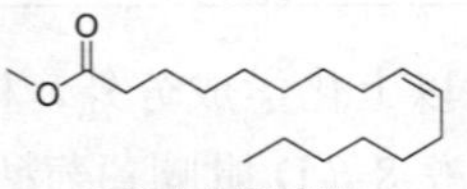 9-烯-十六烷酸甲酯 9-Ene-methyl palmitate
十六烷酸甲酯 Methyl palmitate $C_{17}H_{34}O_2$ Exact Mass: 270.26	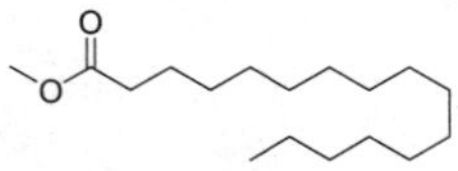 十六烷酸甲酯　Methyl palmitate	十八烷酸甲酯 Methyl Octadecanoate $C_{19}H_{38}O_2$ Exact Mass: 298.29	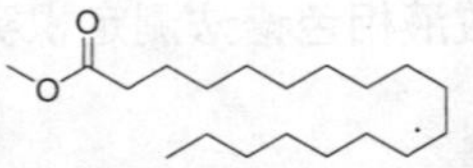 十八烷酸甲酯　Methyl Octadecanoate

续表

中英文名、化学式及相对分子质量	结构图	中英文名、化学式及相对分子质量	结构图
9-十八烯酸甲酯 9-Octadecenoate oleic acid methyl ester $C_{19}H_{36}O_2$ Exact Mass: 296.27	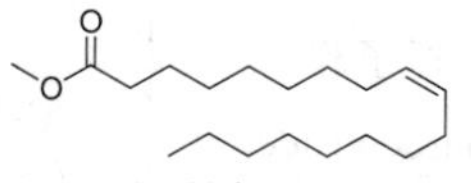 9-十八烯酸甲酯 9-Octadecenoate oleic acid methyl ester	十九烷酸甲酯 Nonadecanoic acid methylester $C_{20}H_{40}O_2$ Exact Mass: 312.30	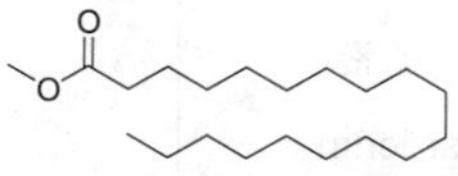 十九烷酸甲酯 Nonadecanoic acid methylester
棕榈酸 Palmitinic acid $C_{16}H_{32}O_2$ Exact Mass: 256.24	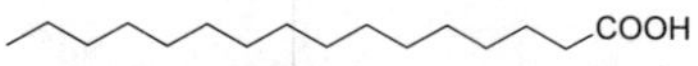 棕榈酸 Palmitinic acid	亚油酸 Linolic acid $C_{18}H_{32}O_2$ Exact Mass: 280.24	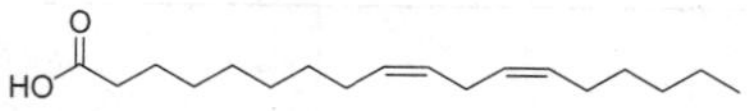 亚油酸 Linolic acid
硬脂酸 Stearic acid $C_{18}H_{36}O_2$ Exact Mass: 284.27	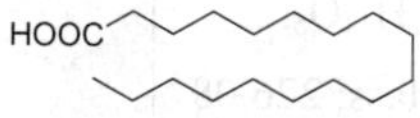 硬脂酸 Stearic acid		

表 1-9-21b 柏子仁其他主要化学成分[42]

中文名	中文名
8-氧辛酸甲酯	9-氧壬酸甲酯
反,顺-2,4-二烯癸酸甲酯	反,反-2,4-二烯癸酸甲酯
十六碳三烯酸甲酯	十七烷酸甲酯
9,12-二烯酸十八酸甲酯	9,11-二烯酸十八酸甲酯
9,12,15-十八碳三烯酸甲酯	8,11,14-三烯酸二十甲酸
二十烷酸甲酯	3-正丁基苯酞
2-二十烯酸甲酯	11-二十烯酸甲酯
11-氧-十一酸甲酯	

栀子

Zhizi

GARDENIAE FRUCTUS

【化学成分】

表 1-9-22 栀子主要化学成分[43~45]

中英文名、化学式及相对分子质量	结构图	中英文名、化学式及相对分子质量	结构图
3,7,11-三甲基-1,6,10-十二碳三烯-3-醇 3,7,11-Trimethyl-1,6,10-dodecatriene-3-ol $C_{15}H_{26}O$ Exact Mass: 222.20	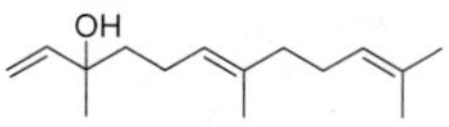 3,7,11-三甲基-1,6,10-十二碳三烯-3-醇 3,7,11-Trimethyl-1,6,10-dodecatriene-3-ol	12-乙酰氧基-9-十八碳酸甲酯 12-Acetoxyl-9-octadecenoate oleic acid methyl ester $C_{21}H_{40}O_4$ Exact Mass: 356.29	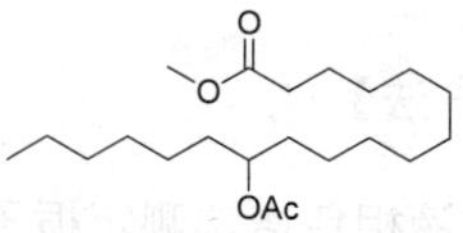 12-乙酰氧基-9-十八碳酸甲酯 12-Acetoxyl-9-octadecenoate oleic acid methyl ester

续表

中英文名、化学式及相对分子质量	结构图	中英文名、化学式及相对分子质量	结构图
栀子素 Gardenin $C_{21}H_{22}O_9$ Exact Mass: 418.13	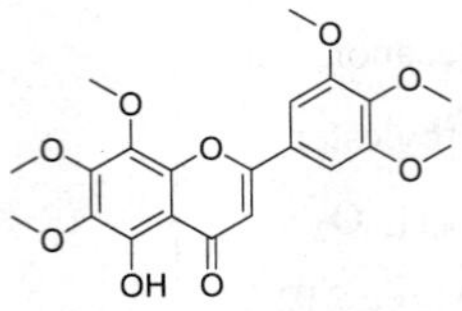 栀子素　Gardenin	栀子苷 Gardenoside $C_{17}H_{24}O_{11}$ Exact Mass: 404.13	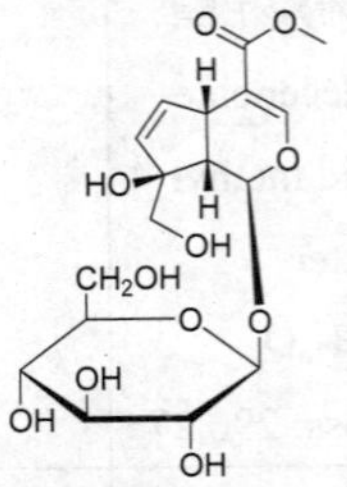 栀子苷　Gardenoside
京尼平苷 Geniposide $C_{17}H_{24}O_{10}$ Exact Mass: 388.14	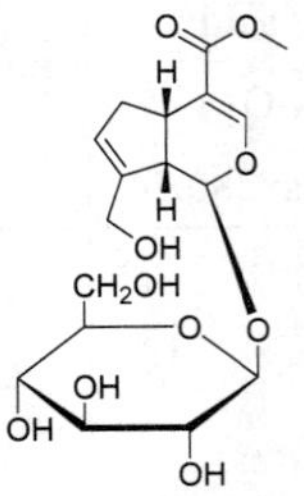 京尼平苷　Geniposide	京尼平 Genipin $C_{11}H_{14}O_5$ Exact Mass: 226.08	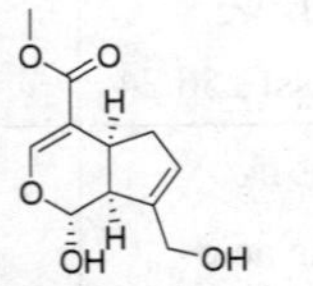 京尼平　Genipin
绿原酸 Chlorogenic acid $C_{16}H_{18}O_9$ Exact Mass: 354.10	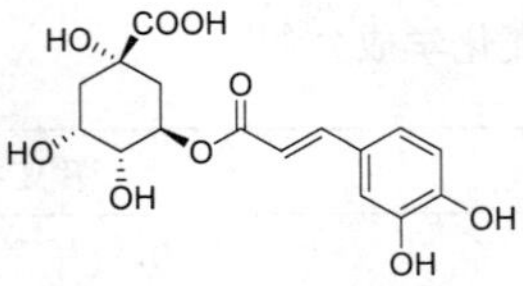 绿原酸　Chlorogenic acid	藏红花酸 Crocetin $C_{20}H_{24}O_4$ Exact Mass: 328.17	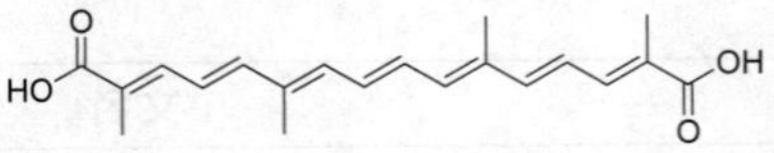 藏红花酸　Crocetin
反-2,4-癸二烯醛 *trans*-2,4-Decadienyl aldehyde $C_{10}H_{16}O$ Exact Mass: 152.12	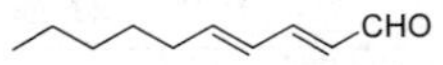 反-2,4-癸二烯醛 *trans*-2,4-Decadienyl aldehyde	2-乙基-2-己烯醛 2-Ethyl-2-hexenoic aldehyde $C_8H_{14}O$ Exact Mass: 126.10	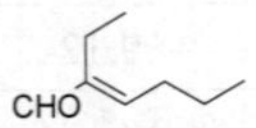 2-乙基-2-己烯醛 2-Ethyl-2-hexenoic aldehyde
11-十八碳烯酸甲酯 11-Octadecenoate oleic acid methyl ester $C_{19}H_{36}O_2$ Exact Mass: 296.27	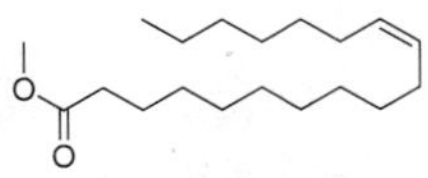 11-十八碳烯酸甲酯 11-Octadecenoate oleic acid methyl ester	6,10,14-三甲基-2-十五酮 6,10,14-Trimethyl-2-pentadecanone $C_{18}H_{36}O$ Exact Mass: 268.28	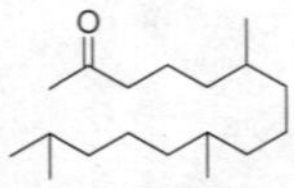 6,10,14-三甲基-2-十五酮 6,10,14-Trimethyl-2-pentadecanone
硬脂酸 Stearic acid $C_{18}H_{36}O_2$ Exact Mass: 284.27	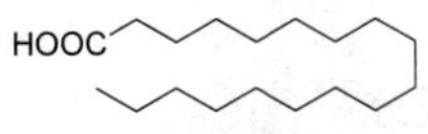 硬脂酸　Stearic acid	9,12-十八碳二烯酸 9,12-Octadecadienoic acid $C_{18}H_{32}O_2$ Exact Mass: 280.24	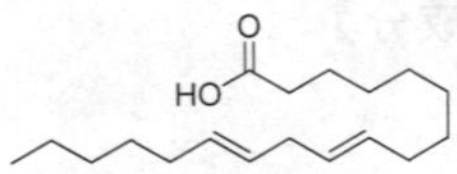 9,12-十八碳二烯酸 9,12-Octadecadienoic acid

除以上化学成分外，栀子还含有1,2,3,4,7,8,9,10-八氢-1,6-二甲基-4-异丙基-1-羟基萘、藏红花素等。

【分析方法】

1　高效液相色谱法测定栀子中京尼平苷的含量[44]

1.1 仪器

岛津高效液相色谱仪。

1.2 色谱条件

色谱柱：Kormasil C_{18} 柱(250mm×4.6mm，5μm)；流动相：甲醇-水-冰醋酸(33∶66∶1)；流速：1.0mL/min；柱温 40℃；检测波长 238nm；分析时间约 7min。

1.3 对照品溶液的制备

称取京尼平苷对照品，用适量流动相溶解。

1.4 供试品溶液的制备

称取药材粉末 0.2g，加甲醇定容至 50mL，超声处理 20min，取上清液，滤过，滤液用流动相稀释 2 倍，即得。

2 高效液相色谱法测定栀子中西红花苷-1 和西红花总苷含量[45]

2.1 仪器

Shimadzu LC-10ATVP 高效液相色谱仪。

2.2 色谱条件

色谱柱：Shimpack VP-ODS 柱(150mm×4.6mm，5μm)；流动相：水-甲醇梯度洗脱(0～5min 52%～80% 甲醇)；流速 1.0mL/min；柱温 35℃；检测波长 440nm。

2.3 对照品溶液的制备

称取西红花苷-1 对照品，用适量流动相溶解。

2.4 供试品溶液的制备

精密称取药材粉末 0.1g，用 30mL 52%甲醇，超声处理 20min，滤过，滤液用 52%甲醇稀释 2 倍。

枸杞子

Gouqizi

LYCII FRUCTUS

【化学成分】

表 1-9-23 枸杞子主要化学成分[46～48]

中英文名、化学式及相对分子质量	结构图	中英文名、化学式及相对分子质量	结构图
牛磺酸 Taurine $C_2H_7NO_3S$ Exact Mass: 125.01	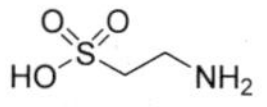 牛磺酸 Taurine	天门冬氨酸 Asparaginic acid $C_4H_7NO_4$ Exact Mass: 133.04	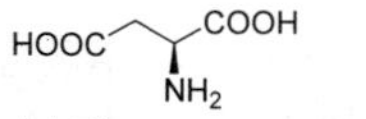 天门冬氨酸 Asparaginic acid
谷氨酸 Glutamic acid $C_5H_9NO_4$ Exact Mass: 147.05	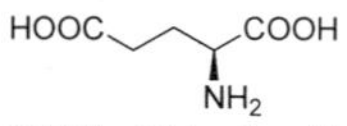 谷氨酸 Glutamic acid	丙氨酸 Alanine $C_3H_7NO_2$ Exact Mass: 89.05	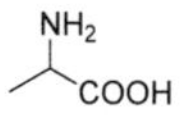 丙氨酸 Alanine
脯氨酸 Proline $C_4H_9NO_2$ Exact Mass: 103.06	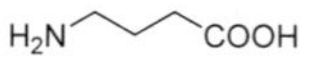 脯氨酸 Proline	维生素 A Vitamin A $C_{20}H_{30}O$ Exact Mass: 286.23	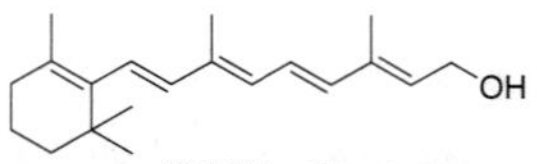 维生素A Vitamin A
维生素 C Vitamin C $C_6H_8O_6$ Exact Mass: 176.03	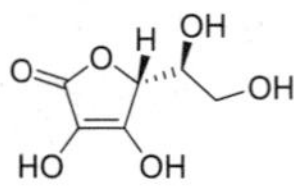 维生素 C Vitamin C	硫胺素 Vitamin B_1 $C_{12}H_{17}ClN_4OS$ Exact Mass: 300.81	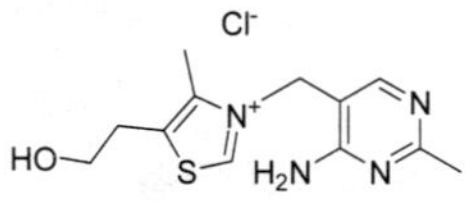 硫胺素 Vitamin B_1

续表

中英文名、化学式及相对分子质量	结构图	中英文名、化学式及相对分子质量	结构图
维生素 B_2 Vitamin B_2 $C_{17}H_{20}N_4O_6$ Exact Mass: 376.36	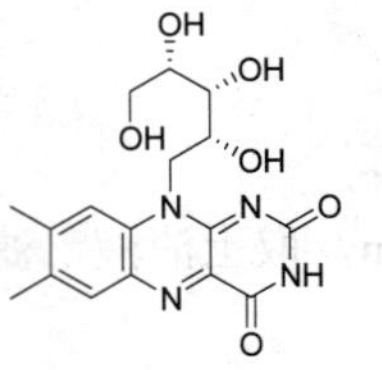 维生素 B_2 Vitamin B_2	烟酸 Nicotinic acid $C_6H_5NO_2$ Exact Mass: 123.11	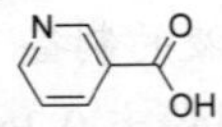 烟酸 Nicotinic acid
甜菜碱 Betaine $C_5H_{11}NO_2$ Exact Mass: 117.08	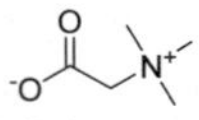 甜菜碱 Betaine	颠茄碱 Belladonnine $C_{34}H_{42}N_2O_4$ Exact Mass: 542.31	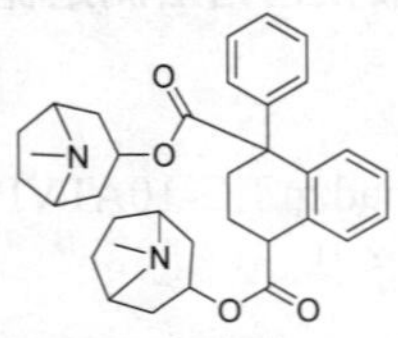 颠茄碱 Belladonnine
天仙子胺 Hyoscyamine $C_{17}H_{23}NO_3$ Exact Mass: 289.17	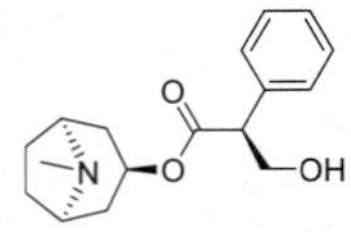 天仙子胺 Hyoscyamine	玉蜀黍黄素 Zeaxanthin $C_{40}H_{56}O_2$ Exact Mass: 568.43	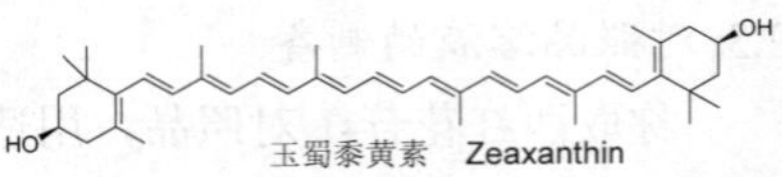 玉蜀黍黄素 Zeaxanthin
β-胡萝卜素 *β*-Carotene $C_{40}H_{56}$ Exact Mass: 536.44	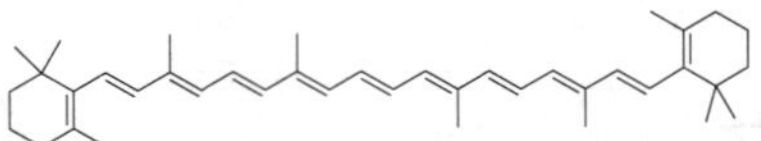 *β*-胡萝卜素 *β*-Carotene	莨菪亭 Scopoletin $C_{10}H_8O_4$ Exact Mass: 192.04	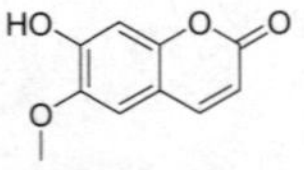 莨菪亭 Scopoletin
枸杞素 A Lyciumin A $C_{42}H_{51}N_9O_{12}$ Exact Mass: 873.37	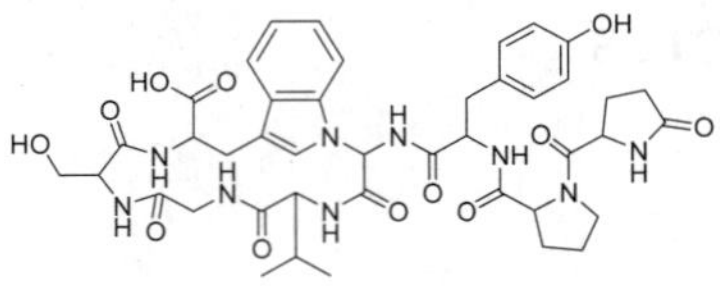 枸杞素 A Lyciumin A	枸杞素 B Lyciumin B $C_{44}H_{52}N_{10}O_{11}$ Exact Mass: 896.38	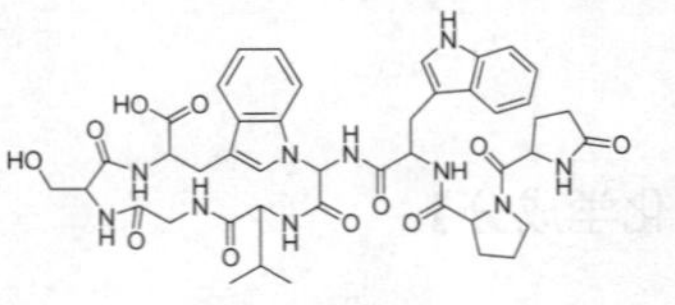 枸杞素 B Lyciumin B
枸杞素 C Lyciumin C $C_{49}H_{57}N_9O_{12}$ Exact Mass: 963.41	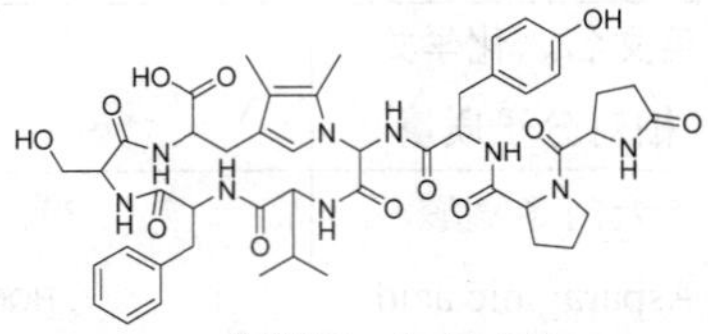 枸杞素 C Lyciumin C	枸杞素 D Lyciumin D $C_{45}H_{57}N_9O_{11}$ Exact Mass: 899.42	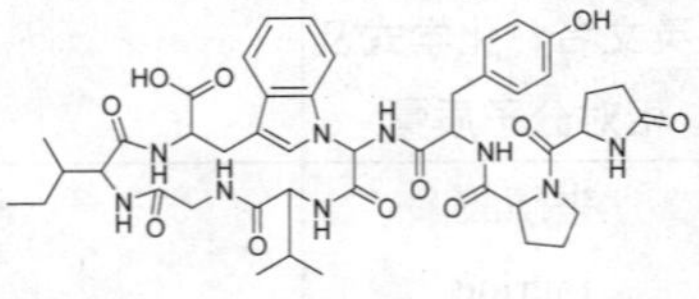 枸杞素 D Lyciumin D

除以上化学成分外，枸杞子还含有枸杞多糖Ⅰ、枸杞多糖Ⅱ、岩蓝茄酮、(−)-1,2-脱氢-*α*-莎草酮、L-1,2-去氢香附酮、*γ*-氨基丁酸、酸浆红素等。

【分析方法】

1　高效液相色谱法测定枸杞中类胡萝卜素及酯类化合物[48]

1.1 仪器

SPDM10AVP 高效液相色谱仪，二极管阵列检测器。

1.2 色谱条件

色谱柱：Diamonsil™ 反相 ODS-C_{18} 柱(250mm×4.6mm，5μm)；流动相：甲醇-乙腈-二氯甲烷-正己烷(15∶40∶20∶20)；流速 1.0mL/min；柱温 25℃；检测波长 450nm；分析时间约 30min。

1.3 对照品溶液的制备

称取玉米黄素、叶黄素、*β*-胡萝卜素和玉米黄素双棕榈酸酯对照品，用二氯甲烷溶解后，用适量流动相稀释。

1.4 供试品溶液的制备

称取 2.0g 枸杞果实，粉碎，用水浸泡去除水溶性成分，加入 0.01% BHT 抗氧化剂，用 30mL 石油醚-丙酮(2∶1)混合溶剂提取 2～3 次至残渣无色，转入分液漏斗，水洗，石油醚层用无水 Na_2SO_4 干燥，蒸干，残渣用石油醚溶解并定容至 25mL，滤过，即得。

枸骨叶

Gouguye

ILICIS CORNUTAE FOLIUM

【化学成分】

表 1-9-24　枸骨叶主要化学成分[49～54]

中英文名、化学式及相对分子质量	结构图	中英文名、化学式及相对分子质量	结构图
羽扇豆醇 Lupeol $C_{30}H_{50}O$ Exact Mass: 426.39	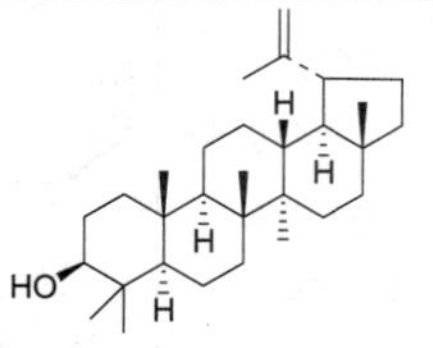 羽扇豆醇　Lupeol	3,28-乌苏烷二醇 12-Ursene-3,28-diol $C_{30}H_{50}O_2$ Exact Mass: 442.38	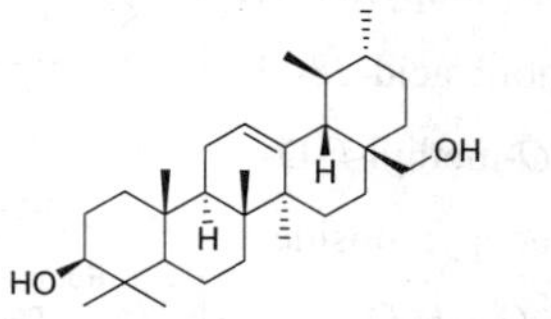 3, 28-乌苏烷二醇　12-Ursene-3,28-diol
熊果酸 Ursolic acid $C_{30}H_{48}O_3$ Exact Mass: 456.36	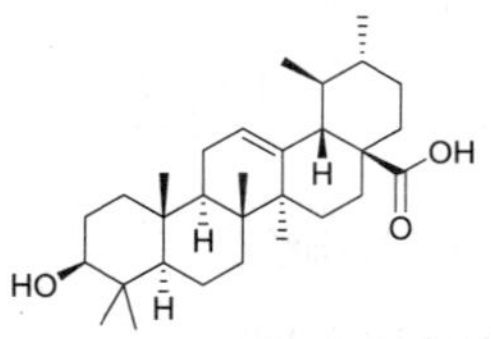 熊果酸　Ursolic acid	山柰酚-3-*O*-*β*-D-葡萄糖苷 Kaempferol-3-*O*-*β*-D-glucoside $C_{21}H_{20}O_{11}$ Exact Mass: 448.10	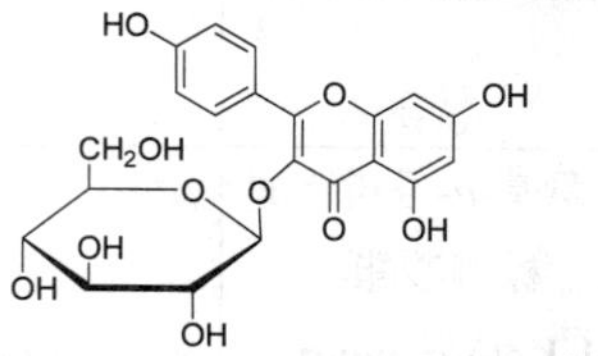 山柰酚-3-*O*-*β*-D-葡萄糖苷 Kaempferol-3-*O*-*β*-D-glucoside
地榆苷Ⅰ Ziyu glucoside Ⅰ $C_{41}H_{66}O_{13}$ Exact Mass: 766.45	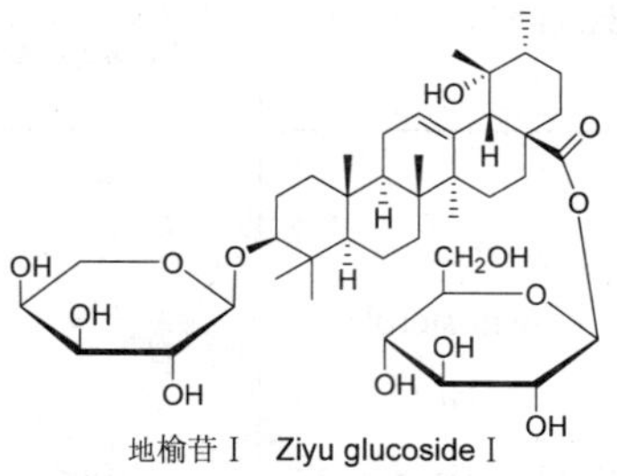 地榆苷Ⅰ　Ziyu glucoside Ⅰ	槲皮素-3-*O*-*β*-D-葡萄糖苷 Quercetin-3-*O*-*β*-D-glucoside $C_{21}H_{20}O_{12}$ Exact Mass: 464.10	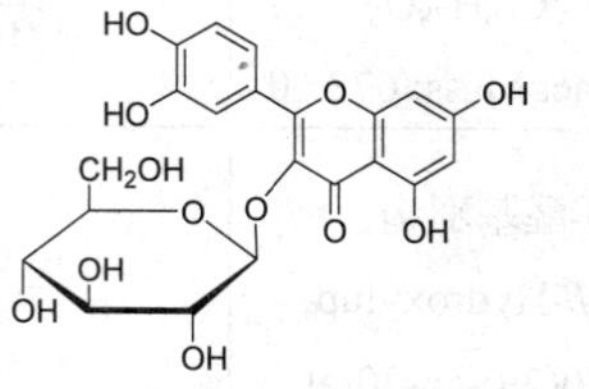 槲皮素-3-*O*-*β*-D-葡萄糖苷 Quercetin-3-*O*-*β*-D-glucoside
异鼠李素-3-*O*-*β*-D-葡萄糖苷 Isorhamnetin-3-*O*-*β*-D-glucoside $C_{22}H_{22}O_{12}$ Exact Mass: 478.11	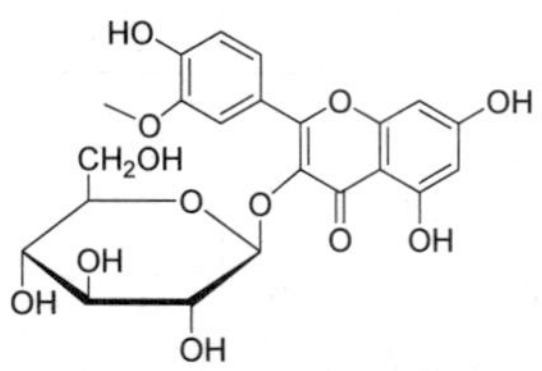 异鼠李素-3-*O*-*β*-D-葡萄糖苷 Isorhamnetin-3-mono-*O*-*β*-D-glucoside	冬青苷Ⅱ Ilexin Ⅱ $C_{23}H_{30}O_{10}$ Exact Mass: 466.18	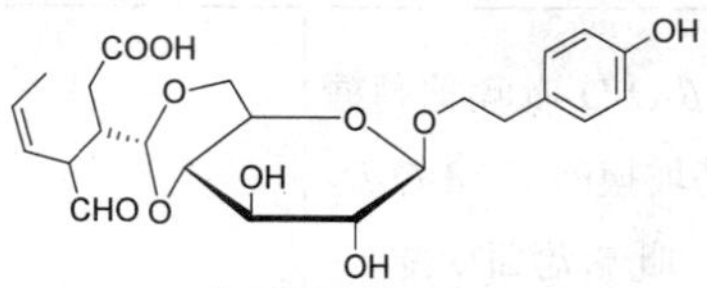 冬青苷Ⅱ　Ilexin Ⅱ
七叶内酯 Aesculetin $C_9H_6O_4$ Exact Mass: 178.03	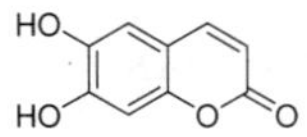 七叶内酯　Aesculetin	槲皮素 Quercetin $C_{15}H_{10}O_7$ Exact Mass: 302.04	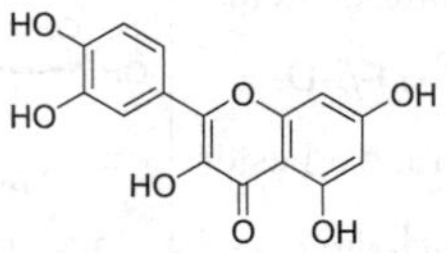 槲皮素　Quercetin

续表

中英文名、化学式及相对分子质量	结构图	中英文名、化学式及相对分子质量	结构图
异鼠李素 Isorhamnetin $C_{16}H_{12}O_7$ Exact Mass: 316.06	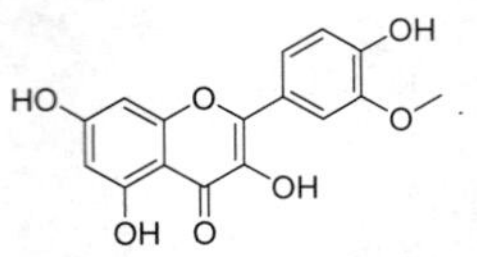 异鼠李素　Isorhamnetin	金丝桃苷 Hyperoside $C_{21}H_{20}O_{12}$ Exact Mass: 464.10	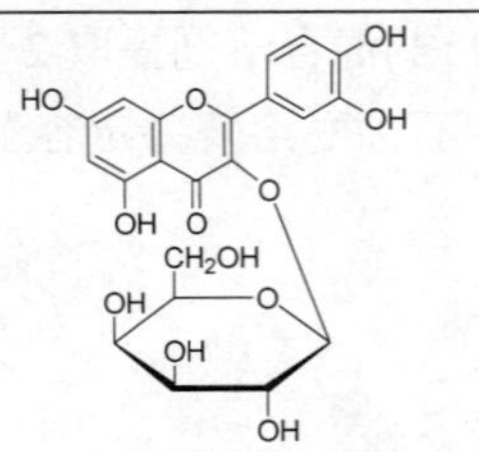 金丝桃苷　Hyperoside
3-*O*-*α*-L-吡喃阿拉伯糖-28-*O*-6′-*O*-甲基吡喃葡萄糖坡摸醇酸苷 Pomolic acid-3-*O*-*α*-L-arab inopyranosyl pomolic acid-28-*O*-6′-*O*-methyl-*β*-D-glucopyranoside $C_{42}H_{68}O_{13}$ Exact Mass: 780.47	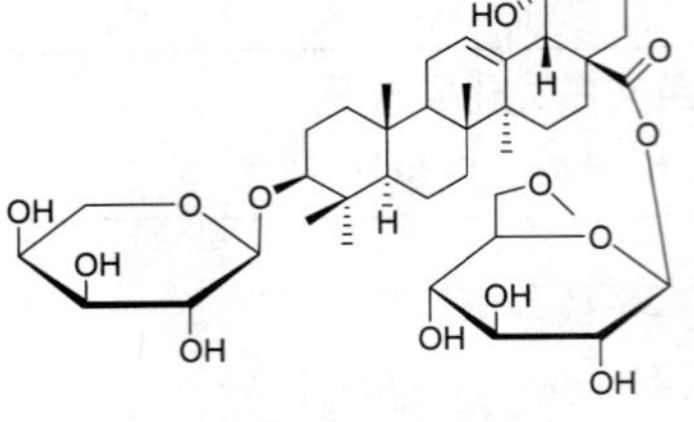 3-*O*-*α*-L-吡喃阿拉伯糖-28-*O*-6′-*O*-甲基吡喃葡萄糖坡摸醇酸苷 Pomolic acid-3-*O*-*α*-L-arab inopyranosyl pomolic acid-28-*O*-6′-*O*-methyl-*β*-D-glucopyranoside	23-羟基乌索酸-3-*O*-*α*-L-吡喃阿拉伯糖(1→2)*β*-D-吡喃葡萄糖醛酸-28-*O*-*β*-D-吡喃葡萄糖苷 23-Hydroxy-ursolic acid-3-*O*-*α*-L-arabino-pyranosyl-(1→2)-*β*-D-glucuronopyranosyl-28-*O*-*β*-D-glucopyranoside $C_{47}H_{74}O_{19}$ Exact Mass: 942.48	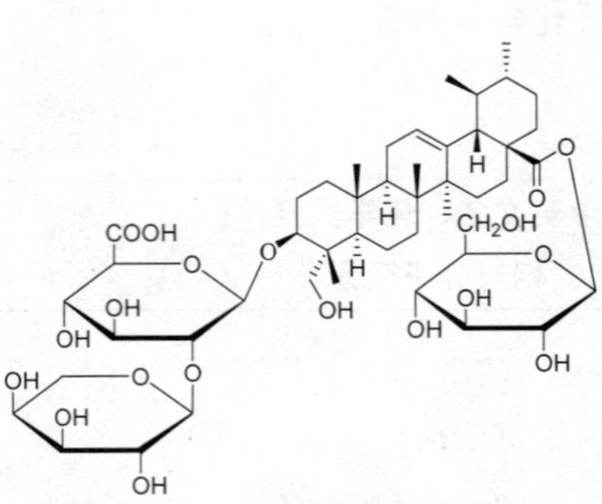 23-羟基乌索酸-3-*O*-*α*-L-吡喃阿拉伯糖(1→2) *β*-D-吡喃葡萄糖醛酸-28-*O*-*β*-D-吡喃葡萄糖苷 23-Hydroxy-ursolic acid-3-*O*-*α*-L-arabinopyranosyl-(1→2)-*β*-D-glucuronopyranosyl-28-*O*-*β*-D-glucopyranoside
11-酮基-*α*-香树脂醇棕榈酸酯 11-Keto-*α*-amyrin palmitate $C_{46}H_{78}O_3$ Exact Mass: 678.60	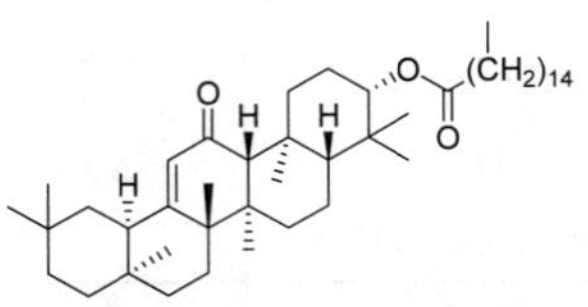 11-酮基-*α*-香树脂醇棕榈酸酯 11-Keto-*α*-amyrin palmitate	*α*-香树脂醇棕榈酸酯 *α*-Amyrin palmitate $C_{46}H_{80}O_2$ Exact Mass: 664.62	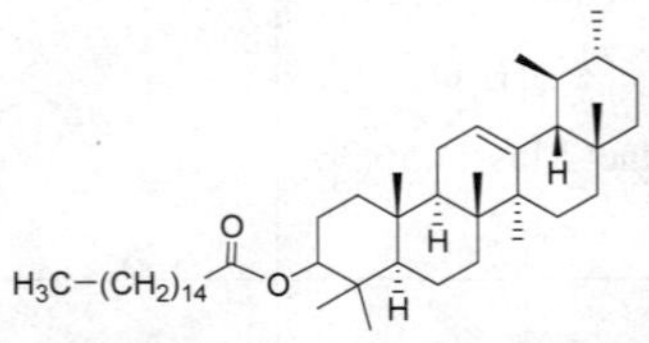 *α*-香树脂醇棕榈酸酯　*α*-Amyrin palmitate
30-醛基羽扇豆醇 3*β*-Hydroxylup-20(29)-en-30-al $C_{30}H_{48}O_2$ Exact Mass: 440.37	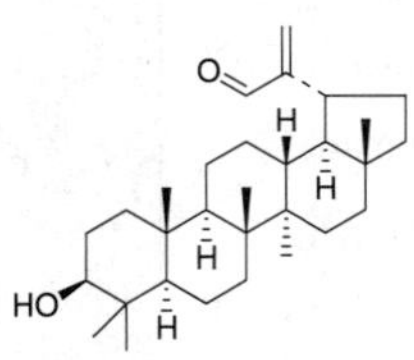 30-醛基羽扇豆醇 3*β*-Hydroxylup-20(29)-en-30-al	*β*-谷甾醇 *β*-Sitosterol $C_{29}H_{50}O$ Exact Mass: 414.39	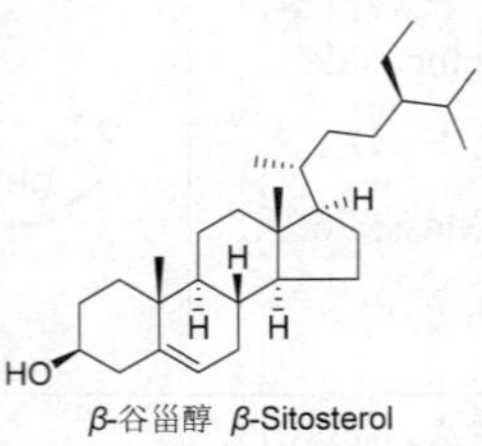 *β*-谷甾醇　*β*-Sitosterol
3-*β*-*O*-D-吡喃葡萄糖基坡摸酸-*β*-28-*O*-*D*-吡喃葡萄糖酯 3-*β*-O-D-Glucopyranoside-pomolic acid (28→1)-*β*-D-glucopyranosyl ester $C_{42}H_{68}O_{14}$ Exact Mass: 796.46	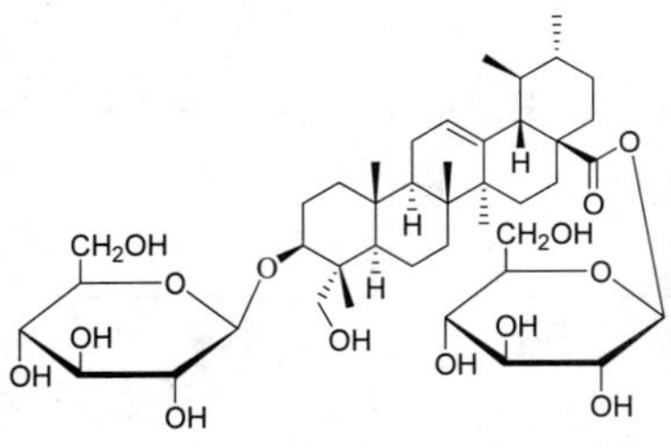 3-*β*-*O*-D-吡喃葡萄糖基坡摸酸-*β*-28-*O*-D-吡喃葡萄糖酯 3-*β*-*O*-D-Glucopyranoside-pomolic acid(28→1)-*β*-D-glucopyranosyl ester	坡摸酸3-*β*-*O*-*α*-L-2′-乙酰氧基吡喃阿拉伯糖基-28-*O*-*β*-D-吡喃葡萄糖酯 Pomolic acid 3-*β*-*O*-*α*-L-2′-acetoxyl-arabino pyranosyl-28-*O*-*β*-D-glucopyranosyl ester $C_{43}H_{68}O_{14}$ Exact Mass: 808.46	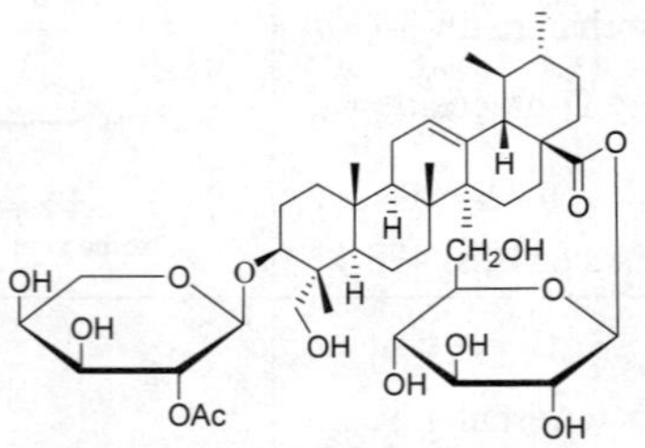 坡摸酸3-*β*-*O*-*α*-L-2′-乙酰氧基吡喃拉伯糖基-28-*O*-*β*-D-吡喃葡萄糖酯 Pomolic acid 3-*β*-*O*-*α*-L-2′-acetoxyl-arabino -pyranosyl-28-*O*-*β*-D-glucopyranosyl ester

续表

中英文名、化学式及相对分子质量	结构图	中英文名、化学式及相对分子质量	结构图
艾菊萜 Tanacetene $C_{15}H_{26}$ Exact Mass: 206.20	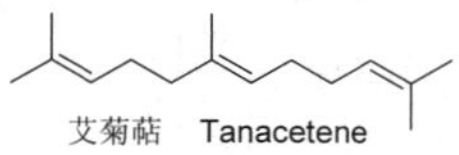 艾菊萜 Tanacetene	坡摸酸3-*β*-*O*-*α*-L-吡喃阿拉伯糖苷 Pomolic acid-3-*β*-*O*-*α*-L-arabinopyranoside $C_{35}H_{56}O_8$ Exact Mass: 604.4	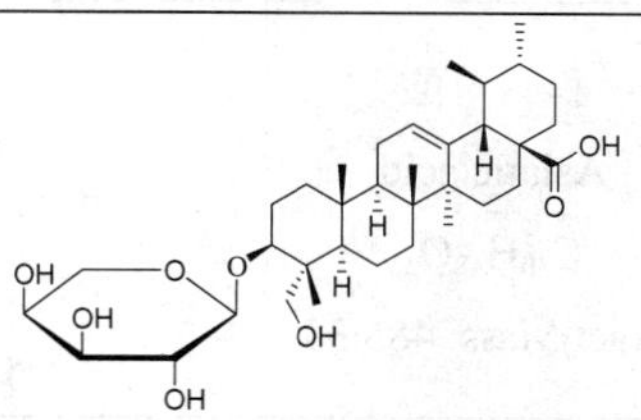 坡摸酸3-*β*-*O*-*α*-L-吡喃阿拉伯糖苷 Pomolic acid-3-*β*-*O*-*α*-L-arabinopyranoside
3-*β*-*O*-(*β*-D-吡喃葡萄糖基)-*α*-L-4′-乙酰氧基吡喃阿拉伯糖基坡摸酸-*β*-28-*O*-D-吡喃葡萄糖酯 3-*β*-*O*-(*β*-D-Glucopyranosyl-(1→2)-4′-acetoxyl-*α*-L-arabinopyranosyl pomolic acid (28→1)-*β*-D-glucopyranosyl ester $C_{49}H_{78}O_{19}$ Exact Mass: 970.51	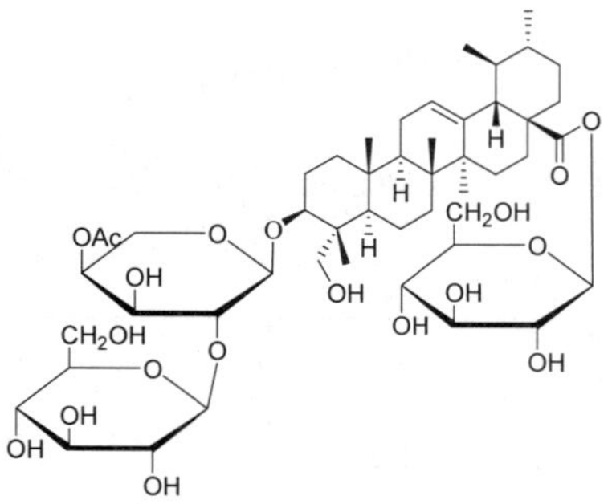 3-*β*-*O*-(*β*-D-吡喃葡萄糖基)-*α*-L-4′-乙酰氧基吡喃阿拉伯糖基坡摸酸-*β*-28-*O*-D-吡喃葡萄糖酯 3-*β*-*O*-(*β*-D-Glucopyranosyl-(1→2)-4′-acetoxyl-*α*-L-arabinopyranosyl pomolic acid (28→1)-*β*-D-glucopyranosyl ester	3-*β*-*O*-*α*-L-吡喃阿拉伯糖基坡摸酸-28-*O*-*β*-D-吡喃葡萄糖酯 3-*β*-*O*-*α*-L-Arabinopyranosyl-pomolic acid-28-*O*-*β*-D-glucopyranosyl ester $C_{41}H_{66}O_{13}$ Exact Mass: 766.45	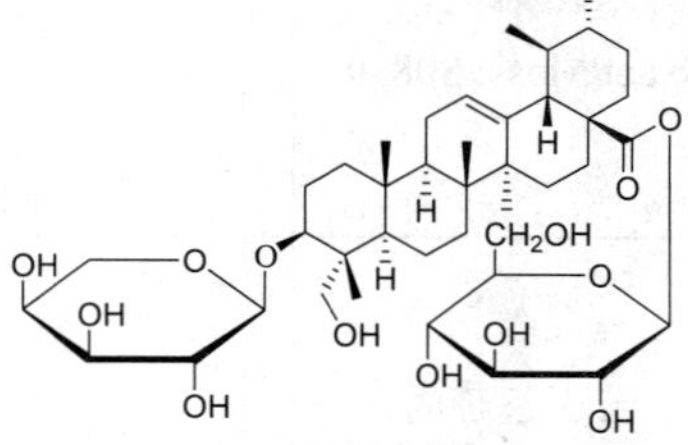 3-*β*-*O*-*α*-L-吡喃阿拉伯糖基坡摸酸-28-*O*-*β*-D-吡喃葡萄糖酯 3-*β*-*O*-*α*-L-Arabinopyranosyl-pomolic acid-28-*O*-*β*-D-glucopyranosyl ester
胡萝卜苷 Daucostorol $C_{35}H_{60}O_6$ Exact Mass: 576.44	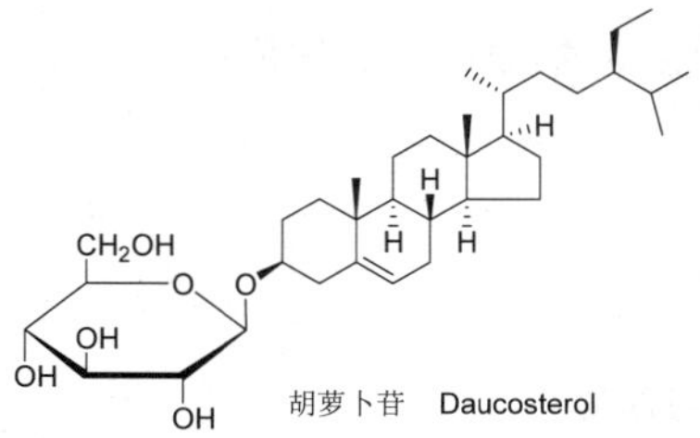 胡萝卜苷 Daucosterol	2*α*-羟基-乌索酸 2*α*-Hydroxy ursolic acid $C_{30}H_{48}O_4$ Exact Mass: 472.36	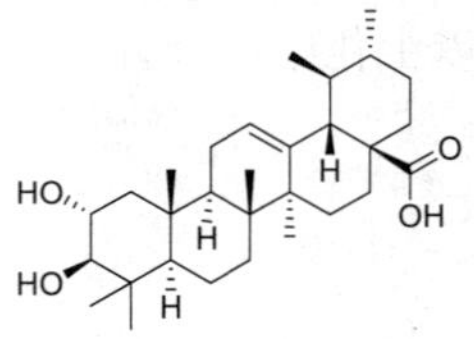 2*α*-羟基-乌索酸 2*α*-Hydroxy ursolic acid
2,4-二羟基苯甲酸 2,4-Dihydroxybenzoic acid $C_7H_6O_4$ Exact Mass: 154.03	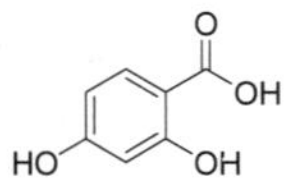 2, 4-二羟基苯甲酸 2,4-Dihydroxybenzoic acid	3,4-二羟基桂皮酸 3,4-Dihydroxy-cinnamic acid $C_9H_8O_4$ Exact Mass: 180.04	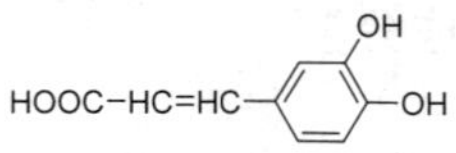 3,4-二羟基桂皮酸 3,4-Dihydroxycinnamic acid
阿江榄仁酸 Arjunolic acid $C_{30}H_{48}O_5$ Exact Mass: 488.35	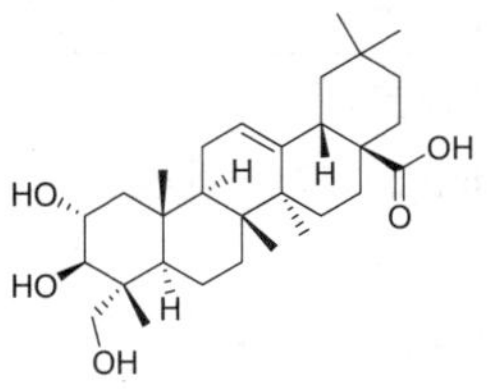 阿江榄仁酸 Arjunolic acid	23-羟基-乌索酸 23-Hydroxyursolic acid $C_{30}H_{48}O_4$ Exact Mass: 472.36	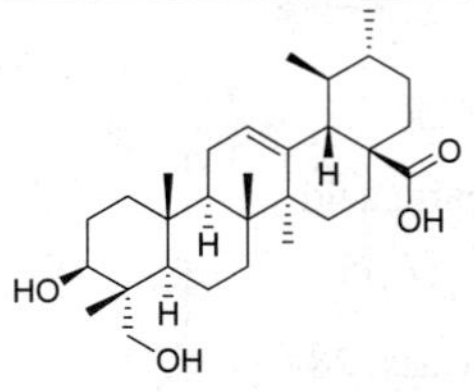 23-羟基-乌索酸 23-Hydroxyursolic acid
27-*O*-(*Z*)-香豆酰基-乌索酸 27-*O*-(*Z*)-Coumaroyl-ursolic acid $C_{39}H_{54}O_6$ Exact Mass: 618.39	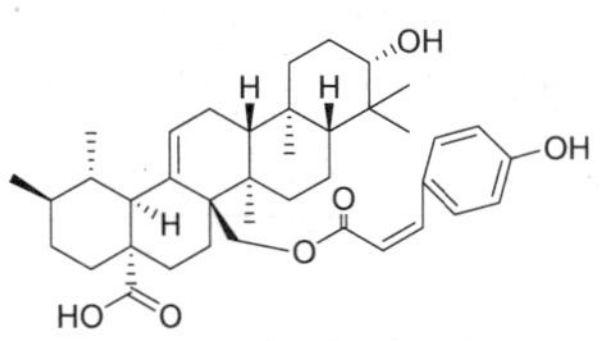 27-*O*-(*Z*)-香豆酰基-乌索酸 27-*O*-(*Z*)-Coumaroylursolic acid	27-*O*-(*E*)-香豆酰基-乌索酸 27-*O*-(*E*)-Coumaroyl-ursolic acid $C_{39}H_{54}O_6$ Exact Mass: 618.39	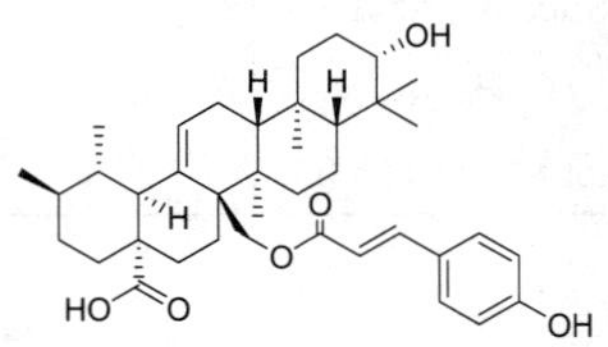 27-*O*-(*E*)-香豆酰基-乌索酸 27-*O*-(*E*)-Coumaroylursolic acid

续表

中英文名、化学式及相对分子质量	结构图	中英文名、化学式及相对分子质量	结构图
积雪草酸 Asiatic acid $C_{30}H_{48}O_5$ Exact Mass: 488.35	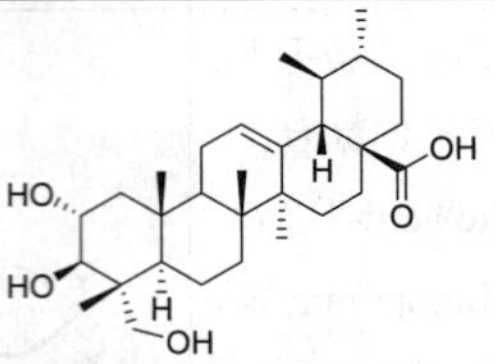 积雪草酸　Asiatic acid	地榆苷Ⅱ Ziyu glucoside Ⅱ $C_{35}H_{56}O_8$ Exact Mass: 604.40	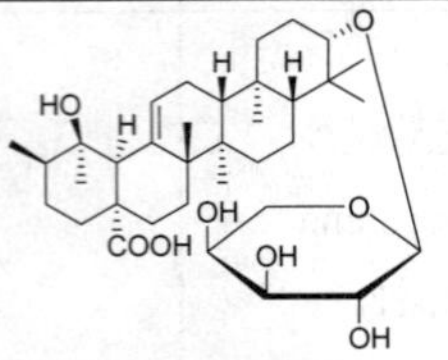 地榆苷Ⅱ　Ziyu glucoside Ⅱ
苦丁茶苷甲 Cornutaside A $C_{43}H_{68}O_{14}$ Exact Mass: 808.46	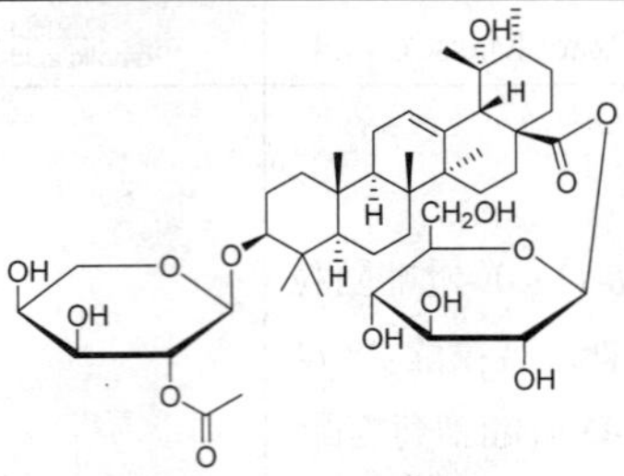 苦丁茶苷甲　Cornutaside A	苦丁茶苷乙 Cornutaside B $C_{43}H_{68}O_{14}$ Exact Mass: 808.46	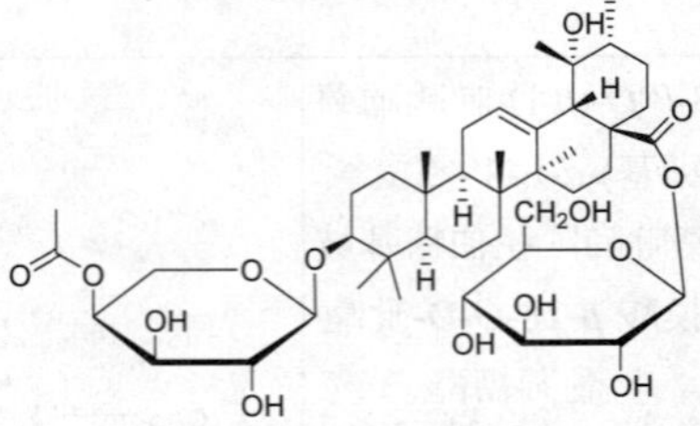 苦丁茶苷乙　Cornutaside B
苦丁茶苷丙 Cornutaside C $C_{41}H_{66}O_{13}$ Exact Mass: 766.45	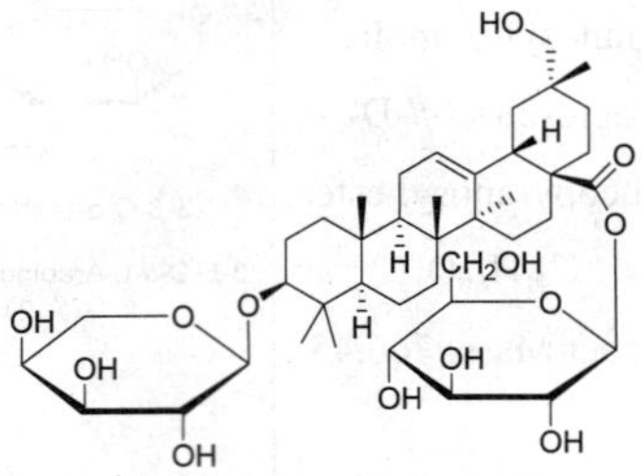 苦丁茶苷丙　Cornutaside C	苦丁茶苷丁 Cornutaside D $C_{41}H_{66}O_{13}$ Exact Mass: 766.45	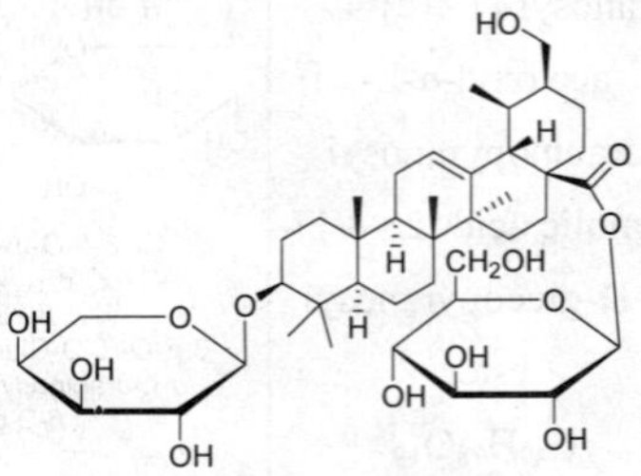 苦丁茶苷丁　Cornutaside D

除以上化学成分外，枸骨叶还含有30-酮基降羽扇豆醇、冬青苷Ⅰ甲酯等。

柿蒂

Shidi

KAKI CALYX

【化学成分】

表 1-9-25　柿蒂主要化学成分[55~58]

中英文名、化学式及相对分子质量	结构图	中英文名、化学式及相对分子质量	结构图
硬脂酸 Stearic acid $C_{18}H_{36}O_2$ Exact Mass: 284.27	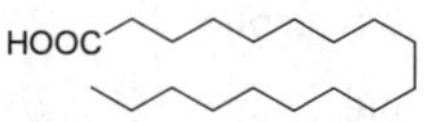 硬脂酸　Stearic acid	棕榈酸 Palmitic acid $C_{16}H_{32}O_2$ Exact Mass: 256.24	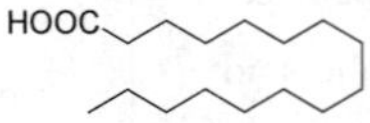 棕榈酸　Palmitic acid
琥珀酸 Succinic acid $C_4H_6O_4$ Exact Mass: 118.03	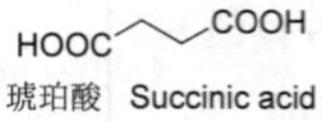 琥珀酸　Succinic acid	香草酸 Vanillic acid $C_8H_8O_4$ Exact Mass: 168.04	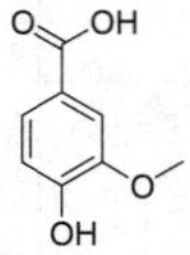 香草酸　Vanillic acid

续表

中英文名、化学式及相对分子质量	结构图	中英文名、化学式及相对分子质量	结构图
没食子酸 Gallic acid $C_7H_6O_5$ Exact Mass: 170.02	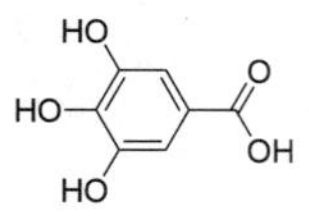 没食子酸 Gallic acid	山柰酚 Kaempferol $C_{15}H_{10}O_6$ Exact Mass: 286.05	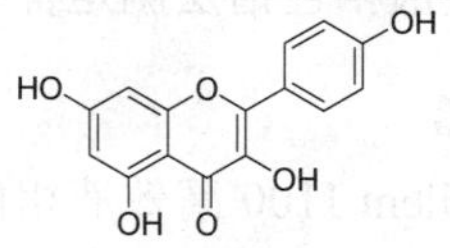 山柰酚 Kaempferol
槲皮素 Quercetin $C_{15}H_{10}O_7$ Exact Mass: 302.04	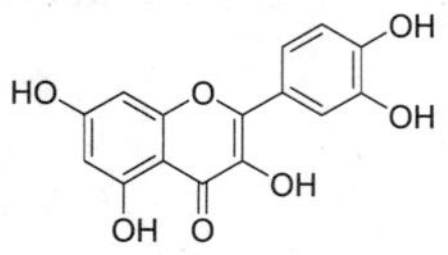 槲皮素 Quercetin	三叶豆苷 Trifolin $C_{21}H_{20}O_{11}$ Exact Mass: 448.10	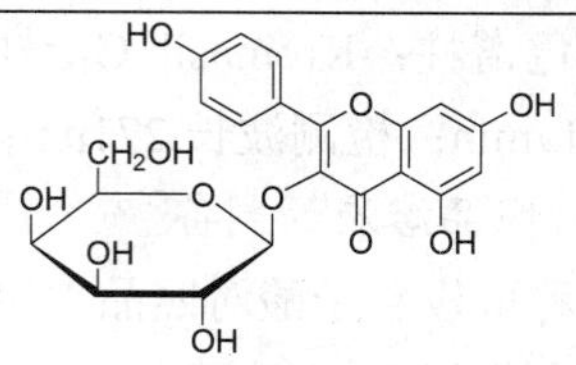 三叶豆苷 Trifolin
金丝桃苷 Hyperoside $C_{21}H_{20}O_{12}$ Exact Mass: 464.10	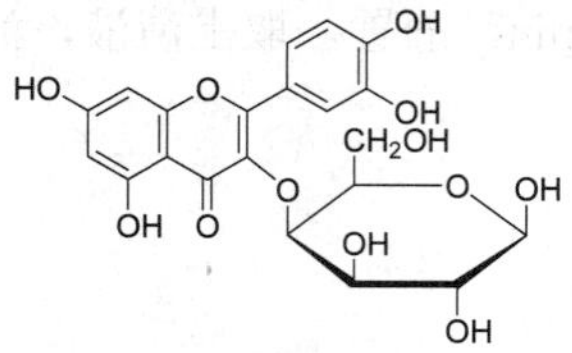 金丝桃苷 Hyperoside	*β*-谷甾醇 *β*-Sitosterol $C_{29}H_{50}O$ Exact Mass: 414.39	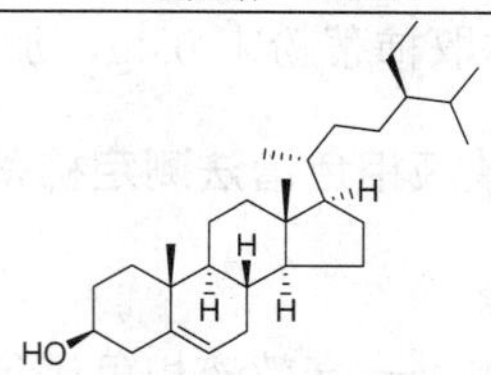 *β*-谷甾醇 *β*-Sitosterol
β-谷甾醇-*β*-*D*-葡萄糖苷 *β*-Sitosteryl-*β*-*D*-glucoside $C_{35}H_{60}O_6$ Exact Mass: 576.44	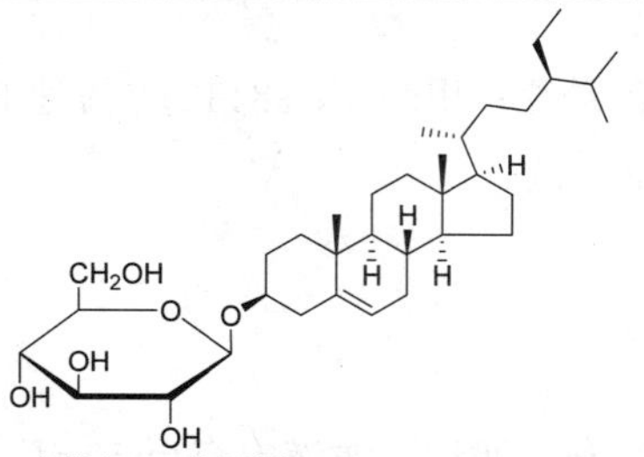 *β*-谷甾醇-*β*-D-葡萄糖苷 *β*-Sitosteryl-*β*-D-glucoside	木栓酮 Friedelin $C_{30}H_{50}O$ Exact Mass: 426.39	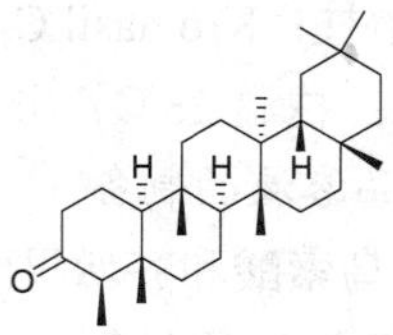 木栓酮 Friedelin
齐墩果酸 Oleanolic acid $C_{30}H_{48}O_3$ Exact Mass: 456.36	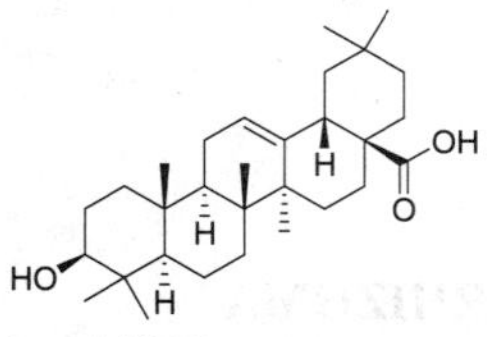 齐墩果酸 Oleanolic acid	乌苏酸 Ursolic acid $C_{30}H_{48}O_3$ Exact Mass: 456.36	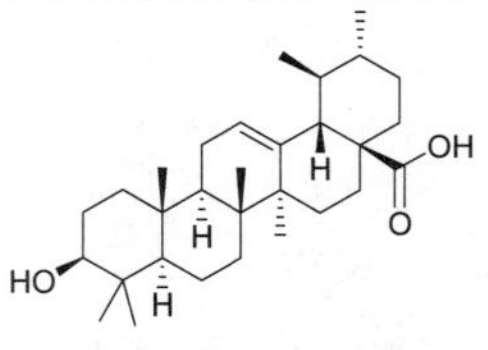 乌苏酸 Ursolic acid
19*β*-羟基乌苏酸 19*β*-Hydroxyursolic acid $C_{30}H_{48}O_4$ Exact Mass: 472.36	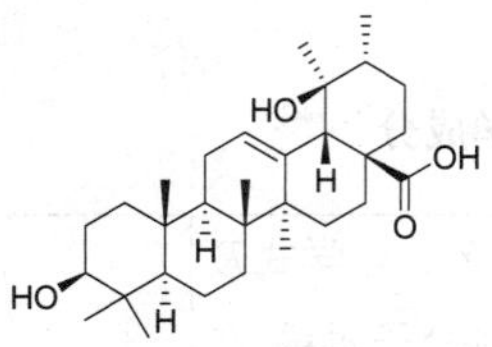 19*β*-羟基乌苏酸 19*β*-Hydroxyursolic acid	19*α*,24-二羟基乌苏酸 19*α*,24-Dihydroxy ursolic acid $C_{30}H_{48}O_5$ Exact Mass: 488.35	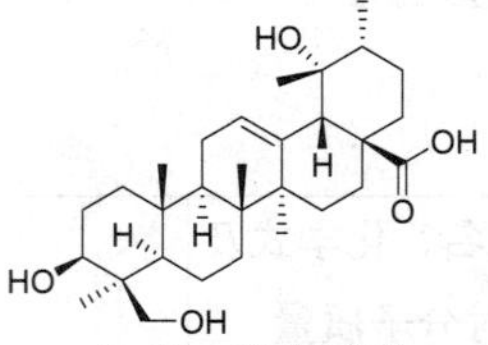 19*α*,24 -二羟基乌苏酸 19*α*,24-Dihydroxy ursolic acid
白桦酸 Betulinic acid $C_{30}H_{48}O_3$ Exact Mass: 456.36	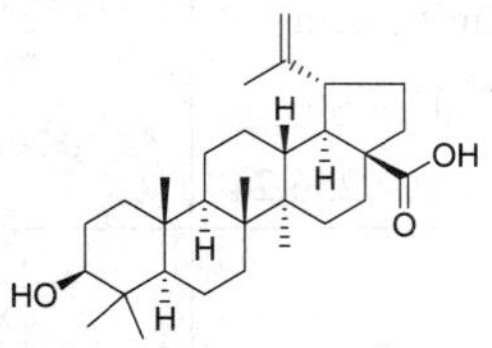 白桦酸 Betulinic acid	Barbinervic acid $C_{30}H_{48}O_5$ Exact Mass: 488.35	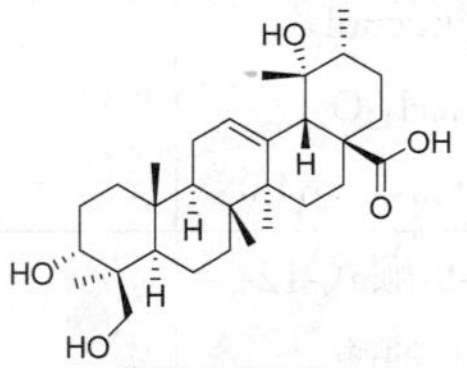 Barbinervic acid
24-羟基齐墩果酸 24-Hydroxyloleanolic acid $C_{30}H_{48}O_4$ Exact Mass: 472.36	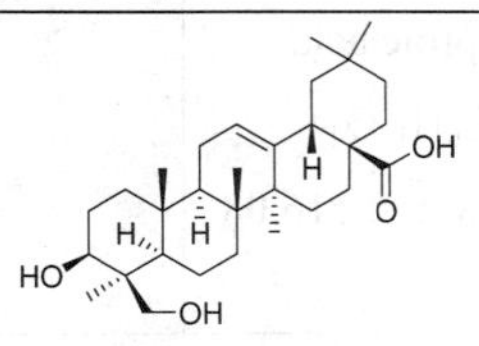 24-羟基齐墩果酸 24-Hydroxyloleanolic acid		

【分析方法】

1　高效液相色谱法测定柿蒂中没食子酸的含量[57]

1.1 仪器

Agilent 1100 高效液相色谱仪，二极管阵列检测器。

1.2 色谱条件

色谱柱：Kromasil C_{18} 柱(250mm×4.6mm，5μm)；流动相：甲醇-0.25mol/L 磷酸溶液(20∶80)；流速 1.0mL/min；检测波长 271nm；柱温 20℃；分析时间约 10min。

1.3 对照品溶液的制备

称取没食子酸对照品，用适量流动相溶解。

1.4 供试品溶液的制备

称取柿蒂粉末 0.4g，加入 50%甲醇 50mL 超声处理 20min，静置，取上清液，滤过，即得。

2　高效液相色谱法测定柿蒂中乌索酸与齐墩果酸的含量[58]

2.1 仪器

Waters 高效液相色谱仪。

2.2 色谱条件

色谱柱：Kromasil C_{18} 柱(250mm×4.6mm，5μm)；流动相：甲醇-水(88∶12)；流速 0.8mL/min；检测波长 210nm；柱温 28℃；分析时间约 25min。

2.3 对照品溶液的制备

称取乌索酸和齐墩果酸对照品，用适量甲醇溶解。

2.4 供试品溶液的制备

精密称取柿蒂 4g，加入 95%乙醇 40mL 超声提取 90min，滤过，滤液定容至 50mL，即得。

威灵仙

Weilingxian

CLEMATIDIS RADIX ET RHIZOMA

【化学成分】

表 1-9-26　威灵仙主要化学成分[59～64]

中英文名、化学式及相对分子质量	结构图	中英文名、化学式及相对分子质量	结构图
丁香酚 Eugenol $C_{10}H_{12}O_2$ Exact Mass: 164.08	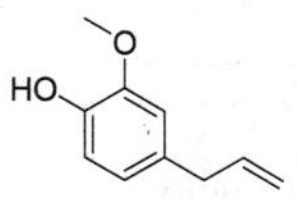 丁香酚　Eugenol	棕榈酸 Palmitic acid $C_{16}H_{32}O_2$ Exact Mass: 256.24	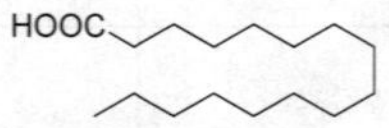 棕榈酸　Palmitic acid
顺式-9-顺式-12-亚油酸 *Z,Z*-9,12-Octadecadie-noic acid $C_{18}H_{32}O_2$ Exact Mass: 280.24	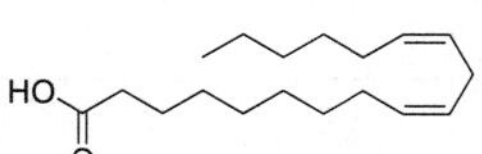 顺式-9-顺式-12-亚油酸 Z,Z-9,12-Octadecadienoic acid	己酸 Caproic acid $C_6H_{12}O_2$ Exact Mass: 116.08	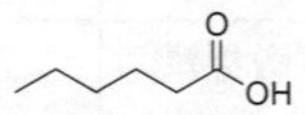 己酸　Caproic acid

续表

中英文名、化学式及相对分子质量	结构图	中英文名、化学式及相对分子质量	结构图
川芎嗪 Chuanxiongzine $C_8H_{12}N_2$ Exact Mass: 136.10	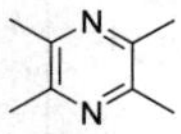 川芎嗪 Chuanxiongzine	芳樟醇 Linalool $C_{10}H_{18}O$ Exact Mass: 154.14	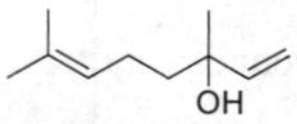 芳樟醇 Linalool
庚酸 Enanthic acid $C_7H_{14}O_2$ Exact Mass: 130.10	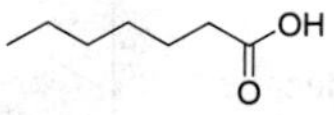 庚酸 Enanthic acid	龙脑 Borneol $C_{10}H_{18}O$ Exact Mass: 154.14	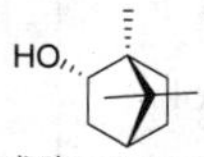 龙脑 Borneol
萘 Naphthalene $C_{10}H_8$ Exact Mass: 128.06	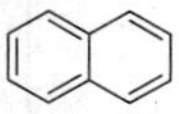 萘 Naphthalene	α-松油醇 α-Terpineol $C_{10}H_{18}O$ Exact Mass: 154.14	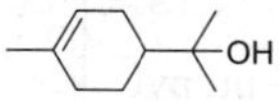 α-松油醇 α-Terpineol
顺式-大茴香醚 *cis*-Anethole $C_{10}H_{12}O$ Exact Mass: 148.09	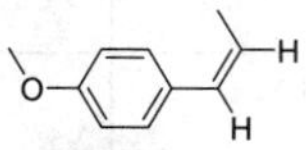 顺式-大茴香醚 *cis*-Anethole	辛酸 Caprylic acid $C_8H_{16}O_2$ Exact Mass: 144.12	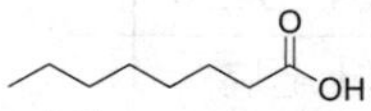 辛酸 Caprylic acid
苯并噻唑 Benzothiazole C_7H_5NS Exact Mass: 135.01	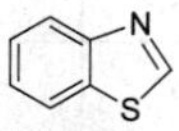 苯并噻唑 Benzothiazole	胡椒酮 Piperitone $C_{10}H_{16}O$ Exact Mass: 152.12	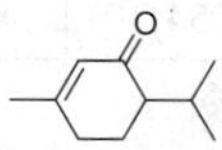 胡椒酮 Piperitone
反式-大茴香醚 *trans*-Anethole $C_{10}H_{12}O$ Exact Mass: 148.09	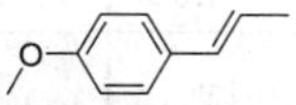 反式-大茴香醚 *trans*-Anethole	百里香酚 Thymol $C_{10}H_{14}O$ Exact Mass: 150.10	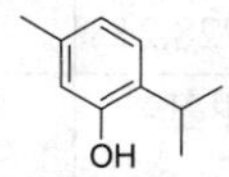 百里香酚 Thymol
壬酸 Nonanoic acid $C_9H_{18}O2$ Exact Mass: 158.13	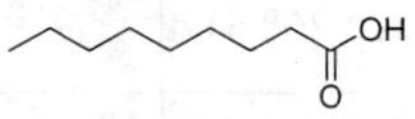 壬酸 Nonanoic acid	异香兰素 Isovanillin $C_8H_8O_3$ Exact Mass: 152.05	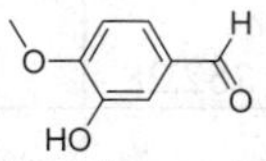 异香兰素 Isovanillin
癸酸 Capric acid $C_{10}H_{20}O_2$ Exact Mass: 172.15	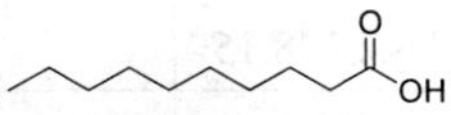 癸酸 Capric acid	丁香酚甲醚 Methyl eugenol $C_{11}H_{14}O_2$ Exact Mass: 178.10	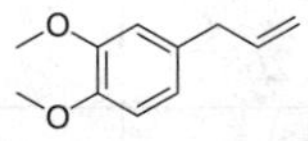 丁香酚甲醚 Methyl eugenol
2-羟基-4-甲基苯乙酮 2-Hydroxy-4-methyl acetophenone $C_9H_{10}O_2$ Exact Mass: 150.07	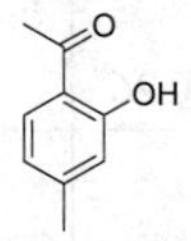 2-羟基-4-甲基苯乙酮 2-Hydroxy-4-methyl acetophenone	异丁酸百里香酯 Thymol isobutyrate $C_{14}H_{20}O_2$ Exact Mass: 220.15	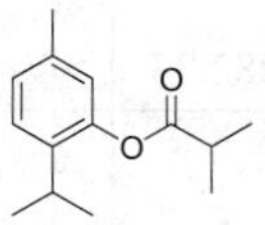 异丁酸百里香酚酯 Thymol isobutyrate
十五烷 Pentadecane $C_{15}H_{32}$ Exact Mass: 212.25	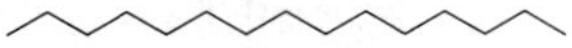 十五烷 Pentadecane	榄香素 Elemicin $C_{12}H_{16}O_3$ Exact Mass: 208.11	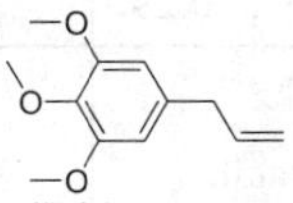 榄香素 Elemicin

续表

中英文名、化学式及相对分子质量	结构图	中英文名、化学式及相对分子质量	结构图
十六烷 Hexadecane $C_{16}H_{34}$ Exact Mass: 226.27	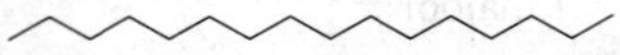 十六烷 Hexadecane	1,3,5-三异丙基苯 1,3,5-Triisopropyl-benzene $C_{15}H_{24}$ Exact Mass: 204.19	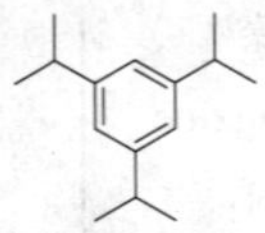 1,3,5-三异丙基苯 1,3,5-Triisopropylbenzene
β-桉叶醇 β-Eudesmol $C_{15}H_{26}O$ Exact Mass: 222.20	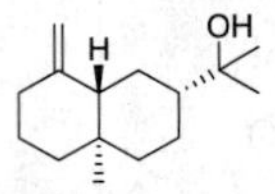 β-桉叶醇 β-Eudesmol	十七烷 Heptadecane $C_{17}H_{36}$ Exact Mass: 240.28	 十七烷 Heptadecane
3-甲基-5-丙基十四烷 3-Methyl-5-propyl tetradecane $C_{18}H_{38}$ Exact Mass: 254.30	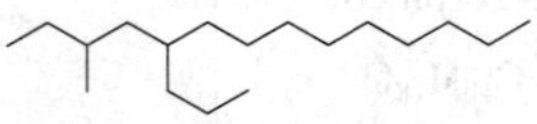 3-甲基-5-丙基十四烷 3-Methyl-5-propyl tetradecane	8-甲基十七烷 8-Methyl heptadecane $C_{18}H_{38}$ Exact Mass: 254.30	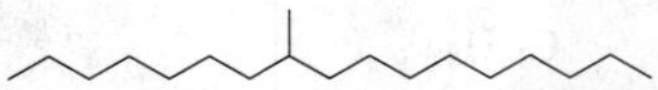 8-甲基十七烷 8-Methyl heptadecane
2-甲基十七烷 2-Methyl heptadecane $C_{18}H_{38}$ Exact Mass: 254.30	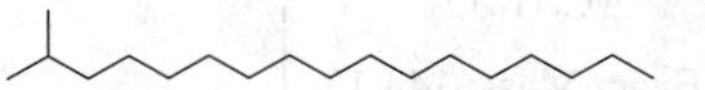 2-甲基十七烷 2-Methyl heptadecane	十八烷 Octadecane $C_{18}H_{38}$ Exact Mass: 254.3	 十八烷 Octadecane
肉豆蔻酸 Myristic acid $C_{14}H_{28}O_2$ Exact Mass: 228.21	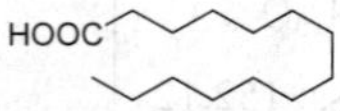 肉豆蔻酸 Myristic acid	菲 Phenanthrene $C_{14}H_{10}$ Exact Mass: 178.08	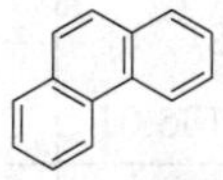 菲 Phenanthrene
6,10,14-三甲基-2-十五烯 6,10,14-Trimethyl-2-pentadecaneane $C_{18}H_{36}$ Exact Mass: 252.28	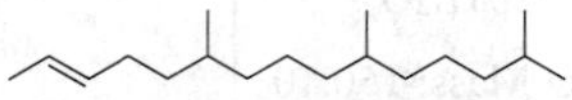 6,10,14-三甲基-2-十五烯 6,10,14-Trimethyl-2-pentadecaneane	2-甲基十八烷 2-Methyl octadecane $C_{19}H_{40}$ Exact Mass: 268.31	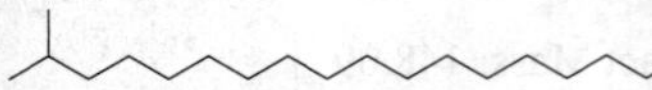 2-甲基十八烷 2-Methyl octadecane
十九烷 Nonadecane $C_{19}H_{40}$ Exact Mass: 268.31	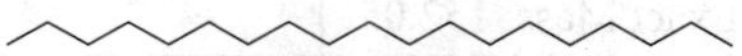 十九烷 Nonadecane	邻苯二甲酸二丁酯 Dimethyl phthatate $C_{16}H_{22}O_4$ Exact Mass: 278.15	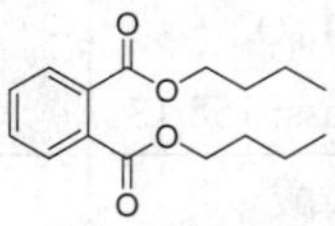 邻苯二甲酸二丁酯 Dimethyl phthatate
二十烷 Oicosane $C_{20}H_{42}$ Exact Mass: 282.33	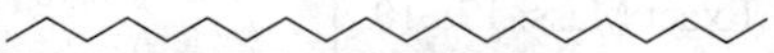 二十烷 Oicosane	十七碳酸 Margaric acid $C_{17}H_{34}O_2$ Exact Mass: 270.26	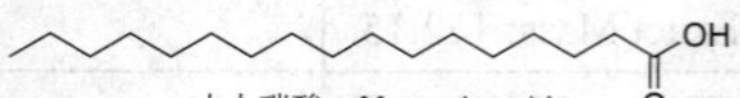 十七碳酸 Margaric acid
十八烷醇 Octadecanol $C_{18}H_{38}O$ Exact Mass: 270.29	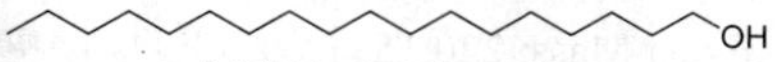 十八烷醇 Octadecanol	二十一烷 Benicosane $C_{21}H_{44}$ Exact Mass: 296.34	 二十一烷 Benicosane
硬脂酸 Stearic acid $C_{18}H_{36}O_2$ Exact Mass: 284.27	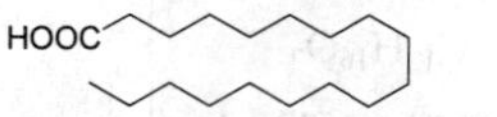 硬脂酸 Stearic acid	二十二烷 Docosane $C_{22}H_{46}$ Exact Mass: 310.36	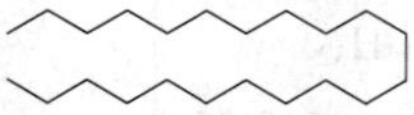 二十二烷 Docosane

续表

中英文名、化学式及相对分子质量	结构图	中英文名、化学式及相对分子质量	结构图
苯乙醇 Benzyl ethyl alcohol $C_8H_{10}O$ Exact Mass: 122.07	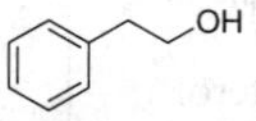 苯乙醇 Benzyl ethyl alcohol	4-乙基苯甲醛 4-Ethyl benzaldehyde $C_9H_{10}O$ Exact Mass: 134.07	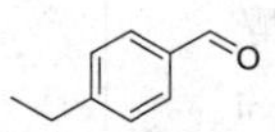 4-乙基苯甲醛 4-Ethyl benzaldehyde
1,2,4-三乙基苯 1,2,4-Triethyl benzene $C_{12}H_{18}$ Exact Mass: 162.14	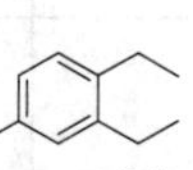 1,2,4-三乙基苯 1,2,4-Triethyl benzene	1-(2-羟基-5-甲苯)-乙酮 2-Hydroxy-5-methyl acetophenone $C_9H_{10}O_2$ Exact Mass: 150.07	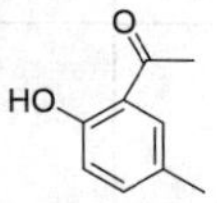 1-(2-羟基-5-甲苯)-乙酮 2-Hydroxy-5-methyl acetophenone
1-(2-羟基-5-苯甲醚)-乙酮 2-Hydroxy-5-methoxy acetophenone $C_9H_{10}O_3$ Exact Mass: 166.06	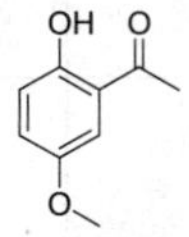 1-(2-羟基-5-苯甲醚)-乙酮 2-Hydroxy-5-methoxy acetophenone	*β*-细辛脑 *β*-Asarone $C_{12}H_{16}O_3$ Exact Mass: 208.11	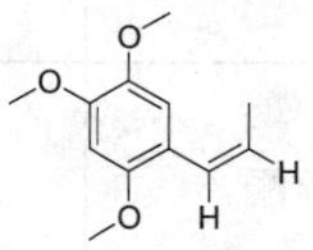 *β*-细辛脑 *β*-Asarone
细辛脑 Asarone $C_{12}H_{16}O_3$ Exact Mass: 208.11	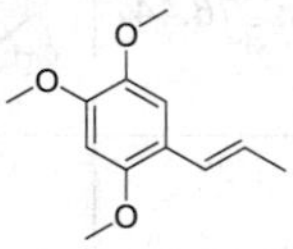 细辛脑 Asarone	*γ*-桉叶醇 *γ*-Eudesmol $C_{15}H_{26}O$ Exact Mass: 222.20	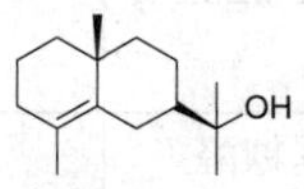 *γ*-桉叶醇 *γ*-Eudesmol
3A-2,4,5,6,7,8-六氢-1,4,9,9-四甲基-3*H*-3A,7-亚甲基奥 3*H*-3A,7-Methanoazulene 2,4,5,6,7,8-hexahydro-1,4,9,9-tetramethyl,3A $C_{15}H_{24}$ Exact Mass: 204.19	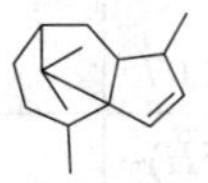 3A-2,4,5,6,7,8-六氢-1,4,9,9-四甲基-3*H*-3A,7-亚甲基奥 3*H*-3A,7-Methanoazulene 2,4,5,6,7,8-hexahydro-1,4,9,9-tetramethyl,3A	正十五酸 *n*-Pentadecanoic acid $C_{15}H_{30}O_2$ Exact Mass: 242.22	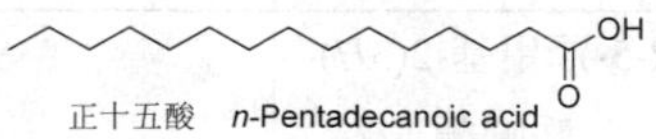 正十五酸 *n*-Pentadecanoic acid
棕榈酸甲酯 Methyl palmitate $C_{17}H_{34}O_2$ Exact Mass: 270.26	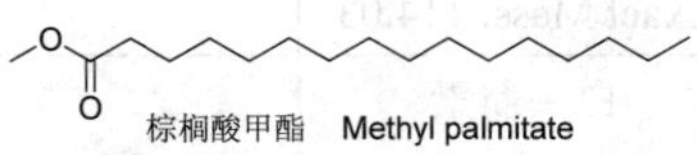 棕榈酸甲酯 Methyl palmitate	亚油酸甲酯 Methyl linoleate $C_{19}H_{34}O_2$ Exact Mass: 294.26	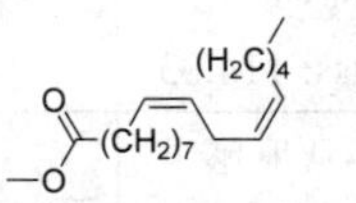 亚油酸甲酯 Methyl linoleate
邻苯二甲酸二庚酯 Diheptyl phthalate $C_{22}H_{34}O_4$ Exact Mass: 362.25	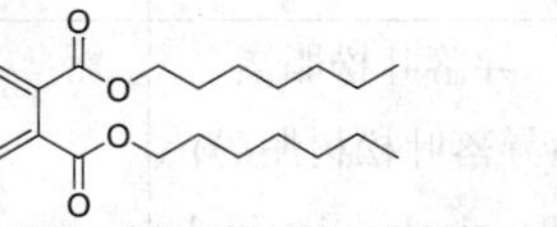 邻苯二甲酸二庚酯 Diheptyl phthalate	邻苯二甲酸二-(2-乙基)丁酯 Di (2-ethyl butyl) phthalate $C_{20}H_{30}O_4$ Exact Mass: 334.21	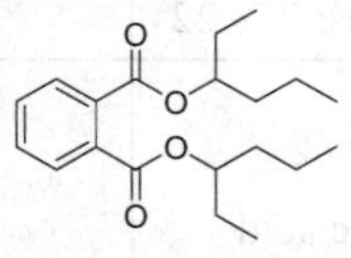 邻苯二甲酸二-(2-乙基)丁酯 Di (2-ethyl butyl) phthalate
癸二酸二-(2-乙基)己酯 Bis (2-ethylhexyl) decandeionate $C_{26}H_{50}O_4$ Exact Mass: 426.37	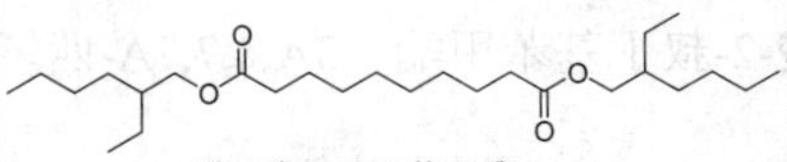 癸二酸二-(2-乙基)己酯 Bis (2-ethylhexyl) decandeionate	亚油酸乙酯 Ethyl linoleate $C_{20}H_{36}O_2$ Exact Mass: 308.27	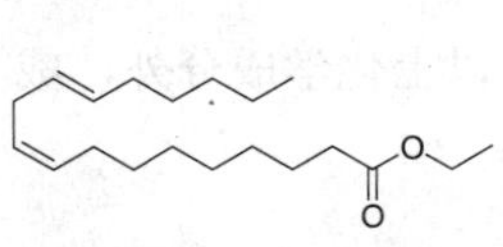 亚油酸乙酯 Ethyl linoleate

续表

中英文名、化学式及相对分子质量	结构图	中英文名、化学式及相对分子质量	结构图
麦角甾醇 Ergosterol $C_{28}H_{44}O$ Exact Mass: 396.34	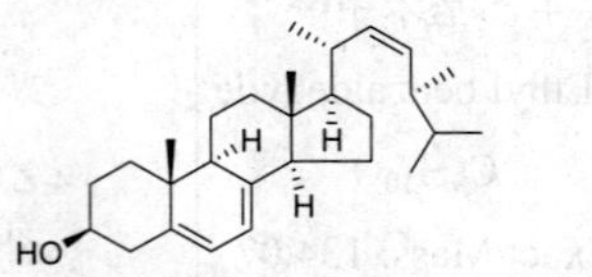 麦角甾醇 Ergosterol	豆甾醇 Stigmasterol $C_{29}H_{48}O$ Exact Mass: 412.37	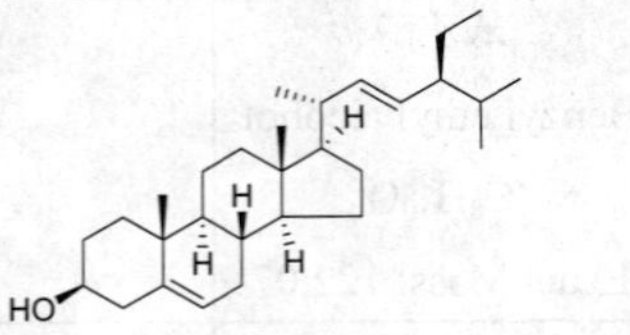 豆甾醇 Stigmasterol
γ-谷甾醇 *γ*-Sitosterol $C_{29}H_{50}O$ Exact Mass: 414.39	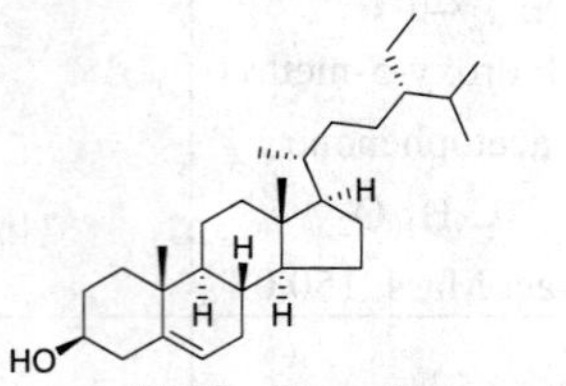 *γ*-谷甾醇 *γ*-Sitosterol	角鲨烯 Squalene $C_{30}H_{50}$ Exact Mass: 410.39	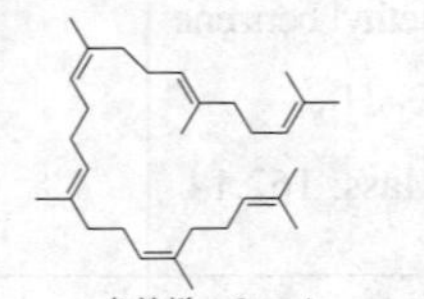 角鲨烯 Squalene
木栓酮 Friedelin $C_{30}H_{50}O$ Exact Mass: 426.39	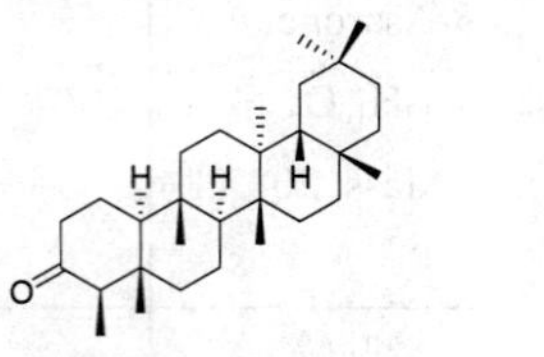 木栓酮 Friedelin	胡萝卜苷 Daucosterol $C_{35}H_{60}O_6$ Exact Mass: 576.44	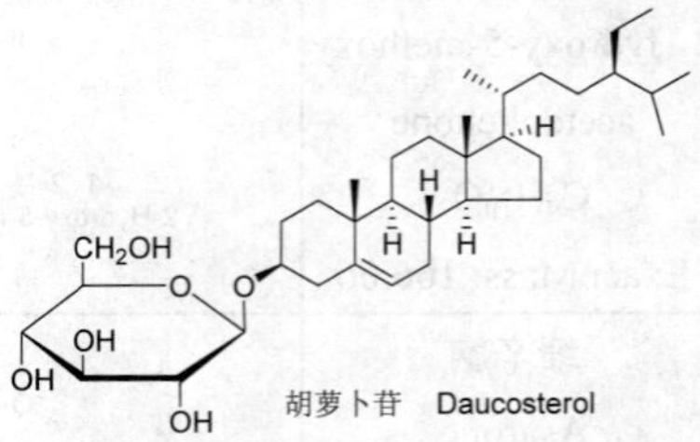 胡萝卜苷 Daucosterol
5-羟甲基糠醛 5-Hydroxymethyl-2-furaldehyde $C_6H_6O_3$ Exact Mass: 126.03	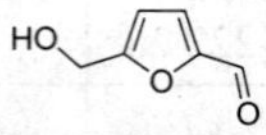 5-羟甲基糠醛 5-Hydroxymethyl-2-furaldehyde	丹参素甲酯 Methyl 3,4-dihydroxy-phenyllactate $C_{10}H_{12}O_5$ Exact Mass: 212.07	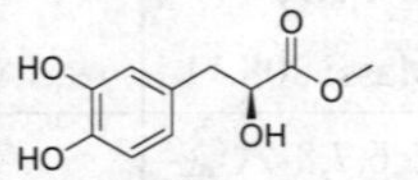 丹参素甲酯 Methyl 3,4-dihydroxy-phenyllactate
5*R*-5-羟甲基-2(3*H*)-呋喃酮 5*R*-5-Hydroxymethyl-2(3*H*)-furanone $C_5H_6O_3$ Exact Mass: 114.03	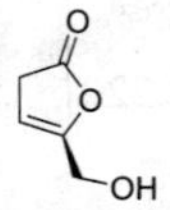 5R-5-羟甲基-2(3H)-呋喃酮 5R-5-Hydroxymethyl-2(3H)-furanone	5*R*-5-羟甲基-2(5*H*)-呋喃酮 5*R*-5-Hydroxymethyl-2(5*H*)-furanone $C_5H_6O_3$ Exact Mass: 114.03	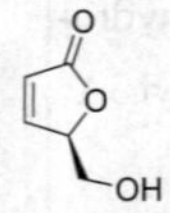 5*R*-5-羟甲基-2(5*H*)-呋喃酮 5*R*-5-Hydroxymethyl-2(5*H*)-furanone
(*Z,Z,Z*)-亚麻酸 Linolenic acid $C_{18}H_{30}O_2$ Exact Mass: 278.22	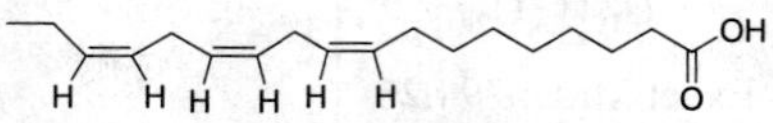 (*Z,Z,Z*)-亚麻酸 Linolenic acid	白头翁素 Anemonin $C_{10}H_8O_4$ Exact Mass: 192.04	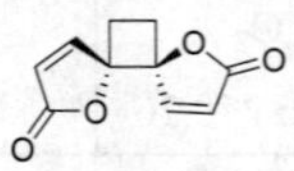 白头翁素 Anemonin
香草酸 Vanillic acid $C_8H_8O_4$ Exact Mass: 168.04	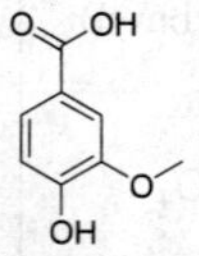 香草酸 Vanillic acid	异落叶松脂素 (异落叶松树脂酚) Secoisolariciresinol $C_{20}H_{26}O_6$ Exact Mass: 362.17	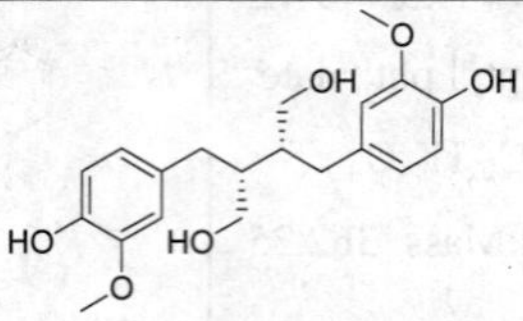 异落叶松脂素(异落叶松树脂酚) Secoisolariciresinol

除以上化学成分外，威灵仙还含有 2,2-二甲基丙酸-2-叔丁基苯甲酯、3A,4,7,7A-四氢-3A-2(3*H*)-苯并呋喃酮等。

厚朴

Houpo

MAGNOLIAE OFFICINALIS CORTEX

【化学成分】

表 1-9-27 厚朴主要化学成分[65~72]

中英文名、化学式及相对分子质量	结构图	中英文名、化学式及相对分子质量	结构图
厚朴酚 Magnolol $C_{18}H_{18}O_2$ Exact Mass: 266.13	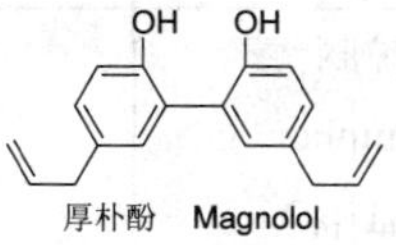 厚朴酚 Magnolol	和厚朴酚 Honokiol $C_{18}H_{18}O_2$ Exact Mass: 266.13	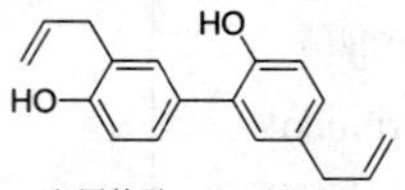 和厚朴酚 Honokiol
厚朴醛 B Magnaldehyde B $C_{18}H_{16}O_3$ Exact Mass: 280.11	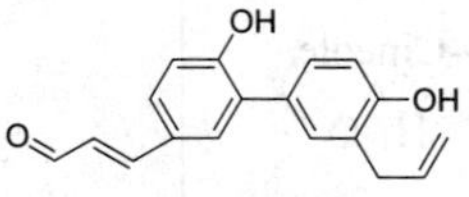 厚朴醛 B Magnaldehyde B	木酚素 Lignan $C_{23}H_{28}O_{10}$ Exact Mass: 464.17	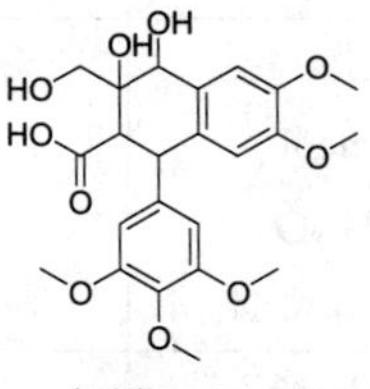 木酚素 Lignan
N-降荷叶碱 *N*-Nornuciferine $C_{18}H_{19}NO_2$ Exact Mass: 281.14	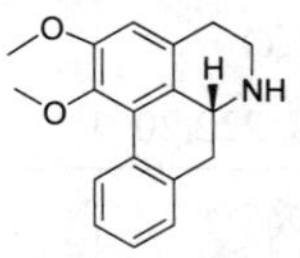 *N*-降荷叶碱 *N*-Nornuciferine	鹅掌楸定 Lirinidine $C_{18}H_{19}NO_2$ Exact Mass: 281.14	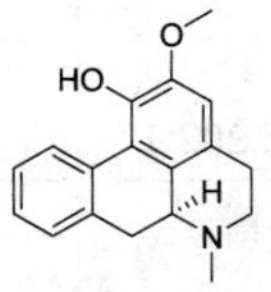 鹅掌楸定 Lirinidine
罗默碱 Roemerine $C_{18}H_{17}NO_2$ Exact Mass: 279.13	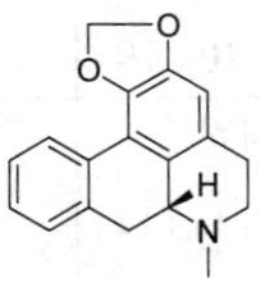 罗默碱 Roemerine	番荔枝碱 Anonaine $C_{17}H_{15}NO_2$ Exact Mass: 265.11	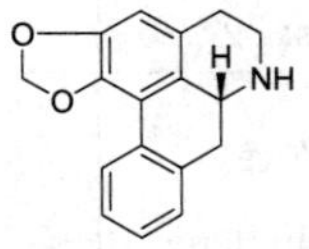 番荔枝碱 Anonaine
观音莲明碱 Lysicamine $C_{18}H_{13}NO_3$ Exact Mass: 291.09	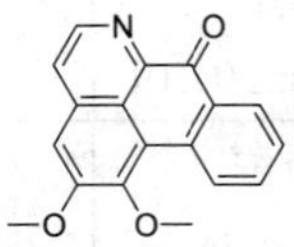 观音莲明碱 Lysicamine	鹅掌楸碱 Liriodenine $C_{17}H_9NO_3$ Exact Mass: 275.06	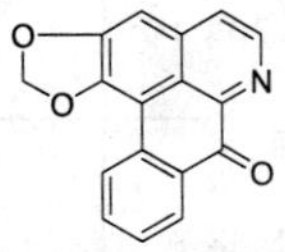 鹅掌楸碱 Liriodenine
瑞枯灵 Reticuline $C_{19}H_{23}NO_4$ Exact Mass: 329.16	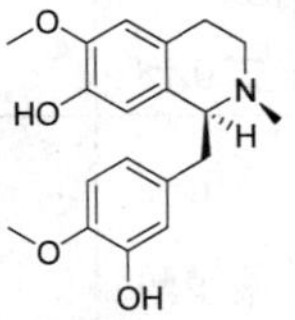 瑞枯灵 Reticuline	异萨苏林 Isosalsoline $C_{11}H_{15}NO_2$ Exact Mass: 193.11	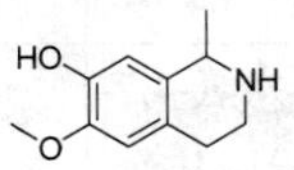 异萨苏林 Isosalsoline
N-甲基异萨苏林 *N*-Methylisosalsoline $C_{12}H_{17}NO_2$ Exact Mass: 207.13	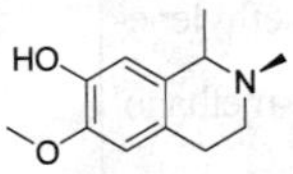 *N*-基异萨苏林 *N*-Methylisosalsoline	*α*-蒎烯 *α*-Pinene $C_{10}H_{16}$ Exact Mass: 136.13	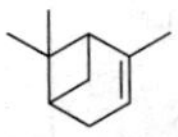 *α*-蒎烯 *α*-Pinene

续表

中英文名、化学式及相对分子质量	结构图	中英文名、化学式及相对分子质量	结构图
莰烯 Camphene $C_{10}H_{16}$ Exact Mass: 136.13	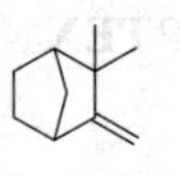 莰烯 Camphene	对聚伞花素 *p*-Cymene $C_{10}H_{14}$ Exact Mass: 134.11	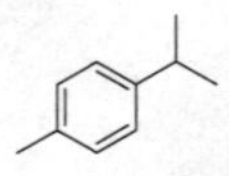 对聚伞花素 *p*-Cymene
D-柠檬烯 D-Limonene $C_{10}H_{16}$ Exact Mass: 136.13	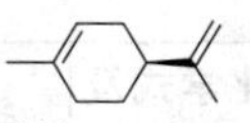 D-柠檬烯 D-Limonene	(±)-芳樟醇 (±)-Linalool $C_{10}H_{18}O$ Exact Mass: 154.14	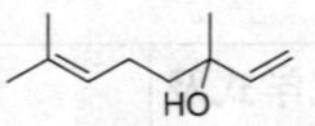 (±)-芳樟醇 (±)-Linalool
α-松油醇 *α*-Terpineol $C_{10}H_{18}O$ Exact Mass: 154.14	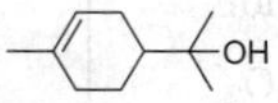 *α*-松油醇 *α*-Terpineol	樟脑 Camphor $C_{10}H_{16}O$ Exact Mass: 152.12	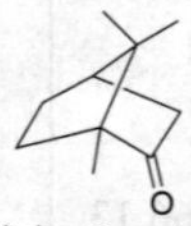 樟脑 Camphor
龙脑 Borneol $C_{10}H_{18}O$ Exact Mass: 154.14	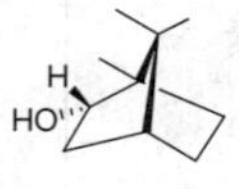 龙脑 Borneol	1,4-桉叶素 1,4-Cineole $C_{10}H_{18}O$ Exact Mass: 154.14	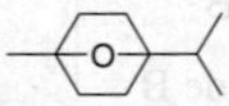 1,4-桉叶素 1,4-Cineole
δ-蛇床烯 *δ*-Humulene $C_{15}H_{22}$ Exact Mass: 202.17	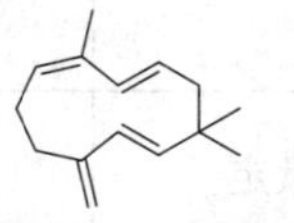 *δ*-蛇床烯 *δ*-Humulene	*β*-桉叶醇 *β*-Eudesmol $C_{15}H_{26}O$ Exact Mass: 222.20	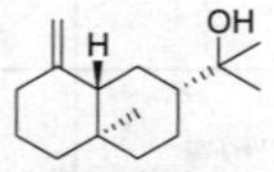 *β*-桉叶醇 *β*-Eudesmol
α-桉叶醇 *α*-Eudesmol $C_{15}H_{26}O$ Exact Mass: 222.20	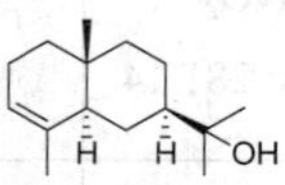 *α*-桉叶醇 *α*-Eudesmol	古巴烯 Copaene $C_{15}H_{24}$ Exact Mass: 204.19	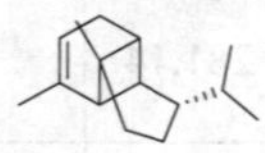 古巴烯 Copaene
β-石竹烯 *β*-Caryophyllene $C_{15}H_{24}$ Exact Mass: 204.19	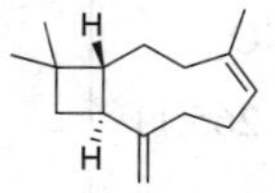 *β*-石竹烯 *β*-Caryophyllene	桉叶二烯 Eudesma-4(14),11-diene $C_{15}H_{24}$ Exact Mass: 204.19	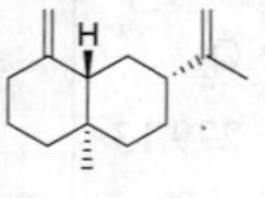 桉叶二烯 Eudesma-4(14),11-diene
α-依兰二烯 *α*-Muurolene $C_{15}H_{24}$ Exact Mass: 204.19	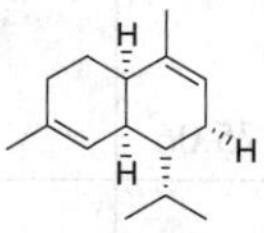 *α*-依兰二烯 *α*-Muurolene	*α*-檀香醇 *α*-Santalol $C_{15}H_{24}O$ Exact Mass: 220.18	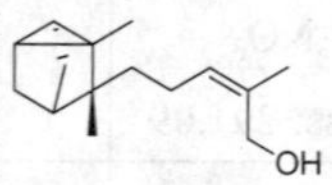 *α*-檀香醇 *α*-Santalol
1,2,3,5,6,8a-六氢-4,7-二甲基-1-异丙基萘 1,2,3,5,6,8a-Hexahydro-4,7-dimethyl-1-(1-methylethyl)-naphthalene $C_{15}H_{24}$ Exact Mass: 204.19	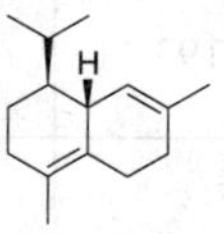 1,2,3,5,6,8a-六氢-4,7-二甲基-1-异丙基萘 1,2,3,5,6,8a-Hexahydro-4,7-dimethyl-1-(1-methylethyl)-naphthalene	十氢-*α*,*α*,4a-三甲基-8-亚甲基-2-萘甲醇 Decahydro-*α*,*α*,4a-trimethyl-8-methylene-2-naphthalene-methanol $C_{15}H_{26}O$ Exact Mass: 222.20	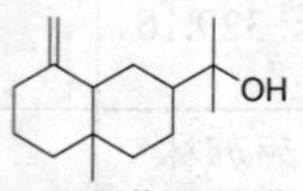 十氢-*α*,*α*,4a-三甲基-8-亚甲基-2-萘甲醇 Decahydro-*α*,*α*,4a-trimethyl-8-methylene-2-naphthalene-methanol

续表

中英文名、化学式及相对分子质量	结构图	中英文名、化学式及相对分子质量	结构图
β-人参烯 *β*-Panasinsene $C_{15}H_{24}$ Exact Mass: 204.19	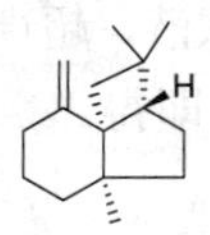 *β*-人参烯 *β*-Panasinsene	苍术醇 Hinesol $C_{15}H_{26}O$ Exact Mass: 222.20	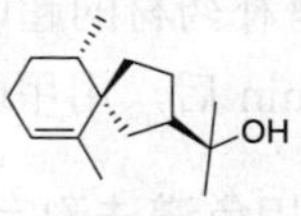 苍术醇 Hinesol
Obovatol $C_{18}H_{18}O_3$ Exact Mass: 282.13	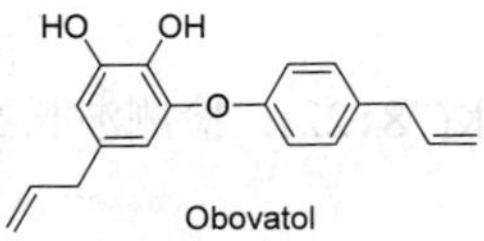 Obovatol	3,7-二甲基-1,3,6-辛三醇 3,7-Dimethyloctane-1,3,6-triol $C_{10}H_{22}O_3$ Exact Mass: 190.16	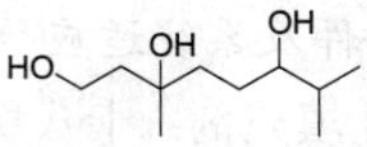 3,7-二甲基-1,3,6-辛三醇 3,7-Dimethyloctane-1,3,6-triol
α-蛇床烯 *α*-Humulene $C_{15}H_{24}$ Exact Mass: 204.19	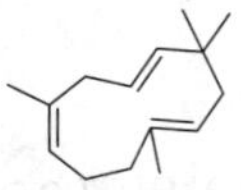 *α*-蛇床烯 *α*-Humulene	*β*-蛇床烯 *β*-Humulene $C_{15}H_{24}$ Exact Mass: 204.19	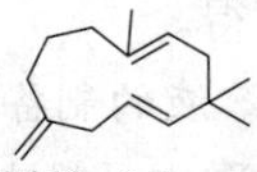 *β*-蛇床烯 *β*-Humulene

除以上化学成分外，厚朴还含有 Crytomeridiol、桉叶油素、4-亚甲基-1-甲基-2-(2-甲基-1-丙稀)-1-乙烯基-环庚烷等。

【分析方法】

1 超临界流体萃取-毛细管气相色谱法分析厚朴药材中厚朴酚、和厚朴酚的含量[71]

1.1 仪器

HP5890 series II 气相色谱仪，氢火焰离子检测器。

1.2 色谱条件

色谱柱：交联石英毛细管柱(40m×0.53mm)，固定相 SE-30；载气(高纯氮气)流量：94kPa(以柱前压计)，并加尾吹 N_2(流量以压力计 300kPa)；升温程序：起始柱温 140℃，保持 4min，以 10℃/min 升至 240℃，并保持 5min；气化室温度 250℃，检测室温度 280℃。

1.3 对照品溶液的制备

称取厚朴酚与和厚朴酚对照品，用适量氯仿溶解。

1.4 供试品溶液的制备

精密称取药材粉末 0.2g，装入超临界流体萃取槽中，在最佳萃取条件(压力为 42MPa；温度为 110℃；动态萃取体积为 3mL；静态萃取时间为 5min，改性剂氯仿加入量为 0.8mL)下进行萃取，萃取液加氯仿定容至 10mL，即得。

2 毛细管区带电泳法测定厚朴药材及其超临界流体萃取物中厚朴酚、和厚朴酚的含量[72]

2.1 仪器

HP^{3D} 毛细管电泳仪，配有二极管阵列紫外检测器。

2.2 色谱条件

毛细管：熔融石英毛细管(64.5cm×75μm，有效长度 56cm)；缓冲液：20mmol/L 硼砂(pH 10.0)；分离电压 18kV；毛细管温度 25℃；分析时间约 10min。

2.3 对照品溶液的制备

称取厚朴酚与和厚朴酚对照品，用适量甲醇溶解，再用水稀释，即得。

2.4 供试品溶液的制备

精密称取厚朴药材粉末 0.5g，加入碱性甲醇(甲醇 100mL 加入氢氧化钠试液 2mL)50mL，浸泡 16h 后，超声提取 30min，滤过，滤液用水稀释 2 倍，即得。

称取厚朴药材的超临界流体萃取物 0.25g，加入少量氢氧化钠试液，超声使药粉分散，再加适量甲醇超声溶解 30min 后，用甲醇定容至 50mL，滤过，滤液用稀释 10 倍，即得。

3 高效液相色谱法测定厚朴中厚朴酚和和厚朴酚的含量

3.1 仪器

Agilent 1100 高效液相色谱仪，配有二极管阵列检测器。

3.2 色谱条件及系统适应性

色谱柱填充剂：十八烷基硅烷键合硅胶；流动相：甲醇-水(78∶22)；检测波长 294nm。理论板数按厚朴酚峰计算应不低于 3800。

3.3 对照品溶液的制备

精密称取厚朴酚对照品、和厚朴酚对照品适量，加甲醇分别制成每 1mL 含厚朴酚 40μg、和厚朴酚 24μg 的溶液，即得。

3.4 供试品溶液的制备

精密称取本品粉末 0.2g，精密称定，置具塞锥形瓶中，精密加入甲醇 25mL，摇匀，密塞，浸渍 24h，滤过，精密量取续滤液 5mL，置 25mL 量瓶中，加甲醇至刻度，摇匀，即得。

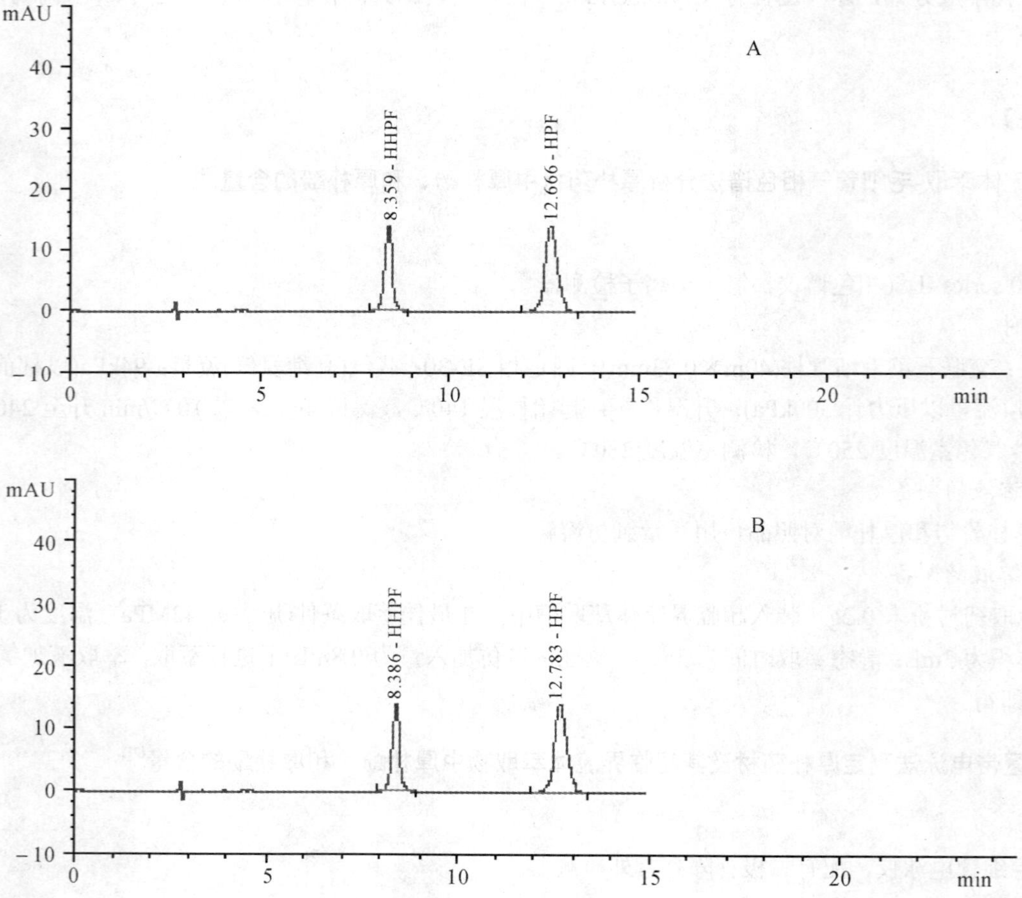

图 1-9-3　厚朴含量测定高效液相色谱图

A. 和厚朴酚、厚朴酚对照品溶液；B. 供试品溶液

厚朴花

Houpohua

MAGNOLIAE OFFICINALIS FLOS

【化学成分】

表 1-9-28 厚朴花主要化学成分[73]

中英文名、化学式 及相对分子质量	结构图	中英文名、化学式 及相对分子质量	结构图
β-石竹烯 *β*-Caryophyllene $C_{15}H_{24}$ Exact Mass: 204.19	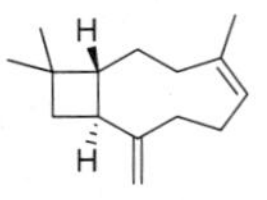 *β*-石竹烯 *β*-Caryophyllene	厚朴酚 Magnolol $C_{18}H_{18}O_2$ Exact Mass: 266.13	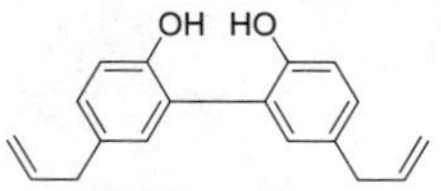 厚朴酚 Magnolol
和厚朴酚 Honokiol $C_{18}H_{18}O_2$ Exact Mass: 266.13	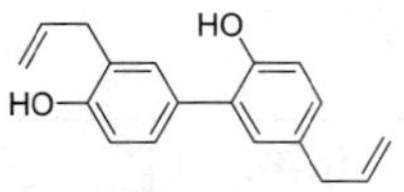 和厚朴酚 Honokiol	樟脑 Carmphor $C_{10}H_{16}O$ Exact Mass: 152.12	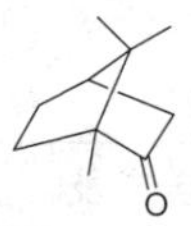 樟脑 Camphor
1,5,9,9-四甲基-1,4,7-环十一碳三烯 1,5,9,9-Tetramethyl-1,4,7-cycloundeca-triene $C_{15}H_{24}$ Exact Mass: 204.19	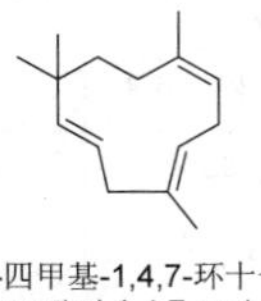 1,5,9,9-四甲基-1,4,7-环十一碳三烯 1,5,9,9-Tetramethyl-1,4,7-cycloundecatriene	1,2,3,4-四氢化-1,6-二甲基-4-(1-甲基乙基)萘 1,2,3,4-Tetrahydro-1,6-dimethyl-4-(1-methylethyl) naphthalene $C_{15}H_{22}$ Exact Mass: 202.17	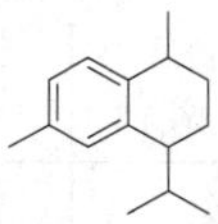 1,2,3,4-四氢化-1,6-二甲基-4-(1-甲基乙基)萘 1,2,3,4-Tetrahydro-1,6-dimethyl-4-(1-methylethyl)naphthalene
1-甲氧基-3,7-二甲基-2,6-辛二烯 1-Methoxy-3,7-dimethyl-2,6-octadiene $C_{11}H_{20}O$ Exact Mass: 168.15	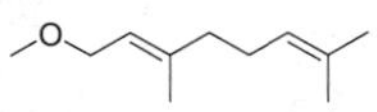 1-甲氧基-3,7-二甲基-2,6-辛二烯 1-Methoxy-3,7-dimethyl-2,6-octadiene	1,2,3,4,4*α*,5,6,8*α*-八氢化-2-异丙烯基-4*α*,8-二甲基萘 1,2,3,4,4*α*,5,6,8*α*-Octahydro-2-isopropenyl-4*α*,8-dimethylnaphthalene $C_{15}H_{24}$ Exact Mass: 204.19	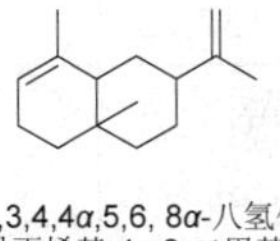 1,2,3,4,4*α*,5,6, 8*α*-八氢化-2-异丙烯基-4*α*,8-二甲基萘 1,2,3,4, 4*α*,5,6,8*α*-Octahydro-2-isopropenyl-4*α*,8-dimethylnaphthalene
1,2,3,4,4*α*,5,6,8*α*-八氢化-*α*,*α*,4*α*,8-四甲基-2-萘甲醇 1,2,3,4,4*α*,5,6,8*α*-Octahydro-*α*,*α*,4*α*,8-tetramethyl-2-naph-thalenemethanol $C_{15}H_{26}O$ Exact Mass: 222.20	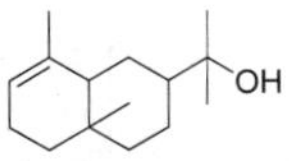 1,2,3,4,4α,5,6,8α-八氢化-α,α,4α,8-四甲基-2-萘甲醇 1,2,3,4,4α,5,6,8α-Octahydro-α,α,4α,8-tetramethyl-2-naph-thalenemethanol	乙酸龙脑(冰片)酯 Bornyl acetate $C_{12}H_{20}O_2$ Exact Mass: 196.15	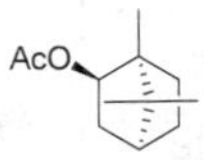 乙酸龙脑(冰片)酯 Bornyl acetate

续表

中英文名、化学式及相对分子质量	结构图	中英文名、化学式及相对分子质量	结构图
4(14),11-桉叶二烯 Eudesma-4(14),11-diene $C_{15}H_{24}$ Exact Mass: 204.19	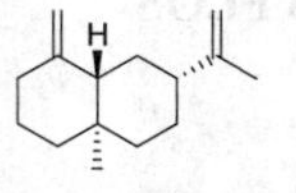 桉叶二烯　Eudesma-4(14),11-diene		

砂仁

Sharen

AMOMI FRUCTUS

【化学成分】

表 1-9-29　砂仁主要化学成分[74～77]

中英文名、化学式及相对分子质量	结构图	中英文名、化学式及相对分子质量	结构图
α-蒎烯 *α*-Pinene $C_{10}H_{16}$ Exact Mass: 136.13	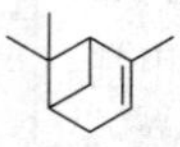 *α*-蒎烯　*α*-Pinene	*β*-月桂烯 *β*-Myrcene $C_{10}H_{16}$ Exact Mass: 136.13	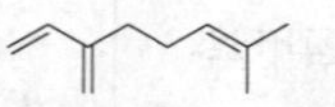 *β*-月桂烯　*β*-Myrcene
D-柠檬烯 D-Limonene $C_{10}H_{16}$ Exact Mass: 136.13	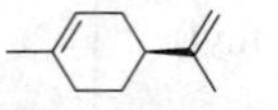 D-柠檬烯　D-Limonene	(±)芳樟醇 (±)-Linalool $C_{10}H_{18}O$ Exact Mass: 154.14	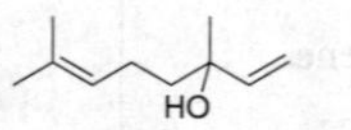 (±)-芳樟醇　(±)-Linalool
樟脑 Camphor $C_{10}H_{16}O$ Exact Mass: 152.12	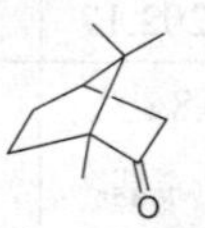 樟脑　Camphor	龙脑 Borneol $C_{10}H_{18}O$ Exact Mass: 154.14	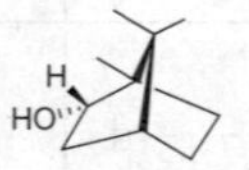 龙脑　Borneol
α-松油醇 *α*-Terpineol $C_{10}H_{18}O$ Exact Mass: 154.14	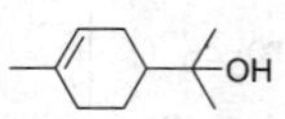 *α*-松油醇　*α*-Terpineol	蒈烯-3 Carene-3 $C_{10}H_{16}$ Exact Mass: 136.13	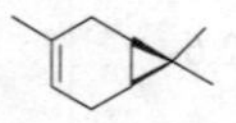 蒈烯-3　Carene-3
樟烯 Camphene $C_{10}H_{16}$ Exact Mass: 136.13	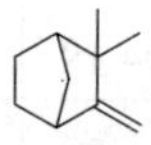 樟烯　Camphene	香草酸 Vanillic acid $C_8H_8O_4$ Exact Mass: 168.04	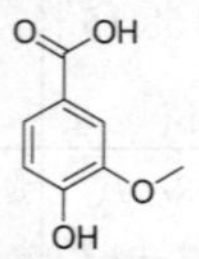 香草酸　Vanillic acid
乙酸龙脑酯 Bornyl acetate $C_{12}H_{20}O_2$ Exact Mass: 196.15	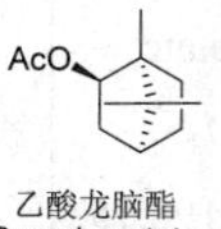 乙酸龙脑酯 Bornyl acetate	槲皮苷 Quercitrin $C_{21}H_{20}O_{11}$ Exact Mass: 448.10	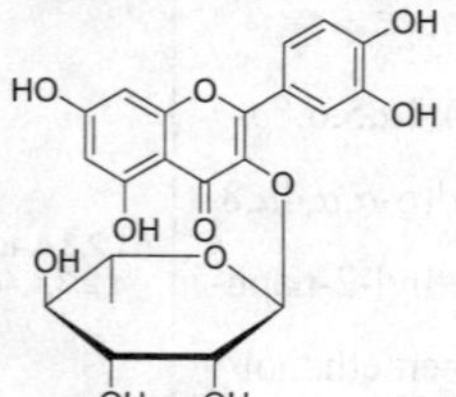 槲皮苷　Quercitrin

续表

中英文名、化学式及相对分子质量	结构图	中英文名、化学式及相对分子质量	结构图
β-水茴香萜 *β*-Phellandrene $C_{10}H_{16}$ Exact Mass: 136.13	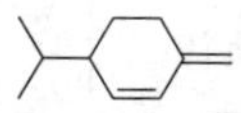 *β*-水茴香萜 *β*-Phellandrene	*β*-蒎烯 *β*-Pinene $C_{10}H_{16}$ Exact Mass: 136.13	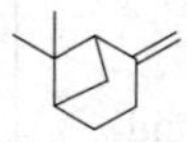 *β*-蒎烯 *β*-Pinene
对聚伞花素 *p*-Cymene $C_{10}H_{14}$ Exact Mass: 134.11	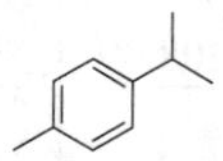 对聚伞花素 *p*-Cymene	桉油精 Eucalyptol $C_{10}H_{18}O$ Exact Mass: 154.14	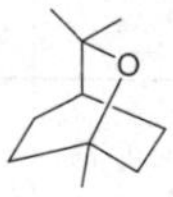 桉油精 Eucalyptol
Z-橙花叔醇 *Z*-Nerolidol $C_{15}H_{26}O$ Exact Mass: 222.20	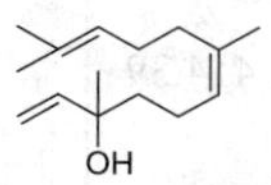 *Z*-橙花叔醇 *Z*-Nerolidol	香草酸-*β*-D-吡喃葡萄糖酯 Vanillic acid *β*-D-glucopyranosyl ester $C_{14}H_{18}O_9$ Exact Mass: 330.10	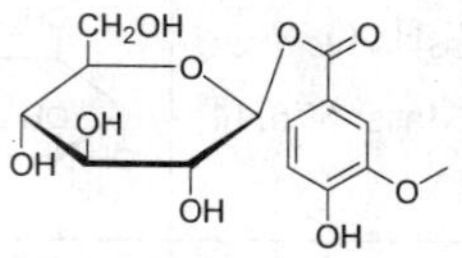 香草酸-*β*-D-吡喃葡萄糖酯 Vanillic acid *β*-D-glucopyranosyl ester
香草酸 Vanillic acid $C_8H_8O_4$ Exact Mass: 168.04	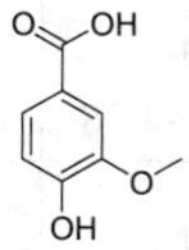 香草酸 Vanillic acid	硬脂酸 Stearic acid $C_{18}H_{36}O_2$ Exact Mass: 284.27	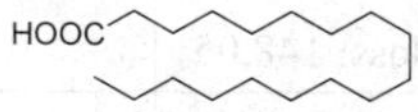 硬脂酸 Stearic acid
棕榈酸 Palmitic acid $C_{16}H_{32}O_2$ Exact Mass: 256.24	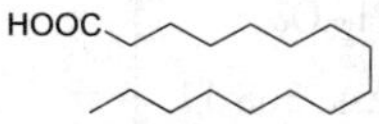 棕榈酸 Palmitic acid		

除以上化学成分外，砂仁还含有异槲皮苷、(1*S*,2*S*,4*R*,6*S*)-莰烷-2,6-二醇 2-*O*-*β*-D-吡喃葡糖苷、(2*S*,7*S*)-(−)-辛烷-1,2,7,8-呋喃、(1*R*,2*S*,4*R*,7*S*)-Vicodiol 9-*O*-*β*-D-吡喃葡糖苷、(1*R*,4*S*,6*S*)-6-羟基樟脑-*β*-D-吡喃葡糖苷等。

牵牛子

Qianniuzi

PHARBITIDIS SEMEN

【化学成分】

表 1-9-30 牵牛子主要化学成分[78~81]

中英文名、化学式及相对分子质量	结构图	中英文名、化学式及相对分子质量	结构图
大黄素甲醚 Physcion $C_{16}H_{12}O_5$ Exact Mass: 284.07	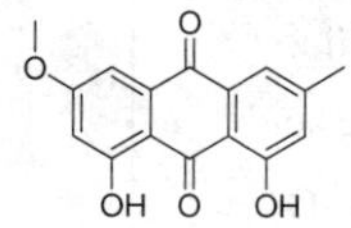 大黄素甲醚 Physcion	大黄素 Emodin $C_{15}H_{10}O_5$ Exact Mass: 270.05	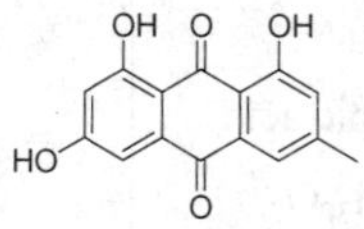 大黄素 Emodin
大黄酚 Chrysophanol $C_{15}H_{10}O_4$ Exact Mass: 254.06	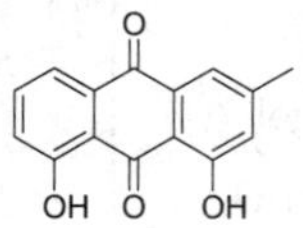 大黄酚 Chrysophanol	咖啡酸乙酯 Ethyl caffeate $C_{11}H_{12}O_4$ Exact Mass: 208.07	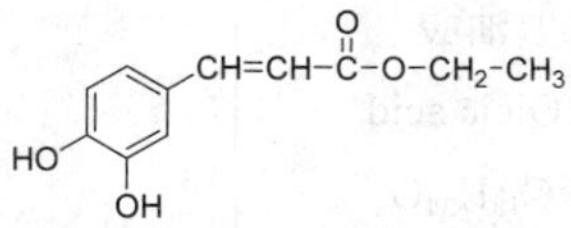 咖啡酸乙酯 Ethyl caffeate

续表

中英文名、化学式及相对分子质量	结构图	中英文名、化学式及相对分子质量	结构图
咖啡酸 Caffeic acid $C_9H_8O_4$ Exact Mass: 180.04	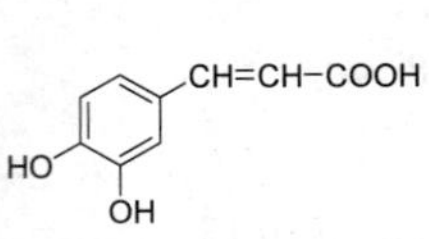 咖啡酸 Caffeic acid	乙基α-O-D-吡喃半乳糖苷 Ethyl-α-O-D-galactopyranoside $C_8H_{16}O_6$ Exact Mass: 208.09	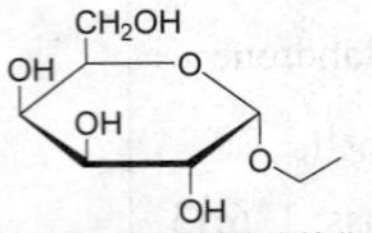 乙基α-O-D-吡喃半乳糖苷 Ethyl-α-O-D-galactopyranoside
胡萝卜苷 Daucosterol $C_{35}H_{60}O_6$ Exact Mass: 576.44	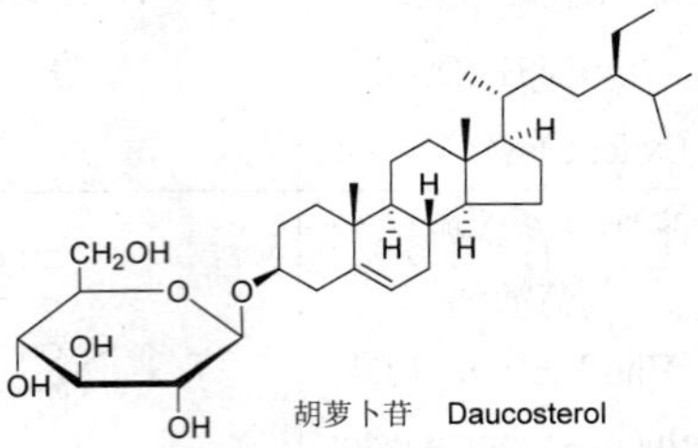 胡萝卜苷 Daucosterol	β-谷甾醇 β-Sitosterol $C_{29}H_{50}O$ Exact Mass: 414.39	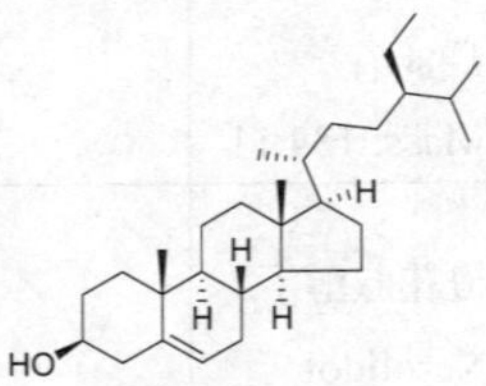 β-谷甾醇 β-Sitosterol
肉桂酸 Cinnamic acid $C_9H_8O_2$ Exact Mass: 148.05	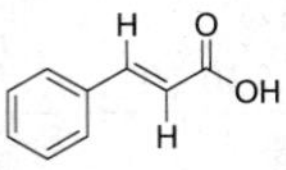 肉桂酸 Cinnamic acid	阿魏酸 Ferulic acid $C_{10}H_{10}O_4$ Exact Mass: 194.18	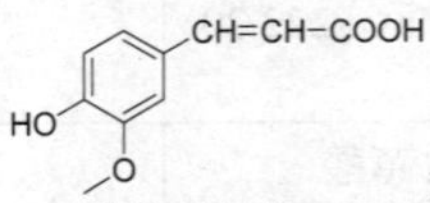 阿魏酸 Ferulic acid
氯原酸 Chlorogenic acid $C_{16}H_{18}O_9$ Exact Mass: 354.10	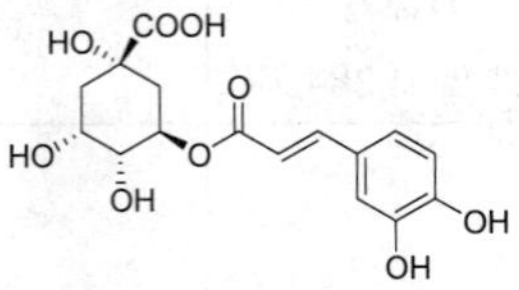 氯原酸 Chlorogenic acid	氯原酸甲酯 Methyl chlorogenate $C_{17}H_{20}O_9$ Exact Mass: 368.11	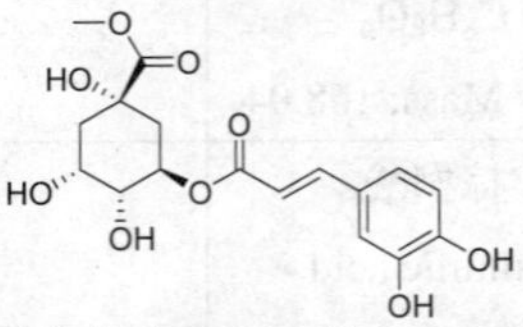 氯原酸甲酯 Methyl chlorogenate
氯原酸丙酯 Propyl chlorogenate $C_{19}H_{24}O_9$ Exact Mass: 396.14	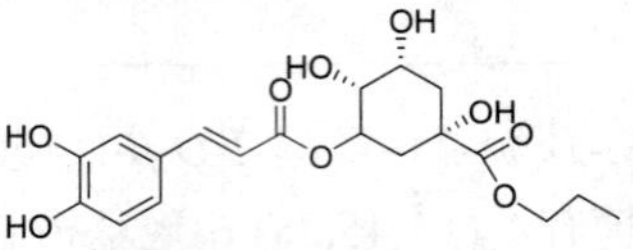 氯原酸丙酯 Propyl chlorogenate	大黄酸 Rhein $C_{15}H_8O_6$ Exact Mass: 284.03	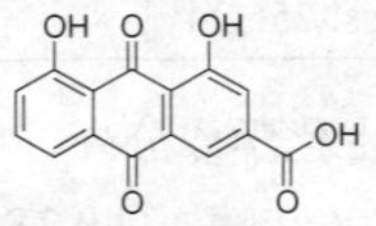 大黄酸 Rhein
12-羟基松香酸甲酯 12-Hydroxy-methyl abietate $C_{21}H_{32}O_3$ Exact Mass: 332.24	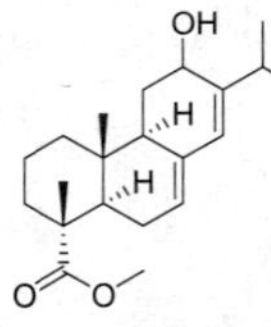 12-羟基松香酸甲酯 12-Hydroxy-methyl abietate	12-羟基氢化松香酸甲酯 12-Hydroxy-hydromethyl abietate $C_{21}H_{36}O_3$ Exact Mass: 336.27	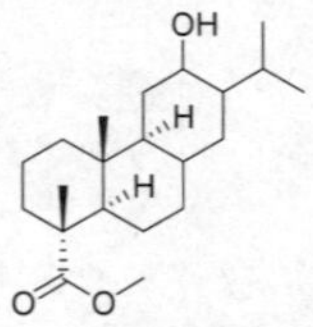 12-羟基氢化松香酸甲酯 12-Hydroxy-hydromethyl abietate
棕榈酸 Palmitic acid $C_{16}H_{32}O_2$ Exact Mass: 256.24	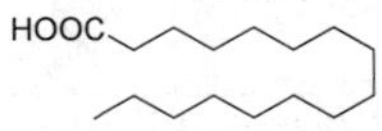 棕榈酸 Palmitic acid	亚油酸 Linoleic acid $C_{18}H_{32}O_2$ Exact Mass: 280.24	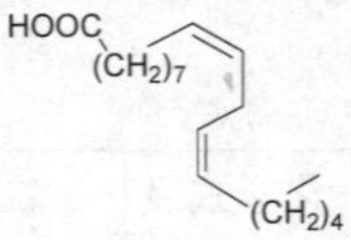 亚油酸 Linoleic acid
亚麻酸 Linolenic acid $C_{18}H_{30}O_2$ Exact Mass: 278.22	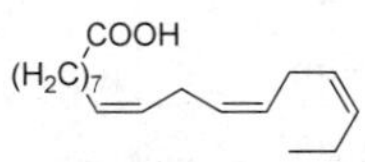 亚麻酸 Linolenic acid	硬脂酸 Stearic acid $C_{18}H_{36}O_2$ Exact Mass: 284.27	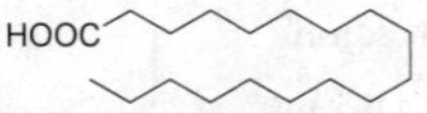 硬脂酸 Stearic acid
油酸 Oleic acid $C_{18}H_{34}O_2$ Exact Mass: 282.26	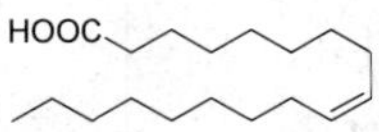 油酸 Oleic acid	麦角醇 Lysergol $C_{16}H_{18}N_2O$ Exact Mass: 254.14	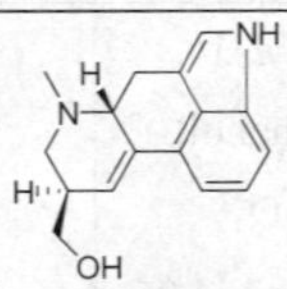 麦角醇 Lysergol

续表

中英文名、化学式及相对分子质量	结构图	中英文名、化学式及相对分子质量	结构图
裸麦角碱 Chanoclavine $C_{16}H_{20}N_2O$ Exact Mass: 256.16	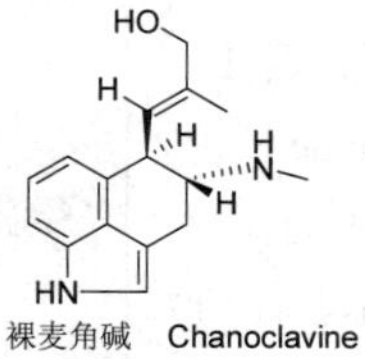 裸麦角碱　Chanoclavine	曲麦角碱 Agroclavine $C_{16}H_{18}N_2$ Exact Mass: 238.15	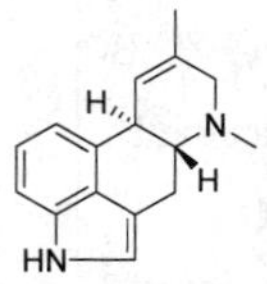 曲麦角碱　Agroclavine
麦角新碱 Ergonorine $C_{31}H_{39}N_5O_5$ Exact Mass: 561.30	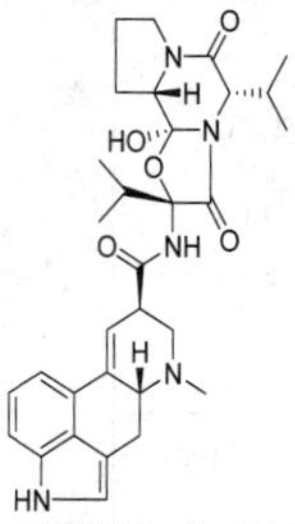 麦角新碱　Ergonorine	麦角辛 Ergosine $C_{30}H_{37}N_5O_5$ Exact Mass: 547.28	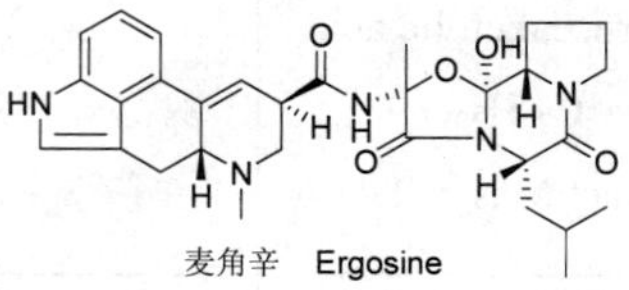 麦角辛　Ergosine
麦角辛宁 Ergosinine $C_{30}H_{37}N_5O_5$ Exact Mass: 547.28	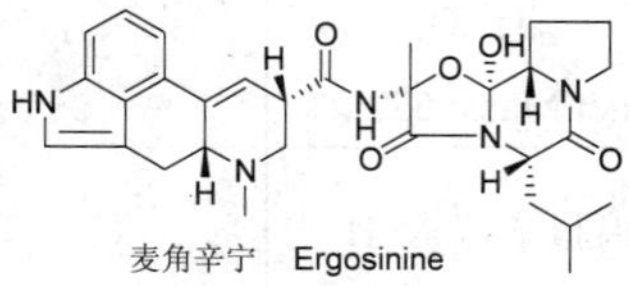 麦角辛宁　Ergosinine	喷尼棒麦角碱 Penniclavine $C_{16}H_{18}N_2O_2$ Exact Mass: 270.14	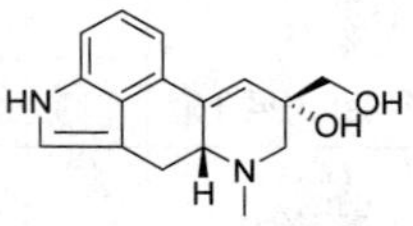 喷尼棒麦角碱　Penniclavine
异喷尼棒麦角碱 Isopenniclavine $C_{16}H_{18}N_2O_2$ Exact Mass: 270.14	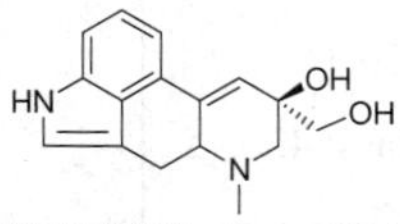 异喷尼棒麦角碱　Isopenniclavine	野麦角碱 Elymoclavine $C_{16}H_{18}N_2O$ Exact Mass: 254.14	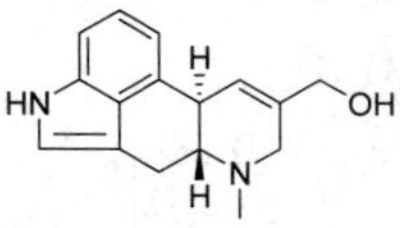 野麦角碱　Elymoclavine
车前糖 Planteose $C_{18}H_{32}O_{16}$ Exact Mass: 504.17	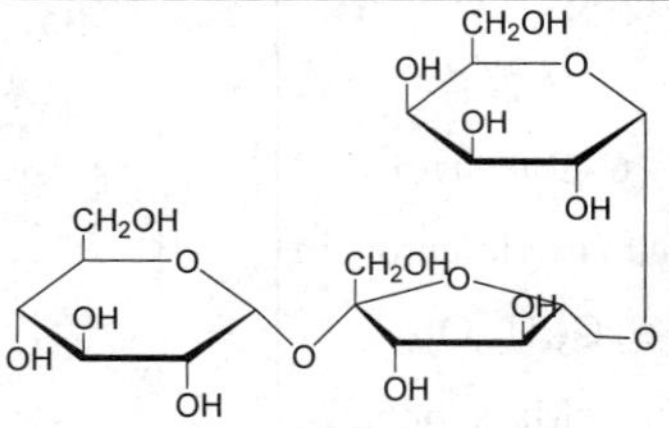 车前糖　Planteose		

除以上化学成分外，牵牛子还含有牵牛子苷等。

鸦胆子

Yadanzi

BRUCEAE FRUCTUS

【化学成分】

表 1-9-31　鸦胆子主要化学成分[82~88]

中英文名、化学式及相对分子质量	结构图	中英文名、化学式及相对分子质量	结构图
鸦胆子苦醇 Brusatol $C_{26}H_{32}O_{11}$ Exact Mass: 520.19	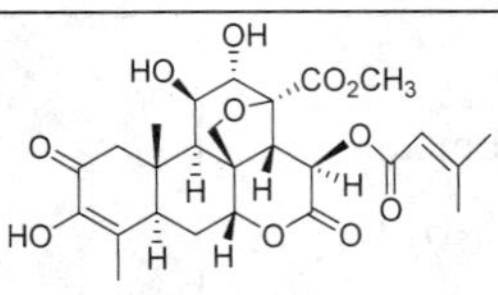 鸦胆子苦醇　Brusatol	鸦胆子苦素D Bruceine D $C_{20}H_{26}O_9$ Exact Mass: 410.16	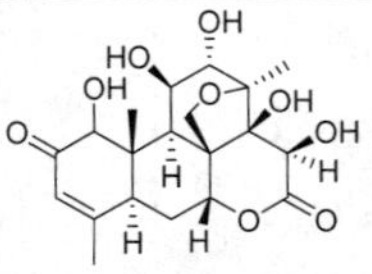 鸦胆子苦素 D　Bruceine D

续表

中英文名、化学式及相对分子质量	结构图	中英文名、化学式及相对分子质量	结构图
去氢鸦胆子苦素 B Dehydrobruceine B $C_{23}H_{26}O_{11}$ Exact Mass: 478.15	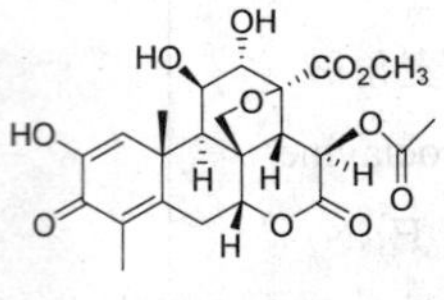 去氢鸦胆子苦素 B Dehydrobruceine B	鸦胆子苦素 E Bruceine E $C_{20}H_{28}O_9$ Exact Mass: 412.17	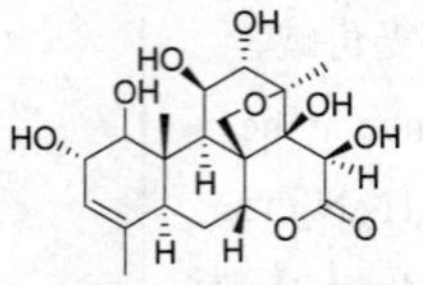 鸦胆子苦素 E　Bruceine E
鸦胆子酮酸 Bruceaketolic acid $C_{22}H_{28}O_{12}$ Exact Mass: 484.16	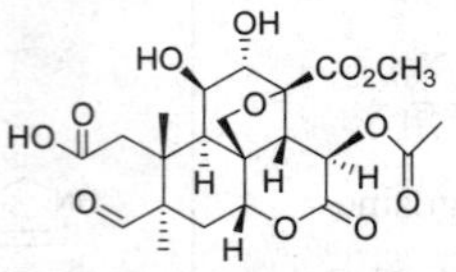 鸦胆子酮酸　Bruceaketolic acid	Yadanzigan $C_{26}H_{38}O_{14}$ Exact Mass: 574.23	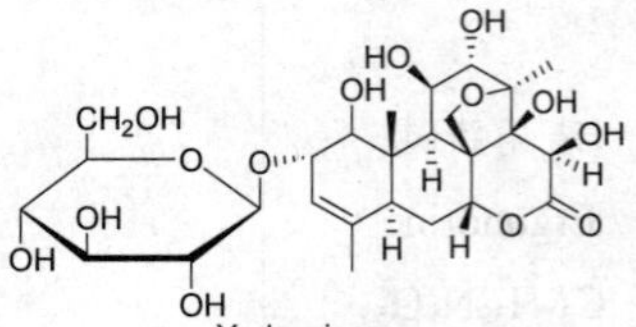 Yadanzigan
鸦胆子苦烯 Bruceene $C_{20}H_{26}O_8$ Exact Mass: 394.16	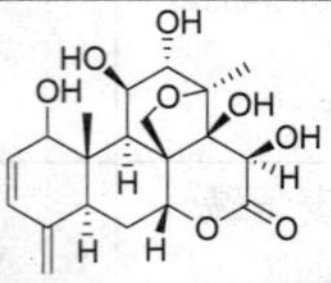 鸦胆子苦烯　Bruceene	双氢鸦胆子苦醇 Dihydrobrusatol $C_{26}H_{34}O_{11}$ Exact Mass: 522.21	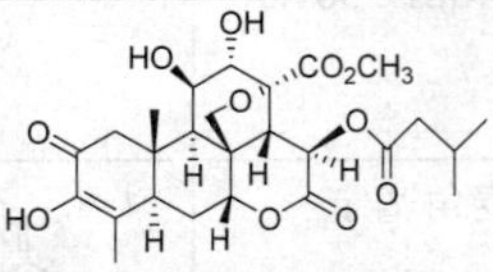 双氢鸦胆子苦醇　Dihydrobrusatol
鸦胆子苦素 B Bruceine B $C_{23}H_{28}O_{11}$ Exact Mass: 480.16	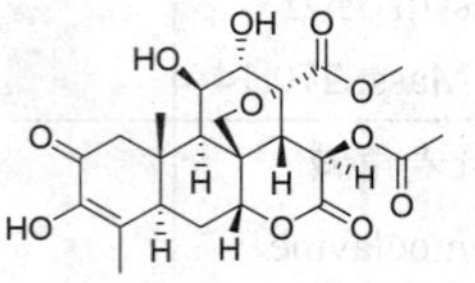 鸦胆子苦素 B　Bruceine B	鸦胆子苦素 H Bruceine H $C_{20}H_{26}O_{10}$ Exact Mass: 426.15	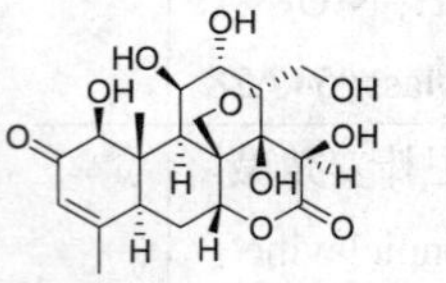 鸦胆子苦素 H　Bruceine H
双氢鸦胆子苷 A Yadanzioside A $C_{32}H_{44}O_{16}$ Exact Mass: 684.26	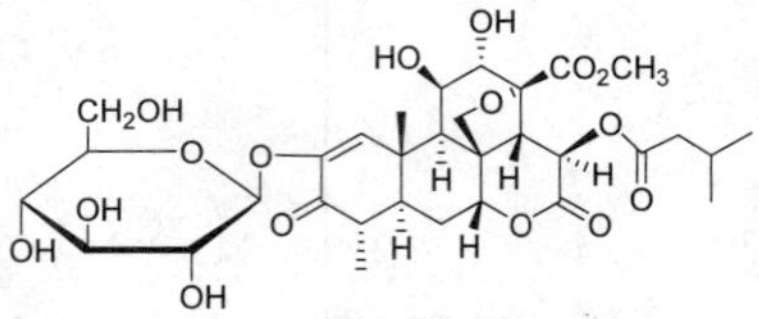 双氢鸦胆子苷 A　Yadanzioside A	6'-*O*-反-对香豆酰橄榄苦苷 6'-*O*-*trans*-*p*-Coumaroyloleuropein $C_{34}H_{38}O_{15}$ Exact Mass: 686.22	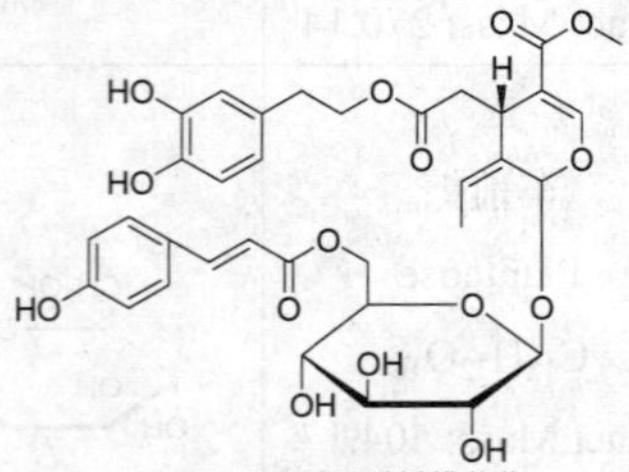 6'-O-反-对香豆酰橄榄苦苷 6'-*O*-*trans*-*p*-Coumaroyloleuropein
女贞苷 Ligustroside $C_{25}H_{32}O_{12}$ Exact Mass: 524.19	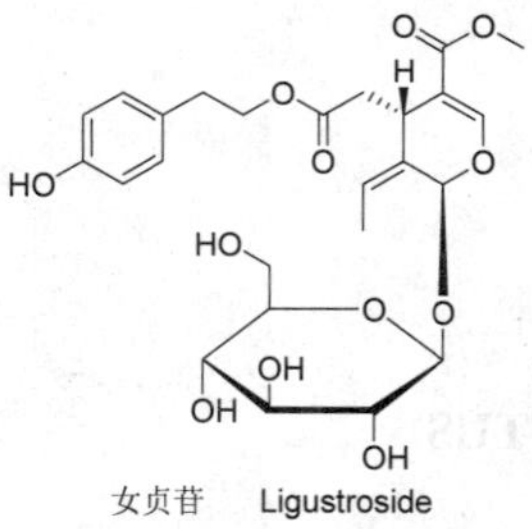 女贞苷　Ligustroside	橄榄苦苷 Oleuropein $C_{25}H_{32}O_{13}$ Exact Mass: 540.18	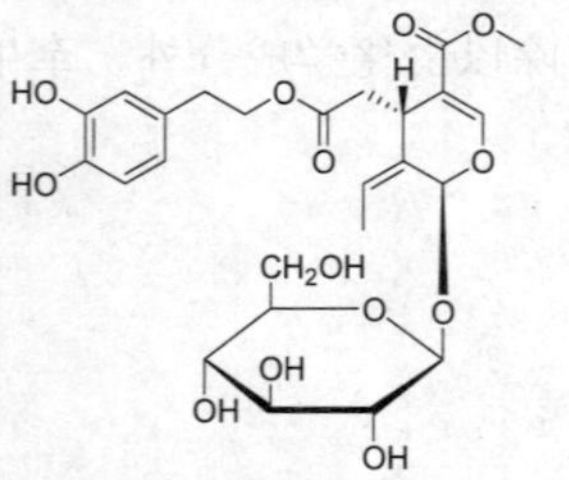 橄榄苦苷　Oleuropein
三油酸甘油酯 Glycerol trioleate $C_{57}H_{104}O_6$ Exact Mass: 884.78	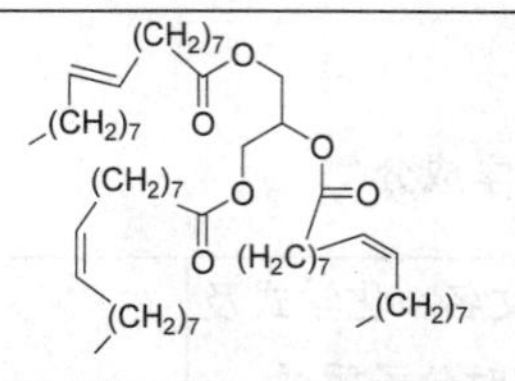 三油酸甘油酯　Glycerol trioleate	油酸 Oleic acid $C_{18}H_{34}O_2$ Exact Mass: 282.26	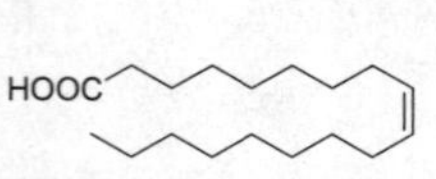 油酸　Oleic acid
亚油酸 Linoleic acid $C_{18}H_{32}O_2$ Exact Mass: 280.24	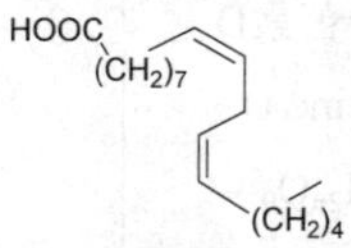 亚油酸　Linoleic acid	大黄素 Emodin $C_{15}H_{10}O_5$ Exact Mass: 270.05	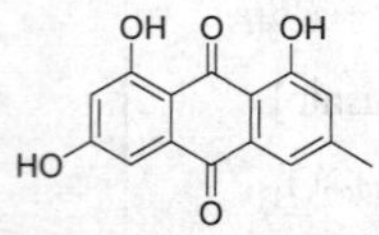 大黄素　Emodin

续表

中英文名、化学式及相对分子质量	结构图	中英文名、化学式及相对分子质量	结构图
大黄酚 Chrysophanol $C_{15}H_{10}O_4$ Exact Mass: 254.06	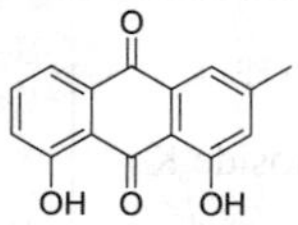 大黄酚　Chrysophanol	没食子酸 Gallic acid $C_7H_6O_5$ Exact Mass: 170.02	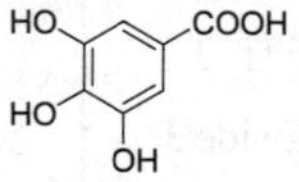 没食子酸　Gallic acid
β-谷甾醇 *β*-Sitosterol $C_{29}H_{50}O$ Exact Mass: 414.39	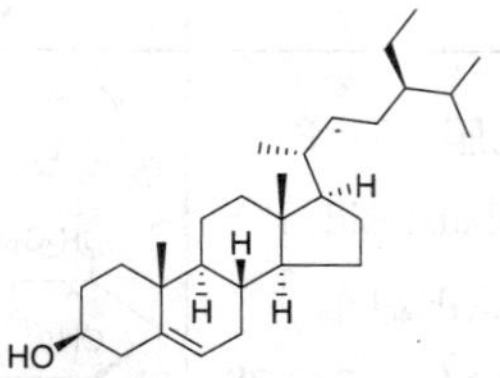 *β*-谷甾醇　*β*-Sitosterol	香草酸 Vanillic acid $C_8H_8O_4$ Exact Mass: 168.04	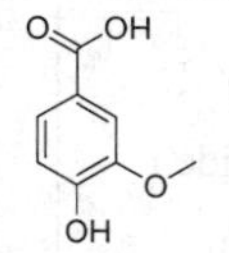 香草酸　Vanillic acid
金丝桃苷 Hyperoside $C_{21}H_{20}O_{12}$ Exact Mass: 464.10	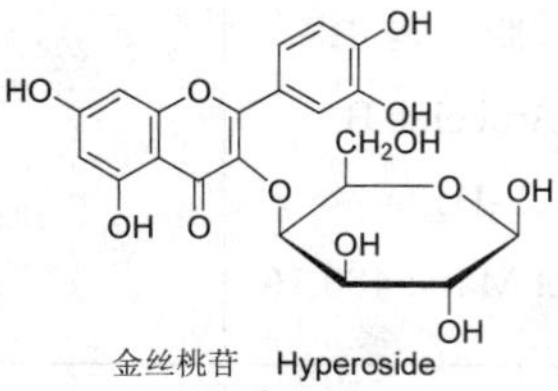 金丝桃苷　Hyperoside	木犀草素-7-*O*-*β*-D-吡喃葡萄糖苷 Luteolin-7-*O*-*β*-D-glucopyranoside $C_{21}H_{20}O_{11}$ Exact Mass: 448.10	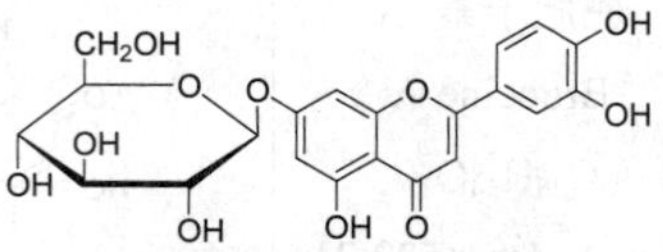 木犀草素-7-*O*-*β*-D-吡喃葡萄糖苷 Luteolin-7-*O*-*β*-D-glucopyranoside
胡萝卜苷 Daucosterol $C_{35}H_{60}O_6$ Exact Mass: 576.44	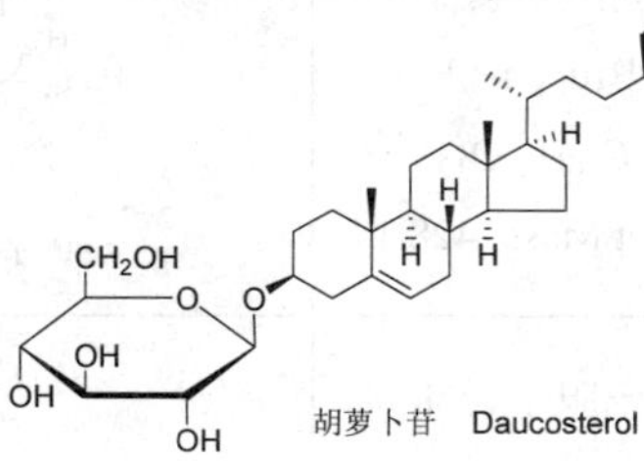 胡萝卜苷　Daucosterol	油酸 Oleic acid $C_{18}H_{34}O_2$ Exact Mass: 282.26	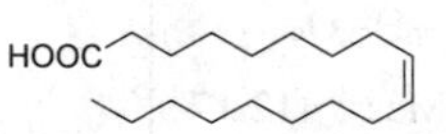 油酸　Oleic acid
鸦胆子苷 A Brucealin A $C_{32}H_{42}O_{16}$ Exact Mass: 682.25	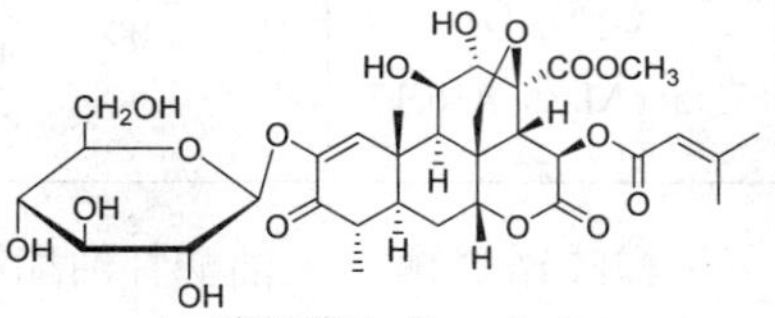 鸦胆子苷 A　Brucealin A	鸦胆子苷 B Bruceoside B $C_{32}H_{42}O_{16}$ Exact Mass: 682.25	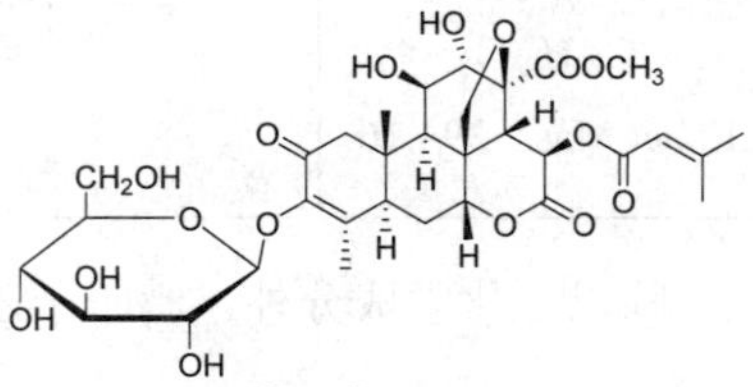 鸦胆子苷 B　Bruceoside B
鸦胆子苷 C Yadanzioside C $C_{34}H_{46}O_{17}$ Exact Mass: 726.27	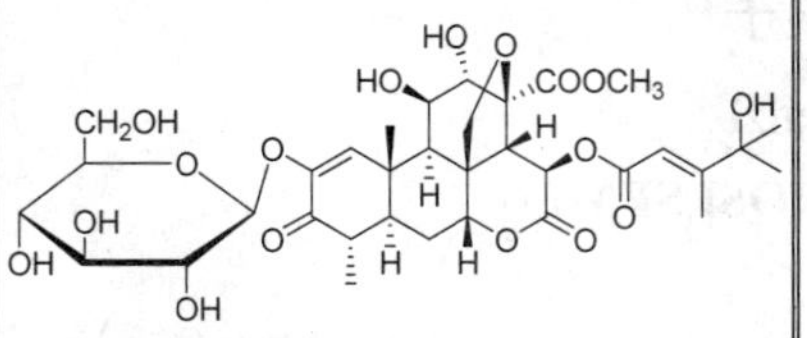 鸦胆子苷 C Yadanzioside C	鸦胆子苷 F Yadanzioside F $C_{29}H_{38}O_{16}$ Exact Mass: 642.22	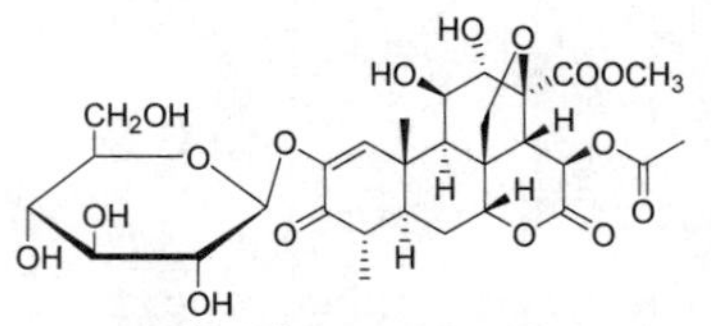 鸦胆子苷 F　Yadanzioside F
鸦胆子苷 G Yadanzioside G $C_{36}H_{48}O_{18}$ Exact Mass: 768.28	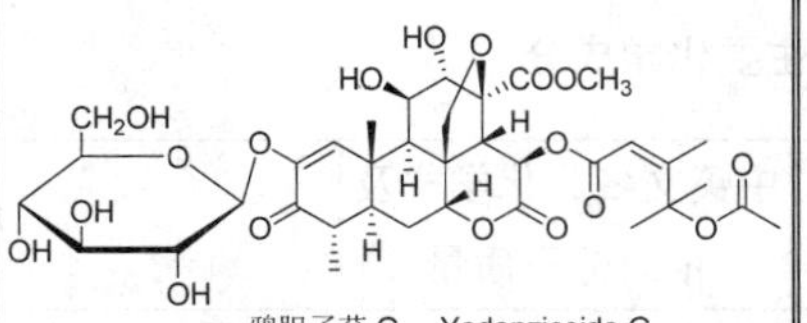 鸦胆子苷 G　Yadanzioside G	鸦胆子苷 I Yadanzioside I $C_{29}H_{38}O_{16}$ Exact Mass: 642.22	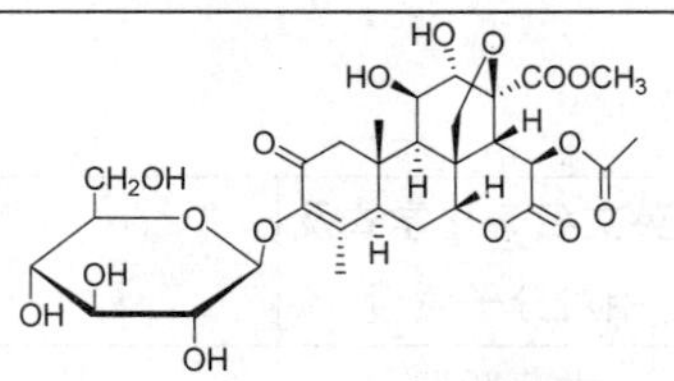 鸦胆子苷 I　Yadanzioside I
鸦胆子素 C Bruceine C $C_{28}H_{36}O_{12}$ Exact Mass: 564.22	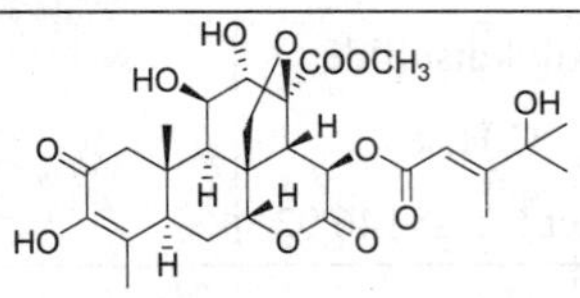 鸦胆子素 C　Bruceine C	鸦胆子素 D Bruceine D $C_{20}H_{26}O_9$ Exact Mass: 410.16	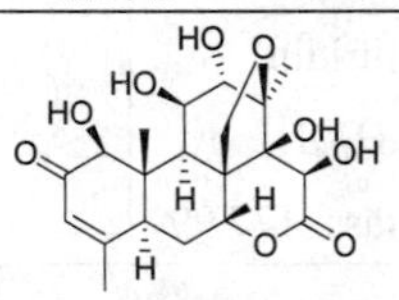 鸦胆子素 D　Bruceine D

续表

中英文名、化学式及相对分子质量	结构图	中英文名、化学式及相对分子质量	结构图
鸦胆子苷 J Yadanzioside J $C_{32}H_{44}O_{17}$ Exact Mass: 700.26	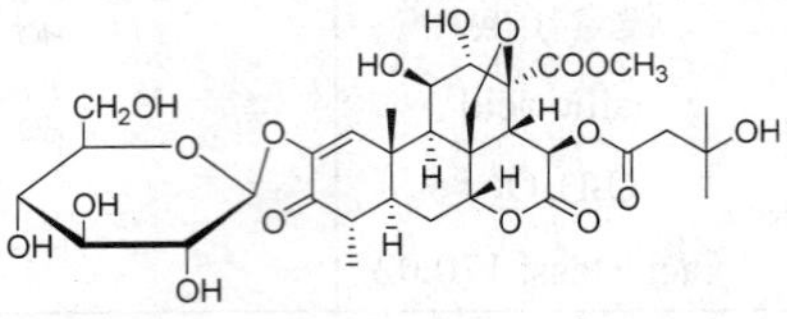 鸦胆子苷 J Yadanzioside J	鸦胆子苷 K Yadanzioside K $C_{36}H_{48}O_{18}$ Exact Mass: 768.28	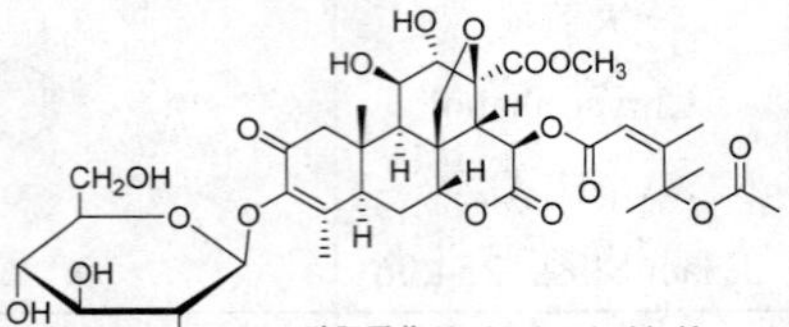 鸦胆子苷 K Yadanzioside K
鸦胆子苷 L Yadanzioside L $C_{34}H_{46}O_{17}$ Exact Mass: 726.27	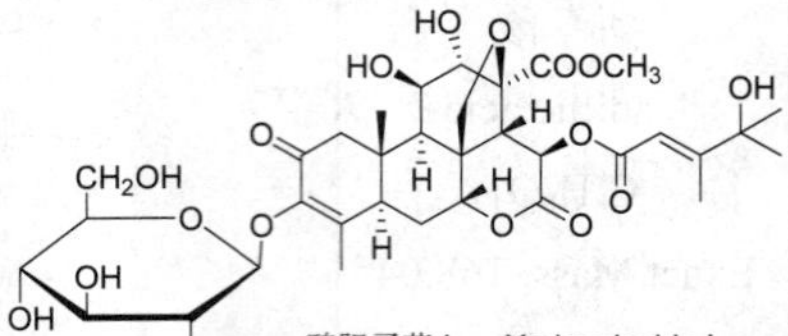 鸦胆子苷 L Yadanzioside L	鸦胆子苷 P Yadanzioside P $C_{34}H_{46}O_{16}$ Exact Mass: 710.28	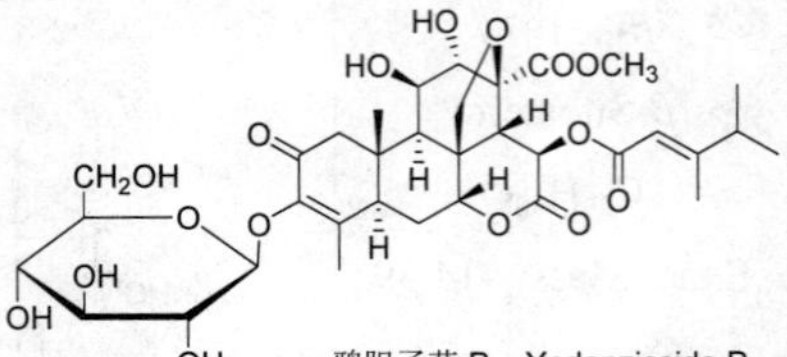 鸦胆子苷 P Yadanzioside P
鸦胆子素 A Bruceine A $C_{26}H_{34}O_{11}$ Exact Mass: 522.21	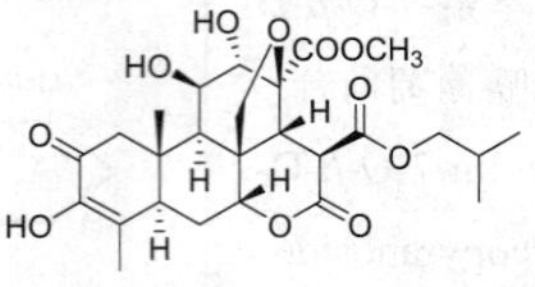 鸦胆子素 A Bruceine A	鸦胆子素 B Bruceine B $C_{23}H_{28}O_{11}$ Exact Mass: 480.16	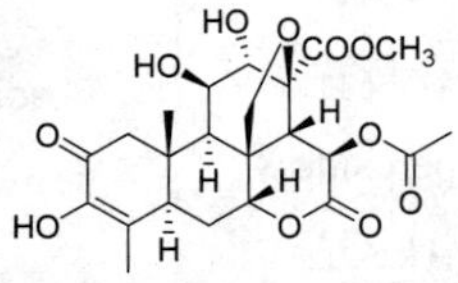 鸦胆子素 B Bruceine B
鸦胆子素 E Bruceine E $C_{20}H_{28}O_9$ Exact Mass: 412.17	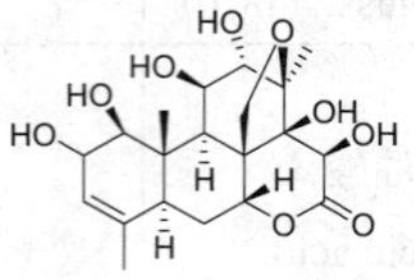 鸦胆子素 E Bruceine E	鸦胆子素 F Bruceine F $C_{20}H_{28}O_{10}$ Exact Mass: 428.17	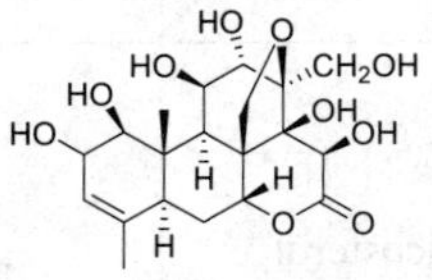 鸦胆子素 F Bruceine F
鸦胆子素 G Bruceine G $C_{20}H_{26}O_8$ Exact Mass: 394.16	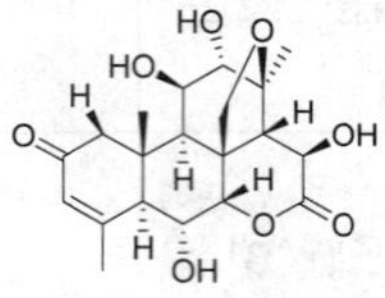 鸦胆子素 G Bruceine G	鸦胆子素 I Bruceine I $C_{22}H_{28}O_9$ Exact Mass: 436.17	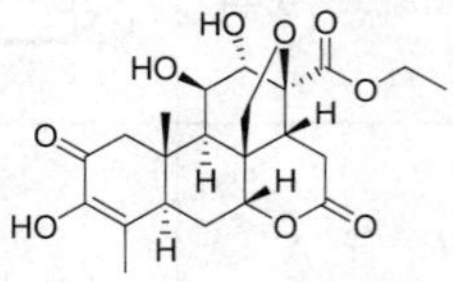 鸦胆子素 I Bruceine I

除以上化学成分外，鸦胆子还含有大黄酚苷、4-乙氧甲酰喹诺-2-酮、三油酸甘油酯等。

韭菜子

Jiucaizi

ALLII TUBEROSI SEMEN

【化学成分】

表 1-9-32 韭菜子主要化学成分[89~91]

中英文名、化学式及相对分子质量	结构图	中英文名、化学式及相对分子质量	结构图
大蒜新素 Allitridin $C_6H_{10}S_3$ Exact Mass: 177.99	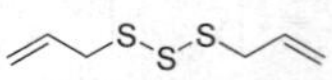 大蒜新素 Allitridin	二丙烯基二硫醚 Allyl disulfide $C_6H_{10}S_2$ Exact Mass: 146.02	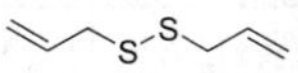 二丙烯基二硫醚 Allyl disulfide

续表

中英文名、化学式及相对分子质量	结构图	中英文名、化学式及相对分子质量	结构图
二甲基二硫醚 Dimethyl disulfide $C_2H_6S_2$ Exact Mass: 93.99	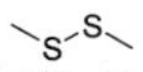 二甲基二硫醚 Dimethyl disulfide	棕榈酸 Palmitic acid $C_{16}H_{32}O_2$ Exact Mass: 256.24	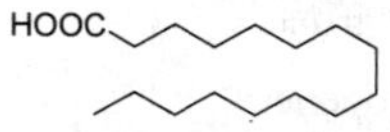 棕榈酸　Palmitic acid
亚油酸 Linoleic acid $C_{18}H_{32}O_2$ Exact Mass: 280.24	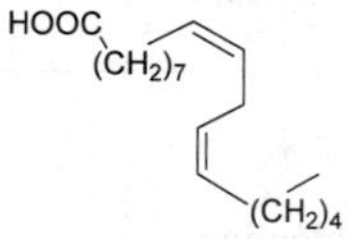 亚油酸 Linoleic acid	油酸 Oleic acid $C_{18}H_{34}O_2$ Exact Mass: 282.26	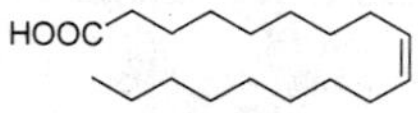 油酸　Oleic acid
硬脂酸 Stearic acid $C_{18}H_{36}O_2$ Exact Mass: 284.27	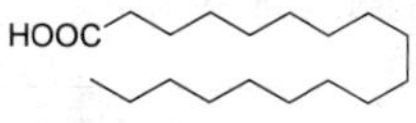 硬脂酸　Stearic acid	花生酸 Arachidic acid $C_{20}H_{40}O_2$ Exact Mass: 312.30	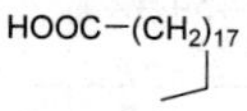 花生酸　Arachidic acid

除以上化学成分外，韭菜子还含有3-甲硫基丙醛、甲基-2-丙烯基二硫醚、鸦胆子苷D、鸦胆子苷E、*S*-Methyl methanethiosulfinate、*S*-Methyl 2-propene-1-thiosulfinate等。

骨碎补

Gusuibu

DRYNARIAE RHIZOMA

【化学成分】

表 1-9-33　骨碎补主要化学成分[92～95]

中英文名、化学式及相对分子质量	结构图	中英文名、化学式及相对分子质量	结构图
石莲姜素 (−)-Epiafzelechin-3-*O*-*β*-D-allopyranoside $C_{21}H_{24}O_{10}$ Exact Mass: 436.14	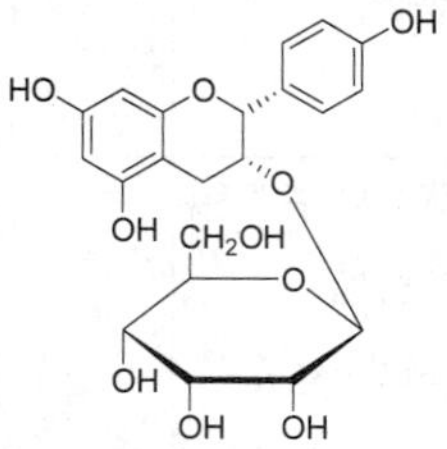 石莲姜素 (−)-Epiafzelechin-3-*O*-*β*-D-allopyranoside	(−)-表阿夫儿茶精 (−)-Epiafzelechin $C_{15}H_{14}O_5$ Exact Mass: 274.08	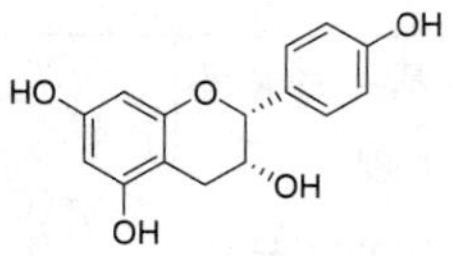 (−)-表阿夫儿茶精　(−)-Epiafzelechin
β-谷甾醇 *β*-Sitosterol $C_{29}H_{50}O$ Exact Mass: 414.39	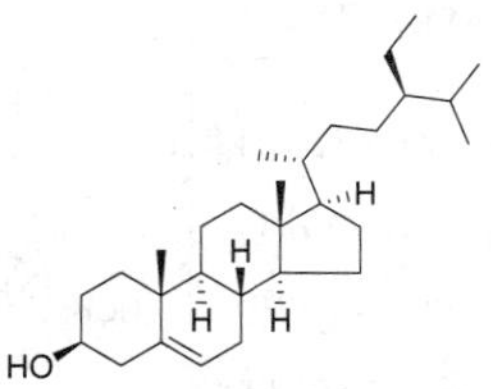 *β*-谷甾醇　*β*-Sitosterol	9-(11)-羊齿烯 9-(11)-Fernene $C_{30}H_{50}O$ Exact Mass: 426.39	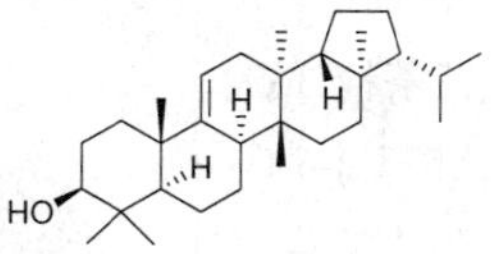 9-(11)-羊齿烯　9-(11)-Fernene
里白烯 Diploptene $C_{30}H_{50}$ Exact Mass: 410.39	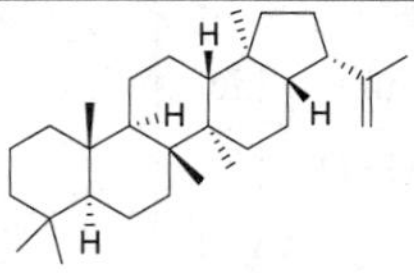 里白烯　Diploptene	里白醇 Diplopterol $C_{30}H_{52}O$ Exact Mass: 428.40	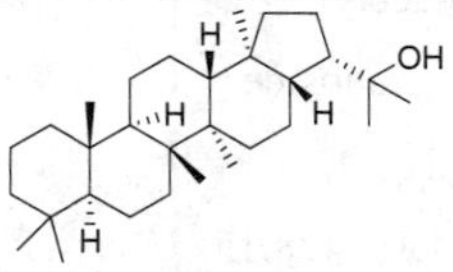 里白醇　Diplopterol

续表

中英文名、化学式及相对分子质量	结构图	中英文名、化学式及相对分子质量	结构图
21-何帕烯 21-Hopene $C_{30}H_{50}$ Exact Mass: 410.39	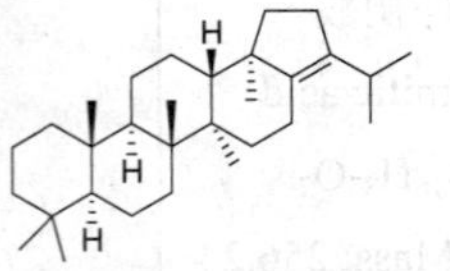 21-何帕烯 21-Hopene	环劳顿醇 Cyclolaudenol $C_{31}H_{52}O$ Exact Mass: 440.40	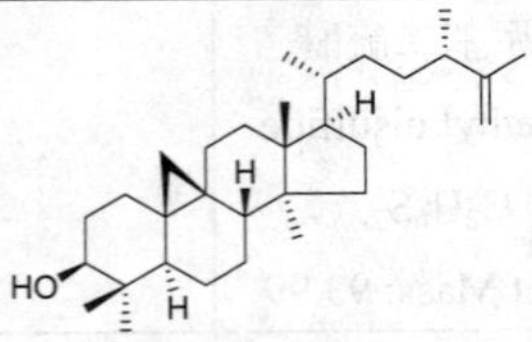 环劳顿醇 Cyclolaudenol
环麻根醇 Cyclomargenol $C_{32}H_{54}O$ Exact Mass: 454.42	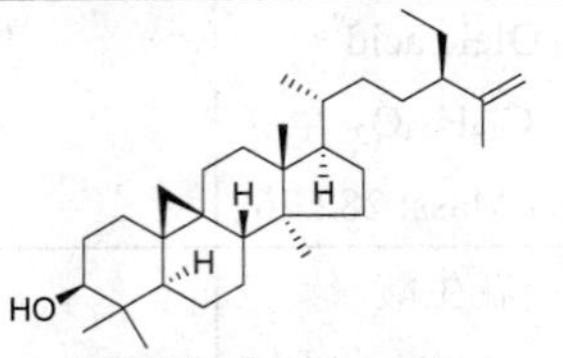 环麻根醇 Cyclomargenol	环劳顿酮 Cyclolaudenone $C_{31}H_{50}O$ Exact Mass: 438.39	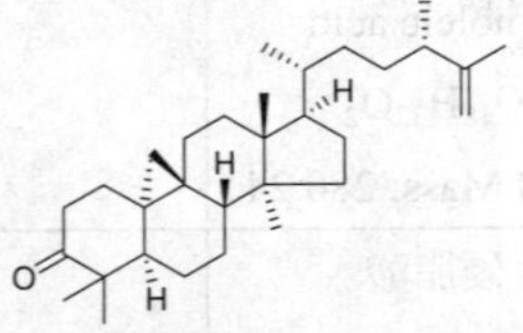 环劳顿酮 Cyclolaudenone
5-豆甾烯-3-醇 5-Stigmasten-3-ol $C_{29}H_{50}O$ Exact Mass: 414.39	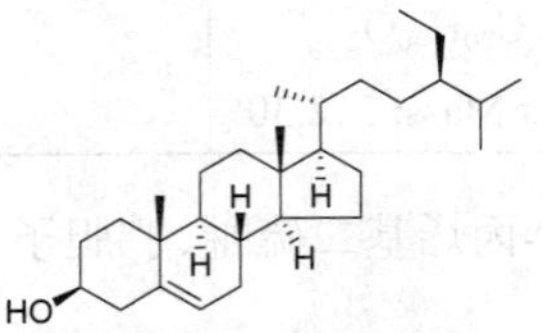 5-豆甾烯-3-醇 5-Stigmasten-3-ol	5-豆甾烯-3-酮 5-Stigmasten-3-one $C_{29}H_{48}O$ Exact Mass: 412.37	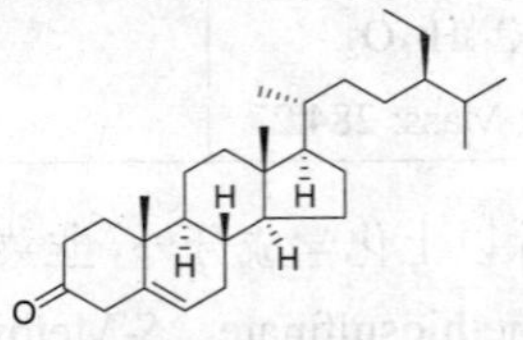 5-豆甾烯-3-酮 5-Stigmasten-3-one
阿福豆苷 Afzelin $C_{21}H_{20}O_{10}$ Exact Mass: 432.11	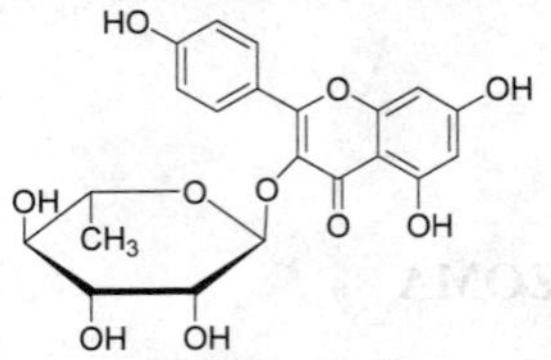 阿福豆苷 Afzelin	北美圣草素 Eriodictyol $C_{15}H_{12}O_6$ Exact Mass: 288.06	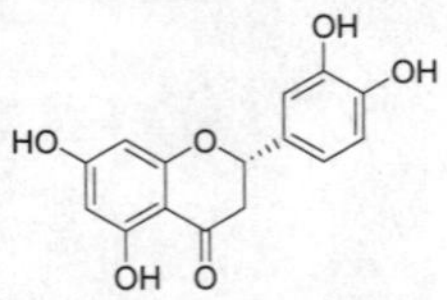 北美圣草素 Eriodictyol
山柰酚-7-*O*-*α*-L-呋喃阿拉伯糖苷 Kaempferol-7-*O*-*α*-L-arabinofuranoside $C_{20}H_{18}O_{10}$ Exact Mass: 418.09	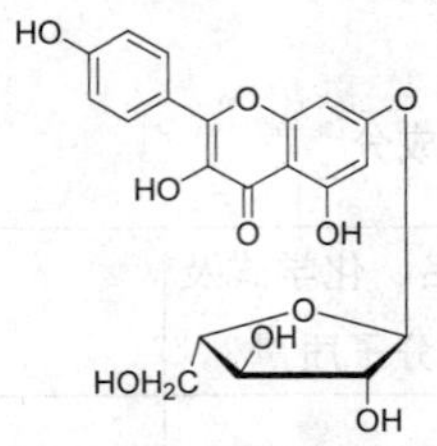 山柰酚-7-*O*-*α*-L-呋喃阿拉伯糖苷 Kaempferol-7-*O*-*α*-L-arabinofuranoside	紫云英苷 Astragalin $C_{21}H_{20}O_{11}$ Exact Mass: 448.10	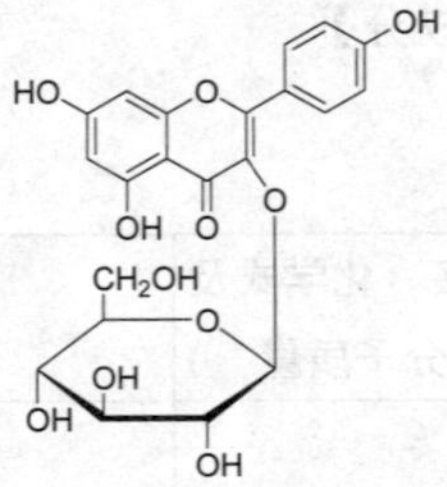 紫云英苷 Astragalin
3-乙酰胺基-4-羟基苯甲酸 3-Acetamino-4-hydroxy benzoic acid $C_9H_9NO_4$ Exact Mass: 195.05	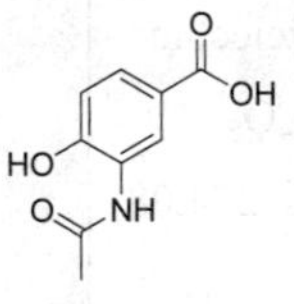 3-乙酰胺基-4-羟基苯甲酸 3-Acetamino-4-hydroxy benzoic acid	5-乙氧基-2-羟基苯甲酸乙酯 Ethyl-5-ethoxy-2-hydroxy benzoate $C_{11}H_{14}O_4$ Exact Mass: 210.09	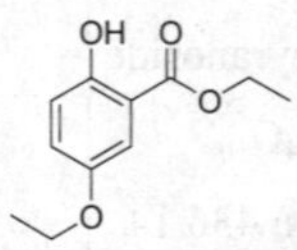 5-乙氧基-2-羟基苯甲酸乙酯 Ethyl-5-ethoxy-2-hydroxy benzoate
表阿夫儿茶精-3-*O*-(6″-*O*-乙酰基)-*β*-D-吡喃阿洛糖苷 (−)-Epiafzelechin-3-*O*-(6"-*O*-acetyl)-*β*-D-allosepyranoside $C_{23}H_{26}O_{11}$ Exact Mass: 478.15	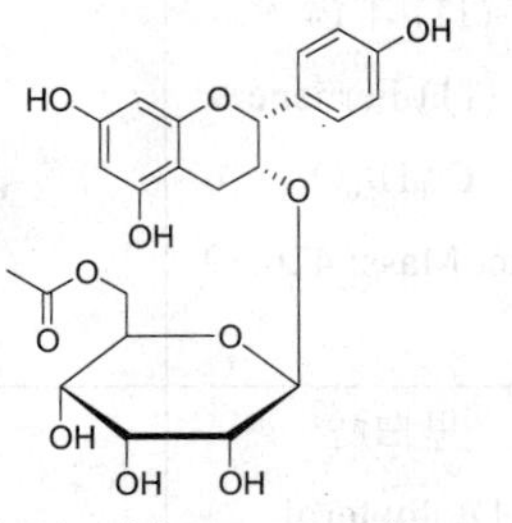 表阿夫儿茶精-3-*O*-(6″-*O*-乙酰基)-*β*-D-吡喃阿洛糖苷 (−)-Epiafzelechin-3-*O*-(6"-*O*-acetyl)-*β*-D-allosepyranoside	山柰酚-3-*O*-*β*-D-吡喃葡萄糖苷-7-*O*-*α*-L-阿拉伯呋喃糖苷 Kaempferol-3-*O*-*β*-D-glucoside-7-*O*-*α*-L-arabinofuranoside $C_{26}H_{28}O_{15}$ Exact Mass: 580.14	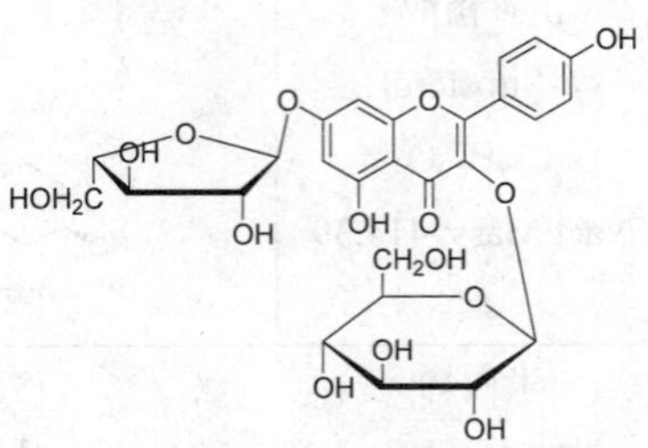 山柰酚-3-*O*-*β*-D-吡喃葡萄糖苷-7-*O*-*α*-L-阿拉伯呋喃糖苷 Kaempferol-3-*O*-*β*-D-glucoside-7-*O*-*α*-L-arabinofuranoside

续表

中英文名、化学式及相对分子质量	结构图	中英文名、化学式及相对分子质量	结构图
柚皮苷 Naringin $C_{27}H_{32}O_{14}$ Exact Mass: 580.18	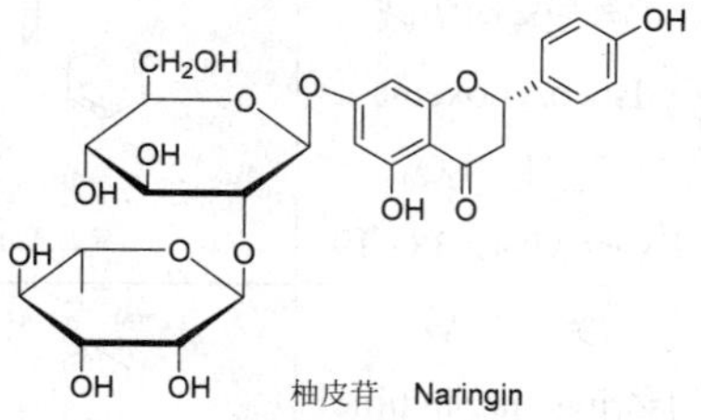 柚皮苷　Naringin	新北美圣草苷 Neoeriocitrin $C_{27}H_{32}O_{15}$ Exact Mass: 596.17	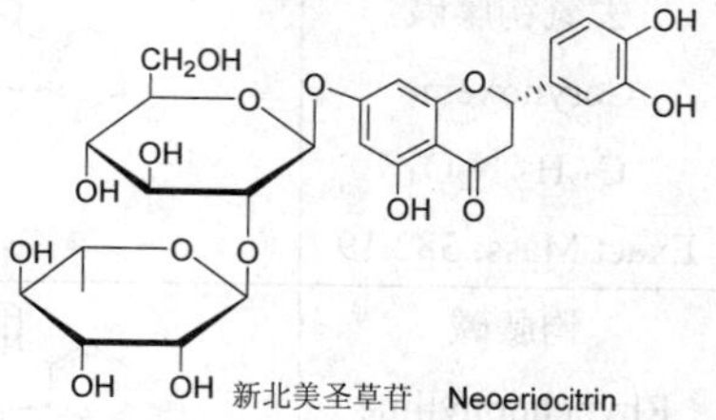 新北美圣草苷　Neoeriocitrin
木犀草素-7-*O*-*β*-D-新橙皮糖苷 Luteolin 7-beta-neohesperidoside $C_{27}H_{30}O_{15}$ Exact Mass: 594.16	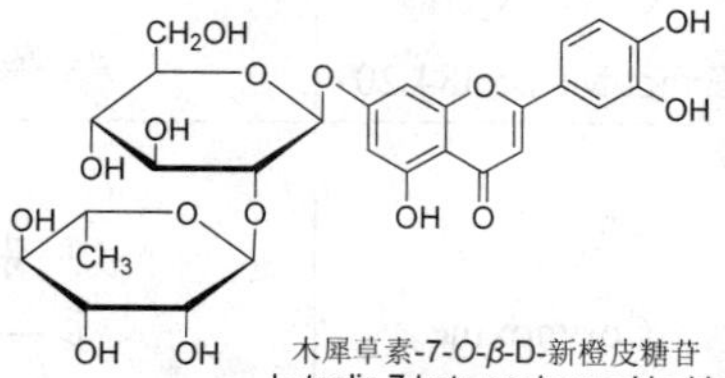 木犀草素-7-*O*-*β*-D-新橙皮糖苷 Luteolin 7-beta-neohesperidoside	5,7-二羟基色原酮-7-*β*-D-吡喃葡萄糖苷 5,7-Dihydroxychromone-7-*β*-*D*-glucoside $C_{15}H_{16}O_9$ Exact Mass: 340.08	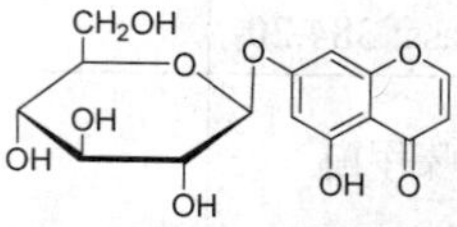 5,7-二羟基色原酮-7-*β*-D-吡喃葡萄糖苷 5,7-Dihydroxychromone-7-*β*-D-glucoside
麦芽酚葡萄糖苷 Matol-*β*-D-glucopyranoside $C_{12}H_{16}O_9$ Exact Mass: 304.08	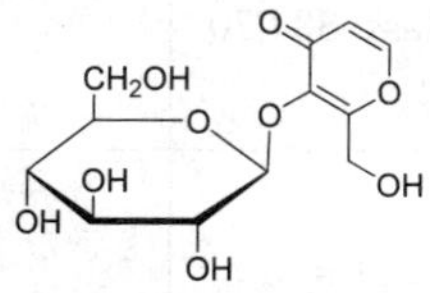 麦芽酚葡萄糖苷 Maltol-*β*-D-glucopyranoside		

钩藤
Gouteng
UNCARIAE RAMULUS CUM UNCIS

【化学成分】

表 1-9-34　钩藤主要化学成分[96～103]

中英文名、化学式及相对分子质量	结构图	中英文名、化学式及相对分子质量	结构图
去氢毛钩藤碱 Hirsuteine $C_{22}H_{26}N_2O_3$ Exact Mass: 366.19	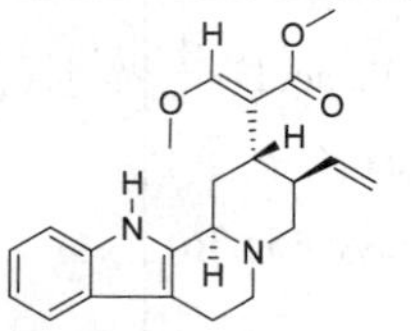 去氢毛钩藤碱　Hirsuteine	毛钩藤碱 Hirsutine $C_{19}H_{23}NO_4$ Exact Mass: 329.16	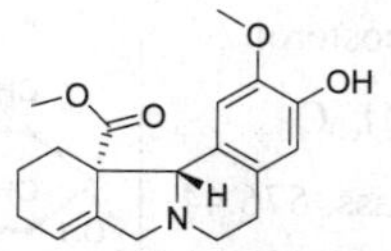 毛钩藤碱　Hirsutine
喜果苷 Vincoside lactam $C_{26}H_{30}N_2O_8$ Exact Mass: 498.20	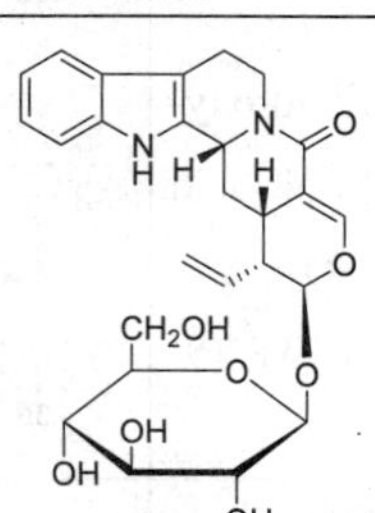 喜果苷　Vincoside lactam	直瑞兹亚酰胺 Strictosamide $C_{26}H_{30}N_2O_8$ Exact Mass: 498.20	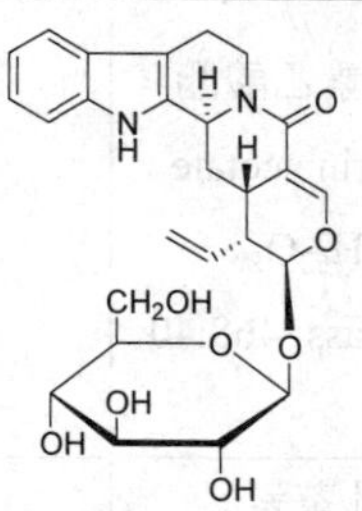 直瑞兹亚酰胺　Strictosamide

续表

中英文名、化学式及相对分子质量	结构图	中英文名、化学式及相对分子质量	结构图
去氢钩藤碱 Corynoxeine $C_{22}H_{26}N_2O_4$ Exact Mass: 382.19	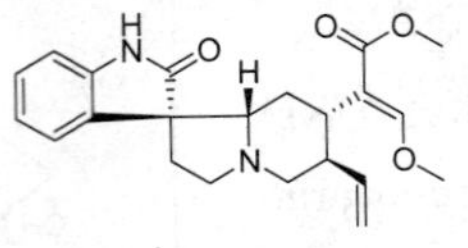 去氢钩藤碱　Corynoxeine	异去氢钩藤碱 Isocorynoxeine $C_{22}H_{26}N_2O_4$ Exact Mass: 382.19	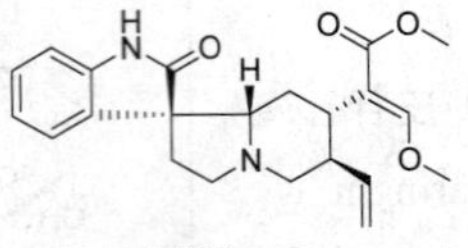 异去氢钩藤碱　Isocorynoxeine
钩藤碱 Rhynchophylline $C_{22}H_{28}N_2O_4$ Exact Mass: 384.20	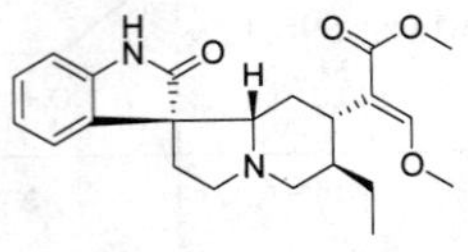 钩藤碱　Rhynchophylline	异钩藤碱 Isorhynchophylline $C_{22}H_{28}N_2O_4$ Exact Mass: 384.20	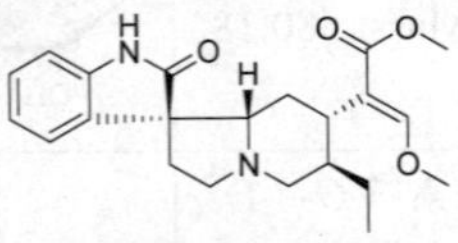 异钩藤碱　Isorhynchophylline
缝籽嗪甲醚 Geissoschizine methyl ether $C_{22}H_{26}N_2O_3$ Exact Mass: 366.19	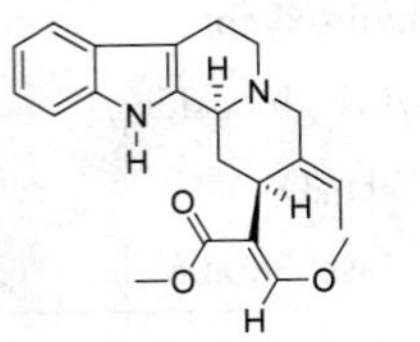 缝籽嗪甲醚 Geissoschizine methyl ether	柯诺辛 Corynoxine $C_{22}H_{28}N_2O_4$ Exact Mass: 384.20	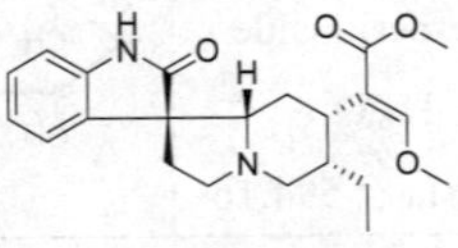 柯诺辛　Corynoxine
卡丹宾碱 Cadambine $C_{27}H_{32}N_2O_{10}$ Exact Mass: 544.21	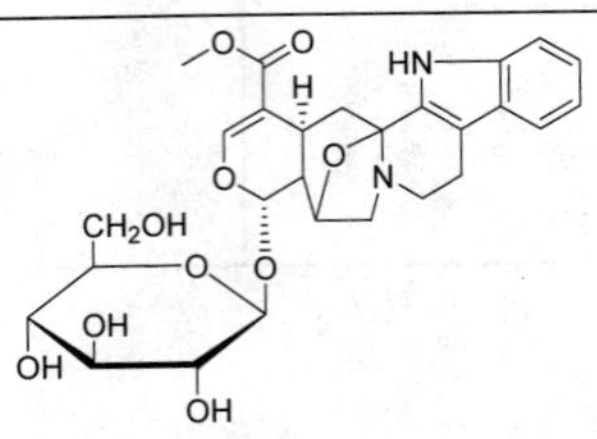 卡丹宾碱　Cadambine	二氢卡丹宾碱 3α-Dihydrocadambine $C_{27}H_{34}N_2O_{10}$ Exact Mass: 546.22	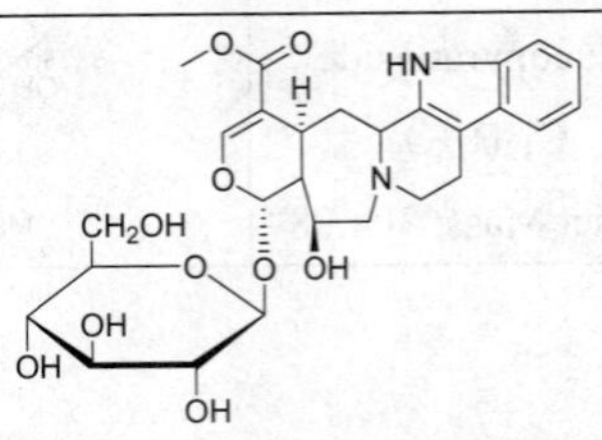 二氢卡丹宾碱　3α-Dihydrocadambine
柯诺辛碱 B Corynoxine B $C_{22}H_{28}N_2O_4$ Exact Mass: 384.20	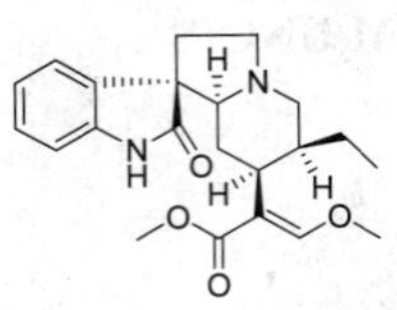 柯诺辛碱 B　Corynoxine B	β-谷甾醇 β-Sitosterol $C_{29}H_{50}O$ Exact Mass: 414.39	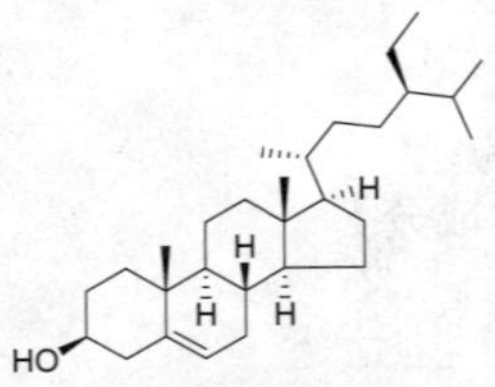 β-谷甾醇　β-Sitosterol
胡萝卜苷 Daucosterol $C_{35}H_{60}O_6$ Exact Mass: 576.44	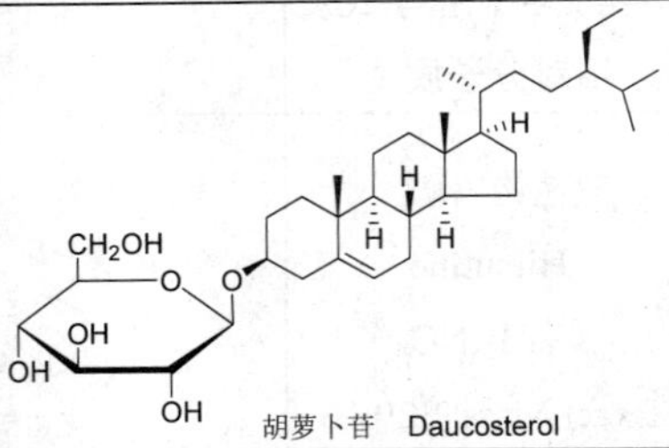 胡萝卜苷　Daucosterol	乌苏酸 Ursolic acid $C_{30}H_{48}O_3$ Exact Mass: 456.36	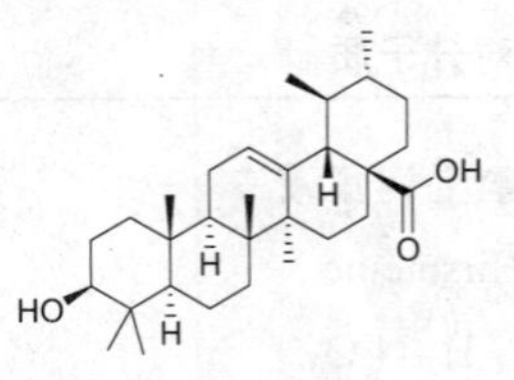 乌苏酸　Ursolic acid
α-香树素乙酸酯 α-Amyrin acetate $C_{32}H_{52}O_2$ Exact Mass: 468.40	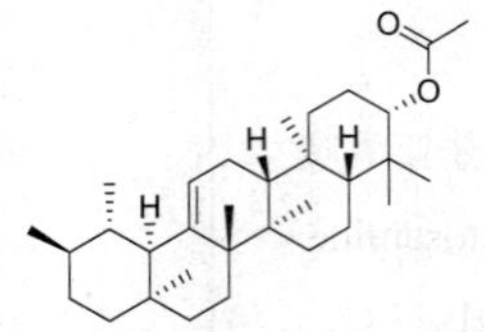 α-香树素乙酸酯　α-Amyrin acetate	3β,6β,23-Trihydroxy-urs-12-en-28-oic acid $C_{30}H_{48}O_5$ Exact Mass: 488.35	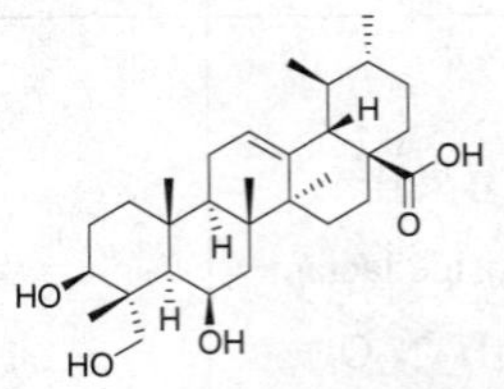 3β, 6β, 23-Trihydroxyurs-12-en-28-oic acid
表儿茶素 Epicatechin $C_{15}H_{14}O_6$ Exact Mass: 290.08	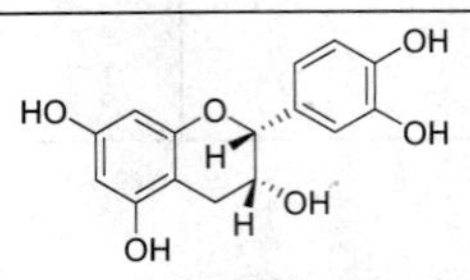 表儿茶素　Epicatechin	山柰酚 Kaempferol $C_{15}H_{10}O_6$ Exact Mass: 286.05	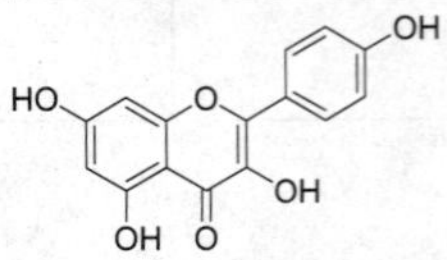 山柰酚　Kaempferol

续表

中英文名、化学式及相对分子质量	结构图	中英文名、化学式及相对分子质量	结构图
3*β*-Hydroxyurs-12-en-27,28-dioic acid $C_{30}H_{46}O_5$ Exact Mass: 486.33	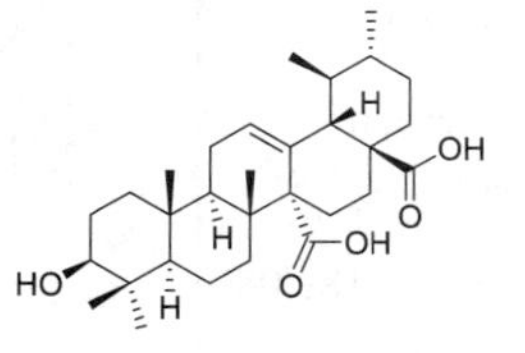 3*β*-Hydroxyurs-12-en-27,28-dioic acid	3*β*,6*β*,19*α*-Trihydroxy-urs-12-en-28-oic acid $C_{30}H_{48}O_5$ Exact Mass: 488.35	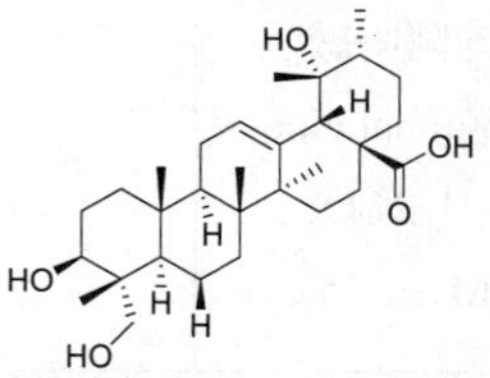 3*β*,6*β*,19*α*-Trihydroxyurs-12-en-28-oic acid
槲皮素 Quercetin $C_{15}H_{10}O_7$ Exact Mass: 302.04	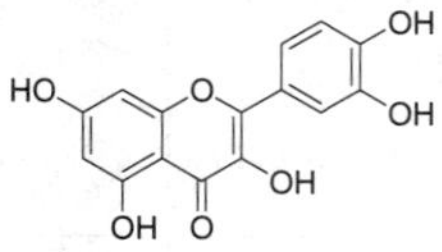 槲皮素 Quercetin	槲皮苷 Quercitrin $C_{21}H_{20}O_{11}$ Exact Mass: 448.10	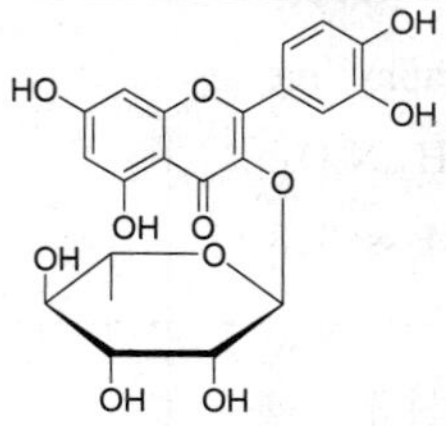 槲皮苷 Quercitrin
阿福豆苷 Afzelin $C_{21}H_{20}O_{10}$ Exact Mass: 432.11	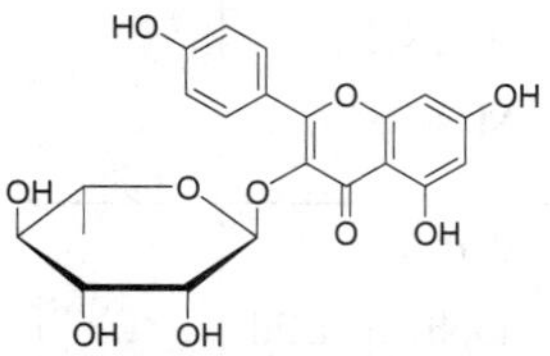 阿福豆苷 Afzelin	异槲皮苷 Isoquercitrin $C_{21}H_{20}O_{12}$ Exact Mass: 464.10	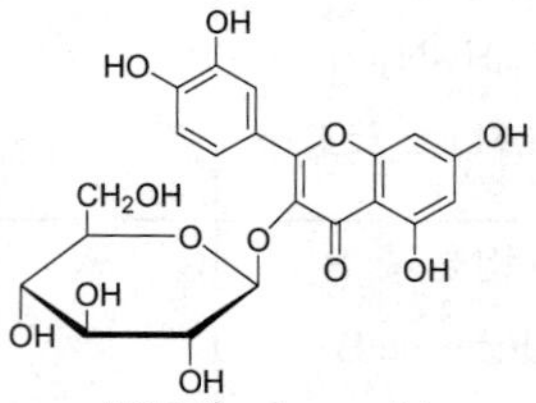 异槲皮苷 Isoquercitrin
金丝桃苷 Hyperoside $C_{21}H_{20}O_{12}$ Exact Mass: 464.10	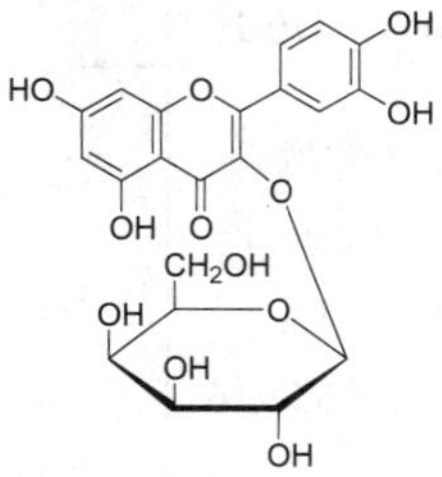 金丝桃苷 Hyperoside	芦丁 Rutin $C_{27}H_{30}O_{16}$ Exact Mass: 610.15	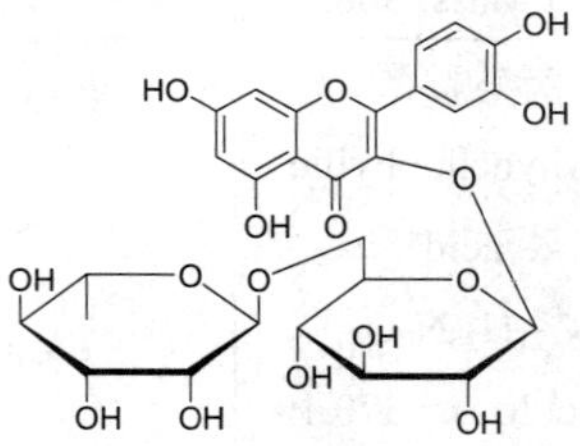 芦丁 Rutin
Manghaslin $C_{33}H_{40}O_{20}$ Exact Mass: 756.21	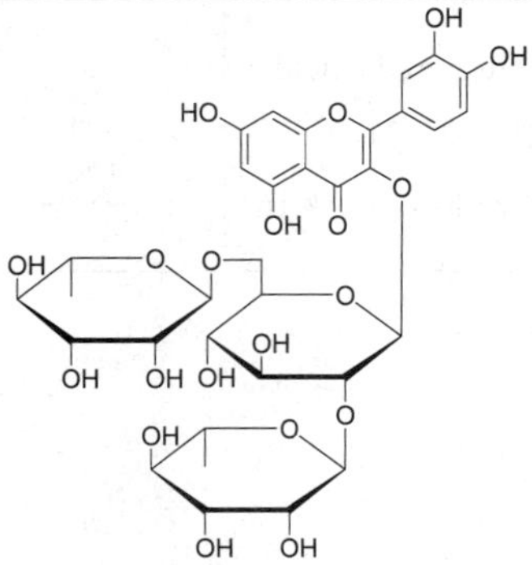 Manghaslin	绿原酸 Chlorogenic acid $C_{16}H_{18}O_9$ Exact Mass: 354.10	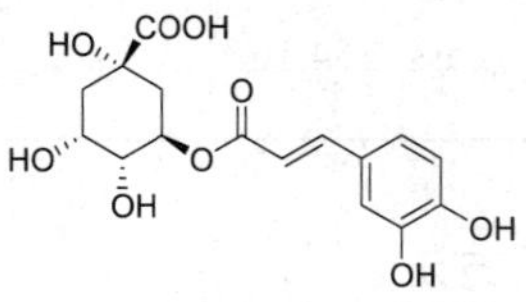 绿原酸 Chlorogenic acid
胡萝卜苷 Daucosterol $C_{29}H_{50}O$ Exact Mass: 414.39	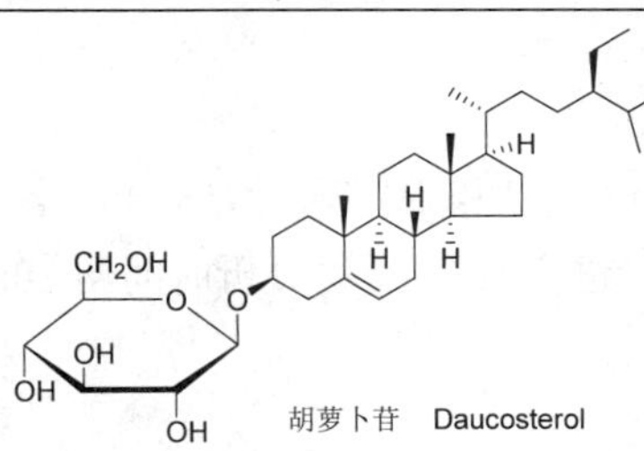 胡萝卜苷 Daucosterol	19-*epi*-3-Iso-ajmalicine $C_{21}H_{24}N_2O_3$ Exact Mass: 352.18	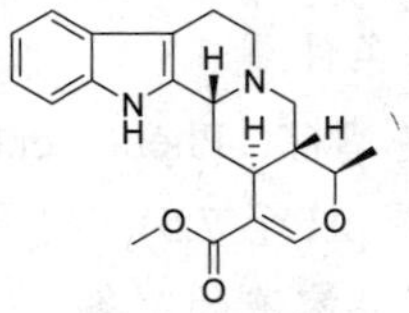 19-*epi*-3-Iso-ajmalicine

续表

中英文名、化学式及相对分子质量	结构图	中英文名、化学式及相对分子质量	结构图
3-异阿吗碱 3-Iso-ajmalicine $C_{21}H_{24}N_2O_3$ Exact Mass: 352.18	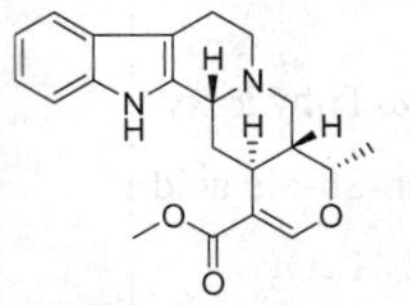 3-异阿吗碱 3-Iso-ajmalicine	哈尔满碱 Harman $C_{12}H_{10}N_2$ Exact Mass: 182.08	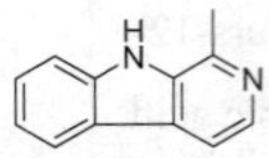 哈尔满碱 Harman
帽柱木菲碱 Mitraphylline $C_{21}H_{24}N_2O_4$ Exact Mass: 368.17	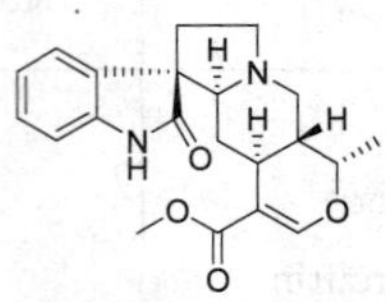 帽柱木菲碱 Mitraphylline	异帽柱木菲碱 Isomitraphylline $C_{21}H_{24}N_2O_4$ Exact Mass: 368.17	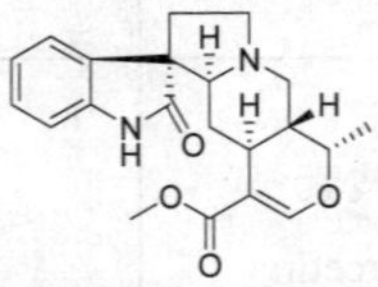 异帽柱木菲碱 Isomitraphylline
异帽柱木菲酸 Isomitraphyllic acid $C_{20}H_{22}N_2O_4$ Exact Mass: 354.16	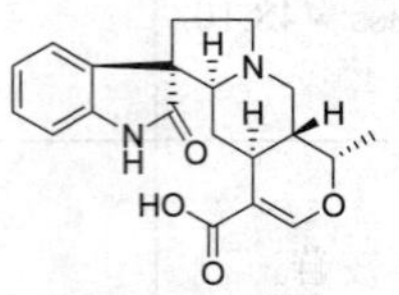 异帽柱木菲酸 Isomitraphyllic acid	台钩藤碱 A Uncarine A $C_{21}H_{24}N_2O_4$ Exact Mass: 368.17	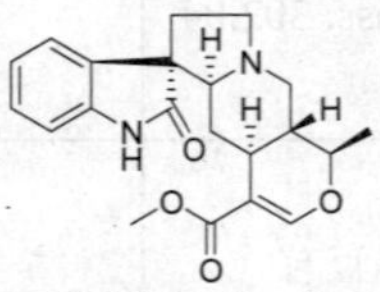 台钩藤碱 A Uncarine A
台钩藤碱 B Uncarine B $C_{21}H_{24}N_2O_4$ Exact Mass: 368.17	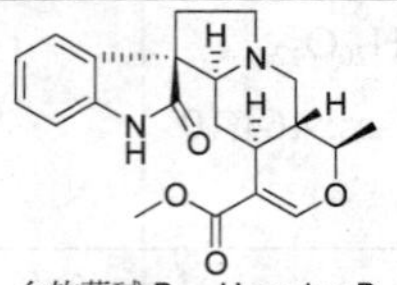 台钩藤碱 B Uncarine B	钩藤酸 Rhynchophyllic acid $C_{21}H_{26}N_2O_4$ Exact Mass: 370.19	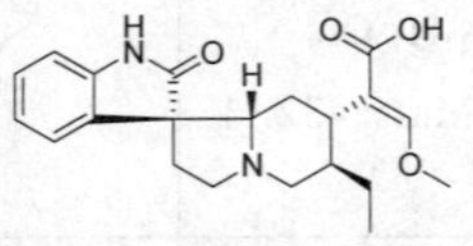 钩藤酸 Rhynchophyllic acid
异钩藤酸 Isorhynchophyllic acid $C_{21}H_{26}N_2O_4$ Exact Mass: 370.19	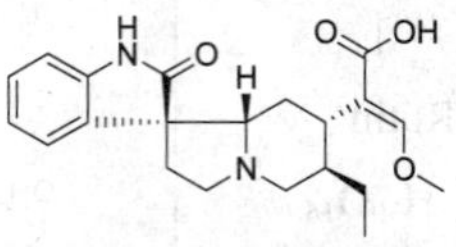 异钩藤酸 Isorhynchophyllic acid	翅柄钩藤酸 Pteropodic acid $C_{20}H_{22}N_2O_4$ Exact Mass: 354.16	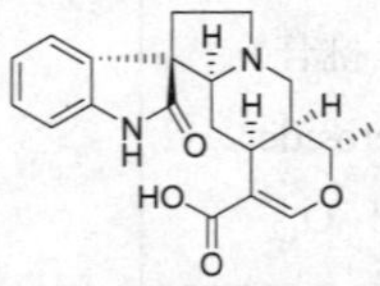 翅柄钩藤酸 Pteropodic acid
异翅柄钩藤酸 Isopteropodic acid $C_{20}H_{22}N_2O_4$ Exact Mass: 354.16	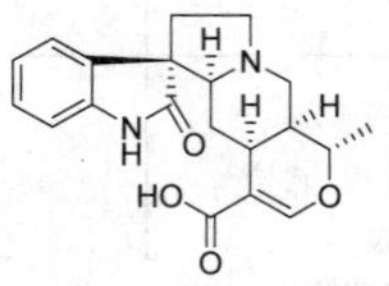 异翅柄钩藤酸 Isopteropodic acid	帽柱木酸 Mitraphyllic acid $C_{20}H_{22}N_2O_4$ Exact Mass: 354.16	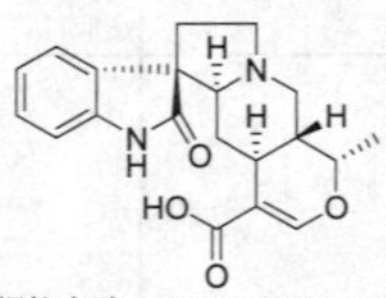 帽柱木酸 Mitraphyllic acid

【分析方法】

1 高效液相色谱法测定钩藤中钩藤碱、异钩藤碱的含量[103]

1.1 仪器

岛津 LC-6A 高效液相色谱仪。

1.2 色谱条件

色谱柱：Phenomenex C_{18} 柱(250mm×4.0mm，5μm)；流动相中甲醇-水(55∶45，含 0.01mol/L 三乙胺，冰醋酸调 pH 至 7.5)；检测波长 254nm；流速 1.0mL/min；进样量 20μL；分析时间约 10min。

1.3 对照品溶液的制备

称取钩藤碱、异钩藤碱对照品，用适量甲醇溶解。

1.4 供试品溶液的制备

称取钩藤粉药 2.0g，加入甲醇 45mL，冷浸 12h 后，超声 40min，滤过，即得。

香加皮

Xiangjiapi
PERIPLOCAE CORTEX

【化学成分】

表 1-9-35 香加皮主要化学成分[104, 105]

中英文名、化学式及相对分子质量	结构图	中英文名、化学式及相对分子质量	结构图
杠柳皂苷 E Glycoside E $C_{27}H_{44}O_6$ Exact Mass: 464.31	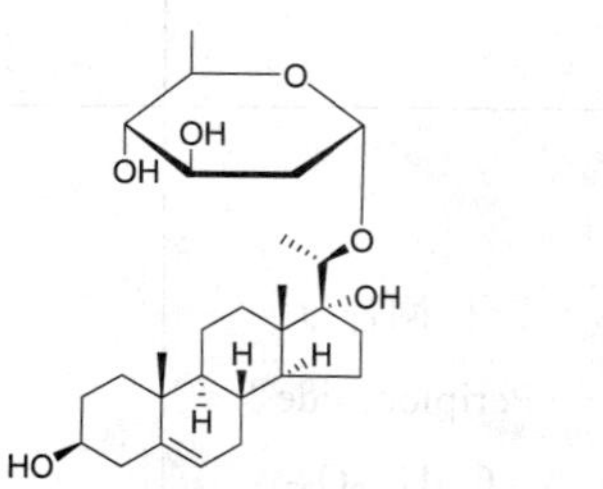 杠柳皂苷 E Glycoside E	杠柳皂苷 K Glycoside K $C_{40}H_{66}O_{16}$ Exact Mass: 802.44	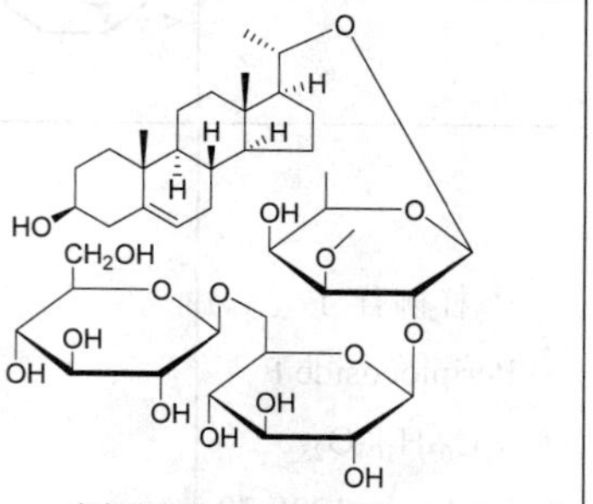 杠柳皂苷 K Glycoside K
杠柳皂苷 H_1 Glycoside H_1 $C_{59}H_{96}O_{26}$ Exact Mass: 1236.61	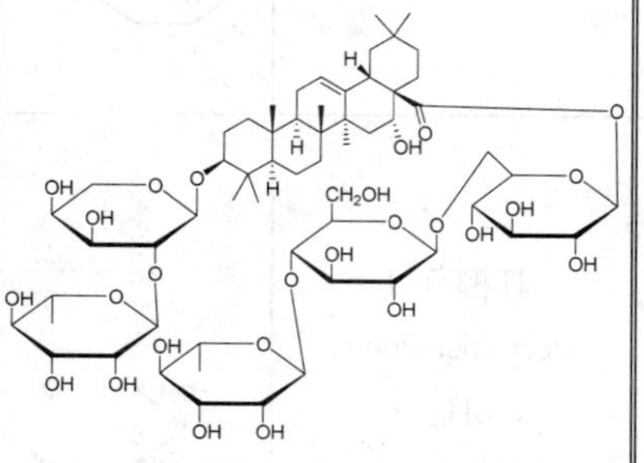 杠柳皂苷 H_1 Glycoside H_1	杠柳皂苷 H_2 Glycoside H_2 $C_{56}H_{92}O_{25}$ Exact Mass: 1164.59	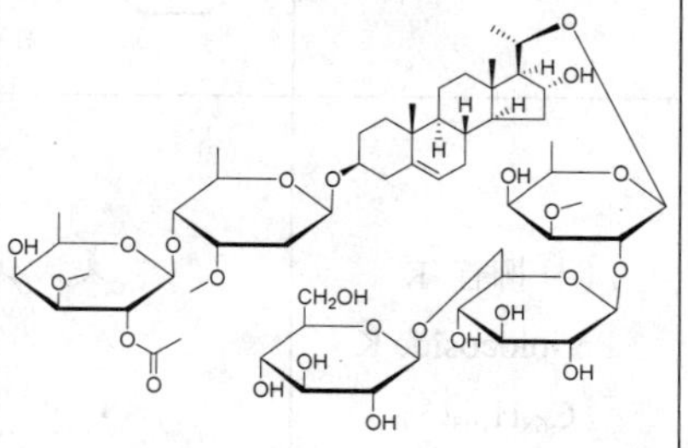 杠柳皂苷H_2 Glycoside H_2
杠柳苷元 Periplogenin $C_{23}H_{34}O_5$ Exact Mass: 390.24	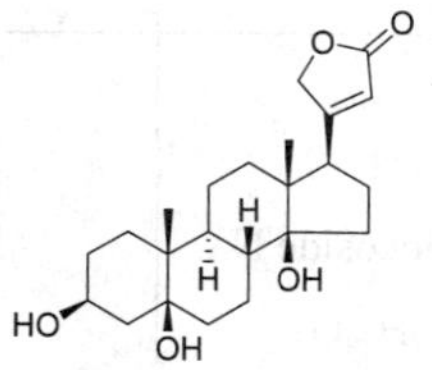 杠柳苷元 Periplogenin	杠柳苷 A Periplocoside A $C_{72}H_{114}O_{27}$ Exact Mass: 1410.75	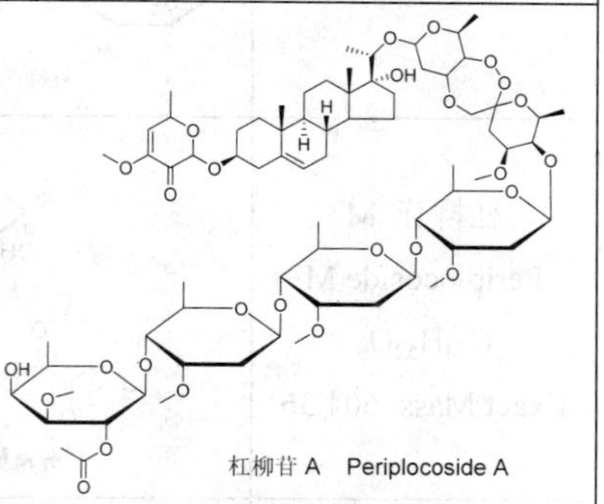 杠柳苷 A Periplocoside A
杠柳苷 B Periplocoside B $C_{56}H_{88}O_{19}$ Exact Mass: 1064.59	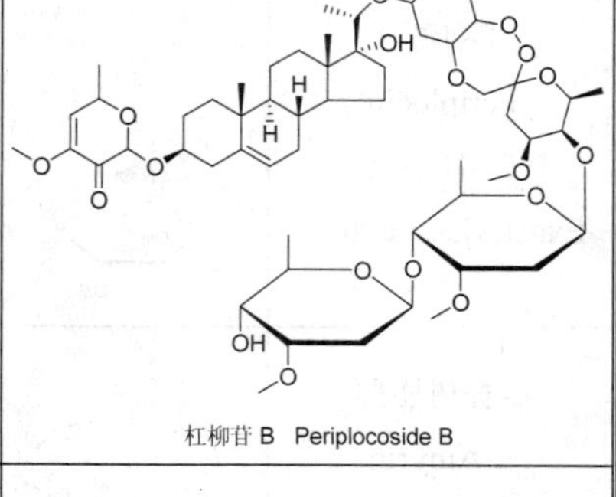 杠柳苷 B Periplocoside B	杠柳苷 C Periplocoside C $C_{49}H_{76}O_{16}$ Exact Mass: 920.51	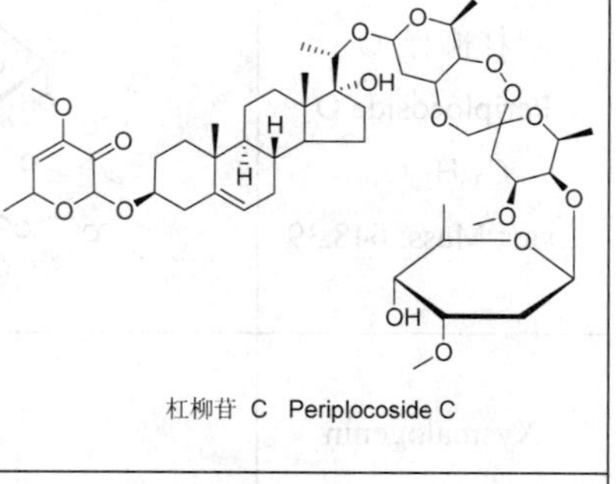 杠柳苷 C Periplocoside C
东莨菪内酯 Scopoletin $C_{10}H_8O_4$ Exact Mass: 192.04	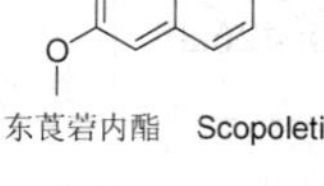 东莨菪内酯 Scopoletin	香草醛 Vanillin $C_8H_8O_3$ Exact Mass: 152.05	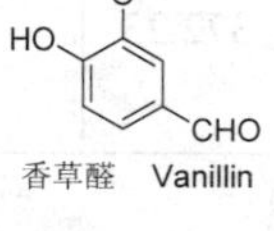 香草醛 Vanillin

续表

中英文名、化学式及相对分子质量	结构图	中英文名、化学式及相对分子质量	结构图
杠柳苷 D Periplocoside D $C_{70}H_{112}O_{26}$ Exact Mass: 1368.74	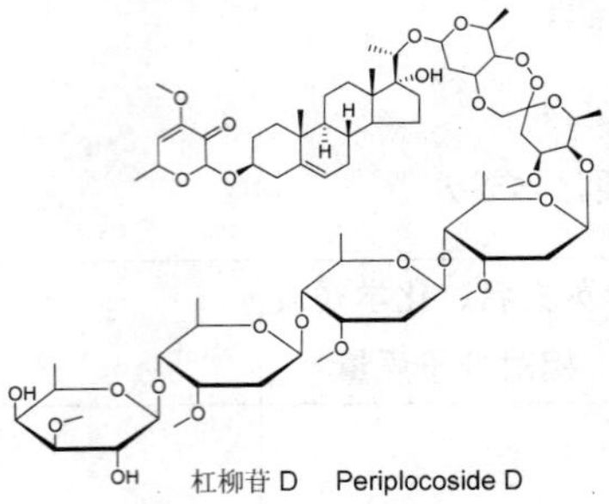 杠柳苷 D Periplocoside D	杠柳苷 E Periplocoside E $C_{65}H_{106}O_{24}$ Exact Mass: 1270.71	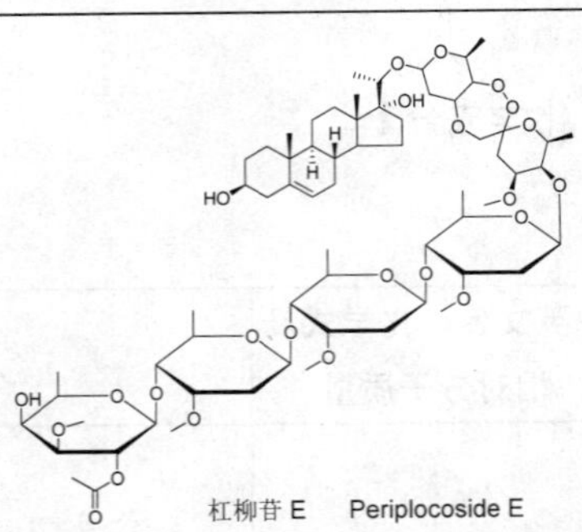 杠柳苷 E Periplocoside E
杠柳苷 F Periplocoside F $C_{63}H_{104}O_{23}$ Exact Mass: 1228.70	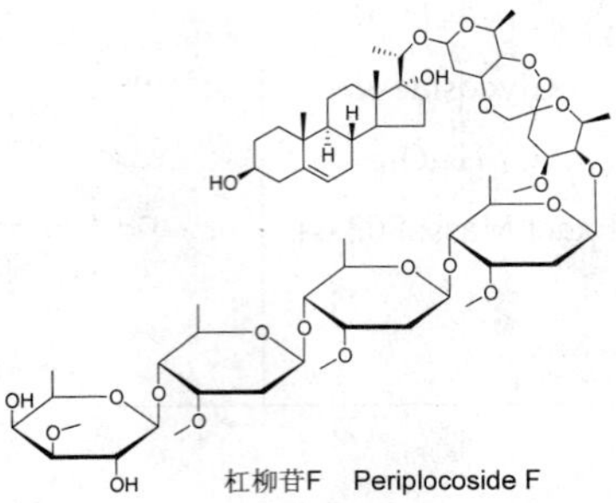 杠柳苷F Periplocoside F	杠柳苷 J Periplocoside J $C_{61}H_{100}O_{23}$ Exact Mass: 1200.67	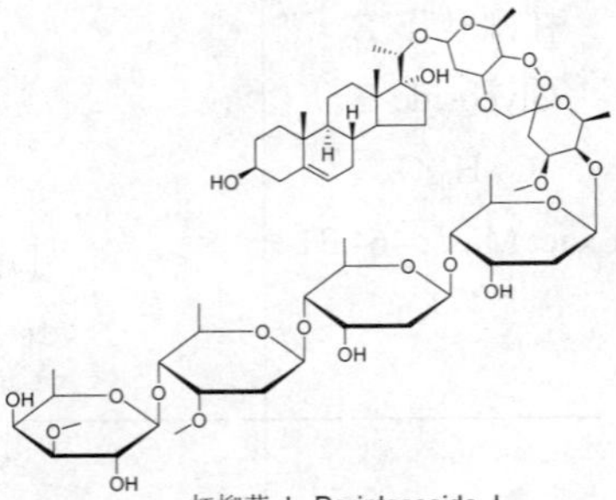 杠柳苷 J Periplocoside J
杠柳苷 K Periplocoside K $C_{68}H_{108}O_{26}$ Exact Mass: 1340.71	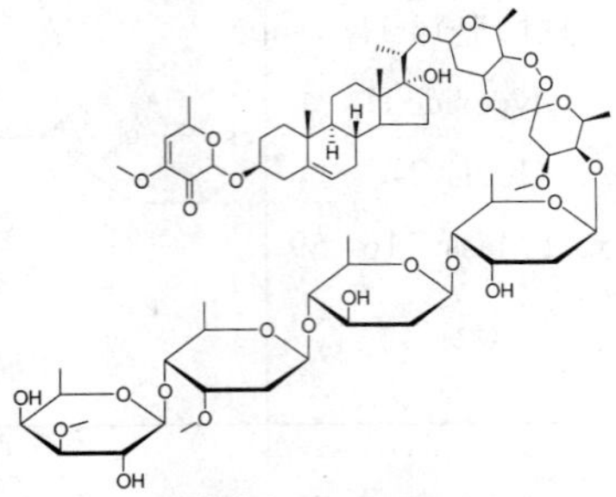 杠柳苷 K Periplocoside K	杠柳苷 L Periplocoside L $C_{28}H_{46}O_7$ Exact Mass: 494.32	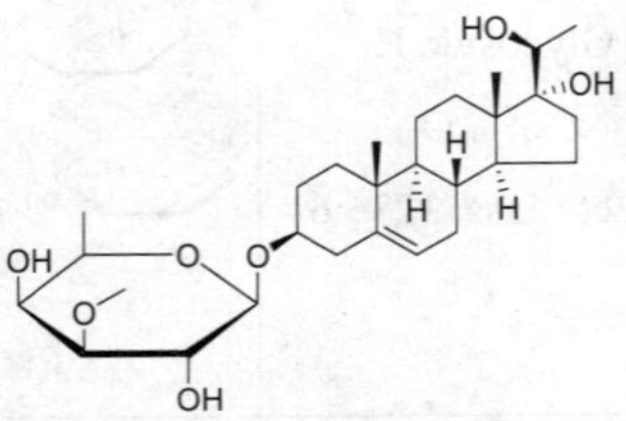 杠柳苷 L Periplocoside L
杠柳苷 M Periplocoside M $C_{34}H_{52}O_9$ Exact Mass: 604.36	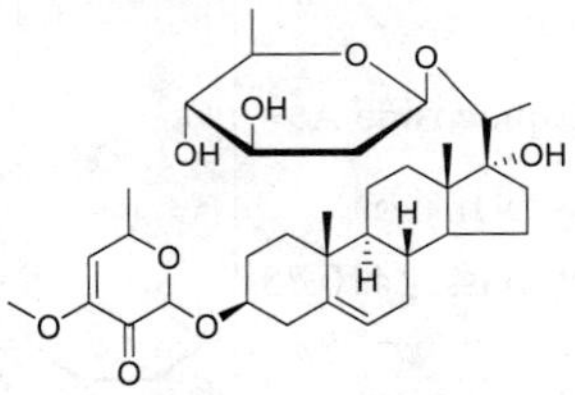 杠柳苷 M Periplocoside M	杠柳苷 N Periplocoside N $C_{27}H_{44}O_6$ Exact Mass: 464.31	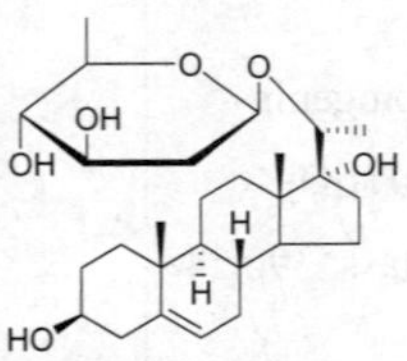 杠柳苷 N Periplocoside N
杠柳苷 O Periplocoside O $C_{36}H_{56}O_{10}$ Exact Mass: 648.39	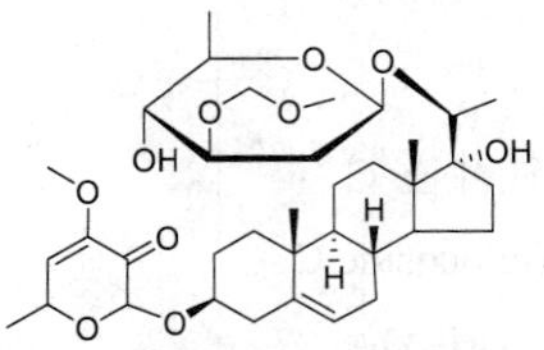 杠柳苷 O Periplocoside O	杠柳毒苷 Periplocin $C_{36}H_{56}O_{13}$ Exact Mass: 696.37	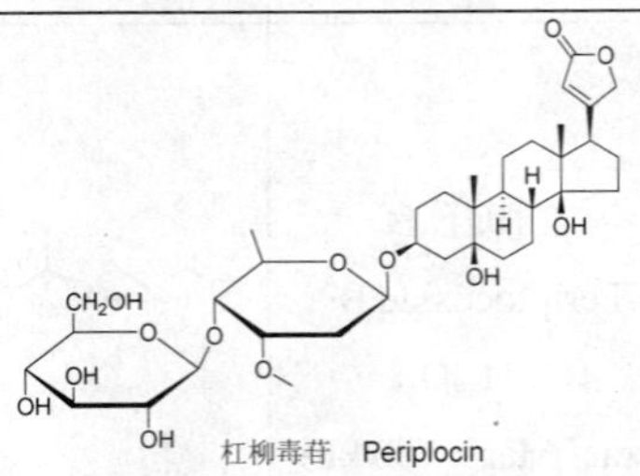 杠柳毒苷 Periplocin
Xysmalogenin $C_{23}H_{32}O_4$ Exact Mass: 372.23	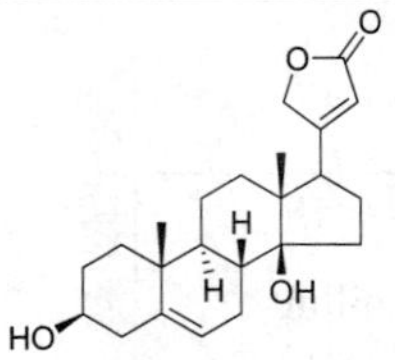 Xysmalogenin	*α*-香树脂醇 *α*-Amyrin $C_{30}H_{50}O$ Exact Mass: 426.39	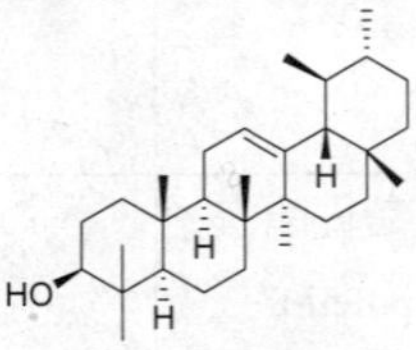 *α*-香树脂醇 *α*-Amyrin

续表

中英文名、化学式及相对分子质量	结构图	中英文名、化学式及相对分子质量	结构图
β-香树脂醇 *β*-Amyrin $C_{30}H_{50}O$ Exact Mass: 426.39	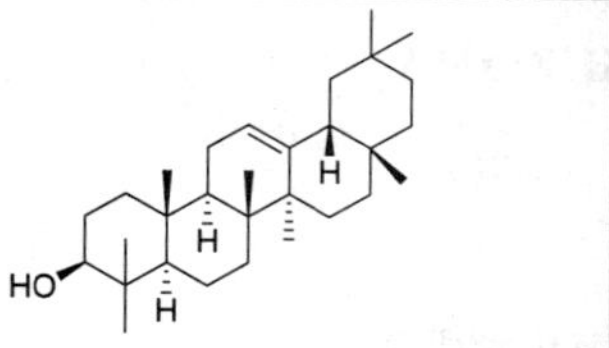 *β*-香树脂醇 *β*-Amyrin	*α*-香树脂醇乙酸酯 *α*-Amyrin acetate $C_{32}H_{52}O_2$ Exact Mass: 468.40	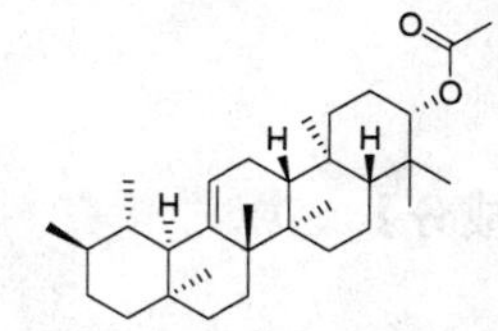 *α*-香树脂醇乙酸酯 *α*-Amyrin acetate
β-香树脂醇乙酸酯 *β*-Amyrin acetate $C_{32}H_{52}O_2$ Exact Mass: 468.40	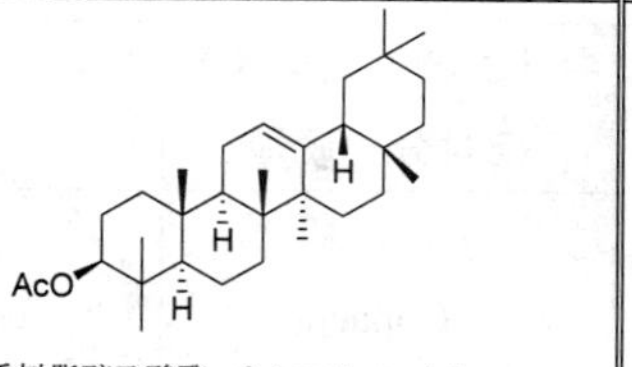 *β*-香树脂醇乙酸酯 *β*-Amyrin acetate	(24*R*)-9,19-Cycloart-25-ene-3*β*,24-diol $C_{31}H_{51}O_2$ Exact Mass: 455.39	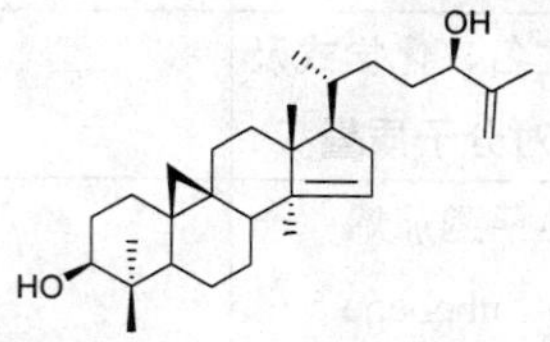 (24*R*)-9,19-Cycloart-25-ene-3*β*,24-diol
环桉烯醇 Cycloeucalenol $C_{30}H_{50}O$ Exact Mass: 426.39	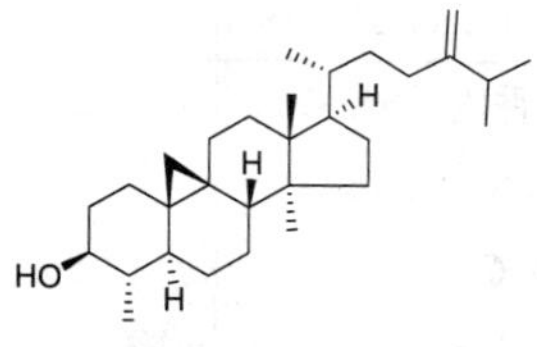 环桉烯醇 Cycloeucalenol	4-甲氧基水杨醛 2-Hydroxy-4-methoxybenzal-dehyde $C_8H_8O_3$ Exact Mass: 152.05	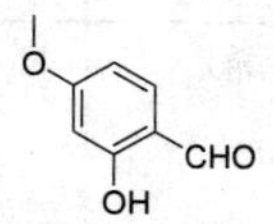 4-甲氧基水杨醛 2-Hydroxy-4-methoxybenzaldehyde
异香草醛 Isovanillin $C_8H_8O_3$ Exact Mass: 152.05	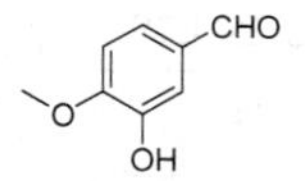 异香草醛 Isovanillin	4-甲氧基苯甲醛-2-*O*-[*β*-*D*-木糖(1→6)*β*-*D*-葡萄糖] 4-Methoxybenzal-dehyde-2-*O*-*β*-*D*-xylosyl(1→6)*β*-*D*-glucopyranoside $C_{19}H_{26}O_{12}$ Exact Mass: 446.14	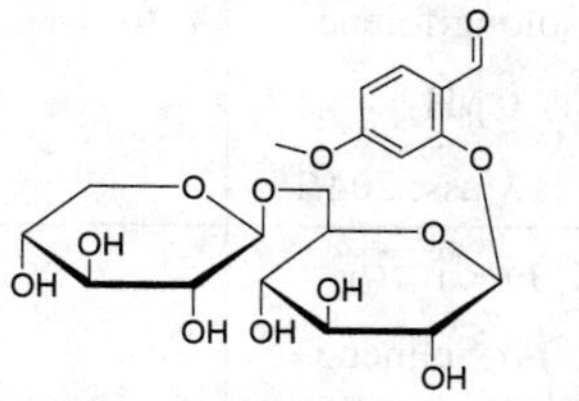 4-甲氧基苯甲醛-2-*O*-[*β*-D-木糖(1→6)*β*-D-葡萄糖] 4-Methoxybenzaldehyde -2-*O*-*β*-D-xylosyl (1→6)*β*-D-glucopyranoside
Δ^5-Pregnene-3*β*,17*α*,20*α*-diol $C_{21}H_{34}O_2$ Exact Mass: 318.26	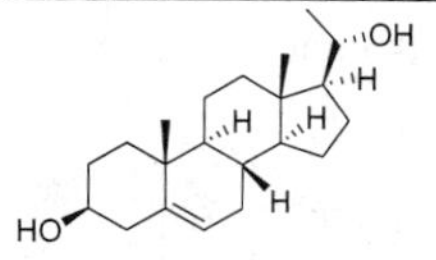 Δ^5-Pregnene-3*β*,17*α*,20*α*-diol	Ia $C_{22}H_{34}O_5$ Exact Mass: 378.24	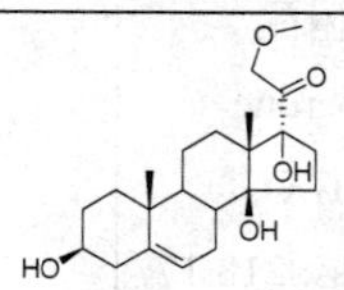 Ia

除以上化学成分外，香加皮还含有羽扇豆烷乙酸酯、Δ^5-Pregnene-3*β*,20*α*-diol、3-氧-12-烯-24-熊果酸甲酯等。

【分析方法】

1 高效液相色谱法同时测定香加皮中杠柳毒苷和4-甲氧基水杨醛的方法改进[105]

1.1 仪器

Waters 2695 高效液相色谱仪。

1.2 色谱条件

色谱柱：ODS 柱(250mm×4.6mm，5μm)；流动相：乙腈-甲醇-水(27∶10∶63)；流速 1.0mL/min；检测波长 220nm；分析时间 24min。

1.3 对照品溶液的制备

称取杠柳毒苷和 4-甲氧基水杨醛对照品，用适量甲醇溶解。

1.4 供试品溶液的制备

精密称取香加皮粉末 0.25g，加适量 50%乙醇超声 40min，用 50%乙醇定容至 25mL，滤过，即得。

香附

Xiangfu

CYPERI RHIZOMA

【化学成分】

表 1-9-36 香附主要化学成分[106~109]

中英文名、化学式及相对分子质量	结构图	中英文名、化学式及相对分子质量	结构图
α-荜澄茄烯 *α*-Cubebene $C_{15}H_{24}$ Exact Mass: 204.19	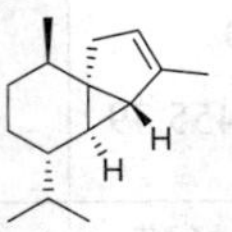 *α*-荜澄茄烯 *α*-Cubebene	*α*-可巴烯 *α*-Copaene $C_{15}H_{24}$ Exact Mass: 204.19	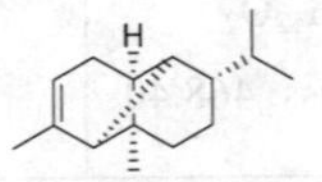 *α*-可巴烯 *α*-Copaene
β-可巴烯 *β*-Copaene $C_{15}H_{24}$ Exact Mass: 204.19	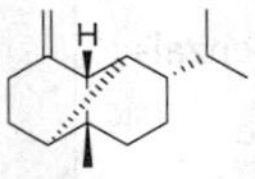 *β*-可巴烯 *β*-Copaene	香附子烯 Cyperene $C_{15}H_{24}$ Exact Mass: 204.19	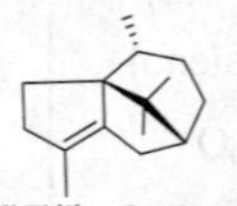 香附子烯 Cyperene
异长叶烯 Isolongifolene $C_{15}H_{24}$ Exact Mass: 204.19	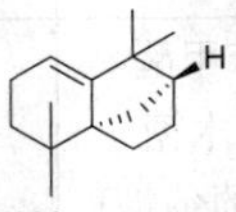 异长叶烯 Isolongifolene	*β*-芹子烯 *β*-Selinene $C_{15}H_{24}$ Exact Mass: 204.19	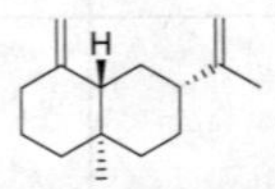 *β*-芹子烯 *β*-Selinene
(−)-*α*-芹子烯 (−)-*α*-Selinene $C_{15}H_{24}$ Exact Mass: 204.19	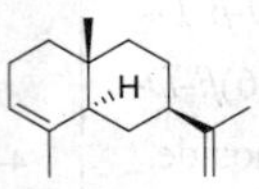 (−)-*α*-芹子烯 (−)-*α*-Selinene	马兜铃酮 Aristolone $C_{20}H_{24}N_2O_2$ Exact Mass: 324.18	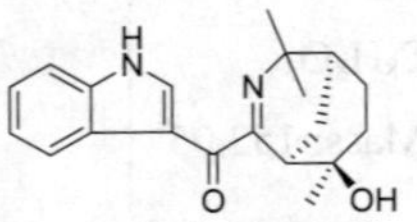 马兜铃酮 Aristolone
α-香附酮 *α*-Cyperone $C_{15}H_{22}O$ Exact Mass: 218.17	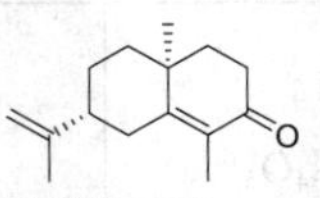 *α*-香附酮 *α*-Cyperone	Nootkatone $C_{15}H_{22}O$ Exact Mass: 218.17	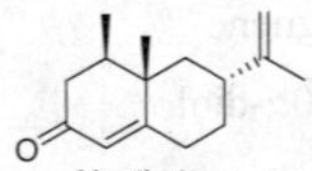 Nootkatone
(1*S*-*cis*)-1,2,3,4-四氢-1,6-二甲基-4-(1-甲乙基)-萘 (1*S*-*cis*)-1,2,3,4-Tertahydro-1,6-dimethyl-4-(1-methylethyl)-naphthalene $C_{15}H_{22}$ Exact Mass: 202.17	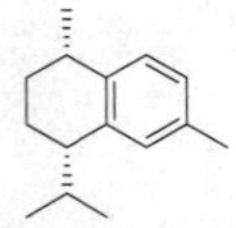 (1*S*-*cis*)-1,2,3,4-四氢-1,6-二甲基-4-(1-甲乙基)-萘 (1*S*-*cis*)-1,2,3,4-Tertahydro-1,6-dimethyl-4-(1-methylethyl)-naphthalene	软脂酸 Hexadecanoic acid $C_{16}H_{32}O_2$ Exact Mass: 256.24	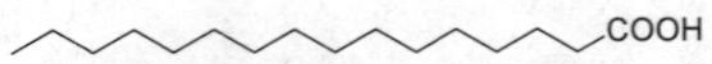 软脂酸 Hexadecanoic acid
(*Z*)-9-十八烷酸 (*Z*)-9-Octadecenoic acid $C_{18}H_{34}O_2$ Exact Mass: 282.26	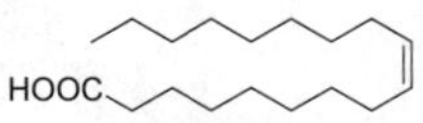 (*Z*)-9-十八烷酸 (*Z*)-9-Octadecenoic acid	十八烷酸 Octadecenoic acid $C_{18}H_{36}O_2$ Exact Mass: 284.27	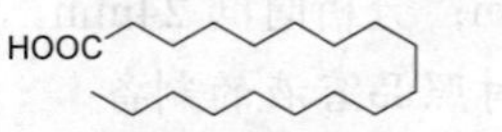 十八烷酸 Octadecenoic acid

续表

中英文名、化学式及相对分子质量	结构图	中英文名、化学式及相对分子质量	结构图
9,12-十八碳二烯酸甲酯 9,12-Octadecadienoic acid methylester $C_{19}H_{34}O_2$ Exact Mass: 294.26	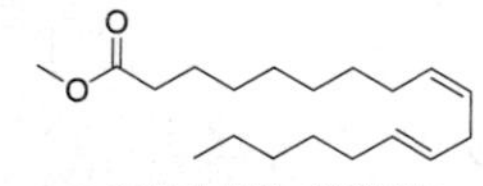 9,12-十八碳二烯酸甲酯 9,12-Octadecadienoic acid methylester	Sugetriol triacetate $C_{21}H_{30}O_6$ Exact Mass: 378.20	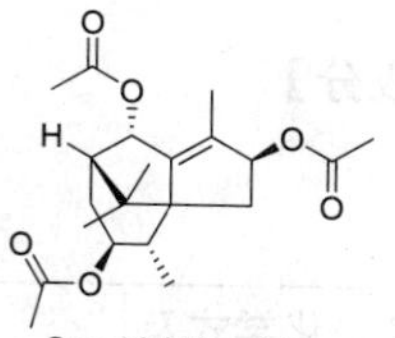 Sugetriol triacetate
桉烷双烯醇 Eudesma-4(14),11-dien-3*β*-ol $C_{15}H_{24}O$ Exact Mass: 220.18	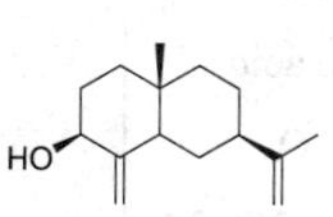 桉烷双烯醇 Eudesma-4(14),11-dien-3*β*-ol	*β*-谷甾醇 *β*-Sitosterol $C_{29}H_{50}O$ Exact Mass: 414.39	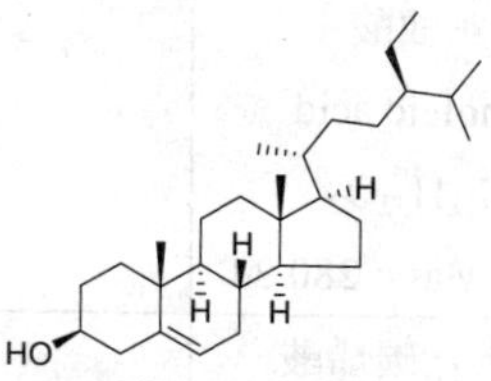 *β*-谷甾醇　*β*-Sitosterol
胡萝卜苷 Daucosterol $C_{35}H_{60}O_6$ Exact Mass: 576.44	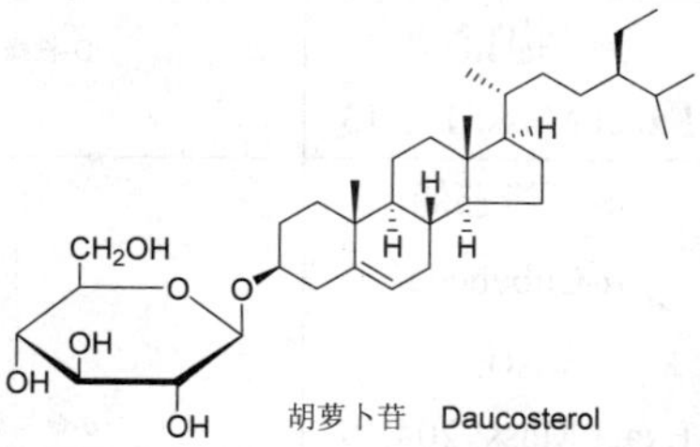 胡萝卜苷　Daucosterol	大黄素甲醚 Physicion $C_{16}H_{12}O_5$ Exact Mass: 284.07	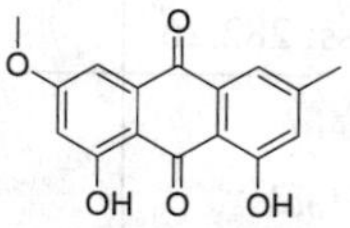 大黄素甲醚　Physicion
豆甾醇 Stigmasterol $C_{29}H_{48}O$ Exact Mass: 412.37	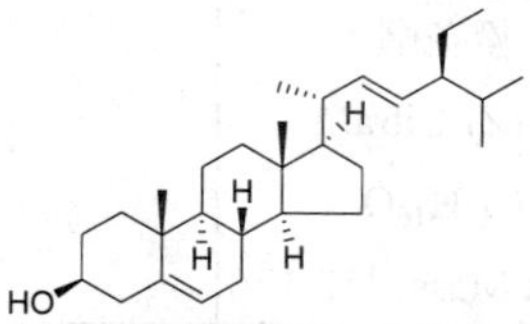 豆甾醇　Stigmasterol	Catenarin $C_{15}H_{10}O_6$ Exact Mass: 286.05	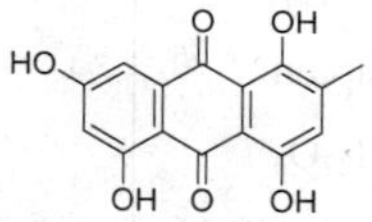 Catenarin
Rotundene $C_{15}H_{24}$ Exact Mass: 204.19	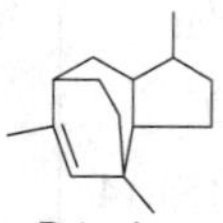 Rotundene	*β*-香附酮 *β*-Cyperone $C_{15}H_{22}O$ Exact Mass: 218.17	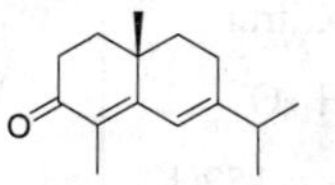 *β*-香附酮　*β*-Cyperone
异香附醇 Isocyperol $C_{15}H_{24}O$ Exact Mass: 220.18	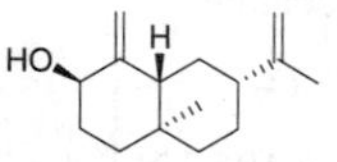 异香附醇　Isocyperol	香附醇 Cyperol $C_{15}H_{24}O$ Exact Mass: 220.18	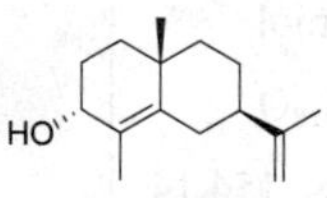 香附醇　Cyperol
β-莎草醇 *β*-Rotunol $C_{15}H_{22}O_2$ Exact Mass: 234.16	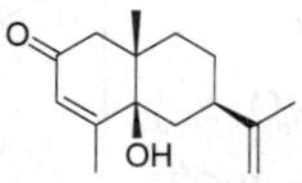 *β*-莎草醇　*β*-Rotunol	*α*-莎草醇 *α*-Rotunol $C_{15}H_{22}O_2$ Exact Mass: 234.16	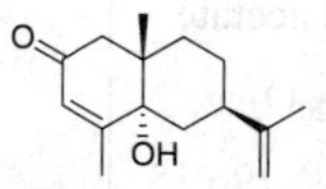 *α*-莎草醇　*α*-Rotunol
莎草奥酮 Rotundone $C_{15}H_{24}O$ Exact Mass: 220.18	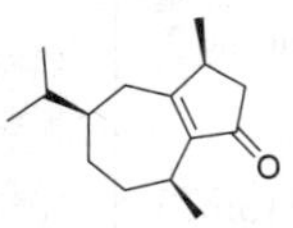 莎草奥酮　Rotundone	广藿香烯酮 Patchoulenone $C_{15}H_{22}O$ Exact Mass: 218.17	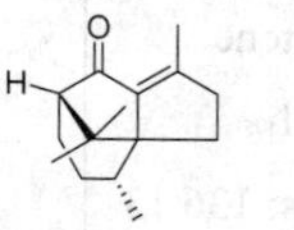 广藿香烯酮　Patchoulenone

除以上化学成分外，香附还含有 8,9-新去氢异长叶烯、9,10-去氢异长叶烯等。

香橼

Xiangyuan
CITRI FRUCTUS

【化学成分】

表 1-9-37　香橼主要化学成分[110～114]

中英文名、化学式及相对分子质量	结构图	中英文名、化学式及相对分子质量	结构图
亚油酸 Linoleic acid $C_{18}H_{32}O_2$ Exact Mass: 280.24	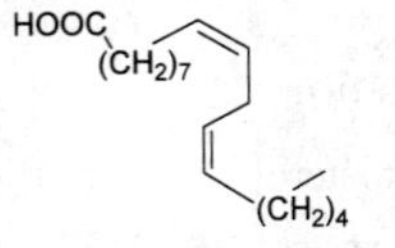 亚油酸　Linoleic acid	棕榈酸 Palmitic acid $C_{16}H_{32}O_2$ Exact Mass: 256.24	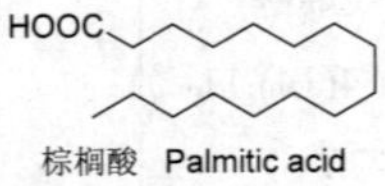 棕榈酸　Palmitic acid
9-十八碳烯酸 9-Octadecenoic acid $C_{18}H_{34}O_2$ Exact Mass: 282.26	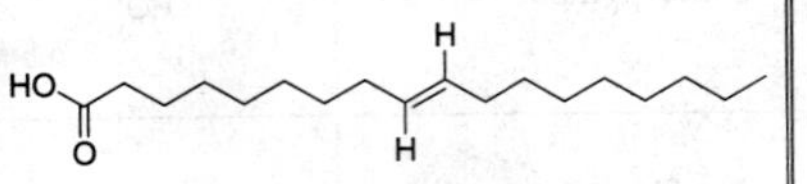 9-八碳烯酸　9-Octadecenoic acid	D-柠檬烯 D-Limonene $C_{10}H_{16}$ Exact Mass: 136.13	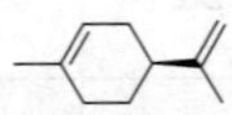 D-柠檬烯　D-Limonene
芳樟醇 Linalool $C_{10}H_{18}O$ Exact Mass: 154.14	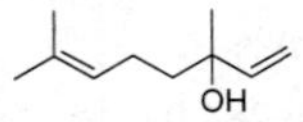 芳樟醇　Linalool	*α*-荜澄茄烯 *α*-Cubebene $C_{15}H_{24}$ Exact Mass: 204.19	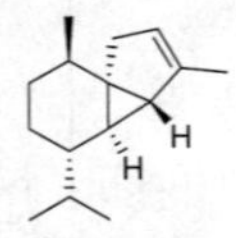 *α*-荜澄茄烯　*α*-Cubebene
葡萄内脂 Aurapten $C_{19}H_{22}O_3$ Exact Mass: 298.16	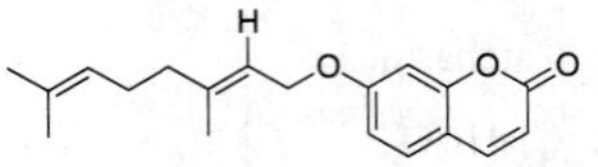 葡萄内脂　Aurapten	橙花醛 (*Z*)-Citral $C_{10}H_{16}O$ Exact Mass: 152.12	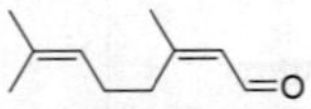 橙花醛　(*Z*)-Citral
香叶醛 (*E*)-Citral $C_{10}H_{16}O$ Exact Mass: 152.12	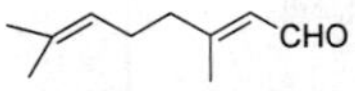 香叶醛　(*E*)-Citral	香茅醛 Citronellal $C_{10}H_{18}O$ Exact Mass: 154.14	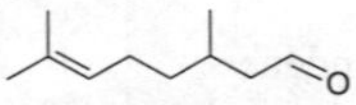 香茅醛　Citronellal
香叶醇 Geraniol $C_{10}H_{18}O$ Exact Mass: 154.14	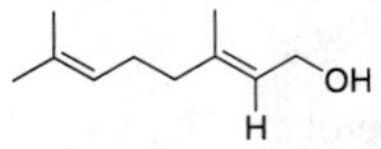 香叶醇　Geraniol	乙酸橙花酯 Neryl acetate $C_{12}H_{20}O_2$ Exact Mass: 196.15	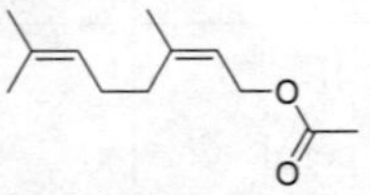 乙酸橙花酯　Neryl acetate
乙酸香叶酯 Geranyl acetate $C_{12}H_{20}O_2$ Exact Mass: 196.15	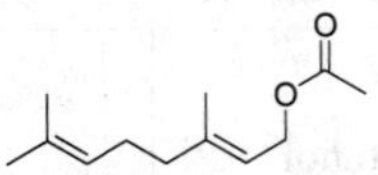 乙酸香叶酯　Geranyl acetate	植醇 Phytol $C_{20}H_{40}O$ Exact Mass: 296.31	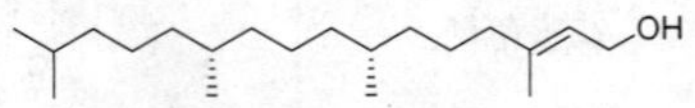 植醇　Phytol
二戊烯 Dipentene $C_{10}H_{16}$ Exact Mass: 136.13	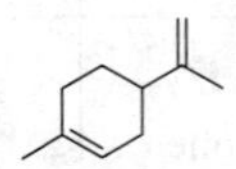 二戊烯　Dipentene	*α*-水芹烯 *α*-Phellandrene $C_{10}H_{16}$ Exact Mass: 136.13	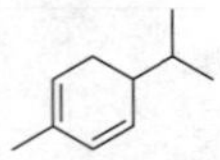 *α*-水芹烯　*α*-Phellandrene
(*R*)-对孟烯-1-醇-4 Terpinen-4-ol $C_{10}H_{18}O$ Exact Mass: 154.14	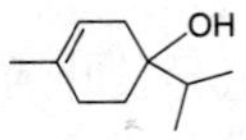 (*R*)-对孟烯-1-醇-4　Terpinen-4-ol	苹果酸 Malic acid $C_4H_6O_5$ Exact Mass: 134.02	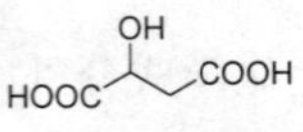 苹果酸　Malic acid

续表

中英文名、化学式及相对分子质量	结构图	中英文名、化学式及相对分子质量	结构图
柠檬油素 Citropten $C_{11}H_{10}O_4$ Exact Mass: 206.06	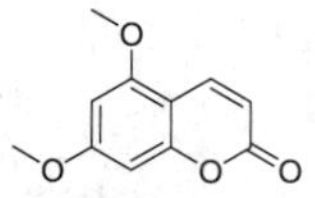 柠檬油素 Citropten	柠檬苦素 Limonin $C_{26}H_{30}O_8$ Exact Mass: 470.19	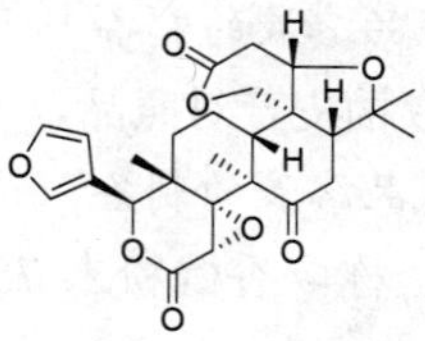 柠檬苦素 Limonin
黄柏酮 Obacunone $C_{26}H_{30}O_7$ Exact Mass: 454.20	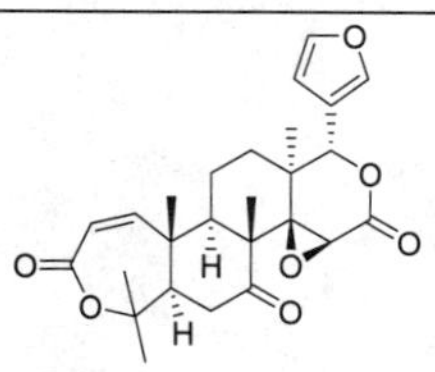 黄柏酮 Obacunone	柠檬酸 Citric acid $C_6H_8O_7$ Exact Mass: 192.03	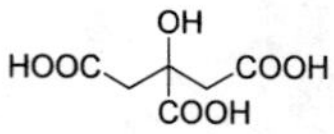 柠檬酸 Citric acid
柚皮苷 Naringin $C_{27}H_{32}O_{14}$ Exact Mass: 580.18	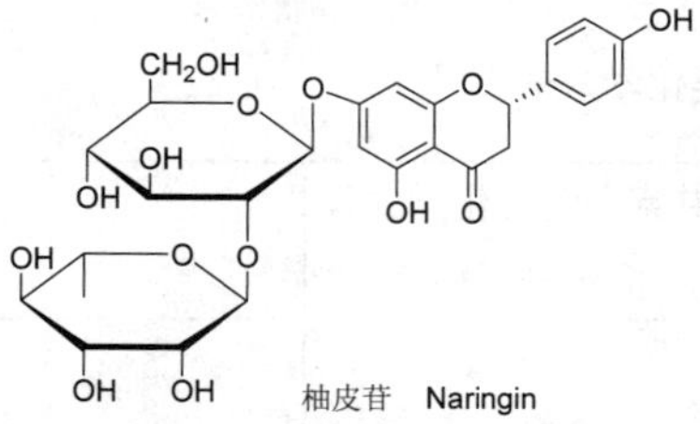 柚皮苷 Naringin	*m*-聚伞花素 *m*-Cymene $C_{10}H_{14}$ Exact Mass: 134.11	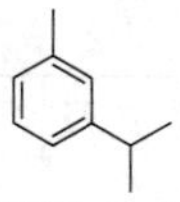 *m*-聚伞花素 *m*-Cymene
橙皮苷 Hesperidin $C_{28}H_{34}O_{15}$ Exact Mass: 610.19	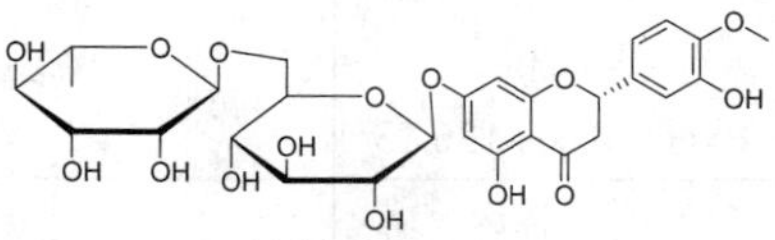 橙皮苷 Hesperidin	辛弗林 Synephrine $C_9H_{13}NO_2$ Exact Mass: 167.09	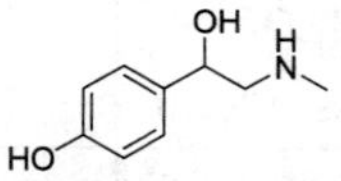 辛弗林 Synephrine
β-谷甾醇 *β*-Sitosterol $C_{29}H_{50}O$ Exact Mass: 414.39	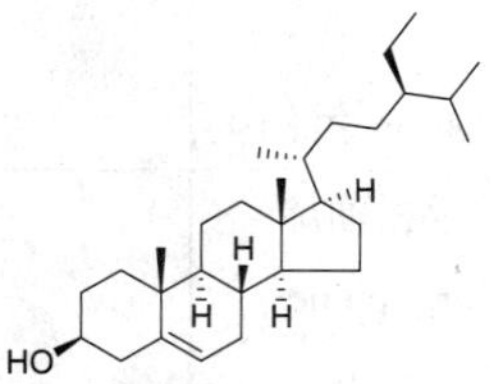 *β*-谷甾醇 *β*-Sitosterol	*N*-甲基酪胺 *N*-Methyltyramine $C_9H_{13}NO$ Exact Mass: 151.10	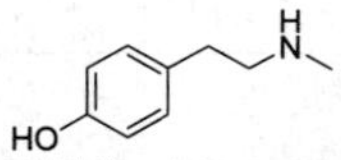 *N*-甲基酪胺 *N*-Methyltyramine
壬醛 *n*-Nonaldehyde $C_9H_{18}O$ Exact Mass: 142.14	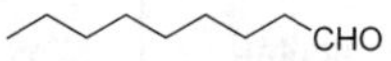 壬醛 *n*-Nonaldehyde	橙花醇 Nerol $C_{10}H_{18}O$ Exact Mass: 154.14	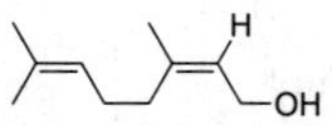 橙花醇 Nerol
4-蒈烯 Carene-4 $C_{10}H_{16}$ Exact Mass: 136.13	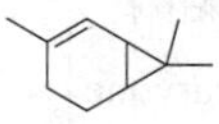 4-蒈烯 Carene-4	甲基庚烯酮 Methylheptenone $C_8H_{14}O$ Exact Mass: 126.10	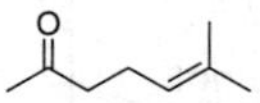 甲基庚烯酮 Methylheptenone

除以上化学成分外，香橼还含有对孟烯-1-醇-8、8-(3,8-二甲基-2,7-辛二烯)-香豆素等。

【分析方法】

1 高效液相色谱法测定香橼中柚皮苷的含量[114]

1.1 仪器

HP 1100 型单泵高效液相色谱仪。

1.2 色谱条件

色谱柱：Kromasil C_{18} 柱(250mm×4.6mm，5μm)；流动相：甲醇-水-冰醋酸溶液(30∶63∶3)；流速1.0mL/min；检测波长 284nm；柱温 35℃；进样体积 20μL；分析时间 15min。

1.3 对照品溶液的制备

称取柚皮苷对照品，用适量甲醇溶解再用 50%甲醇稀释，即得。

1.4 供试品溶液的制备

精密称取香橼粉末 75mg，加入 50%甲醇 25mL 加热回流 60min，滤过，续滤液稀释 5 倍，滤过，即得。

香薷

Xiangru
MOSLAE HERBA

【化学成分】

表 1-9-38 香薷主要化学成分[115~121]

中英文名、化学式及相对分子质量	结构图	中英文名、化学式及相对分子质量	结构图
香荆芥酚 Carvacrol $C_{10}H_{14}O$ Exact Mass: 150.10	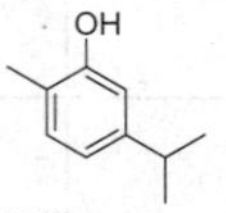 香荆芥酚 Carvacrol	*α*-蒎烯 *α*-Pinene $C_{10}H_{16}$ Exact Mass: 136.13	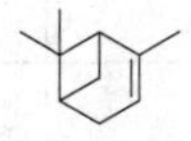 *α*-蒎烯 *α*-Pinene
对聚伞花素 *p*-Cymene $C_{10}H_{14}$ Exact Mass: 134.11	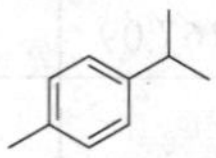 对聚伞花素 *p*-Cymene	反丁香烯 *trans*-Caryophyllene $C_{15}H_{24}$ Exact Mass: 204.19	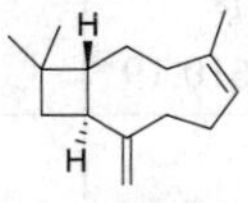 反丁香烯 *trans*-Caryophyllene
α-丁香烯 *α*-Caryophllene $C_{15}H_{24}$ Exact Mass: 204.19	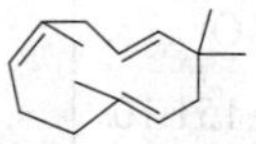 *α*-丁香烯 *α*-Caryophllene	*α*-佛手柑油烯 *α*-Bergaptene $C_{12}H_{8}O_{4}$ Exact Mass: 216.04	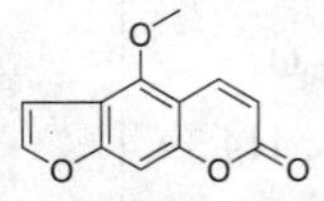 *α*-佛手柑油烯 *α*-Bergaptene
百里香酚 Thymol $C_{10}H_{14}O$ Exact Mass: 150.10	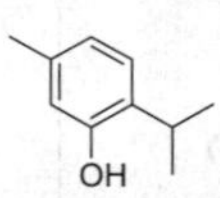 百里香酚 Thymol	百里香酚乙酸酯 Thymyl acetate $C_{12}H_{16}O_{2}$ Exact Mass: 192.12	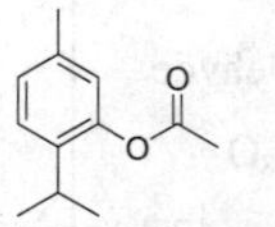 百里香酚乙酸酯 Thymyl acetate
4-松油醇 4-Terpinenol $C_{10}H_{18}O$ Exact Mass: 154.14	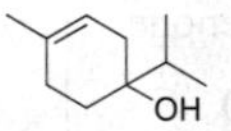 4-松油醇 4-Terpinenol	反二氢黄蒿萜酮 *trans*-Dihydrocarvone $C_{10}H_{16}O$ Exact Mass: 152.12	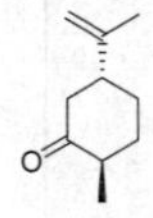 反二氢黄蒿萜酮 *trans*-Dihydrocarvone
β-法呢烯 *β*-Farnesene $C_{15}H_{24}$ Exact Mass: 204.19	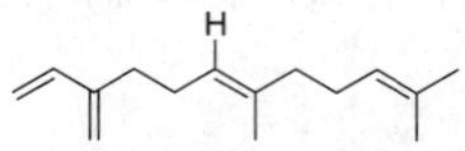 *β*-法呢烯 *β*-Farnesene	松油烯 Terpinolene $C_{10}H_{16}$ Exact Mass: 136.13	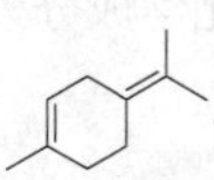 松油烯 Terpinolene
桉油醇 Eudesmol $C_{15}H_{26}O$ Exact Mass: 222.20	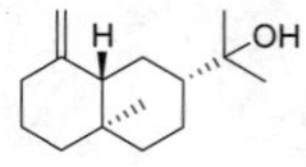 桉油醇 Eudesmol	*β*-金合欢烯 *β*-Farnesene $C_{15}H_{24}$ Exact Mass: 204.19	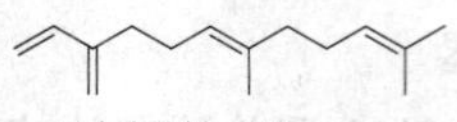 *β*-金合欢烯 *β*-Farnesene

续表

中英文名、化学式及相对分子质量	结构图	中英文名、化学式及相对分子质量	结构图
葎草烯 Humulene $C_{15}H_{24}$ Exact Mass: 204.19	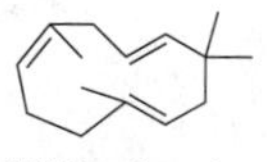 葎草烯　Humulene	芳樟醇 Linalool $C_{10}H_{18}O$ Exact Mass: 154.14	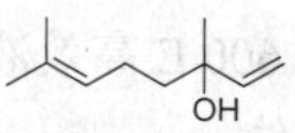 芳樟醇　Linalool
乙酸香荆芥酚 Carvacrol acetate $C_{12}H_{16}O_2$ Exact Mass: 192.12	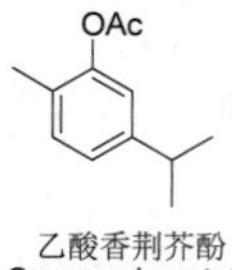 乙酸香荆芥酚 Carvacrol acetate	1-甲基-2-异丙烯苯 *O*-Cymene $C_{10}H_{14}$ Exact Mass: 134.11	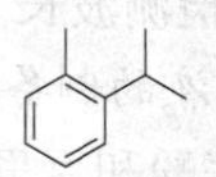 1-甲基-2-异丙烯苯　O-Cymene
对聚伞花烃 *p*-Cymene $C_{10}H_{14}$ Exact Mass: 134.11	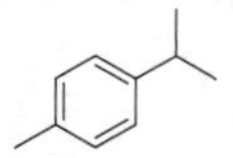 对聚伞花烃　*p*-Cymene	*α*-愈创木烯 *α*-Guaiene $C_{15}H_{24}$ Exact Mass: 204.19	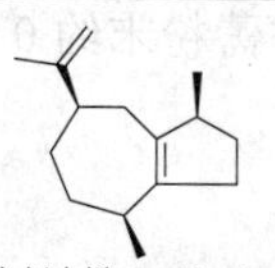 *α*-愈创木烯　*α*-Guaiene
金合欢素 Acacetin $C_{16}H_{12}O_5$ Exact Mass: 284.07	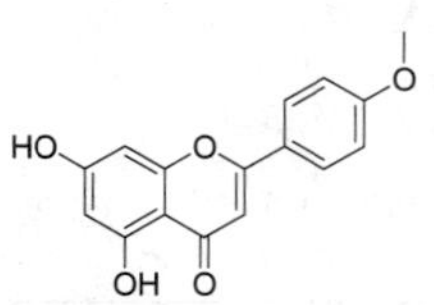 金合欢素　Acacetin	芹菜素-7-*O*-*α*-L-鼠李糖(1→4)-6"-*O*-乙酰基-*β*-*D*-葡萄糖苷 $C_{29}H_{32}O_{15}$ Exact Mass: 620.17	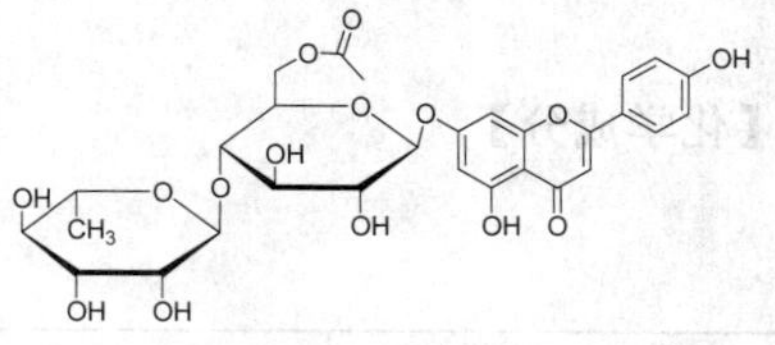 芹菜素-7-*O*-*α*-L-鼠李糖(1→4)-6"-*O*-乙酰基-*β*-*D*-葡萄糖苷
5,7-二甲氧基-4'-羟基黄酮-4'-*O*-*α*-L-鼠李糖(1→2)-*β*-*D*-葡萄糖苷 $C_{29}H_{34}O_{14}$ Exact Mass: 606.19	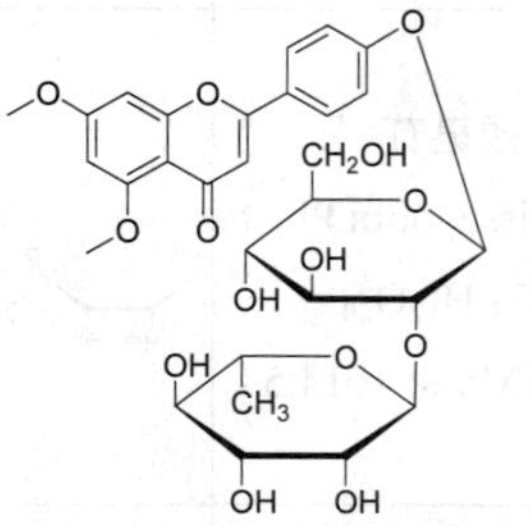 5,7-二甲氧基-4'-羟基黄酮-4'-*O*-*α*-L-鼠李糖(1→2)-*β*-D-葡萄糖苷	蒙花苷 Buddleoside $C_{28}H_{32}O_{14}$ Exact Mass: 592.18	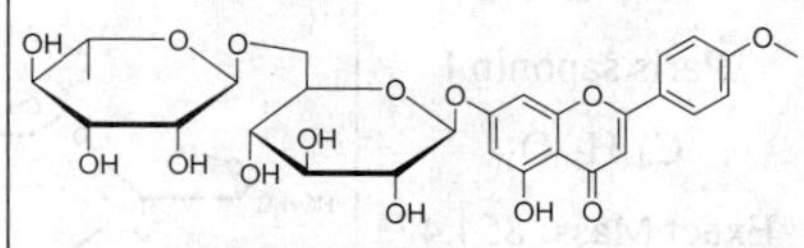 蒙花苷　Buddleoside
5-羟基-6,7-二甲氧基黄酮 5-Hydroxy-6,7-dimethoxyflavanone $C_{17}H_{14}O_5$ Exact Mass: 298.08	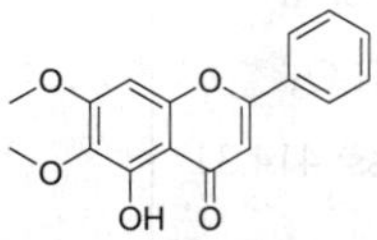 5-羟基-6,7-二甲氧基黄酮 5-Hydroxy-6,7-dimethoxyflavanone	5-羟基-7,8-二甲氧基黄酮 5-Hydroxy-7,8-dimethoxyflavanone $C_{17}H_{14}O_5$ Exact Mass: 298.08	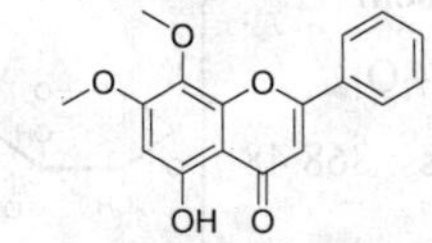 5-羟基-7,8-二甲氧基黄酮 5-Hydroxy-7,8-dimethoxyflavanone
5,7-二羟基-4'-甲氧基黄酮 5,7-Dihydroxy-4'-dimethoxyflavanone $C_{16}H_{12}O_5$ Exact Mass: 284.07	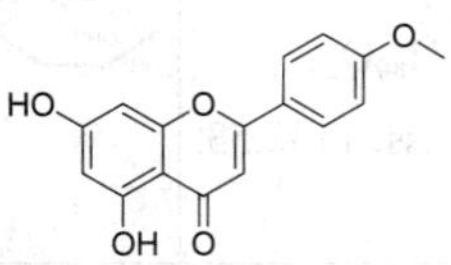 5,7-二羟基-4'-甲氧基黄酮 5,7-Dihydroxy-4'-dimethoxyflavanone	异鼠李素-3-*O*-芸香糖苷 Isorhamnetin-3-*O*-*β*-rutinoside $C_{28}H_{32}O_{16}$ Exact Mass: 624.17	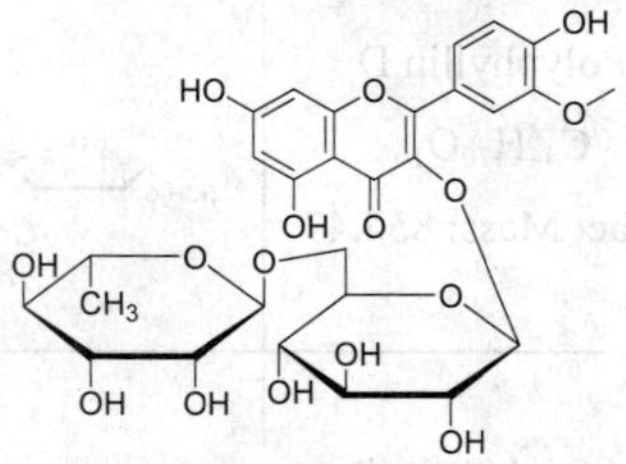 异鼠李素-3-*O*-芸香糖苷 Isorhamnetin-3-*O*-*β*-rutinoside

【分析方法】

1　高效液相色谱法测定香薷药材中香芹酚和百里香酚的含量[121]

1.1 仪器

Waters 600 E 高效液相色谱仪。

1.2 色谱条件

色谱柱：Inertsil ODS-3 柱(250mm×4.6mm，5μm)；流动相：甲醇-水-冰醋酸溶液(60∶40∶2)；流速1.0mL/min；检测波长 274nm；分析时间约 32min。

1.3 对照品溶液的制备

称取香芹酚和百里香酚对照品，用适量 95%乙醇溶解。

1.4 供试品溶液的制备

称取香薷粉末约 0.4g，加入 95%乙醇 20mL 超声处理 30min，滤过，即得。

重楼

Chonglou

PARIDIS RHIZOMA

【化学成分】

表 1-9-39　重楼主要化学成分[122～124]

中英文名、化学式及相对分子质量	结构图	中英文名、化学式及相对分子质量	结构图
重楼皂苷 I Paris saponin I $C_{44}H_{70}O_{16}$ Exact Mass: 854.47	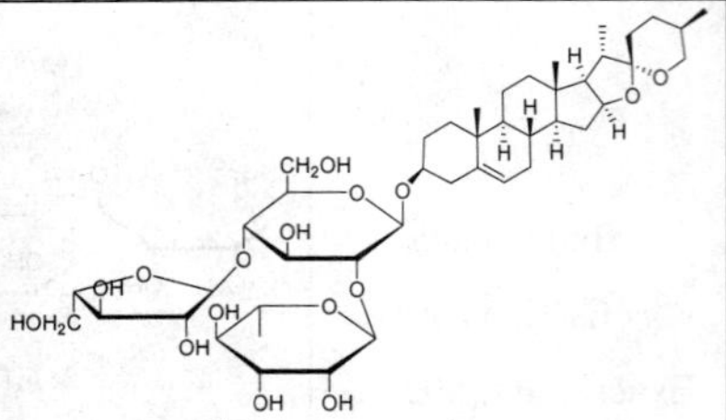 重楼皂苷 I　Paris saponin I	重楼皂苷 II Parissaponin Pb $C_{51}H_{82}O_{20}$ Exact Mass: 1014.54	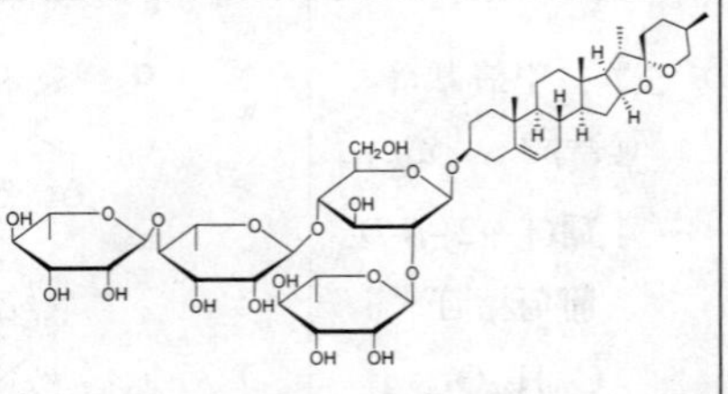 重楼皂苷 II　Parissaponin Pb
重楼皂苷 III Dioscin $C_{45}H_{72}O_{16}$ Exact Mass: 868.48	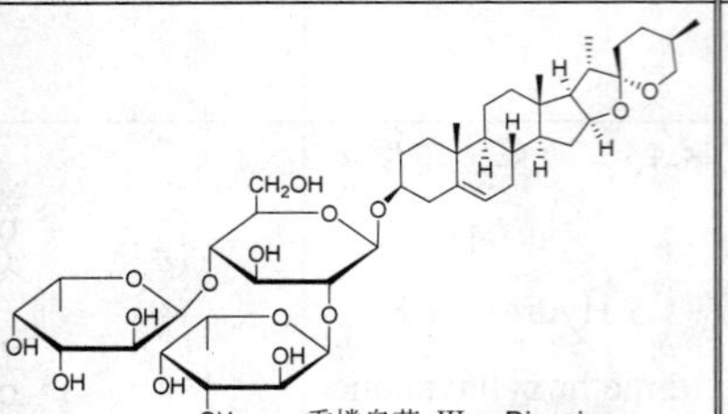 重楼皂苷 III　Dioscin	薯蓣皂苷元 Diosgenin $C_{27}H_{42}O_3$ Exact Mass: 414.31	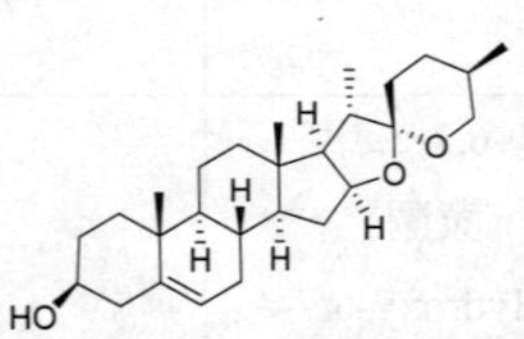 薯蓣皂苷元　Diosgenin
重楼皂苷 IV Polyphyllin D $C_{44}H_{70}O_{16}$ Exact Mass: 854.47	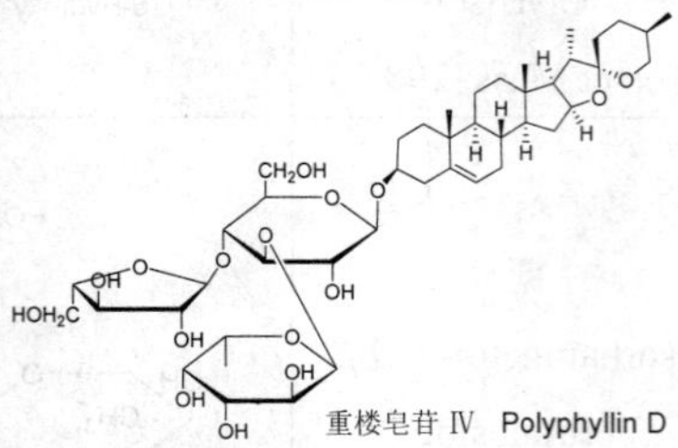 重楼皂苷 IV　Polyphyllin D	皂草苷 A Saponoside A $C_{54}H_{84}O_{25}$ Exact Mass: 1132.53	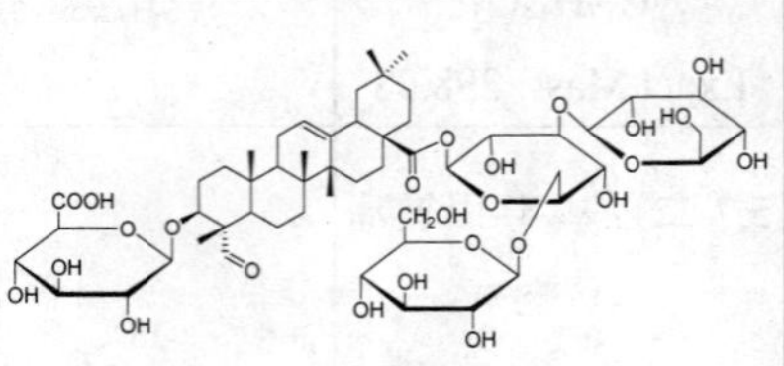 皂草苷 A　Saponoside A
七叶一枝花皂苷 H Polyphyllin H $C_{50}H_{82}O_{22}$ Exact Mass: 1034.53	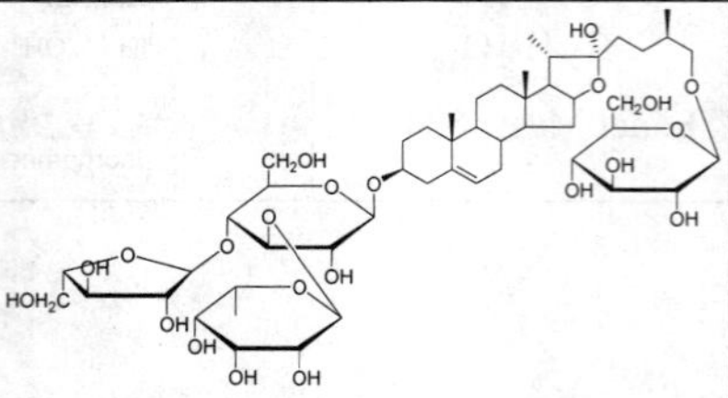 七叶一枝花皂苷 H　Polyphyllin H	重楼甾酮 Paristerone $C_{27}H_{44}O_7$ Exact Mass: 480.31	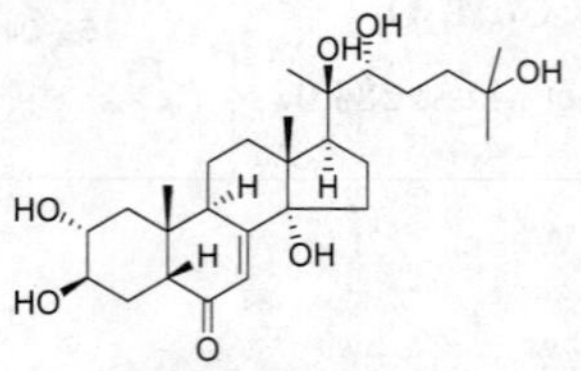 重楼甾酮　Paristerone

续表

中英文名、化学式及相对分子质量	结构图	中英文名、化学式及相对分子质量	结构图
蚤休皂苷 B Pariphyllin B $C_{50}H_{80}O_{21}$ Exact Mass: 1016.52	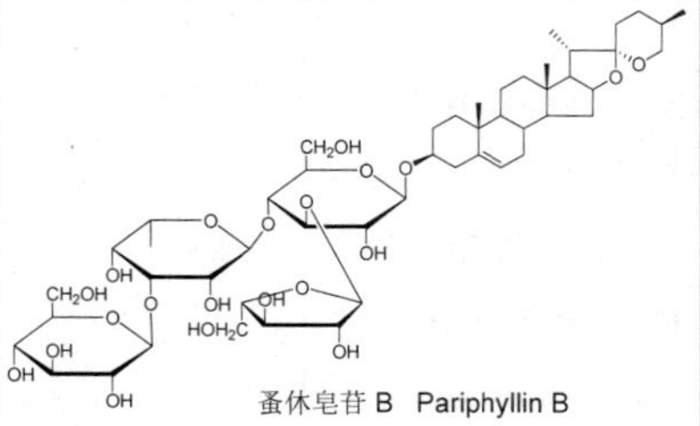 蚤休皂苷 B Pariphyllin B	七叶一枝花皂苷 G Polyphyllin G $C_{51}H_{84}O_{22}$ Exact Mass: 1048.55	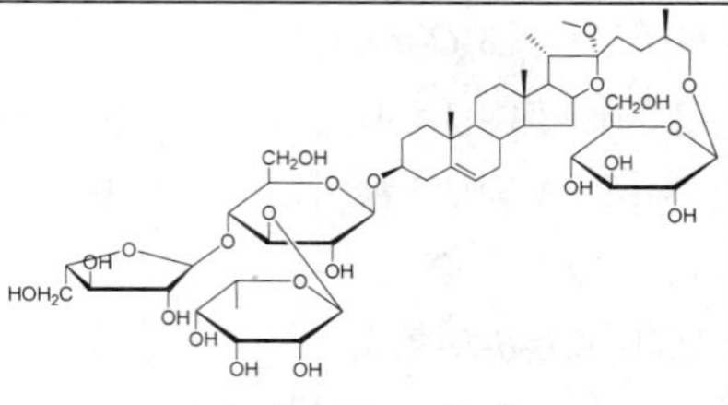 七叶一枝花皂苷 G Polyphyllin G
皂草苷 D Saponoside D $C_{87}H_{138}O_{49}$ Exact Mass: 1966.83	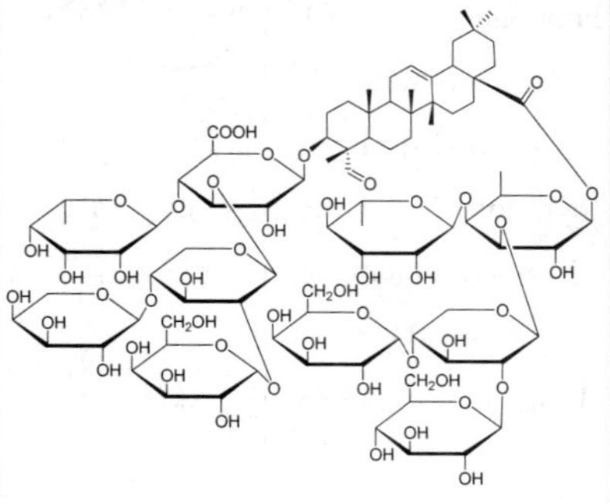 皂草苷 D Saponoside D	蚤休皂苷 A Pariphyllin A $C_{51}H_{82}O_{21}$ Exact Mass: 1030.53	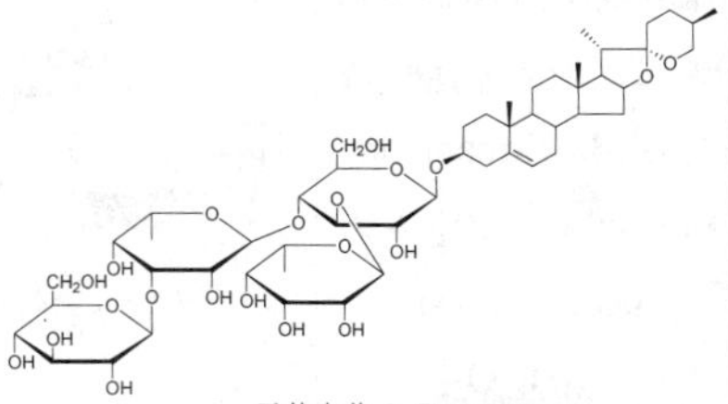 蚤休皂苷 A Pariphyllin A
β-蜕皮激素 *β*-Ecdysone $C_{27}H_{44}O_7$ Exact Mass: 480.31	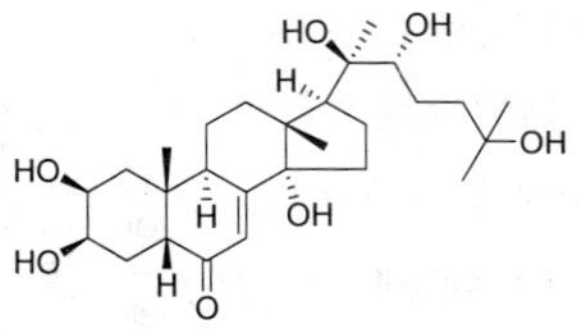 *β*-蜕皮激素 *β*-Ecdysone	山柰酚-3-*O*-[*β*-D-葡萄吡喃糖基(1→6)]-*β*-D-葡萄吡喃苷 Kaempferol 3-*O*-[*β*-D-glucopyranosyl(1→6)]-*β*-D-glucopyranoside $C_{27}H_{30}O_{16}$ Exact Mass: 610.15	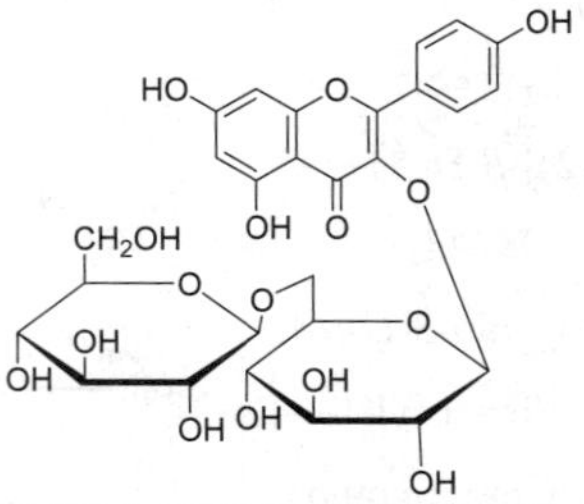 山柰酚-3-*O*-[*β*-D-葡萄吡喃糖基(1→6)]-*β*-D-葡萄吡喃苷 Kaempferol 3-*O*-[*β*-D-glucopyranosyl(1→6)]-*β*-D-glucopyranoside
7-*O*-*α*-*L*-鼠李吡喃糖基-山柰酚-3-*O*-*β*-D-葡萄吡喃糖基(1→6)-*β*-*D*-葡萄糖苷 7-*α*-L-Rhamnosyl kaempferol 3-*O*-*β*-D-glucopyranosyl(1→6)-*β*-D-glucopyranoside $C_{33}H_{40}O_{20}$ Exact Mass: 756.21	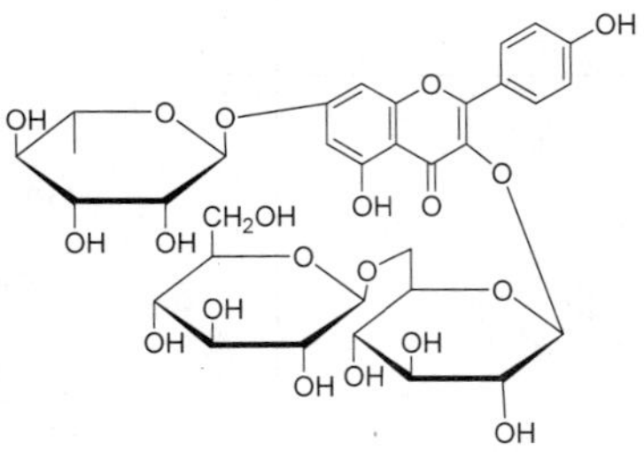 7-*O*-*α*-L-鼠李吡喃糖基-山柰酚-3-*O*-*β*-D-葡萄吡喃糖基(1→6)-*β*-D-葡萄糖苷 7-*α*-L-Rhamnosyl kaempferol 3-*O*-*β*-D-glucopyranosyl(1→6)-*β*-*D*-glucopyranoside	*β*-谷甾醇 *β*-Sitosterol $C_{29}H_{50}O$ Exact Mass: 414.39	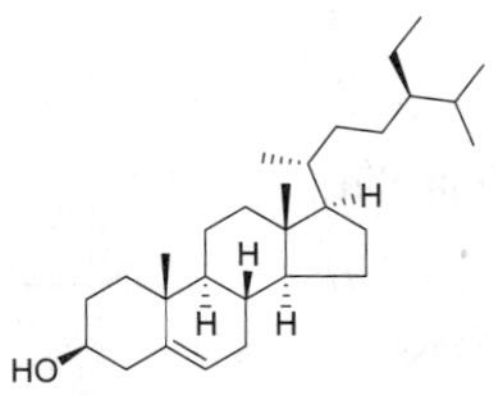 *β*-谷甾醇 *β*-Sitosterol
豆甾醇 Stigmasterol $C_{29}H_{48}O$ Exact Mass: 412.37	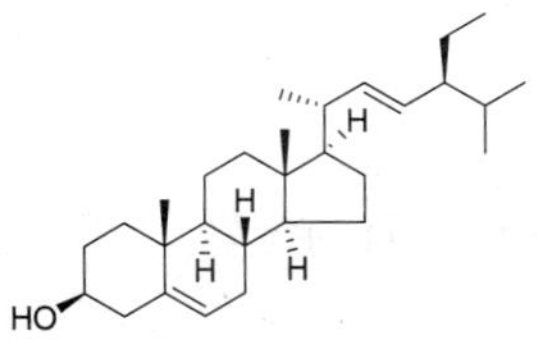 豆甾醇 Stigmasterol	23,27-二羟基偏诺皂苷 23,27-Dihydroxy-pennogenin $C_{27}H_{42}O_6$ Exact Mass: 462.30	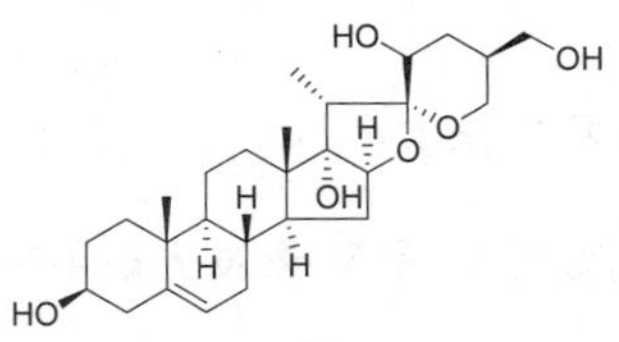 23,27-二羟基偏诺皂苷 23,27-Dihydroxypennogenin

续表

中英文名、化学式及相对分子质量	结构图	中英文名、化学式及相对分子质量	结构图
偏诺皂苷元3-*O*-*α*-L-鼠李吡喃糖-(1→4)-*O*-*α*-L-鼠李吡喃糖(1→4)[*α*-L-鼠李吡喃糖(1→2)]-*β*-D-葡萄吡喃糖苷 Pennogenin-3-*O*-*α*-L-rhamnopyranosyl(1→4)-*O*-*α*-L-rhamnopyranosyl(1→4)-[*α*-L-rhamnopyranosyl-(1→2)]-*β*-*D*-glucopyrano side $C_{51}H_{82}O_{21}$ Exact Mass: 1030.53	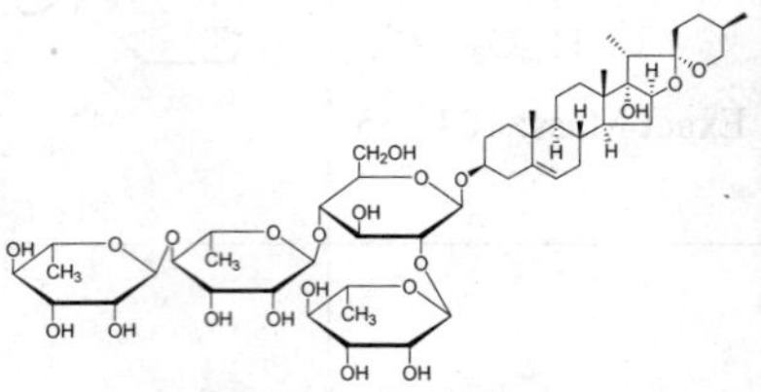 偏诺皂苷元3-*O*-*α*-L-鼠李吡喃糖-(1→4)-*O*-*α*-L-鼠李吡喃糖(1→4)[*α*-L-鼠李吡喃糖(1→2)]-*β*-D-葡萄吡喃糖苷 Pennogenin-3-*O*-*α*-L-rhamnopyranosyl(1→4)-*O*-*α*-L-rhamnopyranosyl(1→4)-[*α*-L-rhamnopyranosyl-(1→2)]-*β*-D-glucopyranoside	偏诺皂苷元3-*O*-*α*-L-鼠李吡喃糖-(1→2)-[*α*-L-鼠李吡喃糖(1→4)]-*β*-D-葡萄吡喃糖苷 Pennogenin-3-*O*-*α*-L-rhamnopyranosyl(1→2)-[*α*-L-rhamnopyranosyl(1→4)]-*β*-*D*-glucopyranoside $C_{45}H_{72}O_{17}$ Exact Mass: 884.48	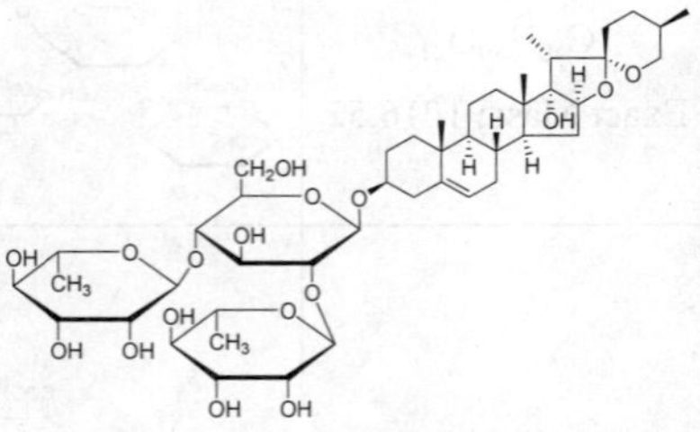 偏诺皂苷元3-*O*-*α*-L-鼠李吡喃糖-(1→2)-[*α*-L-鼠李吡喃糖(1→4)]-*β*-D-葡萄吡喃糖苷 Pennogenin-3-*O*-*α*-L-rhamnopyranosyl(1→2)-[*α*-L-rhamnopyranosyl(1→ 4)]-*β*-D-glucopyranoside
偏诺皂苷元3-*O*-*α*-L-阿拉伯呋喃糖-(1→4)-[*O*-*α*-L-鼠李吡喃糖-(1→2)]-*β*-D-葡萄吡喃糖苷 Pennogenin-3-*O*-*α*-L-arabinofuranosyl(1→4)[*α*-L-rhamnopyranosyl(1→2)]-*β*-D-glucopyranoside $C_{44}H_{70}O_{17}$ Exact Mass: 870.46	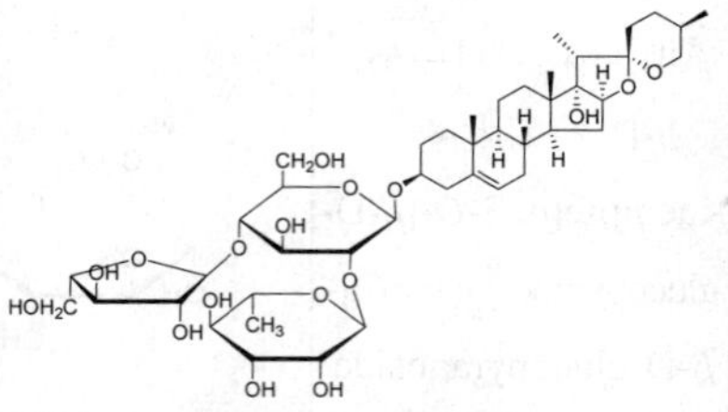 偏诺皂苷元3-*O*-*α*-L-阿拉伯呋喃糖-(1→4)-[*O*-*α*-L-鼠李吡喃糖-(1→ 2)]-*β*-D-葡萄吡喃糖苷 Pennogenin-3-*O*-*α*-L-arabinofuranosyl(1→4)[*α*-L-rhamnopyranosyl(1→2)]-*β*-D-glucopyranoside	偏诺皂苷元3-*O*-*α*-L-鼠李吡喃糖-(1→2)-*β*-D-葡萄吡喃糖苷 Pennogenin-3-*O*-*α*-L-rhamnopyranosyl(1→2)-*β*-*D*-glucopyranoside $C_{39}H_{62}O_{13}$ Exact Mass: 738.42	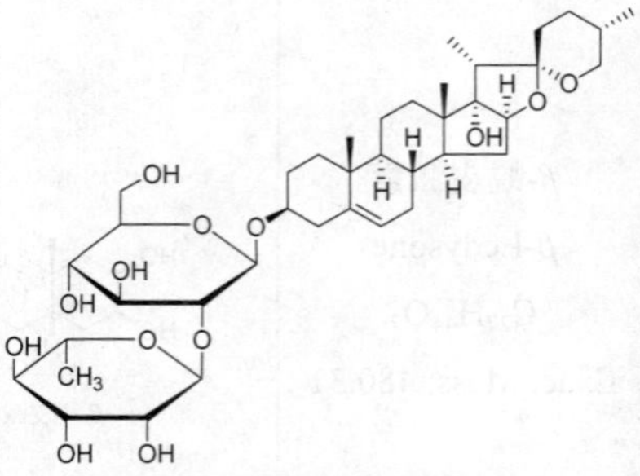 偏诺皂苷元3-*O*-*α*-L-鼠李吡喃糖-(1→2)-*β*-D-葡萄吡喃糖苷 Pennogenin-3-*O*-*α*-L-rhamnopyranosyl(1→2)-*β*-D-glucopyranoside
纤细薯蓣皂苷 Gracillin $C_{45}H_{27}O_{17}$ Exact Mass: 884.48	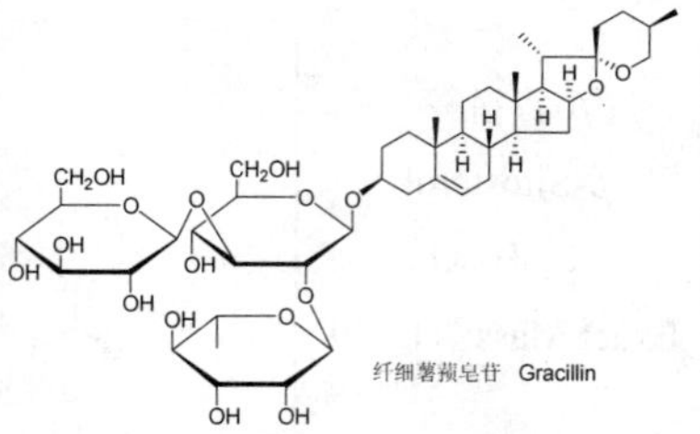 纤细薯蓣皂苷 Gracillin		

除以上述化学成分外，重楼还含有皂草苷B、皂草苷C、蚤休甾酮、22-羟基-原薯蓣皂苷、C_{22}-甲氧基原重楼皂苷、27-羟基偏诺皂苷等。

【分析方法】

1 高效液相色谱-蒸发光散射检测器法分析重楼商品药材中甾体皂苷的含量[124]

1.1 仪器

HP1100 高效液相色谱仪，Alltech 500 型 ELSD 系统。

1.2 色谱条件

色谱柱：Kromasil C_{18} 柱(150mm×4.6mm，5μm)；流动相：乙腈-水，梯度洗脱（0～5min 30%～44%乙

腈，5～20min 44%～55%乙腈，20～25min 55%～60%乙腈，25～30min 60%～100%乙腈）；流速 1.0mL/min；柱温 25℃；蒸发光散射检测器参数：气流速 3.0mL/min，漂移管温度 102℃。

1.3 对照品溶液的制备

取各种皂苷，用适量甲醇溶解。

1.4 供试品溶液的制备

精密称取重楼药材 0.5g，加入 50mL 甲醇回流提取 2 次，每次 1.5h，滤过，滤液蒸干，残渣用甲醇溶解并定容至 10mL，滤过，即得。

禹州漏芦

Yuzhou Loulu

ECHINOPSIS RADIX

【化学成分】

表 1-9-40a 禹州漏芦主要化学成分[125]

中英文名、化学式及相对分子质量	结构图	中英文名、化学式及相对分子质量	结构图
5-(丁烯-3-炔-1)-2,2′-联噻吩 5-(But-3-en-1-ynyl)-2,2′-bithiophene $C_{12}H_8S_2$ Exact Mass: 216.01	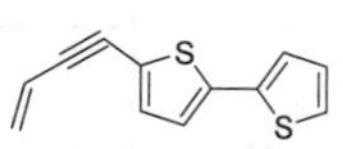 5-(丁烯-3-炔-1)-2,2′-联噻吩 5-(But-3-en-1-ynyl)-2,2′-bithiophene	*α*-三联噻吩 *α*-Terthienyl $C_{12}H_8S_3$ Exact Mass: 247.98	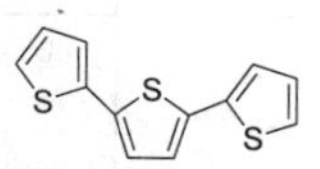 *α*-三联噻吩 *α*-Terthienyl
5-乙酰基-2,2′-联噻吩 5-Acetyl-2,2′-bithiophene $C_{10}H_8OS_2$ Exact Mass: 208.00	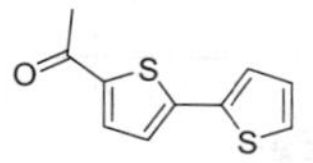 5-乙酰基-2,2′-联噻吩 5-Acetyl-2,2′-bithiophene	5-(3,4-二乙酰氧基丁炔-1)-2,2′-联噻吩 5-(3,4-Diacetoxybut-1-ynyl)-2,2′-bithiophene $C_{16}H_{14}O_4S_2$ Exact Mass: 334.03	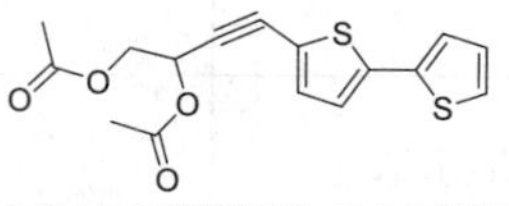 5-(3,4-二乙酰氧基丁炔-1)-2,2′-联噻吩 5-(3,4-Diacetoxybut-1-ynyl)-2,2′-bithiophene
5-(3,4-二羟基丁炔-1)-2,2′-联噻吩 5-(3,4-Dihydroxybut-1-ynyl)-2,2′-bithiophene $C_{12}H_{10}O_2S_2$ Exact Mass: 250.01	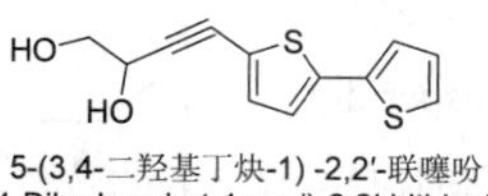 5-(3,4-二羟基丁炔-1) -2,2′-联噻吩 5-(3,4-Dihydroxybut-1-ynyl)-2,2′-bithiophene	5-(3-乙酰氧基-4-*O*-异戊酰氧基丁炔-1)-2,2′-联噻吩 5-(3-Acetoxy-4-isovaleroyloxybut-1-ynyl)-2,2′-bithiophene $C_{19}H_{20}O_4S_2$ Exact Mass: 376.08	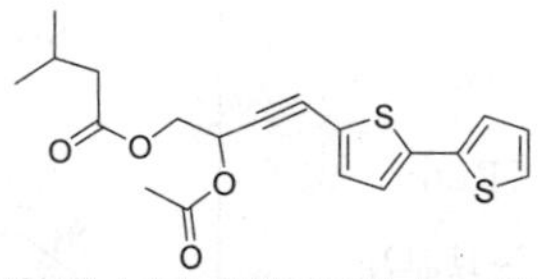 5-(3-乙酰氧基-4 -*O*异戊酰氧基丁炔-1)-2,2′-联噻吩 5-(3-Acetoxy-4-isovaleroyloxybut-1-ynyl)-2,2′-bithiophene
5-(3-羟基-4-乙酰氧基丁炔-1)-2,2′-联噻吩 5-(3-Hydroxy-4-acetoxybut-1-ynyl)-2,2′-bithiophene $C_{14}H_{12}O_3S_2$ Exact Mass: 292.02	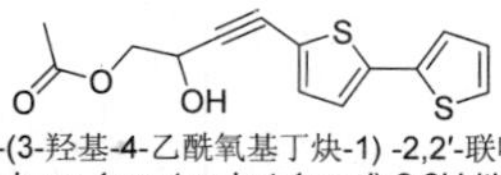 5-(3-羟基-4-乙酰氧基丁炔-1) -2,2′-联噻吩 5-(3-Hydroxy-4-acetoxybut-1-ynyl)-2,2′-bithiophene	5-(4-羟基丁炔-1)-2,2′-联噻吩 5-(4-Hydroxybut-1-ynyl)-2,2′-bithiophene $C_{12}H_{10}OS_2$ Exact Mass: 234.02	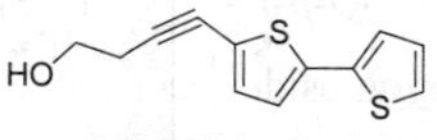 5-(4-羟基丁炔-1)-2,2′-联噻吩 5-(4-Hydroxybut-1-ynyl)-2,2′-bithiophene

续表

中英文名、化学式及相对分子质量	结构图	中英文名、化学式及相对分子质量	结构图
Echinothiophene $C_{23}H_{26}O_{10}S$ Exact Mass: 494.12	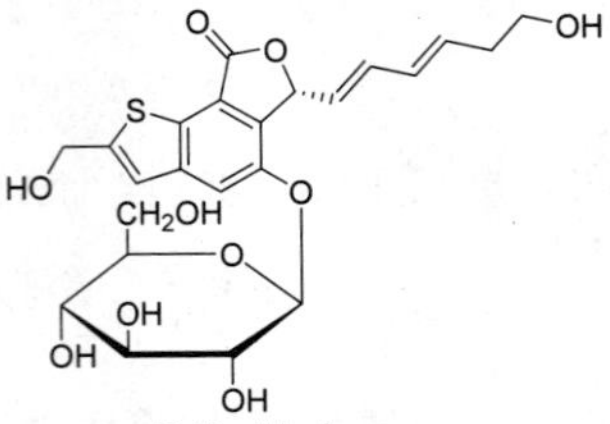 Echinothiophene	Echinoynethiophene A $C_{13}H_{10}O_2S$ Exact Mass: 230.04	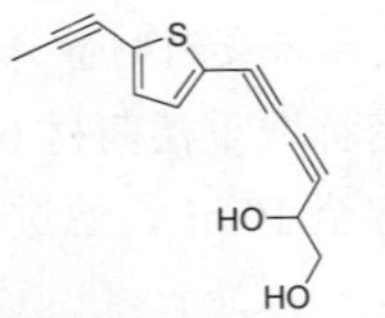 Echinoynethiophene A
顺式-*β*-金合欢烯 *cis*-*β*-Farnesene $C_{15}H_{24}$ Exact Mass: 204.19	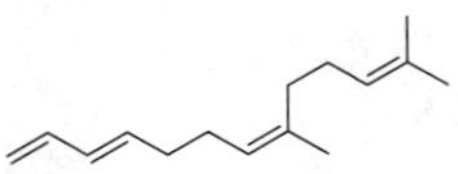 顺式-*β*-金合欢烯　*cis*-*β*-Farnesene	*β*-红没药烯 *β*-Bisabolene $C_{15}H_{24}$ Exact Mass: 204.19	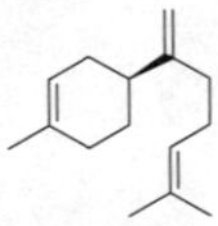 *β*-红没药烯　*β*-Bisabolene
蒲公英萜醇乙酸酯 Taraxeryl acetate $C_{32}H_{52}O_2$ Exact Mass: 468.40	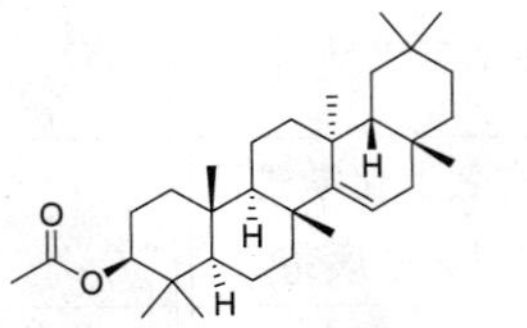 蒲公英萜醇乙酸酯　Taraxeryl acetate	*β*-谷甾醇 *β*-Sitosterol $C_{29}H_{50}O$ Exact Mass: 414.39	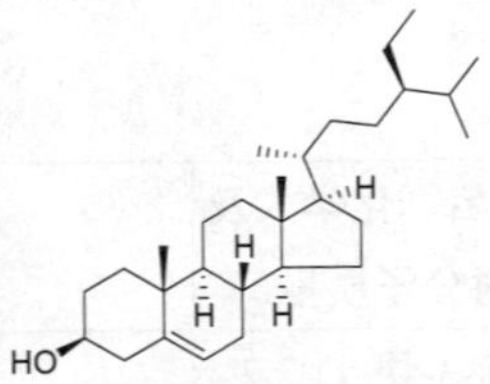 *β*-谷甾醇　*β*-Sitosterol
胡萝卜苷 Daucosterol $C_{35}H_{60}O_6$ Exact Mass: 576.44	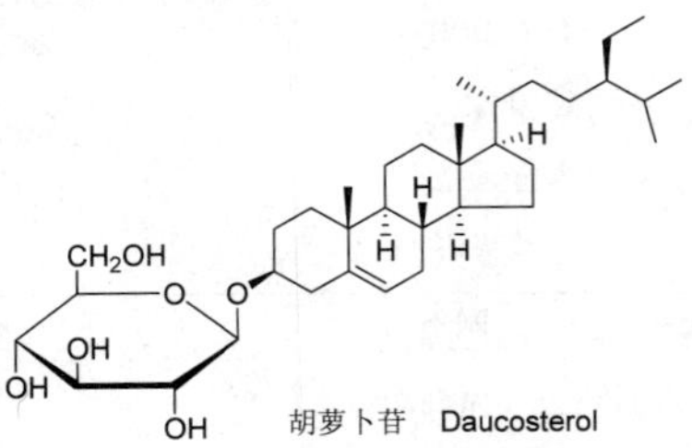 胡萝卜苷　Daucosterol	地榆皂苷 I Ziyu-glucoside I $C_{41}H_{66}O_{13}$ Exact Mass: 766.45	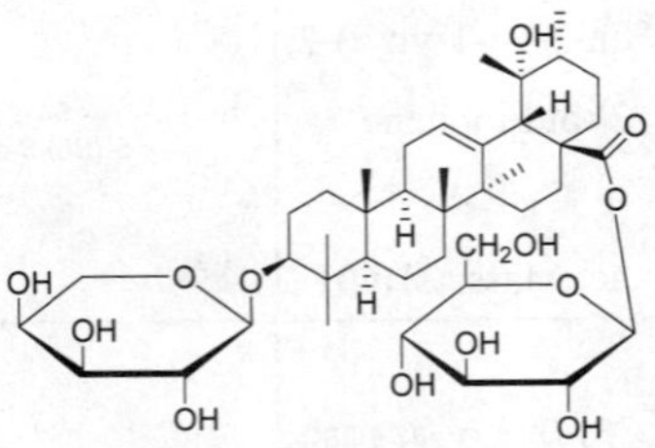 地榆苷 I　Ziyu-glucoside I
熊果酸 Ursolic acid $C_{30}H_{48}O_3$ Exact Mass: 456.36	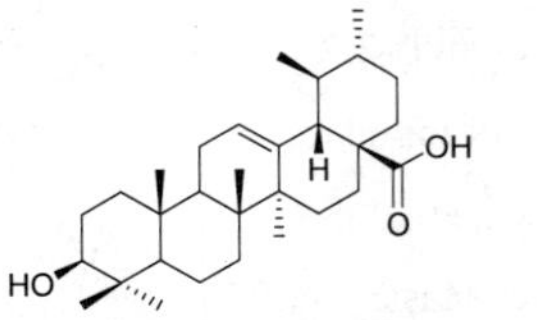 熊果酸　Ursolic acid	槲皮素 Quercetin $C_{15}H_{10}O_7$ Exact Mass: 302.04	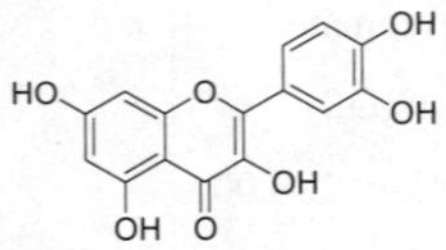 槲皮素　Quercetin
芦丁 Rutin $C_{27}H_{30}O_{16}$ Exact Mass: 610.15	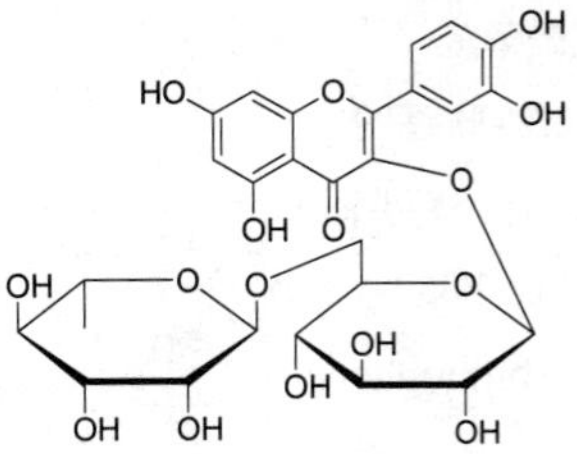 芦丁　Rutin	橙皮苷 Hesperidin $C_{28}H_{34}O_{15}$ Exact Mass: 610.19	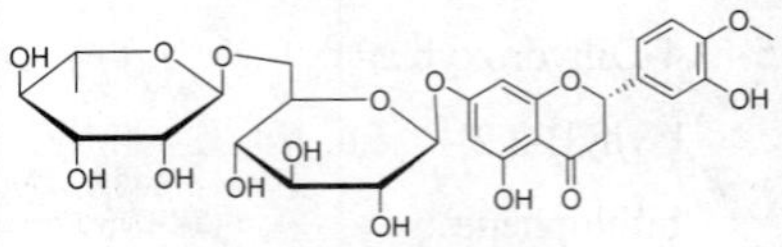 橙皮苷　Hesperidin
木犀草素-7-*O*-*β*-D-吡喃葡萄糖苷 Luteolin-7-*O*-*β*-*D*-glucopyranoside $C_{22}H_{22}O_{10}$ Exact Mass: 446.12	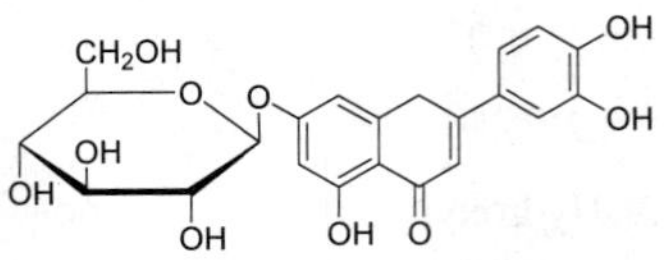 木犀草素-7-*O*-*β*-D-吡喃葡萄糖苷 Luteolin-7-*O*-*β*-D-glucopyranoside		

表 1-9-40b　禹州漏芦其他主要化学成分[125]

中文名	中文名
2-(戊二炔-1,3)-5-(3,4-二羟基丁炔-1)-2,2′-联噻吩	卡多帕亭
5-(4-*O*-异戊酰基丁炔-1)-2,2′-联噻吩	异卡多帕亭
5-(3-羟基-4-异戊酰氧基丁炔-1)-2,2′-联噻吩	2-(3,4-二乙酰氧基丁炔-1)-5-(丙炔-1)噻吩
2-(3,4-二羟基丁炔-1)-5-(丙炔-1)噻吩	5,5″-二氯-*α*-三联噻吩
5-氯-*α*-三联噻吩	5-乙酰基-*α*-三联噻吩
5-羟基-*α*-三联噻吩	齐墩果酸-3-酮

胆南星

Dannanxing

ARISAEMA CUM BILE

【分析方法】

1　高效液相色谱法测定胆南星中猪去氧胆酸的含量[126]

1.1 仪器

HP1100 型高效液相色谱仪，Alltech500 型蒸发光散射检测器。

1.2 色谱条件

色谱柱：Diamonsil C_{18} 柱(250mm×4.6mm，5μm)；流动相：甲醇-水-冰醋酸(75∶25∶0.01)；流速 1mL/min；柱温 35℃；蒸发光散射检测器参数：漂移管温度 85℃，空气流速 3.0L/min；分析时间约 20min。

1.3 对照品溶液的制备

称取猪去氧胆酸对照品，用适量甲醇溶解。

1.4 供试品溶液的制备

称取胆南星粉末约 0.5g，加入甲醇 20mL 水浴回流 45min，滤过，即得。

胖大海

Pangdahai

STERCULIAE LYCHNOPHORAE SEMEN

【化学成分】

表 1-9-41　胖大海主要化学成分[127]

中英文名、化学式及相对分子质量	结构图	中英文名、化学式及相对分子质量	结构图
2,4-二羟基苯甲酸 2,4-Dihydroxy benzonic acid $C_7H_6O_4$ Exact Mass: 154.03	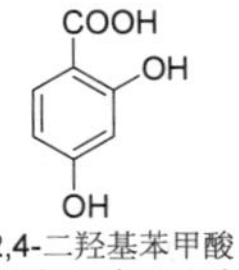2,4-二羟基苯甲酸 2,4-Dihydroxy benzonic acid	胡萝卜苷 Daucosterol $C_{35}H_{60}O_6$ Exact Mass: 576.44	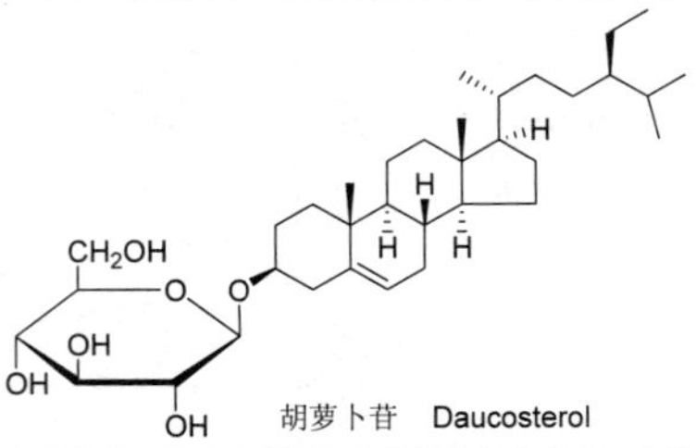胡萝卜苷　Daucosterol
油酸甲酯 Methyl-(*Z*)-9-octadecenoate $C_{19}H_{36}O_2$ Exact Mass: 296.27	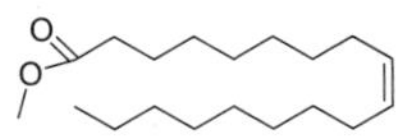油酸甲酯 Methyl-(*Z*)-9-octadecenoate	硬脂酸甲酯 Methyl octadecanoate $C_{19}H_{38}O_2$ Exact Mass: 298.29	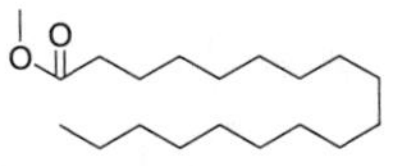硬脂酸甲酯 Methyl octadecanoate

续表

中英文名、化学式及相对分子质量	结构图	中英文名、化学式及相对分子质量	结构图
β-谷甾醇 *β*-Sitosterol $C_{29}H_{50}O$ Exact Mass: 414.39	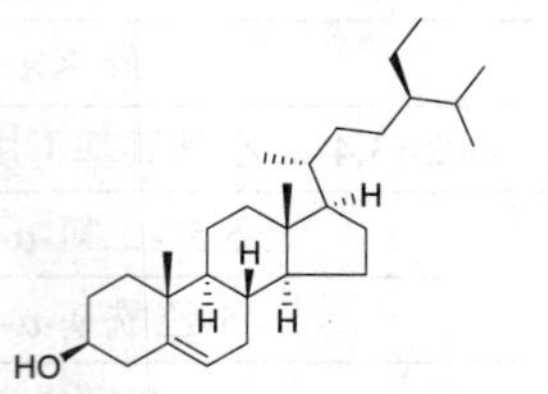 *β*-谷甾醇 *β*-Sitosterol	亚油酸甲酯 Methyl-(*Z*,*Z*)-9,12-octadecadienoate $C_{19}H_{34}O_2$ Exact Mass: 294.26	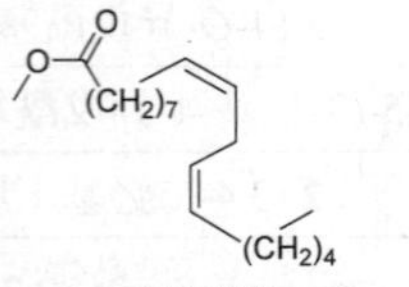 亚油酸甲酯 Methyl-(*Z*,*Z*)-9,12-octadecadienoate

独一味

Duyiwei

LAMIOPHLOMIS HERBA

【化学成分】

表 1-9-42 独一味主要化学成分[128～130]

中英文名、化学式及相对分子质量	结构图	中英文名、化学式及相对分子质量	结构图
1-羟基-2,3,5-三甲氧基吨酮 1-Hydroxy-2,3,5-trimethoxyxanthone $C_{16}H_{14}O_6$ Exact Mass: 302.08	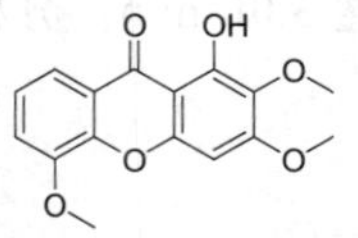 1-羟基-2,3,5-三甲氧基吨酮 1-Hydroxy-2,3,5-trimethoxyxanthone	木犀草素-7-*O*-*β*-D-吡喃葡萄糖苷 Luteolin-7-*O*-*β*-D-glucopyranoside $C_{21}H_{20}O_{11}$ Exact Mass: 448.10	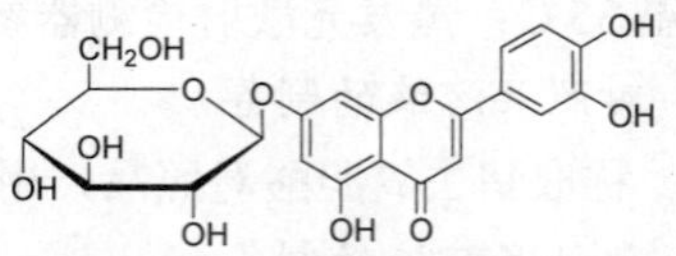 木犀草素-7-*O*-*β*-D-吡喃葡萄糖苷 Luteolin-7-*O*-*β*-D-glucopyranoside
芹菜素-7-*O*-*β*-D-吡喃葡萄糖苷 Apigenin-7-*O*-*β*-D-glucopyranoside $C_{21}H_{20}O_{10}$ Exact Mass: 432.11	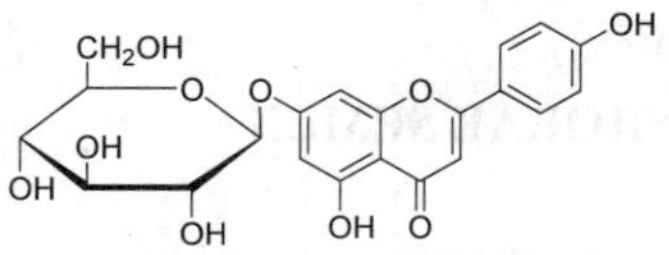 芹菜素-7-*O*-*β*-D-吡喃葡萄糖苷 Apigenin-7-*O*-*β*-D-glucopyranoside	木犀草素-7-*O*-[*β*-D-呋喃芹菜糖(1→6)]*β*-D-吡喃葡萄糖苷 Luteolin-7-*O*-[*β*-D-apiofuranosyl(1→6)]*β*-D-glucopyranoside $C_{26}H_{28}O_{15}$ Exact Mass: 580.14	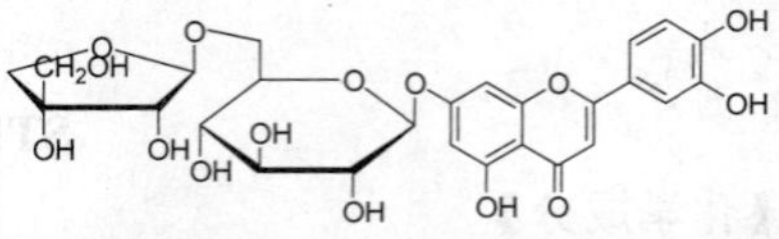 木犀草素-7-*O*-[*β*-D-呋喃芹菜糖(1→6)]*β*-D-吡喃葡萄糖苷 Luteolin-7-*O*-[*β*-D-apiofuranosyl(1→6)] *β*-D-glucopyranoside
8-*O*-乙酰山栀苷甲酯 8-*O*-Acetyl shanzhiside methyl ester $C_{19}H_{28}O_{12}$ Exact Mass: 448.16	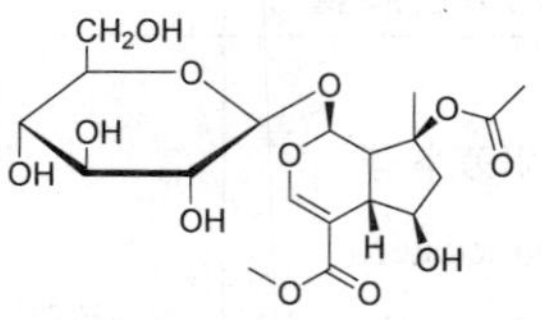 8-*O*-乙酰山栀苷甲酯 8-*O*-Acetyl shanzhiside methyl ester	山栀苷甲酯 Shanzhiside methyl ester $C_{17}H_{26}O_{11}$ Exact Mass: 406.15	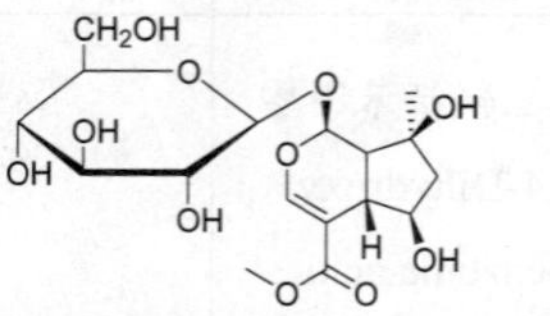 山栀苷甲酯 Shanzhiside methyl ester
胡麻属苷 Sesamoside $C_{17}H_{24}O_{12}$ Exact Mass: 420.13	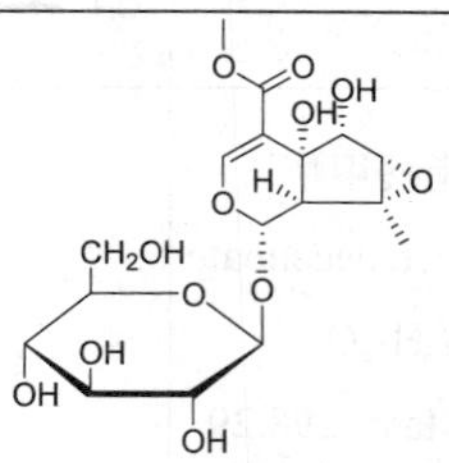 胡麻属苷 Sesamoside	独一味素 A Lamiophlomiol A $C_{11}H_{14}O_6$ Exact Mass: 242.08	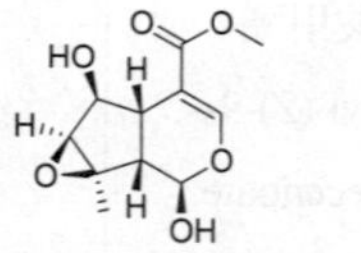 独一味素 A Lamiophlomiol A

续表

中英文名、化学式及相对分子质量	结构图	中英文名、化学式及相对分子质量	结构图
独一味素 B Lamiophlomiol B $C_{11}H_{14}O_6$ Exact Mass: 242.08	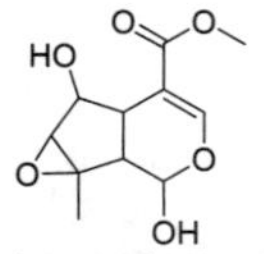 独一味素 B Lamiophlomiol B	独一味素 C Lamiophlomiol C $C_{11}H_{14}O_7$ Exact Mass: 258.07	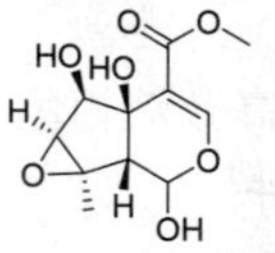 独一味素 C Lamiophlomiol C
6-*O*-乙酰山栀苷甲酯 6-*O*-Acetyl shanzhiside methyl ester $C_{19}H_{28}O_{12}$ Exact Mass: 448.16	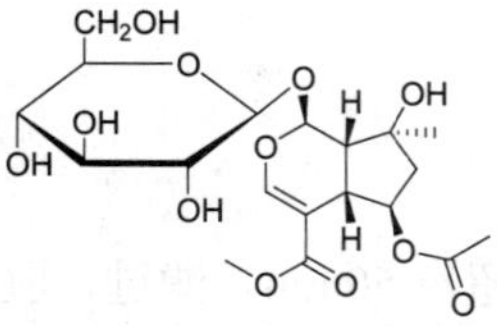 6-*O*-乙酰山栀苷甲酯 6-*O*-Acetyl shanzhiside methyl ester	Penstemoside $C_{17}H_{26}O_{11}$ Exact Mass: 406.15	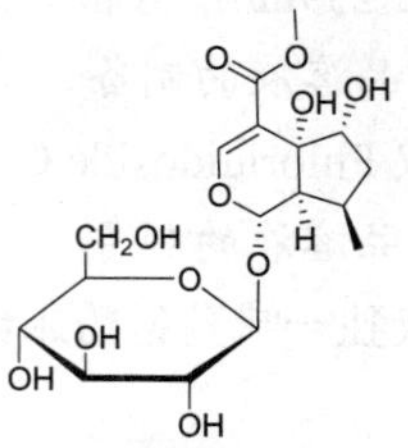 Penstemoside
连翘酯苷 B Forsythoside B $C_{34}H_{44}O_{19}$ Exact Mass: 756.25	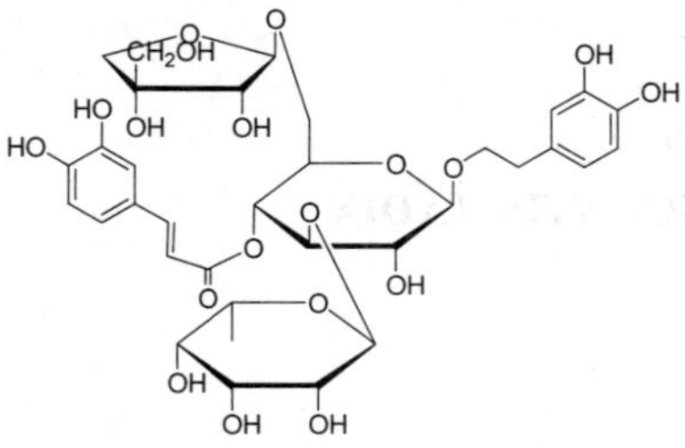 连翘酯苷 B Forsythoside B	Betonyoside A $C_{30}H_{38}O_{16}$ Exact Mass: 654.22	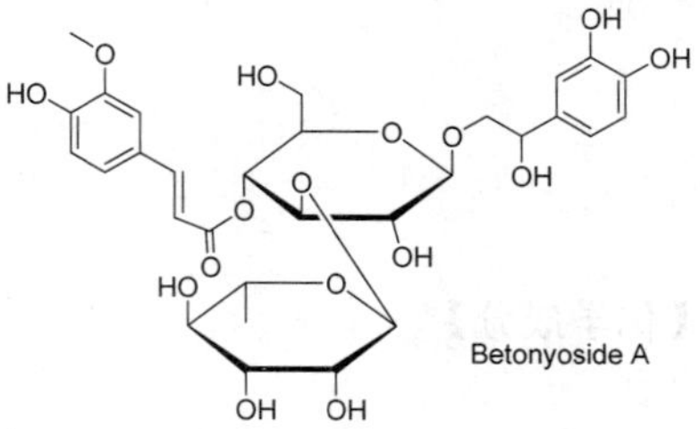 Betonyoside A
毛蕊花糖苷 Verbascoside $C_{29}H_{36}O_{15}$ Exact Mass: 624.21	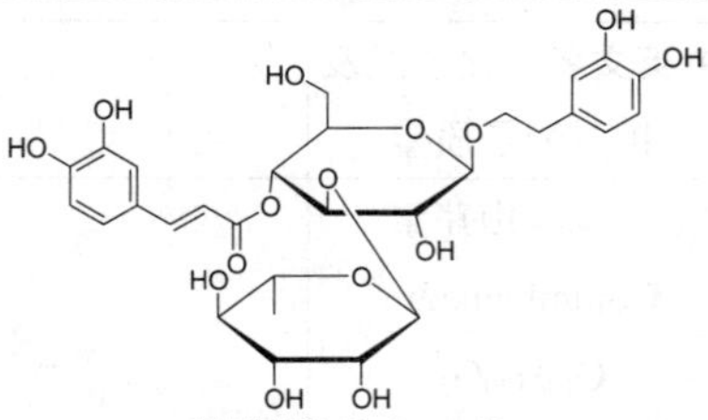 毛蕊花糖苷 Verbascoside	木犀草素 Luteolin $C_{15}H_{10}O_6$ Exact Mass: 286.05	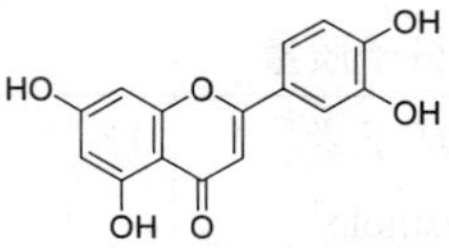 木犀草素 Luteolin
木犀草素-7-*O*-*β*-D-吡喃葡萄糖苷 Luteolin-7-*O*-*β*-D-glucopyranoside $C_{21}H_{20}O_{11}$ Exact Mass: 448.10	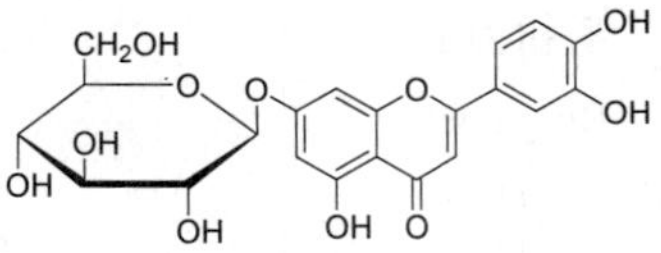 木犀草素-7-*O*-*β*-D-吡喃葡萄糖苷 Luteolin-7-*O*-*β*-D-glucopyranoside	槲皮素 Quercetin $C_{15}H_{10}O_7$ Exact Mass: 302.04	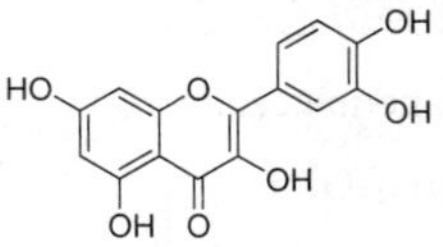 槲皮素 Quercetin
萹蓄苷 Quercetin-3-*O*-*α*-L-arabinoside $C_{20}H_{18}O_{11}$ Exact Mass: 434.08	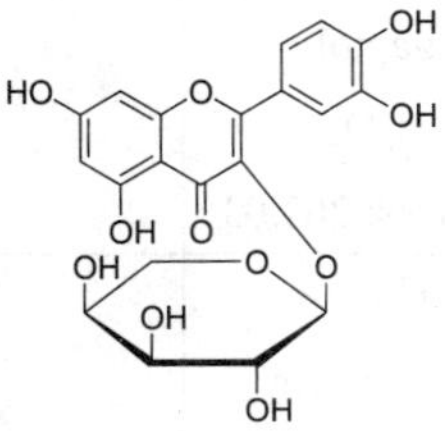 萹蓄苷 Quercetin-3-*O*-*α*-L-arabinoside	芹菜素-7-*O*-*β*-D-新橙皮糖苷 Apigenin-7-*O*-*β*-neohesperidoside $C_{27}H_{30}O_{14}$ Exact Mass: 578.16	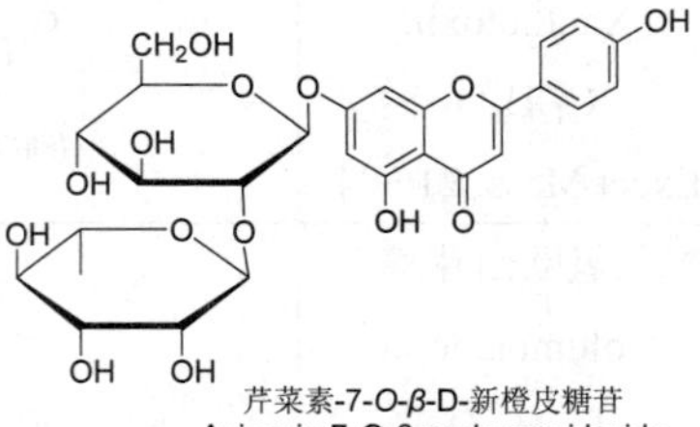 芹菜素-7-*O*-*β*-D-新橙皮糖苷 Apigenin-7-*O*-*β*-neohesperidoside
β-谷甾醇 *β*-Sitosterol $C_{29}H_{50}O$ Exact Mass: 414.39	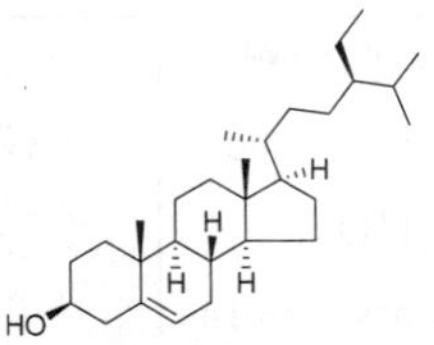 *β*-谷甾醇 *β*-Sitosterol	软脂酸 Palmitinic acid $C_{16}H_{32}O_2$ Exact Mass: 256.24	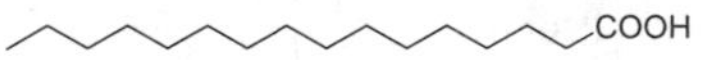 软脂酸 Palmitinic acid

【分析方法】

1 高效液相色谱法测定独一味中 **Phlorigidoside C** 的含量[130]

1.1 仪器

Waters 高效液相色谱仪，996 二极管阵列检测器。

1.2 色谱条件

色谱柱：Alltima-C_{18}柱(250mm×4.6mm，5μm)；流动相：乙腈-水(6∶94)；流速 1.0mL/min；柱温 30℃；检测波长 239nm；分析时间约 20min。

1.3 对照品溶液的制备

称取 Phlorigidoside C 对照品，用适量 10%乙腈溶解。

1.4 供试品溶液的制备

称取独一味药材粉末约 0.6g，加入 20mL 甲醇浸泡 2h，超声 50min，滤过，取续滤液稀释 2 倍，滤过，即得。

独活

Duhuo

ANGELICAE PUBESCENTIS RADIX

【化学成分】

表 1-9-43 独活主要化学成分[131～133]

中英文名、化学式及相对分子质量	结构图	中英文名、化学式及相对分子质量	结构图
蛇床子素 Osthole $C_{15}H_{16}O_3$ Exact Mass: 244.11	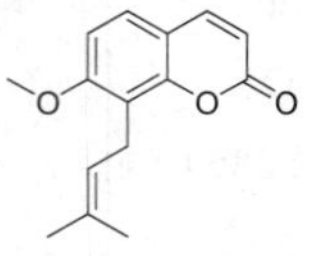 蛇床子素 Osthole	二氢欧山芹素 Columbianadin $C_{19}H_{20}O_5$ Exact Mass: 328.13	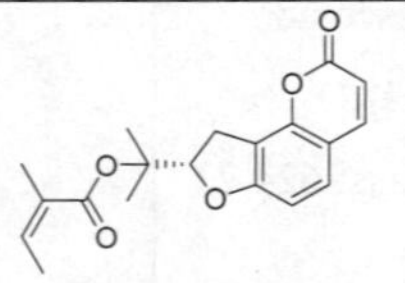 二氢欧山芹素 Columbianadin
二氢欧山芹醇乙酸酯 Columbianetin acetate $C_{16}H_{16}O_5$ Exact Mass: 288.10	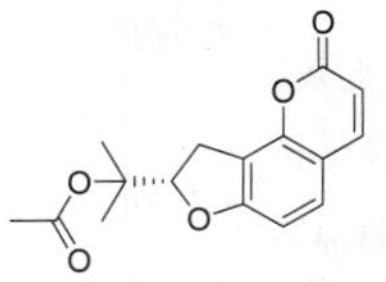 二氢欧山芹醇乙酸酯 Columbianetin acetate	香柑内酯 Bergapten $C_{12}H_8O_4$ Exact Mass: 216.04	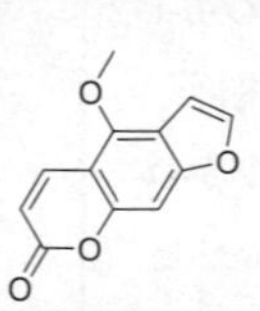 香柑内酯 Bergapten
花椒毒素 Xanthotoxin $C_{12}H_8O_4$ Exact Mass: 216.04	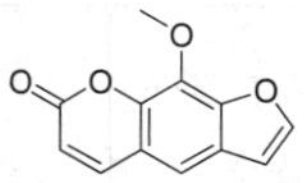 花椒毒素 Xanthotoxin	佛手酚 Bergaptol $C_{11}H_6O_4$ Exact Mass: 202.03	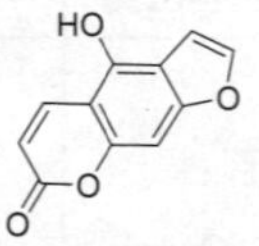 佛手酚 Bergaptol
二氢欧山芹醇 Columbianetin $C_{14}H_{14}O_4$ Exact Mass: 246.09	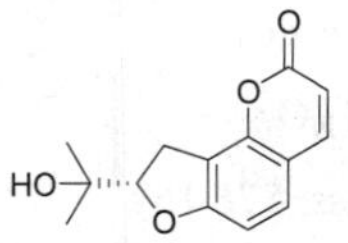 二氢欧山芹醇 Columbianetin	异欧前胡素 Isoimperatorin $C_{16}H_{14}O_4$ Exact Mass: 270.09	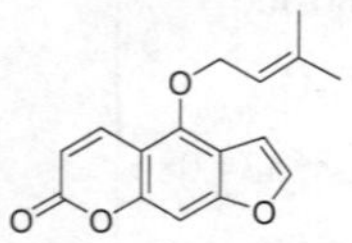 异欧前胡素 Isoimperatorin
补骨脂素 Psoralen $C_{11}H_6O_3$ Exact Mass: 186.03	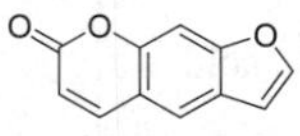 补骨脂素 Psoralen	没药当归烯酮 Bisabolangelone $C_{15}H_{20}O_3$ Exact Mass: 248.14	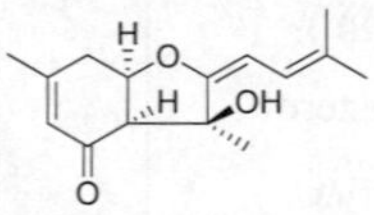 没药当归烯酮 Bisabolangelone

续表

中英文名、化学式及相对分子质量	结构图	中英文名、化学式及相对分子质量	结构图
川白芷素 Angenomalin $C_{14}H_{12}O_3$ Exact Mass: 228.08	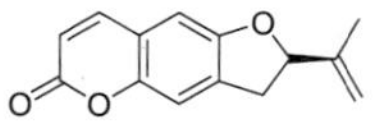 川白芷素 Angenomalin	当归醇 A Angelol A $C_{20}H_{24}O_7$ Exact Mass: 376.15	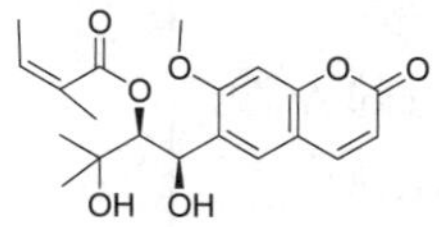 当归醇 A Angelol A
胡萝卜苷 Daucosterol $C_{35}H_{60}O_6$ Exact Mass: 576.44	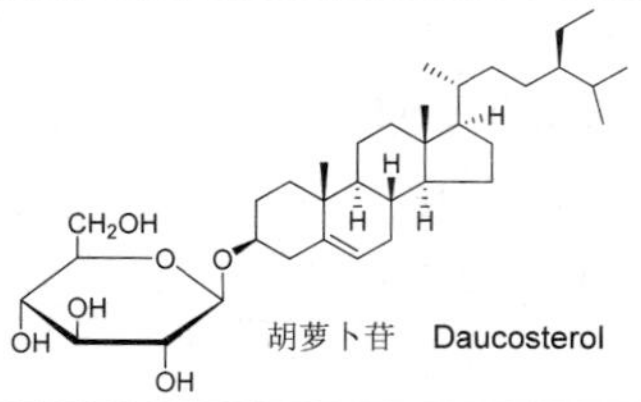 胡萝卜苷 Daucosterol	异紫花前胡苷 Marmesinin $C_{20}H_{24}O_9$ Exact Mass: 408.14	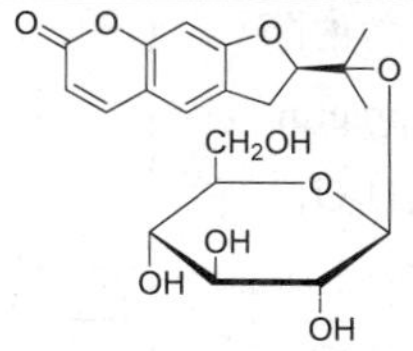 异紫花前胡苷 Marmesinin
腺苷 Adenosine $C_{10}H_{13}N_5O_4$ Exact Mass: 267.10	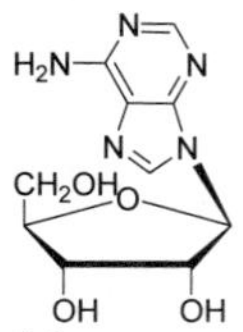 腺苷 Adenosine	3-*O*-反式香豆酰基奎宁酸 3-*O*-*trans*-Coumaroyl-quinic acid $C_{16}H_{18}O_8$ Exact Mass: 338.10	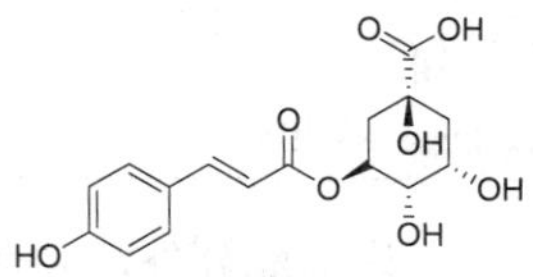 3-*O*-反式香豆酰基奎宁酸 3-*O*-*trans*-Coumaroylquinic acid
3-*O*-反式阿魏酰基奎宁酸 3-*O*-*trans*-Feruloylquinic acid $C_{17}H_{20}O_9$ Exact Mass: 368.11	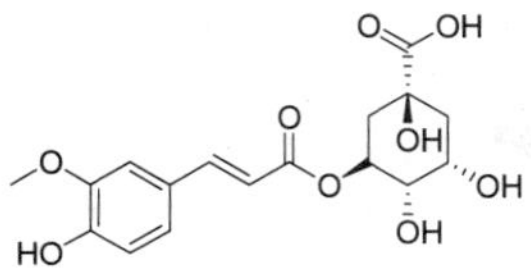 3-*O*-反式阿魏酰基奎宁酸 3-*O*-*trans*-Feruloylquinic acid	旱麦草烯 Eremophilene $C_{15}H_{24}$ Exact Mass: 204.19	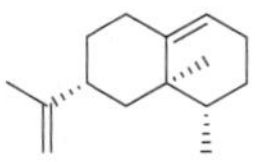 旱麦草烯 Eremophilene
麝香草酚 Thymol $C_{10}H_{14}O$ Exact Mass: 150.10	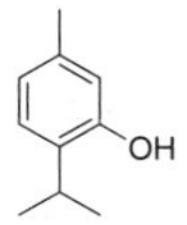 麝香草酚 Thymol	*α*-雪松烯 *α*-Cedrene $C_{15}H_{24}$ Exact Mass: 204.19	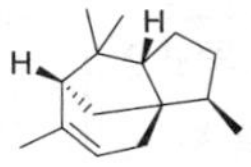 *α*-雪松烯 *α*-Cedrene
葎草烯 Humulene $C_{15}H_{24}$ Exact Mass: 204.19	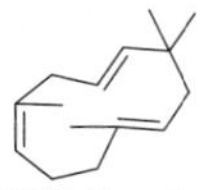 葎草烯 Humulene	对甲基苯酚 *p*-Cresol C_7H_8O Exact Mass: 108.06	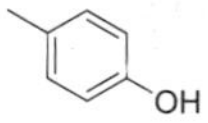 对甲基苯酚 *p*-Cresol
愈创醇 Guaiol $C_{15}H_{26}O$ Exact Mass: 222.20	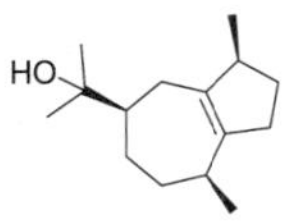 愈创醇 Guaiol	桃金娘烯醛 Myrtenal $C_{10}H_{14}O$ Exact Mass: 150.10	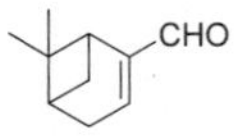 桃金娘烯醛 Myrtenal
对甲氧基乙酰苯 4-Methoxy-acetophenone $C_9H_{10}O_2$ Exact Mass: 150.07	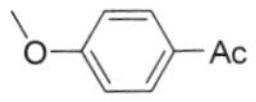 对甲氧基乙酰苯 4-Methoxy-acetophenone	*β*-榄香烯 *β*-Elemene $C_{15}H_{24}$ Exact Mass: 204.19	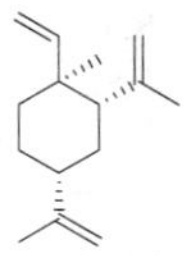 *β*-榄香烯 *β*-Elemene
Z-橙花叔醇 *Z*-Nerolidol $C_{15}H_{26}O$ Exact Mass: 222.20	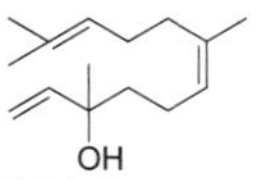 *Z*-橙花叔醇 *Z*-Nerolidol	*β*-红没药烯 *β*-Bisabolene $C_{15}H_{24}$ Exact Mass: 204.19	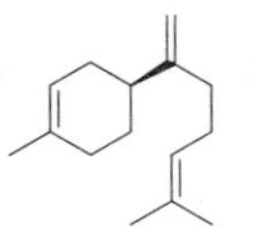 *β*-红没药烯 *β*-Bisabolene

续表

中英文名、化学式及相对分子质量	结构图	中英文名、化学式及相对分子质量	结构图
当归醇 A Angelol A $C_{20}H_{24}O_7$ Exact Mass: 376.15	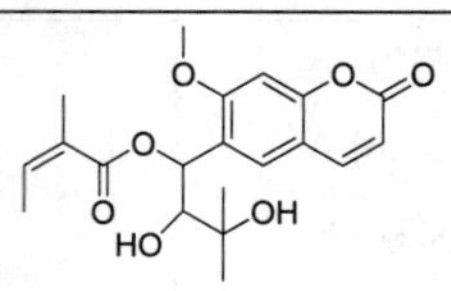 当归醇 A Angelol A	伞形花内酯 Umbelliferone $C_9H_6O_3$ Exact Mass: 162.03	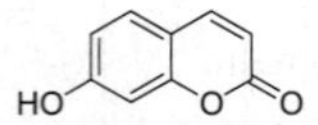 伞形花内酯 Umbelliferone
东莨菪内酯 Scopoletin $C_{10}H_8O_4$ Exact Mass: 192.04	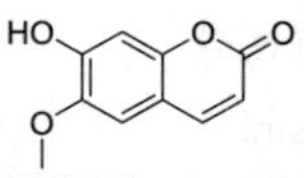 东莨菪内酯 Scopoletin	当归酸 Angelic acid $C_5H_8O_2$ Exact Mass: 100.05	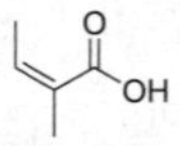 当归酸 Angelic acid
巴豆酸 Tiglic acid $C_5H_8O_2$ Exact Mass: 100.05	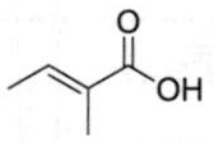 巴豆酸 Tiglic acid		

除以上化学成分外，独活还含有 2'-去氧橙皮内酯水合物等。

急性子

Jixingzi

IMPATIENTIS SEMEN

【化学成分】

表 1-9-44 急性子主要化学成分[134]

中英文名、化学式及相对分子质量	结构图	中英文名、化学式及相对分子质量	结构图
豆甾醇 Stigmasterol $C_{29}H_{48}O$ Exact Mass: 412.37	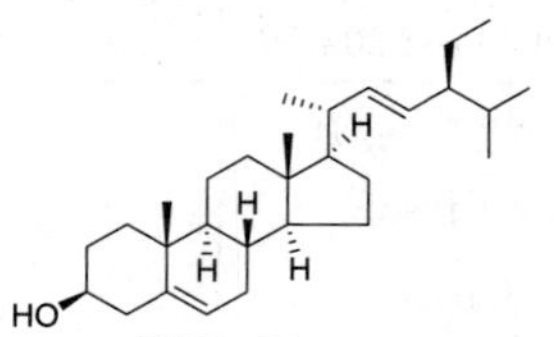 豆甾醇 Stigmasterol	山柰酚 Kaempferol $C_{15}H_{10}O_6$ Exact Mass: 286.05	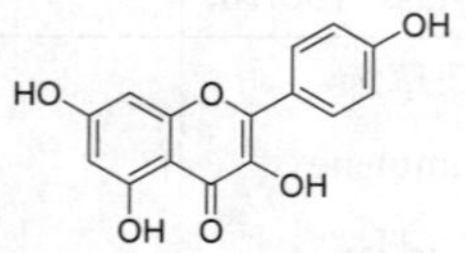 山柰酚 Kaempferol
紫云英苷 Astragalin $C_{21}H_{20}O_{11}$ Exact Mass: 448.10	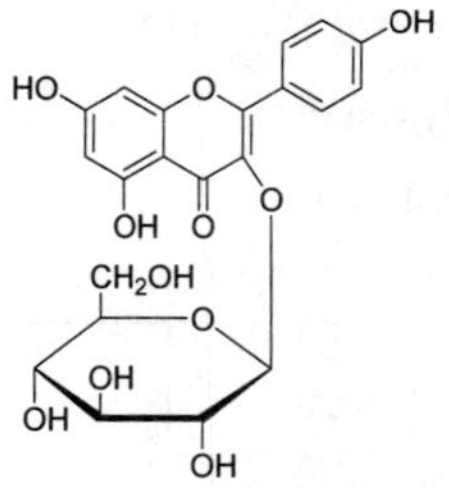 紫云英苷 Astragalin		

除以上化学成分外，急性子还含有 3-羟钠-2{[3-羟钠-1,4-二氧(2-萘基)乙基]}萘-1,4-二酮、2-羟钠-3-(2-羟乙基)萘-1,4-二酮等。

姜黄

Jianghuang

CURCUMAE LONGAE RHIZOMA

【化学成分】

表 1-9-45　姜黄主要化学成分[135~137]

中英文名、化学式及相对分子质量	结构图	中英文名、化学式及相对分子质量	结构图
姜黄素 Curcumin $C_{21}H_{20}O_6$ Exact Mass: 368.13	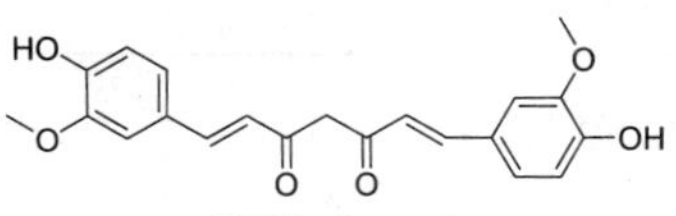 姜黄素 Curcumin	去甲氧基姜黄素 Demethoxycurcumin $C_{20}H_{18}O_5$ Exact Mass: 338.12	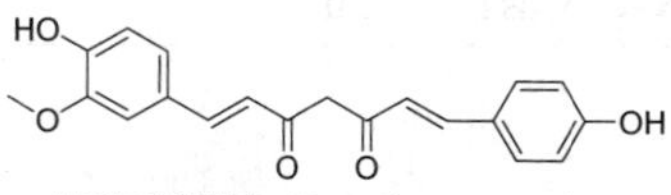 去甲氧基姜黄素 Demethoxycurcumin
双去甲氧基姜黄素 Bisdemethoxycurcumin $C_{19}H_{16}O_4$ Exact Mass: 308.10	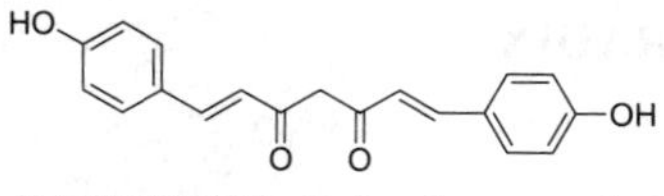 双去甲氧基姜黄素 Bisdemethoxycurcumin	*α*-姜黄酮 *α*-Turmerone $C_{15}H_{22}O$ Exact Mass: 218.17	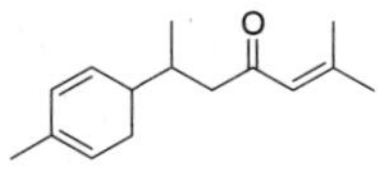 *α*-姜黄酮 *α*-Turmerone
β-姜黄酮 *β*-Turmerone $C_{15}H_{22}O$ Exact Mass: 218.17	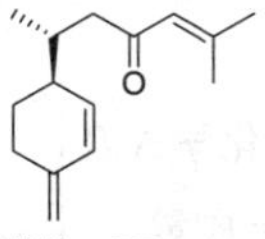 *β*-姜黄酮 *β*-Turmerone	姜烯 Zingiberene $C_{15}H_{24}$ Exact Mass: 204.19	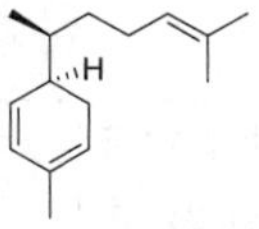 姜烯 Zingiberene
芳姜黄烯 Ar-curcumene $C_{15}H_{22}$ Exact Mass: 202.17	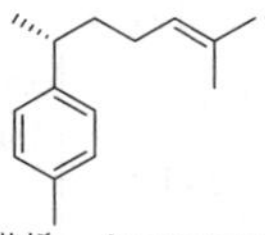 芳香黄烯 Ar-curcumene	芳姜黄酮 Ar-turmerone $C_{15}H_{20}O$ Exact Mass: 216.15	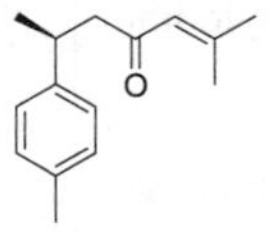 芳姜黄酮 Ar-turmerone
Turmeronol A $C_{15}H_{20}O_2$ Exact Mass: 232.15	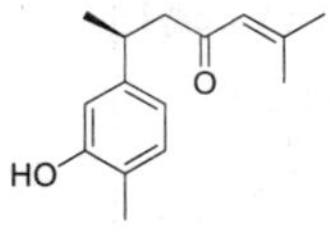 Turmeronol A	Turmeronol B $C_{15}H_{20}O_2$ Exact Mass: 232.15	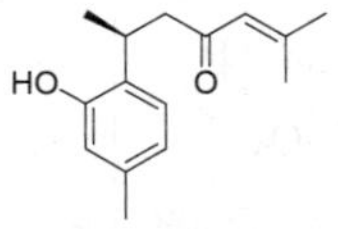 Turmeronol B
Bisabolone $C_{15}H_{24}O$ Exact Mass: 220.18	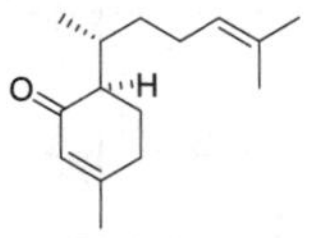 Bisabolone	8-Hydroxy-arturmerone $C_{15}H_{20}O_2$ Exact Mass: 232.15	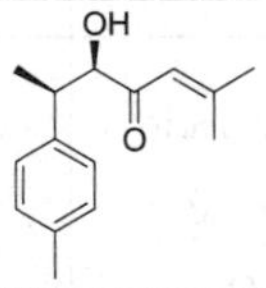 8-Hydroxy-arturmerone
Bisabolone-9-one $C_{15}H_{22}O_2$ Exact Mass: 234.16	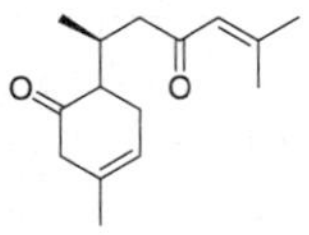 Bisabolone-9-one	(6*S*)-2-Methyl-6-[(1*R*,5*S*)-(4-methene-5-hydroxyl-2-cyclohexen)-2-hepten-4-one] $C_{15}H_{22}O_2$ Exact Mass: 234.16	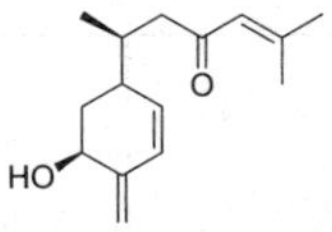 (6*S*)-2-Methyl-6-[(1*R*,5*S*)-(4-methene-5-hydroxyl-2-cyclohexen)-2-hepten-4-one]
1,8-桉叶油素 1,8-Cineole $C_{10}H_{18}O$ Exact Mass: 154.14	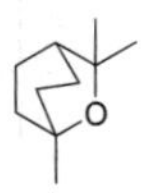 1,8-桉叶油素 1,8-Cineole	*β*-倍半水芹烯 *β*-Sesquiphellandrene $C_{15}H_{24}$ Exact Mass: 204.19	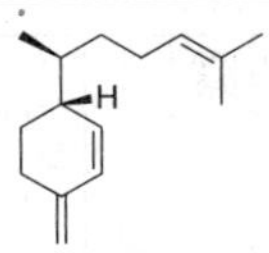 *β*-倍半水芹烯 *β*-Sesquiphellandrene

续表

中英文名、化学式及相对分子质量	结构图	中英文名、化学式及相对分子质量	结构图
大根香叶酮 Germacrone $C_{15}H_{22}O$ Exact Mass: 218.17	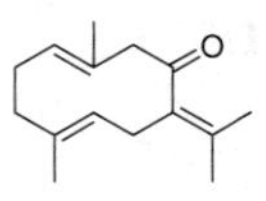 大根香叶酮 Germacrone	*γ*-松油烯 *γ*-Terpinene $C_{10}H_{16}$ Exact Mass: 136.13	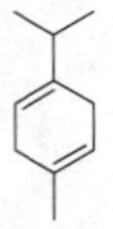 *γ*-松油烯 *γ*-Terpinene
红没药醇 Dragosantol $C_{15}H_{26}O$ Exact Mass: 222.20	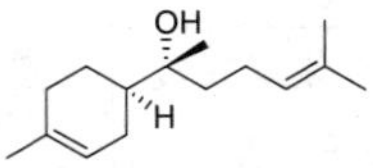 红没药醇 Dragosantol		

前胡

Qianhu

PEUCEDANI RADIX

【化学成分】

表 1-9-46 前胡主要化学成分[138～142]

中英文名、化学式及相对分子质量	结构图	中英文名、化学式及相对分子质量	结构图
Acetyl atractylodinol $C_{15}H_{12}O_3$ Exact Mass: 240.08	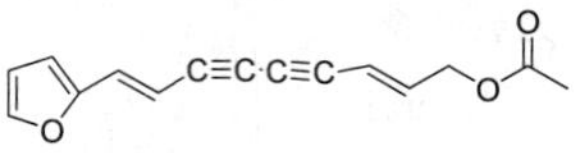 Acetyl atractylodinol	Tanshinone ⅡA $C_{19}H_{18}O_3$ Exact Mass: 294.13	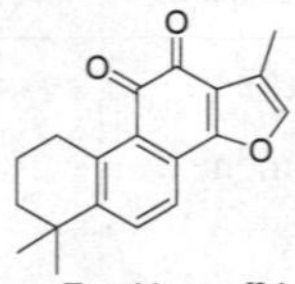 Tanshinone ⅡA
Tanshinone Ⅰ $C_{18}H_{12}O_3$ Exact Mass: 276.08	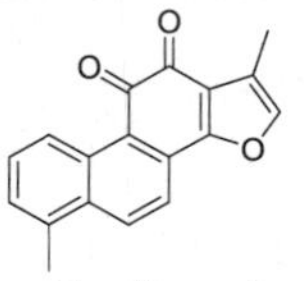 Tanshinone Ⅰ	*cis*-3′,4′-Diisovaleryl khellactone $C_{26}H_{30}O_5$ Exact Mass: 422.21	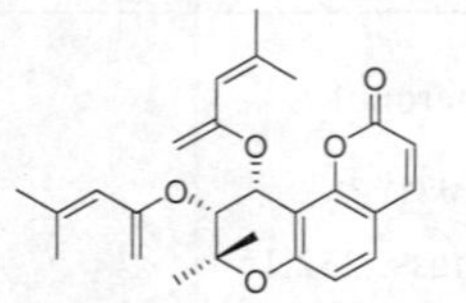 *cis*-3′,4′-Diisovaleryl khellactone
cis-3′,4′-Disenecioyl khellactone $C_{24}H_{26}O_7$ Exact Mass: 426.17	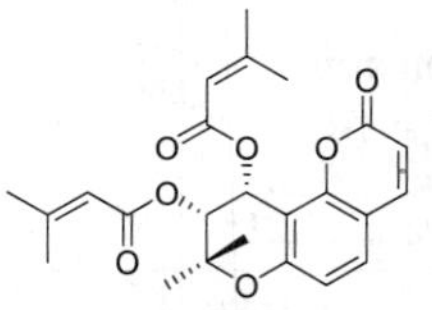 *cis*-3′,4′-Disenecioyl khellactone	Praeruptorin B $C_{24}H_{26}O_7$ Exact Mass: 426.17	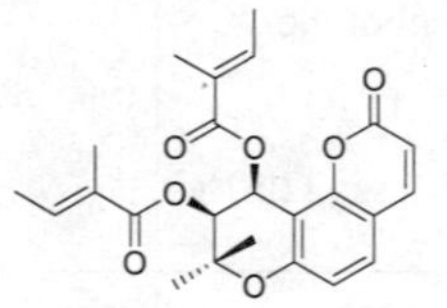 Praeruptorin B
β-谷甾醇 *β*-Sitosterol $C_{29}H_{50}O$ Exact Mass: 414.39	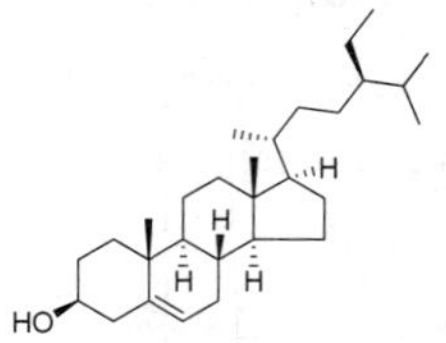 *β*-谷甾醇 *β*-Sitosterol	(−)Sclerodin $C_{18}H_{16}O_6$ Exact Mass: 328.09	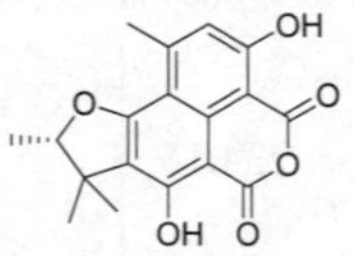 (-)Sclerodin
佛手柑内酯 Bergapten $C_{12}H_8O_4$ Exact Mass: 216.04	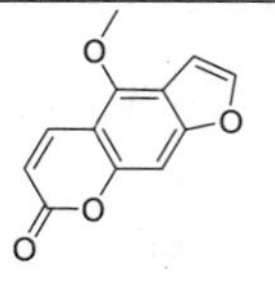 佛手柑内酯 Bergapten	欧前胡素 Imperatorin $C_{16}H_{14}O_4$ Exact Mass: 270.09	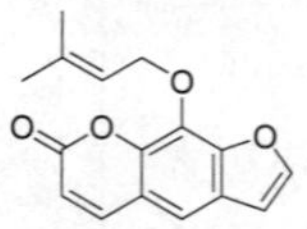 欧前胡素 Imperatorin

续表

中英文名、化学式及相对分子质量	结构图	中英文名、化学式及相对分子质量	结构图
棕榈酸 Palmitic acid $C_{16}H_{32}O_2$ Exact Mass: 256.24	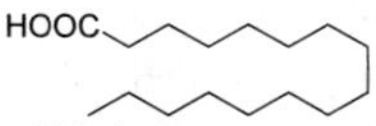 棕榈酸　Palmitic acid	白花前胡E素 (+)-Praeruptorin E $C_{24}H_{28}O_7$ Exact Mass: 428.18	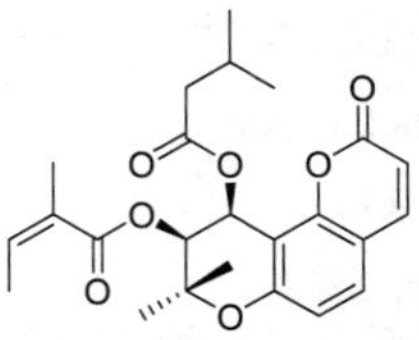 白花前胡E素　(+)-Praeruptorin E
二甲基喹啉 2,6-Dimethyl quinoline $C_{11}H_{11}N$ Exact Mass: 157.09	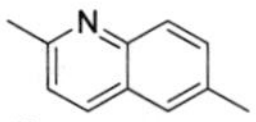 二甲基喹啉　2,6-Dimethyl quinoline	二十四烷酸 Tetracosanoic acid $C_{24}H_{48}O_2$ Exact Mass: 368.37	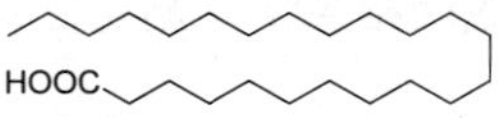 二十四烷酸　Tetracosanoic acid
胡萝卜苷 Daucosterol $C_{35}H_{60}O_6$ Exact Mass: 576.44	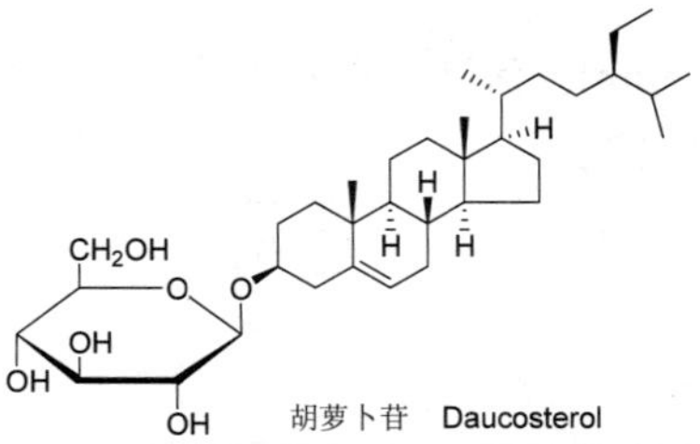 胡萝卜苷　Daucosterol	*α*-D-Glucopyranose-1-hexadecanoate $C_{22}H_{42}O_7$ Exact Mass: 418.29	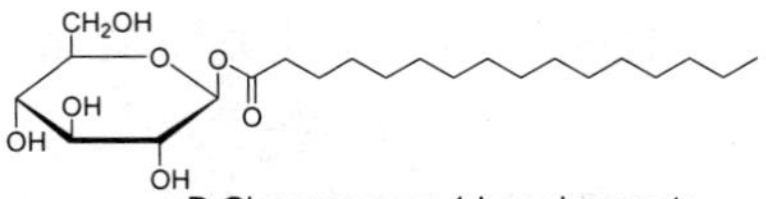 *α*-D-Glucopyranose-1-hexadecanoate
腺苷 Adenosine $C_{10}H_{13}N_5O_4$ Exact Mass: 267.10	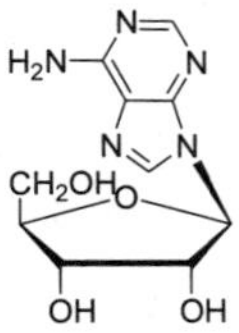 腺苷　Adenosine	Eleutheroside B_1 $C_{17}H_{20}O_{10}$ Exact Mass: 384.11	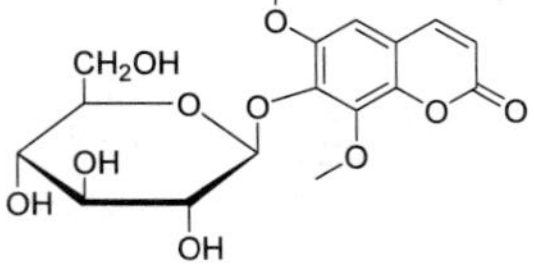 Eleutheroside B_1
Apiosylskimmin $C_{20}H_{24}O_{12}$ Exact Mass: 456.13	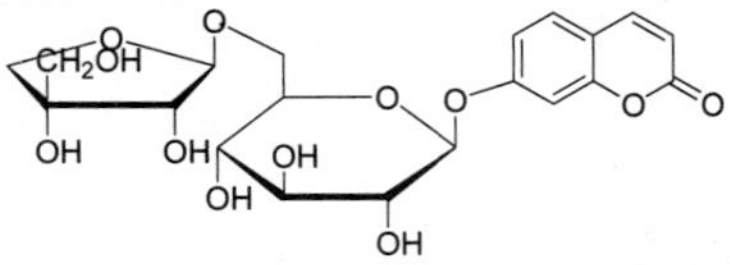 Apiosylskimmin	甘露醇 Mannitol $C_6H_{14}O_6$ Exact Mass: 182.08	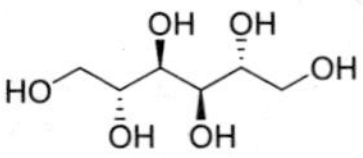 甘露醇　Mannitol
Praeruptorin B $C_{24}H_{26}O_7$ Exact Mass: 426.17	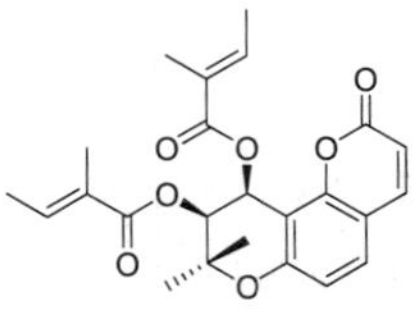 Praeruptorin B	顺式-3′,4′-二千里光酰基-3′,4′-二氢邪蒿内酯 *cis*-3′,4′-Disenecioyl-3′,4′-dihydroseselin $C_{24}H_{26}O_5$ Exact Mass: 394.18	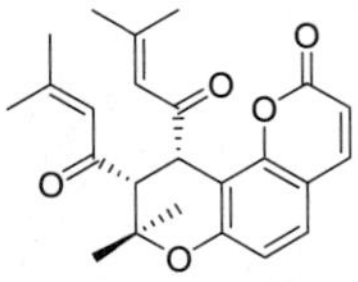 顺式-3′,4′-二千里光酰基-3′,4′-二氢邪蒿内酯 *cis*-3′,4′-Disenecioyl-3′,4′-dihydroseselin
反式-3′-乙酰氧基-4′-异丁酰氧基-3′,4′-二氢邪蒿内酯 Isobocconin (*trans*-3′-Acetoxy-4′-isobutyryloxy-3′,4′-dihydroseselin) $C_{20}H_{22}O_7$ Exact Mass: 374.14	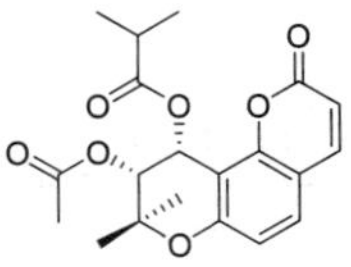 反式-3′-乙酰氧基-4′-异丁酰氧基-3′,4′-二氢邪蒿内酯 Isobocconin (*trans*-3′-Acetoxy-4′-isobutyryloxy-3′,4′-dihydroseselin)	Aegelinol (3′(*R*)-Hydroxy-3′,4′-dihydroxanthyletin) $C_{14}H_{14}O_4$ Exact Mass: 246.09	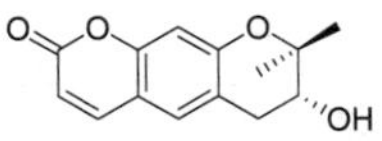 Aegelinol (3′(*R*)-Hydroxy-3′,4′-dihydroxanthyletin)

续表

中英文名、化学式及相对分子质量	结构图	中英文名、化学式及相对分子质量	结构图
(−)-反式凯林内酯 (−)-*trans*-Khellactone $C_{14}H_{14}O_5$ Exact Mass: 262.08	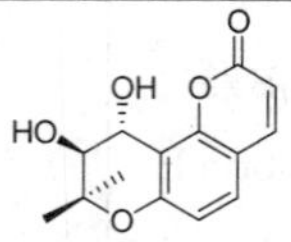 (−)-反式凯林内酯 (−)-*trans*-Khellactone	伞形花内酯 Umbelliferone $C_9H_6O_3$ Exact Mass: 162.03	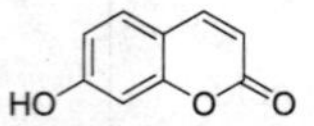 伞形花内酯 Umbelliferone

【分析方法】

1 高效液相色谱法测定白花前胡中白花前胡丙素的含量[142]

1.1 仪器

Shimadzu LC-6A 高效液相色谱仪。

1.2 色谱条件

色谱柱：Shim-Pack CLC-ODS 柱(150mm×6.0mm，5μm)；流动相：乙腈-甲醇-水-氯仿(40:30:30:1)；流速 1.0mL/min；检测波长 322nm；柱温 25℃；分析时间约 20min。

1.3 对照品溶液的制备

称取白花前胡丙素对照品，用适量甲醇溶解。

1.4 供试品溶液的制备

称取白花前胡药材粉末约 0.5g，加甲醇约 90mL 超声提取 30min，用甲醇定容至 100mL，滤过，即得。

首乌藤

Shouwuteng

POLYGONI MULTIFLORI CAULIS

【化学成分】

表 1-9-47 首乌藤主要化学成分[143~145]

中英文名、化学式及相对分子质量	结构图	中英文名、化学式及相对分子质量	结构图
大黄素甲醚 Physcion $C_{16}H_{12}O_5$ Exact Mass: 284.07	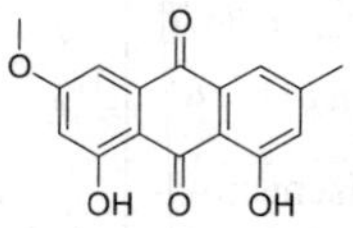 大黄素甲醚 Physcion	大黄素-8-甲醚 Questin $C_{16}H_{12}O_5$ Exact Mass: 284.07	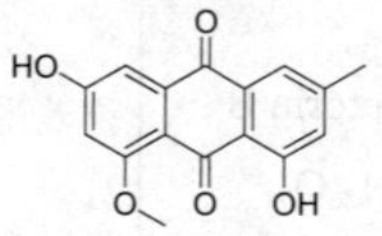 大黄素-8-甲醚 Questin
儿茶素 Catechin $C_{15}H_{14}O_6$ Exact Mass: 290.08	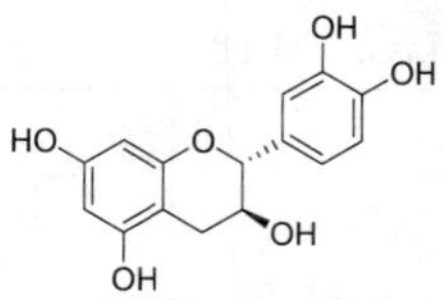 儿茶素 Catechin	大黄素甲醚-8-*O*-*β*-D-葡萄糖苷 Physcion-8-*O*-*β*-D-glucopyranoside $C_{22}H_{22}O_{10}$ Exact Mass: 446.12	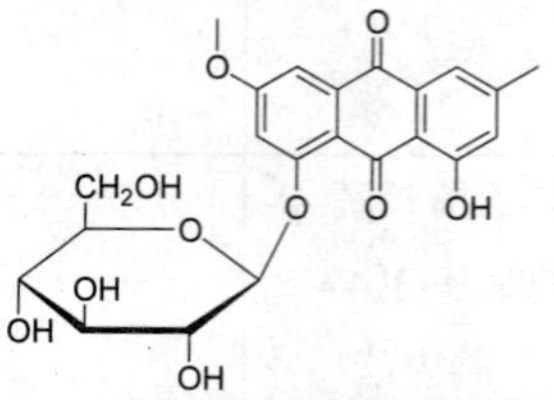 大黄素甲醚-8-*O*-*β*-D-葡萄糖苷 Physcion-8-*O*-*β*-D-glucopyranoside
2,5-二甲基-7-羟基色原酮 2,5-Dimethyl-7-hydroxychromone $C_{11}H_{10}O_3$ Exact Mass: 190.06	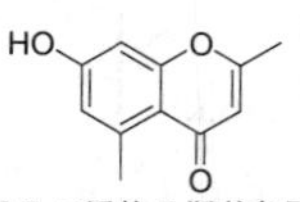 2,5-二甲基-7-羟基色原酮 2,5-Dimethyl-7-hydroxychromone	大黄素 Emodin $C_{15}H_{10}O_5$ Exact Mass: 270.05	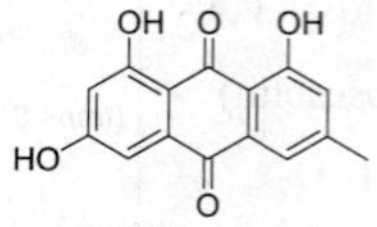 大黄素 Emodin

续表

中英文名、化学式及相对分子质量	结构图	中英文名、化学式及相对分子质量	结构图
2,3,5,4'-四羟基二苯乙烯-2-*O*-*β*-D-葡萄糖苷 2,3,5,4'-Tetrahydroxyl diphenylethylene-2-*O*-*β*-D-glucoside $C_{20}H_{22}O_9$ Exact Mass: 406.13	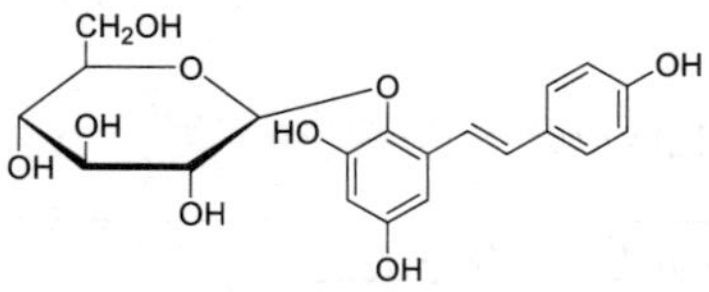 2,3,5,4'-四羟基二苯乙烯-2-*O*-*β*-D-葡萄糖苷 2,3,5,4'-Tetrahydroxyl diphenylethylene-2-*O*-*β*-D-glucoside	决明蒽酮-8-*O*-*β*-D-葡糖苷 Torachrysone-8-*O*-*β*-D-glucopyranoside $C_{20}H_{24}O_9$ Exact Mass: 408.14	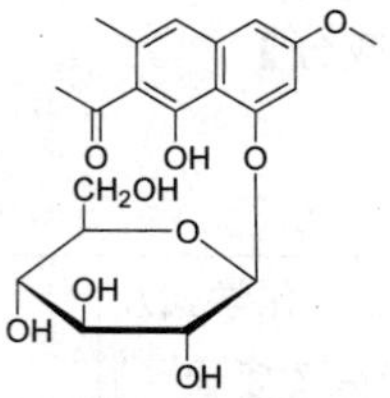 决明蒽酮-8-*O*-*β*-D-葡糖苷 Torachrysone-8-*O*-*β*-D-glucopyranoside
大黄素-8-*O*-*β*-D-葡萄糖苷 Emodin-8-*O*-*β*-D-glucopyranoside $C_{21}H_{20}O_{10}$ Exact Mass: 432.11	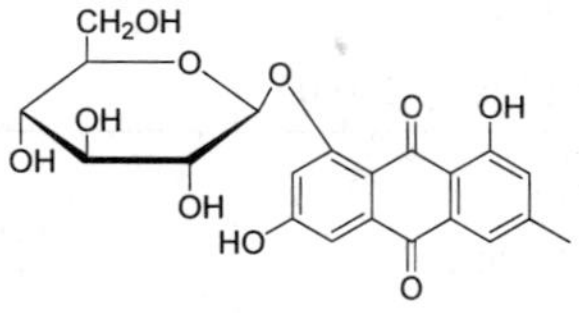 大黄素-8-*O*-*β*-D-葡萄糖苷 Emodin-8-*O*-*β*-D-glucopyranoside		

【分析方法】

1　高效液相色谱法测定首乌藤中二苯乙烯苷的含量[144]

1.1 仪器

Waters 2690 高效液相色谱仪，996 二极管阵列紫外检测器

1.2 色谱条件

色谱柱：依利特 Hypersil C_{18} 柱(200mm×4.6mm)；流动相：乙腈-水(20∶80)；流速 1.0mL/min；柱温 40℃；检测波长 320nm；分析时间约 5min。

1.3 对照品溶液的制备

称取 2,3,5,4'-四羟基二苯乙烯-2-*O*-*β*-D 葡萄糖苷对照品，用适量稀乙醇溶解。

1.4 供试品溶液的制备

称取首乌藤粉末约 5g，加入稀乙醇 25mL 加热回流 30min，上清液滤过，即得。

2　高效液相色谱法测定首乌藤中大黄素的含量[145]

2.1 仪器

Shimadzu LC-2010 高效液相色谱系统。

2.2 色谱条件

色谱柱：Hypersil ODS$_2$-C_{18} 柱(250mm×4.6mm，5μm)；流动相：甲醇-0.1%磷酸溶液(85∶15)；流速 1mL/min；柱温 40℃；检测波长 254nm；柱温室温；分析时间约 12min。

2.3 对照品溶液的制备

称取大黄素对照品，用适量甲醇溶解。

2.4 供试品溶液的制备

称取首乌藤粉末约 5g，加入乙醇 50mL 水浴回流 1h，滤过，取续滤液 25mL，蒸干，残渣加 30%乙醇-盐酸(10∶1)溶液 15mL，回流 1h，冷却，用氯仿提取(15mL×4 次)，合并氯仿液，蒸干，残渣用甲醇溶解并定容至 10mL，即得。

洪连

Honglian
LAGOTIS HERBA

【化学成分】

表 1-9-48　洪连主要化学成分[146～148]

中英文名、化学式及相对分子质量	结构图	中英文名、化学式及相对分子质量	结构图
木犀草素 Luteolin $C_{15}H_{10}O_6$ Exact Mass: 286.05	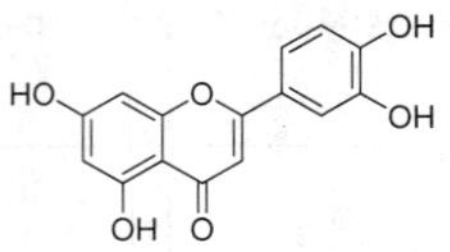 木犀草素　Luteolin	芹菜素 Apigenin $C_{15}H_{10}O_5$ Exact Mass: 270.05	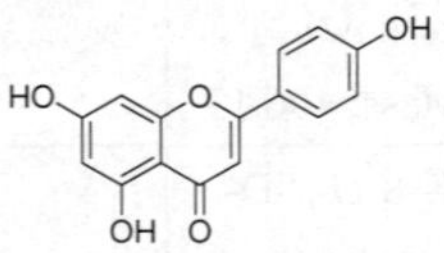 芹菜素　Apigenin
柳穿鱼素 Pectolinarigenin $C_{17}H_{14}O_6$ Exact Mass: 314.08	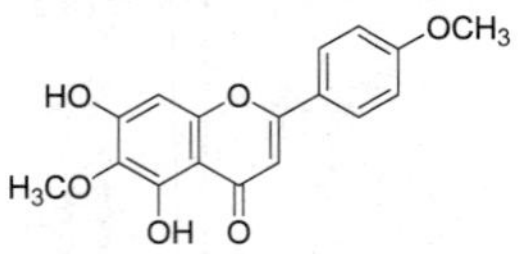 柳穿鱼素　Pectolinarigenin	粗毛豚草素 Hispidulin $C_{16}H_{12}O_6$ Exact Mass: 300.06	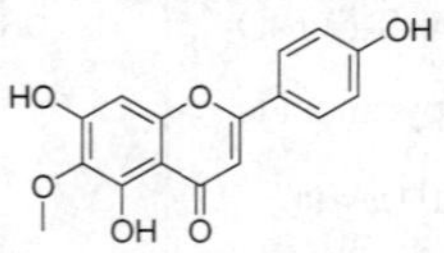 粗毛豚草素　Hispidulin
泽兰叶黄素 Eupafolin $C_{16}H_{12}O_7$ Exact Mass: 316.06	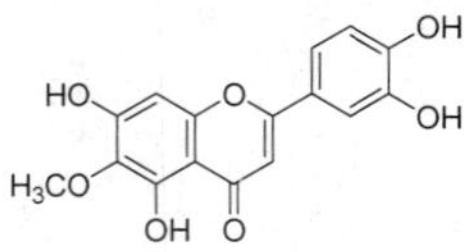 泽兰叶黄素　Eupafolin	苜蓿素 Tricin $C_{17}H_{14}O_7$ Exact Mass: 330.07	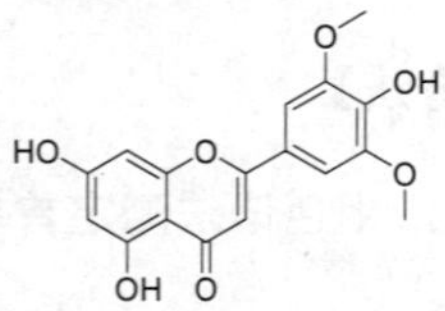 苜蓿素　Tricin
5,7,4'-三羟基-3',6-二甲基黄酮 Jaceosidin $C_{17}H_{14}O_7$ Exact Mass: 330.07	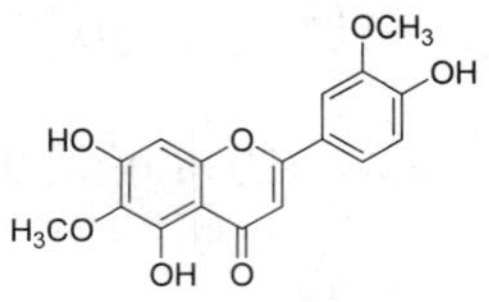 5,7,4'-三羟基-3',6-二甲基黄酮　Jaceosidin	桑色素 Morin $C_{15}H_{10}O_7$ Exact Mass: 302.04	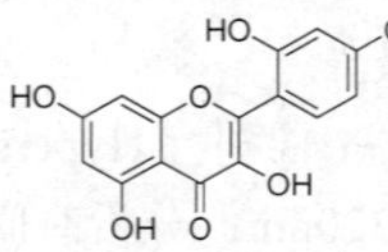 桑色素　Morin
槲皮素 Quercetin $C_{15}H_{10}O_7$ Exact Mass: 302.04	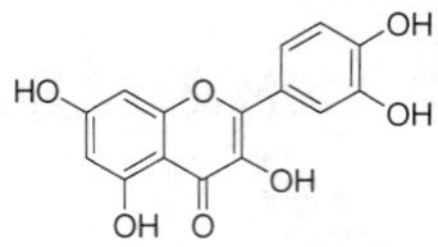 槲皮素　Quercetin	芦丁 Rutin $C_{27}H_{30}O_{16}$ Exact Mass: 610.15	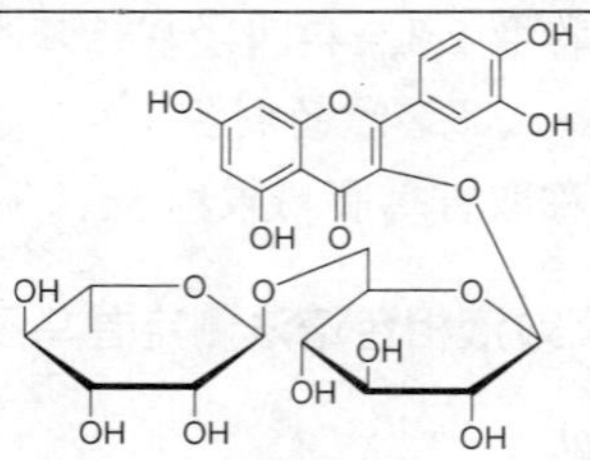 芦丁　Rutin
β-谷甾醇 *β*-Sitosterol $C_{29}H_{50}O$ Exact Mass: 414.39	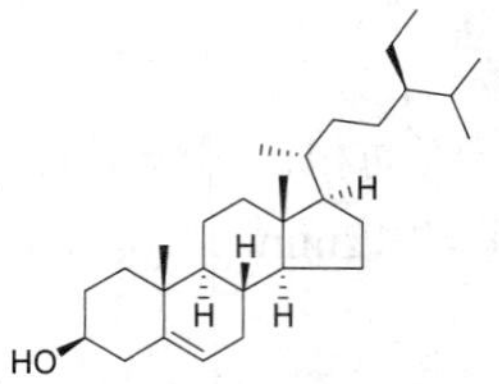 *β*-谷甾醇　*β*-Sitosterol	软脂酸单甘油脂 Palmitic monloglycerol ester $C_{20}H_{40}O_4$ Exact Mass: 344.29	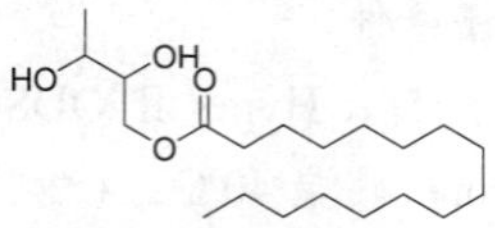 软脂酸单甘油脂 Palmitic monloglycerol ester
琥珀酸 Succinic acid $C_4H_6O_4$ Exact Mass: 118.03	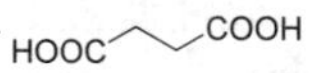 琥珀酸　Succinic acid	戊酸 Pentanoic acid $C_5H_{10}O_2$ Exact Mass: 102.07	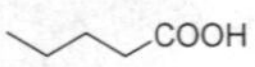 戊酸　Pentanoic acid

续表

中英文名、化学式及相对分子质量	结构图	中英文名、化学式及相对分子质量	结构图
木犀草素-7-*O*-*β*-D-吡喃葡萄糖苷 Luteolin-7-*O*-*β*-D-glucopyranoside $C_{21}H_{20}O_{11}$ Exact Mass: 448.10	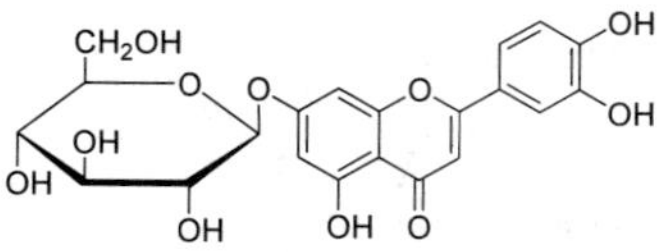 木犀草素-7-*O*-*β*-D-吡喃葡萄糖苷 Luteolin-7-*O*-*β*-D-glucopyranoside	苯乙醛 Benzeneacetaldehyde C_8H_8O Exact Mass: 120.06	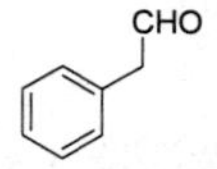 苯乙醛 Benzeneacetaldehyde
壬酸 Nonanoic acid $C_9H_{18}O_2$ Exact Mass: 158.13	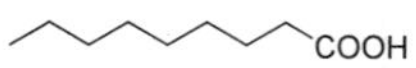 壬酸 Nonanoic acid	二苯胺 Diphenylamine $C_{12}H_{11}N$ Exact Mass: 169.09	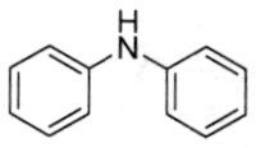 二苯胺 Diphenylamine
邻苯二甲酸二丁酯 Dibutyl phthalate $C_{16}H_{22}O_4$ Exact Mass: 278.15	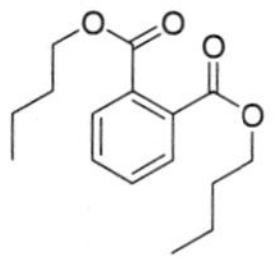 邻苯二甲酸二丁酯 Dibutyl phthalate	十六烷酸乙酯 Hexadecanoic acid ethyl ester $C_{18}H_{36}O_2$ Exact Mass: 284.27	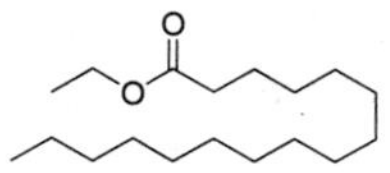 十六烷酸乙酯 Hexadecanoic acid ethyl ester
3-乙基环辛烯 3-Ethenyl-cyclooctene $C_{10}H_{18}$ Exact Mass: 138.14	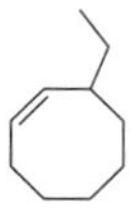 3-乙基环辛烯 3-Ethenyl-cyclooctene		

除以上化学成分外，洪连还含有 5,6,7,7a-四氢-4,4,7a-三甲基-2(4*H*)-苯并呋喃酮、邻苯二甲酸丁基-8-甲基壬基酯、柯伊利素等。

洋金花

Yangjinhua

DATURAE FLOS

【化学成分】

表 1-9-49a 洋金花主要化学成分[149, 150]

中英文名、化学式及相对分子质量	结构图	中英文名、化学式及相对分子质量	结构图
东莨菪碱 Scopolamine $C_{17}H_{21}NO_4$ Exact Mass: 303.15	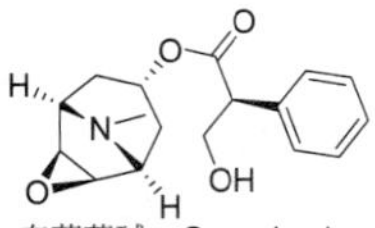 东莨菪碱 Scopolamine	莨菪碱 Hyoscyamine $C_{17}H_{23}NO_3$ Exact Mass: 289.17	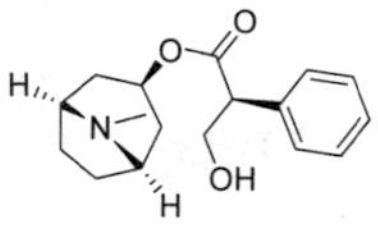 莨菪碱 Hyoscyamine
(6*S*,9*R*)-3-oxo-*α*-ionol-9-*O*-*β*-D-glucopyranoside $C_{18}H_{30}O_7$ Exact Mass: 358.20	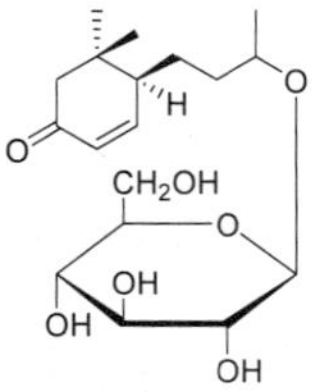 (6*S*,9*R*)-3-oxo-*α*-ionol-9-*O*-*β*-D-glucopyranoside	Withafastuosin E $C_{28}H_{40}O_7$ Exact Mass: 488.28	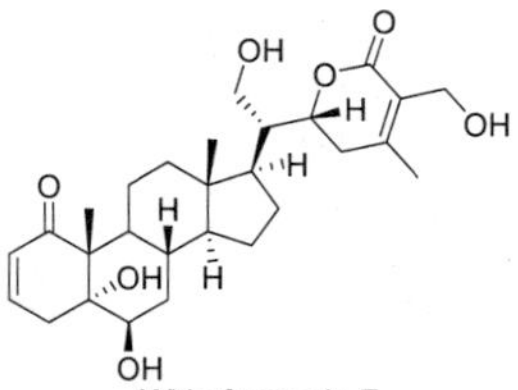 Withafastuosin E

续表

中英文名、化学式及相对分子质量	结构图	中英文名、化学式及相对分子质量	结构图
曼陀罗碱 Meteloidine $C_{13}H_{21}NO_4$ Exact Mass: 255.15	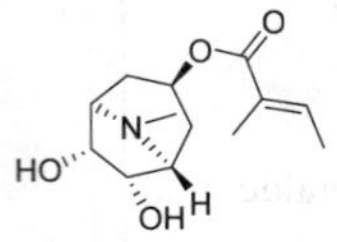 曼陀罗碱　Meteloidine	去甲莨菪碱 Nortropanoline $C_7H_{13}NO_4$ Exact Mass: 175.08	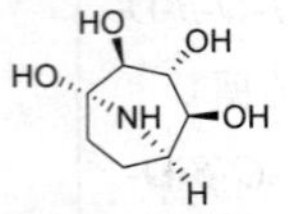 去甲莨菪碱　Nortropanoline
红古豆碱 Cuscohygrine $C_{13}H_{24}N_2O$ Exact Mass: 224.19	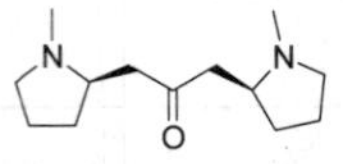 红古豆碱　Cuscohygrine	假托品 Pseudotropine $C_8H_{15}NO$ Exact Mass: 141.12	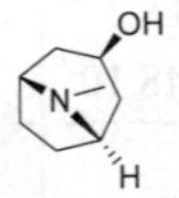 假托品　Pseudotropine
阿朴东莨菪碱 Apohyoscine $C_{17}H_{19}NO_3$ Exact Mass: 285.14	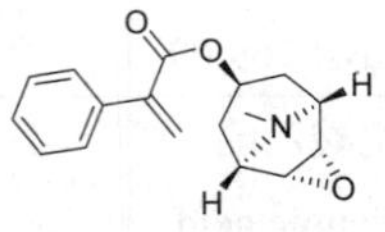 阿朴东莨菪碱　Apohyoscine	Vomifoliol $C_{13}H_{20}O_3$ Exact Mass: 224.14	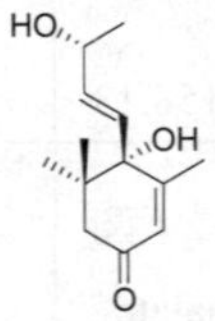 Vomifoliol
Withafastuosin F $C_{28}H_{40}O_8$ Exact Mass: 504.27	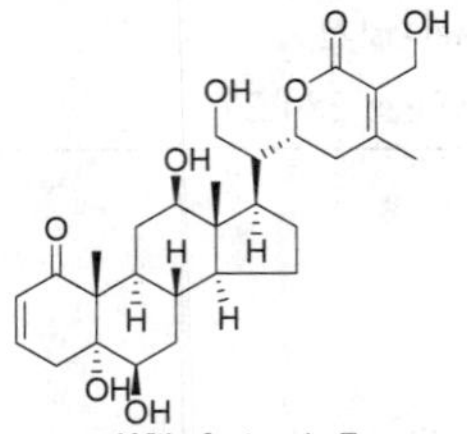 Withafastuosin F	Daturametelin A $C_{34}H_{48}O_9$ Exact Mass: 600.33	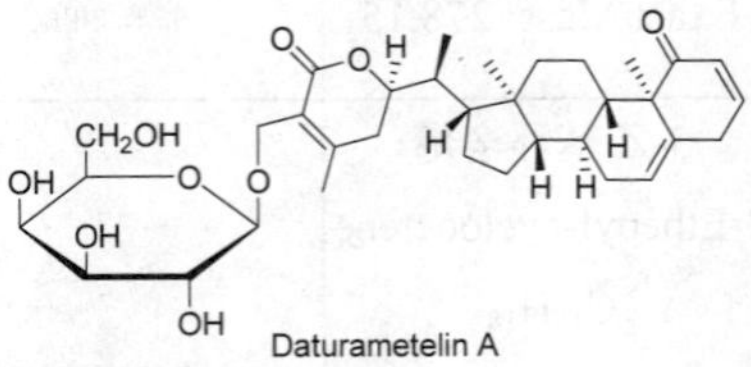 Daturametelin A
Daturametelin B $C_{34}H_{48}O_{10}$ Exact Mass: 616.32	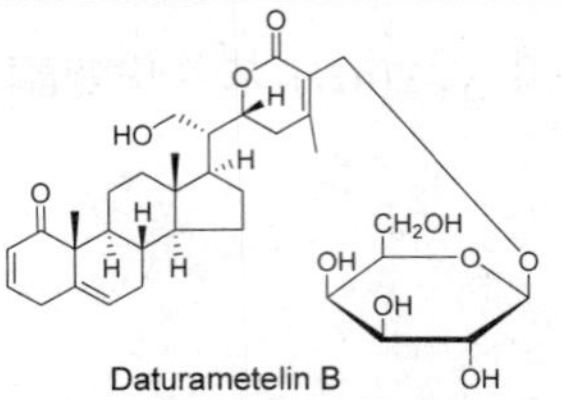 Daturametelin B	Daturametelin C $C_{29}H_{40}O_5$ Exact Mass: 468.29	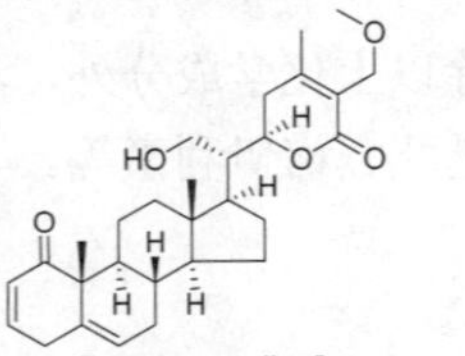 Daturametelin C
Daturametelin D $C_{28}H_{36}O_4$ Exact Mass: 436.26	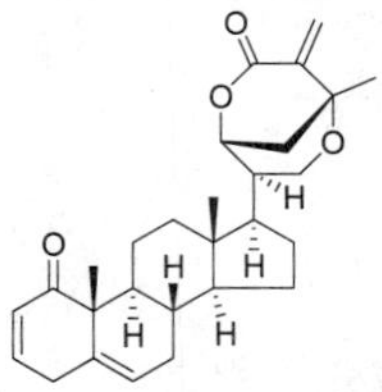 Daturametelin D	Daturametelin E $C_{29}H_{42}O_{10}S$ Exact Mass: 582.25	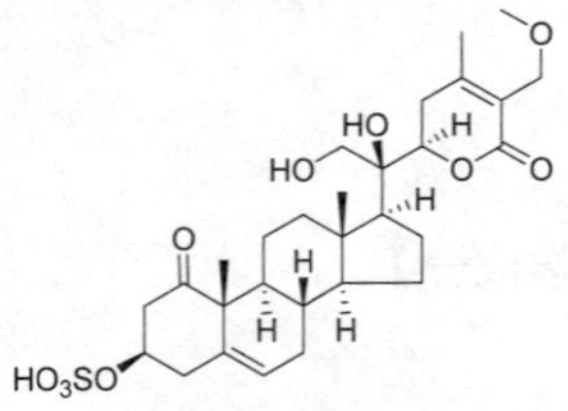 Daturametelin E
Daturametelin F $C_{28}H_{38}O_8S$ Exact Mass: 534.23	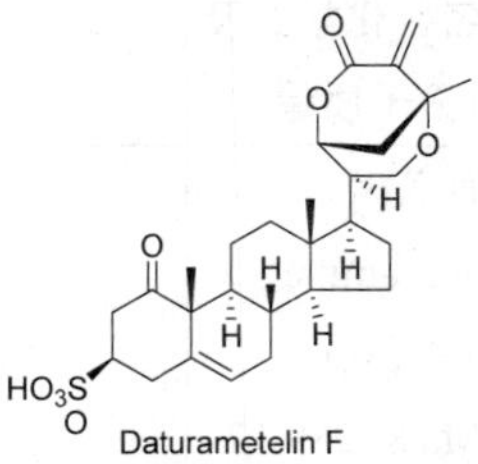 Daturametelin F	Daturametelin G $C_{42}H_{56}O_{14}$ Exact Mass: 784.37	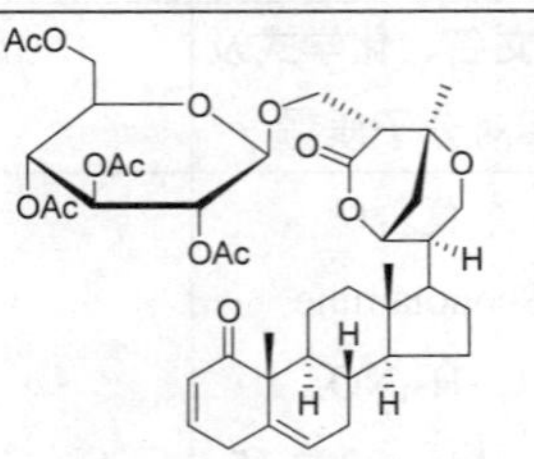 Daturametelin G
Daturametelin H $C_{34}H_{46}O_9$ Exact Mass: 598.31	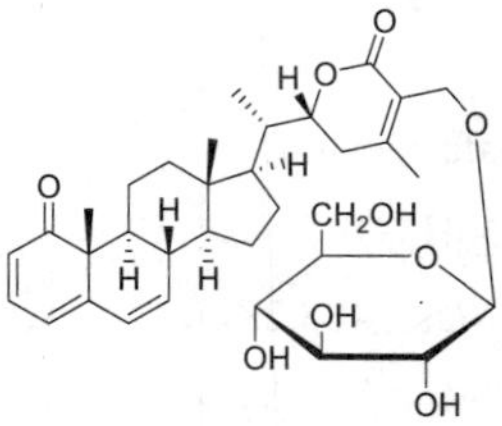 Daturametelin H	Daturametelin I $C_{34}H_{48}O_{10}$ Exact Mass: 616.32	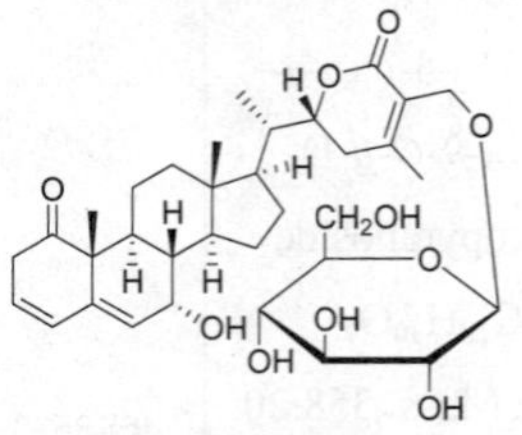 Daturametelin I

续表

中英文名、化学式及相对分子质量	结构图	中英文名、化学式及相对分子质量	结构图
Daturametelin J $C_{34}H_{48}O_{11}$ Exact Mass: 632.32	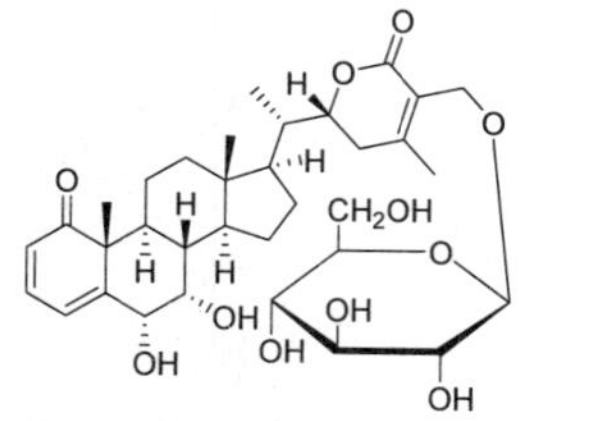 Daturametelin J	12-Deoxywithastramo-nolide $C_{28}H_{38}O_6$ Exact Mass: 470.27	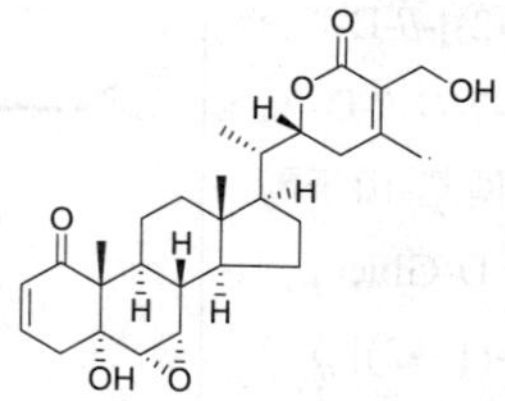 12-Deoxywithastramonolide
Withametelin E $C_{28}H_{38}O_7$ Exact Mass: 486.26	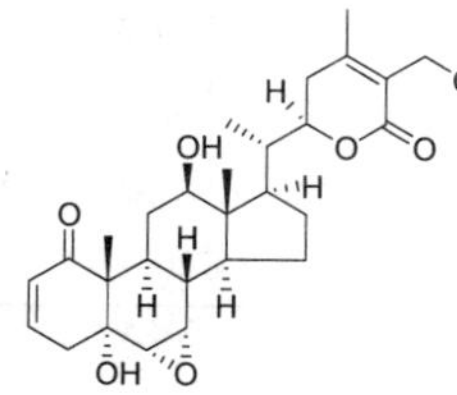 Withametelin E	Withametelin G $C_{28}H_{38}O_6$ Exact Mass: 470.27	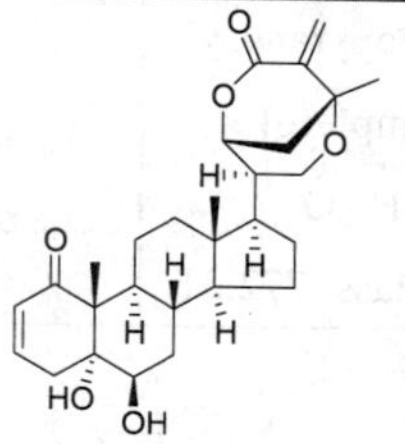 Withametelin G
Withanoside III $C_{34}H_{52}O_{12}$ Exact Mass: 652.35	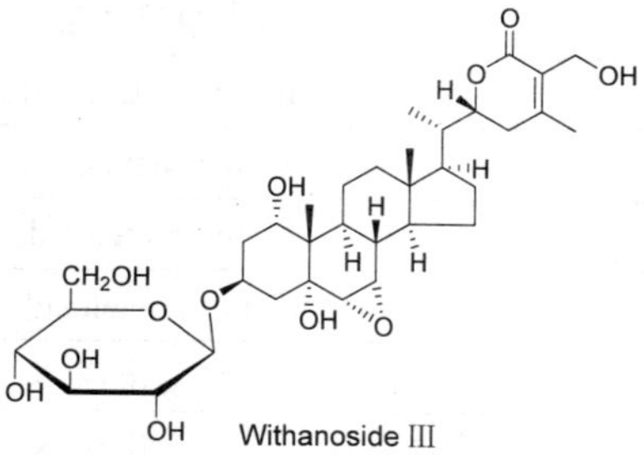 Withanoside III	山柰酚 Kaempferol $C_{15}H_{10}O_6$ Exact Mass: 286.05	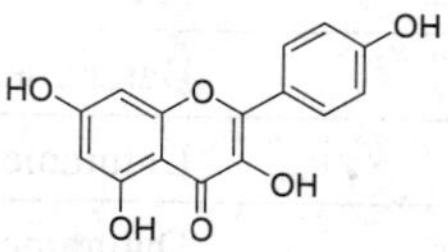 山柰酚 Kaempferol
7-*O*-*α*-L-吡喃鼠李糖基-山柰酚 7-*O*-*α*-L-Rhamnopy-ranosyl-kaempferol $C_{21}H_{20}O_{10}$ Exact Mass: 432.11	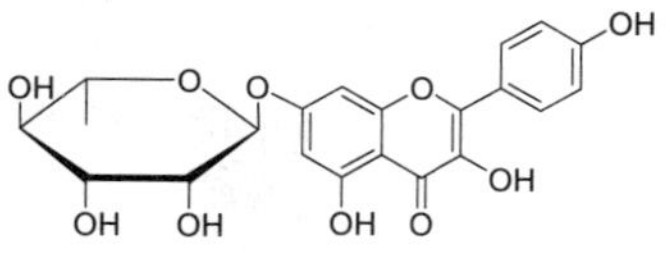 7-*O*-*α*-L-吡喃鼠李糖基-山柰酚 7-*O*-*α*-L-Rhamnopyranosyl-kaempferol	7-*O*-*β*-D-吡喃葡萄糖基-山柰酚 7-*O*-*β*-D-Glucopyrano-syl-kaempferol $C_{21}H_{20}O_{11}$ Exact Mass: 448.10	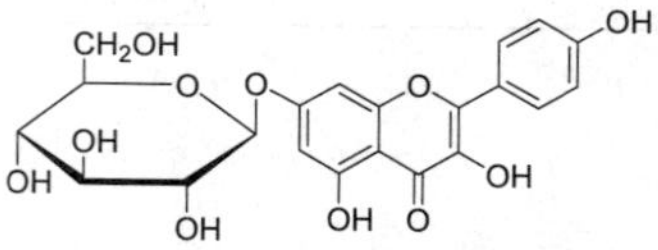 7-*O*-*β*-D-吡喃葡萄糖基--山柰酚 7-*O*-*β*-D-Glucopyranosyl-kaempferol
3-*O*-[*β*-D-吡喃葡萄糖基(1→2)]-*β*-D-吡喃葡萄糖基-山柰酚 3-*O*-[*β*-D-Glucopyra-nosyl-(1→2)]-*β*-D-glucopyranosyl-kaempferol $C_{27}H_{30}O_{16}$ Exact Mass: 610.15	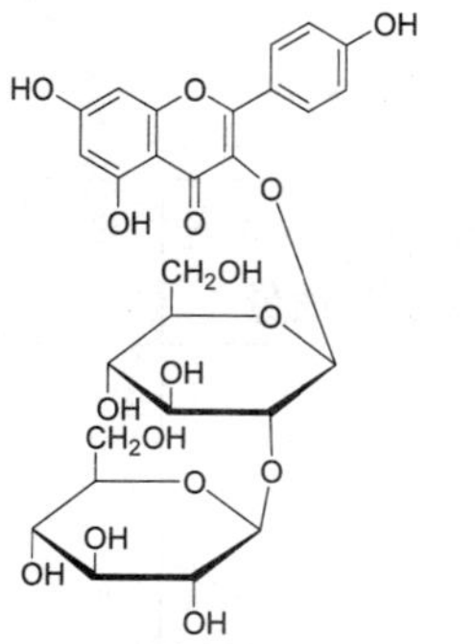 3-*O*-[*β*-D-吡喃葡萄糖基(1→2)]-*β*-D-吡喃葡萄糖基-山柰酚 3-*O*-[*β*-D-Glucopyranosyl(1→2)]-*β*-D-glucopyranosyl-Kaempferol	3-*O*-[*β*-D-吡喃葡萄糖基(1→2)]-*β*-D-吡喃葡萄糖基-7-*O*-*α*-L-吡喃鼠李糖基-山柰酚 3-*O*-[*β*-D-Glucopyra-nosyl-(1→2)]-*β*-D-glucopyranosyl-7-*O*-*α*-L-glucopyranosyl-kaempferol $C_{33}H_{40}O_{20}$ Exact Mass: 756.21	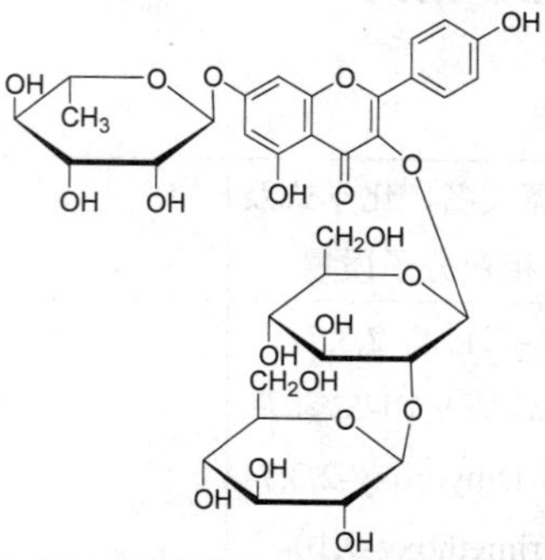 3-*O*-[*β*-D-吡喃葡萄糖基(1→2)] -*β*-D-吡喃葡萄糖基-7-*O*-*α*-L-吡喃鼠李糖基-山柰酚 3-*O*-[*β*-D-Glucopyranosyl-(1→2)]-*β*-D-glucopyranosyl-7-*O*-*α*-L-glucopyranosyl-kaempferol

续表

中英文名、化学式及相对分子质量	结构图	中英文名、化学式及相对分子质量	结构图
3-*O*-[*β*-D-吡喃葡萄糖基(1→2)]-*β*-D-吡喃葡萄糖-7-*O*-*β*-D-吡喃葡萄糖基-山柰酚 3-*O*-[*β*-D-Glucopyranosyl-(1→2)]-*β*-D-glucopyranosyl-7-*O*-*β*-D-glucopyranosyl-kaempferol $C_{33}H_{40}O_{21}$ Exact Mass: 772.21	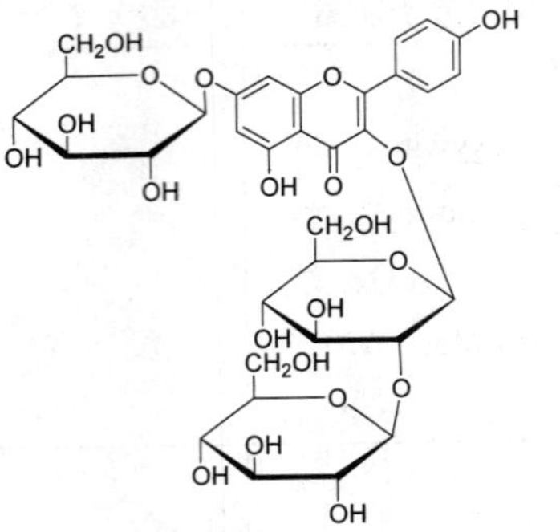 3-*O*-[*β*-D-吡喃葡萄糖基(1→2)]-*β*-D-吡喃葡萄糖-7-*O*-*β*-D-吡喃葡萄糖基-山柰酚 3-*O*-[*β*-D-Glucopyranosyl-(1→2)]-*β*-D-glucopyranosyl-7-*O*-*β*-D-glucopyranosyl-kaempferol		

表 1-9-49b　洋金花其他主要化学成分[149, 150]

中英文名	中英文名
Daturametelamide A	Daturametelamide B
Daturameteloside A	Daturameteloside B
Daturameteloside C	Daturameteloside D
Daturameteloside E	Daturameteloside F
Daturamete loside G	洋金花苷 N
洋金花素 N	洋金花素 K
洋金花素 L	洋金花素 M

穿山龙

Chuanshanlong

DIOSCOREAE NIPPONICAE RHIZOMA

【化学成分】

表 1-9-50　穿山龙主要化学成分[151]

中英文名、化学式及相对分子质量	结构图	中英文名、化学式及相对分子质量	结构图
4,6-二羟基-2,3,7-三甲氧基-9,10-二氢菲 4,6-Dihydroxy-2,3,7-trimethoxy-9,10-dihydrophenanthrene $C_{17}H_{18}O_5$ Exact Mass: 302.12	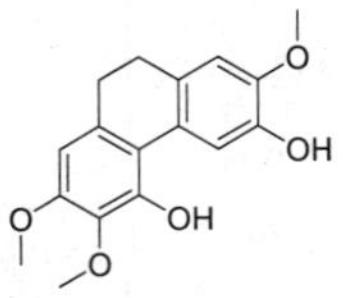 4,6-二羟基-2,3,7-三甲氧基-9,10-二氢菲 4,6-Dihydroxy-2,3,7-trimethoxy-9,10-dihydrophenanthrene	3,7-二羟基-2,4,6-三甲氧基菲 3,7-Dihydroxy-2,4,6-trimethoxyphenanthrene $C_{17}H_{18}O_5$ Exact Mass: 302.12	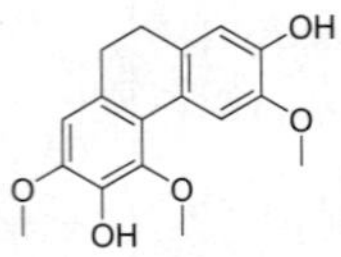 3,7-二羟基-2,4,6-三甲氧基菲 3,7-Dihydroxy-2,4,6-trimethoxyphenanthrene
薯蓣皂苷元棕榈酸酯 Diosgenin palmitate $C_{43}H_{72}O_4$ Exact Mass: 652.54	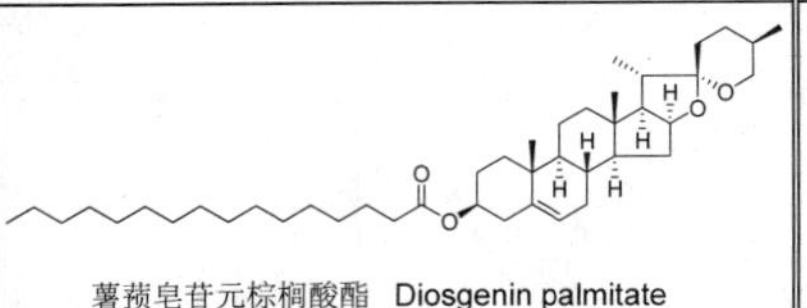 薯蓣皂苷元棕榈酸酯　Diosgenin palmitate	薯蓣皂苷酮 Diosgenone $C_{27}H_{40}O_3$ Exact Mass: 412.30	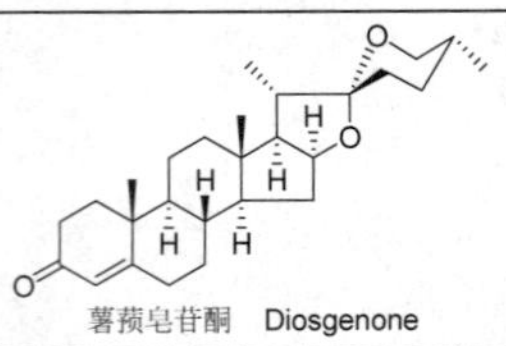 薯蓣皂苷酮　Diosgenone

续表

中英文名、化学式及相对分子质量	结构图	中英文名、化学式及相对分子质量	结构图
1-(4,7-二羟基-2,6-二甲氧基-9,10-二菲)-4,7-二羟基-2,6-二甲氧基-9,10-二氢菲 1-(4,7-Dihydroxy-2,6-dimethoxy-9,10-dihydrophenanthrenyl)-4,7-dihydroxy-2,6-dimethoxy-9,10-dihydrophenanthrene $C_{32}H_{30}O_8$ Exact Mass: 542.19	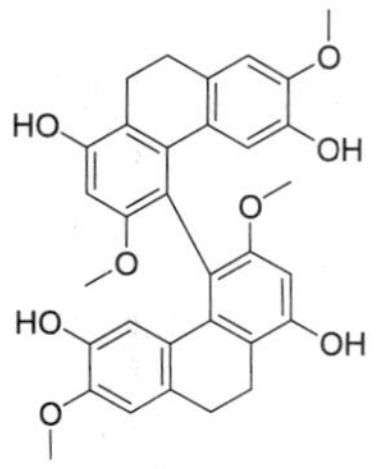 1-(4,7-二羟基-2,6-二甲氧基-9,10-二菲)-4,7-二羟基-2,6-二甲氧基-9,10-二氢菲 1-(4,7-Dihydroxy-2,6-dimethoxy-9,10-dihydrophenanthrenyl)-4,7-dihydroxy-2,6-dimethoxy-9,10-dihydrophenanthrene	7-羟基-2,3,5-三甲氧基-9,10-二氢菲 7-Hydroxy-2,3,5-trimethoxy-9,10-dihydrophenanthrene $C_{17}H_{18}O_4$ Exact Mass: 286.12	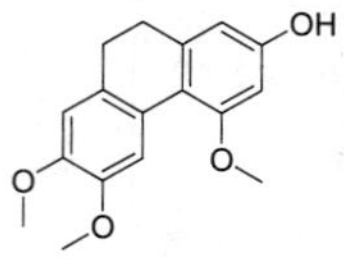 7-羟基-2,3,5-三甲氧基-9,10-二氢菲 7-Hydroxy-2,3,5-trimethoxy-9,10-dihydrophenanthrene
2,7-二羟基-3,5-二甲氧基-9,10-二氢菲 2,7-Dihydroxy-3,5-dimethoxy-9,10-dihydrophenanthrene $C_{16}H_{16}O_4$ Exact Mass: 272.10	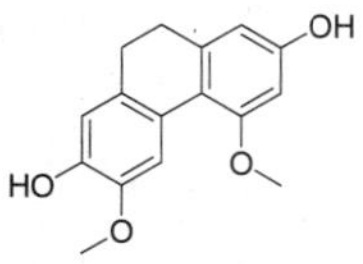 2,7-二羟基-3,5-二甲氧基-9,10-二氢菲 2,7-Dihydroxy-3,5-dimethoxy-9,10-dihydrophenanthrene	4,7-二羟基-2,3,6-三甲氧基菲 4,7-Dihydroxy-2,3,6-trimethoxyphenanthrene $C_{17}H_{18}O_5$ Exact Mass: 302.12	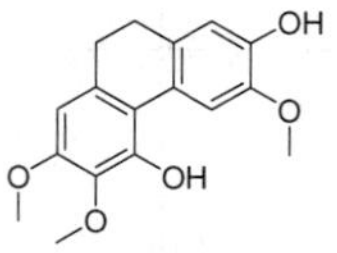 4,7-二羟基-2,3,6-三甲氧基菲 4,7-Dihydroxy-2,3,6-trimethoxyphenanthrene
山柰酚-3-*O*-*β*-芸香糖苷 Kaempferol-3-*O*-*β*-rutinoside $C_{27}H_{30}O_{15}$ Exact Mass: 594.16	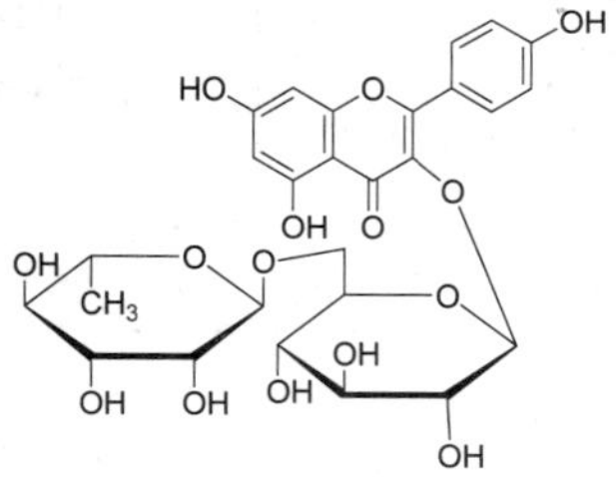 山柰酚-3-*O*-*β*-芸香糖苷 Kaempferol-3-*O*-*β*-rutinoside	4-羟基苯乙醇-4-*O*-*β*-D-吡喃葡萄糖苷 4-Hydroxyphenethylol-4-*O*-*β*-D-glucopyranoside $C_{14}H_{20}O_7$ Exact Mass: 300.12	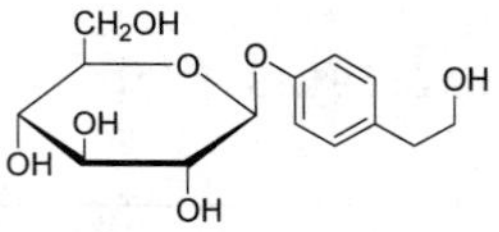 4-羟基苯乙醇-4-*O*-*β*-D-吡喃葡萄糖苷 4-Hydroxyphenethylol-4-*O*-*β*-D-glucopyranoside
薯蓣皂苷元 Diosgenin $C_{27}H_{42}O_3$ Exact Mass: 414.31	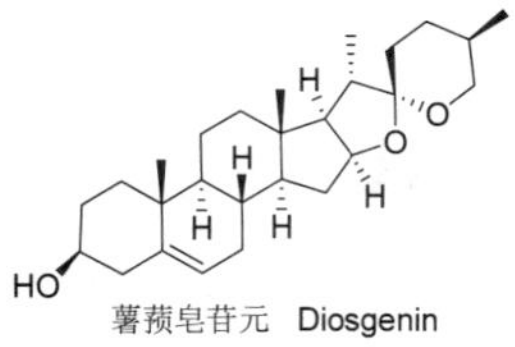 薯蓣皂苷元 Diosgenin	亚莫皂苷元 Yamogenin $C_{27}H_{42}O_3$ Exact Mass: 414.31	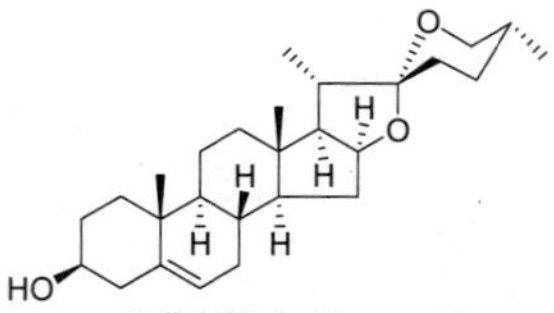 亚莫皂苷元 Yamogenin
Isonarthogenin $C_{27}H_{42}O_4$ Exact Mass: 430.31	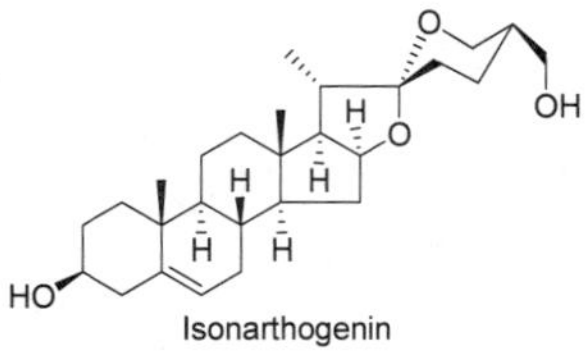 Isonarthogenin	Zingiberogenin $C_{27}H_{42}O_4$ Exact Mass: 430.31	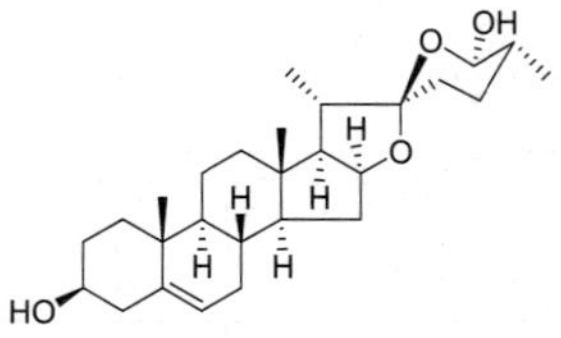 Zingiberogenin
epi-Smilagenin $C_{27}H_{44}O_3$ Exact Mass: 416.33	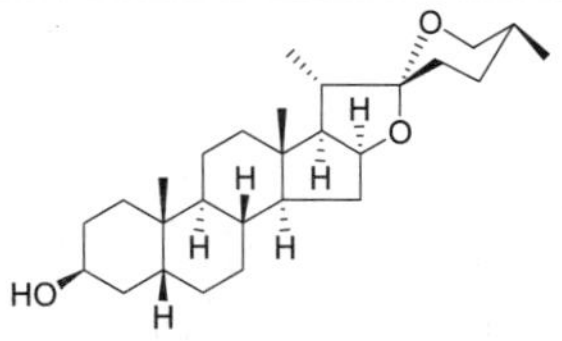 *epi*-Smilagenin	25*R*-Spirost-5-ene-3*β*,14*α*-diol $C_{27}H_{42}O_4$ Exact Mass: 430.31	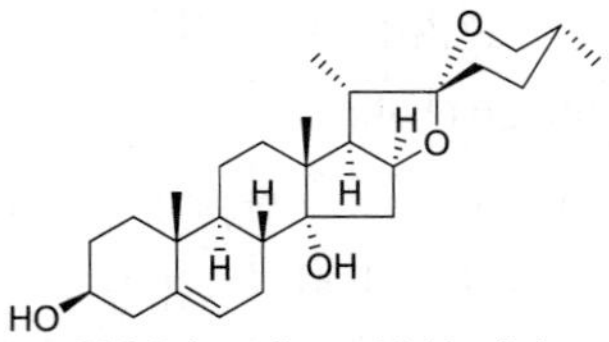 25*R*-Spirost-5-ene-3*β*,14*α*-diol

续表

中英文名、化学式及相对分子质量	结构图	中英文名、化学式及相对分子质量	结构图
Protodiosgenin $C_{33}H_{54}O_9$ Exact Mass: 594.38	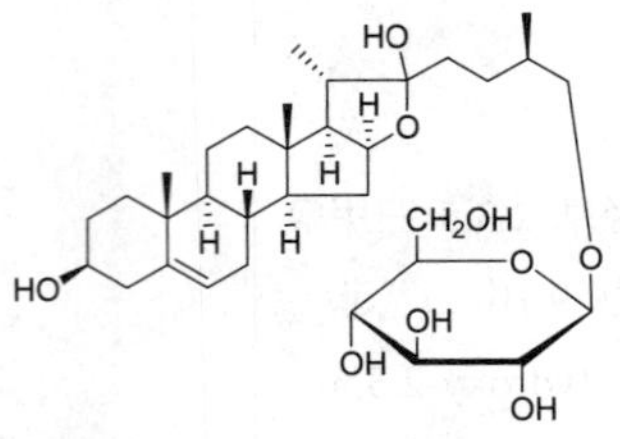 Protodiosgenin	豆甾醇 Stigmasterol $C_{29}H_{48}O$ Exact Mass: 412.37	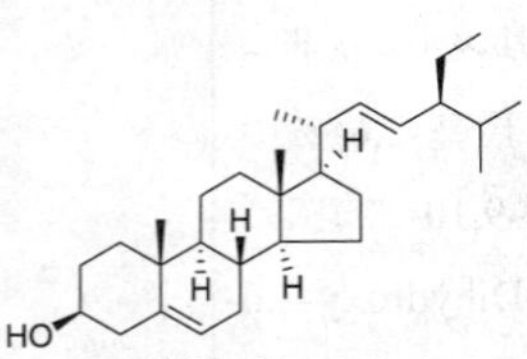 豆甾醇 Stigmasterol
薯蓣皂苷-3,6-二酮 Diosgenin-3,6-dione $C_{27}H_{38}O_4$ Exact Mass: 426.28	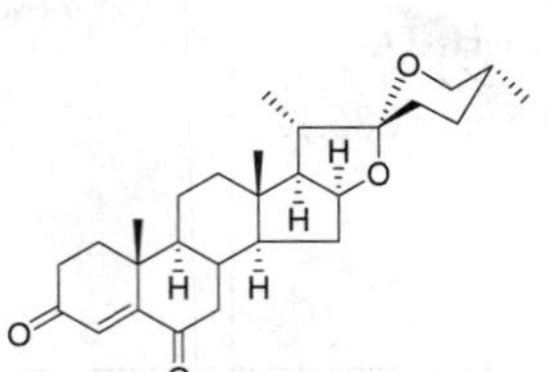 薯蓣皂苷-3,6-二酮 Diosgenin-3,6-dione	丁香脂素-4-*O*-*β*-D-吡喃葡萄糖苷 (+)Syringaresinol-4-*O*-*β*-D-glucopyranoside $C_{28}H_{36}O_{13}$ Exact Mass: 580.22	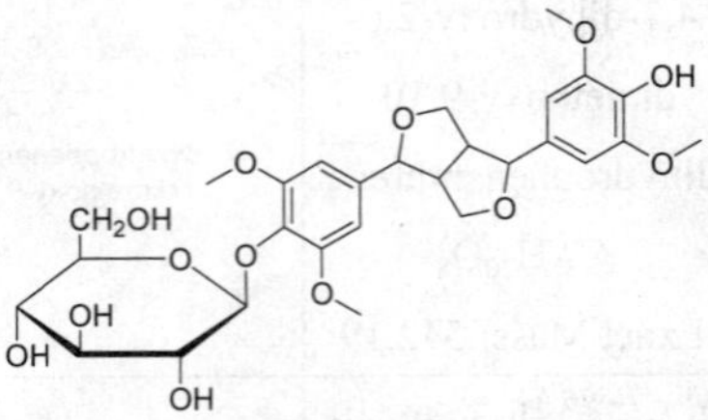 丁香脂素-4-*O*-*β*-D-吡喃葡萄糖苷 (+)Syringaresinol-4-*O*-*β*-D-glucopyranoside
1,7-二(4-羟苯基)-4*E*,6*E*-庚二烯-3-酮 1,7-Bis(4-hydroxyphenyl)-hepta-4*E*,6*E*-dien-3-one $C_{19}H_{18}O_3$ Exact Mass: 294.13	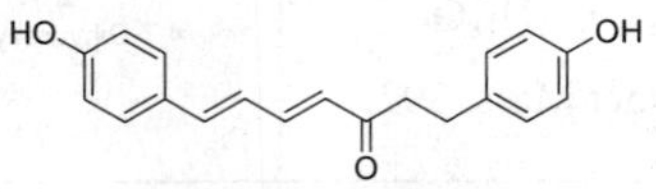 1,7-二(4-羟苯基)- 4*E*,6*E*-庚二烯-3-酮 1,7-Bis(4-hydroxyphenyl)-hepta-4*E*,6*E*-dien-3-one	7-(4-羟基-3-甲氧基苯基)-1-(4-羟苯基)-4*E*,6*E*-庚二烯-3-酮 7-(4-Hydroxy-3-methoxyphenyl)-l-(4-hydroxyphenyl)-4*E*,6*E*-heptadien-3-one $C_{20}H_{20}O_4$ Exact Mass: 324.14	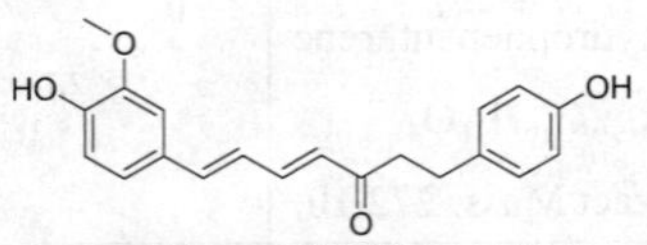 7-(4-羟基-3-甲氧基苯基)-1-(4-羟苯基)-4*E*,6*E*-庚二烯-3-酮 7-(4-Hydroxy-3-methoxyphenyl)-1-(4-hydroxyphenyl)-4*E*,6*E*-heptadien-3-one

除以上化学成分外，穿山龙还含有 Spongiosin F、Spongiosin E 等。

穿心莲

Chuanxinlian

ANDROGRAPHIS HERBA

【化学成分】

表 1-9-51 穿心莲主要化学成分[152]

中英文名、化学式及相对分子质量	结构图	中英文名、化学式及相对分子质量	结构图
穿心莲内酯 Andrographolide $C_{20}H_{30}O_5$ Exact Mass: 350.21	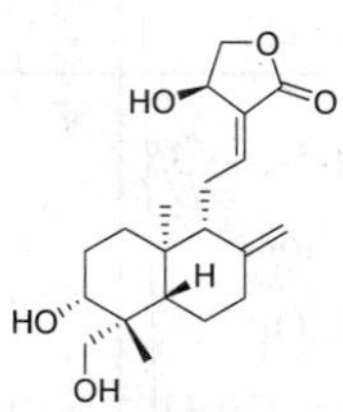 穿心莲内酯 Andrographolide	14-去氧穿心莲内酯 14-Deoxyandrographolide $C_{20}H_{30}O_4$ Exact Mass: 334.21	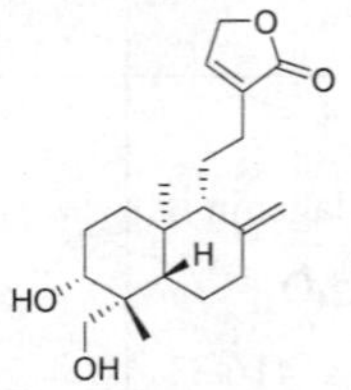 14-去氧穿心莲内酯 14-Deoxyandrographolide

续表

中英文名、化学式及相对分子质量	结构图	中英文名、化学式及相对分子质量	结构图
穿心莲苷 Neoandrographolide $C_{26}H_{40}O_8$ Exact Mass: 480.27	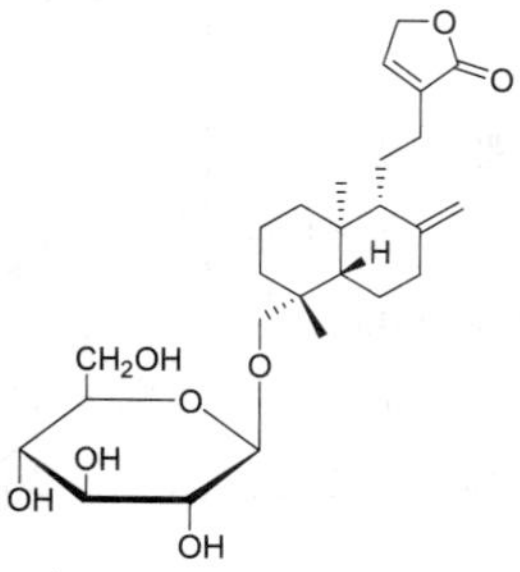 穿心莲苷　Neoandrographolide	脱水穿心莲内酯 14-Deoxy-11,12-didehydroandrographolide $C_{20}H_{28}O_4$ Exact Mass: 332.20	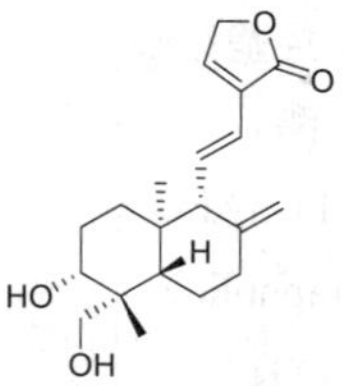 脱水穿心莲内酯 14-Deoxy-11,12-didehydroandrographolide
穿心莲内酯19*β*-葡萄糖苷 19*β*-Glucosylandrographoside $C_{26}H_{40}O_{10}$ Exact Mass: 512.26	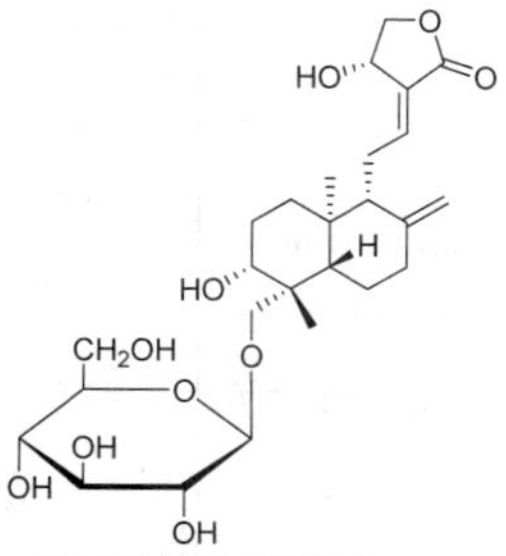 穿心莲内酯19*β*-葡萄糖苷 19*β*-Glucosylandrographoside	14-去氧穿心莲内酯-19*β*-葡萄糖苷 19*β*-Glucosyl-14-deoxyandrographoside $C_{26}H_{40}O_9$ Exact Mass: 496.27	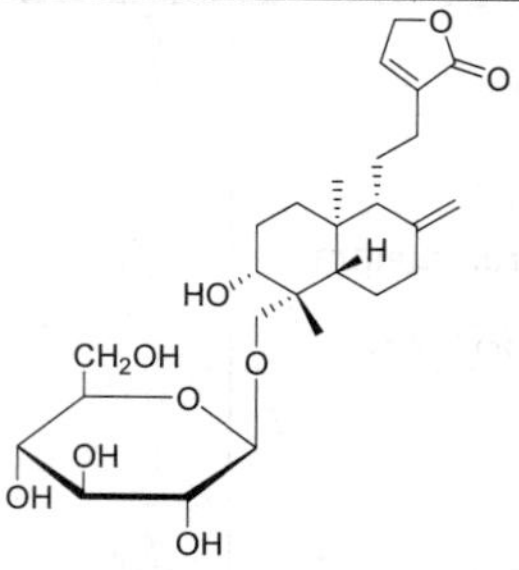 14-去氧穿心莲内酯-19*β*-葡萄糖苷 19*β*-Glucosyl-14-deoxyandrographoside
14-去氧-12*R*-羟基穿心莲内酯 14-Deoxy-12*R*-hydroxyandrographolide $C_{20}H_{30}O_5$ Exact Mass: 350.21	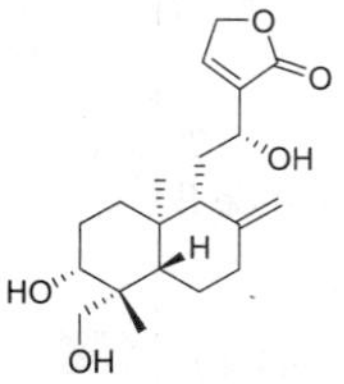 14-去氧-12*R*-羟基穿心莲内酯 14-Deoxy-12*R*-hydroxyandrographolide	14-去氧-12*S*-羟基穿心莲内酯 14-Deoxy-12*S*-hydroxyandrographolide $C_{20}H_{30}O_5$ Exact Mass: 350.21	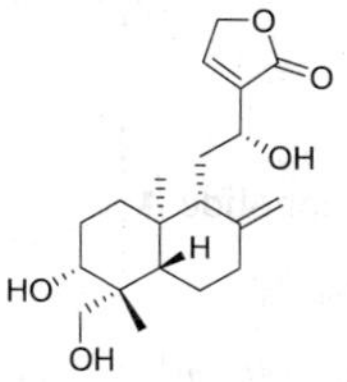 14-去氧-12*S*-羟基穿心莲内酯 14-Deoxy-12*S*-hydroxyandrographolide
14-去氧-11,12-二去氢穿心莲内酯-19*β*-葡萄糖苷 19*β*-Glucosyl-14-deoxy-11,12-didehydroandrographoside $C_{20}H_{28}O_4$ Exact Mass: 332.20	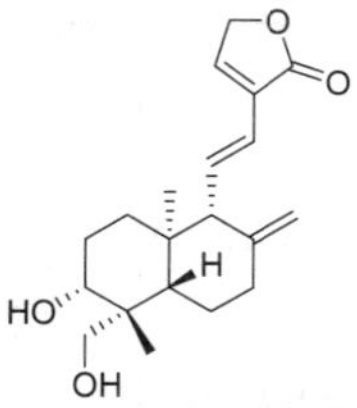 14-去氧-11,12-二去氢穿心莲内酯-19*β*-葡萄糖苷 19*β*-Glucosyl-14-deoxy-11,12-didehydroandrographoside	14-去氧-12*R*-甲氧基穿心莲内酯 14-Deoxy-12*R*-methoxyandrographolide $C_{20}H_{30}O_5$ Exact Mass: 350.21	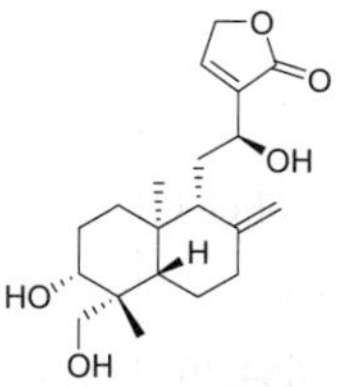 14-去氧-12*R*-甲氧基穿心莲内酯 14-Deoxy-12*R*-methoxyandrographolide
14-去氧-12*S*-甲氧基穿心莲内酯 14-Deoxy-12*S*-methoxyandrographolide $C_{21}H_{32}O_5$ Exact Mass: 364.22	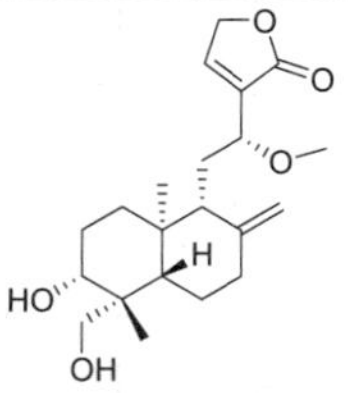 14-去氧-12*S*-甲氧基穿心莲内酯 14-Deoxy-12*S*-methoxyandrographolide	14-去氧-11-氧穿心莲内酯 14-Deoxy-11-oxoandrographolide $C_{20}H_{28}O_5$ Exact Mass: 348.19	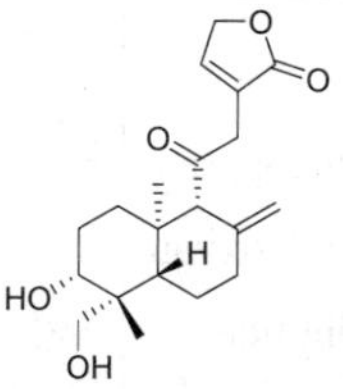 14-去氧-11-氧穿心莲内酯 14-Deoxy-11-oxoandrographolide
14-表穿心莲内酯 14-*epi*-Andrographolide $C_{20}H_{30}O_5$ Exact Mass: 350.21	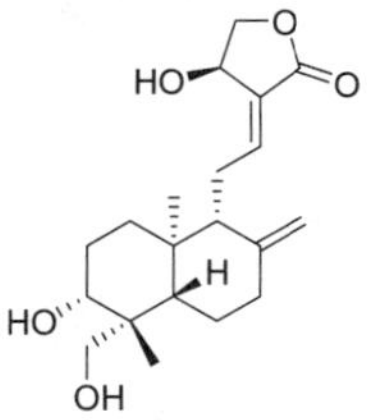 14-表穿心莲内酯　14-*epi*-Andrographolide	异穿心莲内酯 Isoandrographolide $C_{20}H_{30}O_5$ Exact Mass: 350.21	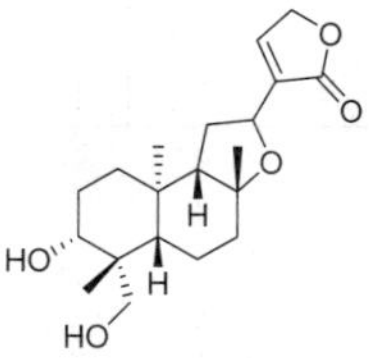 异穿心莲内酯　Isoandrographolide

续表

中英文名、化学式及相对分子质量	结构图	中英文名、化学式及相对分子质量	结构图
14-去氧-11-羟基穿心莲内酯 14-Deoxy-11-hydroxyandrographolide $C_{20}H_{30}O_5$ Exact Mass: 350.21	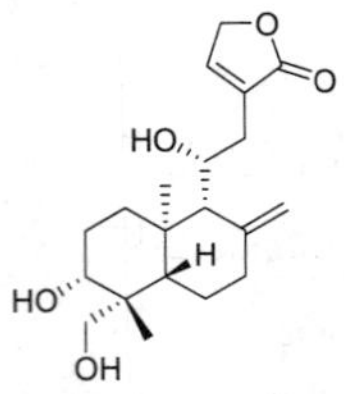 14-去氧-11-羟基穿心莲内酯 14-Deoxy-11-hydroxyandrographolide	6'-乙酰穿心莲苷 6'-Acetylneoandrographolide $C_{28}H_{42}O_9$ Exact Mass: 522.28	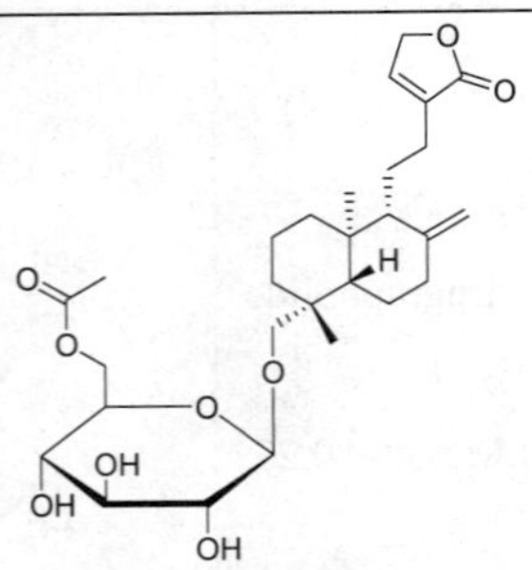 6'-乙酰穿心莲苷 6'-Acetylneoandrographolide
Andrograpanin $C_{20}H_{30}O_3$ Exact Mass: 318.22	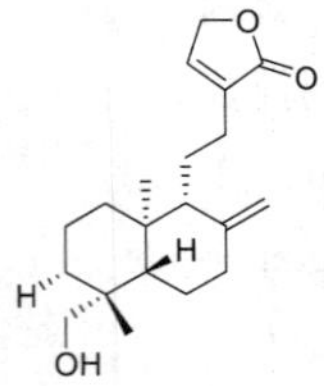 Andrograpanin	Andropanoside $C_{26}H_{40}O_9$ Exact Mass: 496.27	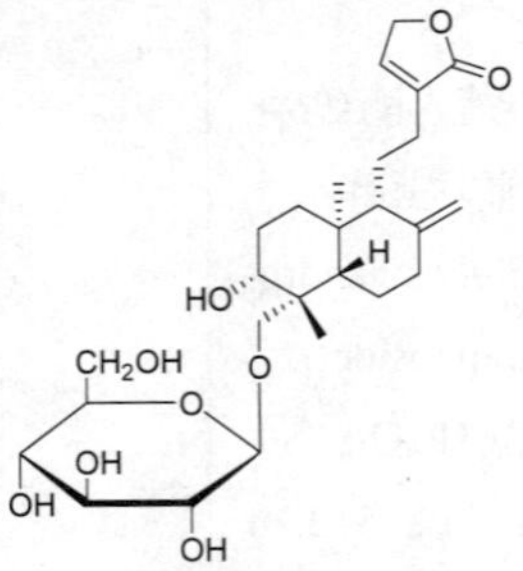 Andropanoside
Bis-andrographolide A $C_{40}H_{56}O_8$ Exact Mass: 664.40	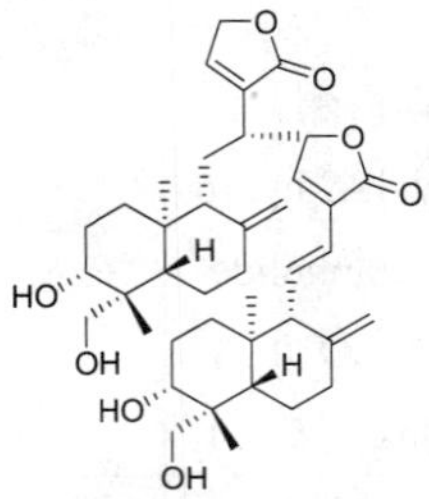 Bis-andrographolide A	Bis-andrographolide B $C_{40}H_{56}O_8$ Exact Mass: 664.40	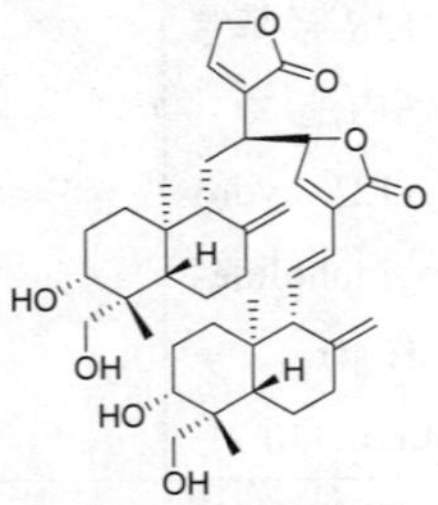 Bis-andrographolide B
Bis-andrographolide C $C_{40}H_{56}O_8$ Exact Mass: 664.40	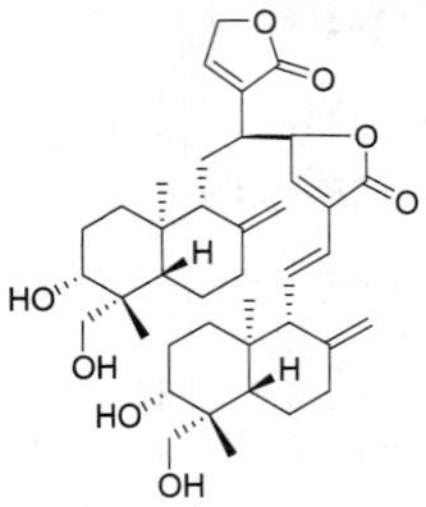 Bis-andrographolide C	Bis-andrographolide D $C_{41}H_{60}O_9$ Exact Mass: 696.42	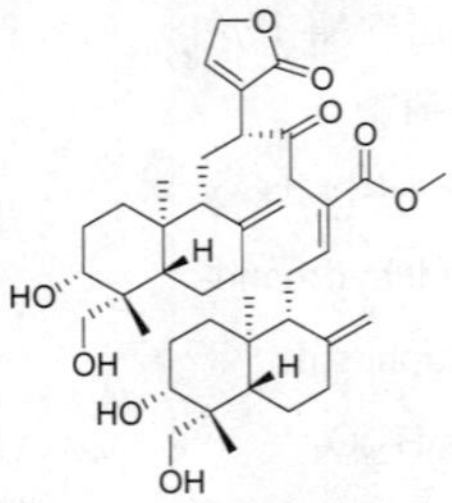 Bis-andrographolide D
3-*O*-*β*-D-Glucopyranosyl-14,19-dideoxyandrographolide $C_{26}H_{40}O_8$ Exact Mass: 480.27	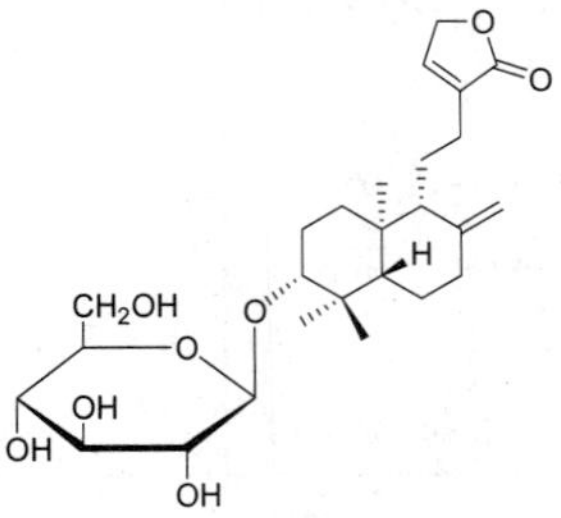 3-*O*-*β*-D-Glucopyranosyl-14,19-dideoxyandrographolide	千层纸素 A Oroxylin A $C_{16}H_{12}O_5$ Exact Mass: 284.07	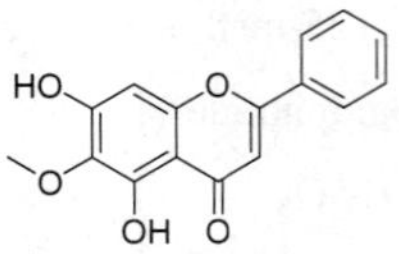 千层纸素 A　Oroxylin A

续表

中英文名、化学式及相对分子质量	结构图	中英文名、化学式及相对分子质量	结构图
汉黄芩素 Wogonin $C_{16}H_{12}O_5$ Exact Mass: 284.07	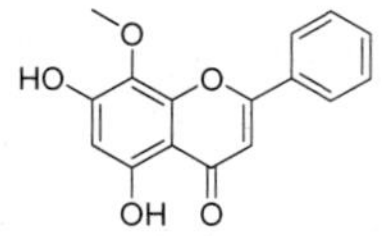 汉黄芩素 Wogonin	14-Deoxy-17*β*-hydroxyandrographolide $C_{20}H_{32}O_6$ Exact Mass: 368.22	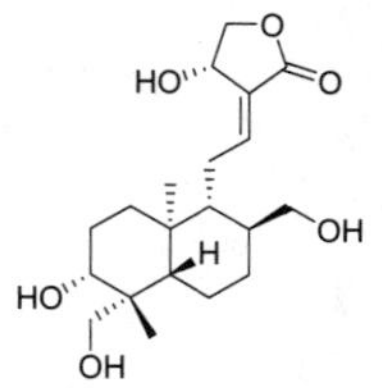 14-Deoxy-17*β*-hydroxyandrographolide
19-*O*-[*β*-D-Apiofuranosyl(1→2)-*β*-D-glucopyranoyl]-3,14-dideoxyandrographolide $C_{31}H_{50}O_{13}$ Exact Mass: 630.33	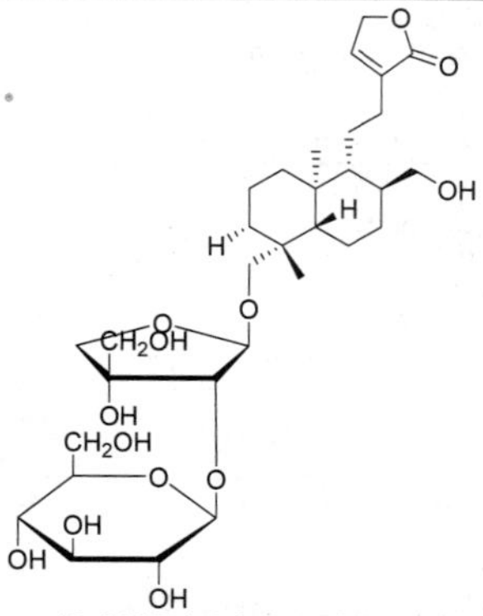 19-*O*-[*β*-D-Apiofuranosyl (1→2)-*β*-D-glucopyranoyl]-3,14-dideoxyandrographolide	12*S*-Hydroxyandrographolide $C_{20}H_{32}O_6$ Exact Mass: 368.22	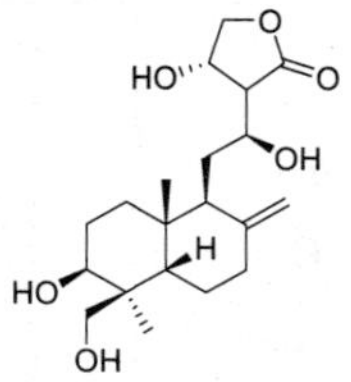 12*S*-Hydroxyandrographolide
Andrographatoside $C_{26}H_{42}O_9$ Exact Mass: 498.28	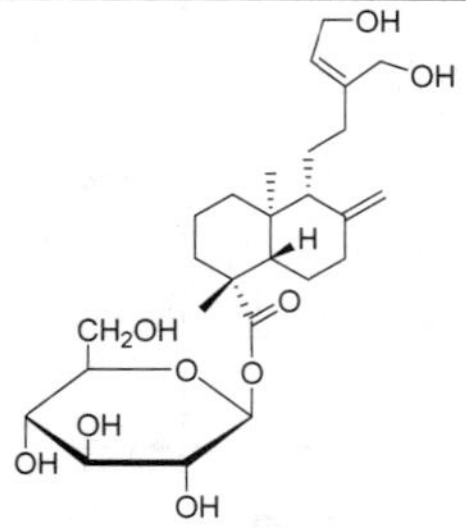 Andrographatoside	Andropanolide $C_{20}H_{30}O_5$ Exact Mass: 350.21	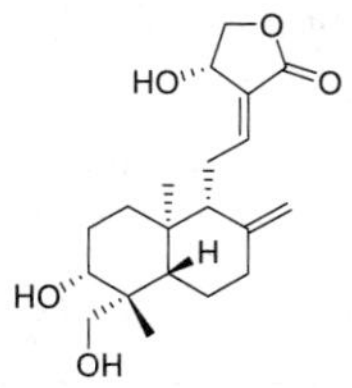 Andropanolide
5-羟基-7,8,2'-三甲氧基黄酮 5-Hydro-7,8,2'-trimethoxyflavanone $C_{18}H_{16}O_6$ Exact Mass: 328.09	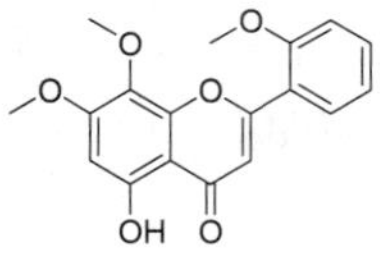 5-羟基-7,8,2'-三甲氧基黄酮 5-Hydro-7,8,2'-trimethoxyflavanone	5,2'-二羟基-7,8-二甲氧基黄酮 5,2'-Dihydroxy-7,8-dimethoxyflavanone $C_{17}H_{14}O_6$ Exact Mass: 314.08	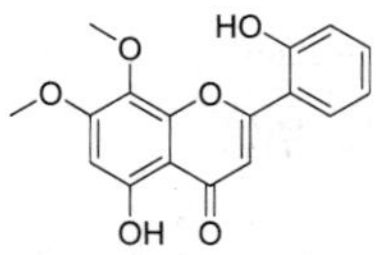 5,2'-二羟基-7,8-二甲氧基黄酮 5,2'-Dihydroxy-7,8-dimethoxyflavanone
5-羟基-7,8,2',3'-四甲氧基黄酮 5-Hydroxy-7,8,2',3'-tetramethoxyflavone $C_{19}H_{18}O_7$ Exact Mass: 358.11	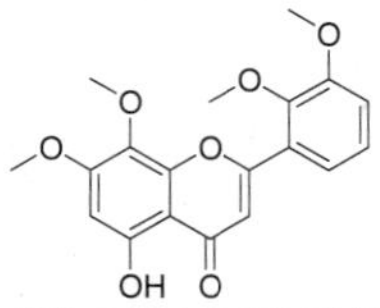 5-羟基-7,8,2',3'-四甲氧基黄酮 5-Hydroxy-7,8,2',3'-tetramethoxyflavone	5-羟基-7,4'-二甲氧基黄酮 5-Hydroxy-7,4'-dimethoxyflavanone $C_{17}H_{14}O_5$ Exact Mass: 298.08	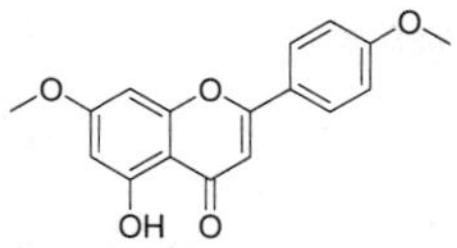 5-羟基-7,4'-二甲氧基黄酮 5-Hydroxy-7,4'-dimethoxyflavanone
5,7,2',3',4'-五甲氧基黄酮 5,7,2',3',4'-Pentamethoxyflavone $C_{20}H_{20}O_7$ Exact Mass: 372.12	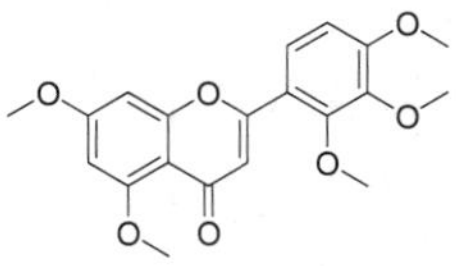 5,7,2',3',4'-五甲氧基黄酮 5,7,2',3',4'-Pentamethoxyflavone		

除以上化学成分外，穿心莲还含有 Bis-andrographolide ether、12-Labdadien-16、15-Olide-3*β*、19-oxide 等。

络石藤

Luoshiteng

TRACHELOSPERMI CAULIS ET FOLIUM

【化学成分】

表 1-9-52 络石藤主要化学成分[153]

中英文名、化学式及相对分子质量	结构图	中英文名、化学式及相对分子质量	结构图
络石苷元 Trachelogenin $C_{21}H_{24}O_7$ Exact Mass: 388.15	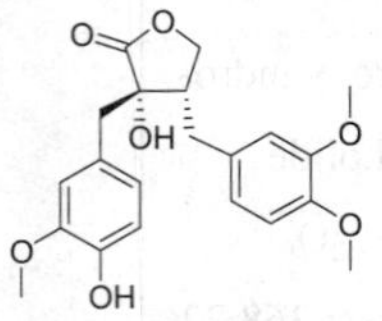 络石苷元 Trachelogenin	牛蒡子苷元 Arctigenin $C_{21}H_{24}O_6$ Exact Mass: 372.16	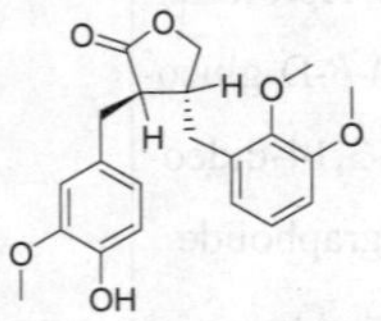 牛蒡子苷元 Arctigenin
络石苷 Tracheloside $C_{27}H_{34}O_{12}$ Exact Mass: 550.21	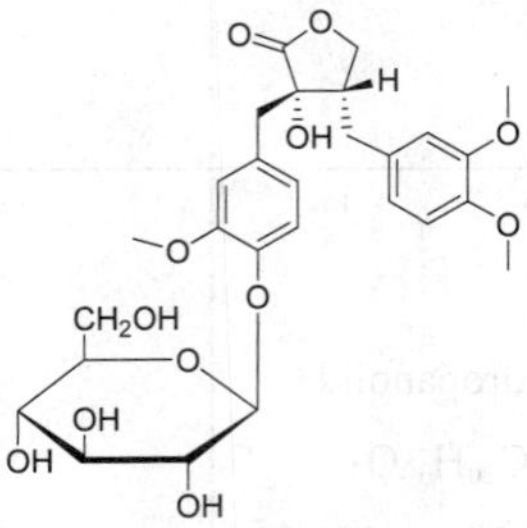 络石苷 Tracheloside	络石苷元4′-*O*-*β*-龙胆二糖苷 Trachelogenin 4′-*O*-*β*-gentiobioside $C_{33}H_{44}O_{17}$ Exact Mass: 712.26	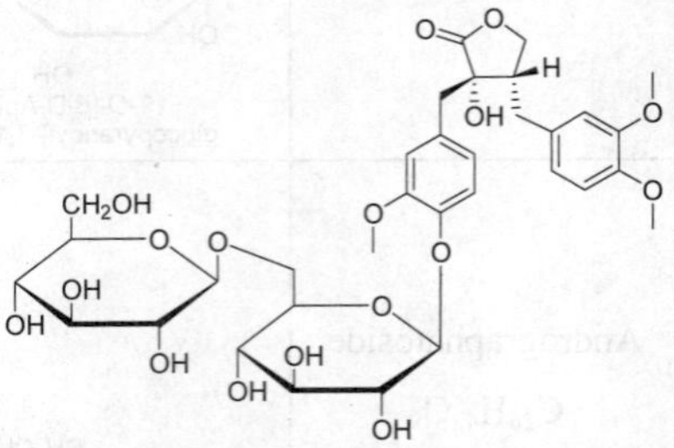 络石苷元4′-*O*-*β*-龙胆二糖苷 Trachelogenin 4′-*O*-*β*-gentiobioside
去甲络石苷 Nortracheloside $C_{26}H_{32}O_{12}$ Exact Mass: 536.19	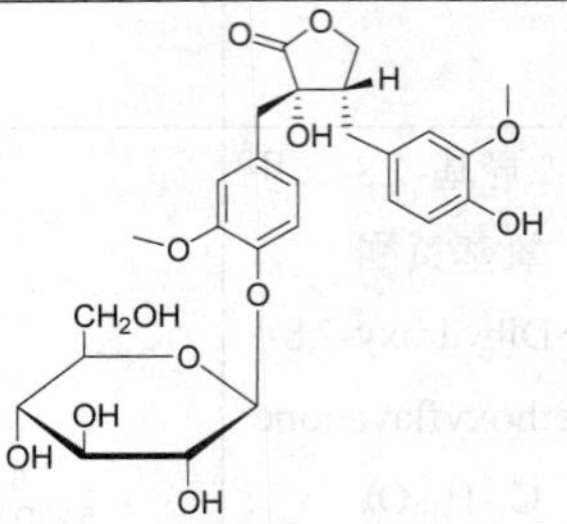 去甲络石苷 Nortracheloside	去甲络石苷元8′-*O*-*β*-葡萄糖苷 Nortrachelogenin 8′-*O*-*β*-glucoside $C_{26}H_{32}O_{12}$ Exact Mass: 536.19	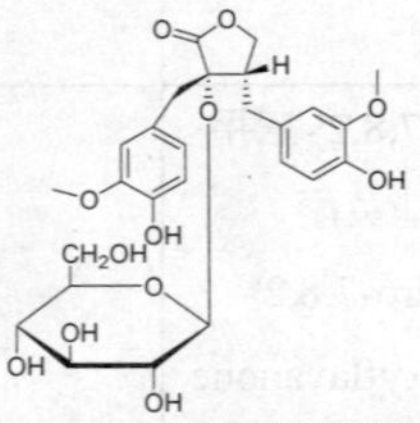 去甲络石苷元8′-*O*-*β*-葡萄糖苷 Nortrachelogenin 8′-*O*-*β*-glucoside
罗汉松脂素酚-4,4′-二葡萄糖苷 Matairesinol-4,4′-biglucoside $C_{32}H_{43}O_{17}$ Exact Mass: 699.25	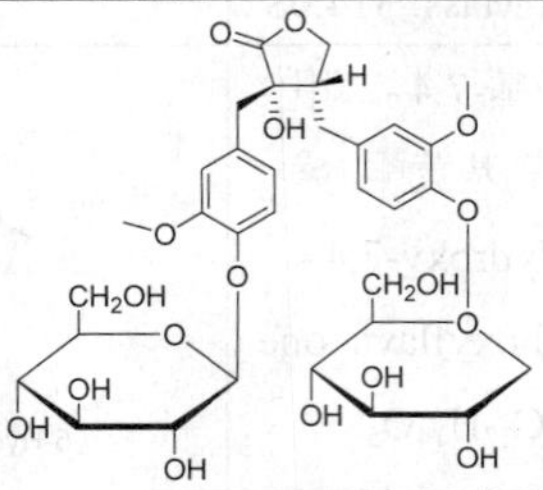 罗汉松脂素酚-4,4′-二葡萄糖苷 Matairesinol-4,4′-biglucoside	络石酰胺 Trachelogenin amide $C_{21}H_{27}NO_7$ Exact Mass: 405.18	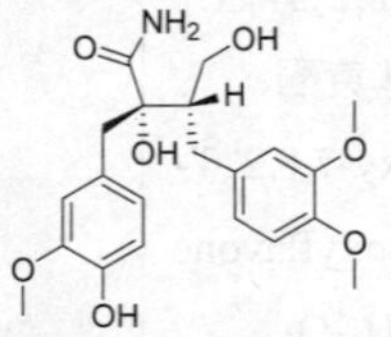 络石酰胺 Trachelogenin amide
芹菜素 Apigenin $C_{15}H_{10}O_5$ Exact Mass: 270.05	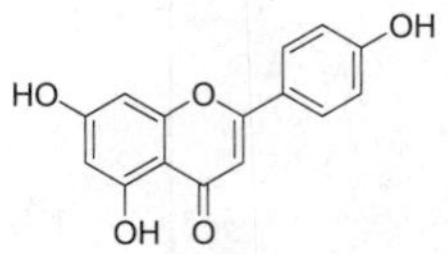 芹菜素 Apigenin	芹菜素7-*O*-*β*-D-吡喃葡萄糖苷 Apigenin7-*O*-*β*-D-glucopyranoside $C_{21}H_{20}O_{10}$ Exact Mass: 432.11	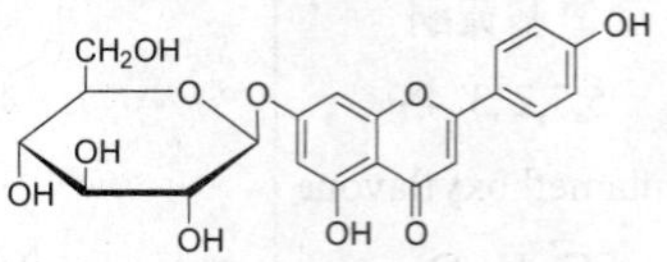 芹菜素-7-*O*-*β*-D-吡喃葡萄糖苷 Apigenin-7-*O*-*β*-D-glucopyranoside

续表

中英文名、化学式及相对分子质量	结构图	中英文名、化学式及相对分子质量	结构图
去甲络石苷元5′-*C*-*β*-葡萄糖苷 Nortrachelogenin 5′-*C*-*β*-glucoside $C_{26}H_{32}O_{12}$ Exact Mass: 536.19	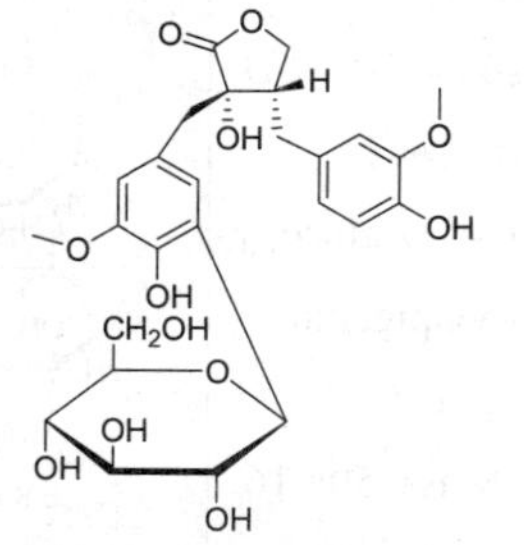 去甲络石苷元5′-*C*-*β*-葡萄糖苷 Nortrachelogenin 5′-*C*-*β*-glucoside	Tanegoside B $C_{26}H_{34}O_{12}$ Exact Mass: 538.21	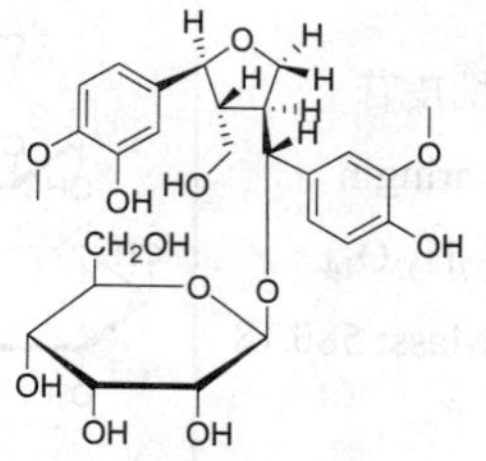 Tanegoside B
Trachelosperoside B-1 $C_{36}H_{58}O_{12}$ Exact Mass: 682.39	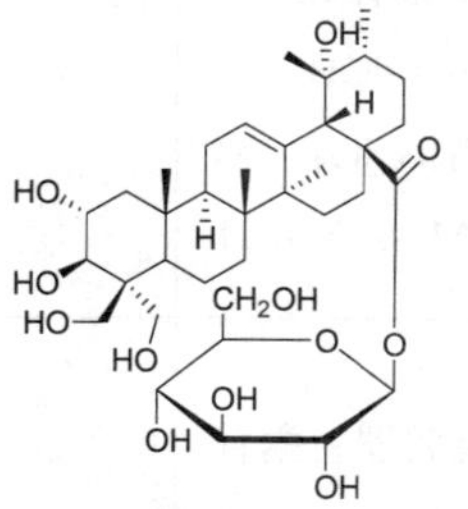 Trachelosperoside B-1	Trachelosperoside D-1 $C_{36}H_{56}O_{13}$ Exact Mass: 696.37	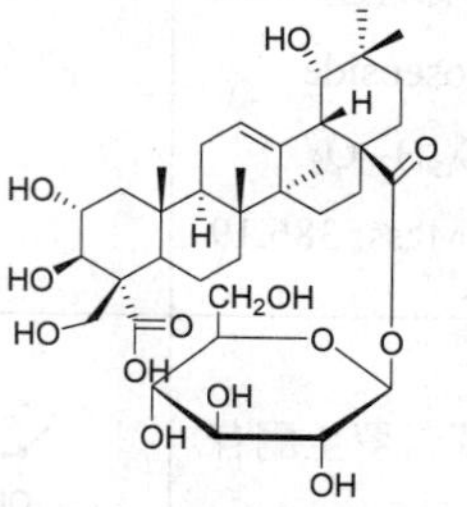 Trachelosperoside D-1
Trachelosperoside F $C_{35}H_{54}O_{13}$ Exact Mass: 682.36	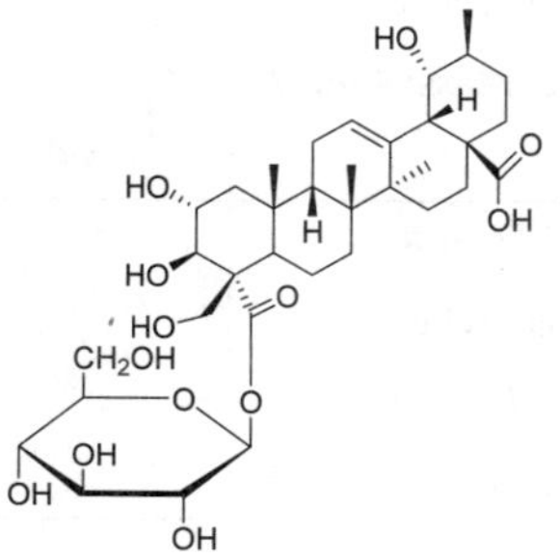 Trachelosperoside F	Trachelosperoside E-1 $C_{36}H_{58}O_{12}$ Exact Mass: 682.39	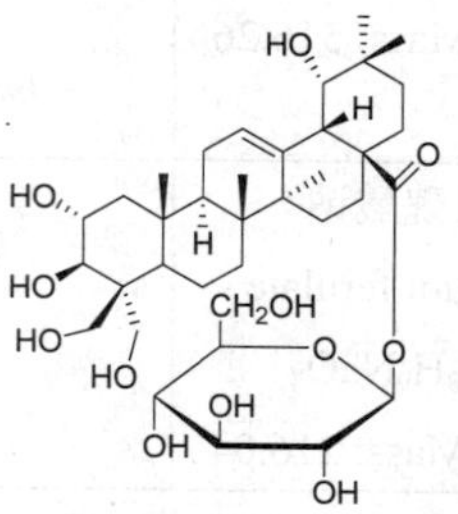 Trachelosperoside E-1
3-*O*-*β*-D-Glucopyranoside quinovic acid $C_{36}H_{56}O_{10}$ Exact Mass: 648.39	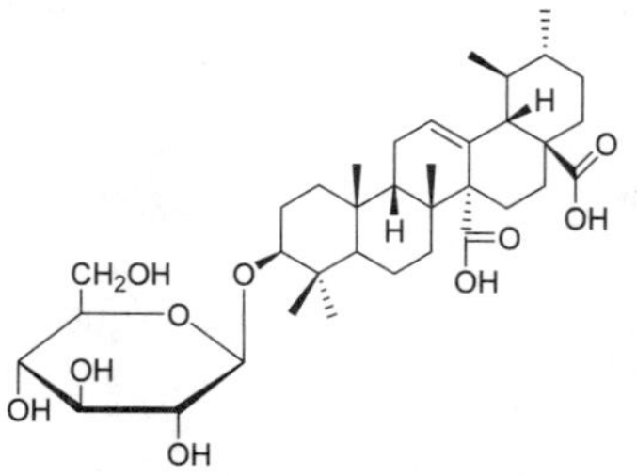 3-*O*-*β*-D-Glucopyranoside quinovic acid	3-*O*-*β*-D-Glucopyranoside quinovic acid 27-*O*-*β*-D-glucopyranosyl ester $C_{42}H_{66}O_{15}$ Exact Mass: 810.44	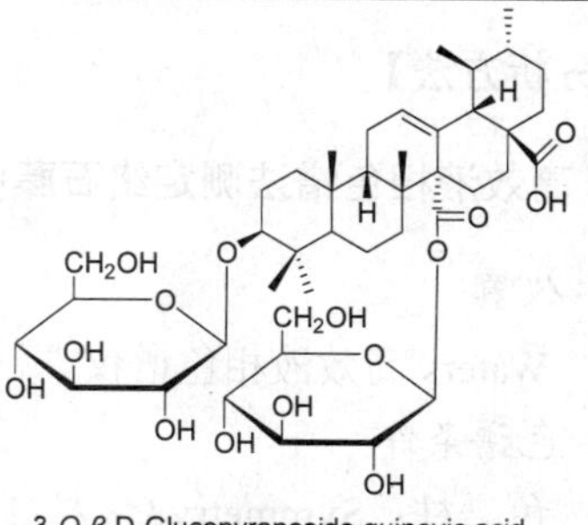 3-*O*-*β*-D-Glucopyranoside quinovic acid 27-*O*-*β*-D-glucopyranosyl ester
芹菜素-7-*O*-*β*-D-新橙皮糖苷 Apigenin-7-*O*-*β*-D-neohesperidoside $C_{27}H_{30}O_{14}$ Exact Mass: 578.16	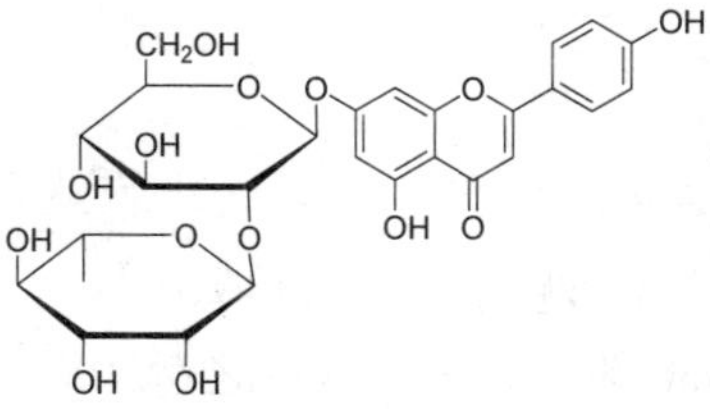 芹菜素-7-*O*-*β*-D-新橙皮糖苷 Apigenin-7-*O*-*β*-D-neohesperidoside	木犀草素-7-*O*-*β*-D-吡喃葡萄糖苷 Luteolin-7-*O*-*β*-D-glucopyranoside $C_{21}H_{20}O_{11}$ Exact Mass: 448.10	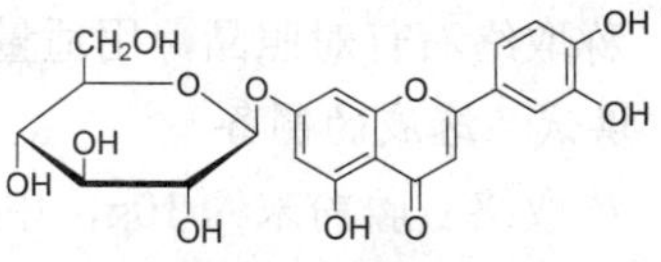 木犀草素-7-*O*-*β*-D-吡喃葡萄糖苷 Luteolin-7-*O*-*β*-D-glucopyranoside

续表

中英文名、化学式及相对分子质量	结构图	中英文名、化学式及相对分子质量	结构图
柚皮苷 Naringin $C_{27}H_{32}O_{14}$ Exact Mass: 580.18	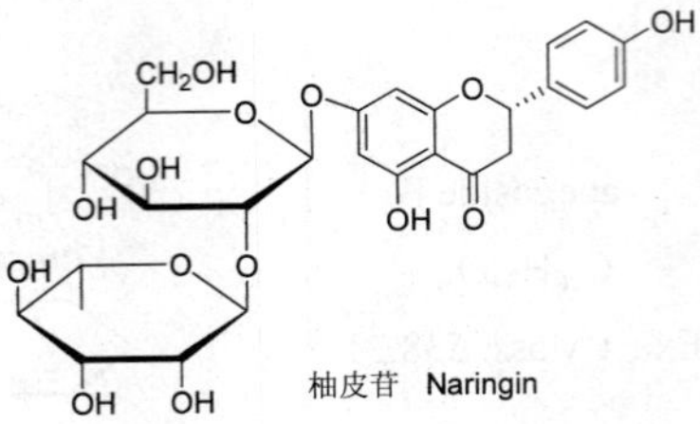 柚皮苷 Naringin	芹菜素6,8-二-*C*-*β*-D-葡萄糖苷 6,8-Di-*C*-*β*-D-glucopyanosylapigenin $C_{27}H_{30}O_{15}$ Exact Mass: 594.16	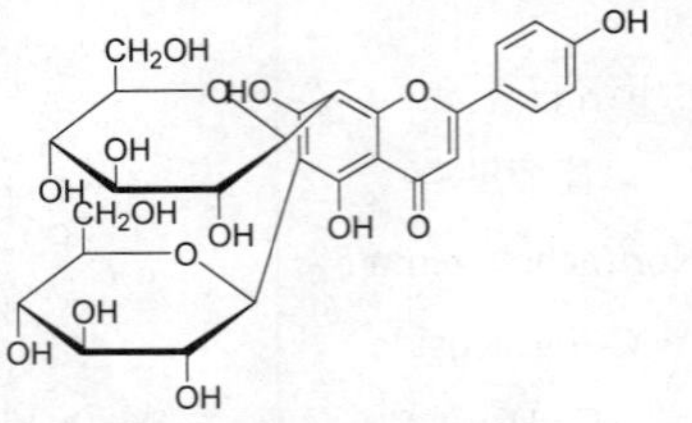 芹菜素 6,8-二-*C*-*β*-D-葡萄糖苷 6,8-Di-*C*-*β*-D-glucopyanosylapigenin
玫瑰苷 Roseoside $C_{19}H_{30}O_8$ Exact Mass: 386.19	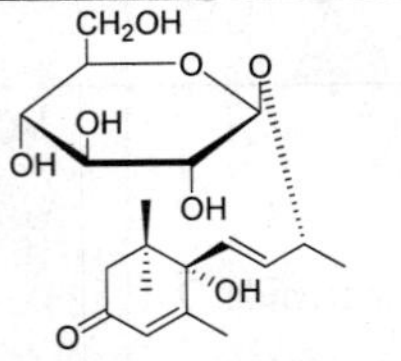 玫瑰苷 Roseoside	淫羊藿苷 B_5 Icariside B_5 $C_{19}H_{32}O_8$ Exact Mass: 388.21	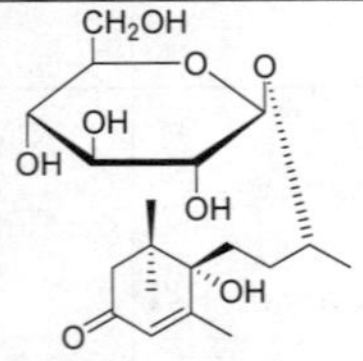 淫羊藿苷 B_5 Icariside B_5
络石藤紫罗兰酮苷 Tracheloionoside $C_{25}H_{40}O_{11}$ Exact Mass: 516.26	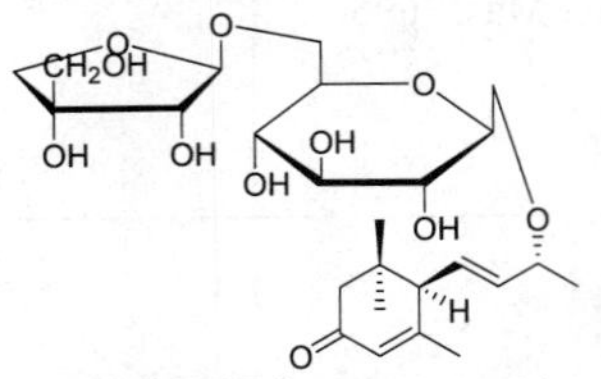 络石藤紫罗兰酮苷 Tracheloionoside	猕猴桃紫罗兰酮苷 Actinidioionoside $C_{19}H_{34}O_9$ Exact Mass: 406.22	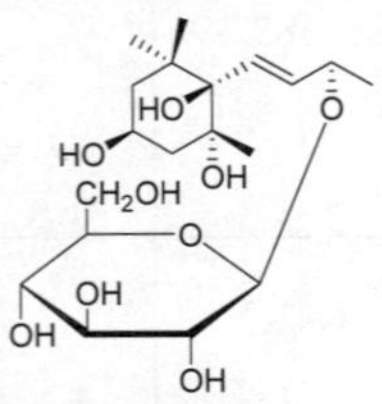 猕猴桃紫罗兰酮苷 Actinidioionoside
阿魏酸钠 Sodium ferulate $C_{10}H_9NaO_4$ Exact Mass: 216.04	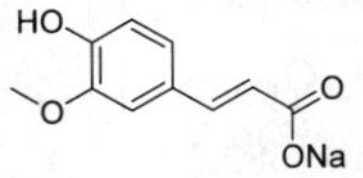 阿魏酸钠 Sodium ferulate	水杨酸 Salicylic acid $C_7H_6O_3$ Exact Mass: 138.03	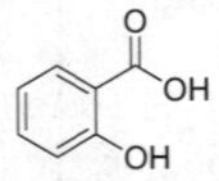 水杨酸 Salicylic acid

除以上化学成分外，络石藤还含有络石内酯苷等。

【分析方法】

1 高效液相色谱法测定络石藤中络石苷的含量[154]

1.1 仪器

Waters 高效液相色谱仪。

1.2 色谱条件

色谱柱：Symmetry C_{18}柱(150mm×3.9mm，5μm)；流动相：乙腈-水(25∶75)；流速 1.0mL/min；检测波长 240 nm；柱温室温；分析时间约 12min。

1.3 对照品溶液的制备

称取络石苷对照品，用适量 25%乙腈溶解。

1.4 供试品溶液的制备

称取络石藤粉末约 10g，甲醇回流提取 3 次(150mL/次)，滤过，合并滤液，蒸干，残渣加 500mL 蒸馏水溶解，通过 AB-8 大孔吸附树脂柱，用 20%乙醇 1000mL 淋洗，再用 40%乙醇 1000mL 洗脱，收集 40%乙醇洗脱液，蒸干，残渣加甲醇溶解并定容至 250mL，滤过，即得。

参考文献

[1] 吴婷. 荆芥现代研究概况. 江苏中医药, 2004, 25(10): 64-67.

[2] 唐杨, 颜挺, 晁若冰. GC 测定荆芥及荆芥油中的薄荷酮和胡薄荷酮. 华西药学杂志, 2008, 23(1): 102-104.

[3] 于萍, 邱琴, 崔兆杰, 刘枢, 刘廷礼. GC-MS 法分析山东荆芥穗挥发油化学成分. 中成药, 2002, 24(12): 959-962.

[4] 胡峻, 石任兵, 张援虎, 刘斌, 董玉. 荆芥穗化学成分研究. 北京中医药大学学报, 2006, 29(1): 38-40.

[5] 胡峻, 石张. 高效液相色谱法测定荆芥穗有效部位中木犀草素和橙皮苷的含量. 北京中医药大学学报, 2005, 28(4): 52-54.

[6] 张琳, 彭亮, 胡本祥. 茜草的化学成分研究进展. 现代中医药, 2008, 28(2): 52-54.

[7] http://baike.baidu.com/view/38198.htm

[8] 吴霞, 于志斌, 叶蕴华, 周亚伟. 荜茇化学成分的研究(Ⅰ). 中草药, 2008, 39(2): 178-180.

[9] 李瑞和, 苏日纳, 郭林云, 包青山, 苏亚. 荜茇化学成分与药理作用研究概况. 中国民族医药杂志, 2006, 5(3): 73-74.

[10] 赵英永, 崔秀明, 戴云, 王朝梁, 苗华. 草乌的研究进展. 中国科技核心期刊, 2006, (1): 61-65.

[11] 赵英永, 崔秀明, 张文斌, 苗华, 戴云. RP-HPLC 法测定草乌中乌头碱、中乌头碱和次乌头碱. 中草药, 2006, 37(6): 940-942.

[12] 乌力吉特古斯, 白学良, 阿拉坦松布尔, 包淑芝, 刘淑萍. 蒙药草乌叶化学成分及临床研究进展. 中草药, 2006, 37(3): 472-474.

[13] 王秀芹, 杨孝江, 李教社. 草豆蔻化学成分研究. 中药材, 2008, 31(6): 853-855.

[14] 于萍, 崔兆杰, 邱琴, 刘廷礼, 李建光. 草豆蔻挥发油化学成分的 GC-MS 研究. 中国现代应用药学杂志, 2002, 19(2): 135-137.

[15] 刘劲峰, 吴燕红. HPLC 法测定不同产地草豆蔻中山姜素与小豆蔻明的含量. 海峡药学, 2009, 21(3): 48-49.

[16] 丁艳霞, 崔秀明, 戴云. 草果的研究进展. 中国科技核心期刊, 2005, (4): 60-63.

[17] 胡润生. 茵陈有效成分与品种、采收期及药用部位的关系. 中成药, 1998, 20(5): 47-48.

[18] 韩晋, 金城, 刘太华, 袁海龙, 肖小河. 不同采收期和不同部位茵陈药材滨蒿内酯的含量测定与资源利用建议. 解放军药学学报, 2005, 21(2): 155-156.

[19] 易中宏. 茯苓药材质量标准研究. 重庆: 重庆大学, 硕士学位论文, 2005: 11-15.

[20] 钟凌云, 段启, 龚千锋. 反相高效液相色谱法测定茯苓中茯苓酸的含量. 中国中医药信息杂志, 2005, 12(12): 47-48.

[21] 常影. 茺蔚子化学成分及药理研究. 吉林中医药, 2008, 28(3): 207-208.

[22] 吴宏亮, 周续莲, 许强, 康建宏. 胡芦巴研究进展. 宁夏农学院学报, 2003, 24(4): 72-76.

[23] 何薇, 林江涛. 中药胡黄连的化学成分和药理作用的研究进展. 中日友好医院学报, 2005, 19(6): 369-367.

[24] 胡红侠. 西藏胡黄连的化学成分研究. 上海: 上海医药工业研究院, 硕士学位论文, 2005: 5-9.

[25] 尹德忠, 赵红侠, 刘建勋. HPLC 同时测定胡黄连中香草酸、阿魏酸和肉桂酸. 化学与生物工程, 2007, 24(10): 75-76.

[26] 韦琨, 窦德强, 裴玉萍, 陈英杰. 胡椒的化学成分、药理作用及与卡瓦胡椒的对比. 中国中药杂志. 2002, 27(5): 328-332.

[27] 屠鹏飞, 罗青, 郑俊华. 荔枝核的化学成分研究. 中草药, 2002, 33(4): 300-303.

[28] 刘兴前, 刘博, 聂晓勤. 中药荔枝核中两种化学成分的分离与鉴定. 成都中医药大学学报, 2001, 24(1): 55.

[29] 郑琳颖, 韩超, 潘竞锵. 荔枝核的化学、药理和临床研究概况. 中医药学报, 1998, (5): 51-57.

[30] 郭洁文, 叶碧波, 潘竞锵. 高效液相色谱法测定荔枝核及其制剂中原儿茶酸的含量. 中国药房, 2002, 13(10): 617-618.

[31] 徐丽华, 梁春霞, 孙萌, 李桂凤, 余伯阳. 不同部位、不同产地南五味子中木脂素类成分的比较. 中草药, 2006, 37(11): 1735-1738.

[32] 袁军, 付平, 王野. 南五味子种子中木脂素类成分的高效液相色谱-电喷雾电离-质谱分析. 药物分析杂志, 2005, 25(5): 565-569.

[33] 肖元, 钟鸣. 南板蓝根的化学成分、药理作用研究进展. 河南中医, 2006, 26(8): 78-80.

[34] 王锡宁, 孙玉泉. 南鹤虱挥发油化学成分的分析. 光谱实验室, 2003, 20(4): 530-532.

[35] 罗小泉, 杨武亮, 周至明, 陈晓明, 范平. 中药枳壳药材的研究概况. 江西中医学院学报, 2006, 18(2): 45-47.

[36] 杨武亮, 杨世林, 黄加龙, 李霞兰, 欧阳辉, 刘颖, 王少军. 高效液相色谱法测定不同产地枳壳中柚皮苷和新橙皮苷. 中草药, 2006, 37(12): 1888-1889.

[37] 李秀玲, 李龙. 肖红斌. 梁鑫淼. 反相高效液相色谱法测定枳实、枳壳中橙皮苷和柚皮苷的含量. 色谱, 2002, 20(6): 585-586.

[38] 曾宪仪, 陈小红. HPLC 法测定枳壳、枳实中辛弗林和 *N*-甲基酪胺的含量. 中国中药杂志, 1997, 22(6): 362-363.

[39] 王英锋. 枳实黄酮类成分的研究与开发. 北京: 首都师范大学, 硕士学位论文, 2004: 7-9.

[40] 廖凤霞，辛龙涛，陈华，夏之宁．中药枳实与枳壳挥发油成分对比分析．重庆大学学报, 2004, 27(5): 38-40.
[41] 梁远园，冯彪，祝晨蔯，倪晨．HPLC 法测定枳实药材中橙皮苷与柚皮苷的含量．中药新药与临床药理, 2006, 17(5): 359-361.
[42] 王喜习，刘建利．柏子仁研究进展．中药材, 2007, 30(2): 244-247.
[43] 谢学建，张俊慧，马爱华．中药栀子研究进展．时珍国医国药, 2000, 11(10): 943-945.
[44] 张丽茹，于治国，范岩，涂继辉．栀子中京尼平苷的分离及其含量测定．中草药, 2004, 35(11): 1253-1255.
[45] 刘瑛，张浩．RP-HPLC 法测定栀子中西红花苷-1 和西红花总苷含量．中国民族民间医药, 2007, 89(6): 337-339.
[46]王金童，王秀娟．枸杞子的化学成分和药理研究概况．天津药学, 1999, 11(3): 14-16.
[47] 钱彦丛，宇文萍．枸杞子的化学成分及药理研究新进展．中医药学报, 2000, (4): 33-35.
[48] 陈敏，李赫，马文平，戴蕴青．反相高效液相色谱法测定枸杞中类胡萝卜素及酯类化合物．分析化学, 2006, 34(S1): 27-30.
[49] 张洁，喻蓉，吴霞，叶蕴华，周亚伟．枸骨叶的化学成分研究．天然产物研究与开发, 2008, 20: 821-823, 851.
[50] 杨雁芳，阎玉凝．中药枸骨叶的化学成分研究．中国中医药信息杂志, 2002, 9(4): 33-34.
[51] 吴弢，程志红，刘和平，李颜，俞桂新，王峥涛．中药枸骨叶脂溶性化学成分的研究．中国药学杂志，2005, 40(19): 1460-1462.
[52] 李维林，吴菊兰，任冰如，赵友谊，张涵庆，郑汉臣．枸骨的化学成分．植物资源与环境学报, 2003, 12(2): 1-5.
[53] 姚志容，李军，周思祥，张芸，屠鹏飞．枸骨叶中的三萜类成分．中国中药杂志, 2009, 34(8): 999-10.
[54] 杨卫华，赵玉丛．中药枸骨叶化学成分和药理作用的研究进展．医药世界, 2007, (3): 103-105.
[55] Matsuura S , Iinuma M. Studies on the useful plants. IV. The constituents of calyx of Diospy ros kaki. Yakugaku Zasshi ,1977, 97: 452-455.
[56] 潘旭，具敬娥，贾娴，李范钟．柿蒂化学成分的分离与鉴定．沈阳药科大学学报, 2008, 25(5):356-359.
[57] 王初，胡晓炜，宋旭峰．反相高效液相色谱法测定柿蒂中没食子酸的含量．医药导报, 2005, 24(8): 728-729.
[58] 朱智勇，郑丰，陈武．HPLC 法测定柿蒂中乌索酸与齐墩果酸的含量．安徽农业科学, 2007, 35(31): 9480-9481.
[59] 赵晨曦，曾映旭，李彬，梁逸曾．铁线莲属植物挥发成分的 GC-MS 研究．分析测试学报, 2007, 26: 172-175.
[60] 江滨，廖心荣，贾向云，叶晓雯，丁靖垲，喻学俭，吴玉．威灵仙和显脉旋覆花挥发油成分的研究和比较．中国中药杂志, 1990, 15(8): 40-42.
[61] 何明，张静华，胡昌奇，蔡建国，邓修．威灵仙中挥发性成分的 GC-MS 分析．中草药, 1999, 30(11): 811-812.
[62] 史社坡，蒋丹，董彩霞，屠鹏飞．东北铁线莲化学成分研究．中草药, 2007, 38(3): 335-337.
[63] 张海丰，郗瑞云，张宏桂，徐新刚，温丽娜．东北铁线莲根与茎叶化学成分的 GC-MS 比较分析．中医研究，2008, 21(3): 22-24.
[64] 董彩霞，史社坡，武可泗，屠鹏飞．棉团铁线莲化学成分研究(Ⅰ)．中国中药杂志, 2006, 31(20): 1696-1698.
[65] 李平，何文妮，孙博航，黄健，高慧媛，张虹，吴立军．厚朴超临界提取物的化学成分研究．中国现代中药，2008, 10(2): 26-27.
[66] 王洪燕，周先礼，黄帅，申向黎．凹叶厚朴中生物碱成分的研究．华西药学杂志, 2007, 22(1): 030-033.
[67] 李玲玲．厚朴挥发油化学成分研究．中草药, 2001, 32(8): 686-687.
[68] 曾志，赵富春，蒙绍金．厚朴水蒸气蒸馏和超临界 CO_2 提取物化学成分的比较研究．林产化学与工业, 2006, 26(3): 81-84.
[69] 王大力，孙艳涛，杜长青．HPLC-MS 厚朴有效成分研究．延边大学学报(自然科学版), 2008, 34(4): 276-278.
[70] 曾诠，周干南，屠万蒨，张琳，鲜启鸣．气质联用研究厚朴及其炮制品中挥发油．中草药, 1997, 28(2): 81-83.
[71] 缪海均，柳正良，李云华．超临界流体萃取法-毛细管气相色谱法分析厚朴药材中厚朴酚、和厚朴酚的含量．药物分析杂志, 1998, 18(3): 182-185.
[72] 王桂芳，张守尧，张忠义，雷正杰．毛细管区带电泳法测定厚朴药材及其超临界流体萃取物中厚朴酚、和厚朴酚的含量．中国药学杂志, 2001, 36(4): 265-267.
[73] 叶华，张文清，邱燕．厚朴花挥发油的 GC-MS 联用分析．福建中医药, 2006, 37(6): 53-54.
[74] 余竞光，孙兰，周立东，罗秀珍，郭伽，刘春雨，丛浦珠．中药砂仁化学成分研究．中国中药杂志, 1997, 22(4): 231-232.
[75] 孙兰，余竞光，周立东，罗秀珍，丁卫，杨世林．中药砂仁中的黄酮苷化合物．中国中药杂志, 2002, 27(1): 36-37.
[76] 陈红，程再兴．中药砂仁化学成分与质量标准研究概况．河南中医学院学报, 2009, 3(2): 96-98.

[77] Kitajima J. 绿壳砂仁种子中的水溶性成分.〔英〕国外医学中医中药分册, 2004, 26(3): 177-178.
[78] 陈立娜, 李萍. 牵牛子化学成分研究. 中国天然药物, 2004, 2(3): 146-148.
[79] 陈立娜, 李萍. 牵牛子化学成分研究(Ⅱ). 林产化学与工业, 2007, 27(6): 105-108.
[80] 林文群, 陈忠, 刘剑秋. 牵牛子(黑丑) 化学成分的初步研究. 福建师范大学学报(自然科学版), 2002, 18(2): 61-64.
[81] 敖冬梅, 魏群. 牵牛子研究进展. 中国中医药信息杂志, 2003, 10(4): 77-79.
[82] 林隆泽, 张金生, 陈仲良, 徐任生. 鸦胆子化学成分的研究(Ⅰ). 化学学报, 1982, 40(1): 73-78.
[83] 张金生, 林隆泽, 陈仲良, 徐任生, 孙贤育. 鸦胆子化学成分的研究(Ⅱ). 化学学报, 1983, 41(2): 149-151.
[84] 张金生, 徐任生, 李育辉, 陈仲良. 鸦胆子化学成分的研究(III). 化学学报, 1984, 42: 684-687.
[85] 谢慧媛, 邓胡宁, 黄淑霞, 吴忠, 张敏. 鸦胆子化学成分研究. 中药材, 1998, 21(8): 398-400.
[86] 杨正奇, 谢慧媛, 王金锐, 孙铁民, 李铣. 鸦胆子抗肿瘤活性成分的化学研究. 天然产物研究与开发, 1996, 8(2): 35-39.
[87] Misono Y. 鸦胆子中新的裂环烯醚萜苷. Natural Medicines, 2002, 56(4): 150-152.
[88] 丁晨旭, 索有瑞. 中药鸦胆子化学成分及药理学研究进展. 中成药, 2006, 28(1): 117-120.
[89] 卫煜英, 曹艳平, 李延墨, 冷毅. 韭菜花挥发性成分的气相色谱-质谱分析. 色谱, 2003, 21(1): 96.
[90] 张玲, 徐新刚, 王淑静, 时延增. 韭菜子脂肪酸的 GC-MS 分析. 时珍国医药, 1995, 6(4): 19.
[91] Kim SY, Park KW, Kim JY, Jeong IY, Byun MW, Park JE, Yee ST, Kim KH, Rhim JS, Yamadaf K, Seo KI. Thiosulfinates from Allium tuberosum L. induce apoptosis via caspase-dependent and -independent pathways in PC-3 human prostate cancer cells. Bioorg. Med. Chem. Lett., 2008, 18: 199-204.
[92] 吴新安, 赵毅民. 骨碎补化学成分研究. 中国中药杂志, 2005, 30(6): 443-444.
[93] 周铜水, 周荣汉. 槲蕨根茎脂溶性成分的研究. 中草药, 1994, 25(4): 175-178.
[94] 高颖, 王新峦, 王乃利, 姚新生. 骨碎补中的化学成分. 中国药物化学杂志, 2008, 18(4): 284-287.
[95] 高颖, 房德敏. 骨碎补黄酮类化合物的研究进展与开发前景. 中草药, 2009, 40(2): 323-326.
[96] 辛文波, 崙桂新, 王峥涛. 钩藤生物碱类成分研究. 中草药, 2009, 40(2): 204-207.
[97] 郑嘉宁, 王定勇. 大叶钩藤生物碱类化学成分研究. 中医药导报, 2009,15(1): 80-81, 86.
[98] 伍俊妍, 李国成, 王定勇. 大叶钩藤非生物碱部分的化学成分研究. 南方医科大学学报, 2007, 27(2): 226-227.
[99] 杨君, 宋纯清, 胡之璧. 大叶钩藤的化学成分研究. 中国中药杂志, 2000, 25(8): 484-485.
[100] 辛文波, 崙桂新, 王峥涛. 毛钩藤叶的化学成分. 中国天然药物, 2008, 6(4): 262-264.
[101] 辛文波, 顾平, 崙桂新, 王峥涛. 毛钩藤叶生物碱成分的研究. 中国中药杂志, 2008, 33(17): 2124-2127.
[102] 许丹丹, 莫志贤. 钩藤与绒毛钩藤的化学成分及药理作用. 中药新药与临床药理, 2005, 16(4): 311-314.
[103] 王英锋, 魏璐雪, 王保中. 高效液相色谱法测定钩藤中钩藤碱、异钩藤碱含量. 药物分析杂志, 1999, 19(1): 56-57.
[104] 余博. 杠柳茎化学成分的研究. 杨凌: 西北农林科技大学, 硕士学位论文, 2005: 2-6.
[105] 任晓亮, 刘虹, 戚爱棣, 王焱. HPLC 法同时测定香加皮中杠柳毒苷和 4-甲氧基水杨醛的方法改进. 天津中医药, 2007, 24(3): 252-254.
[106] 冯毅凡, 郭晓玲, 孟青, 高英, 李卫民. 香附超临界 CO_2 萃取物化学成分分析. 中药材, 2006, 29(3): 232-235.
[107] 温东婷, 张蕊, 陈世忠. 香附化学成分的分离及对未孕大鼠离体子宫肌收缩的影响. 北京大学学报(医学版), 2003, 35(1): 110-111.
[108] 吴希, 夏厚林, 黄立华, 陈丹丹, 陈金玉, 翁海挺. 香附化学成分研究. 中药材, 2008, 31(7): 990-992.
[109] 黄险峰, 彭国平. 香附的化学成分及药理研究进展. 中药材, 2003, 26(1): 65-67.
[110] 丁玉萍, 韩玲, 邱琴, 崔兆杰, 张杰, 刘廷礼. 超临界 CO_2 流体萃取法提取香橼挥发油化学成分的研究. 精细化工, 2005, 22(10): 770-772, 780.
[111] 李雪梅, 刘维涓, 周瑾, 毛子渊. 香橼叶挥发性化学成分及其在卷烟加香中的应用研究. 烟草科技, 2000, 5: 24-25.
[112] 毛淑杰, 李先端, 顾雪竹, 朱景宁, 钟银燕. 香橼的质量评价标准研究. 中国中医药信息杂志, 2005, 1(15): 42-43.
[113] 余珍, 丁靖垲. 几种芸香科柑桔类精油的化学成分与香气的研究. 云南植物研究, 1996, 18(4): 465-470.
[114] 朱景宁, 毛淑杰, 顾雪竹, 李先端. HPLC 测定香橼中柚皮苷的含量. 中国中药杂志, 2007, 32(3): 265-266.
[115] 罗光明, 杨光义, 刘红宁, 杨雅琴, 陈岩, 李霞, 张晓云. 香薷类药材挥发油化学成分比较研究. 中国中药杂志, 2007, 32(14): 1483-1485.

[116] 林文群, 刘剑秋, 兰瑞芳. 闽产石香薷挥发油化学成分及其抑菌作用的研究. 福建师范大学学报(自然科学版), 1999, 15(2): 88-91.
[117] 舒任庚, 胡浩武, 黄琮. 江香薷籽挥发油成分的 GC-MS 分析. 中国药房, 2009, 20(9): 674-675.
[118] 毛燕, 李祖光, 曹江林. 石香薷挥发油成分分析. 浙江林学院学报, 2008, 25(2): 262-265.
[119] 杨彩霞, 康淑荷, 荆黎田, 郑尚珍. 石香薷中的黄酮体化合物. 西北民族学院学报(自然科学版), 2003, 24(1): 31-33.
[120] 丁晨旭, 纪兰菊. 香薷化学成分及药理作用研究进展. 上海中医药杂志, 2005, 39(5): 63-65.
[121] 吉力, 汪芳, 刘元艳, 仝燕, 李先端, 冯学峰, 黄璐琦, 周国平. 高效液相色谱法测定香薷药材中香芹酚和百里香酚的含量. 中国中药杂志, 2004, 29(11): 1030-1032.
[122] 武珊珊, 高文远, 段宏泉, 贾伟. 重楼化学成分和药理作用研究进展. 中草药, 2004, 35(3): 344-347.
[123] 韦建荣. 高效液相色谱法测定重楼提取物中偏诺皂苷类成分的研究. 药物分析杂志, 1997, 17(3): 15.
[124] 黄芸, 崔力剑, 刘伟娜, 王强. HPLC-ELSD 法分析重楼商品药材中甾体皂苷的含量. 中国中药杂志, 2006, 31(15): 1230-1233.
[125] 汪毅, 李铣, 张鹏. 禹州漏芦化学成分及药理活性的研究进展. 中草药, 2005, 36(2): 309-311.
[126] 赫炎, 张永欣, 赵惠东, 张启伟. HPLC 测定胆南星中猪去氧胆酸的含量. 中国中药杂志, 2007, 32(16): 1634-1636.
[127] 陈建民, 李文魁, 刘惠灵, 沈一行, 俞敏倩. 胖大海化学成分的研究. 中国医学科学院药用植物研究所. 中药材, 1995, 18(11): 567-569.
[128] 张凤, 孙连娜, 陈万生. 独一味的化学成分及药理作用. 药学实践杂志, 2008, 26(3): 169-171.
[129] 沈建伟, 王锐娟, 王环, 张晓峰. 藏药独一味的研究进展. 安徽农业科学, 2008, 36(5): 1920-1922.
[130] 钱大玮, 段金廒, 朱玲英, 鞠建明, 黄一平. HPLC 测定独一味中 Phlorigidoside C 的含量. 中国药科大学学报, 2004, 35(6): 549-551.
[131] 张才煜, 张本刚, 杨秀伟. 独活化学成分的研究. 解放军药学学报, 2007, 23(4): 241-245.
[132] 杨秀伟, 郭庆梅, 张才煜, 张本刚. 独活化学成分的进一步研究, 解放军药学学报, 2008, 24(5): 389-392.
[133] 王巍. 中药独活质量评价研究. 沈阳: 辽宁中医学院, 硕士学位论文, 2005: 7-8.
[134] 胡喜兰, 朱慧, 刘存瑞, 屠鹏飞. 凤仙花的化学成分研究. 中成药, 2003, 25(10): 833-834.
[135] 陈铁晖, 严国鸿, 陈华. 姜黄的化学成分及抗肿瘤作用研究进展. 海峡预防医学杂志, 2004, 10(6): 23-25.
[136] 曾永篪, 梁键谋, 曲戈霞, 邱峰. 姜黄的化学成分研究(Ⅰ): 没药烷型倍半萜. 中国药物化学杂志, 2007, 17(4): 238-241.
[137] 陈丛瑾, 黄克瀛, 黄玉松,周永红. 鲜姜黄挥发油化学成分的 GC-MS 分析. 中华中医药杂志, 2009, 24(3): 364-366.
[138] 张村, 肖永庆, 谷口雅彦, 马场 きみ江. 白花前胡化学成分研究(Ⅰ). 中国中药杂志, 2005, 30(9): 675-677.
[139] 张村, 肖永庆, 谷口雅彦, 马场 きみ江. 白花前胡化学成分研究(Ⅱ). 中国中药杂志, 2006, 31(16): 1333-1335.
[140] 张村, 肖永庆, 谷口雅彦, 马场 きみ江. 白花前胡化学成分研究(Ⅲ). 中国中药杂志, 2009, 34(8): 1005-1006.
[141] 常海涛, 李铣. 白花前胡中的香豆素类成分. 沈阳药科大学学报, 1999, 16(2): 103-106.
[142] 潘文灏, 陈祥晖. 高效液相色谱法测定白花前胡中白花前胡丙素的含量. 辽宁中医药大学学报, 2008, 10(6): 193-194.
[143] 梁妍, 田维熙, 马晓丰. 首乌藤的化学成分. 沈阳药科大学学报, 2009, 26(7): 536-538.
[144] 李向阳, 李振国. HPLC 法测定首乌藤中二苯乙烯苷的含量. 中医研究, 2007, 20(1): 22-23.
[145] 周湖海. 高效液相色谱法测定首乌藤中大黄素的含量. 海峡药学, 2005, 17(4): 48-50.
[146] 张红玲, 杨培全, 刘卫健. 藏药“洪连”黄酮成分的研究. 中草药, 1999, 30(10): 729-730.
[147] 史高峰, 黄新异, 鲁润华. 藏药短管兔儿草的化学成分研究.中国中药杂志, 2006, 31(2): 164-165.
[148] 史高峰, 杨云裳, 鲁润华, 毛丽萍, 韩春芳. 藏药短管兔儿草挥发性化学成分的研究. 天然产物研究与开发, 2003, 15(4): 319-321.
[149] 魏娜. 洋金花治疗银屑病有效部位的化学成分研究. 哈尔滨: 黑龙江中医药大学, 硕士学位论文, 2006: 8.
[150] 杨炳友, 唐玲, 太成梅, 刘玉婕, 匡海学. 洋金花化学成分的研究(Ⅰ). 中草药, 2006, 37(8): 1147-1149.
[151] 卢丹. 穿山龙薯蓣地上部分化学成分及其生物活性研究. 长春: 吉林大学, 博士学位论文, 2008: 6-21.
[152] 曾超. 穿心莲二萜内酯类化合物的合成及活性研究. 郑州: 河南大学, 硕士学位论文, 2007: 1-6.
[153] 谭兴起. 络石藤和海南狗牙花活性成分的研究. 上海: 第二军医大学, 博士学位论文, 2004: 7-13.
[154] 朱三华, 陈海生, 谭兴起, 雷云超. RP-HPLC 法测定络石藤中络石苷的含量. 中国药师, 2005, 8(12): 1008-1009.

十画

秦艽

Qinjiao

GENTIANAE MACROPHYLAE RADIX

【化学成分】

表 1-10-1　秦艽主要化学成分[1, 2]

中英文名、化学式及相对分子质量	结构图	中英文名、化学式及相对分子质量	结构图
秦艽甲素 Gentianine $C_{10}H_9NO_2$ Exact Mass: 175.06	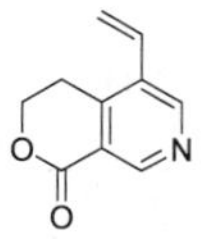 秦艽甲素　Gentianine	秦艽乙素 Gentianidine $C_9H_9NO_2$ Exact Mass: 163.06	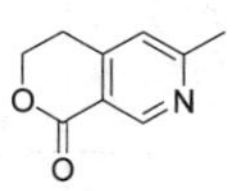 秦艽乙素　Gentianidine
秦艽丙素 Gentianal $C_{10}H_{11}NO_3$ Exact Mass: 193.07	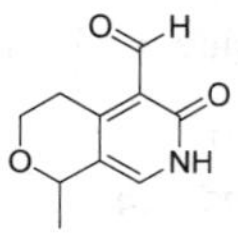 秦艽丙素　Gentianal	胡萝卜苷 Daucosterol $C_{35}H_{60}O_6$ Exact Mass: 576.44	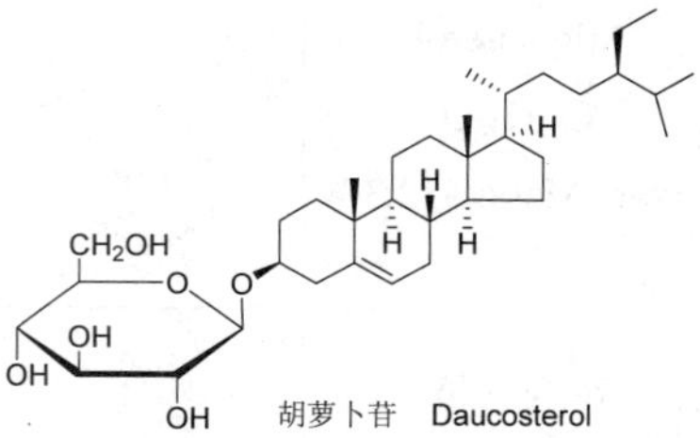 胡萝卜苷　Daucosterol
β-谷甾醇 *β*-Sitosterol $C_{29}H_{50}O$ Exact Mass: 414.39	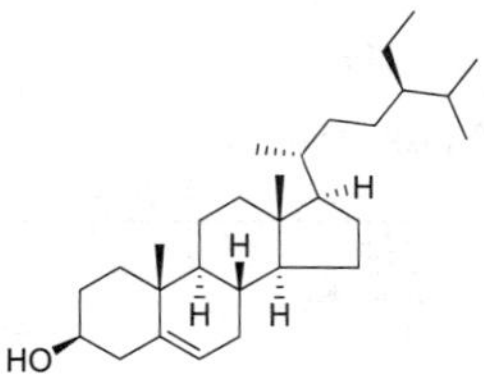 *β*-谷甾醇　*β*-Sitosterol	龙胆苦苷 Gentiopicroside $C_{16}H_{20}O_9$ Exact Mass: 356.11	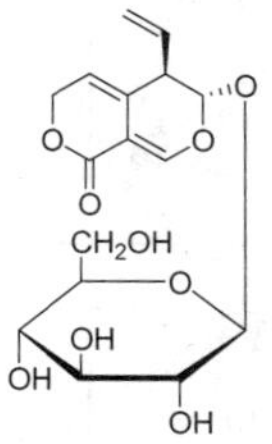 龙胆苦苷　Gentiopicroside
秦艽苷 A Qinjiaoside A $C_{17}H_{24}O_{11}$ Exact Mass: 404.13	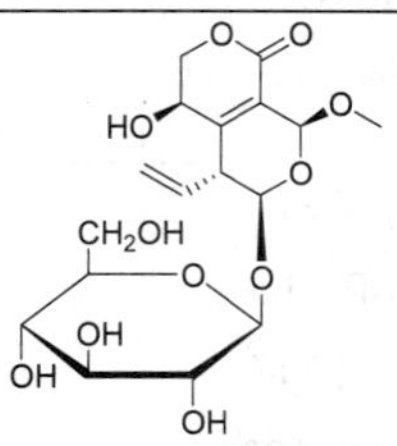 秦艽苷 A　Qinjiaoside A	哈巴苷 Harpagoside $C_{24}H_{30}O_{11}$ Exact Mass: 494.18	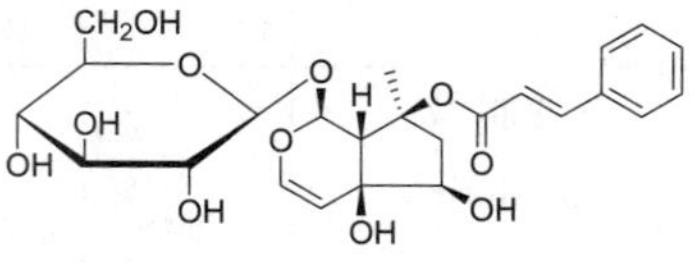 哈巴苷　Harpagoside
6′-*O*-*β*-D-葡萄糖基龙胆苦苷 6′-*O*-*β*-D-Glucosyl gentiopicroside $C_{22}H_{30}O_{14}$ Exact Mass: 518.16	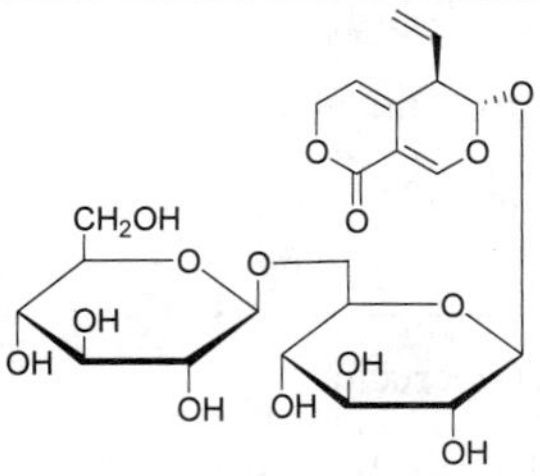 6′-*O*-*β*-D-葡萄糖基龙胆苦苷 6′-*O*-*β*-D-Glucosyl gentiopicroside	6′-*O*-*β*-D-葡萄糖基樟牙菜苷 6′-*O*-*β*-D-Glucosylsweroside $C_{22}H_{32}O_{14}$ Exact Mass: 520.18	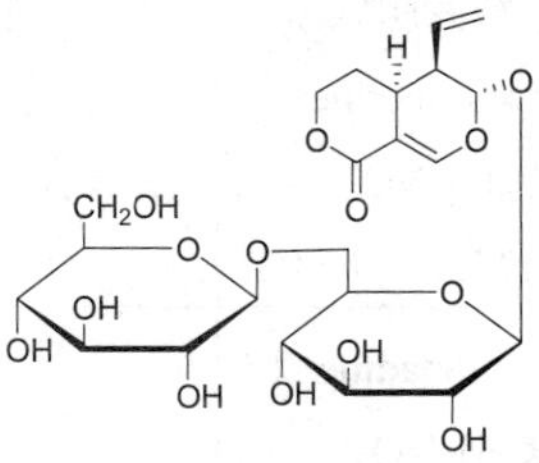 6′-*O*-*β*-D-葡萄糖基樟牙菜苷 6′-*O*-*β*-D-Glucosylsweroside

续表

中英文名、化学式及相对分子质量	结构图	中英文名、化学式及相对分子质量	结构图
三花苷 Trifloroside $C_{35}H_{42}O_{20}$ Exact Mass: 782.23	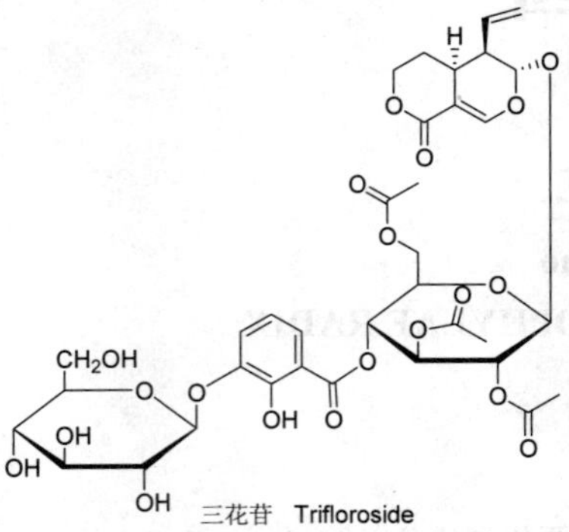 三花苷　Trifloroside	Rindoside $C_{35}H_{42}O_{21}$ Exact Mass: 798.22	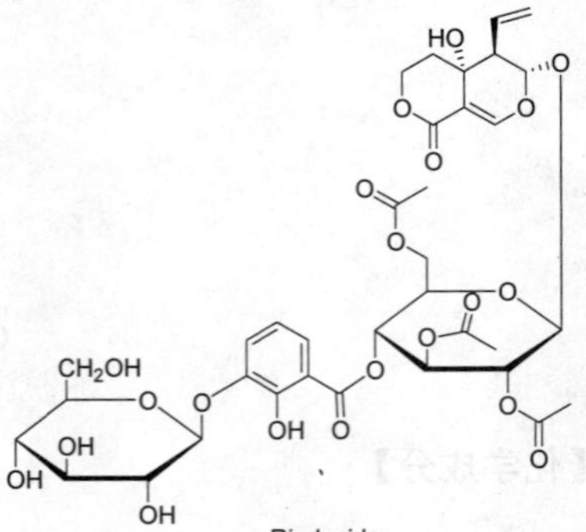 Rindoside
苦参酮 Kurarinone $C_{26}H_{30}O_6$ Exact Mass: 438.20	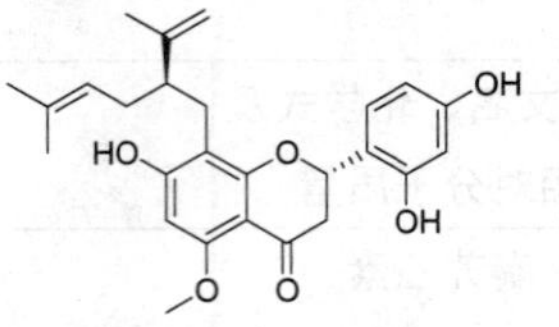 苦参酮　Kurarinone	苦参酚 Kushenol Ⅰ $C_{25}H_{28}O_5$ Exact Mass: 408.19	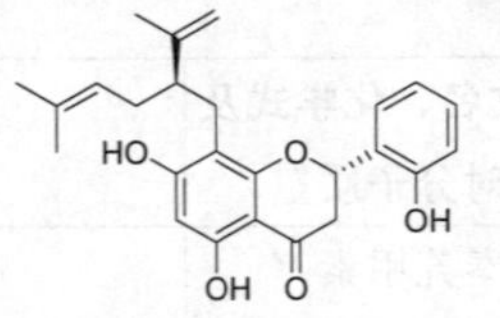 苦参酚　Kushenol Ⅰ
豆甾醇 Stigmaterol $C_{29}H_{48}O$ Exact Mass: 412.37	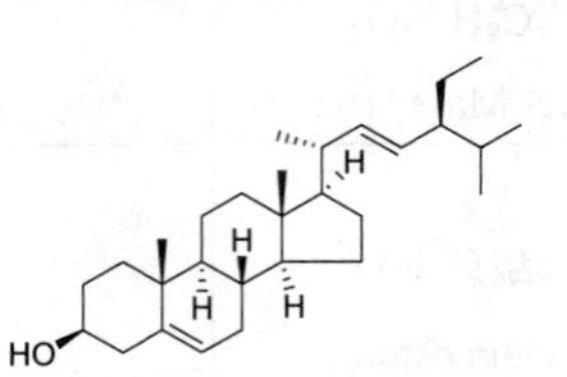 豆甾醇　Stigmasterol	*β*-谷甾醇-3-*O*-龙胆二糖苷 *β*-Sitosterol-3-*O*-gentiobioside $C_{41}H_{70}O_{11}$ Exact Mass: 738.49	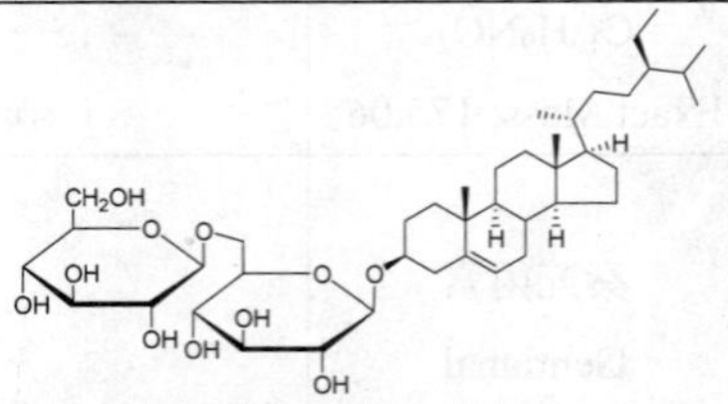 *β*-谷甾醇-3-O-龙胆二糖苷 *β*-Sitosterol-3-O-gentiobioside
α-香豆精 *α*-Amyrin $C_{30}H_{50}O$ Exact Mass: 426.39	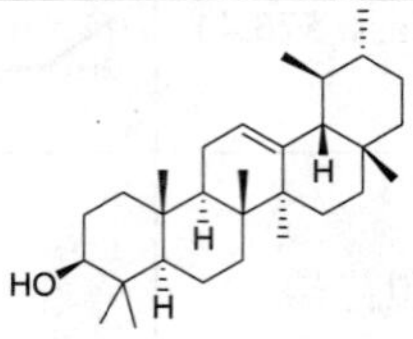 *α*-香豆精　*α*-Amyrin	齐墩果酸 Oleanolic acid $C_{30}H_{48}O_3$ Exact Mass: 456.36	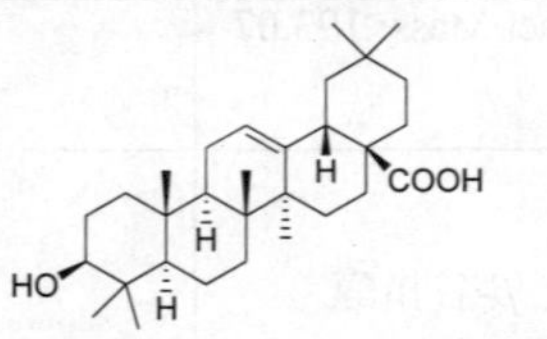 齐墩果酸　Oleanolic acid
异牡荆黄素 Isovitexin $C_{21}H_{20}O_{10}$ Exact Mass: 432.11	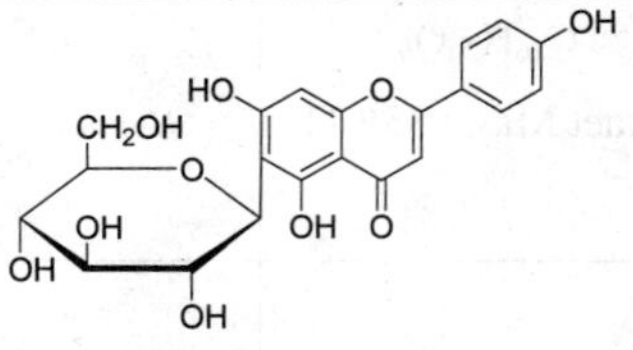 异牡荆黄素　Isovitexin	天山龙胆碱 Gentianaine $C_6H_7NO_3$ Exact Mass: 141.04	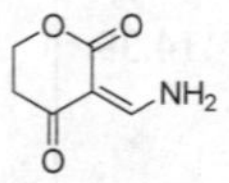 天山龙胆碱　Gentianaine
欧龙胆碱 Gentialutine $C_9H_{11}NO$ Exact Mass: 149.08	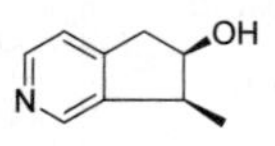 欧龙胆碱　Gentialutine	龙胆黄碱 Gentioflavine $C_{10}H_{11}NO_3$ Exact Mass: 193.07	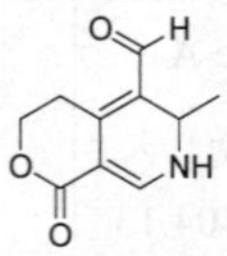 龙胆黄碱　Gentioflavine
西藏龙胆碱 Gentiatibetine $C_9H_{11}NO_2$ Exact Mass: 165.08	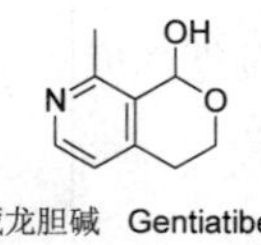 西藏龙胆碱　Gentiatibetine	二氢龙胆碱 Dihydrogentianine $C_{10}H_{11}NO_2$ Exact Mass: 177.08	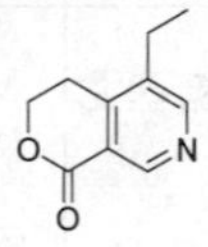 二氢龙胆碱　Dihydrogentianine
Gentianadine $C_8H_7NO_2$ Exact Mass: 149.05	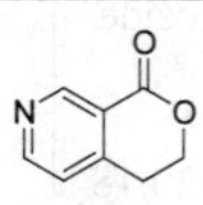 Gentianadine	Gentiocrucine $C_6H_7NO_3$ Exact Mass: 141.04	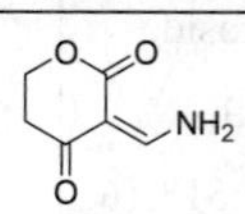 Gentiocrucine

续表

中英文名、化学式及相对分子质量	结构图	中英文名、化学式及相对分子质量	结构图
Gentianamine $C_{11}H_{11}NO_3$ Exact Mass: 205.07	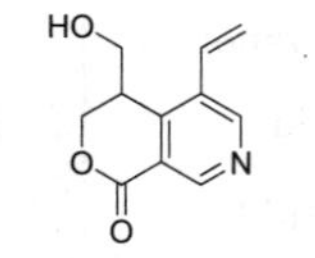 Gentianamine	Oliveridine $C_{19}H_{19}NO_4$ Exact Mass: 325.13	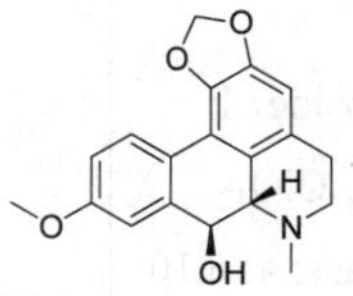 Oliveridine
Oliveramine $C_{20}H_{20}N_2O_4$ Exact Mass: 352.14	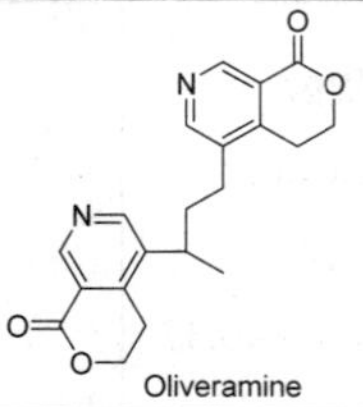 Oliveramine	熊果酸 Ursolic acid $C_{30}H_{48}O_3$ Exact Mass: 456.36	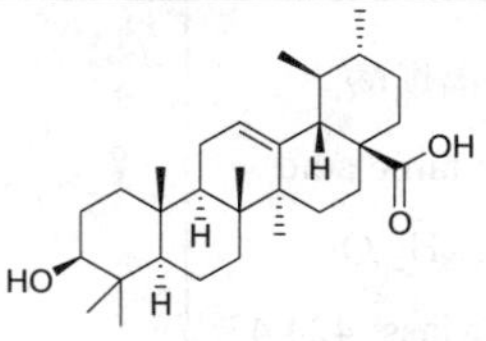 熊果酸 Ursolic acid
獐牙菜苦苷 Swertiamarin $C_{16}H_{22}O_{10}$ Exact Mass: 374.12	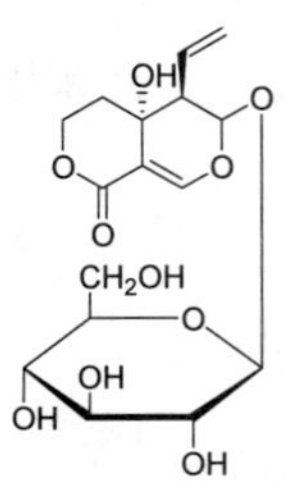 獐牙菜苦苷 Swertiamarin	獐牙菜苷 Sweroside $C_{16}H_{22}O_9$ Exact Mass: 358.13	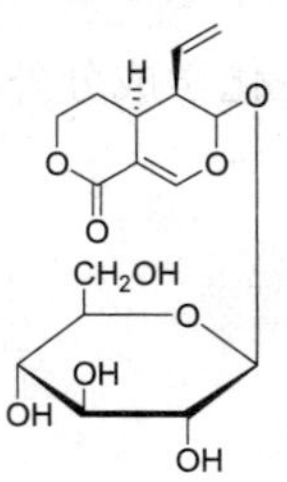 獐牙菜苷 Sweroside
大叶苷 A Macrophylloside A $C_{24}H_{28}O_{11}$ Exact Mass: 492.16	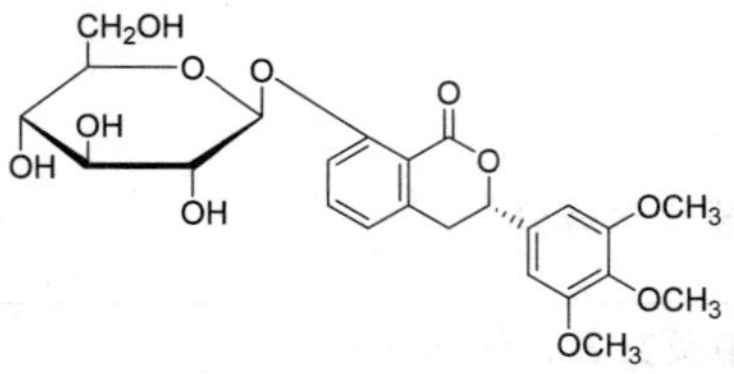 大叶苷 A Macrophylloside A	大叶苷 B Macrophylloside B $C_{23}H_{26}O_{11}$ Exact Mass: 478.15	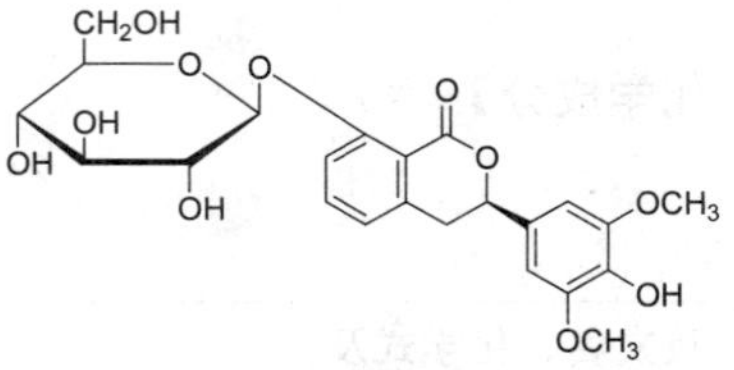 大叶苷 B Macrophylloside B
大叶苷 C Macrophylloside C $C_{23}H_{26}O_{11}$ Exact Mass: 478.15	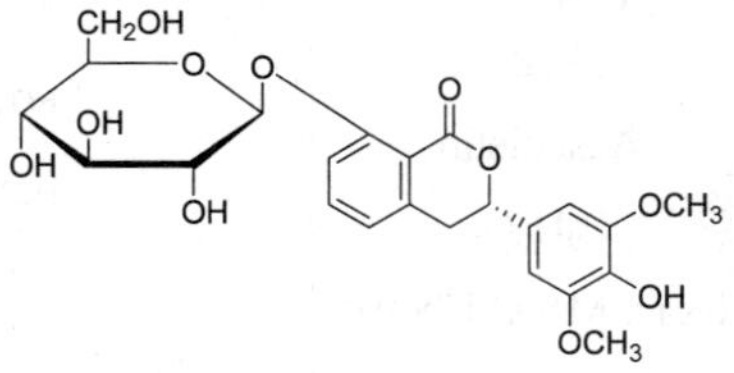 大叶苷 C Macrophylloside C	大叶苷 D Macrophylloside D $C_{25}H_{34}O_{14}$ Exact Mass: 558.19	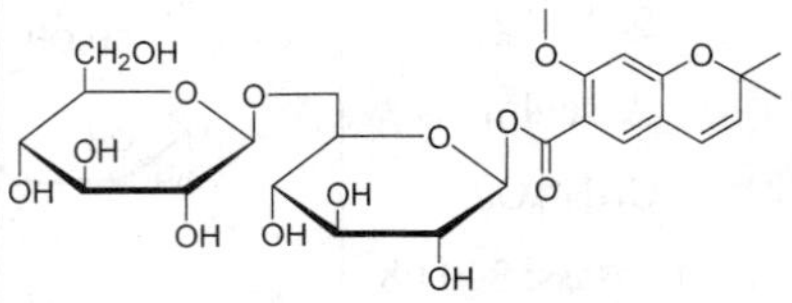 大叶苷 D Macrophylloside D
6-乙酰基山栀苷甲酯 6-*O*-Acetyl shanzhiside methyl ester $C_{19}H_{28}O_{12}$ Exact Mass: 448.16	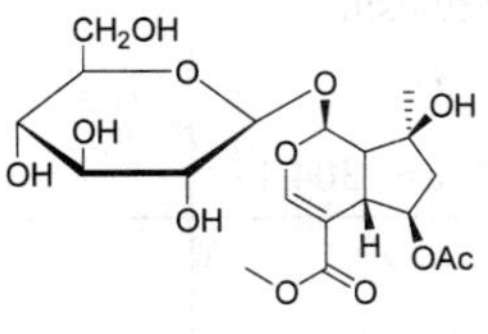 6-乙酰基山栀苷甲酯 6-*O*-Acetyl shanzhiside methyl ester	8-乙酰基山栀苷甲酯 8-*O*-Acetyl shanzhiside methyl ester $C_{19}H_{28}O_{12}$ Exact Mass: 448.16	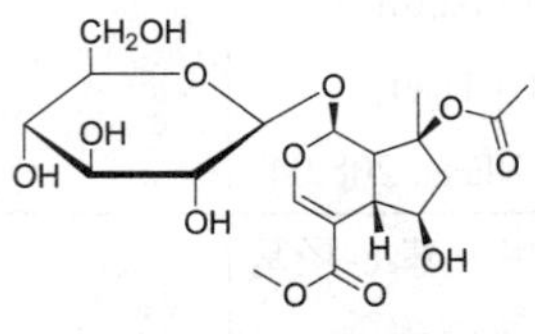 8-乙酰基山栀苷甲酯 8-*O*-Acetyl shanzhiside methyl ester
山栀苷甲酯 Shanzhiside methyl ester $C_{17}H_{26}O_{11}$ Exact Mass: 406.15	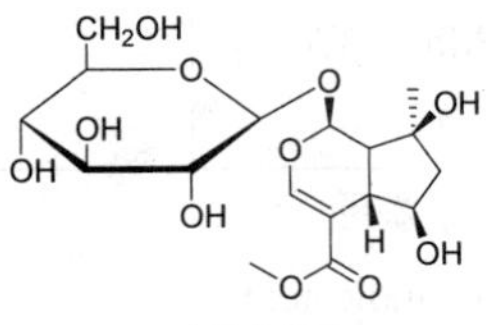 山栀苷甲酯 Shanzhiside methyl ester	胡麻属苷 Sesamoside $C_{17}H_{24}O_{12}$ Exact Mass: 420.13	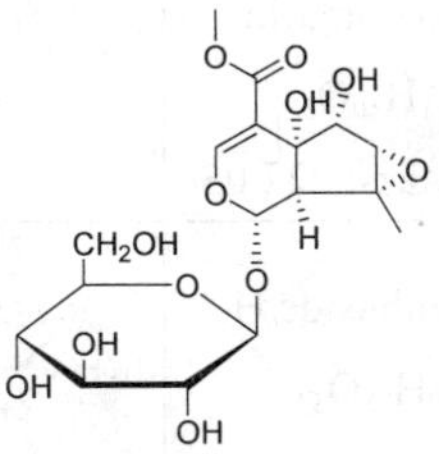 胡麻属苷 Sesamoside

续表

中英文名、化学式及相对分子质量	结构图	中英文名、化学式及相对分子质量	结构图
Phloyoside Ⅱ $C_{17}H_{25}ClO_{12}$ Exact Mass: 456.10	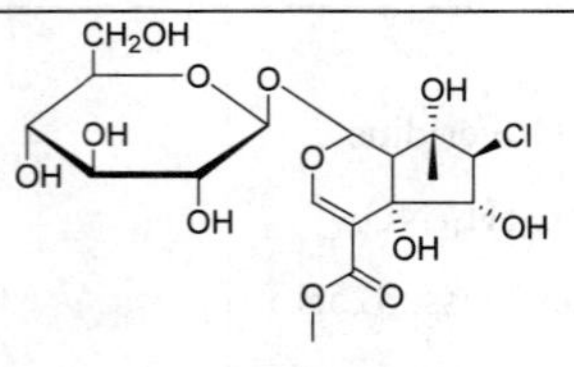 Phloyoside Ⅱ	2-Methoxyanofinic acid $C_{13}H_{14}O_4$ Exact Mass: 234.09	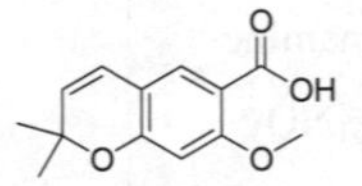 2-Methoxyanofinic acid
褐煤酸 Montanic acid $C_{28}H_{56}O_2$ Exact Mass: 424.43	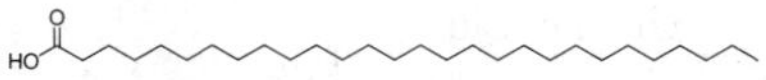 褐煤酸 Montanic acid	栎瘿酸 Roburic acid $C_{30}H_{48}O_2$ Exact Mass: 440.37	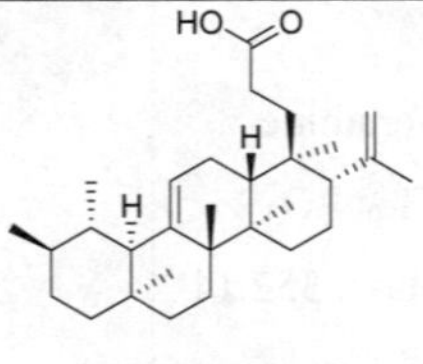 栎瘿酸 Roburic acid

除以上化学成分外，秦艽还含有 Dehydropentstemoside、2′-(邻,间-二羟苯甲酰)獐牙菜苷、Dihydrogentianamine 等。

秦皮

Qinpi

FRAXINI CORTEX

【化学成分】

表 1-10-2 秦皮主要化学成分[3~5]

中英文名、化学式及相对分子质量	结构图	中英文名、化学式及相对分子质量	结构图
秦皮甲素 Aesculin $C_{15}H_{16}O_9$ Exact Mass: 340.08	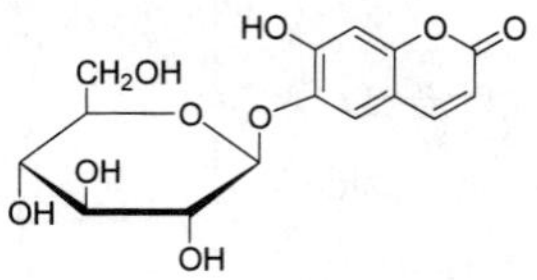 秦皮甲素 Aesculin	秦皮乙素 Aesculetin $C_9H_6O_4$ Exact Mass: 178.03	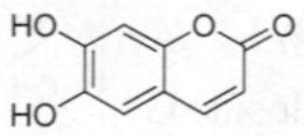 秦皮乙素 Aesculetin
秦皮素 Fraxetin $C_{10}H_8O_5$ Exact Mass: 208.04	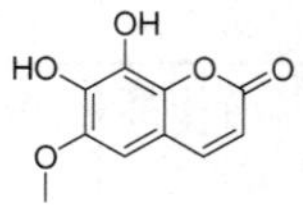 秦皮素 Fraxetin	宿柱白蜡苷 Stylosin $C_{18}H_{24}O_4$ Exact Mass: 304.17	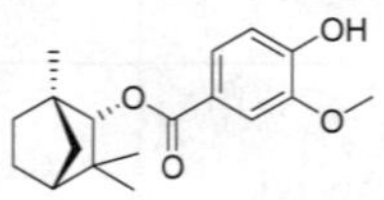 宿柱白蜡苷 Stylosin
6,7-二甲氧基-8-羟基香豆素 6,7-Dimethoxy-8-hydrocoumarin $C_{11}H_{10}O_5$ Exact Mass: 222.05	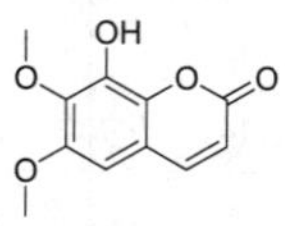 6,7-二甲氧基-8-羟基香豆素 6,7-Dimethoxy-8-hydrocoumarin	秦皮苷 Fraxin $C_{16}H_{18}O_{10}$ Exact Mass: 370.09	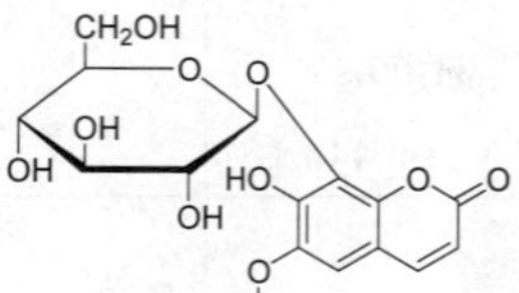 秦皮苷 Fraxin
Osmanthuside H $C_{19}H_{28}O_{11}$ Exact Mass: 432.16	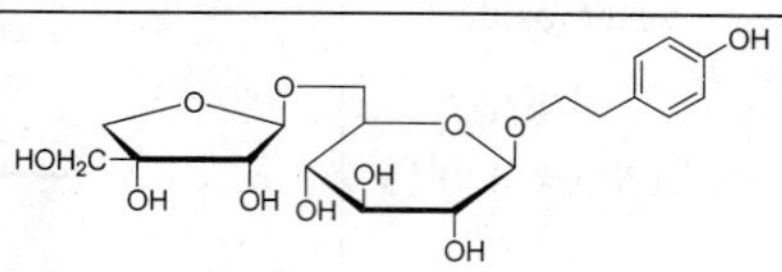 Osmanthuside H	三十烷酸 Triacontanoic acid $C_{30}H_{60}O_2$ Exact Mass: 452.46	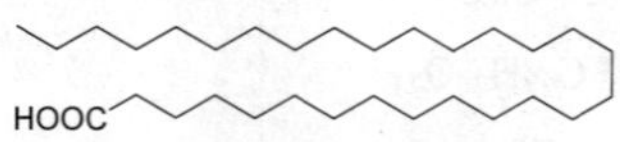 三十烷酸 Triacontanoic acid

续表

中英文名、化学式及相对分子质量	结构图	中英文名、化学式及相对分子质量	结构图
松脂醇 (+)-Pinoresinol $C_{20}H_{22}O_6$ Exact Mass: 358.14	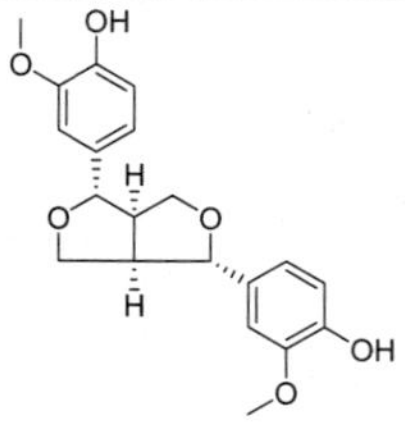 松脂醇 (+)-Pinoresinol	(+)-Acetoxypino-resinol $C_{22}H_{24}O_8$ Exact Mass: 416.15	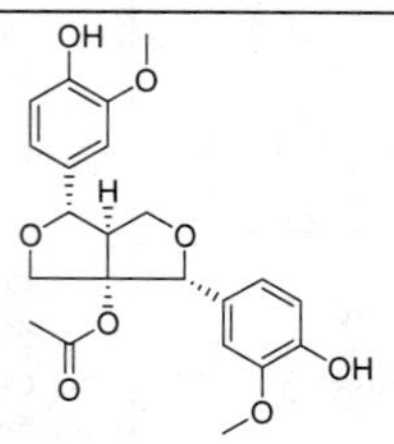 (+)-Acetoxypinoresinol
(+)-Pinoresinol-*β*-D-glucopyranoside $C_{36}H_{42}O_{16}$ Exact Mass: 730.25	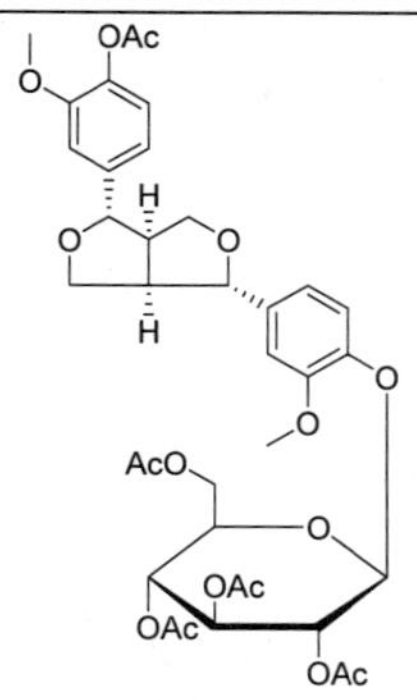 (+)-Pinoresinol-*β*-D-glucopyranoside	(+)-Cycloolivil $C_{20}H_{24}O_7$ Exact Mass: 376.15	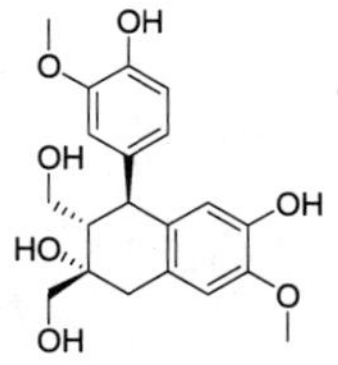 (+)-Cycloolivil
咖啡酸 Caffeic acid $C_9H_8O_4$	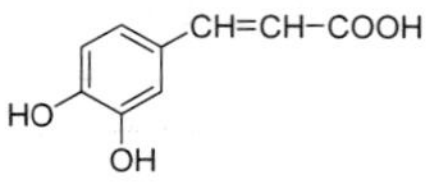 咖啡酸 Caffeic acid	芥子醛葡萄糖苷 Sinapaldehyde glucoside $C_{17}H_{22}O_9$ Exact Mass: 370.13	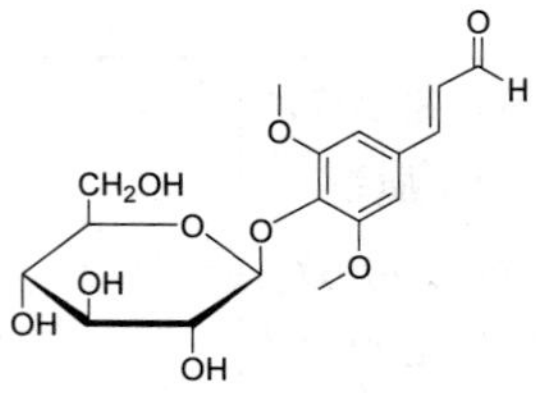 芥子醛葡萄糖苷 Sinapaldehyde glucoside
对羟基苯乙醇三十烷酸酯 Triacontanoic acid, 2-(4-hydroxyphenyl) ethyl triacontanate $C_{38}H_{68}O_3$ Exact Mass: 572.52	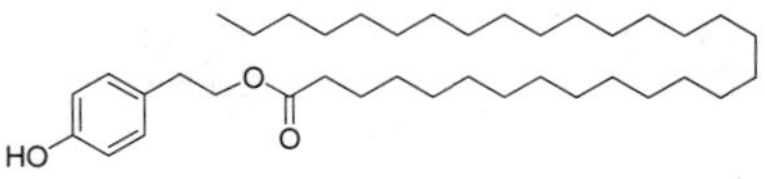 对羟基苯乙醇三十烷酸酯 Triacontanoic acid,2-(4-hydroxyphenyl) ethyl triacontanate	丁香醛 Syringaldehyde $C_9H_{10}O_4$ Exact Mass: 182.06	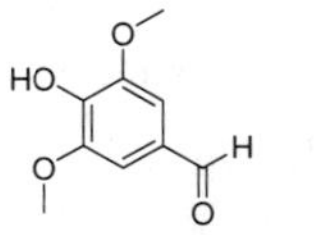 丁香醛 Syringaldehyde
芥子醛 Sinapaldehyde $C_{11}H_{12}O_4$ Exact Mass: 208.07	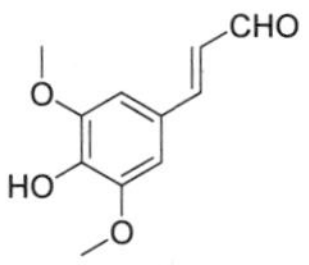 芥子醛 Sinapaldehyde	丁香苷 Syringin $C_{17}H_{24}O_9$ Exact Mass: 372.14	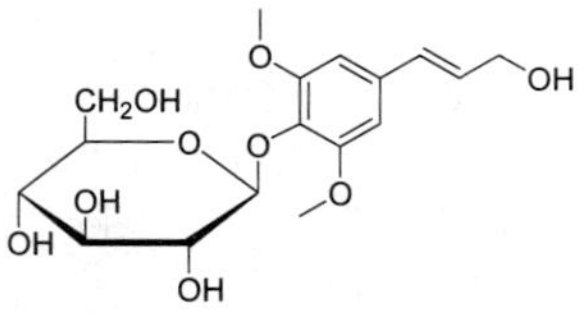 丁香苷 Syringin
β-谷甾醇 *β*-Sitosterol $C_{29}H_{50}O$ Exact Mass: 414.39	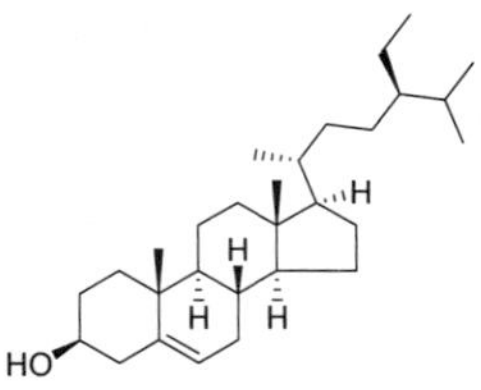 *β*-谷甾醇 *β*-Sitosterol	(+)松脂素-4′-*O*-*β*-D-葡萄糖苷 (+)Pinoresinol-4′-*O*-*β*-D-glucoside $C_{26}H_{32}O_{11}$ Exact Mass: 520.19	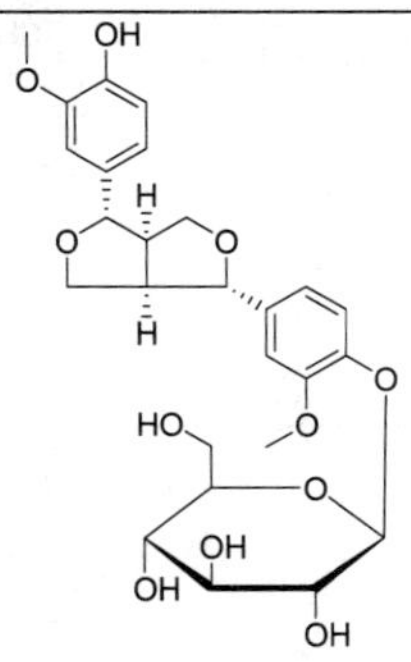 (+)松脂素-4′-*O*-*β*-D-葡萄糖苷 (+)Pinoresinol-4′-*O*-*β*-D-glucoside

续表

中英文名、化学式及相对分子质量	结构图	中英文名、化学式及相对分子质量	结构图
胡萝卜苷 Daucosterol $C_{35}H_{60}O_6$ Exact Mass: 576.44	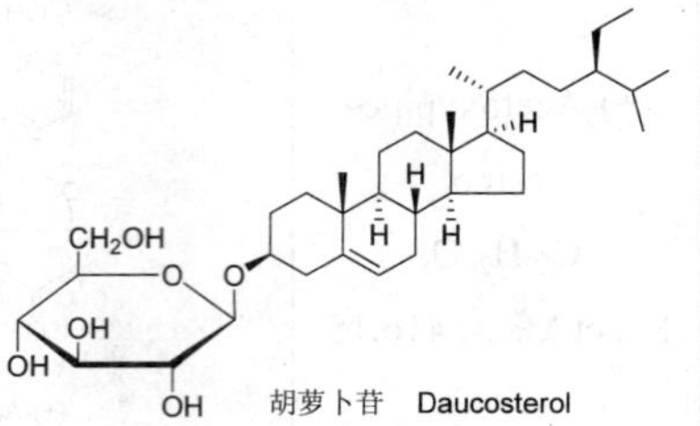 胡萝卜苷 Daucosterol	熊果酸 Ursolic acid $C_{30}H_{48}O_3$ Exact Mass: 456.36	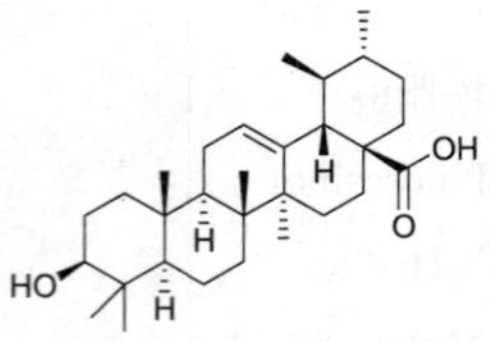 熊果酸 Ursolic acid

除以上化学成分外，秦皮还含有(+)-Syringaresinol-4,4′-*O*-bis-*β*-D-glucopyranoside 等。

珠子参

Zhuzishen

PANACIS MAJORIS RHIZOMA

【化学成分】

表 1-10-3 珠子参主要化学成分[6~8]

中英文名、化学式及相对分子质量	结构图	中英文名、化学式及相对分子质量	结构图
齐墩果酸3-*O*-*β*-D-(6′-*O*-甲基)-吡喃葡萄糖醛酸苷 Oleanic acid-3-*O*-*β*-D-(6′-*O*-methyl)-glucuronide $C_{37}H_{58}O_9$ Exact Mass: 646.41	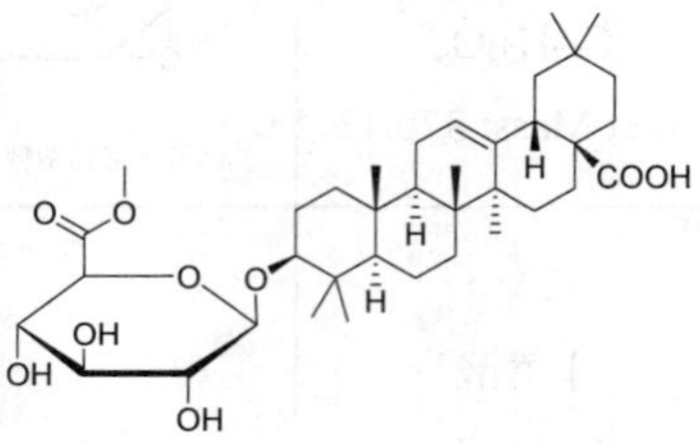 齐墩果酸3-*O*-*β*-D-(6′-*O*-甲基)-吡喃葡萄糖醛酸苷 Oleanic acid-3-*O*-*β*-D-(6′-*O*-methyl)-glucuronide	竹节参苷-ⅣA甲酯 Chikusetsusaponin ⅣA methyl ester $C_{43}H_{68}O_{14}$ Exact Mass: 808.46	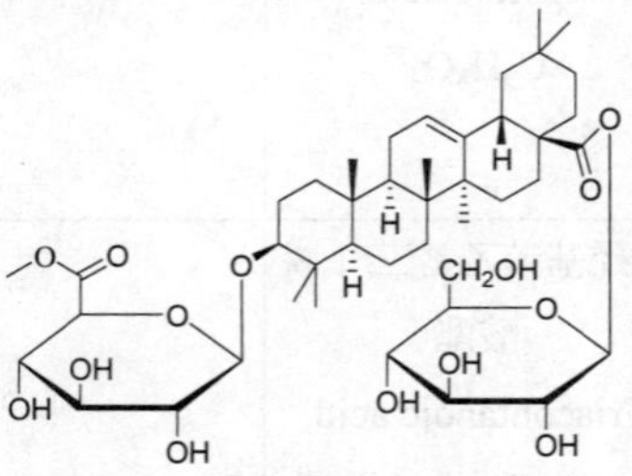 竹节参苷-Ⅳ A甲酯 Chikusetsusaponin Ⅳ A methyl ester
人参皂苷 Ro Ginsenoside Ro $C_{48}H_{76}O_{19}$ Exact Mass: 956.50	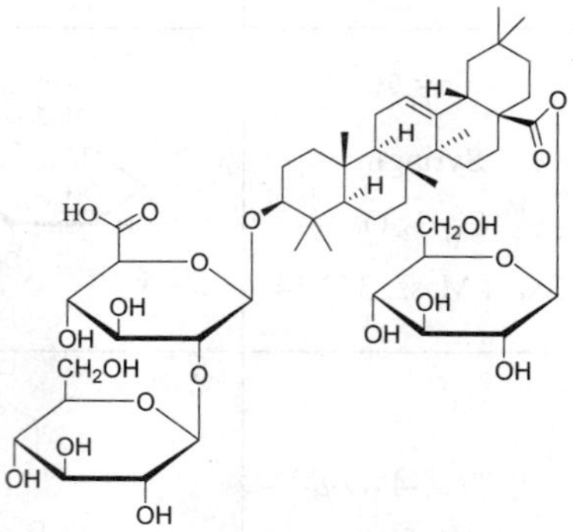 人参皂苷 Ro Ginsenoside Ro	20-*O*-葡萄糖基-人参皂苷 Rf 20-*O*-Glucosylginsenoside Rf $C_{48}H_{82}O_{19}$ Exact Mass: 962.55	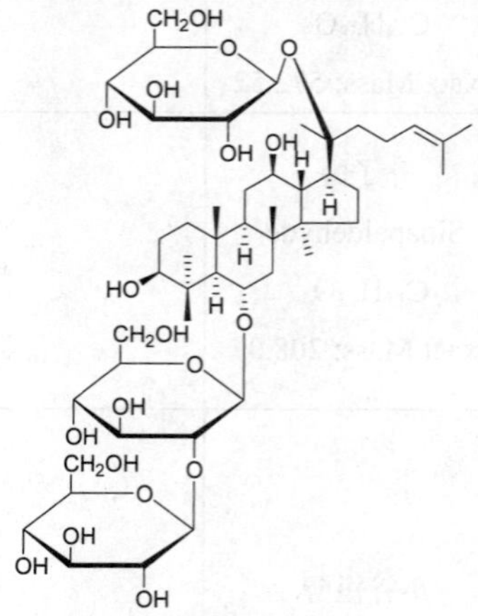 20-*O*-葡萄糖基-人参皂苷 Rf 20-*O*-Glucosylginsenoside Rf

续表

中英文名、化学式及相对分子质量	结构图	中英文名、化学式及相对分子质量	结构图
人参皂苷 F_2 Ginsenoside F_2 $C_{42}H_{72}O_{13}$ Exact Mass: 784.50	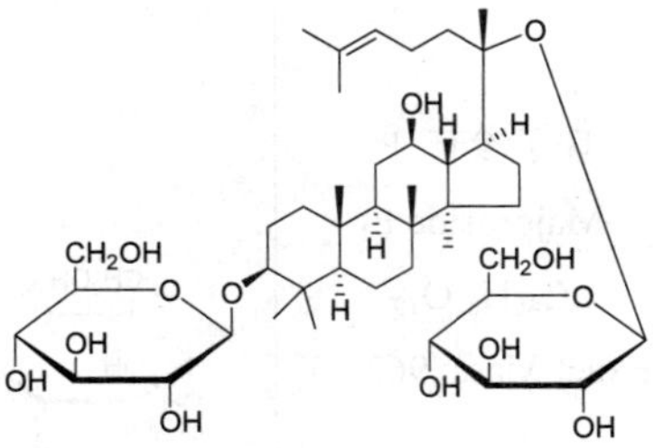 人参皂苷 F_2 Ginsenoside F_2	人参皂苷 Rg_1 Ginsenoside Rg_1 $C_{42}H_{72}O_{14}$ Exact Mass: 800.49	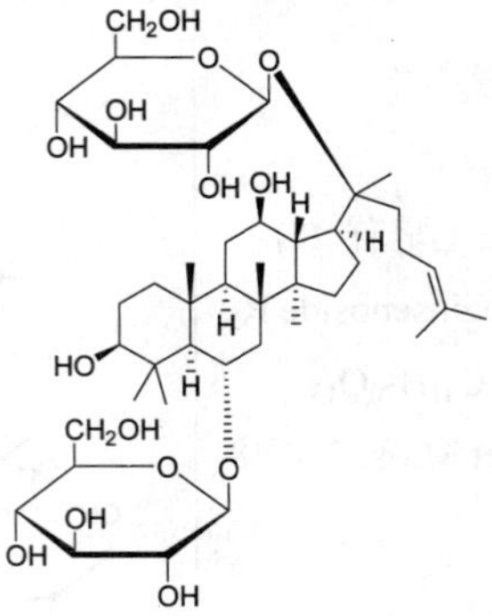 人参皂苷 Rg_1 Ginsenoside Rg_1
人参皂苷 Rg_2 Ginsenoside Rg_2 $C_{42}H_{72}O_{13}$ Exact Mass: 784.50	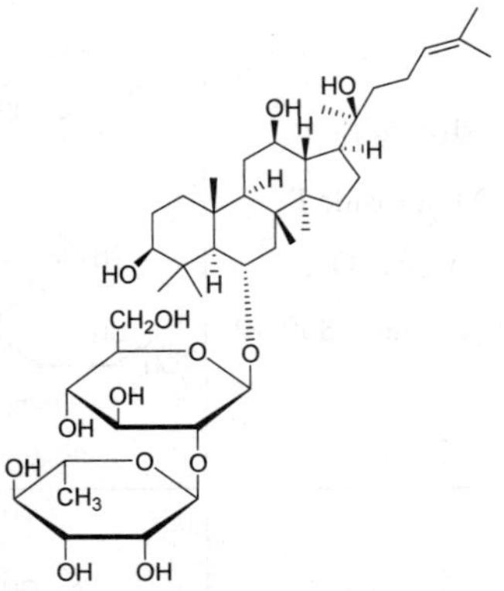 人参皂苷 Rg_2 Ginsenoside Rg_2	人参皂苷 Rb_1 Ginsenoside Rb_1 $C_{54}H_{92}O_{23}$ Exact Mass: 1108.60	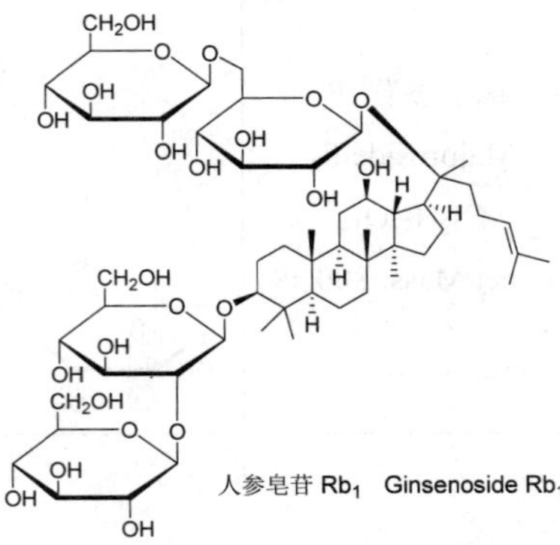 人参皂苷 Rb_1 Ginsenoside Rb_1
人参皂苷 Rb_3 Ginsenoside Rb_3 $C_{53}H_{90}O_{22}$ Exact Mass: 1078.59	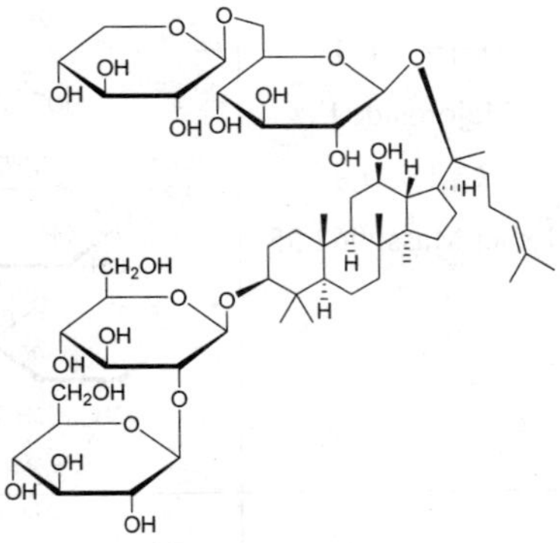 人参皂苷 Rb_3 Ginsenoside Rb_3	人参皂苷 Rc Ginsenoside Rc $C_{53}H_{90}O_{22}$ Exact Mass: 1078.59	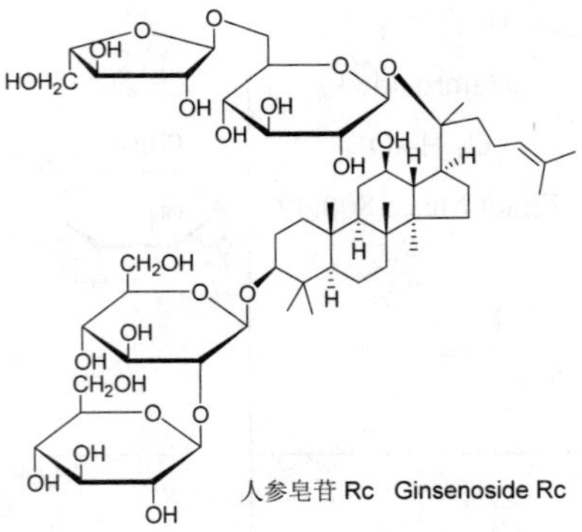 人参皂苷 Rc Ginsenoside Rc
人参皂苷 Rd Ginsenoside Rd $C_{48}H_{82}O_{18}$ Exact Mass: 946.55	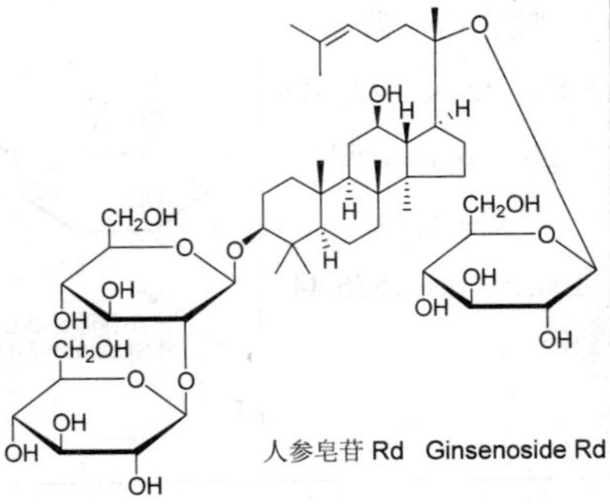 人参皂苷 Rd Ginsenoside Rd	人参皂苷 Re Ginsenoside Re $C_{48}H_{82}O_{18}$ Exact Mass: 946.55	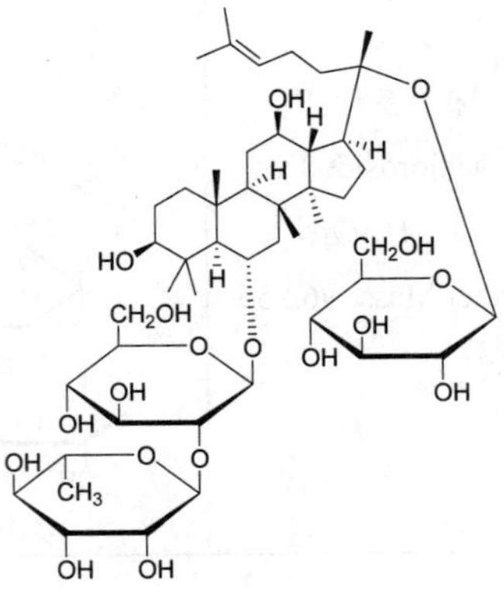 人参皂苷 Re Ginsenoside Re

续表

中英文名、化学式及相对分子质量	结构图	中英文名、化学式及相对分子质量	结构图
三七皂苷 R_2 Notoginsenoside R_2 $C_{41}H_{70}O_{13}$ Exact Mass: 770.48	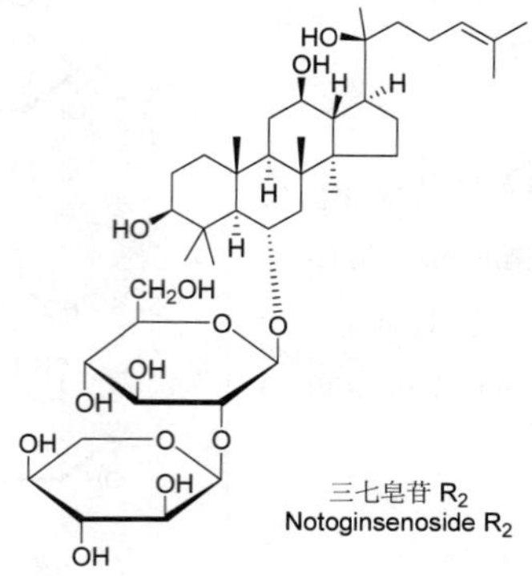 三七皂苷 R_2 Notoginsenoside R_2	珠子参苷 F_1 Majoroside F_1 $C_{48}H_{82}O_{19}$ Exact Mass: 962.55	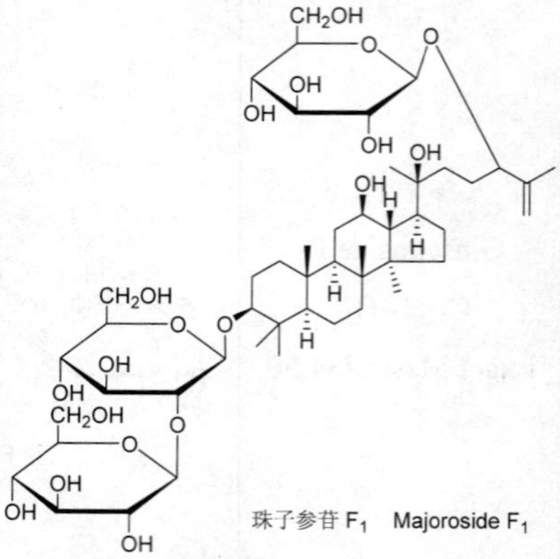 珠子参苷 F_1　Majoroside F_1
珠子参苷 F_2 Majoroside F_2 $C_{42}H_{72}O_{14}$ Exact Mass: 800.49	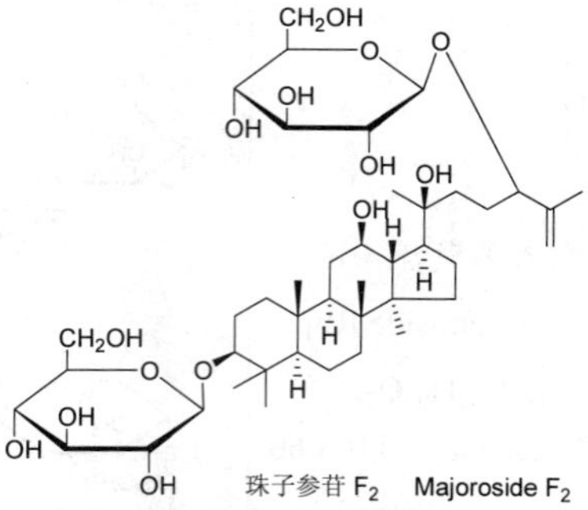 珠子参苷 F_2　Majoroside F_2	珠子参苷 F_3 Majoroside F_3 $C_{42}H_{72}O_{14}$ Exact Mass: 800.49	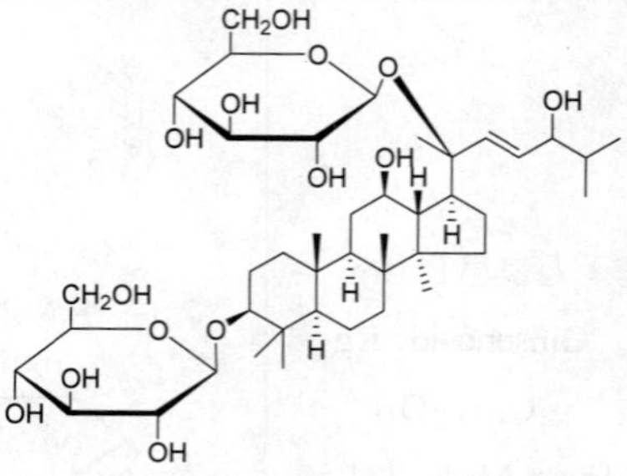 珠子参苷 F_3　Majoroside F_3
珠子参苷 F_4 Majoroside F_4 $C_{42}H_{72}O_{14}$ Exact Mass: 800.49	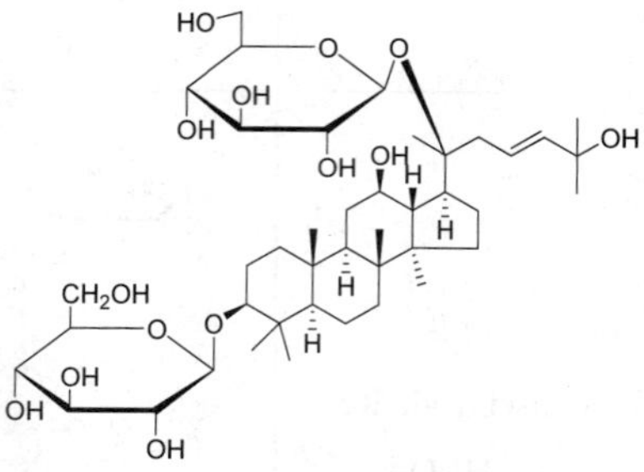 珠子参苷 F_4　Majoroside F_4	珠子参苷 F_5 Majoroside F_5 $C_{48}H_{82}O_{19}$ Exact Mass: 962.55	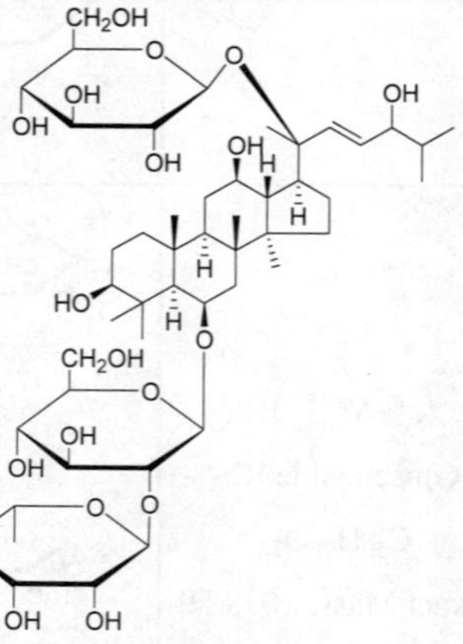 珠子参苷 F_5　Majoroside F_5
珠子参苷 F_6 Majoroside F_6 $C_{48}H_{82}O_{19}$ Exact Mass: 962.55	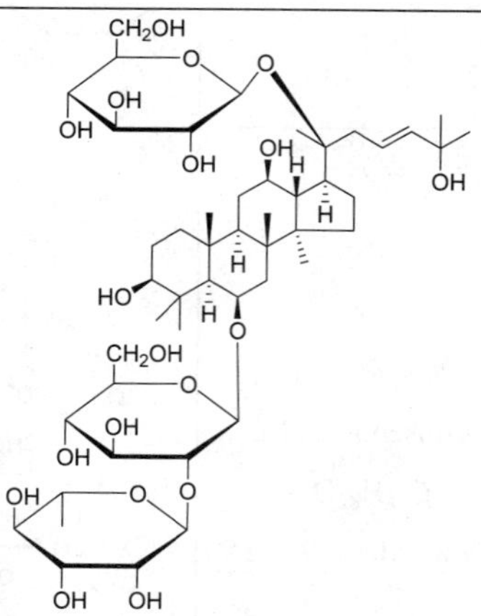 珠子参苷 F_6　Majoroside F_6	*β*-谷甾醇-3-*O*-*β*-D-吡喃葡萄糖苷 *β*-Sitosterol-3-*O*-*β*-D-glucopyranoside $C_{35}H_{60}O_6$ Exact Mass: 576.44	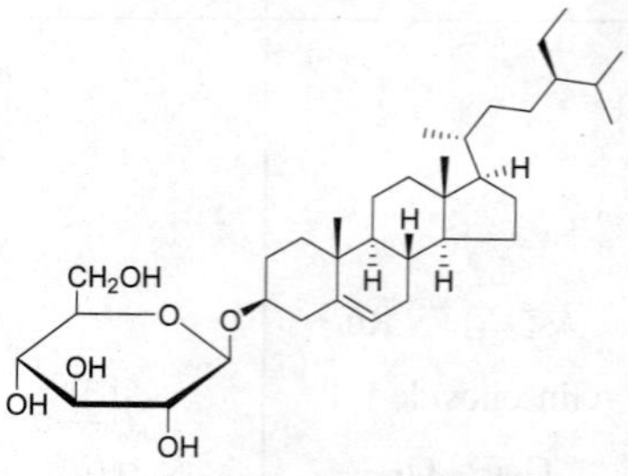 *β*-谷甾醇-3-*O*-*β*- D-吡喃葡萄糖苷 *β*-Sitosterol-3-*O*-*β*-D-glucopyranoside

续表

中英文名、化学式及相对分子质量	结构图	中英文名、化学式及相对分子质量	结构图
竹节人参皂苷 V Chikusetsusaponin V $C_{48}H_{76}O_{19}$ Exact Mass: 956.50	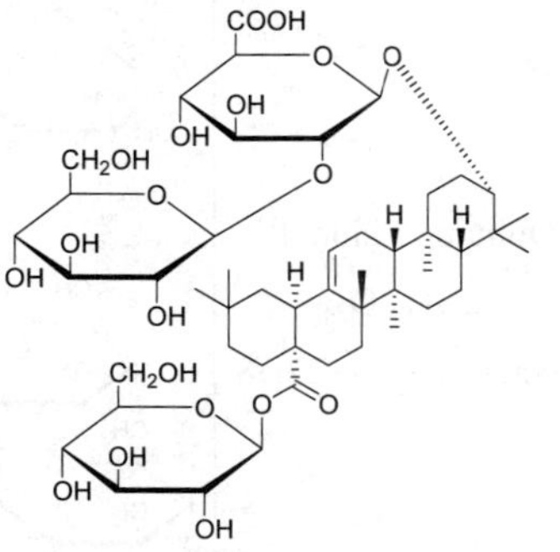 竹节人参皂苷 V Chikusetsusaponin V	竹节人参皂苷 IV Chikusetsusaponin IV $C_{47}H_{74}O_{18}$ Exact Mass: 926.49	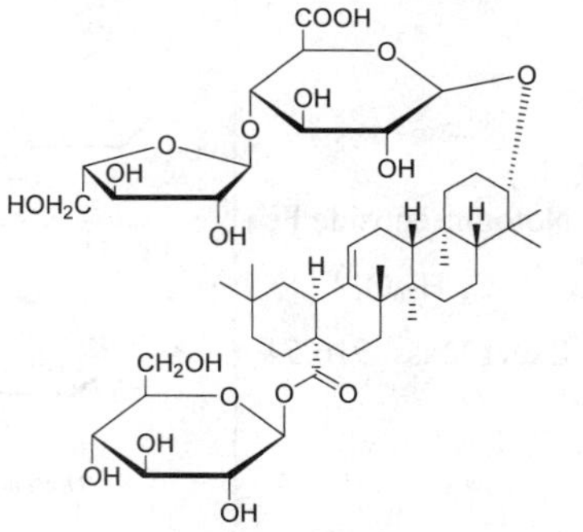 竹节人参皂苷 IV Chikusetsusaponin IV
Yesanchinoside G $C_{53}H_{88}O_{23}$ Exact Mass: 1092.57	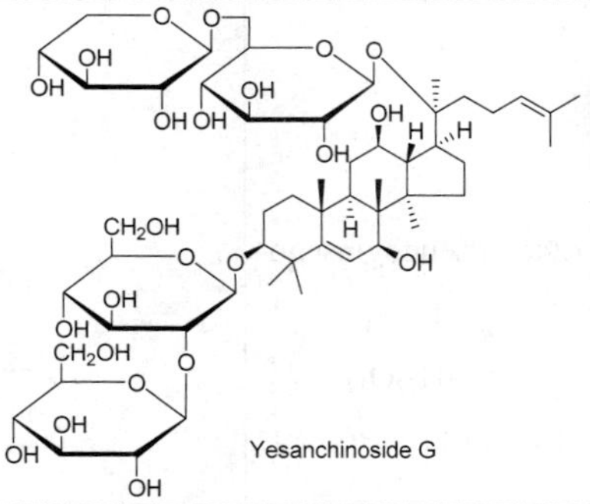 Yesanchinoside G	Yesanchinoside I $C_{59}H_{100}O_{26}$ Exact Mass: 1224.65	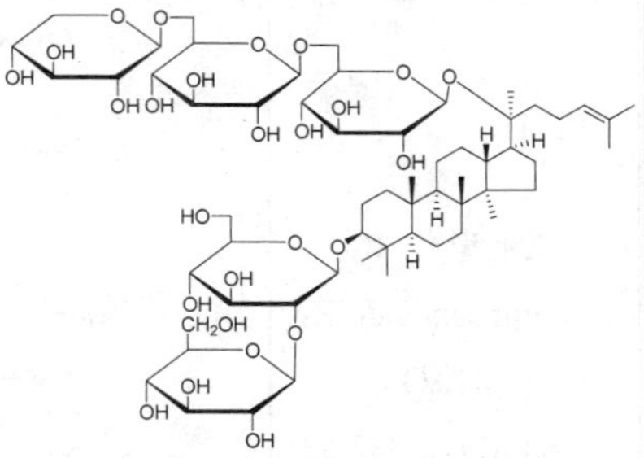 Yesanchinoside I
Yesanchinoside H $C_{38}H_{62}O_{10}$ Exact Mass: 678.43	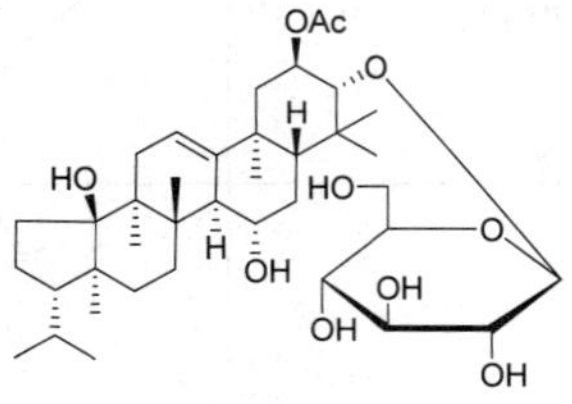 Yesanchinoside H	Yesanchinoside J $C_{61}H_{102}O_{28}$ Exact Mass: 1282.66	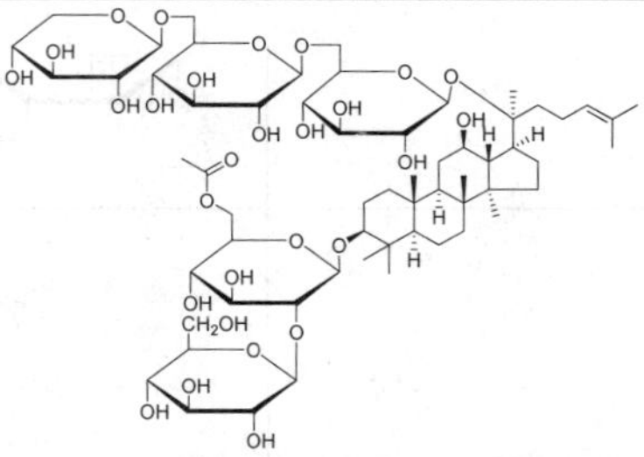 Yesanchinoside J
Notoginsenoside G $C_{48}H_{80}O_{19}$ Exact Mass: 960.53	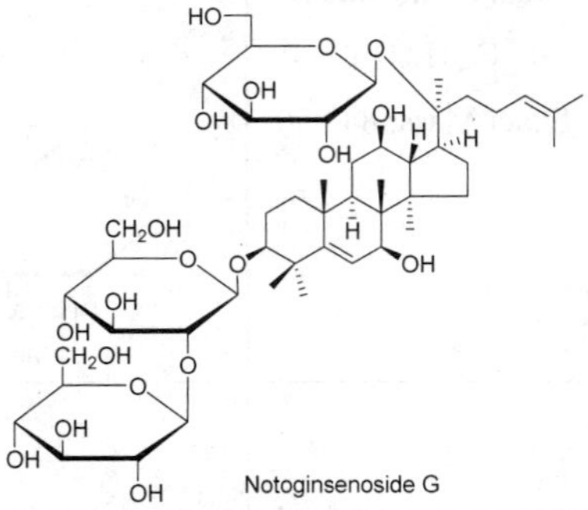 Notoginsenoside G	Notoginsenoside R_4 $C_{59}H_{100}O_{27}$ Exact Mass: 1240.65	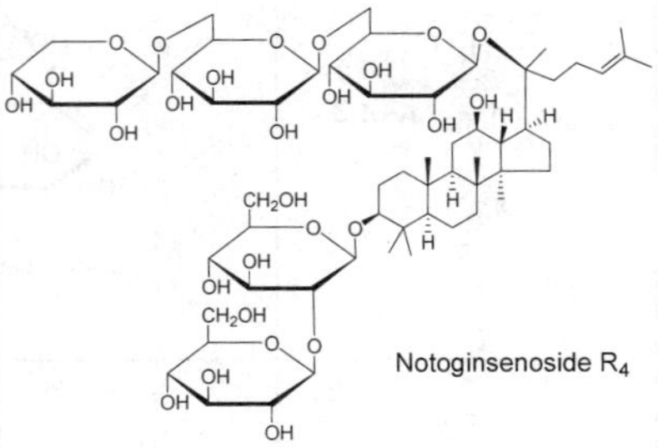 Notoginsenoside R_4
Notoginsenoside Fa $C_{59}H_{100}O_{27}$ Exact Mass: 1240.65	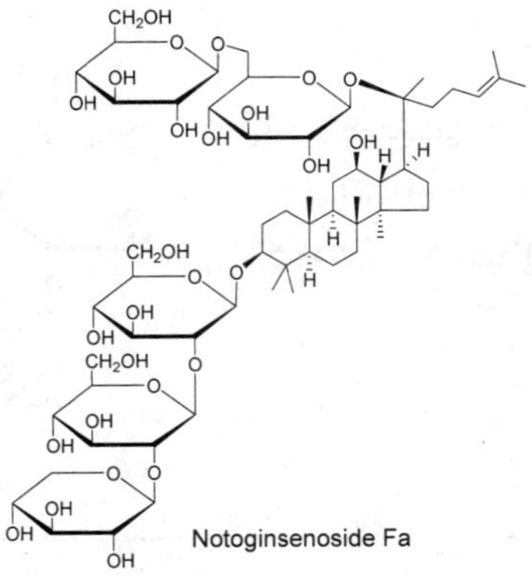 Notoginsenoside Fa	Notoginsenoside Fc $C_{58}H_{98}O_{26}$ Exact Mass: 1210.63	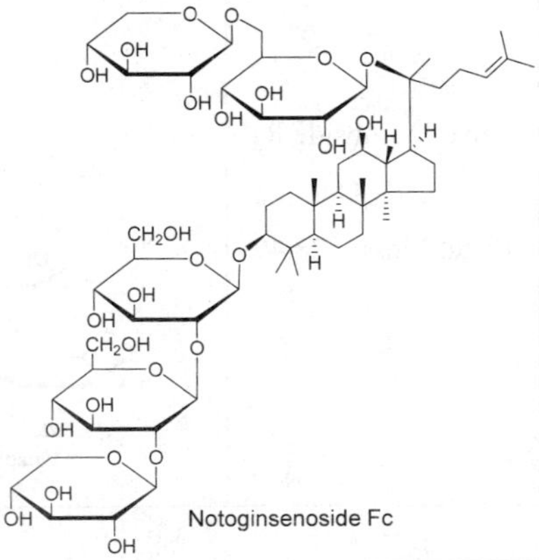 Notoginsenoside Fc

续表

中英文名、化学式及相对分子质量	结构图	中英文名、化学式及相对分子质量	结构图
Notoginsenoside Fe $C_{47}H_{80}O_{17}$ Exact Mass: 916.54	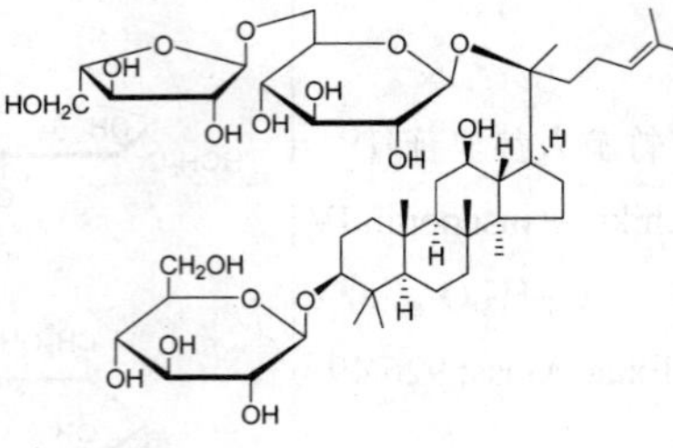 Notoginsenoside Fe	Quinquenoside Ⅳ $C_{54}H_{90}O_{24}$ Exact Mass: 1122.58	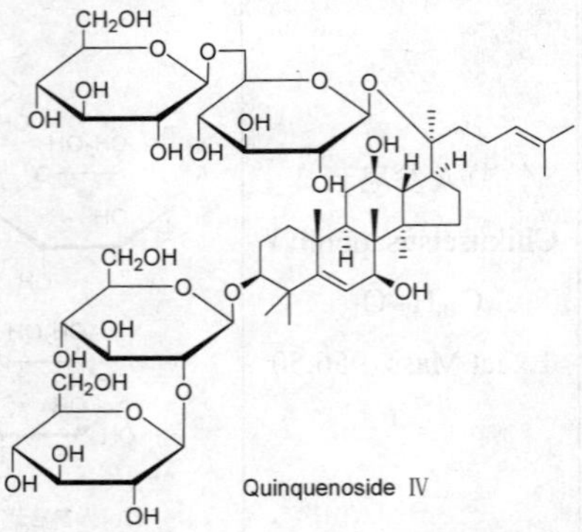 Quinquenoside Ⅳ
三七皂苷 R_1 Notoginsenoside R_1 $C_{47}H_{80}O_{18}$ Exact Mass: 932.53	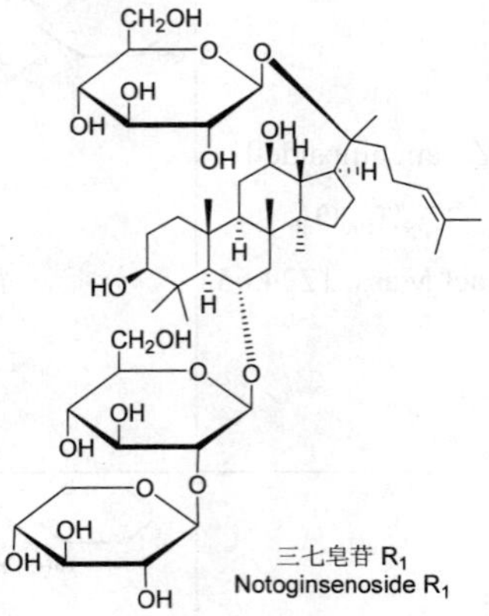 三七皂苷 R_1 Notoginsenoside R_1	(24*S*)-Pseudoginsenoside F_{11} $C_{42}H_{72}O_{14}$ Exact Mass: 800.49	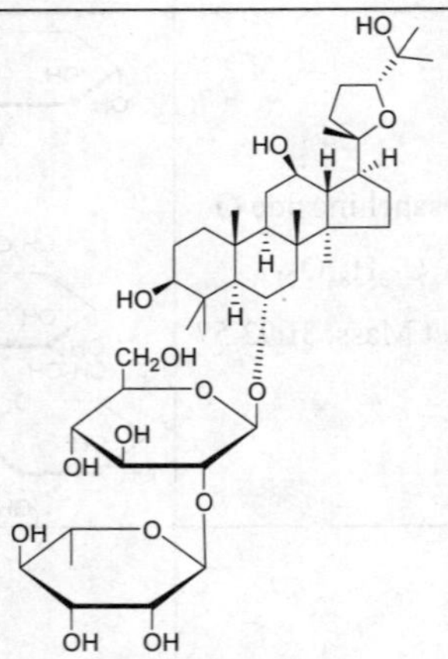 (24*S*)-Pseudoginsenoside F_{11}
(24*S*)-Pseudoginsenoside RT_4 $C_{36}H_{62}O_{10}$ Exact Mass: 654.43	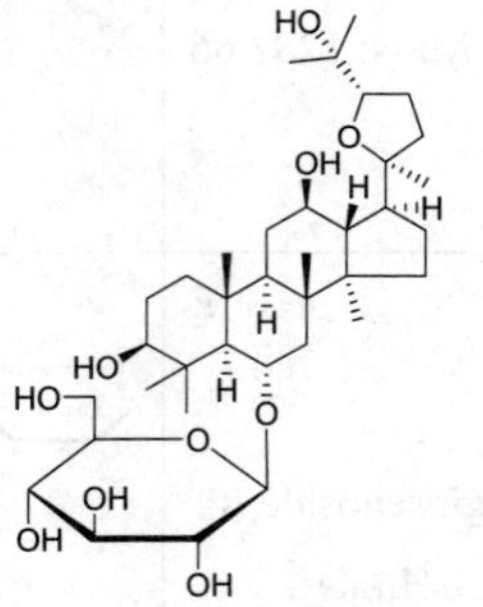 (24*S*)-Pseudoginsenoside RT_4	Vinaginsenoside R_1 $C_{44}H_{74}O_{15}$ Exact Mass: 842.50	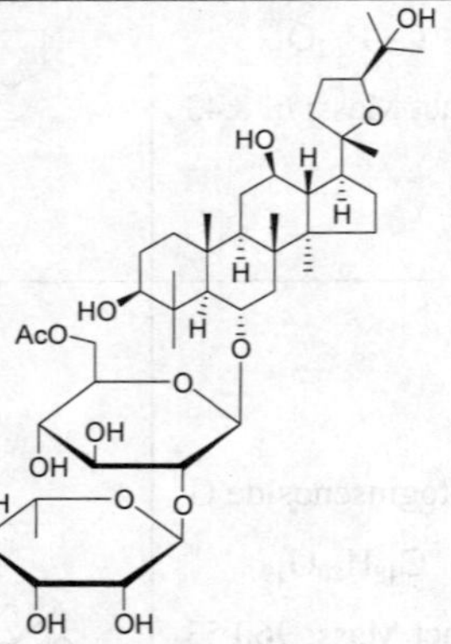 Vinaginsenoside R_1
Vinaginsenoside R_2 $C_{43}H_{72}O_{15}$ Exact Mass: 828.49	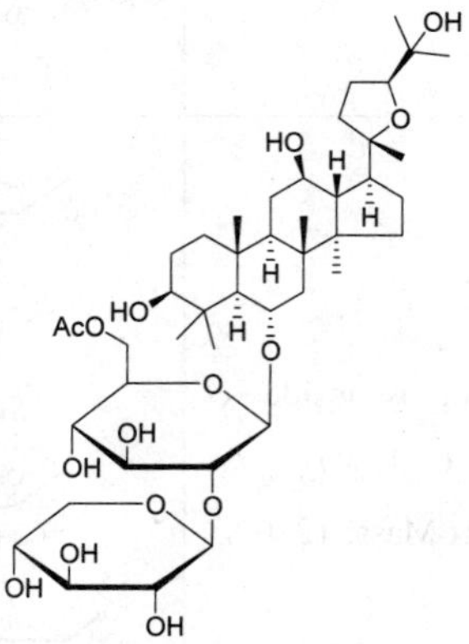 Vinaginsenoside R_2	Vinaginsenoside R_6 $C_{47}H_{80}O_{19}$ Exact Mass: 948.53	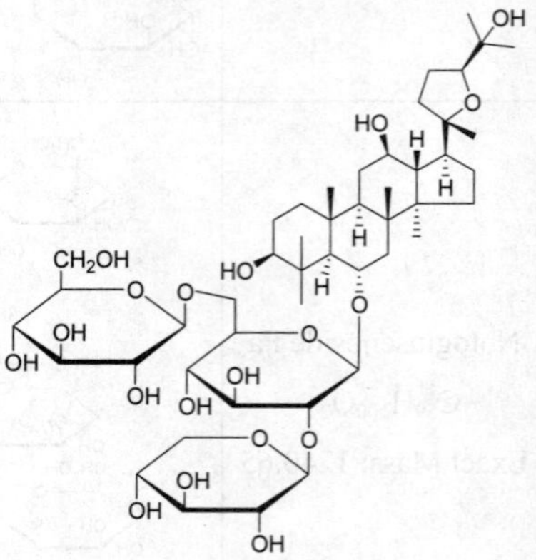 Vinaginsenoside R_6

续表

中英文名、化学式及相对分子质量	结构图	中英文名、化学式及相对分子质量	结构图
Yesanchinoside A $C_{44}H_{74}O_{16}$ Exact Mass: 858.50	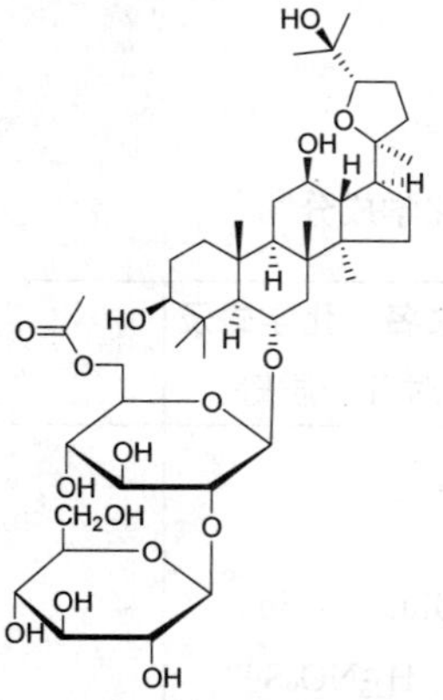 Yesanchinoside A	Yesanchinoside B $C_{48}H_{82}O_{20}$ Exact Mass: 978.54	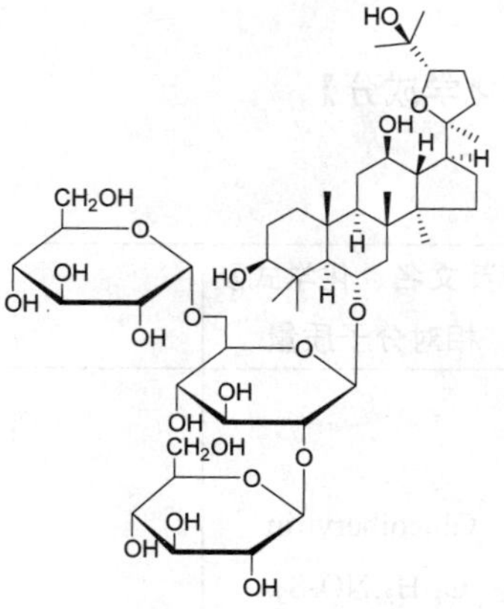 Yesanchinoside B
Yesanchinoside C $C_{47}H_{80}O_{19}$ Exact Mass: 948.53	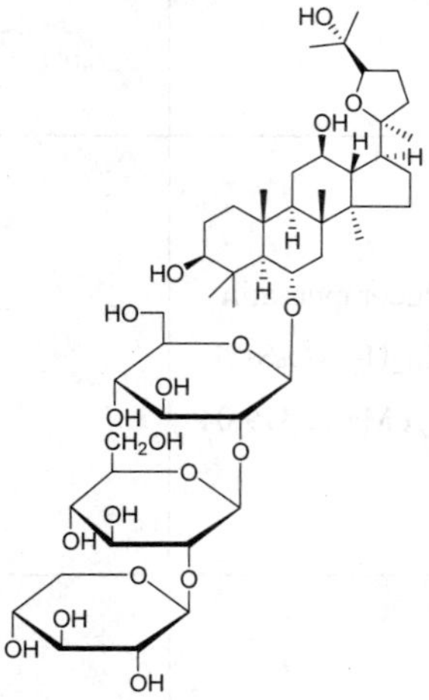 Yesanchinoside C	Yesanchinoside D $C_{44}H_{74}O_{15}$ Exact Mass: 842.50	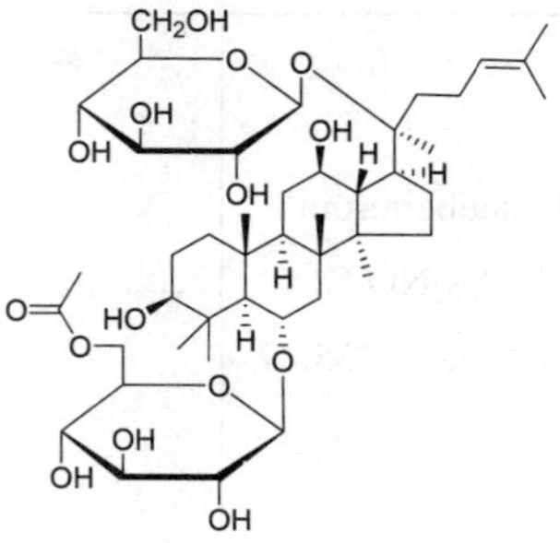 Yesanchinoside D
Yesanchinoside E $C_{54}H_{92}O_{23}$ Exact Mass: 1108.60	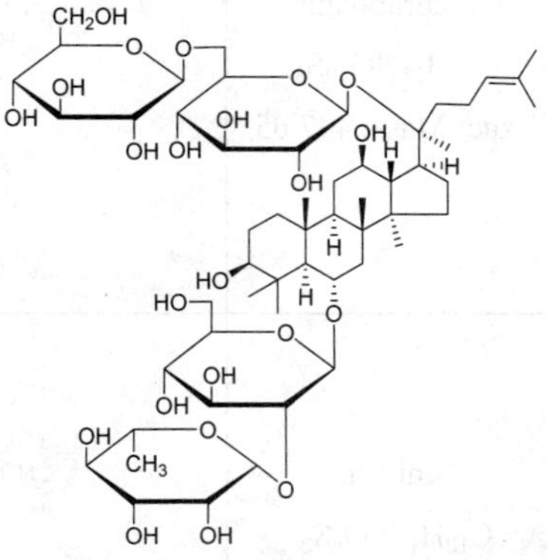 Yesanchinoside E	Yesanchinoside F $C_{56}H_{94}O_{24}$ Exact Mass: 1150.61	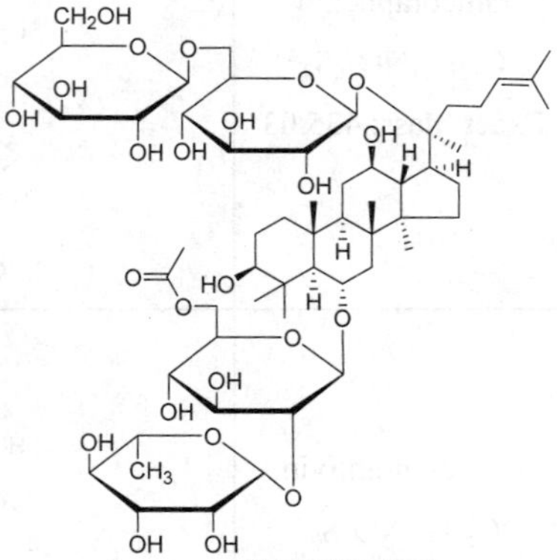 Yesanchinoside F
三七皂苷 R_6 Notoginsenoside R_6 $C_{48}H_{82}O_{19}$ Exact Mass: 962.55	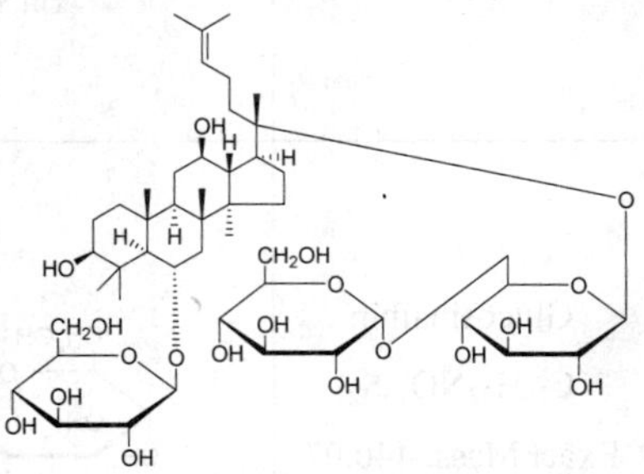 三七皂苷 R_6 Notoginsenoside R_6		

除以上化学成分外，珠子参还含有(24*S*)-Pseudoginsenoside RT_4、珠子参苷 R_1、珠子参苷 R_2、人参酮等。

莱菔子

Laifuzi

RAPHANI SEMEN

【化学成分】

表 1-10-4 莱菔子主要化学成分[9]

中英文名、化学式及相对分子质量	结构图	中英文名、化学式及相对分子质量	结构图
Glucoibervirin $C_{11}H_{21}NO_9S_3$ Exact Mass: 407.04	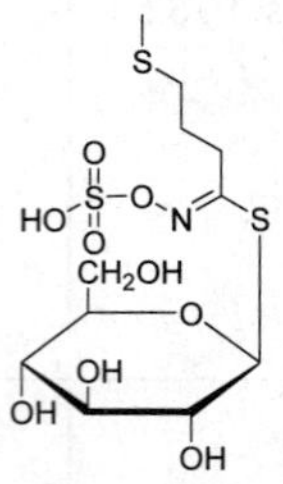 Glucoibervirin	Glucoerucin $C_{12}H_{23}NO_9S_3$ Exact Mass: 421.05	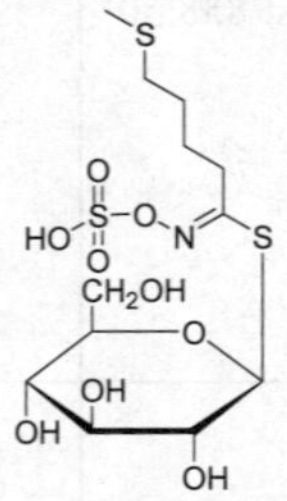 Glucoerucin
Glucoberteroin $C_{13}H_{25}NO_9S_3$ Exact Mass: 435.07	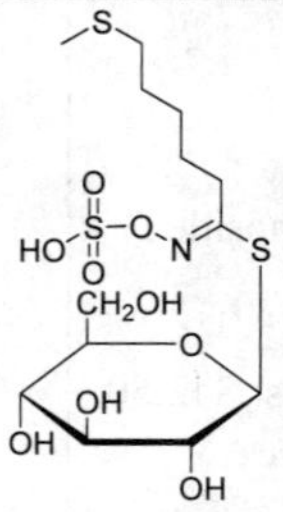 Glucoberteroin	Glucoraphasatin $C_{12}H_{21}NO_9S_3$ Exact Mass: 419.04	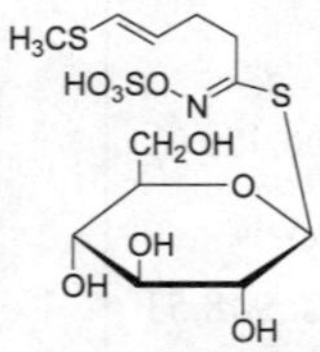 Glucoraphasatin
Glucoraphenin $C_{12}H_{21}NO_{10}S_3$ Exact Mass: 435.03	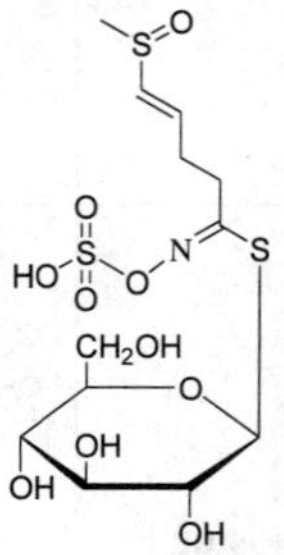 Glucoraphenin	Glucoraphanin $C_{12}H_{23}NO_{10}S_3$ Exact Mass: 437.05	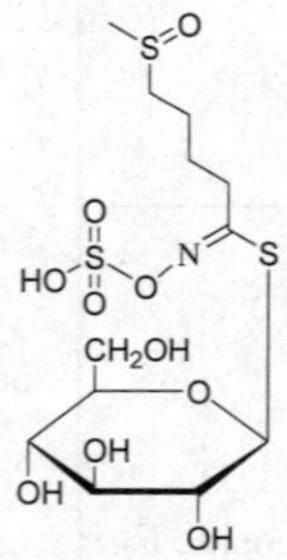 Glucoraphanin
Glucoputranjivin $C_{10}H_{19}NO_9S_2$ Exact Mass: 361.05	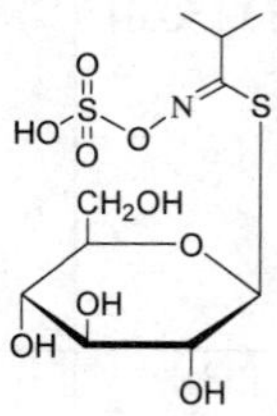 Glucoputranjivin	Sinigrin $C_{10}H_{17}NO_9S_2$ Exact Mass: 359.03	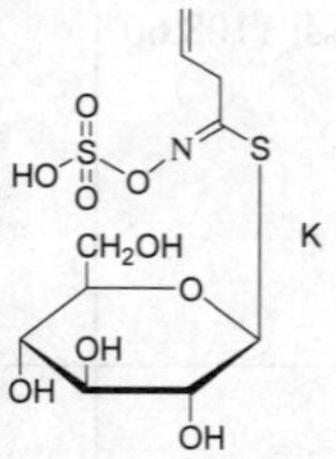 Sinigrin
Gluconastrurtiin $C_{15}H_{21}NO_9S_2$ Exact Mass: 423.07	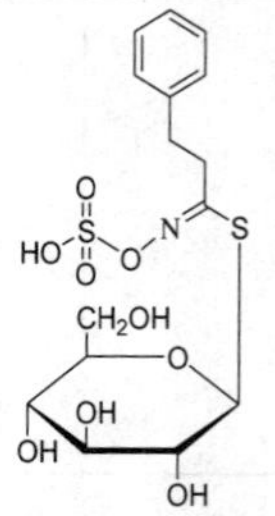 Gluconastrurtiin	Glucosinalbin $C_{15}H_{22}NO_{10}S_2$ Exact Mass: 440.07	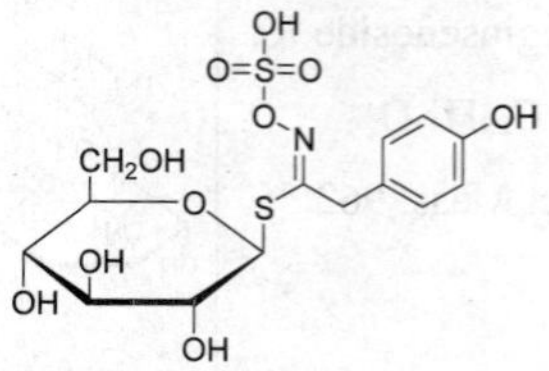 Glucosinalbin

续表

中英文名、化学式及相对分子质量	结构图	中英文名、化学式及相对分子质量	结构图
Glucobrassicin $C_{16}H_{20}N_2O_9S_2$ Exact Mass: 448.06	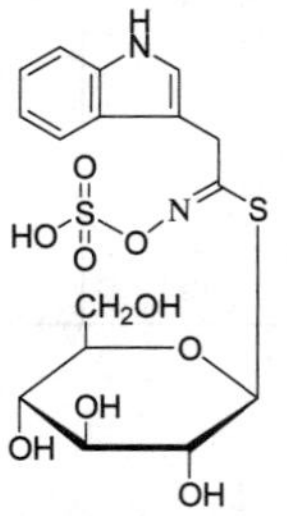 Glucobrassicin	芥子酸 Sinapic acid $C_{11}H_{12}O_5$ Exact Mass: 224.07	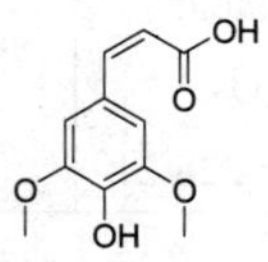 芥子酸 Sinapic acid
山柰酚-3-*O*-*α*-L-鼠李糖苷-(1→4)*β*-D-葡萄糖苷 Kaempferol 3-*α*-L-dirhamnosyl-(1→4)-*β*-D-glucopyranoside $C_{27}H_{30}O_{15}$ Exact Mass: 594.16	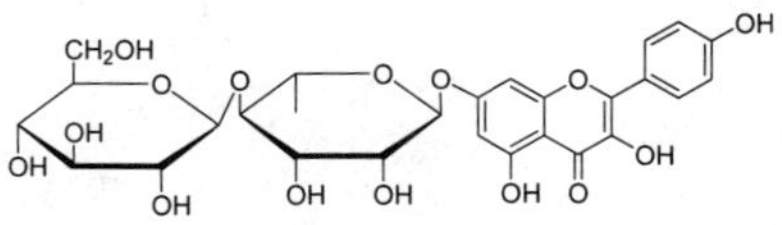 山柰酚-3-*O*-*α*-L-鼠李糖-(1→4)*β*-D-葡萄糖苷 Kaempferol 3-*α*-L-dirhamnosyl-(1→4)-*β*-D-glucopyranoside		

除以上化学成分外，莱菔子还含有芥子酸蔗糖酯等。

莲子

Lianzi

NELUMBINIS SEMEN

【化学成分】

表 1-10-5 莲子主要化学成分[10]

中英文名、化学式及相对分子质量	结构图	中英文名、化学式及相对分子质量	结构图
荷叶碱 Nuciferine $C_{19}H_{21}NO_2$ Exact Mass: 295.16	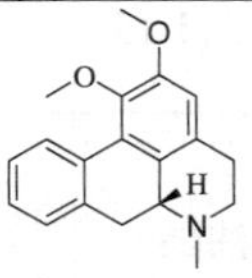 荷叶碱 Nuciferine	前荷叶碱 Pronuciferine $C_{19}H_{21}NO_3$ Exact Mass: 311.15	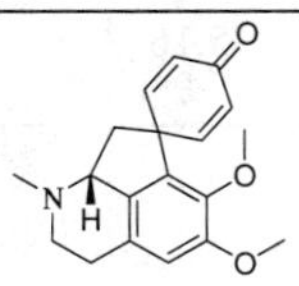 前荷叶碱 Pronuciferine
莲心碱 Liensinine $C_{37}H_{42}N_2O_6$ Exact Mass: 610.30	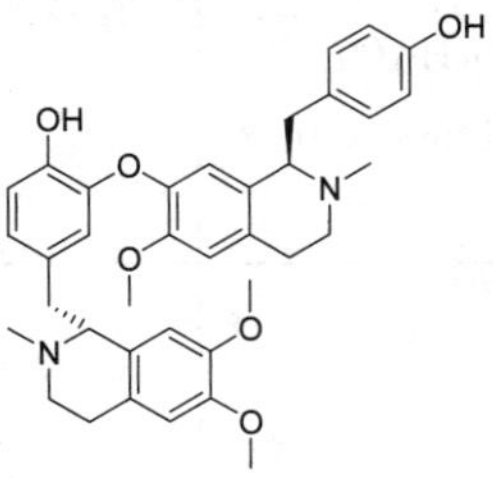 莲心碱 Liensinine	甲基莲心碱 Neferine $C_{38}H_{44}N_2O_6$ Exact Mass: 624.32	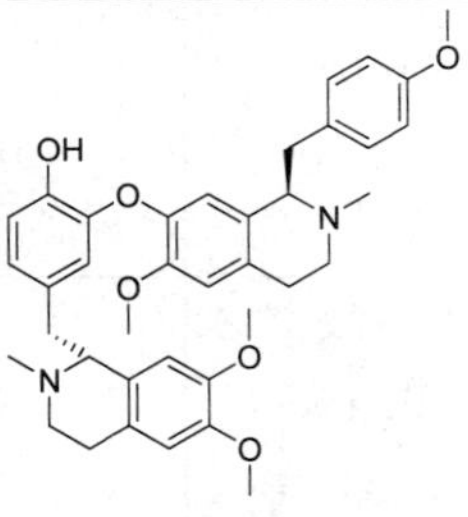 甲基莲心碱 Neferine
β-谷甾醇 *β*-Sitosterol $C_{29}H_{50}O$ Exact Mass: 414.39	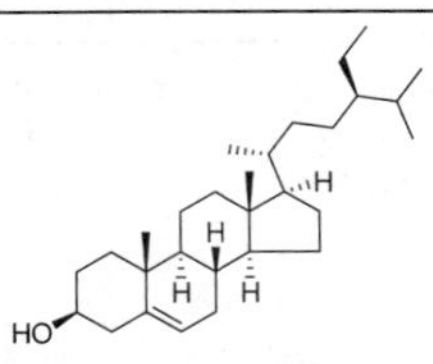 *β*-谷甾醇 *β*-Sitosterol	棕榈酸甘油酯 1-Monopalmitin $C_{19}H_{38}O_4$ Exact Mass: 330.28	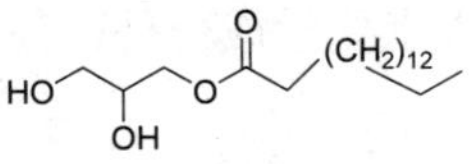 棕榈酸甘油酯 1-Monopalmitin

续表

中英文名、化学式及相对分子质量	结构图	中英文名、化学式及相对分子质量	结构图
肉豆蔻酸 Myristic acid $C_{14}H_{28}O_2$ Exact Mass: 228.21	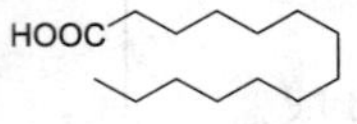 肉豆蔻酸 Myristic acid		

莲子心

Lianzixin

NELUMBINIS PLUMULA

【化学成分】

表 1-10-6 莲子心主要化学成分[10]

中英文名、化学式及相对分子质量	结构图	中英文名、化学式及相对分子质量	结构图
莲心碱 Liensinine $C_{37}H_{42}N_2O_6$ Exact Mass: 610.30	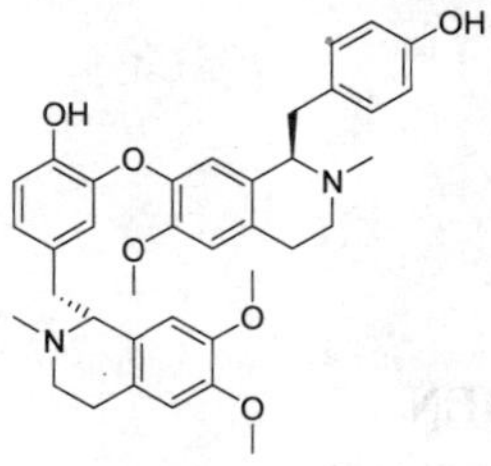 莲心碱 Liensinine	甲基莲心碱 Neferine $C_{38}H_{44}N_2O_6$ Exact Mass: 624.32	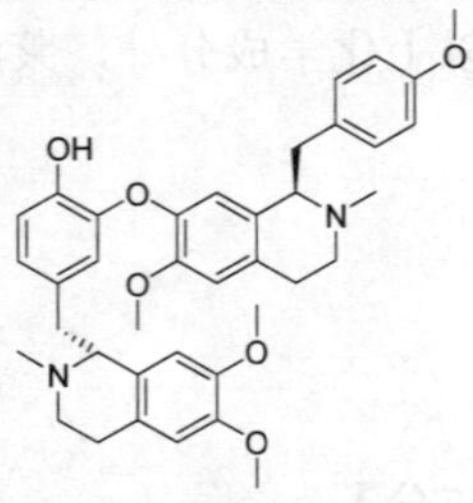 甲基莲心碱 Neferine
荷叶碱 Nuciferine $C_{19}H_{21}NO_2$ Exact Mass: 295.16	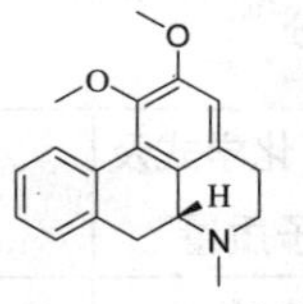 荷叶碱 Nuciferine	前荷叶碱 Pronuciferine $C_{19}H_{21}NO_3$ Exact Mass: 311.15	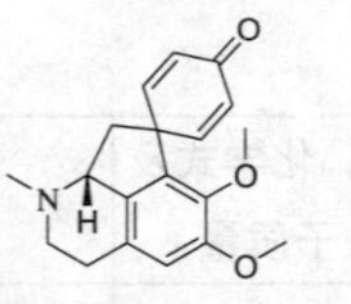 前荷叶碱 Pronuciferine
β-谷甾醇 *β*-Sitosterol $C_{29}H_{50}O$ Exact Mass: 414.39	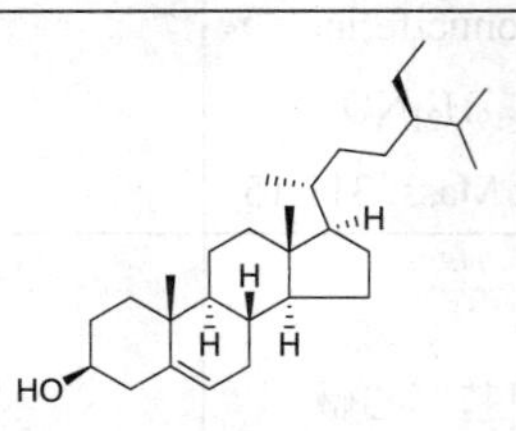 *β*-谷甾醇 *β*-Sitosterol	棕榈酸甘油酯 1-Monopalmitin $C_{19}H_{38}O_4$ Exact Mass: 330.28	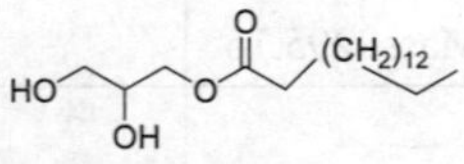 棕榈酸甘油酯 1-Monopalmitin
肉豆蔻酸 Myristic acid $C_{14}H_{28}O_2$ Exact Mass: 228.21	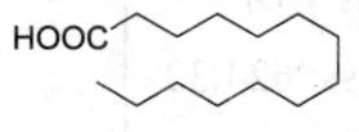 肉豆蔻酸 Myristic acid		

除以上化学成分外，莲子心还含有异莲心碱等。

莲房

Lianfang

NELUMBINIS RECEPTACULUM

【化学成分】

表 1-10-7　莲房主要化学成分[11]

中英文名、化学式及相对分子质量	结构图	中英文名、化学式及相对分子质量	结构图
儿茶素 Catechin $C_{15}H_{14}O_6$ Exact Mass: 290.08	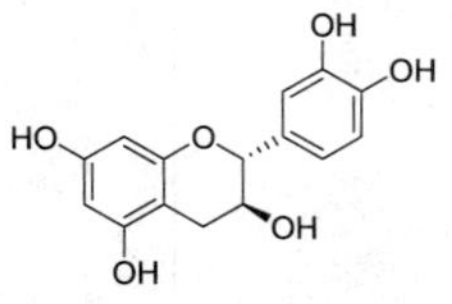 儿茶素　Catechin	表儿茶素 Epicatechin $C_{15}H_{14}O_6$ Exact Mass: 290.08	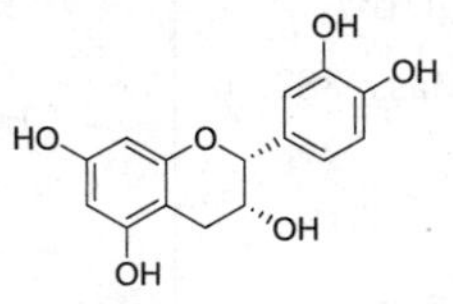 表儿茶素　Epicatechin
原矢车菊素 B_1 Procyanidin B_1 $C_{30}H_{26}O_{12}$ Exact Mass: 578.14	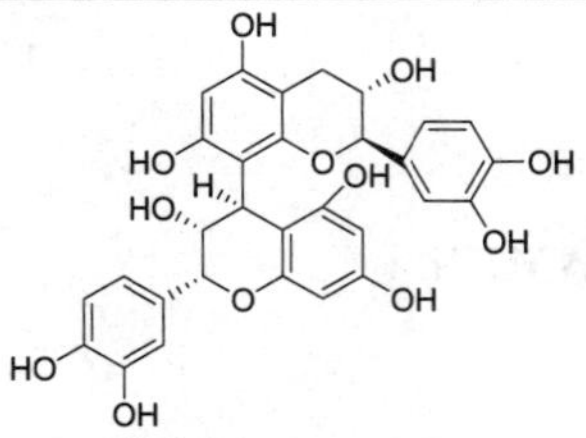 原矢车菊素 B_1　Procyanidin B_1	原矢车菊素 B_2 Procyanidin B_2 $C_{30}H_{26}O_{12}$ Exact Mass: 578.14	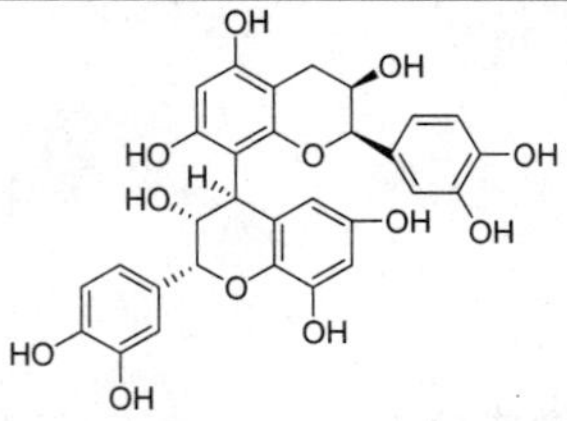 原矢车菊素 B_2　Procyanidin B_2
原矢车菊素 B_3 Procyanidin B_3 $C_{30}H_{26}O_{12}$ Exact Mass: 578.14	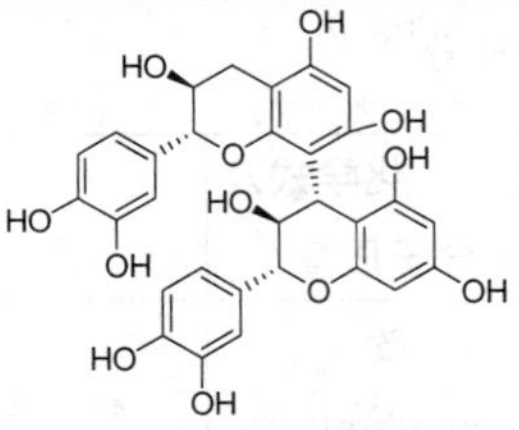 原矢车菊素 B_3 Procyanidin B_3	原矢车菊素 B_4 Procyanidin B_4 $C_{30}H_{26}O_{12}$ Exact Mass: 578.14	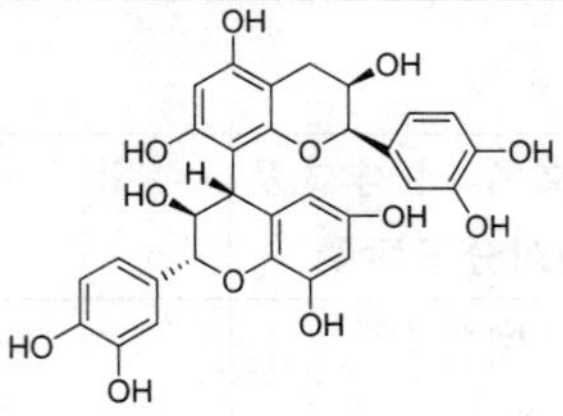 原矢车菊素 B_4　Procyanidin B_4
原矢车菊素 B_6 Procyanidin B_6 $C_{30}H_{26}O_{12}$ Exact Mass: 578.14	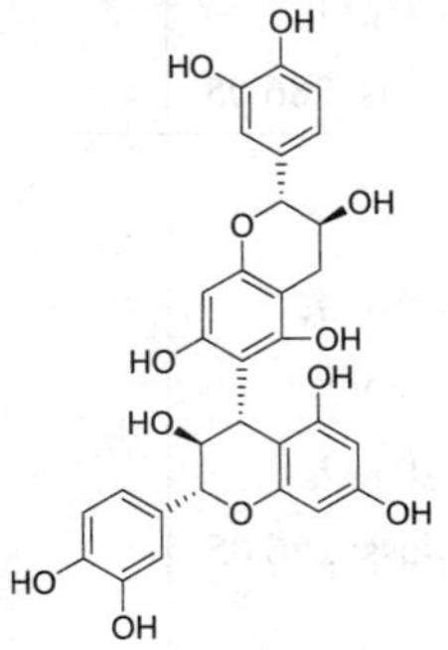 原矢车菊素 B_6　Procyanidin B_6	原矢车菊素 B_7 Procyanidin B_7 $C_{30}H_{26}O_{12}$ Exact Mass: 578.14	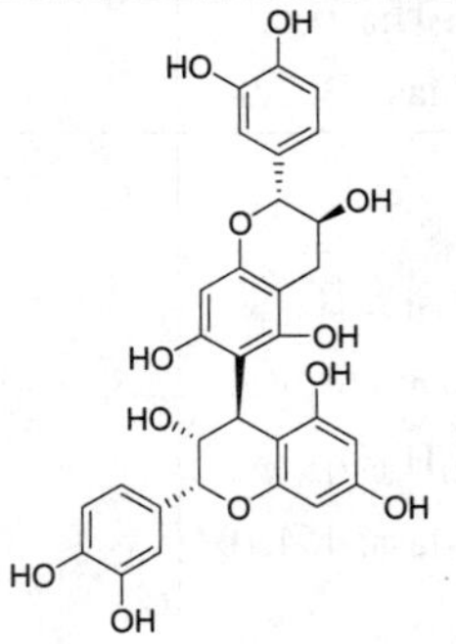 原矢车菊素 B_7　Procyanidin B_7
原矢车菊素 B_8 Procyanidin B_8 $C_{30}H_{26}O_{12}$ Exact Mass: 578.14	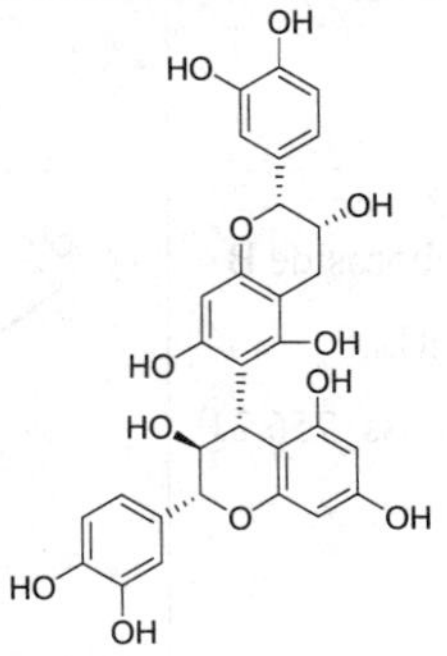 原矢车菊素 B_8　Procyanidin B_8	表儿茶素没食子酸酯 Epicatechin gallate $C_{22}H_{18}O_{10}$ Exact Mass: 442.09	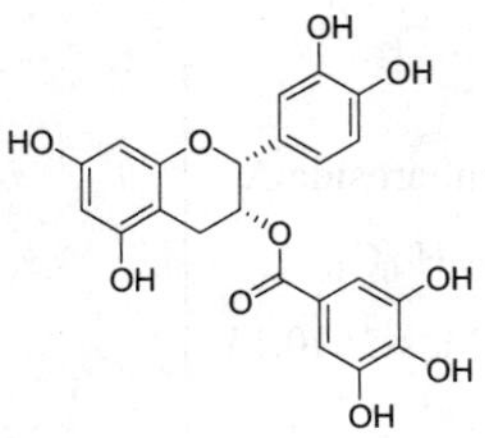 表儿茶素没食子酸酯 Epicatechin gallate

续表

中英文名、化学式及相对分子质量	结构图	中英文名、化学式及相对分子质量	结构图
原矢车菊素B_2没食子酸酯 Procyanidin B_2 gallate $C_{44}H_{34}O_{20}$ Exact Mass: 882.16	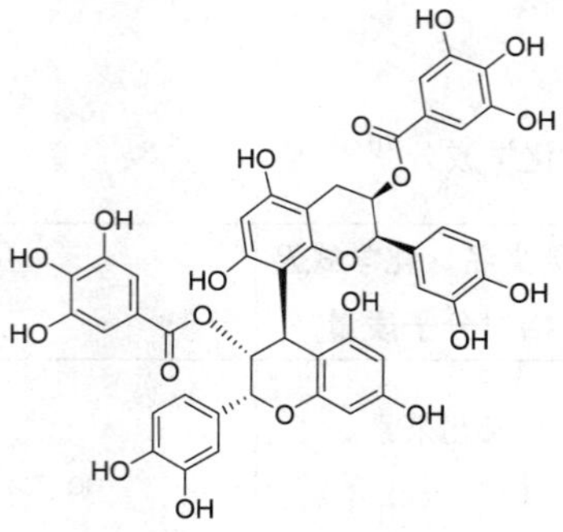 原矢车菊素B_2没食子酸酯 Procyanidin B_2 gallate		

莲须

Lianxu

NELUMBINIS STAMEN

【化学成分】

表 1-10-8 莲须主要化学成分[12~14]

中英文名、化学式及相对分子质量	结构图	中英文名、化学式及相对分子质量	结构图
槲皮素 Quercetin $C_{15}H_{10}O_7$ Exact Mass: 302.04	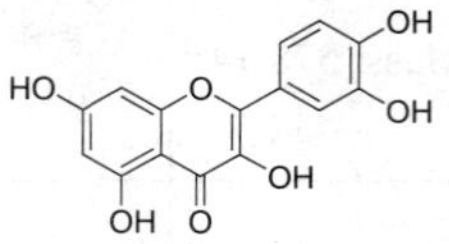 槲皮素 Quercetin	山柰酚 Kaempferol $C_{15}H_{10}O_6$ Exact Mass: 286.05	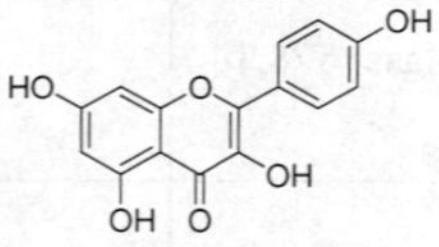 山柰酚 Kaempferol
异槲皮苷 Isoquercitrin $C_{21}H_{20}O_{12}$ Exact Mass: 464.10	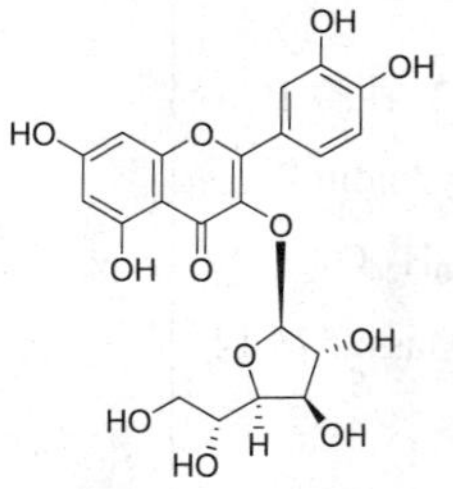 异槲皮苷 Isoquercitrin	木犀草素 Luteolin $C_{15}H_{10}O_6$ Exact Mass: 286.05	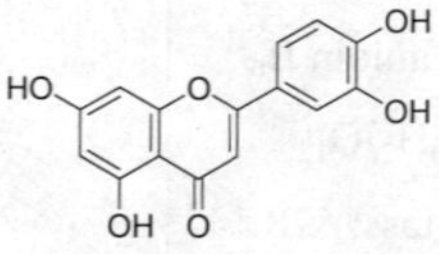 木犀草素 Luteolin
Nelumboroside A $C_{27}H_{30}O_{16}$ Exact Mass: 610.15	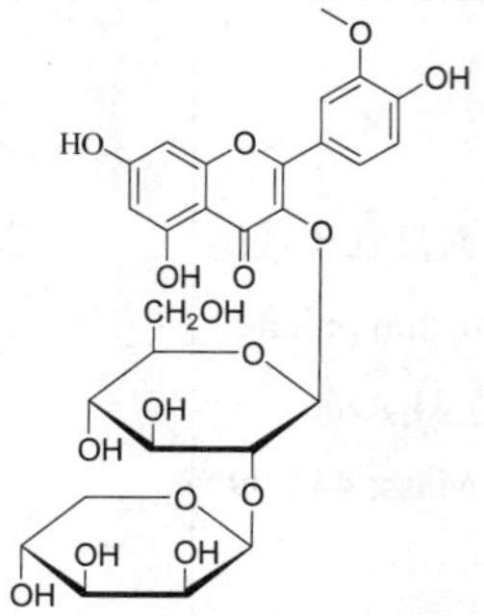 Nelumboroside A	Nelumboroside B $C_{33}H_{40}O_{20}$ Exact Mass: 756.21	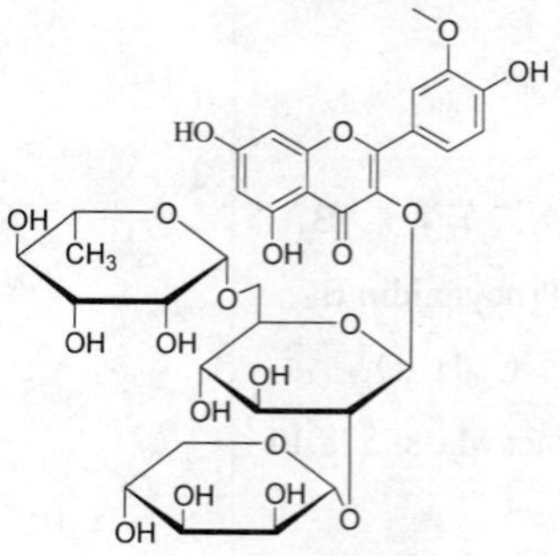 Nelumboroside B

续表

中英文名、化学式及相对分子质量	结构图	中英文名、化学式及相对分子质量	结构图
异鼠李素-3-*O*-*β*-D-葡萄糖苷 Isorhamnetin-3-*O*-*β*-D-glucopyranoside $C_{22}H_{22}O_{12}$ Exact Mass: 478.11	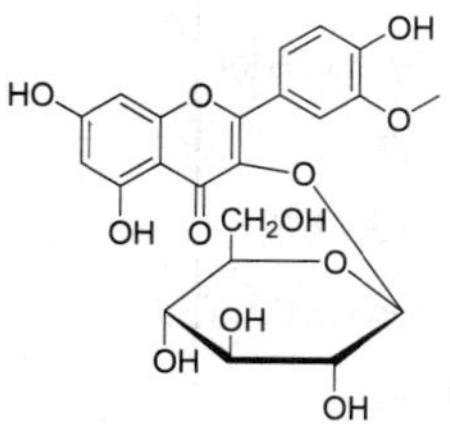 异鼠李素-3-*O*-*β*-D-葡萄糖苷 Isorhamnetin-3-*O*-*β*-D-glucopyranoside	异鼠李素-3-*O*-*β*-D-芸香糖苷 Isorhamnetin-3-*O*-*β*-D-rutinoside $C_{28}H_{32}O_{16}$ Exact Mass: 624.17	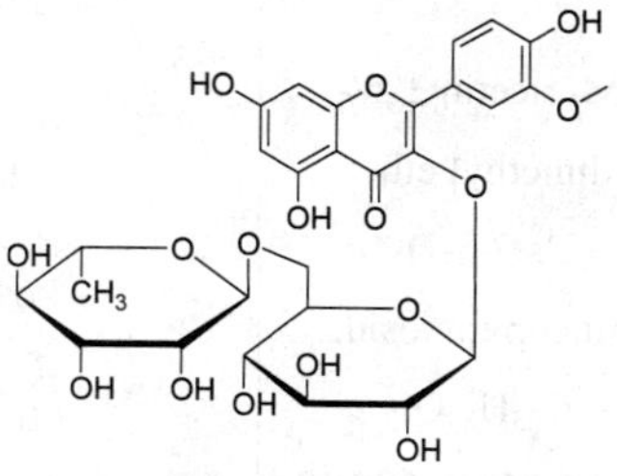 异鼠李素-3-*O*-*β*-D-芸香糖苷 Isorhamnetin-3-*O*-*β*-D-rutinoside
山柰酚3-*O*-*β*-D-吡喃半乳糖苷 Kaempferol 3-*O*-*β*-D-galactopyranoside $C_{21}H_{20}O_{11}$ Exact Mass: 448.10	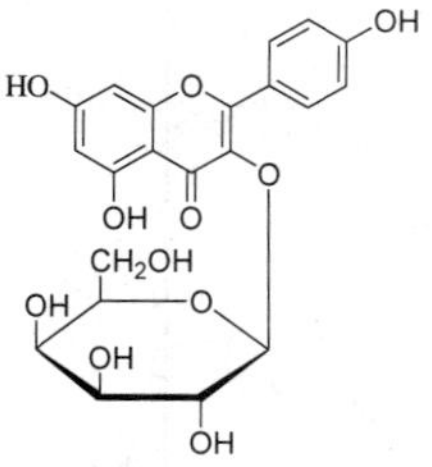 山柰酚3-*O*-*β*-D-吡喃半乳糖苷 Kaempferol 3-*O*-*β*-D-galactopyranoside	山柰酚7-*O*-*β*-D-吡喃葡萄糖苷 Kaempferol 7-*O*-*β*-D-glucopyranoside $C_{21}H_{20}O_{11}$ Exact Mass: 448.10	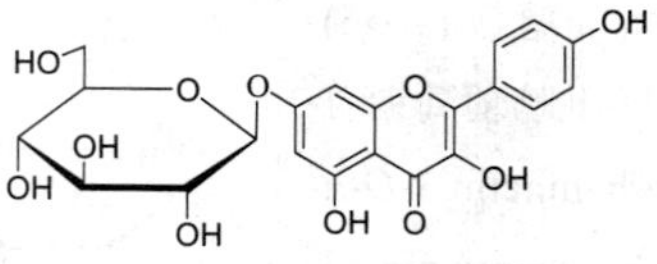 山柰酚7-*O*-*β*-D-吡喃葡萄糖苷 Kaempferol 7-*O*-*β*-D-glucopyranoside
山柰酚3-*O*-*β*-D-吡喃葡萄糖苷 Kaempferol 3-*O*-*β*-D-glucopyranoside $C_{21}H_{20}O_{11}$ Exact Mass: 448.10	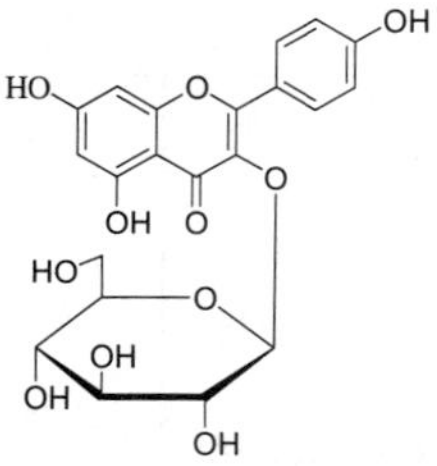 山柰酚3-*O*-*β*-D-吡喃葡萄糖苷 Kaempferol 3-*O*-*β*-D-glucopyranoside	山柰酚-3-*O*-α-L-鼠李吡喃糖苷-(1→6)-*β*-D-吡喃葡萄糖苷 Kaempferol 3-*O*-*α*-L-rhamnopyranosyl-(1→6)-*β*-D-glucopyranoside $C_{27}H_{30}O_{15}$ Exact Mass: 594.16	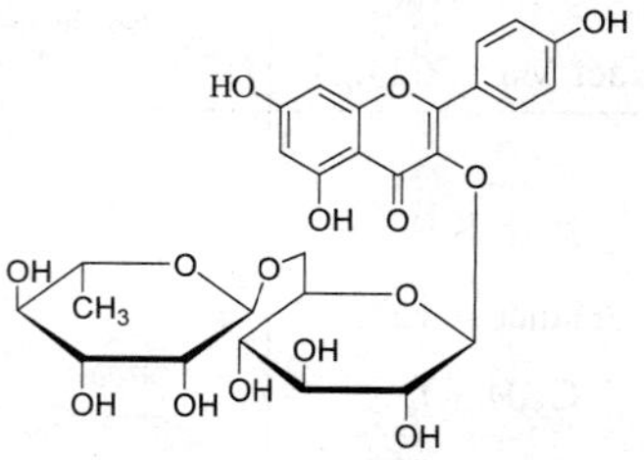 山柰酚-3-*O*-*α*-L-鼠李吡喃糖苷-(1→6)-*β*-D-吡喃葡萄糖苷 Kaempferol 3-*O*-*α*-L-rhamnopyranosyl-(1→6)-*β*-D-glucopyranoside
山柰酚-3-*O*-α-L-鼠李吡喃糖苷-(1→2)-*β*-D-吡喃葡萄糖醛酸 Kaempferol 3-*O*-*α*-*L*-rhamnopyranosyl-(1→2)-*β*-D-glucuronopyranoside $C_{27}H_{28}O_{16}$ Exact Mass: 608.14	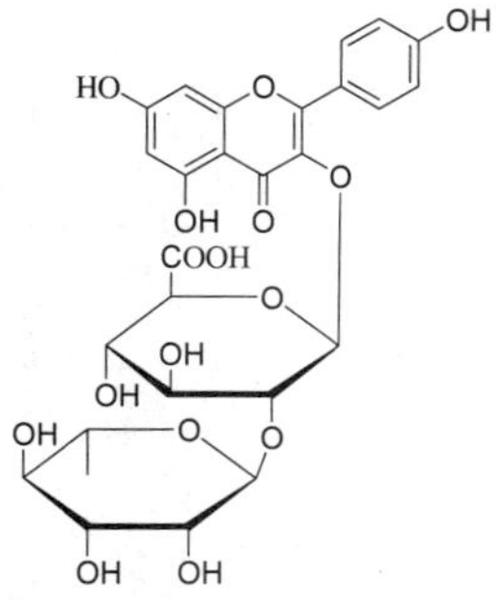 山柰酚-3-*O*-*α*-L-鼠李吡喃糖苷-(1→2)-*β*-D-吡喃葡萄糖醛酸 Kaempferol 3-*O*-*α*-L-rhamnopyranosyl-(1→2)-*β*-D-glucuronopyranoside	山柰酚-3-*O*-α-L-鼠李吡喃糖苷-(1→2)-*β*-D-吡喃葡萄糖苷 Kaempferol 3-*O*-*α*-L-rhamnopyranosyl-(1→2)-*β*-D-glucopyranoside $C_{27}H_{30}O_{15}$ Exact Mass: 594.16	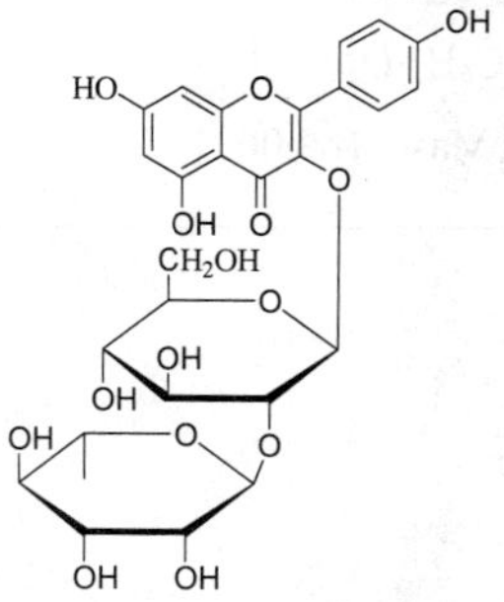 山柰酚-3-*O*-*α*-L-鼠李吡喃糖苷-(1→2)-*β*-D-吡喃葡萄糖苷 Kaempferol 3-*O*-*α*-L-rhamnopyranosyl-(1→2)-*β*-D-glucopyranoside
山柰酚3-*O*-*β*-D-吡喃葡萄糖醛酸 Kaempferol 3-*O*-*β*-D-glucuronopyranoside $C_{21}H_{18}O_{12}$ Exact Mass: 462.08	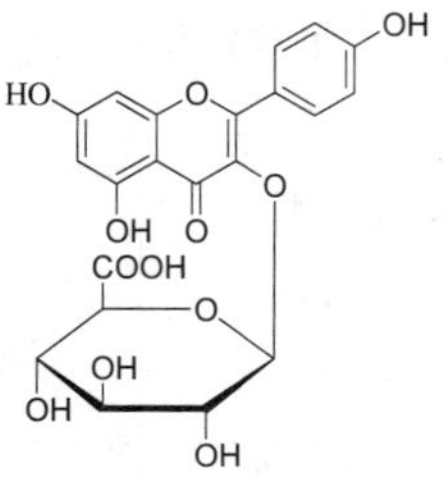 山柰酚3-*O*-*β*-D-吡喃葡萄糖醛酸 Kaempferol 3-*O*-*β*-D-glucuronopyranoside	山柰酚3-*O*-*β*-D-吡喃葡萄糖醛酸甲酯 Kaempferol 3-*O*-*β*-D-glucuronopyranosyl methyl ester $C_{22}H_{20}O_{12}$ Exact Mass: 476.10	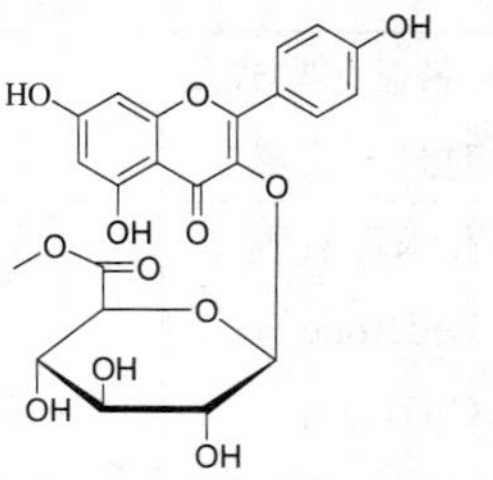 山柰酚3-*O*-*β*-D-吡喃葡萄糖醛酸甲酯 Kaempferol 3-*O*-*β*-D-glucuronopyranosyl methyl ester

续表

中英文名、化学式及相对分子质量	结构图	中英文名、化学式及相对分子质量	结构图
Myricetin 3′,5′-dimethyl ether 3-*O*-*β*-D-glucopyranoside $C_{23}H_{24}O_{13}$ Exact Mass: 508.12	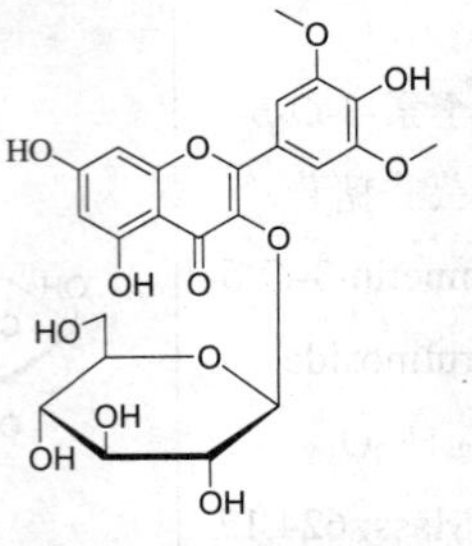 Myricetin 3′,5′-dimethyl ether 3-*O*-*β*-D-glucopyranoside	槲皮素3-*O*-*β*-葡萄糖醛酸 Quercetin 3-*O*-*β*-glucuronide $C_{21}H_{18}O_{13}$ Exact Mass: 478.07	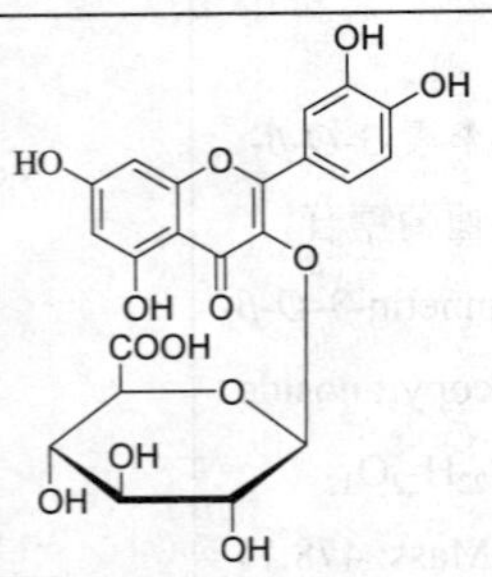 槲皮素3-*O*-*β*-葡萄糖醛酸 Quercetin 3-*O*-*β*-glucuronide
异鼠李素3-*O*-*α*-*L*-鼠李吡喃糖苷-(1→6)-*β*-D-吡喃葡萄糖苷 Isorhamnetin 3-*O*-*α*-L-rhamnopyranosyl-(1→6)-*β*-D-glucopyranoside $C_{28}H_{32}O_{16}$ Exact Mass: 624.17	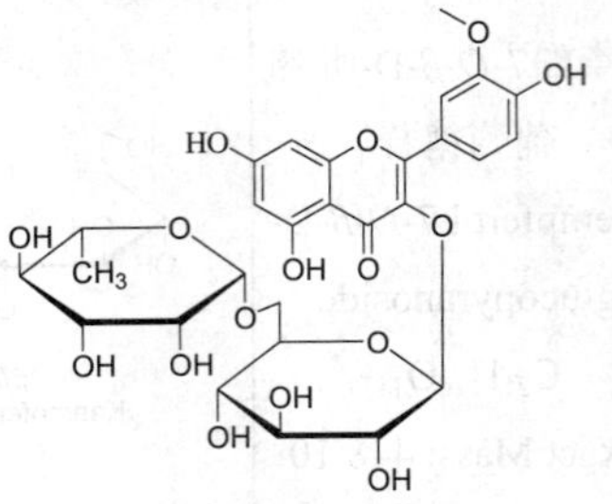 异鼠李素3-*O*-*α*-L-鼠李吡喃糖苷-(1→6)-*β*-D-吡喃葡萄糖苷 Isorhamnetin 3-*O*-*α*-L-rhamnopyranosyl-(1→6)-*β*-D-glucopyranoside	腺嘌呤 Adenine $C_5H_5N_5$ Exact Mass: 135.05	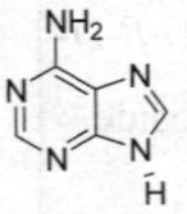 腺嘌呤 Adenine
胡萝卜苷 Daucosterol $C_{35}H_{60}O_6$ Exact Mass: 576.44	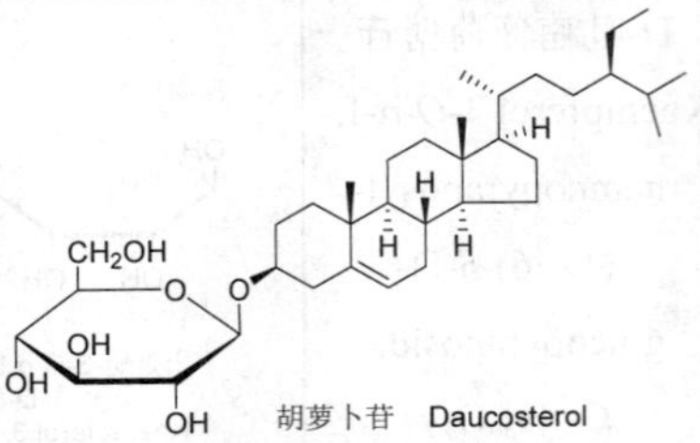 胡萝卜苷 Daucosterol	熊果苷 Arbutin $C_{12}H_{16}O_7$ Exact Mass: 272.09	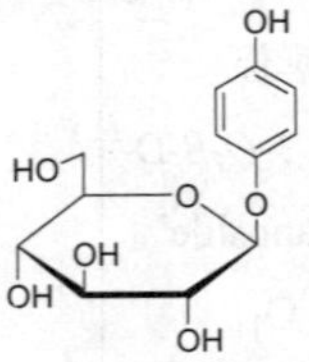 熊果苷 Arbutin
Myo-inositol $C_6H_{12}O_6$ Exact Mass: 180.06	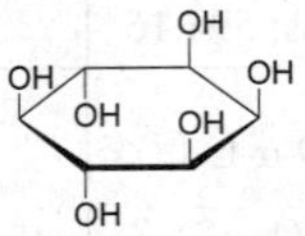 Myo-inositol		

莪术
Ezhu
CURCUMAE RHIZOMA

【化学成分】

表 1-10-9 莪术主要化学成分[15~17]

中英文名、化学式及相对分子质量	结构图	中英文名、化学式及相对分子质量	结构图
蓬莪术环氧酮 Zederone $C_{15}H_{18}O_3$ Exact Mass: 246.13	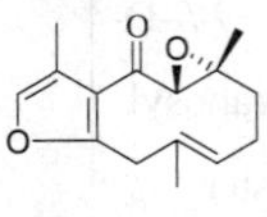 蓬莪术环氧酮 Zederone	姜黄二酮 Curdione $C_{15}H_{24}O_2$ Exact Mass: 236.18	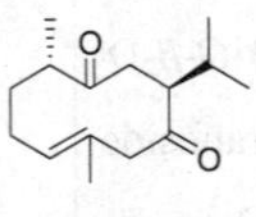 姜黄二酮 Curdione

续表

中英文名、化学式及相对分子质量	结构图	中英文名、化学式及相对分子质量	结构图
新莪术二酮 Neocurdione $C_{15}H_{24}O_2$ Exact Mass: 236.18	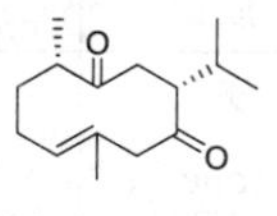 新莪术二酮 Neocurdione	蓬莪术环二烯 Furanodiene $C_{15}H_{20}O$ Exact Mass: 216.15	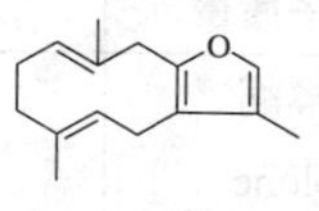 蓬莪术环二烯 Furanodiene
蓬莪术环二烯酮 Furanodienone $C_{15}H_{18}O_2$ Exact Mass: 230.13	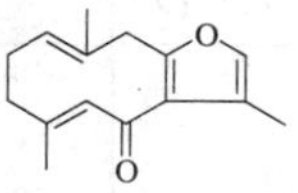 蓬莪术环二烯酮 Furanodienone	去氢氧姜黄二酮 Dehydrocurdione $C_{15}H_{22}O_2$ Exact Mass: 234.16	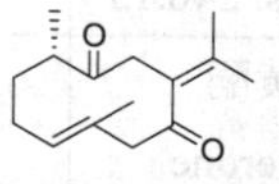 去氢氧姜黄二酮 Dehydrocurdione
吉马酮 Germacrone $C_{15}H_{22}O$ Exact Mass: 218.17	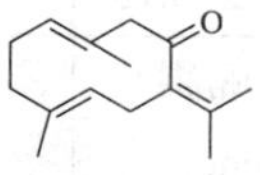 吉马酮 Germacrone	13-Hydroxygermacrone $C_{15}H_{22}O_2$ Exact Mass: 234.16	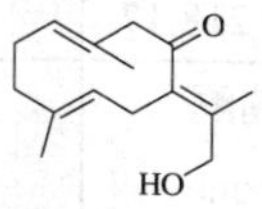 13-Hydroxygermacrone
莪术醇 Curcumol $C_{15}H_{24}O_2$ Exact Mass: 236.18	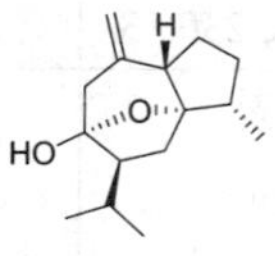 莪术醇 Curcumol	莪术烯醇 Curcumenol $C_{15}H_{22}O_2$ Exact Mass: 234.16	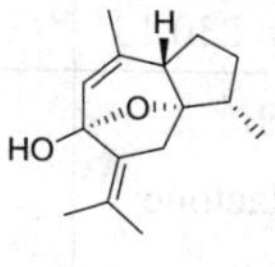 莪术烯醇 Curcumenol
异莪术烯醇 Isocurcumenol $C_{15}H_{22}O_2$ Exact Mass: 234.16	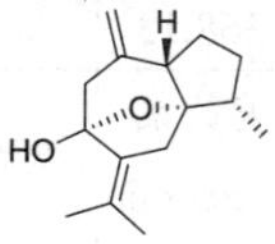 异莪术烯醇 Isocurcumenol	姜黄奥二醇 Curcumadiol $C_{15}H_{26}O_2$ Exact Mass: 238.19	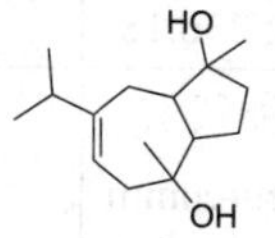 姜黄奥二醇 Curcumadiol
乌药奥 Linderazulene $C_{15}H_{14}O$ Exact Mass: 210.10	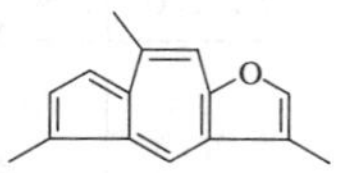 乌药奥 Linderazulene	原姜黄环氧奥烯醇 Procurcumenol $C_{15}H_{22}O_2$ Exact Mass: 234.16	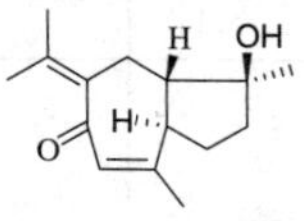 原姜黄环氧奥烯醇 Procurcumenol
莪术酮 Curzerenone $C_{15}H_{18}O_2$ Exact Mass: 230.13	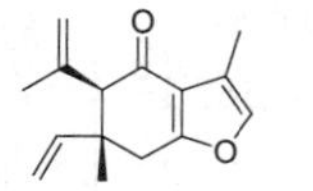 莪术酮 Curzerenone	姜黄烯酮 Curcumenone $C_{15}H_{22}O_2$ Exact Mass: 234.16	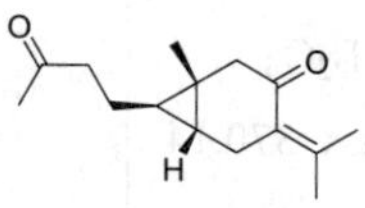 姜黄烯酮 Curcumenone
姜黄内酯 A Curcumenolactone A $C_{15}H_{20}O_3$ Exact Mass: 248.14	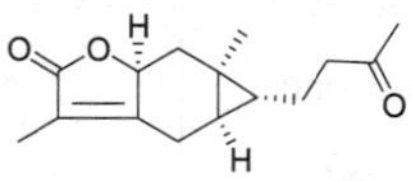 姜黄内酯 A Curcumenolactone A	姜黄内酯 B Curcumenolactone B $C_{15}H_{20}O_3$ Exact Mass: 248.14	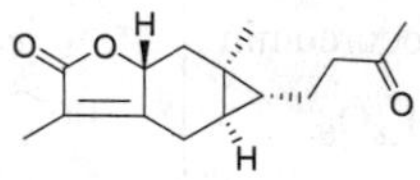 姜黄内酯 B Curcumenolactone B
姜黄内酯 C Curcumenolactone C $C_{15}H_{20}O_4$ Exact Mass: 264.14	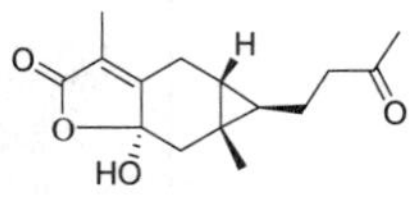 姜黄内酯 C Curcumenolactone C	4*S*-二氢莪术双环烯酮 4*S*-Dihydrocurcumenone $C_{15}H_{24}O_2$ Exact Mass: 236.18	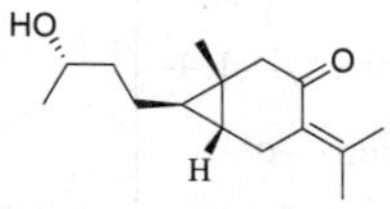 4*S*-二氢莪术双环烯酮 4*S*-Dihydrocurcumenone
姜黄鹤虱醇 A Curcarabranol A $C_{15}H_{24}O_3$ Exact Mass: 252.17	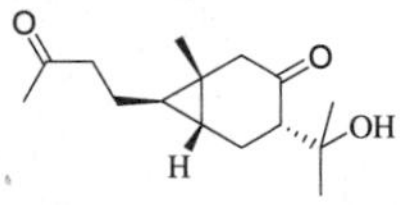 姜黄鹤虱醇 A Curcarabranol A	姜黄鹤虱醇 B Curcarabranol B $C_{15}H_{24}O_3$ Exact Mass: 252.17	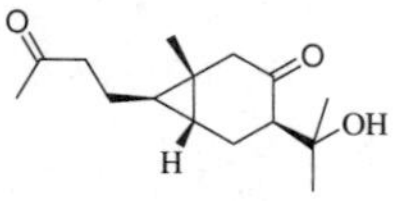 姜黄鹤虱醇 B Curcarabranol B

续表

中英文名、化学式及相对分子质量	结构图	中英文名、化学式及相对分子质量	结构图
姜黄醇酮 Curcolone $C_{15}H_{18}O_3$ Exact Mass: 246.13	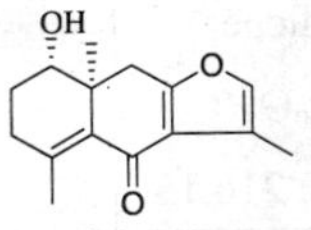 姜黄醇酮　Curcolone	*α*-姜黄酮 *α*-Turmerone $C_{15}H_{22}O$ Exact Mass: 218.17	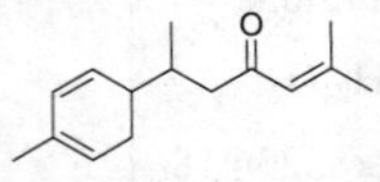 *α*-姜黄酮　*α*-Turmerone
β-姜黄酮 *β*-Turmerone $C_{15}H_{22}O$ Exact Mass: 218.17	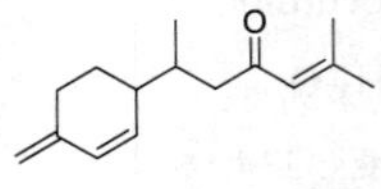 *β*-姜黄酮　*β*-Turmerone	莪术烯 Curzerene $C_{15}H_{20}O$ Exact Mass: 216.15	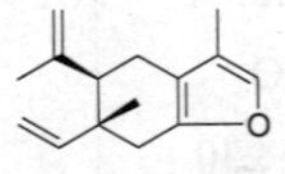 莪术烯　Curzerene
莪术呋喃酮 Curzerenone $C_{15}H_{18}O_2$ Exact Mass: 230.13	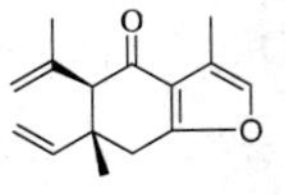 莪术呋喃酮　Curzerenone	表莪术呋喃酮 Epicurzerenone $C_{15}H_{18}O_2$ Exact Mass: 230.13	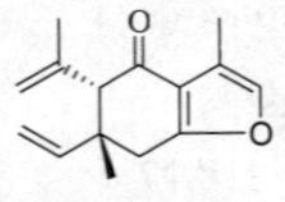 表莪术呋喃酮　Epicurzerenone
莪术内酯 Curcumalactone $C_{15}H_{24}O_2$ Exact Mass: 236.18	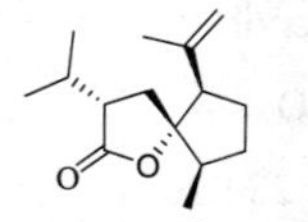 莪术内酯　Curcumalactone	姜黄素 Curcumin $C_{21}H_{20}O_6$ Exact Mass: 368.13	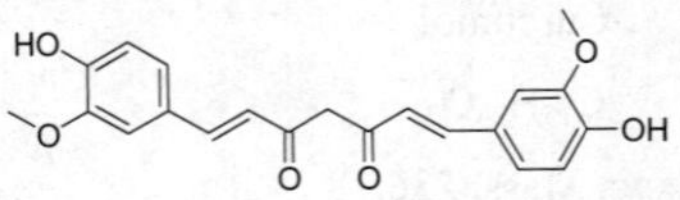 姜黄素　Curcumin
去甲氧基姜黄素 Demethoxycurcumin $C_{20}H_{18}O_5$ Exact Mass: 338.12	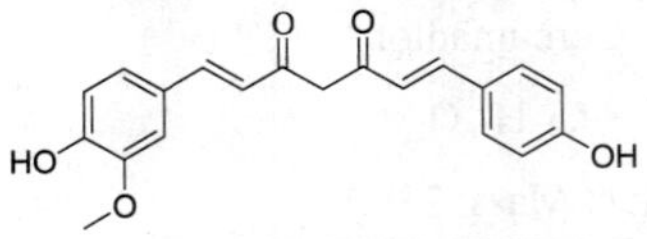 去甲氧基姜黄素　Demethoxycurcumin	二去甲氧基姜黄素 Bisdemethoxycurcumin $C_{19}H_{16}O_4$ Exact Mass: 308.10	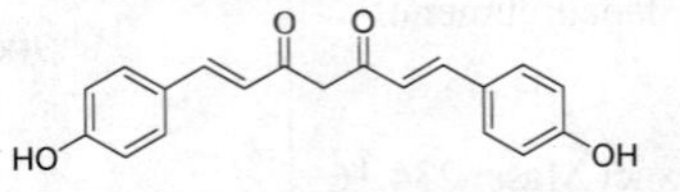 二去甲氧基姜黄素　Bisdemethoxycurcumin
二氢姜黄素 Dihydrocurcumin $C_{21}H_{22}O_6$ Exact Mass: 370.14	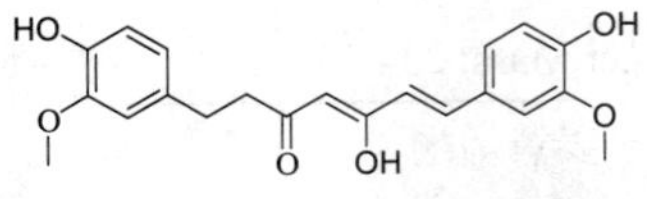 二氢姜黄素　Dihydrocurcumin	Cyclocurcumin $C_{21}H_{20}O_6$ Exact Mass: 368.13	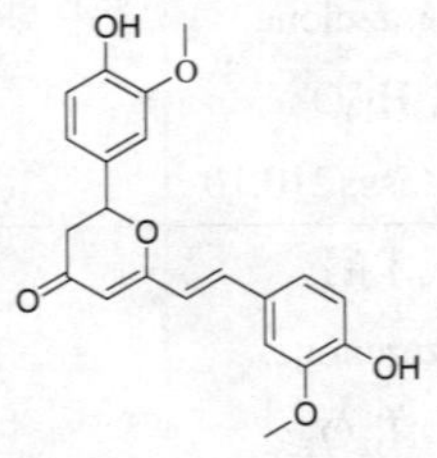 Cyclocurcumin
Octahydrocurcumin $C_{21}H_{28}O_6$ Exact Mass: 376.19	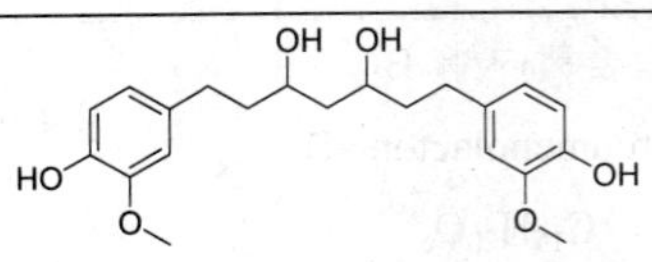 Octahydrocurcumin	1,7-Diphenyl-6(*E*)-hepten-3-one $C_{19}H_{20}O$ Exact Mass: 264.15	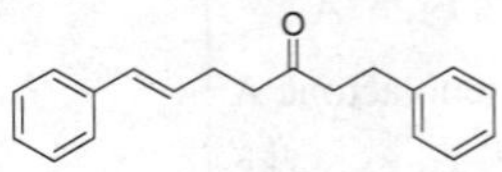 1,7-Diphenyl-6(*E*)-hepten-3-one
1,5-Bis(4-hydroxy-3-methoxyphenyl)-1,4-pentadien-3-one $C_{19}H_{18}O_5$ Exact Mass: 326.12	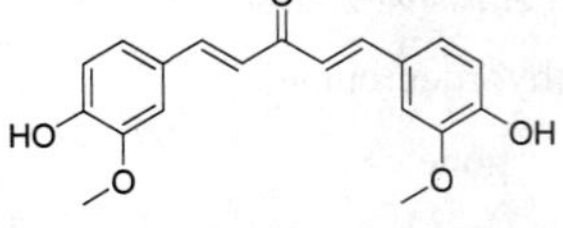 1,5-Bis(4-hydroxy-3-methoxyphenyl)-1,4-pentadien-3-one		

荷叶

Heye

NELUMBINIS FOLIUM

【化学成分】

表 1-10-10　荷叶主要化学成分[18～20]

中英文名、化学式及相对分子质量	结构图	中英文名、化学式及相对分子质量	结构图
异鼠李素 Isorhamnetin $C_{16}H_{12}O_7$ Exact Mass: 316.06	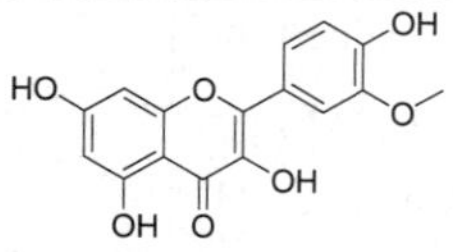 异鼠李素　Isorhamnetin	山柰酚 Kaempferol $C_{15}H_{10}O_6$ Exact Mass: 286.05	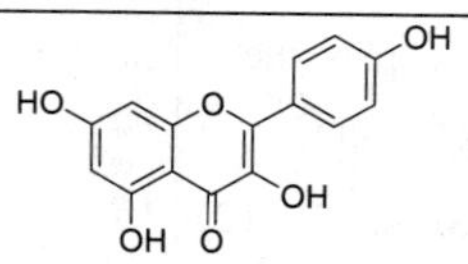 山柰酚　Kaempferol
槲皮素 Quercetin $C_{15}H_{10}O_7$ Exact Mass: 302.04	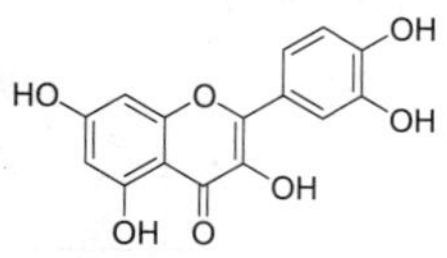 槲皮素　Quercetin	紫云英苷 Astragalin $C_{21}H_{20}O_{11}$ Exact Mass: 448.10	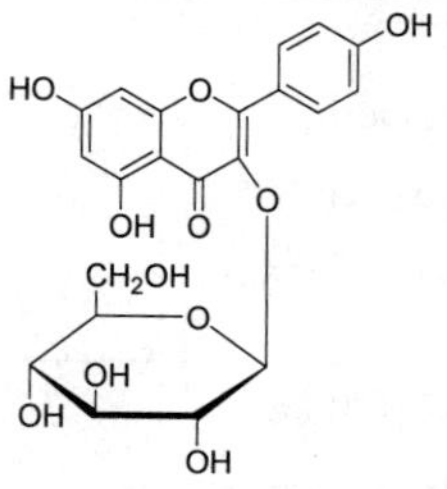 紫云英苷　Astragalin
槲皮素-3-*O*-*β*-D-吡喃木糖(1→2)-*β*-D-吡喃葡萄糖苷 Quercetin-3-*O*-*β*-D-xylopyranosyl (1→2)-*β*-D-glucopyranoside $C_{26}H_{28}O_{16}$ Exact Mass: 596.14	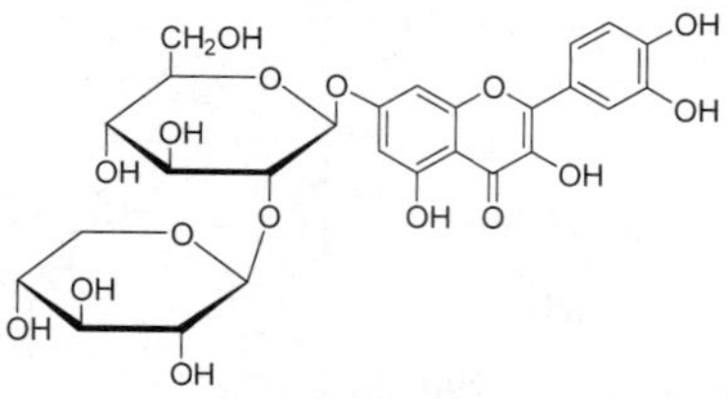 槲皮素-3-*O*-*β*-D-吡喃木糖(1→2)-*β*-D-吡喃葡萄糖苷 Quercetin-3-*O*-*β*-D-xylopyranosyl (1→2)-*β*-D-glucopyranoside	柯伊利素-7-*O*-*β*-D-葡萄糖苷 Chrysoeriol-7-*O*-*β*-D-glucuroside $C_{22}H_{22}O_{11}$ Exact Mass: 462.12	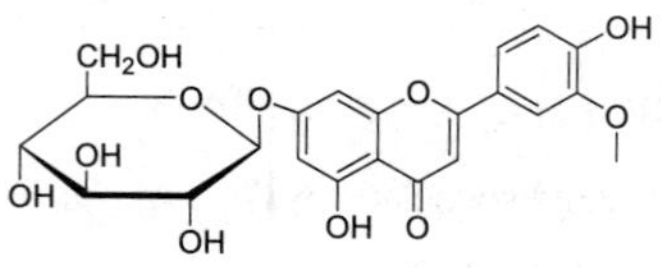 柯伊利素-7-*O*-*β*-D-葡萄糖苷 Chrysoeriol-7-*O*-*β*-D-glucuroside
异槲皮苷 Isoquercitrin $C_{21}H_{20}O_{12}$ Exact Mass: 464.10	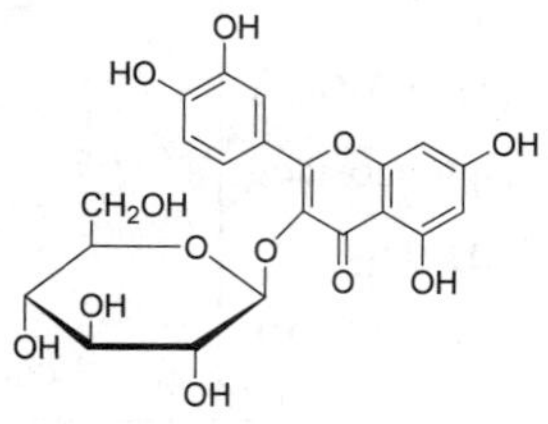 异槲皮苷　Isoquercitrin	金丝桃苷 Hyperoside $C_{21}H_{20}O_{12}$ Exact Mass: 464.10	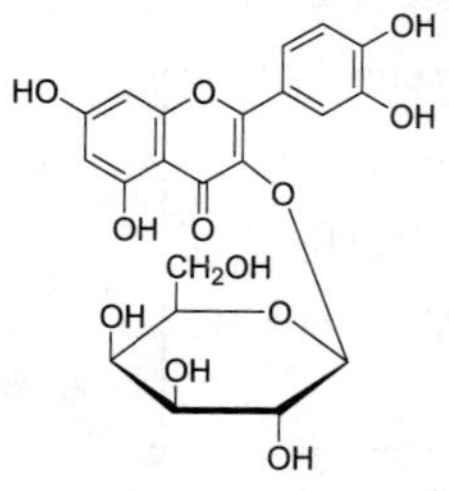 金丝桃苷　Hyperoside
荷叶碱 Nuciferine $C_{19}H_{21}NO_2$ Exact Mass: 295.16	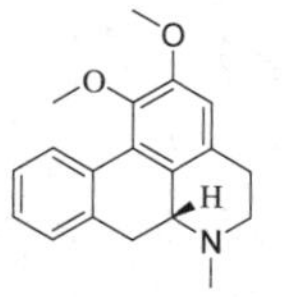 荷叶碱　Nuciferine	罗默碱 Roemerine $C_{18}H_{17}NO_2$ Exact Mass: 279.13	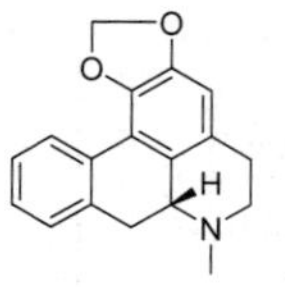 罗默碱　Roemerine
O-去甲基荷叶碱 *O*-Nornuciferine $C_{18}H_{19}NO_2$ Exact Mass: 281.14	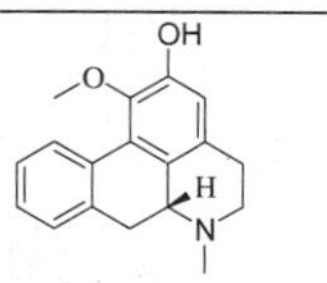 *O*-去甲基荷叶碱　*O*-Nornuciferine	亚美罂粟碱 Armepavine $C_{19}H_{23}NO_3$ Exact Mass: 313.17	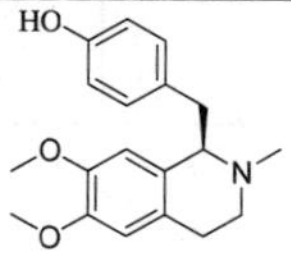 亚美罂粟碱　Armepavine

续表

中英文名、化学式及相对分子质量	结构图	中英文名、化学式及相对分子质量	结构图
2-羟基-1-甲氧基阿朴啡 2-Hydroxy-1-methoxyaporphine $C_{18}H_{19}NO_2$ Exact Mass: 281.14	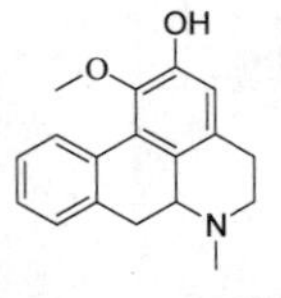 2-羟基-1-甲氧基 阿朴啡 2-Hydroxy-1-methoxyaporphine	*N*-甲基衡州乌药碱 *N*-Methylcoclaurine $C_{18}H_{21}NO_3$ Exact Mass: 299.15	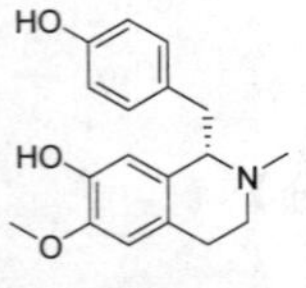 *N*-甲基衡州乌药碱 *N*-Methylcoclaurine
O-去甲基衡州乌药碱 *O*-Norcoclaurine $C_{16}H_{17}NO_3$ Exact Mass: 271.12	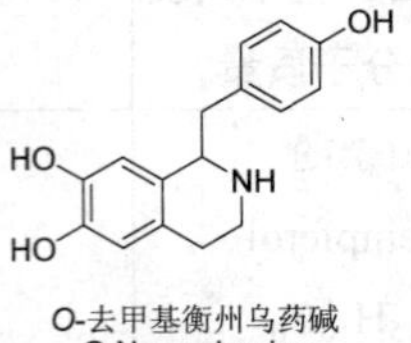 *O*-去甲基衡州乌药碱 *O*-Norcoclaurine	番茄枝碱 Anonaine $C_{17}H_{15}NO_2$ Exact Mass: 265.11	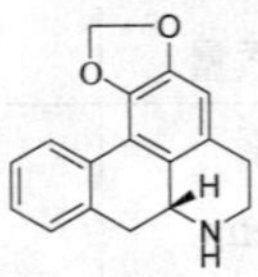 番茄枝碱　Anonaine
鹅掌楸碱 Lirioderine $C_{17}H_9NO_3$ Exact Mass: 275.06	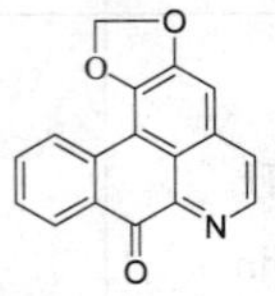 鹅掌楸碱　Liriodenine	去氢莲碱 Dehydroroemerine $C_{18}H_{15}NO_2$ Exact Mass: 277.11	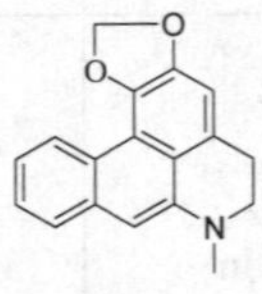 去氢莲碱　Dehydroroemerine
去氢荷叶碱 Dehydronuciferine $C_{19}H_{19}NO_2$ Exact Mass: 293.14	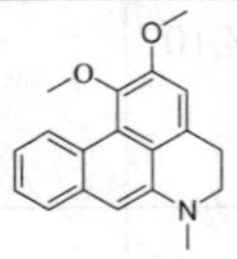 去氢荷叶碱　Dehydronuciferine	去氢番茄枝碱 Dehydroanonaine $C_{17}H_{13}NO_2$ Exact Mass: 263.09	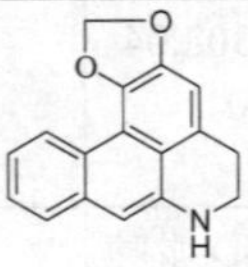 去氢番茄枝碱　Dehydroanonaine
N-甲基异衡州乌药碱 *N*-Methylisococlaurine $C_{18}H_{21}NO_3$ Exact Mass: 299.15	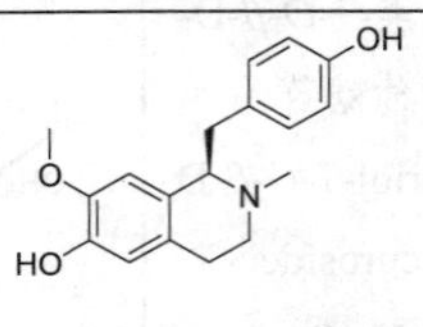 *N*-甲基异衡州乌药碱 *N*-Methylisococlaurine	儿茶素 Catechin $C_{15}H_{14}O_6$ Exact Mass: 290.08	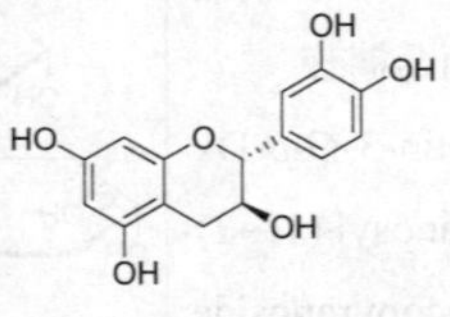 儿茶素　Catechin
金丝桃苷 Quercetin-3-*O*-glucuronide $C_{21}H_{20}O_{12}$ Exact Mass: 464.10	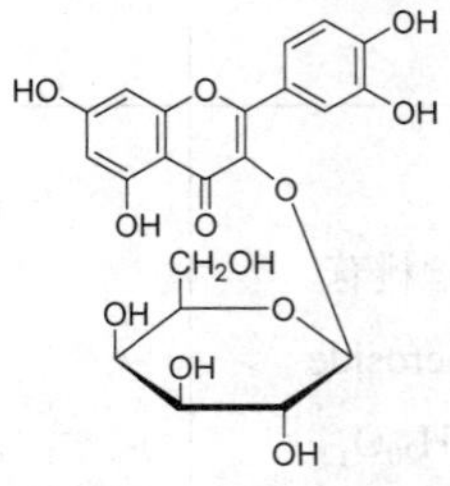 金丝桃苷　Quercetin-3-*O*-glucuronide	槲皮素-3-*O*-半乳糖苷 Quercetin-3-*O*-galactopyranoside $C_{21}H_{20}O_{12}$ Exact Mass: 464.10	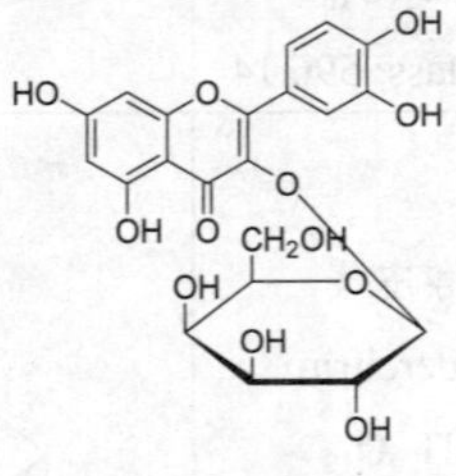 槲皮素-3-*O*-半乳糖苷 Quercetin-3-*O*-galactopyranoside
紫云英苷 Astragalin $C_{21}H_{20}O_{11}$ Exact Mass: 448.10	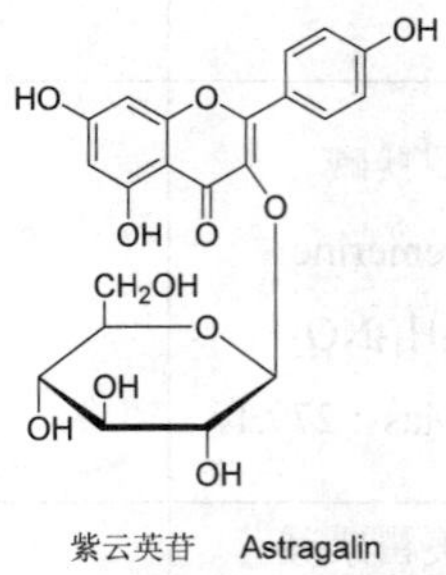 紫云英苷　Astragalin	杨梅黄酮-3-*O*-葡萄糖苷 Myricetin-3-*O*-glucopyranoside $C_{21}H_{20}O_{13}$ Exact Mass: 480.09	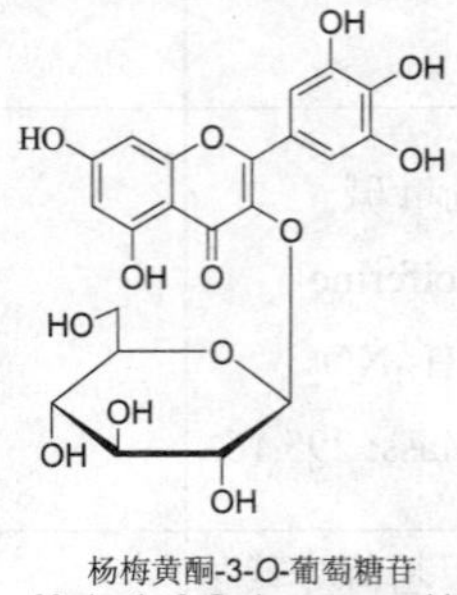 杨梅黄酮-3-*O*-葡萄糖苷 Myricetin-3-*O*-glucopyranoside

【分析方法】

1 高效液相色谱法同时测定荷叶药材中 4 种生物碱的含量[21]

1.1 仪器

Waters 1525 型高效液相色谱仪，光电二极管阵列检测器。

1.2 色谱条件

色谱柱：Hypersil C_{18} 柱(250mm×4.6mm，5μm)；流动相：A 相为 0.1%三乙胺水溶液，B 相为乙腈；梯度洗脱程序：0～10min 38%乙腈，10～35min 38%～50%乙腈；流速 1.0mL/min；柱温 35℃；检测波长 270nm；分析时间约 35min。

1.3 对照品溶液的制备

称取 2-羟基-1-甲氧基阿朴啡、原荷叶碱、荷叶碱和莲碱对照品，用甲醇溶解。

1.4 供试品溶液的制备

称取荷叶药材粉末 1.0g，加入氨水 0.5mL、氯仿 25mL，超声提取 30min，滤过，蒸干，残渣用甲醇溶解并定容至 25mL，滤过，即得。

桂枝

Guizhi

CINNAMOMI RAMULUS

【化学成分】

表 1-10-11 桂枝主要化学成分[22]

中英文名、化学式及相对分子质量	结构图	中英文名、化学式及相对分子质量	结构图
反式肉桂醛 Cinnamal dehyde C_9H_8O Exact Mass: 132.06	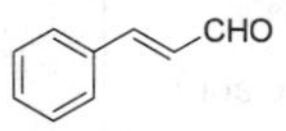 反式肉桂醛 Cinnamal dehyde	苯甲醛 Benzal dehyde C_7H_6O Exact Mass: 106.04	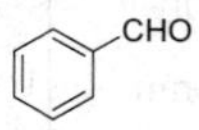 苯甲醛 Benzal dehyde
丁香酚 Eugenol $C_{10}H_{12}O_2$ Exact Mass: 164.08	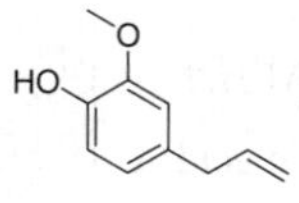 丁香酚 Eugenol	反式-2-甲氧基肉桂醛 *trans*-2-Methoxy cinnamaldehyde $C_{10}H_{10}O_2$ Exact Mass: 162.07	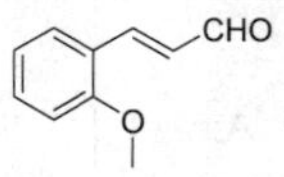 反式-2-甲氧基肉桂醛 *trans*-2-Methoxy cinnamaldehyde
肉桂酸 Cinnamic acid $C_9H_8O_2$ Exact Mass: 148.05	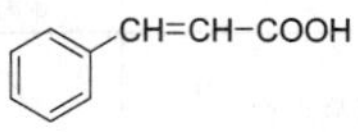 肉桂酸 Cinnamic acid	香豆素 Coumarin $C_9H_6O_2$ Exact Mass: 146.04	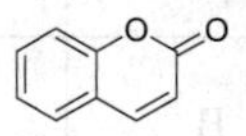 香豆素 Coumarin
2-甲氧基肉桂酸 2-Methoxy cinnamic acid $C_{10}H_{10}O_3$ Exact Mass: 178.06	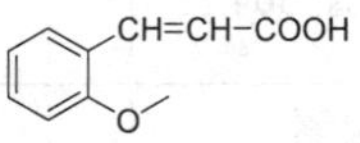 2-甲氧基肉桂酸 2-Methoxy cinnamic acid	1,4-二苯基丁二酮 1,4-Diphenyl-2,3-butanedione $C_{16}H_{14}O_2$ Exact Mass: 238.10	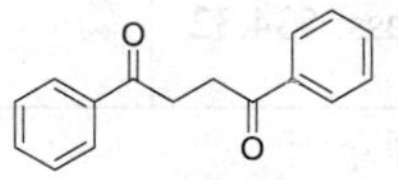 1, 4-二苯基丁二酮 1,4-Diphenyl-2,3-butanedione

续表

中英文名、化学式及相对分子质量	结构图	中英文名、化学式及相对分子质量	结构图
丁香醛 Syringaldehyde $C_9H_{10}O_4$ Exact Mass: 182.06	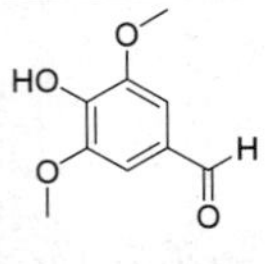 丁香醛 Syringaldehyde	原儿茶酸 Protocatechuic acid $C_7H_6O_4$ Exact Mass: 154.03	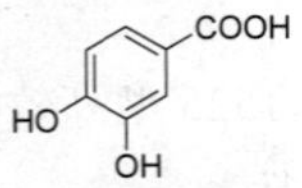 原儿茶酸 Protocatechuic acid
2-甲氧基苯甲酸 2-Methoxybenzoic acid $C_8H_8O_3$ Exact Mass: 152.05	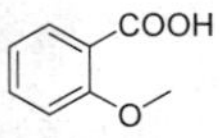 2-甲氧基苯甲酸 2-Methoxybenzoic acid	胡萝卜苷 Daucosterol $C_{35}H_{60}O_6$ Exact Mass: 576.44	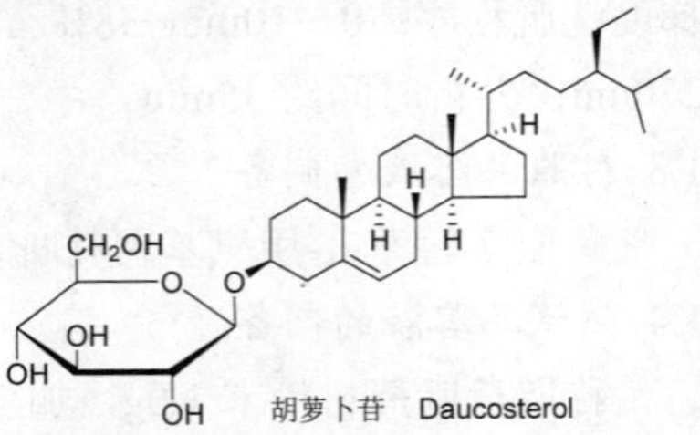 胡萝卜苷 Daucosterol

桔梗

Jiegeng

PLATYCODONIS RADIX

【化学成分】

表 1-10-12 桔梗主要化学成分[23]

中英文名、化学式及相对分子质量	结构图	中英文名、化学式及相对分子质量	结构图
桔梗皂苷元 Platycodigenin $C_{30}H_{48}O_7$ Exact Mass: 520.34	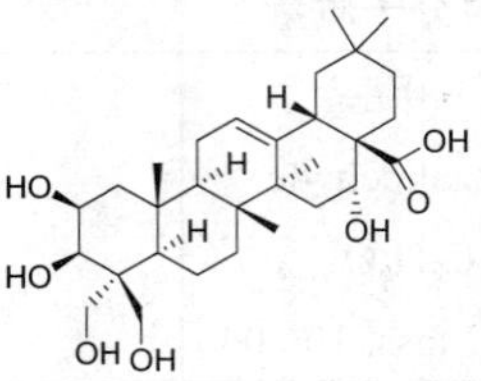 桔梗皂苷元 Platycodigenin	远志酸 Polygalacic acid $C_{30}H_{48}O_6$ Exact Mass: 504.35	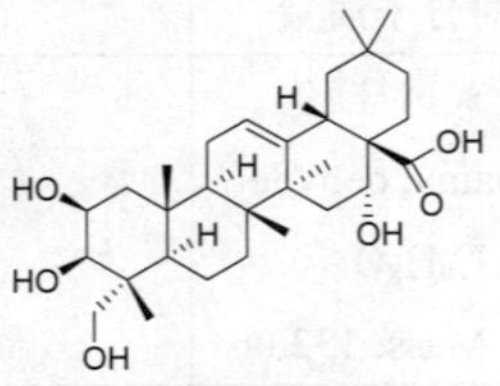 远志酸 Polygalacic acid
桔梗酸 A Platycogenic acid A $C_{30}H_{46}O_8$ Exact Mass: 534.32	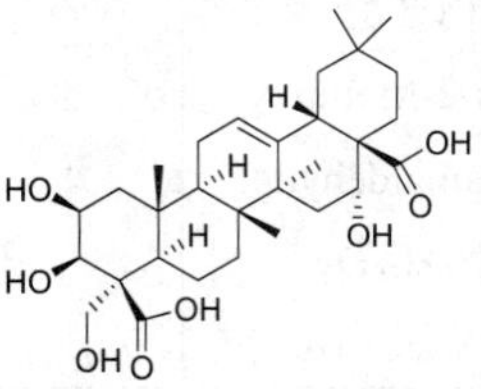 桔梗酸 A Platycogenic acid A	桔梗酸A内酯 Platycogenic acid A lactone $C_{36}H_{54}O_{12}$ Exact Mass: 678.36	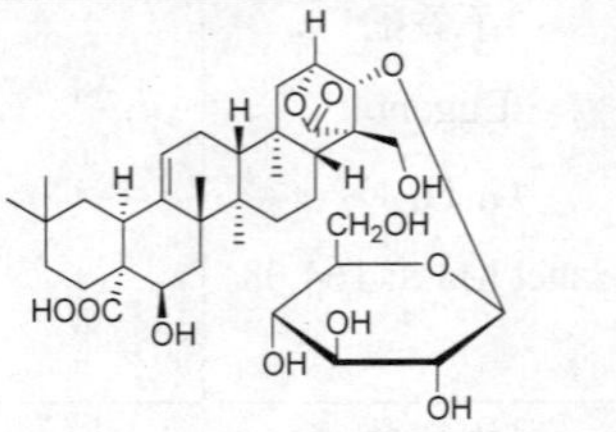 桔梗酸 A 内酯 Platycogenic acid A lactone
桔梗酸 B Platycogenic acid B $C_{30}H_{46}O_8$ Exact Mass: 534.32	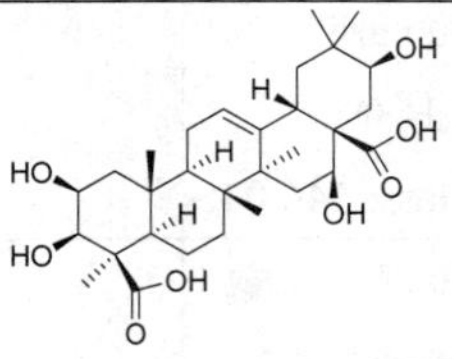 桔梗酸 B Platycogenic acid B	桔梗酸 C Platycogenic acid C $C_{30}H_{48}O_6$ Exact Mass: 504.35	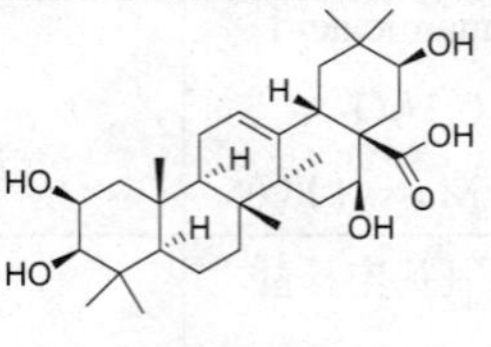 桔梗酸 C Platycogenic acid C
木犀草素 Luteolin $C_{15}H_{10}O_6$ Exact Mass: 286.05	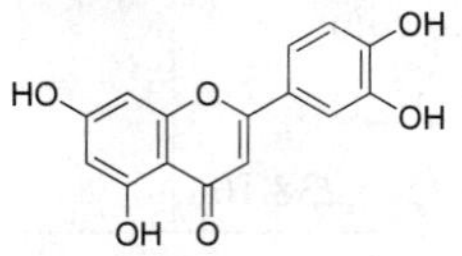 木犀草素 Luteolin	芹菜素 Apigenin $C_{15}H_{10}O_5$ Exact Mass: 270.05	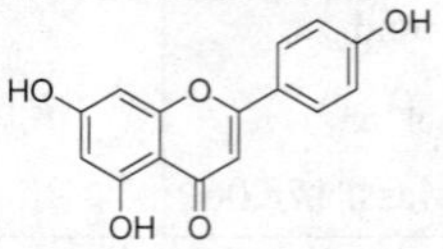 芹菜素 Apigenin

续表

中英文名、化学式及相对分子质量	结构图	中英文名、化学式及相对分子质量	结构图
Platycodin D $C_{57}H_{92}O_{28}$ Exact Mass: 1224.58	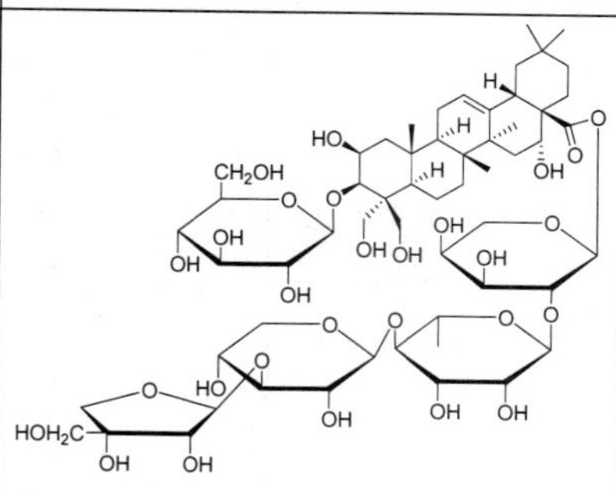 Platycodin D	Platycodin A $C_{59}H_{94}O_{29}$ Exact Mass: 1266.59	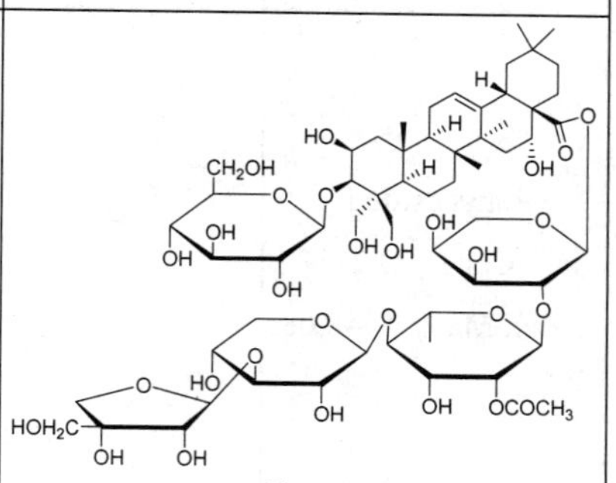 Platycodin A
Platycodin C $C_{59}H_{94}O_{29}$ Exact Mass: 1266.59	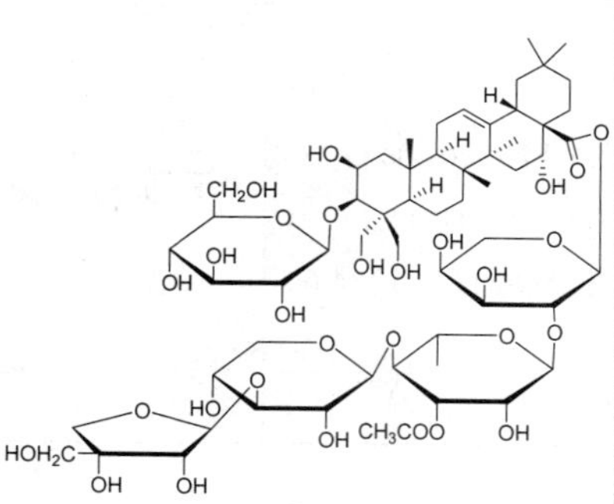 Platycodin C	Deapioplatycodin D $C_{52}H_{84}O_{24}$ Exact Mass: 1092.54	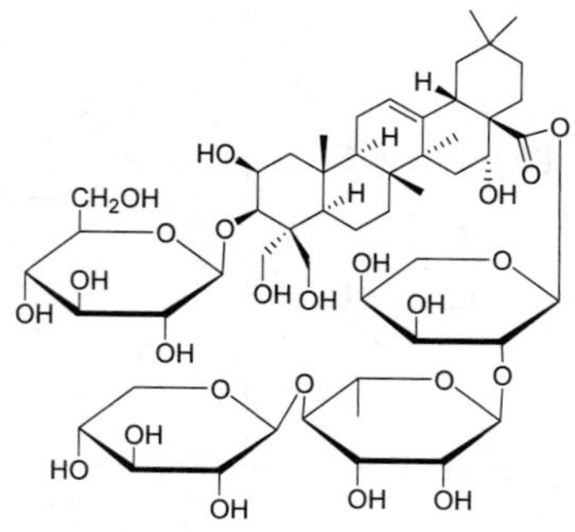 Deapioplatycodin D
Platycodin D_2 $C_{63}H_{102}O_{33}$ Exact Mass: 1386.63	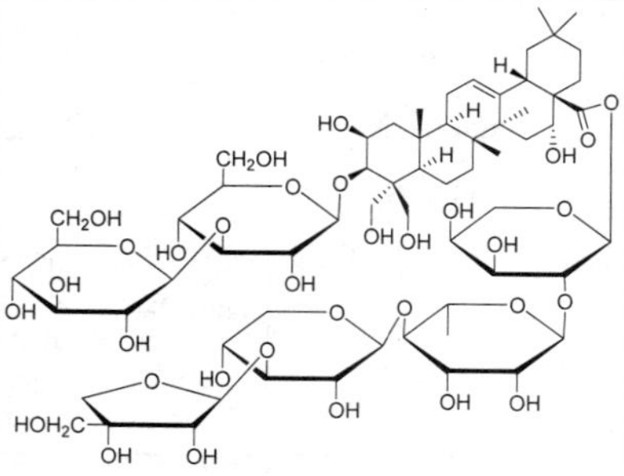 Platycodin D_2	Platycodin D_3 $C_{63}H_{102}O_{33}$ Exact Mass: 1386.63	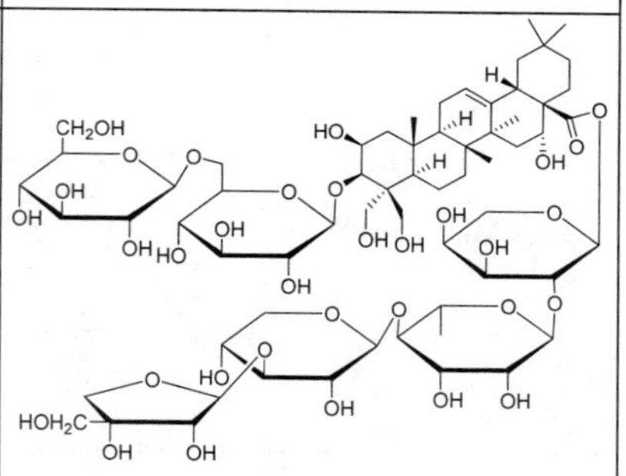 Platycodin D_3
Deapioplatycodin D_3 $C_{58}H_{94}O_{29}$ Exact Mass: 1254.59	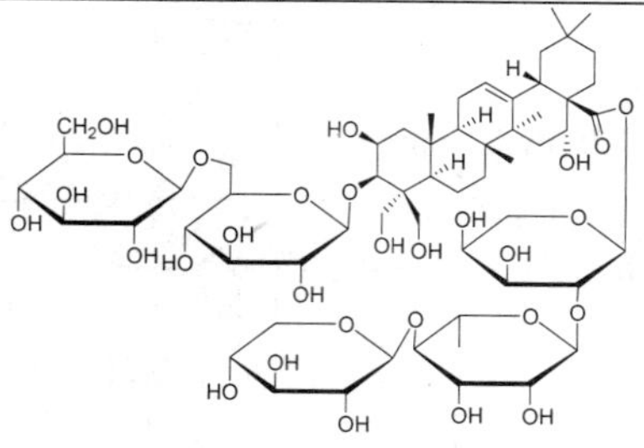 Deapioplatycodin D_3	Platycoside A $C_{58}H_{94}O_{29}$ Exact Mass: 1254.59	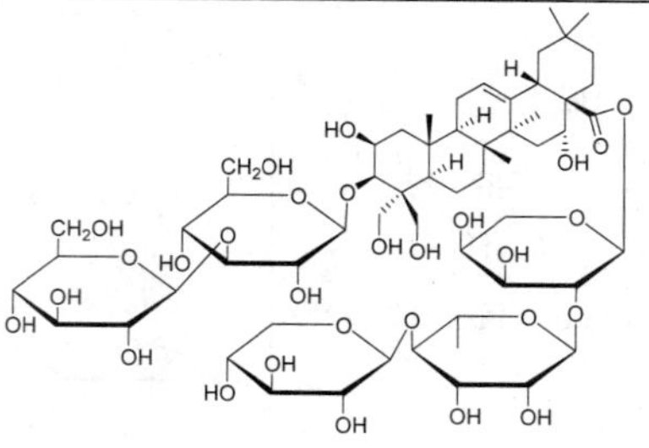 Platycoside A
Platycoside B $C_{54}H_{86}O_{25}$ Exact Mass: 1134.55	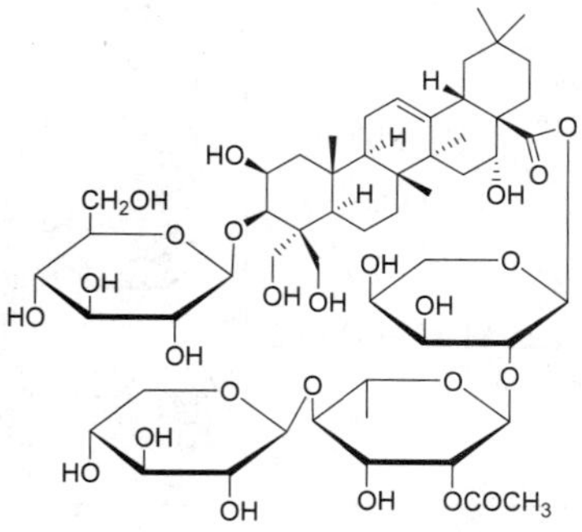 Platycoside B	Platycoside C $C_{54}H_{86}O_{25}$ Exact Mass: 1134.55	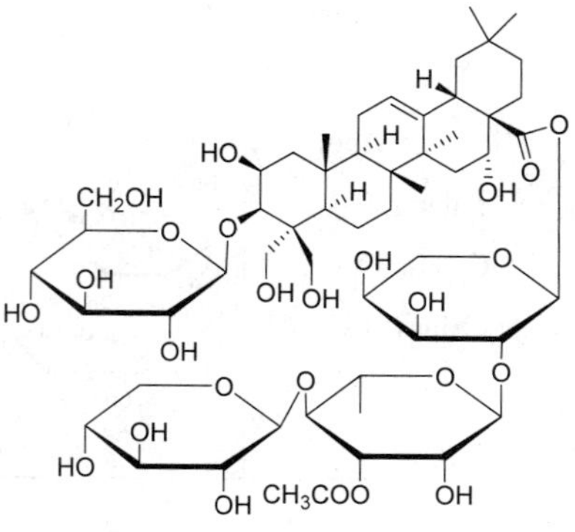 Platycoside C

续表

中英文名、化学式及相对分子质量	结构图	中英文名、化学式及相对分子质量	结构图
Platycoside E $C_{69}H_{112}O_{38}$ Exact Mass: 1548.68	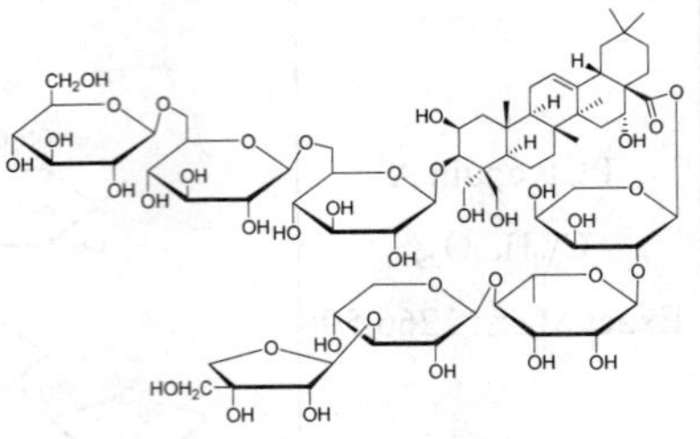 Platycoside E	Platycoside F $C_{47}H_{76}O_{20}$ Exact Mass: 960.49	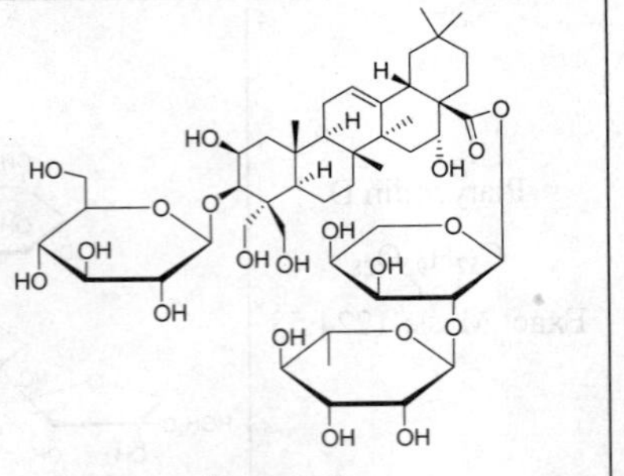 Platycoside F
Platycoside G_1 $C_{64}H_{104}O_{34}$ Exact Mass: 1416.64	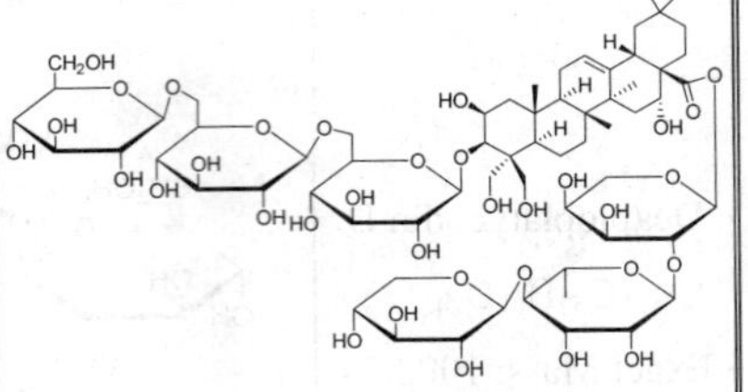 Platycoside G_1	Platycoside G_2 $C_{59}H_{96}O_{30}$ Exact Mass: 1284.60	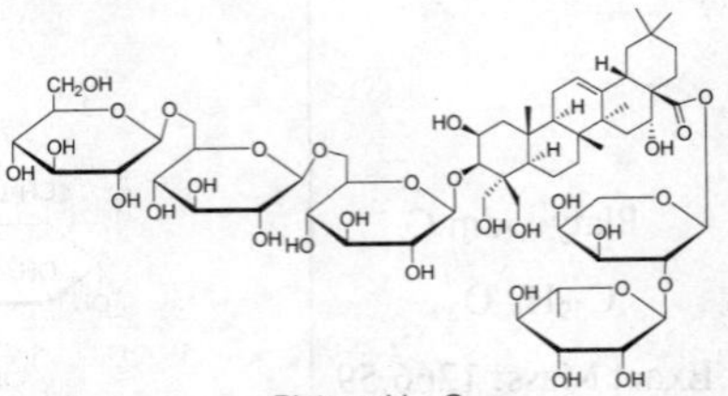 Platycoside G_2
Polygalacin D $C_{57}H_{92}O_{27}$ Exact Mass: 1208.58	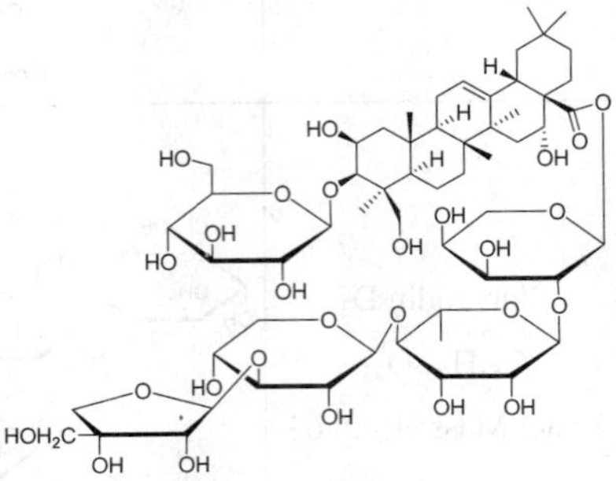 Polygalacin D	2″-*O*-Acetylpoly-galacin D $C_{59}H_{94}O_{28}$ Exact Mass: 1250.59	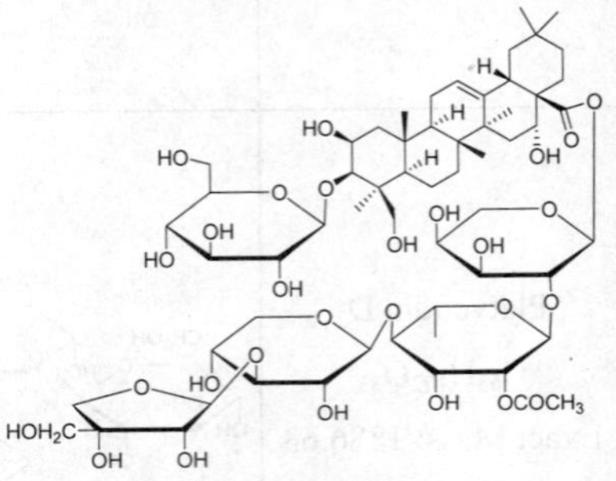 2″-*O*-Acetylpolygalacin D
3″-*O*-Acetylpoly-galacin D $C_{59}H_{94}O_{28}$ Exact Mass: 1250.59	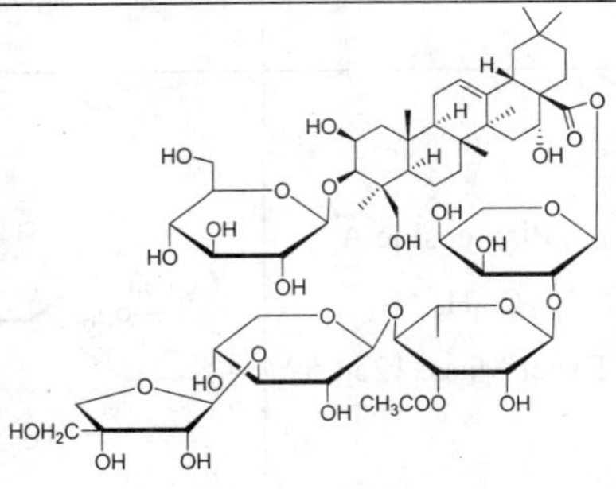 3″-*O*-Acetylpolygalacin D	Polygalacin D_2 $C_{63}H_{102}O_{32}$ Exact Mass: 1370.64	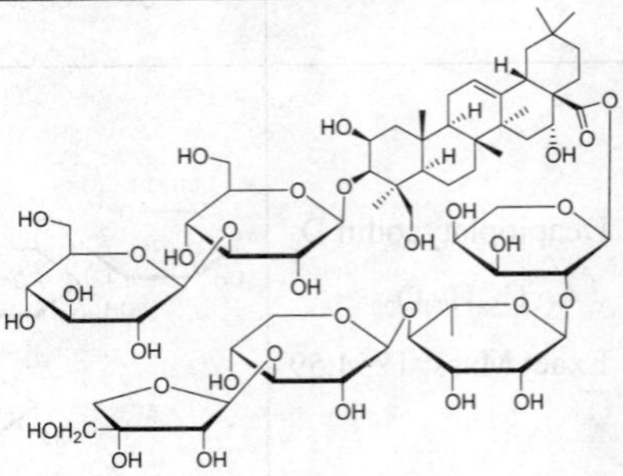 Polygalacin D_2
2″-*O*-Acetylpoly-galacin D_2 $C_{65}H_{104}O_{33}$ Exact Mass: 1412.65	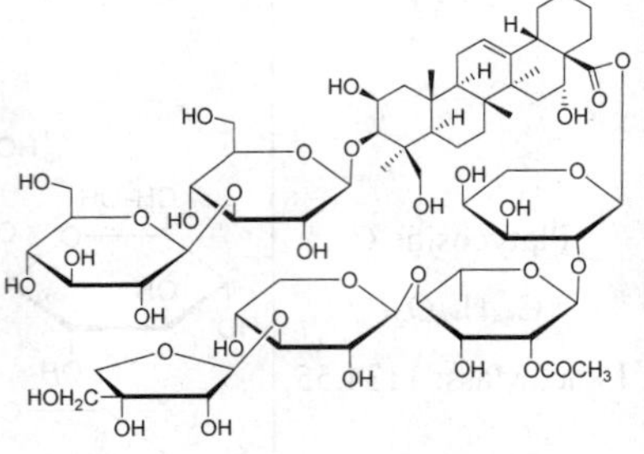 2″-*O*-Acetylpolygalacin D_2	3″-*O*-Acetylpoly-galacin D_2 $C_{65}H_{104}O_{33}$ Exact Mass: 1412.65	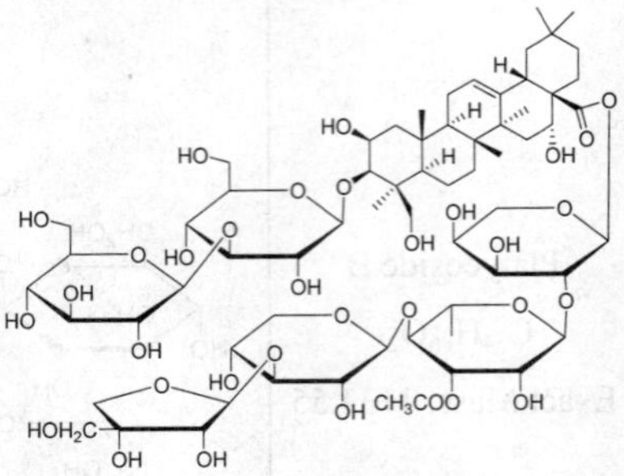 3″-*O*-Acetylpolygalacin D_2

续表

中英文名、化学式及相对分子质量	结构图	中英文名、化学式及相对分子质量	结构图
Platycoside D $C_{69}H_{112}O_{37}$ Exact Mass: 1532.69	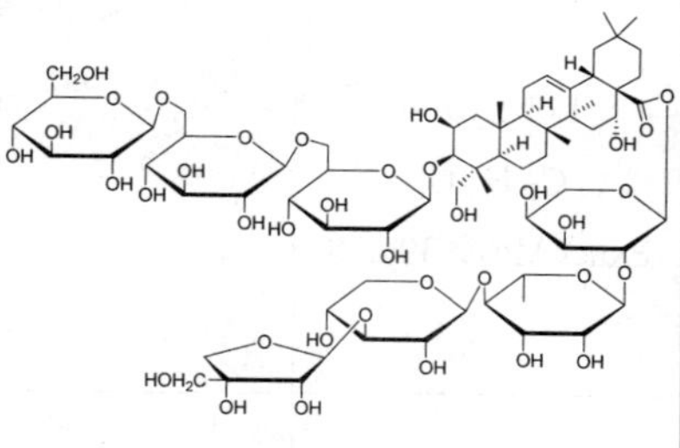 Platycoside D	Platycoside G_3 $C_{63}H_{102}O_{32}$ Exact Mass: 1370.64	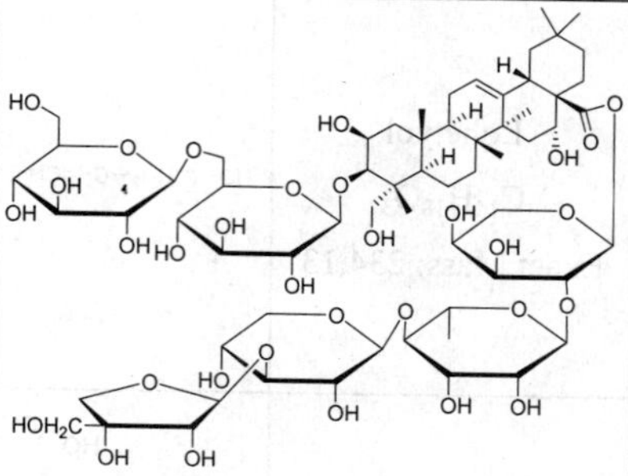 Platycoside G_3
Platyconic acid A lactone $C_{57}H_{88}O_{28}$ Exact Mass: 1220.55	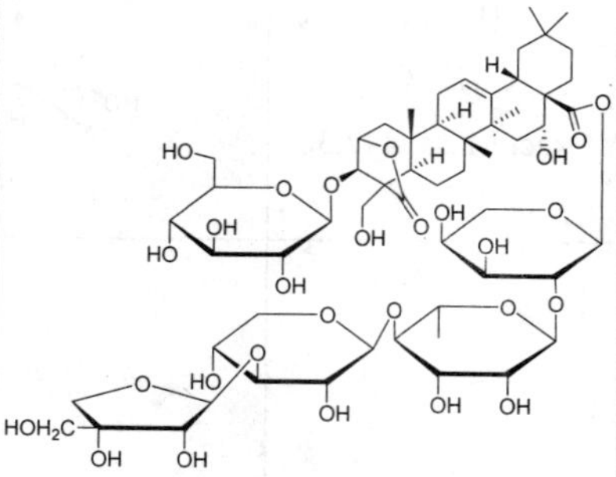 Platyconic acid A lactone	飞燕草素-二咖啡酰芦丁醇糖苷 Platyconin $C_{63}H_{73}ClO_{37}$ Exact Mass: 1456.35	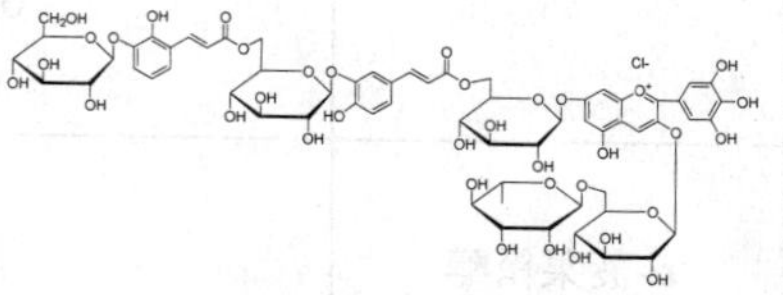 飞燕草素-二咖啡酰芦丁醇糖苷 Platyconin
黄杉素 Taxifolin $C_{15}H_{12}O_7$ Exact Mass: 304.06	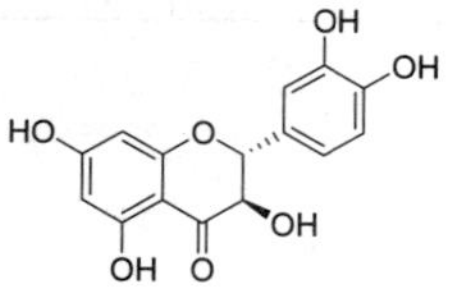 黄杉素 Taxifolin	槲皮素-7-*O*-葡萄糖苷 Quercetin-7-*O*-glucoside $C_{21}H_{20}O_{12}$ Exact Mass: 464.10	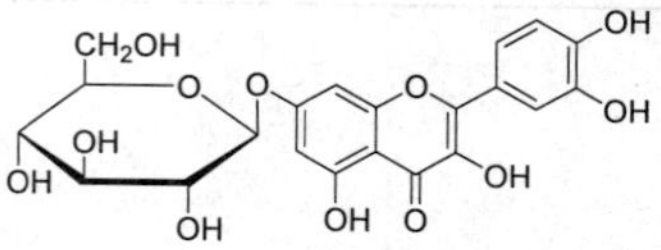 槲皮素-7-*O*-葡萄糖苷 Quercetin-7-*O*-glucoside
(2*R*,3*R*)-黄杉素7-*O*-*α*-L-吡喃鼠李糖基(1→6)-*β*-D-吡喃葡萄糖苷 (2*R*,3*R*)-Taxifolin7-*O*-*α*-L-rhamnopyranosyl-(1→6)-*β*-D-glucopyranoside $C_{27}H_{32}O_{16}$ Exact Mass: 612.17	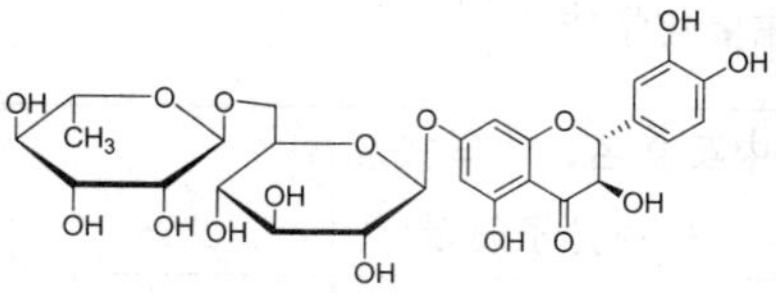 (2*R*,3*R*)-黄杉素7-*O*-*α*-L-吡喃鼠李糖基(1→6)-*β*-D-吡喃葡萄糖苷 (2*R*,3*R*)-Taxifolin7-*O*-*α*-L-rhamnopyranosyl-(1→6)-*β*-D-glucopyranoside	槲皮素-7-*O*-芸香糖苷 Quercetin-7-*O*-rutinoside $C_{27}H_{30}O_{16}$ Exact Mass: 610.15	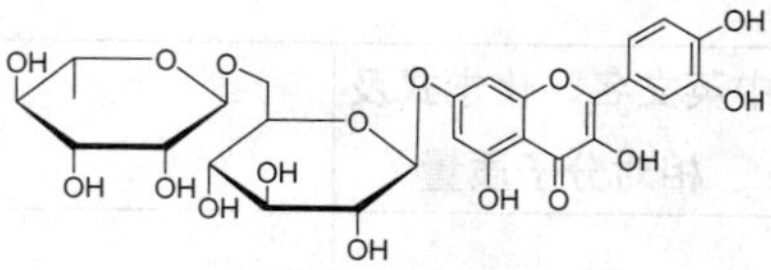 槲皮素-7-*O*-芸香糖苷 Quercetin-7-*O*-rutinoside
木犀草素-7-*O*-葡萄糖苷 Luteolin-7-*O*-glucoside $C_{21}H_{20}O_{11}$ Exact Mass: 448.10	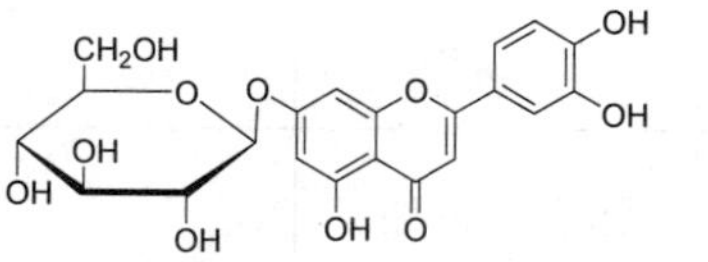 木犀草素-7-*O*-葡萄糖苷 Luteolin-7-*O*-glucoside	芹菜素-7-*O*-葡萄糖苷 Apigenin-7-*O*-glucoside $C_{21}H_{20}O_{10}$ Exact Mass: 432.11	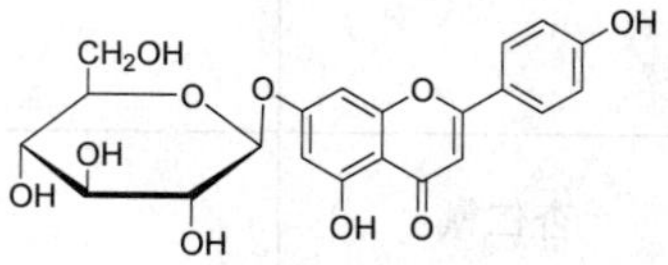 芹菜素-7-*O*-葡萄糖苷 Apigenin-7-*O*-glucoside

续表

中英文名、化学式及相对分子质量	结构图	中英文名、化学式及相对分子质量	结构图
Lobetyol $C_{14}H_{18}O_3$ Exact Mass: 234.13	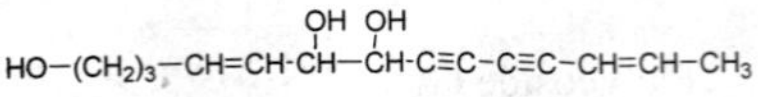 Lobetyol	Lobetyolin $C_{20}H_{28}O_8$ Exact Mass: 396.18	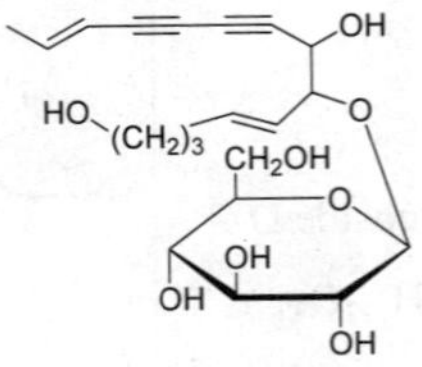 Lobetyolin
Lobetyolinin $C_{26}H_{38}O_{13}$ Exact Mass: 558.23	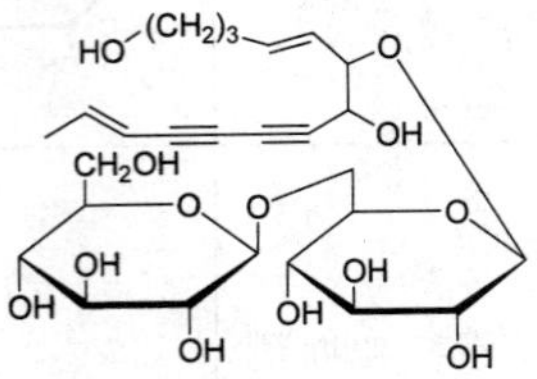 Lobetyolinin	白桦脂醇 Betulin $C_{30}H_{50}O_2$ Exact Mass: 442.38	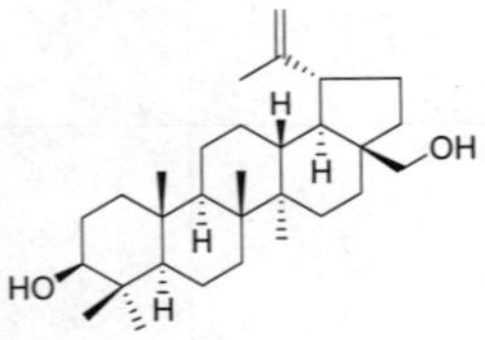 白桦脂醇 Betulin
α-菠菜甾醇 *α*-Spinasterol $C_{29}H_{48}O$ Exact Mass: 412.37	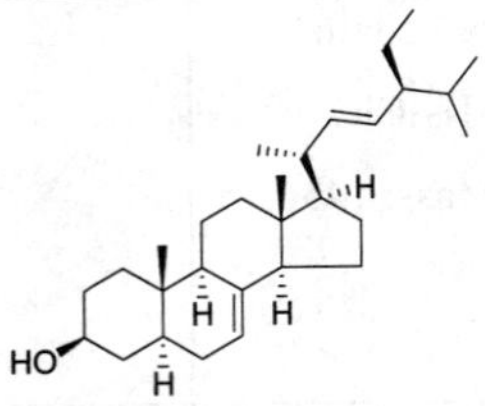 *α*-菠菜甾醇 *α*-Spinasterol		

桃仁

Taoren

PERSICAE SEMEN

【化学成分】

表 1-10-13 桃仁主要化学成分[24]

中英文名、化学式及相对分子质量	结构图	中英文名、化学式及相对分子质量	结构图
苦杏仁苷 Amygdaloside $C_{26}H_{40}O_{10}$ Exact Mass: 512.26	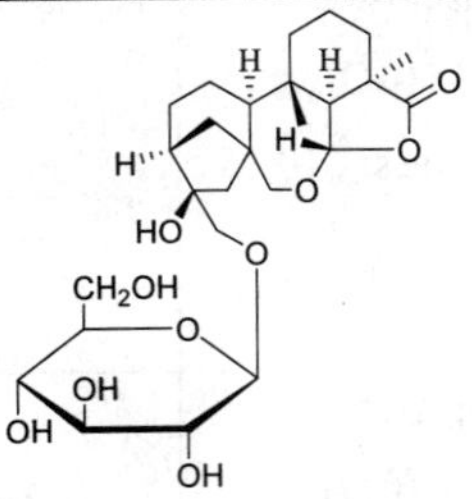 苦杏仁苷 Amygdaloside	野樱皮苷 Prunasin $C_{14}H_{17}NO_6$ Exact Mass: 295.11	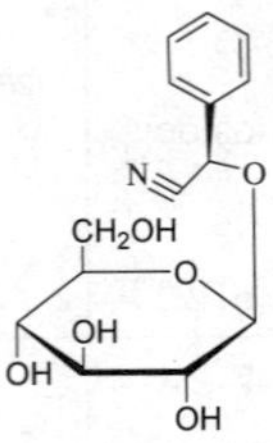 野樱皮苷 Prunasin
杏仁氰 Mandelonitrile C_8H_7NO Exact Mass: 133.05	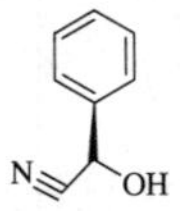 杏仁氰 Mandelonitrile	豆甾醇乙酸酯 Stigmasterol acetate $C_{31}H_{50}O_2$ Exact Mass: 454.38	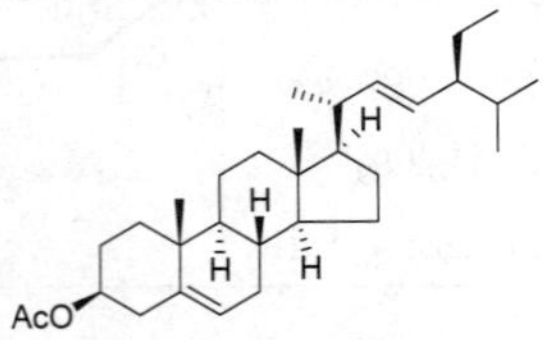 豆甾醇乙酸酯 Stigmasterol acetate

续表

中英文名、化学式及相对分子质量	结构图	中英文名、化学式及相对分子质量	结构图
油菜甾醇乙酸酯 Campesterol acetate $C_{30}H_{50}O_2$ Exact Mass: 442.38	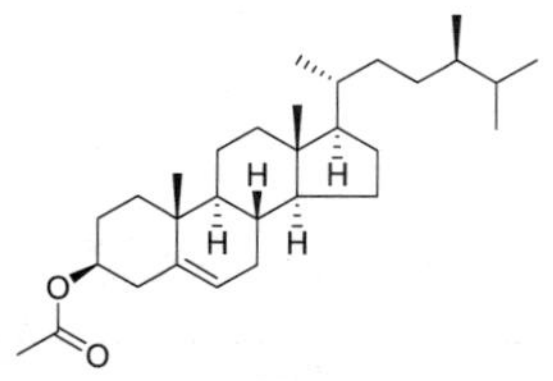 油菜甾醇乙酸酯 Campesterol acetate	*β*-谷甾醇乙酸酯 *β*-Sitosterol acetate $C_{31}H_{52}O_2$ Exact Mass: 456.40	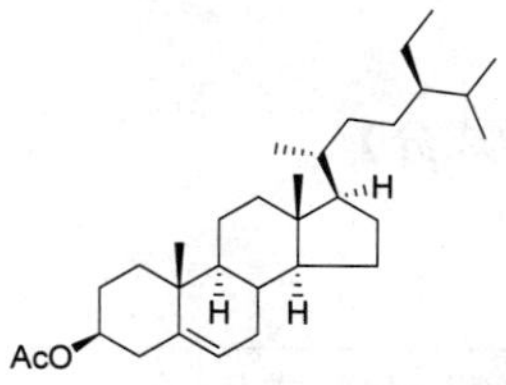 *β*-谷甾醇乙酸酯 *β*-Sitosterol acetate

除以上化学成分外，桃仁还含有 Δ^7-豆甾烯醇乙酸酯等。

桃枝

Taozhi

PERSICAE RAMULUS

【化学成分】

表 1-10-14 桃枝主要化学成分[25]

中英文名、化学式及相对分子质量	结构图	中英文名、化学式及相对分子质量	结构图
(*E*)-2-己烯醛 (*E*)-2-Hexenal $C_6H_{10}O$ Exact Mass: 98.07	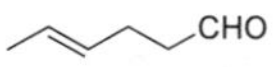 (*E*)-2-己烯醛 (*E*)-2-Hexenal	1-己醇 1-Hexanol $C_6H_{14}O$ Exact Mass: 102.10	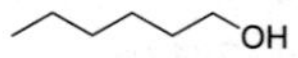 1-己醇 1-Hexanol
乙酸己酯 Hexyl acetate $C_8H_{16}O_2$ Exact Mass: 144.12	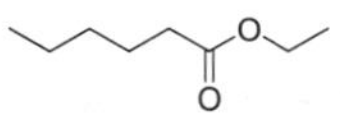 乙酸己酯 Hexyl acetate	(*Z*)-乙酸-3-己烯醇酯 (*Z*)-Acetic acid-3-hexenol acetate $C_8H_{14}O_2$ Exact Mass: 142.10	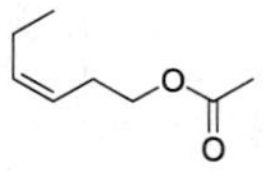 (*Z*)-乙酸-3-己烯醇酯 (*Z*)-Acetic acid-3-hexenol acetate
γ-癸内酯 *γ*-Decalactone $C_{10}H_{18}O_2$ Exact Mass: 170.13	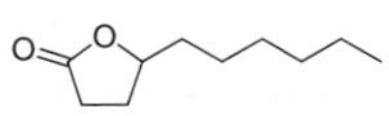 *γ*-癸内酯 *γ*-Decalactone	邻苯二甲酸二异丁酯 Isobutyl phthalate $C_{16}H_{22}O_4$ Exact Mass: 278.15	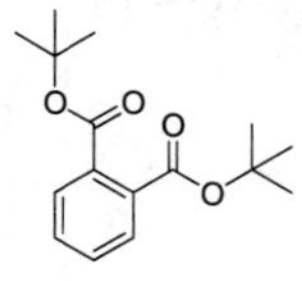 邻苯二甲酸二异丁酯 Isobutyl phthalate

除以上化学成分外，桃枝还含有邻苯二甲酸-1-丁基-2-(8-甲基)壬基酯、*β*-紫罗兰酮、4,4′-(1-甲基乙基)二苯酚、乙酸-2-甲基环戊酯等。

核桃仁

Hetaoren

JUGLANDIS SEMEN

【化学成分】

表 1-10-15　核桃仁主要化学成分[26, 27]

中英文名、化学式及相对分子质量	结构图	中英文名、化学式及相对分子质量	结构图
水杨梅丁素 Gemin D $C_{27}H_{22}O_{18}$ Exact Mass: 634.08	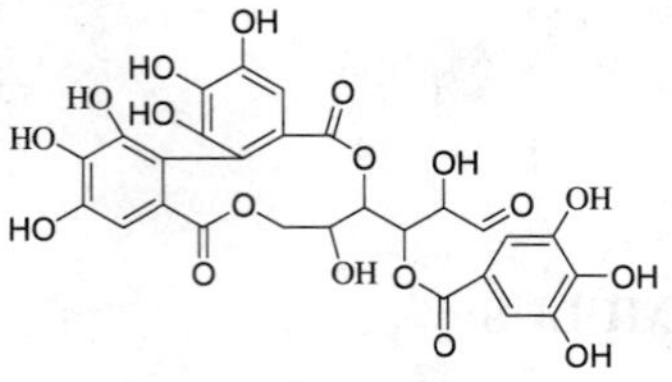 水杨梅丁素　Gemin D	木麻黄素 Casuariin $C_{34}H_{24}O_{22}$ Exact Mass: 784.08	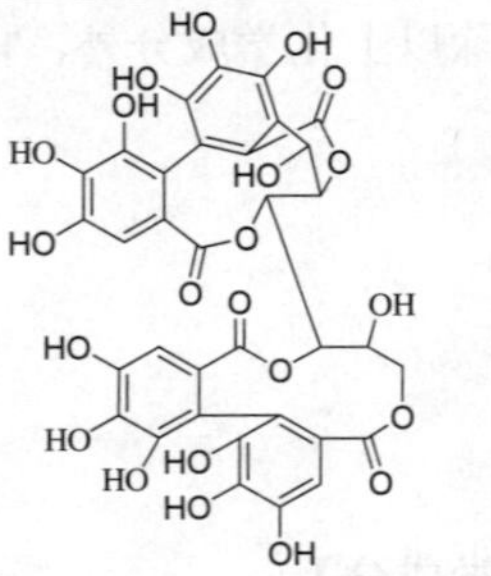 木麻黄素　Casuariin
英国栎鞣花酸 Pedunculagin $C_{34}H_{24}O_{22}$ Exact Mass: 784.08	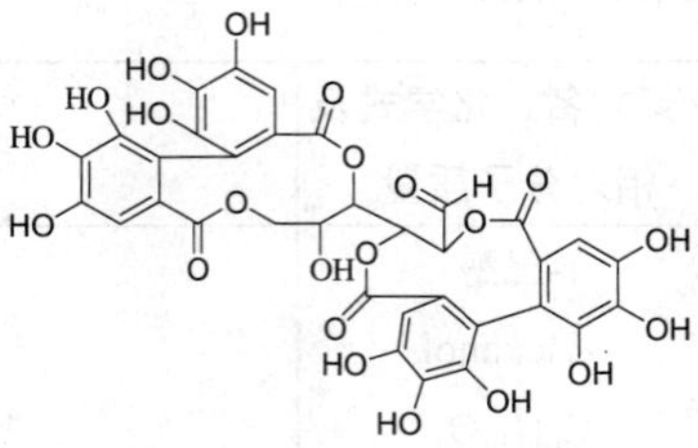 英国栎鞣花酸　Pedunculagin	特里马素 Tellimagrandin I $C_{34}H_{26}O_{22}$ Exact Mass: 786.09	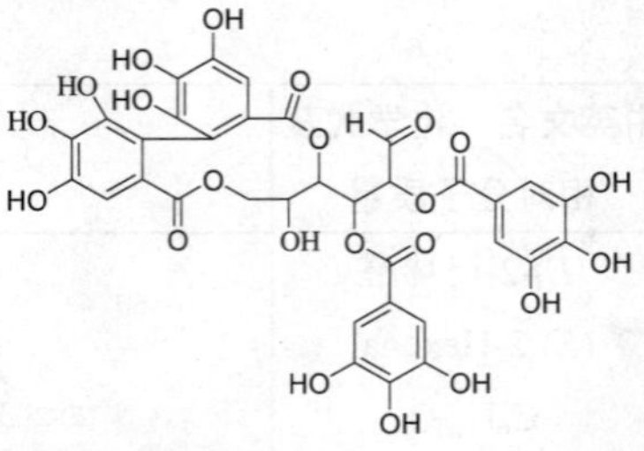 特里马素　Tellimagrandin Ⅰ
皱褶菌素 F Rugosin F $C_{82}H_{56}O_{52}$ Exact Mass: 1872.17	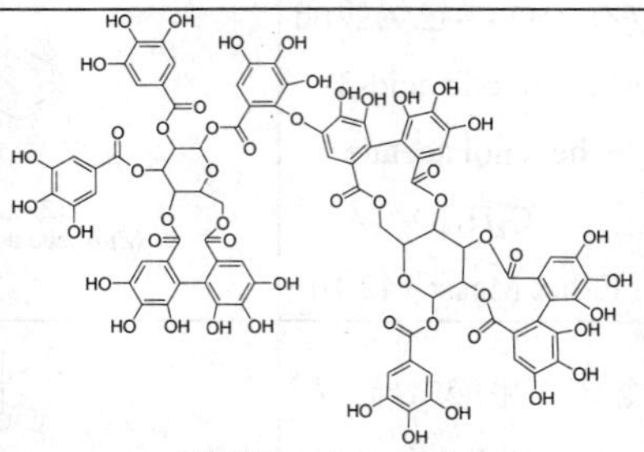 皱褶菌素 F　Rugosin F	皱褶菌素 C Rugosin C $C_{48}H_{32}O_{31}$ Exact Mass: 1104.09	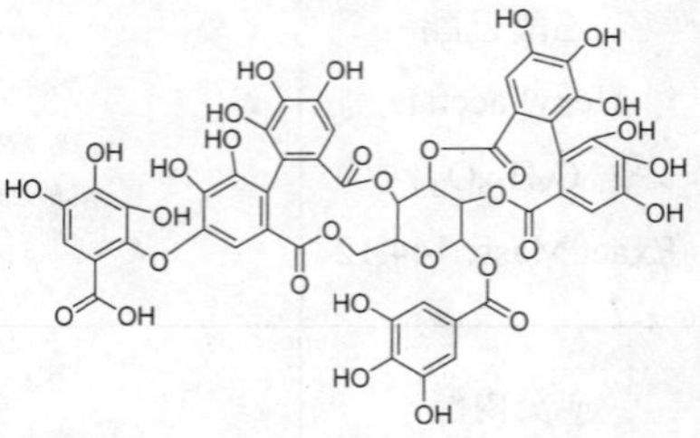 皱褶菌素 C　Rugosin C
木麻黄亭 Casuarictin $C_{41}H_{28}O_{26}$ Exact Mass: 936.09	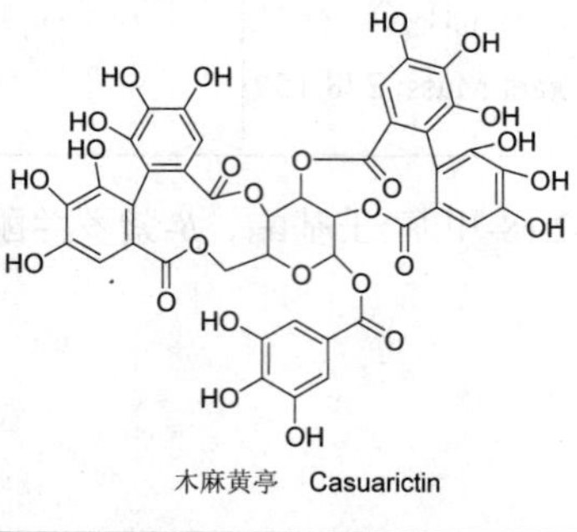 木麻黄亭　Casuarictin		

夏天无

Xiatianwu

CORYDALIS DECUMBENTIS RHIZOMA

【化学成分】

表 1-10-16　夏天无主要化学成分[28]

中英文名、化学式及相对分子质量	结构图	中英文名、化学式及相对分子质量	结构图
普鲁托品 Protopine $C_{20}H_{19}NO_5$ Exact Mass: 353.13	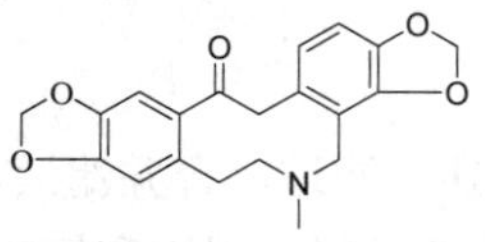 普鲁托品　Protopine	别隐品碱 Allocryptopine $C_{21}H_{23}NO_5$ Exact Mass: 369.16	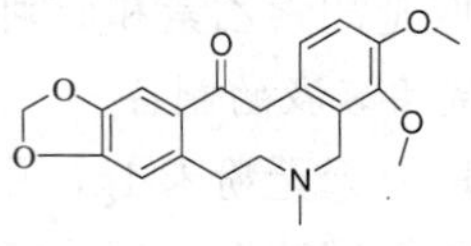 别隐品碱　Allocryptopine
隐品碱 Cryptopine $C_{21}H_{23}NO_5$ Exact Mass: 369.16	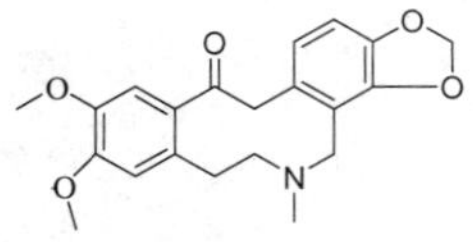 隐品碱　Cryptopine	隐品巴马亭 Muramine $C_{22}H_{27}NO_5$ Exact Mass: 385.19	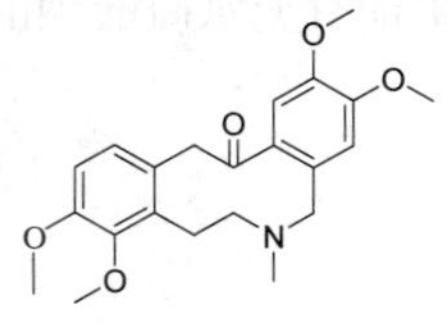 隐品巴马亭　Muramine
四氢巴马亭 Tetrahydropalmatine $C_{21}H_{25}NO_4$ Exact Mass: 355.18	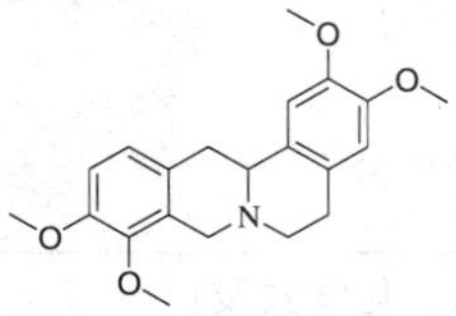 四氢巴马亭　Tetrahydropalmatine	延胡索单酚碱 Kikemanine $C_{20}H_{23}NO_4$ Exact Mass: 341.16	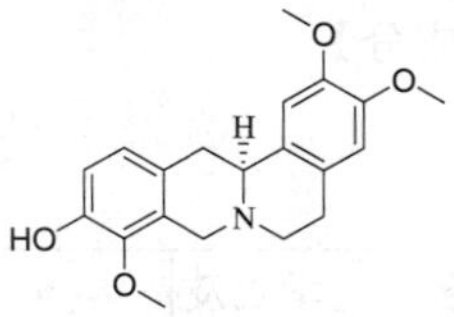 延胡索单酚碱　Kikemanine
斯阔任 Scoulerine $C_{19}H_{21}NO_4$ Exact Mass: 327.15	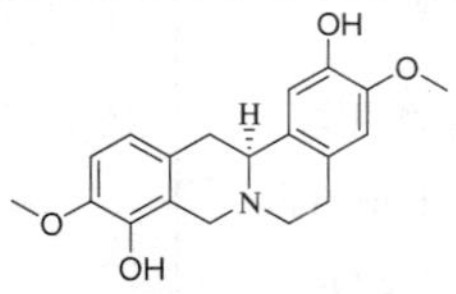 斯阔任　Scoulerine	球紫堇碱 Bulbocapnine $C_{19}H_{19}NO_4$ Exact Mass: 325.13	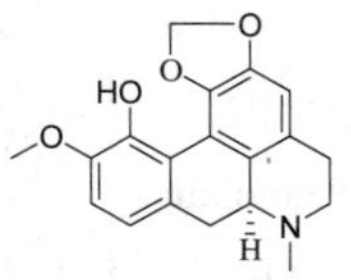 球紫堇碱　Bulbocapnine
加若定 Capnoidine $C_{20}H_{17}NO_6$ Exact Mass: 367.11	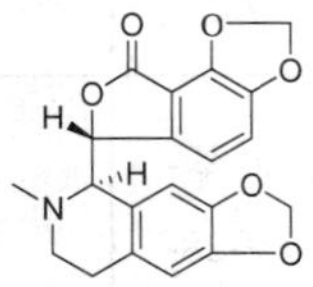 加若定　Capnoidine	二氢巴马亭 Dihydropalmatine $C_{21}H_{23}NO_4$ Exact Mass: 353.16	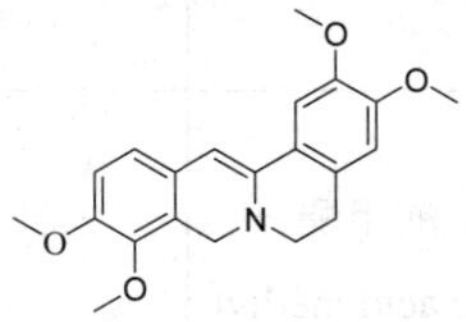 二氢巴马亭　Dihydropalmatine
巴马亭 Palmatine $C_{21}H_{22}NO_4^+$ Exact Mass: 352.15	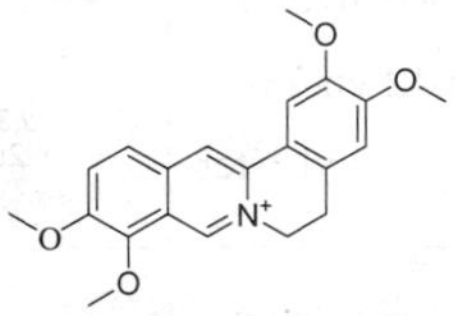 巴马亭　Palmatine	药根碱 Jatrorrhizine $C_{20}H_{20}NO_4^+$ Exact Mass: 338.14	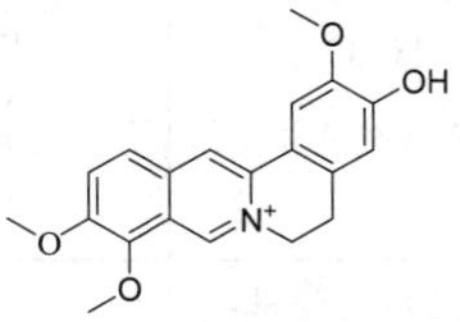 药根碱　Jatrorrhizine
利阿魏酸 Ferulic acid $C_{10}H_{10}O_4$ Exact Mass: 194.06	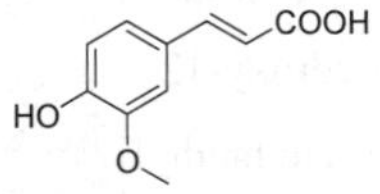 利阿魏酸　Ferulic acid		

除以上化学成分外，夏天无还含有白毛茛碱宁、蝙蝠葛林等。

【分析方法】

1 高效液相色谱法测定夏天无中原阿片碱和延胡索乙素含量[29]

1.1 仪器

Waters 高效液相色谱仪。

1.2 色谱条件

色谱柱：Supelcosil LC-18-DB 柱(250mm×4.6mm，5μm)；流动相：甲醇-乙酸钠/冰乙酸缓冲溶液(75 : 25，pH 5.0)；流量 0.9mL/min (柱压约 1200psi)；检测波长 285nm；柱温室温；分析时间约 20min。

1.3 对照品溶液的制备

称取延胡索乙素和原阿片碱对照品，用适量甲醇溶解。

1.4 供试品溶液的制备

称取夏天无粉末 1g，用 50mL 乙醇水浴回流 2 次，每次 1h，滤过，合并滤液，蒸干，残渣用 20mL 水溶解，加氨试液调 pH 至 10，用乙醚提取(30mL×4 次)，合并乙醚层，用饱和氯化钠溶液洗(10mL×4 次)，乙醚液用铺有无水硫酸钠的漏斗滤过，滤液挥干，残渣用甲醇溶解并定容至 50mL，即得。

夏枯草

Xiakucao

PRUNELLAE SPICA

【化学成分】

表 1-10-17 夏枯草主要化学成分[30]

中英文名、化学式及相对分子质量	结构图	中英文名、化学式及相对分子质量	结构图
齐墩果酸甲酯 Methyl oleanolate $C_{31}H_{50}O_3$ Exact Mass: 470.38	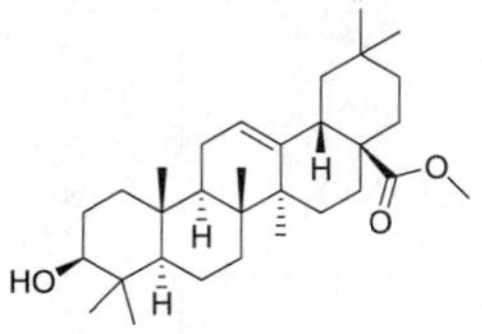 齐墩果酸甲酯 Methyl oleanolate	熊果酸甲酯 Methyl ursolate $C_{31}H_{50}O_3$ Exact Mass: 470.38	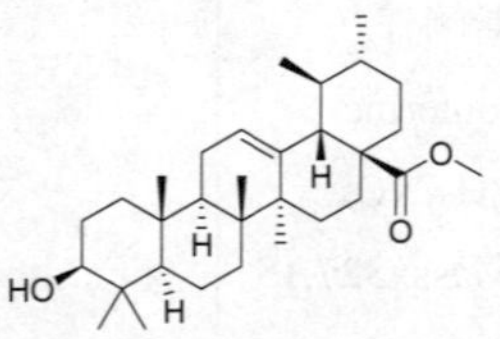 熊果酸甲酯 Methyl ursolate
山楂酸甲酯 Maslinic acid methyl ester $C_{31}H_{50}O_4$ Exact Mass: 486.37	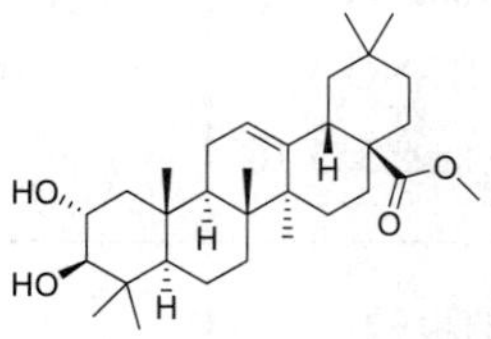 山楂酸甲酯 Maslinic acid methyl ester	2*α*,3*α*,23-三羟基-齐墩果-12-烯-28-酸甲酯 2*α*,3*α*,23-Trihydroxy-olean-12-en-28-oic acid methyl ester	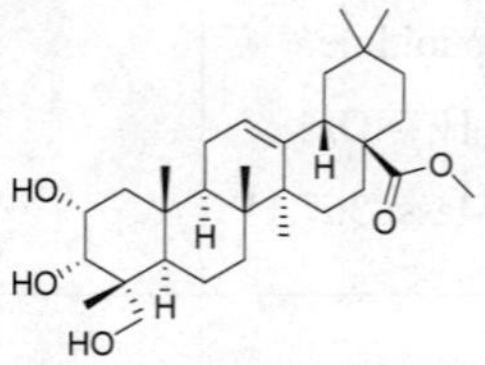 2α,3α,23 -三羟基-齐墩果-12-烯-28-酸甲酯 2α,3α,23-Trihydroxy-olean-12-en-28-oic acid methyl ester
2*α*,3*α*,24-三羟基-齐墩果-12-烯-28-酸甲酯 2*α*,3*α*,24-Trihydroxy-olean-12-en-28-oic acid methyl ester $C_{31}H_{50}O_4$ Exact Mass: 486.37	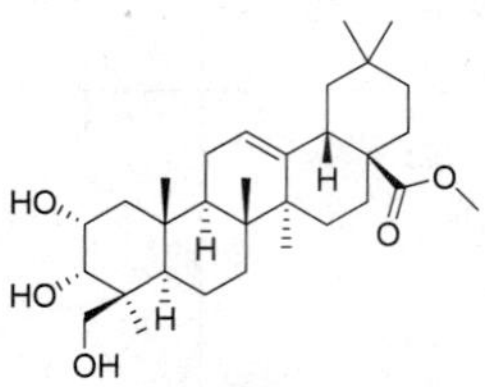 2α, 3α, 24-三羟基-齐墩果-12-烯-28-酸甲酯 2α, 3α, 24-Trihydroxy-olean-12-en-28-oic acid methyl ester	2*α*,3*α*-二羟基-熊果-12-烯-28-酸甲酯 2*α*,3*α*-Dihydroxy-12-urs-28-oic acid methyl ester $C_{31}H_{50}O_4$ Exact Mass: 486.37	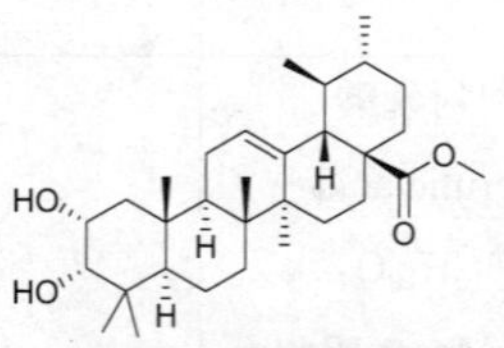 2α,3α-二羟基-熊果-12-烯-28- 酸甲酯 2α,3α-Dihydroxy-12-urs-28-oic acid methyl ester

续表

中英文名、化学式及相对分子质量	结构图	中英文名、化学式及相对分子质量	结构图
2α-羟基熊果酸甲酯 2α-Hydroxy-ursolic acid methyl ester $C_{31}H_{50}O_4$ Exact Mass: 486.37	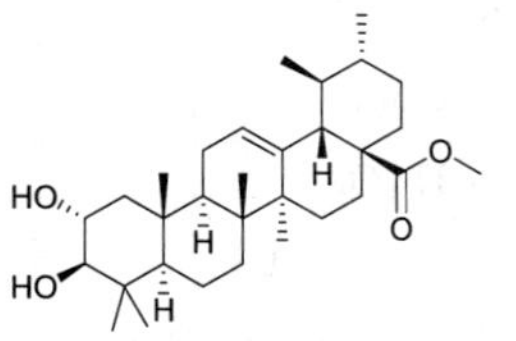 2α-羟基熊果酸甲酯 2α-Hydroxy-ursolic acid methyl ester	2α,3α,24-三羟基-熊果-12-烯-28-酸甲酯 2α,3α,24-Trihydroxy-12-urs-28-oic acid methyl ester $C_{31}H_{50}O_5$ Exact Mass: 502.37	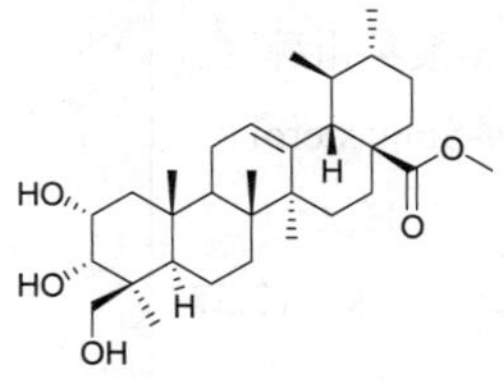 2α,3α,24-三羟基-熊果-12-烯-28-酸甲酯 2α,3α,24-Trihydroxy-12-urs-28-oic acid methyl ester
2α,3α-二羟基-熊果-12,20(30)-二烯-28-酸甲酯 2α,3α-Dihydroxy-ursa-12,20(30)-dien-28-oic acid methyl ester $C_{31}H_{48}O_4$ Exact Mass: 484.36	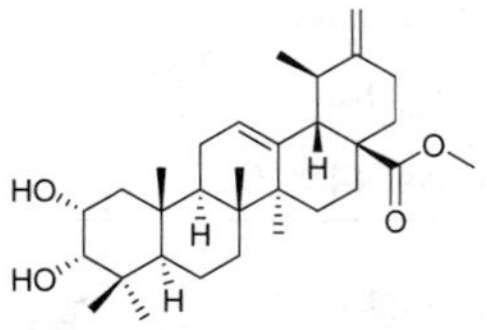 2α,3α-二羟基-熊果-12,20(30)-二烯-28-酸甲酯 2α,3α-Dihydroxy-urs-12,20(30) -dien-28-oic acid methyl ester	2α,3α,24-三羟基-熊果-12,20(30)-二烯-28-酸甲酯 2α,3α,24-Trihydroxy-urs-12,20(30)-dien-28-oic acid methyl ester $C_{31}H_{48}O_5$ Exact Mass: 500.35	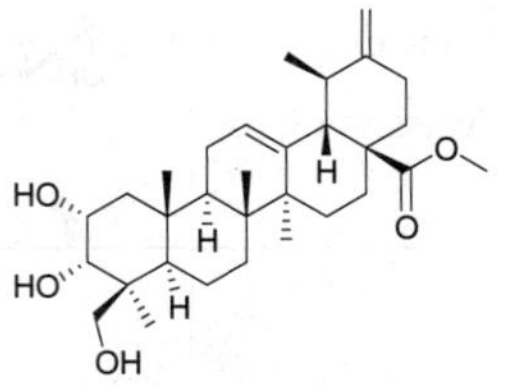 2α,3α,24-三羟基-熊果-12,20(30)-二烯-28-酸甲酯 2α,3α,24-Trihydroxy-urs-12,20(30) -dien-28-oic acid methyl ester
2α,3α,24-三羟基-齐墩果-11,13(18)-二烯-28-酸甲酯 2α,3α,24-Trihydroxy-olean-11,13(18)-dien-28-oic acid methyl ester $C_{31}H_{48}O_5$ Exact Mass: 500.35	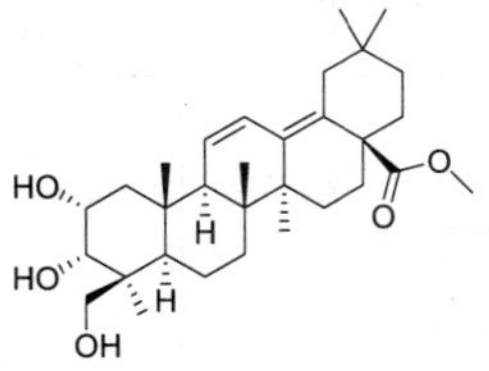 2α,3α,24-三羟基-齐墩果-11,13 (18)-二烯-28-酸甲酯 2α,3α,24-Trihydroxy-olean-11,13 (18)-dien-28-oic acid methyl ester	桦木酸甲酯 Betulinic acid methyl ester $C_{31}H_{50}O_3$ Exact Mass: 470.38	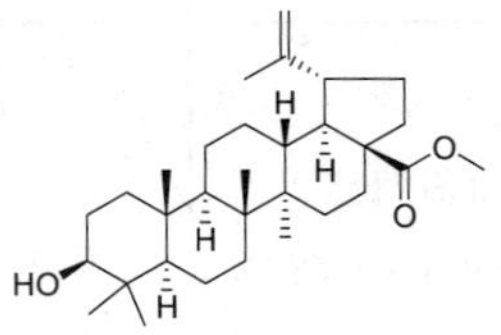 桦木酸甲酯 Betulinic acid methyl ester
Sericoside $C_{36}H_{58}O_{11}$ Exact Mass: 666.40	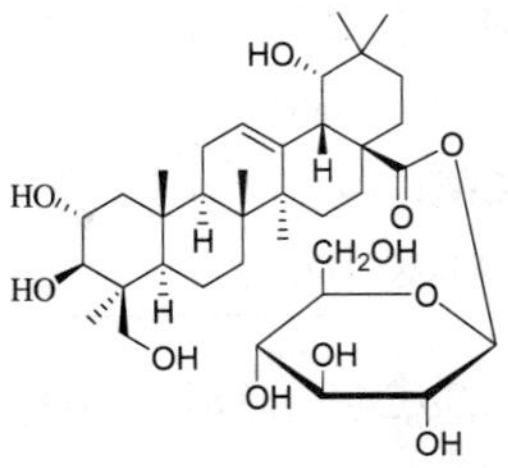 Sericoside	Arjunglucoside I $C_{36}H_{58}O_{11}$ Exact Mass: 666.40	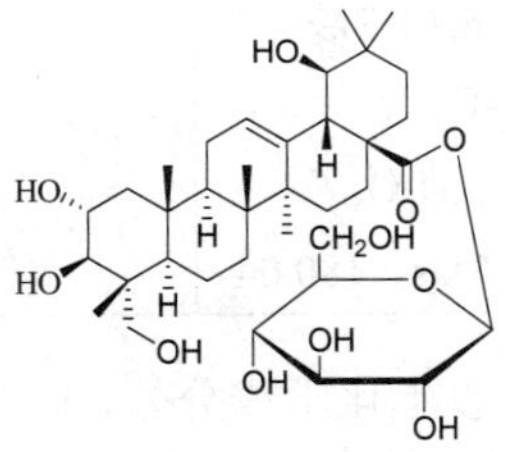 Arjunglucoside Ⅰ
β-谷甾醇 β-Sitosterol $C_{29}H_{50}O$ Exact Mass: 414.39	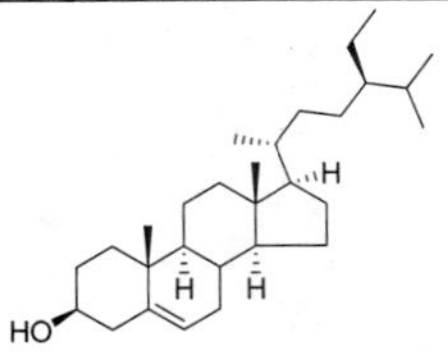 β-谷甾醇 β-Sitosterol	豆甾醇 Stigmasterol $C_{29}H_{48}O$ Exact Mass: 412.37	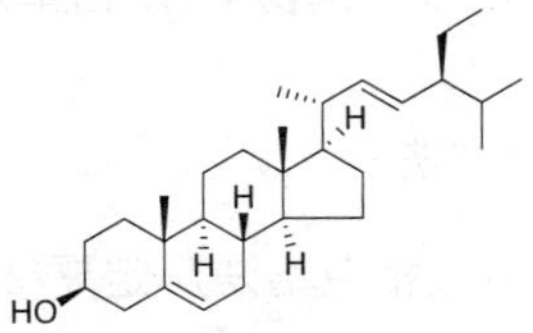 豆甾醇 Stigmasterol
东莨菪内酯 Scopoletin $C_{10}H_8O_4$ Exact Mass: 192.04	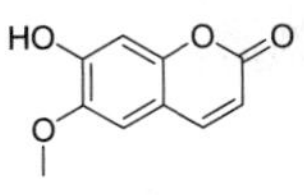 东莨菪内酯 Scopoletin	顺式咖啡酸 *cis*-Caffeic acid $C_9H_8O_4$ Exact Mass: 180.04	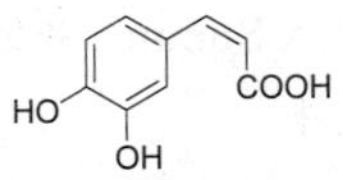 顺式咖啡酸 *cis*-Caffeic acid

续表

中英文名、化学式及相对分子质量	结构图	中英文名、化学式及相对分子质量	结构图
α-菠菜甾醇 *α*-Spinasterol $C_{29}H_{48}O$ Exact Mass: 412.37	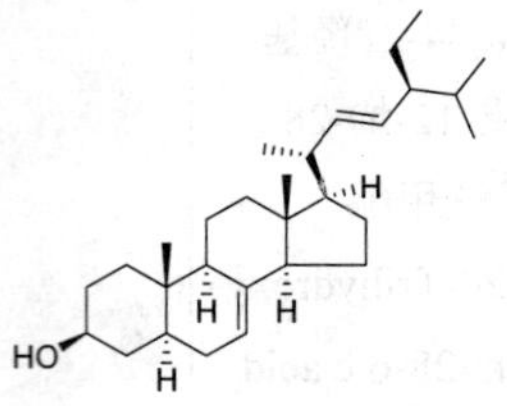 *α*-菠菜甾醇　*α*-Spinasterol	木犀草素 Luteolin $C_{15}H_{10}O_6$ Exact Mass: 286.05	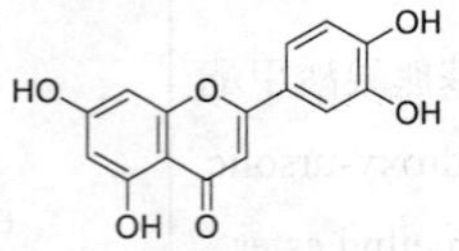 木犀草素　Luteolin
异荭草素 Isoorientin $C_{21}H_{20}O_{11}$ Exact Mass: 448.10	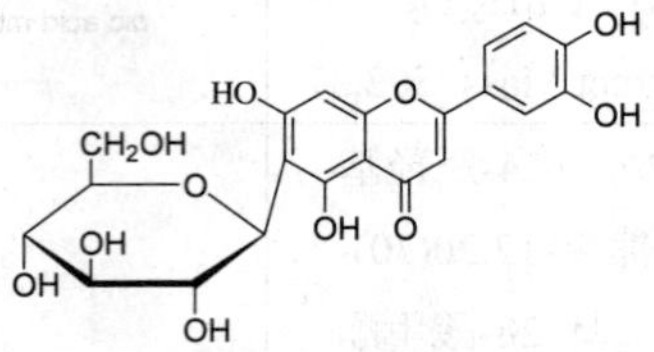 异荭草素　Isoorientin	木犀草苷 Luteoloside (Luteolin-7-*O*-*β*-D-glucopyranoside) $C_{21}H_{20}O_{11}$ Exact Mass: 448.10	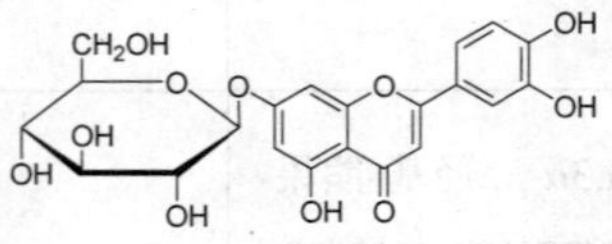 木犀草苷 Luteoloside(Luteolin-7-*O*-*β*-D-glucopyranoside)
槲皮素 Quercetin $C_{15}H_{10}O_7$ Exact Mass: 302.04	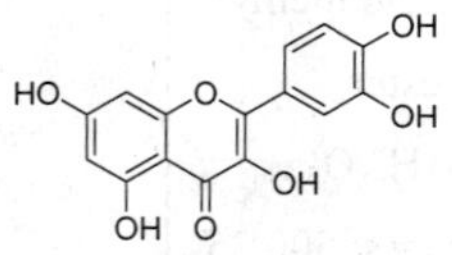 槲皮素　Quercetin	槲皮素-3-*O*-*β*-D-半乳糖苷 Quercetin-3-*O*-*β*-D-galactopyranoside $C_{21}H_{20}O_{12}$ Exact Mass: 464.10	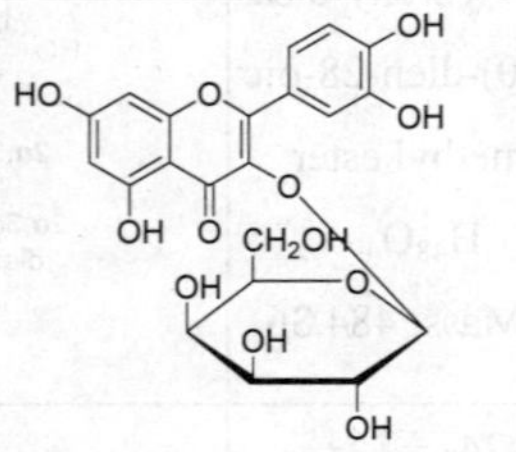 槲皮素-3-*O*-*β*-D-半乳糖苷 Quercetin-3-*O*-*β*-D-galactopyranoside
槲皮素-3-*O*-*β*-D-葡萄糖苷 Quercetin-3-*O*-*β*-D-glucoside $C_{21}H_{20}O_{12}$ Exact Mass: 464.10	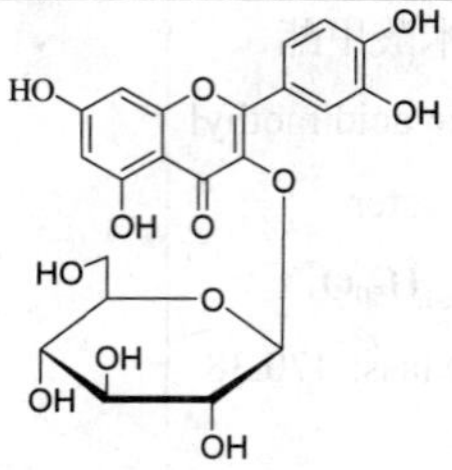 槲皮素-3-*O*-*β*-D-葡萄糖苷 Quercetin-3-*O*-*β*-D-glucoside	紫云英苷 Astragalin $C_{21}H_{20}O_{11}$ Exact Mass: 448.10	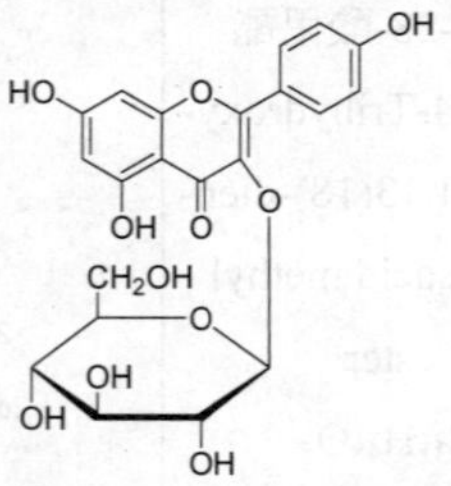 紫云英苷　Astragalin
反式咖啡酸 *trans*-Caffeic acid $C_9H_8O_4$ Exact Mass: 180.04	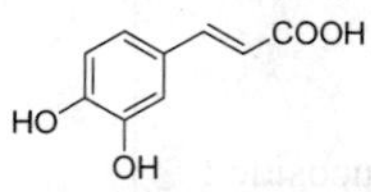 反式咖啡酸　*trans*-Caffeic acid	迷迭香酸 Rosmarinic acid $C_{18}H_{16}O_8$ Exact Mass: 360.08	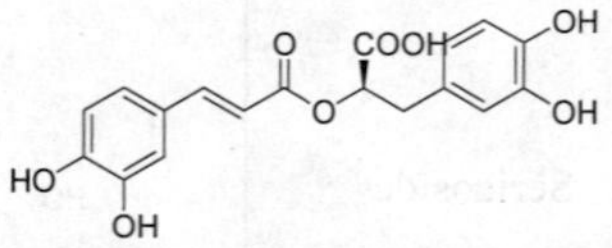 迷迭香酸　Rosmarinic acid

除以上化学成分外，夏枯草还含有七叶苷元、(13*S*,14*R*)-2*α*,3*α*,24-三羟基-3,14-环-齐墩果-11-烯-28-酸甲酯、(12*R*,13*S*)-2*α*,3*α*,24-三羟基-环-蒲公英赛-14-烯-28-酸甲酯、16-氧-17-去甲基-3*β*,24-二羟基齐墩果-12-烯-3-*O*-*β*-D-葡糖醛酸苷(夏枯草新 A)等。

【分析方法】

1　高效液相色谱法测定夏枯草中熊果酸、齐墩果酸的含量[31]

1.1 仪器

DIONEX Summit 系统高效液相色谱仪，光电二极管阵列检测器。

1.2 色谱条件

色谱柱：Betasil C_{18} 柱(250mm×4.6mm，5μm)；流动相：7.8g/L 磷酸二氢钠缓冲液-甲醇(14∶86)；流速 0.8mL/min；柱温 25℃；检测波长 210nm；分析时间约 35min。

1.3 对照品溶液的制备

称取熊果酸和齐墩果酸对照品，用适量甲醇溶解。

1.4 供试品溶液的制备

称取药材粉末 2g，加适量乙醚浸泡过夜，索氏回流提取约 6h，至乙醚无色，取乙醚液，挥干，残渣用石油醚(60～90℃)浸泡(15mL×2 次)，每次 2min，弃去石油醚液，药渣挥干溶剂，用甲醇溶解并定容至 10mL，滤过，即得。

2 高效液相色谱法测定夏枯草中迷迭香酸的含量[31]

2.1 仪器

DIONEX Summit 系统高效液相色谱仪，光电二极管阵列检测器。

2.2 色谱条件

色谱柱：Betasil C_{18} 柱(250mm×4.6mm，5μm)；流动相：甲醇-1%甲酸(40∶60)；流速 1.0mL/min；柱温 25℃；检测波长 330nm；分析时间约 20min。

2.3 对照品溶液的制备

称取迷迭香酸对照品，用适量甲醇溶解。

2.4 供试品溶液的制备

称取药材粉末 1g，加入 50mL 甲醇超声提取 1h，滤过，取续滤液 25mL，浓缩，用甲醇定容至 5mL，滤过，即得。

柴胡

Chaihu

BUPLEURI RADIX

【化学成分】

表 1-10-18 柴胡主要化学成分[32]

中英文名、化学式及相对分子质量	结构图	中英文名、化学式及相对分子质量	结构图
柴胡皂苷 A Saikosaponin A $C_{42}H_{68}O_{13}$ Exact Mass: 780.47	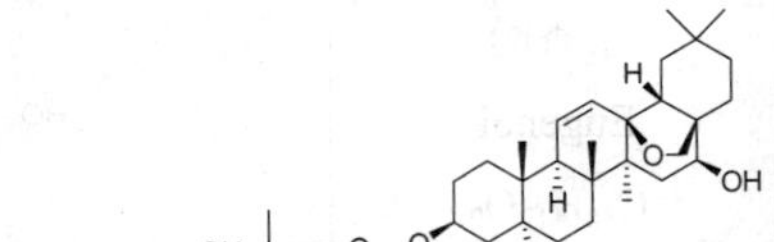 柴胡皂苷 A Saikosaponin A	柴胡皂苷 C Saikosaponin C $C_{48}H_{78}O_{17}$ Exact Mass: 926.52	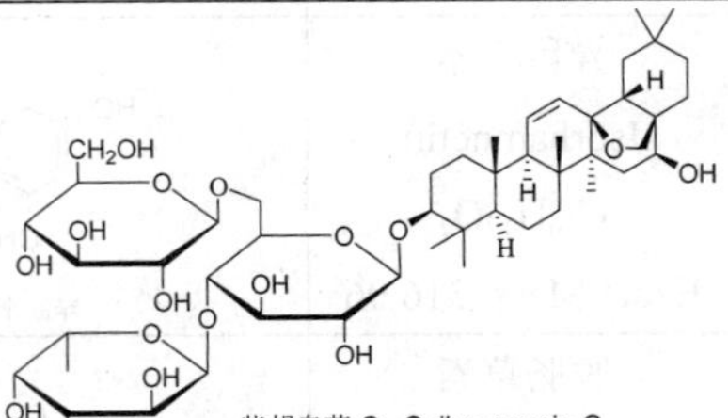 柴胡皂苷 C Saikosaponin C
柴胡皂苷 D Saikosaponin D $C_{42}H_{68}O_{13}$ Exact Mass: 780.47	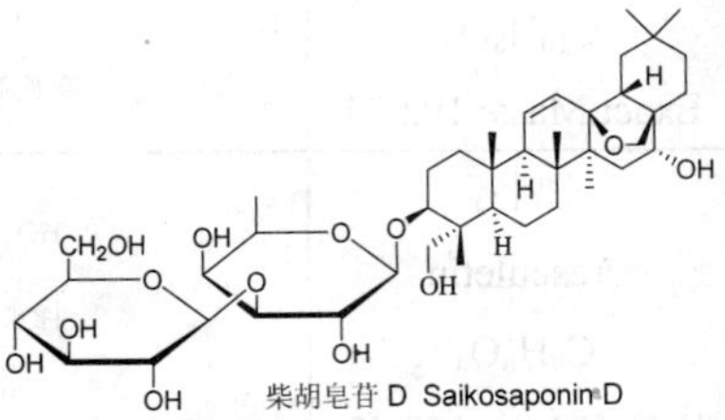 柴胡皂苷 D Saikosaponin D	柴胡皂苷 E Saikosaponin E $C_{42}H_{68}O_{12}$ Exact Mass: 764.47	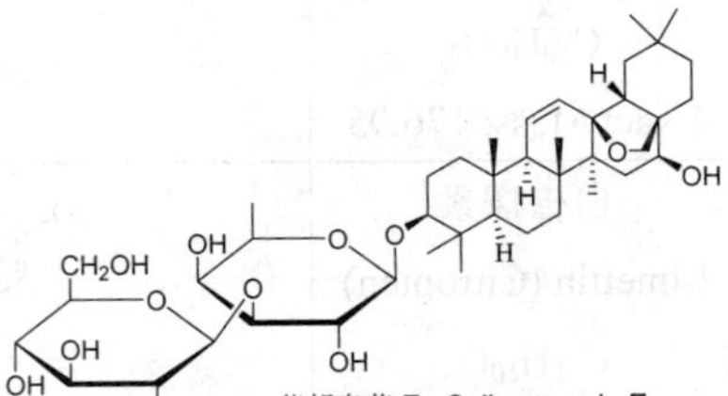 柴胡皂苷 E Saikosaponin E
山柰酚 Kaempferol $C_{15}H_{10}O_6$ Exact Mass: 286.05	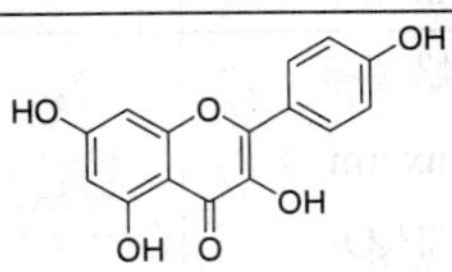 山柰酚 Kaempferol	槲皮素 Quercetin $C_{15}H_{10}O_7$ Exact Mass: 302.04	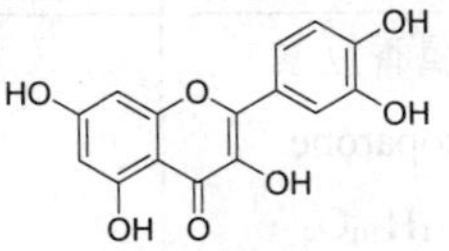 槲皮素 Quercetin

续表

中英文名、化学式及相对分子质量	结构图	中英文名、化学式及相对分子质量	结构图
柴胡皂苷 F Saikosaponin F $C_{48}H_{80}O_{17}$ Exact Mass: 928.54	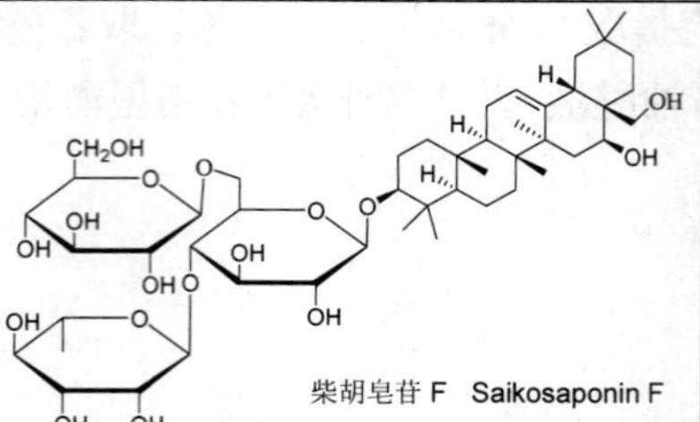 柴胡皂苷 F Saikosaponin F	柴胡苷元 F Saikogenin F $C_{30}H_{48}O_4$ Exact Mass: 472.36	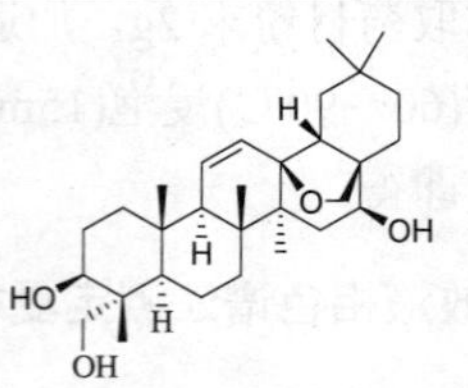 柴胡苷元 F Saikogenin F
柴胡苷元 E Saikogenin E $C_{30}H_{48}O_3$ Exact Mass: 456.36	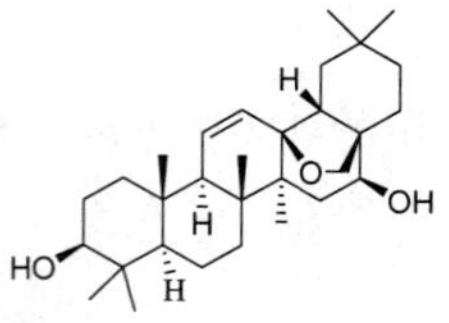 柴胡苷元 E Saikogenin E	柴胡苷元 G Saikogenin G $C_{30}H_{48}O_4$ Exact Mass: 472.36	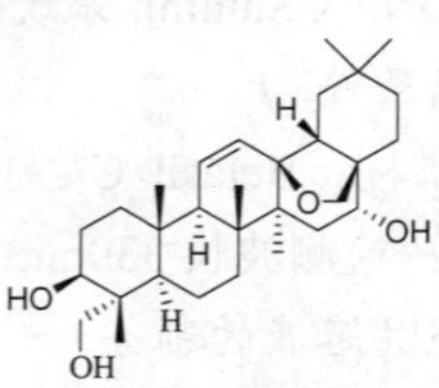 柴胡苷元 G Saikogenin G
龙吉苷元 Longispinogenin $C_{30}H_{50}O_3$ Exact Mass: 458.38	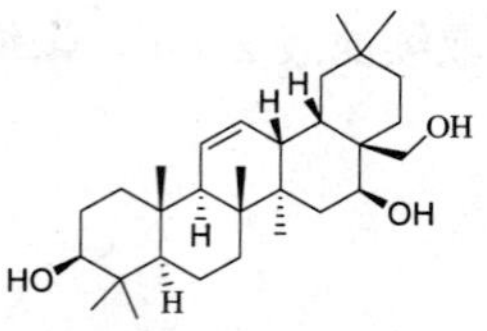 龙吉苷元 Longispinogenin	3′-*O*-乙酰基柴胡皂苷 A 3′-*O*-Acetylsaiko-saponin A $C_{44}H_{70}O_{14}$ Exact Mass: 822.48	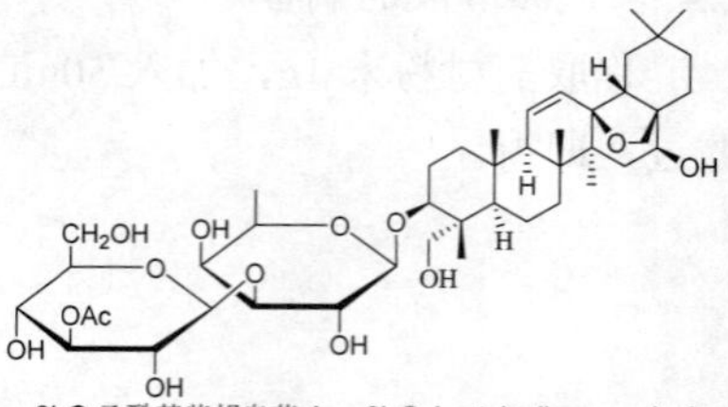 3′-*O*-乙酰基柴胡皂苷 A 3′-*O*-Acetylsaikosaponin A
6′-*O*-乙酰基柴胡皂苷A 6′-*O*-Acetylsaiko-saponin A $C_{44}H_{70}O_{14}$ Exact Mass: 822.48	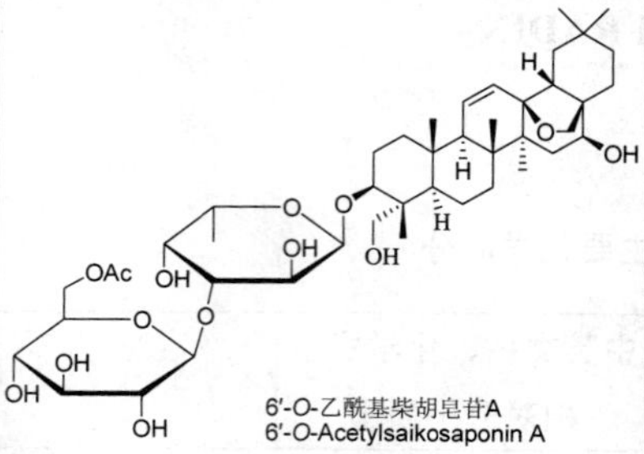 6′-*O*-乙酰基柴胡皂苷A 6′-*O*-Acetylsaikosaponin A	23-*O*-乙酰基柴胡皂苷 D 23-*O*-Acetylsaiko-saponin D $C_{44}H_{70}O_{14}$ Exact Mass: 822.48	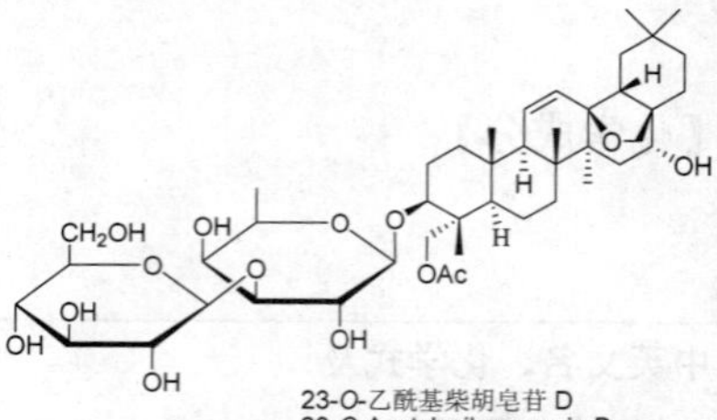 23-*O*-乙酰基柴胡皂苷 D 23-*O*-Acetylsaikosaponin D
异鼠李素 Isorhamnetin $C_{16}H_{12}O_7$ Exact Mass: 316.06	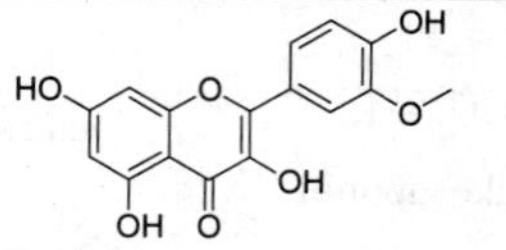 异鼠李素 Isorhamnetin	丁香酚 Eugenol $C_{10}H_{12}O_2$ Exact Mass: 164.08	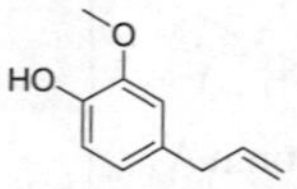 丁香酚 Eugenol
脱肠草素 Hemiarin $C_{10}H_8O_3$ Exact Mass: 176.05	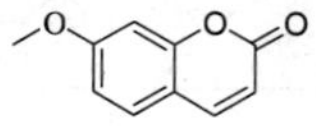 脱肠草素 Hemiarin	莨菪亭 Scopoletin $C_{10}H_8O_4$ Exact Mass: 192.04	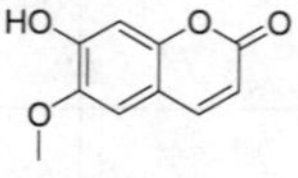 东莨菪内酯 Scopoletin
白柠檬素 Limettin (Citropten) $C_{11}H_{10}O_4$ Exact Mass: 206.06	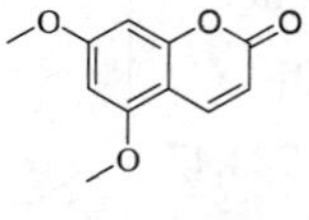 白柠檬素 Limettin (Citropten)	七叶亭 Aesculetin $C_9H_6O_4$ Exact Mass: 178.03	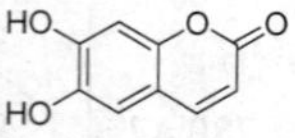 七叶亭 Aesculetin
蒿属香豆素 Scoparone $C_{11}H_{10}O_4$ Exact Mass: 206.06	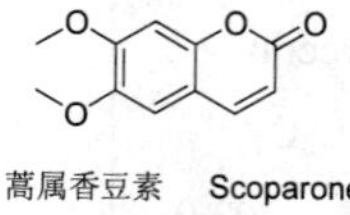 蒿属香豆素 Scoparone	白蜡树亭 Fraxetin $C_{10}H_8O_5$ Exact Mass: 208.04	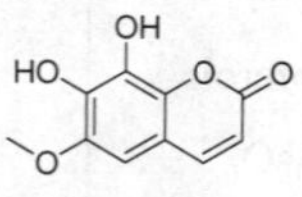 白蜡树亭 Fraxetin

续表

中英文名、化学式及相对分子质量	结构图	中英文名、化学式及相对分子质量	结构图
6,7,8-三甲氧基香豆素 6,7,8-Trimethoxy-coumarin $C_{12}H_{12}O_5$ Exact Mass: 236.07	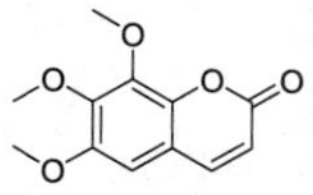 6,7,8-三甲氧基香豆素 6,7,8-Trimethoxycoumarin	7-甲氧基香豆素 7-Methoxycoumarin $C_{10}H_8O_3$ Exact Mass: 176.05	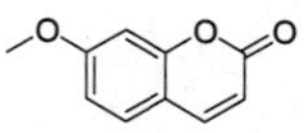 7-甲氧基香豆素 7-Methoxycoumarin
Isoscoparone $C_{17}H_{18}O_4$ Exact Mass: 286.12	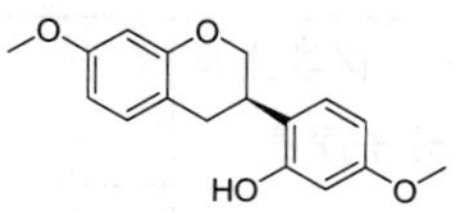 Isoscoparone	白芷素 Angelicin $C_{11}H_6O_3$ Exact Mass: 186.03	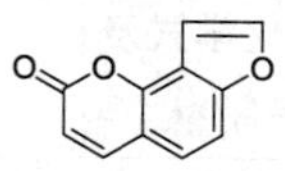 白芷素 Angelicin
川白芷内酯 Anomalin $C_{24}H_{26}O_7$ Exact Mass: 426.17	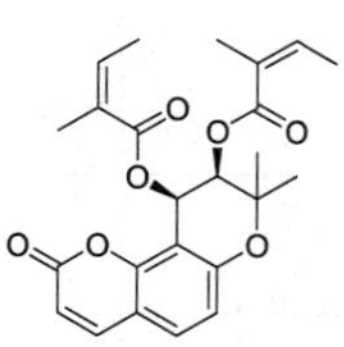 川白芷内酯 Anomalin	*α*-菠菜甾醇 *α*-Spinasterol $C_{29}H_{48}O$ Exact Mass: 412.37	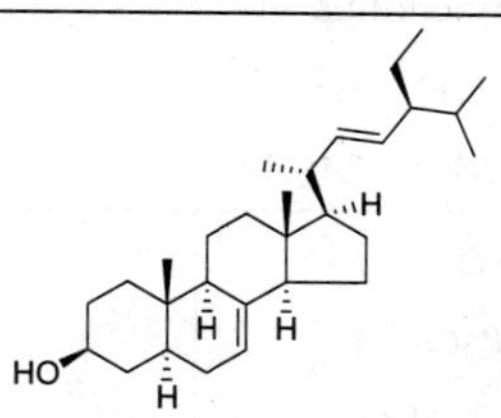 *α*-菠菜甾醇 *α*-Spinasterol
豆甾醇 Stigmasterol $C_{29}H_{48}O$ Exact Mass: 412.37	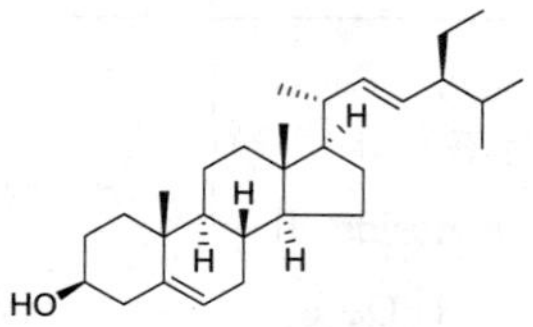 豆甾醇 Stigmasterol	侧金盏花醇 Adontiol $C_5H_{12}O_5$ Exact Mass: 152.07	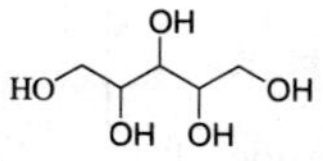 侧金盏花醇 Adontiol

除以上化学成分外，柴胡还含有柴胡皂苷B、6′-*O*-乙酰基柴胡皂苷b、柴胡醇等。

【分析方法】

1 高效液相色谱法测定不同产地柴胡药材中柴胡皂苷A, D的含量[33]

1.1 仪器

Varian Prostar系列高效液相色谱仪。

1.2 色谱条件

色谱柱：YMC-Pack ODS-A C_{18}柱(250mm×4.6mm，5μm)；流动相：乙腈-水(43∶57)；流速1.2mL/min；检测波长为203nm；柱温室温；分析时间约17min。

1.3 对照品溶液的制备

称取柴胡皂苷A和柴胡皂苷D对照品，用适量甲醇溶解。

1.4 供试品溶液的制备

称取柴胡药材粉末1.00g，加入100mL 5%氨水甲醇溶液回流4h，离心，取上清液25mL，挥干，残渣用适量甲醇溶解并定容至5mL，滤过，即得。

党参
Dangshen
CODONOPSIS RADIX

【化学成分】

表 1-10-19　党参主要化学成分[34]

中英文名、化学式及相对分子质量	结构图	中英文名、化学式及相对分子质量	结构图
苍术内酯 Ⅲ Atractylenolide Ⅲ $C_{15}H_{20}O_3$ Exact Mass: 248.14	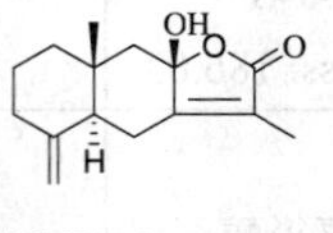 苍术内酯 Ⅲ　Atractylenolide Ⅲ	苍术内酯 Ⅱ Atractylenolide Ⅱ $C_{15}H_{20}O_2$ Exact Mass: 232.15	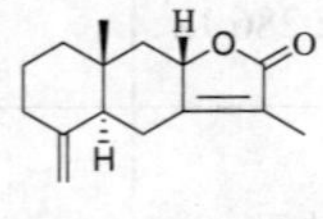 苍术内酯 Ⅱ　Atractylenolide Ⅱ
补骨脂内酯 Psoralen $C_{11}H_6O_3$ Exact Mass: 186.03	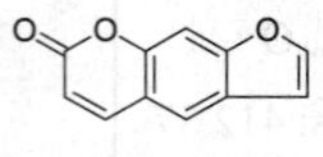 补骨脂内酯　Psoralen	琥珀酸 Succinic acid $C_4H_6O_4$ Exact Mass: 118.03	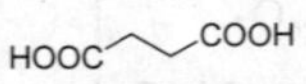 琥珀酸　Succinic acid
党参苷 Ⅰ Tangshenoside Ⅰ $C_{29}H_{42}O_{18}$ Exact Mass: 678.24	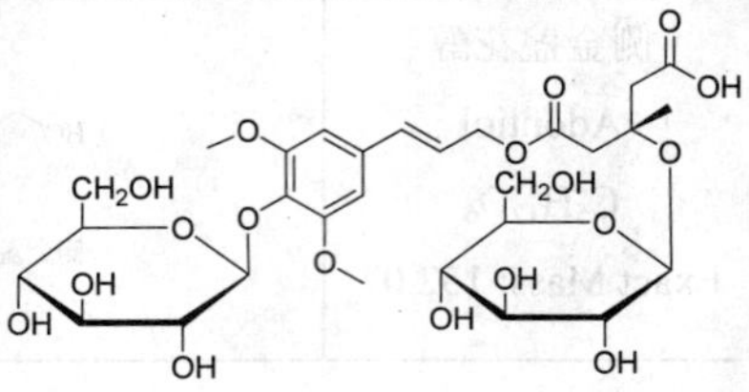 党参苷 Ⅰ　Tangshenoside Ⅰ	党参苷 Ⅱ Tangshenoside Ⅱ $C_{17}H_{24}O_9$ Exact Mass: 372.14	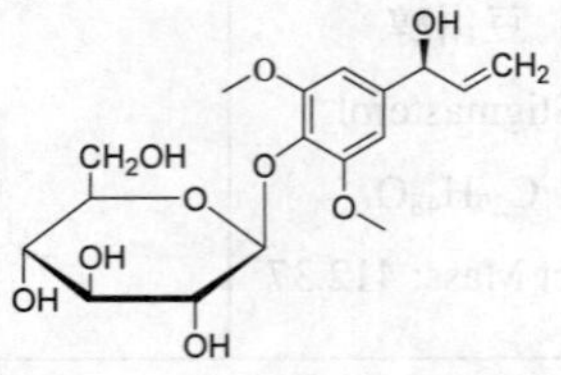 党参苷 Ⅱ　Tangshenoside Ⅱ
党参苷 Ⅲ Tangshenoside Ⅲ $C_{34}H_{46}O_{17}$ Exact Mass: 726.27	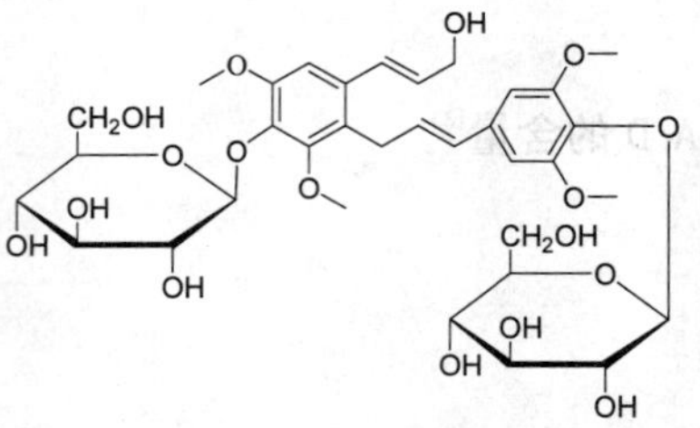 党参苷 Ⅲ　Tangshenoside Ⅲ	党参苷 Ⅳ Tangshenoside Ⅳ $C_{46}H_{64}O_{26}$ Exact Mass: 1032.37	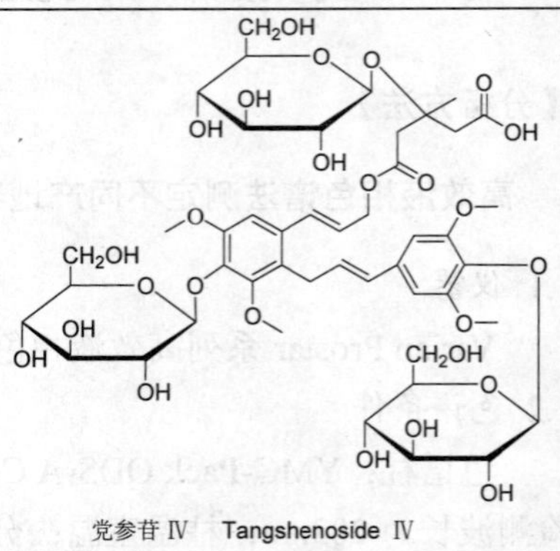 党参苷 Ⅳ　Tangshenoside Ⅳ
正己基-*β*-D-葡萄糖苷 *n*-Hexyl-*β*-D-glucopyranoside $C_{12}H_{24}O_6$ Exact Mass: 264.16	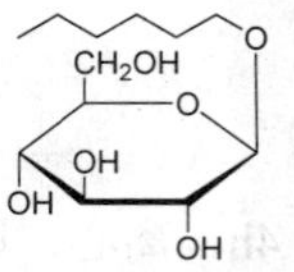 正己基-*β*-D-葡萄糖苷 *n*-Hexyl-*β*-D-glucopyranoside	蒲公英萜醇 Taraxerol $C_{30}H_{50}O$ Exact Mass: 426.39	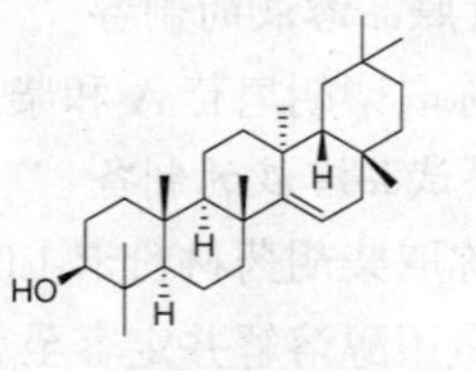 蒲公英萜醇　Taraxerol
蒲公英萜醇乙酸酯 Taraxeryl acetate $C_{32}H_{52}O_2$ Exact Mass: 468.40	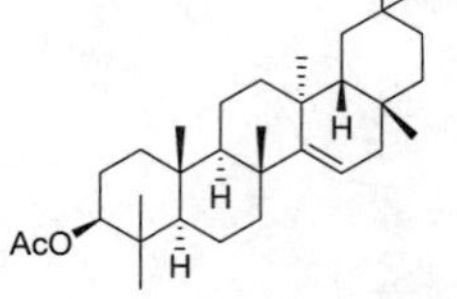 蒲公英萜醇乙酸酯 Taraxeryl acetate	木栓酮 Friedelin $C_{30}H_{50}O$ Exact Mass: 426.39	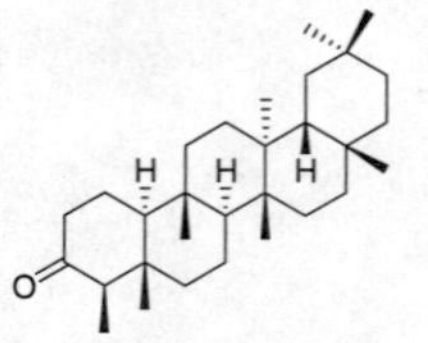 木栓酮　Friedelin

续表

中英文名、化学式及相对分子质量	结构图	中英文名、化学式及相对分子质量	结构图
党参碱 Codonopsine $C_{14}H_{21}NO_4$ Exact Mass: 267.15	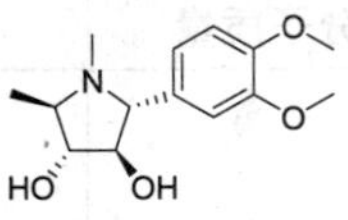 党参碱 Codonopsine	胆碱 Choline $C_5H_{14}NO^+$ Exact Mass: 104.11	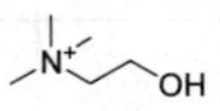 胆碱 Choline
5-羟基-2-羟甲基吡啶 5-Hydroxy-2-hydroxymethylpyridine $C_6H_7NO_2$ Exact Mass: 125.05	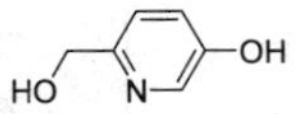 5-羟基-2-羟甲基吡啶 5-Hydroxy-2-hydroxymethylpyridine		

除以上化学成分外，党参还含有 *α*-D-果糖乙醇苷、白芷内酯等。

【分析方法】

1 高效液相色谱-蒸发光散射检测法测定甘肃产党参药材中苍术内酯III的含量[35]

1.1 仪器

Waters 600E 高效液相色谱仪。

1.2 色谱条件

色谱柱：Hypersil ODS-2 柱(250mm×4.6mm，5μm)，流动相：甲醇-水(67:33)；流速 1.0mL/min；检测波长 220nm；柱温 30℃；ELSD 检测器参数：载气流速 2.2L/min；漂移管温度 80℃；分析时间约 12min。

1.3 对照品溶液的制备

称取苍术内酯III对照品，用适量甲醇溶解。

1.4 供试品溶液的制备

称取党参药材样品 5.0g，用 30mL 甲醇超声提取 3 次，每次 30min，滤过，蒸干，加入 30mL 水溶解残渣，用水饱和的正丁醇萃取 4 次(30，30，20，15mL)，合并正丁醇液，蒸干，残渣用甲醇溶解并定容至 5mL，滤过，即得。

鸭跖草

Yazhicao

COMMELINAE HERBA

【化学成分】

表 1-10-20 鸭跖草主要化学成分[36]

中英文名、化学式及相对分子质量	结构图	中英文名、化学式及相对分子质量	结构图
鸭跖黄酮苷 Flavocommelin $C_{28}H_{32}O_{15}$ Exact Mass: 608.17	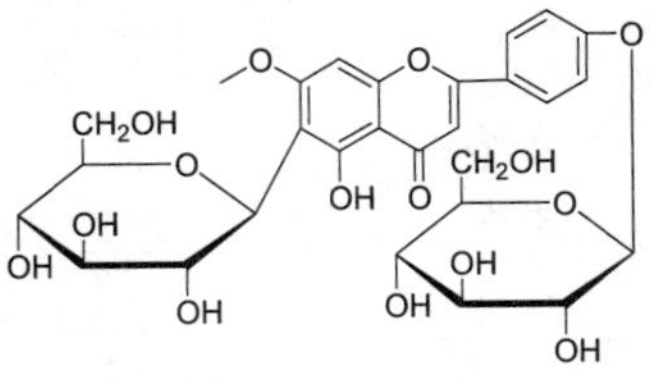 鸭跖黄酮苷 Flavocommelin	木栓酮 Friedelin $C_{30}H_{50}O$ Exact Mass: 426.39	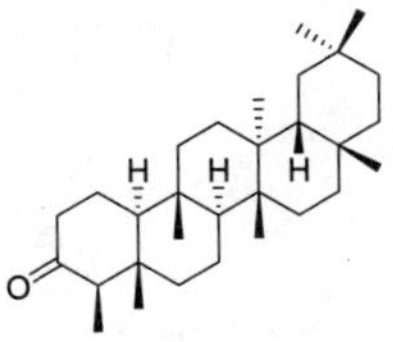 木栓酮 Friedelin

续表

中英文名、化学式及相对分子质量	结构图	中英文名、化学式及相对分子质量	结构图
飞燕草苷 Delphin $C_{27}H_{31}ClO_{17}$ Exact Mass: 662.12	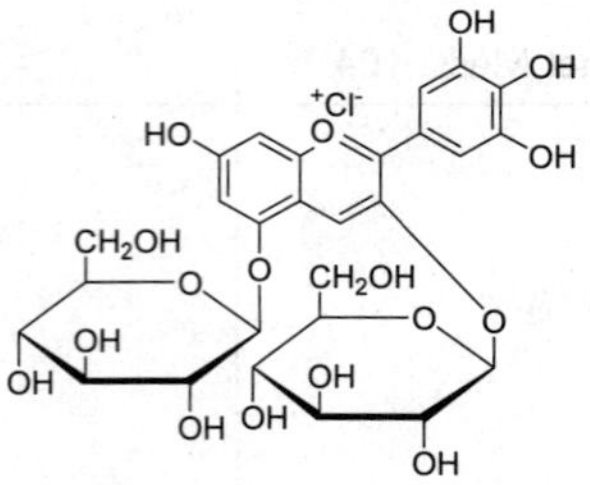 飞燕草苷　Delphin	鸭跖草花色苷 Awobanin $C_{36}H_{37}ClO_{19}$ Exact Mass: 808.16	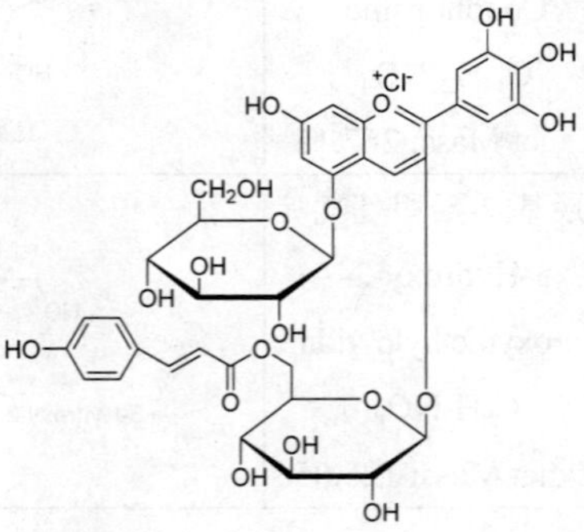 鸭跖草花色苷　Awobanin
β-谷甾醇 *β*-Sitosterol $C_{29}H_{50}O$ Exact Mass: 414.39	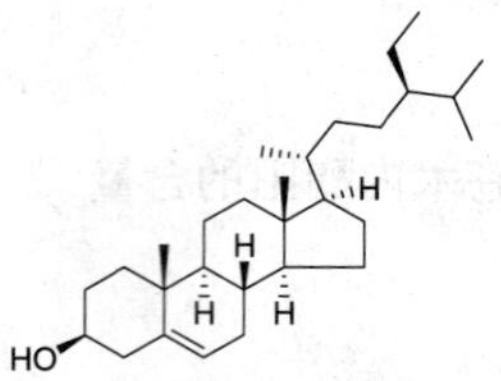 *β*-谷甾醇　*β*-Sitosterol	正三十烷醇 1-Triacontanol $C_{30}H_{62}O$ Exact Mass: 438.48	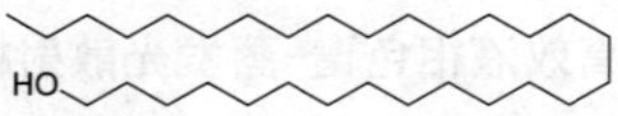 正三十烷醇　1-Triacontanol
对羟基桂皮酸 (对香豆酸) 4-Hydroxycinnamic acid (*p*-Coumaric acid) $C_9H_8O_3$ Exact Mass: 164.05	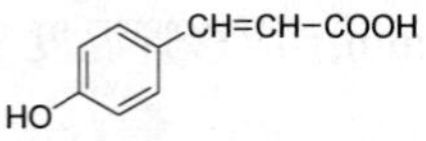 对羟基桂皮酸 (对香豆酸) 4-Hydroxycinnamic acid (*p*-Coumaric acid)	胡萝卜苷 Daucosterol $C_{35}H_{60}O_6$ Exact Mass: 576.44	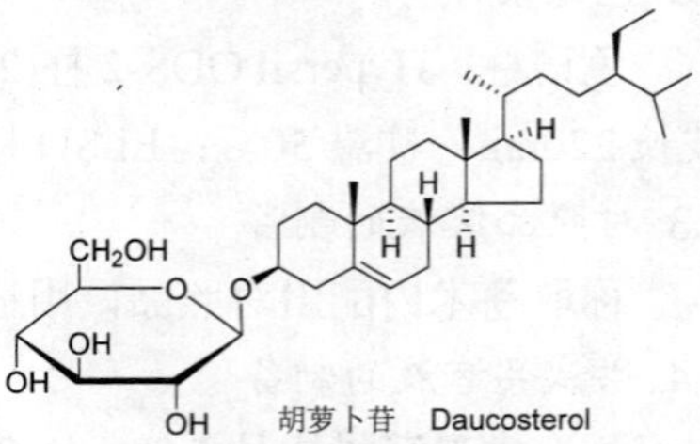 胡萝卜苷　Daucosterol
甘露醇 Mannitol $C_6H_{14}O_6$ Exact Mass: 182.08	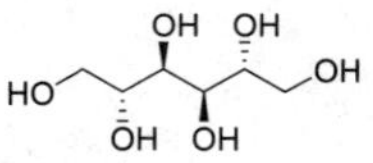 甘露醇　Mannitol	2,5-二羟甲基-3,4-二羟吡咯烷 2,5-Dihydroxymethyl-3,4-dihydroxypyrrolidine $C_6H_{13}NO_4$ Exact Mass: 163.08	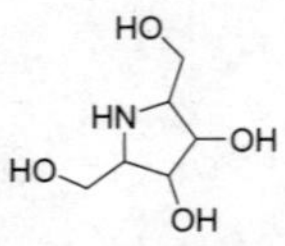 2,5-二羟甲基-3,4-二羟吡咯烷 2,5-Dihydroxymethyl-3,4-dihydroxypyrrolidine
1-去氧野尻霉素 1-Deoxynojirimycin $C_6H_{13}NO_4$ Exact Mass: 163.08	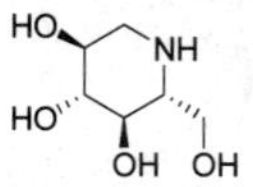 1-去氧野尻霉素　1-Deoxynojirimycin		

除以上化学成分外，鸭跖草还含有蓝鸭跖草苷等。

积雪草

Jixuecao

CENTELLAE HERBA

【化学成分】

表 1-10-21 积雪草主要化学成分[37]

中英文名、化学式及相对分子质量	结构图	中英文名、化学式及相对分子质量	结构图
积雪草苷 Asiaticoside $C_{48}H_{78}O_{19}$ Exact Mass: 958.51	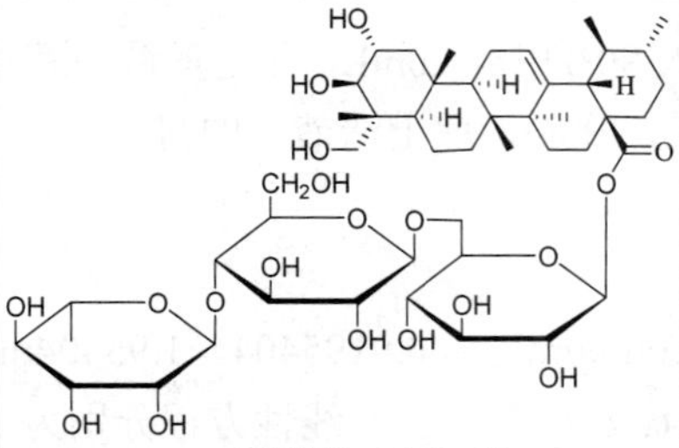 积雪草苷 Asiaticoside	羟基积雪草苷 Madecassoside $C_{48}H_{78}O_{20}$ Exact Mass: 974.51	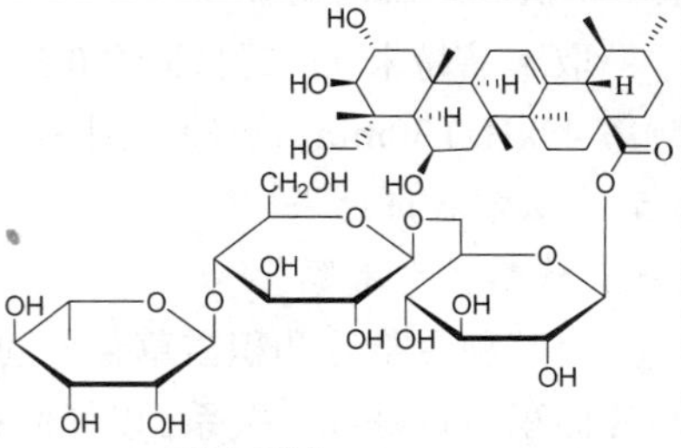 羟基积雪草苷 Madecassoside
积雪草酸 Asiatic acid $C_{30}H_{48}O_5$ Exact Mass: 488.35	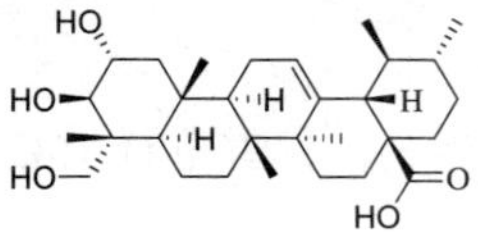 积雪草酸 Asiatic acid	马达积雪草酸 Madasiatic acid $C_{30}H_{48}O_5$ Exact Mass: 488.35	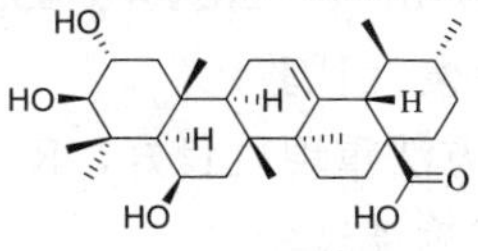 马达积雪草酸 Madasiatic acid
羟基积雪草酸 Brahmic acid $C_{30}H_{48}O_6$ Exact Mass: 504.35	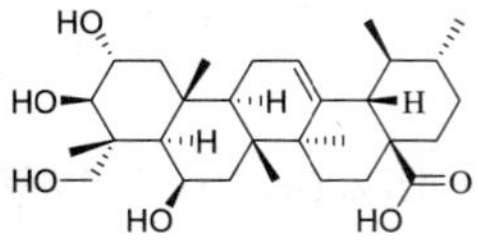 羟基积雪草酸 Brahmic acid	玻热米酸 Brahmic acid $C_{30}H_{48}O_6$ Exact Mass: 504.35	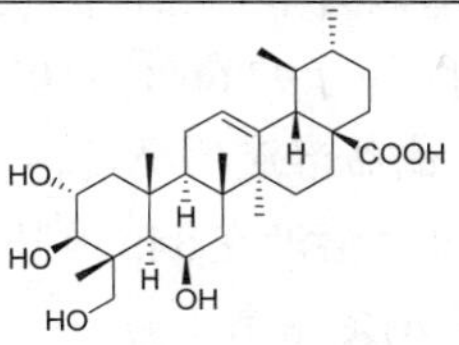 玻热米酸 Brahmic acid
石竹烯 Caryophyllene $C_{15}H_{24}$ Exact Mass: 204.19	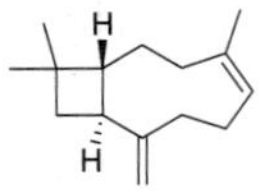 石竹烯 Caryophyllene	法呢醇 Farnesol $C_{15}H_{26}O$ Exact Mass: 222.20	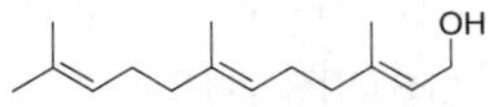 法呢醇 Farnesol
长叶烯 Longifolene $C_{15}H_{24}$ Exact Mass: 204.19	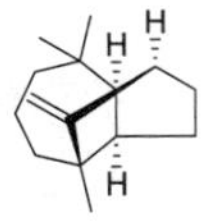 长叶烯 Longifolene	槲皮素 Quercetin $C_{15}H_{10}O_7$ Exact Mass: 302.04	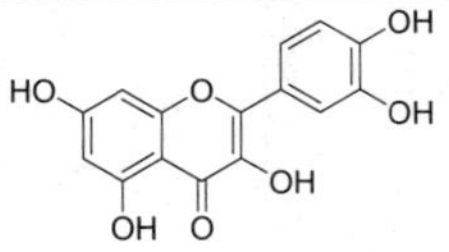 槲皮素 Quercetin
山柰酚 Kaempferol $C_{15}H_{10}O_6$ Exact Mass: 286.05	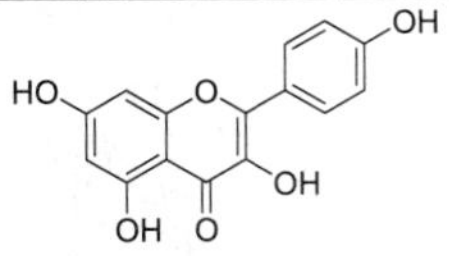 山柰酚 Kaempferol	内消旋肌醇 Meso-inositol $C_6H_{12}O_6$ Exact Mass: 180.06	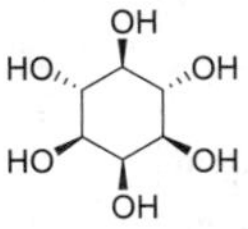 内消旋肌醇 Meso-inositol
Terminolic acid $C_{30}H_{48}O_6$ Exact Mass: 504.35	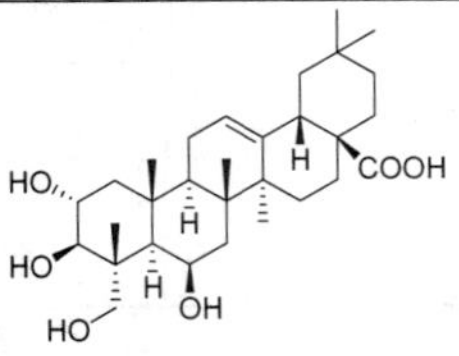 Terminolic acid		

除以上化学成分外，积雪草还含有波热米苷、波热模苷、异参枯尼苷、参枯尼苷、榄香烯、Centelloside等。

【分析方法】

1　高效液相色谱法测定积雪草药材中积雪草苷和羟基积雪草苷的含量

1.1 仪器

Agilent 1100 高效液相色谱仪。

1.2 色谱条件及系统适应性

色谱柱填充剂：十八烷基硅烷键合硅胶；流动相：乙腈-2mmol/L β-环糊精溶液(24∶76)；流速 1.0mL/min；检测波长 205nm。理论板数按积雪草苷峰计算应不低于 5000。

1.3 对照品溶液的制备

精密称取积雪草苷、羟基积雪草苷对照品适量，加甲醇制成每 1mL 各含 0.2mg 的溶液，即得。

1.4 供试品溶液的制备

取本品粉末(过二号筛)约 0.5g，精密称定，精密加入 80%甲醇 20mL，称定重量，超声处理(功率 180W，频率 42kHz) 30min，放冷，用 80%甲醇补足减失的重量，离心，取上清液，即得。

1.5 方法学验证结果

1.5.1 线性关系考察

羟基积雪草苷和积雪草苷分别在 0.0181734～1.81734mg/mL 和 0.0195404～1.95404mg/mL 范围内浓度与峰面积呈良好线性关系。以峰面积为纵坐标 y，进样量(μg)为横坐标 x，线性方程分别为 $y = 2502x - 9.423$，$r = 0.99998$；$y = 2651.1x - 15.211$，$r = 0.99998$。

1.5.2 重复性试验

本方法重现性良好，RSD 分别为：羟基积雪草苷 1.04% (n=6)，积雪草苷 1.83% (n=6)。

1.5.3 准确度试验

羟基积雪草苷加样回收率为 99.24%～103.46%，平均回收率为 101.2%，RSD 为 1.5% (n=9)；积雪草苷加样回收率为 97.66%～103.88%，平均回收率为 101.6%，RSD 为 1.7% (n=9)。

1.5.4 供试品溶液的稳定性

供试品溶液在 34h 内基本保持稳定，羟基积雪草苷 RSD 为 1.16% (n=10)，积雪草苷 RSD 为 0.74% (n=10)。

1.6 样品测定结果

采用上述方法，分别精密吸取对照品溶液和供试品溶液各 10μL，注入液相色谱仪，测定了 9 批积雪草中积雪草苷和羟基积雪草苷的含量，以羟基积雪草苷和积雪草苷的总量计算，结果为 0.39%～1.64%。

色谱图如图 1-10-1 所示。

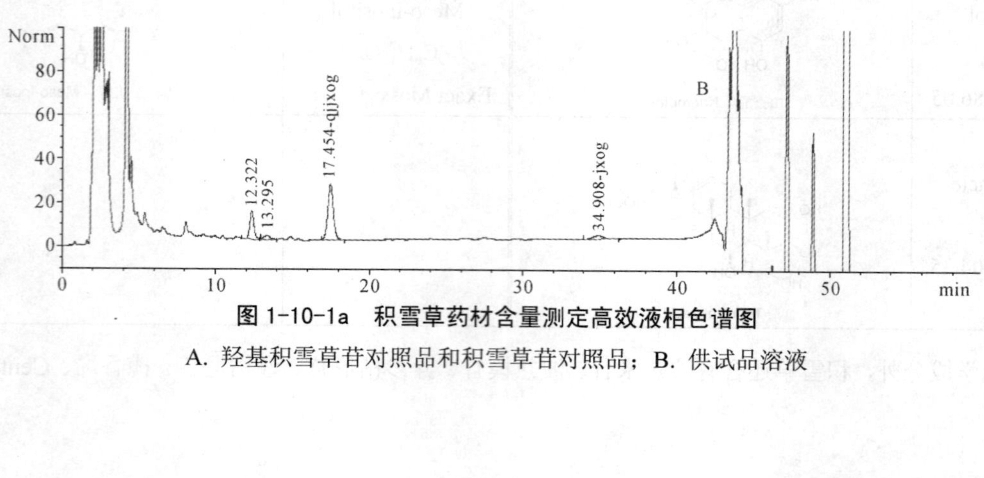

图 1-10-1a　积雪草药材含量测定高效液相色谱图

A. 羟基积雪草苷对照品和积雪草苷对照品；B. 供试品溶液

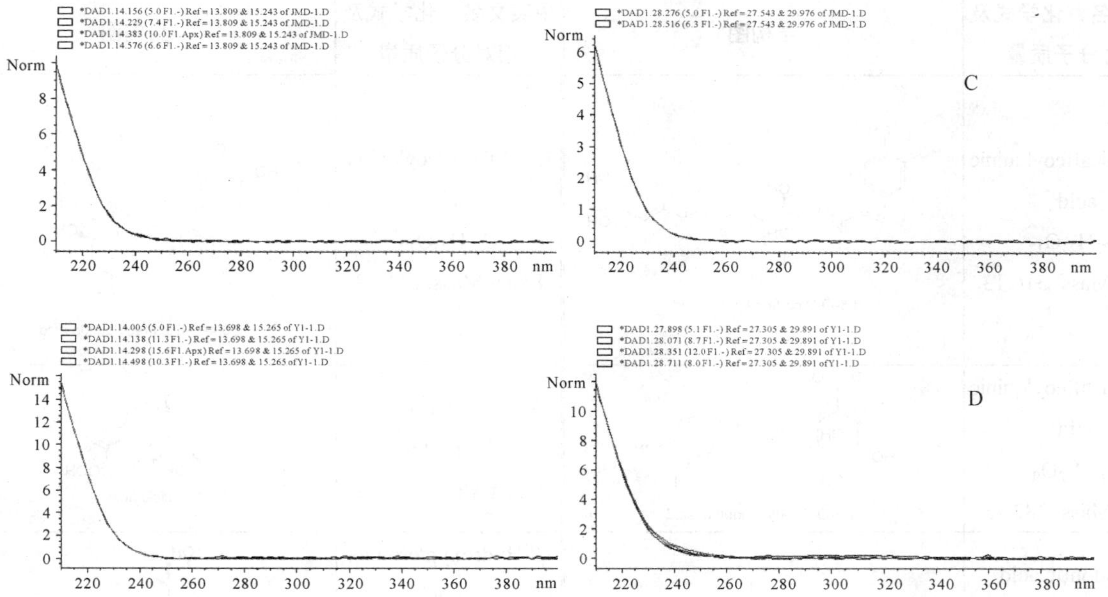

图 1-10-1b　积雪草药材含量测定高效液相色谱图

C. 羟基积雪草苷和积雪草苷对照品紫外光谱扫描图；

D. 供试品中羟基积雪草苷和积雪草苷对照品紫外光谱扫描图

2　高效液相色谱法测定积雪草中三萜类化合物的含量[38]

2.1 仪器

PE 高效液相色谱仪。

2.2 色谱条件

色谱柱：Hypersil C_{18} 柱(200mm×4.6mm，5μm)；流动相：乙腈-水；梯度洗脱：0～40min 乙腈由 5% 增至 100%；流速 0.6mL/min；检测波长 205nm；柱温 30℃。

2.3 对照品溶液的制备

称取积雪草苷、羟基积雪草酸和积雪草酸对照品，用适量甲醇溶解。

2.4 供试品溶液的制备

称取积雪草粉末 5.0g，置索氏提取器中，先以 300mL 石油醚脱脂 3h，药渣干燥后，用 100mL 甲醇回流提取 5h，提取液浓缩，用甲醇定容至 25mL，滤过，即得。

臭灵丹草

Choulingdancao

LAGGERAE HERBA

【化学成分】

表 1-10-22　臭灵丹草主要化学成分[39，40]

中英文名、化学式及相对分子质量	结构图	中英文名、化学式及相对分子质量	结构图
2*β*-Hydroxyilicic acid $C_{15}H_{24}O_4$ Exact Mass: 268.17	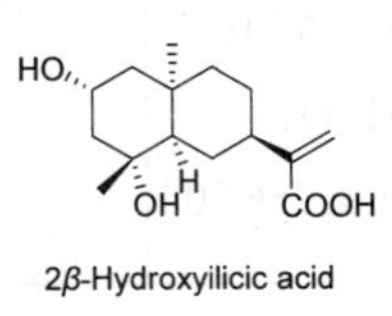	4*α*,5*α*-Dihydroxyeudesm-11(13)-en-12-oic acid $C_{15}H_{24}O_4$ Exact Mass: 268.17	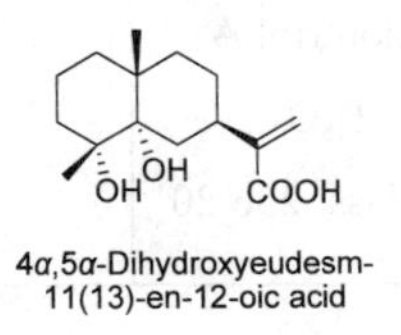

续表

中英文名、化学式及相对分子质量	结构图	中英文名、化学式及相对分子质量	结构图
3,5-*O*-Dicaffeoylquinic acid $C_{25}H_{24}O_{12}$ Exact Mass: 516.13	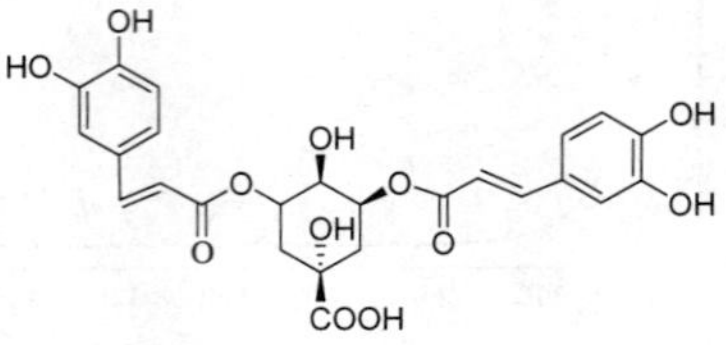 3,5-*O*-Dicaffeoylquinic acid	3,4-*O*-Dicaffeoylquinic acid $C_{25}H_{24}O_{12}$ Exact Mass: 516.13	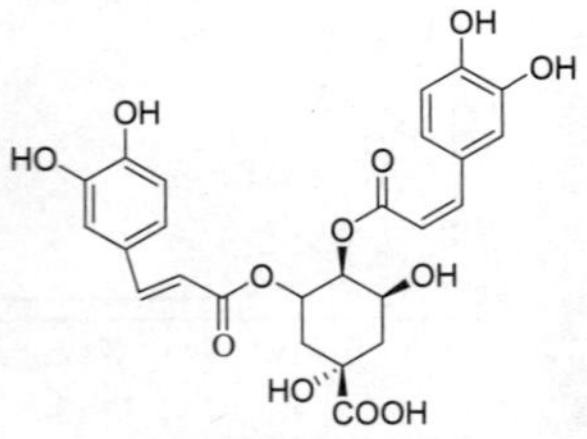 3,4-*O*-Dicaffeoylquinic acid
4,5-*O*-Dicaffeoylquinic acid $C_{18}H_{22}O_{9}$ Exact Mass: 382.13	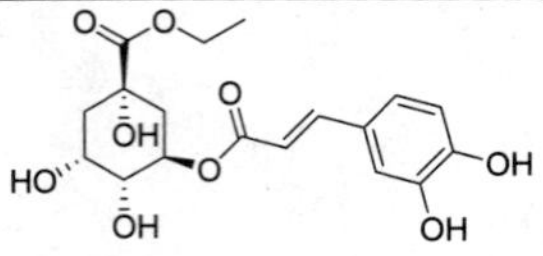 4,5-*O*-Dicaffeoylquinic acid	Ilicic acid $C_{15}H_{24}O_{3}$ Exact Mass: 252.17	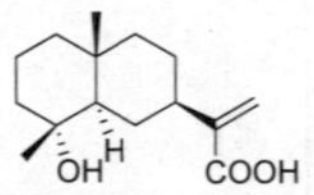 Ilicic acid
Pterodontic acid $C_{15}H_{22}O_{2}$ Exact Mass: 234.16	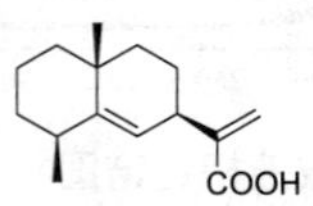 Pterodontic acid	1*β*-Hydroxypterondontic acid $C_{15}H_{22}O_{3}$ Exact Mass: 250.16	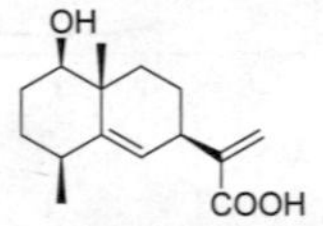 1*β*-Hydroxypterondontic acid
3*β*-Hydroxypterondontic acid $C_{15}H_{22}O_{3}$ Exact Mass: 250.16	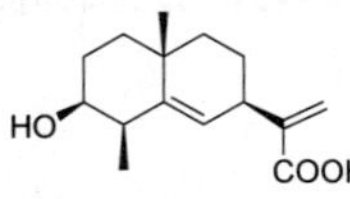 3*β*-Hydroxypterondontic acid	2*α*,3*β*-Dihydroxypterondontic acid $C_{15}H_{22}O_{4}$ Exact Mass: 266.15	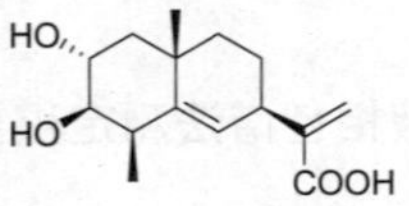 2*α*,3*β*-Dihydroxypterondontic acid
1*β*,3*α*,9*β*-Trihydroxyeudesma-5,11(13)-dien-12-oic acid $C_{15}H_{22}O_{5}$ Exact Mass: 282.15	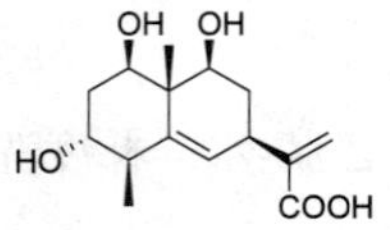 1*β*,3*α*,9*β*-Trihydroxyeudesma-5,11(13)-dien-12-oic acid	1*β*,3*α*-Dihydroxyeudesma-5,11(13)-dien-12-oic acid $C_{15}H_{22}O_{4}$ Exact Mass: 266.15	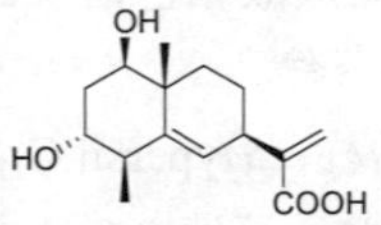 1*β*,3*α*-Dihydroxyeudesma-5,11(13)-dien-12-oic acid
Pterodontoside A $C_{21}H_{32}O_{8}$ Exact Mass: 412.21	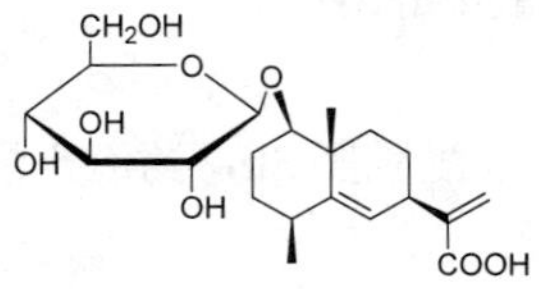 Pterodontoside A	Pterodontoside B $C_{21}H_{32}O_{8}$ Exact Mass: 412.21	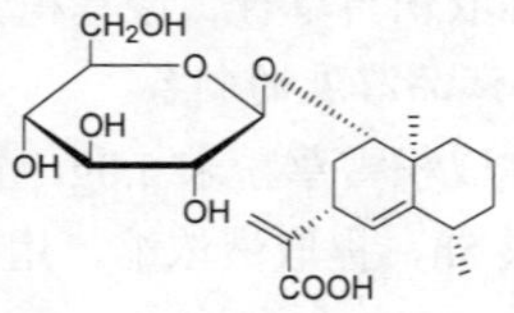 Pterodontoside B
2*β*-Acetoxypterodontic acid $C_{17}H_{24}O_{4}$ Exact Mass: 292.17	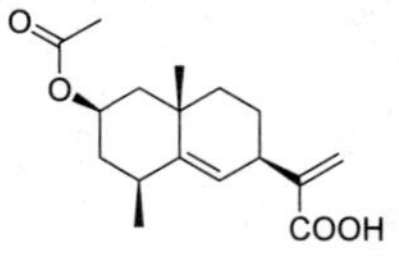 2*β*-Acetoxypterodontic acid	2*α*-Acetoxycostic acid $C_{17}H_{24}O_{4}$ Exact Mass: 292.17	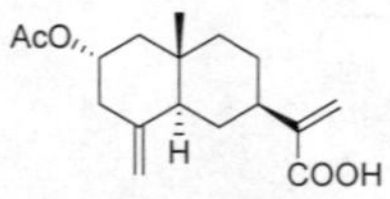 2*α*-Acetoxycostic acid
Pterodonoic acid $C_{15}H_{20}O_{3}$ Exact Mass: 248.14	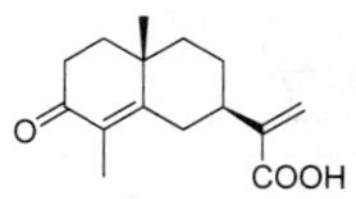 Pterodonoic acid	Ent-7(11)-Selinen-4-ol $C_{15}H_{26}O$ Exact Mass: 222.20	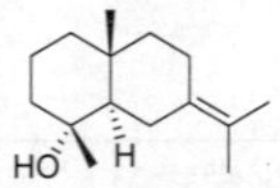 Ent-7(11)-Selinen-4-ol
Pterodontriol A $C_{15}H_{28}O_{3}$ Exact Mass: 256.20	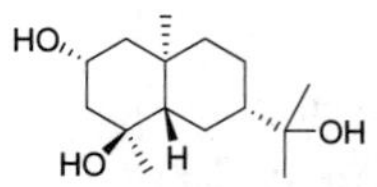 Pterodontriol A	Pterodontriol B $C_{15}H_{28}O_{3}$ Exact Mass: 256.20	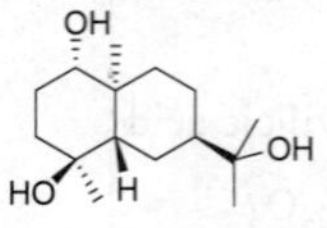 Pterodontriol B

续表

中英文名、化学式及相对分子质量	结构图	中英文名、化学式及相对分子质量	结构图
Pterodontoside G $C_{21}H_{36}O_7$ Exact Mass: 400.25	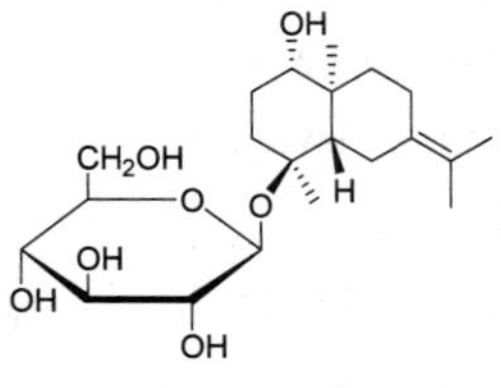 Pterodontoside G	Pterodontoside H $C_{21}H_{36}O_7$ Exact Mass: 400.25	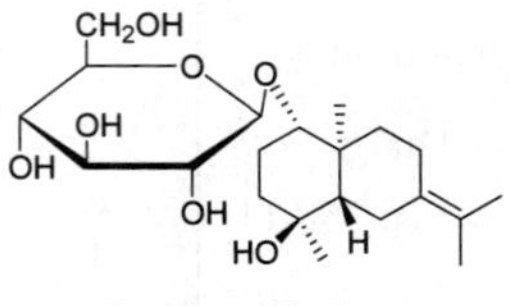 Pterodontoside H
Pterodontriol D $C_{15}H_{28}O_3$ Exact Mass: 256.20	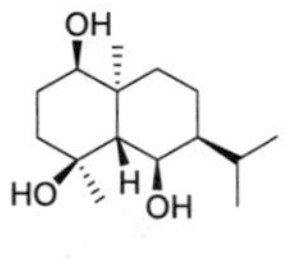 Pterodontriol D	Pterodondiol $C_{15}H_{28}O_2$ Exact Mass: 240.21	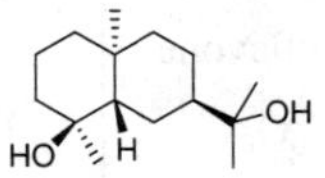 Pterodondiol
Pterodontetraol $C_{15}H_{28}O_4$ Exact Mass: 272.20	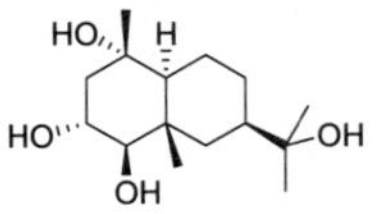 Pterodontetraol	Ent-4*β*,11-dihydroxy-eudesman-1-one $C_{15}H_{26}O_3$ Exact Mass: 254.19	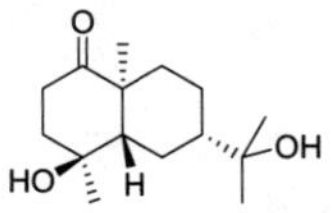 Ent-4*β*,11-dihydroxyeudesman-1-one
Pterodontoside F $C_{21}H_{38}O_8$ Exact Mass: 418.26	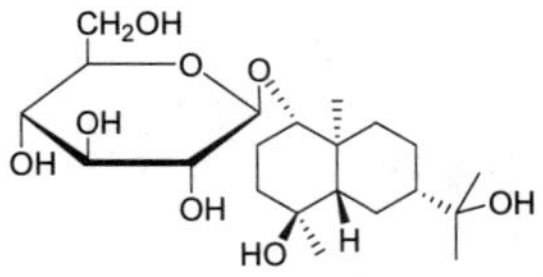 Pterodontoside F	Pterodontriol C $C_{15}H_{28}O_3$ Exact Mass: 256.20	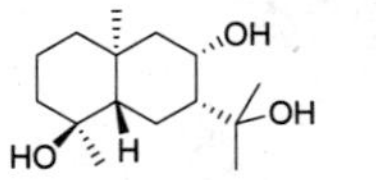 Pterodontriol C
Ent-eudesmane-4*β*,9*α*,11-triol $C_{15}H_{28}O_3$ Exact Mass: 256.20	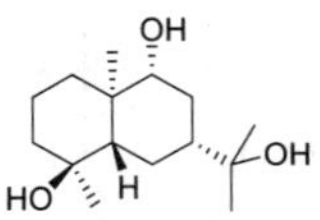 Ent-eudesmane-4*β*,9*α*,11-triol	Pterodontoside D $C_{21}H_{38}O_7$ Exact Mass: 402.26	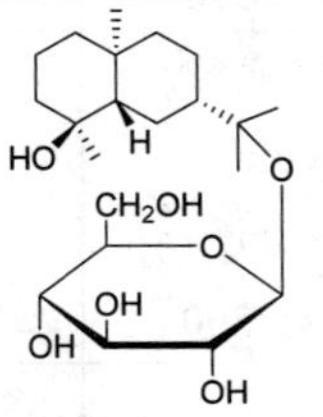 Pterodontoside D
Ent-eudesmane-2*α*,4*β*,11-triol 11-*O*-*β*-D-glucopyranoside $C_{21}H_{38}O_8$ Exact Mass: 418.26	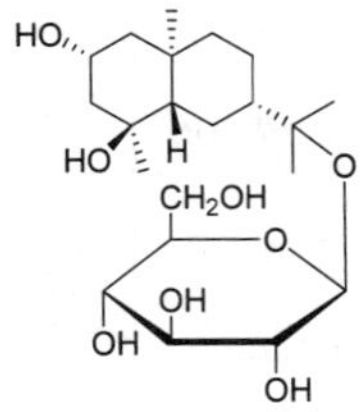 Ent-eudesmane-2*α*,4*β*,11-triol 11-*O*-*β*-D-glucopyranoside	Pterodontoside E $C_{21}H_{38}O_8$ Exact Mass: 418.26	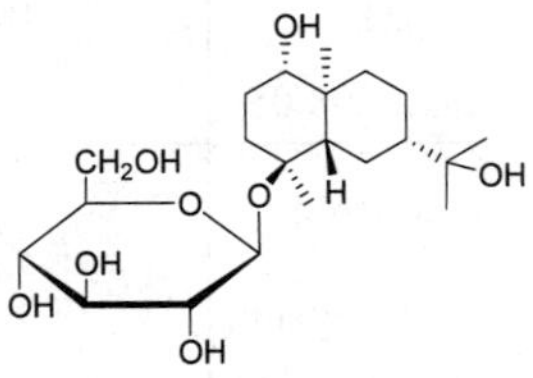 Pterodontoside E
Pterodontoside C $C_{21}H_{38}O_7$ Exact Mass: 402.26	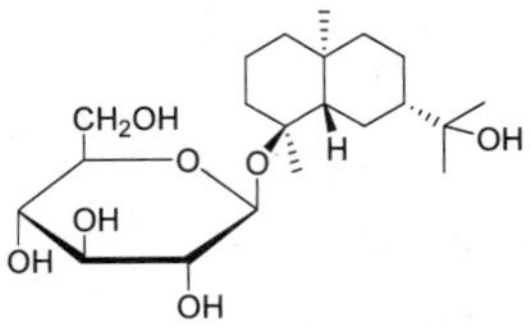 Pterodontoside C	5*α*,11-Dihydroxy-eudesm-3-en-2-one $C_{15}H_{24}O_3$ Exact Mass: 252.17	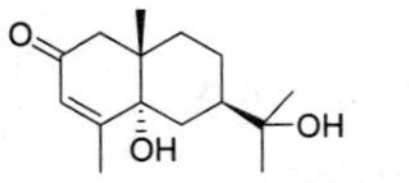 5*α*,11-Dihydroxyeudesm-3-en-2-one
Artemitin $C_{20}H_{20}O_8$ Exact Mass: 388.12	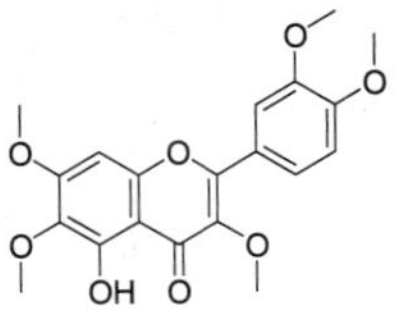 Artemitin	Chrysosplenetin B $C_{19}H_{18}O_8$ Exact Mass: 374.10	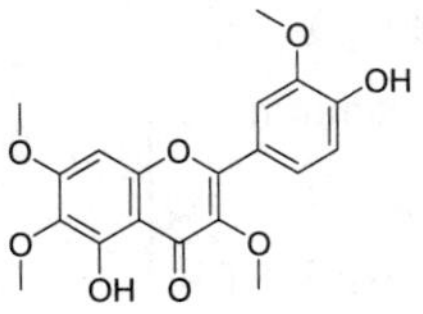 Chrysosplenetin B

续表

中英文名、化学式及相对分子质量	结构图	中英文名、化学式及相对分子质量	结构图
Uendultin $C_{19}H_{18}O_7$ Exact Mass: 358.11	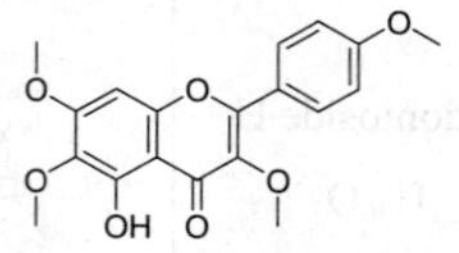 Uendultin	5-Hydroxy-3,4',6,7-tetramethoxyflavone $C_{19}H_{18}O_7$ Exact Mass: 358.11	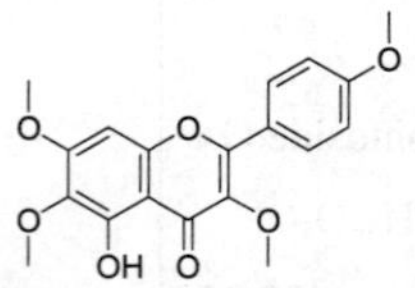 5-Hydroxy-3,4',6,7-tetramethoxyflavone
3',4',5-Trihydroxy-3,6,7-trimethoxyflavone $C_{18}H_{16}O_8$ Exact Mass: 360.08	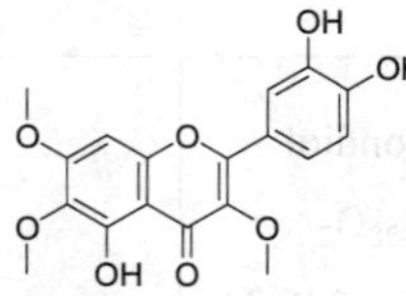 3',4',5-Trihydroxy-3,6,7-trimethoxyflavone		

射干

Shegan

BELAMCANDAE RHIZOMA

【化学成分】

表 1-10-23　射干主要化学成分[41]

中英文名、化学式及相对分子质量	结构图	中英文名、化学式及相对分子质量	结构图
野鸢尾黄素 Irigenin $C_{18}H_{16}O_8$ Exact Mass: 360.08	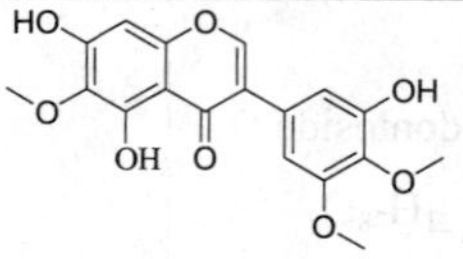 野鸢尾黄素　Irigenin	鸢尾黄素 Tectorigenin $C_{16}H_{12}O_6$ Exact Mass: 300.06	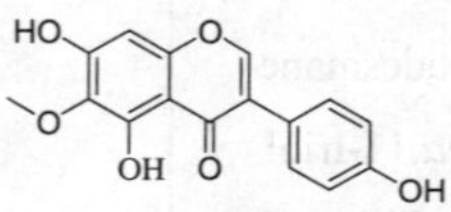 鸢尾黄素　Tectorigenin
德鸢尾素 Irilone $C_{16}H_{10}O_6$ Exact Mass: 298.05	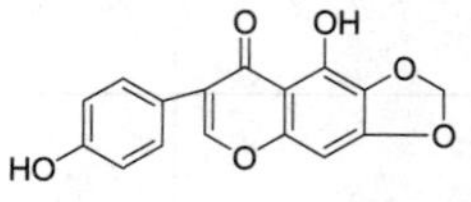 德鸢尾素　Irilone	染料木素 Genistein $C_{15}H_{11}O_5$ Exact Mass: 271.06	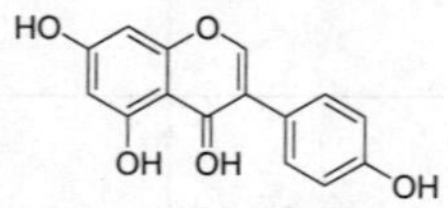 染料木素　Genistein
二甲基鸢尾苷元 Dimethyl tectorigenin $C_{18}H_{16}O_6$ Exact Mass: 328.09	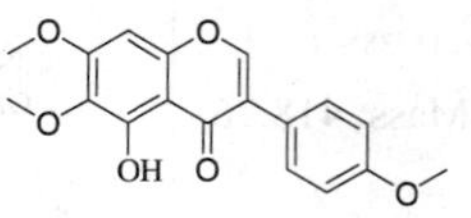 二甲基鸢尾苷元　Dimethyl tectorigenin	次野鸢尾苷元 Irisflorentin $C_{20}H_{18}O_8$ Exact Mass: 386.10	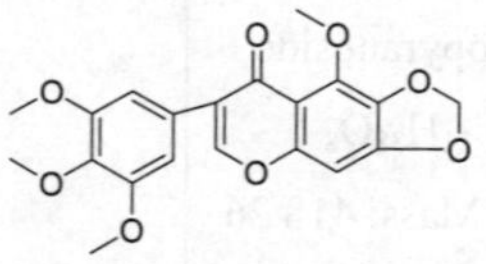 次野鸢尾苷元　Irisflorentin
鸢尾甲黄素 A Iristectorigenin A $C_{17}H_{14}O_7$ Exact Mass: 330.07	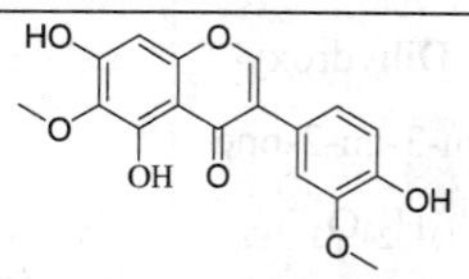 鸢尾甲黄素 A　Iristectorigenin A	鸢尾甲黄素 B Iristectorigenin B $C_{17}H_{14}O_7$ Exact Mass: 330.07	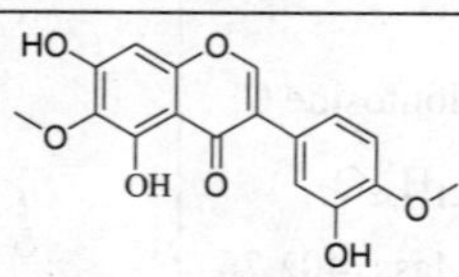 鸢尾甲黄素 B Iristectorigenin B
白射干素 Dichotomitin $C_{18}H_{14}O_8$ Exact Mass: 358.07	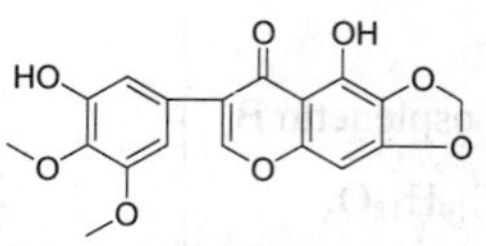 白射干素　Dichotomitin	去甲基次野鸢尾黄素 Noririsflorentin $C_{19}H_{16}O_8$ Exact Mass: 372.08	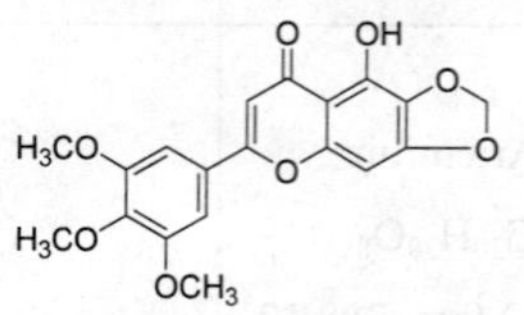 去甲基次野鸢尾黄素　Noririsflorentin

续表

中英文名、化学式及相对分子质量	结构图	中英文名、化学式及相对分子质量	结构图
5,6,7,3′-四羟基-4′-甲氧基异黄酮 5,6,7,3′-Tetrahydroxy-4′-methoxyisoflavone $C_{16}H_{12}O_7$ Exact Mass: 316.06	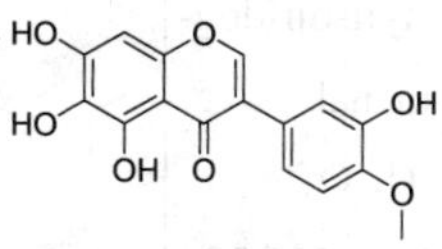 5 ,6 ,7 ,3′-四羟基-4′-甲氧基异黄酮 5,6,7,3′-Tetrahydroxy-4′-methoxyisoflavone	2,3-二氢野鸢尾黄素 2,3-Dihydroiriegnin $C_{18}H_{18}O_8$ Exact Mass: 362.10	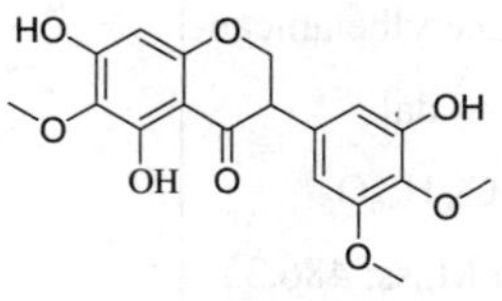 2,3-二氢野鸢尾黄素 2,3-Dihydroiriegnin
6″-*O*-对羟基苯甲酰野鸢尾苷 6″-*O*-*p*-Hydroxybenzoyliridin $C_{31}H_{30}O_{15}$ Exact Mass: 642.16	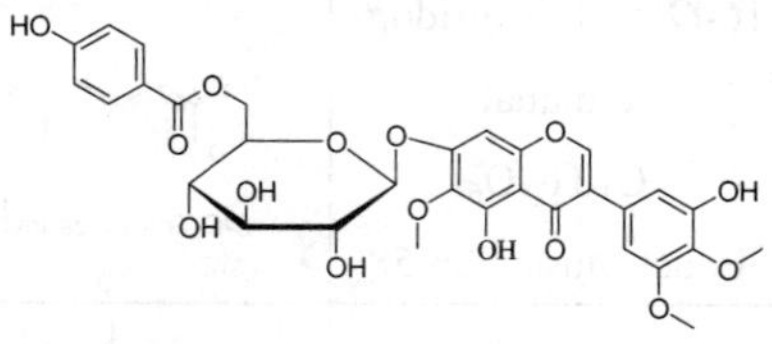 6″-*O*-对羟基苯甲酰野鸢尾苷 6″-*O*-*p*-Hydroxybenzoyliridin	鸢尾苷 Tectoridin $C_{22}H_{22}O_{11}$ Exact Mass: 462.12	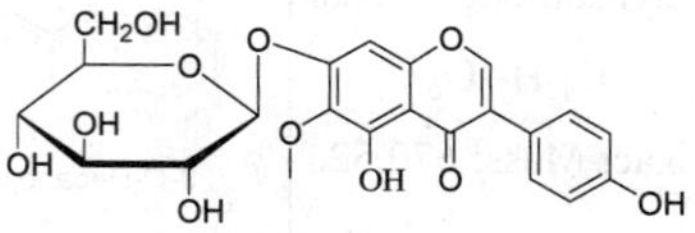 鸢尾苷 Tectoridin
野鸢尾苷 Iridin $C_{24}H_{26}O_{13}$ Exact Mass: 522.14	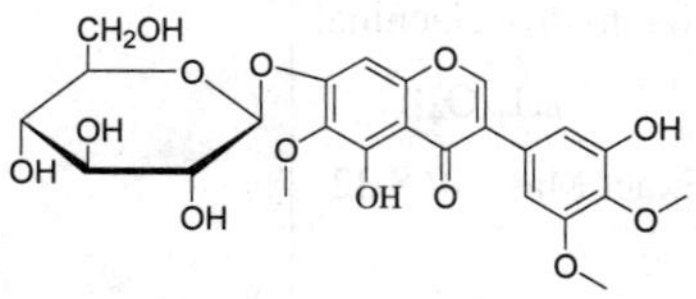 野鸢尾苷 Iridin	3′,4′,5,7-四羟基-8-甲氧基异黄酮 3′,4′,5,7-Tetrahydroxy-8-methoxyisoflavone $C_{16}H_{12}O_7$ Exact Mass: 316.06	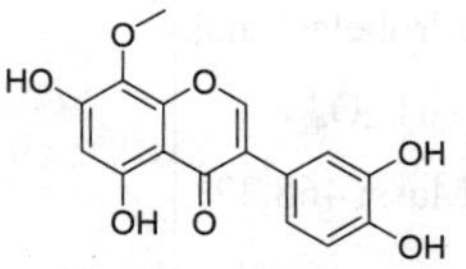 3′,4′,5,7-四羟基-8-甲氧基异黄酮 3′,4′,5,7-Tetrahydroxy-8-methoxyisoflavone
射干素 A Shegansu A $C_{32}H_{32}O_{16}$ Exact Mass: 672.17	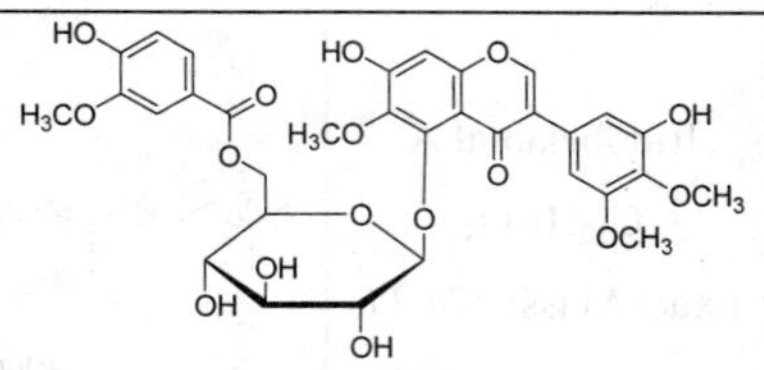 射干素 A Shegansu A	异鼠李素 Isorhamnetin $C_{16}H_{12}O_7$ Exact Mass: 316.06	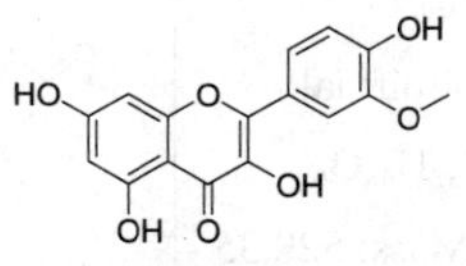 异鼠李素 Isorhamnetin
3′-*O*-甲基鼠李素 Rhamnazin $C_{17}H_{14}O_7$ Exact Mass: 330.07	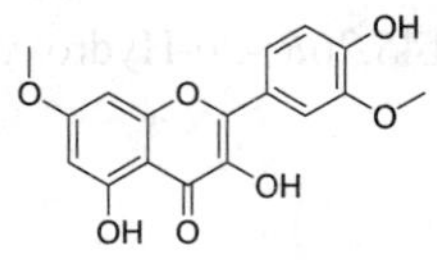 3′-*O*-甲基鼠李素 Rhamnazin	异野鸢尾黄素 Isoirigenin $C_{18}H_{16}O_8$ Exact Mass: 360.08	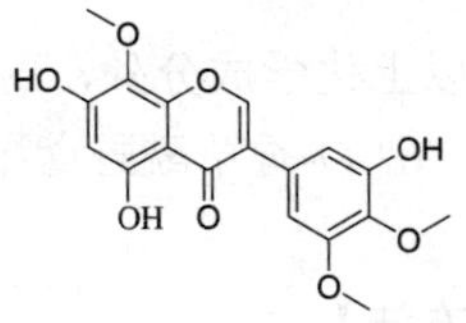 异野鸢尾黄素 Isoirigenin
Isoiridogermanal $C_{30}H_{50}O_4$ Exact Mass: 474.37	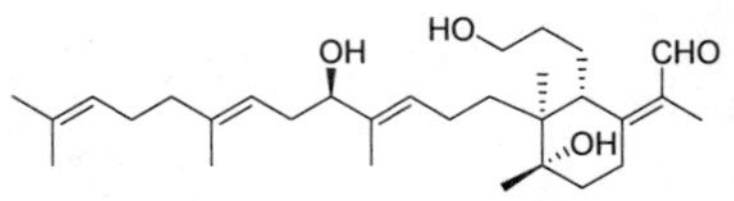 Isoiridogermanal	Belamcandal $C_{32}H_{48}O_6$ Exact Mass: 528.35	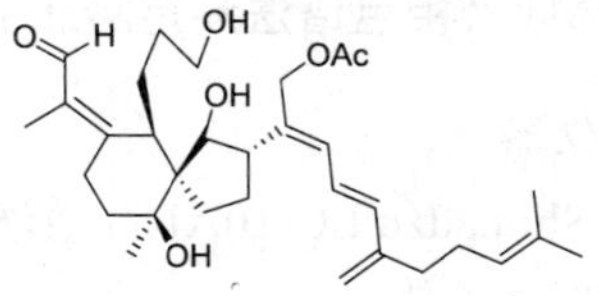 Belamcandal
Belachinal $C_{30}H_{46}O_5$ Exact Mass: 486.33	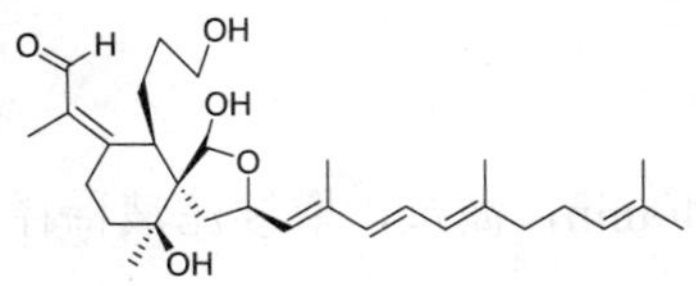 Belachinal	Anhydrobelachinal $C_{30}H_{44}O_4$ Exact Mass: 468.32	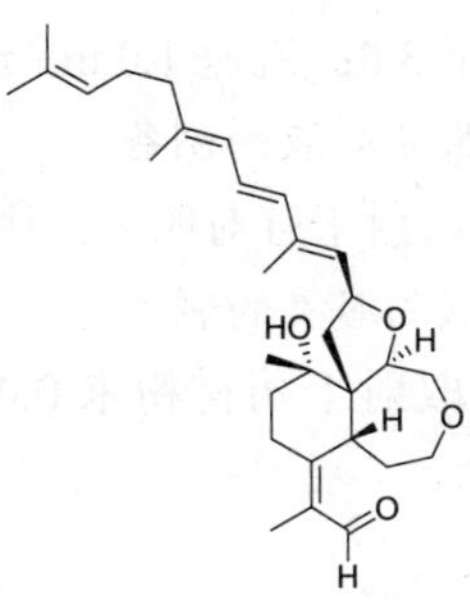 Anhydrobelachinal

续表

中英文名、化学式及相对分子质量	结构图	中英文名、化学式及相对分子质量	结构图
28-Deacetylbelamcandal $C_{30}H_{46}O_5$ Exact Mass: 486.33	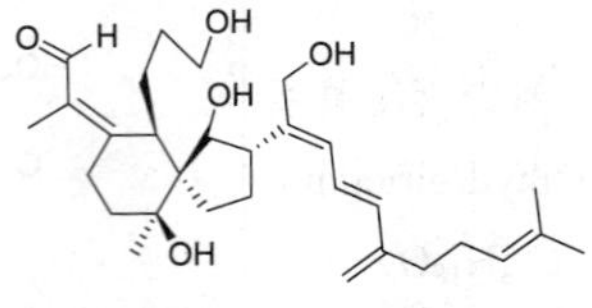 28-Deacetylbelamcandal	16-*O*-Acetylisoiridogermanal $C_{32}H_{52}O_5$ Exact Mass: 516.38	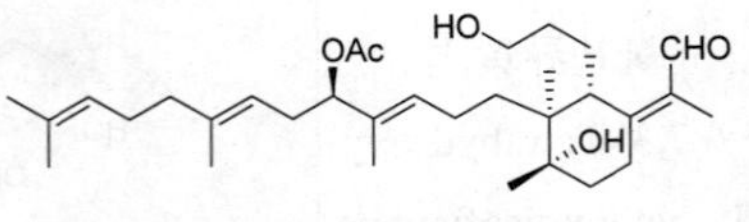 16-*O*-Acetylisoiridogermanal
3-*O*-Decanoyl-16-*O*-acetylisoiridogermanal $C_{42}H_{70}O_6$ Exact Mass: 670.52	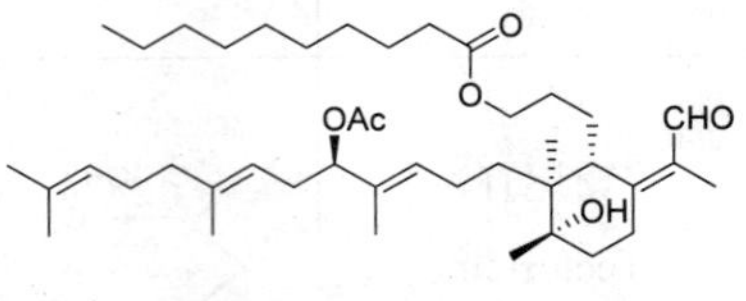 3-*O*-Decanoyl-16-*O*-acetylisoiridogermanal	3-*O*-Tetradecanoyl-16-*O*-acetylisoiridogermanal $C_{46}H_{78}O_6$ Exact Mass: 726.58	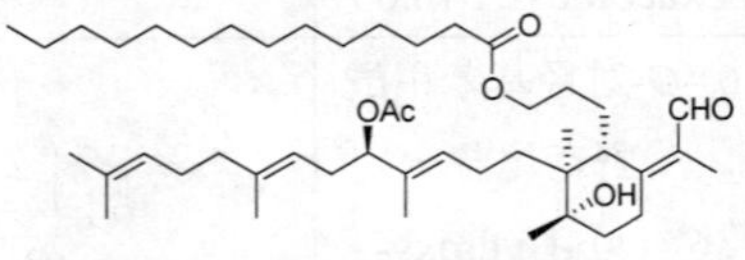 3-*O*-Tetradecanoyl-16-*O*-acetylisoiridogermanal
Epianhydrobelachinal $C_{30}H_{44}O_4$ Exact Mass: 468.32	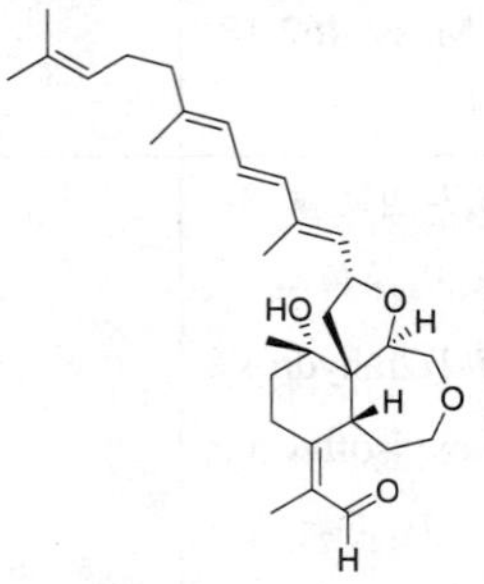 Epianhydrobelachinal	Isoanhydrobelachinal $C_{30}H_{44}O_4$ Exact Mass: 468.32	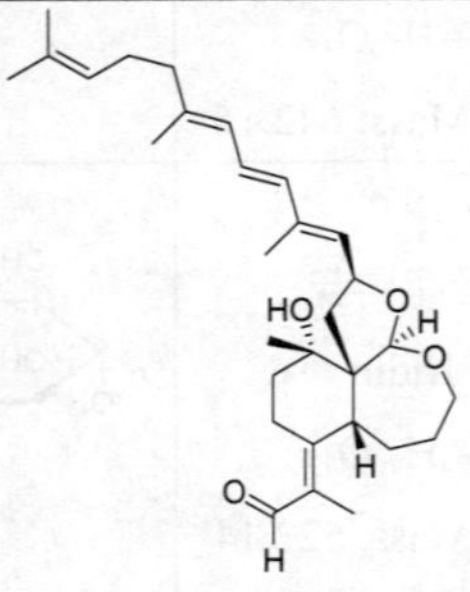 Isoanhydrobelachinal
Spiroiridal $C_{32}H_{48}O_6$ Exact Mass: 528.35	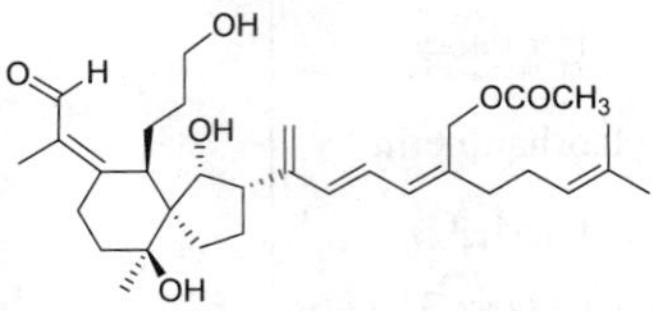 Spiroiridal	Iridobelamal A $C_{30}H_{50}O_4$ Exact Mass: 474.37	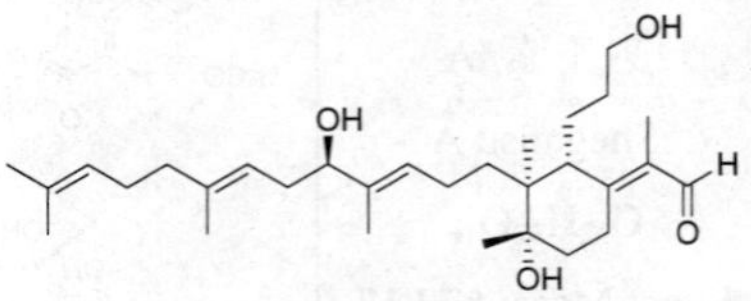 Iridobelamal A

除以上化学成分外，射干还含有异鸢尾黄素、(6*R*,10*S*,11*S*,14*S*,26*R*)-26-Hydroxy-15-methy-lidenespiroirid-16-enal、6″-*O*-香草酰野鸢尾苷、射干苷等。

【分析方法】

1　高效液相色谱法测定黔北引种射干中射干苷的含量研究[42]

1.1 仪器

Shimadzu LC-10AT 高效液相色谱仪。

1.2 色谱条件

色谱柱：Hypersil C_{18} 柱(250mm×5.0mm，5μm)；流动相：乙腈-0.05mol/L 磷酸二氢钾(19∶81，用磷酸调 pH 至 3.0；流速 1.0mL/min；检测波长 265nm；柱温 30℃；分析时间约 15min。

1.3 对照品溶液的制备

称取射干苷对照品，用适量甲醇溶解。

1.4 供试品溶液的制备

称取射干药材粉末 0.4g，加甲醇 25mL 超声处理 40min，滤过，取续滤液稀释 10 倍，即得。

徐长卿

Xuchangqing

CYNANCHI PANICULATI RADIX ET RHIZOMA

【化学成分】

表 1-10-24 徐长卿主要化学成分[43]

中英文名、化学式及相对分子质量	结构图	中英文名、化学式及相对分子质量	结构图
丹皮酚 Paeonol $C_9H_{10}O_3$ Exact Mass: 166.06	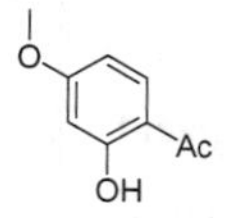 丹皮酚 Paeonol	肉珊瑚苷元 Sarcostin $C_{21}H_{34}O_6$ Exact Mass: 382.24	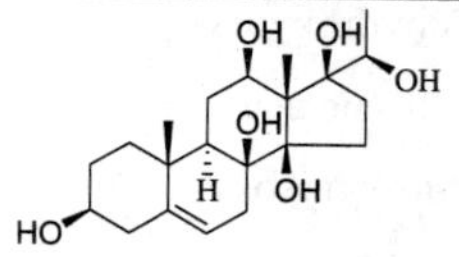 肉珊瑚苷元 Sarcostin
茸毛牛奶藤苷元 Tomentogenin $C_{21}H_{36}O_5$ Exact Mass: 368.26	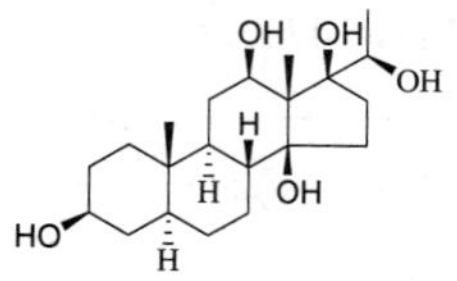 茸毛牛奶藤苷元 Tomentogenin	硬脂酸癸酯 Octadecanoic acid, decyl ester $C_{28}H_{56}O_2$ Exact Mass: 424.43	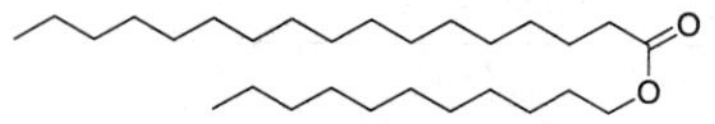 硬脂酸癸酯 Octadecanoic acid, decyl ester
十六烯 Hexadecane $C_{16}H_{32}$ Exact Mass: 224.25	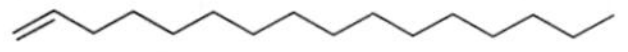 十六烯 Hexadecane	D-赤丝草醇 D-Erythritol $C_4H_{10}O_4$ Exact Mass: 122.06	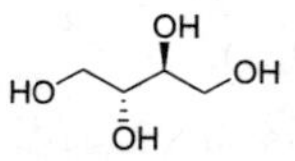 D-赤丝草醇 D-Erythritol
β-谷甾醇 *β*-Sitosterol $C_{29}H_{50}O$ Exact Mass: 414.39	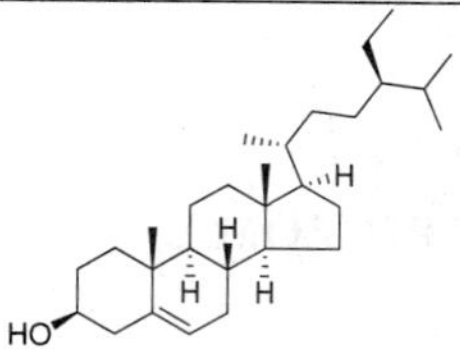 *β*-谷甾醇 *β*-Sitosterol		

除以上化学成分外，徐长卿还含有去酰萝摩苷元、异丹皮酚、蜂花烷、去酰牛皮消苷元等。

凌霄花

Lingxiaohua

CAMPSIS FLOS

【化学成分】

表 1-10-25 凌霄花主要化学成分[44]

中英文名、化学式及相对分子质量	结构图	中英文名、化学式及相对分子质量	结构图
齐墩果酸 Oleanolic acid $C_{30}H_{48}O_3$ Exact Mass: 456.36	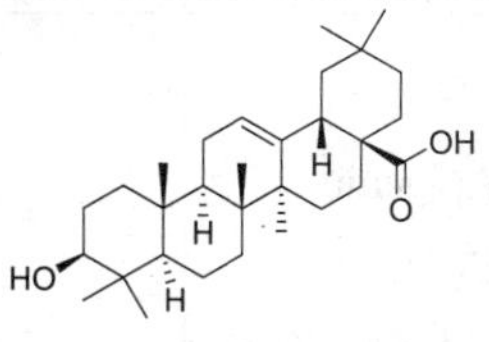 齐墩果酸 Oleanolic acid	熊果酸 Ursolic acid $C_{30}H_{48}O_3$ Exact Mass: 456.36	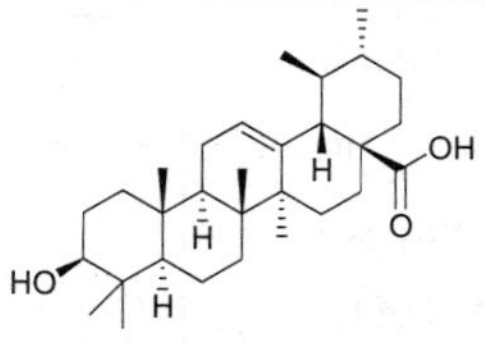 熊果酸 Ursolic acid

续表

中英文名、化学式及相对分子质量	结构图	中英文名、化学式及相对分子质量	结构图
3β-Hydroxyurs-12-en-28-al (Ursolic aldehyde) $C_{30}H_{48}O_2$ Exact Mass: 440.37	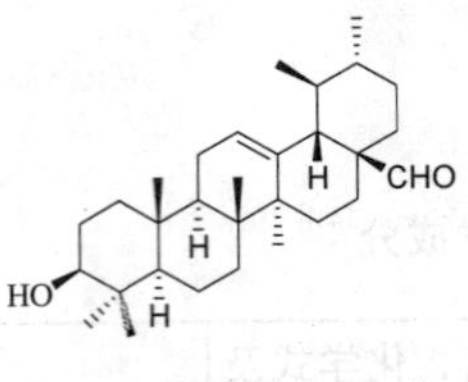 3β-Hydroxyurs-12-en-28-al (Ursolic aldehyde)	山楂酸 Maslinic acid $C_{30}H_{48}O_4$ Exact Mass: 472.36	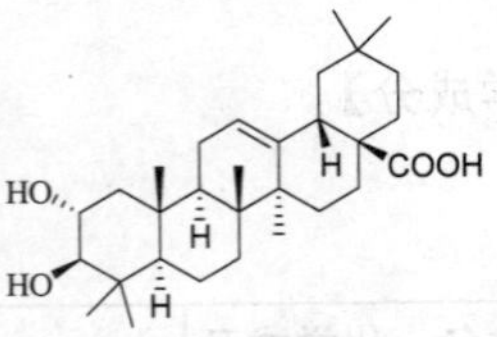 山楂酸 Maslinic acid
3β,23-Dihydroxyurs-12-en-28-oic acid (23-Hydroxyursolic acid) $C_{30}H_{48}O_4$ Exact Mass: 472.36	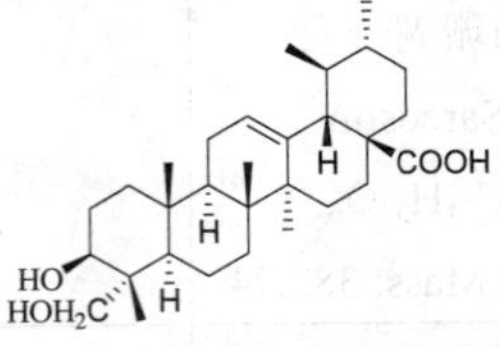 3β,23-Dihydroxyurs-12-en-28-oic acid (23-Hydroxyursolic acid)	2α,3β-Dihydroxyurs-12-en-28-oic acid (Corosolic acid) $C_{30}H_{48}O_4$ Exact Mass: 472.36	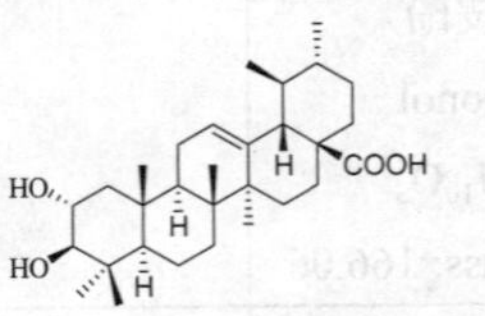 2α,3β-Dihydroxyurs-12-en-28-oic acid (Corosolic acid)
阿江榄仁酸 2α,3β,23-Trihydroxy-olean-12-en-28-oic acid (Arjunolic acid) $C_{30}H_{48}O_5$ Exact Mass: 488.35	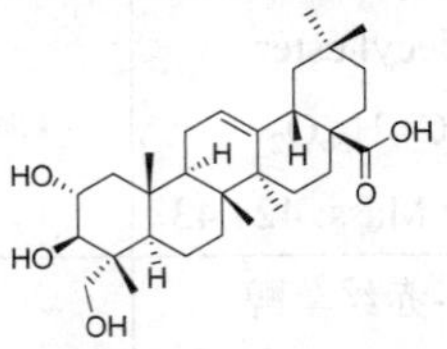 阿江榄仁酸 2α,3β,23-Trihydroxyolean-12-en-28-oic acid (Arjunolic acid)		

高山辣根菜

Gaoshanlagencai

PEGAEOPHYTI RADIX ET RHIZOMA

【化学成分】

表 1-10-26 高山辣根菜主要化学成分[45, 46]

中英文名、化学式及相对分子质量	结构图	中英文名、化学式及相对分子质量	结构图
木犀草素 Luteolol $C_{15}H_{10}O_6$ Exact Mass: 286.05	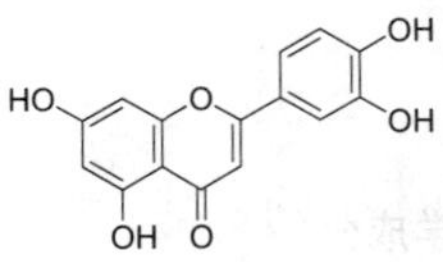 木犀草素 Luteolol	4',7-二羟基-3',5'-二甲氧基-5-*O*-β-D-葡萄糖黄酮苷 Flavone,4',7-dihydroxy-3',5'-dimethoxy-5-*O*-β-D-glucoside $C_{23}H_{24}O_{12}$ Exact Mass: 492.13	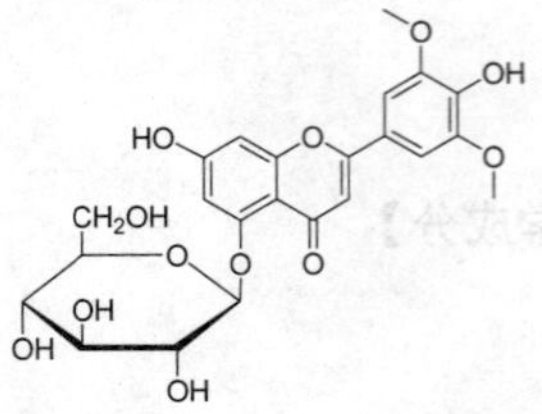 4',7-二羟基-3',5'-二甲氧基-5-*O*-β-D-葡萄糖黄酮苷 Flavone, 4',7-dihydroxy-3',5'-dimethoxy-5-*O*-β-D-glucoside
2-羟基呋喃-3-甲酸 2-Hydroxyfuran-3-formic acid $C_5H_4O_4$ Exact Mass: 128.01	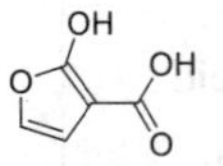 2-羟基呋喃-3-甲酸 2-Hydroxyfuran-3-formic acid	芹黄素 Apigenin $C_{15}H_{10}O_5$ Exact Mass: 270.05	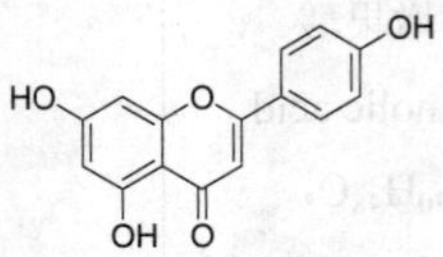 芹菜素 Apigenin

续表

中英文名、化学式及相对分子质量	结构图	中英文名、化学式及相对分子质量	结构图
4′,5-二羟基-3′,5′-二甲氧基-7-*O*-*β*-D-葡萄糖黄酮苷 Flavone,4′,5-dihydroxy-3′,5′-dimethoxy-7-*O*-*β*-D-glucoside $C_{23}H_{24}O_{12}$ Exact Mass: 492.13	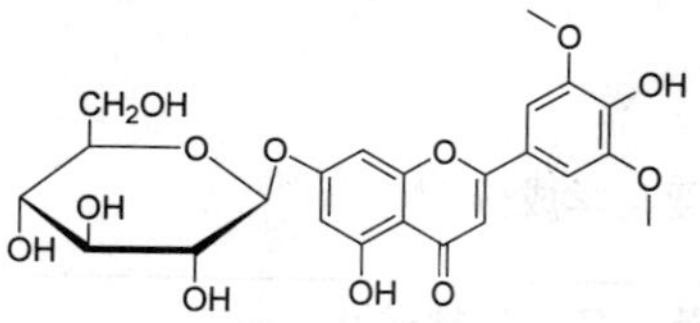 4′,5-二羟基-3′,5′-二甲氧基-7-*O*-*β*-D-葡萄糖黄酮苷 Flavone, 4′,5-dihydroxy-3′,5′-dimethoxy-7-*O*-*β*-D-glucoside	5,7-二羟基-4′-*O*-*α*-D-葡萄糖黄酮苷 Flavone,5,7-dihydroxy-4′-*O*-*α*-D-glucoside $C_{21}H_{20}O_{10}$ Exact Mass: 432.11	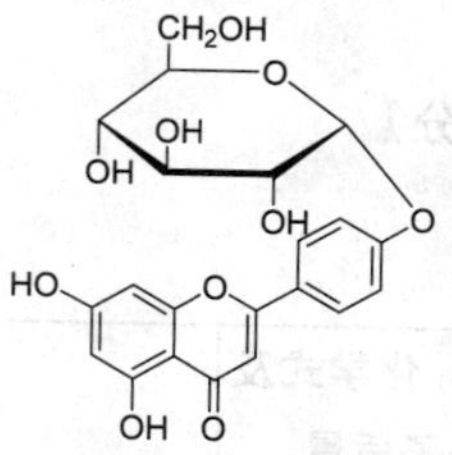 5,7-二羟基-4′-*O*-*α*-D-葡萄糖黄酮苷 Flavone, 5,7-dihydroxy-4′-*O*-*α*-D-glucoside
5,7-二羟基-4′-甲氧基-3′-*O*-*α*-D-葡萄糖黄酮苷 Diosmetin 3′-*O*-*α*-D-glucoside $C_{22}H_{22}O_{11}$ Exact Mass: 462.12	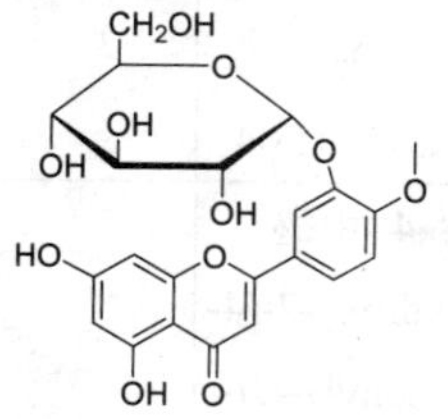 5,7-二羟基-4′-甲氧基-3′-*O*-*α*-D-葡萄糖黄酮苷 Diosmetin 3′-*O*-*α*-D-glucoside	苜蓿素 Tricin $C_{17}H_{14}O_7$ Exact Mass: 330.07	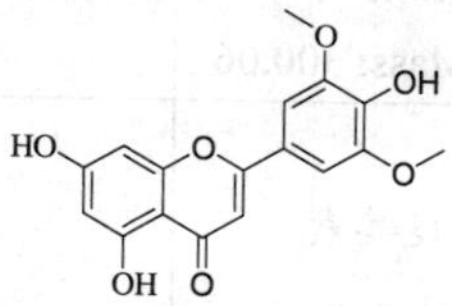 苜蓿素 Tricin
3′,4′,5-三羟基-7-*O*-*β*-D-(6′-乙酰基)-葡萄糖黄酮苷 Luteolin 7-*O*-*β*-D-(6″-acetyl)-glucopyranoside $C_{23}H_{22}O_{12}$ Exact Mass: 490.11	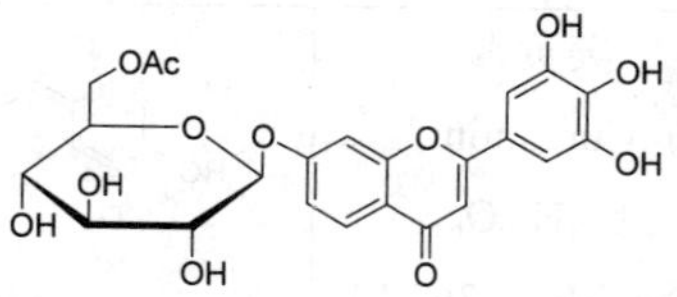 3′,4′,5-三羟基-7-*O*-*β*-D-(6′-乙酰基)-葡萄糖黄酮苷 Luteolin 7-*O*-*β*-D-(6″-acetyl)-glucopyranoside	二十四烷醇 Carnaubanol $C_{24}H_{50}O$ Exact Mass: 354.39	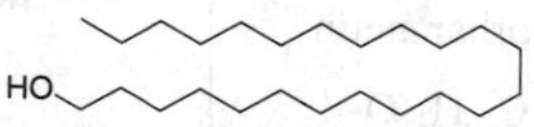 二十四烷醇 Carnaubanol
小麦黄素-7-*O*-*β*-D-吡喃葡萄糖苷 Tricin-7-*O*-*β*-D-glucopyranoside $C_{23}H_{24}O_{12}$ Exact Mass: 492.13	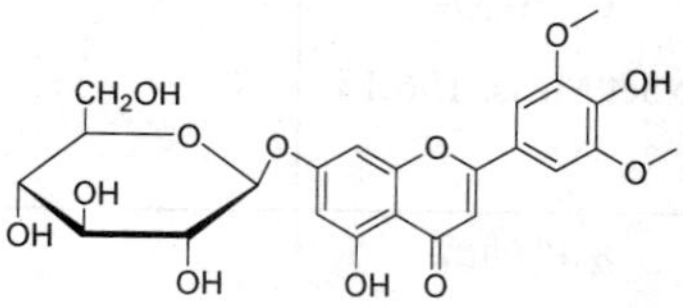 小麦黄素-7-*O*-*β*-D-吡喃葡萄糖苷 Tricin-7-*O*-*β*-D-glucopyranoside	3-*O*-*β*-D-吡喃葡萄糖-山柰酚 Kaempferol-3-*O*-*β*-D-glucopyranoside $C_{21}H_{20}O_{11}$ Exact Mass: 448.10	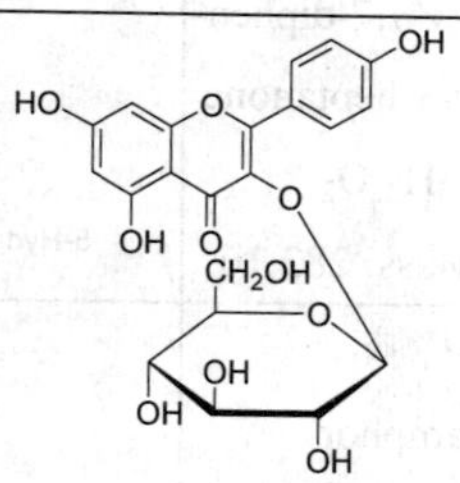 3-*O*-*β*-D-吡喃葡萄糖-山柰酚 Kaempferol-3-*O*-*β*-D-glucopyranoside

除以上化学成分外，高山辣根菜还含有(9*Z*,12*Z*)-十八碳-9,12-二烯酸甘油酯等。

高良姜

Gaoliangjiang

ALPINIAE OFFICINARUM RHIZOMA

【化学成分】

表 1-10-27　高良姜主要化学成分[47]

中英文名、化学式及相对分子质量	结构图	中英文名、化学式及相对分子质量	结构图
山柰素 Kaempferide $C_{16}H_{12}O_6$ Exact Mass: 300.06	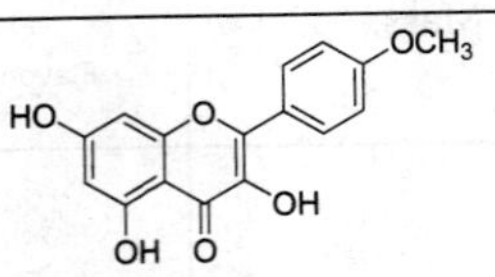 山柰素 Kaempferide	槲皮素 Quercetin $C_{15}H_{10}O_7$ Exact Mass: 302.04	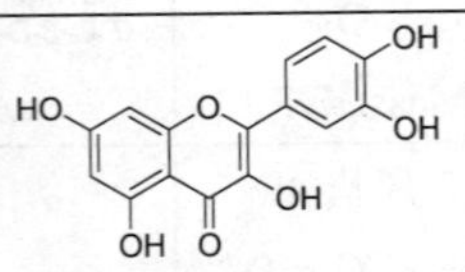 槲皮素 Quercetin
高良姜素 Galangin $C_{15}H_{10}O_5$ Exact Mass: 270.05	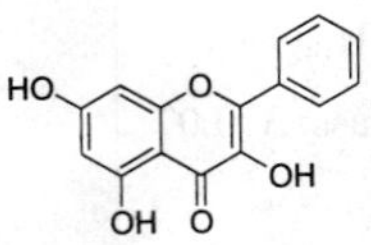 高良姜素 Galangin	山柰素-4′-甲醚 3,5,7-Trihydroxy-2-(4-methoxyphenyl)-4*H*-1-benzopyran-4-one $C_{16}H_{12}O_6$ Exact Mass: 300.06	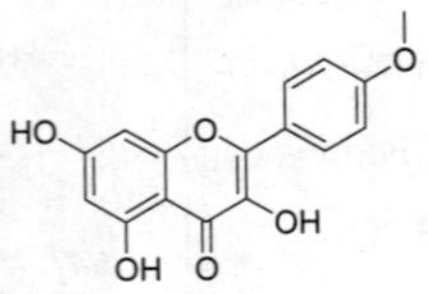 山柰素-4′-甲醚 3,5,7-Trihydroxy-2-(4-methoxyphenyl)-4*H*-1-benzopyran-4-one
异鼠李素 Isorhamnetin $C_{16}H_{12}O_7$ Exact Mass: 316.06	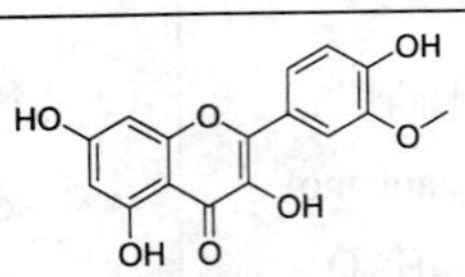 异鼠李素 Isorhamnetin	姜黄素 Curcumin $C_{21}H_{20}O_6$ Exact Mass: 368.13	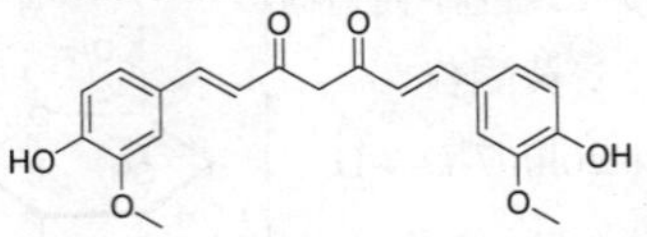 姜黄素 Curcumin
5-羟基-1,7-双苯-3-庚酮 5-Hydroxy-1,7-diphenylheptan-3-heptanone $C_{19}H_{22}O_2$ Exact Mass: 282.16	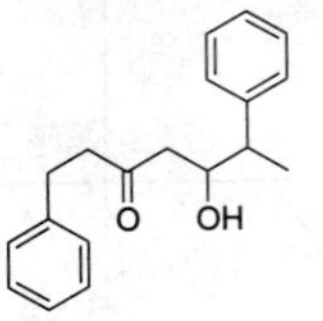 5-羟基-1,7-双苯-3-庚酮 5-Hydroxy-1,7-diphenylheptan-3-heptanone	葑酮乙酸盐 *α*-Fenchyl acetate $C_{12}H_{20}O_2$ Exact Mass: 196.15	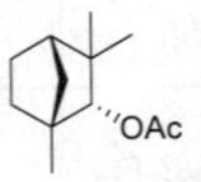 葑酮乙酸盐 *α*-Fenchyl acetate
樟脑 Camphor $C_{10}H_{16}O$ Exact Mass: 152.12	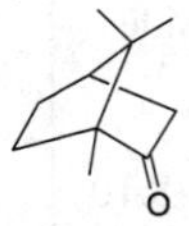 樟脑 Camphor	*α*-松油醇 *α*-Terpineol $C_{10}H_{18}O$ Exact Mass: 154.14	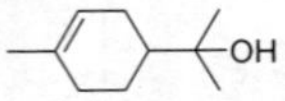 *α*-松油醇 *α*-Terpineol
1,8-桉叶油素 1,8-Cineole $C_{10}H_{18}O$ Exact Mass: 154.14	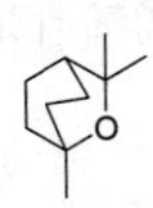 1,8-桉叶油素 1,8-Cineole	桂皮酸甲酯 Methyl cinnamate $C_{10}H_{10}O_2$ Exact Mass: 162.07	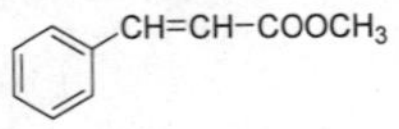 桂皮酸甲酯 Methyl cinnamate
丁香油酚 Eugenol $C_{10}H_{12}O_2$ Exact Mass: 164.08	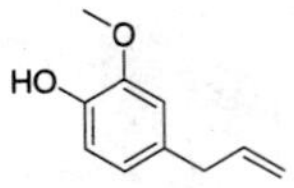 丁香酚 Eugenol	*β*-蒎烯 *β*-Pinene $C_{10}H_{16}$ Exact Mass: 136.13	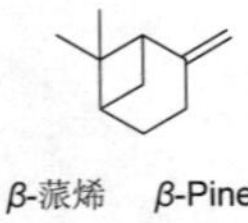 *β*-蒎烯 *β*-Pinene

续表

中英文名、化学式及相对分子质量	结构图	中英文名、化学式及相对分子质量	结构图
荜澄茄烯 *α*-Cadinene $C_{15}H_{24}$ Exact Mass: 204.19	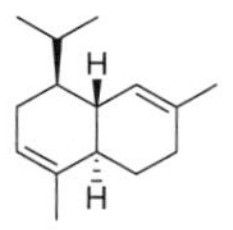 荜澄茄烯 *α*-Cadinene		

除以上化学成分外，高良姜还含有HMP、高良姜酚等。

【分析方法】

1 高效液相色谱法测定高良姜中高良姜素的含量

1.1 仪器

Agilent 1100 高效液相色谱仪，配有二极管阵列检测器。

1.2 色谱条件及系统适应性

色谱柱填充剂：烷基硅烷键合硅胶；流动相：甲醇-0.2%磷酸溶液(55∶45)；流速 1.0mL/min；检测波长 266nm。理论板数按高良姜素峰计算应不低于 6000。

1.3 对照品溶液的制备

精密称取高良姜素对照品，加甲醇制成每 1mL 含 40μg 的溶液，即得。

1.4 供试品溶液的制备

称取本品粉末(过四号筛)约 0.2g，精密称定，置具塞锥形瓶中，精密加入甲醇 50mL，称定重量，加热回流 1h，放冷，再称定重量，用甲醇补足减失的重量，摇匀，滤过，取续滤液，即得。

1.5 方法学验证结果

1.5.1 线性关系考察

高良姜素在 45.2～904ng 范围内，进样量与峰面积呈良好的线性关系。以峰面积为纵坐标 y，进样量(μg)对数为横坐标 x，线性方程为 $y = 4.4032x - 0.8668$，$r = 1$。

1.5.2 重复性试验

本方法重现性良好，RSD 为 0.3% (n=6)。

1.5.3 准确度试验

加样回收率为 98.7%～100.3%，平均回收率为 99.4%，RSD 为 0.7% (n=6)。

1.5.4 供试品溶液的稳定性

供试品溶液在 25h 内基本保持稳定，RSD 为 0.7% (n=8)。

1.6 样品测定结果

采用上述方法，分别精密吸取对照品溶液和供试品溶液各 10μL，注入液相色谱仪，测定了 10 批高良姜药材和饮片的含量，结果为 0.76%～0.85%。

色谱图如图 1-10-2 所示。

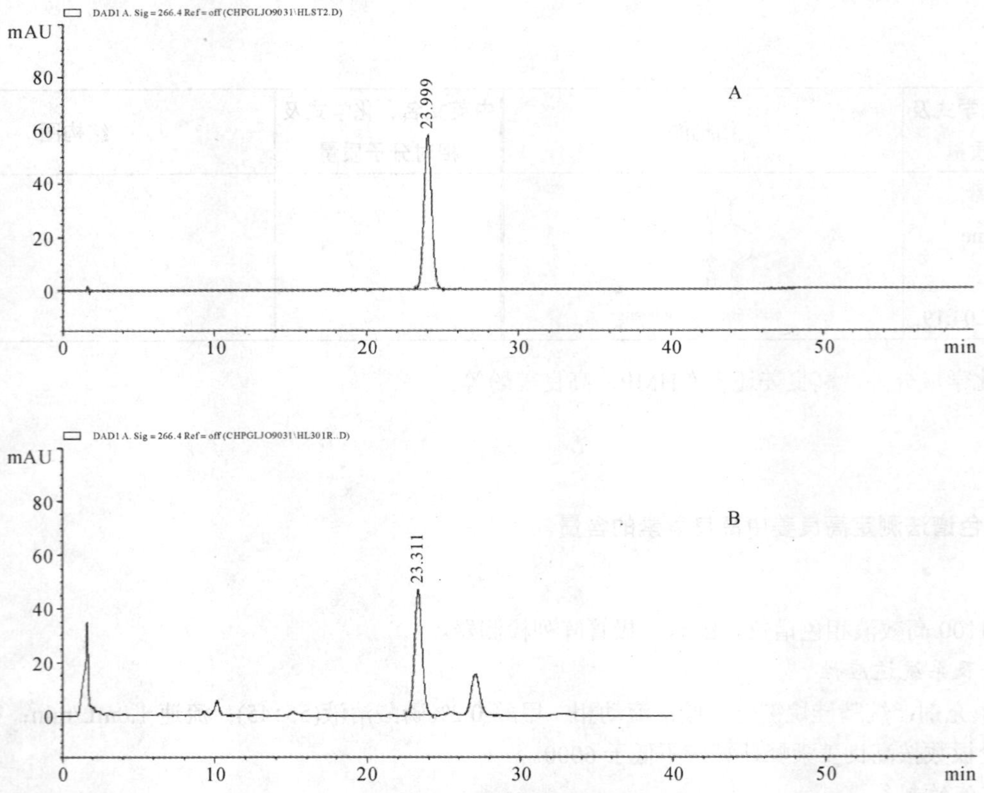

图 1-10-2 高良姜含量测定高效液相色谱图

A. 高良姜对照品溶液；B. 供试品溶液

2 高效液相色谱-二极管阵列检测法测定高良姜药材中山柰素的含量[48]

2.1 仪器

Agilent 高效液相色谱仪，二极管阵列检测器。

2.2 色谱条件

色谱柱：Zorbax Eclipse SB-C_{18} 柱(250mm×4.6mm，5μm)；流动相：甲醇-水-磷酸(60:38:2)；流速0.8mL/min；检测波长 254nm；柱温 40℃；分析时间约 25min。

2.3 对照品溶液的制备

称取山柰素对照品，用适量甲醇溶解。

2.4 供试品溶液的制备

称取高良姜药材粉末 0.5g，用 15mL 甲醇超声 2 次(每次 30min)，滤过，合并滤液，加甲醇稀释至 50mL，即得。

拳参

Quanshen

BISTORTAE RHIZOMA

【化学成分】

表 1-10-28 拳参主要化学成分[49]

中英文名、化学式及相对分子质量	结构图	中英文名、化学式及相对分子质量	结构图
没食子酸 Gallic acid $C_7H_6O_5$ Exact Mass: 170.02	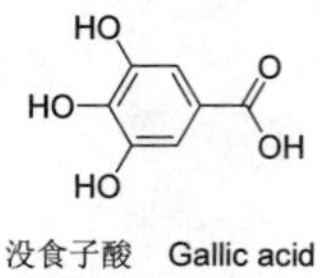 没食子酸 Gallic acid	丁二酸 Succinic acid $C_4H_6O_4$ Exact Mass: 118.03	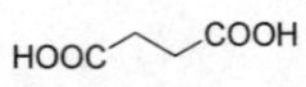 丁二酸 Succinic acid

续表

中英文名、化学式及相对分子质量	结构图	中英文名、化学式及相对分子质量	结构图
槲皮素 Quercetin $C_{15}H_{10}O_7$ Exact Mass: 302.04	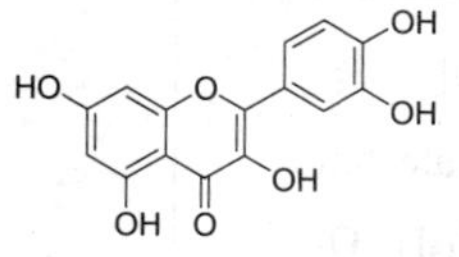 槲皮素　Quercetin	原儿茶酸 Protocatechuic acid $C_7H_6O_4$ Exact Mass: 154.03	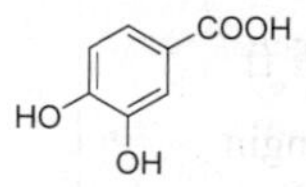 原儿茶酸 Protocatechuic acid
槲皮素-5-*O*-*β*-D-葡萄糖苷 Quercetin-5-*O*-*β*-D-glucopyranoside $C_{21}H_{20}O_{12}$ Exact Mass: 464.10	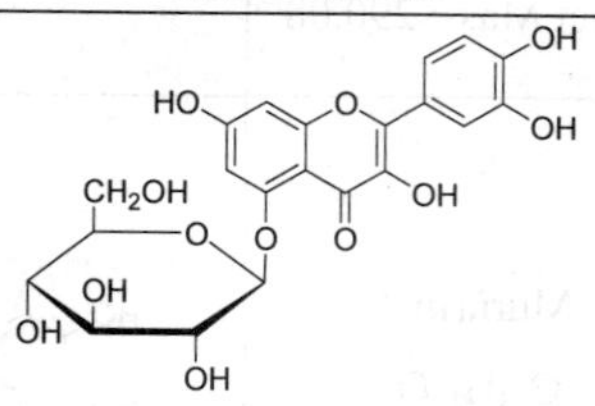 槲皮素-5-*O*-*β*-D-葡萄糖苷 Quercetin-5-*O*-*β*-D-glucopyranoside	24(*E*)-亚乙基环木菠萝烷酮 24(*E*)-Ethylidenecyclo-artanone $C_{32}H_{52}O$ Exact Mass: 452.40	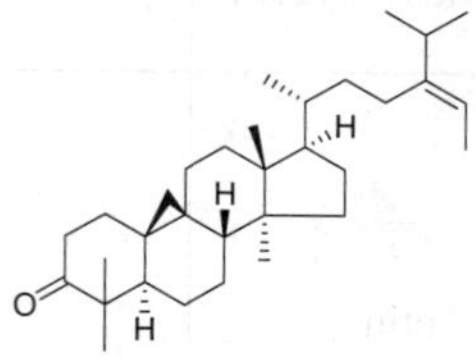 24(*E*)-亚乙基环木菠萝烷酮 24(*E*)-Ethylidenecycloartanone
24-亚甲基环木菠萝烷酮 24-Methylenecycloar-tanone $C_{31}H_{50}O$ Exact Mass: 438.39	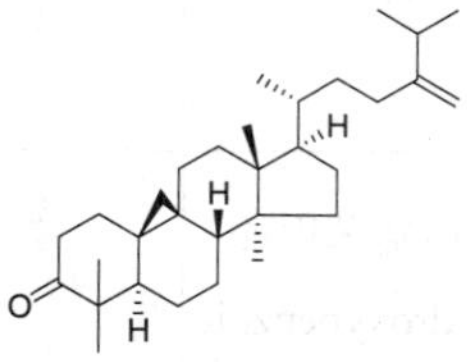 24-亚甲基环木菠萝烷酮 24-Methylenecycloartanone	*γ*-谷甾醇 *γ*-Sitosterol $C_{29}H_{50}O$ Exact Mass: 414.39	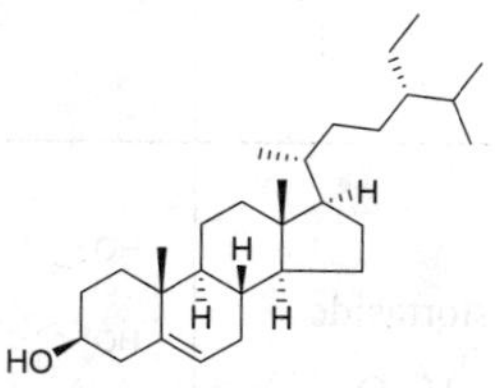 *γ*-谷甾醇　*γ*-Sitosterol
β-谷甾醇 *β*-Sitosterol $C_{29}H_{50}O$ Exact Mass: 414.39	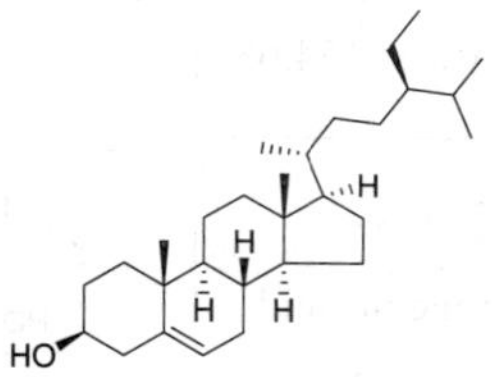 *β*-谷甾醇　*β*-Sitosterol	*β*-Sitosterone $C_{29}H_{48}O$ Exact Mass: 412.37	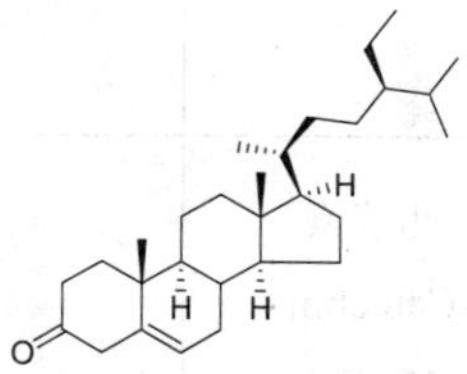 *β*-Sitosterone
木栓酮 Friedelin $C_{30}H_{50}O$ Exact Mass: 426.39	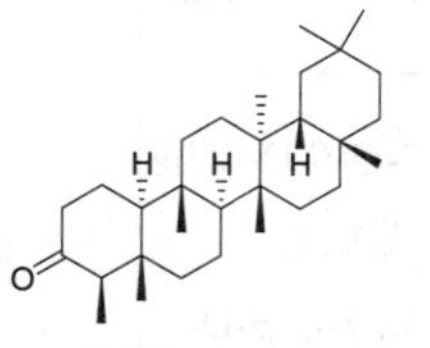 木栓酮　Friedelin	3*β*-木栓醇 Friedelin-3*β*-ol $C_{30}H_{52}O$ Exact Mass: 428.40	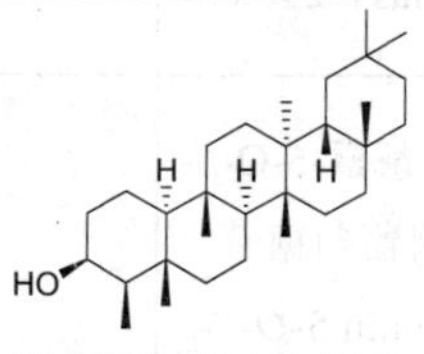 3*β*-木栓醇　Friedelin-3*β*-ol
(3-甲氧基酰胺基-4-甲基苯)-氨基甲酸甲酯 (3-Methoxycarbonyla-mino-4-methyl-phenyl)-carbamic acid methyl ester $C_{11}H_{14}N_2O_4$ Exact Mass: 238.10	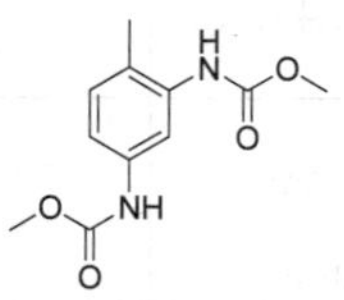 (3-甲氧基酰胺基-4-甲基苯)-氨基甲酸甲酯 (3-Methoxycarbonylamino-4-methyl-phenyl)-carbamic acid methyl ester	(3-甲氧基酰胺基-2-甲基苯)-氨基甲酸甲酯 (3-Methoxycarbonyla-mino-2-methylphenyl)-cabamic acid methylester $C_{11}H_{14}N_2O_4$ Exact Mass: 238.10	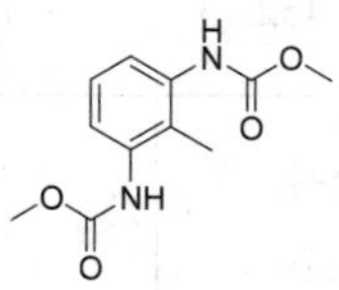 (3-甲氧基酰胺基-2-甲基苯)-氨基甲酸甲酯 (3-Methoxycarbonylamino-2-methylphenyl)-cabamic acid methylester
阿魏酸 Ferulic acid $C_{10}H_{10}O_4$ Exact Mass: 194.06	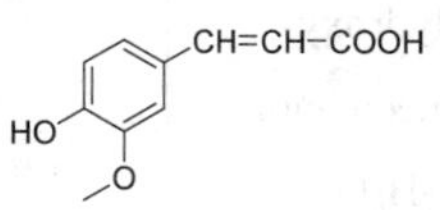 阿魏酸　Ferulic acid	山柰酚 Kaempferol $C_{15}H_{10}O_6$ Exact Mass: 286.05	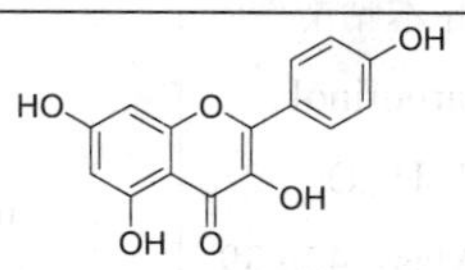 山柰酚　Kaempferol

续表

中英文名、化学式及相对分子质量	结构图	中英文名、化学式及相对分子质量	结构图
丁香苷 Syringin $C_{17}H_{24}O_9$ Exact Mass: 372.14	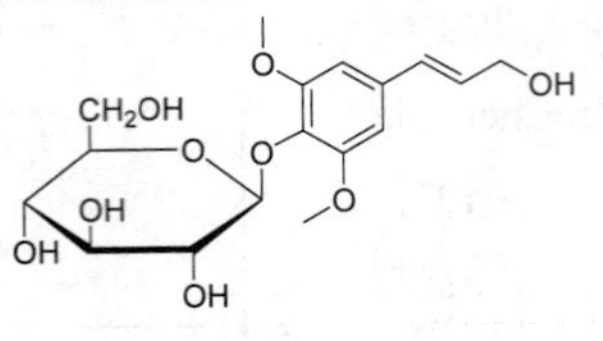 丁香苷　Syringin	儿茶素 Catechin $C_{15}H_{14}O_6$ Exact Mass: 290.08	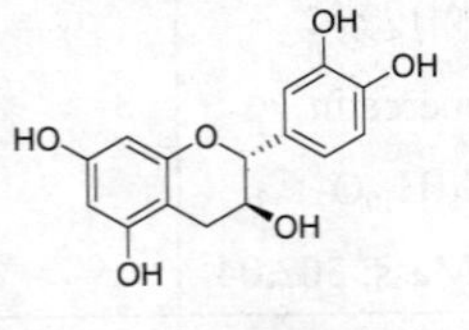 儿茶素　Catechin
芦丁 Rutin $C_{27}H_{30}O_{16}$ Exact Mass: 610.15	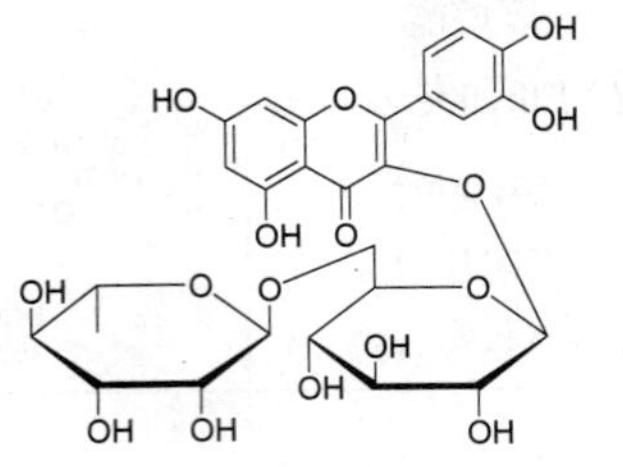 芦丁　Rutin	Mururin A $C_{24}H_{16}O_9$ Exact Mass: 448.08	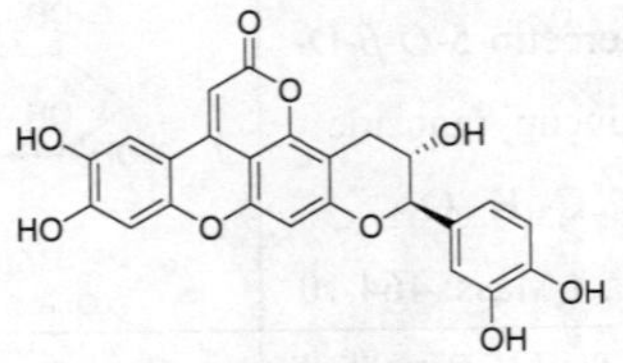 Mururin A
Bistortaside $C_{22}H_{24}O_{14}$ Exact Mass: 512.12	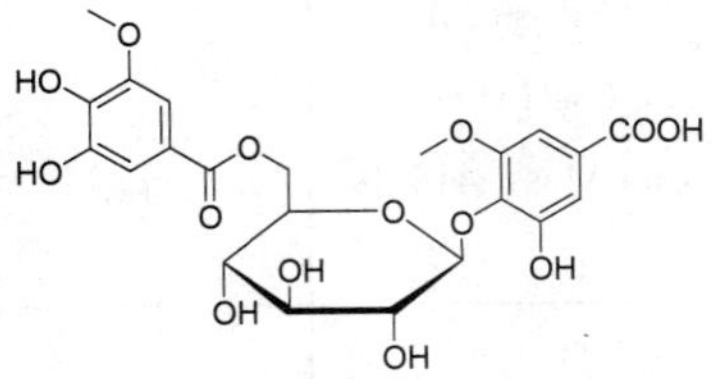 Bistortaside	2,6-二羟基苯甲酸 2,6-Dihydroxybenzoic acid $C_7H_6O_4$ Exact Mass: 154.03	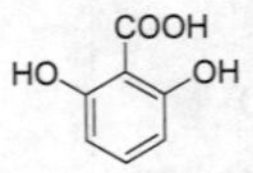 2,6-二羟基苯甲酸 2,6-Dihydroxybenzoic acid
(+)-儿茶素 (+)-Catechin $C_{15}H_{14}O_6$ Exact Mass: 290.08	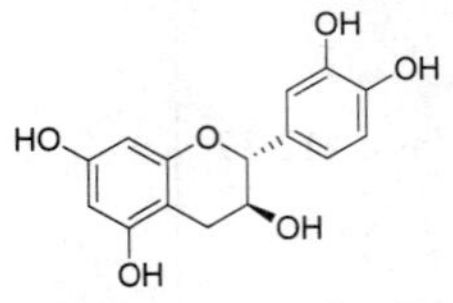 (+)-儿茶素　(+)-Catechin	氯原酸 Chlorogenic acid $C_{16}H_{18}O_9$ Exact Mass: 354.10	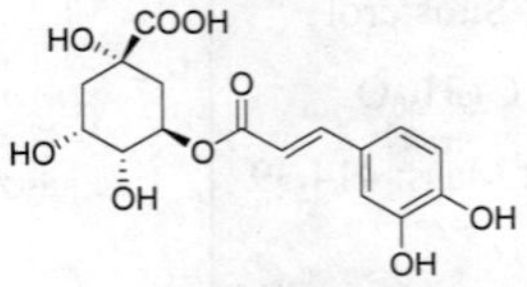 氯原酸　Chlorogenic acid
(−)-表儿茶素-5-O-*β*-D-吡喃葡萄糖苷 Epicatechin 5-*O*-*β*-D-glucopyranoside $C_{21}H_{24}O_{11}$ Exact Mass: 452.13	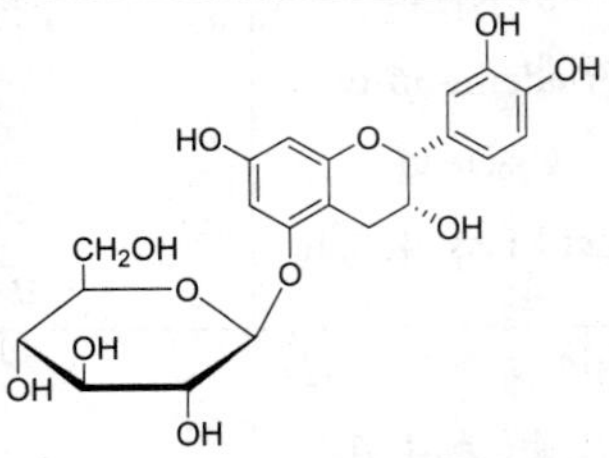 (−)-表儿茶素-5-*O*-*β*-D-吡喃葡萄糖苷 Epicatechin 5-*O*-*β*-D-glucopyranoside	儿茶素-7-*O*-*β*-D-吡喃葡萄糖苷 Catechin 7-*O*-*β*-D-glucopyranoside $C_{21}H_{24}O_{11}$ Exact Mass: 452.13	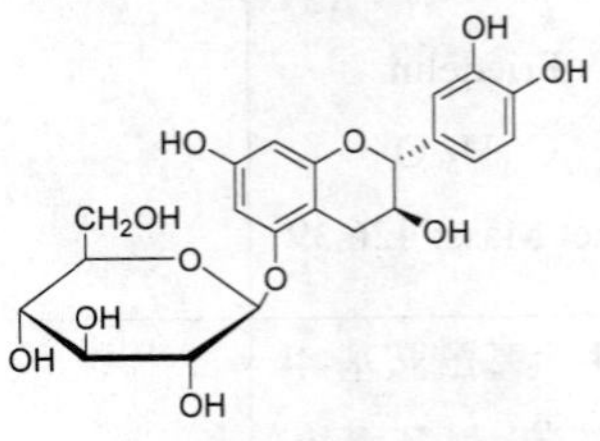 儿茶素-7-*O*-*β*-D-吡喃葡萄糖苷 Catechin 7-*O*-*β*-D-glucopyranoside
3*α*-木栓醇 Friedelanol $C_{30}H_{52}O$ Exact Mass: 428.40	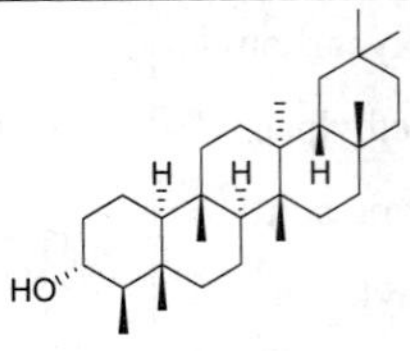 3*α*-木栓醇　Friedelanol	乔木萜醇 Arborinol $C_{30}H_{50}O$ Exact Mass: 426.39	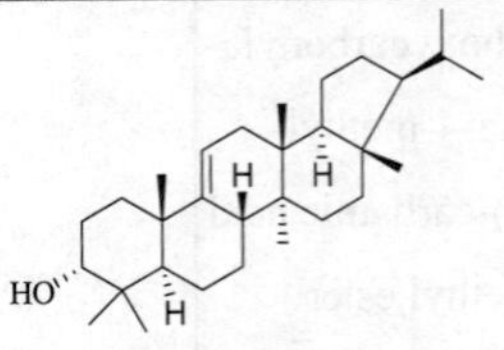 乔木萜醇　Arborinol
异乔木萜醇 Isoarborinol $C_{30}H_{50}O$ Exact Mass: 426.39	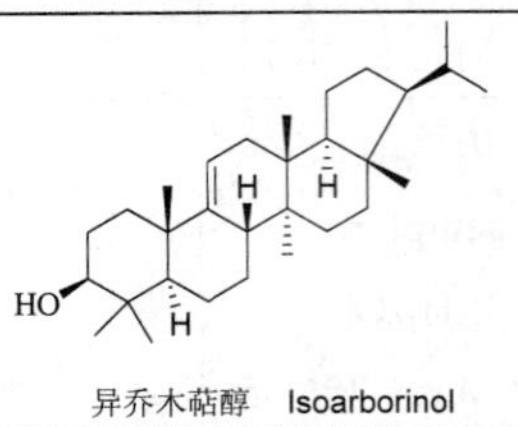 异乔木萜醇　Isoarborinol	4-羟基苯乙醇 4-Hydroxy-beneneethanol $C_7H_8O_2$ Exact Mass: 124.05	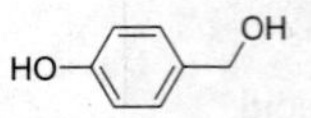 4-羟基苯乙醇　4-Hydroxy-beneneethanol

除以上化学成分外，拳参还含有24(*E*)-Ethylidenecycloartan-3*α*-ol、环木菠萝烷-3,24-二酮、6,7-亚甲基氧基香豆素、6-羟基豆甾-4-烯-3-酮、5-粘霉烯-3-酮、3*β*-乙酰氧基达玛烷-20,24-二烯等。

【分析方法】

1　高效液相色谱法测定拳参中没食子酸的含量[50]

1.1 仪器

Agilent 1100 高效液相色谱仪。

1.2 色谱条件

色谱柱：Hypersil ODS (250mm×4.6mm，5μm)；流动相：甲醇-水-磷酸(2∶98∶0.05)；流速 1.0mL/min；检测波长 261nm；柱温 30℃；分析时间约 25min。

1.3 对照品溶液的制备

称取没食子酸对照品，用适量 50%甲醇溶解。

1.4 供试品溶液的制备

称取药材粉末 0.5g，加适量 50%甲醇超声处理 30min，用 50%甲醇定容至 50mL，滤过，即得。

粉萆薢

Fenbixie

DIOSCOREAE HYPOGLAUCAE RHIZOMA

【化学成分】

表 1-10-29　粉萆薢主要化学成分[51～53]

中英文名、化学式及相对分子质量	结构图	中英文名、化学式及相对分子质量	结构图
薯蓣皂苷元 Diosgenin $C_{27}H_{42}O_3$ Exact Mass: 414.31	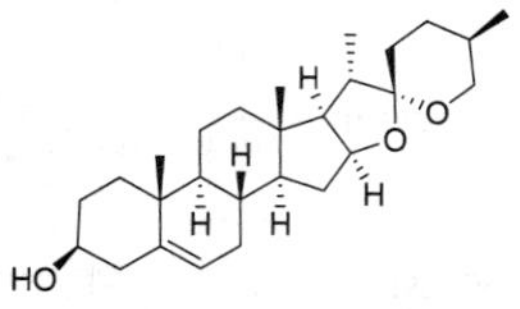 薯蓣皂苷元　Diosgenin	亚莫皂苷元 Yamogenin $C_{27}H_{42}O_3$ Exact Mass: 414.31	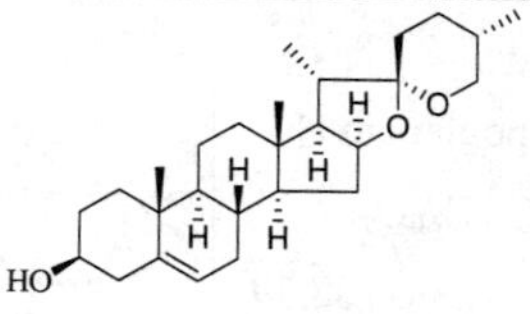 亚莫皂苷元　Yamogenin
$\Delta^{3,5}$-去氧替告皂苷元 $\Delta^{3,5}$-Deoxytigogenin $C_{27}H_{40}O_2$ Exact Mass: 396.30	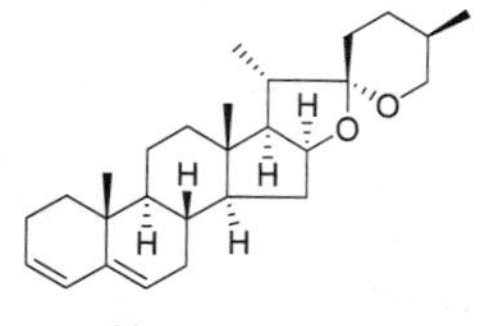 $\Delta^{3,5}$-去氧替告皂苷元 $\Delta^{3,5}$-Deoxytigogenin	薯蓣皂苷元乙酸酯 Diosgenin acetate $C_{29}H_{44}O_4$ Exact Mass: 456.32	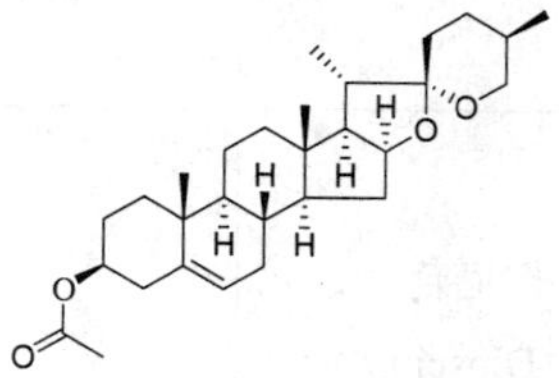 薯蓣皂苷元乙酸酯　Diosgenin acetate
亚莫皂苷元乙酸酯 Yamogenin acetate $C_{29}H_{44}O_4$ Exact Mass: 456.32	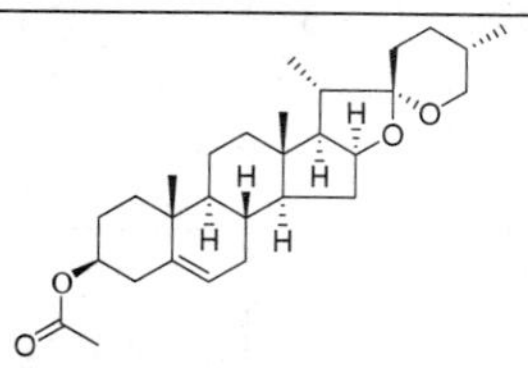 亚莫皂苷元乙酸酯　Yamogenin acetate	薯蓣皂苷元棕榈酸酯 Diosgenin palmitate $C_{43}H_{72}O_4$ Exact Mass: 652.54	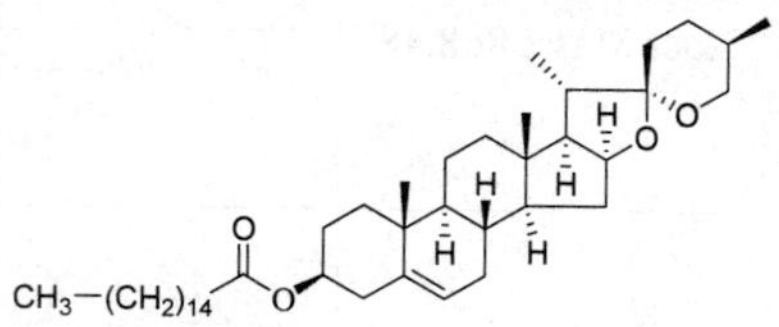 薯蓣皂苷元棕榈酸酯　Diosgenin palmitate
亚莫皂苷元棕榈酸酯 Yamogenin palmitate $C_{43}H_{72}O_4$ Exact Mass: 652.54	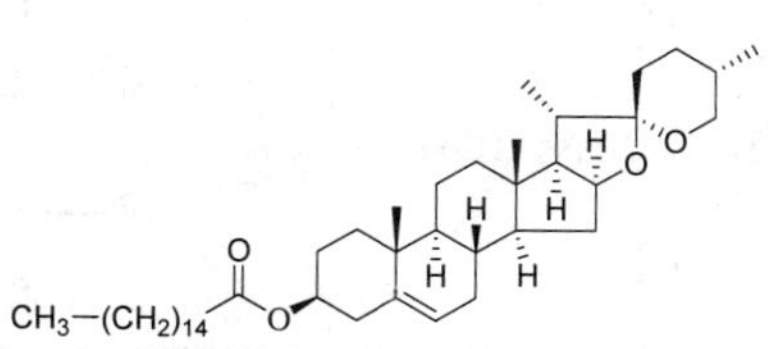 亚莫皂苷元棕榈酸酯　Yamogenin palmitate	原粉背皂苷 A Protohepoglaucine A $C_{45}H_{72}O_{16}$ Exact Mass: 868.48	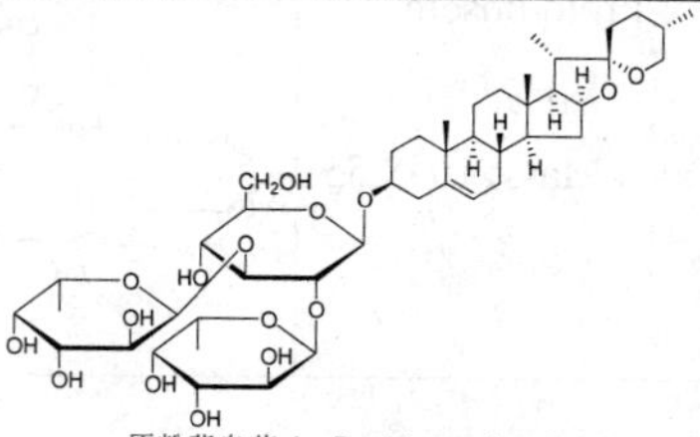 原粉背皂苷 A　Protohepoglaucine A

续表

中英文名、化学式及相对分子质量	结构图	中英文名、化学式及相对分子质量	结构图
粉背皂苷 A (−)-Hypoglaucine A $C_{45}H_{72}O_{16}$ Exact Mass: 868.48	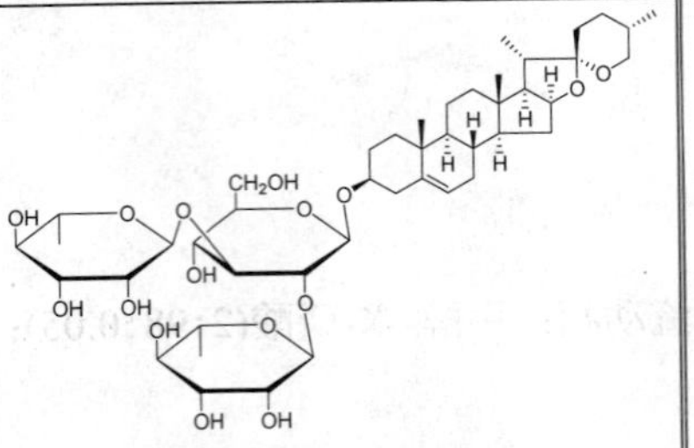 粉背皂苷 A (−)-Hypoglaucine A	纤细薯蓣皂苷 Gracillin $C_{45}H_{72}O_{17}$ Exact Mass: 884.48	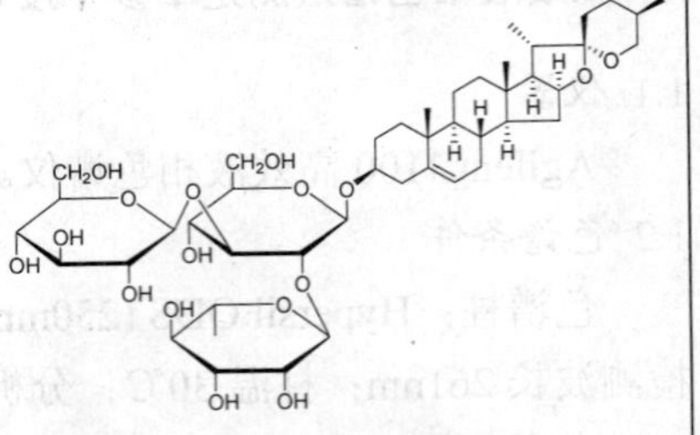 纤细薯蓣皂苷 Gracillin
原纤细薯蓣皂苷 Protogracillin $C_{51}H_{84}O_{23}$ Exact Mass: 1064.54	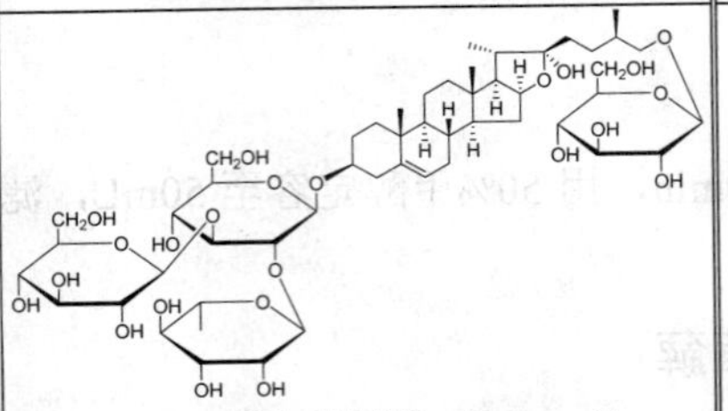 原纤细薯蓣皂苷 Protogracillin	*β*-谷甾醇 *β*-Sitosterol $C_{29}H_{50}O$ Exact Mass: 414.39	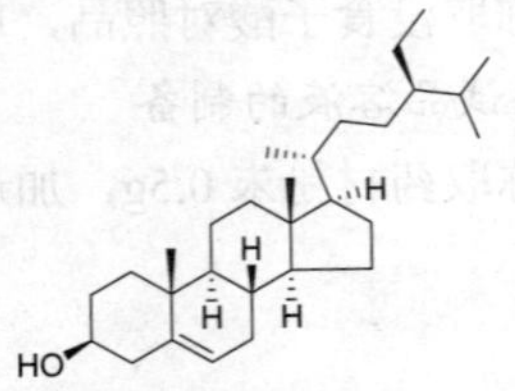 *β*-谷甾醇 *β*-Sitosterol
Hypoglaucin F $C_{51}H_{84}O_{23}$ Exact Mass: 1064.54	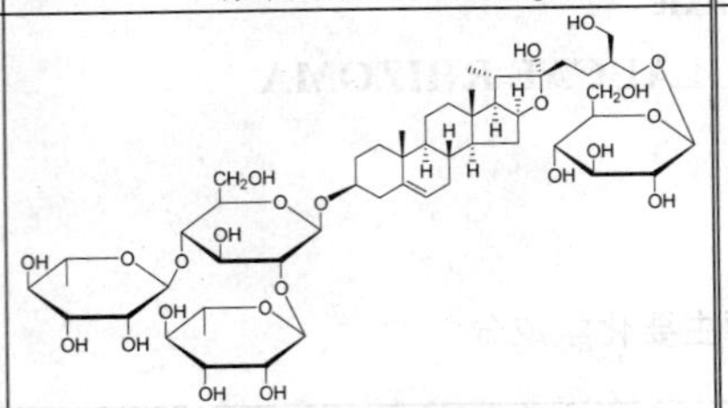 Hypoglaucin F	Hypoglaucin G $C_{51}H_{82}O_{23}$ Exact Mass: 1062.52	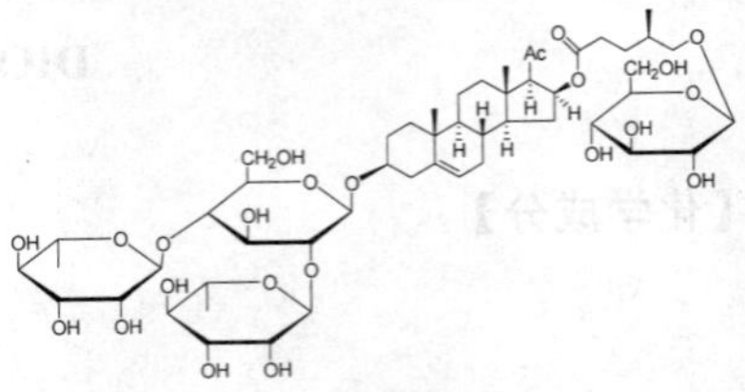 Hypoglaucin G
Hypoglaucin H $C_{39}H_{60}O_{15}$ Exact Mass: 768.39	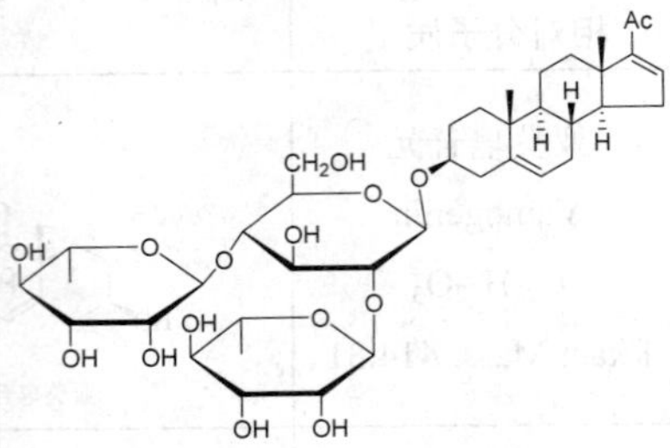 Hypoglaucin H	Prosapogenin A $C_{39}H_{62}O_{12}$ Exact Mass: 722.42	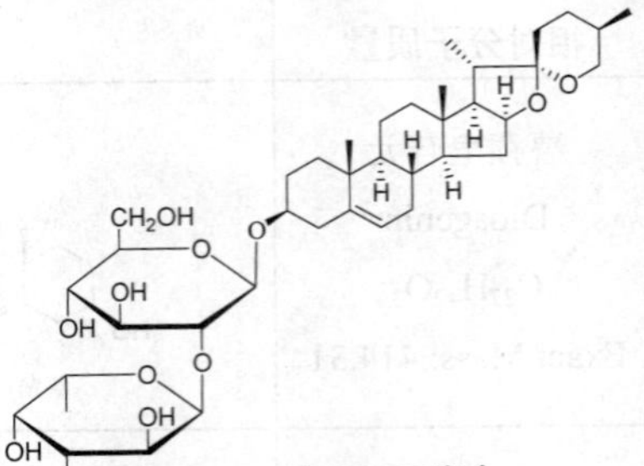 Prosapogenin A
重楼皂苷 III Dioscin $C_{45}H_{72}O_{16}$ Exact Mass: 868.48	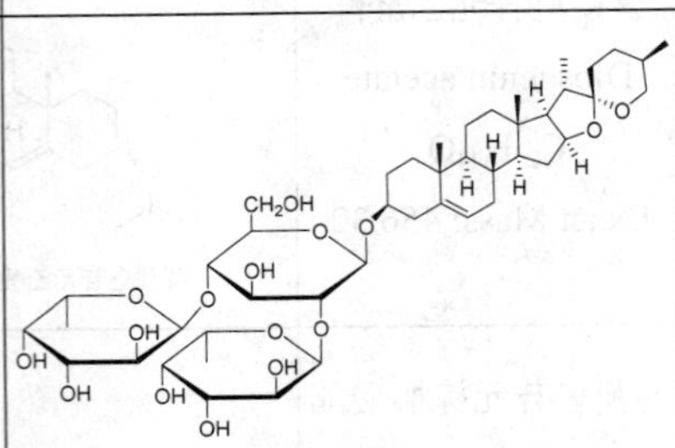 重楼皂苷 III Dioscin	Protoneodioscin $C_{51}H_{84}O_{22}$ Exact Mass: 1048.55	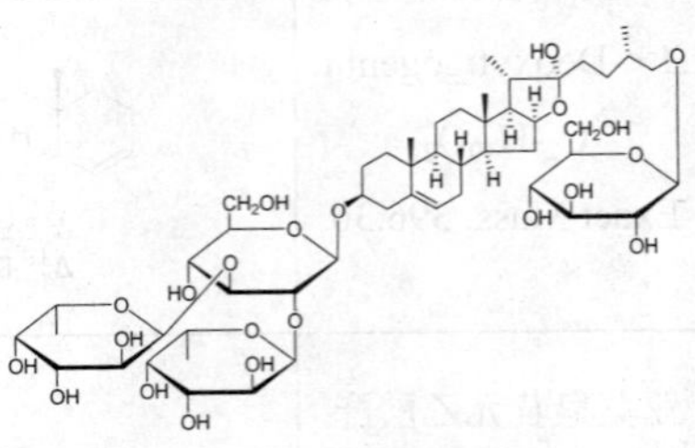 Protoneodioscin
Protodioscin $C_{51}H_{84}O_{22}$ Exact Mass: 1048.55	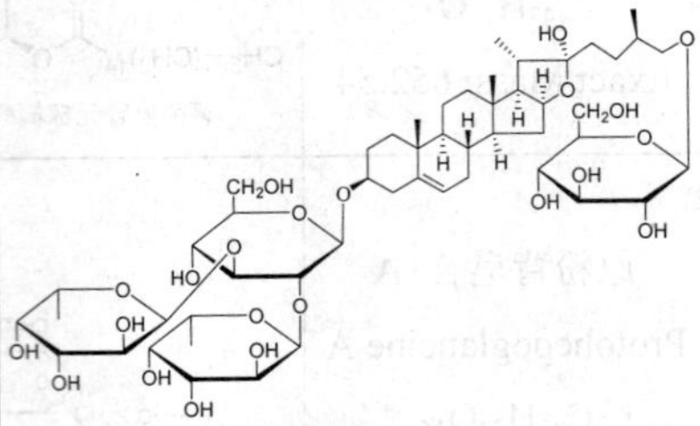 Protodioscin	Protoneogracillin $C_{51}H_{84}O_{23}$ Exact Mass: 1064.54	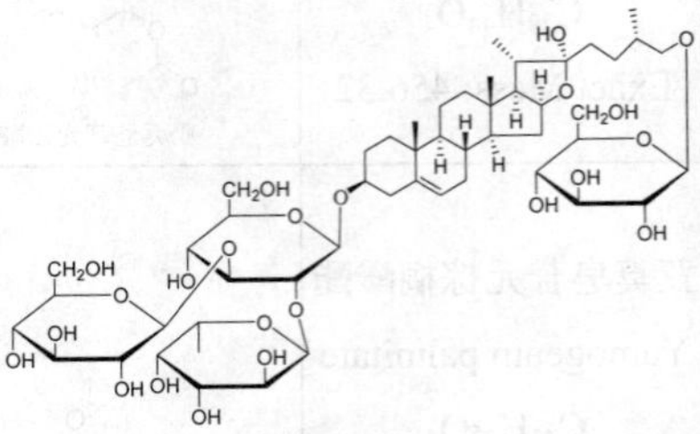 Protoneogracillin

续表

中英文名、化学式及相对分子质量	结构图	中英文名、化学式及相对分子质量	结构图
Hypoglaucin G $C_{51}H_{82}O_{23}$ Exact Mass: 1062.52	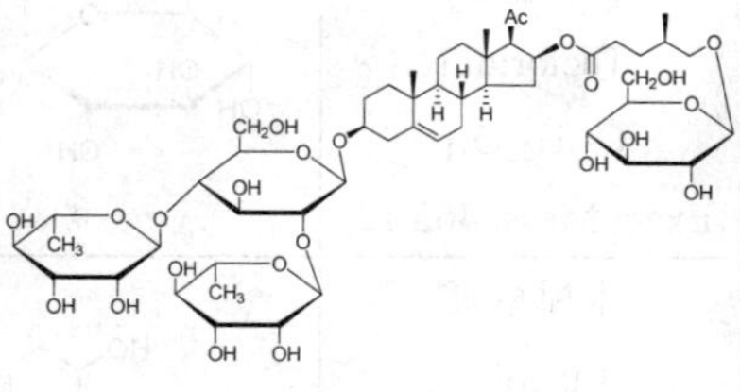 Hypoglaucin G	Pregna-5,16-dien-3*β*-ol-20-one 3-*O*-*α*-L-rhamnopyranosyl-(1→2)-[*α*-L-rhamnopyranosyl-(1→4)]-*β*-D-glucopyranoside $C_{39}H_{60}O_{15}$ Exact Mass: 768.39	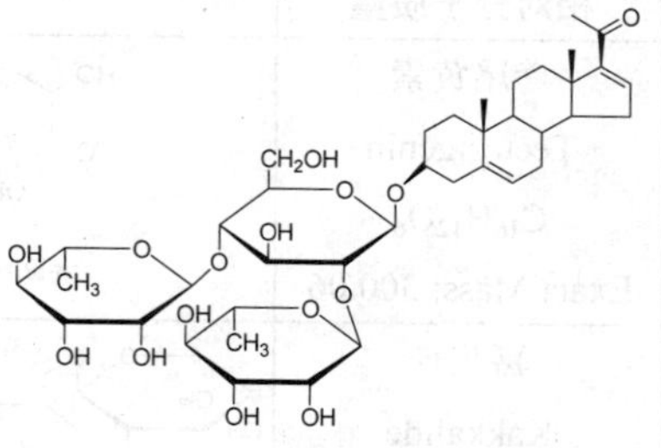 Pregna-5,16-dien-3*β*-ol-20-one 3-*O*-*α*-L-rhamnopyranosyl-(1→2)-[*α*-L-rhamnopyranosyl-(1→4)]-*β*-D-glucopyranoside
Methyl protoneogracillin $C_{52}H_{86}O_{23}$ Exact Mass: 1078.56	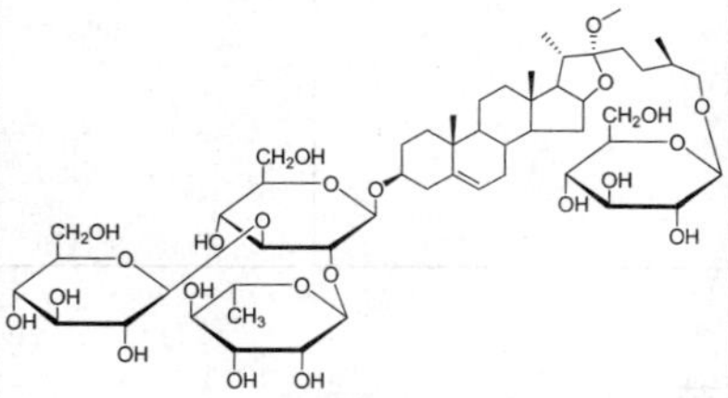 Methyl protoneogracillin	Methyl protogracillin $C_{52}H_{86}O_{23}$ Exact Mass: 1078.56	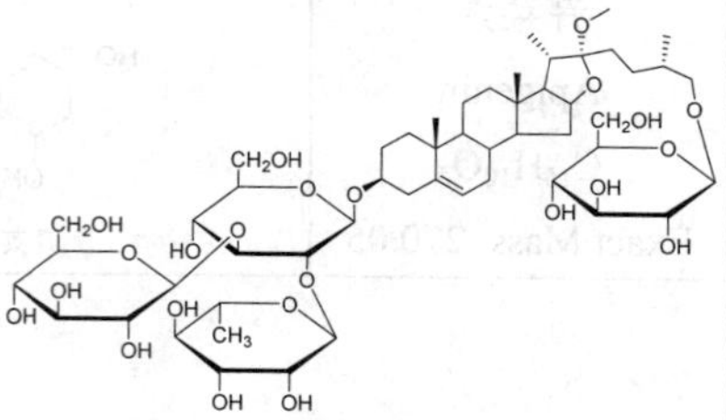 Methyl protogracillin

除以上化学成分外，粉萆薢还含有 $\Delta^{3,5}$-去氧新替告皂苷元等。

粉葛

Fenge

PUERARIAE THOMSONII RADIX

【化学成分】

表 1-10-30 粉葛主要化学成分[54]

中英文名、化学式及相对分子质量	结构图	中英文名、化学式及相对分子质量	结构图
4′,7-二甲基鸢尾黄素 4′,7-Dimethyltectorigenin $C_{18}H_{16}O_6$ Exact Mass: 328.09	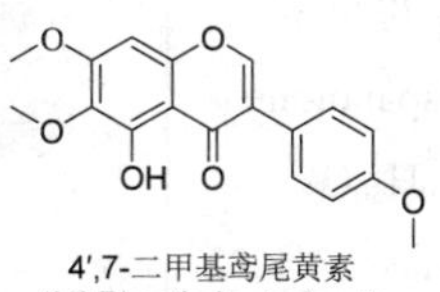 4′,7-二甲基鸢尾黄素 4′,7-Dimethyltectorigenin	鸢尾甲黄素 A Iristectorigenin A $C_{17}H_{14}O_7$ Exact Mass: 330.07	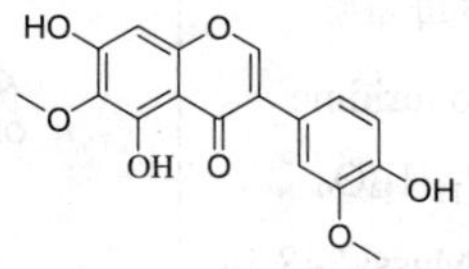 鸢尾甲黄素 A Iristectorigenin A
尼泊尔鸢尾异黄酮 Irisolidone $C_{17}H_{14}O_6$ Exact Mass: 314.08	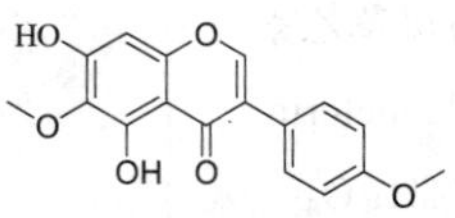 尼泊尔鸢尾异黄酮 Irisolidone	染料木素 Genistein $C_{15}H_{11}O_5$ Exact Mass: 271.06	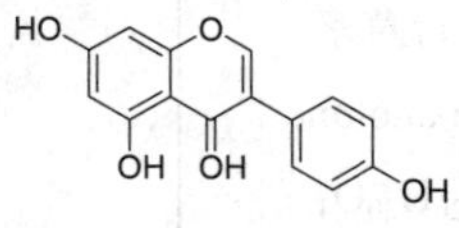 染料木素 Genistein
Irilin D $C_{16}H_{12}O_7$ Exact Mass: 316.06	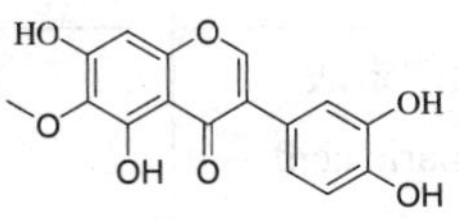 Irilin D	7-甲基鸢尾黄素 7-Methyltectorigenin $C_{17}H_{14}O_6$ Exact Mass: 314.08	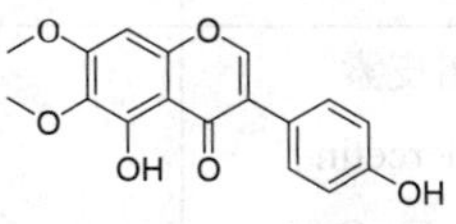 7-甲基鸢尾黄素 7-Methyltectorigenin

续表

中英文名、化学式及相对分子质量	结构图	中英文名、化学式及相对分子质量	结构图
鸢尾黄素 Tectorigenin $C_{16}H_{12}O_6$ Exact Mass: 300.06	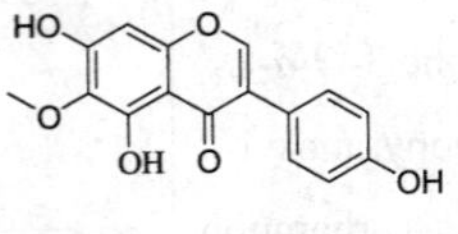 鸢尾黄素 Tectorigenin	鸢尾苷 Tectoridin $C_{22}H_{22}O_{11}$ Exact Mass: 462.12	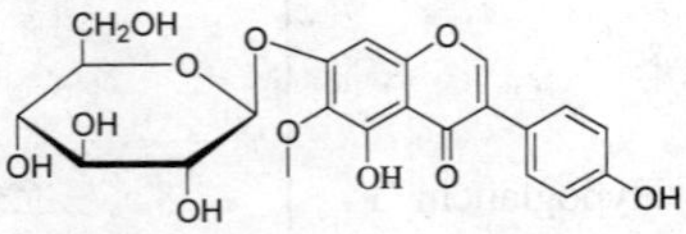 鸢尾苷 Tectoridin
葛花苷 Kakkalide $C_{28}H_{32}O_{15}$ Exact Mass: 608.17	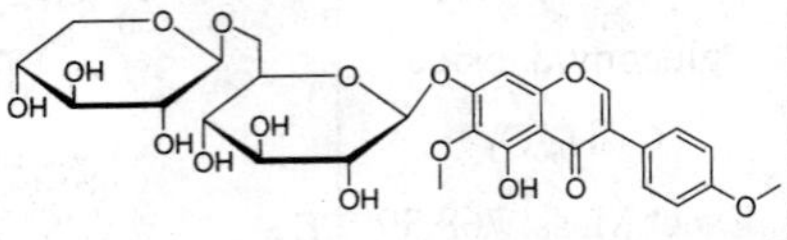 葛花苷 Kakkalide	木犀草素 Luteolin $C_{15}H_{10}O_6$ Exact Mass: 286.05	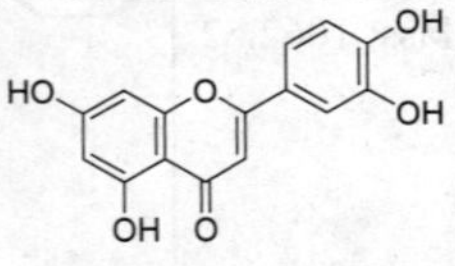 木犀草素 Luteolin
芹菜素 Apigenin $C_{15}H_{10}O_5$ Exact Mass: 270.05	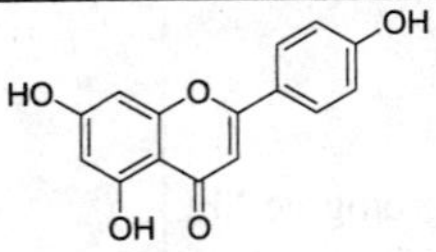 芹菜素 Apigenin		

益母草

Yimucao

LEONURI HERBA

【化学成分】

表 1-10-31　益母草主要化学成分[55, 56]

中英文名、化学式及相对分子质量	结构图	中英文名、化学式及相对分子质量	结构图
益母草碱 Leonurine $C_{14}H_{21}N_3O_5$ Exact Mass: 311.15	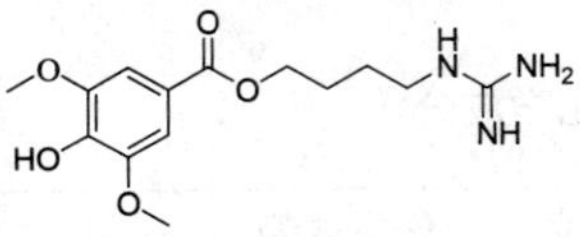 益母草碱 Leonurine	水苏碱 Stachydrine $C_7H_{13}NO_2$ Exact Mass: 143.09	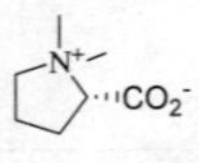 水苏碱 Stachydrine
益母草啶 Leonuridine $C_{15}H_{24}O_9$ Exact Mass: 348.14	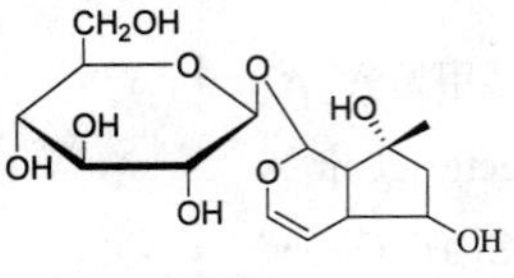 益母草啶 Leonuridine	前益母草素 Prehispanolone $C_{20}H_{30}O_3$ Exact Mass: 318.22	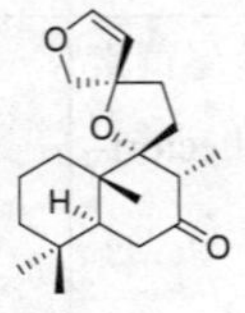 前益母草素 Prehispanolone
益母草素 Hispanolone $C_{20}H_{30}O_3$ Exact Mass: 318.22	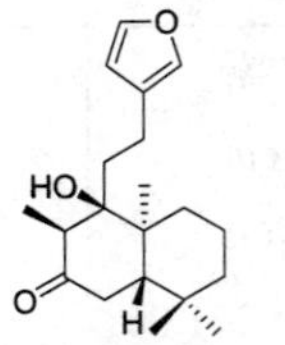 益母草素 Hispanolone	前益母草乙素 Preleoheterin $C_{20}H_{30}O_4$ Exact Mass: 334.21	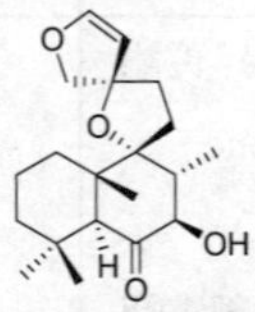 前益母草乙素 Preleoheterin
槲皮素 Quercetin $C_{15}H_{10}O_7$ Exact Mass: 302.04	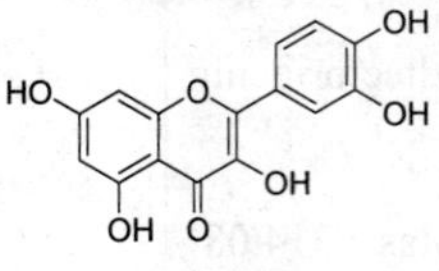 槲皮素 Quercetin	延胡索酸 Fumaric acid $C_4H_4O_4$ Exact Mass: 116.01	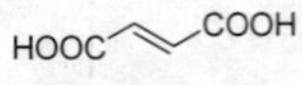 延胡索酸 Fumaric acid

续表

中英文名、化学式及相对分子质量	结构图	中英文名、化学式及相对分子质量	结构图
5,7,3′,4′,5′-五甲氧基黄酮 5,7,3′,4′,5′-Pentamethoxy flavone $C_{20}H_{20}O_7$ Exact Mass: 372.12	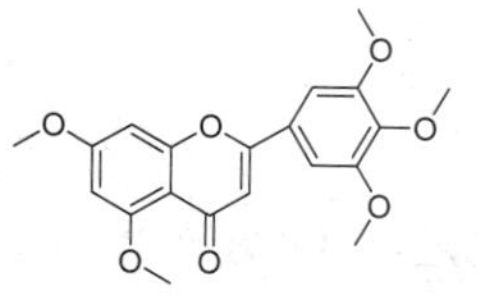 5,7,3′,4′,5′-五甲氧基黄酮 5,7,3′,4′,5′-Pentamethoxy flavone	汉黄芩素 Wogonin $C_{16}H_{12}O_5$ Exact Mass: 284.07	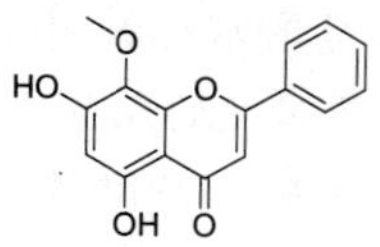 汉黄芩素 Wogonin
洋芹素-7-*O*-葡萄糖苷 Apigenin-7-*O*-glucopyranoside $C_{21}H_{20}O_{10}$ Exact Mass: 432.11	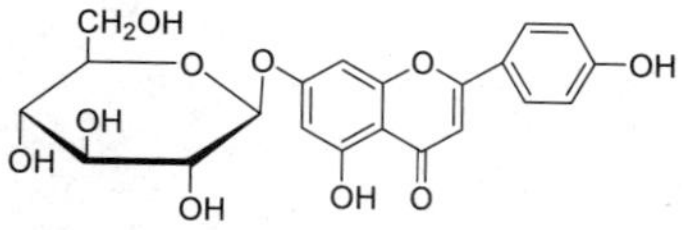 洋芹素-7-*O*-葡萄糖苷 Apigenin-7-*O*-glucopyranoside	大豆素 Daidzein $C_{15}H_{10}O_5$ Exact Mass: 270.05	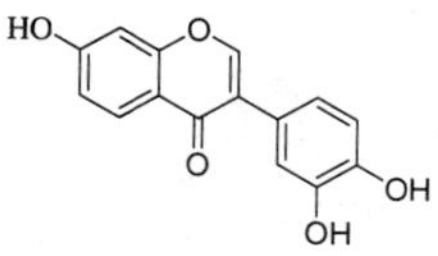 大豆素 Daidzein
槲皮素-3-*O*-洋槐双糖苷 Quercetin-3-*O*-robinobioside $C_{27}H_{30}O_{16}$ Exact Mass: 610.15	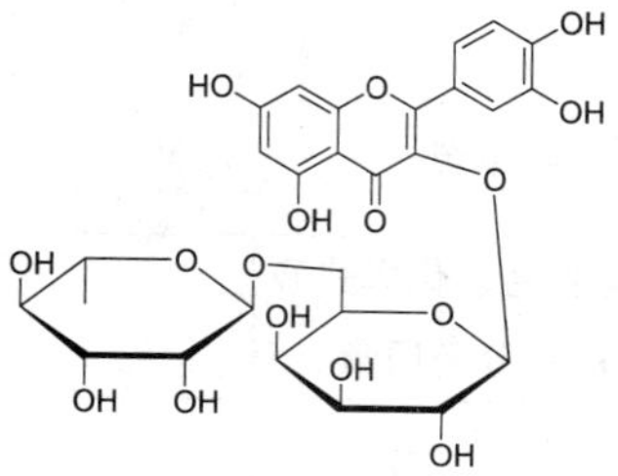 槲皮素-3-*O*-洋槐双糖苷 Quercetin-3-*O*-robinobioside	芦丁 Rutin $C_{27}H_{30}O_{16}$ Exact Mass: 610.15	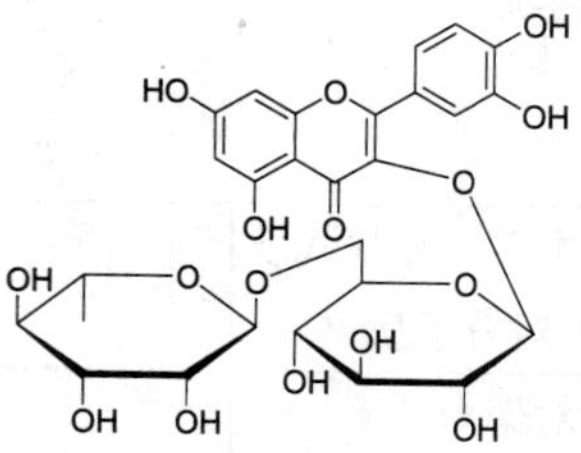 芦丁 Rutin
异槲皮苷 Isoquercitrin $C_{21}H_{20}O_{12}$ Exact Mass: 464.10	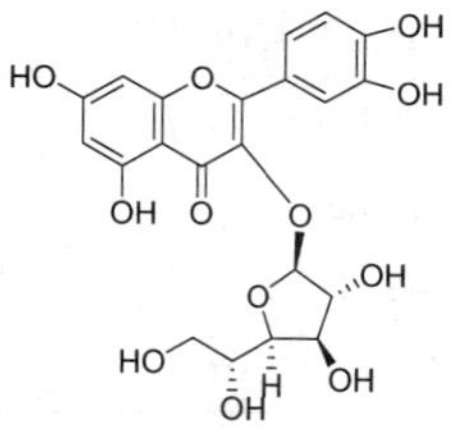 异槲皮苷 Isoquercitrin	金丝桃苷 Hyperoside $C_{21}H_{20}O_{12}$ Exact Mass: 464.10	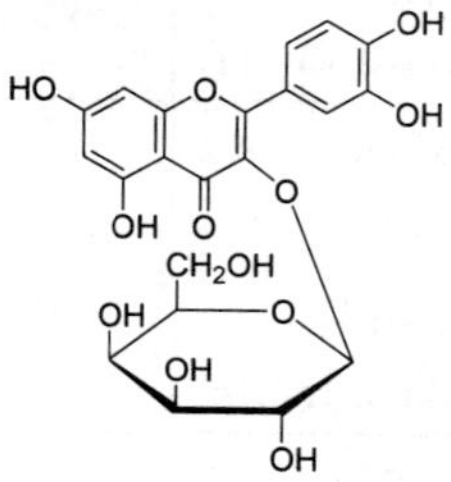 金丝桃苷 Hyperoside
芹菜素 Apigenin $C_{15}H_{10}O_5$ Exact Mass: 270.05	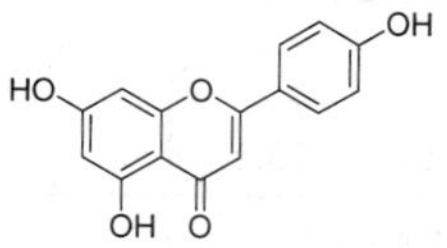 芹菜素 Apigenin	芫花素 Genkwanin $C_{15}H_{10}O_5$ Exact Mass: 270.05	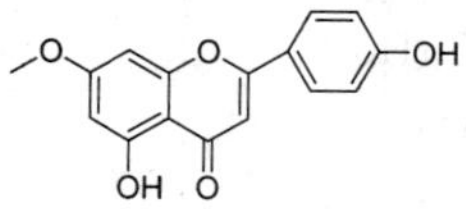 芫花素 Genkwanin
苯甲酸 Benzoic acid $C_7H_6O_2$ Exact Mass: 122.04	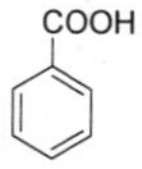 苯甲酸 Benzoic acid		

除以上化学成分外，益母草还含有益母草宁等。

【分析方法】

1 高效液相色谱法测定益母草中盐酸水苏碱的含量[57]

1.1 仪器

LC-10ATVP 型高效液相色谱仪。

1.2 色谱条件

色谱柱：Hypersil SCX 柱(250mm×4.6mm，5.0μm)；流动相：乙腈-0.05mol/L 磷酸二氢钾-磷酸(15:85:0.18)；流速 1.0mL/min；检测波长 192nm；柱温室温；分析时间 20min。

1.3 对照品溶液的制备

称取盐酸水苏碱对照品，用适量水溶解。

1.4 供试品溶液的制备

称取剪碎的益母草 3g，加入 50%乙醇 50mL 加热回流 1h，滤过，取续滤液 25mL，挥干溶剂，加入 0.1mol/L 盐酸溶液 10mL，超声使溶解，加活性炭 0.5g，置沸水浴中加热 0.5min，滤至蒸发皿中，用 10mL 0.1mol/L 盐酸溶液分次洗涤烧杯和滤器，洗液并入同一蒸发皿中，置水浴上蒸至约 0.5mL，加水 5mL，重复操作 3 次，蒸干，放冷至无盐酸气味，残渣加入 25mL 水使溶解，过滤，即得。

益智

Yizhi

ALPINIAE OXYPHYLLAE FRUCTUS

【化学成分】

表 1-10-32 益智主要化学成分[58]

中英文名、化学式及相对分子质量	结构图	中英文名、化学式及相对分子质量	结构图
对聚伞花素 *p*-Cymene $C_{10}H_{14}$ Exact Mass: 134.11	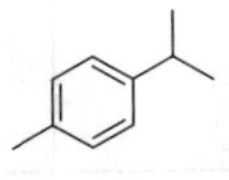 对聚伞花素 *p*-Cymene	香橙烯 Valencene $C_{15}H_{24}$ Exact Mass: 204.19	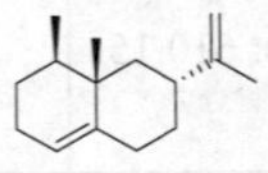 香橙烯 Valencene
芳樟醇 Linalool $C_{10}H_{18}O$ Exact Mass: 154.14	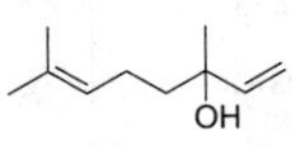 芳樟醇 Linalool	桃金娘烯醛 Myrtenal $C_{10}H_{14}O$ Exact Mass: 150.10	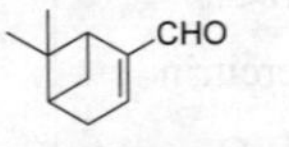 桃金娘烯醛 Myrtenal
β-蒎烯 *β*-Pinene $C_{10}H_{16}$ Exact Mass: 136.13	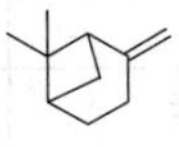 *β*-蒎烯 *β*-Pinene	*α*-蒎烯 *α*-Pinene $C_{10}H_{16}$ Exact Mass: 136.13	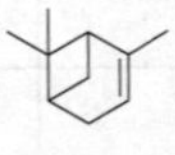 *α*-蒎烯 *α*-Pinene
松油醇-4 Teripinent-4-ol $C_{10}H_{18}O$ Exact Mass: 154.14	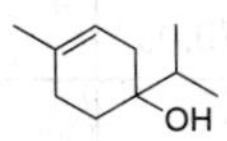 松油醇-4 Teripinent-4-ol	努特卡醇 Nootkatol $C_{15}H_{24}O$ Exact Mass: 220.18	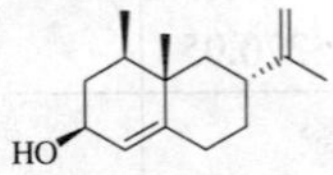 努特卡醇 Nootkatol
诺卡酮 Nootkatone $C_{15}H_{22}O$ Exact Mass: 218.17	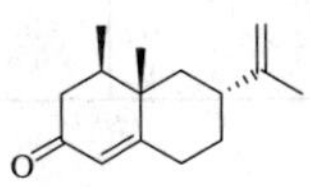 诺卡酮 Nootkatone	Oxyphyllol A $C_{15}H_{24}O$ Exact Mass: 220.18	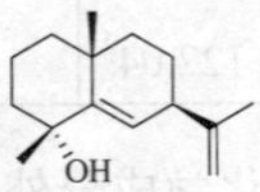 Oxyphyllol A
Oxyphyllol B $C_{15}H_{22}O_2$ Exact Mass: 234.16	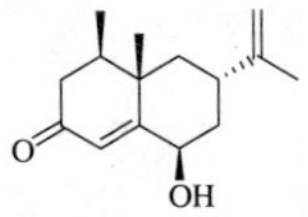 Oxyphyllol B	Oxyphyllol C $C_{15}H_{26}O_2$ Exact Mass: 238.19	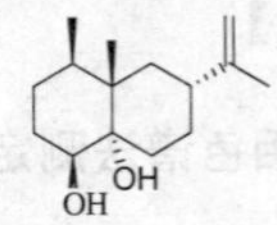 Oxyphyllol C

续表

中英文名、化学式及相对分子质量	结构图	中英文名、化学式及相对分子质量	结构图
Isocyperol $C_{15}H_{24}O$ Exact Mass: 220.18	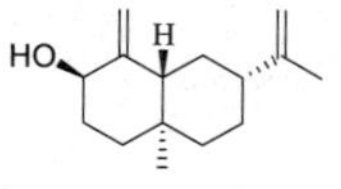 Isocyperol	Oxyphyllenodiol A $C_{14}H_{22}O_3$ Exact Mass: 238.16	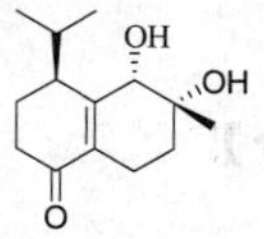 Oxyphyllenodiol A
Oxyphyllenodiol B $C_{14}H_{22}O_3$ Exact Mass: 238.16	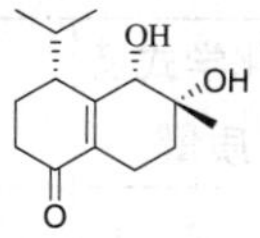 Oxyphyllenodiol B	Oxyphyllenone B $C_{12}H_{18}O_3$ Exact Mass: 210.13	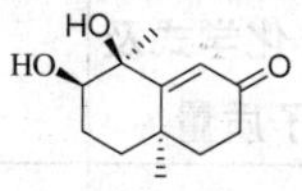 Oxyphyllenone B
Oxyphyllenone A $C_{12}H_{18}O_3$ Exact Mass: 210.13	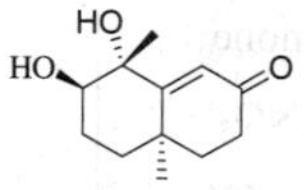 Oxyphyllenone A	(*E*)-Labda-8(17),12-diene-15,16-dial $C_{20}H_{30}O_2$ Exact Mass: 302.22	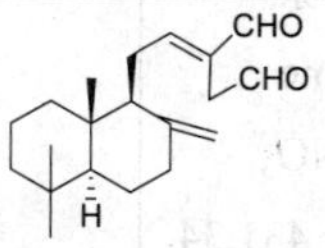 (*E*)-Labda-8(17),12-diene-15,16-dial
杨芽黄酮 Tectochrysin $C_{16}H_{12}O_4$ Exact Mass: 268.07	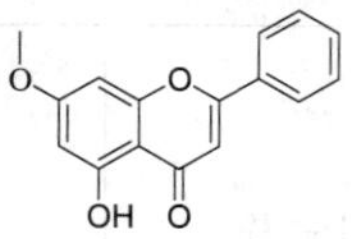 杨芽黄酮 Tectochrysin	白杨素 Chrysin $C_{15}H_{10}O_4$ Exact Mass: 254.06	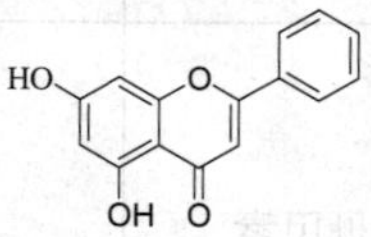 白杨素 Chrysin
良姜素 Izalpinin $C_{16}H_{12}O_5$ Exact Mass: 284.07	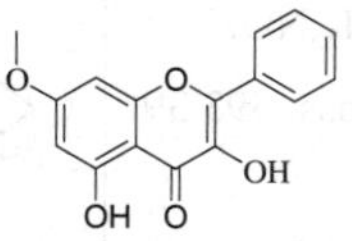 良姜素 Izalpinin	益智酮甲 Yakuchinone A $C_{16}H_{12}O_5$ Exact Mass: 284.07	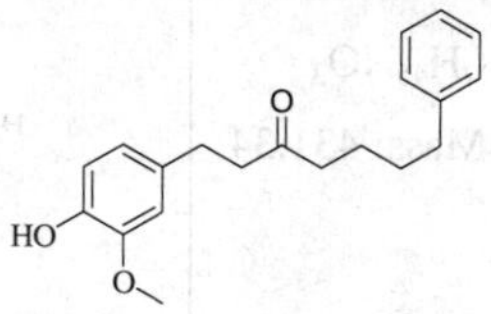 益智酮甲 Yakuchinone A
益智酮乙 Yakuchinone B $C_{20}H_{22}O_3$ Exact Mass: 310.16	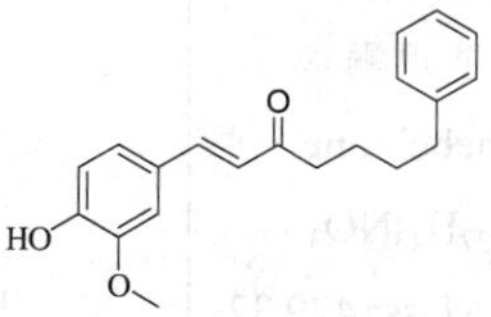 益智酮乙 Yakuchinone B	益智新醇 Neonootkatol $C_{20}H_{26}O_3$ Exact Mass: 314.19	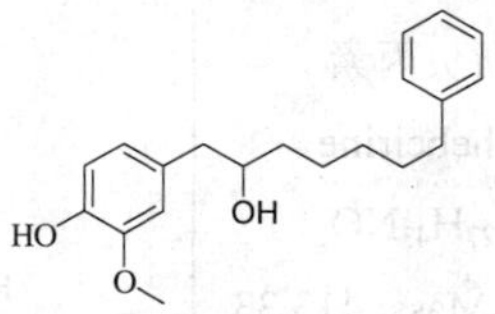 益智新醇 Neonootkatol
益智醇 Oxyphyllacinol $C_{20}H_{26}O_3$ Exact Mass: 314.19	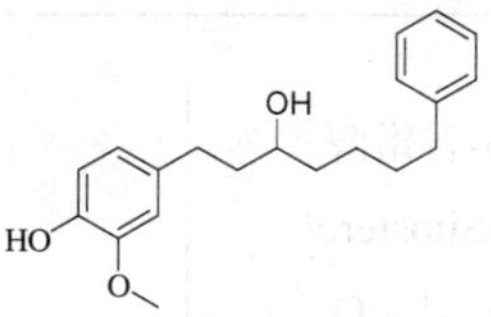 益智醇 Oxyphyllacinol		

除以上化学成分外，益智还含有Selin-11-en-4*α*-ol、天竺葵酮等。

浙贝母

Zhebeimu

FRITILLARIAE THUNBERGII BULBUS

【化学成分】

表 1-10-33 浙贝母主要化学成分[59]

中英文名、化学式及相对分子质量	结构图	中英文名、化学式及相对分子质量	结构图
浙贝甲素 Verticine $C_{27}H_{45}NO_3$ Exact Mass: 431.34	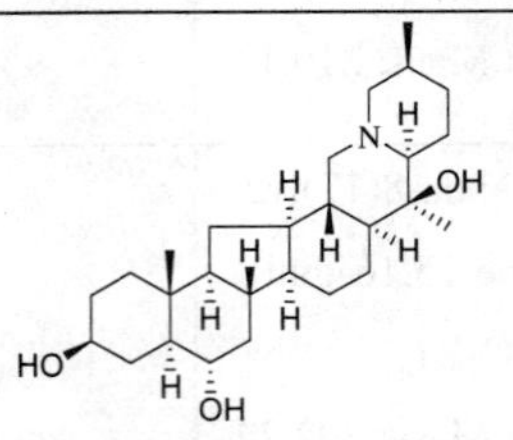 浙贝甲素 Verticine	浙贝乙素 Verticinone $C_{27}H_{43}NO_3$ Exact Mass: 429.32	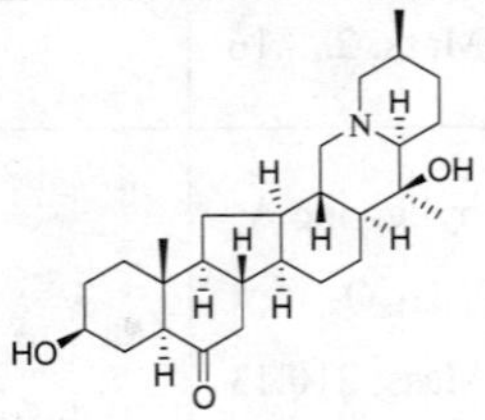 浙贝乙素 Verticinone
异浙贝甲素 Isoverticine $C_{27}H_{45}NO_3$ Exact Mass: 431.34	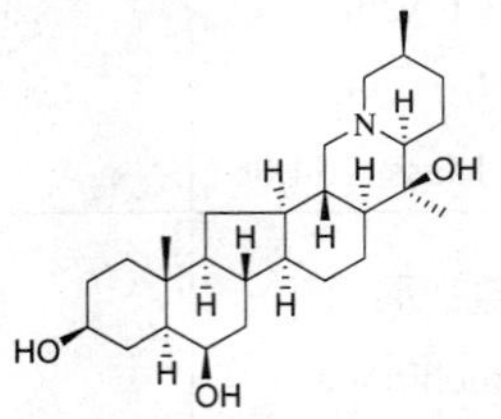 异浙贝甲素 Isoverticine	浙贝宁苷 Zhebeininoside $C_{33}H_{55}NO_8$ Exact Mass: 593.39	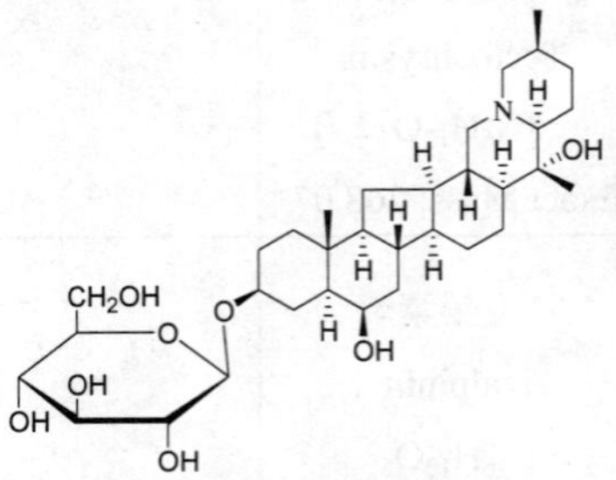 浙贝宁苷 Zhebeininoside
浙贝丙素 Zhebeirine $C_{27}H_{43}NO_2$ Exact Mass: 413.33	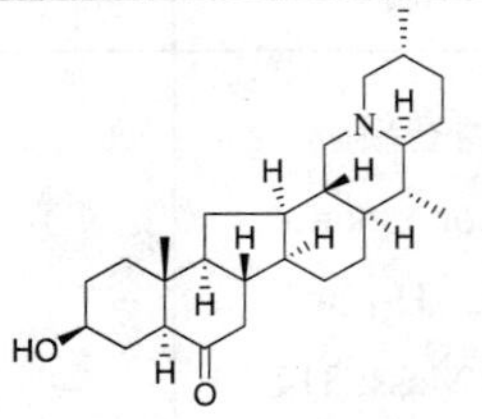 浙贝丙素 Zhebeirine	浙贝酮 Zhebeinone $C_{27}H_{43}NO_3$ Exact Mass: 429.32	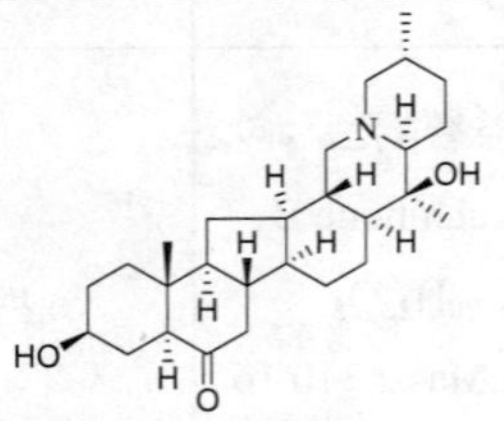 浙贝酮 Zhebeinone
苦足叶草毒 Picropodophyllotoxin $C_{22}H_{22}O_8$ Exact Mass: 414.13	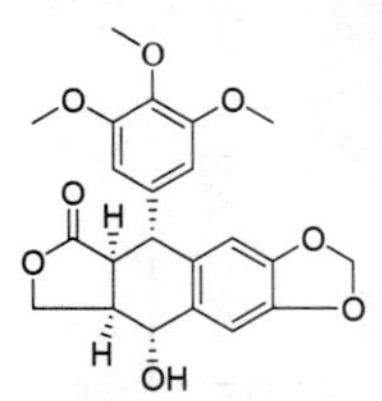 苦足叶草毒 Picropodophyllotoxin	*β*-谷甾醇 *β*-Sitosterol $C_{29}H_{50}O$ Exact Mass: 414.39	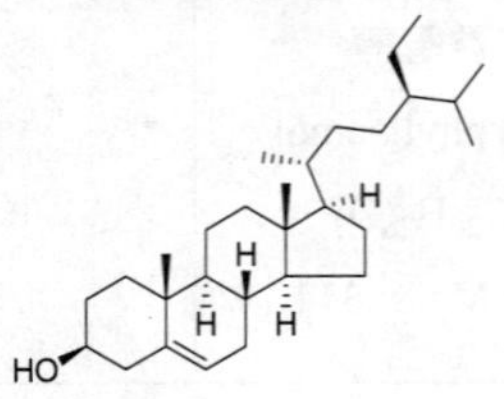 *β*-谷甾醇 *β*-Sitosterol
丁香脂素 Syringaresinol $C_{22}H_{26}O_8$ Exact Mass: 418.16	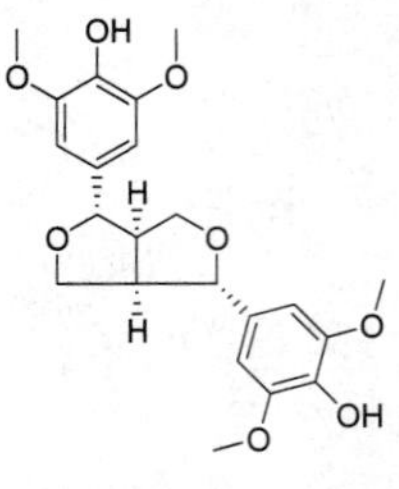 丁香脂素 Syringaresinol	腺苷 Adenosine $C_{10}H_{13}N_5O_4$ Exact Mass: 267.10	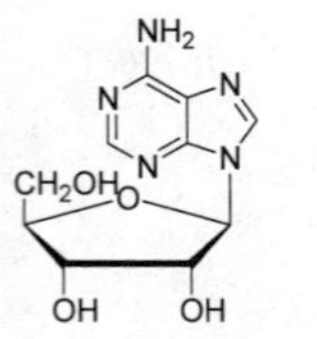 腺苷 Adenosine

续表

中英文名、化学式及相对分子质量	结构图	中英文名、化学式及相对分子质量	结构图
2,5-二甲基苯醌 2,5-Dimethyl-1,4-benzoquinone $C_8H_8O_2$ Exact Mass: 136.05	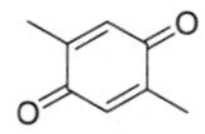 2,5-二甲基苯醌 2,5-Dimethyl-1,4-benzoquinone		

除以上化学成分外，浙贝母还含有 Zhebeiresinol、Sonalinie 等。

娑罗子

Suoluozi

AESCULI SEMEN

【化学成分】

表 1-10-34 娑罗子主要化学成分[60]

中英文名、化学式及相对分子质量	结构图	中英文名、化学式及相对分子质量	结构图
天师酸 Tianshic acid $C_{18}H_{34}O_5$ Exact Mass: 330.24	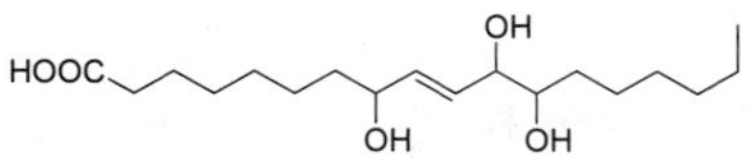 天师酸 Tianshic acid	天师栗酸 Wilsonic acid $C_{10}H_7NO_3$ Exact Mass: 189.04	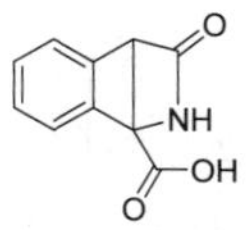 天师栗酸 Wilsonic acid
延胡索酸 Fumaric acid $C_4H_4O_4$ Exact Mass: 116.01	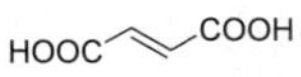 延胡索酸 Fumaric acid	*β*-谷甾醇-3-*O*-*β*-D-葡萄糖苷 *β*-Sitosteryl-3-*O*-*β*-D-glucoside $C_{35}H_{60}O_6$ Exact Mass: 576.44	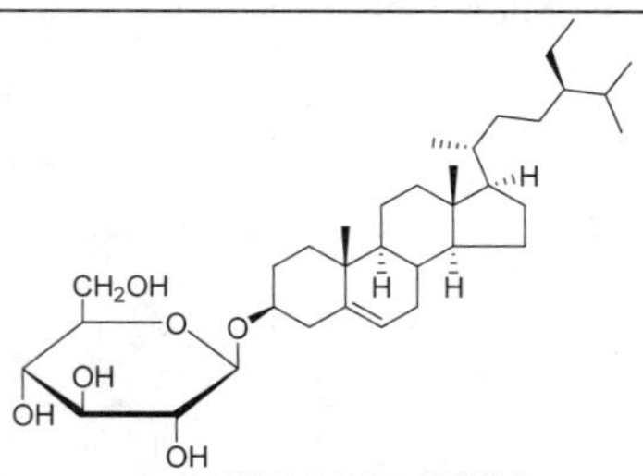 *β*-谷甾醇-3-*O*-*β*-D-葡萄糖苷 *β*-Sitosteryl-3-*O*-*β*-D-glucoside
β-谷甾醇 *β*-Sitosterol $C_{29}H_{50}O$ Exact Mass: 414.39	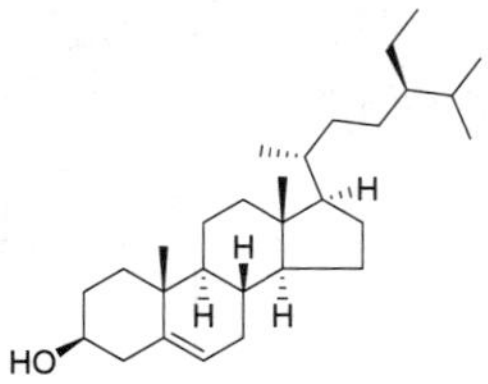 *β*-谷甾醇 *β*-Sitosterol	七叶皂苷元 Escigenine $C_{30}H_{48}O_5$ Exact Mass: 488.35	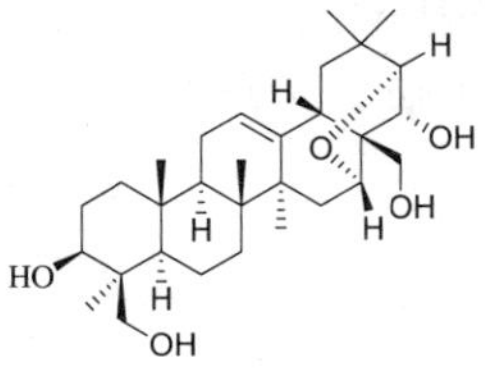 七叶皂苷元 Escigenine
Escin Ⅳa $C_{55}H_{86}O_{24}$ Exact Mass: 1130.55	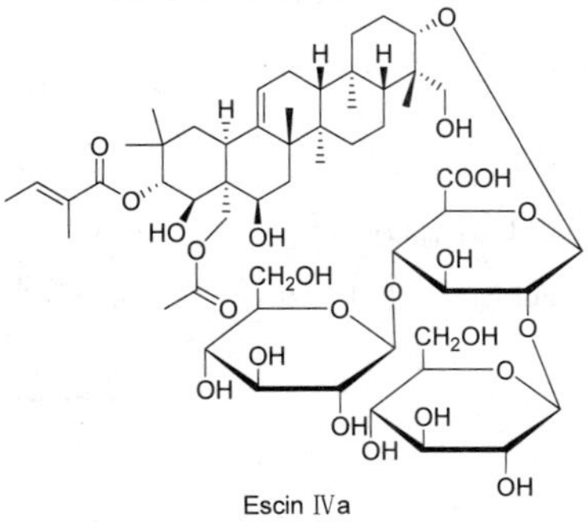 Escin Ⅳa	Escin Ⅳb $C_{55}H_{86}O_{24}$ Exact Mass: 1130.55	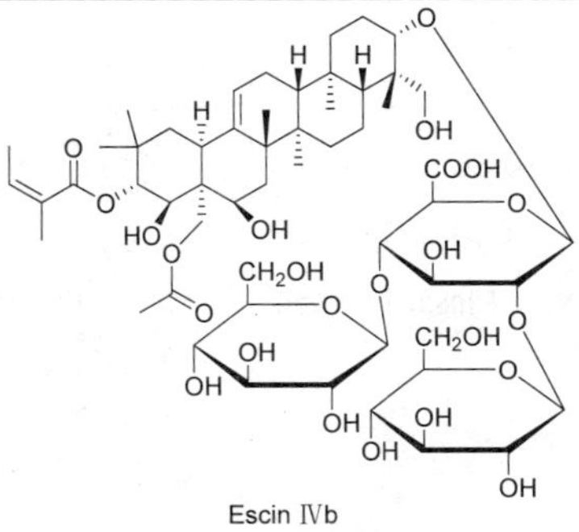 Escin Ⅳb

续表

中英文名、化学式及相对分子质量	结构图	中英文名、化学式及相对分子质量	结构图
Escin Ⅳc $C_{55}H_{86}O_{24}$ Exact Mass: 1130.55	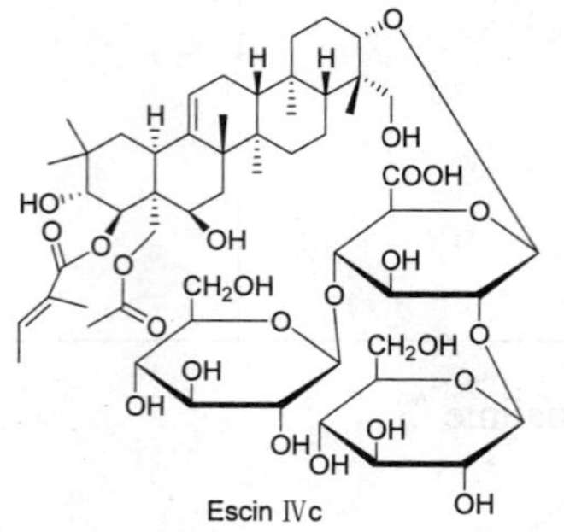	Escin Ⅳd $C_{55}H_{86}O_{24}$ Exact Mass: 1130.55	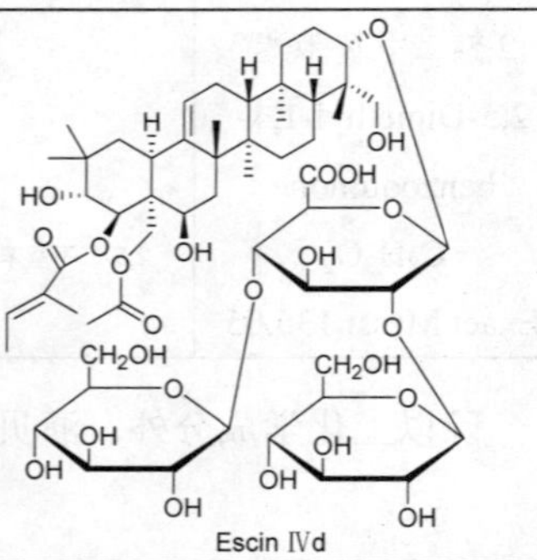
Escin Ⅳe $C_{53}H_{84}O_{23}$ Exact Mass: 1088.54	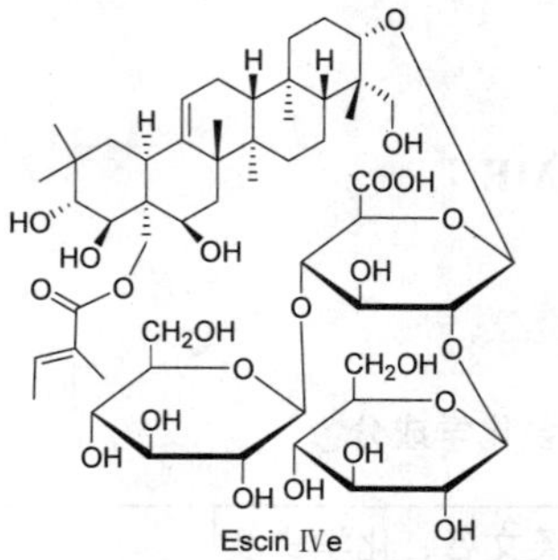	Escin Ⅳf $C_{53}H_{84}O_{23}$ Exact Mass: 1088.54	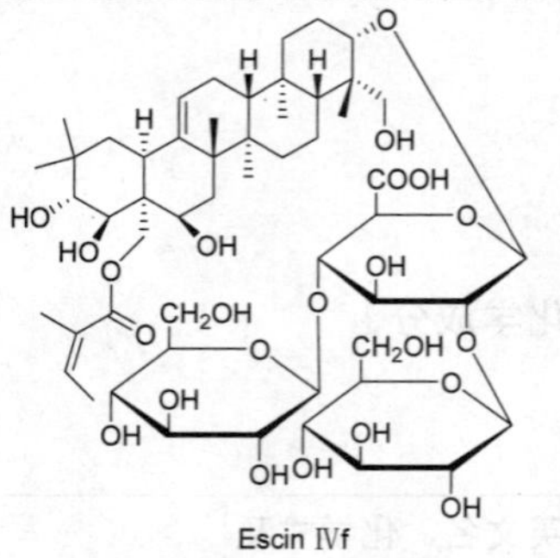
Escin Ⅳg $C_{53}H_{84}O_{23}$ Exact Mass: 1088.54	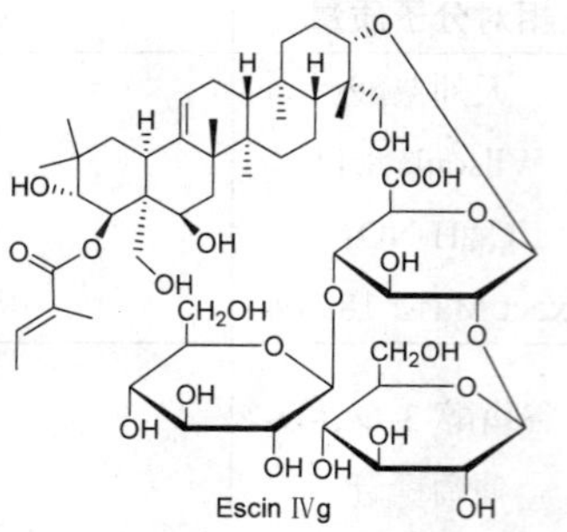	Escin Ⅳh $C_{53}H_{84}O_{23}$ Exact Mass: 1088.54	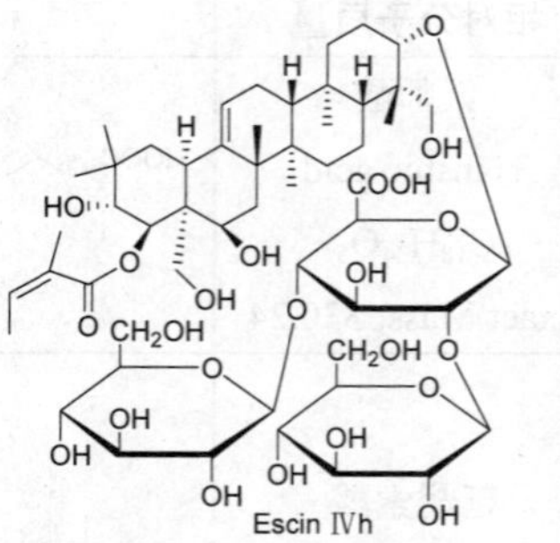
Escin Ⅵb $C_{55}H_{86}O_{24}$ Exact Mass: 1130.55	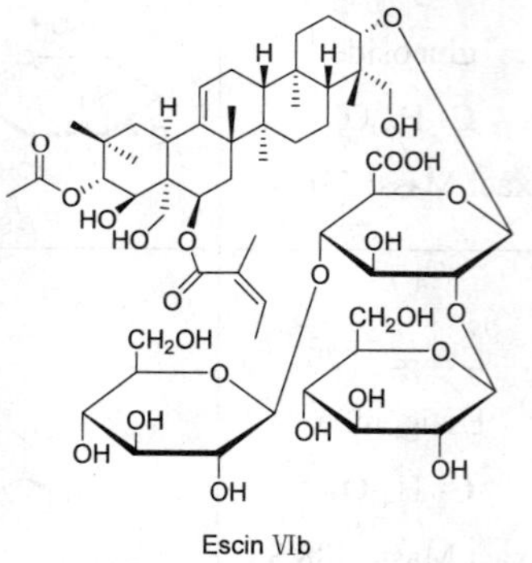	Isoescin Ⅱa $C_{54}H_{84}O_{23}$ Exact Mass: 1100.54	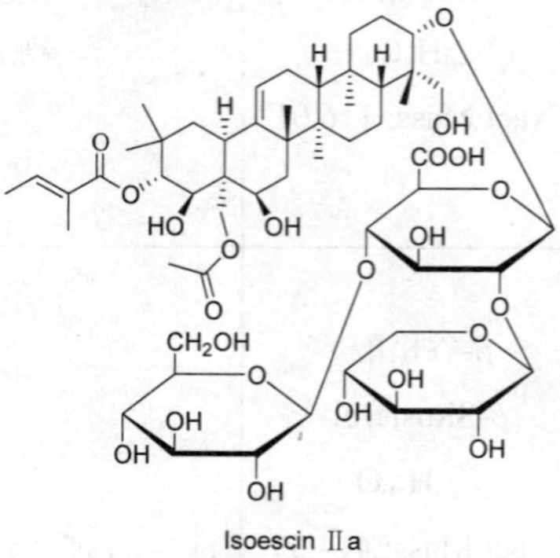
Isoescin Ⅱb $C_{54}H_{84}O_{23}$ Exact Mass: 1100.54	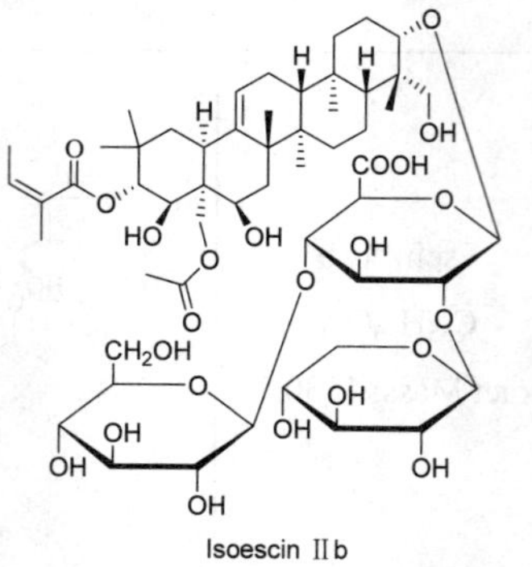	Isoescin Ⅲ a $C_{55}H_{86}O_{23}$ Exact Mass: 1114.56	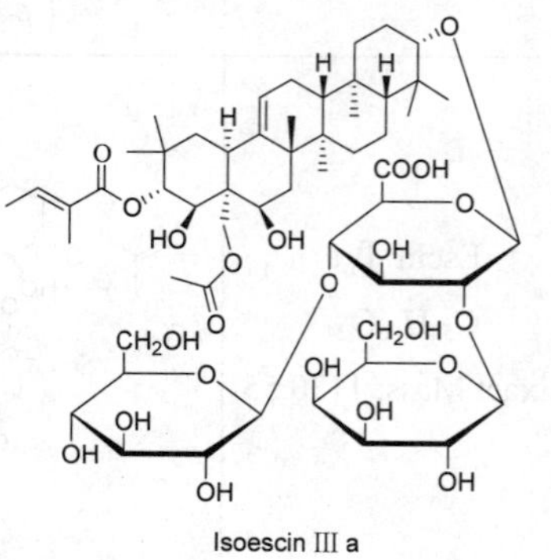

续表

中英文名、化学式及相对分子质量	结构图	中英文名、化学式及相对分子质量	结构图
Isoescin Ⅲ b $C_{55}H_{86}O_{23}$ Exact Mass: 1114.56	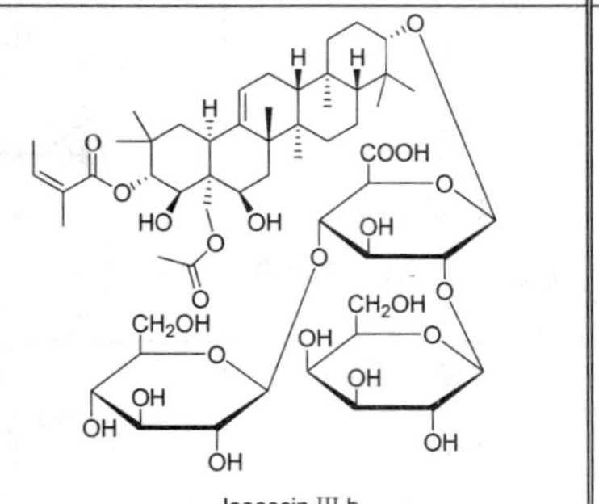 Isoescin Ⅲ b	Aesculioside H $C_{56}H_{88}O_{24}$ Exact Mass: 1144.57	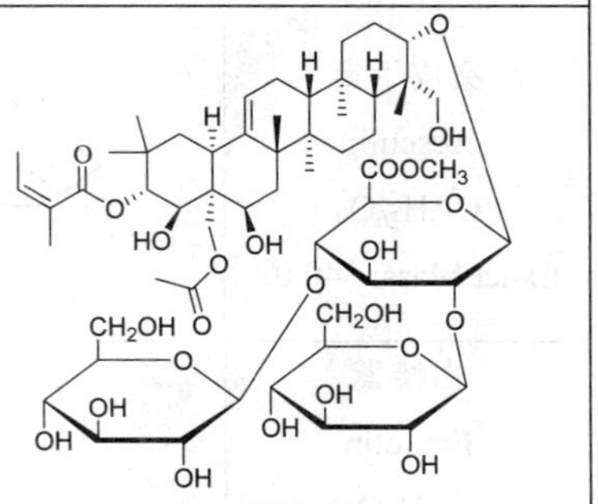 Aesculioside H
Aesculioside A $C_{53}H_{84}O_{23}$ Exact Mass: 1088.54	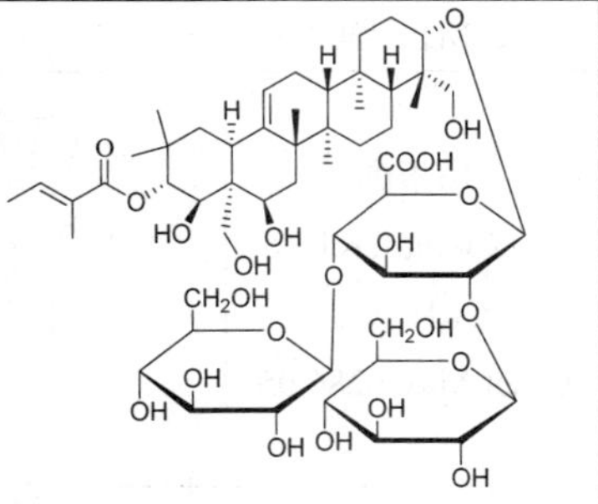 Aesculioside A	Aesculioside B $C_{53}H_{84}O_{23}$ Exact Mass: 1088.54	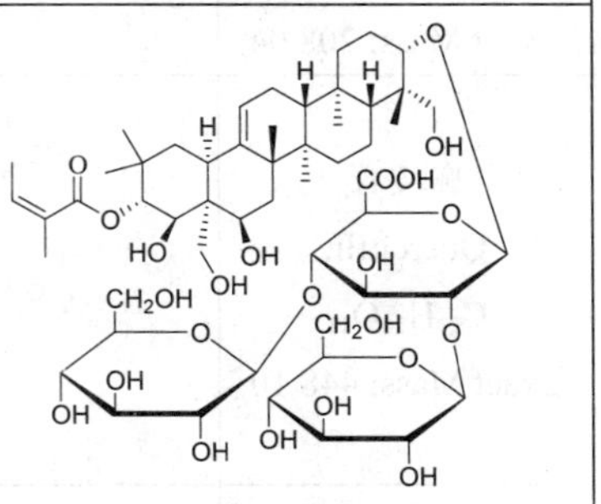 Aesculioside B
Aesculioside C $C_{58}H_{90}O_{24}$ Exact Mass: 1170.58	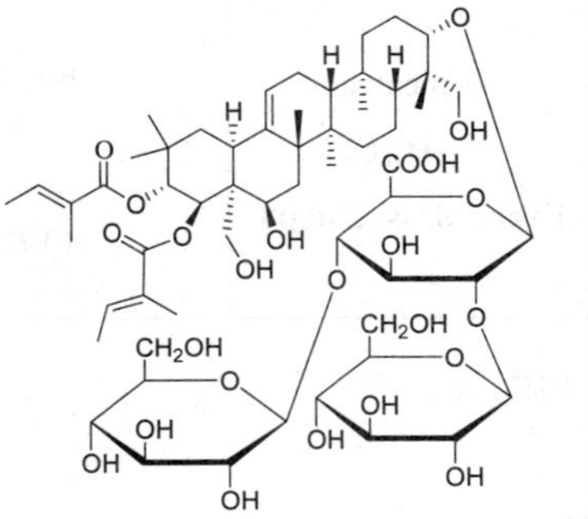 Aesculioside C	Aesculioside D $C_{58}H_{90}O_{24}$ Exact Mass: 1170.58	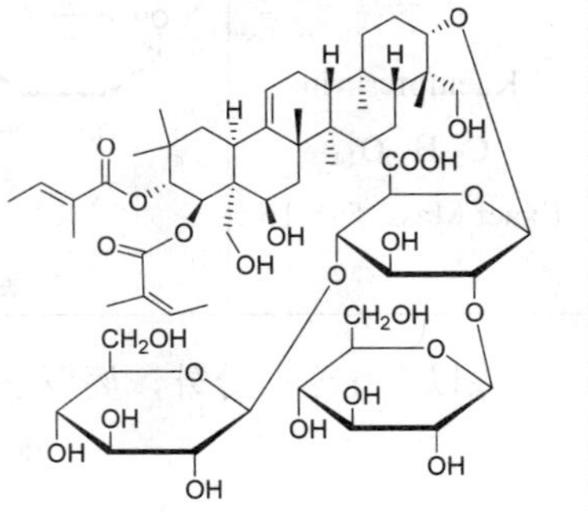 Aesculioside D
Aesculioside E $C_{59}H_{92}O_{24}$ Exact Mass: 1184.60	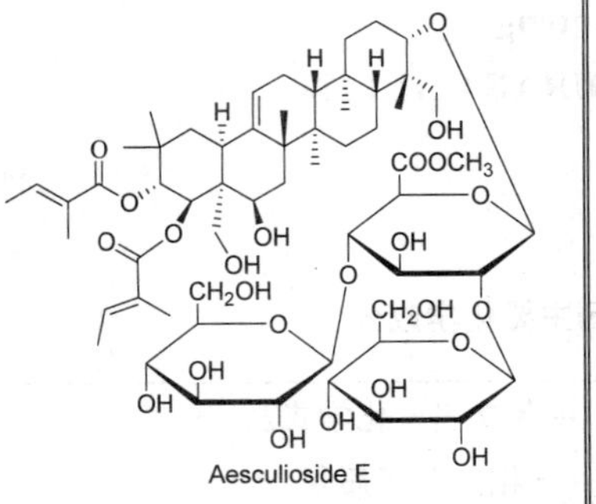 Aesculioside E	Aesculioside F $C_{59}H_{92}O_{24}$ Exact Mass: 1184.60	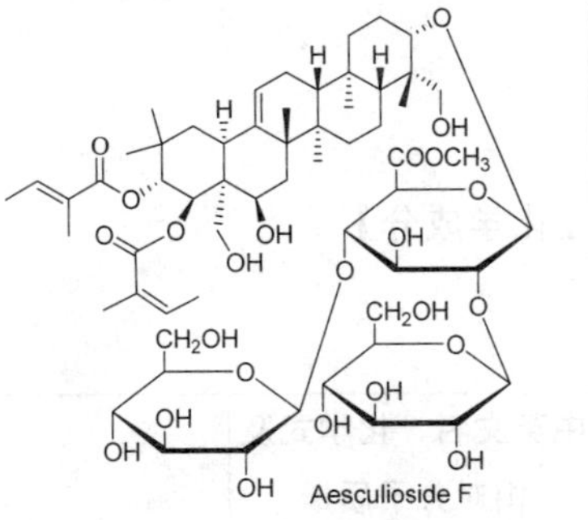 Aesculioside F
Aesculioside G $C_{56}H_{88}O_{24}$ Exact Mass: 1144.57	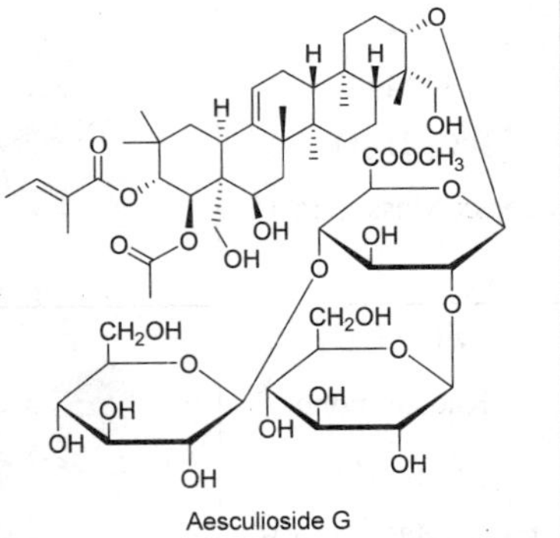 Aesculioside G	七叶亭 Aesculetin $C_9H_6O_4$ Exact Mass: 178.03	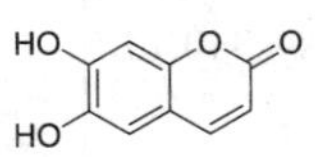 七叶亭 Aesculetin

续表

中英文名、化学式及相对分子质量	结构图	中英文名、化学式及相对分子质量	结构图
秦皮甲素 Aesculin $C_{15}H_{16}O_9$ Exact Mass: 340.08	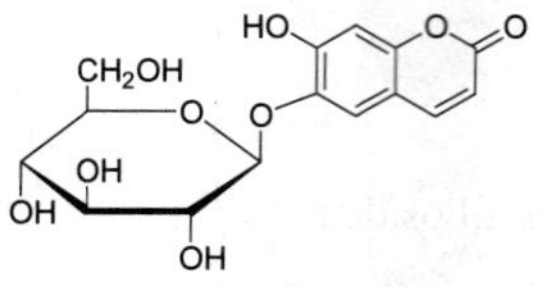 秦皮甲素 Aesculin	秦皮苷 Fraxin $C_{16}H_{18}O_{10}$ Exact Mass: 370.09	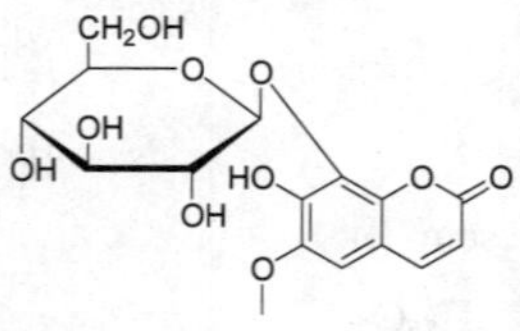 秦皮苷 Fraxin
白蜡素 Fraxetin $C_{10}H_8O_5$ Exact Mass: 208.04	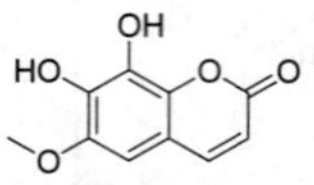 白蜡树亭 Fraxetin	槲皮素 Quercetin $C_{15}H_{10}O_7$ Exact Mass: 302.04	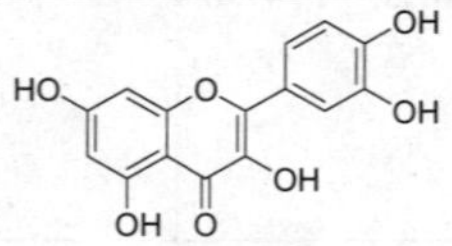 槲皮素 Quercetin
槲皮苷 Quercitrin $C_{21}H_{20}O_{11}$ Exact Mass: 448.10	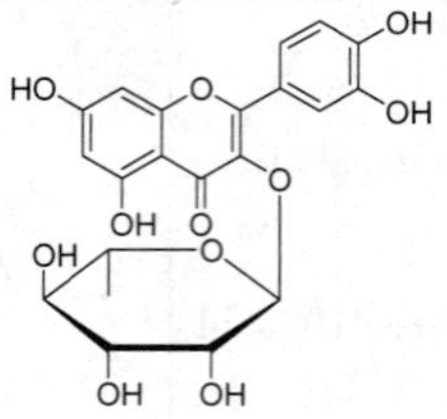 槲皮苷 Quercitrin	山柰酚 Kaempferol $C_{15}H_{10}O_6$ Exact Mass: 286.05	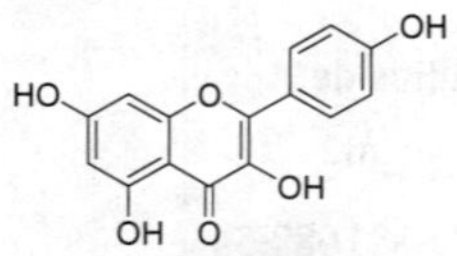 山柰酚 Kaempferol
山柰苷 Kaempferitrin $C_{27}H_{30}O_{14}$ Exact Mass: 578.16	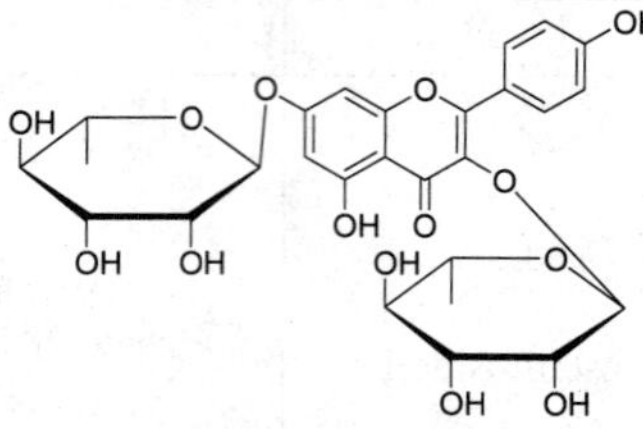 山柰苷 Kaempferitrin	(−)-表儿茶素 (−)-Epicatechin $C_{15}H_{14}O_6$ Exact Mass: 290.08	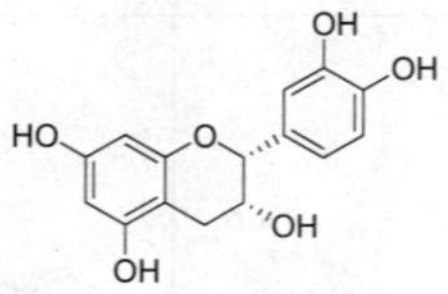 (−)-表儿茶素 (−)-Epicatechin

除以上化学成分外，娑罗子还含有花色苷、双七叶内酯等。

海风藤

Haifengteng

PIPERIS KADSURAE CAULIS

【化学成分】

表 1-10-35 海风藤主要化学成分[61]

中英文名、化学式及相对分子质量	结构图	中英文名、化学式及相对分子质量	结构图
Futoenone $C_{20}H_{20}O_5$ Exact Mass: 340.13	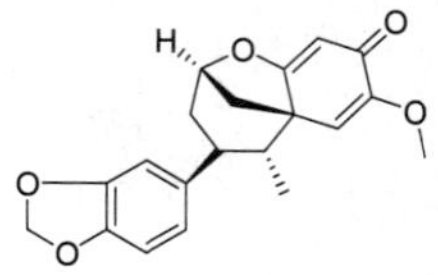 Futoenone	Futoquinol $C_{21}H_{22}O_5$ Exact Mass: 354.15	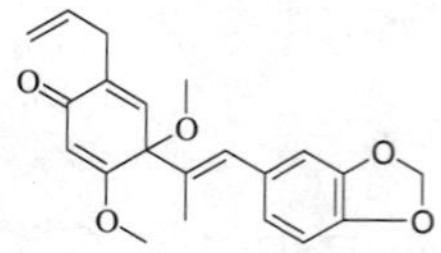 Futoquinol
Veraguensine $C_{22}H_{28}O_5$ Exact Mass: 372.19	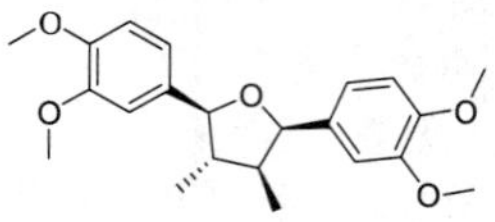 Veraguensine	海风藤酮 Kadsurenone $C_{21}H_{24}O_5$ Exact Mass: 356.16	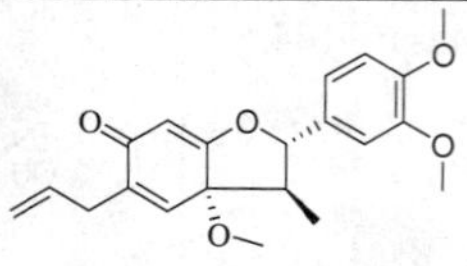 海风藤酮 Kadsurenone

续表

中英文名、化学式及相对分子质量	结构图	中英文名、化学式及相对分子质量	结构图
Galgravin $C_{22}H_{28}O_5$ Exact Mass: 372.19	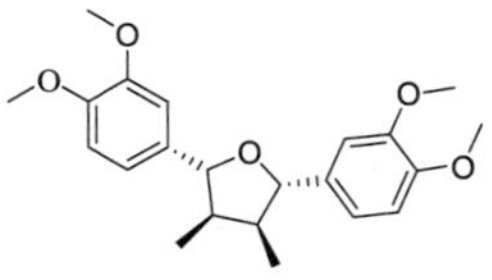 Galgravin	(−)-Galbelgin $C_{22}H_{28}O_5$ Exact Mass: 372.19	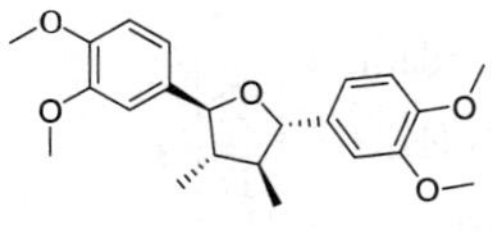 (−)-Galbelgin
(−)-Denudatin B $C_{21}H_{24}O_5$ Exact Mass: 356.16	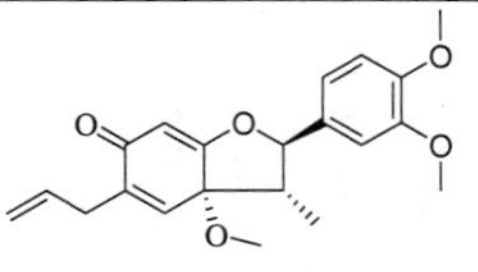 (−)-Denudatin B	Kadsurenin M $C_{19}H_{20}O_5$ Exact Mass: 328.13	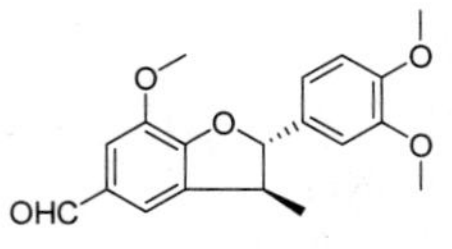 Kadsurenin M
(−)-Acuminatin $C_{21}H_{24}O_4$ Exact Mass: 340.17	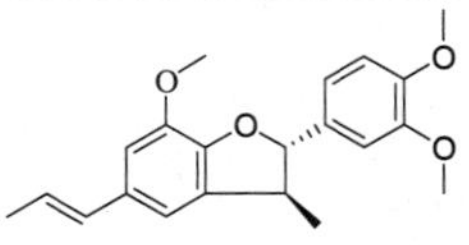 (−)-Acuminatin	(+)-Licarin A $C_{20}H_{22}O_4$ Exact Mass: 326.15	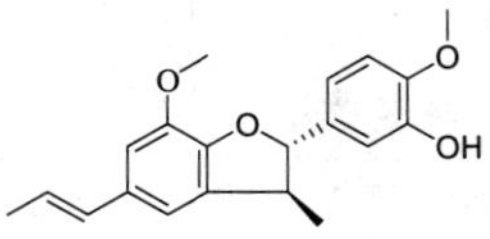 (+)-Licarin A
Kadsurenin C $C_{21}H_{26}O_5$ Exact Mass: 358.18	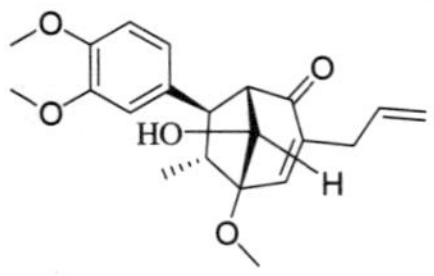 Kadsurenin C	Kadsurenin K $C_{20}H_{22}O_5$ Exact Mass: 342.15	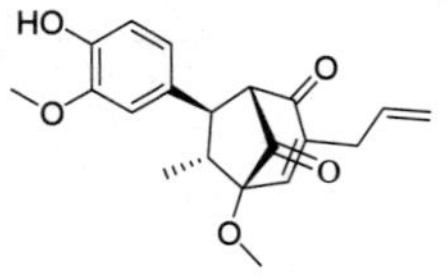 Kadsurenin K
Kadsurenin L $C_{23}H_{28}O_6$ Exact Mass: 400.19	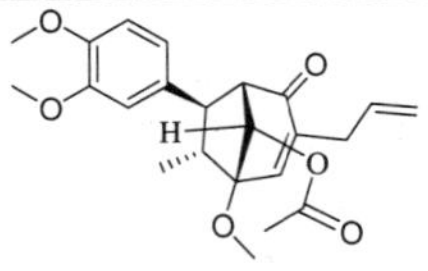 Kadsurenin L	Kadsurenin A $C_{22}H_{24}O_6$ Exact Mass: 384.16	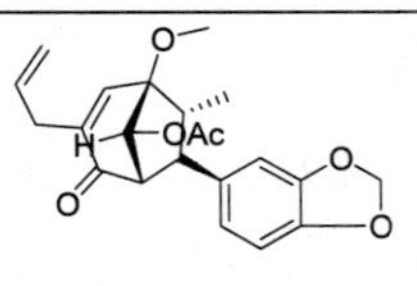 Kadsurenin A
Kadsurenin B $C_{20}H_{22}O_5$ Exact Mass: 342.15	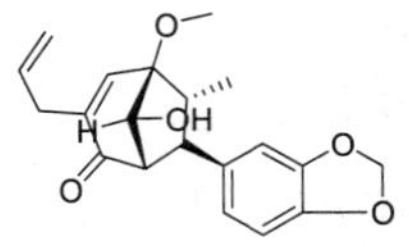 Kadsurenin B	Kadsurenin D $C_{21}H_{24}O_5$ Exact Mass: 356.16	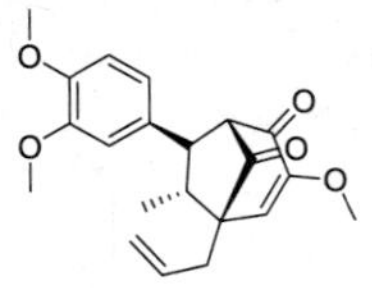 Kadsurenin D
Kadsurenin E $C_{20}H_{24}O_5$ Exact Mass: 344.16	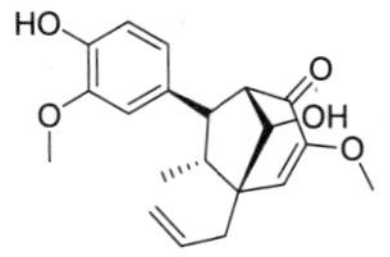 Kadsurenin E	Kadsurenin F $C_{21}H_{24}O_5$ Exact Mass: 356.16	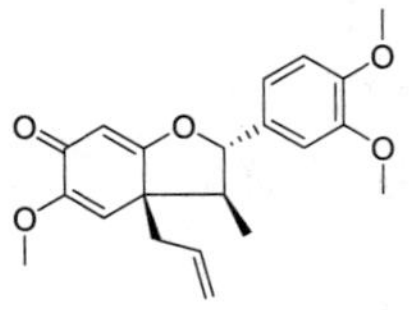 Kadsurenin F
Kadsurenin G $C_{21}H_{28}O_4$ Exact Mass: 344.20	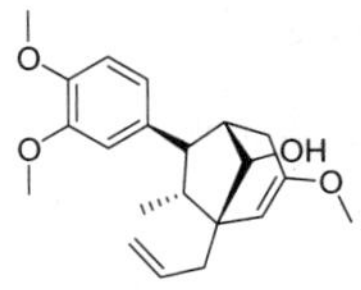 Kadsurenin G	Kadsurenin H $C_{23}H_{28}O_6$ Exact Mass: 400.19	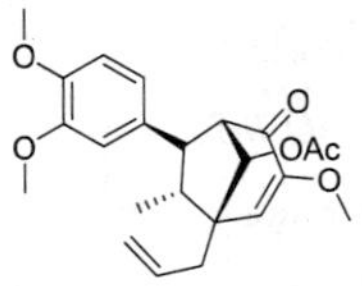 Kadsurenin H
Kadsurenin I $C_{21}H_{28}O_4$ Exact Mass: 344.20	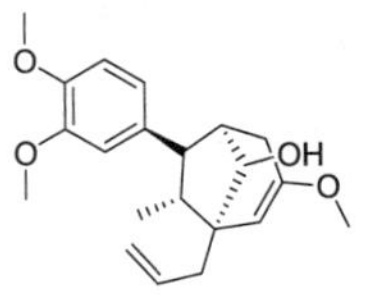 Kadsurenin I	Kadsurenin J $C_{23}H_{28}O_6$ Exact Mass: 400.19	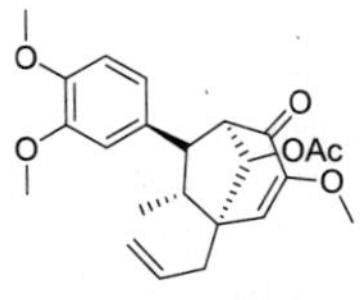 Kadsurenin J

续表

中英文名、化学式及相对分子质量	结构图	中英文名、化学式及相对分子质量	结构图
Denudatin B $C_{21}H_{24}O_5$ Exact Mass: 356.16	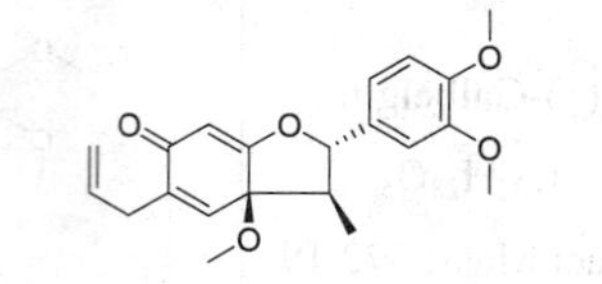 Denudatin B	Burchellin $C_{20}H_{20}O_5$ Exact Mass: 340.13	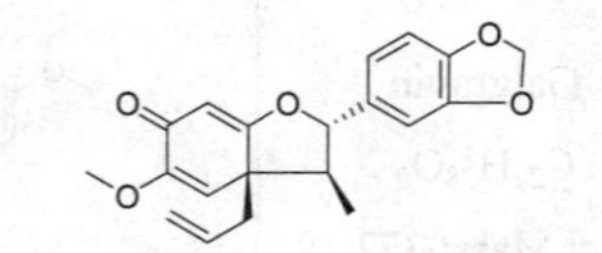 Burchellin
Futoamide $C_{18}H_{23}NO_3$ Exact Mass: 301.17	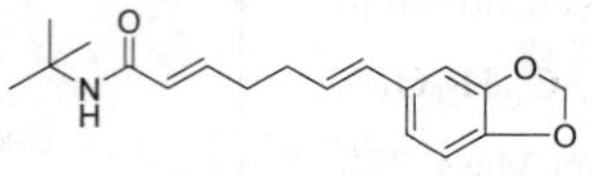 Futoamide	Piperlactam S $C_{17}H_{13}NO_4$ Exact Mass: 295.08	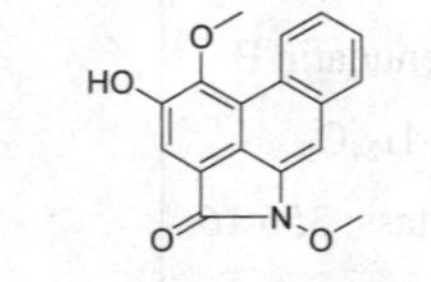 Piperlactam S
染料木素 Genistein $C_{15}H_{11}O_5$ Exact Mass: 271.06	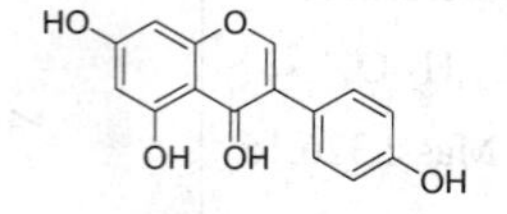 染料木素 Genistein	巴豆环氧素 Futoxide $C_{18}H_{18}O_8$ Exact Mass: 362.10	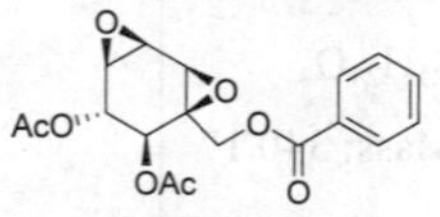 巴豆环氧素 Futoxide

海金沙

Haijinsha

LYGODII SPORA

【化学成分】

表 1-10-36 海金沙主要化学成分[62, 63]

中英文名、化学式及相对分子质量	结构图	中英文名、化学式及相对分子质量	结构图
原儿茶酸 Protocatechuic acid $C_7H_6O_4$ Exact Mass: 154.03	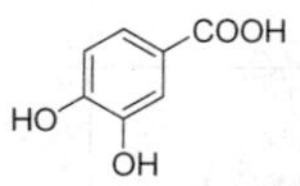 原儿茶酸 Protocatechuic acid	芹菜素-6,8-二-*C*-*β*-D-葡萄糖苷 (新西兰牡荆苷) 6,8-Di-glucosy-lapigenin (Vinenin) $C_{27}H_{30}O_{15}$ Exact Mass: 594.16	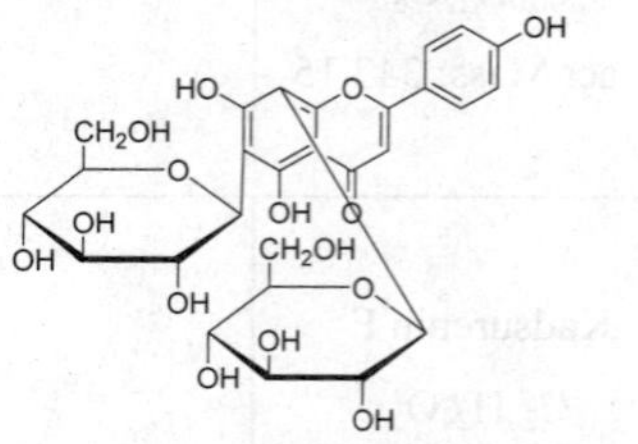 芹菜素-6, 8-二-*C*-*β*-D-葡萄糖苷 (新西兰牡荆苷) 6, 8-Di-glucosylapigenin (Vinenin)
小麦黄素-7-*O*-*β*-D-吡喃葡萄糖苷 Tricin-7-*O*-*β*-D-glucopyranoside $C_{23}H_{24}O_{12}$ Exact Mass: 492.13	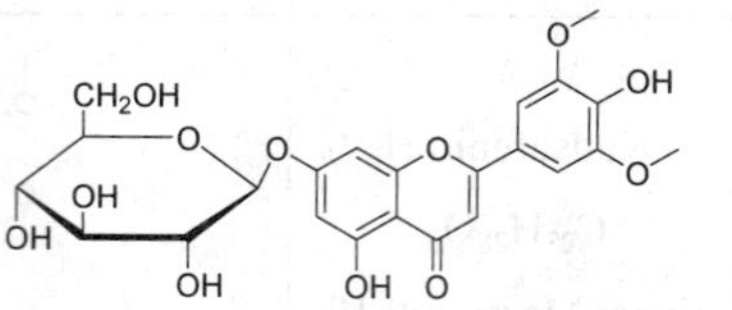 小麦黄素-7-*O*-*β*-D-吡喃葡萄糖苷 Tricin-7-*O*-*β*-D-glucopyranoside	2-Anilino-1,4-naphthoquinone $C_{16}H_{11}NO_2$ Exact Mass: 249.08	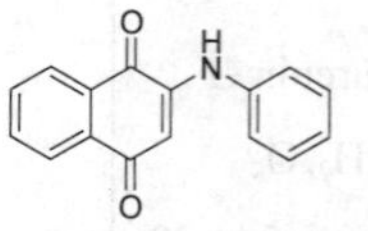 2-Anilino-1,4-naphthoquinone
蒙花苷 Linarin $C_{28}H_{32}O_{14}$ Exact Mass: 592.18	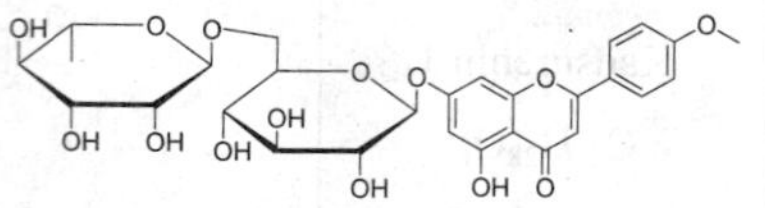 蒙花苷 Linarin	香叶木苷 Diosmin $C_{28}H_{32}O_{15}$ Exact Mass: 608.17	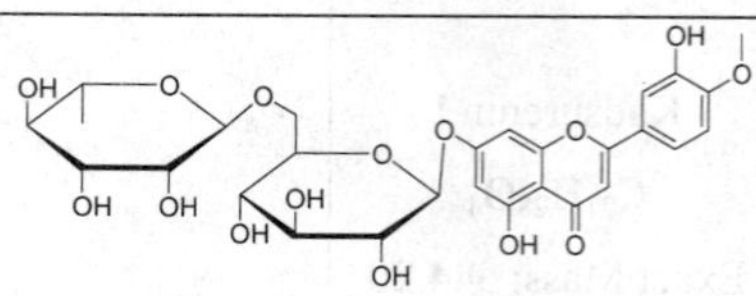 香叶木苷 Diosmin

续表

中英文名、化学式及相对分子质量	结构图	中英文名、化学式及相对分子质量	结构图
山柰酚-3-*O*-芸香糖苷 Nicotflorin $C_{27}H_{30}O_{15}$ Exact Mass: 594.16	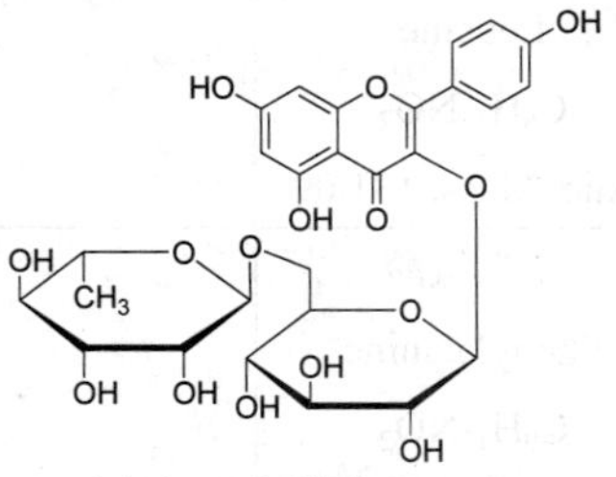 山柰酚-3-*O*-芸香糖苷 Nicotflorin	长春花糖苷Ⅱ Roseoside $C_{19}H_{30}O_8$ Exact Mass: 386.19	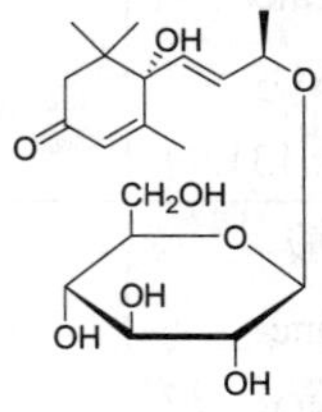 长春花糖苷Ⅱ Roseoside
3-甲氧基-4-羟基苯甲酸 Vanillic acid $C_8H_8O_4$ Exact Mass: 168.04	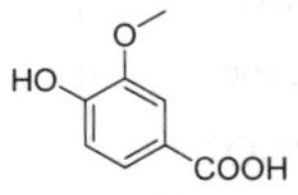 3-甲氧基-4-羟基苯甲酸 Vanillic acid		

海藻

Haizao

SARGASSUM

【化学成分】

表 1-10-37a 海藻主要化学成分[64~67]

中英文名、化学式及相对分子质量	结构图	中英文名、化学式及相对分子质量	结构图
天门冬氨酸 Aspartic acid $C_4H_7NO_4$ Exact Mass: 133.04	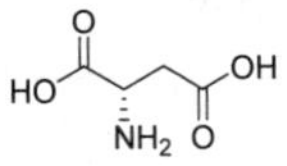 天冬氨酸 Aspartic acid	丝氨酸 Serine $C_3H_7NO_3$ Exact Mass: 105.04	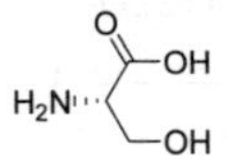 丝氨酸 Serine
苏氨酸 Threonine $C_4H_9NO_3$ Exact Mass: 119.06	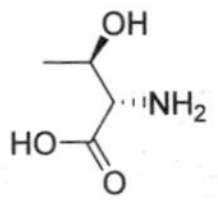 苏氨酸 Threonine	谷氨酸 Glutamic acid $C_5H_9NO_4$ Exact Mass: 147.05	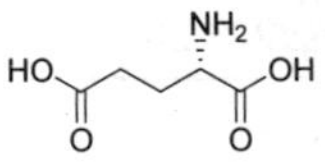 谷氨酸 Glutamic acid
甘氨酸 Glycine $C_2H_5NO_2$ Exact Mass: 75.03	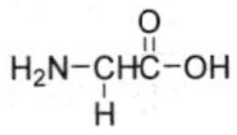 甘氨酸 Glycine	丙氨酸 Alanine $C_3H_7NO_2$ Exact Mass: 89.05	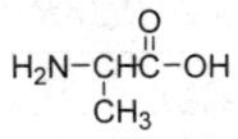 丙氨酸 Alanine
缬氨酸 Valine $C_5H_{11}NO_2$ Exact Mass: 117.08	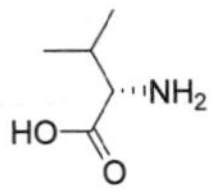 缬氨酸 Valine	甲硫氨酸 Methionine $C_5H_{11}NO_2S$ Exact Mass: 149.05	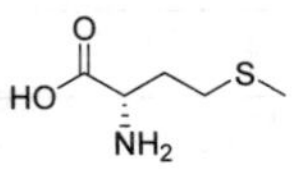 甲硫氨酸 Methionine

续表

中英文名、化学式及相对分子质量	结构图	中英文名、化学式及相对分子质量	结构图
异亮氨酸 Isoleucine $C_6H_{13}NO_2$ Exact Mass: 131.09	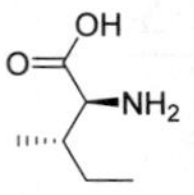 异亮氨酸 Isoleucine	亮氨酸 Leucine $C_6H_{13}NO_2$ Exact Mass: 131.09	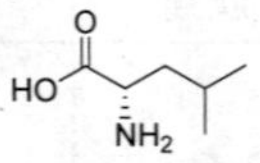 亮氨酸 Leucine
酪氨酸 Tyrosine $C_9H_{11}NO_3$ Exact Mass: 181.07	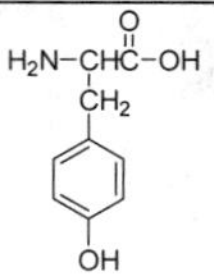 酪氨酸　Tyrosine	苯丙氨酸 Phenylalanine $C_9H_{11}NO_2$ Exact Mass: 165.08	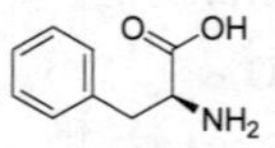 苯丙氨酸 Phenyalanine
赖氨酸 Lysine $C_6H_{14}N_2O_2$ Exact Mass: 146.11	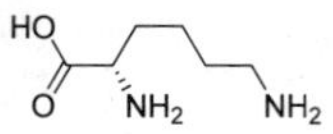 赖氨酸 Lysine	组氨酸 Histidine $C_6H_9N_3O_2$ Exact Mass: 155.07	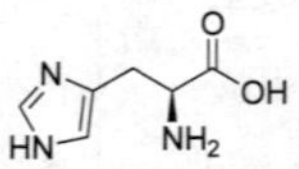 组氨酸 Histidine
精氨酸 Arginine $C_6H_{14}N_4O_2$ Exact Mass: 174.11	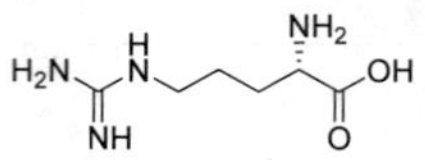 精氨酸 Arginine	脯氨酸 Proline $C_5H_9NO_2$ Exact Mass: 115.06	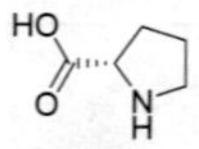 脯氨酸 Proline
胱氨酸 Cystine $C_3H_7NO_2S$ Exact Mass: 121.02	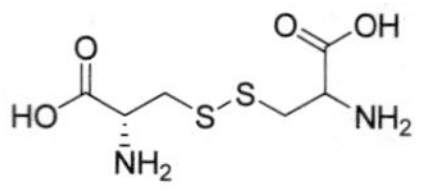 胱氨酸 Cystine	色氨酸 Tryptophan $C_{11}H_{12}N_2O_2$ Exact Mass: 204.09	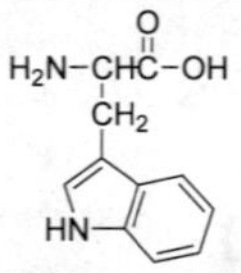 色氨酸　Tryptophan
岩藻甾醇 Fucosterol $C_{29}H_{48}O$ Exact Mass: 412.37	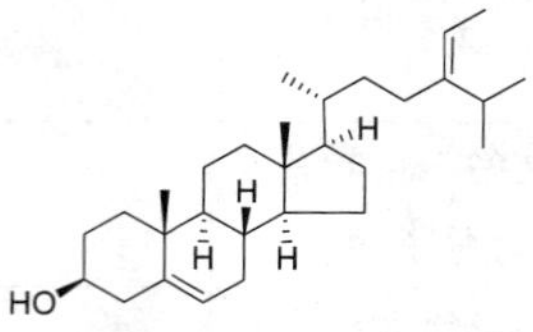 岩藻甾醇　Fucosterol	海藻甾醇 Saringosterol $C_{29}H_{48}O_2$ Exact Mass: 428.37	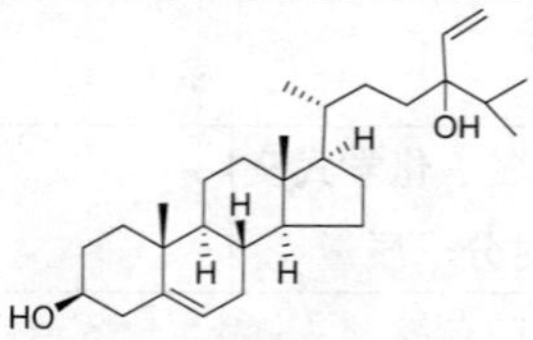 海藻甾醇　Saringosterol
雪松醇 Cedrol $C_{15}H_{26}O$ Exact Mass: 222.20	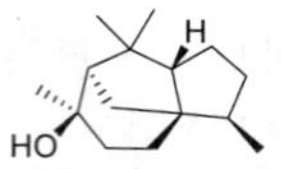 雪松醇　Cedrol		

表 1-10-37b　海藻其他主要化学成分[64~67]

中文名	中文名
24*R*,28*R*-环氧-24-乙基胆甾醇	24-氢过氧基-24-乙烯基胆甾醇
29-氢过氧基豆甾-5,24(28)-二烯-3*β*-醇	24*S*,28*S*-环氧-24-乙基胆甾醇
(24*S*)-5,28-豆甾二烯-3*β*,24-二醇	(24*R*)-5,28-豆甾二烯-3*β*,24-二醇
1-*O*-十四碳酰基-3-*O*-(6′-硫代-*α*-D-脱氧吡喃葡萄糖基)甘油	1-*O*-十六碳酰基-3-*O*-(6′-硫代-*α*-D-脱氧吡喃葡萄糖基)甘油
甘露醇	

浮萍

Fuping

SPIRODELAE HERBA

【化学成分】

表 1-10-38 浮萍主要化学成分[68, 69]

中英文名、化学式及相对分子质量	结构图	中英文名、化学式及相对分子质量	结构图
芹菜素 Apigenin $C_{15}H_{10}O_5$ Exact Mass: 270.05	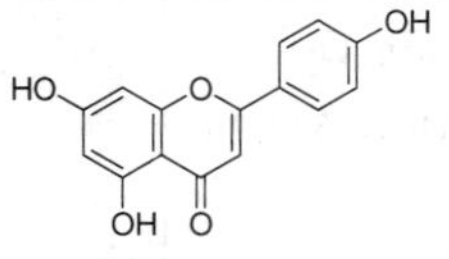 芹菜素 Apigenin	木犀草素 Luteolin $C_{15}H_{10}O_6$ Exact Mass: 286.05	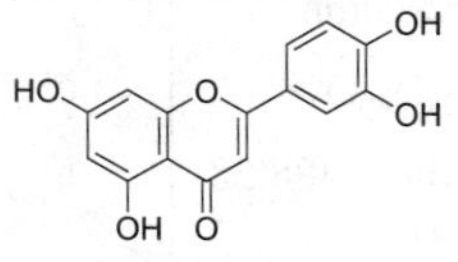 木犀草素 Luteolin
芹菜素-7-*O*-葡萄糖苷 Apigenin-7-*O*-glucoside $C_{21}H_{20}O_{10}$ Exact Mass: 432.11	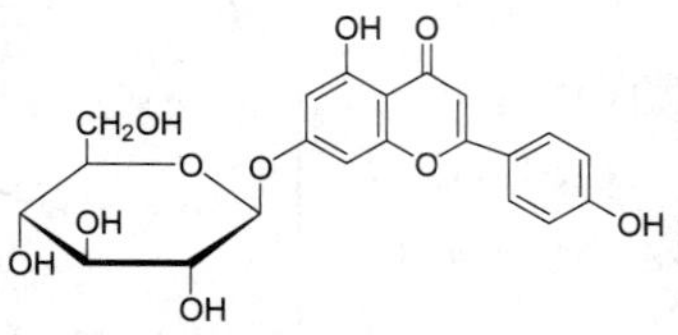 芹菜素-7-*O*-葡萄糖苷 Apigenin-7-*O*-glucoside	木犀草苷 Luteoloside (Luteolin-7-*O*-*β*-D-glucopyranoside) $C_{21}H_{20}O_{11}$ Exact Mass: 448.10	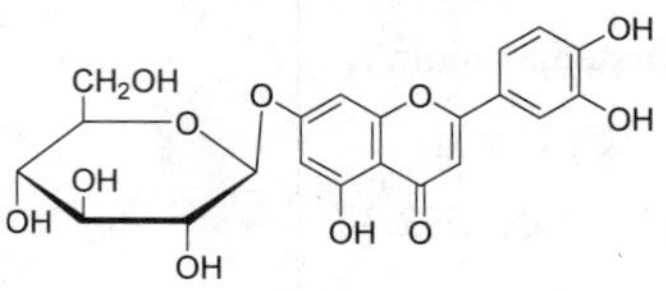 木犀草苷 Luteoloside (Luteolin-7-*O*-*β*-D-glucopyranoside)
豆甾醇 Stigmasterol $C_{29}H_{48}O$ Exact Mass: 412.37	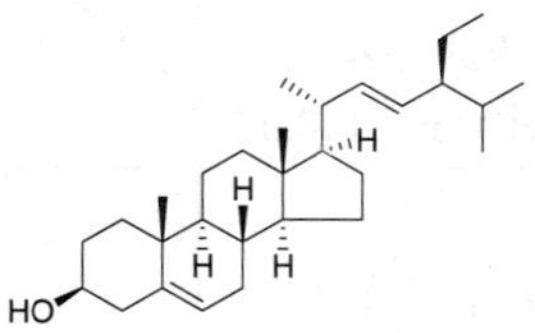 豆甾醇 Stigmasterol	胡萝卜苷 Daucosterol $C_{35}H_{60}O_6$ Exact Mass: 576.44	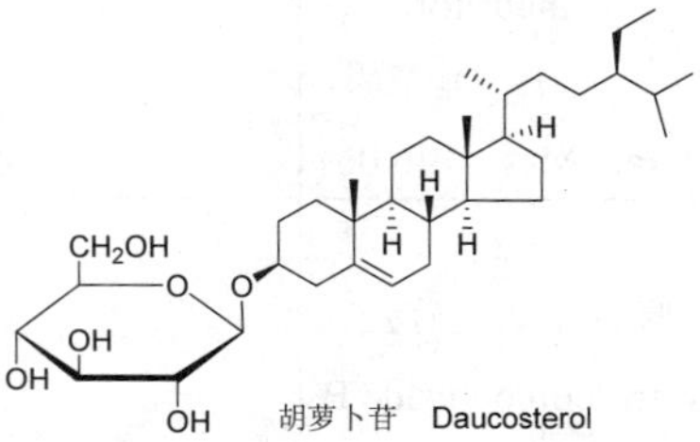 胡萝卜苷 Daucosterol

除以上化学成分外，浮萍还含有单棕榈酸甘油酯、棕榈酸等。

通关藤

Tongguanteng

MARSDENIAE TENACISSIMAE CAULIS

【化学成分】

表 1-10-39 通关藤主要化学成分[70~74]

中英文名、化学式及相对分子质量	结构图	中英文名、化学式及相对分子质量	结构图
通光藤苷元甲 (通光素) Tenacigenin A $C_{22}H_{34}O_5$ Exact Mass: 378.24	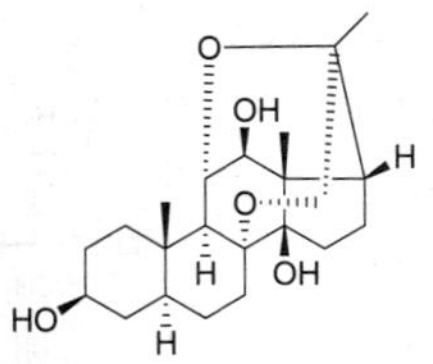 通光藤苷元甲 (通光素) Tenacigenin A	通光藤苷元乙 Tenacigenin B $C_{21}H_{32}O_5$ Exact Mass: 364.22	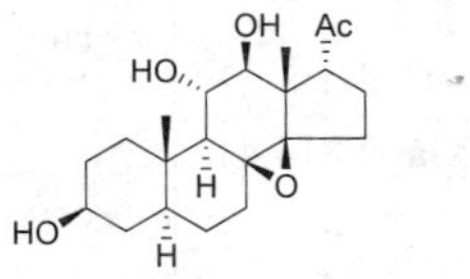 通光藤苷元乙 Tenacigenin B

续表

中英文名、化学式及相对分子质量	结构图	中英文名、化学式及相对分子质量	结构图
通光藤苷元丙 Tenacigenin C $C_{21}H_{34}O_6$ Exact Mass: 382.24	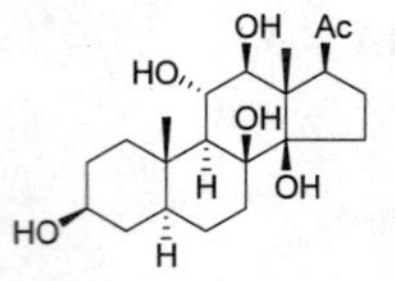 通光藤苷元丙　Tenacigenin C	Cissogenin $C_{21}H_{34}O_5$ Exact Mass: 366.24	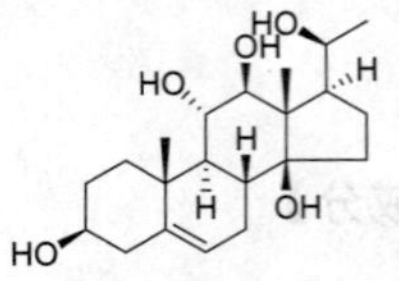 Cissogenin
苦绳苷元 Dresgenin $C_{28}H_{40}O_7$ Exact Mass: 488.28	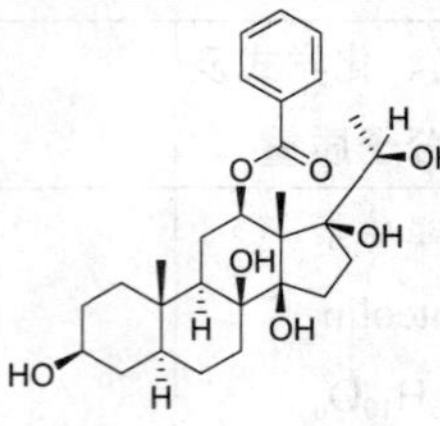 苦绳苷元　Dresgenin	Marstenacigenin A $C_{30}H_{42}O_7$ Exact Mass: 514.29	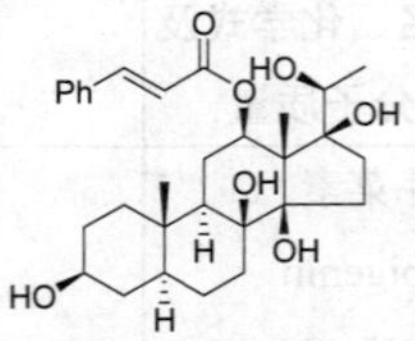 Marstenacigenin A
Marstenacigenin B $C_{35}H_{44}O_8$ Exact Mass: 592.30	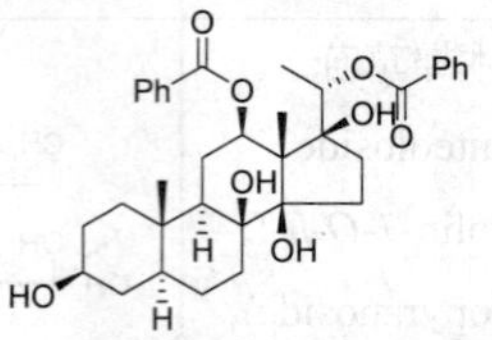 Marstenacigenin B	通关苷元 Tenasogenin $C_{26}H_{40}O_6$ Exact Mass: 448.28	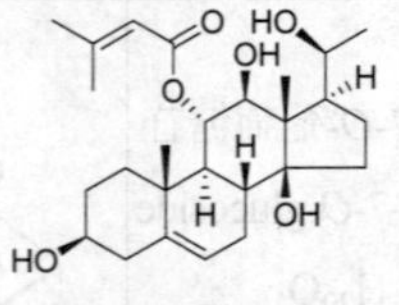 通关苷元　Tenasogenin
牛奶菜醇 Conduritol $C_6H_{10}O_4$ Exact Mass: 146.06	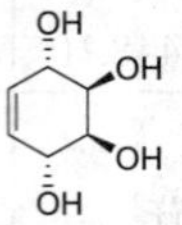 牛奶菜醇　Conduritol	二氢牛奶菜醇 Dihydroconduritol $C_6H_{12}O_4$ Exact Mass: 148.07	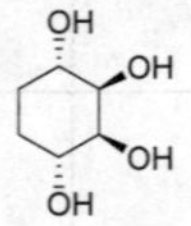 二氢牛奶菜醇　Dihydroconduritol
喙柱牛奶菜苷乙 Marsdeoreophiside B $C_{57}H_{88}O_{22}$ Exact Mass: 1124.58	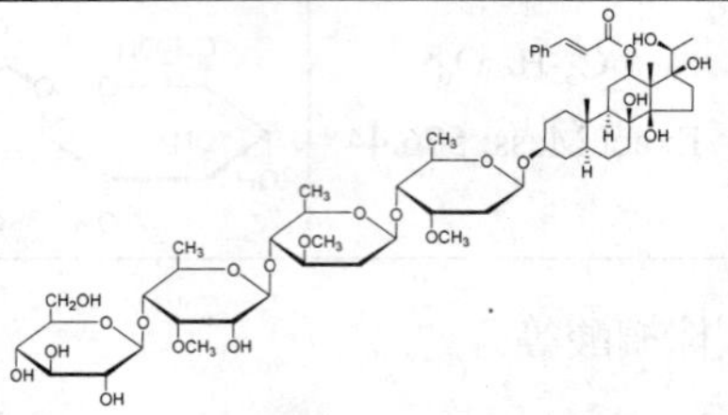 喙柱牛奶菜苷乙　Marsdeoreophiside B	大叶牛奶菜苷乙 Marsdekoiside B $C_{49}H_{76}O_{17}$ Exact Mass: 936.51	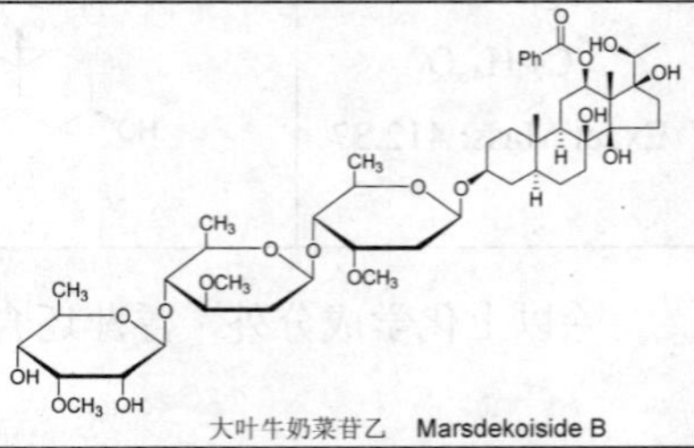 大叶牛奶菜苷乙　Marsdekoiside B
大叶牛奶菜苷丁 Marsdekoiside D $C_{42}H_{72}O_{16}$ Exact Mass: 832.48	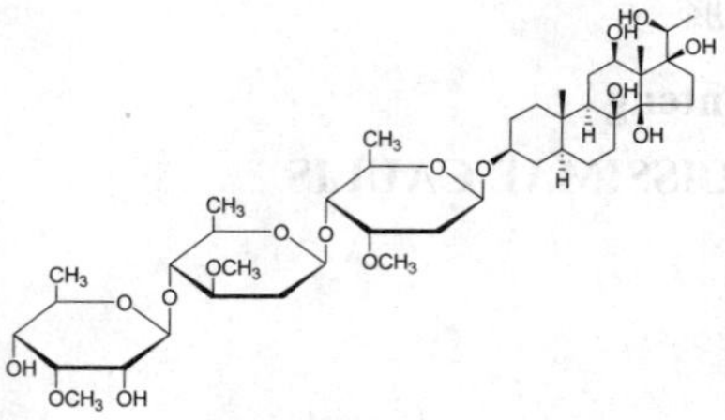 大叶牛奶菜苷丁　Marsdekoiside D	通关藤新苷 A Tenacissimoside A $C_{42}H_{64}O_{14}$ Exact Mass: 792.43	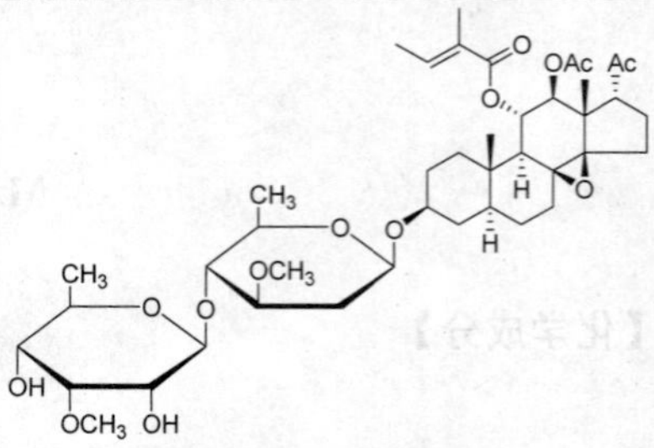 通关藤新苷 A　Tenacissimoside A
通关藤新苷 B Tenacissimoside B $C_{44}H_{62}O_{14}$ Exact Mass: 814.41	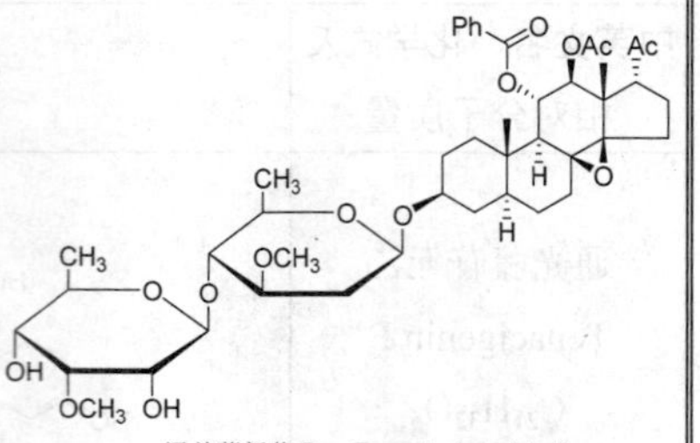 通关藤新苷 B　Tenacissimoside B	通关藤新苷 C Tenacissimoside C $C_{42}H_{66}O_{14}$ Exact Mass: 794.45	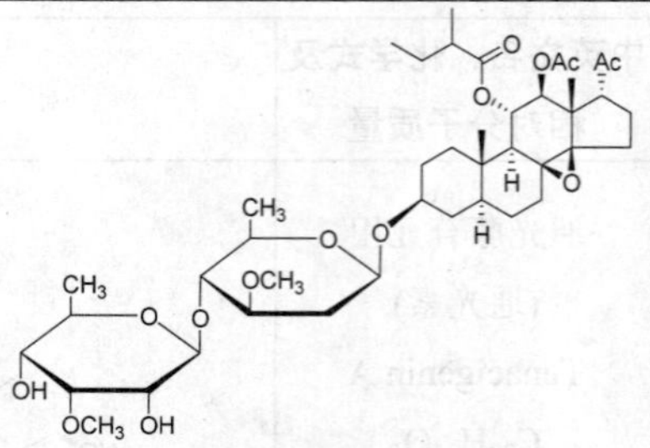 通关藤新苷 C　Tenacissimoside C

续表

中英文名、化学式及相对分子质量	结构图	中英文名、化学式及相对分子质量	结构图
通关藤苷 F Tenacissoside F $C_{35}H_{56}O_{12}$ Exact Mass: 668.38	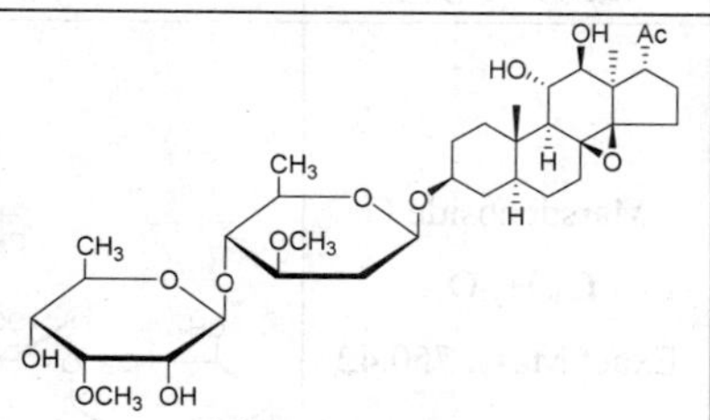 通关藤苷 F　Tenacissoside F	通关藤苷 J Tenacissoside J $C_{61}H_{96}O_{27}$ Exact Mass: 1260.61	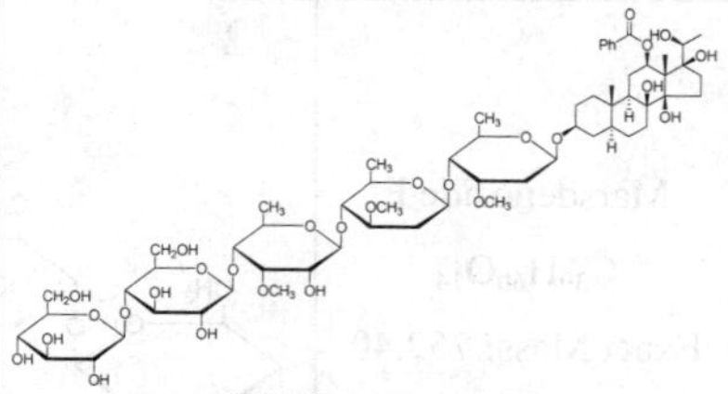 通关藤苷 J　Tenacissoside J
通关藤苷 C Tenacissoside C $C_{53}H_{76}O_{19}$ Exact Mass: 1016.50	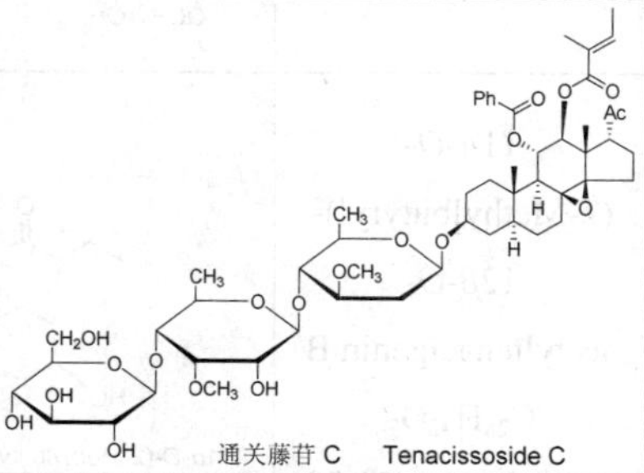 通关藤苷 C　Tenacissoside C	通关藤苷 D Tenacissoside D $C_{51}H_{80}O_{19}$ Exact Mass: 996.53	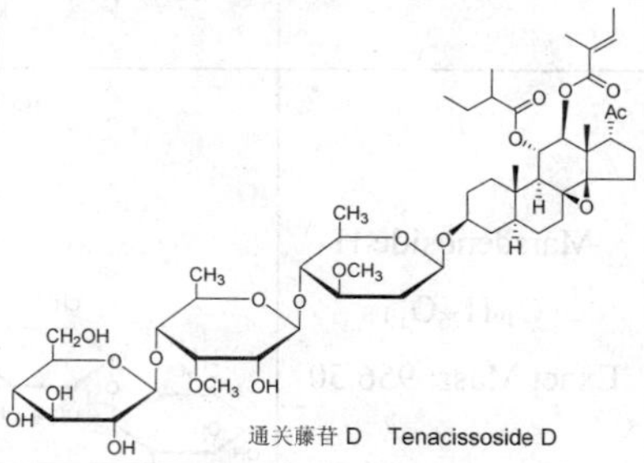 通关藤苷 D　Tenacissoside D
通关藤苷 K Tenacissoside K $C_{55}H_{86}O_{22}$ Exact Mass: 1098.56	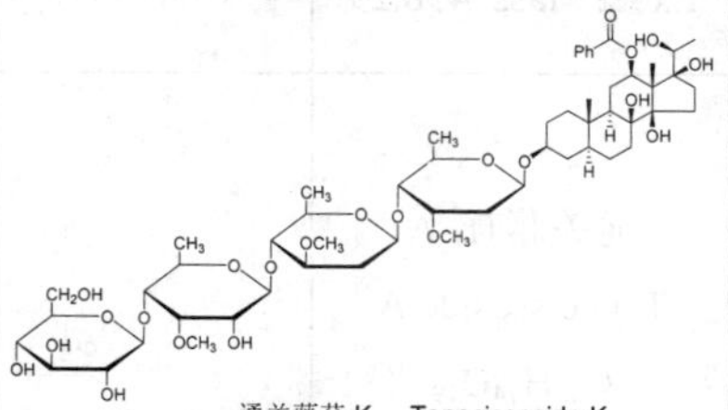 通关藤苷 K　Tenacissoside K	肉桂酸 Cinnamic acid $C_9H_8O_2$ Exact Mass: 148.05	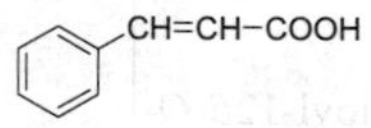 肉桂酸　Cinnamic acid
氯原酸 Chlorogenic acid $C_{16}H_{18}O_9$ Exact Mass: 354.10	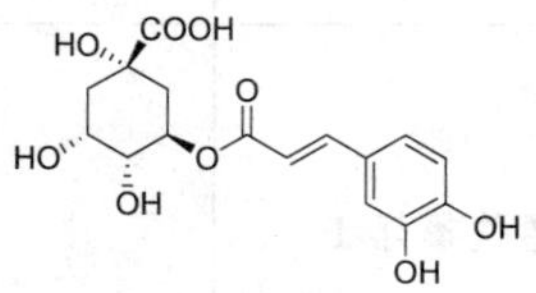 氯原酸　Chlorogenic acid	Marsdenoside A $C_{45}H_{70}O_{14}$ Exact Mass: 834.48	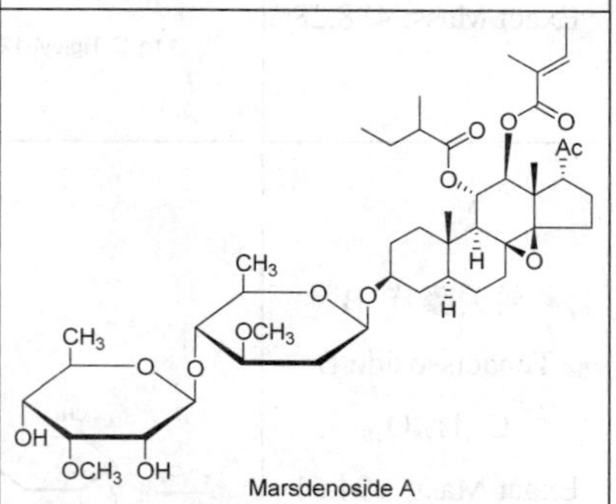 Marsdenoside A
Marsdenoside B $C_{45}H_{68}O_{14}$ Exact Mass: 832.46	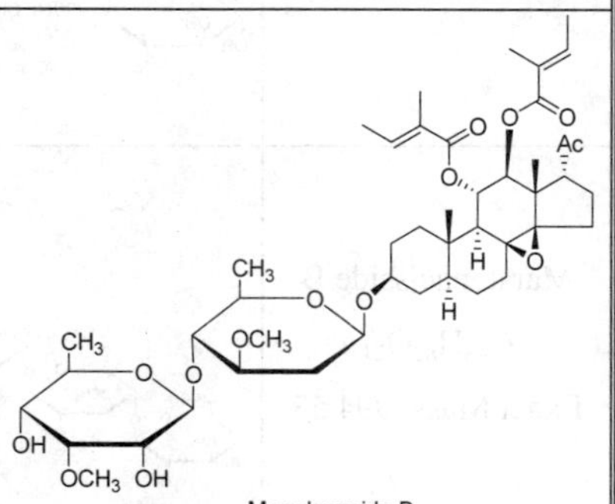 Marsdenoside B	Marsdenoside C $C_{47}H_{68}O_{14}$ Exact Mass: 856.46	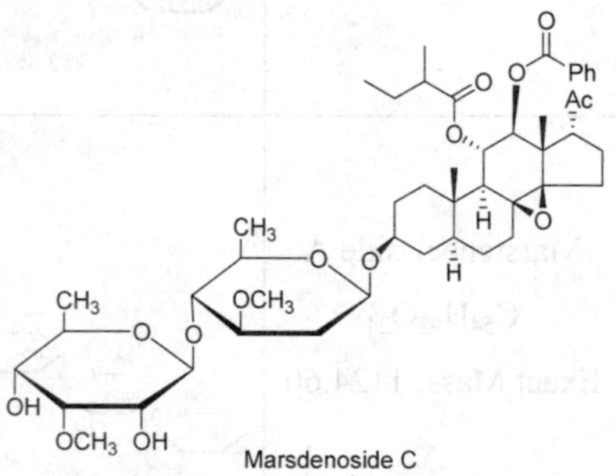 Marsdenoside C
Marsdenoside D $C_{40}H_{64}O_{13}$ Exact Mass: 752.43	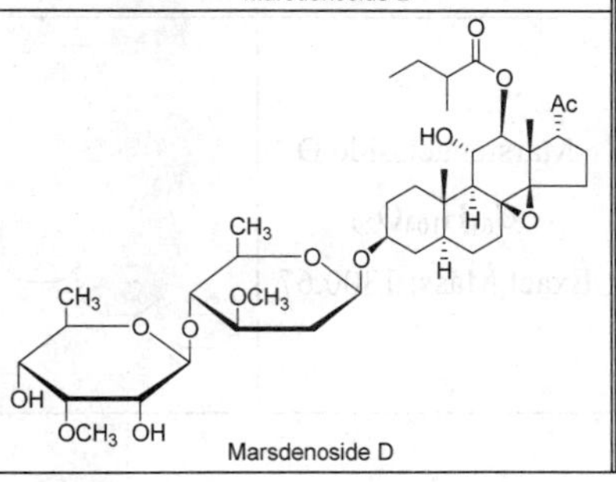 Marsdenoside D	Marsdenoside E $C_{40}H_{62}O_{14}$ Exact Mass: 766.41	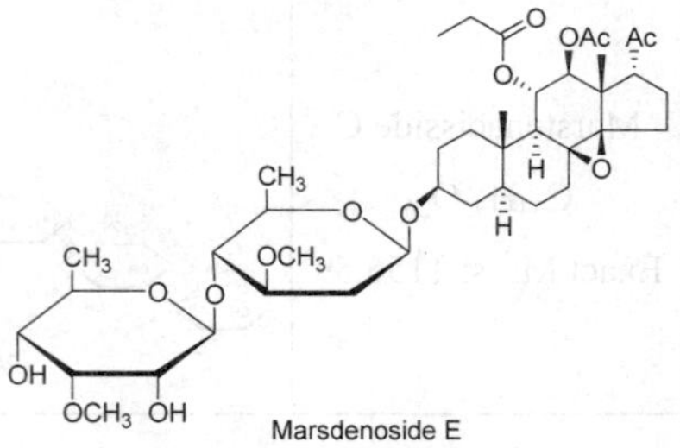 Marsdenoside E

续表

中英文名、化学式及相对分子质量	结构图	中英文名、化学式及相对分子质量	结构图
Marsdenoside F $C_{39}H_{60}O_{14}$ Exact Mass: 752.40	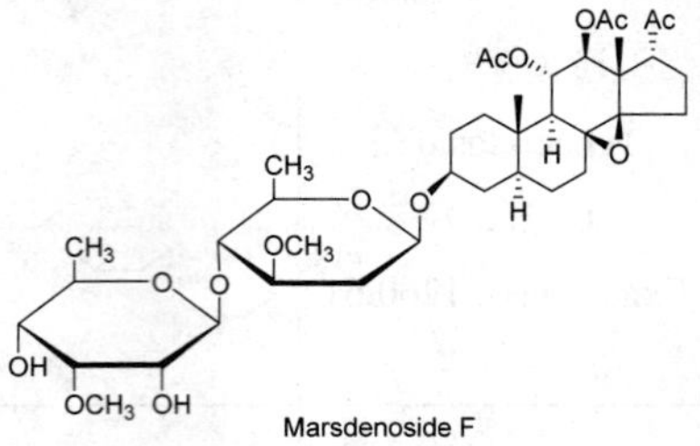 Marsdenoside F	Marsdenoside G $C_{40}H_{62}O_{13}$ Exact Mass: 750.42	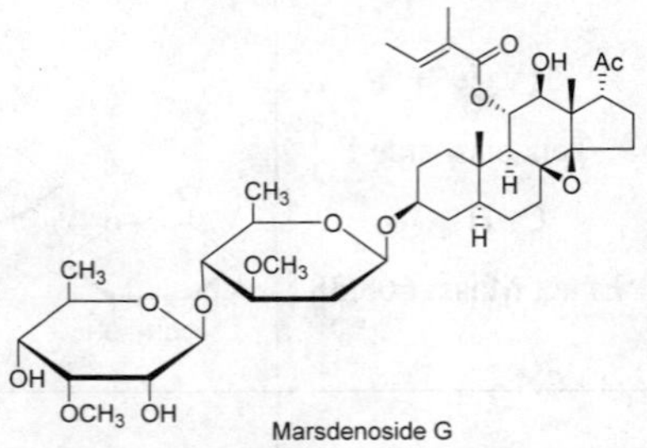 Marsdenoside G
Marsdenoside H $C_{48}H_{76}O_{19}$ Exact Mass: 956.50	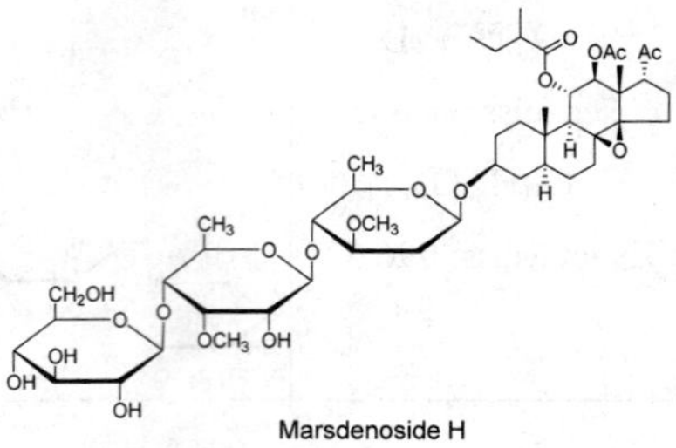 Marsdenoside H	11*α*-*O*-(2-Methylbutyryl)-12*β*-*O*-acetyltenacigenin B $C_{28}H_{42}O_7$ Exact Mass: 490.29	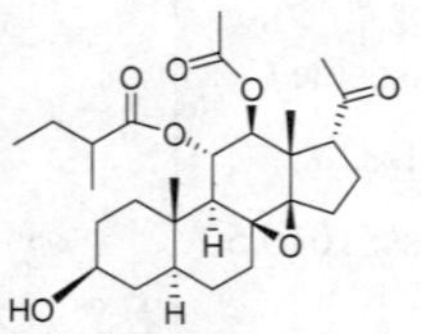 11*α*-*O*-(2-Methylbutyryl)-12*β*-*O*-acetyltenacigenin B
11*α*-*O*-Tigloyl-12*β*-*O*-acetyltenacigenin B $C_{28}H_{40}O_7$ Exact Mass: 488.28	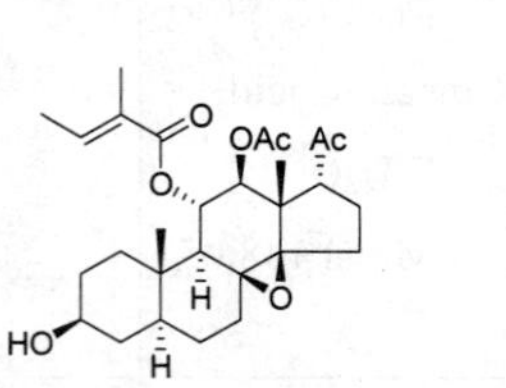 11*α*-*O*-Tigloyl-12*β*-*O*-acetyltenacigenin B	通关藤苷 A Tenacissoside A $C_{48}H_{74}O_{19}$ Exact Mass: 954.48	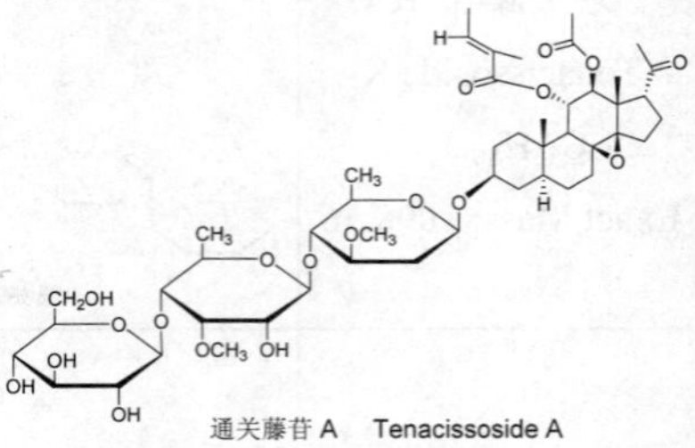 通关藤苷 A　Tenacissoside A
通关藤苷 B Tenacissoside B $C_{51}H_{78}O_{19}$ Exact Mass: 994.51	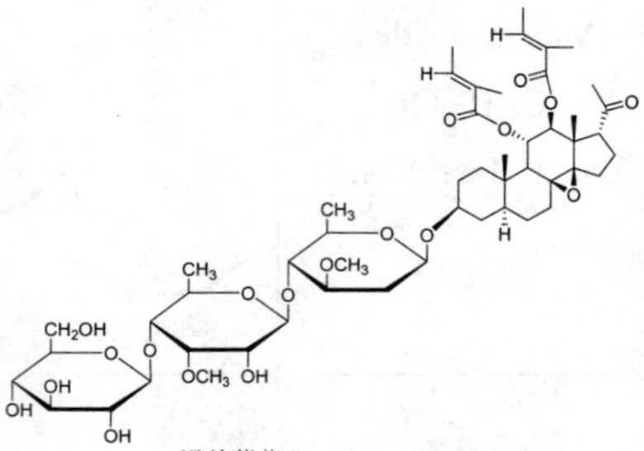 通关藤苷 B　Tenacissoside B	通关藤苷 E Tenacissoside E $C_{53}H_{78}O_{19}$ Exact Mass: 1018.51	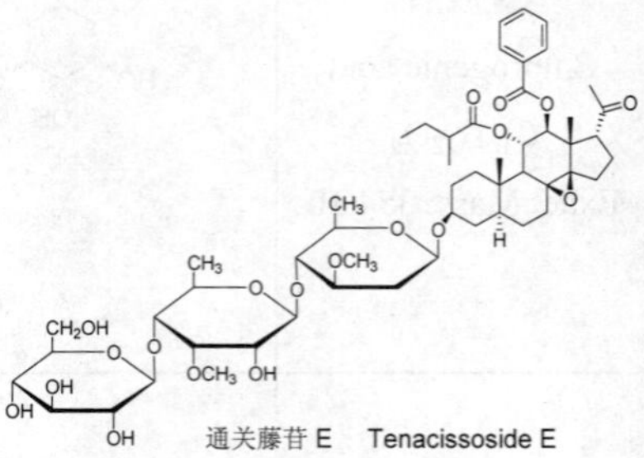 通关藤苷 E　Tenacissoside E
Marstenacisside A $C_{54}H_{92}O_{24}$ Exact Mass: 1124.60	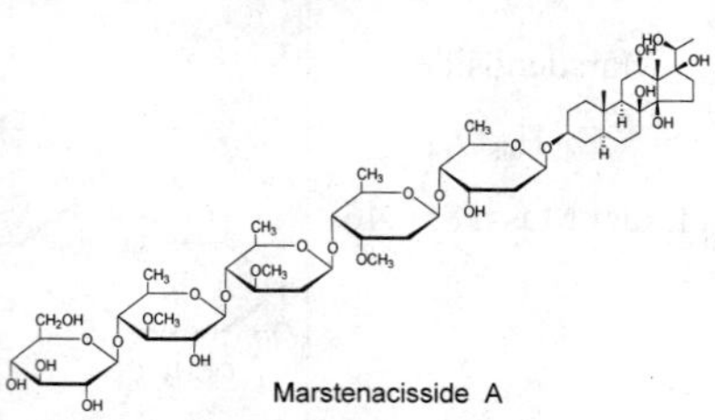 Marstenacisside A	Marstenacisside B $C_{48}H_{82}O_{21}$ Exact Mass: 994.53	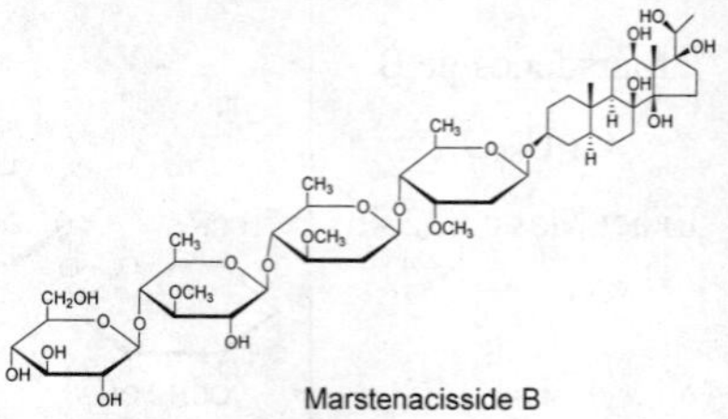 Marstenacisside B
Marstenacisside C $C_{54}H_{92}O_{26}$ Exact Mass: 1156.59	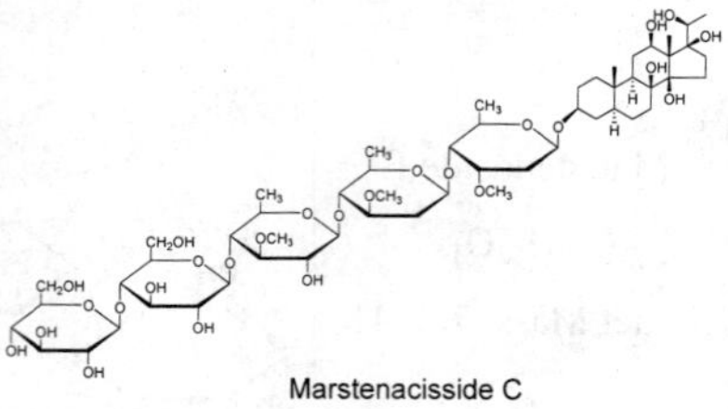 Marstenacisside C	Marstenacisside D $C_{61}H_{104}O_{29}$ Exact Mass: 1300.67	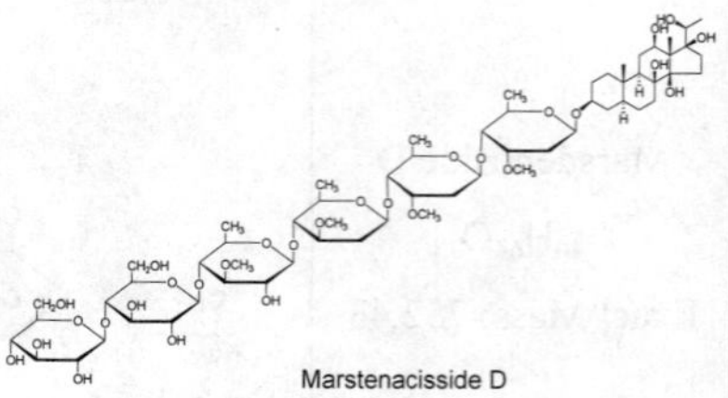 Marstenacisside D

续表

中英文名、化学式及相对分子质量	结构图	中英文名、化学式及相对分子质量	结构图
通关藤苷 L Tenacissoside L $C_{42}H_{72}O_{16}$ Exact Mass: 832.48	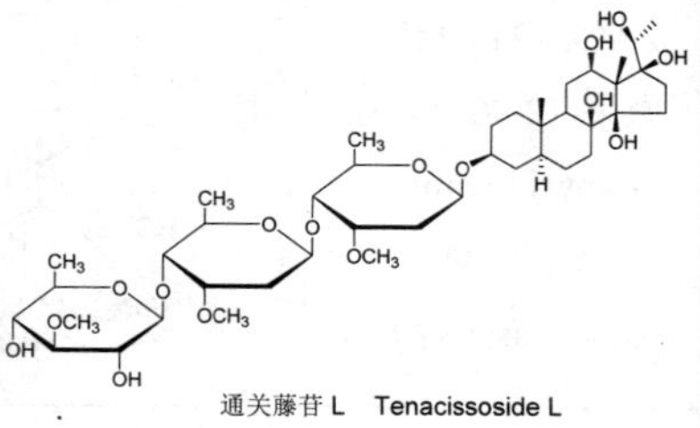 通关藤苷 L Tenacissoside L	通关藤苷 M Tenacissoside M $C_{44}H_{74}O_{17}$ Exact Mass: 874.49	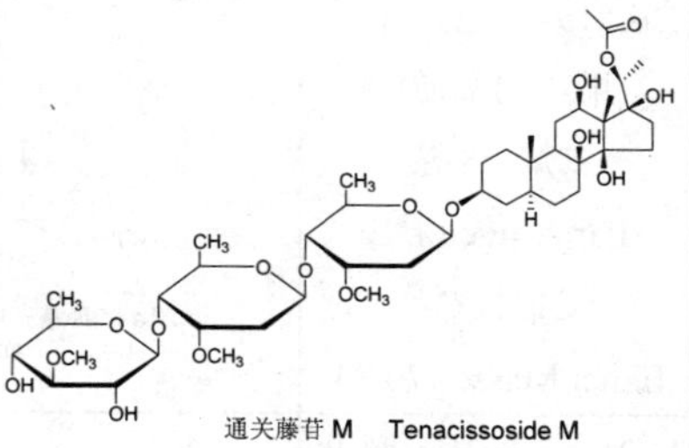 通关藤苷 M Tenacissoside M

除以上化学成分外，通关藤还含有甲基-4-*O*-(3-*O*-甲基-6-去氧-*β*-D-异吡喃糖)-*β*-D-木犀草苷、异苦绳苷元等。

通草

Tongcao

TETRAPANACIS MEDULLA

【化学成分】

表 1-10-40 通草主要化学成分[75]

中英文名、化学式及相对分子质量	结构图	中英文名、化学式及相对分子质量	结构图
齐墩果酸-3-*α*-L-呋喃阿糖酰(1→4)-*β*-D-吡喃葡萄糖醛酸苷 Oleanolic acid-3-*α*-L-arabinofuranosyl-(1→4)-*β*-D-glucuronopyranoside $C_{41}H_{64}O_{13}$ Exact Mass: 764.43	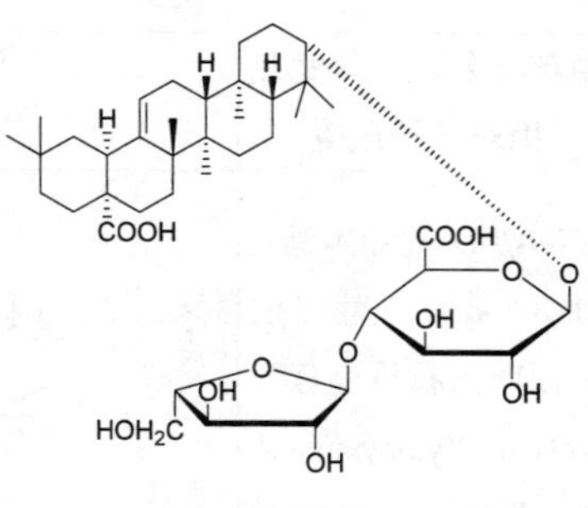 齐墩果酸-3-*α*-L-呋喃阿糖酰(1→4)-*β*-D-吡喃葡萄糖醛酸苷 Oleanolic acid-3-*α*-L-arabinofuranosyl-(1→4)-*β*-D-glucuronopyranoside	竹节皂苷 Ⅳ Chikusetsusaponin Ⅳ $C_{47}H_{74}O_{18}$ Exact Mass: 926.49	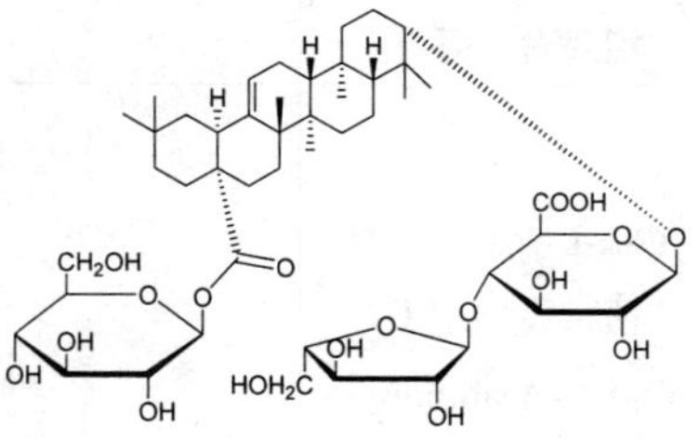 竹节皂苷 Ⅳ Chikusetsusaponin Ⅳ
齐墩果酸-3-[*β*-D-吡喃葡萄糖酰(1→6)]-[*α*-L-呋喃阿糖酰(1→4)]-*β*-D-吡喃葡萄糖醛酸苷 Chikusetsusaponin Ib $C_{47}H_{74}O_{18}$ Exact Mass: 926.49	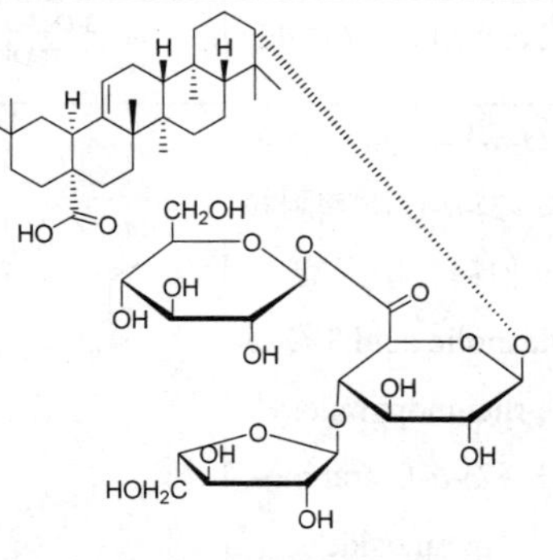 齐墩果酸-3-[*β*-D-吡喃葡萄糖酰(1→6)]-[*α*-L-呋喃阿糖酰(1→4)]-*β*-D-吡喃葡萄糖醛酸苷 Chikusetsusaponin Ib	21*α*-羟基-3-氧代-齐墩果-11,13(18)-二烯-28-酸 Papyriogenin D $C_{30}H_{44}O_4$ Exact Mass: 468.32	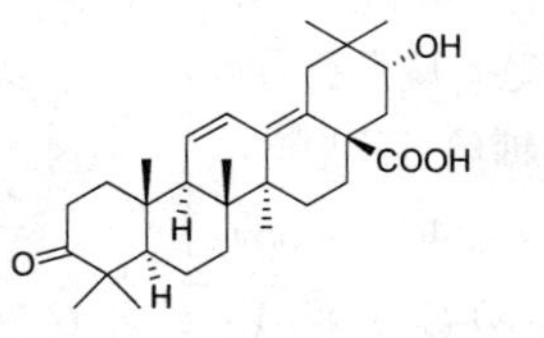 21*α*-羟基-3-氧代-齐墩果-11,13(18)-二烯-28-酸 Papyriogenin D

续表

中英文名、化学式及相对分子质量	结构图	中英文名、化学式及相对分子质量	结构图
3*α*,21*α*-二羟基齐墩果-11,13(18)-二烯-28-酸 Papyriogenin E $C_{30}H_{46}O_4$ Exact Mass: 470.34	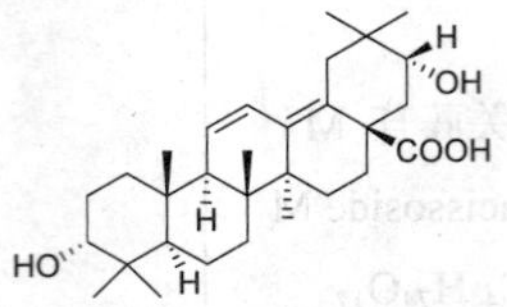 3*α*,21*α*-二羟基齐墩果-11,13(18)-二烯-28-酸 Papyriogenin E	3*α*-羟基-21-氧代-齐墩果-12-烯-28-酸 Papyriogenin F $C_{30}H_{46}O_4$ Exact Mass: 470.34	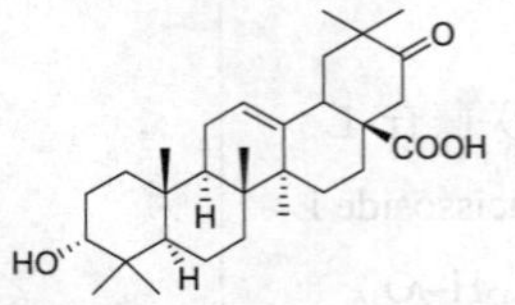 3*α*-羟基-21-氧代-齐墩果-12-烯-28-酸 Papyriogenin F
3*α*,21*α*-二羟基齐墩果-11,13(18)-二烯-22*β*,28-内酯 Papyriogenin G $C_{30}H_{44}O_4$ Exact Mass: 468.32	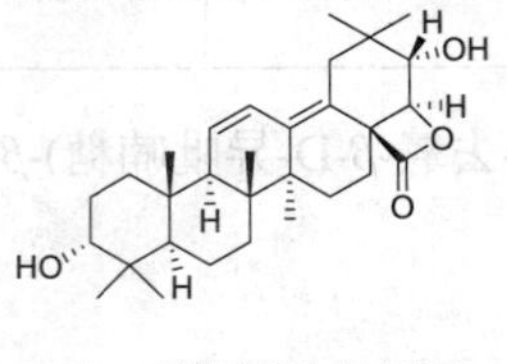 3*α*,21*α*-二羟基齐墩果-11,13(18)-二烯-22*β*,28-内酯 Papyriogenin G		

预知子

Yuzhizi

AKEBIAE FRUCTUS

【化学成分】

表 1-10-41 预知子主要化学成分[76]

中英文名、化学式及相对分子质量	结构图	中英文名、化学式及相对分子质量	结构图
3-*O*-*α*-L-吡喃阿拉伯糖常春藤皂苷 3-*O*-*α*-L-Arabinopyranosyl hederagenin $C_{35}H_{56}O_8$ Exact Mass: 604.40	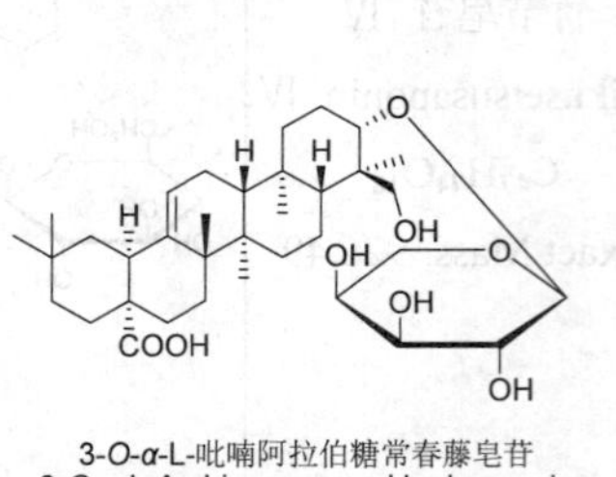 3-*O*-*α*-L-吡喃阿拉伯糖常春藤皂苷 3-*O*-*α*-L-Arabinopyranosyl hederagenin	3-*O*-*β*-D-吡喃木糖-(1→2)-*α*-L-吡喃阿拉伯糖丝石竹皂苷 3-*O*-*β*-D-Xylopyranosyl-(1→2)-*α*-L-arabinopyranosylgypsogenin $C_{40}H_{62}O_{12}$ Exact Mass: 734.42	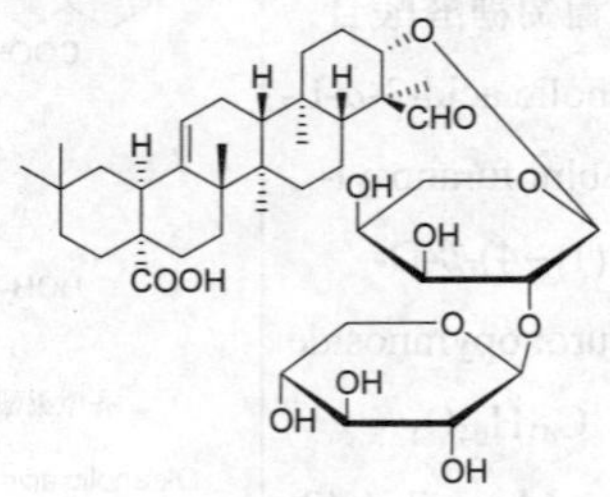 3-*O*-*β*-D-吡喃木糖-(1→2)-*α*-L-吡喃阿拉伯糖丝石竹皂苷 3-*O*-*β*-D-Xylopyranosyl-(1→2)-*α*-L-arabinopyranosylgypsogenin
3-*O*-*α*-L-吡喃鼠李糖-(1→2)-*α*-L-吡喃阿拉伯糖丝石竹皂苷 3-*O*-*α*-L-Rhamnopyranosyl-(1→2)-*α*-L-arabinopyranosylgypsogenin $C_{41}H_{64}O_{12}$ Exact Mass: 748.44	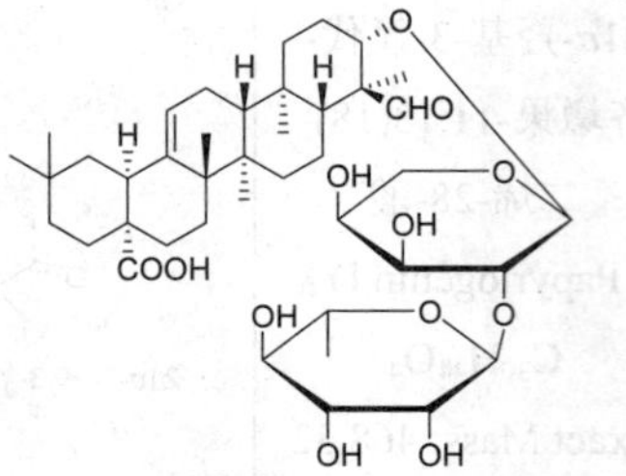 3-*O*-*α*-L-吡喃鼠李糖-(1→2)-*α*-L-吡喃阿拉伯糖丝石竹皂苷 3-*O*-*α*-L-Rhamnopyranosyl-(1→2)-*α*-L-arabinopyranosylgypsogenin	3-*O*-*α*-L-吡喃鼠李糖-(1→2)-*α*-L-吡喃阿拉伯糖齐墩果酸 Oleanolic acid 3-*O*-*α*-L-rhamnopyranosyl(1→2)-*α*-L-arabinopyranoside $C_{41}H_{66}O_{11}$ Exact Mass: 734.46	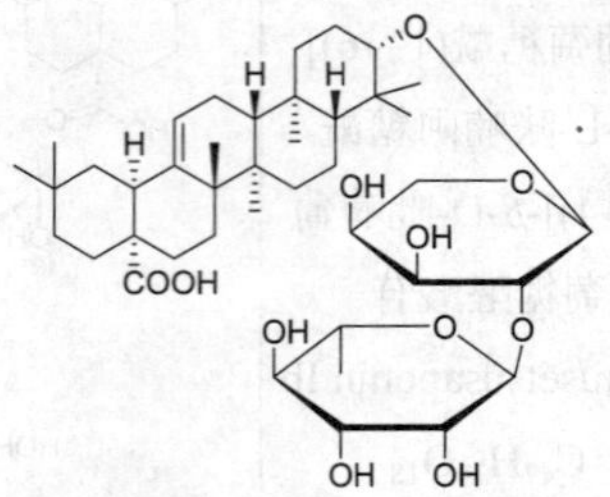 3-*O*-*α*-L-吡喃鼠李糖-(1→2)-*α*-L-吡喃阿拉伯糖齐墩果酸 Oleanoic acid 3-*O*-*α*-L-rhamnopyranosyl(1→2)-*α*-L-arabinopyranoside

续表

中英文名、化学式及相对分子质量	结构图	中英文名、化学式及相对分子质量	结构图
3-*O*-*β*-D-吡喃木糖-(1→2)-*α*-L-吡喃阿拉伯糖齐墩果酸 Oleanolic acid 3-*O*-*β*-D-xylopyranosyl-(1→2)-*α*-L-arabinopyranoside $C_{40}H_{64}O_{11}$ Exact Mass: 720.44	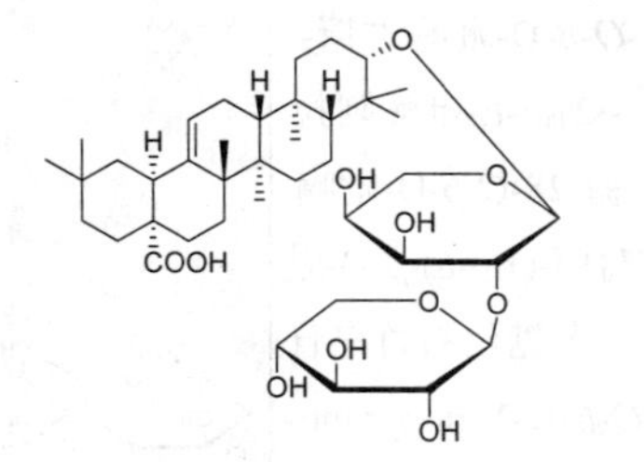 3-*O*-*β*-D-吡喃木糖-(1→2)-*α*-L-吡喃阿拉伯糖齐墩果酸 Oleanolic acid 3-*O*-*β*-D-xylopyranosyl-(1→2)-*α*-L-arabinopyranoside	3-*O*-*β*-D-吡喃木糖-(1→2)-*α*-L-吡喃阿拉伯糖常春藤皂苷 Hederagenin-3-*O*-*β*-D-xylopyranosyl-(1→2)-*α*-L-arabinopyranoside $C_{40}H_{64}O_{12}$ Exact Mass: 736.44	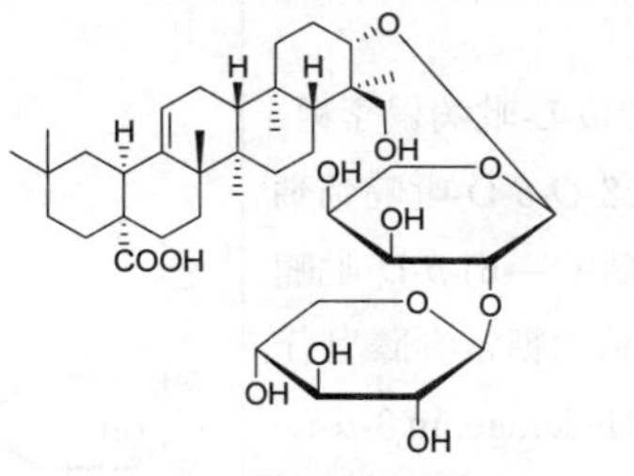 3-*O*-*β*-D-吡喃木糖-(1→2)-*α*-L-吡喃阿拉伯糖常春藤皂苷 Hederagenin-3-*O*-*β*-D-xylopyranosyl-(1→2)-*α*-L-arabinopyranoside
3-*O*-*α*-L-吡喃鼠李糖-(1→2)-*α*-L-吡喃阿拉伯糖常春藤皂苷 3-*O*-*α*-L-Rhamnopyranosyl-(1→2)-*α*-L-arabinopyranosyl-hederagenin $C_{41}H_{66}O_{12}$ Exact Mass: 750.46	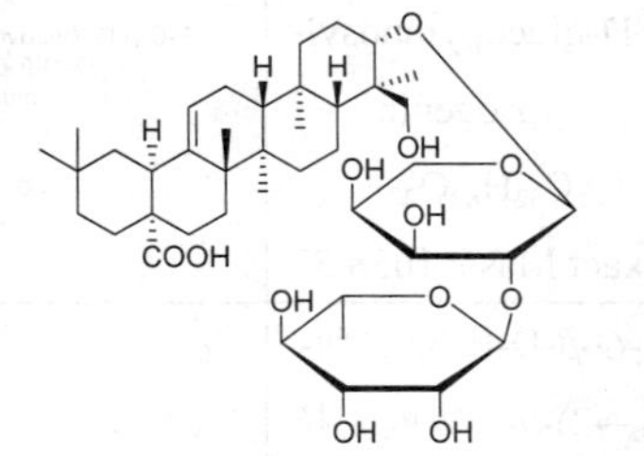 3-*O*-*α*-L-吡喃鼠李糖-(1→2)-*α*-L-吡喃阿拉伯糖常春藤皂苷 3-*O*-*α*-L-Rhamnopyranosyl-(1→2)-*α*-L-arabinopyranosylhederagenin	3-*O*-*β*-D-吡喃木糖-(1→3)-*α*-L-吡喃鼠李糖-(1→2)-*α*-L-吡喃阿拉伯糖常春藤皂苷 Kalopanaxsaponin I $C_{46}H_{74}O_{16}$ Exact Mass: 882.50	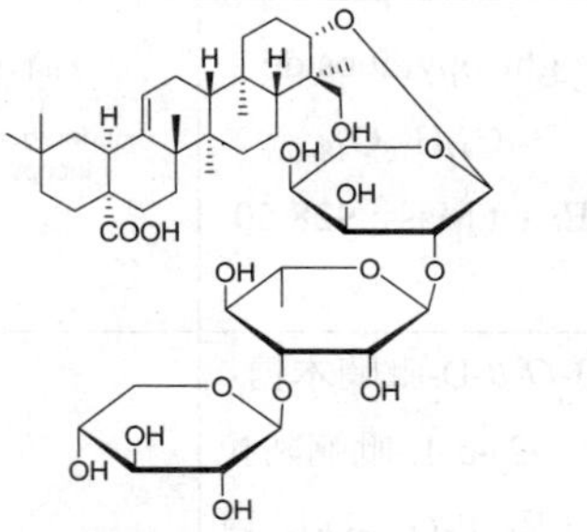 3-*O*-*β*-D-吡喃木糖-(1→3)-*α*-L-吡喃鼠李糖-(1→2)-*α*-L-吡喃阿拉伯糖常春藤皂苷 Kalopanaxsaponin I
3-*O*-*α*-L-吡喃鼠李糖-(1→2)-*α*-L-吡喃阿拉伯糖-28-*O*-*β*-D-吡喃葡萄糖(1→6)-*β*-D-吡喃葡萄糖常春藤皂苷 Hederagenin 3-*O*-*α*-L-rhamnopyranosyl (1→2)-*α*-*L*-abinopyranosyl-28-*O*-*β*-D-glucopyranosyl(1→6)-*β*-D-glucopyranoside $C_{53}H_{86}O_{22}$ Exact Mass: 1074.56	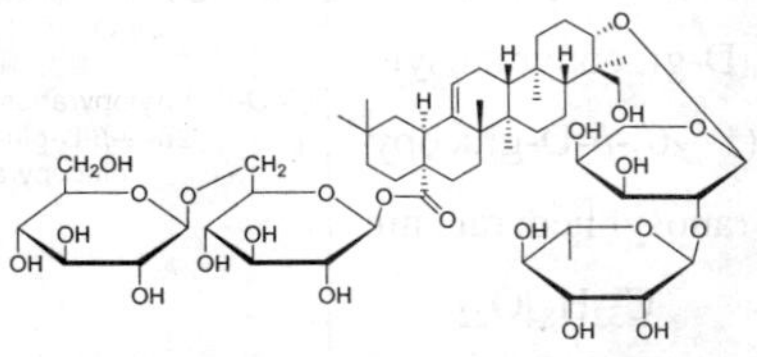 3-*O*-*α*-L-吡喃鼠李糖-(1→2)-*α*-L-吡喃阿拉伯糖-28-*O*-*β*-D-吡喃葡萄糖(1→6)-*β*-D-吡喃葡萄糖常春藤皂苷 Hederagenin 3-*O*-*α*-L-rhamnopyranosyl(1→2)-*α*-L-abinopyranosyl-28-*O*-*β*-D-glucopyranosyl(1→6)-*β*-D-glucopyranoside	3-*O*-*β*-D-吡喃葡萄糖(1→3)-*α*-L-吡喃鼠李糖-(1→2)-*α*-L-吡喃阿拉伯糖齐墩果酸 Oleanolic acid 3-*O*-*β*-D-Glucopyranosyl(1→3)-*α*-L-rhamnopyranosyl-(1→2)-*α*-L-arabinopyranoside $C_{47}H_{76}O_{16}$ Exact Mass: 896.51	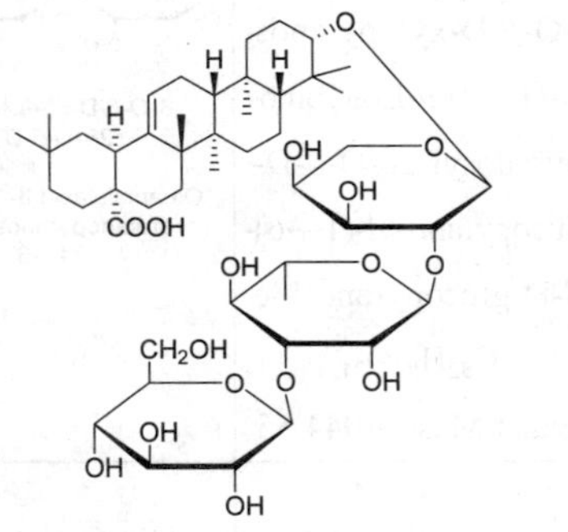 3-*O*-*β*-D-吡喃葡萄糖(1→3)-*α*-L-吡喃鼠李糖-(1→2)-*α*-L-吡喃阿拉伯糖齐墩果酸 Oleanolic acid 3-*O*-*β*-D-Glucopyranosyl(1→3)-*α*-L-rhamnopyranosyl-(1→2)-*α*-L-arabinopyranoside
3-*O*-*β*-D-吡喃葡萄糖(1→3)-*α*-L-吡喃鼠李糖-(1→2)-*α*-L-吡喃阿拉伯糖常春藤皂苷 3-*O*-*β*-D-Glucopyranosyl(1→3)-*α*-L-rhamnopyranosyl-(1→2)-*α*-L-arabinopyranosyl hederagenin $C_{47}H_{76}O_{17}$ Exact Mass: 912.51	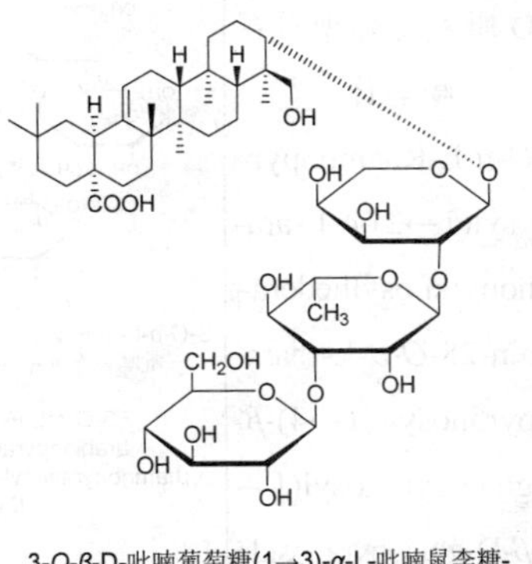 3-*O*-*β*-D-吡喃葡萄糖(1→3)-*α*-L-吡喃鼠李糖-(1→2)-*α*-L-吡喃阿拉伯糖常春藤皂苷 3-*O*-*β*-D-Glucopyranosyl(1→3)-*α*-L-rhamnopyranosyl-(1→2)-*α*-L-arabinopyranosyl hederagenin	3-*O*-*α*-L-吡喃鼠李糖(1→2)-[*β*-D-吡喃葡萄糖(1→4)]-*α*-L-吡喃阿拉伯糖常春藤皂苷 Hederagenin 3-*O*-*α*-L-rhamnopyranosyl-(1→2)-[*β*-D-glucopyranosyl(1→4)]-*α*-L-arabinopyranoside $C_{47}H_{76}O_{17}$ Exact Mass: 912.51	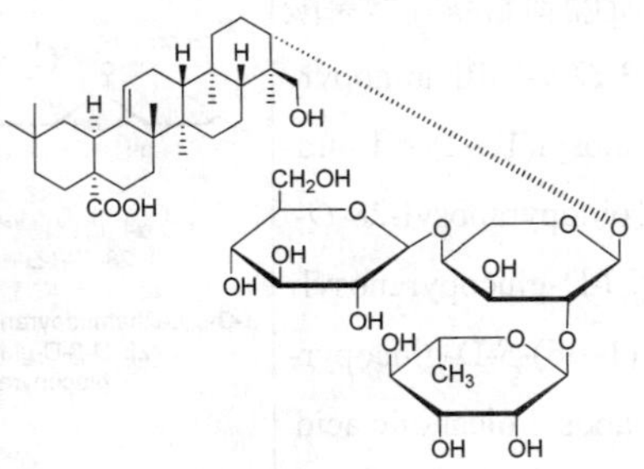 3-*O*-*α*-L-吡喃鼠李糖(1→2)-[*β*-D-吡喃葡萄糖(1→4)]-*α*-L-吡喃阿拉伯糖常春藤皂苷 Hederagenin 3-*O*-*α*-L-rhamnopyranosyl-(1→2)-[*β*-D-glucopyranosyl(1→4)]-*α*-L-arabinopyranoside

续表

中英文名、化学式及相对分子质量	结构图	中英文名、化学式及相对分子质量	结构图
3-*α*-L-吡喃鼠李糖-28-*O*-*β*-D-吡喃葡萄糖-(1→6)-*β*-D-吡喃葡萄糖常春藤皂苷 Hederagenin 3-*α*-L-arabinopyranosyl-28-*O*-*β*-D-glucopyranosyl-(1→6)-*β*-D-glucopyranoside $C_{47}H_{76}O_{18}$ Exact Mass: 928.50	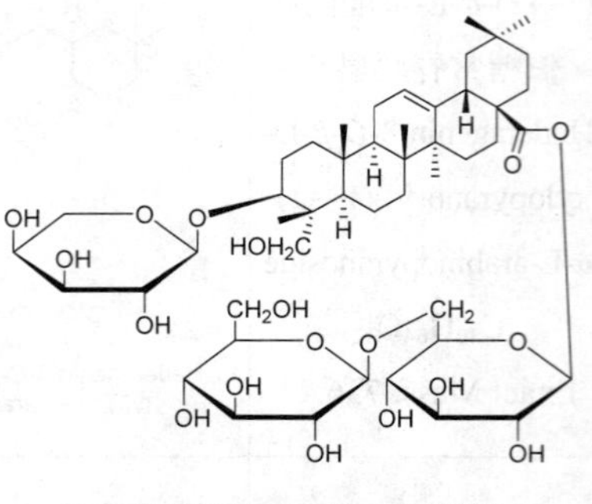 3-*α*-L-吡喃鼠李糖-28-*O*-*β*-D-吡喃葡萄糖-(1→6)-*β*-D-吡喃葡萄糖常春藤皂苷 Hederagenin 3-*α*-L-arabinopyranosyl-28-*O*-*β*-D-glucopyranosyl-(1→6)-*β*-D-glucopyranoside	3-*O*-*β*-D-吡喃木糖-(1→2)-*α*-L-吡喃阿拉伯糖-28-*O*-*β*-D-吡喃葡萄糖-(1→6)-*β*-D-吡喃葡萄糖丝石竹皂苷 3-*O*-*β*-D-Xylopyranosyl-(1→2)-*α*-L-arabinopyranosyl-28-O-*β*-D-glucopyranosyl-(1→6)-*β*-D-glucopyranosyl-gypsogenin $C_{52}H_{82}O_{22}$ Exact Mass: 1058.53	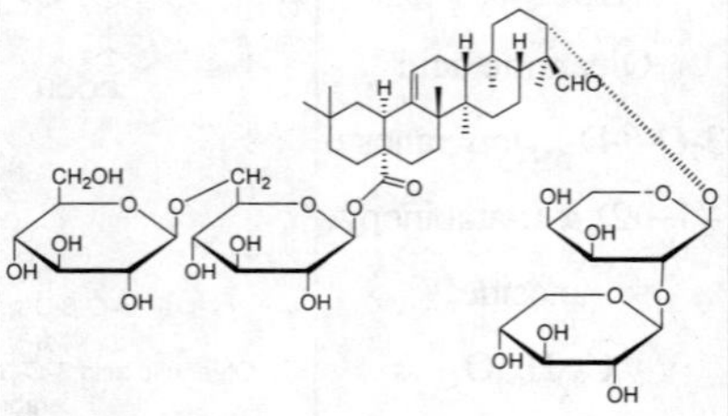 3-*O*-*β*-D-吡喃木糖-(1→2)-*α*-L-吡喃阿拉伯糖-28-*O*-*β*-D-吡喃葡萄糖-(1→6)-*β*-D-吡喃葡萄糖丝石竹皂苷 3-*O*-*β*-D-Xylopyranosyl-(1→2)-*α*-L-arabinopyranosyl-28-*O*-*β*-D-glucopyranosyl-(1→6)-*β*-D-glucopyranosylgypsogenin
3-*O*-*β*-D-吡喃木糖-(1→2)-*α*-L-吡喃阿拉伯糖-28-*O*-*β*-D-吡喃葡萄糖-(1→6)-*β*-D-吡喃葡萄糖齐墩果酸 Oleanolic acid 3-O-*β*-D-xylopyranosyl-(1→2)-*α*-L-arabinopyranosyl-28-O-*β*-D-glucopyranosyl-(1→6)-*β*-D-glucopyranoside $C_{52}H_{84}O_{21}$ Exact Mass: 1044.55	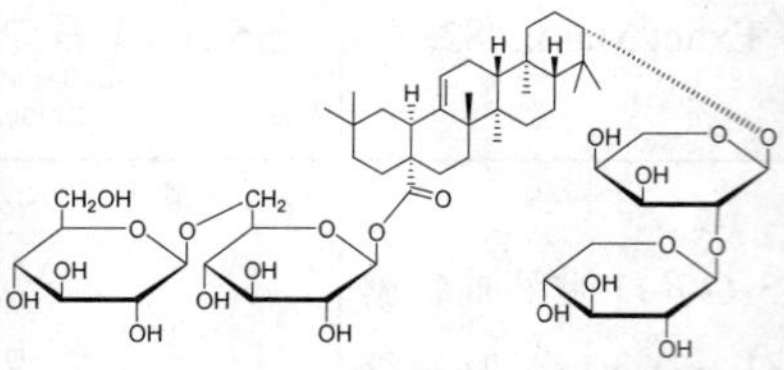 3-*O*-*β*-D-吡喃木糖-(1→2)-*α*-L-吡喃阿拉伯糖-28-*O*-*β*-D-吡喃葡萄糖-(1→6)-*β*-D-吡喃葡萄糖齐墩果酸 Oleanolic acid 3-*O*-*β*-D-xylopyranosyl-(1→2)-*α*-L-arabinopyranosyl-28-*O*-*β*-D-glucopyranosyl-(1→6)-*β*-D-glucopyranoside	3-*O*-*β*-D-吡喃木糖-(1→2)-*α*-L-吡喃阿拉伯糖-28-*O*-*β*-D-吡喃葡萄糖-(1→6)-*β*-D-吡喃葡萄糖常春藤皂苷 3-*O*-*β*-D-Xylopyranosyl-(1→2)-*α*-L-arabinopyranosyl-28-*O*-*β*-D-glucopyranosyl-(1→6)-*β*-D-glucopyranosyl hederagenin $C_{52}H_{84}O_{22}$ Exact Mass: 1060.55	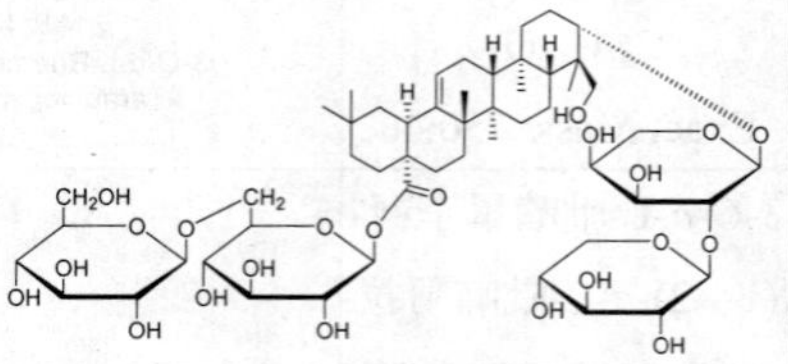 3-*O*-*β*-D-吡喃木糖-(1→2)-*α*-L-吡喃阿拉伯糖-28-*O*-*β*-D-吡喃葡萄糖-(1→6)-*β*-D-吡喃葡萄糖常春藤皂苷 3-*O*-*β*-D-Xylopyranosyl-(1→2)-*α*-L-arabinopyranosyl-28-*O*-*β*-D-glucopyranosyl-(1→6)-*β*-D-glucopyranosyl hederagenin
3-*O*-*α*-L-吡喃鼠李糖-(1→2)-*α*-L-吡喃阿拉伯糖-28-*O*-*β*-D-吡喃葡萄糖-(1→6)-*β*-D-吡喃葡萄糖齐墩果酸 3-*O*-*α*-L-Rhamnopyranosyl(1→2)-*α*-L-arabinopyranosyl-28-*O*-*β*-D-glucopyranosyl(1→6)-*β*-D-glucopyranosyl oleanolic acid $C_{53}H_{86}O_{21}$ Exact Mass: 1058.57	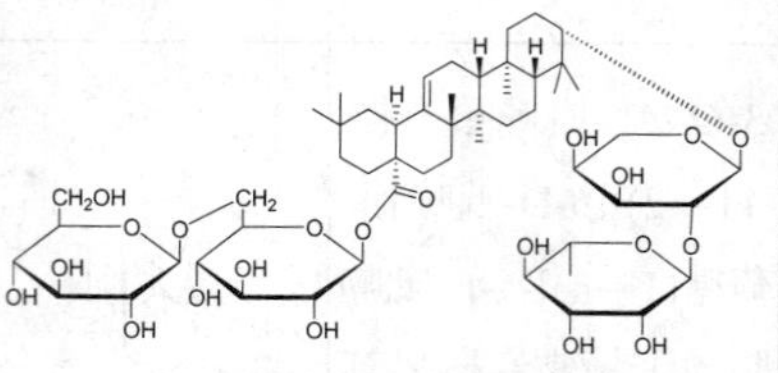 3-*O*-*α*-L-吡喃鼠李糖-(1→2)-*α*-L-吡喃阿拉伯糖-28-*O*-*β*-D-吡喃葡萄糖-(1→6)-*β*-D-吡喃葡萄糖齐墩果酸 3-*O*-*α*-L-Rhamnopyranosyl(1→2)-*α*-L-arabinopyranosyl-28-*O*-*β*-D-glucopyranosyl(1→6)-*β*-D-glucopyranosyl oleanolic acid	3-*O*-*α*-L-吡喃鼠李糖-(1→2)-*α*-L-吡喃阿拉伯糖-28-*O*-*α*-L-吡喃鼠李糖-(1→4)-*β*-D-吡喃葡萄糖-(1→6)-*β*-D-吡喃葡萄糖常春藤皂苷 3-*O*-*α*-L-Rhamnopyranosyl(1→2)-*α*-L-arabinopyranosylhederagenin-28-*O*-*α*-L-rhamnopyranosyl-(1→4)-*β*-D-glucopyranosyl(1→6)-*β*-D-glucopyranoside $C_{59}H_{96}O_{26}$ Exact Mass: 1220.62	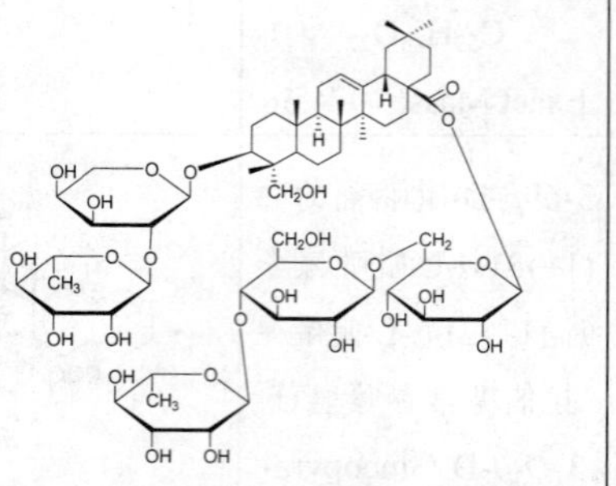 3-*O*-*α*-L-吡喃鼠李糖-(1→2)-*α*-L-吡喃阿拉伯糖-28-*O*-*α*-L-吡喃鼠李糖-(1→4)-*β*-D-吡喃葡萄糖-(1→6)-*β*-D-吡喃葡萄糖常春藤皂苷 3-*O*-*α*-L-Rhamnopyranosyl(1→2)-*α*-L-arabinopyranosylhederagenin-28-*O*-*α*-L-rhamnopyranosyl-(1→4)-*β*-D-glucopyranosyl(1→6)-*β*-D-glucopyranoside

续表

中英文名、化学式及相对分子质量	结构图	中英文名、化学式及相对分子质量	结构图
3-*O*-*β*-D-吡喃葡萄糖(1→2)-*α*-L-吡喃阿拉伯糖-28-*O*-*α*-L-吡喃鼠李糖(1→4)-*β*-D-吡喃葡萄糖(1→6)-*β*-D-吡喃葡萄糖齐墩果酸 3-*O*-*β*-D-Glucopyranosyl(1→2)-*α*-L-arabinopyranosyl-28-*O*-*α*-L-rhamnopyranosyl(1→4)-*β*-D-glucopyranosyl(1→6)-*β*-D-glucopyranosyl oleanolic acid $C_{59}H_{96}O_{26}$ Exact Mass: 1220.62	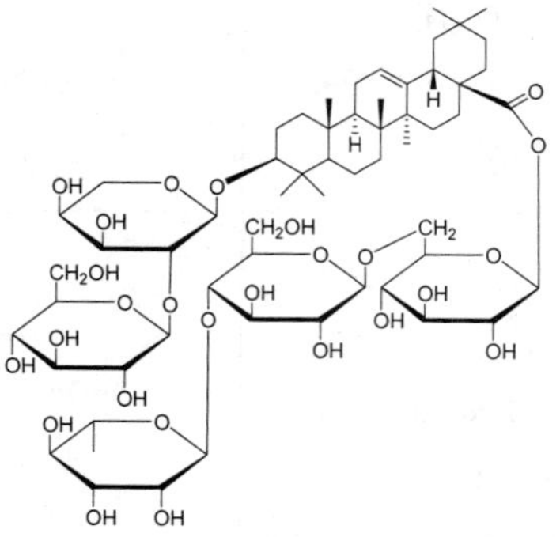 3-*O*-*β*-D-吡喃葡萄糖(1→2)-*α*-L-吡喃阿拉伯糖-28-*O*-*α*-L-吡喃鼠李糖(1→4)-*β*-D-吡喃葡萄糖(1→6)-*β*-D-吡喃葡萄糖齐墩果酸 3-*O*-*β*-D-Glucopyranosyl(1→2)-*α*-L-arabinopyranosyl-28-*O*-*α*-L-rhamnopyranosyl(1→4)-*β*-D-glucopyranosyl(1→6)-*β*-D-glucopyranosyl oleanolic acid	3-*O*-*β*-D-吡喃木糖-(1→3)-*α*-L-吡喃鼠李糖-(1→2)-*α*-L-吡喃阿拉伯糖-28-*O*-*α*-L-吡喃鼠李糖(1→4)-*β*-D-吡喃葡萄糖(1→6)-*β*-D-吡喃葡萄糖齐墩果酸 Olean-12-en-28-oic acid, 3-[(*O*-*β*-D-xylopyranosyl-(1→3)-*α*-L-rhamnopyranosyl-(1→2)-*α*-L-arabinopyranosyl)oxy]-,*O*-*α*-L-rhamnopyranosyl(1→4)-*β*-D-glucopyranosyl(1→6)-*β*-D-glucopyranosyl ester $C_{64}H_{104}O_{29}$ Exact Mass: 1336.67	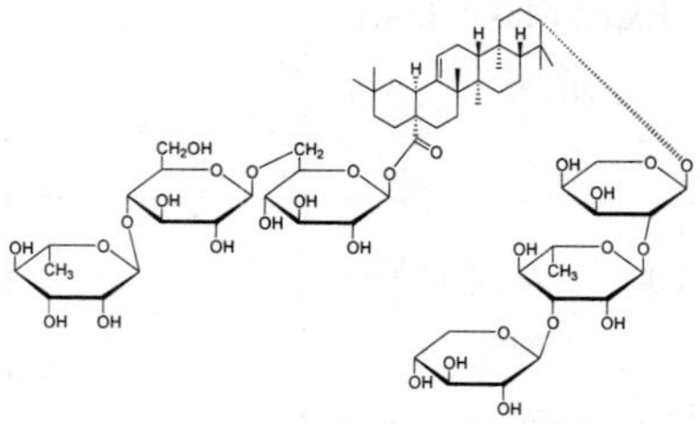 3-*O*-*β*-D-吡喃木糖-(1→3)-*α*-L-吡喃鼠李糖-(1→2)-*α*-L-吡喃阿拉伯糖-28-*O*-*α*-L-吡喃鼠李糖(1→4)-*β*-D-吡喃葡萄糖(1→6)-*β*-D-吡喃葡萄糖齐墩果酸 Olean-12-en-28-oic acid, 3-[(*O*-*β*-D-xylopyranosyl-(1→3)-*α*-L-rhamnopyranosyl-(1→2)-*α*-L-arabinopyranosyl)oxy]-,*O*-*α*-L-rhamnopyranosyl(1→4)-*β*-D-glucopyranosyl(1→6)-*β*-D-glucopyranosyl ester
3-*O*-*β*-D-吡喃葡萄糖(1→3)-*α*-L-吡喃鼠李糖-(1→2)-*α*-L-吡喃阿拉伯糖-28-*O*-*α*-L-吡喃鼠李糖(1→4)-*β*-D-吡喃葡萄糖(1→6)-*β*-D-吡喃葡萄糖常春藤皂苷 3-*O*-*β*-D-Glucopyranosyl(1→3)-*α*-L-rhamnopyranosyl-(1→2)-*α*-L-arabinopyranosyl-28-*O*-*α*-L-rhamnopyranosyl(1→4)-*β*-D-glucopyranosyl(1→6)-*β*-D-glucopyranosyl hederagenin $C_{65}H_{106}O_{31}$ Exact Mass: 1382.67	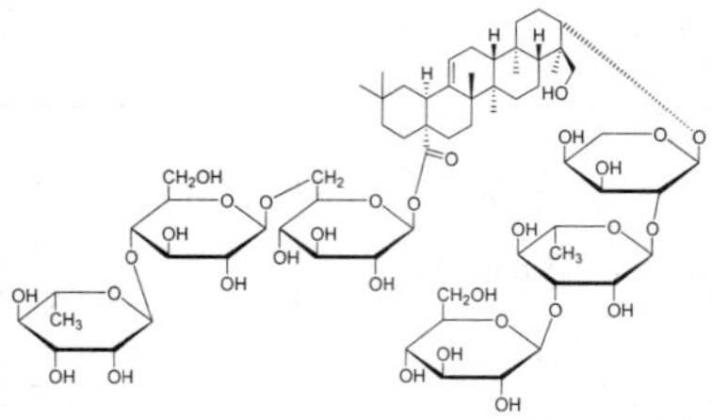 3-*O*-*β*-D-吡喃葡萄糖(1→3)-*α*-L-吡喃鼠李糖-(1→2)-*α*-L-吡喃阿拉伯糖-28-*O*-*α*-L-吡喃鼠李糖(1→4)-*β*-D-吡喃葡萄糖(1→6)-*β*-D-吡喃葡萄糖常春藤皂苷 3-*O*-*β*-D-Glucopyranosyl(1→3)-*α*-L-rhamnopyranosyl-(1→2)-*α*-L-arabinopyranosyl-28-*O*-*α*-L-rhamnopyranosyl(1→4)-*β*-D-glucopyranosyl(1→6)-*β*-D-glucopyranosyl hederagenin	3-*O*-*α*-L-吡喃鼠李糖(1→2)-[*β*-D-吡喃葡萄糖(1→4)]-*α*-L-吡喃阿拉伯糖-28-*O*-*α*-L-吡喃鼠李糖-(1→4)-*β*-D-吡喃葡萄糖(1→6)-*β*-D-吡喃葡萄糖常春藤皂苷 3-*O*-*α*-L-Rhamnopyranosyl(1→2)-[*β*-D-glucopyranosyl(1→4)]-*α*-L-arabinopyranosyl-28-*O*-*α*-L-rhamnopyranosyl-(1→4)-*β*-D-glucopyranosyl(1→6)-*β*-D-glucopyranoside hederagenin $C_{65}H_{106}O_{31}$ Exact Mass: 1382.67	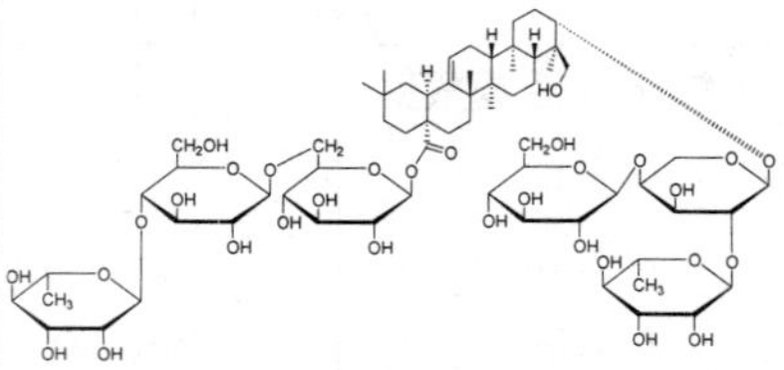 3-*O*-*α*-L-吡喃鼠李糖(1→2)-[*β*-D-吡喃葡萄糖(1→4)]-*α*-L-吡喃阿拉伯糖-28-*O*-*α*-L-吡喃鼠李糖-(1→4)-*β*-D-吡喃葡萄糖(1→6)-*β*-D-吡喃葡萄糖常春藤皂苷 3-*O*-*α*-L-Rhamnopyranosyl(1→2)-[*β*-D-glucopyranosyl(1→4)]-*α*-L-arabinopyranosyl-28-*O*-*α*-L-rhamnopyranosyl-(1→4)-*β*-D-glucopyranosyl(1→6)-*β*-D-glucopyranoside hederagenin
七叶内酯 Aesculetin $C_9H_6O_4$ Exact Mass: 178.03	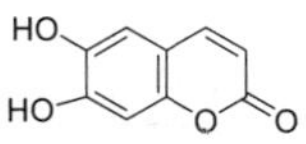 七叶内酯 Aesculetin	Hymexelsin $C_{21}H_{26}O_{13}$ Exact Mass: 486.14	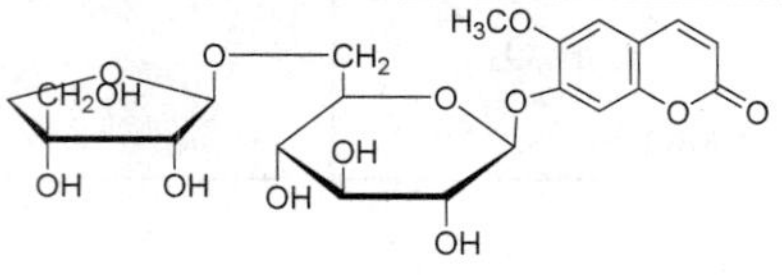 Hymexelsin

续表

中英文名、化学式及相对分子质量	结构图	中英文名、化学式及相对分子质量	结构图
Scopolin $C_{16}H_{18}O_9$ Exact Mass: 354.1	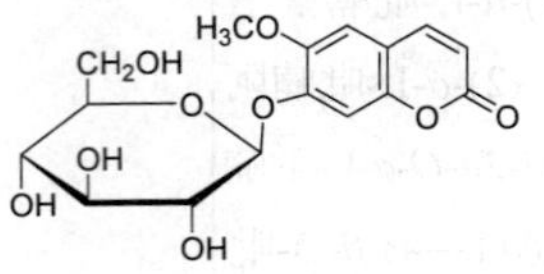 Scopolin	京尼平苷酸 Geniposidic acid $C_{16}H_{22}O_{10}$ Exact Mass: 374.12	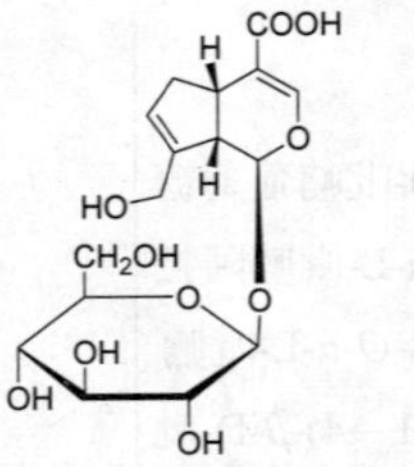 京尼平苷酸 Geniposidic acid
10-*O*-乙酰基京尼平苷酸 10-*O*-Acetylgeniposidic acid $C_{18}H_{24}O_{11}$ Exact Mass: 416.13	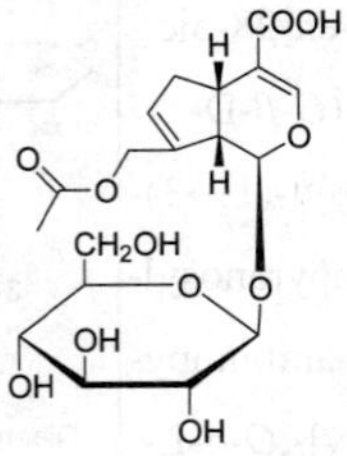 10-*O*-乙酰基京尼平苷酸 10-*O*-Acetylgeniposidic acid	15-二十九烷醇 15-Nonacosanol $C_{29}H_{60}O$ Exact Mass: 424.46	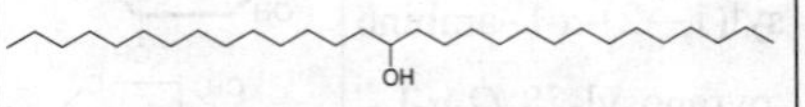 15-二十九烷醇 15-Nonacosanol
十六烷酸 Palmitic acid $C_{16}H_{32}O_2$ Exact Mass: 256.24	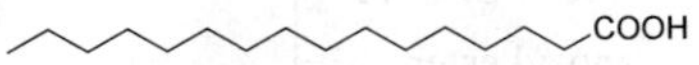 十六烷酸 Palmitic acid	豆甾醇 Stigmasterol $C_{29}H_{48}O$ Exact Mass: 412.37	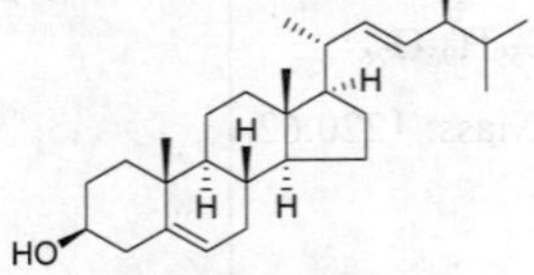 豆甾醇 Stigmasterol
β-谷甾醇 *β*-Sitosterol $C_{29}H_{50}O$ Exact Mass: 414.39	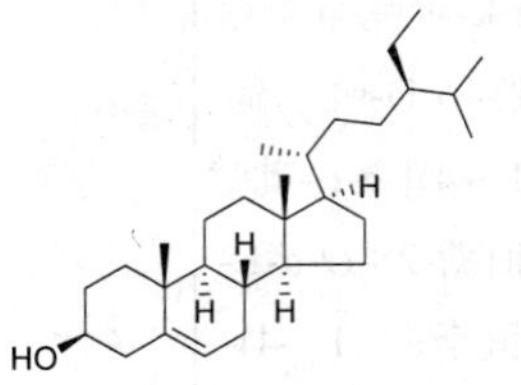 *β*-谷甾醇 *β*-Sitosterol	对羟基苯甲酸 *p*-Hydroxybenzoic acid $C_7H_6O_3$ Exact Mass: 138.03	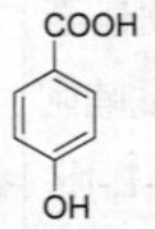 对羟基苯甲酸 *p*-Hydroxybenzoic acid
3-氧化-6-羟基紫罗兰醇 Vomifoliol $C_{13}H_{20}O_3$ Exact Mass: 224.14	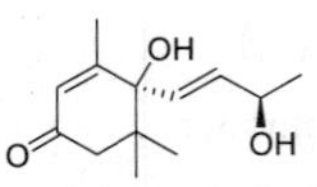 3-氧化-6-羟基紫罗兰醇 Vomifoliol	酪醇 Tyrosol $C_8H_{10}O_2$ Exact Mass: 138.07	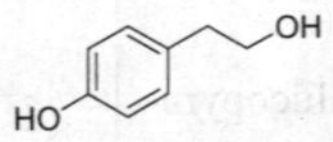 酪醇 Tyrosol
齐墩果酸 Oleanolic acid $C_{30}H_{48}O_3$ Exact Mass: 456.36	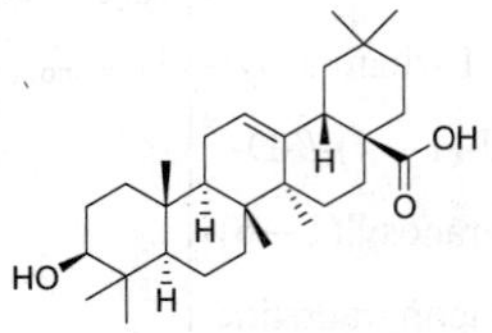 齐墩果酸 Oleanolic acid	(2*S*,3*S*,4*S*)-2-甲基四氢呋喃-3,4-二醇 (2*S*,3*S*,4*S*)-2-Methyl-tetrahydrofuran-3,4-diol $C_5H_{10}O_3$ Exact Mass: 118.06	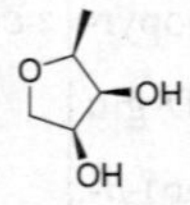 (2*S*,3*S*,4*S*)-2-甲基四氢呋喃-3,4-二醇 (2*S*,3*S*,4*S*)-2-Methyl-tetrahydrofuran-3,4-diol
原儿茶酸 Protocatechuic acid $C_7H_6O_4$ Exact Mass: 154.03	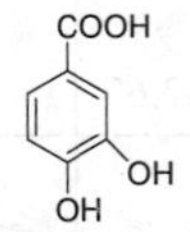 原儿茶酸 Protocatechuic acid	咖啡酸 Caffeic acid $C_9H_8O_4$ Exact Mass: 180.04	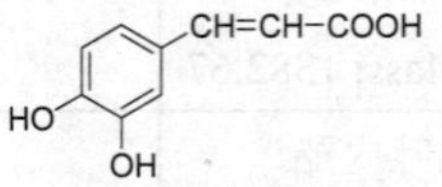 咖啡酸 Caffeic acid

续表

中英文名、化学式及相对分子质量	结构图	中英文名、化学式及相对分子质量	结构图
β-胡萝卜苷 *β*-Daucosterol $C_{35}H_{60}O_6$ Exact Mass: 576.44	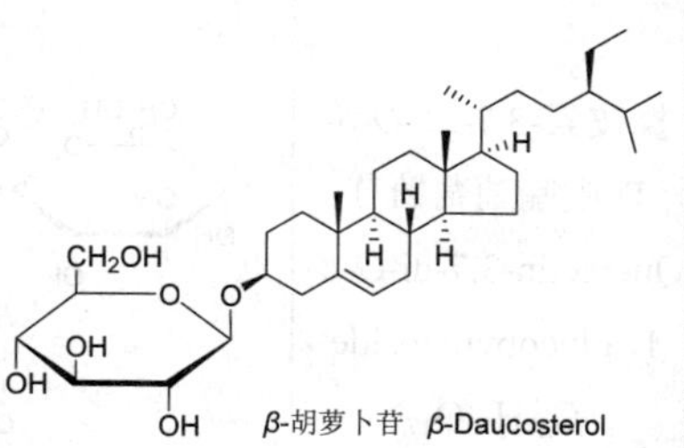 *β*-胡萝卜苷 *β*-Daucosterol	豆甾醇-3-*O*-*β*-D-吡喃葡萄糖苷 Stigmasterol-3-*O*-*β*-D-glycopyranoside $C_{35}H_{58}O_6$ Exact Mass: 574.42	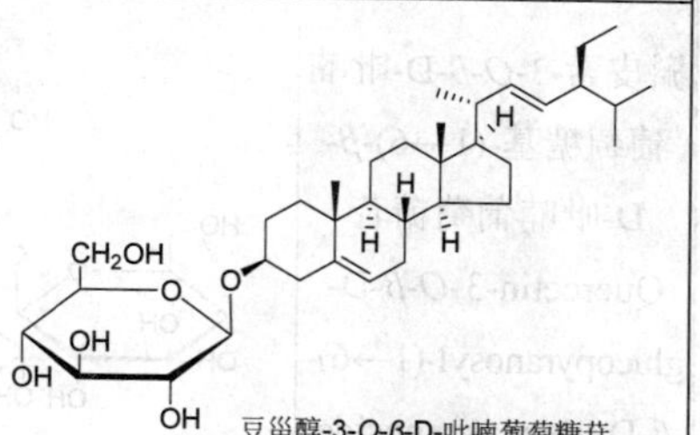 豆甾醇-3-*O*-*β*-D-吡喃葡萄糖苷 Stigmasterol-3-*O*-*β*-D-glycopyranoside

桑叶

Sangye

MORI FOLIUM

【化学成分】

表 1-10-42 桑叶主要化学成分[77]

中英文名、化学式及相对分子质量	结构图	中英文名、化学式及相对分子质量	结构图
紫云英苷(山柰酚-3-*O*-*β*-D-吡喃葡萄糖苷) Astragalin(Kaempferol-3-*O*-*β*-D-glucopyranoside) $C_{21}H_{20}O_{11}$ Exact Mass: 448.10	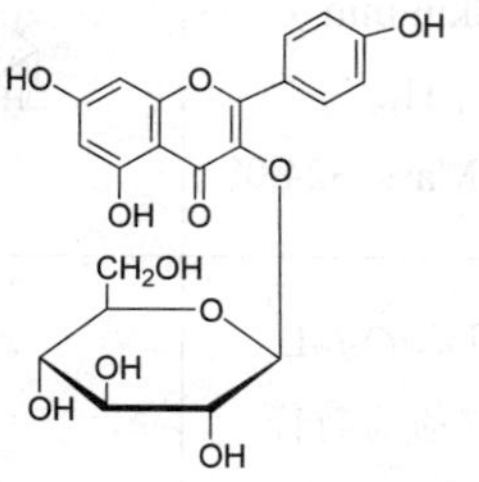 紫云英苷 (山柰酚-3-*O*-*β*-D-吡喃葡萄糖苷) Astragalin (Kaempferol-3-*O*-*β*-D-glucopyranoside)	山柰酚-3-*O*-(6″-*O*-乙酰基)-*β*-D-吡喃葡萄糖苷 Kaempferol-3-*O*-(6″-*O*-acetyl)-*β*-D-glucopyranoside $C_{23}H_{22}O_{12}$ Exact Mass: 490.11	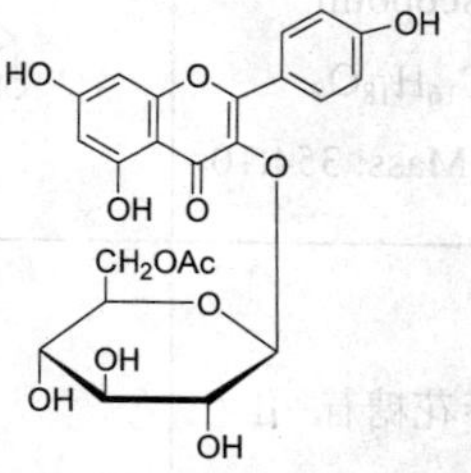 山柰酚-3-*O*-(6″-*O*-乙酰基)-*β*-D-吡喃葡萄糖苷 Kaempferol-3-*O*-(6″-*O*-acetyl)-*β*-D-glucopyranoside
槲皮素-3-*O*-(6″-*O*-乙酰基)-*β*-D-吡喃葡萄糖苷 Quercetin-3-*O*-(6"-*O*-acetyl)-*β*-D-glucopyranoside $C_{23}H_{22}O_{13}$ Exact Mass: 506.11	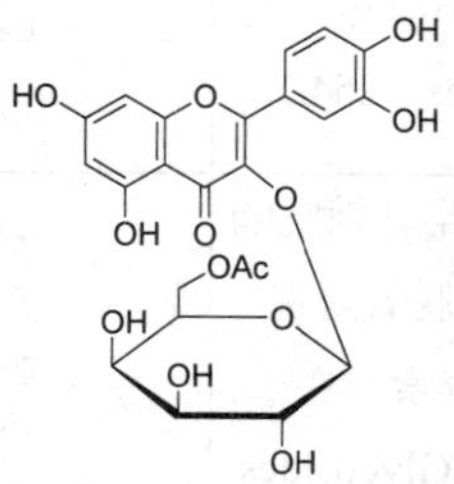 槲皮素-3-*O*-(6″-*O*-乙酰基)-*β*-D-吡喃葡萄糖苷 Quercetin-3-*O*-(6"-*O*-acetyl)-*β*-D-glucopyranoside	槲皮素-3-*O*-*β*-D-吡喃葡萄糖苷 Quercetin-3-*O*-*β*-D-glucopyranoside $C_{21}H_{20}O_{12}$ Exact Mass: 464.10	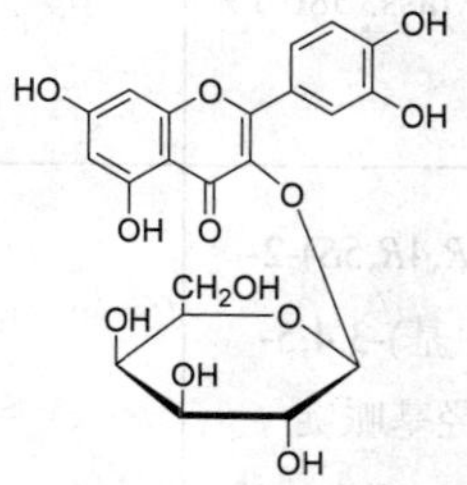 槲皮素-3-*O*-*β*-D-吡喃葡萄糖苷 Quercetin-3-*O*-*β*-D-glucopyranoside
山柰酚-3-*O*-*α*-L-鼠李吡喃糖苷-(1→6)-*β*-D-吡喃葡萄糖苷 Kaempferol-3-*O*-*α*-L-rhamnosyl-(1→6)-*β*-D-glucopyranoside $C_{27}H_{30}O_{15}$ Exact Mass: 594.16	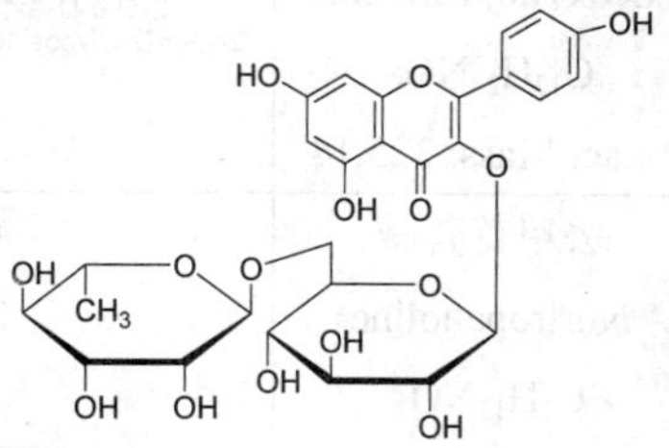 山柰酚-3-*O*-*α*-L-鼠李吡喃糖苷-(1→6)-*β*-D-吡喃葡萄糖苷 Kaempferol-3-*O*-*α*-L-rhamnosyl-(1→6)-*β*-D-glucopyranoside	芦丁 Rutin $C_{27}H_{30}O_{16}$ Exact Mass: 610.15	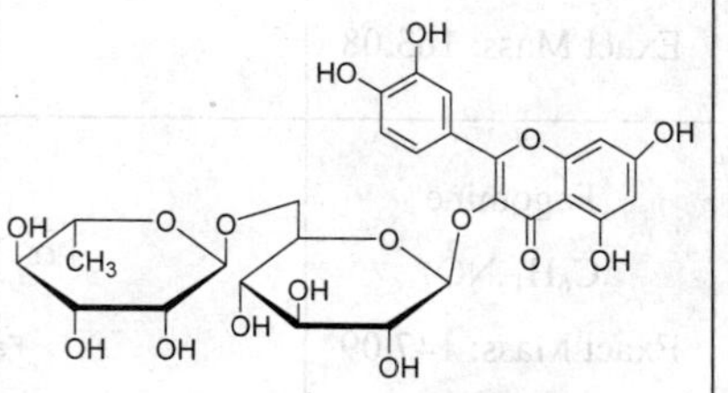 芦丁 Rutin

续表

中英文名、化学式及相对分子质量	结构图	中英文名、化学式及相对分子质量	结构图
槲皮素-3-*O*-*β*-D-吡喃葡萄糖基-(1→6)-*β*-D-吡喃葡萄糖苷 Quercetin-3-*O*-*β*-D-glucopyranosyl-(1→6)-*β*-D-glucopyranoside $C_{27}H_{30}O_{17}$ Exact Mass: 626.15	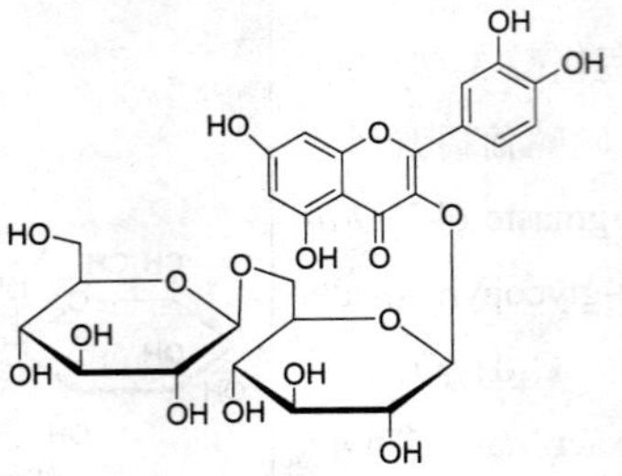 槲皮素-3-*O*-*β*-D-吡喃葡萄糖基-(1→6)-*β*-D-吡喃葡萄糖苷 Quercetin-3-*O*-*β*-D-glucopyranosyl-(1→6)-*β*-D-glucopyranoside	槲皮素-3,7-二-*O*-*β*-D-吡喃葡萄糖苷 Quercetin-3,7-di-*O*-*β*-D-glucopyranoside $C_{27}H_{30}O_{17}$ Exact Mass: 626.15	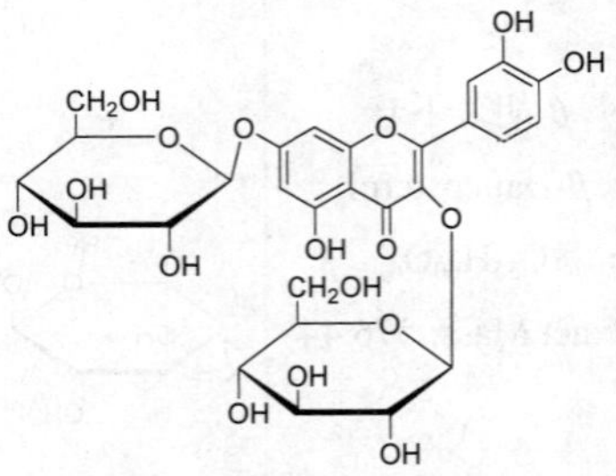 槲皮素-3,7-二-*O*-*β*-D-吡喃葡萄糖苷 Quercetin-3,7-di-*O*-*β*-D-glucopyranoside
槲皮素 Quercetin $C_{15}H_{10}O_7$ Exact Mass: 302.04	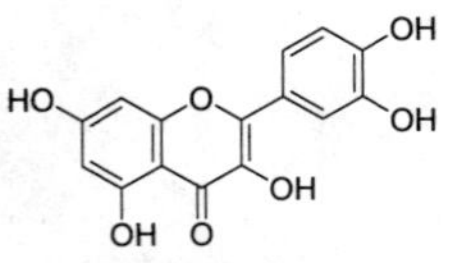 槲皮素 Quercetin	异槲皮苷 Isoquercitrin $C_{21}H_{20}O_{12}$ Exact Mass: 464.10	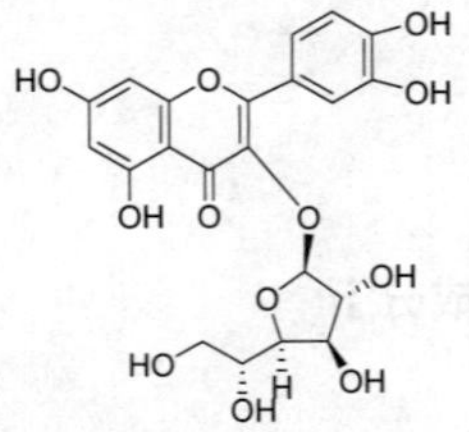 异槲皮苷 Isoquercitrin
东莨菪苷 Scopolin $C_{16}H_{18}O_9$ Exact Mass: 354.10	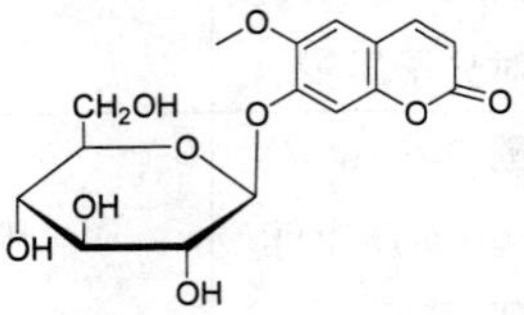 东莨菪苷 Scopolin	茵芋苷 Skimmin $C_{15}H_{16}O_8$ Exact Mass: 324.08	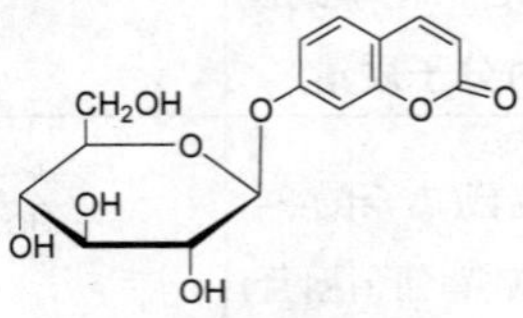 茵芋苷 Skimmin
长春花糖苷 Ⅱ Roseoside $C_{19}H_{30}O_8$ Exact Mass: 386.19	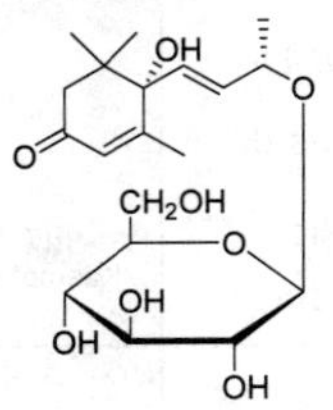 长春花糖苷 Ⅱ Roseoside	苯甲基-*O*-*β*-D-吡喃葡萄糖苷 Benzyl-*O*-*β*-D-glucopyranoside $C_{13}H_{18}O_5$ Exact Mass: 254.12	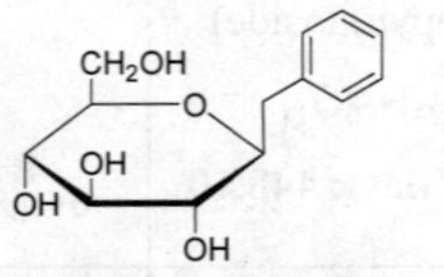 苯甲基-*O*-*β*-D-吡喃葡萄糖苷 Benzyl-*O*-*β*-D-glucopyranoside
(2*R*,3*R*,4*R*,5*S*)-2-(羟甲基)-3,4,5-三羟基哌啶 1-Deoxynojirimycin (DNJ) $C_6H_{13}NO_4$ Exact Mass: 163.08	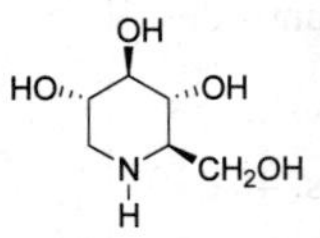 (2*R*,3*R*,4*R*,5*S*)-2-(羟甲基)-3,4,5-三羟基哌啶 1-Deoxynojirimycin (DNJ)	2-*O*-*α*-D-半乳糖吡喃糖苷-1-脱氧野尻霉素 2-*O*-*α*-D-Glycosides of galactose-1-deoxynojirimycin $C_{12}H_{23}NO_9$ Exact Mass: 325.14	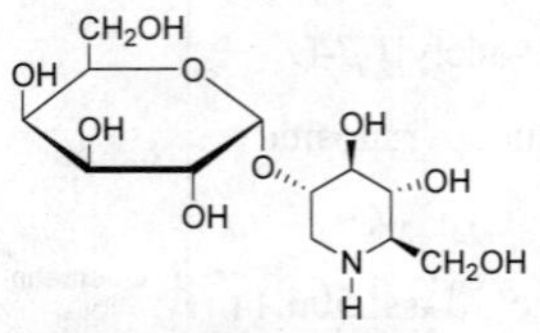 2-*O*-*α*-D-半乳糖吡喃糖苷-1-脱氧野尻霉素 2-*O*-*α*-D-Glycosides of galactose-1-deoxynojirimycin
Fagomine $C_6H_{13}NO_3$ Exact Mass: 147.09	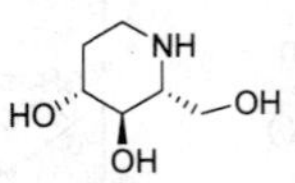 Fagomine	去甲莨菪碱 Nortropanoline $C_7H_{13}NO_4$ Exact Mass: 175.08	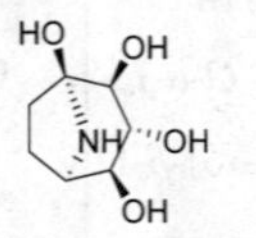 去甲莨菪碱 Nortropanoline

续表

中英文名、化学式及相对分子质量	结构图	中英文名、化学式及相对分子质量	结构图
β-谷甾醇 *β*-Sitosterol $C_{29}H_{50}O$ Exact Mass: 414.39	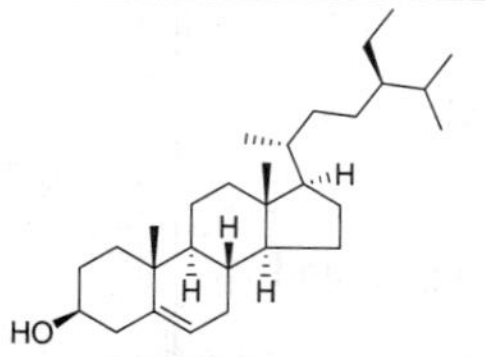 *β*-谷甾醇 *β*-Sitosterol	豆甾醇 Stigmasterol $C_{29}H_{48}O$ Exact Mass: 412.37	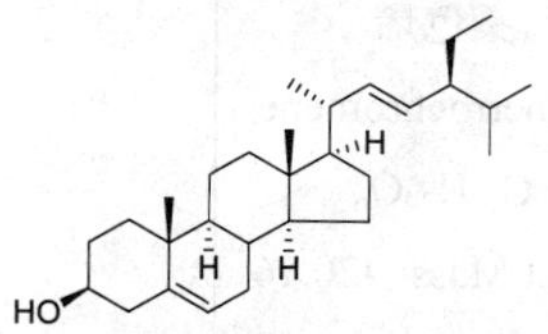 豆甾醇 Stigmasterol
油菜甾醇 Campesterol $C_{28}H_{48}O$ Exact Mass: 400.37	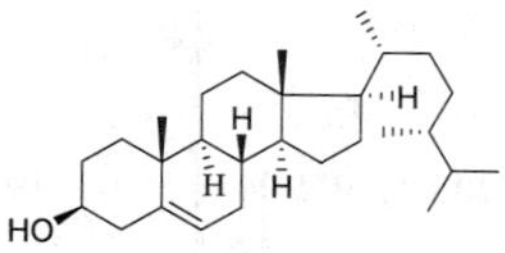 油菜甾醇 Campesterol	*β*-谷甾醇-*β*-D-葡萄糖苷 *β*-Sitosterol-*β*-D-glucoside $C_{35}H_{60}O_6$ Exact Mass: 576.44	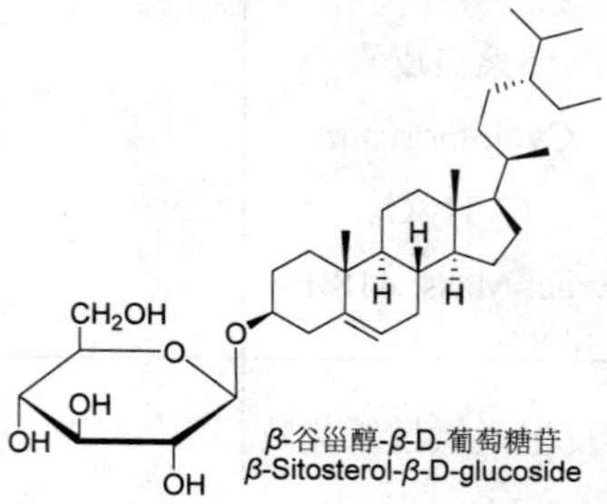 *β*-谷甾醇-*β*-D-葡萄糖苷 *β*-Sitosterol-*β*-D-glucoside
蛇麻脂醇 Lupeol $C_{30}H_{50}O$ Exact Mass: 426.39	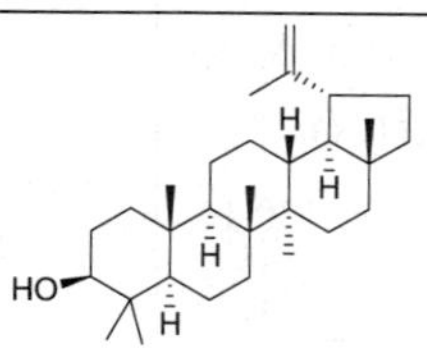 蛇麻脂醇 Lupeol	内消旋肌醇 Myo-inositol $C_6H_{12}O_6$ Exact Mass: 180.06	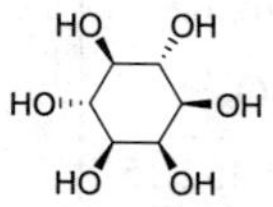 内消旋肌醇 Myo-inositol
昆虫变态激素牛膝甾酮 Inokosterone $C_{27}H_{44}O_7$ Exact Mass: 480.31	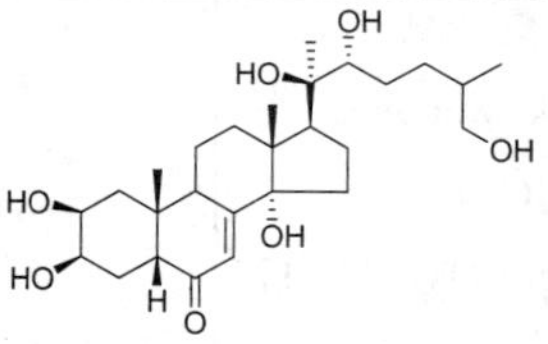 昆虫变态激素牛膝甾酮 Inokosterone	蜕皮甾酮 Ecdysterone $C_{27}H_{44}O_7$ Exact Mass: 480.31	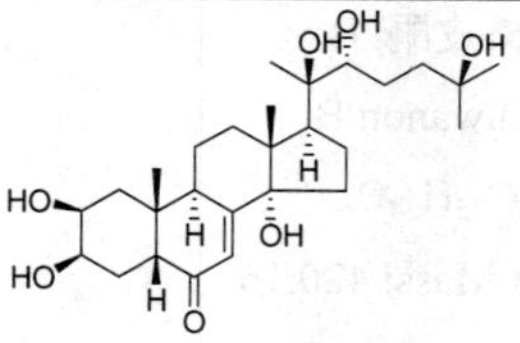 蜕皮甾酮 Ecdysterone

除以上化学成分外，桑叶还含有 1,4-二脱氧-1,4-亚胺基-D-阿拉伯糖醇、1,4-二脱氧-1,4-亚胺基(2-氧-*β*-D-吡喃葡萄糖苷)-D-阿拉伯糖醇等。

桑白皮

Sangbaipi

MORI CORTEX

【化学成分】

表 1-10-43 桑白皮主要化学成分[78~80]

中英文名、化学式及相对分子质量	结构图	中英文名、化学式及相对分子质量	结构图
桑素 Mulberrin $C_{25}H_{26}O_6$ Exact Mass: 422.17	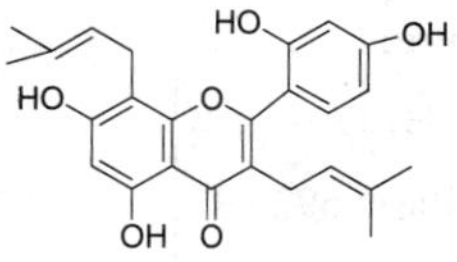 桑素 Mulberrin	环桑素 Cyclomulberrin $C_{25}H_{24}O_6$ Exact Mass: 420.16	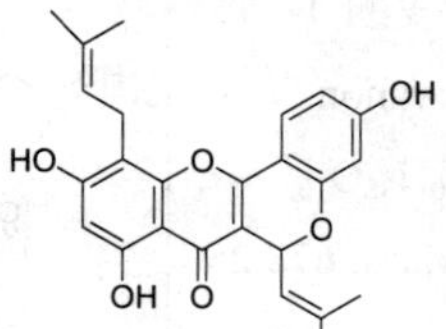 环桑素 Cyclomulberrin

续表

中英文名、化学式及相对分子质量	结构图	中英文名、化学式及相对分子质量	结构图
桑色烯 Mulberrochromene $C_{25}H_{24}O_6$ Exact Mass: 420.16	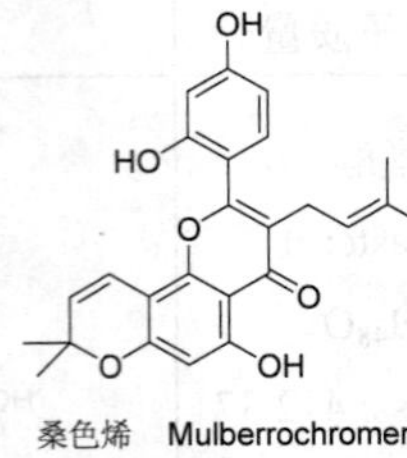 桑色烯 Mulberrochromene	桑白皮素 Morusin $C_{25}H_{24}O_6$ Exact Mass: 420.16	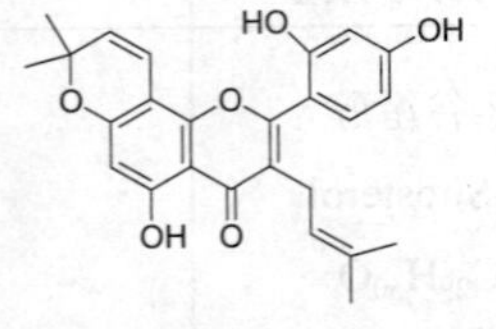 桑白皮素 Morusin
环桑白皮素 Cyclomorusin $C_{25}H_{22}O_6$ Exact Mass: 418.14	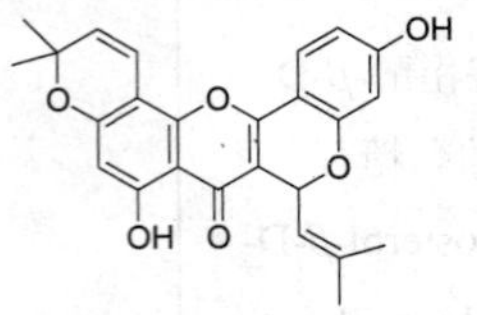 环桑白皮素 Cyclomorusin	桑色素 Morin $C_{15}H_{10}O_7$ Exact Mass: 302.04	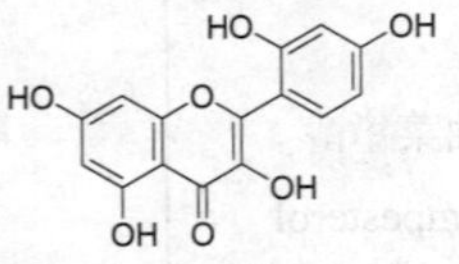 桑色素 Morin
桑皮根素氢过氧化物 Morusin hydroperoxide $C_{25}H_{24}O_8$ Exact Mass: 452.15	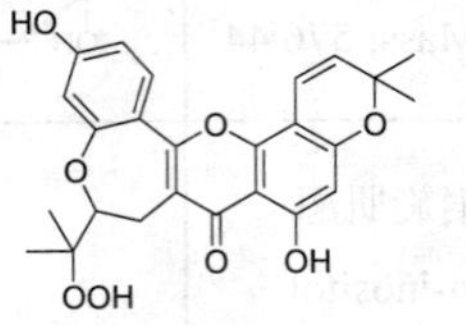 桑皮根素氢过氧化物 Morusin hydroperoxide	桑皮酮 A Kuwanon A $C_{25}H_{24}O_6$ Exact Mass: 420.16	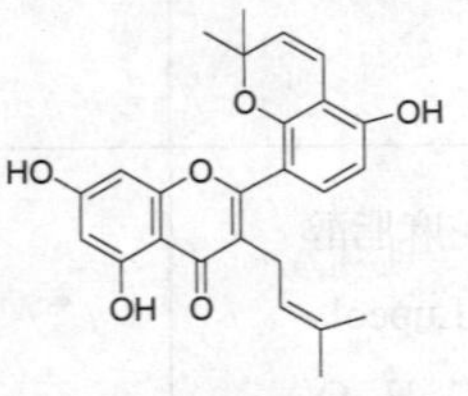 桑皮酮 A Kuwanon A
桑皮酮 B Kuwanon B $C_{25}H_{24}O_6$ Exact Mass: 420.16	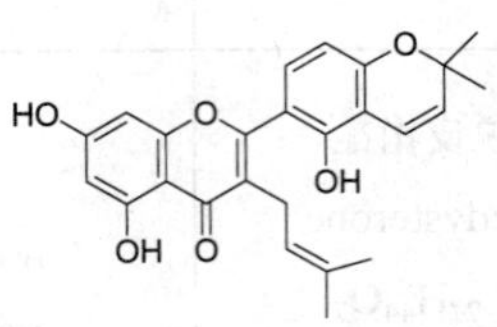 桑皮酮 B Kuwanon B	桑皮酮 C Kuwanon C $C_{25}H_{26}O_6$ Exact Mass: 422.17	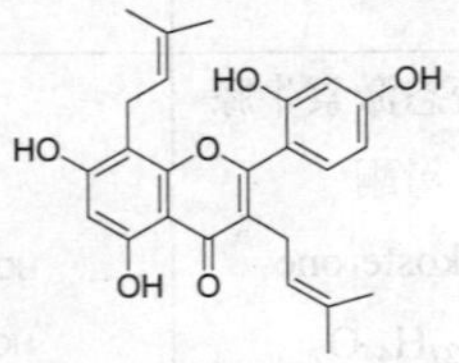 桑皮酮 C Kuwanon C
桑皮酮 D Kuwanon D $C_{25}H_{26}O_6$ Exact Mass: 422.17	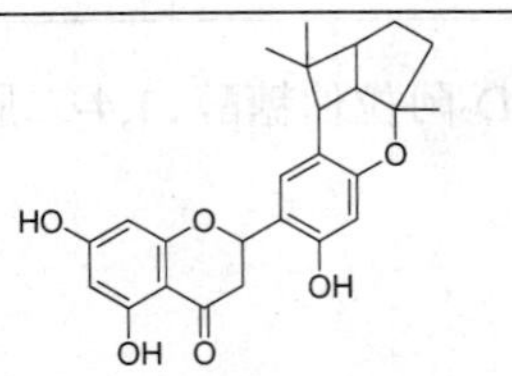 桑皮酮 D Kuwanon D	桑皮酮 E Kuwanon E $C_{25}H_{28}O_6$ Exact Mass: 424.19	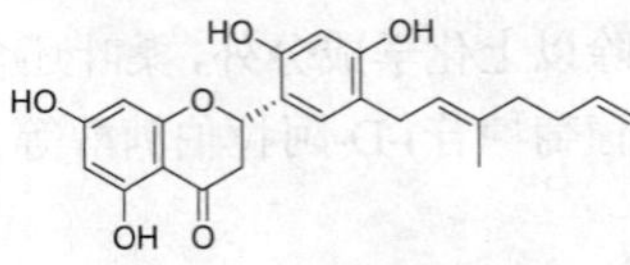 桑皮酮 E Kuwanon E
桑皮酮 G Kuwanon G $C_{40}H_{36}O_{11}$ Exact Mass: 692.23	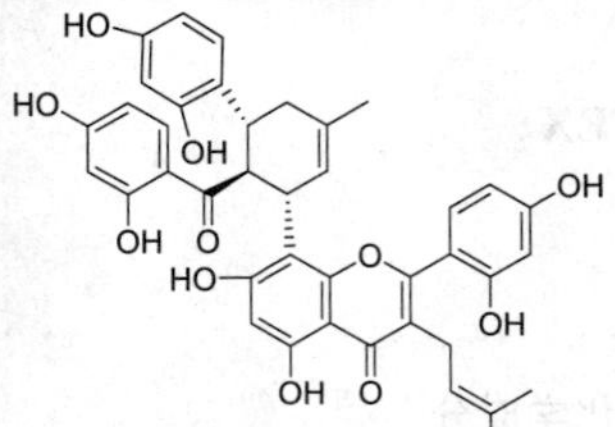 桑皮酮 G Kuwanon G	桑皮酮 H Kuwanon H $C_{45}H_{44}O_{11}$ Exact Mass: 760.29	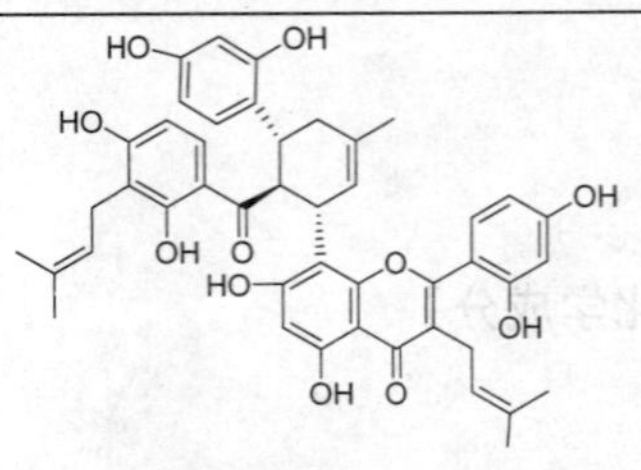 桑皮酮 H Kuwanon H
桑皮酮 I Kuwanon I $C_{40}H_{38}O_{10}$ Exact Mass: 678.25	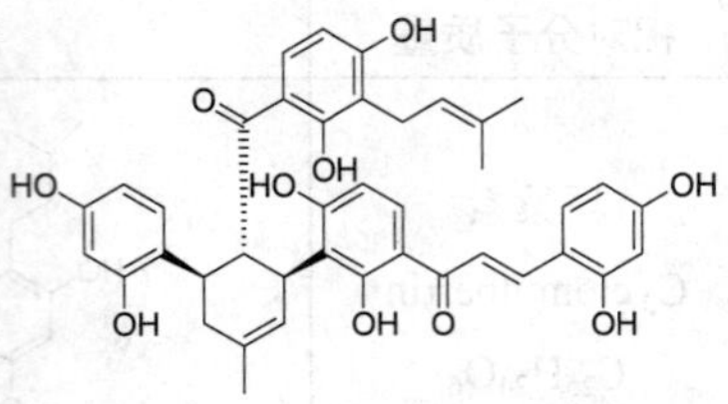 桑皮酮 I Kuwanon I	桑皮酮 K Kuwanon K $C_{40}H_{36}O_{11}$ Exact Mass: 692.23	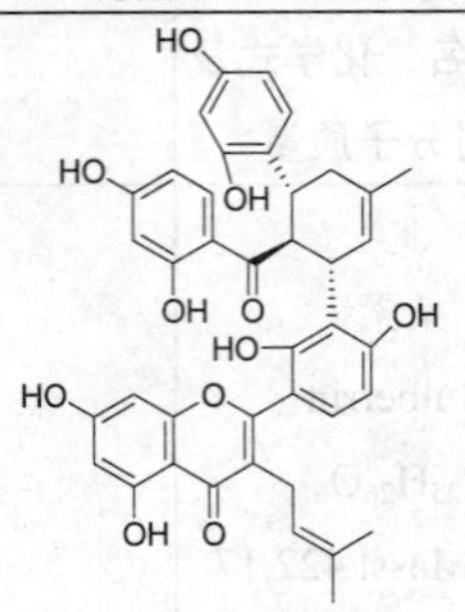 桑皮酮 K Kuwanon K

续表

中英文名、化学式及相对分子质量	结构图	中英文名、化学式及相对分子质量	结构图
桑皮酮 M Kuwanon M $C_{50}H_{48}O_{12}$ Exact Mass: 840.31	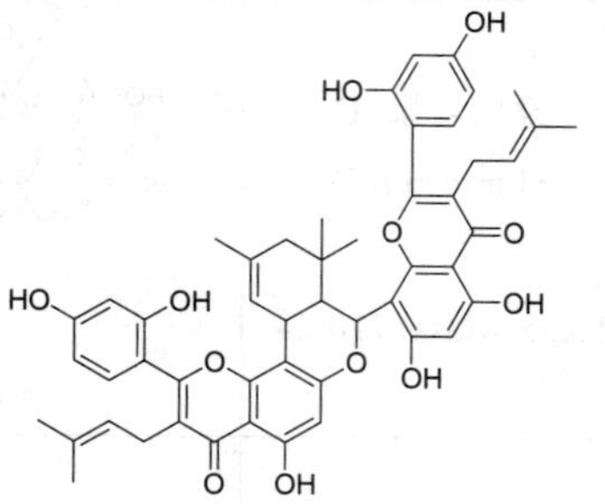 桑皮酮 M Kuwanon M	桑皮酮 L Kuwanon L $C_{35}H_{30}O_{11}$ Exact Mass: 626.18	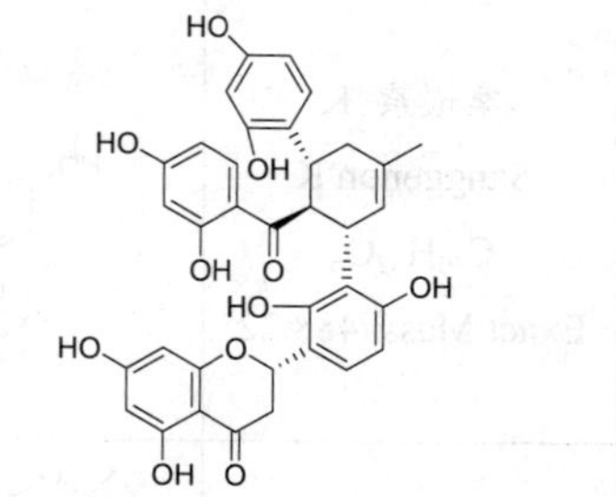 桑皮酮 L Kuwanon L
桑皮酮 P Kuwanon P $C_{34}H_{30}O_{9}$ Exact Mass: 582.19	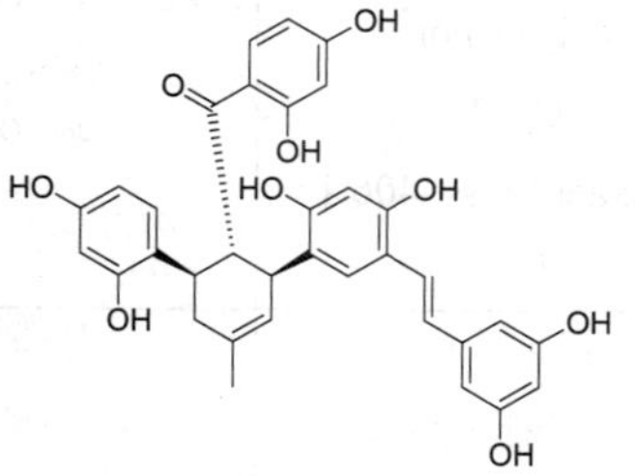 桑皮酮 P Kuwanon P	桑根素 A Sanggenon A $C_{25}H_{24}O_{7}$ Exact Mass: 436.15	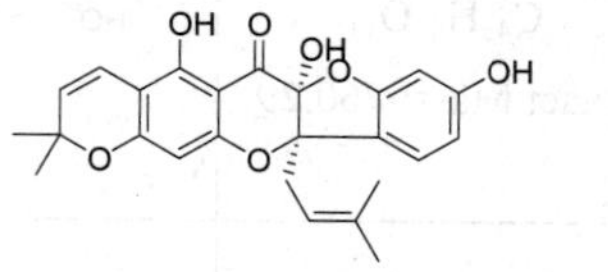 桑根素 A Sanggenon A
桑根素 B Sanggenon B $C_{33}H_{30}O_{9}$ Exact Mass: 570.19	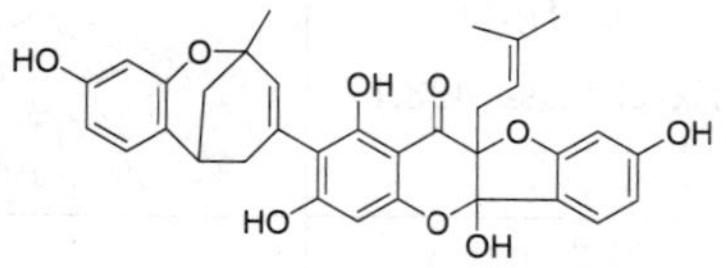 桑根素 B Sanggenon B	桑根素 C Sanggenon C $C_{40}H_{36}O_{12}$ Exact Mass: 708.22	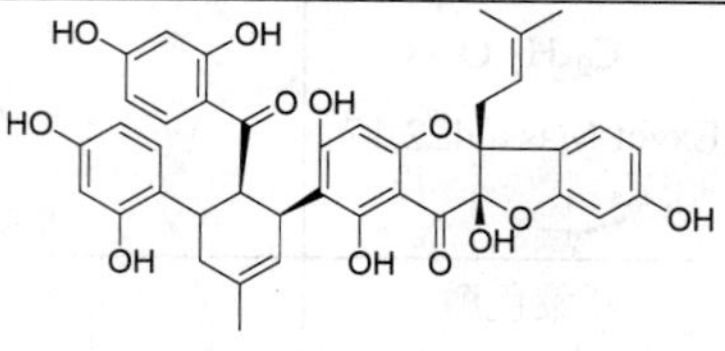 桑根素 C Sanggenon C
桑根素 D Sanggenon D $C_{40}H_{36}O_{12}$ Exact Mass: 708.22	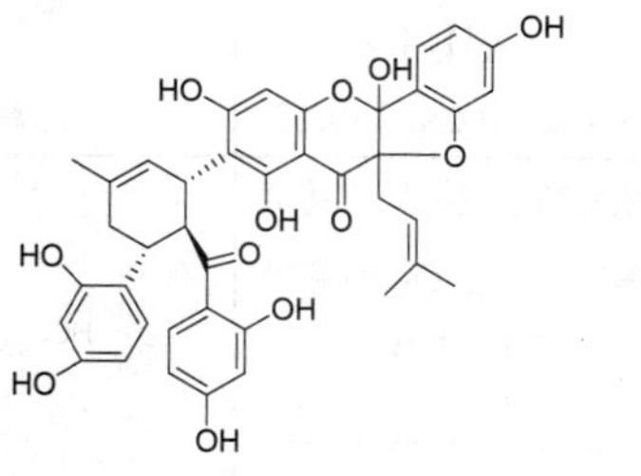 桑根素 D Sanggenon D	桑根素 E Sanggenon E $C_{45}H_{44}O_{12}$ Exact Mass: 776.28	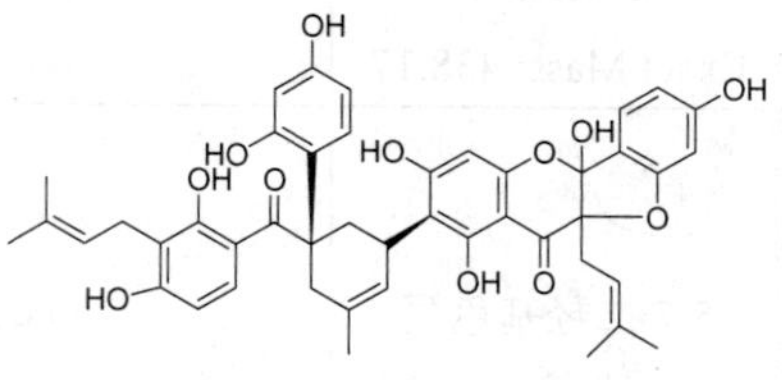 桑根素 E Sanggenon E
桑根素 G Sanggenon G $C_{40}H_{38}O_{11}$ Exact Mass: 694.24	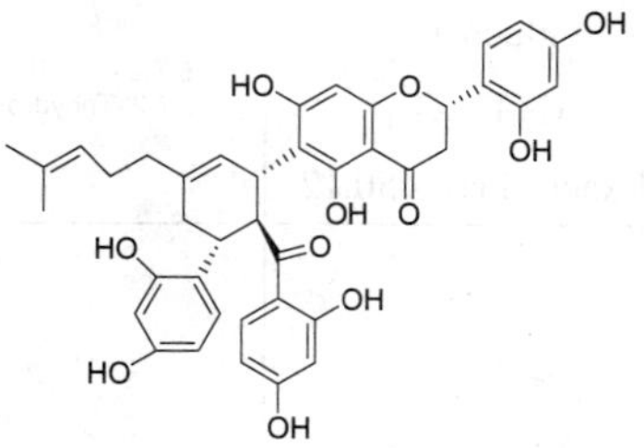 桑根素 G Sanggenon G	桑根素 H Sanggenon H $C_{20}H_{18}O_{6}$ Exact Mass: 354.11	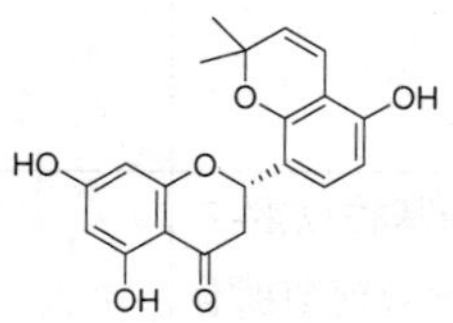 桑根素 H Sanggenon H
桑根素 I Sanggenon I $C_{25}H_{26}O_{6}$ Exact Mass: 422.17	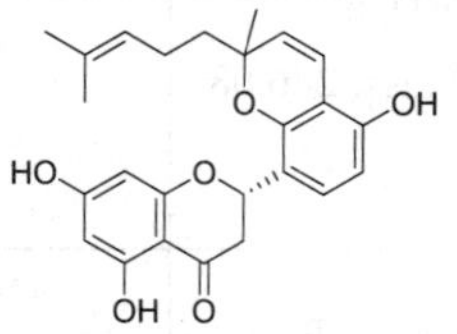 桑根素 I Sanggenon I	桑根素 J Sanggenon J $C_{30}H_{32}O_{6}$ Exact Mass: 488.22	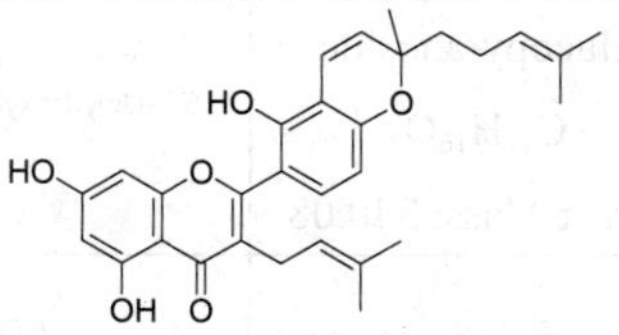 桑根素 J Sanggenon J

续表

中英文名、化学式及相对分子质量	结构图	中英文名、化学式及相对分子质量	结构图
桑根素 K Sanggenon K $C_{30}H_{32}O_6$ Exact Mass: 488.22	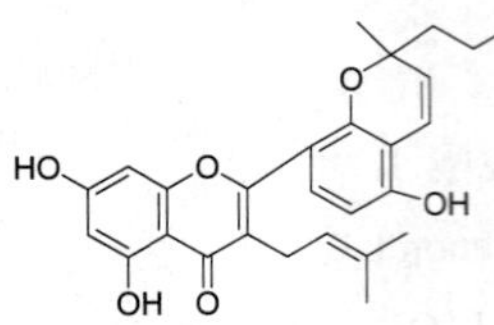 桑根素 K　Sanggenon K	桑白皮素 D Moracenin D $C_{40}H_{38}O_{12}$ Exact Mass: 710.24	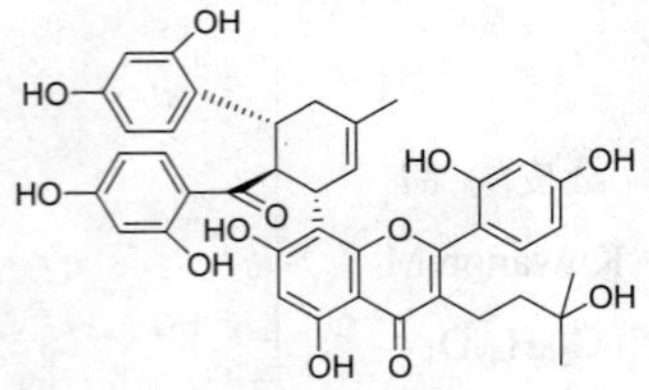 桑白皮素 D　Moracenin D
桑白皮素 C Moracenin C $C_{45}H_{44}O_{11}$ Exact Mass: 760.29	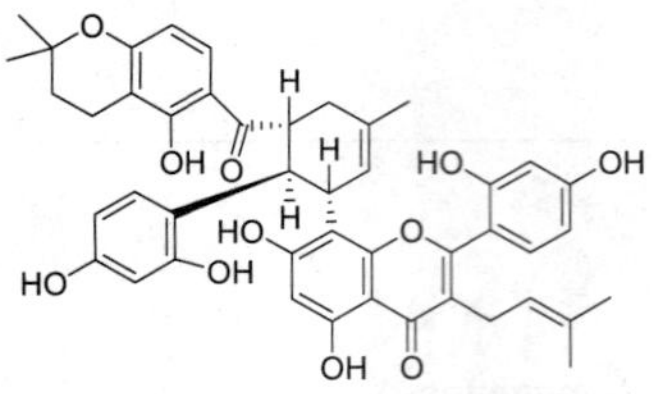 桑白皮素 C　Moracenin C	桑皮酮 S Kuwanon S $C_{25}H_{26}O_5$ Exact Mass: 406.18	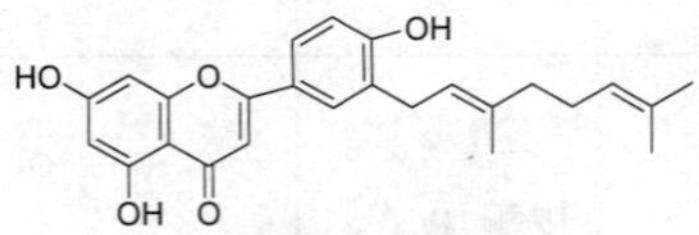 桑皮酮 S　Kuwanon S
桑皮酮 T Kuwanon T $C_{25}H_{26}O_6$ Exact Mass: 422.17	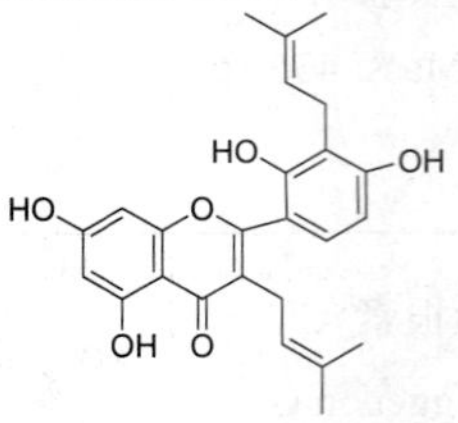 桑皮酮 T　Kuwanon T	桑皮醇 Morusinol $C_{25}H_{26}O_7$ Exact Mass: 438.17	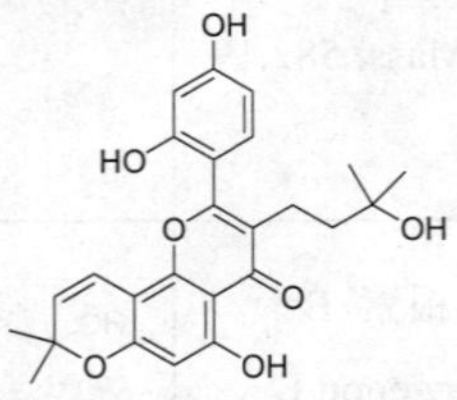 桑皮醇　Morusinol
环桑色醇 Mulberranol $C_{25}H_{26}O_7$ Exact Mass: 438.17	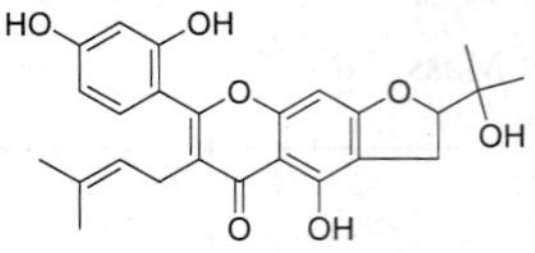 环桑色醇　Mulberranol	摩查尔酮A Morachalcone A $C_{20}H_{20}O_5$ Exact Mass: 340.13	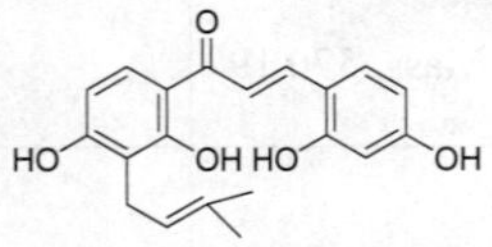 摩查尔酮 A　Morachalcone A
5,7-二羟基色酮 5,7-Dihydroxychromone $C_9H_6O_4$ Exact Mass: 178.03	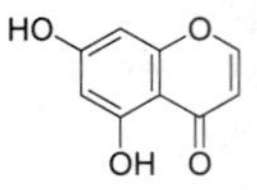 5,7-二羟基色酮 5,7-Dihydroxychromone	5,7,2′-三羟基二氢黄酮-4′-*O*-*β*-D-吡喃葡萄糖苷 5,7,2′-Trihydroxy-flavanone-4′-*O*-*β*-D-glucoside $C_{21}H_{22}O_{11}$ Exact Mass: 450.12	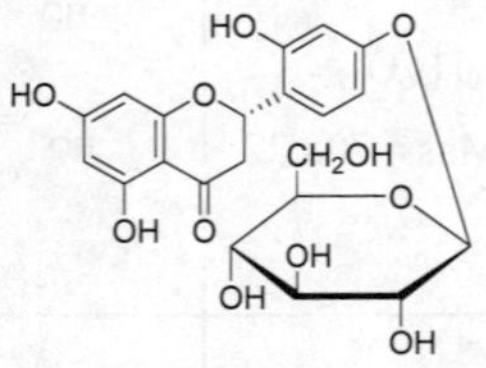 5,7,2′-三羟基二氢黄酮-4′-*O*-*β*-D-吡喃葡萄糖苷 5,7,2′-Trihydroxyflavanone-4′-*O*-*β*-D-glucoside
5,7-二羟基香豆素-7-*O*-*β*-D-吡喃葡萄糖苷 5,7-Dihydroxycoumarin-7-*O*-*β*-D-glucopyranoside $C_{15}H_{16}O_9$ Exact Mass: 340.08	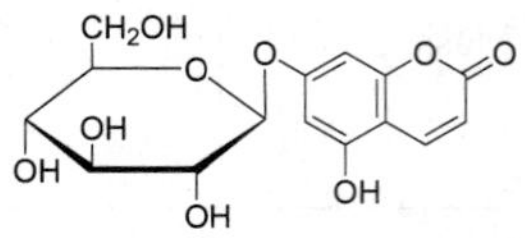 5,7-二羟基香豆素-7-*O*-*β*-D-吡喃葡萄糖苷 5,7-Dihydroxycoumarin-7-*O*-*β*-D-glucopyranoside	桑辛素 A Moracin A $C_{16}H_{14}O_5$ Exact Mass: 286.08	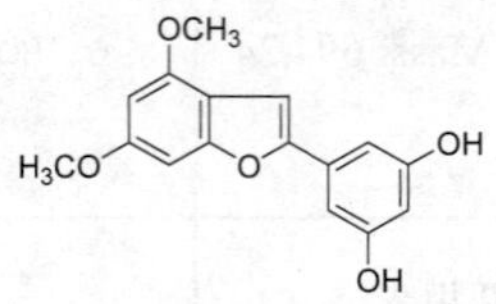 桑辛素 A　Moracin A
桑辛素 B Moracin B $C_{16}H_{14}O_5$ Exact Mass: 286.08	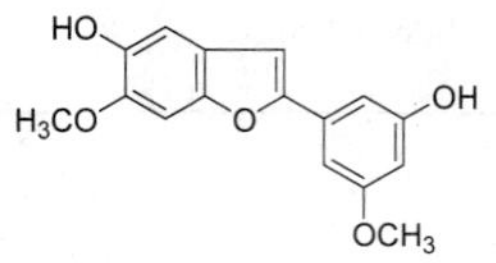 桑辛素 B　Moracin B	桑辛素 E Moracin E $C_{19}H_{16}O_4$ Exact Mass: 308.10	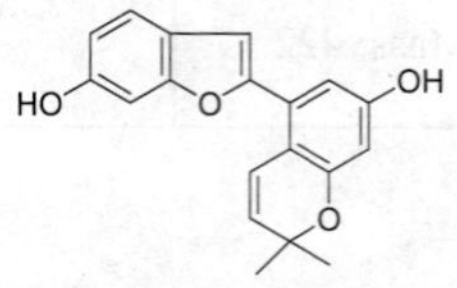 桑辛素 E　Moracin E

续表

中英文名、化学式及相对分子质量	结构图	中英文名、化学式及相对分子质量	结构图
桑辛素 F Moracin F $C_{16}H_{14}O_5$ Exact Mass: 286.08	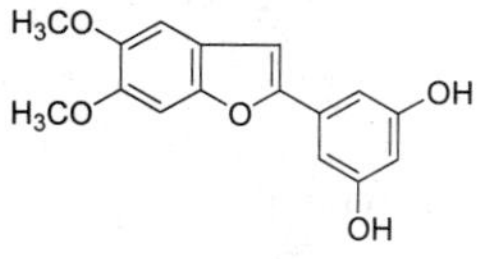 桑辛素 F Moracin F	桑辛素 G Moracin G $C_{19}H_{16}O_4$ Exact Mass: 308.10	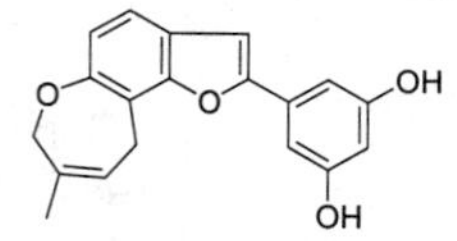 桑辛素 G Moracin G
桑辛素 H Moracin H $C_{20}H_{18}O_5$ Exact Mass: 338.12	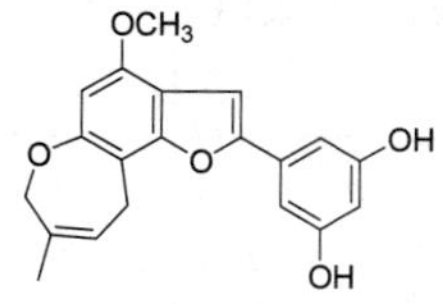 桑辛素 H Moracin H	桑辛素 M Moracin M $C_{14}H_{10}O_4$ Exact Mass: 242.06	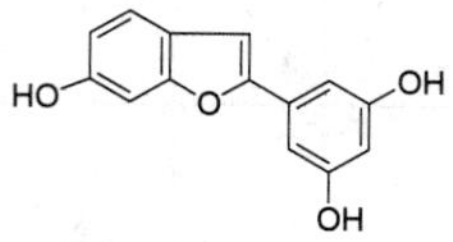 桑辛素 M Moracin M
桑辛素 D Moracin D $C_{19}H_{16}O_4$ Exact Mass: 308.10	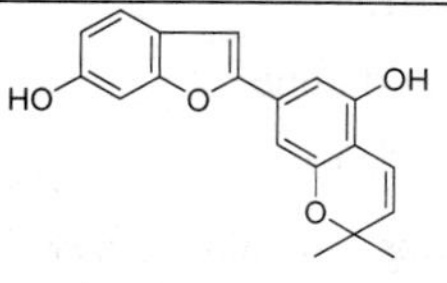 桑辛素 D Moracin D	桑辛素 C Moracin C $C_{19}H_{18}O_4$ Exact Mass: 310.12	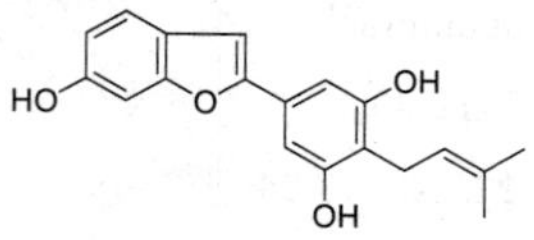 桑辛素 C Moracin C
桑辛素 M-3′-*O*-*β*-D-吡喃葡萄糖苷 Moracin M-3′-*O*-*β*-D-glucopyranoside $C_{20}H_{20}O_9$ Exact Mass: 404.11	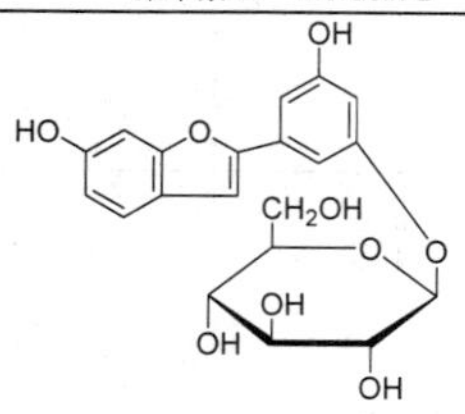 桑辛素 M-3′-*O*-*β*-D-吡喃葡萄糖苷 Moracin M-3′-*O*-*β*-D-glucopyranoside	桑辛素 O Moracin O $C_{19}H_{18}O_5$ Exact Mass: 326.12	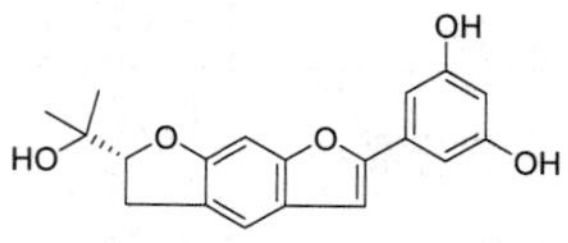 桑辛素 O Moracin O
桑呋喃 D Mulberrofuran D $C_{29}H_{34}O_4$ Exact Mass: 446.25	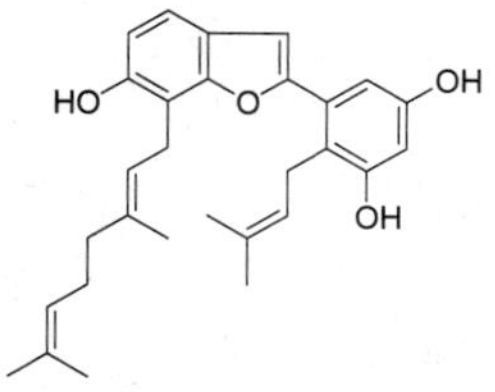 桑呋喃 D Mulberrofuran D	桑呋喃 A Mulberrofuran A $C_{25}H_{28}O_4$ Exact Mass: 392.20	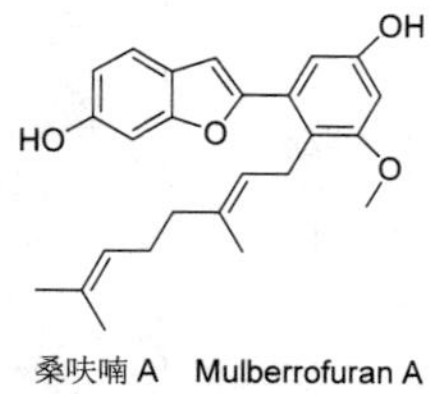 桑呋喃 A Mulberrofuran A
桑呋喃 B Mulberrofuran B $C_{25}H_{28}O_4$ Exact Mass: 392.20	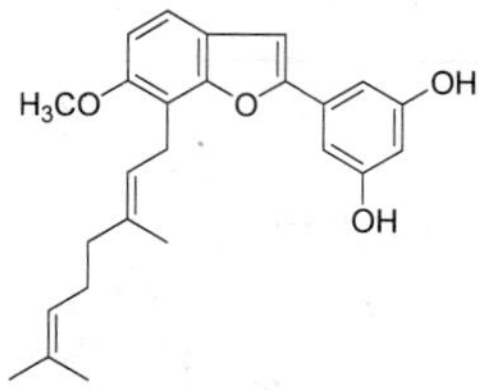 桑呋喃 B Mulberrofuran B	桑呋喃 K Mulberrofuran K $C_{39}H_{32}O_8$ Exact Mass: 628.21	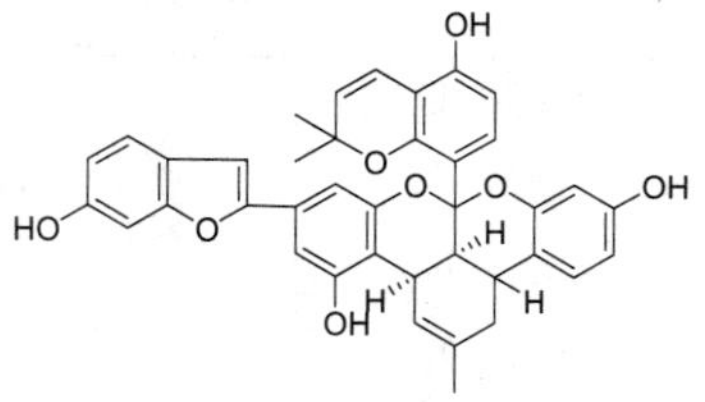 桑呋喃 K Mulberrofuran K
桑呋喃 M Mulberrofuran M $C_{34}H_{22}O_{10}$ Exact Mass: 590.12	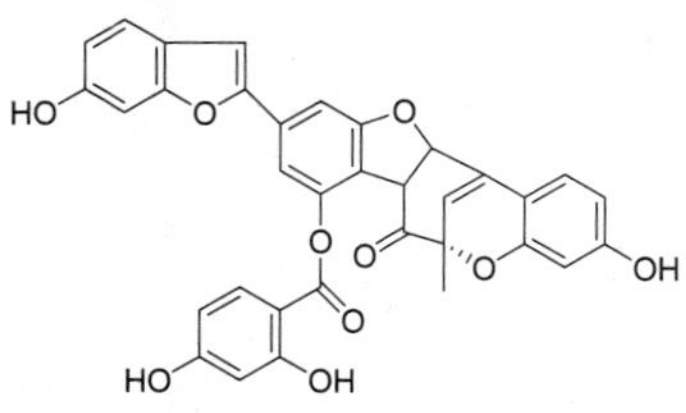 桑呋喃 M Mulberrofuran M	桑呋喃 N Mulberrofuran N $C_{25}H_{28}O_4$ Exact Mass: 392.20	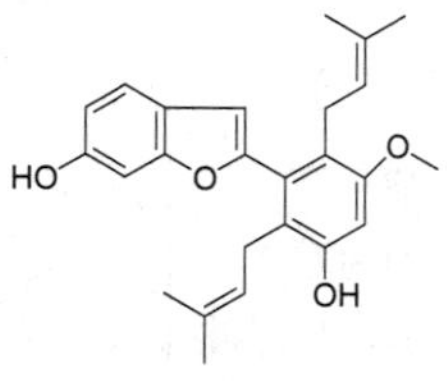 桑呋喃 N Mulberrofuran N
桑呋喃 Q Mulberrofuran Q $C_{34}H_{24}O_{10}$ Exact Mass: 592.14	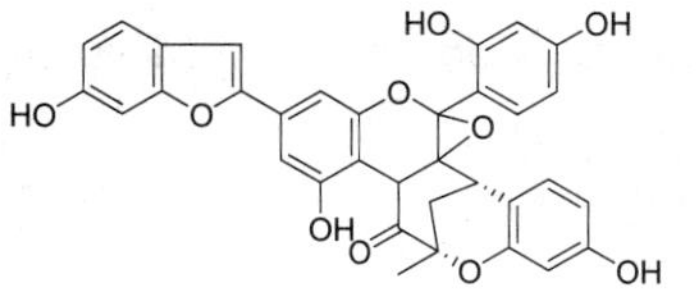 桑呋喃 Q Mulberrofuran Q	桑呋喃 C Mulberrofuran C $C_{34}H_{28}O_9$ Exact Mass: 580.17	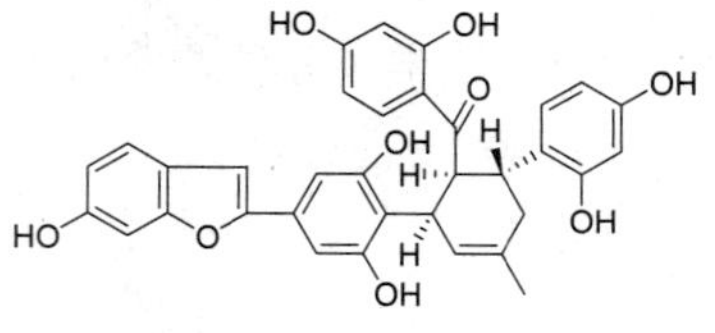 桑呋喃 C Mulberrofuran C

续表

中英文名、化学式及相对分子质量	结构图	中英文名、化学式及相对分子质量	结构图
桑呋喃 O Mulberrofuran O $C_{39}H_{34}O_9$ Exact Mass: 646.22	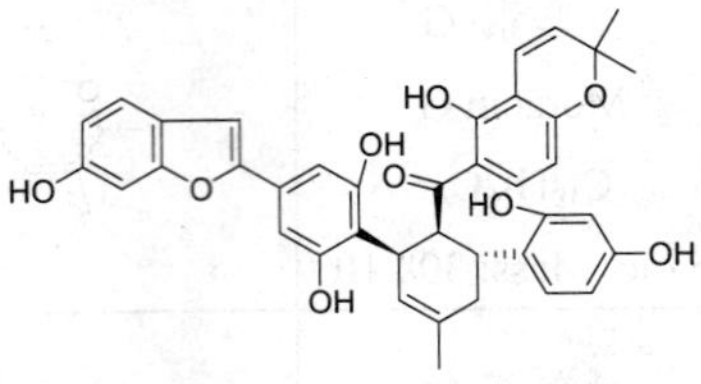 桑呋喃 O Mulberrofuran O	桑呋喃 P Mulberrofuran P $C_{34}H_{22}O_9$ Exact Mass: 574.13	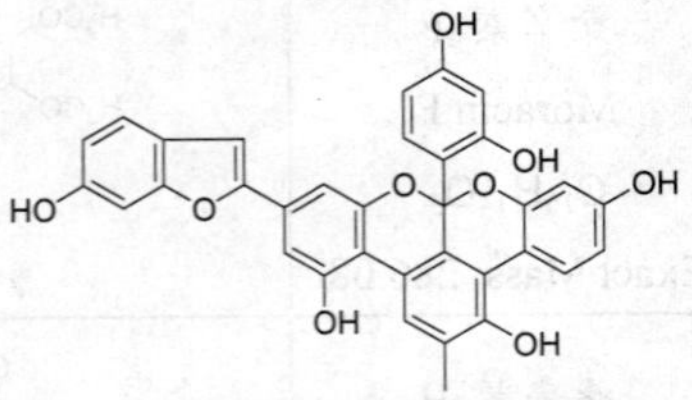 桑呋喃 P Mulberrofuran P
Chalcomoracin $C_{39}H_{36}O_9$ Exact Mass: 648.24	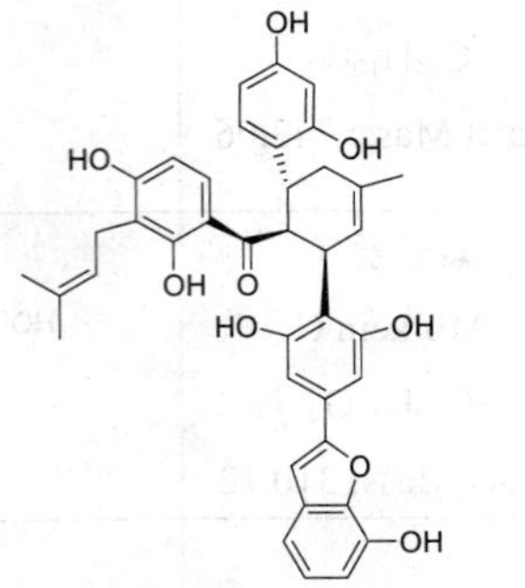 Chalcomoracin	伞形花内酯 Umbelliferone $C_9H_6O_3$ Exact Mass: 162.03	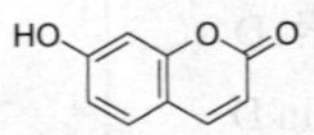 伞形花内酯 Umbelliferone
东莨菪素 Scopoletin $C_{10}H_8O_4$ Exact Mass: 192.04	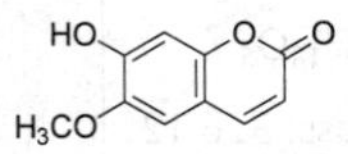 东莨菪素 Scopoletin	白桦酯酸 Betulinic acid $C_{30}H_{48}O_3$ Exact Mass: 456.36	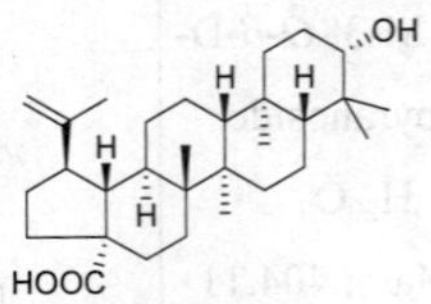 白桦脂酸 Betulinic acid
α-香树脂醇 *α*-Amyrin $C_{30}H_{50}O$ Exact Mass: 426.39	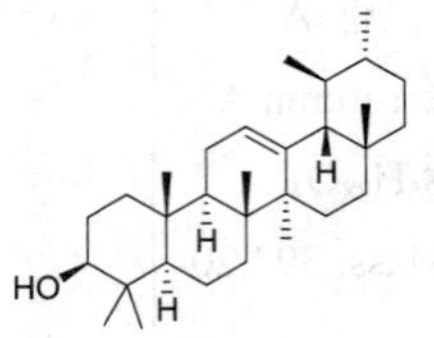 *α*-香树脂醇 *α*-Amyrin	*β*-香树脂醇 *β*-Amyrin $C_{30}H_{50}O$ Exact Mass: 426.39	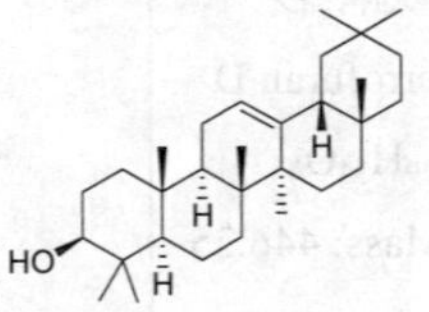 *β*-香树脂醇 *β*-Amyrin
脱二氧亚胺基葡萄糖醇 Moranoline $C_6H_{13}NO_4$ Exact Mass: 163.08	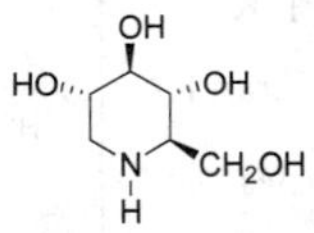 脱二氧亚胺基葡萄糖醇 Moranoline	丁醇 Butanol $C_4H_{10}O$ Exact Mass: 74.07	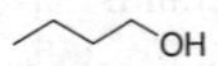 丁醇 Butanol
β-谷甾醇 *β*-Sitosterol $C_{29}H_{50}O$ Exact Mass: 414.39	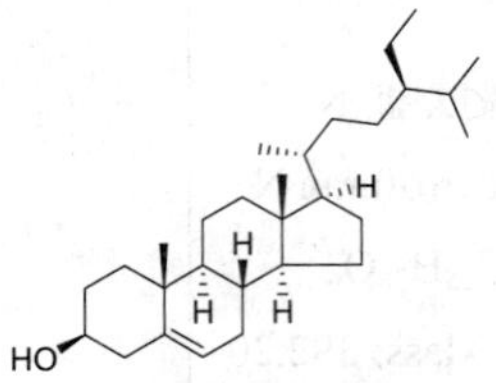 *β*-谷甾醇 *β*-Sitosterol		

除以上化学成分外，桑白皮还含有桑根皮素-4-葡萄糖苷、Morusenin A、Morusenin B、桑糖苷元 A、桑叶苷 C 等。

【分析方法】

1　高效液相色谱法测定桑白皮中抗病毒活性成分桑酮 G 的含量[81]

1.1 仪器

Agilent 1100 液相色谱仪。

1.2 色谱条件

色谱柱：Kromasil C_{18} 柱(250mm×4.6mm，5μm)；流动相：甲醇-0.5%冰醋酸水(65∶35)；流速 1.0mL/min；柱温 38℃；检测波长 280nm；分析时间约 17min。

1.3 对照品溶液的制备

称取桑酮 G 对照品，用适量甲醇溶解。

1.4 供试品溶液的制备

称取药材粉末 1g，加水 50mL 回流提取 3h，滤过，滤液用水稀释至 100mL，通过聚酰胺小柱进行吸附，依次用 100mL 水、200mL 80%乙醇水溶液洗脱，弃去水洗液，收集 80%乙醇洗脱液并回收乙醇至干，用甲醇超声溶解并定容至 10mL，即得。

2　高效液相色谱法测定桑白皮中桑辛素的含量测定[82]

2.1 仪器

Agilent 1100 液相色谱仪。

2.2 色谱条件

色谱柱：Alltima C_{18} 柱(250mm×4.6mm，5μm)；流动相：乙腈-水(58∶42)；流速 1.0mL/min；柱温室温；检测波长 270nm；分析时间约 25min。

2.3 对照品溶液的制备

称取桑辛素对照品，用适量无水乙醇溶解。

2.4 供试品溶液的制备

称取药粉末 0.8g，加入无水乙醇 50mL 超声处理 1h，摇匀，取上清液滤过，即得。

桑枝

Sangzhi

MORI RAMULUS

【化学成分】

表 1-10-44　桑枝主要化学成分[83~95]

中英文名、化学式及相对分子质量	结构图	中英文名、化学式及相对分子质量	结构图
二氢桑色素 Dihydromorin $C_{15}H_{12}O_7$ Exact Mass: 304.06	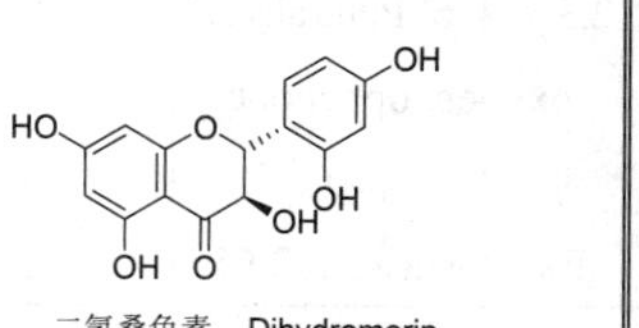 二氢桑色素　Dihydromorin	环桑素 Cyclomulberrin $C_{25}H_{24}O_6$ Exact Mass: 420.16	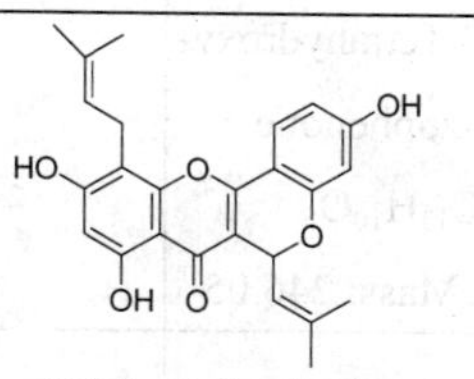 环桑素　Cyclomulberrin
桑素 Mulberrin $C_{25}H_{26}O_6$ Exact Mass: 422.17	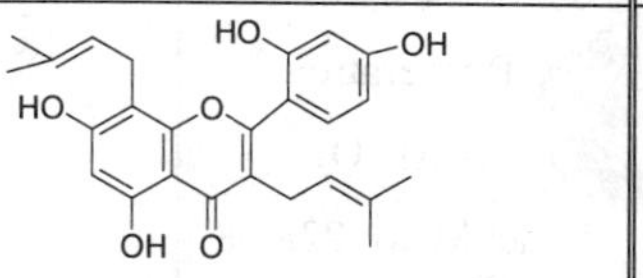 桑素　Mulberrin	桑色素 Morin $C_{15}H_{10}O_7$ Exact Mass: 302.04	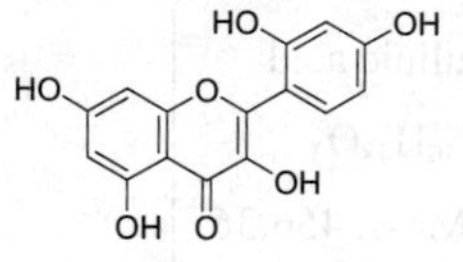 桑色素　Morin

续表

中英文名、化学式及相对分子质量	结构图	中英文名、化学式及相对分子质量	结构图
异槲皮苷 Isoquercitrin $C_{21}H_{20}O_{12}$ Exact Mass: 464.10	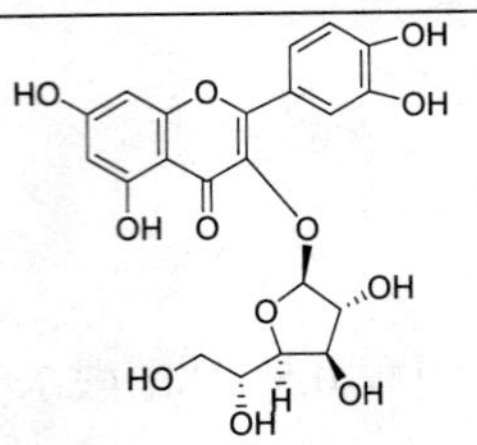 异槲皮苷　Isoquercitrin	桑酮 Maclurin $C_{13}H_{10}O_6$ Exact Mass: 262.05	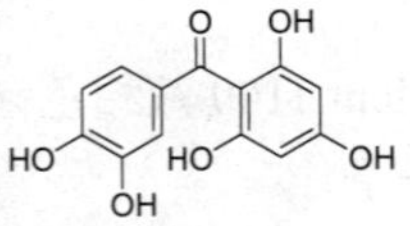 桑酮　Maclurin
环桑色烯 Cyclomulberrochromene $C_{25}H_{22}O_6$ Exact Mass: 418.14	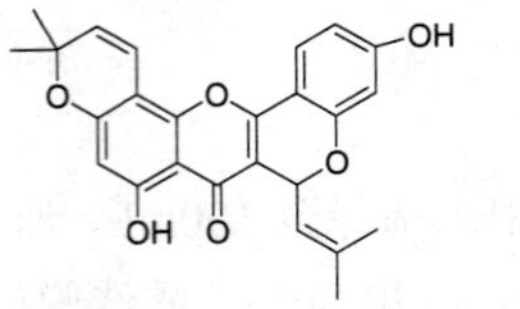 环桑色烯　Cyclomulberrochromene	桑色烯 Mulberrochromene $C_{25}H_{24}O_6$ Exact Mass: 420.16	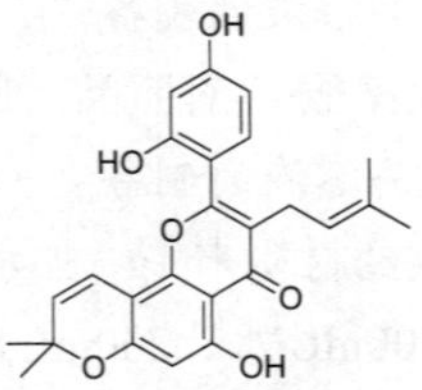 桑色烯　Mulberrochromene
桑辛素 A Moracin A $C_{16}H_{14}O_5$ Exact Mass: 286.08	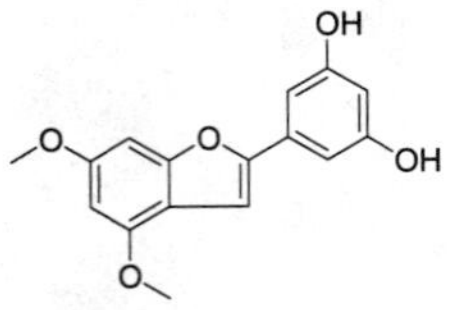 桑辛素 A　Moracin A	桑辛素 B Moracin B $C_{16}H_{14}O_5$ Exact Mass: 286.08	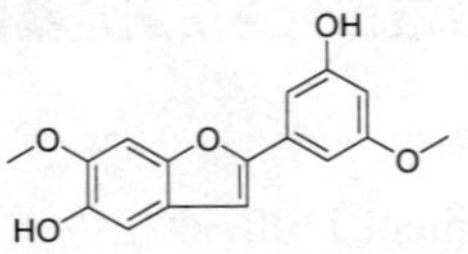 桑辛素 B　Moracin B
桑辛素 C Moracin C $C_{19}H_{18}O_4$ Exact Mass: 310.12	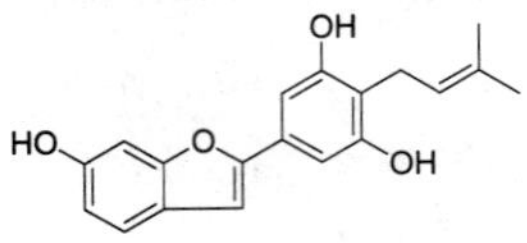 桑辛素 C　Moracin C	桑辛素 D Moracin D $C_{19}H_{16}O_4$ Exact Mass: 308.10	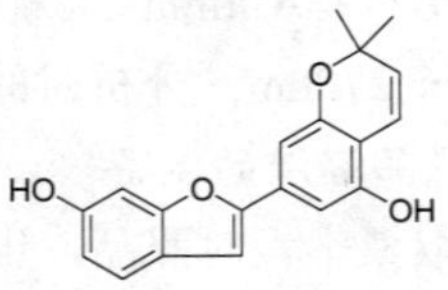 桑辛素 D　Moracin D
桑辛素 E Moracin E $C_{19}H_{16}O_4$ Exact Mass: 308.10	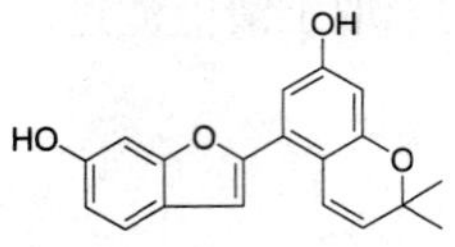 桑辛素 E　Moracin E	桑辛素 F Moracin F $C_{16}H_{14}O_5$ Exact Mass: 286.08	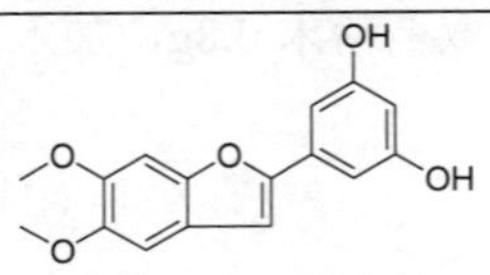 桑辛素 F　Moracin F
桑辛素 G Moracin G $C_{19}H_{16}O_4$ Exact Mass: 308.10	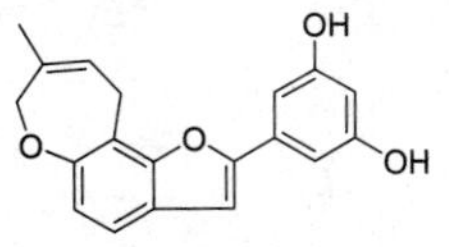 桑辛素 G　Moracin G	桑辛素 H Moracin H $C_{20}H_{18}O_5$ Exact Mass: 338.12	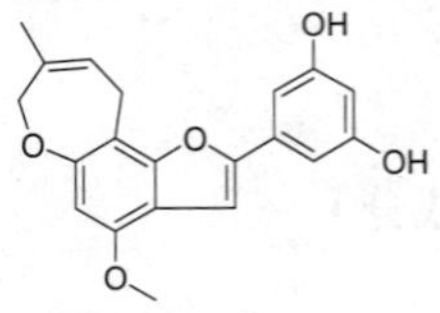 桑辛素 H　Moracin H
2,4,4′,6′-四羟基苯甲酮 2,4,4′,6′-Tetrahydroxy-benzophenone $C_{13}H_{10}O_5$ Exact Mass: 246.05	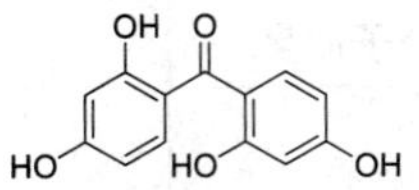 2,4,4′,6-四羟基苯甲酮 2,4,4′,6-Tetrahydroxybenzophenone	2,3′,4,4′,6′-五羟基苯甲酮 2,3′,4,4′,6′-Pentrahydr-oxybenzophenone $C_{13}H_{10}O_6$ Exact Mass: 262.05	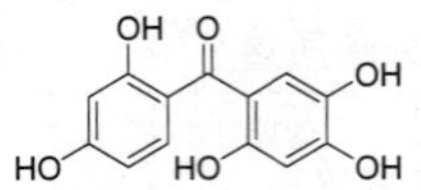 2,3′,4,4′,6′-五羟基苯甲酮 2,3′,4,4′,6′-Pentrahydroxybenzophenone
桦皮酸 Betulinic acid $C_{30}H_{48}O_3$ Exact Mass: 456.36	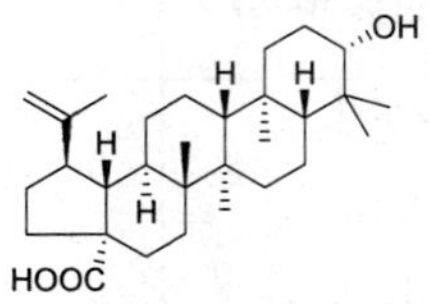 桦皮酸　Betulinic acid	白藜芦醇 Resveratrol $C_{14}H_{12}O_3$ Exact Mass: 228.08	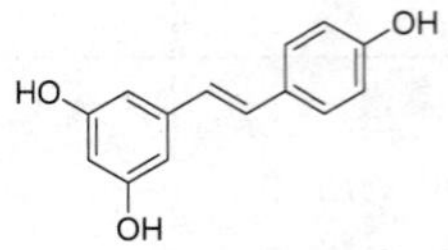 白藜芦醇　Resveratrol

续表

中英文名、化学式及相对分子质量	结构图	中英文名、化学式及相对分子质量	结构图
二氢山柰酚 Dihydrokaempferol $C_{15}H_{12}O_6$ Exact Mass: 288.06	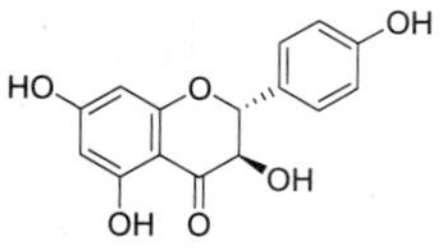 二氢山柰酚 Dihydrokaempferol	氧化芪三酚 Oxyresveratrol $C_{14}H_{12}O_4$ Exact Mass: 244.07	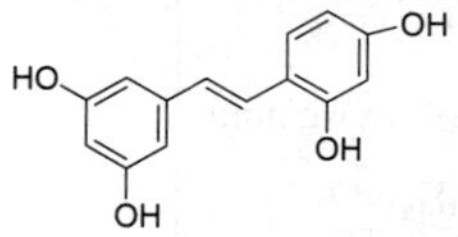 氧化芪三酚 Oxyresveratrol
二氢氧化芪三酚 Dihydrooxyresveratrol $C_{14}H_{14}O_4$ Exact Mass: 246.09	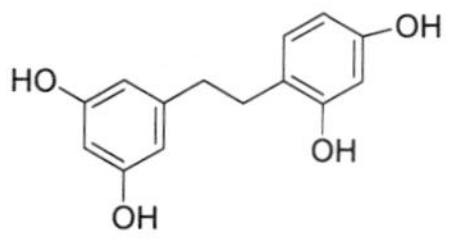 二氢氧化芪三酚 Dihydrooxyresveratrol	脱二氧亚胺基葡萄糖醇 Moranoline $C_6H_{13}NO_4$ Exact Mass: 163.08	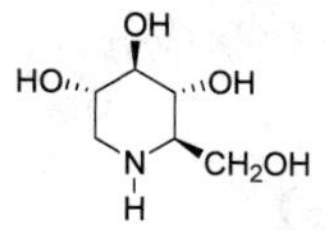 脱二氧亚胺基葡萄糖醇 Moranoline
桑皮酮 G Kuwannon G $C_{40}H_{36}O_{11}$ Exact Mass: 692.23	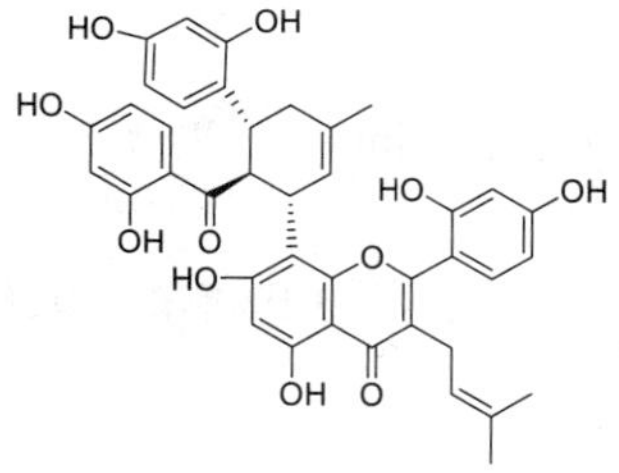 桑皮酮 G Kuwannon G	桑皮酮 H Kuwannon H $C_{45}H_{44}O_{11}$ Exact Mass: 760.29	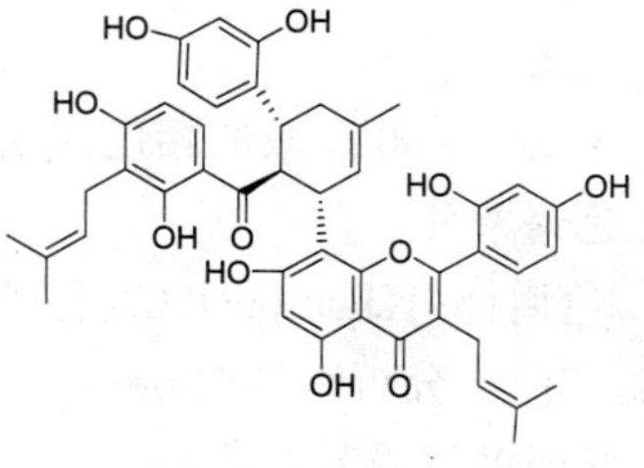 桑皮酮 H Kuwannon H
桑根素 C Sanggenon C $C_{40}H_{36}O_{12}$ Exact Mass: 708.22	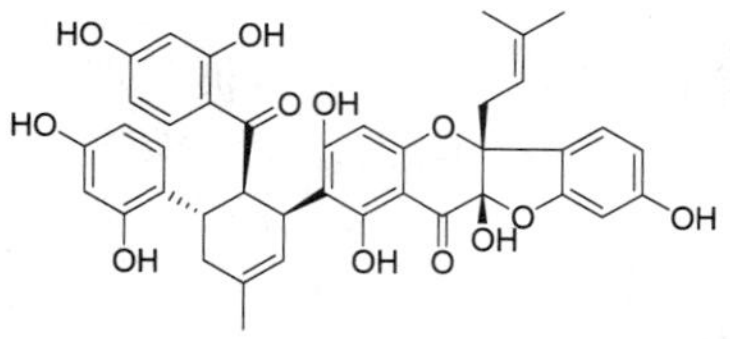 桑根素 C Sanggenon C	桑根素 D Sanggenon D $C_{40}H_{36}O_{12}$ Exact Mass: 708.22	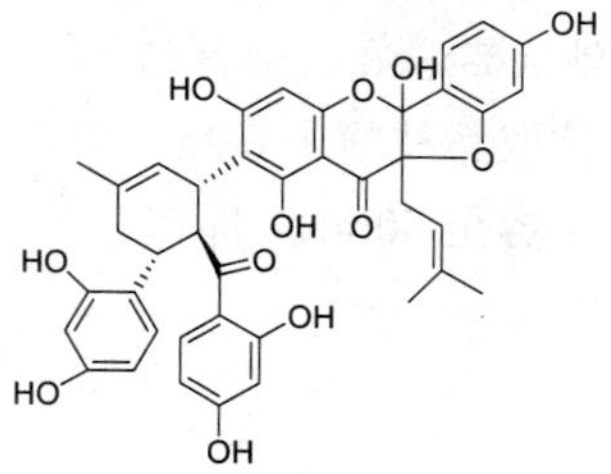 桑根素 D Sanggenon D
桑呋喃 C Mulberrofuran C $C_{34}H_{28}O_9$ Exact Mass: 580.17	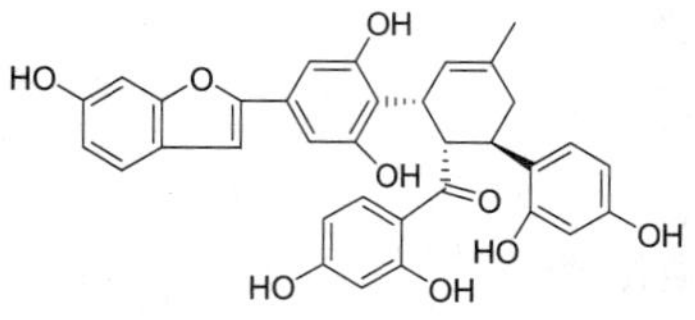 桑呋喃 C Mulberrofuran C	桑呋喃 F Mulberrofuran F $C_{39}H_{34}O_8$ Exact Mass: 630.23	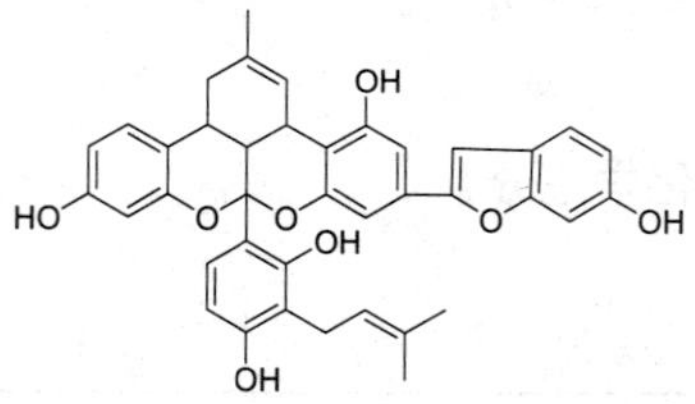 桑呋喃 F Mulberrofuran F
桑呋喃 G Mulberrofuran G $C_{34}H_{26}O_8$ Exact Mass: 562.16	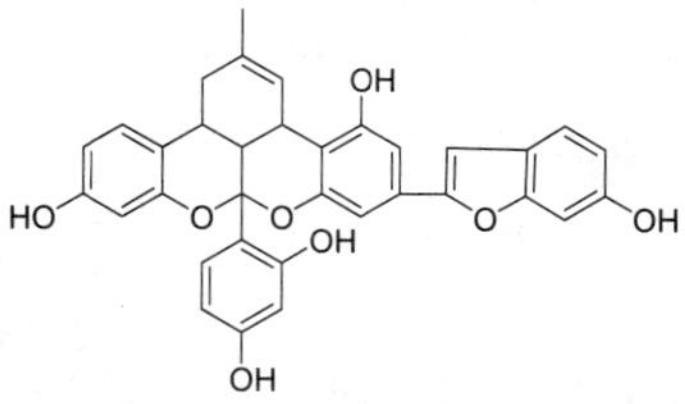 桑呋喃 G Mulberrofuran G	*N*-甲基-1-脱氧野尻霉素 *N*-Methyl-1-deoxynojirimycin $C_7H_{15}NO_4$ Exact Mass: 177.10	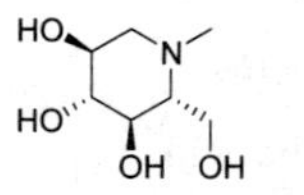 *N*-甲基-1-脱氧野尻霉素 *N*-Methyl-1-deoxynojirimycin
Fagomine $C_6H_{13}NO_3$ Exact Mass: 147.09	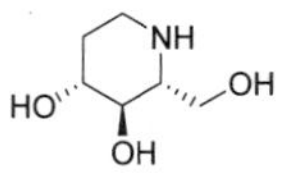 Fagomine	4-*O*-*β*-D-Glucopyranosyl fagomine $C_{12}H_{23}NO_8$ Exact Mass: 309.14	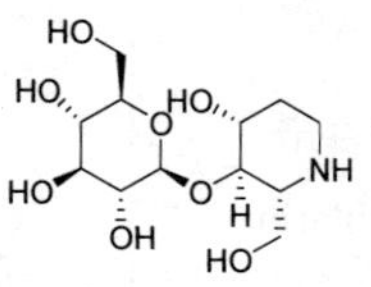 4-*O*-*β*-D-Glucopyranosyl fagomine

续表

中英文名、化学式及相对分子质量	结构图	中英文名、化学式及相对分子质量	结构图
γ-氨基丁酸 γ-Aminobutyric acid $C_4H_9NO_2$ Exact Mass: 103.06	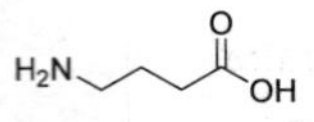 γ-氨基丁酸　γ-Aminobutyric acid		

除上述化学成分外，桑枝还含有杨树宁等。

【分析方法】

1　高效液相色谱法测定桑枝中1-脱氧野尻霉素的含量[86]

1.1 仪器

Waters 600 高效液相色谱仪，Waters 474 荧光检测器(激发光 254nm，发射光 322nm)。

1.2 色谱条件

色谱柱：Diamonsil C_{18} 柱(250mm×4.6mm，5μm)；流动相：乙腈-0.1%醋酸(50∶50)；流速 1.0mL/min；柱温室温；分析时间约 6min。

1.3 对照品溶液的制备

称取 1-脱氧野尻霉素氢氯化合物对照品，用适量 0.05mol/L HCl 溶解。

1.4 供试品溶液的制备

称取桑枝粉末 0.2g，加入 0.05mol/L HCl 15mL 涡旋 15s 成悬浮液，超声波处理 30min，离心，取上清液，定容至 50mL，即得。

桑寄生

Sangjisheng

TAXILLI HERBA

【化学成分】

表 1-10-45　桑寄生主要化学成分[87~89]

中英文名、化学式及相对分子质量	结构图	中英文名、化学式及相对分子质量	结构图
土当归酸 Oleanolic acid $C_{30}H_{48}O_3$ Exact Mass: 456.36	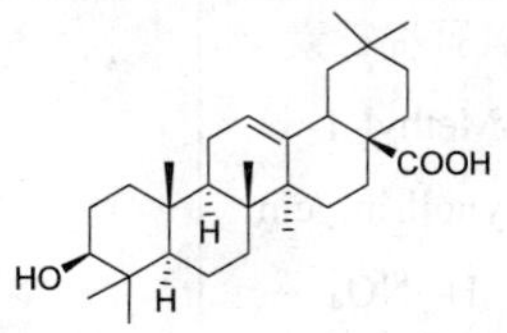 土当归酸　Oleanolic acid	β-香树脂醇 β-Amyrin $C_{30}H_{50}O$ Exact Mass: 426.39	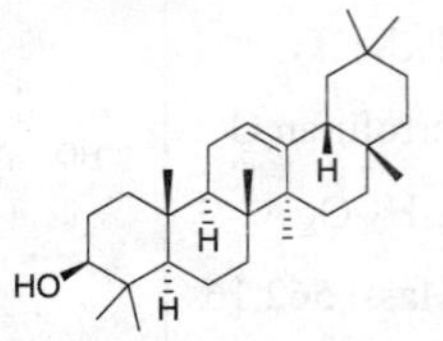 β-香树脂醇　β-Amyrin
广寄生苷 Avicularin $C_{20}H_{18}O_{11}$ Exact Mass: 434.08	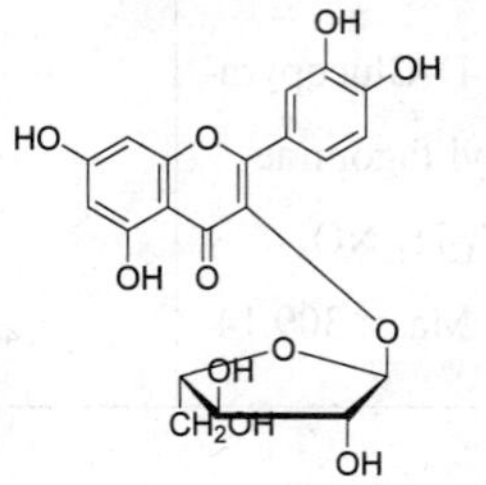 广寄生苷　Avicularin	槲皮素 Quercetin $C_{15}H_{10}O_7$ Exact Mass: 302.04	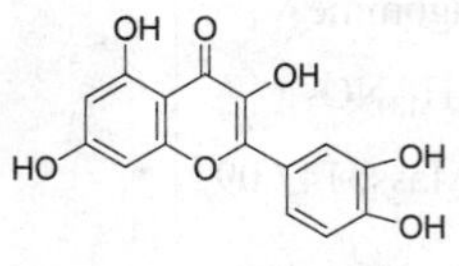 槲皮素　Quercetin

续表

中英文名、化学式及相对分子质量	结构图	中英文名、化学式及相对分子质量	结构图
d-儿茶素 *d*-Catechin $C_{15}H_{14}O_6$ Exact Mass: 290.08	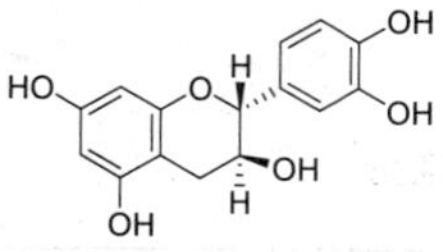 *d*-儿茶素 *d*-Catechin	槲皮苷 Quercitrin $C_{21}H_{20}O_{11}$ Exact Mass: 448.10	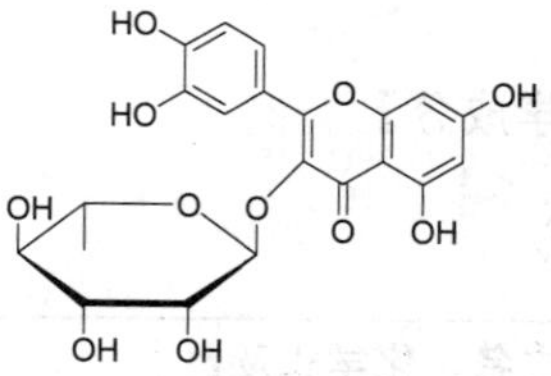 槲皮苷 Quercitrin
金丝桃苷 Hyperoside $C_{21}H_{20}O_{12}$ Exact Mass: 464.10	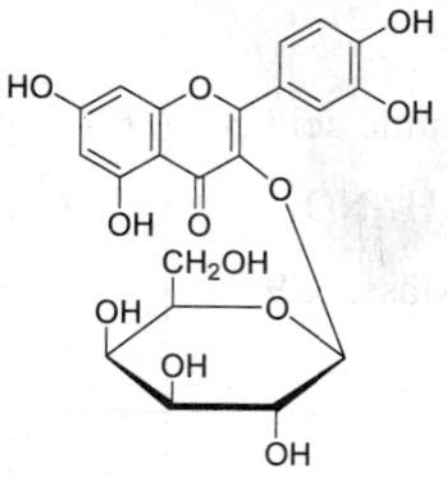 金丝桃苷 Hyperoside		

【分析方法】

1 高效液相色谱法测定桑寄生中槲皮素的含量[90]

1.1 仪器

Waters 高效液相色谱仪。

1.2 色谱条件

色谱柱填充剂：十八烷基硅烷键合硅胶；流动相：甲醇-水-冰醋酸(45∶55∶1.5)；检测波长 370nm；分析时间约 20min。

1.3 对照品溶液的制备

称取槲皮苷对照品，用适量甲醇溶解。

1.4 供试品溶液的制备

称取药材粉末 2g，加适量甲醇索氏回流提取 6h，提取液蒸干，残渣用甲醇溶解并定容至 10mL，滤过，即得。

2 高效液相色谱法测定桑寄生中槲皮苷的含量[90]

2.1 仪器

Waters 高效液相色谱仪。

2.2 色谱条件

色谱柱填充剂：用十八烷基硅烷键合硅胶；流动相：乙腈-水-磷酸(14∶86∶0.2)；检测波长 256nm；分析时间约 60min。

2.3 对照品溶液的制备

称取槲皮素对照品，用适量甲醇溶解。

2.4 供试品溶液的制备

精密称取粉末(过 40 目)2g，加甲醇 20mL、5%盐酸 10mL 水浴上加热回流 1h，滤过，甲醇稀释至 50mL，摇匀，用微孔滤膜滤过，取滤液即得。

桑椹

Sangshen
MORI FRUCTUS

【化学成分】

表 1-10-46　桑椹主要化学成分[91~95]

中英文名、化学式及相对分子质量	结构图	中英文名、化学式及相对分子质量	结构图
Morusimic acid A $C_{24}H_{45}NO_9$ Exact Mass: 491.31	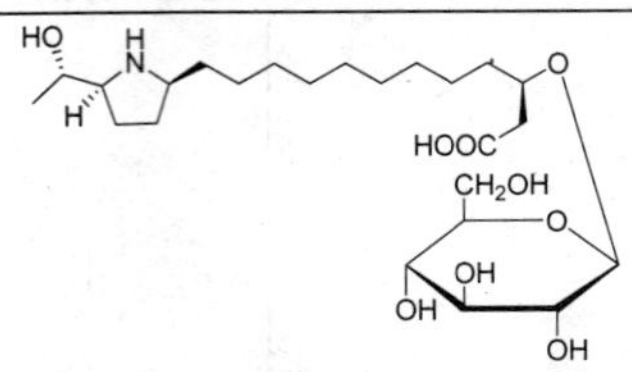 Morusimic acid A	Morusimic acid B $C_{18}H_{35}NO_4$ Exact Mass: 329.26	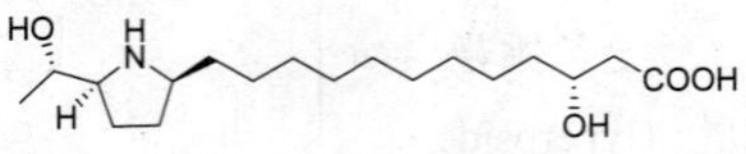 Morusimic acid B
Morusimic acid C $C_{24}H_{45}NO_9$ Exact Mass: 491.31	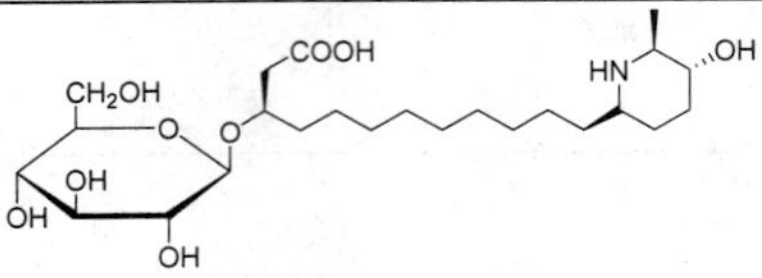 Morusimic acid C	Morusimic acid D $C_{18}H_{35}NO_4$ Exact Mass: 329.26	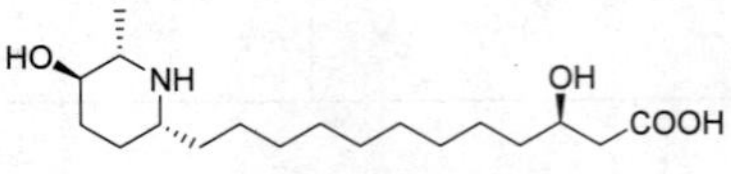 Morusimic acid D
Morusimic acid E $C_{24}H_{45}NO_{10}$ Exact Mass: 507.30	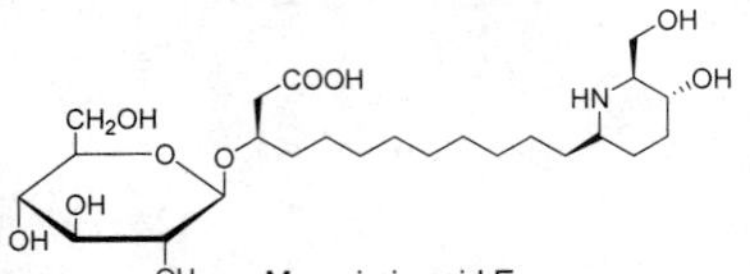 Morusimic acid E	Morusimic acid F $C_{18}H_{35}NO_4$ Exact Mass: 329.26	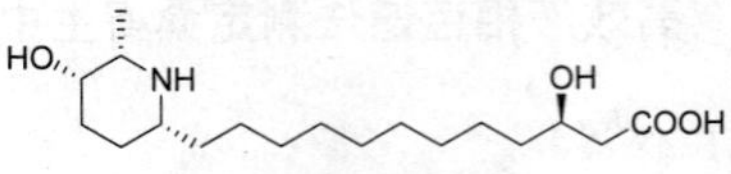 Morusimic acid F
3,4-丙叉基苯甲酸 2,2-Dimethyl-1,3-dioxa-benzo[d]pentane-6-carboxylic acid $C_{10}H_{10}O_4$ Exact Mass: 194.06	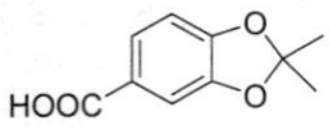 3,4-丙叉基苯甲酸 2,2-Dimethyl-1,3-dioxa-benzo[d]pentane-6-carboxylic acid	水杨酸 Salicylic acid $C_7H_6O_3$ Exact Mass: 138.03	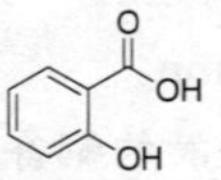 水杨酸　Salicylic acid
琥珀酸 Succinic acid $C_4H_6O_4$ Exact Mass: 118.03	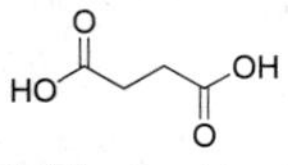 琥珀酸　Succinic acid	己六醇 Mannitol $C_6H_{14}O_6$ Exact Mass: 182.08	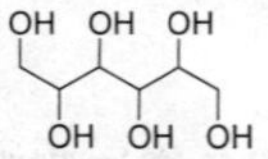 己六醇 Mannitol
胡萝卜苷 Daucosterol $C_{35}H_{60}O_6$ Exact Mass: 576.44	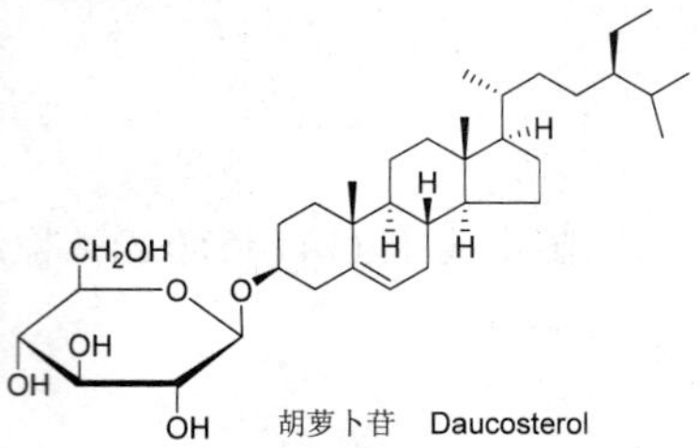 胡萝卜苷　Daucosterol	2*α*,3*β*-二羟基去甲莨菪烷 2*α*,3*β*-Dihydroxy nortropane $C_7H_{13}NO_2$ Exact Mass: 143.09	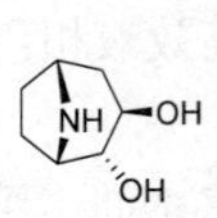 2*α*,3*β*-二羟基去甲莨菪烷 2*α*,3*β*-Dihydroxy nortropane
2*β*,3*β*-二羟基去甲莨菪烷 2*β*,3*β*-Dihydroxy nortropane $C_7H_{13}NO_2$ Exact Mass: 143.09	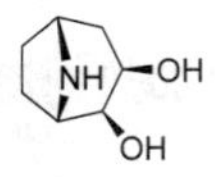 2*β*,3*β*-二羟基去甲莨菪烷 2*β*,3*β*-Dihydroxy nortropane	2*α*,3*β*,6*exo*-三羟基去甲莨菪烷 2*α*,3*β*,6*exo*-Trihydroxy nortropane $C_7H_{13}NO_3$ Exact Mass: 159.09	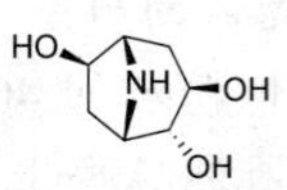 2*α*,3*β*,6*exo*-三羟基去甲莨菪烷 2*α*,3*β*,6*exo*-Trihydroxy nortropane

续表

中英文名、化学式及相对分子质量	结构图	中英文名、化学式及相对分子质量	结构图
$2\alpha,3\beta,4\alpha$-三羟基去甲莨菪烷 $2\alpha,3\beta,4\alpha$-Trihydroxy nortropane $C_7H_{13}NO_3$ Exact Mass: 159.09	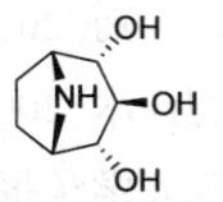 $2\alpha,3\beta,4\alpha$-三羟基去甲莨菪烷 $2\alpha,3\beta,4\alpha$-Trihydroxy nortropane	$3\beta,6exo$-二羟基去甲莨菪烷 $3\beta,6exo$-Dihydroxy nortropane $C_7H_{13}NO_2$ Exact Mass: 143.09	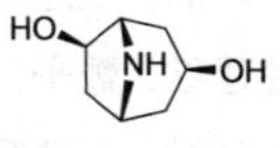 $3\beta,6exo$-二羟基去甲莨菪烷 $3\beta,6exo$-Dihydroxy nortropane
Nor-ψ-tropine $C_7H_{13}NO$ Exact Mass: 127.10	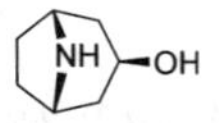 Nor-ψ-tropine	芦丁 Rutin $C_{27}H_{30}O_{16}$ Exact Mass: 610.15	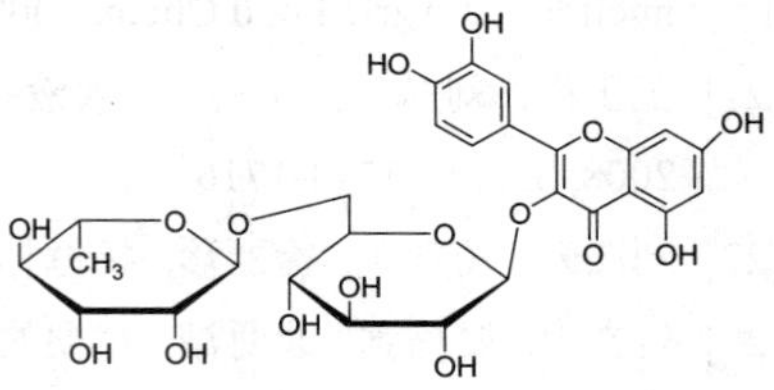 芦丁 Rutin
桑色素 Morin $C_{15}H_{10}O_7$ Exact Mass: 302.04	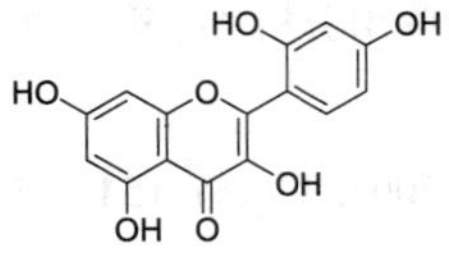 桑色素 Morin		

桑螵蛸

Sangpiaoxiao

MANTIDIS OOTHECA

【化学成分】

桑螵蛸主要化学成分有蛋白质、脂肪、糖、纤维等[96]。

参考文献

[1] 韦欣. 粗茎秦艽及其生物碱类成分研究. 成都: 四川大学, 硕士学位论文, 2005: 53-56.

[2] 陈千良. 陕西产秦艽的化学成分研究. 西安: 西北大学, 硕士学位论文, 2003: 2-9.

[3] 李存红, 徐燕. 秦皮的研究进展. 焦作大学学报, 2004, 4: 34-35.

[4] 张冬梅, 胡立宏, 叶文才, 赵守训. 白蜡树的化学成分研究. 中国天然药物, 2003, 1(2): 79-81.

[5] 魏秀丽, 杨春华, 梁敬钰. 中药秦皮的化学成分. 中国天然药物, 2005, 3(4): 228-230.

[6] 赵仁, 赵毅, 李东明, 王继永, 曾燕. 珠子参研究进展. 中国现代中药, 2008, 10(7): 3-6.

[7] Zou K, Zhu S, Meselhy MR, Tohda C, Cai S, Komatsu K. Dammarane-type saponins from Panax japonicus and their neurite outgrowth activity in SK-N-SH cells. J Nat Prod, 2002, 65(9): 1288-1292.

[8] Zou K, Zhu S, Tohda C, Cai S, Komatsu K. Dammarane-type triterpene saponins from Panax japonicus. J Nat Prod, 2002, 65(3): 346-351.

[9] 段礼新. 中药复方三子养亲汤及其及其味药莱菔子物质基础的研究 沈阳: 沈阳药科大学, 博士学位论文, 2007: 13-15.

[10] 董兰. 莲子心中莲心总碱的提取分离及其抗氧化性的研究 重庆: 重庆大学, 硕士学位论文, 2008: 1.

[11] Ling ZQ, Xie BJ, Yang EL. Isolation, characterization, and determination of antioxidative activity of oligomeric procyanidins from the seedpod of nelumbo nucifera gaertn. J Agric Food Chem, 2005, 53: 2441-2445.

[12] 高华娟, 吴锦忠, 黄泽豪. 莲须药用研究进展. 海峡药学, 2006, 18(4): 20-21.

[13] Hyun SK, Jung YJ, Chung HY, Jung HA, Choi JS. Isorhamnetin glycosides with free radical and ONOO-scavenging

activities from the stamens of Nelumbo nucifera. Arch Pharm Res, 2006, 29(4): 287-292.

[14] Lim SS, Jung YJ, Hyun SK, Lee1YS, Choi JS. Rat lens aldose reductase inhibitory constituents of nelumbo nucifera stamens. Phytother Res, 2006, 20: 825-830.

[15] 胡润淮，邵清松．温郁金化学成分研究进展．时珍国医国药, 2007, 18(7): 1773-1774.

[16] 彭炳先，周欣，王道平，梁光义．中药蓬莪术化学成分的研究．时珍国医国药, 2005, 16(11): 1091-1092.

[17] 陈旭，曾建红，戴平，葛静．广西莪术挥发油化学成分的分析．药物生物技术, 2008, 15(4): 293-295.

[18] 王玲玲，刘斌，石任兵，涂光忠．荷叶黄酮类化学成分研究．北京中医药大学学报, 2008, 31(2): 116-118.

[19] 罗金波，肖文军，刘仲华．荷叶生物碱类成分的研究进展．今日药学, 2008, 18(3): 9-12.

[20] Lin HY, Kuo YH, Lin YL, Chiang WC. Antioxidative effect and active components from leaves of Lotus (Nelumbo nucifera). J Agric Food Chem, 2009, 57(15): 6623-6629.

[21] 王玉霞，刘斌，石任兵．高效液相色谱同时测定荷叶药材及其生物碱部位中 4 种生物碱的含量．中国中药杂志, 2008, 33(14): 1713-1716.

[22] 刘江云，杨学东，徐丽珍，杨世林．桂枝的化学成分研究．中草药, 2002, 33(8): 681-683.

[23] 付文卫，窦德强，裴月湖．桔梗的化学成分和生物活性研究进展．沈阳药科大学学报, 2006, 23(3): 184-191.

[24] 赵强，李莹，孔令升，胡广骊，王廷璞．桃仁化学成分及药理作用研究进展．天水师范学院学报, 2008, 28(2): 56-59.

[25] 翟舒嘉，韩涛，李丽萍，杨柳，张海英．顶空固相微萃取——气质联用分析“绿化 9 号”桃果实的香气成分．北京农学院学报, 2008, 23(3): 14-18.

[26] 金哲雄，曲中原．核桃仁可水解丹宁成分研究Ⅰ．中国中药杂志, 2007, 32(15): 1541-1543.

[27] 金哲雄，曲中原．核桃仁可水解丹宁成分研究Ⅱ．中国中药杂志, 2008, 33(14): 1705-1707.

[28] 梁素英．夏天无的成分及药理研究概况．华夏医学, 2007, 20(2): 419-421.

[29] 李晓蒙，刘映，廖华卫. HPLC 测定夏天无中原阿片碱和延胡索乙素含量．中成药, 2002, 24(3): 208-211.

[30] 顾晓洁，钱士辉，李友宾，李萍，段金廒．夏枯草的化学成分及药理作用研究进展．中国野生植物资源, 2007, 26(2): 5-7.

[31] 刘伟，丁海杰. HPLC 测定夏枯草中熊果酸、齐墩果酸、迷迭香酸的含量．中成药, 2008, 30(4): 577-580.

[32] 刘永春，丛培臣．柴胡的化学成分及药理作用研究概况．黑龙江医药, 2006, 19(3): 216-218.

[33] 余菁，梁卫青．高效液相法测定不同产地柴胡药材中柴胡皂苷 A, D 的含量．浙江中医药大学学报, 2007, 31(3): 373-376.

[34] 朱恩圆，贺庆，王峥涛，徐珞珊，徐国钧．党参化学成分研究．中国药科大学学报, 2001, 32(2): 94-95.

[35] 刘欣，胡芳弟，封士兰，赵建雄．蒸发光散射检测器测定甘肃产党参药材中苍术内酯Ⅲ的含量．中国实验方剂学杂志, 2006, 12(1): 10-11.

[36] 许海燕，刘宇峰，余鸽．鸭跖草的研究进展．中国中医药现代远程教育, 2009, 7(4): 88-89.

[37] 段晓彦，李宏树，王丽红，张莉．积雪草及其活性成分的国内外研究进展．武警医学院学报, 2009, 18(3): 252-255.

[38] 曾建国，宋云飞，侯团章，徐霞. HPLC 法测定积雪草中三萜类化合物的含量．基层中药杂志, 2000, 14(6): 7-8.

[39] Shi S, Huang K, Zhang Y, Zhao Y, Du Q. Purification and identification of antiviral components from Laggera pterodonta by high-speed counter-current chromatography. J Chromatogr B, 2007, 859: 119-124.

[40] Lia XC, Huo CH, Shi QW, Kiyota H. Chemical constituents of the plants from the genus Laggera. Chem Biodivers, 2007, 4: 105-111.

[41] 刘建英，金丽．射干化学成分及药理活性研究进展．药学服务与研究, 2008, 8(5): 358-361.

[42] 邹孔强，冯华，罗秀琼，聂明华. HPLC 法测定黔北引种射干中射干苷的的含量研究．中医药导报, 2007, 13(9): 81-82.

[43] 巩丽萍，王少云．徐长卿及丹皮酚的研究进展．食品与药品, 2005, 7(6A): 14-16.

[44] Kim DH, Han KM, Chung IS, Kim DK, Kim SH, Kwon BM, Jeong TS, Park MH, Ahn EM, Baek NL. Triterpenoids from the flower of Campsis grandiflora K. Schum. as human acyI-CoA: cholesterol acyltransferase inhibitors. Arch Pharm Res, 2005, 28(5): 550-556.

[45] 李子燕，马志荣，羊晓东，赵静峰，张洪彬，李良．藏药无茎芥的化学成分研究．有机化学, 2003, 23: 349.

[46] Li ZY, Yang XD, Ma ZR, Zhao JF, Zhang HB, Li L. Flavonoids from Pegaeophyton scapiflorum. Chem Nat Comp, 2006, 42(6): 732.
[47] 吕玮，蒋伶活．高良姜的化学成分及药理作用．药学专论, 2006, 15(3): 19-20.
[48] 王文兰，张丽萍，黄贤荣. HPLC-DAD 测定高良姜药材中山柰素的含量．解放军药学学报, 23(3): 210-211.
[49] 梁波，张小丽．中药拳参化学成分及药理活性研究进展．甘肃高师学报, 2008, 13(5): 53-55.
[50] 黄加宝，林娜，李安珍．高效液相色谱法测定拳参中没食子酸的含量．时珍国医国药, 2007, 18(8): 1909-1910.
[51] 李雪征，金光洙．萆薢的研究进展．中国野生植物资源, 2002, 21(5): 8-10.
[52] Hu K, Yao XS, Dong AJ, Kobayashi H, Iwasaki S, Jing YK. A new pregnane glycoside from Dioscorea collettii var. hypoglauca. J Nat Prod, 1999, 62(2): 299-301.
[53] Hu K, Yao XS. The cytotoxicity of methyl protoneogracillin(NSC-698793) and gracillin (NSC-698787), two steroidal saponins from the rhizomes of dioscorea collettii var. hypoglauca, against human cancer cells *in vitro*. Phytother Res, 2003, 17(6): 620-626.
[54] 常欣，袁园，谢媛媛，袁丹，胡久丽．粉葛花黄酮类化学成分研究．中国药物化学杂志, 2009, 19(4): 284-287.
[55] 孟祥云，杨敬秋．益母草的研究进展．黑龙江医药, 2007, 20(5): 467.
[56] 丛悦，郭敬功，王天晓，李勉，李克，王金辉，李钦．益母草的化学成分及其抗人白血病 K562 细胞活性研究．中国中药杂志, 2009, 34(14): 1816-1818.
[57] 吴海林，甄录旭，方宗华，许乐. HPLC 法测定益母草中盐酸水苏碱的含量．安徽医药, 2008, 12(7): 597-598.
[58] 冯淑香，刘耀明，董俊兴．中药益智仁化学成分与药理研究进展．现代中药研究与实践, 2003, 17(5): 58-61.
[59] 李松林．中药贝母定量分析方法和质量评价研究．南京：中国药科大学，博士学位论文, 2000: 18-27.
[60] 魏锋．娑罗子的化学成分及质量研究．北京：北京中医药大学，博士学位论文, 2001: 8-11.
[61] 宋敬丽，袁林海，刘艳，李赫宇，谭文界．海风藤化学成分和药理作用的研究进展．湖北中医学院学报, 2007, 9(3): 70-72.
[62] 张雷红，范春林，叶文才，李亚萍．海金沙草黄酮及酚酸类化学成分的研究．中药材, 2008, 31(2): 224-226.
[63] 张雷红，殷志琦，范春林，叶文才，赵守训．海金沙地上部分的化学成分．中国天然药物, 2006, 4(2): 154-155.
[64] 陈纪瑗等．海洋药物研究(Ⅱ)羊栖菜中蛋白质和氨基酸分析．浙江大学学报, 1998, 26(1): 45-48.
[65] 钱浩，胡巧玲．羊栖菜的化学成分研究．中国海洋药物, 1998, 17(3): 33-34.
[66] 王威，李红岩，王艳艳，夏雪，岡田嘉仁，奥山徹．褐藻羊栖菜化学成分的研究.中草药, 2008, 39(5): 657-661.
[67] 徐石海，岑颖洲，蔡利铃，李药兰，许少玉．羊栖菜 Sargassum fusiforme 化学成分的研究．中药材, 2001, 24(7): 491-492.
[68] 凌云，何板作，鲍燕燕，郭秀芳，郑俊华．浮萍的化学成分研究．中草药, 1999, 30(2): 88-90.
[69] 凌云，万峰，郑俊华．浮萍甾醇类和脂类化学成分研究．中药材, 1998, 21(11): 565-566.
[70] 才凤，初正云，张慧．中药通关藤研究进展概况．辽宁中医药大学学报, 2007, 9(1): 37-39.
[71] 赖玉菡，王曙. HPLC 测定通关藤中氯原酸的含量．华西药学杂志, 2006, 21(1): 79-81.
[72] Deng J, Liao Z, Chen D. Marsdenosides A-H, polyoxypregnane glycosides from Marsdenia tenacissima. Phytochemistry, 2005, 66(9): 1040-1051.
[73] Xia ZH, Xing WX, Mao SL, Lao AN, Uzawa J, Yoshida S, Fujimoto, Y. Pregnane glycosides from the stems of Marsdenia tenacissima. J Asian Nat Prod Res, 2004, 6(2): 79-85.
[74] Wang S, Lai YH, Tian B, Yang L. Two new C21 steroidal glycosides from Marsdenia tenacissima (ROXB.) WIGHT et ARN. Chem Pharm Bull (Tokyo), 2006, 54(5): 696-698.
[75] 钱本余．通脱木根苷的研究——竹节皂苷的确证．国外医药・植物药分册, 1981, 2(4).27-28.
[76] 蒋丹．预知子化学成分及其生物活性研究 长春：东北师范大学，博士学位论文, 2006: 11-20.
[77] 欧阳臻，陈钧．桑叶的化学成分及其药理作用研究进展．江苏大学学报(自然科学版), 2003, 24(6): 39-44.
[78] 高允生．桑白皮的化学成分药理作用及临床应用．泰山医学院学报, 1985, (1): 62-73, 56.
[79] 吴志平，谈建中，顾振纶．中药桑白皮化学成分及药理活性研究进展.中国野生植物资源, 2004, 23(5): 10-12, 16.
[80] 张敉，陈曼，孙视等．桑白皮的化学成分研究(Ⅱ).中国中药杂志, 2009, 34(12): 1601-1602.

[81] 张国刚, 左甜甜, 张岩, 王胜超, 李萍, 李礼. 桑白皮中抗病毒活性成分桑酮 G 的含量测定. 中南药学, 2008, 6(2): 142-144.
[82] 宗玉英, 叶兆波, 董婷霞, 车镇涛. 桑白皮中桑辛素的含量测定. 中国中药杂志, 2007, 32(11): 1038-1040.
[83] 姜乃珍, 薄铭, 吴志平, 谈建中. 中药桑枝化学成分及药理活性研究进展. 江苏蚕业, 2006(2): 4-7.
[84] 周德文, 李长敏. 桑白皮的药理活性. 国外医药: 植物分册, 1997, 12(3): 155-157.
[85] 陈震, 汪仁芸, 朱丽莲等. 桑枝水提取物化学成分的研究. 中草药, 2000, 31(7): 502-503.
[86] 张作法, 金洁, 时连根. 反相高效液相色谱法测定桑枝中 1-脱氧野尻霉素的含量. 中国药学杂志, 2007, 42(7): 535-538.
[87] 曾广方, 李世爵. 桑寄生化学成分的研究(第一报). 药学学报, 1957, 5(3): 169-178.
[88] 曾广方, 陈仲良. 桑寄生化学成分的研究(第二报) 广寄生中槲皮素及其配糖体的分离. 药学学报, 1957, 5(4): 317-325.
[89] 李美蓉, 李良群, 马小亚, 胡晓斌. 桑寄生化学成分的研究广寄生叶中 *d*-儿茶素及槲皮甙的分离和鉴定. 华西药学杂志, 1986, 1(3): 131-13.
[90] 吕琳, 朱宇明, 徐东铭. 桑寄生中槲皮素、槲皮苷的鉴定与含量测定. 中成药, 2004, 26(12): 1046-1048.
[91] Kusano G, Orihara S, Tsukamoto D, Shibano M, Coskun M, Guvenc A, Erdurak CS. Five new nortropane alkaloids and six new amino acids from the fruit of Morus alba LINNE growing in Turkey. Chem Pharm Bull (Tokyo), 2002, 50(2): 185-192.
[92] 杨海霞, 朱祥瑞, 房泽民. 桑椹的药用价值与开发利用. 蚕桑通报, 2003, 34(3): 5-8.
[93] 陈智毅, 张友胜, 徐玉娟, 吴继军, 李升锋, 刘学铭. 桑椹挥发性成分的 GC-MS 分析. 全国桑树种质资源及育种和蚕桑综合利用学术研讨会论文集. 2005, 11: 292-293.
[94] 李银, 滕永慧, 陈艺红, 吴立军. 桑椹的化学成分. 沈阳药科大学学报, 2003, 20(6): 422-424.
[95] 孙洁民. 丹参、桑椹子、四物汤对小鼠免疫功能的实验研究. 中医药研究, l991, (3): 50-51.
[96] 葛德燕, 陈祥盛. 桑螵蛸药用历史与研究进展. 山地农业生物学报, 2006, 25(5): 455-460.

十一画

黄山药

Huangshanyao

DIOSCOREA PANTHAICAE RHIZOMA

【化学成分】

表 1-11-1 黄山药主要化学成分[1, 2]

中英文名、化学式及相对分子质量	结构图	中英文名、化学式及相对分子质量	结构图
薯蓣皂苷元 Diosgenin $C_{27}H_{42}O_3$ Exact Mass: 414.31	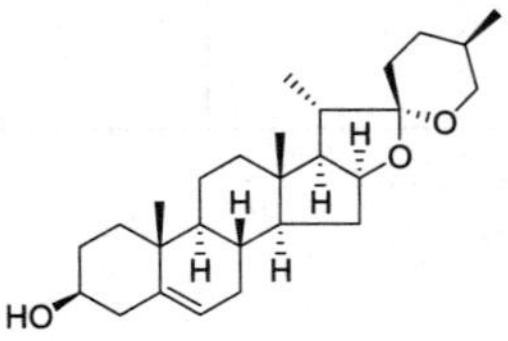 薯蓣皂苷元 Diosgenin	延令草次苷 Trillin $C_{33}H_{52}O_8$ Exact Mass: 576.37	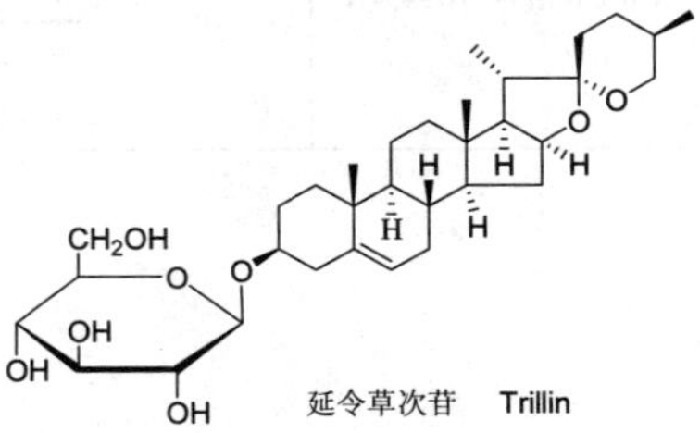 延令草次苷 Trillin
原薯蓣皂苷 Protodioscin $C_{51}H_{84}O_{22}$ Exact Mass: 1048.55	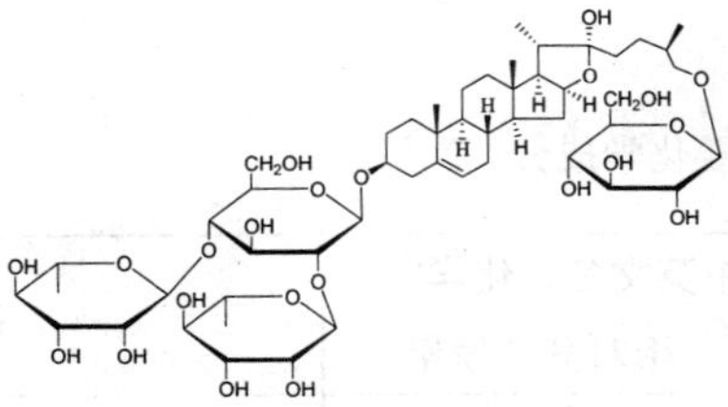 原薯蓣皂苷 Protodioscin	Progenin $C_{46}H_{74}O_{15}$ Exact Mass: 866.50	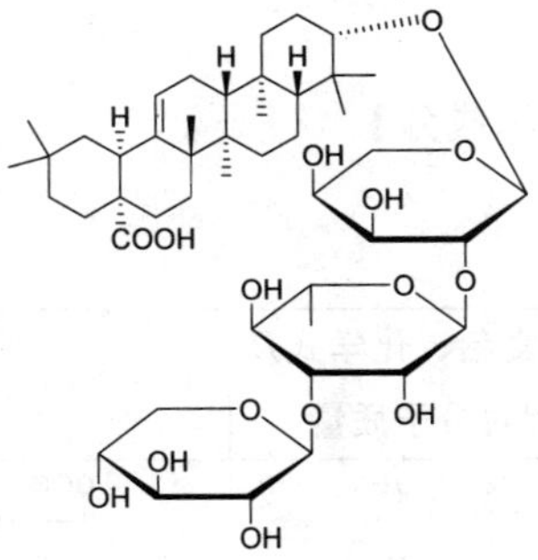 Progenin
薯蓣皂苷 Dioscin $C_{45}H_{72}O_{16}$ Exact Mass: 868.48	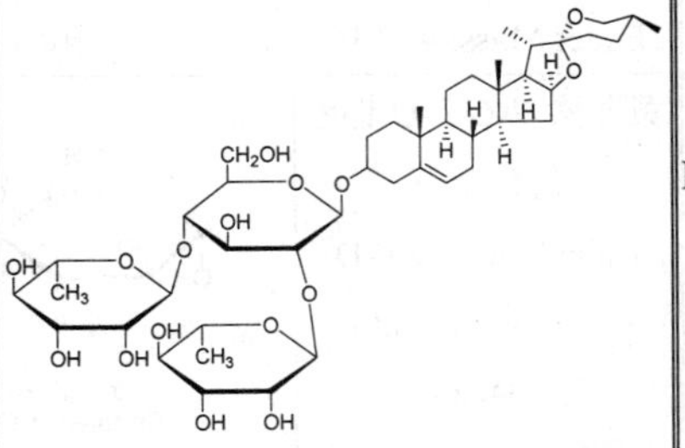 薯蓣皂苷 Dioscin	Pesudoprotoneodioscin $C_{51}H_{82}O_{21}$ Exact Mass: 1030.53	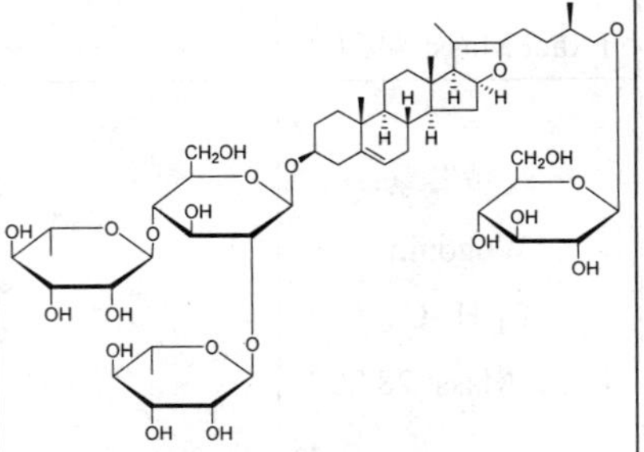 Pesudoprotoneodioscin
Dioscoreside A $C_{51}H_{82}O_{24}$ Exact Mass: 1078.52	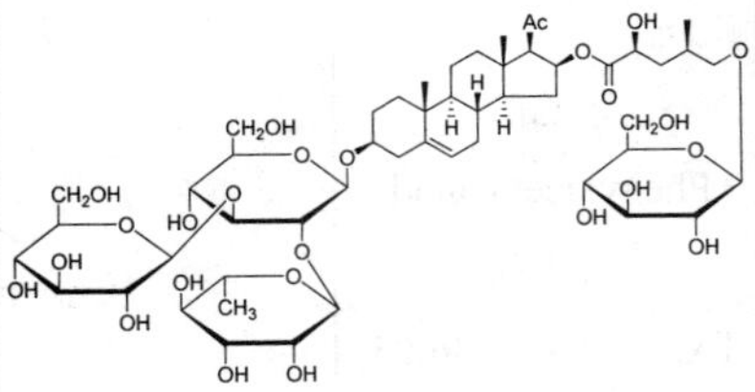 Dioscoreside A	Dioscoreside B $C_{51}H_{82}O_{24}$ Exact Mass: 1078.52	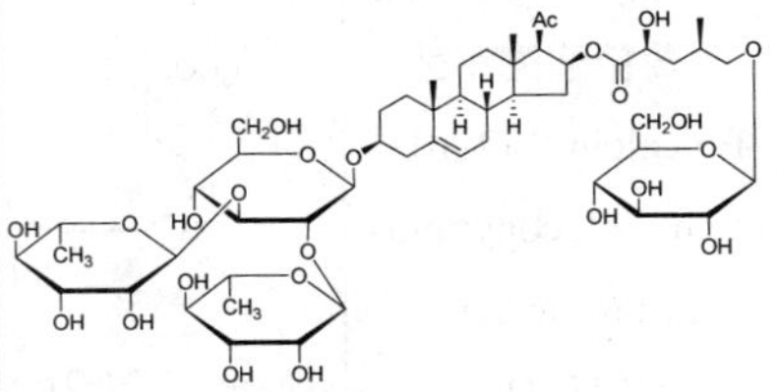 Dioscoreside B

续表

中英文名、化学式及相对分子质量	结构图	中英文名、化学式及相对分子质量	结构图
Progenin Ⅱ $C_{40}H_{64}O_{11}$ Exact Mass: 720.44	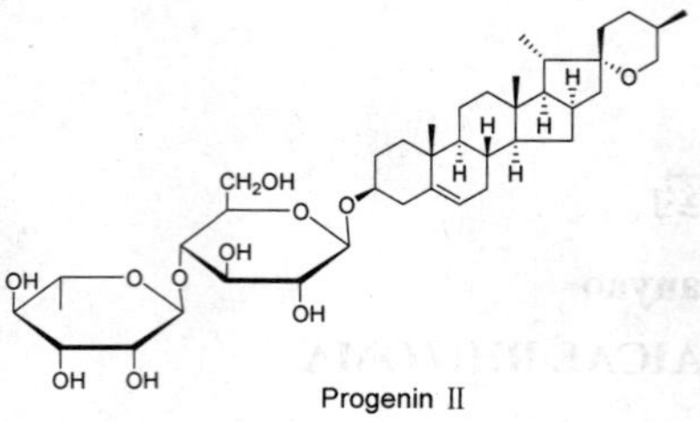 Progenin Ⅱ	Progenin Ⅲ $C_{40}H_{64}O_{11}$ Exact Mass: 720.44	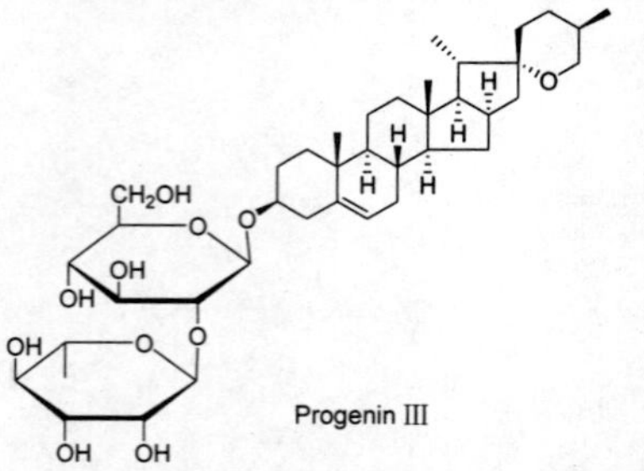 Progenin Ⅲ
纤细薯蓣皂苷 Gracillin $C_{45}H_{72}O_{17}$ Exact Mass: 884.48	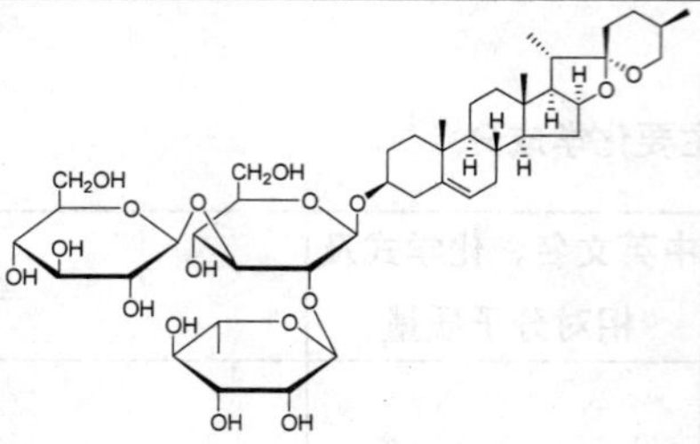 纤细薯蓣皂苷 Gracillin		

黄芩

Huangqin

SCUTELLARIAE RADIX

【化学成分】

表 1-11-2 黄芩主要化学成分[3~5]

中英文名、化学式及相对分子质量	结构图	中英文名、化学式及相对分子质量	结构图
黄芩苷 Baicalin $C_{21}H_{18}O_{11}$ Exact Mass: 446.08	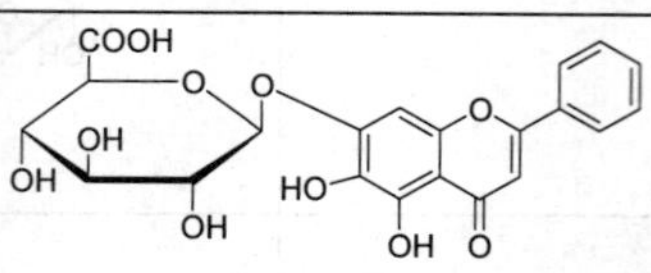 黄芩苷 Baicalin	汉黄芩苷 Wogonoside $C_{22}H_{20}O_{11}$ Exact Mass: 460.10	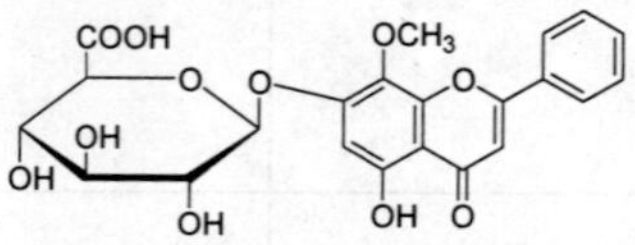 汉黄芩苷 Wogonoside
汉黄芩素 Wogonin $C_{16}H_{12}O_5$ Exact Mass: 284.07	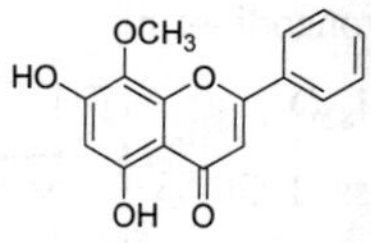 汉黄芩素 Wogonin	黄芩素-7-*O*-*β*-D吡喃葡萄糖苷 Baicalein-7-*O*-*β*-D glucopyranoside $C_{21}H_{20}O_{10}$ Exact Mass: 432.11	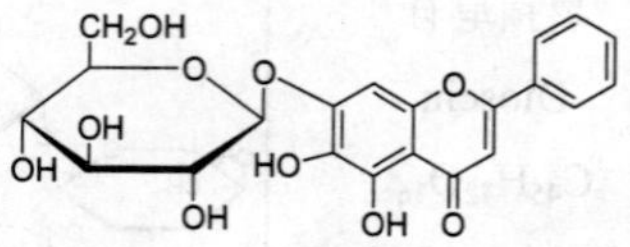 黄芩素-7-*O*-*β*-D吡喃葡萄糖苷 Baicalein-7-*O*-*β*-D glucopyranoside
黄芩素-7-*O*-*β*-D吡喃葡萄糖醛酸甲酯 Baicalein-7-*O*-*β*-D methyl glucopyrano-siduronic acid $C_{22}H_{20}O_{11}$ Exact Mass: 460.10	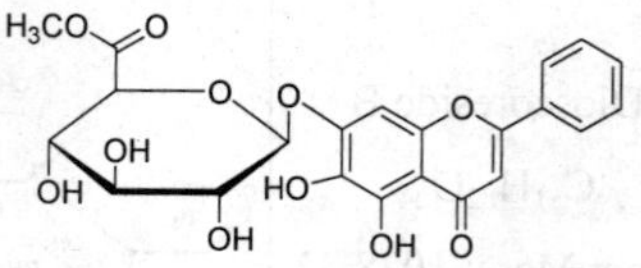 黄芩素-7-*O*-*β*-D吡喃葡萄糖醛酸甲酯 Baicalein-7-*O*-*β*-D methyl glucopyranosiduronic acid	苯乙酸 Phenylacetic acid $C_8H_8O_2$ Exact Mass: 136.05	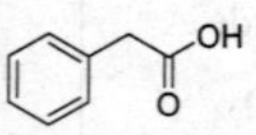 苯乙酸 Phenylacetic acid

续表

中英文名、化学式及相对分子质量	结构图	中英文名、化学式及相对分子质量	结构图
对羟基苯乙醇吡喃葡萄糖苷 2-(4-Hydroxyphenyl) ethyl-*O*-*β*-D glucopyranoside $C_{14}H_{20}O_7$ Exact Mass: 300.12	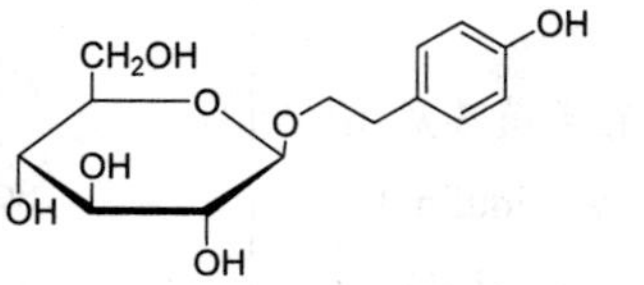 对羟基苯乙醇吡喃葡萄糖苷 2-(4-Hydroxyphenyl)ethyl-*O*-*β*-D glucopyranoside	4-*O*-*β*-D吡喃葡萄糖基反式苯丙烯酸 4-*O*-*β*-D Glucopyranosyl-*trans*-cinnamic acid $C_{15}H_{18}O_8$ Exact Mass: 326.10	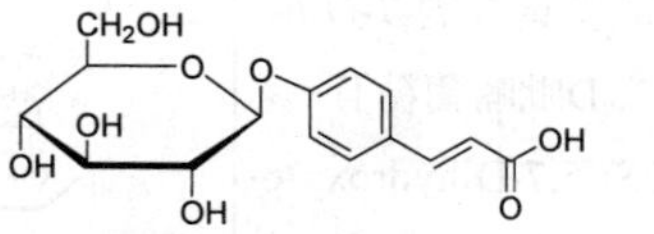 4-*O*-*β*-D吡喃葡萄糖基反式苯丙烯酸 4-*O*-*β*-D Glucopyranosyl-*trans*-cinnamic acid
4-*O*-*β*-D吡喃葡萄糖基顺式苯丙烯酸 4-*O*-*β*-D Glucopyranosyl-*cis*-cinnamic acid $C_{15}H_{18}O_8$ Exact Mass: 326.10	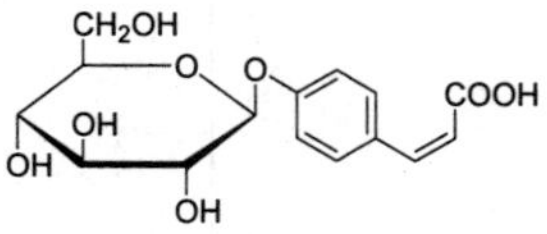 4-*O*-*β*-D吡喃葡萄糖基顺式苯丙烯酸 4-*O*-*β*-D Glucopyranosyl-*cis*-cinnamic acid	黄芩素 Baicalein $C_{15}H_{10}O_5$ Exact Mass: 270.05	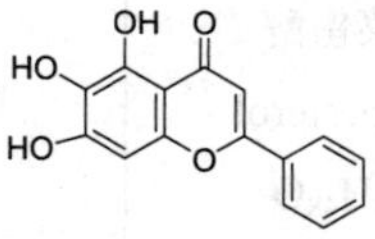 黄芩素 Baicalein
黄芩新素 Ⅰ Skullcapflavone Ⅰ $C_{17}H_{14}O_6$ Exact Mass: 314.08	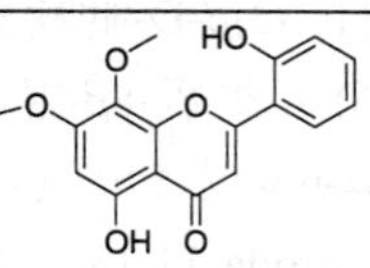 黄芩新素 Ⅰ Skullcapflavone Ⅰ	黄芩新素 Ⅱ Skullcapflavone Ⅱ $C_{19}H_{18}O_8$ Exact Mass: 374.10	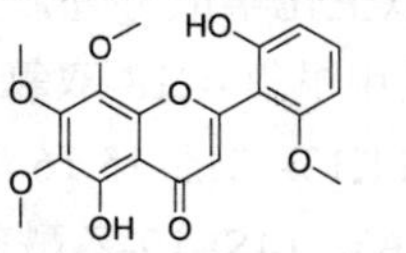 黄芩新素 Ⅱ Skullcapflavone Ⅱ
白杨黄素 Chrysin $C_{15}H_{10}O_4$ Exact Mass: 254.06	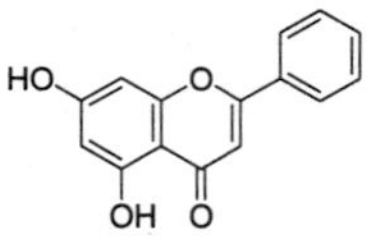 白杨黄素 Chrysin	千层纸黄素A Oroxylin A $C_{16}H_{12}O_5$ Exact Mass: 284.07	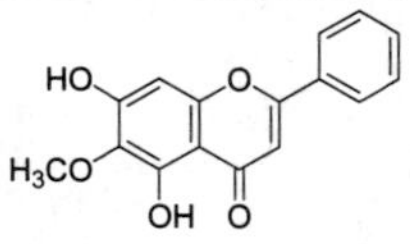 千层纸黄素 A Oroxylin A
(2*S*)-5,7,2′,6′-四羟基二氢黄酮 (2*S*)-5,7,2′,6′-Tetrahydroxy flavanone $C_{15}H_{12}O_6$ Exact Mass: 288.06	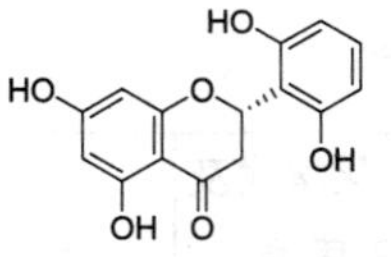 (2*S*)-5,7,2′,6′-四羟基二氢黄酮 (2*S*)-5,7,2′,6′-Tetrahydroxy flavanone	(2*R*,3*R*)-3,5,7,2′,6′-五羟基二氢黄酮 (2*R*,3*R*)-3,5,7,2′,6′-Pentahydroxy flavanone $C_{15}H_{12}O_7$ Exact Mass: 304.06	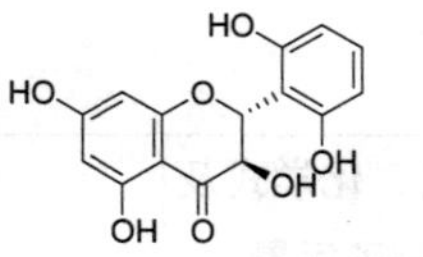 (2*R*,3*R*)-3,5,7,2′,6′-五羟基二氢黄酮 (2*R*,3*R*)-3,5,7,2′,6′-Pentahydroxy flavanone
5,2′,6′-三羟基-7,8-二甲氧基黄酮-2′-*O*-*β*-D吡喃葡糖苷 5,2′,6′- Trihydroxy-7,8-dimethoxy-flavone-2′-*O*-*β*-D-glucopyranoside $C_{23}H_{24}O_{12}$ Exact Mass: 492.13	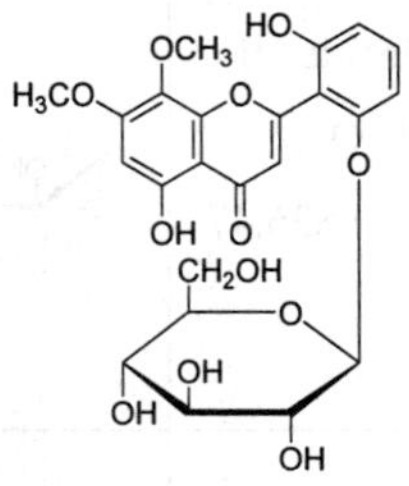 5,2′,6′-三羟基-7,8-二甲氧基黄酮-2′-*O*-*β*-D吡喃葡糖苷 5,2′,6′- Trihydroxy-7,8-dimethoxy-flavone-2′-*O*-*β*-D glucopyranoside	3,5,7,2′,6′-五羟基黄酮-2′-*O*-*β*-D-吡喃葡糖苷 3,5,7,2′, 6′-Hydroxy-flavone 5-2′-*O*-*β*-D-glucopyranoside $C_{21}H_{20}O_{12}$ Exact Mass: 464.10	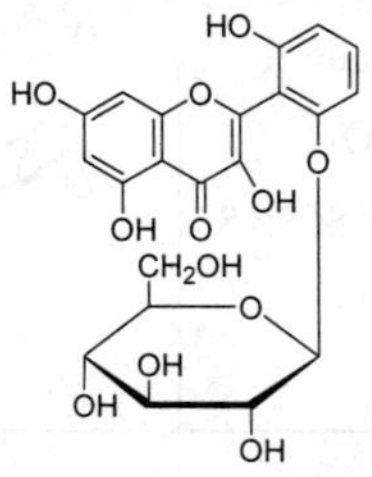 3,5,7,2′,6′-五羟基黄酮-2′-O-β-D-吡喃葡糖苷 3,5,7,2′, 6′-Hydroxy-flavone 5-2′-O-β-D-glucopyranoside
粘毛黄芩素 Ⅰ Viscidulin Ⅰ $C_{15}H_{10}O_7$ Exact Mass: 302.04	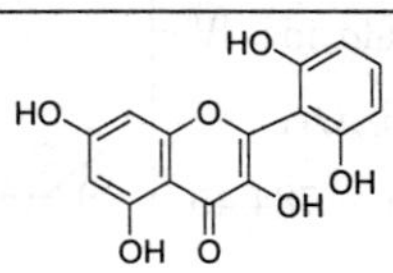 粘毛黄芩素 Ⅰ Viscidulin Ⅰ	*β*-谷甾醇 *β*-Sitosterol $C_{29}H_{50}O$ Exact Mass: 414.39	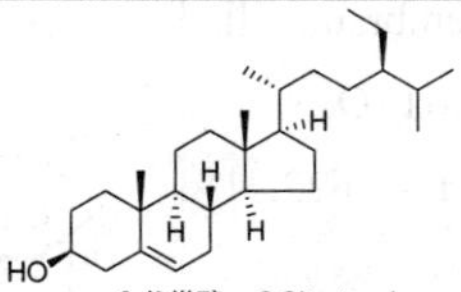 *β*-谷甾醇 *β*-Sitosterol

续表

中英文名、化学式及相对分子质量	结构图	中英文名、化学式及相对分子质量	结构图
(2*S*)-5,7-二羟基-6-甲氧基黄烷酮-7-*O*-*β*-D吡喃葡糖苷 (2*S*)-5,7-Dihydroxy-6-methoxy-flavanone-7-*O*-*β*-D glucopyranoside $C_{22}H_{24}O_{10}$ Exact Mass: 448.14	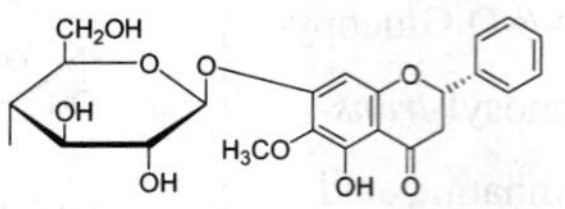 (2*S*)-5,7-二羟基-6-甲氧基黄烷酮-7-O-β-D吡喃葡糖苷 (2*S*)-5,7-Dihydroxy-6-methoxy-flavanone-7-*O*-*β*-D glucopyranoside	粘毛黄芩素 Ⅲ Viscidulin Ⅲ $C_{17}H_{14}O_8$ Exact Mass: 346.07	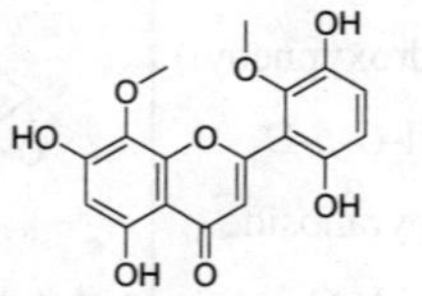 粘毛黄芩素 Ⅲ Viscidulin Ⅲ
油菜甾醇 Campesterol $C_{28}H_{48}O$ Exact Mass: 400.37	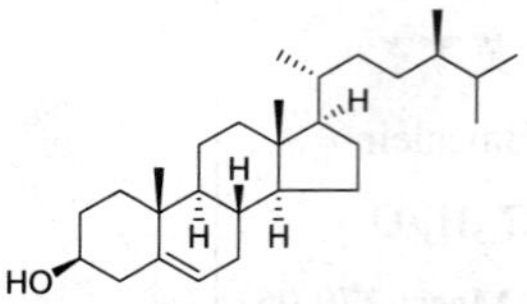 油菜甾醇 Campesterol		

除以上化学成分外，黄芩还含有苄基-*O*-*β*-D-呋喃芹菜糖基-(1→2)*β*-D-吡喃葡糖苷、(4*S*)-19-乙酰氧-8*β*-羟-6*α*-苯甲酰氧-4,18-双氧-新-cleroda-11,13-二烯-15,16 交酯、(4*S*)-乙酰氧-8*β*-羟-6*α*-惕各酰氧-4,18-环氧-新-cleroda-11,13-二烯-15,16 交酯、(4*S*,11*S*)-11,乙酰氧-8*β*,19-二羟基-6*α*-惕各酰氧-4,18-环氧-新-cleroda-13,烯-15,16 交酯、(4*S*)-19-乙酰氧-8*β*-羟基-6*α*,7*β*-二苯氧-4,18-环氧-新-cleroda-11,13-二烯-15,16 交酯等。

黄芪

Huangqi

ASTRAGALI RADIX

【化学成分】

表 1-11-3 黄芪主要化学成分[6~8]

中英文名、化学式及相对分子质量	结构图	中英文名、化学式及相对分子质量	结构图
黄芪皂苷 Ⅰ Astragaloside Ⅰ $C_{45}H_{72}O_{16}$ Exact Mass: 868.48	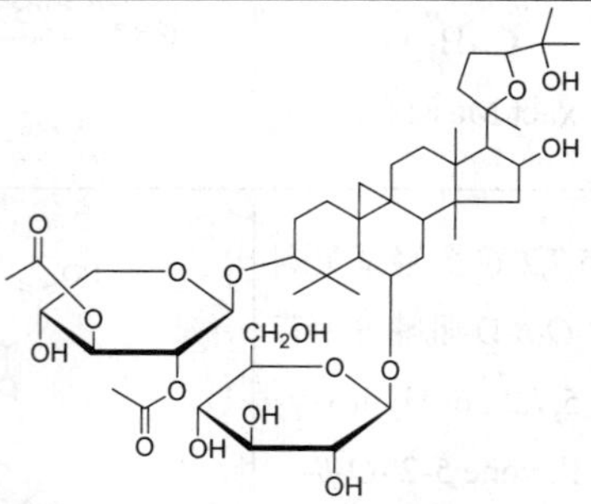 黄芪皂苷 Ⅰ Astragaloside Ⅰ	黄芪皂苷 Ⅱ Astragaloside Ⅱ $C_{43}H_{70}O_{15}$ Exact Mass: 826.47	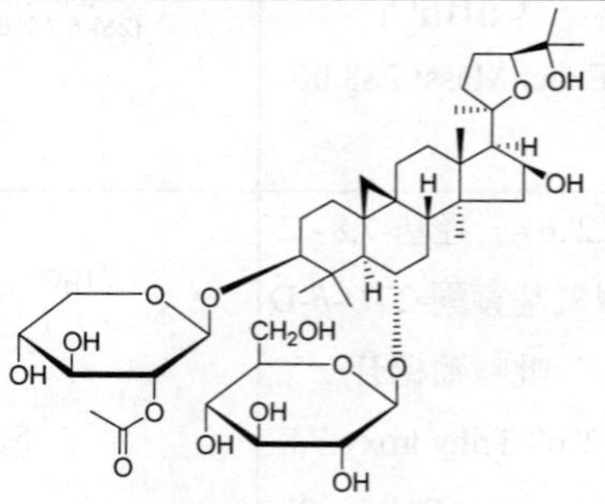 黄芪皂苷 Ⅱ Astragaloside Ⅱ
膜荚黄芪苷 Ⅱ Astramembranin Ⅱ $C_{35}H_{58}O_9$ Exact Mass: 622.41	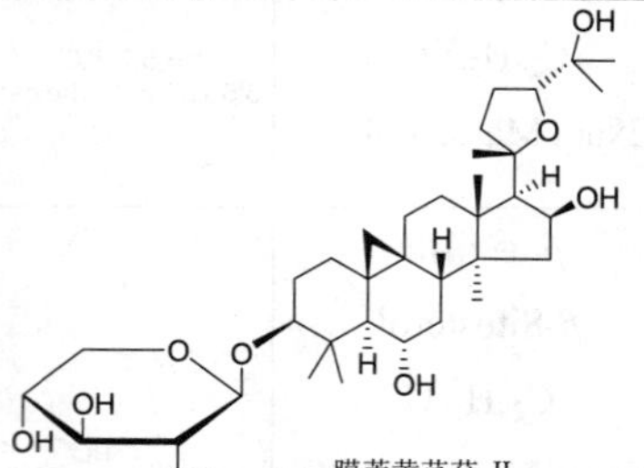 膜荚黄芪苷 Ⅱ Astramembranin Ⅱ	异黄芪皂苷 Ⅳ Isoastragaloside Ⅳ $C_{41}H_{68}O_{14}$ Exact Mass: 784.46	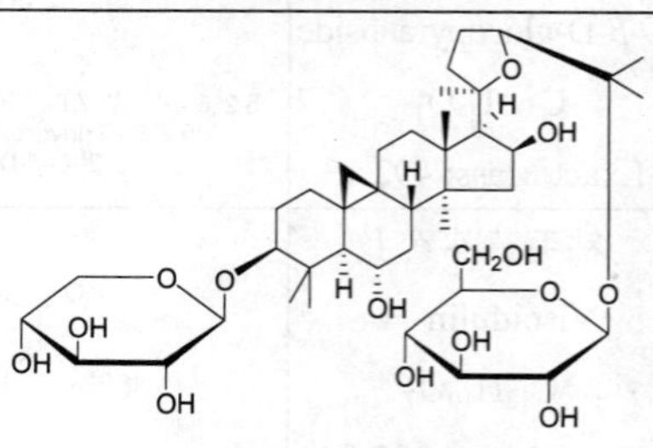 异黄芪皂苷 Ⅳ Isoastragaloside Ⅳ

续表

中英文名、化学式及相对分子质量	结构图	中英文名、化学式及相对分子质量	结构图
黄芪皂苷 III Astragaloside III $C_{41}H_{68}O_{14}$ Exact Mass: 784.46	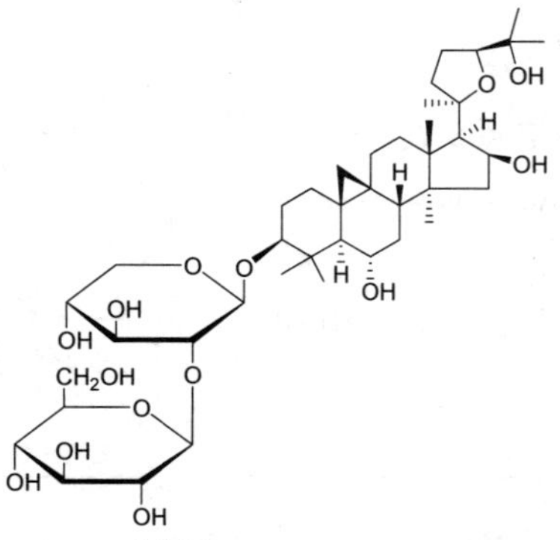 黄芪皂苷 III Astragaloside III	黄芪皂苷 IV Astragaloside IV $C_{41}H_{68}O_{14}$ Exact Mass: 784.46	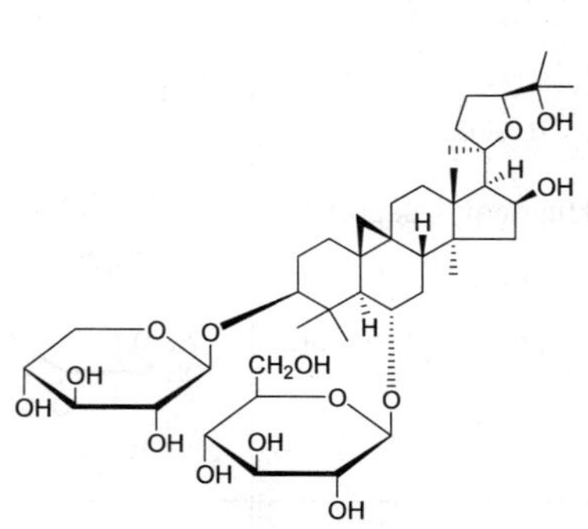 黄芪皂苷 IV Astragaloside IV
黄芪皂苷 V Astragaloside V $C_{47}H_{78}O_{19}$ Exact Mass: 946.51	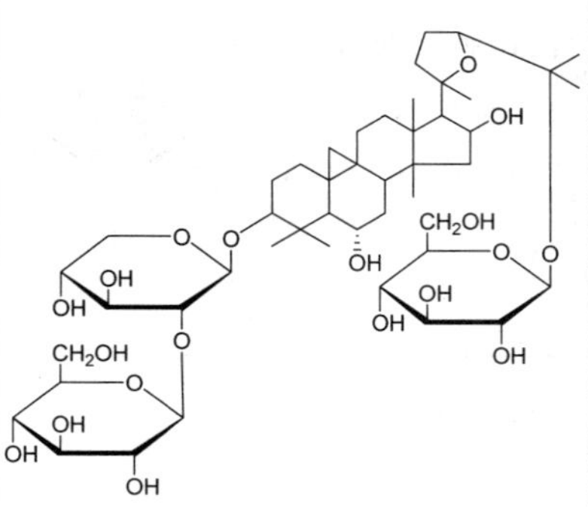 黄芪皂苷 V Astragaloside V	黄芪皂苷 VI Astragaloside VI $C_{47}H_{78}O_{19}$ Exact Mass: 946.51	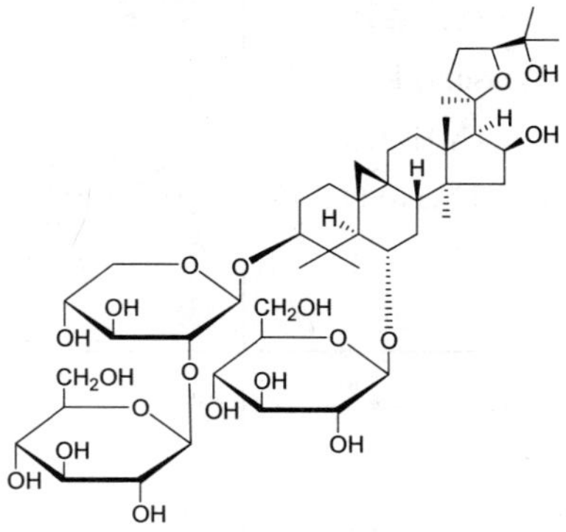 黄芪皂苷 VI Astragaloside VI
黄芪皂苷 VII Astragaloside VII $C_{47}H_{78}O_{19}$ Exact Mass: 946.51	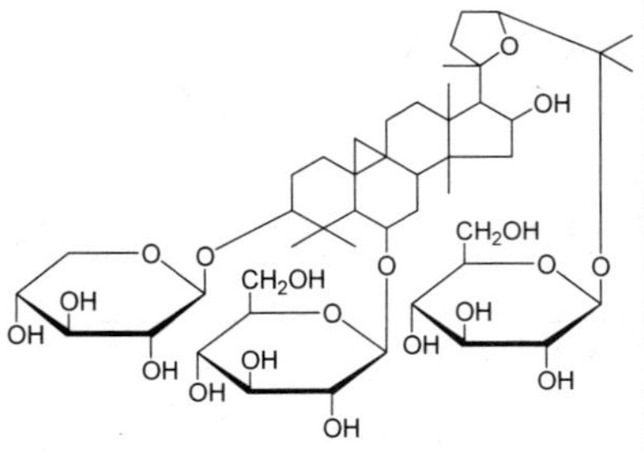 黄芪皂苷 VII Astragaloside VII	黄芪皂苷 VIII Astragaloside VIII $C_{47}H_{76}O_{17}$ Exact Mass: 912.51	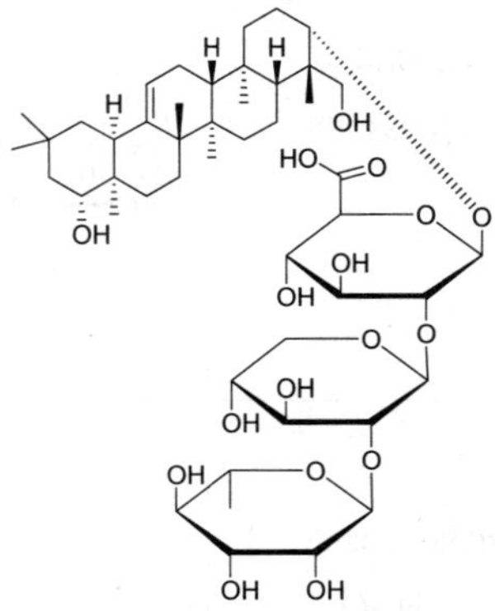 黄芪皂苷 VIII Astragaloside VIII
Agroastragaloside II $C_{43}H_{72}O_{15}$ Exact Mass: 828.49	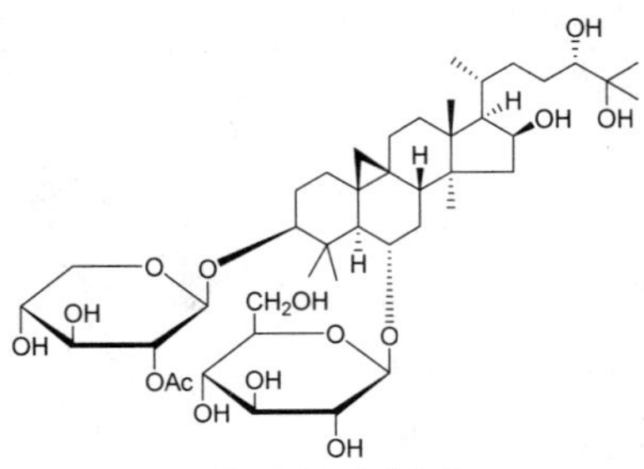 Agroastragaloside II	Agroastragaloside III $C_{51}H_{82}O_{21}$ Exact Mass: 1030.53	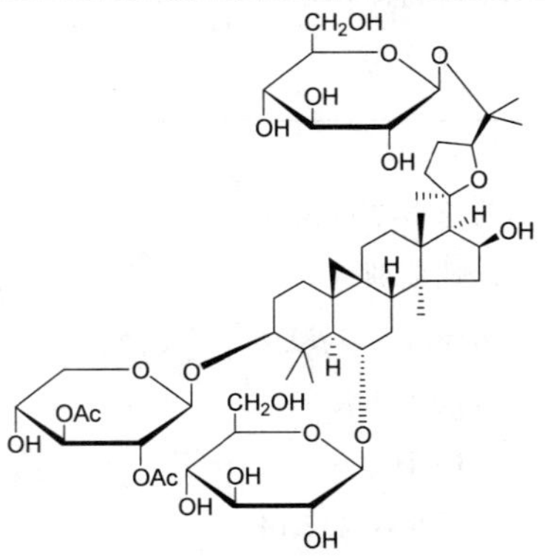 Agroastragaloside III

续表

中英文名、化学式及相对分子质量	结构图	中英文名、化学式及相对分子质量	结构图
膜荚黄芪茎叶皂苷 C Huangqiyiesaponin C $C_{36}H_{60}O_{10}$ Exact Mass: 652.42	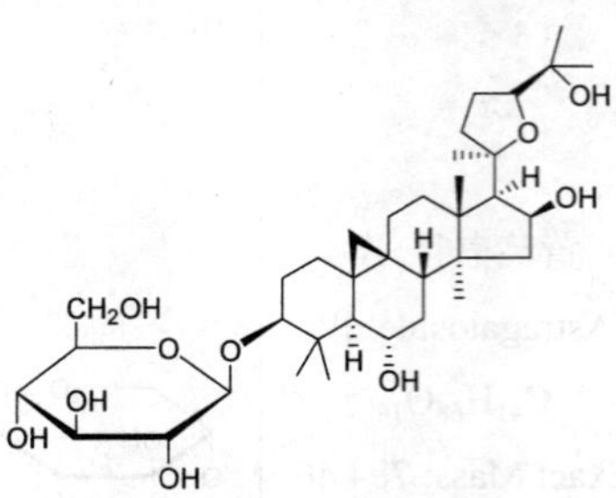 膜荚黄芪茎叶皂苷 C　Huangqiyiesaponin C	乙酰黄芪皂苷 Ⅰ Acetylastragaloside Ⅰ $C_{47}H_{74}O_{17}$ Exact Mass: 910.49	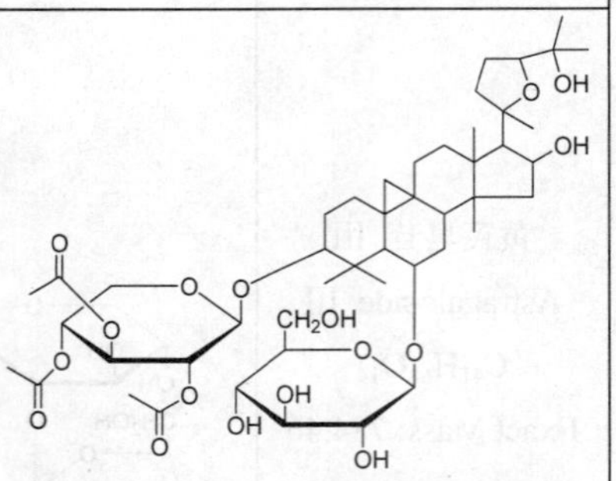 乙酰黄芪皂苷 Ⅰ　Acetylastragaloside Ⅰ
异黄芪皂苷 Ⅰ Isoastragaloside Ⅰ $C_{45}H_{72}O_{16}$ Exact Mass: 868.48	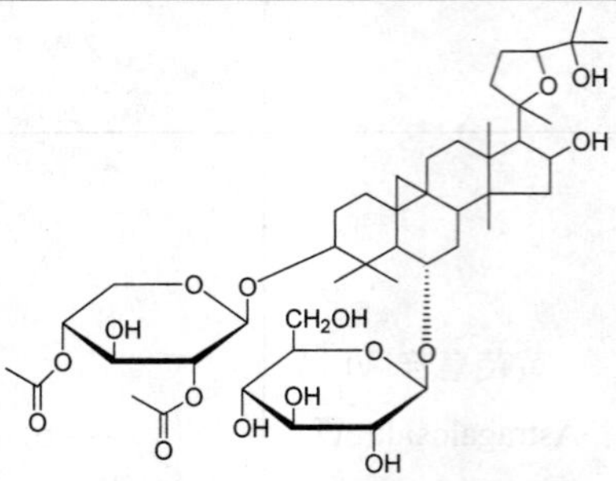 异黄芪皂苷 Ⅰ　Isoastragaloside Ⅰ	Agroastragaloside Ⅰ $C_{47}H_{76}O_{17}$ Exact Mass: 912.51	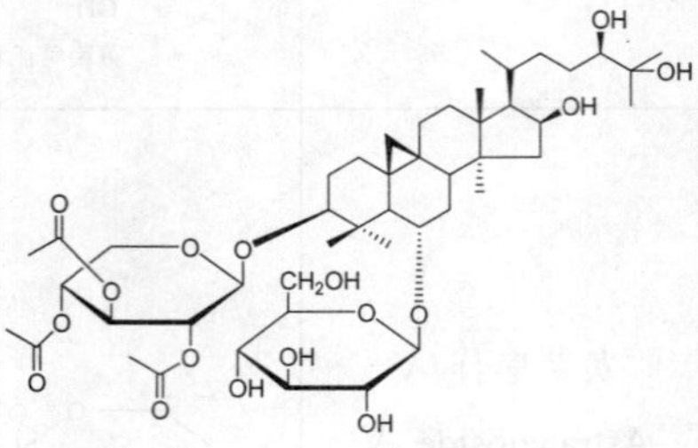 Agroastragaloside Ⅰ
Agroastragaloside Ⅳ $C_{49}H_{80}O_{20}$ Exact Mass: 988.52	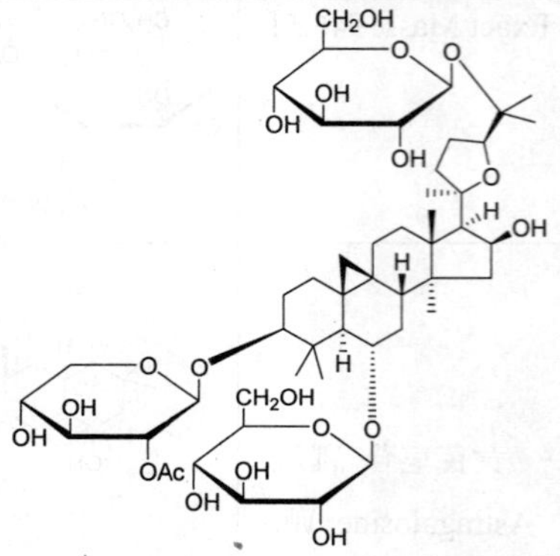 Agroastragaloside Ⅳ	Mongholicoside Ⅰ $C_{36}H_{60}O_{9}$ Exact Mass: 636.42	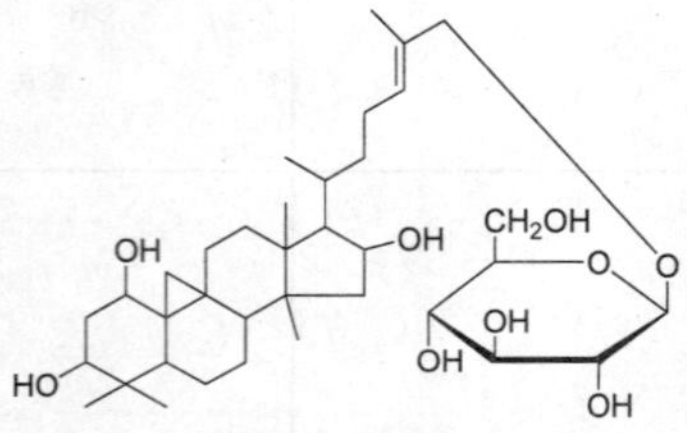 Mongholicoside Ⅰ
Mongholicoside Ⅱ $C_{38}H_{62}O_{11}$ Exact Mass: 694.43	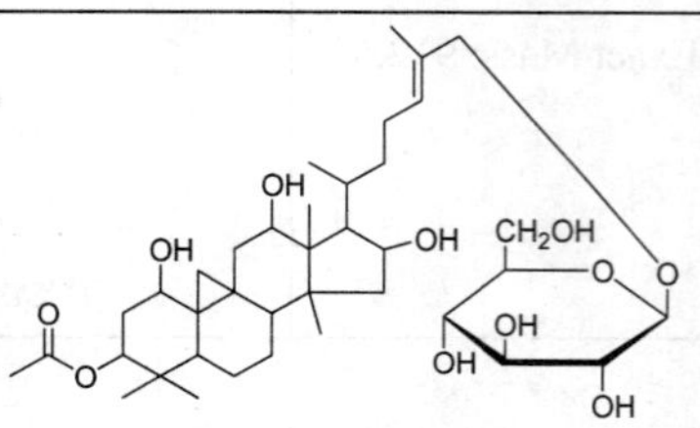 Mongholicoside Ⅱ	8,3′-二羟基-7,4′-二甲氧基异黄酮 8,3′-Dihydroxy-7,4′-dimethoxy-isoflavone $C_{17}H_{14}O_{6}$ Exact Mass: 314.08	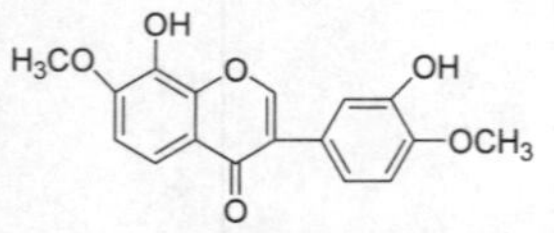 8,3′-二羟基-7,4′-二甲氧基异黄酮 8,3′-Dihydroxy-7,4′-dimethoxy-isoflavone
奥刀拉亭-7-*O*-*β*-D-葡萄糖苷 Odoratin-7-*O*-*β*-D-glucoside $C_{22}H_{24}O_{9}$ Exact Mass: 432.14	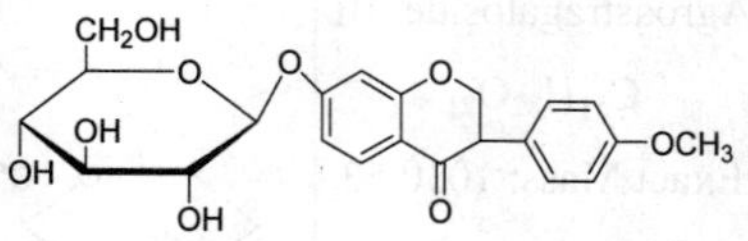 奥刀拉亭-7-*O*-*β*-D-葡萄糖苷 Odoratin-7-*O*-*β*-D-glucoside	3′-甲氧基-5′-羟基异黄酮-7-*O*-*β*-D-葡萄糖苷 3′-Methoxy-5′-hydroxy-isoflavone-7-*O*-*β*-D-glucoside $C_{22}H_{22}O_{10}$ Exact Mass: 446.12	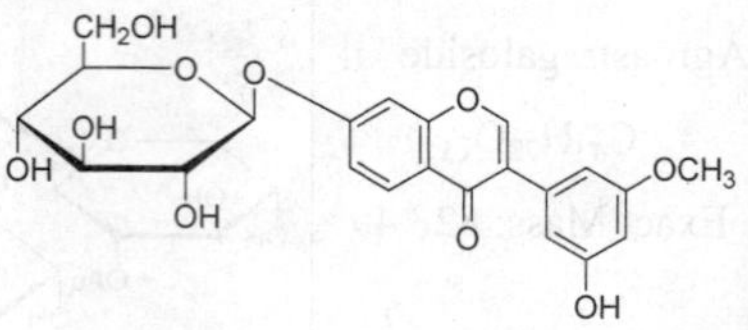 3′-甲氧基-5′-羟基异黄酮-7-*O*-*β*-D-葡萄糖苷 3′-Methoxy-5′-hydroxy-isoflavone-7-*O*-*β*-D-glucoside

续表

中英文名、化学式及相对分子质量	结构图	中英文名、化学式及相对分子质量	结构图
8,2′-二羟基-7,4′-二甲氧基异黄烷 8,2′-Dihydroxy-7,4′-dimethoxy-isoflavan $C_{17}H_{18}O_5$ Exact Mass: 302.12	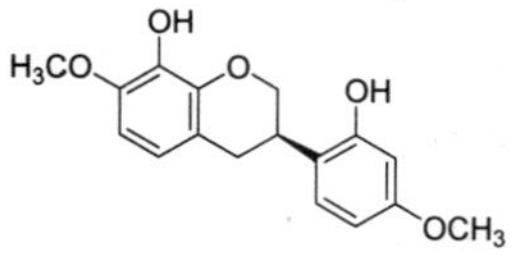 8,2′-二羟基-7,4′-二甲氧基异黄烷 8,2′-Dihydroxy-7,4′-dimethoxy-isoflavan	7,2′,3′-三羟基-4′-甲氧基异黄烷 7,2′,3′-Trihydroxy-4′-methoxy-isoflavan $C_{16}H_{16}O_5$ Exact Mass: 288.10	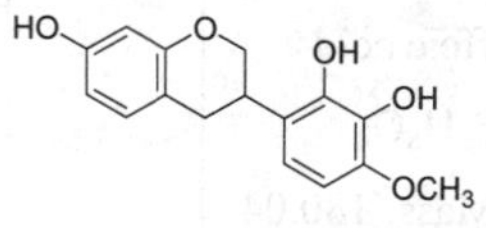 7,2′,3′-三羟基-4′-甲氧基异黄烷 7,2′,3′-Trihydroxy-4′-methoxy-isoflavan
山柰酚 Kaempferol $C_{15}H_{10}O_6$ Exact Mass: 286.05	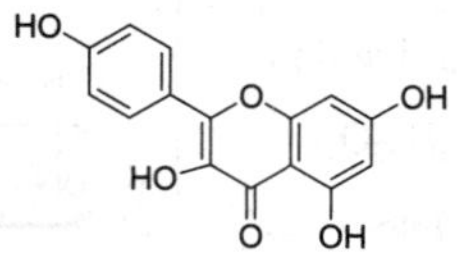 山柰酚 Kaempferol	槲皮素 Quercetin $C_{15}H_{10}O_7$ Exact Mass: 302.04	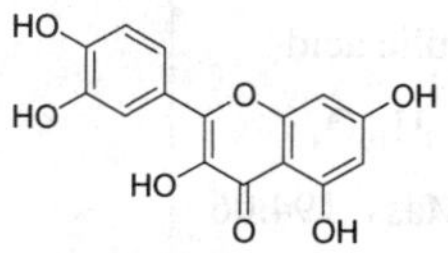 槲皮素 Quercetin
异鼠李素 Isorhamnetin $C_{16}H_{12}O_7$ Exact Mass: 316.06	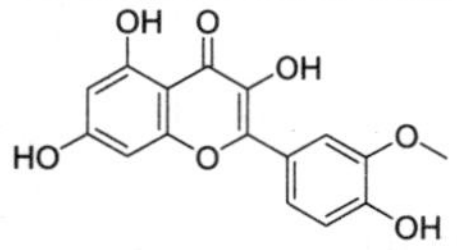 异鼠李素 Isorhamnetin	鼠李柠檬素 Rhamnocitrin $C_{16}H_{12}O_6$ Exact Mass: 300.06	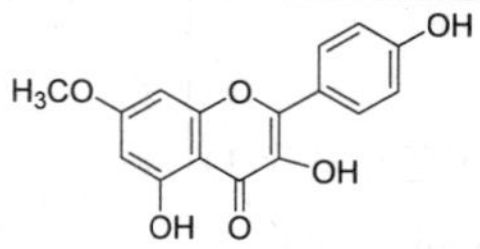 鼠李柠檬素 Rhamnocitrin
膜荚黄芪茎叶皂苷A Huangqiyenin A $C_{36}H_{58}O_{10}$ Exact Mass: 650.40	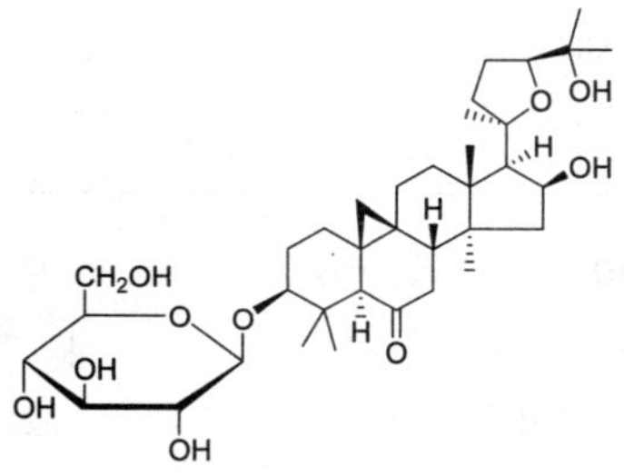 膜荚黄芪茎叶皂苷 A Huangqiyenin A	芒柄花素 Formononetin $C_{16}H_{12}O_4$ Exact Mass: 268.07	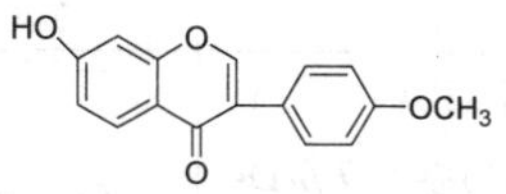 芒柄花素 Formononetin
毛蕊异黄酮 Calycosin $C_{16}H_{12}O_5$ Exact Mass: 284.07	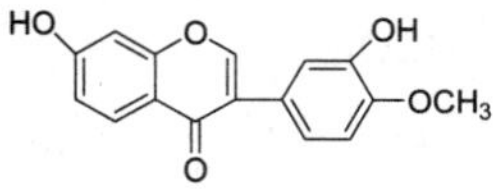 毛蕊异黄酮 Calycosin	Polycanthine $C_{15}H_{19}NO_3$ Exact Mass: 261.14	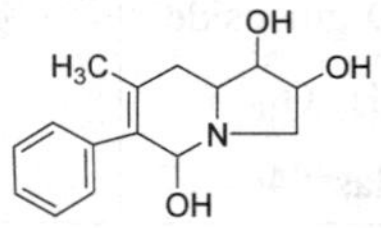 Polycanthine
Polycanthisine $C_{13}H_{21}NO$ Exact Mass: 207.16	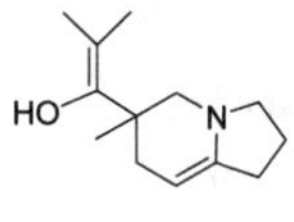 Polycanthisine	叶酸 Folic acid $C_{19}H_{19}N_7O_6$ Exact Mass: 441.14	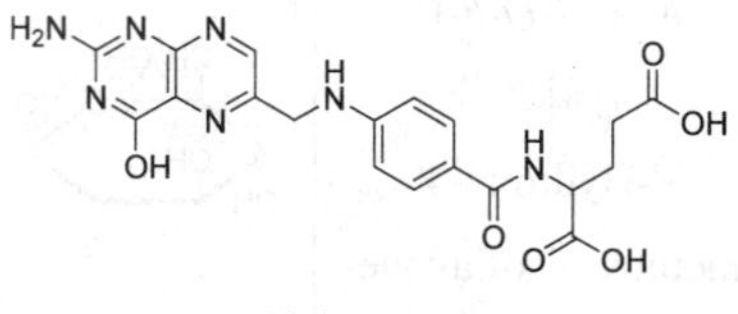 叶酸 Folic acid
亚油酸 Linoleic acid $C_{18}H_{32}O_2$ Exact Mass: 280.24	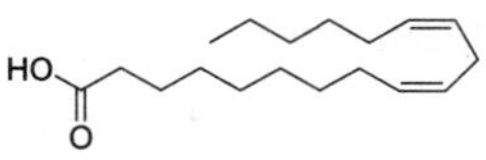 亚油酸 Linoleic acid	亚麻酸 Linolenic acid $C_{18}H_{30}O_2$ Exact Mass: 278.22	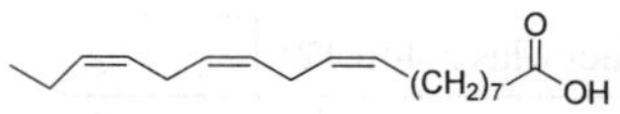 亚麻酸 Linolenic acid
甜菜碱 Betaine $C_5H_{11}NO_2$ Exact Mass: 117.08	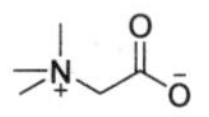 甜菜碱 Betaine	胆碱 Choline $C_5H_{14}NO^+$ Exact Mass: 104.11	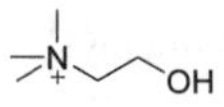 胆碱 Choline

续表

中英文名、化学式及相对分子质量	结构图	中英文名、化学式及相对分子质量	结构图
咖啡酸 Caffeic acid $C_9H_8O_4$ Exact Mass: 180.04	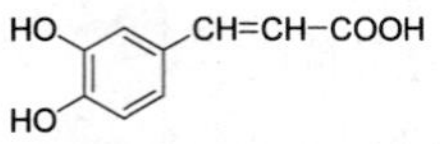 咖啡酸 Caffeic acid	香豆素 Coumarin $C_9H_6O_2$ Exact Mass: 146.04	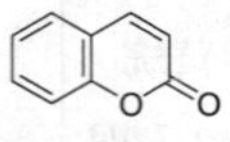 香豆素 Coumarin
阿魏酸 Ferulic acid $C_{10}H_{10}O_4$ Exact Mass: 194.06	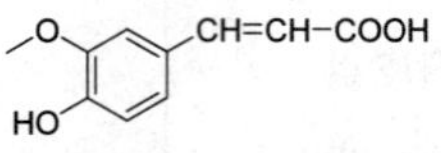 阿魏酸 Ferulic acid	膜荚黄芪茎叶皂苷 B Huangqiyenin B $C_{36}H_{60}O_{10}$ Exact Mass: 652.42	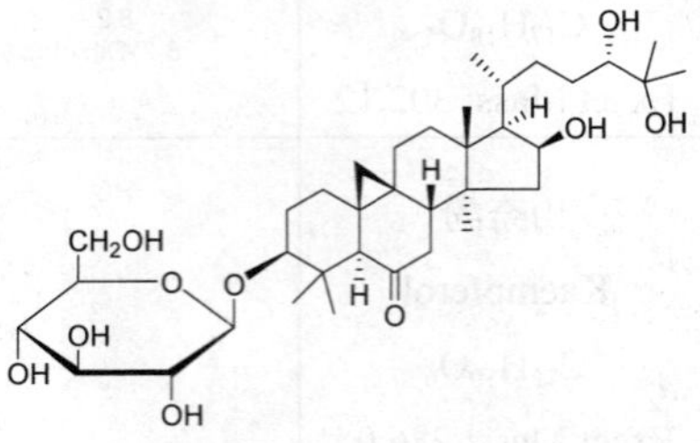 膜荚黄芪茎叶皂苷 B Huangqiyenin B
膜荚黄芪茎叶皂苷 D Huangqiyenin D $C_{38}H_{62}O_{11}$ Exact Mass: 694.43	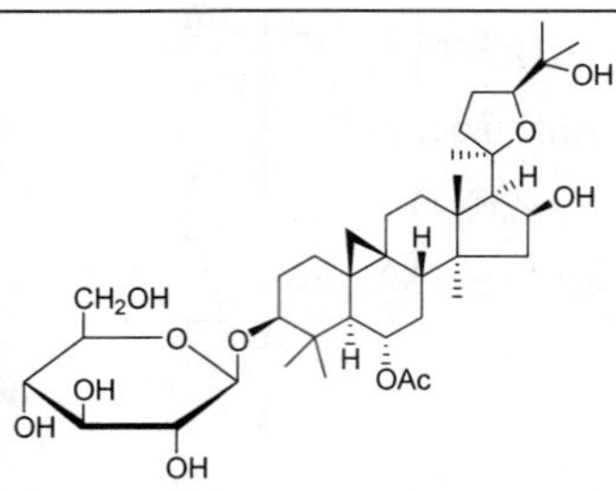 膜荚黄芪茎叶皂苷 D Huangqiyenin D	核黄素 Riboflavin $C_{17}H_{20}N_4O_6$ Exact Mass: 376.14	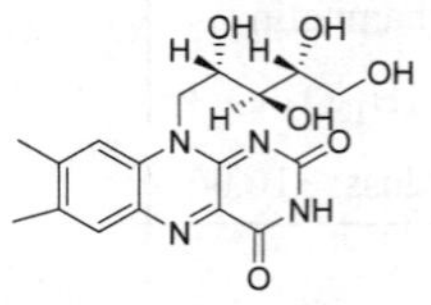 核黄素 Riboflavin
2′-羟基-3′,4′-二甲氧基异黄烷-7-*O*-*β*-D-葡萄糖苷 2′-Hydroxy-3′,4′-dimethoxy-isoflavan-7-*O*-*β*-D-glucoside $C_{23}H_{28}O_{10}$ Exact Mass: 464.17	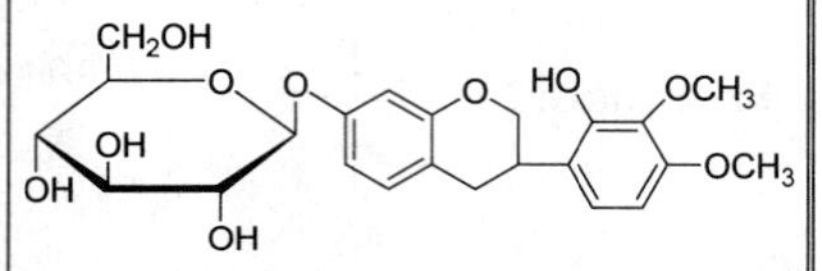 2′-羟基-3′,4′-二甲氧基异黄烷-7-*O*-*β*-D-葡萄糖苷 2′-Hydroxy-3′,4′-dimethoxy-isoflavan-7-*O*-*β*-D-glucoside	9,10-二甲氧基紫檀烷-3-*O*-*β*-D-葡萄糖苷 9,10-Dimethoxy-pterocarpan-3-*O*-*β*-D-glucoside $C_{23}H_{26}O_{10}$ Exact Mass: 462.15	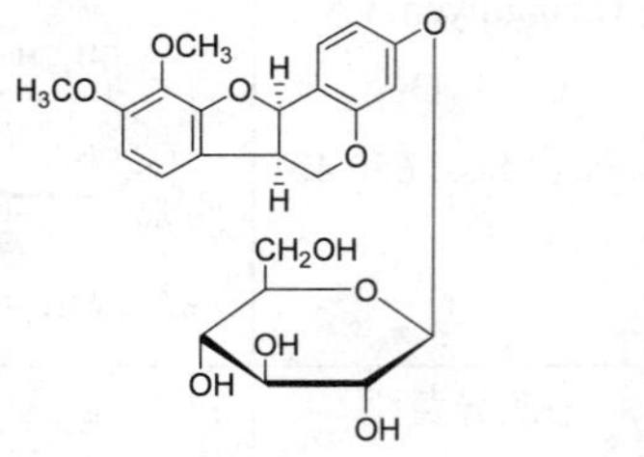 9,10-二甲氧基紫檀烷-3-*O*-*β*-D-葡萄糖苷 9,10-Dimethoxy-pterocarpan-3-*O*-*β*-D-glucoside
3′-羟基-4′-甲氧基异黄酮-7-*O*-*β*-D-葡萄糖苷 3′-Hydroxy-4′-methoxy-isoflavone-7-*O*-*β*-D-glucoside $C_{22}H_{22}O_{10}$ Exact Mass: 446.12	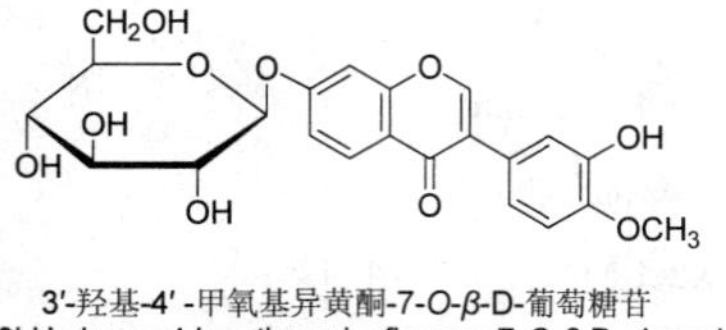 3′-羟基-4′-甲氧基异黄酮-7-*O*-*β*-D-葡萄糖苷 3′-Hydroxy -4 ′-methoxy-isoflavone-7-*O*-*β*-D-glucoside	(6*αR*,11*αR*)-10-羟基-3,9-二甲氧基紫檀烷 (6*αR*, 11*αR*)-10-Hydroxy-3,9-dimethoxy-pterocarpan $C_{17}H_{16}O_5$ Exact Mass: 300.10	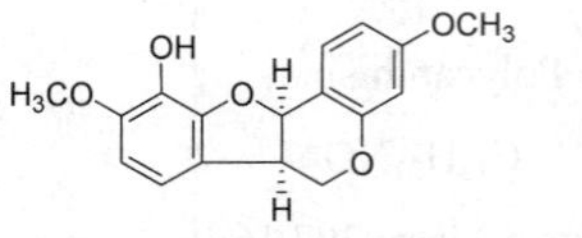 (6*aR*,11*αR*)-10-羟基-3,9-二甲氧基紫檀烷 (6*αR*,11*αR*)-10-Hydroxy-3,9-dimethoxy-pterocarpan
山柰素-4′-甲醚-3-葡萄糖苷 Kaempferide-4′-methyl ether-3-glucoside $C_{22}H_{22}O_{11}$ Exact Mass: 462.12	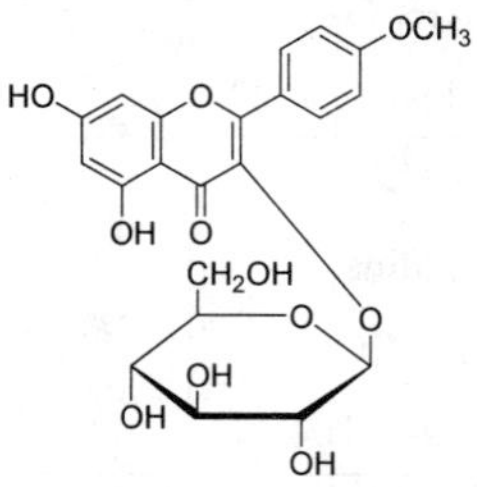 山柰素-4′-甲醚-3-葡萄糖苷 Kaempferide-4′-methyl ether-3-glucoside	异鼠李素-3-*β*-D-葡萄糖苷 Isorhamnetin-3-*β*-D-glucoside $C_{22}H_{22}O_{12}$ Exact Mass: 478.11	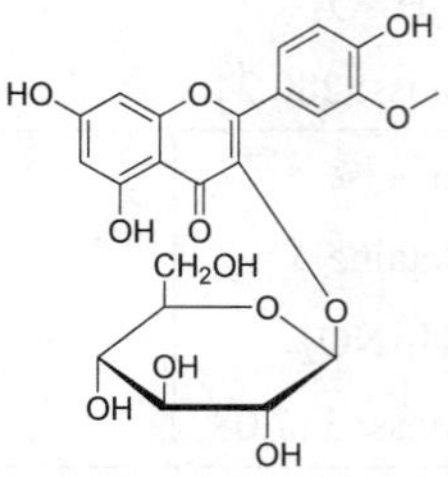 异鼠李素-3-*β*-D-葡萄糖苷 Isorhamnetin-3-*β*-D-glucoside

续表

中英文名、化学式及相对分子质量	结构图	中英文名、化学式及相对分子质量	结构图
异槲皮苷 Isoquercitrin $C_{21}H_{20}O_{12}$ Exact Mass: 464.10	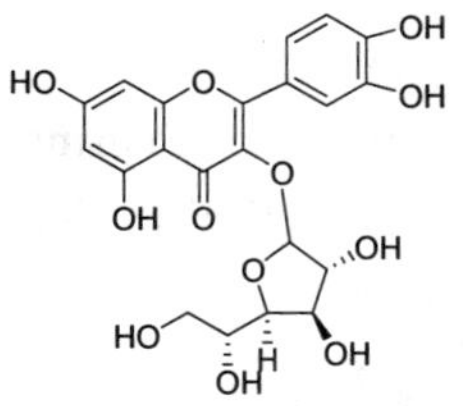 异槲皮苷 Isoquercitrin	黄芪碱 A Astragaline A $C_{10}H_{11}NO_4$ Exact Mass: 209.07	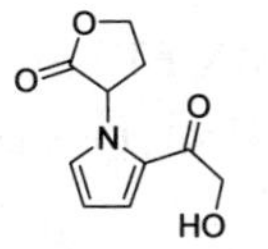 黄芪碱 A Astragaline A
黄芪碱 B Astragaline B $C_{12}H_{15}NO_5$ Exact Mass: 253.10	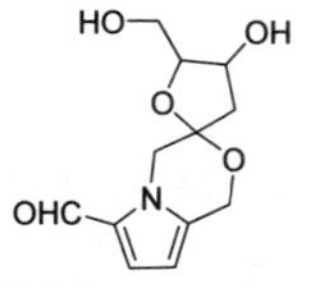 黄芪碱 B Astragaline B	黄芪碱 C Astragaline C $C_{12}H_{15}NO_5$ Exact Mass: 253.10	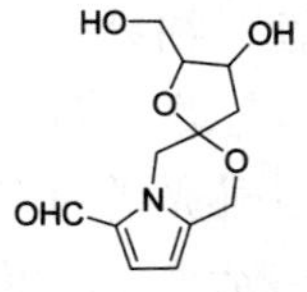 黄芪碱 C Astragaline C
黄芪碱 D Astragaline D $C_{12}H_{15}NO_5$ Exact Mass: 253.10	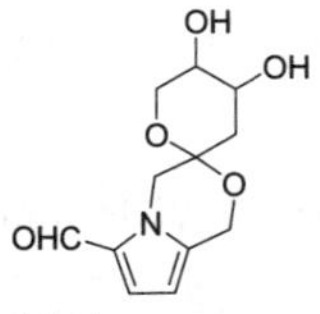 黄芪碱 D Astragaline D	黄芪碱 E Astragaline E $C_{14}H_{16}N_2O_5$ Exact Mass: 292.11	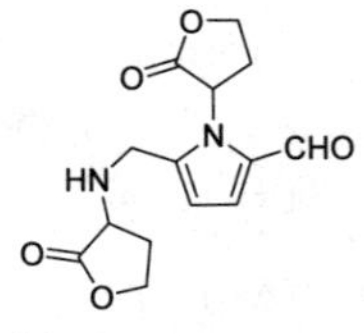 黄芪碱 E Astragaline E
黄芪碱 F Astragaline F $C_{12}H_{18}N_2O_5$ Exact Mass: 270.12	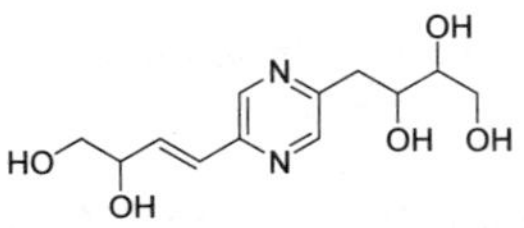 黄芪碱 F Astragaline F	2′-羟基-7,3′,4′-三甲氧基异黄烷 2′-Hydroxy-7,3′,4′-trimethoxy-isoflavan $C_{18}H_{20}O_5$ Exact Mass: 316.13	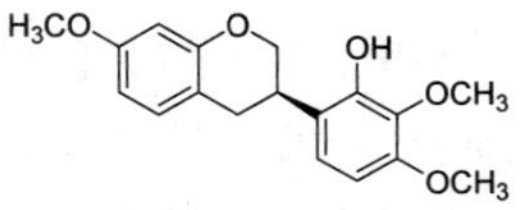 2′-羟基-7,3′,4-三甲氧基异黄烷 2′-Hydroxy-7,3′,4′-trimethoxy-isoflavan
3′,4′-二甲氧基-7,2′-二葡萄糖异黄烷苷 $C_{29}H_{38}O_{15}$ Exact Mass: 626.22	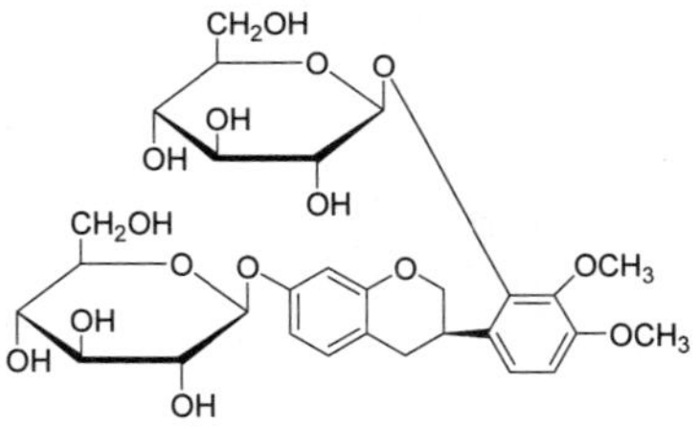 3′,4′-二甲氧基-7,2′-二葡萄糖异黄烷苷	7-羟基-3′,4′-二甲氧基-2′,5′-二葡萄糖异黄烷苷 $C_{29}H_{38}O_{16}$ Exact Mass: 642.22	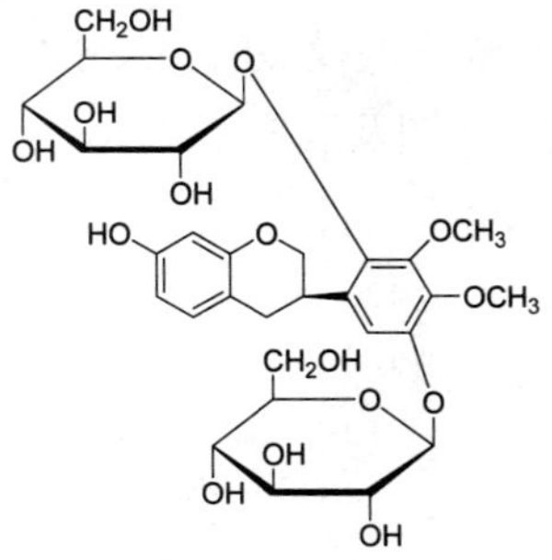 7-羟基-3′,4′-二甲氧基-2′,5′-二葡萄糖异黄烷苷
7,2′-二羟基-3,4′-二甲氧基-异黄烷 7,2′-Dihydroxy-3′,4′-dimethoxy-isoflavan $C_{17}H_{18}O_5$ Exact Mass: 302.12	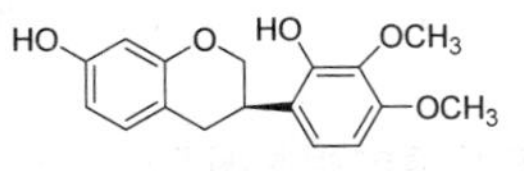 7,2′-二羟基-3,4′-二甲氧基-异黄烷 7,2′-Dihydroxy-3′,4′-dimethoxy-isoflavan		

除以上化学成分外，黄芪还含有黄芪多糖Ⅰ、维生素 P、3′,4′-二甲氧基-2′,5′-二葡萄糖异黄烷苷、3,9,10-三甲氧基紫檀烷等。

【分析方法】

1 黄芪提取过程总皂苷浓度的在线监测方法[9]

1.1 仪器

Antaris MX FT-NIR，配备40m远程光纤，流通池(series 750，Precision Sensing Devices.Inc.)，RESULT 3.0光谱采集软件和TQ Analyst 7.2化学计量学软件。Agilent 1100 液相色谱质谱联用仪，SB-C_{18}柱(150mm×4.6mm，5μm)。

1.2 光谱采集方法

通过Antaris MX FT-NIR在线分析仪器对工厂黄芪提取过程进行监测，仪器参数设置为：分辨率8cm^{-1}，扫描次数32次，扫描光谱波数范围5000～10000cm^{-1}，每分钟采集1次光谱。

1.3 高效液相色谱-质谱联用参考方法

采集近红外光谱的同时，每隔 10min 取一次样品进行高效液相色谱-质谱联用分析。样品分析方法为：取黄芪提取液适量，用甲醇稀释一倍，涡旋混合，离心，取上清液 5μL 供高效液相色谱-质谱联用分析。流动相：A 相为 0.2%乙酸+水，B 相为 0.2%乙酸+乙腈。洗脱方法 1 (测定黄芪皂苷Ⅱ、异黄芪皂苷Ⅱ、黄芪皂苷Ⅰ)：0～15min 50% A，等度洗脱；洗脱方法 2 (测定黄芪甲苷)：0～15min 65% A，等度洗脱。

1.4 四种成分定量分析模型的建立

NIR光谱预处理方法为Norris导数滤波平滑方法，段长(segment length)和段间距(gap between segments)设为5；定量模型的建模方法为偏最小二乘回归(PLS)。四种成分定量分析模型的相关系数为0.8571～0.9876，RMSEC为1.50×10^{-6}～2.73，RMSECV为0.066～5.710。选用光谱范围分别为：9785.19～7609.50cm^{-1}，6420.63～5830.16cm^{-1}(黄芪皂苷Ⅱ)；9785.19～7609.50cm^{-1}，6583.79～5768.04cm^{-1}(异黄芪皂苷Ⅱ)；9690.21～7678.56cm^{-1}，6361.71～5791.95cm^{-1} (黄芪皂苷Ⅰ)；9785.19～7609.50cm^{-1}，6583.79～6039.96cm^{-1}(黄芪甲苷)。

1.5 黄芪总皂苷定量分析模型

以含量较高的四种皂苷类成分的浓度加和值作为总皂苷的浓度，建立黄芪总皂苷的定量分析模型。经过优选，选择建模光谱区间为9785.19～7609.50cm^{-1}和6420.63～5830.16cm^{-1}两段。采用MSC、二阶微分和Norris平滑对建模光谱进行预处理，采用偏最小二乘法建立样品光谱与黄芪总皂苷HPLC-MS分析值之间的相关模型，所建立的模型的相关系数达到了0.9932，RMSEC为5.94。图1-11-1为黄芪总皂苷浓度的模型预测值与分析值的相关图及残差分布图。

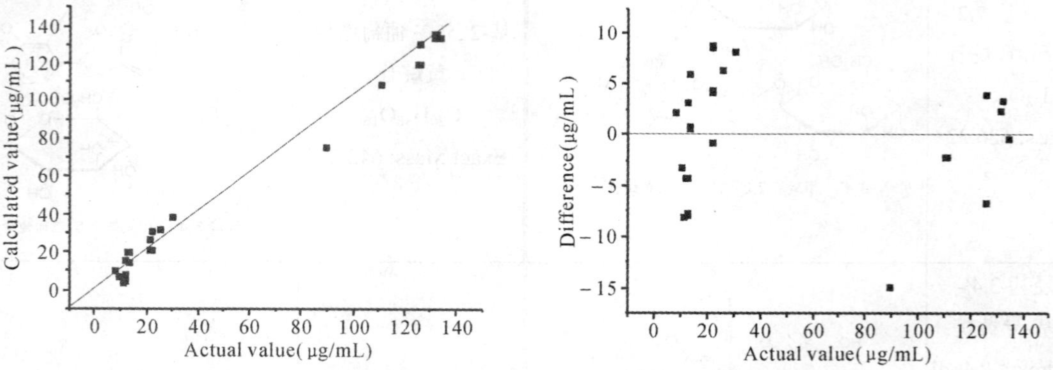

图1-11-1　黄芪总皂苷浓度的模型预测值与分析值的相关图及残差分布图

采用留一法对所建模型进行内部交叉验证，结果如图1-11-2所示，内部交叉验证预测值和真值之间的相关系数为0.9766，RMSECV为11.1。

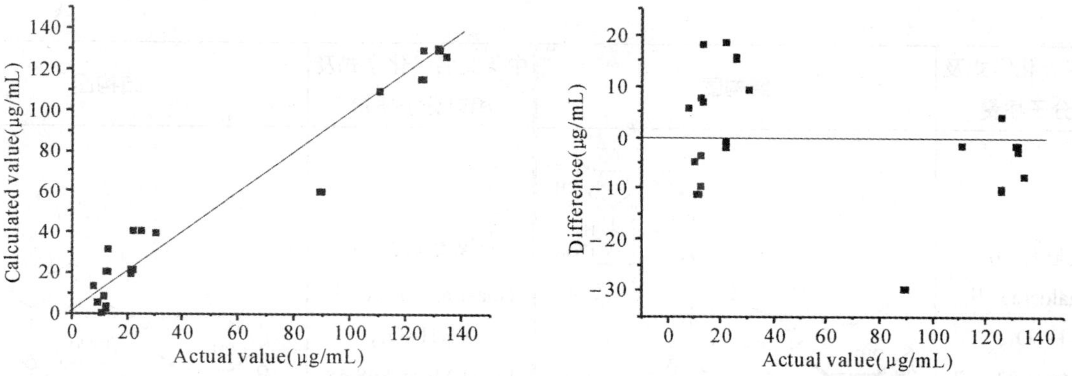

图1-11-2 黄芪总皂苷定量分析模型的内部交叉验证结果

将所建立的黄芪总皂苷的定量分析模型应用于提取过程的在线监测，每分钟采集一次过程光谱，实时检测提取过程指标成分的浓度变化，直至过程结束。

炙黄芪

Zhihuangqi

ASTRAGALI RADIX PRAEPARATA CUM MELLE

【化学成分】

表 1-11-4 炙黄芪主要化学成分[10]

中英文名、化学式及相对分子质量	结构图	中英文名、化学式及相对分子质量	结构图
大豆皂苷 I 甲酯 Soyasaponins I methyl ester $C_{49}H_{80}O_{17}$ Exact Mass: 940.54	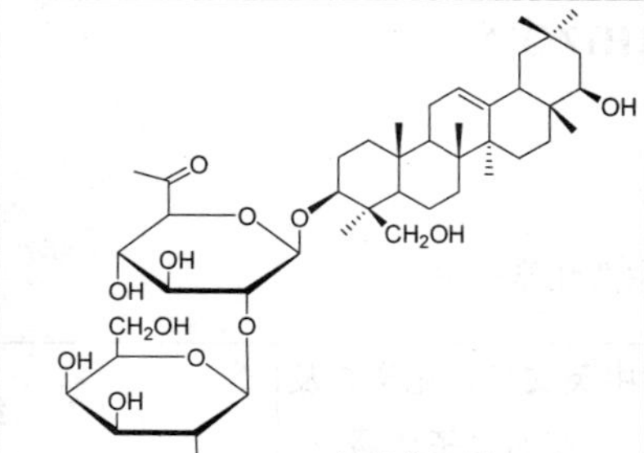 大豆皂苷 I 甲酯 Soyasaponins I methyl ester	黄芪皂苷 I Astragaloside I $C_{45}H_{72}O_{16}$ Exact Mass: 868.48	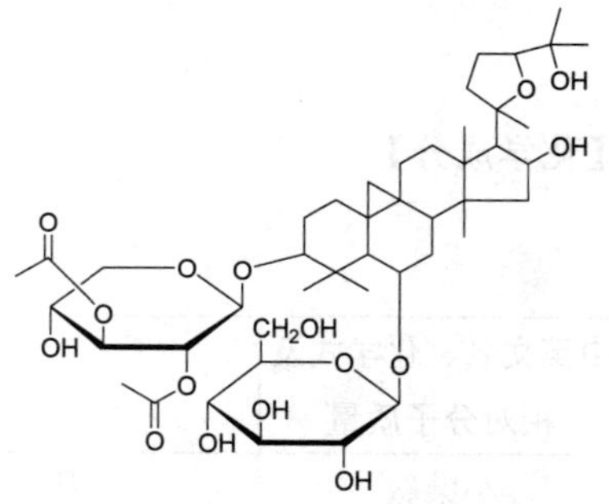 黄芪皂苷 I Astragaloside I
异黄芪皂苷 II Isoastragaloside II $C_{43}H_{70}O_{15}$ Exact Mass: 826.47	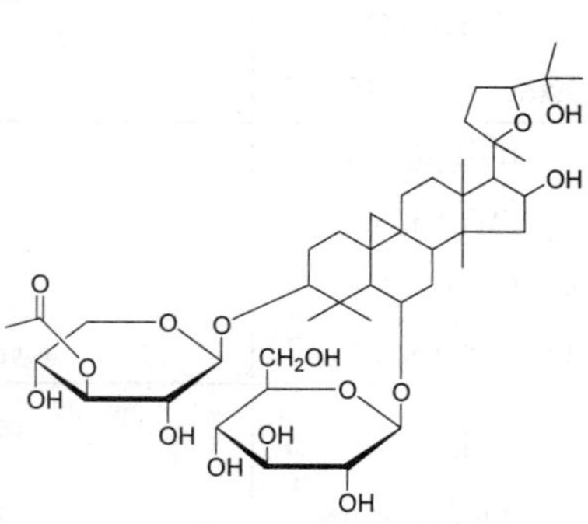 异黄芪皂苷 II Isoastragaloside II	黄芪皂苷 III Astragaloside III $C_{41}H_{68}O_{14}$ Exact Mass: 784.46	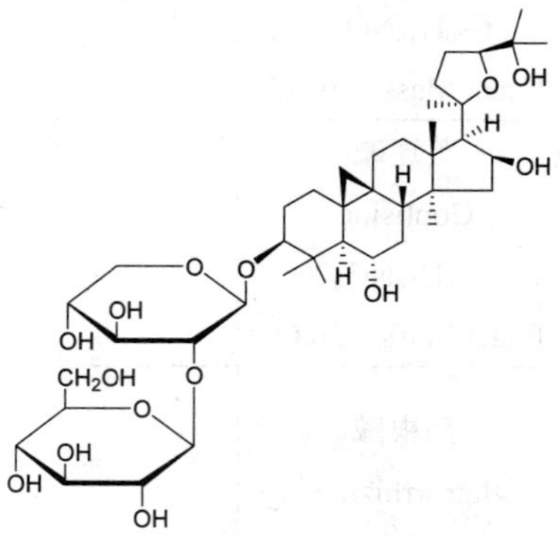 黄芪皂苷 III Astragaloside III

续表

中英文名、化学式及相对分子质量	结构图	中英文名、化学式及相对分子质量	结构图
黄芪皂苷 Ⅱ Astragaloside Ⅱ $C_{43}H_{70}O_{15}$ Exact Mass: 826.47	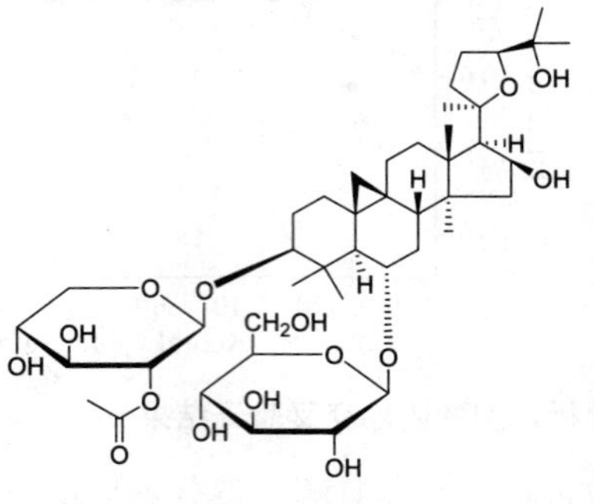 黄芪皂苷 Ⅱ　Astragaloside Ⅱ	异黄芪皂苷 Ⅰ Isoastragaloside Ⅰ $C_{45}H_{72}O_{16}$ Exact Mass: 868.48	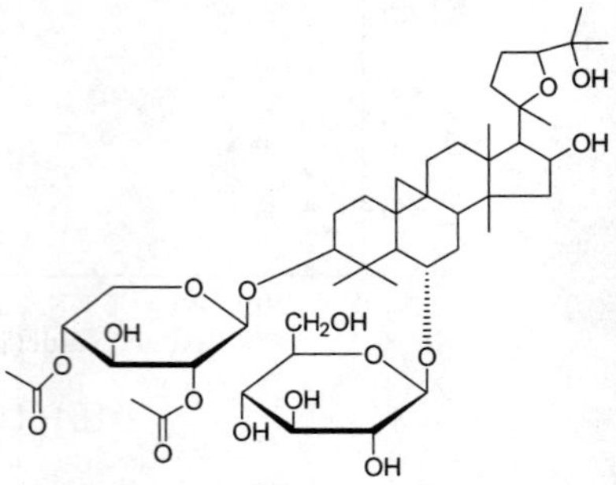 异黄芪皂苷 Ⅰ　Isoastragaloside Ⅰ
胡萝卜苷 Daucosterol $C_{35}H_{60}O_{6}$ Exact Mass: 576.44	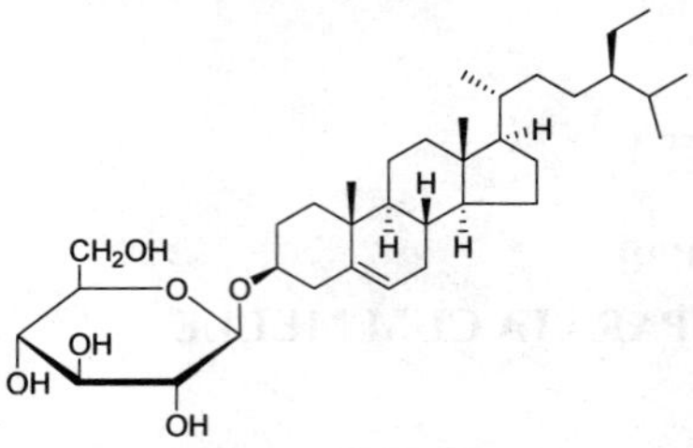 胡萝卜苷　Daucosterol		

黄连

Huanglian

COPTIDIS RHIZOMA

【化学成分】

表 1-11-5　黄连主要化学成分[11]

中英文名、化学式及相对分子质量	结构图	中英文名、化学式及相对分子质量	结构图
小檗碱 Berberine $C_{20}H_{18}NO_4^+$ Exact Mass: 336.12	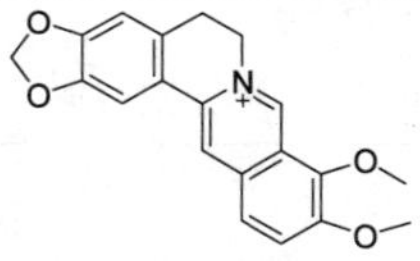 小檗碱　Berberine	巴马汀 Palmatine $C_{21}H_{22}NO_4^+$ Exact Mass: 352.15	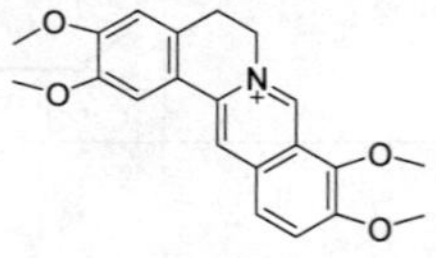 巴马汀　Palmatine
黄连碱 Coptisine $C_{19}H_{14}NO_4^+$ Exact Mass: 320.09	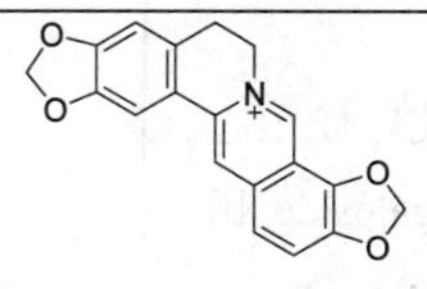 黄连碱　Coptisine	甲基黄连碱 Worenine $C_{20}H_{16}NO_4^+$ Exact Mass: 334.11	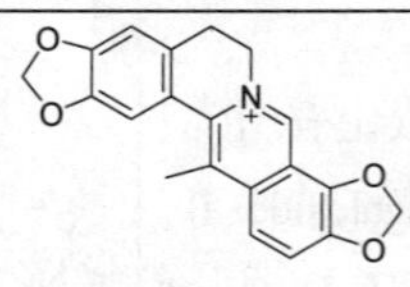 甲基黄连碱　Worenine
药根碱 Jatrorrhizine $C_{20}H_{20}NO_4$+ Exact Mass: 338.14	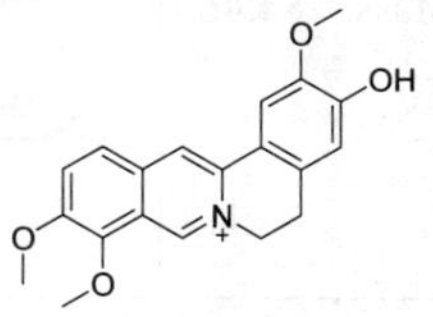 药根碱　Jatrorrhizine	木兰碱 Magnoflorine $C_{20}H_{24}NO_4^+$ Exact Mass: 342.17	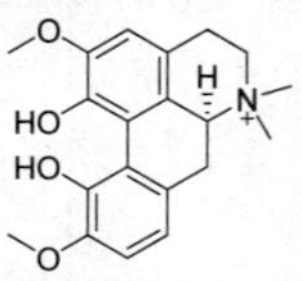 木兰碱　Magnoflorine

续表

中英文名、化学式及相对分子质量	结构图	中英文名、化学式及相对分子质量	结构图
阿魏酸 Ferulic acid $C_{10}H_{10}O_4$ Exact Mass: 194.06	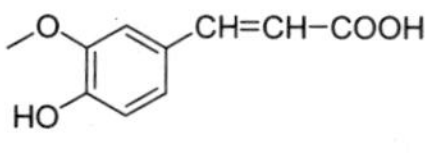 阿魏酸 Ferulic acid	氯原酸 Chlorogenic acid $C_{16}H_{18}O_9$ Exact Mass: 354.1	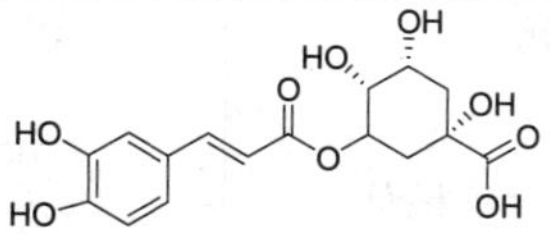 氯原酸 Chlorogenic acid

除以上化学成分外，黄连还含有落叶松脂素、反式阿魏酸对羟基苯乙酯等。

黄柏

Huangbai

PHELLODENDRI CHINENSIS CORTEX

【化学成分】

表 1-11-6 黄柏主要化学成分[12~14]

中英文名、化学式及相对分子质量	结构图	中英文名、化学式及相对分子质量	结构图
小檗碱 Berberine $C_{20}H_{18}NO_4^+$ Exact Mass: 336.12	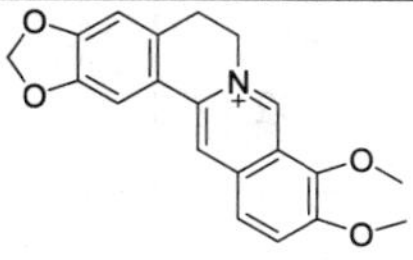 小檗碱 Berberine	咖啡酸乙酯 Ethyl caffeate $C_{11}H_{12}O_4$ Exact Mass: 208.07	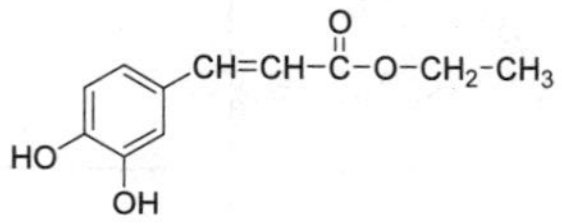 咖啡酸乙酯 Ethyl caffeate
异香草醛 Isovanillin $C_8H_8O_3$ Exact Mass: 152.05	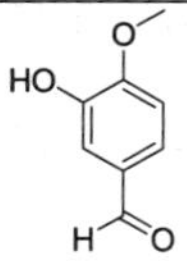 异香草醛 Isovanillin	阿魏酸 Ferulic acid $C_{10}H_{10}O_4$ Exact Mass: 194.06	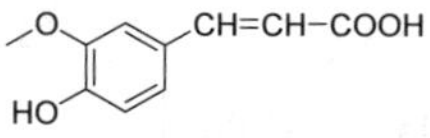 阿魏酸 Ferulic acid
(+)-5,5′-二甲氧基落叶松脂素 (+)-5,5′-Dimethoxy-lariciresinol $C_{22}H_{28}O_8$ Exact Mass: 420.18	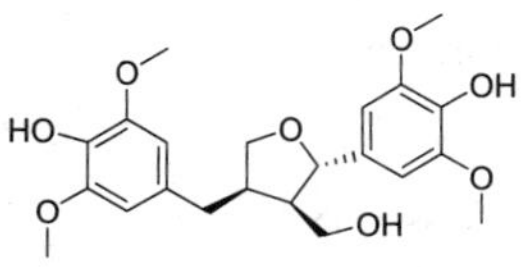 (+)-5,5′-二甲氧基落叶松脂素 (+)-5,5′-Dimethoxylariciresinol	Methyl-*β*-orsellinate $C_9H_{10}O_4$ Exact Mass: 182.06	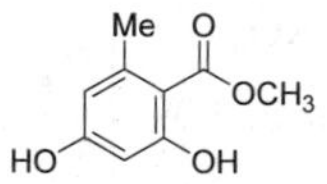 Methyl-*β*-orsellinate
γ-崖椒碱 *γ*-Fagarine $C_{13}H_{11}NO_3$ Exact Mass: 229.07	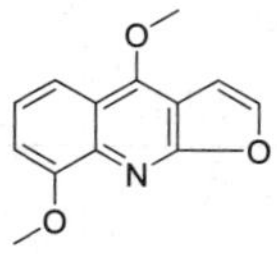 *γ*-崖椒碱 *γ*-Fagarine	(±)-Lyoniresinol $C_{22}H_{28}O_8$ Exact Mass: 420.18	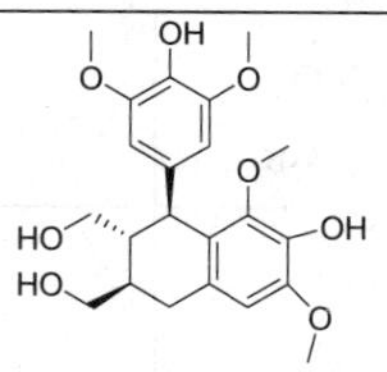 (±)-Lyoniresinol
β-谷甾醇 *β*-Sitosterol $C_{29}H_{50}O$ Exact Mass: 414.39	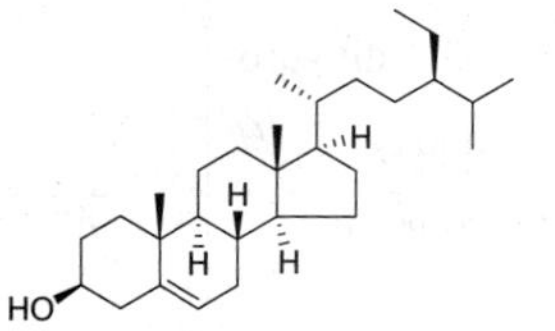 *β*-谷甾醇 *β*-Sitosterol	豆甾醇 Stigmasterol $C_{29}H_{48}O$ Exact Mass: 412.37	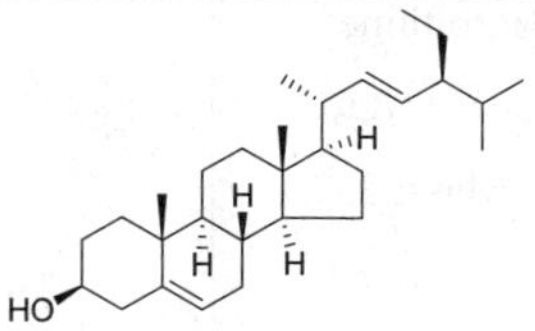 豆甾醇 Stigmasterol

续表

中英文名、化学式及相对分子质量	结构图	中英文名、化学式及相对分子质量	结构图
金丝桃苷 Hyperoside $C_{21}H_{20}O_{12}$ Exact Mass: 464.10	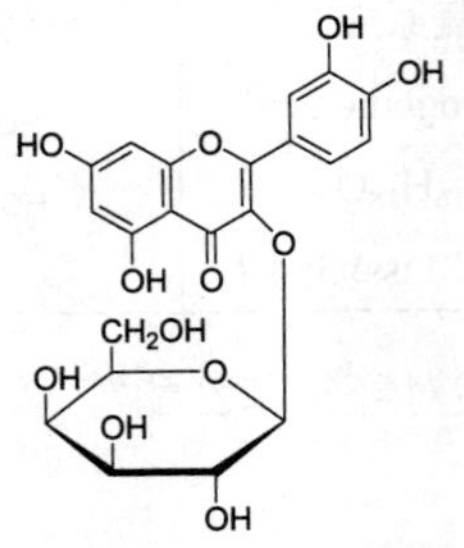 金丝桃苷 Hyperoside	双氢山柰酚 Dihydrokaempferol $C_{15}H_{12}O_6$ Exact Mass: 288.06	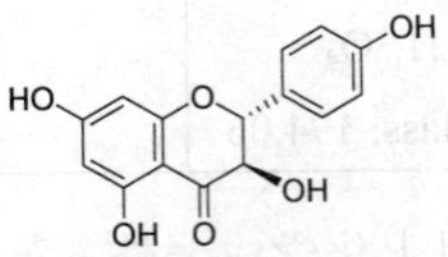 双氢山柰酚 Dihydrokaempferol
黄柏新苷 A Phellochinin A $C_{26}H_{30}O_{11}$ Exact Mass: 518.18	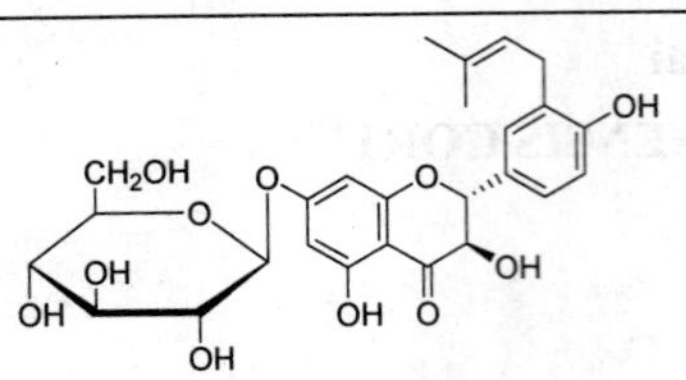 黄柏新苷 A Phellochinin A	黄柏内酯 Obakulactone $C_{26}H_{30}O_8$ Exact Mass: 470.19	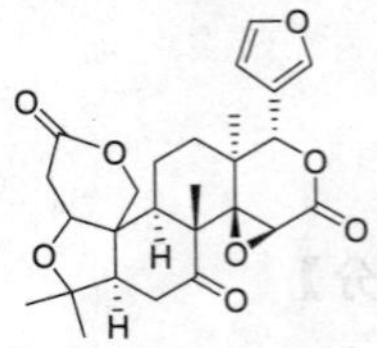 黄柏内酯 Obakulactone
腺苷 Adenosine $C_{10}H_{13}N_5O_4$ Exact Mass: 267.10	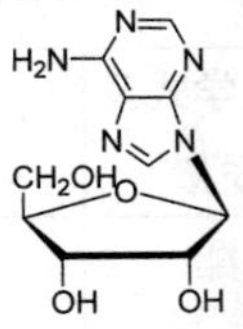 腺苷 Adenosine	黄柏碱 Phellodendrine $C_{20}H_{24}NO_4^+$ Exact Mass: 342.17	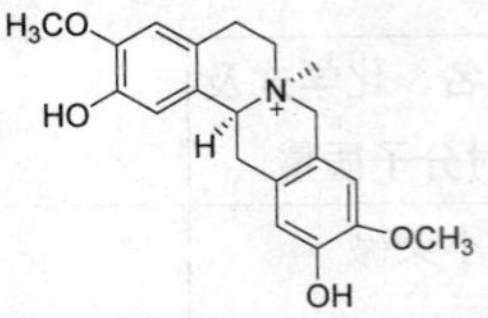 黄柏碱 Phellodendrine
降氧化北美黄莲次碱 Noroxyhydrastinine $C_{10}H_9NO_3$ Exact Mass: 191.06	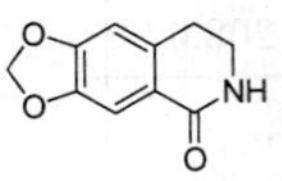 降氧化北美黄莲次碱 Noroxyhydrastinine	氧化小檗碱 Oxyberberine $C_{20}H_{17}NO_5$ Exact Mass: 351.11	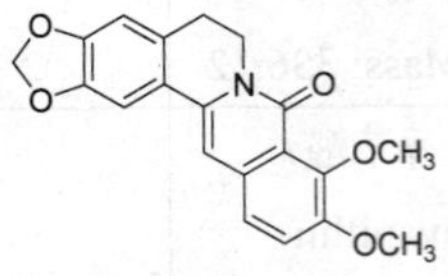 氧化小檗碱 Oxyberberine
Rugosinone $C_{19}H_{15}NO_6$ Exact Mass: 353.09	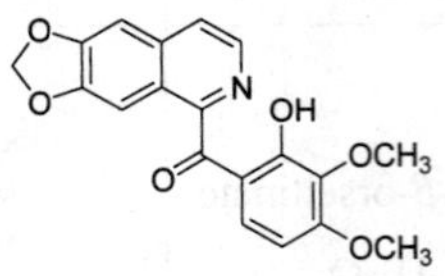 Rugosinone	药根碱 Jatrorrhizine $C_{20}H_{20}NO_4^+$ Exact Mass: 338.14	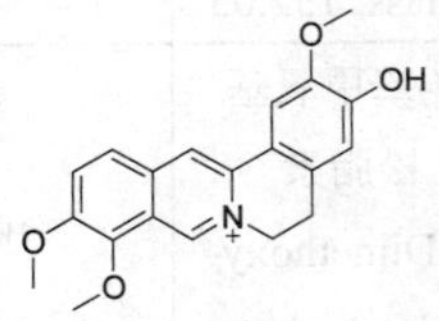 药根碱 Jatrorrhizine
Anhydroberberillic acid $C_{20}H_{17}NO_8$ Exact Mass: 399.10	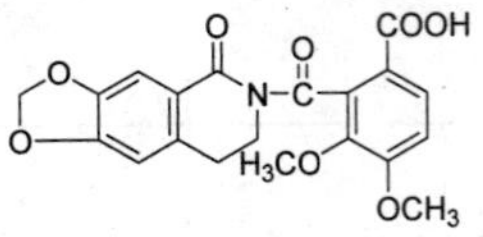 Anhydroberberillic acid	巴马汀 Palmatine $C_{21}H_{22}NO_4^+$ Exact Mass: 352.15	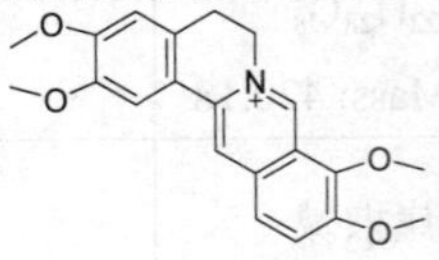 巴马汀 Palmatine
Berbithine $C_{19}H_{17}NO_5$ Exact Mass: 339.11	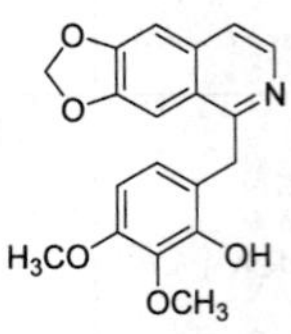 Berbithine	3-乙酰-3,4-二氢-5,6-二甲氧基-2(1)*H*-苯骈吡喃酮 3-Acetyl-3,4-dihydro-5,6-dimethoxy-2(1)*H*-benzopyrone $C_{13}H_{14}O_5$ Exact Mass: 250.08	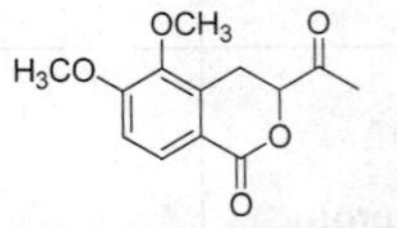 3-乙酰-3,4-二氢-5,6-二甲氧基-2(1)*H*-苯骈吡喃酮 3-Acetyl-3,4-dihydro-5,6-dimethoxy-2(1)*H*-benzopyrone

黄蜀葵花

Huangshukuihua

ABELMOSCHI COROLLA

【化学成分】

表 1-11-7 黄蜀葵花主要化学成分[15, 16]

中英文名、化学式及相对分子质量	结构图	中英文名、化学式及相对分子质量	结构图
杨梅素 Myricetin $C_{15}H_{10}O_8$ Exact Mass: 318.04	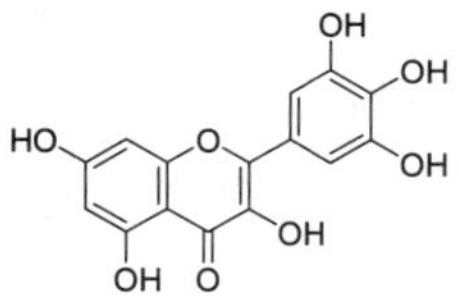 杨梅素 Myricetin	金丝桃苷 Hyperoside $C_{21}H_{20}O_{12}$ Exact Mass: 464.10	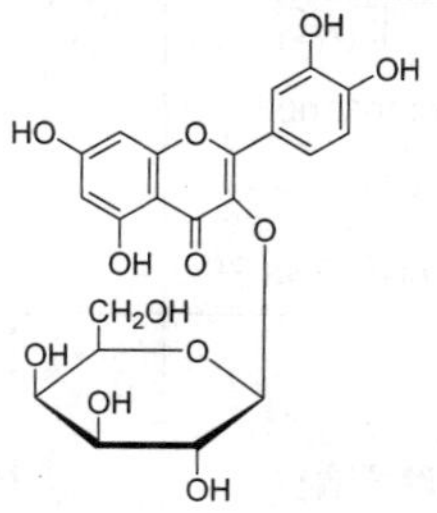 金丝桃苷 Hyperoside
槲皮素 Quercetin $C_{15}H_{10}O_7$ Exact Mass: 302.04	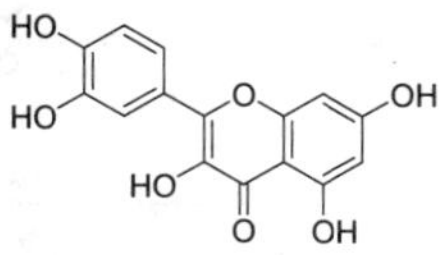 槲皮素 Quercetin	槲皮素-3′-*β*-D-葡萄糖苷 Quercetin-3′-*β*-D-glucoside $C_{21}H_{20}O_{12}$ Exact Mass: 464.1	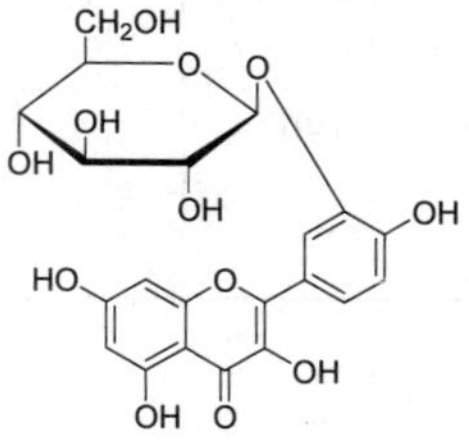 槲皮素-3′-*β*-D-葡萄糖苷 Quercetin-3′-*β*-D-glucoside
木槿苷 Hibiscetin-3-*O*-glucoside $C_{21}H_{20}O_{14}$ Exact Mass: 496.09	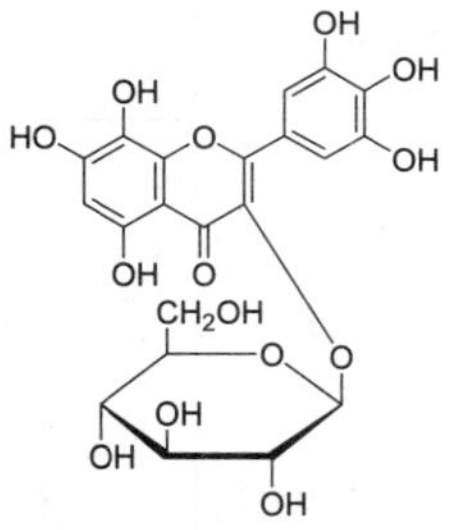 木槿苷 Hibiscetin-3-*O*-glucoside	杨梅素-3-葡萄糖苷 Myricetin-3-*O*-glucoside $C_{21}H_{20}O_{13}$ Exact Mass: 480.09	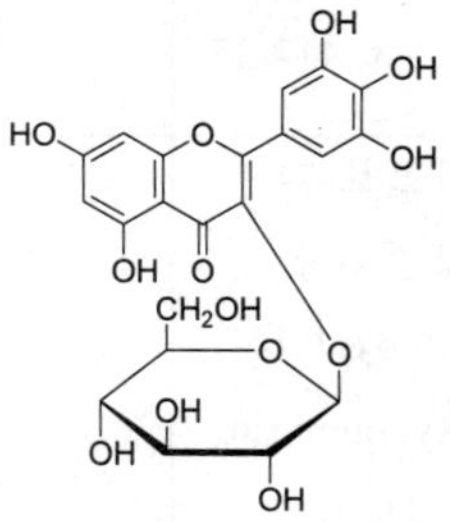 杨梅素-3-葡萄糖苷 Myricetin-3-*O*-glucoside
十四(烷)酸 Tetradecanoic acid $C_{14}H_{28}O_2$ Exact Mass: 228.21	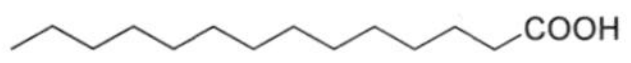 十四(烷)酸 Tetradecanoic acid	十六烷 Hexadecane $C_{16}H_{34}$ Exact Mass: 226.27	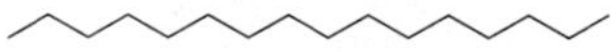 十六烷 Hexadecane
6,10-二甲基-2-十一烷酮 6,10-Dimethyl-2-undecanone $C_{13}H_{26}O$ Exact Mass: 198.20	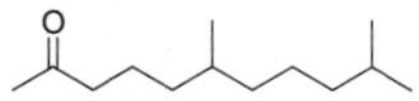 6,10-二甲基-2-十一烷酮 6,10-Dimethyl-2-undecanone	二十一烷 Heneicosane $C_{21}H_{44}$ Exact Mass: 296.34	 二十一烷 Heneicosane
十六(烷)酸 Hexadecanoic acid $C_{16}H_{32}O_2$ Exact Mass: 256.24	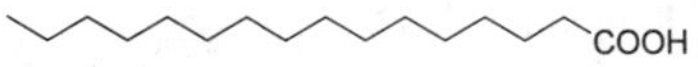 十六(烷)酸 Hexadecanoic acid	十八烷 Octadecane $C_{18}H_{38}$ Exact Mass: 254.30	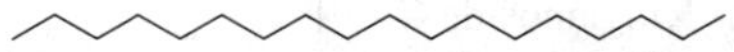 十八烷 Octadecane

续表

中英文名、化学式及相对分子质量	结构图	中英文名、化学式及相对分子质量	结构图
9,12-十八碳二烯酸 9,12-Octadecadienoic acid,(*Z*,*Z*) $C_{18}H_{32}O_2$ Exact Mass: 280.24	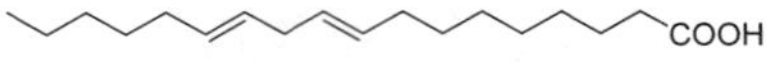 9,12-十八碳二烯酸 9,12-Octadecadienoic acid,(*Z*,*Z*)	2,6,10,15-四甲基十七烷 Heptadecane,2,6,10,15-tetramethyl $C_{21}H_{44}$ Exact Mass: 296.34	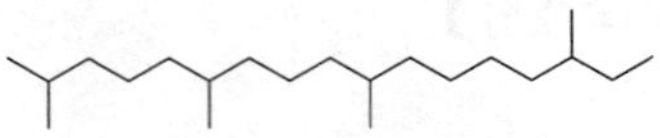 2,6,10,15-四甲基十七烷 Heptadecane,2,6,10,15-tetramethyl
二十四烷 Tetracosane $C_{24}H_{50}$ Exact Mass: 338.39	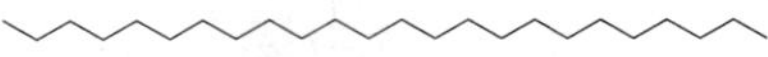 二十四烷 Tetracosane	二十二烷 Docosane $C_{22}H_{46}$ Exact Mass: 310.36	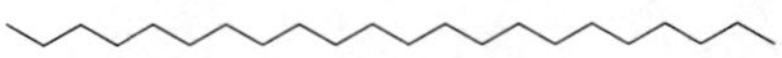 二十二烷 Docosane
大麻双酮 Cannabiscitrin $C_{21}H_{20}O_{13}$ Exact Mass: 480.09	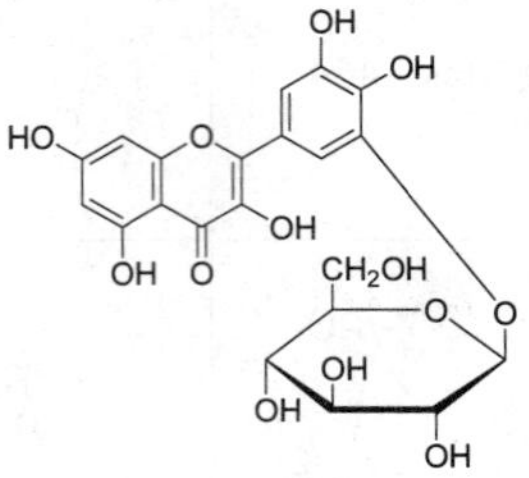 大麻双酮 Cannabiscitrin	槲皮素-3-洋槐糖苷 Quercetin-3-robinoside $C_{27}H_{30}O_{16}$ Exact Mass: 610.15	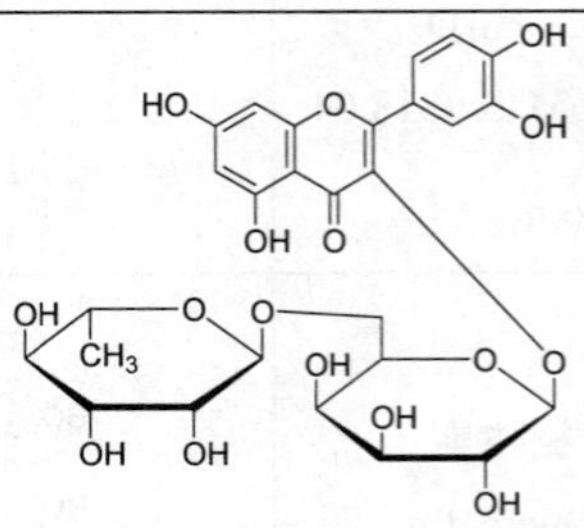 槲皮素-3-洋槐糖苷 Quercetin-3-robinoside
豆甾醇 Stigmasterol $C_{29}H_{48}O$ Exact Mass: 412.37	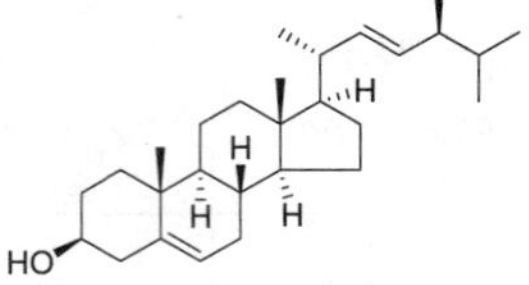 豆甾醇 Stigmasterol	*α*-菠甾醇 *α*-Spinasterol $C_{29}H_{48}O$ Exact Mass: 412.37	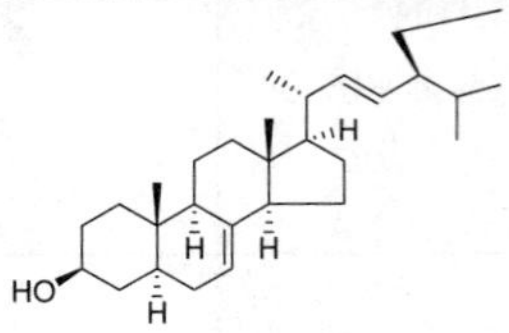 *α*-菠甾醇 *α*-Spinasterol
6-甲氧基-7-羟基香豆素 6-Methoxyl-7-hydroxycoumarin $C_{10}H_8O_4$ Exact Mass: 192.04	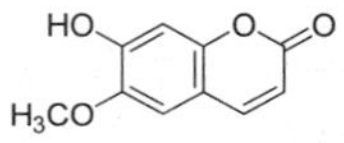 6-甲氧基-7-羟基香豆素 6-Methoxyl-7-hydroxycoumarin	咖啡酸 Caffeic acid $C_9H_8O_4$ Exact Mass: 180.04	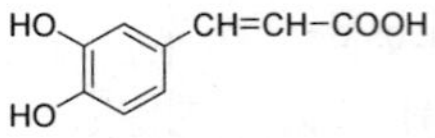 咖啡酸 Caffeic acid

黄精

Huangjing

POLYGONATI RHIZOMA

【化学成分】

表 1-11-8a 黄精主要化学成分[17~20]

中英文名、化学式及相对分子质量	结构图	中英文名、化学式及相对分子质量	结构图
滇黄精苷 C Kingianoside C $C_{45}H_{72}O_{20}$ Exact Mass: 932.46	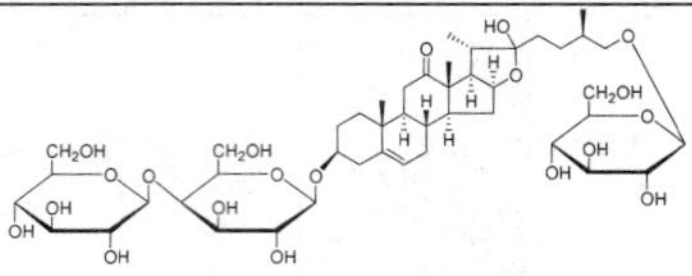 滇黄精苷 C Kingianoside C	滇黄精苷 D Kingianoside D $C_{45}H_{72}O_{19}$ Exact Mass: 916.47	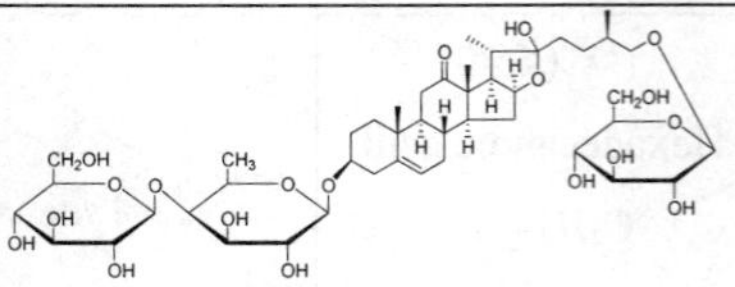 滇黄精苷 D Kingianoside D

续表

中英文名、化学式及相对分子质量	结构图	中英文名、化学式及相对分子质量	结构图
正丁基-*β*-D-吡喃果糖苷 *n*-Butyl-*β*-D-fructopyranoside $C_{10}H_{20}O_6$ Exact Mass: 236.13	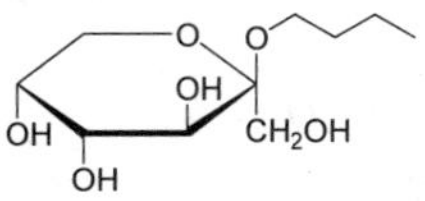 正丁基-*β*-D-吡喃果糖苷 *n*-Butyl-*β*-D-fructopyranoside	甘草素 Liquiritigenin $C_{15}H_{12}O_4$ Exact Mass: 256.07	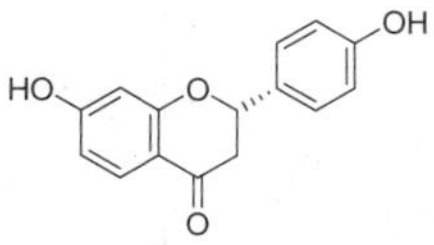 甘草素 Liquiritigenin
(6*aR*,11*aR*)-10-羟基-3,9-二甲氧基紫檀烷 (6*aR*,11*aR*)-10-Hydroxy-3,9-dimethoxy-pterocarpan $C_{17}H_{16}O_5$ Exact Mass: 300.10	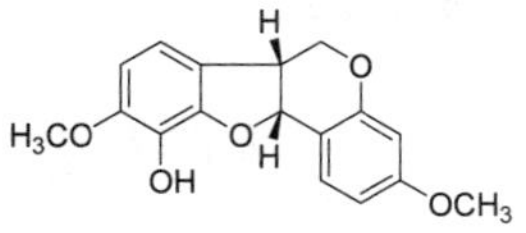 (6*aR*,11*aR*)-10-羟基-3,9-二甲氧基紫檀烷 (6*aR*,11*aR*)-10-Hydroxy-3,9-dimethoxy-pterocarpan	4-羟甲基糠醛 4-Hydroxymethyl-2-furfural $C_6H_6O_3$ Exact Mass: 126.03	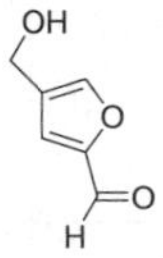 4-羟甲基糠醛 4-Hydroxymethyl-2-furfural
水杨酸 Salicylic acid $C_7H_6O_3$ Exact Mass: 138.03	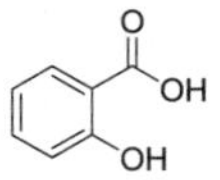 水杨酸 Salicylic acid	胡萝卜苷 Daucosterol $C_{35}H_{60}O_6$ Exact Mass: 576.85	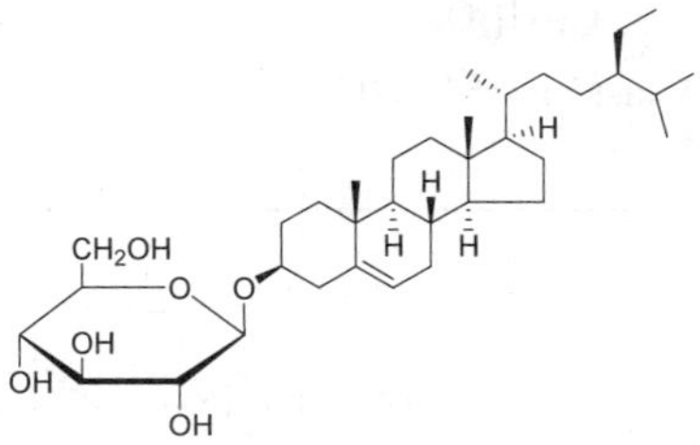 胡萝卜苷 Daucosterol
正丁基-*β*-D-呋喃果糖苷 *n*-Butyl-*β*-D-fructofuranoside $C_{10}H_{20}O_6$ Exact Mass: 236.13	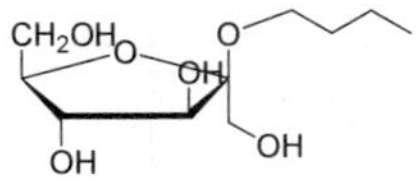 正丁基-*β*-D-呋喃果糖苷 *n*-Butyl-*β*-D-fructofuranoside	正丁基-*α*-D-呋喃果糖苷 *n*-Butyl-*α*-D-fructofuranoside $C_{10}H_{20}O_6$ Exact Mass: 236.13	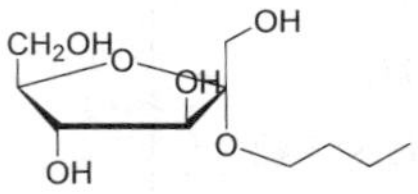 正丁基-*α*-D-呋喃果糖苷 *n*-Butyl-*α*-D-fructofuranoside
新异甘草苷 Neoisoliquiritin $C_{21}H_{22}O_9$ Exact Mass: 418.13	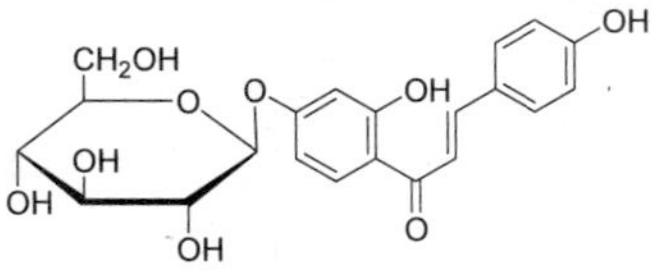 新异甘草苷 Neoisoliquiritin	2′,7-二羟基-3′,4′-二甲氧基异黄烷 2′,7-Dihydroxy-3′,4′-dimethoxy-isoflavan $C_{17}H_{18}O_5$ Exact Mass: 302.12	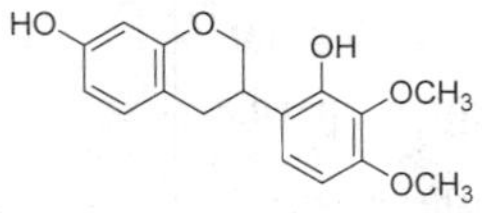 2′,7-二羟基-3′,4′-二甲氧基异黄烷 2′,7-Dihydroxy-3′,4′-dimethoxy-isoflavan
β-谷甾醇 *β*-Sitosterol $C_{29}H_{50}O$ Exact Mass: 414.39	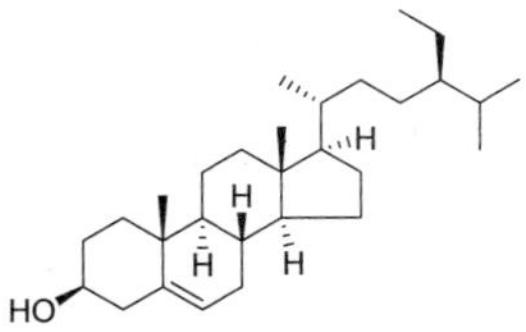 *β*-谷甾醇 *β*-Sitosterol	新甘草苷 Neoliquiritin $C_{21}H_{22}O_9$ Exact Mass: 418.13	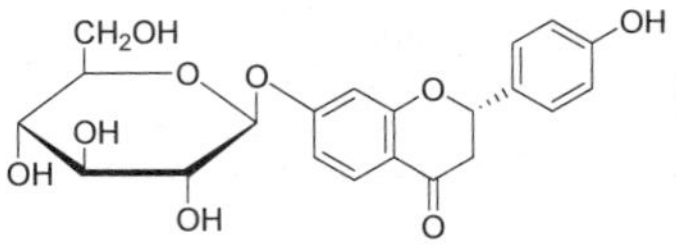 新甘草苷 Neoliquiritin
滇黄精苷 A Kingianoside A $C_{39}H_{60}O_{14}$ Exact Mass: 752.40	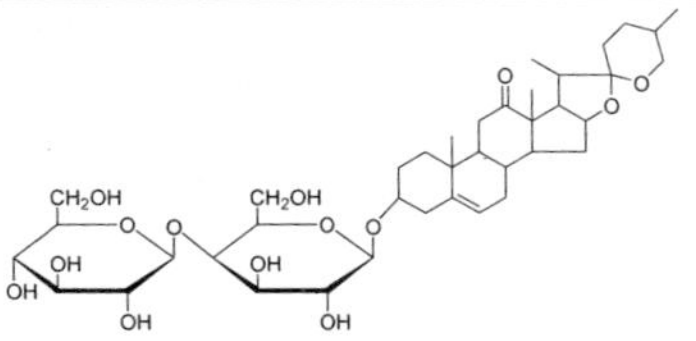 滇黄精苷 A Kingianoside A	滇黄精苷 B Kingianoside B $C_{39}H_{60}O_{13}$ Exact Mass: 736.40	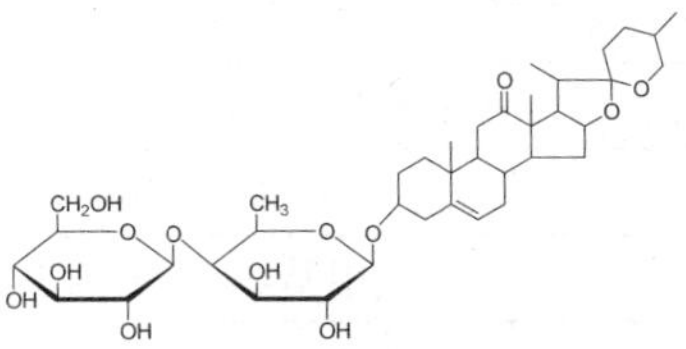 滇黄精苷 B Kingianoside B

续表

中英文名、化学式及相对分子质量	结构图	中英文名、化学式及相对分子质量	结构图
(+)-丁香脂素 (+)-Syringaresinol $C_{22}H_{26}O_8$ Exact Mass: 418.16	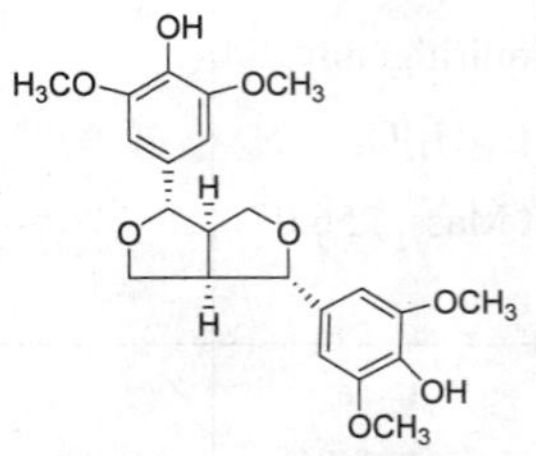 (+)-丁香脂素　(+)-Syringaresinol	(+)-丁香脂素-*O*-*β*-D-吡喃葡萄糖苷 (+)-Syringaresinol-*O*-*β*-D-glucopyranoside $C_{28}H_{36}O_{13}$ Exact Mass: 580.22	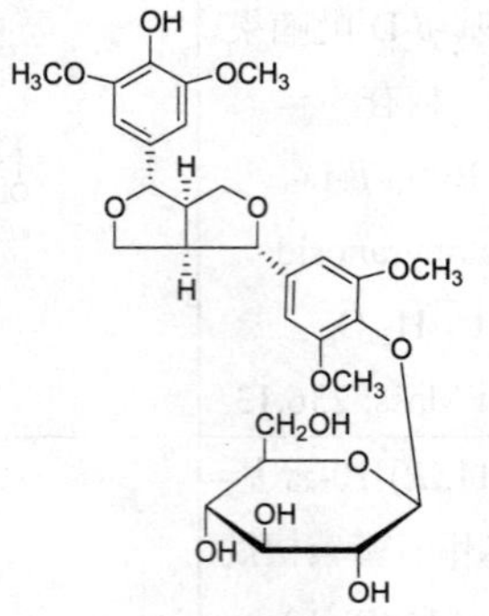 (+)-丁香脂素-*O*-*β*-D-吡喃葡萄糖苷 (+)-Syringaresinol-*O*-*β*-D-glucopyranoside
异甘草素 Isoliquiritigenin $C_{15}H_{12}O_4$ Exact Mass: 256.07	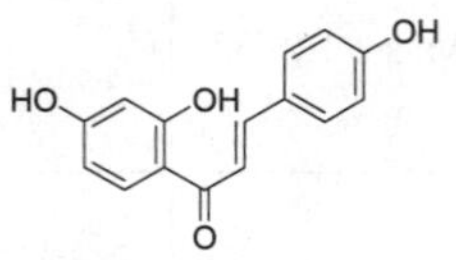 异甘草素　Isoliquiritigenin	4′,7-二羟基-3′-甲氧基异黄酮 4′,7-Dihydroxy-3′-methoxy-isoflavone $C_{16}H_{12}O_5$ Exact Mass: 284.07	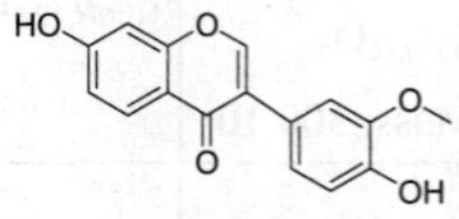 4′,7-二羟基-3′-甲氧基异黄酮 4′,7-Dihydroxy-3′-methoxy-isoflavone
鹅掌楸碱 Liriodendrin $C_{34}H_{46}O_{18}$ Exact Mass: 742.27	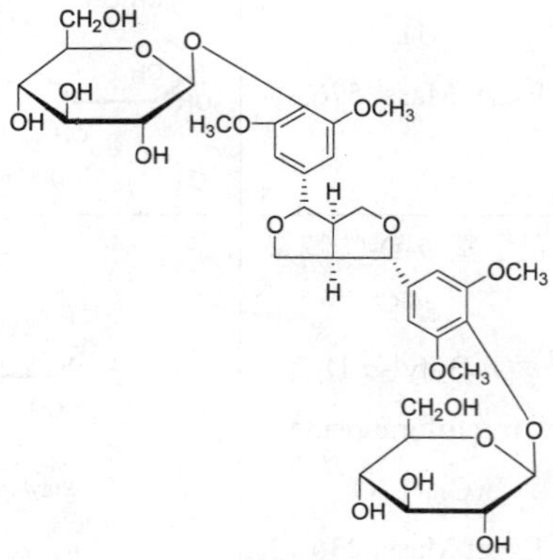 鹅掌楸碱　Liriodendrin	(+)-松脂素-*O*-*β*-D-吡喃葡萄糖基(1→6)-*β*-D-吡喃葡萄糖苷 (+)-Pinoresinol-*O*-*β*-D-glucopyranosyl (1→6)-*β*-D-glucopyranoside $C_{32}H_{42}O_{16}$ Exact Mass: 682.25	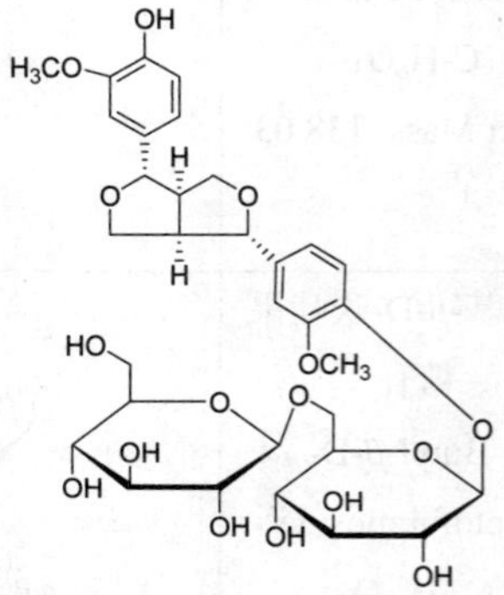 (+)-松脂素-*O*-*β*-D-吡喃葡萄糖基(1→6)-*β*-D-吡喃葡萄糖苷 (+)-Pinoresinol-*O*-*β*-D-glucopyranosyl (1→6)-*β*-D-glucopyranoside
棕榈酸-3*β*-谷甾醇酯 Palmitic acid-3*β*-sitosterol ester $C_{50}H_{88}O_7$ Exact Mass: 800.65	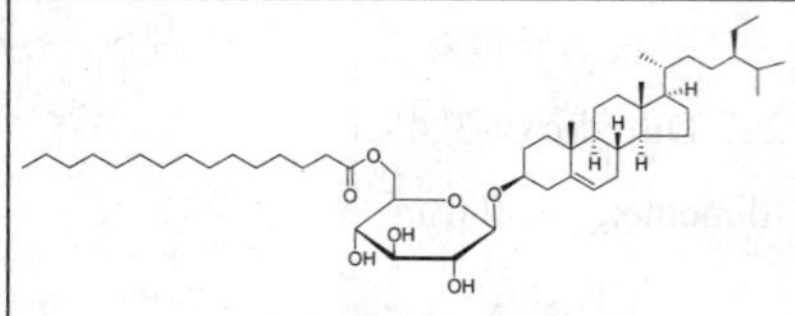 棕榈酸-3*β*-谷甾醇酯 Palmitic acid-3*β*-sitosterol ester		

表 1-11-8b　黄精其他主要化学成分[17~20]

中英文名	中英文名
5,4′-二羟基黄酮糖苷-6-*C*-*β*-D-葡萄糖鼠李糖-7-*O*-葡萄糖苷	吖啶-2-羧酸 Acridine-2-carboxylic acid
4′,5,7-三羟基-6,8-二甲基高异黄酮	黄精神经鞘苷A
黄精神经鞘苷B	黄精神经鞘苷C
3-丁氧甲基-5,6,7,8-四氢-8-吲哚哩嗪酮	

黄藤

Huangteng

FIBRAUREAE CAULIS

【化学成分】

表 1-11-9 黄藤主要化学成分[21～23]

中英文名、化学式及相对分子质量	结构图	中英文名、化学式及相对分子质量	结构图
巴马汀 Palmatine $C_{21}H_{22}NO_4^+$ Exact Mass: 352.15	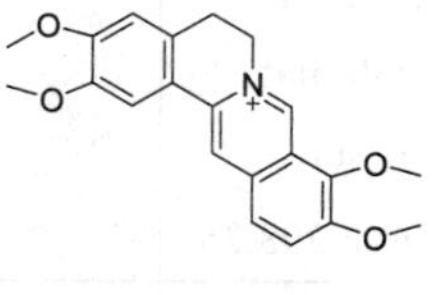 巴马汀 Palmatine	药根碱 Jatrorrhizine $C_{20}H_{20}NO_4^+$ Exact Mass: 338.14	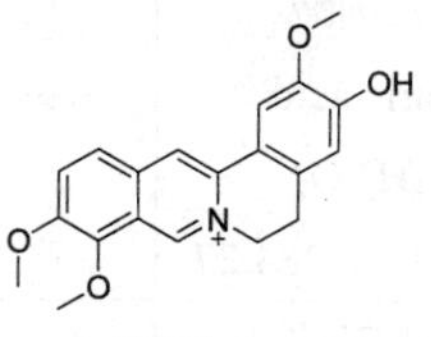 药根碱 Jatrorrhizine
小檗碱 Berberine $C_{20}H_{18}NO_4^+$ Exact Mass: 336.12	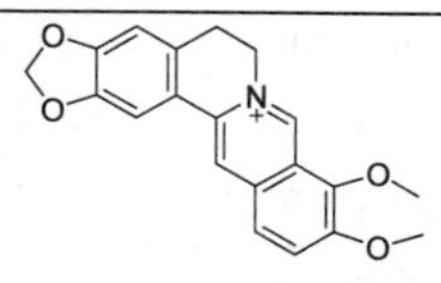 小檗碱 Berberine	非洲防己碱 Columbamine $C_{20}H_{20}C_lNO_4$ Exact Mass: 373.11	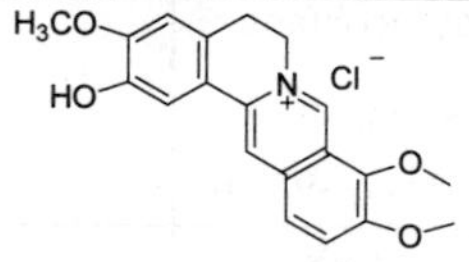 非洲防己碱 Columbamine
四氢巴马汀 Terahydropalmatine $C_{21}H_{25}NO_4$ Exact Mass: 355.18	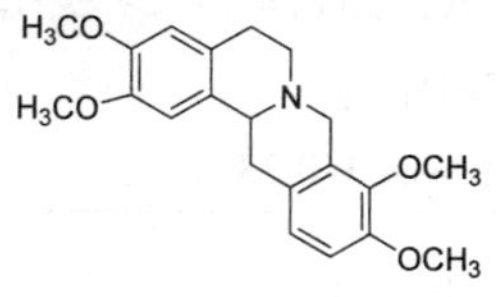 四氢巴马汀 Terahydropalmatine	罗默碱 Roemerine $C_{18}H_{17}NO_2$ Exact Mass: 279.13	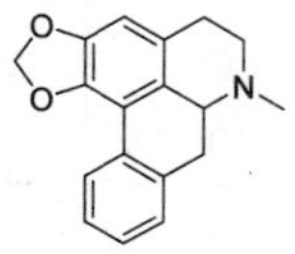 罗默碱 Roemerine
黄藤内酯 Fibraurin $C_{20}H_{20}O_7$ Exact Mass: 372.12	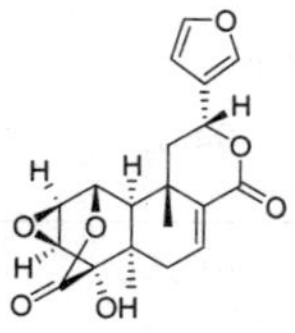 黄藤内酯 Fibraurin	去氧黄藤苦素 Fibleucin $C_{20}H_{20}O_6$ Exact Mass: 356.13	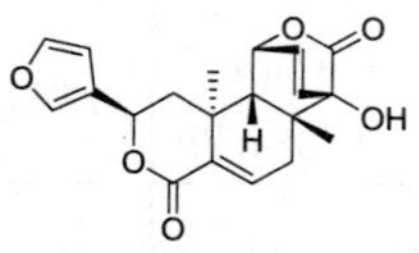 去氧黄藤苦素 Fibleucin
齐墩果酸 Oleanolic acid $C_{30}H_{48}O_3$ Exact Mass: 456.36	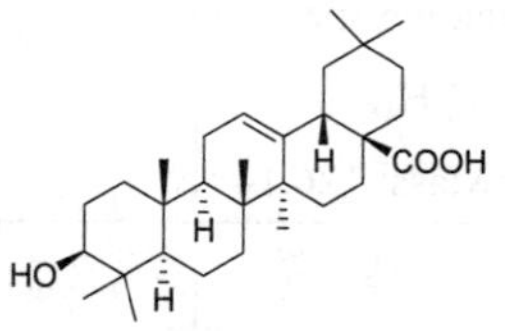 齐墩果酸 Oleanolic acid	*β*-谷甾醇 *β*-Sitosterol $C_{29}H_{50}O$ Exact Mass: 414.39	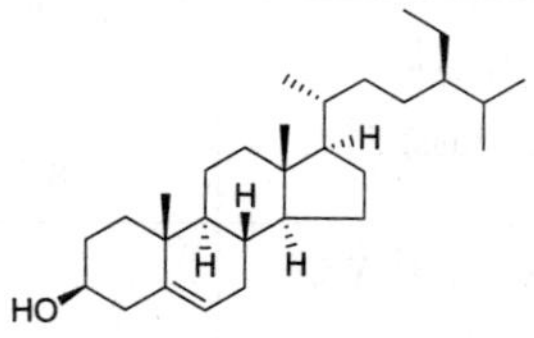 *β*-谷甾醇 *β*-Sitosterol
胡萝卜苷 Daucosterol $C_{35}H_{60}O_6$ Exact Mass: 576.44	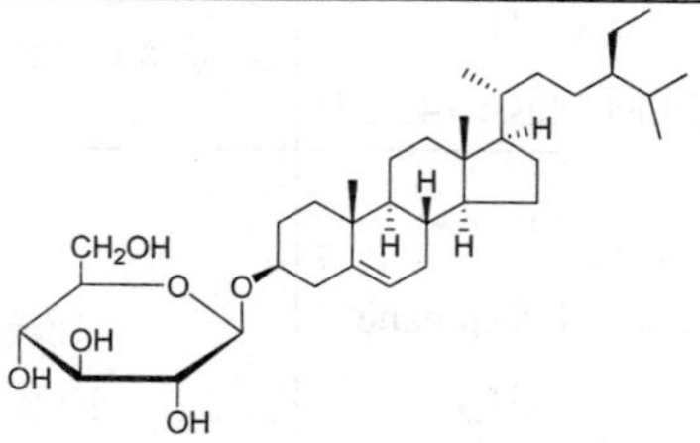 胡萝卜苷 Daucosterol	3-叔丁基-4-甲氧基苯酚 3-Tert-butyl-4-methoxy-phenol $C_{11}H_{16}O_2$ Exact Mass: 180.12	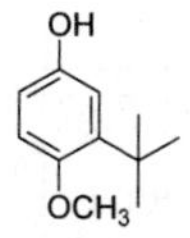 3-叔丁基-4-甲氧基苯酚 3-Tert-butyl-4-methoxy-phenol
2,6-二叔丁基-4-羟基甲苯 2,6-Di-tert-butyl-4-hydroxy toluene $C_{15}H_{24}O$ Exact Mass: 220.18	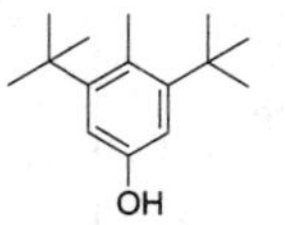 2,6-二叔丁基-4-羟基甲苯 2,6-Di-tert-butyl-4-hydroxy toluene	棕榈酸 Palmitic acid $C_{16}H_{32}O_2$ Exact Mass: 256.24	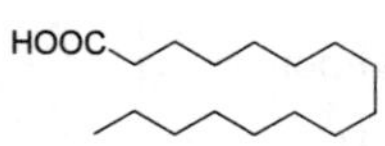 棕榈酸 Palmitic acid

续表

中英文名、化学式及相对分子质量	结构图	中英文名、化学式及相对分子质量	结构图
(*Z*,*Z*)-9,12-十八碳二烯酸 (*Z*,*Z*)-9,12-Octadecadienoic acid $C_{18}H_{32}O_2$ Exact Mass: 280.24	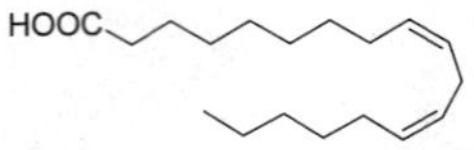 (*Z*,*Z*)-9,12-十八碳二烯酸 (*Z*,*Z*)-9,12-Octadecadienoic acid	(*E*)-9-十八碳烯酸 (*E*)-9-Octadecenoic acid $C_{18}H_{34}O_2$ Exact Mass: 282.26	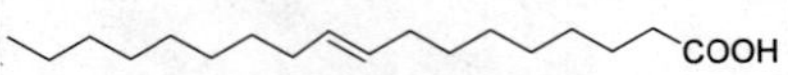 (*E*)-9-十八碳烯酸 (*E*)-9-Octadecenoic acid
十八碳酸 Stearic acid $C_{18}H_{36}O_2$ Exact Mass: 284.27	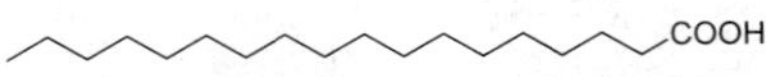 十八碳酸 Stearic acid	棕榈酸乙酯 Ethyl palmitate $C_{18}H_{34}O_3$ Exact Mass: 298.25	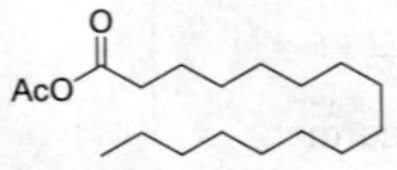 棕榈酸乙酯 Ethyl palmitate
三十五烷 Pentatriacontane $C_{35}H_{72}$ Exact Mass: 492.56	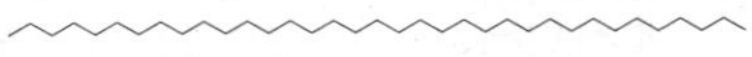 三十五烷 Pentatriacontane	十四烷 Tetradecane $C_{14}H_{30}$ Exact Mass: 198.23	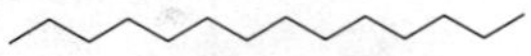 十四烷 Tetradecane
三十六烷 Hexatriacontane $C_{36}H_{74}$ Exact Mass: 506.58	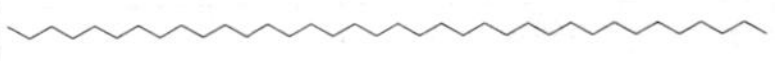 三十六烷 Hexatriacontane	十八碳酸丁酯 18-*n*-Butyl carbonate $C_{22}H_{44}O_2$ Exact Mass: 340.33	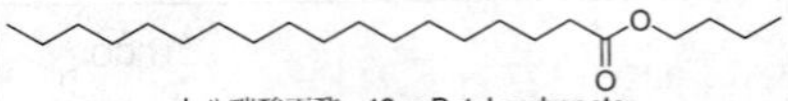 十八碳酸丁酯 18-*n*-Butyl carbonate
2-甲基十七烷 2-Methyl-heptadecane $C_{18}H_{38}$ Exact Mass: 254.30	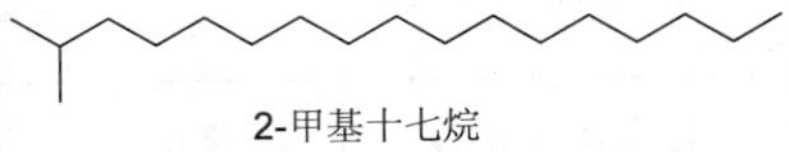 2-甲基十七烷 2-Methyl- heptadecane	二十八烷 Octacosane $C_{28}H_{58}$ Exact Mass: 394.45	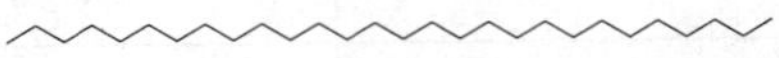 二十八烷 Octacosane
8-庚基十五烷 8-Heptyl-pentadecane $C_{22}H_{46}$ Exact Mass: 310.36	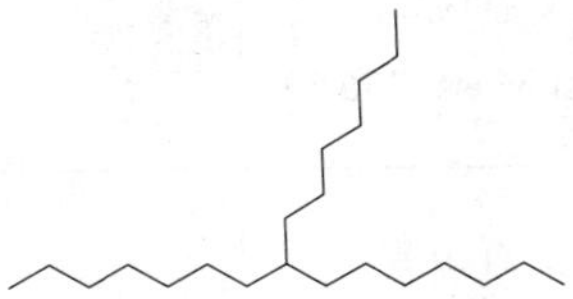 8-庚基十五烷 8-Heptyl-pentadecane	1,2,4-三甲基环己烷 1,2,4-Trimethyl-cyclohexane C_9H_{18} Exact Mass: 126.14	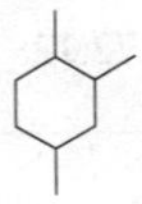 1,2,4-三甲基环己烷 1,2,4-Trimethyl-cyclohexane
2,6-二甲基辛烷 2,6-Dimethyl-octane $C_{10}H_{22}$ Exact Mass: 142.17	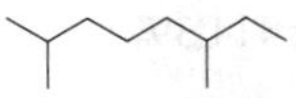 2,6-二甲基辛烷 2,6-Dimethyl-octane	3,6-二甲基辛烷 3,6-Dimethyl-octane $C_{10}H_{22}$ Exact Mass: 142.17	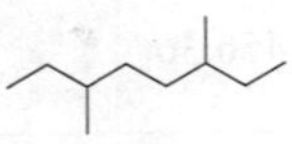 3,6-二甲基辛烷 3,6-Dimethyl-octane
1,1,2,3-四甲基环己烷 1,1,2,3-Tetramethyl-cyclohexane $C_{10}H_{20}$ Exact Mass: 140.16	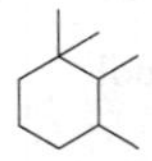 1,1,2,3-四甲基环己烷 1,1,2,3-Tetramethyl-cyclohexane	2-甲基壬烷 2-Methyl-nonane $C_{10}H_{22}$ Exact Mass: 142.17	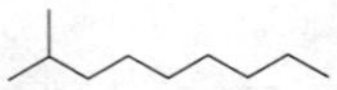 2-甲基壬烷 2-Methyl-nonane
3-甲基壬烷 3-Methyl-nonane $C_{10}H_{22}$ Exact Mass: 142.17	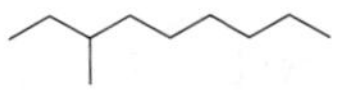 3-甲基壬烷 3-Methyl-nonane	癸烷 Decane $C_{10}H_{22}$ Exact Mass: 142.17	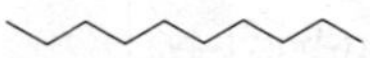 癸烷 Decane

续表

中英文名、化学式及相对分子质量	结构图	中英文名、化学式及相对分子质量	结构图
十一烷 Undecane $C_{11}H_{24}$ Exact Mass: 156.19	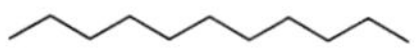 十一烷 Undecane	反式十氢萘 *trans*-Decalin $C_{10}H_{18}$ Exact Mass: 138.14	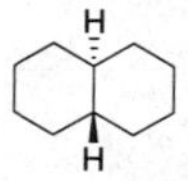 反式十氢萘 *trans*-Decalin
4-甲基癸烷 4-Methyl-decane $C_{11}H_{24}$ Exact Mass: 156.19	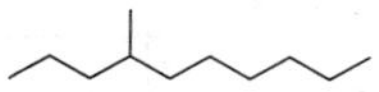 4-甲基癸烷 4-Methyl-decane	2,6,10-三甲基十二烷 2,6,10-Trimethyl-dodecane $C_{15}H_{32}$ Exact Mass: 212.25	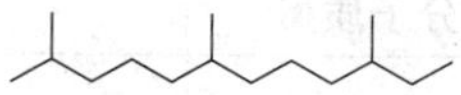 2,6,10-三甲基十二烷 2,6,10-Trimethyl-dodecane
3,7-二甲基壬烷 3,7-Dimethyl-nonane $C_{11}H_{24}$ Exact Mass: 156.19	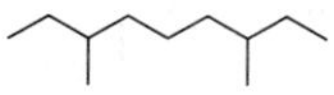 3,7-二甲基壬烷 3,7-Dimethyl-nonane	3-甲基癸烷 3-Methyl-decane $C_{11}H_{24}$ Exact Mass: 156.19	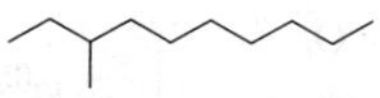 3-甲基癸烷 3-Methyl-decane

除以上化学成分外，黄藤还含有*E*-3-二十碳烯、4,8,12,16-四甲基-*γ*-十七内酯、(24*R*)-4-豆甾烯-3-酮等。

菥蓂

Ximing

THLASPI HERBA

【化学成分】

表 1-11-10 菥蓂主要化学成分[24]

中英文名、化学式及相对分子质量	结构图	中英文名、化学式及相对分子质量	结构图
异硫氰酸丙烯酯 Allyl Isothiocyanate C_4H_5NS Exact Mass: 99.01	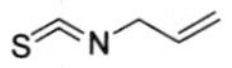 异硫氰酸丙烯酯 Allyl Isothiocyanate	4-异硫氰酸-1-丁烯 4-Isothiocyanato-1-butene C_5H_7NS Exact Mass: 113.03	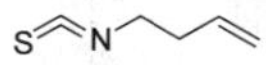 4-异硫氰酸-1-丁烯 4-Isothiocyanato-1-butene
黑芥子苷 Sinigrin $C_{10}H_{17}NO_9S_2$ Exact Mass: 359.03	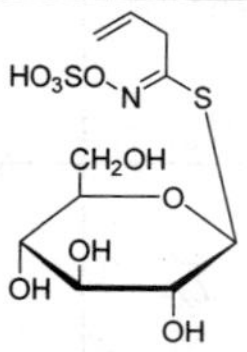 黑芥子苷 Sinigrin	3-丁烯腈 3-Butenenitrile C_4H_5N Exact Mass: 67.04	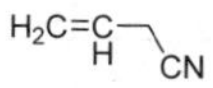 3-丁烯腈 3-Butenenitrile
棕榈酸 Palmitic acid $C_{16}H_{32}O_2$ Exact Mass: 256.24	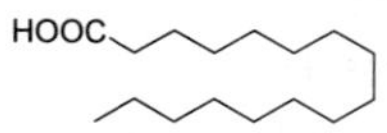 棕榈酸 Palmitic acid	油酸 Oleic acid $C_{18}H_{34}O_2$ Exact Mass: 282.26	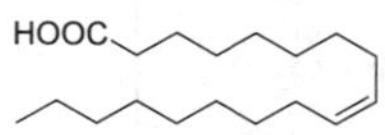 油酸 Oleic acid
亚油酸 Linoleic acid $C_{18}H_{32}O_2$ Exact Mass: 280.24	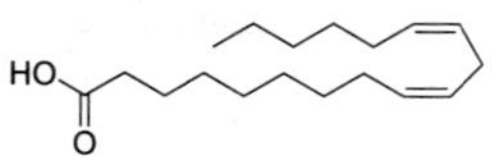 亚油酸 Linoleic acid		

菝葜

Baqia

SMILACIS CHINAE RHIZOMA

【化学成分】

表 1-11-11a　菝葜主要化学成分[25~31]

中英文名、化学式及相对分子质量	结构图	中英文名、化学式及相对分子质量	结构图
(2*R*,3*R*)-3,5,7,3′,5′-五羟基黄烷 (2*R*,3*R*)-3,5,7,3′,5′-Pentahydroxyflavan $C_{15}H_{14}O_6$ Exact Mass: 290.08	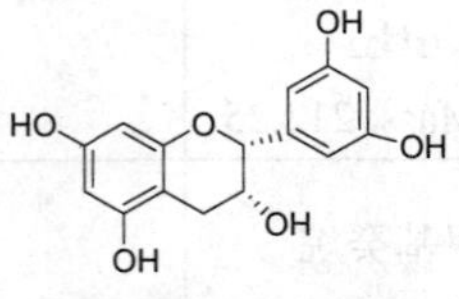 (2*R*,3*R*)-3,5,7,3′,5′-五羟基黄烷 (2*R*,3*R*)-3,5,7,3′,5′-Pentahydroxyflavan	Maackoline $C_{25}H_{24}O_8$ Exact Mass: 452.15	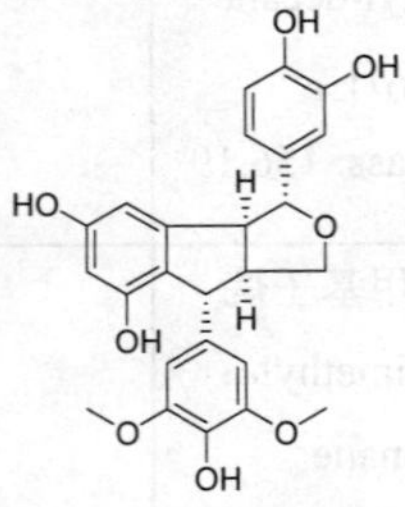 Maackoline
云杉鞣酚 Piceatannol $C_{14}H_{12}O_4$ Exact Mass: 244.07	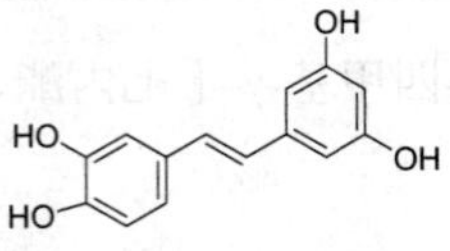 云杉鞣酚　Piceatannol	槲皮素-3-*O*-鼠李糖苷 Quercetin-3-*O*-rhamnoside $C_{21}H_{20}O_{11}$ Exact Mass: 448.10	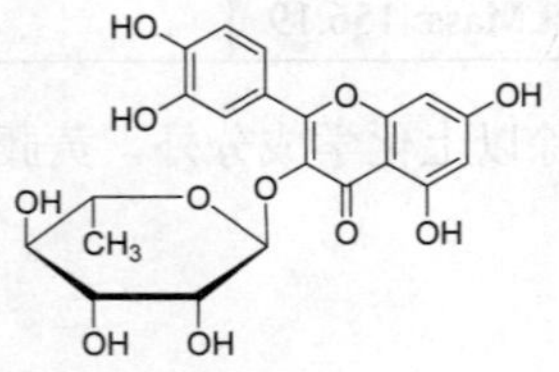 槲皮素-3-*O*-鼠李糖苷　Quercetin-3-*O*-rhamnoside
辛可耐因Ⅰb Cinchonain Ⅰb $C_{24}H_{20}O_9$ Exact Mass: 452.11	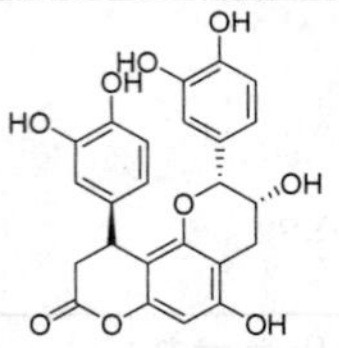 辛可耐因Ib　Cinchonain Ib	二氢山柰酚 Dihydrokaempferol $C_{15}H_{12}O_6$ Exact Mass: 288.06	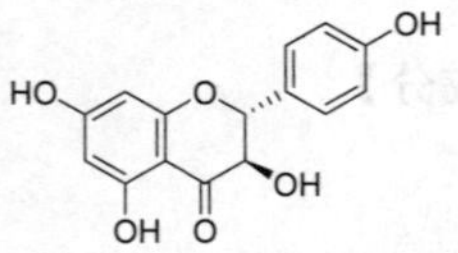 二氢山柰酚　Dihydrokaempferol
槲皮素-3′-*O*-葡萄糖苷 Quercetin-3′-*O*-glucoside $C_{21}H_{20}O_{12}$ Exact Mass: 464.10	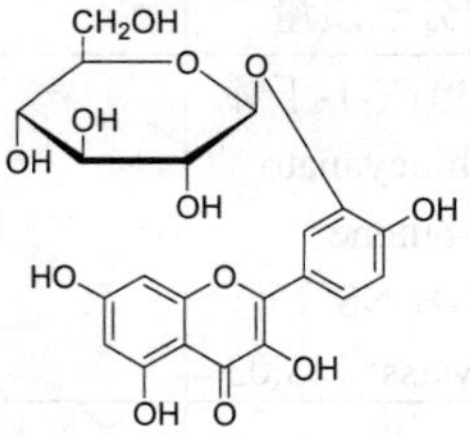 槲皮素-3′-*O*-葡萄糖苷 Quercetin-3′-*O*-glucoside	氧化白藜芦醇 Oxyresveratrol $C_{14}H_{12}O_4$ Exact Mass: 244.07	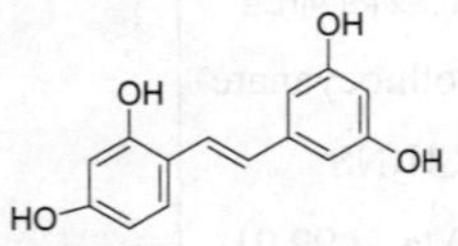 氧化白藜芦醇　Oxyresveratrol
白藜芦醇 Resveratrol $C_{14}H_{12}O_3$ Exact Mass: 228.08	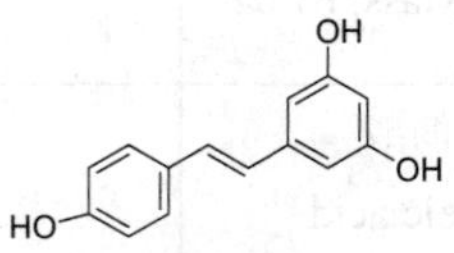 白藜芦醇　Resveratrol	花旗松素-3-*O*-葡萄糖苷 Taxifolin-3-*O*-glucoside $C_{21}H_{22}O_{12}$ Exact Mass: 466.11	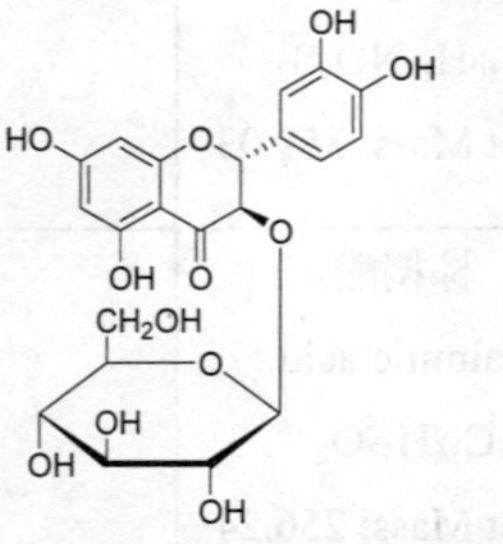 花旗松素-3-*O*-葡萄糖苷　Taxifolin-3-*O*-glucoside

续表

中英文名、化学式及相对分子质量	结构图	中英文名、化学式及相对分子质量	结构图
二氢槲皮素 Dihydro-quercetin $C_{15}H_{12}O_7$ Exact Mass: 304.06	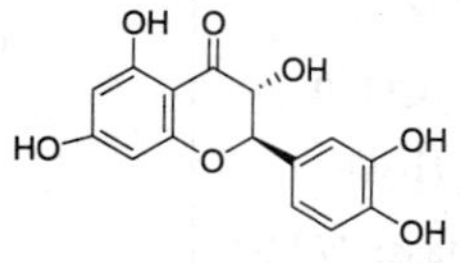 二氢槲皮素 Dihydro-quercetin	儿茶素 Catechin $C_{15}H_{14}O_6$ Exact Mass: 290.08	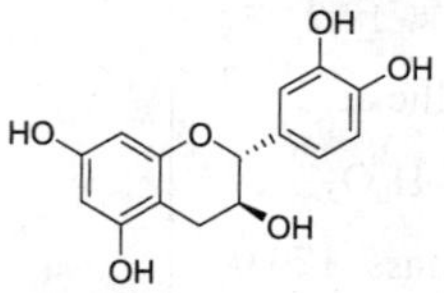 儿茶素 Catechin
棕榈酸 Palmitic acid $C_{16}H_{32}O_2$ Exact Mass: 256.24	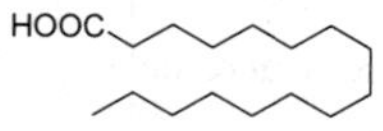 棕榈酸 Palmitic acid	胡萝卜苷 Daucosterol $C_{35}H_{60}O_6$ Exact Mass: 576.44	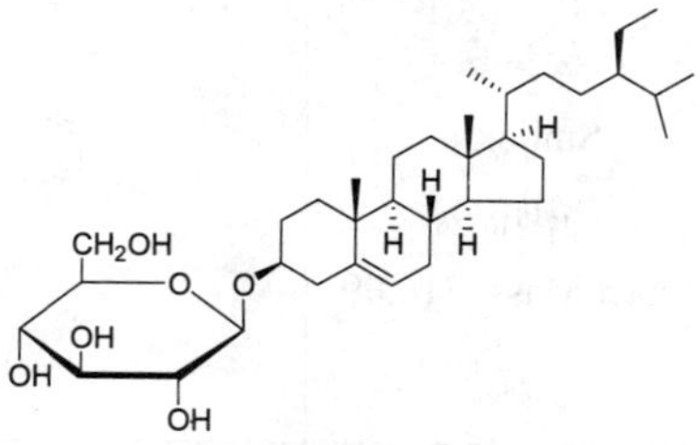 胡萝卜苷 Daucosterol
3,5,2′,4′-四羟基芪 3,5,2′,4′-Tetrahy-droxystilbene $C_{14}H_{12}O_4$ Exact Mass: 244.07	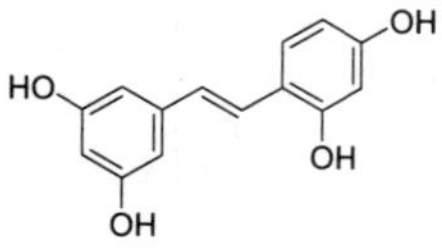 3,5,2′,4′-四羟基芪 3,5,2′,4′-Tetrahydroxystilbene	槲皮素-4′-*O*-*β*-D-葡萄糖苷 Quercetin-4′-*O*-*β*-D-glucoside $C_{21}H_{20}O_{12}$ Exact Mass: 464.10	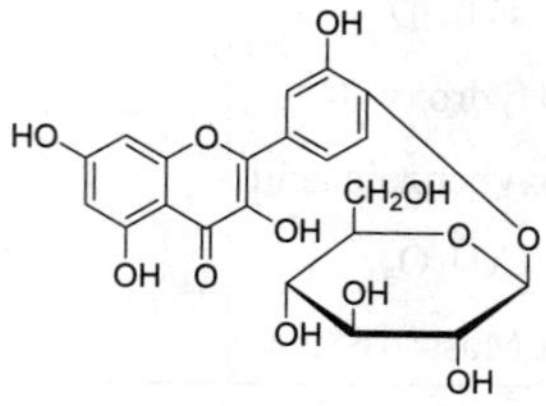 槲皮素4′-*O*-*β*-D-葡萄糖苷 Quercetin-4′-*O*-*β*-D-glucoside
原儿茶酸 Protocatechuic acid $C_7H_6O_4$ Exact Mass: 154.03	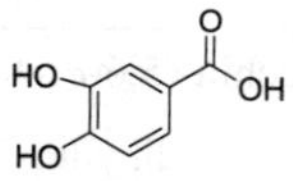 原儿茶酸 Protecatechuic acid	麦角甾醇 Ergosterol $C_{28}H_{44}O$ Exact Mass: 396.34	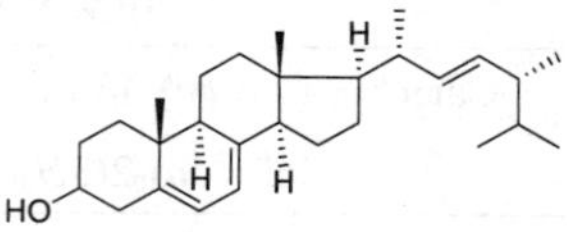 麦角甾醇 Ergosterol
纤细薯蓣皂苷 Gracillin $C_{45}H_{72}O_{17}$ Exact Mass: 884.48	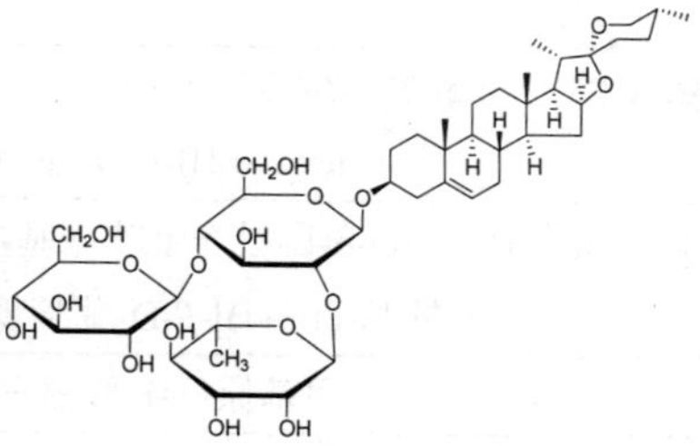 纤细薯蓣皂苷 Gracillin	薯蓣皂苷 Dioscin $C_{45}H_{72}O_{16}$ Exact Mass: 868.48	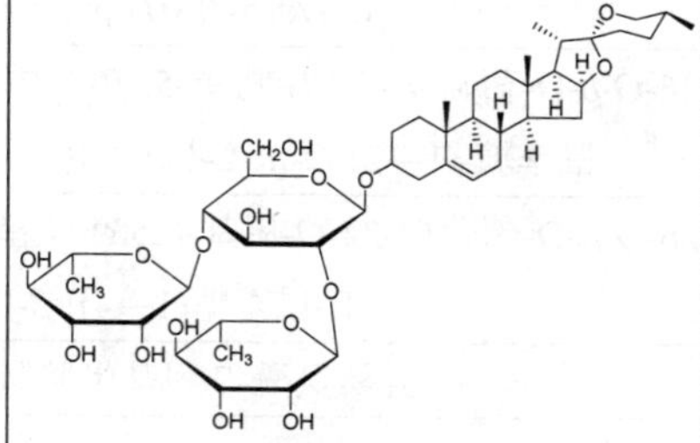 薯蓣皂苷 Dioscin
黄杞苷 Engelitin $C_{21}H_{22}O_{10}$ Exact Mass: 434.12	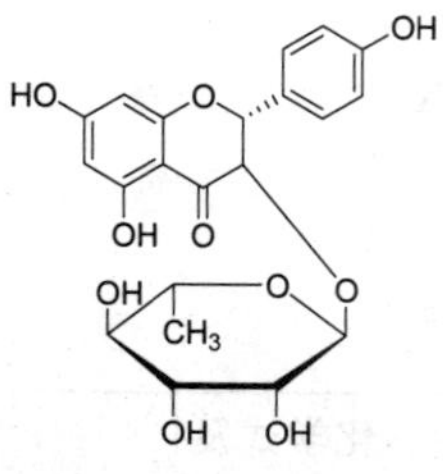 黄杞苷 Engelitin	薯蓣素-3-*O*-*α*-L鼠李糖(1→2)-*O*-[*α*-L-鼠李糖(1→4)]-*β*-D-葡糖苷 Su-diosgenin-3-*O*-*α*-L rhamnosus(1→2)-*O*-[*α*-L-rhamnopyranosyl(1→4)]-*β*-D-glucopyranoside $C_{45}H_{72}O_{16}$ Exact Mass: 868.48	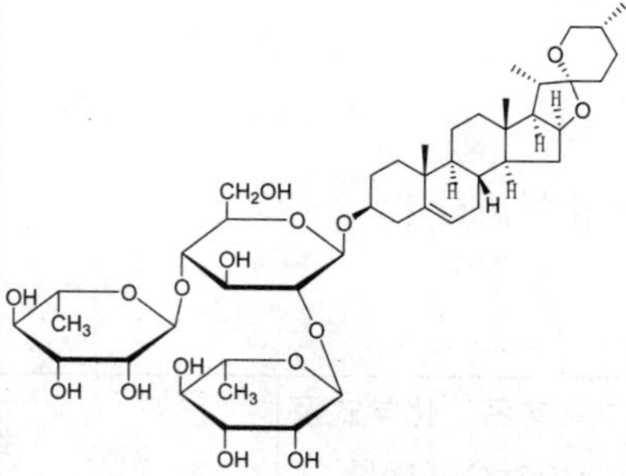 薯蓣素-3-O-α-L鼠李糖(1→2)-O-[α-L-鼠李糖(1→4)]-β-D-葡糖苷 Su-diosgenin-3-O-α-L rhamnosus(1→2)-O-[α-L-rhamnopyranosyl(1→4)]-β-D-glucopyranoside

续表

中英文名、化学式及相对分子质量	结构图	中英文名、化学式及相对分子质量	结构图
没食子酸 Gallic acid $C_7H_6O_5$ Exact Mass: 170.02	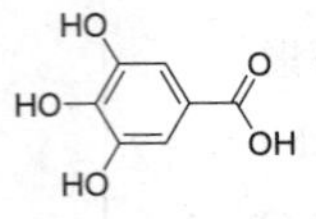 没食子酸　Gallic acid	柚皮素 Naringenin $C_{15}H_{12}O_5$ Exact Mass: 272.07	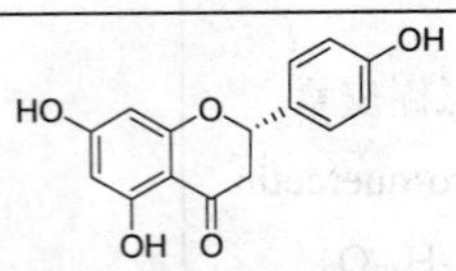 柚皮素　Naringenin
菝葜素 Smilaxin $C_{17}H_{16}O_6$ Exact Mass: 316.09	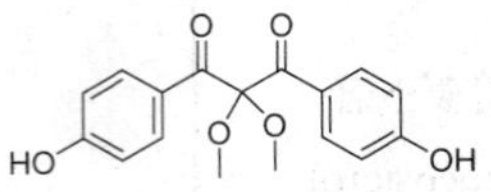 菝葜素　Smilaxin	二氢山柰酚-5-*O*-*β*-D-葡糖苷 Dihydrokaempferol-5-*O*-*β*-D-glucopyranoside $C_{21}H_{22}O_{11}$ Exact Mass: 450.12	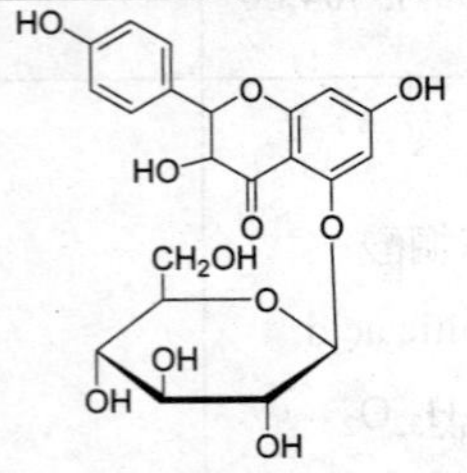 二氢山柰酚-5-*O*-*β*-D-葡糖苷 Dihydrokaempferol-5-*O*-*β*-D-glucopyranoside
4-羟基-3-甲氧基苯甲酸 4-Hydroxy-3-methoxybenzoic acid $C_8H_8O_4$ Exact Mass: 168.04	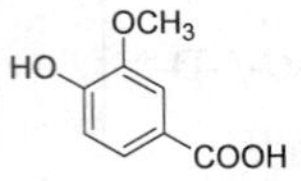 4-羟基-3-甲氧基苯甲酸 4-Hydroxy-3-methoxybenzoic acid		

表 1-11-11b　菝葜其他主要化学成分[25~31]

中英文名	中英文名
Catechin-(7,8-*bc*)-4*β*-(3,4-dihydroxyphenyl)-dihydro-2(3*H*)-pyranone	Catechin-(5,6-*e*)-4*β*-(3,4-dihydroxyphenyl)-dihydro-2(3*H*)-pyranone
Catechin-(5,6-*e*)-4*α*-(3,4-dihydroxyphenyl)-dihydro-2(3*H*)-pyranone	Morcin M
26-*O*-*β*-D-葡萄糖-(25*R*)-呋甾-5,20-二烯-3*β*,26-二醇-3-*O*-*α*-L-鼠李糖-(1→2)-*O*-[*α*-L-鼠李糖(1→4)]-*β*-D-葡糖苷	(25*R*)螺甾烷-5-烯-3*β*-醇-3-D-*α*-L-鼠李糖-(1→2)-*O*-[*α*-L-鼠李糖(1→4)]-*β*-D-葡糖苷
26-*O*-*β*-D-葡萄糖-22-*O*-甲基-(25*R*)-呋甾-5-烯-3*β*,22,26-三醇-3-*O*-[*α*-L-鼠李糖(1→4)]-*β*-D-葡糖苷	异纳索皂苷元3-*O*-*α*-L-鼠李吡喃糖基-(1→2)-*O*-[*α*-L-鼠李吡喃糖基-(1→4)]-*β*-D-葡萄糖吡喃糖苷
异丝氨酰-*S*-甲基半胱胺亚砜	甲基原纤细薯蓣皂苷

菟丝子

Tusizi

CUSCUTAE SEMEN

【化学成分】

表 1-11-12　菟丝子主要化学成分[32~35]

中英文名、化学式及相对分子质量	结构图	中英文名、化学式及相对分子质量	结构图
新芝麻脂素 Neosesamin $C_{20}H_{18}O_7$ Exact Mass: 370.11	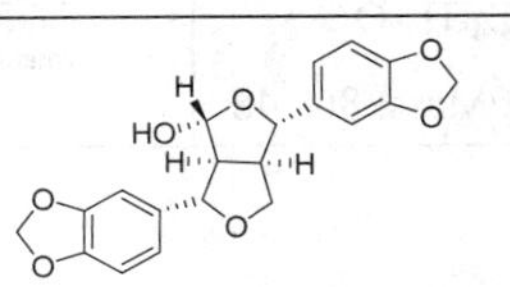 新芝麻脂素　Neosesamin	山柰酚 Kaempferol $C_{15}H_{10}O_6$ Exact Mass: 286.05	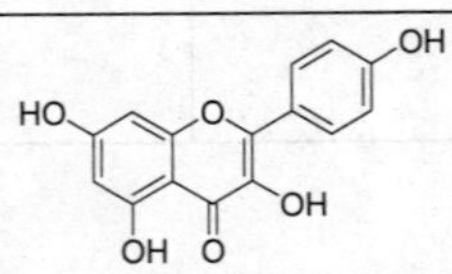 山柰酚　Kaempferol

续表

中英文名、化学式及相对分子质量	结构图	中英文名、化学式及相对分子质量	结构图
槲皮素 Quercetin $C_{15}H_{10}O_7$ Exact Mass: 302.04	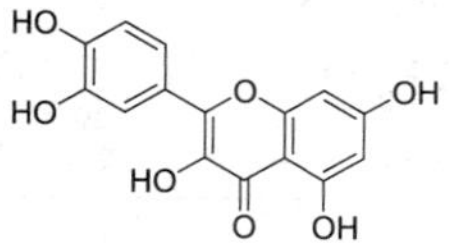 槲皮素 Quercetin	紫云英苷 Astragalin $C_{21}H_{20}O_{11}$ Exact Mass: 448.10	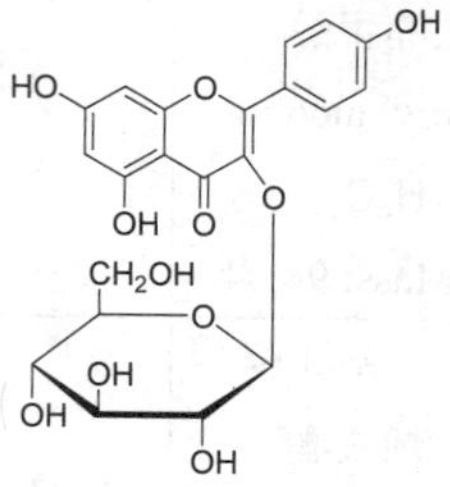 紫云英苷 Astragalin
金丝桃苷 Hyperoside $C_{21}H_{20}O_{12}$ Exact Mass: 464.10	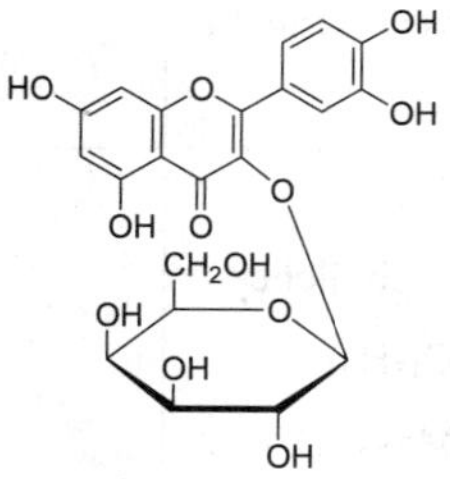 金丝桃苷 Hyperoside	槲皮素-3-*O*-*β*-D-吡喃半乳糖-7-*O*-*β*-D-吡喃葡萄糖苷 Quercetin-3-*O*-*β*-D-galactopyranoside-7-*O*-*β*-D-glucopyranoside $C_{27}H_{30}O_{17}$ Exact Mass: 626.15	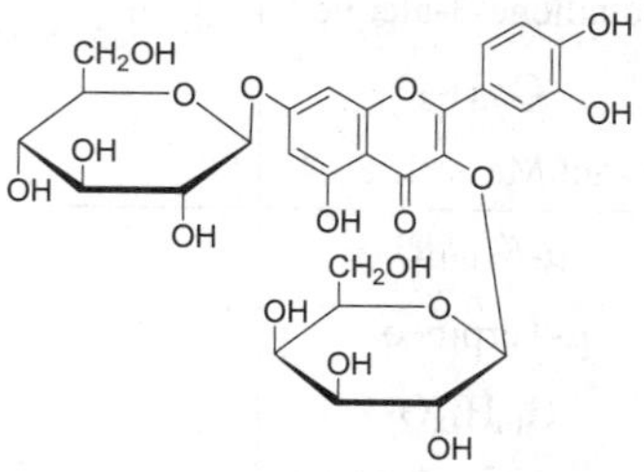 槲皮素-3-*O*-*β*-D-吡喃半乳糖-7-*O*-*β*-D-吡喃葡萄糖苷 Quercetin-3-*O*-*β*-D-galactopyranoside-7-*O*-*β*-D-glucopyranoside
山柰酚-3-*O*-*β*-D-吡喃葡萄糖苷 Kaempferol-3-*O*-*β*-D-glucopyranoside $C_{21}H_{20}O_{11}$ Exact Mass: 448.10	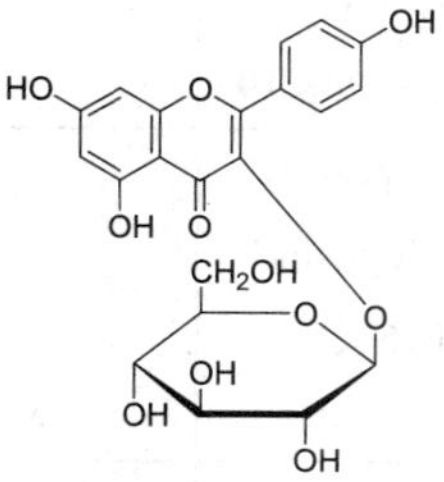 山柰酚-3-*O*-*β*-D-吡喃葡萄糖苷 Kaempferol-3-*O*-*β*-D-glucopyranoside	*d*-芝麻素 *d*-Sesamin $C_{20}H_{18}O_6$ Exact Mass: 354.11	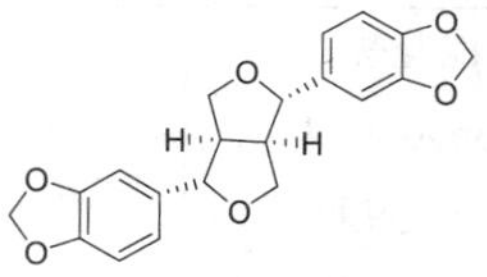 *d*-芝麻素 *d*-Sesamin
β-谷甾醇 *β*-Sitosterol $C_{29}H_{50}O$ Exact Mass: 414.39	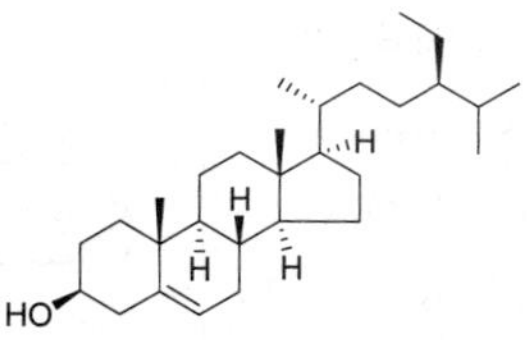 *β*-谷甾醇 *β*-Sitosterol	胡萝卜苷 Daucosterol $C_{35}H_{60}O_6$ Exact Mass: 576.44	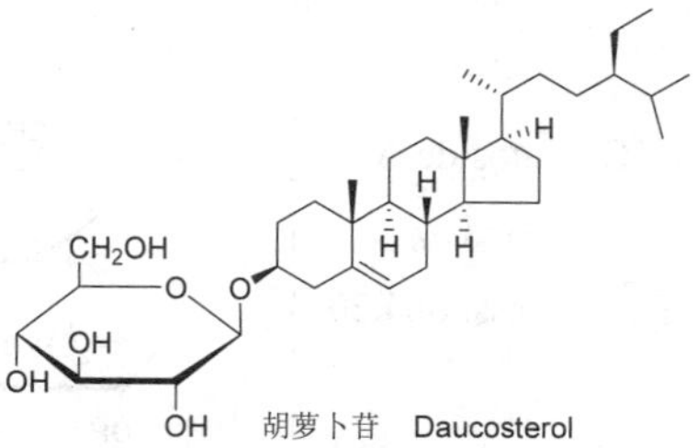 胡萝卜苷 Daucosterol
软脂酸 Hexadecanoic acid $C_{16}H_{32}O_2$ Exact Mass: 256.24	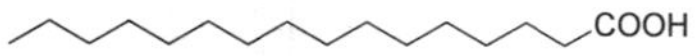 软脂酸 Hexadecanoic acid	硬脂酸 Stearic acid $C_{18}H_{36}O_2$ Exact Mass: 284.27	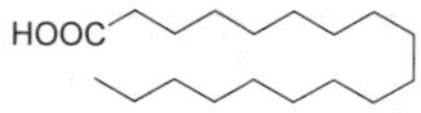 硬脂酸 Stearic acid
2-戊基呋喃 2-Pentyl-furan $C_9H_{14}O$ Exact Mass: 138.10	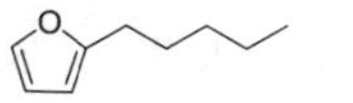 2-戊基呋喃 2-Pentyl-furan	十二烷 Dodecane $C_{12}H_{26}$ Exact Mass: 170.20	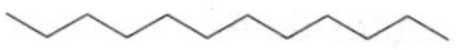 十二烷 Dodecane
3-丁烯-2-醇 3-Butene-2-alcohol C_4H_8O Exact Mass: 72.06	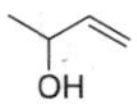 3-丁烯-2-醇 3-Butene-2-alcohol	糠醛 Furfural $C_5H_4O_2$ Exact Mass: 96.02	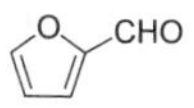 糠醛 Furfural

续表

中英文名、化学式及相对分子质量	结构图	中英文名、化学式及相对分子质量	结构图
2-呋喃甲醇 2-Furfuryl alcohol $C_5H_6O_2$ Exact Mass: 98.04	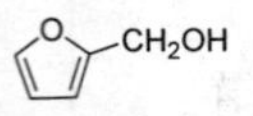 2-呋喃甲醇 2-Furfuryl alcohol	庚醛 Heptaldehyde $C_7H_{14}O$ Exact Mass: 114.10	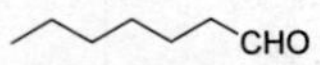 庚醛 Heptaldehyde
3,7-二甲基-1,6-辛二烯-3-醇 3,7-Dimethyl-1,6-octadiene-3-alcohol $C_{10}H_{18}$ Exact Mass: 138.14	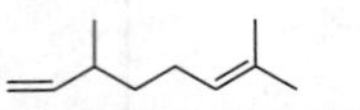 3,7-二甲基-1,6-辛二烯-3-醇 3,7-Dimethyl-1,6-octadiene-3-alcohol	冰片 Borneol $C_{10}H_{18}O$ Exact Mass: 154.14	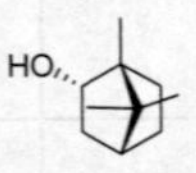 冰片 Borneol
α-萜品醇 α-Terpineol $C_{10}H_{18}O$ Exact Mass: 154.14	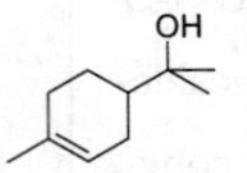 α-萜品醇 α-Terpineol	石竹烯 Caryophyllene $C_{15}H_{24}$ Exact Mass: 204.19	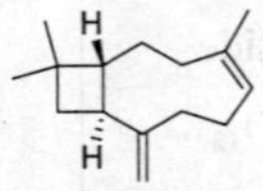 石竹烯 Caryophyllene
α-石竹烯 α-Caryophyllene $C_{15}H_{24}$ Exact Mass: 204.19	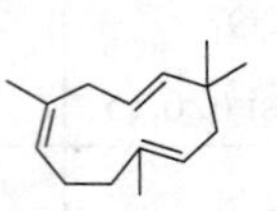 α-石竹烯 α-Caryophyllene	苦参碱 Matrine $C_{15}H_{24}N_2O$ Exact Mass: 248.19	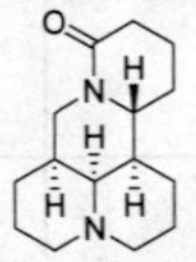 苦参碱 Matrine
槐花醇 Sophoranol $C_{15}H_{24}N_2O_2$ Exact Mass: 264.18	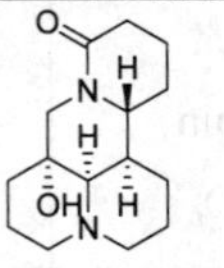 槐花醇 Sophoranol	N-甲基金雀花碱 N-Methylcytisine $C_{12}H_{16}N_2O$ Exact Mass: 204.13	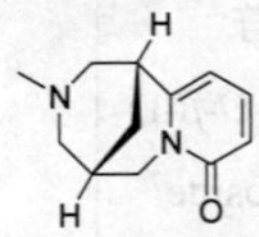 N-甲基金雀花碱 N-Methylcytisine
菟丝子苷 A Cuscutoside A $C_{31}H_{36}O_{16}$ Exact Mass: 664.20	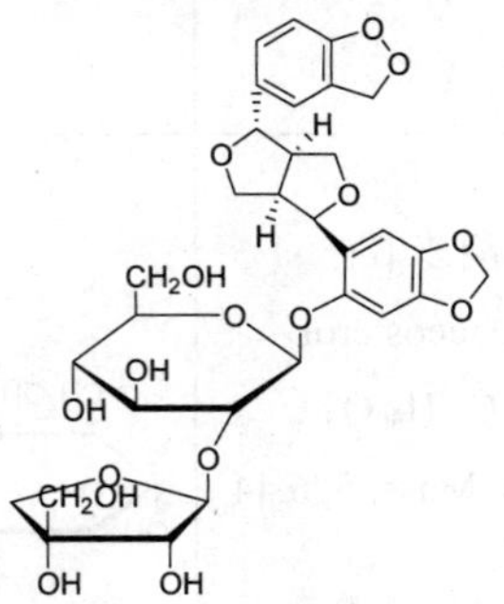 菟丝子苷 A Cuscutoside A	菟丝子苷 B Cuscutoside B $C_{31}H_{36}O_{16}$ Exact Mass: 664.20	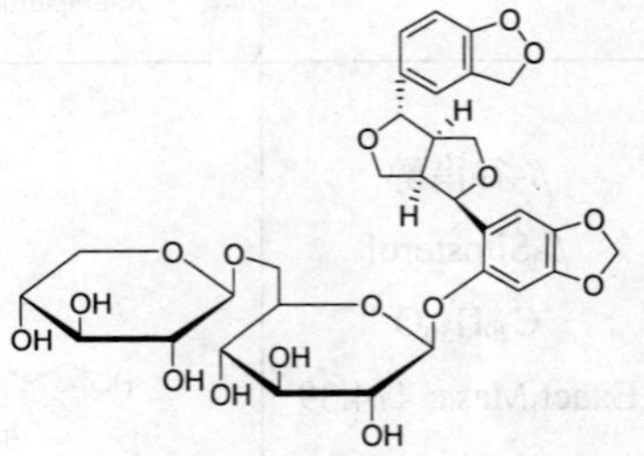 菟丝子苷 B Cuscutoside B
新菟丝子苷 A Neocuscutoside A $C_{37}H_{46}O_{21}$ Exact Mass: 826.25	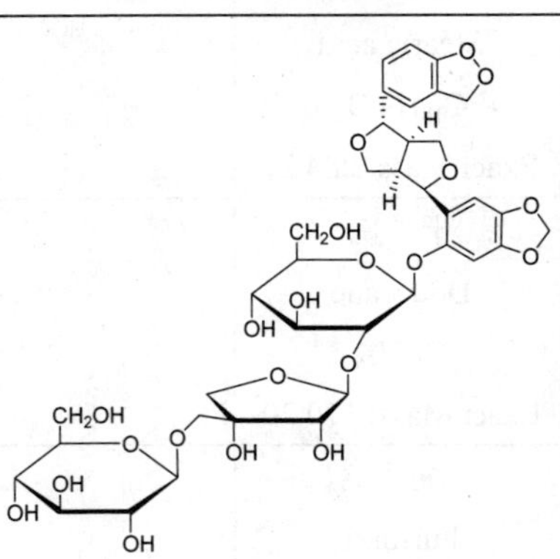 新菟丝子苷 A Neocuscutoside A	新菟丝子苷 B Neocuscutoside B $C_{36}H_{44}O_{20}$ Exact Mass: 796.24	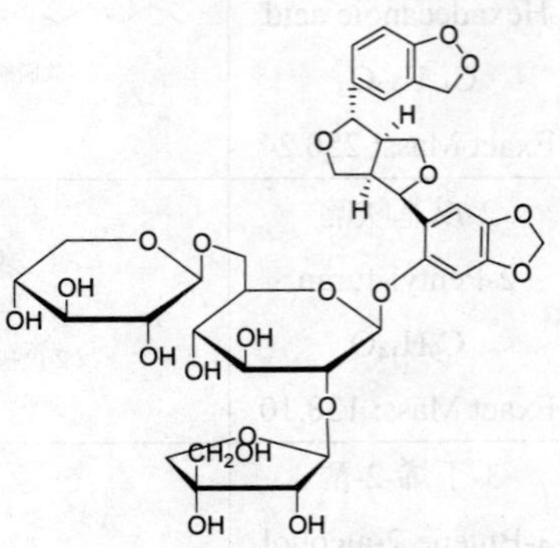 新菟丝子苷 B Neocuscutoside B

续表

中英文名、化学式及相对分子质量	结构图	中英文名、化学式及相对分子质量	结构图
新菟丝子苷 C Neocuscutoside C $C_{32}H_{38}O_{17}$ Exact Mass: 694.21	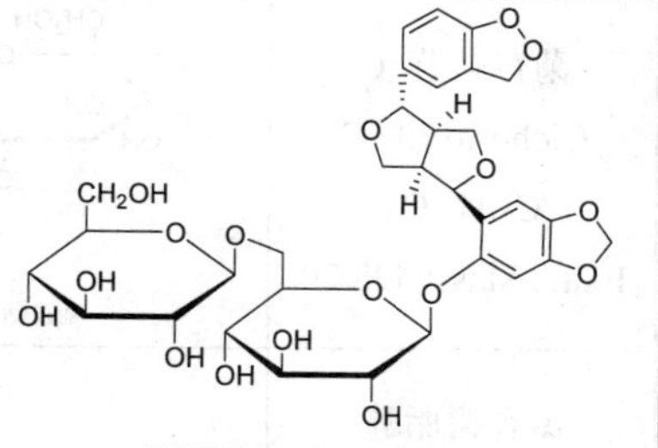 新菟丝子苷 C Neocuscutoside C		

除以上化学成分外，菟丝子还含有9(*R*)-羟基-D-芝麻素、4′,4,6-三羟基橙酮、碱菟丝子胺、7′-(3′,4′-二羟基苯)-*N*-(4-丙烯胺、7′-(4′-羟基-3′-甲氧基苯)-*N*-[(4-丁基苯)乙基]丙烯胺等。

菊苣

Juju

CICHORII HERBA CICHORII RADIX

【化学成分】

表 1-11-13 菊苣主要化学成分[36~41]

中英文名、化学式及相对分子质量	结构图	中英文名、化学式及相对分子质量	结构图
乙酸降香萜烯醇酯 Bauerenyl acetate $C_{32}H_{52}O_2$ Exact Mass: 468.40	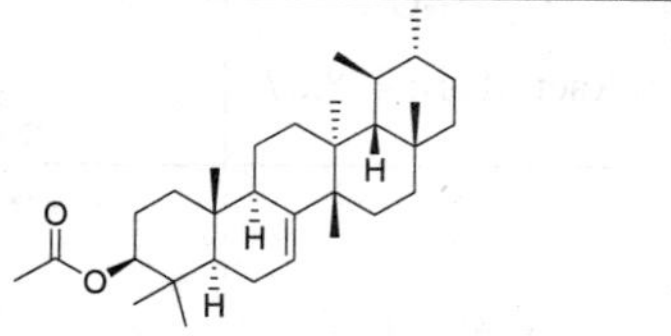 乙酸降香萜烯醇酯 Bauerenyl acetate	蒲公英萜酮 Taraxerone $C_{30}H_{48}O$ Exact Mass: 424.37	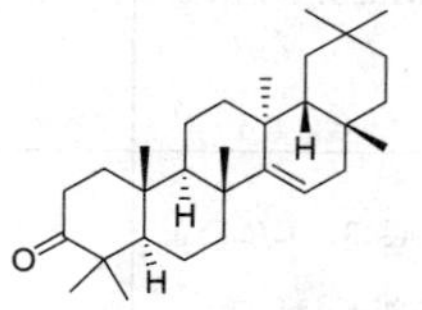 蒲公英萜酮 Taraxerone
伪蒲公英甾醇 *ψ*-Taraxasterol $C_{30}H_{50}O$ Exact Mass: 426.39	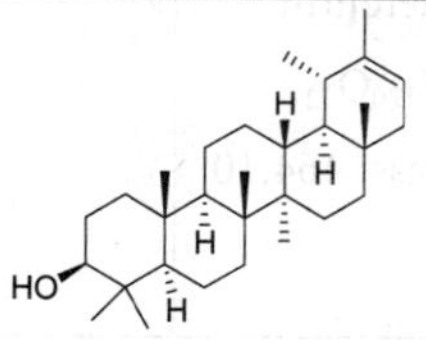 伪蒲公英甾醇 *ψ*-Taraxasterol	*β*-谷甾醇 *β*-Sitosterol $C_{29}H_{50}O$ Exact Mass: 414.39	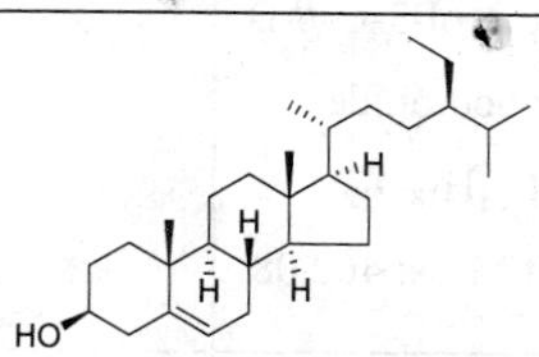 *β*-谷甾醇 *β*-Sitosterol
胡萝卜苷 Daucosterol $C_{35}H_{60}O_6$ Exact Mass: 576.44	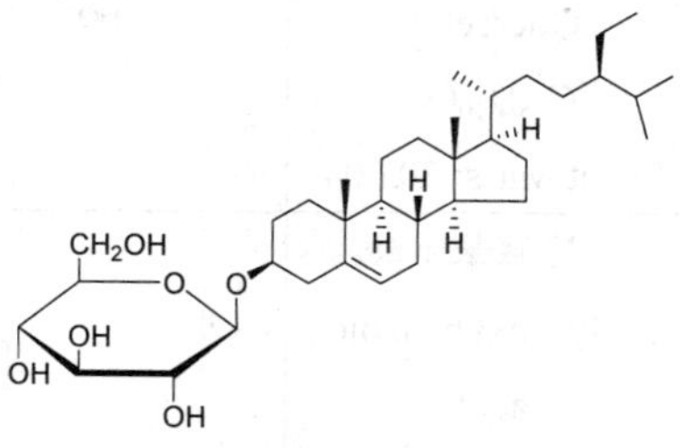 胡萝卜苷 Daucosterol	5-羟甲基-2-糠醛 5-Hydroxymethyl-2-furfural $C_6H_6O_3$ Exact Mass: 126.03	 5-羟甲基-2-糠醛 5-Hydroxymethyl-2-furfural
山莴苣苦素 Lactucopicrin $C_{23}H_{22}O_7$ Exact Mass: 410.14	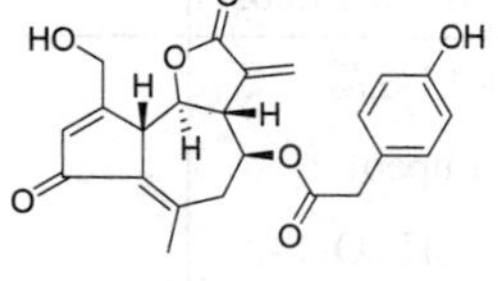 山莴苣苦素 Lactucopicrin	山莴苣素 Lactucin $C_{15}H_{16}O_5$ Exact Mass: 276.10	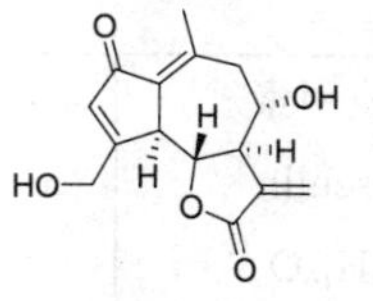 山莴苣素 Lactucin

续表

中英文名、化学式及相对分子质量	结构图	中英文名、化学式及相对分子质量	结构图
壬二酸 Azelaic acid $C_9H_{16}O_4$ Exact Mass: 188.10	 壬二酸 Azelaic acid	菊苣萜苷 C Cichorioside C $C_{21}H_{32}O_9$ Exact Mass: 428.20	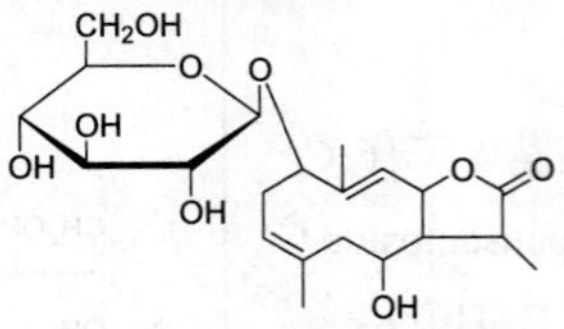 菊苣萜苷 C Cichorioside C
菊苣萜苷 B Cichorioside B $C_{21}H_{28}O_{10}$ Exact Mass: 440.17	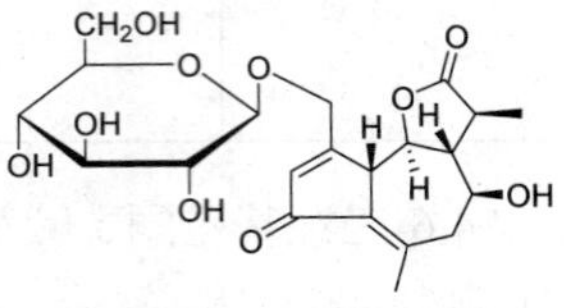 菊苣萜苷 B Cichorioside B	*α*-香树脂醇 *α*-Amyrin $C_{30}H_{50}O$ Exact Mass: 426.39	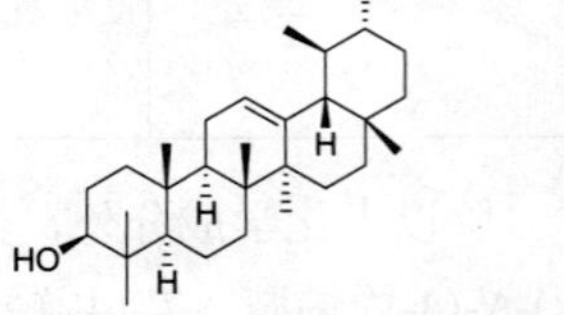 *α*-香树脂醇 *α*-Amyrin
豆甾醇 Stigmasterol $C_{29}H_{48}O$ Exact Mass: 412.37	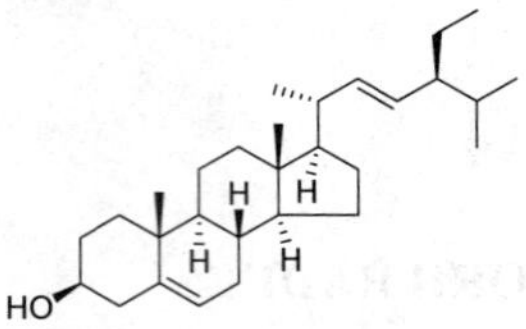 豆甾醇 Stigmasterol	七叶内酯 Esculetin $C_9H_6O_4$ Exact Mass: 178.03	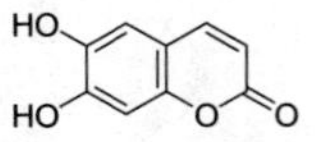 七叶内酯 Esculetin
野萵苣苷 Cichoriin $C_{15}H_{16}O_9$ Exact Mass: 340.08	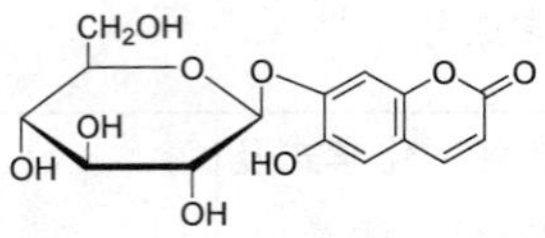 野萵苣苷 Cichoriin	槲皮素-3-*O*-*β*-D葡萄糖醛酸 Quercetin-3-*O*-*β*-D-glucuronide $C_{21}H_{18}O_{13}$ Exact Mass: 478.07	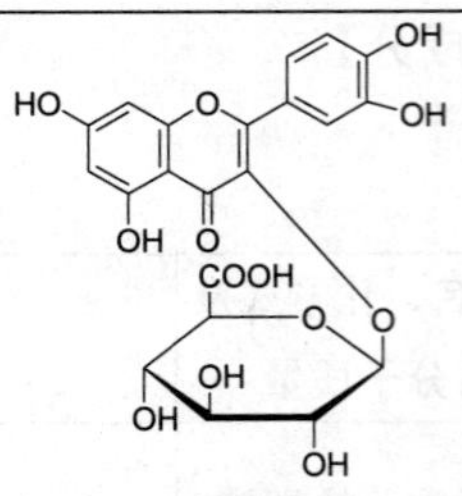 槲皮素-3-*O*-*β*-D葡萄糖醛酸 Quercetin-3-*O*-*β*-D-glucuronide
山柰酚基-3-*O*-*β*-D葡萄糖醛酸 Kaempferol-3-*O*-*β*-D-glucuronide $C_{21}H_{18}O_{12}$ Exact Mass: 462.08	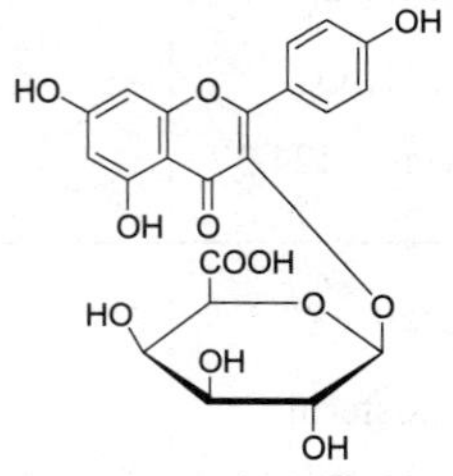 山柰酚基-3-*O*-*β*-D葡萄糖醛酸 Kaempferol-3-*O*-*β*-D-glucuronide	异槲皮苷 Isoquercitrin $C_{21}H_{20}O_{12}$ Exact Mass: 464.10	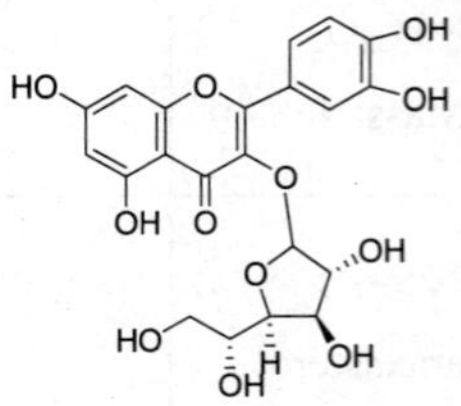 异槲皮苷 Isoquercitrin
异鼠李素 Isorhamnetin $C_{16}H_{12}O_7$ Exact Mass: 316.06	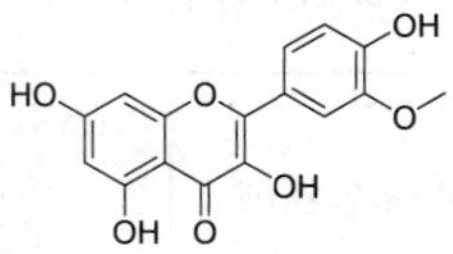 异鼠李素 Isorhamnetin	槲皮素 Quercetin $C_{15}H_{10}O_7$ Exact Mass: 302.04	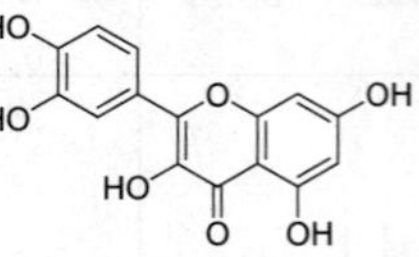 槲皮素 Quercetin
肌苷 Inosine $C_{10}H_{12}N_4O_5$ Exact Mass: 268.08	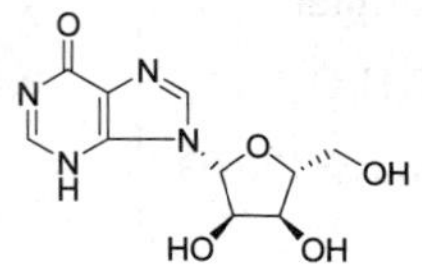 肌苷 Inosine	对羟基苯甲酸 *p*-Hydroxybenzoic acid $C_7H_6O_3$ Exact Mass: 138.03	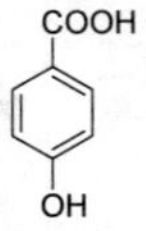 对羟基苯甲酸 *p*-Hydroxybenzoic acid
秦皮甲素 Aesculin $C_{15}H_{16}O_9$ Exact Mass: 340.08	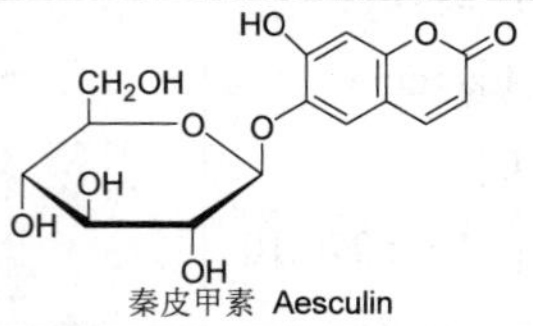 秦皮甲素 Aesculin	羽扇豆醇 Lupeol $C_{30}H_{50}O$ Exact Mass: 426.39	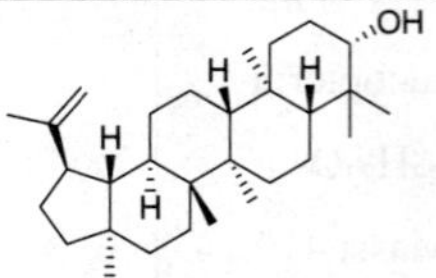 羽扇豆醇 Lupeol

续表

中英文名、化学式及相对分子质量	结构图	中英文名、化学式及相对分子质量	结构图
9,12-十八碳二烯酸乙酯 9,12-Diene-octadecadienoic acid ethyl ester $C_{18}H_{32}O_2$ Exact Mass: 280.24	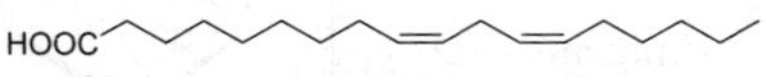 9,12-十八碳二烯酸乙酯 9,12-Diene-octadecadienoic acid ethyl ester	香豆素 Coumarin $C_9H_6O_2$ Exact Mass: 146.04	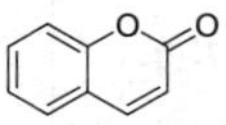 香豆素 Coumarin
油酸乙酯 Ethyl oleate $C_{20}H_{38}O_2$ Exact Mass: 310.29	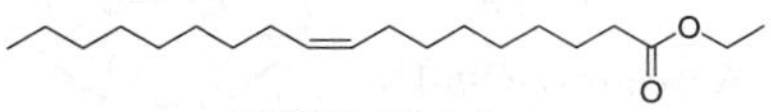 油酸乙酯 Ethyl oleate	苯丙酸乙酯 Ethyl phenyl propionate $C_{11}H_{14}O_2$ Exact Mass: 178.10	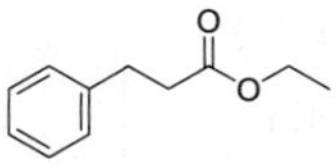 苯丙酸乙酯 Ethyl phenylpropionate
苯乙酸乙酯 Ethyl phenylacetate $C_{10}H_{12}O_2$ Exact Mass: 164.08	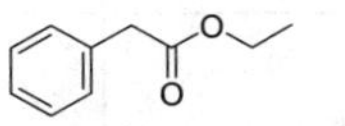 苯乙酸乙酯 Ethyl phenylacetate	十五酸乙酯 Ethyl pentadecanoate $C_{17}H_{34}O_2$ Exact Mass: 270.26	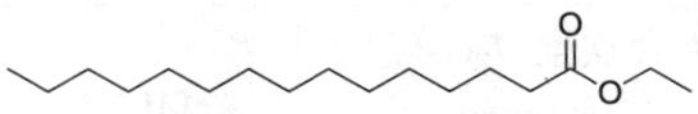 十五酸乙酯 Ethyl pentadecanoate

除以上化学成化外，菊苣还含有 2,3,4,9-四氢-1*H*-吡啶并-(3,4*b*)吲哚-3-羧酸等。

菊花

Juhua

CHRYSANTHEMI FLOS

【化学成分】

表 1-11-14 菊花主要化学成分[42, 43]

中英文名、化学式及相对分子质量	结构图	中英文名、化学式及相对分子质量	结构图
芹菜素 Apigenin $C_{15}H_{10}O_5$ Exact Mass: 270.05	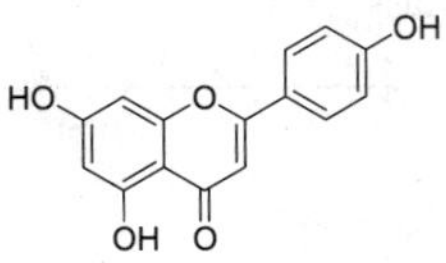 芹菜素 Apigenin	芹菜素-7-*O*-*β*-D-葡萄糖苷 Apigenin-7-*O*-*β*-D-glucoside $C_{21}H_{20}O_{10}$ Exact Mass: 432.11	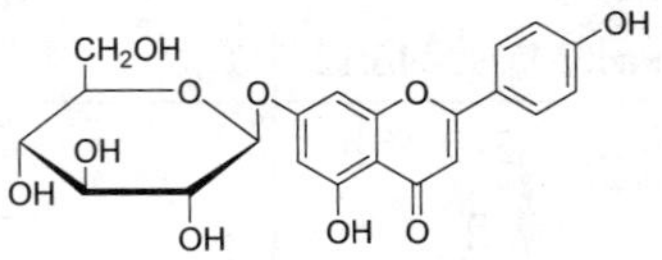 芹菜素-7-*O*-*β*-D-葡萄糖苷 Apigenin-7-*O*-*β*-D-glucoside
金合欢素-7-*O*-(6″-*O*-乙酰)-*β*-D-吡喃葡萄糖苷 Acacetin-7-*O*-(6"-*O*-acetyl)-*β*-D-glucopyranoside $C_{24}H_{24}O_{11}$ Exact Mass: 488.13	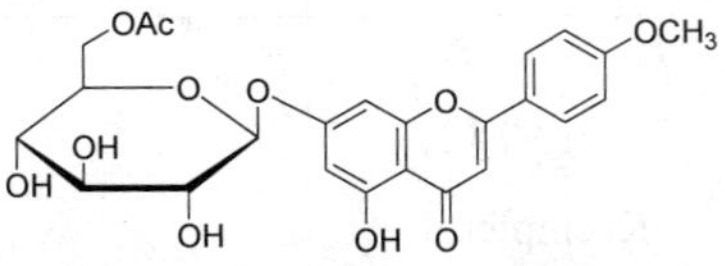 金合欢素-7-*O*-(6″-*O*-乙酰)-*β*-D-吡喃葡萄糖苷 Acacetin-7-*O*-(6"-*O*-acetyl)-*β*-D-glucopyranoside	香叶木素 Diosmetin $C_{16}H_{12}O_6$ Exact Mass: 300.06	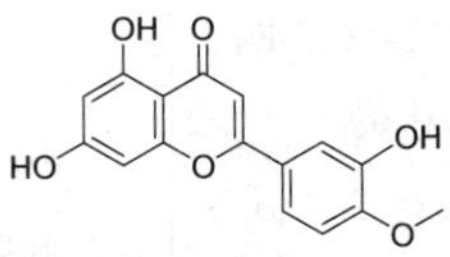 香叶木素 Diosmetin

续表

中英文名、化学式及相对分子质量	结构图	中英文名、化学式及相对分子质量	结构图
芹菜素-7-*O*-鼠李糖苷 Apigenin-7-*O*-rhamnoside $C_{21}H_{20}O_9$ Exact Mass: 416.11	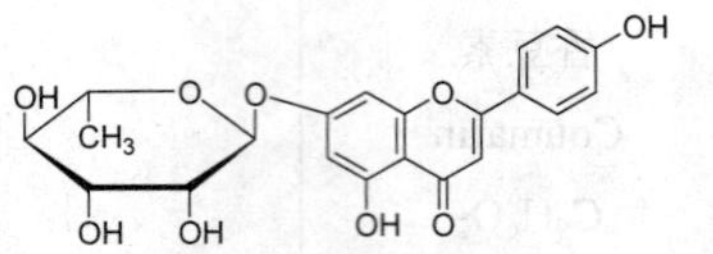 芹菜素-7-*O*-鼠李糖苷 Apigenin-7-*O*-rhamnoside	芹菜素-7-*O*-吡喃半乳糖 Apigenin-7-*O*-galactopyranoside $C_{21}H_{20}O_{10}$ Exact Mass: 432.11	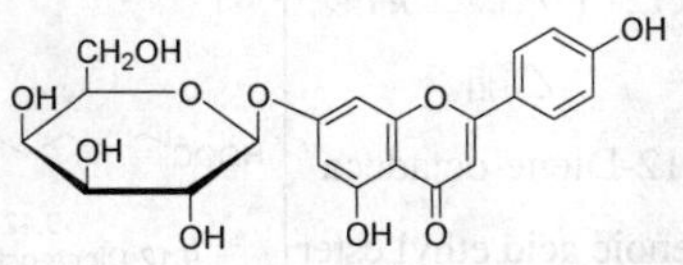 芹菜素-7-*O*-吡喃半乳糖 Apigenin-7-*O*-galactopyranoside
金合欢素 Acacetin $C_{16}H_{12}O_5$ Exact Mass: 284.07	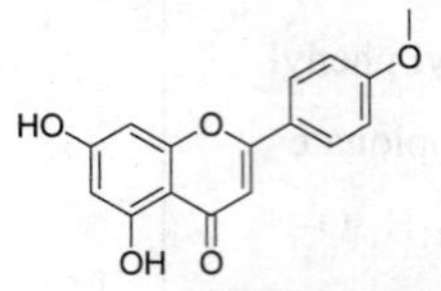 金合欢素 Acacetin	金合欢素-7-*O*-*β*-D-葡萄糖苷 Acacetin-7-*O*-*β*-D-glucoside $C_{22}H_{22}O_{10}$ Exact Mass: 446.12	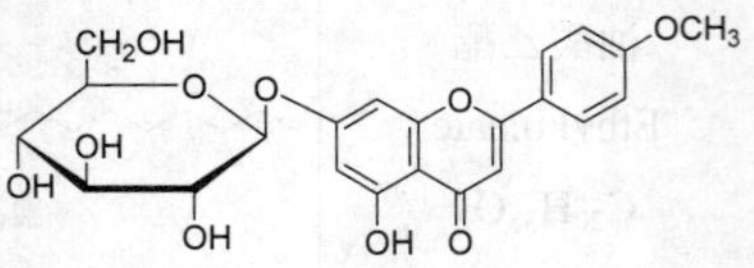 金合欢素-7-*O*-*β*-D-葡萄糖苷 Acacetin-7-*O*-*β*-D-glucoside
金合欢素-7-*O*-吡喃半乳糖 Acacetin-7-*O*-galactopyranoside $C_{22}H_{22}O_{10}$ Exact Mass: 446.12	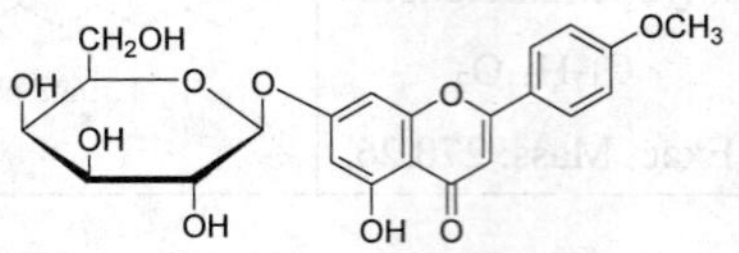 金合欢素-7-*O*-吡喃半乳糖 Acacetin-7-*O*-galactopyranoside	刺槐苷 Acaciin $C_{28}H_{32}O_{14}$ Exact Mass: 592.18	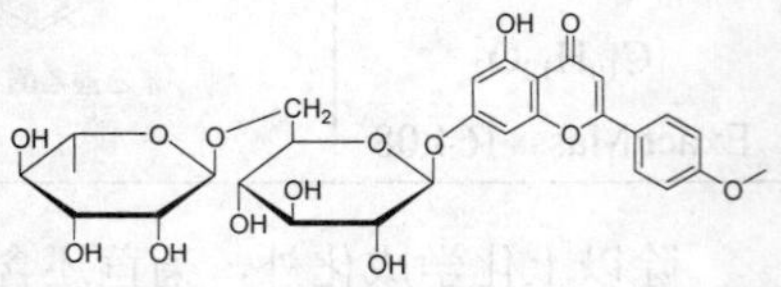 刺槐苷 Acaciin
香叶木素-7-*O*-*β*-D-葡萄糖苷 Diosmetin-7-*O*-*β*-D-glucoside $C_{22}H_{22}O_{11}$ Exact Mass: 462.12	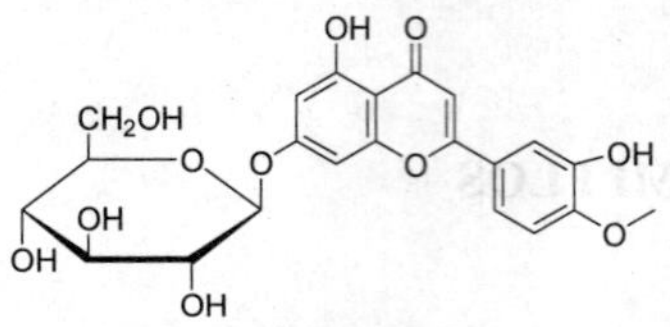 香叶木素-7-*O*-*β*-D-葡萄糖苷 Diosmetin-7-*O*-*β*-D-glucoside	木犀草素 Luteolin $C_{15}H_{10}O_6$ Exact Mass: 286.05	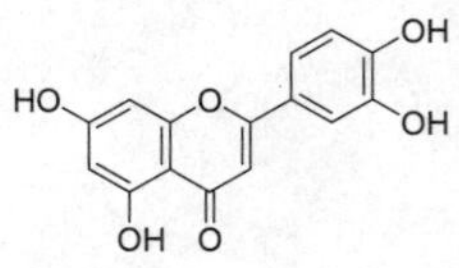 木犀草素 Luteolin
木犀草素-7-*O*-葡萄糖苷 Luteolin-7-*O*-glucoside $C_{22}H_{22}O_{10}$ Exact Mass: 446.12	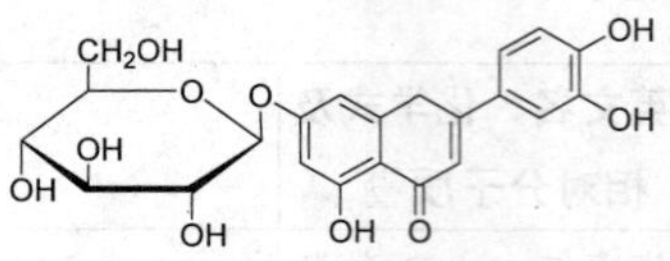 木犀草素-7-*O*-葡萄糖苷 Luteolin-7-*O*-glucoside	槲皮素 Quercetin $C_{15}H_{10}O_7$ Exact Mass: 302.04	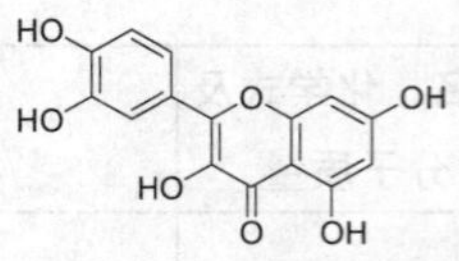 槲皮素 Quercetin
槲皮素-3-*O*-半乳糖苷 Quercetin-3-*O*-galactoside $C_{21}H_{20}O_{12}$ Exact Mass: 464.10	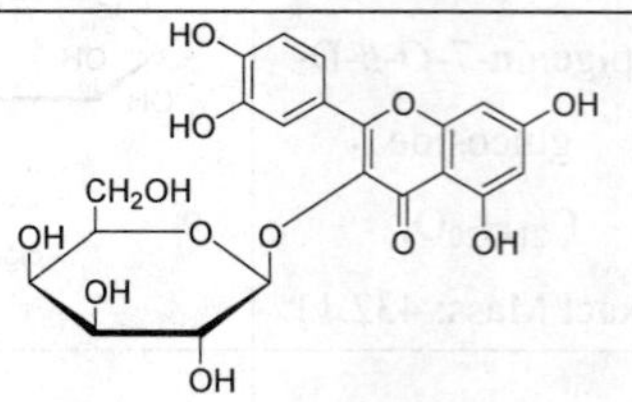 槲皮素-3-*O*-半乳糖苷 Quercetin-3-*O*-galactoside	槲皮苷 Quercitrin $C_{21}H_{20}O_{11}$ Exact Mass: 448.10	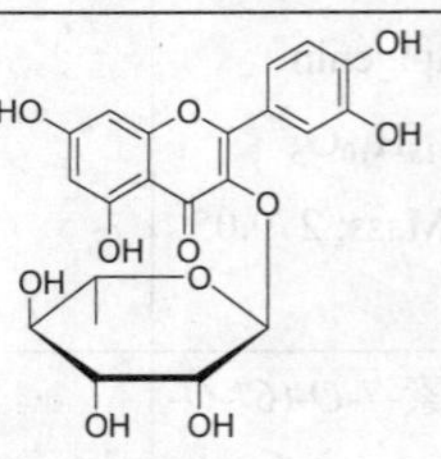 槲皮苷 Quercitrin
5-羟基-3′,4′,6,7-四甲氧基黄酮 5-Hydroxy-3′,4′,6,7-tetramethoxy flavone $C_{19}H_{18}O_7$ Exact Mass: 358.11	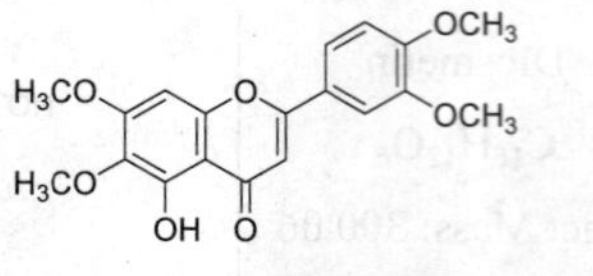 5-羟基-3′,4′,6,7-四甲氧基黄酮 5-Hydroxy-3′,4′,6,7-tetramethoxy flavone	山柰酚 Kaempferol $C_{15}H_{10}O_6$ Exact Mass: 286.05	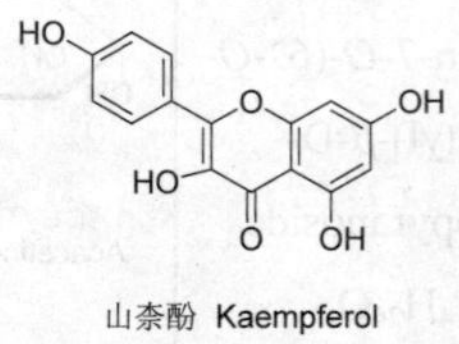 山柰酚 Kaempferol

续表

中英文名、化学式及相对分子质量	结构图	中英文名、化学式及相对分子质量	结构图
黄芩素 Baicalein $C_{15}H_{10}O_5$ Exact Mass: 270.05	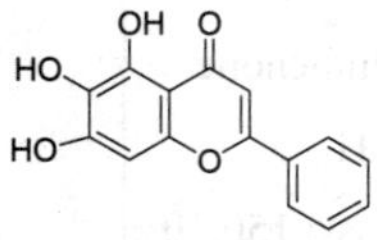 黄芩素 Baicalein	异泽兰黄素 Eupatilin $C_{18}H_{16}O_7$ Exact Mass: 344.09	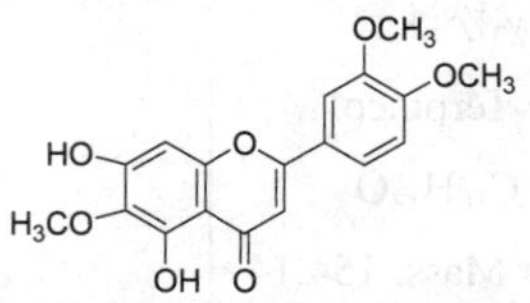 异泽兰黄素 Eupatilin
橙皮苷 Hesperidin $C_{28}H_{34}O_{15}$ Exact Mass: 610.19	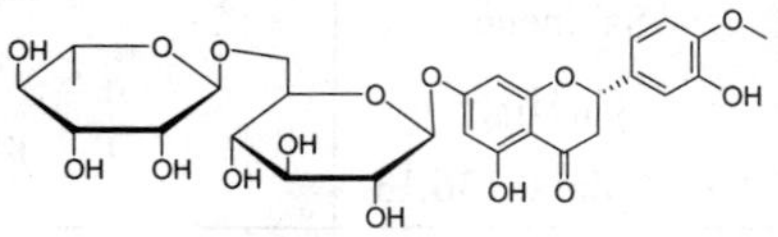 橙皮苷 Hesperidin	α-侧柏烯 α-Thujene $C_{10}H_{16}$ Exact Mass: 136.13	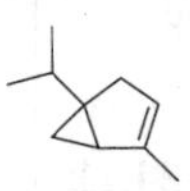 α-侧柏烯 α-Thujene
α-水芹烯 α-Phellandrene $C_{10}H_{16}$ Exact Mass: 136.13	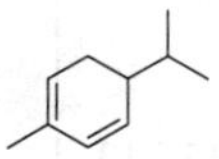 α-水芹烯 α-Phellandrene	β-菲兰烯(β-水芹烯) β-Phellandrene $C_{10}H_{16}$ Exact Mass: 136.13	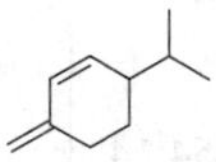 β-菲兰烯(β-水芹烯) β-Phellandrene
γ-松油烯 γ-Terpinene $C_{10}H_{16}$ Exact Mass: 136.13	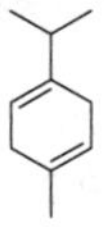 γ-松油烯 γ-Terpinene	α-萜品烯 α-Terpinene $C_{10}H_{16}$ Exact Mass: 136.13	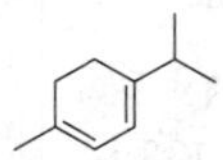 α-萜品烯 α-Terpinene
叔丁基苯 Tert-butyl benzene $C_{10}H_{14}$ Exact Mass: 134.11	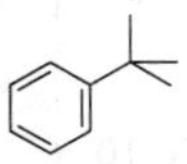 叔丁基苯 Tert-butyl benzene	优葛缕酮 Eucarvone $C_{10}H_{14}O$ Exact Mass: 150.10	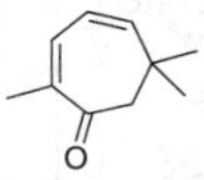 优葛缕酮 Eucarvone
蒲勒烯 Pulegene C_9H_{16} Exact Mass: 124.13	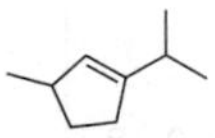 蒲勒烯 Pulegene	龙脑 Borneol $C_{10}H_{18}O$ Exact Mass: 154.14	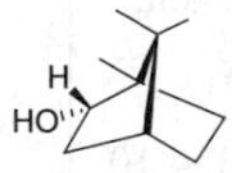 龙脑 Borneol
樟脑 Camphor $C_{10}H_{16}O$ Exact Mass: 152.12	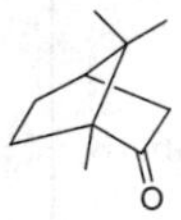 樟脑 Camphor	醋酸冰片酯 Borneol acetate $C_{12}H_{20}O_2$ Exact Mass: 196.15	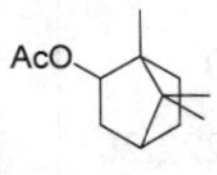 醋酸冰片酯 Borneol acetate
异龙脑 Isoborneol $C_{10}H_{18}O$ Exact Mass: 154.14	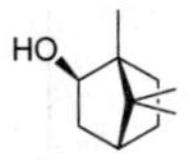 异龙脑 Isoborneol	β-石竹烯 β-Caryophyllene $C_{15}H_{24}$ Exact Mass: 204.19	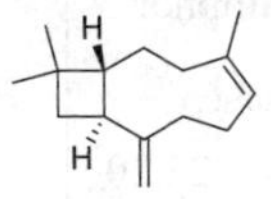 β-石竹烯 β-Caryophyllene
芳樟醇 Linalool $C_{10}H_{18}O$ Exact Mass: 154.14	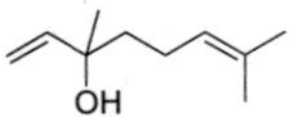 芳樟醇 Linalool	假紫罗酮 Pseudoionone $C_{11}H_{16}O$ Exact Mass: 164.12	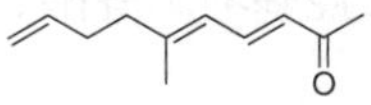 假紫罗酮 Pseudoionone
β-榄香烯 β-Elemene $C_{15}H_{24}$ Exact Mass: 204.19	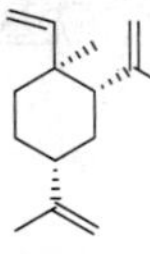 β-榄香烯 β-Elemene	Dihydro-khusilol $C_{14}H_{22}O$ Exact Mass: 206.17	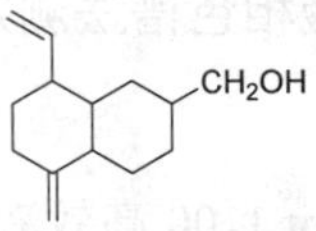 Dihydro-khusilol

续表

中英文名、化学式及相对分子质量	结构图	中英文名、化学式及相对分子质量	结构图
γ-松油醇 γ-Terpineol $C_{10}H_{18}O$ Exact Mass: 154.14	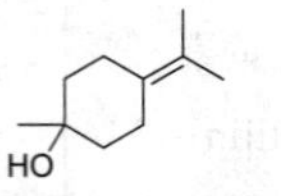 γ-松油醇 γ-Terpineol	菊烯酮 Chrysanthenone $C_{10}H_{14}O$ Exact Mass: 150.10	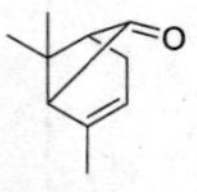 菊烯酮 Chrysanthenone
对聚伞花烯 *p*-Cymene $C_{10}H_{14}$ Exact Mass: 134.11	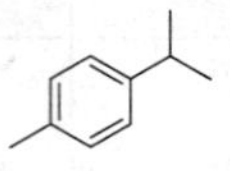 对聚伞花烯 *p*-Cymene	桧烯 Sabinene $C_{10}H_{16}$ Exact Mass: 136.13	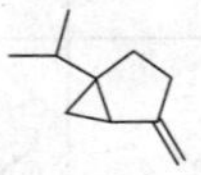 桧烯 Sabinene
1,8-桉油精 1,8-Cineole $C_{10}H_{18}O$ Exact Mass: 154.14	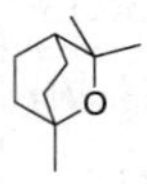 1,8-桉油精 1,8-Cineole	樟烯 Camphene $C_{10}H_{16}$ Exact Mass: 136.13	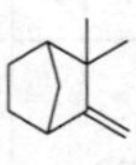 樟烯 Camphene
α-蒎烯 α-Pinene $C_{10}H_{18}$ Exact Mass: 138.14	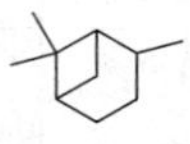 α-蒎烯 α-Pinene	γ-桉醇 γ-Eudesmol $C_{15}H_{26}O$ Exact Mass: 222.2	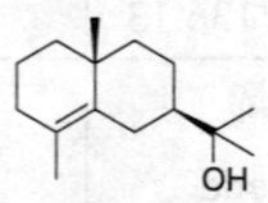 γ-桉醇 γ-Eudesmol
异缬草酸丁酯 Butyl isovalerate $C_9H_{18}O_2$ Exact Mass: 158.13	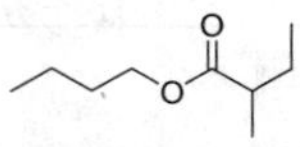 异缬草酸丁酯 Butyl isovalerate	菊油环酮 Chrysanthenone $C_{10}H_{14}O$ Exact Mass: 150.10	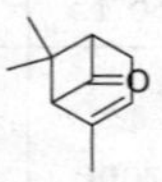 菊油环酮 Chrysanthenone
绿原酸 Chlorogenic acid $C_{16}H_{18}O_9$ Exact Mass: 354.10	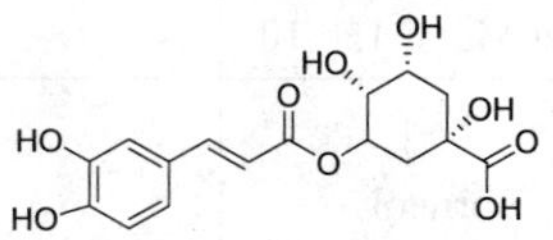 绿原酸 Chlorogenic acid	石竹烯氧化物 Caryophyllene oxide $C_{15}H_{24}O$ Exact Mass: 220.18	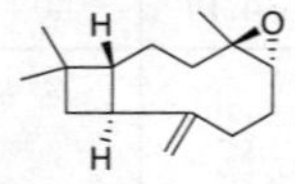 石竹烯氧化物 Caryophyllene oxide
α-杜松醇 α-Cadinol $C_{15}H_{26}O$ Exact Mass: 222.20	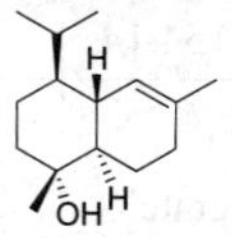 α-杜松醇 α-Cadinol	Chrysanthediol A $C_{15}H_{24}O_2$ Exact Mass: 236.18	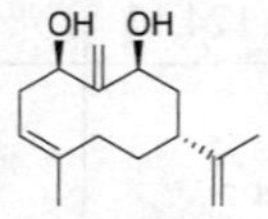 Chrysanthediol A
杜松脑 Juniper camphor $C_{15}H_{26}O$ Exact Mass: 222.20	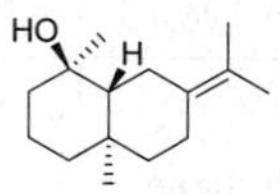 杜松脑 Juniper camphor		

除以上化学成分外，菊花还含有棉花皮素五甲醚、棕榈酸 16*β*,22*α*-二羟基假蒲公英甾醇酯、棕榈酸 16*β*,28-二羟基羽扇醇酯、Chrysanthediol B、Chrysanthediol C 等。

【分析方法】

1 高效液相色谱法测定菊花中绿原酸、木犀草苷及 3, 5-*O*-双咖啡酰基奎宁酸的含量

1.1 仪器

Agilent 1100 高效液相色谱仪，配备有二极管阵列检测器。

1.2 色谱条件及系统适应性

色谱柱填充剂：十八烷基硅烷键合硅胶；流动相：A 相为乙腈，B 相为 0.1%磷酸溶液，进行梯度洗脱；

流速 1.0mL/min；检测波长 348nm。理论板数按 3,5-*O*-双咖啡酰基奎宁酸峰计算应不低于 8000。

1.3 对照品溶液的制备

取绿原酸对照品、木犀草苷对照品以及 3,5-*O*-双咖啡酰基奎宁酸对照品适量，精密称定，置棕色量瓶中，加 70%甲醇制成每 1mL 含绿原酸 35μg，木犀草苷 25μg 和 3,5-*O*-双咖啡酰基奎宁酸 80μg 的混合溶液，即得(10℃以下保存)。

1.4 供试品溶液的制备

取本品粉末(过一号筛)约 0.25g，精密称定，置具塞锥形瓶中，精密加入 70%甲醇 25mL，密塞，称定重量，超声处理(功率 300W，频率 40kHz) 40min，放冷，再称定重量，用 70%甲醇补足减失的重量，摇匀，滤过，取续滤液，即得。

色谱图如图 1-11-3 所示。

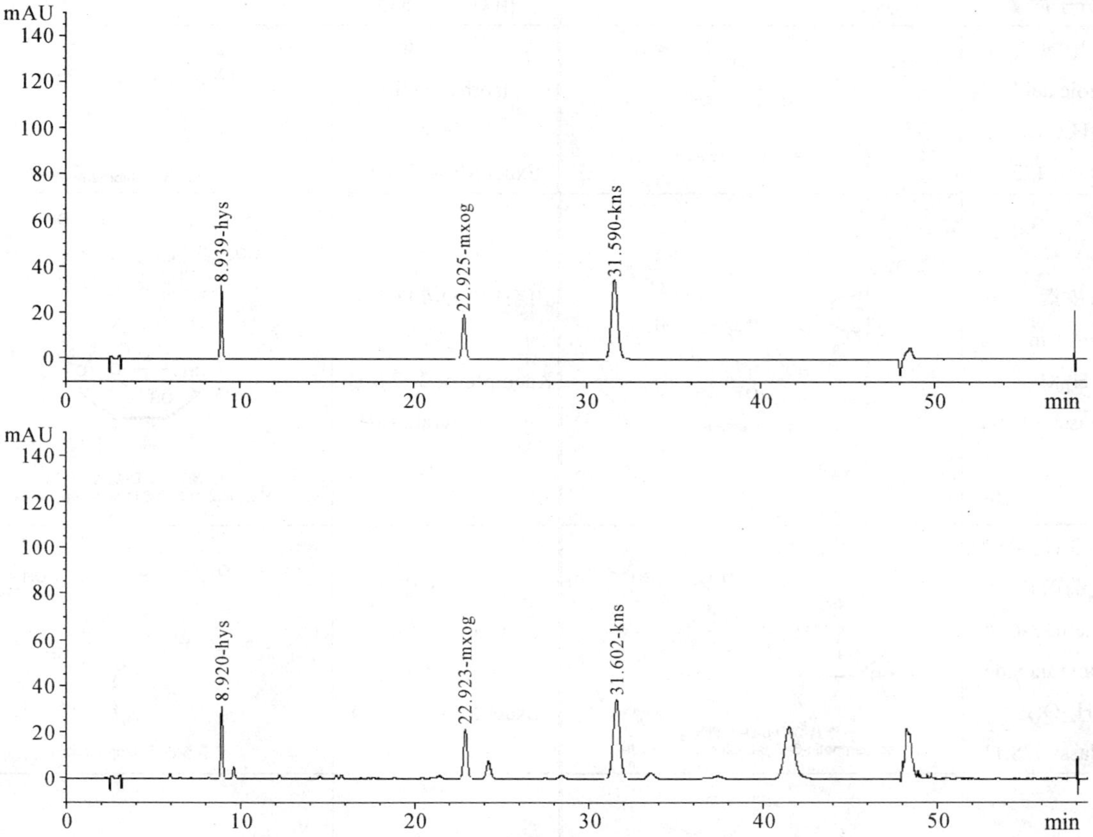

图 1-11-3 菊花含量测定高效液相色谱图

A. 绿原酸对照品、木犀草苷对照品以及 3,5-*O*-双咖啡酰基奎宁酸对照品的混合溶液；

B. 供试品溶液

梅花
Meihua
MUMS FLOS

【化学成分】

表 1-11-15 梅花主要化学成分[44~46]

中英文名、化学式及相对分子质量	结构图	中英文名、化学式及相对分子质量	结构图
苯甲酸 Benzoic acid $C_7H_6O_2$ Exact Mass: 122.04	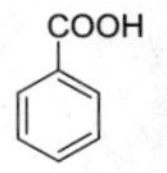 苯甲酸 Benzoic acid	异鼠李素 Isorhamnetin $C_{16}H_{12}O_7$ Exact Mass: 316.06	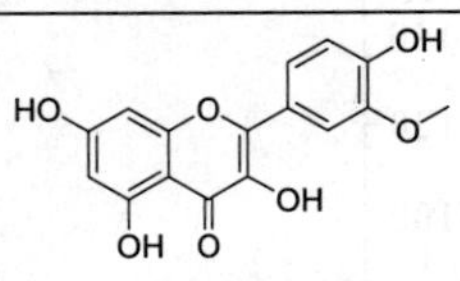 异鼠李素 Isorhamnetin
槲皮素 Quercetin $C_{15}H_{10}O_7$ Exact Mass: 302.04	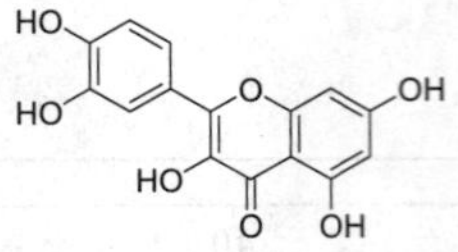 槲皮素 Quercetin	山柰酚3-*O*-*β*-D-吡喃半乳糖苷 Kaempferol-3-*O*-*β*-D-galactopyranoside	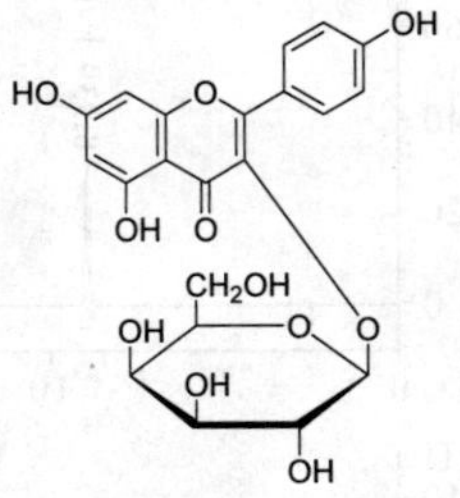 山柰酚3-*O*-*β*-D-吡喃半乳糖苷 Kaempferol-3-*O*-*β*-D-galactopyranoside
异鼠李素-3-*O*-*β*-D-吡喃葡萄糖苷 Isorhamnetin-3-*O*-*β*-D-glucopyranoside $C_{22}H_{22}O_{12}$ Exact Mass: 478.11	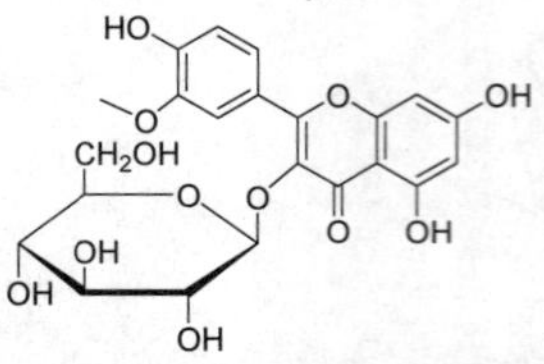 异鼠李素-3-*O*-*β*-D-吡喃葡萄糖苷 Isorhamnetin-3-*O*-*β*-D-glucopyranoside	异槲皮苷 Isoquercitrin $C_{21}H_{20}O_{12}$ Exact Mass: 464.10	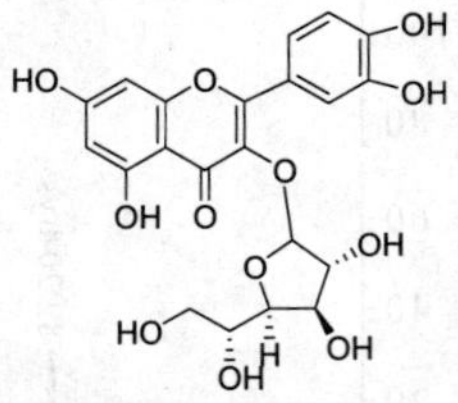 异槲皮苷 Isoquercitrin
金丝桃苷 Hyperoside $C_{21}H_{20}O_{12}$ Exact Mass: 464.10	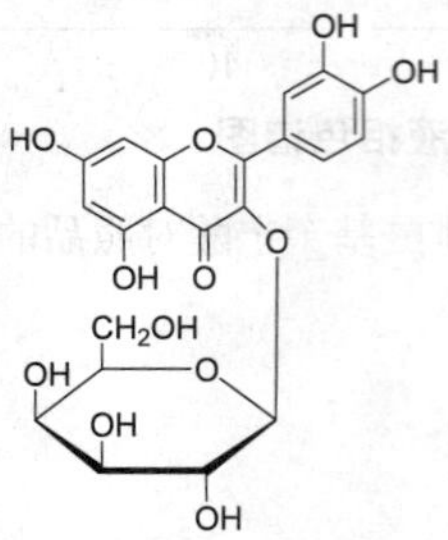 金丝桃苷 Hyperoside	芦丁 Rutin $C_{27}H_{30}O_{16}$ Exact Mass: 610.15	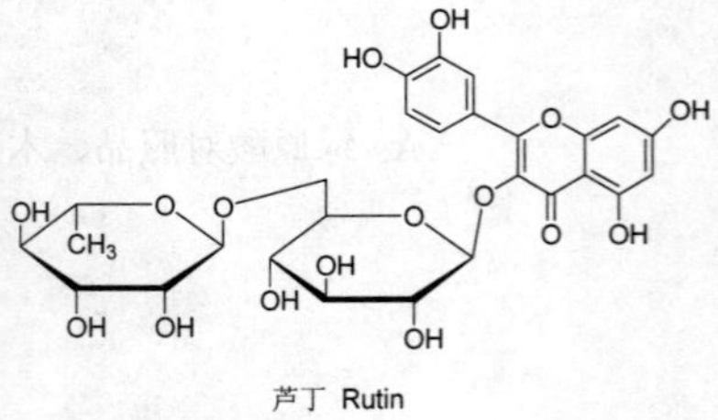 芦丁 Rutin
Prunose Ⅲ $C_{29}H_{36}O_{17}$ Exact Mass: 656.20	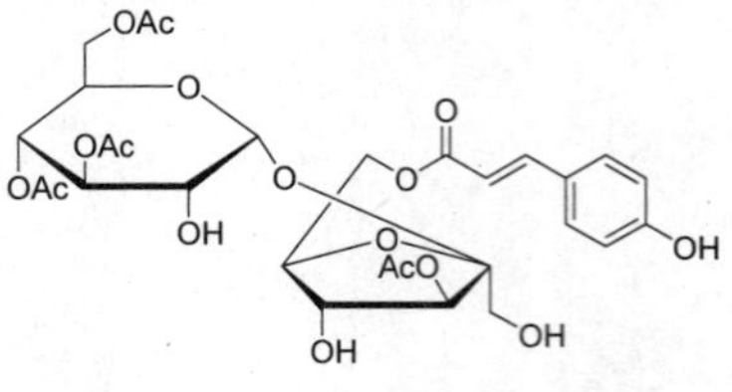 Prunose Ⅲ	2''-*O*-乙酰基芦丁 2''-*O*-Acetylrutin $C_{29}H_{32}O_{17}$ Exact Mass: 652.16	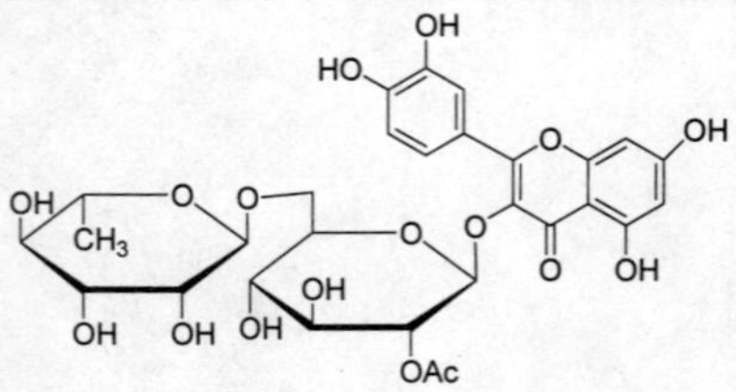 2''-*O*-乙酰基芦丁 2''-*O*-Acetylrutin

续表

中英文名、化学式及相对分子质量	结构图	中英文名、化学式及相对分子质量	结构图
2''-*O*-乙酰基-3'-*O*-甲基芦丁 2''-*O*-Acetyl-3'-*O*-methylrutin $C_{30}H_{34}O_{17}$ Exact Mass: 666.18	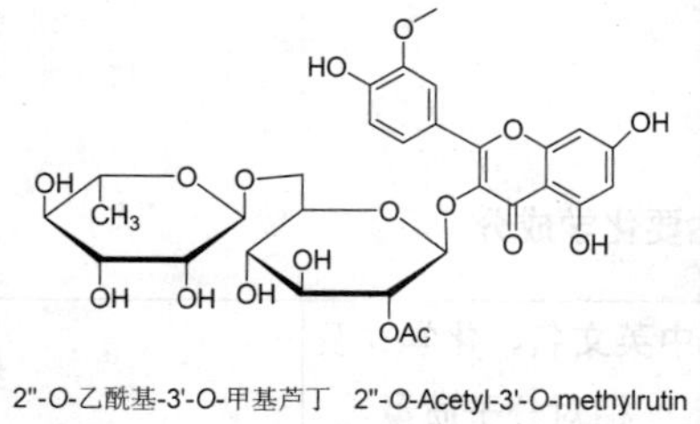 2''-*O*-乙酰基-3'-*O*-甲基芦丁 2''-*O*-Acetyl-3'-*O*-methylrutin	Prunose Ⅰ $C_{31}H_{38}O_{18}$ Exact Mass: 698.21	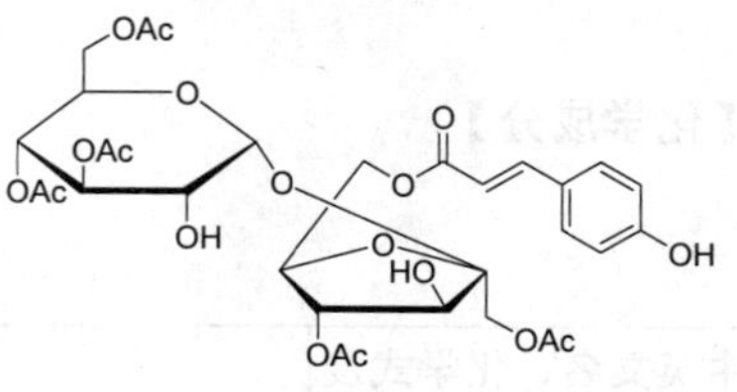 Prunose Ⅰ
Prunose Ⅱ $C_{29}H_{36}O_{17}$ Exact Mass: 656.20	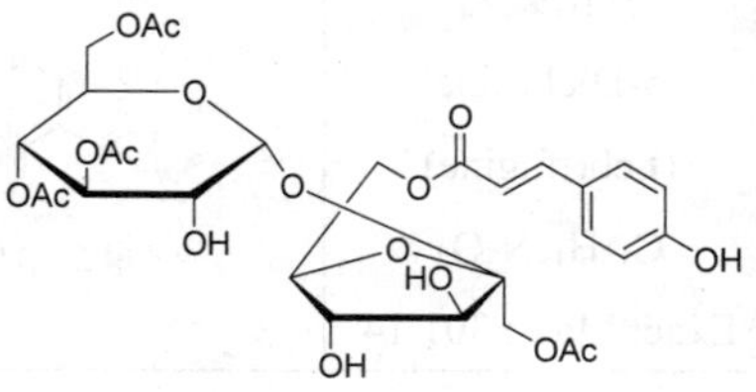 Prunose Ⅱ	槲皮素-3-*O*-鼠李糖(1→6)半乳糖苷 Quercetin 3-*O*-rhamnosyl(1→6) galactoside $C_{27}H_{30}O_{16}$ Exact Mass: 610.15	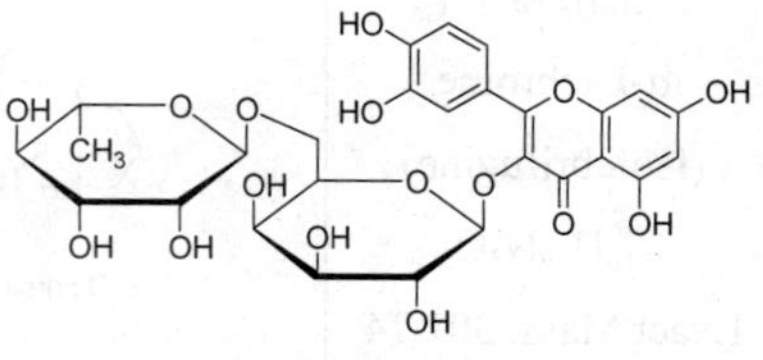 槲皮素-3-*O*-鼠李糖(1→6)半乳糖苷 Quercetin 3-*O*-rhamnosyl(1→6)galactoside
槲皮素 3-*O*-新橙皮糖苷 Quercetin 3-*O*-neohesperidoside $C_{27}H_{30}O_{16}$ Exact Mass: 610.15	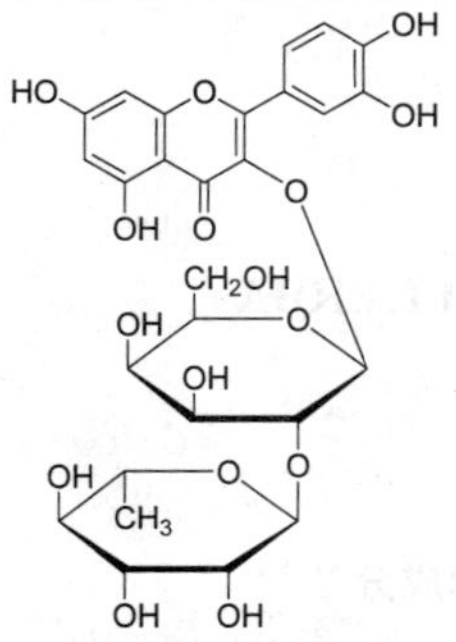 槲皮素 3-*O*-新橙皮糖苷 Quercetin 3-*O*-neohesperidoside	异鼠李素3-*O*-鼠李糖苷 Isorhamnetin 3-*O*-rhamnoside $C_{22}H_{22}O_{11}$ Exact Mass: 462.12	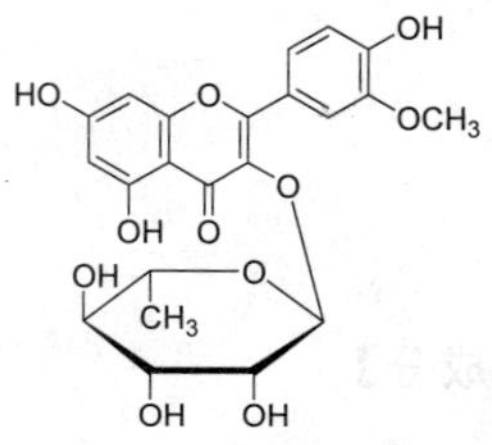 异鼠李素3-*O*-鼠李糖苷 Isorhamnetin 3-*O*-rhamnoside
绿原酸 Chlorogenic acid $C_{16}H_{18}O_9$ Exact Mass: 354.10	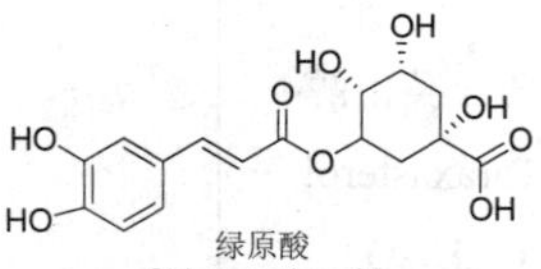 绿原酸 Chlorogenic acid	苯甲醇吡喃木糖(1→6)吡喃葡萄糖苷 Benzyl alcohol xylopyranosyl(1→6) glucopyranoside $C_{18}H_{26}O_{10}$ Exact Mass: 402.15	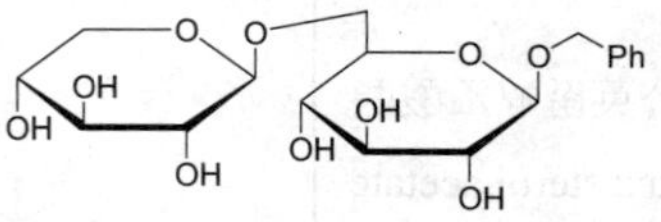 苯甲醇吡喃木糖(1→6)吡喃葡萄糖苷 Benzyl alcohol xylopyranosyl(1→6)glucopyranoside
胡椒酚-*β*-D-葡萄糖苷 Chavicol-*β*-D-glucoside $C_{15}H_{20}O_6$ Exact Mass: 296.13	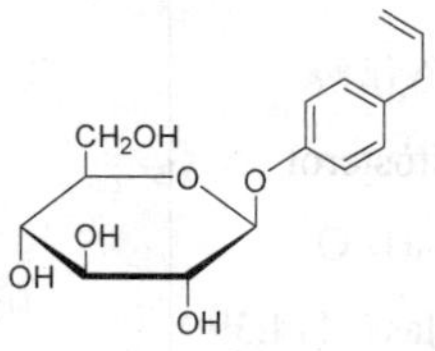 胡椒酚-*β*-D-葡萄糖苷 Chavicol-*β*-D-glucoside	丁香酚葡萄糖苷 Eugenyl glucoside $C_{16}H_{22}O_7$ Exact Mass: 326.14	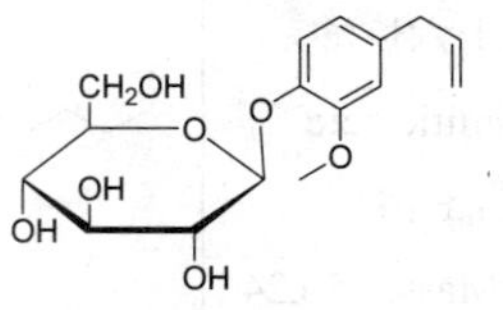 丁香酚葡萄糖苷 Eugenyl glucoside
植醇 Phytol $C_{20}H_{40}O$ Exact Mass: 296.31	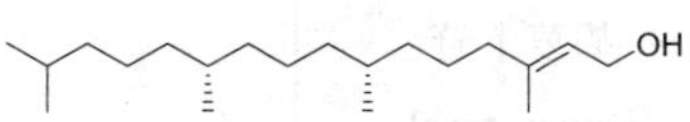 植醇 Phytol		

除以上化学成分外，梅花还含有 Benzyl-*β*-D-glucopyranoside 等。

常山

Changshan

DICHROAE RADIX

【化学成分】

表 1-11-16　常山主要化学成分[47, 48]

中英文名、化学式及相对分子质量	结构图	中英文名、化学式及相对分子质量	结构图
常山碱甲 *α*-Dichroine (Isofebrifugine) $C_{16}H_{19}N_3O_3$ Exact Mass: 301.14	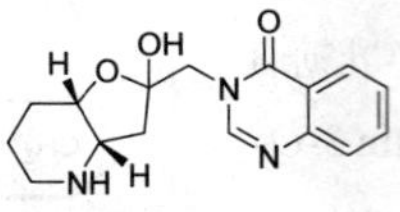 常山碱甲 *α*-Dichroine (Isofebrifugine)	常山碱乙 *β*-Dichroine (Febrifugine) $C_{16}H_{19}N_3O_3$ Exact Mass: 301.14	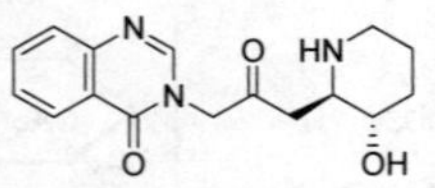 常山碱乙　*β*-Dichroine (Febrifugine)

除以上化学成分外，常山还含有常山碱丙等。

野马追

Yemazhui

EUPATORII LINDLEYANI HERBA

【化学成分】

表 1-11-17　野马追主要化学成分[49～52]

中英文名、化学式及相对分子质量	结构图	中英文名、化学式及相对分子质量	结构图
蒲公英甾醇乙酸酯 Taraxasterol acetate $C_{32}H_{52}O_2$ Exact Mass: 468.40	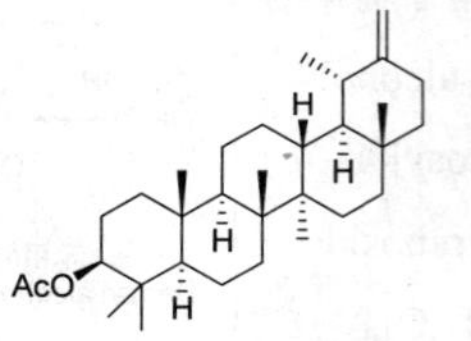 蒲公英甾醇乙酸酯　Taraxasterol acetate	伪蒲公英甾醇 *ψ*-Taraxasterol $C_{30}H_{50}O$ Exact Mass: 426.39	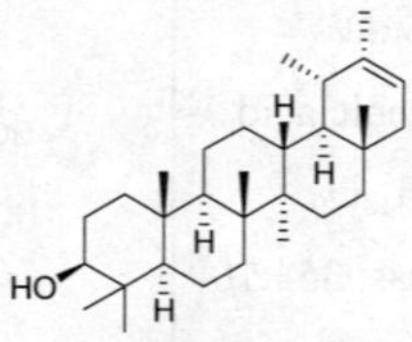 伪蒲公英甾醇　*ψ*-Taraxasterol
正十六烷酸 Palmitic acid $C_{16}H_{32}O_2$ Exact Mass: 256.24	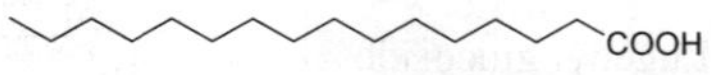 正十六烷酸　Palmitic acid	*β*-谷甾醇 *β*-Sitosterol $C_{29}H_{50}O$ Exact Mass: 414.39	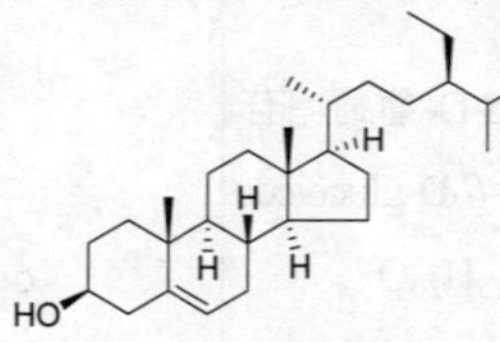 *β*-谷甾醇　*β*-Sitosterol
槲皮素 Quercetin $C_{15}H_{10}O_7$ Exact Mass: 302.04	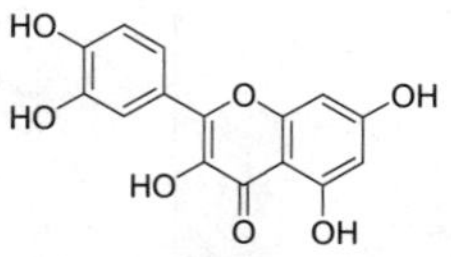 槲皮素　Quercetin	胡萝卜苷 Daucosterol $C_{35}H_{60}O_6$ Exact Mass: 576.44	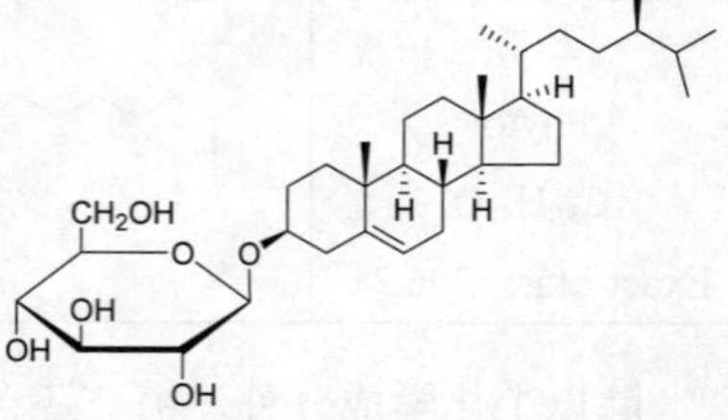 胡萝卜苷　Daucosterol

续表

中英文名、化学式及相对分子质量	结构图	中英文名、化学式及相对分子质量	结构图
野马追内酯 A Eupalinolide A $C_{24}H_{30}O_9$ Exact Mass: 462.19	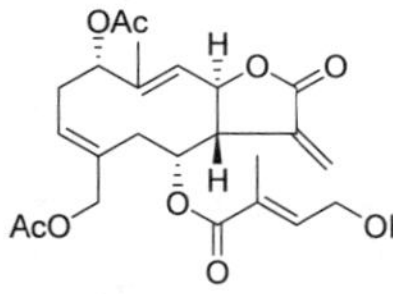 野马追内酯 A Eupalinolide A	野马追内酯 B Eupalinolide B $C_{24}H_{30}O_9$ Exact Mass: 462.19	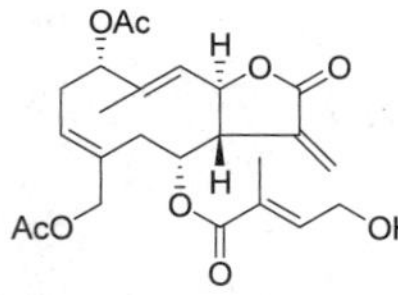 野马追内酯 B Eupalinolide B
蒲公英甾醇棕榈酸酯 Taraxasterol palmitate $C_{46}H_{80}O_2$ Exact Mass: 664.62	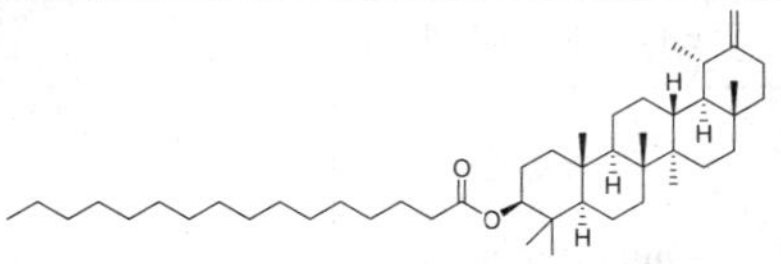 蒲公英甾醇棕榈酸酯 Taraxasterol palmitate	咖啡酸 Caffeic acid $C_9H_8O_4$ Exact Mass: 180.04	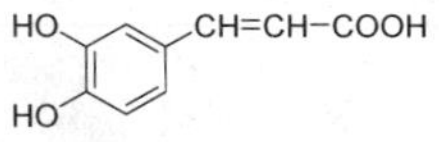 咖啡酸 Caffeic acid
芦丁 Rutin $C_{27}H_{30}O_{16}$ Exact Mass: 610.15	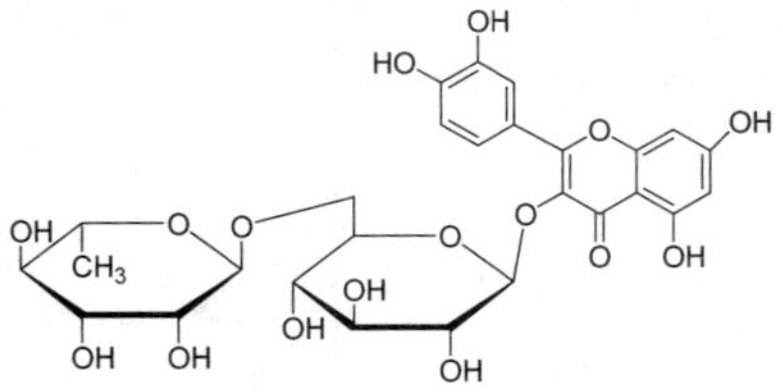 芦丁 Rutin	腺苷 Adenosine $C_{10}H_{13}N_5O_4$ Exact Mass: 267.10	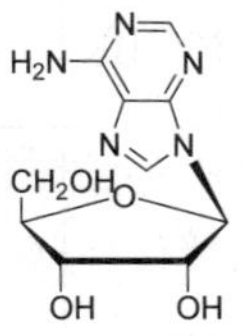 腺苷 Adenosine
齐墩果酸醋酸酯 Pulcherryl acetate $C_{32}H_{52}O_2$ Exact Mass: 468.40	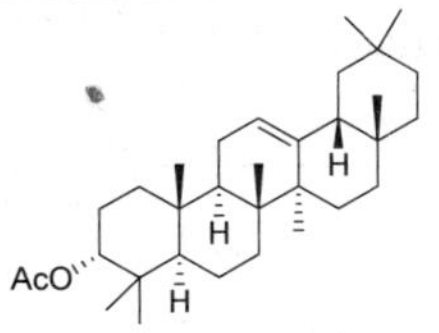 齐墩果酸醋酸酯 Pulcherryl acetate	泽兰素 Euparin $C_{13}H_{12}O_3$ Exact Mass: 216.08	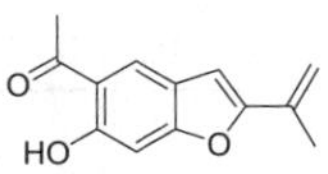 泽兰素 Euparin
山柰素 Kaempferide $C_{16}H_{12}O_6$ Exact Mass: 300.06	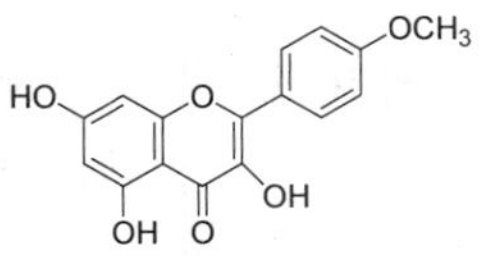 山柰素 Kaempferide	金丝桃苷 Hyperoside $C_{21}H_{20}O_{12}$ Exact Mass: 464.10	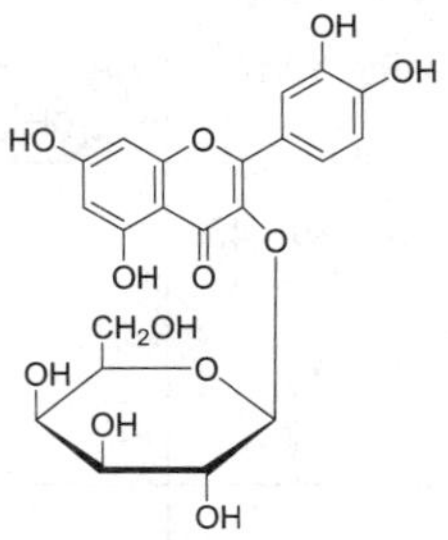 金丝桃苷 Hyperoside
棕矢车菊素 Jaceosidin $C_{17}H_{14}O_7$ Exact Mass: 330.07	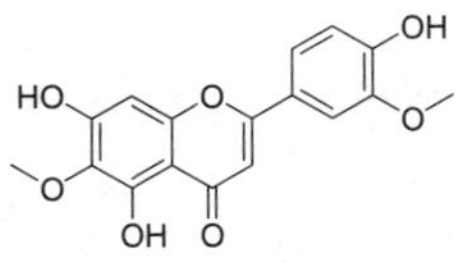 棕矢车菊素 Jaceosidin	黄芪苷 Astragalin $C_{21}H_{20}O_{11}$ Exact Mass: 448.10	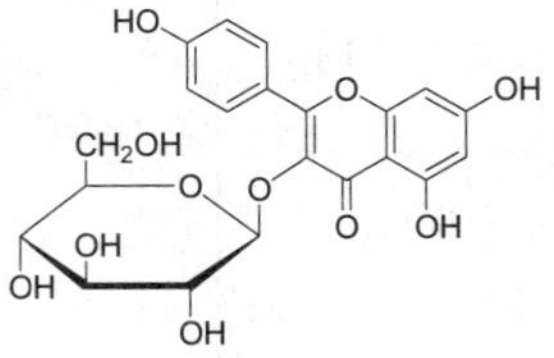 黄芪苷 Astragalin
三叶豆苷 Trifolin $C_{21}H_{20}O_{11}$ Exact Mass: 448.10	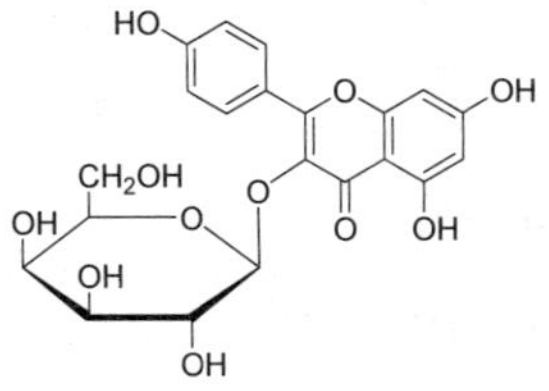 三叶豆苷 Trifolin		

野木瓜

Yemugua

STAUNTONIAE CAULIS ET FOLIUM

【化学成分】

表 1-11-18 野木瓜主要化学成分[53~55]

中英文名、化学式及相对分子质量	结构图	中英文名、化学式及相对分子质量	结构图
绿原酸 Chlorogenic acid $C_{16}H_{18}O_9$ Exact Mass: 354.10	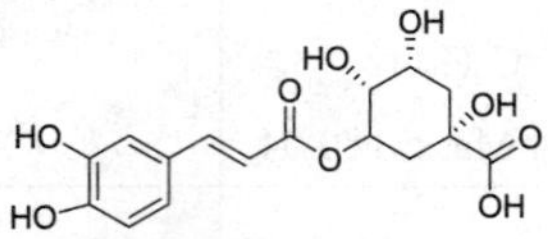 绿原酸 Chlorogenic acid	齐墩果酸 Oleanolic acid $C_{30}H_{48}O_3$ Exact Mass: 456.36	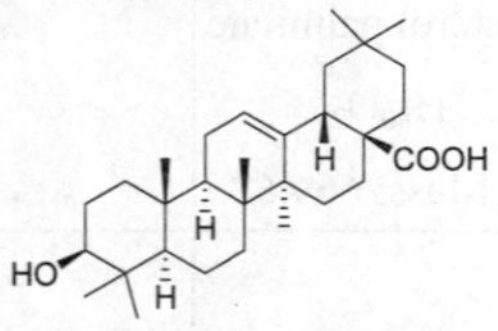 齐墩果酸 Oleanolic acid
6-羟基木犀草素-7-*β*-D-葡萄糖苷 6-Hydroxyluteolin-7-*β*-D-glucoside $C_{21}H_{20}O_{12}$ Exact Mass: 464.10	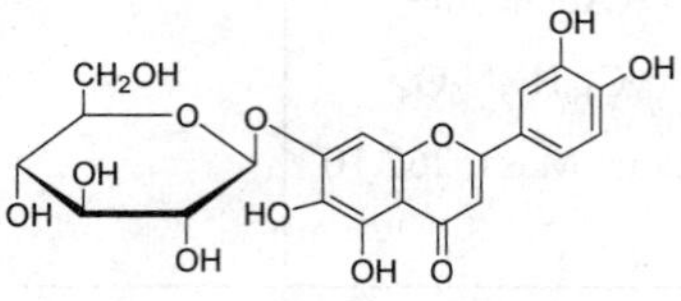 6-羟基木犀草素-7-*β*-D-葡萄糖苷 6-Hydroxyluteolin-7-*β*-D-glucoside	肥皂草苷 Saponarin $C_{27}H_{30}O_{15}$ Exact Mass: 594.16	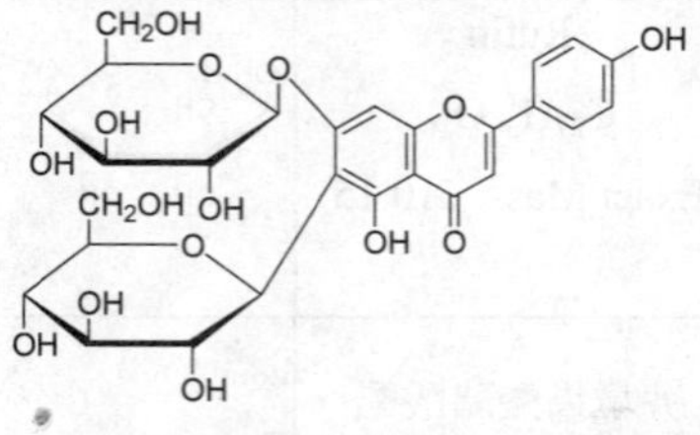 肥皂草苷 Saponarin
野木瓜苷 YM_{11} Yemuoside YM_{11} $C_{46}H_{72}O_{17}$ Exact Mass: 896.48	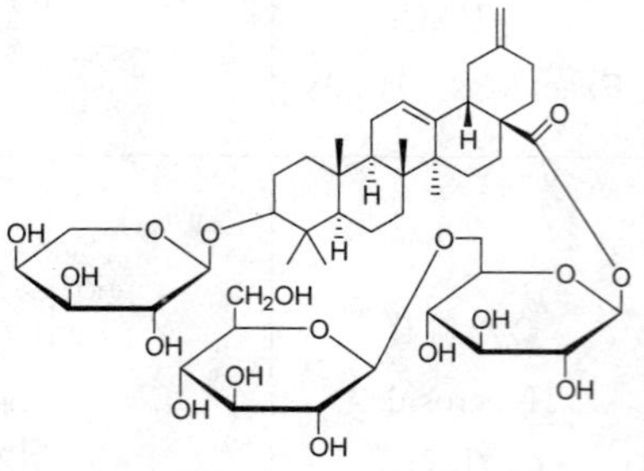 野木瓜苷 YM_{11} Yemuoside YM_{11}	野木瓜苷 YM_{14} Yemuoside YM_{14} $C_{52}H_{82}O_{21}$ Exact Mass: 1042.53	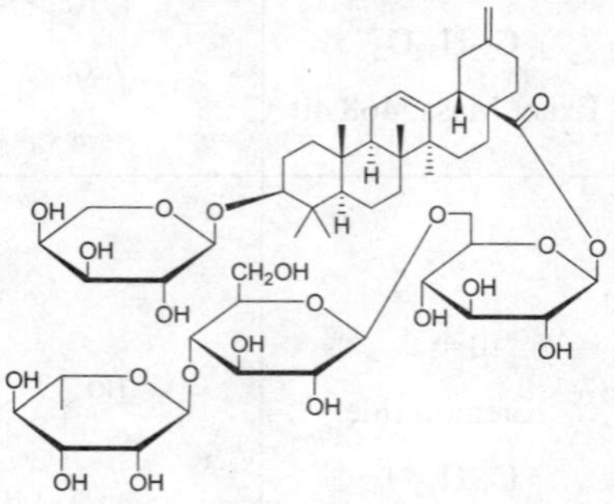 野木瓜苷 YM_{14} Yemuoside YM_{14}
野木瓜苷 YM_{12} Yemuoside YM_{12} $C_{52}H_{82}O_{21}$ Exact Mass: 1042.53	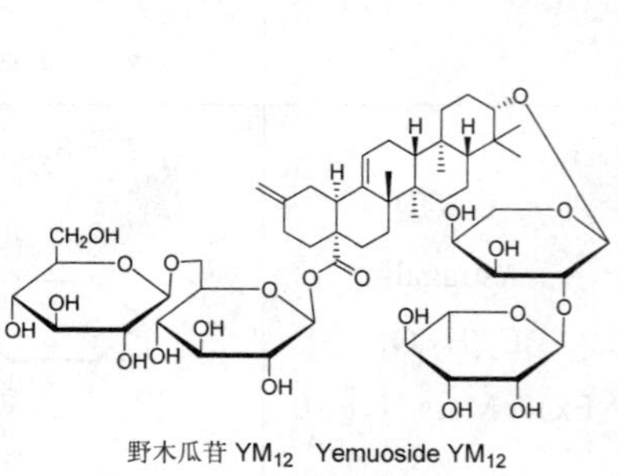 野木瓜苷 YM_{12} Yemuoside YM_{12}	野木瓜苷 YM_{10} Yemuoside YM_{10} $C_{58}H_{92}O_{25}$ Exact Mass: 1188.59	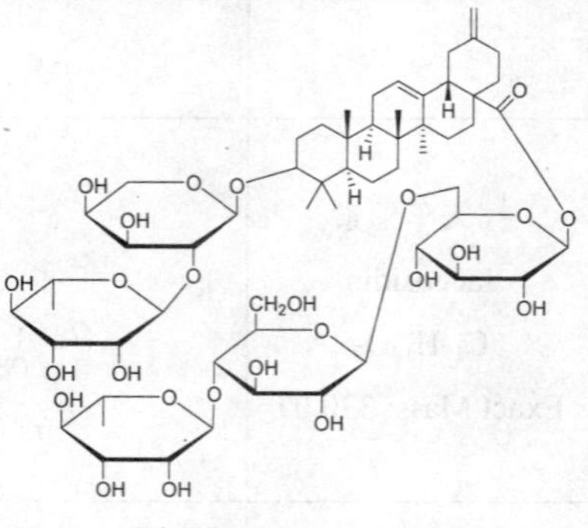 野木瓜苷 YM_{10} Yemuoside YM_{10}
野木瓜苷 YM_{13} Yemuoside YM_{13} $C_{51}H_{80}O_{21}$ Exact Mass: 1028.52	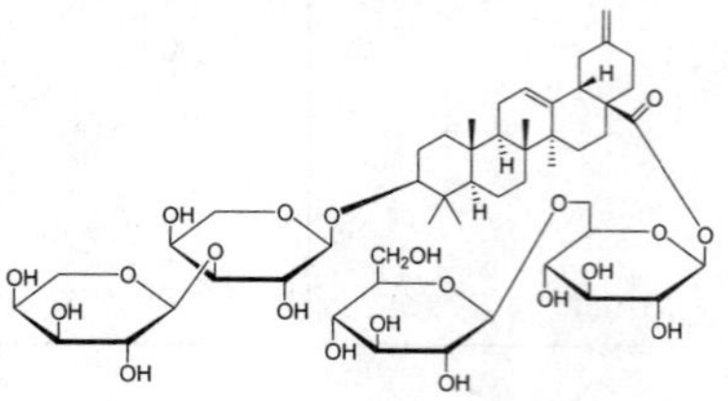 野木瓜苷 YM_{13} Yemuoside YM_{13}	野木瓜苷 YM_7 Yemuoside YM_7 $C_{57}H_{90}O_{25}$ Exact Mass: 1174.58	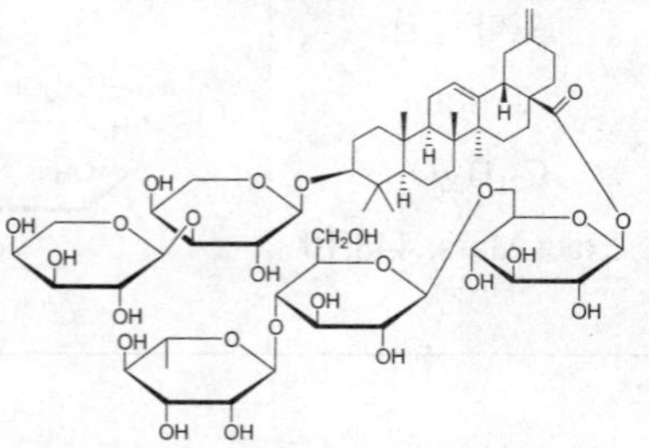 野木瓜苷 YM_7 Yemuoside YM_7

续表

中英文名、化学式及相对分子质量	结构图	中英文名、化学式及相对分子质量	结构图
野木瓜苷 YM$_8$ Yemuoside YM$_8$ $C_{58}H_{92}O_{26}$ Exact Mass: 1204.59	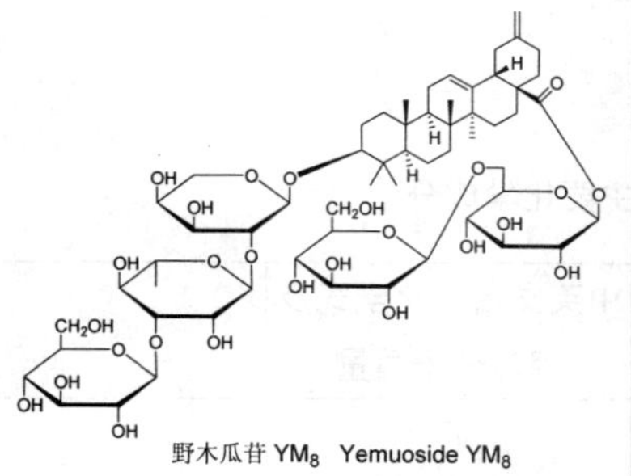 野木瓜苷 YM$_8$　Yemuoside YM$_8$	野木瓜苷 YM$_9$ Yemuoside YM$_9$ $C_{64}H_{102}O_{30}$ Exact Mass: 1350.65	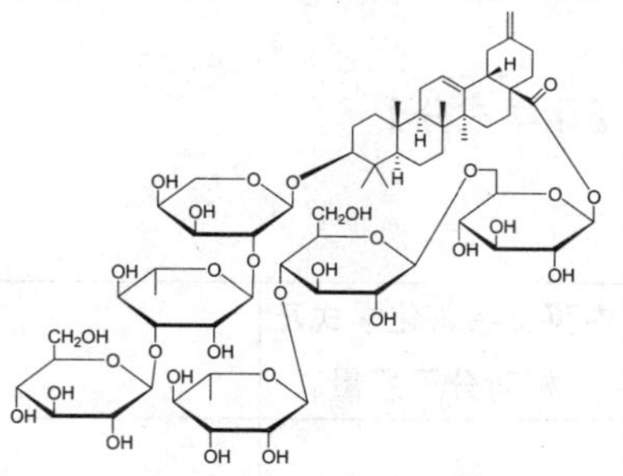 野木瓜苷 YM$_9$　Yemuoside YM$_9$
野木瓜苷 I Yemuoside I $C_{57}H_{90}O_{25}$ Exact Mass: 1174.58	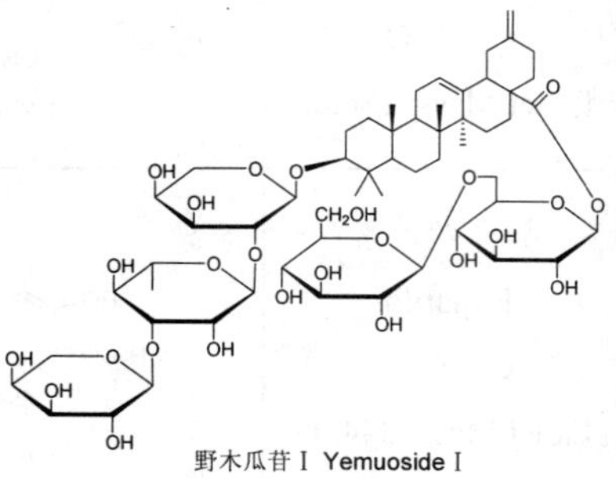 野木瓜苷 I　Yemuoside I	野木瓜苷 II Yemuoside II $C_{63}H_{100}O_{29}$ Exact Mass: 1320.64	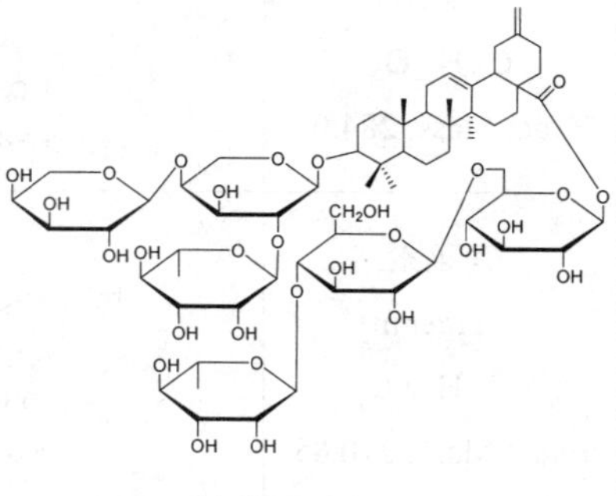 野木瓜苷 II　Yemuoside II
野木瓜苷 YM$_1$ Yemuoside YM$_1$ $C_{25}H_{30}O_{11}$ Exact Mass: 506.18	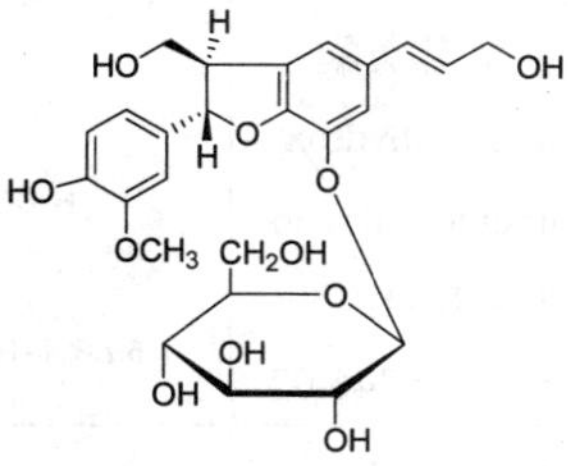 野木瓜苷 YM$_1$　Yemuoside YM$_1$	野木瓜苷 YM$_2$ Yemuoside YM$_2$ $C_{31}H_{42}O_{16}$ Exact Mass: 670.25	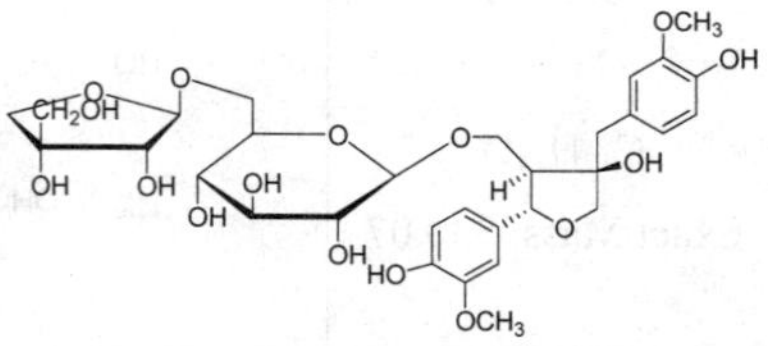 野木瓜苷 YM$_2$　Yemuoside YM$_2$
野木瓜苷 YM$_6$ Yemuoside YM$_6$ $C_{31}H_{42}O_{16}$ Exact Mass: 670.25	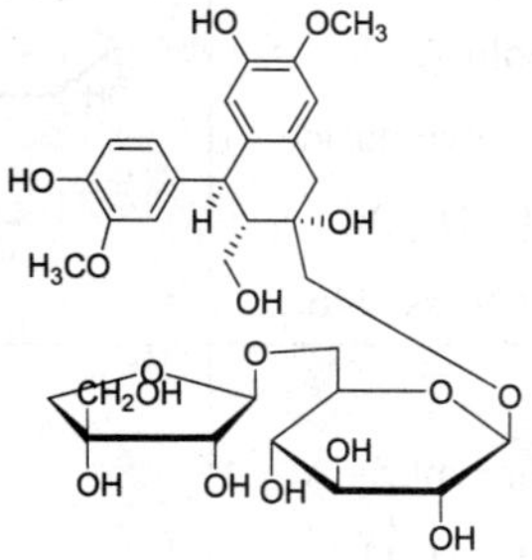 野木瓜苷 YM$_6$　Yemuoside YM$_6$		

野菊花

Yejuhua

CHRYSANTHEMI INDICI FLOS

【化学成分】

表 1-11-19　野菊花主要化学成分[56~63]

中英文名、化学式及相对分子质量	结构图	中英文名、化学式及相对分子质量	结构图
金合欢素 Acacetin $C_{16}H_{12}O_5$ Exact Mass: 284.07	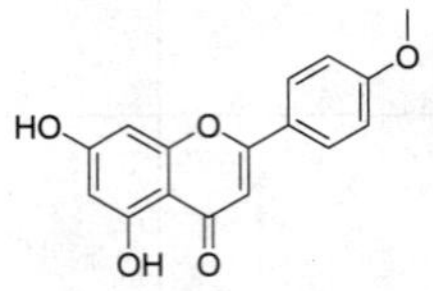 金合欢素　Acacetin	木犀草素 Luteolin $C_{15}H_{10}O_6$ Exact Mass: 286.05	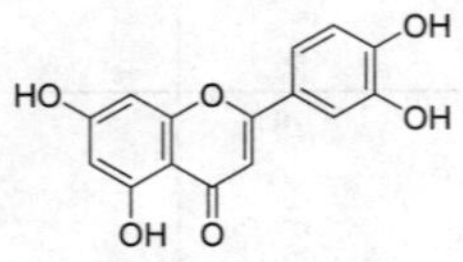 木犀草素　Luteolin
芹菜素 Apigenin $C_{15}H_{10}O_5$ Exact Mass: 270.05	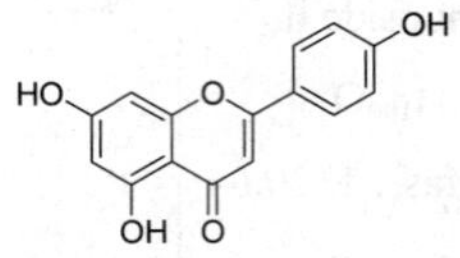 芹菜素　Apigenin	异泽兰黄素 Eupatilin $C_{18}H_{16}O_7$ Exact Mass: 344.09	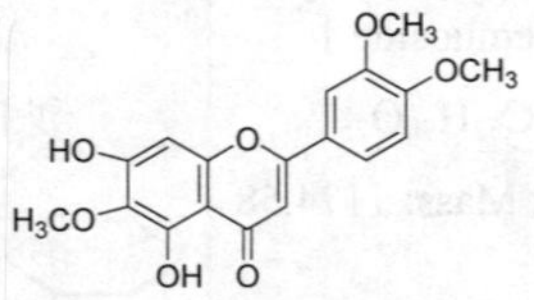 异泽兰黄素　Eupatilin
麦黄酮 Tricin $C_{17}H_{14}O_7$ Exact Mass: 330.07	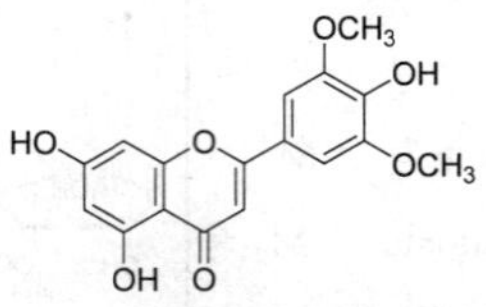 麦黄酮　Tricin	5,7,3′,4′-四羟基-6,5′-二甲氧基黄酮 5,7,3′,4′-Tetrahydroxy-6,5′-dimethoxyflavone $C_{17}H_{14}O_8$ Exact Mass: 346.07	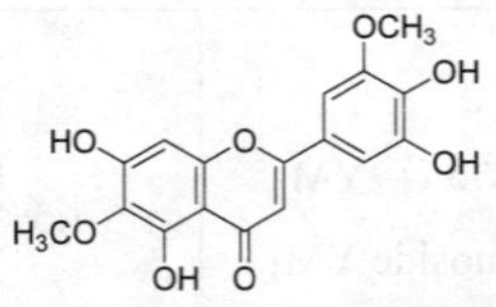 5,7,3′,4′-四羟基-6,5′-二甲氧基黄酮 5,7,3′,4′-Tetrahydroxy-6,5′-dimethoxyflavone
芹菜素-7-*O*-*β*-D-吡喃葡萄糖苷 Apigenin-7-*O*-*β*-D-glucopyranoside $C_{21}H_{20}O_{10}$ Exact Mass: 432.11	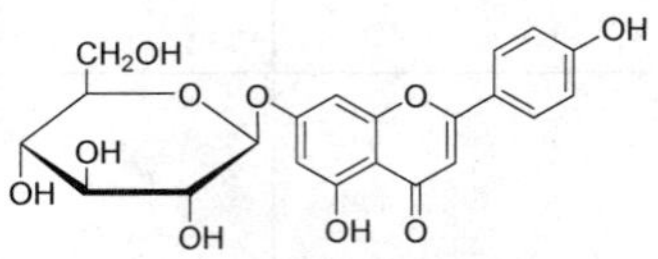 芹菜素-7-*O*-*β*-D-吡喃葡萄糖苷 Apigenin-7-*O*-*β*-D-glucopyranoside	木犀草素-7-*O*-*β*-D-吡喃葡萄糖苷 Luteolin-7-*O*-*β*-D-glucopyranoside $C_{22}H_{22}O_{10}$ Exact Mass: 446.12	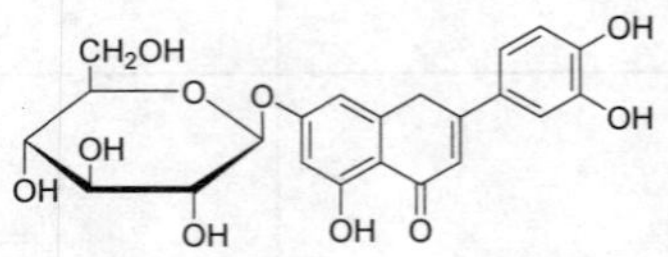 木犀草素-7-*O*-*β*-D-吡喃葡萄糖苷 Luteolin-7-*O*-*β*-D-glucopyranoside
蒙花苷 Linarin $C_{28}H_{32}O_{14}$ Exact Mass: 592.18	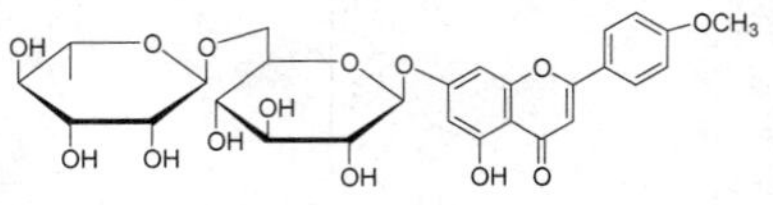 蒙花苷　Linarin	Cumambrin A $C_{17}H_{22}O_5$ Exact Mass: 306.15	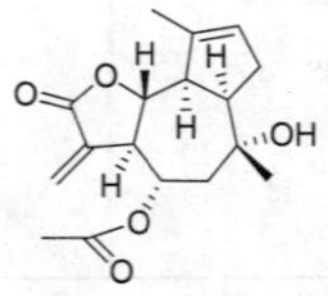 Cumambrin A
刺槐苷 Acaciin $C_{28}H_{32}O_{14}$ Exact Mass: 592.18	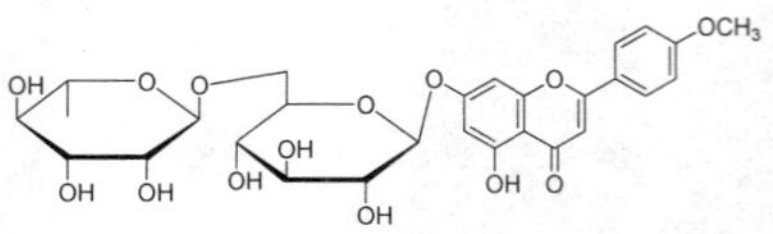 刺槐苷　Acaciin	芹菜素 Apigenin $C_{15}H_{10}O_5$ Exact Mass: 270.05	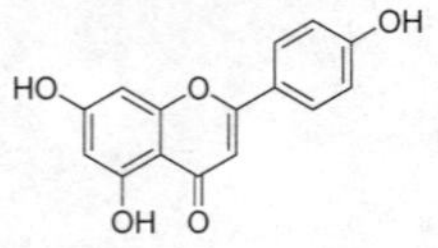 芹菜素　Apigenin
龙脑 Borneol $C_{10}H_{18}O$ Exact Mass: 154.14	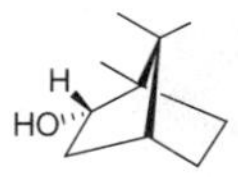 龙脑　Borneol	乙酸龙脑酯 Bornyl acetate $C_{12}H_{20}O_2$ Exact Mass: 196.15	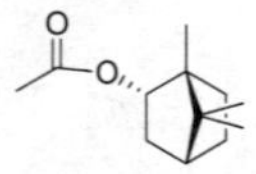 乙酸龙脑酯　Bornyl acetate

续表

中英文名、化学式及相对分子质量	结构图	中英文名、化学式及相对分子质量	结构图
金合欢素-7-*O*-*α*-L吡喃鼠李糖基(1→6)-[2-*O*-乙酰基吡喃葡萄糖基(1→2)]-*β*-D吡喃葡萄糖苷 Acacetin-7-*O*-*α*-L-rhamnopyranosyl (1→6)-[2-*O*-acetyl glucopyranosyl-(1→2)]-*β*-D glucopyranoside $C_{36}H_{44}O_{20}$ Exact Mass: 796.24	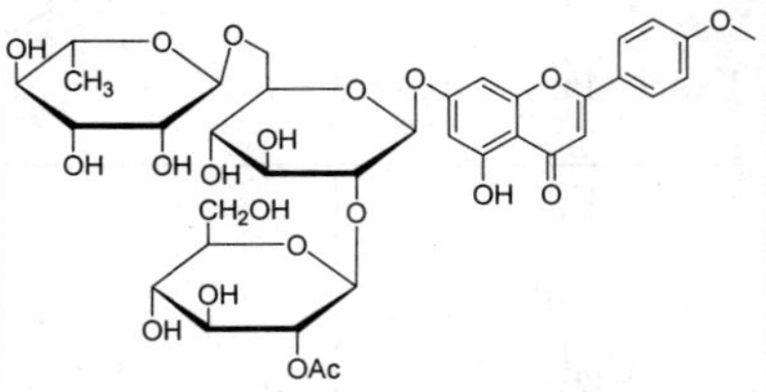 金合欢素-7-*O*-*α*-L吡喃鼠李糖基(1→6)- [2-*O*-乙酰基吡喃葡萄糖基(1→2)]-*β*-D吡喃葡萄糖苷 Acacetin-7-*O*-*α*-L-rhamnopyranosyl(1→6)-[2-*O*-acetyl glucopyranosyl-(1→2)]-*β*-D glucopyranoside	刺槐素-7-鼠李糖葡萄糖苷 Acacetin-7-rhamnoglucoside $C_{28}H_{32}O_{14}$ Exact Mass: 592.18	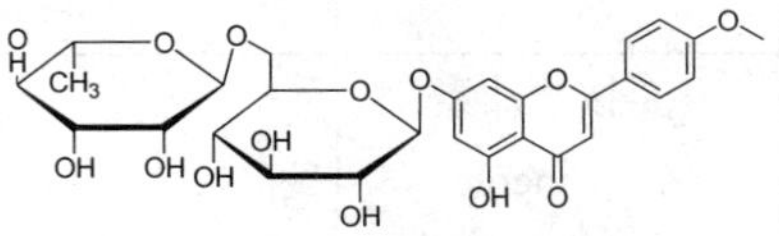 刺槐素-7-鼠李糖葡萄糖苷 Acacetin-7-rhamnoglucoside
刺槐素-7-半乳糖苷 Acacetin-7-galactoside $C_{22}H_{22}O_{10}$ Exact Mass: 446.12	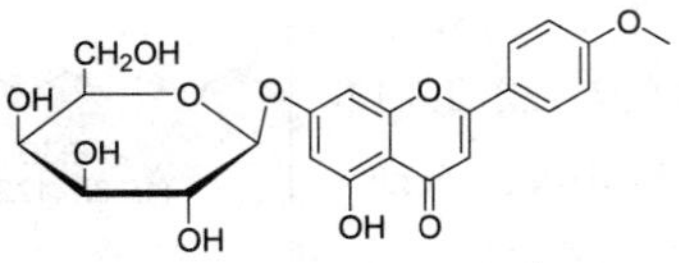 刺槐素-7-半乳糖苷 Acacetin-7-galactoside	胡萝卜苷 Daucosterol $C_{35}H_{60}O_{6}$ Exact Mass: 576.44	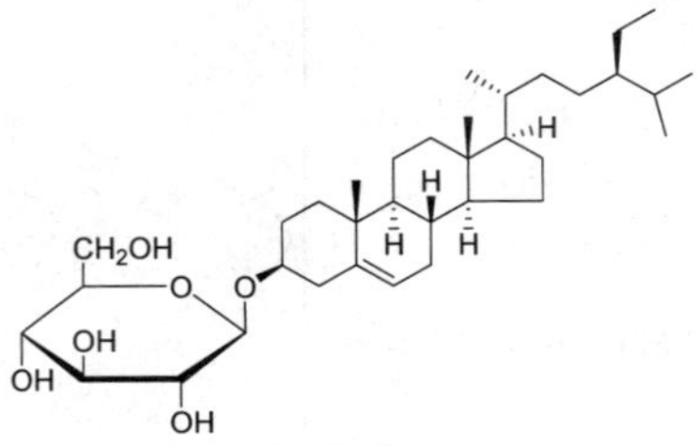 胡萝卜苷 Daucosterol
矢车菊苷 Chrysanthemin $C_{21}H_{21}O_{11}^{+}$ Exact Mass: 449.11	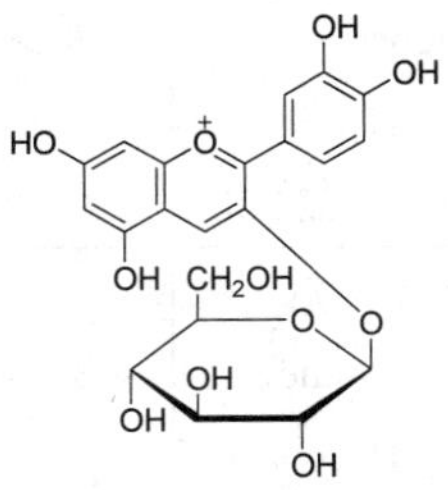 矢车菊苷 Chrysanthemin	绿原酸 Chlorogenic acid $C_{16}H_{18}O_{9}$ Exact Mass: 354.10	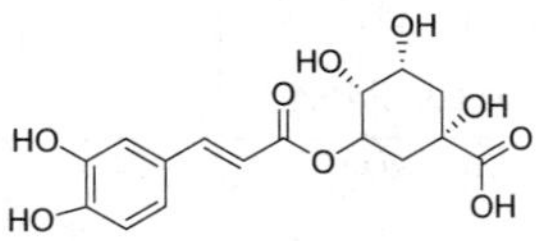 绿原酸 Chlorogenic acid
5,3′,4′-三羟基-6,7-二甲氧基黄酮 5,3′,4′-Trihydroxy-6,7-dimethoxy-flavone $C_{17}H_{14}O_{7}$ Exact Mass: 330.07	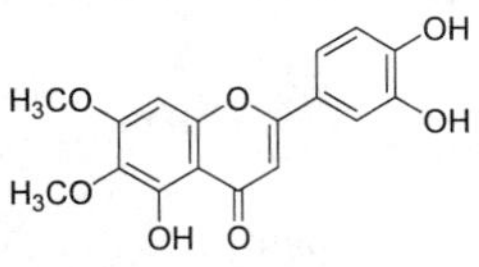 5,3′,4′-三羟基-6,7-二甲氧基黄酮 5,3′,4′-Trihydroxy-6,7-dimethoxy-flavone	5,3′-二羟基-6,7,4′,5′-四甲氧基黄酮 5,3′-Dihydroxy-6,7,4′,5′-tetracarboxylic flavonoids oxygen $C_{19}H_{18}O_{8}$ Exact Mass: 374.10	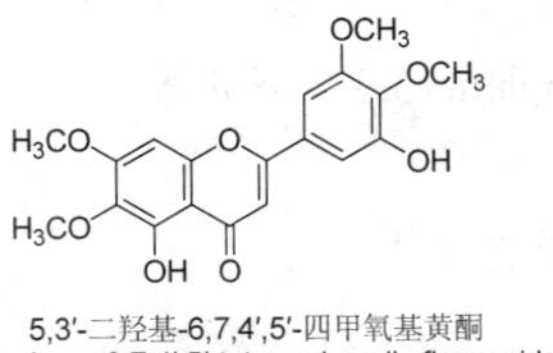 5,3′-二羟基-6,7,4′,5′-四甲氧基黄酮 5,3′-Dihydroxy-6,7,4′,5′-tetracarboxylic flavonoids oxygen
β-谷甾醇 *β*-Sitosterol $C_{29}H_{50}O$ Exact Mass: 414.39	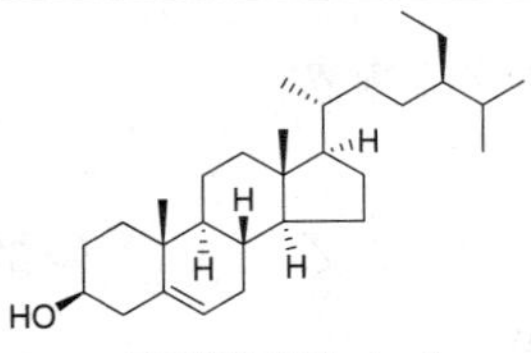 *β*-谷甾醇 *β*-Sitosterol	*α*-香树脂醇 *α*-Amyrin $C_{30}H_{50}O$ Exact Mass: 426.39	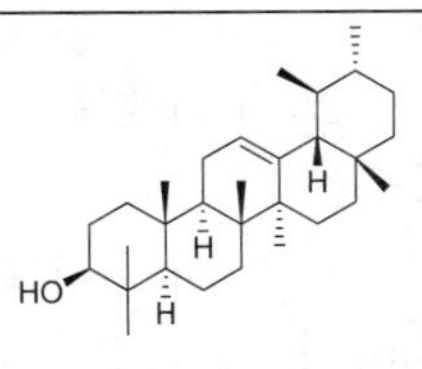 *α*-香树脂醇 *α*-Amyrin

续表

中英文名、化学式及相对分子质量	结构图	中英文名、化学式及相对分子质量	结构图
β-香树脂醇 *β*-Amyrin $C_{30}H_{50}O$ Exact Mass: 426.39	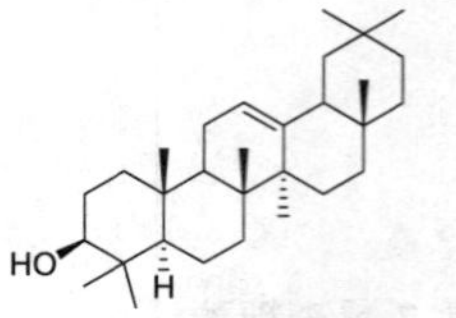 *β*-香树脂醇 *β*-Amyrin	羽扇豆醇 Lupeol $C_{30}H_{50}O$ Exact Mass: 426.39	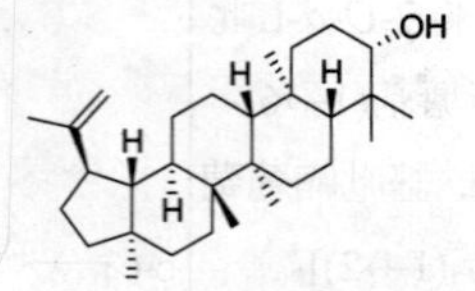 羽扇豆醇 Lupeol
1,8-桉叶油素 1,8-Cineole $C_{10}H_{18}O$ Exact Mass: 154.14	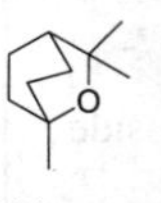 1,8-桉叶油素 1,8-Cineole	樟脑 Camphor $C_{10}H_{16}O$ Exact Mass: 152.12	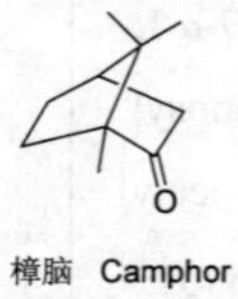 樟脑 Camphor
十六烷酸 Palmitic acid $C_{16}H_{32}O_2$ Exact Mass: 256.24	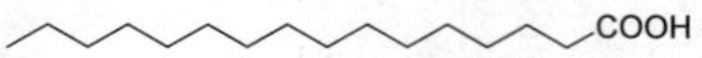 十六烷酸 Palmitic acid	十六烷酸乙酯 Ethyl palmitate $C_{18}H_{34}O_3$ Exact Mass: 298.25	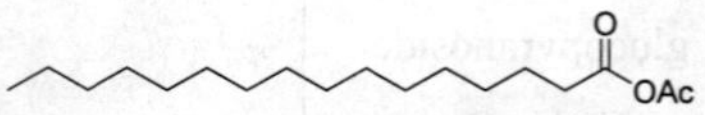 十六烷酸乙酯 Ethyl palmitate
二十一碳烷 Heneicosane $C_{21}H_{44}$ Exact Mass: 296.34	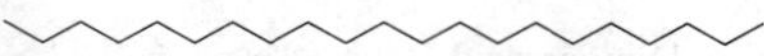 二十一碳烷 Heneicosane	(1*E*,3*E*,12*Z*)-1,3,12-十九三烯 (1*E*,3*E*,12*Z*)-1,3,12-Nonadecatriene $C_{19}H_{34}$ Exact Mass: 262.27	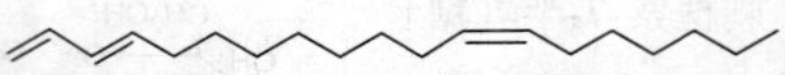 (1*E*,3*E*,12*Z*)-1,3,12-十九三烯 (1*E*,3*E*,12*Z*)-1,3,12-Nonadecatriene
蓍草灵 Achillin $C_{15}H_{18}O_3$ Exact Mass: 246.13	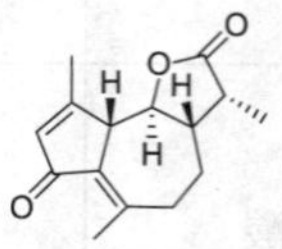 蓍草灵 Achillin	二十三碳烷 Tricosane $C_{23}H_{48}$ Exact Mass: 324.38	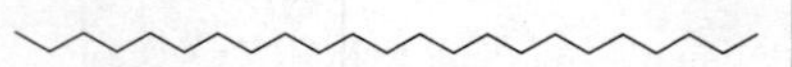 二十三碳烷 Tricosane
二十四碳烷 Tetracosane $C_{24}H_{50}$ Exact Mass: 338.39	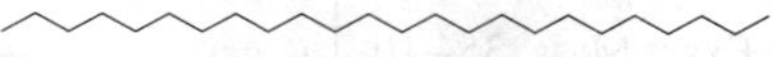 二十四碳烷 Tetracosane	二十七碳烷 Heptacosane $C_{27}H_{56}$ Exact Mass: 380.44	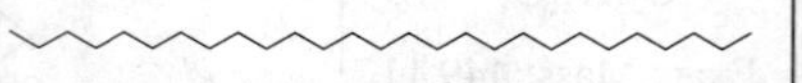 二十七碳烷 Heptacosane

除以上化学成分外，野菊花还含有野菊花内酯、7-(2-Hydroxy-2-propyl)-10-methyl-4-methyleneperhydronaphthalene-3,5,6-triol 等。

【分析方法】

1 高效液相色谱法测定野菊花 70%乙醇提取物中两种有机酸类药效组分的含量[61]

1.1 仪器

Waters 2695 高效液相色谱仪，Waters 2696 光电二极管阵列检测器。

1.2 色谱条件

色谱柱：Diamonsil C_{18} 柱(250mm×4.6mm，5μm)；流动相：乙腈-0.5%磷酸水溶液(20∶80)；流速 0.8mL/min；柱温 30℃；检测波长 326nm；分析时间约 12min。

1.3 对照品溶液的制备

称取绿原酸和咖啡酸对照品，用适量甲醇溶解。

1.4 供试品溶液的制备

称取野菊花粉末 0.2g，加入适量 70%乙醇索氏回流提取 2h，提取液用 70%乙醇定容至 100mL，取 50mL，蒸干，残渣用甲醇溶解并定容至 10mL，即得。

2 高效液相色谱法测定野菊花中两种黄酮类药效组分的含量[62]

2.1 仪器

Waters 2695 高效液相色谱仪，Waters 2696 光电二极管阵列检测器。

2.2 色谱条件

色谱柱：Diamonsil C_{18} 柱(250mm×4.6mm，5μm)；流动相：A 相为 0.5%磷酸水，B 相为乙腈；梯度洗脱：0～40min 10%～50% B；流速 1.0mL/min；柱温 30℃；检测波长 326nm。

2.3 对照品溶液的制备

称取蒙花苷和木犀草素-7-*O*-*β*-D-葡萄糖苷对照品，用适量甲醇溶解。

2.4 供试品溶液的制备

称取野菊花粉末 0.2g，加入适量甲醇索氏回流提取 2h，提取液用甲醇定容至 100mL，取 50mL，蒸干，残渣用甲醇溶解并定容至 10mL，即得。

3 高效液相色谱法测定野菊花中蒙花苷与木犀草素的含量[63]

3.1 仪器

岛津高效液相色谱仪。

3.2 色谱条件

色谱柱：Thermo Hypersil BDS C_{18} 柱(250mm×4.6mm，5μm)；流动相：甲醇-四氢呋喃-水(50∶4∶46)；流速 0.6mL/min；柱温室温；检测波长 350nm；分析时间约 20min。

3.3 对照品溶液的制备

称取蒙花苷和木犀草素对照品，用适量甲醇溶解。

3.4 供试品溶液的制备

称取野菊花药材粉末各 1g，加入 70%乙醇 16mL 回流提取 3 次，每次 1h，合并提取液，用 70%乙醇定容至 100mL，即得。

蛇床子

Shechuangzi

CNIDII FRUCTUS

【化学成分】

表 1-11-20　蛇床子主要化学成分[64]

中英文名、化学式及相对分子质量	结构图	中英文名、化学式及相对分子质量	结构图
蛇床子素 Osthol $C_{15}H_{16}O_3$ Exact Mass: 244.11	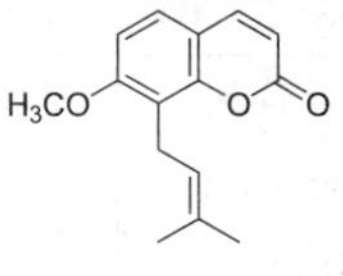 蛇床子素 Osthol	酸橙素烯醇 Auraptenol $C_{19}H_{22}O_4$ Exact Mass: 314.15	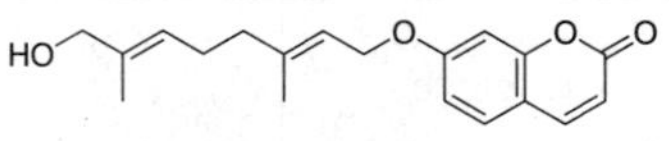 酸橙素烯醇 Auraptenol
去甲基酸橙素烯醇 Demethyl auraptenol $C_{14}H_{14}O_4$ Exact Mass: 246.09	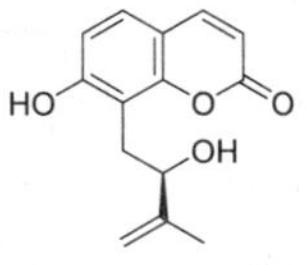 去甲基酸橙素烯醇 Demethyl auraptenol	2′-脱氧水合橙皮内酯 2′-Deoxymeranzin hydrate $C_{15}H_{18}O_4$ Exact Mass: 262.12	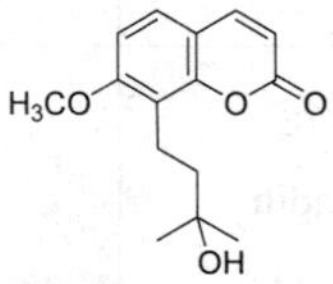 2′-脱氧水合橙皮内酯 2′-Deoxymeranzin hydrate

续表

中英文名、化学式及相对分子质量	结构图	中英文名、化学式及相对分子质量	结构图
水合橙皮内酯 Meranzin hydrate $C_{15}H_{18}O_5$ Exact Mass: 278.12	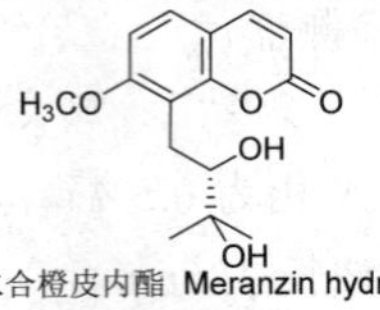 水合橙皮内酯 Meranzin hydrate	Murrayacarpin A $C_{11}H_{10}O_4$ Exact Mass: 206.06	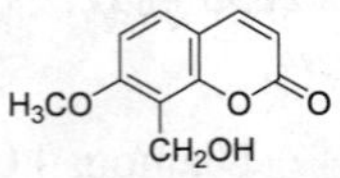 Murrayacarpin A
7-甲氧基-8-甲醛基香豆素 7-Methoxy 8-formylcoumarin $C_{11}H_8O_4$ Exact Mass: 204.04	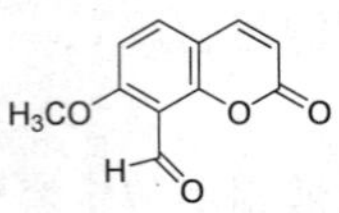 7-甲氧基-8-甲醛基香豆素 7-Methoxy 8-formylcoumarin	6-甲氧基-8-甲基香豆素 6-Methoxy-8-methylcoumarin $C_{11}H_{10}O_3$ Exact Mass: 190.06	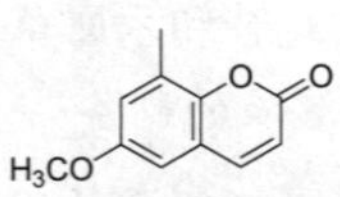 6-甲氧基-8-甲基香豆素 6-Methoxy-8-methylcoumarin
欧芹属素乙 Imperatorin $C_{16}H_{14}O_4$ Exact Mass: 270.09	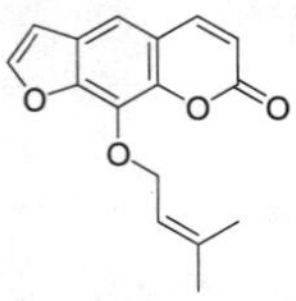 欧芹属素乙 Imperatorin	别英波托林 Alloisoimperatorin $C_{16}H_{14}O_4$ Exact Mass: 270.09	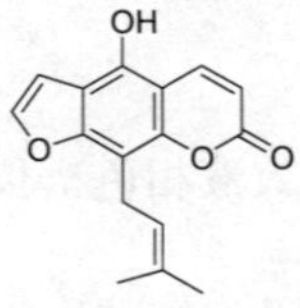 别英波托林 Alloisoimperatorin
Isogosferol $C_{16}H_{14}O_5$ Exact Mass: 286.08	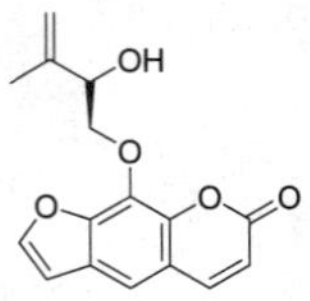 Isogosferol	佛手柑内酯 Bergapten $C_{12}H_8O_4$ Exact Mass: 216.04	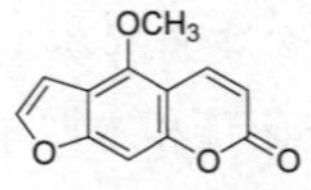 佛手柑内酯 Bergapten
花椒毒素 Xanthotoxin $C_{12}H_8O_4$ Exact Mass: 216.04	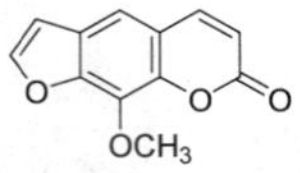 花椒毒素 Xanthotoxin	花椒毒酚 Xanthotoxol $C_{11}H_6O_4$ Exact Mass: 202.03	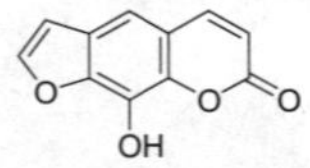 花椒毒酚 Xanthotoxol
5-醛基花椒毒酚 5-Formylxanthotoxol $C_{12}H_6O_5$ Exact Mass: 230.02	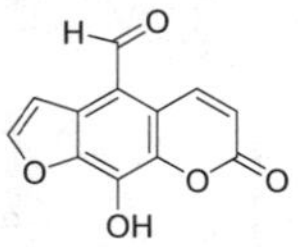 5-醛基花椒毒酚 5-Formylxanthotoxol	异虎耳草素 Isopimpinellin $C_{13}H_{10}O_5$ Exact Mass: 246.05	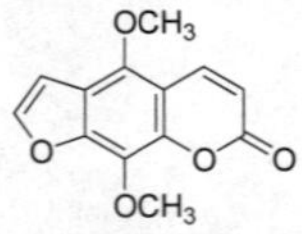 异虎耳草素 Isopimpinellin
白芷素 Angelicine $C_{11}H_6O_3$ Exact Mass: 186.03	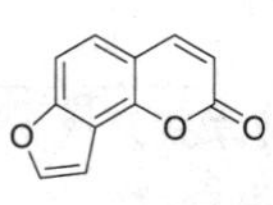 白芷素 Angelicine	2′-乙酰白芷素 2′-Acetylangelicin $C_{13}H_8O_4$ Exact Mass: 228.04	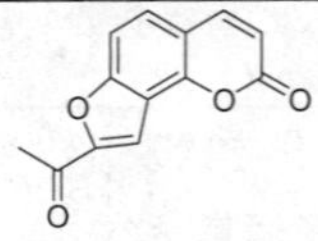 2′-乙酰白芷素 2′-Acetylangelicin
Oroselone $C_{14}H_{10}O_3$ Exact Mass: 226.06	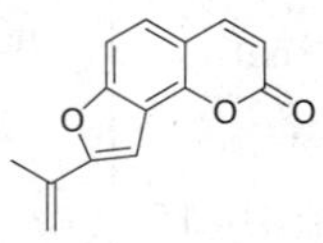 Oroselone	哥伦比亚苷元 Columbianetin $C_{14}H_{14}O_4$ Exact Mass: 246.09	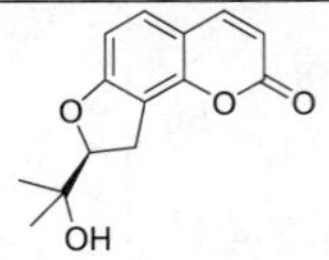 哥伦比亚苷元 Columbianetin
蛇床定 Cnidiadin $C_{18}H_{20}O_5$ Exact Mass: 316.13	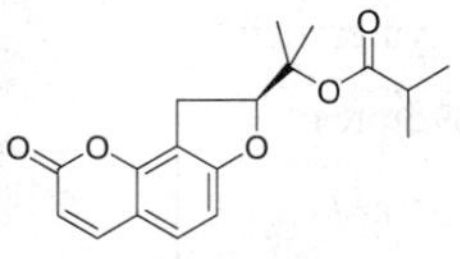 蛇床定 Cnidiadin	哥伦狭缝芹定 Columbianadin $C_{19}H_{20}O_5$ Exact Mass: 328.13	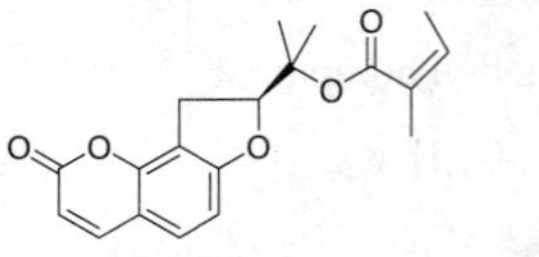 哥伦狭缝芹定 Columbianadin

续表

中英文名、化学式及相对分子质量	结构图	中英文名、化学式及相对分子质量	结构图
O-异戊酰基哥伦比亚苷元 *O*-Isovalery columbianetin $C_{19}H_{22}O_5$ Exact Mass:330.15	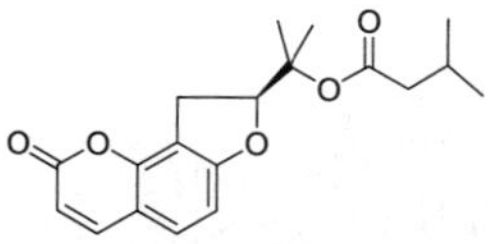 *O*-异戊酰基哥伦比亚苷元 *O*-Isovalery columbianetin	*O*-乙酰哥伦比亚苷元 *O*-Acetyl columbianetin $C_{16}H_{16}O_5$ Exact Mass: 288.10	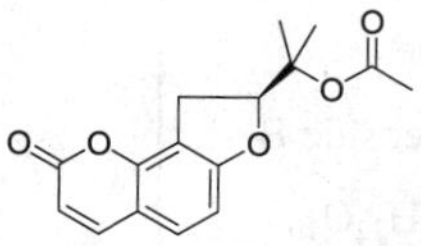 *O*-乙酰哥伦比亚苷元 *O*-Acetyl columbianetin
原当归素 Archangelicin $C_{24}H_{26}O_7$ Exact Mass: 426.17	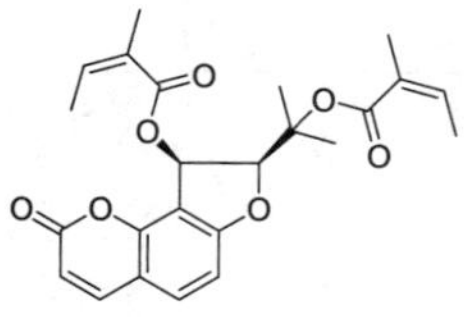 原当归素 Archangelicin	食用白芷素 Edultin $C_{21}H_{22}O_7$ Exact Mass: 386.14	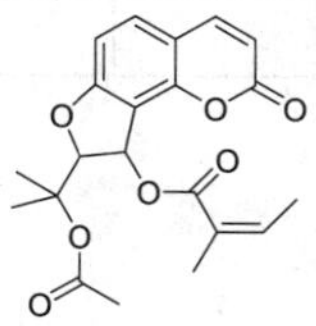 食用白芷素 Edultin
(3′*R*)-3′-羟基哥伦比亚内酯 (3′*R*)-3′-Hydroxy-columbianadin $C_{19}H_{20}O_6$ Exact Mass: 344.13	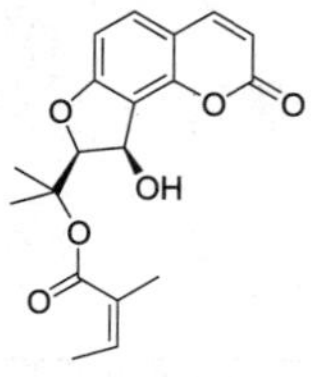 (3′*R*)-3′-羟基哥伦比亚内酯 (3′*R*)-3′-Hydroxycolumbianadin	Cniforin A $C_{20}H_{22}O_7$ Exact Mass: 374.14	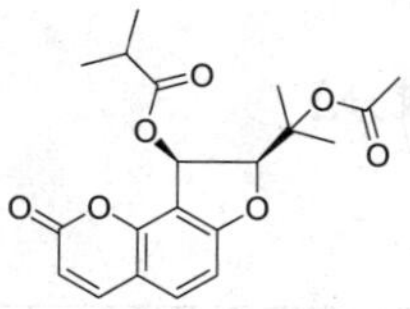 Cniforin A
Cniforin B $C_{23}H_{26}O_7$ Exact Mass: 414.17	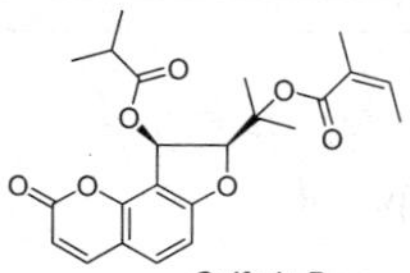 Cniforin B	*dl*-Umtatin $C_{15}H_{14}O_5$ Exact Mass: 274.08	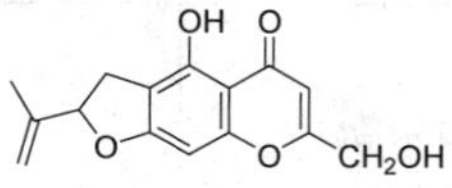 *dl*-Umtatin
Cnidimol A $C_{15}H_{16}O_5$ Exact Mass: 276.10	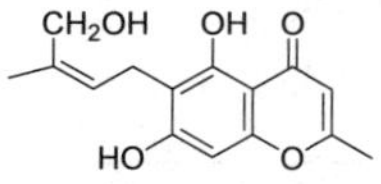 Cnidimol A	Cnidimol B $C_{15}H_{16}O_6$ Exact Mass: 292.09	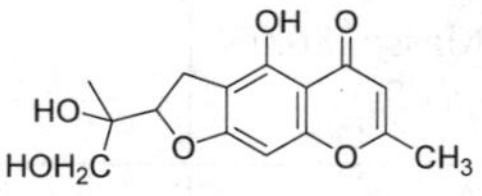 Cnidimol B
Cnidimol C $C_{10}H_8O_5$ Exact Mass: 208.04	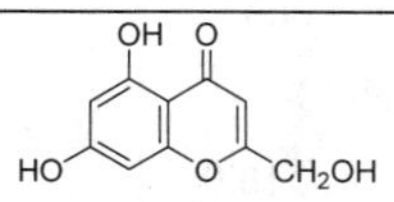 Cnidimol C	Cnidimol D $C_{15}H_{16}O_6$ Exact Mass: 292.09	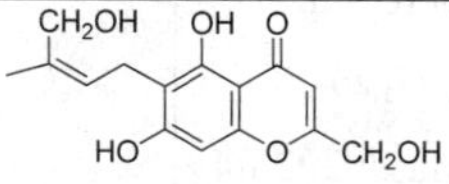 Cnidimol D
Cnidimol E $C_{15}H_{16}O_6$ Exact Mass: 292.09	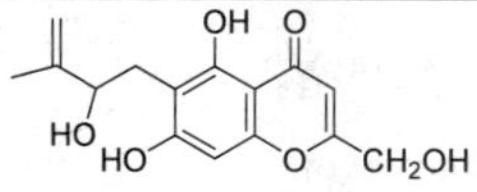 Cnidimol E	Cnidimol F $C_{15}H_{14}O_6$ Exact Mass: 290.08	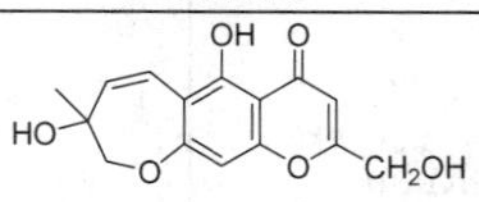 Cnidimol F
Karenin $C_{15}H_{14}O_5$ Exact Mass: 274.08	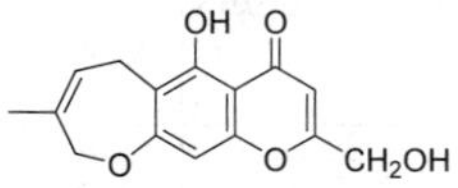 Karenin	Cnidimonal $C_{23}H_{16}O_7$ Exact Mass: 404.09	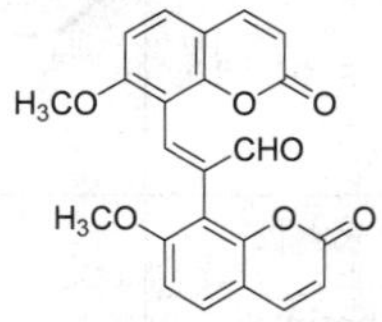 Cnidimonal
Cnidimarin $C_{22}H_{14}O_7$ Exact Mass: 390.07	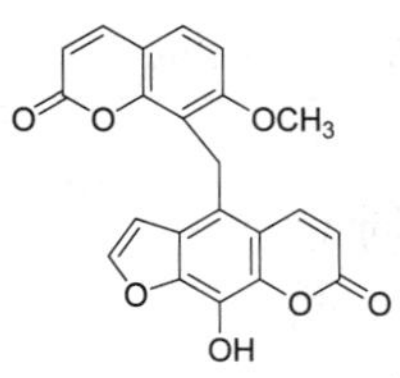 Cnidimarin	Cnideoside A $C_{17}H_{20}O_9$ Exact Mass: 368.11	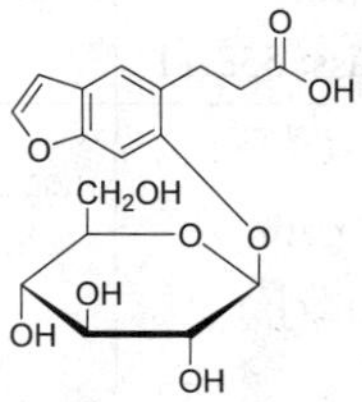 Cnideoside A

续表

中英文名、化学式及相对分子质量	结构图	中英文名、化学式及相对分子质量	结构图
Cnideoside B $C_{18}H_{22}O_{10}$ Exact Mass: 398.12	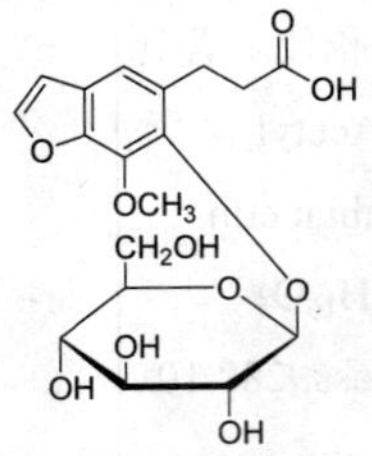 Cnideoside B	Cnideol B $C_{12}H_{12}O_5$ Exact Mass: 236.07	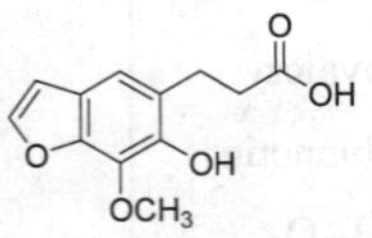 Cnideol B

银杏叶

Yinxingye
GINKGO FOLIUM

【化学成分】

表 1-11-21a 银杏叶主要化学成分[65~67]

中英文名、化学式及相对分子质量	结构图	中英文名、化学式及相对分子质量	结构图
山柰酚 Kaempferol $C_{15}H_{10}O_6$ Exact Mass: 286.05	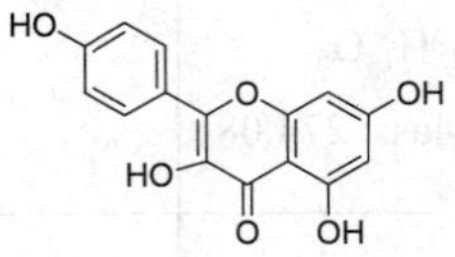 山柰酚 Kaempferol	山柰酚-3-鼠李糖苷 Kaempferol-3-rhamno-glucoside $C_{21}H_{20}O_{10}$ Exact Mass: 432.11	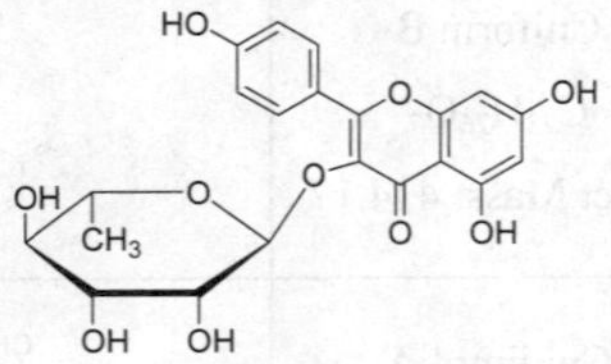 山柰酚-3-鼠李糖苷 Kaempferol-3-rhamno-glucoside
槲皮素 Quercetin $C_{15}H_{10}O_7$ Exact Mass: 302.04	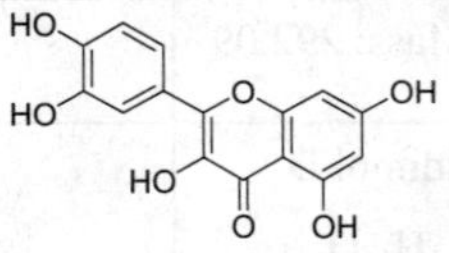 槲皮素 Quercetin	异鼠李素 Isorhamnetin $C_{16}H_{12}O_7$ Exact Mass: 316.06	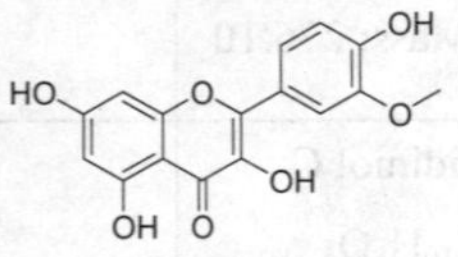 异鼠李素 Isorhamnetin
芦丁 Rutin $C_{27}H_{30}O_{16}$ Exact Mass: 610.15	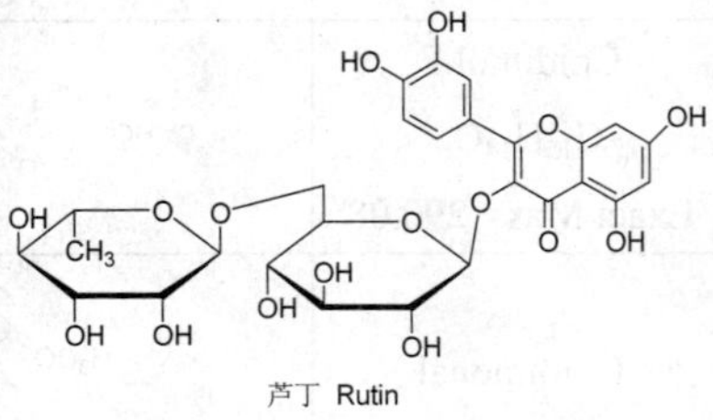 芦丁 Rutin	穗花杉双黄酮 Amentoflavone $C_{30}H_{18}O_{10}$ Exact Mass: 538.09	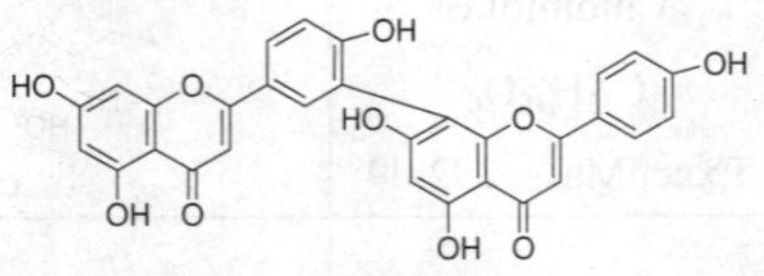 穗花杉双黄酮 Amentoflavone
白果黄酮 Bilobetin $C_{31}H_{20}O_{10}$ Exact Mass: 552.11	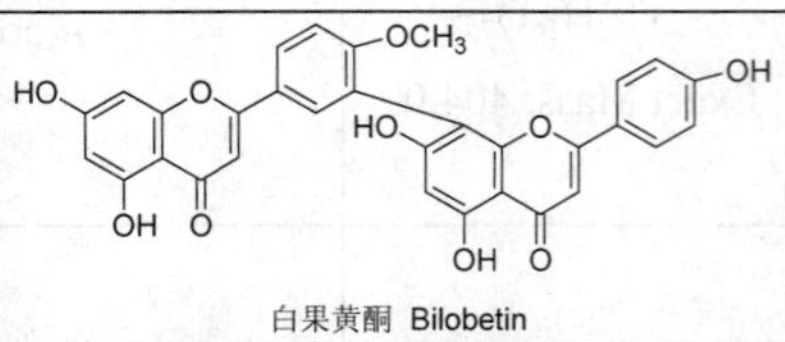 白果黄酮 Bilobetin	异银杏双黄酮 Isoginkgetin $C_{32}H_{22}O_{10}$ Exact Mass: 566.12	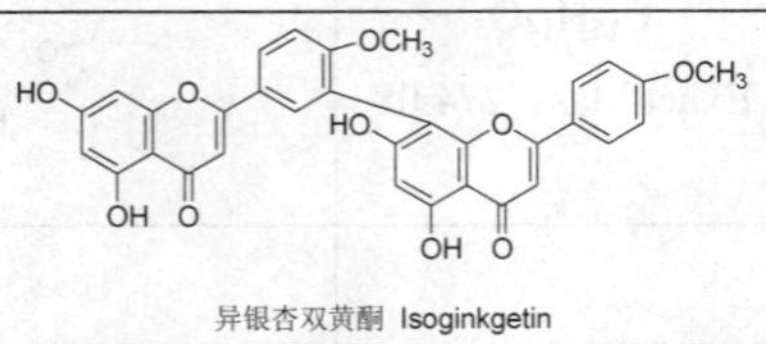 异银杏双黄酮 Isoginkgetin
银杏双黄酮 Ginkgetin $C_{32}H_{22}O_{10}$ Exact Mass: 566.12	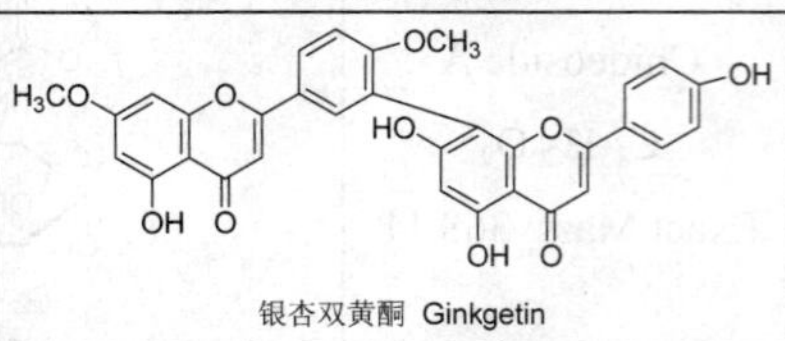 银杏双黄酮 Ginkgetin	金钱松双黄酮 Sciadopitysin $C_{33}H_{24}O_{10}$ Exact Mass: 580.14	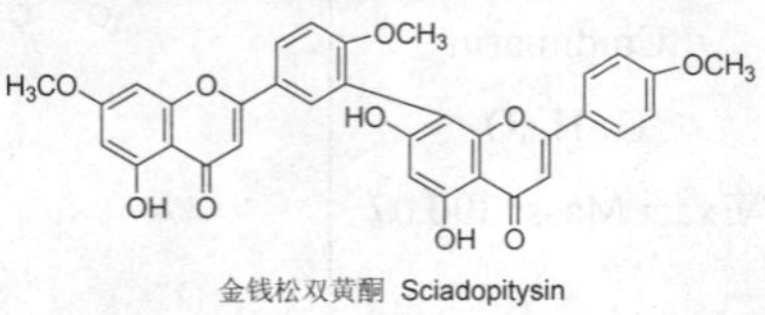 金钱松双黄酮 Sciadopitysin

续表

中英文名、化学式及相对分子质量	结构图	中英文名、化学式及相对分子质量	结构图
5′-甲氧基白果黄酮 5′-Methoxy-bilobetin $C_{32}H_{22}O_{11}$ Exact Mass: 582.12	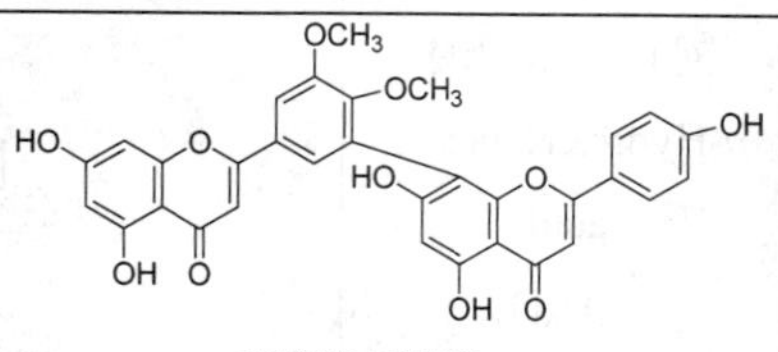 5′-甲氧基白果黄酮 5′-Methoxy-bilobetin	(+)-儿茶素五乙酸酯 (+)-Catechin-pentaacetate $C_{25}H_{24}O_{11}$ Exact Mass: 500.13	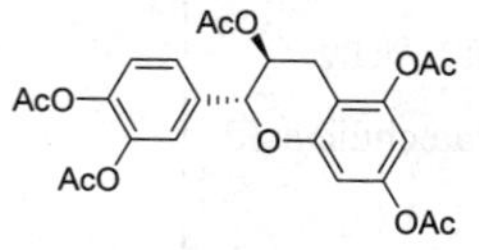 (+)-儿茶素五乙酸酯 (+)-Catechin-pentaacetate
(-)-表儿茶素五乙酸酯 (-)-Epicatechin-pentaacetate $C_{25}H_{24}O_{11}$ Exact Mass: 500.13	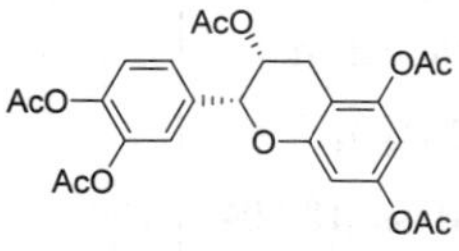 (-)-表儿茶素五乙酸酯 (-)-Epicatechin-pentaacetate	(+)-没食子儿茶精六乙酸酯 (+)-Gallocatechin hexaacetate $C_{27}H_{26}O_{13}$ Exact Mass: 558.14	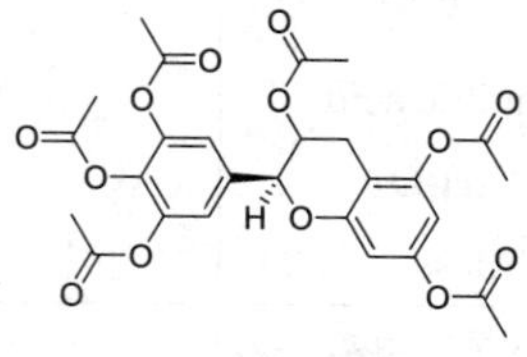 (+)-没食子儿茶精六乙酸酯 (+)-Gallocatechin hexaacetate
(-)-表没食子儿茶精六乙酸酯 Epigallocatechin hexaacetate $C_{27}H_{26}O_{13}$ Exact Mass: 558.14	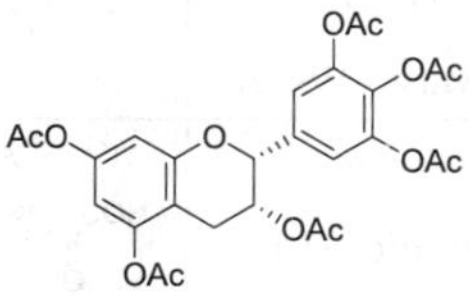 (-)-表没食子儿茶精六乙酸酯 Epigallocatechin hexaacetate	银杏内酯 A Ginkgolide A $C_{20}H_{24}O_9$ Exact Mass: 408.14	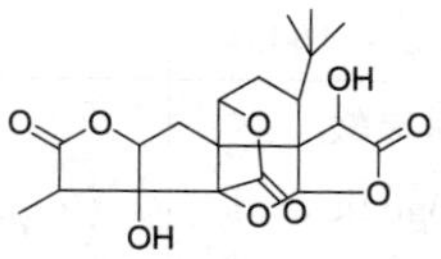 银杏内酯 A Ginkgolide A
银杏内酯 B Ginkgolide B $C_{20}H_{24}O_{10}$ Exact Mass: 424.14	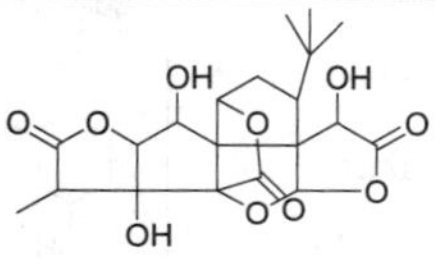 银杏内酯 B Ginkgolide B	银杏内酯 C Ginkgolide C $C_{20}H_{24}O_{11}$ Exact Mass: 440.13	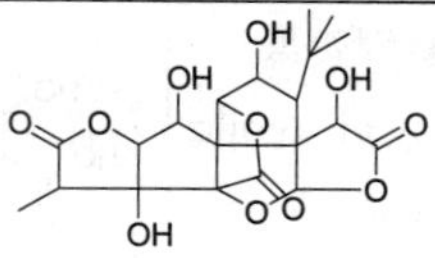 银杏内酯 C Ginkgolide C
银杏内酯 M Ginkgolide M $C_{20}H_{24}O_{10}$ Exact Mass: 424.14	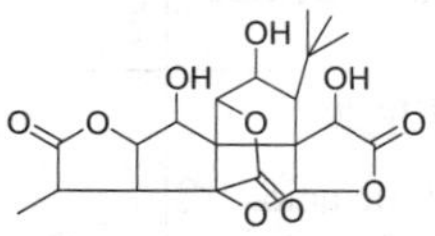 银杏内酯 M Ginkgolide M	银杏内酯 J Ginkgolide J $C_{20}H_{24}O_{10}$ Exact Mass: 424.14	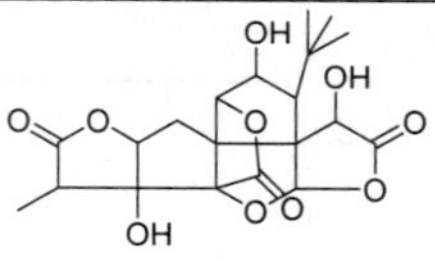 银杏内酯 J Ginkgolide J
白果内酯 Bilobalide $C_{15}H_{18}O_8$ Exact Mass: 326.10	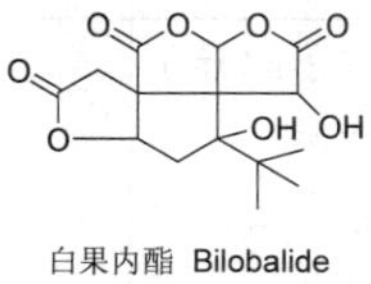 白果内酯 Bilobalide	6-羟基犬尿喹啉酸 6-Hydroxykynurenic acid $C_{10}H_7NO_4$ Exact Mass: 205.04	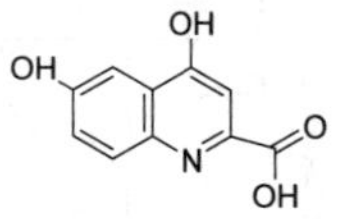 6-羟基犬尿喹啉酸 6-Hydroxykynurenic acid
儿茶素 Catechin $C_{15}H_{14}O_6$ Exact Mass: 290.08	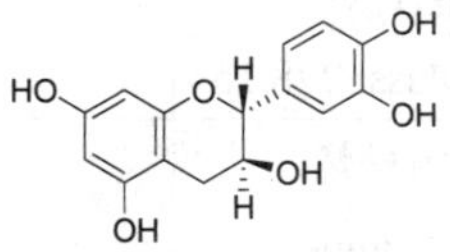 儿茶素 Catechin	表儿茶素 Epicatechin $C_{15}H_{14}O_6$ Exact Mass: 290.08	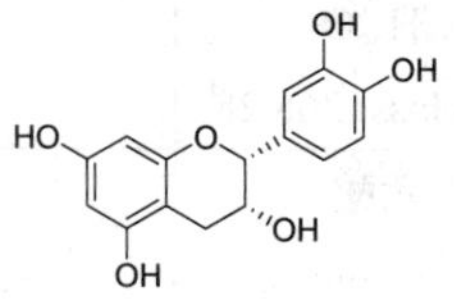 表儿茶素 Epicatechin
没食子儿茶素 Gallocatechin $C_{15}H_{14}O_7$ Exact Mass: 306.07	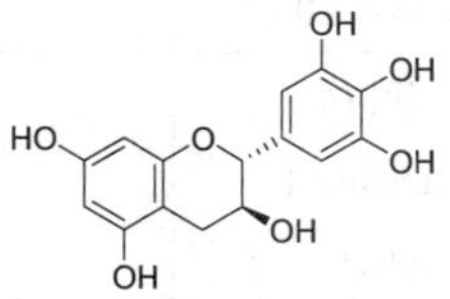 没食子儿茶素 Gallocatechin	表没食子儿茶素 Epigallocatechin $C_{15}H_{14}O_7$ Exact Mass: 306.27	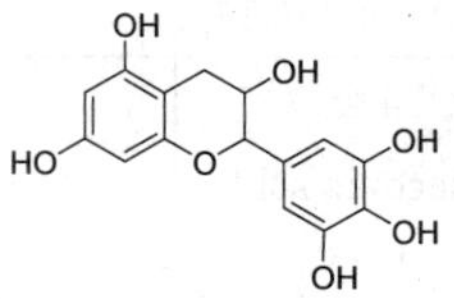 表没食子儿茶素 Epigallocatechin

续表

中英文名、化学式及相对分子质量	结构图	中英文名、化学式及相对分子质量	结构图
原儿茶酸 Protocatechuic acid $C_7H_6O_4$ Exact Mass: 154.03	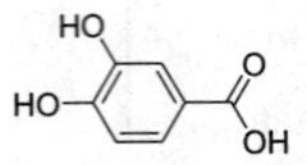 原儿茶酸 Protocatechuic acid	对羟基苯甲酸 *p*-Hydroxybenzoic acid $C_7H_6O_3$ Exact Mass: 138.03	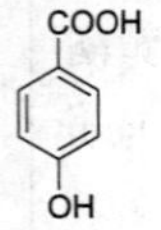 对羟基苯甲酸 *p*-Hydroxybenzoic acid
香草酸 Vanillic acid $C_8H_8O_4$ Exact Mass: 168.04	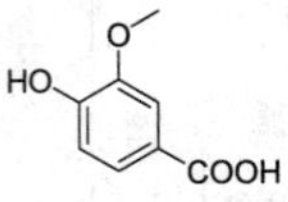 香草酸 Vanillic acid	咖啡酸 Caffeic acid $C_9H_8O_4$ Exact Mass: 180.04	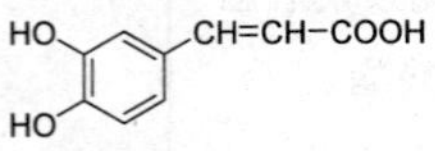 咖啡酸 Caffeic acid
对香豆酸 *p*-Coumaric acid $C_9H_8O_3$ Exact Mass: 164.05	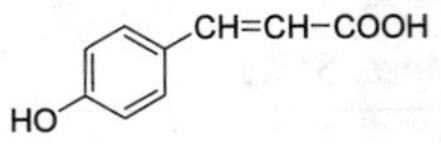 对香豆酸 *p*-Coumaric acid	阿魏酸 Ferulic acid $C_{10}H_{10}O_4$ Exact Mass: 194.06	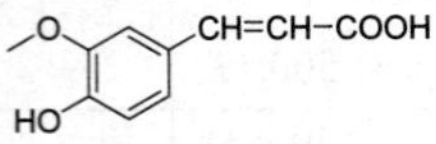 阿魏酸 Ferulic acid
绿原酸 Chlorogenic acid $C_{16}H_{18}O_9$ Exact Mass: 354.10	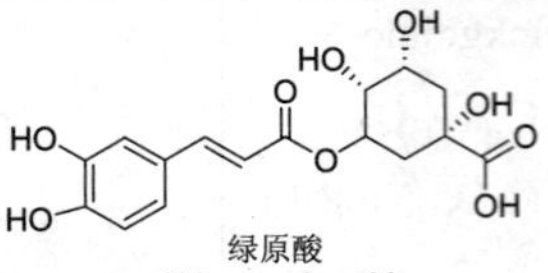 绿原酸 Chlorogenic acid	银杏酸 Ginkgolic acid $C_{22}H_{34}O_3$ Exact Mass: 346.25	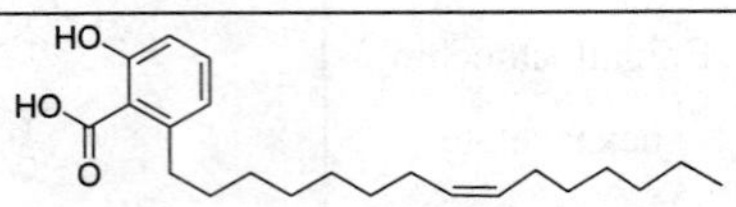 银杏酸 Ginkgolic Acid
4-羟基银杏酸 4-Hydroxy ginkgolic acid $C_{22}H_{34}O_4$ Exact Mass: 362.25	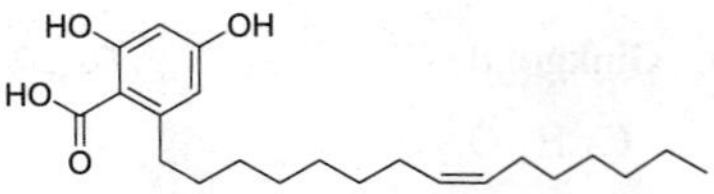 4-羟基银杏酸 4-Hydroxy ginkgolic acid	银杏酚 Ginkgol $C_{21}H_{34}O$ Exact Mass: 302.26	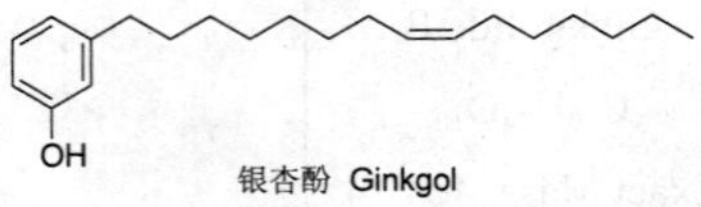 银杏酚 Ginkgol
糖质酸 Saccharic acid $C_6H_{10}O_8$ Exact Mass: 210.04	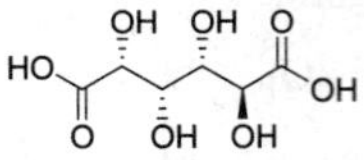 糖质酸 Saccharic acid	莽草酸 Shikimic acid $C_7H_{10}O_5$ Exact Mass: 174.05	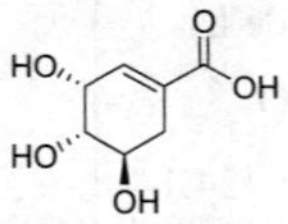 莽草酸 Shikimic acid
6,10,14-三甲基-2-十五酮 6,10,14-Trimethyl-2-pentadeca-one $C_{18}H_{36}O$ Exact Mass: 268.28	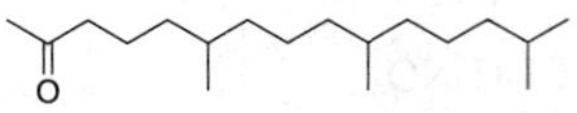 6,10,14 -三甲基-2-十五酮 6,10,14 -Trimethyl-2-pentadeca-one	邻苯二甲酸丁醇异丁醇二酯 Butyl isobutyl phthalate $C_{16}H_{22}O_4$ Exact Mass: 278.15	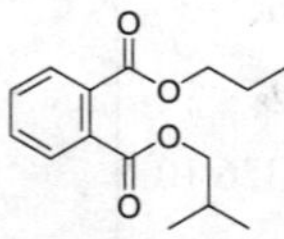 邻苯二甲酸丁醇异丁醇二酯 Butyl isobutyl phthalate
十六酸 Hexadecanoic acid $C_{16}H_{32}O_2$ Exact Mass: 256.24	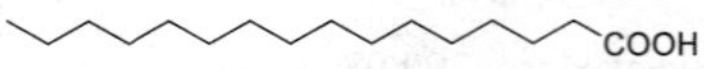 十六酸 Hexadecanoic acid	*α*-雪松烯 *α*-Cedrene $C_{15}H_{24}$ Exact Mass: 204.19	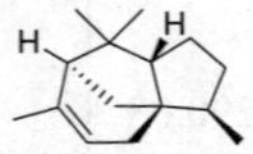 *α*-雪松烯 *α*-Cedrene
十四酸 Tetradeconic acid $C_{14}H_{28}O_2$ Exact Mass: 228.21	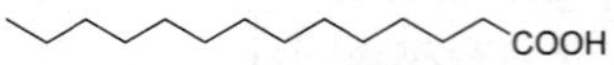 十四酸 Tetradeconic acid	*β*-桉叶醇 *β*-Eudesmol $C_{15}H_{26}O$ Exact Mass: 222.20	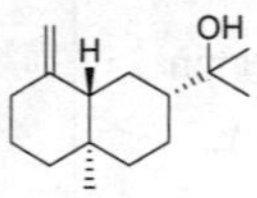 *β*-桉叶醇 *β*-Eudesmol

续表

中英文名、化学式及相对分子质量	结构图	中英文名、化学式及相对分子质量	结构图
橙花叔醇 Nerolidol $C_{15}H_{26}O$ Exact Mass: 222.20	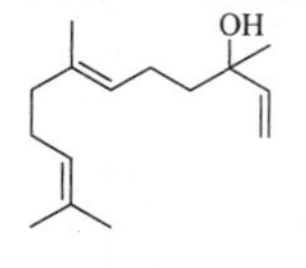 橙花叔醇 Nerolidol	橙花基酮 Nerylacetone $C_{13}H_{22}O$ Exact Mass: 194.17	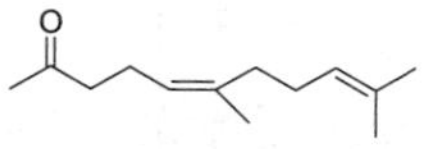 橙花基酮 Nerylacetone
β-紫罗兰酮 *β*-Ionone $C_{13}H_{20}O$ Exact Mass: 192.15	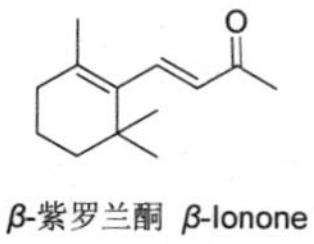 *β*-紫罗兰酮 *β*-Ionone	白果醇 Ginnol $C_{29}H_{60}O$ Exact Mass: 424.46	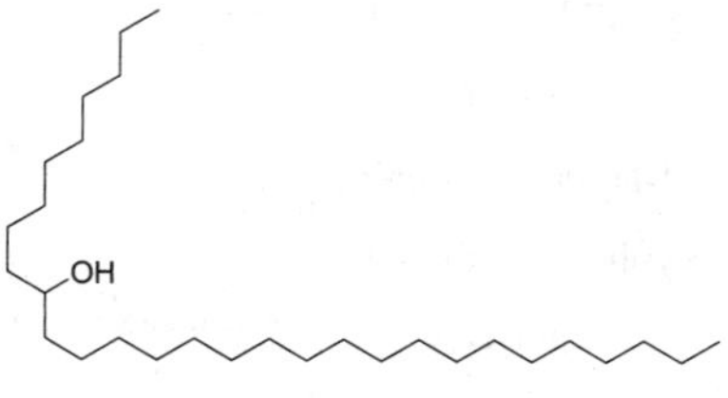 白果醇 Ginnol
白果酮 Ginnone $C_{29}H_{58}O$ Exact Mass: 422.45	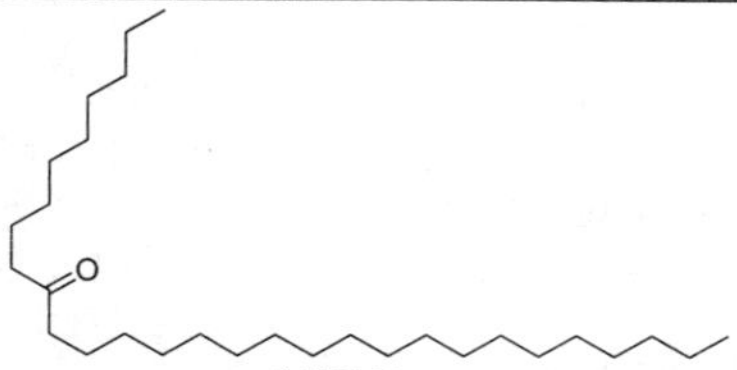 白果酮 Ginnone	豆甾醇 Stigmasterol $C_{29}H_{48}O$ Exact Mass: 412.37	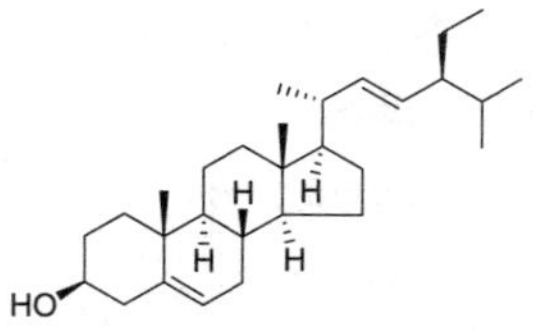 豆甾醇 Stigmasterol
β-谷甾醇 *β*-Sitosterol $C_{29}H_{50}O$ Exact Mass: 414.39	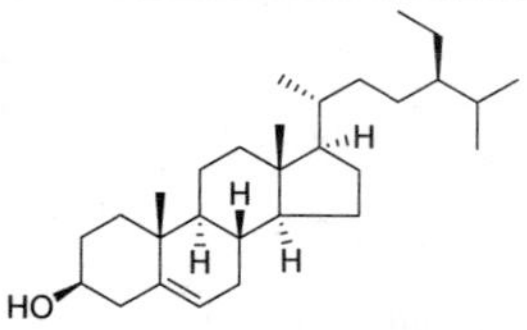 *β*-谷甾醇 *β*-Sitosterol		

表 1-11-21b 银杏叶其他主要化学成分[65~67]

中英文名	中英文名
Octaacetyl-quercetin-3-glucoside	Heptaacetyl-luteolin-glucoside
Octaacetyl- delphidenon glucoside	漆树酸
六氢法呢酮	雪松脑

银柴胡

Yinchaihu

STELLARIAE RADIX

【化学成分】

表 1-11-22 银柴胡主要化学成分[68~70]

中英文名、化学式及相对分子质量	结构图	中英文名、化学式及相对分子质量	结构图
5-羟甲基糠醛 5-(Hydroxymethyl)-2-furfural $C_6H_6O_3$ Exact Mass: 126.03	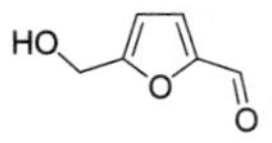 5-羟甲基糠醛 5-(Hydroxymethyl)-2- furfural	5-羟甲基-2-甲酰基吡咯 2-Formyl-5-(hydroxy-methyl) pyrrole $C_6H_7NO_2$ Exact Mass: 125.05	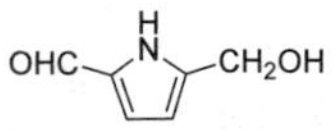 5-羟甲基-2-甲酰基吡咯 2-Formyl-5-(hydroxymethyl) pyrrole

续表

中英文名、化学式及相对分子质量	结构图	中英文名、化学式及相对分子质量	结构图
香草醛 Vanillin $C_8H_8O_3$ Exact Mass: 152.05	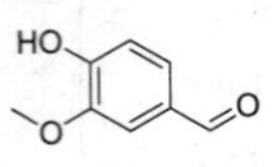 香草醛 Vanillin	香草酸 Vanillic acid $C_8H_8O_4$ Exact Mass: 168.04	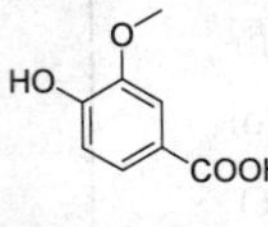 香草酸 Vanillic acid
1-(4-羟基-3-甲氧基苯基)乙酮 1-(4-Hydroxy-3-methoxyphenyl)-ethanone $C_9H_{10}O_3$ Exact Mass: 166.06	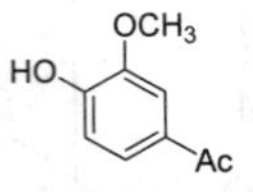 1-(4-羟基-3-甲氧基苯基)乙酮 1-(4-Hydroxy-3-methoxyphenyl)-ethanone	二氢阿魏酸 Dihydroferulic acid $C_{10}H_{12}O_4$ Exact Mass: 196.07	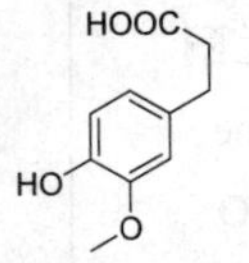 二氢阿魏酸 Dihydroferulic acid
3,4-二甲氧基苯丙烯酸 3,4-Dimethoxy cinnamic acid $C_{11}H_{12}O_4$ Exact Mass: 208.07	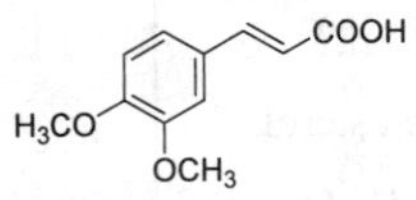 3,4-二甲氧基苯丙烯酸 3,4-Dimethoxycinnamic acid	5,7-二羟基-二氢黄酮 Pinocembrin $C_{15}H_{12}O_4$ Exact Mass: 256.07	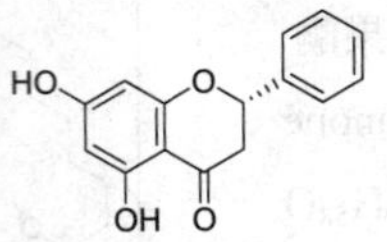 5,7-二羟基-二氢黄酮 Pinocembrin
豆甾-7-烯-3-*O*-*β*-D-吡喃葡萄糖苷 Stigmast-7-en-3-*O*-*β*-D-glucopyranoside $C_{35}H_{60}O_6$ Exact Mass: 576.44	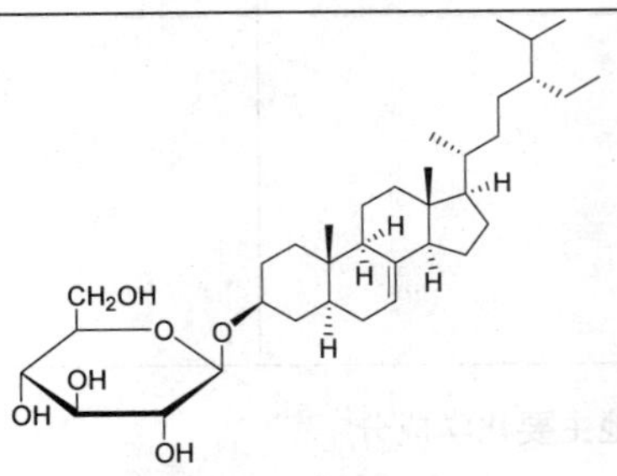 豆甾-7-烯-3-*O*-*β*-D-吡喃葡萄糖苷 Stigmast-7-en-3-*O*-*β*-D-glucopyranoside	(24*S*)-豆甾-7-烯醇 (24*S*)-Stigmast-7-en-3*β*-ol $C_{29}H_{50}O$ Exact Mass: 414.39	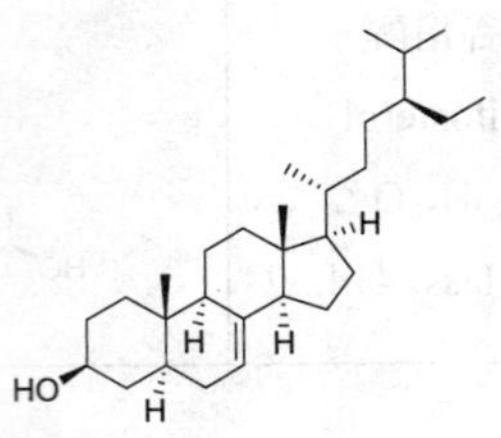 (24*S*)-豆甾-7-烯醇 (24*S*)-Stigmast-7-en-3*β*-ol
(24*R*)-豆甾-7-烯醇 (24*R*)-Stigmast-7-en-3*β*-ol $C_{29}H_{50}O$ Exact Mass: 414.39	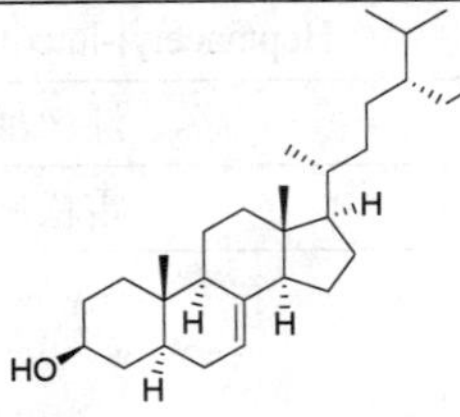 (24*R*)-豆甾-7-烯醇 (24*R*)-Stigmast-7-en-3*β*-ol	1-Acetyl-3-(methoxycarbonyl)-*β*-carboline $C_{15}H_{12}N_2O_3$ Exact Mass: 268.08	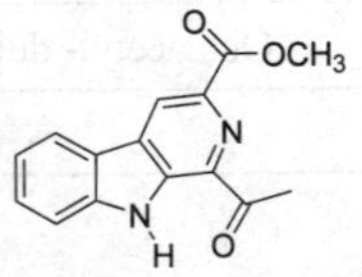 1-Acetyl-3-(methoxycarbonyl)-*β*-carboline
银柴胡碱 B Stellarine B $C_{18}H_{15}N_3O_4$ Exact Mass: 337.11	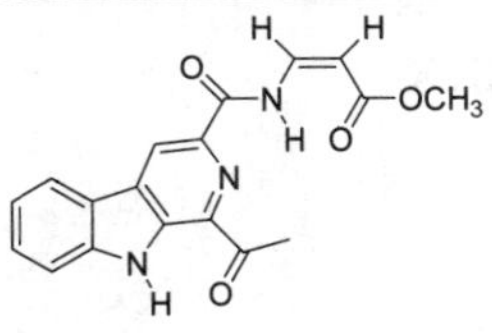 银柴胡碱 B Stellarine B	银柴胡碱 D Stellarine D $C_{18}H_{15}N_3O_4$ Exact Mass: 337.11	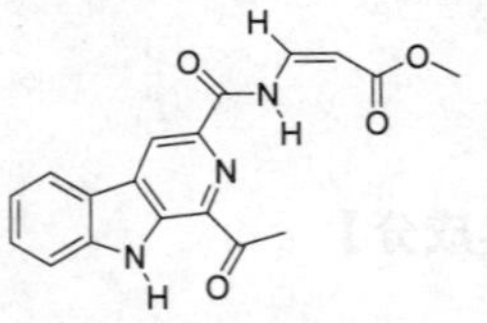 银柴胡碱 D Stellarine D
α-菠甾醇葡萄糖苷 *α*-Spinasterol glucoside $C_{35}H_{58}O_6$ Exact Mass: 574.42	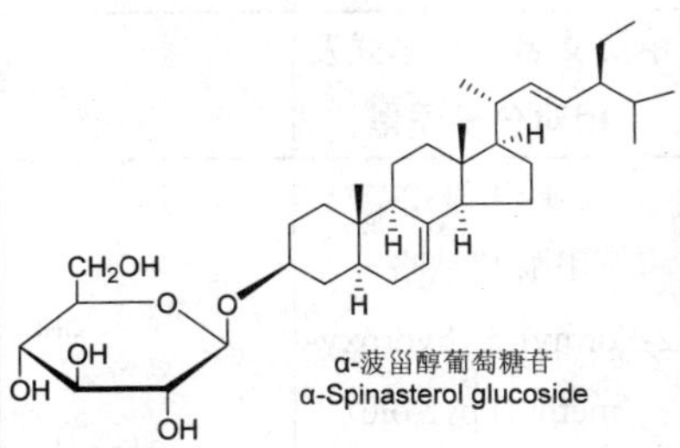 α-菠甾醇葡萄糖苷 α-Spinasterol glucoside	麦角-7-烯醇-*β*-D-吡喃葡萄糖苷 *β*-D-Glucopyranoside, (3*β*)-ergost-7-en-3-yl $C_{34}H_{58}O_6$ Exact Mass: 562.42	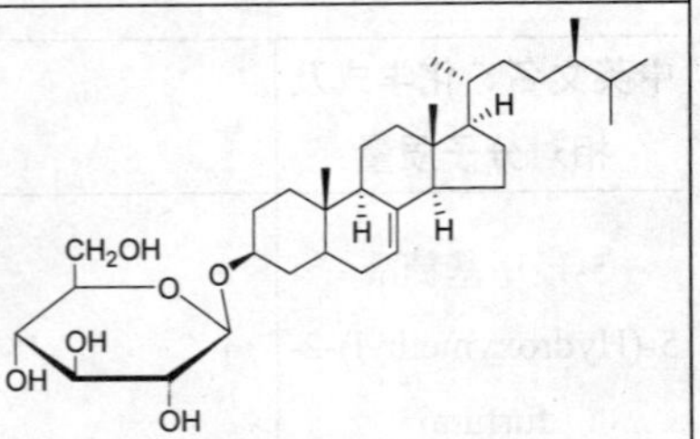 麦角-7-烯醇-*β*-D-吡喃葡萄糖苷 *β*-D-Glucopyranoside,(3*β*)-ergost-7-en-3-yl

续表

中英文名、化学式及相对分子质量	结构图	中英文名、化学式及相对分子质量	结构图
α-菠甾醇 *α*-Spinasterol $C_{29}H_{48}O$ Exact Mass: 412.37	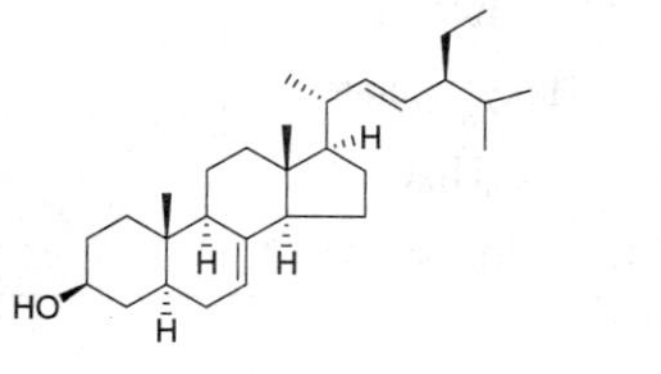 *α*-菠甾醇 *α*-Spinasterol	*β*-谷甾醇 *β*-Sitosterol $C_{29}H_{50}O$ Exact Mass: 414.39	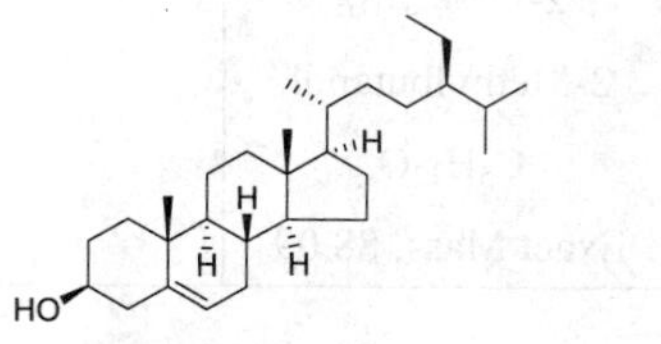 *β*-谷甾醇 *β*-Sitosterol
豆甾醇 Stigmasterol $C_{29}H_{48}O$ Exact Mass: 412.37	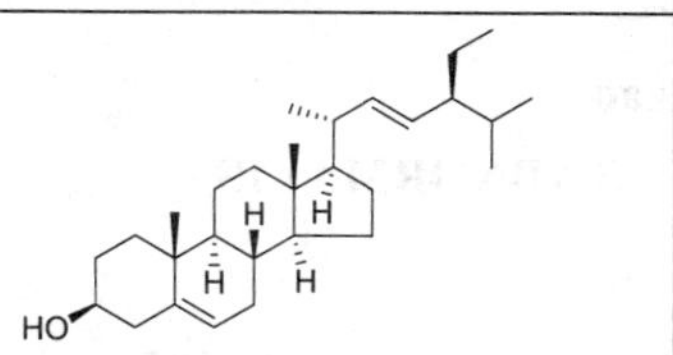 豆甾醇 Stigmasterol		

除以上化学成分外，银柴胡还含有 1-(3′-甲氧基-4′,5′-甲叉基二氧)苯基丙醇、7-烯-豆甾醇-3-棕榈酸酯等。

甜瓜子

Tianguazi

SEMEN MELO

【化学成分】

表 1-11-23 甜瓜子主要化学成分[71, 72]

中英文名、化学式及相对分子质量	结构图	中英文名、化学式及相对分子质量	结构图
蛋氨酸 Methionine $C_5H_{11}NO_2S$ Exact Mass: 149.05	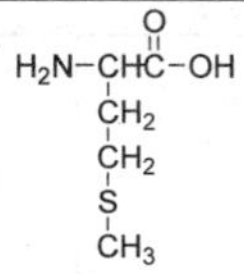 蛋氨酸 Methionine	胱氨酸 Cystine $C_3H_7NO_2S$ Exact Mass: 121.02	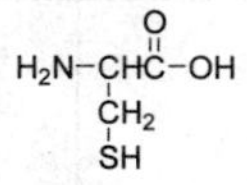 胱氨酸 Cystine
苏氨酸 Threonine $C_4H_9NO_3$ Exact Mass: 119.06	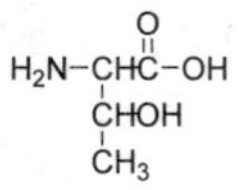 苏氨酸 Threonine	丙氨酸 Alanine $C_3H_7NO_2$ Exact Mass: 89.05	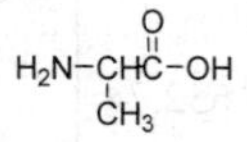 丙氨酸 Alanine
亮氨酸 Leucine $C_6H_{13}NO_2$ Exact Mass: 131.09	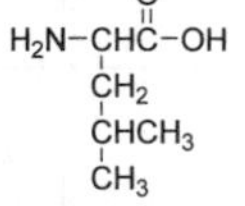 亮氨酸 Leucine	赖氨酸 Lysine $C_6H_{14}N_2O_2$ Exact Mass: 146.11	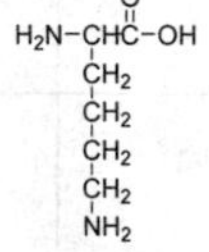 赖氨酸 Lysine
乙酸乙酯 Ethyl acetate $C_4H_8O_2$ Exact Mass: 88.05	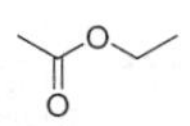 乙酸乙酯 Ethyl acetate	乙酸异丁酯 Isobutyl acetate $C_6H_{12}O_2$ Exact Mass: 116.08	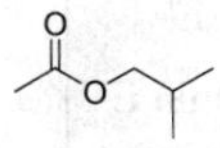 乙酸异丁酯 Isobutyl acetate
乙酸丁酯 Butyl acetate $C_6H_{12}O_2$ Exact Mass: 116.08	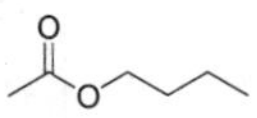 乙酸丁酯 Butyl acetate	乙酸-2-甲基丁酯 2-Methylbutyl acetate $C_7H_{14}O_2$ Exact Mass: 130.10	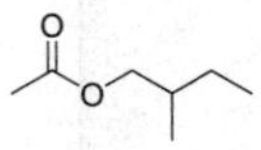 乙酸-2-甲基丁酯 2-Methylbutyl acetate

续表

中英文名、化学式及相对分子质量	结构图	中英文名、化学式及相对分子质量	结构图
2-甲基丁醇 2-Methylbutanol $C_5H_{12}O$ Exact Mass: 88.09	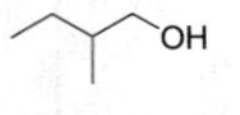 2-甲基丁醇 2-Methylbutanol	乙酸己酯 Hexyl acetate $C_8H_{16}O_2$ Exact Mass: 144.12	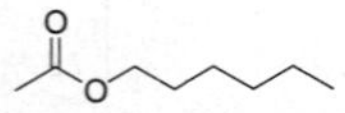 乙酸己酯 Hexyl acetate

猪牙皂

Zhuyazao

GLEDITSIAE FRUCTUS ABNORMALIS

【化学成分】

表 1-11-24 猪牙皂主要化学成分[73]

中英文名、化学式及相对分子质量	结构图	中英文名、化学式及相对分子质量	结构图
Gleditsioside H $C_{74}H_{120}O_{37}$ Exact Mass: 1600.75	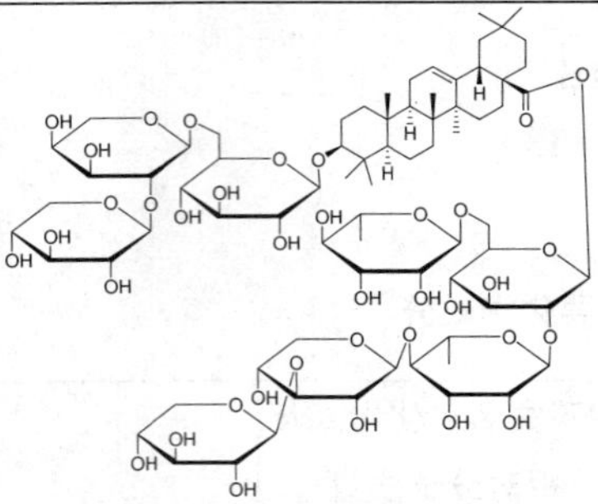 Gleditsioside H	Gleditsioside I $C_{68}H_{110}O_{33}$ Exact Mass: 1454.69	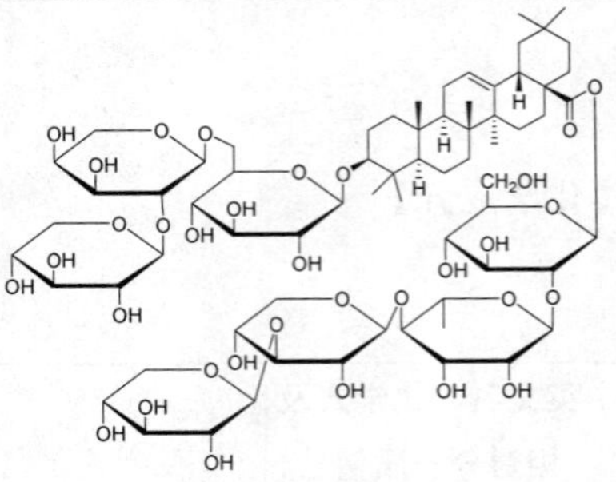 Gleditsioside I
Gleditsioside J $C_{74}H_{120}O_{39}$ Exact Mass: 1632.74	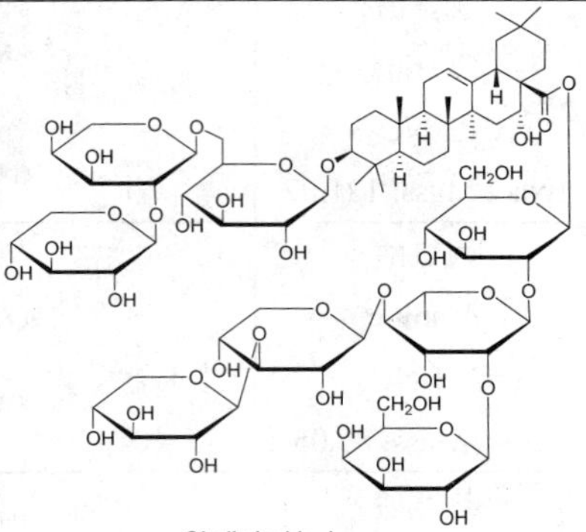 Gleditsioside J	Gleditsioside K $C_{73}H_{118}O_{38}$ Exact Mass: 1602.73	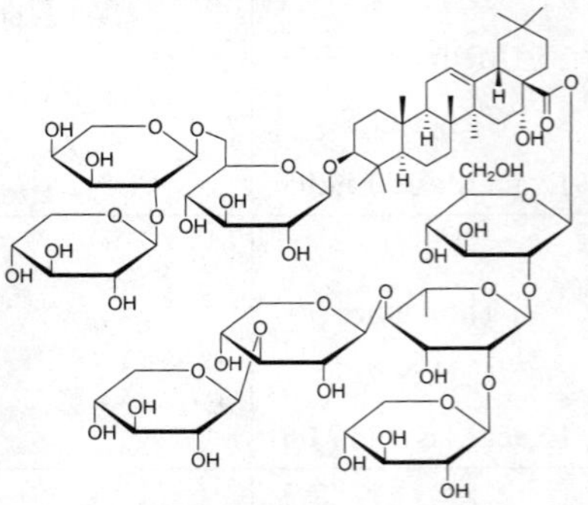 Gleditsioside K
皂荚皂苷 E′ Gleditsia saponin E′ $C_{69}H_{112}O_{34}$ Exact Mass: 1484.70	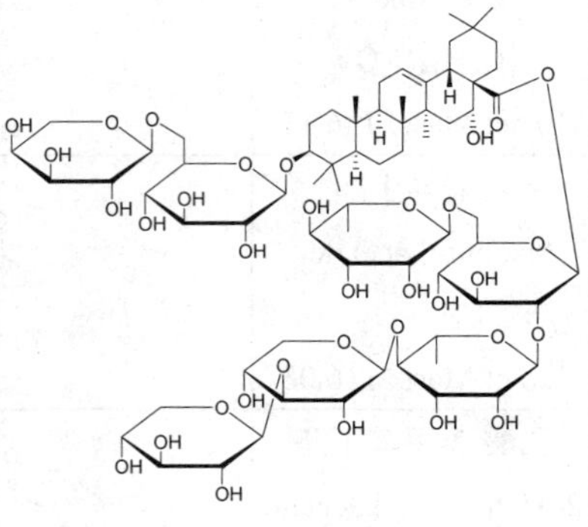 皂荚皂苷 E′ Gleditsia saponin E′	Gleditsioside A $C_{78}H_{124}O_{35}$ Exact Mass: 1620.79	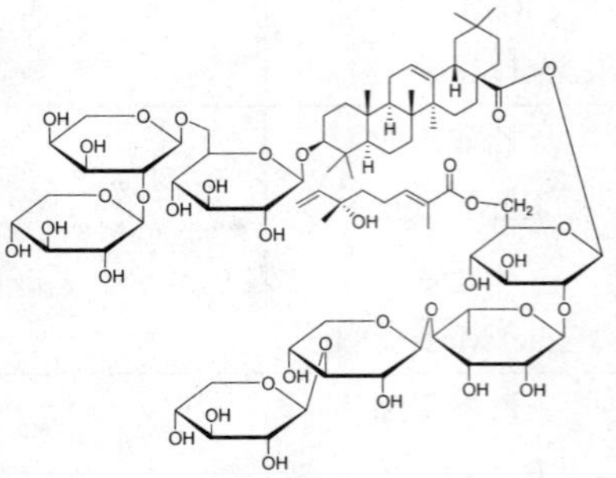 Gleditsioside A

续表

中英文名、化学式及相对分子质量	结构图	中英文名、化学式及相对分子质量	结构图
Gleditsioside B $C_{78}H_{124}O_{36}$ Exact Mass: 1636.79	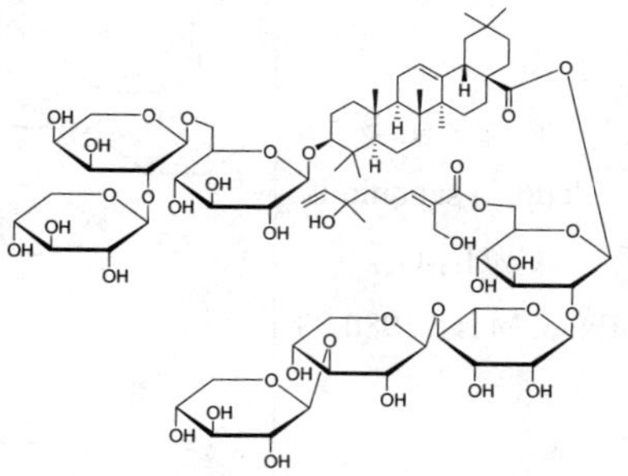 Gleditsioside B	Gleditsioside C $C_{84}H_{134}O_{42}$ Exact Mass: 1814.83	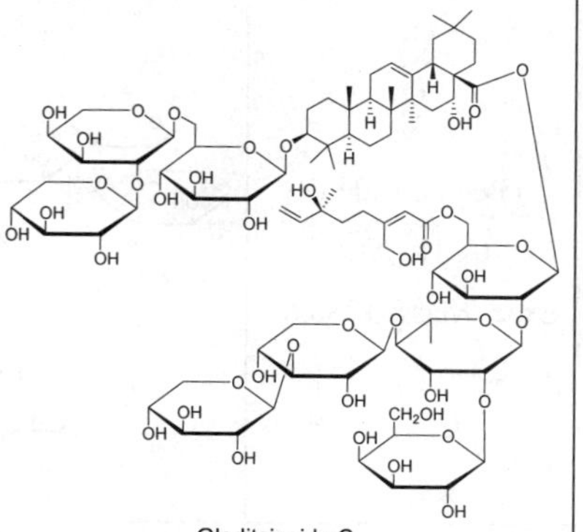 Gleditsioside C
Gleditsioside D $C_{84}H_{134}O_{41}$ Exact Mass: 1798.84	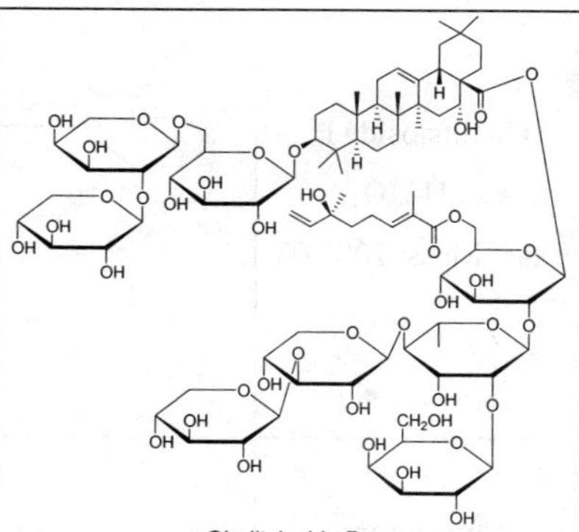 Gleditsioside D	Gleditsioside Q $C_{78}H_{124}O_{37}$ Exact Mass: 1652.78	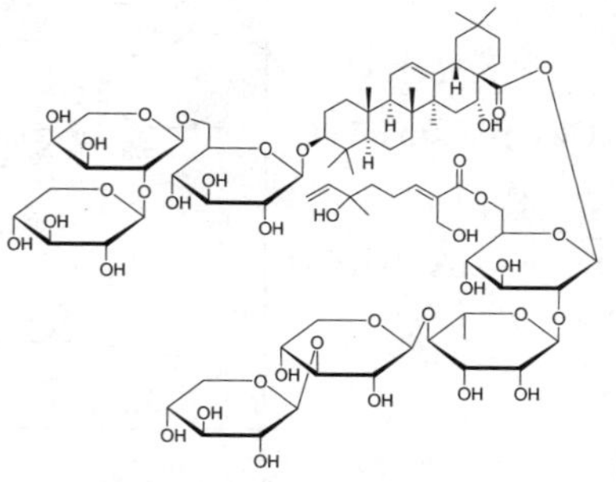 Gleditsioside Q
Gleditsioside E $C_{94}H_{148}O_{43}$ Exact Mass: 1964.94	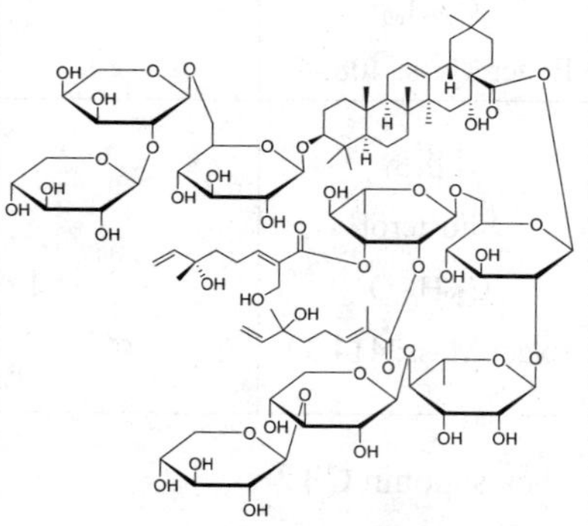 Gleditsioside E	Gleditsioside F $C_{94}H_{148}O_{42}$ Exact Mass: 1948.94	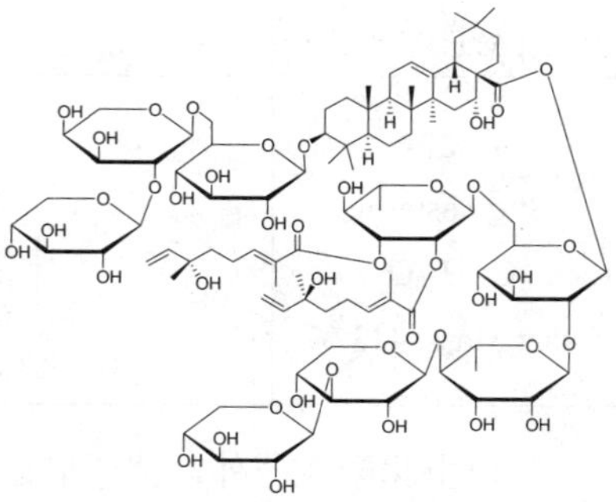 Gleditsioside F
Gleditsioside G $C_{94}H_{148}O_{42}$ Exact Mass: 1948.94	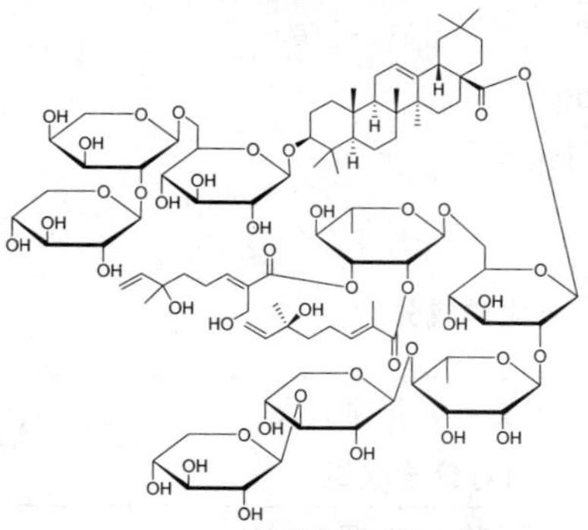 Gleditsioside G	Gleditsioside N $C_{88}H_{138}O_{38}$ Exact Mass: 1802.89	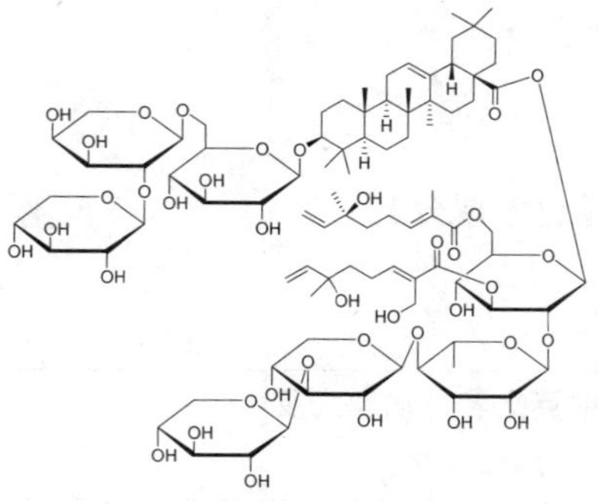 Gleditsioside N

续表

中英文名、化学式及相对分子质量	结构图	中英文名、化学式及相对分子质量	结构图
Gleditsioside O $C_{88}H_{138}O_{37}$ Exact Mass: 1786.89	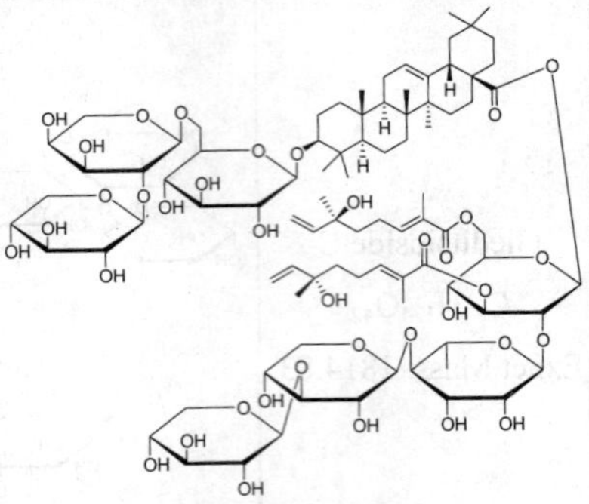 Gleditsioside O	皂荚皂苷 B Gleditsia saponin B $C_{94}H_{148}O_{44}$ Exact Mass: 1980.93	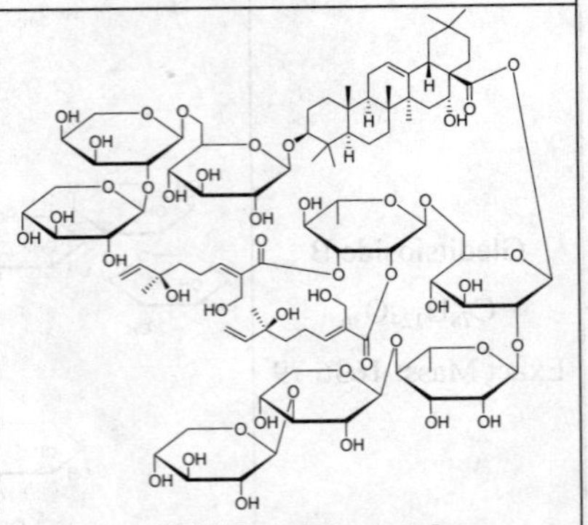 皂荚皂苷 B Gleditsia saponin B
皂荚皂苷 C Gleditsia saponin C $C_{94}H_{148}O_{43}$ Exact Mass: 1964.94	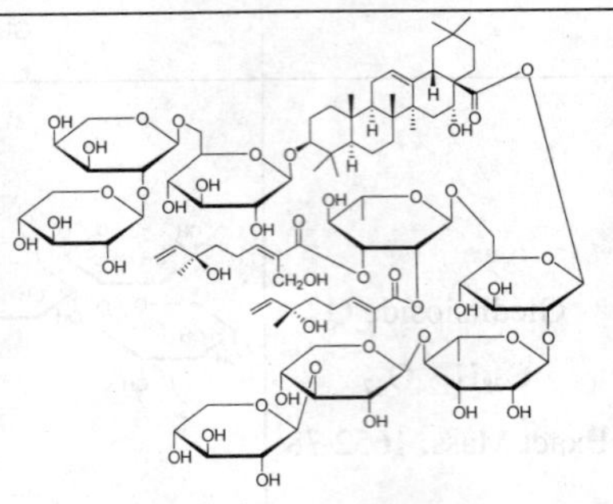 皂荚皂苷 C Gleditsia saponin C	Gleditsioside P $C_{103}H_{160}O_{43}$ Exact Mass: 2085.03	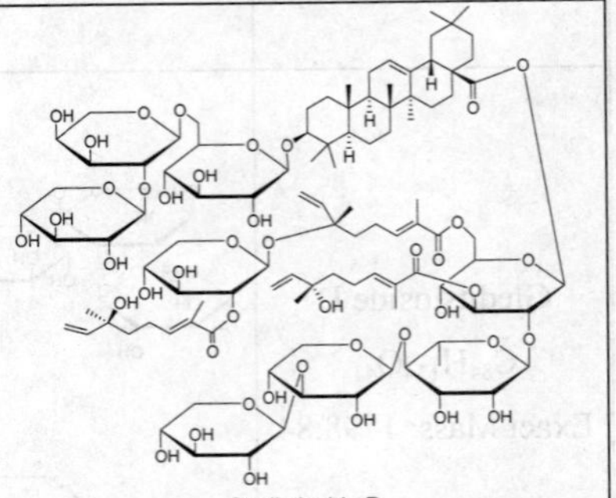 Gleditsioside P
二十六烷醇 Hexacosanol $C_{26}H_{54}O$ Exact Mass: 382.42	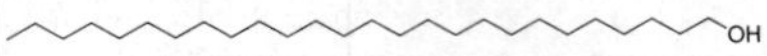 二十六烷醇 Hexacosanol	廿九烷 Nonacosane $C_{29}H_{60}$ Exact Mass: 408.47	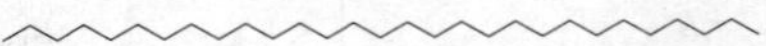 廿九烷 Nonacosane
豆甾醇 Stigmasterol $C_{29}H_{48}O$ Exact Mass: 412.37	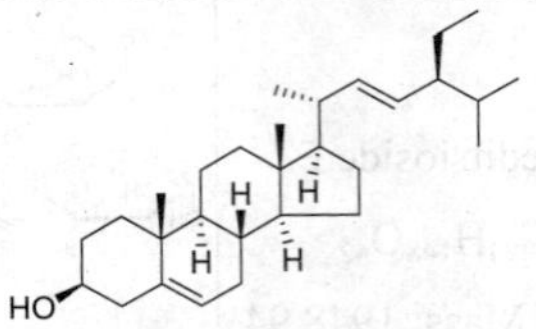 豆甾醇 Stigmasterol	谷甾醇 Sitosterol $C_{29}H_{50}O$ Exact Mass: 414.39	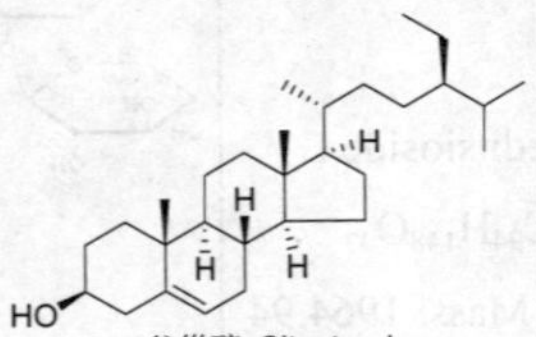 谷甾醇 Sitosterol

除以上化学成分外，猪牙皂还含有皂荚皂苷C′ (Gleditsia saponin C′)等。

猪苓

Zhuling
POLYPORUS

【化学成分】

表 1-11-25 猪苓主要化学成分[74]

中英文名、化学式及相对分子质量	结构图	中英文名、化学式及相对分子质量	结构图
麦角甾醇 Ergosterin $C_{28}H_{44}O$ Exact Mass: 396.34	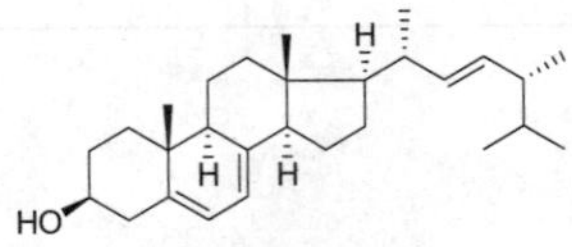 麦角甾醇 Ergosterin	α-羟基-二十四酸 α-Hydroxy tetracosanic acid $C_{24}H_{48}O_3$ Exact Mass: 384.36	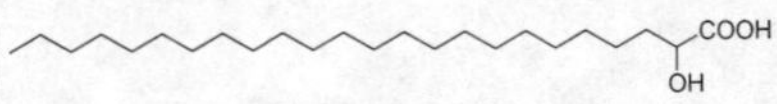 α-羟基-二十四酸 α-Hydroxy tetracosanic acid

续表

中英文名、化学式及相对分子质量	结构图	中英文名、化学式及相对分子质量	结构图
麦角-4,6,8(14),22-四烯-3酮 Ergosta-4,6,8(14),22-tetraen-3-one $C_{28}H_{40}O$ Exact Mass: 392.31	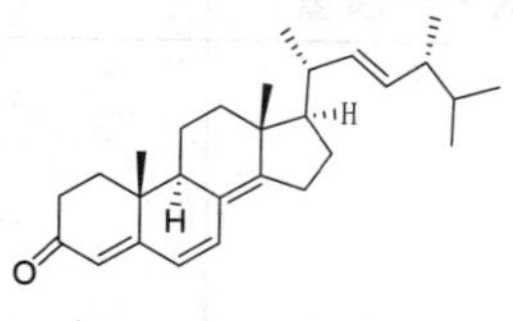 麦角-4,6,8(14),22-四烯-3酮 Ergosta-4,6,8(14),22-tetraen-3-one	麦角-7,22-二烯-3-酮 5*α*-Ergosta-7,22-dien-3-one $C_{28}H_{44}O$ Exact Mass: 396.34	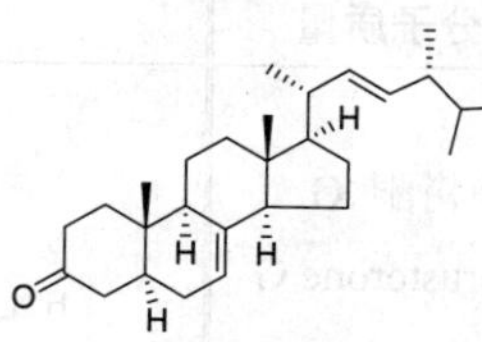 麦角-7,22-二烯-3-酮 5*α*-Ergosta-7,22-dien-3-one
麦角-7,22-二烯-3-醇 Stellasterol $C_{28}H_{46}O$ Exact Mass: 398.35	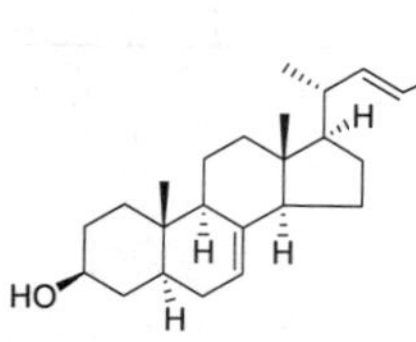 麦角-7,22-二烯-3-醇 Stellasterol	5*α*,8*α*-环二氧麦角-6,22-二烯-3*β*-醇 5*α*,8*α*-Epidioxyergosta-6,22-dien-3*β*-ol $C_{28}H_{44}O_3$ Exact Mass: 428.33	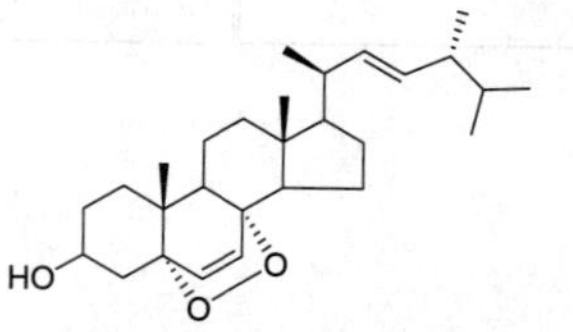 5*α*,6*α*-环二氧麦角-6,22-二烯-3*β*-醇 5*α*,8*α*-Epidioxyergosta-6,22-dien-3*β*-ol
3,4-二羟基苯甲醛 3,4-Bishydroxybenzaldehyde $C_7H_6O_3$ Exact Mass: 138.03	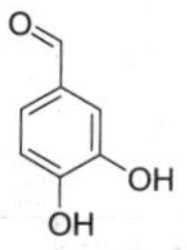 3,4-二羟基苯甲醛 3,4-Bishydroxybenzaldehyde	麦角-7,22-二烯-3*β*,5*α*,6*β*-三醇 Ergot-7,22-diene-3*β*,5*α*,6*β*-triol $C_{28}H_{46}O_3$ Exact Mass: 430.34	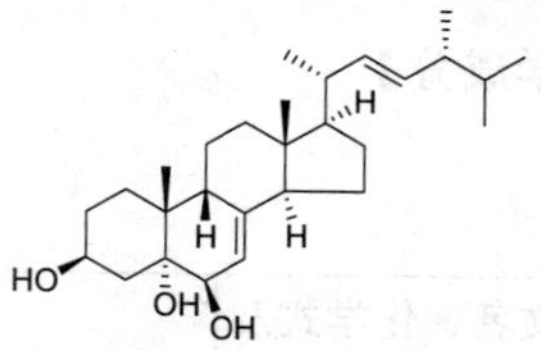 麦角-7,22-二烯-3*β*,5*α*,6*β*-三醇 Ergot-7,22-diene-3*β*,5*α*,6*β*-triol
5*α*,8*α*-环二氧-(24S)-24-甲基胆甾醇-6-烯-3*β*-醇 (24*S*)-5*α*,8*α*-Epidioxyergost-6-en-3*β*-ol $C_{28}H_{46}O_3$ Exact Mass: 430.34	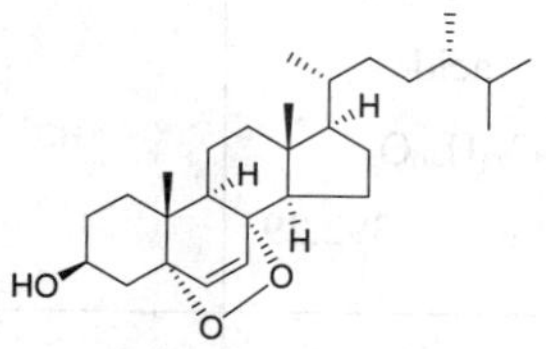 5*α*,8*α*-环二氧-(24*S*)-24-甲基胆甾醇-6-烯-3*β*-醇 (24*S*)-5*α*,8*α*-Epidioxyergost-6-en-3*β*-ol	5*α*,8*α*-环二氧-(24*R*)-24-甲基胆甾醇-6,9(11),22-三烯-3*β*-醇 (22*E*,24*R*)-5*α*,8*α*-Epidioxyergosta-6,9,22-trien-3*β*-ol $C_{28}H_{42}O_3$ Exact Mass: 426.31	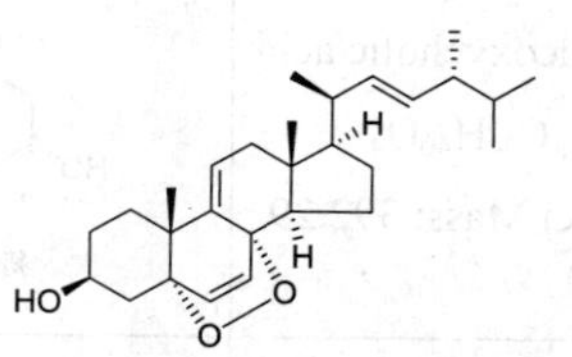 5*α*,8*α*-环二氧-(24*R*)-24-甲基胆甾醇-6, 9(11), 22-三烯-3*β*-醇 (22*E*,24*R*)-5*α*,8*α*-Epidioxyergosta-6,9,22-trien-3*β*-ol
真菌甾酮 A Polyporusterone A $C_{28}H_{46}O_6$ Exact Mass: 478.33	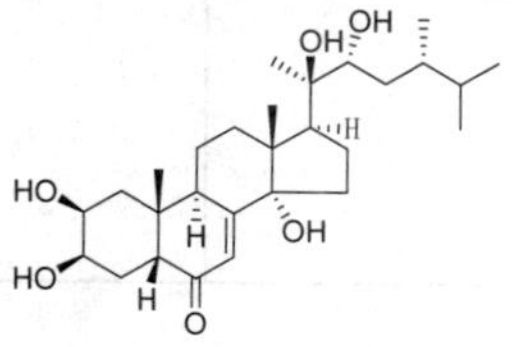 真菌甾酮 A Polyporusterone A	真菌甾酮 B Polyporusterone B $C_{28}H_{44}O_6$ Exact Mass: 476.31	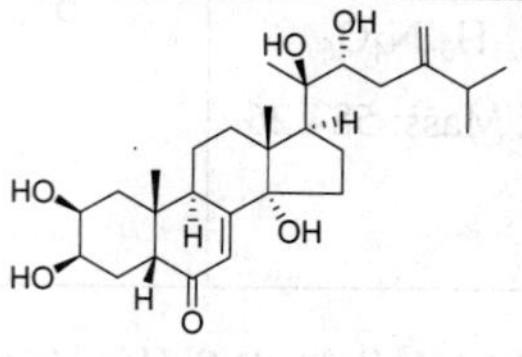 真菌甾酮 B Polyporusterone B
真菌甾酮 C Polyporusterone C $C_{28}H_{44}O_6$ Exact Mass: 476.31	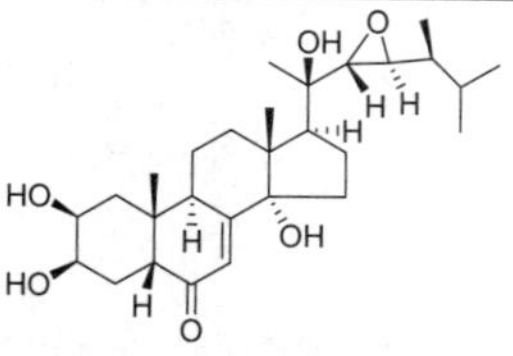 真菌甾酮 C Polyporusterone C	真菌甾酮 D Polyporusterone D $C_{28}H_{44}O_5$ Exact Mass: 460.32	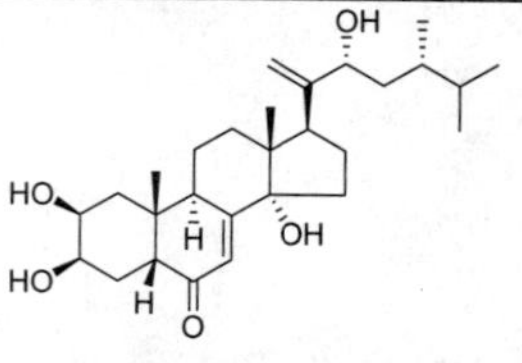 真菌甾酮 D Polyporusterone D
真菌甾酮 E Polyporusterone E $C_{28}H_{44}O_5$ Exact Mass: 460.32	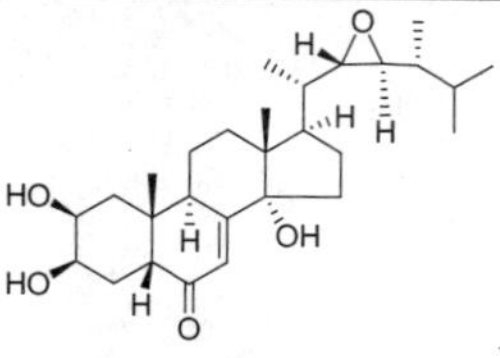 真菌甾酮 E Polyporusterone E	真菌甾酮 F Polyporusterone F $C_{28}H_{46}O_5$ Exact Mass: 462.33	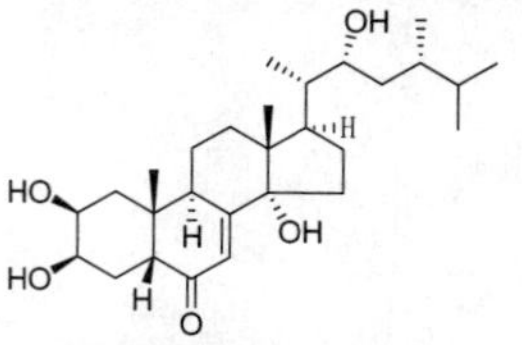 真菌甾酮 F Polyporusterone F

续表

中英文名、化学式及相对分子质量	结构图	中英文名、化学式及相对分子质量	结构图
真菌甾酮 G Polyporusterone G $C_{28}H_{44}O_5$ Exact Mass: 460.32	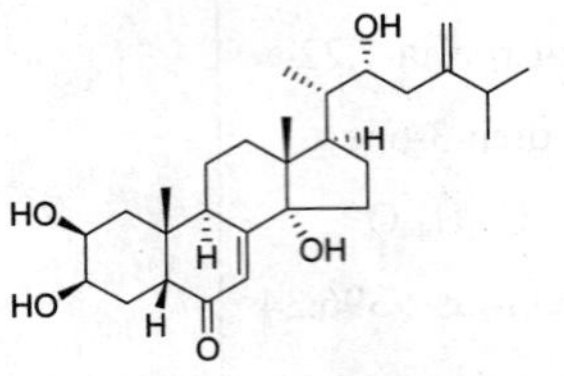 真菌甾酮 G Polyporusterone G		

猪胆粉

Zhudanfen

SUIS FELLIS PULVIS

【化学成分】

表 1-11-26　猪胆粉主要化学成分[75]

中英文名、化学式及相对分子质量	结构图	中英文名、化学式及相对分子质量	结构图
猪去氧胆酸 Hyodeoxycholic acid $C_{24}H_{40}O_4$ Exact Mass: 392.29	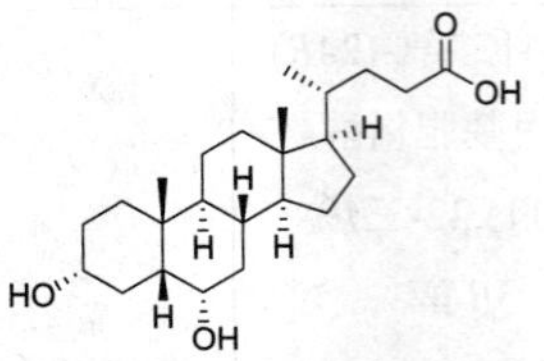 猪去氧胆酸　Hyodeoxycholic acid	鹅去氧胆酸 Chenodeoxycholic acid $C_{24}H_{40}O_4$ Exact Mass: 392.29	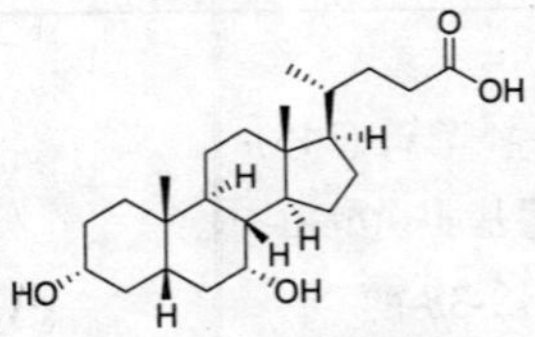 鹅去氧胆酸 Chenodeoxycholic acid
胆红素 Bilirubin $C_{33}H_{36}N_4O_6$ Exact Mass: 584.26	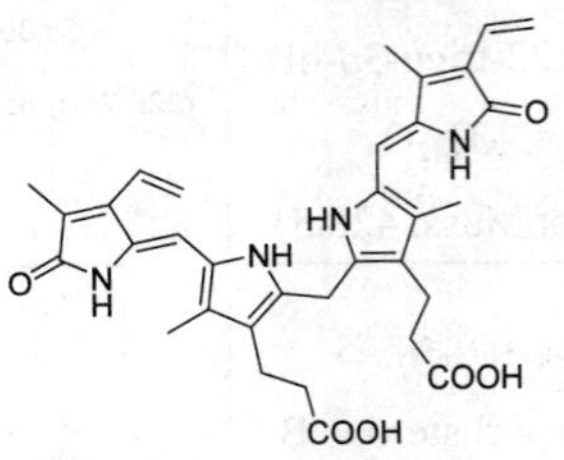 胆红素　Bilirubin		

除以上化学成分外，猪胆粉还含有胆汁酸等。

猫爪草

Maozhuacao
RANUNCULI TERNATI RADIX

【化学成分】

表 1-11-27 猫爪草主要化学成分[76~79]

中英文名、化学式及相对分子质量	结构图	中英文名、化学式及相对分子质量	结构图
棕榈酸乙酯 Ethyl palmitate $C_{18}H_{34}O_3$ Exact Mass: 298.25	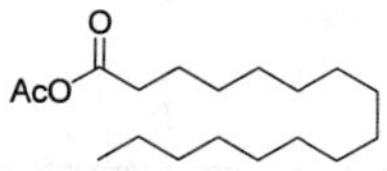 棕榈酸乙酯 Ethyl palmitate	肉豆蔻酸 Myristic acid $C_{14}H_{28}O_2$ Exact Mass: 228.21	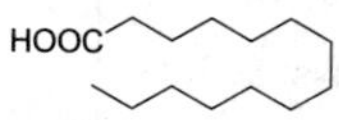 肉豆蔻酸 Myristic acid
棕榈酸 Palmitic acid $C_{16}H_{32}O_2$ Exact Mass: 256.24	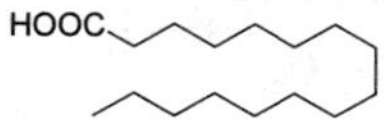 棕榈酸 Palmitic acid	*β*-谷甾醇 *β*-Sitosterol $C_{29}H_{50}O$ Exact Mass: 414.39	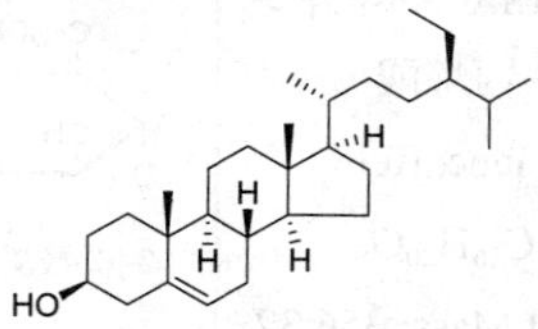 *β*-谷甾醇 *β*-Sitosterol
豆甾醇 Stigmasterol $C_{29}H_{48}O$ Exact Mass: 412.37	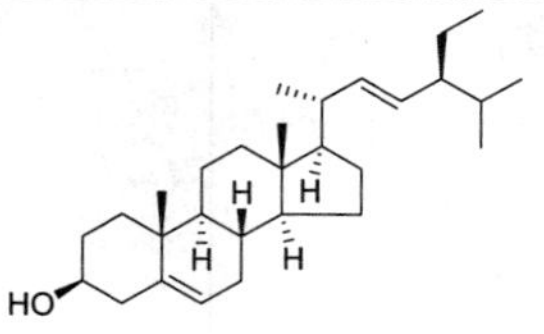 豆甾醇 Stigmasterol	油菜甾醇 Campesterol $C_{28}H_{48}O$ Exact Mass: 400.37	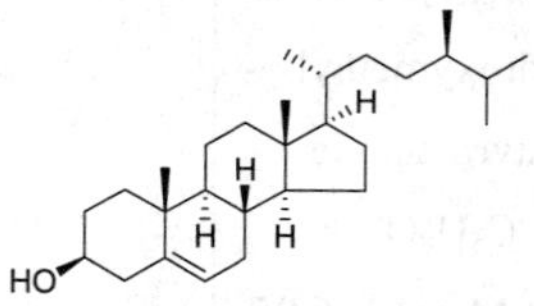 油菜甾醇 Campesterol
邻苯二甲酸正丁酯 Dibutyl phthalate $C_{16}H_{22}O_4$ Exact Mass: 278.15	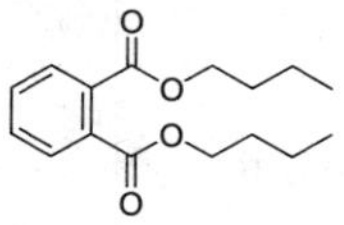 邻苯二甲酸正丁酯 Dibutyl phthalate	*β*-棕榈酸甘油酯 Glycerol-*β*-palmitate $C_{19}H_{38}O_4$ Exact Mass: 330.28	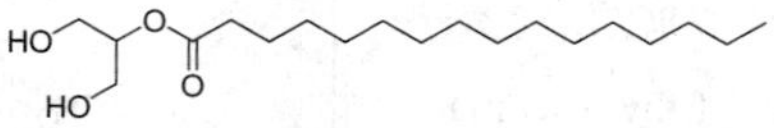 *β*-棕榈酸甘油酯 Glycerol-*β*-palmitate
β-硬脂酸甘油酯 Glycerol-*β*-stearate $C_{21}H_{42}O_4$ Exact Mass: 358.31	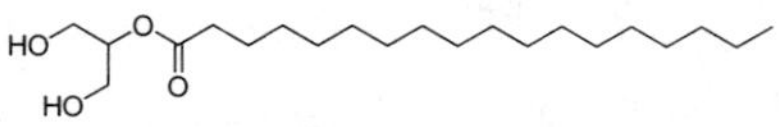 *β*-硬脂酸甘油酯 Glycerol-*β*-stearate	2-氨基-3-(3,4-二羟基-苯基)-丙酸甲酯 2-Amino-3-(3,4-dihydroxyphenyl)-propanoic acid methyl ester $C_{10}H_{13}NO_4$ Exact Mass: 211.08	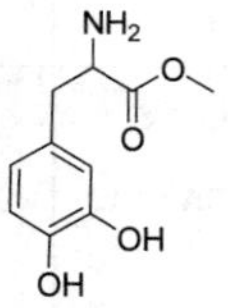 2-氨基-3-(3,4-二羟基-苯基)-丙酸甲酯 2-Amino-3-(3,4-dihydroxyphenyl)-propanoic acid methyl ester
2-氨基-3-(3,4-二羟基-苯基)-丙酸乙酯 2-Amino-3-(3,4-dihydroxyphenyl)-propanoic acid ethyl ester $C_{11}H_{15}NO_4$ Exact Mass: 225.10	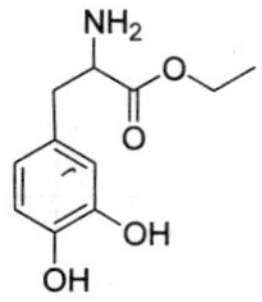 2-氨基-3-(3,4-二羟基-苯基)-丙酸乙酯 2-Amino-3-(3,4-dihydroxyphenyl)-propanoic acid ethyl ester	维太菊苷 Vittadinoside $C_{35}H_{58}O_6$ Exact Mass: 574.42	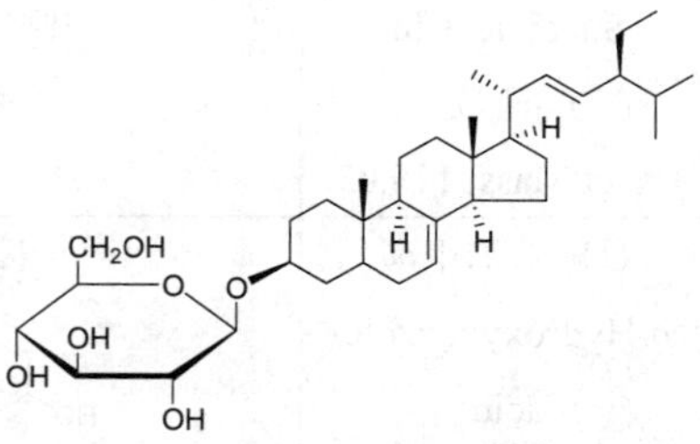 维太菊苷 Vittadinoside

续表

中英文名、化学式及相对分子质量	结构图	中英文名、化学式及相对分子质量	结构图
5-羟甲基糠醛 5-Hydroxymethyl furaldehyde $C_6H_6O_3$ Exact Mass: 126.03	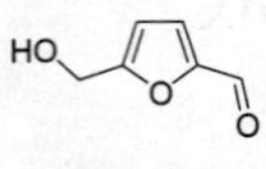 5-羟甲基糠醛 5-Hydroxymethyl furaldehyde	5-羟甲基糠醛酸 5-Hydroxymethyl furoic acid $C_6H_6O_4$ Exact Mass: 142.03	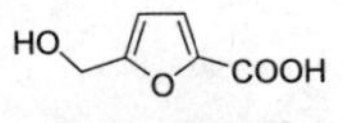 5-羟甲基糠醛酸 5-Hydroxymethyl furoic acid
7-*O*-甲基圣草酚 Sternbin $C_{16}H_{14}O_6$ Exact Mass: 302.08	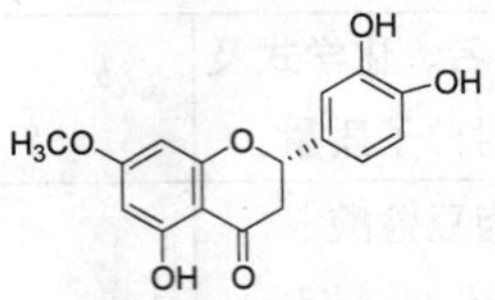 7-*O*-甲基圣草酚　Sternbin	对羟基苯甲酸甲酯 Methylparaben $C_8H_8O_3$ Exact Mass: 152.05	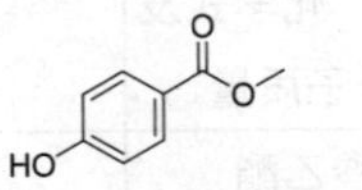 对羟基苯甲酸甲酯　Methylparaben
3-[(3-羟基)-(4-*O*-D-葡萄糖基)-苯基]-2-丙烯酸 Linocaffein $C_{16}H_{20}O_9$ Exact Mass: 356.32	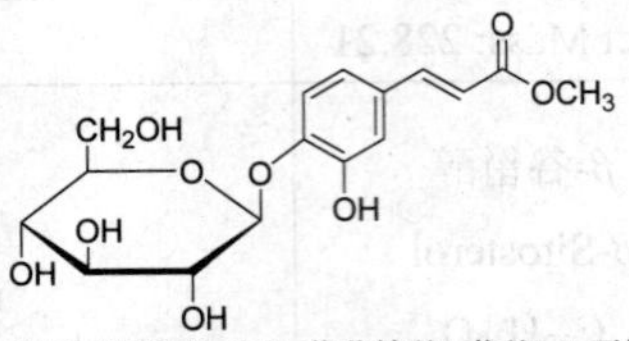 3-[(3-羟基)-(4-*O*-D-葡萄糖基)-苯基]-2-丙烯酸 Linocaffein	*β*-D-葡萄糖 *β*-D-Glucose $C_6H_{12}O_6$ Exact Mass: 180.06	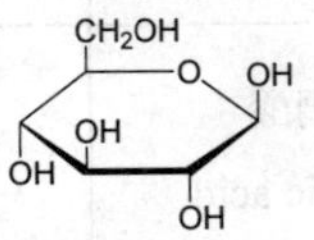 *β*-D-葡萄糖　*β*-D-Glucose
4-羟甲基-*γ*-丁内酯 4-Hydroxymethyl-*γ*-butyrolactone $C_5H_8O_3$ Exact Mass: 116.05	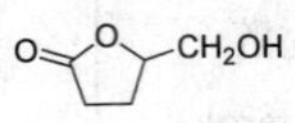 4-羟甲基-*γ*-丁内酯 4-Hydroxymethyl-*γ*-butyrolactone	琥珀酸甲酯 Methyl succinate $C_6H_{10}O_4$ Exact Mass: 146.06	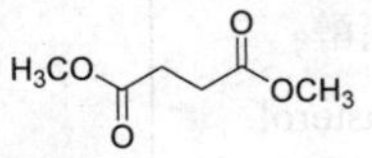 琥珀酸甲酯　Methyl succinate
琥珀酸乙酯 Ethyl succinate $C_8H_{14}O_4$ Exact Mass: 174.09	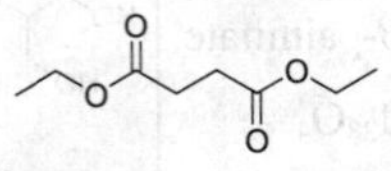 琥珀酸乙酯　Ethyl succinate	3,4-二羟基苯甲酸甲酯 3,4-Dihydroxy methyl benzoate $C_8H_8O_4$ Exact Mass: 168.04	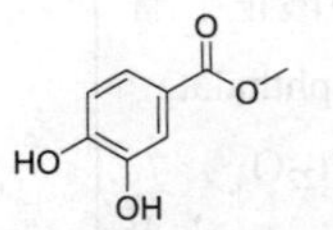 3,4-二羟基苯甲酸甲酯 3,4-Dihydroxy methyl benzoate
对羟基桂皮酸 *p*-Hydroxycinnamic acid $C_9H_8O_3$ Exact Mass: 164.05	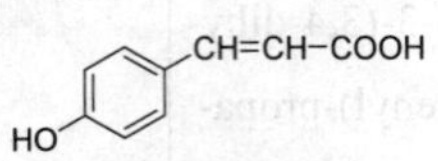 对羟基桂皮酸 *p*-Hydroxycinnamic acid	4-氧化戊酸 4-Oxypentanoic acid $C_5H_8O_3$ Exact Mass: 116.05	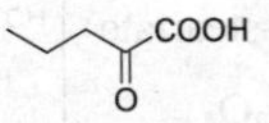 4-氧化戊酸 4-Oxypentanoic acid
丁二酸 Succinic acid $C_4H_6O_4$ Exact Mass: 118.03	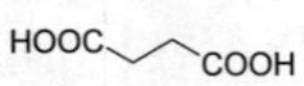 丁二酸　Succinic acid	壬二酸 Nonandioic acid $C_9H_{16}O_4$ Exact Mass: 188.10	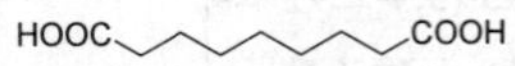 壬二酸　Nonandioic acid
对羟基苯甲酸 *p*-Hydroxybenzoic acid $C_7H_6O_3$ Exact Mass: 138.03	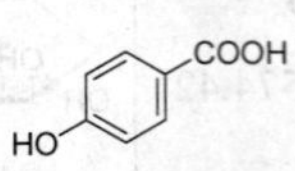 对羟基苯甲酸　*p*-Hydroxybenzoic acid	对羟基苯甲醛 *p*-Hydroxy benzaldehyde $C_7H_6O_2$ Exact Mass: 122.04	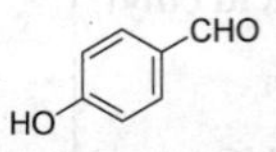 对羟基苯甲醛 *p*-Hydroxy benzaldehyde

续表

中英文名、化学式及相对分子质量	结构图	中英文名、化学式及相对分子质量	结构图
豆甾醇-3-*O*-*β*-D-吡喃葡萄糖苷 Stigmasterol-3-*O*-*β*-D-glucopyranoside $C_{35}H_{58}O_6$ Exact Mass: 574.42	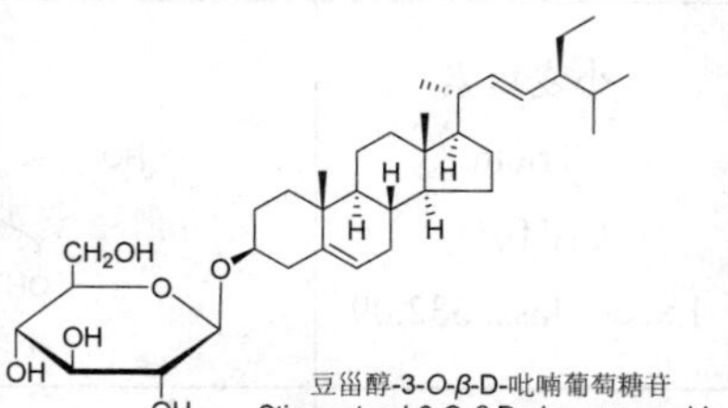 豆甾醇-3-O-β-D-吡喃葡萄糖苷 Stigmasterol-3-O-β-D-glucopyranoside		

除以上学化成分外，猫爪草还含有3-[(4-*O*-D-葡萄糖基)-苯基]-2-丙烯酸、豆甾-4,6,8(14),-22-四烯-3-酮、*α*-羟基-*β*,*β*-二甲基-*γ*-丁内酯、*γ*-酮-δ-戊内酯、5-羟基氧化戊酸甲酯等。

麻黄

Mahuang

EPHEDRAE HERBA

【化学成分】

表 1-11-28　麻黄主要化学成分[80, 81]

中英文名、化学式及相对分子质量	结构图	中英文名、化学式及相对分子质量	结构图
左旋麻黄碱 *l*-Ephedrine $C_{10}H_{15}NO$ Exact Mass: 165.12	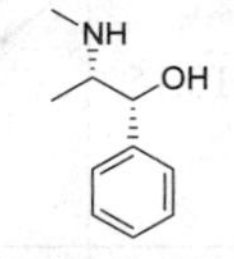 左旋麻黄碱　*l*-Ephedrine	右旋伪麻黄碱 *d*-Pseudoephedrine $C_{10}H_{15}NO$ Exact Mass: 165.12	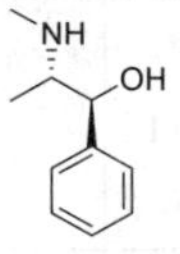 右旋伪麻黄碱　*d*-Pseudoephedrine
左旋去甲基麻黄碱 *l*-Norephedrine $C_9H_{13}NO$ Exact Mass: 151.10	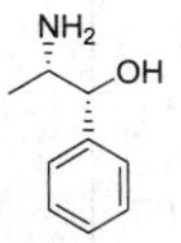 左旋去甲基麻黄碱　*l*-Norephedrine	右旋去甲基伪麻黄碱 *d*-Norpseudoephedrine $C_9H_{13}NO$ Exact Mass: 151.10	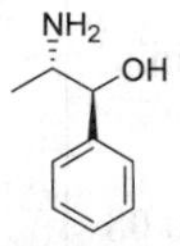 右旋去甲基伪麻黄碱 *d*-Norpseudoephedrine
左旋甲基麻黄碱 *l*-Methylephedrine $C_{11}H_{17}NO$ Exact Mass: 179.13	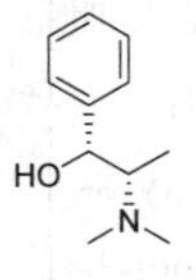 左旋甲基麻黄碱　*l*-Methylephedrine	右旋甲基伪麻黄碱 *d*-Methylpseudoephedrine $C_{11}H_{17}NO$ Exact Mass: 179.13	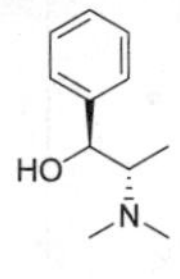 右旋甲基伪麻黄碱 *d*-Methylpseudoephedrine
白飞燕草苷元 Leucodelphinidin $C_{15}H_{14}O_8$ Exact Mass: 322.07	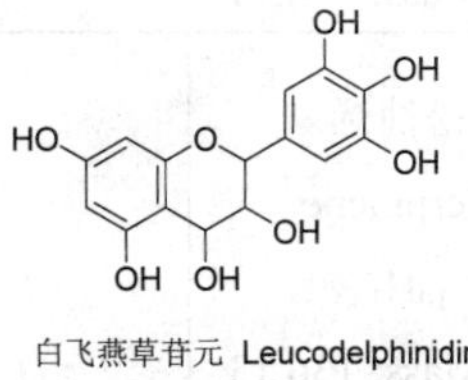 白飞燕草苷元　Leucodelphinidin	3-*O*-*β*-D-吡喃葡萄糖基-5,7,4′-三羟基-8-甲氧基黄酮 3-*O*-*β*-D-Glucopyranosyl-5,7,4′-trihydoxy-8-methoxyflavone $C_{22}H_{22}O_{12}$ Exact Mass: 478.11	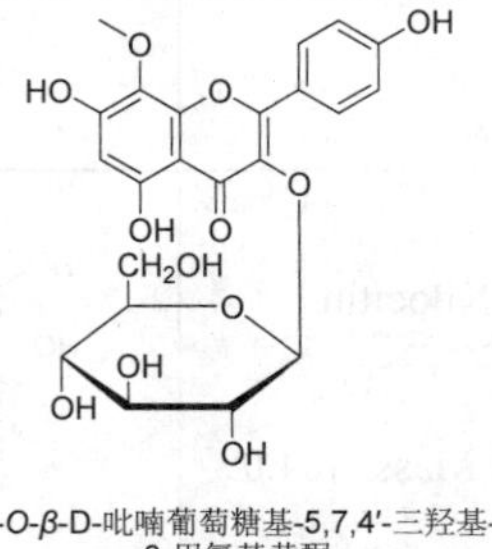 3-*O*-*β*-D-吡喃葡萄糖基-5,7,4′-三羟基-8-甲氧基黄酮 3-*O*-*β*-D-Glucopyranosyl-5,7,4′-trihydoxy-8-methoxyflavone

续表

中英文名、化学式及相对分子质量	结构图	中英文名、化学式及相对分子质量	结构图
芹菜素 Apigenin $C_{15}H_{10}O_5$ Exact Mass: 270.05	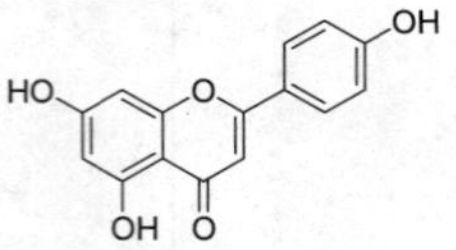 芹菜素　Apigenin	小麦黄素 Tricin $C_{17}H_{16}O_7$ Exact Mass: 332.09	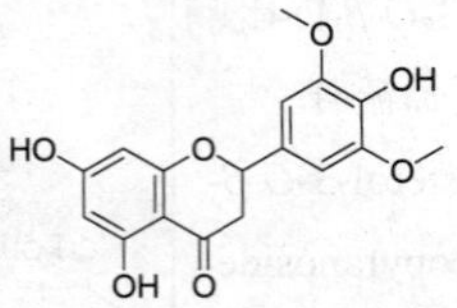 小麦黄素　tricin
山柰酚 Kaempferol $C_{15}H_{10}O_6$ Exact Mass: 286.05	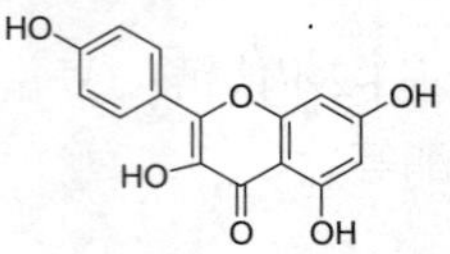 山柰酚　Kaempferol	芹菜素-5-鼠李糖苷 Apigenin-5-rhamnoside $C_{21}H_{20}O_9$ Exact Mass: 416.11	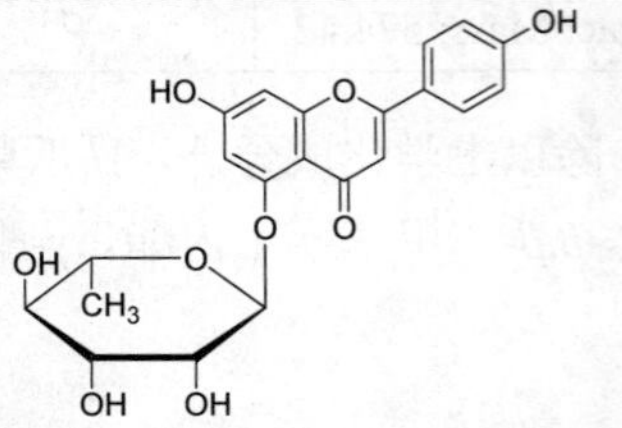 芹菜素-5-鼠李糖苷　Apigenin-5-rhamnoside
草棉黄素 Herbacetin $C_{15}H_{10}O_7$ Exact Mass: 302.04	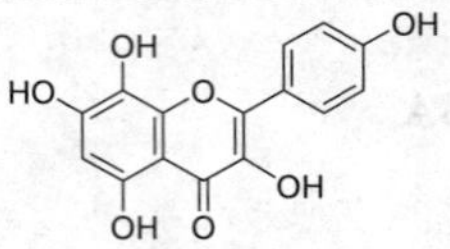 草棉黄素　Herbacetin	3-甲氧基草棉黄素 3-Methoxyherbacetin $C_{16}H_{12}O_7$ Exact Mass: 316.06	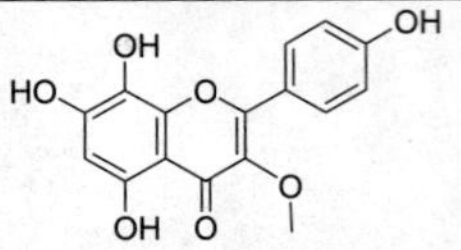 3-甲氧基草棉黄素　3-Methoxyherbacetin
山柰酚鼠李糖苷 Kaempferol rhamnoside $C_{21}H_{20}O_{10}$ Exact Mass: 432.11	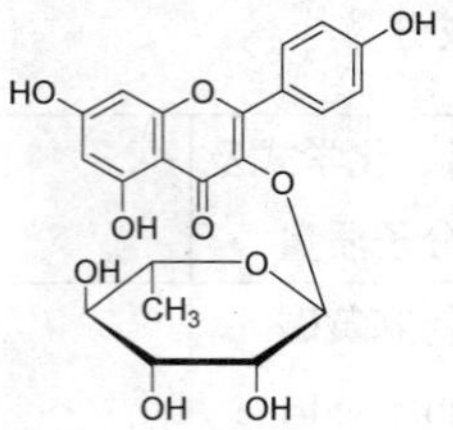 山柰酚鼠李糖苷　Kaempferol rhamnoside	芦丁 Rutin $C_{27}H_{30}O_{16}$ Exact Mass: 610.15	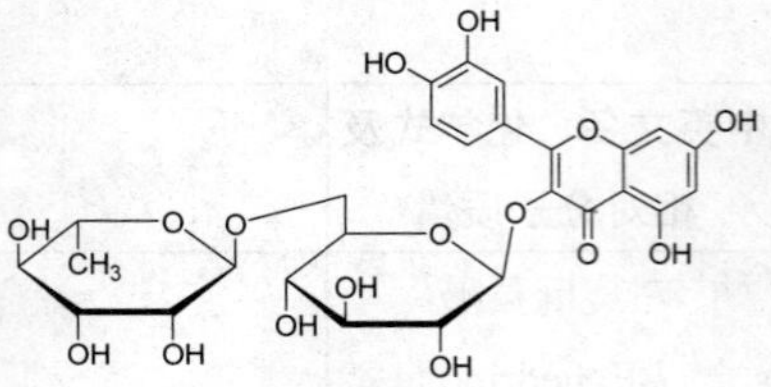 芦丁　Rutin
白天竺葵苷 Leucopelargonidin $C_{15}H_{14}O_6$ Exact Mass: 290.08	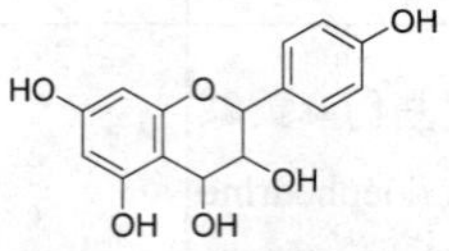 白天竺葵苷　Leucopelargonidin	白矢车菊素 Leucocyanidin $C_{15}H_{14}O_7$ Exact Mass: 306.07	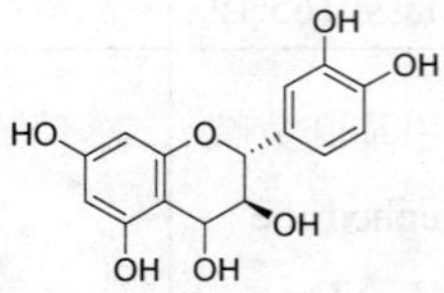 白矢车菊素　Leucocyanidin
槲皮素 Quercetin $C_{15}H_{10}O_7$ Exact Mass: 302.04	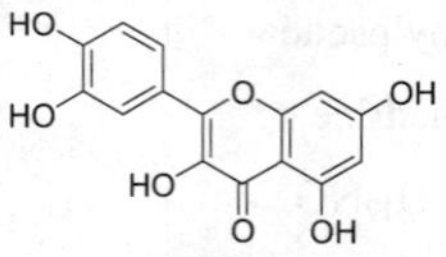 槲皮素　Quercetin	4′,5,7-三羟基-8-甲氧基黄酮醇-3-*O*-*β*-D-吡喃葡萄糖苷 4′,5,7-Trihydroxy-8-methoxy-flavonol-3-*O*-*β*-D-glucopyranoside $C_{22}H_{22}O_{12}$ Exact Mass: 478.11	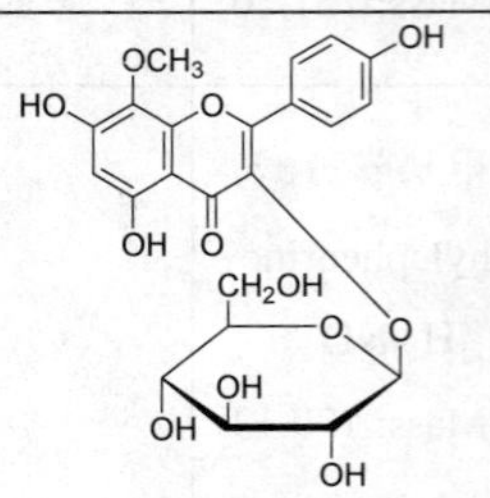 4′,5 ,7-三羟基- 8-甲氧基黄酮醇-3-*O*-*β*-D-吡喃葡萄糖苷 4′,5,7-Trihydroxy-8-methoxy-flavonol-3-*O*-*β*-D-glucopyranoside
Nilocitin $C_{20}H_{20}O_{14}$ Exact Mass: 484.09	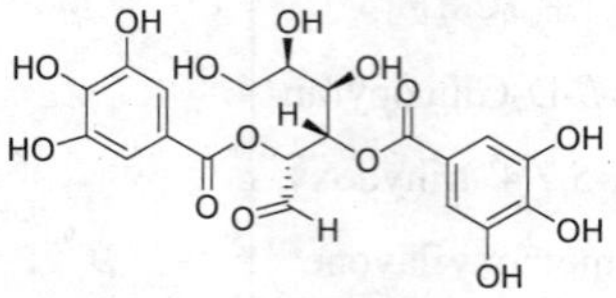 Nilocitin	*γ*-松油烯 *γ*-Terpinene $C_{10}H_{16}$ Exact Mass: 136.13	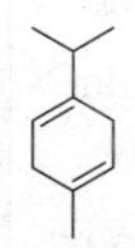 *γ*-松油烯　*γ*-Terpinene

续表

中英文名、化学式及相对分子质量	结构图	中英文名、化学式及相对分子质量	结构图
α-异松油烯 *α*-Terpinolene $C_{10}H_{16}$ Exact Mass: 136.13	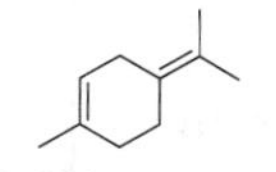 *α*-异松油烯 *α*-Terpinolene	萘 Naphthalene $C_{10}H_8$ Exact Mass: 128.06	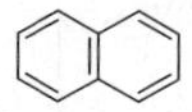 萘 Naphthalene
α-萜品醇 *α*-Terpineol $C_{10}H_{18}O$ Exact Mass: 154.14	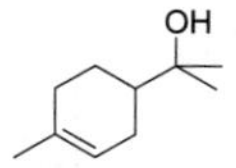 *α*-萜品醇 *α*-Terpineol	*γ*-桉叶醇 *γ*-Eudesmol $C_{15}H_{26}O$ Exact Mass: 222.20	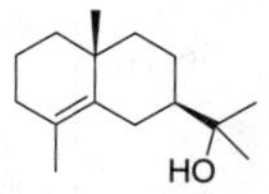 *γ*-桉叶醇 *γ*-Eudesmol
二十一烷 Heneicosane $C_{21}H_{44}$ Exact Mass: 296.34	 二十一烷 Heneicosane	植醇 Phytol $C_{20}H_{40}O$ Exact Mass: 296.31	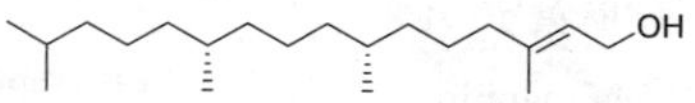 植醇 Phytol
亚油酸 Linoleic acid $C_{18}H_{32}O_2$ Exact Mass: 280.24	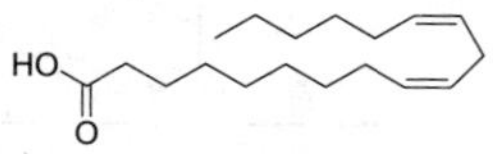 亚油酸 Linoleic acid	亚麻酸 Linolenic acid $C_{18}H_{30}O_2$ Exact Mass: 278.22	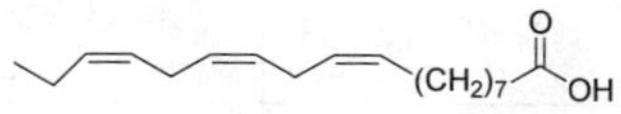 亚麻酸 Linolenic acid
十八烷酸 Stearic acid $C_{18}H_{36}O_2$ Exact Mass: 284.27	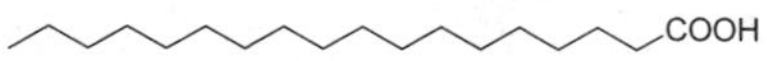 十八烷酸 Stearic acid	二十三烷 Tricosane $C_{23}H_{48}$ Exact Mass: 324.38	 二十三烷 Tricosane

除以上化学成分外，麻黄还含有苄甲胺、麻黄定碱、麻黄鞣质 A、麻黄鞣质 B、六氢金合欢基丙酮等。

麻黄根

Mahuanggen

EPHEDRAE RADIX ET RHIZOMA

【化学成分】

表 1-11-29　麻黄根主要化学成分[82～84]

中英文名、化学式及相对分子质量	结构图	中英文名、化学式及相对分子质量	结构图
麻黄考宁 Maokonine $C_{12}H_{17}NO_3$ Exact Mass: 223.12	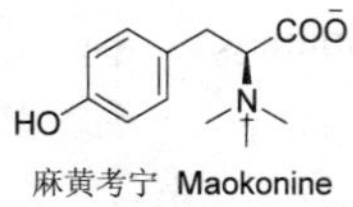 麻黄考宁 Maokonine	麻黄新碱 A Ephedradine A $C_{28}H_{36}N_4O_4$ Exact Mass: 492.27	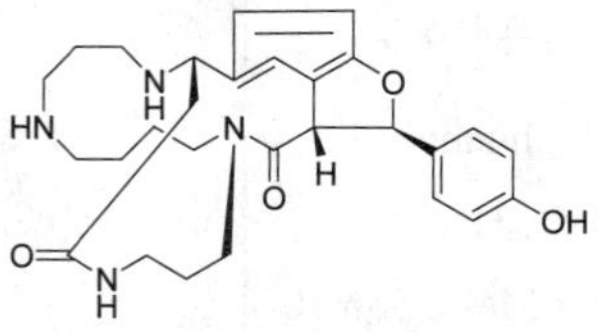 麻黄新碱 A Ephedradine A
麻黄新碱 B Ephedradine B $C_{29}H_{38}N_4O_5$ Exact Mass: 522.28	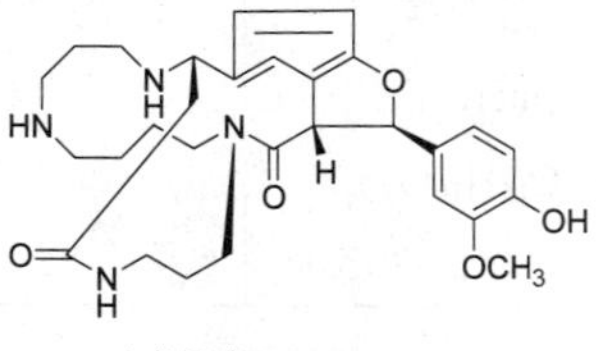 麻黄新碱 B Ephedradine B	麻黄新碱 C Ephedradine C $C_{30}H_{40}N_4O_5$ Exact Mass: 536.30	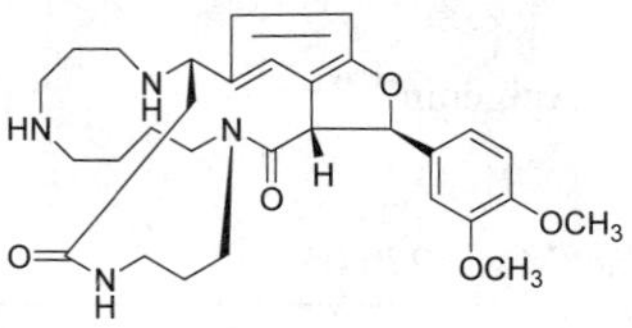 麻黄新碱 C Ephedradine C

续表

中英文名、化学式及相对分子质量	结构图	中英文名、化学式及相对分子质量	结构图
麻黄根素 A Ephedrannin A $C_{30}H_{20}O_{11}$ Exact Mass: 556.10	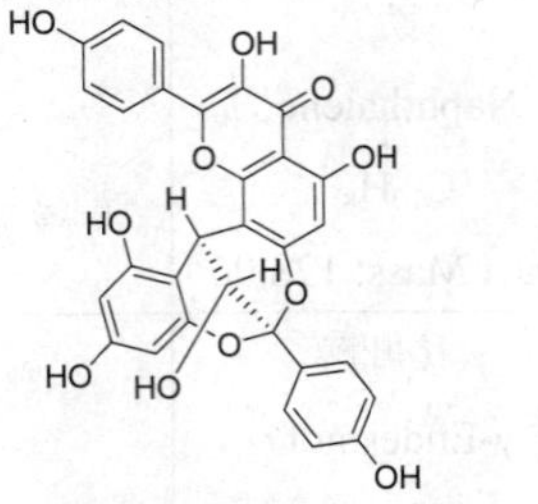 麻黄根素 A　Ephedrannin A	麻黄根素 B Ephedrannin B $C_{30}H_{20}O_{10}$ Exact Mass: 540.11	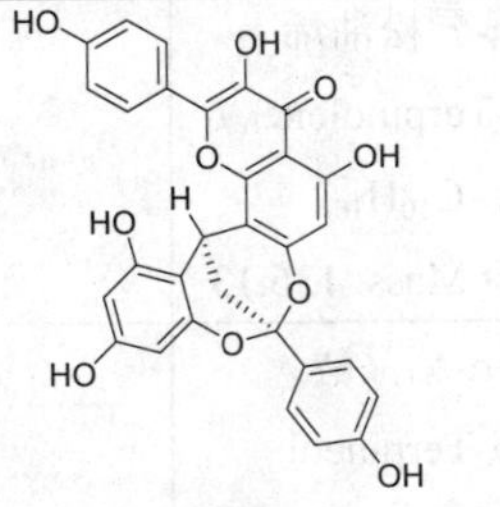 麻黄根素 B　Ephedrannin B
麻黄宁 A Mahuannin A $C_{30}H_{24}O_{10}$ Exact Mass: 544.14	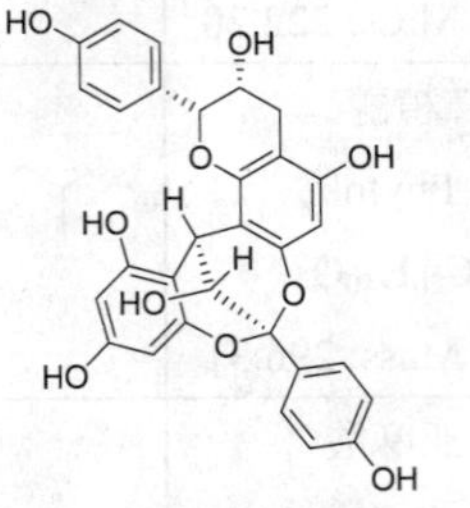 麻黄宁 A　Mahuannin A	麻黄宁 B Mahuannin B $C_{30}H_{24}O_{10}$ Exact Mass: 544.14	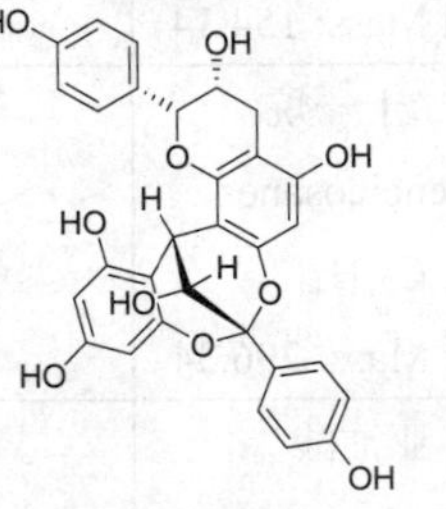 麻黄宁 B　Mahuannin B
麻黄宁 D Mahuannin D $C_{30}H_{24}O_{9}$ Exact Mass: 528.14	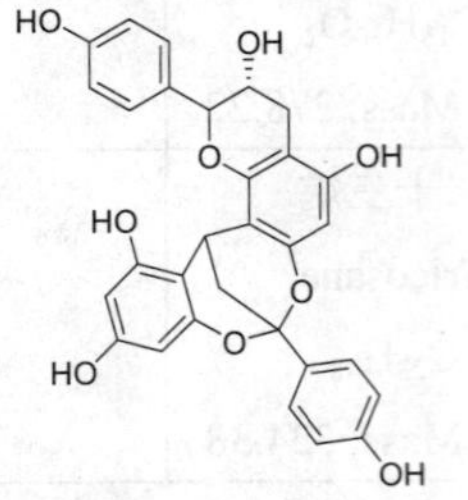 麻黄宁 D　Mahuannin D	麻黄宁 E Mahuannin E $C_{30}H_{24}O_{9}$ Exact Mass: 528.14	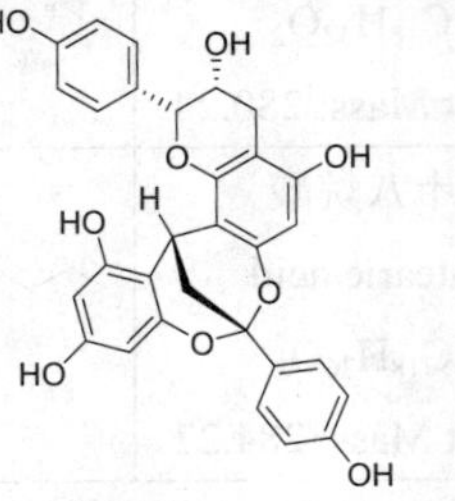 麻黄宁 E　Mahuannin E
麻黄宁 F Mahuannin F $C_{30}H_{22}O_{10}$ Exact Mass: 542.12	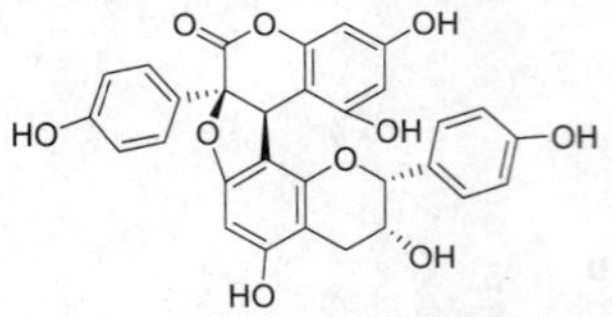 麻黄宁 F　Mahuannin F	麻黄宁 G Mahuannin G $C_{30}H_{22}O_{10}$ Exact Mass: 542.12	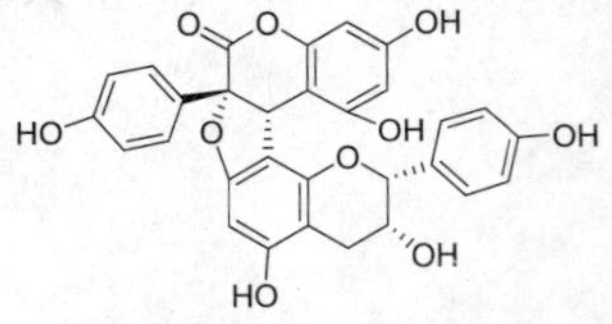 麻黄宁 G　Mahuannin G
麻黄宁 H Mahuannin H $C_{30}H_{24}O_{10}$ Exact Mass: 544.14	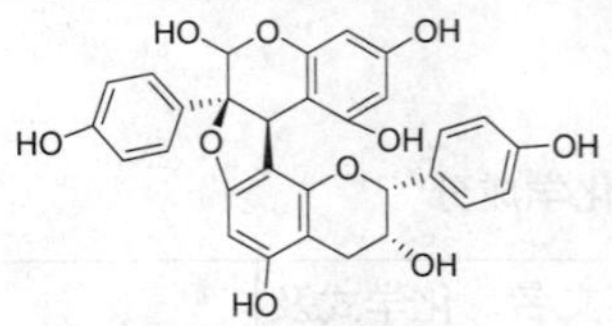 麻黄宁 H　Mahuannin H	麻黄宁 I Mahuannin I $C_{30}H_{24}O_{10}$ Exact Mass: 544.14	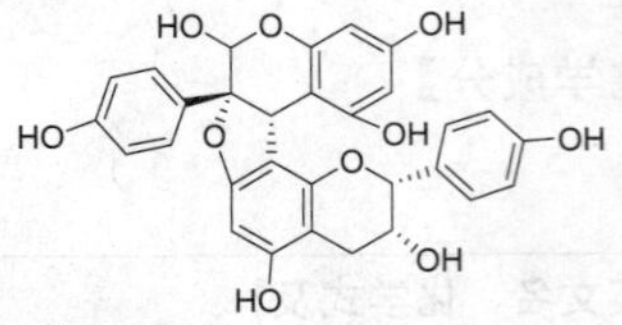 麻黄宁 I　Mahuannin I
麻黄宁 J Mahuannin J $C_{30}H_{20}O_{11}$ Exact Mass: 556.10	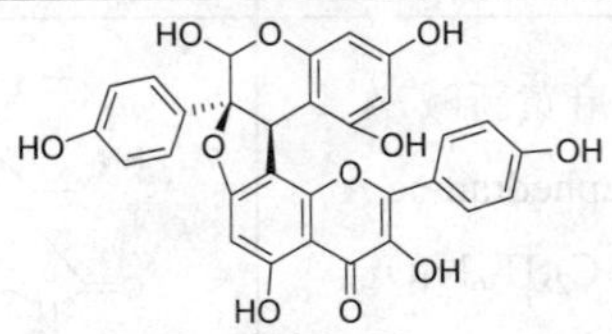 麻黄宁 J　Mahuannin J	麻黄宁 K Mahuannin K $C_{30}H_{20}O_{11}$ Exact Mass: 556.10	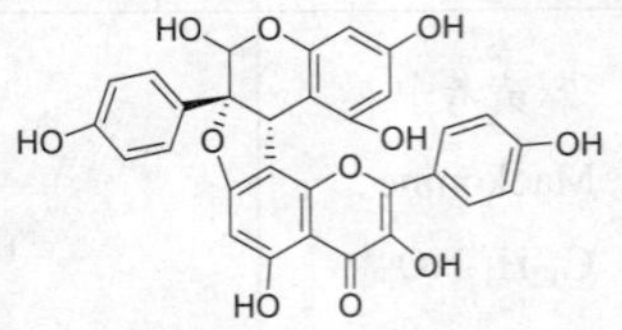 麻黄宁 K　Mahuannin K
芹菜素 Apigenin $C_{15}H_{10}O_{5}$ Exact Mass: 270.05	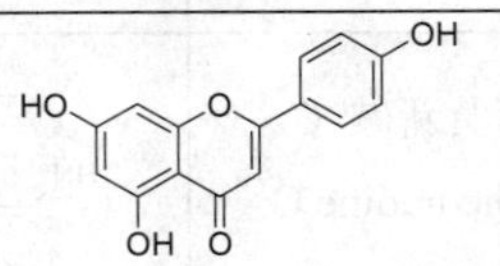 芹菜素　Apigenin	槲皮素 Quercetin $C_{15}H_{10}O_{7}$ Exact Mass: 302.04	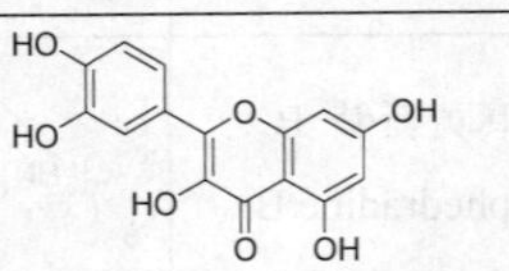 槲皮素　Quercetin

续表

中英文名、化学式及相对分子质量	结构图	中英文名、化学式及相对分子质量	结构图
山柰酚 Kaempferol $C_{15}H_{10}O_6$ Exact Mass: 286.05	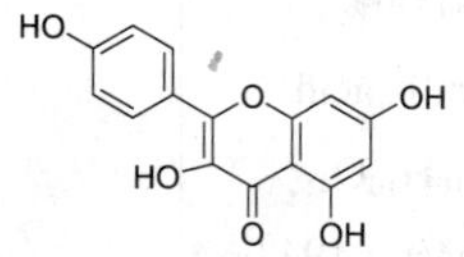 山柰酚 Kaempferol	二氢槲皮素 Dihydroquercetin $C_{15}H_{12}O_7$ Exact Mass: 304.06	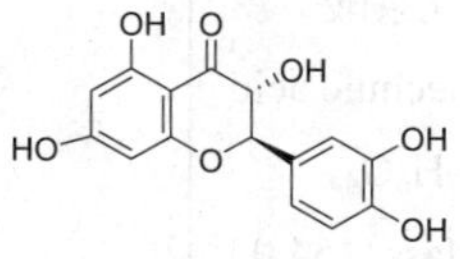 二氢槲皮素 Dihydroquercetin
3-羟基柚皮素 3-Hydroxynaringenin $C_{15}H_{12}O_6$ Exact Mass: 288.06	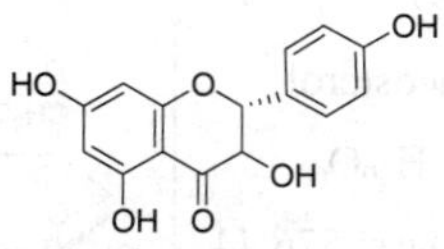 3-羟基柚皮素 3-Hydroxynaringenin	3′,4′,5,7-四羟基二氢黄酮 3′,4′,5,7-Tetra-hydroxyflavanone $C_{15}H_{12}O_6$ Exact Mass: 288.06	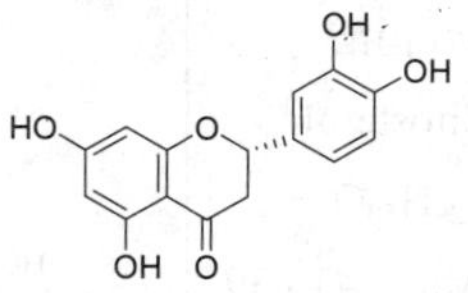 3′,4′,5,7-四羟基二氢黄酮 3′,4′,5,7-Tetrahydroxyflavanone
柚皮素 Naringenin $C_{15}H_{12}O_5$ Exact Mass: 272.07	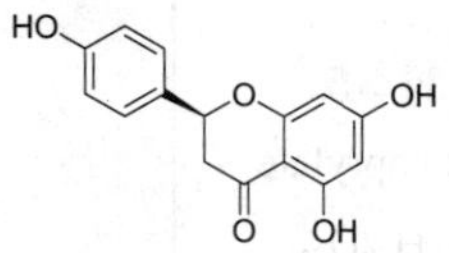 柚皮素 Naringenin	(+)-儿茶素 (+)-Catechin $C_{15}H_{14}O_6$ Exact Mass: 290.08	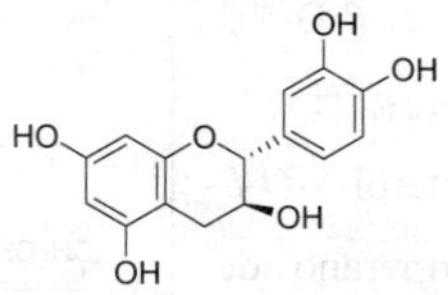 (+)-儿茶素 (+)-Catechin
表儿茶素 (−)-*epi*-Catechin $C_{15}H_{14}O_6$ Exact Mass: 290.08	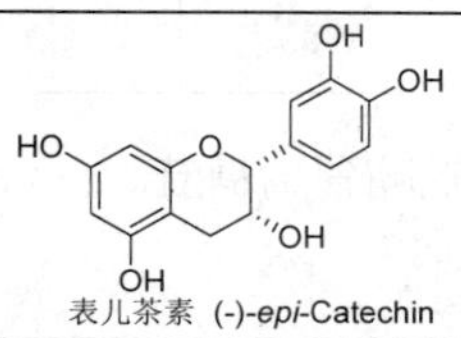 表儿茶素 (-)-*epi*-Catechin	阿夫儿茶精 Afzelechin $C_{15}H_{14}O_5$ Exact Mass: 274.08	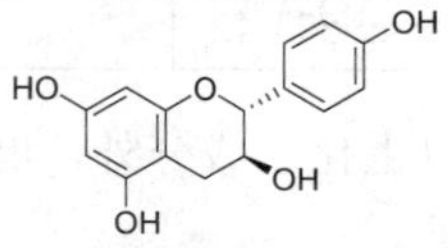 阿夫儿茶精 Afzelechin
表阿夫儿茶精 (−)-*epi*-Afzelechin $C_{15}H_{14}O_5$ Exact Mass: 274.08	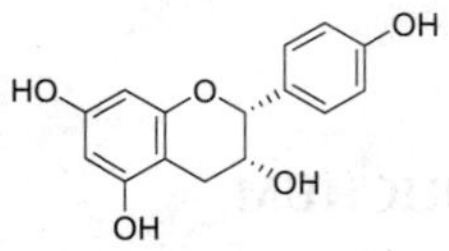 表阿夫儿茶精 (-)-*epi*-Afzelechin	香叶基-*β*-D-吡喃葡萄糖苷 Geranyl-*β*-D-glucopyranoside $C_{16}H_{28}O_6$ Exact Mass: 316.19	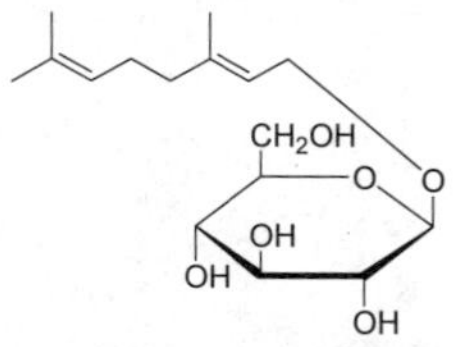 香叶基-*β*-D-吡喃葡萄糖苷 Geranyl-*β*-D-glucopyranoside
Sesquipinsapol B $C_{30}H_{36}O_9$ Exact Mass: 540.24	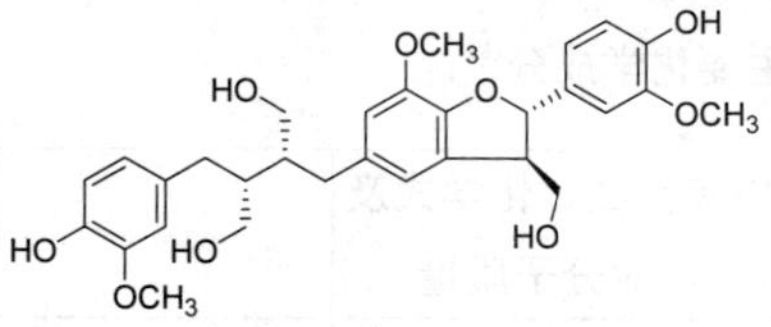 Sesquipinsapol B	(10*E*,9*S*,12*S*,13*S*)-Trihydroxy-10-octadecenoate $C_{19}H_{36}O_5$ Exact Mass: 344.26	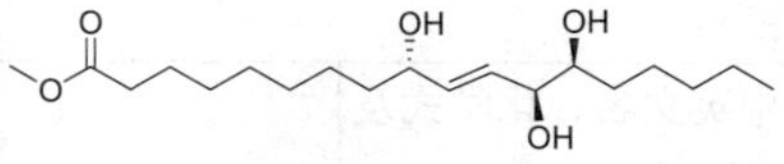 (10*E*,9*S*,12*S*,13*S*)-Trihydroxy-10-octadecenoate
(*E*)-Hexadecyl-ferulate $C_{26}H_{42}O_4$ Exact Mass: 418.31	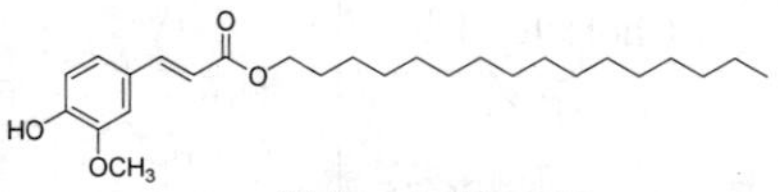 (*E*)-Hexadecyl-ferulate	*α*-十六烷基甘油醚 3-(Hexadecyloxy)propane-1,2-diol $C_{19}H_{40}O_3$ Exact Mass: 316.30	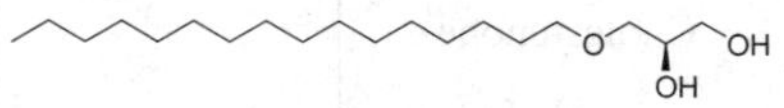 *α*-十六烷基甘油醚 3-(Hexadecyloxy)propane-1,2-diol
邻苯二甲酸二(2-二乙基己基)酯 Bis(2-ethylhexyl) phthalate $C_{24}H_{38}O_4$ Exact Mass: 390.28	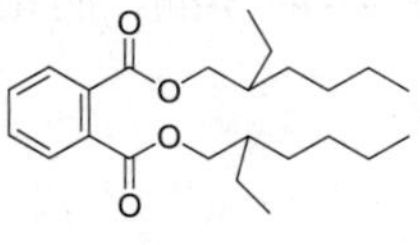 邻苯二甲酸二(2-二乙基己基)酯 Bis(2-ethylhexyl)phthalate	香草酸 Vanillic acid $C_8H_8O_4$ Exact Mass: 168.04	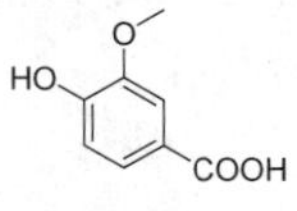 香草酸 Vanillic acid

续表

中英文名、化学式及相对分子质量	结构图	中英文名、化学式及相对分子质量	结构图
原儿茶酸 Protocatechuic acid $C_7H_6O_4$ Exact Mass: 154.03	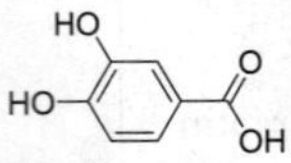 原儿茶酸 Protocatechuic acid	阿魏酸 Ferulic acid $C_{10}H_{10}O_4$ Exact Mass: 194.06	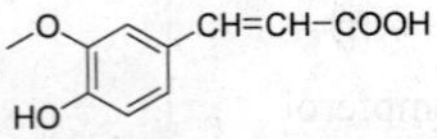 阿魏酸 Ferulic acid
β-谷甾醇 β-Sitosterol $C_{29}H_{50}O$ Exact Mass: 414.39	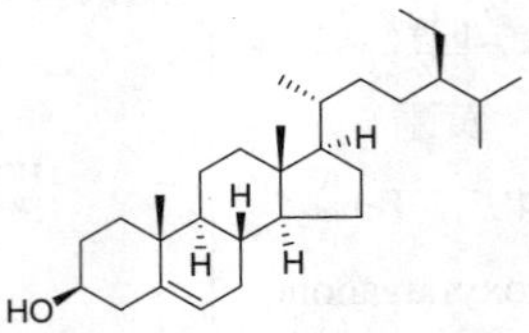 β-谷甾醇 β-Sitosterol	胡萝卜苷 Daucosterol $C_{35}H_{60}O_6$ Exact Mass: 576.44	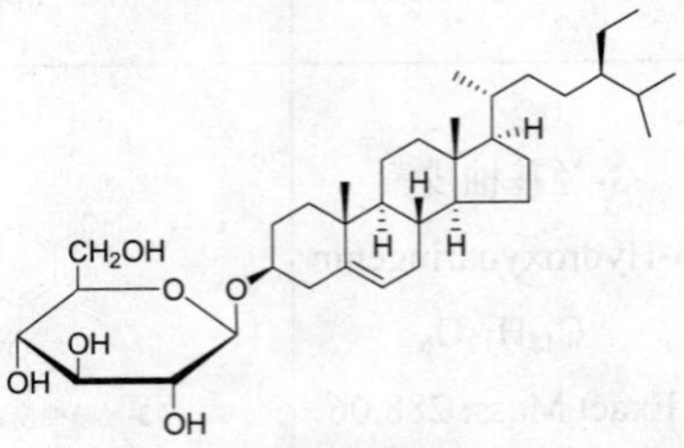 胡萝卜苷 Daucosterol
豆甾醇-3-*O*-β-D-吡喃葡萄糖苷 Stigmasterol-3-*O*-β-D-glucopyranoside $C_{35}H_{58}O_6$ Exact Mass: 574.42	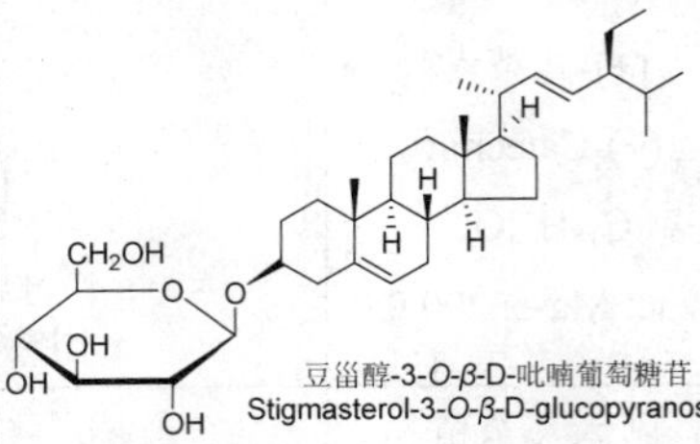 豆甾醇-3-*O*-β-D-吡喃葡萄糖苷 Stigmasterol-3-*O*-β-D-glucopyranoside	辛酸乙酯 Ethyl caprylate $C_{10}H_{20}O_2$ Exact Mass: 172.15	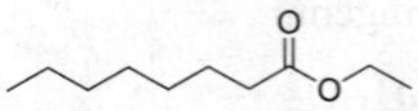 辛酸乙酯 Ethyl caprylate

除以上化学成分外，麻黄根还含有(−)-α-松油醇-8-*O*-β-D-吡喃葡萄糖苷、(+)-α-松油醇-8-*O*-β-D-吡喃葡萄糖苷等。

鹿茸

Lurong

CERVI CORNU PANTOTRICHUM

【化学成分】

表 1-11-30 鹿茸主要化学成分[85]

中英文名、化学式及相对分子质量	结构图	中英文名、化学式及相对分子质量	结构图
胆甾烯酮 Cholestenone $C_{27}H_{44}O$ Exact Mass: 384.34	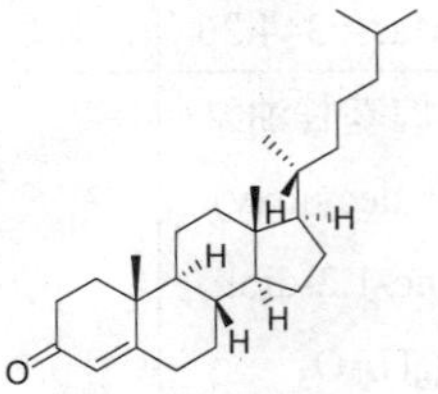 胆甾烯酮 Cholestenone	胆甾醇 Cholesterol $C_{27}H_{46}O$ Exact Mass: 386.35	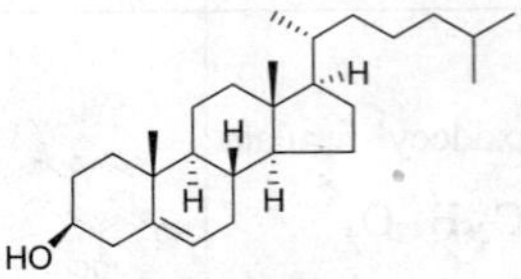 胆甾醇 Cholesterol

除以上化学成分外，鹿茸还含有5(α)胆甾-1,3-二酮、5(α)胆甾-7-烯-3-酮、胆甾-3,5-二烯等。

鹿衔草

Luxiancao

PYROLAE HERBA

【化学成分】

表 1-11-31 鹿衔草主要化学成分[86, 87]

中英文名、化学式及相对分子质量	结构图	中英文名、化学式及相对分子质量	结构图
高熊果酚苷 Homoarbutin $C_{13}H_{18}O_7$ Exact Mass: 286.11	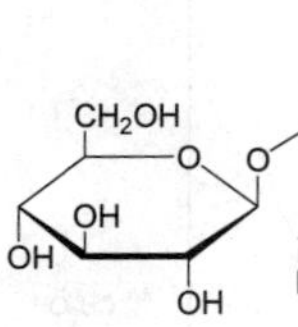 高熊果酚苷 Homoarbutin	肾叶鹿蹄草苷 Renifolin $C_{18}H_{24}O_7$ Exact Mass: 352.15	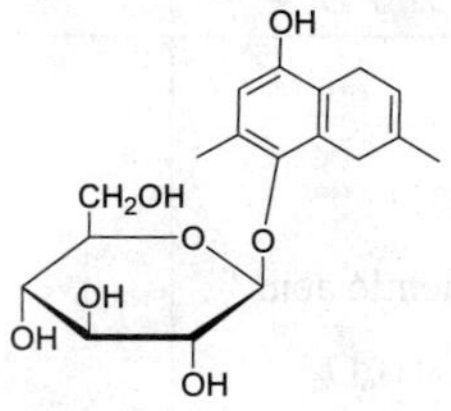 肾叶鹿蹄草苷 Renifolin
金丝桃苷 Hyperoside $C_{21}H_{20}O_{12}$ Exact Mass: 464.10	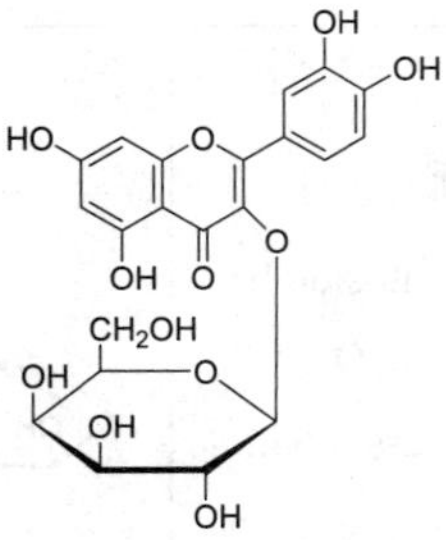 金丝桃苷 Hyperoside	2″-*O*-没食子酰基金丝桃苷 2″-*O*-Galloylhyperin $C_{28}H_{24}O_{16}$ Exact Mass: 616.11	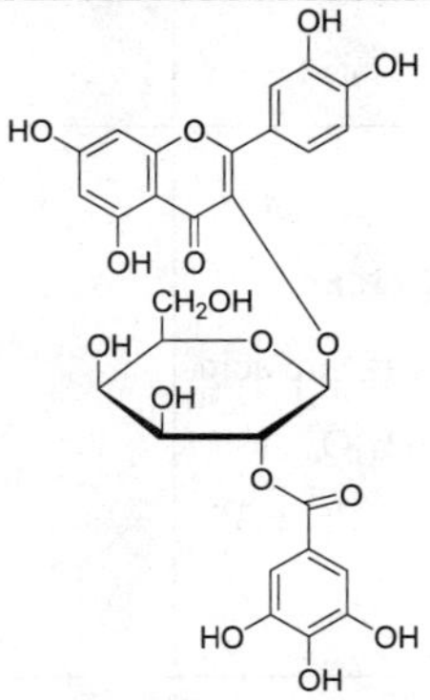 2″-*O*-没食子酰基金丝桃苷 2″-*O*-Galloylhyperin
6′-*O*-没食子酰基高熊果酚苷 6′-*O*-Galloyl-homoarbutin $C_{20}H_{22}O_{11}$ Exact Mass: 438.12	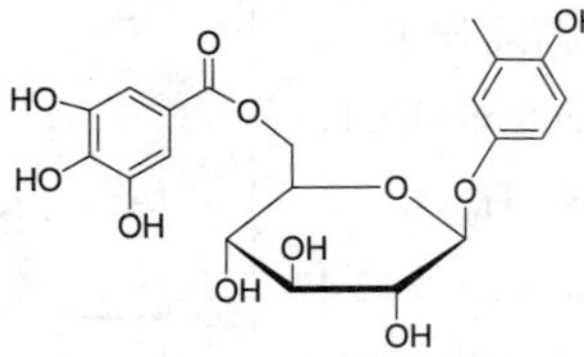 6′-O-没食子酰基高熊果酚苷 6′-O-Galloylhomoarbutin	*β*-谷甾醇 *β*-Sitosterol $C_{29}H_{50}O$ Exact Mass: 414.39	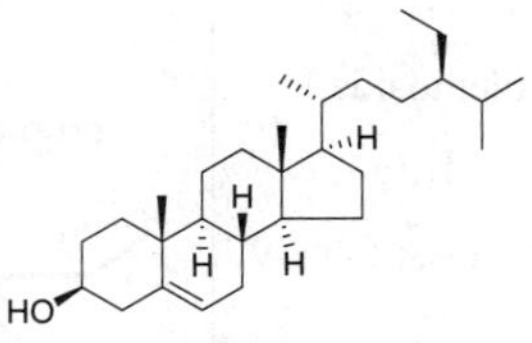 *β*-谷甾醇 *β*-Sitosterol
熊果酸 Ursolic acid $C_{30}H_{48}O_3$ Exact Mass: 456.36	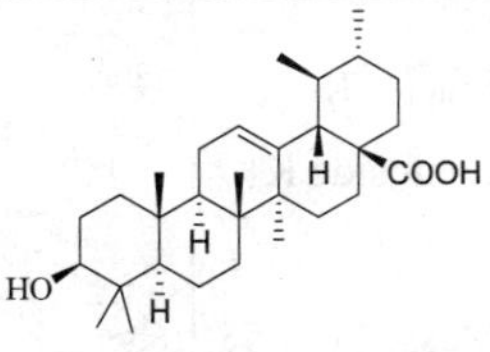 熊果酸 Ursolic acid		

除以上化学成分外，鹿衔草还含有羟基肾叶鹿蹄草苷等。

商陆

Shanglu
PHYTOLACCAE RADIX

【化学成分】

表 1-11-32　商陆主要化学成分[88]

中英文名、化学式及相对分子质量	结构图	中英文名、化学式及相对分子质量	结构图
商陆酸 Elculentic acid $C_{30}H_{46}O_6$ Exact Mass: 502.33	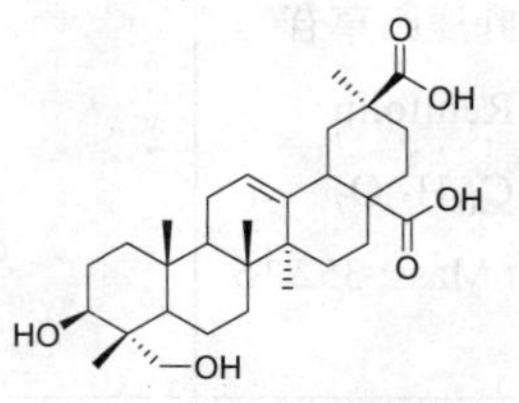 商陆酸 Elculentic acid	商陆苷 A Esculentoside A $C_{42}H_{66}O_{16}$ Exact Mass: 826.44	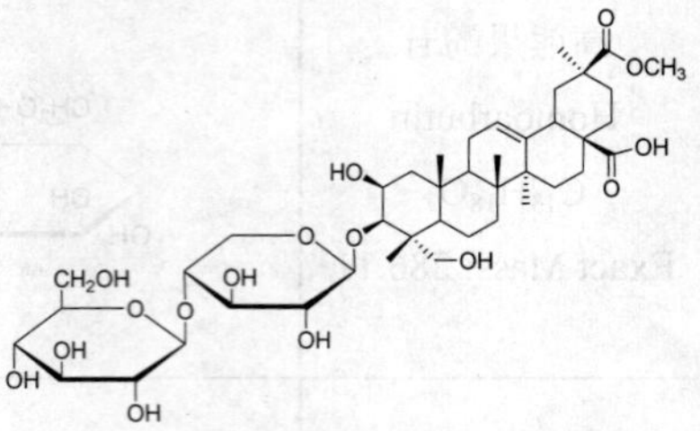 商陆苷 A Esculentoside A
美商陆酸 Phytolaccagenic acid $C_{31}H_{48}O_6$ Exact Mass: 516.35	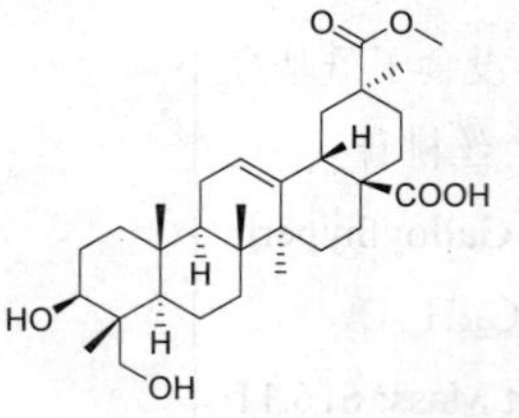 美商陆酸 Phytolaccagenic acid	商陆苷 B Esculentoside B $C_{36}H_{56}O_{11}$ Exact Mass: 664.38	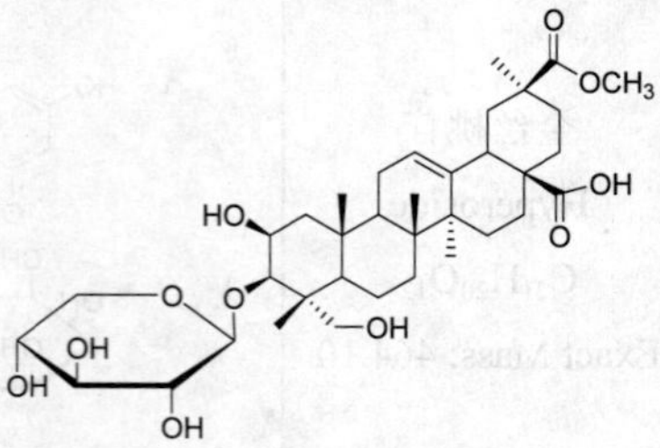 商陆苷 B Esculentoside B
商陆苷 D Esculentoside D $C_{37}H_{58}O_{12}$ Exact Mass: 694.39	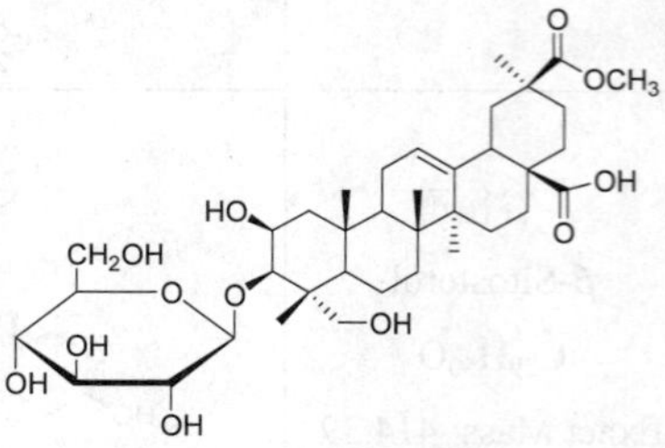 商陆苷 D Esculentoside D	商陆苷 F Esculentoside F $C_{41}H_{64}O_{16}$ Exact Mass: 812.42	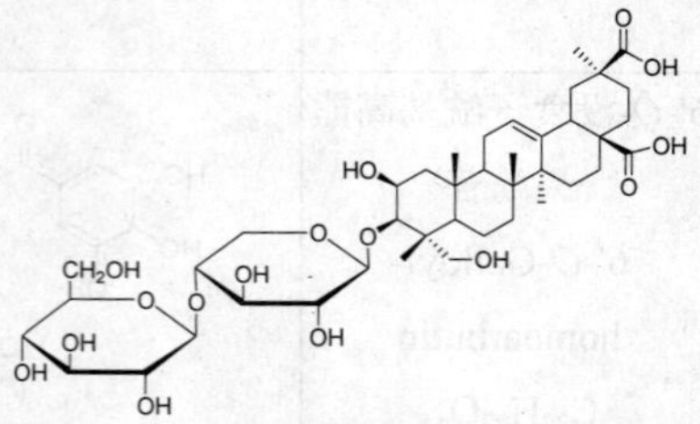 商陆苷 F Esculentoside F
商陆苷 H Esculentoside H $C_{48}H_{76}O_{21}$ Exact Mass: 988.49	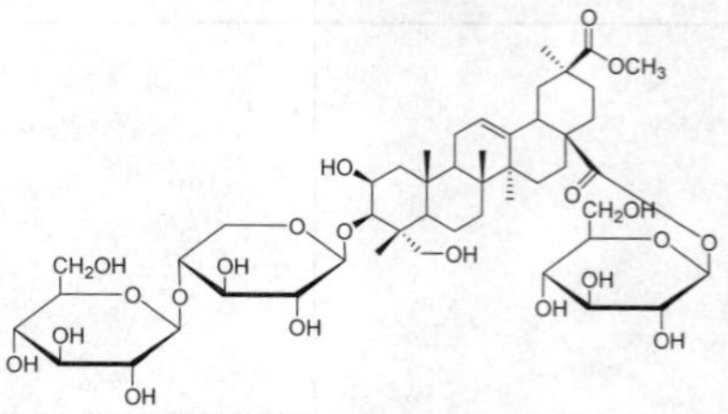 商陆苷 H Esculentoside H	商陆苷 K Esculentoside K $C_{54}H_{86}O_{25}$ Exact Mass: 1134.55	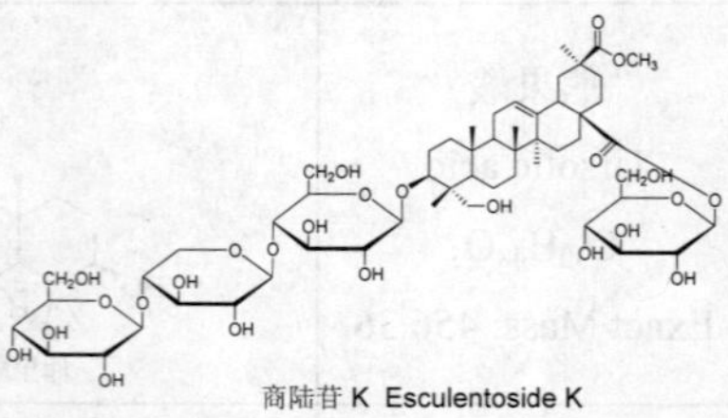 商陆苷 K Esculentoside K
商陆苷 L Esculentoside L $C_{48}H_{76}O_{20}$ Exact Mass: 972.49	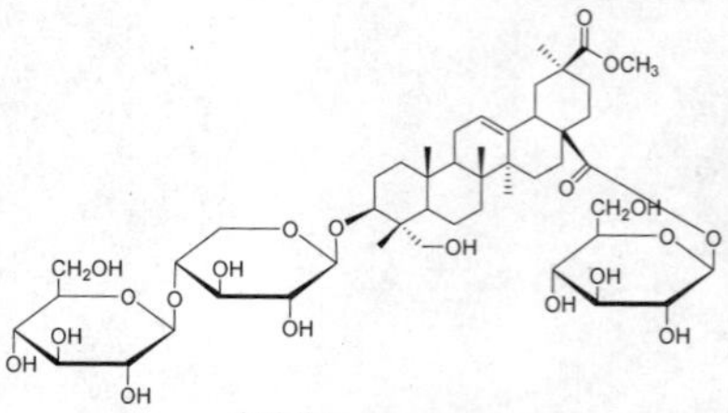 商陆苷 L Esculentoside L	商陆苷 O Esculentoside O $C_{35}H_{54}O_{10}$ Exact Mass: 634.37	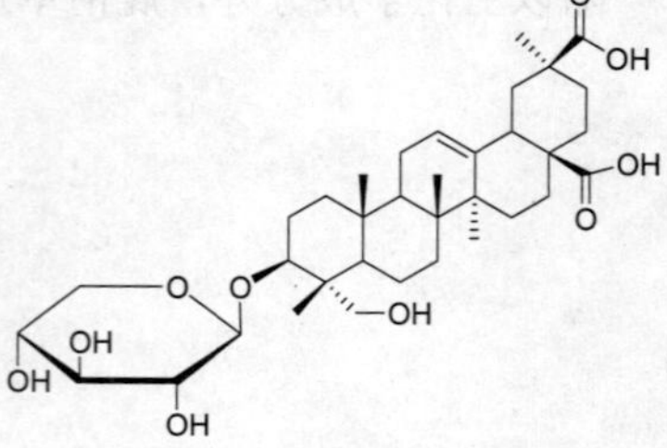 商陆苷 O Esculentoside O

续表

中英文名、化学式及相对分子质量	结构图	中英文名、化学式及相对分子质量	结构图
商陆苷 P Esculentoside P $C_{36}H_{56}O_{12}$ Exact Mass: 680.38	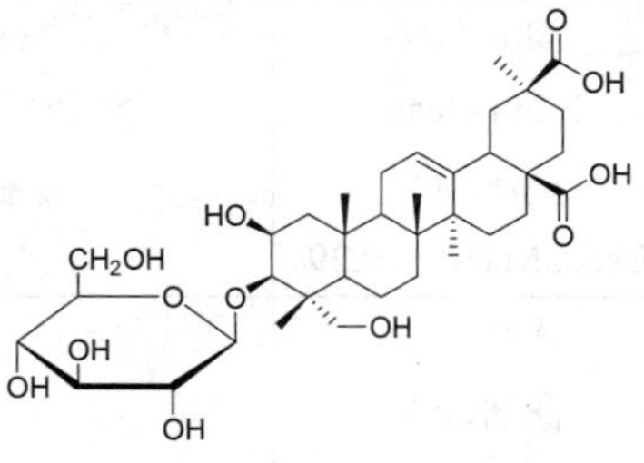 商陆苷 P Esculentoside P	商陆苷 Q Esculentoside Q $C_{47}H_{74}O_{21}$ Exact Mass: 974.47	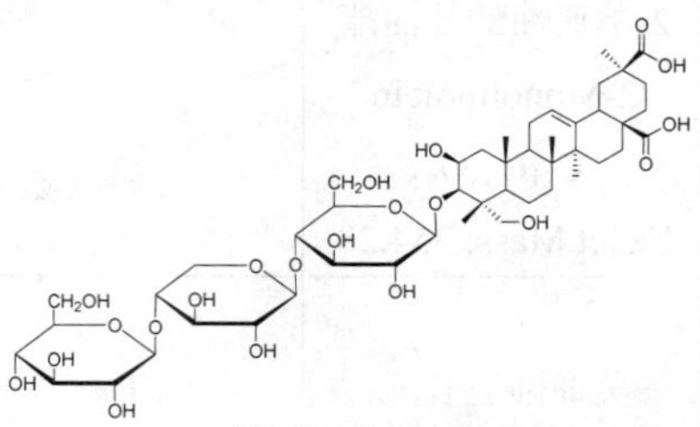 商陆苷 Q Esculentoside Q
商陆苷 J Esculentoside J $C_{47}H_{76}O_{20}$ Exact Mass: 960.49	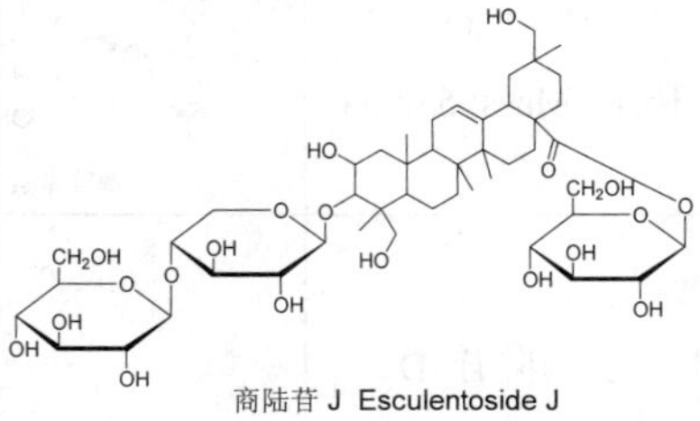 商陆苷 J Esculentoside J	商陆苷 M Esculentoside M $C_{48}H_{74}O_{22}$ Exact Mass: 1002.47	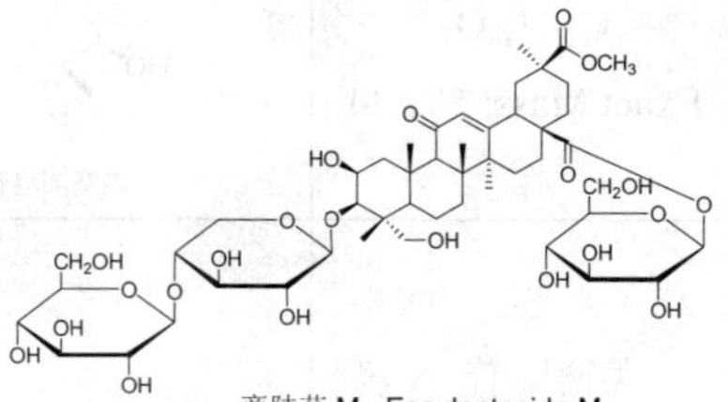 商陆苷 M Esculentoside M
商陆苷 I Esculentoside I $C_{49}H_{78}O_{22}$ Exact Mass: 1018.50	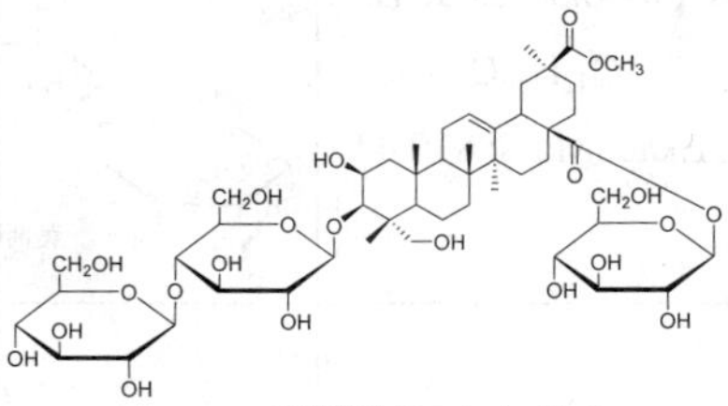 商陆苷 I Esculentoside I	商陆苷 N Esculentoside N $C_{54}H_{86}O_{26}$ Exact Mass: 1150.54	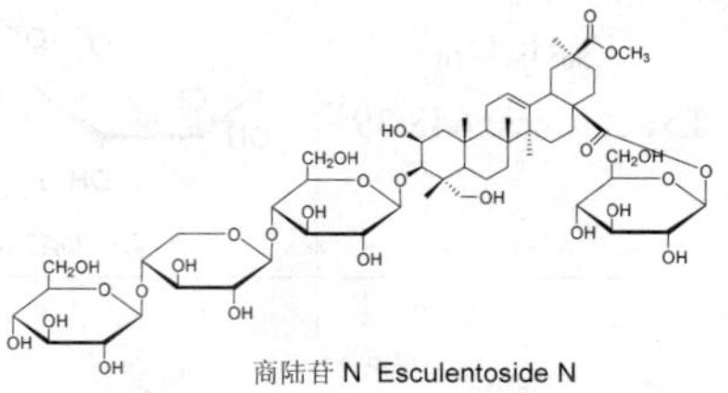 商陆苷 N Esculentoside N
2-羟基商陆酸 2-Hydroxyesculentic acid $C_{30}H_{46}O_{7}$ Exact Mass: 518.32	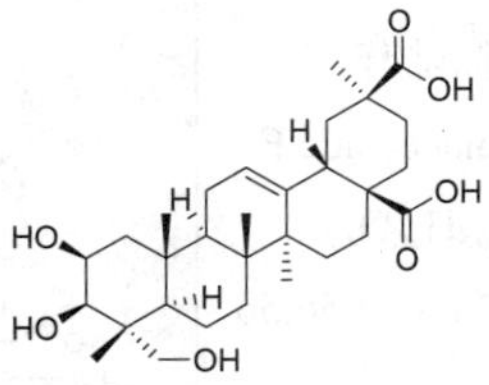 2-羟基商陆酸 2-Hydroxyesculentic acid	2-羟基-30-氢化商陆酸 Esculentagenic acid $C_{30}H_{48}O_{6}$ Exact Mass: 504.35	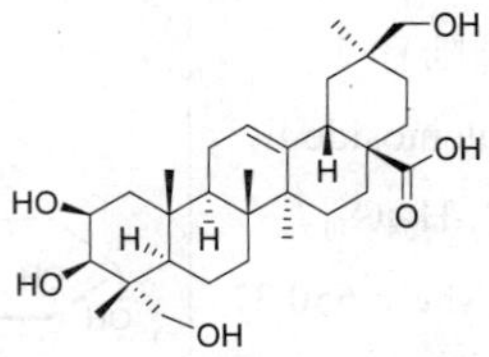 2-羟基-30-氢化商陆酸 Esculentagenic acid
商陆苷元 Esculentagenin $C_{31}H_{46}O_{8}$ Exact Mass: 546.32	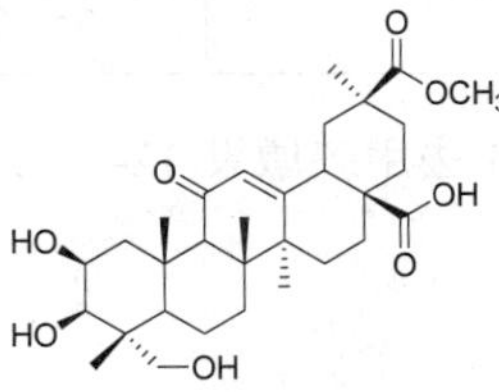 商陆苷元 Esculentagenin	2-乙基-2-正己醇 2-Ethyl-1-hexanol $C_{8}H_{18}O$ Exact Mass: 130.14	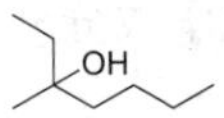 2-乙基-2-正己醇 2-Ethyl-1-hexanol
2-甲氧基-4-丙烯基苯酚 2-Methoxy-4-propenylphenol $C_{10}H_{12}O_{2}$ Exact Mass: 164.08	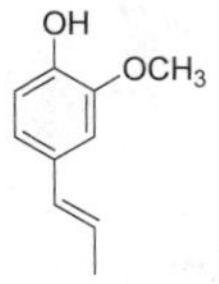 2-甲氧基-4-丙烯基苯酚 2-Methoxy-4-propenylphenol	邻苯二甲酸二丁酯 Dibutylphthalate $C_{16}H_{22}O_{4}$ Exact Mass: 278.15	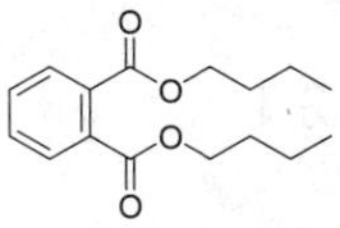 邻苯二甲酸二丁酯 Dibutylphthalate
棕榈酸乙酯 Ethyl palmitate $C_{18}H_{34}O_{3}$ Exact Mass: 298.25	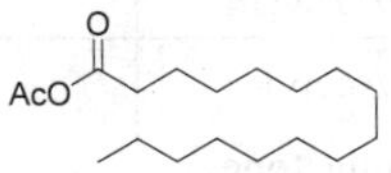 棕榈酸乙酯 Ethy palmitate	带状网翼藻醇 Zonarol $C_{21}H_{30}O_{2}$ Exact Mass: 314.22	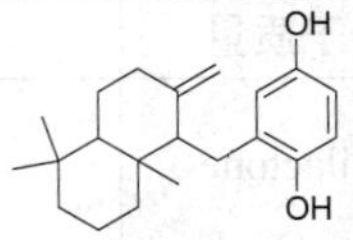 带状网翼藻醇 Zonarol

续表

中英文名、化学式及相对分子质量	结构图	中英文名、化学式及相对分子质量	结构图
2-单亚油酸甘油酯 2-Monolinolein $C_{21}H_{38}O_4$ Exact Mass: 354.28	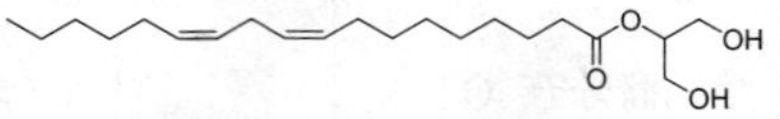 2-单亚油酸甘油酯 2-Monolinolein	油酸乙酯 Ethyl oleate $C_{20}H_{38}O_2$ Exact Mass: 310.29	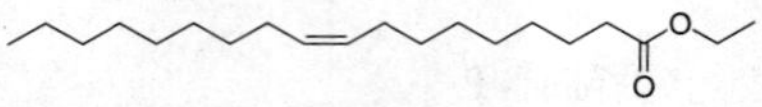 油酸乙酯 Ethyl oleate
美商陆皂苷元 Phytolaccagenin $C_{31}H_{48}O_7$ Exact Mass: 532.34	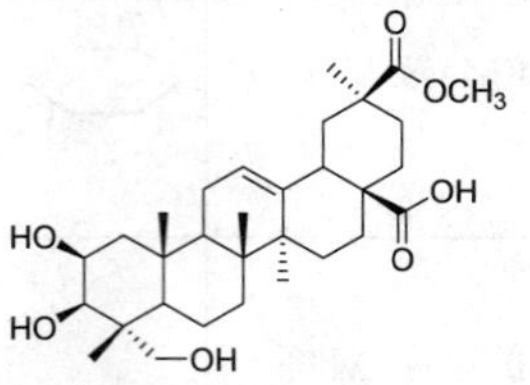 美商陆皂苷元 Phytolaccagenin	商陆毒素 Phytolaccagenin $C_{31}H_{48}O_7$ Exact Mass: 532.34	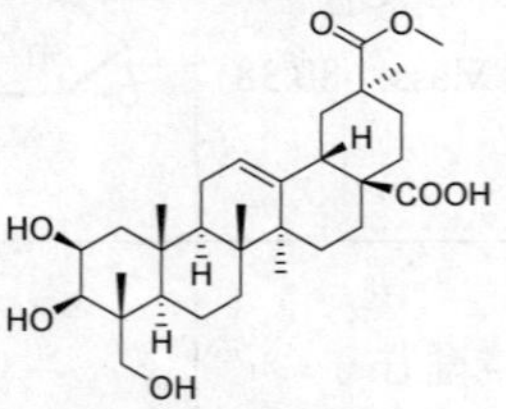 商陆毒素 Phytolaccagenin
美商陆苷 A Phytolaccoside A $C_{36}H_{56}O_{10}$ Exact Mass: 648.39	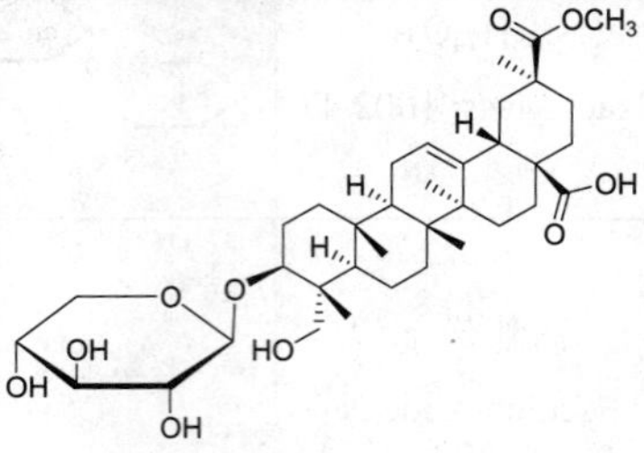 美商陆苷 A Phytolaccoside A	美商陆苷 D Phytolaccoside D $C_{42}H_{66}O_{15}$ Exact Mass: 810.44	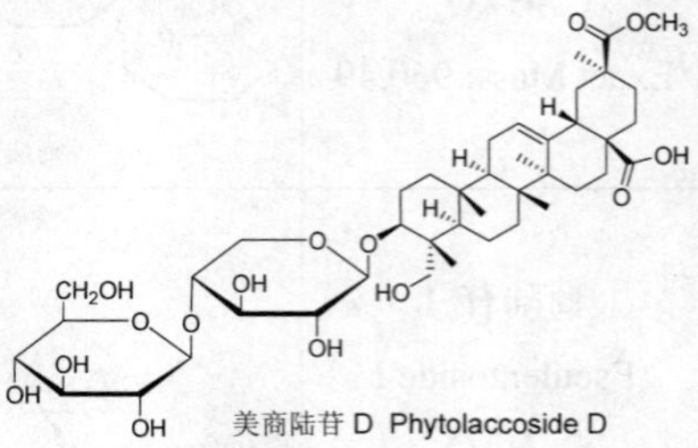 美商陆苷 D Phytolaccoside D
商陆苷 E Esculentoside E $C_{35}H_{54}O_{11}$ Exact Mass: 650.37	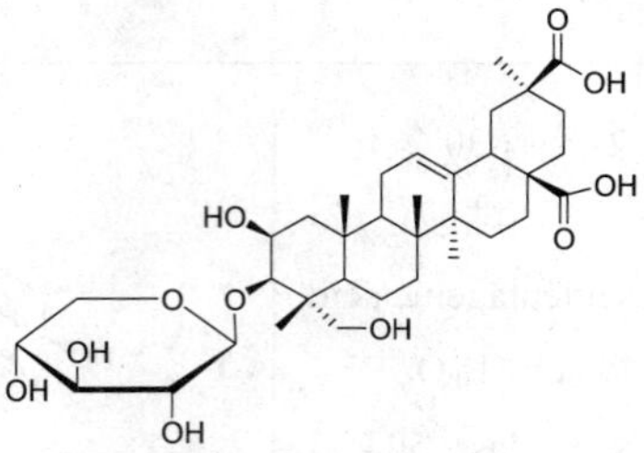 商陆苷 E Esculentoside E	美商陆苷 F Phytolaccoside F $C_{48}H_{76}O_{19}$ Exact Mass: 956.50	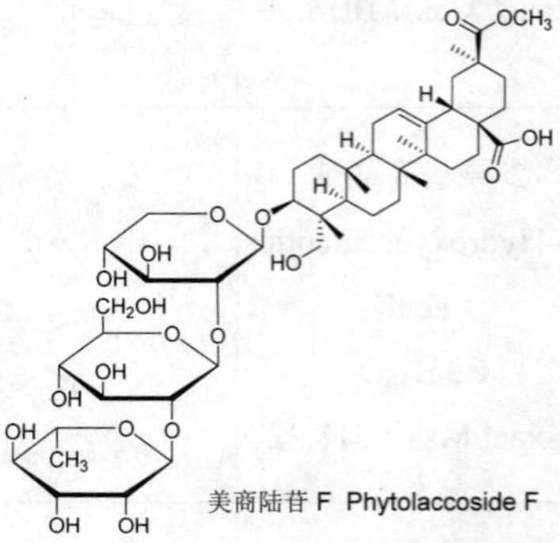 美商陆苷 F Phytolaccoside F

除以上化学成分外，商陆还含有3-氧代-30-甲氧基羰基-23-去甲齐墩果-12-烯-28-酸、棕榈酸十四醇酯等。

旋覆花

Xuanfuhua

INULAE FLOS

【化学成分】

表 1-11-33 旋覆花主要化学成分[89]

中英文名、化学式及相对分子质量	结构图	中英文名、化学式及相对分子质量	结构图
Britannilactone $C_{15}H_{22}O_4$ Exact Mass: 266.15	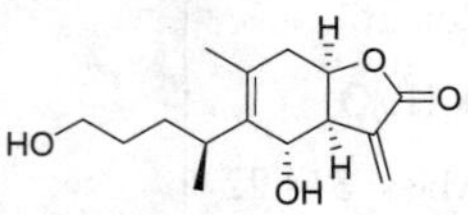 Britannilactone	1-*O*-Acetyl-britannilactone $C_{17}H_{24}O_5$ Exact Mass: 308.16	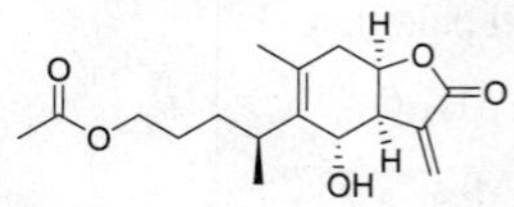 1-*O*-Acetyl-britannilactone

续表

中英文名、化学式及相对分子质量	结构图	中英文名、化学式及相对分子质量	结构图
1,6-*O*,*O*-Diacetyl-britannilactone $C_{19}H_{26}O_6$ Exact Mass: 350.17	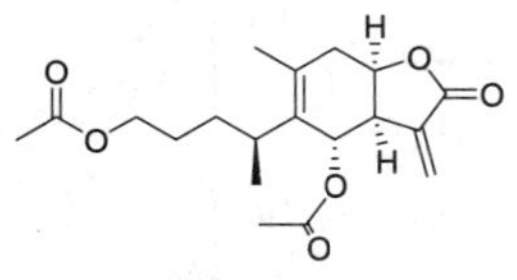 1,6-*O*,*O*-Diacetyl-britannilactone	蒲公英醋酸酯 Taraxasteryl acetate $C_{32}H_{52}O_2$ Exact Mass: 468.40	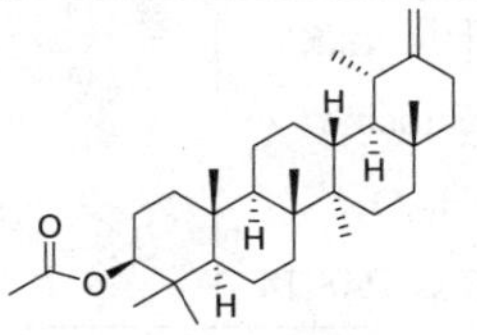 蒲公英醋酸酯 Taraxasteryl acetate
蒲公英甾醇 Taraxasterol $C_{30}H_{50}O$ Exact Mass: 426.39	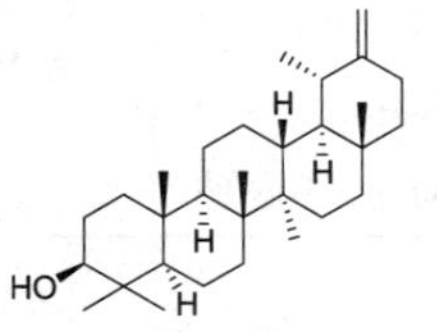 蒲公英甾醇 Taraxasterol	*Ψ*-蒲公英醋酸酯 *Ψ*-Taraxasteryl acetate $C_{32}H_{52}O_2$ Exact Mass: 468.40	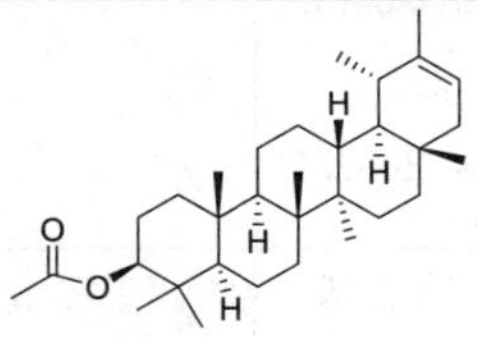 *Ψ*-蒲公英醋酸酯 *Ψ*-Taraxasteryl acetate
4*α*,6*α*-Dihydroxyeudesman-8*β*,12-olide $C_{15}H_{22}O_4$ Exact Mass: 266.15	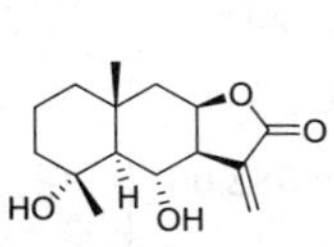 4*α*,6*α*-Dihydroxyeudesman-8*β*,12-olide	6*α*-Hcetoxy-4*α*-hydroxyeudesman-8*β*,12-olide $C_{17}H_{24}O_5$ Exact Mass: 308.16	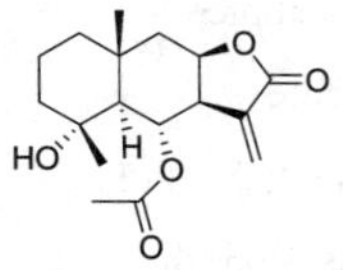 6*α*-Hcetoxy-4*α*-hydroxyeudesman-8*β*,12-olide
麦角内酯 Ergolide $C_{17}H_{22}O_5$ Exact Mass: 306.15	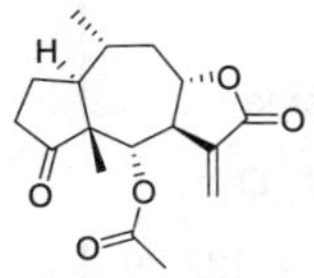 麦角内酯 Ergolide	土木香灵 8-*epi*-Helenalin $C_{15}H_{18}O_4$ Exact Mass: 262.12	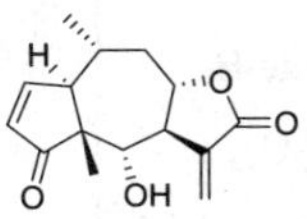 土木香灵 8-*epi*-Helenalin
锦菊素 Bigelovin $C_{17}H_{20}O_5$ Exact Mass: 304.13	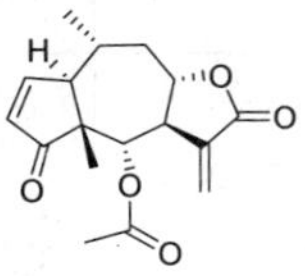 锦菊素 Bigelovin	*β*-香树精棕榈酸酯 *β*-Amyrin palmitate $C_{46}H_{80}O_2$ Exact Mass: 664.62	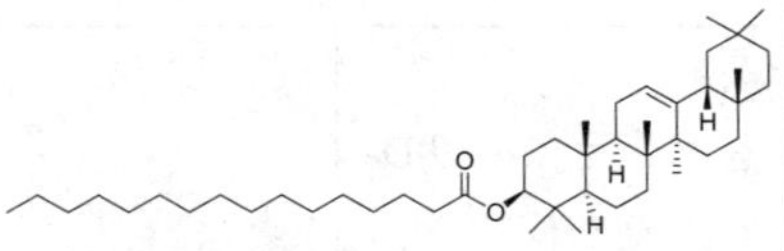 *β*-香树精棕榈酸酯 *β*-Amyrin palmitate
表木栓醇 *epi*-Friedelinol $C_{30}H_{52}O$ Exact Mass: 428.40	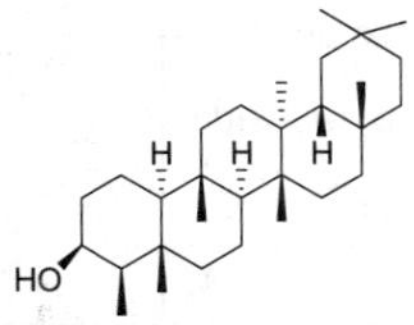 表木栓醇 *epi*-Friedelinol	Olean-13(18)-en-3-acetate $C_{32}H_{52}O_2$ Exact Mass: 468.40	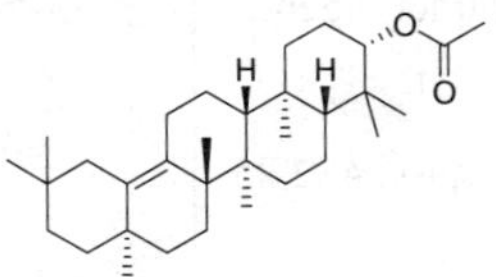 Olean-13(18)-en-3-acetate
胡萝卜苷 Daucosterol $C_{35}H_{60}O_6$ Exact Mass:576.44	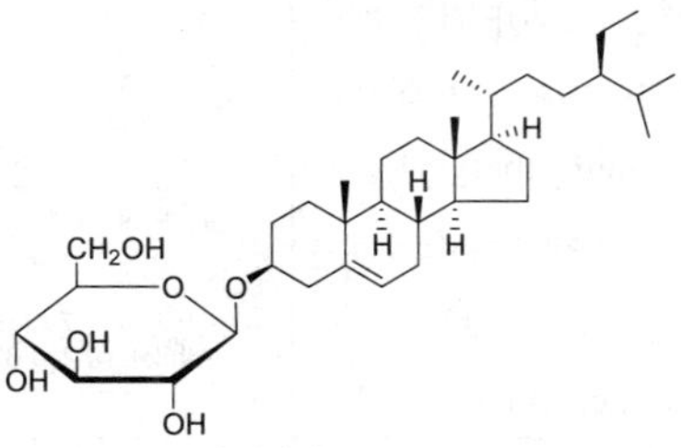 胡萝卜苷 Daucosterol	旋覆花内酯 A Inuchinenolide A $C_{17}H_{22}O_5$ Exact Mass: 306.15	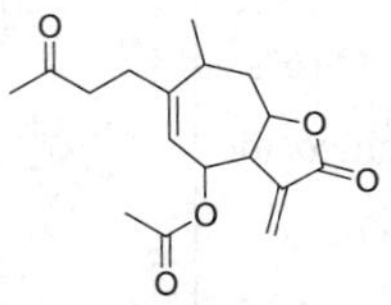 旋覆花内酯 A Inuchinenolide A
旋覆花内酯 B Inuchinenolide B $C_{17}H_{22}O_5$ Exact Mass: 306.15	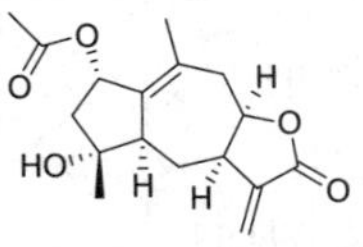 旋覆花内酯 B Inuchinenolide B	旋覆花内酯 C Inuchinenolide C $C_{19}H_{26}O_7$ Exact Mass: 366.17	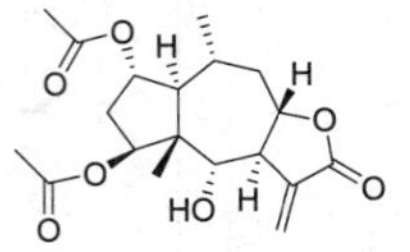 旋覆花内酯 C Inuchinenolide C

续表

中英文名、化学式及相对分子质量	结构图	中英文名、化学式及相对分子质量	结构图
奥索千里光碱 Tomentosine $C_{15}H_{20}O_3$ Exact Mass: 248.14	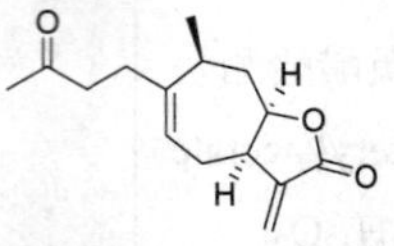 奥索千里光碱 Tomentosine	Ivalin $C_{15}H_{20}O_3$ Exact Mass: 248.14	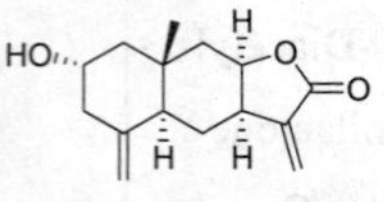 Ivalin
4-*epi*-Isoinuviscolide $C_{15}H_{20}O_3$ Exact Mass: 248.14	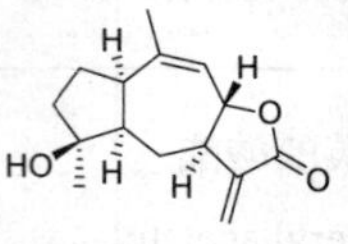 4-*epi*-Isoinuviscolide	天人菊内酯 Gaillardin $C_{17}H_{22}O_5$ Exact Mass: 306.15	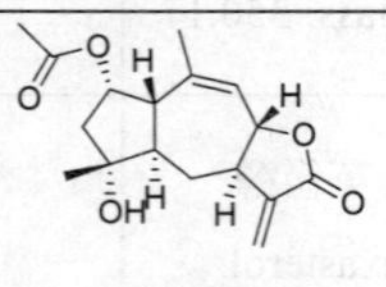 天人菊内酯 Gaillardin
6-羟基-3-硫酸基山柰酚 6-Hydroxykaempferol-3-sulfate $C_{15}H_9NaO_{10}S$ Exact Mass: 403.98	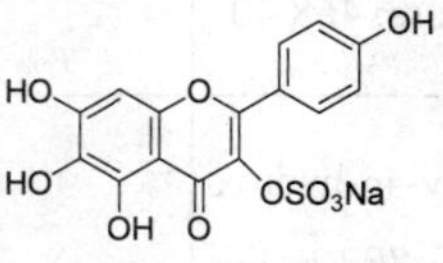 6-羟基-3-硫酸基山柰酚 6-Hydroxykaempferol-3-sulfate	3-硫酸基槲皮素 Quercetin-3-sulfate $C_{15}H_{10}O_{10}S$ Exact Mass: 382.00	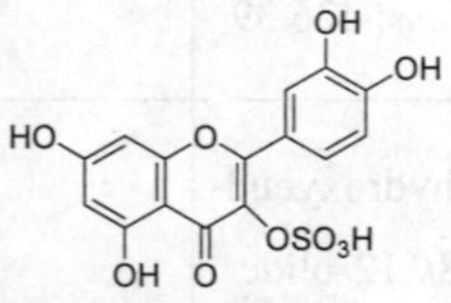 3-硫酸基槲皮素 Quercetin-3-sulfate
Inuloside B $C_{32}H_{52}O_{13}$ Exact Mass: 644.34	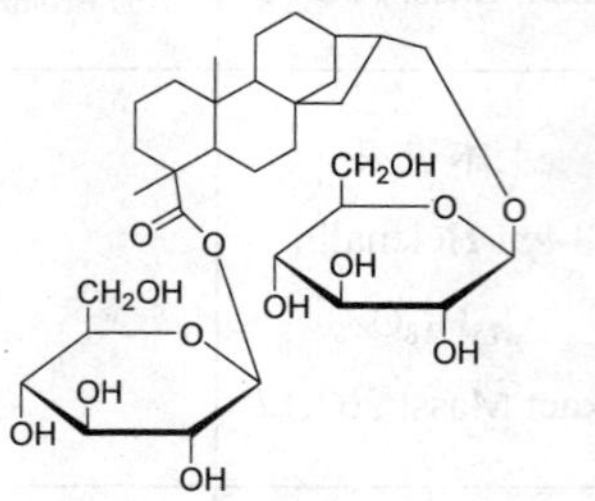 Inuloside B	Inuloside A $C_{26}H_{42}O_8$ Exact Mass: 482.29	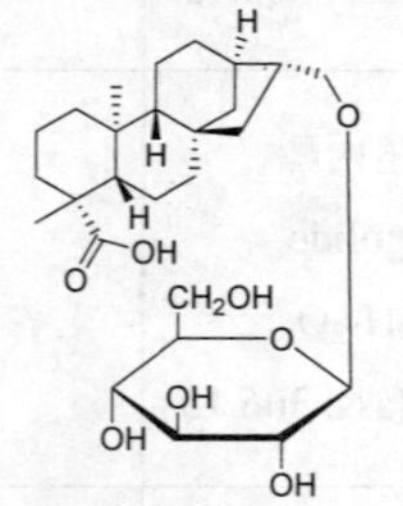 Inuloside A
苍术苷元 2-*O*-*β*-D-葡萄糖苷 2-*O*-*β*-D-Glucopyranosylatractyligenin $C_{25}H_{38}O_9$ Exact Mass: 482.25	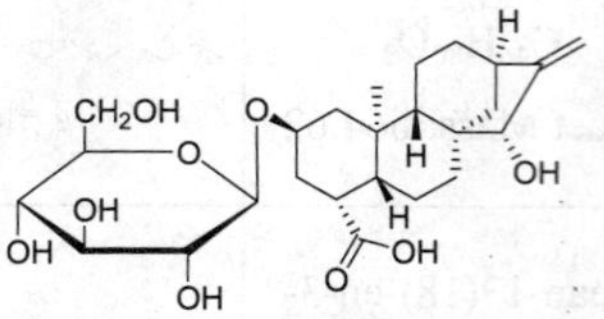 苍术苷元 2-*O*-*β*-D-葡萄糖苷 2-*O*-*β*-D-Glucopyranosylatractyligenin	4′,5,7-三羟基-3,6-二甲氧基黄酮-7-*O*-*β*-D-吡喃葡萄糖苷 4′,5,7-Trihydroxy-3,6-dimethoxyflavone-7-*O*-*β*-D-glucopyranoside $C_{23}H_{24}O_{12}$ Exact Mass: 492.13	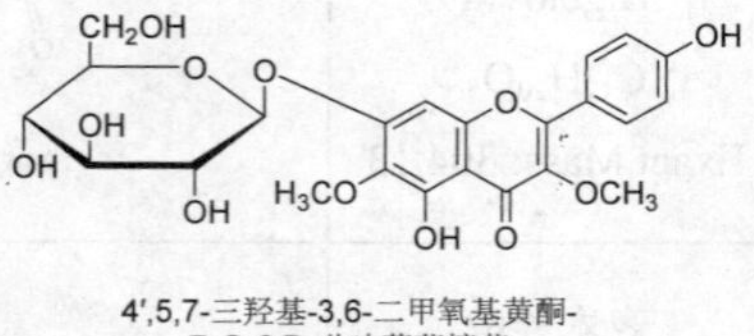 4′,5,7-三羟基-3,6-二甲氧基黄酮-7-*O*-*β*-D-吡喃葡萄糖苷 4′,5,7-Trihydroxy-3,6-dimethoxyflavone-7-*O*-*β*-D-glucopyranoside
万寿菊素-7-*O*-(6″-异丁酰基)-葡萄糖苷 Patuletin-7-*O*-(6″-isobutyryl)-glucoside $C_{26}H_{28}O_{14}$ Exact Mass: 564.15	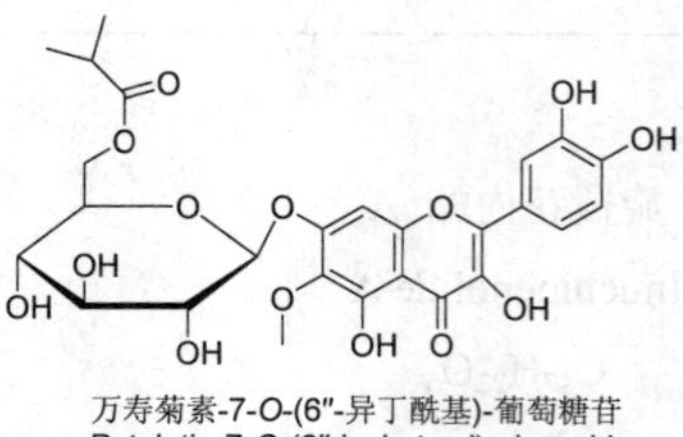 万寿菊素-7-*O*-(6″-异丁酰基)-葡萄糖苷 Patuletin-7-*O*-(6″-isobutyryl)-glucoside	万寿菊素-7-*O*-[6″-(2-甲基丁酰基)]-葡萄糖苷 Patuletin-7-*O*-[6″-(2-methylbutyryl)]-glucoside $C_{27}H_{30}O_{14}$ Exact Mass: 578.16	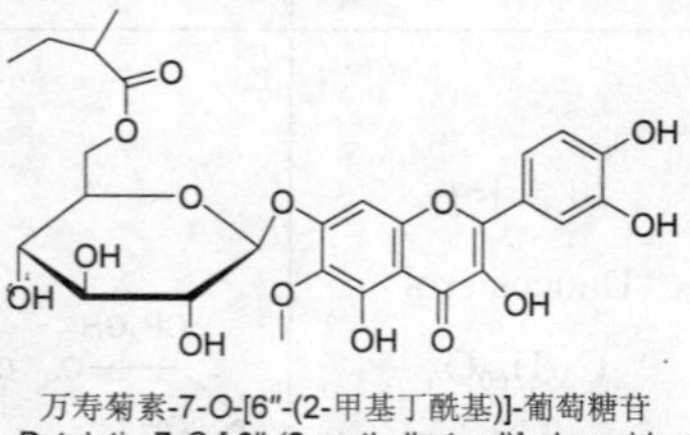 万寿菊素-7-*O*-[6″-(2-甲基丁酰基)]-葡萄糖苷 Patuletin-7-*O*-[6″-(2-methylbutyryl)]-glucoside
粗毛豚草素-7-葡萄糖苷 Hispidulin-7-glucoside $C_{22}H_{22}O_{11}$ Exact Mass: 462.12	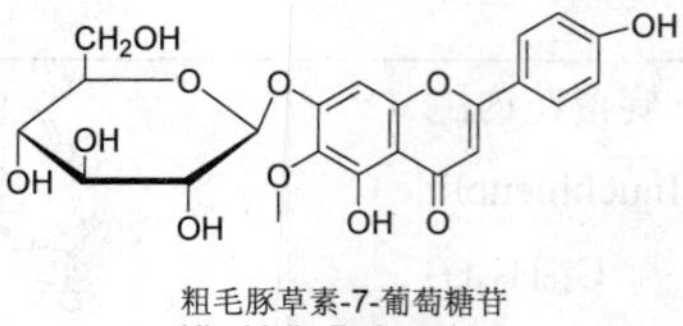 粗毛豚草素-7-葡萄糖苷 Hispidulin-7-glucoside	万寿菊苷 Patulitrin $C_{22}H_{22}O_{13}$ Exact Mass: 494.11	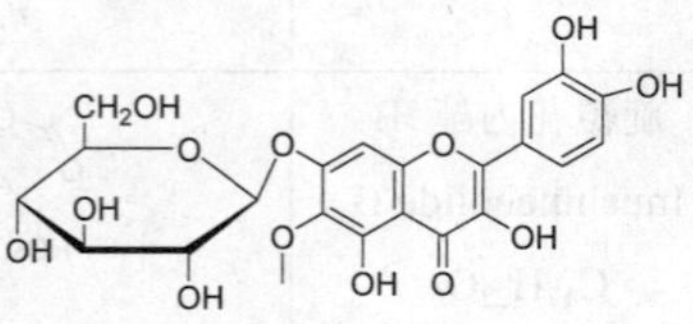 万寿菊苷 Patulitrin

续表

中英文名、化学式及相对分子质量	结构图	中英文名、化学式及相对分子质量	结构图
Nepitrin $C_{22}H_{22}O_{12}$ Exact Mass: 478.11	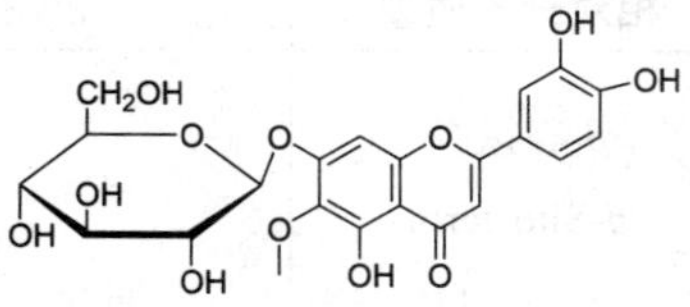 Nepitrin	山柰酚 Kaempferol $C_{15}H_{10}O_6$ Exact Mass: 286.05	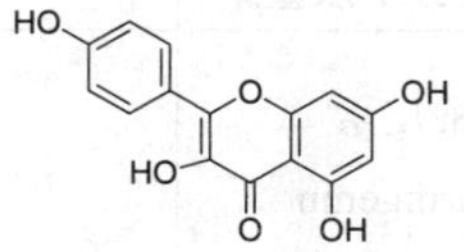 山柰酚 Kaempferol
甲氧基寿菊素 Axillarin $C_{17}H_{14}O_8$ Exact Mass: 346.07	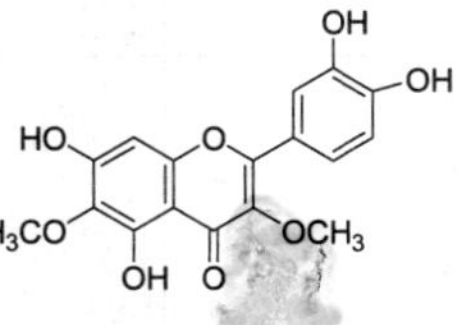 甲氧基寿菊素 Axillarin	万寿菊素 Patuletin $C_{16}H_{12}O_8$ Exact Mass: 332.05	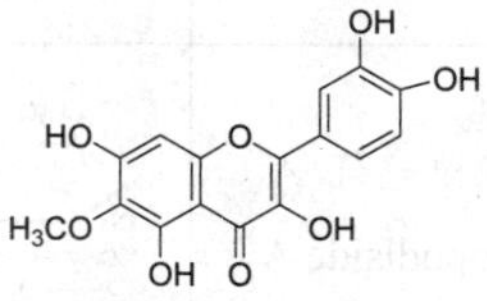 万寿菊素 Patuletin
毛地黄黄酮 Luteolin $C_{15}H_{10}O_6$ Exact Mass: 286.05	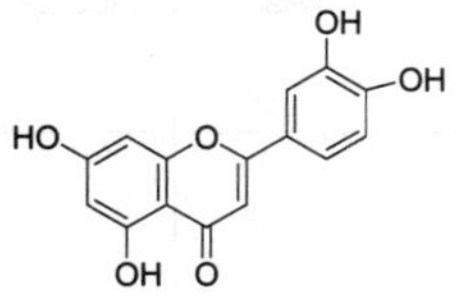 毛地黄黄酮 Luteolin		

除以上化学成分外，旋覆花还含有 20,30-二氢蒲公英醋酸酯、2-*O*-Butyloxime-3-phenyl-propionyl-1-*O*-acetylbritannilactone ester、3*β*,16*β*-Dihydroxylupeol-3-myristate、*β*,16*β*-Dihydroxylupeol-3-palmitate 等。

断血流

Duanxueliu

CLINOPODII HERBA

【化学成分】

表 1-11-34 断血流主要化学成分[90]

中英文名、化学式及相对分子质量	结构图	中英文名、化学式及相对分子质量	结构图
橙皮苷 Hesperidin $C_{28}H_{34}O_{15}$ Exact Mass: 610.19	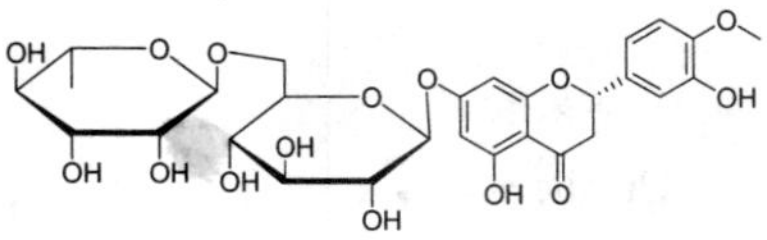 橙皮苷 Hesperidin	异樱花素 Isosakuranetin $C_{16}H_{14}O_5$ Exact Mass: 286.08	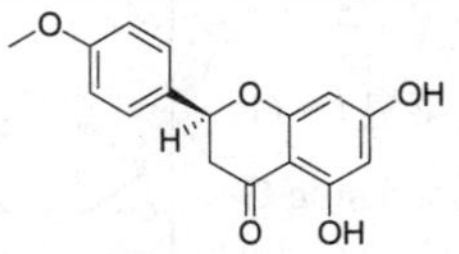 异樱花素 Isosakuranetin
芹菜素 Apigenin $C_{15}H_{10}O_5$ Exact Mass: 270.05	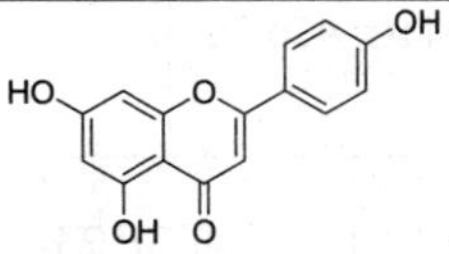 芹菜素 Apigenin	对香豆酸 *p*-Coumaric acid $C_9H_8O_3$ Exact Mass: 164.05	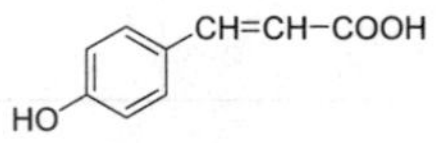 对香豆酸 *p*-Coumaric acid
柚皮素-7-芸香糖苷 Naringenin-7-rutinoside $C_{27}H_{32}O_{14}$ Exact Mass: 580.18	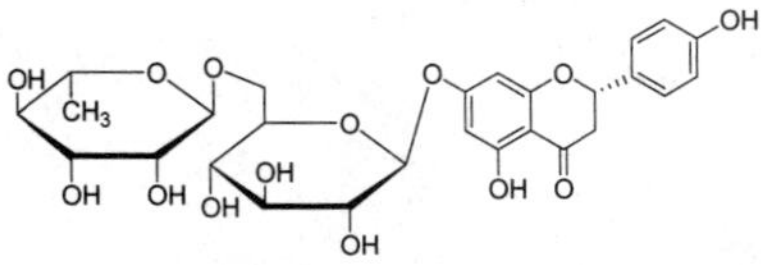 柚皮素-7-芸香糖苷 Naringenin-7-rutinoside	江户樱花苷 Prunin $C_{21}H_{22}O_{10}$ Exact Mass: 434.12	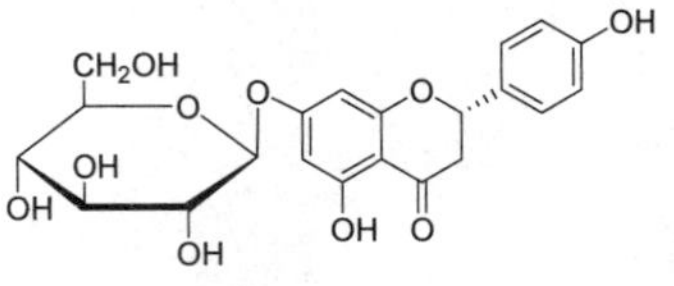 江户樱花苷 Prunin

续表

中英文名、化学式及相对分子质量	结构图	中英文名、化学式及相对分子质量	结构图
柚皮素 Naringenin $C_{15}H_{12}O_5$ Exact Mass: 272.07	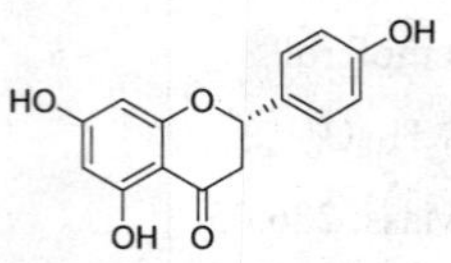 柚皮素 Naringenin	*β*-谷甾醇 *β*-Sitosterol $C_{29}H_{50}O$ Exact Mass: 414.39	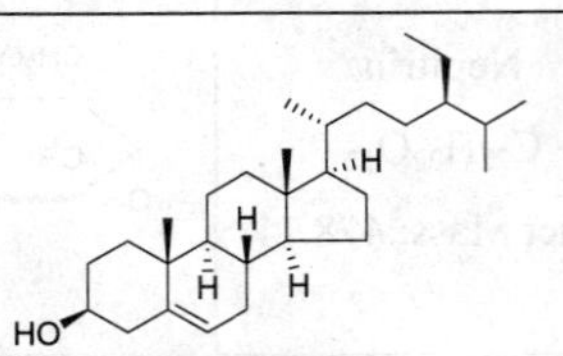 *β*-谷甾醇 *β*-Sitosterol
风轮菜皂苷 A Clinopodiside A $C_{48}H_{78}O_{19}$ Exact Mass: 958.51	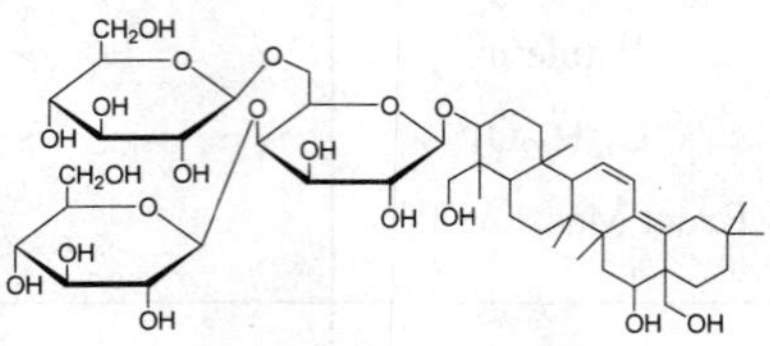 风轮菜皂苷 A Clinopodiside A	风轮菜皂苷 B Clinopodiside B $C_{54}H_{88}O_{23}$ Exact Mass: 1104.57	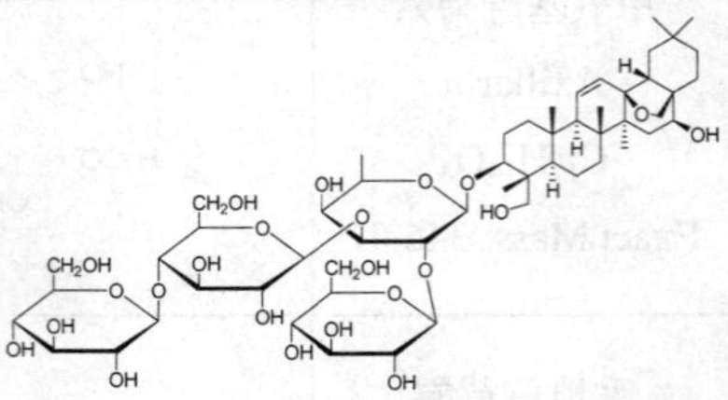 风轮菜皂苷 B Clinopodiside B
风轮菜皂苷 C Clinopodiside C $C_{48}H_{76}O_{18}$ Exact Mass: 940.50	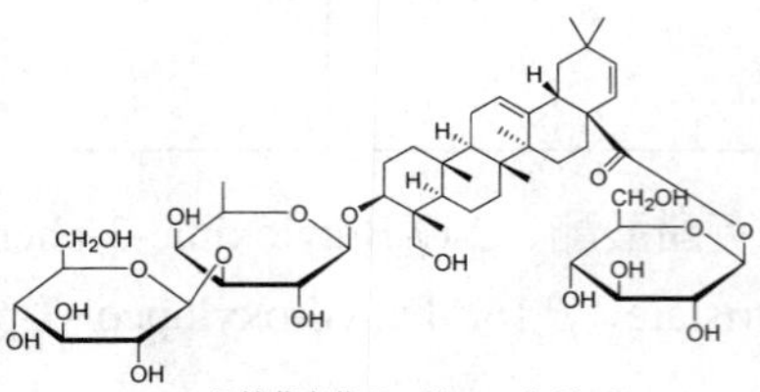 风轮菜皂苷 C Clinopodiside C	风轮菜皂苷 D Clinopodiside D $C_{48}H_{76}O_{19}$ Exact Mass: 956.50	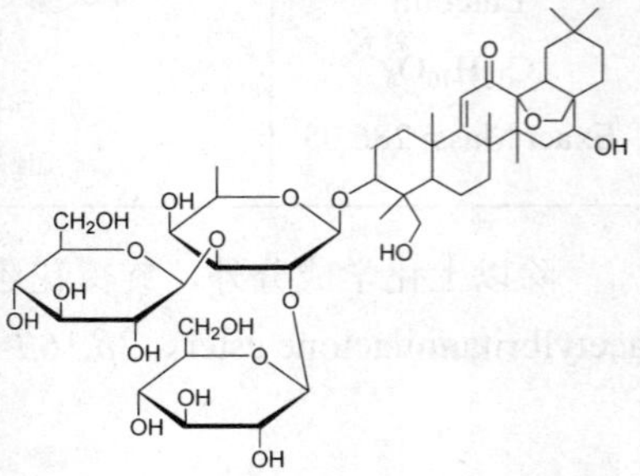 风轮菜皂苷 D Clinopodiside D
风轮菜皂苷 E Clinopodiside E $C_{51}H_{80}O_{19}$ Exact Mass: 996.53	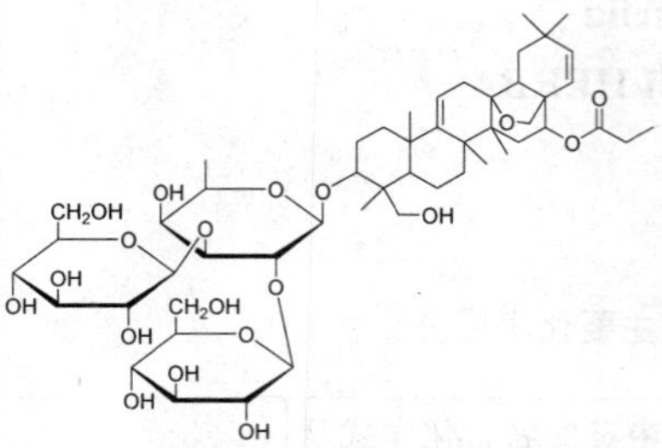 风轮菜皂苷 E Clinopodiside E	风轮菜皂苷 F Clinopodiside F $C_{49}H_{82}O_{20}$ Exact Mass: 990.54	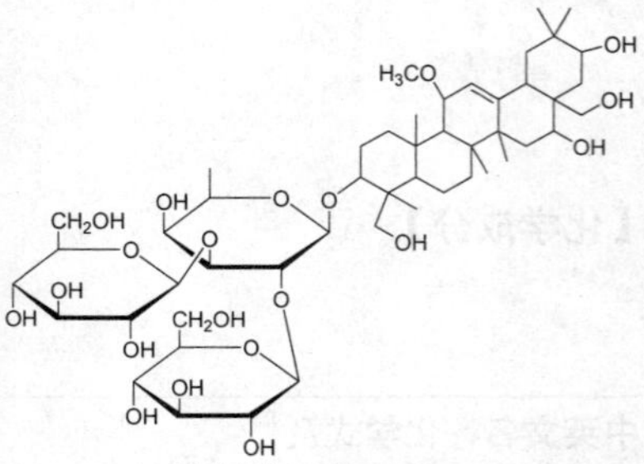 风轮菜皂苷 F Clinopodiside F
风轮菜皂苷 G Clinopodiside G $C_{48}H_{78}O_{19}$ Exact Mass: 958.51	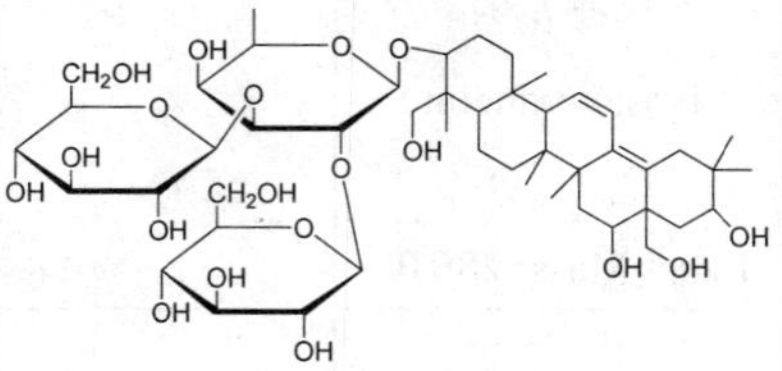 风轮菜皂苷 G Clinopodiside G	熊果酸 Ursolic acid $C_{30}H_{48}O_3$ Exact Mass: 456.36	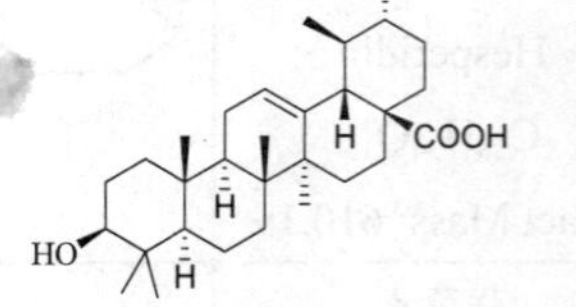 熊果酸 Ursolic acid

除以上化学成分外，断血流还含有香蜂草苷、蒲公英赛-9,12,17-三烯-3*β*,23-二醇等。

淫羊藿

Yinyanghuo

EPIMEDII FOLIUM

【化学成分】

表 1-11-35　淫羊藿主要化学成分[91, 92]

中英文名、化学式及相对分子质量	结构图	中英文名、化学式及相对分子质量	结构图
淫羊藿苷 Icariin $C_{33}H_{40}O_{15}$ Exact Mass: 676.24	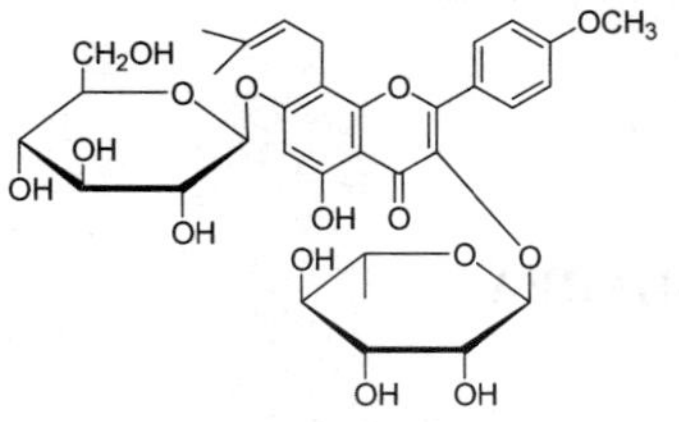 淫羊藿苷 Icariin	宝藿苷 I Baohuoside I $C_{27}H_{30}O_{10}$ Exact Mass: 514.18	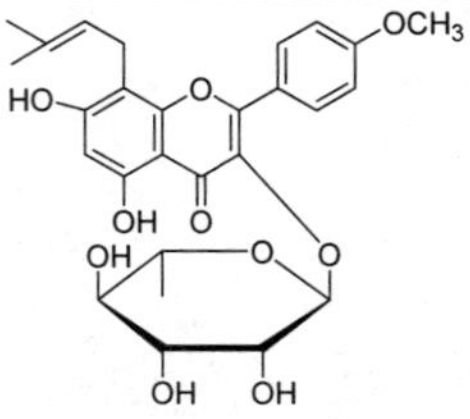 宝藿苷 I Baohuoside I
箭藿苷 B Sagittatoside B $C_{32}H_{38}O_{14}$ Exact Mass: 646.23	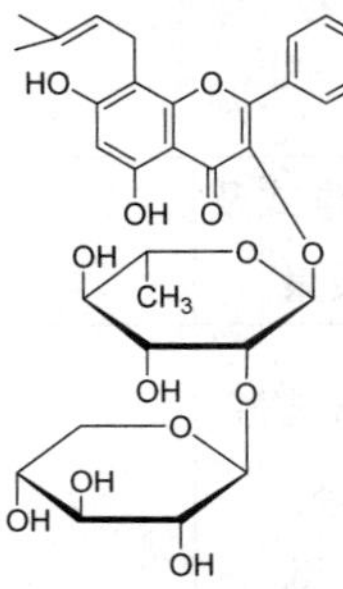 箭藿苷 B Sagittatoside B	宝藿苷 II Baohuoside II $C_{26}H_{28}O_{10}$ Exact Mass: 500.17	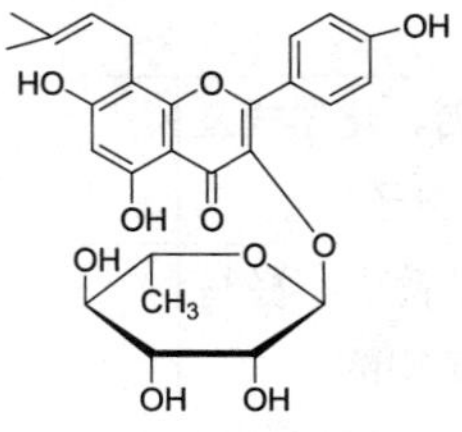 宝藿苷 II Baohuoside II
朝藿定 C Epimedin C $C_{39}H_{50}O_{19}$ Exact Mass: 822.29	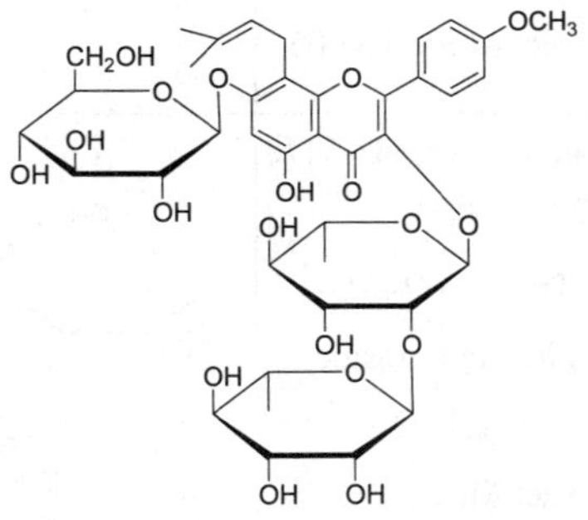 朝藿定 C Epimedin C	3,5,7-三羟基-4′-甲氧基-8-异戊烯基黄酮-3-*O*-*α*-L-鼠李吡喃糖基-(1→2)-*α*-鼠李吡喃糖苷 2″-*O*-Rhamnosylicariside II $C_{33}H_{40}O_{14}$ Exact Mass: 660.24	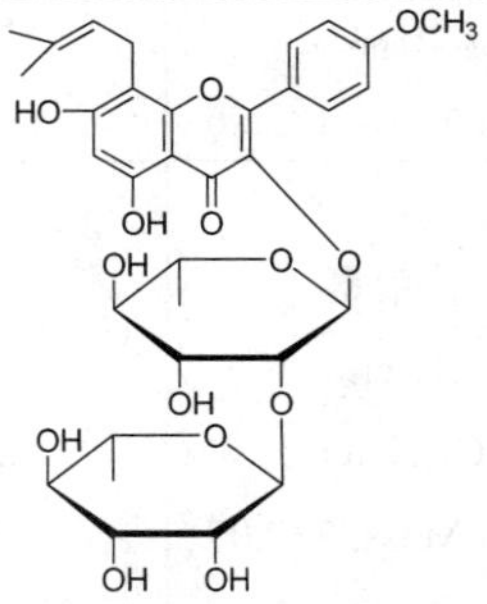 3,5,7-三羟基-4′-甲氧基-8-异戊烯基黄酮-3-*O*-*α*-L-鼠李吡喃糖基-(1→2)-*α*-鼠李吡喃糖苷 2″-O-Rhamnosylicariside II
1,2,3,4-Tetrahydro-3,7-dihydroxy-1-(4-hydroxy-3-methoxyphenyl)-6-methoxy-2,3-naphthalenedimethanol $C_{20}H_{24}O_7$ Exact Mass: 376.15	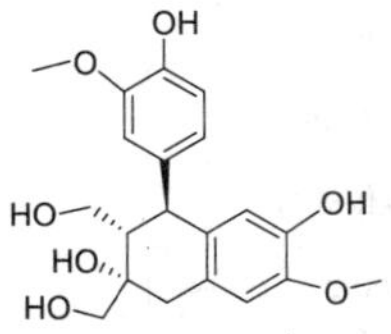 1,2,3,4-Tetrahydro-3,7-dihydroxy-1-(4-hydroxy-3-methoxyphenyl)-6-methoxy-2,3-naphthalenedimethanol	5,7,4′-三羟基-8,3′-二异戊烯基黄酮 5,7,4′-Trihydroxy-8,3′-diprenylflavone $C_{25}H_{26}O_5$ Exact Mass: 406.18	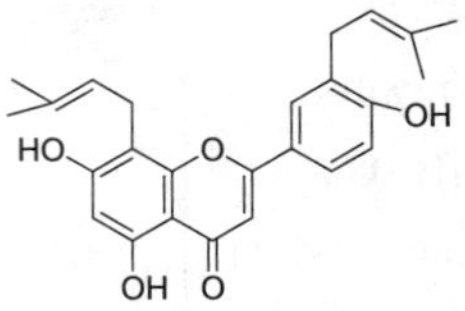 5,7,4′-三羟基-8,3′-二异戊烯基黄酮 5,7,4′-Trihydroxy-8,3′-diprenylflavone
淫羊藿素 Icaritin $C_{21}H_{20}O_6$ Exact Mass: 368.13	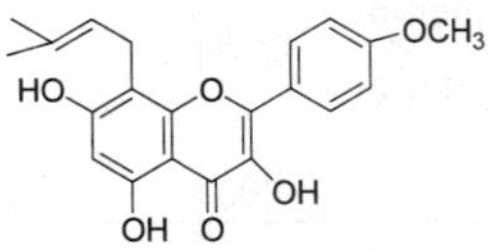 淫羊藿素 Icaritin	去甲淫羊藿素 Desmethylicaritin $C_{20}H_{18}O_6$ Exact Mass: 354.11	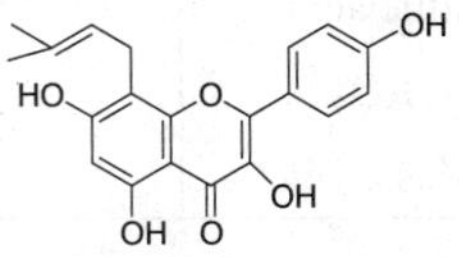 去甲淫羊藿素 Desmethylicaritin

续表

中英文名、化学式及相对分子质量	结构图	中英文名、化学式及相对分子质量	结构图
3,7-二羟基-4′-甲氧基黄酮 3,7-Dihydroxy-4′-methoxyflavone $C_{15}H_{10}O_5$ Exact Mass: 270.05	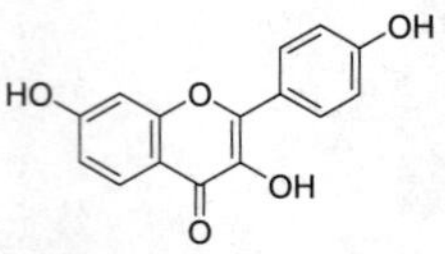 3,7-二羟基-4′-甲氧基黄酮 3,7-Dihydroxy-4′-methoxyflavone	洋槐黄素 Robinetin $C_{15}H_{10}O_7$ Exact Mass: 302.04	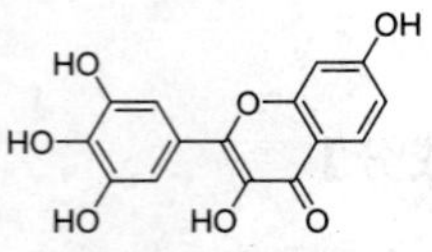 洋槐黄素 Robinetin

淡竹叶

danzhuye

LOPHATHERI HERBA

【化学成分】

表 1-11-36　淡竹叶主要化学成分[93, 94]

中英文名、化学式及相对分子质量	结构图	中英文名、化学式及相对分子质量	结构图
3,5-二甲氧基-4-羟基苯甲醛 3,5-Dimethoxy-4-hydroxybenzaldehyde $C_9H_{10}O_4$ Exact Mass: 182.06	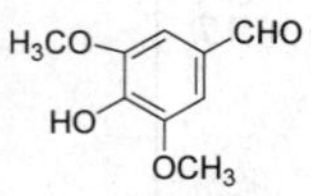 3,5-二甲氧基-4-羟基苯甲醛 3,5-Dimethoxy-4-hydroxybenzaldehyde	反式-对羟基桂皮酸 *trans*-Hydroxy cinnamic acid $C_9H_8O_3$ Exact Mass: 164.05	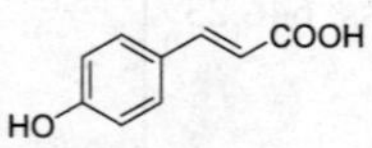 反式-对羟基桂皮酸 *trans*-Hydroxy cinnamic acid
苜蓿素 Tricin $C_{17}H_{14}O_7$ Exact Mass: 330.07	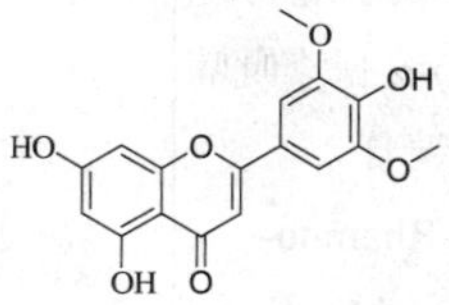 苜蓿素 Tricin	苜蓿素-7-*O*-*β*-D-葡萄糖苷 Tricin-7-*O*-*β*-D-glucopyranoside $C_{23}H_{24}O_{12}$ Exact Mass: 492.13	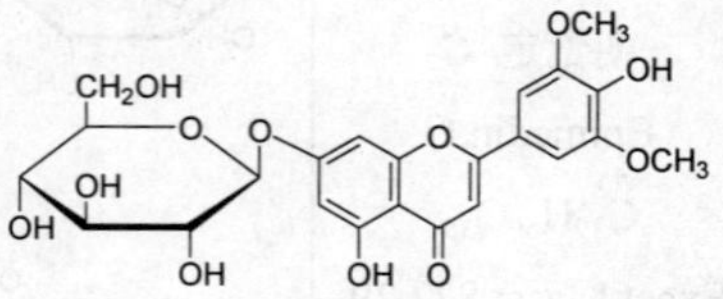 苜蓿素-7-*O*-*β*-D-葡萄糖苷 Tricin-7-*O*-*β*-D-glucopyranoside
牡荆素 Vitexin $C_{21}H_{20}O_{10}$ Exact Mass: 432.11	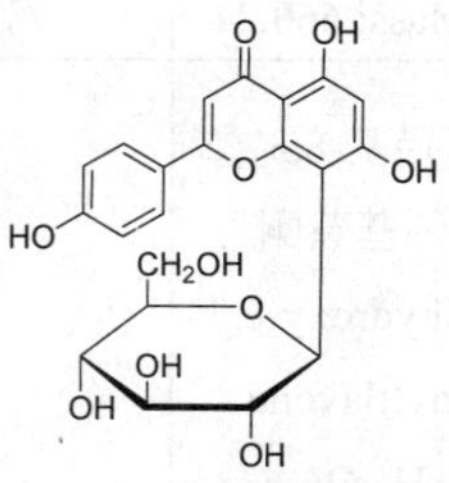 牡荆素 Vitexin	胸腺嘧啶 Thymine $C_5H_6N_2O_2$ Exact Mass: 126.04	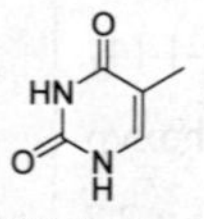 胸腺嘧啶 Thymine
香草酸 Vanillic acid $C_8H_8O_4$ Exact Mass: 168.04	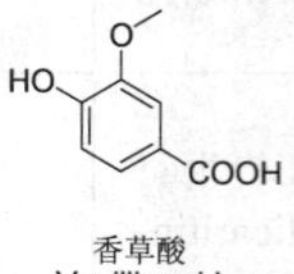 香草酸 Vanillic acid	腺嘌呤 Adenine $C_5H_5N_5$ Exact Mass: 135.05	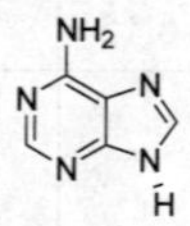 腺嘌呤 Adenine

淡豆豉
Dandouchi
SOJAE SEMEN PRAEPARATUM

【化学成分】

表 1-11-37 淡豆豉主要化学成分[95]

中英文名、化学式及相对分子质量	结构图	中英文名、化学式及相对分子质量	结构图
大豆素 Daidzein $C_{15}H_{10}O_4$ Exact Mass: 254.06	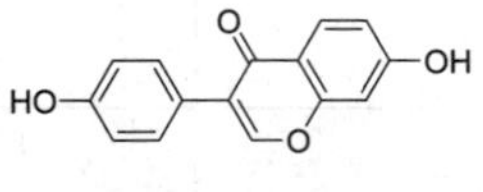 大豆素 Daidzein	黄豆素 Glycitein $C_{16}H_{12}O_5$ Exact Mass: 284.07	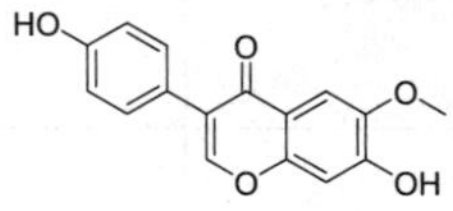 黄豆素 Glycitein
染料木素 Genistein $C_{15}H_{10}O_5$ Exact Mass: 270.05	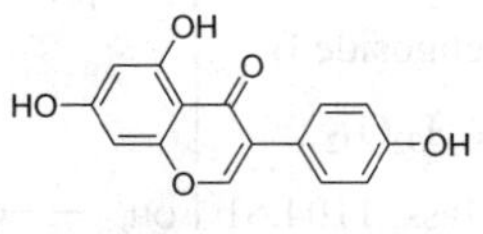 染料木素 Genistein	大豆苷 Daidzin $C_{21}H_{20}O_9$ Exact Mass: 416.11	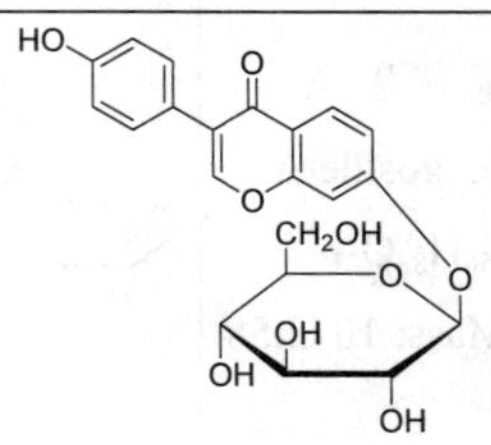 大豆苷 Daidzin
黄豆苷 Glycitin $C_{22}H_{22}O_{10}$ Exact Mass: 446.12	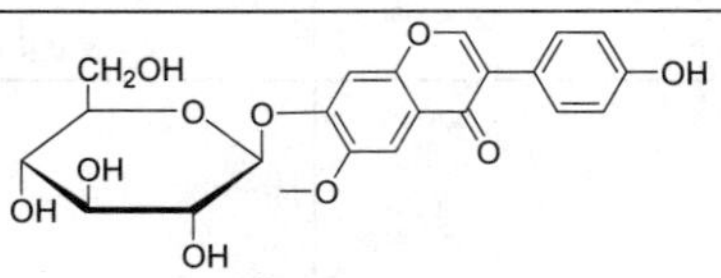 黄豆苷 Glycitin	染料木苷 Genistin $C_{21}H_{20}O_{10}$ Exact Mass: 432.11	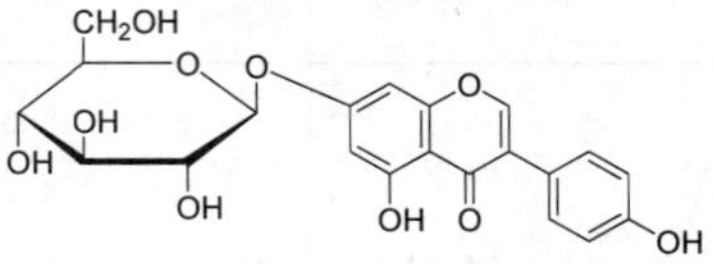 染料木苷 Genistin

密蒙花
Mimenghua
BUDDLEJAE FLOS

【化学成分】

表 1-11-38 密蒙花主要化学成分[96]

中英文名、化学式及相对分子质量	结构图	中英文名、化学式及相对分子质量	结构图
芹菜素 Apigenin $C_{15}H_{10}O_5$ Exact Mass: 270.05	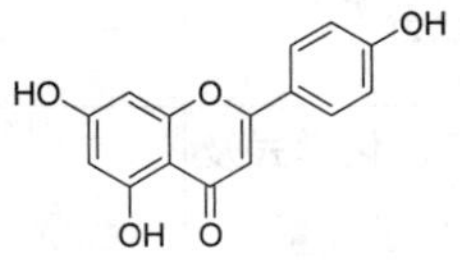 芹菜素 Apigenin	蒙花苷 Linarin $C_{28}H_{32}O_{14}$ Exact Mass: 592.18	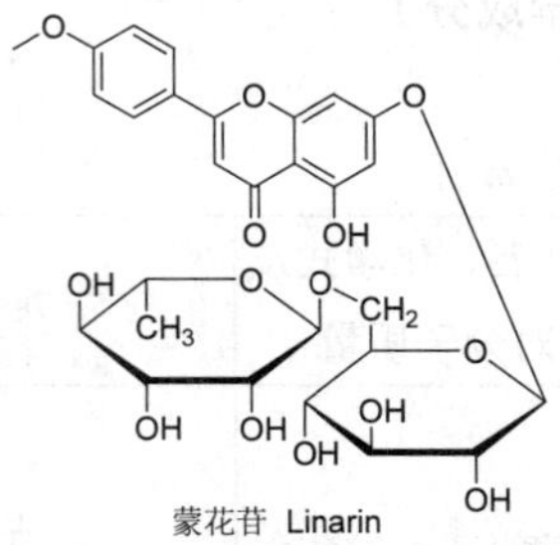 蒙花苷 Linarin
芹菜素-7-*O*-芸香糖苷 Apigenin-7-*O*-*α*-L-rhamnopyranosyl(1-6)-*β*-D-glucopyranoside $C_{27}H_{30}O_{14}$ Exact Mass: 578.16	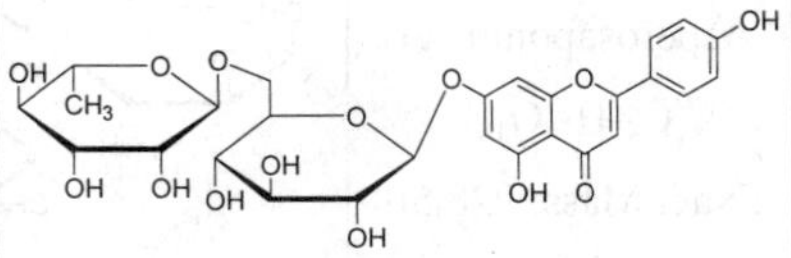 芹菜素-7-*O*-芸香糖苷 Apigenin-7-*O*-*α*-L-rhamnopyranosyl(1-6)-*β*-D-glucopyranoside	木犀草苷 Luteoloside $C_{21}H_{20}O_{11}$ Exact Mass: 448.10	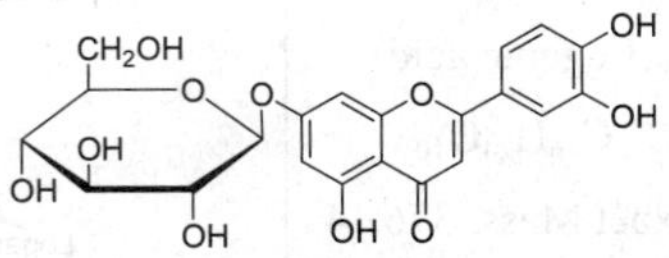 木犀草苷 Luteoloside

续表

中英文名、化学式及相对分子质量	结构图	中英文名、化学式及相对分子质量	结构图
毛蕊花苷 Verbascoside $C_{29}H_{36}O_{15}$ Exact Mass: 624.21	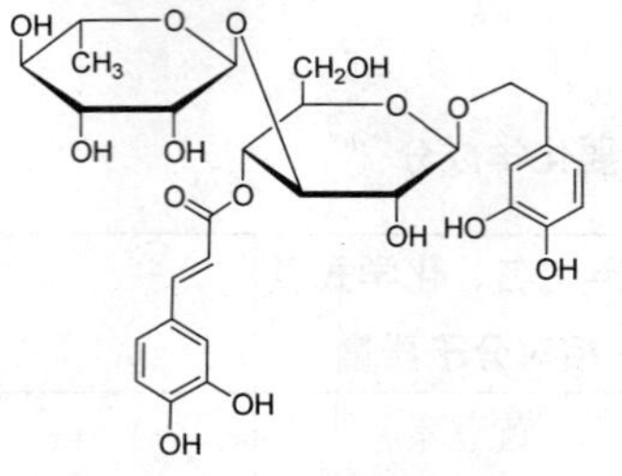 毛蕊花苷 Verbascoside	异洋丁香苷 Isoacteoside $C_{29}H_{36}O_{15}$ Exact Mass: 624.21	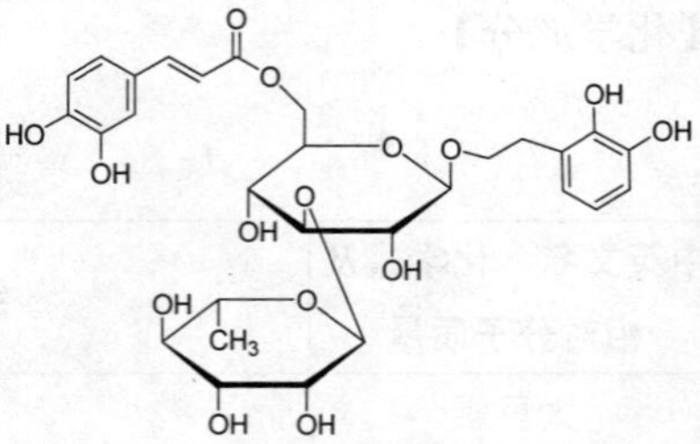 异洋丁香苷 Isoacteoside
密蒙花苷 A Mimengoside A $C_{54}H_{88}O_{21}$ Exact Mass: 1072.58	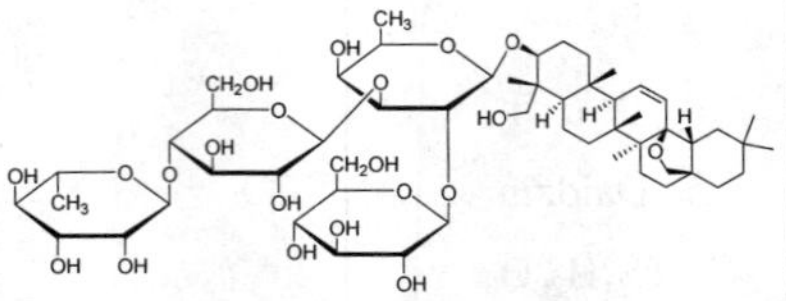 密蒙花苷 A Mimengoside A	密蒙花苷 B Mimengoside B $C_{55}H_{92}O_{22}$ Exact Mass: 1104.61	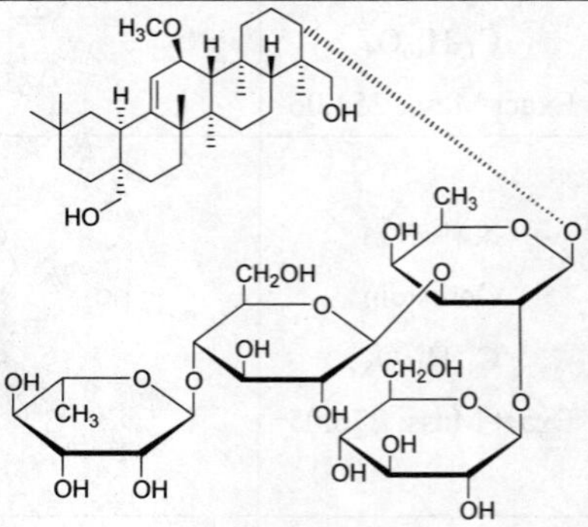 密蒙花苷 B Mimengoside B
Songaroside A $C_{76}H_{124}O_{39}$ Exact Mass: 1660.77	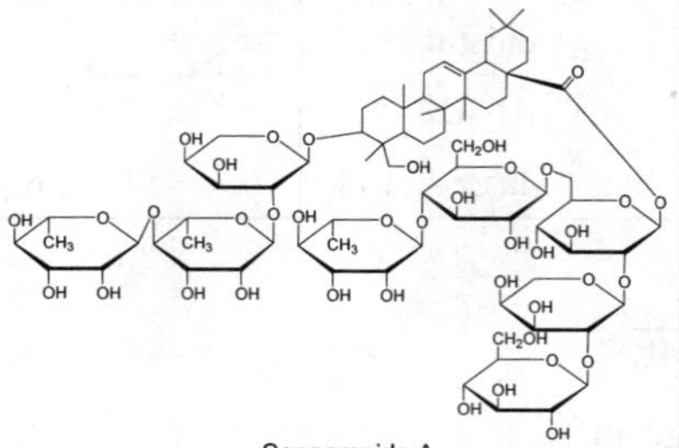 Songaroside A		

续断

Xuduan

DIPSACI RAIDX

【化学成分】

表 1-11-39 续断主要化学成分[97~99]

中英文名、化学式及相对分子质量	结构图	中英文名、化学式及相对分子质量	结构图
马钱酸(番木鳖酸) Logaric acid (Loganic acid) $C_{16}H_{24}O_{10}$ Exact Mass: 376.14	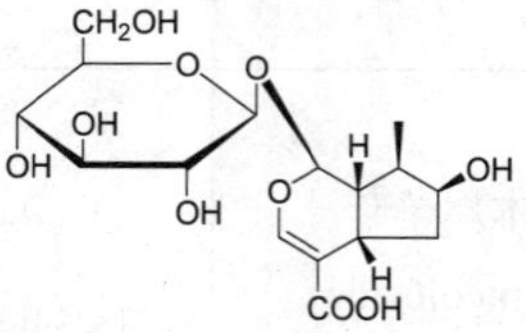 马钱酸(番木鳖酸) Logaric acid (Loganic acid)	川续断皂苷 VI Asperosaponin VI $C_{47}H_{76}O_{18}$ Exact Mass: 928.50	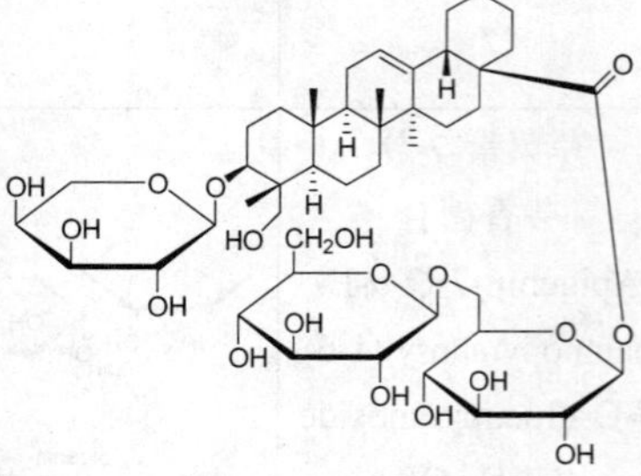 川续断皂苷 VI Asperosaponin VI

续表

中英文名、化学式及相对分子质量	结构图	中英文名、化学式及相对分子质量	结构图
马钱酸6'-*O*-*β*-D-葡萄糖苷 Loganic acid-6'-*O*-*β*-D-glucoside $C_{22}H_{34}O_{15}$ Exact Mass: 538.19	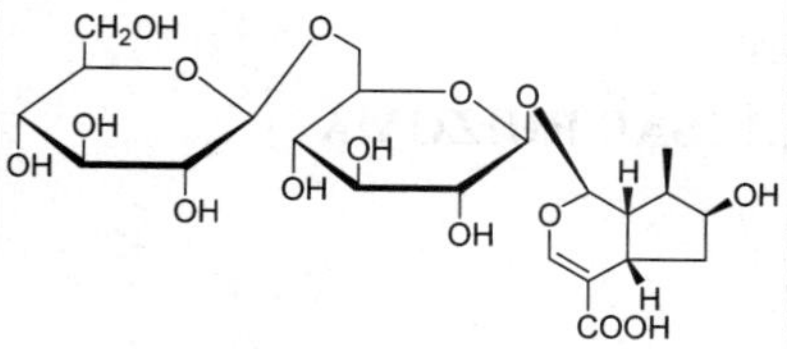 马钱酸6'-*O*-*β*-D-葡萄糖苷 Loganic acid-6'-*O*-*β*-D-glucoside		

除以上化学成分外，续断还含有 1-[(6-*O*-*β*-D-吡喃葡萄糖基)氧]-1,4a,5,6,7,7a-六氢-6-羟基-7-甲基-环戊二烯并[C]吡喃-4-羧酸等。

绵马贯众

Mianmaguanzhong

DRYOPTERIDIS CRASSIRHIZOMATIS RHIZOMA

【化学成分】

表 1-11-40 绵马贯众主要化学成分[100, 101]

中英文名、化学式及相对分子质量	结构图	中英文名、化学式及相对分子质量	结构图
绵马酸 ABA Filixic acid ABA $C_{32}H_{36}O_{12}$ Exact Mass: 612.22	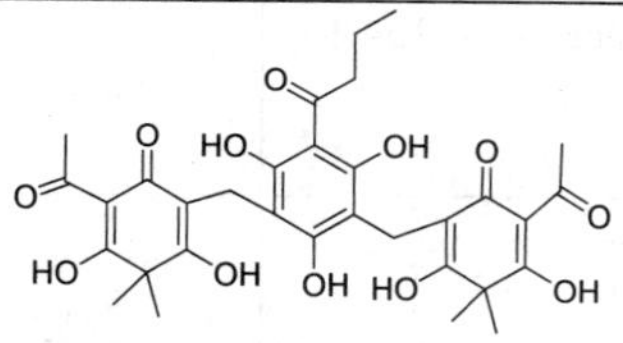 绵马酸 ABA Filixic acid ABA	白绵马素 AA Albaspidin AA $C_{21}H_{24}O_8$ Exact Mass: 404.15	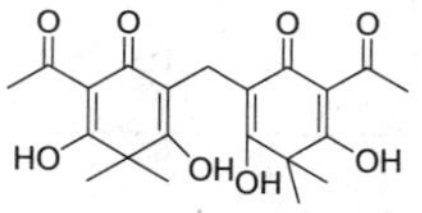 白绵马素 AA Albaspidin AA
橙花叔醇 Nerolidol $C_{15}H_{26}O$ Exact Mass: 222.20	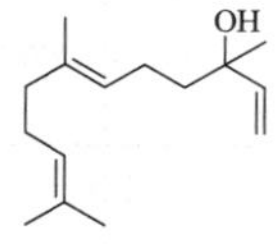 橙花叔醇 Nerolidol	东北贯众素 Dryocrassin $C_{43}H_{48}O_{16}$ Exact Mass: 820.29	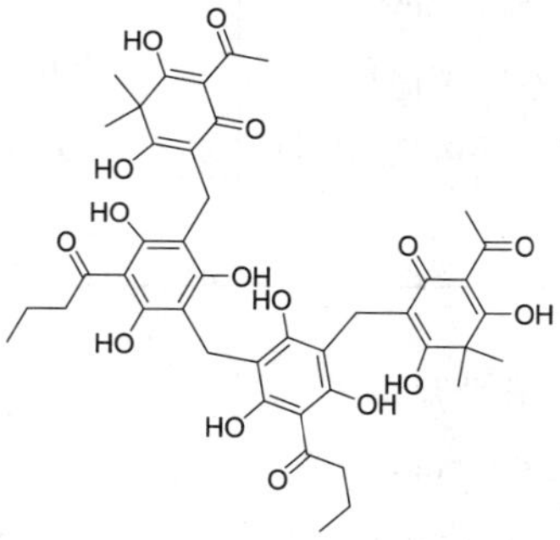 东北贯众素 Dryocrassin
黄绵马酸 AB Flavaspidic acid AB $C_{22}H_{26}O_8$ Exact Mass: 418.16	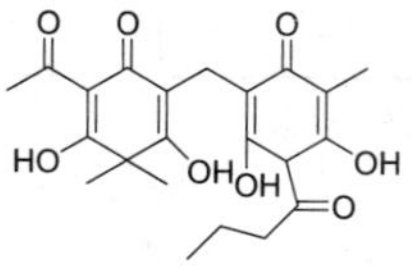 黄绵马酸 AB Flavaspidic acid AB		

除以上化学成分外，绵马贯还含有绵马贯众素 ABBA 等。

绵萆薢

Mianbixie
DIOSCOREAE SPONGIOSAE RHIZOMA

【化学成分】

表 1-11-41 绵萆薢主要化学成分[102, 103]

中英文名、化学式及相对分子质量	结构图	中英文名、化学式及相对分子质量	结构图
绵萆薢素 A Diospongin A $C_{19}H_{20}O_3$ Exact Mass: 296.14	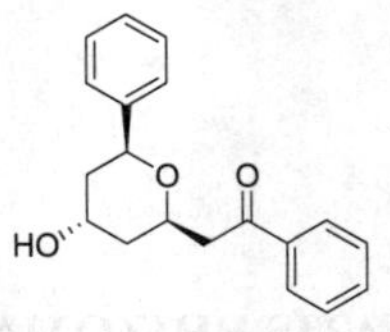 绵萆薢素 A Diospongin A	绵萆薢素 B Diospongin B $C_{19}H_{20}O_3$ Exact Mass: 296.14	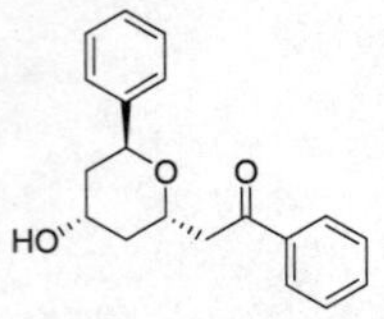 绵萆薢素 B Diospongin B
(+)-丁香树脂醇 (+)-Syringaresinol $C_{22}H_{26}O_8$ Exact Mass: 418.16	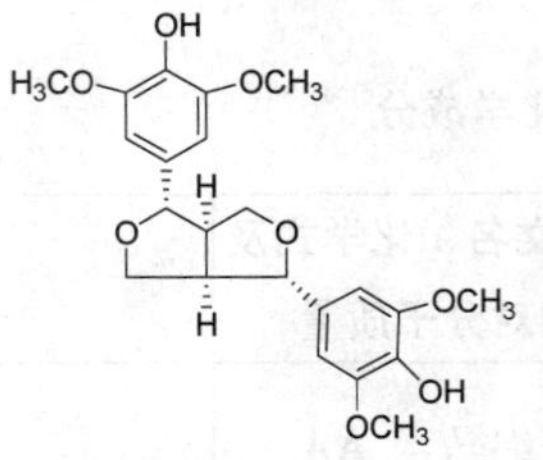 (+)-丁香树脂醇 (+)-Syringaresinol	胡椒醇 Piperitol $C_{10}H_{18}O$ Exact Mass: 154.14	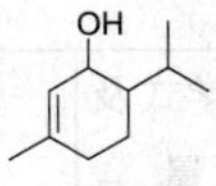 胡椒醇 Piperitol
芝麻素酮 Sesaminone $C_{20}H_{18}O_7$ Exact Mass: 370.11	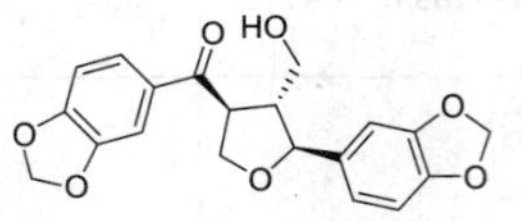 芝麻素酮 Sesaminone	薯蓣皂苷 Dioscin $C_{45}H_{72}O_{16}$ Exact Mass: 868.48	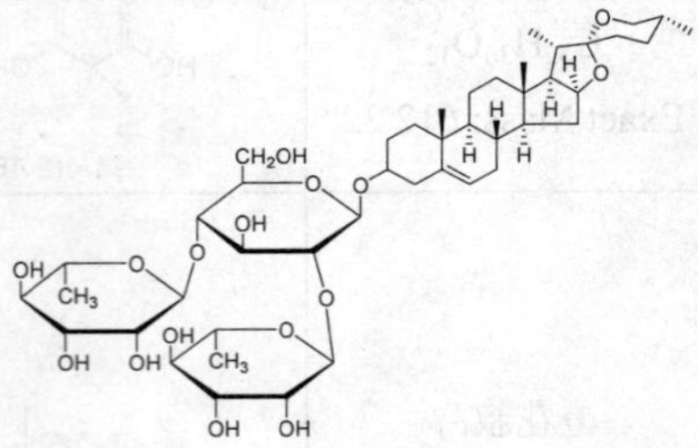 薯蓣皂苷 Dioscin
原薯蓣皂苷 Protodioscin $C_{51}H_{84}O_{22}$ Exact Mass: 1048.55	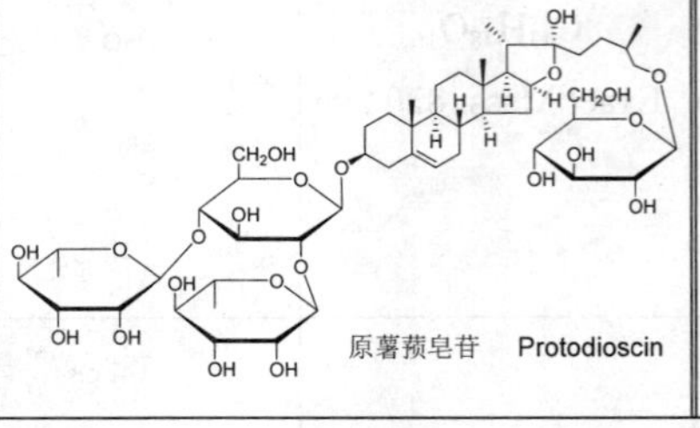 原薯蓣皂苷 Protodioscin		

除以上化学成分外，绵萆薢还含有原纤细薯蓣皂苷等。

参考文献

[1] 徐亚军，郭华春. 黄山药的研究进展. 中国农学通报, 2005, 21(2): 94-96.

[2] Dong M, Feng XZ, Wang BX, Wu LJ, Ikejima T. Two novel furostanol saponins from the rhizomes of Dioscorea panthaica Prain et Burkill and their cytotoxic activity. Tetrahedron, 2001, 57: 501-506.

[3] 刘雄，高建德. 黄芩研究进展. 甘肃中医学院学报, 2007, 24(2): 46-50.

[4] 李砥晖，林天幕等. 黄芩化学成分研究进展. 空军医高专学报, 1999, 21(4): 231-233.

[5] 刘英学, 刘中刚等. 黄芩化学成分研究. 中国药物化学杂志, 2009, 19(1): 59-62.

[6] 李锐. 中药黄芪提取物质量标准及慈竹茹的化学成分研究. 成都:中国科学院成都生物研究所, 2005: 1-18.

[7] 李瑞芬. 蒙古黄芪干燥根的化学成分研究. 沈阳: 沈阳药科大学, 2006: 1-7.

[8] 温燕梅. 黄芪的化学成分研究进展. 中成药, 2006, 28(6): 879-883.

[9] 李文龙, 郑辛甜, 程翼宇, 瞿海斌. 黄芪提取过程总皂苷浓度的在线监测方法. 中草药, 2010.

[10] 刘巍, 王志成等. 蜜炙黄芪的化学成分研究. 中国药物化学杂志, 2008, 18(2): 142-157.

[11] 田智勇, 李振国. 黄连的研究新进展. 时珍国医国药, 2004, 15(10): 704-706.

[12] 王萌, 吉腾飞, 杨建波, 苏亚伦. 川黄柏化学成分研究. 中药材, 2009, 32(2): 208-210.

[13] 郭书好, 周明辉, 李素梅, 李毅群. 川黄柏叶中黄酮成分的研究. 暨南大学学报(自然科学版), 1998, 19(5): 68-72.

[14] 崔万胜. 川黄柏化学成分及对肾阳虚小鼠药理作用的研究. 沈阳: 沈阳药科大学, 硕士学位论文, 2003: 16-18.

[15] 张元媛, 贾晓妮, 曹永翔, 王军宪. 黄蜀葵花化学成分研究. 西北药学杂志, 2008, 23(2): 80-82.

[16] 高雷, 张平, 程钢. 黄蜀葵花的研究进展. 安徽医药, 2008, 12(3): 198-199.

[17] 王冬梅, 朱玮, 张存莉, 李登武. 黄精化学成分及其生物活性. 西北林学院学报, 2006, 21(2): 142-145.

[18] 孙隆儒, 李铣. 黄精化学成分的研究(Ⅱ). 中草药, 2001, 32(7): 586-588.

[19] 王易芬, 穆天慧, 陈纪军, 罗士德. 滇黄精化学成分研究. 中国中药杂志, 2003, 28(6): 524-526.

[20] 李晓, 来国防, 王易芬, 张保国, 罗士德. 滇黄精的化学成分研究(Ⅱ). 中草药, 2008, 39(6): 825-827.

[21] 张慧颖, 李智敏等. 栽培黄藤药材的化学成分研究. 云南中医学报, 2008, 31(5): 28.

[22] 张举成, 苏一兰等. 中药黄藤的微波萃取和成分研究. 红河学院学报, 2006, 4(5): 1-2.

[23] 张举成, 郭亚力等. 黄藤挥发性成分的 GC/MS 分析. 云南化工, 2006, 33(1): 41-42.

[24] 涂杰, 张新申, 罗霞, 李翔, 张凤枰, 邹玉权, 袁东, 蒋小萍. 菥蓂籽挥发油的 GC/MS 分析. 化学研究与应用, 2006, 18(11): 1340-1342.

[25] 熊跃, 果德安, 黄慧莲. 菝葜化学成分研究. 中国现代中药, 2008, 10(12): 20-22.

[26] 赵钟祥, 冯育林等. 菝葜化学成分及其抗氧化活性的研究. 中草药, 2008, 39(7): 975-977.

[27] 干国平, 于伟, 刘焱文. 菝葜化学成分的研究. 时珍国医国药, 2007, 18(6): 1404-1405.

[28] 干国平, 于伟, 张莲萍, 刘焱文. 菝葜化学成分研究. 湖北中医杂志, 2007, 29(6): 61.

[29] 冯锋, 柳文媛等. 菝葜中黄酮和芪类成分的研究. 中国药科大学学报, 2003, 34(2): 119-120.

[30] 沈忠明, 丁勇, 施堃, 殷建伟. 菝葜降血糖活性成分及对相关酶的抑制作用. 中药材, 2008, 31(11): 1717.

[31] 陈东生, 华小黎. 菝葜的研究现状. 中药材, 2006, 29(1): 90-92.

[32] 金晓, 李家实, 阎文玫. 菟丝子黄酮类成分的研究. 中国中药杂志, 1992, 17(5): 292-294.

[33] 王展, 何直昇. 菟丝子化学成分的研究. 中草药, 1998, 29(9): 577-579.

[34] 叶敏, 阎玉凝, 乔梁, 倪雪梅. 中药菟丝子化学成分研究. 中国中药杂志, 2002, 27(2): 115-117.

[35] 郭澄, 王雅君, 张剑萍. 菟丝子的化学成分和药理活性研究. 时珍国医国药, 2005, 16(10): 1035-1036.

[36] 何轶, 郭亚健, 高云艳. 菊苣根化学成分研究. 中国中药杂志, 2002, 27(3): 209-210.

[37] 杜海燕, 原思通, 江佩芬. 菊苣的化学成分研究. 中国中药杂志, 1998, 23(11): 682-683.

[38] 吴琼, 罗惠善. 人工栽培菊苣根的化学成分的研究. 中国实用医药, 2009, 4(2): 212-213.

[39] 杨文志, 江豪, 尚靖, 冯锋, 谢宁. 毛菊苣的化学成分. 中国天然药物, 2009, 7(3): 192-195.

[40] 罗娠, 刘晟, 方鲁延, 王建芬, 李芳. HPLC 测定菊苣药材中的有效成分. 华西药学杂志, 2007, 22(6): 671-672.

[41] 梁宇, 董丽. SPM-GC/MS 联用分析菊苣浸膏的挥发性成分. 河南科学, 2008, 26(7): 775-776.

[42] 张晓媛, 段立华, 赵丁. 菊花化学成分及药理作用的研究. 时珍国医国药, 2008, 19(7): 1702-1704.

[43] 张清华, 张玲. 菊花化学成分及药理作用的研究进展. 食品与药品, 2007, 9(02A): 60-62.

[44] 张清华, 张玲, 尚立霞, 邵成雷, 吴永霞. 白梅花的化学成分研究. 中药材, 2008, 31(11): 1666-1668.

[45] Matsuda H, Morikawa T, Ishiwada T, Managi H, Kagawa M, Higashi Y, Yoshikawa M. Medicinal flowers Ⅷ. Radical scavenging constituents from the flowers of Prunus mume: structure of prunose Ⅲ. Chem Pharm Bull (Tokyo), 2003, 51(4): 440-443.

[46] Yoshikawa M, Murakami T, Ishiwada T, Morikawa T, Kagawa, M, Higashi Y, Matsuda H. New flavonol oligoglycosides

and polyacylated sucroses with inhibitory effects on aldose reductase and platelet aggregation from the flowers of Prunus mume. J Nat Prod, 2002, 65(8): 1151-1155.
[47] 张英华，史训立，刘雅兰，刘翠格，魏永巨．中药常山水浸液的荧光光谱研究．光谱学与光谱分析，2007，27(2): 342-343.
[48] 赵灿熙．常山总碱对大白鼠肠及子宫平滑肌的影响．海南医学, 1991, 2(3): 41.
[49] 杨念云，钱士辉，段金廒，田丽娟．野马追地上部分的化学成分研究(Ⅰ)．中国药科大学学报, 2003, 34(3): 220-221.
[50] 杨念云，田丽娟，钱士辉，段金廒，李萍．野马追地上部分的化学成分研究(Ⅱ)．中国天然药物, 2005, 3(4): 224-227.
[51] 肖晶，王刚力，魏锋，林瑞超．野马追化学成分的研究．中草药, 2004, 35(8): 855-856.
[52] 钱士辉，杨念云，段金廒，袁丽红，田丽娟．野马追中黄酮类成分的研究．中国中药杂志, 2004, 29(1): 51-52.
[53] 余良忠，文萍，虞金宝，胡荣芳．高效液相色谱法测定野木瓜中氯原酸的含量．医药导报, 2008, 27(7): 854-855.
[54] 陆秋艳，吴霞琴，章宗穰．野木瓜中总皂苷及齐墩果酸含量的测定．光谱仪器与分析, 1: 201-205.
[55] 王淮滨．野木瓜糖苷的化学研究．北京：中国协和医科大学，博士学位论文, 1986: 3-54.
[56] 张聪，秦民坚，王玉．野菊花的化学成分．药学与临床研究, 2009, 17(1): 39-41.
[57] 蔡华芳．野菊花的化学成分及药用研究进展．中国医疗前沿, 2007, 2(18): 118-120.
[58] 裴姗姗，毕跃峰，田野，刘宏民．野菊花的研究进展．河南中医学院学报, 2007, 22(6): 83-84.
[59] 毕跃峰，潘成学，王普菊，裴珊珊，张雁冰，刘宏民．野菊花化学成分的研究．中国药学杂志, 2009, 44(12): 894-897.
[60] 周欣，莫彬彬，赵超，杨小生．野菊花二氧化碳超临界萃取物的化学成分研究.中国药学杂志, 2002, 37(3): 170-172.
[61] 吴明侠，张贵君．HPLC 法测定野菊花 70%乙醇提取物中两种有机酸类药效组分的含量．中医药学报，2007，35(6): 33-35.
[62] 吴明侠，张贵君. HPLC 测定野菊花中两种黄酮类药效组分的含量．中国现代中药, 2008, 10(2): 20-22.
[63] 崔兰冲，李小芩，韩莹，李发美. HPLC 测定野菊花中蒙花苷与木犀草素的含量．中国中药杂志, 2007, 32(1): 33-35.
[64] 陈艳，张国刚，余仲平．蛇床子的化学成分及药理作用的研究进展．沈阳药科大学学报, 2006, 23(4): 256-260.
[65] 周谨．微波法提取银杏叶中有效成分的工艺研究．大连：大连理工大学，硕士学位论文, 2002: 3-5.
[66] 陈西娟，王成章，叶建中．银杏叶化学成分及其应用研究进展．生物质化学工程, 2008, 42(4): 57-60.
[67] 冯定军，帅秋娟，周海滨. RP-HPLC 测定银杏叶提取物中银杏酸和漆树酸的含量．中成药, 2005, 27(5): 597-598.
[68] 孙博航，吉川雅之，陈英杰，吴立军．银柴胡的化学成分．沈阳药科大学学报, 2006, 23(2): 84-87.
[69] 范莉．银柴胡的化学成分研究及质量标准研究．北京：北京中医药大学，硕士学位论文, 2003: 14-26.
[70] 刘明生，陈英杰，王英华，邢世瑞，安川宪，潼户道夫．野生银柴胡甾醇类成分研究．沈阳药学院学报，1993，10(2): 134-135.
[71] 李洪玲，但建明，王琪，乔秀文，赵文斌．甜瓜子营养成分分析．中国油脂, 2004, 29(10): 68-69.
[72] 张东晓．日本关于厚皮甜瓜若干品种香气成分的研究．中国西瓜甜瓜, 2002, (2): 45-46.
[73] 高峥贞，夏玉凤，王强，戴岳．猪牙皂的化学成分和药理活性研究进展．中国野生植物资源, 2008, 27(1): 1-2.
[74] 杨红澎．猪苓和小红柳化学成分的研究．兰州：西北师范大学大学，硕士学位论文, 2003: 23-25.
[75] 李志万，马强，袁永生，周玉新．HPLC-ELSD 法对猪胆粉中猪去氧胆酸的含量测定研究．中国实验方剂学杂志，2005, 11(5): 15.
[76] 田景奎，吴丽敏，王爱武，刘洪梅等．猫爪草化学成分的研究Ⅰ．中国药学杂志, 2004, 39(9): 661-662.
[77] 陈赟，田景奎，程翼宇．猫爪草化学成分的研究(Ⅱ)．中国药学杂志, 2005, 40(18): 1373-1375.
[78] 张幸国，田景奎．猫爪草化学成分的研究(III)．暨南大学学报(自然科学版), 1998, 19(5): 68-72.
[79] 熊英，邓可众，高文远，郭远强．中药猫爪草化学成分的研究．中国中药杂志, 2008, 33(8): 909-911.
[80] 周玲，吴德康，唐于平，范欣生．麻黄中化学成分研究进展．南京中医药大学学报, 2008, 24(1): 71-72.
[81] 吉力，徐植灵，潘炯光，杨健．草麻黄中麻黄和木贼麻黄挥发油化学成分的 GC-MS 分析．中国中药杂志，1997，22(8): 489-492.
[82] 林仁礼．麻黄与麻黄根不可混用．海峡药学, 2000, 12(1): 29.
[83] 陶华明．麻黄根及羊齿天门冬化学成分研究．长春：吉林大学，博士学位论文, 2009: 31-67.
[84] 陆毅．中药麻黄根抗高血压作用活性成分及其质量分析研究．武汉：湖北中医学院，硕士学位论文, 2009: 24-34.

[85] 王玉. 鹿茸化学成分的研究进展. 吉林中医药, 2006, 26(12): 73-75.

[86] 王军宪, 陈新民, 李宏, 杨磊, 李宇飞, 任文修, 钟志成. 鹿衔草化学成分的研究(第 1 报). 天然产物研究与开发, 1991, 3(3): 1-6.

[87] 石娟, 王军宪. 鹿衔草化学成分的再研究. 天然产物研究与开发, 2002, 14(1): 37-38.

[88] 贾金萍, 秦雪梅, 李青山. 商陆化学成分和药理作用的研究进展. 山西医科大学学报, 2003, 34(1): 89-92.

[89] 吴一兵, 张嫡群, 王云志. 欧亚旋覆花化学成分研究进展. 天然产物研究与开发, 2006, 18: 503-507.

[90] 昝丽霞, 孙文基. 断血流的化学成分及药理作用研究进展. 西北药学杂志, 2008, 23(2): 126-127.

[91] 程岩, 王乃利, 王新峦, 张大威, 黄文秀, 姚新生. 朝鲜淫羊藿的化学成分. 沈阳药科大学学报, 2006, 23(10): 644-647.

[92] 郭洪利, 王敏杰, 郑金, 张树军, 沈敬山. 心叶淫羊藿化学成分研究. 中国药学杂志, 2006, 41(14): 1060-1062.

[93] 陈泉, 吴立军, 王军, 李华. 中药淡竹叶的化学成分研究. 沈阳药科大学学报, 2002, 19(1): 23-24.

[94] 陈泉, 吴立军, 阮丽军. 中药淡竹叶的成分研究(Ⅱ). 沈阳药科大学学报, 2002, 19(4): 257-258.

[95] 曲丽萍. 淡豆豉异黄酮提取物的分离、分析及其体内代谢研究. 上海: 第二军医大学, 硕士学位论文, 2006: 7.

[96] 韩澎, 崔亚君, 郭洪祝, 果德安. 密蒙花化学成分及其活性研究. 中草药, 2004, 35(10): 86-90.

[97] 富田尚子. 汉方药续断的成分研究. 国外医学中医中药分册, 1996, 18(3): 54.

[98] 谭洪根, 林生, 张启伟, 吉力. 高效液相色谱法测定续断药材中川续断皂苷Ⅵ的含量. 中国中药杂志, 2006, 31(9): 726.

[99] Tomita H, Mouri Y. An iridoid glucoside from Dipsacus asperoides. Phytochemistry, 1996, 42(1): 239-240.

[100] 吴寿金, 杨秀贤, 张丽, 张国庆, 李德玉. 绵马贯众化学成分的研究. 中草药, 1996, 27(8): 458-459.

[101] 高增平, 李世文, 陆蕴如, 雷海民. 中药绵马贯众的化学成分研究. 中国药学杂志, 2003, 38(4): 260-262.

[102] 殷军, 刘志惠, 王勇, 陈英杰, 门田重利. 绵萆薢中两个新二芳基庚酮类化合物的分离和结够鉴定. 中国现代中药, 2006, 8(2): 16-19.

[103] 谭大维, 康利平, 吕宁, 张洁, 马百平. 绵萆薢中甾体皂苷的分离鉴定. 中药材, 2006, 29(11): 1176-1178.

十二画

款冬花

Kuandonghua

FLOS FARFARAE

【化学成分】

表 1-12-1 款冬花主要化学成分[1]

中英文名、化学式及相对分子质量	结构图	中英文名、化学式及相对分子质量	结构图
款冬二醇 Faradiol $C_{30}H_{50}O_2$ Exact Mass: 442.38	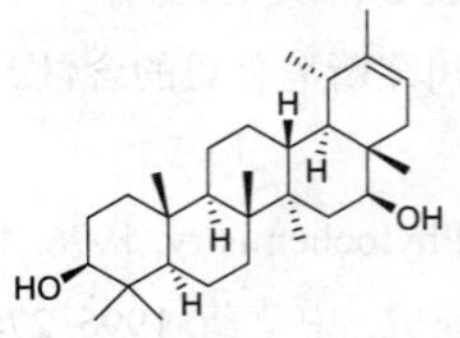 款冬二醇 Faradiol	山金车烯二醇 Arnidiol $C_{30}H_{50}O_2$ Exact Mass: 442.38	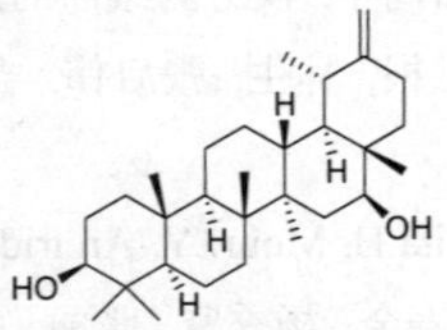 山金车烯二醇 Arnidiol
款冬巴耳新二醇 Bauer-7-ene-3β, 16α-diol $C_{30}H_{50}O_2$ Exact Mass: 442.38	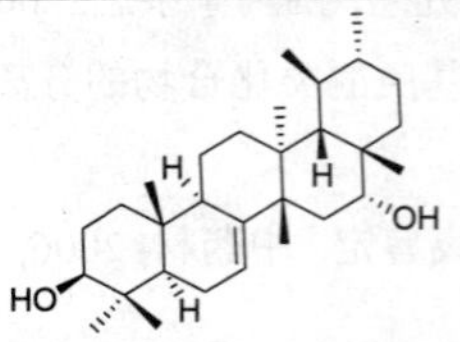 款冬巴耳新二醇 Bauer-7-ene-3β,16α-diol	巴耳三萜醇 Bauenenol $C_{30}H_{50}O_2$ Exact Mass: 442.38	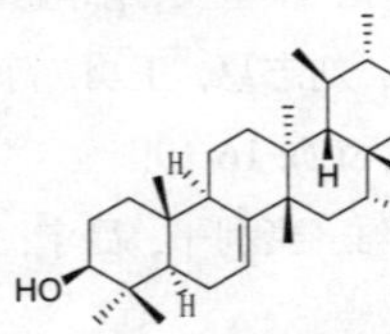 巴耳三萜醇 Bauenenol
异巴耳三萜醇 Isobauerenol $C_{30}H_{50}O$ Exact Mass: 426.39	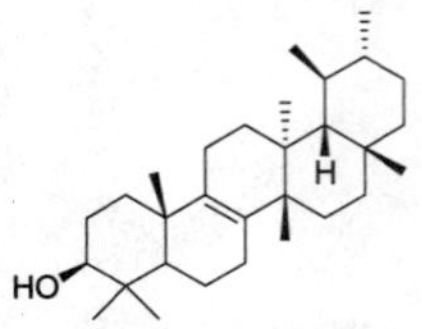 异巴耳三萜醇 Isobauerenol	芦丁 Rutin $C_{27}H_{30}O_{16}$ Exact Mass: 610.15	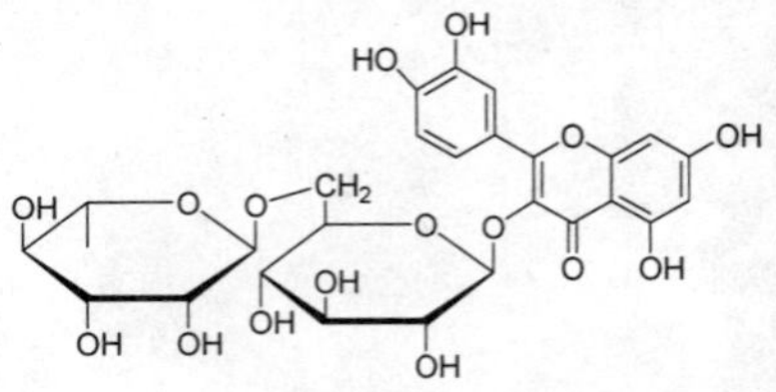 芦丁 Rutin
金丝桃苷 Hyperoside $C_{21}H_{20}O_{12}$ Exact Mass: 464.10	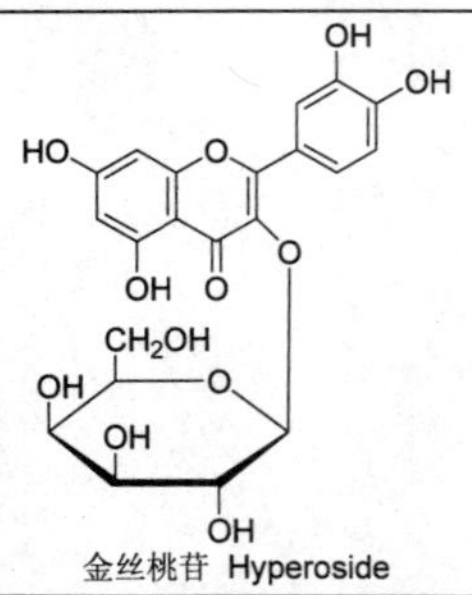 金丝桃苷 Hyperoside	山柰酚 Kaempferol $C_{15}H_{10}O_6$ Exact Mass: 286.05	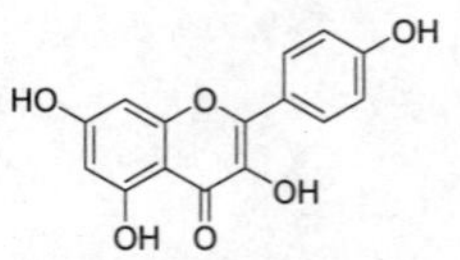 山柰酚 Kaempferol
槲皮素 Quercetin $C_{15}H_{10}O_7$ Exact Mass: 302.04	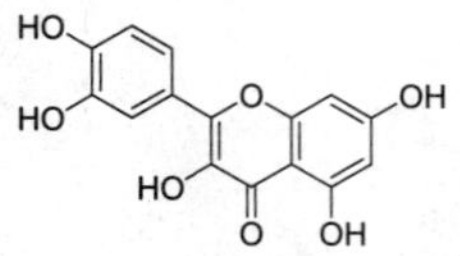 槲皮素 Quercetin	槲皮素-3-阿拉伯糖苷 Quercetin-3- arabinoside $C_{20}H_{18}O_{11}$ Exact Mass: 434.08	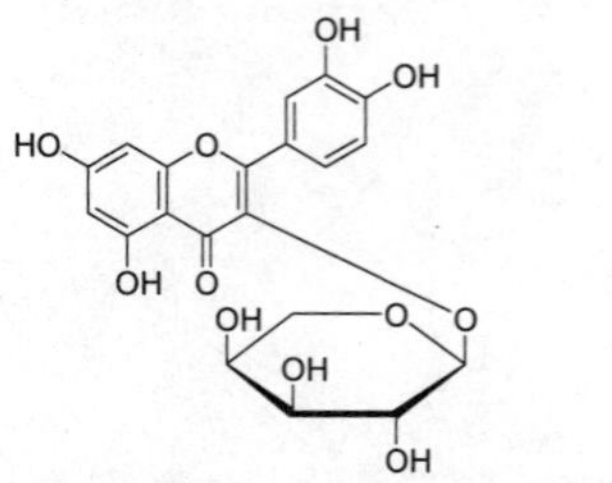 槲皮素-3-阿拉伯糖苷 Quercetin-3-arabinoside

续表

中英文名、化学式及相对分子质量	结构图	中英文名、化学式及相对分子质量	结构图
山柰酚-3-阿拉伯糖苷 Kaempferol-3-arabinoside $C_{20}H_{18}O_{10}$ Exact Mass: 418.09	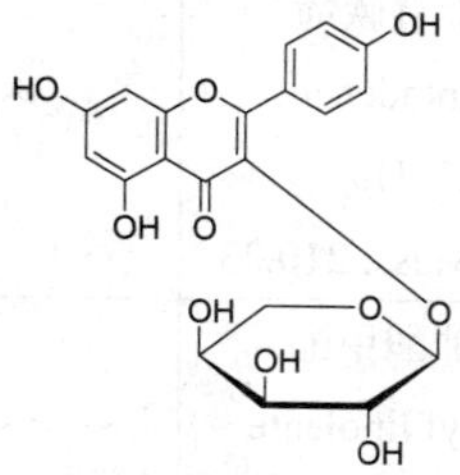 山柰酚-3-阿拉伯糖苷 Kaempferol-3-arabinoside	槲皮素-4′-葡萄糖苷 Quercetin-4′-glucoside $C_{21}H_{20}O_{12}$ Exact Mass: 464.10	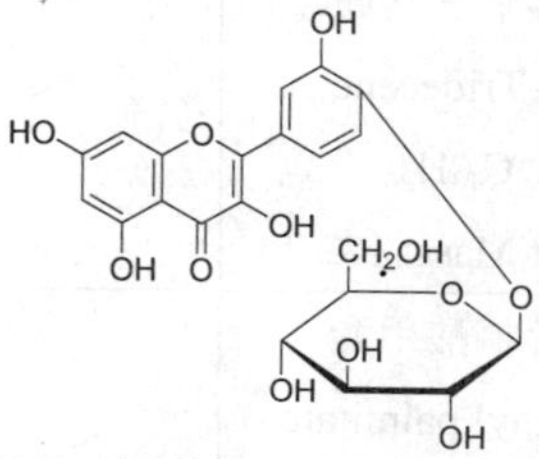 槲皮素-4′-葡萄糖苷 Quercetin-4′-glucoside
山柰酚-3-葡萄糖苷 Kaempferol-3-glucoside $C_{21}H_{20}O_{11}$ Exact Mass: 448.10	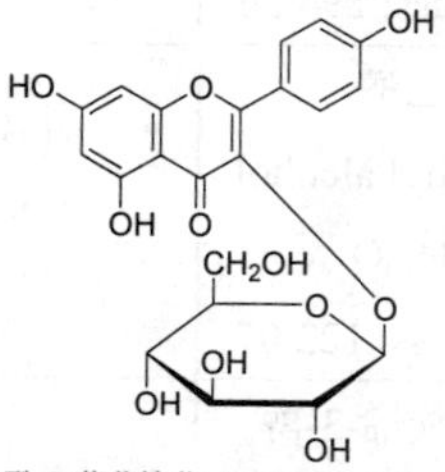 山柰酚-3-葡萄糖苷 Kaempferol-3-glucoside	山柰素-3-芸香糖苷 Kaempferol-3-rutinoside $C_{27}H_{30}O_{15}$ Exact Mass: 594.16	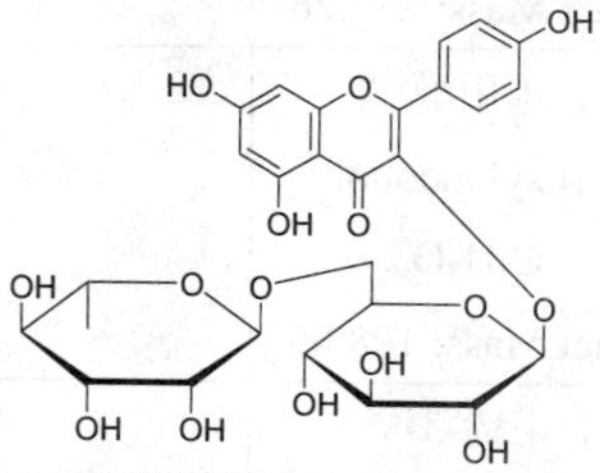 山柰素-3-芸香糖苷 Kaempferol-3-rutinoside
克氏千里光碱 Senkirkine $C_{19}H_{28}NO_6^+$ Exact Mass: 366.19	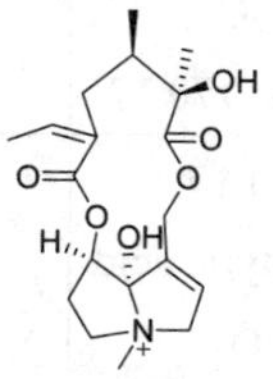 克氏千里光碱 Senkirkine	款冬花碱 Tussilagine $C_{10}H_{17}NO_3$ Exact Mass: 199.12	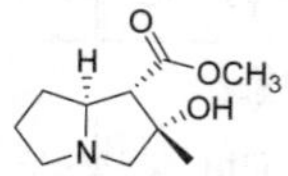 款冬花碱 Tussilagine
Isotussilagine $C_{10}H_{17}NO_3$ Exact Mass: 199.12	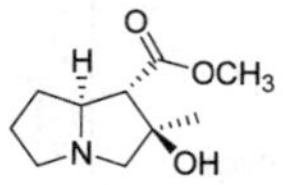 Isotussilagine	甜没药烯 Bisabolene $C_{15}H_{24}$ Exact Mass: 204.19	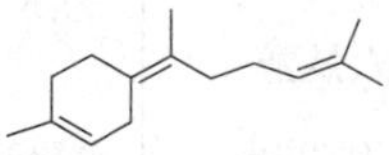 甜没药烯 Bisabolene
香荆芥酚 Carvacrol $C_{10}H_{14}O$ Exact Mass: 150.10	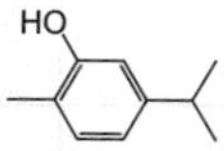 香荆芥酚 Carvacrol	咖啡酸 Caffeic acid $C_9H_8O_4$ Exact Mass: 180.04	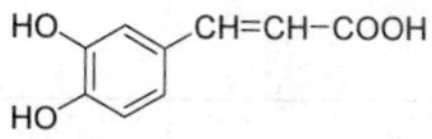 咖啡酸 Caffeic acid
丁二酸 Amber acid $C_4H_6O_4$ Exact Mass: 118.03	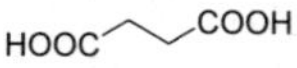 丁二酸 Amber acid	邻苯二甲酸二丁酯 Dibutyl phthalate $C_{16}H_{22}O_4$ Exact Mass: 278.15	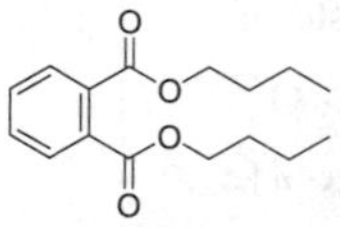 邻苯二甲酸二丁酯 Dibutyl phthalate
1-壬烯 1-Nonene C_9H_{18} Exact Mass: 126.14	 1-壬烯 1-Nonene	1-辛烯 1-Octene C_8H_{16} Exact Mass: 112.13	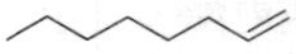 1-辛烯 1-Octene
1-十一碳烯 1-Undecene $C_{11}H_{22}$ Exact Mass: 154.17	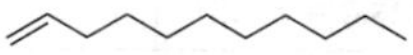 1-十一碳烯 1-Undecene	1-十二碳烯 1-Dodecene $C_{12}H_{24}$ Exact Mass: 168.19	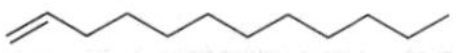 1-十二碳烯 1-Dodecene

续表

中英文名、化学式及相对分子质量	结构图	中英文名、化学式及相对分子质量	结构图
1-十三碳烯 1-Tridecene $C_{13}H_{26}$ Exact Mass: 182.20	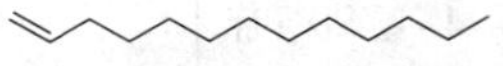 1-十三碳烯　1-Tridecene	1-十五碳烯 1-Pentadecene $C_{15}H_{30}$ Exact Mass: 210.23	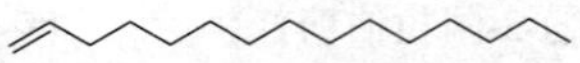 1-十五碳烯　1-Pentadecene
棕榈酸甲酯 Methyl palmitate $C_{17}H_{34}O_2$ Exact Mass: 270.26	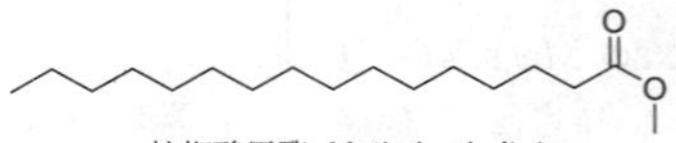 棕榈酸甲酯　Methyl palmitate	亚油酸甲酯 Methyl linoleate $C_{19}H_{34}O_2$ Exact Mass: 294.26	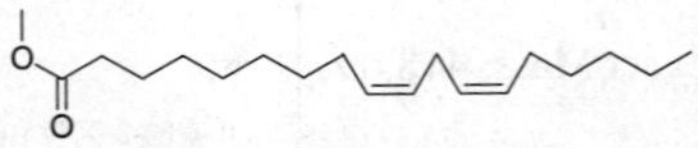 亚油酸甲酯　Methyl linoleate
苯甲醇 Benzyl alcohol C_7H_8O Exact Mass: 108.06	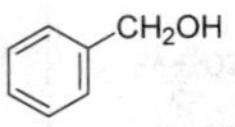 苯甲醇　Benzyl alcohol	苯乙醇 Phenylethyl alcohol $C_8H_{10}O$ Exact Mass: 122.07	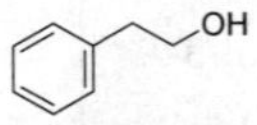 苯乙醇　Phenylethyl alcohol
1-壬烯-3-醇 1-Nonen-3-ol $C_9H_{18}O$ Exact Mass: 142.14	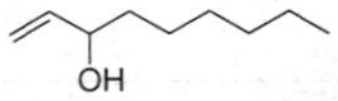 1-壬烯-3-醇　1-Nonen-3-ol	1-十一碳烯-3-醇 1-Undecen-3-ol $C_{11}H_{22}O$ Exact Mass: 170.17	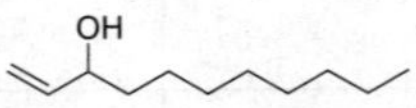 1-十一碳烯-3-醇　1-Undecen-3-ol
当归酸 Angelic acid $C_5H_8O_2$ Exact Mass: 100.05	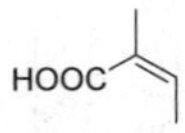 当归酸　Angelic acid	2-甲基丁酸 2-Methylbutyric acid $C_5H_{10}O_2$ Exact Mass: 102.07	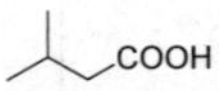 2-甲基丁酸　2-Methylbutyric acid
二十六烷醇 Hexacosanol $C_{26}H_{54}O$ Exact Mass: 382.42	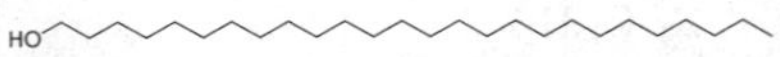 二十六烷醇　Hexacosanol	胡萝卜苷 Daucosterol $C_{35}H_{60}O_6$ Exact Mass: 576.44	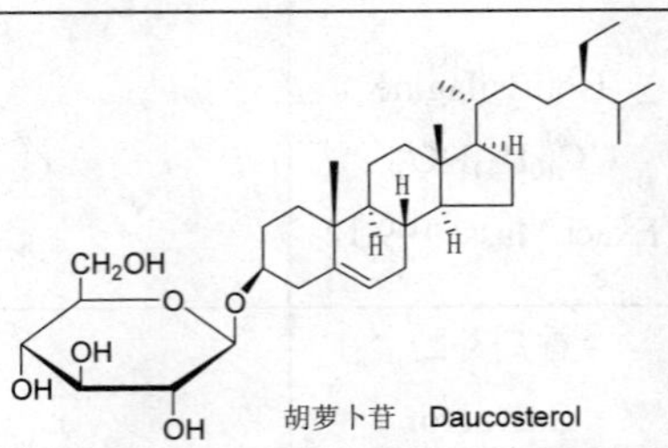 胡萝卜苷　Daucosterol
β-谷甾醇 *β*-Sitosterol $C_{29}H_{50}O$ Exact Mass: 414.39	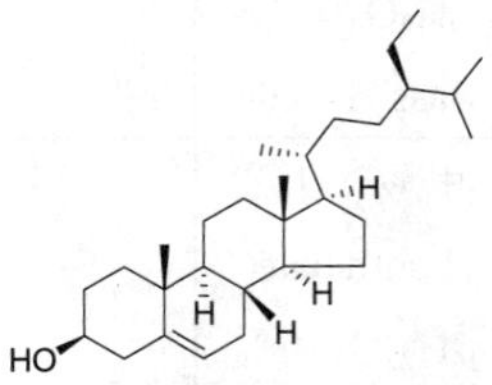 *β*-谷甾醇　*β*-Sitosterol	款冬花酮 Notonipetranone $C_{22}H_{34}O_5$ Exact Mass: 378.24	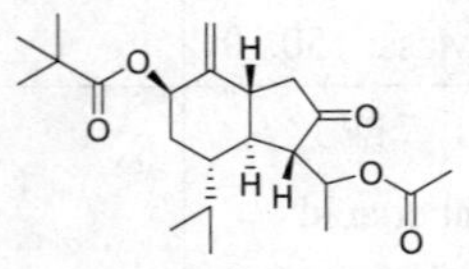 款冬花酮　Notonipetranone
新款冬花内酯 Neotussilagolactone $C_{21}H_{28}O_4$ Exact Mass: 344.20	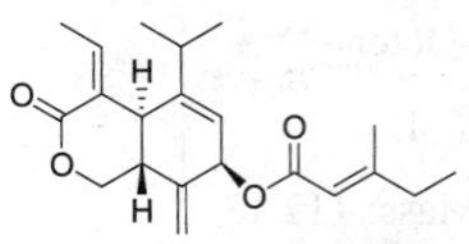 新款冬花内酯　Neotussilagolactone	14-Acetoxy-7*β*-(3-ethyl-*cis*-crotonoyloxy)-1*α*-(2-methylbutyryloxy)-notonipetranone $C_{28}H_{42}O_7$ Exact Mass: 490.29	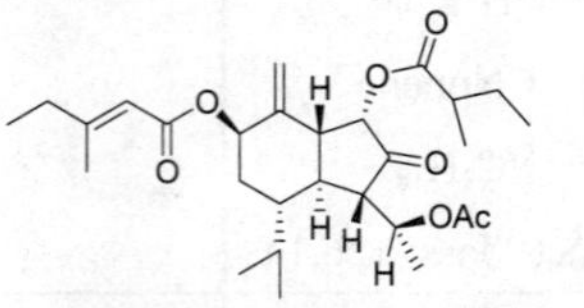 14-Acetoxy-7*β*-(3-ethyl-*cis*-crotonoyloxy)-1*α*-(2-methylbutyryloxy)-notonipetranone

续表

中英文名、化学式及相对分子质量	结构图	中英文名、化学式及相对分子质量	结构图
7*β*-(3-Ethyl-*cis*-crotonoyloxy)-14-hydroxy-notonipetranone $C_{21}H_{32}O_4$ Exact Mass: 348.23	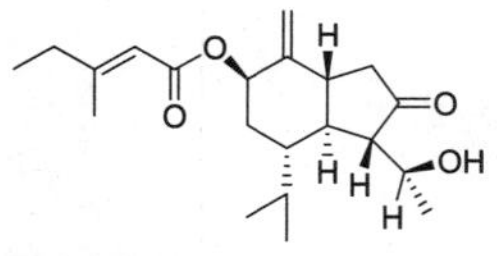 7*β*-(3-Ethyl-*cis*-crotonoyloxy)-14-hydroxy-notonipetranone	14-Acetoxy-7*β*-angeloyloxy-notonipetranone $C_{22}H_{32}O_5$ Exact Mass: 376.22	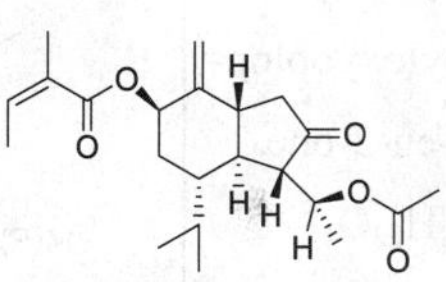 14-Acetoxy-7*β*-angeloyloxy-notonipetranone
14-Acetoxy-7*β*-senecioyloxy-notonipetranone $C_{22}H_{32}O_5$ Exact Mass: 376.22	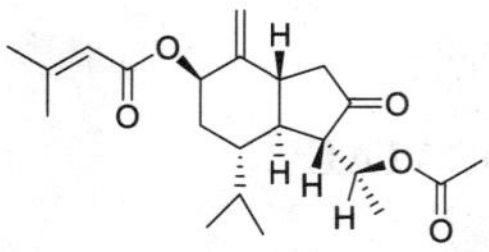 14-Acetoxy-7*β*-senecioyloxy-notonipetranone	7*β*-(3-Ethyl-*cis*-crotonoyloxy)-14-hydroxy-1*α*-(2-methylbutyryloxy) notonipetranone $C_{26}H_{40}O_6$ Exact Mass: 448.28	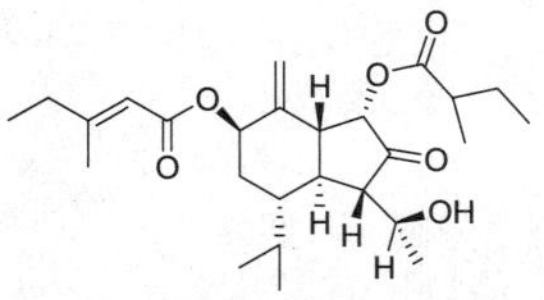 7*β*-(3-Ethyl-*cis*-crotonoyloxy)-14-hydroxy-1*α*-(2-methylbutyryloxy) notonipetranone
7*β*-(3-Ethyl-*cis*-crotonoyloxy)-1*α*-(2-methylbutyryloxy)-3,14-dehydro-*Z*-notonipetranone $C_{26}H_{38}O_5$ Exact Mass: 430.27	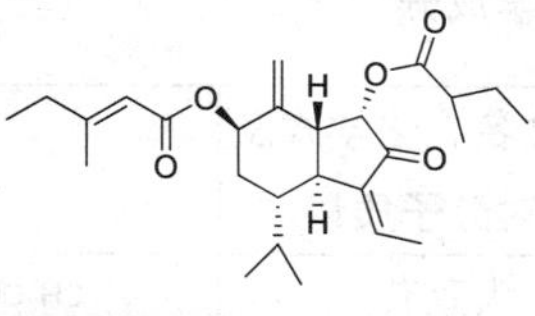 7*β*-(3-Ethyl-*cis*-crotonoyloxy)-1*α*-(2-methylbutyryloxy)-3,14-dehydro-*Z*-notonipetranone	款冬花素内酯 Tussilagolactone $C_{28}H_{42}O_8$ Exact Mass: 506.29	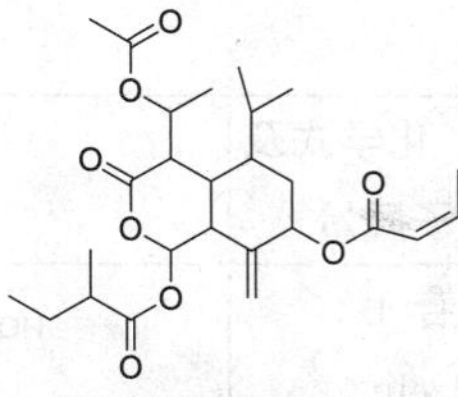 款冬花素内酯 Tussilagolactone
Tussilagonone $C_{21}H_{30}O_3$ Exact Mass: 330.22	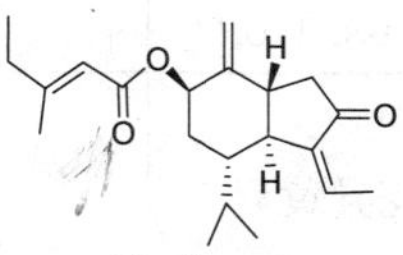 Tussilagonone	7*β*-Angeloyloxyoplopa-3(14)*Z*,8(10)-dien-2-one $C_{20}H_{28}O_3$ Exact Mass: 316.20	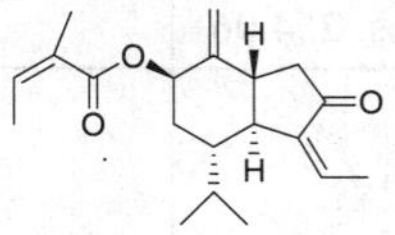 7*β*-Angeloyloxyoplopa-3(14)*Z*,8(10)-dien-2-one
7*β*-(4-Methylsenecioyloxy)oplopa-3(14)*E*,8(10)-dien-2-one $C_{21}H_{30}O_3$ Exact Mass: 330.22	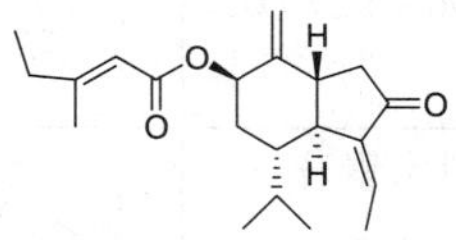 7*β*-(4-Methylsenecioyloxy)oplopa-3(14)*E*,8(10)-dien-2-one	1*α*-Angeloyloxy-7*β*-(4-methylsenecioyloxy) oplopa-3(14)Z,8(10)-dien-2-one $C_{26}H_{36}O_5$ Exact Mass: 428.26	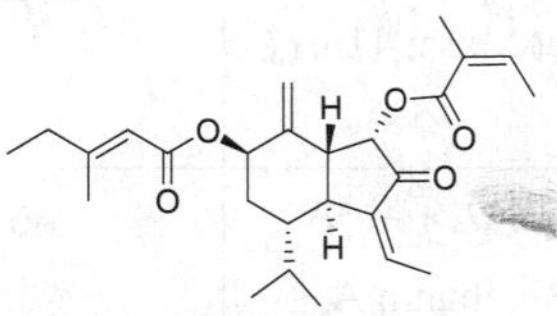 1*α*-Angeloyloxy-7*β*-(4-methylsenecioyloxy)oplopa-3(14)*Z*,8(10)-dien-2-one
7*β*-Senecioyloxyoplopa-3(14)*Z*,8(10)-dien-2-one $C_{20}H_{28}O_3$ Exact Mass: 316.20	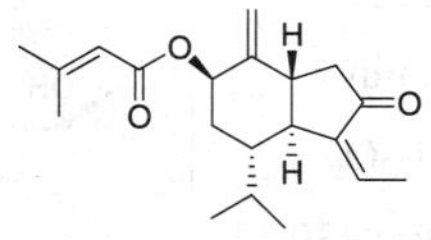 7*β*-Senecioyloxyoplopa-3(14)*Z*,8(10)-dien-2-one	1*α*,7*β*-Di(4-methylsenecioyloxy)oplopa-3(14)*Z*,8(10)-dien-2-one $C_{27}H_{38}O_5$ Exact Mass: 442.27	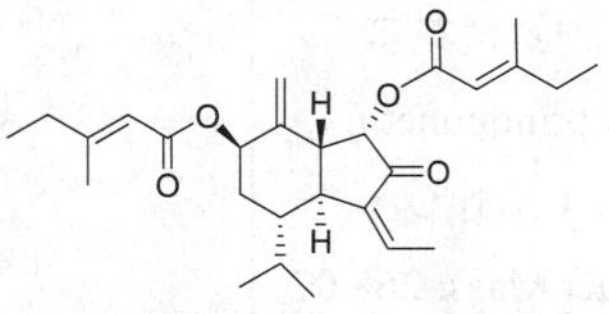 1*α*,7*β*-Di(4-methylsenecioyloxy)oplopa-3(14)*Z*,8(10)-dien-2-one
(3*R*,4*R*,6*S*)-3,4-Epoxybisabola-7(14),10-dien-2-one $C_{15}H_{22}O_2$ Exact Mass: 234.16	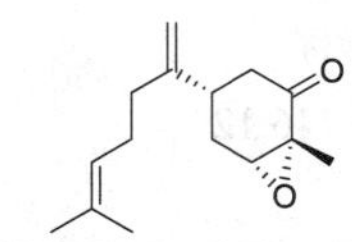 (3*R*,4*R*,6*S*)-3,4-Epoxybisabola-7(14),10-dien-2-one	(1*R*,3*R*,4*R*,5*S*,6*S*)-1-Acetoxy-8-angeloxoyloxy-3,4-epoxy-5-hydroxybisabola-7(14),10-dien-2-one $C_{22}H_{30}O_7$ Exact Mass: 406.20	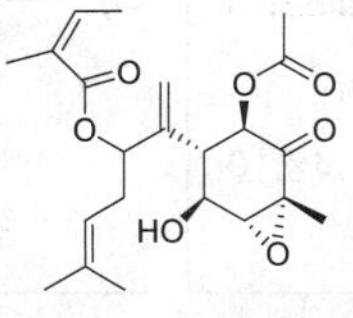 (1*R*,3*R*,4*R*,5*S*,6*S*)-1-Acetoxy-8-angeloxoyloxy-3,4-epoxy-5-hydroxybisabola-7(14),10-dien-2-one

续表

中英文名、化学式及相对分子质量	结构图	中英文名、化学式及相对分子质量	结构图
14(*R*)-Hydroxy-7*β*-isovaleroyloxyoplop-8(10)-en-2-one $C_{20}H_{32}O_4$ Exact Mass: 336.23	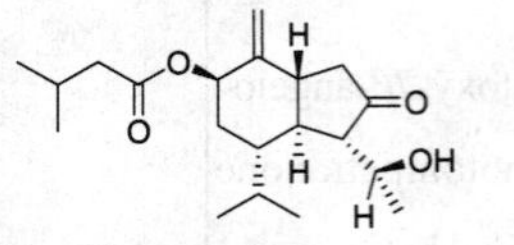 14(*R*)-Hydroxy-7*β*-isovaleroyloxyoplop-8(10)-en-2-one		

葛根

Gegen

RADIX PUERARIAE LOBATAE

【化学成分】

表 1-12-2　葛根主要化学成分[2]

中英文名、化学式及相对分子质量	结构图	中英文名、化学式及相对分子质量	结构图
大豆苷元 Daidzein $C_{15}H_{10}O_4$ Exact Mass: 254.06	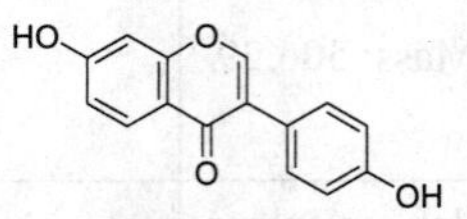 大豆苷元 Daidzein	大豆苷 Daidzin $C_{21}H_{20}O_9$ Exact Mass: 416.11	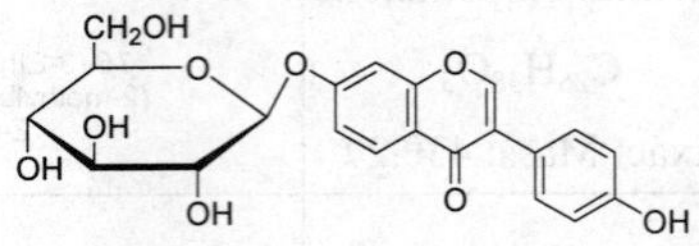 大豆苷 Daidzin
葛根素 Puerarin $C_{21}H_{20}O_9$ Exact Mass: 416.11	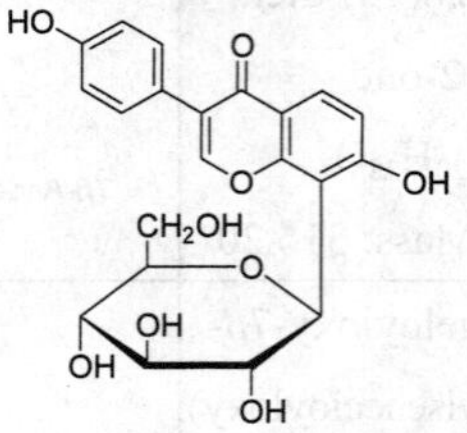 葛根素 Puerarin	金雀花异黄素 Genistein $C_{15}H_{10}O_5$ Exact Mass: 270.05	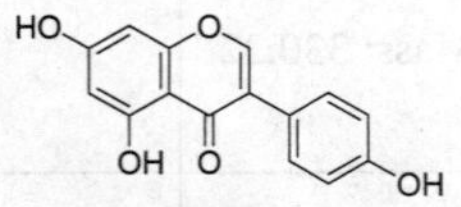 金雀花异黄素 Genistein
鹰嘴豆芽素 A Biochanin A $C_{16}H_{12}O_5$ Exact Mass: 284.07	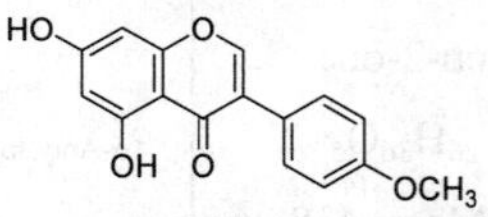 鹰嘴豆芽素 A Biochanin A	染料木素苷 Genistin $C_{21}H_{20}O_{10}$ Exact Mass: 432.11	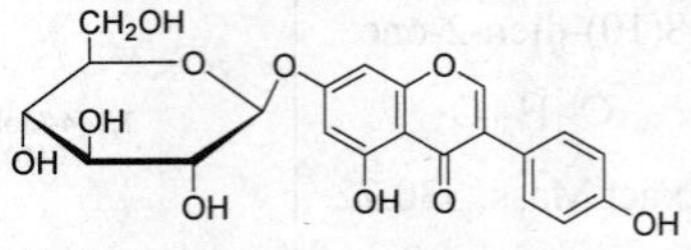 染料木素苷 Genistin
芒柄黄花素 Formononetin $C_{16}H_{12}O_4$ Exact Mass: 268.07	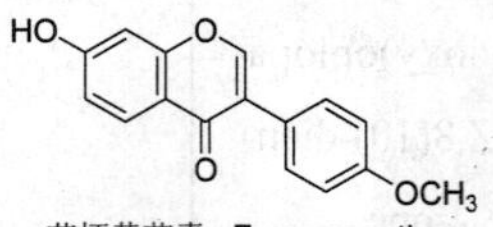 芒柄黄花素 Formononetin	芒柄花苷 Ononin $C_{22}H_{22}O_9$ Exact Mass: 430.13	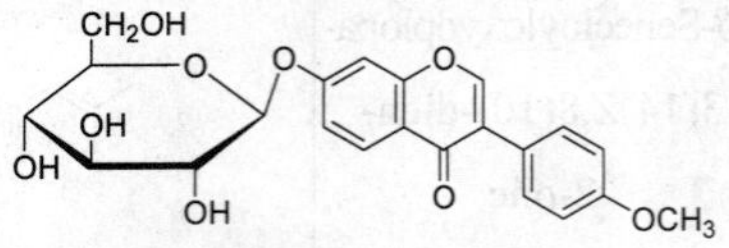 芒柄花苷 Ononin
3′-羟基葛根素 3′-Hydroxypuerarin $C_{21}H_{20}O_{11}$ Exact Mass: 448.10	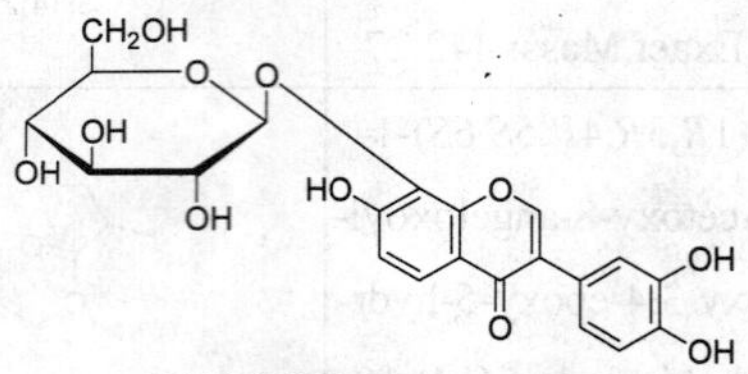 3′-羟基葛根素 3′-Hydroxypuerarin	3′-甲氧基葛根素 3′-Methoxypuerarin $C_{22}H_{22}O_{10}$ Exact Mass: 446.12	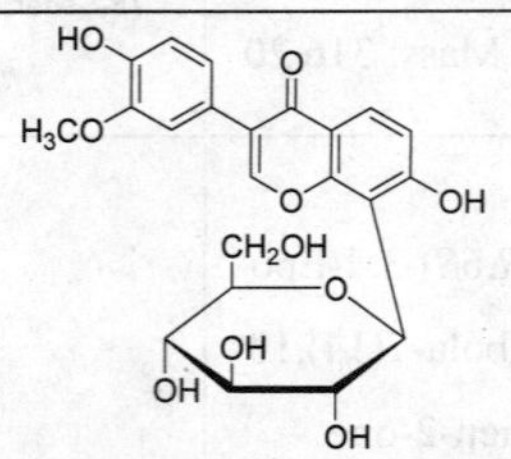 3′-甲氧基葛根素 3′-Methoxypuerarin

续表

中英文名、化学式及相对分子质量	结构图	中英文名、化学式及相对分子质量	结构图
大豆黄素-4′,7-双葡萄糖苷 Daidzein-4′,7-diglucoside $C_{27}H_{30}O_{14}$ Exact Mass: 578.16	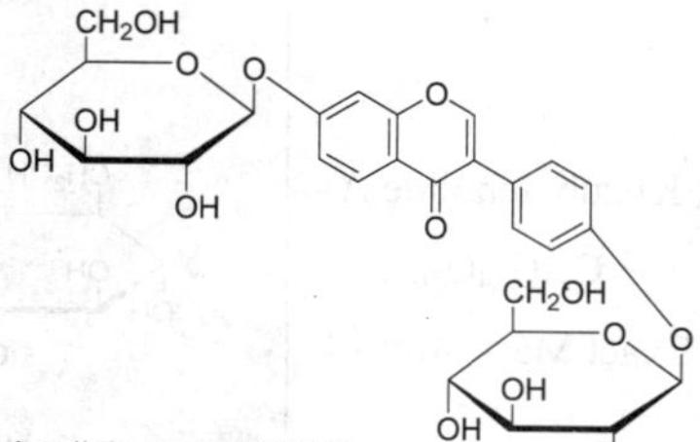 大豆黄素-4′,7-双葡萄糖苷 Daidzein-4′,7-diglucoside	葛根素芹菜糖苷 Mirificin $C_{26}H_{28}O_{13}$ Exact Mass: 548.15	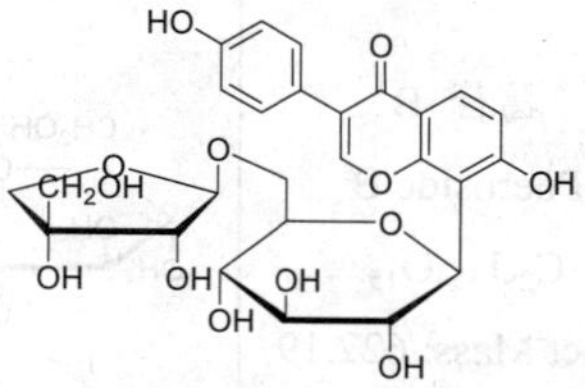 葛根素芹菜糖苷 Mirificin
异甘草素 Isoliquiritigenin $C_{15}H_{12}O_4$ Exact Mass: 256.07	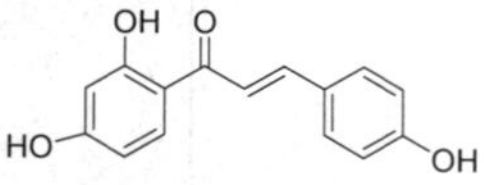 异甘草素 Isoliquiritigenin	3′-甲氧基大豆苷 3′-Methoxydaidzein $C_{16}H_{12}O_5$ Exact Mass: 284.07	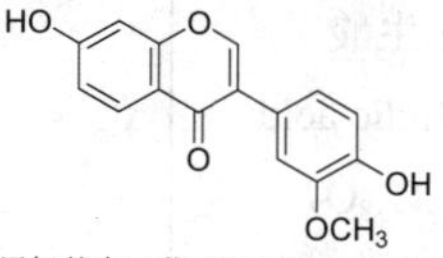 3′-甲氧基大豆苷 3′-Methoxydaidzein
葛根素-4′-*O*-葡萄糖苷 Puerarin-4′-*O*-glucoside $C_{27}H_{30}O_{14}$ Exact Mass: 578.16	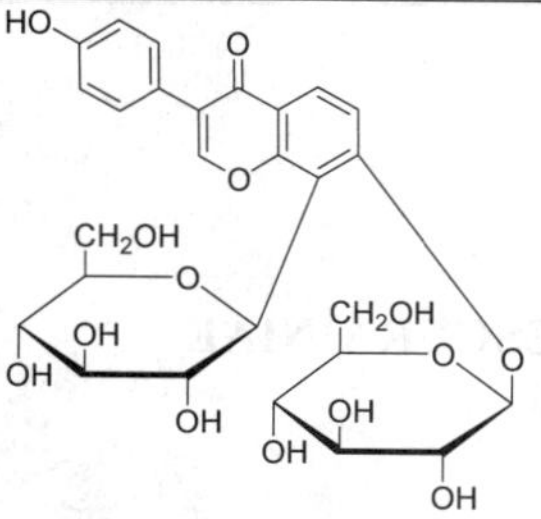 葛根素-4′-*O*-葡萄糖苷 Puerarin-4′-*O*-glucoside	3′-甲氧基豆苷 3′-Methoxydaidzin $C_{22}H_{22}O_{10}$ Exact Mass: 446.12	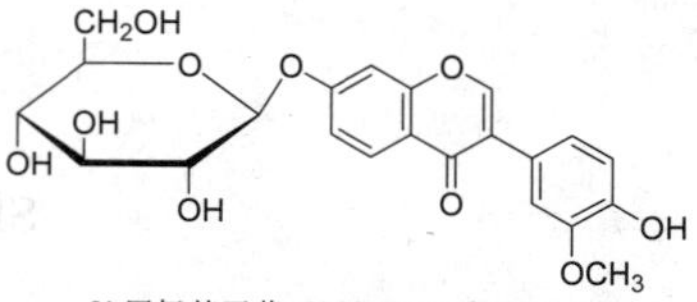 3′-甲氧基豆苷 3′-Methoxydaidzin
豆甾醇 Stigmasterol $C_{29}H_{48}O$ Exact Mass: 412.37	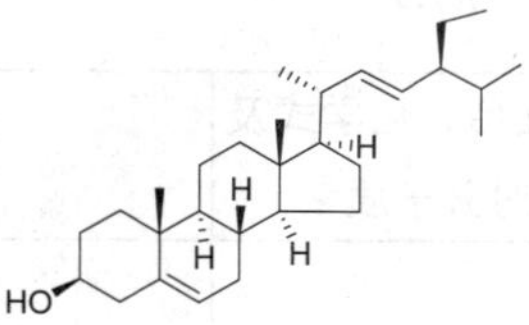 豆甾醇 Stigmasterol	*β*-谷甾醇 *β*-Sitosterol $C_{29}H_{50}O$ Exact Mass: 414.39	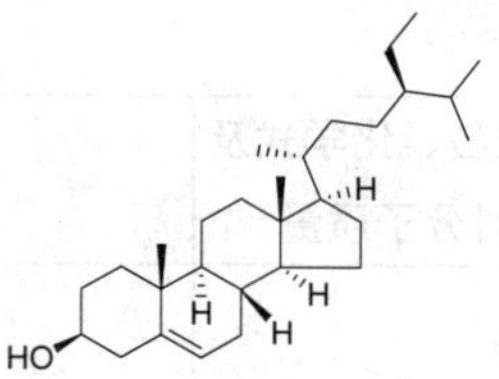 *β*-谷甾醇 *β*-Sitosterol
胡萝卜苷 Daucosterol $C_{35}H_{60}O_6$ Exact Mass: 576.44	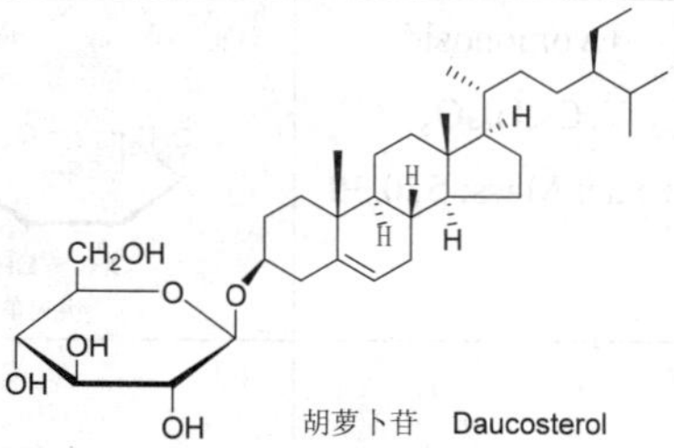 胡萝卜苷 Daucosterol	拟雌内酯 Coumestrol $C_{15}H_8O_5$ Exact Mass: 268.04	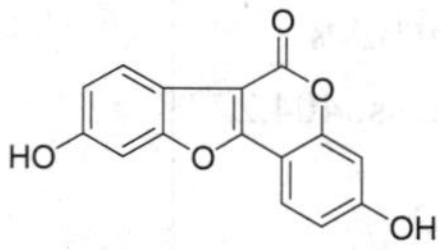 拟雌内酯 Coumestrol
葛香豆雌酚 Puerarol $C_{25}H_{24}O_5$ Exact Mass: 404.16	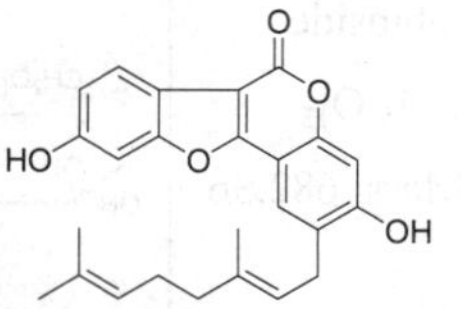 葛香豆雌酚 Puerarol	葛苷 A Pueroside A $C_{29}H_{34}O_{14}$ Exact Mass: 606.19	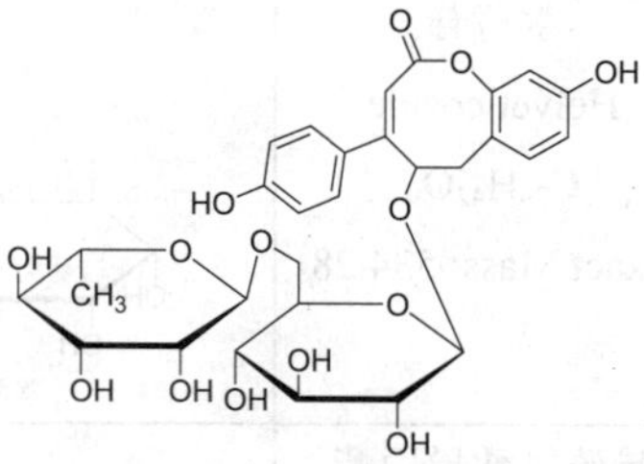 葛苷 A Pueroside A
尿囊素 Allantoin $C_4H_6N_4O_3$ Exact Mass: 158.04	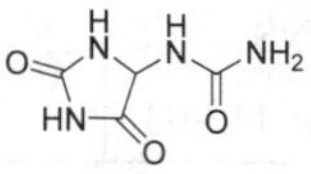 尿囊素 Allantoin	5-甲基海因 5-Methylhydantoin $C_4H_6N_2O_2$ Exact Mass: 114.04	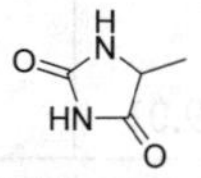 5-甲基海因 5-Methylhydantoin

续表

中英文名、化学式及相对分子质量	结构图	中英文名、化学式及相对分子质量	结构图
葛苷 B Pueroside B $C_{29}H_{34}O_{15}$ Exact Mass: 622.19	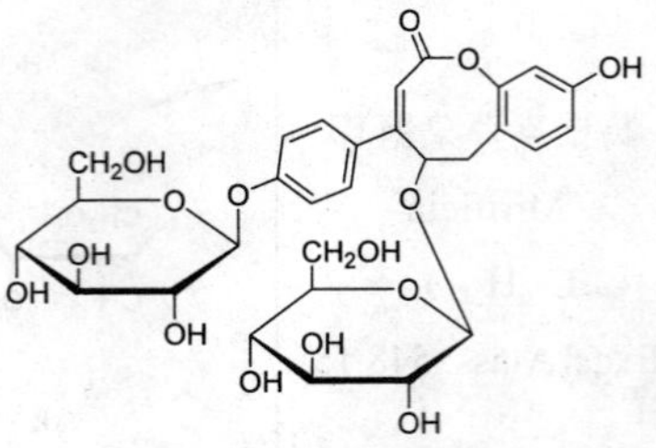 葛苷 B　Pueroside B	Kuzubutenolide A $C_{23}H_{24}O_{10}$ Exact Mass: 460.14	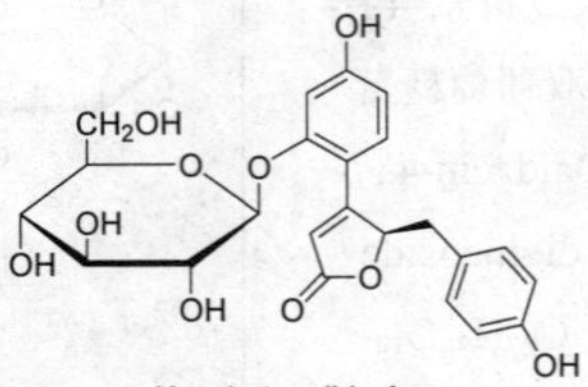 Kuzubutenolide A
花生酸 Arachidic acid $C_{19}H_{38}O_2$ Exact Mass: 298.29	$HOOC-(CH_2)_{17}-CH_3$ 花生酸　Arachidic acid		

葶苈子

Tinglizi

SEMEN LEPIDII SEMEN DESCURAINIAE

【化学成分】

表 1-12-3　葶苈子主要化学成分[3, 4]

中英文名、化学式及相对分子质量	结构图	中英文名、化学式及相对分子质量	结构图
毒毛旋花子配基 Strophanthidine $C_{23}H_{32}O_6$ Exact Mass: 404.22	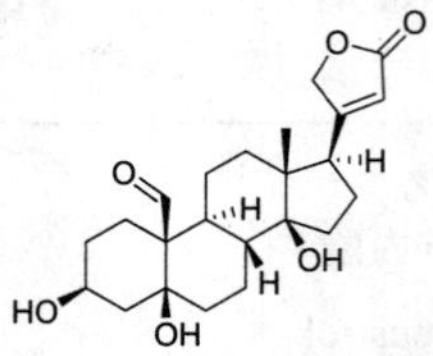 毒毛旋花子配基 Strophanthidine	伊夫单苷 Evomonoside $C_{29}H_{44}O_8$ Exact Mass: 520.30	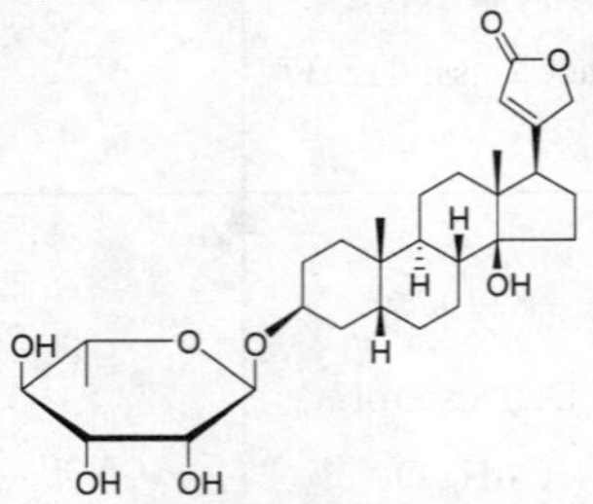 伊夫单苷 Evomonoside
葶苈苷 Helveticoside $C_{29}H_{42}O_9$ Exact Mass: 534.28	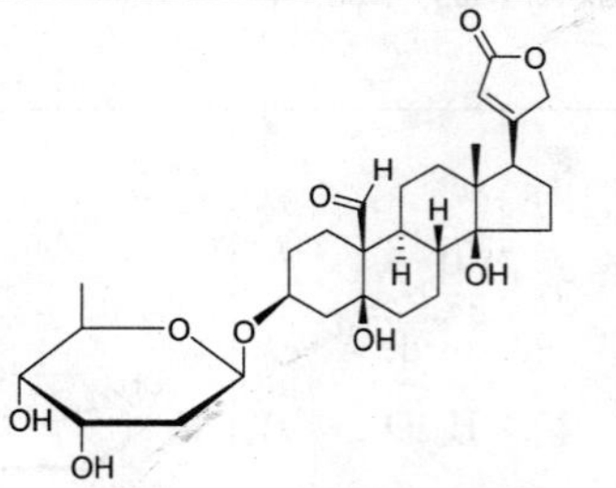 葶苈苷 Helveticoside	伊夫双苷 Evobioside $C_{35}H_{54}O_{13}$ Exact Mass: 682.36	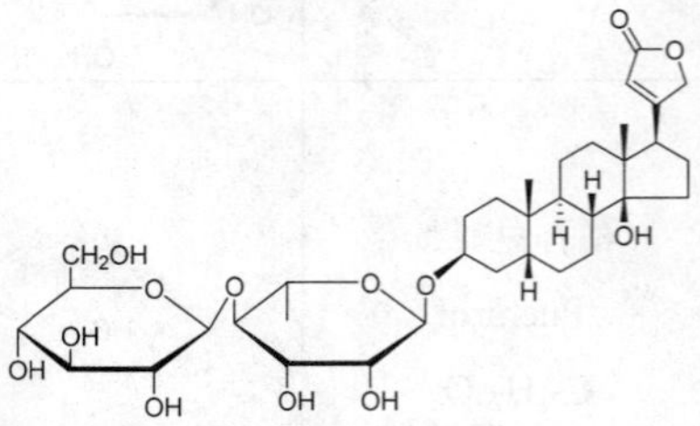 伊夫双苷 Evobioside
异硫氰酸烯丙酯 Allylisothiocyanate C_4H_5NS Exact Mass: 99.01	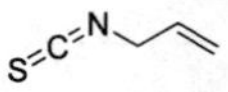 异硫氰酸烯丙酯　Allylisothiocyanate	异硫氰酸丁烯酯 3-Butenylisothiocyanate C_5H_7NS Exact Mass: 113.03	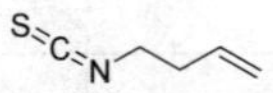 异硫氰酸丁烯酯 3-Butenylisothiocyanate

续表

中英文名、化学式及相对分子质量	结构图	中英文名、化学式及相对分子质量	结构图
糖芥苷 Erysimoside $C_{35}H_{52}O_{14}$ Exact Mass: 696.34	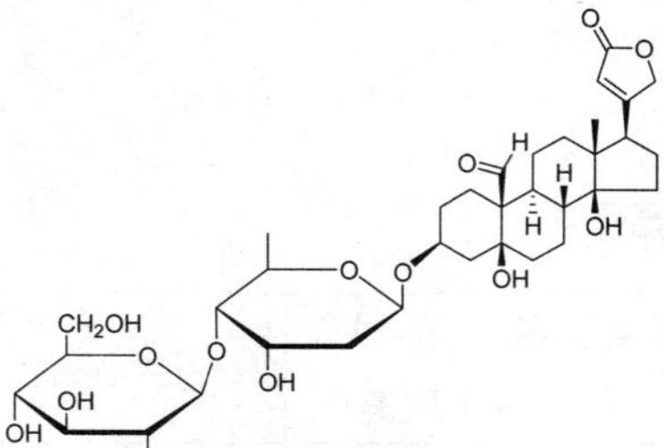 糖芥苷 Erysimoside	异硫氰酸苄酯 Benzylisothiocyanate C_8H_7NS Exact Mass: 149.03	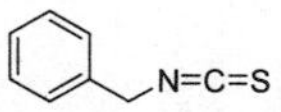 异硫氰酸苄酯 Benzylisothiocyanate
2-苯乙基异硫氰酸酯 2-Phenylethylisothio-cyanate C_9H_9NS Exact Mass: 163.05	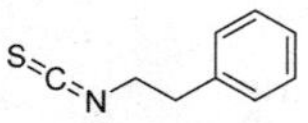 2-苯乙基异硫氰酸酯 2-Phenylethylisothiocyanate	4-甲硫丁基异硫氰酸酯 4-Methylthiobutyliso-thiocyanate $C_6H_{11}NS_2$ Exact Mass: 161.03	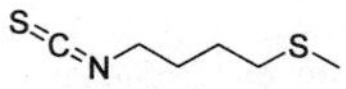 4-甲硫丁基异硫氰酸酯 4-Methylthiobutylisothiocyanate
肉豆蔻酸 Myristic acid $C_{14}H_{28}O_2$ Exact Mass: 228.21	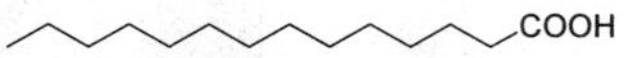 肉豆蔻酸 Myristic acid	棕榈酸 Palmitic acid $C_{16}H_{32}O_2$ Exact Mass: 256.24	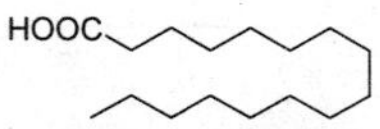 棕榈酸 Palmitic acid
花生酸 Arachidic acid $C_{20}H_{40}O_2$ Exact Mass: 312.30	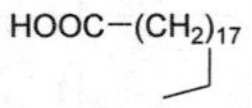 花生酸 Arachidic acid	硬脂酸 Stearic acid $C_{18}H_{36}O_2$ Exact Mass: 284.27	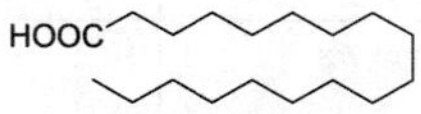 硬脂酸 Stearic acid
十六碳烯酸 Hexadecenoic acid $C_{16}H_{30}O_2$ Exact Mass: 254.22	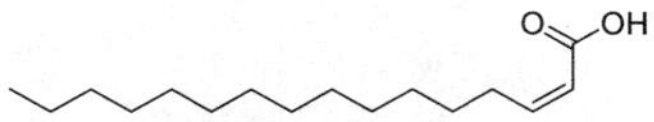 十六碳烯酸 Hexadecenoic acid	油酸 Oleic acid $C_{18}H_{34}O_2$ Exact Mass: 282.26	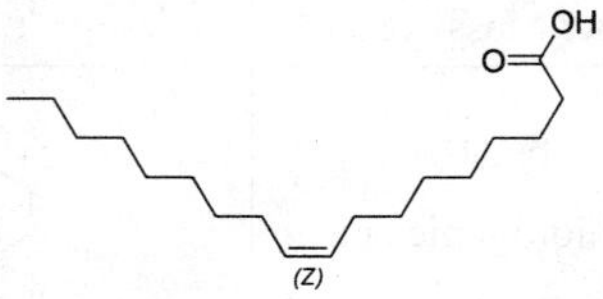 油酸 Oleic acid
亚油酸 Linolic acid $C_{18}H_{32}O_2$ Exact Mass: 280.24	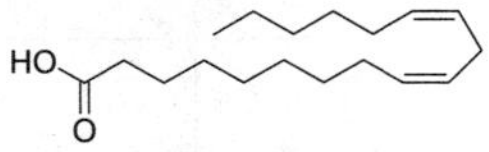 亚油酸 Linolic acid	亚麻酸 Linolenic acid $C_{18}H_{30}O_2$ Exact Mass: 278.22	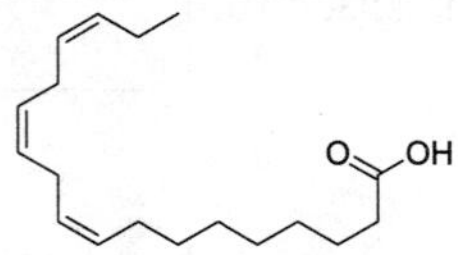 亚麻酸 Linolenic acid
二十碳烯酸 Eicosenoic acid $C_{20}H_{38}O_2$ Exact Mass: 310.29	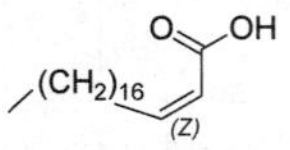 二十碳烯酸 Eicosenoic acid	*β*-谷甾醇 *β*-Sitosterol $C_{29}H_{50}O$ Exact Mass: 414.39	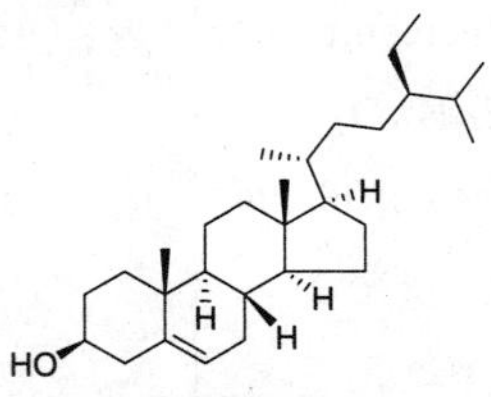 *β*-谷甾醇 *β*-Sitosterol
黑芥子苷 Sinigrin $C_{10}H_{17}NO_9S_2$ Exact Mass: 359.03	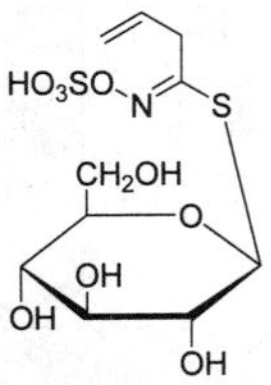 黑芥子苷 Sinigrin		

除以上化学成分外，葶苈子还含有白芥子苷等。

萹蓄

Bianxu

HERBA POLYGONI AVICULARIS

【化学成分】

表 1-12-4　萹蓄主要化学成分[5, 6]

中英文名、化学式及相对分子质量	结构图	中英文名、化学式及相对分子质量	结构图
萹蓄苷 Avicularin $C_{20}H_{18}O_{11}$ Exact Mass: 434.08	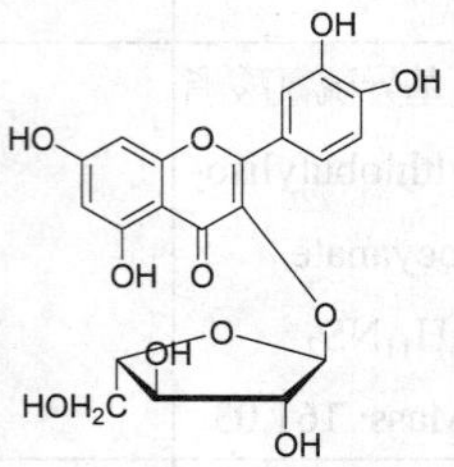 萹蓄苷 Avicularin	槲皮苷 Quercitrin $C_{21}H_{20}O_{11}$ Exact Mass: 448.10	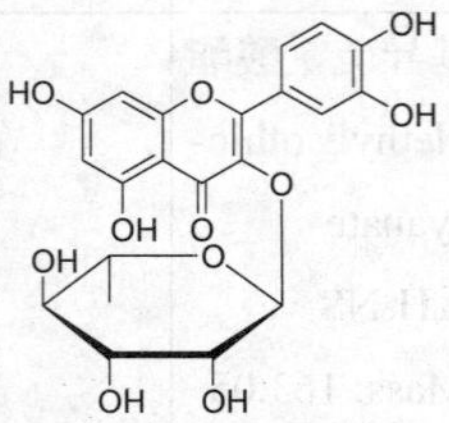 槲皮苷 Quercitrin
d-儿茶素 *d*-Catechin $C_{15}H_{14}O_6$ Exact Mass: 290.08	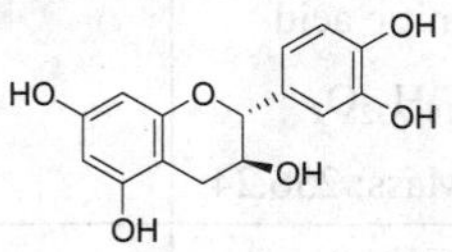 *d*-儿茶素 *d*-Catechin	没食子酸 Gallic acid $C_7H_6O_5$ Exact Mass: 170.02	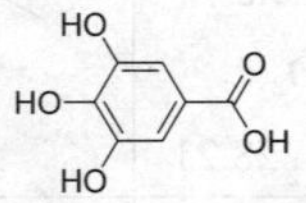 没食子酸 Gallic acid
咖啡酸 Caffeic acid $C_9H_8O_4$ Exact Mass: 180.04	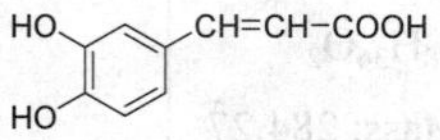 咖啡酸 Caffeic acid	草酸 Oxalic acid $C_2H_2O_4$ Exact Mass: 90.00	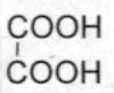 草酸 Oxalic acid
绿原酸 Chlorogenic acid $C_{16}H_{18}O_9$ Exact Mass: 354.10	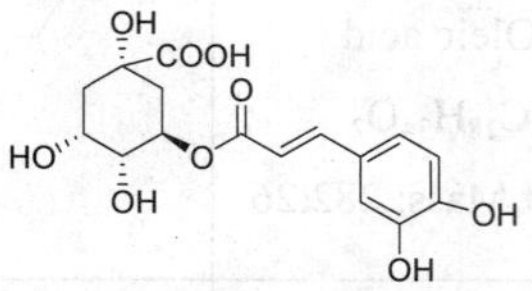 绿原酸 Chlorogenic acid	对香豆酸 *p*-Coumaric acid $C_9H_8O_3$ Exact Mass: 164.05	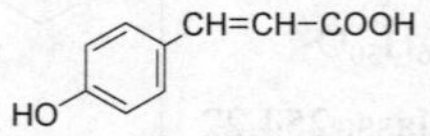 对香豆酸 *p*-Coumaric acid
槲皮素 Quercetin $C_{15}H_{10}O_7$ Exact Mass: 302.04	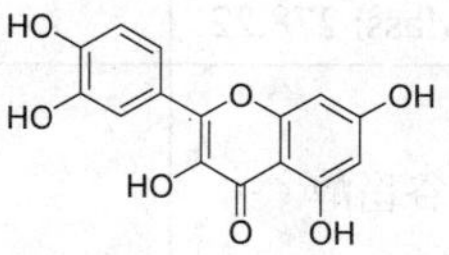 槲皮素 Quercetin	槲皮素-3-*O*-*β*-D-葡萄糖苷 Quercetin-3-*O*-*β*-D-glucoside $C_{21}H_{20}O_{12}$ Exact Mass: 464.10	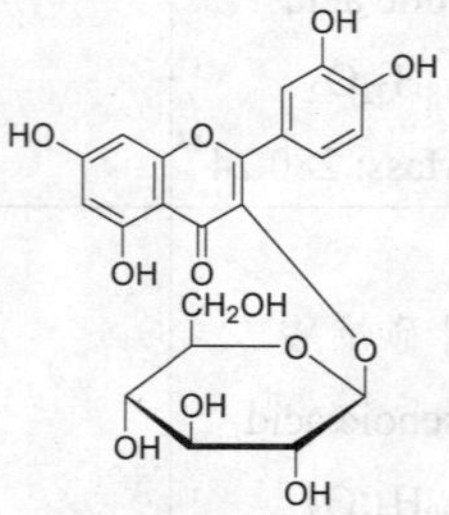 槲皮素-3-*O*-*β*-D-葡萄糖苷 Quercetin-3-*O*-*β*-D-glucoside
Tachioside $C_{13}H_{18}O_8$ Exact Mass: 302.10	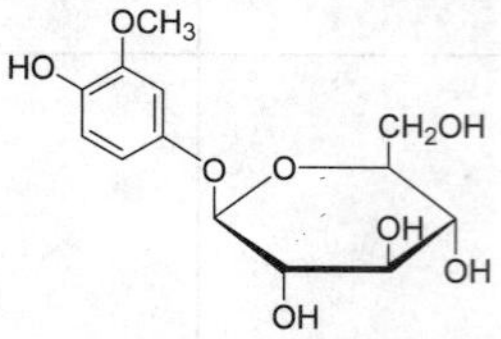 Tachioside	Isotachioside $C_{13}H_{18}O_8$ Exact Mass: 302.10	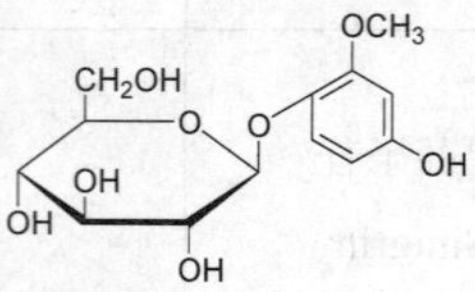 Isotachioside

续表

中英文名、化学式及相对分子质量	结构图	中英文名、化学式及相对分子质量	结构图
山柰酚 Kaempferol $C_{15}H_{10}O_6$ Exact Mass: 286.05	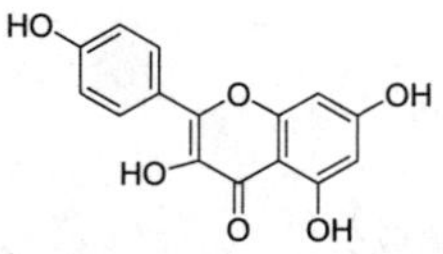 山柰酚 Kaempferol	杨梅素 Myricetin $C_{15}H_{10}O_8$ Exact Mass: 318.04	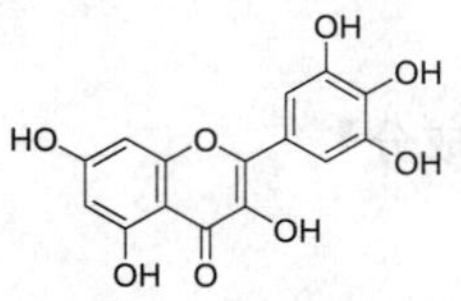 杨梅素 Myricetin
胡桃宁 Juglanin $C_{20}H_{18}O_{10}$ Exact Mass: 418.09	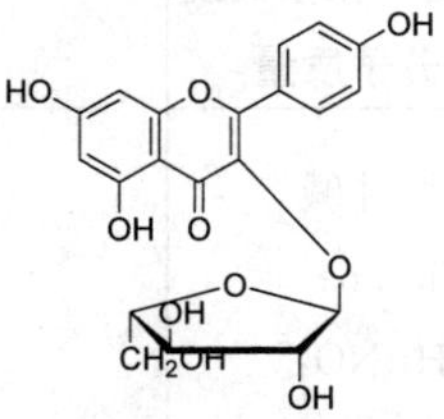 胡桃宁 Juglanin	黄芪苷 Astragalin $C_{21}H_{20}O_{11}$ Exact Mass: 448.10	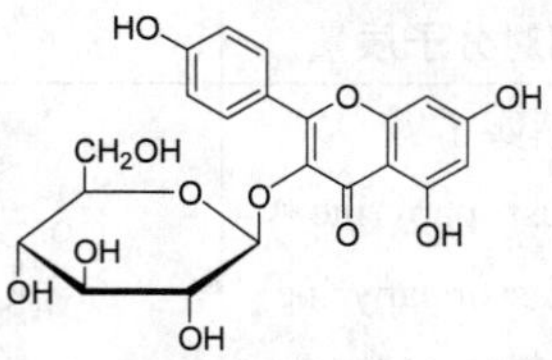 黄芪苷 Astragalin
Desmanthin-1 $C_{28}H_{24}O_{16}$ Exact Mass: 616.11	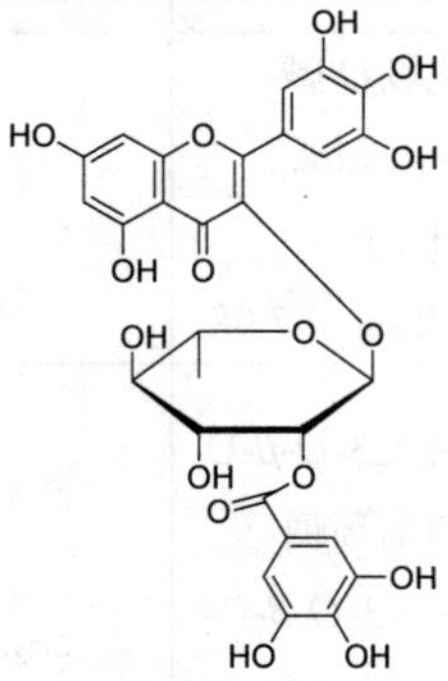 Desmanthin-1	杨梅树皮苷 Myricitrin $C_{21}H_{20}O_{12}$ Exact Mass: 464.10	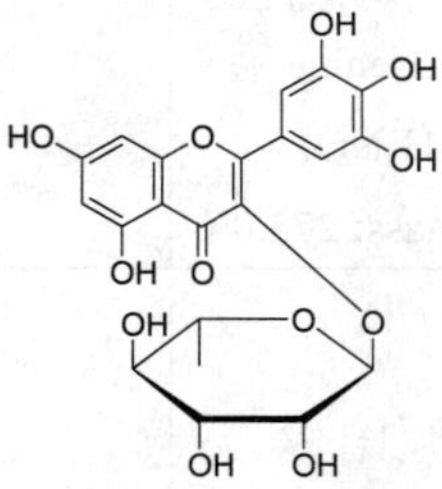 杨梅树皮苷 Myricitrin
槲皮素-3-*O*-甘露糖苷 Quercetin-3-*O*-mannopyranoside $C_{21}H_{20}O_{12}$ Exact Mass: 464.10	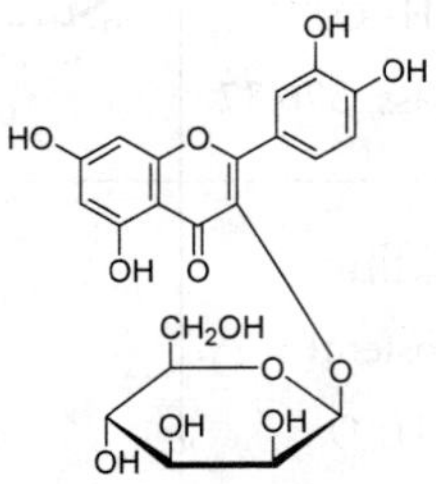 槲皮素-3-*O*-甘露糖苷 Quercetin-3-*O*-mannopyranoside	*β*-谷甾醇 *β*-Sitosterol $C_{29}H_{50}O$ Exact Mass: 414.39	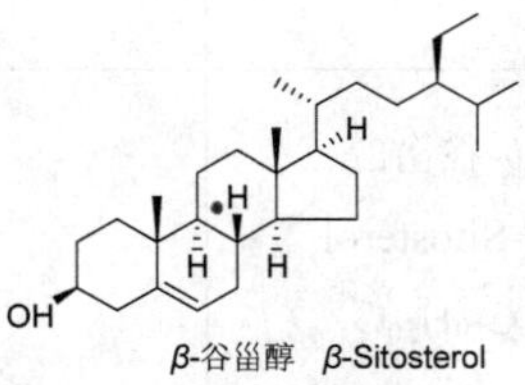 *β*-谷甾醇 *β*-Sitosterol
β-胡萝卜苷 *β*-Daucosterol $C_{35}H_{60}O_6$ Exact Mass: 576.44	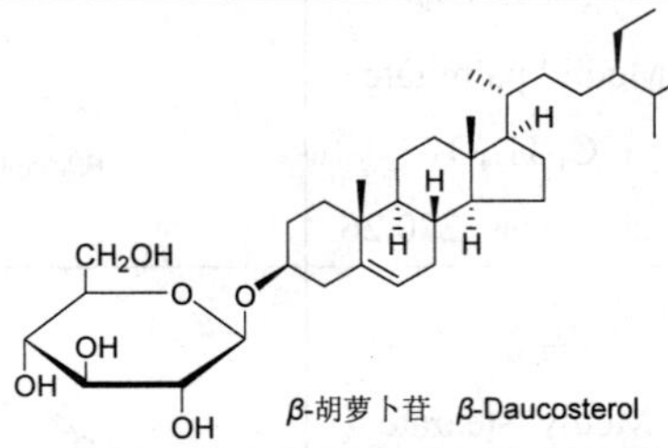 *β*-胡萝卜苷 *β*-Daucosterol		

楮实子

Chushizi
FRUCTUS BROUSSONETIAE

【化学成分】

表 1-12-5　楮实子主要化学成分[7]

中英文名、化学式及相对分子质量	结构图	中英文名、化学式及相对分子质量	结构图
楮实子碱 A Broussopapyrine A (Broussonpapyrine) $C_{21}H_{18}NO_4^+$ Exact Mass: 348.12	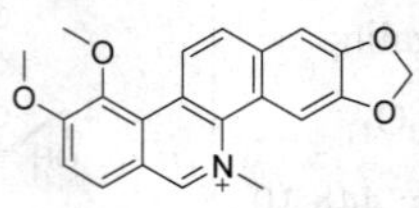 楮实子碱 A Broussopapyrine A (Broussonpapyrine)	两面针碱 Nitidine $C_{21}H_{18}NO_4^+$ Exact Mass: 348.12	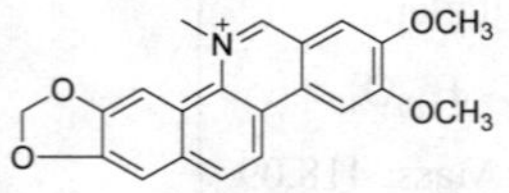 两面针碱 Nitidine
鹅掌楸宁 Liriodenine $C_{17}H_9NO_3$ Exact Mass: 275.06	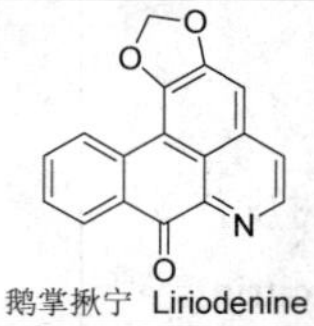 鹅掌楸宁 Liriodenine	氧化勒檔碱 Oxyavicine $C_{20}H_{13}NO_5$ Exact Mass: 347.08	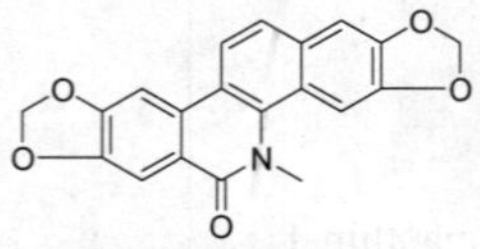 氧化勒檔碱 Oxyavicine
异两面针碱 Isoterihanine $C_{20}H_{16}NO_4^+$ Exact Mass: 334.11	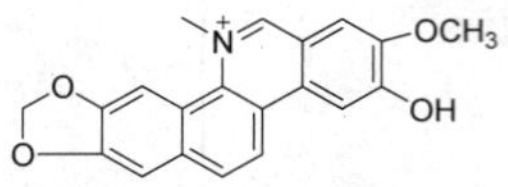 异两面针碱 Isoterihanine	薯蓣皂苷元3-*O*-*β*-D-吡喃葡萄糖 Diosgenin-3-*O*-*β*-D-glucopyranoside $C_{33}H_{52}O_8$ Exact Mass: 576.37	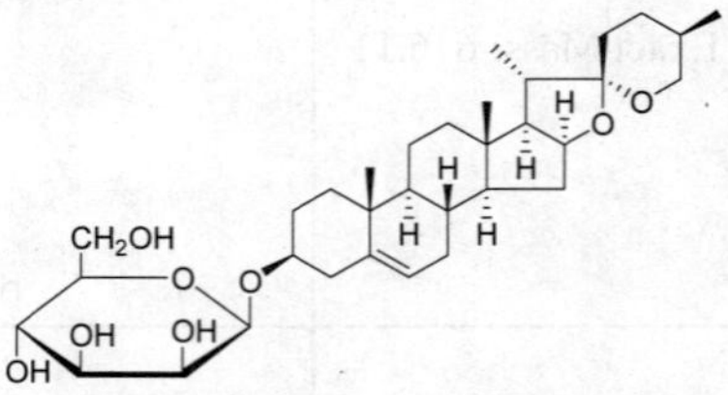 薯蓣皂苷元3-*O*-*β*-D-吡喃葡萄糖 Diosgenin-3-*O*-*β*-D-glucopyranoside
β-谷甾醇 *β*-Sitosterol $C_{29}H_{50}O$ Exact Mass: 414.39	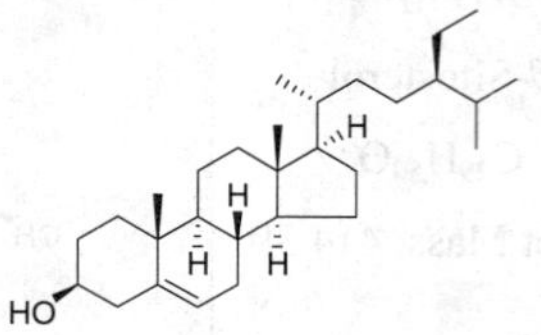 *β*-谷甾醇 *β*-Sitosterol	岩藻甾醇 Fucosterol $C_{29}H_{48}O$ Exact Mass: 412.37	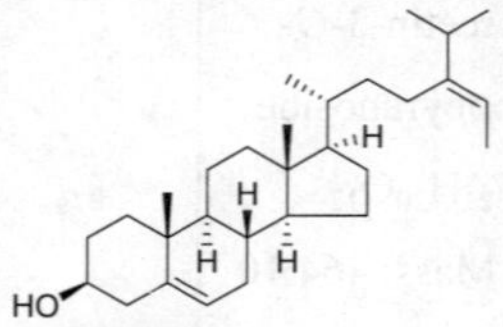 岩藻甾醇 Fucosterol
δ-生育酚 *δ*-Tocopherol $C_{27}H_{46}O_2$ Exact Mass: 402.35	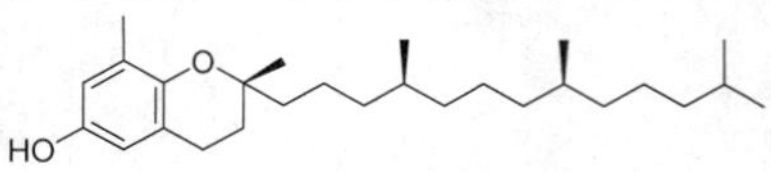 *δ*-生育酚 *δ*-Tocopherol	棕榈酸甲酯 Methyl palmitate $C_{17}H_{34}O_2$ Exact Mass: 270.26	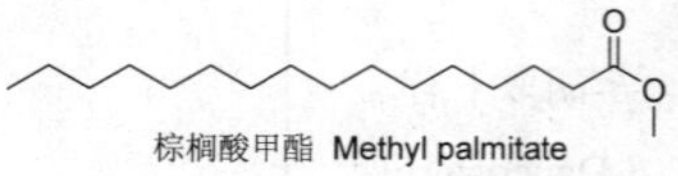 棕榈酸甲酯 Methyl palmitate
十八-8,11-二烯酸甲酯 Methyl-8,11-octadeca-dienoate $C_{19}H_{34}O_2$ Exact Mass: 294.26	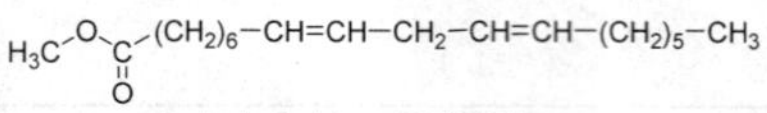 十八-8,11-二烯酸甲酯 Methyl-8,11-octadecadienoate	硬脂酸甲酯 Methyl stearate $C_{19}H_{38}O_2$ Exact Mass: 298.29	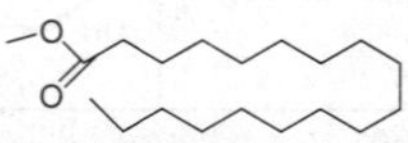 硬脂酸甲酯 Methyl stearate
壬酸甲酯 Methyl nonanoate $C_{10}H_{20}O_2$ Exact Mass: 172.15	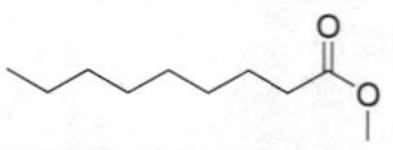 壬酸甲酯 Methyl nonanoate	月桂酸 Lauric acid $C_{12}H_{24}O_2$ Exact Mass: 200.18	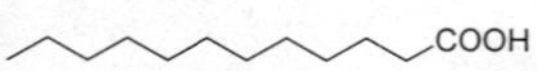 月桂酸 Lauric acid

续表

中英文名、化学式及相对分子质量	结构图	中英文名、化学式及相对分子质量	结构图
肉豆蔻酸甲酯 Methyl tetradecanoate $C_{15}H_{30}O_2$ Exact Mass: 242.22	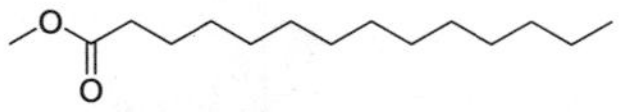 肉豆蔻酸甲酯 Methyl tetradecanoate	十五烷酸甲酯 Methyl *n*-pentadecanoate $C_{16}H_{32}O_2$ Exact Mass: 256.24	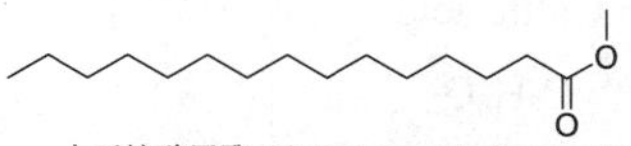 十五烷酸甲酯 Methyl *n*-pentadecanoate
亚油酸甲酯 Methyl linoleate $C_{19}H_{34}O_2$ Exact Mass: 294.26	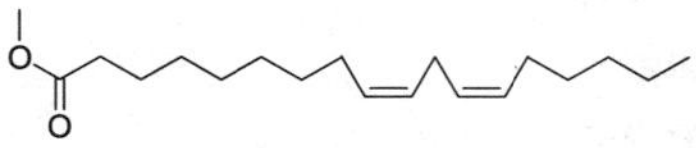 亚油酸甲酯 Methyl linoleate	十七烷酸甲酯 Methyl heptadecanoate $C_{18}H_{36}O_2$ Exact Mass: 284.27	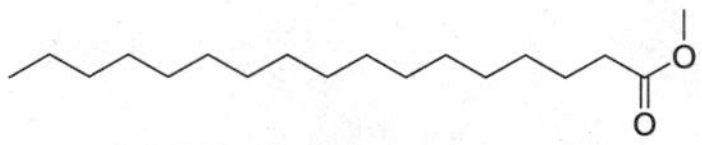 十七烷酸甲酯 Methyl heptadecanoate
十九烷酸甲酯 Methyl nonadecanoate $C_{20}H_{40}O_2$ Exact Mass: 312.30	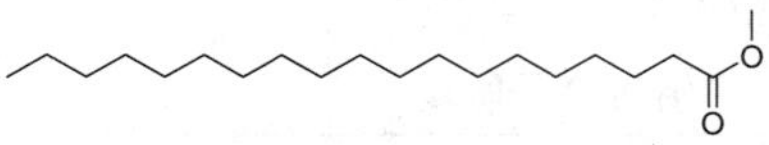 十九烷酸甲酯 Methyl nonadecanoate	二十碳-11,13-二烯酸甲酯 Methyl-11,13-eicosadienoate $C_{21}H_{38}O_2$ Exact Mass: 322.29	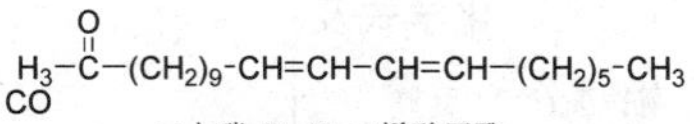 二十碳-11,13-二烯酸甲酯 Methyl-11,13-eicosadienoate
二十碳-11-烯酸甲酯 Methyl-11-eicosenoate $C_{21}H_{40}O_2$ Exact Mass: 324.30	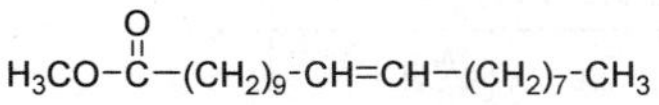 二十碳-11-烯酸甲酯 Methyl-11-eicosenoate	亚油酸乙酯 Ethyl linoleate $C_{20}H_{36}O_2$ Exact Mass: 308.27	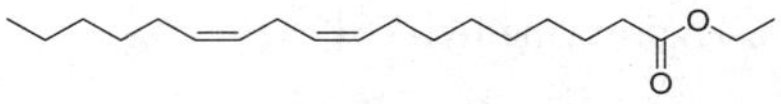 亚油酸乙酯 Ethyl linoleate

棕榈

Zonglü

PETIOLUS TRACHYCARPI

【化学成分】

表 1-12-6　棕榈主要化学成分[8]

中英文名、化学式及相对分子质量	结构图	中英文名、化学式及相对分子质量	结构图
对羟基苯甲酸 *p*-Hydroxybenzoic acid $C_7H_6O_3$ Exact Mass: 138.03	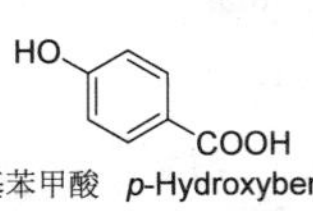 对羟基苯甲酸 *p*-Hydroxybenzoic acid	原儿茶酸 Protocatechuic acid $C_7H_6O_4$ Exact Mass: 154.03	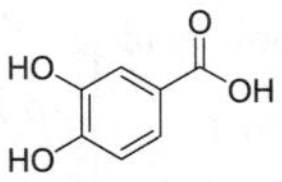 原儿茶酸 Protocatechuic acid
原儿茶醛 Protocatechualdehyde $C_7H_6O_3$ Exact Mass: 138.03	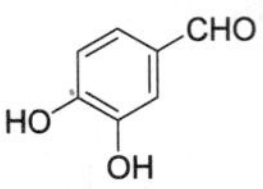 原儿茶醛 Protocatechualdehyde	*d*-儿茶素 *d*-Catechin $C_{15}H_{14}O_6$ Exact Mass: 290.08	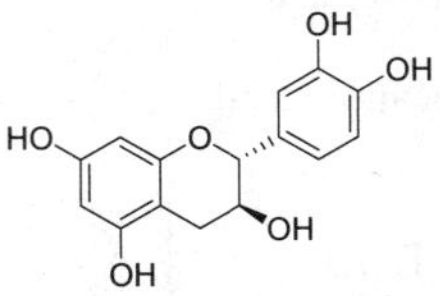 *d*-儿茶素 *d*-Catechin

续表

中英文名、化学式及相对分子质量	结构图	中英文名、化学式及相对分子质量	结构图
没食子酸 Gallic acid $C_7H_6O_5$ Exact Mass: 170.02	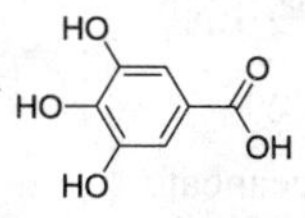 没食子酸　Gallic acid		

紫花地丁

Zihuadiding

HERBA VIOLAE

【化学成分】

表 1-12-7　紫花地丁主要化学成分[9, 10]

中英文名、化学式及相对分子质量	结构图	中英文名、化学式及相对分子质量	结构图
七叶内酯 Esculetin $C_9H_6O_4$ Exact Mass: 178.03	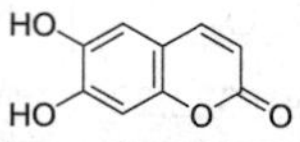 七叶内酯　Esculetin	异莨菪亭 Isoscopoletin $C_{10}H_8O_4$ Exact Mass: 192.04	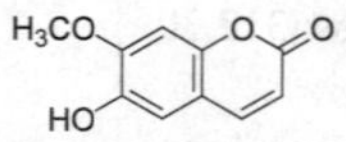 异莨菪亭　Isoscopoletin
6-Hydroxymethyl-3-pyridinol $C_6H_7NO_2$ Exact Mass: 125.05	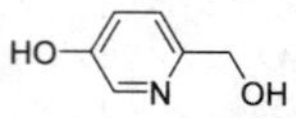 6-Hydroxymethyl-3-pyridinol	双七叶内酯 Euphorbetin $C_{18}H_{10}O_8$ Exact Mass: 354.04	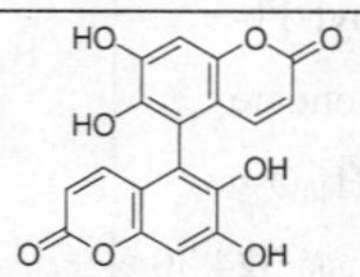 双七叶内酯　Euphorbetin
异千金子素 Isoeuphorbetin $C_{18}H_{10}O_8$ Exact Mass: 354.04	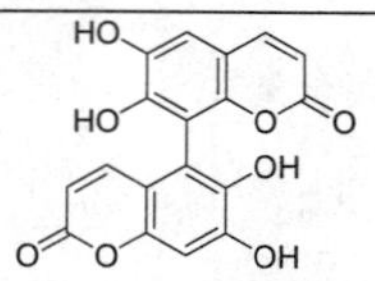 异千金子素　Isoeuphorbetin	黑燕麦内酯 Loliolide $C_{11}H_{16}O_3$ Exact Mass: 196.11	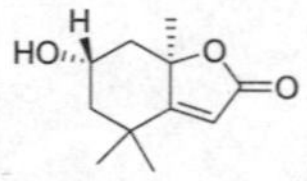 黑燕麦内酯　Loliolide
Dehydrololiolide $C_{11}H_{14}O_3$ Exact Mass: 194.09	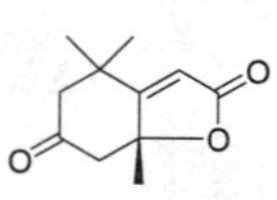 Dehydrololiolide	邻苯二甲酸二乙酯 Diethyl phthalate $C_{12}H_{14}O_4$ Exact Mass: 222.09	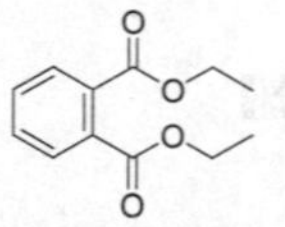 邻苯二甲酸二乙酯　Diethyl phthalate
(*Z,Z,Z*)-9,12,15-十八碳三烯酸甲酯 (*Z,Z,Z*)-9,12,15-octadecatrienoic acid methyl ester $C_{19}H_{32}O_2$ Exact Mass: 292.24	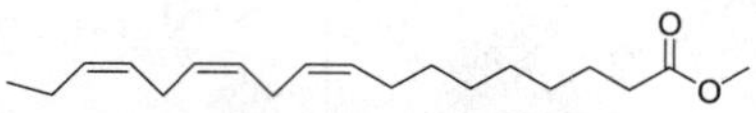 (Z,Z,Z)-9,12,15-十八碳三烯酸甲酯 (Z,Z,Z)-9,12,15-octadecatrienoic acid methyl ester	邻苯二甲酸二丁酯 Dibutyl phthalate $C_{16}H_{22}O_4$ Exact Mass: 278.15	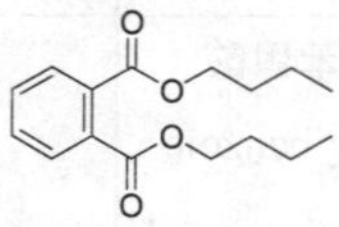 邻苯二甲酸二丁酯　Dibutyl phthalate
十六碳酸甲酯 Hexadecanoic acid methyl ester $C_{17}H_{34}O_2$ Exact Mass: 270.26	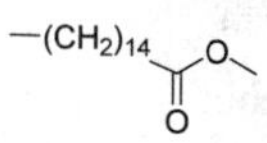 十六碳酸甲酯 Hexadecanoic acid methyl ester	异植醇 Isophytol $C_{20}H_{40}O$ Exact Mass: 296.31	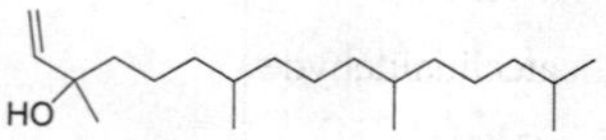 异植醇　Isophytol

续表

中英文名、化学式及相对分子质量	结构图	中英文名、化学式及相对分子质量	结构图
6,10,14-三甲基-2-十五碳酮 6,10,14-Trimethyl-2-pentadecanone $C_{18}H_{36}O$ Exact Mass: 268.28	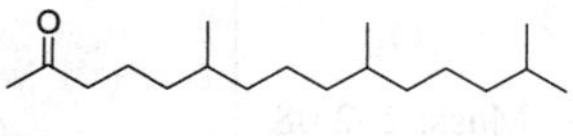 6,10,14-三甲基-2-十五碳酮 6,10,14-Trimethyl-2-pentadecanone	*N*,*N*-二苯基甲酰胺肼 *N*,*N*-Diphenylhydrazinecarboxamide $C_{13}H_{13}N_3O$ Exact Mass: 227.11	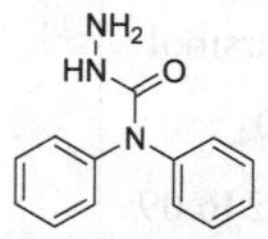 *N*,*N*-二苯基甲酰胺肼 *N*,*N*-Diphenylhydrazinecarboxamide

除以上化学成分外，紫花地丁还含有3,7,11,15-四甲基-2-十六烷-1-醇、1-(4-Hydroxy-3-methoxy) acetophenone等。

紫花前胡

Zihuaqianhu

RADIX　PEUCEDANI　DECURSIVI

【化学成分】

表 1-12-8　紫花前胡主要化学成分[11~13]

中英文名、化学式及相对分子质量	结构图	中英文名、化学式及相对分子质量	结构图
紫花前胡内酯 Nodakenetin $C_{14}H_{14}O_4$ Exact Mass: 246.09	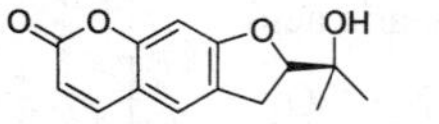 紫花前胡内酯　Nodakenetin	Pd-C-Ⅳ $C_{21}H_{22}O_7$ Exact Mass: 386.14	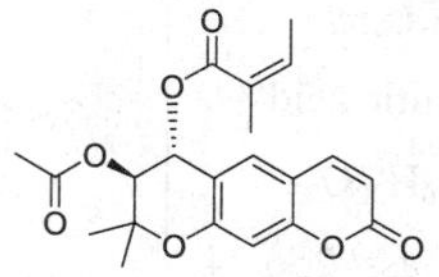 Pd-C-Ⅳ
Ostruthin $C_{19}H_{22}O_3$ Exact Mass: 298.16	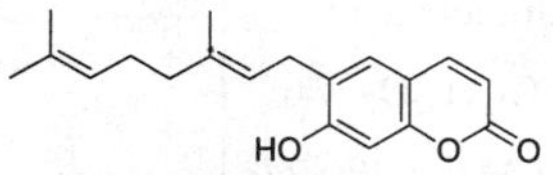 Ostruthin	紫花前胡次素 Decursidin $C_{24}H_{26}O_7$ Exact Mass: 426.17	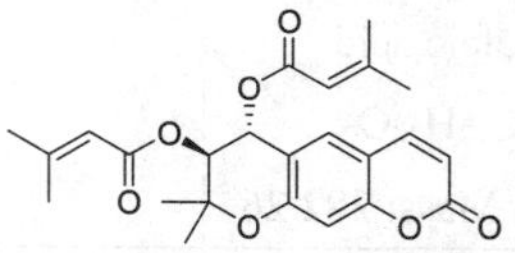 紫花前胡次素　Decursidin
紫花前胡素 C Decursitin C $C_{24}H_{26}O_7$ Exact Mass: 426.17	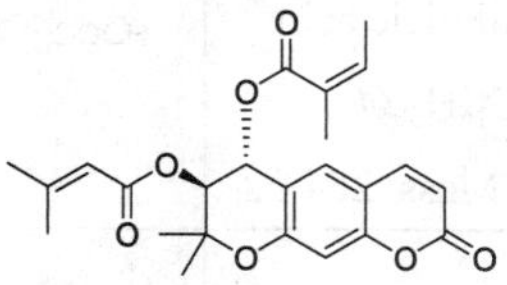 紫花前胡素 C　Decursitin C	Decuroside Ⅵ $C_{24}H_{28}O_{10}$ Exact Mass: 476.17	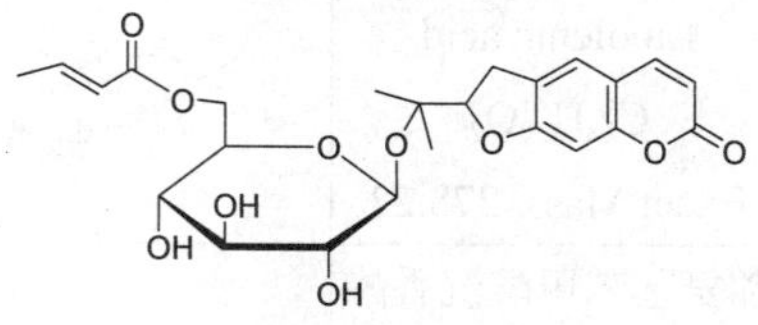 Decuroside Ⅵ
Decursidate $C_{18}H_{18}O_6$ Exact Mass: 330.11	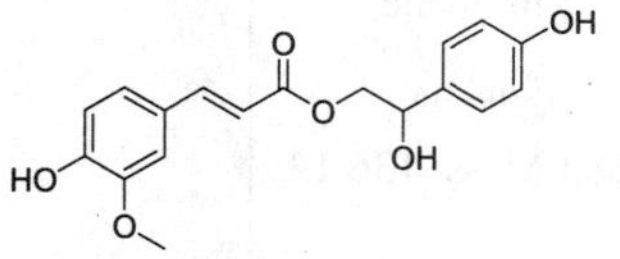 Decursidate	紫花前胡素 D Decursitin D $C_{19}H_{20}O_6$ Exact Mass: 344.13	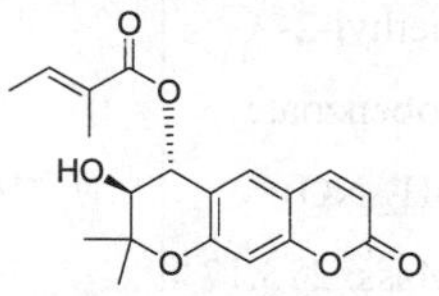 紫花前胡素 D　Decursitin D
紫花前胡素 F Decursitin F $C_{16}H_{16}O_6$ Exact Mass: 304.09	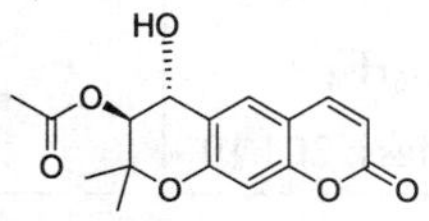 紫花前胡素 F　Decursitin F	3′(*S*)-Acetoxy-4′(*R*)-angeloyloxy-3′,4′-dihydroxanthyletin $C_{21}H_{22}O_7$ Exact Mass: 386.14	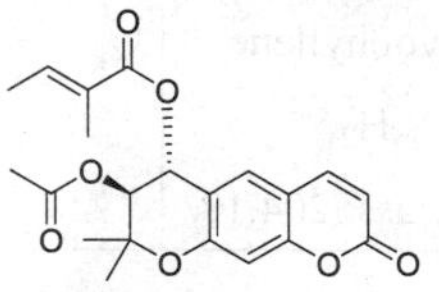 3′(*S*)-Acetoxy-4′(*R*)-angeloyloxy-3′,4′-dihydroxanthyletin

续表

中英文名、化学式及相对分子质量	结构图	中英文名、化学式及相对分子质量	结构图
(+)-3′S-前胡醇 (+)-3′S-Decursinol $C_{14}H_{14}O_4$ Exact Mass: 246.09	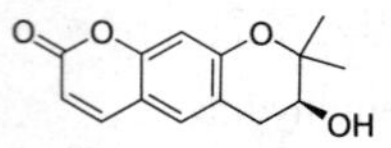 (+)-3′S-前胡醇 (+)-3′S-Decursinol	(+)-*trans*-Decursidinol $C_{14}H_{14}O_5$ Exact Mass: 262.08	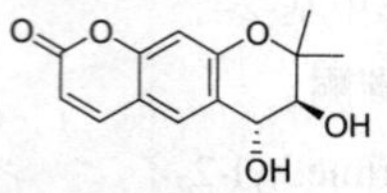 (+)-*trans*-Decursidinol
Pd-C-Ⅱ $C_{19}H_{20}O_6$ Exact Mass: 344.13	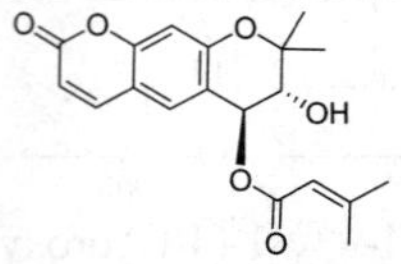 Pd-C-Ⅱ		

紫苏子

Zisuzi

FRUCTUS PERILLAE

【化学成分】

表 1-12-9 紫苏子主要化学成分[14, 15]

中英文名、化学式及相对分子质量	结构图	中英文名、化学式及相对分子质量	结构图
棕榈酸 Palmitic acid $C_{16}H_{32}O_2$ Exact Mass: 256.24	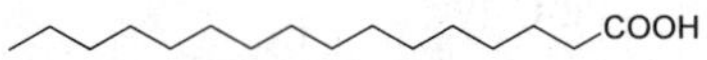 棕榈酸 Palmitic acid	硬脂酸 Stearic acid $C_{18}H_{36}O_2$ Exact Mass: 284.27	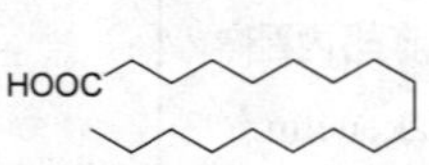 硬脂酸 Stearic acid
油酸 Oleic acid $C_{18}H_{34}O_2$ Exact Mass: 282.26	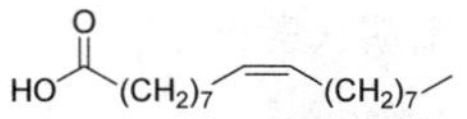 油酸 Oleic acid	亚油酸 Linoleic acid $C_{18}H_{32}O_2$ Exact Mass: 280.24	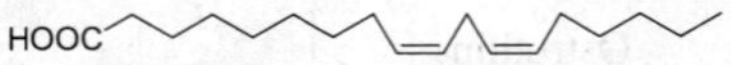 亚油酸 Linoleic acid
亚麻酸 Linolenic acid $C_{18}H_{30}O_2$ Exact Mass: 278.22	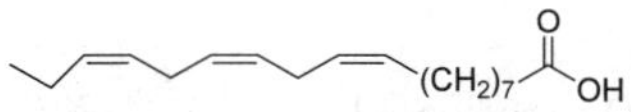 亚麻酸 Linolenic acid	棕榈油酸 Palmitoleic acid $C_{16}H_{30}O_2$ Exact Mass: 254.22	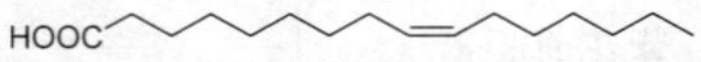 棕榈油酸 Palmitoleic acid
邻氨基苯甲酸沉香酯 1,6-Octadien-3-ol,3,7-dimethyl-2-aminobenzoate $C_{17}H_{23}NO_2$ Exact Mass: 273.17	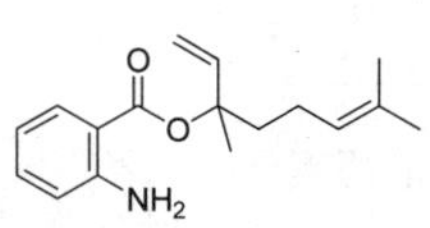 邻氨基苯甲酸沉香酯 1,6-Octadien-3-ol,3,7-dimethyl-2-aminobenzoate	柠檬烯 Limonene $C_{10}H_{16}$ Exact Mass: 136.13	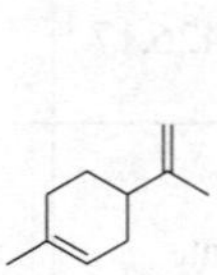 柠檬烯 Limonene
β-石竹烯 *β*-Caryophyllene $C_{15}H_{24}$ Exact Mass: 204.19	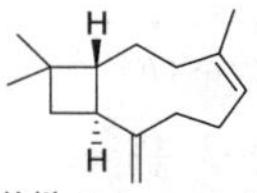 *β*-石竹烯 *β*-Caryophyllene	*α*-石竹烯 *α*-Caryophyllene $C_{15}H_{24}$ Exact Mass: 204.19	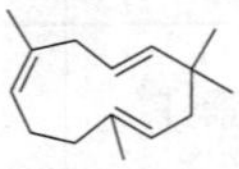 *α*-石竹烯 *α*-Caryophyllene

续表

中英文名、化学式及相对分子质量	结构图	中英文名、化学式及相对分子质量	结构图
1,4-二乙基-1,4-二甲基-2,5-环己二烯 1,4-Diethyl-1,4-dimethyl-2,5-cyclohexadiene $C_{12}H_{20}$ Exact Mass: 164.16	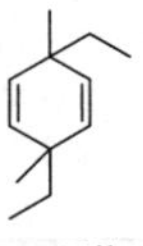 1,4- 二乙基-1,4-二甲基-2,5-环己二烯 1,4-Diethyl-1,4-dimethyl-2,5-cyclohexadiene	紫苏醛 Perilla aldehyde $C_{10}H_{14}O$ Exact Mass: 150.10	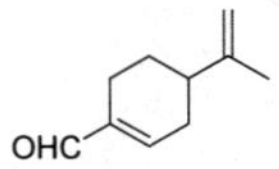 紫苏醛 Perilla aldehyde

紫苏叶

Zisuye

FOLIUM PERILLAE

【化学成分】

表 1-12-10 紫苏叶主要化学成分[16]

中英文名、化学式及相对分子质量	结构图	中英文名、化学式及相对分子质量	结构图
芳樟醇 Linalool $C_{10}H_{18}O$ Exact Mass: 154.14	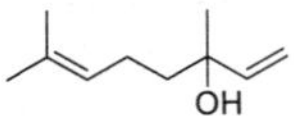 芳樟醇 Linalool	*β*-萜品烯 *β*-Terpinene $C_{10}H_{16}$ Exact Mass: 136.13	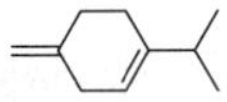 *β*-萜品烯 *β*-Terpinene
二环[7,2,0]-4,11,11-三甲基-8-亚甲基十一烯-4 Bicyclo[7,2,0]undec-4-ene,4,11,11-trimethyl-8-methylene $C_{15}H_{24}$ Exact Mass: 204.19	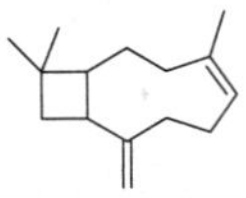 二环[7,2,0]-4,11,11-三甲基-8-亚甲基十一烯-4 Bicyclo[7,2,0]undec-4-ene, 4,11,11-trimethyl-8-methylene		

除以上化学成分外，紫苏叶还含有甲基紫苏酮、2-(2-乙基丁基)-噻吩、4-(1,1-二甲基丙基)-苯酚、4-甲氧基-6-(2-丙烯基)-1,3-苯并间二氧杂戊烯、4,7-二甲氧基-5-(2-丙烯基)-1,3-苯并间二氧杂戊烯等。

紫苏梗

Zisugeng

CAULIS PERILLAE

【化学成分】

表 1-12-11 紫苏梗主要化学成分[17]

中英文名、化学式及相对分子质量	结构图	中英文名、化学式及相对分子质量	结构图
孟酮 Menthone $C_{10}H_{18}O$ Exact Mass: 154.14	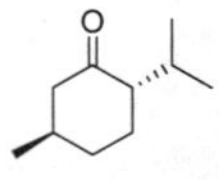 孟酮 Menthone	别香橙烯 Alloaromadendrene $C_{15}H_{24}$ Exact Mass: 204.19	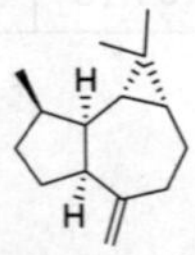 别香橙烯 Alloaromadendrene
邻伞花烃 *o*-Cymene $C_{10}H_{14}$ Exact Mass: 134.11	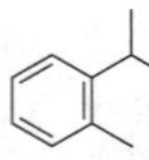 邻伞花烃 *o*-Cymene	亚油酸 Linoleic acid $C_{18}H_{32}O_2$ Exact Mass: 280.24	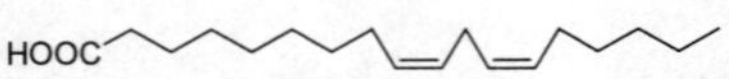 亚油酸 Linoleic acid
角鲨烯 Squalene $C_{30}H_{50}$ Exact Mass: 410.39	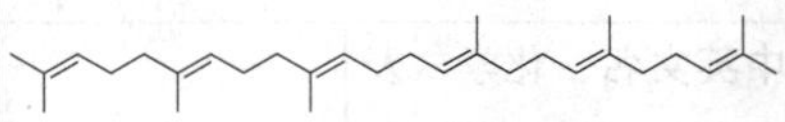 角鲨烯 Squalene		

除以上化学成分外，紫苏梗还含有侧柏醛等。

紫草

Zicao

RADIX ARNEBIAE

【化学成分】

表 1-12-12a 紫草主要化学成分[18, 19]

中英文名、化学式及相对分子质量	结构图	中英文名、化学式及相对分子质量	结构图
β-羟基异戊酰紫草素 *β*-Hydroxyisovaleryl-shikonin $C_{21}H_{24}O_7$ Exact Mass: 388.15	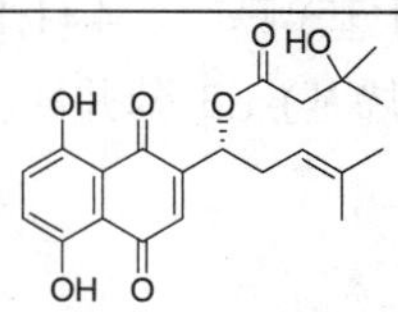 *β*-羟基异戊酰紫草素 *β*-Hydroxyisovalerylshikonin	紫草素 Shikonin $C_{16}H_{16}O_5$ Exact Mass: 288.10	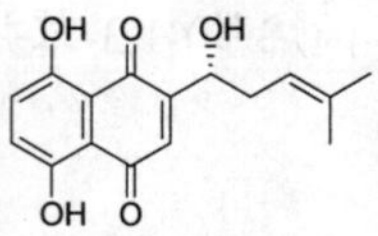 紫草素 Shikonin
2,3-二甲基戊烯酰紫草素 Teracrylshikonin $C_{23}H_{26}O_6$ Exact Mass: 398.17	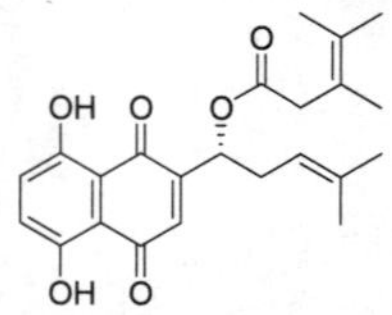 2,3-二甲基戊烯酰紫草素 Teracrylshikonin	乙酰紫草素 Acetylshikonin $C_{18}H_{18}O_6$ Exact Mass: 330.11	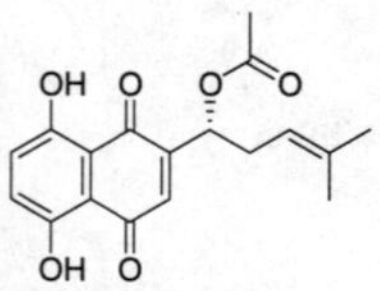 乙酰紫草素 Acetylshikonin

续表

中英文名、化学式及相对分子质量	结构图	中英文名、化学式及相对分子质量	结构图
β,*β*-二甲基丙烯酰紫草素 *β*,*β*-Dimethylacryl-shikonin $C_{21}H_{22}O_6$ Exact Mass: 370.14	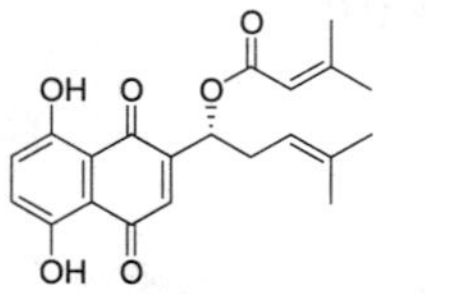 *β*,*β*-二甲基丙烯酰紫草素 *β*,*β*-Dimethylacrylshikonin	异丁酰紫草素 Isobutyrylshikonin $C_{20}H_{22}O_6$ Exact Mass: 358.14	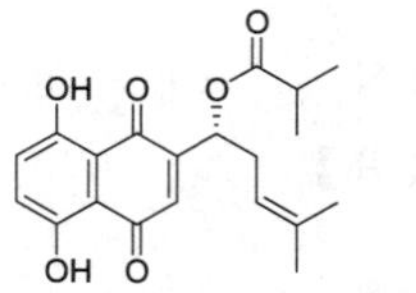 异丁酰紫草素 Isobutyrylshikonin
α-甲基-正丁酰紫草素 *α*-Methyl-butyrylshikonin $C_{21}H_{24}O_6$ Exact Mass: 372.16	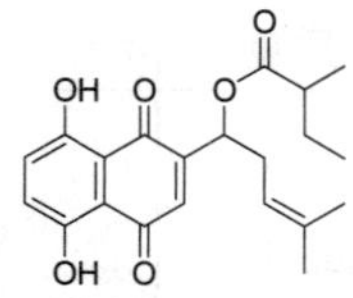 *α*-甲基-正丁酰紫草素 *α*-Methyl-butyrylshikonin	异戊酰紫草素 Isovalerylshikonin $C_{21}H_{24}O_6$ Exact Mass: 372.16	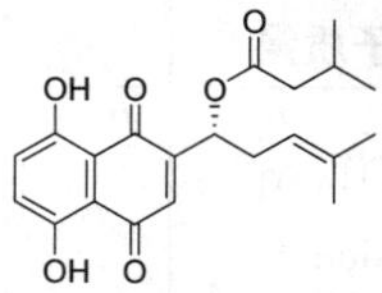 异戊酰紫草素 Isovalerylshikonin
洋翻白草酸 Tormentic acid $C_{30}H_{48}O_5$ Exact Mass: 488.35	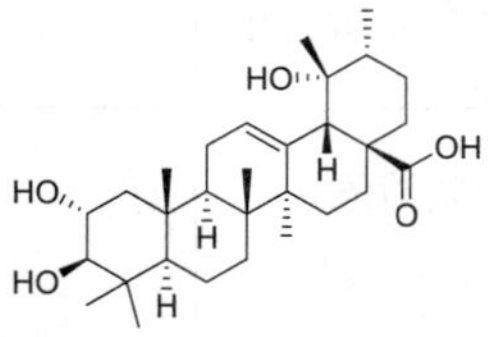 洋翻白草酸 Tormentic acid	去氧紫草素 Deoxyshikonin $C_{16}H_{16}O_4$ Exact Mass: 272.10	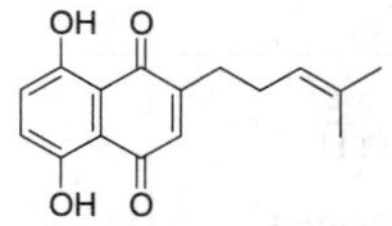 去氧紫草素 Deoxyshikonin
β,*β*-二甲基丙烯酰阿卡宁 *β*,*β*-Dimethylacry-lalkannin $C_{21}H_{22}O_6$ Exact Mass: 370.14	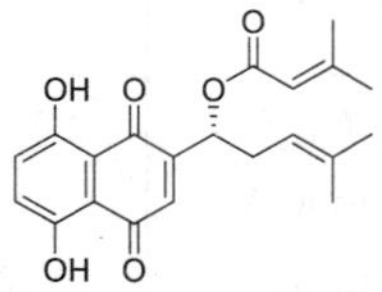 *β*,*β*-二甲基丙烯酰阿卡宁 *β*,*β*-Dimethylacrylalkannin	脱水阿卡宁 Anhydroalkannin $C_{16}H_{14}O_4$ Exact Mass: 270.09	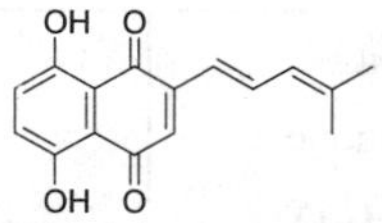 脱水阿卡宁 Anhydroalkannin
乙酰阿卡宁 Acetylalkannin $C_{18}H_{18}O_6$ Exact Mass: 330.11	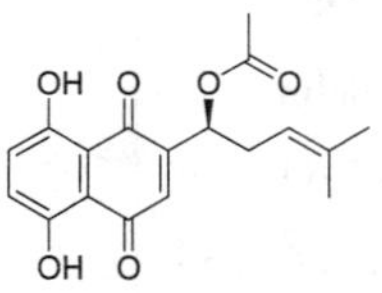 乙酰阿卡宁 Acetylalkannin	软紫草萜酮 Arnebinone $C_{18}H_{22}O_4$ Exact Mass: 302.15	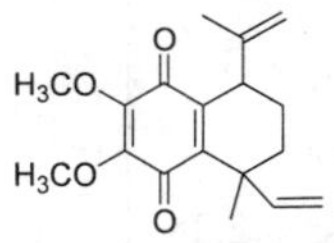 软紫草萜酮 Arnebinone
软紫草萜醇 Arnebinol $C_{16}H_{20}O_2$ Exact Mass: 244.15	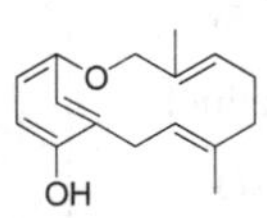 软紫草萜醇 Arnebinol	软紫草呋喃萜酮 Arnebifuranone $C_{18}H_{20}O_5$ Exact Mass: 316.13	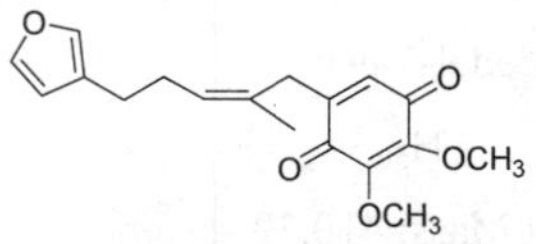 软紫草呋喃萜酮 Arnebifuranone

表 1-12-12b 紫草其他主要化学成分[18, 19]

中文名	中文名
去氢阿卡宁	*β*-乙酰氧基异戊酰阿卡宁
β-羟基异戊酰阿卡宁	1-甲氧基乙酰紫草素
3,4-二甲基戊烯紫草素	去甲基毛色二孢素

紫菀

Ziwan

RADIX ET RHIZOMA ASTERIS

【化学成分】

表 1-12-13　紫菀主要化学成分[20]

中英文名、化学式及相对分子质量	结构图	中英文名、化学式及相对分子质量	结构图
紫菀酮苷 A Shionoside A $C_{21}H_{36}O_{10}$ Exact Mass: 448.23	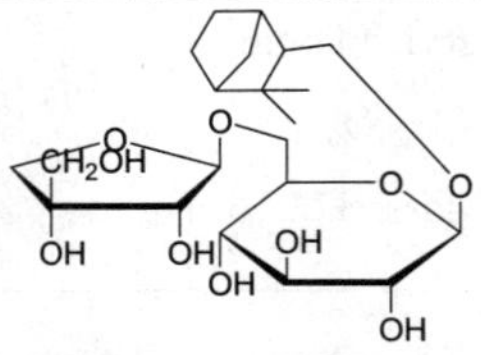 紫菀酮苷 A Shionoside A	紫菀酮苷 B Shionoside B $C_{22}H_{38}O_{10}$ Exact Mass: 462.25	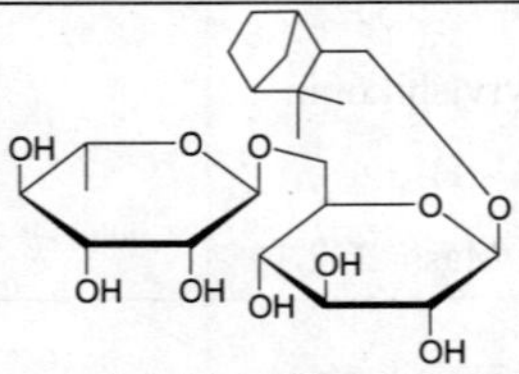 紫菀酮苷 B Shionoside B
紫菀酮苷 C Shionoside C $C_{24}H_{40}O_{10}$ Exact Mass: 488.26	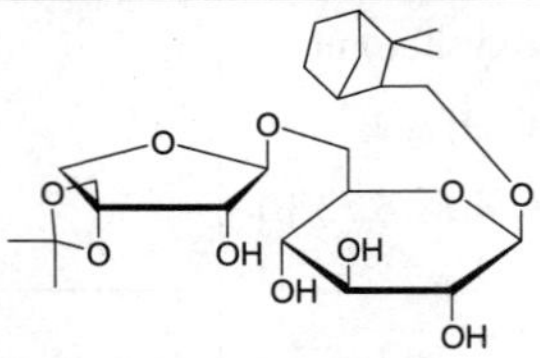 紫菀酮苷 C Shionoside C	表紫菀酮 Epishionol $C_{30}H_{52}O$ Exact Mass: 428.40	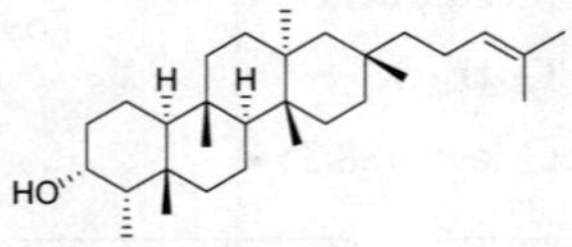 表紫菀酮 Epishionol
紫菀酮 Shionone $C_{30}H_{50}O$ Exact Mass: 426.39	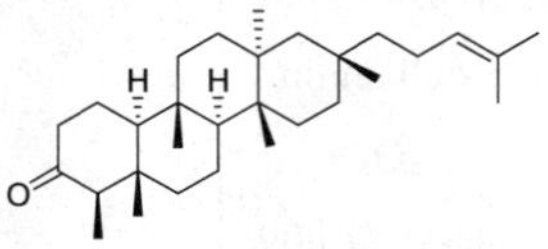 紫菀酮 Shionone	紫菀它酮 A Astertarone A $C_{30}H_{50}O$ Exact Mass: 426.39	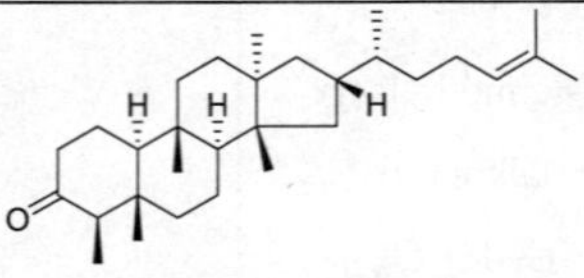 紫菀它酮 A Astertarone A
紫菀它酮 B Astertarone B $C_{30}H_{50}O_2$ Exact Mass: 442.38	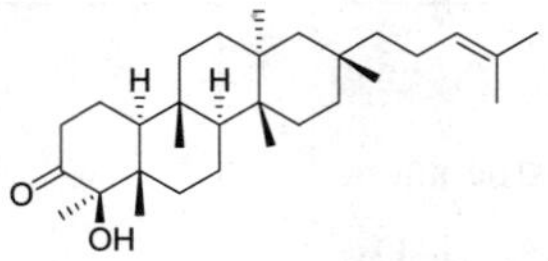 紫菀它酮 B Astertarone B	木栓酮 Friedelin $C_{30}H_{50}O$ Exact Mass: 426.39	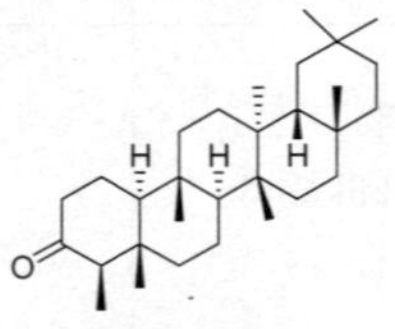 木栓酮 Friedelin
Friedel-3-ene $C_{30}H_{50}$ Exact Mass: 410.39	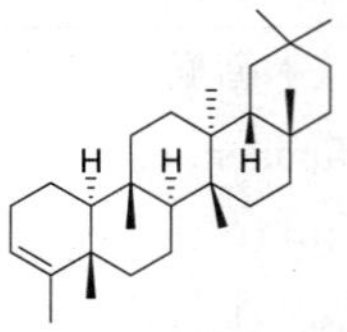 Friedel-3-ene	表木栓醇 Epifriedelinol $C_{30}H_{52}O$ Exact Mass: 428.40	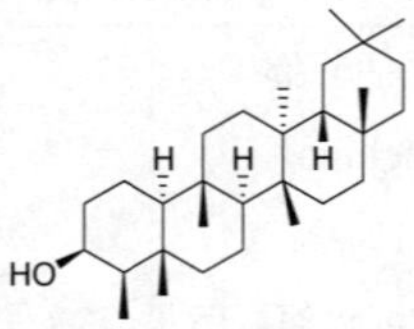 表木栓醇 Epifriedelinol
β-香树脂 *β*-Amyrin $C_{30}H_{50}O$ Exact Mass: 426.39	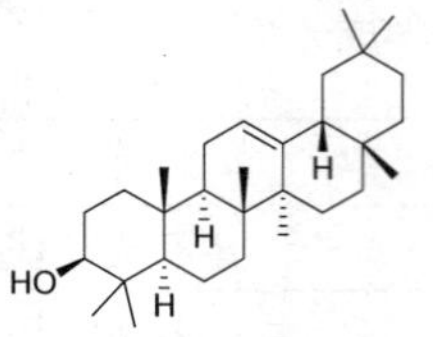 *β*-香树脂 *β*-Amyrin	蒲公英萜醇 Taraxerol $C_{30}H_{50}O$ Exact Mass: 426.39	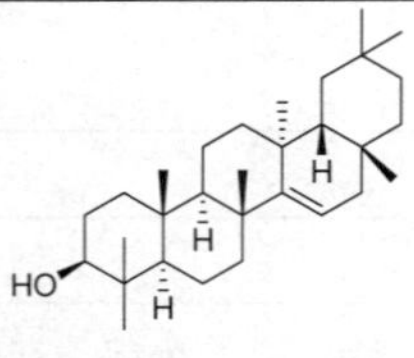 蒲公英萜醇 Taraxerol
乙酸橙酰胺 Aurantiamide acetate $C_{27}H_{28}N_2O_4$ Exact Mass: 444.20	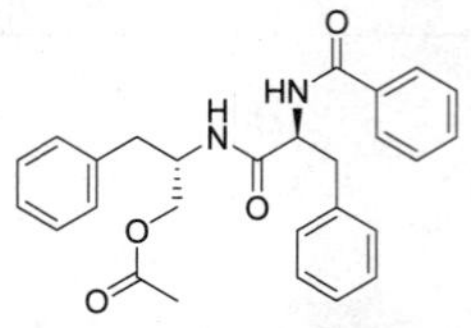 乙酸橙酰胺 Aurantiamide acetate	紫菀苷 A Astin A $C_{25}H_{33}C_{12}N_5O_7$ Exact Mass: 585.18	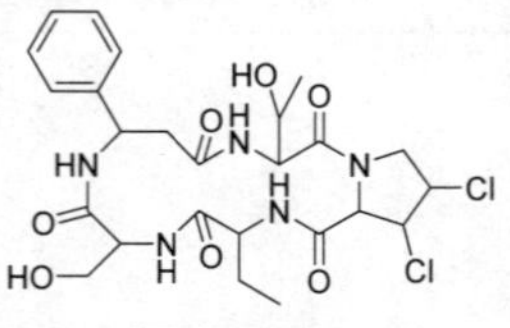 紫菀苷 A Astin A

续表

中英文名、化学式及相对分子质量	结构图	中英文名、化学式及相对分子质量	结构图
Ψ-蒲公英醇 Ψ-Taraxasterol $C_{30}H_{50}O$ Exact Mass: 426.39	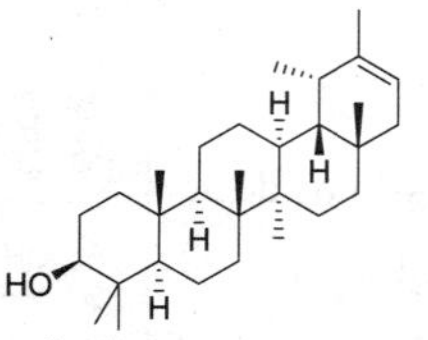 Ψ-蒲公英醇 Ψ-Taraxasterol	紫菀皂苷 A Aster saponin A $C_{67}H_{108}O_{34}$ Exact Mass: 1456.67	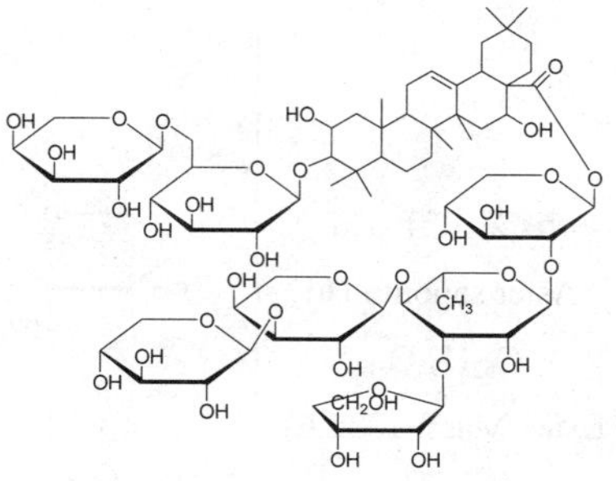 紫菀皂苷 A Aster saponin A
紫菀皂苷 B Aster saponin B $C_{67}H_{108}O_{33}$ Exact Mass: 1440.68	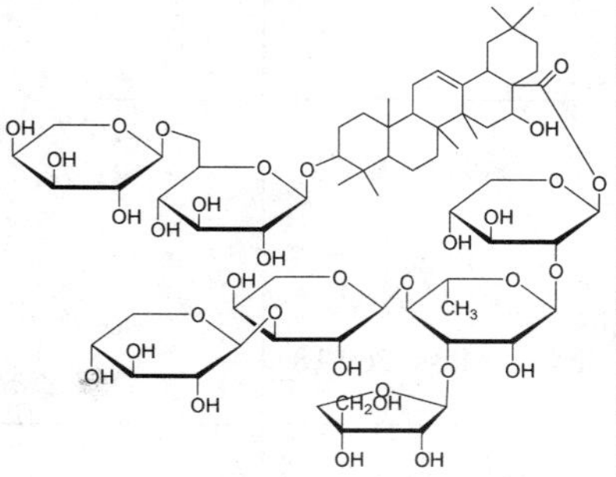 紫菀皂苷 B Aster saponin B	紫菀皂苷 C Aster saponin C $C_{73}H_{118}O_{38}$ Exact Mass: 1602.73	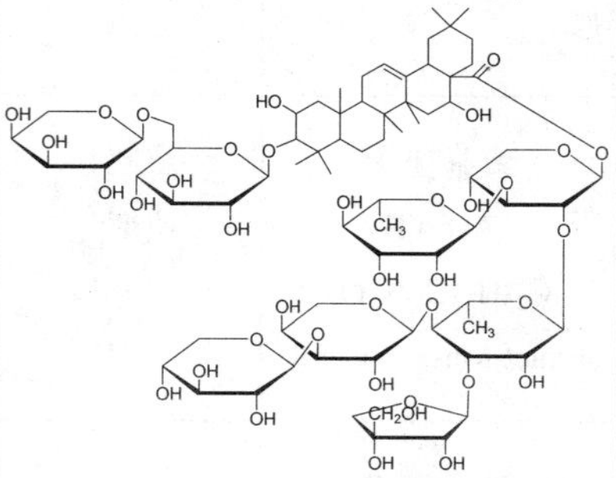 紫菀皂苷 C Aster saponin C
紫菀皂苷 D Aster saponin D $C_{73}H_{118}O_{37}$ Exact Mass: 1586.74	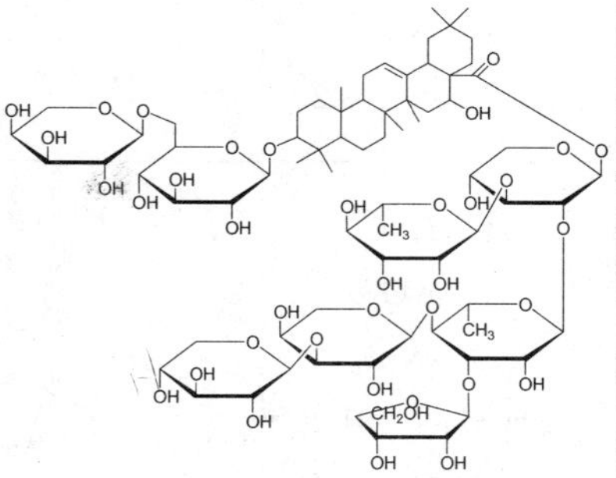 紫菀皂苷 D Aster saponin D	紫菀皂苷 E Aster saponin E $C_{62}H_{100}O_{30}$ Exact Mass: 1324.63	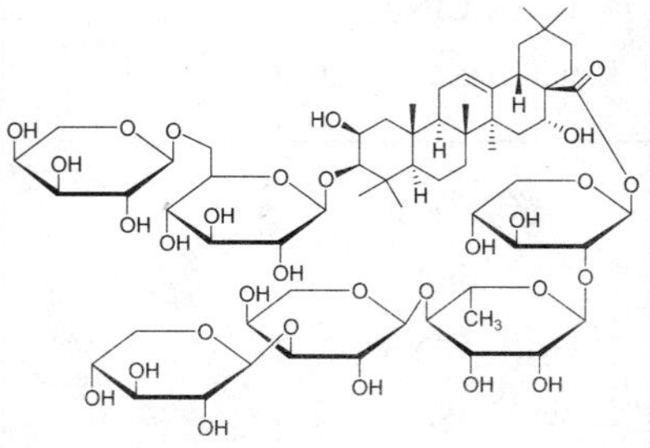 紫菀皂苷 E Aster saponin E
紫菀皂苷 G Aster saponin G $C_{57}H_{92}O_{26}$ Exact Mass: 1192.59	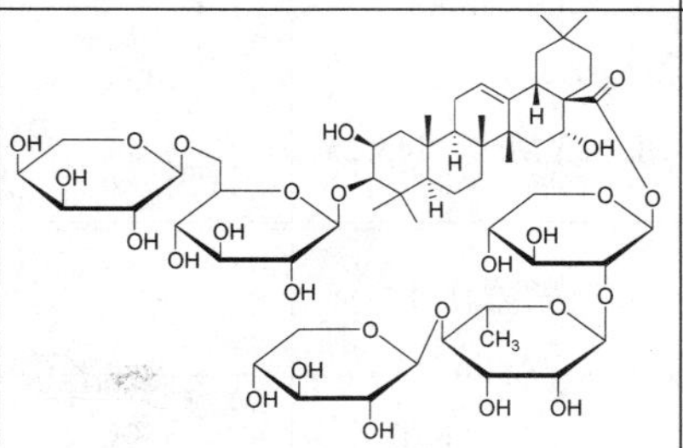 紫菀皂苷 G Aster saponin G	紫菀皂苷 Ha Aster saponin Ha $C_{42}H_{66}O_{14}$ Exact Mass: 794.45	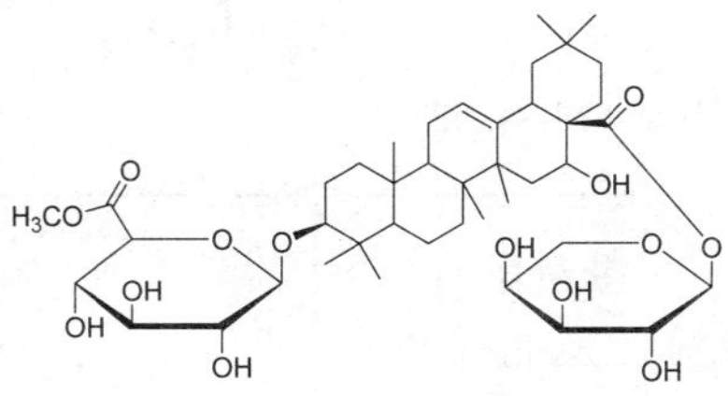 紫菀皂苷 Ha Aster saponin Ha
紫菀皂苷 Hb Aster saponin Hb $C_{48}H_{76}O_{18}$ Exact Mass: 940.50	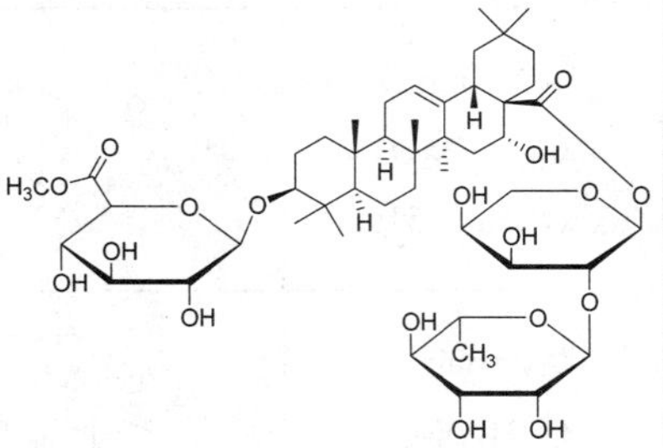 紫菀皂苷 Hb Aster saponin Hb	紫菀皂苷 Hc Aster saponin Hc $C_{57}H_{90}O_{26}$ Exact Mass: 1190.57	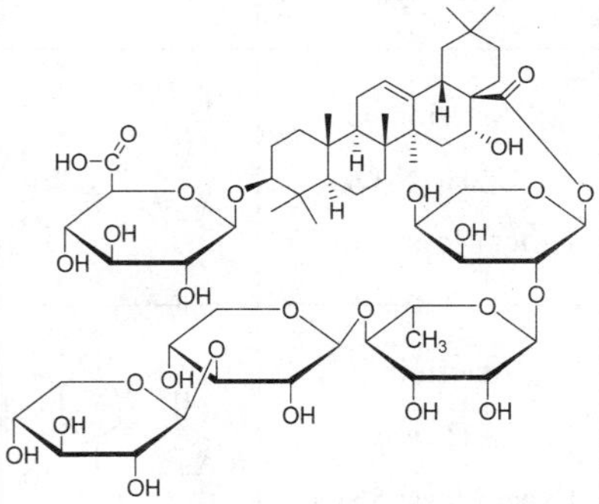 紫菀皂苷 Hc Aster saponin Hc

续表

中英文名、化学式及相对分子质量	结构图	中英文名、化学式及相对分子质量	结构图
紫菀皂苷 Hd Aster saponin Hd $C_{62}H_{98}O_{30}$ Exact Mass: 1322.61	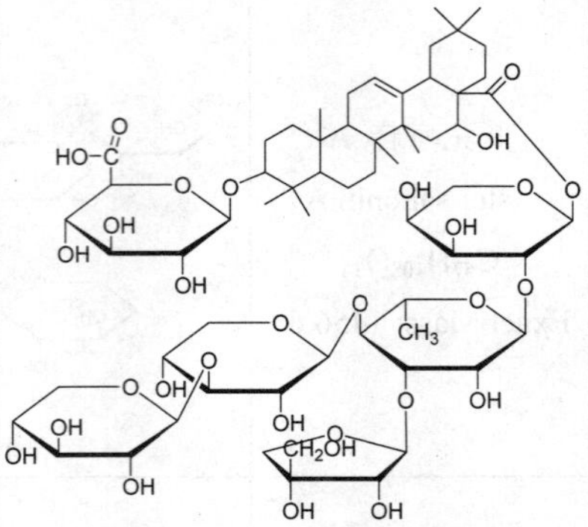 紫菀皂苷 Hd　Aster saponin Hd	Foetidissimoside A $C_{52}H_{82}O_{22}$ Exact Mass: 1058.53	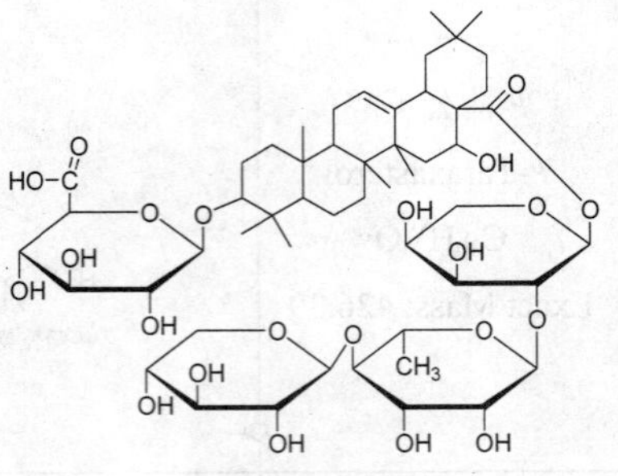 Foetidissimoside A
紫菀苷 B Astin B $C_{25}H_{33}C_{12}N_5O_7$ Exact Mass: 585.18	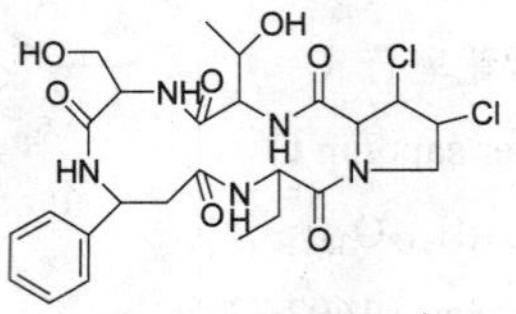 紫菀苷 B Astin B	紫菀苷 C Astin C $C_{25}H_{33}C_{12}N_5O_6$ Exact Mass: 569.18	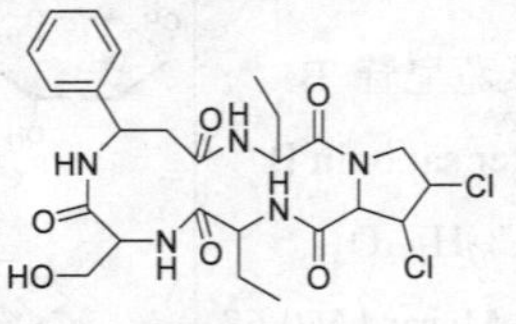 紫菀苷 C Astin C
紫菀苷 D Astin D $C_{25}H_{32}ClN_5O_6$ Exact Mass: 533.20	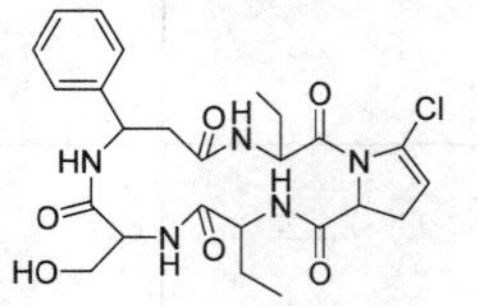 紫菀苷 D Astin D	紫菀苷 E Astin E $C_{25}H_{32}ClN_5O_7$ Exact Mass: 549.20	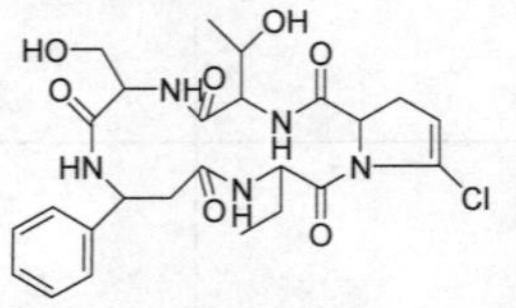 紫菀苷 E Astin E
紫菀苷 F Astin F $C_{25}H_{34}ClN_5O_6$ Exact Mass: 535.22	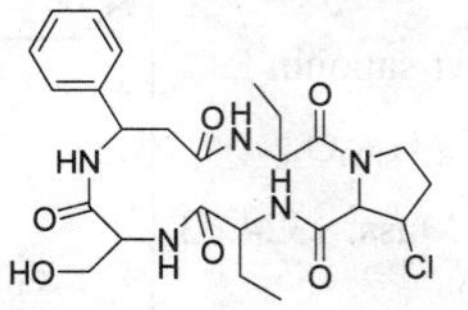 紫菀苷 F Astin F	紫菀苷 G Astin G $C_{25}H_{35}N_5O_6$ Exact Mass: 501.26	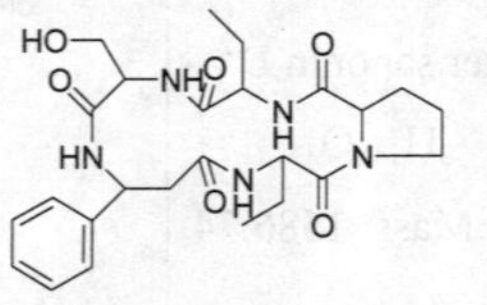 紫菀苷 G Astin G
Asterinin A $C_{25}H_{33}N_5O_8$ Exact Mass: 531.23	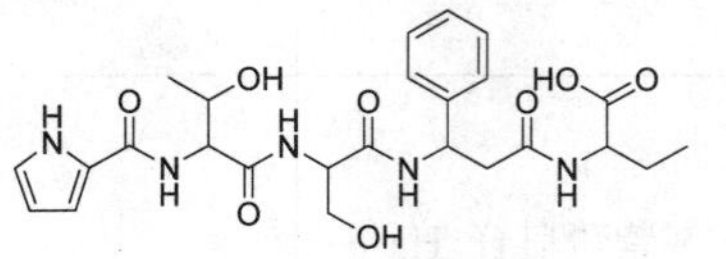 Asterinin A	Asterinin B $C_{26}H_{35}N_5O_8$ Exact Mass: 545.25	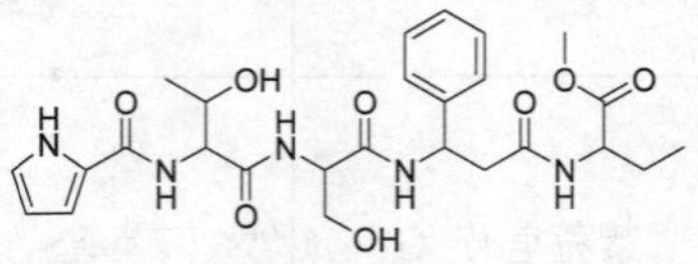 Asterinin B
紫菀苷 H Astin H $C_{25}H_{32}ClN_5O_7$ Exact Mass: 549.20	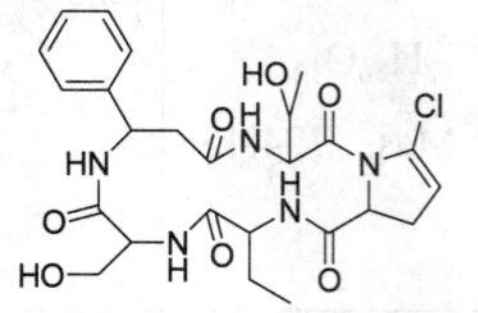 紫菀苷 H Astin H	紫菀苷 I Astin I $C_{25}H_{34}ClN_5O_7$ Exact Mass: 551.21	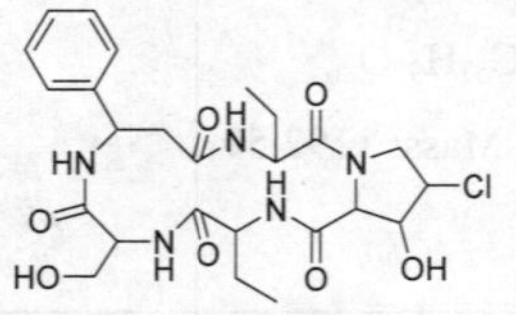 紫菀苷 I Astin I
Asterinin C $C_{26}H_{35}N_5O_8$ Exact Mass: 545.25	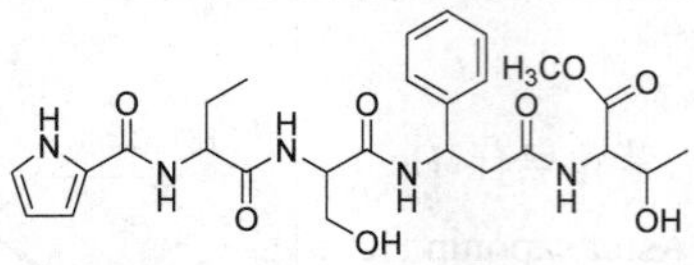 Asterinin C	Asterinin D $C_{25}H_{33}N_5O_7$ Exact Mass: 515.24	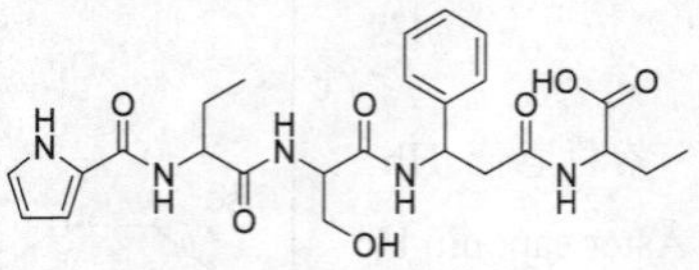 Asterinin D
Asterinin E $C_{26}H_{35}N_5O_9$ Exact Mass: 561.24	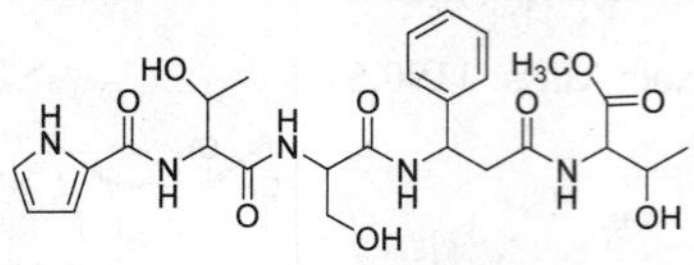 Asterinin E	Asterinin F $C_{26}H_{35}N_5O_7$ Exact Mass: 529.25	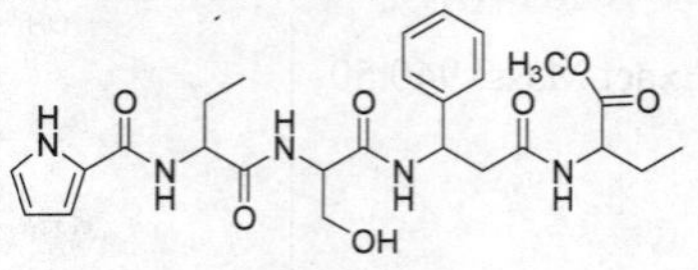 Asterinin F

续表

中英文名、化学式及相对分子质量	结构图	中英文名、化学式及相对分子质量	结构图
东莨菪内酯 Scopoletin $C_{10}H_8O_4$ Exact Mass: 192.04	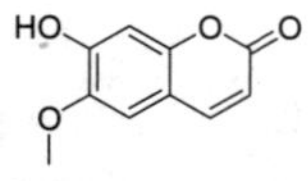 东莨菪内酯 Scopoletin	大黄素 Emodin $C_{15}H_{10}O_5$ Exact Mass: 270.05	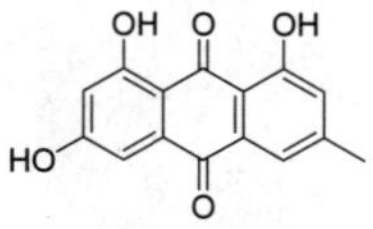 大黄素 Emodin
大黄酚 Chrysophanol $C_{15}H_{10}O_4$ Exact Mass: 254.06	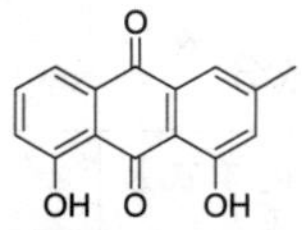 大黄酚 Chrysophanol	大黄素甲醚 Physcion $C_{16}H_{12}O_5$ Exact Mass: 284.07	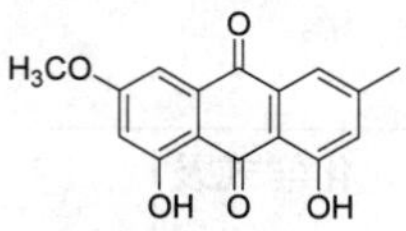 大黄素甲醚 Physcion
槲皮素 Quercetin $C_{15}H_{10}O_7$ Exact Mass: 302.04	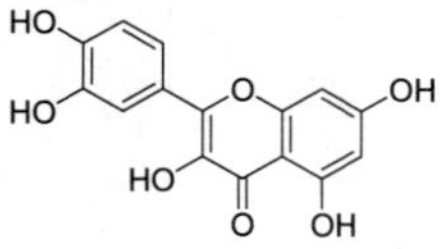 槲皮素 Quercetin	山柰酚 Kaempferol $C_{15}H_{10}O_6$ Exact Mass: 286.05	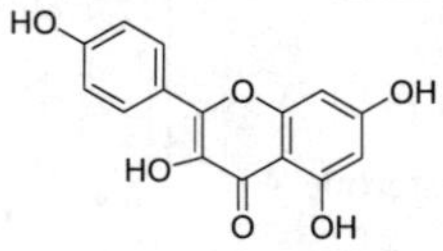 山柰酚 Kaempferol
3-*O*-甲基山柰酚 3-*O*-Methylkaempferol $C_{16}H_{12}O_6$ Exact Mass: 300.06	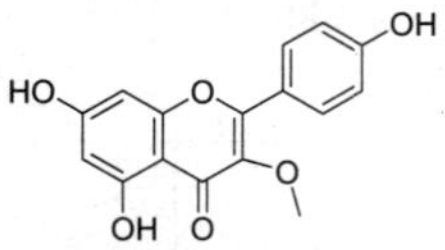 3-*O*-甲基山柰酚 3-*O*-Methylkaempferol	苯甲酸 Benzoic acid $C_7H_6O_2$ Exact Mass: 122.04	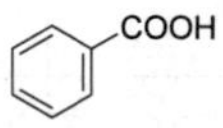 苯甲酸 Benzoic acid
对羟基苯甲酸 *p*-Hydroxy-benzoic acid $C_7H_6O_3$ Exact Mass: 138.03	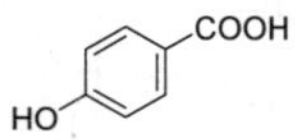 对羟基苯甲酸 *p*-Hydroxy-benzoic acid	反式咖啡酸 (*E*)-Caffeic acid $C_9H_8O_4$ Exact Mass: 180.04	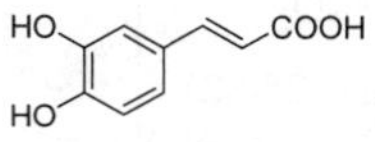 反式咖啡酸 (*E*)-Caffeic acid
反式阿魏酸二十六烷酯 (*E*)-Ferulic acid hexacosyl ester $C_{36}H_{62}O_4$ Exact Mass: 558.46	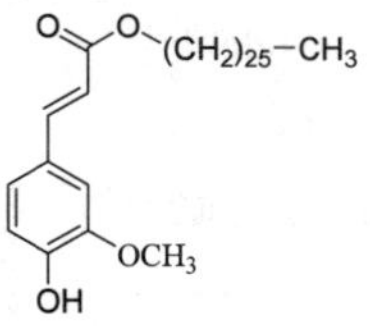 反式阿魏酸二十六烷酯 (*E*)-Ferulic acid hexacosyl ester	豆甾醇 Stigmasterol $C_{29}H_{48}O$ Exact Mass: 412.37	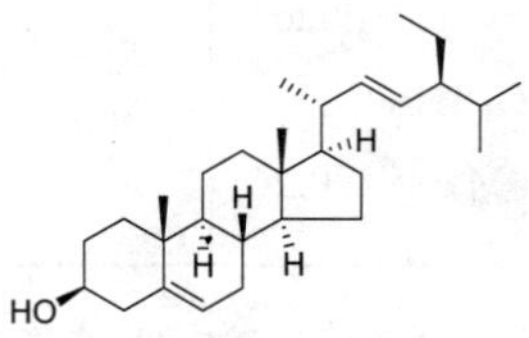 豆甾醇 Stigmasterol
β-谷甾醇 *β*-Sitosterol $C_{29}H_{50}O$ Exact Mass: 414.39	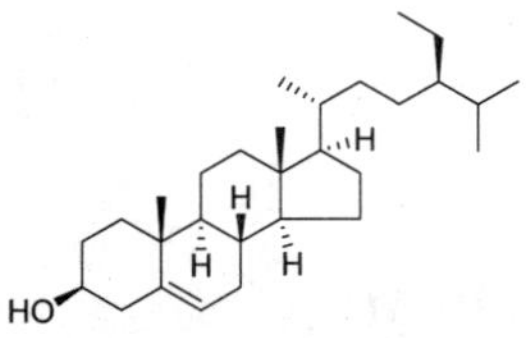 *β*-谷甾醇 *β*-Sitosterol	胡萝卜苷 Daucosterol $C_{35}H_{60}O_6$ Exact Mass: 576.44	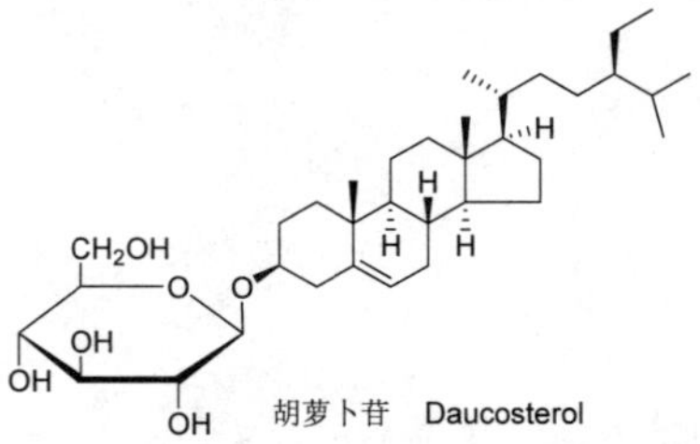 胡萝卜苷 Daucosterol
菠菜甾酮 Spinasterone $C_{29}H_{46}O$ Exact Mass: 410.35	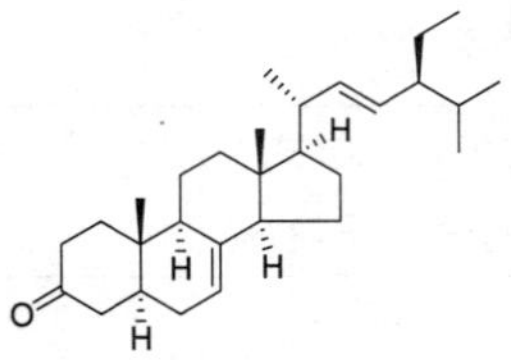 菠菜甾酮 Spinasterone	紫菀皂苷 F Aster saponin F $C_{62}H_{100}O_{29}$ Exact Mass: 1308.64	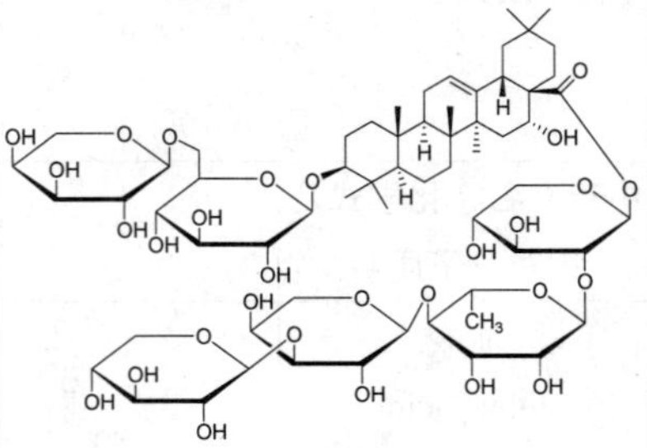 紫菀皂苷 F Aster saponin F

紫萁贯众

Ziqiguanzhong

RHIZOMA OSMUNDAE

【化学成分】

表 1-12-14 紫萁贯众主要化学成分[21]

中英文名、化学式及相对分子质量	结构图	中英文名、化学式及相对分子质量	结构图
紫萁甾酮 A Ponasterone A $C_{27}H_{44}O_6$ Exact Mass: 464.31	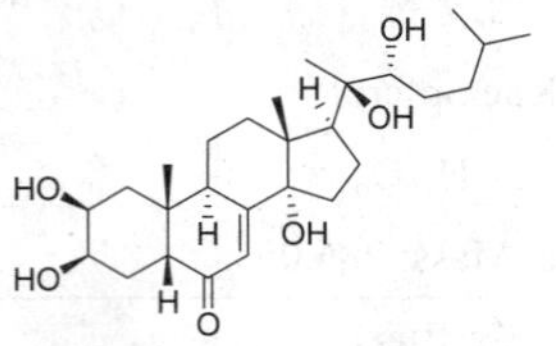 紫萁甾酮 A Ponasterone A	蜕皮酮 Ecdysone $C_{27}H_{44}O_7$ Exact Mass: 480.31	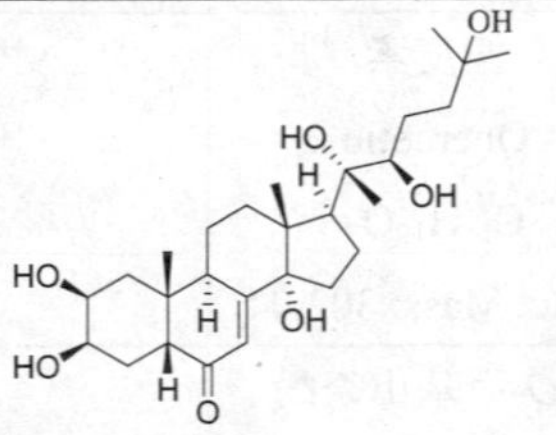 蜕皮酮 Ecdysone
棕榈酸乙酯 Ethyl palmitate $C_{18}H_{36}O_2$ Exact Mass: 284.27	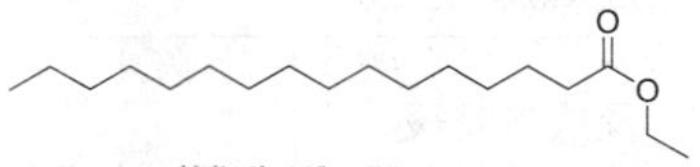 棕榈酸乙酯 Ethyl palmitate	蜕皮甾酮 Ecdysterone $C_{27}H_{44}O_7$ Exact Mass: 480.31	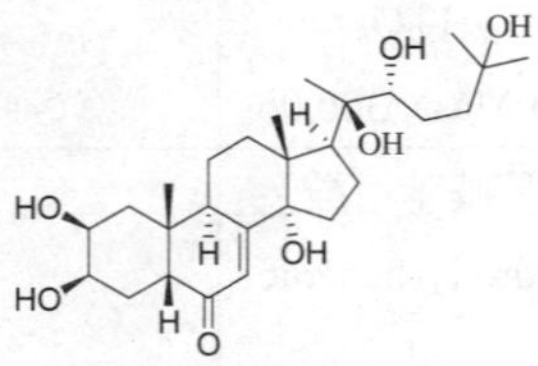 蜕皮甾酮 Ecdysterone
棕榈酸甲酯 Methyl palmitate $C_{17}H_{34}O_2$ Exact Mass: 270.26	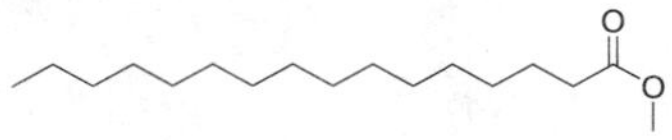 棕榈酸甲酯 Methyl palmitate	花秋酸苷 Parasorboside $C_{12}H_{20}O_8$ Exact Mass: 292.12	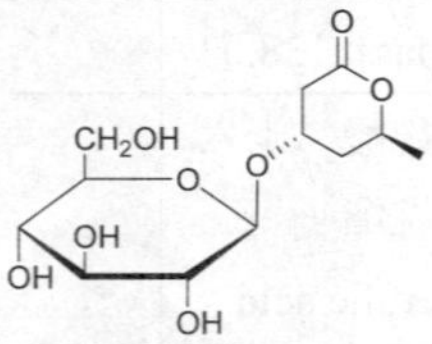 花秋酸苷 Parasorboside

除以上化学成分外，紫萁贯众还有紫萁苷、紫萁内酯、甲基(3*S*,5*S*)-5-羟-3(*β*-*D*-吡喃葡萄糖氧基)己酸酯等。

黑芝麻

Heizhima

SEMEN SESAMI NIGRUM

【化学成分】

表 1-12-15 黑芝麻主要化学成分[22]

中英文名、化学式及相对分子质量	结构图	中英文名、化学式及相对分子质量	结构图
油酸 Oleic acid $C_{18}H_{34}O_2$ Exact Mass: 282.26	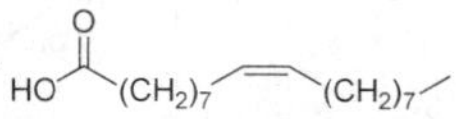 油酸 Oleic acid	亚油酸 Linoleic acid $C_{18}H_{32}O_2$ Exact Mass: 280.24	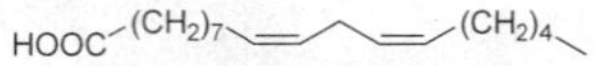 亚油酸 Linoleic acid

续表

中英文名、化学式及相对分子质量	结构图	中英文名、化学式及相对分子质量	结构图
亚麻酸 Linolenic acid $C_{18}H_{30}O_2$ Exact Mass: 278.22	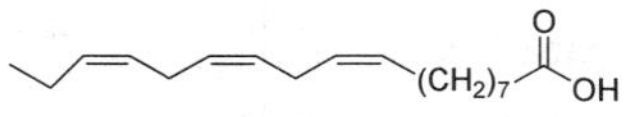 亚麻酸 Linolenic acid	棕榈酸 Hexadecanoic acid $C_{16}H_{32}O_2$ Exact Mass: 256.24	$HOOC-(CH_2)_{14}CH_3$ 棕榈酸 Hexadecanoic acid
芝麻素 Sesamin $C_{20}H_{18}O_6$ Exact Mass: 354.11	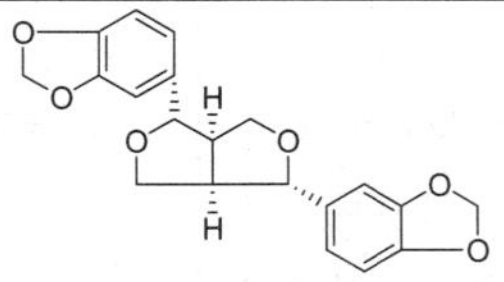 芝麻素 Sesamin	芝麻酚 Sesamol $C_7H_6O_3$ Exact Mass: 138.03	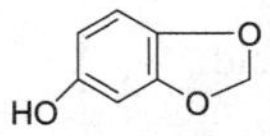 芝麻酚 Sesamol
芝麻酚林 Sesamolin $C_{20}H_{18}O_7$ Exact Mass: 370.11	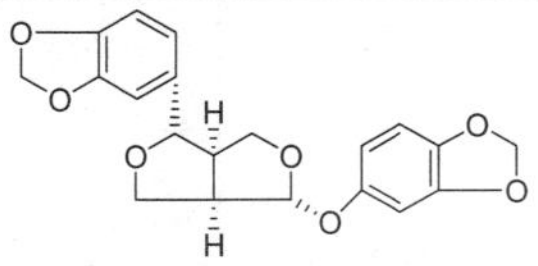 芝麻酚林 Sesamolin	甘油三油酸酯 Glycerol trioleate $C_{57}H_{104}O_6$ Exact Mass: 884.78	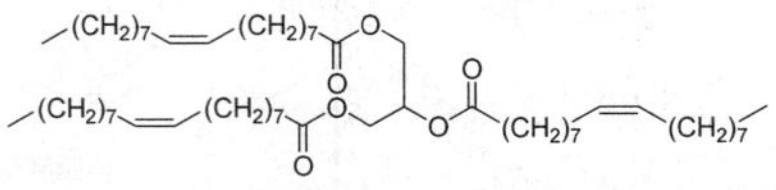 甘油三油酸酯 Glycerol trioleate
三亚油酸甘油酯 Linolein $C_{57}H_{98}O_6$ Exact Mass: 878.74	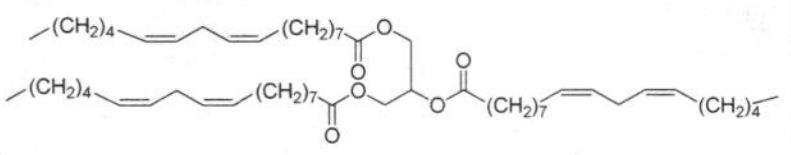 三亚油酸甘油酯 Linolein	α-生育酚(维生素 E_α) Vitamin E_α $C_{29}H_{50}O_2$ Exact Mass: 430.38	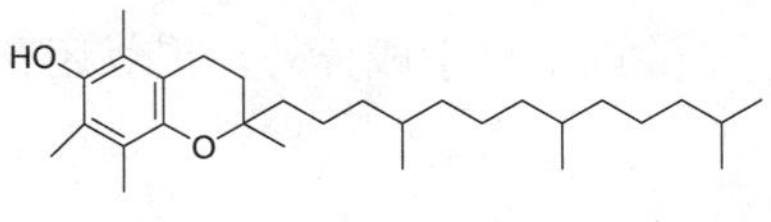 α-生育酚(维生素E_α) Vitamin E_α
β-生育酚(维生素 E_β) Vitamin E_β $C_{27}H_{45}O_2$ Exact Mass: 401.34	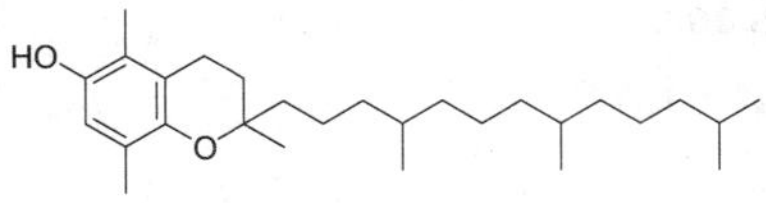 β-生育酚(维生素E_β) Vitamin E_β	γ-生育酚(维生素 E_γ) Vitamin E_γ $C_{28}H_{48}O_2$ Exact Mass: 416.37	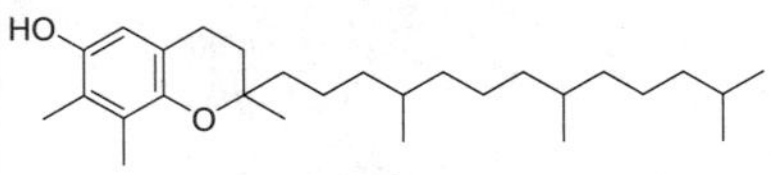 γ-生育酚(维生素E_γ) Vitamin E_γ
δ-生育酚(维生素 E_δ) Vitamin E_δ $C_{27}H_{46}O_2$ Exact Mass: 402.35	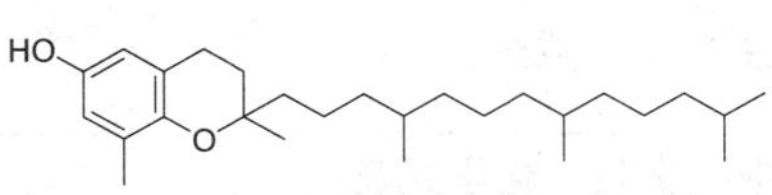 δ-生育酚(维生素E_δ) Vitamin E_δ		

黑豆

Heidou

SEMEN SOJAE NIGRUM

【化学成分】

表 1-12-16 黑豆主要化学成分[23]

中英文名、化学式及相对分子质量	结构图	中英文名、化学式及相对分子质量	结构图
飞燕草素-3-葡萄糖苷 Delphinidin-3-glucoside $C_{21}H_{21}O_{12}^+$ Exact Mass: 500.07	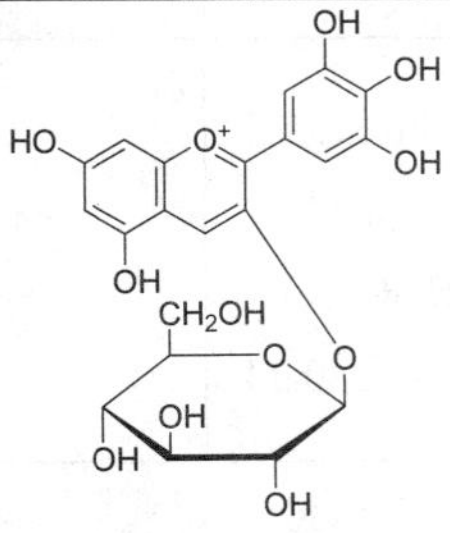 飞燕草素-3-葡萄糖苷 Delphinidin-3-glucoside	矢车菊素-3-葡萄苷 Cyanidin-3- glucoside $C_{21}H_{21}O_{11}^+$ Exact Mass: 449.11	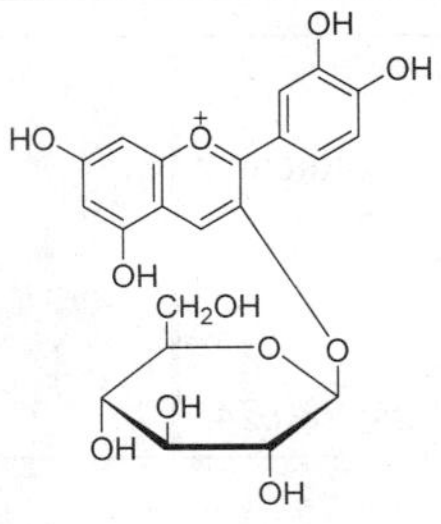 矢车菊素-3-葡萄苷 Cyanidin-3- glucoside

续表

中英文名、化学式及相对分子质量	结构图	中英文名、化学式及相对分子质量	结构图
棕榈酸 Palmitic acid $C_{16}H_{32}O_2$ Exact Mass: 256.24	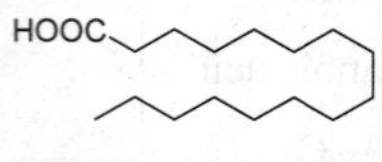 棕榈酸 Palmitic acid	硬脂酸 Stearic acid $C_{18}H_{36}O_2$ Exact Mass: 284.27	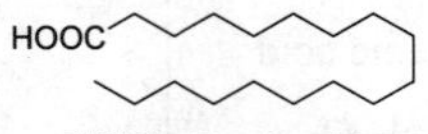 硬脂酸 Stearic acid
油酸 Oleic acid $C_{18}H_{34}O_2$ Exact Mass: 282.26	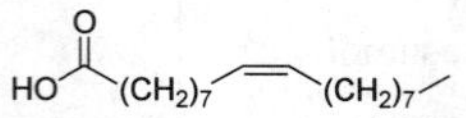 油酸 Oleic acid	亚油酸 Linoleic acid $C_{18}H_{32}O_2$ Exact Mass: 280.24	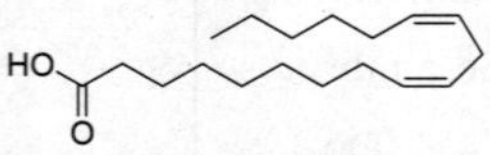 亚油酸 Linoleic acid
γ-亚麻酸 γ-Linoleic acid $C_{18}H_{30}O_2$ Exact Mass: 278.22	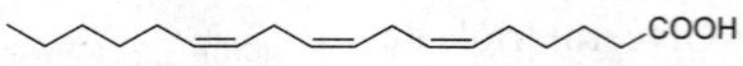 γ-亚麻酸 γ-Linoleic acid		

除以上化学成分外，黑豆还有哥伦比酸等。

黑种草子

Heizhongcaozi

SEMEN NIGELLAE

【化学成分】

表 1-12-17 黑种草子主要化学成分[24~28]

中英文名、化学式及相对分子质量	结构图	中英文名、化学式及相对分子质量	结构图
β-谷甾醇 β-Sitosterol $C_{29}H_{50}O$ Exact Mass: 414.39	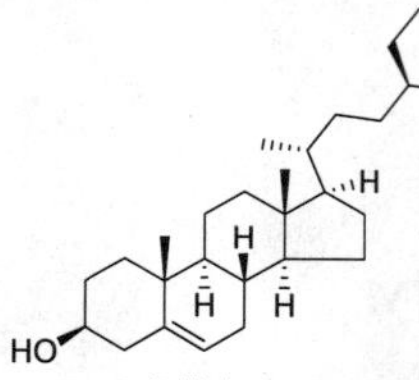 β-谷甾醇 β-Sitosterol	胆甾醇 Cholesterol $C_{27}H_{46}O$ Exact Mass: 386.35	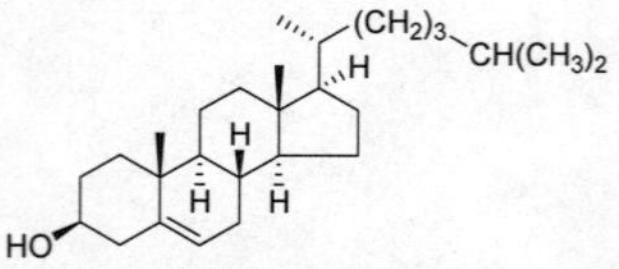 胆甾醇 Cholesterol
豆甾醇 Stigmasterol $C_{29}H_{48}O$ Exact Mass: 412.37	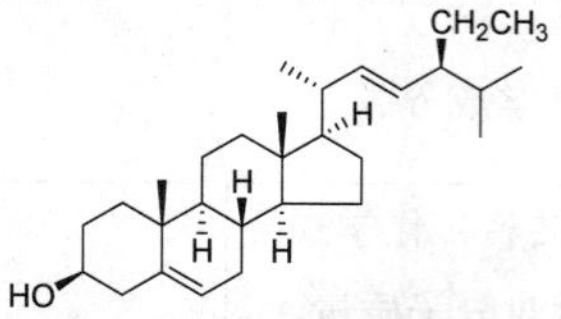 豆甾醇 Stigmasterol	菜油甾醇 Campesterol $C_{28}H_{48}O$ Exact Mass: 400.37	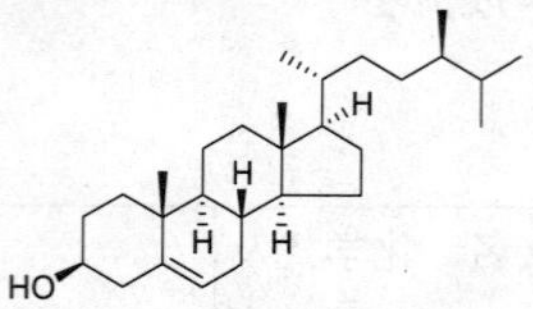 菜油甾醇 Campesterol
$\Delta^{8,11}$-十八二烯酸 $\Delta^{8,11}$-Octadecadienoic acid $C_{18}H_{32}O_2$ Exact Mass: 280.24	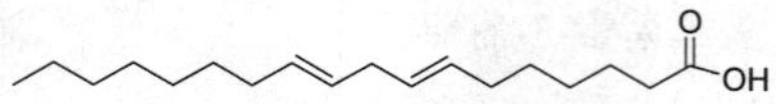 $\Delta^{8,11}$-十八二烯酸 $\Delta^{8,11}$-Octadecadienoic acid	亚油酸 Linoleic acid $C_{18}H_{32}O_2$ Exact Mass: 280.24	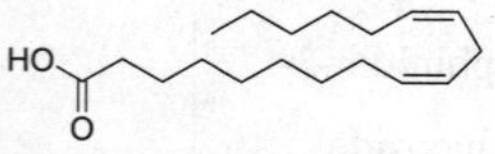 亚油酸 Linoleic acid

续表

中英文名、化学式及相对分子质量	结构图	中英文名、化学式及相对分子质量	结构图
Δ^{9}-十八烯酸 Δ^{9}-Octadecenoic acid $C_{18}H_{34}O_2$ Exact Mass: 282.26	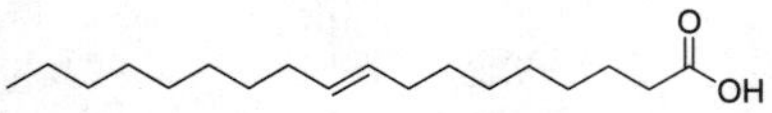 Δ^{9}-十八烯酸 Δ^{9}-Octadecenoic acid	Δ^{9}-十六烯酸 Δ^{9}-Hexadecenoic acid $C_{16}H_{30}O_2$· Exact Mass: 254.22	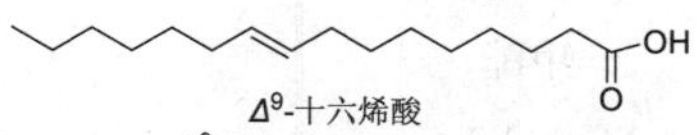 Δ^{9}-十六烯酸 Δ^{9}-Hexadecenoic acid
$\Delta^{8,11}$-二十二烯酸 $\Delta^{8,11}$-Eicosadienoic acid $C_{22}H_{40}O_2$ Exact Mass: 336.30	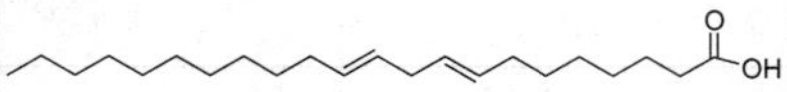 $\Delta^{8,11}$-二十二烯酸 $\Delta^{8,11}$-Eicosadienoic acid	十四烷酸 Tetradeconic acid $C_{14}H_{28}O_2$ Exact Mass: 228.21	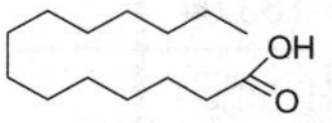 十四烷酸 Tetradeconic acid
十五烷酸 Pentadecanoic acid $C_{15}H_{30}O_2$ Exact Mass: 242.22	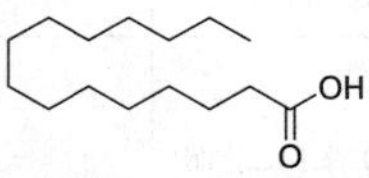 十五烷酸 Pentadecanoic acid	棕榈酸 Hexadecanoic acid $C_{16}H_{32}O_2$ Exact Mass: 256.24	HOOC−$(CH_2)_{14}CH_3$ 棕榈酸 Hexadecanoic acid
十七烷酸 Daturic acid $C_{17}H_{34}O_2$ Exact Mass: 270.26	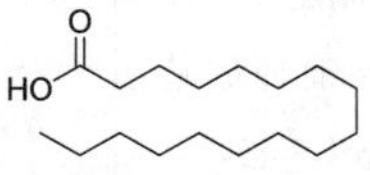 十七烷酸 Daturic acid	十八烷酸 Octadecanoic acid $C_{18}H_{36}O_2$ Exact Mass: 284.27	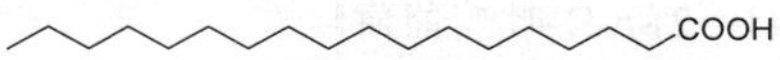 十八烷酸 Octadecanoic acid
山柰酚-3-*O*-*β*-D-吡喃葡萄糖基-(1→2)-*β*-D-吡喃半乳糖基-(1→2)-*β*-D-吡喃葡萄糖苷 Kaempferol-3-*O*-*β*-D-glucopyranosyl-(1→2)-*β-D*-galactopyranosyl-(1→2)-*β-D*-glucopyranoside $C_{33}H_{40}O_{21}$ Exact Mass: 772.21	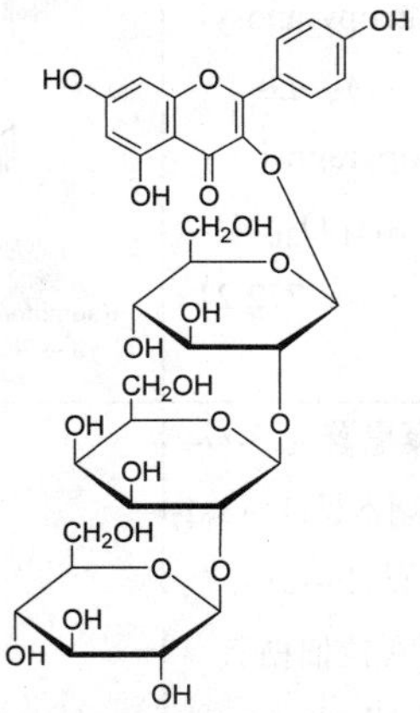 山柰酚-3-*O*-*β*-D-吡喃葡萄糖基-(1→2)-*β*-D-吡喃半乳糖基-(1→2)-*β*-D-吡喃葡萄糖苷 Kaempferol-3-*O*-*β*-D-glucopyranosyl-(1→2)-*β*-D-galactopyranosyl-(1→2)-*β*-D-glucopyranoside	槲皮素-3-*O*-*β*-D-吡喃葡萄糖基(1→2)-*β*-D-吡喃半乳糖基-(1→2)-吡喃葡萄糖苷 Quercetin-3-*O*-*β*-D-glucopyranosyl (1→2) *β*-D-galactopyranosyl-(1→2)-*β-D*-glucopyranoside $C_{33}H_{40}O_{22}$ Exact Mass: 788.20	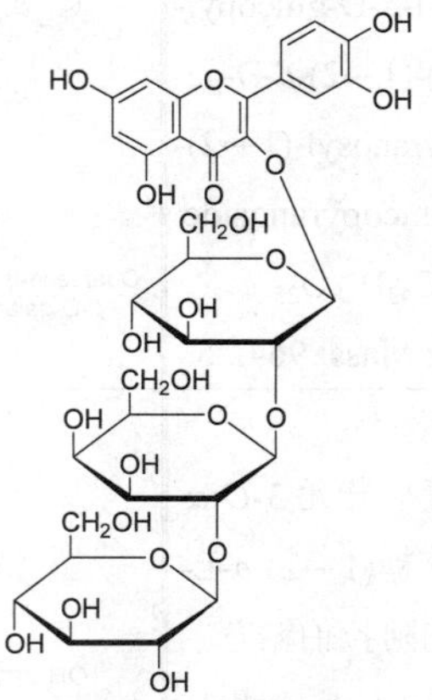 槲皮素-3-*O*-*β*-D-吡喃葡萄糖基(1→2)-*β*-D-吡喃半乳糖基-(1→2)-吡喃葡萄糖苷 Quercetin-3-*O*-*β*-D-glucopyranosyl (1→2)-*β*-D-galactopyranosyl-(1→2)-*β*-D-glucopyranoside
二十烷酸 Eicosanoic acid $C_{20}H_{40}O_2$ Exact Mass: 312.30	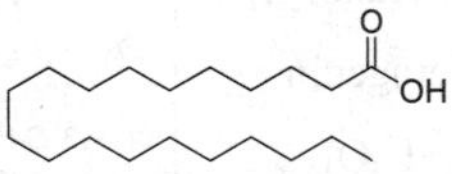 二十烷酸 Eicosanoic acid	硬脂酸 Stearic acid $C_{18}H_{36}O_2$ Exact Mass: 284.27	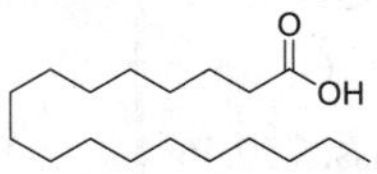 硬脂酸 Stearic acid
对羟基苯甲酸 *p*-Hydroxybenzoic acid $C_7H_6O_3$ Exact Mass: 138.03	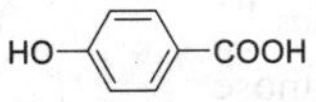 对羟基苯甲酸 *p*-Hydroxybenzoic acid	2,4-二羟基苯甲酸 2,4-Dihydroxybenzoic acid $C_7H_6O_4$ Exact Mass: 154.03	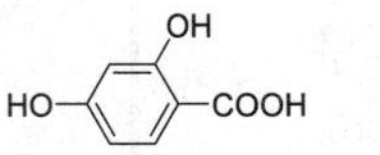 2,4-二羟基苯甲酸 2,4-Dihydroxybenzoic acid

续表

中英文名、化学式及相对分子质量	结构图	中英文名、化学式及相对分子质量	结构图
2,4-二羟基苯甲酸甲酯 Methyl 2,4-dihydroxybenzoate $C_8H_8O_4$ Exact Mass: 168.04	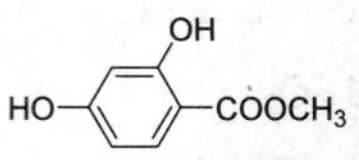 2,4-二羟基苯甲酸甲酯 Methyl 2,4-dihydroxybenzoate	二十六酸 Hexacosanoic acid $C_{26}H_{52}O_2$ Exact Mass: 396.40	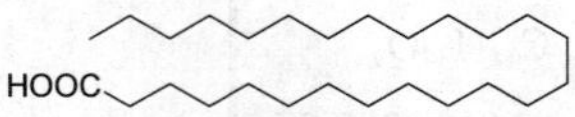 二十六酸　Hexacosanoic acid
十六烷酸甘油酯 1-*O*-Hexadecanolenin $C_{19}H_{38}O_4$ Exact Mass: 330.28	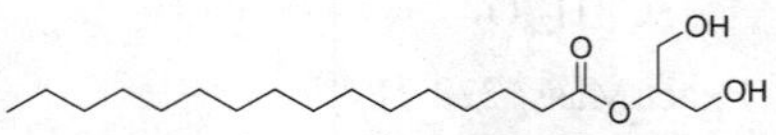 十六烷酸甘油酯　1-*O*-Hexadecanolenin	1-二十烯 1-Eicosene $C_{20}H_{40}$ Exact Mass: 280.31	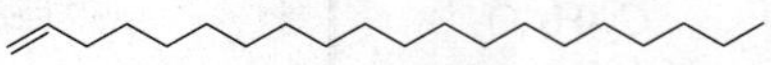 1-二十烯　1-Eicosene
槲皮素-3-*O*-(6-*O*-阿魏酰-*β*-D-吡喃葡萄糖基)-(1→2)-*β*-D-吡喃半乳糖基-(1→2)-*β*-D-吡喃葡萄糖苷 Quercetin-3-*O*-(6-*O*-feruloyl-*β*-D-glucopyranosyl)-(1→2)-*β*-D-galactopyranosyl-(1→2)-*β*-D-glucopyranoside $C_{43}H_{48}O_{25}$ Exact Mass: 964.25	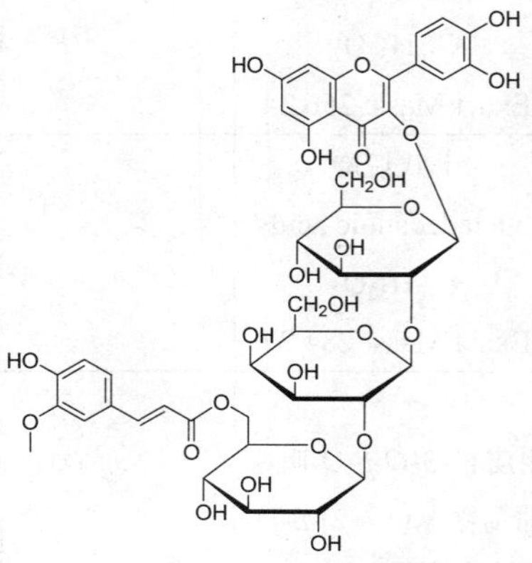 槲皮素-3-*O*-(6-*O*-阿魏酰-*β*-D-吡喃葡萄糖基)-(1→2)-*β*-D-吡喃半乳糖基-(1→2)-*β*-D-吡喃葡萄糖苷 Quercetin-3-*O*-(6-*O*-feruloyl-*β*-D-glucopyranosyl)-(1→2)-*β*-D-galactopyranosyl-(1→2)-*β*-D-glucopyranoside	山柰酚-3-*O*-*β*-D-吡喃葡萄糖基-(1→2)-*β*-D-吡喃葡萄糖基-(1→2)-*β*-D-吡喃葡萄糖苷 Kaempferol-3-*O*-*β*-D-glucopyranosyl-(1→2)-*β-D*-glucopyranosyl-(1→2)-*β-D*-glucopyranoside $C_{33}H_{40}O_{21}$ Exact Mass: 772.21	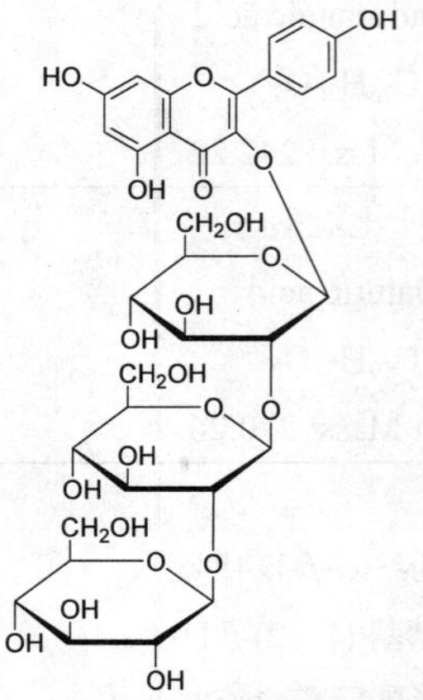 山柰酚-3-*O*-*β*-D-吡喃葡萄糖基-(1→2)-*β*-D-吡喃葡萄糖基-(1→2)-*β*-D-吡喃葡萄糖苷 Kaempferol-3-*O*-*β*-D- glucopyranosyl-(1→2)-*β*-D-glucopyranosyl-(1→2)-*β*-D-glucopyranoside
常春藤皂苷元 3-*O*-*α*-L-鼠李糖(1→2)-*α*-L-吡喃阿拉伯糖苷 3-*O*-[*α*-*L*-rhamnopyranosyl-(1→2)-*α*-*L*-arabinpyranosyl]-hederagenin $C_{41}H_{66}O_{12}$ Exact Mass: 750.46	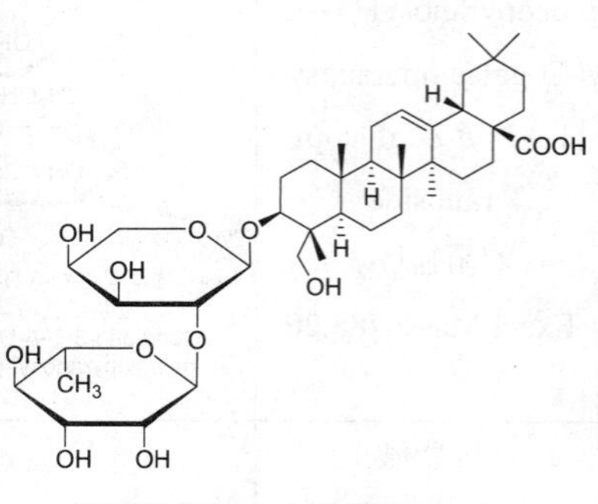 常春藤皂苷元3-*O*-*α*-L-鼠李糖(1→2)-*α*-L-吡喃阿拉伯糖苷 3-O-[*α*-L-rhamnopyranosyl-(1→2)-*α*-L-arabinpyranosyl]-hederagenin	常春藤皂苷元 3-*O*-*β*-D-吡喃木糖(1→3)*α*-*L*-鼠李糖(1→2)-*α*-*L*-吡喃阿拉伯糖苷 3-*O*-[*β*-*D*-Xylopyranosyl-(1→3)-*α*-*L*-rhamnopyranosyl-(1→2)-*α*-*L*-arabinpyranosyl]-hederagenin $C_{46}H_{74}O_{15}$ Exact Mass: 866.50	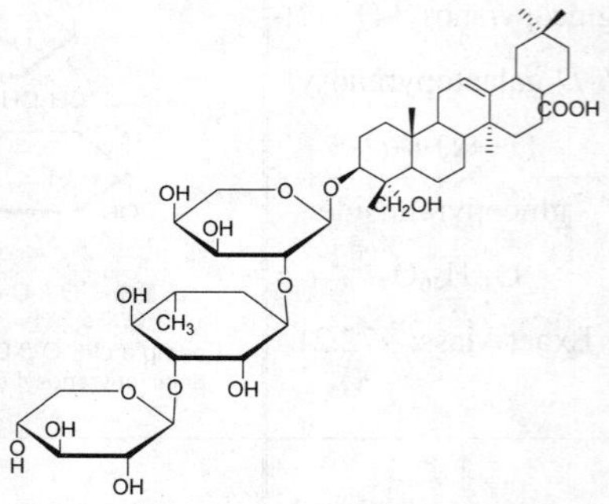 常春藤皂苷元3-*O*-*β*-D-吡喃木糖(1→3) *α*-*L*-鼠李糖(1→2)-*α*-*L*-吡喃阿拉伯糖苷 3-*O*-[*β*-D-Xylopyranosyl-(1→3)-*α*-*L*-rhamnopyranosyl-(1→2)-*α*-*L*-arabinpyranosyl]-hederagenin
蔗糖 Sucrose $C_{12}H_{22}O_{11}$ Exact Mass: 342.12	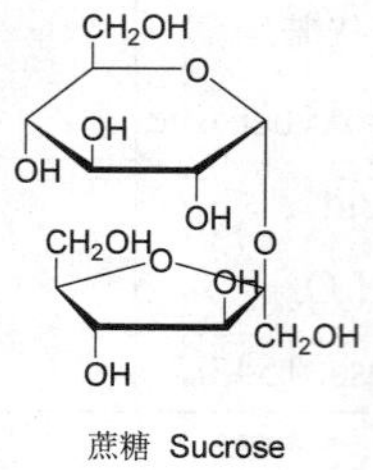 蔗糖　Sucrose	黑种草三糖 Nigellamose $C_{18}H_{32}O_{16}$ Exact Mass: 504.17	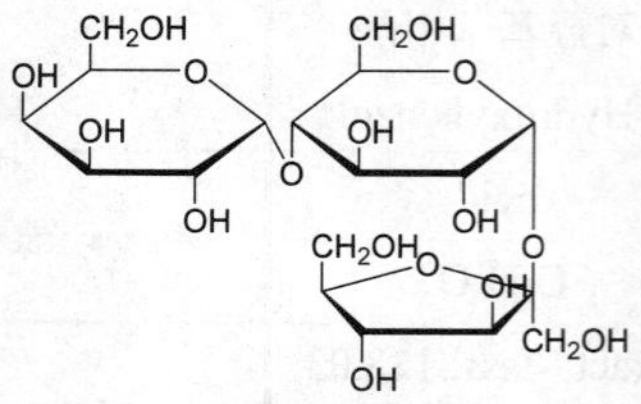 黑种草三糖　Nigellamose

续表

中英文名、化学式及相对分子质量	结构图	中英文名、化学式及相对分子质量	结构图
附子碱 Fuzitine $C_{20}H_{24}NO_4^+$ Exact Mass: 342.17	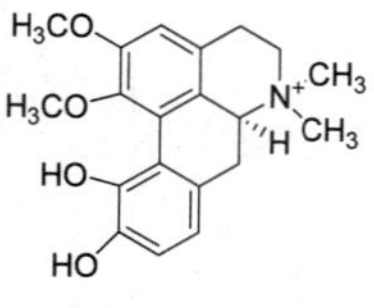 附子碱 Fuzitine	环劳顿醇 Cyclolaudenol $C_{31}H_{52}O$ Exact Mass: 440.40	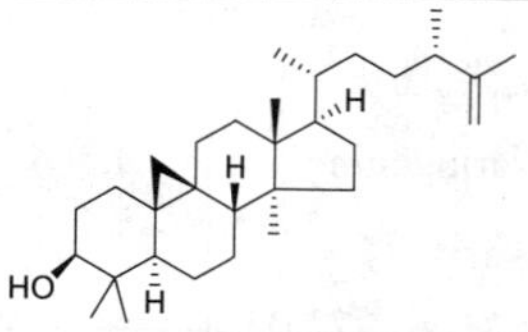 环劳顿醇 Cyclolaudenol
胡萝卜苷 Daucosterol $C_{35}H_{60}O_6$ Exact Mass: 576.44	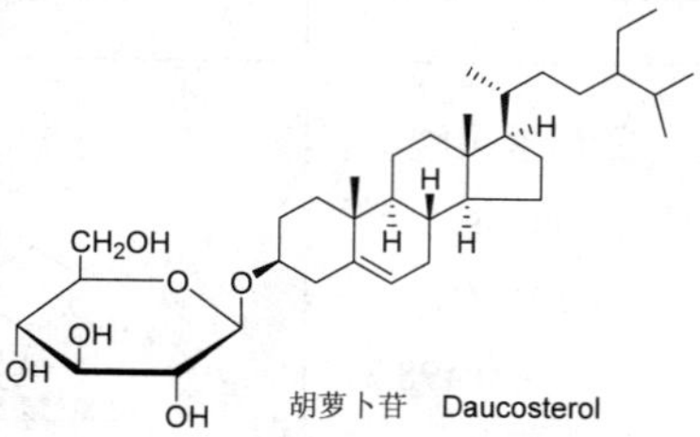 胡萝卜苷 Daucosterol	黑种草苷 Nigeglanoside $C_{33}H_{40}O_{21}$ Exact Mass: 772.21	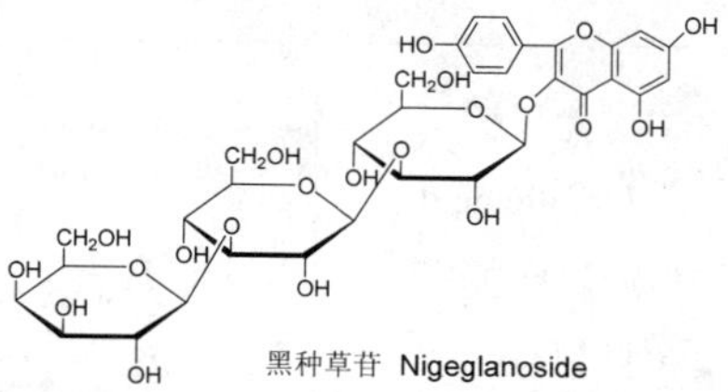 黑种草苷 Nigeglanoside
芦丁 Rutin $C_{27}H_{30}O_{16}$ Exact Mass: 610.15	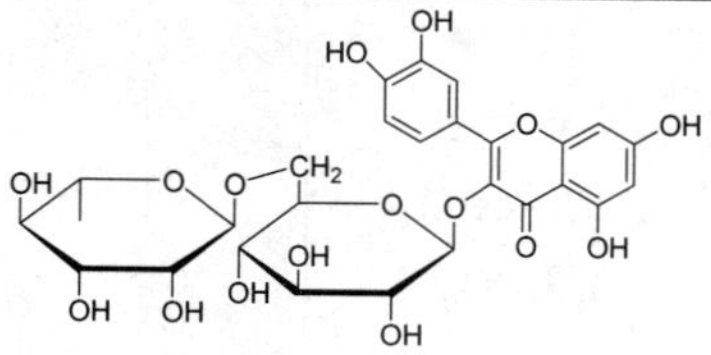 芦丁 Rutin	黑种草碱 Nigeglanine $C_{12}H_{14}N_2O$ Exact Mass: 202.11	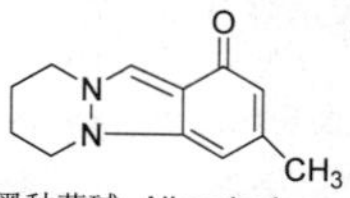 黑种草碱 Nigeglanine
黑种草伪碱 Nigeglapine $C_{12}H_{16}N_2O_2$ Exact Mass: 220.12	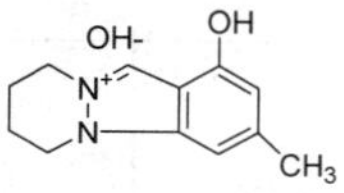 黑种草伪碱 Nigeglapine	附子碱的氯化物 Fuzitine chloride $C_{20}H_{24}ClNO_4$ Exact Mass: 377.14	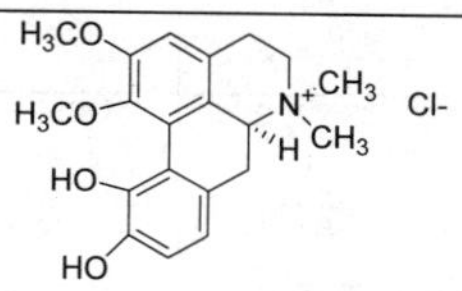 附子碱的氯化物 Fuzitine chloride

锁阳

Suoyang

HERBA CYNOMORII

【化学成分】

表 1-12-18 锁阳主要化学成分[29, 30]

中英文名、化学式及相对分子质量	结构图	中英文名、化学式及相对分子质量	结构图
没食子酸 Gallic acid $C_7H_6O_5$ Exact Mass: 170.02	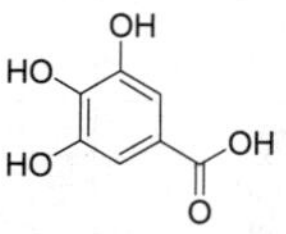 没食子酸 Gallic acid	原儿茶酸 Protocatechuic acid $C_7H_6O_4$ Exact Mass: 154.03	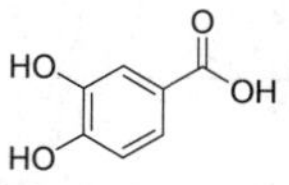 原儿茶酸 Protocatechuic acid
琥珀酸 Succinic acid $C_4H_6O_4$ Exact Mass: 118.03	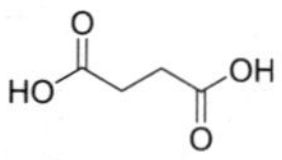 琥珀酸 Succinic acid	(+)-儿茶素 (+)-Catechin $C_{15}H_{14}O_6$ Exact Mass: 290.08	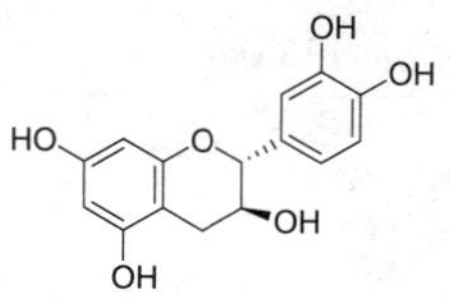 (+)-儿茶素 (+)-Catechin

续表

中英文名、化学式及相对分子质量	结构图	中英文名、化学式及相对分子质量	结构图
柑桔素(柚皮素) Naringenin $C_{15}H_{12}O_5$ Exact Mass: 272.07	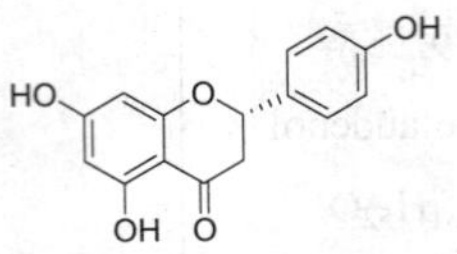 柑桔素(柚皮素)　Naringenin	柑桔素-4′-*O*-吡喃葡萄糖苷 Naringenin4′-*O*-glucopyranoside $C_{21}H_{22}O_{10}$ Exact Mass: 434.12	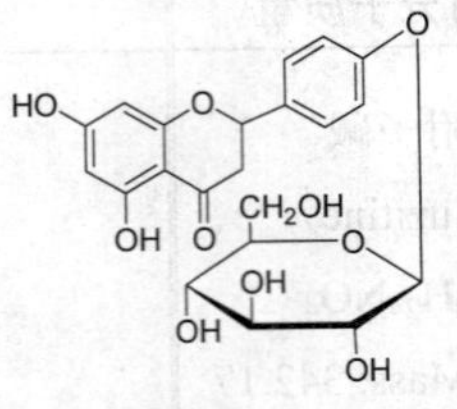 柑桔素-4′-O-吡喃葡萄糖苷 Naringenin4′-O-glucopyranoside
熊果酸 Ursolic acid $C_{30}H_{48}O_3$ Exact Mass: 456.36	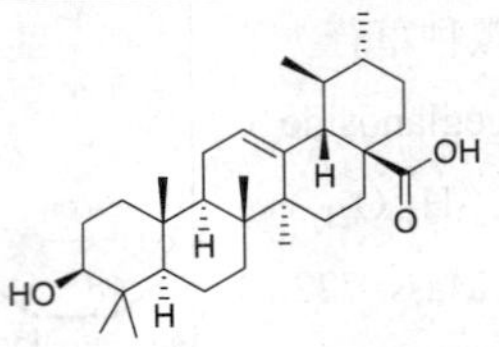 熊果酸　Ursolic acid	乙酰熊果酸 Acetylursolic acid $C_{32}H_{50}O_4$ Exact Mass: 498.37	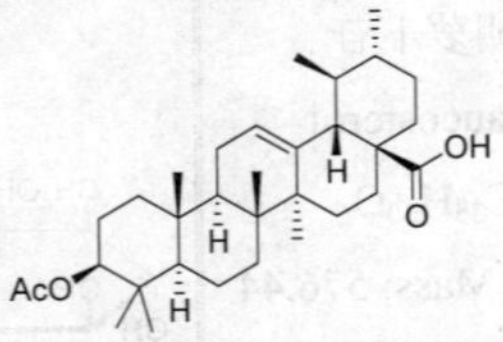 乙酰熊果酸　Acetylursolic acid
β-谷甾醇 *β*-Sitosterol $C_{29}H_{50}O$ Exact Mass: 414.39	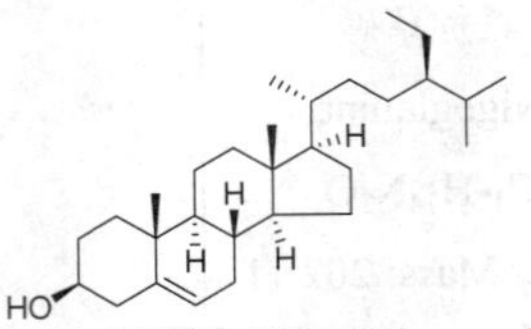 *β*-谷甾醇　*β*-Sitosterol	胡萝卜苷 Daucosterol $C_{35}H_{60}O_6$ Exact Mass: 576.44	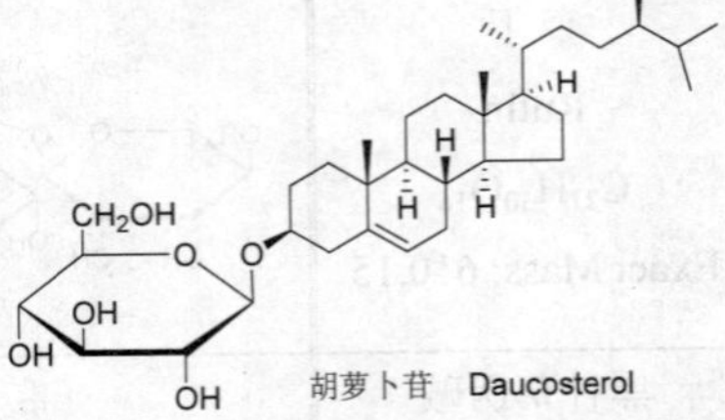 胡萝卜苷　Daucosterol
β-谷甾醇-*β*-D-葡萄糖苷 *β*-Sitosterol-*β*-D-glucoside $C_{35}H_{60}O_6$ Exact Mass: 576.44	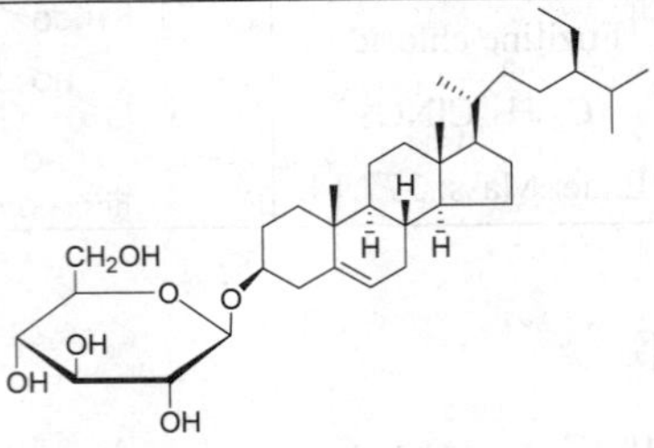 *β*-谷甾醇-*β*-D-葡萄糖苷　*β*-Sitosterol-*β*-D-glucoside	*β*-谷甾醇棕榈酸酯 *β*-Sitosteryl palmitate $C_{45}H_{80}O_2$ Exact Mass: 652.62	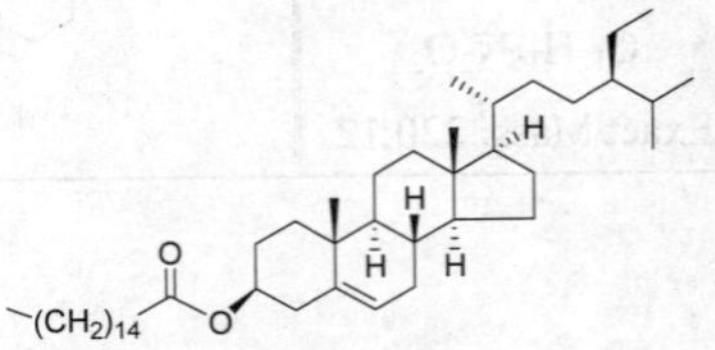 *β*-谷甾醇棕榈酸酯　*β*-Sitosteryl palmitate
棕榈酸 Hexadecanoic acid $C_{16}H_{32}O_2$ Exact Mass: 256.24	$HOOC{-}(CH_2)_{14}CH_3$ 棕榈酸　Hexadecanoic acid	油酸 Oleic acid $C_{18}H_{34}O_2$ Exact Mass: 282.26	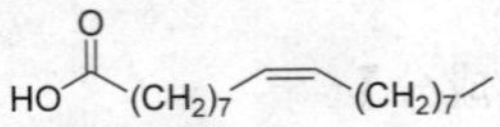 油酸　Oleic acid
2,3,5-三甲基吡嗪 2,3,5-Trimethylpyrazine $C_7H_{10}N_2$ Exact Mass: 122.08	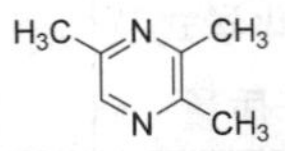 2,3,5-三甲基吡嗪　2,3,5-Trimethylpyrazine	脯氨酸 Proline $C_5H_9NO_2$ Exact Mass: 115.06	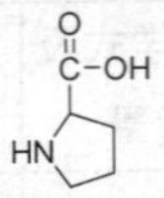 脯氨酸　Proline
天冬氨酸 Aspartic acid $C_4H_7NO_4$ Exact Mass: 133.04	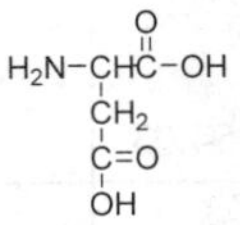 天冬氨酸　Aspartic acid	谷氨酸 Glutamic acid $C_5H_9NO_4$ Exact Mass: 147.05	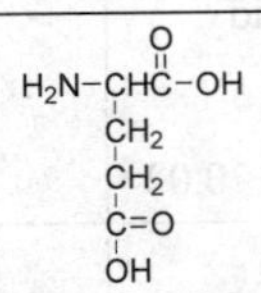 谷氨酸　Glutamic acid
赖氨酸 Lysine $C_6H_{14}N_2O_2$ Exact Mass: 146.11	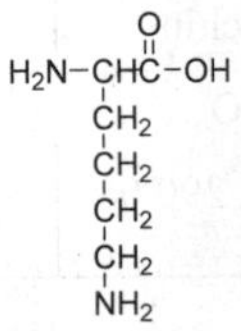 赖氨酸　Lysine	蛋氨酸 Methionine $C_5H_{11}NO_2S$ Exact Mass: 149.05	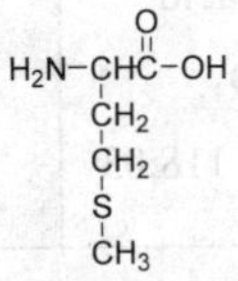 蛋氨酸　Methionine

续表

中英文名、化学式及相对分子质量	结构图	中英文名、化学式及相对分子质量	结构图
缬氨酸 Valine $C_5H_{11}NO_2$ Exact Mass: 117.08	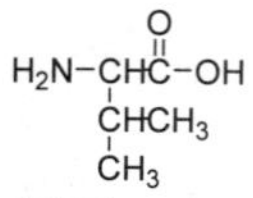 缬氨酸 Valine	苏氨酸 Threonine $L_4H_9NO_3$ Exact Mass: 119.06	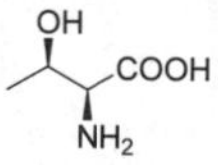 苏氨酸 Threonine
丙氨酸 Alanine $C_3H_7NO_2$ Exact Mass: 89.05	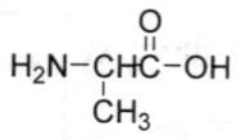 丙氨酸 Alanine	异亮氨酸 Isoleucine $C_6H_{13}NO_2$ Exact Mass: 131.09	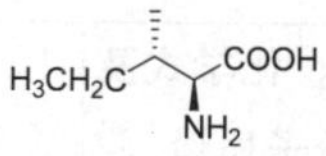 异亮氨酸 Isoleucine
葡萄糖 Glucose $C_6H_{12}O_6$ Exact Mass: 180.06	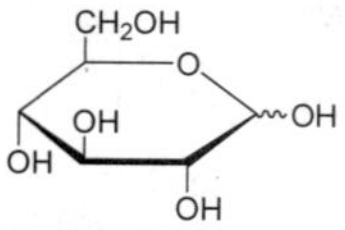 葡萄糖 Glucose	半乳糖 Galactose $C_6H_{12}O_6$ Exact Mass: 180.06	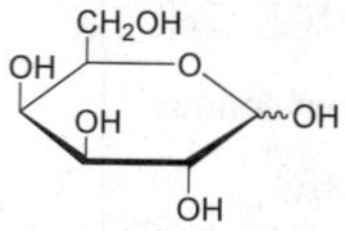 半乳糖 Galactose
阿拉伯糖 Arabinose $C_5H_{10}O_5$ Exact Mass: 150.05	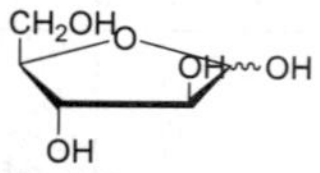 阿拉伯糖 Arabinose	鼠李糖 Rhamnose $C_6H_{12}O_5$ Exact Mass: 164.07	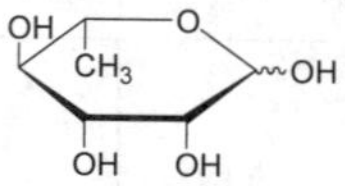 鼠李糖 Rhamnose
甘露糖 Mannose $C_6H_{12}O_6$ Exact Mass: 180.06	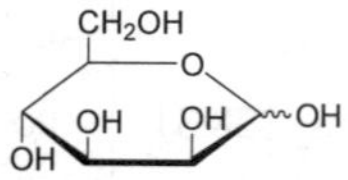 甘露糖 Mannose	核糖 Ribose $C_5H_{10}O_5$ Exact Mass: 150.05	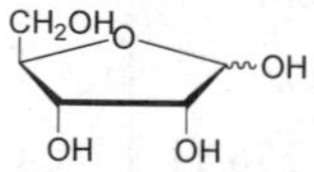 核糖 Ribose
蔗糖 Sucrose $C_{12}H_{22}O_{11}$ Exact Mass: 342.12	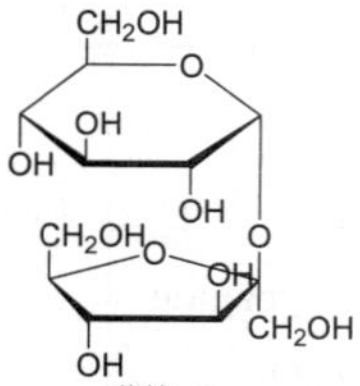 蔗糖 Sucrose	正丁基-*α*-D-呋喃果糖苷 *n*-Butyl-*α*-D-fructofuranoside $C_{10}H_{20}O_6$ Exact Mass: 236.13	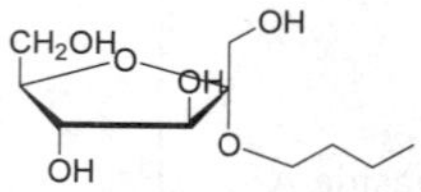 正丁基-*α*-D-呋喃果糖苷 *n*-Butyl-*α*-D-fructofuranoside
正丁基-*β*-D-呋喃果糖苷 *n*-Butyl-*β*-D-fructofuranoside $C_{10}H_{20}O_6$ Exact Mass: 236.13	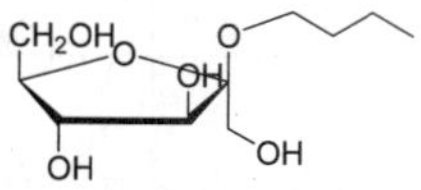 正丁基-*β*-D-呋喃果糖苷 *n*-Butyl-*β*-D-fructofuranoside	正丁基-*β*-D-吡喃果糖苷 *n*-Butyl-*β*-D-fructopyranoside $C_{10}H_{20}O_6$ Exact Mass: 236.13	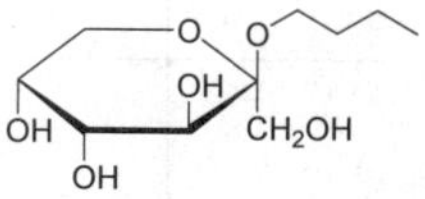 正丁基-*β*-D-吡喃果糖苷 *n*-Butyl-*β*-D-fructopyranoside
姜油酮葡萄糖苷 Zingerone4-*O*-*β*-D-glucopyranoside $C_{17}H_{24}O_8$ Exact Mass: 356.15	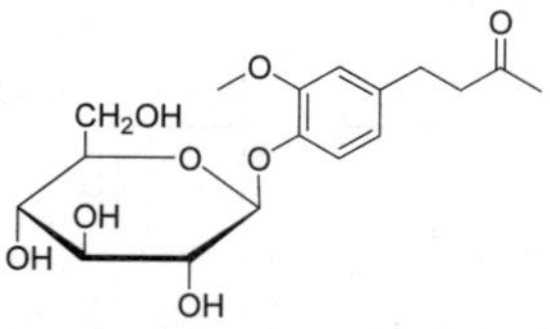 姜油酮葡萄糖苷 Zingerone4-*O*-*β*-D-glucopyranoside		

筋骨草

Jingucao

HERBA　AJUGAE

【化学成分】

表 1-12-19　筋骨草主要化学成分[31～33]

中英文名、化学式及相对分子质量	结构图	中英文名、化学式及相对分子质量	结构图
6,7-二羟基香豆素 6,7-Dihydroxycoumarin $C_9H_6O_4$ Exact Mass: 178.03	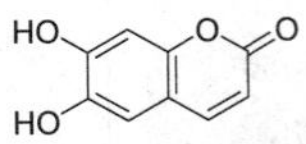 6,7-二羟基香豆素 6,7-Dihydroxycoumarin	5,7-二羟基-4′-甲氧基黄酮 5,7-Dihydroxy-4′-methoxyflavone $C_{16}H_{12}O_5$ Exact Mass: 284.07	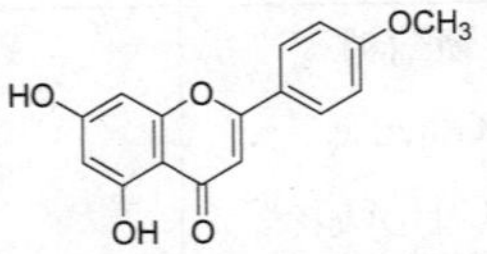 5,7-二羟基-4′-甲氧基黄酮 5,7-Dihydroxy-4′-methoxyflavone
胡萝卜苷 Daucosterol $C_{35}H_{60}O_6$ Exact Mass: 576.44	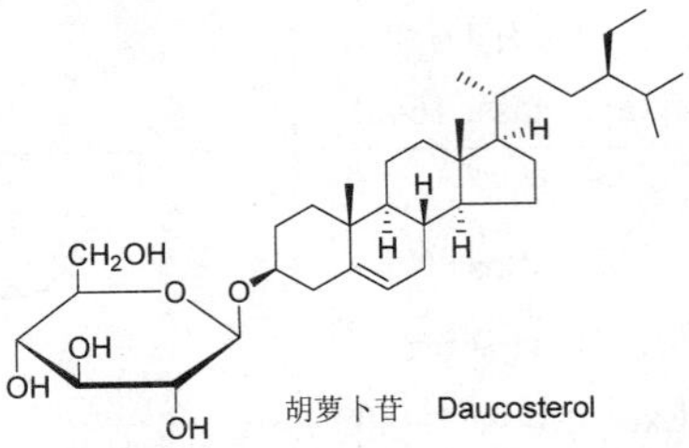 胡萝卜苷　Daucosterol	Galactosylmartynoside $C_{38}H_{52}O_{20}$ Exact Mass: 828.31	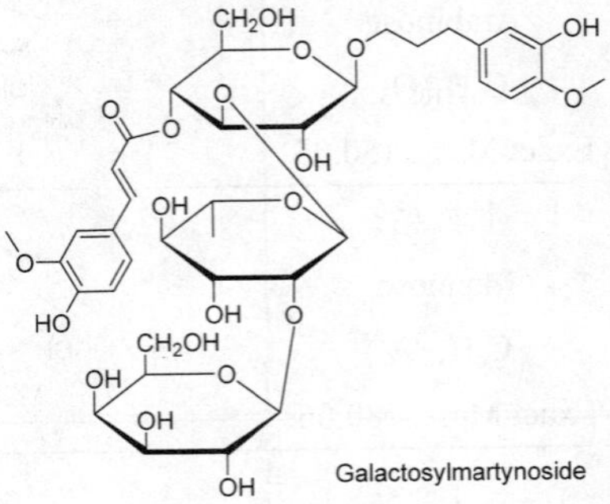 Galactosylmartynoside
Ajugaside A $C_{32}H_{50}O_{14}$ Exact Mass: 658.32	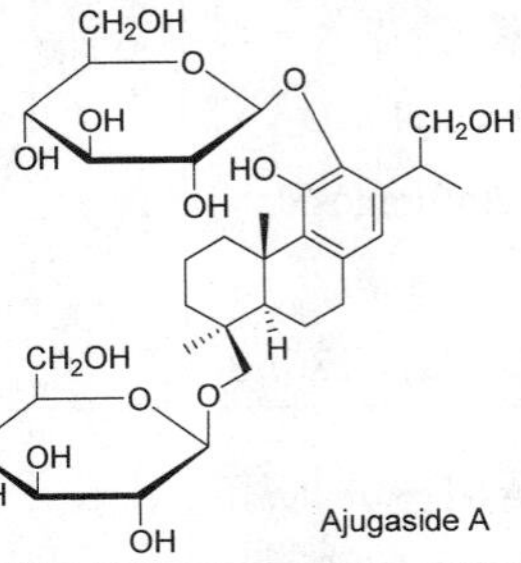 Ajugaside A	8-乙酰基哈帕苷 8-Acetyl harpagide $C_{17}H_{26}O_{11}$ Exact Mass: 406.15	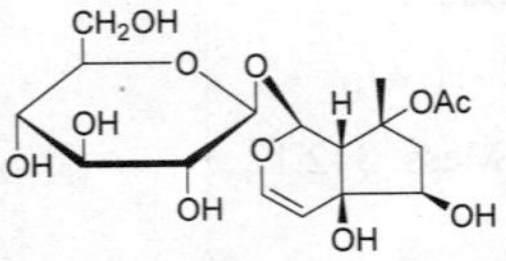 8-乙酰基哈帕苷 8-Acetyl harpagide
雷扑妥苷 Reptoside $C_{17}H_{26}O_{10}$ Exact Mass: 390.15	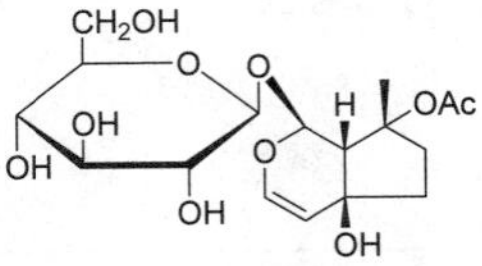 雷扑妥苷　Reptoside	地黄苷A Martynoside A $C_{17}H_{26}O_{10}$ Exact Mass: 390.15	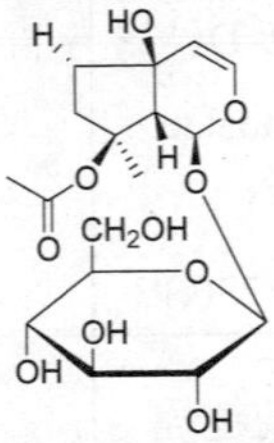 地黄苷 A　Martynoside A
Darendoside A $C_{19}H_{28}O_{11}$ Exact Mass: 432.16	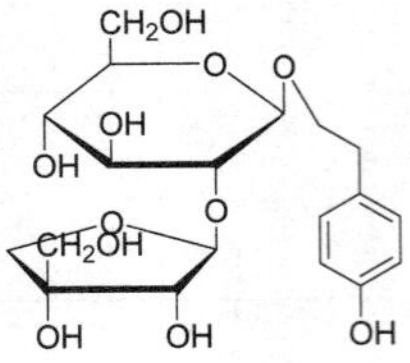 Darendoside A	哈帕苷 Harpagide $C_{15}H_{24}O_{10}$ Exact Mass: 364.14	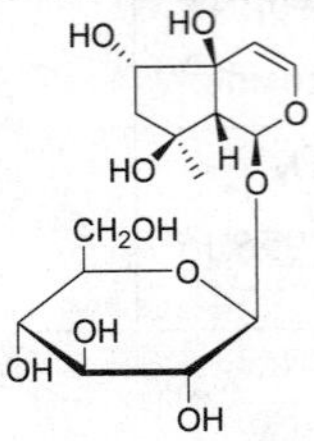 哈帕苷　Harpagide

续表

中英文名、化学式及相对分子质量	结构图	中英文名、化学式及相对分子质量	结构图
杯苋甾酮 Cyasterone $C_{29}H_{44}O_8$ Exact Mass: 520.30	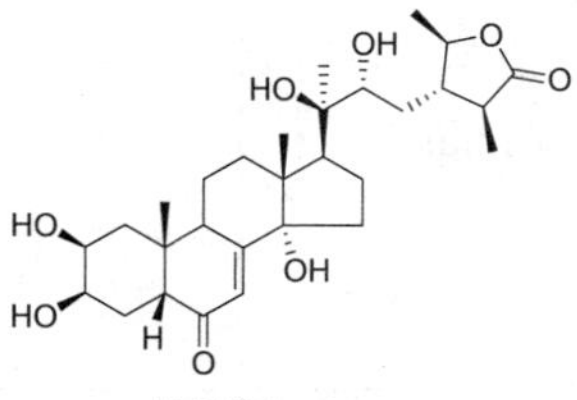 杯苋甾酮 Cyasterone	埃克甾酮 B Polypodine B $C_{27}H_{44}O_8$ Exact Mass: 496.30	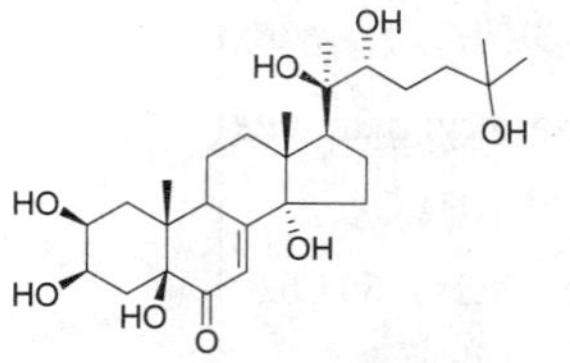 埃克甾酮 B Polypodine B
Decumbesterone A $C_{29}H_{46}O_7$ Exact Mass: 506.32	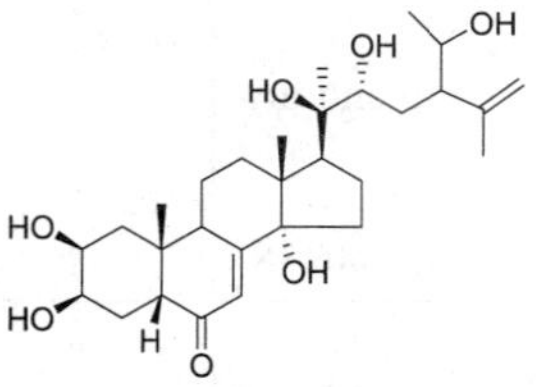 Decumbesterone A	黑燕麦内酯 Loliolide $C_{11}H_{16}O_3$ Exact Mass: 196.11	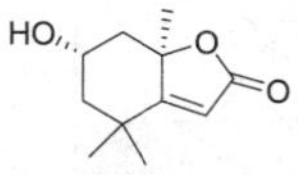 黑燕麦内酯 Loliolide

除以上化学成分外，筋骨草还含有 1-辛烯-*O*-*α*-L-吡喃阿拉伯糖-(1→6)-*O*-[*β*-*D*-吡喃葡萄糖-(1-2)]-*β*-*D*-吡喃葡萄糖、正丁基-*β*-*D*-吡喃果糖苷等。

鹅不食草

Ebushicao

HERBA CENTIPEDAE

【化学成分】

表 1-12-20 鹅不食草主要化学成分[34, 35]

中英文名、化学式及相对分子质量	结构图	中英文名、化学式及相对分子质量	结构图
β-谷甾醇 *β*-Sitosterol $C_{29}H_{50}O$ Exact Mass: 414.39	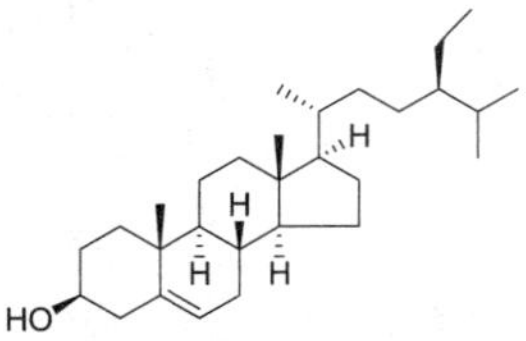 *β*-谷甾醇 *β*-Sitosterol	豆甾醇 Stigmasterol $C_{29}H_{48}O$ Exact Mass: 412.37	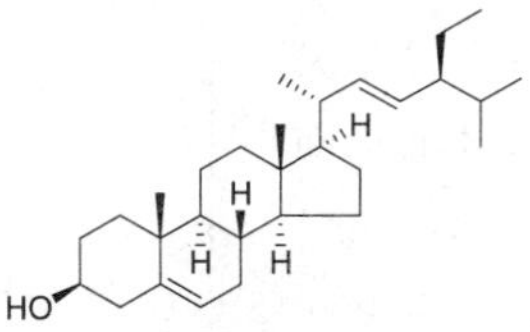 豆甾醇 Stigmasterol
菠菜甾醇 Spinasterol $C_{29}H_{48}O$ Exact Mass: 412.37	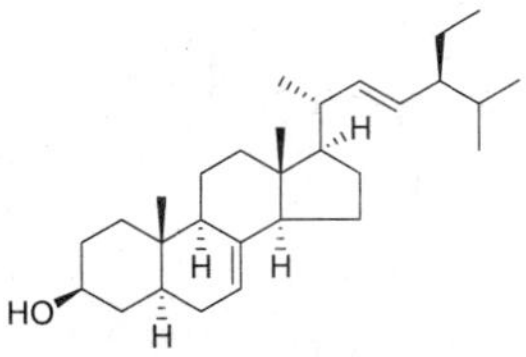 菠菜甾醇 Spinasterol	豆甾醇-3-*O*-*β*-D-葡萄糖苷 Stigmasterol-3-*O*-*β*-D-glycosides $C_{35}H_{58}O_6$ Exact Mass: 574.42	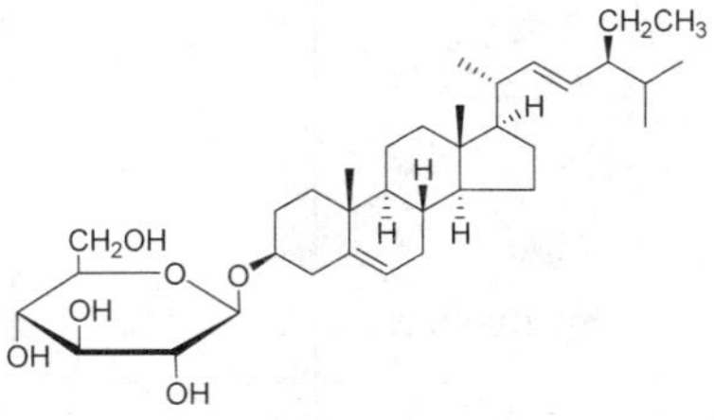 豆甾醇-3-*O*-*β*-D-葡萄糖苷 Stigmasterol-3-*O*-*β*-D-glycosides
蒲公英甾醇 Taraxasterol $C_{30}H_{50}O$ Exact Mass: 426.39	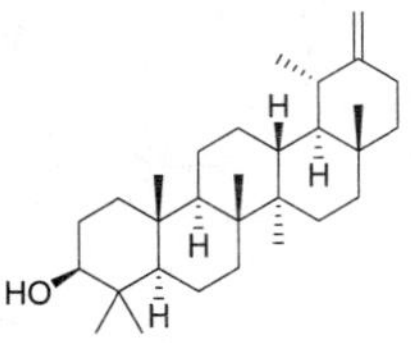 蒲公英甾醇 Taraxasterol	乙酸蒲公英甾醇酯 Taraxasteryl acetate $C_{32}H_{52}O_2$ Exact Mass: 468.40	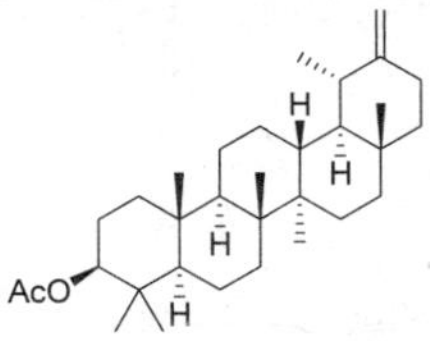 乙酸蒲公英甾醇酯 Taraxasteryl acetate

续表

中英文名、化学式及相对分子质量	结构图	中英文名、化学式及相对分子质量	结构图
棕榈酸蒲公英甾醇酯 Taraxasteryl palmitate $C_{46}H_{80}O_2$ Exact Mass: 664.62	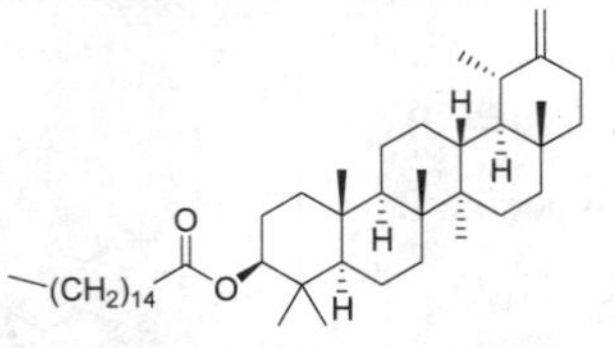 棕榈酸蒲公英甾醇酯　Taraxasteryl palmitate	山金车二醇 Arnidiol $C_{30}H_{50}O_2$ Exact Mass: 442.38	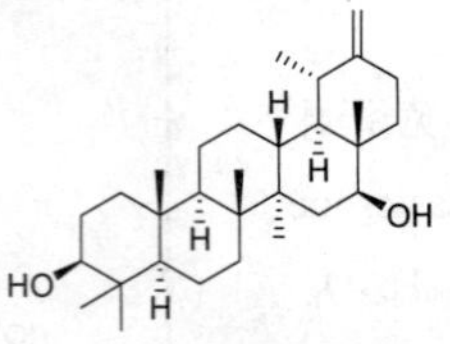 山金车二醇　Arnidiol
山金车内酯 C Arnicolide C $C_{19}H_{26}O_5$ Exact Mass: 334.18	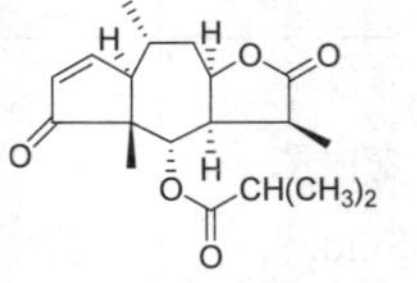 山金车内酯 C　Arnicolide C	千里光酰二氢堆心菊灵 Senecioylplenolin $C_{20}H_{26}O_5$ Exact Mass: 346.18	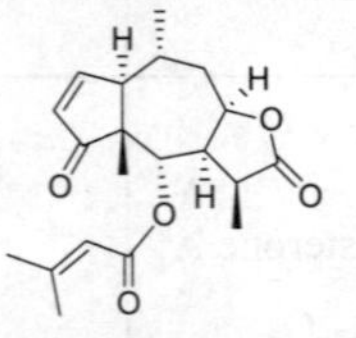 千里光酰二氢堆心菊灵　Senecioylplenolin
山金车内酯 D Arnicolide D $C_{19}H_{24}O_5$ Exact Mass: 332.16	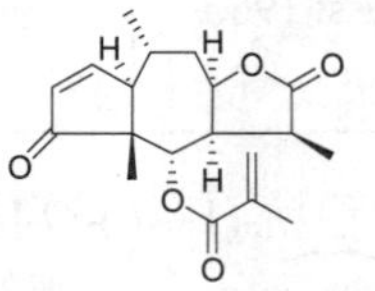 山金车内酯 D　Arnicolide D	短叶老鹳草素 Brevilin $C_{20}H_{26}O_5$ Exact Mass: 346.18	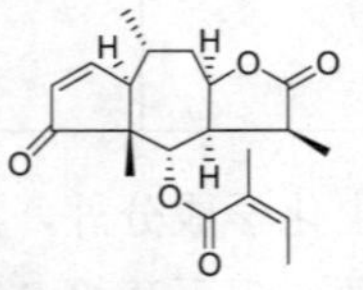 短叶老鹳草素　Brevilin
堆心菊灵 Helenalin $C_{15}H_{18}O_4$ Exact Mass: 262.12	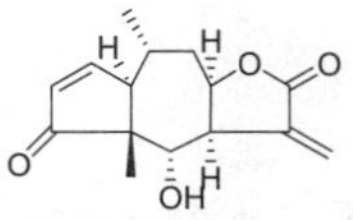 堆心菊灵　Helenalin	异丁酸堆心菊灵内酯 2*β*-(Isobutryloxy) florenalin $C_{19}H_{26}O_5$ Exact Mass: 334.18	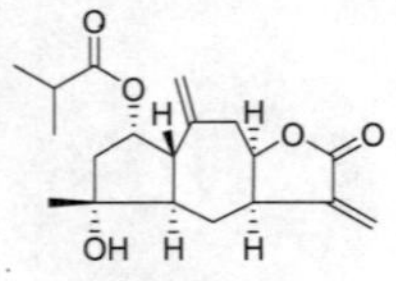 异丁酸堆心菊灵内酯 2*β*-(Isobutryloxy) florenalin
异戊酸堆心菊灵内酯 Florilenalin isovalerate $C_{20}H_{28}O_5$ Exact Mass: 348.19	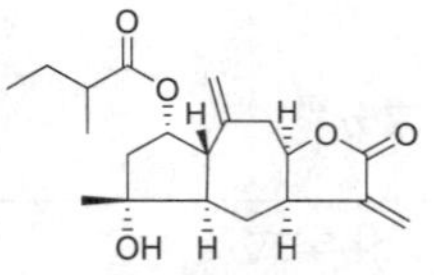 异戊酸堆心菊灵内酯　Florilenalin isovalerate	当归酸堆心菊灵内酯 Florilenalin angelate $C_{20}H_{26}O_5$ Exact Mass: 346.18	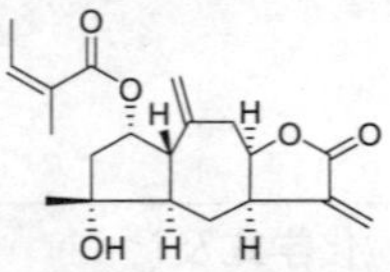 当归酸堆心菊灵内酯　Florilenalin angelate
四氢堆心菊灵 Tetrahydrohelenalin $C_{15}H_{22}O_4$ Exact Mass: 266.15	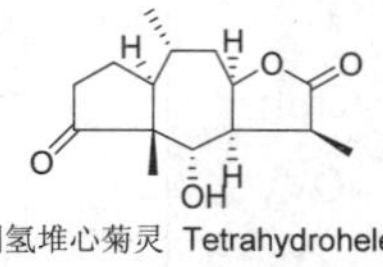 四氢堆心菊灵　Tetrahydrohelenalin	银胶菊素 Parthenin $C_{15}H_{18}O_4$ Exact Mass: 262.12	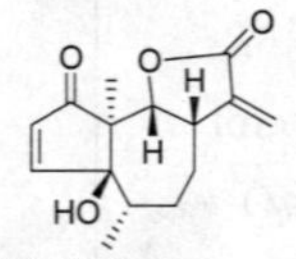 银胶菊素　Parthenin
3*α*,21*β*,22*α*,28-四羟基-12-齐墩果烯 3*α*,21*β*,22*α*,28-Tetrahydroxyolean-12-ene $C_{30}H_{50}O_4$ Exact Mass: 474.37	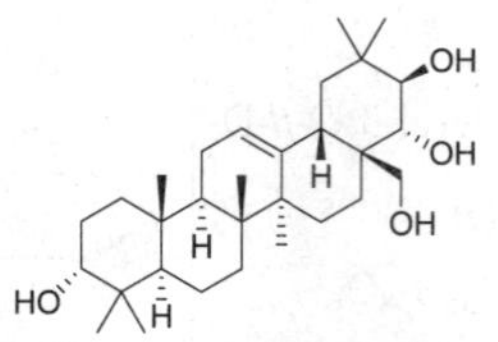 3*α*,21*β*,22*α*,28-四羟基-12-齐墩果烯 3*α*,21*β*,22*α*,28-Tetrahydroxyolean-12-ene	3*α*,16*α*,21*β*,22*α*,28-五羟基-12-齐墩果烯-28-*O*-*β*-*D*-吡喃木糖苷 3*α*,16*α*,21*β*,22*α*,28-Pentahydroxyolean-12-en-28-*O*-*β*-D-xylopyranoside $C_{35}H_{58}O_9$ Exact Mass: 622.41	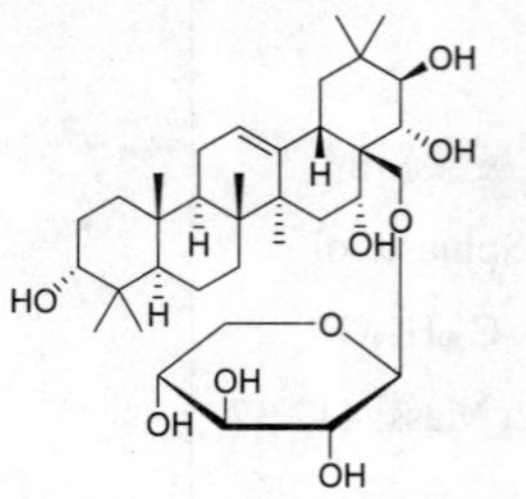 3*α*,16*α*,21*β*,22*α*,28-五羟基-12-齐墩果烯-28-*O*-*β*-D-吡喃木糖苷 3*α*,16*α*,21*β*,22*α*,28-Pentahydroxyolean-12-en-28-*O*-*β*-D-xylopyranoside

续表

中英文名、化学式及相对分子质量	结构图	中英文名、化学式及相对分子质量	结构图
3*α*,21*β*,22*α*,28-四羟基-12-齐墩果烯-28-*O*-*β*-D-吡喃木糖苷 3*α*,21*β*,22*α*,28-Tetrahydroxyolean-12-en-28-*O*-*β*-D-xylopyranoside $C_{35}H_{58}O_8$ Exact Mass: 606.41	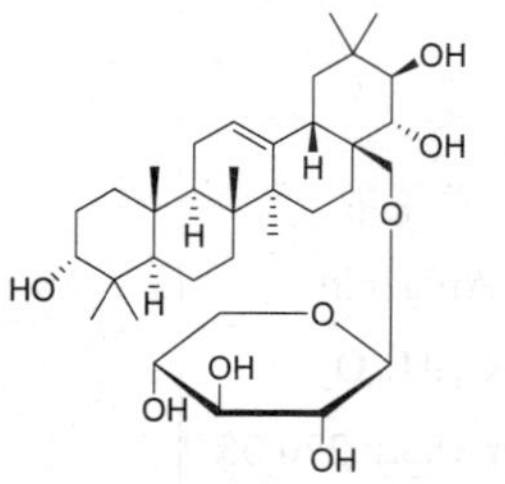 3*α*,21*β*,22*α*,28-四羟基-12-齐墩果烯-28-*O*-*β*-D-吡喃木糖苷 3*α*,21*β*,22*α*,28-Tetrahydroxyolean-12-en-28-*O*-*β*-D-xylopyranoside	3*β*,16*α*,21*β*,22*α*,28-五羟基-12-齐墩果烯-28-*O*-*β*-D-吡喃木糖苷 3*β*,16*α*,21*β*,22*α*,28-Pentahydroxyolean-12-en-28-*O*-*β*-*D*-xylopyranoside $C_{35}H_{58}O_9$ Exact Mass: 622.41	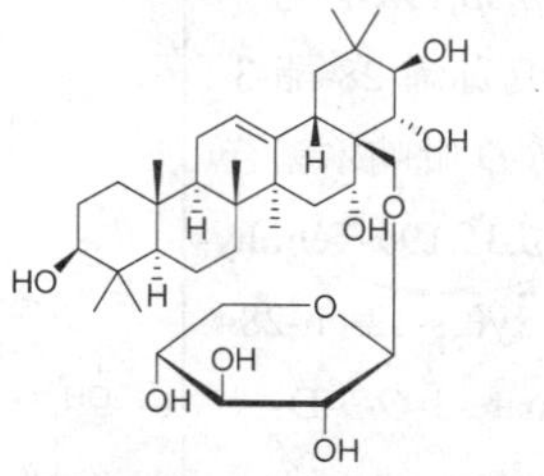 3*β*,16*α*,21*β*,22*α*,28-五羟基-12-齐墩果烯-28-*O*-*β*-D-吡喃木糖苷 3*β*,16*α*,21*β*,22*α*,28-Pentahydroxyolean-12-en-28-*O*-*β*-D-xylopyranoside
3*α*,21*α*,22*α*,28-四羟基-12-齐墩果烯-28-*O*-*β*-D-吡喃木糖苷 3*α*,21*α*,22*α*,28-Tetrahydroxyolean-12-en-28-*O*-*β*-D-xylopyranoside $C_{35}H_{58}O_8$ Exact Mass: 606.41	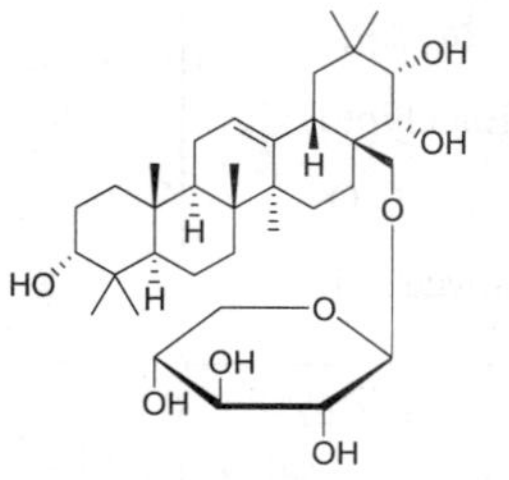 3*α*,21*α*,22*α*,28-四羟基-12-齐墩果烯-28-*O*-*β*-D-吡喃木糖苷 3*α*,21*α*,22*α*,28-Tetrahydroxyolean-12-en-28-*O*-*β*-D-xylopyranoside	3*α*,16*α*,21*α*,22*α*,28-五羟基-12-齐墩果烯-28-*O*-*β*-D-吡喃木糖苷 3*α*,16*α*,21*α*,22*α*,28-Pentahydroxyolean-12-e*n*-28-*O*-*β*-D-xylopyranoside $C_{35}H_{58}O_9$ Exact Mass: 622.41	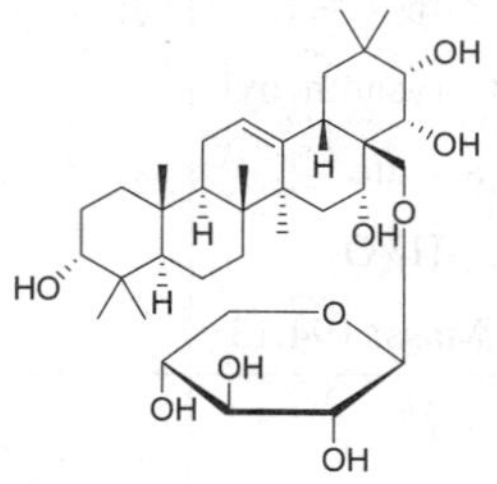 3*α*,16*α*,21*α*,22*α*,28-五羟基-12-齐墩果烯-28-*O*-*β*-D-吡喃木糖苷 3*α*,16*α*,21*α*,22*α*,28-Pentahydroxyolean-12-en-28-*O*-*β*-D-xylopyranoside
1*α*,3*β*,19*α*,23-四羟基-12-乌苏烯-28-酸-28-*O*-*β*-D-吡喃木糖苷 1*α*,3*β*,19*α*,23-Pentahydroxyurs-12-en-28-oic acid-28-*O*-*β*-D-xylopyranoside $C_{35}H_{56}O_{10}$ Exact Mass: 636.39	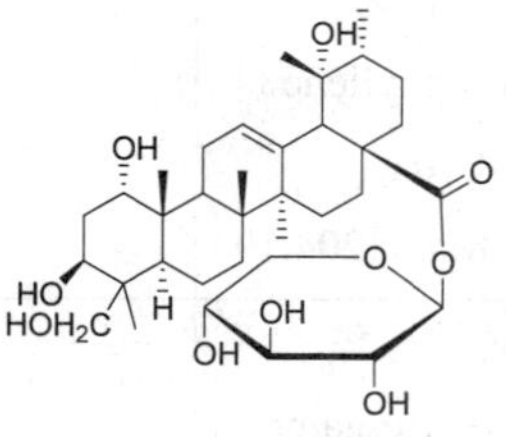 1*α*,3*β*,19*α*,23-四羟基-12-乌苏烯-28-酸-28-*O*-*β*-D-吡喃木糖苷 1*α*,3*β*,19*α*,23-Pentahydroxyurs-12-en-28-oic acid-28-*O*-*β*-D-xylopyranoside	1*α*,2*α*,3*β*,19*α*,23-五羟基-12-齐墩果烯-28-酸-28-*O*-*β*-D-吡喃木糖苷 1*α*,2*α*,3*β*,19*α*,23-Pentadroxyurs-12-en-28-oic acid-28-*O*-*β*-D-xylopyranoside $C_{35}H_{56}O_{11}$ Exact Mass:652.38	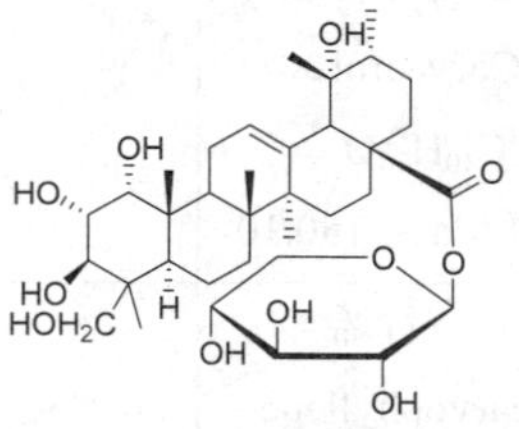 1*α*,2*α*,3*β*,19*α*,23-五羟基-12-齐墩果烯-28-酸-28-*O*-*β*-D-吡喃木糖苷 1*α*,2*α*,3*β*,19*α*,23-Pentadroxyurs-12-en-28-oic acid-28-*O*-*β*-D-xylopyranoside
2*α*,3*β*,19*α*,23-四羟基-12-乌苏烯-28-酸-28-*O*-*β*-D-吡喃木糖苷 2*α*,3*β*,19*α*,23-Tetrahydroxyurs-12-en-28-oic acid-28-*O*-*β*-D-xylopyranoside $C_{35}H_{56}O_{10}$ Exact Mass: 636.39	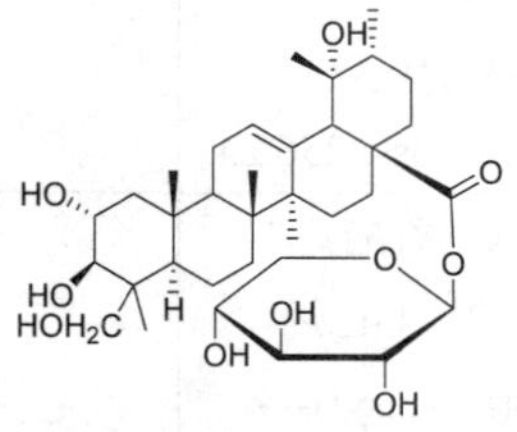 2*α*,3*β*,19*α*,23-四羟基-12-乌苏烯-28-酸-28-*O*-*β*-D-吡喃木糖苷 2*α*,3*β*,19*α*,23-Tetrahydroxyurs-12-en-28-oic acid-28-*O*-*β*-D-xylopyranoside	1*β*,2*α*,3*β*,19*α*-四羟基-12-乌苏烯-28-酯-3-*O*-*β*-D-吡喃木糖苷 1*β*,2*α*,3*β*,19*α*-Tetrahydroxyurs-12-en-28-oate-3-*O*-*β*-D-xylopyranoside $C_{35}H_{56}O_{10}$ Exact Mass: 636.39	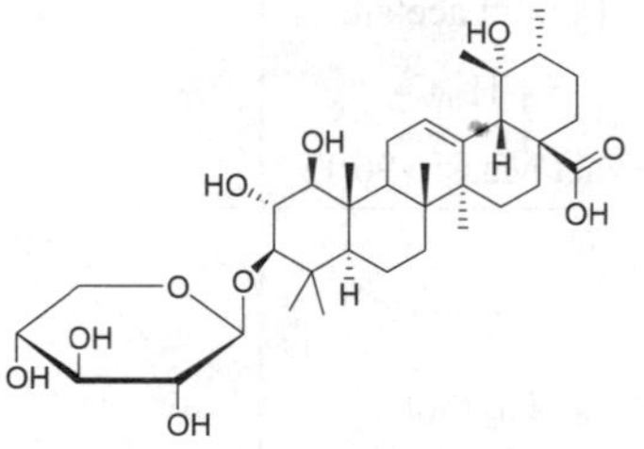 1*β*,2*α*,3*β*,19*α*-四羟基-12-乌苏烯-28-酯-3-*O*-*β*-D-吡喃木糖苷 1*β*,2*α*,3*β*,19*α*-Tetrahydroxyurs-12-en-28-oate-3-*O*-*β*-D-xylopyranoside
槲皮素-3-甲醚 Quercetin-3-methyl-ether $C_{16}H_{12}O_7$ Exact Mass: 316.06	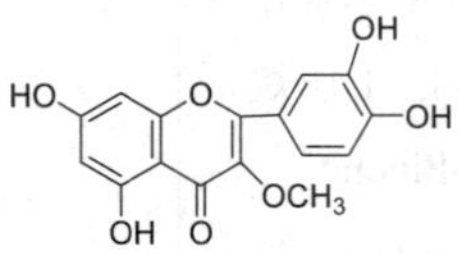 槲皮素-3-甲醚 Quercetin-3-methyl-ether	槲皮素-3,3'-甲醚 Quercetin-3,3'-dimethyl-ether $C_{17}H_{14}O_7$ Exact Mass: 330.07	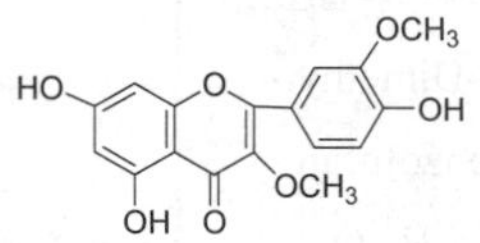 槲皮素-3,3'-甲醚 Quercetin-3,3'-dimethyl-ether

续表

中英文名、化学式及相对分子质量	结构图	中英文名、化学式及相对分子质量	结构图
1β,2β,3β,19α-四羟基-12-乌苏烯-28-酯-3-*O*-β-*D*-吡喃木糖苷 1β,2β,3β,19α-Tetrahydroxyurs-12-en-28-oate-3-*O*-β-D-xylopyranoside $C_{35}H_{56}O_{10}$ Exact Mass: 636.39	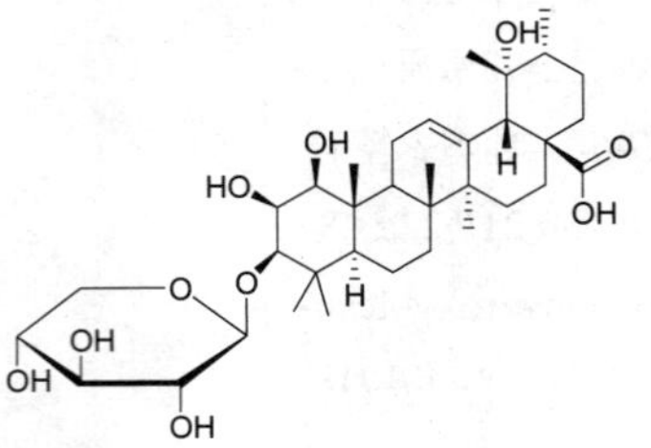 1β,2β,3β,19α-四羟基-12-乌苏烯-28-酯-3-*O*-β-D-吡喃木糖苷 1β,2β,3β,19α-Tetrahydroxyurs-12-en-28-oate-3-*O*-β-D-xylopyranoside	芹菜素 Apigenin $C_{15}H_{10}O_5$ Exact Mass: 270.05	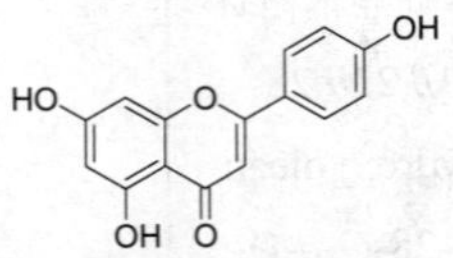 芹菜素 Apigenin
反式乙酸菊烯酯 *trans*-Chrysanthenyl acetate $C_{12}H_{18}O_2$ Exact Mass: 194.13	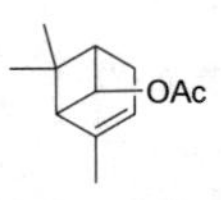 反式乙酸菊烯酯 *trans*-Chrysanthenyl acetate	桉油精 Eucalyptol $C_{10}H_{18}O$ Exact Mass: 154.14	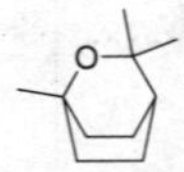 桉油精 Eucalyptol
樟脑 Camphor $C_{10}H_{16}O$ Exact Mass: 152.12	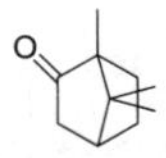 樟脑 Camphor	马鞭草烯醇 Verhenol $C_{10}H_{16}O$ Exact Mass: 152.12	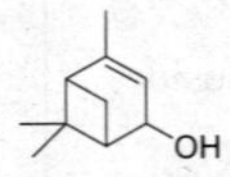 马鞭草烯醇 Verhenol
香芹酚(香荆芥酚) Carvacrol $C_{10}H_{14}O$ Exact Mass: 150.10	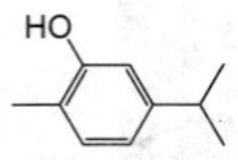 香芹酚(香荆芥酚) Carvacrol	石竹烯 Caryophyllene $C_{15}H_{24}$ Exact Mass: 204.19	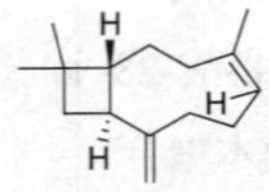 石竹烯 Caryophyllene
异石竹烯 Isocaryophyllene $C_{15}H_{24}$ Exact Mass: 204.19	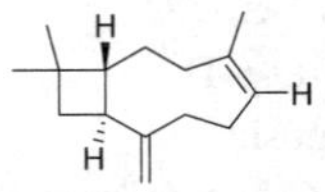 异石竹烯 Isocaryophyllene	香柠檬醇 *Z*-*α*-*trans*-Bergamotol $C_{15}H_{24}O$ Exact Mass: 220.18	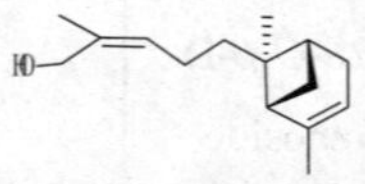 香柠檬醇 *Z*-*α*-*trans*-Bergamotol
里那醇乙酸酯 Linalyl acetate $C_{12}H_{20}O_2$ Exact Mass: 196.15	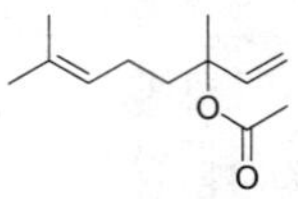 里那醇乙酸酯 Linalyl acetate	棕榈酸 Hexadecanoic acid $C_{16}H_{32}O_2$ Exact Mass: 256.24	$HOOC-(CH_2)_{14}CH_3$ 棕榈酸 Hexadecanoic acid
麝香草酚 Thymol $C_{10}H_{14}O$ Exact Mass: 150.10	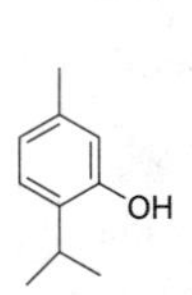 麝香草酚 Thymol	2-大茴香酯基-5-甲基-1-己烯 2-(*p*-Anisyl)-5-methyl-1-hexen $C_{14}H_{20}O$ Exact Mass: 204.15	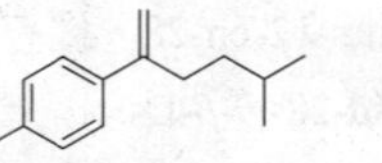 2-大茴香酯基-5-甲基-1-己烯 2-(*p*-Anisyl)-5-methyl-1-hexen
4,7-二甲基-香豆素 4,7-Dimethyl-benzofuran $C_{11}H_{10}O_2$ Exact Mass: 174.07	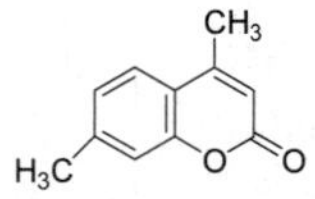 4,7-二甲基-香豆素 4,7-Dimethyl-benzofuran	6,6-二甲基-2-亚甲基双环[3,1,1]庚烷 *β*-Pinene $C_{10}H_{16}$ Exact Mass: 136.13	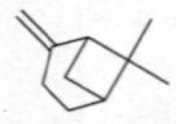 6,6-二甲基-2-亚甲基双环[3,1,1]庚烷 *β*-Pinene

续表

中英文名、化学式及相对分子质量	结构图	中英文名、化学式及相对分子质量	结构图
2-异丙基-5-甲基氢醌-4-*O*-*β*-D-吡喃木糖苷 2-Isopropyl-5-methyl-*p*-hydroquinone-4-*O*-*β*-D-xylopyranoside $C_{15}H_{22}O_6$ Exact Mass: 298.14	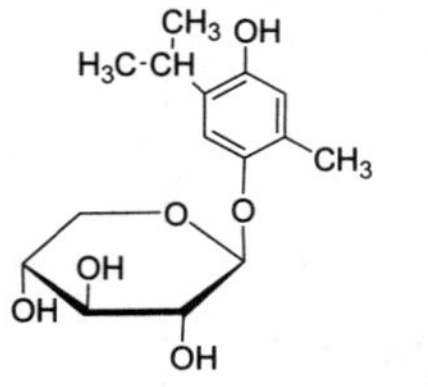 2-异丙基-5-甲基氢醌-4-*O*-*β*-D-吡喃木糖苷 2-Isopropyl-5-methyl-*p*-hydroquinone-4-*O*-*β*-D-xylopyranoside	十九酸三十四醇酯 Tetratriacontanyl nonadecanoate $C_{53}H_{106}O_2$ Exact Mass: 774.82	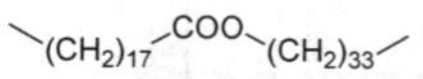 十九酸三十四醇酯 Tetratriacontanyl nonadecanoate
二十六醇 Hexacosanol $C_{26}H_{54}O$ Exact Mass: 382.42	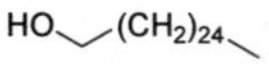 二十六醇 Hexacosanol	羽扇豆醇 Lupeol $C_{30}H_{50}O$ Exact Mass: 426.39	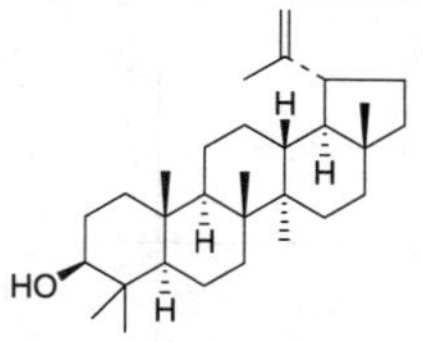 羽扇豆醇 Lupeol
乙酸羽扇豆醇酯 Lupeol acetate $C_{32}H_{52}O_2$ Exact Mass: 468.40	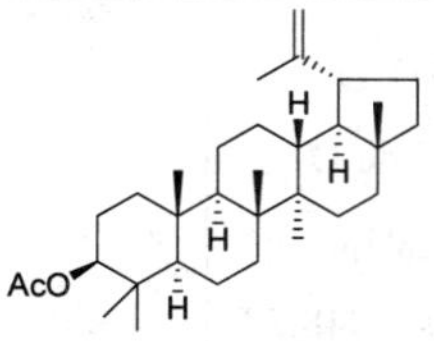 乙酸羽扇豆醇酯 Lupeol acetate	川陈皮素 Nobiletin $C_{21}H_{22}O_8$ Exact Mass: 402.13	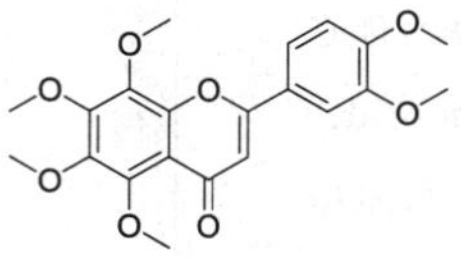 川陈皮素 Nobiletin
α-莎草酮 *α*-Cyperone $C_{15}H_{22}O$ Exact Mass: 218.17	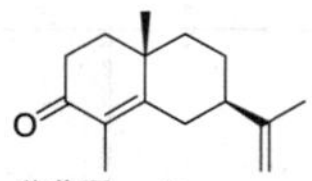 *α*-莎草酮 *α*-Cyperone	3,3',5,5'-四甲氧基-反-芪 3,3',5,5'-Tetramethoxy-*trans*-stilbene $C_{18}H_{20}O_4$ Exact Mass: 300.14	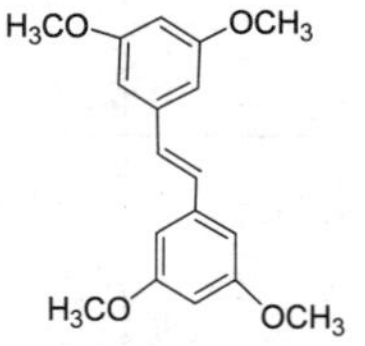 3,3',5,5'-四甲氧基-反-芪 3,3',5,5'-Tetramethoxy-*trans*-stilbene

除以上化学成分外，鹅不食草还含有 2-甲基-2,3-醋酸酯-5-甲基苯丙酸酯(2-Methyl-2,3-[acetylo-xy]-5-methylphenylest-er-propanoic acid)等。

番泻叶

Fanxieye

FOLIUM SENNAE

【化学成分】

表 1-12-21 番泻叶主要化学成分[36~39]

中英文名、化学式及相对分子质量	结构图	中英文名、化学式及相对分子质量	结构图
大黄素甲醚葡萄糖苷 Physcion 8-glucoside $C_{22}H_{22}O_{10}$ Exact Mass: 446.12	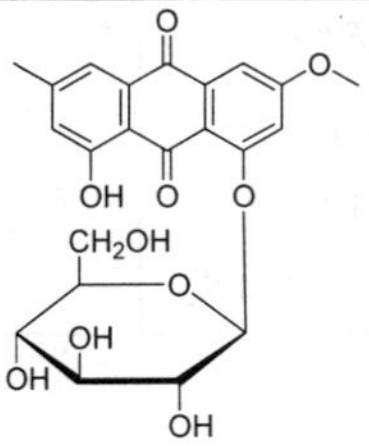 大黄素甲醚葡萄糖苷 Physcion 8-glucoside	大黄酚葡萄糖苷 Chrysophanol glucoside $C_{21}H_{20}O_9$ Exact Mass: 416.11	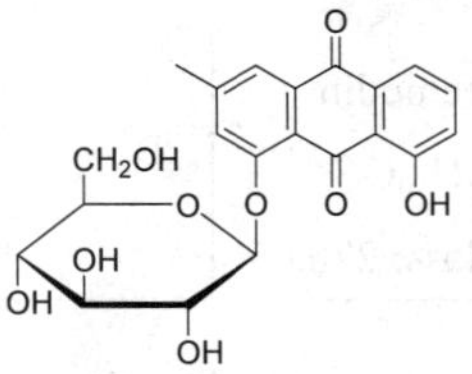 大黄酚葡萄糖苷 Chrysophanol glucoside

续表

中英文名、化学式及相对分子质量	结构图	中英文名、化学式及相对分子质量	结构图
番泻苷 A Sennoside A $C_{42}H_{38}O_{20}$ Exact Mass: 862.20	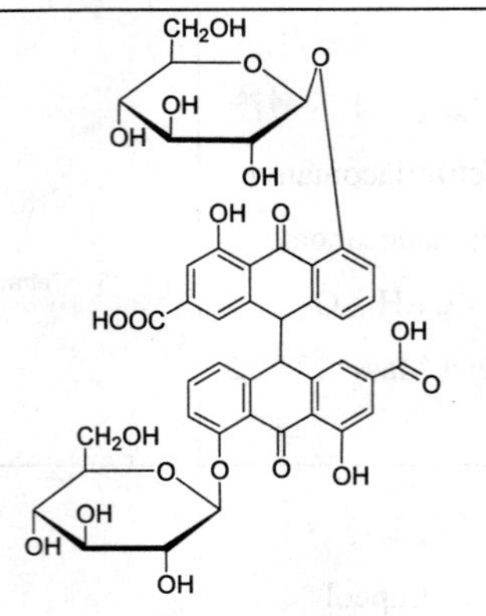 番泻苷 A Sennoside A	番泻苷 B Sennoside B $C_{42}H_{38}O_{20}$ Exact Mass: 862.20	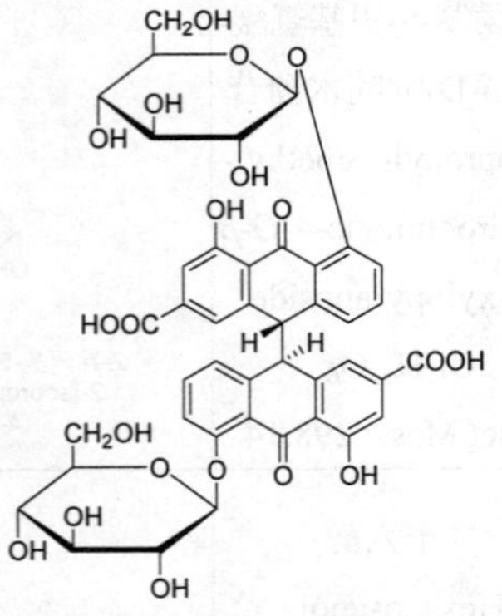 番泻苷 B Sennoside B
番泻苷 C Sennoside C $C_{42}H_{40}O_{19}$ Exact Mass: 848.22	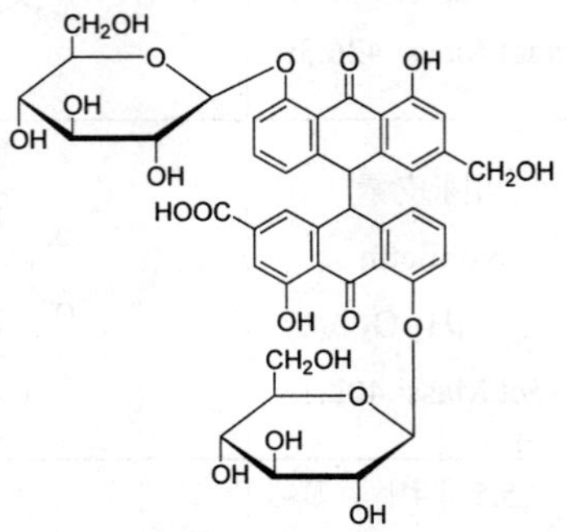 番泻苷 C Sennoside C	番泻苷 D Sennoside D $C_{42}H_{40}O_{19}$ Exact Mass: 848.22	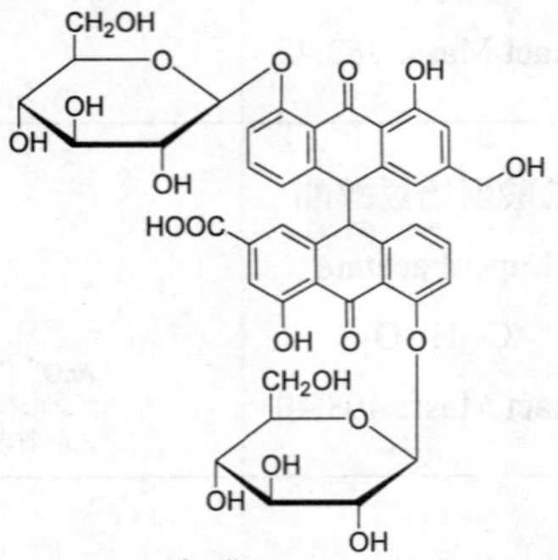 番泻苷 D Sennoside D
番泻苷 G Sennoside G $C_{42}H_{38}O_{20}$ Exact Mass: 862.20	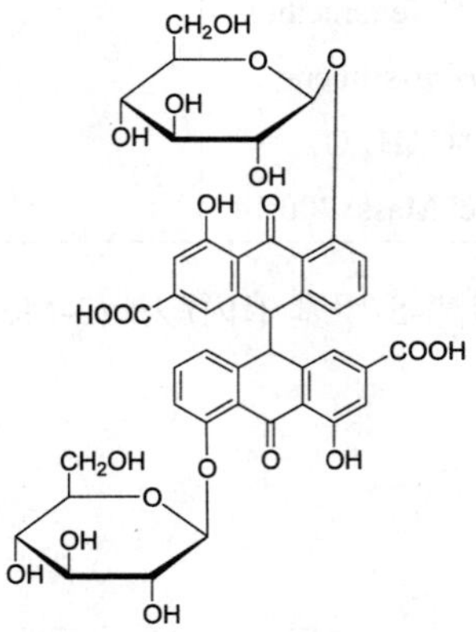 番泻苷 G Sennoside G	大黄素-8-*O*-*β*-D-葡萄糖吡喃糖苷 Emodin-8-*O*-*β*-D-glucopyranoside $C_{21}H_{20}O_{10}$ Exact Mass: 432.11	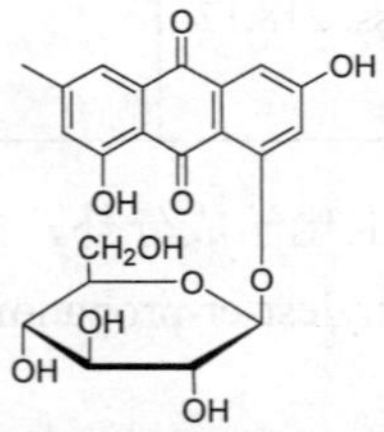 大黄素-8-*O*-*β*-D-葡萄糖吡喃糖苷 Emodin-8-*O*-*β*-D-glucopyranoside
芦荟大黄素 8-葡萄糖苷 Aloe emodin 8-glucoside $C_{21}H_{20}O_{10}$ Exact Mass: 432.11	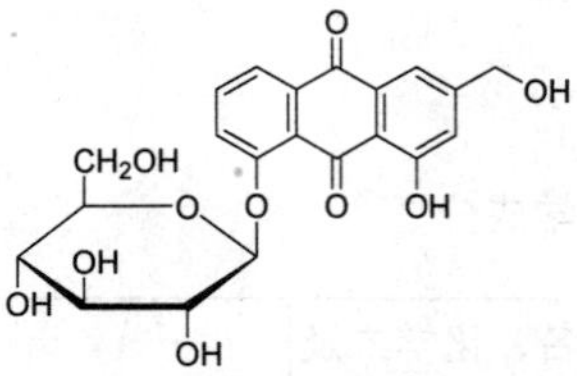 芦荟大黄素8-葡萄糖苷 Aloe emodin 8-glucoside	大黄素-8-*O*-槐糖苷 Emodin-8-*O*-sophoroside $C_{27}H_{30}O_{15}$ Exact Mass: 594.16	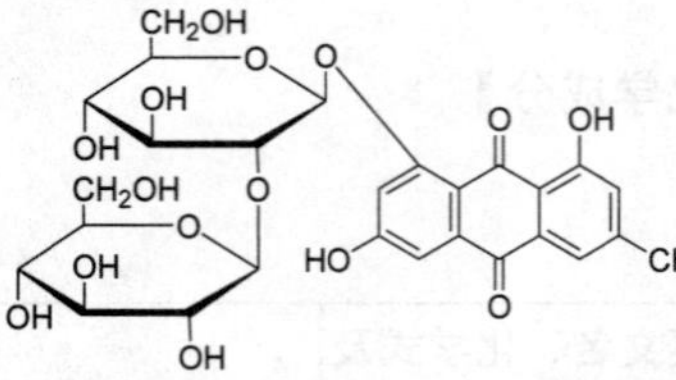 大黄素-8-*O*-槐糖苷 Emodin-8-*O*-sophoroside
芦荟大黄素 Aloeemodin $C_{15}H_{10}O_5$ Exact Mass: 270.05	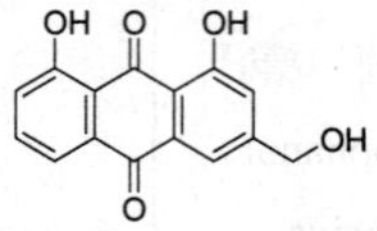 芦荟大黄素 Aloeemodin	大黄酸 Rhein $C_{15}H_8O_6$ Exact Mass: 284.03	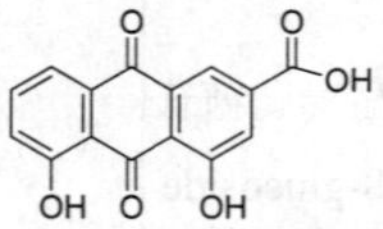 大黄酸 Rhein

续表

中英文名、化学式及相对分子质量	结构图	中英文名、化学式及相对分子质量	结构图
4,5,7-三羟基黄酮-3-*O*-*β*-D-吡喃葡萄糖苷 4,5,7-Trihydroxy-flavone-3-*O*-*β*-D-glucopyranoside $C_{21}H_{22}O_{10}$ Exact Mass: 434.12	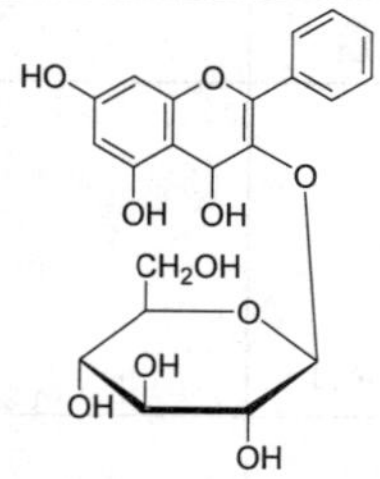 4,5,7-三羟基黄酮-3-*O*-*β*-D-吡喃葡萄糖苷 4,5,7-Trihydroxyflavone-3-*O*-*β*-D-glucopyranoside	异鼠李素-3-*O*-*β*-D-葡萄糖苷 Isorhamnetin-3-*O*-*β*-D-glucopyranoside $C_{22}H_{22}O_{12}$ Exact Mass: 478.11	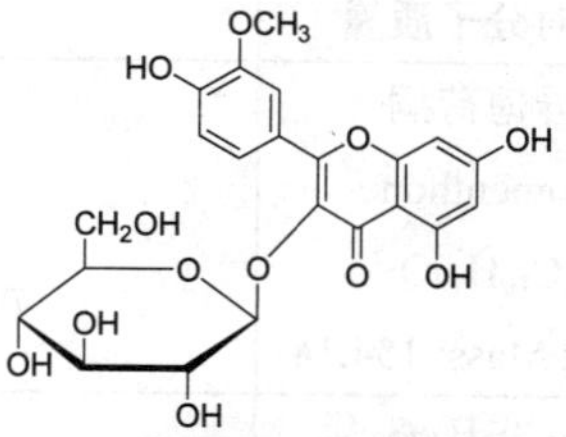 异鼠李素-3-*O*-*β*-D-葡萄糖苷 Isorhamnetin-3-*O*-*β*-D-glucopyranoside
山柰酚 Kaempferol $C_{15}H_{10}O_6$ Exact Mass: 286.05	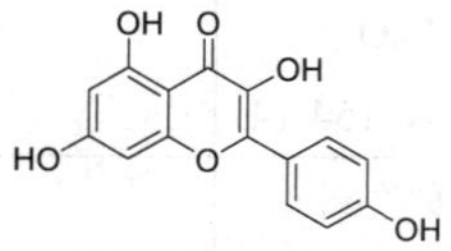 山柰酚 Kaempferol	蜂花醇(三十烷醇) Myricyl alcohol $C_{30}H_{62}O$ Exact Mass: 438.48	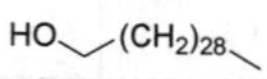 蜂花醇(三十烷醇) Myricyl alcohol
水杨酸 2-Hydroxybenzoic acid $C_7H_6O_3$ Exact Mass: 138.03	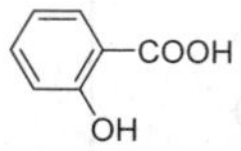 水杨酸 2-Hydroxybenzoic acid	芹菜素-6,8-二-C-葡萄糖苷 Apigenin-6,8-di-C-glucoside $C_{27}H_{30}O_{15}$ Exact Mass: 594.16	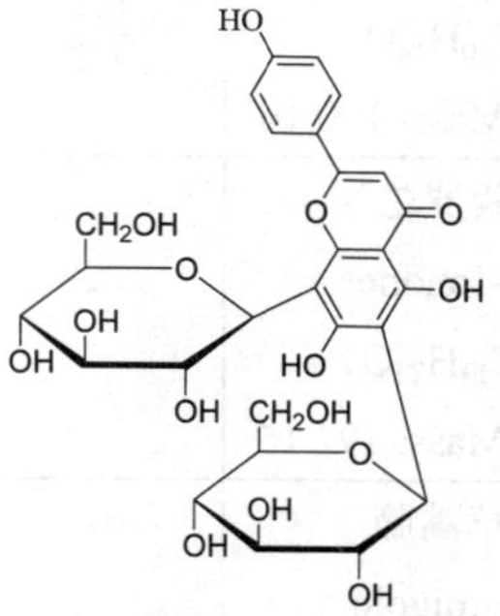 芹菜素-6,8-二-C-葡萄糖苷 Apigenin-6,8-di-C-glucoside
异鼠李素-3-*O*-*β*-龙胆二糖苷 Isorhamnetin-3-*O*-*β*-gentiobioside $C_{28}H_{32}O_{17}$ Exact Mass: 640.16	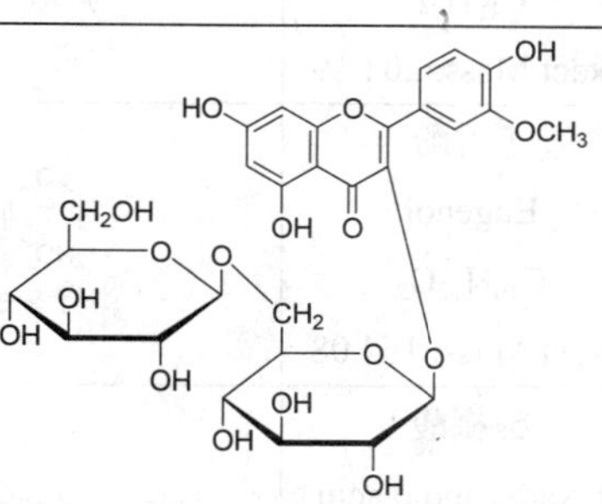 异鼠李素-3-*O*-*β*-龙胆二糖苷 Isorhamnetin-3-*O*-*β*-gentiobioside	芦荟大黄素-8-葡萄糖苷 Aloeemodin-8-monoglucoside $C_{21}H_{20}O_{10}$ Exact Mass: 432.11	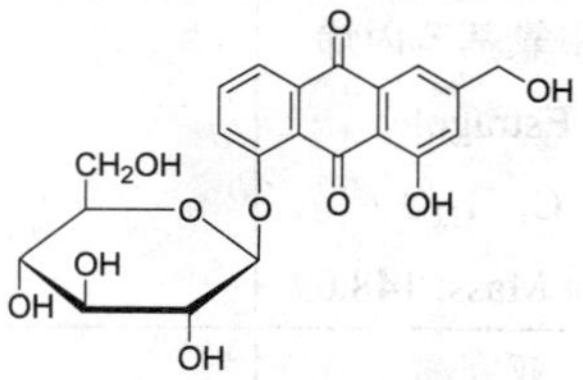 芦荟大黄素-8-葡萄糖苷 Aloeemodin-8-monoglucoside
大黄酸-8-葡萄糖苷 Rhein 8-glucoside $C_{21}H_{18}O_{11}$ Exact Mass: 446.08	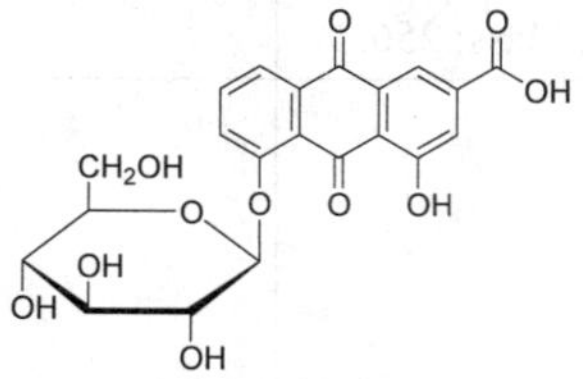 大黄酸-8-葡萄糖苷 Rhein 8-glucoside	(±)芳樟醇 (±)-Linalool $C_{10}H_{18}O$ Exact Mass: 154.14	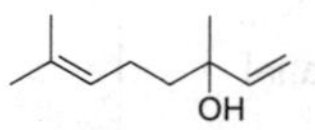 (±)芳樟醇 (±)-Linalool
E-茴香脑 *E*-Anethole $C_{10}H_{12}O$ Exact Mass: 148.09	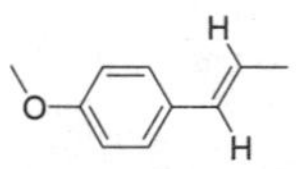 *E*-茴香脑 *E*-Anethole	薄荷醇 Menthol $C_{10}H_{20}O$ Exact Mass: 156.15	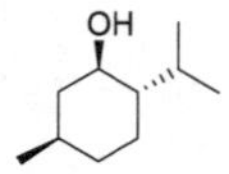 薄荷醇 Menthol
新薄荷醇 Neomenthol $C_{10}H_{20}O$ Exact Mass: 156.15	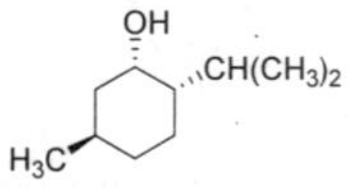 新薄荷醇 Neomenthol	薄荷酮 Menthone $C_{10}H_{18}O$ Exact Mass: 154.14	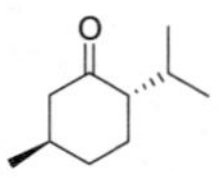 薄荷酮 Menthone

续表

中英文名、化学式及相对分子质量	结构图	中英文名、化学式及相对分子质量	结构图
异薄荷酮 Isomenthone $C_{10}H_{18}O$ Exact Mass: 154.14	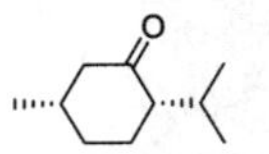 异薄荷酮 Isomenthone	柠檬烯 Limonene $C_{10}H_{16}$ Exact Mass: 136.13	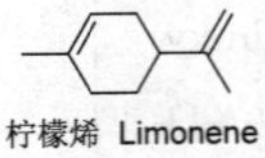 柠檬烯 Limonene
γ-萜品烯 *γ*-Terpinene $C_{10}H_{16}$ Exact Mass: 136.13	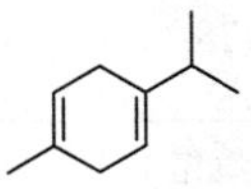 *γ*-萜品烯 *γ*-Terpinene	异香叶醇 Isogeraniol $C_{10}H_{18}O$ Exact Mass: 154.14	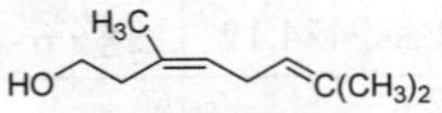 异香叶醇 Isogeraniol
藏茴香酮 Carvone $C_{10}H_{14}O$ Exact Mass: 150.10	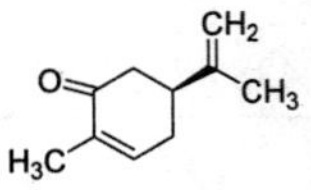 藏茴香酮 Carvone	假紫罗兰酮 Pseudoionone $C_{13}H_{20}O$ Exact Mass: 192.15	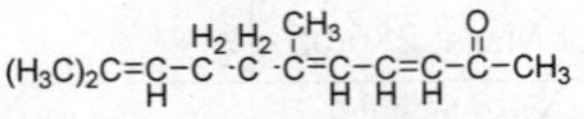 假紫罗兰酮 Pseudoionone
β-紫罗兰酮 *β*-Ionone $C_{13}H_{20}O$ Exact Mass: 192.15	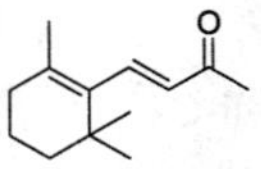 *β*-紫罗兰酮 *β*-Ionone	莰酮 Camphor $C_{10}H_{16}O$ Exact Mass: 152.12	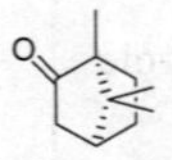 莰酮 Camphor
草蒿脑 Estragole $C_{10}H_{12}O$ Exact Mass: 148.09	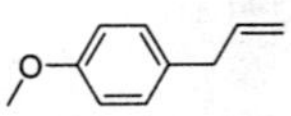 草蒿脑 Estragole	*β*-金合欢烯 *β*-Farnesene $C_{15}H_{24}$ Exact Mass: 204.19	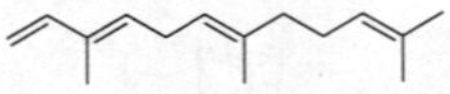 *β*-金合欢烯 *β*-Farnesene
对甲氧基苯丙烯 Estragole $C_{10}H_{12}O$ Exact Mass: 148.09	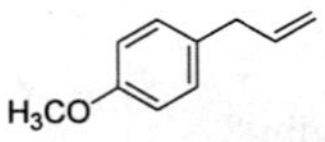 对甲氧基苯丙烯 Estragole	丁香酚 Eugenol $C_{10}H_{12}O_2$ Exact Mass: 164.08	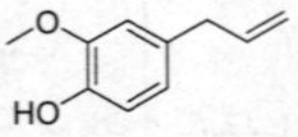 丁香酚 Eugenol
亚麻酸 Linolenic acid $C_{18}H_{30}O_2$ Exact Mass: 278.22	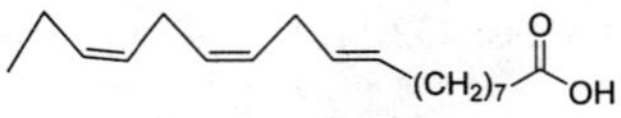 亚麻酸 Linolenic acid	棕榈酸 Hexadecanoic acid $C_{16}H_{32}O_2$ Exact Mass: 256.24	$HOOC-(CH_2)_{14}CH_3$ 棕榈酸 Hexadecanoic acid
正戊醛 *n*-Pentanal $C_5H_{10}O$ Exact Mass: 86.07	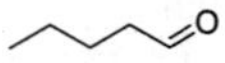 正戊醛 *n*-Pentanal		

除以上化学成分外，番泻叶还含有大黄酸-1-葡萄糖苷、环化枸橼醛等。

湖北贝母

Hubeibeimu

SEMEN CURCUMAE

【化学成分】

表 1-12-22　湖北贝母主要化学成分[40~42]

中英文名、化学式及相对分子质量	结构图	中英文名、化学式及相对分子质量	结构图
贝母素甲 Verticine $C_{27}H_{45}NO_3$ Exact Mass: 431.34	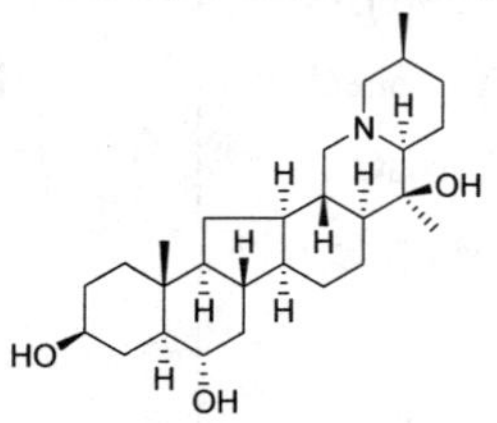 贝母素甲　Verticine	贝母素乙 Verticinone $C_{27}H_{43}NO_3$ Exact Mass: 429.32	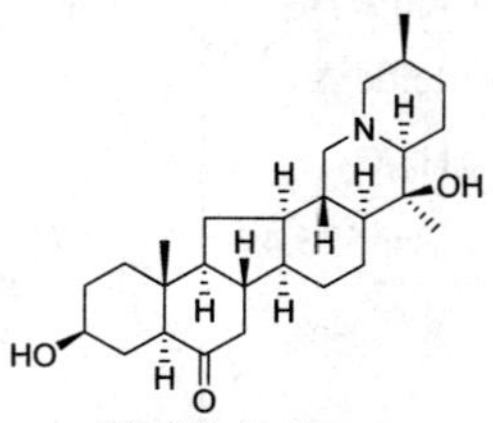 贝母素乙　Verticinone
湖贝甲素 Hupehenine $C_{27}H_{45}NO_2$ Exact Mass: 415.35	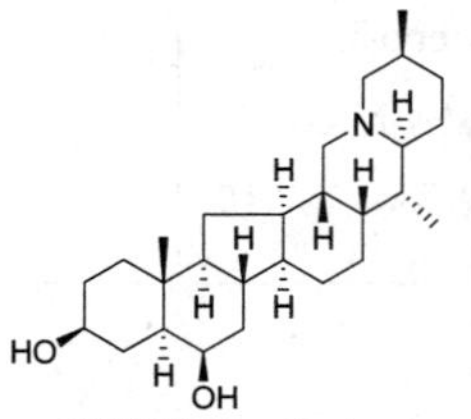 湖贝甲素　Hupehenine	湖贝甲素苷 Hupehenoside $C_{33}H_{55}NO_7$ Exact Mass: 577.40	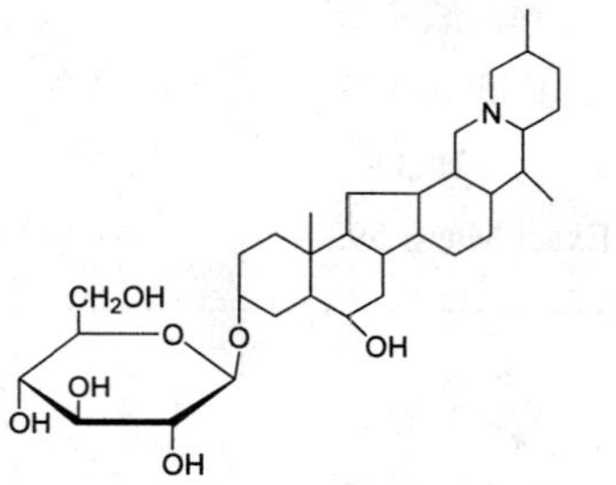 湖贝甲素苷　Hupehenoside
湖贝乙素 Hupehenirine $C_{27}H_{43}NO_2$ Exact Mass: 413.33	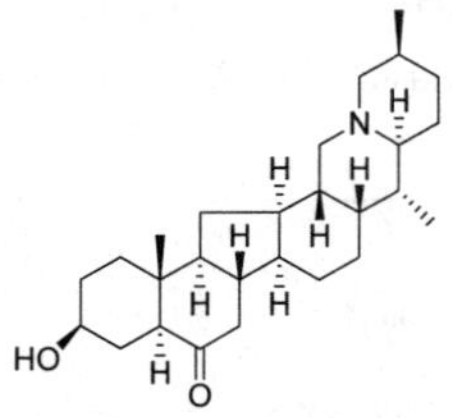 湖贝乙素　Hupehenirine	湖北嗪 Hupehenizine $C_{27}H_{43}NO_2$ Exact Mass: 413.33	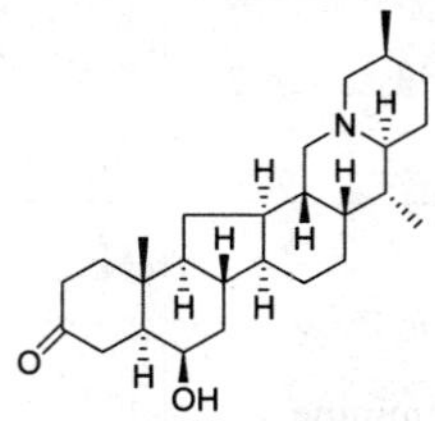 湖北嗪　Hupehenizine
湖贝新 Hupehensine $C_{27}H_{41}NO_3$ Exact Mass: 427.31	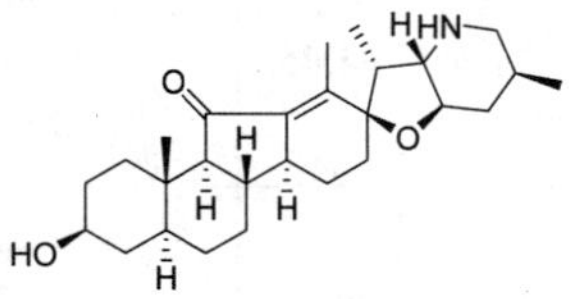 湖贝新　Hupehensine	湖贝啶 Hupehenidine $C_{27}H_{45}NO_3$ Exact Mass: 431.34	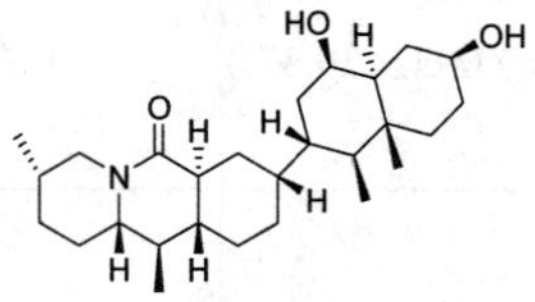 湖贝啶　Hupehenidine
湖贝苷 Hupehemonoside $C_{33}H_{53}NO_8$ Exact Mass: 591.38	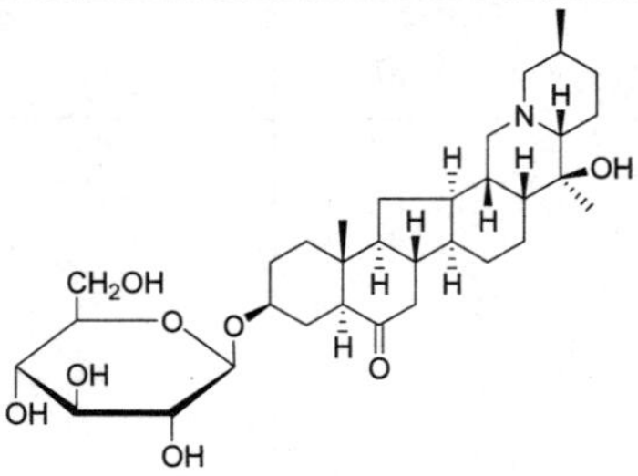 湖贝苷　Hupehemonoside	鄂贝新 Ebeiensine $C_{27}H_{41}NO_3$ Exact Mass: 427.31	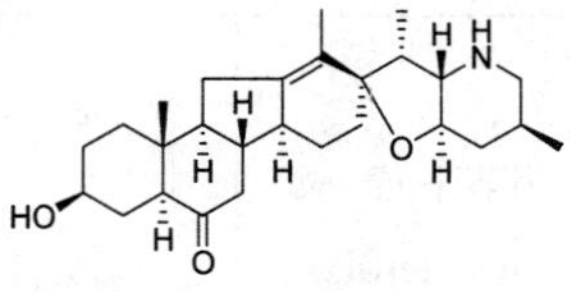 鄂贝新　Ebeiensine

续表

中英文名、化学式及相对分子质量	结构图	中英文名、化学式及相对分子质量	结构图
对映-贝壳杉烷-16α,17-二醇 *ent*-Kauran-16α,17-diol $C_{20}H_{34}O_2$ Exact Mass: 306.26	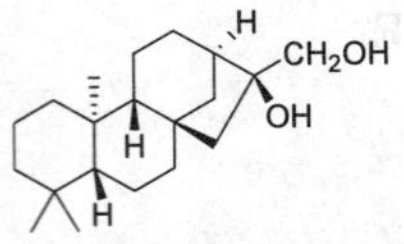 对映-贝壳杉烷-16α,17-二醇 *ent*-Kauran-16α,17-diol	对映-贝壳杉烷-16β,17-二醇 *ent*-Kauran-16β,17-diol $C_{20}H_{34}O_2$ Exact Mass: 306.26	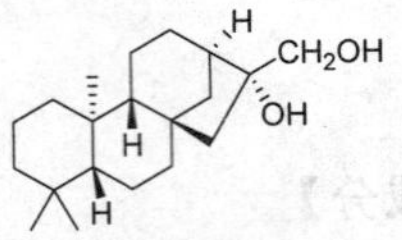 对映-贝壳杉烷-16β,17-二醇 *ent*-Kauran-16β,17-diol
鄂贝缩醛 A Fritilleide A $C_{40}H_{64}O_2$ Exact Mass: 576.49	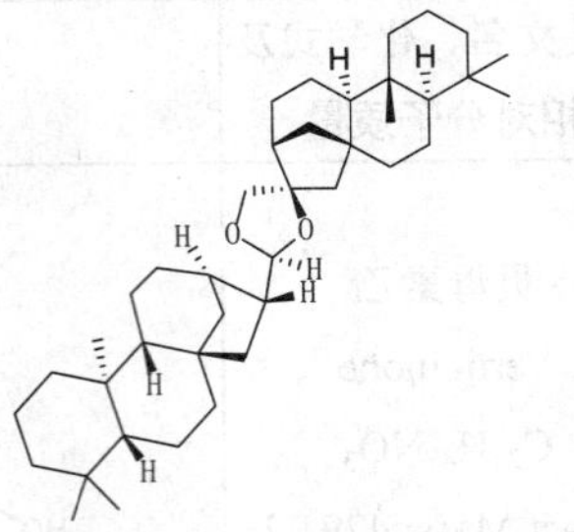 鄂贝缩醛 A　Fritilleide A	鄂贝酸酯 C Fritillebin C $C_{40}H_{64}O_3$ Exact Mass: 592.49	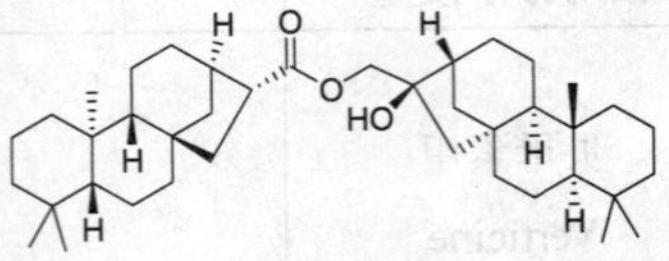 鄂贝酸酯 C　Fritillebin C
鄂贝酸酯 D Fritillebin D $C_{40}H_{64}O_3$ Exact Mass: 592.49	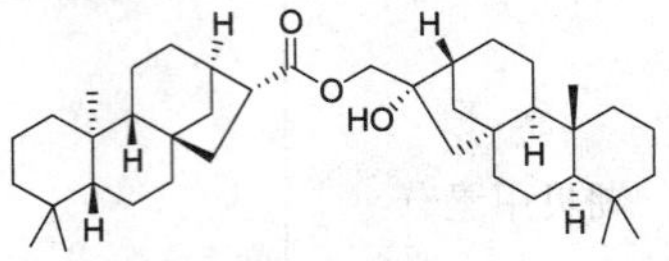 鄂贝酸酯D　Fritillebin D	腺苷 Adenosine $C_{10}H_{13}N_5O_4$ Exact Mass: 267.10	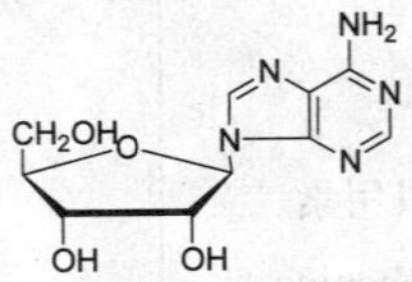 腺苷　Adenosine
β-谷甾醇 β-Sitosterol $C_{29}H_{50}O$ Exact Mass: 414.39	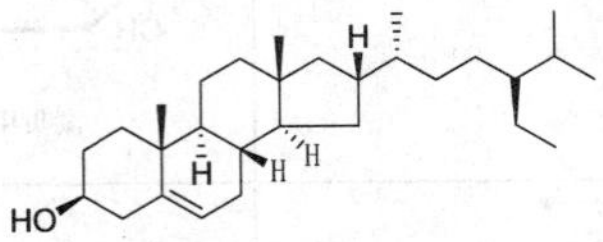 β-谷甾醇　β-Sitosterol	浙贝甲素 Peimine $C_{27}H_{45}NO_3$ Exact Mass: 431.34	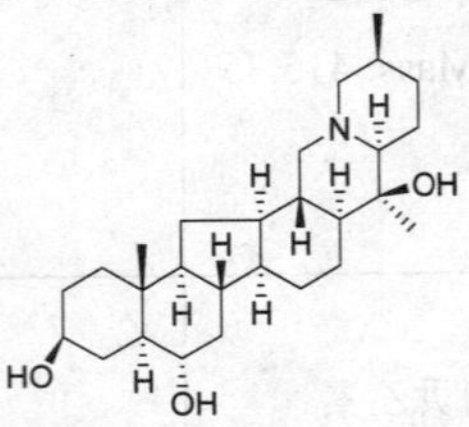 浙贝甲素　Peimine
浙贝乙素 Peiminine $C_{27}H_{43}NO_3$ Exact Mass: 429.32	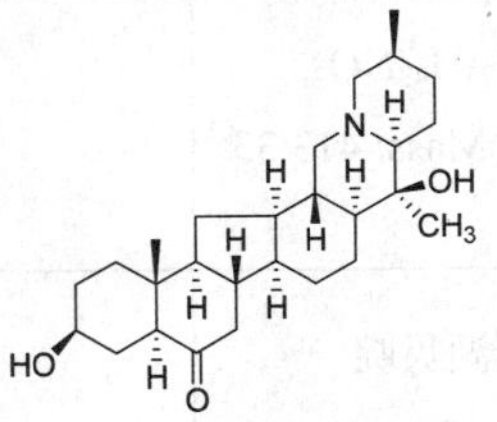 浙贝乙素　Peiminine	正二十八烷 *n*-Octacosane $C_{28}H_{58}$ Exact Mass: 394.45	$H_3C-(CH_2)_{26}CH_3$ 正二十八烷　*n*-Octacosane
二十五烷醇 Pentacosanol $C_{25}H_{52}O$ Exact Mass: 368.40	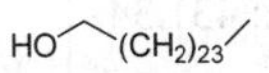 二十五烷醇　Pentacosanol	二十二烷酸 Docosanic acid $C_{22}H_{44}O_2$ Exact Mass: 340.33	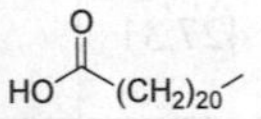 二十二烷酸　Docosanic acid
胡萝卜苷 Daucosterol $C_{35}H_{60}O_6$ Exact Mass: 576.44	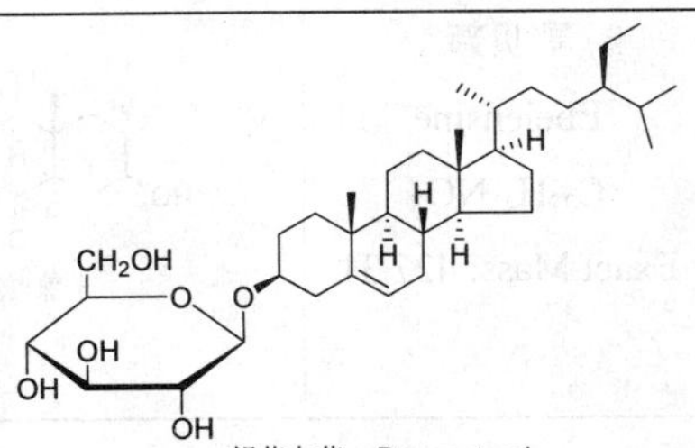 胡萝卜苷　Daucosterol		

参考文献

[1] 刘可越，张铁军，高文远，陈海霞，郑毅男. 款冬花的化学成分及药理活性研究进展. 中国中药杂志, 2006, 31(22): 1837-1840.

[2] 董英，徐斌，林琳，查青. 葛根的化学成分研究. 食品与机械, 2005, 21(6): 85-88.

[3] 王爱芹. 南葶苈子化学成分与质量研究. 北京: 北京中医药大学，硕士学位论文, 2003: 7.

[4] 赵海誉. 北葶苈子化学成分及质量鉴定特征研究. 北京: 北京中医药大学，硕士学位论文, 2005: 9.

[5] 汤迎爽，宋红儒，杨丽甲. 萹蓄的研究进展. 时珍国医药, 2004, 15(1): 54.

[6] 陈晓虎，陈道峰. 萹蓄的化学成分研究. 中国中药杂志, 2004, 29(9): 918-919.

[7] 庞素秋. 中药楮实子的抗衰老活性成分及其品质评价. 上海: 第二军医大学，硕士学位论文, 2006: 21-23.

[8] 孙立立，王琦，刘志先，孙立清，郭长强. HPLC 法测定棕榈饮片主要化学成分的含量. 中药材, 1994, 17(9): 28-29.

[9] 黄霁秋，杨敬芝，薛清春，于磊，张东明. 紫花地丁化学成分研究. 中国中药杂志, 2009, 34(9): 1114-1115.

[10] 陈玉花，肖德华. 紫花地丁挥发油化学成分分析. 内蒙古民族大学学报(自然科学版), 2008, 23(1): 22-23.

[11] Liu RM, Sun QH, Shi YR, Kong LY. Isolation and purification of coumarin compounds from the root of Peucedanum decursivum (Miq.) Maxim by high-speed counter-current chromatography. Journal of Chromatography A, 2005, 1076: 127-132.

[12] Yao NH, Kong LY, Niwa M. Two new compounds from peucedanum decursivum. Journal of Asian Natural Products Research, 3(1): 1-7.

[13] 姚念环，孔令义. 紫花前胡化学成分的研究. 药学学报, 2001, 36(5): 351-355.

[14] 林文群，陈忠，刘剑秋. 紫苏子化学成分初步研究. 海峡药学, 2002, 14(4): 26-28.

[15] 刘胜辉，冼皑敏，魏长宾，臧小平. 固相微萃取-气质联用法测定紫苏子挥发性成分. 热带农业工程, 2009, 33(2): 42-45.

[16] 吴周和，吴传茂，徐燕. 紫苏叶精油化学成分分析研究. 氨基酸和生物资源, 2003, 25(2): 18-20.

[17] 任淑清，孙长海，方洪壮，赵晨曦. 紫苏梗挥发油的GC-MS定性分析. 中药材, 2008, 19(9): 683-684.

[18] 蒋文婧. 新疆紫草的化学成分及其药理作用的研究进展. 中国民族民间医药, 2009: 11-12.

[19] 刘虹，陈海生. 新疆紫草化学成分与药理作用的研究进展. 药学实践杂志, 2009, 27(3): 161-162.

[20] 侯海燕，陈立，董俊兴. 紫菀化学成分及药理活性研究进展. 中国药学杂志, 2006, 41(3): 161-163.

[21] 戴金凤，李磊，刘辉，陶海南. 紫箕的研究进展. 中草药, 1999, 30(9): 717-719.

[22] 李桂华，王瑞雪，王婷婷. 河南省黑芝麻及其油脂组成成分分析研究. 河南工业大学学报(自然科学版)，2008, 29(5): 10-13.

[23] 邵彪，汪少芸. 黑豆中活性物质的研究进展. 福建轻纺, 2006, 11: 100-102.

[24] 郝海峰，任丽娟，陈玉武. 黑种草子化学成分研究. 药学学报Acta Pharmaceutica Sinica, 1996, 31(9): 689-694.

[25] 艾尼娃尔·艾克木，古丽·买买提祖农，李建光，王岩. 新疆传统维药黑种草子的化学成分研究. 上海中医药杂志, 2008, 42 (9): 73-75.

[26] 艾尼娃尔·艾克木. 新疆黑种草子化学成分的基础研究. 乌鲁木齐: 新疆医科大学，硕士学位论文, 2005: 1-2.

[27] 郝海峰，任丽娟. 黑种草子化学成分研究 I. 脂肪油中脂肪酸成分分析. 中日友好医院学报, 1996, 10(1): 16.

[28] 刘玉明. 瘤果黑种草子和红花化学成分及生物活性的研究. 北京: 中国协和医科大学，中国医学科学院，博士研究生学位论文, 2004: 26-32.

[29] 常艳旭. 锁阳药材有效成分及指标性成分研究. 呼和浩特: 内蒙古大学，硕士学位论文, 2006: 34-35.

[30] 张丙云，相炎红，周青钰. 锁阳的研究现状及开发. 酿酒, 2002, 29(4): 72-73.

[31] 郭新东，黄志纾，鲍雅丹，安林坤，马林，古练权. 筋骨草的化学成分研究. 中草药, 2005, 36(5)

[32] Takasaki M, Yamauchi I, Haruna M, Konoshima T. New glycosid es from Ajuga decumbens. J. Nat. Prod., 1998, 61(9): 1105-1109.

[33] Takasaki M, Tokuda H, Nishino H, Konoshima T. Cancer chemo preventive agents (Antitumor-promoters) from Ajuga decumbens. Journal of Natural Products, 1999, 62(7): 972-975.

[34] 刘宇. 鹅不食草抗肿瘤活性成分及其质量分析研究. 武汉: 湖北中医学院, 硕士学位论文, 2005: 1-8.
[35] 刘杰, 候惠鸣, 屠万倩. 鹅不食草挥发油成分的 GC-MS 分析. 中草药, 2002, 33(9): 785-786.
[36] 郎秀状, 丁望. 番泻叶的研究概况. 实用医技杂志, 2005, 12 (5B): 1294- 1295.
[37] 曹蔚, 李教社, 李小强, 杨银京. 番泻叶的化学成分及体内代谢研究进展. 时珍国医国药, 2003, 14(10): 642-643.
[38] 邬秋萍, 王祝举, 唐力英, 傅梅红, 赫炎, 方婧, 龚千锋. HPLC测定番泻叶种5种主要化学成分的含量. 中国中药杂志, 2008, 33(4): 363-365.
[39] 高晔, 朱艳华, 贺微. 番泻叶的药用研究进展. 中医药学刊, 2006, 26(11): 2145-2146.
[40] 肖培根. 湖北贝母的研究进展. 中国中药杂志, 2002, 27(10): 726-728.
[41] 李娟, 张鹏, 阮汉利, 张勇慧, 皮慧芳, 吴继洲. 湖北贝母的HPLC指纹图谱分析. 药学学报, 2005, 40(9): 850-853.
[42] 皮慧芳, 阮汉利, 张勇慧, 吴继洲. 湖北贝母茎叶非生物碱成分的研究. 医学导报, 2007, 26(1): 23-25.

十三画

蓝布正

Lanbuzheng

GEI HERBA

【化学成分】

表 1-13-1　蓝布正主要化学成分[1~3]

中英文名、化学式及相对分子质量	结构图	中英文名、化学式及相对分子质量	结构图
Gemin G $C_{68}H_{50}O_{44}$ Exact Mass: 1570.17	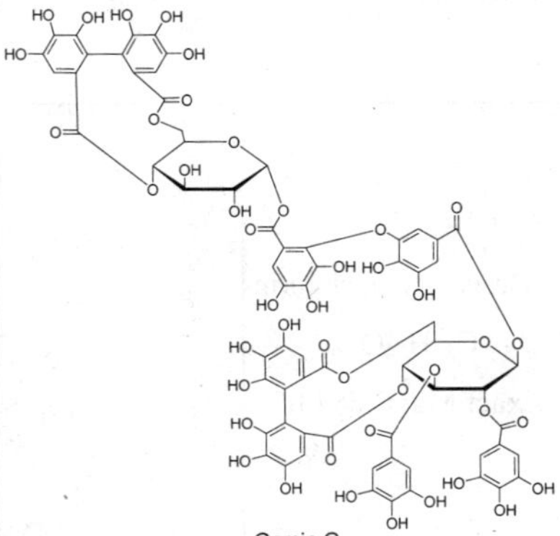 Gemin G	Gemin A $C_{82}H_{56}O_{52}$ Exact Mass: 1872.17	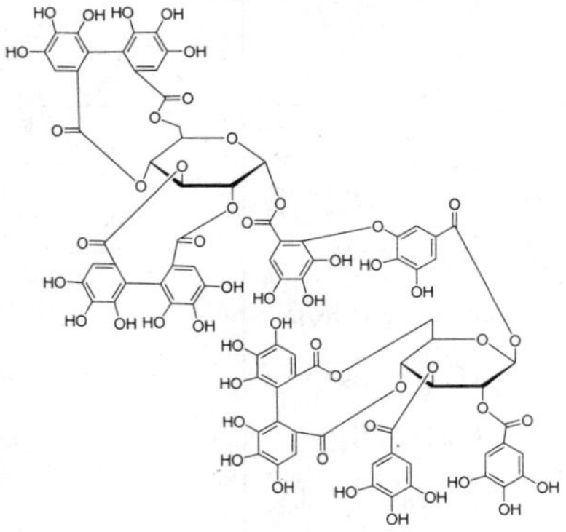 Gemin A
Casuarinin $C_{41}H_{28}O_{26}$ Exact Mass: 936.09	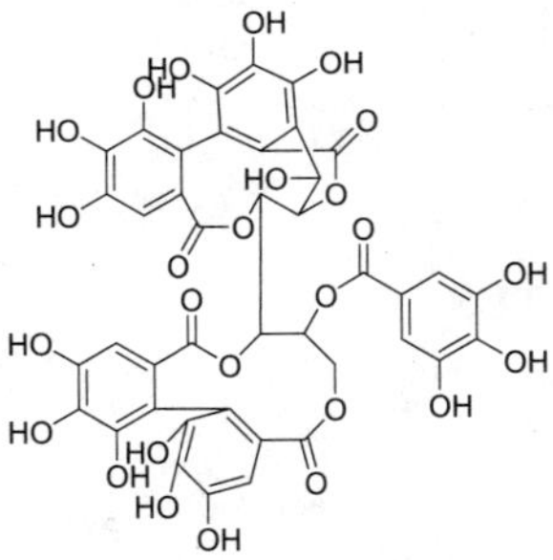 Casuarinin	赤芍素 Pedunculagin $C_{34}H_{24}O_{22}$ Exact Mass: 784.08	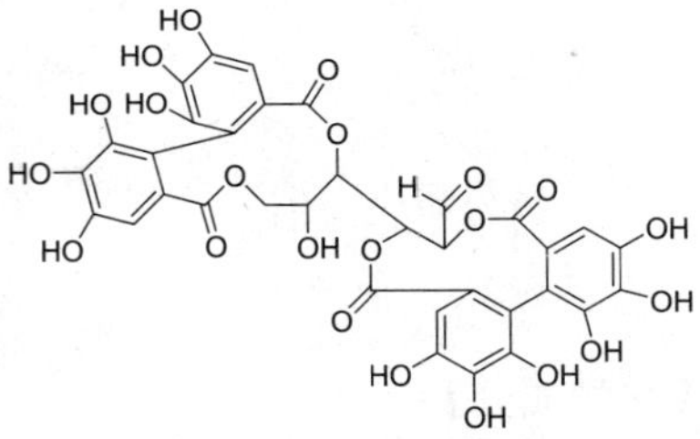 赤芍素 Pedunculagin
委陵菜素 Potentillin $C_{41}H_{28}O_{26}$ Exact Mass: 936.09	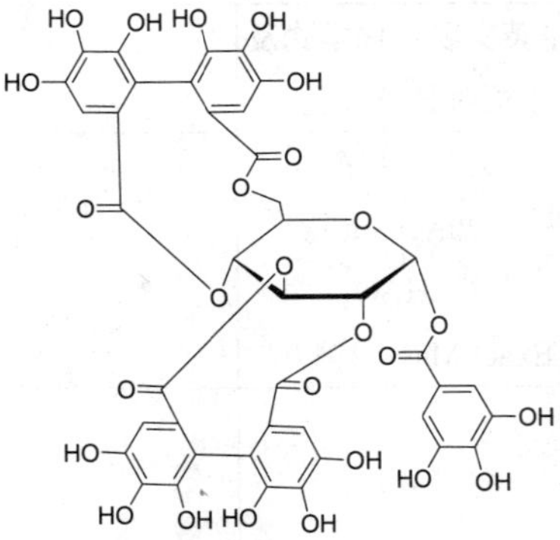 委陵菜素 Potentillin	Tellimagrandin Ⅱ $C_{41}H_{30}O_{26}$ Exact Mass: 938.10	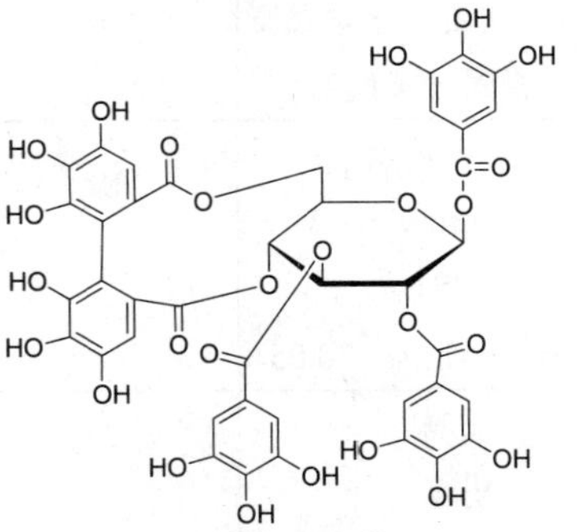 Tellimagrandin Ⅱ

续表

中英文名、化学式及相对分子质量	结构图	中英文名、化学式及相对分子质量	结构图
逆没食子酸 Ellagic acid $C_{14}H_6O_8$ Exact Mass: 302.01	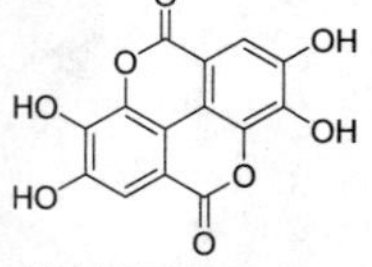 逆没食子酸 Ellagic acid	Geumonoid $C_{30}H_{46}O_5$ Exact Mass: 486.33	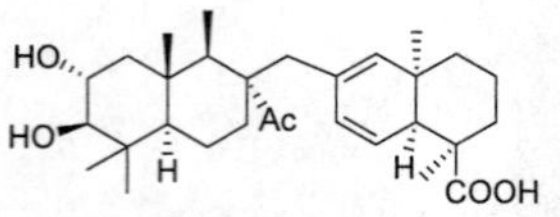 Geumonoid
五-*O*-没食子酰-*β*-D-葡萄糖 Penta-*O*-galloyl-*β*-D-glucoside $C_{41}H_{32}O_{26}$ Exact Mass: 940.12	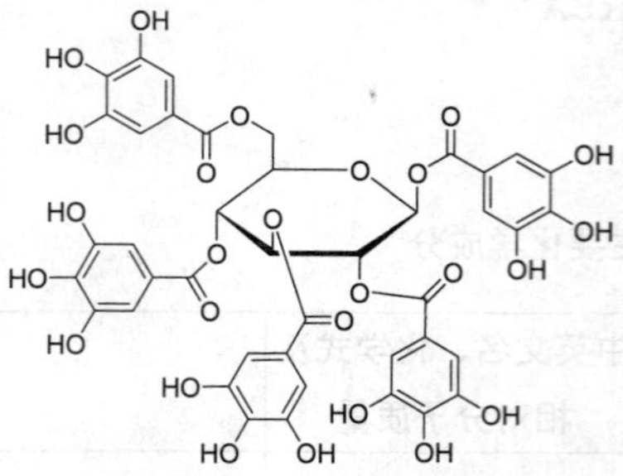 五-*O*-没食子酰-*β*-D-葡萄糖 Penta-*O*-galloyl-*β*-D-glucoside	2,3-(*S*)-Hexahydroxydiphenoyl-D-glucose $C_{20}H_{18}O_{14}$ Exact Mass: 482.07	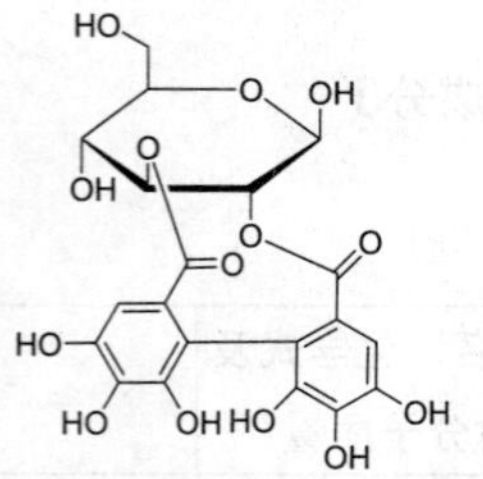 2,3-(*S*)-Hexahydroxydiphenoyl-D-glucose
2,6-二-*O*-没食子酰-*β*-D-葡萄糖 2,6-Di-*O*-galloyl-*β*-D-glucose $C_{20}H_{20}O_{14}$ Exact Mass: 484.09	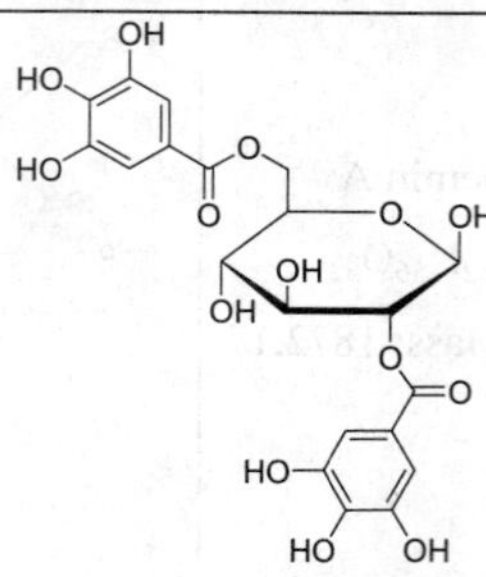 2,6-二-*O*-没食子酰-*β*-D-葡萄糖 2,6-Di-*O*-galloyl-*β*-D-glucose	5-Desgalloylstachyurin $C_{34}H_{24}O_{22}$ Exact Mass: 784.08	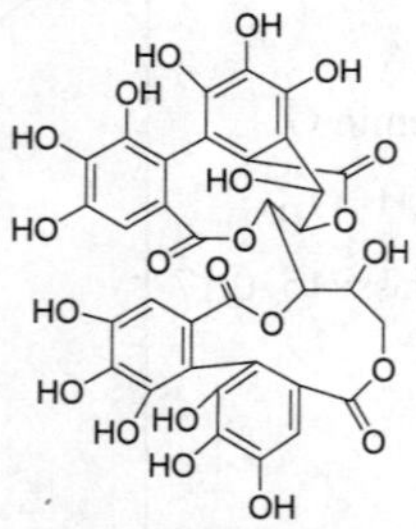 5-Desgalloylstachyurin

蒺藜

Jili

TRIBULI FRUCTUS

【化学成分】

表 1-13-2 蒺藜主要化学成分[4~8]

中英文名、化学式及相对分子质量	结构图	中英文名、化学式及相对分子质量	结构图
大黄素 Emodin $C_{15}H_{10}O_5$ Exact Mass: 270.05	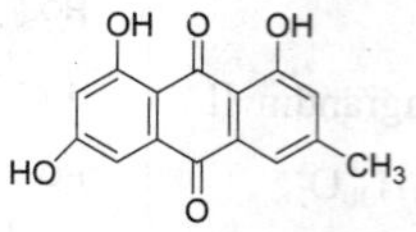 大黄素 Emodin	大黄素甲醚 Physcion $C_{16}H_{12}O_5$ Exact Mass: 284.07	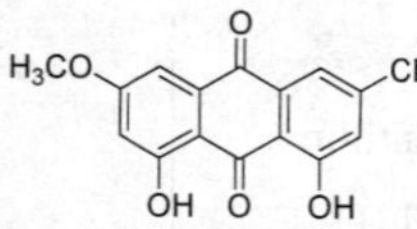 大黄素甲醚 Physcion
胡萝卜苷 Daucosterol $C_{35}H_{60}O_6$ Exact Mass: 576.44	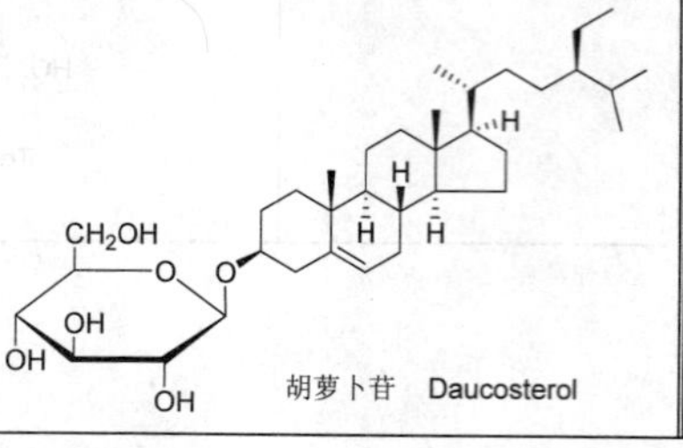 胡萝卜苷 Daucosterol	海柯皂苷元 Hecogenin $C_{27}H_{42}O_4$ Exact Mass: 430.31	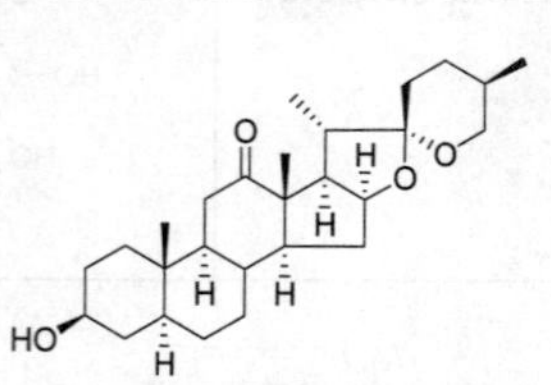 海柯皂苷元 Hecogenin

续表

中英文名、化学式及相对分子质量	结构图	中英文名、化学式及相对分子质量	结构图
3-*O*-*β*-D-木糖(1→3)-[*β*-D-葡萄糖(1→2)]-*β*-D-葡萄糖(1→4)-*β*-D-甘露糖-海柯皂苷 Hecogenin-3-*O*-*β*-D-xylopyransyl(1→3)-[*β*-D-glucopyranosyl(1→2)]-*β*-D-glucopyranosyl(1→4)-*β*-D-mannopyranoside $C_{50}H_{80}O_{23}$ Exact Mass: 1048.51	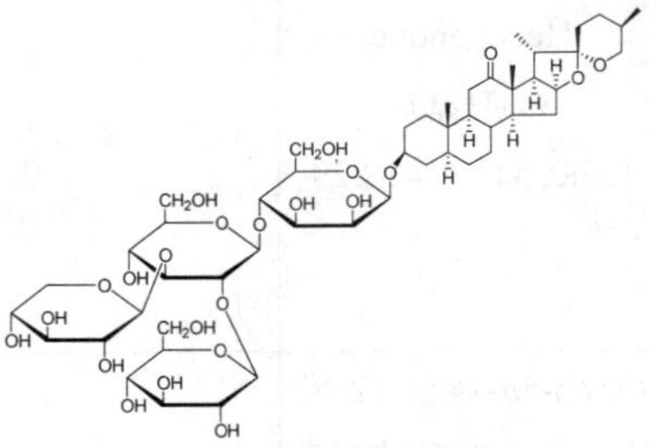 3-*O*-*β*-D-木糖(1→3)-[*β*-D-葡萄糖 (1→2)]-*β*-D-葡萄糖(1→4)-*β*-D-甘露糖-海柯皂苷 Hecogenin-3-*O*-*β*-D-xylopyransyl(1→3)-[*β*-D-glucopyranosyl(1→2)]-*β*-D-glucopyranosyl(1→4)-*β*-D-mannopyranoside	3-*O*-*β*-D-木糖(1→2)-[*β*-D-木糖(1→3)]-*β*-D-葡萄糖(1→4)-[*α*-鼠李糖(1→2)]-*β*-D-甘露糖-海柯皂苷 Hecogenin-3-*O*-*β*-D-xylopyransyl(1→2)-[*β*-D-xylopyransyl (1→3)]-*β*-D-glucopyranosyl(1→4)-[*α*-rhamnopyranosyl (1→2)]-*β*-D-mannopyranoside $C_{55}H_{88}O_{26}$ Exact Mass: 1164.56	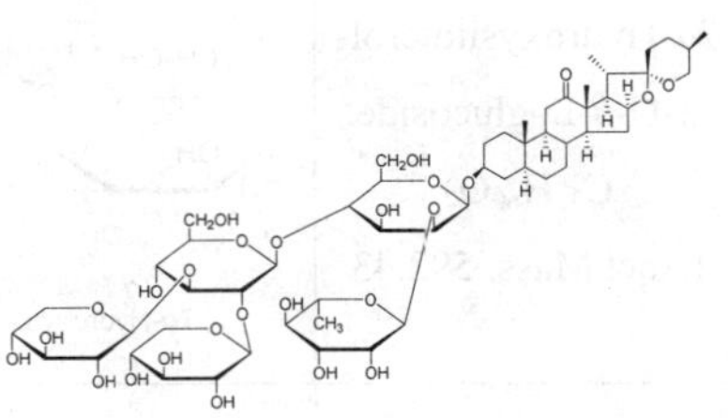 3-*O*-*β*-D-木糖(1→2)-[*β*-D-木糖 (1→3)]-*β*-D-葡萄糖(1→4)-[*α*-鼠李糖(1→2)]-*β*-D-甘露糖-海柯皂苷 Hecogenin-3-*O*-*β*-D-xylopyransyl(1→2)-[*β*-D-xylopyransyl(1→3)]-*β*-D-glucopyranosyl(1→4)-[*α*-rhamnopyranosyl(1→2)]-*β*-D-mannopyranoside
(25*R*)-螺甾-4-烯-3,12-二酮 (25*R*)-Spirostan-4-ene-3,12-dione $C_{27}H_{38}O_4$ Exact Mass: 426.28	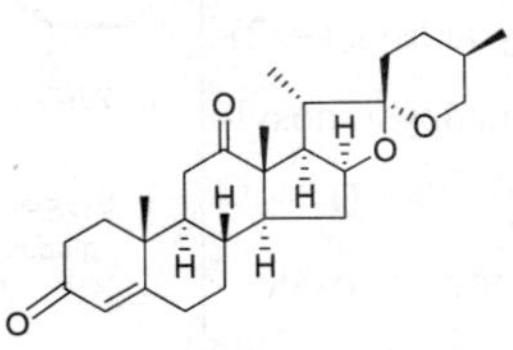 (25*R*)-螺甾-4-烯-3,12-二酮 (25R)-Spirostan-4-ene-3,12-dione	*β*-谷甾醇 *β*-Sitosterol $C_{29}H_{50}O$ Exact Mass: 414.39	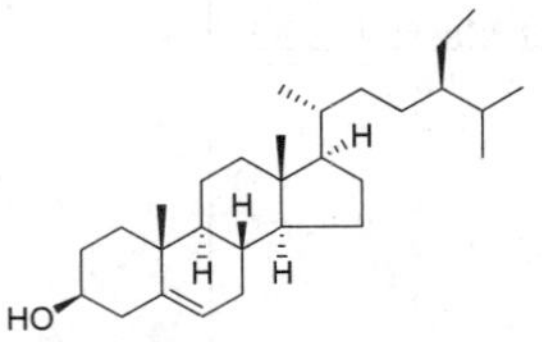 *β*-谷甾醇 *β*-Sitosterol
蒺藜酰胺(*N*-对羟基苯乙酮基-3-甲氧基-4-羟基取代桂皮酰胺) Terrestriamide $C_{18}H_{17}NO_5$ Exact Mass: 327.11	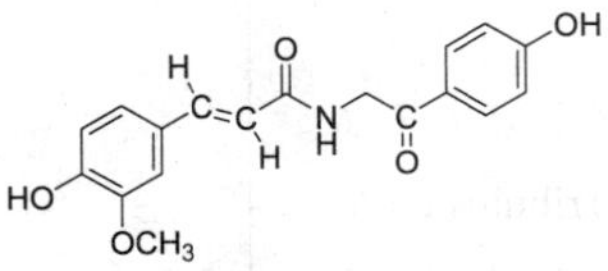 蒺藜酰胺(*N*-对羟基苯乙酮基-3-甲氧基-4-羟基取代桂皮酰胺) Terrestriamide	*N*-反式-对羟基苯乙基阿魏酰胺 *N-trans*-Feruloyltyramine $C_{18}H_{19}NO_4$ Exact Mass: 313.13	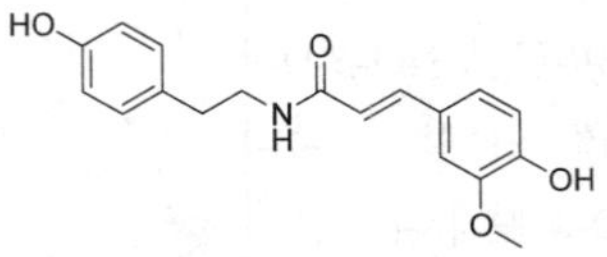 *N*-反式-对羟基苯乙基阿魏酰胺 N-*trans*-Feruloyltyramine
N-反式-对羟基苯乙基咖啡酰胺 *N-trans*-Caffeoyltyramine $C_{17}H_{17}NO_4$ Exact Mass: 299.12	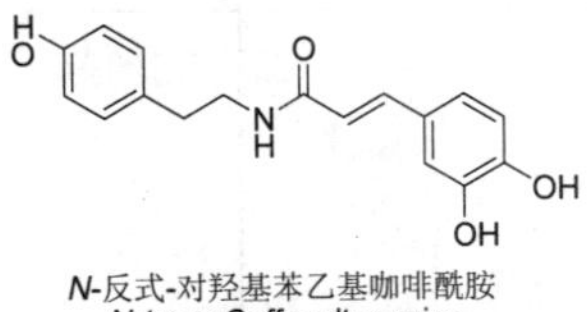 *N*-反式-对羟基苯乙基咖啡酰胺 *N-trans*-Caffeoyltyramine	山柰酚 Kaempferol $C_{15}H_{10}O_6$ Exact Mass: 286.05	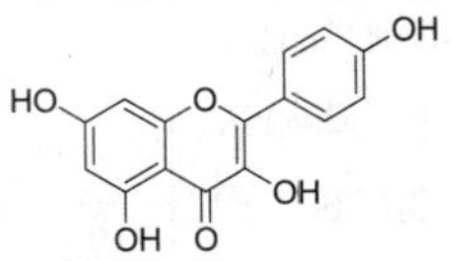 山柰酚 Kaempferol
邻苯二甲酸-二-(2-乙基己基)酯 Phthalic acid, bis(2-ethylhexyl) ester $C_{24}H_{38}O_4$ Exact Mass: 390.28	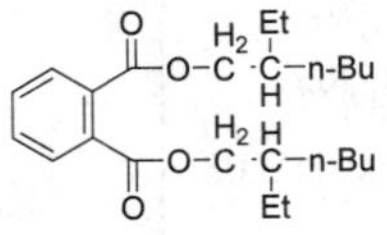 邻苯二甲酸-二-(2-乙基己基)酯 Phthalic acid,bis(2-ethylhexyl) ester	酵母甾醇 Cerevisterol $C_{28}H_{46}O_3$ Exact Mass: 430.34	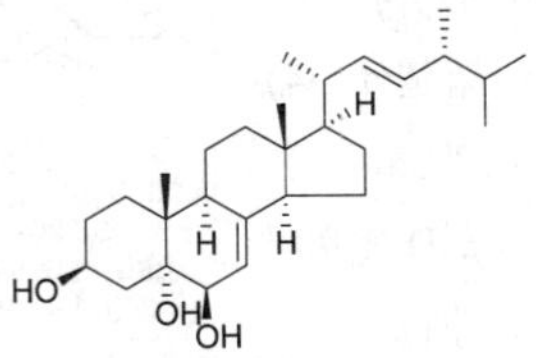 酵母甾醇 Cerevisterol

续表

中英文名、化学式及相对分子质量	结构图	中英文名、化学式及相对分子质量	结构图
7*α*-羟基谷甾醇-3-*O*-*β*-D-葡萄糖苷 7*α*-Hydroxysitoterol-3-*O*-*β*-D-glucoside $C_{35}H_{60}O_7$ Exact Mass: 592.43	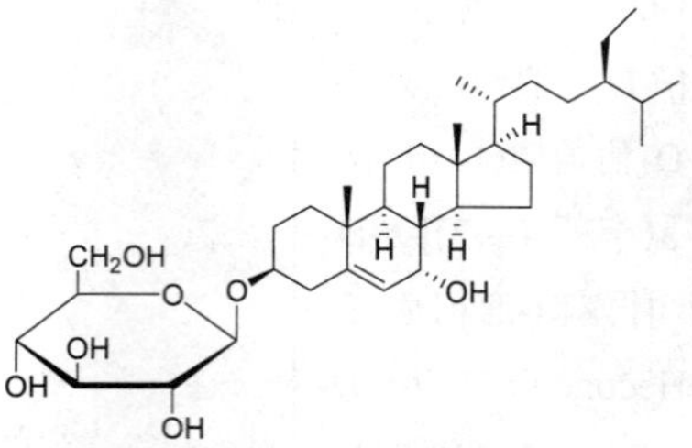 7*α*-羟基谷甾醇-3-*O*-*β*-D-葡萄糖苷 7*α*-Hydroxysitoterol-3-*O*-*β*-D-glucoside	海柯酮 Hecogenone $C_{27}H_{40}O_4$ Exact Mass: 428.29	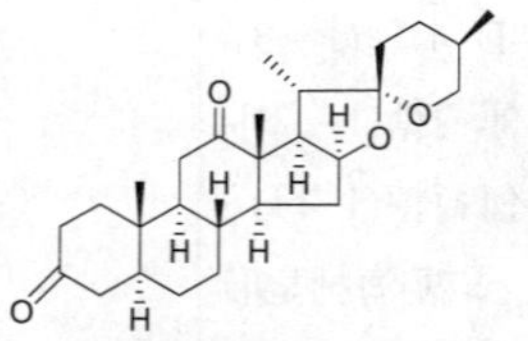 海柯酮　Hecogenone
支脱皂苷元 Gitogenin $C_{27}H_{44}O_4$ Exact Mass: 432.32	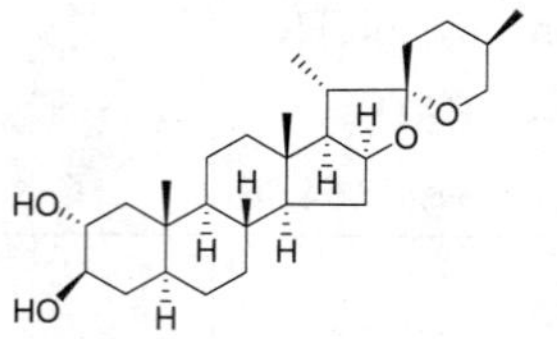 支脱皂苷元　Gitogenin	(25*R*)-5*α*-螺甾-12羰基-3-*O*-*β*-D-吡喃葡萄糖基-(1→2)-*β*-D-吡喃葡萄糖基-(1→4)-*β*-D-吡喃半乳糖苷 (25*R*)-5*α*-Spirostan-12-carbonyl-3-*O*-*β*-D-glucopyranosyl(1→2)-*β*-D-glucopysranosyl-(1→4)-*β*-D-galactopyranoside $C_{45}H_{72}O_{19}$ Exact Mass: 916.47	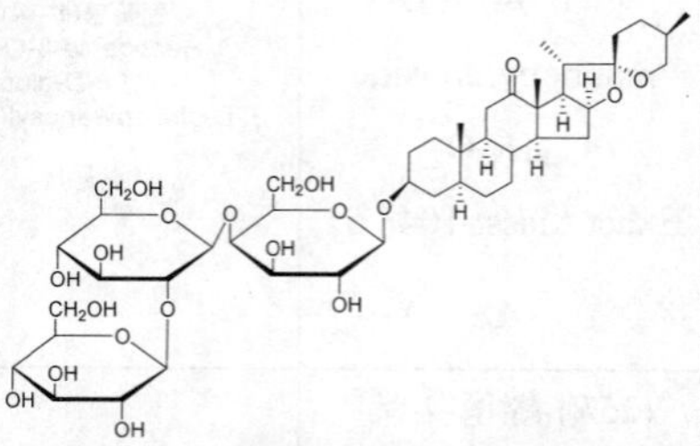 (25*R*)-5*α*-螺甾-12羰基-3-*O*-*β*-D-吡喃葡萄糖基-(1→2)-*β*-D-吡喃葡萄糖基-(1→4)-*β*-D-吡喃半乳糖苷 (25*R*)-5*α*-Spirostan-12-carbonyl-3-*O*-*β*-D-glucopyranosyl(1→2)-*β*-D-glucopyranosyl-(1→4)-*β*-D-galactopyranoside
(25*S*)-5*α*-螺甾-12-羰基-3*β*-羟基3-*O*-*β*-D-吡喃葡萄糖基-(1→4)-*β*-D-吡喃半乳糖苷 Terreside B $C_{39}H_{62}O_{14}$ Exact Mass: 754.41	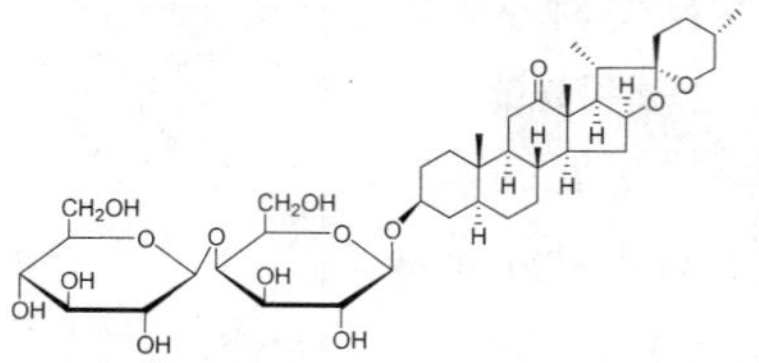 (25*S*)-5*α*-螺甾-12-羰基-3*β*-羟基3-*O*-*β*-D-吡喃葡萄糖基-(1→4)-*β*-D-吡喃半乳糖苷 Terreside B	蒺藜果呋苷 A Tribuluside A $C_{61}H_{102}O_{31}$ Exact Mass: 1330.64	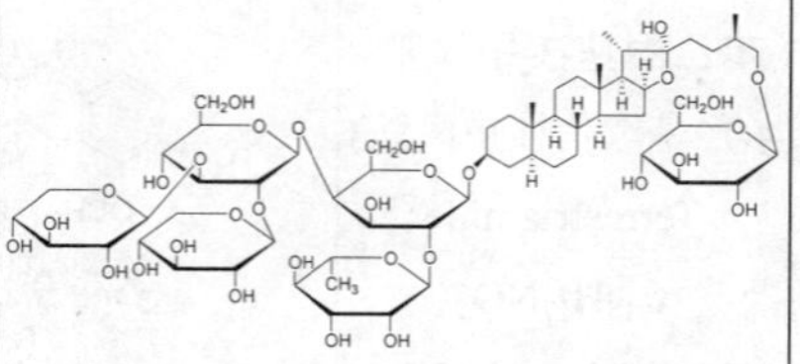 蒺藜果呋苷 A　Tribuluside A
26-*O*-*β*-D-吡喃葡萄糖基-22-甲氧基-(25*R*)-5*α*-呋甾-3*β*,26-二醇-3-*O*-[*β*-D-吡喃木糖基(1→3)]-[*β*-D-吡喃木糖基(1→2)]-*β*-D-吡喃葡萄糖基(1→4)-[*α*-L-吡喃鼠李糖(1→2)]-*β*-D-吡喃半乳糖苷 Terrestroside B $C_{62}H_{104}O_{31}$ Exact Mass: 1344.66	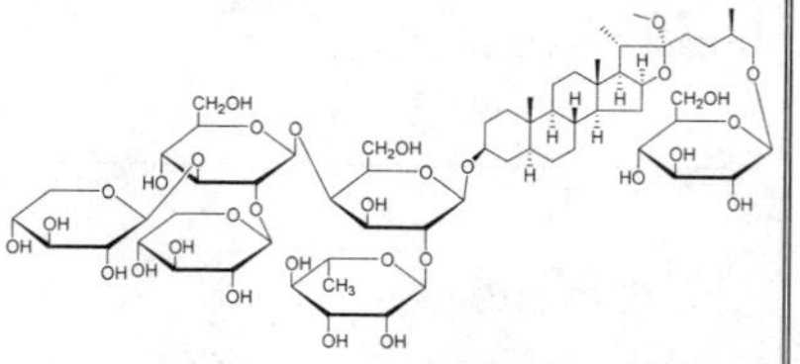 26-*O*-*β*-D-吡喃葡萄糖基-22-甲氧基-(25*R*)-5*α*-呋甾-3*β*,26-二醇-3-*O*-[*β*-D-吡喃木糖基(1→3)]-[*β*-D-吡喃木糖基(1→2)]-*β*-D-吡喃葡萄糖基(1→4)-[*α*-L-吡喃鼠李糖(1→2)]-*β*-D-吡喃半乳糖苷 Terrestroside B	哈尔满 Harman $C_{12}H_{10}N_2$ Exact Mass: 182.08	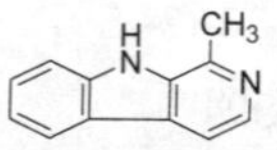 哈尔满　Harman

续表

中英文名、化学式及相对分子质量	结构图	中英文名、化学式及相对分子质量	结构图
哈尔碱 Harmine $C_{13}H_{12}N_2O$ Exact Mass: 212.09	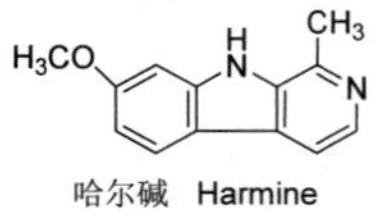 哈尔碱 Harmine	哈尔醇 Harmol $C_{12}H_{10}N_2O$ Exact Mass: 198.08	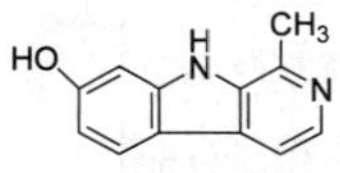 哈尔醇 Harmol
Tribulusterine $C_{16}H_{12}N_2O_2$ Exact Mass: 264.09	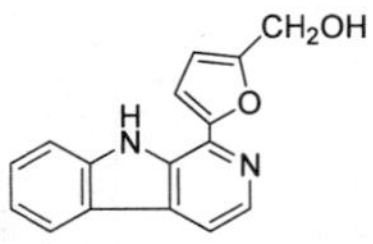 Tribulusterine	*N-trans*-Coumaroyltaramine $C_{17}H_{17}NO_3$ Exact Mass: 283.12	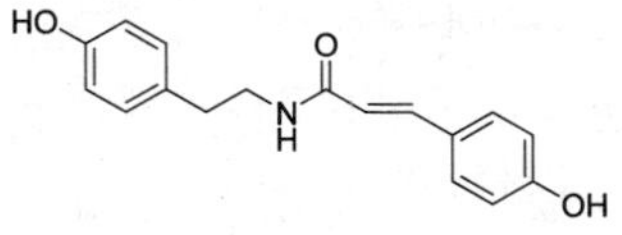 N-*trans*-Coumaroyltaramine
Terrestribisamide $C_{24}H_{28}N_2O_6$ Exact Mass: 440.19	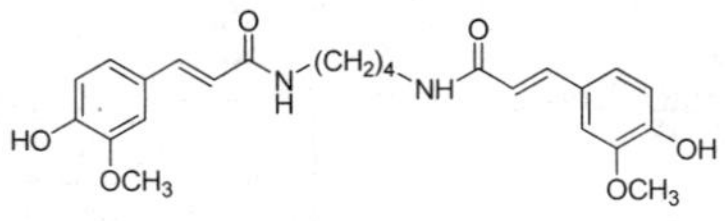 Terrestribisamide	Tribulusamide A $C_{36}H_{36}N_2O_8$ Exact Mass: 624.25	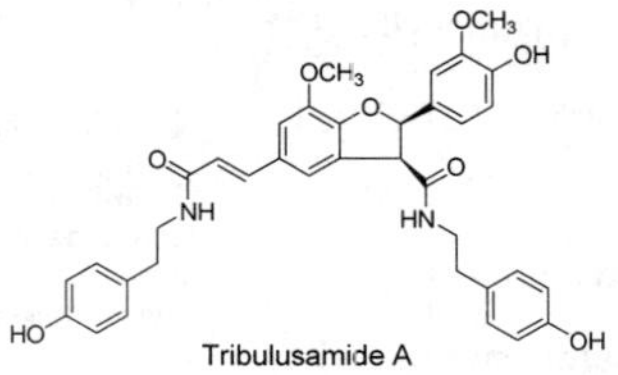 Tribulusamide A
Tribulusamide B $C_{36}H_{34}N_2O_9$ Exact Mass: 638.23	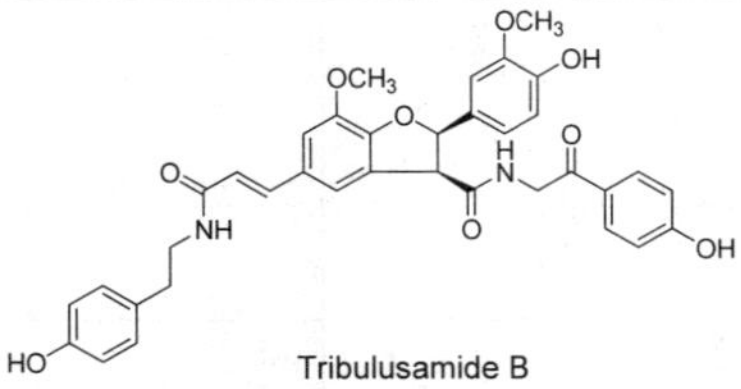 Tribulusamide B	替告皂苷元 Tigogenin $C_{27}H_{44}O_3$ Exact Mass: 416.33	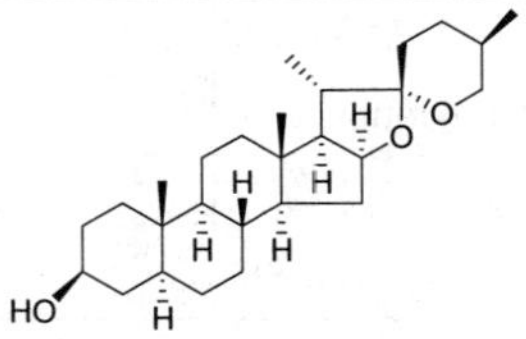 替告皂苷元 Tigogenin
新海柯皂苷元 Neohecogenin $C_{27}H_{42}O_4$ Exact Mass: 430.31	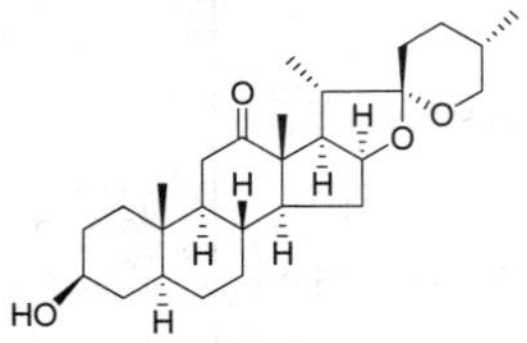 新海柯皂苷元 Neohecogenin	绿莲皂甙元 Chlorogenin $C_{27}H_{44}O_4$ Exact Mass: 432.32	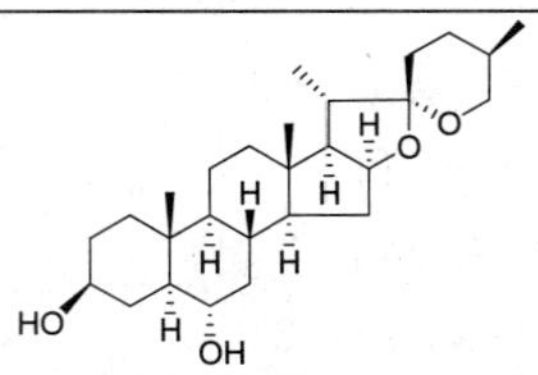 绿莲皂甙元 Chlorogenin
薯蓣皂苷元 Diosgenin $C_{27}H_{42}O_3$ Exact Mass: 414.31	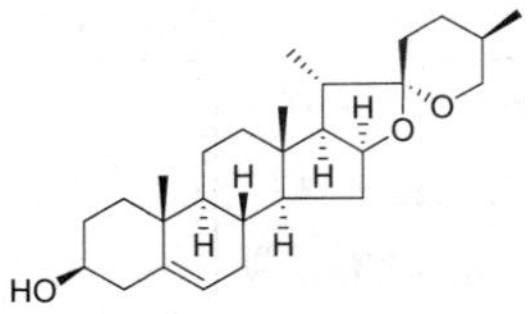 薯蓣皂苷元 Diosgenin	曼诺吉宁 Manogenin $C_{27}H_{42}O_5$ Exact Mass: 446.30	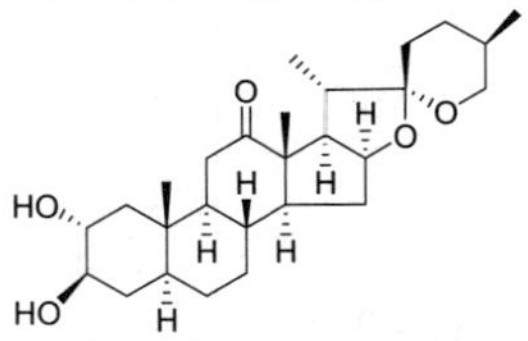 曼诺吉宁 Manogenin
鲁斯可皂苷元 Ruscogenin $C_{27}H_{42}O_4$ Exact Mass: 430.31	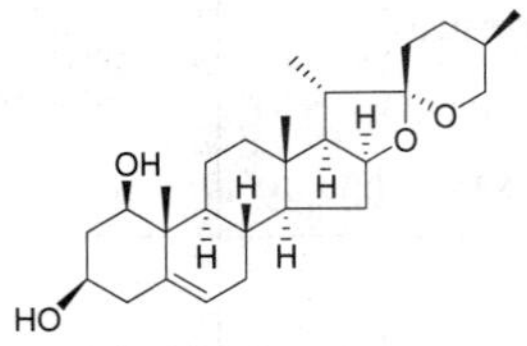 鲁斯可皂苷元 Ruscogenin	新海柯皂苷元-3-*O*-*β*-D-吡喃葡萄糖 Neohecogenin-3-*O*-*β*-D-glucopyranoside $C_{33}H_{52}O_9$ Exact Mass: 592.36	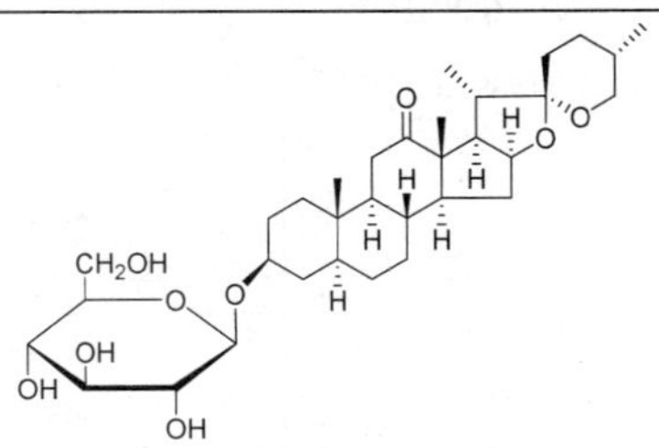 新海柯皂苷元-3-*O*-*β*-D-吡喃葡萄糖 Neohecogenin-3-*O*-*β*-D-glucopyranoside
延龄草苷 Trillin $C_{33}H_{52}O_8$ Exact Mass: 576.37	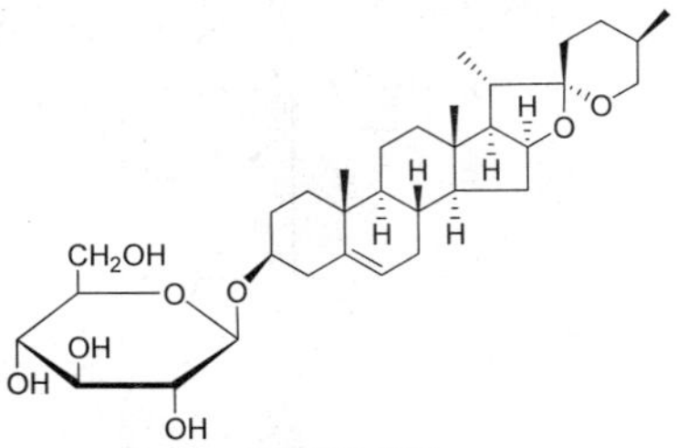 延龄草苷 Trillin	纤细薯蓣苷 Gracillin $C_{45}H_{72}O_{17}$ Exact Mass: 884.48	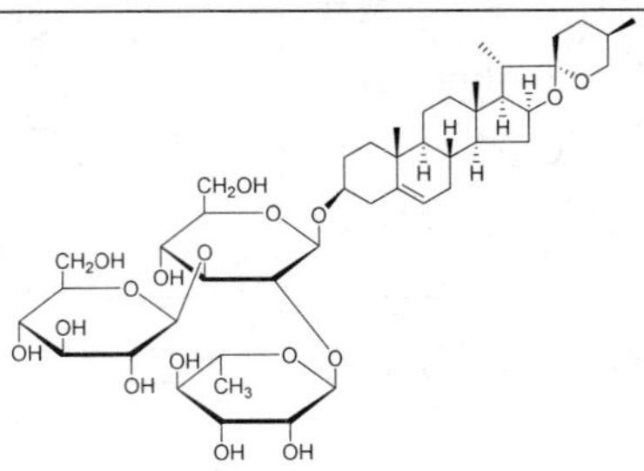 纤细薯蓣苷 Gracillin

续表

中英文名、化学式及相对分子质量	结构图	中英文名、化学式及相对分子质量	结构图
新海柯皂苷元-3-*O*-*β*-D-吡喃木糖基(1→2)[*β*-D-吡喃木糖基(1→3)]-*β*-D-吡喃葡萄糖基(1→4)-[*α*-L-鼠李糖基(1→2)]-*β*-D-吡喃半乳糖苷 Neohecogenin-3-*O*-*β*-D-xylopyranosyl(1→2)[*β*-D-xylopyranosyl(1→3)]-*β*-D-glucopyranosyl(1→4)-[*α*-L-rhamnopyranosyl(1→2)]-*β*-D-galactopyranoside $C_{55}H_{88}O_{26}$ Exact Mass: 1164.56	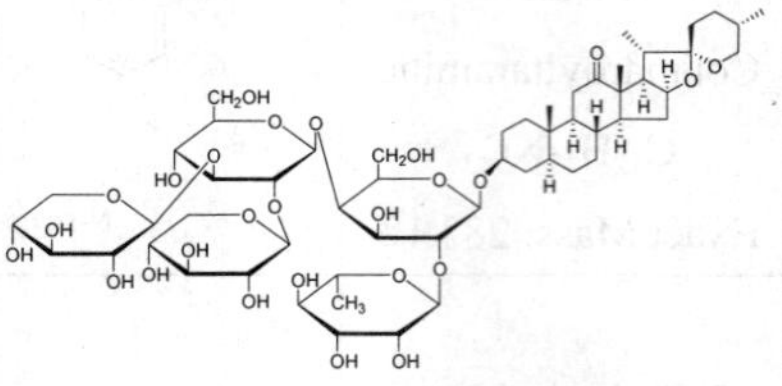 新海柯皂苷元-3-*O*-*β*-D-吡喃木糖基(1→2)[*β*-D-吡喃木糖基(1→3)]-*β*-D-吡喃葡萄糖基(1→4)-[*α*-L-鼠李糖基(1→2)]-*β*-D-吡喃半乳糖苷 Neohecogenin-3-*O*-*β*-D-xylopyranosyl(1→2)[*β*-D-xylopyranosyl(1→3)]-*β*-D-glucopyranosyl(1→4)-[*α*-L-rhamnopyranosyl(1→2)]-*β*-D-galactopyranoside	原薯蓣苷 Protodioscin $C_{51}H_{84}O_{22}$ Exact Mass: 1048.55	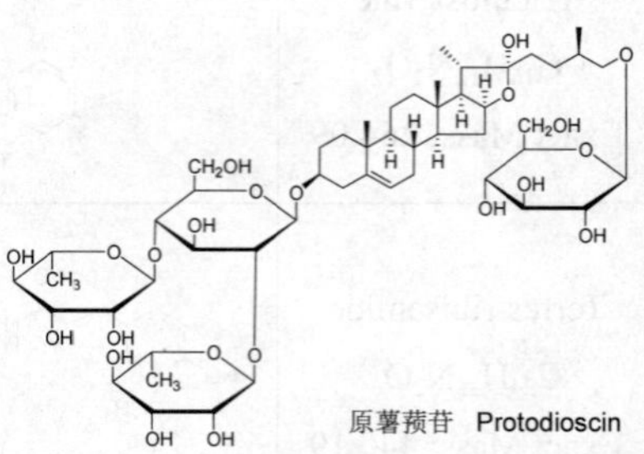 原薯蓣苷　Protodioscin
原纤细薯蓣苷 Protogracillin $C_{51}H_{84}O_{23}$ Exact Mass: 1064.54	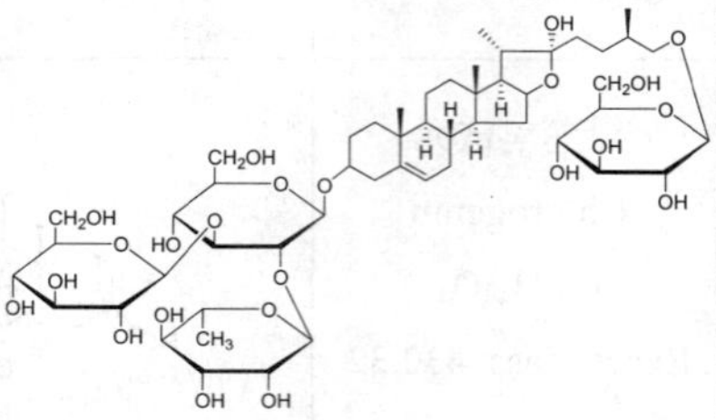 原纤细薯蓣苷　Protogracillin	Terrestrosin F $C_{45}H_{76}O_{20}$ Exact Mass: 936.49	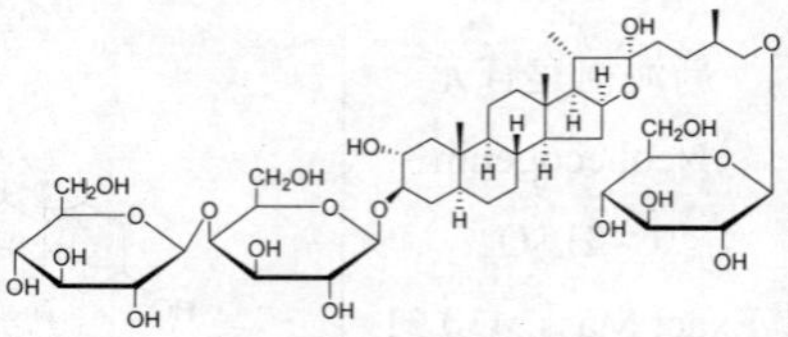 Terrestrosin F
Terrestrosin G $C_{51}H_{86}O_{25}$ Exact Mass: 1098.55	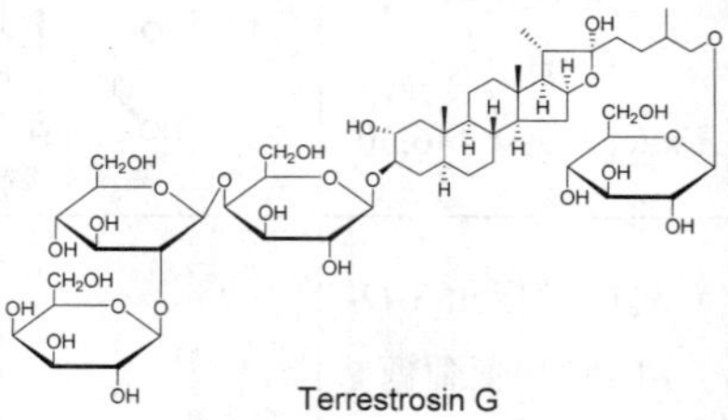 Terrestrosin G	新海柯皂苷元-3-*O*-*β*-*D*-吡喃葡糖基-(1→2)-*β*-*D*-吡喃葡糖基-(1→4)-*β*-D-吡喃半乳糖苷 Terrestrosin A $C_{45}H_{74}O_{18}$ Exact Mass: 902.49	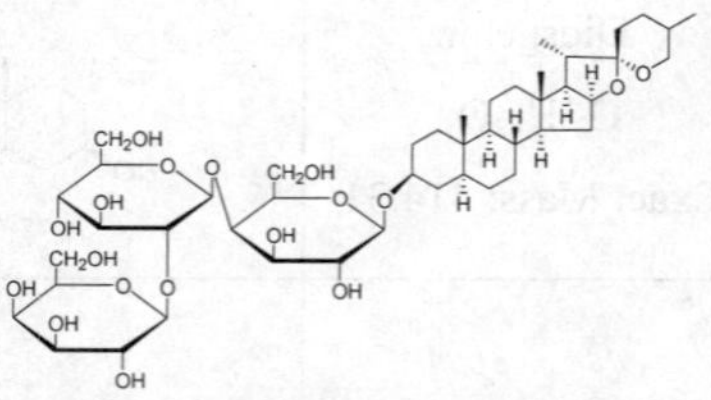 新海柯皂苷元-3-*O*-*β*-D-吡喃葡糖基-(1→2)-*β*-D-吡喃葡糖基-(1→4)-*β*-D-吡喃半乳糖苷 Terrestrosin A
新海柯皂苷元-3-*O*-*β*-D-吡喃葡糖基-(1→4)-*β*-D-吡喃半乳糖苷 Terrestrosin B $C_{45}H_{74}O_{17}$ Exact Mass: 886.49	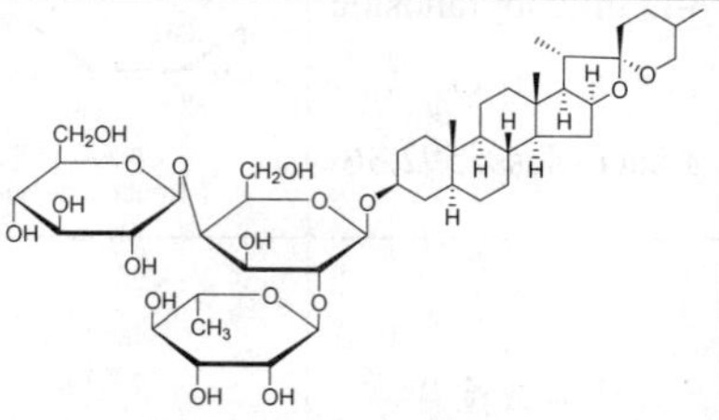 新海柯皂苷元-3-*O*-*β*-D-吡喃葡糖基-(1→4)-*β*-D-吡喃半乳糖苷 Terrestrosin B	Terrestrosin C $C_{45}H_{72}O_{19}$ Exact Mass: 916.47	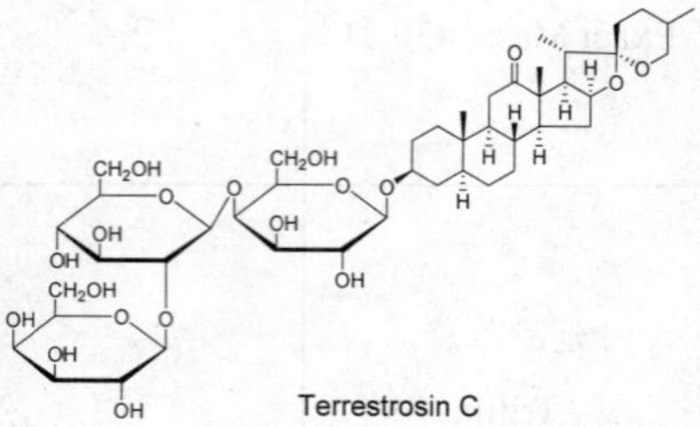 Terrestrosin C

续表

中英文名、化学式及相对分子质量	结构图	中英文名、化学式及相对分子质量	结构图
Terrestrosin D $C_{50}H_{80}O_{23}$ Exact Mass: 1048.51	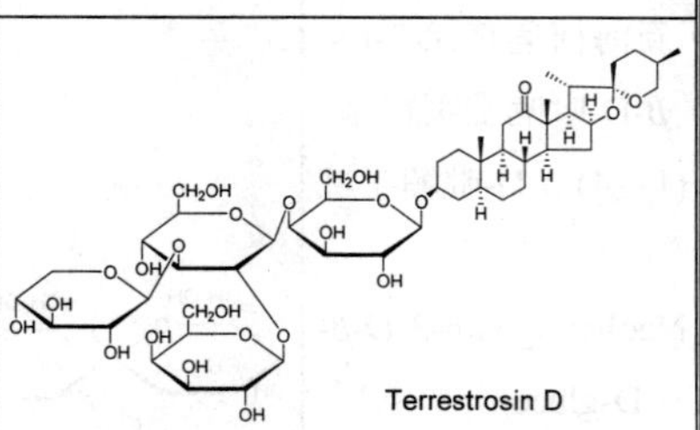 Terrestrosin D	Terrestrosin E $C_{45}H_{74}O_{19}$ Exact Mass: 918.48	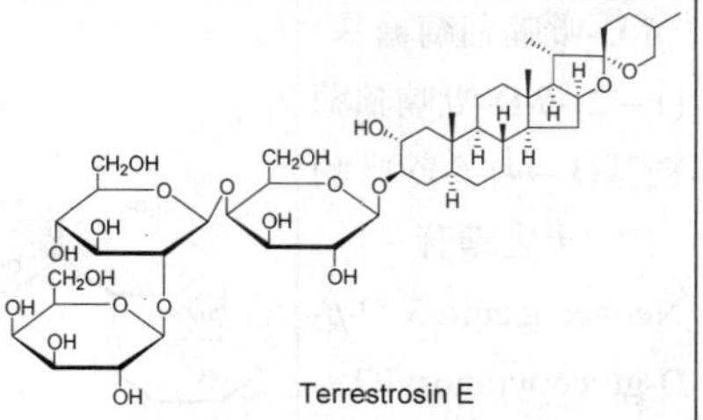 Terrestrosin E
Terrestrosin H $C_{51}H_{86}O_{24}$ Exact Mass: 1082.55	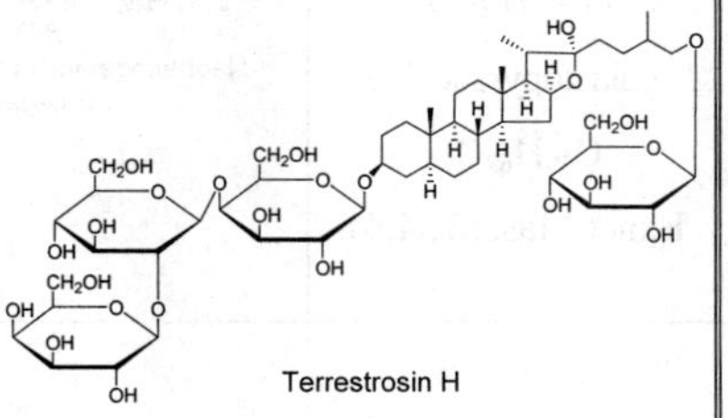 Terrestrosin H	Terrestrosin I $C_{51}H_{84}O_{25}$ Exact Mass: 1096.53	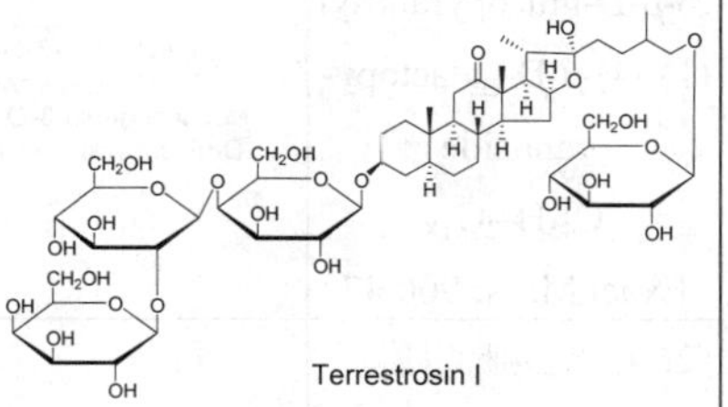 Terrestrosin I
Terrestrosin J $C_{51}H_{84}O_{24}$ Exact Mass: 1080.54	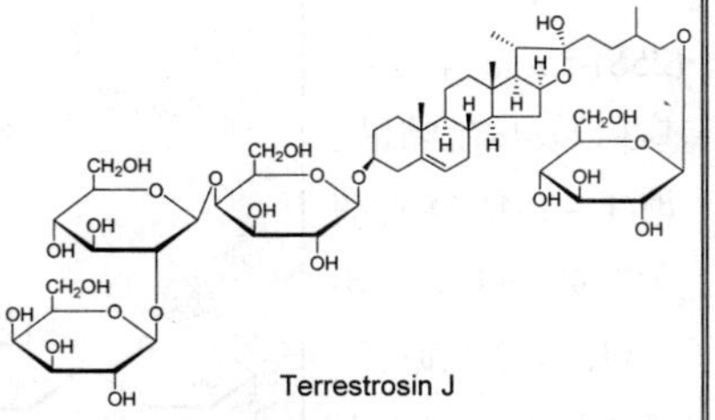 Terrestrosin J	Terrestrosin K $C_{51}H_{82}O_{24}$ Exact Mass: 1078.52	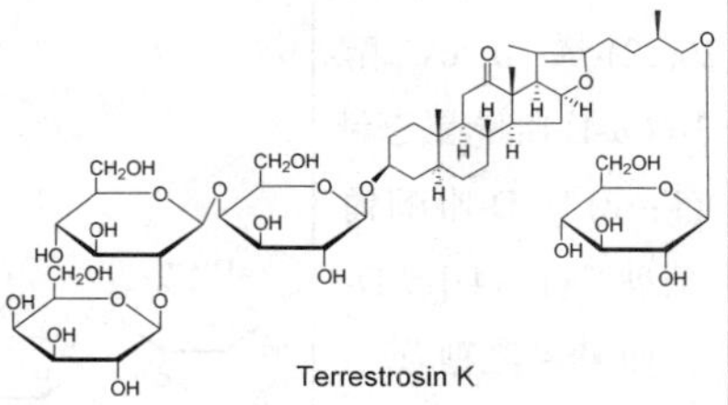 Terrestrosin K
蒺藜苷 F Terrestroside F $C_{33}H_{54}O_7$ Exact Mass: 562.39	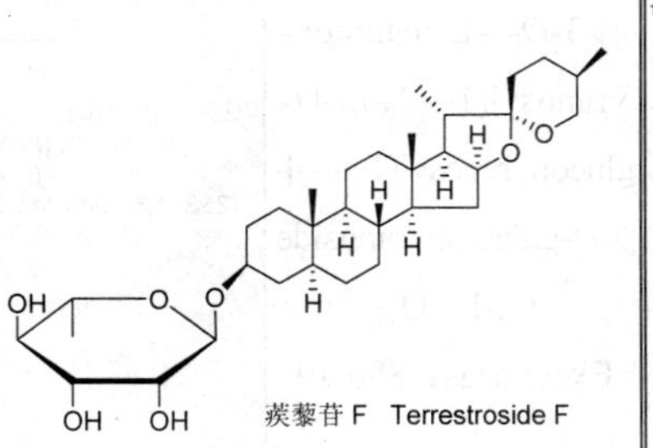 蒺藜苷 F Terrestroside F	海柯皂苷元-3-*O*-*β*-D-吡喃葡萄糖基(1→4)-*β*-D-吡喃半乳糖苷 Hecogenin-3-*O*-*β*-D-glucopyranosyl(1→4)-*β*-D-galactopyranoside $C_{39}H_{62}O_{14}$ Exact Mass: 754.41	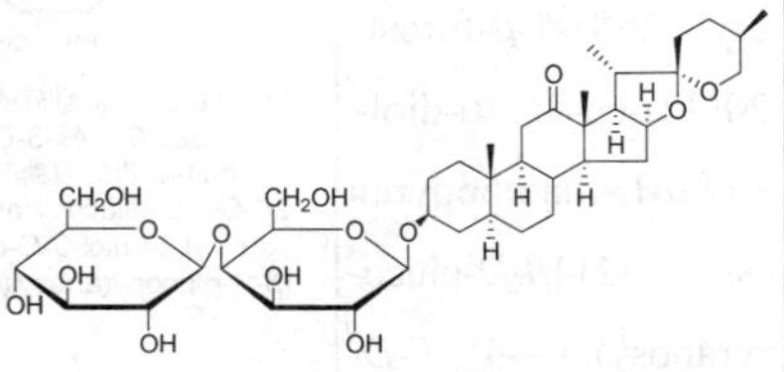 海柯皂苷元-3-*O*-*β*-D-吡喃葡萄糖基(1→4)-*β*-D-吡喃半乳糖苷 Hecogenin-3-*O*-*β*-D-glucopyranosyl(1→4)-*β*-D-galactopyranoside
海柯皂苷元-3-*O*-*β*-D-吡喃葡萄糖基(1→2)-*β*-D-吡喃葡萄糖基(1→4)-*β*-D-吡喃半乳糖苷 Hecogenin-3-*O*-*β*-D-glucopyranosyl(1→2)-*β*-D-glucopyranosyl(1→4)-*β*-D-galactopyranoside $C_{45}H_{72}O_{19}$ Exact Mass: 916.47	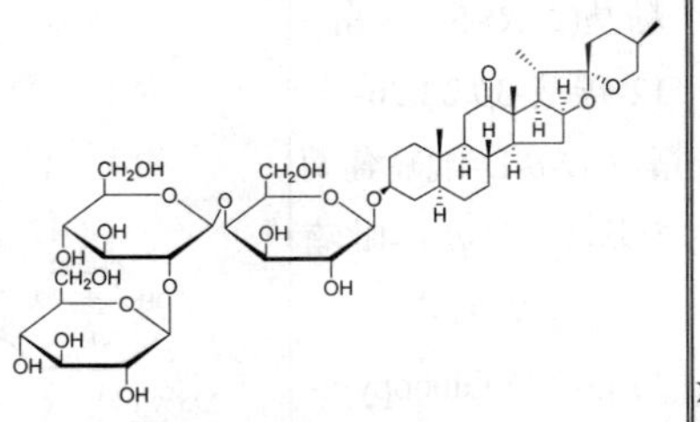 海柯皂苷元-3-*O*-*β*-D-吡喃葡萄糖基(1→2)-*β*-D-吡喃葡萄糖基(1→4)-*β*-D-吡喃半乳糖苷 Hecogenin-3-*O*-*β*-D-glucopyranosyl(1→2)-*β*-D-glucopyranosyl(1→4)-*β*-D-galactopyranoside	海柯皂苷元-3-*O*-*β*-D-吡喃木糖基(1→3)-*β*-D-吡喃葡萄糖基(1→4)-*β*-D-吡喃半乳糖苷 Hecogenin-3-*O*-*β*-D-xylopyransyl(1→3)-*β*-D-glucopyranosyl(1→4)-*β*-D-galactopyranoside $C_{44}H_{70}O_{18}$ Exact Mass: 886.46	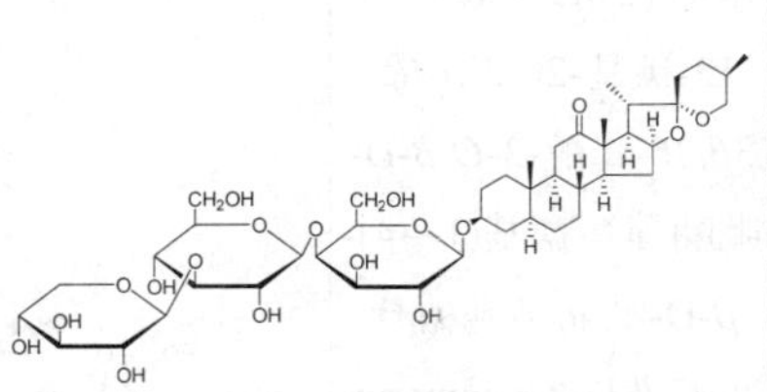 海柯皂苷元-3-*O*-*β*-D-吡喃木糖基(1→3)-*β*-D-吡喃葡萄糖基(1→4)-*β*-D-吡喃半乳糖苷 Hecogenin-3-*O*-*β*-D-xylopyransyl(1→3)-*β*-D-glucopyranosyl(1→4)-*β*-D-galactopyranoside

续表

中英文名、化学式及相对分子质量	结构图	中英文名、化学式及相对分子质量	结构图
新海柯皂苷元-3-*O*-*β*-D-吡喃葡萄糖基(1→2)-*β*-D-吡喃葡萄糖基(1→4)-*β*-D-吡喃半乳糖苷 Neohecogenin-3-*O*-*β*-D-glucopyranosyl(1→2)-*β*-D-glucopyranosyl (1→4)-*β*-D-galactopyranoside $C_{45}H_{72}O_{18}$ Exact Mass: 900.47	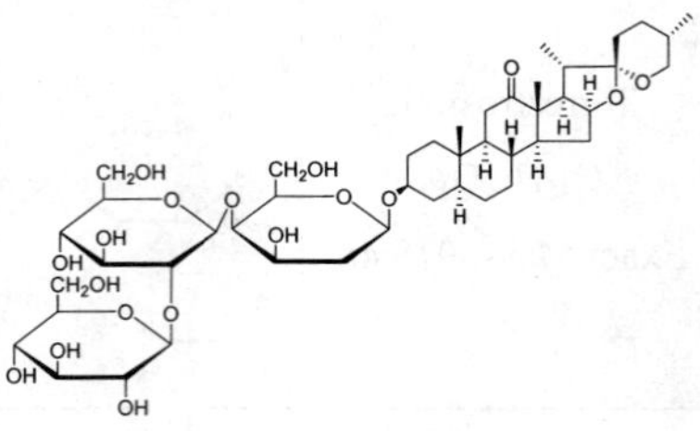 新海柯皂苷元-3-*O*-*β*-D-吡喃葡萄糖基(1→2)-*β*-D-吡喃葡萄糖基(1→4)-*β*-D-吡喃半乳糖苷 Neohecogenin-3-*O*-*β*-D-glucopyranosyl(1→2)-*β*-D-glucopyranosyl(1→4)-*β*-D-galactopyranoside	新海柯皂苷元-3-*O*-*β*-D-吡喃葡萄糖基(1→4)-*β*-D-吡喃半乳糖苷 Neohecogenin-3-*O*-*β*-D-glucopyranosyl (1→4)-*β*-D-galactopyranoside $C_{39}H_{62}O_{14}$ Exact Mass: 754.41	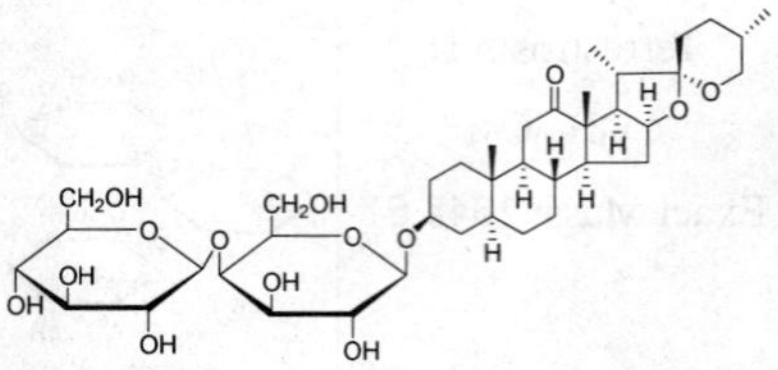 新海柯皂苷元-3-*O*-*β*-D-吡喃葡萄糖基(1→4)-*β*-D-吡喃半乳糖苷 Neohecogenin-3-*O*-*β*-D-glucopyranosyl(1→4)-*β*-D-galactopyranoside
26-*O*-*β*-D-吡喃葡萄糖基-(25*S*)-5-*β*-呋甾-20(22)-烯-3*β*,26-二醇-3-*O*-*α*-L-吡喃鼠李糖(1→2)-[*β*-D-吡喃葡萄糖基(1→4)]-*β*-D-吡喃半乳糖苷 26-*O*-*β*-D-Glucopyranosyl-(25S)-5-*β*-furost-20(22)-en-3*β*,26-diol-3-*O*-*α*-L-rhamnopyranosyl(1→2)-[*β*-*D*-glucopyranosyl(1→4)]-*β*-*D*-galactopyranoside $C_{51}H_{84}O_{22}$ Exact Mass: 1048.55	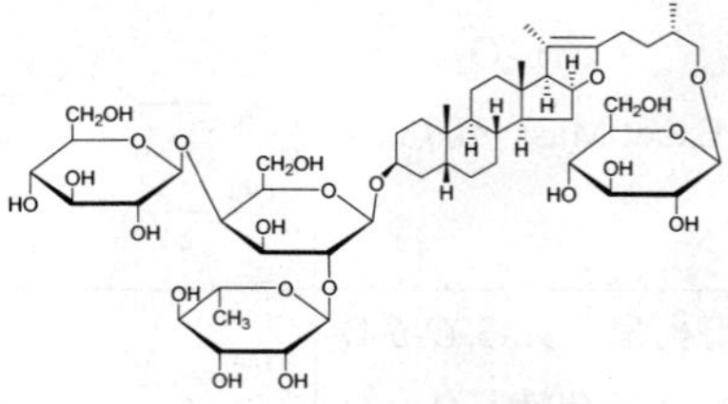 26-*O*-*β*-D-吡喃葡萄糖基-(25*S*)-5-*β*-呋甾-20(22)-烯-3*β*,26-二醇-3-*O*-*α*-L-吡喃鼠李糖(1→2)-[*β*-D-吡喃葡萄糖基(1→4)]-*β*-D-吡喃半乳糖苷 26-*O*-*β*-D-Glucopyranosyl-(25*S*)-5-*β*-furost-20(22)-en-3*β*,26-diol-3-*O*-*α*-L-rhamnopyranosyl(1→2)-[*β*-D-glucopyranosyl(1→4)]-*β*-D-galactopyranoside	(25*S*)-5*β*-螺甾-3*β*-羟基-3-*O*-*α*-L-吡喃鼠李糖(1→2)-[*β*-D-吡喃葡萄糖基(1→4)]-*β*-D-吡喃半乳糖苷 (25*S*)-5*β*-Spirostan-3*β*-ol-3-*O*-*α*-L-rhamnopyranosyl(1→2)-[*β*-D-glucopyranosyl(1→4)]-*β*-D-galactopyranoside $C_{45}H_{74}O_{17}$ Exact Mass: 886.49	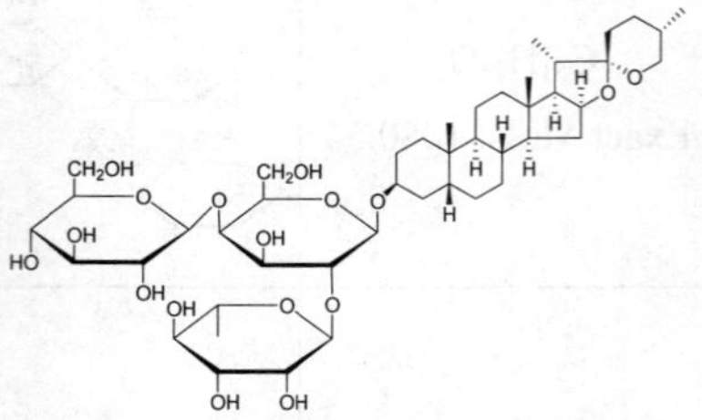 (25*S*)-5*β*-螺甾-3*β*-羟基-3-*O*-*α*-L-吡喃鼠李糖(1→2)-[*β*-D-吡喃葡萄糖基(1→4)]-*β*-D-吡喃半乳糖苷 (25*S*)-5*β*-Spirostan-3*β*-ol-3-*O*-*α*-L-rhamnopyranosyl(1→2)-[*β*-D-glucopyranosyl(1→4)]-*β*-D-galactopyranoside
26-*O*-*β*-D-吡喃葡萄糖基-(25*R*,*S*)-5*α*-呋甾-12-羰基-20(22)-烯-3*β*,26-二醇-3-*O*-*β*-D-吡喃葡萄糖基(1→4)-*β*-D-吡喃半乳糖苷 26-*O*-*β*-D-Glucopyranosyl-(25*R*,*S*)-5*α*-furost-12-one-20(22)-ene-3*β*,26-diol-3-*O*-*β*-D-glucopyranosyl(1→4)-*β*-D-galactopyranoside $C_{45}H_{72}O_{19}$ Exact Mass: 916.47	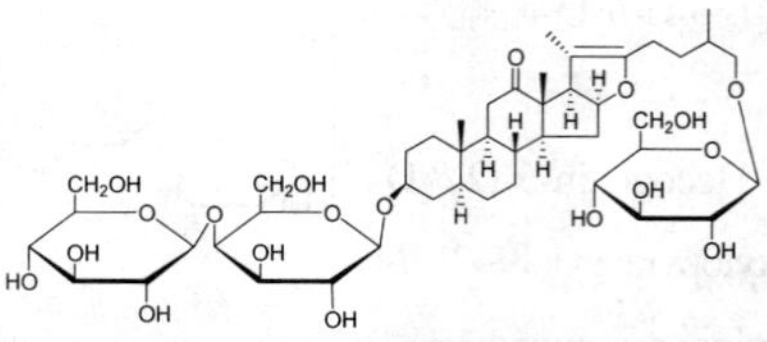 26-*O*-*β*-D-吡喃葡萄糖基-(25*R*,*S*)-5*α*-呋甾-12-羰基-20(22)-烯-3*β*,26-二醇-3-*O*-*β*-D-吡喃葡萄糖基(1→4)-*β*-D-吡喃半乳糖苷 26-*O*-*β*-D-Glucopyranosyl-(25*R*,*S*)-5*α*-furost-12-one-20(22)-ene-3*β*,26-diol-3-*O*-*β*-D-glucopyranosyl(1→4) -*β*-D-galactopyranoside	26-*O*-*β*-D-吡喃葡萄糖基(25*R*)-5*α*-呋甾-12-羰基-3*β*,22,26-三醇-3-*O*-*β*-D-吡喃葡萄糖基(1→2)-*β*-D-吡喃半乳糖苷 26-*O*-*β*-D-Glucopyranoside(25*R*)-5*α*-furost-12-carbonyl-3*β*,22,26-diol-3-*O*-*β*-D-glucopyranosyl (1→2)-*β*-D-galactopyranoside $C_{45}H_{74}O_{20}$ Exact Mass: 934.48	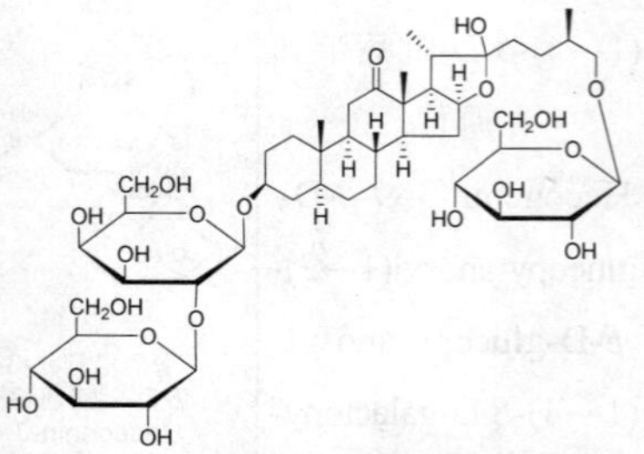 26-*O*-*β*-D-吡喃葡萄糖基(25*R*)-5*α*-呋甾-12-羰基-3*β*,22,26-三醇-3-*O*-*β*-D-吡喃葡萄糖基(1→2)-*β*-D-吡喃半乳糖苷 26-*O*-*β*-D-Glucopyranoside(25*R*)-5*α*-furost-12-carbonyl-3*β*,22,26-diol-3-*O*-*β*-D-glucopyranosyl(1→2)-*β*-D-galactopyranoside

续表

中英文名、化学式及相对分子质量	结构图	中英文名、化学式及相对分子质量	结构图
刺蒺藜素 Tribulosin $C_{55}H_{90}O_{25}$ Exact Mass: 1150.58	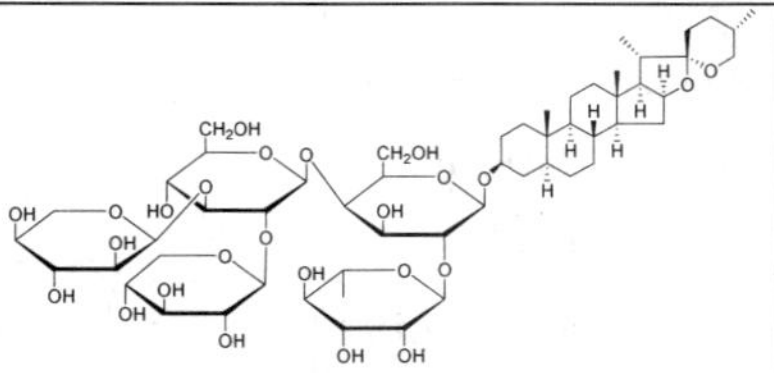 刺蒺藜素 Tribulosin	*β*-卡波林 (去甲哈尔满) *β*-Carboline $C_{11}H_8N_2$ Exact Mass: 168.07	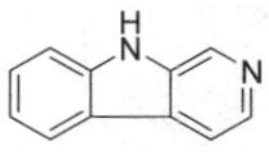 *β*-卡波林(去甲哈尔满) *β*-Carboline
谷氨酰胺 Glutamine $C_5H_{10}N_2O_3$ Exact Mass: 146.07	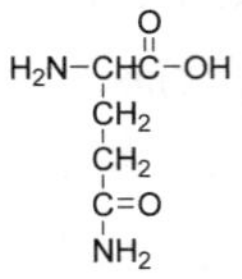 谷氨酰胺 Glutamine	天门冬氨酸 Aspartic acid $C_4H_7NO_4$ Exact Mass: 133.04	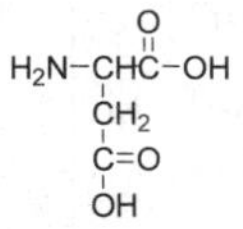 天门冬氨酸 Aspartic acid
天门冬酰胺 Asparagine $C_4H_8N_2O_3$ Exact Mass: 132.05	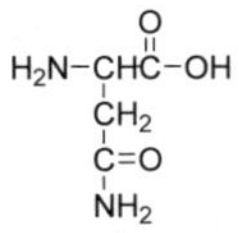 天门冬酰胺 Asparagine	薯蓣皂苷 Dioscin $C_{45}H_{72}O_{16}$ Exact Mass: 868.48	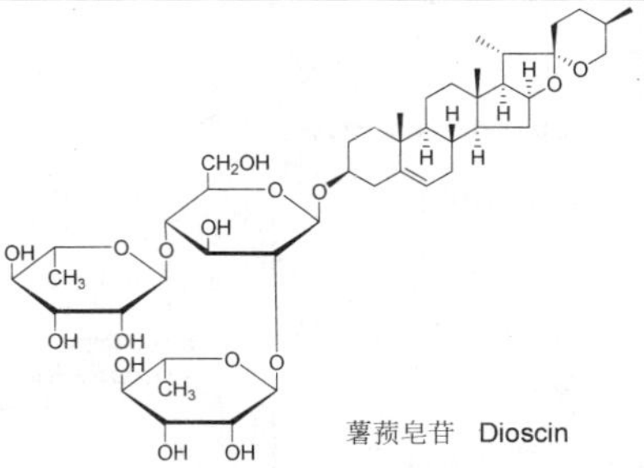 薯蓣皂苷 Dioscin
豆甾醇 Stigmasterol $C_{29}H_{48}O$ Exact Mass: 412.37	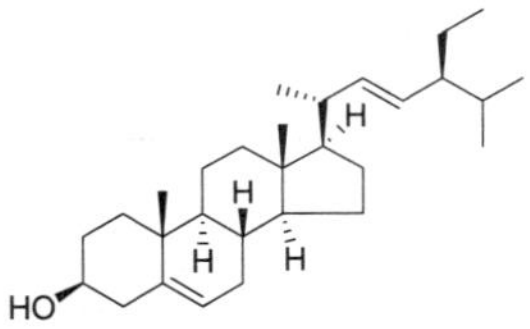 豆甾醇 Stigmasterol	油菜甾醇 Campesterol $C_{28}H_{48}O$ Exact Mass: 400.37	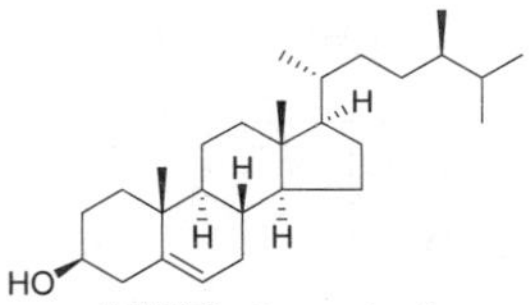 油菜甾醇 Campesterol
(25*R*)-螺甾-4-烯-3,6,12-三酮 (25*R*)-Spirostan-4-ene-3,6,12-trione $C_{27}H_{36}O_5$ Exact Mass: 440.26	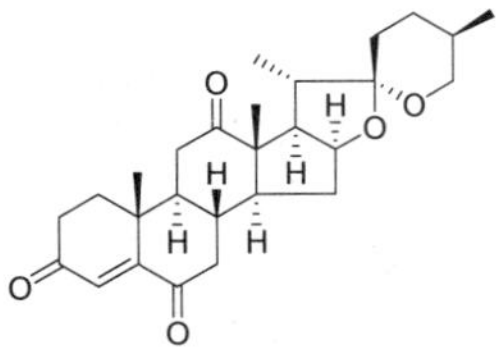 (25*R*)-螺甾-4-烯-3,6,12-三酮 (25*R*)-Spirostan-4-ene-3,6,12-trione	新替告皂苷元 Neotigogenin $C_{27}H_{44}O_3$ Exact Mass: 416.33	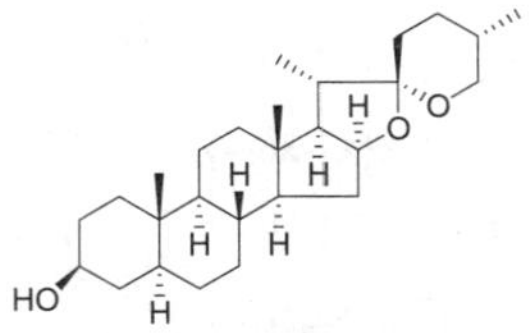 新替告皂苷元 Neotigogenin
新替告皂苷元乙酸酯 Neotigogenin acetate $C_{29}H_{46}O_4$ Exact Mass: 458.34	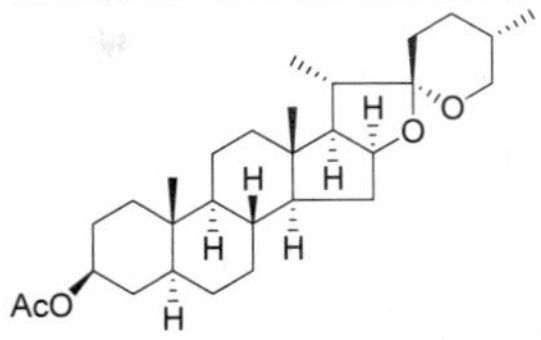 新替告皂苷元乙酸酯 Neotigogenin acetate	海柯皂苷元乙酸酯 Hecogenin acetate $C_{29}H_{44}O_5$ Exact Mass: 472.32	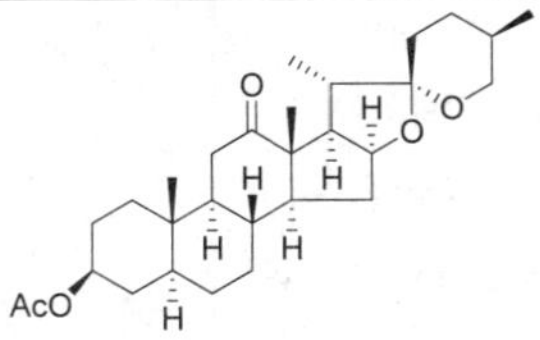 海柯皂苷元乙酸酯 Hecogenin acetate
新海柯皂苷元乙酸酯 Neohecogenin acetate $C_{29}H_{44}O_5$ Exact Mass: 472.32	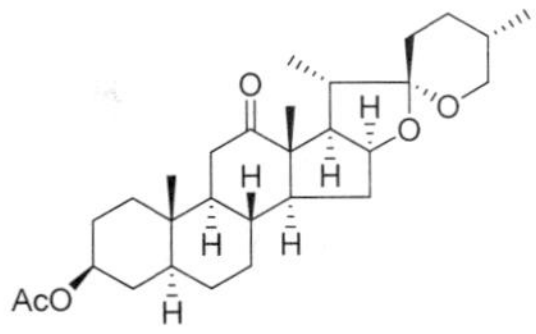 新海柯皂苷元乙酸酯 Neohecogenin acetate	(25*R*)-螺甾-3,6,12-三酮 (25*R*)-Spirostan-3,6,12-trione $C_{27}H_{38}O_5$ Exact Mass: 442.27	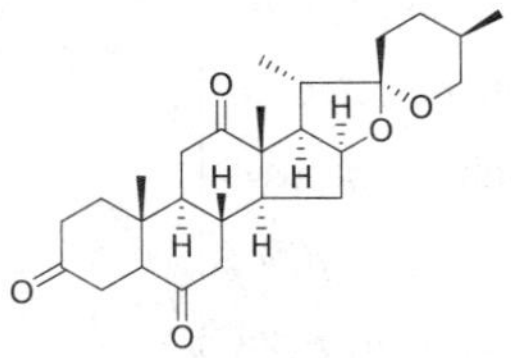 (25*R*)-螺甾-3,6,12-三酮 (25*R*)-Spirostan-3,6,12-trione

续表

中英文名、化学式及相对分子质量	结构图	中英文名、化学式及相对分子质量	结构图
(25*R*)-螺甾-3,12-二酮 (25*R*)-Spirostan-3,12-dione $C_{27}H_{40}O_4$ Exact Mass: 428.29	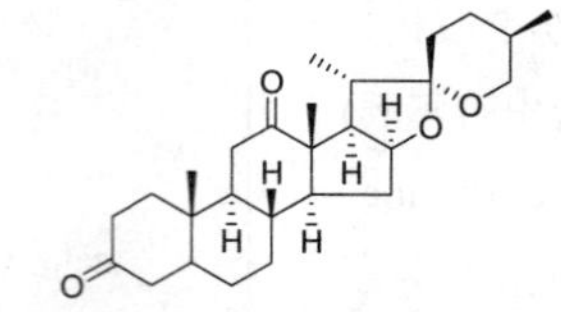 (25*R*)-螺甾-3,12-二酮 (25*R*)-Spirostan-3,12-dione	Pregna-4,16-diene-3,12,20-trione $C_{21}H_{26}O_3$ Exact Mass: 326.19	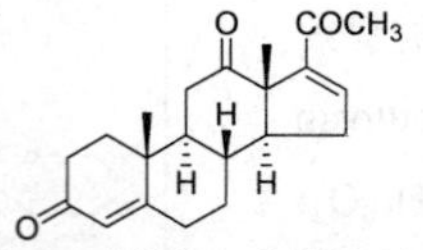 Pregna-4,16-diene-3,12,20-trione
海柯皂苷元-3-*O*-*β*-D-木糖(1→2)-[*β*-D-葡萄糖(1→3)]-*β*-D-葡萄糖(1→4)-*β*-D-甘露糖苷 Hecogenin-3-*O*-*β*-D-xylopyransyl(1→2)-[*β*-D-glucopyranosyl(1→3)]-*β-D*-glucopyranosyl(1→4)-*β*-D-mannosyl $C_{50}H_{80}O_{23}$ Exact Mass: 1048.51	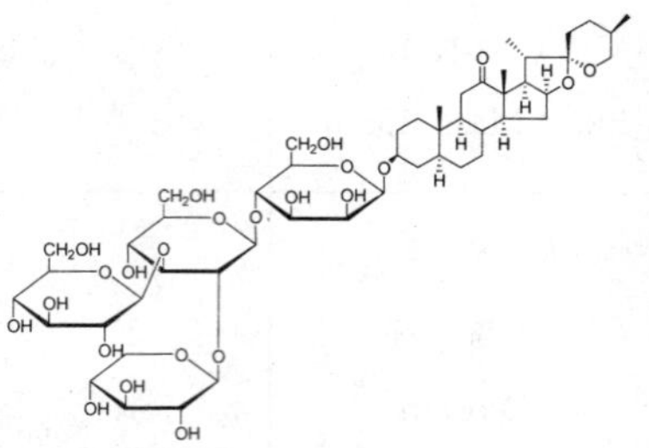 海柯皂苷元-3-*O*-*β*-D-木糖(1→2)-[*β*-D-葡萄糖(1→3)]-*β*-D-葡萄糖(1→4)-*β*-D-甘露糖苷 Hecogenin-3-*O*-*β*-D-xylopyransyl(1→2)-[*β*-D-glucopyranosyl(1→3)]-*β*-D-glucopyranosyl(1→4)-*β*-D-mannosyl	海柯皂苷元-3-*O*-*β*-D-木糖(1→2)-[*β*-D-木糖(1→3)]-*β*-D-葡萄糖(1→4)-[*α*-L-鼠李糖(1→2)]-*β*-D-甘露糖苷 Hecogenin-3-*O*-*β*-D-xylopyransyl(1→2)-[*β*-D-xylopyransyl(1→3)]-*β*-D-glucopyranosyl(1→4)-[*α*-L-rhamnopyranosyl(1→2)]-*β*-D-mannosyl $C_{55}H_{88}O_{26}$ Exact Mass: 1164.56	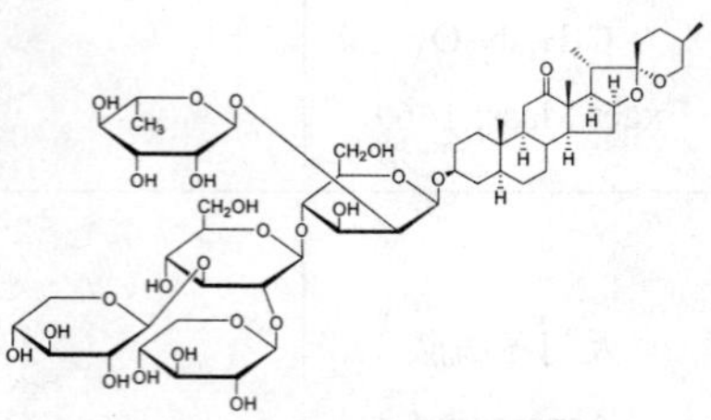 海柯皂苷元-3-*O*-*β*-D-木糖(1→2)-[*β*-D-木糖(1→3)]-*β*-D-葡萄糖(1→4)-[*α*-L-鼠李糖(1→2)]-*β*-D-甘露糖苷 Hecogenin-3-*O*-*β*-D-xylopyransyl(1→2)-[*β*-D-xylopyransyl(1→3)]-*β*-D-glucopyranosyl(1→4)-[*α*-L-rhamnopyranosyl(1→2)]-*β*-D-mannosyl
3-*O*-*β*-D-吡喃木糖基(1→2)-[*β*-D-吡喃木糖基(1→3)]-*β*-D-吡喃葡萄糖基(1→4)-[*α*-L-吡喃鼠李糖基(1→2)]-*β*-D-吡喃半乳糖基-26-*O*-*β*-D-吡喃葡萄糖基-22-甲氧基-(3*β*,5*α*,25*R*)-呋甾-3,26-二醇 3-*O*-*β*-D-Xylopyranosyl(1→2)-[*β*-D-xylopyranosyl(1→3)]-*β*-D-glucopyranosyl(1→4)-[*α*-L-rhamnopyranosyl(1→2)]-*β*-D-galactopyranoside-26-*O*-*β*-D-glucopyranosyl-22-methoxyl-(3*β*,5*α*,25*R*)-furost-3,26-diol $C_{62}H_{104}O_{31}$ Exact Mass: 1344.66	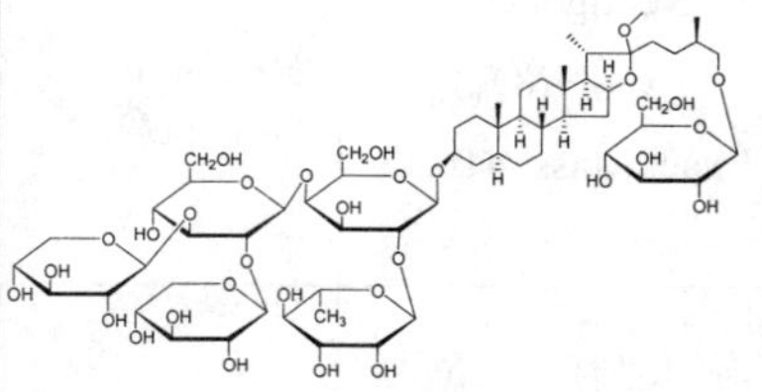 3-*O*-*β*-D-吡喃木糖基(1→2)-[*β*-D-吡喃木糖基(1→3)]-*β*-D-吡喃葡萄糖基(1→4)-[*α*-L-吡喃鼠李糖基(1→2)]-*β*-D-吡喃半乳糖基-26-*O*-*β*-D-吡喃葡萄糖基-22-甲氧基-(3*β*,5*α*,25*R*)-呋甾-3,26-二醇 3-*O*-*β*-D-Xylopyranosyl(1→2)-[*β*-D-xylopyranosyl(1→3)]-*β*-D-glucopyranosyl(1→4)-[*α*-L-rhamnopyranosyl(1→2)]-*β*-D-galactopyranoside-26-*O*-*β*-D-glucopyranosyl-22-methoxyl-(3*β*,5*α*,25*R*)-furost-3,26-diol	海柯皂苷元-3-*O*-*β*-D-葡萄糖(1→4)-*β*-D-半乳糖苷 Hecogenin-3-*O*-*β*-D-glucopyranosyl(1→4)-*β*-D-galactopyranoside $C_{39}H_{62}O_{14}$ Exact Mass: 754.41	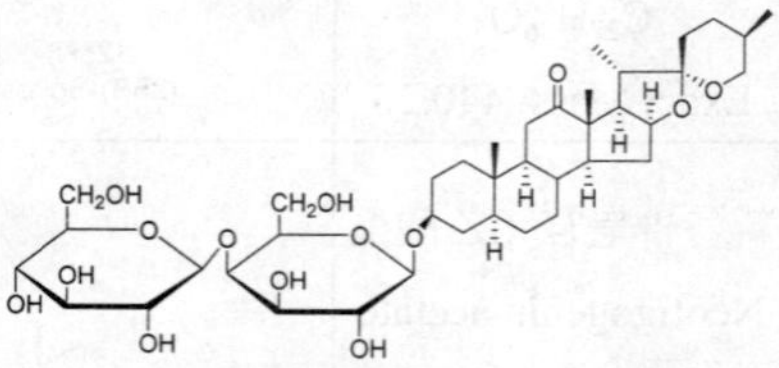 海柯皂苷元-3-*O*-*β*-D-葡萄糖(1→4)-*β*-D-半乳糖苷 Hecogenin-3-*O*-*β*-D-glucopyranosyl(1→4)-*β*-D-galactopyranoside

续表

中英文名、化学式及相对分子质量	结构图	中英文名、化学式及相对分子质量	结构图
替告皂苷元-3-*O*-*β*-D-葡萄糖(1→4)-*β*-D-半乳糖苷 Tigogenin-3-*O*-*β*-D-glucopyranosyl(1→4)-*β*-D-galactopyranoside $C_{39}H_{64}O_{13}$ Exact Mass: 740.43	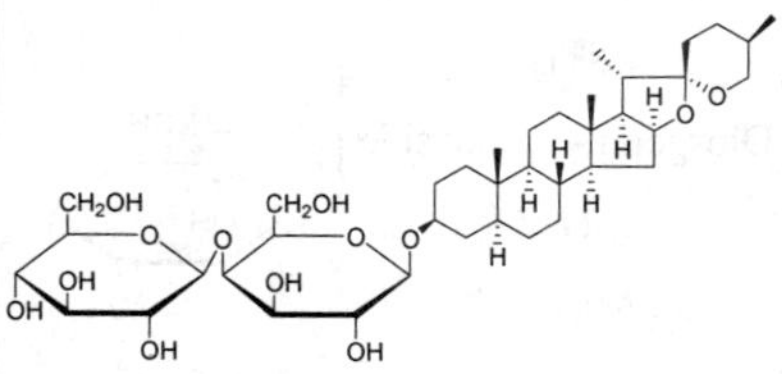 替告皂苷元-3-*O*-*β*-D-葡萄糖(1→4)-*β*-D-半乳糖苷 Tigogenin-3-*O*-*β*-D-glucopyranosyl(1→4)-*β*-D-galactopyranoside	替告皂苷元-3-*O*-*β*-D-葡萄糖(1→2)-*β*-D-木糖(1→3)-*β*-D-葡萄糖(1→4)-*β*-D-半乳糖苷 Tigogenin-3-*O*-*β*-D-glucopyranosyl(1→2)-*β*-D-xylopyranosyl(1→3)-*β*-D-glucopyranosyl(1→4)-*β*-D-galactopyranoside $C_{50}H_{82}O_{22}$ Exact Mass: 1034.53	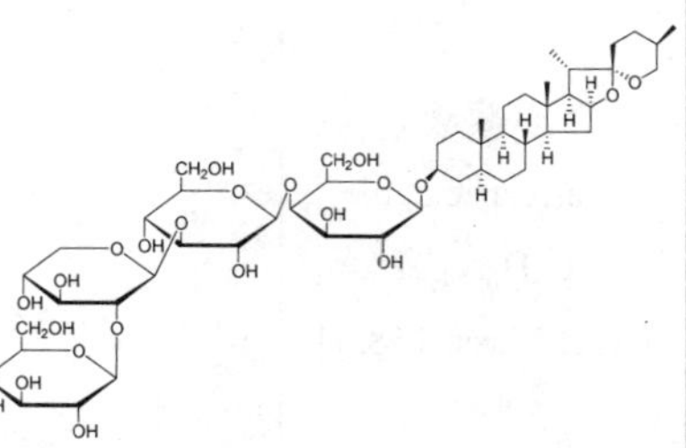 替告皂苷元-3-*O*-*β*-D-葡萄糖(1→2)-*β*-D-木糖(1→3)-*β*-D-葡萄糖(1→4)-*β*-D-半乳糖苷 Tigogenin-3-*O*-*β*-D-glucopyranosyl(1→2)-*β*-D-xylopyranosyl(1→3)-*β*-D-glucopyranosyl(1→4)-*β*-D-galactopyranoside
新替告皂苷元-*β*-D-吡喃葡萄糖基(1→2)-[*β*-D-吡喃木糖基(1→3)]-*β*-D-吡喃葡萄糖基(1→4)-*β*-D-吡喃半乳糖苷 Neotigogenin-*β*-D-glucopyranosyl(1→2)-[*β*-D-xylopyranosyl(1→3)]-*β*-D-glucopyranosyl(1→4)-*β*-D-galactopyranoside $C_{50}H_{82}O_{22}$ Exact Mass: 1034.53	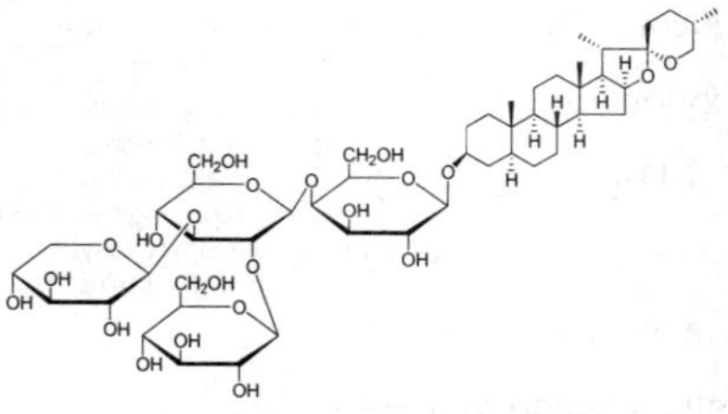 新替告皂苷元-*β*-D-吡喃葡萄糖基(1→2)-[*β*-D-吡喃木糖基(1→3)]-*β*-D-吡喃葡萄糖基(1→4)-*β*-D-吡喃半乳糖苷 Neotigogenin-*β*-D-glucopyranosyl(1→2)-[*β*-D-xylopyranosyl(1→3)]-*β*-D-glucopyranosyl(1→4)-*β*-D-galactopyranoside	新替告皂苷元-3-*O*-*β*-D-木糖(1→2)-[*β*-D-吡喃木糖基(1→3)]-*β*-D-吡喃葡萄糖基(1→4)-[*α*-L-吡喃鼠李糖基(1→2)]-*β*-D-吡喃半乳糖苷 Neotigogenin-3-*O*-*β*-D-xylopyranosyl(1→2)-[*β*-D-xylopyranosyl(1→3)]-*β*-D-glucopyranosyl(1→4)-[*α*-L-rhamnopyranosyl(1→2)]-*β*-D-galactopyranoside $C_{49}H_{80}O_{21}$ Exact Mass: 1004.52	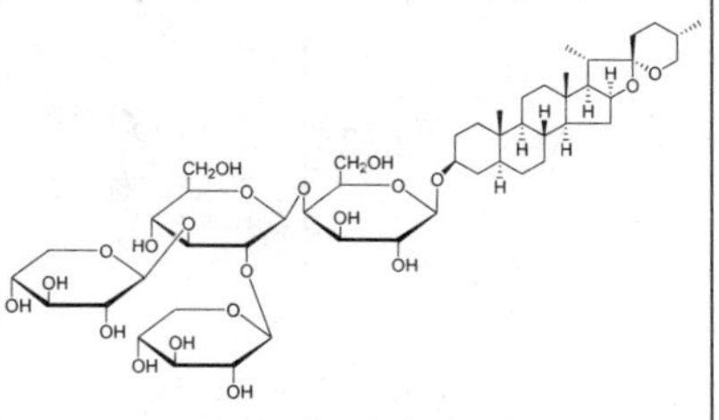 新替告皂苷元-3-*O*-*β*-D-木糖(1→2)-[*β*-D-吡喃木糖基(1→3)]-*β*-D-吡喃葡萄糖基(1→4)-[*α*-L-吡喃鼠李糖基(1→2)]-*β*-D-吡喃半乳糖苷 Neotigogenin-3-*O*-*β*-D-xylopyranosyl(1→2)-[*β*-D-xylopyranosyl(1→3)]-*β*-D-glucopyranosyl(1→4)-[*α*-L-rhamnopyranosyl(1→2)]-*β*-D-galactopyranoside
新替告皂苷元-3-*O*-*β*-D-吡喃葡萄糖基(1→2)-[*β*-D-吡喃葡萄糖基(1→3)]-*β*-D-吡喃葡萄糖基(1→4)-*β*-D-吡喃半乳糖苷 Neotigogenin-3-*O*-*β*-D-glucopyranosyl(1→2)-[*β*-D-glucopyranosyl(1→3)]-*β*-D-glucopyranosyl(1→4)-*β*-D-galactopyranoside $C_{51}H_{84}O_{23}$ Exact Mass: 1064.54	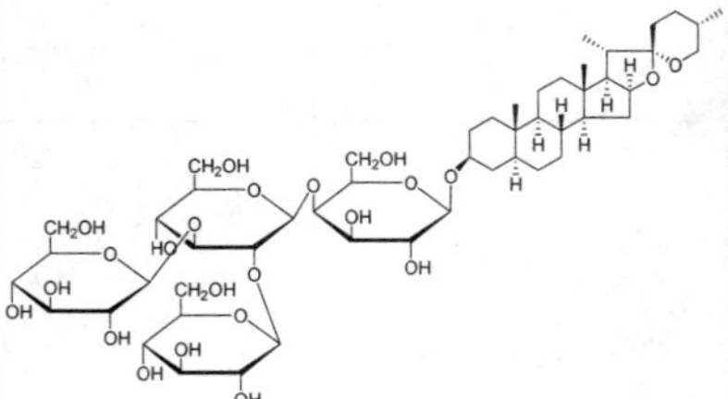 新替告皂苷元-3-*O*-*β*-D-吡喃葡萄糖基(1→2)-[*β*-D-吡喃葡萄糖基(1→3)]-*β*-D-吡喃葡萄糖基(1→4)-*β*-D-吡喃半乳糖苷 Neotigogenin-3-*O*-*β*-D-glucopyranosyl(1→2)-[*β*-D-glucopyranosyl(1→3)]-*β*-D-glucopyranosyl(1→4)-*β*-D-galactopyranoside	新海柯皂苷元-3-*O*-*β*-D-吡喃木糖基(1→2)-[*β*-D-吡喃葡萄糖基(1→3)]-*β*-D-吡喃葡萄糖基(1→4)-[*α*-L-吡喃鼠李糖基(1→2)]-*β*-D-吡喃半乳糖苷 Neohecogenin-3-*O*-*β*-D-xylopyranosyl(1→2)-[*β*-D-glucopyranosyl(1→3)]-*β*-D-glucopyranosyl(1→4)-[*α*-L-rhamnopyranosyl(1→2)]-*β*-D-galactopyranoside $C_{56}H_{90}O_{27}$ Exact Mass: 1194.57	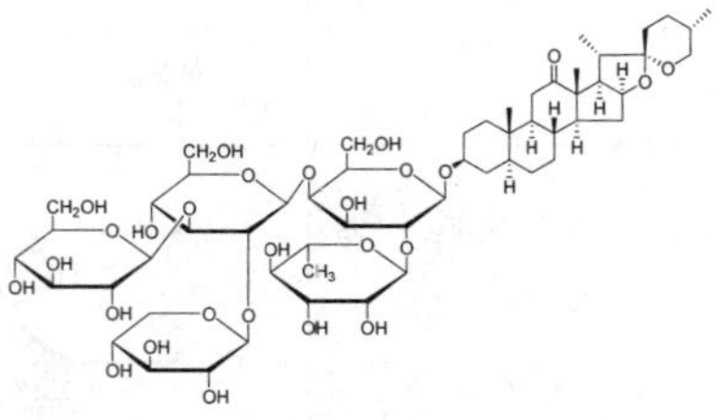 新海柯皂苷元-3-*O*-*β*-D-吡喃木糖基(1→2)-[*β*-D-吡喃葡萄糖基(1→3)]-*β*-D-吡喃葡萄糖基(1→4)-[*α*-L-吡喃鼠李糖基(1→2)]-*β*-D-吡喃半乳糖苷 Neohecogenin-3-*O*-*β*-D-xylopyranosyl(1→2)-[*β*-D-glucopyranosyl(1→3)]-*β*-D-glucopyranosyl(1→4)-[*α*-L-rhamnopyranosyl(1→2)]-*β*-D-galactopyranoside

续表

中英文名、化学式及相对分子质量	结构图	中英文名、化学式及相对分子质量	结构图
蒺藜酸 Terrestric acid $C_4H_6N_4O_3$ Exact Mass: 158.04	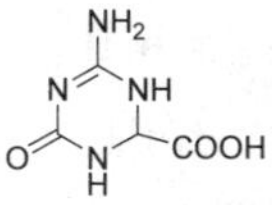 蒺藜酸　Terrestric acid	薯蓣皂苷元-3-葡萄糖苷 Diosgenin-3-glucoside $C_{33}H_{52}O_8$ Exact Mass: 576.37	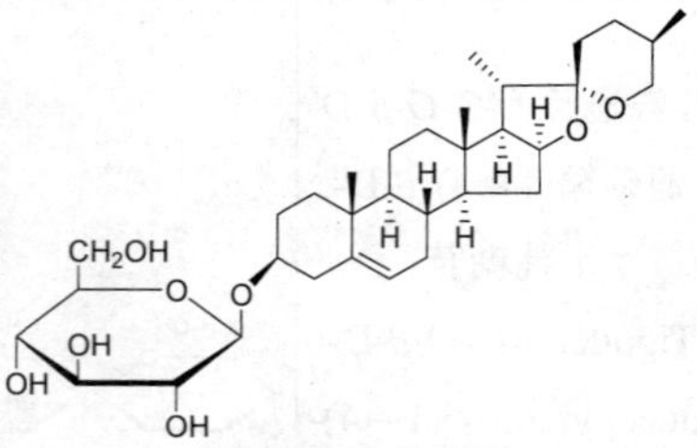 薯蓣皂苷元-3-葡萄糖苷 Diosgenin-3-glucoside
新支脱皂苷元 Neogitogenin $C_{27}H_{44}O_4$ Exact Mass: 432.32	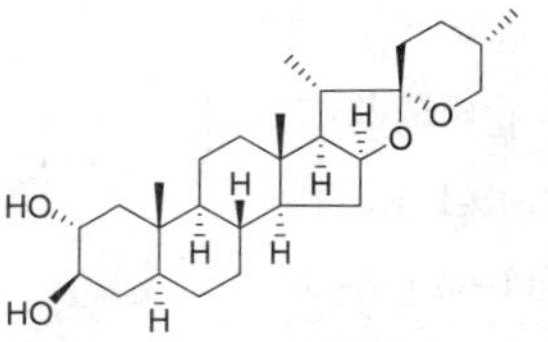 新支脱皂苷元　Neogitogenin	新支脱皂苷元-*O*-*β*-D-吡喃木糖基(1→4)-*β*-D-吡喃葡萄糖基(1→3)-[*β*-D-吡喃葡萄糖基(1→2)]-*β*-D-吡喃葡萄糖基(1→4)-*β*-D-吡喃半乳糖苷 Neogitogenin-*O*-*β*-D-xylopyranosyl(1→4)-*β*-D-glucopyranosyl(1→3)-[*β*-D-glucopyranosyl(1→2)]-*β*-D-glucopyranosyl(1→4)-*β*-D-galactopyranoside $C_{56}H_{92}O_{28}$ Exact Mass: 1212.58	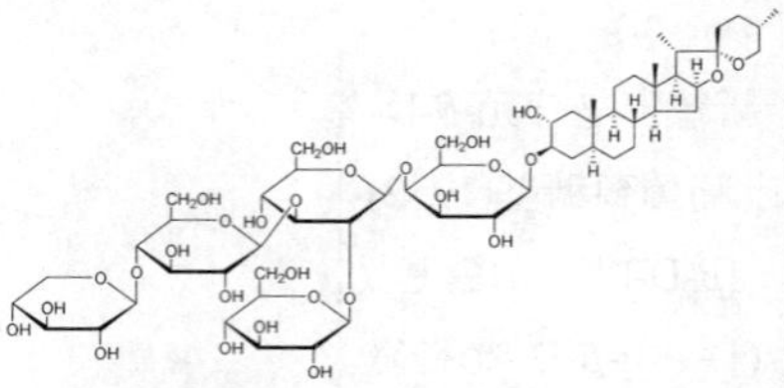 新支脱皂苷元-*O*-*β*-D-吡喃木糖基(1→4)-*β*-D-吡喃葡萄糖基(1→3)-[*β*-D-吡喃葡萄糖基(1→2)]-*β*-D-吡喃葡萄糖基(1→4)-*β*-D-吡喃半乳糖苷 Neogitogenin-*O*-*β*-D-xylopyranosyl(1→4)-*β*-D-glucopyranosyl(1→3)-[*β*-D-glucopyranosyl(1→2)]-*β*-D-glucopyranosyl(1→4)-*β*-D-galactopyranoside
槲皮素-3-葡萄糖苷 Quercetin-3-glucoside $C_{21}H_{20}O_{12}$ Exact Mass: 464.10	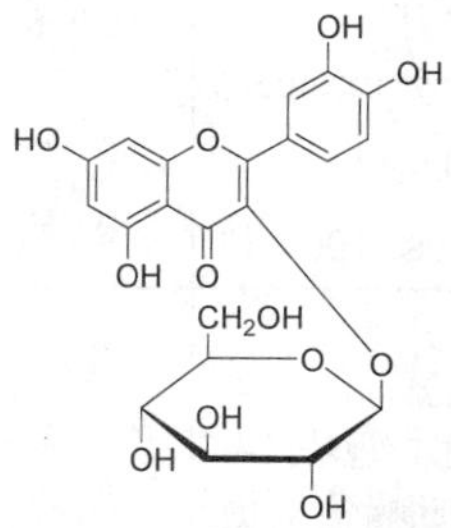 槲皮素-3-葡萄糖苷　Quercetin-3-glucoside	槲皮素-3-龙胆二糖苷 Quercetin-3-gentiobioside $C_{27}H_{30}O_{17}$ Exact Mass: 626.15	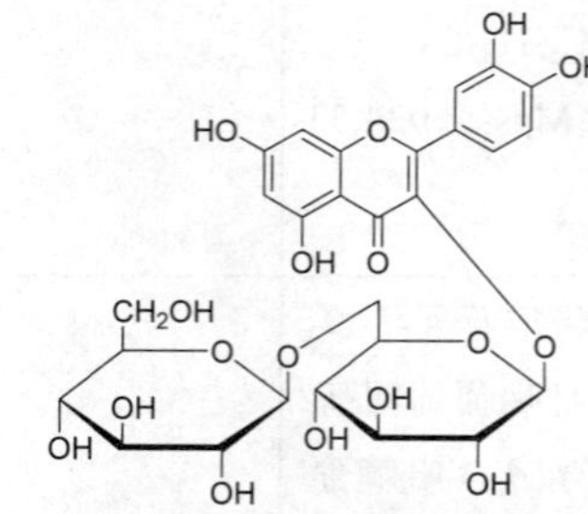 槲皮素-3-龙胆二糖苷　Quercetin-3-gentiobioside
山柰酚-3-龙胆二糖苷-7-葡萄糖苷 Kaempferol-3-gentiobioside-7-glucoside $C_{33}H_{40}O_{21}$ Exact Mass: 772.21	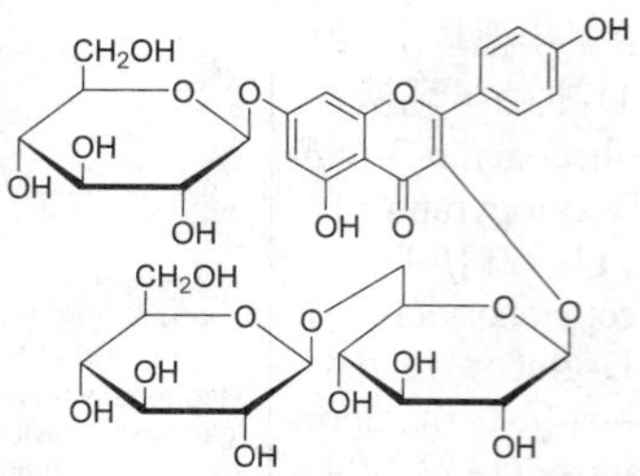 山柰酚-3-龙胆二糖苷-7-葡萄糖苷 Kaempferol-3-gentiobioside-7-glucoside	槲皮素-3-芸香苷 Quercetin-3-rutinoside $C_{27}H_{30}O_{16}$ Exact Mass: 610.15	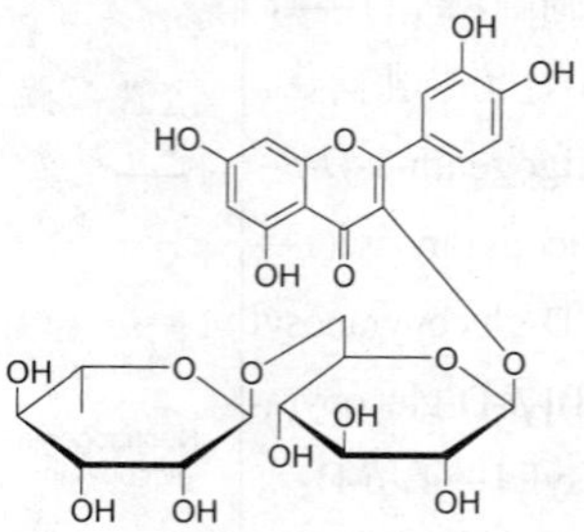 槲皮素-3-芸香苷　Quercetin-3- rutinoside

续表

中英文名、化学式及相对分子质量	结构图	中英文名、化学式及相对分子质量	结构图
山柰酚-3-芸香苷 Kaempferol-3-rutinoside $C_{27}H_{30}O_{15}$ Exact Mass: 594.16	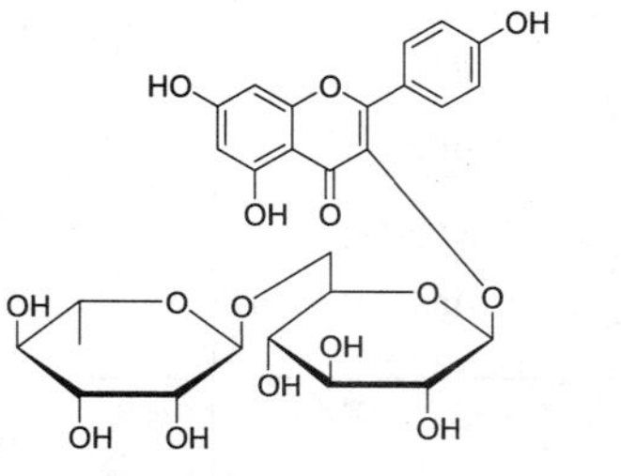 山柰酚-3-芸香苷 Kaempferol-3-rutinoside	山柰酚-3-龙胆二糖苷 Kaempferol-3-gentiobioside $C_{27}H_{30}O_{16}$ Exact Mass: 610.15	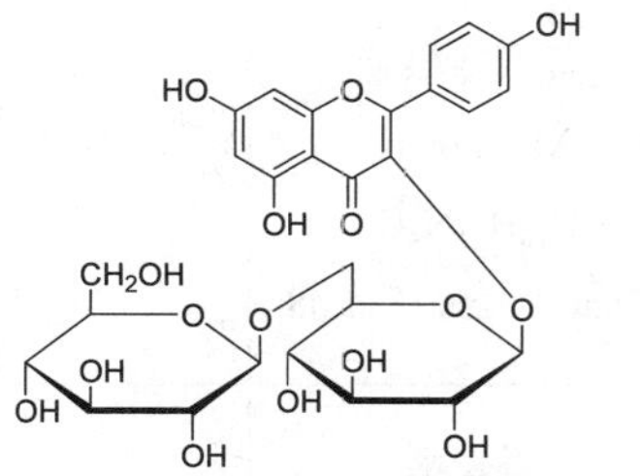 山柰酚-3-龙胆二糖苷 Kaempferol-3-gentiobioside
槲皮素-3-鼠李糖龙胆二糖苷 Quercetin-3-rhamnogentiobioside $C_{33}H_{40}O_{21}$ Exact Mass: 772.21	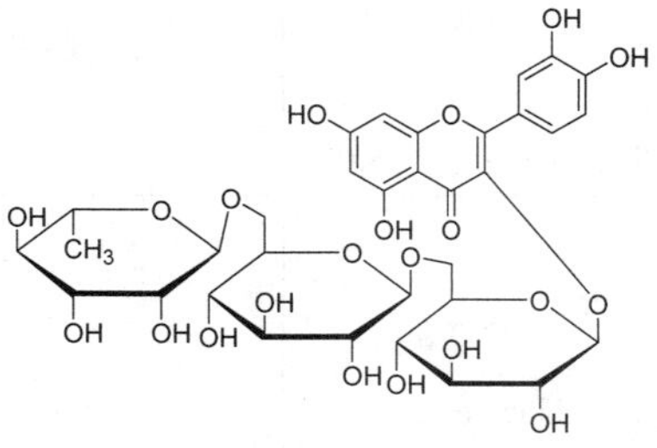 槲皮素-3-鼠李糖龙胆二糖苷 Quercetin-3-rhamnogentiobioside	槲皮素-3-龙胆二糖苷-7-葡萄糖苷 Quercetin-3-gentiobioside-7-glucoside $C_{33}H_{40}O_{22}$ Exact Mass: 788.20	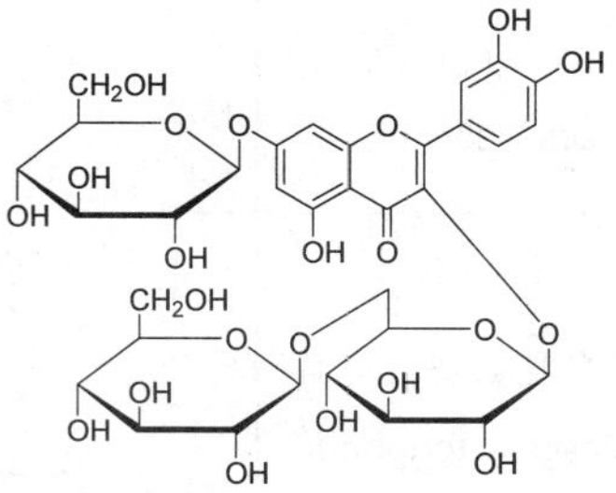 槲皮素-3-龙胆二糖苷-7-葡萄糖苷 Quercetin-3-gentiobioside-7-glucoside
异鼠李素-3-葡萄糖苷 Isorhamnetin-3-glucoside $C_{22}H_{22}O_{12}$ Exact Mass: 478.11	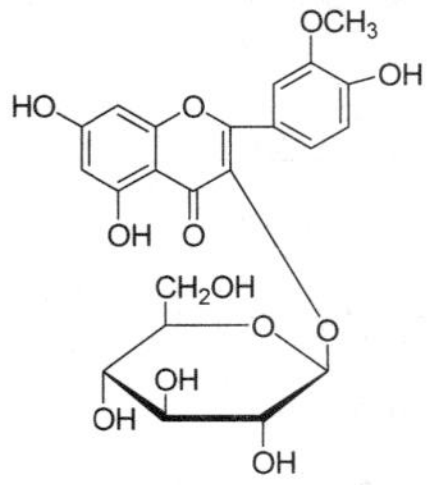 异鼠李素-3-葡萄糖苷 Isorhamnetin-3-glucoside	异鼠李素-3,7-二葡萄糖苷 Isorhamnetin-3,7-diglucoside $C_{28}H_{32}O_{17}$ Exact Mass: 640.16	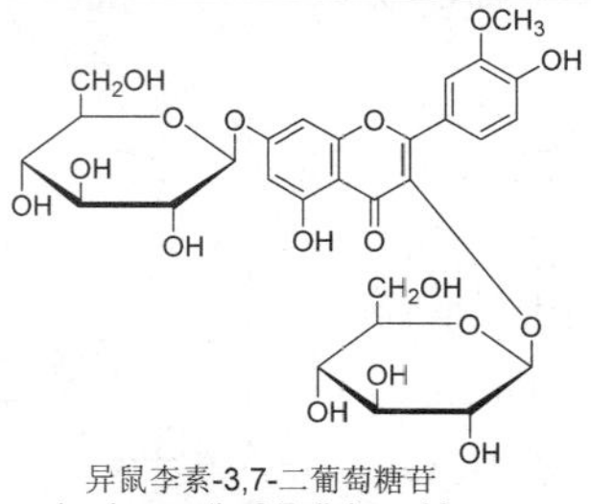 异鼠李素-3,7-二葡萄糖苷 Isorhamnetin-3,7-diglucoside
异鼠李素-3-龙胆二糖苷 Isorhamnetin-3-gentiobioside $C_{28}H_{32}O_{17}$ Exact Mass: 640.16	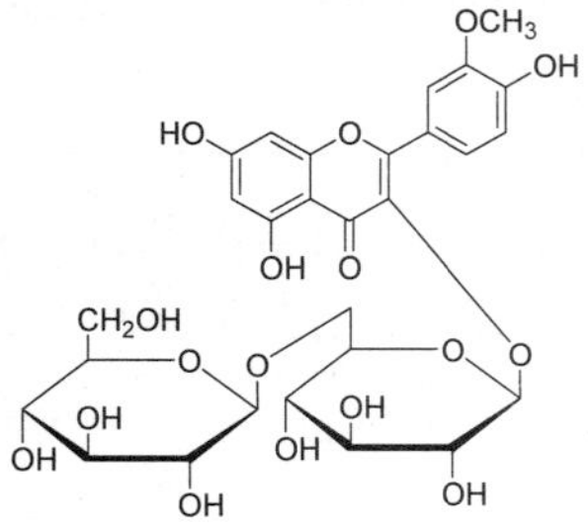 异鼠李素-3-龙胆二糖苷 Isorhamnetin-3-gentiobioside	异鼠李素-3-龙胆二糖苷-7-葡萄糖苷 Isorhamnetin-3-gentiobioside-7-glucoside $C_{34}H_{42}O_{22}$ Exact Mass: 802.22	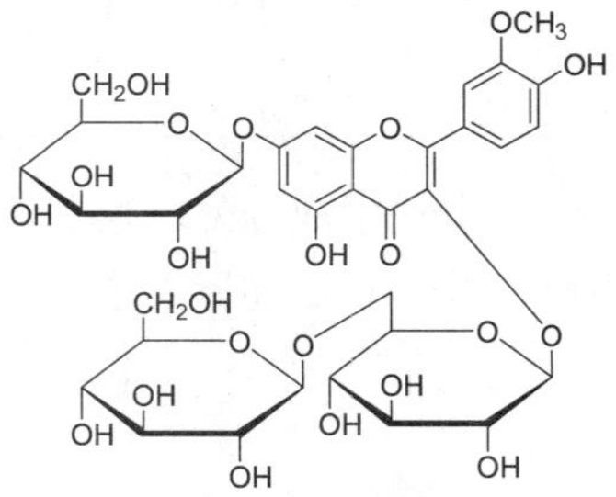 异鼠李素-3-龙胆二糖苷-7-葡萄糖苷 Isorhamnetin-3-gentiobioside-7-glucoside
异鼠李素-3-芸香苷 Isorhamnetin-3-rutinoside $C_{28}H_{32}O_{16}$ Exact Mass: 624.17	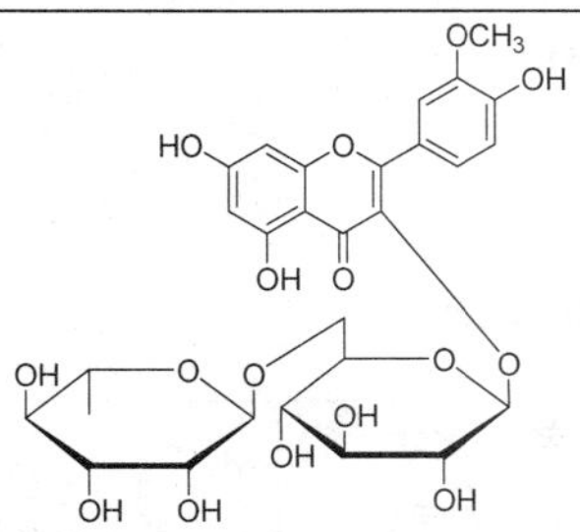 异鼠李素-3-芸香苷 Isorhamnetin-3-rutinoside	槲皮素 Quercetin $C_{15}H_{10}O_7$ Exact Mass: 302.04	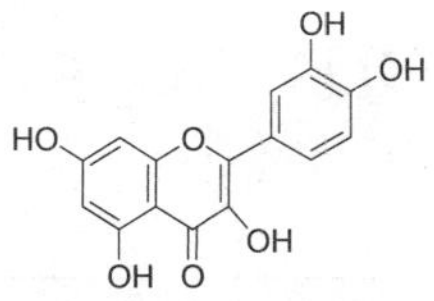 槲皮素 Quercetin
蒺藜酰胺 Terrestriamide $C_{18}H_{17}NO_5$ Exact Mass: 327.11	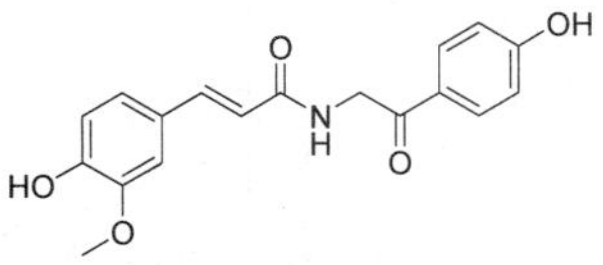 蒺藜酰胺 Terrestriamide	咸南藤酰胺乙酸酯(乙酸橙酰胺) Aurantiamide acetate $C_{27}H_{28}N_2O_4$ Exact Mass: 444.20	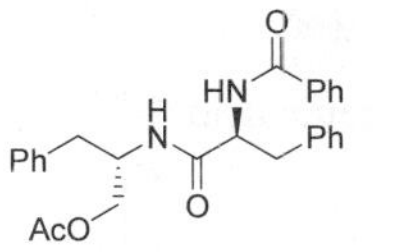 咸南藤酰胺乙酸酯(乙酸橙酰胺) Aurantiamide acetate

续表

中英文名、化学式及相对分子质量	结构图	中英文名、化学式及相对分子质量	结构图
黄嘌呤核苷 Xanthosine $C_{10}H_{12}N_4O_6$ Exact Mass: 284.08	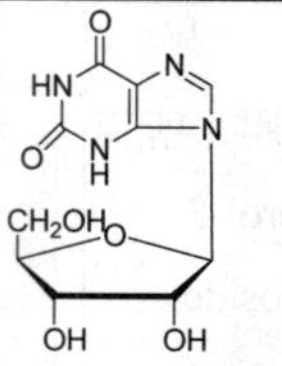 黄嘌呤核苷　Xanthosine	阿魏酸 Ferulic acid $C_{10}H_{10}O_4$ Exact Mass: 194.06	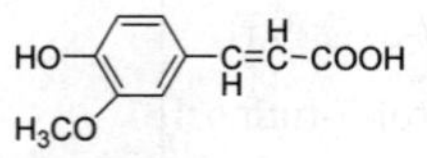 阿魏酸　Ferulic acid
香草醛 Vanillin $C_8H_8O_3$ Exact Mass: 152.05	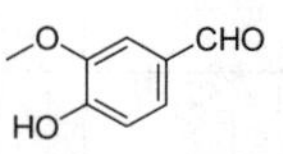 香草醛　Vanillin	对羟基苯甲酸 *p*-Hydroxybenzoic acid $C_7H_6O_3$ Exact Mass: 138.03	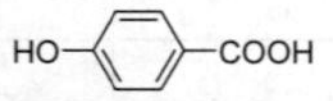 对羟基苯甲酸　*p*-Hydroxybenzoic acid
去半乳糖替告皂苷 Desgalactotigonin $C_{50}H_{82}O_{22}$ Exact Mass: 1034.53	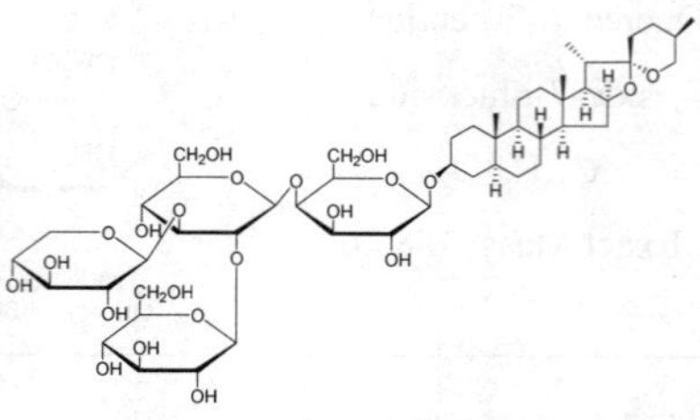 去半乳糖替告皂苷　Desgalactotigonin	骆驼蓬碱 Harmaline $C_{13}H_{14}N_2O$ Exact Mass: 214.11	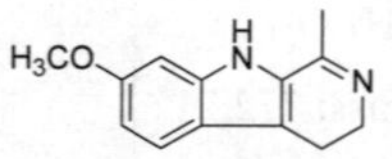 骆驼蓬碱　Harmaline
吉脱皂苷 Gitonin $C_{50}H_{82}O_{23}$ Exact Mass: 1050.52	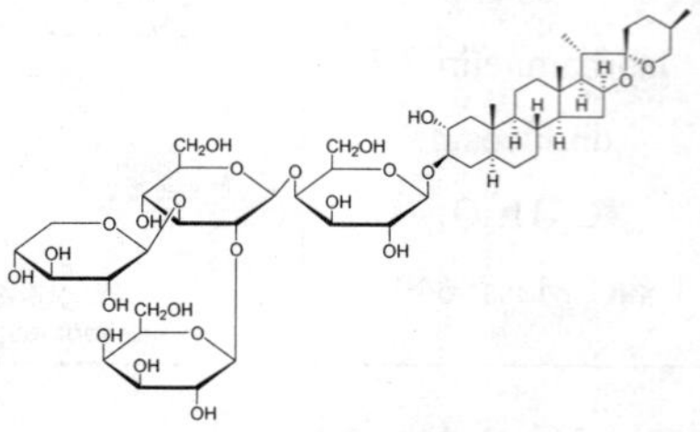 吉脱皂苷　Gitonin	F-吉托皂苷 F-Gitonin $C_{50}H_{82}O_{23}$ Exact Mass: 1050.52	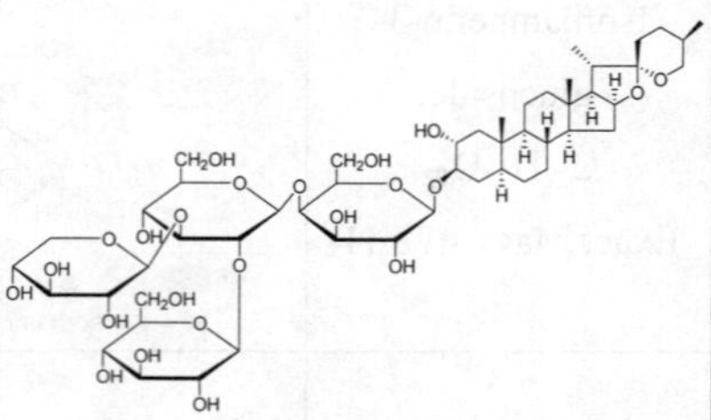 F-吉托皂苷　F-Gitonin

除以上化学成分外，蒺藜还含有山柰酚-3-对香豆酰葡萄糖苷、槲皮素-3-龙胆三糖苷、异鼠李素-3 对-香豆酰葡萄糖苷、异鼠李素-3-龙胆三糖苷-7-葡萄糖苷、骆驼蓬酚、L-甘露糖等。

蒲公英

Pugongying

TARAXACI HERBA

【化学成分】

表 1-13-3　蒲公英主要化学成分[9~13]

中英文名、化学式及相对分子质量	结构图	中英文名、化学式及相对分子质量	结构图
绿原酸 Chlorogenic acid $C_{16}H_{18}O_9$ Exact Mass: 354.10	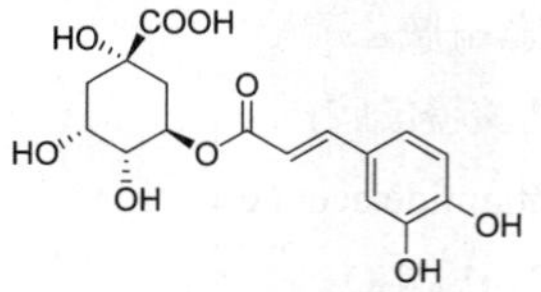 绿原酸　Chlorogenic acid	*β*-谷甾醇 *β*-Sitosterol $C_{29}H_{50}O$ Exact Mass: 414.39	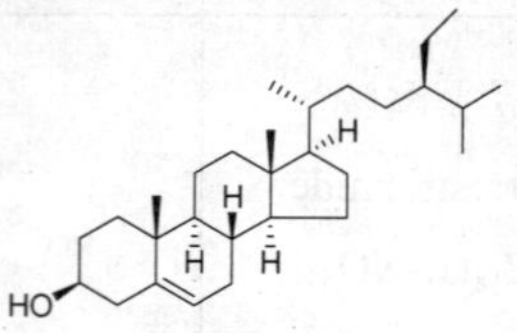 *β*-谷甾醇　*β*-Sitosterol

续表

中英文名、化学式及相对分子质量	结构图	中英文名、化学式及相对分子质量	结构图
咖啡酸 Caffeic acid $C_9H_8O_4$ Exact Mass: 180.04	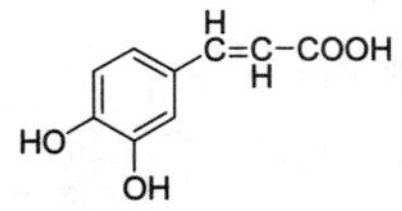 咖啡酸 Caffeic acid	槲皮素 Quercetin $C_{15}H_{10}O_7$ Exact Mass: 302.04	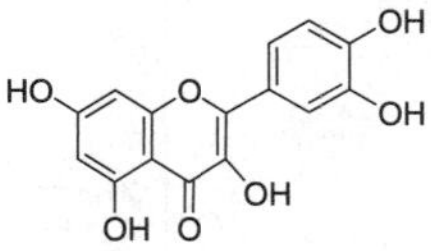 槲皮素 Quercetin
木犀草素-7-*O*-*β*-D-葡萄糖苷 Luteolin-7-*O*-*β*-D-glucopyranoside $C_{21}H_{20}O_{11}$ Exact Mass: 448.10	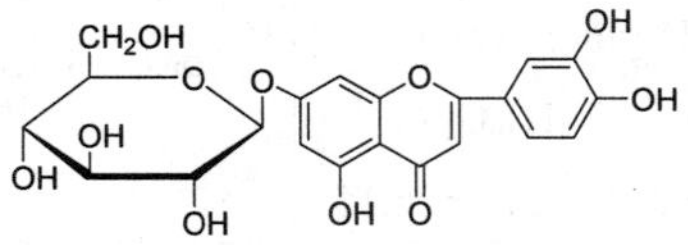 木犀草素-7-*O*-*β*-D-葡萄糖苷 Luteolin-7-*O*-*β*-D-glucopyranoside	胡萝卜苷 Daucosterol $C_{35}H_{60}O_6$ Exact Mass: 576.44	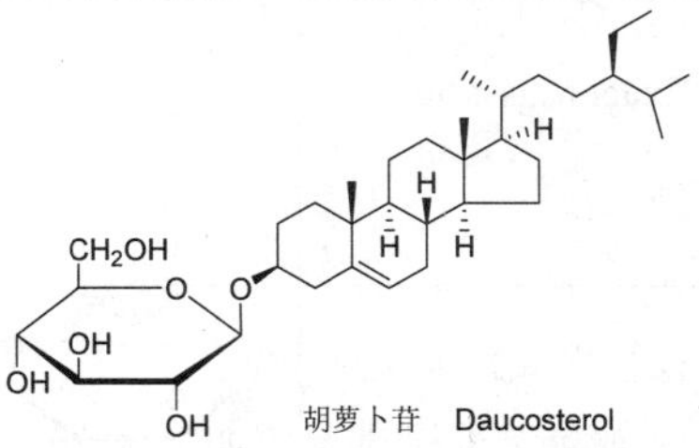 胡萝卜苷 Daucosterol
伪蒲公英甾醇乙酸酯 *φ*-Taraxasteryl acetate $C_{32}H_{52}O_2$ Exact Mass: 468.4	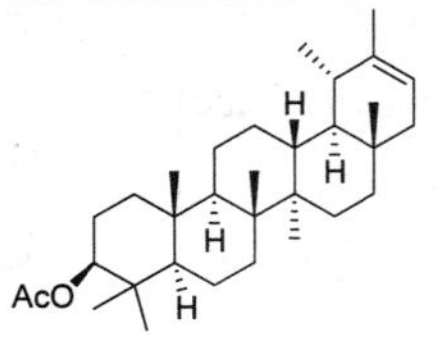 伪蒲公英甾醇乙酸酯 *φ*-Taraxasteryl acetate	青蒿亭 Artemetin $C_{20}H_{20}O_8$ Exact Mass: 388.12	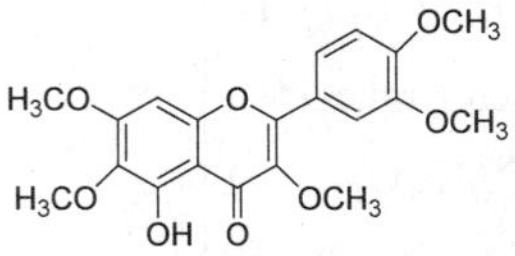 青蒿亭 Artemetin
槲皮素-3',4',7-三甲醚 Quercetin-3',4',7-trimethyl ether $C_{18}H_{16}O_6$ Exact Mass: 328.09	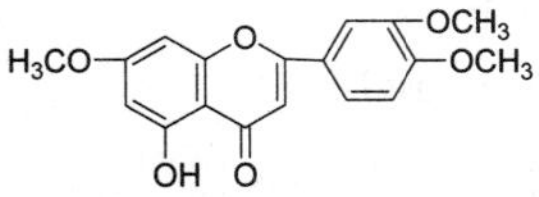 槲皮素-3',4',7-三甲醚 Quercetin-3',4',7-trimethyl ether	木犀草素 Luteolin $C_{15}H_{10}O_6$ Exact Mass: 286.05	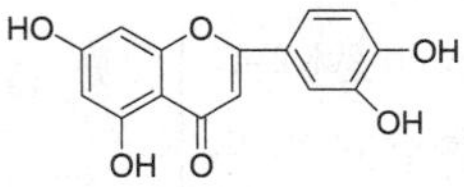 木犀草素 Luteolin
木犀草素-7-*O*-*β*-D-葡萄糖苷 Luteolin-7-*O*-*β*-D-glucopyranoside $C_{21}H_{20}O_{11}$ Exact Mass: 448.10	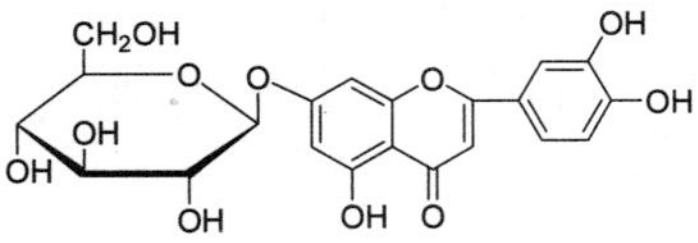 木犀草素-7-*O*-*β*-D-葡萄糖苷 Luteolin-7-*O*-*β*-D-glucopyranoside	木犀草素-7-*O*-*β*-D-半乳糖苷 Luteolin-7-*O*-*β*-D-galactopyranoside $C_{21}H_{20}O_{11}$ Exact Mass: 448.10	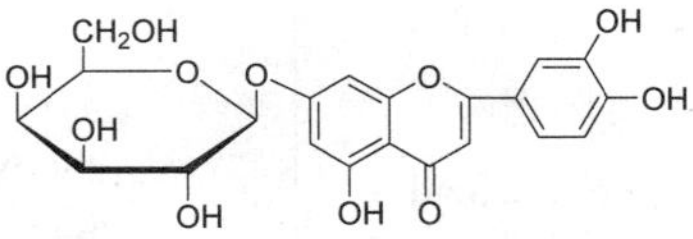 木犀草素-7-*O*-*β*-D-半乳糖苷 Luteolin-7-*O*-*β*-D-galactopyranoside
芫花素 Genkwanin $C_{16}H_{12}O_5$ Exact Mass: 284.07	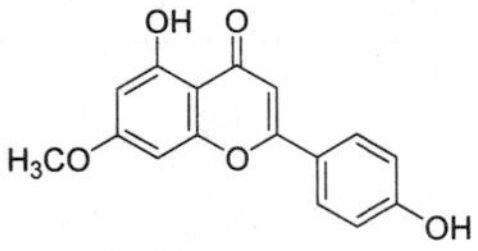 芫花素 Genkwanin	Isoetin $C_{15}H_{10}O_7$ Exact Mass: 302.04	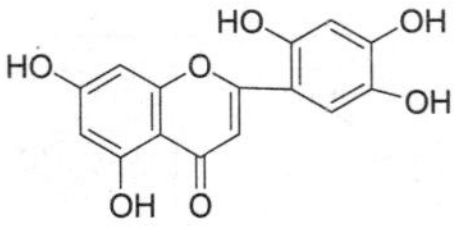 Isoetin
橙皮素 Hesperetin $C_{16}H_{14}O_6$ Exact Mass: 302.08	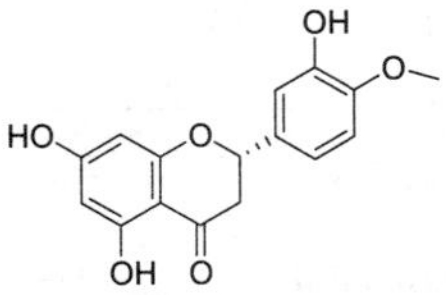 橙皮素 Hesperetin	芫花素-4′-*O*-*β*-D-芦丁糖苷 Genkwanin-4′-*O*-*β*-D-rutinoside $C_{28}H_{32}O_{14}$ Exact Mass: 592.18	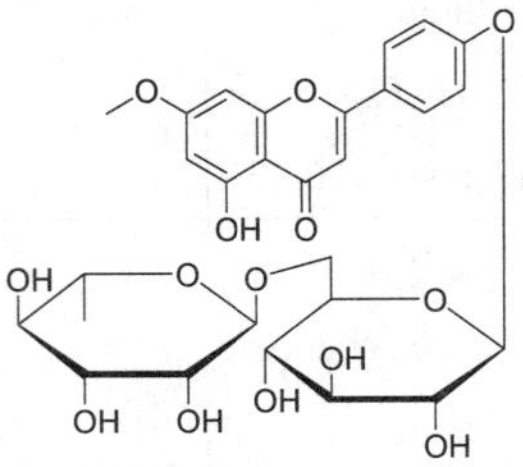 芫花素-4′-*O*-*β*-D-芦丁糖苷 Genkwanin-4′-*O*-*β*-D-rutinoside
对羟基苯甲酸 *p*-Hydroxybenzoic acid $C_7H_6O_3$ Exact Mass: 138.03	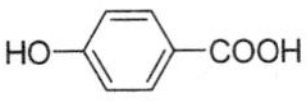 对羟基苯甲酸 *p*-Hydroxybenzoic acid	对香豆酸 *p*-Coumaric acid $C_9H_8O_3$ Exact Mass: 164.05	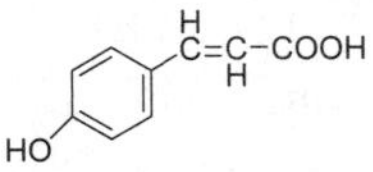 对香豆酸 *p*-Coumaric acid

续表

中英文名、化学式及相对分子质量	结构图	中英文名、化学式及相对分子质量	结构图
橙皮苷 Hesperidin $C_{28}H_{32}O_{15}$ Exact Mass: 608.17	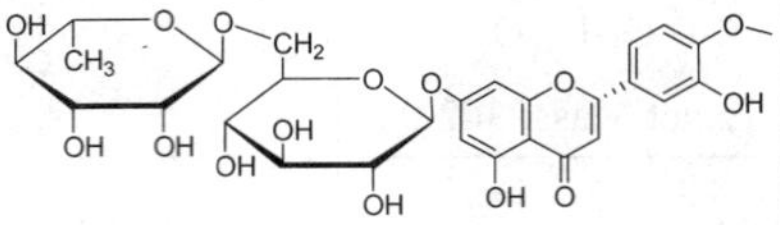 橙皮苷 Hesperidin	槲皮素-7-*O*-[*β*-D-吡喃葡萄糖基(1→6)-*β*-D-吡喃葡萄糖苷] Quercetin-7-*O*-[*β*-D-glucopyranosyl(1→6)-*β*-D-glucopyranoside] $C_{27}H_{30}O_{17}$ Exact Mass: 626.15	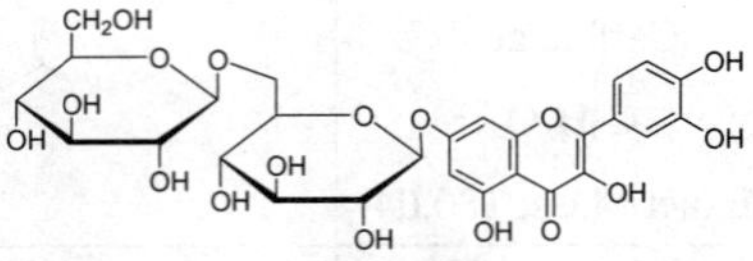 槲皮素-7-*O*-[*β*-D-吡喃葡萄糖基(1→6)-*β*-D-吡喃葡萄糖苷] Quercetin-7-*O*-[*β*-D-glucopyranosyl(1→6)-*β*-D-glucopyranoside]
槲皮素-3,7-*O*-*β*-D-二吡喃葡萄糖苷 Quercetin-3,7-*O*-*β*-D-diglucopyranoside $C_{27}H_{30}O_{17}$ Exact Mass: 626.15	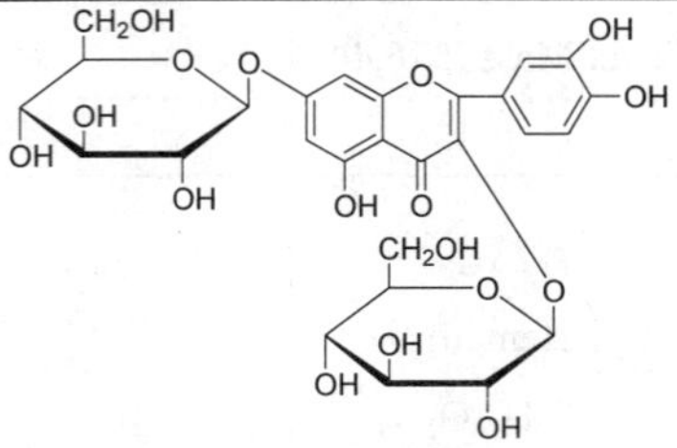 槲皮素-3,7-*O*-*β*-D-二吡喃葡萄糖苷 Quercetin-3,7-*O*-*β*-D-diglucopyranoside	Isoetin-7-*O*-*β*-D-glucopyranosyl-2'-*O*-*α*-L-arabinopyranoside $C_{26}H_{28}O_{16}$ Exact Mass: 596.14	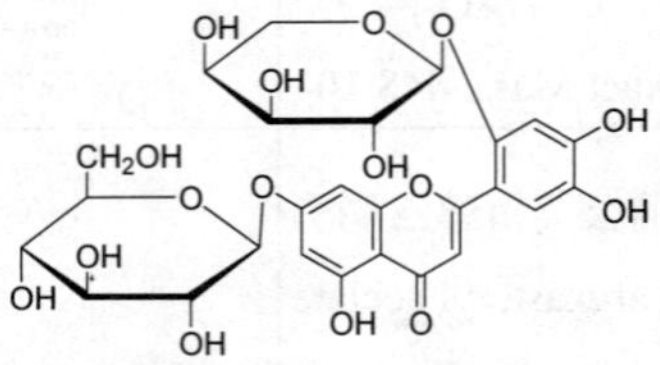 Isoetin-7-*O*-*β*-D-glucopyranosyl-2'-*O*-*α*-L-arabinopyranoside
Isoetin-7-*O*-*β*-D-glucopyrano-syl-2'-*O*-*α*-D-glucopyranoside $C_{27}H_{30}O_{17}$ Exact Mass: 626.15	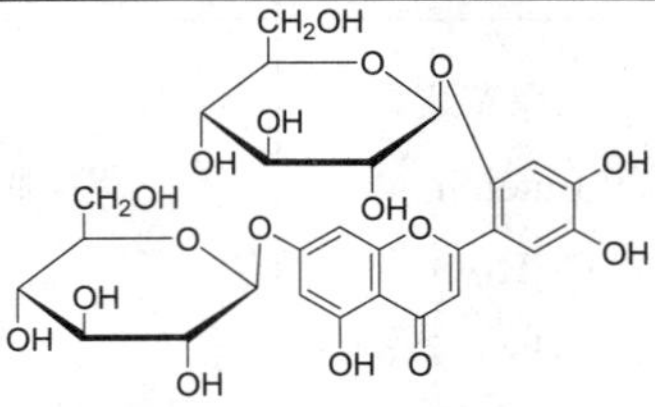 Isoetin-7-*O*-*β*-D-glucopyranosyl-2'-*O*-*α*-D-glucopyranoside	Isoetin-7-*O*-*β*-D-glucopyranosyl-2'-*O*-*β*-D-xyloypyranoside $C_{26}H_{28}O_{16}$ Exact Mass: 596.14	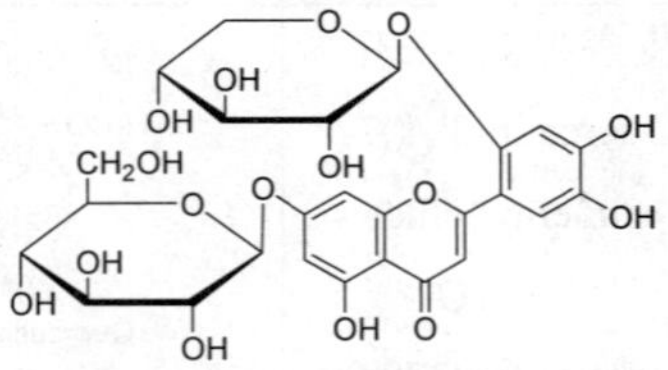 Isoetin-7-*O*-*β*-D-glucopyranosyl-2'-*O*-*β*-D-xyloypyranoside
阿魏酸 Ferulic acid $C_{10}H_{10}O_4$ Exact Mass: 194.06	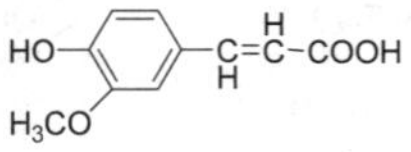 阿魏酸 Ferulic acid	3,5-*O*-双咖啡酰基奎尼酸 3,5-Dicaffeoylquinic acid $C_{25}H_{24}O_{12}$ Exact Mass: 516.13	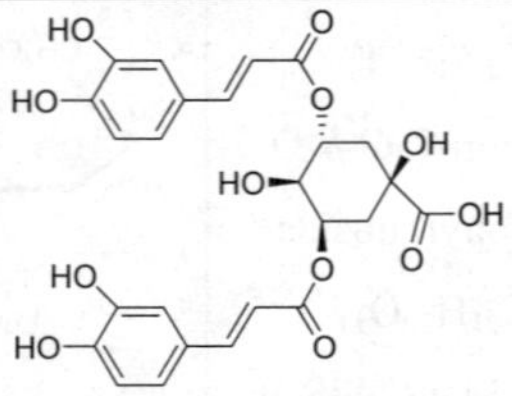 3,5-*O*-双咖啡酰基奎尼酸 3,5-Dicaffeoylquinic acid
3,4-*O*-双咖啡酰基奎尼酸 3,4-Dicaffeoylquinic acid $C_{25}H_{24}O_{12}$ Exact Mass: 516.13	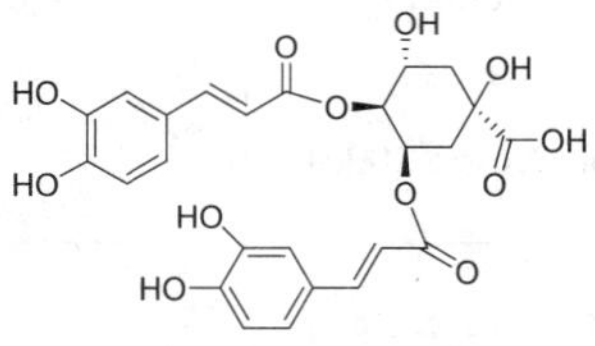 3,4-*O*-双咖啡酰基奎尼酸 3,4-Dicaffeoylquinic acid	4,5-二咖啡酰基奎尼酸 4,5-Dicaffeoylquinic acid $C_{25}H_{24}O_{12}$ Exact Mass: 516.13	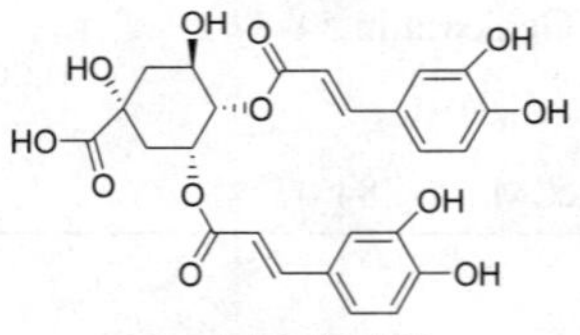 4,5-二咖啡酰基奎尼酸 4,5-Dicaffeoylquinic acid
3,5-二羟基苯甲酸 3,5-Di-hydroxybenozic acid $C_7H_6O_4$ Exact Mass: 154.03	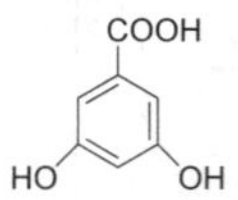 3,5-二羟基苯甲酸 3,5-Di-hydroxybenozic acid	没食子酸 Gallic acid $C_7H_6O_5$ Exact Mass: 170.02	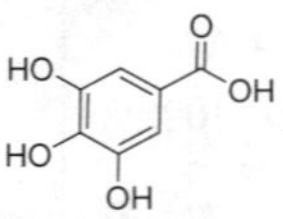 没食子酸 Gallic acid
没食子酸甲酯 Gallicin $C_8H_8O_5$ Exact Mass: 184.04	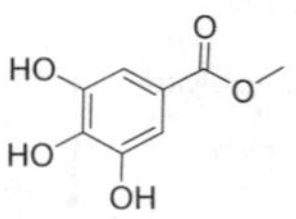 没食子酸甲酯 Gallicin	丁香酸 Syringic acid $C_9H_{10}O_5$ Exact Mass: 198.05	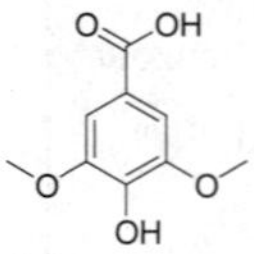 丁香酸 Syringic acid

续表

中英文名、化学式及相对分子质量	结构图	中英文名、化学式及相对分子质量	结构图
3,4-二羟基苯甲酸 3,4-Di-hydroxybenozic acid $C_7H_6O_4$ Exact Mass: 154.03	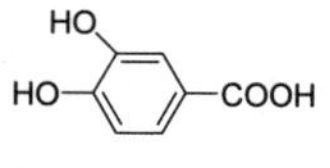 3,4-二羟基苯甲酸 3,4-Di-hydroxybenozic acid	咖啡酸乙酯 Caffeic acid ethyl ester $C_{11}H_{12}O_4$ Exact Mass: 208.07	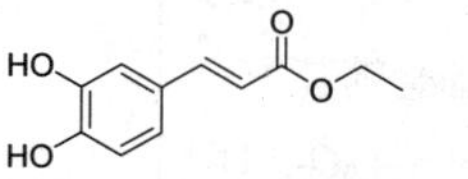 咖啡酸乙酯 Caffeic acid ethyl ester
七叶内酯 Esculetin $C_9H_6O_4$ Exact Mass: 178.03	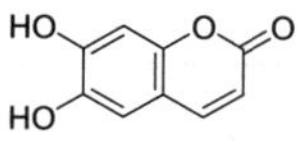 七叶内酯 Esculetin	Rufescidride $C_{18}H_8O_7$ Exact Mass: 336.03	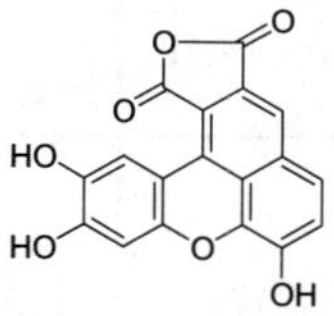 Rufescidride
蒙古蒲公英素 A Mongolicumin A $C_{18}H_{10}O_8$ Exact Mass: 354.04	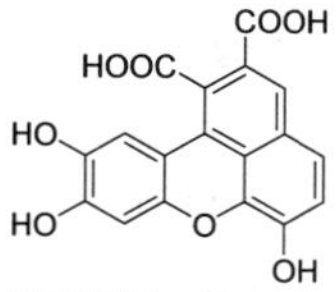 蒙古蒲公英素 A Mongolicumin A	蒙古蒲公英素 B Mongolicumin B $C_{15}H_{16}O_4$ Exact Mass: 260.1	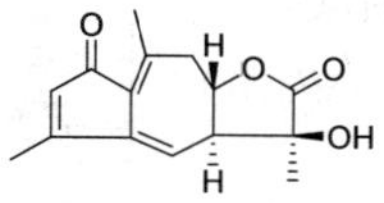 蒙古蒲公英素 B Mongolicumin B
Isodonsesquitin A $C_{15}H_{28}O_2$ Exact Mass: 240.21	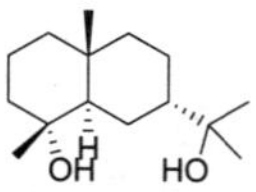 Isodonsesquitin A	蒲公英苦素 Taraxacin $C_{15}H_{14}O_3$ Exact Mass: 242.09	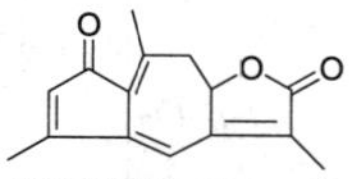 蒲公英苦素 Taraxacin
羽扇豆醇乙酸酯 Lupenol acetate $C_{32}H_{52}O_2$ Exact Mass: 468.4	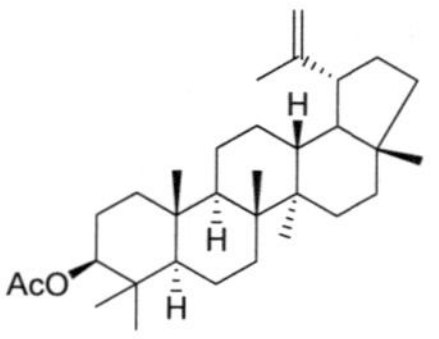 羽扇豆醇乙酸酯 Lupenol acetate	蒲公英甾醇乙酸酯 Taraxasteryl acetate $C_{32}H_{52}O_2$ Exact Mass: 468.4	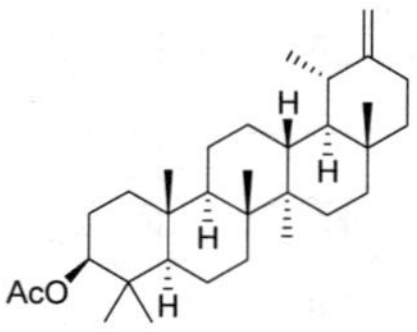 蒲公英甾醇乙酸酯 Taraxasteryl acetate
豆甾醇 Stigmasterol $C_{29}H_{48}O$ Exact Mass: 412.37	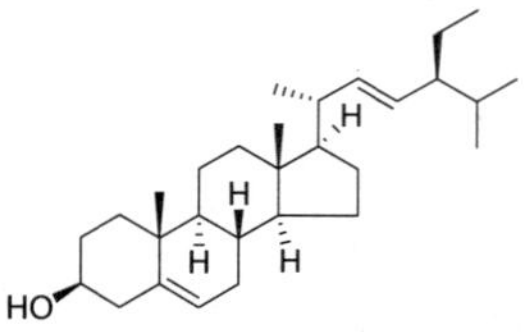 豆甾醇 Stigmasterol	棕榈酸 Palmitic acid $C_{16}H_{32}O_2$ Exact Mass: 256.24	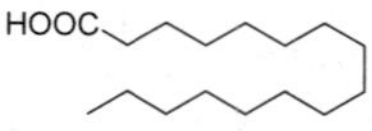 棕榈酸 Palmitic acid
伪蒲公英甾醇 *φ*-Taraxasterol $C_{30}H_{50}O$ Exact Mass: 426.39	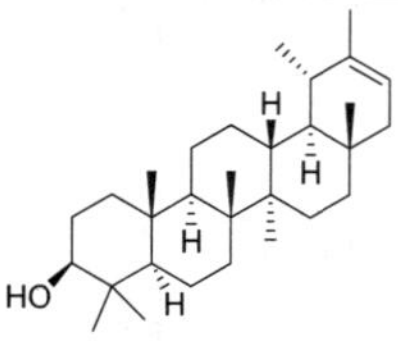 伪蒲公英甾醇 *φ*-Taraxasterol	蒲公英甾醇 Taraxasterol $C_{30}H_{50}O$ Exact Mass: 426.39	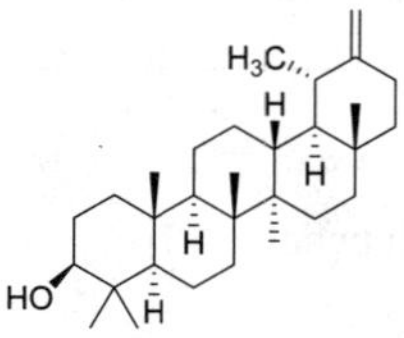 蒲公英甾醇 Taraxasterol
β-香树脂醇 *β*-Amyrin $C_{30}H_{50}O$ Exact Mass: 426.39	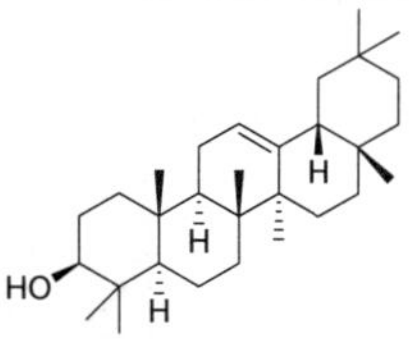 *β*-香树脂醇 *β*-Amyrin	蒲公英萜醇 Taraxerol $C_{30}H_{50}O$ Exact Mass: 426.39	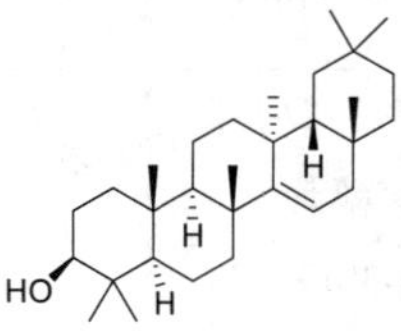 蒲公英萜醇 Taraxerol

续表

中英文名、化学式及相对分子质量	结构图	中英文名、化学式及相对分子质量	结构图
木犀草素-4'-*O*-*β*-D-葡萄糖苷 Luteolin-4'-*O*-*β*-D-glucoside $C_{21}H_{20}O_{12}$ Exact Mass: 464.10	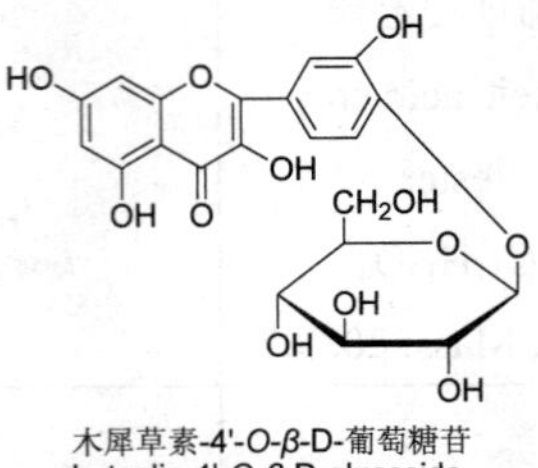 木犀草素-4'-*O*-*β*-D-葡萄糖苷 Luteolin-4'-*O*-*β*-D-glucoside	槲皮素-7-*β*-D-葡萄糖苷 Luteolin-7-*β*-D-glucoside $C_{21}H_{20}O_{11}$ Exact Mass: 448.10	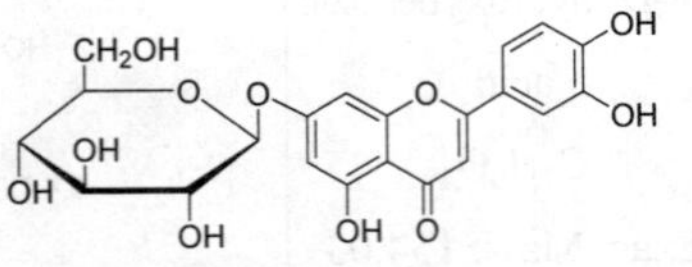 槲皮素-7-*β*-D-葡萄糖苷　Luteolin-7-*β*-D-glucoside
芦丁(芸香苷) Rutin $C_{27}H_{30}O_{16}$ Exact Mass: 610.15	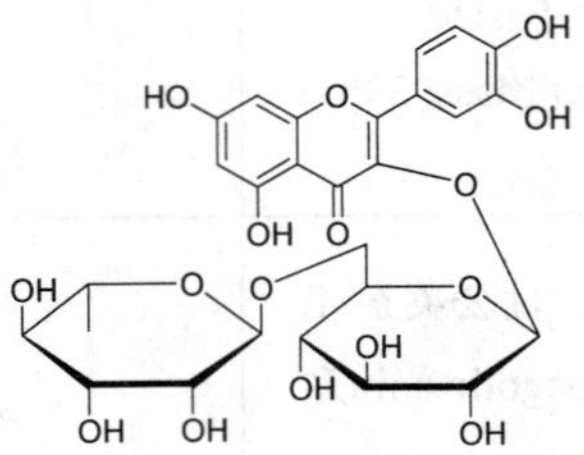 芦丁　Rutin	异鼠李素-3-*β*-D-葡萄糖苷 Isorhamnetin-3-*β*-D-glucopyranoside $C_{22}H_{22}O_{12}$ Exact Mass: 478.11	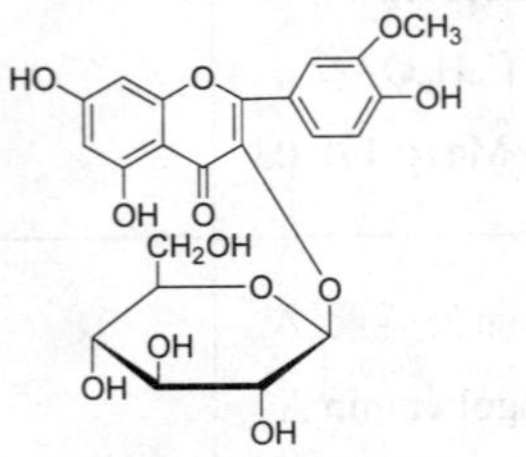 异鼠李素-3-*β*-D-葡萄糖苷 Isorhamnetin-3-*β*-D-glucopyranoside
异鼠李素-3,7-*β*-D-二葡萄糖苷 Isorhamnetin-3,7-*β*-D-glucopyranoside $C_{28}H_{32}O_{17}$ Exact Mass: 640.16	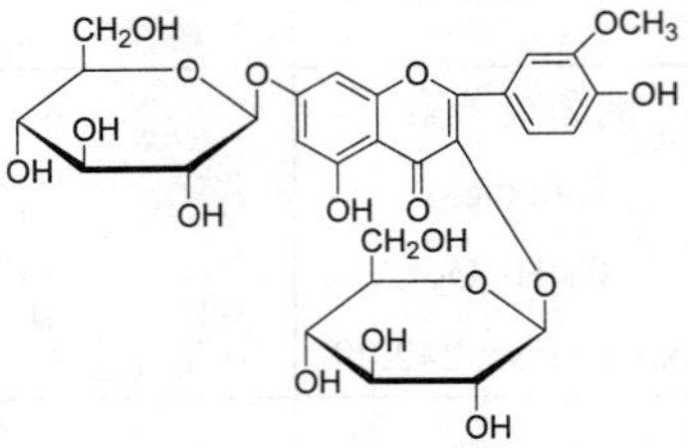 异鼠李素-3,7-*β*-D-二葡萄糖苷 Isorhamnetin-3,7-*β*-D-glucopyranoside	伪蒲公英甾醇棕榈酸酯 *φ*-Taraxasteryl palmitate $C_{46}H_{80}O_2$ Exact Mass: 664.62	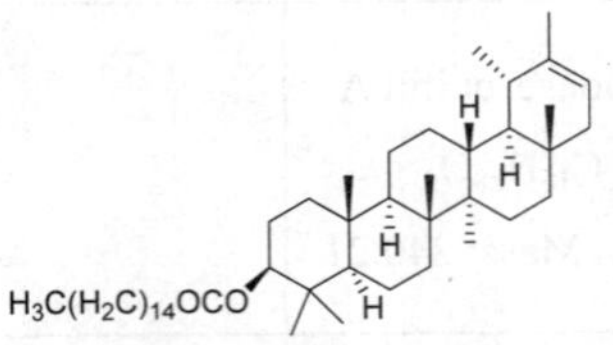 伪蒲公英甾醇棕榈酸酯　*φ*-Taraxasteryl palmitate
山金车烯二醇 Arnidiol $C_{30}H_{50}O_2$ Exact Mass: 442.38	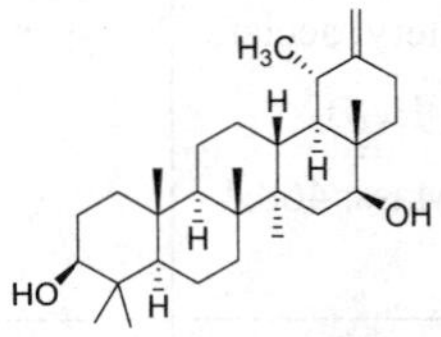 山金车烯二醇　Arnidiol	羽扇豆醇 Lupeol $C_{30}H_{50}O$ Exact Mass: 426.39	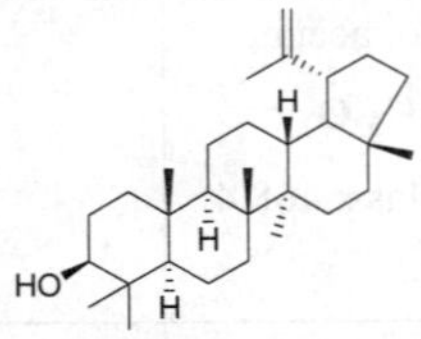 羽扇豆醇　Lupeol
α-香树脂醇 *α*-Amyrin $C_{30}H_{50}O$ Exact Mass: 426.39	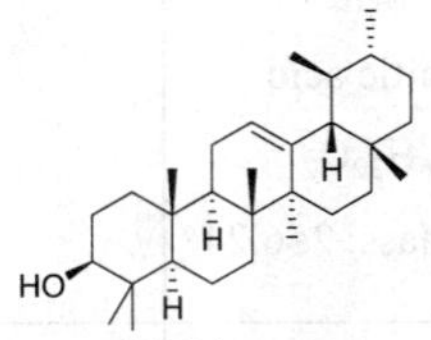 *α*-香树脂醇　*α*-Amyrin	蒲公英羽扇豆醇 Tarolupenol $C_{30}H_{50}O$ Exact Mass: 426.39	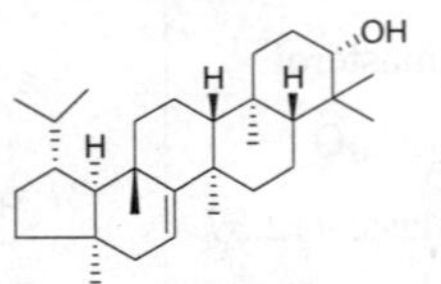 蒲公英羽扇豆醇　Tarolupenol
新羽扇豆醇 Neolupenol $C_{30}H_{50}O$ Exact Mass: 426.39	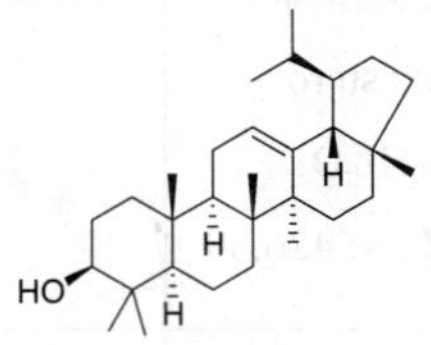 新羽扇豆醇　Neolupenol	异鼠李素 Isorhamnetin $C_{16}H_{12}O_7$ Exact Mass: 316.06	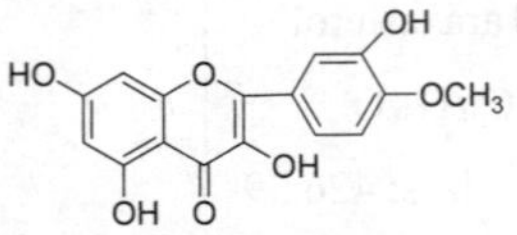 异鼠李素　Isorhamnetin
木犀草素-3'-*O*-*β*-D-葡萄糖苷 Luteolin-3'-*O*-*β*-D-glucoside $C_{21}H_{20}O_{12}$ Exact Mass: 464.10	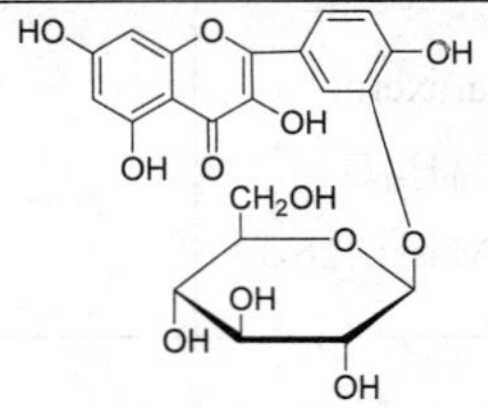 木犀草素-3'-*O*-*β*-D-葡萄糖苷 Luteolin-3'-*O*-*β*-D-glucoside	木犀草素-7-*O*-芸香糖苷 Quercetin 7-*O*-rutinoside $C_{27}H_{30}O_{16}$ Exact Mass: 610.15	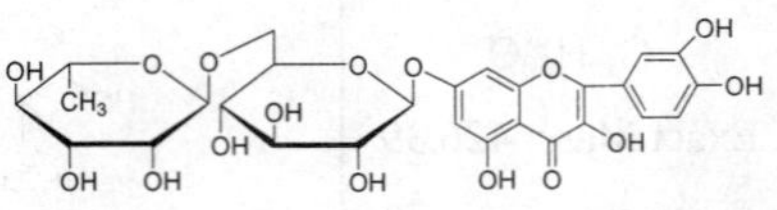 木犀草素-7-*O*-芸香糖苷　Quercetin 7-*O*-rutinoside

续表

中英文名、化学式及相对分子质量	结构图	中英文名、化学式及相对分子质量	结构图
芹菜素-7-*O*-*β*-D-葡萄糖苷 Apigenin-7-*O*-*β*-D-glucoside $C_{21}H_{20}O_{10}$ Exact Mass: 432.11	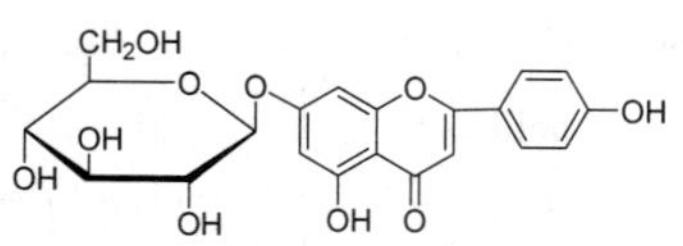 芹菜素-7-*O*-*β*-D-葡萄糖苷 Apigenin-7-*O*-*β*-D-glucoside	异鼠李素-7-*O*-*β*-D-葡萄糖苷 Isorhamnetin-7-*O*-*β*-D-glucoside $C_{22}H_{22}O_{12}$ Exact Mass: 478.11	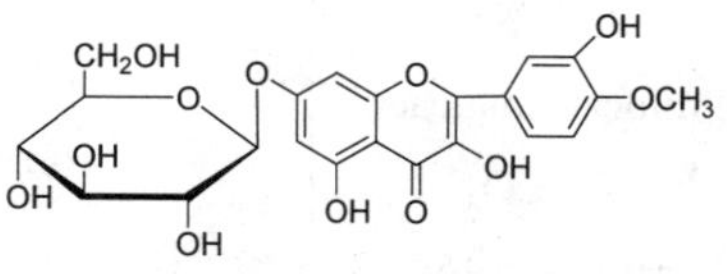 异鼠李素-7-*O*-*β*-D-葡萄糖苷 Isorhamnetin-7-*O*-*β*-D-glucoside
芹菜素 Apigenin $C_{15}H_{10}O_5$ Exact Mass: 270.05	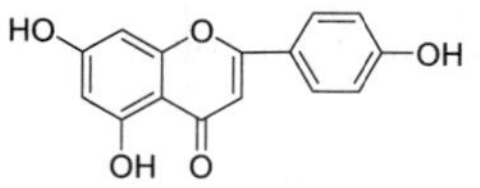 芹菜素 Apigenin	香叶木素 Diosmetin $C_{16}H_{12}O_6$ Exact Mass: 300.06	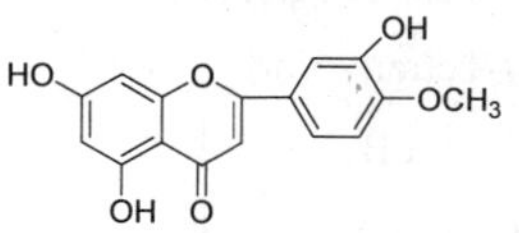 香叶木素 Diosmetin
槲皮素-3-*O*-*β*-D-半乳糖苷 Quercetin-3-*O*-*β*-D-galacoside $C_{21}H_{20}O_{12}$ Exact Mass: 464.10	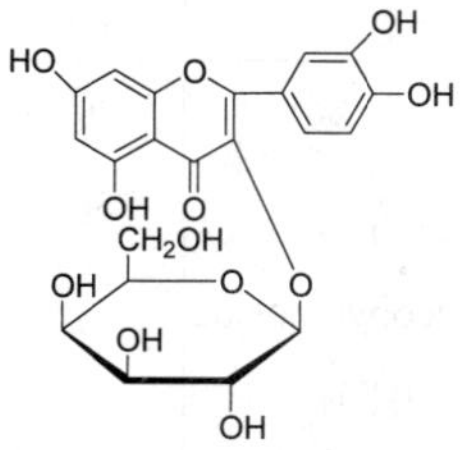 槲皮素-3-*O*-*β*-D-半乳糖苷 Quercetin-3-*O*-*β*-D-galacoside	槲皮素-3-*O*-*β*-D-葡萄糖苷 Quercetin-3-*O*-*β*-D-glucoside $C_{21}H_{20}O_{12}$ Exact Mass: 464.10	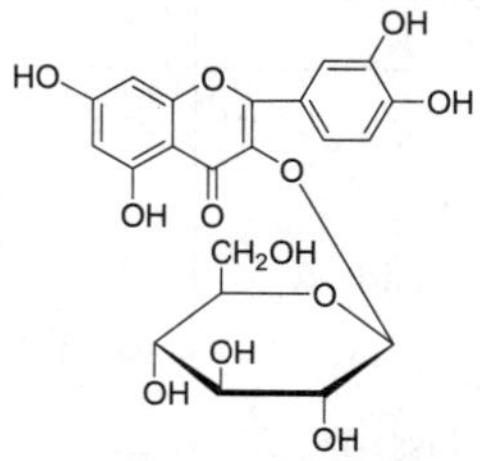 槲皮素-3-*O*-*β*-D-葡萄糖苷 Quercetin-3-*O*-*β*-D-glucoside
伞形花内酯 Umbelliferone $C_9H_6O_3$ Exact Mass: 162.03	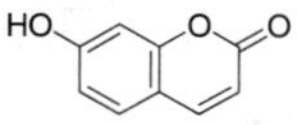 伞形花内酯 Umbelliferone	东莨菪内酯 Scopoletin $C_{10}H_8O_4$ Exact Mass: 192.04	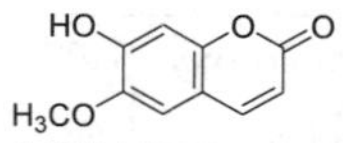 东莨菪内酯 Scopoletin
七叶灵 Esculin $C_{15}H_{16}O_9$ Exact Mass: 340.08	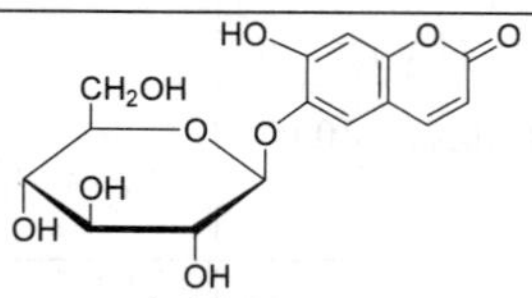 七叶灵 Esculin	野菊苣苷 Cichoriin $C_{15}H_{16}O_9$ Exact Mass: 340.08	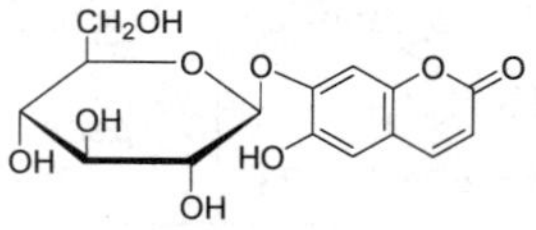 野菊苣苷 Cichoriin
香豆雌酚 Coumestrol $C_{15}H_8O_5$ Exact Mass: 268.04	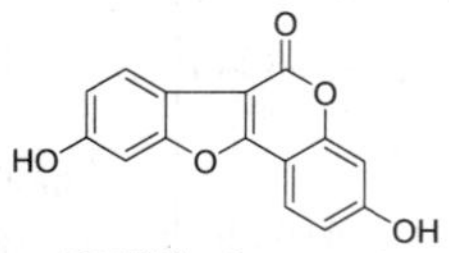 香豆雌酚 Coumestrol	瑞香内酯 Daphnetin $C_9H_6O_4$ Exact Mass: 178.03	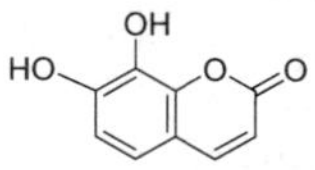 瑞香内酯 Daphnetin
香荚兰酸 Vanillic acid $C_8H_8O_4$ Exact Mass: 168.04	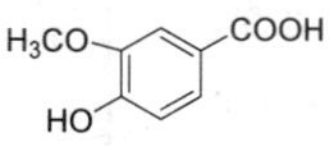 香荚兰酸 Vanillic acid	隐黄素 Cryptoxanthin $C_{40}H_{56}O$ Exact Mass: 552.43	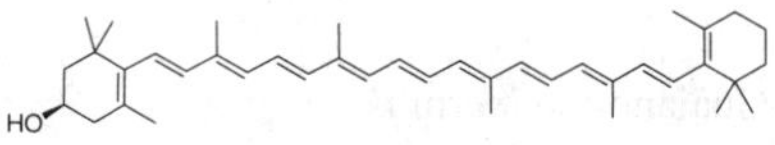 隐黄素 Cryptoxanthin
菊苣酸 Chicoric acid $C_{22}H_{18}O_{12}$ Exact Mass: 474.08	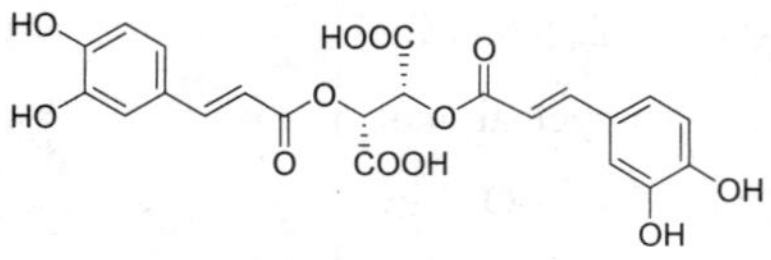 菊苣酸 Chicoric acid	蒲公英内酯吡喃葡萄糖苷 Taraxacolide-1-*O*-*β*-D-glucopyranoside $C_{21}H_{34}O_9$ Exact Mass: 430.22	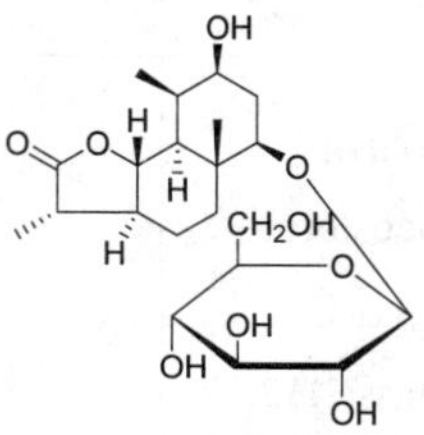 蒲公英内酯吡喃葡萄糖苷 Taraxacolide-1-*O*-*β*-D-glucopyranoside

续表

中英文名、化学式及相对分子质量	结构图	中英文名、化学式及相对分子质量	结构图
原儿茶酸 Protocatechuic acid $C_7H_6O_4$ Exact Mass: 154.03	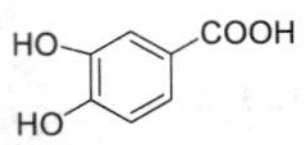 原儿茶酸　Protocatechuic acid	单咖啡酒石酸 Monocaffeoyltartaric acid $C_{13}H_{12}O_9$ Exact Mass: 312.05	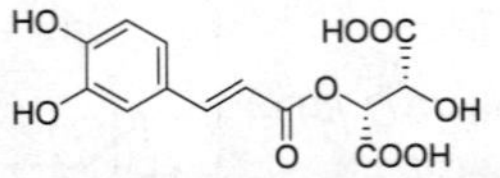 单咖啡酒石酸　Monocaffeoyltartaric acid
4*α*,11*β*-四氢日登内酯B 4*α*,11*β*-Tetrahydroridntin B $C_{15}H_{24}O_4$ Exact Mass: 268.17	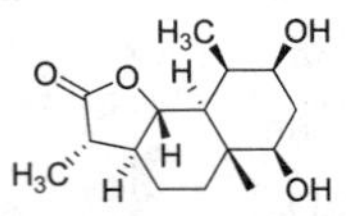 4*α*,11*β*-四氢日登内酯 B 4*α*,11*β*-Tetrahydroridntin B	3*β*-Hydrosantamarine-1-*O*-*β*-D-glucopyranoside $C_{21}H_{32}O_9$ Exact Mass: 428.2	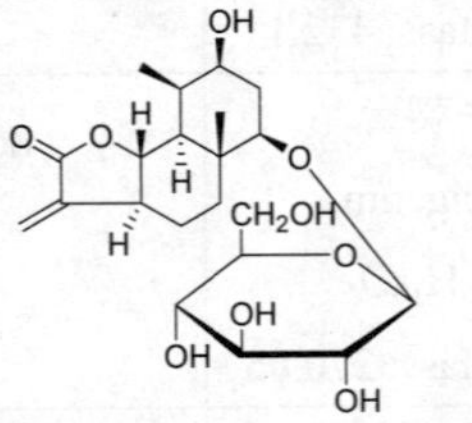 3*β*-Hydrosantamarine-1-*O*-*β*-D-glucopyranoside
Sonchuside A $C_{21}H_{32}O_8$ Exact Mass: 412.21	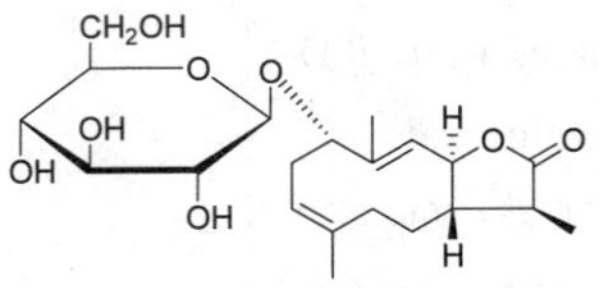 Sonchuside A	Deacetylmatricarin-8-*O*-*β*-D-glucopyranoside $C_{21}H_{28}O_9$ Exact Mass: 424.17	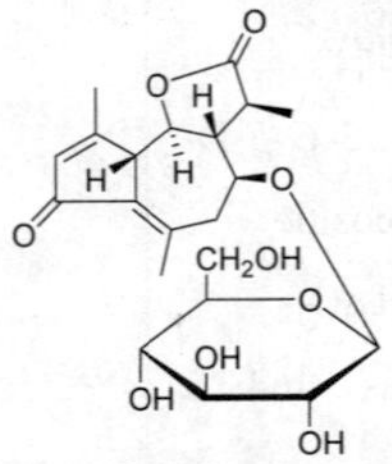 Deacetylmatricarin-8-*O*-*β*-D-glucopyranoside
1*β*,3*β*,6*α*-Trihydroxy-4*α*(15)-dihydrocostic acid methyl ester-1-*O*-*β*-D-glucopyranoside $C_{22}H_{36}O_{10}$ Exact Mass: 460.23	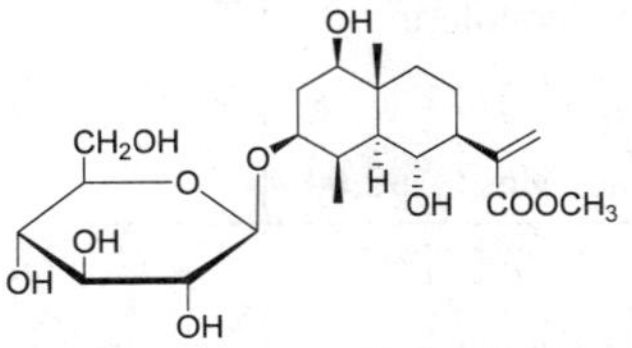 1*β*,3*β*,6*α*-Trihydroxy-4*α*(15)-dihydrocostic acid methyl ester-1-*O*-*β*-D-glucopyranoside	莴苣素 A Lettucenin A $C_{15}H_{12}O_3$ Exact Mass: 240.08	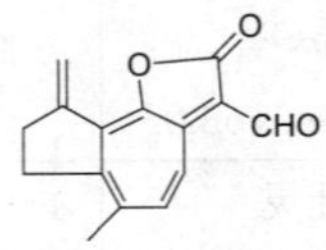 莴苣素 A　Lettucenin A
Deacetylmatricarin $C_{15}H_{18}O_4$ Exact Mass: 262.12	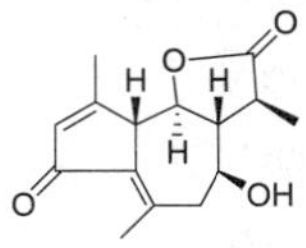 Deacetylmatricarin	5*α*-豆甾-7-烯-3*β*-醇 5*α*-Stigmast-7-en-3*β*-ol $C_{29}H_{50}O$ Exact Mass: 414.39	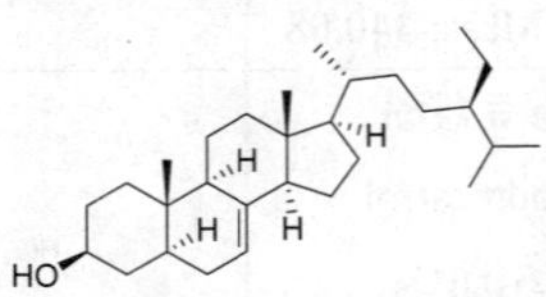 5*α*-豆甾-7-烯-3*β*-醇　5*α*-Stigmast-7-en-3*β*-ol
Guaianolide ixerin D $C_{15}H_{12}O_3$ Exact Mass: 240.08	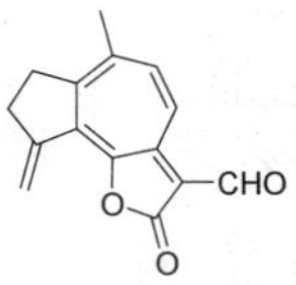 Guaianolide ixerin D	花粉烷甾醇 Pollinastanol $C_{28}H_{48}O$ Exact Mass: 400.37	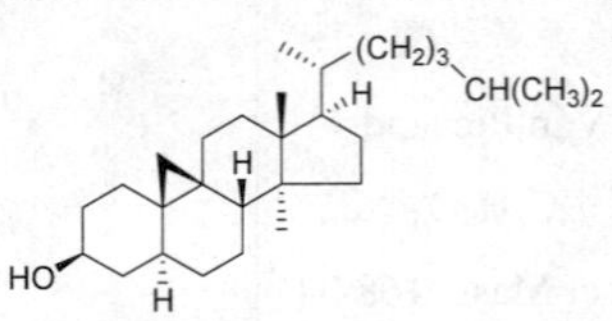 花粉烷甾醇　Pollinastanol
异岩藻甾醇 Isofucosterol $C_{29}H_{48}O$ Exact Mass: 412.37	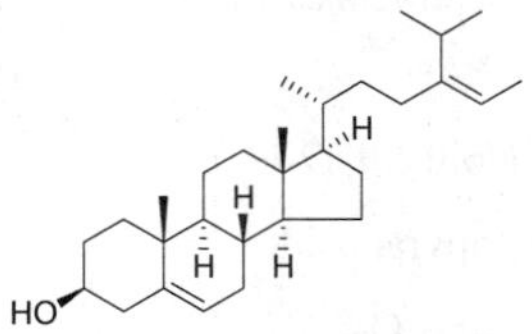 异岩藻甾醇　Isofucosterol	31-去甲基环木菠萝醇 31-Norcycloartanol $C_{29}H_{50}O$ Exact Mass: 414.39	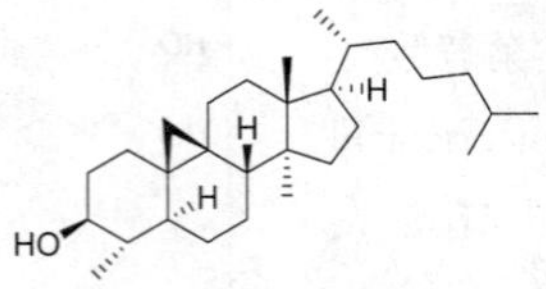 31-去甲基环木菠萝醇　31-Norcycloartanol

续表

中英文名、化学式及相对分子质量	结构图	中英文名、化学式及相对分子质量	结构图
环木菠萝醇 Cycloartanol $C_{30}H_{52}O$ Exact Mass: 428.40	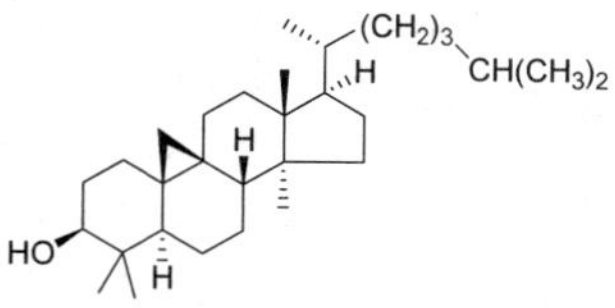 环木菠萝醇 Cycloartanol	菜油甾醇 Campesterol $C_{28}H_{48}O$ Exact Mass: 400.37	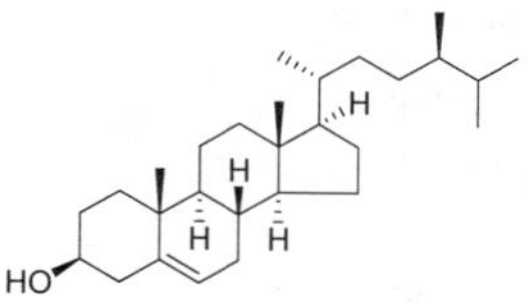 菜油甾醇 Campesterol
环木菠罗烯醇 Cycloartenol $C_{30}H_{50}O$ Exact Mass: 426.39	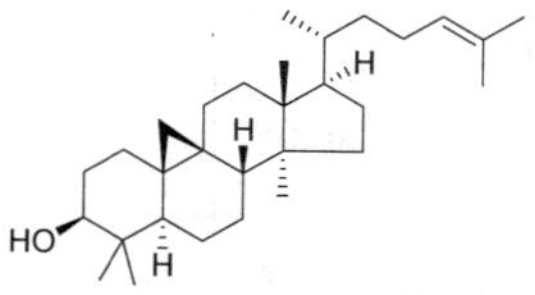 环木菠罗烯醇 Cycloartenol	黄黄质 Flavoxanthin $C_{40}H_{56}O_3$ Exact Mass: 584.42	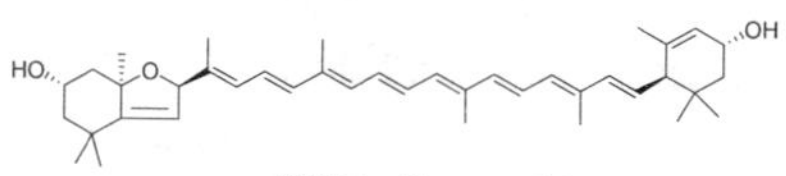 黄黄质 Flavoxanthin
菜油甾-7,24(28)-双烯-3*β*-醇 Campest-7,24(28)-dien-3*β*-ol $C_{28}H_{46}O$ Exact Mass: 398.35	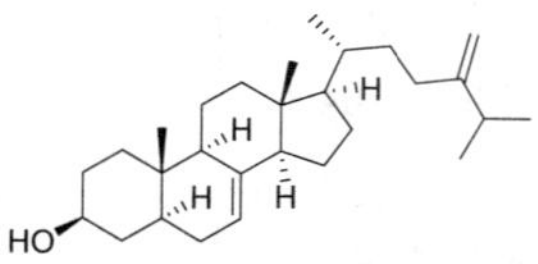 菜油甾-7,24(28)-双烯-3*β*-醇 Campest-7,24(28)-dien-3*β*-ol	菊黄质 Chrysanthemaxanthin $C_{40}H_{56}O_3$ Exact Mass: 584.42	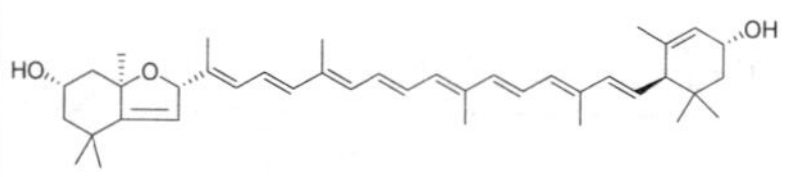 菊黄质 Chrysanthemaxanthin
Antheraxanthin $C_{40}H_{56}O_3$ Exact Mass: 584.42	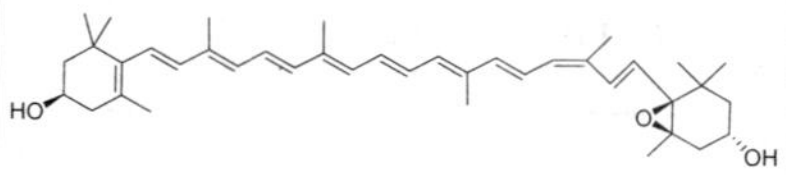 Antheraxanthin	Cryptoxanthin epoxide $C_{40}H_{56}O_2$ Exact Mass: 568.43	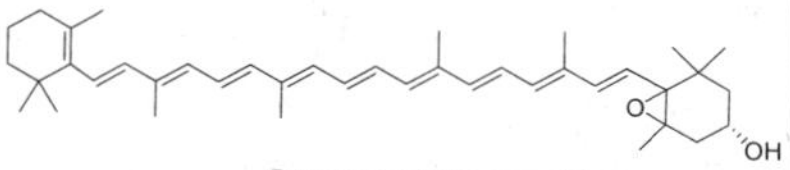 Cryptoxanthin epoxide
新黄质 Neoxanthin $C_{40}H_{56}O_4$ Exact Mass: 600.42	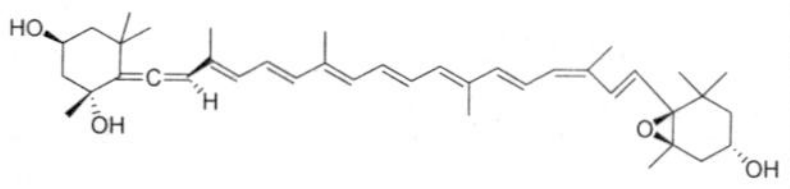 新黄质 Neoxanthin	玉米黄质 Zeaxanthin $C_{40}H_{56}O_2$ Exact Mass: 568.43	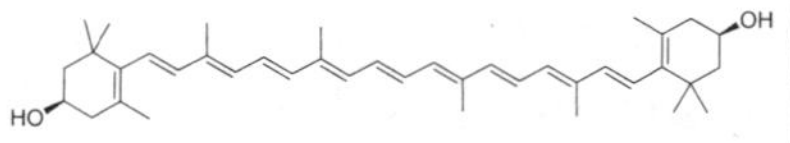 玉米黄质 Zeaxanthin
肉豆蔻酸 Myristic acid $C_{14}H_{28}O_2$ Exact Mass: 228.21	$HOOC-(CH_2)_{12}-CH_3$ 肉豆蔻酸 Myristic acid	Deepoxyneoxanthin $C_{40}H_{56}O_3$ Exact Mass: 584.42	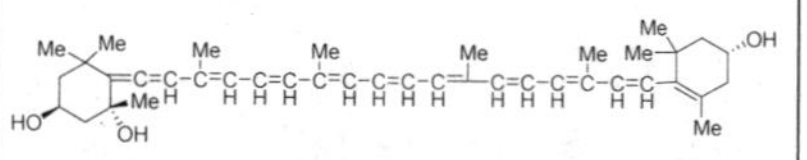 Deepoxyneoxanthin
蜂蜜酸(三十烷酸) Melissic acid $C_{30}H_{60}O_2$ Exact Mass: 452.46	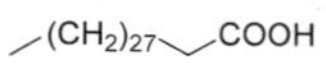 蜂蜜酸(三十烷酸) Melissic acid	十六烷酸 Hexadecanoic acid $C_{16}H_{32}O_2$ Exact Mass: 256.24	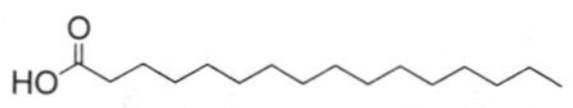 十六烷酸 Hexadecanoic acid
姜黄素 Crucumin $C_{21}H_{20}O_6$ Exact Mass: 368.13	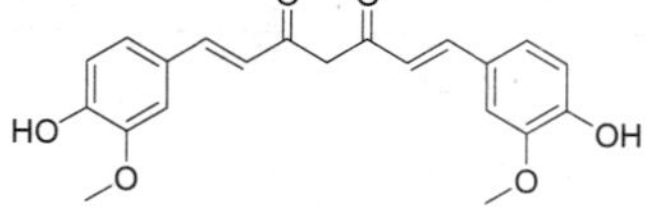 姜黄素 Crucumin	山嵛酸 Behenic acid $C_{22}H_{44}O_2$ Exact Mass: 340.33	$HOOC-(CH_2)_{20}-CH_3$ 山嵛酸 Behenic acid
齐墩果酸 Oleanolic acid $C_{30}H_{48}O_3$ Exact Mass: 456.36	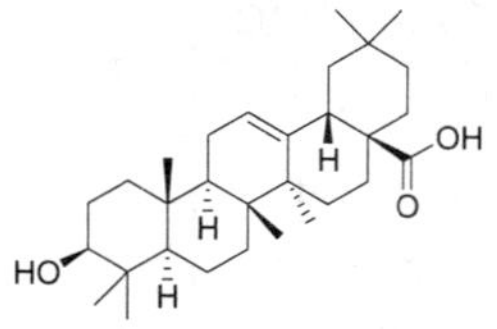 齐墩果酸 Oleanolic acid	蒲桃酸(庚二酸) Pimelic acid $C_7H_{12}O_4$ Exact Mass: 160.07	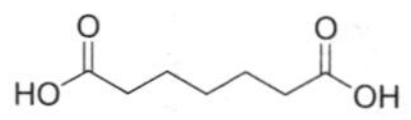 蒲桃酸(庚二酸) Pimelic acid

续表

中英文名、化学式及相对分子质量	结构图	中英文名、化学式及相对分子质量	结构图
月桂酸(十二烷酸) Lauric acid $C_{12}H_{24}O_2$ Exact Mass: 200.18	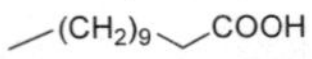 月桂酸(十二烷酸) Lauric acid	磺基丙氨酸 Cysteic acid $C_3H_7NO_5S$ Exact Mass: 169	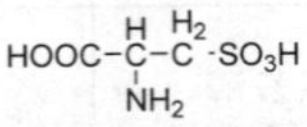 磺基丙氨酸 Cysteic acid
葵酸 Capric acid $C_{10}H_{20}O_2$ Exact Mass: 172.15	HOOC—$(CH_2)_8$—CH_3 葵酸 Capric acid	山柰酚 Kaempferol $C_{15}H_{10}O_6$ Exact Mass: 286.05	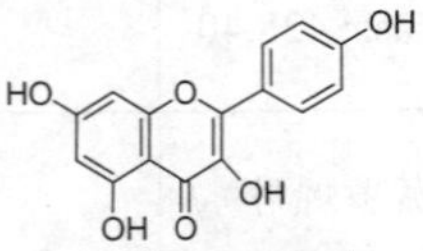 山柰酚 Kaempferol
对羟基苯乙酸 *p*-Hydroxy phenylacetic acid $C_8H_8O_3$ Exact Mass: 152.05	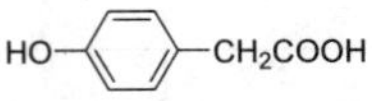 对羟基苯乙酸 *p*-Hydroxy phenylacetic acid	胆碱 Choline $C_5H_{14}NO^+$ Exact Mass: 104.11	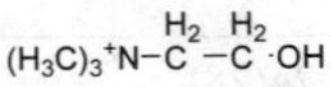 胆碱 Choline
香豆酸 Coronaric acid $C_{18}H_{32}O_3$ Exact Mass: 296.24	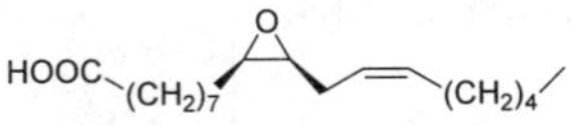 香豆酸 Coronaric acid	蒲公英苷 Taraxacoside $C_{18}H_{22}O_{10}$ Exact Mass: 398.12	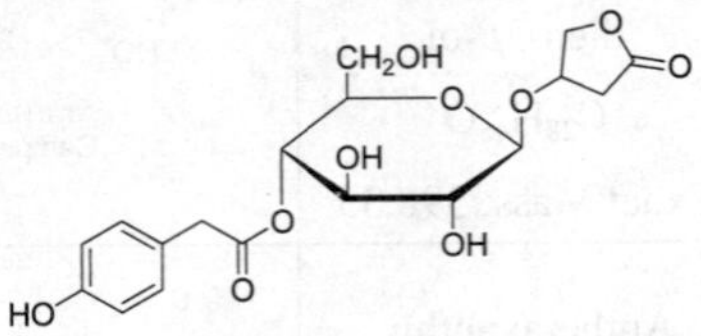 蒲公英苷 Taraxacoside
亚油酸 Linoleic acid $C_{18}H_{32}O_2$ Exact Mass: 280.24	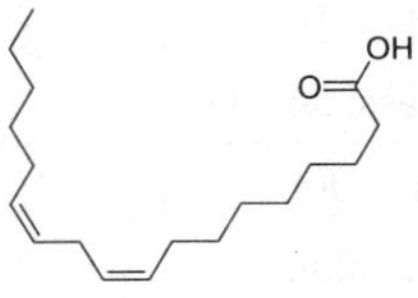 亚油酸 Linoleic acid	硬脂酸 Stearic acid $C_{18}H_{36}O_2$ Exact Mass: 284.27	HOOC—$(CH_2)_{16}$—CH_3 硬脂酸 Stearic acid
葡萄糖 Glucose $C_6H_{12}O_6$ Exact Mass: 180.06	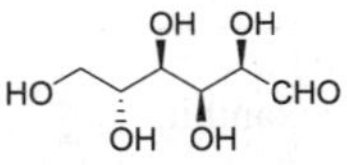 葡萄糖 Glucose	油酸 Oleic acid $C_{18}H_{34}O_2$ Exact Mass: 282.26	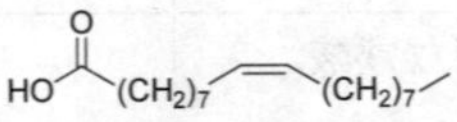 油酸 Oleic acid
蔗糖 Sucrose $C_{12}H_{22}O_{11}$ Exact Mass: 342.12	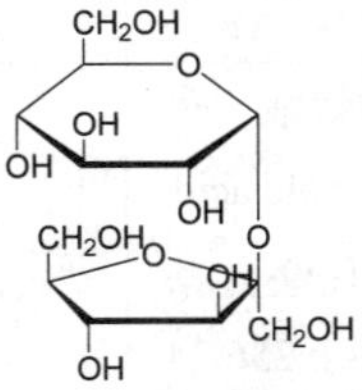 蔗糖 Sucrose	果糖 Fructose $C_6H_{12}O_6$ Exact Mass: 180.06	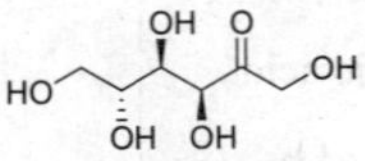 果糖 Fructose
丝氨酸 Serine $C_3H_7NO_3$ Exact Mass: 105.04	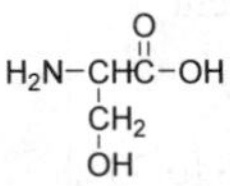 丝氨酸 Serine	半胱氨酸 Cysteine $C_3H_7NO_2S$ Exact Mass: 121.02	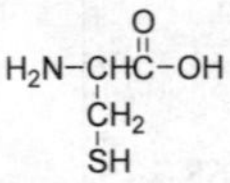 半胱氨酸 Cysteine
丙氨酸 Alanine $C_3H_7NO_2$ Exact Mass: 89.05	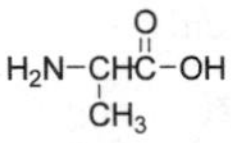 丙氨酸 Alanine	天门冬氨酸 Aspartic acid $C_4H_7NO_4$ Exact Mass: 133.04	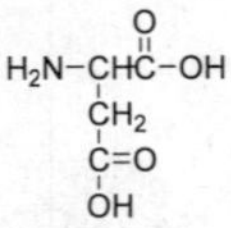 天门冬氨酸 Aspartic acid

续表

中英文名、化学式及相对分子质量	结构图	中英文名、化学式及相对分子质量	结构图
赖氨酸 Lysine $C_6H_{14}N_2O_2$ Exact Mass: 146.11	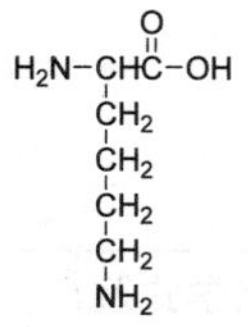 赖氨酸　Lysine	甘氨酸 Glycine $C_2H_5NO_2$ Exact Mass: 75.03	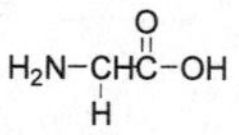 甘氨酸 Glycine
谷氨酸 Glutamic acid $C_5H_9NO_4$ Exact Mass: 147.05	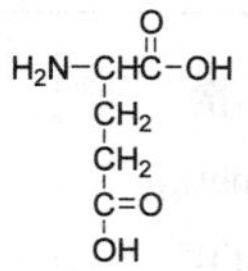 谷氨酸　Glutamic acid	苏氨酸 Threonine $C_4H_9NO_3$ Exact Mass: 119.06	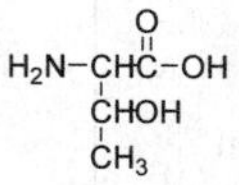 苏氨酸　Threonine
缬氨酸 Valine $C_5H_{11}NO_2$ Exact Mass: 117.08	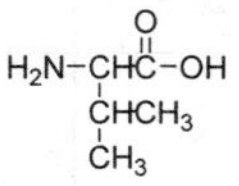 缬氨酸　Valine	γ-氨基丁酸 γ-Aminobutyric acid $C_4H_9NO_2$ Exact Mass: 103.06	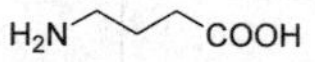 γ-氨基丁酸　γ-Aminobutyric acid
异亮氨酸 Isoleucine $C_6H_{13}NO_2$ Exact Mass: 131.09	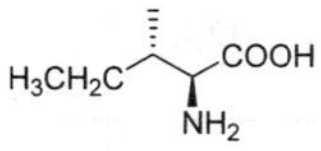 异亮氨酸　Isoleucine	亮氨酸 Leucine $C_6H_{13}NO_2$ Exact Mass: 131.09	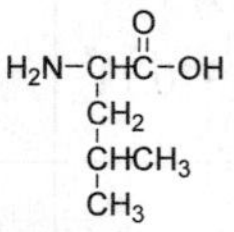 亮氨酸　Leucine
脯氨酸 Proline $C_5H_9NO_2$ Exact Mass: 115.06	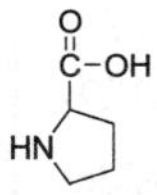 脯氨酸　Proline	苯丙氨酸 Phenylanine $C_9H_{11}NO_2$ Exact Mass: 165.08	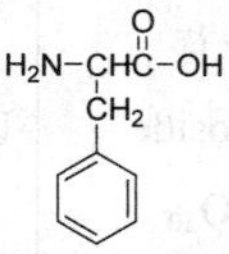 苯丙氨酸　Phenylanine
酪氨酸 Tyrosine $C_9H_{11}NO_3$ Exact Mass: 181.07	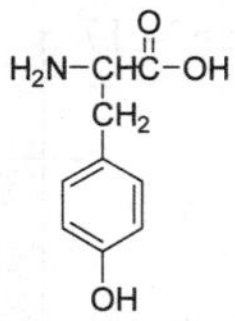 酪氨酸　Tyrosine	组氨酸 Histidine $C_6H_9N_3O_2$ Exact Mass: 155.07	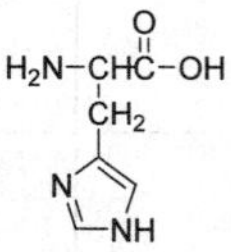 组氨酸　Histidine
精氨酸 Arginine $C_6H_{14}N_4O_2$ Exact Mass: 174.11	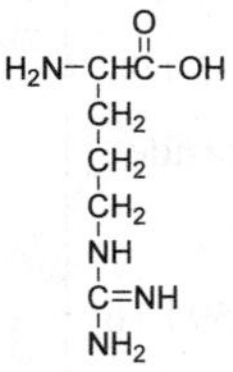 精氨酸　Arginine	鸟氨酸 Ornithine $C_5H_{12}N_2O_2$ Exact Mass: 132.09	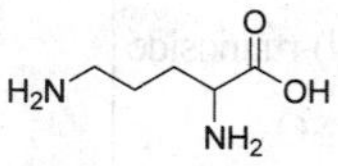 鸟氨酸　Ornithine
Xanthophyll $C_{40}H_{56}O_2$ Exact Mass: 568.43	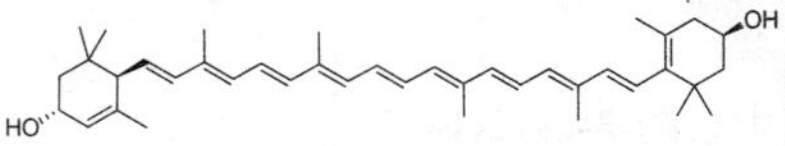 Xanthophyll		

除以上化学成分外，蒲公英还含有菊糖、木犀草素-7-*β*-龙胆糖苷、蒲公英酸-1-*β*-D-吡喃葡萄糖苷、11,13-二氢蒲公英-1-*β*-D-吡喃葡萄糖苷、蒲公英黄质等。

蒲黄

Puhuang
TYPHAE POLLEN

【化学成分】

表 1-13-4　蒲黄主要化学成分[14~16]

中英文名、化学式及相对分子质量	结构图	中英文名、化学式及相对分子质量	结构图
柚皮素 Naringenin $C_{15}H_{12}O_5$ Exact Mass: 272.07	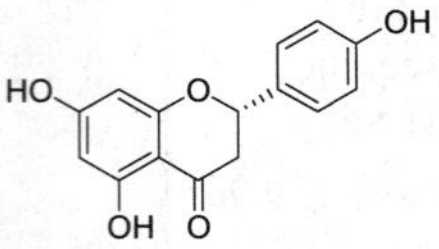 柚皮素　Naringenin	异鼠李素 Isorhamnetin $C_{16}H_{12}O_7$ Exact Mass: 316.06	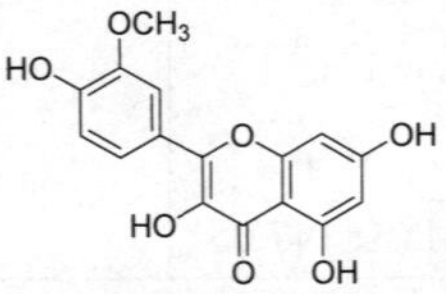 异鼠李素　Isorhamnetin
泡桐素 Paulownin $C_{20}H_{18}O_7$ Exact Mass: 370.11	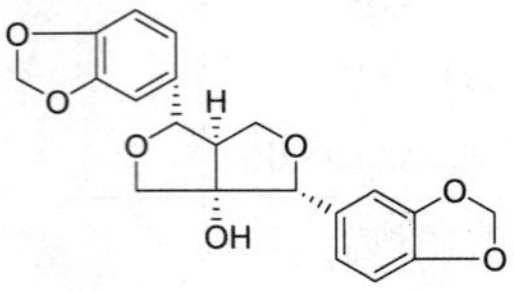 泡桐素　Paulownin	槲皮素 Quercetin $C_{15}H_{10}O_7$ Exact Mass: 302.04	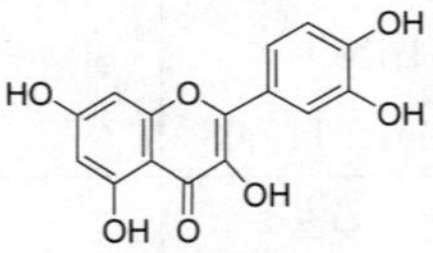 槲皮素　Quercetin
香蒲新苷 Typhaneoside $C_{34}H_{42}O_{20}$ Exact Mass: 770.23	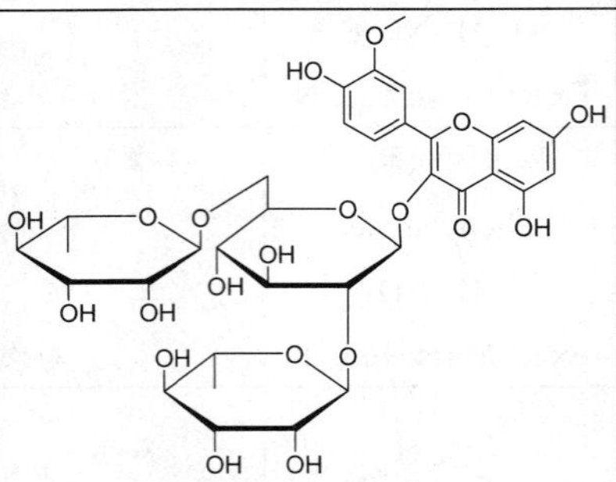 香蒲新苷　Typhaneoside	异鼠李素-3-*O*-新橙皮糖苷 Isorhamnetin-3-*O*-neohesperidoside $C_{28}H_{32}O_{16}$ Exact Mass: 624.17	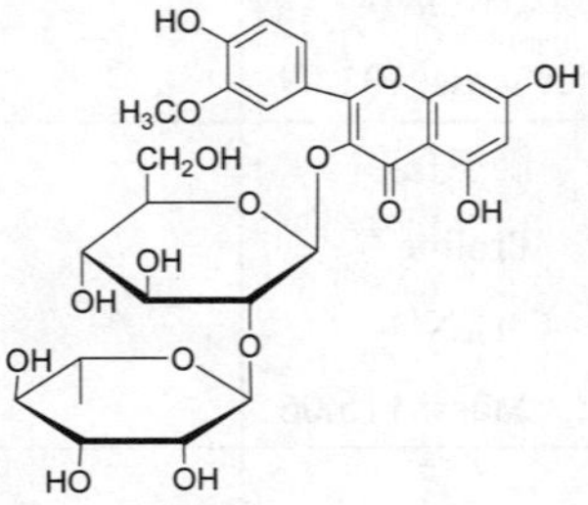 异鼠李素-3-*O*-新橙皮糖苷 Isorhamnetin-3-*O*-neohesperidoside
槲皮素-3-*O*-(2G-*α*-L-鼠李糖基)-芸香糖苷 Quercetin-3-*O*-(2G-*α*-L-rhamnosyl)-rutinoside $C_{33}H_{40}O_{20}$ Exact Mass: 756.21	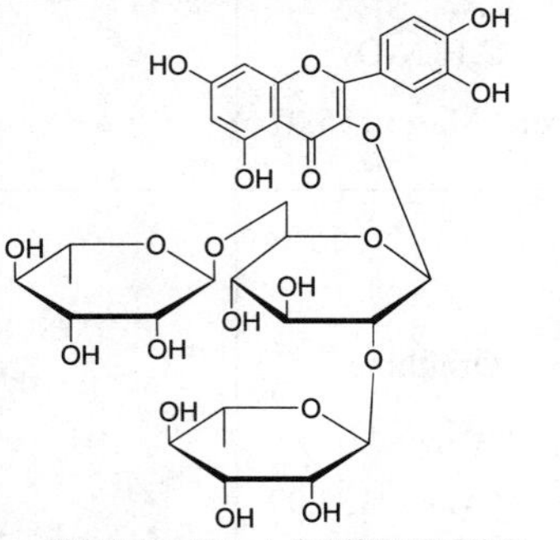 槲皮素-3-*O*-(2G-*α*-L-鼠李糖基)-芸香糖苷 Quercetin-3-*O*-(2G-*α*-L-rhamnosyl)-rutinoside	山柰酚-3-*O*-新橙皮糖苷 Kaempferol-3-*O*-neohesperidoside $C_{27}H_{30}O_{15}$ Exact Mass: 594.16	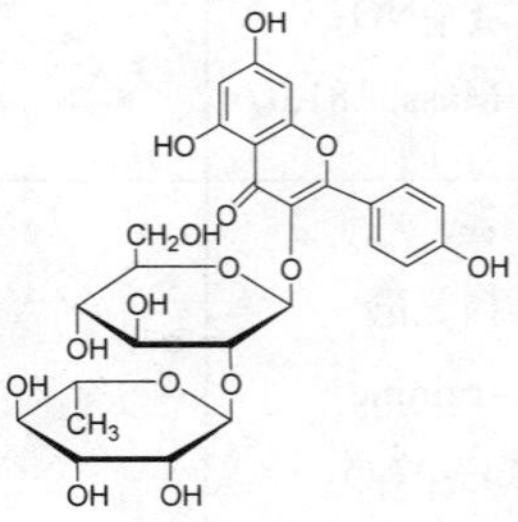 山柰酚-3-*O*-新橙皮糖苷 Kaempferol-3-*O*-neohesperidoside
异鼠李素-3-*O*-(2G-*α*-L-鼠李糖基)-芸香糖苷 Isorhamnetin-3-*O*-(2G-*α*-L-rhamnosyl)-rutinoside $C_{34}H_{42}O_{20}$ Exact Mass: 770.23	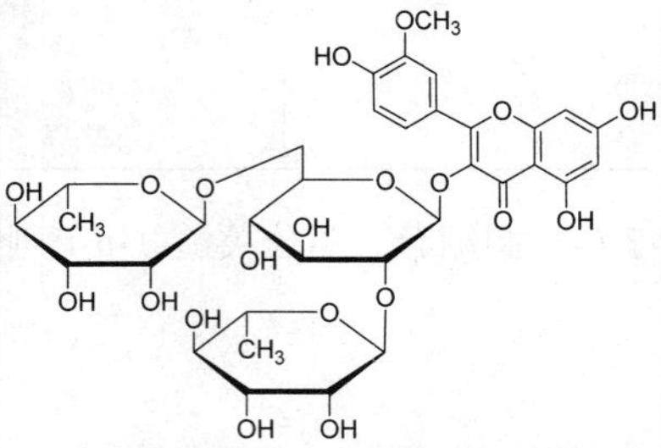 异鼠李素-3-*O*-(2G-*α*-L-鼠李糖基)-芸香糖苷 Isorhamnetin-3-*O*-(2G-*α*-L-rhamnosyl)-rutinoside	山柰酚-3-*O*-(2G-*α*-L-鼠李糖基)-芸香糖苷 Kaempferol-3-*O*-(2G-*α*-L-rhamnosyl)-rutinoside $C_{33}H_{40}O_{19}$ Exact Mass: 740.22	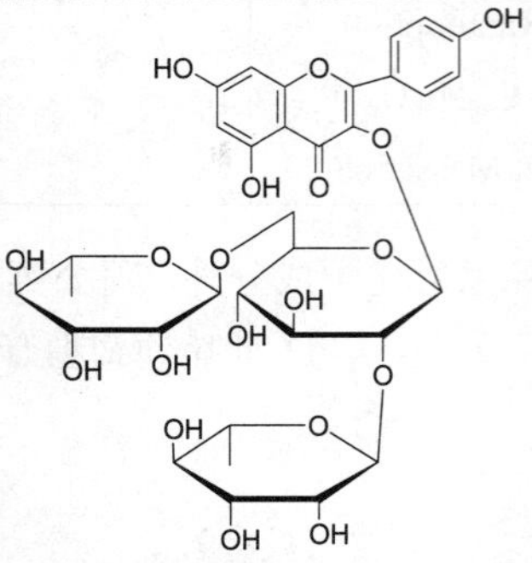 山柰酚-3-*O*-(2G-*α*-L-鼠李糖基)-芸香糖苷 Kaempferol-3-*O*-(2G-*α*-L-rhamnosyl)-rutinoside

续表

中英文名、化学式及相对分子质量	结构图	中英文名、化学式及相对分子质量	结构图
槲皮素-3-*O*-新橙皮糖苷 Quercetin-3-*O*-neohesperidoside $C_{27}H_{30}O_{16}$ Exact Mass: 610.15	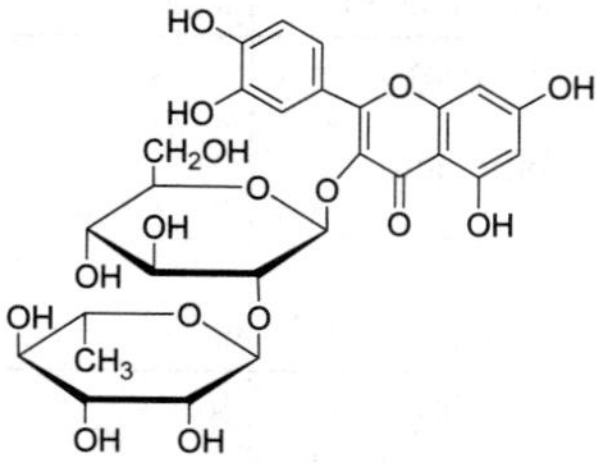 槲皮素-3-*O*-新橙皮糖苷 Quercetin-3-*O*-neohesperidoside	异鼠李素-3-*O*-芸香糖苷 Isorhamnetin-3-*O*-rutinoside $C_{28}H_{32}O_{16}$ Exact Mass: 624.17	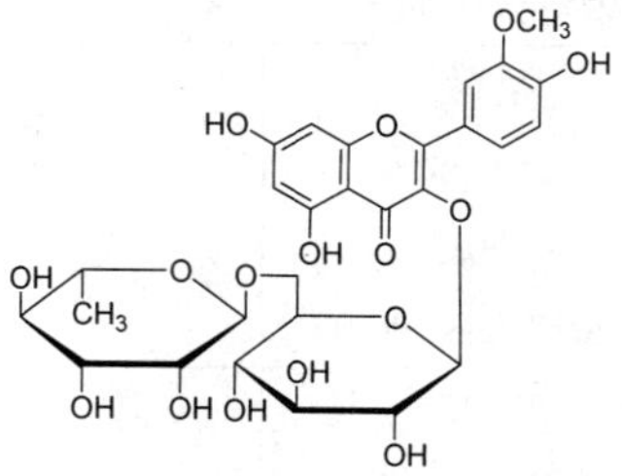 异鼠李素-3-*O*-芸香糖苷 Isorhamnetin-3-*O*-rutinoside
β-谷甾醇棕榈酸酯 *β*-Sitosteryl palmitate $C_{45}H_{80}O_2$ Exact Mass: 652.62	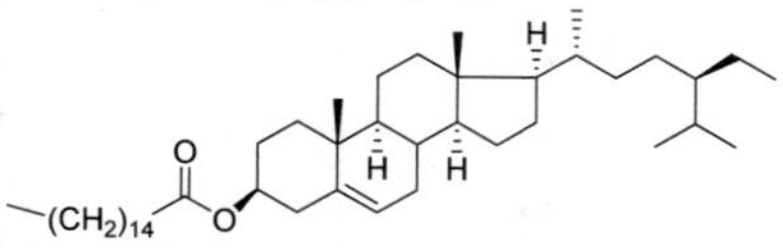 *β*-谷甾醇棕榈酸酯 *β*-Sitosteryl palmitate	胡萝卜苷 Daucosterol $C_{35}H_{60}O_6$ Exact Mass: 576.44	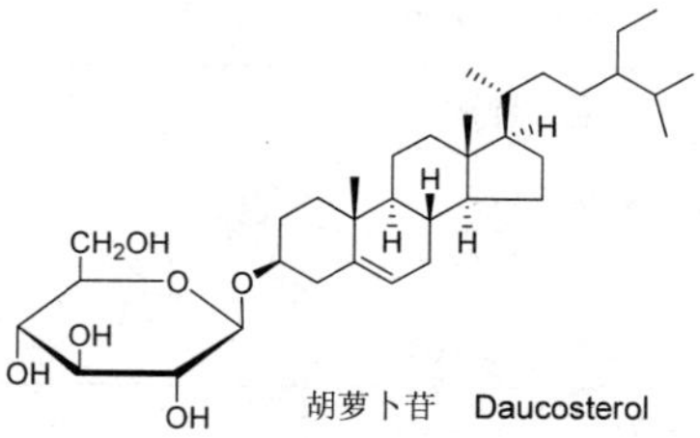 胡萝卜苷 Daucosterol
5*α*-豆甾烷-3,6-二酮 5*α*-Stigmastan-3,6-dione $C_{29}H_{48}O_2$ Exact Mass: 428.37	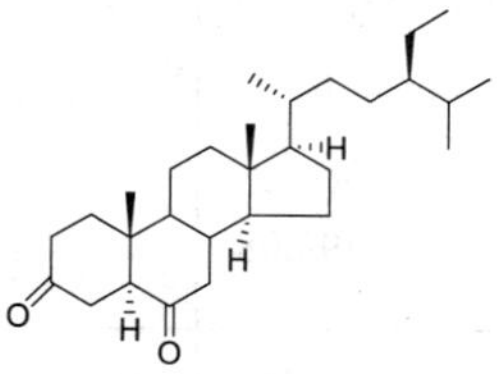 5*α*-豆甾烷-3,6-二酮 5*α*-Stigmastan-3,6-dione	天冬氨酸 Aspartic acid $C_4H_7NO_4$ Exact Mass: 133.04	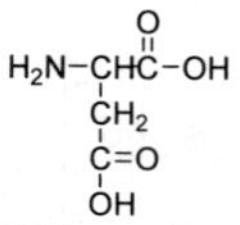 天冬氨酸 Aspartic acid
山柰酚 Kaempferol $C_{15}H_{10}O_6$ Exact Mass: 286.05	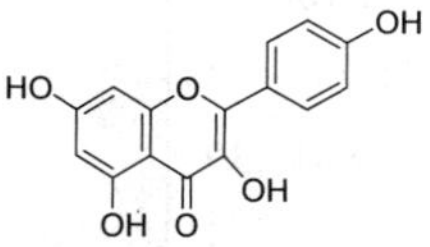 山柰酚 Kaempferol	7-甲基-4-三十烷酮 7-Methyl-4-triacontanone $C_{31}H_{62}O$ Exact Mass: 450.48	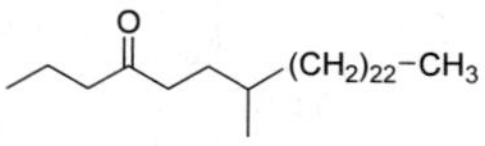 7-甲基-4-三十烷酮 7-Methyl-4-triacontanone
二十九烷-6,10-二醇 Nonacosanediol-6,10 $C_{29}H_{60}O_2$ Exact Mass: 440.46	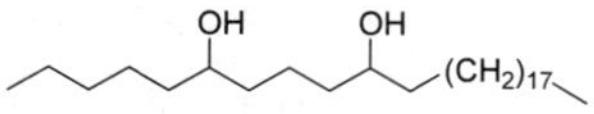 二十九烷-6,10-二醇 Nonacosanediol-6,10	三十一烷-6,21-二醇 Hentriacontanediol-6,21 $C_{31}H_{64}O_2$ Exact Mass: 468.49	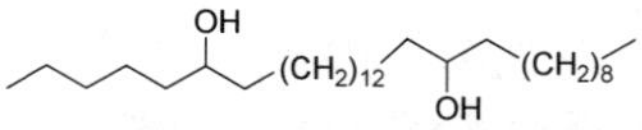 三十一烷-6,21-二醇 Hentriacontanediol-6,21
棕榈酸 Palmitic acid $C_{16}H_{32}O_2$ Exact Mass: 256.24	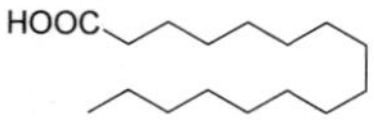 棕榈酸 Palmitic acid	硬脂酸 Stearic acid $C_{18}H_{36}O_2$ Exact Mass: 284.27	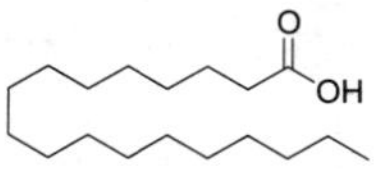 硬脂酸 Stearic acid
花生四烯酸 Arachidonic acid $C_{20}H_{32}O_2$ Exact Mass: 304.47	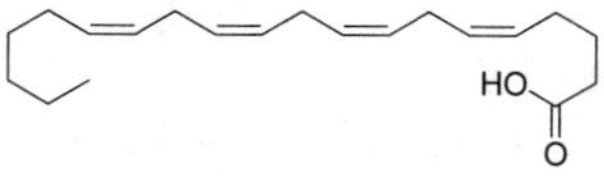 花生四烯酸 Arachidonic acid	甲酸 Methanoic acid CH_2O_2 Exact Mass: 46.01	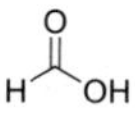 甲酸 Methanoic acid
乙酸 Acetic acid $C_2H_4O_2$ Exact Mass: 60.02	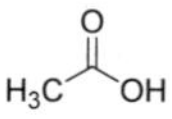 乙酸 Acetic acid	丙酮酸 Pyruvic acid $C_3H_4O_3$ Exact Mass: 88.02	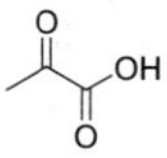 丙酮酸 Pyruvic acid

续表

中英文名、化学式及相对分子质量	结构图	中英文名、化学式及相对分子质量	结构图
乳酸 Lactic acid $C_3H_6O_3$ Exact Mass: 90.03	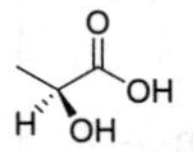 乳酸　Lactic acid	苹果酸 Malic acid $C_4H_6O_5$ Exact Mass: 134.02	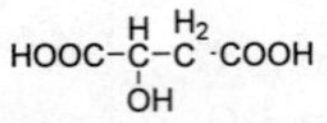 苹果酸　Malic acid
琥珀酸 Succinic acid $C_4H_6O_4$ Exact Mass: 118.03	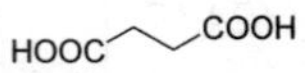 琥珀酸　Succinic acid	柠檬酸 Citric acid $C_6H_8O_7$ Exact Mass: 192.03	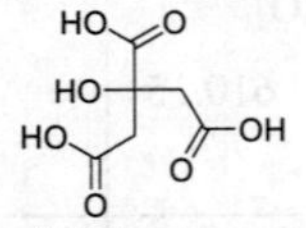 柠檬酸　Citric acid
丝氨酸 Serine $C_3H_7NO_3$ Exact Mass: 105.04	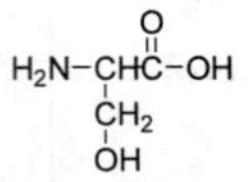 丝氨酸　Serine	苏氨酸 Threonine $C_4H_9NO_3$ Exact Mass: 119.06	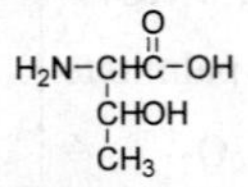 苏氨酸　Threonine
D-儿茶精 D-Catechin $C_{15}H_{14}O_6$ Exact Mass: 290.08	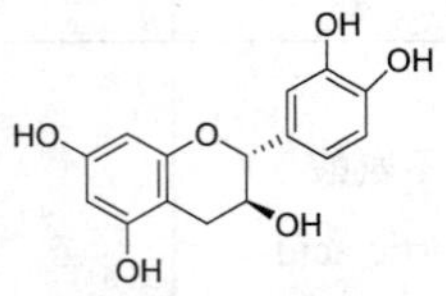 D-儿茶精　D-Catechin	表儿茶精 Epicatechin $C_{15}H_{14}O_6$ Exact Mass: 290.08	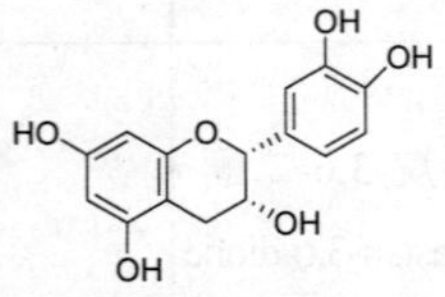 表儿茶精　Epicatechin
二十九烷-6,8-二醇 Nonacosanediol-6,8 $C_{29}H_{60}O_2$ Exact Mass: 440.46	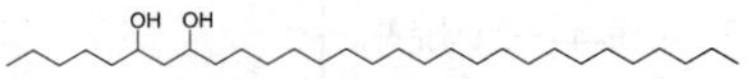 二十九烷-6,8-二醇　Nonacosanediol-6,8	*β*-谷甾醇 *β*-Sitosterol $C_{29}H_{50}O$ Exact Mass: 414.39	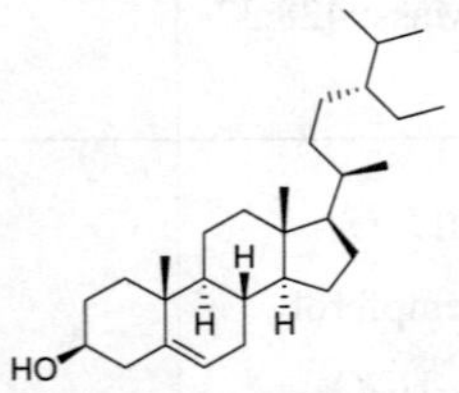 *β*-谷甾醇　*β*-Sitosterol
布卢门醇 Blumenol A $C_{13}H_{20}O_3$ Exact Mass: 224.14	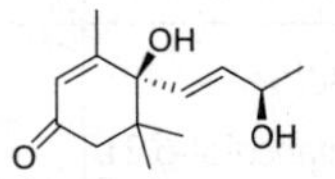 布卢门醇　Blumenol A		

除以上化学成分外，蒲黄还含有(20*S*)-4*α*-甲基-24-亚甲基胆甾-7-烯-3*β*-醇、5-反式咖啡酰莽草酸、(3*R*,5*R*,5*S*,9*E*)-5,6-环氧-3-羟基-*β*-紫罗兰醇等。

椿皮

Chunpi

AILANTHI CORTEX

【化学成分】

椿皮主要成分有苦味素 A [17]。

槐花

Huaihua

SOPHORAE FLOS

【化学成分】

表 1-13-5 槐花主要化学成分[18~22]

中英文名、化学式及相对分子质量	结构图	中英文名、化学式及相对分子质量	结构图
芦丁 Rutin $C_{27}H_{30}O_{16}$ Exact Mass: 610.15	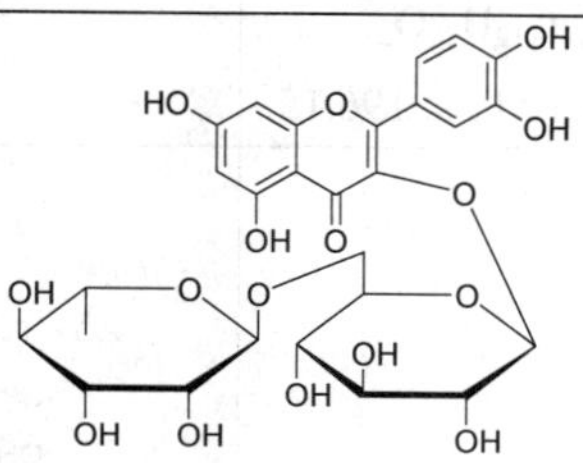 芦丁 Rutin	槲皮素 Quercetin $C_{15}H_{10}O_7$ Exact Mass: 302.04	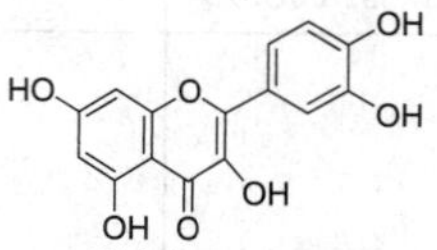 槲皮素 Quercetin
山柰酚 Kaempferol $C_{15}H_{10}O_6$ Exact Mass: 286.05	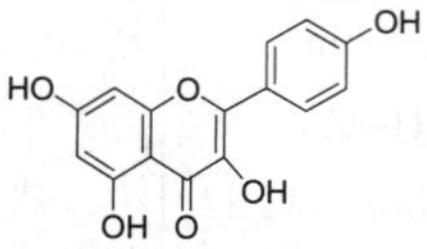 山柰酚 Kaempferol	异鼠李素 Isorhamnetin $C_{16}H_{12}O_7$ Exact Mass: 316.06	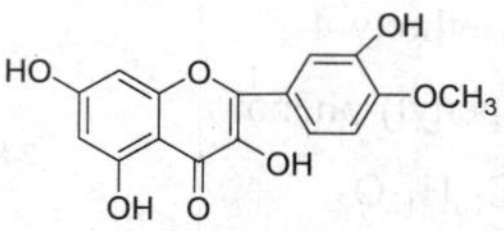 异鼠李素 Isorhamnetin
桦皮醇 Betulin $C_{30}H_{50}O_2$ Exact Mass: 442.38	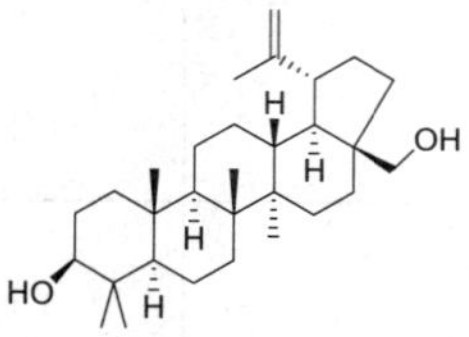 桦皮醇 Betulin	槐二醇 Sophoradiol $C_{30}H_{50}O_2$ Exact Mass: 442.38	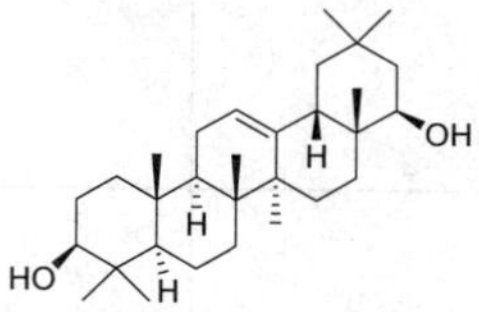 槐二醇 Sophoradiol
葡萄糖 Glucose $C_6H_{12}O_6$ Exact Mass: 180.06	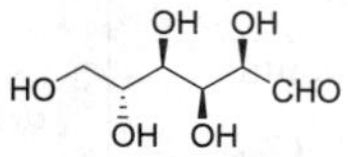 葡萄糖 Glucose	葡萄糖醛酸 Glucuronic acid $C_6H_{10}O_7$ Exact Mass: 194.04	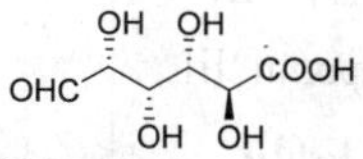 葡萄糖醛酸 Glucuronic acid
月桂酸(十二烷酸) Dodecanoic acid $C_{12}H_{24}O_2$ Exact Mass: 200.18	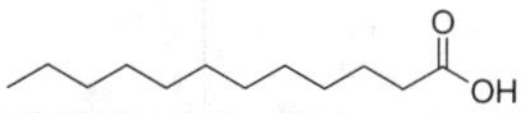 月桂酸(十二烷酸) Dodecanoic acid	肉豆蔻酸(十四烷酸) Myristic acid $C_{14}H_{28}O_2$ Exact Mass: 228.21	$HOOC-(CH_2)_{12}CH_3$ 肉豆蔻酸(十四烷酸) Myristic acid
棕榈酸(十六烷酸) Palmitic acid $C_{16}H_{32}O_2$ Exact Mass: 256.24	$HOOC-(CH_2)_{14}CH_3$ 棕榈酸(十六烷酸) Palmitic acid	硬脂酸(十八烷酸) Stearic acid $C_{18}H_{36}O_2$ Exact Mass: 284.27	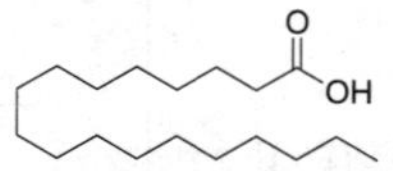 硬脂酸(十八烷酸) Stearic acid
β-谷甾醇 *β*-Sitosterol $C_{29}H_{50}O$ Exact Mass: 414.39	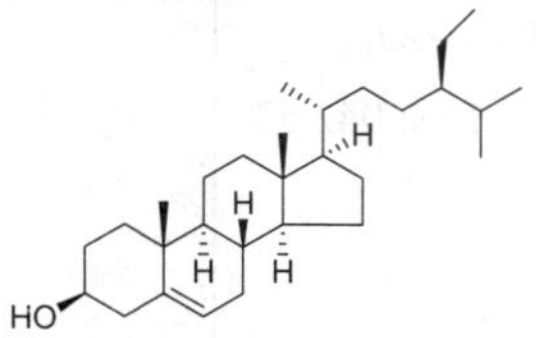 *β*-谷甾醇 *β*-Sitosterol	亚油酸 Linoleic acid $C_{18}H_{32}O_2$ Exact Mass: 280.24	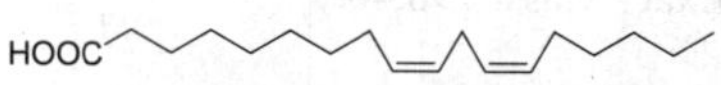 亚油酸 Linoleic acid

续表

中英文名、化学式及相对分子质量	结构图	中英文名、化学式及相对分子质量	结构图
亚麻酸 Linolenic acid $C_{18}H_{30}O_2$ Exact Mass: 278.22	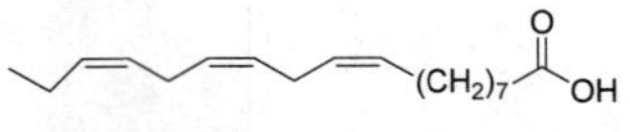 亚麻酸　Linolenic acid	二苯砜 Diphenyl sulfone $C_{12}H_{10}O_2S$ Exact Mass: 218.04	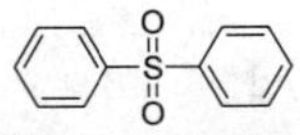 二苯砜　Diphenyl sulfone
苯甲醇 Bentalol C_7H_8O Exact Mass: 108.06	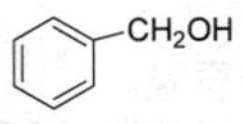 苯甲醇　Bentalol	乙酸香叶酯 Geranyl acetate $C_{12}H_{20}O_2$ Exact Mass: 196.15	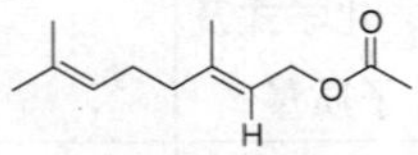 乙酸香叶酯　Geranyl acetate
2-甲氧基-4-(2-丙烯基)-苯酚 2-Methoxy-4-(2-propenyl)-phenol $C_{10}H_{12}O_2$ Exact Mass: 164.08	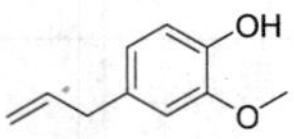 2-甲氧基-4-(2-丙烯基)-苯酚 2-Methoxy-4-(2-propenyl)-phenol	大豆皂苷 Ⅰ Soyasaponin Ⅰ $C_{48}H_{78}O_{18}$ Exact Mass: 942.52	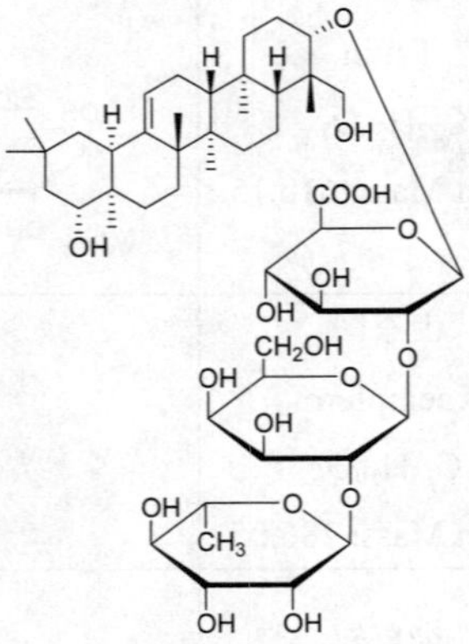 大豆皂苷 Ⅰ Soyasaponin Ⅰ
大豆皂苷 Ⅲ Soyasaponin Ⅲ $C_{42}H_{68}O_{14}$ Exact Mass: 796.46	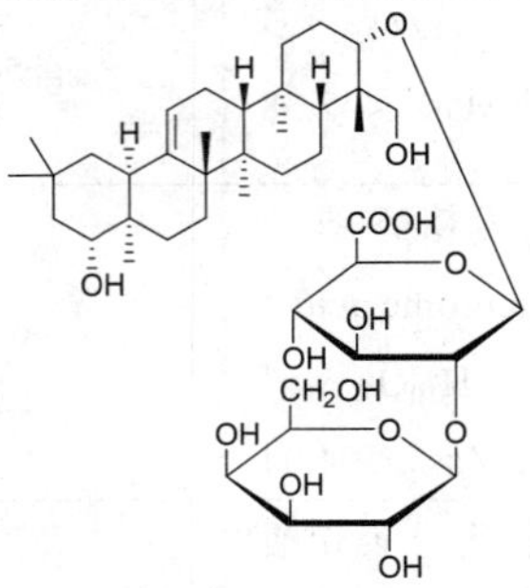 大豆皂苷 Ⅲ Soyasaponin Ⅲ	赤豆皂苷 Ⅰ Azukisaponin Ⅰ $C_{42}H_{68}O_{13}$ Exact Mass: 780.47	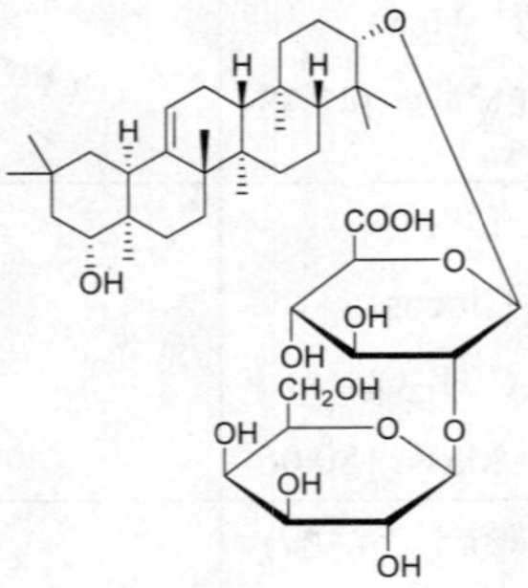 赤豆皂苷 Ⅰ Azukisaponin Ⅰ
赤豆皂苷 Ⅱ Azukisaponin Ⅱ $C_{42}H_{68}O_{14}$ Exact Mass: 796.46	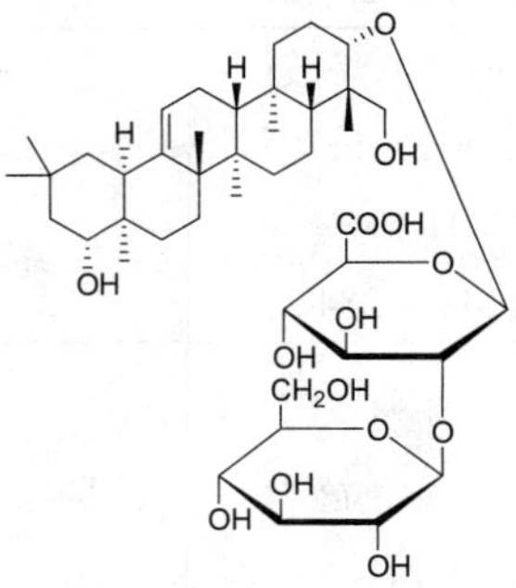 赤豆皂苷 Ⅱ Azukisaponin Ⅱ	赤豆皂苷 Ⅴ Azukisaponin Ⅴ $C_{48}H_{78}O_{18}$ Exact Mass: 942.52	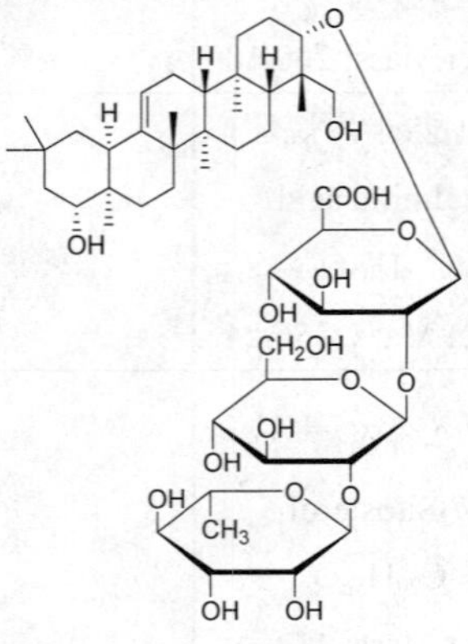 赤豆皂苷 Ⅴ Azukisaponin Ⅴ

续表

中英文名、化学式及相对分子质量	结构图	中英文名、化学式及相对分子质量	结构图
槐花皂苷 I Kaikasaponin I $C_{42}H_{68}O_{13}$ Exact Mass: 780.47	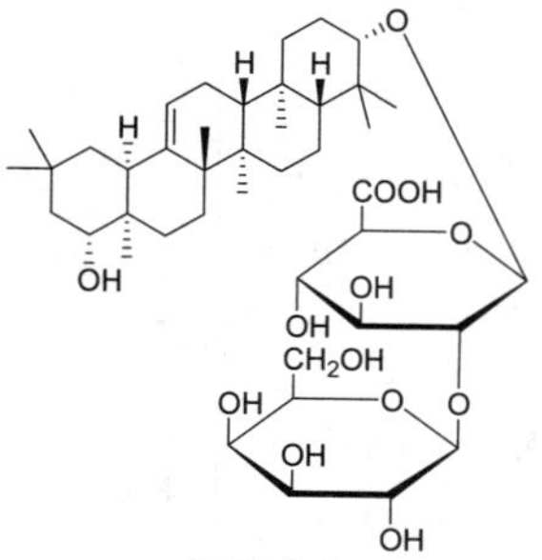 槐花皂苷 I Kaikasaponin I	槐花皂苷 II Kaikasaponin II $C_{48}H_{78}O_{17}$ Exact Mass: 926.52	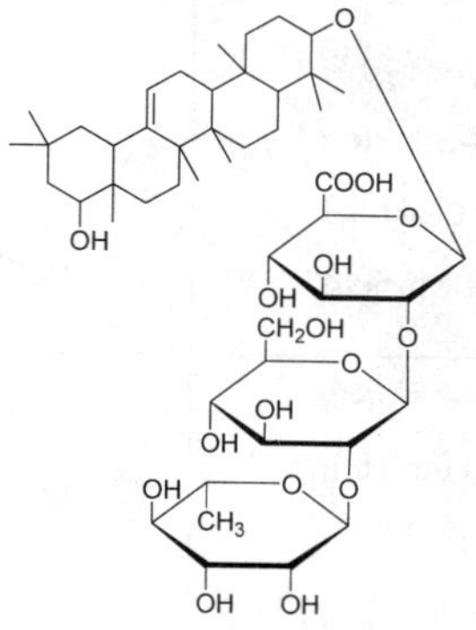 槐花皂苷 II Kaikasaponin II
槐花皂苷 III Kaikasaponin III $C_{48}H_{78}O_{17}$ Exact Mass: 926.52	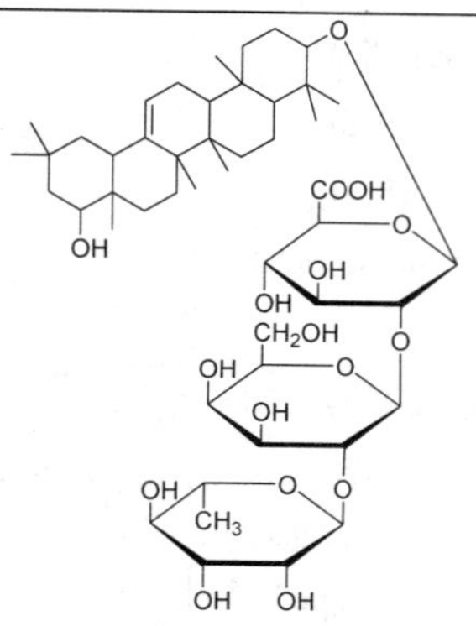 槐花皂苷 III Kaikasaponin III	异黄酮苷元染料木素 Genistein $C_{15}H_{10}O_5$ Exact Mass: 270.05	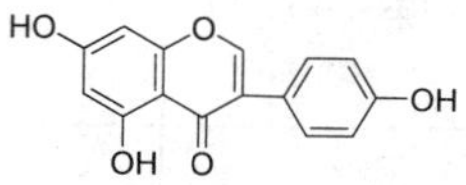 异黄酮苷元染料木素 Genistein

除以上化学成分外，槐花还含有槐花米甲素、槐花米乙素、槐花米丙素、3,7,11,15-四甲基-2-十六碳-1-醇、2-羟基-3-甲基-4H-吡喃-4-酮等。

槐角

Huaijiao

SOPHORAE FRUCTUS

【化学成分】

表 1-13-6a 槐角主要化学成分[23~26]

中英文名、化学式及相对分子质量	结构图	中英文名、化学式及相对分子质量	结构图
槐二醇 Sophoradiol $C_{30}H_{50}O_2$ Exact Mass: 442.38	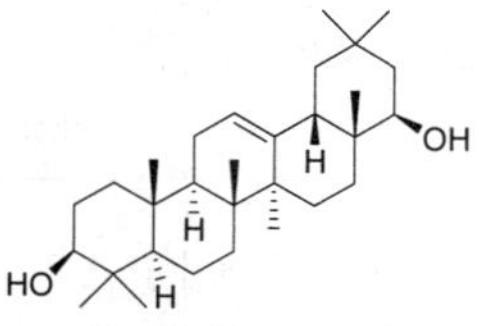 槐二醇 Sophoradiol	麦芽酚 Maltol $C_6H_6O_3$ Exact Mass: 126.03	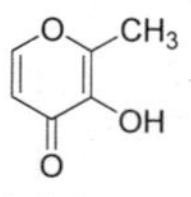 麦芽酚 Maltol
二十六酸 Hexacosanic acid $C_{26}H_{52}O_2$ Exact Mass: 396.4	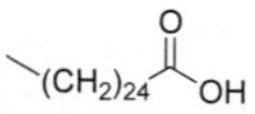 二十六酸 Hexacosanic acid	二十六醇 Ceryl alcohol $C_{26}H_{54}O$ Exact Mass: 382.42	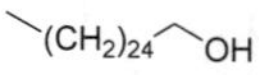 二十六醇 Ceryl alcohol

续表

中英文名、化学式及相对分子质量	结构图	中英文名、化学式及相对分子质量	结构图
β-谷甾醇 *β*-Sitosterol $C_{29}H_{50}O$ Exact Mass: 414.39	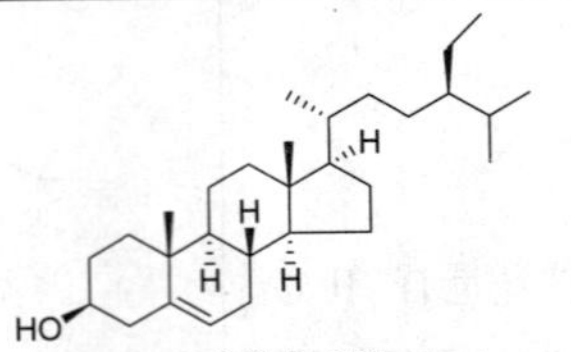 *β*-谷甾醇 *β*-Sitosterol	二十八醇 Octacosanol $C_{28}H_{58}O$ Exact Mass: 410.45	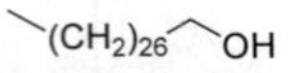 二十八醇 Octacosanol
染料木素 Genistein $C_{15}H_{10}O_5$ Exact Mass: 270.05	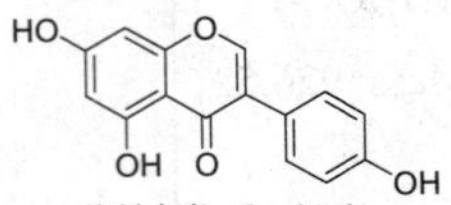 染料木素 Genistein	山柰酚 Kaempferol $C_{15}H_{10}O_6$ Exact Mass: 286.05	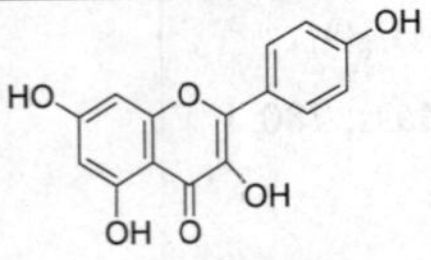 山柰酚 Kaempferol
槐属苷(槐角苷) Sophoricoside $C_{21}H_{20}O_{10}$ Exact Mass: 432.11	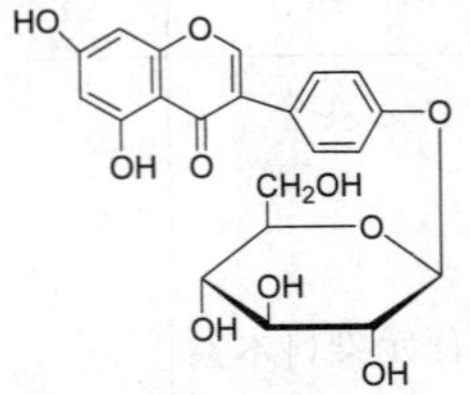 槐属苷(槐角苷) Sophoricoside	染料木苷 Genistin $C_{21}H_{20}O_{10}$ Exact Mass: 432.11	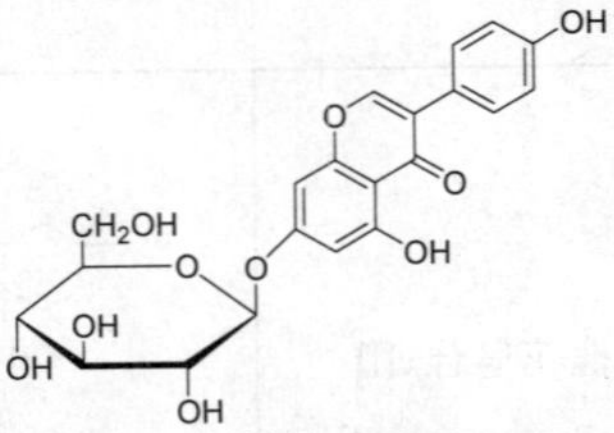 染料木苷 Genistin
槐属双苷 Sophorabioside $C_{27}H_{30}O_{14}$ Exact Mass: 578.16	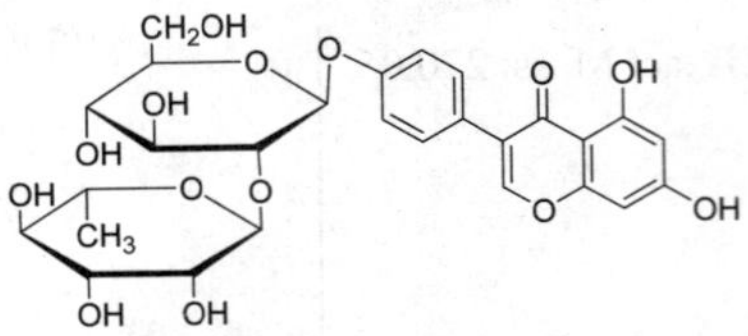 槐属双苷 Sophorabioside	染料木素-7,4'-二葡萄糖苷 Genistein-7,4'-di-*O*-*β*-D-glucoside $C_{27}H_{30}O_{15}$ Exact Mass: 594.16	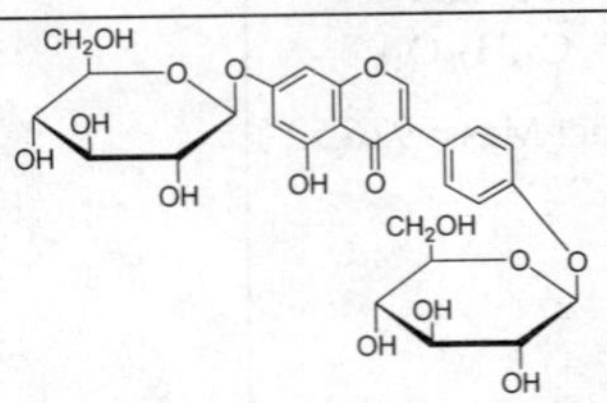 染料木素-7,4'-二葡萄糖苷 Genistein-7,4'-di-*O*-*β*-D-glucoside
刺芒柄花素 Formononetin $C_{16}H_{12}O_4$ Exact Mass: 268.07	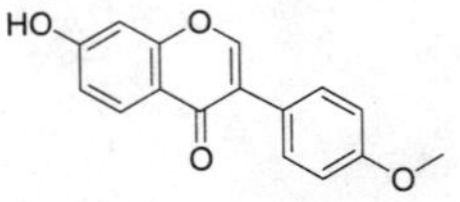 刺芒柄花素 Formononetin	刺芒柄花苷 Ononin $C_{22}H_{22}O_9$ Exact Mass: 430.13	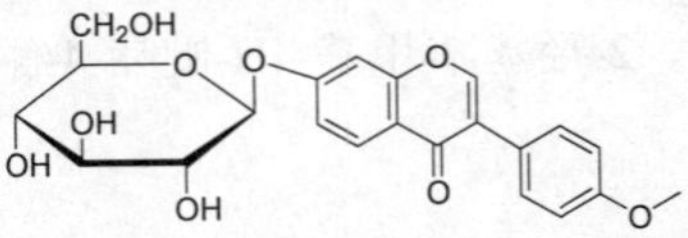 刺芒柄花苷 Ononin
大豆苷 Daidzin $C_{21}H_{20}O_9$ Exact Mass: 416.11	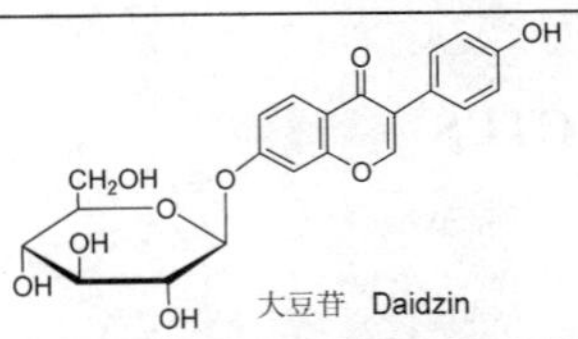 大豆苷 Daidzin	Afrormosin $C_{17}H_{14}O_5$ Exact Mass: 298.08	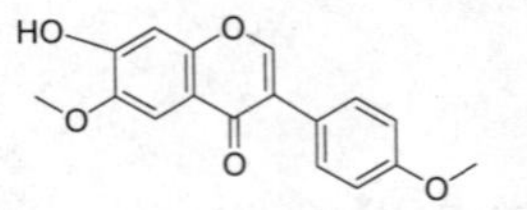 Afrormosin
芦丁 Rutin $C_{27}H_{30}O_{16}$ Exact Mass: 610.15	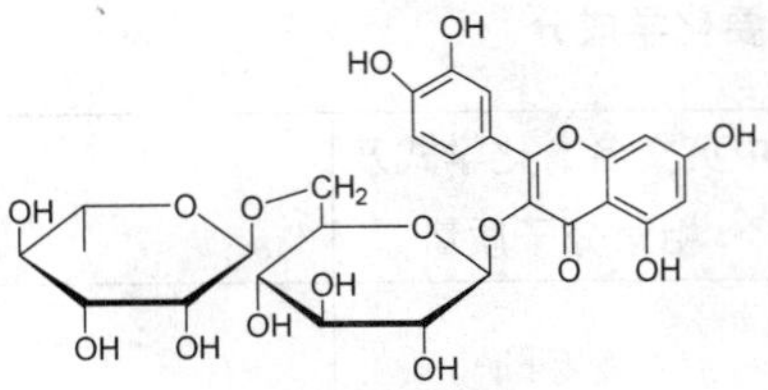 芦丁 Rutin	樱黄素-4'-葡萄糖苷 Prunetin-4'-glucoside $C_{22}H_{22}O_{10}$ Exact Mass: 446.12	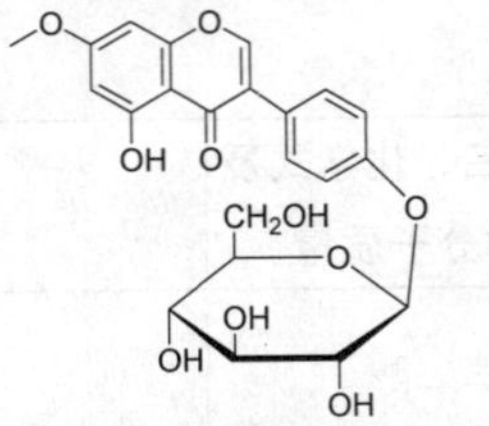 樱黄素-4'-葡萄糖苷 Prunetin-4'-glucoside
槐属黄酮苷 Sophoraflavonoloside $C_{27}H_{30}O_{16}$ Exact Mass: 610.15	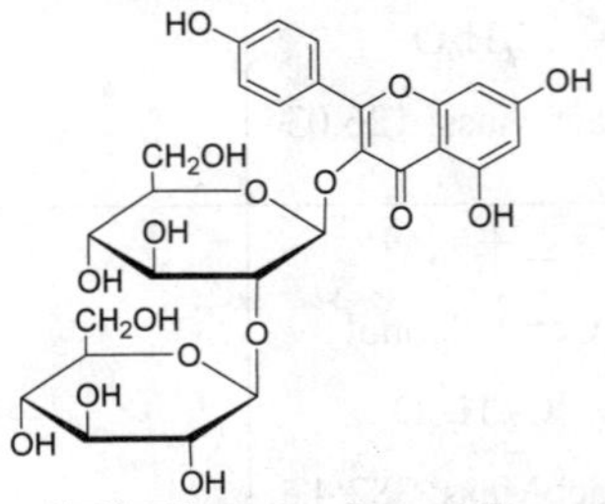 槐属黄酮苷 Sophoraflavonoloside	山柰酚-3,7-双葡萄糖苷 Kaempferol-3,7-diglucoside $C_{27}H_{30}O_{16}$ Exact Mass: 610.15	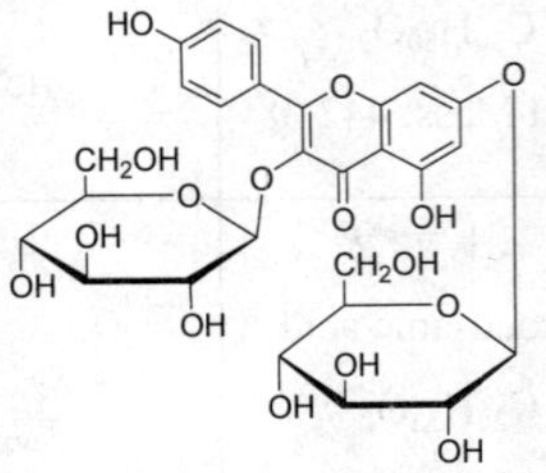 山柰酚-3,7-双葡萄糖苷 Kaempferol-3,7-diglucoside

续表

中英文名、化学式及相对分子质量	结构图	中英文名、化学式及相对分子质量	结构图
槲皮素 Quercetin $C_{15}H_{10}O_7$ Exact Mass: 302.04	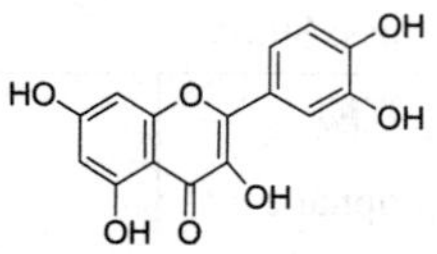 槲皮素 Quercetin	大豆皂苷 Ⅰ Soyasaponin Ⅰ $C_{48}H_{78}O_{18}$ Exact Mass: 942.52	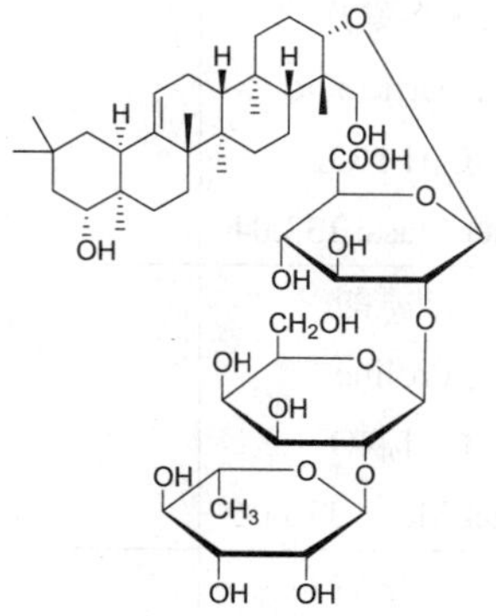 大豆皂苷 Ⅰ Soyasaponin Ⅰ
大豆皂苷 Ⅲ Soyasaponin Ⅲ $C_{42}H_{68}O_{14}$ Exact Mass: 796.46	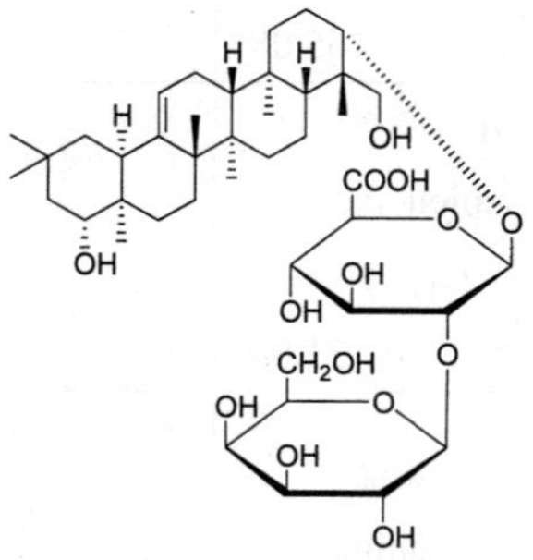 大豆皂苷 Ⅲ Soyasaponin Ⅲ	大豆皂醇B-3-*β*-D-吡喃葡萄糖基-(1→2)-*β*-D-吡喃葡萄糖醛酸苷 Azukisaponin Ⅱ $C_{42}H_{68}O_{14}$ Exact Mass: 796.46	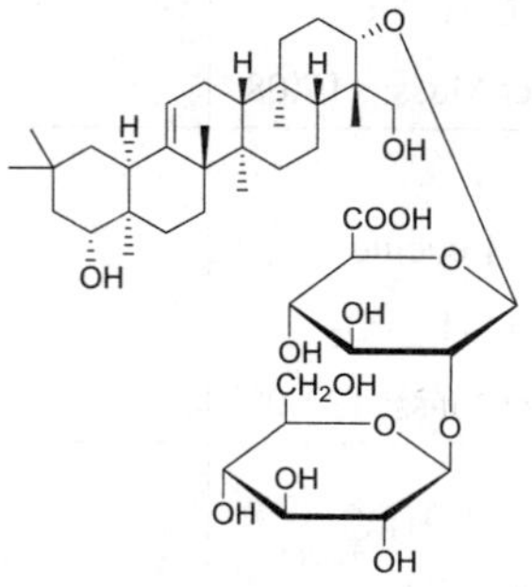 大豆皂醇B-3-*β*-D-吡喃葡萄糖基-(1→2)-*β*-D-吡喃葡萄糖醛酸苷 Azukisaponin Ⅱ
大豆皂醇B-3-*α*-L-鼠李糖基-(1→2)-*β*-D-吡喃葡萄糖基-(1→2)-*β*-D-吡喃葡萄糖醛酸苷 Azukisaponin Ⅴ $C_{48}H_{78}O_{18}$ Exact Mass: 942.52	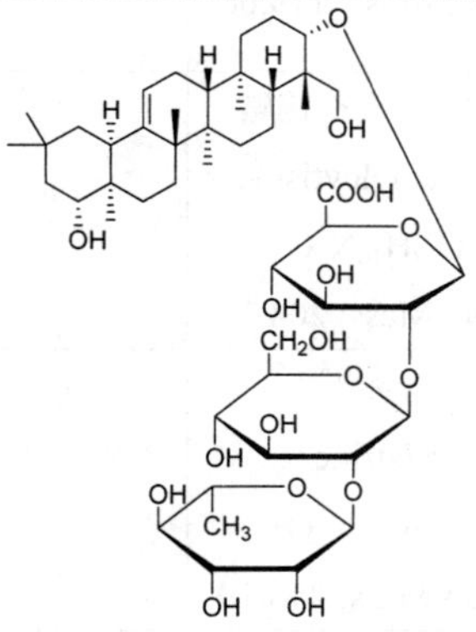 大豆皂醇B-3-*α*-L-鼠李糖基-(1→2)-*β*-D-吡喃葡萄糖基-(1→2)-*β*-D-吡喃葡萄糖醛酸苷 Azukisaponin Ⅴ	大豆皂醇B-3-吡喃葡萄糖醛苷 3-*O*-(*β*-D-Glucuronopyranosyl)-soyasapogenol B $C_{36}H_{58}O_9$ Exact Mass: 634.41	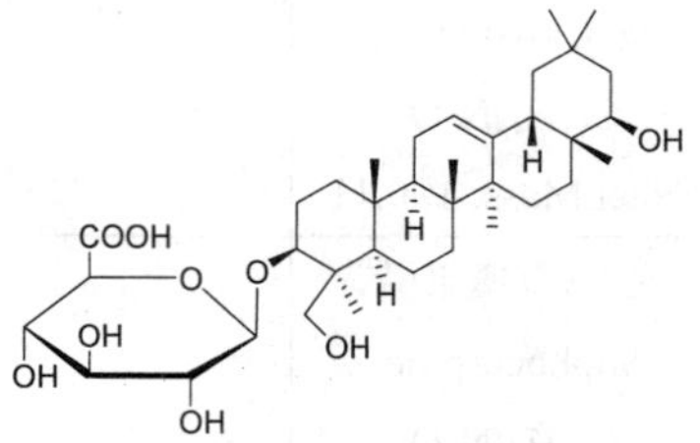 大豆皂醇B-3-吡喃葡萄糖醛苷 3-*O*-(*β*-D-Glucuronopyranosyl)-soyasapogenol B
赖氨酸 Lysine $C_6H_{14}N_2O_2$ Exact Mass: 146.11	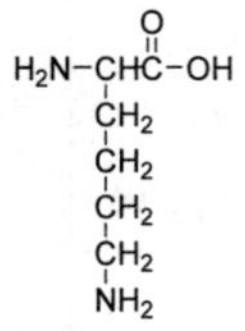 赖氨酸 Lysine	天冬酰胺 Asparaglue $C_4H_8N_2O_3$ Exact Mass: 132.05	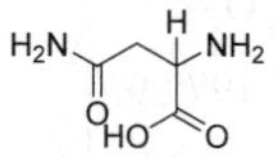 天冬酰胺 Asparaglue
精氨酸 Arginine $C_6H_{14}N_4O_2$ Exact Mass: 174.11	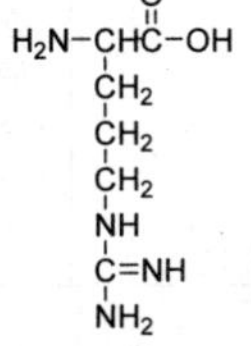 精氨酸 Arginine	丝氨酸 Serine $C_3H_7NO_3$ Exact Mass: 105.04	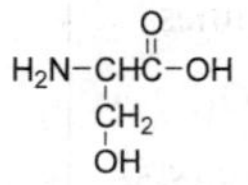 丝氨酸 Serine

续表

中英文名、化学式及相对分子质量	结构图	中英文名、化学式及相对分子质量	结构图
天冬氨酸 Aspartic acid $C_4H_7NO_4$ Exact Mass: 133.04	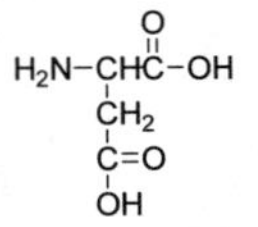 天冬氨酸　Aspartic acid	丙氨酸 Alanine $C_3H_7NO_2$ Exact Mass: 89.05	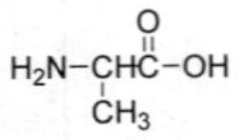 丙氨酸　Alanine
脯氨酸 Proline $C_5H_9NO_2$ Exact Mass: 115.06	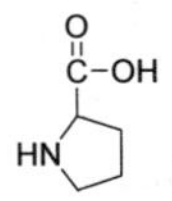 脯氨酸　Proline	色氨酸 Tryptophane $C_{11}H_{12}N_2O_2$ Exact Mass: 204.09	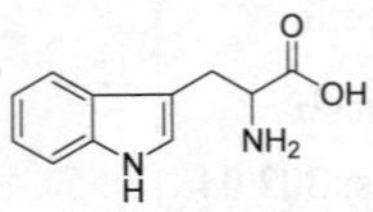 色氨酸　Tryptophane
缬氨酸 Valine $C_5H_{11}NO_2$ Exact Mass: 117.08	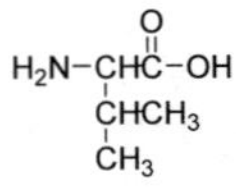 缬氨酸　Valine	苯丙氨酸 Phenylanine $C_9H_{11}NO_2$ Exact Mass: 165.08	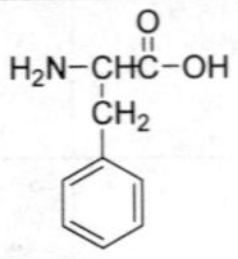 苯丙氨酸　Phenylanine
亮氨酸 Leucine $C_6H_{13}NO_2$ Exact Mass: 131.09	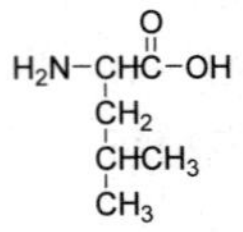 亮氨酸　Leucine	异亮氨酸 Isoleucine $C_6H_{13}NO_2$ Exact Mass: 131.09	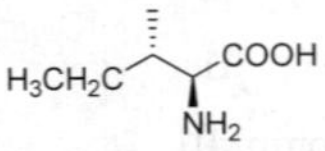 异亮氨酸　Isoleucine
谷氨酸 Glutamic acid $C_5H_9NO_4$ Exact Mass: 147.05	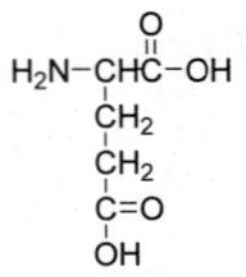 谷氨酸　Glutamic acid	苏氨酸 Threonine $C_4H_9NO_3$ Exact Mass: 119.06	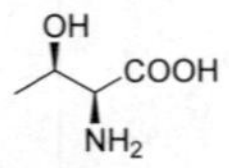 苏氨酸　Threonine
金雀花碱 Cytisine $C_{11}H_{14}N_2O$ Exact Mass: 190.11	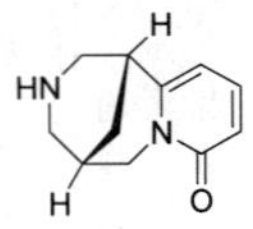 金雀花碱　Cytisine	*N*-甲基金雀花碱 *N*-Methylcytisine $C_{12}H_{16}N_2O$ Exact Mass: 204.13	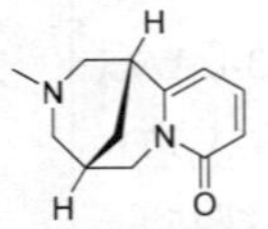 *N*-甲基金雀花碱　*N*-Methylcytisine
槐根碱(槐果碱) Sophocarpine $C_{15}H_{22}N_2O$ Exact Mass: 246.17	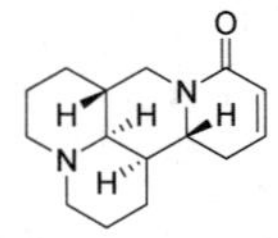 槐根碱(槐果碱)　Sophocarpine	苦参碱 Matrine $C_{15}H_{24}N_2O$ Exact Mass: 248.19	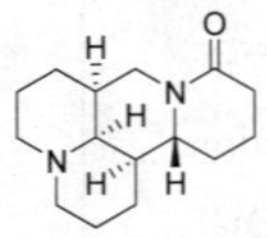 苦参碱　Matrine
黎豆胺 Stizolamine $C_7H_{11}N_5O_2$ Exact Mass: 197.09	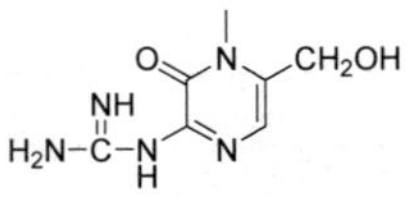 黎豆胺　Stizolamine	白金雀儿碱 (羽扇豆烷宁) Lupanine $C_{15}H_{24}N_2O$ Exact Mass: 248.19	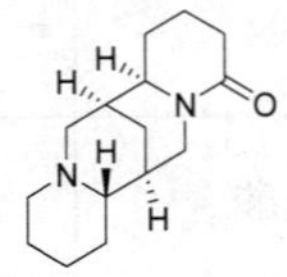 白金雀儿碱(羽扇豆烷宁)　Lupanine
磷脂酰乙醇胺 (脑磷脂) Phosphatidyl ethanolamines $C_{41}H_{80}NO_8P$ Exact Mass: 745.56	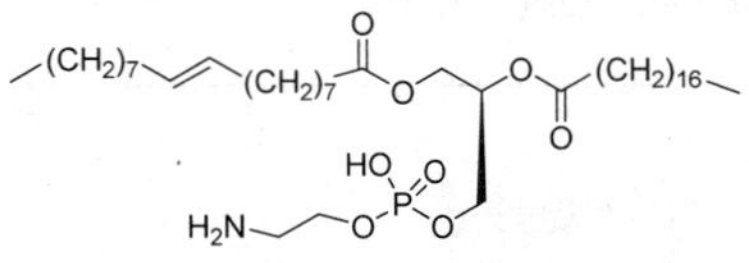 磷脂酰乙醇胺(脑磷脂) Phosphatidyl ethanolamines		

表 1-13-6b 槐角其他主要化学成分[23～26]

中文名	中文名
α-乙酰基吡咯	甘油-α-单二十六酸酯
磷脂酰肌醇	溶血卵磷脂
N-酰基磷脂酰乙醇胺	*N*-酰基磷脂酰乙醇胺
磷脂酸	磷脂酰甘油
卵磷脂	

路路通

Lulutong

LIQUIDAMBARIS FRUCTUS

【化学成分】

表 1-13-7 路路通主要化学成分[27～29]

中英文名、化学式及相对分子质量	结构图	中英文名、化学式及相对分子质量	结构图
路路通内酯 Liquidambaric lactone $C_{30}H_{44}O_4$ Exact Mass: 468.32	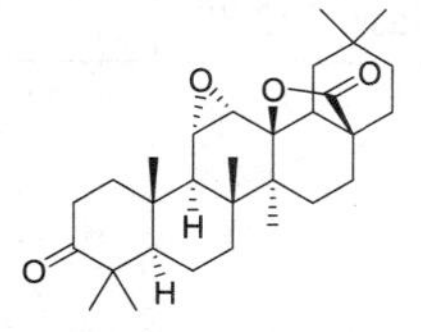 路路通内酯 Liquidambaric lactone	桦木酮酸 Betulonic acid $C_{30}H_{46}O_3$ Exact Mass: 454.34	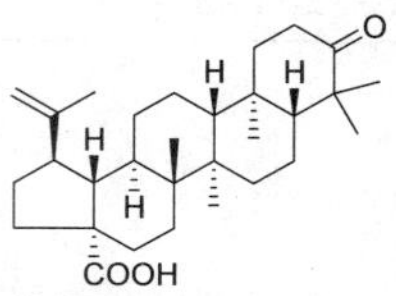 桦木酮酸 Betulonic acid
齐墩果酸 Oleanolic acid $C_{30}H_{48}O_3$ Exact Mass: 456.36	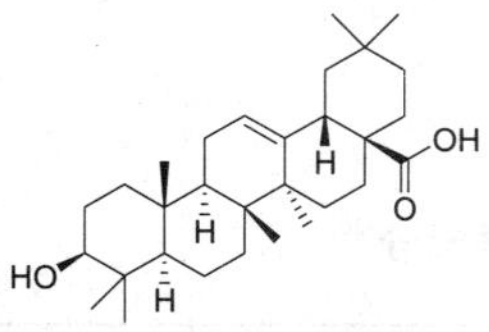 齐墩果酸 Oleanolic acid	熊果酸 Ursolic acid $C_{30}H_{48}O_3$ Exact Mass: 456.36	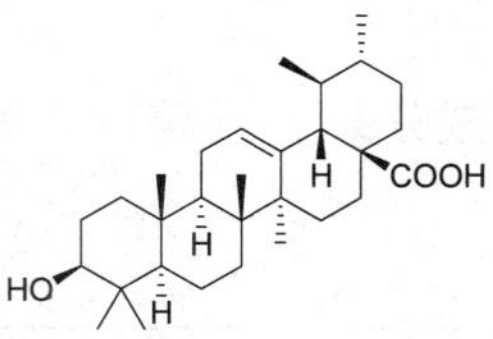 熊果酸 Ursolic acid
β-松油烯 β-Terpinene $C_{10}H_{16}$ Exact Mass: 136.13	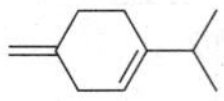 β-松油烯 β-Terpinene	β-蒎烯 β-Pinene $C_{10}H_{16}$ Exact Mass: 136.13	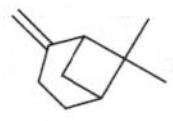 β-蒎烯 β-Pinene
柠檬烯 Limonene $C_{10}H_{16}$ Exact Mass: 136.13	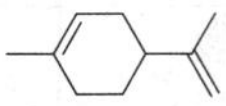 柠檬烯 Limonene	γ-松油烯 γ-Terpinene $C_{10}H_{16}$ Exact Mass: 136.13	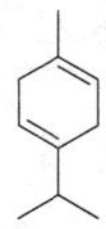 γ-松油烯 γ-Terpinene
桃金娘醛 Myrtenal $C_{10}H_{14}O$ Exact Mass: 150.1	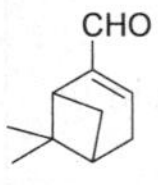 桃金娘醛 Myrtenal	α-松油醇 α-Terpineol $C_{10}H_{18}O$ Exact Mass: 154.14	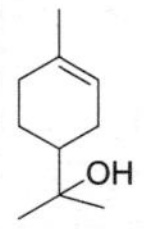 α-松油醇 α-Terpineol
反式葛缕醇 *trans*-Carveol $C_{10}H_{16}O$ Exact Mass: 152.12	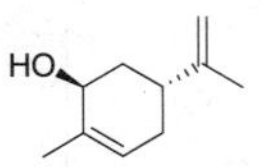 反式葛缕醇 *trans*-Carveol	百里香酚 Thymol $C_{10}H_{14}O$ Exact Mass: 150.10	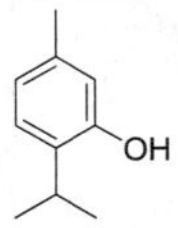 百里香酚 Thymol

续表

中英文名、化学式及相对分子质量	结构图	中英文名、化学式及相对分子质量	结构图
香荆芥酚 Carvacrol $C_{10}H_{14}O$ Exact Mass: 150.10	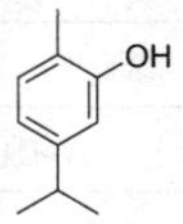 香荆芥酚 Carvacrol	胡椒烯 Copaene $C_{15}H_{24}$ Exact Mass: 204.19	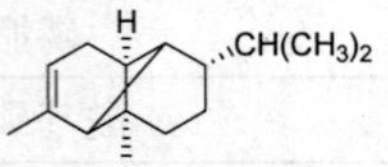 胡椒烯 Copaene
β-榄香烯 *β*-Elemene $C_{15}H_{24}$ Exact Mass: 204.19	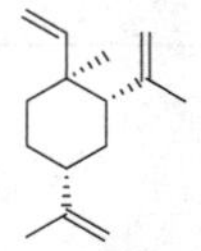 *β*-榄香烯 *β*-Elemene	反式-*β*-金合欢烯 *trans*-*β*-Farnesene $C_{15}H_{24}$ Exact Mass: 204.19	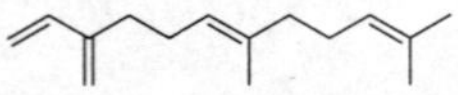 反式-*β*-金合欢烯 *trans*-*β*-Farnesene
α-衣兰油烯 *α*-Muurolene $C_{15}H_{24}$ Exact Mass: 204.19	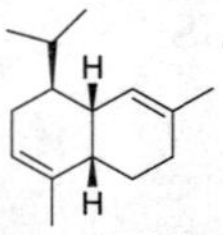 *α*-衣兰油烯 *α*-Muurolene	*α*-榄香烯 *α*-Elemene $C_{15}H_{24}$ Exact Mass: 204.19	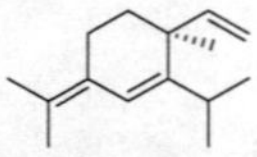 *α*-榄香烯 *α*-Elemene
杜松烯 Cadinene $C_{15}H_{28}$ Exact Mass: 208.22	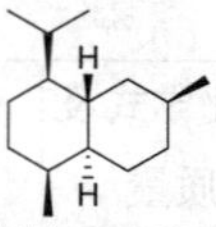 杜松烯 Cadinene	榄香醇 Elemol $C_{15}H_{26}O$ Exact Mass: 222.20	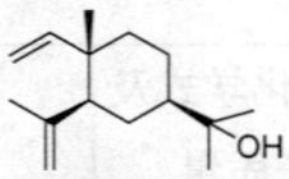 榄香醇 Elemol

蜈蚣

Wugong

SCOLOPENDRA

【化学成分】

表 1-13-8 蜈蚣主要化学成分[30]

中英文名、化学式及相对分子质量	结构图	中英文名、化学式及相对分子质量	结构图
十四烷酸 Myristic acid $C_{14}H_{28}O_2$ Exact Mass: 228.21	$HOOC-(CH_2)_{12}CH_3$ 十四烷酸 Myristic acid	十五烷酸 Pentadecanoic acid $C_{15}H_{30}O_2$ Exact Mass: 242.22	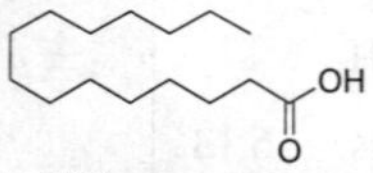 十五烷酸 Pentadecanoic acid
棕榈酸 Hexadecanoic acid $C_{16}H_{32}O_2$ Exact Mass: 256.24	$HOOC-(CH_2)_{14}CH_3$ 棕榈酸 Hexadecanoic acid	十七烷酸 Daturic acid $C_{17}H_{34}O_2$ Exact Mass: 270.26	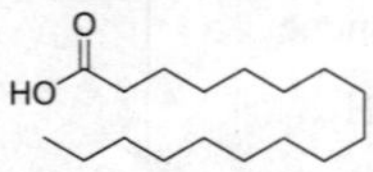 十七烷酸 Daturic acid
油酸 Oleic acid $C_{18}H_{34}O_2$ Exact Mass: 282.26	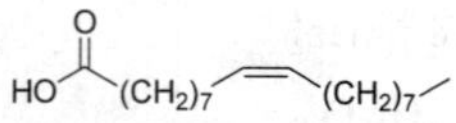 油酸 Oleic acid	亚油酸 Linoleic acid $C_{18}H_{32}O_2$ Exact Mass: 280.24	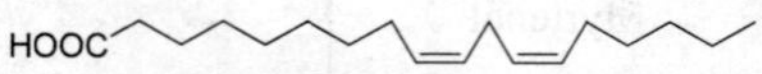 亚油酸 Linoleic acid
硬脂酸 Stearic acid $C_{18}H_{36}O_2$ Exact Mass: 284.27	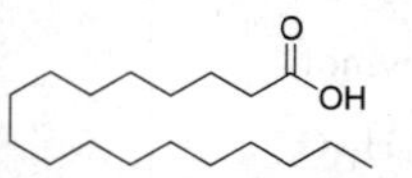 硬脂酸 Stearic acid	亚麻酸 Linolenic acid $C_{18}H_{30}O_2$ Exact Mass: 278.22	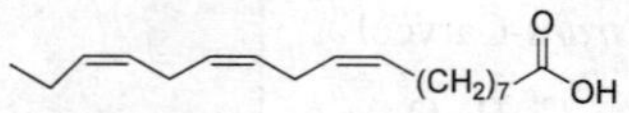 亚麻酸 Linolenic acid

续表

中英文名、化学式及相对分子质量	结构图	中英文名、化学式及相对分子质量	结构图
花生四烯酸 Arachidonic acid $C_{20}H_{32}O_2$ Exact Mass: 304.24	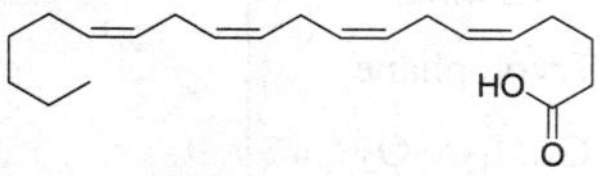 花生四烯酸 Arachidonic acid	二十烷酸 Eicosanoic acid $C_{20}H_{40}O_2$ Exact Mass: 312.30	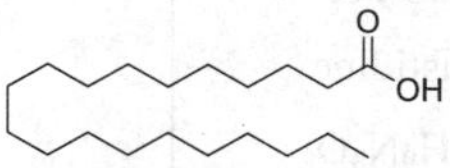 二十烷酸 Eicosanoic acid
山嵛酸 Behenic acid $C_{22}H_{44}O_2$ Exact Mass: 340.33	$HOOC\text{-}(CH_2)_{20}\text{-}CH_3$ 山嵛酸 Behenic acid	棕榈烯酸 Palmitelaidic acid $C_{16}H_{30}O_2$ Exact Mass: 254.22	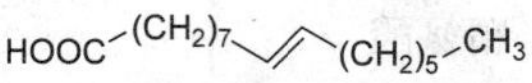 棕榈烯酸 Palmitelaidic acid
牛磺酸 Taurine $C_2H_7NO_3S$ Exact Mass: 125.01	$H_2N\text{-}\overset{H_2}{C}\text{-}\overset{H_2}{C}\text{-}SO_3H$ 牛磺酸 Taurine	天冬氨酸 Aspartic acid $C_4H_7NO_4$ Exact Mass: 133.04	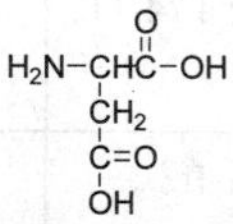 天冬氨酸 Aspartic acid
苏氨酸 Threonine $C_4H_9NO_3$ Exact Mass: 119.06	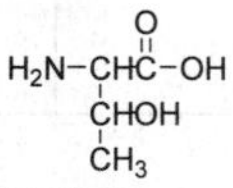 苏氨酸 Threonine	丝氨酸 Serine $C_3H_7NO_3$ Exact Mass: 105.04	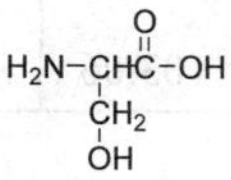 丝氨酸 Serine
谷氨酸 Glutamic acid $C_5H_9NO_4$ Exact Mass: 147.05	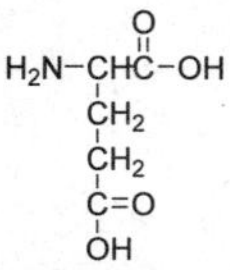 谷氨酸 Glutamic acid	脯氨酸 Proline $C_5H_9NO_2$ Exact Mass: 115.06	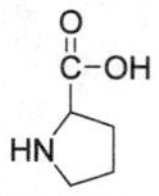 脯氨酸 Proline
甘氨酸 Glycine $C_2H_5NO_2$ Exact Mass: 75.03	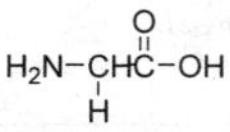 甘氨酸 Glycine	丙氨酸 Alanine $C_3H_7NO_2$ Exact Mass: 89.05	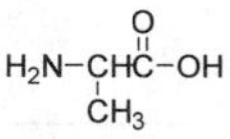 丙氨酸 Alanine
半胱氨酸 Cysteine $C_3H_7NO_2S$ Exact Mass: 121.02	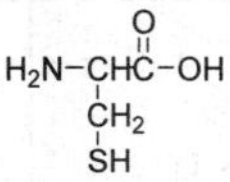 半胱氨酸 Cysteine	缬氨酸 Valine $C_5H_{11}NO_2$ Exact Mass: 117.08	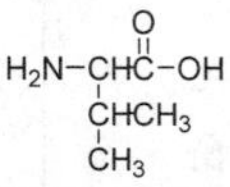 缬氨酸 Valine
蛋氨酸 Methionine $C_5H_{11}NO_2S$ Exact Mass: 149.05	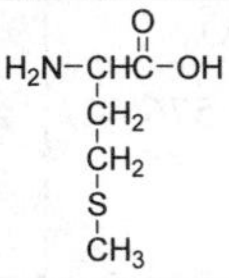 蛋氨酸 Methionine	异亮氨酸 Isoleucine $C_6H_{13}NO_2$ Exact Mass: 131.09	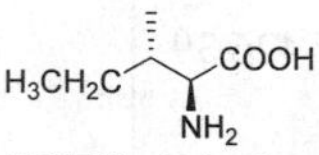 异亮氨酸 Isoleucine
亮氨酸 Leucine $C_6H_{13}NO_2$ Exact Mass: 131.09	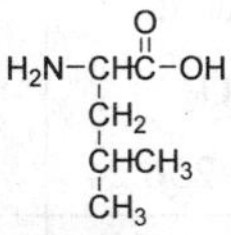 亮氨酸 Leucine	酪氨酸 Tyrosine $C_9H_{11}NO_3$ Exact Mass: 181.07	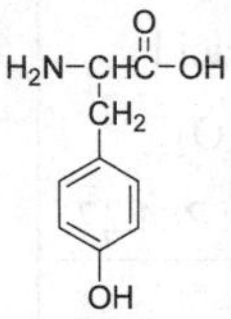 酪氨酸 Tyrosine
苯丙氨酸 Phenyalanine $C_9H_{11}NO_2$ Exact Mass: 165.08	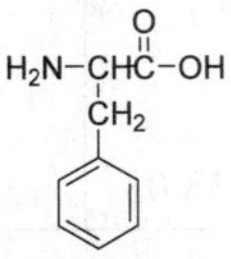 苯丙氨酸 Phenylalanine	赖氨酸 Lysine $C_6H_{14}N_2O_2$ Exact Mass: 146.11	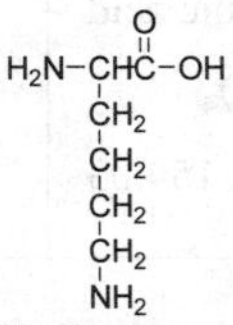 赖氨酸 Lysine

续表

中英文名、化学式及相对分子质量	结构图	中英文名、化学式及相对分子质量	结构图
组氨酸 Histidine $C_6H_9N_3O_2$ Exact Mass: 155.07	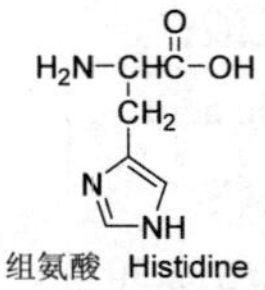 组氨酸 Histidine	色氨酸 Tryptophane $C_{11}H_{12}N_2O_2$ Exact Mass: 204.09	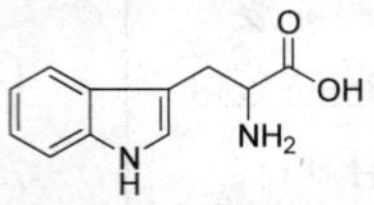 色氨酸 Tryptophane
精氨酸 Arginine $C_6H_{14}N_4O_2$ Exact Mass: 174.11	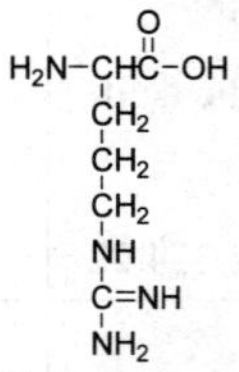 精氨酸 Arginine	鸟氨酸 Ornithine $C_5H_{12}N_2O_2$ Exact Mass: 132.09	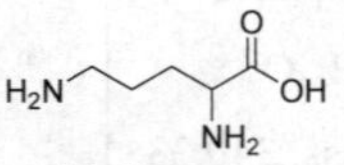 鸟氨酸 Ornithine
γ-氨基丁酸 *γ*-Aminobutyric acid $C_4H_9NO_2$ Exact Mass: 103.06	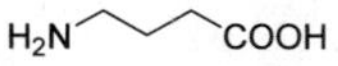 γ-氨基丁酸 γ-Aminobutyric acid		

蜂房

Fengfang

VASPAE NIDUS

【化学成分】

表 1-13-9 蜂房主要化学成分[31~33]

中英文名、化学式及相对分子质量	结构图	中英文名、化学式及相对分子质量	结构图
α-谷甾醇 *α*-Sitosterol $C_{30}H_{50}O$ Exact Mass: 426.39	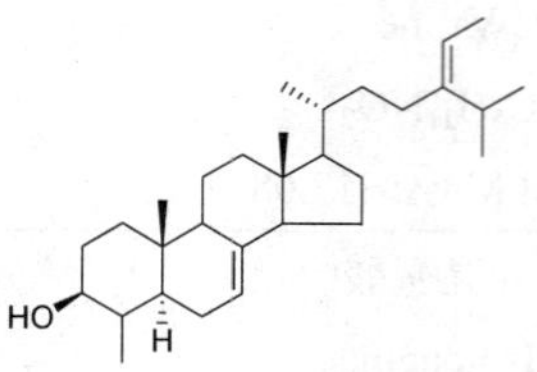 *α*-谷甾醇 *α*-Sitosterol	胡萝卜苷 Daucosterol $C_{35}H_{60}O_6$ Exact Mass: 576.44	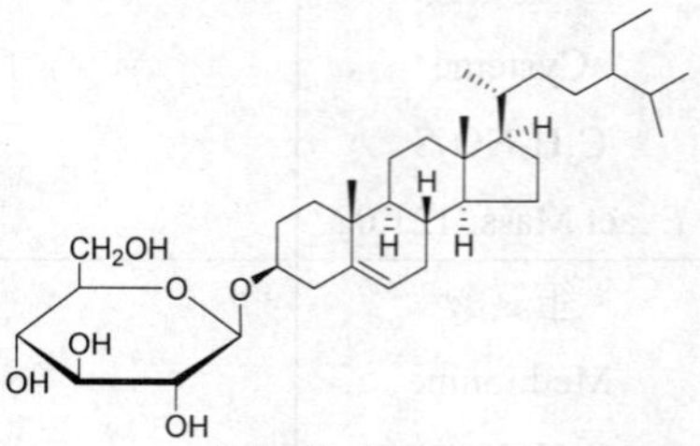 胡萝卜苷 Daucosterol
硬脂酸 Stearic acid $C_{18}H_{36}O_2$ Exact Mass: 284.27	$HOOC—(CH_2)_{16}—CH_3$ 硬脂酸 Stearic acid	软脂酸(十六碳酸) Cerotic acid $C_{16}H_{32}O_2$ Exact Mass: 256.24	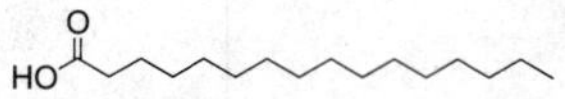 软脂酸(十六碳酸) Cerotic acid
原儿茶酸 Protocatechuic acid $C_7H_6O_4$ Exact Mass: 154.03	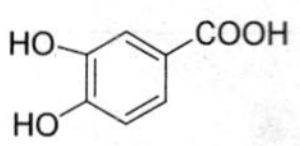 原儿茶酸 Protocatechuic acid	对羟基苯甲酸 4-Hydroxybenzoic acid $C_7H_6O_3$ Exact Mass: 138.03	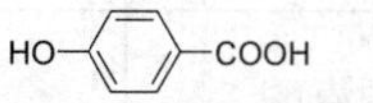 对羟基苯甲酸 4-Hydroxybenzoic acid

续表

中英文名、化学式及相对分子质量	结构图	中英文名、化学式及相对分子质量	结构图
咖啡酸 Caffeic acid $C_9H_8O_4$ Exact Mass: 180.04	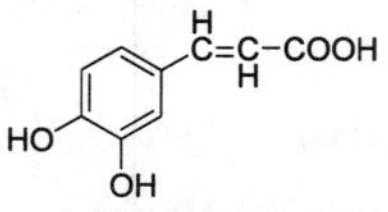 咖啡酸 Caffeic acid	胸腺嘧啶脱氧核苷 Thymidine $C_{10}H_{14}N_2O_5$ Exact Mass: 242.09	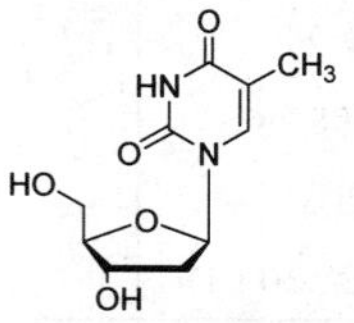 胸腺嘧啶脱氧核苷 Thymidine
对苯二酚 *p*-Dihydroxybenzene $C_6H_6O_2$ Exact Mass: 110.04	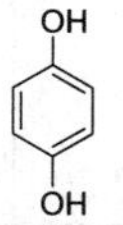 对苯二酚 *p*-Dihydroxybenzene		

除以上化学成分外，蜂房还含有 8-羟基喹啉-4-酮等。

蜂胶

Fengjiao

PROPOLIS

【化学成分】

表 1-13-10　蜂胶主要化学成分[34~42]

中英文名、化学式及相对分子质量	结构图	中英文名、化学式及相对分子质量	结构图
白杨素 (5,7-二羟基黄酮) Chrysin $C_{15}H_{10}O_4$ Exact Mass: 254.06	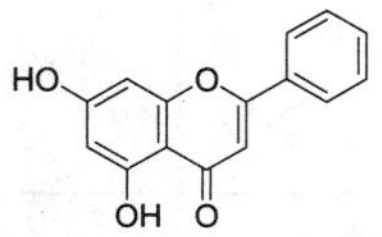 白杨素(5,7-二羟基黄酮) Chrysin	乔松素 Pinocembrin $C_{15}H_{12}O_4$ Exact Mass: 256.07	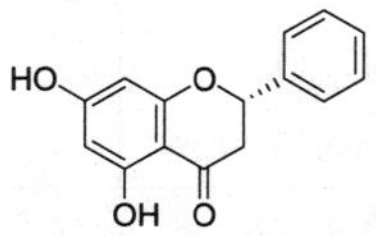 乔松素 Pinocembrin
球松素 Pinostrobin $C_{16}H_{14}O_4$ Exact Mass: 270.09	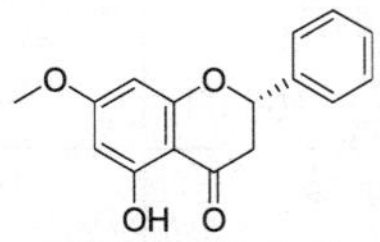 球松素 Pinostrobin	柚木杨素 Tectochrysin $C_{16}H_{12}O_4$ Exact Mass: 268.07	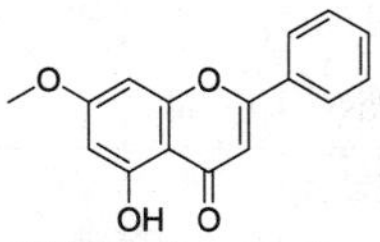 柚木杨素 Tectochrysin
良姜素 Izalpinine $C_{16}H_{12}O_5$ Exact Mass: 284.07	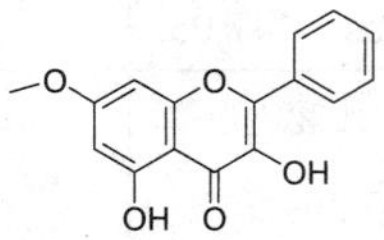 良姜素 Izalpinine	高良姜素(高良姜黄素, 3,5,7-三羟基黄酮) Galangin (Norizalpinin) $C_{15}H_{10}O_5$ Exact Mass: 270.05	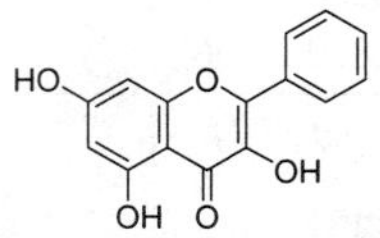 高良姜素(高良姜黄素,3,5,7-三羟基黄酮) Galangin (Norizalpinin)
葎草烯 Humulene $C_{15}H_{24}$ Exact Mass: 204.19	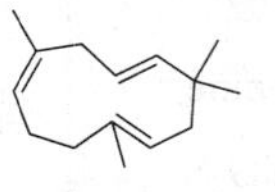 葎草烯 Humulene	*α*-姜黄烯 *α*-Curcumene $C_{15}H_{22}$ Exact Mass: 202.17	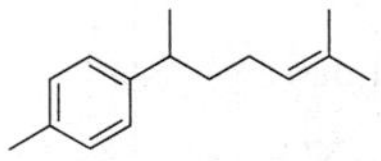 *α*-姜黄烯 *α*-Curcumene

续表

中英文名、化学式及相对分子质量	结构图	中英文名、化学式及相对分子质量	结构图
α-布黎烯 *α*-Bulnesene $C_{15}H_{24}$ Exact Mass: 204.19	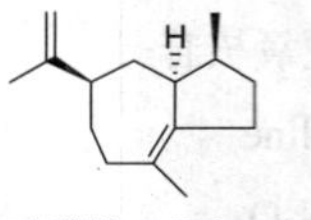 *α*-布黎烯 *α*-Bulnesene	*δ*-杜松烯 *δ*-Cadinene $C_{15}H_{24}$ Exact Mass: 204.19	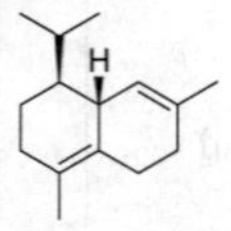 *δ*-杜松烯 *δ*-Cadinene
匙叶桉油烯醇 Spathulenol $C_{15}H_{24}O$ Exact Mass: 220.18	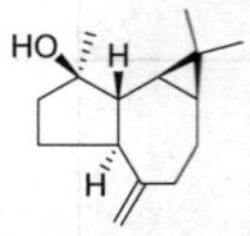 匙叶桉油烯醇 Spathulenol	愈创木醇 Guaiol $C_{15}H_{26}O$ Exact Mass: 222.20	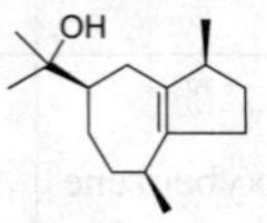 愈创木醇 Guaiol
β-桉叶油醇 *β*-Eudesmol $C_{15}H_{26}O$ Exact Mass: 222.20	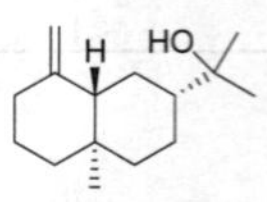 *β*-桉叶油醇 *β*-Eudesmol	异愈创木醇 Bulnesol $C_{15}H_{26}O$ Exact Mass: 222.20	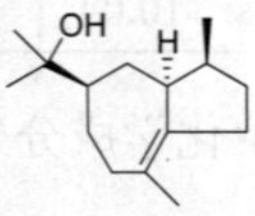 异愈创木醇 Bulnesol
5,7-二羟基-2'-甲氧基黄酮 5,7-Dihydroxy-2'-methoxyflavone $C_{16}H_{12}O_5$ Exact Mass: 284.07	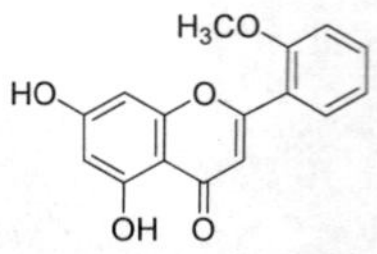 5,7-二羟基-2'-甲氧基黄酮 5,7-Dihydroxy-2'-methoxyflavone	二十三烷酸甲酯 Methyl tricosanoate $C_{24}H_{48}O_2$ Exact Mass: 368.37	$H_3C-O-\overset{O}{\overset{\|}{C}}-(CH_2)_{21}-CH_3$ 二十三烷酸甲酯 Methyl tricosanoate
邻苯二甲酸双(2'-乙基己基)酯 Di(2-ethylhexyl) phthalate $C_{24}H_{38}O_4$ Exact Mass: 390.28	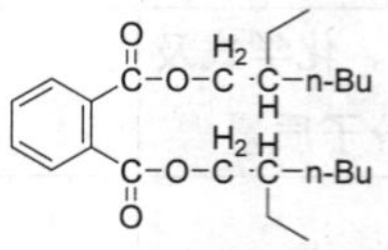 邻苯二甲酸双(2'-乙基己基)酯 Di(2-ethylhexyl) phthalate	邻苯二甲酸双异丁酯 Diisobutyl phatel (DIBP) $C_{16}H_{22}O_4$ Exact Mass: 278.15	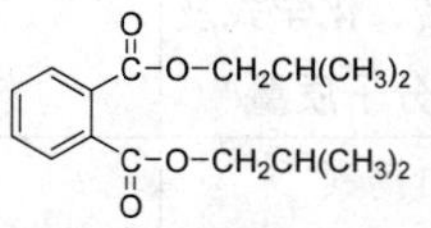 邻苯二甲酸双异丁酯 Diisobutyl phatel (DIBP)
天冬氨酸 Aspartic acid $C_4H_7NO_4$ Exact Mass: 133.04	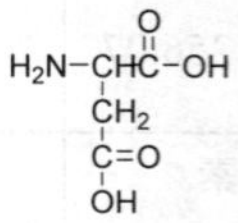 天冬氨酸 Aspartic acid	丝氨酸 Serine $C_3H_7NO_3$ Exact Mass: 105.04	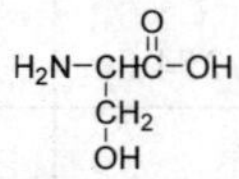 丝氨酸 Serine
苏氨酸 Threonine $C_4H_9NO_3$ Exact Mass: 119.06	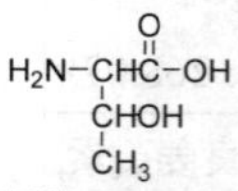 苏氨酸 Threonine	谷氨酸 Glutamic acid $C_5H_9NO_4$ Exact Mass: 147.05	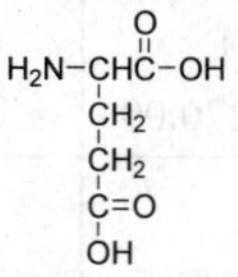 谷氨酸 Glutamic acid
甘氨酸 Glycine $C_2H_5NO_2$ Exact Mass: 75.03	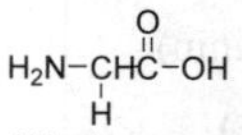 甘氨酸 Glycine	丙氨酸 Alanine $C_3H_7NO_2$ Exact Mass: 89.05	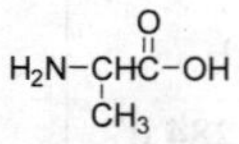 丙氨酸 Alanine
缬氨酸 Valine $C_5H_{11}NO_2$ Exact Mass: 117.08	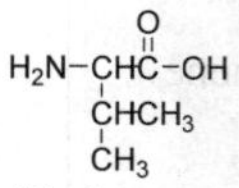 缬氨酸 Valine	蛋氨酸 Methionine $C_5H_{11}NO_2S$ Exact Mass: 149.05	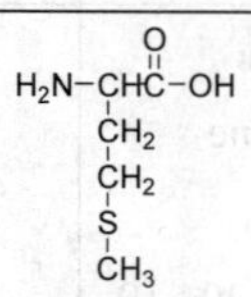 蛋氨酸 Methionine

续表

中英文名、化学式及相对分子质量	结构图	中英文名、化学式及相对分子质量	结构图
异亮氨酸 Isoleucine $C_6H_{13}NO_2$ Exact Mass: 131.09	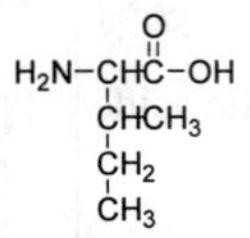 异亮氨酸 Isoleucine	亮氨酸 Leucine $C_6H_{13}NO_2$ Exact Mass: 131.09	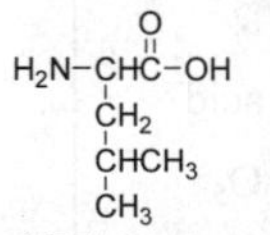 亮氨酸 Leucine
酪氨酸 Tyrosine $C_9H_{11}NO_3$ Exact Mass: 181.07	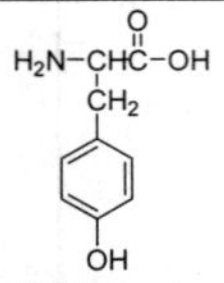 酪氨酸 Tyrosine	苯丙氨酸 Phenylanine $C_9H_{11}NO_2$ Exact Mass: 165.08	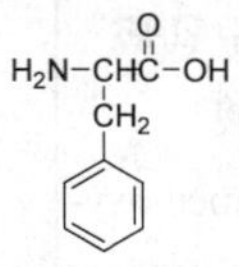 苯丙氨酸 Phenylanine
赖氨酸 Lysine $C_6H_{14}N_2O_2$ Exact Mass: 146.11	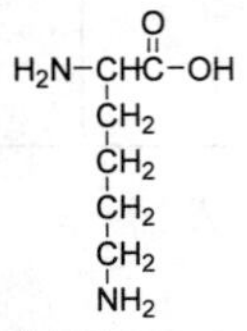 赖氨酸 Lysine	精氨酸 Arginine $C_6H_{14}N_4O_2$ Exact Mass: 174.11	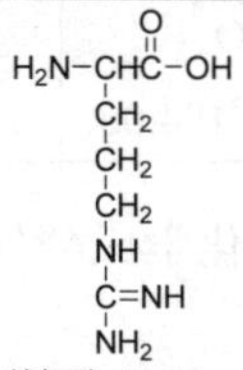 精氨酸 Arginine
脯氨酸 Proline $C_5H_9NO_2$ Exact Mass: 115.06	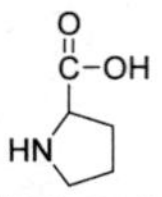 脯氨酸 Proline	组氨酸 Histidine $C_6H_9N_3O_2$ Exact Mass: 155.07	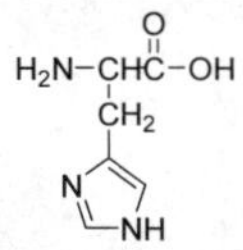 组氨酸 Histidine
7-*O*-甲基白杨素 7-*O*-Methylchrysin $C_{16}H_{12}O_4$ Exact Mass: 268.07	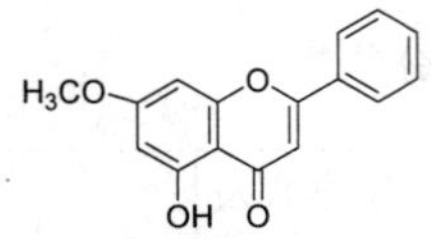 7-O-甲基白杨素 7-O-Methylchrysin	咖啡酸苄酯 Benzylcaffeate $C_{16}H_{14}O_4$ Exact Mass: 270.09	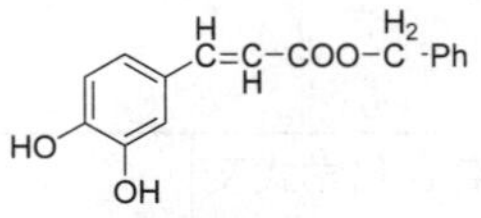 咖啡酸苄酯 Benzylcaffeate
芫花素 Genkwanin $C_{16}H_{12}O_5$ Exact Mass: 284.07	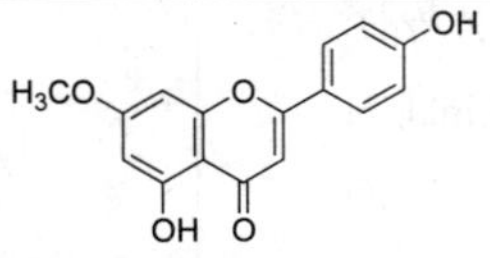 芫花素 Genkwanin	鼠李秦素 Rhamnazin $C_{17}H_{14}O_7$ Exact Mass: 330.07	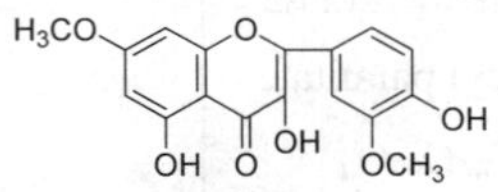 鼠李秦素 Rhamnazin
3,4-二甲氧基桂皮酸 3,4-Dimethoxy- cinnamic acid $C_{11}H_{12}O_4$ Exact Mass: 208.07	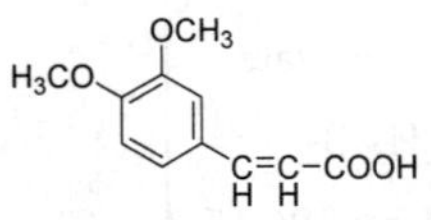 3,4-二甲氧基桂皮酸 3,4-Dimethoxycinnamic acid	异阿魏酸 Isoferulic acid $C_{10}H_{10}O_4$ Exact Mass: 194.06	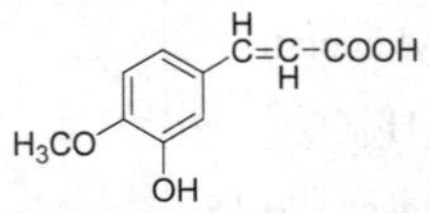 异阿魏酸 Isoferulic acid
咖啡酸 Caffeic acid $C_9H_8O_4$ Exact Mass: 180.04	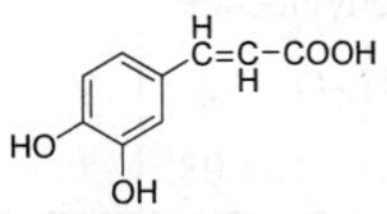 咖啡酸 Caffeic acid	苯甲酸 Benzoic acid $C_7H_6O_2$ Exact Mass: 122.04	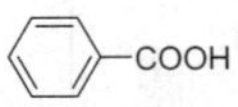 苯甲酸 Benzoic acid
金合欢素(刺槐素) Acacetin $C_{16}H_{12}O_5$ Exact Mass: 284.07	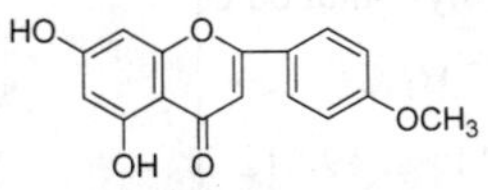 金合欢素(刺槐素) Acacetin	洋芹素 Apigenin $C_{15}H_{10}O_5$ Exact Mass: 270.05	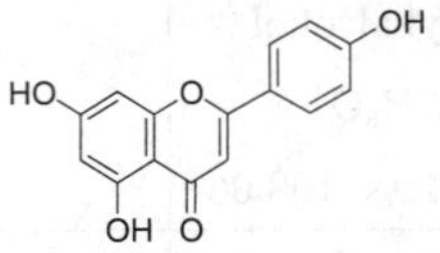 洋芹素 Apigenin
山柰酚 Kaempferol $C_{15}H_{10}O_6$ Exact Mass: 286.05	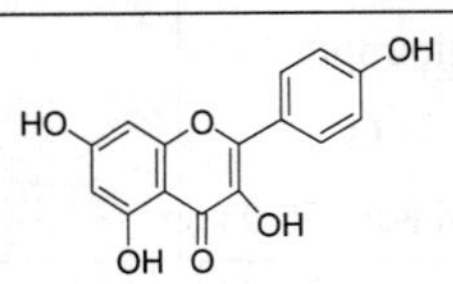 山柰酚 Kaempferol	鼠李素 Rhamnetin $C_{16}H_{12}O_7$ Exact Mass: 316.06	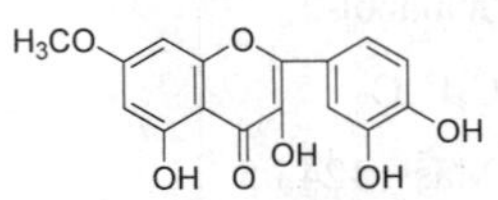 鼠李素 Rhamnetin

续表

中英文名、化学式及相对分子质量	结构图	中英文名、化学式及相对分子质量	结构图
芥子酸 Sinapic acid $C_{11}H_{12}O_5$ Exact Mass: 224.07	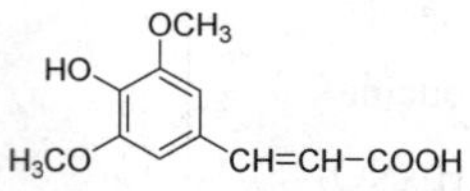 芥子酸 Sinapic acid	5-苯基-2,4-戊二烯酸 Styrene acrylic acid $C_{11}H_{10}O_2$ Exact Mass: 174.07	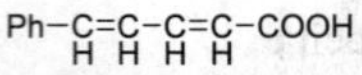 5-苯基-2,4-戊二烯酸 Styrene acrylic acid
3-羟基-4-甲氧基肉桂酸 3-Hydroxy-4-methoxy-cinnamic acid $C_{10}H_{10}O_4$ Exact Mass: 194.06	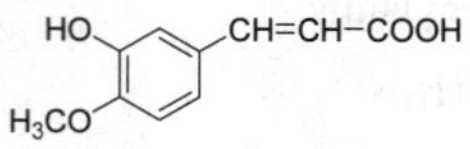 3-羟基-4-甲氧基肉桂酸 3-Hydroxy-4-methoxycinnamic acid		

除以上化学成分外，蜂胶还含有葵二酸双(2'-乙基己基)酯等。

蜂蜡

Fengla

CERA FLAVA

【化学成分】

表 1-13-11　蜂蜡主要化学成分[43, 44]

中英文名、化学式及相对分子质量	结构图	中英文名、化学式及相对分子质量	结构图
棕榈酸蜂花醇酯 Myricyl palmitate $C_{46}H_{92}O_2$ Exact Mass: 676.71	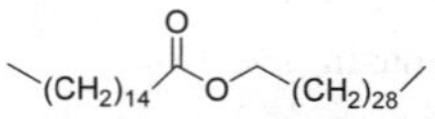 棕榈酸蜂花醇酯 Myricyl palmitate	芳樟醇 Linalool $C_{10}H_{18}O$ Exact Mass: 154.14	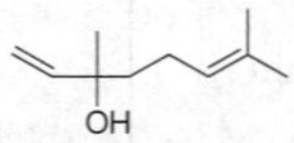 芳樟醇 Linalool
乙酸芳樟酯 Linalyl acetate $C_{12}H_{20}O_2$ Exact Mass: 196.15	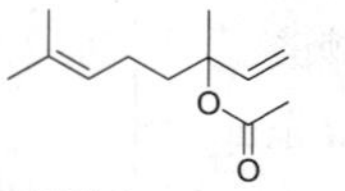 乙酸芳樟酯 Linalyl acetate	乙酸松油酯 Terpinyl acetate $C_{12}H_{20}O_2$ Exact Mass: 196.15	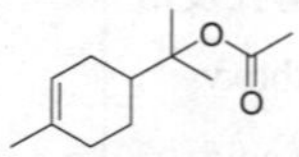 乙酸松油酯 Terpinyl acetate
苯乙酸甲酯 Methyl phenylacetate $C_9H_{10}O_2$ Exact Mass: 150.07	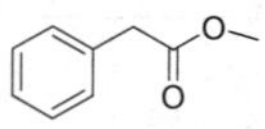 苯乙酸甲酯 Methyl phenylacetate	苯乙酸乙酯 Ethyl phenylacetate $C_{10}H_{12}O_2$ Exact Mass: 164.08	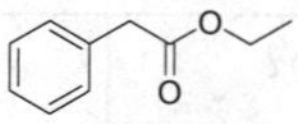 苯乙酸乙酯 Ethyl phenylacetate
苯甲醇 Benzyl alcohol C_7H_8O Exact Mass: 108.06	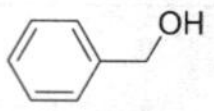 苯甲醇 Benzyl alcohol	丁酸苯乙酯 Phenylethyl butanoate $C_{12}H_{16}O_2$ Exact Mass: 192.12	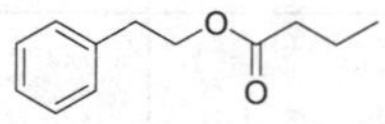 丁酸苯乙酯 Phenylethyl butanoate
愈创木酚 Guaiacol $C_7H_8O_2$ Exact Mass: 124.05	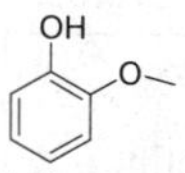 愈创木酚 Guaiacol	洋茉莉醛(胡椒醛) Heliotropin $C_8H_6O_3$ Exact Mass: 150.03	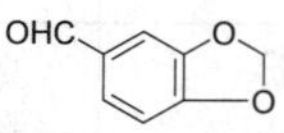 洋茉莉醛(胡椒醛) Heliotropin

续表

中英文名、化学式及相对分子质量	结构图	中英文名、化学式及相对分子质量	结构图
苯乙酸 Phenylacetic acid $C_8H_8O_2$ Exact Mass: 136.05	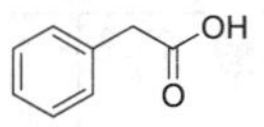 苯乙酸 Phenylacetic acid	香兰素(香草醛) Vanillin $C_8H_8O_3$ Exact Mass: 152.05	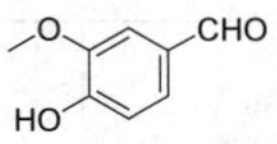 香兰素(香草醛) Vanillin
苯乙酸苄酯 Benzyl phenylacetate $C_{15}H_{14}O_2$ Exact Mass: 226.10	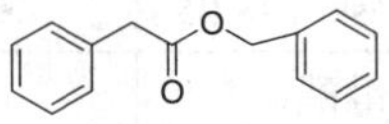 苯乙酸苄酯 Benzyl phenylacetate	肉桂酸苄酯 (桂皮酸苄酯) Benzyl cinnamate $C_{16}H_{14}O_2$ Exact Mass: 238.10	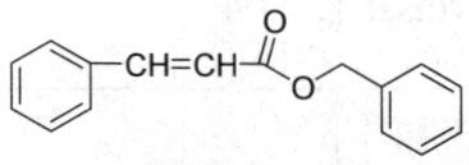 肉桂酸苄酯(桂皮酸苄酯) Benzyl cinnamate
乙酸乙酯 Ethyl acetate $C_4H_8O_2$ Exact Mass: 88.05	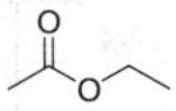 乙酸乙酯 Ethyl acetate	1,8-桉树脑(1,8-桉叶素) 1,8-Cineole $C_{10}H_{18}O$ Exact Mass: 154.14	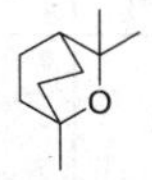 1,8-桉树脑(1,8-桉叶素) 1,8-Cineole

蜂蜜

Fengmi

MEL

【化学成分】

表 1-13-12 蜂蜜主要化学成分[45~48]

中英文名、化学式及相对分子质量	结构图	中英文名、化学式及相对分子质量	结构图
蔗糖 Sucrose $C_{12}H_{22}O_{11}$ Exact Mass: 342.12	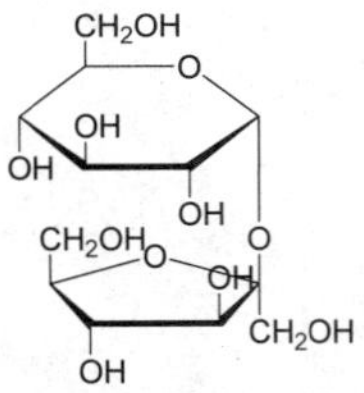 蔗糖 Sucrose	葡萄糖 Glucose $C_6H_{12}O_6$ Exact Mass: 180.06	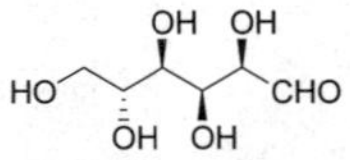 葡萄糖 Glucose
果糖 Fructose $C_6H_{12}O_6$ Exact Mass: 180.06	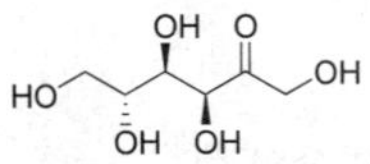 果糖 Fructose	槲皮素 Quercetin $C_{15}H_{10}O_7$ Exact Mass: 302.04	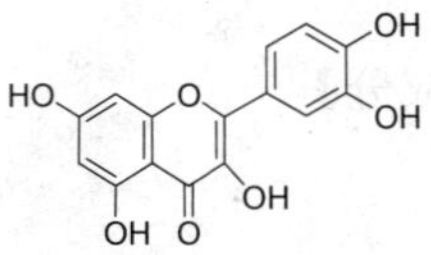 槲皮素 Quercetin
金合欢素 Acacetin $C_{16}H_{12}O_5$ Exact Mass: 284.07	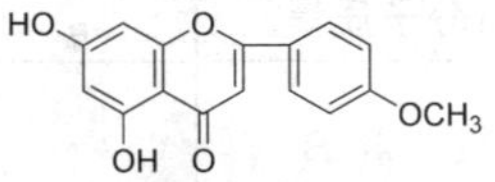 金合欢素 Acacetin	皂草黄素 Saponaretin $C_{21}H_{20}O_{10}$ Exact Mass: 432.11	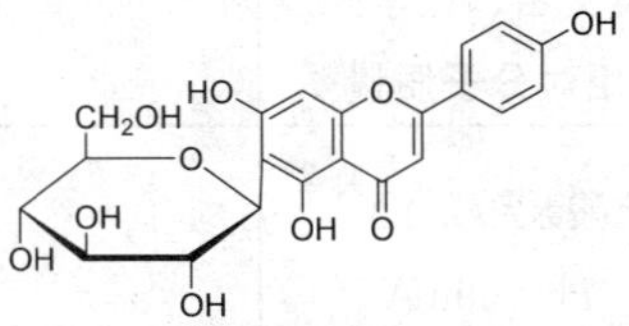 皂草黄素 Saponaretin
丁香酸 Syringic acid $C_9H_{10}O_5$ Exact Mass: 198.05	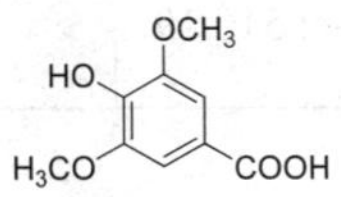 丁香酸 Syringic acid	苯乳酸 Phenyllactic acid $C_9H_{10}O_3$ Exact Mass: 166.06	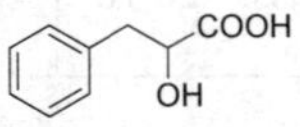 苯乳酸 Phenyllactic acid

续表

中英文名、化学式及相对分子质量	结构图	中英文名、化学式及相对分子质量	结构图
苯甲酸 Benzoic acid $C_7H_6O_2$ Exact Mass: 122.04	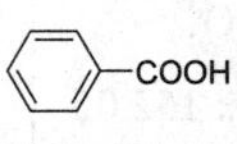 苯甲酸 Benzoic acid	苯丙烯酸 (肉桂酸，桂皮酸) Cinnamic acid $C_9H_8O_2$ Exact Mass: 148.05	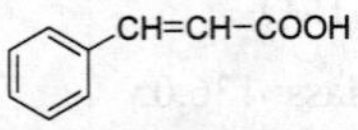 苯丙烯酸(肉桂酸，桂皮酸) Cinnamic acid
2-呋喃甲醇 2-Furfuryl alcohol $C_5H_6O_2$ Exact Mass: 98.04	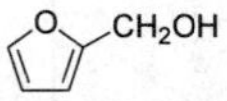 2-呋喃甲醇 2-Furfuryl alcohol	乙醇醛 Glycolaldehyde $C_2H_4O_2$ Exact Mass: 60.02	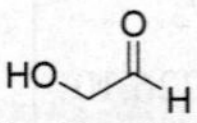 乙醇醛 Glycolaldehyde
糠醛 Furfural $C_5H_4O_2$ Exact Mass: 96.02	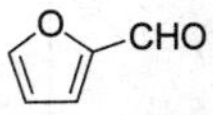 糠醛 Furfural	1-羟基-2-丙酮 1-Hydroxy-2-acetone $C_3H_6O_2$ Exact Mass: 74.04	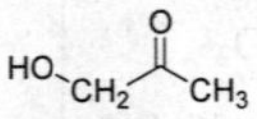 1-羟基-2-丙酮 1-Hydroxy-2-acetone
乙酸 Acetic acid $C_2H_4O_2$ Exact Mass: 60.02	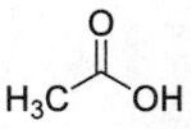 乙酸 Acetic acid	苯乙酸乙酯 Ethyl phenylacetate $C_{10}H_{12}O_2$ Exact Mass: 164.08	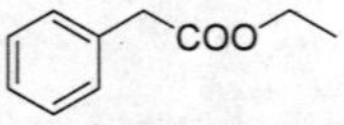 苯乙酸乙酯 Ethyl phenylacetate
角鲨烯 Squalene $C_{30}H_{50}$ Exact Mass: 410.39	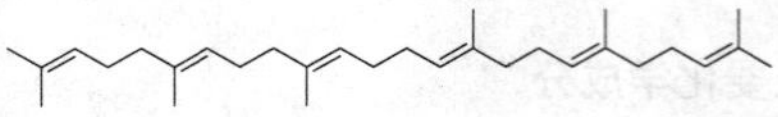 角鲨烯 Squalene	2-羟基-2-环戊烯-1-酮 2-Hydroxy-2-cyclopenten-1-one $C_5H_6O_2$ Exact Mass: 98.04	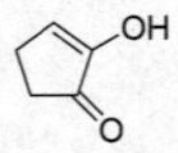 2-羟基-2-环戊烯-1-酮 2-Hydroxy-2-cyclopenten-1-one

除以上化学成分外，蜂蜜还含有生松树醇、过氧化氢等。

锦灯笼

Jindenglong

PHYSALIS CALYX SEU FRUCTUS

【化学成分】

表 1-13-13 锦灯笼主要化学成分[49~52]

中英文名、化学式及相对分子质量	结构图	中英文名、化学式及相对分子质量	结构图
酸浆苦素 A Physalin A $C_{28}H_{30}O_{10}$ Exact Mass: 526.18	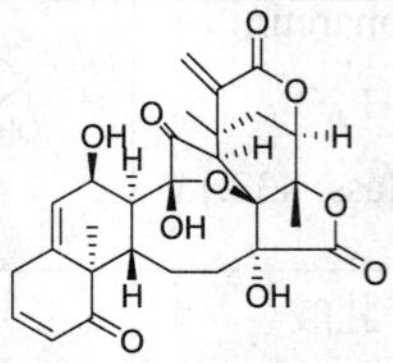 酸浆苦素 A Physalin A	酸浆苦素 B Physalin B $C_{28}H_{30}O_9$ Exact Mass: 510.19	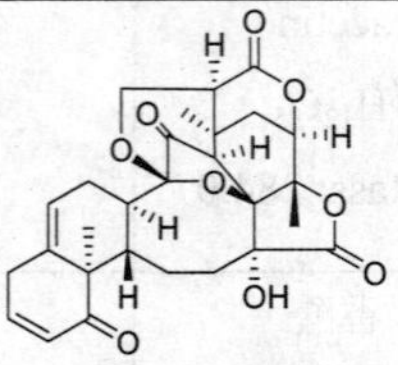 酸浆苦素 B Physalin B

续表

中英文名、化学式及相对分子质量	结构图	中英文名、化学式及相对分子质量	结构图
酸浆苦素 R Physalin R $C_{28}H_{30}O_9$ Exact Mass: 510.19	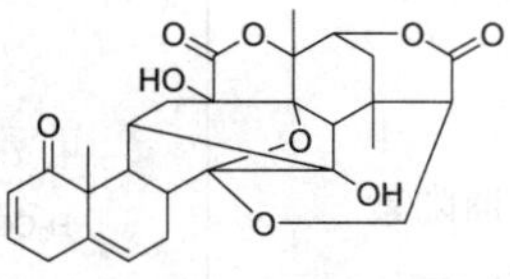 酸浆苦素 R Physalin R	豆甾醇 Stigmasterol $C_{29}H_{48}O$ Exact Mass: 412.37	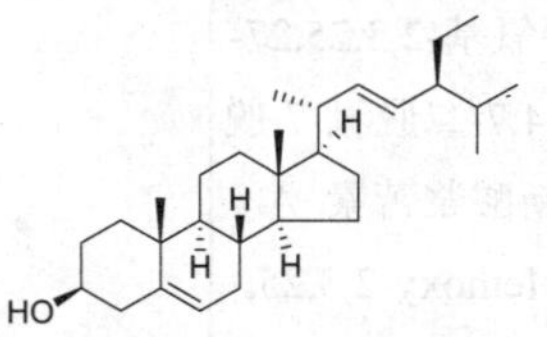 豆甾醇 Stigmasterol
酸浆苦素 L Physalin L $C_{28}H_{32}O_{10}$ Exact Mass: 528.20	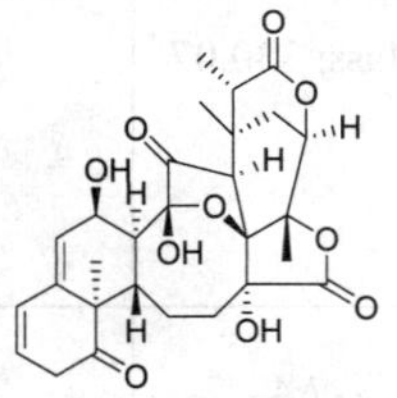 酸浆苦素 L Physalin L	酸浆苦素 M Physalin M $C_{28}H_{32}O_9$ Exact Mass: 512.20	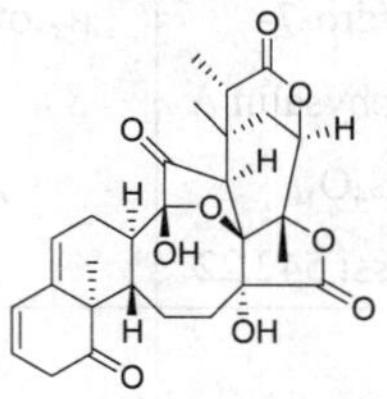 酸浆苦素 M Physalin M
阿魏酸 Ferulic acid $C_{10}H_{10}O_4$ Exact Mass: 194.06	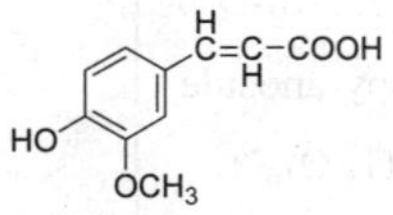 阿魏酸 Ferulic acid	*β*-谷甾醇 *β*-Sitosterol $C_{29}H_{50}O$ Exact Mass: 414.39	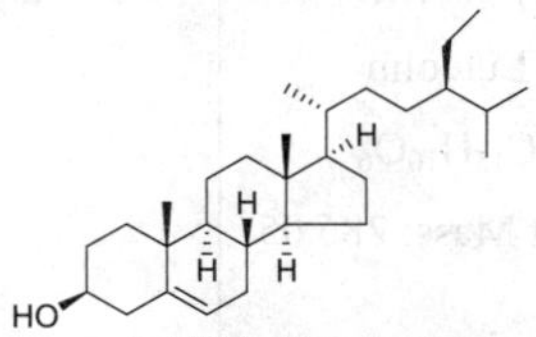 *β*-谷甾醇 *β*-Sitosterol
4,7-二脱氢新酸浆苦素 B 4,7-Didehydroneophy-salin B $C_{28}H_{28}O_9$ Exact Mass: 508.17	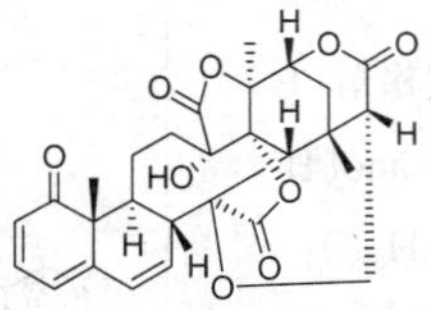 4,7-二脱氢新酸浆苦素 B 4,7-Didehydroneophysalin B	酸浆苦素 P Physalin P $C_{28}H_{30}O_{10}$ Exact Mass: 526.18	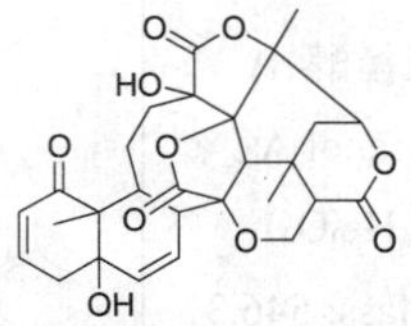 酸浆苦素 P Physalin P
胡萝卜苷 Daucosterol $C_{35}H_{60}O_6$ Exact Mass: 576.44	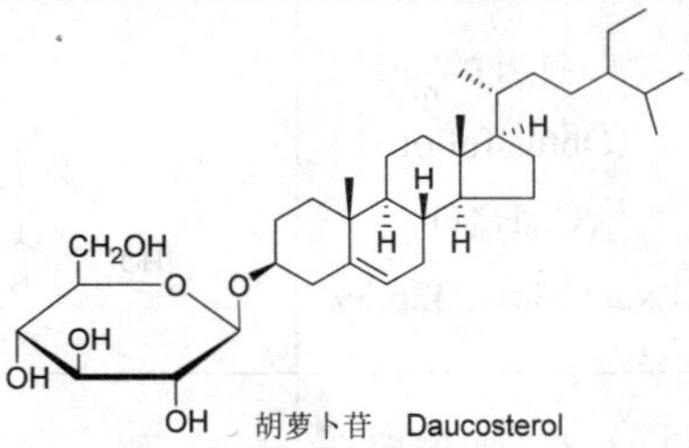 胡萝卜苷 Daucosterol	酸浆苦素 D Physalin D $C_{28}H_{32}O_{11}$ Exact Mass: 544.19	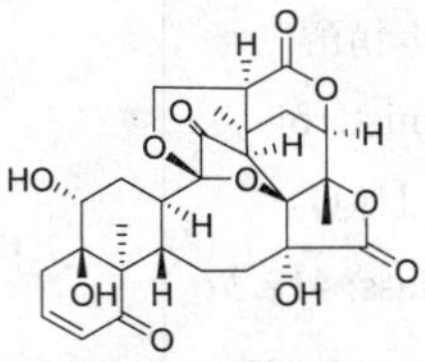 酸浆苦素 D Physalin D
酸浆苦素 O Physalin O $C_{28}H_{32}O_{10}$ Exact Mass: 528.20	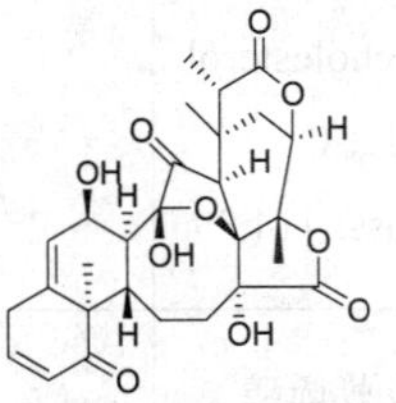 酸浆苦素 O Physalin O	3*β*-羟基-2,3-二氢-4,7-二脱氢新酸浆苦素B Physalin W $C_{28}H_{30}O_{10}$ Exact Mass: 526.18	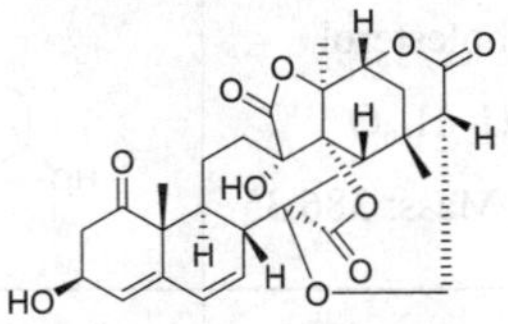 3*β*-羟基-2,3-二氢-4,7-二脱氢新酸浆苦素 B 3*β*-Hydroxy-2,3-dihydro-4,7-didehydroneophysalin B
3*α*-羟基-2,3-二氢-4,7-二脱氢新酸浆苦素B 3*α*-Hydroxy-2,3-dihydro-4,7-didehydroneophysalin B $C_{28}H_{30}O_{10}$ Exact Mass: 526.18	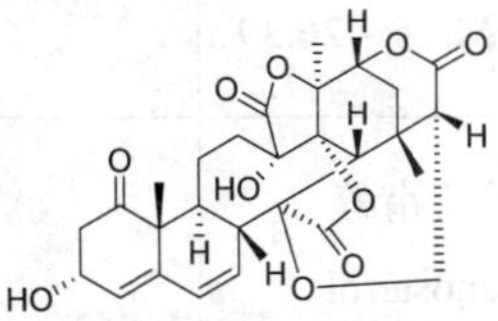 3*α*-羟基-2,3-二氢-4,7-二脱氢新酸浆苦素 B 3*α*-Hydroxy-2,3-dihydro-4,7-didehydroneophysalin B	3*α*-甲氧基-2,3,25,27-四氢-4,7-二脱氢-7-脱氧新酸浆苦素A 3*α*-Methoxy-2,3,25,27-tetrahydro-4,7-didehydro-7-deoxyneophysalin A $C_{29}H_{34}O_{10}$ Exact Mass: 542.22	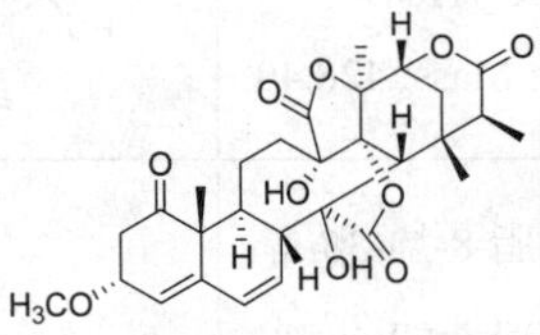 3*α*-甲氧基-2,3,25,27-四氢-4,7-二脱氢-7-脱氧新酸浆苦素A 3*α*-Methoxy-2,3,25,27-tetrahydro-4,7-didehydro-7-deoxyneophysalin A

续表

中英文名、化学式及相对分子质量	结构图	中英文名、化学式及相对分子质量	结构图
3β-甲氧基-2,3,25,27-四氢-4,7-二脱氢-7-脱氧新酸浆苦素 A 3β-Methoxy-2,3,25,27-tetrahydro-4,7-didehydro-7-deoxyneophysalin A $C_{29}H_{34}O_{10}$ Exact Mass: 542.22	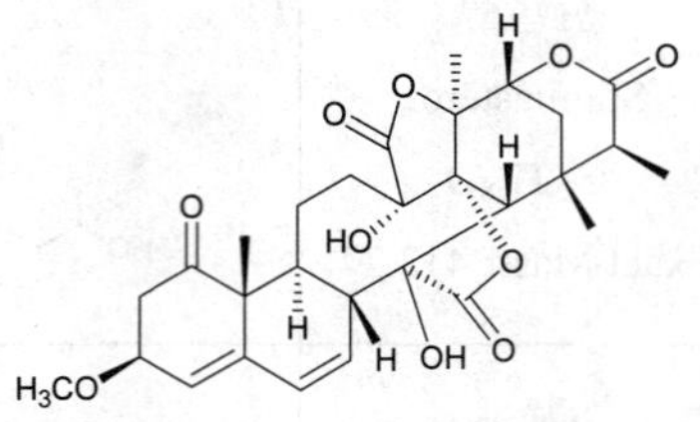 3β-甲氧基-2,3,25,27-四氢-4,7-二脱氢-7-脱氧新酸浆苦素 A 3β-Methoxy-2,3,25,27-tetrahydro-4,7-didehydro-7-deoxyneophysalin A	商陆素 Ombuine $C_{17}H_{14}O_7$ Exact Mass: 330.07	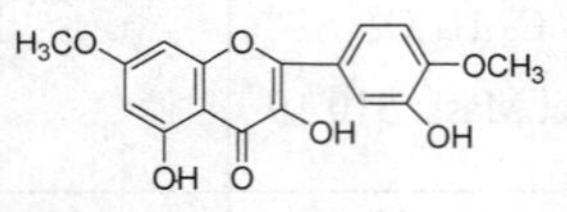 商陆素 Ombuine
木犀草素 Luteolin $C_{15}H_{10}O_6$ Exact Mass: 286.05	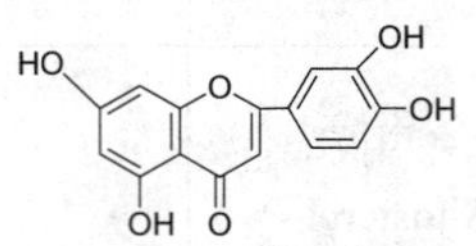 木犀草素 Luteolin	木犀草素-7,4'-二-O-β-D-葡萄糖苷 Luteolin-7,4'-di-O-β-D-glucopyranoside $C_{27}H_{30}O_{16}$ Exact Mass: 610.15	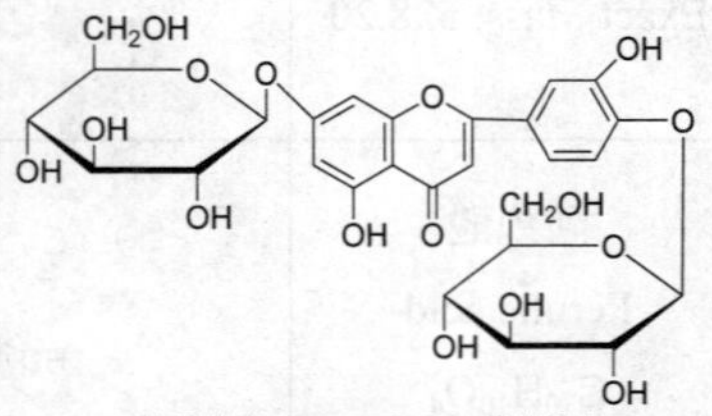 木犀草素-7,4'-二-O-β-D-葡萄糖苷 Luteolin-7,4'-di-O-β-D-glucopyranoside
酸浆甾醇 A Physanol A $C_{36}H_{50}O_4$ Exact Mass: 546.37	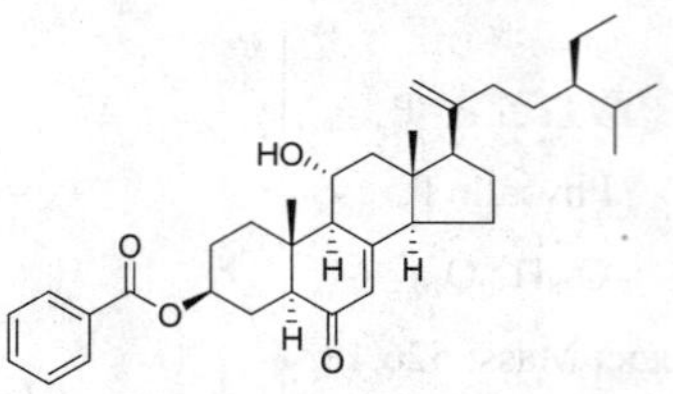 酸浆甾醇 A Physanol A	酸浆甾醇 B Physanol B $C_{36}H_{52}O_4$ Exact Mass: 548.39	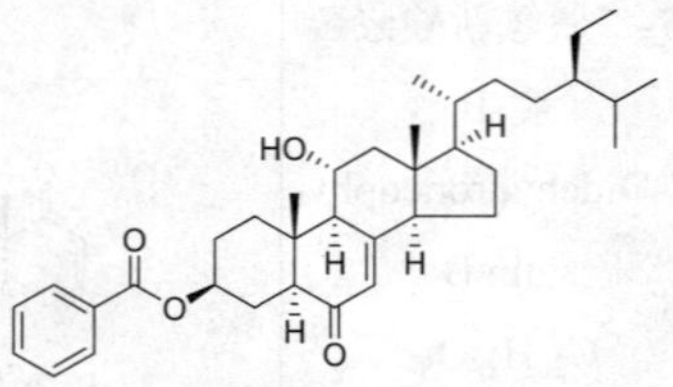 酸浆甾醇 B Physanol B
禾本甾醇 Gramisterol $C_{29}H_{48}O$ Exact Mass: 412.37	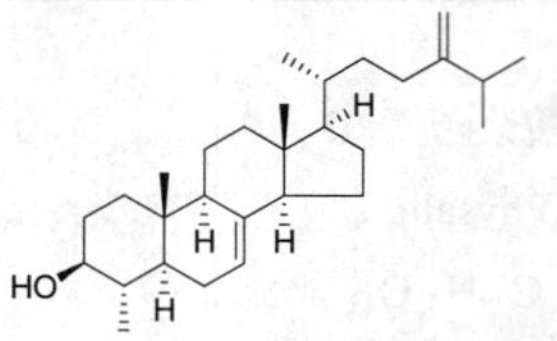 禾本甾醇 Gramisterol	钝叶醇 Obtusifoliol $C_{30}H_{50}O$ Exact Mass: 426.39	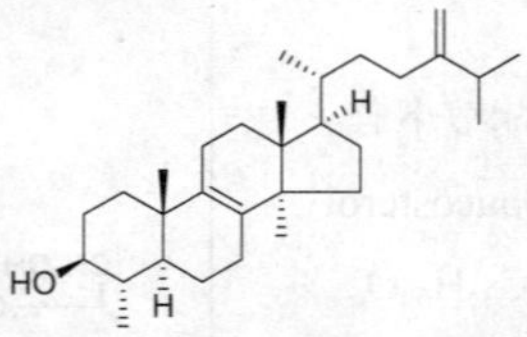 钝叶醇 Obtusifoliol
胆甾醇 Cholesterol $C_{27}H_{46}O$ Exact Mass: 386.35	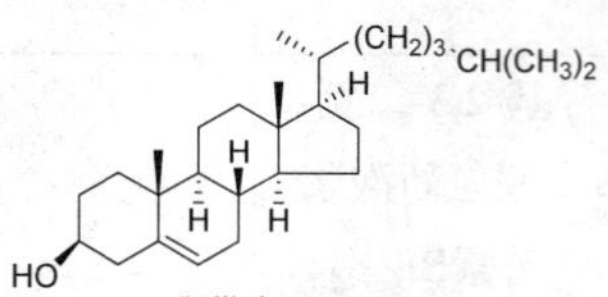 胆甾醇 Cholesterol	24-乙基胆甾醇 24-Ethyl cholesterol $C_{29}H_{50}O$ Exact Mass: 414.39	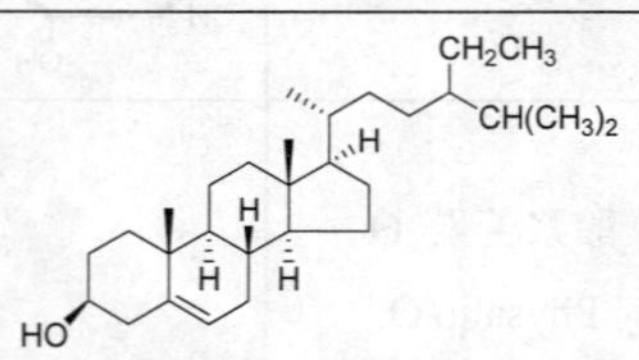 24-乙基胆甾醇 24-Ethyl cholesterol
环木菠萝烷醇 Cycloartanol $C_{30}H_{52}O$ Exact Mass: 428.40	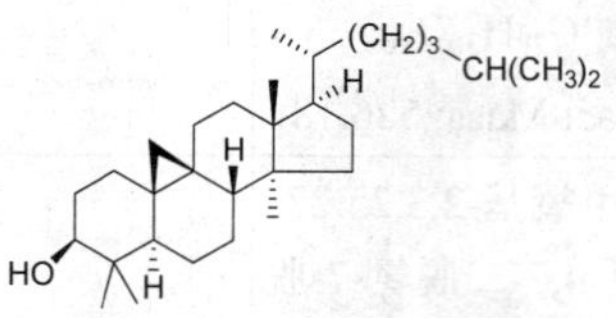 环木菠萝烷醇 Cycloartanol	环木菠萝烯醇 Cycloatenol $C_{30}H_{50}O$ Exact Mass: 426.39	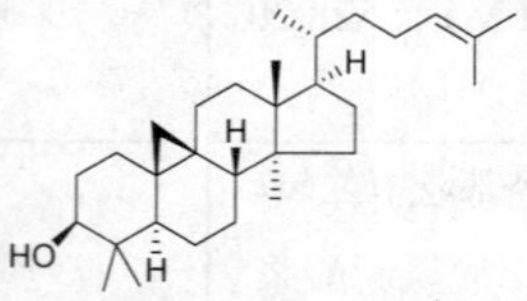 环木菠萝烯醇 Cycloatenol
羊毛脂-8-烯-3β-醇 Lanost-8-en-3β-ol $C_{30}H_{52}O$ Exact Mass: 428.40	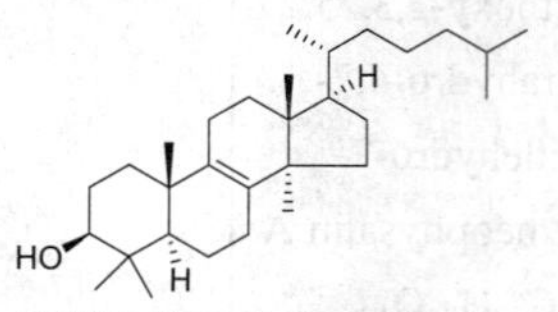 羊毛脂-8-烯-3β-醇 Lanost-8-en-3β-ol	羊毛甾醇 Lanosterol $C_{30}H_{50}O$ Exact Mass: 426.39	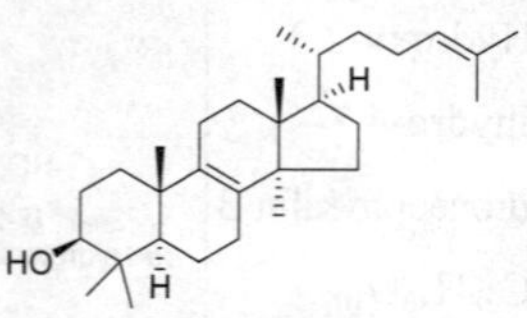 羊毛甾醇 Lanosterol

续表

中英文名、化学式及相对分子质量	结构图	中英文名、化学式及相对分子质量	结构图
24-亚甲基-8-羊毛甾烯-3β-醇 24-Methylenelanost-8-en-3β-ol $C_{31}H_{52}O$ Exact Mass: 440.40	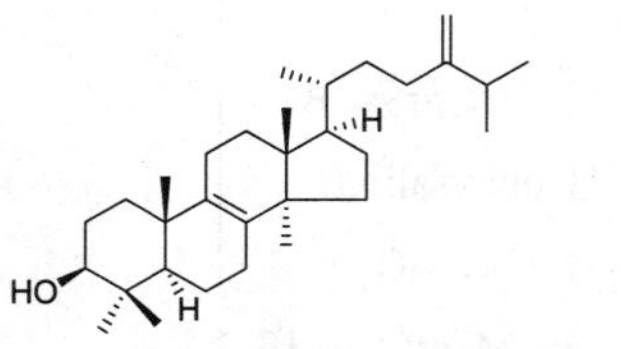 24-亚甲基-8-羊毛甾烯-3β-醇 24-Methylenelanost-8-en-3β-ol	24-亚甲基环木菠萝烷醇 24-Methylenecycloar-tanol $C_{31}H_{52}O$ Exact Mass: 440.40	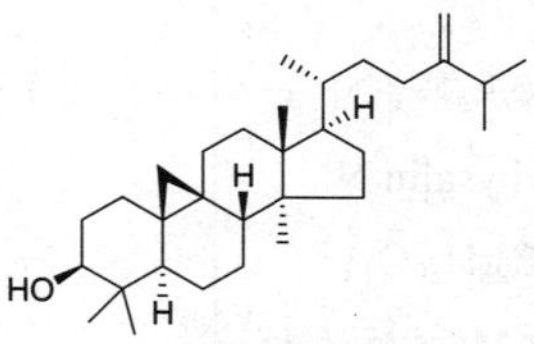 24-亚甲基环木菠萝烷醇 24-Methylenecycloartanol
3α-巴豆酰莨菪碱 3α-(Tigloyloxy)tropane $C_{13}H_{21}NO_2$ Exact Mass: 223.16	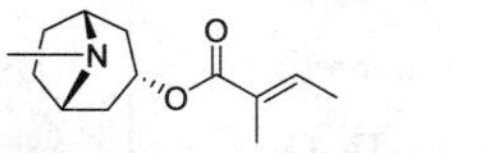 3α-巴豆酰莨菪碱　3α-(Tigloyloxy)tropane	巴豆酰莨菪碱 Tigloidine $C_{13}H_{21}NO_2$ Exact Mass: 223.16	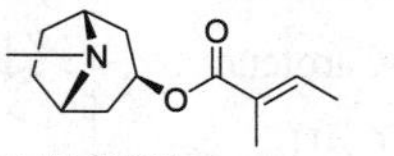 巴豆酰莨菪碱　Tigloidine
托品碱 Tropidine $C_8H_{13}N$ Exact Mass: 123.10	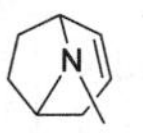 托品碱　Tropidine	假托品碱 Pseudotropidine $C_8H_{15}NO$ Exact Mass: 141.12	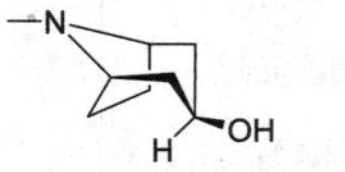 假托品碱　Pseudotropidine
木犀草素-7-β-D-葡萄糖苷 Luteolin-7-β-D-glucopyranosid $C_{21}H_{20}O_{11}$ Exact Mass: 448.10	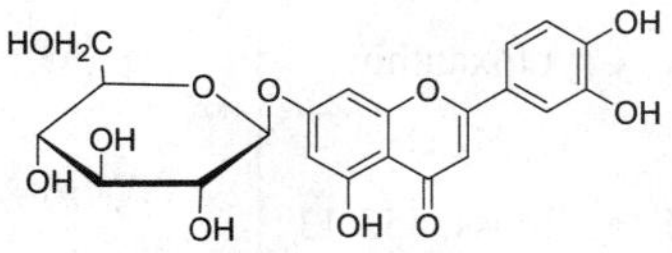 木犀草素-7-β-D-葡萄糖苷 Luteolin-7-β-D-glucopyranoside	红古豆碱 Cuscohygrine $C_{13}H_{24}N_2O$ Exact Mass: 224.19	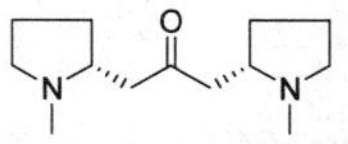 红古豆碱　Cuscohygrine
酸浆双古豆碱 Phygrine $C_{16}H_{28}N_2O_2$ Exact Mass: 280.22	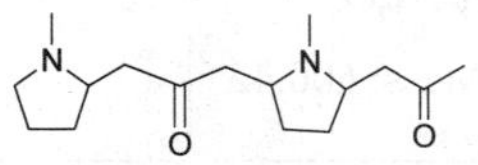 酸浆双古豆碱　Phygrine	酸浆苦素　C Physalin C $C_{28}H_{30}O_9$ Exact Mass: 510.19	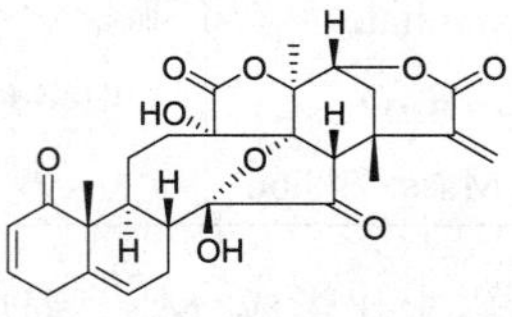 酸浆苦素C　Physalin C
酸浆苦素　E Physalin E $C_{28}H_{32}O_{11}$ Exact Mass: 544.19	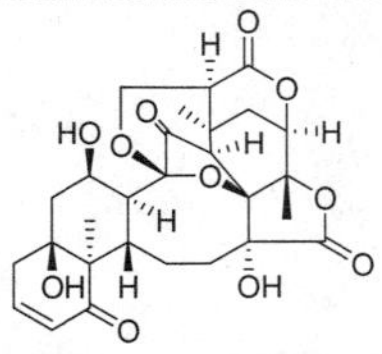 酸浆苦素 E　Physalin E	酸浆苦素　F Physalin F $C_{28}H_{30}O_{10}$ Exact Mass: 526.18	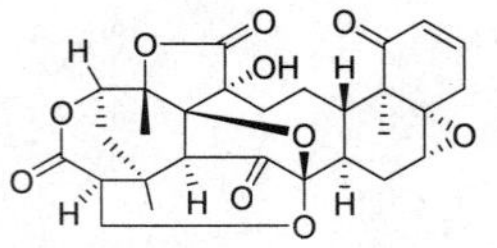 酸浆苦素 F　Physalin F
酸浆苦素　G Physalin G $C_{28}H_{30}O_{10}$ Exact Mass: 526.18	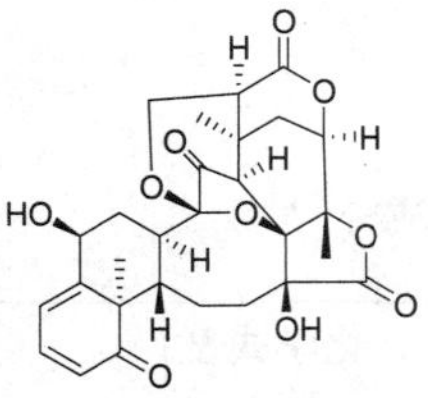 酸浆苦素 G　Physalin G	酸浆苦素　H Physalin H $C_{28}H_{31}ClO_{10}$ Exact Mass: 562.16	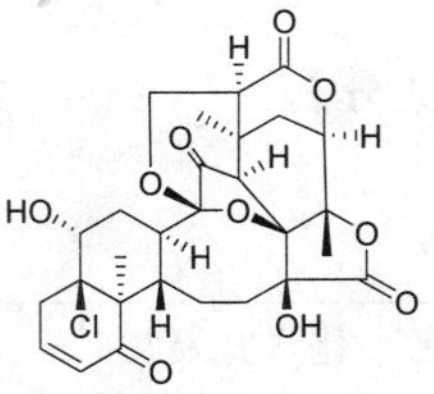 酸浆苦素 H　Physalin H
酸浆苦素　I Physalin I $C_{29}H_{34}O_{11}$ Exact Mass: 558.21	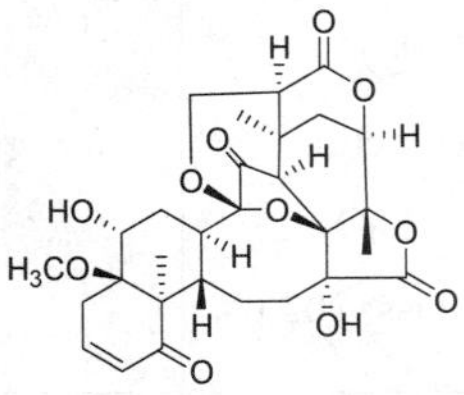 酸浆苦素 I　Physalin I	酸浆苦素　K (酸浆苦素　Q) Physalin K (Physalin Q) $C_{28}H_{30}O_{12}$ Exact Mass: 558.17	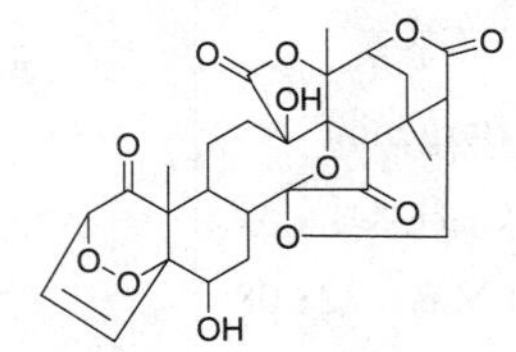 酸浆苦素 K (酸浆苦素 Q)　Physalin K (Physalin Q)

续表

中英文名、化学式及相对分子质量	结构图	中英文名、化学式及相对分子质量	结构图
酸浆苦素N Physalin N $C_{28}H_{30}O_{10}$ Exact Mass: 526.18	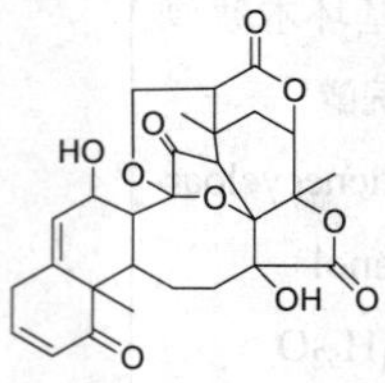 酸浆苦素 N Physalin N	异酸浆苦素 B Isophysalin B $C_{28}H_{30}O_{9}$ Exact Mass: 510.19	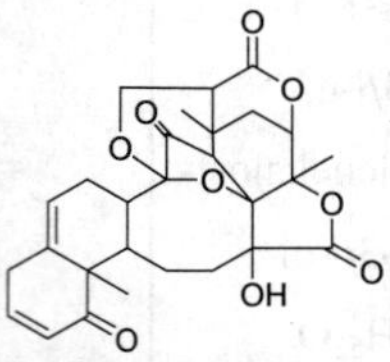 异酸浆苦素 B Isophysalin B
胡萝卜素 *β*-Carotene $C_{40}H_{56}$ Exact Mass: 536.44	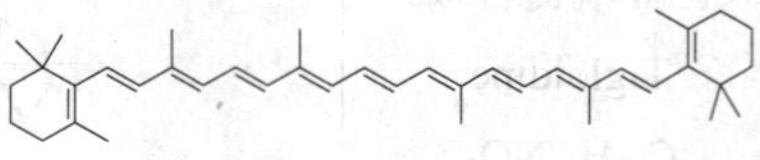 胡萝卜素 *β*-Carotene	槲皮素 Quercetin $C_{15}H_{10}O_{7}$ Exact Mass: 302.04	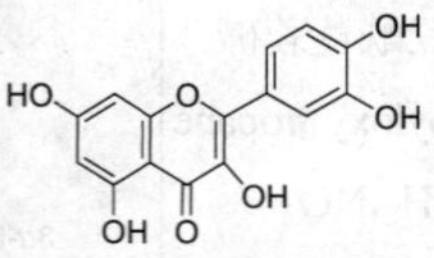 槲皮素 Quercetin
咖啡酸 Caffeic acid $C_{9}H_{8}O_{4}$ Exact Mass: 180.04	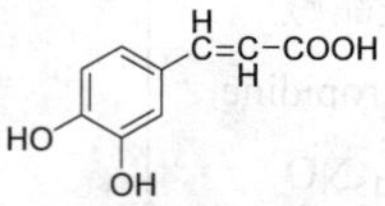 咖啡酸 Caffeic acid	桂皮酸(肉桂酸) Cinnamic acid $C_{9}H_{8}O_{2}$ Exact Mass: 148.05	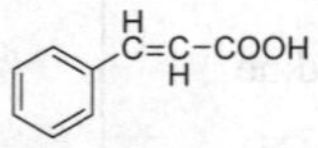 桂皮酸(肉桂酸) Cinnamic acid
甘醇酸 Glycolic acid $C_{2}H_{4}O_{3}$ Exact Mass: 76.02	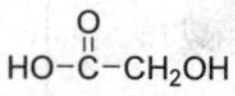 甘醇酸 Glycolic acid	隐黄素(新-*β*-隐黄素) Cryptoxanthin $C_{40}H_{56}O$ Exact Mass: 552.43	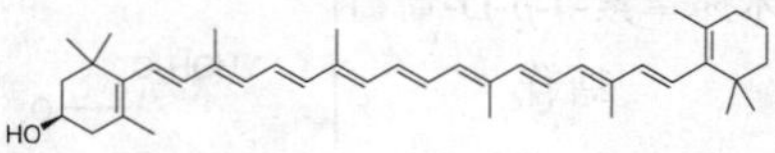 隐黄素(新-*β*-隐黄素) Cryptoxanthine
β-隐黄素棕榈酸酯 *β*-Cryptoxanthin palmitate $C_{56}H_{86}O_{2}$ Exact Mass: 790.66	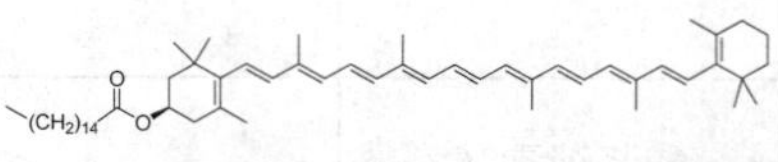 *β*-隐黄素棕榈酸酯 *β*-Cryptoxanthin palmitate	金黄素 Auroxanthin $C_{40}H_{56}O_{4}$ Exact Mass: 600.42	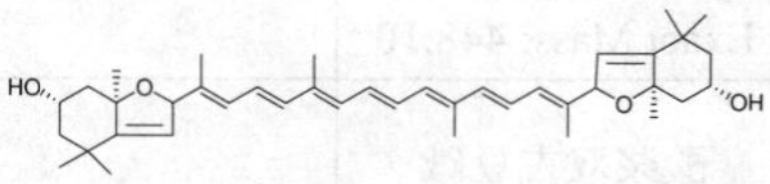 金黄素 Auroxanthin

除以上化学成分外，锦灯笼还含有*N*-氧化-3*α*-巴豆酰莨菪碱、14*α*-甲基-胆甾-9-烯-3*β*-醇、酸浆素、变黄素、酸浆根素等。

矮地茶

Aidicha

ARDISIAE JAPONICAE HERBA

【化学成分】

表 1-13-14 矮地茶主要化学成分[53, 54]

中英文名、化学式及相对分子质量	结构图	中英文名、化学式及相对分子质量	结构图
矮茶素 Bergenin $C_{14}H_{16}O_{9}$ Exact Mass: 328.08	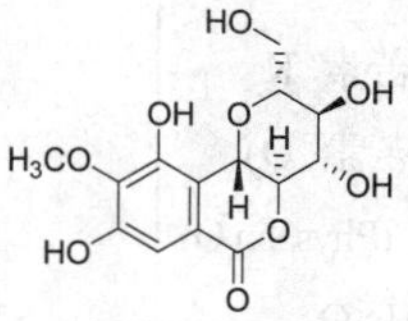 矮茶素 Bergenin	槲皮素 Quercetin $C_{15}H_{10}O_{7}$ Exact Mass: 302.04	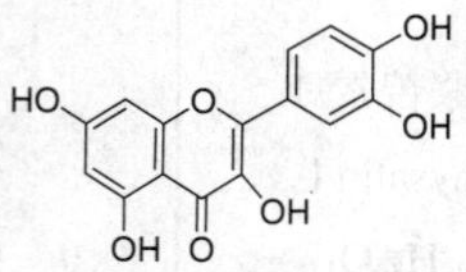 槲皮素 Quercetin

续表

中英文名、化学式及相对分子质量	结构图	中英文名、化学式及相对分子质量	结构图
山柰酚 Kaempferol $C_{15}H_{10}O_6$ Exact Mass: 286.05	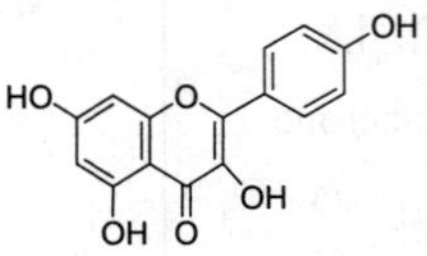 山柰酚 Kaempferol		

满山红

Manshanhong

RHODODENDRI DAURICI FOLIUM

【化学成分】

表 1-13-15 满山红主要化学成分[55~59]

中英文名、化学式及相对分子质量	结构图	中英文名、化学式及相对分子质量	结构图
金丝桃苷 Hyperoside $C_{21}H_{20}O_{12}$ Exact Mass: 464.10	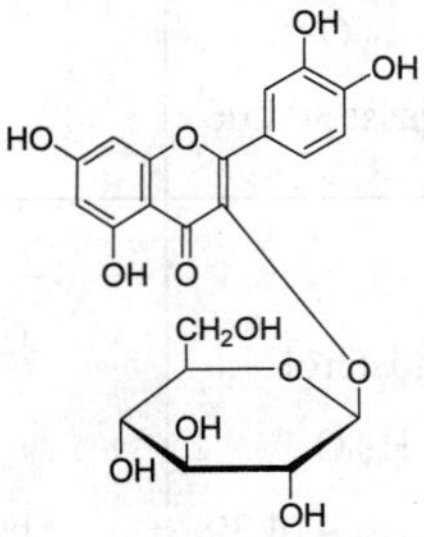 金丝桃苷 Hyperoside	山柰酚 Kaempferol $C_{15}H_{10}O_6$ Exact Mass: 286.05	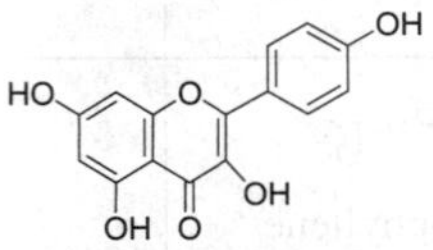 山柰酚 Kaempferol
槲皮素 Quercetin $C_{15}H_{10}O_7$ Exact Mass: 302.04	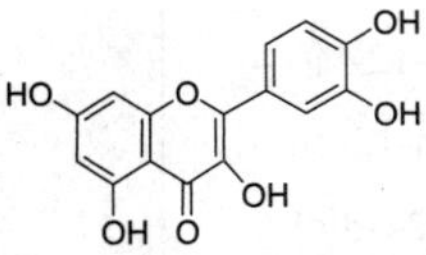 槲皮素 Quercetin	杨梅酮(杨梅素) Myricetin $C_{15}H_{10}O_8$ Exact Mass: 318.04	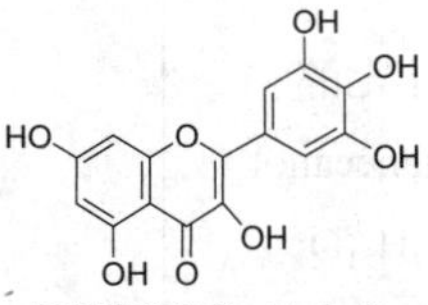 杨梅酮(杨梅素) Myricetin
杜鹃素 Farrerol $C_{17}H_{16}O_5$ Exact Mass: 300.10	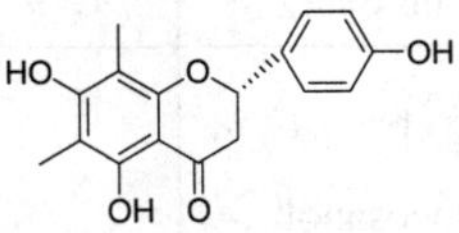 杜鹃素 Farrerol	8-去甲杜鹃素 8-Demethylfarrerol $C_{16}H_{14}O_5$ Exact Mass: 286.08	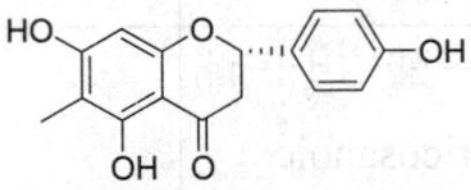 8-去甲杜鹃素 8-Demethylfarrerol
异金丝桃苷 Isohyperoside $C_{21}H_{20}O_{13}$ Exact Mass: 480.09	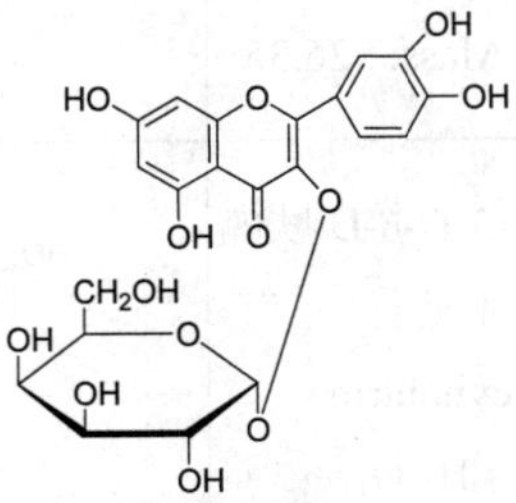 异金丝桃苷 Isohyperoside	莨菪亭(东莨菪素) Scopoletin $C_{10}H_8O_4$ Exact Mass: 192.04	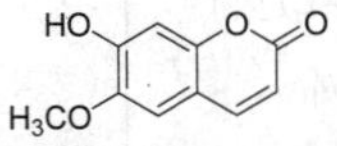 莨菪亭(东莨菪素) Scopoletin
伞形酮(伞形花内酯) Umbelliferone $C_9H_6O_3$ Exact Mass: 162.03	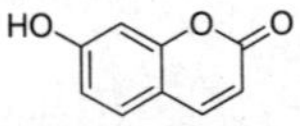 伞形酮(伞形花内酯) Umbelliferone	梫木毒素 Andromedotoxin $C_{22}H_{36}O_7$ Exact Mass: 412.25	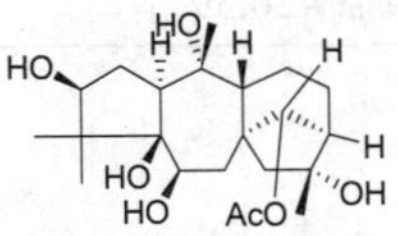 梫木毒素 Andromedotoxin

续表

中英文名、化学式及相对分子质量	结构图	中英文名、化学式及相对分子质量	结构图
氢醌 Hydroquinone $C_6H_6O_2$ Exact Mass: 110.04	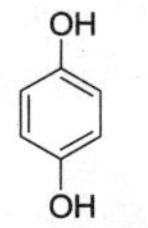 氢醌 Hydroquinone	牻牛儿酮 Germacrone $C_{15}H_{22}O$ Exact Mass: 218.17	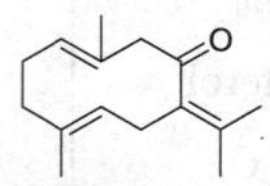 牻牛儿酮 Germacrone
1-薄荷醇 Menthol $C_{10}H_{20}O$ Exact Mass: 156.15	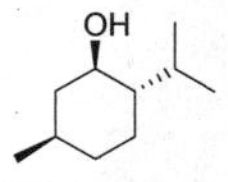 1-薄荷醇 Menthol	杜松脑 Juniper camphor $C_{15}H_{26}O$ Exact Mass: 222.20	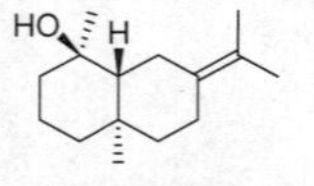 杜松脑 Juniper camphor
α-桉叶醇 *α*-Eudesmol $C_{15}H_{26}O$ Exact Mass: 222.20	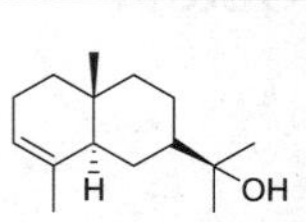 *α*-桉叶醇 α-Eudesmol	*β*-桉叶醇 *β*-Eudesmol $C_{15}H_{26}O$ Exact Mass: 222.20	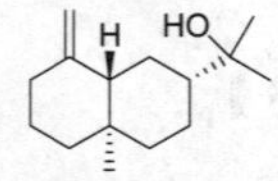 *β*-桉叶醇 *β*-Eudesmol
γ-桉叶醇 *γ*-Eudesmol $C_{15}H_{26}O$ Exact Mass: 222.20	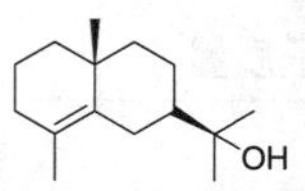 *γ*-桉叶醇 *γ*-Eudesmol	二氢槲皮素 Taxifolin $C_{15}H_{12}O_7$ Exact Mass: 304.06	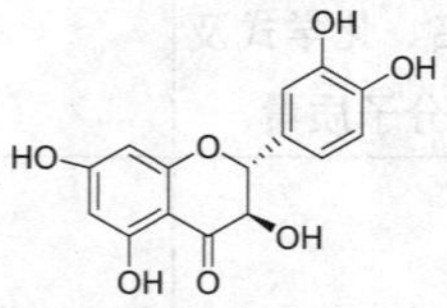 二氢槲皮素 Taxifolin
石竹烯 Carophyllene $C_{15}H_{24}$ Exact Mass: 204.19	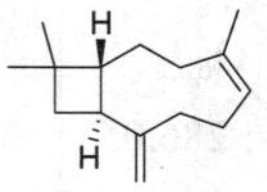 石竹烯 Carophyllene	*β*-谷甾醇 *β*-Sitosterol $C_{29}H_{50}O$ Exact Mass: 414.39	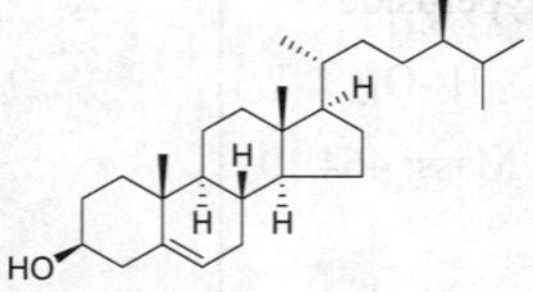 *β*-谷甾醇 *β*-Sitosterol
正十七醇 *n*-Hetanecanol $C_{17}H_{51}O$ Exact Mass: 271.39	$H_3C-(CH_3)_{15}-CH_2OH$ 正十七醇 *n*-Hetanecanol	3*β*,24-二羟基-齐墩果烷-12-烯 Olean-12-ene-3*β*,24-diol $C_{30}H_{50}O_2$ Exact Mass: 442.38	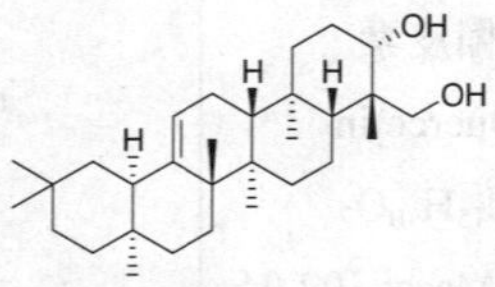 3*β*,24-二羟基-齐墩果烷-12-烯 Olean-12-ene-3*β*,24-diol
正二十三酸二十三酯 *n*-Tricosanoic acid-tricosyltrans $C_{46}H_{92}O_2$ Exact Mass: 676.71	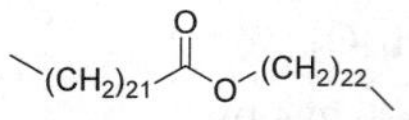 正二十三酸二十三酯 *n*-Tricosanoic acid-tricosyltrans	正二十二醇 *n*-Docosanol $C_{22}H_{46}O$ Exact Mass: 326.35	$H_3C-(CH_2)_{20}-CH_2OH$ 正二十二醇 *n*-Docosanol
3*β*-羟基-齐墩果烷-12-烯 3*β*-Hydroxy-olean-12-ene(*β*-amyrin) $C_{30}H_{50}O$ Exact Mass: 426.39	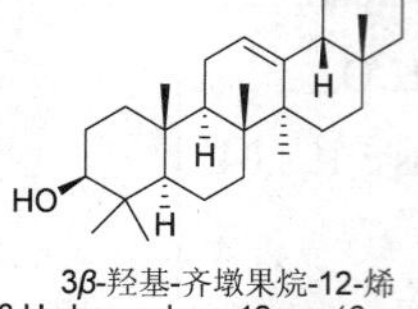 3*β*-羟基-齐墩果烷-12-烯 3*β*-Hydroxy-olean-12-ene(*β*-amyrin)	槲皮素-3-*O*-*β*-D-呋喃木糖苷 Reynoutrin $C_{20}H_{18}O_{11}$ Exact Mass: 434.08	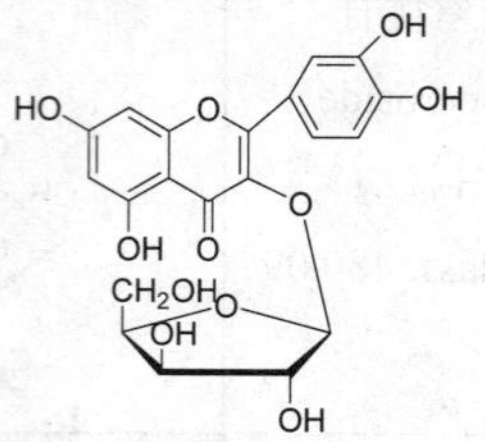 槲皮素-3-*O*-*β*-D-呋喃木糖苷 Reynoutrin

续表

中英文名、化学式及相对分子质量	结构图	中英文名、化学式及相对分子质量	结构图
正十八碳酸(硬脂酸) Stearic acid $C_{18}H_{36}O_2$ Exact Mass: 284.27	HOOC—$(CH_2)_{16}$—CH_3 正十八碳酸(硬脂酸) Stearic acid	萹蓄苷 Avicularin $C_{20}H_{18}O_{11}$ Exact Mass: 434.08	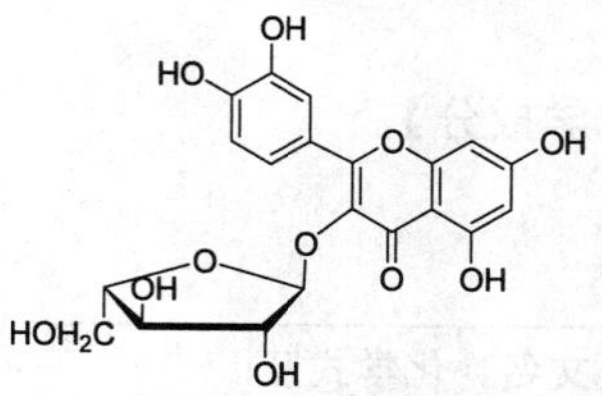 萹蓄苷 Avicularin
5-甲基山柰酚 5-Methyl kaempferol $C_{16}H_{12}O_6$ Exact Mass: 300.06	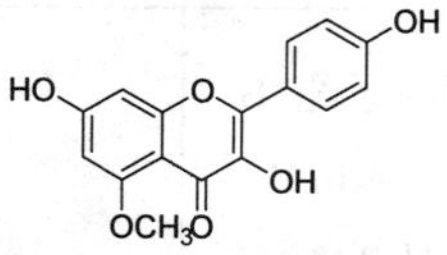 5-甲基山柰酚 5-Methyl kaempferol	没食子酸 Gallic acid $C_7H_6O_5$ Exact Mass: 170.02	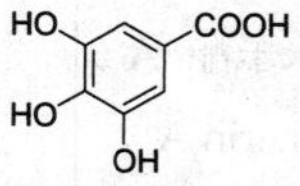 没食子酸 Gallic acid
丁香酸 Syringic acid $C_9H_{10}O_5$ Exact Mass: 198.05	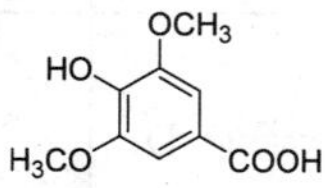 丁香酸 Syringic acid	对羟基苯甲酸 *p*-Hydroxybenzoic acid $C_7H_6O_3$ Exact Mass: 138.03	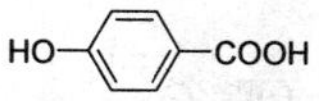 对羟基苯甲酸 *p*-Hydroxybenzoic acid
杜鹃酮 Germacrone $C_{15}H_{22}O$ Exact Mass: 218.17	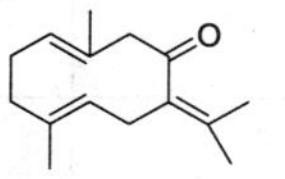 杜鹃酮 Germacrone	齐墩果酸 Oleanolic acid $C_{30}H_{48}O_3$ Exact Mass: 456.36	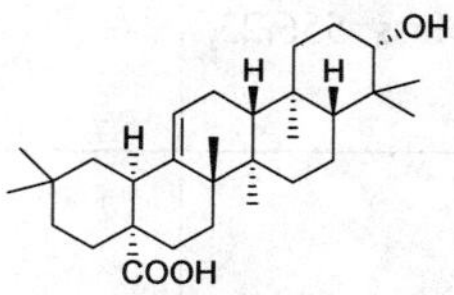 齐墩果酸 Oleanolic acid
熊果酸 Ursolic acid $C_{30}H_{48}O_3$ Exact Mass: 456.36	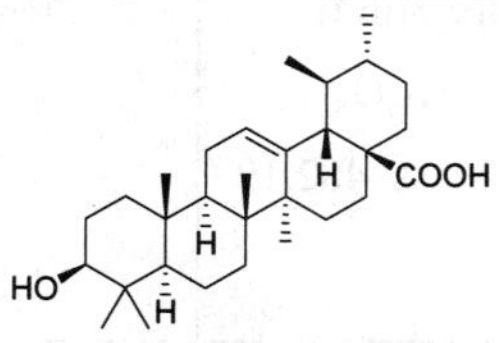 熊果酸 Ursolic acid	*β*-Panasinsene $C_{15}H_{24}$ Exact Mass: 204.19	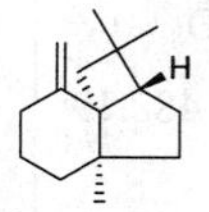 *β*-Panasinsene
Valencene $C_{15}H_{24}$ Exact Mass: 204.19	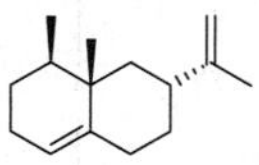 Valencene	丁香烯 Humulene $C_{15}H_{24}$ Exact Mass: 204.19	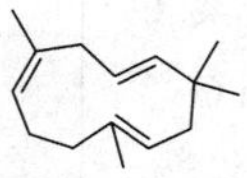 丁香烯 Humulene
γ-芹子烯 *γ*-Selinene $C_{15}H_{24}$ Exact Mass: 204.19	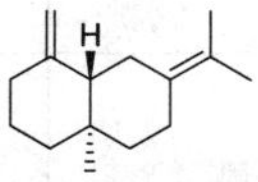 *γ*-芹子烯 *γ*-Selinene	*γ*-揽香烯 *γ*-Elemene $C_{15}H_{24}$ Exact Mass: 204.19	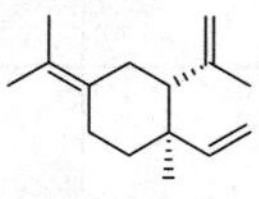 *γ*-揽香烯 *γ*-Elemene

滇鸡血藤

Dianjixueteng

KADSURAE CAULIS

【化学成分】

表 1-13-16 滇鸡血藤主要化学成分[60, 61]

中英文名、化学式及相对分子质量	结构图	中英文名、化学式及相对分子质量	结构图
内南五味子酯 A Interiotherin A $C_{29}H_{28}O_8$ Exact Mass: 504.18	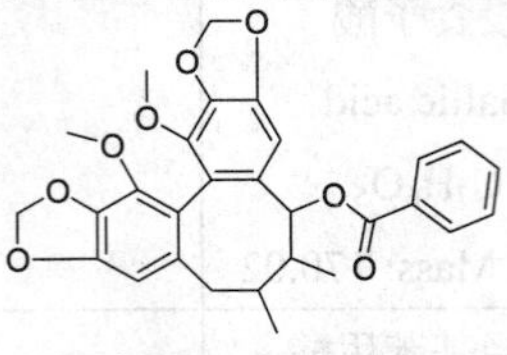 内南五味子酯 A Interiotherin A	内南五味子酯 B Interiotherin B $C_{27}H_{30}O_9$ Exact Mass: 498.19	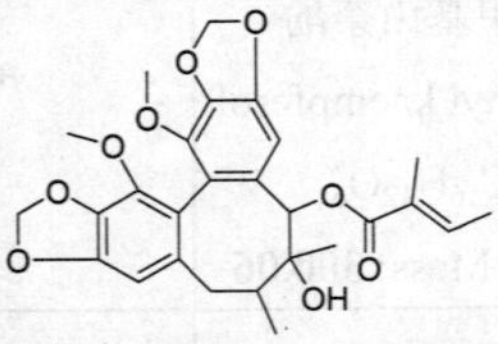 内南五味子酯 B Interiotherin B
内南五味子酯 C Interiotherin C $C_{30}H_{36}O_{10}$ Exact Mass: 556.23	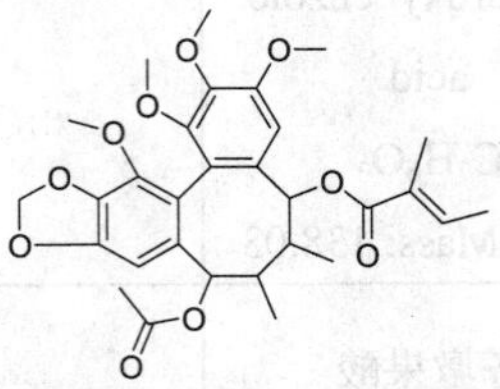 内南五味子酯 C Interiotherin C	内南五味子酯 D Interiotherin D $C_{26}H_{26}O_8$ Exact Mass: 466.16	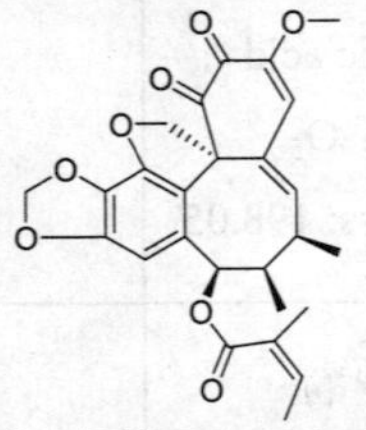 内南五味子酯 D Interiotherin D
内南五味子素 A Interiorin A $C_{27}H_{30}O_8$ Exact Mass: 482.19	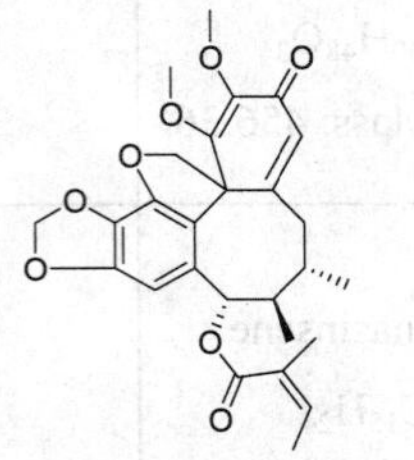 内南五味子素 A Interiorin A	内南五味子素 B Interiorin B $C_{27}H_{30}O_8$ Exact Mass: 482.19	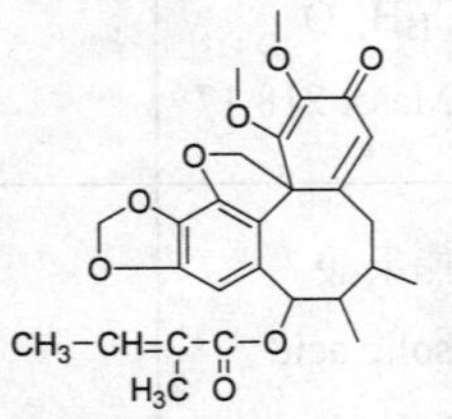 内南五味子素 B Interiorin B
内南五味子素 C Interiorin C $C_{24}H_{26}O_8$ Exact Mass: 442.16	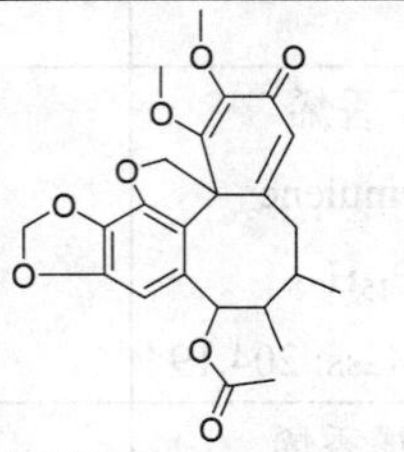 内南五味子素 C Interiorin C	内南五味子素 D Interiorin D $C_{29}H_{28}O_8$ Exact Mass: 504.18	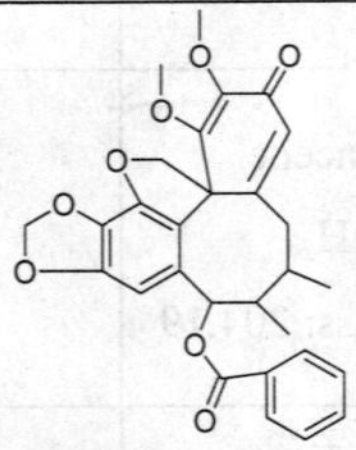 内南五味子素 D Interiorin D
戈米辛 G Gomisin G $C_{30}H_{32}O_9$ Exact Mass: 536.2	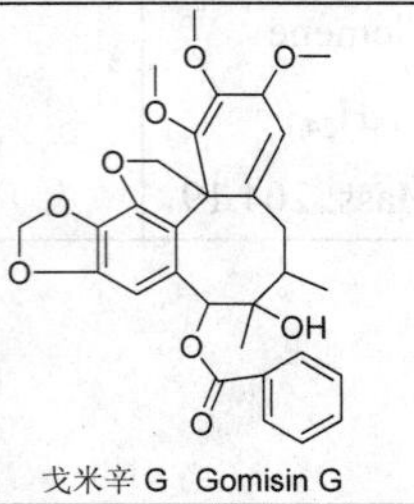 戈米辛 G Gomisin G	五味子酯丁 Schisantherin D $C_{29}H_{28}O_9$ Exact Mass: 520.17	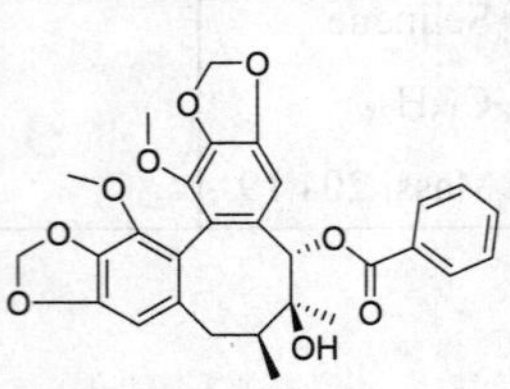 五味子酯丁 Schisantherin D
南五味子宁 Kadsuranin $C_{23}H_{28}O_6$ Exact Mass: 400.19	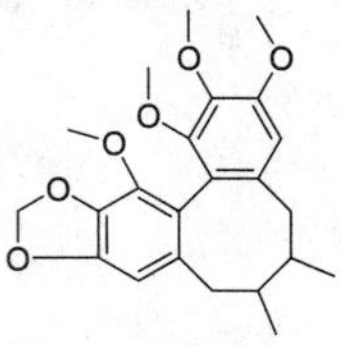 南五味子宁 Kadsuranin	五味子丙素 Schisandrin C $C_{22}H_{24}O_6$ Exact Mass: 384.16	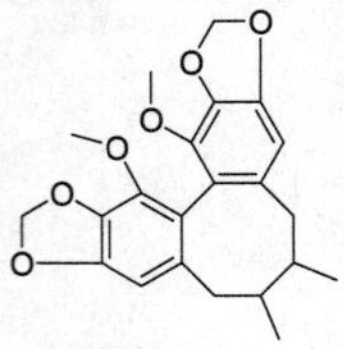 五味子丙素 Schisandrin C

续表

中英文名、化学式及相对分子质量	结构图	中英文名、化学式及相对分子质量	结构图
去氧五味子素 (五味子甲素) Deoxyschizandrin $C_{24}H_{32}O_6$ Exact Mass: 416.22	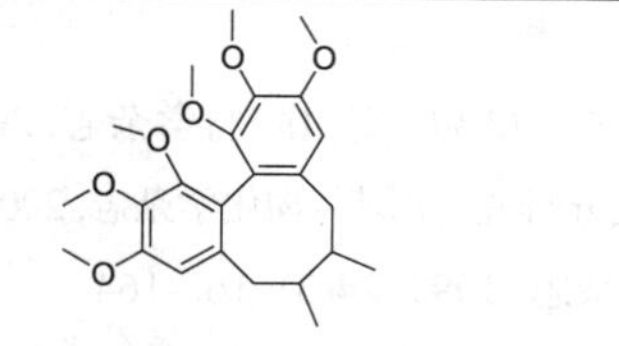 去氧五味子素 (五味子甲素) Deoxyschizandrin	Gomisin J $C_{22}H_{28}O_6$ Exact Mass: 388.19	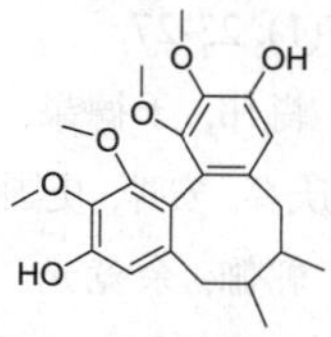 Gomisin J

参考文献

[1] Liu HW, Lic JK, Zhaob WH, Bao L, Song XH, Xia Y, Wang X, Zhang C, Wang XZ, Yao XS, Li M. Fatty acid synthase inhibitors from geum japonicum thunb. var. chinense, chemistry & biodiversity, 2009, 6: 402-410.

[2] Xu H, Ming DS, et al. A new anti-HIV triterpene from Geum japonicum. Chem Pharm Bull, 2000, 48(9): 1367-1369.

[3] Dong H, Chen SX, et al. Effects of tannins from Geum japonicum on the catalytic activity of thrombin and factor Xa of blood coagulation cascade. J Nat Prod, 1998, 61(11): 1356-1360.

[4] 黄小蕾. 蒺藜甾体皂苷化学成分的研究. 延吉: 延边大学, 硕士学位论文, 2006: 1-2, 61-62.

[5] 李君玲. 蒺藜全草中皂苷类化学成分的研究. 沈阳: 辽宁中医药大学, 硕士学位论文, 2006: 4-6, 36-41.

[6] 陈海生, 陈前进, 宣伟东. 蒺藜中一个新的有机酸成分的分离与鉴定. 第二军医大学学报, 2004, 25(11): 1241-1242.

[7] 靳德君. 蒺藜果实化学成分的研究. 沈阳: 沈阳药科大学, 硕士学位论文, 2003: 1-9.

[8] 刘杰. 刺蒺藜和射干的化学成分研究. 上海: 第二军医大学, 硕士学位论文, 2002: 23-26.

[9] 凌云, 鲍燕燕, 张永林, 蔡少青, 郑俊华. 蒲公英化学成分的研究. 海军总医院学报 1998, 11(2): 167-169.

[10] 凌云, 鲍燕燕, 张永林, 肖樾, 郑俊华. 兴安蒲公英的化学成分研究. 中草药, 2000, 31(1): 10-11.

[11] 施树云, 周长新等. 蒙古蒲公英的化学成分研究. 中国中药杂志, 2008, 33(10): 1147-1157.

[12] 林文艳. 蒲公英化学成分研究及板蓝根 HPLC 指纹图谱研究. 杭州: 浙江大学, 硕士学位论文, 2005: 1-20.

[13] 吴艳玲. 蒲公英促胃肠动力作用与化学成分的研究. 延吉: 延边大学, 硕士学位论文, 2005: 37-42.

[14] 张淑敏, 曲桂武, 解飞霞, 邱鹰昆, 王培培. 蒲黄化学成分研究. 中草药, 2008, 39(3): 350-351.

[15] 王丽君, 廖矛川, 肖培根. 中药蒲黄的化学与药理活性. 时珍国医国药研究, 1998, 9(1): 49-50.

[16] 高权荣, 田景民. 蒲黄的研究进展. 内蒙古中医药, 2001, 12(20): 81-83.

[17] 吕金顺, 黄鹏, 熊波, 郭迈, 邓芹英. 椿皮中一种抗癌活性成分的提取和结构鉴定. 甘肃农业大学学报, 2001, 36(4): 400-404.

[18] 刘景东, 钱彦丛, 王志玲, 勾凌燕, 甘露, 姜虹. 龙爪槐花中芦丁的鉴别及与槐花成分的比较. 基层中药杂志, 2002, 16(3): 17-18.

[19] 么爽. 中药槐花和秦皮中有效成分的微波辅助提取. 长春: 吉林大学, 硕士学位论文, 2005: 19-20.

[20] 李继平, 王丽艳, 张广宁, 周颖, 马晓丽, 王立娇. 槐花脂肪酸成分的GC-MS分析. 辽宁师范大学学报(自然科学版), 2008, 31(1): 70-71.

[21] 陈屹, 章银珠, 孙石磊, 姚卫蓉. 槐花精油的化学成分及其抑菌活性的研究. 现代食品科技, 2008, 24(4): 318-321.

[22] 原思通, 肖永庆. 中药槐花化学成分药理作用及炮制研究进展. 中国中医药信息杂志, 2002, 9(6): 77-82.

[23] 周金娥, 陈聪颖, 谢一凡, 刘慧中, 陈泽乃, 陆阳. 槐角中脂溶性化学成分的研究. 上海交通大学学报(医学版), 2006, 26(11): 1245-1248.

[24] 马磊, 楼凤昌. 槐角中的抗癌活性成分. 中国天然药物, 2006, 4(2): 151-153.

[25] 刘晓华. 槐角的研究及《中国药典》2005 年版槐角含量测定项标准修订. 西安: 西北大学, 硕士学位论文, 2004: 3-5.

[26] 王景华, 唐于平, 楼凤昌. 槐角化学成分与药理作用. 国外医药・植物药分册, 2002, 17(2): 58-60.

[27] 孙玉茹, 孙友富. 路路通内酯的化学结构. 药学学报 Acta Pharmaceutica Sinica, 1996, 31(6): 437-440.

[28] 张启伟, 张永欣, 孙玉茹, 张东路. 路路通药材中桦木酮酸定性定量方法的研究. 中国中药杂志, 2005, 30(15): 1168-1170.

[29] 王志伟, 张兰年, 程务本, 郭济贤. 中药路路通挥发油化学成分的鉴定. 上海第一医学院学报, 1984, 11(2): 147-150.
[30] 方红, 邓芬, 王克勤. 多棘蜈蚣化学成分的研究. 中国药学杂志, 1997, 32(4): 202-204.
[31] 左渝陵, 谢倩, 李继遥, 周学东. 天然药物蜂房化学成分提取物对口腔细菌生长的实验研究. 中国微生态学杂志, 2005, 17(1): 23-27.
[32] 赵维诚, 肖伟, 于德泉, 陈立群. 蜂房抗肿瘤成分的提取及分析检测. 实用肿瘤学杂志, 2000, 14(1): 14.
[33] 王伟, 赵庆春, 安晔, 史国兵, 郭涛, 吴立军. 中药蜂房的化学成分研究. 中国药物化学杂志, 2008, 18(1): 54-55, 63.
[34] 周立东, 郭伽, 余竞光. 北京蜂胶的黄酮类成分. 中国中药杂志, 1999, 24(3): 162-164.
[35] 郭伽, 周立东. 北京蜂胶挥发油的化学成分研究. 中国养蜂, 2000, 51(1): 9.
[36] 王秉伋, 张慧娟. 北京蜂胶的化学成分研究. 中药通报, 1988, 13(10): 37-39.
[37] 郭伽, 周立东. 蜂胶的化学成分研究进展. 中国养蜂, 2000, 51(3): 21-22.
[38] 迟家平, 陈海生, 薛秉文. 辽西蜂胶中一新的桂皮酸酯成分的分离与鉴定. 药学学报, 1996, 31(7): 558-560.
[39] 迟家平, 陈海生, 薛秉文, 瓮晓星. 辽西蜂胶有机酸化学成分研究. 药学实践杂志, 1995, 13(3): 184-186.
[40] 迟家平, 薛秉文, 陈海生. 辽西蜂胶黄酮类化学成分的研究. 中国药学杂志, 1996, 31(5): 264-266.
[41] 乔智胜, 陈瑞华. 河南蜂胶抗菌活性成分的研究. 中国中药杂志, 1991, 16(8): 481-482.
[42] 贺峥嵘, 潘卫东, 卢玉振, 张长庚, 袁枚. 贵州蜂胶中的有机酸成分研究. 中草药, 2002, 33(5): 405-406.
[43] 周长江, 李亚亭. 蜂蜡及其应用. 化工之友, 2001, 1: 38-39.
[44] 姚小琴, 李军, 朱苏闽. 蜂蜡净油挥发性成分的分析和研究. 香料香精化妆品, 2003, 4: 10-13.
[45] 李成斌, 林瑜, 邓国宾, 包崇彦, 陈岭峰, 张晓龙. 八种蜂蜜挥发性成分分析. 精细化工, 2006, 23(11): 1082-1088.
[46] 冯立彬, 武生, 张晓冬. 蜂蜜中糖类成分的分离及含量测定. 中医药学报, 2004, 32(3): 26-27.
[47] 朱威, 胡福良. 蜂蜜中的抗菌成分及其抗菌机理. 蜜蜂杂志, 2003, 6: 5-6.
[48] 孙丽阳. 蜂蜜挥发性成分的 SPME-GC/MS 分析. 鞍山师范学院学报, 2007, 9(6): 33-35.
[49] 李静, 李娟, 李德坤. 锦灯笼化学成分的研究(Ⅰ). 中草药, 2002, 33(8): 692-693.
[50] 李静, 李娟, 李德坤. 锦灯笼化学成分的研究(Ⅱ). 中草药, 2002, 33(9): 788-789.
[51] 梁慧, 才谦. 锦灯笼果实化学成分的研究. 中华中医药学刊, 2007, 25(8): 1677-1679.
[52] 赵倩. 锦灯笼化学成分的研究. 沈阳: 沈阳药科大学, 硕士学位论文, 2005: 1-5.
[53] 谢晶曦, 王琳, 刘春雪, 张德勇. 草药矮地茶止咳成分的化学结构及合成. 药学学报, 1981, 16(6): 425-428.
[54] 谢娟, 宋良科, 王恒, 何海洋. 矮地茶的槲皮素与山柰酚含量测定. 特产研究, 2008, 1: 55-57.
[55] 刘永漋, 傅丰永, 谢晶曦, 张兆琳. 满山红化学成分的研究(第Ⅰ报). 化学学报, 1976, 34(3): 211-221.
[56] 傅丰永, 刘永漋, 梁晓天, 金培玉, 陈延镛, 余竞光. 满山红化学成分的研究(第Ⅱ报). 化学学报, 1976, 34(3): 223-227.
[57] 徐成俊, 于德泉. 满山红化学成分德研究(第Ⅲ报). 化学学报, 1976, 34(4): 275-281.
[58] 周媛媛, 王栋, 关枫. 满山红止咳平喘有效成分的研究. 时珍国医国药, 2007, 18(10): 2461-2463.
[59] 付晓丽. 满山红叶中化学成分的研究. 太原: 山西医科大学, 硕士学位论文, 2006: 3-5, 28-31.
[60] 陈道峰. 南五味子属药用植物的化学成分及其生物活性. 中国天然药物, 2007, 5(1): 15-19.
[61] 李晓光, 罗焕敏. 南五味子属植物化学成分及其活性研究进展. 中国中药杂志, 2003, 28(12): 1120-1124.

十四画

蔓荆子

Manjingzi

VITICIS FRUCTUS

【化学成分】

表 1-14-1 蔓荆子主要化学成分[1~6]

中英文名、化学式及相对分子质量	结构图	中英文名、化学式及相对分子质量	结构图
蔓荆呋喃 Rotundifuran $C_{22}H_{34}O_4$ Exact Mass: 362.25	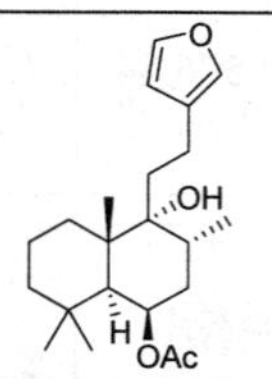 蔓荆呋喃 Rotundifuran	紫花牡荆素 (蔓荆子黄素) Casticin $C_{19}H_{18}O_8$ Exact Mass: 374.10	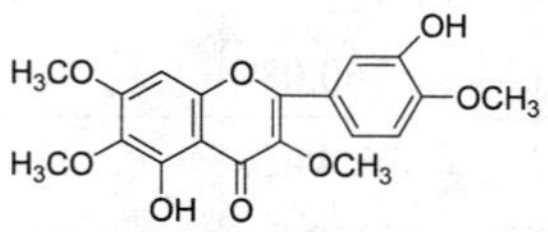 紫花牡荆素(蔓荆子黄素) Casticin
蒿亭(蒿黄素) Artemetin $C_{20}H_{20}O_8$ Exact Mass: 388.12	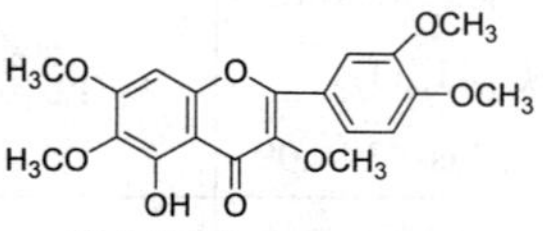 蒿亭(蒿黄素) Artemetin	*β*-谷甾醇 *β*-Sitosterol $C_{29}H_{50}O$ Exact Mass: 414.39	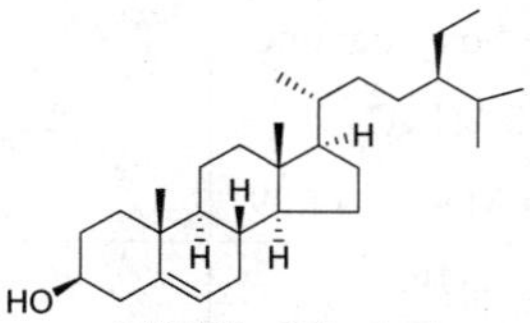 *β*-谷甾醇 *β*-Sitosterol
豆甾醇 Stigmasterol $C_{29}H_{48}O$ Exact Mass: 412.37	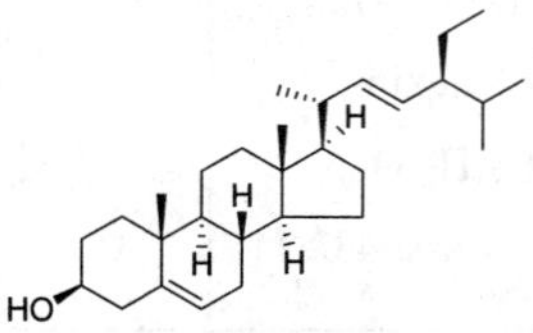 豆甾醇 Stigmasterol	豆甾-3,6-二酮 Stigmastan-3,6-dione $C_{29}H_{48}O_2$ Exact Mass: 428.37	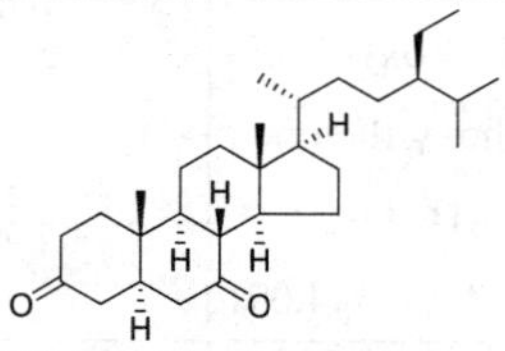 豆甾-3,6-二酮 Stigmastan-3,6-dione
硬脂酸 Stearic acid $C_{18}H_{36}O_2$ Exact Mass: 284.27	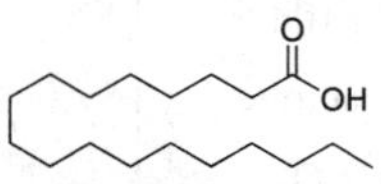 硬脂酸 Stearic acid	对羟基苯甲酸 *p*-Hydroxybenzoic acid $C_7H_6O_3$ Exact Mass: 138.03	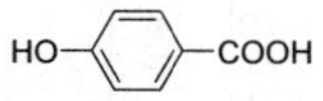 对羟基苯甲酸 *p*-Hydroxybenzoic acid
香草酸(香荚兰酸) Vanillic acid $C_8H_8O_4$ Exact Mass: 168.04	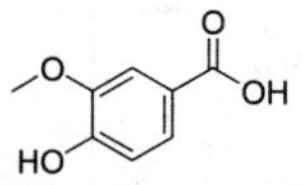 香草酸(香荚兰酸) Vanillic acid	木犀草素 Luteolin $C_{15}H_{10}O_6$ Exact Mass: 286.24	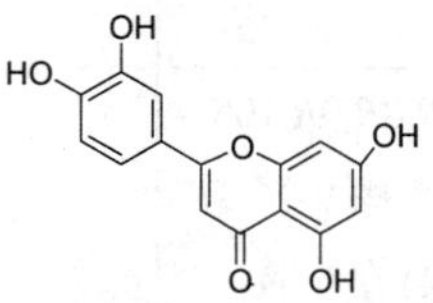 木犀草素 Luteolin
3,4-二羟基苯甲酸 3,4-Dihydroxybenzoic acid $C_7H_6O_4$ Exact Mass: 154.03	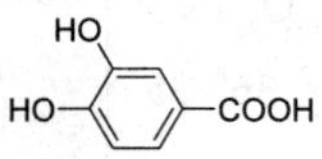 3,4-二羟基苯甲酸 3,4-Dihydroxybenzoic acid	穗花牡荆苷 Agnuside $C_{22}H_{26}O_{11}$ Exact Mass: 466.15	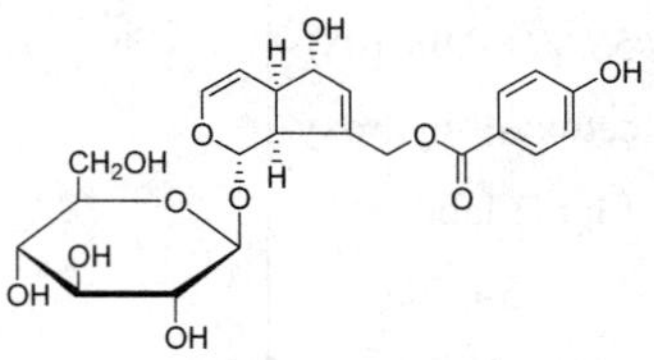 穗花牡荆苷 Agnuside

续表

中英文名、化学式及相对分子质量	结构图	中英文名、化学式及相对分子质量	结构图
5,7,2',5'-四羟基黄酮 5,7,2',5'-Tetrahydroxy-flavone $C_{15}H_{10}O_6$ Exact Mass: 286.05	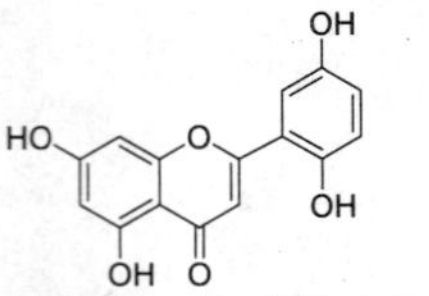 5,7,2',5'-四羟基黄酮　5,7,2',5'-Tetrahydroxyflavone	*β*-谷甾醇-3-*O*-葡萄糖苷 *β*-Sitosterol-3-*O*-glucoside $C_{35}H_{60}O_6$ Exact Mass: 576.44	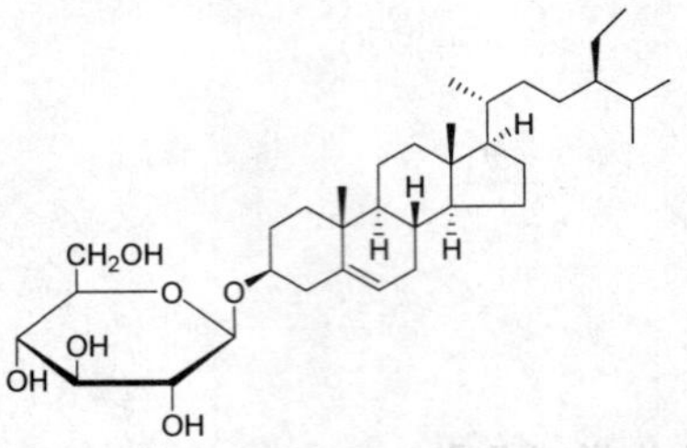 *β*-谷甾醇-3-*O*-葡萄糖苷　*β*-Sitosterol-3-*O*-glucoside
3,6,7-三甲槲皮万寿菊素 3,6,7-Trimethylquerce-tagetin $C_{18}H_{16}O_8$ Exact Mass: 360.08	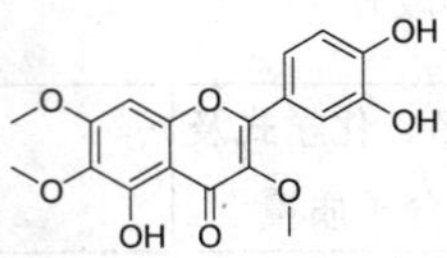 3,6,7-三甲槲皮万寿菊素 3,6,7-Trimethylquercetagetin	胡萝卜苷 Daucosterol $C_{35}H_{60}O_6$ Exact Mass: 576.44	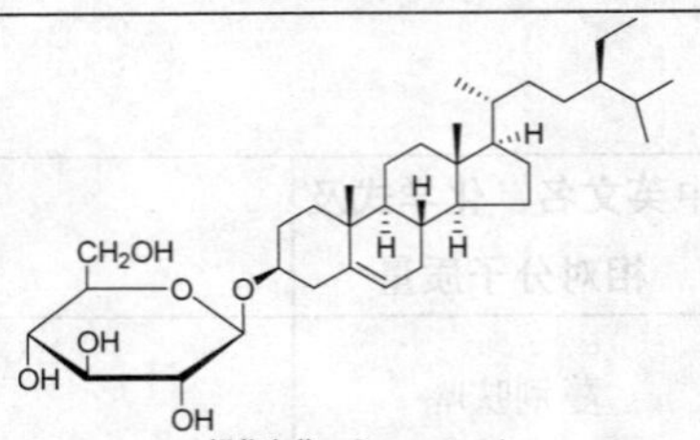 胡萝卜苷　Daucosterol
3',5-二羟基-6,7,4'-三甲氧基二氢黄酮 3',5-Dihydroxy-6,7,4'-trimethoxy flavone $C_{18}H_{16}O_7$ Exact Mass: 344.09	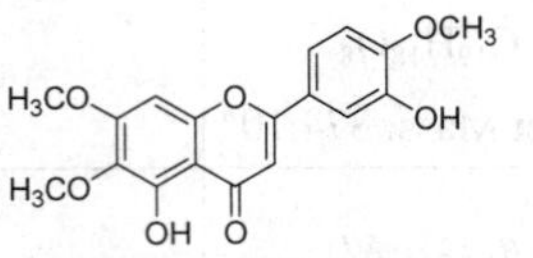 3',5-二羟基-6,7,4'-三甲氧基二氢黄酮 3',5-Dihydroxy-6,7,4'-trimethoxy flavone	3',5-二羟基-3,4',7-三甲氧基黄酮 3',5-Dihydroxy-3,4',7-trimethoxy flavone $C_{18}H_{16}O_7$ Exact Mass: 344.09	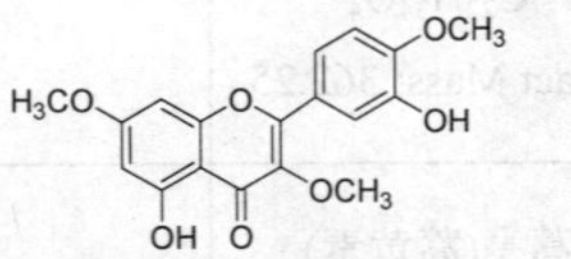 3',5-二羟基-3,4',7-三甲氧基黄酮 3',5-Dihydroxy-3,4',7-trimethoxy flavone
4',5-二羟基-3,6,7-三甲氧基黄酮 4',5-Dihydroxy-3,6,7-trimethoxy flavone $C_{18}H_{16}O_7$ Exact Mass: 344.09	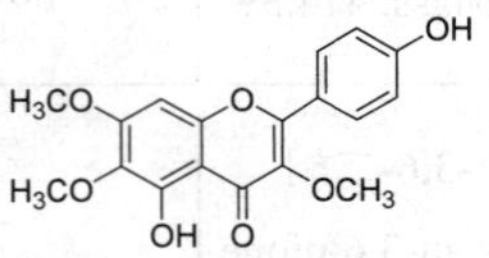 4',5-二羟基-3,6,7-三甲氧基黄酮 4',5-Dihydroxy-3,6,7-trimethoxy flavone	牡荆葡基黄酮 (牡荆素) Vitexin $C_{21}H_{20}O_{10}$ Exact Mass: 432.11	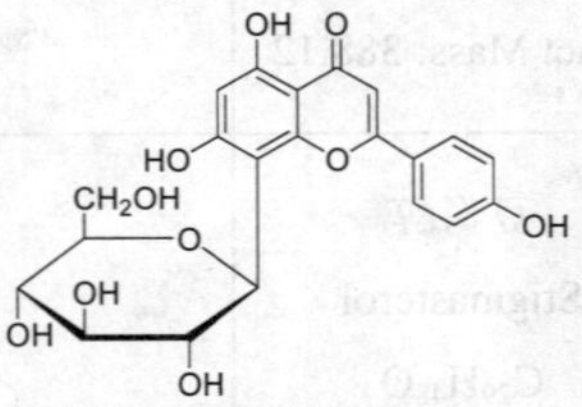 牡荆葡基黄酮(牡荆素)　Vitexin
山柰酚-3-葡萄糖苷 Kaempferol 3-glucoside $C_{21}H_{20}O_{11}$ Exact Mass: 448.10	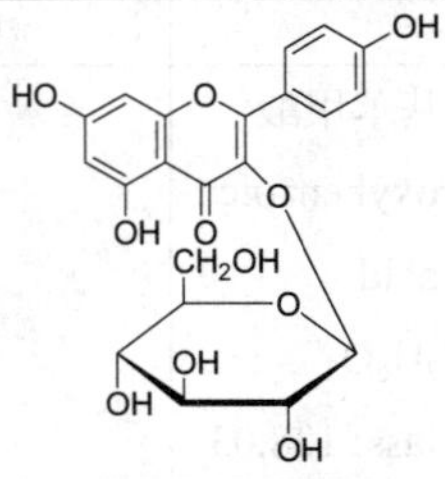 山柰酚-3-葡萄糖苷 Kaempferol 3-glucoside	牡荆内酯 Vitexilactone $C_{22}H_{34}O_5$ Exact Mass: 378.24	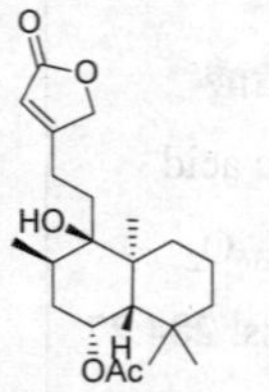 牡荆内酯　Vitexilactone
(*rel* 5*S*,6*R*,8*R*,9*R*,10*S*)-6-乙酰氧基-9-羟基-13(14)劳丹烯-16,15 内酯 (*rel* 5*S*,6*R*,8*R*,9*R*,10*S*)-6-Acetoxy-9-hydroxy-13(14)-labden-16,15-olide $C_{22}H_{34}O_5$ Exact Mass: 378.24	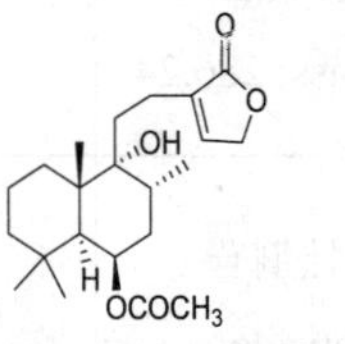 (*rel* 5*S*,6*R*,8*R*,9*R*,10*S*)-6-乙酰氧基-9-羟基-13(14)劳丹烯-16,15内酯 (*rel* 5*S*,6*R*,8*R*,9*R*,10*S*)-6-Acetoxy-9-hydroxy-13(14)-labden-16,15-olide	Vitetrifolin B $C_{22}H_{34}O_4$ Exact Mass: 362.25	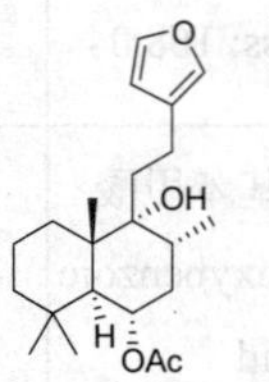 Vitetrifolin B

续表

中英文名、化学式及相对分子质量	结构图	中英文名、化学式及相对分子质量	结构图
Vitetrifolin D $C_{24}H_{38}O_5$ Exact Mass: 406.27	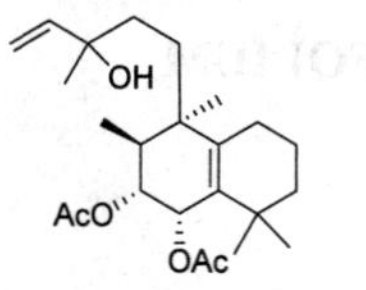 Vitetrifolin D	Vitetrifolin E $C_{22}H_{36}O_4$ Exact Mass: 364.26	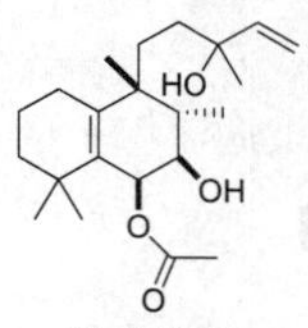 Vitetrifolin E
桃皮素 Persicogenin $C_{17}H_{16}O_6$ Exact Mass: 316.09	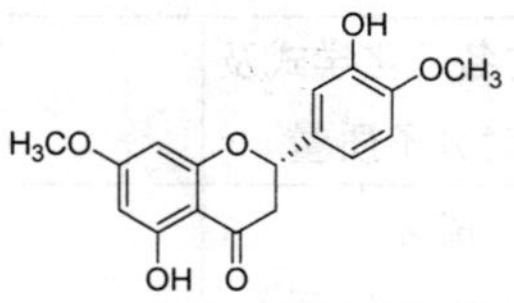 桃皮素 Persicogenin	金圣草醇 D Chrysosplenol D $C_{18}H_{16}O_8$ Exact Mass: 360.08	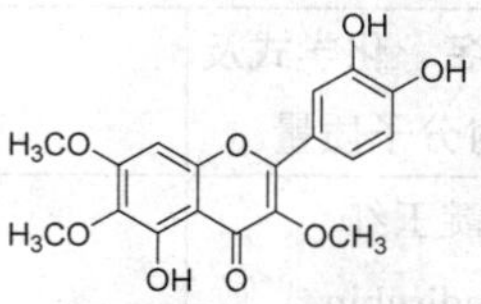 金圣草醇 D Chrysosplenol D
垂叶黄素 Penduletin $C_{18}H_{16}O_7$ Exact Mass: 344.09	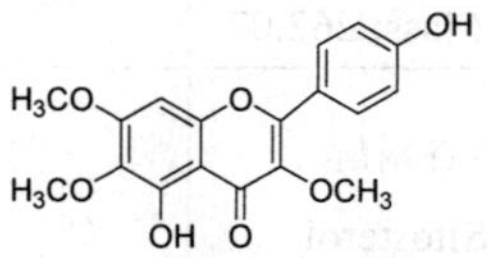 垂叶黄素 Penduletin	异荭草苷 Isoorientin $C_{21}H_{20}O_{11}$ Exact Mass: 448.10	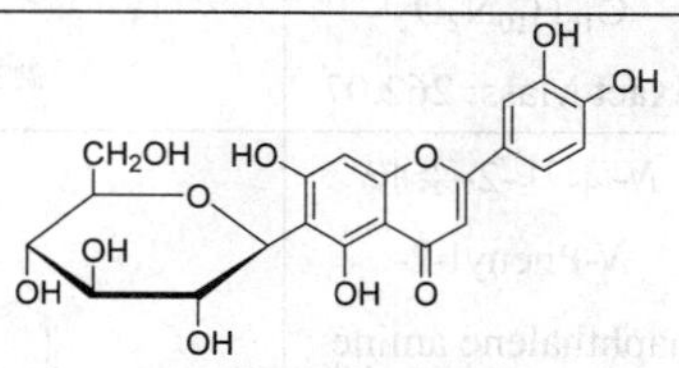 异荭草苷 Isoorientin
泡桐素 (+)Paulownin $C_{20}H_{18}O_7$ Exact Mass: 370.11	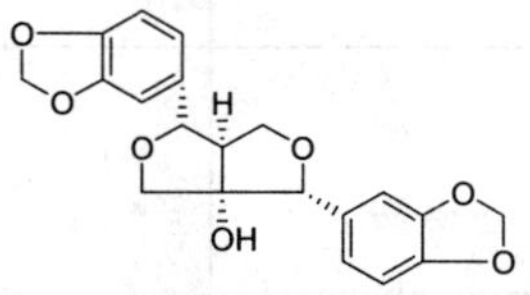 泡桐素 (+)Paulownin	豆甾-4-烯-3,6-二酮 Stigmast-4-ene-3,6-dione $C_{29}H_{46}O_2$ Exact Mass: 426.35	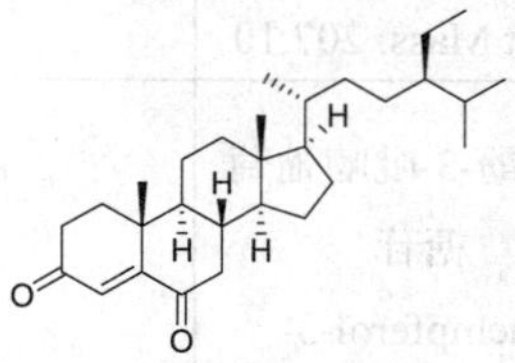 豆甾-4-烯-3,6-二酮 Stigmast-4-ene-3,6-dione
棕榈酸 Palmitic acid $C_{16}H_{32}O_2$ Exact Mass: 256.24	HOOC-$(CH_2)_{14}$-CH_3 棕榈酸 Palmitic acid	硬脂酸 Stearic acid $C_{18}H_{36}O_2$ Exact Mass: 284.27	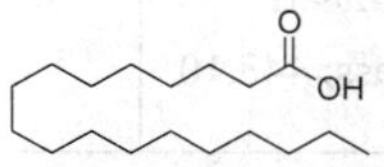 硬脂酸 Stearic acid
油酸 Oleic acid $C_{18}H_{34}O_2$ Exact Mass: 282.26	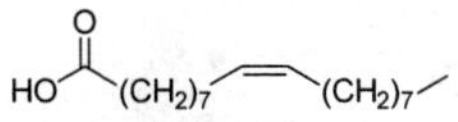 油酸 Oleic acid	亚油酸 Linoleic acid $C_{18}H_{32}O_2$ Exact Mass: 280.24	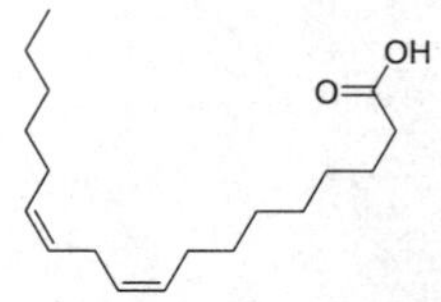 亚油酸 Linoleic acid
亚麻酸 Linolenic acid $C_{18}H_{30}O_2$ Exact Mass: 278.22	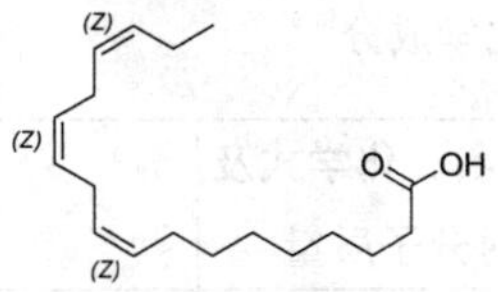 亚麻酸 Linolenic acid	花生四烯酸 Arachidonic acid $C_{20}H_{32}O_2$ Exact Mass: 304.24	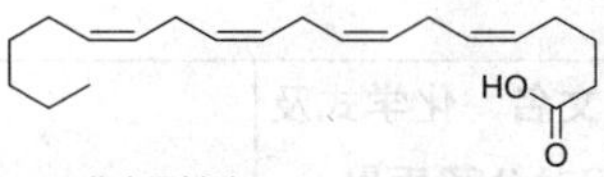 花生四烯酸 Arachidonic acid
γ-氨基丁酸 γ-Aminobutyric acid $C_4H_9NO_2$ Exact Mass: 103.06	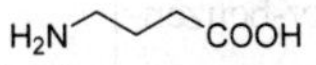 γ-氨基丁酸 γ-Aminobutyric acid		

蓼大青叶

Liaodaqingye

POLYGONI TINCTORII FOLIUM

【化学成分】

表 1-14-2　蓼大青叶主要化学成分[7]

中英文名、化学式及相对分子质量	结构图	中英文名、化学式及相对分子质量	结构图
靛玉红 Indirubin $C_{16}H_{10}N_2O_2$ Exact Mass: 262.07	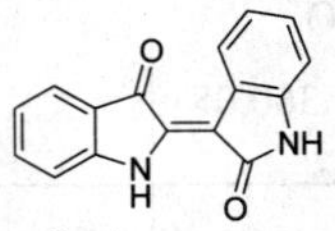 靛玉红　Indirubin	靛蓝 Indigotin $C_{16}H_{10}N_2O_2$ Exact Mass: 262.07	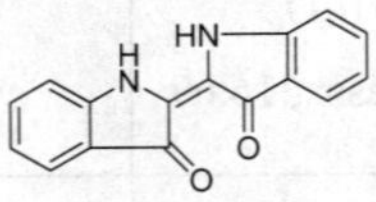 靛蓝　Indigotin
N-苯基-2-萘胺 *N*-Phenyl-2-naphthalene amine $C_{15}H_{13}N$ Exact Mass: 207.10	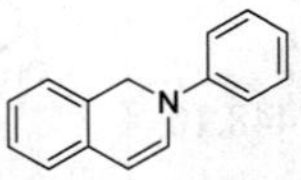 *N*-苯基-2-萘胺　*N*-Phenyl-2-naphthalene amine	*β*-谷甾醇 *β*-Sitosterol $C_{29}H_{50}O$ Exact Mass: 414.39	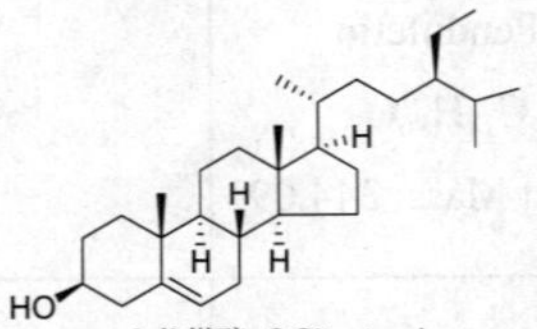 *β*-谷甾醇　*β*-Sitosterol
山柰酚-3-吡喃葡萄糖苷 Kaempferol-3-glucopyranoside $C_{21}H_{20}O_{11}$ Exact Mass: 448.10	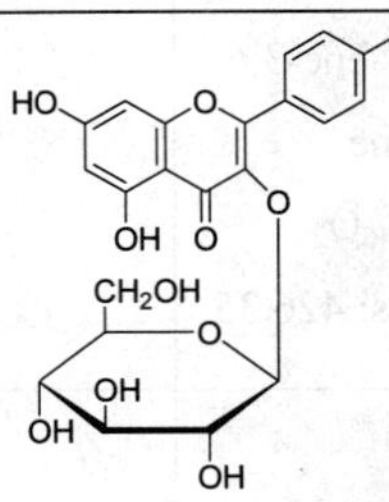 山柰酚-3-吡喃葡萄糖苷 Kaempferol-3-glucopyranoside	色氨酸 Tryptophane $C_{11}H_{12}N_2O_2$ Exact Mass: 204.09	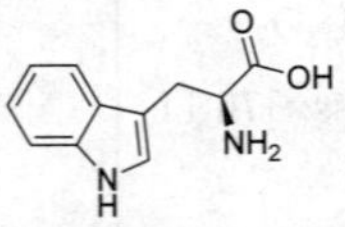 色氨酸　Tryptophane

榼藤子

Ketengzi

ENTADAE SEMEN

【化学成分】

表 1-14-3　榼藤子仁主要化学成分[8, 9]

中英文名、化学式及相对分子质量	结构图	中英文名、化学式及相对分子质量	结构图
2,5-二羟基苯乙酸乙酯 2,5-Dihydroxy-benzeneacetic acid ethyl ester $C_{10}H_{12}O_4$ Exact Mass: 196.07	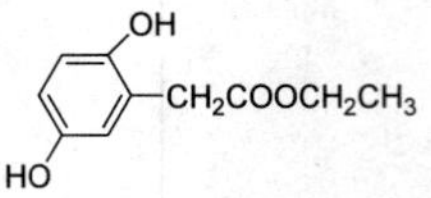 2,5-二羟基苯乙酸乙酯 2,5-Dihydroxy-benzeneacetic acid ethyl ester	2,5-二羟基苯乙酸甲酯 2,5-Dihydroxy-benzeneacetic acid methyl ester $C_9H_{10}O_4$ Exact Mass: 182.06	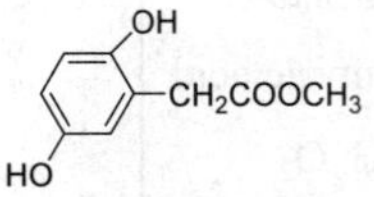 2,5-二羟基苯乙酸甲酯 2,5-Dihydroxy-benzeneacetic acid methyl ester

续表

中英文名、化学式及相对分子质量	结构图	中英文名、化学式及相对分子质量	结构图
5-羟基-苯并呋喃-2-酮 5-Hydroxy-benzfuran-2-one $C_8H_6O_3$ Exact Mass: 150.03	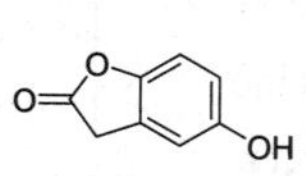 5-羟基-苯并呋喃-2-酮 5-Hydroxy-benzfuran-2-one	榼藤酰胺 A Entadamide A $C_6H_{11}NO_2S$ Exact Mass: 161.05	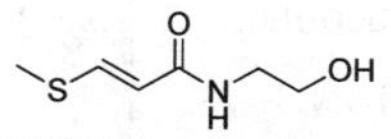 榼藤酰胺 A Entadamide A
榼藤酰胺 B Entadamide B $C_7H_{15}NO_2S_2$ Exact Mass: 209.05	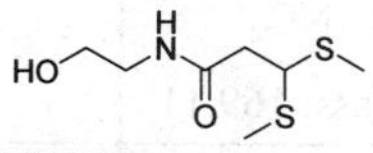 榼藤酰胺 B Entadamide B	硬脂酸甲酯 Stearic acid methylester $C_{19}H_{38}O_2$ Exact Mass: 298.29	$CH_3—(CH_2)_{16}—COOCH_3$ 硬脂酸甲酯 Stearic acid methylester
β-谷甾醇 *β*-Sitosterol $C_{29}H_{50}O$ Exact Mass: 414.39	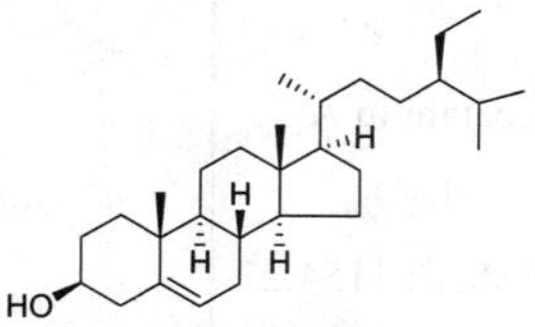 *β*-谷甾醇 *β*-Sitosterol	豆甾醇 Stigmasterol $C_{29}H_{48}O$ Exact Mass: 412.37	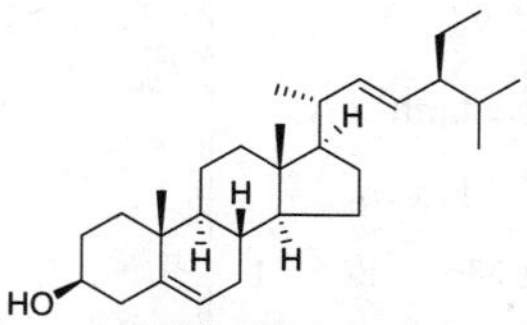 豆甾醇 Stigmasterol
胡萝卜苷 Daucosterol $C_{35}H_{60}O_6$ Exact Mass: 576.44	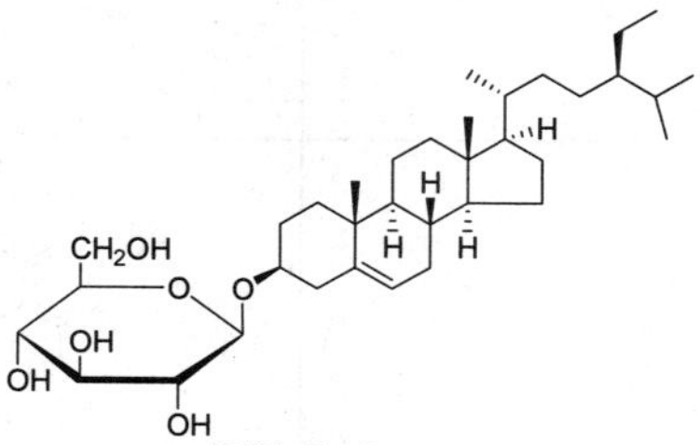 胡萝卜苷 Daucosterol	2-羟基-5-丁氧基苯乙酸 2-Hydroxy-5-butoxy-phenylacetic acid $C_{12}H_{16}O_4$ Exact Mass: 224.10	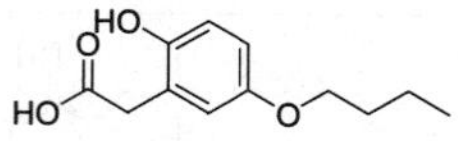 2-羟基-5-丁氧基苯乙酸 2-Hydroxy-5-butoxyphenylacetic acid
Entadamide A-*β*-D-glucopyranoside $C_{12}H_{21}NO_7S$ Exact Mass: 323.10	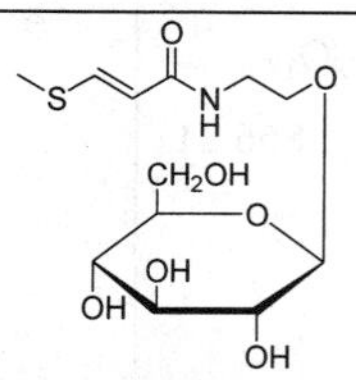 Entadamide A-*β*-D-glucopyranoside		

除以上化学成分外，榼藤还含有 2-*β*-D-Glucopyranosyloxy-5-butoxyphenyl-acetic acid 等。

槟榔

Binglang

ARECAE SEMEN

【化学成分】

表 1-14-4 槟榔主要化学成分[10, 11]

中英文名、化学式及相对分子质量	结构图	中英文名、化学式及相对分子质量	结构图
槟榔碱 Arecoline $C_8H_{13}NO_2$ Exact Mass: 155.09	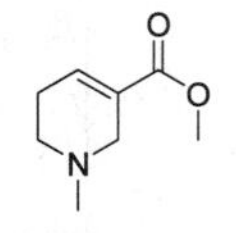 槟榔碱 Arecoline	槟榔次碱 Arecaidine $C_7H_{11}NO_2$ Exact Mass: 141.08	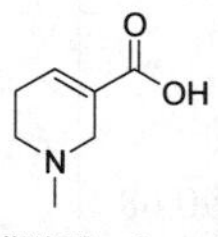 槟榔次碱 Arecaidine

续表

中英文名、化学式及相对分子质量	结构图	中英文名、化学式及相对分子质量	结构图
去甲基槟榔碱 Guvacoline $C_7H_{11}NO_2$ Exact Mass: 141.08	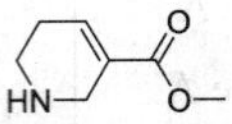 去甲基槟榔碱　Guvacoline	去甲基槟榔次碱 Guvacine $C_6H_9NO_2$ Exact Mass: 127.06	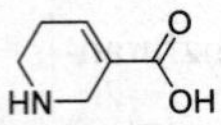 去甲基槟榔次碱　Guvacine
异去甲基槟榔次碱 Isoguvacine $C_6H_9NO_2$ Exact Mass: 127.06	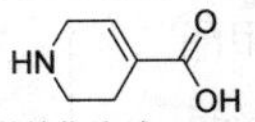 异去甲基槟榔次碱　Isoguvacine	高槟榔碱 Homoarecoline $C_9H_{15}NO_2$ Exact Mass: 169.11	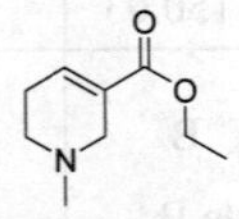 高槟榔碱　Homoarecoline
Arecatannin A_1 $C_{45}H_{38}O_{18}$ Exact Mass: 866.21	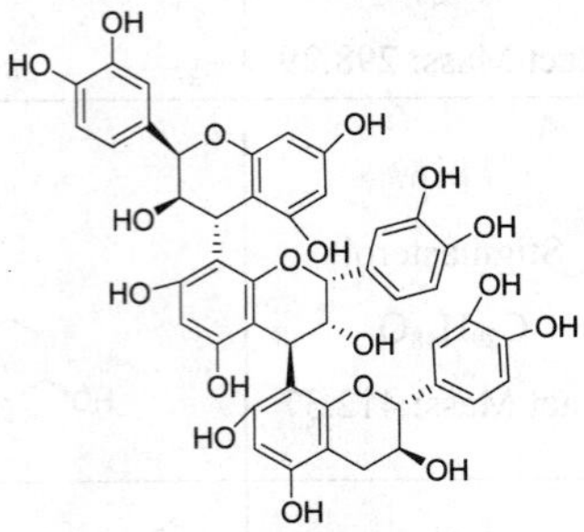 Arecatannin A_1	Arecatannin A_2 $C_{60}H_{50}O_{24}$ Exact Mass: 1154.27	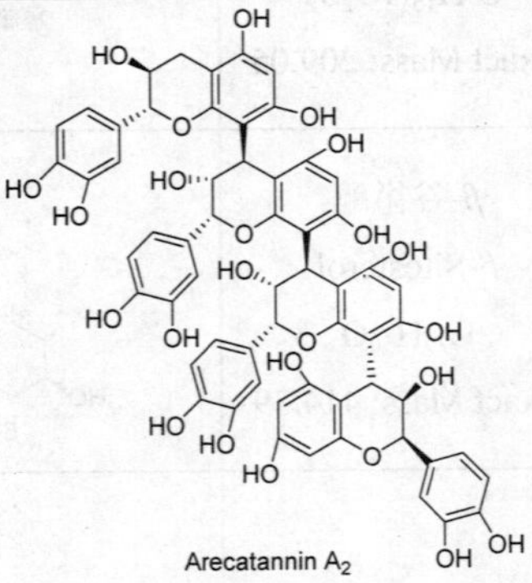 Arecatannin A_2
Arecatannin A_3 $C_{75}H_{62}O_{30}$ Exact Mass: 1442.33	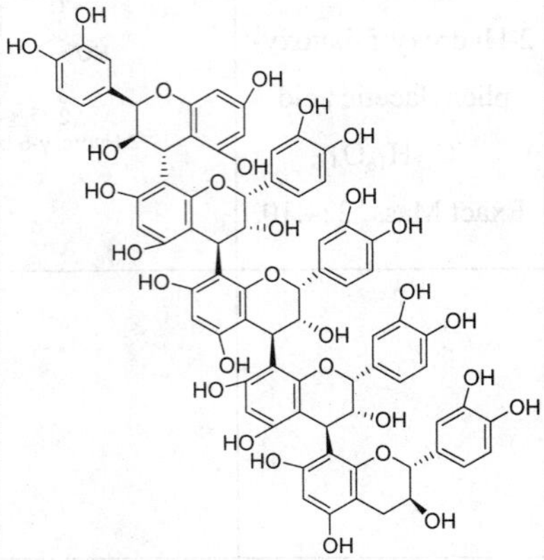 Arecatannin A_3	Arecatannin B_1 $C_{45}H_{38}O_{18}$ Exact Mass: 866.21	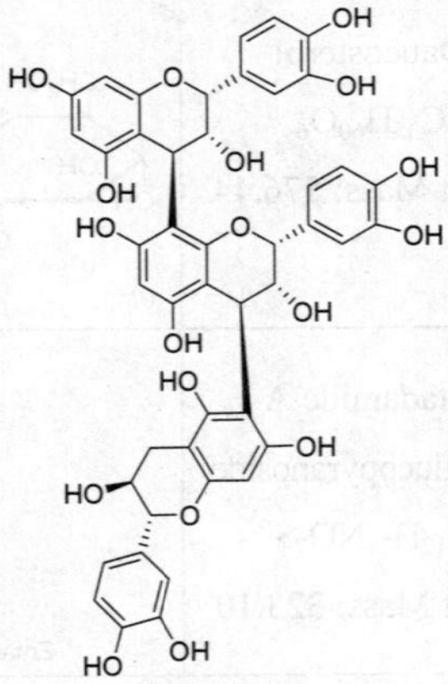 Arecatannin B_1
蔗糖 Sucrose $C_{12}H_{22}O_{11}$ Exact Mass: 342.12	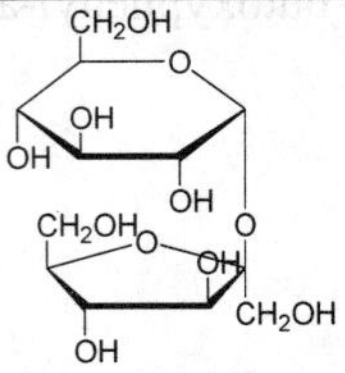 蔗糖　Sucrose	儿茶精 Catechin $C_{15}H_{14}O_6$ Exact Mass: 290.08	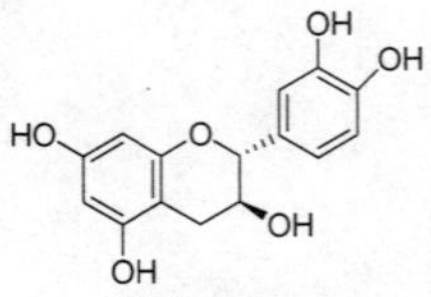 儿茶精　Catechin
D-甘露醇 D-Mannnitol $C_6H_{14}O_6$ Exact Mass: 182.08	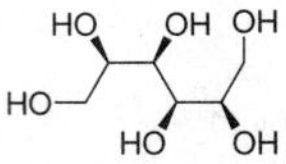 D-甘露醇　D-Mannitol	半乳糖 Galactose $C_6H_{12}O_6$ Exact Mass: 180.06	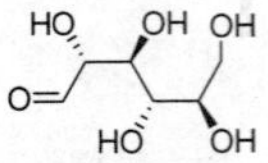 半乳糖　Galactose
表儿茶精 Epicatechin $C_{15}H_{14}O_6$ Exact Mass: 290.08	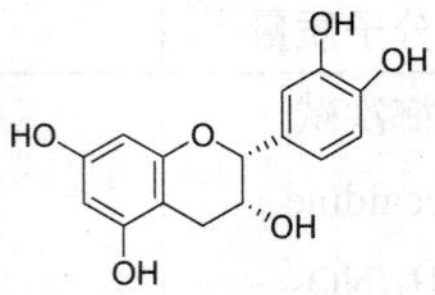 表儿茶精　Epicatechin	癸酸 Capric acid $C_{10}H_{20}O_2$ Exact Mass: 172.15	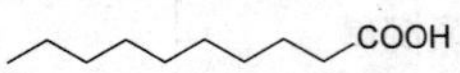 葵酸　Capric acid

续表

中英文名、化学式及相对分子质量	结构图	中英文名、化学式及相对分子质量	结构图
脯氨酸 Proline $C_5H_9NO_2$ Exact Mass: 115.06	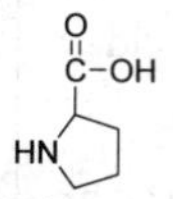 脯氨酸 Proline		

酸枣仁

Suanzaoren

ZIZIPHI SPINOSAE SEMEN

【化学成分】

表 1-14-5 酸枣仁主要化学成分[12~18]

中英文名、化学式及相对分子质量	结构图	中英文名、化学式及相对分子质量	结构图
羽扇豆醇 Lupeol $C_{30}H_{50}O$ Exact Mass: 426.39	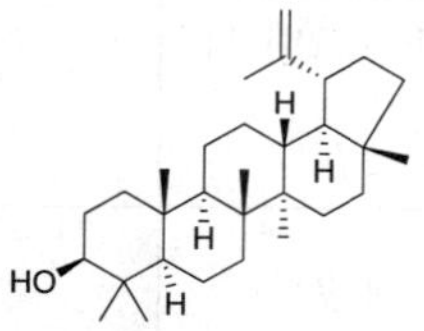 羽扇豆醇 Lupeol	白桦脂酸甲酯 Methyl betulinate $C_{31}H_{50}O_3$ Exact Mass: 470.38	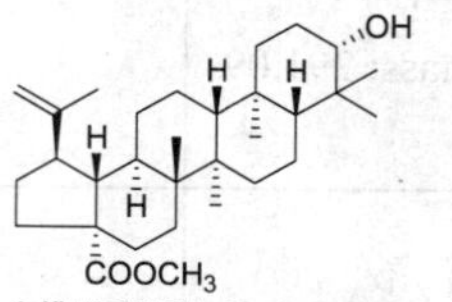 白桦脂酸甲酯 Methyl betulinate
豆甾醇-4-烯-3-酮 Stigmast-4-en-3-one $C_{29}H_{48}O$ Exact Mass: 412.37	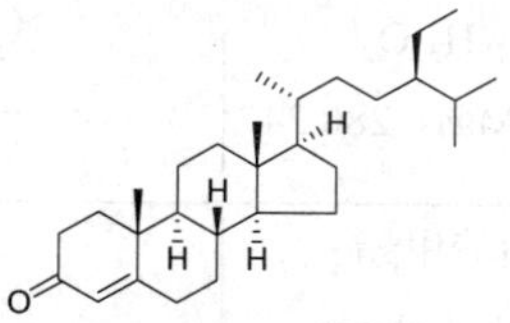 豆甾醇-4-烯-3-酮 Stigmast-4-en-3-one	过氧麦角甾醇 Peroxyergosterol $C_{28}H_{44}O_3$ Exact Mass: 428.33	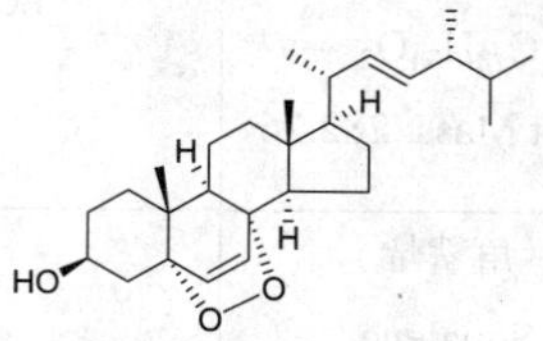 过氧麦角甾醇 Peroxyergosterol
油菜甾醇 Campesterol $C_{28}H_{48}O$ Exact Mass: 400.37	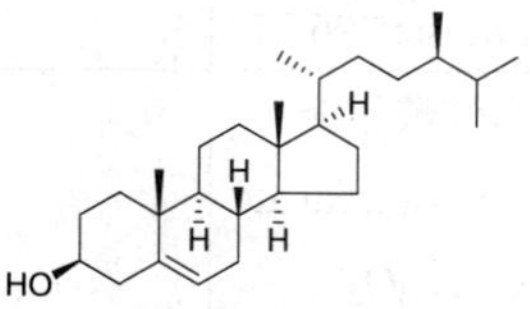 油菜甾醇 Campesterol	异当药黄素 Isoswertisin $C_{22}H_{22}O_{10}$ Exact Mass: 446.12	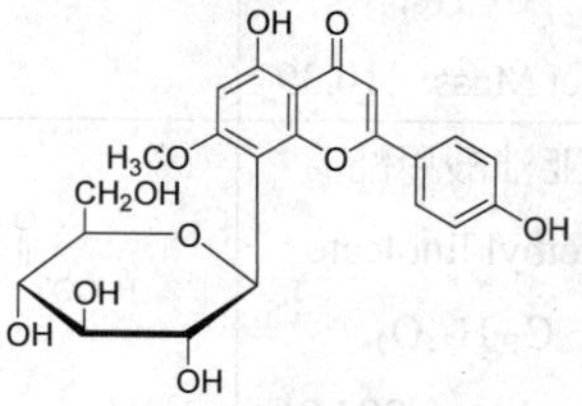 异当药黄素 Isoswertisin
甘油 Glycerol $C_3H_8O_3$ Exact Mass: 92.05	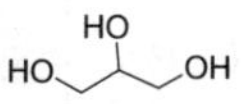 甘油 Glycerol	Pseudolaroside B $C_{14}H_{18}O_9$ Exact Mass: 330.10	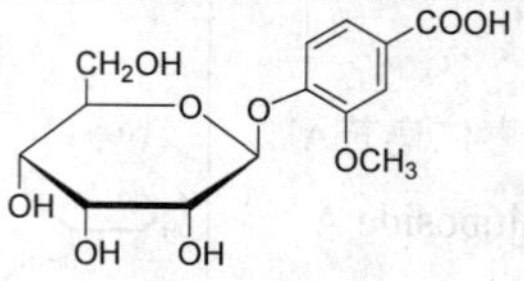 Pseudolaroside B
苯丙氨酸 Phenylalanine $C_9H_{11}NO_2$ Exact Mass: 165.08	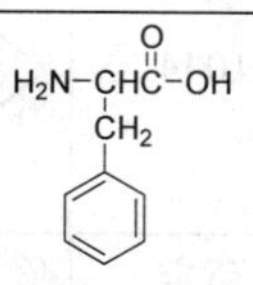 苯丙氨酸 Phenylalanine	正二十六酸 Hexacosanoic acid $C_{26}H_{52}O_2$ Exact Mass: 396.40	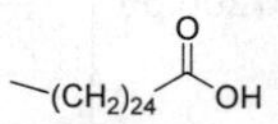 正二十六酸 Hexacosanoic acid

续表

中英文名、化学式及相对分子质量	结构图	中英文名、化学式及相对分子质量	结构图
槲皮素 Quercetin $C_{15}H_{10}O_7$ Exact Mass: 302.04	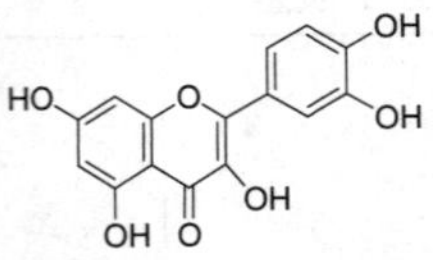 槲皮素　Quercetin	齐墩果酸 Oleanolic acid $C_{30}H_{48}O_3$ Exact Mass: 456.36	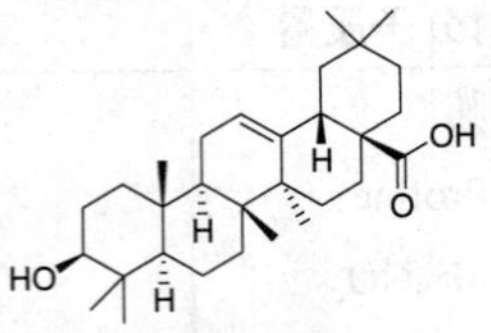 齐墩果酸　Oleanolic acid
斯诺皮素 Spinosin $C_{28}H_{32}O_{15}$ Exact Mass: 608.17	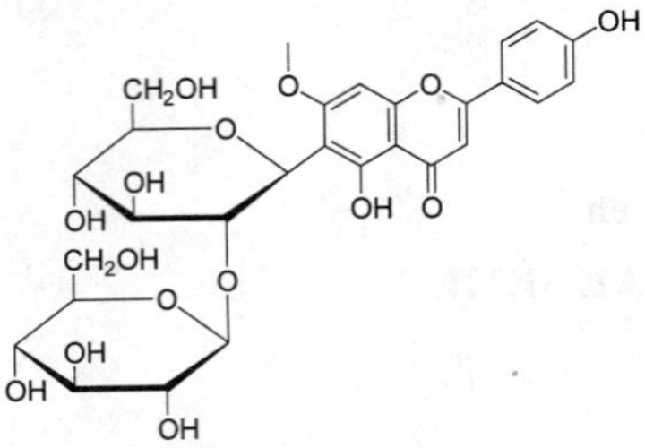 斯诺皮素　Spinosin	Zivulgarin $C_{28}H_{32}O_{15}$ Exact Mass: 608.17	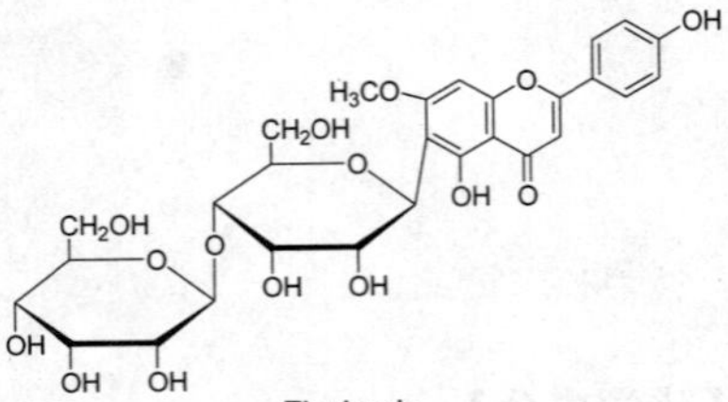 Zivulgarin
观音莲明碱 Lysicamine $C_{18}H_{13}NO_3$ Exact Mass: 291.09	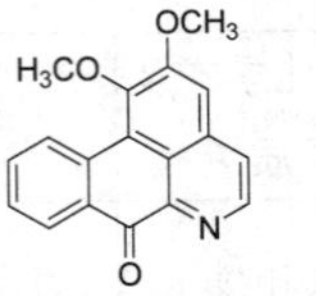 观音莲明碱　Lysicamine	Juzirine $C_{17}H_{15}NO_3$ Exact Mass: 281.11	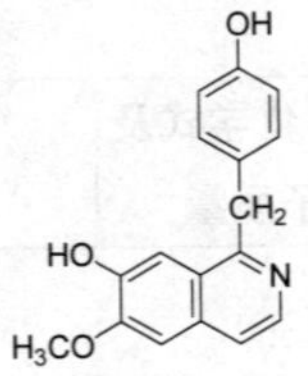 Juzirine
油酸 Oleic acid $C_{18}H_{34}O_2$ Exact Mass: 282.26	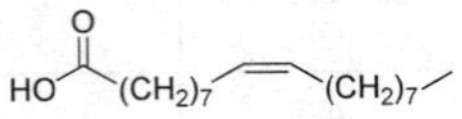 油酸　Oleic acid	亚油酸 Linoleic acid $C_{18}H_{32}O_2$ Exact Mass: 280.24	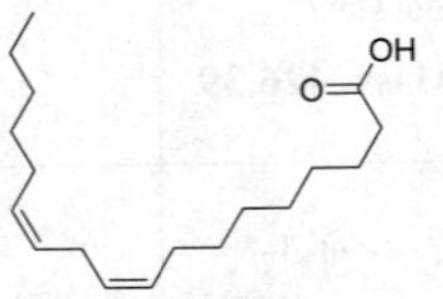 亚油酸　Linoleic acid
角鲨烯 Squalene $C_{30}H_{50}$ Exact Mass: 410.39	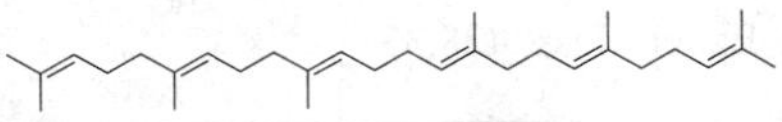 角鲨烯　Squalene	油酸甲酯 Methyl oleate $C_{19}H_{36}O_2$ Exact Mass: 296.27	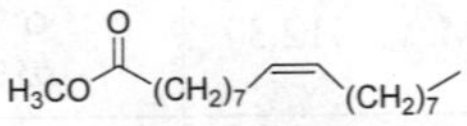 油酸甲酯　Methyl oleate
亚油酸甲酯 Methyl linoleate $C_{19}H_{34}O_2$ Exact Mass: 294.26	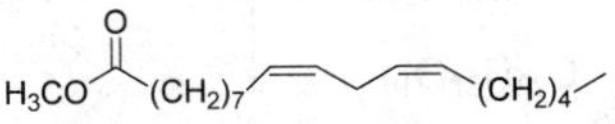 亚油酸甲酯　Methyl linoleate	十六烷酸甲酯 Methyl hexadecanate $C_{17}H_{34}O_2$ Exact Mass: 270.26	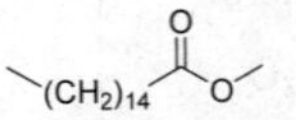 十六烷酸甲酯　Methyl hexadecanate
酸枣仁皂苷A Jujuboside A $C_{58}H_{94}O_{26}$ Exact Mass: 1206.60	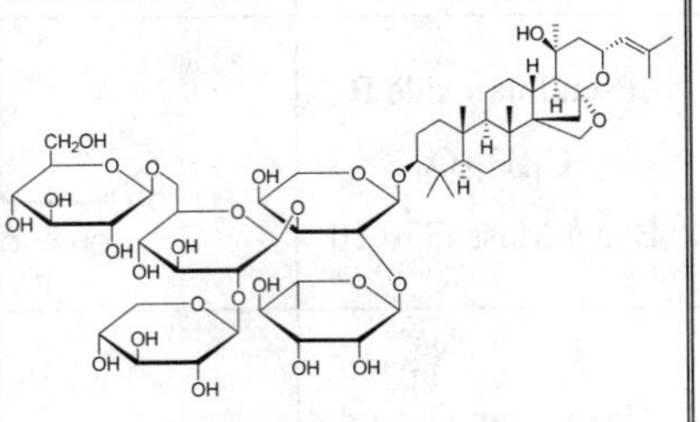 酸枣仁皂苷A　Jujuboside A	酸枣仁皂苷 B Jujuboside B $C_{52}H_{84}O_{21}$ Exact Mass: 1044.55	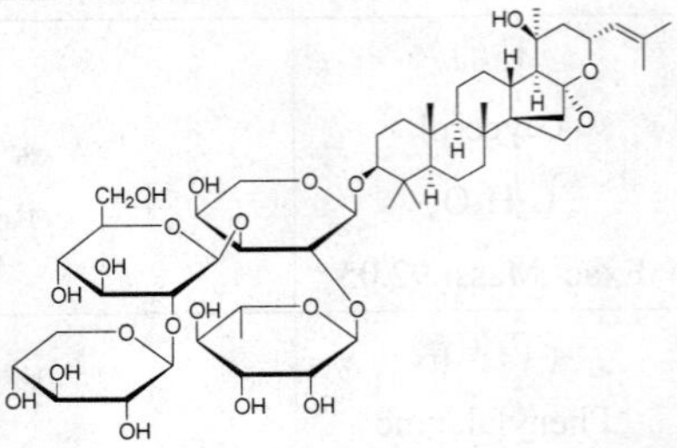 酸枣仁皂苷 B　Jujuboside B
原荷叶碱 Nornuciferine $C_{18}H_{19}NO_2$ Exact Mass: 281.14	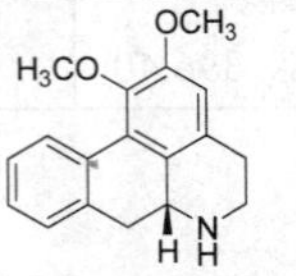 原荷叶碱　Nornuciferine	去甲异紫堇定 Norisocorydine $C_{19}H_{21}NO_4$ Exact Mass: 327.15	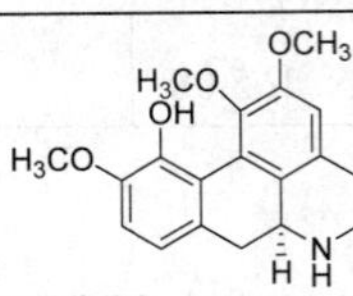 去甲异紫堇定　Norisocorydine

续表

中英文名、化学式及相对分子质量	结构图	中英文名、化学式及相对分子质量	结构图
白桦脂酸(桦木酸) Betulinic acid $C_{30}H_{48}O_3$ Exact Mass: 456.36	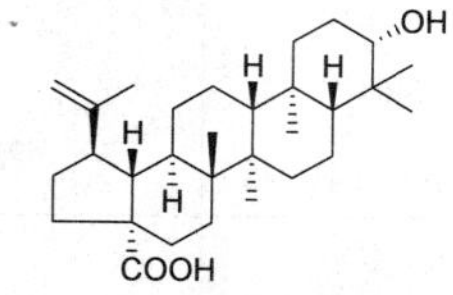 白桦脂酸(桦木酸)　Betulinic acid	白桦脂醇 Betulin $C_{30}H_{50}O_2$ Exact Mass: 442.38	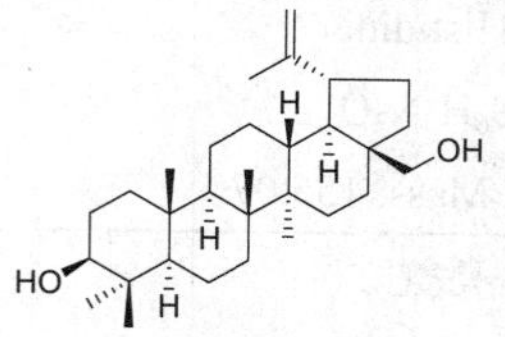 白桦脂醇　Betulin
美洲茶酸 Ceanothic acid $C_{30}H_{46}O_5$ Exact Mass: 486.33	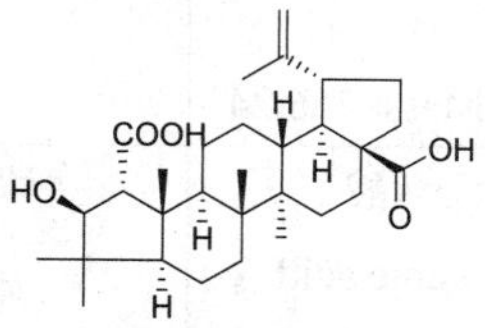 美洲茶酸　Ceanothic acid	麦珠子酸 Alphitolic acid $C_{30}H_{48}O_4$ Exact Mass: 472.36	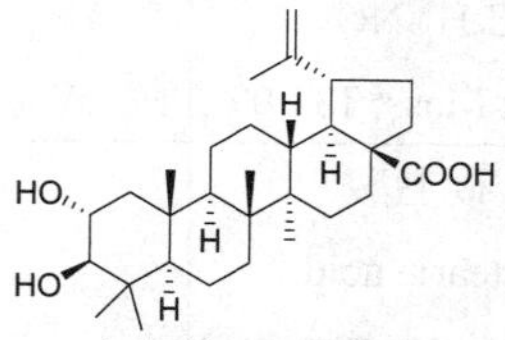 麦珠子酸　Alphitolic acid
酸枣仁碱 A Sanjoinine A $C_{31}H_{42}N_4O_4$ Exact Mass: 534.32	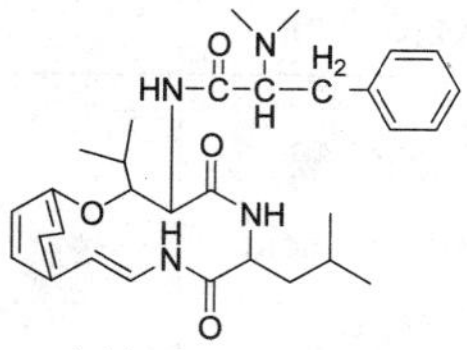 酸枣仁碱 A　Sanjoinine A	荷叶碱 Nuciferine $C_{19}H_{21}NO_2$ Exact Mass: 295.16	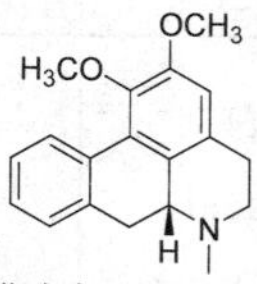 荷叶碱　Nuciferine
右旋衡州乌药碱 Coclaurine $C_{17}H_{19}NO_3$ Exact Mass: 285.14	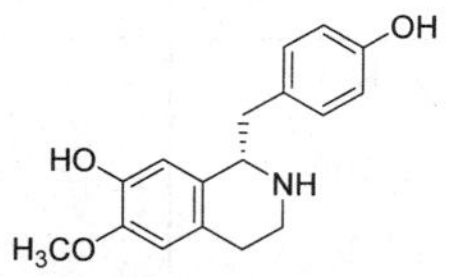 右旋衡州乌药碱　Coclaurine	酸枣仁环肽 Sanjoinenine $C_{29}H_{35}N_3O_4$ Exact Mass: 489.26	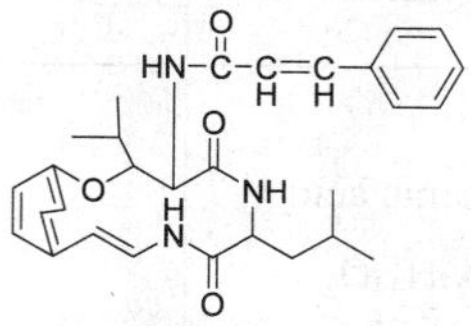 酸枣仁环肽　Sanjoinenine
2''-*O*-葡萄糖基异当药黄素 2''-*O*-Glucosyl-isoswertisin $C_{28}H_{32}O_{15}$ Exact Mass: 608.17	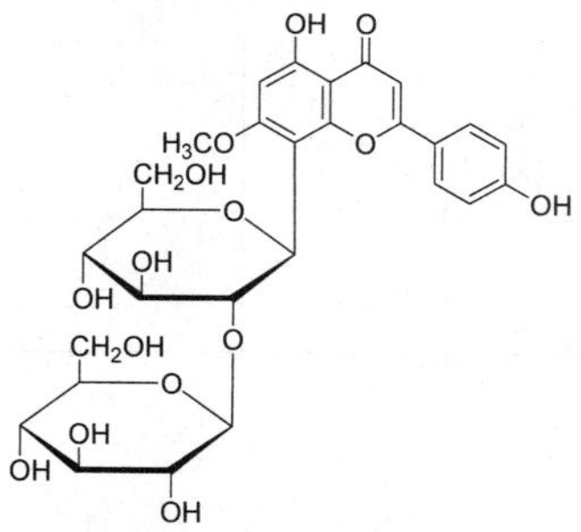 2''-*O*-葡萄糖基异当药黄素 2''-*O*-Glucosylisoswertisin	阿魏酸 Ferulic acid $C_{10}H_{10}O_4$ Exact Mass: 194.06	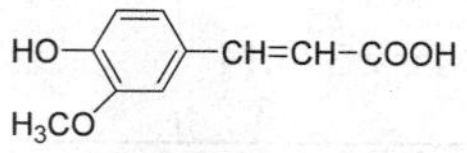 阿魏酸　Ferulic acid
天门冬氨酸 Aspartic acid $C_4H_7NO_4$ Exact Mass: 133.04	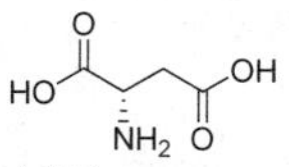 天门冬氨酸　Aspartic acid	丝氨酸 Serine $C_3H_7NO_3$ Exact Mass: 105.04	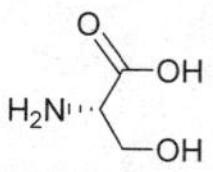 丝氨酸　Serine
谷氨酸 Glutamic acid $C_5H_9NO_4$ Exact Mass: 147.05	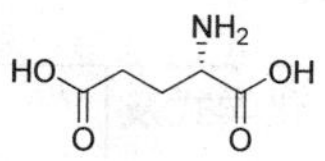 谷氨酸　Glutamic acid	甘氨酸 Glycine $C_2H_5NO_2$ Exact Mass: 75.03	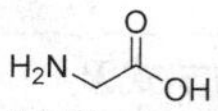 甘氨酸　Glycine
丙氨酸 Alanine $C_3H_7NO_2$ Exact Mass: 89.05	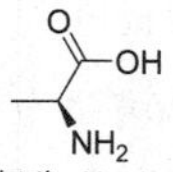 丙氨酸　Alanine	苏氨酸 Threonine $C_4H_9NO_3$ Exact Mass: 119.06	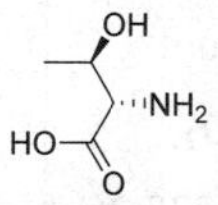 苏氨酸　Threonine

续表

中英文名、化学式及相对分子质量	结构图	中英文名、化学式及相对分子质量	结构图
组氨酸 Histidine $C_6H_9N_3O_2$ Exact Mass: 155.07	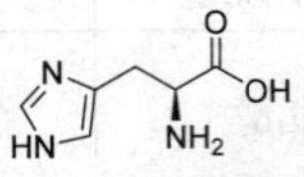 组氨酸 Histidine	蛋氨酸 Methionine $C_5H_{11}NO_2S$ Exact Mass: 149.05	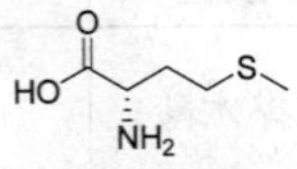 蛋氨酸 Methionine
亮氨酸 Leucine $C_6H_{13}NO_2$ Exact Mass: 131.09	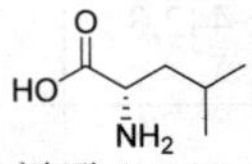 亮氨酸 Leucine	棕榈酸 Palmitic acid $C_{16}H_{32}O_2$ Exact Mass: 256.24	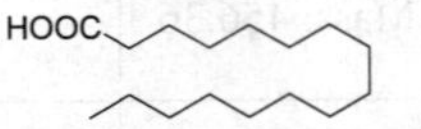 棕榈酸 Palmitic acid
硬脂酸 Stearic acid $C_{18}H_{36}O_2$ Exact Mass: 284.27	$HOOC—(CH_2)_{16}—CH_3$ 硬脂酸 Stearic acid	亚麻酸 Linolenic acid $C_{18}H_{30}O_2$ Exact Mass: 278.22	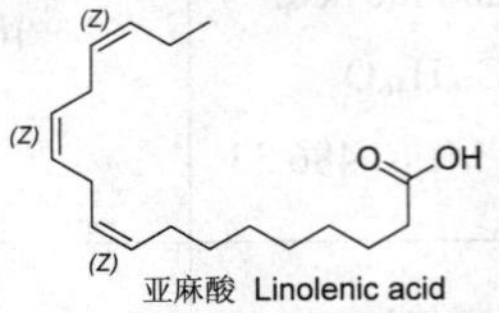 亚麻酸 Linolenic acid
花生油酸 Arachic acid $C_{20}H_{40}O_2$ Exact Mass: 312.30	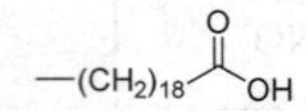 花生油酸 Arachic acid	花生四烯酸 Arachidonic acid $C_{20}H_{32}O_2$ Exact Mass:304.24	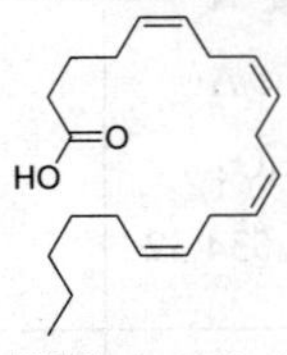 花生四烯酸 Arachidonic acid
山芋酸 Behenic acid $C_{22}H_{44}O_2$ Exact Mass: 340.33	$HOOC—(CH_2)_{20}—CH_3$ 山芋酸 Behenic acid	胡萝卜素 Carotene $C_{40}H_{56}$ Exact Mass: 536.44	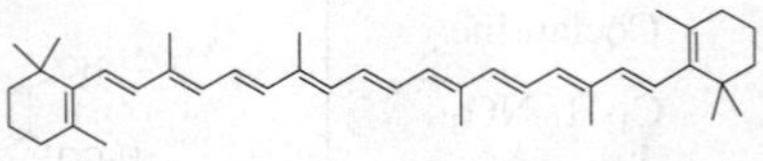 胡萝卜素 Carotene
核黄素 Riboflavin $C_{17}H_{20}N_4O_6$ Exact Mass: 376.14	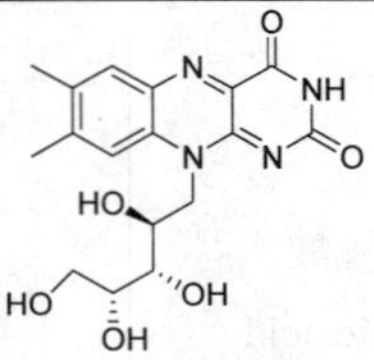 核黄素 Riboflavin		

豨莶草

Xixiancao

SIEGESBECKIAE HERBA

【化学成分】

表 1-14-6 豨莶草主要化学成分[19, 20]

中英文名、化学式及相对分子质量	结构图	中英文名、化学式及相对分子质量	结构图
豨莶精醇 Darutigenol $C_{20}H_{34}O_3$ Exact Mass: 322.25	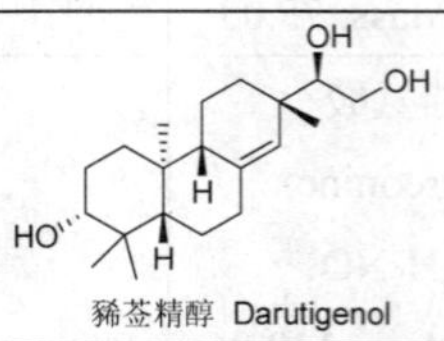 豨莶精醇 Darutigenol	豨莶酸 Siegesbeckic acid $C_{20}H_{32}O_4$ Exact Mass: 336.23	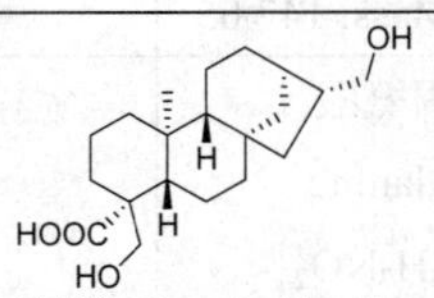 豨莶酸 Siegesbeckic acid

续表

中英文名、化学式及相对分子质量	结构图	中英文名、化学式及相对分子质量	结构图
奇任醇 Kirenol $C_{20}H_{34}O_4$ Exact Mass: 338.25	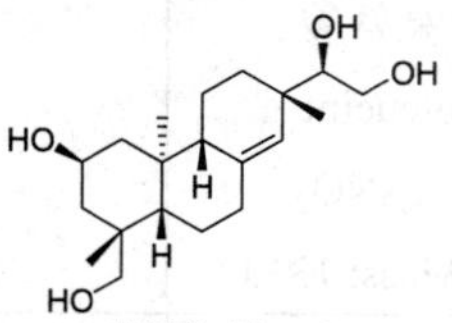 奇任醇 Kirenol	β-谷甾醇 β-Sitosterol $C_{29}H_{50}O$ Exact Mass: 414.39	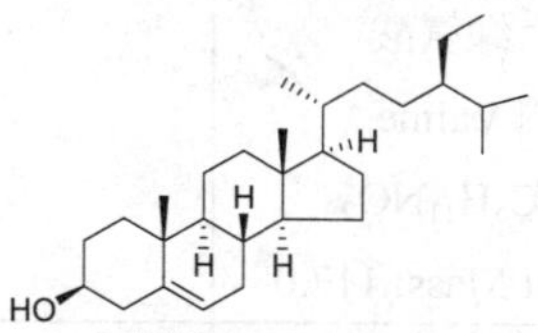 β-谷甾醇 β-Sitosterol
豆甾醇 Stigmasterol $C_{29}H_{48}O$ Exact Mass: 412.37	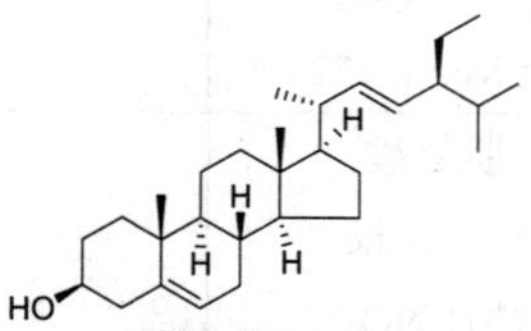 豆甾醇 Stigmasterol	3',5',β-三羟基-3,4,4',α-四甲氧基查尔酮 3',5',β-Trihydroxy-3,4,4',α-tetramethoxy-chalcone $C_{19}H_{20}O_8$ Exact Mass: 376.12	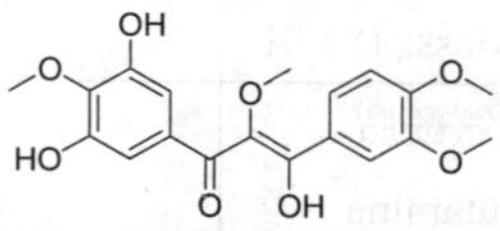 3',5',β-三羟基-3,4,4',α-四甲氧基查尔酮 3',5',β-Trihydroxy-3,4,4',α-tetramethoxy-chalcone
对映-16β,17-二羟基贝壳杉烷-19-羧酸 *ent*-16β,17-Dihydroxy-19-kauranoic acid $C_{20}H_{32}O_4$ Exact Mass: 336.23	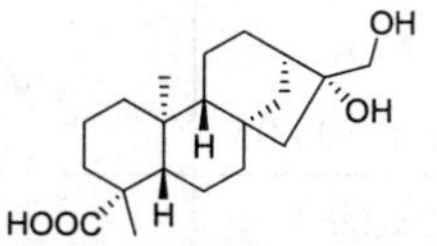 对映-16β,17-二羟基贝壳杉烷-19-羧酸 *ent*-16β,17-Dihydroxy-19-kauranoic acid	对映-16α,17-羟基贝壳杉烷-19-羧酸 *ent* -16α,17-Hydroxy-19-kauranoic acid $C_{20}H_{32}O_3$ Exact Mass: 320.24	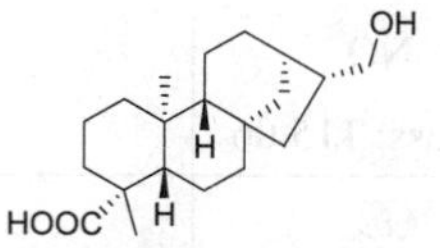 对映-16α,17-羟基贝壳杉烷-19-羧酸 *ent*-16α,17-Hydroxy-19-kauranoic acid

除以上化学成分外，豨莶草还含有氯化钾等。

蝉蜕

Chantui

CICADAE PERIOSTRACUM

【化学成分】

表 1-14-7 蝉蜕主要化学成分[21~23]

中英文名、化学式及相对分子质量	结构图	中英文名、化学式及相对分子质量	结构图
天门冬氨酸 Aspartic acid $C_4H_7NO_4$ Exact Mass: 133.04	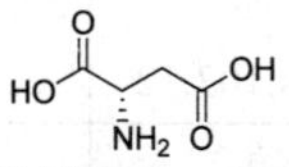 天门冬氨酸 Aspartic acid	苏氨酸 Threonine $C_4H_9NO_3$ Exact Mass: 119.06	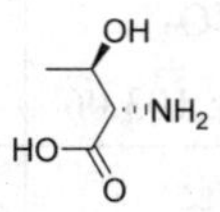 苏氨酸 Threonine
丝氨酸 Serine $C_3H_7NO_3$ Exact Mass: 105.04	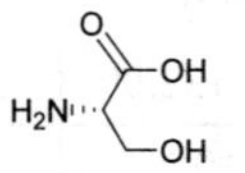 丝氨酸 Serine	谷氨酸 Glutamic acid $C_5H_9NO_4$ Exact Mass: 147.05	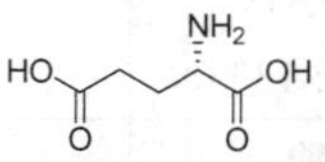 谷氨酸 Glutamic acid
甘氨酸 Glycine $C_2H_5NO_2$ Exact Mass: 75.03	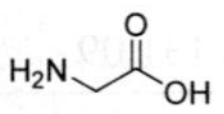 甘氨酸 Glycine	丙氨酸 Alanine $C_3H_7NO_2$ Exact Mass: 89.05	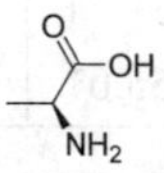 丙氨酸 Alanine

续表

中英文名、化学式及相对分子质量	结构图	中英文名、化学式及相对分子质量	结构图
缬氨酸 Valine $C_5H_{11}NO_2$ Exact Mass: 117.08	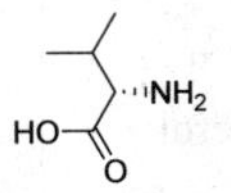 缬氨酸 Valine	异亮氨酸 Isoleucine $C_6H_{13}NO_2$ Exact Mass: 131.09	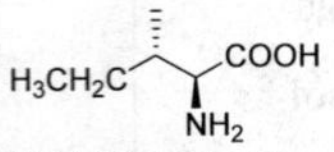 异亮氨酸 Isoleucine
磷酸丝氨酸 Phosphoserine $C_3H_8NO_6P$ Exact Mass: 185.01	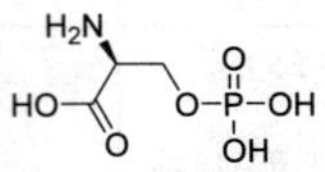 磷酸丝氨酸 Phosphoserine	天门冬酰胺 Asparagine $C_4H_8N_2O_3$ Exact Mass: 132.05	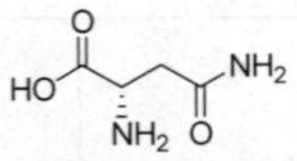 天门冬酰胺 Asparagine
谷氨酰胺 Glutamine $C_5H_{10}N_2O_3$ Exact Mass: 146.07	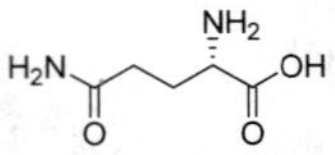 谷氨酰胺 Glutamine	肌氨酸 Sarcosine $C_3H_7NO_2$ Exact Mass: 89.05	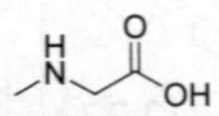 肌氨酸 Sarcosine
脯氨酸 Proline $C_5H_9NO_2$ Exact Mass: 115.06	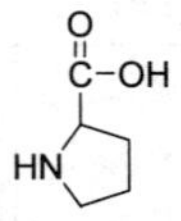 脯氨酸 Proline	*α*-氨基丁酸 *α*-Aminobutyric acid $C_4H_9NO_2$ Exact Mass: 103.06	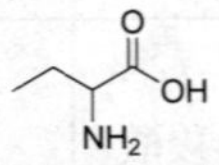 *α*-氨基丁酸 *α*-Aminobutyric acid
胱氨酸 Cystine $C_6H_{12}N_2O_4S_2$ Exact Mass: 240.02	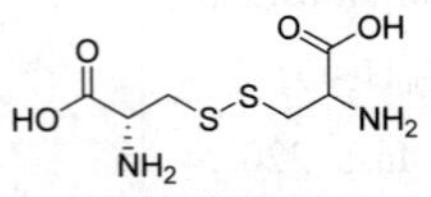 胱氨酸 Cystine	甲硫氨酸 Methionine $C_5H_{11}NO_2S$ Exact Mass: 149.05	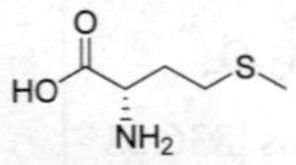 甲硫氨酸 Methionine
亮氨酸 Leucine $C_6H_{13}NO_2$ Exact Mass: 131.09	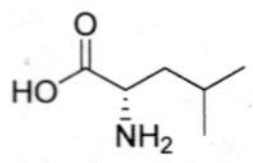 亮氨酸 Leucine	酪氨酸 Tyrosine $C_9H_{11}NO_3$ Exact Mass: 181.07	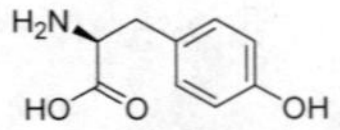 酪氨酸 Tyrosine
苯丙氨酸 Phenylalanine $C_9H_{11}NO_2$ Exact Mass: 165.08	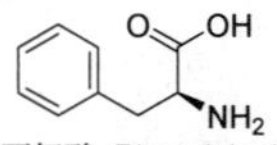 苯丙氨酸 Phenylalanine	*β*-丙氨酸 *β*-Alanine $C_3H_7NO_2$ Exact Mass: 89.05	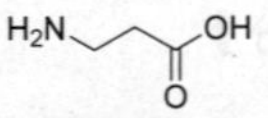 *β*-丙氨酸 *β*-Alanine
γ-氨基丁酸 *γ*-Aminobutyric acid $C_4H_9NO_2$ Exact Mass: 103.06	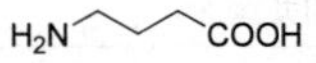 *γ*-氨基丁酸 *γ*-Aminobutyric acid	胆胺 Cholamine $C_5H_{15}N_2^+$ Exact Mass:103.12	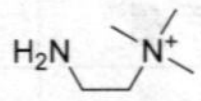 胆胺 Cholamine
鸟氨酸 Ornithine $C_5H_{12}N_2O_2$ Exact Mass: 132.09	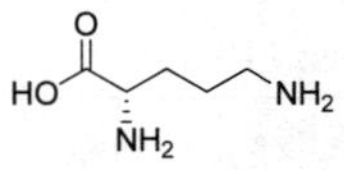 鸟氨酸 Ornithine	赖氨酸 Lysine $C_5H_{12}N_2O_2$ Exact Mass: 132.09	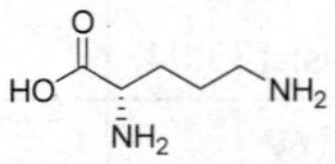 赖氨酸 Lysine
组氨酸 Histidine $C_6H_9N_3O_2$ Exact Mass: 155.07	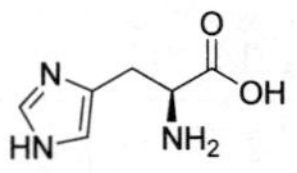 组氨酸 Histidine	原白氨酸 Norleucine $C_6H_{13}NO_2$ Exact Mass: 131.09	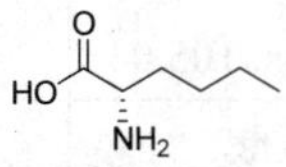 原白氨酸 Norleucine

罂粟壳

Yingsuke

PAPAVERIS PERICARPIUM

【化学成分】

表 1-14-8 罂粟壳主要化学成分[24, 25]

中英文名、化学式及相对分子质量	结构图	中英文名、化学式及相对分子质量	结构图
吗啡 Morphine $C_{17}H_{19}NO_3$ Exact Mass: 285.14	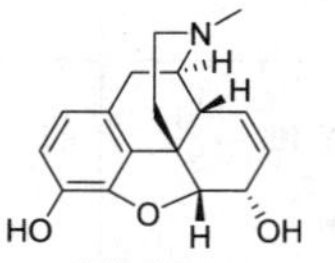 吗啡 Morphine	可待因 Codeine $C_{18}H_{21}NO_3$ Exact Mass: 299.15	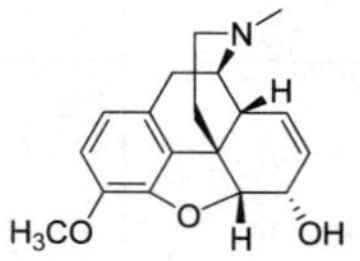 可待因 Codeine
蒂巴因 Thebaine $C_{19}H_{21}NO_3$ Exact Mass: 311.15	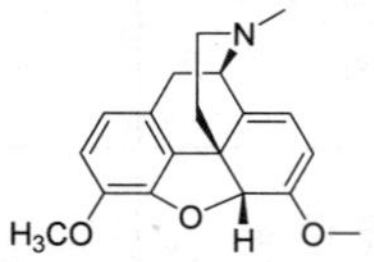 蒂巴因 Thebaine	罂粟碱 Narceine $C_{23}H_{27}NO_8$ Exact Mass: 445.17	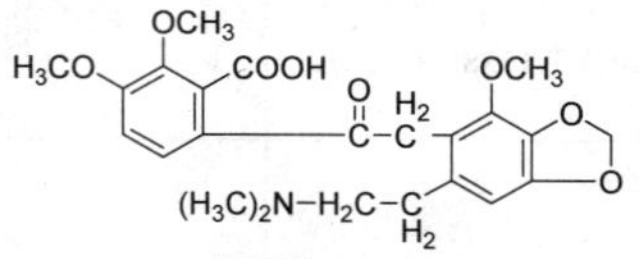 罂粟碱 Narceine
那可丁 Narcotine $C_{22}H_{23}NO_7$ Exact Mass: 413.15	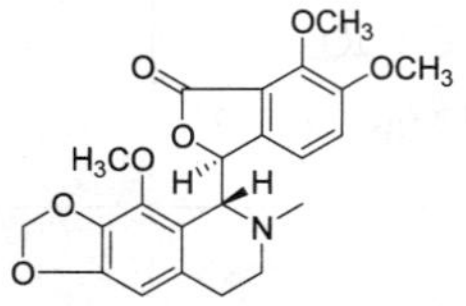 那可丁 Narcotine		

漏芦

Loulu

RHAPONTICI RADIX

【化学成分】

表 1-14-9 漏芦主要化学成分[26~35]

中英文名、化学式及相对分子质量	结构图	中英文名、化学式及相对分子质量	结构图
β-谷甾醇 *β*-Sitosterol $C_{29}H_{50}O$ Exact Mass: 414.39	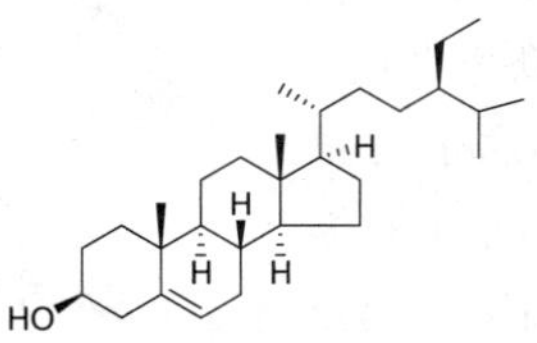 *β*-谷甾醇 *β*-Sitosterol	牛蒡子酸 Arctic acid $C_{12}H_8O_2S_2$ Exact Mass: 248.00	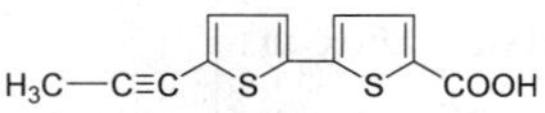 牛蒡子酸 Arctic acid
棕榈酸 Palmitic acid $C_{16}H_{32}O_2$ Exact Mass: 256.24	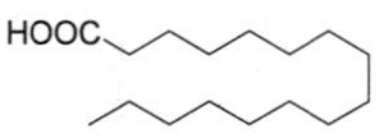 棕榈酸 Palmitic acid	牛蒡子醛 Arctinal $C_{12}H_8OS_2$ Exact Mass: 232.00	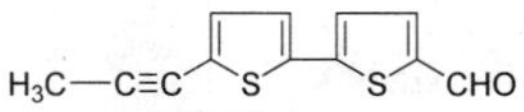 牛蒡子醛 Arctinal
正二十四烷酸 *n*-Tetracosanoic acid $C_{24}H_{48}O_2$ Exact Mass: 368.37	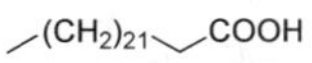 正二十四烷酸 *n*-Tetracosanoic acid	胡萝卜苷 Daucosterol $C_{35}H_{60}O_6$ Exact Mass: 576.44	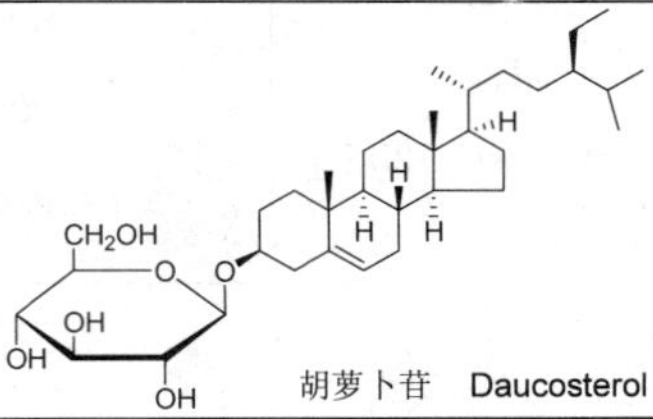 胡萝卜苷 Daucosterol

续表

中英文名、化学式及相对分子质量	结构图	中英文名、化学式及相对分子质量	结构图
蔗糖 Sucrose $C_{12}H_{22}O_{11}$ Exact Mass: 342.12	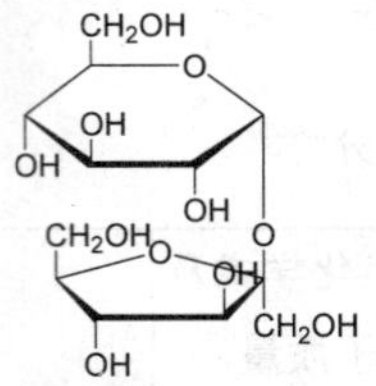 蔗糖 Sucrose	漏芦甾酮 Rhapontisterone $C_{27}H_{44}O_8$ Exact Mass: 496.30	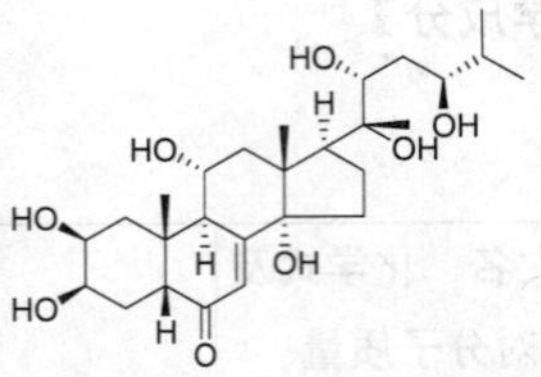 漏芦甾酮 Rhapontisterone
土克甾酮 Turkesterone $C_{27}H_{44}O_8$ Exact Mass: 496.30	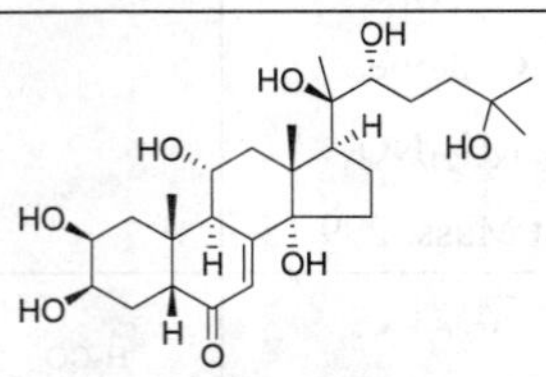 土克甾酮 Turkesterone	麦芽糖 Maltose $C_{12}H_{22}O_{12}$ Exact Mass: 358.11	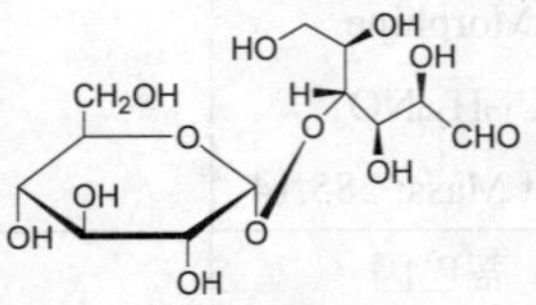 麦芽糖 Maltose
齐墩果酸 Oleanolic acid $C_{30}H_{48}O_3$ Exact Mass: 456.36	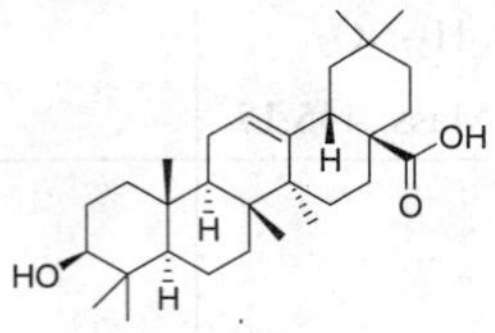 齐墩果酸 Oleanolic acid	草酸钙 Calcium oxalate C_2CaO_4 Exact Mass: 127.94	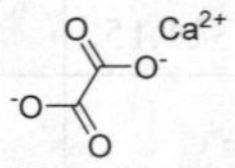 草酸钙 Calcium oxalate
筋骨草素*C*-20, 22-单丙叉物 Ajugasterone *C*-20,22-monoacetonide $C_{30}H_{48}O_7$ Exact Mass: 520.34	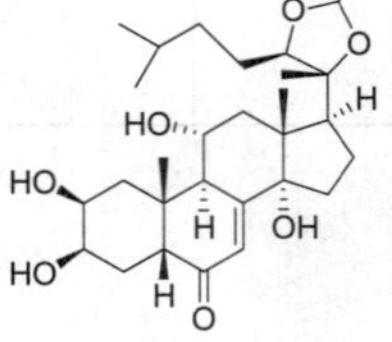 筋骨草素*C*-20,22-单丙叉物 Ajugasterone *C*-20,22-monoacetonide	乌索酸(熊果酸) Ursolic acid $C_{30}H_{48}O_3$ Exact Mass: 456.36	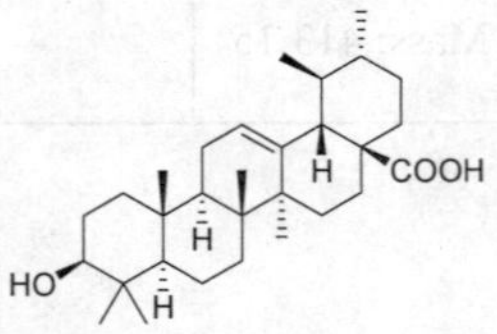 乌索酸(熊果酸) Ursolic acid
阿江榄仁酸 Arjunic acid $C_{30}H_{48}O_5$ Exact Mass: 488.35	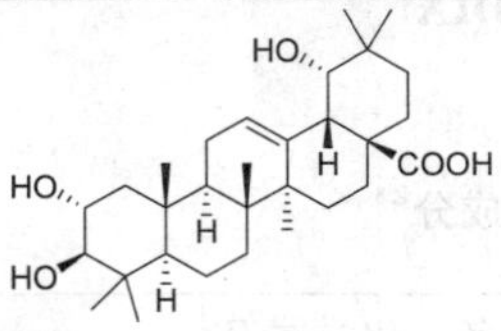 阿江榄仁酸 Arjunic acid	委陵菜酸 Tormentic acid $C_{30}H_{48}O_5$ Exact Mass: 488.35	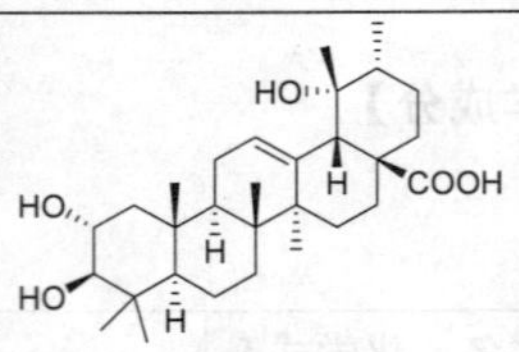 委陵菜酸 Tormentic acid
3-羰基-19α-羟基乌索-12-烯-28-酸 3-*oxo*-19α-Hydroxyurs-12-en-28-oic acid $C_{30}H_{46}O_4$ Exact Mass: 470.34	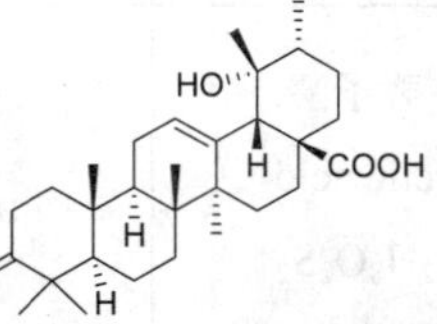 3-羰基-19α-羟基乌索-12-烯-28-酸 3-*oxo*-19α-Hydroxyurs-12-en-28-oic acid	坡模堤酸 Pomolic acid $C_{30}H_{48}O_4$ Exact Mass: 472.36	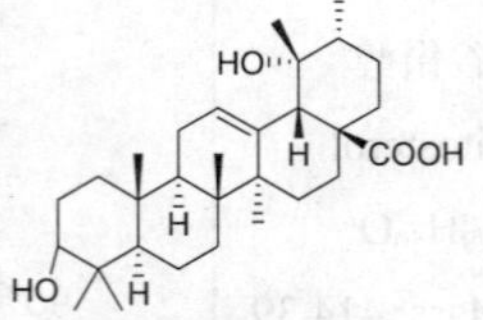 坡模堤酸 Pomolic acid
筋骨草甾酮C (筋骨草素C) Ajugasterone C $C_{30}H_{48}O_7$ Exact Mass: 520.34	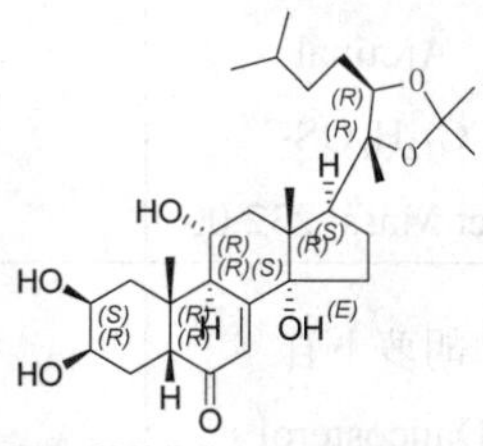 筋骨草甾酮C(筋骨草素C) Ajugasterone C	蜕皮甾酮-3-*O*-β-D-葡萄糖苷 Ecdysterone-3-*O*-β-D-glucopyranoside $C_{33}H_{54}O_{12}$ Exact Mass: 642.36	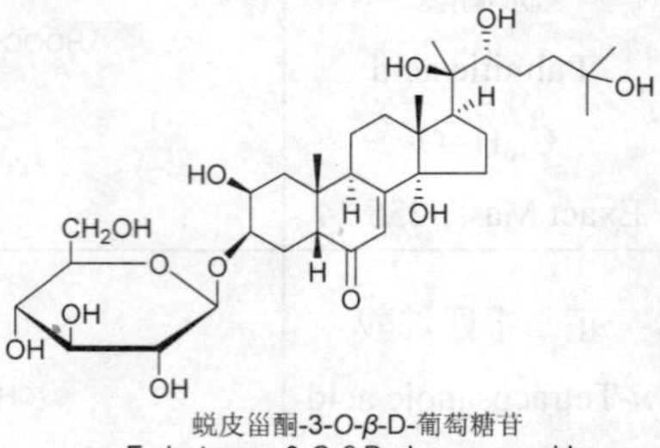 蜕皮甾酮-3-*O*-β-D-葡萄糖苷 Ecdysterone-3-*O*-β-D-glucopyranoside

续表

中英文名、化学式及相对分子质量	结构图	中英文名、化学式及相对分子质量	结构图
蜕皮甾酮-25-*O*-*β*-D-葡萄糖苷 Ecdysterone-25-*O*-*β*-D-glucopyranoside $C_{33}H_{54}O_{12}$ Exact Mass: 642.36	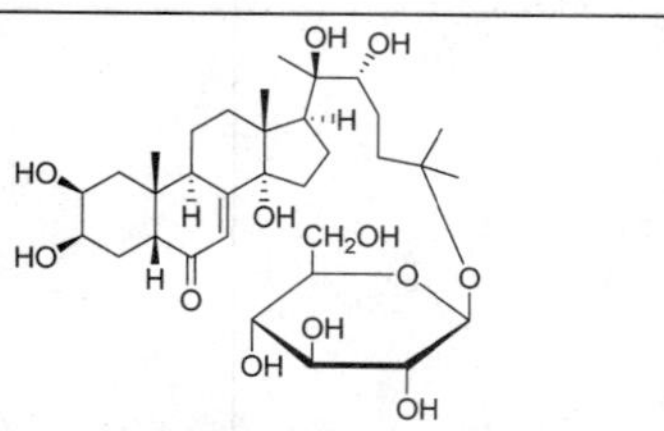 蜕皮甾酮-25-*O*-*β*-D-葡萄糖苷 Ecdysterone-25-*O*-*β*-D-glucopyranoside	夏至矢车菊内酯 Centaurepensin $C_{19}H_{24}Cl_2O_7$ Exact Mass: 434.09	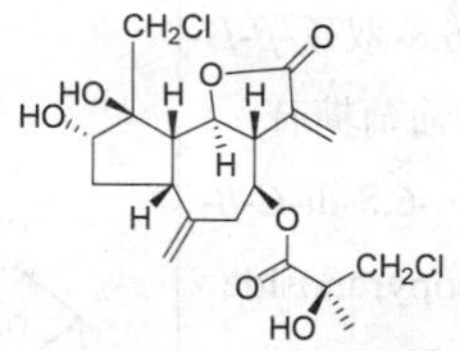 夏至矢车菊内酯 Centaurepensin
β-蜕皮甾酮 *β*-Ecdysterone (Viticosteron E) $C_{27}H_{44}O_7$ Exact Mass: 480.31	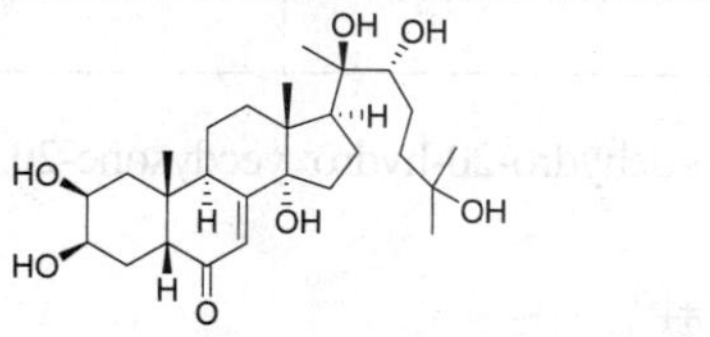 *β*-蜕皮甾酮 *β*-Ecdysteron (Viticosteron E)	甘草苷 Liquiritin $C_{21}H_{22}O_9$ Exact Mass: 418.13	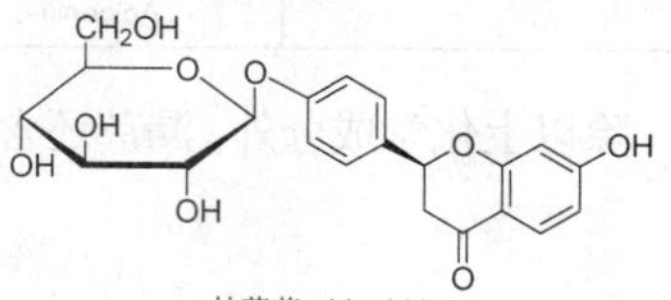 甘草苷 Liquiritin
漏芦醇 Rhaponticol $C_{15}H_{24}O_3$ Exact Mass: 252.17	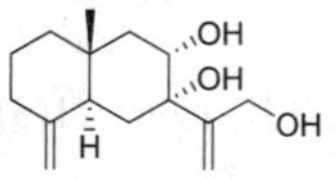 漏芦醇 Rhaponticol	牛蒡子酮-B Arctinone-B $C_{13}H_{10}OS_2$ Exact Mass: 246.02	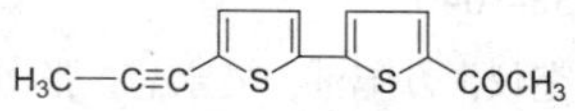 牛蒡子酮-B Arctinone-B
牛蒡子醇-B Arctinol-B $C_{13}H_{12}O_2S_2$ Exact Mass: 264.03	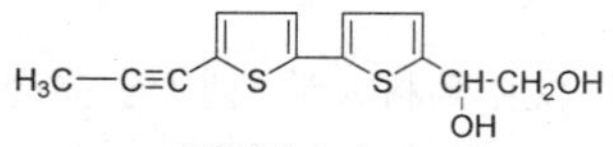 牛蒡子醇-B Arctinol-B	漏芦噻烯 Rhaponthienylenol $C_{13}H_{14}O_3S_2$ Exact Mass: 282.04	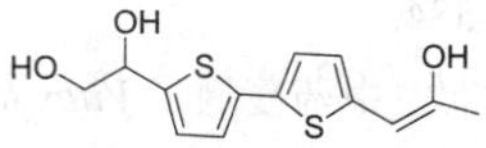 漏芦噻烯醇 Rhaponthienylenol
筋骨草素*C* 2,3,20,22-双异丙叉物 Ajugasterone *C*-2,3,20,22-diacetonide $C_{33}H_{52}O_7$ Exact Mass: 560.37	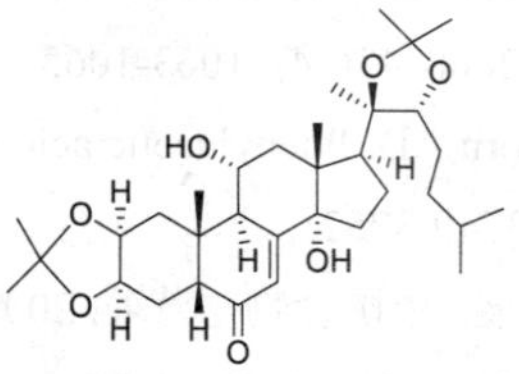 筋骨草素*C* 2,3,20,22-双异丙叉物 Ajugasterone *C*-2,3,20,22-diacetonide	漏芦甾酮 C Rhapontisterone C $C_{29}H_{48}O_7$ Exact Mass: 508.34	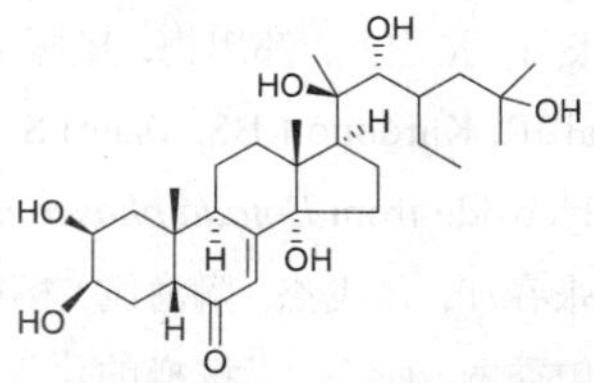 漏芦甾酮 C Rhapontisterone C
原儿茶酸 Protocatechuic acid $C_7H_6O_4$ Exact Mass: 154.03	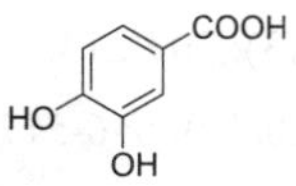 原儿茶酸 Protocatechuic acid	没食子酸 Gallic acid $C_7H_6O_5$ Exact Mass: 170.02	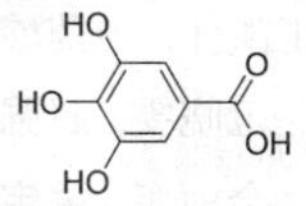 没食子酸 Gallic acid
槲皮素 Quercetin $C_{15}H_{10}O_7$ Exact Mass: 302.04	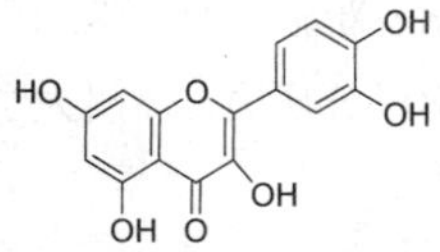 槲皮素 Quercetin	6-甲氧基山柰酚-3-*O*-*β*-D-吡喃半乳糖苷 6-Methoxykaempferol-3-*O*-*β*-D-galactopyranoside $C_{22}H_{22}O_{12}$ Exact Mass: 478.11	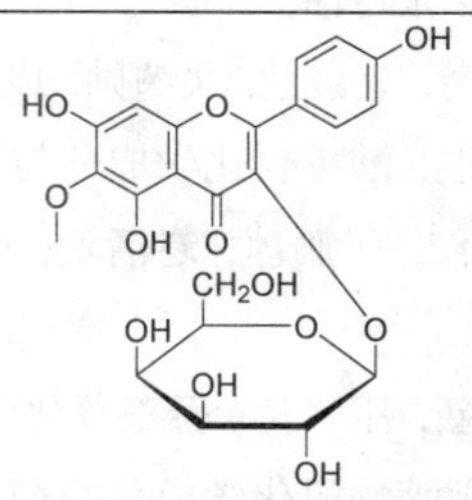 6-甲氧基山柰酚-3-*O*-*β*-D-吡喃半乳糖苷 6-Methoxykaempferol-3-*O*-*β*-D-galactopyranoside
Rubrosterone $C_{19}H_{26}O_5$ Exact Mass: 334.18	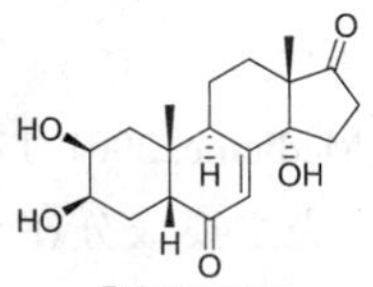 Rubrosterone	蜕皮甾酮-20,22-单异丙叉物 Ecdysterone-20,22-monoacetonide $C_{30}H_{48}O_7$ Exact Mass: 520.34	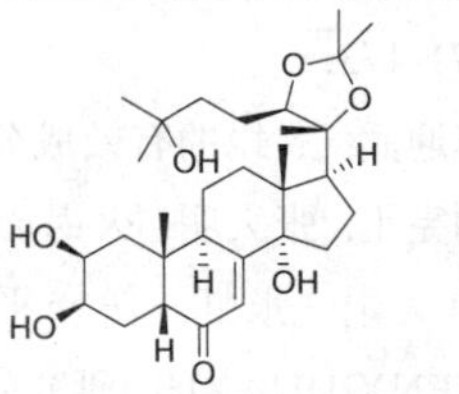 蜕皮甾酮-20,22-单异丙叉物 Ecdysterone-20,22-monoacetonide

续表

中英文名、化学式及相对分子质量	结构图	中英文名、化学式及相对分子质量	结构图
芹菜素-6,8-双碳-*β*-*D*-吡喃葡萄糖苷 Apigenin-6,8-di-*C*-*β*-D-glucopyranoside $C_{27}H_{30}O_{15}$ Exact Mass: 594.16	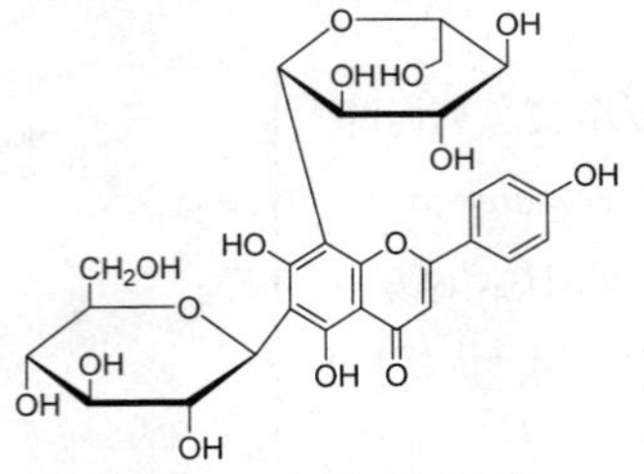 芹菜素-6,8-双碳-*β*-D-吡喃葡萄糖苷 Apigenin-6,8-di-*C*-*β*-D-glucopyranoside		

除以上化学成分外，漏芦还含有氯化铵、25-Deoxy-9(11)-dehydro-20-hydroxyecdysone-20, 22-monoacetonide 等。

参考文献

[1] 辛海量，胡园，张巧艳，黄宝康，郑汉臣，秦路平．蔓荆子的化学成分研究．第二军医大学学报，2006, 27(9): 1038-1040.

[2] 曾宪仪，方乍浦，吴永忠，张海道．蔓荆子化学成分研究．中国中药杂志, 1996, 21(3): 167-168.

[3] 陈柳生，康大力．蔓荆子中化学成分的研究．海峡药学, 2008, 20(7): 90-92.

[4] 陈鸿雁，程伟贤，冯宇，古昆，杨丽君，张义平．单叶蔓荆子黄酮类化学成分研究．天然产物研究与开发，2008, 20: 582-584.

[5] 李文欣．中药蔓荆子 *Vitex trifolia* L.抗癌活性成分的研究．沈阳：沈阳药科大学，博士学位论文, 2003: 33-50.

[6] 陈体强，朱金荣，吴锦忠，余德亿．单叶蔓荆子化学成分研究初报．中国野生植物资源, 2006, 25(5): 50-52.

[7] 王永艳，孔增科．大青叶、蓼大青叶的鉴别与合理用药．河北中医, 2008, 30(7): 760-761.

[8] 张勇，张宏武，邹忠梅．榼藤子仁化学成分研究．中国药学杂志, 2008, 43(14): 1063-1065.

[9] Dai JR, Kardono LBS, Tsauri S, Padmawinata K, Pezzuto JM, Kinghorn AD. Phenylacetic acid derivatives and a thioamide glycoside from *Entada phaseoloides*. Phytochemistry, 1991, 30(11): 3749-3752.

[10] 张春江，吕飞杰，陶海腾．槟榔活性成分及其功能作用的研究进展．中国食物与营养, 2008, 6: 50-53.

[11] 申秀丽，段亮亮．槟榔的化学成分及药理研究进展．宜春学院学报, 2009, 31(2): 95-97.

[12] 王贱荣，张 健，殷志琦，梁敬钰，叶文才．酸枣仁的化学成分，中国天然药物, 2008, 6(4): 268-270.

[13] 曹琴，王凯伟．中药酸枣仁的化学成分研究．药学实践杂志, 2009, 27(3): 209-213.

[14] 郭胜民，范晓雯，赵强．酸枣仁中黄酮类成分的研究．中药材, 1997, 20(10): 516-517.

[15] 尹升镇，金河奎，金宝渊，洪胜国．酸枣仁生物碱的研究，中国中药杂志, 1997, 22(50): 296-298.

[16] 卢奎，张玲丽，王萌，毕艳兰，桑守山，马丽．酸枣仁油的理化性质及成分分析．中国油脂, 2006, 31(8): 70-72.

[17] 李兰芳，赵淑兰，吴树勋，庞吉海，薛燕玲，彭嘉柔．酸枣仁脂肪油化学成分的研究．中药材, 1993, 16(3): 229,308.

[18] 刘凤兰．酸枣仁化学成分与枣仁安神液中药现代化研究．乌鲁木齐：新疆农业大学，硕士学位论文, 2006: 1-2.

[19] 王桂红，张雁冰，赵清治，薛华珍，寇娴，殷明文．豨莶草的化学成分研究．郑州大学学报(理学版)，2003，35(2): 73-74.

[20] 佘桂新，王峥涛．豨莶草化学成分研究．中国药学杂志, 2006, 41(34): 1854-1857.

[21] 范俊源．蝉蜕化学成分的初步报告．湖南医学院学报, 1985, 10(1): 61-62.

[22] 周安寰，邵秋宜，李勋，倪大洲，张宇光，吴祖帆．蝉蜕化学成分的研究(Ⅰ)．复旦学报(自然科学版)，1983，22(4): 471-473.

[23] 李迎武．蝉蜕的有效成分及制剂的初步研究．中成药研究, 1980, 2: 14-15.

[24] 刘宪平，张大明．火锅汤料中罂粟壳成分的检验. Journal of Forensic Medicine, 2001, 17(4): 226, 228.

[25] 廖文娟，张虹，任一平．液相色谱-串联四极杆质谱法测定罂粟壳主要成分在止咳药中的含量．分析化学(FENXIHUAXUE)研究简报, 2006, 34(8): 1175-1178.

[26] 陈莉，丁杏艺．祁州漏芦化学成分的研究．中草药, 1997, 28(11): 648-650.

[27] 刘明生，李铣．祁州漏芦化学成分研究．时珍国医国药, 1998, 9(4): 329.

[28] 张永红，张建钢，谢捷明，陈革林，程东亮．祁州漏芦根中的三萜成分．中国中药杂志, 2005, 30(23): 1833-1836.

[29] 李希强，王金辉，王素贤，李铣．祁州漏芦中的植物甾酮类成分．沈阳药科大学学报, 2000, 17(4): 260-262.

[30] 刘明生，何泉泉，李铣．栽培祁州漏芦化学成分研究．海南医学院学报, 2003, 9(5): 268-269.

[31] 刘斌，石任兵，杨春梅，王伟．祁州漏芦水煎液化学成分研究．北京中医药大学学报, 2003, 26(1): 53-55.

[32] 韦汉勋，高文运，关玉昆，黄明画，程东亮，魏立山，田义杰．祁州漏芦亲脂性化学成分的研究．兰州大学学报(自然科学版), 1997, 33(1): 79-82.

[33] 刘明生，王素贤，李铣，邹莉波，郭月英．祁州漏芦抗氧化活性成分研究(Ⅰ)．中国药物化学杂志，1996，6(2): 121-124.

[34] 程捷恺，张永红，张自义，程东亮 ，张国林．祁州漏芦中蜕皮甾酮类化学成分的研究．高等学校化学学报，2002, 23(11): 2084-2088.

[35] 姜晓峰，李铣．祁州漏芦地上部位化学成分的研究．沈阳药科大学学报, 1996, 13: 106.

十五画

蕤仁

Ruiren

PRINSEPIAE NUX

【化学成分】

表 1-15-1 蕤仁主要化学成分[1,2]

中英文名、化学式及相对分子质量	结构图	中英文名、化学式及相对分子质量	结构图
β-谷甾醇 *β*-Sitosterol $C_{29}H_{50}O$ Exact Mass: 414.39	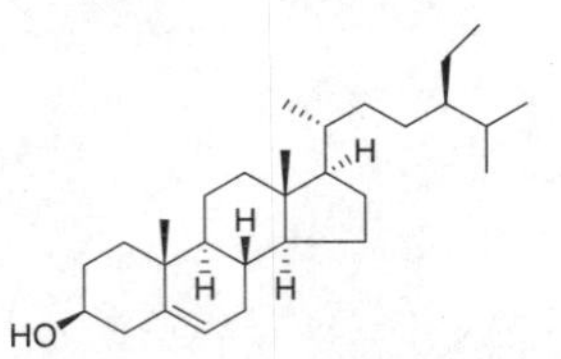 *β*-谷甾醇 *β*-Sitosterol	胡萝卜苷 Daucosterol $C_{35}H_{60}O_6$ Exact Mass: 576.44	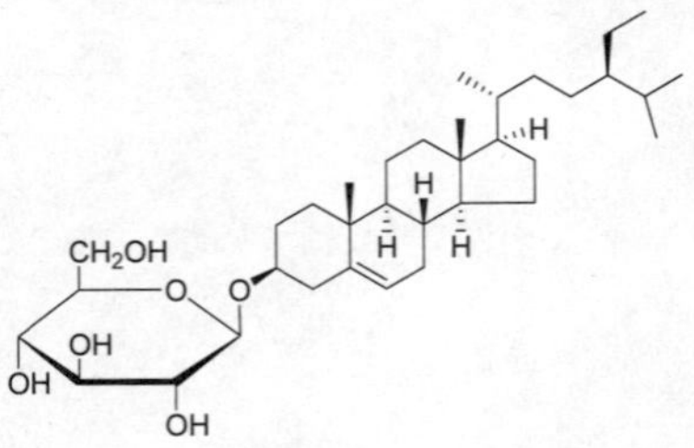 胡萝卜苷 Daucosterol
香草酸 Vanillic acid $C_8H_8O_4$ Exact Mass: 168.04	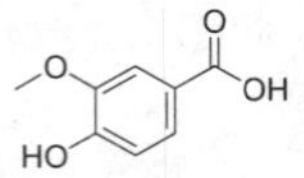 香草酸 Vanillic acid	原儿茶酸 Protocatechuic acid $C_7H_6O_4$ Exact Mass: 154.03	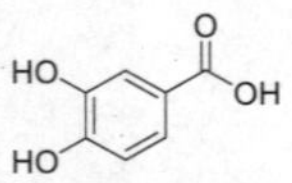 原儿茶酸 Protocatechuic acid
熊果酸 Ursolic acid $C_{30}H_{48}O_3$ Exact Mass: 456.36	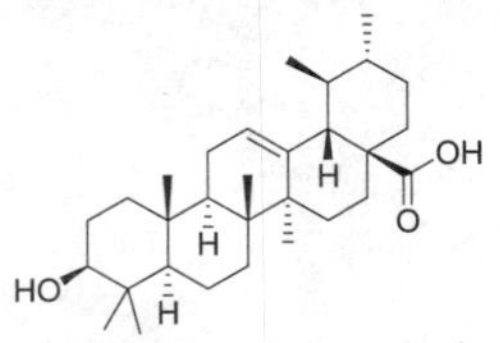 熊果酸 Ursolic acid	里白烯 Diploptene $C_{30}H_{50}$ Exact Mass: 410.39	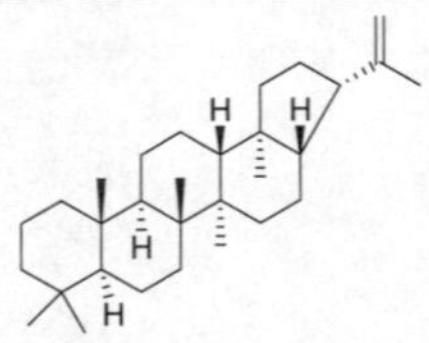 里白烯 Diploptene
Balanophonin $C_{20}H_{20}O_6$ Exact Mass: 356.13	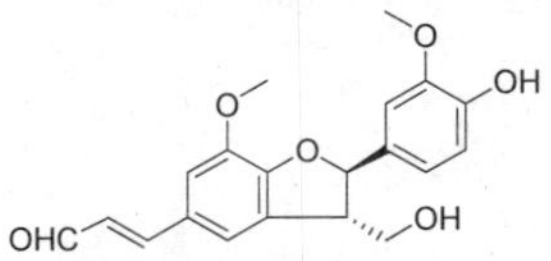 Balanophonin	反-阿魏醛 *tran*-Ferulaldehyde $C_{10}H_{10}O_3$ Exact Mass: 178.06	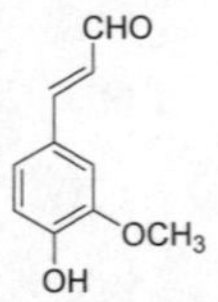 反-阿魏醛 *tran*-Ferulaldehyde
没食子酸 Gallic acid $C_7H_6O_5$ Exact Mass: 170.02	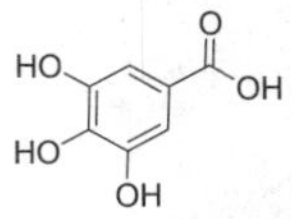 没食子酸 Gallic acid	山柰酚 Kaempferol $C_{15}H_{10}O_6$ Exact Mass: 286.05	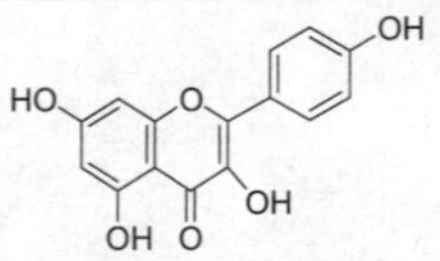 山柰酚 Kaempferol
槲皮素 Quercetin $C_{15}H_{10}O_7$ Exact Mass: 302.04	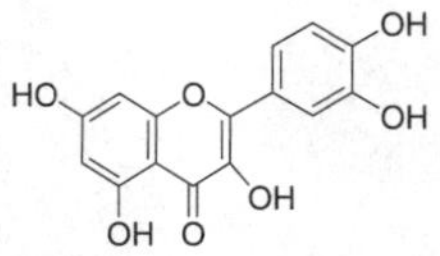 槲皮素 Quercetin	豆甾-4-烯-3*β*,6*β*-二醇 Stigmast-4-ene-3*β*,6*β*-diol $C_{29}H_{50}O_2$ Exact Mass: 430.38	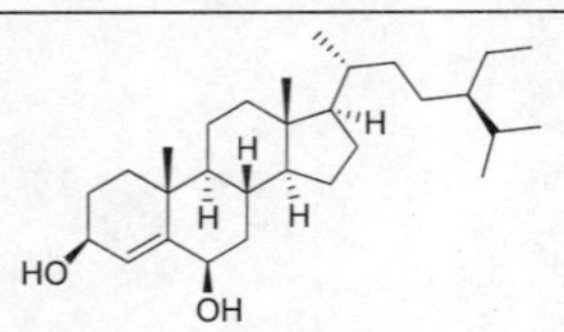 豆甾-4-烯-3*β*,6*β*-二醇 Stigmast-4-ene-3*β*,6*β*-diol

续表

中英文名、化学式及相对分子质量	结构图	中英文名、化学式及相对分子质量	结构图
1-(4-羟基-3-甲氧基)-苯基-1,2,3-丙三醇 1-(4-Hydroxy-3-methoxy)-phenyl-1,2,3-propanetriol $C_{10}H_{14}O_5$ Exact Mass: 214.08	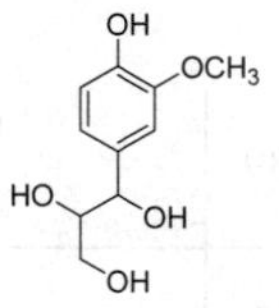 1-(4-羟基-3-甲氧基)-苯基-1,2,3-丙三醇 1-(4-Hydroxy-3-methoxy)-phenyl-1,2,3-propanetriol	*N*-乙酰基-谷氨酸 *N*-Acetyl-glutamic acid $C_7H_{11}NO_5$ Exact Mass: 189.06	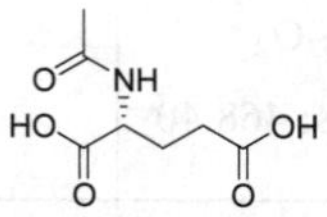 *N*-乙酰基-谷氨酸 *N*-Acetyl-glutamic acid
丁二酸 Succinic acid $C_4H_6O_4$ Exact Mass: 118.03	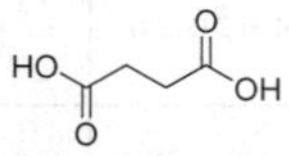 丁二酸 Succinic acid		

槲寄生

Hujisheng

VISCI HERBA

【化学成分】

表 1-15-2 槲寄生主要化学成分[3~12]

中英文名、化学式及相对分子质量	结构图	中英文名、化学式及相对分子质量	结构图
鼠李秦素-3-*O*-*β*-D-吡喃葡萄糖苷 Rhamnazin-3-*O*-*β*-D-glucopyranoside $C_{23}H_{24}O_{12}$ Exact Mass: 492.13	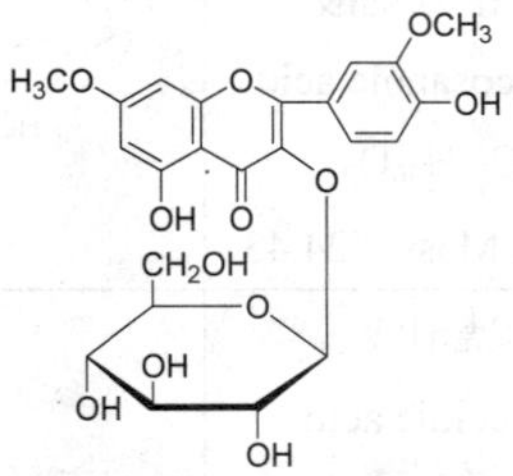 鼠李秦素-3-*O*-*β*-D-吡喃葡萄糖苷 Rhamnazin-3-*O*-*β*-D-glucopyranoside	高圣草素-7-*O*-*β*-D-吡喃葡萄糖苷 Homoeriodictyol-7-*O*-*β*-D-glucopyranoside $C_{22}H_{24}O_{11}$ Exact Mass: 464.13	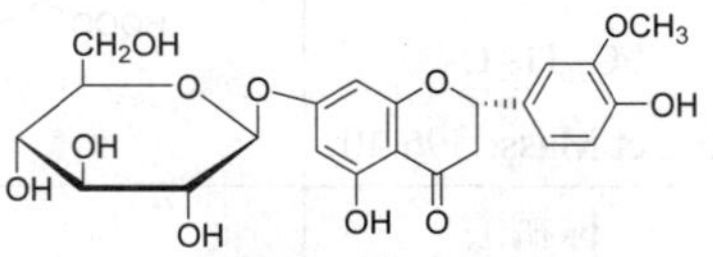 高圣草素-7-*O*-*β*-D-吡喃葡萄糖苷 Homoeriodictyol-7-*O*-*β*-D-glucopyranoside
鼠李秦素 Rhamnazin $C_{17}H_{14}O_7$ Exact Mass: 330.07	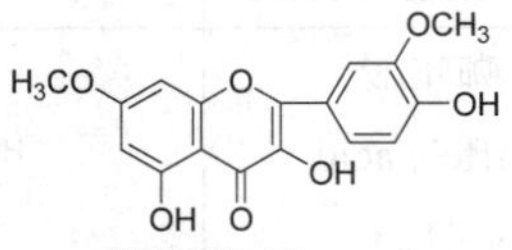 鼠李秦素 Rhamnazin	高圣草素 Homoeriodictyol $C_{16}H_{14}O_6$ Exact Mass: 302.08	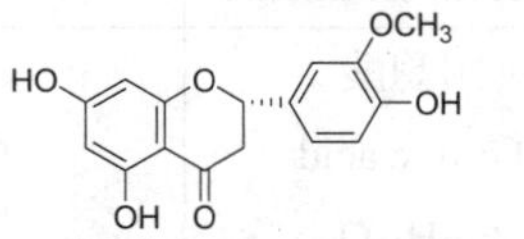 高圣草素 Homoeriodictyol
槲寄生新苷Ⅰ ViscumneosideⅠ $C_{27}H_{32}O_{15}$ Exact Mass: 596.17	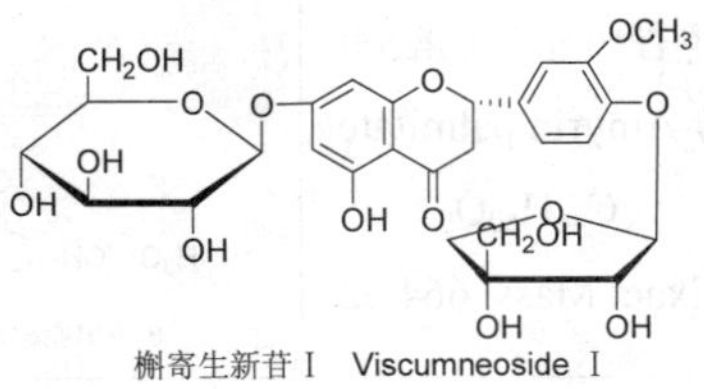 槲寄生新苷Ⅰ ViscumneosideⅠ	槲寄生新苷Ⅱ ViscumneosideⅡ $C_{25}H_{26}O_{13}$ Exact Mass: 534.14	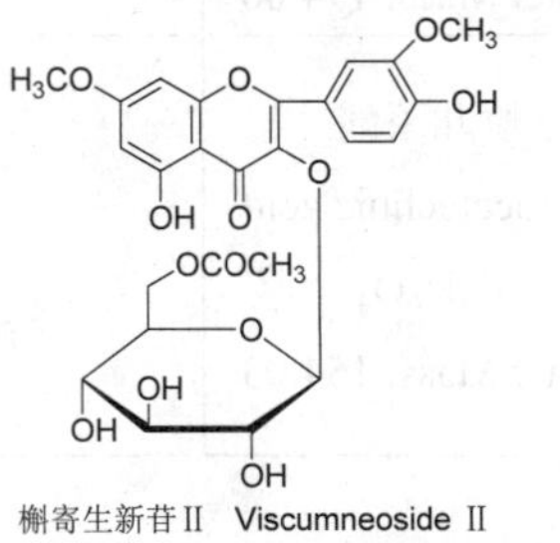 槲寄生新苷Ⅱ ViscumneosideⅡ

续表

中英文名、化学式及相对分子质量	结构图	中英文名、化学式及相对分子质量	结构图
β-乙酰香树脂醇 *β*-Amyrin acetate $C_{32}H_{52}O_2$ Exact Mass: 468.40	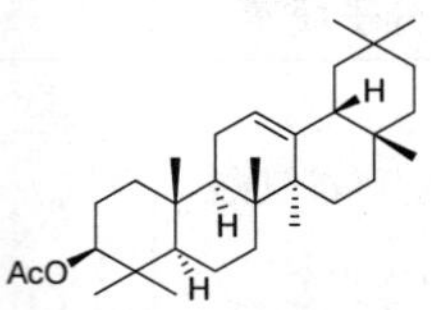 *β*-乙酰香树脂醇　*β*-Amyrin acetate	*β*-香树脂醇 *β*-Amyrin $C_{30}H_{50}O$ Exact Mass: 426.39	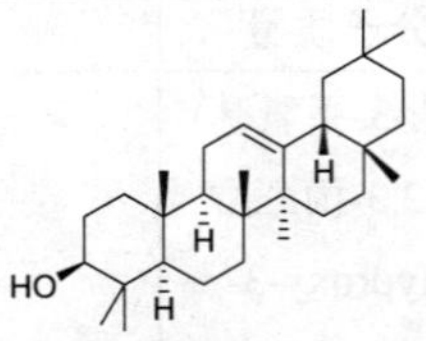 *β*-香树脂醇　*β*-Amyrin
羽扇豆醇 Lupeol $C_{30}H_{50}O$ Exact Mass: 426.39	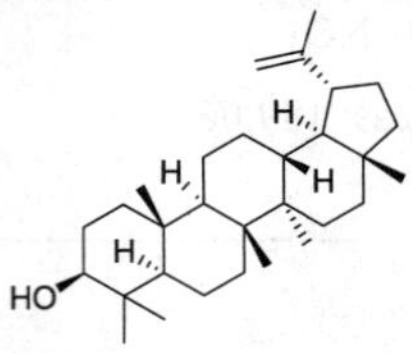 羽扇豆醇　Lupeol	齐墩果酸 Oleanolic acid $C_{30}H_{48}O_3$ Exact Mass: 456.36	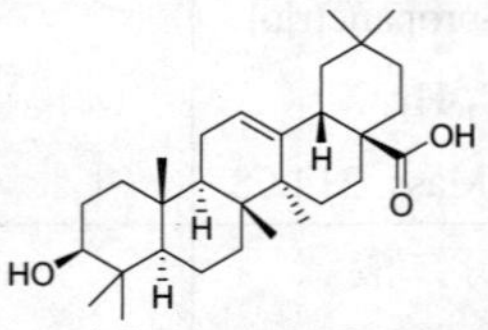 齐墩果酸　Oleanolic acid
β-谷甾醇 *β*-Sitosterol $C_{29}H_{50}O$ Exact Mass: 414.39	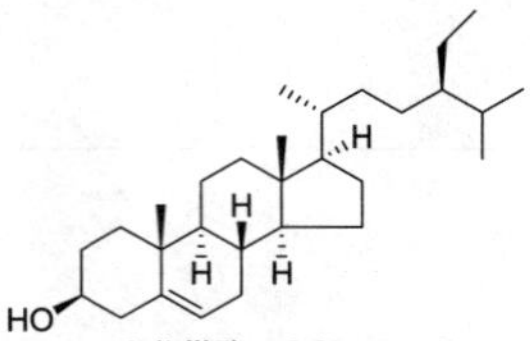 *β*-谷甾醇　*β*-Sitosterol	白桦脂酸 Betulinic acid $C_{30}H_{48}O_3$ Exact Mass: 456.36	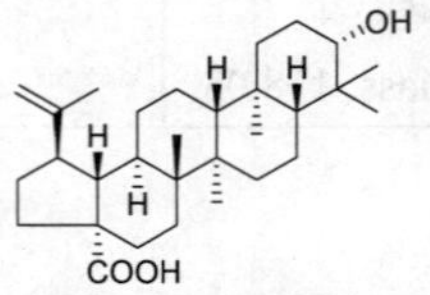 白桦脂酸　Betulinic acid
胡萝卜苷 Daucosterol $C_{35}H_{60}O_6$ Exact Mass: 576.44	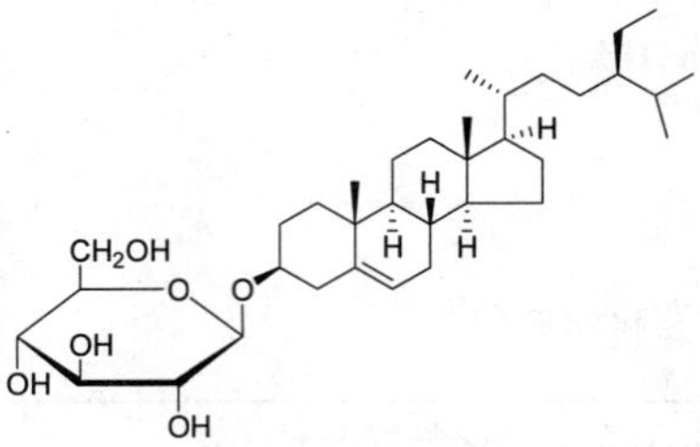 胡萝卜苷　Daucosterol	二十四烷酸 Lignoceric acid $C_{24}H_{48}O_2$ Exact Mass: 368.37	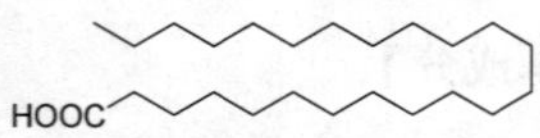 二十四烷酸　Lignoceric acid
二十六烷酸 Hexacosanoic acid $C_{26}H_{52}O_2$ Exact Mass: 396.40	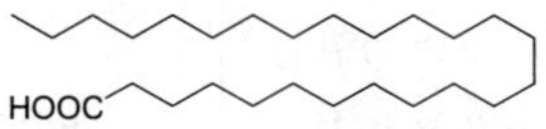 二十六烷酸 Hexacosanoic acid	二十八烷酸 Octacosanoic acid $C_{28}H_{56}O_2$ Exact Mass: 424.43	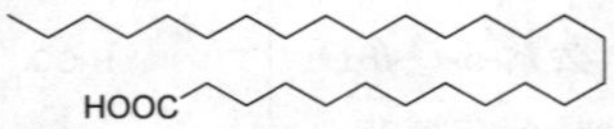 二十八烷酸　Octacosanoic acid
棕榈酸 Palmitic acid $C_{16}H_{32}O_2$ Exact Mass: 256.24	$HOOC-(CH_2)_{14}-CH_3$ 棕榈酸　Palmitic acid	琥珀酸 Succinic acid $C_4H_6O_4$ Exact Mass: 118.03	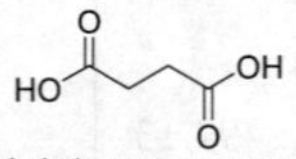 琥珀酸　Succinic acid
阿魏酸 Ferulic acid $C_{10}H_{10}O_4$ Exact Mass: 194.06	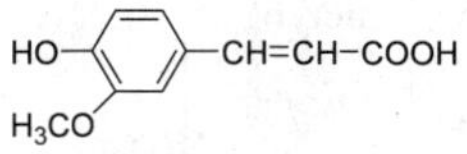 阿魏酸　Ferulic acid	咖啡酸 Caffeic acid $C_9H_8O_4$ Exact Mass: 180.04	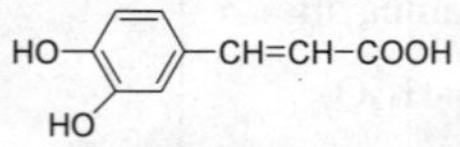 咖啡酸　Caffeic acid
原儿茶酸 Protocatechuic acid $C_7H_6O_4$ Exact Mass: 154.03	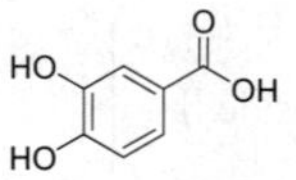 原儿茶酸　Protocatechuic acid	*β*-香树脂棕榈酸酯 *β*-Amyrin palmitate $C_{46}H_{80}O_2$ Exact Mass: 664.62	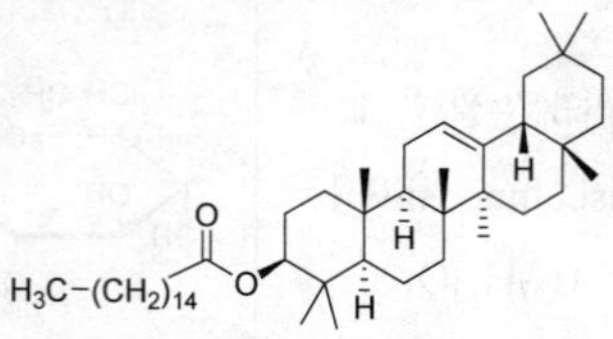 *β*-香树脂棕榈酸酯　*β*-Amyrin palmitate

续表

中英文名、化学式及相对分子质量	结构图	中英文名、化学式及相对分子质量	结构图
香树脂二醇 Erythordiol $C_{30}H_{50}O_2$ Exact Mass: 442.38	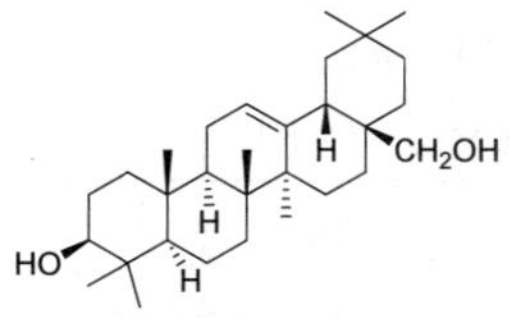 香树脂二醇 Erythordiol	异鼠李素-3-*O*-*β*-D-葡萄糖苷 Isorhamnetin-3-*O*-*β*-D-glucopyranoside $C_{22}H_{24}O_{12}$ Exact Mass: 480.13	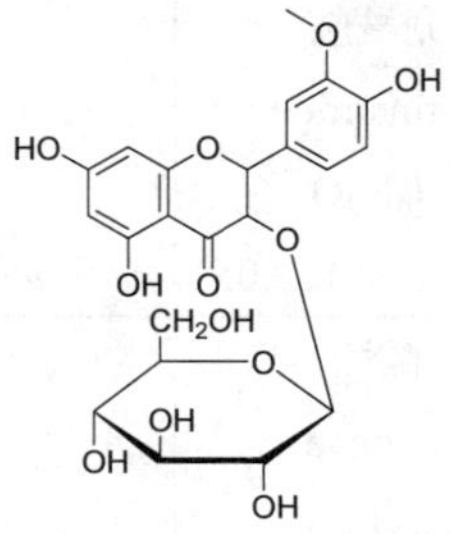 异鼠李素-3-*O*-*β*-D-葡萄糖苷 Isorhamnetin-3-*O*-*β*-D-glucopyranoside
异鼠李素-7-*O*-*β*-D-葡萄糖苷 Isorhamnetin-7-*O*-*β*-D-glucopyranoside $C_{22}H_{24}O_{12}$ Exact Mass: 480.13	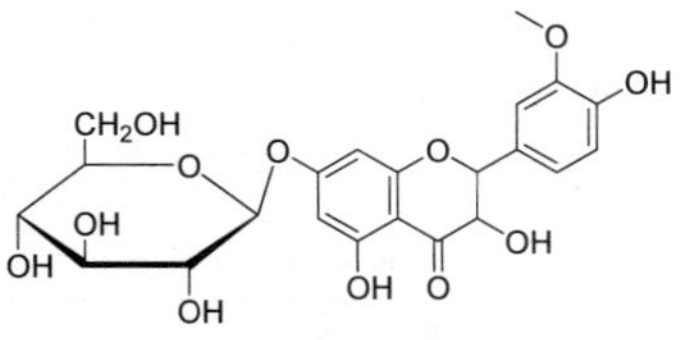 异鼠李素-7-*O*-*β*-D-葡萄糖苷 Isorhamnetin-7-*O*-*β*-D-glucopyranoside	槲寄生新苷 Ⅲ Viscumneoside Ⅲ $C_{27}H_{32}O_{15}$ Exact Mass: 596.17	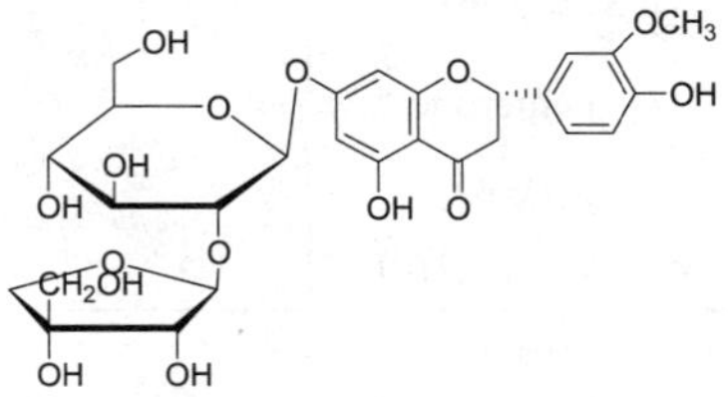 槲寄生新苷 Ⅲ Viscumneoside Ⅲ
槲寄生新苷 Ⅴ Viscumneoside Ⅴ $C_{32}H_{40}O_{19}$ Exact Mass: 728.22	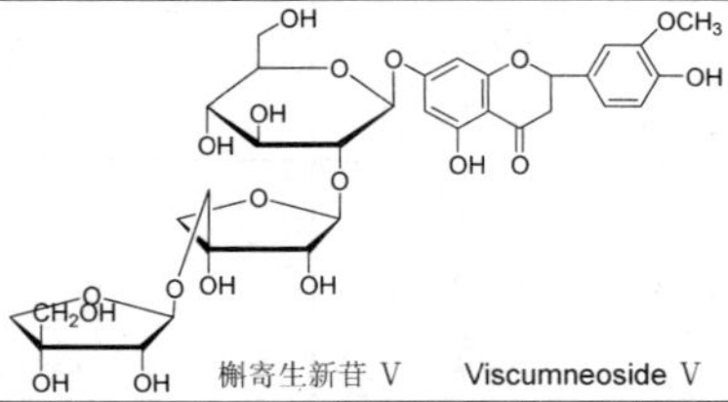 槲寄生新苷 Ⅴ Viscumneoside Ⅴ	槲寄生新苷 Ⅵ Viscumneoside Ⅵ $C_{24}H_{26}O_{12}$ Exact Mass: 506.14	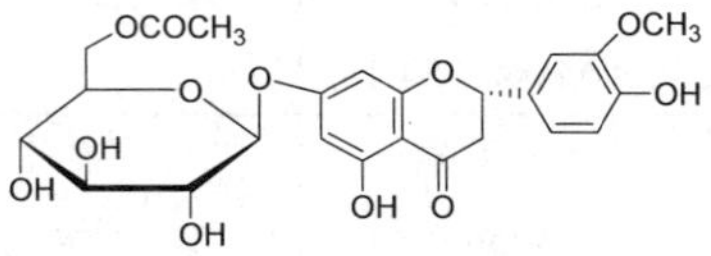 槲寄生新苷 Ⅵ Viscumneoside Ⅵ
2,3-丁二醇单葡萄糖苷 3-*β*-D-Glucopyranosyloxy-butanol-2 $C_{10}H_{20}O_7$ Exact Mass: 252.12	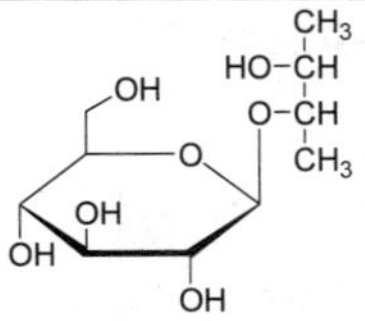 2,3-丁二醇单葡萄糖苷 3-*β*-*D*-Glucopyranosyloxy-butanol-2	紫丁香苷 Syringin $C_{17}H_{24}O_9$ Exact Mass: 372.14	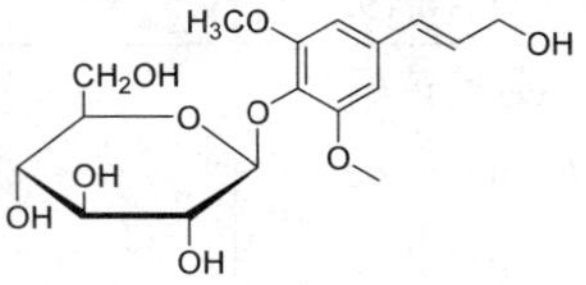 紫丁香苷 Syringin
五加苷 E Eleutheroside E $C_{34}H_{46}O_{18}$ Exact Mass: 742.27	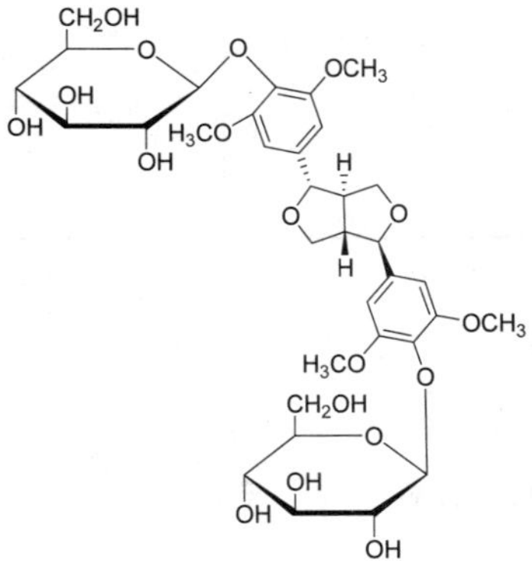 五加苷 E Eleutheroside E	紫丁香苷元-*O*-*β*-D-芹糖基(1→2)葡萄糖苷 Polygalatenoside E $C_{22}H_{32}O_{13}$ Exact Mass: 504.18	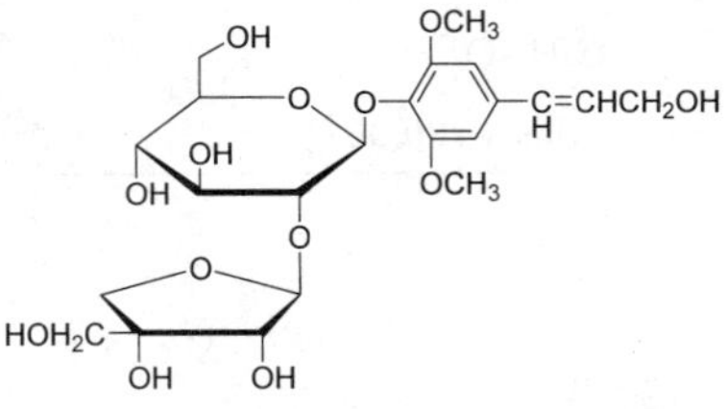 紫丁香苷元-*O*-*β*-D-芹糖基(1→2)葡萄糖苷 Polygalatenoside E
槲寄生新苷 Ⅶ Viscumneoside Ⅶ $C_{34}H_{40}O_{20}$ Exact Mass: 768.21	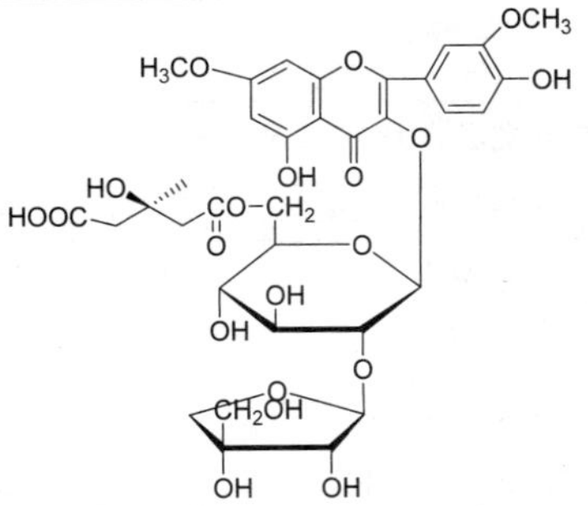 槲寄生新苷 Ⅶ Viscumneoside Ⅶ	槲寄生新苷 Ⅳ Viscumneoside Ⅳ $C_{29}H_{32}O_{16}$ Exact Mass: 636.17	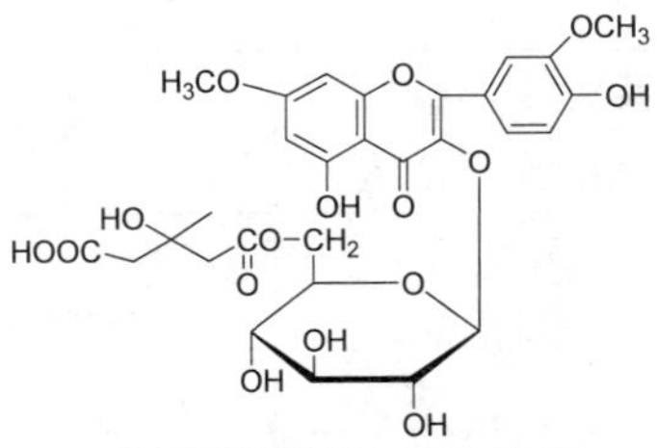 槲寄生新苷 Ⅳ Viscumneoside Ⅳ

续表

中英文名、化学式及相对分子质量	结构图	中英文名、化学式及相对分子质量	结构图
尼克酰胺 Nicotinamide $C_6H_6N_2O$ Exact Mass: 122.05	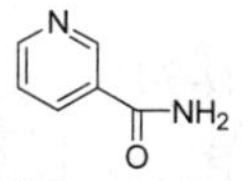 尼克酰胺 Nicotinamide	乙酰胺 Acetamide C_2H_5NO Exact Mass: 59.04	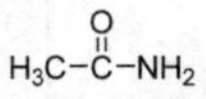 乙酰胺 Acetamide
柠檬烯 Limonene $C_{10}H_{16}$ Exact Mass: 136.13	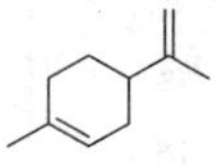 柠檬烯 Limonene	萜品烯-4-醇 Terpinene-4-ol $C_{10}H_{18}O$ Exact Mass: 154.14	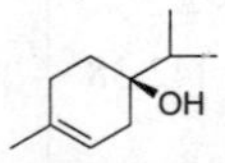 萜品烯-4-醇 Terpinene-4-ol
芳姜黄酮 *ar*-Tumerone $C_{15}H_{20}O$ Exact Mass: 216.15	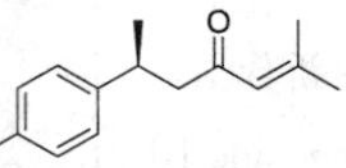 芳姜黄酮 *ar*-Tumerone	苯甲醛 Benzaldehyde C_7H_6O Exact Mass: 106.04	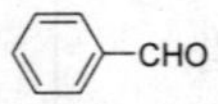 苯甲醛 Benzaldehyde
芳樟醇 Linalool $C_{10}H_{18}O$ Exact Mass: 154.14	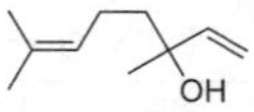 芳樟醇 Linalool	对伞花烃 *p*-Cymene $C_{10}H_{14}$ Exact Mass: 134.11	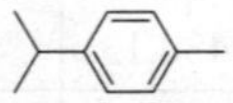 对伞花烃 *p*-Cymene
β-紫罗兰酮 *β*-Ionone $C_{13}H_{20}O$ Exact Mass: 192.15	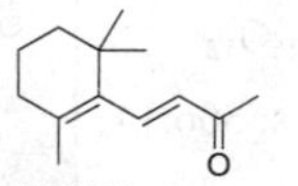 *β*-紫罗兰酮 *β*-Ionone	香叶基丙酮 Geranyl acetone $C_{13}H_{22}O$ Exact Mass: 194.17	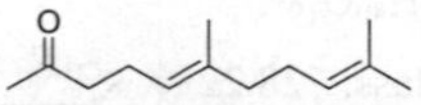 香叶基丙酮 Geranyl acetone
β-芳姜黄酮 *β*-Tumerone $C_{15}H_{22}O$ Exact Mass: 218.17	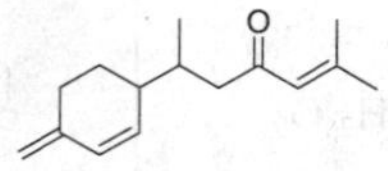 *β*-芳姜黄酮 *β*-Tumerone	葵烯醛 Decenal $C_{10}H_{20}O$ Exact Mass: 156.15	$OHC-(CH_2)_8CH_3$ 葵烯醛 Decenal
内消旋肌醇 Mesoinositol $C_6H_{12}O_6$ Exact Mass: 180.06	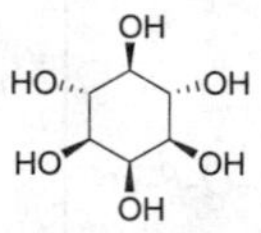 内消旋肌醇 Mesoinositol		

墨旱莲

Mohanlian

ECLIPTAE HERBA

【化学成分】

表 1-15-3a 墨旱莲主要化学成分[13~20]

中英文名、化学式及相对分子质量	结构图	中英文名、化学式及相对分子质量	结构图
芹菜素 Apigenin $C_{15}H_{10}O_5$ Exact Mass: 270.05	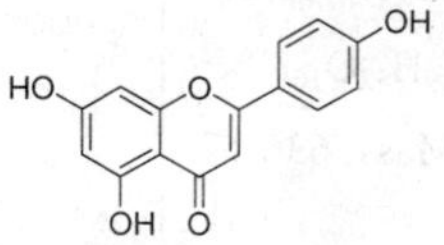 芹菜素 Apigenin	槲皮素 Quercetin $C_{15}H_{10}O_7$ Exact Mass: 302.04	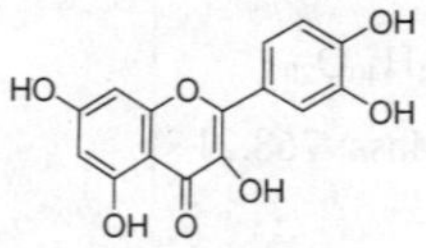 槲皮素 Quercetin

续表

中英文名、化学式及相对分子质量	结构图	中英文名、化学式及相对分子质量	结构图
2,2′,5″,2″-三噻吩-5-羧酸 2,2',5",2"-Terthiophene-5-carboxylic acid $C_{13}H_8O_2S_3$ Exact Mass: 291.97	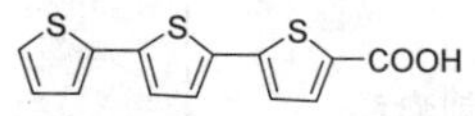 2,2',5",2"-三噻吩-5-羧酸 2,2',5",2"-Terthiophene-5-carboxylic acid	*β*-谷甾醇 *β*-Sitosterol $C_{29}H_{50}O$ Exact Mass: 414.39	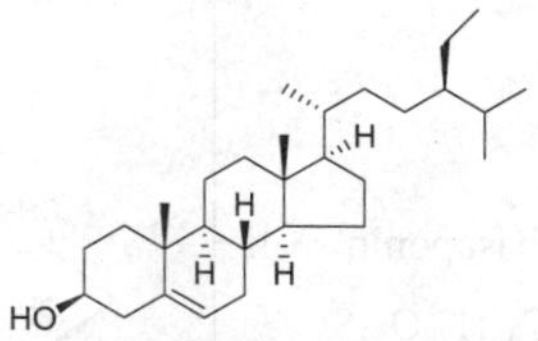 *β*-谷甾醇 *β*-Sitosterol
木犀草素 Luteolin $C_{15}H_{10}O_6$ Exact Mass: 286.05	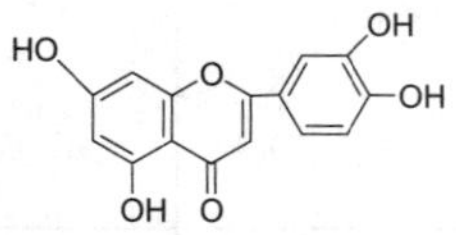 木犀草素 Luteolin	蟛蜞菊内酯 Wedelolactone $C_{16}H_{10}O_7$ Exact Mass: 314.04	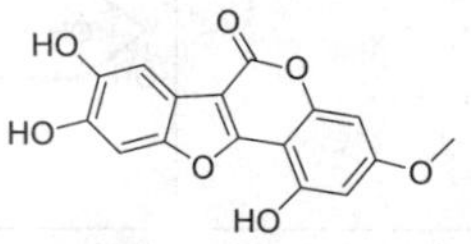 蟛蜞菊内酯 Wedelolactone
去甲蟛蜞菊内酯 Demethylwedelolactone $C_{15}H_8O_7$ Exact Mass: 300.03	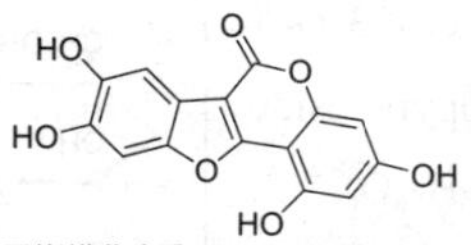 去甲蟛蜞菊内酯 Demethylwedelolactone	旱莲苷 C Ecliptasaponin C $C_{42}H_{68}O_{14}$ Exact Mass: 796.46	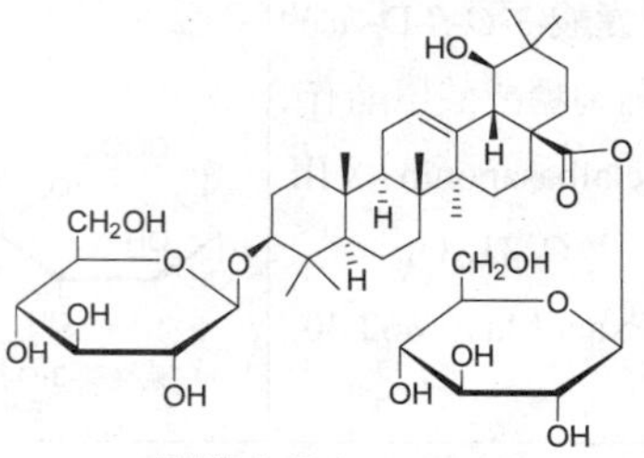 旱莲苷 C Ecliptasaponin C
木犀草素-7-O-*β*-D-葡萄糖苷 Luteolin-7-*O*-*β*-D-glucopyranoside $C_{21}H_{20}O_{11}$ Exact Mass: 448.10	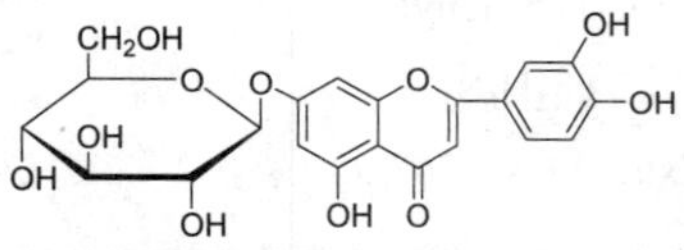 木犀草素-7-*O*-*β*-D-葡萄糖苷 Luteolin-7-*O*-*β*-D-glucopyranoside	蒙花苷 Linarin $C_{28}H_{32}O_{14}$ Exact Mass: 592.18	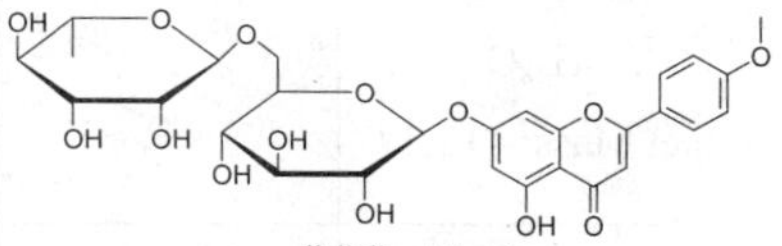 蒙花苷 Linarin
Eclalbasaponin Ⅱ $C_{36}H_{58}O_9$ Exact Mass: 634.41	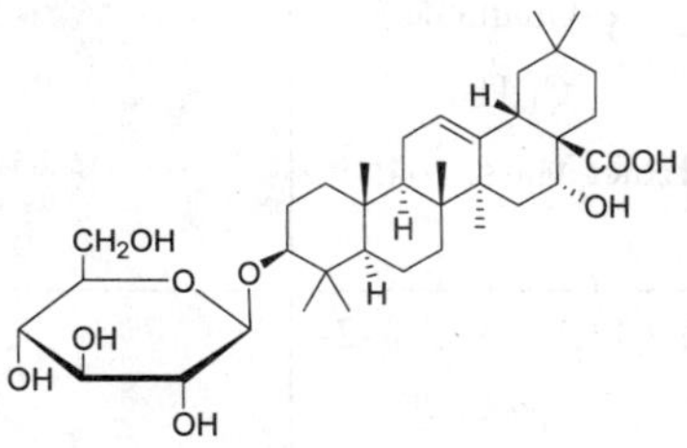 Eclalbasaponin Ⅱ	Eclalbasaponin Ⅰ $C_{42}H_{68}O_{14}$ Exact Mass: 796.46	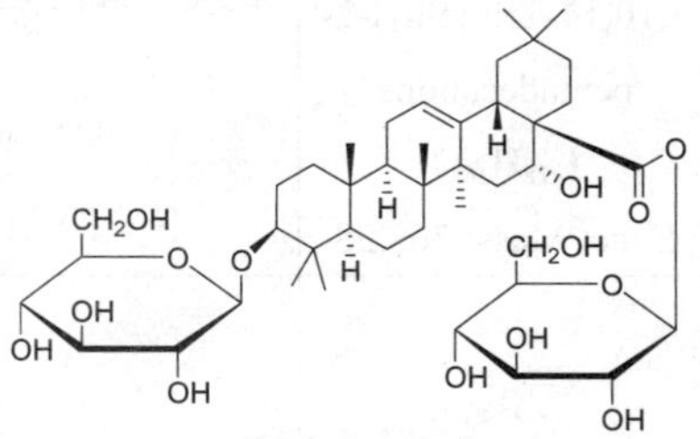 Eclalbasaponin Ⅰ
Eclalbasaponin Ⅲ $C_{48}H_{78}O_{19}$ Exact Mass: 958.51	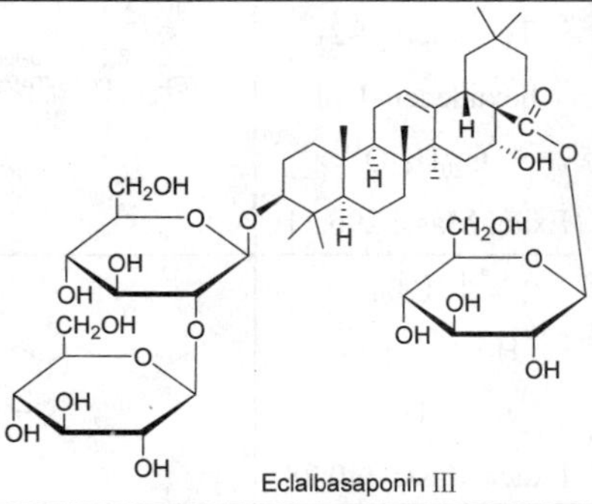 Eclalbasaponin Ⅲ	Eclalbasaponin Ⅺ $C_{48}H_{78}O_{22}S$ Exact Mass: 1038.47	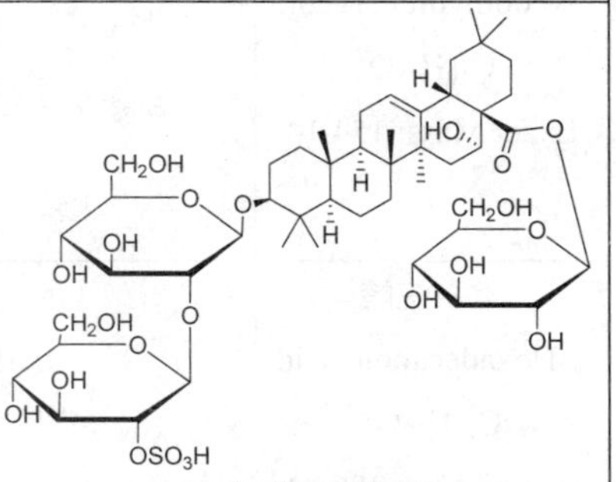 Eclalbasaponin Ⅺ

续表

中英文名、化学式及相对分子质量	结构图	中英文名、化学式及相对分子质量	结构图
Eclalbasaponin Ⅻ $C_{48}H_{78}O_{22}S$ Exact Mass: 1038.47	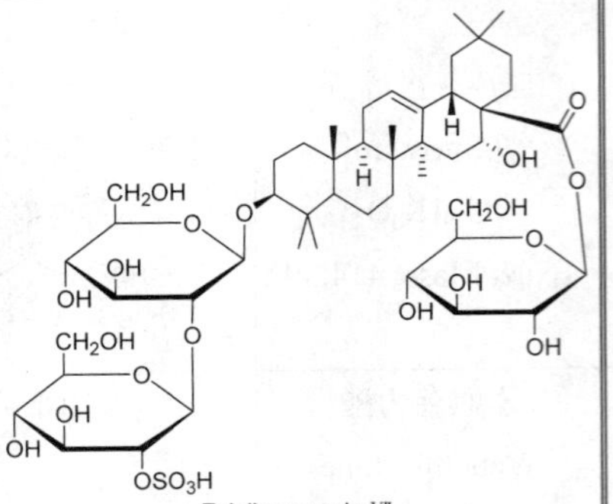 Eclalbasaponin Ⅻ	刺囊酸 Echinocystic acid $C_{30}H_{48}O_4$ Exact Mass: 472.36	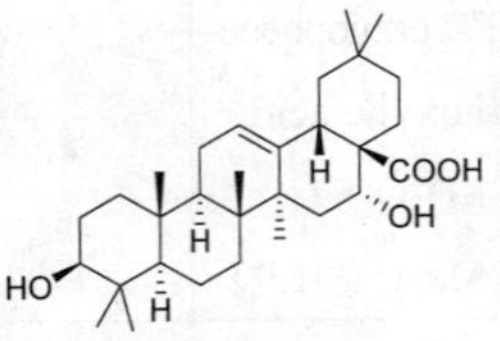 刺囊酸　Echinocystic acid
刺囊酸-3-*O*-*β*-D-吡喃葡萄糖醛酸甲酯苷 Eclalbasaponin XⅢ $C_{37}H_{58}O_{10}$ Exact Mass: 662.40	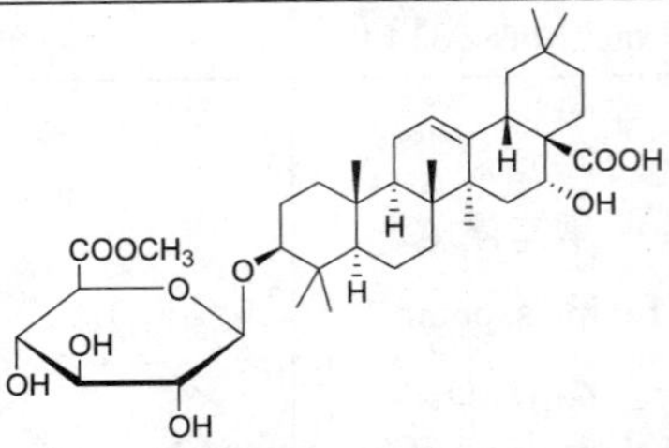 刺囊酸-3-*O*-*β*-D-吡喃葡萄糖醛酸甲酯苷 Eclalbasaponin XⅢ	豆甾醇3-*O*-*β*-D-吡喃葡萄糖苷 Stigmasterol-3-*O*-*β*-D-glucopyranoside $C_{35}H_{58}O_6$ Exact Mass: 574.42	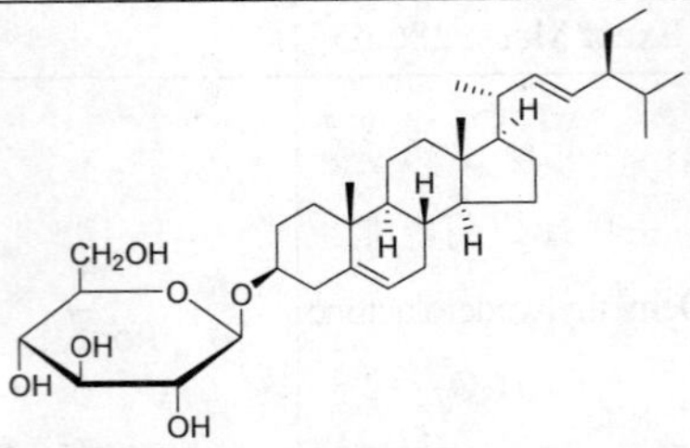 豆甾醇3-*O*-*β*-D-吡喃葡萄糖苷 Stigmasterol-3-*O*-*β*-D-glucopyranoside
豆甾醇 Stigmasterol $C_{29}H_{48}O$ Exact Mass: 412.37	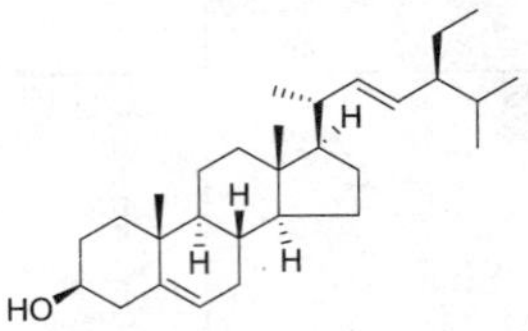 豆甾醇　Stigmasterol	*α*-三噻吩 *α*-Terthienyl $C_{12}H_8S_3$ Exact Mass: 247.98	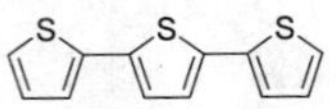 *α*-三噻吩　*α*-Terthienyl
6,10,14-三甲基-2-十五酮 6,10,14-Trimethyl-2-pentadecanone $C_{18}H_{36}O$ Exact Mass: 268.28	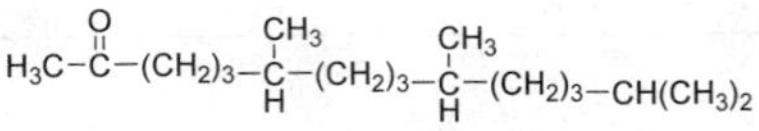 6,10,14-三甲基-2-十五酮 6,10,14-Trimethyl-2-pentadecanone	*δ*-愈创木烯 *δ*-Guainene $C_{15}H_{24}$ Exact Mass: 204.19	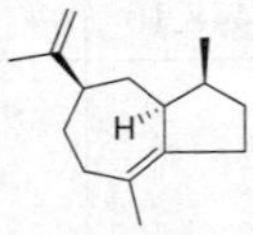 *δ*-愈创木烯　*δ*-Guainene
新二氢香芹醇 Neodihydrocarveol $C_{10}H_{18}O$ Exact Mass: 154.14	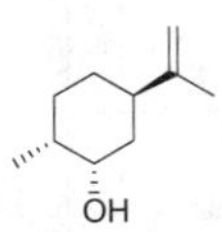 新二氢香芹醇　Neodihydrocarveol	3,7,11,15-四甲基-2-十六烯-1-醇 (*E*)-3,7,11,15-Tetramethyl-2-hexadecen-1-ol $C_{20}H_{40}O$ Exact Mass: 296.31	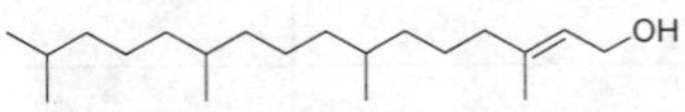 3,7,11,15-四甲基-2-十六烯-1-醇 (*E*)-3,7,11,15-Tetramethyl-2-hexadecen-1-ol
十六烷酸 *n*-Hexadecanoic acid $C_{16}H_{32}O_2$ Exact Mass: 256.24	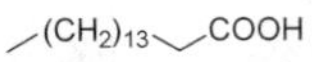 十六烷酸　*n*-Hexadecanoic acid	十七烷 Heptadecane $C_{17}H_{36}$ Exact Mass: 240.28	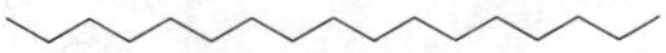 十七烷　Heptadecane

续表

中英文名、化学式及相对分子质量	结构图	中英文名、化学式及相对分子质量	结构图
异去甲基蟛蜞菊内酯 Isodemethyl-wedelolactone $C_{15}H_8O_7$ Exact Mass: 300.03	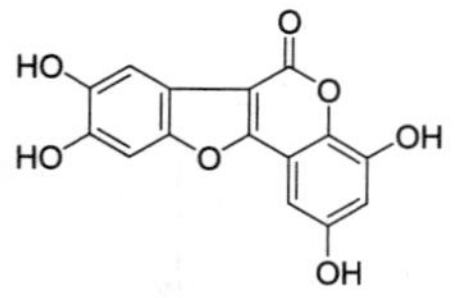 异去甲基蟛蜞菊内酯 Isodemethylwedelolactone	芹菜素-7-*O*-*β*-D-葡萄糖苷 Apigenin-7-*O*-*β*-D-glucoside $C_{21}H_{20}O_{10}$ Exact Mass: 432.11	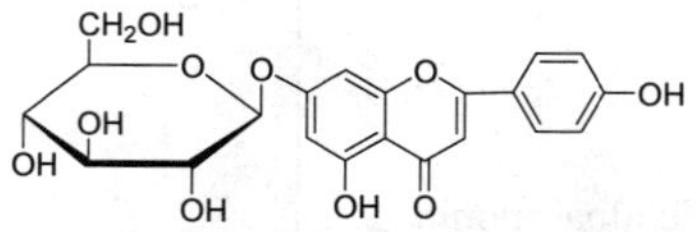 芹菜素-7-*O*-*β*-D-葡萄糖苷 Apigenin-7-*O*-*β*-D-glucoside
旱莲皂苷 A Ecliptasaponin A $C_{36}H_{58}O_9$ Exact Mass: 634.41	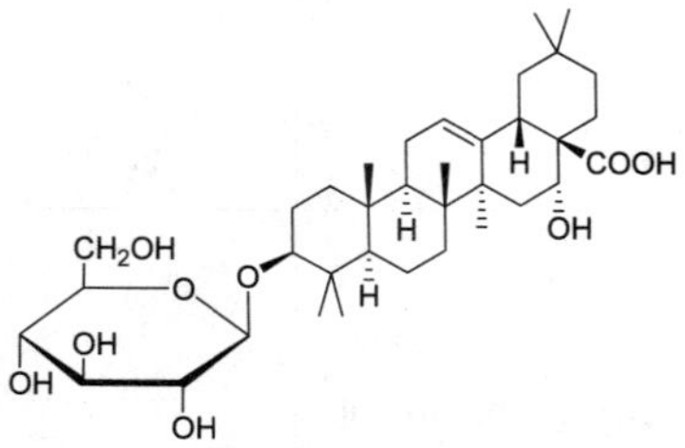 旱莲皂苷 A Ecliptasaponin A	鳢肠皂苷 B Ecliptasaponin B $C_{48}H_{78}O_{19}$ Exact Mass: 958.51	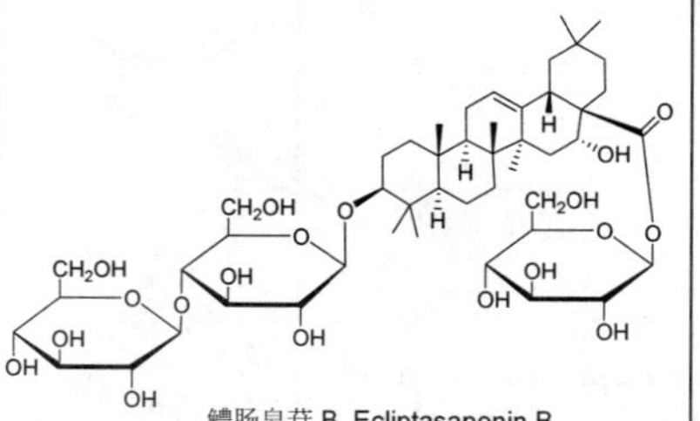 鳢肠皂苷 B Ecliptasaponin B
鳢肠皂苷 C Ecliptasaponin C $C_{42}H_{68}O_{14}$ Exact Mass: 796.46	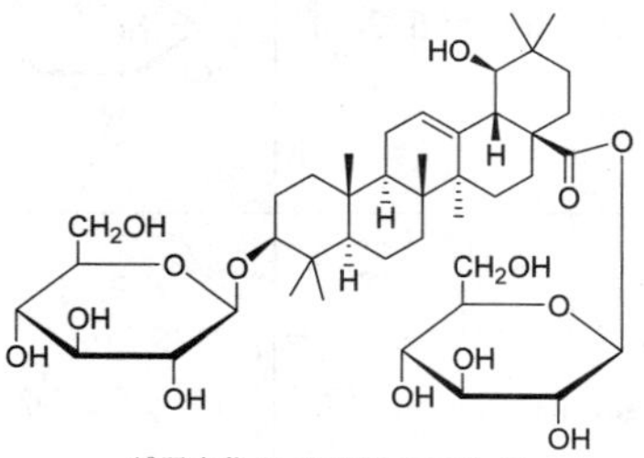 鳢肠皂苷 C Ecliptasaponin C	齐墩果酸 Oleanolic acid $C_{30}H_{48}O_3$ Exact Mass: 456.36	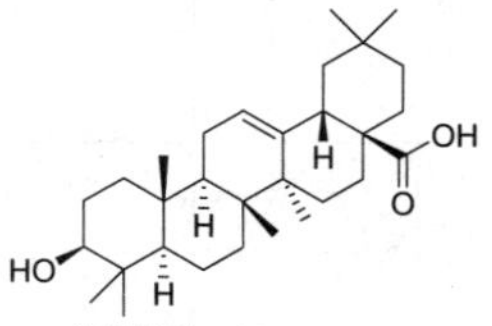 齐墩果酸 Oleanolic acid
3-*O*-(*β*-D-吡喃葡糖(1→2)-*β*-D-吡喃葡糖)-16*α*-乙氧基-齐墩果酸-28-*O*-*β*-D-吡喃葡糖苷 3-*O*-(*β*-D-Glucopyranosyl(1→2)-*β*-D-glucopyranosyl)-16*α*-ethoxy-oleanolic acid-28-*β*-D-glucopyranoside $C_{50}H_{82}O_{19}$ Exact Mass: 986.55	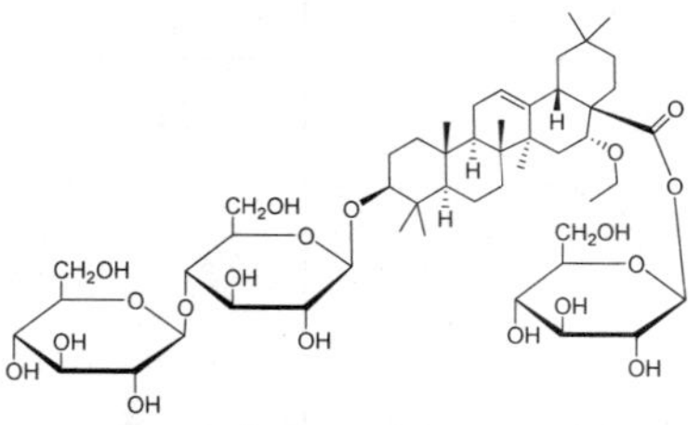 3-*O*-(*β*-D-吡喃葡糖(1→2)-*β*-D-吡喃葡糖)-16*α*-乙氧基-齐墩果酸-28-*O*-*β*-D-吡喃葡糖苷 3-*O*-(*β*-D-Glucopyranosyl(1→2)-*β*-D-glucopyranosyl)-16*α*-ethoxy-oleanolic acid-28-*β*-D-glucopyranoside	*α*-三联噻吩基甲醇 *α*-Terthienylmethanol $C_{13}H_{10}OS_3$ Exact Mass: 277.99	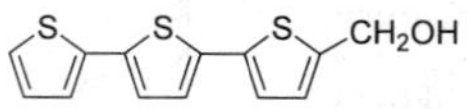 *α*-三联噻吩基甲醇 *α*-Terthienylmethanol
Ecliptasaponin D $C_{36}H_{58}O_9$ Exact Mass: 634.41	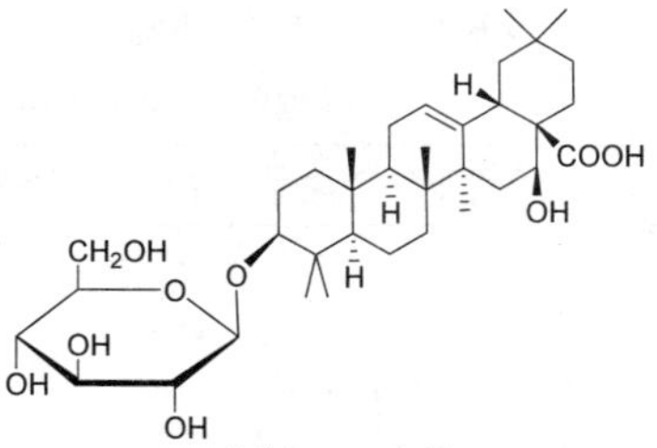 Ecliptasaponin D	胡萝卜苷 Daucosterol $C_{35}H_{60}O_6$ Exact Mass: 576.44	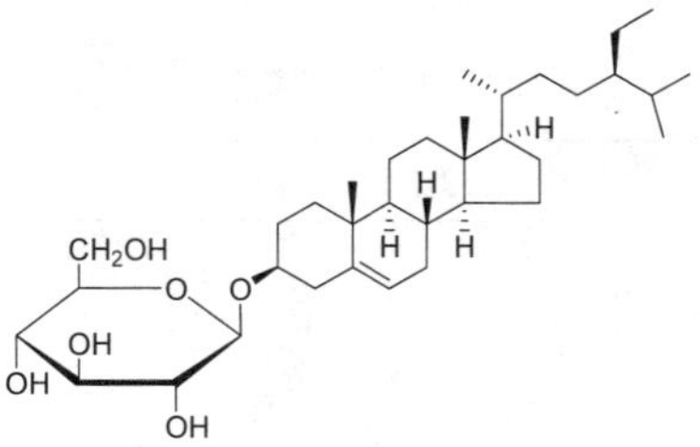 胡萝卜苷 Daucosterol

续表

中英文名、化学式及相对分子质量	结构图	中英文名、化学式及相对分子质量	结构图
Eclalbasaponin Ⅳ $C_{42}H_{68}O_{14}$ Exact Mass: 796.46	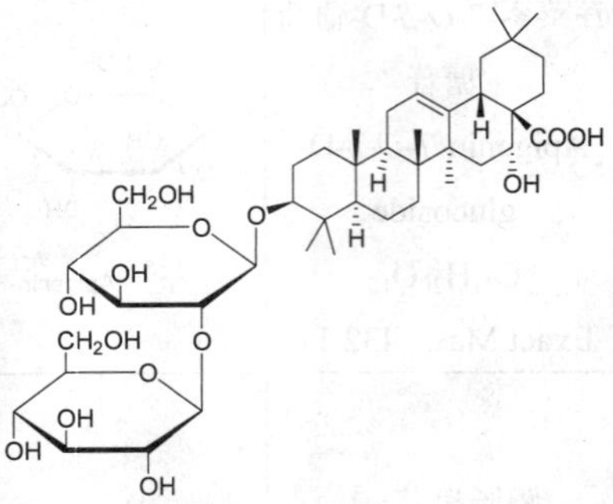 Eclalbasaponin Ⅳ	Eclalbasaponin Ⅴ $C_{36}H_{58}O_{12}S$ Exact Mass: 714.36	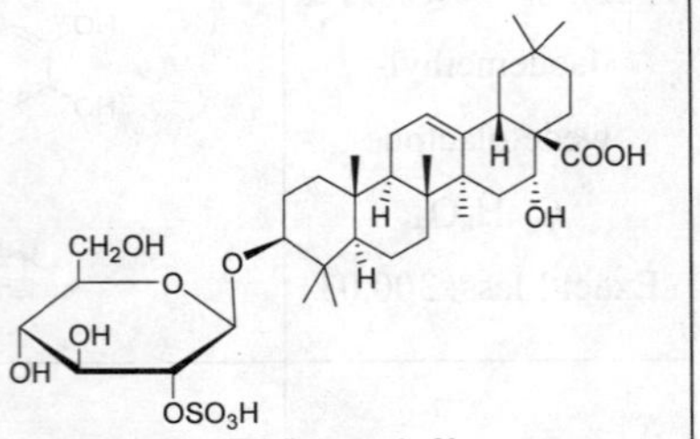 Eclalbasaponin Ⅴ
Eclalbasaponin Ⅵ $C_{42}H_{68}O_{17}S$ Exact Mass: 876.42	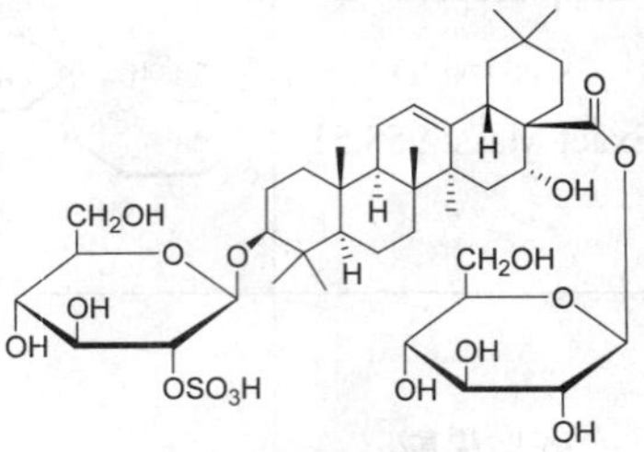 Eclalbasaponin Ⅵ	Eclalbasaponin Ⅶ $C_{36}H_{62}O_{8}$ Exact Mass: 622.44	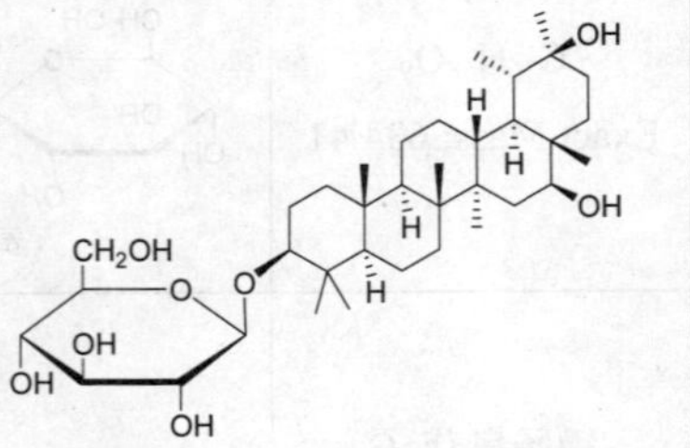 Eclalbasaponin Ⅶ
Eclalbasaponin Ⅷ $C_{36}H_{62}O_{8}$ Exact Mass: 622.44	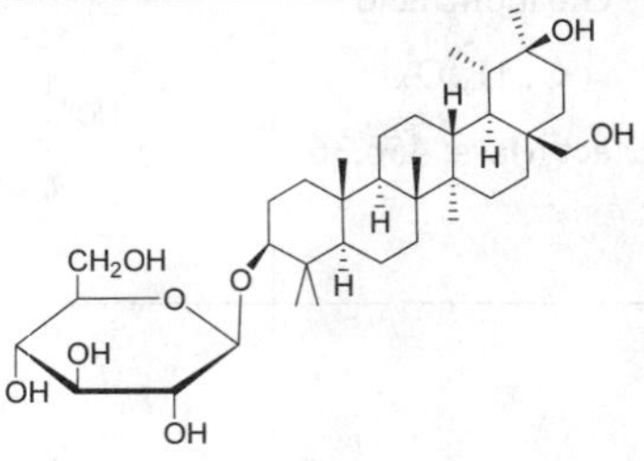 Eclalbasaponin Ⅷ	Eclalbasaponin Ⅸ $C_{36}H_{62}O_{11}S$ Exact Mass: 702.4	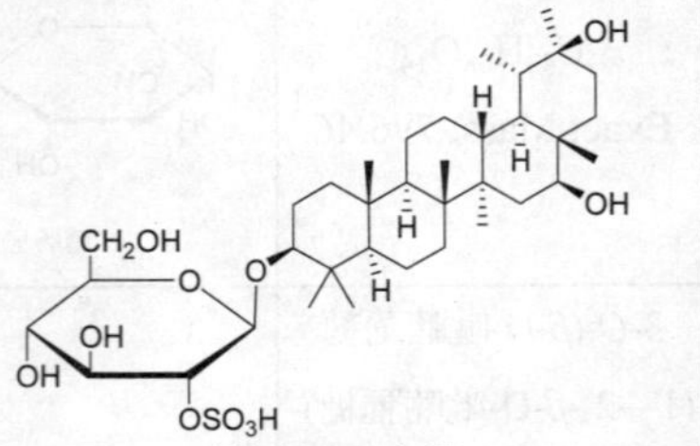 Eclalbasaponin Ⅸ
β-香树脂醇 *β*-Amyrin $C_{30}H_{50}O$ Exact Mass: 426.39	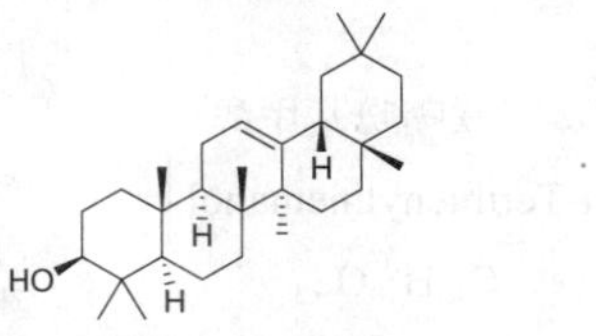 *β*-香树脂醇 *β*-Amyrin		

表 1-15-3b 墨旱莲其他主要化学成分[13~20]

中文名	中文名
1,5,5,8-四甲基-12-氧双环[9,1,0]-15-碳-3,7-双烯	环氧石竹烯
去甲基蟛其菊内酯-7-菊萄糖苷	3-*O*-(2-*O*-硫酰基-*β*-D-吡喃葡糖(1→2)-*β*-D-吡喃葡糖)-刺囊酸-28-*O*-*β*-D-吡喃葡糖苷
2-(丁二烃基)-5-(乙烯乙炔基)噻吩	乙-(丁二炔基)-5(4氯-3-羟丁炔-1-基)噻吩

僵蚕

Jiangcan

BOMBYX BATRYTICATUS

【化学成分】

表 1-15-4 僵蚕主要化学成分[21~24]

中英文名、化学式及相对分子质量	结构图	中英文名、化学式及相对分子质量	结构图
棕榈酸 Palmitic acid $C_{16}H_{32}O_2$ Exact Mass: 256.24	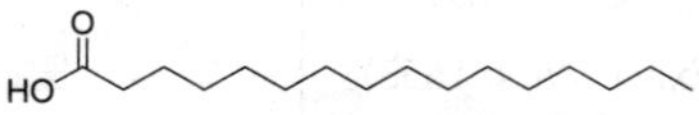 棕榈酸 Palmitic acid	赤藓酸 *meso*-Erythritol $C_4H_{10}O_4$ Exact Mass: 122.06	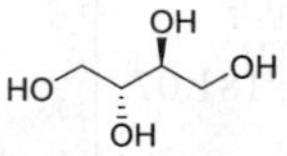 赤藓酸 *meso*-Erythritol
甘露醇 D-Mannitol $C_6H_{14}O_6$ Exact Mass: 182.08	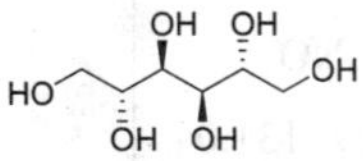 甘露醇 D-Mannitol	尿嘧啶 Uracil $C_4H_4N_2O_2$ Exact Mass: 112.03	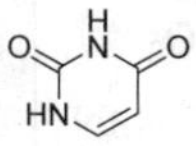 尿嘧啶 Uracil
β-谷甾醇 *β*-Sitosterol $C_{29}H_{50}O$ Exact Mass: 414.39	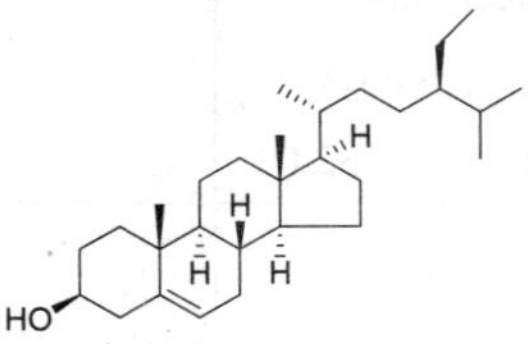 *β*-谷甾醇 *β*-Sitosterol	胡萝卜苷 Daucosterol $C_{35}H_{60}O_6$ Exact Mass: 576.44	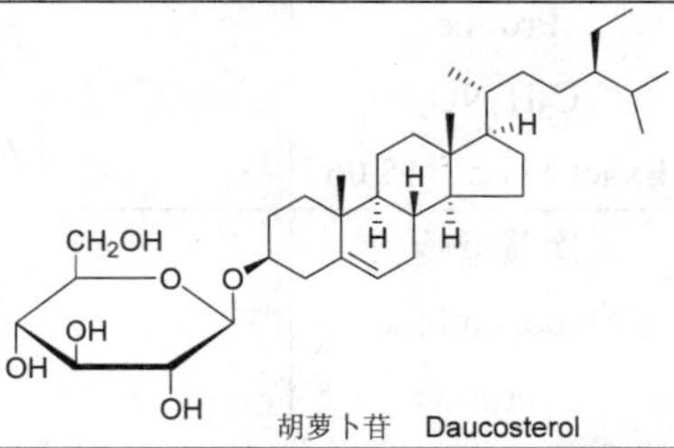 胡萝卜苷 Daucosterol
甘氨酸 Glycine $C_2H_5NO_2$ Exact Mass: 75.03	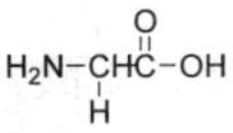 甘氨酸 Glycine	丙氨酸 Alanine $C_3H_7NO_2$ Exact Mass: 89.05	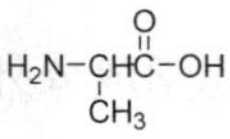 丙氨酸 Alanine
丝氨酸 Serine $C_3H_7NO_3$ Exact Mass: 105.04	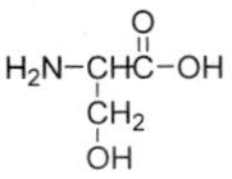 丝氨酸 Serine	天冬氨酸 Aspartic acid $C_4H_7NO_4$ Exact Mass: 133.04	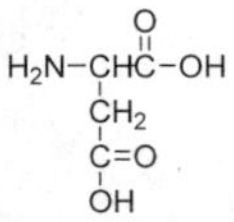 天冬氨酸 Aspartic acid
精氨酸 Arginine $C_6H_{14}N_4O_2$ Exact Mass: 174.11	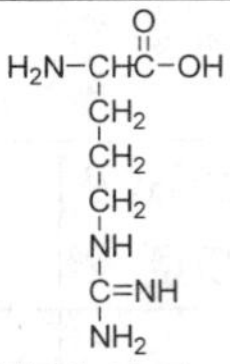 精氨酸 Arginine	谷氨酸 Glutamic acid $C_5H_9NO_4$ Exact Mass: 147.05	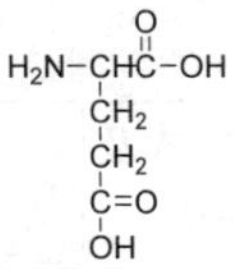 谷氨酸 Glutamic acid
缬氨酸 Valine $C_5H_{11}NO_2$ Exact Mass: 117.08	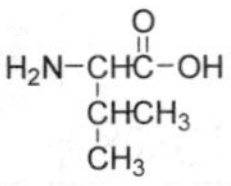 缬氨酸 Valine	组氨酸 Histidine $C_6H_9N_3O_2$ Exact Mass: 155.07	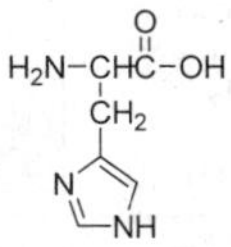 组氨酸 Histidine
赖氨酸 Lysine $C_6H_{14}N_2O_2$ Exact Mass: 146.11	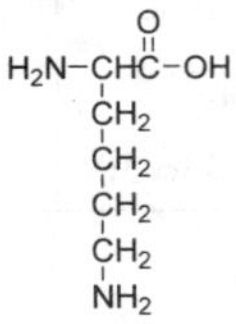 赖氨酸 Lysine	胱氨酸 Cystine $C_6H_{12}N_2O_4S_2$ Exact Mass: 240.02	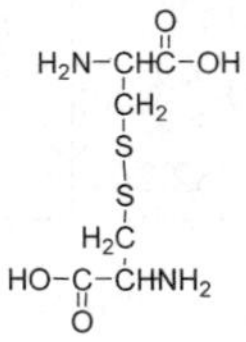 胱氨酸 Cystine

续表

中英文名、化学式及相对分子质量	结构图	中英文名、化学式及相对分子质量	结构图
蛋氨酸 Methionine $C_5H_{11}NO_2S$ Exact Mass: 149.05	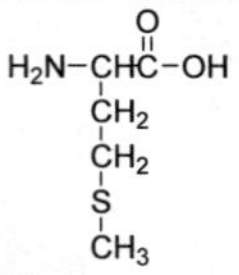 蛋氨酸 Methionine	苏氨酸 Threonine $C_4H_9NO_3$ Exact Mass: 119.06	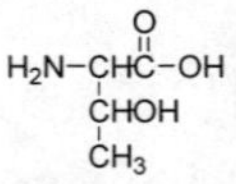 苏氨酸 Threonine
酪氨酸 Tyrosine $C_9H_{11}NO_3$ Exact Mass: 181.07	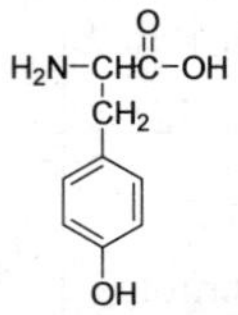 酪氨酸 Tyrosine	苯丙氨酸 Phenylanine $C_9H_{11}NO_2$ Exact Mass: 165.08	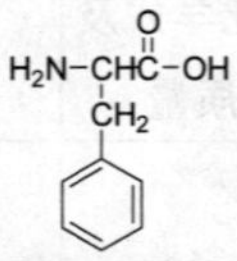 苯丙氨酸 Phenylanine
色氨酸 Tryptophane $C_{11}H_{12}N_2O_2$ Exact Mass: 204.09	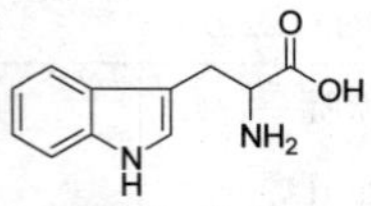 色氨酸 Tryptophane	亮氨酸 Leucine $C_6H_{13}NO_2$ Exact Mass: 131.09	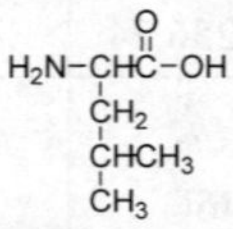 亮氨酸 Leucine
脯氨酸 Proline $C_5H_9NO_2$ Exact Mass: 115.06	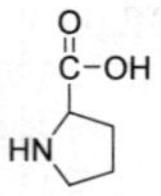 脯氨酸 Proline	黄嘌呤 Xanthine $C_5H_4N_4O_2$ Exact Mass: 152.03	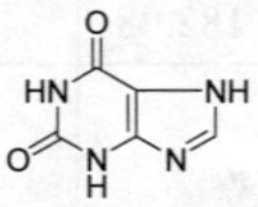 黄嘌呤 Xanthine
次黄嘌呤 Hypoxanthine $C_5H_4N_4O$ Exact Mass: 136.04	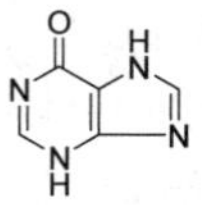 次黄嘌呤 Hypoxanthine		

除以上化学成分外，僵蚕还含有麦角甾-6,22-二烯-3β,5α,8α-三醇、草酸铵等。

鹤虱

Heshi

CARPESII FRUCTUS

【化学成分】

表 1-15-5　鹤虱主要化学成分[25]

中英文名、化学式及相对分子质量	结构图	中英文名、化学式及相对分子质量	结构图
缬草酸(正戊酸) Valeric acid $C_5H_{10}O_2$ Exact Mass: 102.07	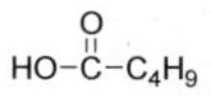 缬草酸(正戊酸) Valeric acid	正己酸 Hexanoic acid $C_6H_{12}O_2$ Exact Mass: 116.08	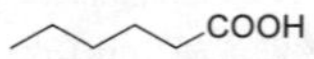 正己酸 Hexanoic acid
油酸 Oleic acid $C_{18}H_{34}O_2$ Exact Mass: 282.26	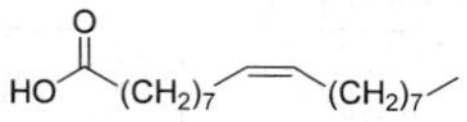 油酸 Oleic acid	三十一烷 Hentriacontane $C_{31}H_{64}$ Exact Mass: 436.50	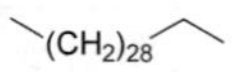 三十一烷 Hentriacontane

续表

中英文名、化学式及相对分子质量	结构图	中英文名、化学式及相对分子质量	结构图
豆甾醇 Stigmasterol $C_{29}H_{48}O$ Exact Mass: 412.37	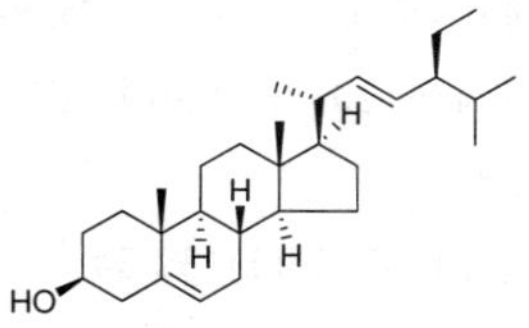 豆甾醇 Stigmasterol	天名精内酯 Carpesialactone $C_{15}H_{20}O_3$ Exact Mass: 248.14	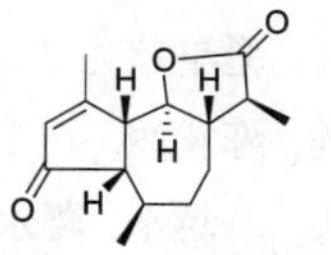 天名精内酯 Carpesialactone
天名精酮 Carabrone $C_{15}H_{20}O_3$ Exact Mass: 248.14	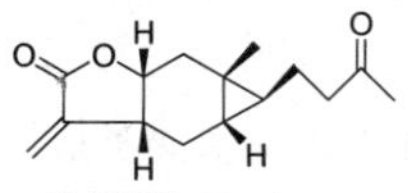 天名精酮 Carabrone	*β*-丁香烯 *β*-Caryophyllene $C_{15}H_{24}$ Exact Mass: 204.19	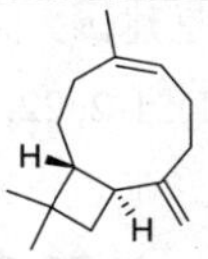 *β*-丁香烯 *β*-Caryophyllene
大根香叶烯 D Germacrene D $C_{15}H_{24}$ Exact Mass: 204.19	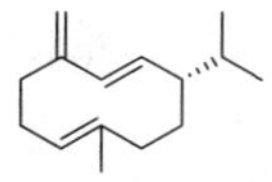 大根香叶烯 D Germacrene D	*α*-细辛脑 *α*-Asarone $C_{12}H_{16}O_3$ Exact Mass: 208.11	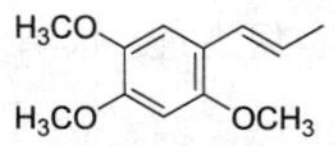 *α*-细辛脑 *α*-Asarone
β-葎草烯 *β*-Humulene $C_{15}H_{24}$ Exact Mass: 204.19	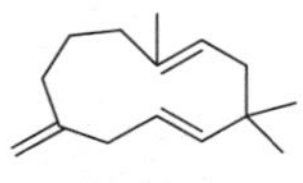 *β*-葎草烯 *β*-Humulene	顺-*α*-甜没药烯 *cis*-*α*-Bisabolene $C_{15}H_{24}$ Exact Mass: 204.19	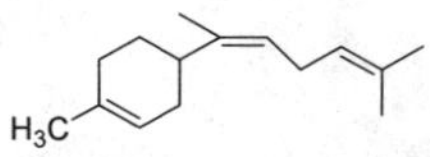 顺-*α*-甜没药烯 *cis*-*α*-Bisabolene
δ-揽香烯 *δ*-Elemene $C_{15}H_{24}$ Exact Mass: 204.19	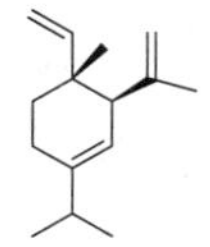 *δ*-揽香烯 *δ*-Elemene		

除以上化学成分外，鹤虱还含有右旋亚麻酸等。

参考文献

[1] 李宏轩，李铣，王金辉. 蕤仁的化学成分. 沈阳药科大学学报, 2006, 23(4): 209-211.

[2] 李宏轩. 蕤仁的化学成分研究. 沈阳: 沈阳药科大学，硕士学位论文, 2006: 1-5.

[3] 孔德云，罗思齐，李惠庭，雷兴翰. 槲寄生化学成分的研究Ⅰ. 医药工业, 1987, 18(3): 123-127.

[4] 孔德云，罗思齐，李惠庭，雷兴翰. 槲寄生化学成分的研究Ⅱ. 医药工业, 1987, 18(10): 445-447.

[5] 孔德云，罗思齐，李惠庭，雷兴翰. 槲寄生化学成分的研究Ⅴ. 中国医药工业杂志, 1989, 20(3): 108-110.

[6] 孔德云，罗思齐，李惠庭，雷兴翰. 槲寄生化学成分的研究Ⅲ. 槲寄生新苷Ⅲ，Ⅴ，Ⅵ的结构. 药学学报，1988，23(8): 593-600.

[7] 孔德云，李惠庭，罗思齐. 槲寄生化学成分的研究Ⅷ. 2,3-丁二醇单葡萄糖苷的分离和结构. 药学学报，1992，27(10): 792-795.

[8] 孔德云，李惠庭，罗思齐. 槲寄生化学成分的研究Ⅶ. 槲寄生新苷Ⅶ的分离和结构. 药学学报, 1990, 25(8): 608-611.

[9] 孔德云，罗思齐，李惠庭，雷兴翰. 槲寄生化学成分的研究Ⅵ. 槲寄生新苷Ⅵ中手性碳的绝对构型测定. 药学学报, 1990, 25(5): 349-352.

[10] 陈柏年，李建宽，杨官娥，李青山. 槲寄生中的化学成分及其抗肿瘤活性(Ⅰ). 天然产物研究与开发，2009，21: 441-444, 452.

[11] 高玉琼，刘建华，赵德刚，霍昕，刘文炜. 槲寄生挥发性成分研究. 生物技术, 2005, 15(6): 61-63.

[12] 赵晶，贺江萍. 槲寄生的化学成分及药理作用研究. 天津中医学院学报, 2005, 24(3): 185-186.

[13] 吴疆，侯文彬，张铁军，韩英梅. 墨旱莲的化学成分研究. 中草药, 2008, 39(6): 814-816.

[14] 赵越平，汤海峰，蒋永培，王忠壮，易杨华，雷其云. 中药墨旱莲中的三萜皂苷. 药学学报, 2001, 36 (9): 660-663.

[15] 赵越平, 汤海峰, 蒋永培, 王忠壮, 易杨华, 雷其云. 墨旱莲化学成分的研究. 中国药学杂志, 2002, 37(1): 17-19.

[16] 韩英, 夏超, 陈小媛, 向仁德, 刘桦, 闫清, 许德义. 墨旱莲化学成分及药理活性的初步研究. 中国中药杂志, 1998, 23(11): 680-682, 703.

[17] 余建清, 于怀东, 邹国林. 墨旱莲挥发油化学成分的研究. 中国药学杂志, 2005, 40(12): 895-896.

[18] 营大礼. 墨旱莲化学成分、药理作用及临床应用研究进展. 中国药房, 2008, 19(36): 2876-2878.

[19] 胡世莲, 陈礼明, 刘圣. 墨旱莲研究进展. 中医药学报, 1997, 6: 28-29.

[20] 汤海峰, 赵越平, 蒋永培. 中药墨旱莲的研究概况. 西北药学杂志, 1999, 14(1): 32-34.

[21] 殷志琦, 叶文才, 赵守训. 僵蚕的化学成分研究. 中国中药杂志, 2004, 28(1): 52-54.

[22] 彭新君, 赵建国, 徐爱良, 彭延古, 曾序求, 张燕, 卢茂芳. 僵蚕抗凝活性及其成分的分析. 湖南中医学院学报, 2005, 25(1): 1-2, 22.

[23] 赵建国, 彭延古, 彭新君, 曾序求. 薄层色谱法分离僵蚕中蛋白质和氨基酸类成分的研究. 湖南中医学院学报, 2005, 25(2): 26-27, 29.

[24] 黄海英, 彭新君, 彭延古. 僵蚕的现代研究进展. 湖南中医学院学报, 2003, 23(4): 62-64.

[25] 秦付林, 何雪莲, 张洁, 谢二磊, 陈力. 中药鹤虱的研究进展. 亚太传统医药, 2008, 4(11): 136-137.

十六画

薤白

Xiebai

ALLII MACROSTEMONIS BULBUS

【化学成分】

表 1-16-1　薤白主要化学成分[1~3]

中英文名、化学式及相对分子质量	结构图	中英文名、化学式及相对分子质量	结构图
薤白苷甲 Macrostemonoside A $C_{51}H_{84}O_{23}$ Exact Mass: 1064.54	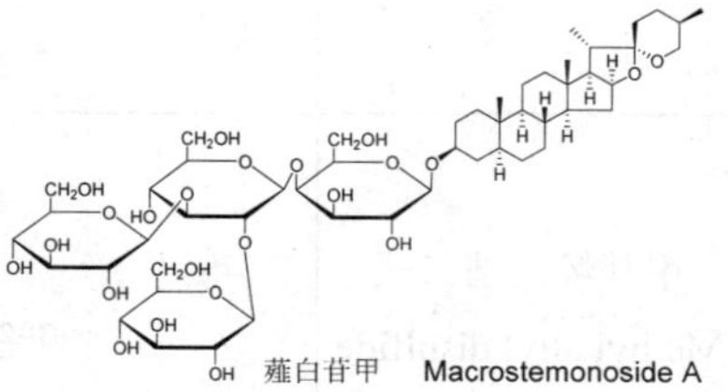 薤白苷甲　Macrostemonoside A	二甲基三硫 Dimethyl trisulfide $C_2H_6S_3$ Exact Mass: 125.96	$H_3C-S-S-S-CH_3$ 二甲基三硫　Dimethyl trisulfide
薤白苷丁 Macrostemonoside D $C_{53}H_{86}O_{24}$ Exact Mass: 1106.55	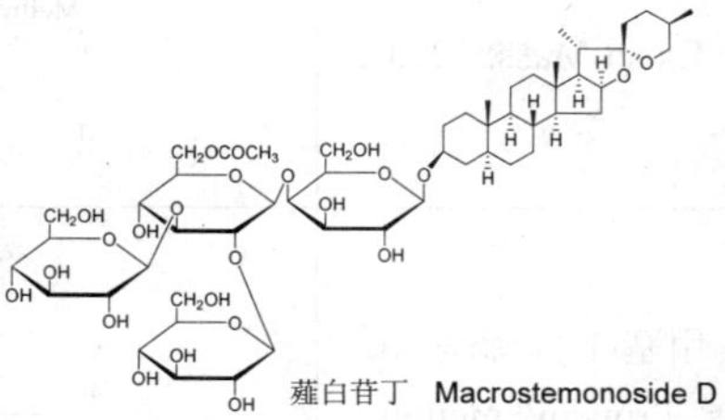 薤白苷丁　Macrostemonoside D	甲基丙基二硫 Methyl propyl disulfide $C_4H_{10}S_2$ Exact Mass:122.02	$H_3CH_2CH_2C-S-S-CH_3$ 甲基丙基二硫 Methyl propyl disulfide
薤白苷 B Macrostemonoside B $C_{57}H_{96}O_{29}$ Exact Mass: 1244.60	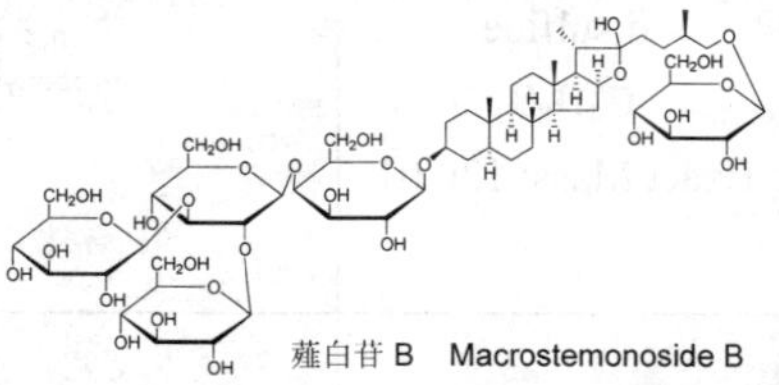 薤白苷 B　Macrostemonoside B	甲基丙基三硫 Methyl propyl trisulfide $C_4H_{10}S_3$ Exact Mass: 153.99	$H_3CH_2CH_2C-S-S-S-CH_3$ 甲基丙基三硫　Methyl propyl trisulfide
薤白苷 C Macrostemonoside C $C_{58}H_{98}O_{29}$ Exact Mass: 1258.62	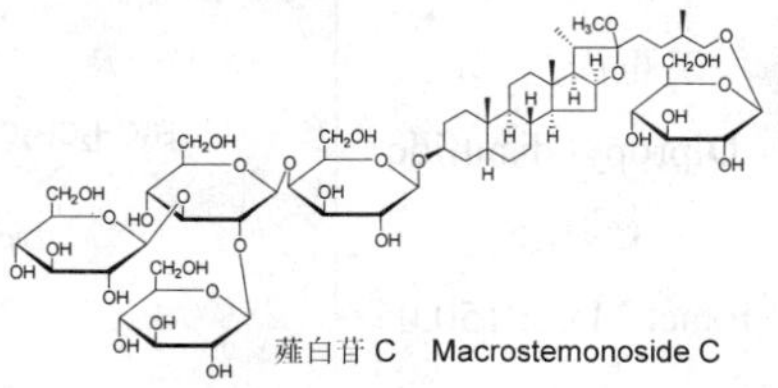 薤白苷 C　Macrostemonoside C	丙基异丙基二硫 Propyl isopropyl disulfide $C_6H_{14}S_2$ Exact Mass: 150.05	$H_3CH_2CH_2C-S-S-CH(CH_3)_2$ 丙基异丙基二硫 Propyl isopropyl disulfide
薤白苷 E Macrostemonoside E $C_{57}H_{94}O_{28}$ Exact Mass: 1226.59	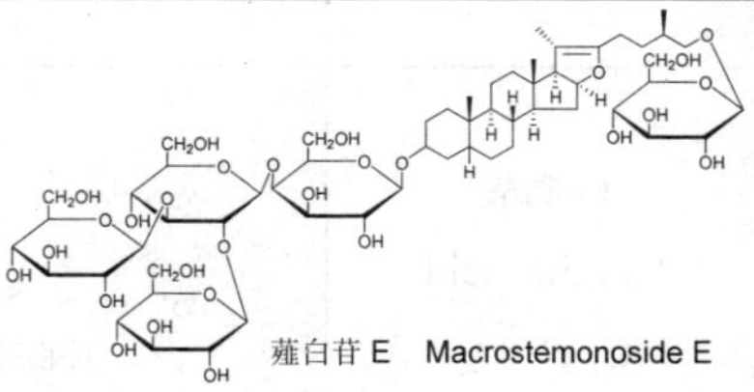 薤白苷 E　Macrostemonoside E	甲基烯丙基三硫 Methyl allyl trisulfide $C_4H_8S_3$ Exact Mass: 151.98	$H_2C=CH-CH_2-S-S-S-CH_3$ 甲基烯丙基三硫 Methyl allyl trisulfide

续表

中英文名、化学式及相对分子质量	结构图	中英文名、化学式及相对分子质量	结构图
薤白苷 F Macrostemonoside F $C_{45}H_{74}O_{18}$ Exact Mass: 902.49	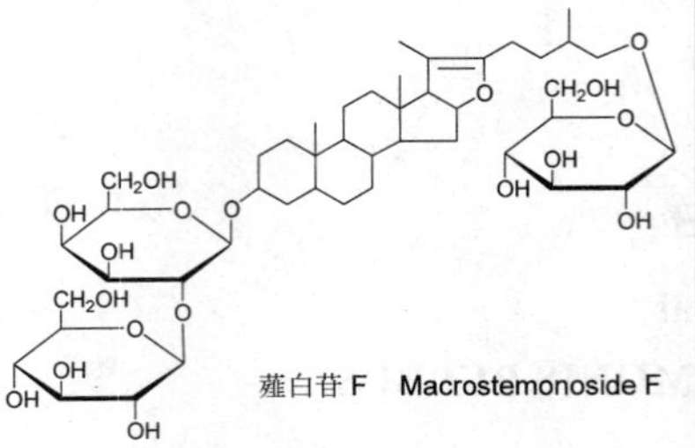 薤白苷 F　Macrostemonoside F	噻吩 Thiophene C_4H_4S Exact Mass: 84.00	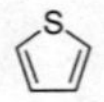 噻吩　Thiophene
薤白苷 G Macrostemonoside G $C_{45}H_{74}O_{20}$ Exact Mass: 934.48	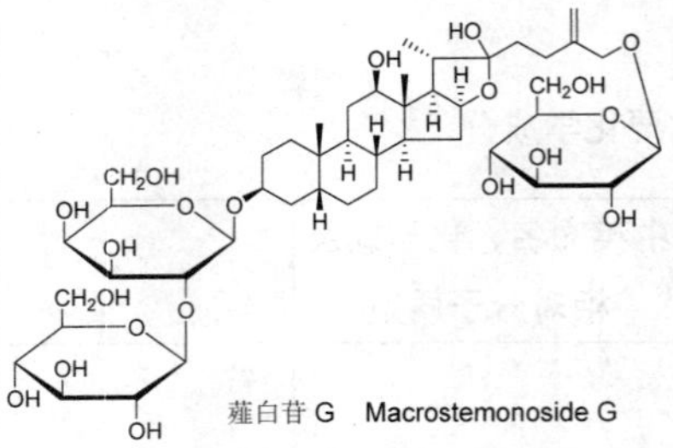 薤白苷 G　Macrostemonoside G	戊烯醛 Pentenal $C_5H_{10}O$ Exact Mass: 86.07	$H_3C-\overset{H_2}{C}-\overset{H_2}{C}-\overset{H_2}{C}-CHO$ 戊烯醛　Pentenal
薤白苷 H Macrostemonoside H $C_{46}H_{76}O_{20}$ Exact Mass: 948.49	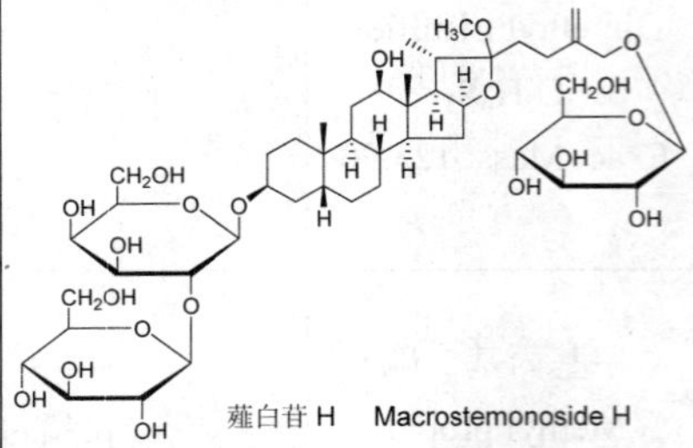 薤白苷 H　Macrostemonoside H	甲基烯丙基二硫 Methyl allyl disulfide $C_4H_8S_2$ Exact Mass: 120.01	$H_2C=\underset{H}{C}-\overset{H_2}{C}-S-S-CH_3$ 甲基烯丙基二硫 Methyl allyl disulfide
薤白苷 I Macrostemonoside I $C_{45}H_{72}O_{20}$ Exact Mass: 932.46	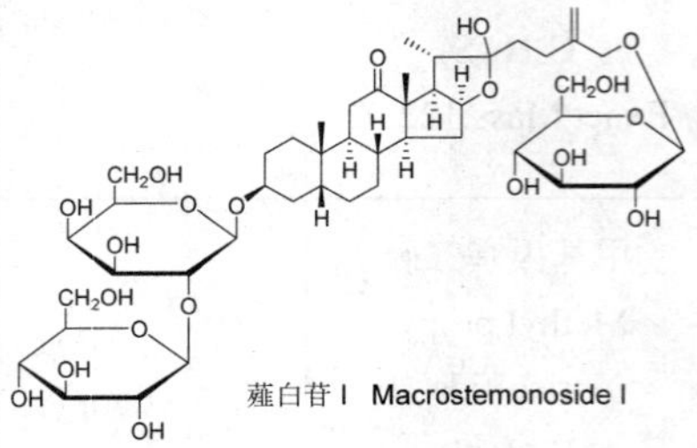 薤白苷 I　Macrostemonoside I	甲基-1-丙烯基二硫 Propenyl methyl disulfide $C_4H_8S_2$ Exact Mass: 120.01	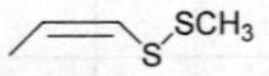 甲基-1-丙烯基二硫 Propenyl methyl disulfide
薤白苷 J Macrostemonoside J $C_{45}H_{76}O_{20}$ Exact Mass: 936.49	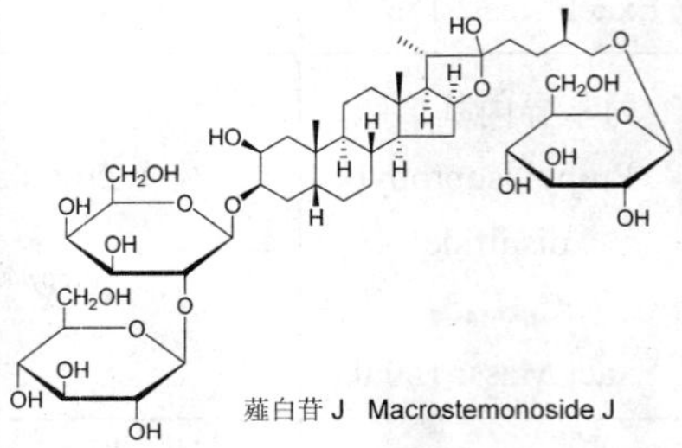 薤白苷 J　Macrostemonoside J	二正丙基二硫 Dipropyl disulfide $C_6H_{14}S_2$ Exact Mass: 150.05	$H_3CH_2CH_2C-S-S-CH_2CH_2CH_3$ 二正丙基二硫 Dipropyl disulfide
薤白苷 K Macrostemonoside K $C_{46}H_{78}O_{20}$ Exact Mass: 950.51	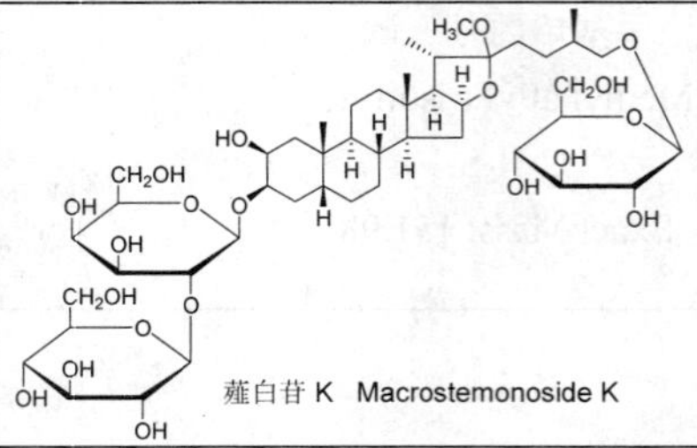 薤白苷 K　Macrostemonoside K	棕榈酸 Palmitic acid $C_{16}H_{32}O_2$ Exact Mass: 256.24	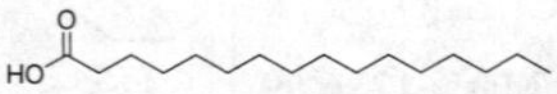 棕榈酸　Palmitic acid

续表

中英文名、化学式及相对分子质量	结构图	中英文名、化学式及相对分子质量	结构图
薤白苷 L Macrostemonoside L $C_{45}H_{74}O_{19}$ Exact Mass: 918.48	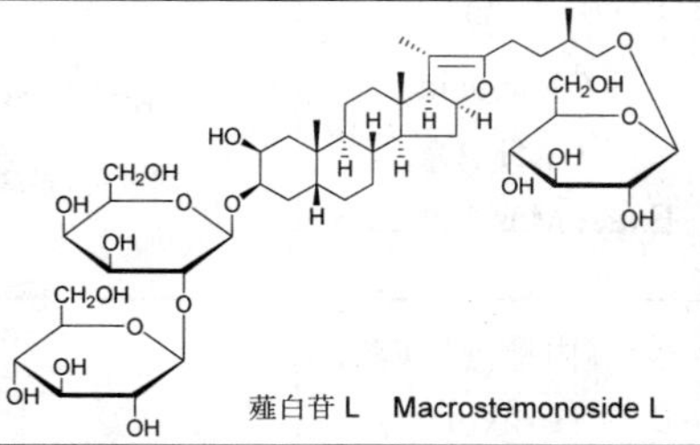 薤白苷 L Macrostemonoside L		

除以上化学成分外，薤白还含有十八碳-9,12-二烯酸、乙烯撑二甲硫等。

薏苡仁

Yiyiren

COICIS SEMEN

【化学成分】

表 1-16-2a 薏苡仁主要化学成分[4~7]

中英文名、化学式及相对分子质量	结构图	中英文名、化学式及相对分子质量	结构图
角鲨烯 Squalene $C_{30}H_{50}$ Exact Mass: 410.39	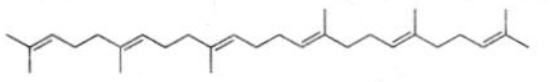 角鲨烯 Squalene	油菜甾醇 Campesterol $C_{28}H_{48}O$ Exact Mass: 400.37	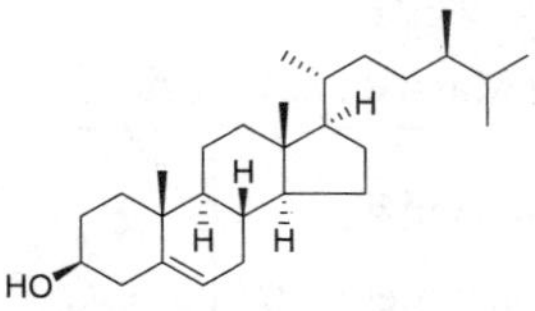 油菜甾醇 Campesterol
麦角甾醇 Ergosterol $C_{28}H_{44}O$ Exact Mass: 396.34	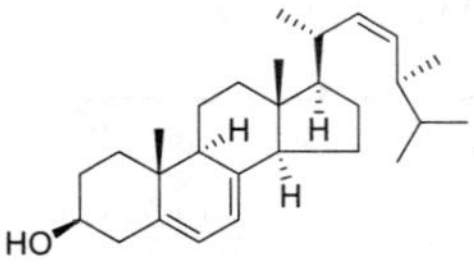 麦角甾醇 Ergosterol	豆甾醇 Stigmasterol $C_{29}H_{48}O$ Exact Mass: 412.37	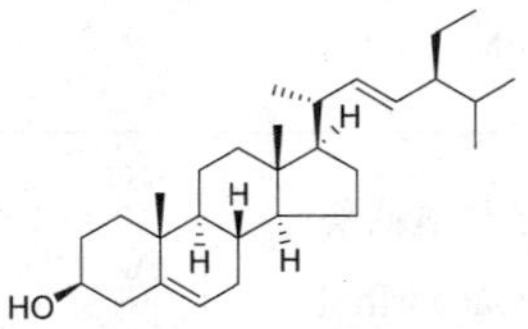 豆甾醇 Stigmasterol
β-谷甾醇 *β*-Sitosterol $C_{29}H_{50}O$ Exact Mass: 414.39	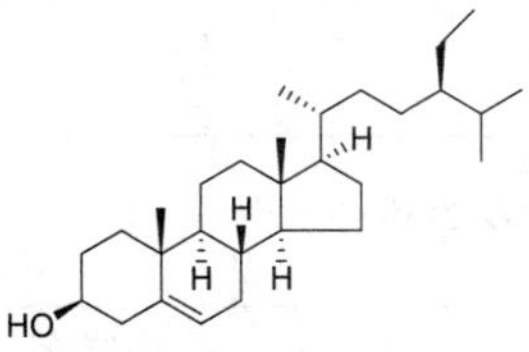 *β*-谷甾醇 *β*-Sitosterol	胆甾醇 Cholesterol $C_{27}H_{46}O$ Exact Mass: 386.35	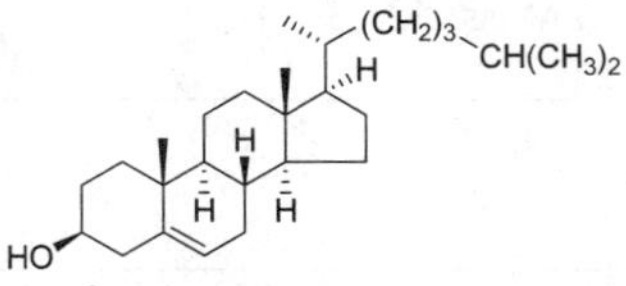 胆甾醇 Cholesterol
汉地醇 Handianol $C_{30}H_{50}O$ Exact Mass: 426.39	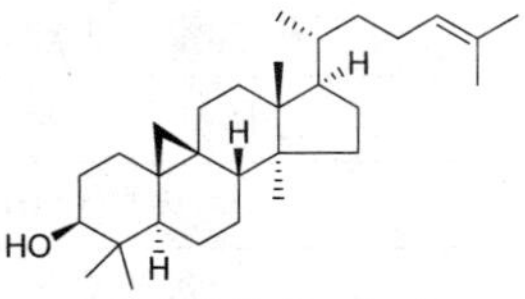 汉地醇 Handianol	*α*-谷甾醇 *α*-Sitosterol $C_{30}H_{50}O$ Exact Mass: 426.39	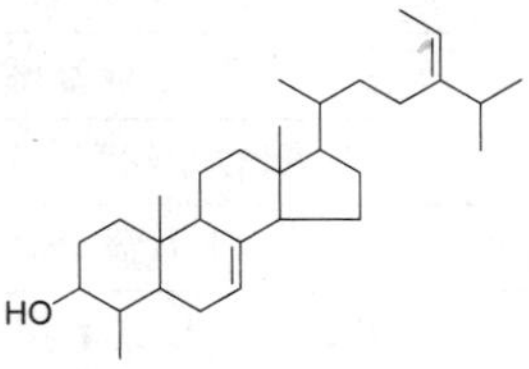 *α*-谷甾醇 *α*-Sitosterol

续表

中英文名、化学式及相对分子质量	结构图	中英文名、化学式及相对分子质量	结构图
Chondrillast-7-enol $C_{29}H_{50}O$ Exact Mass: 414.39	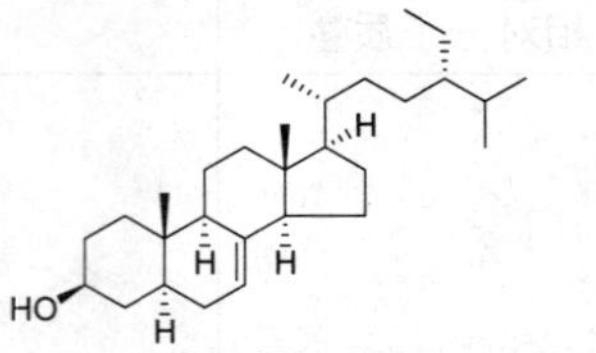 Chondrillast-7-enol	油酸 Oleic acid $C_{18}H_{34}O_2$ Exact Mass: 282.26	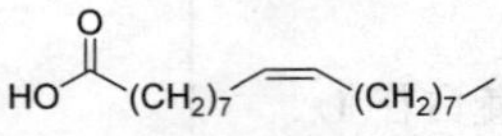 油酸 Oleic acid
亚油酸 Linoleic acid $C_{18}H_{32}O_2$ Exact Mass: 280.24	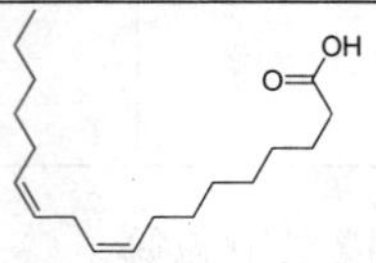 亚油酸 Linoleic acid	薏苡内酯(薏苡素) Coixol $C_8H_7NO_3$ Exact Mass: 165.04	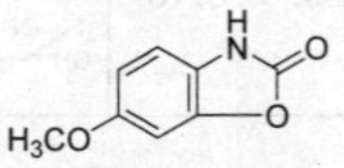 薏苡内酯 (薏苡素) Coixol
三油酸甘油酯 Glycerol trioleate $C_{57}H_{104}O_6$ Exact Mass: 884.78	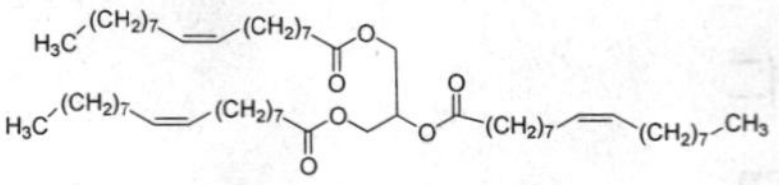 三油酸甘油酯 Glycerol trioleate	棕榈酸 Palmitic acid $C_{16}H_{32}O_2$ Exact Mass: 256.24	HOOC−$(CH_2)_{14}$−CH_3 棕榈酸 Palmitic acid
薏苡仁酯 Coixenolide $C_{38}H_{70}O_4$ Exact Mass: 590.53	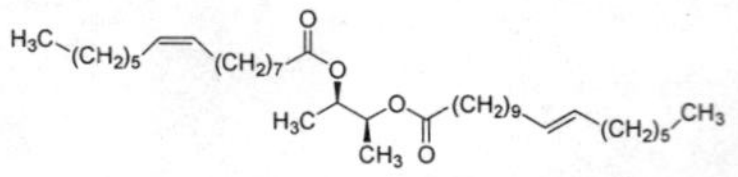 薏苡仁酯 Coixenolide	硬脂酸 Stearic acid $C_{18}H_{36}O_2$ Exact Mass: 284.27	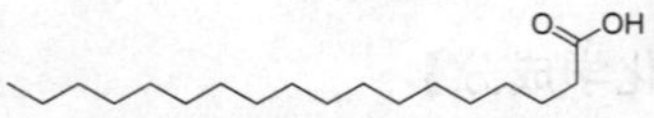 硬脂酸 Stearic acid
肉豆蔻酸 Myristic acid $C_{14}H_{28}O_2$ Exact Mass: 228.21	HOOC−$(CH_2)_{12}$−CH_3 肉豆蔻酸 Myristic acid	α-单亚麻酯 α-Monolinolein $C_{21}H_{38}O_4$ Exact Mass: 354.28	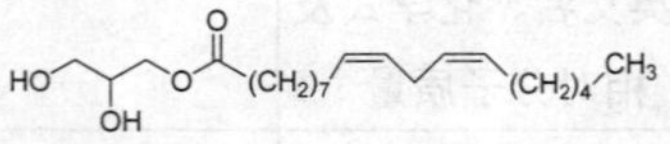 α-单亚麻酯 α-Monolinolein
芸苔甾醇 Campesterol $C_{28}H_{48}O$ Exact Mass: 400.37	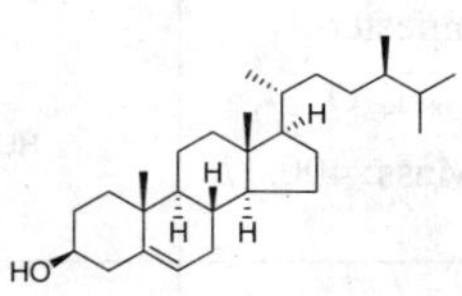 芸苔甾醇 Campesterol	木栓酮 Friedelin $C_{30}H_{50}O$ Exact Mass: 426.39	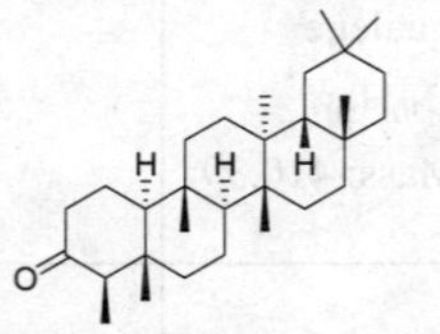 木栓酮 Friedelin
异乔木萜醇 Isoarborinol $C_{30}H_{50}O$ Exact Mass: 426.39	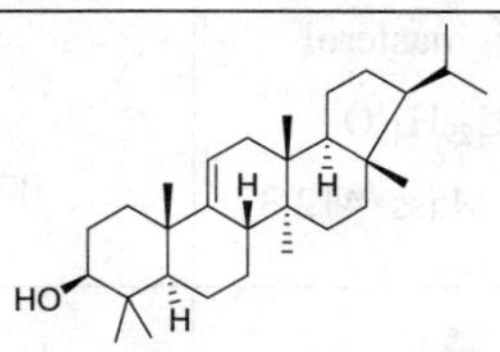 异乔木萜醇 Isoarborinol		

表 1-16-2b 薏苡仁其他主要化学成分[4~7]

中文名	中文名
三亚油酸甘油酯	二亚油酸油酸甘油酯
棕榈酸二亚油酸甘油酯	亚油酸二油酸甘油酯
棕榈酸亚油酸油酸甘油酯	棕榈酸二油酸甘油酯
十八碳一烯酸	阿魏酰豆甾醇
薏苡多糖A	薏苡多糖B
薏苡多糖C	

薄荷
Bohe
MENTHAE HAPLOCALYCIS HERBA

【化学成分】

表 1-16-3a　薄荷主要化学成分[8~14]

中英文名、化学式及相对分子质量	结构图	中英文名、化学式及相对分子质量	结构图
芦荟大黄素 Aloe-emodin $C_{15}H_{10}O_5$ Exact Mass: 270.05	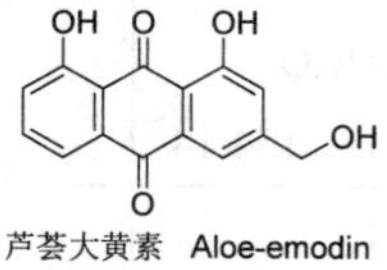 芦荟大黄素 Aloe-emodin	大黄酚 Chrysophanol $C_{15}H_{10}O_4$ Exact Mass: 254.06	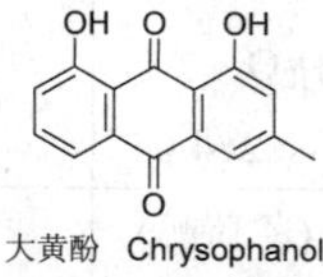 大黄酚 Chrysophanol
反式桂皮酸 *trans*-Cinnamic acid $C_9H_8O_2$ Exact Mass: 148.05	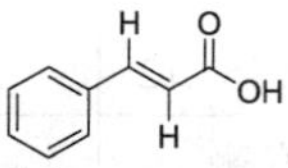 反式桂皮酸 *trans*-Cinnamic acid	*β*-谷甾醇 *β*-Sitosterol $C_{29}H_{50}O$ Exact Mass: 414.39	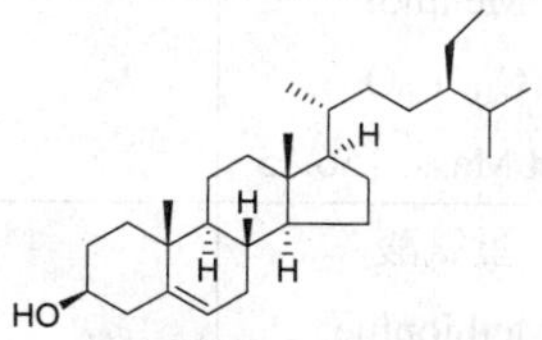 *β*-谷甾醇 *β*-Sitosterol
5,6,4'-三羟基-7,8-二甲氧基黄酮 5,6,4'-Trihydroxy-7,8-dimethoxyflavone $C_{17}H_{14}O_7$ Exact Mass: 330.07	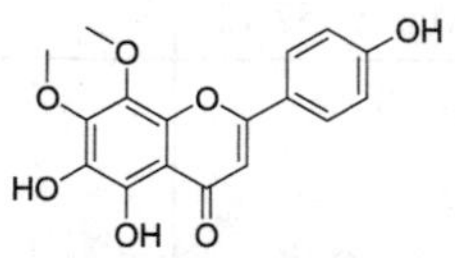 5,6,4'-三羟基-7,8-二甲氧基黄酮 5,6,4'-Trihydroxy-7,8-dimethoxyflavone	5,6-二羟基-7,8,3',4'-四甲氧黄酮 5,6-Dihydroxy-7,8,3',4'-tetramethoxyflavone $C_{19}H_{18}O_8$ Exact Mass: 374.10	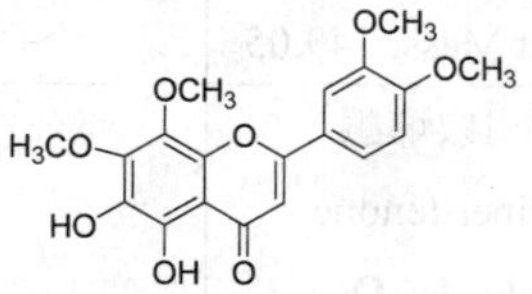 5,6-二羟基-7,8,3',4'-四甲氧黄酮 5,6-Dihydroxy-7,8,3',4'-tetramethoxyflavone
5,6,4'-三羟基-7,8,3'-三甲氧黄酮 5,6,4'-Trihydroxy-7,8,3'-trimethoxyflavone $C_{18}H_{16}O_8$ Exact Mass: 360.08	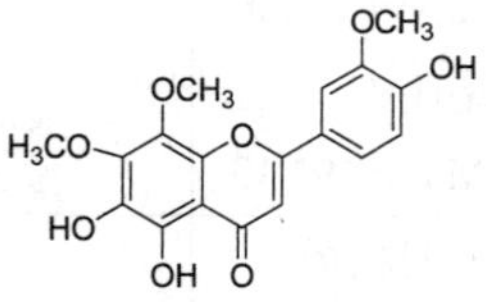 5,6,4'-三羟基-7,8,3'-三甲氧黄酮 5,6,4'-Trihydroxy-7,8,3'-trimethoxyflavone	5,3'-二羟基-6,7,8,4'-四甲氧黄酮 5,3'-Dihydroxy-6,7,8,4'-tetramethoxy-flavone $C_{19}H_{18}O_8$ Exact Mass: 374.10	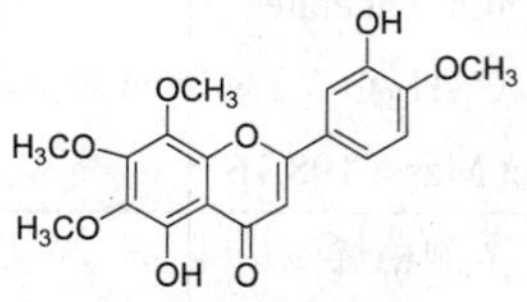 5,3'-二羟基-6,7,8,4'-四甲氧黄酮 5,3'-Dihydroxy-6,7,8,4'-tetramethoxy flavone
5-羟基-6,7,8,3',4'-五甲氧黄酮 5-Hydroxy-6,7,8,3',4'-pentamethoxyflavone $C_{20}H_{20}O_8$ Exact Mass: 388.12	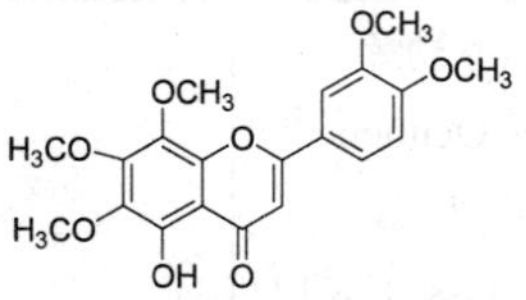 5-羟基-6,7,8,3',4'-五甲氧黄酮 5-Hydroxy-6,7,8,3',4'-pentamethoxyflavone	5,6,4'-三羟基-7-甲氧黄酮 5,6,4'-Trihydroxy-7-methoxyflavone $C_{16}H_{12}O_6$ Exact Mass: 300.06	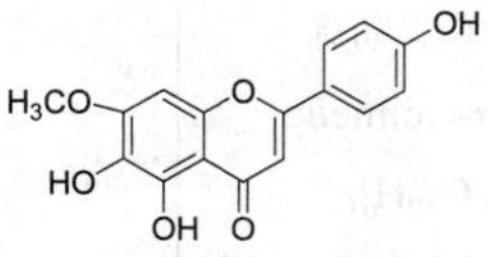 5,6,4'-三羟基-7-甲氧黄酮 5,6,4'-Trihydroxy-7-methoxyflavone
5-羟基-6,7,3',4'-五甲氧黄酮 5-Hydroxy-6,7,3',4'-pentamethoxyflavone $C_{19}H_{18}O_7$ Exact Mass: 358.11	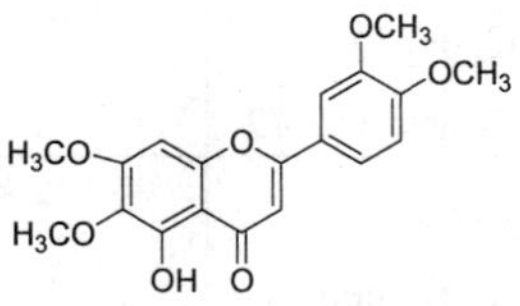 5-羟基-6,7,3',4'-五甲氧黄酮 5-Hydroxy-6,7,3',4'-pentamethoxyflavone	5,4'-二羟基-6,7,8-三甲氧基黄酮 5,4'-Dihydroxy-6,7,8-trimethoxyflavone $C_{18}H_{16}O_7$ Exact Mass: 344.09	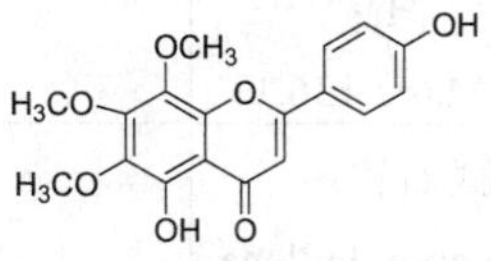 5,4'-二羟基-6,7,8-三甲氧基黄酮 5,4'-Dihydroxy-6,7,8- trimethoxyflavone

续表

中英文名、化学式及相对分子质量	结构图	中英文名、化学式及相对分子质量	结构图
5,6-二羟基-7,8,4'-三甲氧黄酮 5,6-Dihydroxy-7,8,4'-trimethoxyflavone $C_{18}H_{16}O_7$ Exact Mass: 344.09	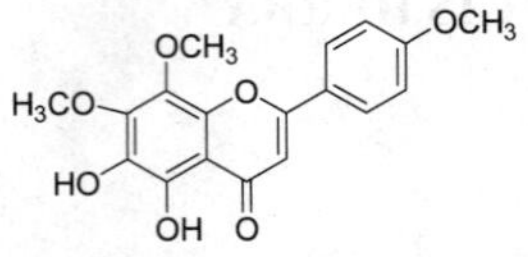 5,6-二羟基-7,8,4'-三甲氧黄酮 5,6-Dihydroxy-7,8,4'-trimethoxyflavone	Buddlejasaponin I peracetate $C_{80}H_{114}O_{35}$ Exact Mass: 1634.71	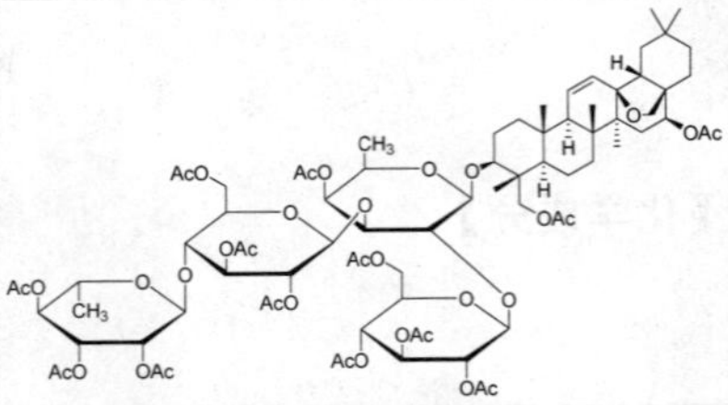 Buddlejasaponin I peracetate
刺槐素 Acacetin $C_{16}H_{12}O_5$ Exact Mass: 284.07	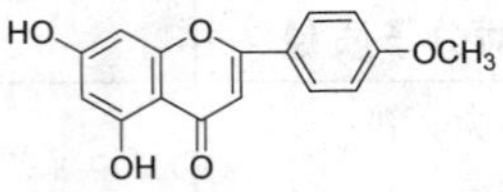 刺槐素　Acacetin	L-薄荷酮 Menthone $C_{10}H_{18}O$ Exact Mass: 154.14	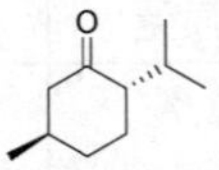 L-薄荷酮　Menthone
L-薄荷脑(薄荷醇) Menthol $C_{10}H_{20}O$ Exact Mass: 156.15	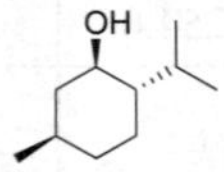 L-薄荷脑 (薄荷醇)　Menthol	胡椒酮 Piperitone $C_{10}H_{16}O$ Exact Mass: 152.12	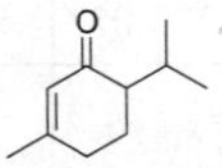 胡椒酮　Piperitone
蛋氨酸 Methionine $C_5H_{11}NO_2S$ Exact Mass: 149.05	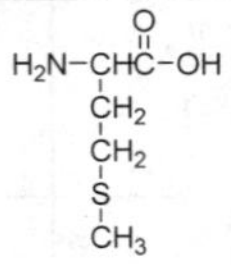 蛋氨酸　Methionine	二氢香芹酮 Dihydrocarvone $C_{10}H_{16}O$ Exact Mass: 152.12	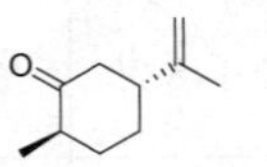 二氢香芹酮　Dihydrocarvone
胡椒烯酮 Piperitenone $C_{10}H_{14}O$ Exact Mass: 150.10	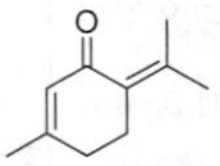 胡椒烯酮　Piperitenone	乙酸癸酯 Decyl acetate $C_{12}H_{24}O_2$ Exact Mass: 200.18	$CH_3COO-(CH_2)_9-CH_3$ 乙酸癸酯　Decyl acetate
乙酸薄荷酯 Menthyl acetate $C_{12}H_{22}O_2$ Exact Mass: 198.16	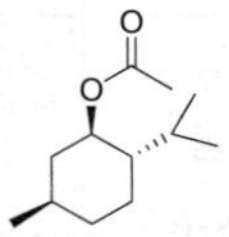 乙酸薄荷酯　Menthyl acetate	反式乙酸香芹酯 *trans*-Carvyl acetate $C_{12}H_{18}O_2$ Exact Mass: 194.13	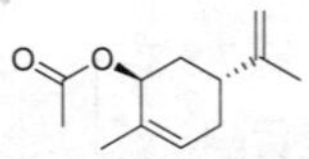 反式乙酸香芹酯　*trans*-Carvyl acetate
β-侧柏烯 *β*-Thujene $C_{10}H_{16}$ Exact Mass: 136.13	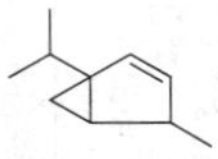 *β*-侧柏烯　*β*-Thujene	右旋月桂烯 Myrcene $C_{10}H_{16}$ Exact Mass: 136.13	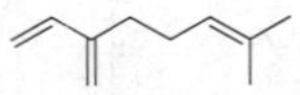 右旋月桂烯　Myrcene
顺-罗勒烯 *cis*-Ocimene $C_{10}H_{16}$ Exact Mass: 136.13	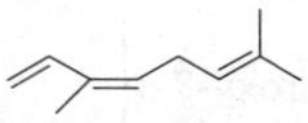 顺-罗勒烯　*cis*-Ocimene	反-罗勒烯 *trans*-Ocimene $C_{10}H_{18}$ Exact Mass: 138.14	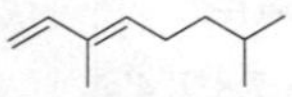 反-罗勒烯　*trans*-Ocimene
莰烯 Camphene $C_{10}H_{16}$ Exact Mass: 136.13	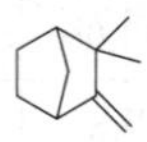 莰烯　Camphene	1,2-薄荷烯 1,2-Menthene $C_{10}H_{16}O$ Exact Mass: 152.12	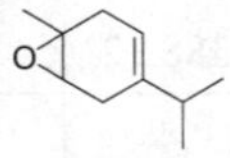 1,2-薄荷烯 1,2-Menthene
反式石竹烯 *trans*-Caryophyllene $C_{15}H_{24}$ Exact Mass: 204.19	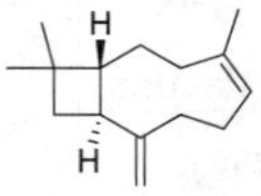 反式石竹烯 *trans*-Caryophyllene	*β*-波旁烯 *β*-Bourbonene $C_{15}H_{24}$ Exact Mass: 204.19	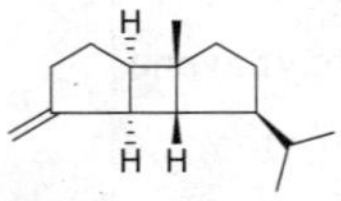 *β*-波旁烯　*β*-Bourbonene

续表

中英文名、化学式及相对分子质量	结构图	中英文名、化学式及相对分子质量	结构图
2-己醇 2-Hexanol $C_6H_{14}O$ Exact Mass: 102.10	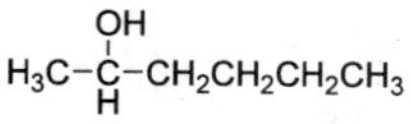 2-己醇 2-Hexanol	3-戊醇 3-Pentol $C_5H_{12}O$ Exact Mass: 88.09	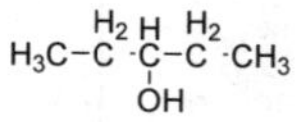 3-戊醇 3-Pentol
3-辛醇 3-Octanol $C_8H_{18}O$ Exact Mass: 130.14	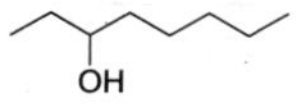 3-辛醇 3-Octanol	α-松油醇 α-Terpineol $C_{10}H_{18}O$ Exact Mass: 154.14	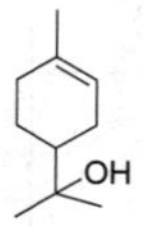 α-松油醇 α-Terpineol
芳樟醇 Linalool $C_{10}H_{18}O$ Exact Mass: 154.14	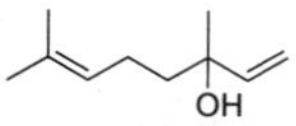 芳樟醇 Linalool	桉叶素 Cineole $C_{10}H_{18}O$ Exact Mass: 154.14	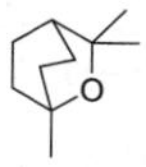 桉叶素 Cineole
对伞花烃 *p*-Cymene $C_{10}H_{14}$ Exact Mass: 134.11	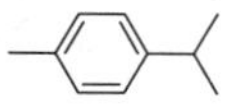 对伞花烃 *p*-Cymene	香芹烃 Carvacrol $C_{10}H_{14}O$ Exact Mass: 150.10	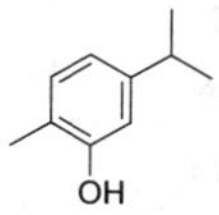 香芹烃 Carvacrol
丝氨酸 Serine $C_3H_7NO_3$ Exact Mass: 105.04	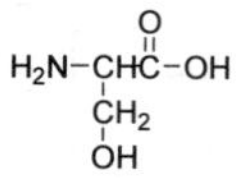 丝氨酸 Serine	迷迭香酸 Rosmarinic acid $C_{18}H_{16}O_8$ Exact Mass: 360.08	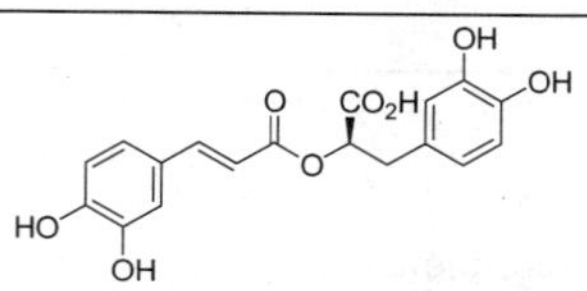 迷迭香酸 Rosmarinic acid
苏氨酸 Threonine $C_4H_9NO_3$ Exact Mass: 119.06	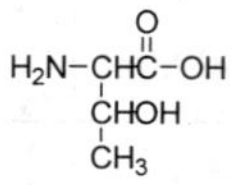 苏氨酸 Threonine	谷氨酸 Glutamic acid $C_5H_9NO_4$ Exact Mass: 147.05	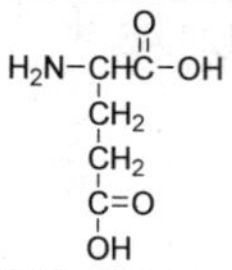 谷氨酸 Glutamic acid
咖啡酸 Caffeic acid $C_9H_8O_4$ Exact Mass: 180.04	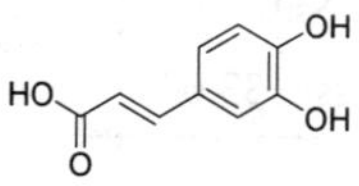 咖啡酸 Caffeic acid	薄荷异黄酮苷 Menthoside $C_{36}H_{36}O_{17}$ Exact Mass: 740.20	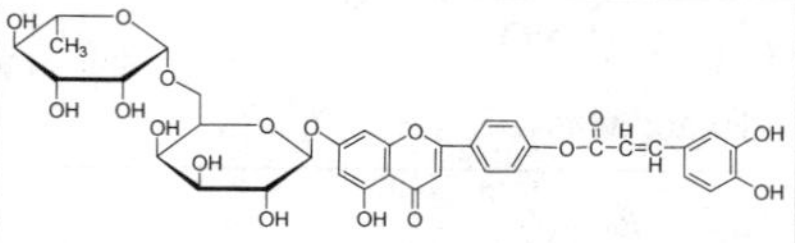 薄荷异黄酮苷 Menthoside
脯氨酸 Proline $C_5H_9NO_2$ Exact Mass: 115.06	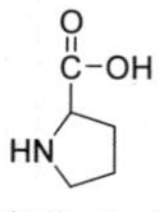 脯氨酸 Proline	胱氨酸 Cystine $C_6H_{12}N_2O_4S_2$ Exact Mass: 240.02	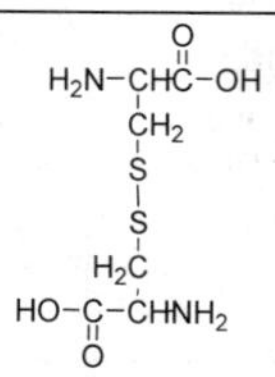 胱氨酸 Cystine
丙氨酸 Alanine $C_3H_7NO_2$ Exact Mass: 89.05	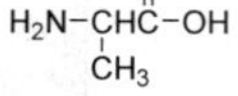 丙氨酸 Alanine	异亮氨酸 Isoleucine $C_6H_{13}NO_2$ Exact Mass: 131.09	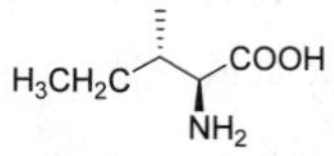 异亮氨酸 Isoleucine
缬氨酸 Valine $C_5H_{11}NO_2$ Exact Mass: 117.08	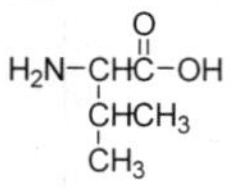 缬氨酸 Valine	酪氨酸 Tyrosine $C_9H_{11}NO_3$ Exact Mass: 181.07	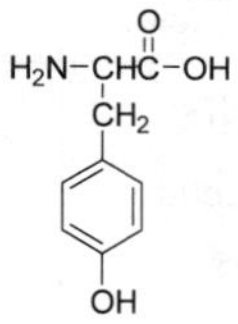 酪氨酸 Tyrosine

续表

中英文名、化学式及相对分子质量	结构图	中英文名、化学式及相对分子质量	结构图
亮氨酸 Leucine $C_6H_{13}NO_2$ Exact Mass: 131.09	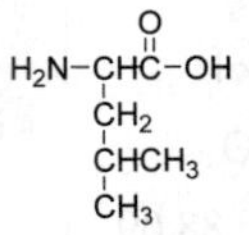 亮氨酸　Leucine	赖氨酸 Lysine $C_6H_{14}N_2O_2$ Exact Mass: 146.11	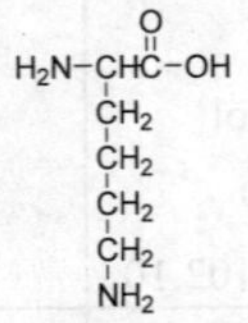 赖氨酸　Lysine
组氨酸 Histidine $C_6H_9N_3O_2$ Exact Mass: 155.07	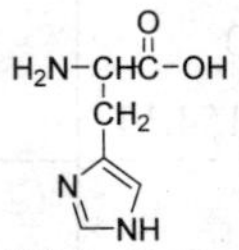 组氨酸　Histidine	5,8,4'-三羟基-6,7-二甲基黄酮 5,8,4'-Trihydroxy-6,7-dimethoxyflavone $C_{17}H_{14}O_7$ Exact Mass: 330.07	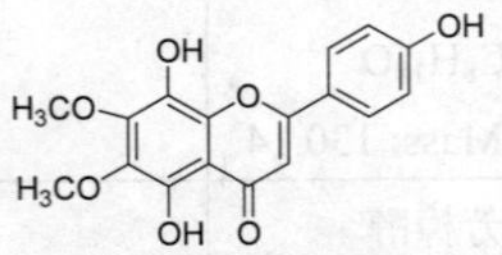 5,8,4'-三羟基-6,7-二甲基黄酮 5,8,4'-Trihydroxy-6,7-dimethoxyflavone
精氨酸 Arginine $C_6H_{14}N_4O_2$ Exact Mass: 174.11	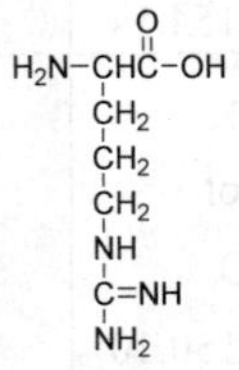 精氨酸　Arginine	香叶木苷 Diosmin $C_{28}H_{32}O_{15}$ Exact Mass: 608.17	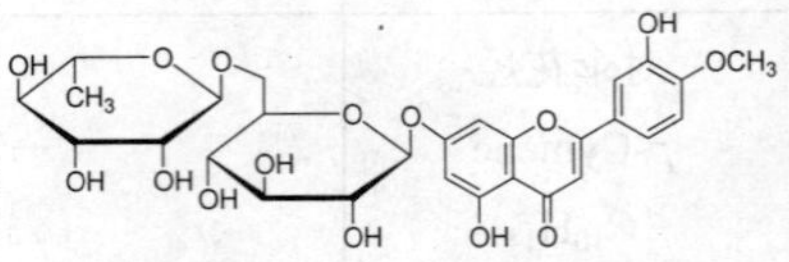 香叶木苷　Diosmin
二十八烷酸 Octacosanoic acid $C_{28}H_{56}O_2$ Exact Mass: 424.43	HOOC—$(CH_2)_{26}$—CH_3 二十八烷酸　Octacosanoic acid	5,7,3'-三羟基-4'-甲氧基黄酮 5,7,3'-Trihydroxy-4'-methoxyflavone $C_{16}H_{12}O_6$ Exact Mass: 300.06	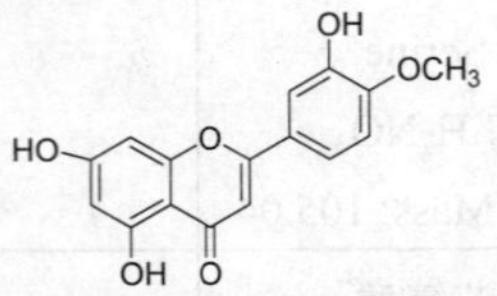 5,7,3'-三羟基-4'-甲氧基黄酮 5,7,3'-Trihydroxy-4'-methoxyflavone
甘氨酸 Glycine $C_2H_5NO_2$ Exact Mass: 75.03	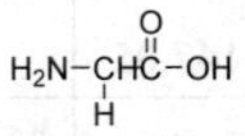 甘氨酸　Glycine	天冬氨酸 Aspartic acid $C_4H_7NO_4$ Exact Mass: 133.04	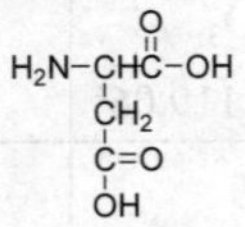 天冬氨酸　Aspartic acid
椴树素 Tilianin $C_{22}H_{22}O_{10}$ Exact Mass: 446.12	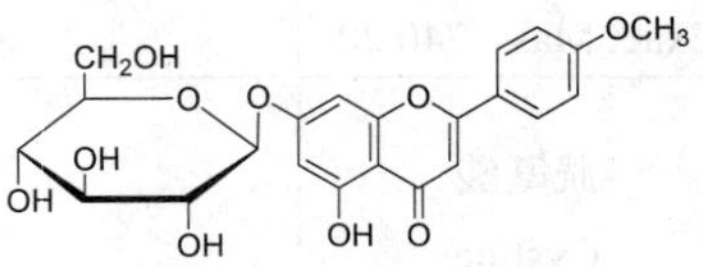 椴树素　Tilianin	胡萝卜苷 Daucosterol $C_{35}H_{60}O_6$ Exact Mass: 576.44	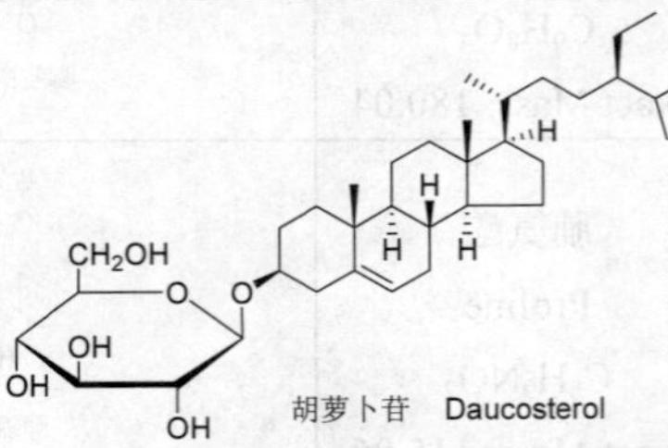 胡萝卜苷　Daucosterol
齐墩果酸 Oleanolic acid $C_{30}H_{48}O_3$ Exact Mass: 456.36	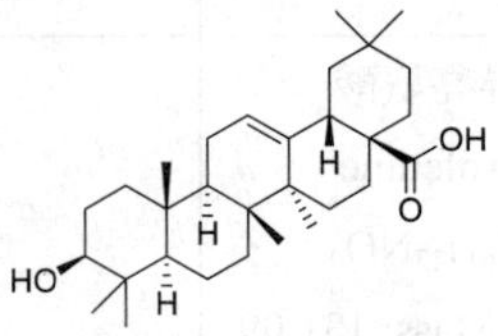 齐墩果酸　Oleanolic acid	熊果酸 Ursolic acid $C_{30}H_{48}O_3$ Exact Mass: 456.36	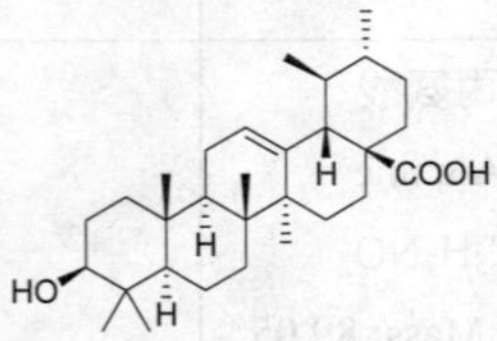 熊果酸　Ursolic acid
乙酸松油酯 Terpinyl acetate $C_{12}H_{20}O_2$ Exact Mass: 196.15	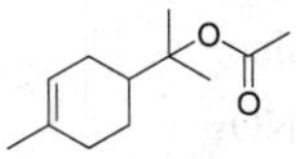 乙酸松油酯　Terpinyl acetate	*α*-蒎烯 *α*-Pinene $C_{10}H_{16}$ Exact Mass: 136.13	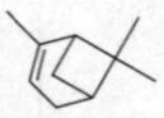 *α*-蒎烯　*α*-Pinene

续表

中英文名、化学式及相对分子质量	结构图	中英文名、化学式及相对分子质量	结构图
天冬酰胺 Aspargine $C_4H_8N_2O_3$ Exact Mass: 132.05	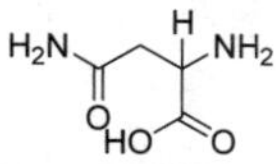 天冬酰胺 Asparagine	正丁基-*β*-D-吡喃果糖苷 *n*-Butyl-*β*-D-fructopyranoside $C_{10}H_{20}O_6$ Exact Mass: 236.13	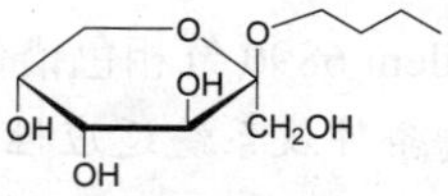 正丁基-*β*-D-吡喃果糖苷 *n*-Butyl-*β*-D-fructopyranoside
苯甲酸甲酯 Menthylbenzoate $C_8H_8O_2$ Exact Mass: 136.05	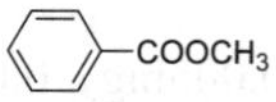 苯甲酸甲酯 Menthylbenzoate	大黄素 Emodin $C_{15}H_{10}O_5$ Exact Mass: 270.05	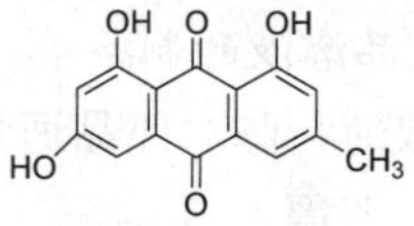 大黄素 Emodin
β-蒎烯 *β*-Pinene $C_{10}H_{16}$ Exact Mass: 136.13	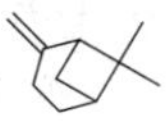 *β*-蒎烯 *β*-Pinene	大黄素甲醚 Physcione $C_{16}H_{12}O_5$ Exact Mass: 284.07	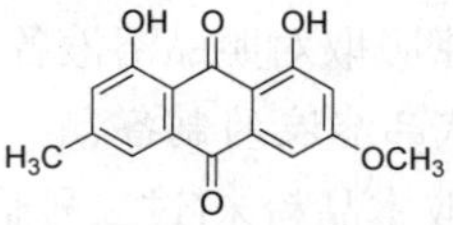 大黄素甲醚 Physcione
柠檬烯 Limonene $C_{10}H_{16}$ Exact Mass: 136.13	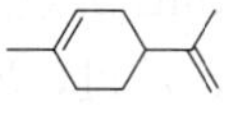 柠檬烯 Limonene	苯甲酸 Benzoic acid $C_7H_6O_2$ Exact Mass: 122.04	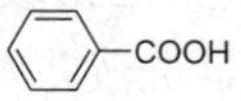 苯甲酸 Benzoic acid
异薄荷酮 Isomenthone $C_{10}H_{18}O$ Exact Mass: 154.14	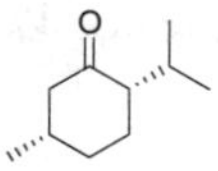 异薄荷酮 Isomenthone	苯丙氨酸 Phenylalanine $C_9H_{11}NO_2$ Exact Mass: 165.08	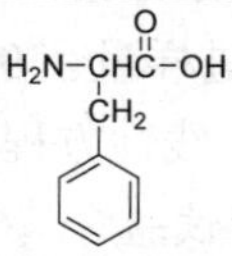 苯丙氨酸 Phenylalanine
木犀草素-7-葡萄糖苷 Luteolin-7-glucoside $C_{21}H_{20}O_{11}$ Exact Mass: 448.10	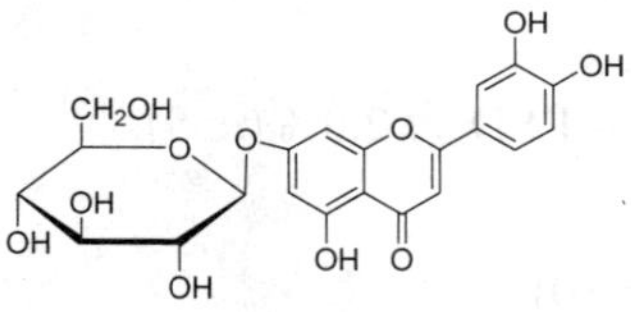 木犀草素-7-葡萄糖苷 Luteolin-7-glucoside		

表 1-16-3b 薄荷其他主要化学成分[8~14]

中文名	中文名
7,8-二羟基-2-(3,4-二羟基苯基)-1,2-二氢萘-1,3-二羧酸	1-(3,4-二羟基苯基)-6-7-二羟基-1,2-二氢萘-2,3-二羧酸
1-(3,4-二羟基苯基)-3-[2-(3,4-二羟基苯基)-1-羧基]乙氧基羰基-6,7-二羟基-1,2-二氢萘-2-羧酸	1-[2-(3,4-二羟基苯基)-1-羧基]乙氧基羰基-2-(3,4-二羟基苯基)-7,8-二羟基-1,2-二氢萘-3-羧酸
1,3-双[2-(3,4-二羟基苯基)-1-羧基]乙氧基羰基-2-(3,4-二羟基苯基)-7,8二羟基-1,2-二氢萘	3-[2-(3,4-二羟基苯基)-1-羧基]乙氧基羰基-2-(3,4-二羟基苯基)-7,8-二羟基-1,2-二氢萘-1-羧酸
1-[2-(3,4-二羟基苯基)-1-羧酸]乙氧基羰基-2-(3,4-二羟基苯基)-3-[2-(3,4-二羟基苯基)-1-甲氧基羰基]乙氧基羰基-7,8-二羟基-1,2-二氢萘	1-[2-(3,4-二羟基苯基)-1-甲氧基羰基]乙氧基羰基-2-(3,4-二羟基苯基)-3-[2-(3,4-二羟基苯基)-1-羧基]乙氧基羰基-7,8-二羟基-1,2-二氢萘
1,3-双[2-(3,4-二羟基苯基)-1-甲氧基羰基]乙氧基羰基-2-(3,4-二羟基苯基)-7,8-二羟基-1,2-二氢萘	刺槐素-7-*O*-新橙皮糖苷
异瑞福灵	甘氨酸

【分析方法】

1　气相色谱法测定薄荷药材及饮片中的薄荷脑含量

1.1 仪器

Agilent 6890 气相色谱仪，火焰离子化检测器。

1.2 色谱条件及系统适应性

色谱柱：Innowax 弹性石英毛细管柱(30m×0.53mm，1μm)；程序升温：初始温度 60℃，保持 1min，以 10℃/min 的速率升至 130℃，再以 6℃/min 的速率升至 200℃，保持 20min；进样口温度 250℃；检测器温度 280℃；不分流进样；理论板数按薄荷脑峰计算应不低于 10000。

1.3 对照品溶液的制备

称取薄荷脑对照品适量，精密称定，加正己烷制成每 1mL 含 0.005mg、0.05mg、0.2mg、1.0mg、2.0mg 的溶液，即得。

1.4 标准曲线的制备

精密吸取对照品溶液各 2μL，注入气相色谱仪，以峰面积为纵坐标，以浓度为横坐标，绘制标准曲线。

1.5 供试品溶液的制备

称取本品粉末(过二号筛)4g，精密称定，精密加入正己烷 25mL，称定重量，冰水浴中超声处理(功率 180W，频率 42kHz) 30min，再称定重量，用相应溶剂补足减失的重量，离心(转速 4000r/min) 10min，精密量取上清液 10mL，置鸡心形玻璃瓶中，旋转浓缩(35℃)至约 1mL，转移至 2mL 容量瓶中，鸡心形玻璃瓶内壁用正己烷少量洗涤，洗液并入同一容量瓶中，用正己烷稀释至刻度，摇匀，滤过，取续滤液，即得。

1.6 方法学验证结果

1.6.1 线性关系考察

薄荷脑进样量在 9.36～4680ng，进样量与峰面积呈良好的线性关系。以峰面积为纵坐标 y，进样量(ng)为横坐标 x，线性方程为 $y=12.71520x+32.45719$，$r=1.0000$。

1.6.2 重复性试验

本方法重现性良好，RSD 为 1.0% ($n=6$)。

1.6.3 准确度试验

加样回收率为 95.9%～100.6%，平均回收率为 97.82%，RSD 为 2.0% ($n=9$)。

1.6.4 供试品溶液的稳定性

供试品溶液在 31h 内基本保持稳定，RSD 为 0.55% ($n=10$)。

1.7 样品测定结果

精密吸取供试品溶液 2μL，注入气相色谱仪，测定峰面积，从标准曲线上读出供试品溶液中薄荷脑的浓度(mg/mL)，计算，10 批样品中薄荷脑含量 0.005%～0.874%。

色谱图如图 1-16-1 所示。

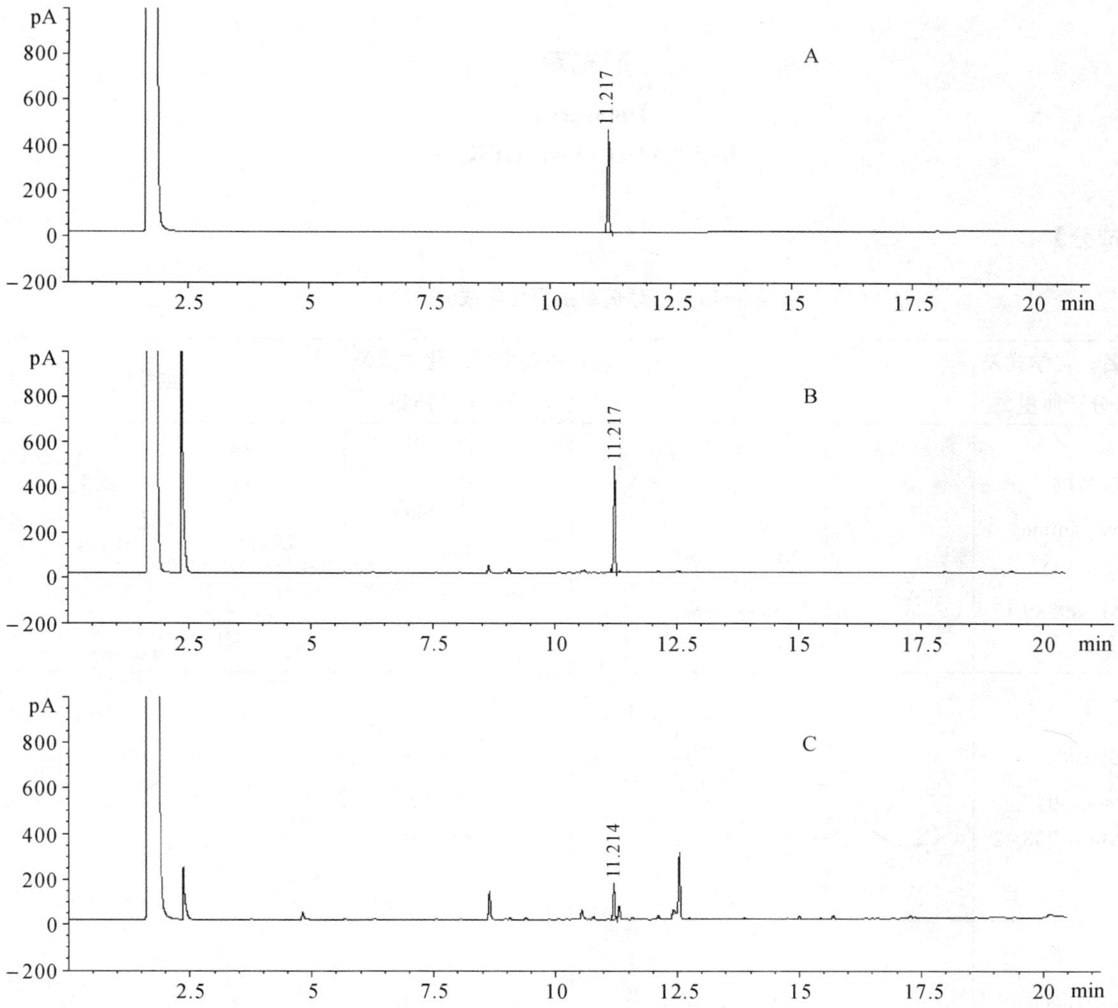

图 1-16-1　薄荷含量测定气相色谱图

A. 薄荷脑对照品溶液；B. 薄荷药材溶液；C. 薄荷饮片溶液

2　高效液相色谱法测定薄荷中蒙花苷含量[15]

2.1 仪器

Agilent 1100高效液相色谱仪。

2.2 色谱条件

色谱柱：Zorbax Eclipse XDB-C_{18}柱(150mm×4.6mm，0.5μm)；流动相：甲醇-乙腈-0.5%醋酸溶液(20∶20∶60)；流速 1.0mL/min；检测波长 328nm；柱温 30℃；进样体积 20μL；分析时间约 6min。

2.3 对照品溶液的制备

称取蒙花苷对照品，用适量甲醇溶解。

2.4 供试品溶液的制备

称取药材粉末0.5g，加甲醇60mL，索氏回流提取4h，甲醇提取液浓缩至适量，用甲醇定容至25mL，滤过，即得。

颠茄草

Dianqiecao
BELLADONNAE HERBA

【化学成分】

表 1-16-4　颠茄草主要化学成分[16, 17]

中英文名、化学式及相对分子质量	结构图	中英文名、化学式及相对分子质量	结构图
莨菪碱 Hyoscyamine $C_{17}H_{23}NO_3$ Exact Mass: 289.17	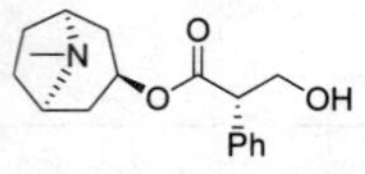 莨菪碱　Hyoscyamine	Atroposide A $C_{33}H_{54}O_8$ Exact Mass: 578.38	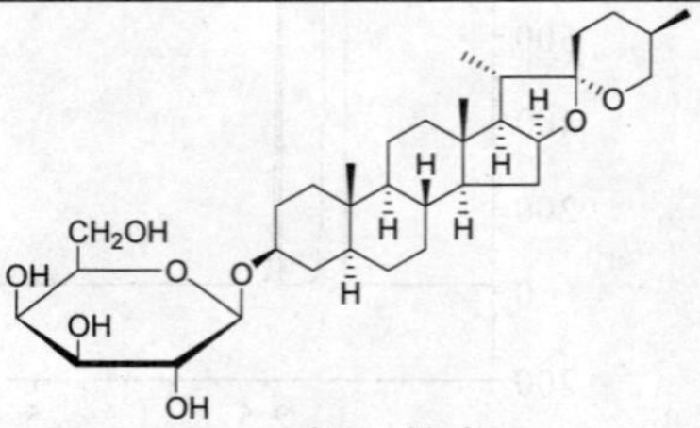 Atroposide A
Atroposide D $C_{39}H_{62}O_{13}$ Exact Mass: 738.42	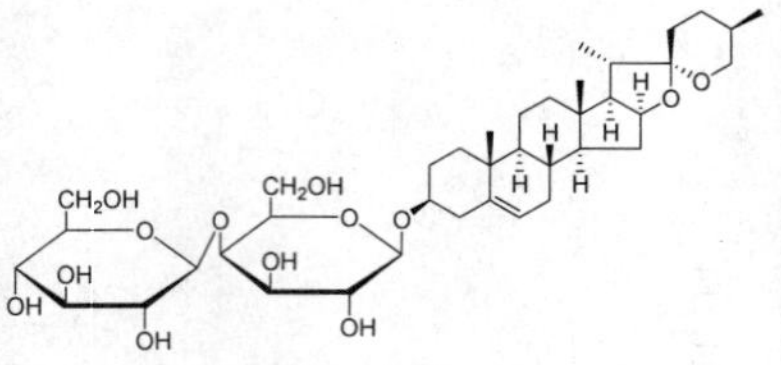 Atroposide D	Atroposide G $C_{51}H_{84}O_{22}$ Exact Mass: 1048.55	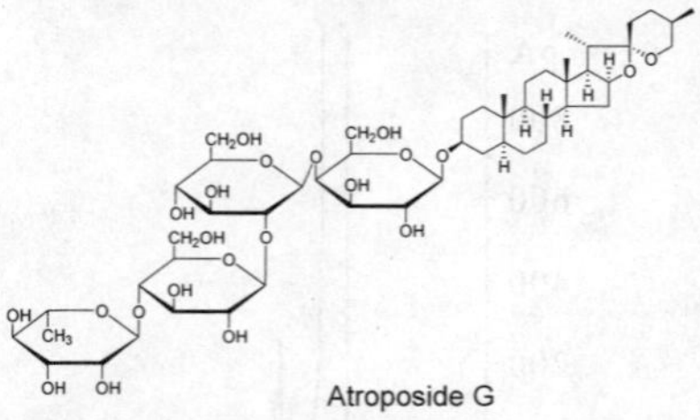 Atroposide G
Atroposide C $C_{39}H_{64}O_{13}$ Exact Mass: 740.43	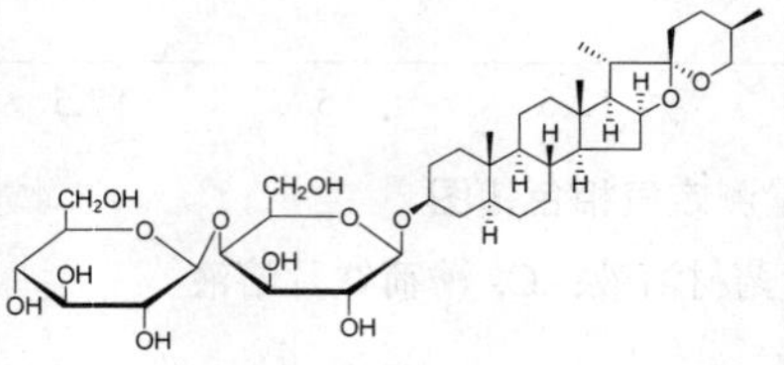 Atroposide C	Atroposide B $C_{33}H_{52}O_8$ Exact Mass: 576.37	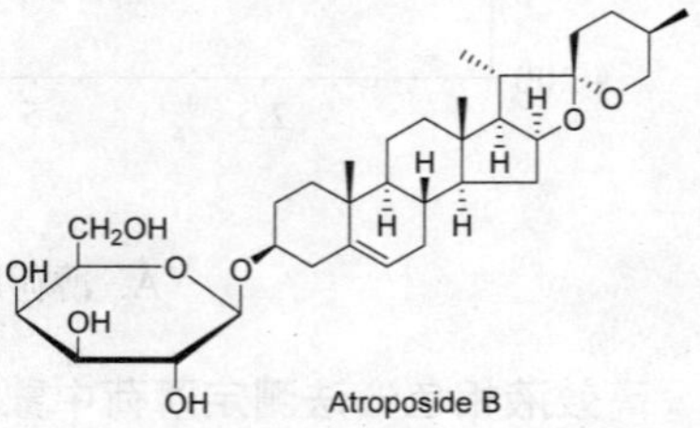 Atroposide B
Atroposide E $C_{45}H_{74}O_{18}$ Exact Mass: 902.49	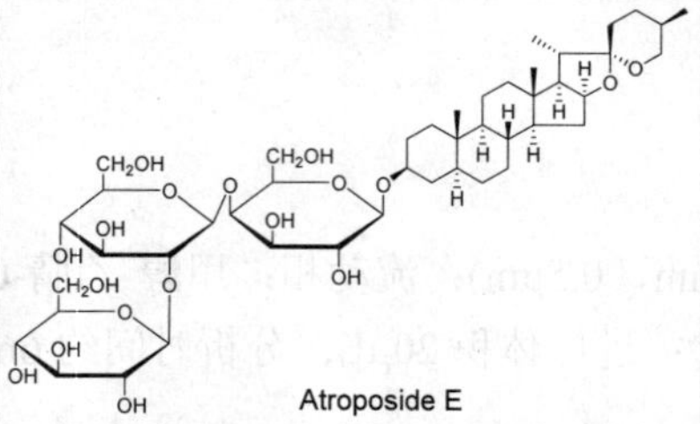 Atroposide E	Atroposide H $C_{51}H_{82}O_{22}$ Exact Mass: 1046.53	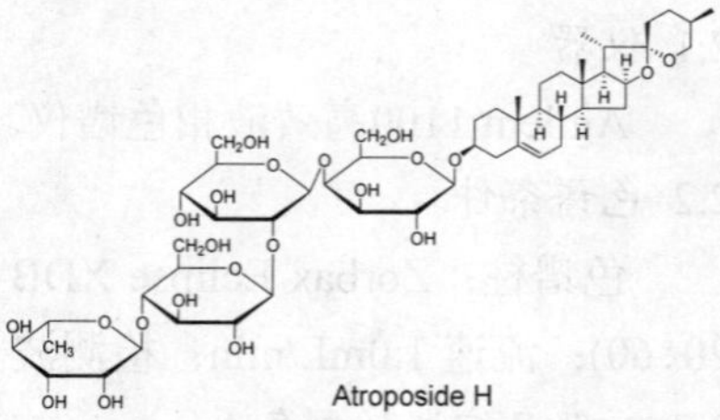 Atroposide H
Atroposide F $C_{45}H_{72}O_{18}$ Exact Mass: 900.47	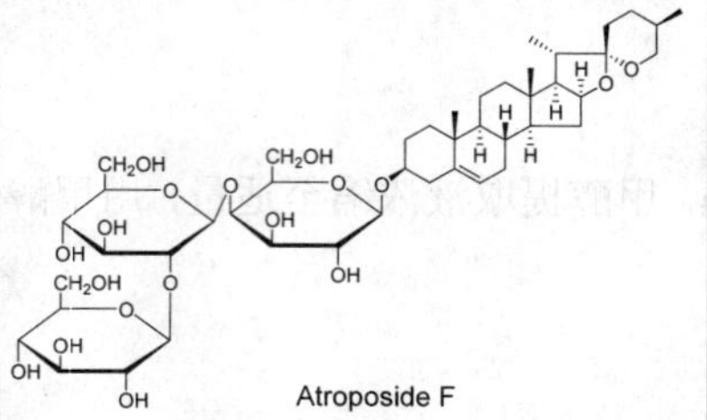 Atroposide F		

橘红

Juhong

CITRI EXOCARPIUM RUBRUM

【化学成分】

表 1-16-5 橘红主要化学成分[18]

中英文名、化学式及相对分子质量	结构图	中英文名、化学式及相对分子质量	结构图
柠檬烯 Limonene $C_{10}H_{16}$ Exact Mass: 136.13	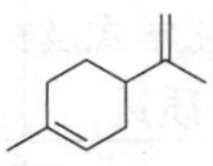 柠檬烯 Limonene	*α*-愈创木烯 *α*-Guaiene $C_{15}H_{24}$ Exact Mass: 204.19	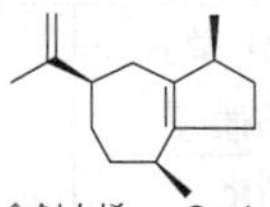 α-愈创木烯 α-Guaiene
反石竹烯 *trans*-Caryophyllene $C_{15}H_{24}$ Exact Mass: 204.19	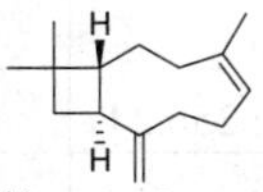 反石竹烯 *trans*-Caryophyllene	石竹烯氧化物 Caryophyllene oxide $C_{15}H_{24}O$ Exact Mass: 220.18	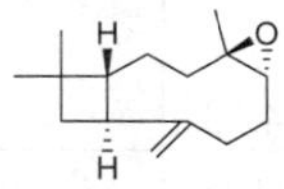 石竹烯氧化物 Caryophyllene oxide
西车烯 Seychellene $C_{15}H_{24}$ Exact Mass: 204.19	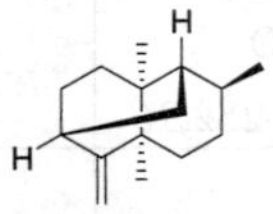 西车烯 Seychellene	邻苯二甲酸二异丁酯 Diisobutyl phthalate $C_{16}H_{22}O_4$ Exact Mass: 278.15	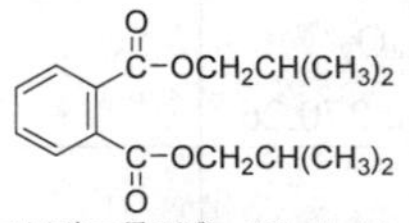 邻苯二甲酸二异丁酯 Diisobutyl phthalate
广藿香醇 Patchouli alcohol $C_{15}H_{26}O$ Exact Mass: 222.20	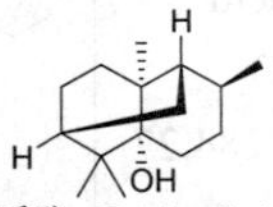 广藿香醇 Patchouli alcohol	十六酸甲酯 Methyl hexadecanoate $C_{17}H_{34}O_2$ Exact Mass: 270.26	 十六酸甲酯 Methyl hexadecanoate
葵酸 Carpic acid $C_{10}H_{20}O_2$ Exact Mass: 172.15	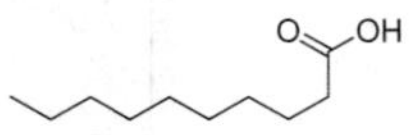 葵酸 Carpic acid	*α*-广藿香烯 *α*-Patchoulene $C_{15}H_{24}$ Exact Mass: 204.19	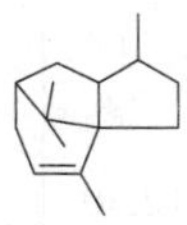 *α*-广藿香烯 *α*-Patchoulene
邻苯二甲酸二丁酯 Dibutyl phthalate $C_{16}H_{22}O_4$ Exact Mass: 278.15	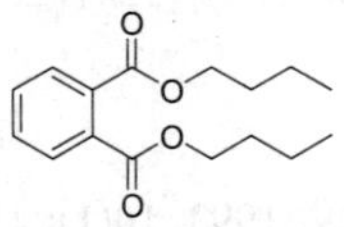 邻苯二甲酸二丁酯 Dibutyl phthalate	马兜铃烯 Aristolene $C_{15}H_{24}$ Exact Mass: 204.19	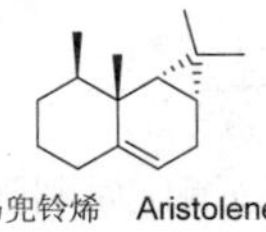 马兜铃烯 Aristolene
α-紫穗槐烯 *α*-Amorphene $C_{15}H_{24}$ Exact Mass: 204.19	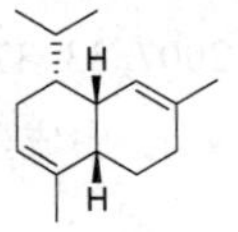 *α*-紫穗槐烯 *α*-Amorphene	*δ*-杜松烯 *δ*-Cadinene $C_{15}H_{24}$ Exact Mass: 204.19	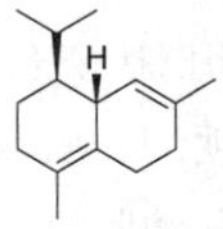 *δ*-杜松烯 *δ*-Cadinene
大牛儿烯 D Germacrene D $C_{15}H_{24}$ Exact Mass: 204.19	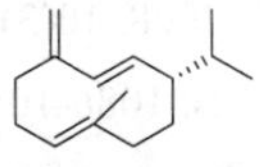 大牛儿烯 D Germacrene D	奥斯索 Osthol $C_{15}H_{16}O_3$ Exact Mass: 244.11	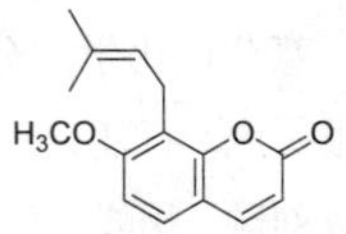 奥斯索 Osthol
δ-愈创木烯 *δ*-Guaiene $C_{15}H_{24}$ Exact Mass: 204.19	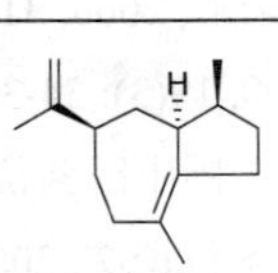 *δ*-愈创木烯 *δ*-Guaiene		

除以上化学成分外，橘红还含有顺式-里哪醇氧化物、酸橙皮油烯、7-甲氧基-8-(2-氧-3-异戊基)香豆素、(*E,E*)-7,11,15-三甲基-3-亚甲基-1,6,10,14-十六碳四酸等。

橘核

Juhe

CITRI RETICULATAE SEMEN

【化学成分】

表 1-16-6 橘核主要化学成分[19]

中英文名、化学式及相对分子质量	结构图	中英文名、化学式及相对分子质量	结构图
棕榈油酸 Palmitoleic acid $C_{16}H_{30}O_2$ Exact Mass: 254.22	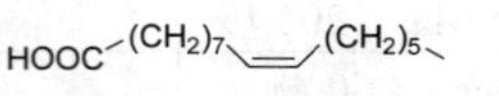 棕榈油酸 Palmitoleic acid	棕榈酸 Palmitic acid $C_{16}H_{32}O_2$ Exact Mass: 256.24	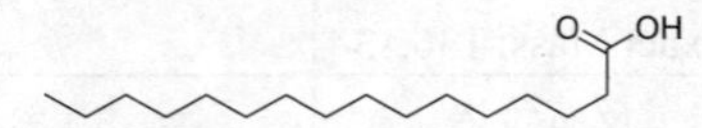 棕榈酸 Palmitic acid
十七烷酸 Margaric acid $C_{17}H_{34}O_2$ Exact Mass: 270.26	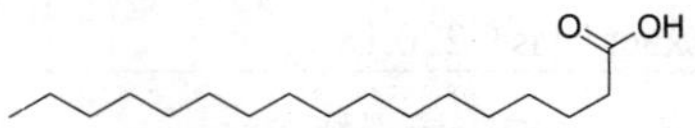 十七烷酸 Margaric acid	油酸 Oleic acid $C_{18}H_{34}O_2$ Exact Mass: 282.26	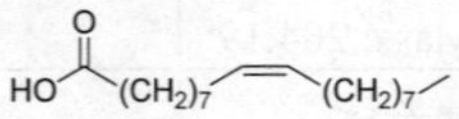 油酸 Oleic acid
亚油酸 Linoleic acid $C_{18}H_{32}O_2$ Exact Mass: 280.24	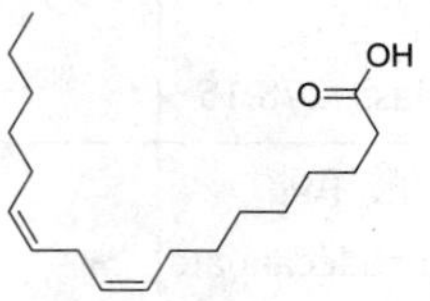 亚油酸 Linoleic acid	硬脂酸 Stearic acid $C_{18}H_{36}O_2$ Exact Mass: 284.27	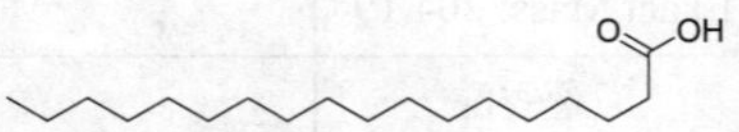 硬脂酸 Stearic acid
花生酸 Eicosanoic acid $C_{20}H_{40}O_2$ Exact Mass: 312.30	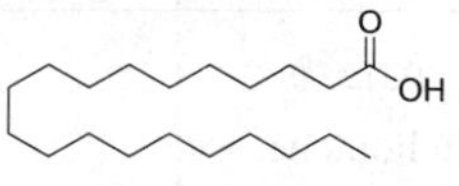 花生酸 Eicosanoic acid		

除以上化学成分外，橘核还含有1(22),7(16)-二环氧基-[20,8,0,0(7,16)]-三环三十烷、5,11,14,17-二十碳四烯酸等。

参考文献

[1] 吴雁，彭军鹏，姚利强，姚新生．葱属植物挥发油研究．沈阳药学院学报, 1993, 10(1): 45-46, 62.
[2] 彭军鹏，吴雁，姚新生，奥山撤，成井孝雄．薤白中两种新甾体皂苷成分．药学学报, 1992, 27(12): 918-922.
[3] 许捷思，卓玥，唐晓东．薤白药用化学成分及其价值的研究．科技信息, 2007, 33: 372, 454.
[4] 陈碧莲，祝明，陈勇，何云珍. GC-MS 分析薏苡仁油中不皂化物的主要成分．中成药, 2009, 31(6): 953-954.
[5] 杨玲．薏苡仁油脂的化学成分分析．食品科学, 2001, 22(5): 60-62.
[6] 向智敏，祝明，陈碧莲，陈勇. HPLC-MS 分析薏苡仁油中的甘油三酯成分．中国中药杂志, 2005, 30(18): 1436-1438.
[7] 温晓蓉．薏苡仁化学成分及抗肿瘤活性研究进展．辽宁中医药大学学报, 2008, 10(3): 135-138.
[8] 刘颖，张援虎，石任兵．薄荷化学成分的研究．中国中药杂志, 2005, 30(14): 1086-1088.
[9] 张援虎，刘颖，胡峻，石任兵，郭亚健．薄荷中黄酮类成分的研究．中草药, 2006, 37(4): 512-514.
[10] 曾建伟，钱士辉，吴锦忠，杨念云．薄荷非挥发性成分研究．中国中药杂志, 2006, 31(5): 400-402.
[11] 张继东，王庆琪．薄荷残渣中化学成分及抗炎作用．山东医药工业, 2000, 19(3): 34-35.
[12] 陈光亮，余玉宝，李冬梅．薄荷油及其有效成分药理作用的研究概况．中国中医药信息杂志, 2000, 7(2): 33-34.
[13] 陈秋林．中药薄荷草的化学成分分析研究．南京：南京工业大学，硕士学位论文, 2004: 16-17.
[14] 房海灵，李维林，梁呈元，张涵庆，任冰如，王小敏．挥发油提取后薄荷地上部分的化学成分．植物资源与环境学

报, 2007, 16(2): 73-74.

[15] 康建, 阚全程, 曾建伟, 杜书章, 李海燕. 高效液相色谱法测定薄荷中蒙花苷含量. 医药论坛杂志, 2007, 28(20): 6-8.

[16] 黄东亮, 黄小玲. 超声波提取颠茄草有效成分莨菪碱的技术. 中国药业, 2002, 11(10): 58-59.

[17] Shvets SA, Latsterdis NV, Kintia PK. A chemical study on the steroidal glycosides from Atropa belladonna L. seeds. Adv Exp Med Biol, 1996, 404: 475-483.

[18] 何永佳. 橘红超临界 CO_2 萃取物化学成分分析. 中药材, 2003, 26(3): 182-183.

[19] 焦士蓉, 李燕平, 谢贞建, 王玲. 橘核成分及油脂脂肪酸组成的 GC-MS 分析. 粮油食品科技, 2007, 15(5): 32-34.

十七画

藁本
Gaoben
LIGUSTICI RHIZOMA ET RADIX

【化学成分】

表 1-17-1 藁本主要化学成分[1~7]

中英文名、化学式及相对分子质量	结构图	中英文名、化学式及相对分子质量	结构图
Z,Z'-6,6',7,3'α二聚藁本内酯 (藁本内酯二聚体O) Levistolide A (Diligustilide) $C_{24}H_{28}O_4$ Exact Mass: 380.20	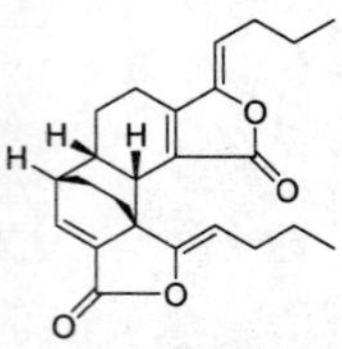 Z,Z'-6,6',7,3'α二聚藁本内酯(藁本内酯二聚体O) Levistolide A (Diligustilide)	川芎三萜 Xiongterpene $C_{39}H_{54}O_5$ Exact Mass: 602.40	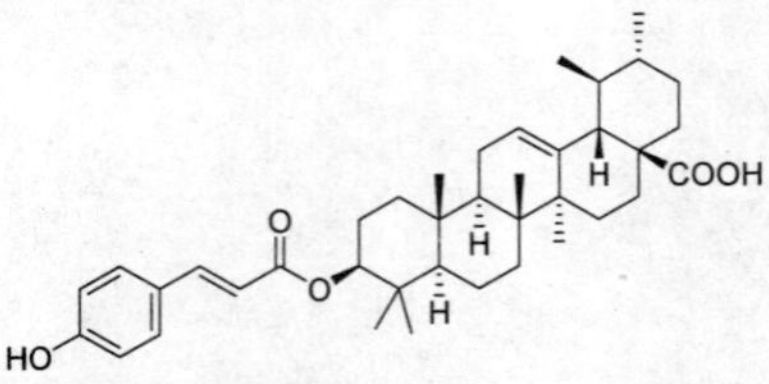 川芎三萜 Xiongterpene
十八碳二烯酸 Linoleic acid $C_{18}H_{32}O_2$ Exact Mass: 280.24	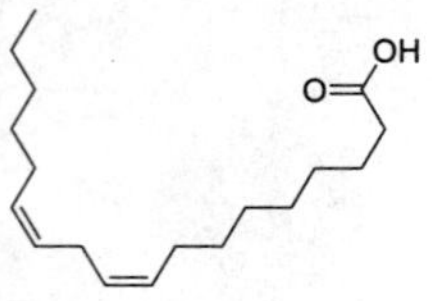 十八碳二烯酸 Linoleic acid	蔗糖 Sucrose $C_{12}H_{22}O_{11}$ Exact Mass: 342.12	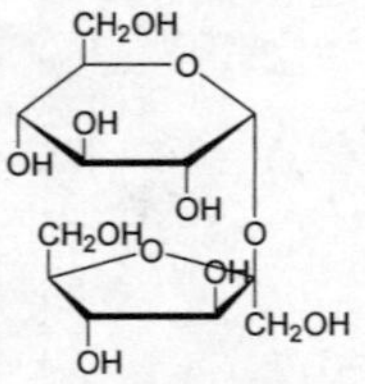 蔗糖 Sucrose
反式阿魏酸 *tran*-Ferulic acid $C_{10}H_{10}O_4$ Exact Mass: 194.06	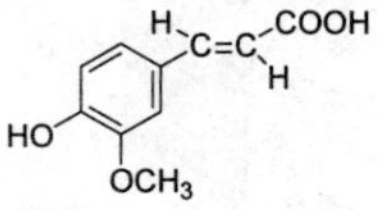 反式阿魏酸 *tran*-Ferulic acid	胡萝卜苷 Daucosterol $C_{35}H_{60}O_6$ Exact Mass: 576.44	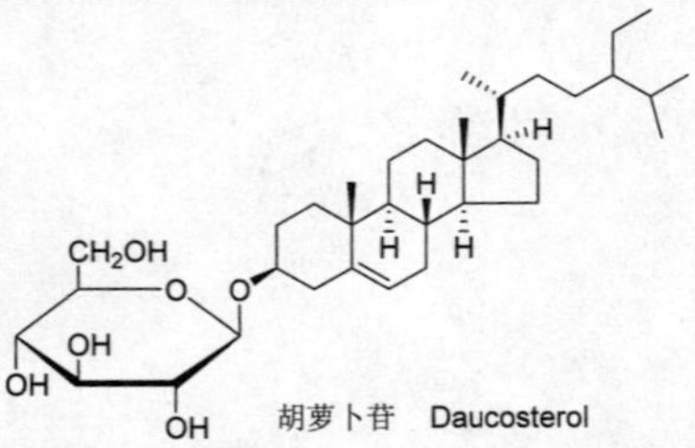 胡萝卜苷 Daucosterol
β-谷甾醇 β-Sitosterol $C_{29}H_{50}O$ Exact Mass: 414.39	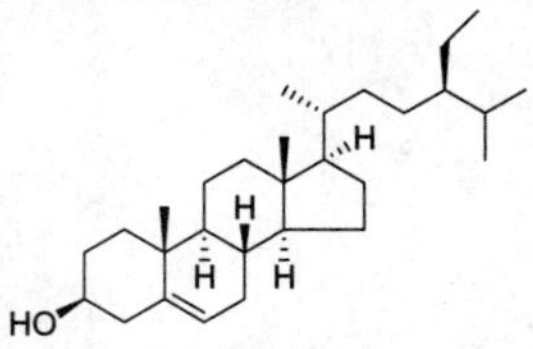 β-谷甾醇 β-Sitosterol	新藁本内酯 Neoligustilide $C_{12}H_{14}O_2$ Exact Mass: 190.10	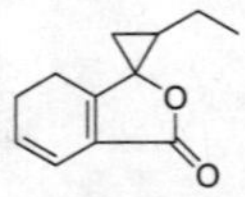 新藁本内酯 Neoligustilide
藁本内酯 Ligustilide $C_{12}H_{14}O_2$ Exact Mass: 190.10	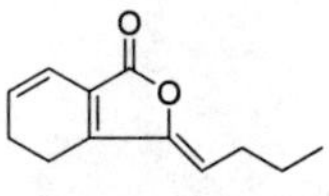 藁本内酯 Ligustilide	4-羟基-3-甲氧基-苯乙烯 4-Hydroxy-3-methoxy styrene $C_9H_{10}O_2$ Exact Mass: 150.07	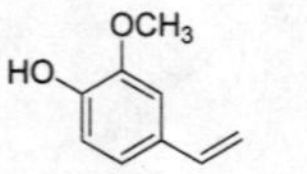 4-羟基-3-甲氧基-苯乙烯 4-Hydroxy-3-methoxy styrene

续表

中英文名、化学式及相对分子质量	结构图	中英文名、化学式及相对分子质量	结构图
莨菪亭 Scopoletin $C_{10}H_8O_4$ Exact Mass: 192.04	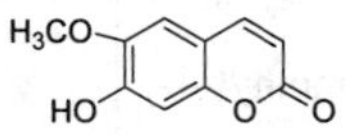 莨菪亭 Scopoletin	正丁苯酞 Butylphthalide $C_{12}H_{14}O_2$ Exact Mass: 190.10	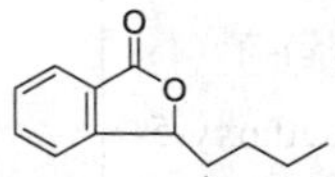 正丁苯酞 Butylphthalide
藁本酚 Ligustiphenol $C_{15}H_{20}O_4$ Exact Mass: 264.14	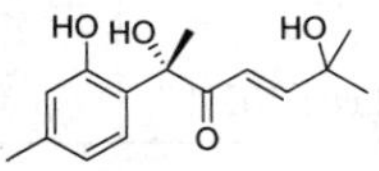 藁本酚 Ligustiphenol	细辛醚 Asaricin $C_{11}H_{12}O_3$ Exact Mass: 192.08	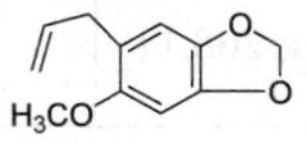 细辛醚 Asaricin
佛手柑内酯 Bergapten $C_{12}H_8O_4$ Exact Mass: 216.04	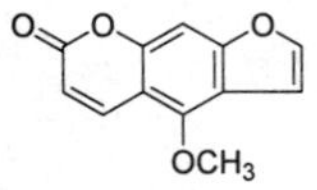 佛手柑内酯 Bergapten	异香草醛 Isovanillin $C_8H_8O_3$ Exact Mass: 152.05	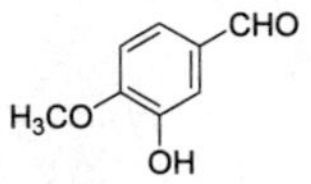 异香草醛 Isovanillin
孕甾烯醇酮 Pregnenolone $C_{21}H_{32}O_2$ Exact Mass: 316.24	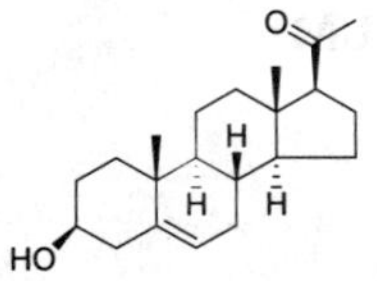 孕甾烯醇酮 Pregnenolone	己醛 Hexanal $C_6H_{12}O$ Exact Mass: 100.09	$OHC-(CH_2)_4-CH_3$ 己醛 Hexanal
α-蒎烯 *α*-Pinene $C_{10}H_{16}$ Exact Mass: 136.13	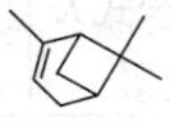 *α*-蒎烯 *α*-Pinene	*β*-蒎烯 *β*-Pinene $C_{10}H_{16}$ Exact Mass: 136.13	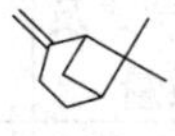 *β*-蒎烯 *β*-Pinene
4-甲基-1-(1-甲乙基)-3-环已烯-1-醇 4-Methyl-1-(1-methylethyl)-3-cyclohexen-1-ol $C_{10}H_{18}O$ Exact Mass: 154.14	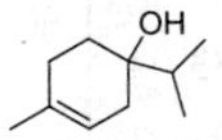 4-甲基-1-(1-甲乙基)-3-环已烯-1-醇 4-Methyl-1-(1-methylethyl)-3-cyclohexen-1-ol	2,6,6-三甲基-2,4-环庚二烯-1-酮 2,6,6-Trimethyl-2,4-cycloheptadien-1-one $C_{10}H_{14}O$ Exact Mass: 150.10	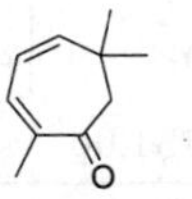 2,6,6-三甲基-2,4-环庚二烯-1-酮 2,6,6-Trimethyl-2,4-cycloheptadien-1-one
1-(乙硫基)-2-甲基-苯 1-(Ethylthio)-2-methyl-benzene $C_9H_{12}S$ Exact Mass: 152.07	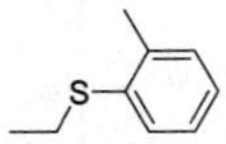 1-(乙硫基)-2-甲基-苯 1-(Ethylthio)-2-methyl-benzene	4-(1-甲乙基)-1,5-环己二烯-1-甲醇 4-(1-Methylethyl)-1,5-cyclohexadiene-1-methanol $C_{10}H_{16}O$ Exact Mass: 152.12	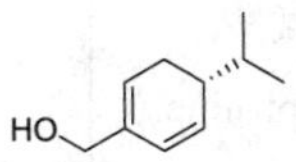 4-(1-甲乙基) -1,5-环己二烯-1-甲醇 4-(1-Methylethyl)-1,5-cyclohexadiene-1-methanol
1,2-二甲氧基-4-[2-丙烯基]-苯 1,2-Dimethoxy-4-[2-propenyl]-benzene $C_{11}H_{14}O_2$ Exact Mass: 178.10	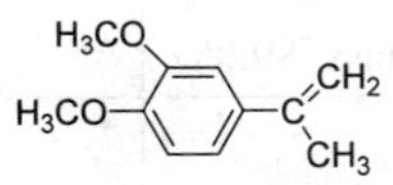 1,2-二甲氧基-4-[2-丙烯基]-苯 1,2-Dimethoxy-4-[2-propenyl]-benzene	1-甲基-4-(1,2,2-三甲基环戊基)-苯 1-Methyl-4-(1,2,2-trimethylcyclopentyl)-benzene $C_{15}H_{22}$ Exact Mass: 202.17	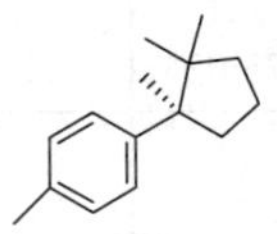 1-甲基-4-(1,2,2-三甲基环戊基)-苯 1-Methyl-4-(1,2,2-trimethylcyclopentyl)-benzene

续表

中英文名、化学式及相对分子质量	结构图	中英文名、化学式及相对分子质量	结构图
1,2,3-三甲氧基-5-(2-丙烯基)-苯 1,2,3-Trimethoxy-5-(2-propenyl)-benzene $C_{12}H_{16}O_3$ Exact Mass: 208.11	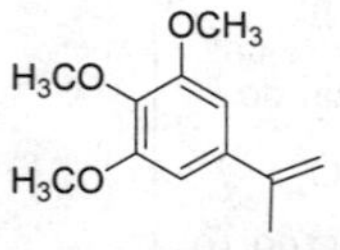 1,2,3-三甲氧基-5-(2-丙烯基)-苯 1,2,3-Trimethoxy-5-(2-propenyl)-benzene	1-(1,5-二甲基-4-己烯基)-4-甲基-苯 1-(1,5-Dimethyl-4-hexenyl)-4-methyl-benzene $C_{15}H_{22}$ Exact Mass: 202.17	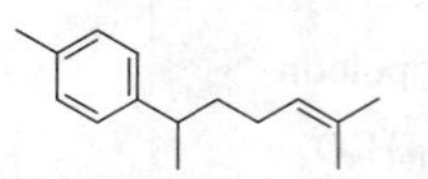 1-(1,5-二甲基-4-己烯基)-4-甲基-苯 1-(1,5-Dimethyl-4-hexenyl)-4-methyl-benzene

除以上化学成分外，藁本还含有藁本酮、棕榈酸甘油酯、4-甲氧基-6-(2-丙烯基)-1,3-苯并间二氧杂环戊烯、5-(2-丙烯基)-1,3-苯并间二氧杂环戊烯1-苯基-1-戊酮等。

檀香

Tanxiang

SANTALI ALBI LIGNUM

【化学成分】

表 1-17-2a　檀香主要化学成分[8~11]

中英文名、化学式及相对分子质量	结构图	中英文名、化学式及相对分子质量	结构图
2*S*,4*S*-4-羟脯氨酸 2*S*,4*S*-4-Hydroxy proline $C_5H_9NO_3$ Exact Mass: 131.06	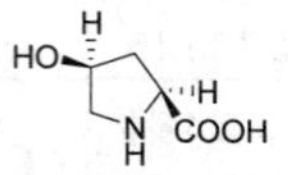 2*S*,4*S*-4-羟脯氨酸 2*S*,4*S*-4-Hydroxy proline	门冬氨酸 Aspartic acid $C_4H_7NO_4$ Exact Mass: 133.04	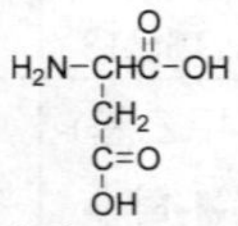 门冬氨酸 Aspartic Acid
丝氨酸 Serine $C_3H_7NO_3$ Exact Mass: 105.04	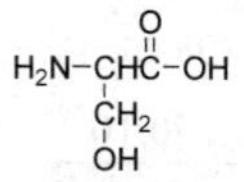 丝氨酸 Serine	谷氨酸 Glutamic acid $C_5H_9NO_4$ Exact Mass: 147.05	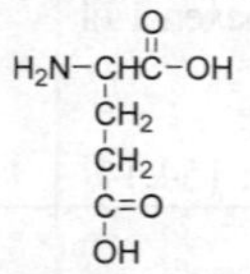 谷氨酸 Glutamic acid
羟脯氨酸 Hydroxyproline $C_5H_9NO_3$ Exact Mass: 131.06	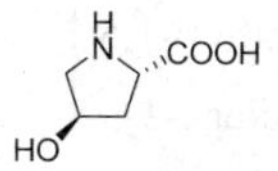 羟脯氨酸 Hydroxyproline	脯氨酸 Proline $C_5H_9NO_2$ Exact Mass: 115.06	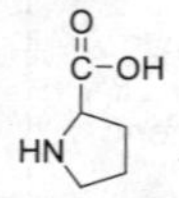 脯氨酸 Proline
甘氨酸 Glycine $C_2H_5NO_2$ Exact Mass: 75.03	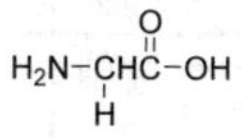 甘氨酸 Glycine	丙氨酸 Alanine $C_3H_7NO_2$ Exact Mass: 89.05	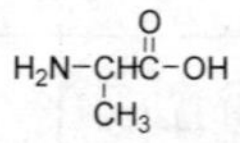 丙氨酸 Alanine
胱氨酸 Cystine $C_6H_{12}N_2O_4S_2$ Exact Mass: 240.02	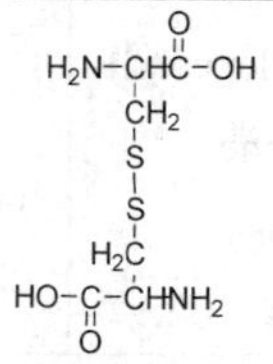 胱氨酸 Cystine	缬氨酸 Valine $C_5H_{11}NO_2$ Exact Mass: 117.08	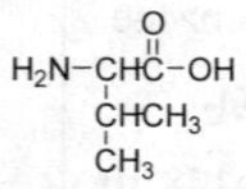 缬氨酸 Valine

续表

中英文名、化学式及相对分子质量	结构图	中英文名、化学式及相对分子质量	结构图
甲硫氨酸 Methionine $C_5H_{11}NO_2S$ Exact Mass: 149.05	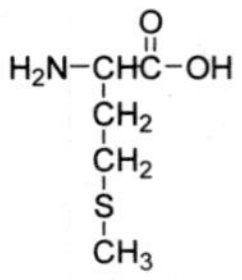 甲硫氨酸 Methionine	亮氨酸 Leucine $C_6H_{13}NO_2$ Exact Mass: 131.09	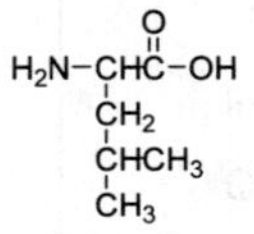 亮氨酸 Leucine
异亮氨酸 Isoleuine $C_6H_{13}NO_2$ Exact Mass: 131.09	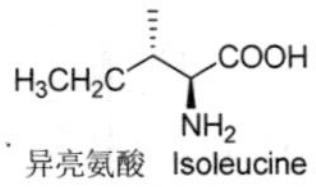 异亮氨酸 Isoleucine	酪氨酸 Tyrosine $C_9H_{11}NO_3$ Exact Mass: 181.07	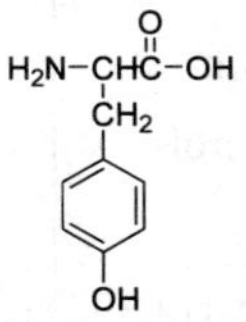 酪氨酸 Tyrosine
苯丙氨酸 Phenylalanine $C_9H_{11}NO_2$ Exact Mass: 165.08	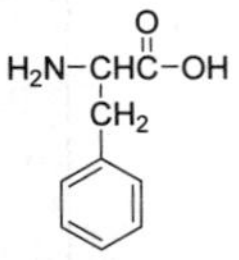 苯丙氨酸 Phenylalanine	赖氨酸 Lysine $C_6H_{14}N_2O_2$ Exact Mass: 146.11	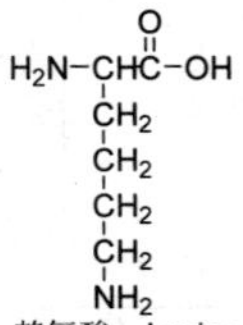 赖氨酸 Lysine
组氨酸 Histidine $C_6H_9N_3O_2$ Exact Mass: 155.07	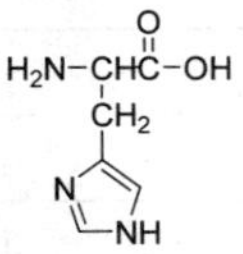 组氨酸 Histidine	精氨酸 Arginine $C_6H_{14}N_4O_2$ Exact Mass: 174.11	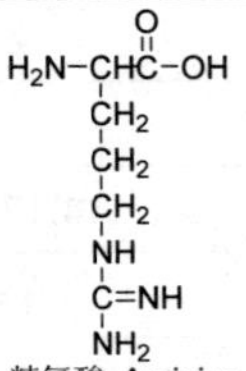 精氨酸 Arginine
苏氨酸 Threonine $C_4H_9NO_3$ Exact Mass: 119.06	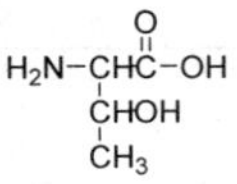 苏氨酸 Threonine	*β*-檀香醇 *β*-Santalol $C_{15}H_{24}O$ Exact Mass: 220.18	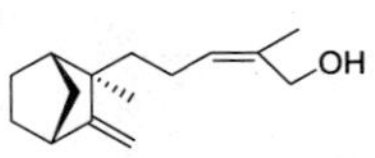 *β*-檀香醇 *β*-Santalol
喇叭醇 Ledol $C_{15}H_{26}O$ Exact Mass: 222.20	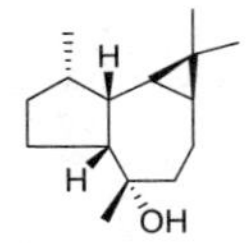 喇叭醇 Ledol	*β*-檀香烯 *β*-Santalene $C_{15}H_{24}$ Exact Mass: 204.19	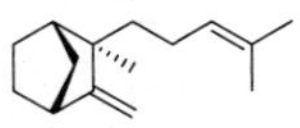 *β*-檀香烯 *β*-Santalene
α-姜黄烯 *α*-Curcumene $C_{15}H_{22}$ Exact Mass: 202.17	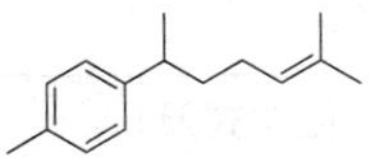 *α*-姜黄烯 *α*-Curcumene	表-*β*-檀香烯 *epi*-*β*-Santalene $C_{15}H_{24}$ Exact Mass: 204.19	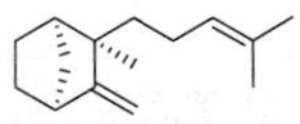 表-*β*-檀香烯 *epi*-*β*-Santalene
α-檀香烯 *α*-Santalene $C_{15}H_{24}$ Exact Mass: 204.19	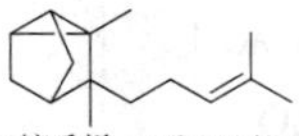 *α*-檀香烯 *α*-Santalene	*α*-檀香醇 *α*-Santalol $C_{15}H_{24}O$ Exact Mass: 220.18	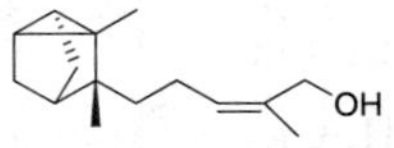 *α*-檀香醇 *α*-Santalol
十六酸 Hexadecanoic acid $C_{16}H_{32}O_2$ Exact Mass: 256.24	$HOOC-(CH_2)_{14}-CH_3$ 十六酸 Hexadecanoic acid	蒲公英甾醇 Taraxasterol $C_{30}H_{50}O$ Exact Mass: 426.39	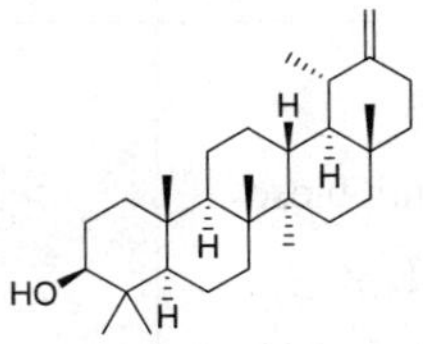 蒲公英甾醇 Taraxasterol

续表

中英文名、化学式及相对分子质量	结构图	中英文名、化学式及相对分子质量	结构图
苯酚 Phenol C_6H_6O Exact Mass: 94.04	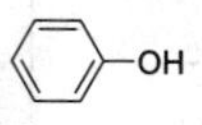 苯酚 Phenol	蒲公英萜醇 Taraxerol $C_{30}H_{50}O$ Exact Mass: 426.39	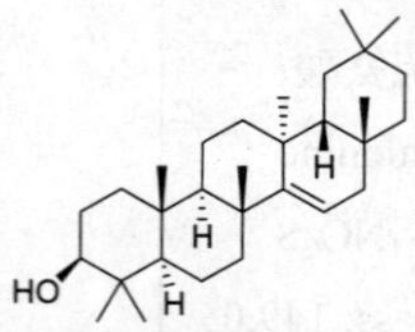 蒲公英萜醇 Taraxerol
β-谷甾醇 *β*-Sitosterol $C_{29}H_{50}O$ Exact Mass: 414.39	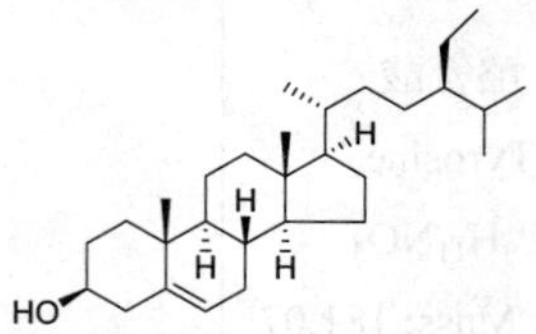 *β*-谷甾醇 *β*-Sitosterol	吡嗪 Pyrazine $C_4H_4N_2$ Exact Mass: 80.04	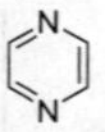 吡嗪 Pyrazine
乙醛 Acetaldehyde C_2H_4O Exact Mass: 44.03	H_3C-CHO 乙醛 Acetaldehyde		

表 1-17-2b 檀香其他主要化学成分[8~11]

中文名	中文名
11,14,17-二十碳三烯酸甲酯	环辛二十四烷
(5*α*)-雄甾-6-酮	16-三十烷酮
澳白檀醇	3-羽扇酮
荷叶醇	反式,*α*-佛手醇

翼首草

Yishoucao

PTEROCEPHALI HERBA

【化学成分】

表 1-17-3 翼首草主要化学成分[12, 13]

中英文名、化学式及相对分子质量	结构图	中英文名、化学式及相对分子质量	结构图
熊果酸 Ursolic acid $C_{30}H_{48}O_3$ Exact Mass: 456.36	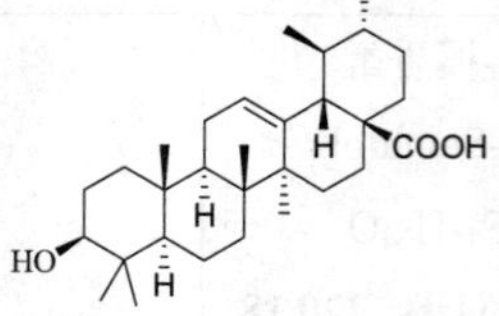 熊果酸 Ursolic acid	齐墩果酸 Oleanolic acid $C_{30}H_{48}O_3$ Exact Mass: 456.36	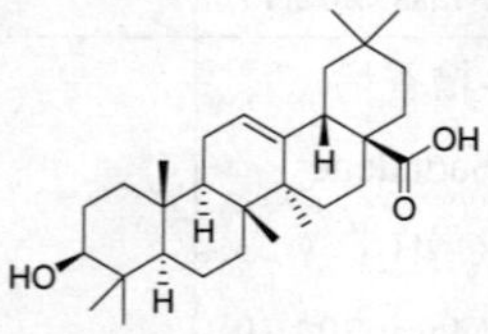 齐墩果酸 Oleanolic acid
β-龙胆二糖 *β*-Gentiobiose $C_{12}H_{22}O_{11}$ Exact Mass: 342.12	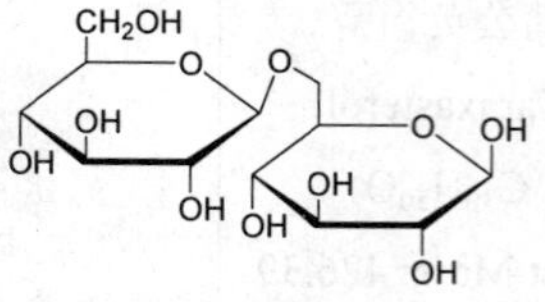 *β*-龙胆二糖 *β*-Gentiobiose	棕榈酸 Palmitic acid $C_{16}H_{32}O_2$ Exact Mass: 256.24	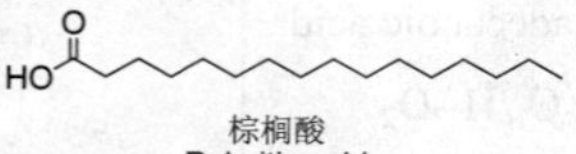 棕榈酸 Palmitic acid

续表

中英文名、化学式及相对分子质量	结构图	中英文名、化学式及相对分子质量	结构图
Hookeroside A $C_{64}H_{104}O_{30}$ Exact Mass: 1352.66	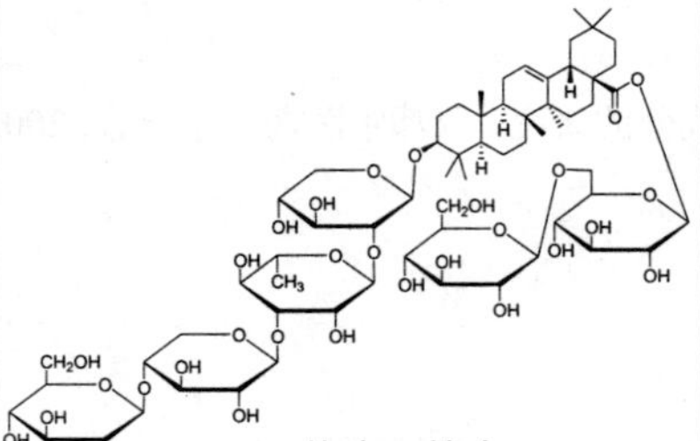 Hookeroside A	Hookeroside B $C_{69}H_{112}O_{34}$ Exact Mass: 1484.70	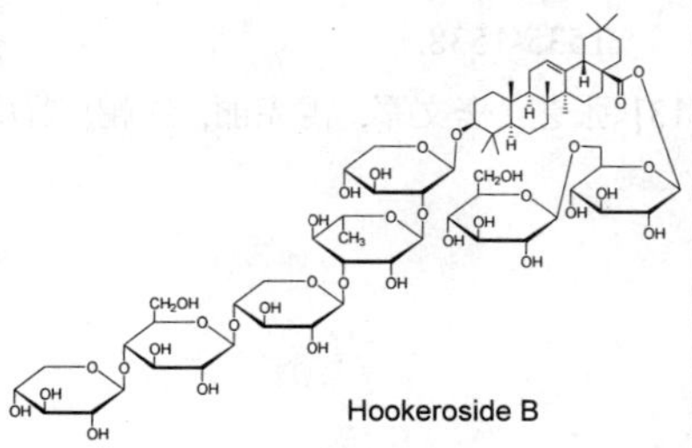 Hookeroside B
Hookeroside C $C_{38}H_{62}O_{15}$ Exact Mass: 758.41	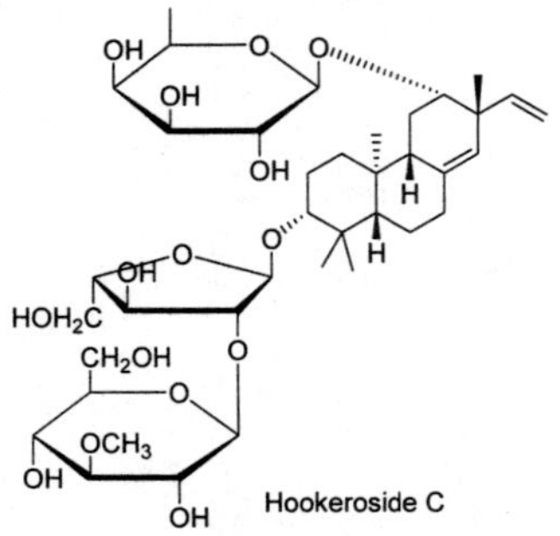 Hookeroside C	Hookeroside D $C_{43}H_{70}O_{18}$ Exact Mass: 874.46	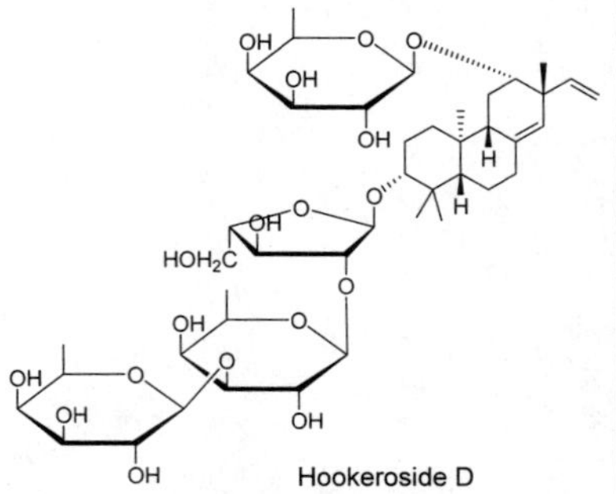 Hookeroside D
β-谷甾醇 *β*-Sitosterol $C_{29}H_{50}O$ Exact Mass: 414.39	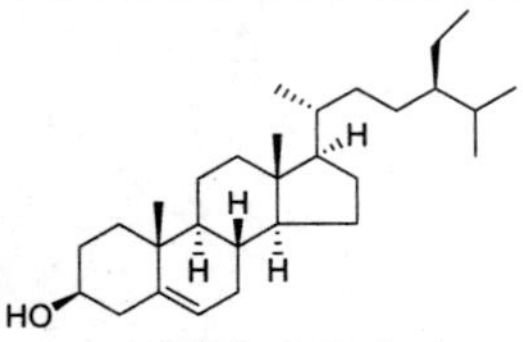 *β*-谷甾醇 *β*-Sitosterol	马钱素 Loganin $C_{17}H_{26}O_{10}$ Exact Mass: 390.15	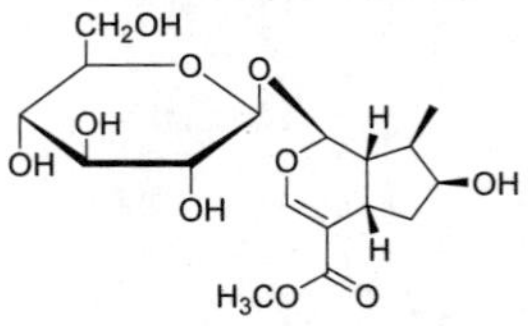 马钱素 Loganin
Songoroside A $C_{35}H_{56}O_{7}$ Exact Mass: 588.40	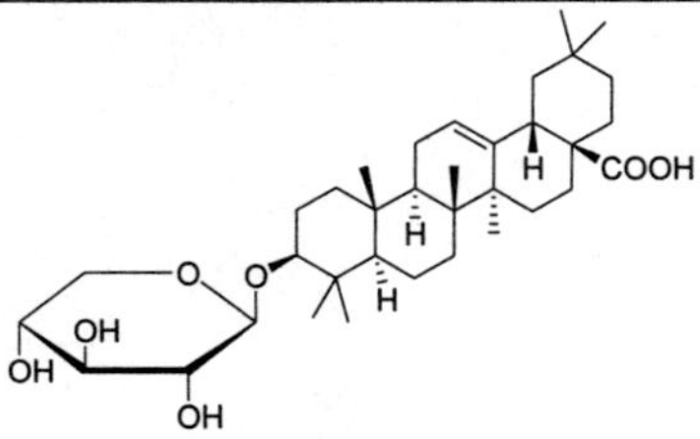 Songoroside A		

除以上化学成分外，翼首草还含有 Rivularicin 等。

参考文献

[1] 张博，孙佳明，常仁龙，张辉. 辽藁本化学成分研究. 中药材, 2009, 32(5): 710-712.

[2] 张金兰，于德泉，周志华. 辽藁本化学成分的研究. 药学学报, 1996, 31(1): 33-37.

[3] 张金兰，何秀峰，周志华. 藁本中 5 种成分的高效液相色谱法测定. 药学学报, 1996, 31(8): 622-625.

[4] 张金兰，李农，陈若云，周志华，周同惠. 藁本中两种活性成分的高效液相色谱法测定. 药学学报，1999，34(2): 139-141.

[5] 华燕青，李广泽，陈安良，高锦明，冯俊涛，张兴. 藁本中杀虫活性成分的分离与鉴定. 西北农林科技大学学报, 2004, 32: 54-56, 60.

[6] 张金兰，周志华，陈若芸，谢凤指，程桂芳，于德泉，周同惠. 藁本药材化学成分、质量控制及药效学研究. 中国药学杂志, 2002, 37(9): 654-657.

[7] 崔兆杰，邱琴. 藁本挥发油化学成分的研究. 药物分析杂志, 1998, 18: 111-113.

[8] 颜仁梁，刘志刚，林励. 檀香化学成分研究. 中药材, 2006, 29(4): 337-338.

[9] 颜仁梁，刘志刚，林励. 不同产地檀香的氨基酸成分比较分析. 广州中医药大学学报, 2006, 23(3): 262-264.

[10] 刘志刚, 颜仁梁, 罗佳波, 林励. 檀香挥发油成分的GC-MS分析. 中药材, 2003, 26 (8): 561-562.
[11] 彭万喜, 张宁南, 张党权, 徐大平, 武书彬. 檀香叶抽提物成分的Py-GC/MS分析. 华南理工大学学报(自然科学版), 2008, 36(11): 38-44.
[12] Tian J, Wu FE, Qiu MH, Nie RL. Triterpenoid saponins from pterocep halus-hookeri. Phytochemistry, 1993, 32(6): 1535-1538.
[13] 张艺, 李文军, 孟宪丽, 沈鹏, 贾敏如. 藏药翼首草化学成分的研究. 成都中医药大学学报, 2002, 25(3): 41-42.

十八画

藕节

Oujie

NELUMBINIS RHIZOMATIS NODUS

【化学成分】

表 1-18-1 藕节主要化学成分[1, 2]

中英文名、化学式及相对分子质量	结构图	中英文名、化学式及相对分子质量	结构图
3-表白桦脂酸 3-Epibetulinic acid $C_{30}H_{48}O_3$ Exact Mass: 456.36	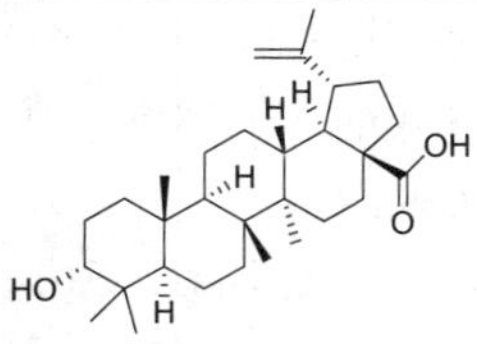 3-表白桦脂酸 3-Epibetulinic acid	没食子酸 Gallic acid $C_7H_6O_5$ Exact Mass: 170.02	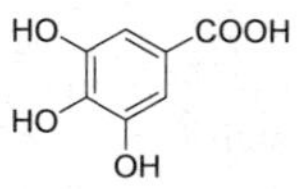 没食子酸 Gallic acid

覆盆子

Fupenzi

FRUCTUS RUBI

【化学成分】

表 1-18-2 覆盆子主要化学成分[3~8]

中英文名、化学式及相对分子质量	结构图	中英文名、化学式及相对分子质量	结构图
齐墩果酸 Oleanolic acid $C_{30}H_{48}O_3$ Exact Mass: 456.36	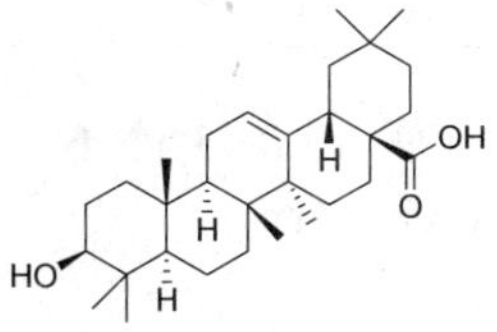 齐墩果酸 Oleanolic acid	乌苏酸 Ursolic acid $C_{30}H_{48}O_3$ Exact Mass: 456.36	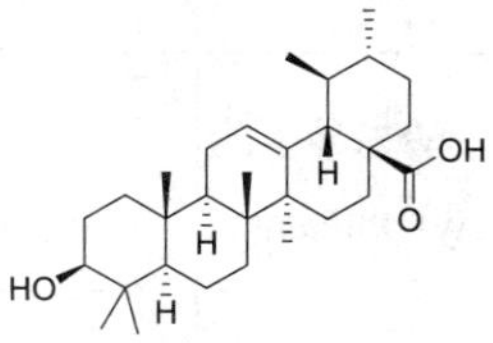 乌苏酸 Ursolic acid
2α-羟基齐墩果酸 Maslinic acid $C_{30}H_{48}O_4$ Exact Mass: 472.36	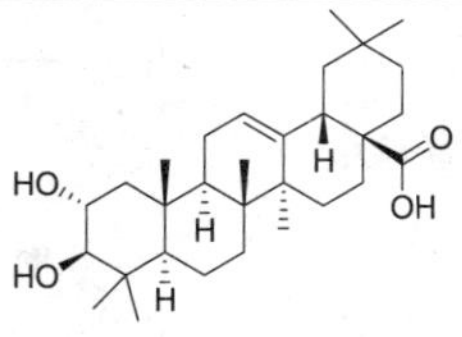 2α-羟基齐墩果酸 Maslinic acid	2α-羟基乌苏酸 2α-Hydroxyursolic acid $C_{30}H_{48}O_4$ Exact Mass: 472.36	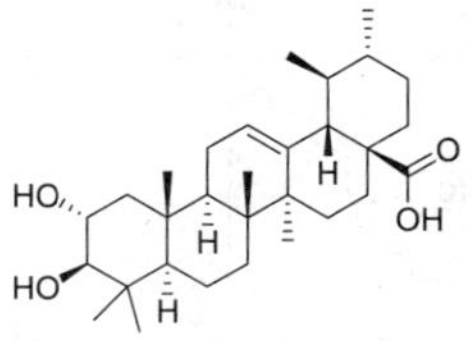 2α-羟基乌苏酸 2α-Hydroxyursolic acid
阿江榄仁酸 Arjunic acid $C_{30}H_{48}O_5$ Exact Mass: 488.35	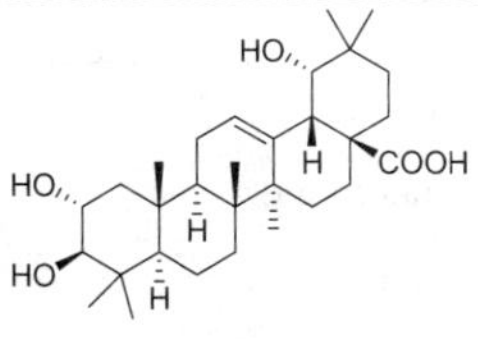 阿江榄仁酸 Arjunic acid	对香豆酸二十六醇酯 Hexacosyl *p*-coumarate $C_{35}H_{60}O_3$ Exact Mass: 528.45	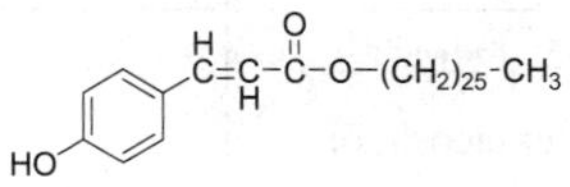 对香豆酸二十六醇酯 Hexacosyl *p*-coumarate

续表

中英文名、化学式及相对分子质量	结构图	中英文名、化学式及相对分子质量	结构图
椴树苷 Tiliroside $C_{30}H_{26}O_{13}$ Exact Mass: 594.14	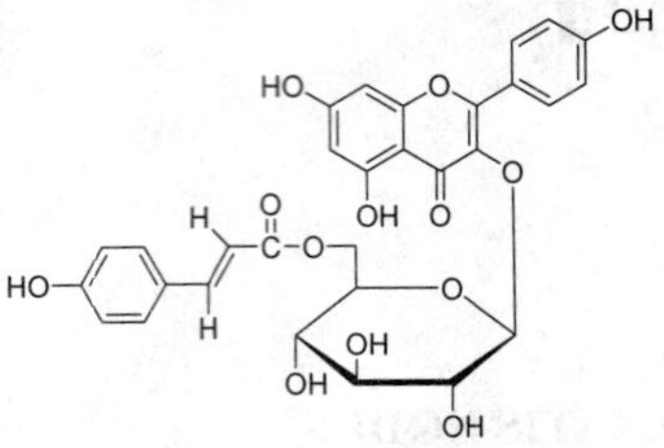 椴树苷 Tiliroside	硬脂酸 Stearic acid $C_{18}H_{36}O_2$ Exact Mass: 284.27	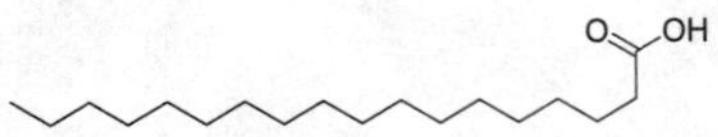 硬脂酸 Stearic acid
三十二烷酸 Lacceroic acid $C_{32}H_{64}O_2$ Exact Mass: 480.49	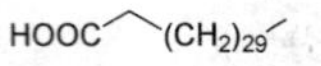 三十二烷酸 Lacceroic acid	*β*-谷甾醇 *β*-Sitosterol $C_{29}H_{50}O$ Exact Mass: 414.39	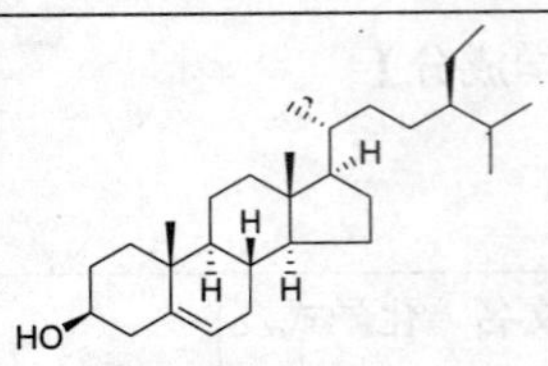 *β*-谷甾醇 *β*-Sitosterol
胡萝卜苷 Daucosterol $C_{35}H_{60}O_6$ Exact Mass: 576.44	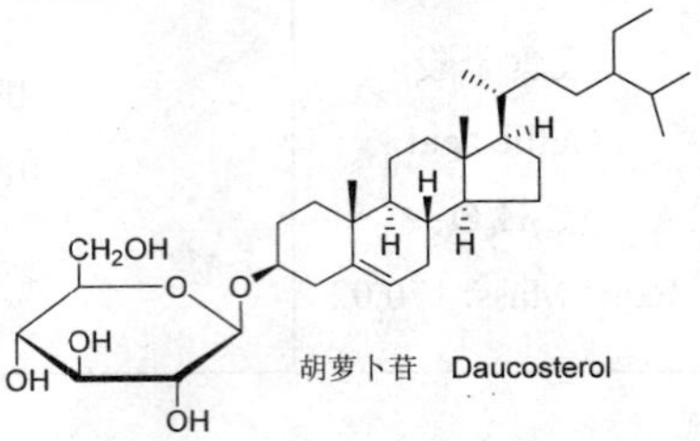 胡萝卜苷 Daucosterol	对羟基间甲氧基苯甲酸 3-Methoxy-4-hydroxyl benzoic acid $C_8H_8O_4$ Exact Mass: 168.04	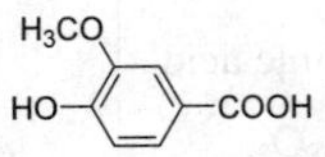 对羟基间甲氧基苯甲酸 3-Methoxy-4-hydroxyl benzoic acid
对羟基苯甲酸 *p*-Hydroxybenzonic acid $C_7H_6O_3$ Exact Mass: 138.03	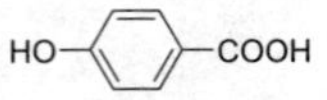 对羟基苯甲酸 *p*-Hydroxybenzonic acid	没食子酸 Gallic acid $C_7H_6O_5$ Exact Mass: 170.02	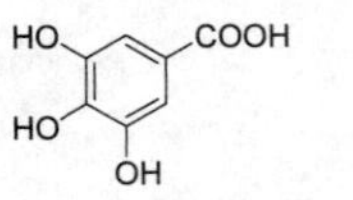 没食子酸 Gallic acid
鞣花酸 Ellagic acid $C_{14}H_6O_8$ Exact Mass: 302.01	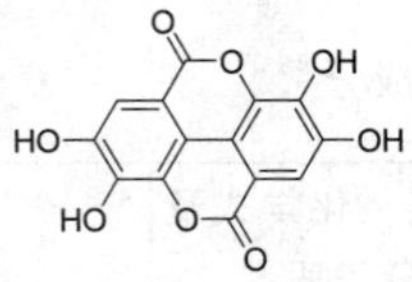 鞣花酸 Ellagic acid	黄葵内酯 Ambrettolide $C_{16}H_{28}O_2$ Exact Mass: 252.21	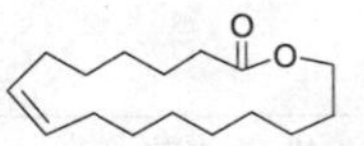 黄葵内酯 Ambrettolide
邻苯二甲酸二异丁酯 Diisobutyl phthalate $C_{16}H_{22}O_4$ Exact Mass: 278.15	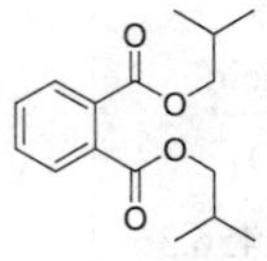 邻苯二甲酸二异丁酯 Diisobutyl phthalate	邻苯二甲酸二丁酯 Dibutyl phthalate $C_{16}H_{22}O_4$ Exact Mass: 278.15	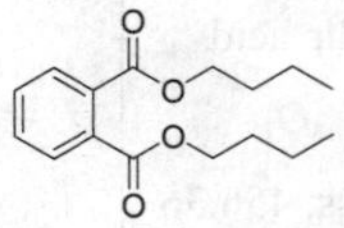 邻苯二甲酸二丁酯 Dibutyl phthalate
Sericic acid $C_{30}H_{48}O_6$ Exact Mass: 504.35	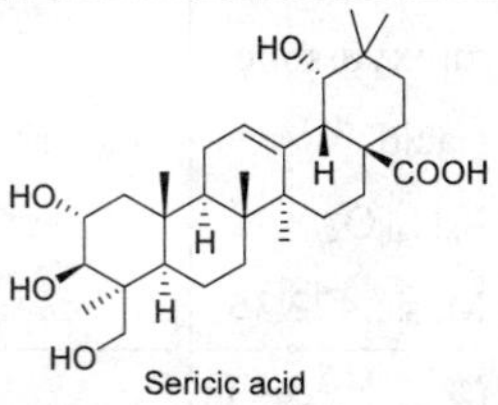 Sericic acid	蔷薇酸 Euscaphic acid $C_{30}H_{48}O_5$ Exact Mass: 488.35	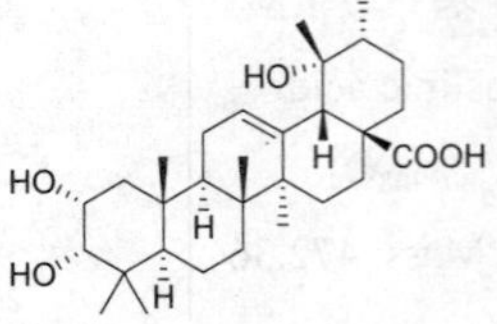 蔷薇酸 Euscaphic acid
二十五烷酸 Pentacosanol $C_{25}H_{50}O_2$ Exact Mass: 382.38	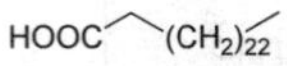 二十五烷酸 Pentacosanol	三十一烷 Hentriacontane $C_{31}H_{64}$ Exact Mass: 436.50	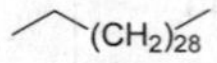 三十一烷 Hentriacontane

续表

中英文名、化学式及相对分子质量	结构图	中英文名、化学式及相对分子质量	结构图
2*α*,3*α*,19*α*-三羟基齐墩果-12-烯-28-酸 2*α*,3*α*,19*α*-Trihydroxyolean-12-ene-28-oic acid $C_{30}H_{48}O_5$ Exact Mass: 488.70	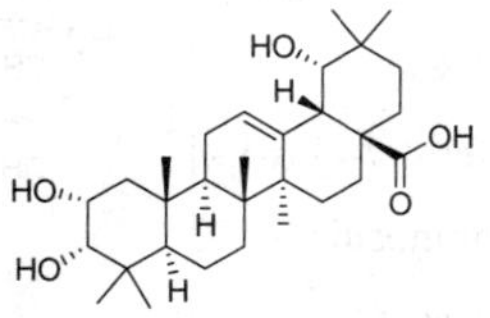 2α,3α,19α-三羟基齐墩果-12-烯-28-酸 2α,3α,19α-Trihydroxyolean-12-ene-28-oic acid	*α*-萜品醇 *α*-Terpineol $C_{10}H_{18}O$ Exact Mass: 154.14	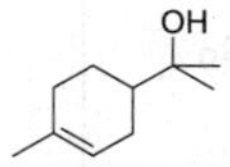 *α*-萜品醇 *α*-Terpineol
Hyptatic acid $C_{30}H_{48}O_5$ Exact Mass: 488.35	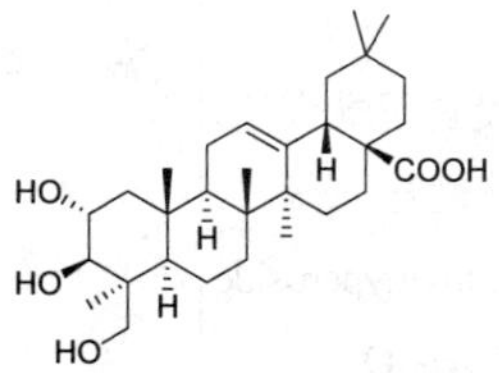 Hyptatic acid	槲皮素 Quercetin $C_{15}H_{10}O_7$ Exact Mass: 302.04	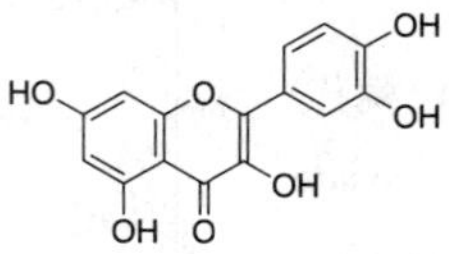 槲皮素 Quercetin
槲皮素-3-*O*-*β*-D-吡喃葡萄糖苷 Quercetin-3-*O*-*β*-D-glucopyranoside $C_{21}H_{20}O_{12}$ Exact Mass: 464.10	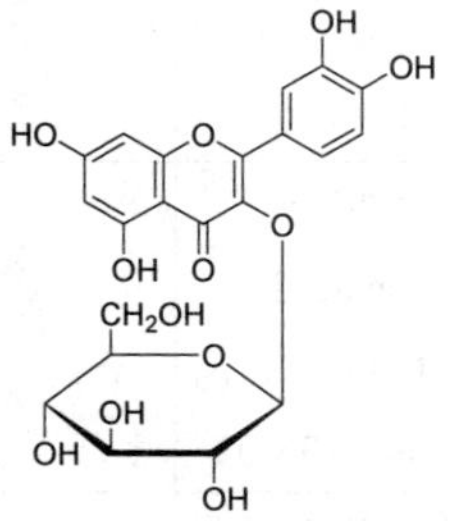 槲皮素-3-*O*-*β*-D-吡喃葡萄糖苷 Quercetin-3*O*-*β*-D-glucopyranoside	紫云英苷 (山柰酚-3- *O*-*β*-D-吡喃葡萄糖苷) Astragalin $C_{21}H_{20}O_{11}$ Exact Mass: 448.10	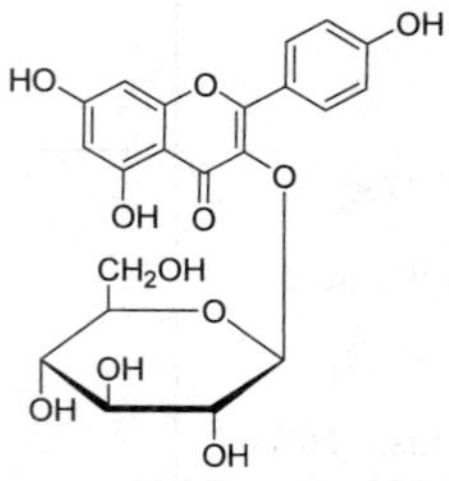 紫云英苷(山柰酚-3-*O*-*β*-D-吡喃葡萄糖苷) Astragalin
山柰酚 Kaempferol $C_{15}H_{10}O_6$ Exact Mass: 286.05	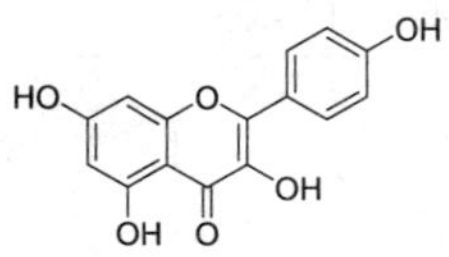 山柰酚 Kaempferol	山柰酚-3-*O*-*β*-D-吡喃葡萄糖醛酸甲酯 Kaempferol-3-*O*-*β*-D-glucuronic acid methyl ester $C_{22}H_{20}O_{12}$ Exact Mass: 476.10	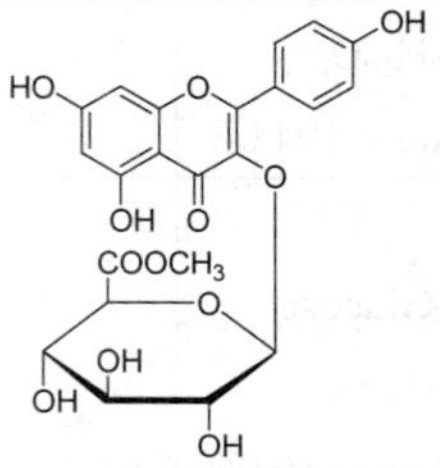 山柰酚-3-*O*-*β*-D-吡喃葡萄糖醛酸甲酯 Kaempferol-3-*O*-*β*-D-glucuronic acid methyl ester
豆甾-4-烯-3*β*,6*α*-二醇 Stigmast-4-ene-3*β*,6*α*-diol $C_{29}H_{50}O_2$ Exact Mass: 430.38	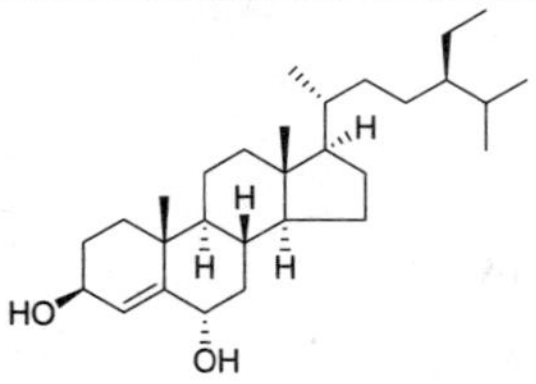 豆甾-4-烯-3*β*,6*α*-二醇 Stigmast-4-ene-3*β*,6*α*-diol	二十二烷酸丁酯 Butyl dosocanoate $C_{26}H_{52}O_2$ Exact Mass: 396.40	$H_3C(H_2C)_{20}-\overset{O}{\overset{\|}{C}}-O-(CH_2)_3CH_3$ 二十二烷酸丁酯 Butyl dosocanoate
七叶内酯 Esculetin $C_9H_6O_4$ Exact Mass: 178.03	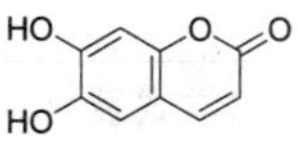 七叶内酯 Esculetin	七叶内酯苷 Esculin $C_{15}H_{16}O_9$ Exact Mass: 340.08	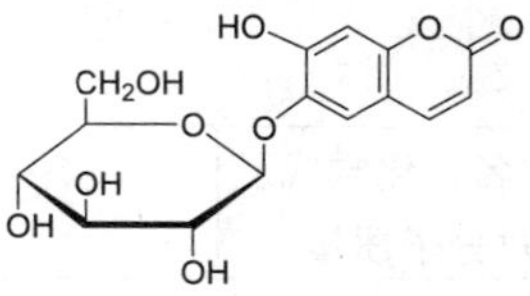 七叶内酯苷 Esculin

续表

中英文名、化学式及相对分子质量	结构图	中英文名、化学式及相对分子质量	结构图
欧前胡内酯 Imperatorin $C_{16}H_{14}O_4$ Exact Mass: 270.09	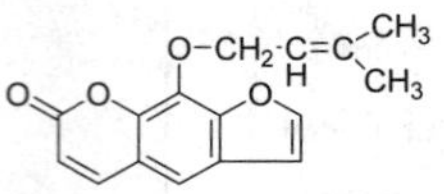 欧前胡内酯 Imperatorin	山柰酚-7-*O*-*α*-L-鼠李糖苷 Kaempferol-7-*O*-*α*-L-rhamnoside $C_{21}H_{20}O_{10}$ Exact Mass: 432.11	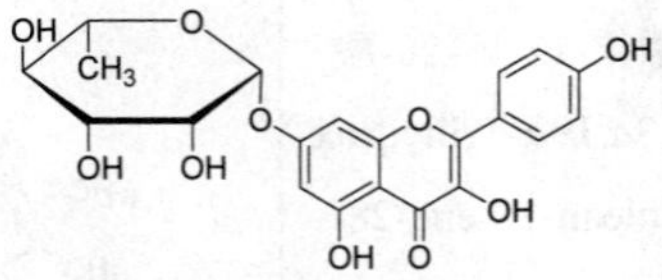 山柰酚-7-*O*-*α*-L-鼠李糖苷 Kaempferol-7-*O*-*α*-L-rhamnoside
金丝桃苷 Hyperoside $C_{21}H_{20}O_{12}$ Exact Mass: 464.10	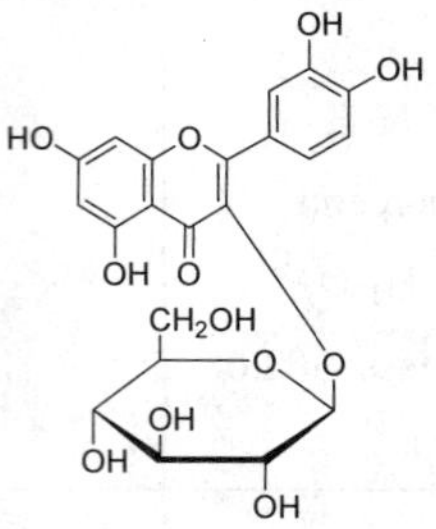 金丝桃苷 Hyperoside	2''-*O*-没食子酰金丝桃苷 2''-*O*-Galloylhyperoside $C_{28}H_{24}O_{16}$ Exact Mass: 616.11	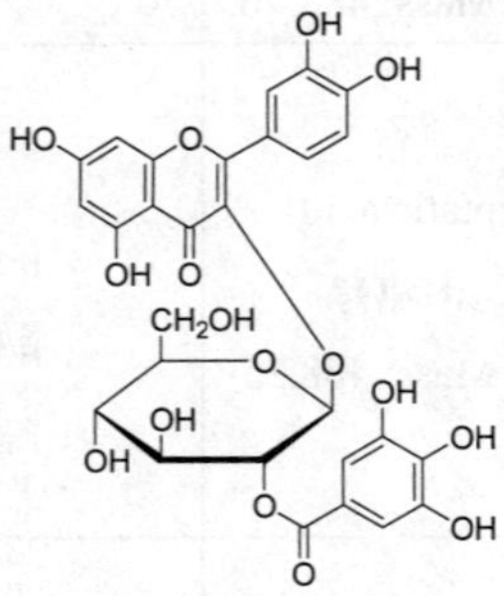 2''-*O*-没食子酰金丝桃苷 2''-*O*-Galloylhyperoside
香草酸 Vanillic acid $C_8H_8O_4$ Exact Mass: 168.04	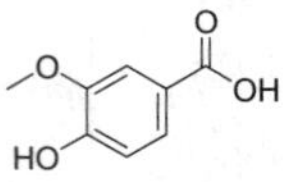 香草酸 Vanillic acid	水杨酸 Salicylic acid $C_7H_6O_3$ Exact Mass: 138.03	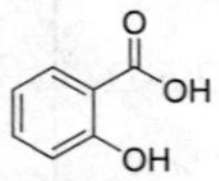 水杨酸 Salicylic acid
阿魏酸 Ferulic acid $C_{10}H_{10}O_4$ Exact Mass: 194.06	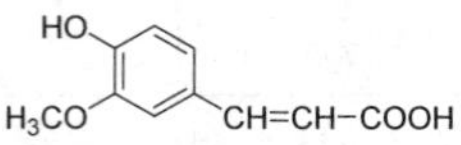 阿魏酸 Ferulic acid	莽草酸 Shikimic acid $C_7H_{10}O_5$ Exact Mass: 174.05	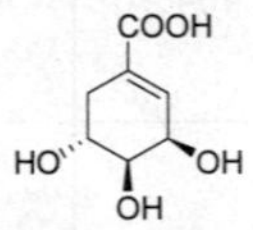 莽草酸 Shikimic acid
α-D-葡萄糖 *α*-D-Glucose $C_6H_{12}O_6$ Exact Mass: 180.06	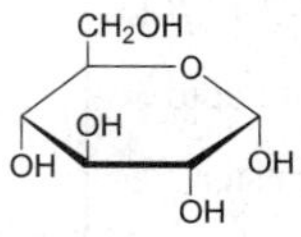 *α*-D-葡萄糖 *α*-D-Glucose		

瞿麦

Qumai

DIANTHI HERBA

【化学成分】

表 1-18-3 瞿麦主要化学成分[9, 10]

中英文名、化学式及相对分子质量	结构图	中英文名、化学式及相对分子质量	结构图
大黄素甲醚 Physcion $C_{16}H_{12}O_5$ Exact Mass: 284.07	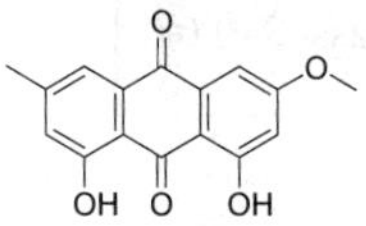 大黄素甲醚 Physcion	大黄素 Emodin $C_{15}H_{10}O_5$ Exact Mass: 270.05	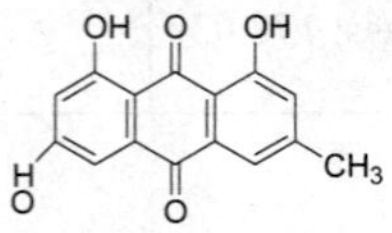 大黄素 Emodin

续表

中英文名、化学式及相对分子质量	结构图	中英文名、化学式及相对分子质量	结构图
3,4-二羟基苯甲酸甲酯 Methyl-3,4-dihydroxybenzoate $C_8H_8O_4$ Exact Mass: 168.04	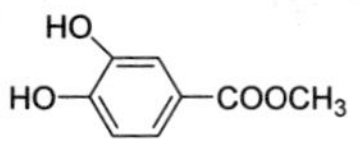 3,4-二羟基苯甲酸甲酯 Methyl-3,4-dihydroxybenzoate	3-(3',4'-二羟基苯基)丙酸甲酯 Methyl 3-(3,4-dihydroxyphenyl) propionate $C_{10}H_{12}O_4$ Exact Mass: 196.07	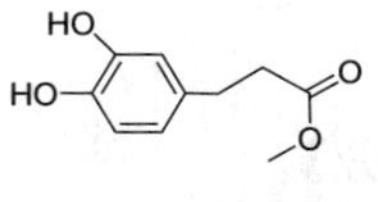 3-(3',4'-二羟基苯基) 丙酸甲酯 Methyl 3-(3,4-dihydroxyphenyl) propionate
胡萝卜苷 Daucosterol $C_{35}H_{60}O_6$ Exact Mass: 576.44	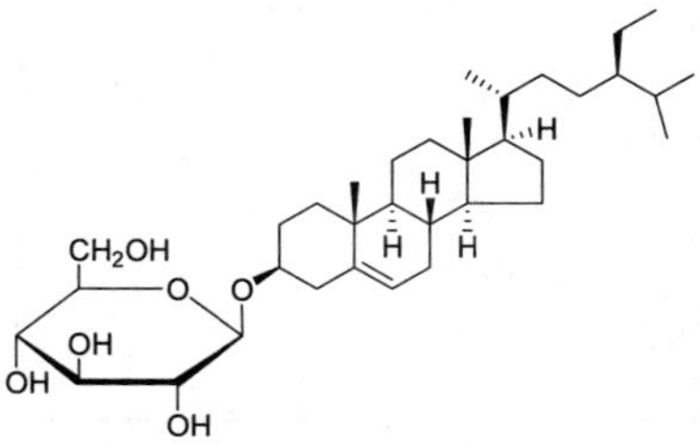 胡萝卜苷 Daucosterol	大黄素-8-*O*-*β*-D-葡萄糖苷 Emodin-8-*O*-*β*-D-glucoside $C_{21}H_{20}O_{10}$ Exact Mass: 432.11	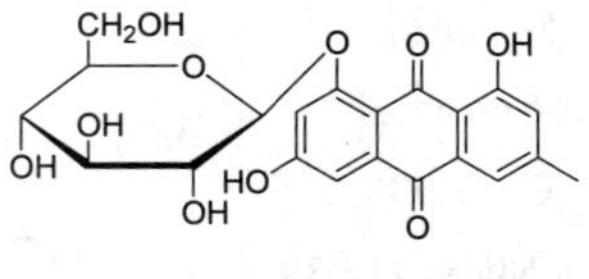 大黄素-8-*O*-*β*-D-葡萄糖苷 Emodin-8-*O*-*β*-D-glucoside
正己醇 *n*-Hexanol $C_6H_{14}O$ Exact Mass: 102.10	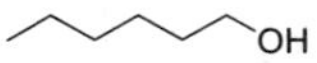 正己醇 *n*-Hexanol	*β*-紫罗兰酮 *β*-Ionone $C_{13}H_{20}O$ Exact Mass: 192.15	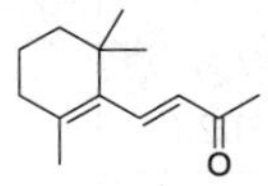 *β*-紫罗兰酮 *β*-Ionone
对甲基苯甲醛 *p*-Tolualdehyde $C_7H_6O_2$ Exact Mass: 122.04	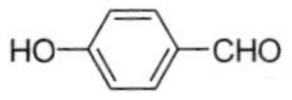 对甲基苯甲醛 *p*-Tolualdehyde	山梨酸 (2,4-己二烯酸) Sorbic acid $C_6H_8O_2$ Exact Mass: 112.05	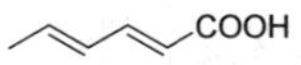 山梨酸(2,4-己二烯酸) Sorbic acid
醋酸金合欢酯 Farnesyl acetone $C_{17}H_{28}O_2$ Exact Mass: 264.21	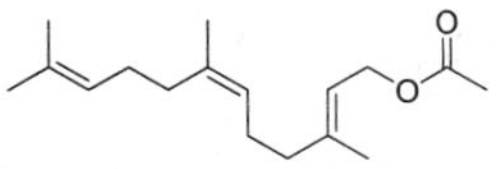 醋酸金合欢酯 Farnesyl acetone	6,10,14-三甲基-2-十五酮 6,10,14-Trimethyl-2-pentadecanone $C_{18}H_{36}O$ Exact Mass: 268.28	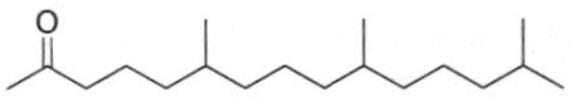 6,10,14-三甲基-2-十五酮 6,10,14-Trimethyl-2-pentadecanone
棕榈酸 Palmitic acid $C_{16}H_{32}O_2$ Exact Mass: 256.24	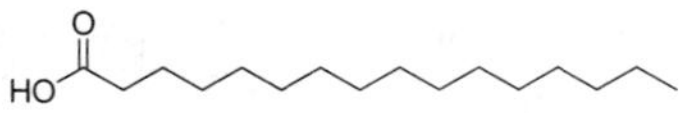 棕榈酸 Palmitic acid		

除以上化学成分外，瞿麦还含有植物醇等。

翻白草

Fanbaicao

POTENTILLAE DISCOLORIS HERBA

【化学成分】

表 1-18-4　翻白草主要化学成分[11~13]

中英文名、化学式及相对分子质量	结构图	中英文名、化学式及相对分子质量	结构图
β-谷甾醇 *β*-Sitosterol $C_{29}H_{50}O$ Exact Mass: 414.39	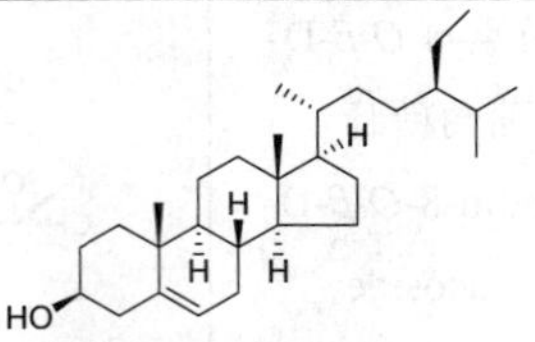 β-谷甾醇　β-Sitosterol	硬脂酸 Stearic acid $C_{18}H_{36}O_2$ Exact Mass: 284.27	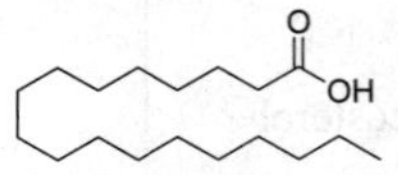 硬脂酸　Stearic acid
槲皮素 Quercetin $C_{15}H_{10}O_7$ Exact Mass: 302.04	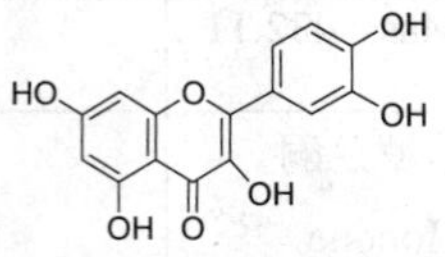 槲皮素　Quercetin	山柰酚 Kaempferol $C_{15}H_{10}O_6$ Exact Mass: 286.05	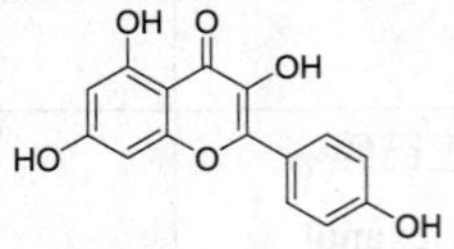 山柰酚　Kaempferol
木犀草素 Luteolin $C_{15}H_{10}O_6$ Exact Mass: 286.05	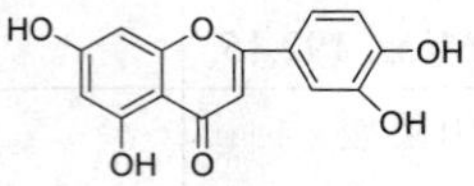 木犀草素　Luteolin	芹菜素 Apigenin $C_{15}H_{10}O_5$ Exact Mass: 270.05	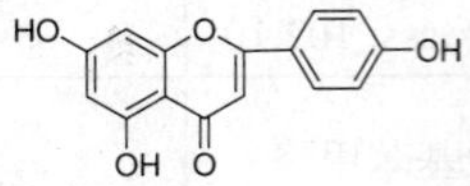 芹菜素　Apigenin
布卢门醇 A Blumenol A $C_{13}H_{20}O_3$ Exact Mass: 224.14	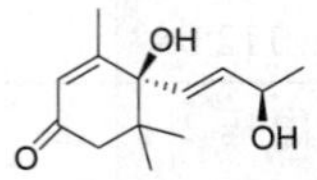 布卢门醇 A　Blumenol A	紫云英苷 Astragalin $C_{21}H_{20}O_{11}$ Exact Mass: 448.10	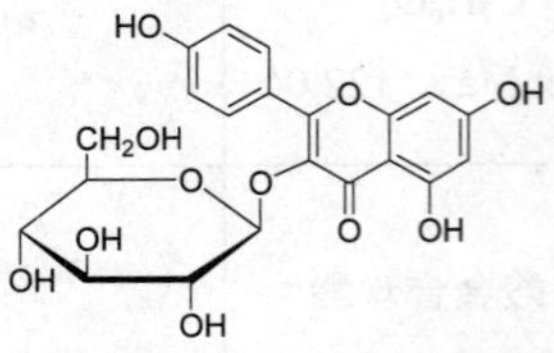 紫云英苷　Astragalin
乌苏酸 Ursolic acid $C_{30}H_{48}O_3$ Exact Mass: 456.36	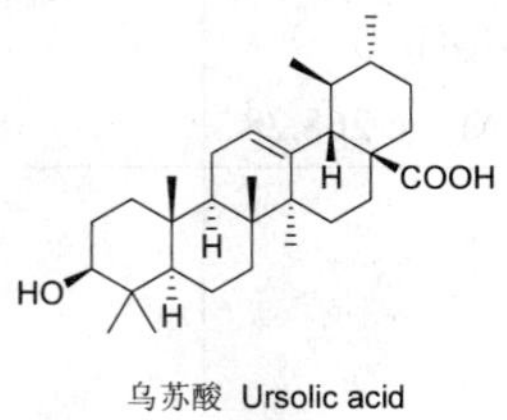 乌苏酸　Ursolic acid	2*α*,3*β*-二羟基-乌苏-12-烯-28-酸 2*α*,3*β*-Dihydroxyurs-12-en-28-acid $C_{30}H_{48}O_4$ Exact Mass: 472.36	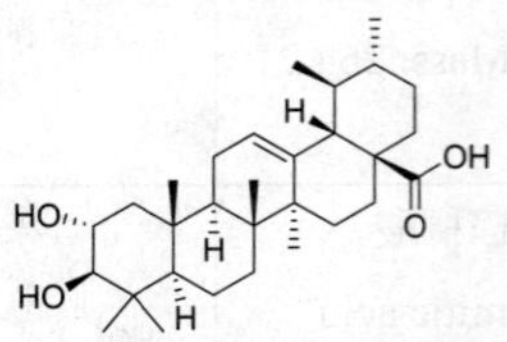 2α,3β-二羟基-乌苏-12-烯-28-酸 2α,3β-Dihydroxyurs-12-en-28-acid
刺梨酸 Euscaphic acid $C_{30}H_{48}O_5$ Exact Mass: 488.35	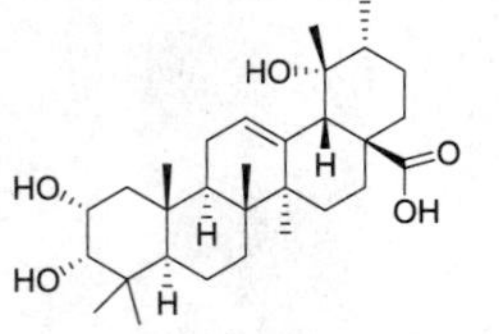 刺梨酸　Euscaphic acid	委陵菜酸 Tormentic acid $C_{30}H_{48}O_5$ Exact Mass: 488.35	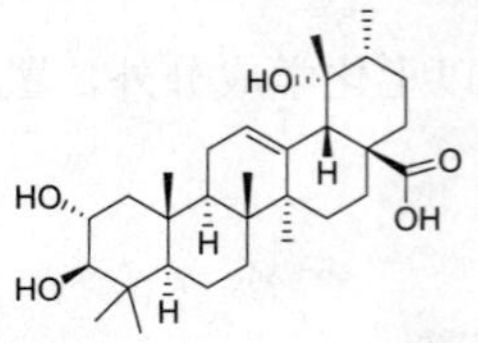 委陵菜酸　Tormentic acid

续表

中英文名、化学式及相对分子质量	结构图	中英文名、化学式及相对分子质量	结构图
胡萝卜苷 Daucosterol $C_{35}H_{60}O_6$ Exact Mass: 576.44	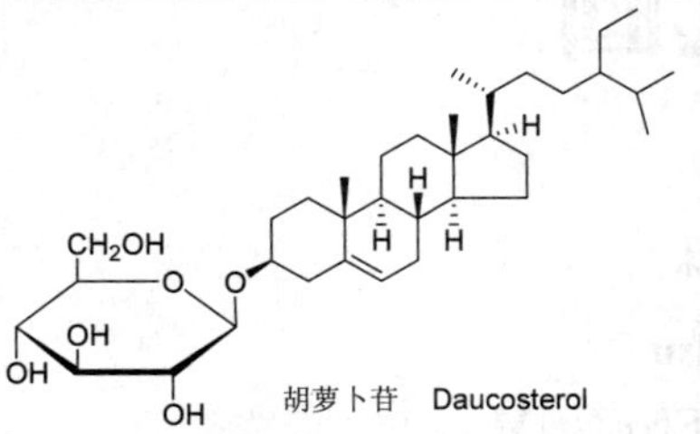 胡萝卜苷 Daucosterol	3*α*,30-Dihydroxylup-20(29)-en-27-oic acid $C_{30}H_{48}O_4$ Exact Mass: 472.36	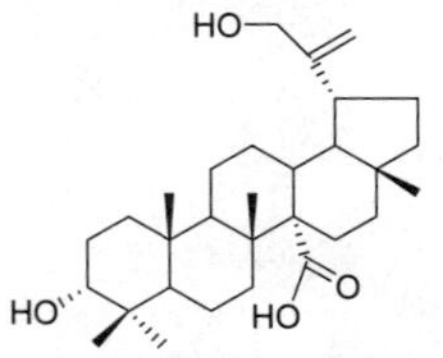 3*α*,30-Dihydroxylup-20(29)-en-27-oic acid
(20*S*)-3*α*,29-Dihydroxylupan-27-oic acid $C_{30}H_{50}O_4$ Exact Mass: 474.37	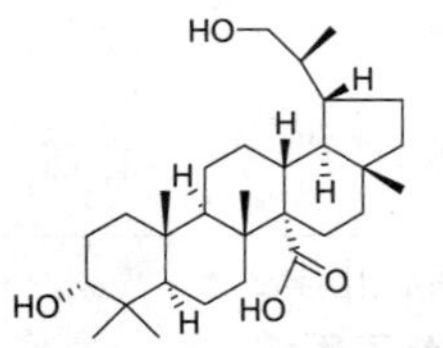 (20*S*)-3*α*,29-Dihydroxylupan-27-oic acid		

参考文献

[1] 关雄泰, 周军平. 藕节化学成分研究 3-表白桦脂酸分离与鉴定. 广东医学院学报, 1998, 16(1-2): 169.

[2] 严守雷, 王清章, 彭光华. 藕节中总酚含量的福林法测定. 华中农业大学学报, 2003, 22(4): 412-414.

[3] 郭启雷, 杨峻山. 掌叶覆盆子的化学成分研究. 中国中药杂志, 2005, 30(3): 198-200.

[4] 谢一辉, 苗菊茹, 刘文琴. 覆盆子化学成分的研究. 中药材, 2005, 28(2): 99-100.

[5] 刘劲松, 王刚, 王国凯. 覆盆子化学成分研究. 中国中医药科技, 2008, 15(3): 197-199.

[6] 典灵辉, 龚先玲, 蔡春, 张立坚. 覆盆子挥发油成分的 GC-MS 分析. 天津药学, 2005, 17(4): 9-10.

[7] 郭启雷. 掌叶覆盆子及羊耳菊的化学成分研究. 北京: 中国协和医科大学, 中国医学科学院, 博士学位论文, 2005: 1-2.

[8] 刘杰. 覆盆子果实化学成分及对肾阳虚小白鼠药理作用的研究. 沈阳: 沈阳药科大学, 硕士学位论文, 2005: 1-2.

[9] 汪向海, 巢启荣, 黄浩, 王霆. 瞿麦化学成分研究. 中草药, 2000, 31(4): 248-249.

[10] 余建清, 廖志雄, 蔡小强, 邹国林. 瞿麦挥发油化学成分的气相色谱-质谱分析. 中国医院药学杂志, 2008, 28(2): 157-158.

[11] 王琦. 翻白草、荔枝核降血糖作用和翻白草的化学成分研究. 昆明: 昆明医学院, 硕士学位论文, 2004: 15-19.

[12] 薛培凤, 尹婷, 梁鸿, 赵玉英. 翻白草化学成分研究. 中国药学杂志, 2005, 40(14): 208-210.

[13] Yang J, Chen XQ, Liu XX, Cao Y, Laib MX , Wang Q. Structural determination of two newtriterpenoids from Potentilla discolor Bunge by NMR techniques. Chem, 2008, 46: 794-797.

十九画

蟾酥

Chansu

BUFONIS VENENUM

【化学成分】

表 1-19-1　蟾酥主要化学成分[1~3]

中英文名、化学式及相对分子质量	结构图	中英文名、化学式及相对分子质量	结构图
脂蟾毒配基 Resibufogenin $C_{24}H_{32}O_4$ Exact Mass: 384.23	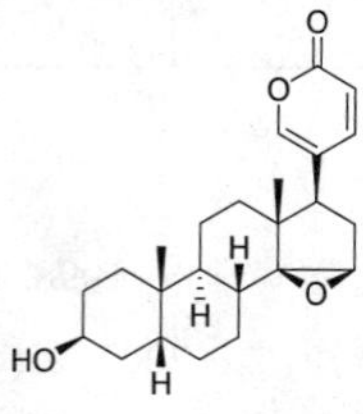 脂蟾毒配基　Resibufogenin	蟾毒灵 Bufalin $C_{24}H_{34}O_4$ Exact Mass: 386.25	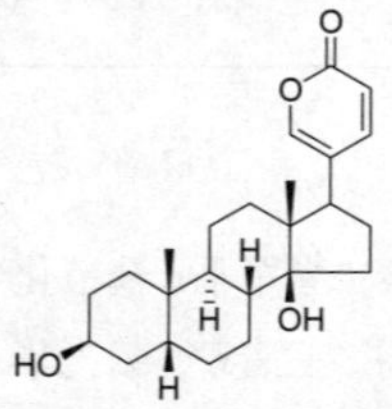 蟾毒灵　Bufalin
华蟾毒精 (华蟾酥毒基) Cinobufagin $C_{26}H_{34}O_6$ Exact Mass: 442.24	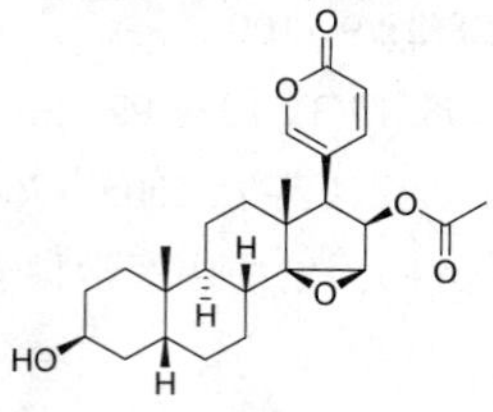 华蟾毒精(华蟾酥毒基) Cinobufagin	日蟾毒素 (日蟾毒它灵) Gamabufotalin $C_{24}H_{34}O_5$ Exact Mass: 402.24	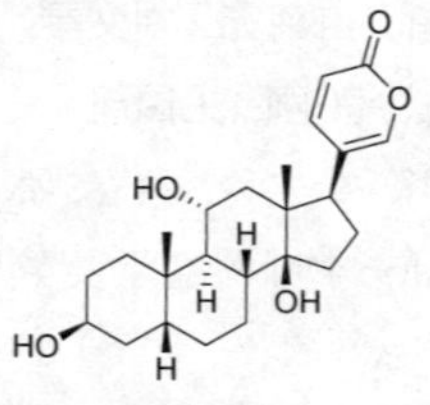 日蟾毒素(日蟾毒它灵)　Gamabufotalin
南美蟾毒精 Marinobufagin $C_{24}H_{32}O_5$ Exact Mass: 400.22	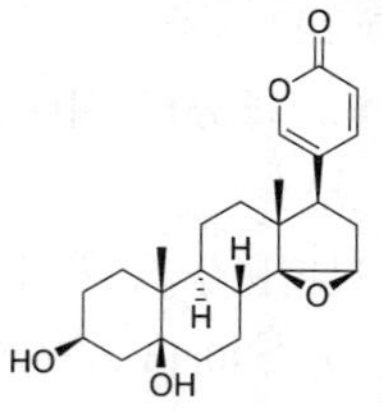 南美蟾毒精　Marinobufagin	蟾毒素(蟾毒它灵) Bufotalin $C_{26}H_{36}O_6$ Exact Mass: 444.25	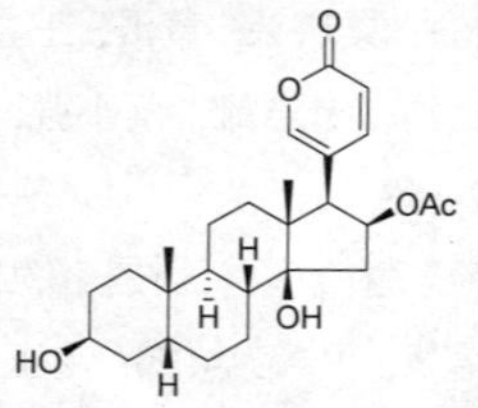 蟾毒素(蟾毒它灵)　Bufotalin
β-谷甾醇 *β*-Sitosterol $C_{29}H_{50}O$ Exact Mass: 414.39	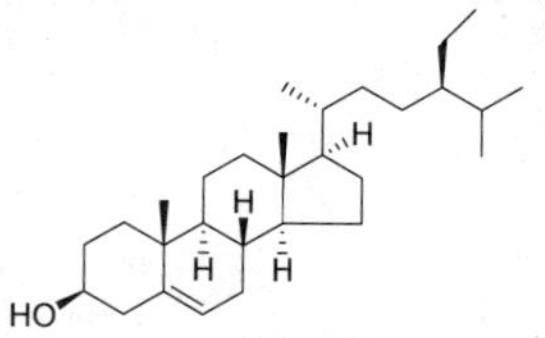 *β*-谷甾醇　*β*-Sitosterol	蟾蜍色胺 Bufotenine $C_{12}H_{16}N_2O$ Exact Mass: 204.13	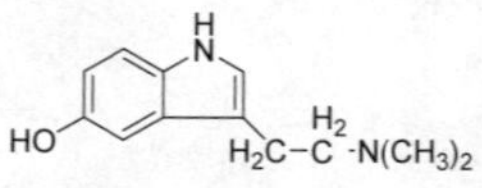 蟾蜍色胺　Bufotenine
羟基华蟾毒配基 Cinobufotalin $C_{26}H_{34}O_7$ Exact Mass: 458.23	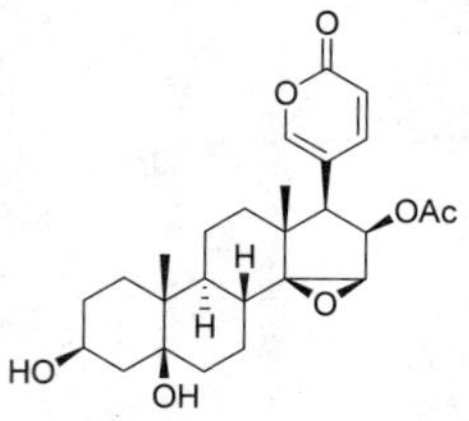 羟基华蟾毒配基　Cinobufotalin	远华蟾毒配基 Telocinobufagin $C_{24}H_{34}O_5$ Exact Mass: 402.24	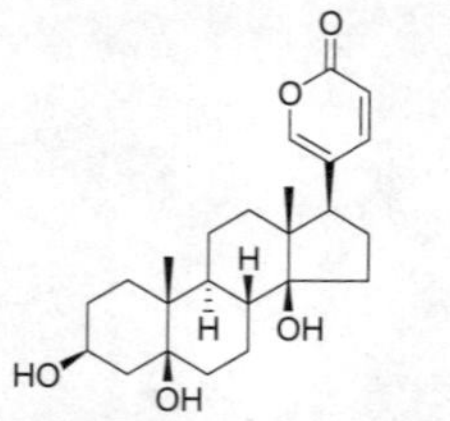 远华蟾毒配基　Telocinobufagin

续表

中英文名、化学式及相对分子质量	结构图	中英文名、化学式及相对分子质量	结构图
蟾毒它里宁 Bufotalinin $C_{24}H_{30}O_6$ Exact Mass: 414.20	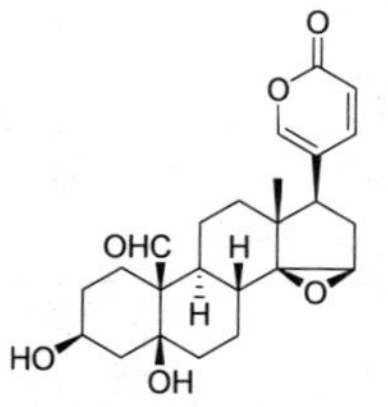 蟾毒它里宁 Bufotalinin	日蟾蜍毒配基 Gamabufogenin $C_{24}H_{34}O_5$ Exact Mass: 402.24	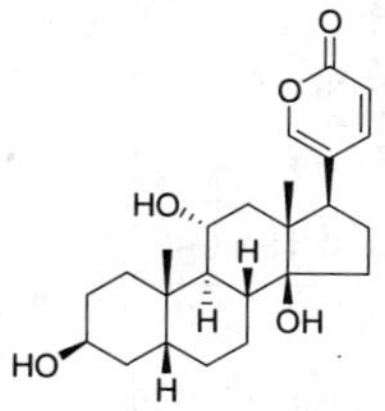 日蟾蜍毒配基 Gamabufogenin
20*S*,21-环氧脂蟾毒配基 20*S*,21-Epoxyresi-bufogenin $C_{24}H_{32}O_5$ Exact Mass: 400.22	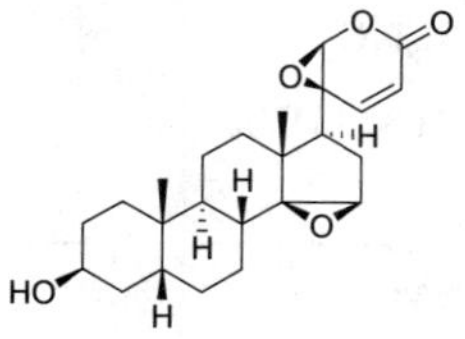 20*S*,21-环氧脂蟾毒配基 20*S*,21-Epoxyresibufogenin	20*R*,21-环氧脂蟾毒配基 20*R*,21-Epoxyresi-bufogenin $C_{24}H_{32}O_5$ Exact Mass: 400.22	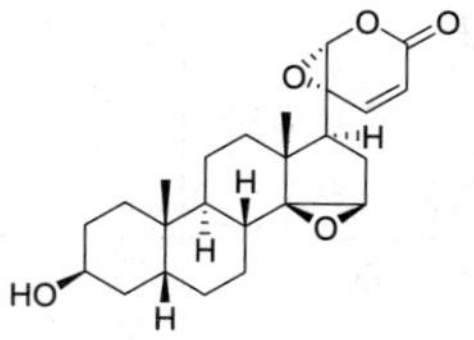 20*R*,21-环氧脂蟾毒配基 20*R*,21-Epoxyresibufogenin
3-*O*-甲羧基-20*S*,21-环氧脂蟾毒配基 3-*O*-Formyl-20*S*,21-epoxyresibufogenin $C_{25}H_{32}O_6$ Exact Mass: 428.22	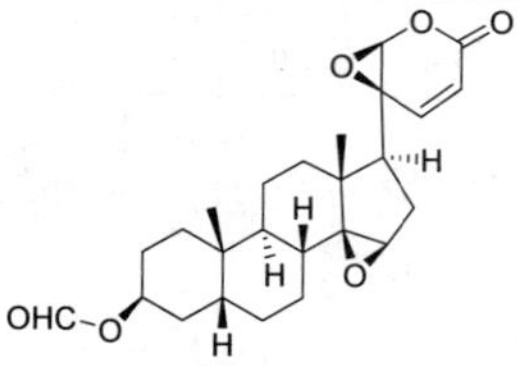 3-*O*-甲羧基-20*S*,21-环氧脂蟾毒配基 3-*O*-Formyl-20*S*,21-epoxyresibufogenin	3-*O*-甲羧基-20*R*,21-环氧脂蟾毒配基 3-*O*-Formyl-20*R*,21-epoxyresibufogenin $C_{25}H_{32}O_6$ Exact Mass: 428.22	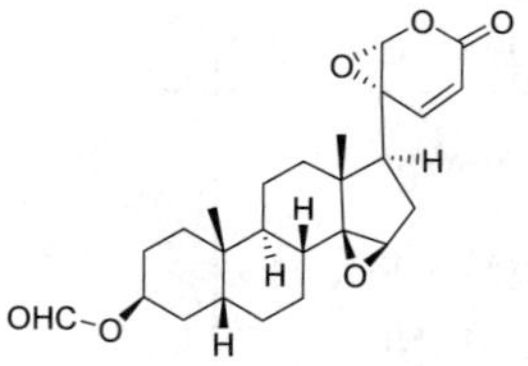 3-*O*-甲羧基-20*R*,21-环氧脂蟾毒配基 3-*O*-Formyl-20*R*,21-epoxyresibufogenin
蟾酥甲碱(蟾酥季胺) Bufotenidine $C_{13}H_{18}N_2O$ Exact Mass: 218.14	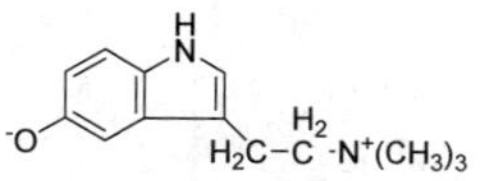 蟾酥甲碱(蟾酥季胺) Bufotenidine	5-羟色胺 5-Hydroxytryptamine $C_{10}H_{12}N_2O$ Exact Mass: 176.09	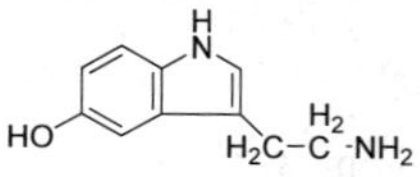 5-羟色胺 5-Hydroxytryptamine

除以上化学成分外，蟾酥还含有华蟾毒灵等。

鳖甲

Biejia

TRIONYCIS CARAPAX

【化学成分】

表 1-19-2 鳖甲主要化学成分[4,5]

中英文名、化学式及相对分子质量	结构图	中英文名、化学式及相对分子质量	结构图
门冬氨酸 Aspartic acid $C_4H_7NO_4$ Exact Mass: 133.04	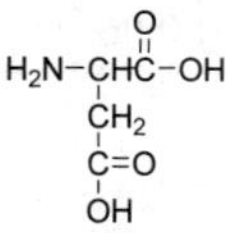 门冬氨酸 Aspartic acid	谷氨酸 Glutamic acid $C_5H_9NO_4$ Exact Mass: 147.05	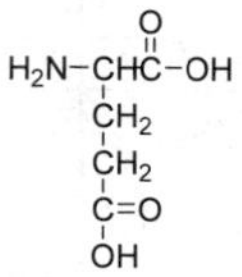 谷氨酸 Glutamic acid

续表

中英文名、化学式及相对分子质量	结构图	中英文名、化学式及相对分子质量	结构图
丝氨酸 Serine $C_3H_7NO_3$ Exact Mass: 105.04	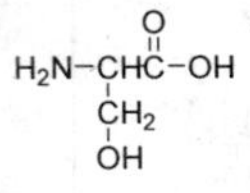 丝氨酸 Serine	甘氨酸 Glycine $C_2H_5NO_2$ Exact Mass: 75.03	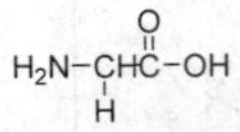 甘氨酸 Glycine
精氨酸 Arginine $C_6H_{14}N_4O_2$ Exact Mass: 174.11	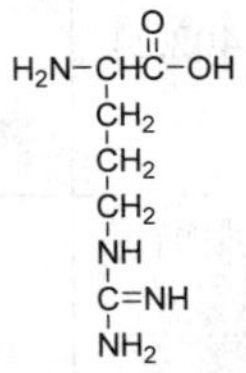 精氨酸 Arginine	苏氨酸 Threonine $C_4H_9NO_3$ Exact Mass: 119.06	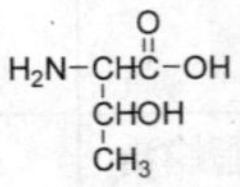 苏氨酸 Threonine
丙氨酸 Alanine $C_3H_7NO_2$ Exact Mass: 89.05	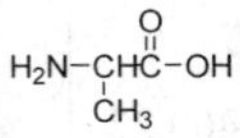 丙氨酸 Alanine	脯氨酸 Proline $C_5H_9NO_2$ Exact Mass: 115.06	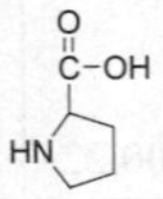 脯氨酸 Proline
酪氨酸 Tyrosine $C_9H_{11}NO_3$ Exact Mass: 181.07	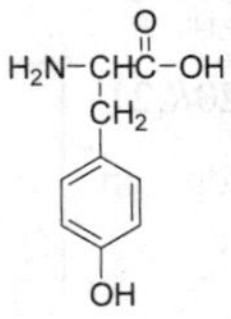 酪氨酸 Tyrosine	缬氨酸 Valine $C_5H_{11}NO_2$ Exact Mass: 117.08	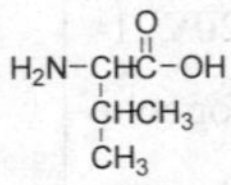 缬氨酸 Valine
甲硫氨酸 Methionine $C_5H_{11}NO_2S$ Exact Mass: 149.05	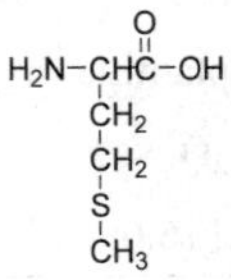 甲硫氨酸 Methionine	半胱氨酸 Cysteine $C_3H_7NO_2S$ Exact Mass: 121.02	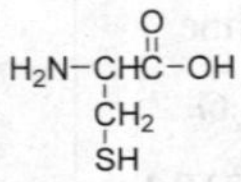 半胱氨酸 Cysteine
异亮氨酸 Isoleucine $C_6H_{13}NO_2$ Exact Mass: 131.09	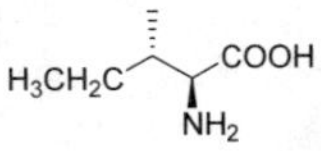 异亮氨酸 Isoleucine	亮氨酸 Leucine $C_6H_{13}NO_2$ Exact Mass: 131.09	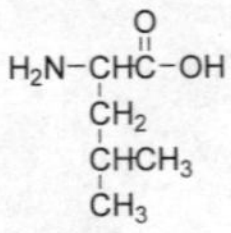 亮氨酸 Leucine
苯丙氨酸 Phenylanine $C_9H_{11}NO_2$ Exact Mass: 165.08	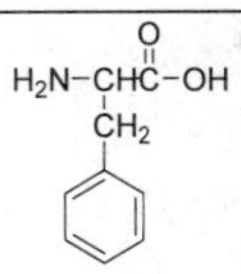 苯丙氨酸 Phenylanine	氨基半乳糖 Galactosamine $C_6H_{13}NO_5$ Exact Mass: 179.08	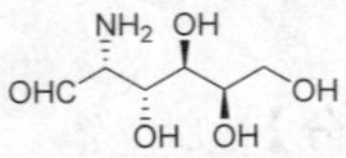 氨基半乳糖 Galactosamine
氨基葡萄糖 Glucosamine $C_6H_{13}NO_5$ Exact Mass: 179.08	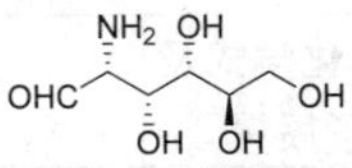 氨基葡萄糖 Glucosamine	甘露糖 Mannose $C_6H_{12}O_6$ Exact Mass: 180.06	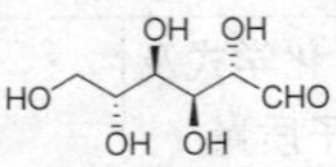 甘露糖 Mannose
半乳糖醛酸 Galacturonic acid $C_6H_{10}O_7$ Exact Mass: 194.04	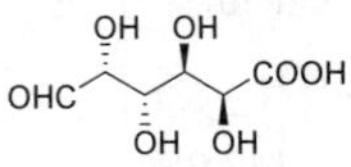 半乳糖醛酸 Galacturonic acid	半乳糖 Galactose $C_6H_{12}O_6$ Exact Mass: 180.06	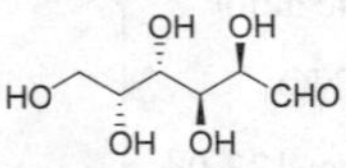 半乳糖 Galactose

续表

中英文名、化学式及相对分子质量	结构图	中英文名、化学式及相对分子质量	结构图
葡萄糖 Glucose $C_6H_{12}O_6$ Exact Mass: 180.06	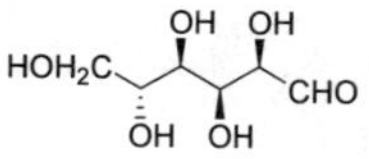 葡萄糖 Glucose	葡萄糖醛酸 Glucuronic acid $C_6H_{10}O_7$ Exact Mass: 194.04	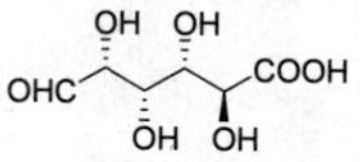 葡萄糖醛酸 Glucuronic acid
戊糖 Pentose $C_5H_{10}O_5$ Exact Mass: 150.05	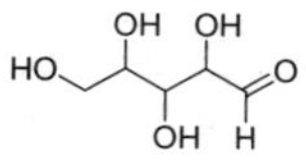 戊糖 Pentose		

参考文献

[1] 张薇, 刘玉兰, 徐从云, 高峨, 包文芳. 蟾酥的镇痛活性成分. 沈阳药科大学学报, 1998, 15(4): 268-271.

[2] 赵大洲, 陈继永, 秦勇, 姜永涛. 中华大蟾蜍蟾酥与蟾皮化学成分的比较分析. 天津药学, 2006, 18(4): 21-24.

[3] 高艳荣, 张莉, 张磊, 呼文亮, 齐刚. 蟾酥及其有效成分的药理作用及机制研究进展. 武警医学院学报, 2003, 12(5): 406-408.

[4] 缪华蓉, 沈耀明. 鳖甲内氨基酸成分的研究. 中成药, 1995, 17(2): 37-38.

[5] 温欣, 周洪雷. 鳖甲化学成分和药理药效研究进展. 西北药学杂志, 2008, 23(2): 122-124.

二十一画

麝香
Shexiang
MOSCHUS

【化学成分】

表 1-21-1 麝香主要化学成分[1~3]

中英文名、化学式及相对分子质量	结构图	中英文名、化学式及相对分子质量	结构图
5α-雄甾-3β,17α-二醇 5α-Androstane-3β,17α-diol $C_{19}H_{32}O_2$ Exact Mass: 292.24	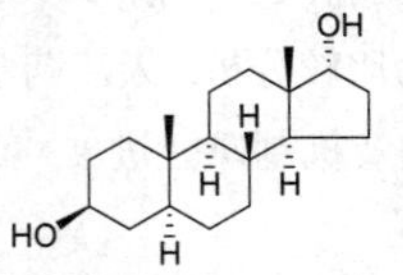 5α-雄甾-3β,17α-二醇 5α-Androstane-3β,17α-diol	雄甾-4-烯-17-酮-3β-乙酸酯 3β-Acetyloxy-androst-4-en-17-one $C_{21}H_{30}O_3$ Exact Mass: 330.22	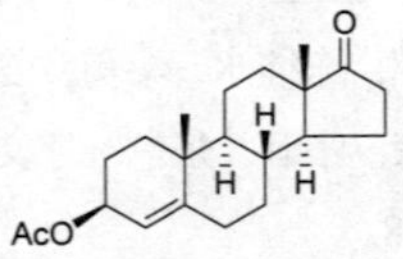 雄甾-4-烯-17-酮-3β-乙酸酯 3β-Acetyloxy-androst-4-en-17-one
异脱氢雄甾酮-3-乙酸酯 Dehydroisoandrosterone 3-acetate $C_{21}H_{30}O_3$ Exact Mass: 330.22	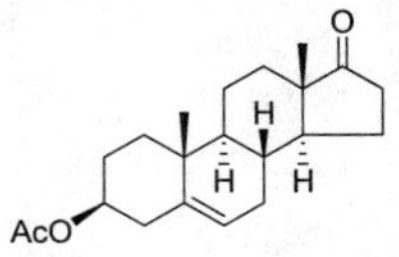 异脱氢雄甾酮-3-乙酸酯 Dehydroisoandrosterone 3-acetate	5β-雄甾-3α-羟基-17-酮 3α-Hydroxy-5β-androstan-17-one $C_{19}H_{30}O_2$ Exact Mass: 290.22	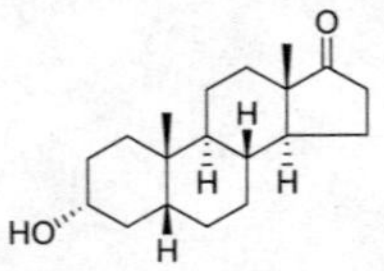 5β-雄甾-3α-羟基-17-酮 3α-Hydroxy-5β-androstan-17-one
5α-雄甾-3α,17β-二醇 5α-Androstane-3α,17β-diol $C_{19}H_{32}O_2$ Exact Mass: 292.24	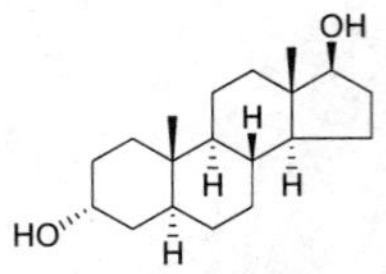 5α-雄甾-3α,17β-二醇 5α-Androstane-3α,17β-diol	5β-雄甾-3α,17β-二醇 5β-Androstane-3α,17β-diol $C_{19}H_{32}O_2$ Exact Mass: 292.24	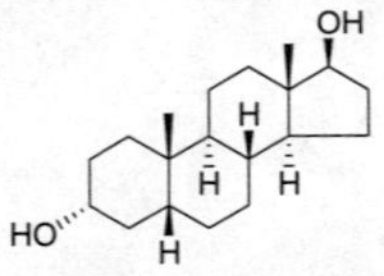 5β-雄甾-3α,17β-二醇 5β-Androstane-3α,17β-diol
5β-雄甾-3,17-二酮 5β-Androstan-3,17-dione $C_{19}H_{28}O_2$ Exact Mass: 288.21	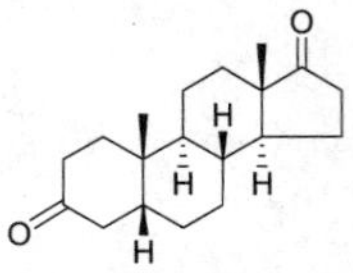 5β-雄甾-3,17-二酮 5β-Androstan-3,17-dione	雄甾酮 Androsterone $C_{19}H_{30}O_2$ Exact Mass: 290.22	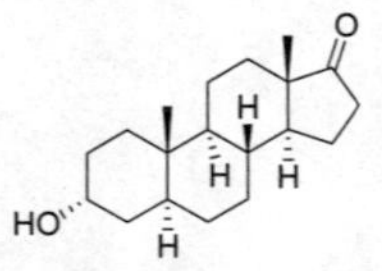 雄甾酮 Androsterone
表雄甾酮 Epiandrosterone $C_{19}H_{30}O_2$ Exact Mass: 290.22	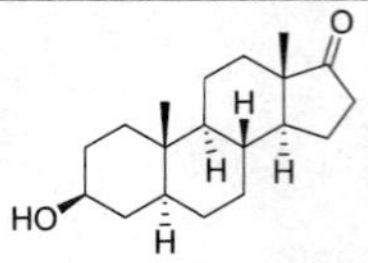 表雄甾酮 Epiandrosterone	雄甾烯二醇 Androstenediol $C_{19}H_{30}O_2$ Exact Mass: 290.22	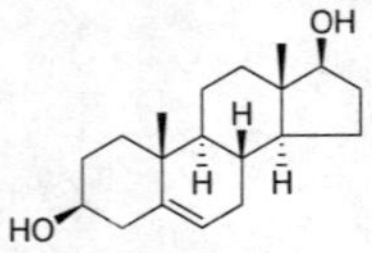 雄甾烯二醇 Androstenediol
5α雄甾-3β,17β-二醇 5α-Androstane-3β,17β-diol $C_{19}H_{32}O_2$ Exact Mass: 292.24	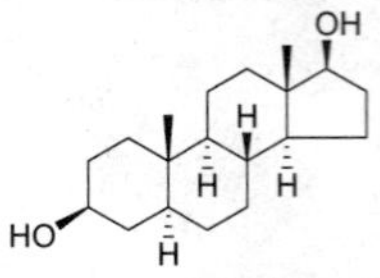 5α雄甾-3β,17β-二醇 5α-Androstane-3β,17β-diol	雄甾-4-烯-3,17-二酮 Androsta-4-ene-3,17-dione $C_{19}H_{26}O_2$ Exact Mass: 286.19	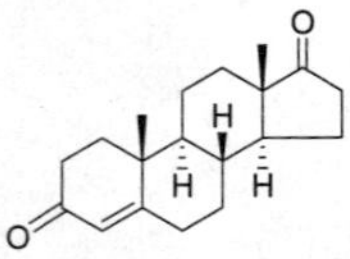 雄甾-4-烯-3,17-二酮 Androst-4-ene-3,17-dione

续表

中英文名、化学式及相对分子质量	结构图	中英文名、化学式及相对分子质量	结构图
雄甾-4,6-二烯-3,17-二酮 Androsta-4,6-diene-3,17-dione $C_{19}H_{24}O_2$ Exact Mass: 284.18	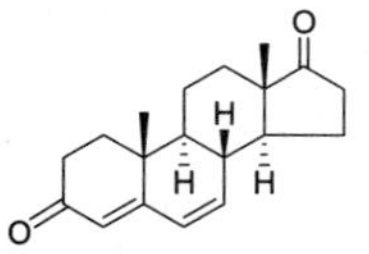 雄甾-4,6-二烯-3,17-二酮 Androsta-4,6-diene-3,17-dione	胆甾醇 Cholesterol $C_{27}H_{46}O$ Exact Mass: 386.35	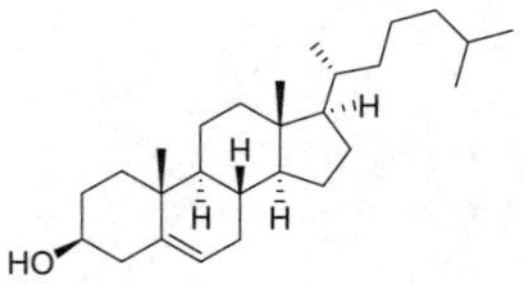 胆甾醇　Cholesterol
24-脱氢胆甾醇 24-Dehydrocholesterol $C_{27}H_{44}O$ Exact Mass: 384.34	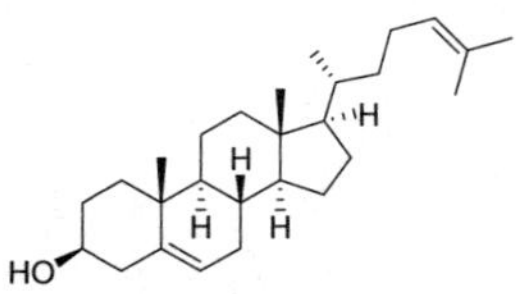 24-脱氢胆甾醇　24-Dehydrocholesterol	5α-胆甾-7-烯-3β-醇 5α-Cholest-7-en-3β-ol $C_{27}H_{46}O$ Exact Mass: 386.35	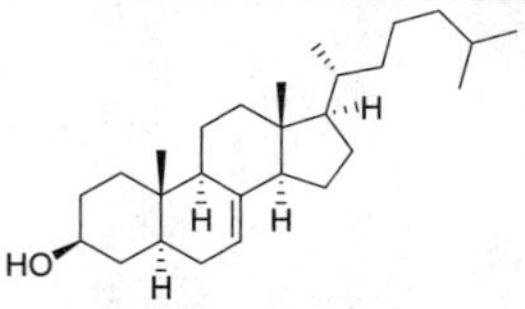 5α-胆甾-7-烯-3β-醇 5α-Cholest-7-en-3β-ol
异脱氢雄甾酮 Dehydroisoandrosterone $C_{19}H_{28}O_2$ Exact Mass: 288.21	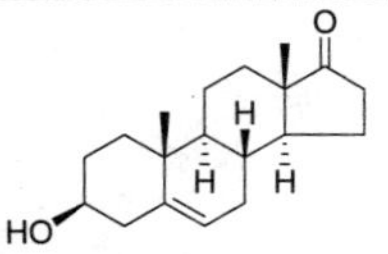 异脱氢雄甾酮　Dehydroisoandrosterone	麝香酮 Muscone $C_{16}H_{30}O$ Exact Mass:238.23	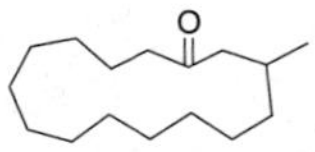 麝香酮 Muscone
5α-雄甾-3,17-二酮 5α-Androstan-3,17-dione $C_{19}H_{28}O_2$ Exact Mass: 288.21	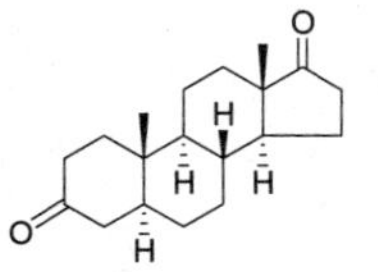 5α-雄甾-3,17-二酮 5α-Androstan-3,17-dione	雄甾-1,4-二烯-3,17-二酮 Androsta-1,4-diene-3,17-dione $C_{19}H_{24}O_2$ Exact Mass: 284.18	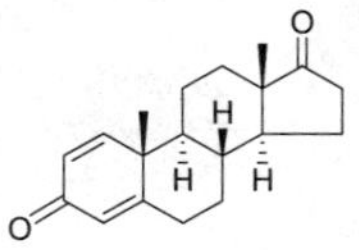 雄甾-1,4-二烯-3,17-二酮 Androsta-1,4-diene-3,17-dione
苯胆烷醇酮 Etiocholanolone $C_{19}H_{32}O_2$ Exact Mass: 292.24	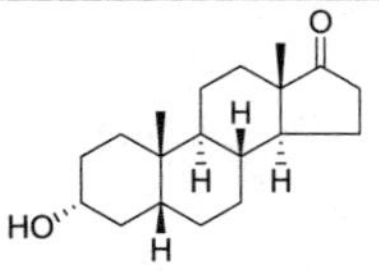 苯胆烷醇酮　Etiocholanolone		

除以上化学成分外，麝香还含有雄甾-2,3,17-三醇、雄甾-3-酮-11,17-二醇等。

参考文献

[1] 韩广甸，林紫云，严崇萍．麝香中雄激素成分5α-雄甾-3β,17α-二醇的合成．中国医药工业杂志, 1994, 25(11): 490-491.

[2] 张皓冰，陶奕，洪筱坤，王智华．气相色谱/质谱(GC/MS)联用测定麝香中甾体成分的研究．中成药, 2005, 27(1): 79-83.

[3] 苏国义，吴艾林，甘小妮，岳碧松，李静．利用气相色谱/质谱联用分析林麝麝香中麝香酮和甾类成分．四川动物, 2009, 28(4): 509-512, 516.

植物油脂和提取物篇

丁香罗勒油

Dingxiangluole You

OCIMUM GRATISSIMUM OIL

【化学成分】

表 2-1-1 丁香罗勒油主要化学成分[1]

中英文名、化学式及相对分子质量	结构图	中英文名、化学式及相对分子质量	结构图
丁香酚 Eugenol $C_{10}H_{12}O_2$ Exact Mass: 164.08	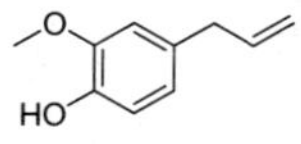 丁香酚 Eugenol	3-侧柏烯 3-Thujene $C_{10}H_{16}$ Exact Mass: 136.13	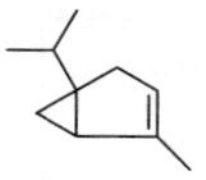 3-侧柏烯 3-Thujene
β-蒎烯 *β*-Pinene $C_{10}H_{16}$ Exact Mass: 136.13	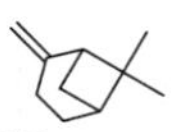 *β*-蒎烯 *β*-Pinene	*β*-月桂烯 *β*-Myrcene $C_{10}H_{16}$ Exact Mass: 136.13	$H_2C{=}CH{-}C({=}CH_2){-}CH_2{-}CH_2{-}CH{=}C(CH_3)_2$ *β*-月桂烯 *β*-Myrcene
(*E*)-*β*-罗勒烯 (*E*)-*β*-Ocimene $C_{10}H_{16}$ Exact Mass: 136.13	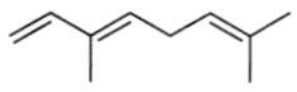 (*E*)-*β*-罗勒烯 (*E*)-*β*-Ocimene	对伞花烃 *p*-Cymene $C_{10}H_{14}$ Exact Mass: 134.11	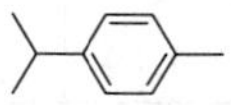 对伞花烃 *p*-Cymene
α-罗勒烯 *α*-Ocimene $C_{10}H_{16}$ Exact Mass: 136.13	$H_2C{=}CH{-}C(CH_3){=}CH{-}CH_2{-}CH_2{-}C({=}CH_2){-}CH_3$ *α*-罗勒烯 *α*-Ocimene	*γ*-萜品烯 *γ*-Terpinene $C_{10}H_{16}$ Exact Mass: 136.13	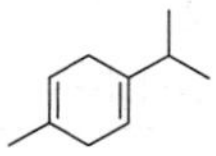 *γ*-萜品烯 *γ*-Terpinene
β-芳樟醇(芳樟醇) *β*-Linalool(Linalool) $C_{10}H_{18}O$ Exact Mass: 154.14	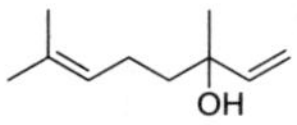 *β*-芳樟醇(芳樟醇) *β*-Linalool(Linalool)	苯乙醇 Phenylethyl alcohol C_7H_8O Exact Mass: 108.06	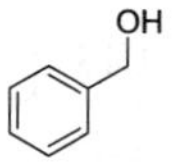 苯乙醇 Phenylethyl alcohol
新别罗勒烯 Neoalloocimene $C_{10}H_{16}$ Exact Mass: 136.13	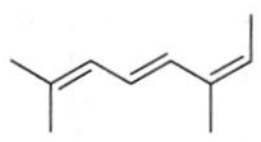 新别罗勒烯 Neoalloocimene	别罗勒烯 Alloocimene $C_{10}H_{16}$ Exact Mass: 136.13	$H_3C{-}CH{=}C(CH_3){-}CH{=}CH{-}CH{=}C(CH_3)_2$ 别罗勒烯 Alloocimene
异长叶薄荷醇 Isopulegol $C_{10}H_{18}O$ Exact Mass: 154.14	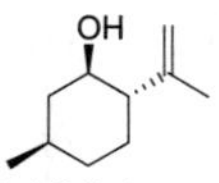 异长叶薄荷醇 Isopulegol	异薄荷酮 Isomenthone $C_{10}H_{18}O$ Exact Mass: 154.14	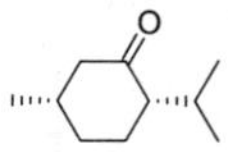 异薄荷酮 Isomenthone
乙酸苯甲酯 Benzyl acetate $C_9H_{10}O_2$ Exact Mass: 150.07	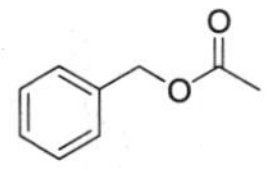 乙酸苯甲酯 Benzyl acetate	萜品烯-4-醇 Terpinene-4-ol $C_{10}H_{18}O$ Exact Mass: 154.14	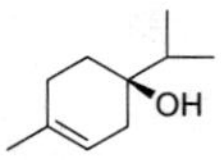 萜品烯-4-醇 Terpinene-4-ol

续表

中英文名、化学式及相对分子质量	结构图	中英文名、化学式及相对分子质量	结构图
丙酸芳樟酯 Linalyl propanoate $C_{13}H_{22}O_2$ Exact Mass: 210.16	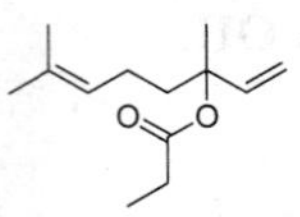 丙酸芳樟酯 Linalyl propanoate	α-萜品醇 α-Terpineol $C_{10}H_{18}O$ Exact Mass: 154.14	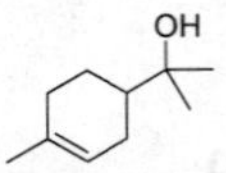 α-萜品醇 α-Terpineol
水杨酸甲酯 Methyl salicylate $C_8H_8O_3$ Exact Mass: 152.05	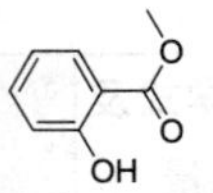 水杨酸甲酯 Methyl salicylate	香茅醇 Citronellol $C_{10}H_{20}O$ Exact Mass: 156.15	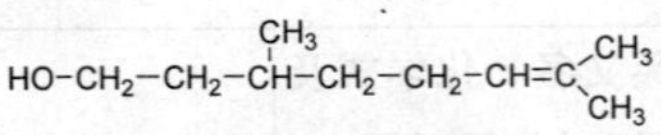 香茅醇 Citronellol
α-荜澄茄烯 α-Cubebene $C_{10}H_{20}O$ Exact Mass: 156.15	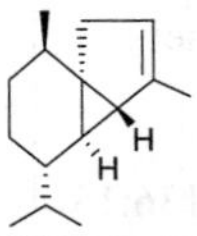 α-荜澄茄烯 α-Cubebene	香草醛 Vanillin $C_8H_8O_3$ Exact Mass: 152.05	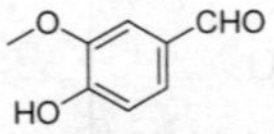 香草醛 Vanillin
石竹烯(β-石竹烯, β-丁香烯) Caryophyllene (β-Caryophyllene) $C_{15}H_{24}$ Exact Mass: 204.19	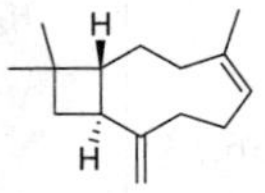 石竹烯 (β-石竹烯, β-丁香烯) Caryophyllene (β-Caryophyllene)	β-荜澄茄烯 β-Cubebene $C_{15}H_{24}$ Exact Mass: 204.19	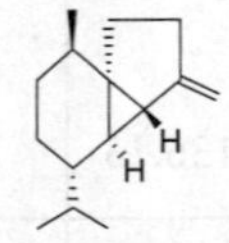 β-荜澄茄烯 β-Cubebene
α-丁香烯(α-石竹烯) α-Caryophyllene $C_{15}H_{24}$ Exact Mass: 204.19	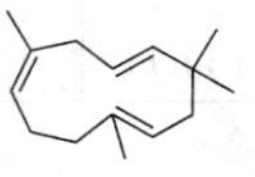 α-丁香烯(α-石竹烯) α-Caryophyllene	γ-依兰油烯 γ-Muurolene $C_{15}H_{24}$ Exact Mass: 204.19	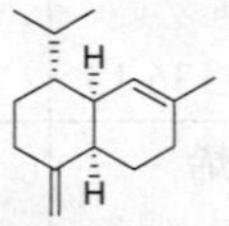 γ-依兰油烯 γ-Muurolene
白菖烯 Calarene $C_{15}H_{24}$ Exact Mass: 204.19	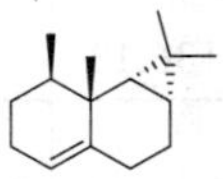 白菖烯 Calarene	咕巴烯 Copaene $C_{15}H_{24}$ Exact Mass: 204.19	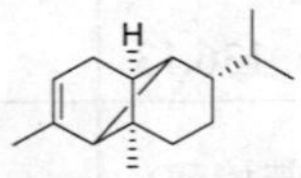 咕巴烯 Copaene
α-金合欢烯(金合欢烯) α-Farnesene(Farnesene) $C_{15}H_{24}$ Exact Mass: 204.19	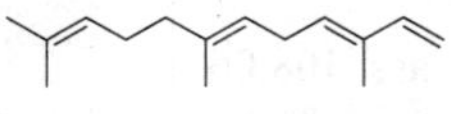 α-金合欢烯(金合欢烯) α-Farnesene(Farnesene)	γ-杜松烯 γ-Cadinene $C_{15}H_{24}$ Exact Mass: 204.19	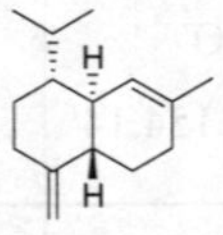 γ-杜松烯 γ-Cadinene
δ-杜松烯 δ-Cadinene $C_{15}H_{24}$ Exact Mass: 204.19	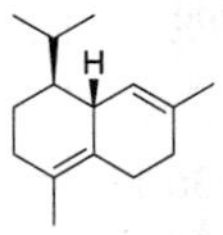 δ-杜松烯 δ-Cadinene	(−)-β-杜松烯 (−)-β-Cadinene $C_{15}H_{24}$ Exact Mass: 204.19	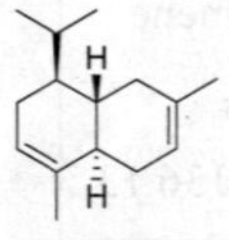 (−)-β-杜松烯 (−)-β-Cadinene
异丁香酚 Isoeugenol $C_{10}H_{12}O_2$ Exact Mass: 164.08	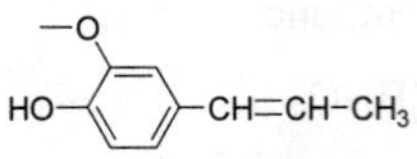 异丁香酚 Isoeugenol	α-依兰油烯 α-Muurolene $C_{15}H_{24}$ Exact Mass: 204.19	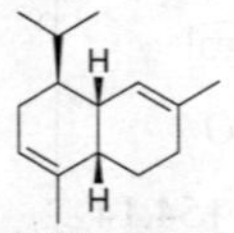 α-依兰油烯 α-Muurolene
邻苯二甲酸乙酯 Diethyl phthalate $C_{12}H_{14}O_4$ Exact Mass: 222.09	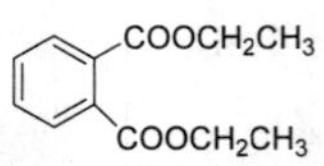 邻苯二甲酸乙酯 Diethyl phthalate	茉莉醛 Jasminaldehyde $C_{14}H_{18}O$ Exact Mass: 202.14	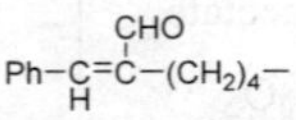 茉莉醛 Jasminaldehyde

八角茴香油

Bajiaohuixiang You

STAR ANISE OIL

【化学成分】

表 2-1-2 八角茴香油主要化学成分[2~4]

中英文名、化学式及相对分子质量	结构图	中英文名、化学式及相对分子质量	结构图
茴香脑 Anethole $C_{10}H_{12}O$ Exact Mass: 148.09	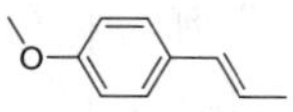 茴香脑 Anethole	茴香醛 Anisaldehyde $C_8H_8O_2$ Exact Mass: 136.05	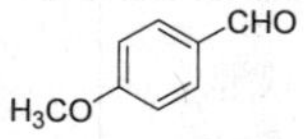 茴香醛 Anisaldehyde
α-蒎烯 α-Pinene $C_{10}H_{16}$ Exact Mass: 136.13	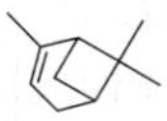 α-蒎烯 α-Pinene	柠檬烯 Limonene $C_{10}H_{16}$ Exact Mass: 136.13	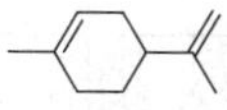 柠檬烯 Limonene
芳樟醇 Linalool $C_{10}H_{18}O$ Exact Mass: 154.14	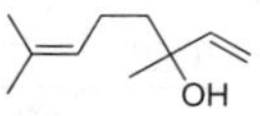 芳樟醇 Linalool	龙脑 Borneol $C_{10}H_{18}O$ Exact Mass: 154.14	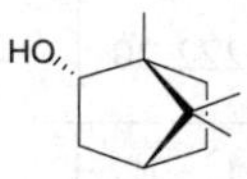 龙脑 Borneol
β-蒎烯 β-Pinene $C_{10}H_{16}$ Exact Mass: 136.13	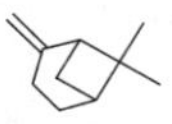 β-蒎烯 β-Pinene	β-月桂烯 β-Myrcene $C_{10}H_{16}$ Exact Mass: 136.13	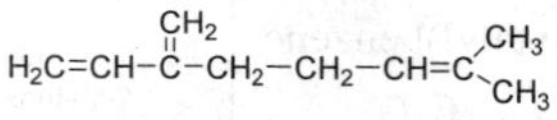 β-月桂烯 β- Myrcene
α-水芹烯 α-Phellandrene $C_{10}H_{16}$ Exact Mass: 136.13	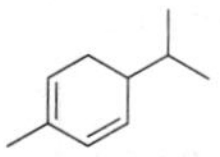 α-水芹烯 α-Phellandrene	异松油烯 Isoterpinene $C_{10}H_{16}$ Exact Mass: 136.13	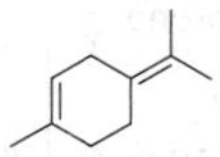 异松油烯 Isoterpinene
1,8-桉叶素(1,8-桉树脑) 1,8-Cineole $C_{10}H_{16}$ Exact Mass: 136.13	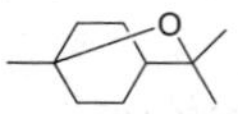 1,8-桉叶素(1,8-桉树脑) 1,8-Cineole	罗勒烯 Ocimene $C_{10}H_{16}$ Exact Mass: 136.13	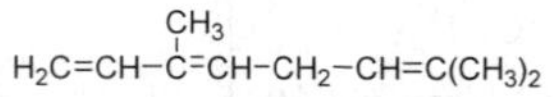 罗勒烯 Ocimene
4-松油醇 4-Terpineol $C_{10}H_{18}O$ Exact Mass: 154.14	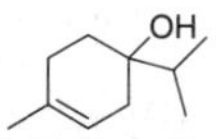 4-松油醇 4-Terpineol	α-松油醇 α-Terpineol $C_{10}H_{18}O$ Exact Mass: 154.14	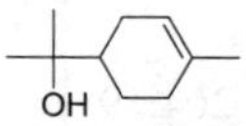 α-松油醇 α-Terpineol
草蒿脑 Estragole $C_{10}H_{12}O$ Exact Mass: 148.09	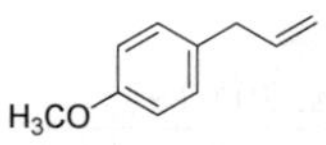 草蒿脑 Estragole	顺茴香醚 *cis*-Anethole $C_{10}H_{12}O$ Exact Mass: 148.09	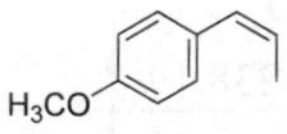 顺茴香醚 *cis*-Anethole
茴香酮 Fenchone $C_{10}H_{16}O$ Exact Mass: 152.12	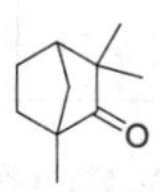 茴香酮 Fenchone	十六烷酸(棕榈酸) Hexadecanoic acid (Palmitic acid) $C_{16}H_{32}O_2$ Exact Mass: 256.24	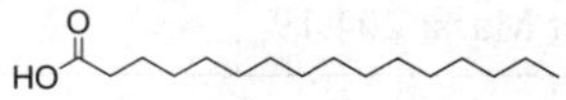 十六烷酸(棕榈酸) Hexadecanoic acid(Palmitic acid)

续表

中英文名、化学式及相对分子质量	结构图	中英文名、化学式及相对分子质量	结构图
亚麻酸 Linolenic acid $C_{18}H_{30}O_2$ Exact Mass: 278.22	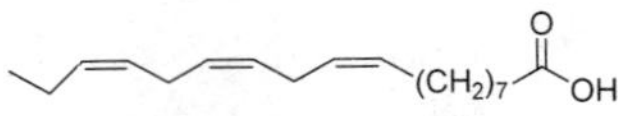 亚麻酸　Linolenic acid	亚油酸 Linoleic acid $C_{18}H_{32}O_2$ Exact Mass: 280.24	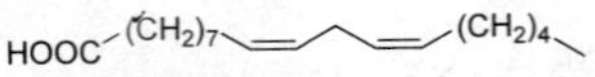 亚油酸　Linoleic acid
油酸 Oleic acid $C_{18}H_{34}O_2$ Exact Mass: 282.26	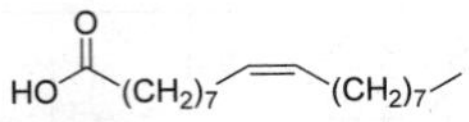 油酸　Oleic acid	硬脂酸 Stearic acid $C_{18}H_{36}O_2$ Exact Mass: 284.27	$HO_2C—(CH_2)_{16}—CH_3$ 硬脂酸　Stearic acid
反橙花叔醇 *trans*-Nerolidol $C_{15}H_{26}O$ Exact Mass: 222.20	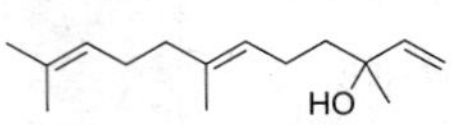 反橙花叔醇　*trans*-Nerolidol	石竹烯氧化物 (丁香烯环氧化物) Caryopyllene oxide $C_{15}H_{24}O$ Exact Mass: 220.18	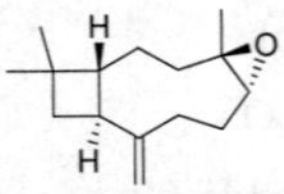 石竹烯环氧化物(丁香烯环氧化物) Caryophyllene oxide
α-杜松醇 α-Cadinol $C_{15}H_{26}O$ Exact Mass: 222.20	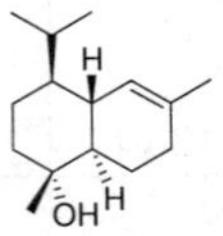 α-杜松醇　α-Cadinol	2,6,10-三甲基十四烷 2,6,10-Trimethyltetradecane $C_{17}H_{36}$ Exact Mass: 240.28	$(CH_3)_2CH—(CH_2)_3—CH(CH_3)—(CH_2)_3—CH(CH_3)—CH_2CH_2CH_2CH_3$ 2,6,10-三甲基十四烷 2,6,10-Trimethyltetradecane
1-甲氧基-4-(1-甲基-2-丙烯基)苯 1-Methoxy-4-(1-methyl-2-propenyl)benzene $C_{11}H_{14}O$ Exact Mass: 162.10	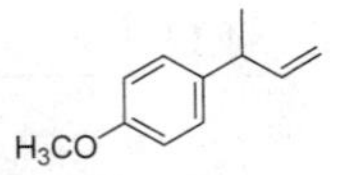 1-甲氧基-4-(1-甲基-2-丙烯基)苯 1-Methoxy-4-(1-methyl-2-propenyl)benzene	β-石竹烯(石竹烯) β-Caryophyllene (Caryophyllene) $C_{15}H_{24}$ Exact Mass: 204.19	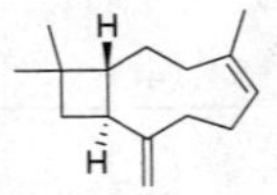 β-石竹烯(石竹烯) β-Caryophyllene (Caryophyllene)
α-香柠檬烯 α-Bergamotene $C_{15}H_{24}$ Exact Mass: 204.19	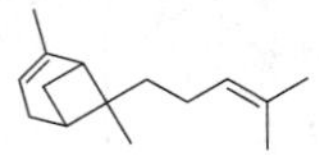 α-香柠檬烯 α-Bergamotene	(*Z*, *E*)-α-金合欢烯 (*Z*, *E*)-α-Farnesene $C_{15}H_{24}$ Exact Mass: 204.19	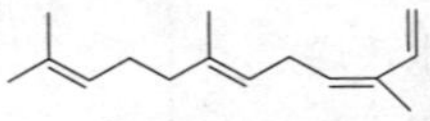 (*Z*, *E*)-α-金合欢烯 (*Z*, *E*)-α-Farnesene
(*E*, *E*)-α-金合欢烯 (*E*, *E*)-α-Farnesene $C_{15}H_{24}$ Exact Mass: 204.19	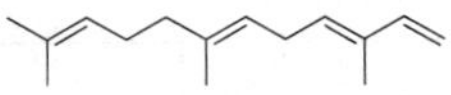 (*E*, *E*)-α-金合欢烯 (*E*, *E*)-α-Farnesene	蛇麻烯 Humulene $C_{15}H_{24}$ Exact Mass: 204.19	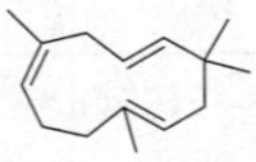 蛇麻烯　Humulene
β-金合欢烯 β-Farnesene $C_{15}H_{24}$ Exact Mass: 204.19	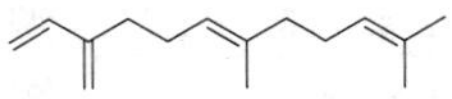 β-金合欢烯　β-Farnesene	甲基异丁香油酚 Methyl isoeugenol $C_{11}H_{14}O_2$ Exact Mass: 178.10	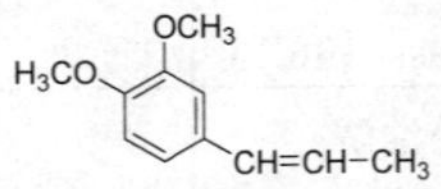 甲基异丁香油酚　Methyl isoeugenol
香叶基戊酸酯 Geranyl valerate $C_{15}H_{26}O_2$ Exact Mass: 238.19	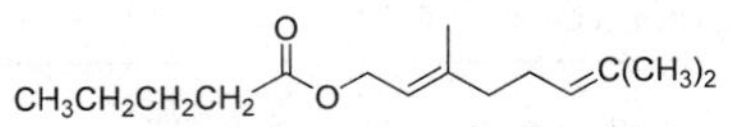 香叶基戊酸酯　Geranyl valerate	β-甜没药烯 β-Bisabolene $C_{15}H_{24}$ Exact Mass: 204.19	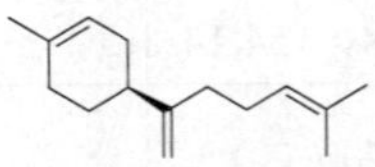 β-甜没药烯　β-Bisabolene
β-杜松烯 β-Cadinene $C_{15}H_{24}$ Exact Mass: 204.19	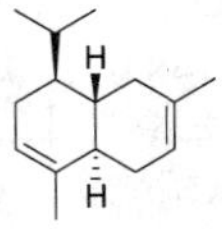 β-杜松烯　β-Cadinene	对伞花烃 *p*-Cymene $C_{10}H_{14}$ Exact Mass: 134.11	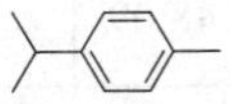 对伞花烃　*p*-Cymene

除以上化学成分外，八角茴香油还含有 1-(3-甲基-2-丁烯氧基)-4-丙烯基苯、1-(3-甲基-2-丁烯酮)-4-(1-丙烯基)苯、异石竹烯等。

广藿香油

Guanghuoxiang You

PATCHOULI OIL

【化学成分】

表 2-1-3 广藿香油主要化学成分[5]

中英文名、化学式及相对分子质量	结构图	中英文名、化学式及相对分子质量	结构图
广藿香醇 Patchouli alcohol $C_{15}H_{26}O$ Exact Mass: 222.20	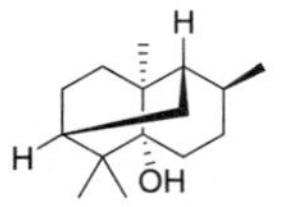 广藿香醇 Patchouli alcohol	*α*-广藿香烯 *α*-Patchoulene $C_{15}H_{24}$ Exact Mass: 204.19	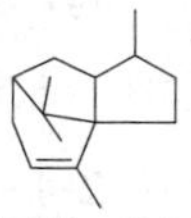 *α*-广藿香烯 *α*-Patchoulene
β-广藿香烯 *β*-Patchoulene $C_{15}H_{24}$ Exact Mass: 204.19	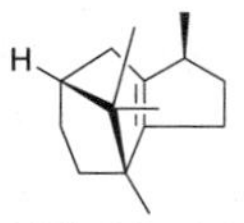 *β*-广藿香烯 *β*-Patchoulene	*β*-榄香烯 *β*-Elemene $C_{15}H_{24}$ Exact Mass: 204.19	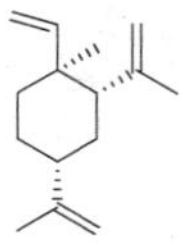 *β*-榄香烯 *β*-Elemene
α-愈创木烯 *α*-Guaiene $C_{15}H_{24}$ Exact Mass: 204.19	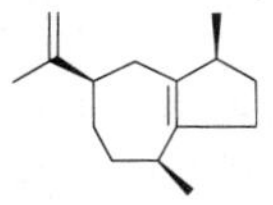 *α*-愈创木烯 *α*-Guaiene	*δ*-愈创木烯 *δ*-Guaiene $C_{15}H_{24}$ Exact Mass: 204.19	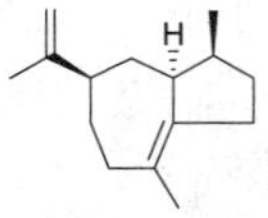 *δ*-愈创木烯 *δ*-Guaiene
蓝桉醇 Globulol $C_{15}H_{26}O$ Exact Mass: 222.20	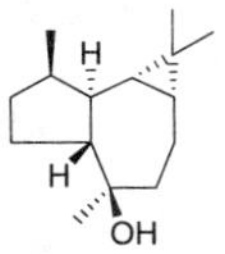 蓝桉醇 Globulol	广藿香酮 Pogostone $C_{12}H_{16}O_4$ Exact Mass: 224.10	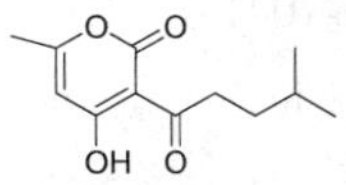 广藿香酮 Pogostone

除以上化学成分外，广藿香油还含有刺蕊草烯等。

丹参总酚酸提取物

Danshenzongfensuan Tiquwu

SALVIA TOTAL PHENOLIC ACIDS

【分析方法】

1 高效液相色谱法测定丹参总酚酸提取物中迷迭香酸与丹酚酸 B 的含量

1.1 仪器

Agilent 1100 高效液相色谱仪，配有二极管阵列检测器。

1.2 色谱条件及系统适应性

色谱柱填充剂：十八烷基硅烷键合硅胶；流动相：乙腈(A 相)-0.05%磷酸溶液(B 相)；梯度洗脱按下表进行；检测波长 286nm；柱温 30°C；流速 1.0mL/min。理论板数按迷迭香酸峰计算应不低于 20000。

时间(min)	流动相 A(%)	流动相 B(%)
0～15	17→23	83→77
15～30	23→25	77→75
30～40	25→90	75→10
40～50	90	10

1.3 对照品溶液的制备

取迷迭香酸对照品和丹酚酸 B 对照品适量，精密称定，加水制成每 1mL 含迷迭香酸 7μg、丹酚酸 B 60μg 的混合溶液，即得。

1.4 供试品溶液的制备

取本品约 5mg，精密称定，置 5mL 量瓶中，加水使溶解，并稀释至刻度，摇匀，用 0.45μm 微孔滤膜滤过，取续滤液，即得。

色谱图如图 2-1-1 所示。

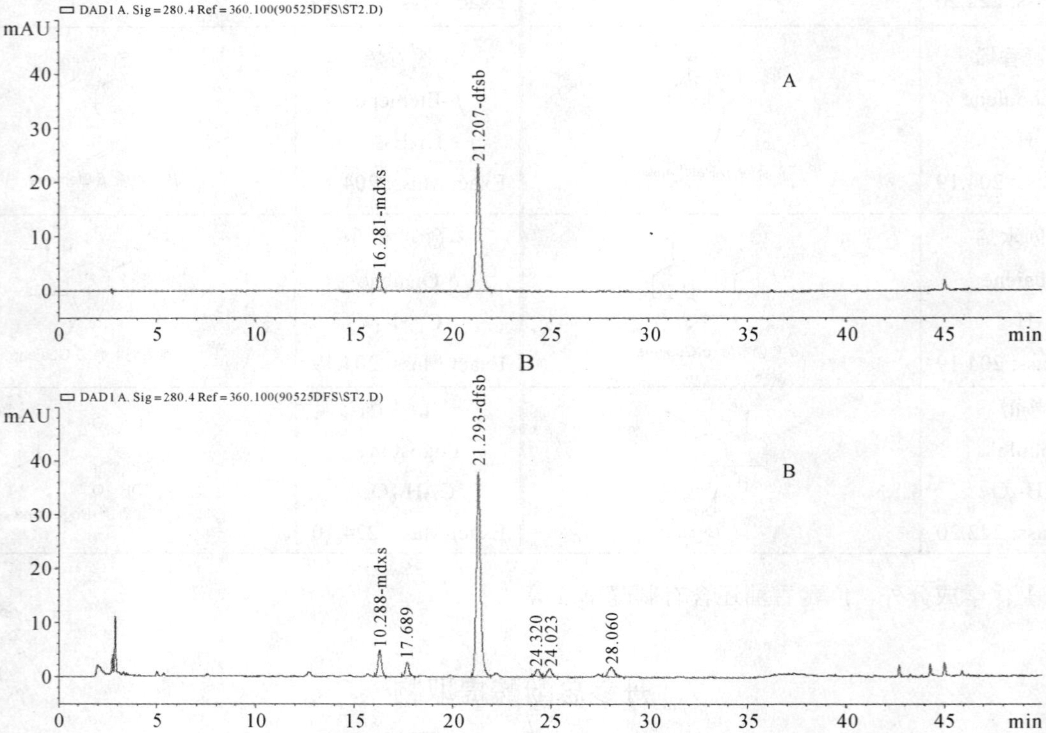

图 2-1-1　丹参总酚酸提取物样品含量测定高效液相色谱图

A. 迷迭香酸、丹酚酸 B 对照品溶液；B. 供试品溶液

丹参酮提取物

Danshentong Tiquwu

TANSHINONES

【分析方法】

1　高效液相色谱法测定丹参酮提取物中隐丹参酮与丹参酮ⅡA 的含量

1.1 仪器与试剂

Agilent 1100 高效液相色谱仪，配有二极管阵列检测器。

1.2 色谱条件及系统适应性

色谱柱填充剂：十八烷基硅烷键合硅胶；流动相：乙腈(A 相)-0.026%磷酸溶液(B 相)；梯度洗脱按下表进行；检测波长 270nm；柱温 25°C；流速 1.2mL/min。理论板数按隐丹参酮峰计算应不低于 20000。

时间(min)	流动相(%)	流动相 B(%)
0～20	60→90	40→10
20～30	90	10

1.3 对照品溶液的制备

取隐丹参酮对照品和丹参酮ⅡA 对照品适量，精密称定，加甲醇制成每 1mL 含隐丹参酮 13μg、丹参酮ⅡA 62μg 的混合溶液，即得。

1.4 供试品溶液的制备

取本品约 5mg，精密称定，置 10mL 量瓶中，加甲醇使溶解，并稀释至刻度，摇匀，用 0.45μm 微孔滤膜滤过，取续滤液，即得。

色谱图如图 2-1-2 所示。

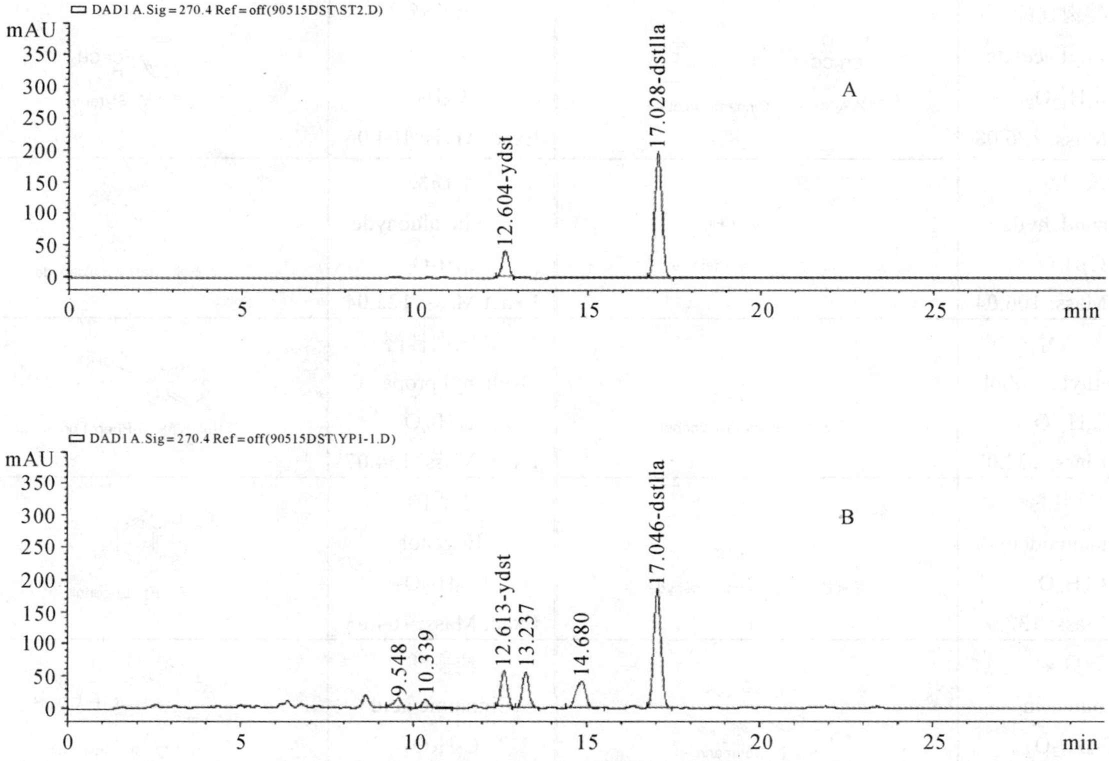

图 2-1-2 丹参酮提取物样品含量测定高效液相色谱图

A. 隐丹参酮、丹参酮ⅡA 对照品溶液；B. 供试品溶液

肉桂油

Rougui You
CINNAMON OIL

【化学成分】

表 2-1-4　肉桂油主要化学成分[6~9]

中英文名、化学式及相对分子质量	结构图	中英文名、化学式及相对分子质量	结构图
反肉桂醛 *trans*-Cinnamaldehyde C_9H_8O Exact Mass: 132.06	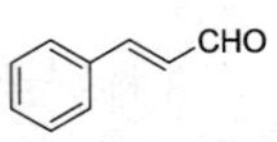 反肉桂醛　*trans*-Cinnamaldehyde	反邻甲氧基肉桂醛 *trans*-2-Methoxy cinnamaldehyde $C_{10}H_{10}O_2$ Exact Mass: 162.07	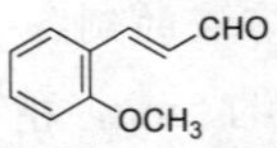 反邻甲氧基肉桂醛 *trans*-2-Methoxy cinnamaldehyde
乙酸肉桂酯 Cinnamyl acetate $C_{11}H_{12}O_2$ Exact Mass: 176.08	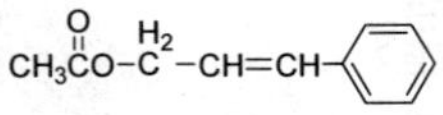 乙酸肉桂酯　Cinnamyl acetate	苯乙烯 Styrene C_8H_8 Exact Mass: 104.06	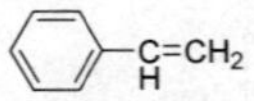 苯乙烯 Styrene
苯甲醛 Benzaldehyde C_7H_6O Exact Mass: 106.04	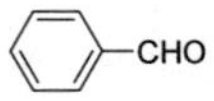 苯甲醛　Benzaldehyde	水杨醛 Salicylic aldehyde $C_7H_6O_2$ Exact Mass: 122.04	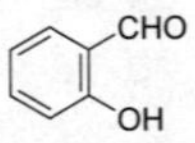 水杨醛　Salicylic aldehyde
苯乙醇 Phenethyl alcohol $C_8H_{10}O$ Exact Mass: 122.07	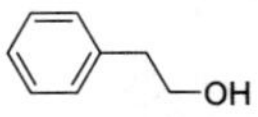 苯乙醇　Phenethyl alcohol	氢化肉桂醛 3-Phenyl propanal $C_9H_{10}O$ Exact Mass: 134.07	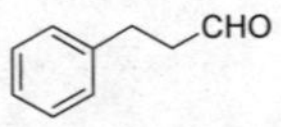 氢化肉桂醛　3-Phenyl propanal
顺肉桂醛 *cis*-Cinnamaldehyde C_9H_8O Exact Mass: 132.06	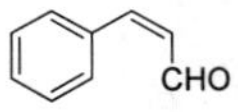 顺肉桂醛　*cis*-Cinnamaldehyde	丁香酚 Eugenol $C_{10}H_{12}O_2$ Exact Mass: 164.08	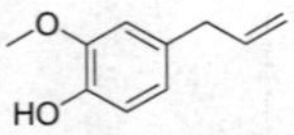 丁香酚　Eugenol
香豆素 Coumarin $C_{24}H_{32}O_3$ Exact Mass: 368.24	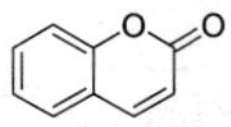 香豆素　Coumarin	桂皮酸 Cinnamic acid $C_9H_8O_2$ Exact Mass: 148.05	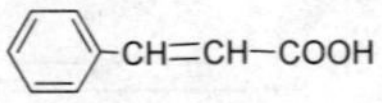 桂皮酸　Cinnamic acid
苯乙醛 Benzeneacetaldehyde C_8H_8O Exact Mass: 120.06	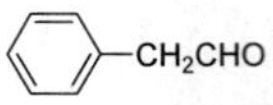 苯乙醛　Benzeneacetaldehyde	苯丙醛 Hydrocinnamaldehyde $C_9H_{10}O$ Exact Mass: 134.07	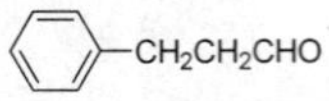 苯丙醛　Hydrocinnamaldehyde
反肉桂醇 *trans*-Cinnamyl alcohol $C_9H_{10}O$ Exact Mass: 134.07	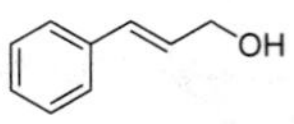 反肉桂醇　*trans*-Cinnamyl alcohol	龙脑 Borneol $C_{10}H_{18}O$ Exact Mass: 154.14	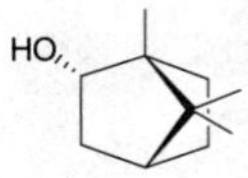 龙脑　Borneol

续表

中英文名、化学式及相对分子质量	结构图	中英文名、化学式及相对分子质量	结构图
乙酸苯乙酯 Phenethyl acetate $C_{10}H_{12}O_2$ Exact Mass: 164.08	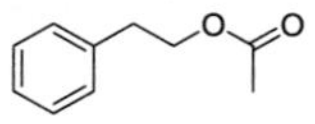 乙酸苯乙酯 Phenethyl acetate		

【分析方法】

1 气相色谱法测定肉桂油中桂皮醛的含量

1.1 仪器

Agilent 6890 气相色谱仪，氢火焰离子检测器。

1.2 色谱条件及系统适应性

色谱柱：弹性石英毛细管柱(30m×0.32mm，0.25μm)HP-5(交联5%苯基甲基聚硅氧烷为固定相)。程序升温：初始温度100℃，以5℃/min的速率升温至150℃，保持5min，再以5℃/min的速率升温至200℃，保持5min；进样口温度为200℃，检测器温度为220℃；分流比为20∶1。理论板数按桂皮醛峰计算应不低于50000。

1.3 对照品溶液的制备

取桂皮醛对照品适量，精密称定，加乙酸乙酯制成每1mL含3mg的溶液，即得。

1.4 供试品溶液的制备

取本品约100mg，精密称定，置25mL量瓶中，加乙酸乙酯至刻度，摇匀，即得。

色谱图如图2-1-3所示。

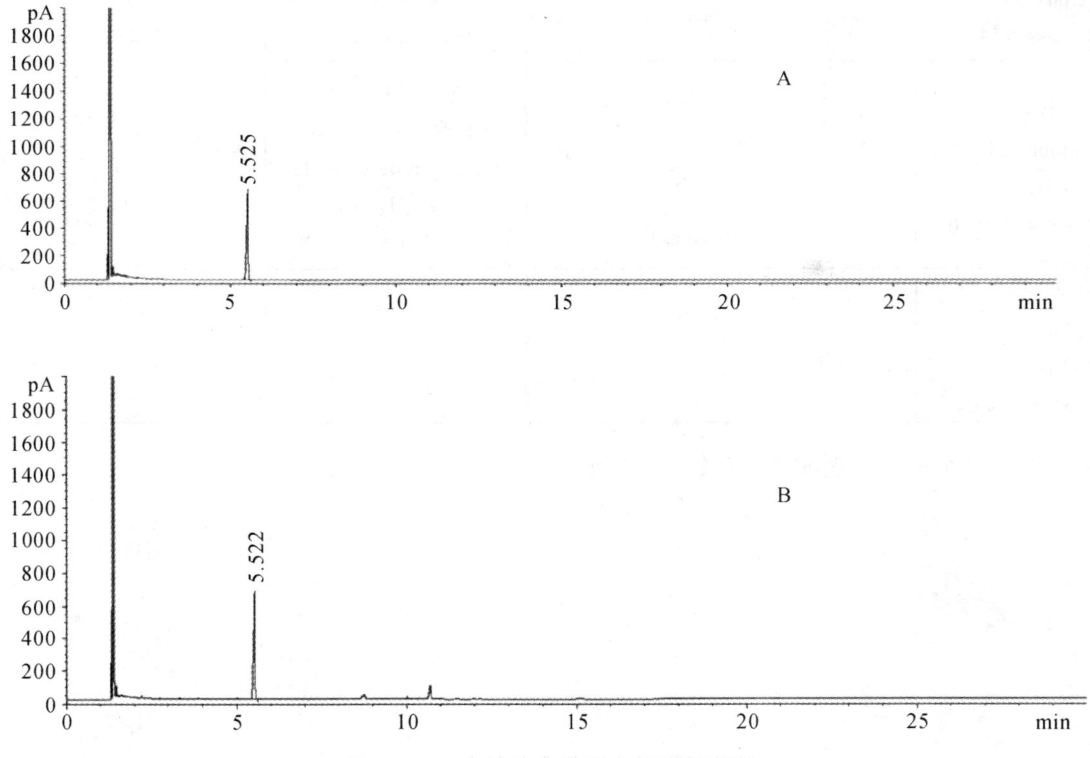

图2-1-3 肉桂油含量测定气相色谱图

A. 桂皮醛对照品溶液；B. 肉桂油供试品溶液

牡荆油

Mujing You

VITEX OIL

【化学成分】

表 2-1-5　牡荆油主要化学成分[10]

中英文名、化学式及相对分子质量	结构图	中英文名、化学式及相对分子质量	结构图
石竹烯(*β*-石竹烯, *β*-丁香烯) Caryophyllene (*β*-Caryophyllene) $C_{15}H_{24}$ Exact Mass: 204.19	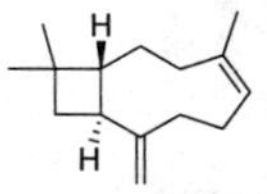 石竹烯(*β*-石竹烯, *β*-丁香烯) Caryophyllene (*β*-Caryophyllene)	*β*-桉叶醇 *β*-Eudesmol $C_{15}H_{28}O$ Exact Mass: 224.21	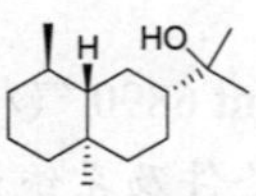 *β*-桉叶醇 *β*-Eudesmol
大根香叶烯 B Germacrene B $C_{15}H_{24}$ Exact Mass: 204.19	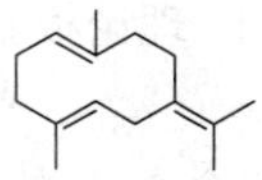 大根香叶烯 B　Germacrene B	*β*-葎草烯 *β*-Humulene $C_{15}H_{24}$ Exact Mass: 204.19	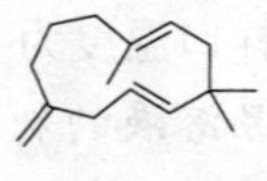 *β*-葎草烯 *β*-Humulene
桉叶油素 Eucalyptol $C_{10}H_{18}O$ Exact Mass: 154.14	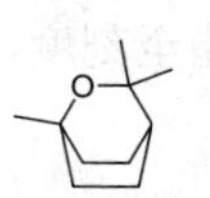 桉叶油素　Eucalyptol	榧叶醇(*δ*-杜松醇) Torreyol(*δ*-Cadinol) $C_{15}H_{26}O$ Exact Mass: 222.2	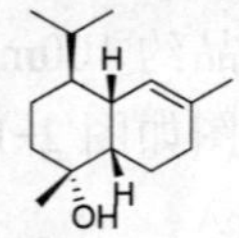 榧叶醇(*δ*-杜松醇)　Torreyol(*δ*-Cadinol)
黑松醇 Thunbergol $C_{20}H_{34}O$ Exact Mass: 290.26	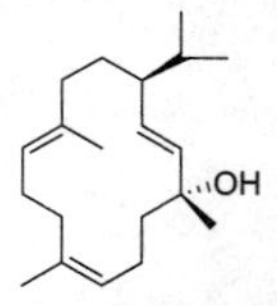 黑松醇　Thunbergol	石竹烯氧化物 (丁香烯环氧化物) Caryophyllene oxide $C_{15}H_{24}O$ Exact Mass: 220.18	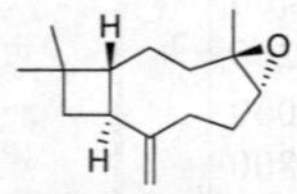 石竹烯环氧化物(丁香烯环氧化物) Caryophyllene oxide
苯酚 Phenol C_6H_6O Exact Mass: 94.04	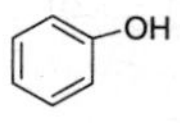 苯酚　Phenol		

除以上化学成分外，牡荆油还含有邻苯二甲酸二异辛酯等。

松节油

Songjie You

TURPENTINE OIL

【化学成分】

表 2-1-6　松节油主要化学成分[11, 12]

中英文名、化学式及相对分子质量	结构图	中英文名、化学式及相对分子质量	结构图
α-蒎烯 *α*-Pinene $C_{10}H_{16}$ Exact Mass: 136.13	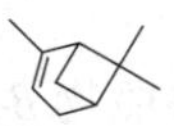 *α*-蒎烯 *α*-Pinene	*β*-蒎烯 *β*-Pinene $C_{10}H_{16}$ Exact Mass: 136.13	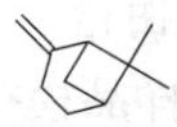 *β*-蒎烯 *β*-Pinene
长叶烯 Longifolene $C_{15}H_{24}$ Exact Mass: 204.19	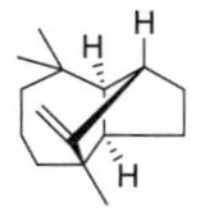 长叶烯 Longifolene	对伞花烃 *p*-Cymene $C_{10}H_{14}$ Exact Mass: 134.11	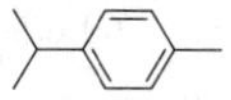 对伞花烃 *p*-Cymene
莰烯 Camphene $C_{10}H_{16}$ Exact Mass: 136.13	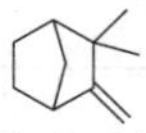 莰烯 Camphene	*α*-香叶烯(*α*-月桂烯) *α*-Myrcene $C_{10}H_{16}$ Exact Mass: 136.13	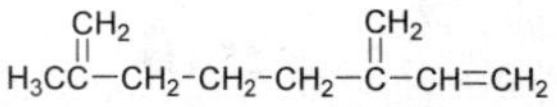 *α*-香叶烯(*α*-月桂烯) *α*-Myrcene
石竹烯(*β*-石竹烯, *β*-丁香烯) Caryophyllene (*β*-Caryophyllene) $C_{15}H_{24}$ Exact Mass: 204.19	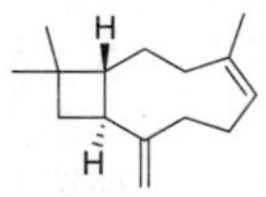 石竹烯(*β*-石竹烯, *β*-丁香烯) Caryophyllene (*β*-Caryophyllene)	*β*-榄香烯 *β*-Elemene $C_{15}H_{24}$ Exact Mass: 204.19	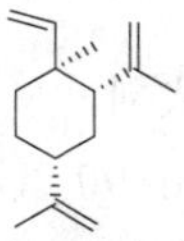 *β*-榄香烯 *β*-Elemene
柠檬烯 Limonene $C_{10}H_{16}$ Exact Mass: 136.13	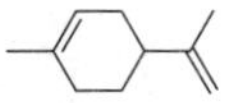 柠檬烯 Limonene	龙脑 Borneol $C_{10}H_{18}O$ Exact Mass: 154.14	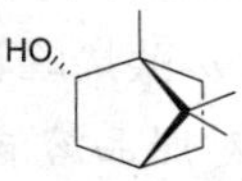 龙脑 Borneol

【分析方法】

1　松节油的气相色谱指纹图谱测定

1.1 仪器

Agilent 6890 气相色谱仪，氢火焰离子检测器。

1.2 色谱条件及系统适应性

色谱柱：50%苯基-50%甲基聚硅氧烷毛细管柱(30m×0.25mm，0.25μm)；程序升温：初始温度 40℃，以 1℃/min 的速率升温至 50℃，再以 3℃/min 的速率升温至 200℃；进样口温度 250℃，检测器温度 300℃；分流比 15∶1；流速 1.0mL/min。理论板数按莰烯计算应不低于 20000，按 *β*-蒎烯峰计算应不低于 40000，莰烯与 *β*-蒎烯的分离度应不低于 5.0。

1.3 对照品溶液的制备

取 *β*-蒎烯对照品、莰烯对照品适量，精密称定，加无水乙醇制成每 1mL 各含 0.2mg 的溶液，即得。

1.4 供试品溶液的制备

取本品约 0.25g，精密称定，置 25mL 棕色量瓶中，用无水乙醇溶解并稀释至刻度，摇匀，即得。

1.5 方法学验证结果

1.5.1 重复性试验

本方法重现性良好，经计算机模拟相似度计算软件计算，指纹图谱的相似度均大于 0.90 (n=6)。

1.5.2 供试品溶液的稳定性

供试品溶液在 7d 内基本保持稳定，指纹图谱的相似度均大于 0.90。

1.6 样品测定结果

采用上述方法，分别精密吸取对照品溶液和供试品溶液各 1μL，注入气相色谱仪，测定了 13 批松节油样品的指纹图谱，经计算机模拟相似度计算软件计算，指纹图谱的相似度为 0.945～1.000。

1.7 对照指纹图谱

以 13 批样品模拟生成松节油的对照指纹图谱，其中峰 S_2 为参照物 β-蒎烯，S_1 峰为参照物莰烯。

指纹图谱如如图 2-1-4 所示。

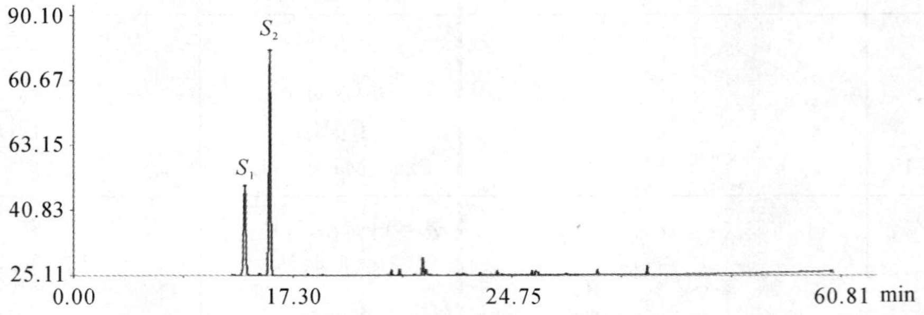

图 2-1-4　松节油对照指纹图谱

2　气相色谱法测定松节油中 α-蒎烯的含量

2.1 仪器与试剂

Agilent 6890 气相色谱仪，氢火焰离子检测器。

2.2 色谱条件及系统适应性

色谱柱：50%苯基-50%甲基聚硅氧烷毛细管柱(30m×0.25mm，0.25μm)；程序升温：初始温度为 50℃，保持 4min，再以 20℃/min 的速率升温至 150℃；进样口温度 250℃，检测器温度 300℃；分流比 15∶1。理论板数按 α-蒎烯峰计算应不低于 8000。

2.3 内标及对照品溶液的制备

取正丁醇适量，精密称定，加无水乙醇制成每 10mg/mL 的溶液，作为内标溶液。另取 α-蒎烯对照品约 70mg，精密称定；置 10mL 棕色量瓶中，加无水乙醇溶解并稀释至刻度，摇匀；精密量取 1mL，置 10mL 量瓶中；精密加入内标溶液 1mL，加无水乙醇至刻度，摇匀，即得。

2.4 供试品溶液的制备

取本品约 0.25g，精密称定；置 25mL 棕色量瓶中，用无水乙醇溶解并稀释至刻度，摇匀；精密量取 1mL，置 10mL 棕色量瓶中；精密加入内标溶液 1mL，用无水乙醇稀释至刻度，摇匀，即得。

2.5 方法学验证结果

2.5.1 线性关系考察

α-蒎烯的进样量在 0.01428～3.57μg，进样量与峰面积呈良好的线性关系。以峰面积为纵坐标 y，进样量(μg)为横坐标 x，线性方程为 $y=1.5048x+0.0097$，$r=0.99999$。

2.5.2 重复性试验

本方法重现性良好，RSD 为 0.25% (n=6)。

2.5.3 加样回收率

加样回收率为 97.3%～99.0%，平均回收率为 98.0%，RSD 为 0.6% (n=9)。

2.5.4 供试品溶液的稳定性

供试品溶液在24h内基本保持稳定，RSD为0.63% (n=6)。

2.6 样品测定结果

采用上述方法，分别精密吸取对照品溶液和供试品溶液各1μL，注入气相色谱仪，测定了13批松节油样品中α-蒎烯的含量，结果为89.5%～97.3%。

色谱图如图2-1-5所示。

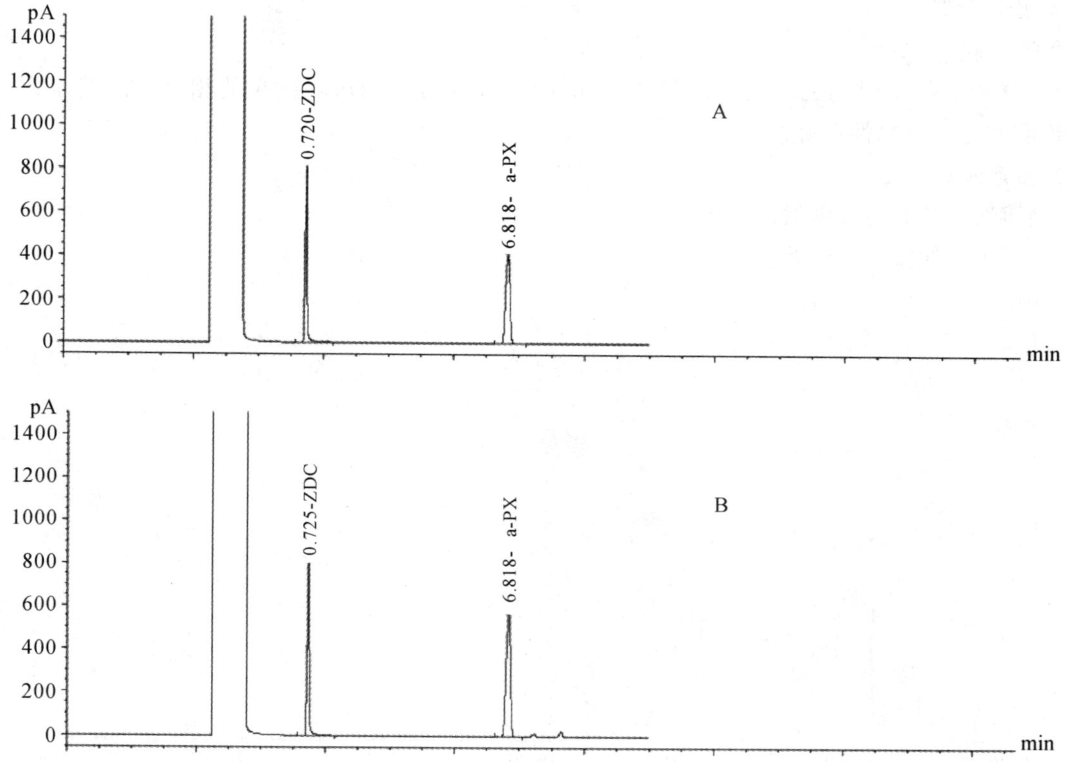

图2-1-5　松节油含量测定气相色谱图

A. α-蒎烯对照品溶液；B. 供试品溶液

茵陈提取物

Yinchen Tiquwu

GAPILLARY WORMWOOD EXTRACT

【分析方法】

1　高效液相色谱法测定茵陈提取物的特征图谱

1.1 仪器

Agilent 1100高效液相色谱仪，配有二极管阵列检测器。

1.2 色谱条件与系统适用性试验

色谱柱填充剂：十八烷基硅烷键合硅胶；流动相：甲醇-0.05%磷酸溶液；梯度洗脱见下表；检测波长327nm。理论板数按绿原酸峰计算应不低于50000。

时间(min)	甲醇(%)	0.05%磷酸溶液(%)
0	10	90
75	60	40

1.3 对照品溶液的制备

精密称取绿原酸对照品适量，加60%甲醇制成每1mL含0.1mg的溶液，即得。

1.4 供试品溶液的制备

取对羟基苯乙酮含量测定项下供试品溶液，即得。特征图谱应有7个特征峰，供试品特征图谱中与参照物峰相应的峰为*S*峰，计算各特征峰比值，7个特征峰的相对保留时间分别为0.509(1)、0.627(2)、1.000(*S*)、1.109(3)、2.045(4)、2.075(5)、2.367(6)。

1.5 积分参数

Slope Sensitivity：1；peak width：0.1；最小峰面积为10，最小峰高为*S*峰峰高的1.5%。

1.6 方法学验证结果

1.6.1 重复性试验

各特征峰相对保留时间的相对标准偏差为0.00%～0.04%，相对峰面积的相对标准偏差为0.00%～2.20%，说明本方法重复性良好。

1.6.2 供试品溶液的稳定性

供试品溶液在72h内基本保持稳定。

对照特征图谱如图2-1-6所示。

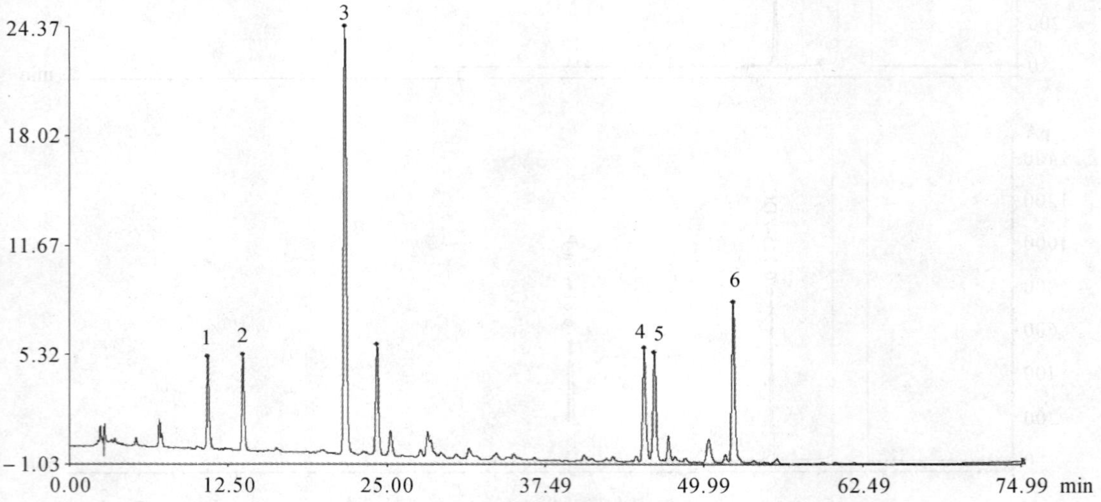

图2-1-6　茵陈提取物对照特征图谱

2　高效液相色谱法测定茵陈提取物中绿原酸的含量

2.1 仪器

Agilent 1100高效液相色谱仪，配有二极管阵列检测器。

2.2 色谱条件与系统适用性试验

色谱柱填充剂：十八烷基硅烷键合硅胶；流动相：乙腈-0.05%磷酸溶液(10∶90)；流速1.0mL/min；检测波长327nm。理论板数按绿原酸峰计算应不低于10000。

2.3 对照品溶液的制备

精密称取绿原酸对照品适量，置棕色量瓶中，加50%甲醇制成每1mL含40μg的溶液，即得。

2.4 供试品溶液的制备

取本品0.3g，精密称定，置50mL棕色量瓶中，加50%甲醇适量，超声处理使溶解，放冷，加50%甲醇至刻度，摇匀，离心；精密量取上清液3mL，置10mL棕色量瓶中，加50%甲醇至刻度，摇匀，即得。

2.5 方法学验证结果

2.5.1 线性关系考察

绿原酸的进样量在0.04025～8.05μg，进样量与峰面积呈良好的线性关系。以峰面积为纵坐标y，进样量(μg)为横坐标x，$y=2862.69x-14.92$，$r=0.99999$。

2.5.2 重复性试验

本方法重现性良好，RSD为2.34% ($n=6$)。

2.5.3 准确度试验

加样回收率为 99.733%～102.597%，平均回收率为 101.1%，RSD 为 0.89% (n=9)。

2.5.4 供试品溶液的稳定性

供试品溶液在 26h 内基本保持稳定，RSD 为 0.56% (n=7)。

2.6 样品测定结果

采用上述方法，分别精密吸取对照品溶液和供试品溶液各 10μL，注入液相色谱仪，测定了 8 批茵陈提取物样品中绿原酸的含量，结果为 0.81%～2.68%。

色谱图如图 2-1-7 所示。

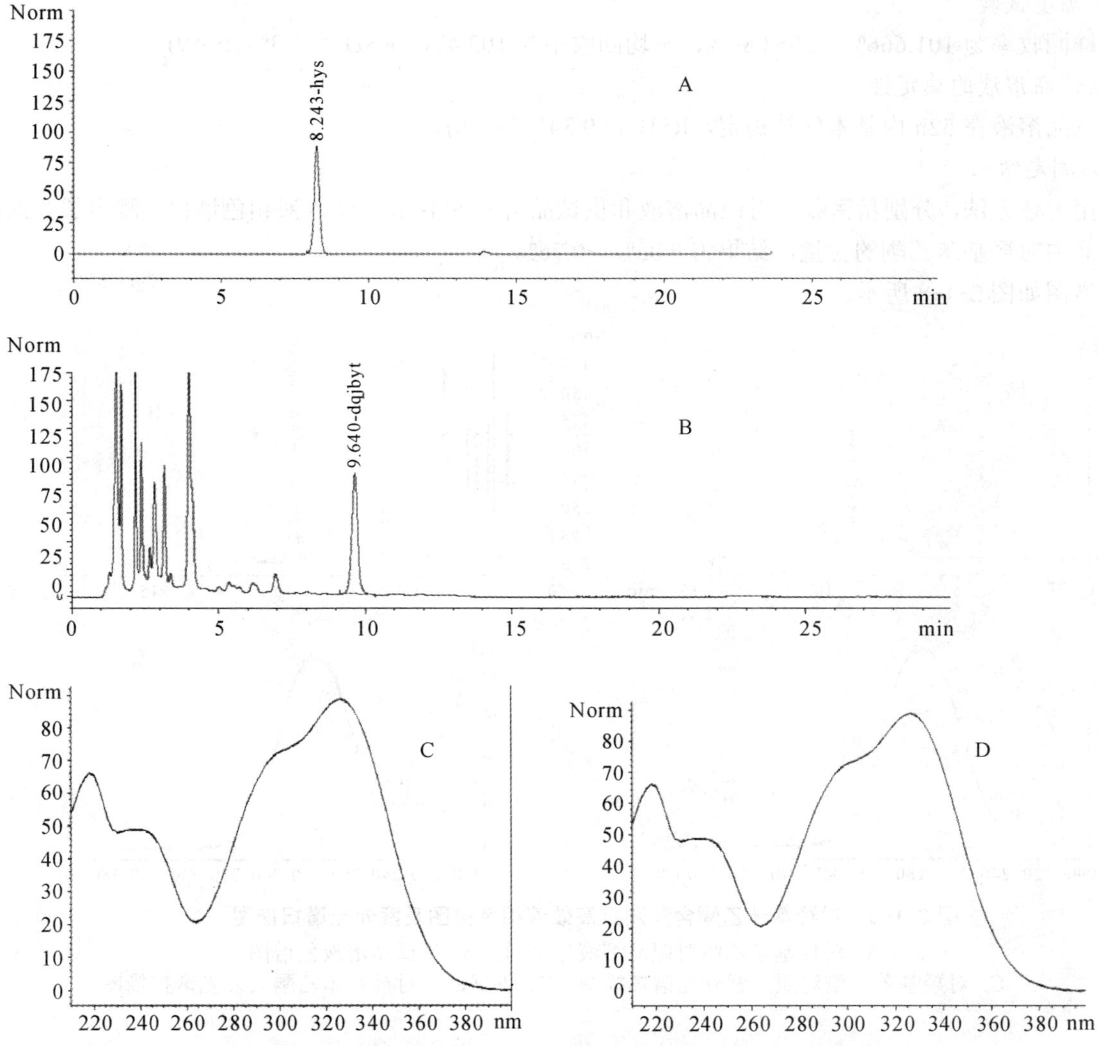

图 2-1-7 绿原酸含量测定高效液相色谱图及紫外光谱扫描图

A. 绿原酸对照品溶液色谱图；B. 供试品溶液色谱图；

C. 绿原酸对照品紫外光谱扫描图；D. 供试品中绿原酸紫外光谱扫描图

3 高效液相色谱法测定茵陈提取物中对羟基苯乙酮的含量

3.1 仪器

Agilent 1100 高效液相色谱仪，配有二极管阵列检测器。

3.2 色谱条件与系统适用性试验

色谱柱填充剂：十八烷基硅烷键合硅胶；流动相：乙腈-0.05%磷酸溶液(15∶80)；流速 1.0mL/min；检测波长 275nm。理论板数按对羟基苯乙酮峰计算应不低于 10000。

3.3 对照品溶液的制备

精密称取对羟基苯乙酮对照品适量，加 50%甲醇制成每 1mL 含 10μg 的溶液，即得。

3.4 供试品溶液的制备

取绿原酸含量测定项下离心后的上清液，即得。

3.5 方法学验证结果

3.5.1 线性关系考察

对羟基苯乙酮的进样量在0.010152～2.538μg，进样量与峰面积呈良好的线性关系。以峰面积为纵坐标y，进样量(μg)为横坐标x，$y=5882.69x+14.12$，$r=0.99998$。

3.5.2 重复性试验

本方法重现性良好，RSD为4.6%（$n=6$）。

3.5.3 准确度试验

加样回收率为101.666%～105.080%，平均回收率为103.4%，RSD为1.3%（$n=9$）。

3.5.4 供试品溶液的稳定性

供试品溶液在52h内基本保持稳定，RSD为0.34%（$n=6$）。

3.6 样品测定结果

采用上述方法，分别精密吸取对照品溶液和供试品溶液各10μL，注入液相色谱仪，测定了8批茵陈提取物样品中对羟基苯乙酮的含量，结果为0.03%～0.76%。

色谱图如图2-1-8所示。

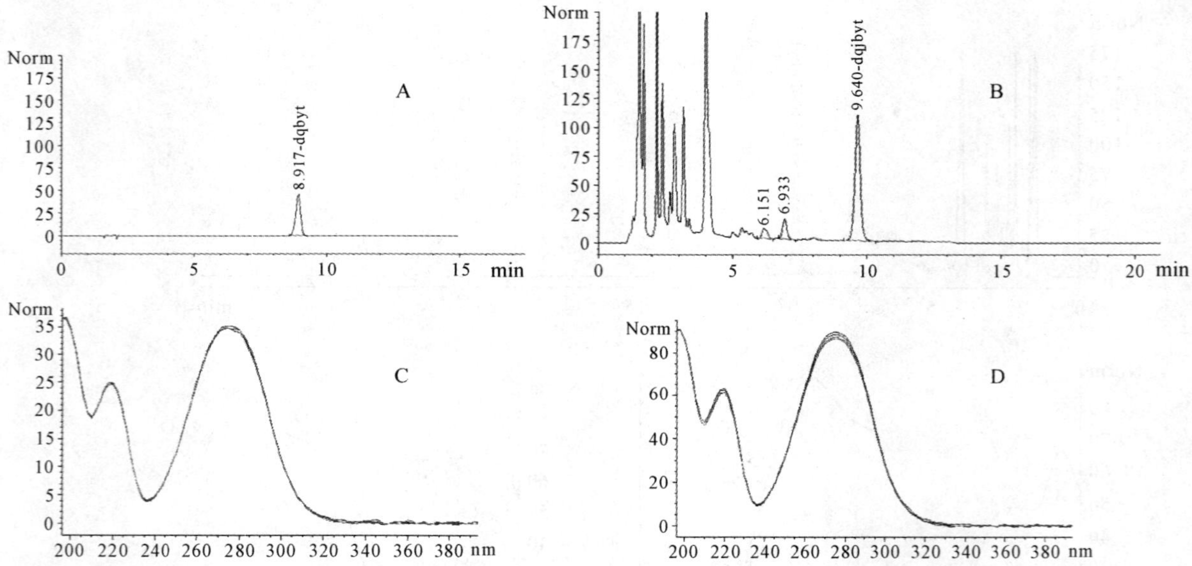

图2-1-8　对羟基苯乙酮含量测定高效液相色谱图及紫外光谱扫描图

A. 对羟基苯乙酮对照品溶液色谱图；B. 供试品溶液色谱图；
C. 对羟基苯乙酮对照品紫外光谱扫描图；D. 供试品中对羟基苯乙酮紫外光谱扫描图

茶油

ChaYou

TEA-SEED OIL

【化学成分】

茶油主要化学成分有角鲨烯和脂肪酸等[13]。

莪术油

Eshu You

ZEDOARY TURMERIC OIL

【化学成分】

表 2-1-7　莪术油主要化学成分[14, 15]

中英文名、化学式及相对分子质量	结构图	中英文名、化学式及相对分子质量	结构图
莪术二酮 Curdione $C_{15}H_{24}O_2$ Exact Mass: 236.18	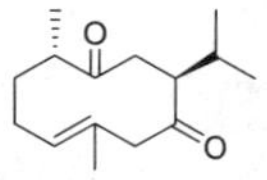 莪术二酮 Curdione	莪术醇 Curcumol $C_{15}H_{24}O_2$ Exact Mass: 236.18	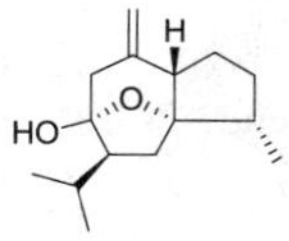 莪术醇 Curcumol
吉马酮 Germacrone $C_{15}H_{22}O$ Exact Mass: 218.17	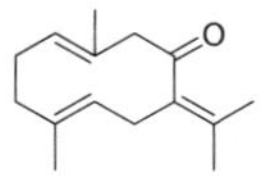 吉马酮 Germacrone	莪术烯 Curzerene $C_{15}H_{20}O$ Exact Mass: 216.15	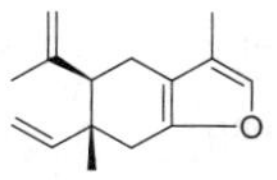 莪术烯 Curzerene
蓬莪术环二烯 Furanodiene $C_{15}H_{20}O$ Exact Mass: 216.15	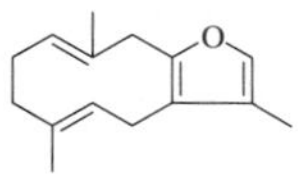 蓬莪术环二烯 Furanodiene	*β*-榄香烯 *β*-Elemene $C_{15}H_{24}$ Exact Mass: 204.19	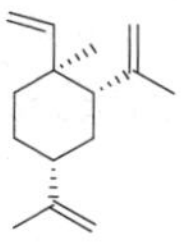 *β*-榄香烯 *β*-Elemene
Difurocumenone $C_{30}H_{36}O_3$ Exact Mass: 444.27	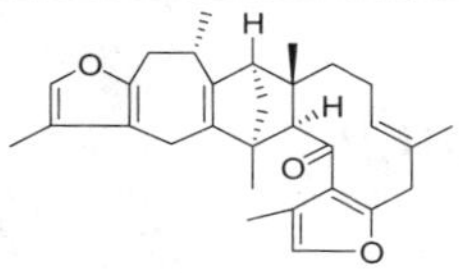 Difurocumenone	Curcumafuranol $C_{15}H_{20}O_2$ Exact Mass: 232.15	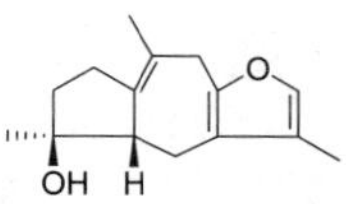 Curcumafuranol
表莪术酮 4-Epicurcumenol $C_{15}H_{22}O_2$ Exact Mass: 234.16	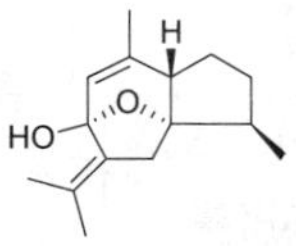 表莪术酮 4-Epicurcumenol	异莪术醇 Isocurcumenol $C_{15}H_{22}O_2$ Exact Mass: 234.16	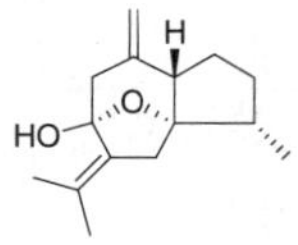 异莪术醇 Isocurcumenol
原姜黄环氧奥烯醇 (原莪术醇) Procurcumenol $C_{15}H_{22}O_2$ Exact Mass: 234.16	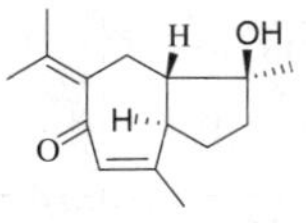 原姜黄环氧奥烯醇(原莪术醇) Procurcumenol	去氢莪术二酮 (去氢氧姜黄二酮) Dehydrocurdione $C_{15}H_{22}O_2$ Exact Mass: 234.16	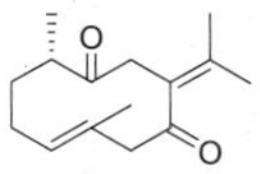 去氢莪术二酮(去氢氧姜黄二酮) Dehydrocurdione
异莪术烯醇 Iso-curcumenol $C_{15}H_{22}O_2$ Exact Mass: 234.16	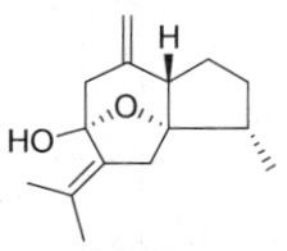 异莪术烯醇 Iso-curcumenol	Difurocumenone $C_{30}H_{36}O_3$ Exact Mass: 444.27	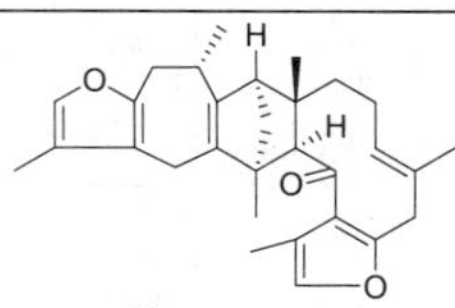 Difurocumenone
四甲基吡嗪 Tetramethylpyrazine $C_8H_{12}N_2$ Exact Mass: 136.10	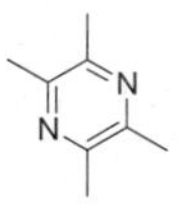 四甲基吡嗪 Tetramethylpyrazine	桉油精 Cineole $C_{10}H_{18}O$ Exact Mass: 154.14	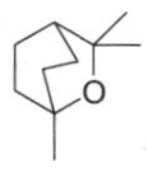 桉油精 Cineole

续表

中英文名、化学式及相对分子质量	结构图	中英文名、化学式及相对分子质量	结构图
龙脑 Borneol $C_{10}H_{18}O$ Exact Mass: 154.14	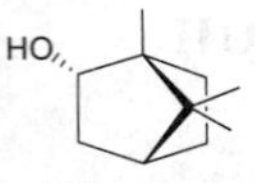 龙脑 Borneol	异龙脑 Isoborneol $C_{10}H_{18}O$ Exact Mass: 154.14	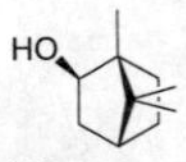 异龙脑 Isoborneol
樟烯(莰烯) Camphene $C_{10}H_{16}$ Exact Mass: 136.13	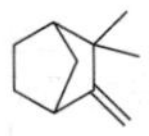 樟烯(莰烯) Camphene	樟脑 Camphor $C_{10}H_{16}O$ Exact Mass: 152.12	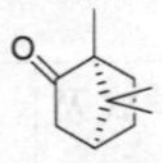 樟脑 Camphor
β-蒎烯 β-Pinene $C_{10}H_{16}$ Exact Mass: 136.13	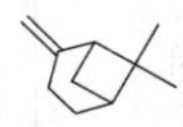 β-蒎烯 β-Pinene	α-蒎烯 α-Pinene $C_{10}H_{16}$ Exact Mass: 136.13	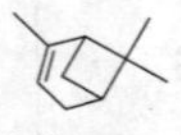 α-蒎烯 α-Pinene
对甲氧基桂皮酸乙酯 Ethyl-p-methoxy cinnamate $C_{12}H_{14}O_3$ Exact Mass: 206.09	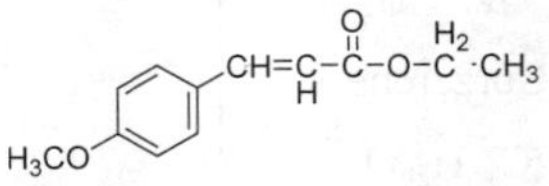 对甲氧基桂皮酸乙酯 Ethyl-p-methoxy cinnamate		

除以上化学成分外，莪术油还含去氧莪术酮、焦莪术酮等。

桉油

An You

EUCALYPTUS OIL

【化学成分】

表 2-1-8　桉油主要化学成分[16]

中英文名、化学式及相对分子质量	结构图	中英文名、化学式及相对分子质量	结构图
α-蒎烯 α-Pinene $C_{10}H_{16}$ Exact Mass: 136.13	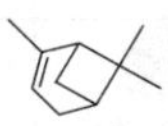 α-蒎烯 α-Pinene	Sabinene $C_{10}H_{16}$ Exact Mass: 136.13	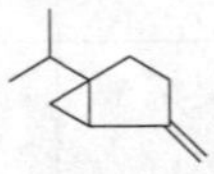 Sabinene
β-蒎烯 β-Pinene $C_{10}H_{16}$ Exact Mass: 136.13	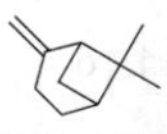 β-蒎烯 β-Pinene	β-月桂烯 β-Myrcene $C_{10}H_{16}$ Exact Mass: 136.13	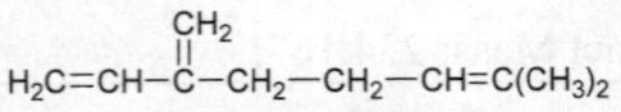 β-月桂烯 β-Myrcene
α-萜品烯 α-Terpinene $C_{10}H_{16}$ Exact Mass: 136.13	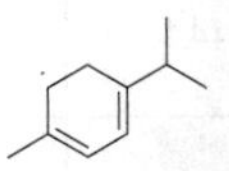 α-萜品烯 α-Terpinene	柠檬烯 Limonene $C_{10}H_{16}$ Exact Mass: 136.13	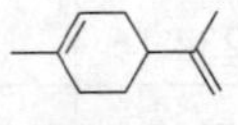 柠檬烯 Limonene

续表

中英文名、化学式及相对分子质量	结构图	中英文名、化学式及相对分子质量	结构图
α-水芹烯 α-Phellandrene $C_{10}H_{16}$ Exact Mass: 136.13	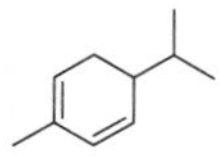 α-水芹烯 α-Phellandrene	1,8-桉油素 1,8-Cineol $C_{10}H_{18}O$ Exact Mass: 154.14	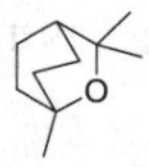 1,8-桉油素 1,8-Cineol
γ-萜品烯 γ-Terpinene $C_{10}H_{16}$ Exact Mass: 136.13	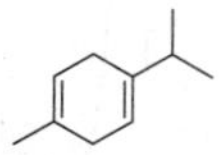 γ-萜品烯 γ-Terpinene		

积雪草总苷

Jixuecao Zonggan

CENTELLA TOTAL GLUCOSIDES

【分析方法】

1 积雪草总苷的液相色谱特征图谱测定

1.1 仪器

Agilent 1100 高效液相色谱仪，配有二极管阵列检测器。

1.2 色谱条件及系统适应性

色谱柱填充剂：十八烷基硅烷键合硅胶(25cm×4.6mm，5μm)；流动相：乙腈-2mmol/L *β*-环糊精溶液(24∶76)；流速 1.0mL/min；检测波长 205nm。理论板数按积雪草苷峰计算应不低于 4000，羟基积雪草苷和积雪草苷与相邻色谱峰的分离度应不低于 1.5。

1.3 参照物溶液的制备

取羟基积雪草苷、积雪草苷对照品，加甲醇制成每 1mL 各含 0.2mg 的溶液，即得。

1.4 供试品溶液的制备

取本品约 50mg，精密称定，置 50mL 量瓶中，加甲醇使溶解，并稀释至刻度，摇匀，滤过，取续滤液，即得。

1.5 方法学验证结果

1.5.1 重复性试验

本方法重现性良好，经计算机模拟相似度计算软件计算，特征图谱的相似度均大于 0.90 (n=6)。

1.5.2 供试品溶液的稳定性

供试品溶液在 7d 内基本保持稳定，特征图谱的相似度均大于 0.90。

1.6 样品测定结果

采用上述方法，分别精密吸取对照品溶液和供试品溶液各 10μL，注入液相色谱仪，测定了 11 批积雪草总苷样品的特征图谱，经计算机模拟相似度计算软件计算，特征图谱的相似度为 0.968～0.999。

1.7 对照特征图谱

以 11 批样品模拟生成积雪草总苷的对照特征图谱，其中峰 S_1 为参照物羟基积雪草苷，S_2 峰为参照物积雪草苷。

对照特征图谱如图 2-1-9 所示。

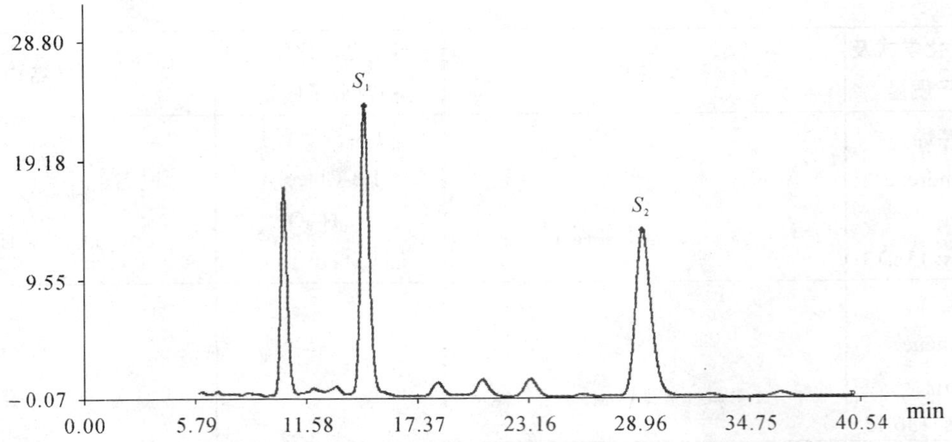

图 2-1-9　积雪草总苷对照特征图谱

2　高效液相色谱法测定积雪草总苷中羟基积雪草苷和积雪草苷的含量

2.1 仪器

Agilent 1100 高效液相色谱仪，配有二极管阵列检测器。

2.2 色谱条件及系统适应性

色谱柱填充剂：十八烷基硅烷键合硅胶；流动相：乙腈-2mmol/L β-环糊精溶液(24∶76)；流速 1.0mL/min，检测波长 205nm。理论板数按积雪草苷峰计算应不低于 4000，羟基积雪草苷和积雪草苷与相邻色谱峰的分离度应不低于 1.5。

2.3 对照品溶液的制备

精密称取羟基积雪草苷和积雪草苷对照品适量，加甲醇制成每 1mL 各含 0.2mg 的溶液，即得。

2.4 供试品溶液的制备

取积雪草总苷样品约 50mg，精密称定，置 50mL 量瓶中，加甲醇使溶解，并稀释至刻度，摇匀，滤过，取续滤液，即得。

2.5 方法学验证结果

2.5.1 线性关系考察

羟基积雪草苷和积雪草苷的进样量分别为 0.181～18.1g 和 0.195～19.5g，进样量与峰面积呈良好的线性关系。以峰面积为纵坐标 y，进样量(μg)为横坐标 x，线性方程分别为 $y=2502x-9.423$，$r=0.99998$ 和 $y=2651.1x-15.211$，$r=0.99998$。

2.5.2 重复性试验

本方法重现性良好，羟基积雪草苷和积雪草苷峰面积的 RSD 分别为 0.36%和 0.49% ($n=6$)。

2.5.3 准确度试验

羟基积雪草苷的加样回收率为 99.62%～100.84%，平均回收率为 100.3%，RSD 为 0.39% ($n=9$)；积雪草苷的加样回收率为 98.97%～99.94%，平均回收率为 99.3%，RSD 为 0.30% ($n=9$)。

2.5.4 供试品溶液的稳定性

供试品溶液在 24h 内基本保持稳定，羟基积雪草苷和积雪草苷峰面积的 RSD 分别为 0.16%和 0.17% ($n=10$)。

2.6 样品测定结果

采用上述方法，分别精密吸取对照品溶液和供试品溶液各 10μL，注入液相色谱仪，测定 9 批积雪草总苷样品中羟基积雪草苷和积雪草苷的含量，结果两者含量总和为 59.4%～66.7%。

色谱图如图 2-1-10 所示。

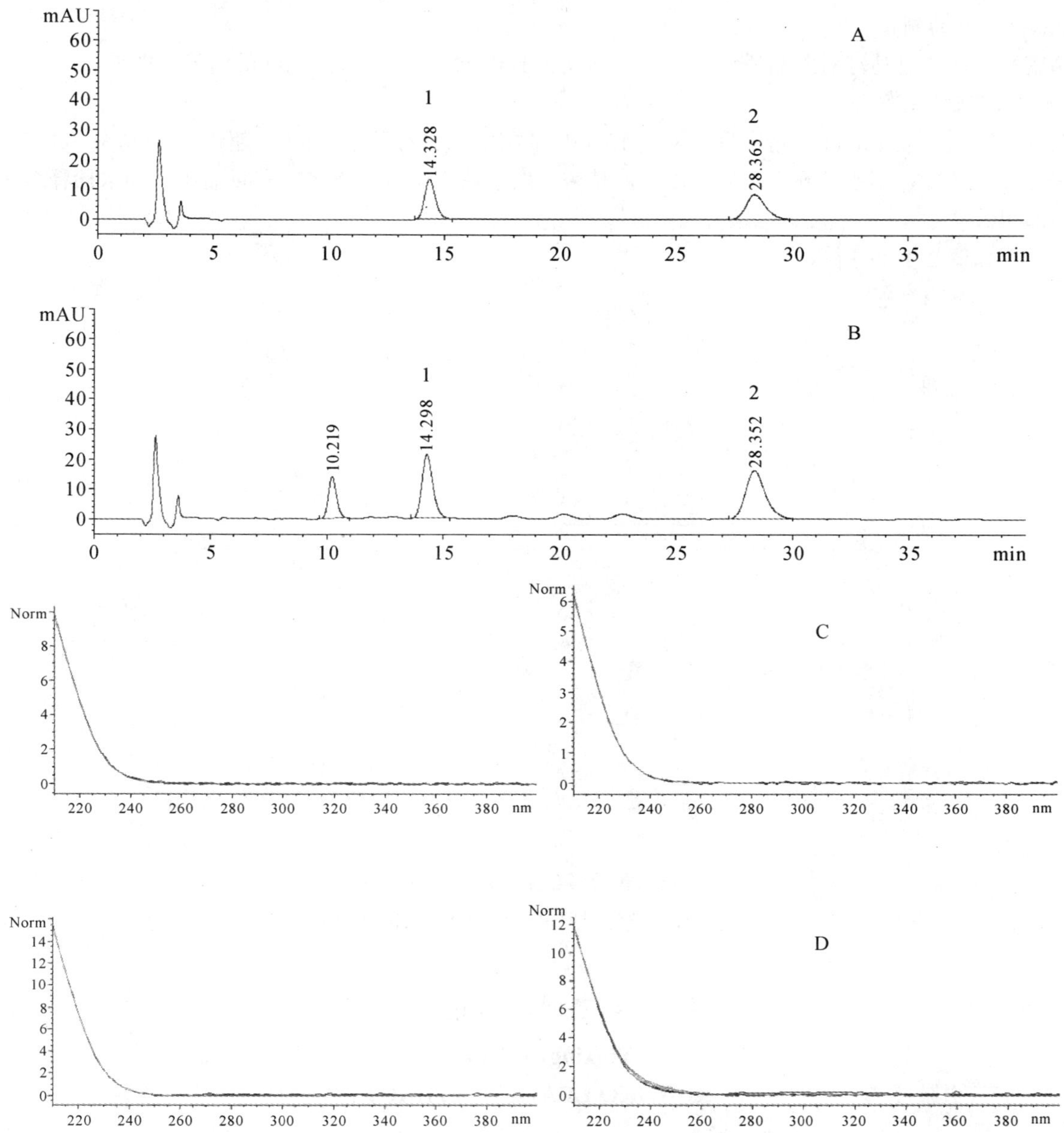

图 2-1-10　积雪草总苷含量测定高效液相色谱及紫外光谱扫描图

A. 羟基积雪草苷和积雪草苷对照品溶液色谱图；B. 供试品溶液色谱图；C. 羟基积雪草苷和积雪草苷对照品紫外光谱扫描图；D. 供试品中羟基积雪草苷和积雪草苷对照品紫外光谱扫描图

1. 羟基积雪草苷；2. 积雪草苷

黄藤素

Huangtengsu

FIBRIURETININ

【分析方法】

1　高效液相色谱法测定黄藤素中盐酸巴马汀的含量

1.1　仪器

Agilent 1100 高效液相色谱仪。

1.2　色谱条件及系统适应性

色谱柱填充剂：十八烷基硅烷键合硅胶；流动相：乙腈-0.4%磷酸溶液(32∶68)；柱温 40℃；检测波长 345nm。理论板数按盐酸巴马汀峰计算应不低于 5000。

1.3 对照品溶液的制备

精密称取盐酸巴马汀对照品适量，加甲醇制成每 1mL 含盐酸巴马汀 40μg 的溶液，即得。

1.4 供试品溶液的制备

取本品研匀，取 100mg，精密称定，置 100mL 量瓶中，加入甲醇 20mL，超声处理(功率 300W，频率 50kHz)5min，放冷，用水稀释至刻度，滤过，精密量取续滤液 2mL，置 50mL 量瓶中，加水稀释至刻度，摇匀，即得。

色谱图如图 2-1-11 所示。

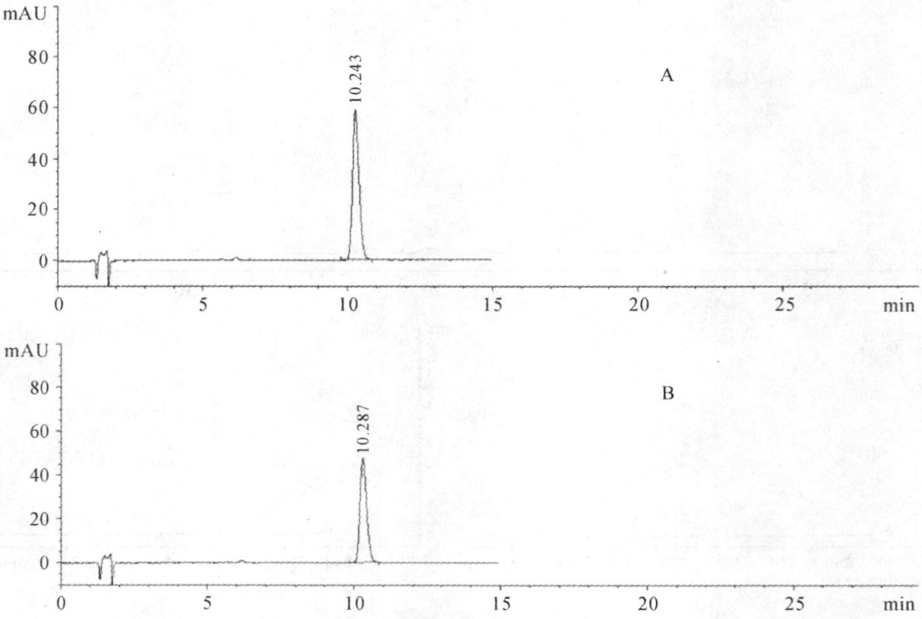

图 2-1-11 黄藤素含量测定高效液相色谱图

A. 盐酸巴马汀对照品溶液；B. 供试品溶液

银杏叶提取物

Yinxingye Tiquwu

GINGKO LEAVES EXTRACT

【分析方法】

1 高效液相色谱法测定银杏叶提取物中银杏酸和漆树酸的含量[17]

1.1 仪器

HP 1100 高效液相色谱仪。

1.2 色谱条件

色谱柱：Zorbax-C_{18}柱(150mm×4.6mm，5μm)；流动相：甲醇-水-冰乙酸(80∶20∶1)；流速 1.2mL/min；检测波长 243nm；柱温 40℃；分析时间约 12min。

1.3 对照品溶液的制备

称取银杏酸和漆树酸对照品，用适量甲醇溶解。

1.4 供试品溶液的制备

称取银杏叶提取物 1g，用 20mL 甲醇超声处理 20min，滤过，即得。

2 高效液相色谱法测定银杏叶提取物中 5 种银杏内酯的含量[18]

2.1 仪器

Waters 515 液相色谱泵。

2.2 色谱条件

色谱柱：Symmetry-C_{18}柱(150mm×3.9mm，5μm)；流动相：甲醇-水(26∶74)；流速 1mL/min；分析时间约 15min。

2.3 对照品溶液的制备

称取银杏内酯 A、银杏内酯 B、银杏内酯 C、银杏内酯 J 和白果内酯对照品，用适量甲醇溶解。

2.4 供试品溶液的制备

称取银杏叶提取物 100mg，用 25mL 乙酸乙酯索氏回流提取 2h，提取液真空干燥，残留物用流动相溶解并定容至 10mL，滤过，即得。

3　高效液相色谱法同时测定银杏叶提取物中 5 种黄酮类成分的含量[19]

3.1 仪器

Shimadzu LC-10A 高效液相色谱仪。

3.2 色谱条件

色谱柱：Kromasil C_{18}柱(250mm×4.6mm，5μm)；流动相：A 相为甲醇，B 相为 0.1%甲酸水溶液；线性梯度洗脱：0～5min 70%～65% B，5～40min 65%～60% B，40～50min 60%～55% B，50～70min 55%～50% B；流速 1mL/min；检测波长 360nm；柱温 40℃；进样体积 20μL。

3.3 对照品溶液的制备

称取芦丁、槲皮苷、槲皮素、山柰酚和异鼠李素对照品，用适量甲醇-0.1%甲酸水溶液(30∶70)溶解。

3.4 供试品溶液的制备

称取银杏叶提取物 160mg，用适量 70%甲醇超声 0.5h，定容至 5mL，滤过，取续滤液用甲醇-0.1%甲酸水(30∶70)溶液稀释 5 倍，滤过，即得。

蓖麻油

Bima You

CASTOR OIL

【化学成分】

表 2-1-9　蓖麻油主要化学成分[20]

中英文名、化学式及相对分子质量	结构图	中英文名、化学式及相对分子质量	结构图
γ-谷甾醇 γ-Sitosterol $C_{29}H_{50}O$ Exact Mass: 414.39	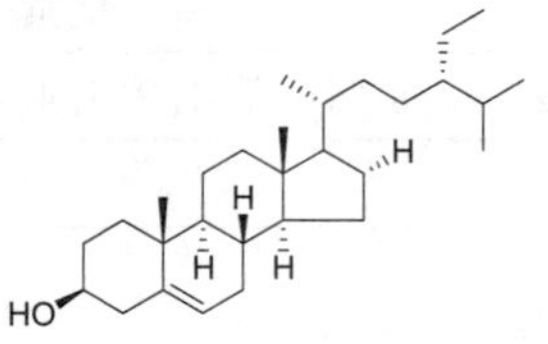 γ-谷甾醇　γ-Sitosterol	豆甾醇 Stigmasterol $C_{29}H_{48}O$ Exact Mass: 412.37	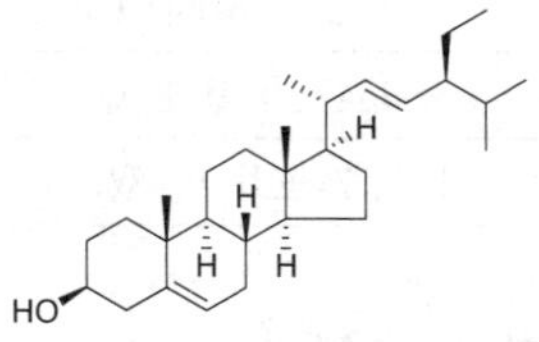 豆甾醇　Stigmasterol
岩藻甾醇 Fucosterol $C_{29}H_{48}O$ Exact Mass: 412.37	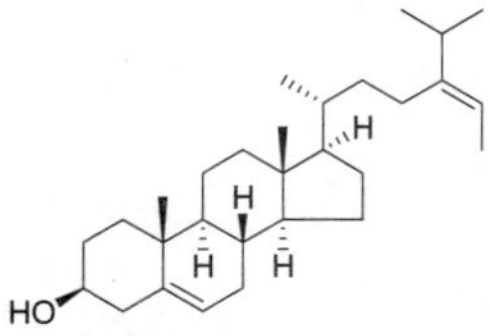 岩藻甾醇　Fucosterol	麦角甾-5-烯-3-醇 Ergost-5-en-3-ol $C_{28}H_{48}O$ Exact Mass: 400.37	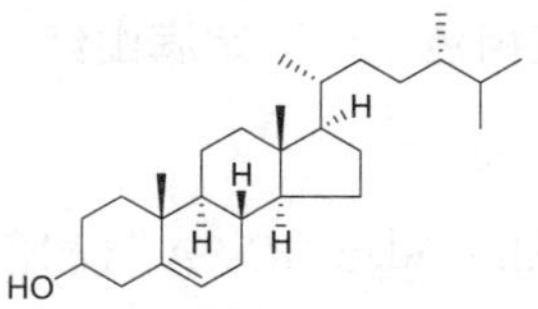 麦角甾-5-烯-3-醇　Ergost-5-en-3-ol
普罗布考 Probucol $C_{31}H_{48}O_2S_2$ Exact Mass: 516.31	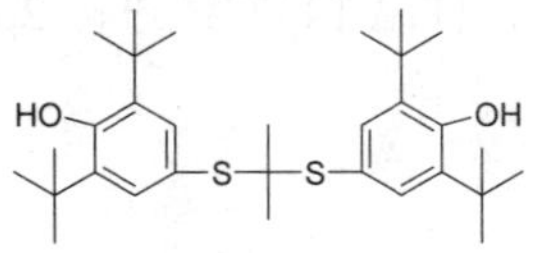 普罗布考　Probucol		

满山红油

Manshanhong You
DAHURIAN RHODODENDRON LEAF OIL

【化学成分】

表 2-1-10a　满山红油主要化学成分[21, 22]

中英文名、化学式及相对分子质量	结构图	中英文名、化学式及相对分子质量	结构图
石竹烯(*β*-石竹烯, *β*-丁香烯) Caryophyllene (*β*-Caryophyllene) $C_{15}H_{24}$ Exact Mass: 204.19	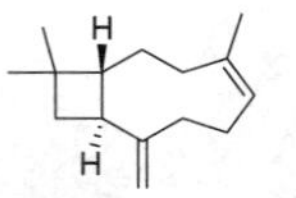 石竹烯(*β*-石竹烯, *β*-丁香烯) Caryophyllene(*β*-Caryophyllene)	石竹烯氧化物 (丁香烯环氧化物) Caryophyllene oxide $C_{15}H_{24}O$ Exact Mass: 220.18	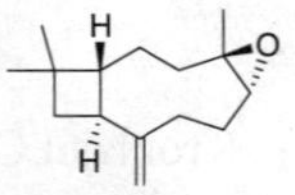 石竹烯环氧化物(丁香烯环氧化物) Caryophyllene oxide
牻牛儿酮(杜鹃酮,大根香叶酮) Germacrone $C_{15}H_{22}O$ Exact Mass: 218.17	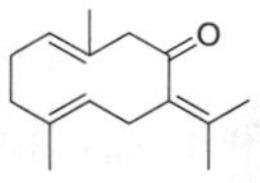 牻牛儿酮(杜鹃酮, 大根香叶酮) Germacrone		

表 2-1-10b　满山红油其他主要化学成分[21, 22]

中文名	中文名
1, 1, 4, 8-四甲基-4, 7, 10-环十一碳三烯	4a, 8-二甲基-2-(1-甲基乙烯基乙基) -1, 2, 3, 4, 4a, 5, 6, 8a-八氢萘
7-甲基-4-甲基乙烯基-1, 2, 3, 4, 4a, 5, 6, 8a-八氢萘	4a-甲基-1-甲基乙烯基-7-(1-甲基乙烯基乙基)十氢萘
1, 7, 7-三甲基-双环[2.2.1]庚-2-醇乙酸酯	1-异丙基-7-甲基-4-甲基乙烯基-1, 2, 3, 4a, 5, 6, 8a-八氢萘
4, 7-二甲基-1-异丙基-1, 2, 3, 5, 6, 8a-六氢萘	6, 10-二甲基-5, 9-十一碳二烯-2-酮
1, 2, 3, 6-四甲基双环[2.2.2]辛-2-烯	檀紫三烯
αα,4a-三甲基-8-甲基乙烯基十氢萘-2-甲醇	*αα*, 4a, 8-四甲基-1, 2, 3, 4, 4a, 5, 6, 8a-八氢萘-2-甲醇
1, 7, 7-三甲基-双环[2.2.1]庚-2-醇乙酸酯	

【分析方法】

1　气相色谱法测定满山红油中牻牛儿酮的含量[22]

1.1 仪器

Shimadzu GC-9A 气相色谱仪。

1.2 色谱条件

色谱柱固定相：苯基甲基硅酮(OV-17)，涂布浓度 1.5%；柱温 145℃；进样 2μL；分析时间约 15min。

1.3 对照品溶液的制备

称取牻牛儿酮对照品，用适量正己烷溶解。

1.4 供试品溶液的制备

称取满山红油 0.5g，用正己烷溶解并定容至 25mL，取该溶液 5mL，湿法上样于硅胶柱(上加 3g 无水硫酸钠)上，先用正己烷 50mL 洗脱，弃去洗脱液，再用正己烷-乙酸乙酯(100∶2)50mL 洗脱，收集洗脱液约 40mL 用正己烷定容至 50mL，即得。

薄荷素油

Bohesu You

PEPPERMINT OIL

【化学成分】

表 2-1-11　薄荷素油主要化学成分[23, 24]

中英文名、化学式及相对分子质量	结构图	中英文名、化学式及相对分子质量	结构图
薄荷脑 Menthol $C_{10}H_{20}O$ Exact Mass: 156.15	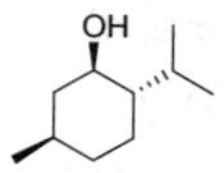 薄荷脑 Menthol	左旋薄荷酮 Menthone $C_{10}H_{18}O$ Exact Mass: 154.14	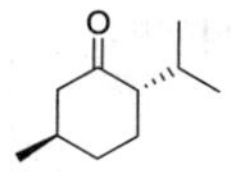 左旋薄荷酮 Menthone
异薄荷酮 Isomenthone $C_{10}H_{18}O$ Exact Mass: 154.14	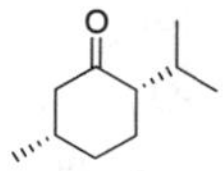 异薄荷酮 Isomenthone	胡薄荷酮 Pulegone $C_{10}H_{16}O$ Exact Mass: 152.12	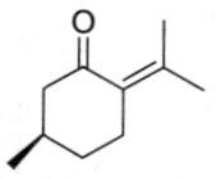 胡薄荷酮 Pulegone
胡椒酮 Piperitone $C_{10}H_{16}O$ Exact Mass: 152.12	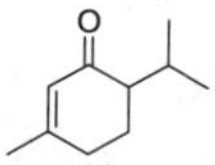 胡椒酮 Piperitone	胡椒烯酮 Piperitenone $C_{10}H_{14}O$ Exact Mass: 150.10	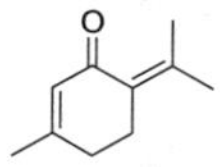 胡椒烯酮 Piperitenone
二氢香芹酮 Dihydrocarvone $C_{10}H_{16}O$ Exact Mass: 152.12	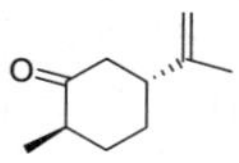 二氢香芹酮 Dihydrocarvone	乙酸薄荷酯 Menthyl acetate $C_{12}H_{22}O_2$ Exact Mass: 198.16	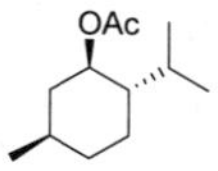 乙酸薄荷酯 Menthyl acetate
乙酸松油酯 Terpinyl acetate $C_{12}H_{20}O_2$ Exact Mass: 196.15	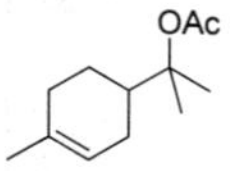 乙酸松油酯 Terpinyl acetate	反乙酸香芹酯 *trans*-Carvyl acetate $C_{12}H_{18}O_2$ Exact Mass: 194.13	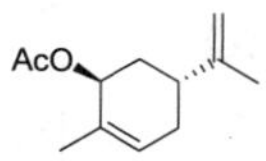 反乙酸香芹酯 *trans*-Carvyl acetate
苯甲酸甲酯 Methyl benzoate $C_8H_8O_2$ Exact Mass: 136.05	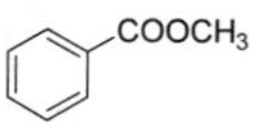 苯甲酸甲酯 Methyl benzoate	*α*-蒎烯 *α*-Pinene $C_{10}H_{16}$ Exact Mass: 136.13	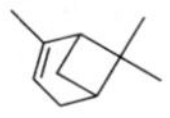 *α*-蒎烯 *α*-Pinene
β-蒎烯 *β*-Pinene $C_{10}H_{16}$ Exact Mass: 136.13	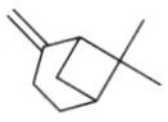 *β*-蒎烯 *β*-Pinene	*β*-侧柏烯 *β*-Thujene $C_{10}H_{16}$ Exact Mass: 136.13	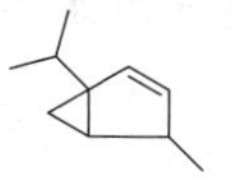 *β*-侧柏烯 *β*-Thujene
柠檬烯 Limonene $C_{10}H_{16}$ Exact Mass: 136.13	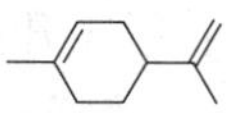 柠檬烯 Limonene	月桂烯(*β*-月桂烯) Myrcene(*β*-Myrcene) $C_{10}H_{16}$ Exact Mass: 136.13	$H_2C{=}CH{-}C({=}CH_2){-}CH_2{-}CH_2{-}CH{=}C(CH_3)_2$ 月桂烯(*β*-月桂烯) Myrcene(*β*-Myrcene)

续表

中英文名、化学式及相对分子质量	结构图	中英文名、化学式及相对分子质量	结构图
顺罗勒烯 *cis*-Ocimene $C_{10}H_{16}$ Exact Mass: 136.13	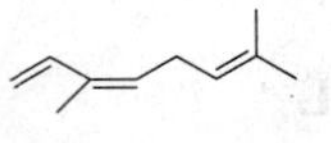 顺罗勒烯 *cis*-Ocimene	反罗勒烯 *trans*-Ocimene $C_{10}H_{18}$ Exact Mass: 138.14	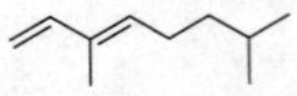 反罗勒烯 *trans*-Ocimene
莰烯 Camphene $C_{10}H_{16}$ Exact Mass: 136.13	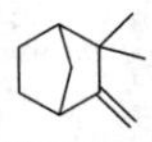 莰烯 Camphene	反石竹烯 *trans*-Caryophyllene $C_{15}H_{24}$ Exact Mass: 204.19	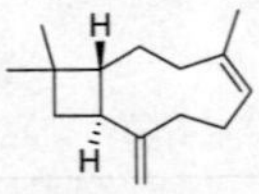 反石竹烯 *trans*-Caryophyllene
β-波旁烯 *β*-Bourbonene $C_{15}H_{24}$ Exact Mass: 204.19	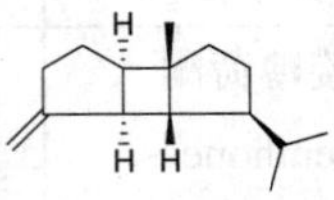 *β*-波旁烯 *β*-Bourbonene	2-己醇 2-Hexanol $C_6H_{14}O$ Exact Mass: 102.10	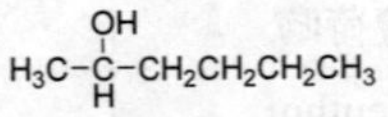 2-己醇 2-Hexanol
3-辛醇 3-Octanol $C_8H_{18}O$ Exact Mass: 130.14	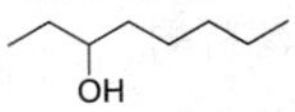 3-辛醇 3-Octanol	3-戊醇 3-Pentol $C_5H_{12}O$ Exact Mass: 88.09	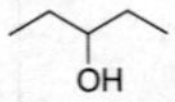 3-戊醇 3-Pentol
α-萜品醇 *α*-Terpineol $C_{10}H_{18}O$ Exact Mass: 154.14	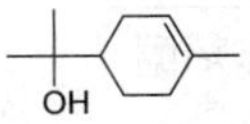 *α*-萜品醇 *α*-Terpineol	芳樟醇 Linalool $C_{10}H_{18}O$ Exact Mass: 154.14	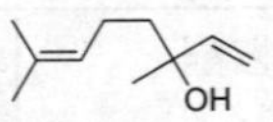 芳樟醇 Linalool
桉叶素 Cineole $C_{10}H_{18}O$ Exact Mass: 154.14	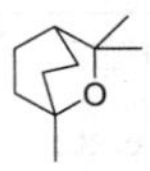 桉叶素 Cineole	对伞花烃 *p*-Cymene $C_{10}H_{14}$ Exact Mass: 134.11	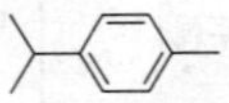 对伞花烃 *p*-Cymene
香芹酚 Carvacrol $C_{10}H_{14}O$ Exact Mass: 150.10	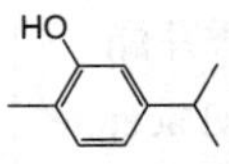 香芹酚(香荆芥酚) Carvacrol		

除以上化学成分外，薄荷素油还含有乙酸葵酯、1,2-薄荷烯。

【分析方法】

1　气相色谱法测定薄荷素油的指纹图谱

1.1 仪器

HP 5890 气相色谱仪(二极管阵列检测器)、SPGH-300 高纯氢气发生器、WYB-1A 静音无油空气泵。

1.2 色谱条件及系统适应性

色谱柱：弹性石英毛细管柱(30m×0.25mm，0.25μm)HP-FFAP；程序升温：初始温度 60℃，保持 4min，以 1.5℃/min 的速率升温至 130℃，再以 20℃/min 的速率升温至 200℃；进样口温度 250℃，检测器温度 250℃；分流比 100∶1。理论板数按薄荷脑峰计算应不低于 50000。

1.3 参照物溶液的制备

分别取桉油精对照品、(–)-薄荷酮对照品、薄荷脑对照品，精密称定，加无水乙醇制成每 1mL 各含 5mg

的溶液，即得。

1.4 供试品溶液的制备

取薄荷素油，即得。

1.5 仪器和积分参数

Agilent 6890 气相色谱仪。Slope Sensitivity：1；peak width：0.1，最小峰面积为 20，最小峰高为 10，其他积分参数见下表。

与薄荷脑参照峰(S_3)的相对保留时间	积分事件	参数
0.00	Integration	off
0.086	Integration	on
0.086	Baseline at Valleys	on

1.6 方法学验证结果

1.6.1 参照物的选择

薄荷脑、(–)-薄荷酮和桉油精为薄荷素油中的主要成分，其色谱峰分别位于整个气相色谱图的前、中、后位置，且面积较稳定，因此选其作为参照物，测定结果显示该方法可行。理论板数按薄荷脑峰计暂定为不得低于 20000。

1.6.2 重现性考察

直接取样品，连续进样分析 6 次，记录色谱图，用计算机模拟相似度计算软件计算，相似度均为 1，表明本方法重现性良好。

1.6.3 稳定性考察

直接取样品，于当天及第 3 天、第 5 天按前述色谱条件测定(室温保存)，记录色谱图，经计算机模拟相似度计算软件计算，指纹图谱的相似度均为 1，表明供试品溶液在 5d 内基本保持稳定。

1.7 样品测定结果

取 12 批样品，按前述供试品溶液的制备方法与色谱条件测定，记录色谱图，用计算机模拟相似度软件计算相似度，结果相似度均在 0.995～0.997。

1.8 对照指纹图谱的生成

根据薄荷素油指纹图谱的相关参数，12 批样品的指纹图谱相似度均在 0.99 以上，且共有峰基本一致，因此，以该 12 批样品模拟生成了薄荷素油的对照指纹图谱(如图 2-1-12 所示，峰 S_1 为参照物桉油精，峰 S_2 为参照物(–)-薄荷酮，峰 S_3 为参照物薄荷脑)。

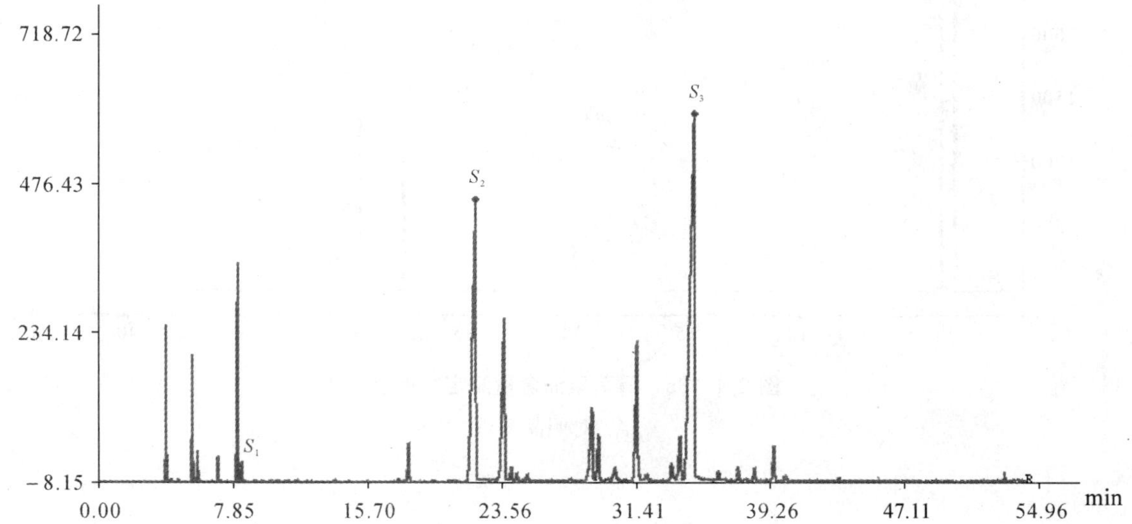

图 2-1-12 薄荷素油对照指纹图谱

2 气相色谱法测定薄荷素油中(—)-薄荷酮和薄荷脑的含量

2.1 仪器

HP 5890 气相色谱仪，氢火焰离子检测器。

2.2 色谱条件及系统适应性

色谱柱：弹性石英毛细管柱(30m×0.25mm，0.25μm)HP-FFAP；程序升温：初始温度 60℃，保持 4min；以 2℃/min 的速率升温至 100℃，再以 10℃/min 的速率升温至 230℃，保持 1min；进样口温度 250℃，检测器温度 250℃；分流比 5∶1。理论板数按萘峰计算应不低于 20000。

2.3 对照品溶液的制备

精密称取萘适量，加无水乙醇制成 1.8mg/mL 的溶液，摇匀，作为内标溶液。另取(–)-薄荷酮对照品 20mg、薄荷脑对照品 30mg，精密称定，置 10mL 量瓶中，加内标溶液至刻度，摇匀，吸取 1μL 注入气相色谱仪，计算校正因子。

2.4 供试品溶液的制备

取本品约 80mg，精密称定，置 10mL 量瓶中，加内标溶液至刻度，摇匀，即得。

2.5 方法学验证结果

2.5.1 线性关系考察

以对照品浓度与内标浓度的比值为横坐标 x，对照品峰面积与内标峰面积的比值为纵坐标 y，绘制标准曲线，进行回归分析。结果表明两者的线性关系均良好：(–)-薄荷酮在 0.0999525～19.9905mg/mL, $y=0.793625x-0.0322443$，$r=0.99985$；薄荷脑在 0.1602275～32.0455mg/mL，$y=0.829758x-0.03539095$，$r=0.99986$。

2.5.2 重复性试验

本方法重现性良好，(–)-薄荷酮的 RSD 为 0.57% ($n=6$)，薄荷脑的 RSD 为 0.95% ($n=6$)。

2.5.3 准确度试验

(–)-薄荷酮的加样回收率为 99.4%～101.5%，平均回收率为 100.4%，RSD 为 0.76% ($n=9$)；薄荷脑为 98.0%～100.8%，平均回收率为 99.7%，RSD 为 1.1% ($n=9$)。

2.5.4 供试品溶液的稳定性

供试品溶液在 31h 内基本保持稳定，(–)-薄荷酮和薄荷脑的 RSD 均为 0.39% ($n=6$)。

2.6 样品测定结果

采用上述方法，分别精密吸取对照品溶液和供试品溶液各 1μL，注入气相色谱仪，测定了 12 批薄荷素油样品中(–)-薄荷酮和薄荷脑的含量。结果，(–)-薄荷酮为 18.8%～24.3%，薄荷脑为 33.3%～37.3%。

色谱图如图 2-1-13 所示。

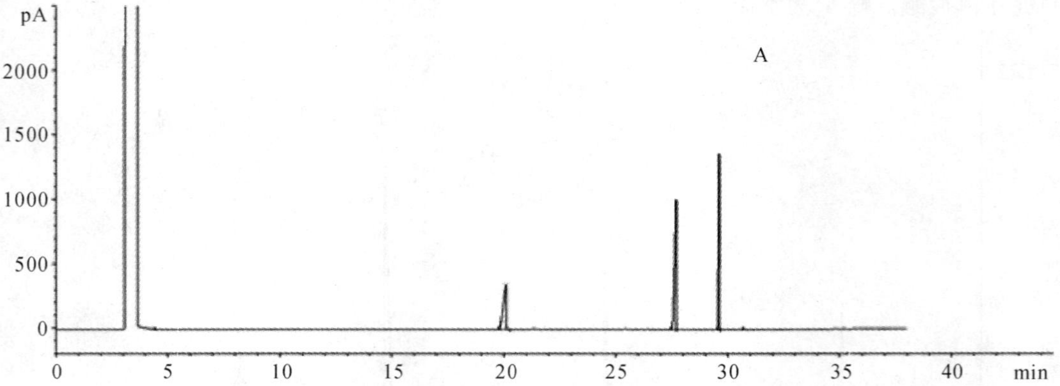

图 2-1-13a 薄荷素油含量测定气相色谱图

A. 对照品溶液

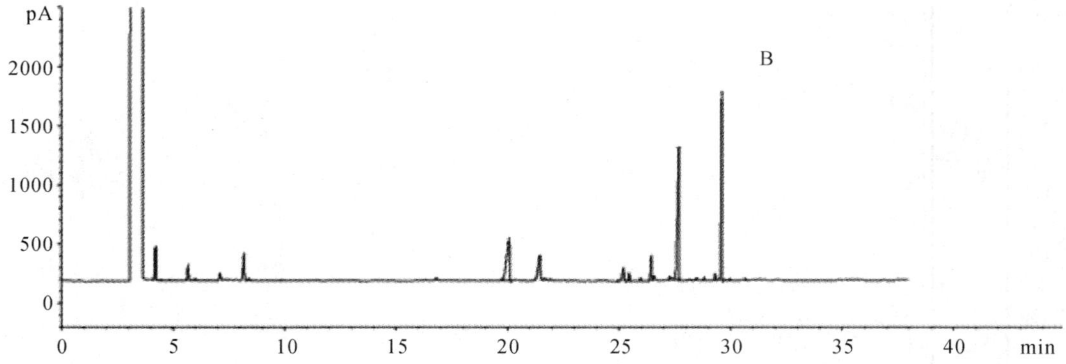

图 2-1-13b 薄荷素油含量测定气相色谱图

B. 供试品溶液

薄荷脑

Bohenao

***l*-MENTHOL**

【分析方法】

1 气相色谱法测定薄荷脑中薄荷脑的含量

1.1 仪器

HP 5890 气相色谱仪(二极管阵列检测器)。

1.2 色谱条件及系统适应性

色谱柱：交联键合聚乙二醇弹性石英毛细管柱；柱温 120℃；进样口温度 250℃；检测器温度 250℃；分流比 10:1。理论板数按薄荷脑峰计算，应不低于 10000。

1.3 对照品溶液的制备

取薄荷脑对照品适量(如无纯度，应标化后使用)，精密称定，加无水乙醇溶解并定量稀释成每 1mL 中约含 1mg 的溶液，即得。

1.4 供试品溶液的制备

取本品适量，精密称定，加无水乙醇溶解并定量稀释成每 1mL 中约含 1mg 的溶液，即得。

1.5 方法学验证结果

1.5.1 线性关系考察

薄荷脑的浓度在 0.10002～10.00192mg/mL，对照品浓度与峰面积呈良好的线性关系。以峰面积为纵坐标 y，标化后的对照品浓度为横坐标 x，线性方程为 $y=1133.12459x+1.48803$，$r=1$。

1.5.2 重复性试验

本方法重现性良好，RSD 为 0.41% ($n=6$)。

1.5.3 准确度试验

加样回收率为 100.0%～102.8%，平均回收率为 101.3%，RSD 为 1.1% ($n=9$)。

1.5.4 供试品溶液的稳定性

供试品溶液在 24h 内基本保持稳定，RSD 为 0.55% ($n=9$)。

1.6 样品测定结果

采用上述方法，分别精密吸取对照品溶液和供试品溶液各 1μL，注入气相色谱仪，测定了 12 批薄荷脑样品中薄荷脑的含量，结果为 101.7%～102.9%。

色谱图如图 2-1-14 所示。

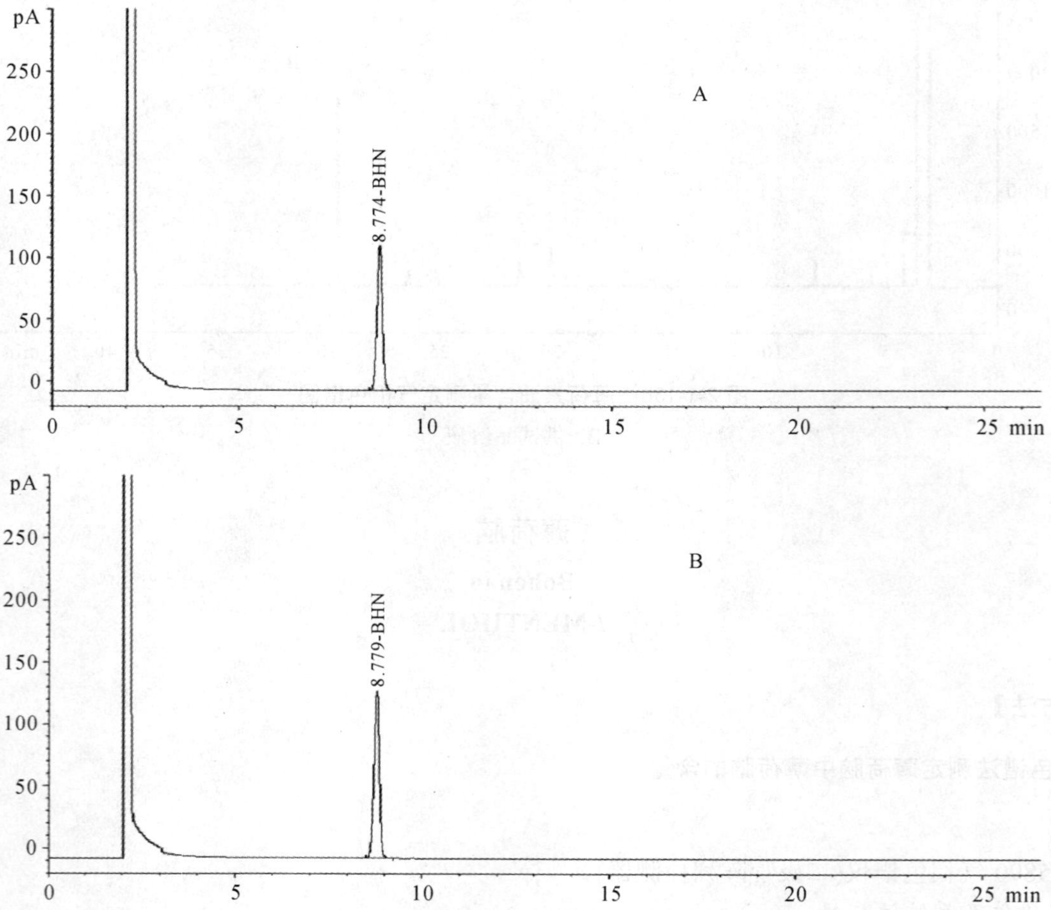

图 2-1-14 薄荷脑含量测定气相色谱图

A. 薄荷脑对照品溶液；B. 供试品溶液

颠茄流浸膏

Dianqie Liujin'gao

BELLADONNA LIQUID EXTRACT

【分析方法】

1 高效液相色谱法测定颠茄流浸膏中硫酸阿托品的含量

1.1 仪器

Agilent 1100 高效液相色谱仪，配有二极管阵列检测器；超声波清洗仪(Branson B5500S-MT)。

1.2 色谱条件及系统适应性

色谱柱填充剂：十八烷基硅烷键合硅胶；流动相：乙腈-磷酸盐缓冲液(7∶93，取 6.8g 磷酸二氢钾溶于 1000mL 纯净水中，加入 10mL 三乙胺溶液，用磷酸调 pH 至 2.8)；流速 1.0mL/min；检测波长 210nm。理论板数按阿托品计算应不低于 4000。

1.3 对照品溶液的制备

精密称取于 120℃加热 3h 的硫酸阿托品对照品适量，加流动相制成每 1mL 含 0.17mg 的溶液，即得。

1.4 供试品溶液的制备

精密量取本品 2mL，置分液漏斗中；加入 15mL 氨试液，摇匀；用 15mL 乙酸乙酯提取 5 次(15mL/次)，合并乙酸乙酯提取液，蒸干，残渣加流动相溶解并转移至 10mL 量瓶，用流动相稀释至刻度，滤过，续滤液备用；精密量取滤液 1mL 至 10mL 量瓶中，用流动相稀释至刻度，滤过，取续滤液，即得。

1.5 方法学验证结果

1.5.1 线性关系考察

硫酸阿托品进样量在 126.4～25280.0ng，进样量与峰面积呈良好的线性关系。以峰面积为纵坐标 y，进样量(μg)为横坐标 x，线性方程为 $y=1.2306x+46.888$，$r=0.99999$。

1.5.2 重复性试验

本方法重现性良好，RSD 为 0.99% ($n=6$)。

1.5.3 准确度试验

加样回收率为 97.1%～105.0%，平均回收率为 100.6%，RSD 为 2.4% ($n=9$)。

1.5.4 供试品溶液的稳定性

供试品溶液在 27h 内基本保持稳定，RSD 为 0.76% ($n=7$)。

1.6 样品测定结果

采用上述方法，分别精密吸取对照品溶液和供试品溶液各 10μL，注入液相色谱仪，测定了 8 批颠茄流浸膏样品中硫酸阿托品的含量，结果为 7.2～9.4mg/mL。

色谱图及紫外光谱图如图 2-1-15 所示。

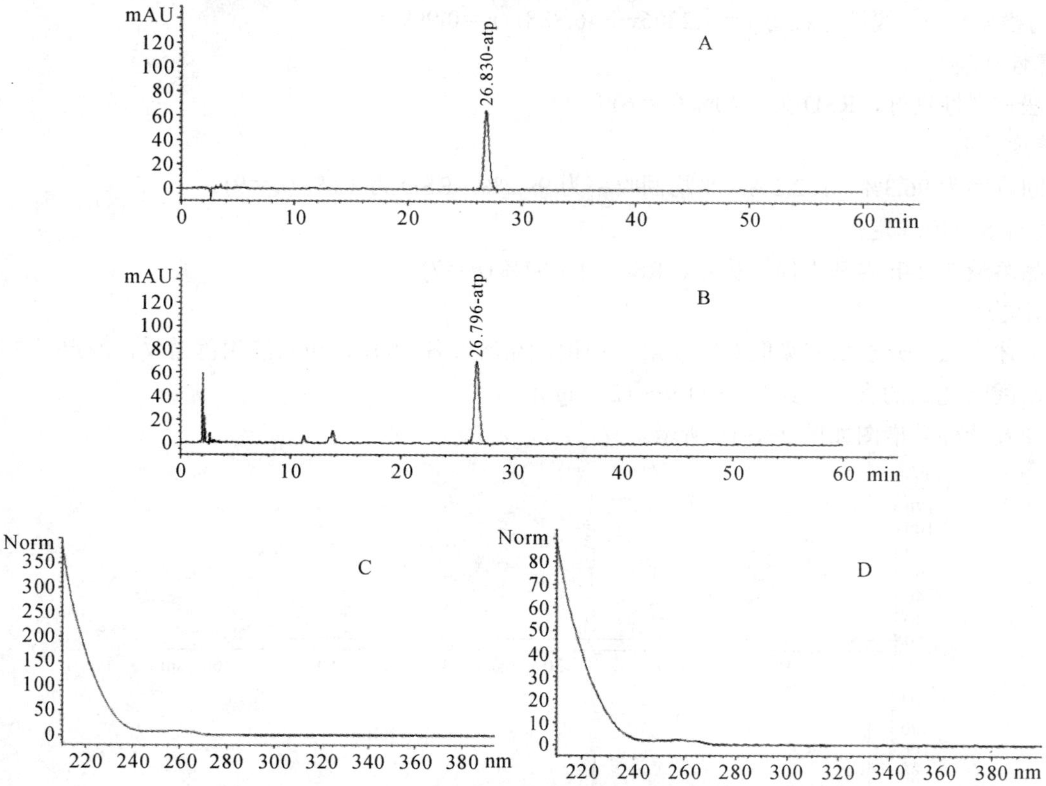

图 2-1-15 颠茄流浸膏含量测定高效液相色谱及紫外光谱扫描图

A. 硫酸阿托品对照品溶液色谱图；B. 供试品溶液色谱图；C. 硫酸阿托品对照品紫外光谱扫描图；D. 供试品中硫酸阿托品紫外光谱扫描图

颠茄浸膏

Dianqie Jin'gao

BELLADONNA EXTRACT

【分析方法】

1 高效液相色谱法测定颠茄浸膏中硫酸阿托品的含量

1.1 仪器

Agilent 1100 高效液相色谱仪。

1.2 色谱条件及系统适应性

色谱柱填充剂：十八烷基硅烷键合硅胶；流动相：乙腈-磷酸盐缓冲液(7∶93，取 6.8g 磷酸二氢钾溶于 1000mL 纯净水中，加入 10mL 三乙胺溶液，用磷酸调 pH 至 2.8)；流速 1.0mL/min；检测波长 210nm。理论板数按阿托品计算应不低于 4000。

1.3 对照品溶液的制备

精密称取于 120℃加热 3h 的硫酸阿托品对照品适量，加流动相制成每 1mL 含 0.25mg 的溶液，即得。

1.4 供试品溶液的制备

取本品约 2g，精密称定，置离心管中；加入 15mL 氨试液，摇匀；加入 15mL 乙酸乙酯，剧烈振摇，离心，取上清液，反复操作 5 次，合并乙酸乙酯提取液；蒸干，残渣加流动相溶解并转移至 10mL 量瓶，用流动相稀释至刻度；滤过，续滤液备用；精密量取滤液 1mL 至 10mL 量瓶中，用流动相稀释至刻度；滤过，取续滤液，即得。

1.5 方法学验证结果

1.5.1 线性关系考察

硫酸阿托品进样量在 126.4～25280.0ng，进样量与峰面积呈良好的线性关系。以峰面积为纵坐标 y，进样量(μg)为横坐标 x，线性方程为 $y=1.2306x+46.888$，$r=0.99999$。

1.5.2 重复性试验

本方法重现性良好，RSD 为 1.40% ($n=6$)。

1.5.3 准确度试验

加样回收率为 96.3%～102.2%，平均回收率为 99.2%，RSD 为 1.8% ($n=9$)。

1.5.4 供试品溶液的稳定性

供试品溶液在 24h 内基本保持稳定，RSD 为 1.04% ($n=7$)。

1.6 样品测定结果

采用上述方法，分别精密吸取对照品溶液和供试品溶液各 10μL，注入液相色谱仪，测定了 3 批颠茄浸膏样品中硫酸阿托品的含量，结果为 11.9～12.3mg/mL。

色谱图及紫外光谱图如图 2-1-16 所示。

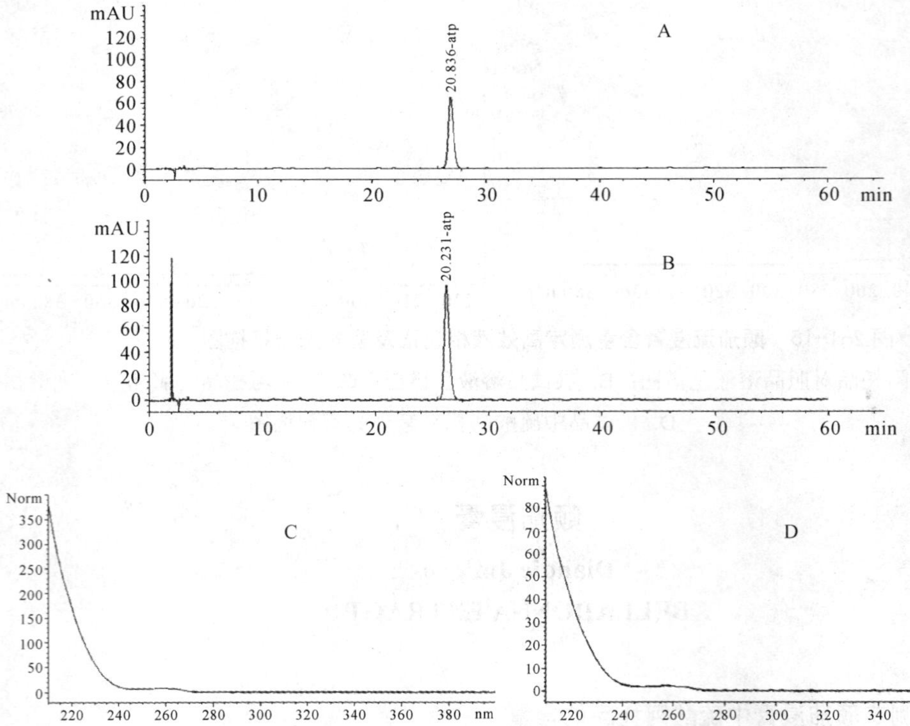

图 2-1-16　颠茄流浸膏含量测定高效液相色谱及紫外光谱扫描图

A. 硫酸阿托品对照品溶液色谱图；B. 供试品溶液色谱图；

C. 硫酸阿托品对照品紫外光谱扫描图；D. 供试品中硫酸阿托品紫外光谱扫描图

参考文献

[1] 李玲玲, 赖东美, 叶飞云. 丁香罗勒油气相色谱与气质联用分析. 福建分析测试, 2000, 9(2): 1222-1227.

[2] 黄智波, 刘布鸣, 梁凯妮. 气相色谱内标法测定八角茴香油中茴香脑的含量. 广西中医药, 2005, 28(3): 56-57.

[3] 陆志科, 黎深. 快速提取分离八角茴香油的新方法. 福建林业科技, 2007, 34(1): 5-8.

[4] 王琴, 蒋林, 温其标, 杨得坡, 莫丽红, 蒋小艺. 气质联用对不同提取法的八角茴香油化学成分的分析. 食品工业科技, 2006, 27(10): 189-190, 192.

[5] 刘志华, 周德英. GC-MS 法检测广藿香挥发油的化学成分. 中国农学通报, 2009, 25(16): 95-98.

[6] 祝钧, 周磊, 王彦斌. 肉桂油的成分分析与精制. 食品科学, 2005, 26(9): 439-441.

[7] 盖明琤. 肉桂油中桂皮醛的含量测定. 中成药, 1996, 18(9): 14-15.

[8] 周峰, 籍保平, 李博, 李京晶, 姜慧, 张泓. 肉桂油有效成分提取、纯化及鉴定研究. 食品科学, 2006, 27(4): 59-61.

[9] 韩亚明, 蒋林, 黄正恩, 杨得坡, 黄巧娟, 朱宝璋. 广西、云南产肉桂油化学成分及分子蒸馏技术纯化研究. 中南药学, 2005, 3(4): 215-218.

[10] 黄琼, 林翠梧, 黄克建, 陈丽芬, 潘智文. 牡荆叶茎和花挥发油成分分析. 时珍国医国药, 2007, 18(4): 807-809.

[11] 段文贵, 陈小鹏, 王琳琳, 邓双, 周永红, 安鑫南. GC-MS 法分析松节油及其氢化产物的化学成分. 林产化工通讯, 2000, 34(4): 7-11.

[12] 熊淑玲, 周小迎, 陈瑛. 干馏松节油化学成分分析. 江西科学, 1996, 14(4): 239-241.

[13] 李冬梅, 王婧, 毕良武, 赵振东. 提取方法对茶油中活性成分角鲨烯含量的影响. 生物质化学工程, 2006, 40(1): 9-12.

[14] 张慧, 孙秀燕, 郑艳萍. RP-HPLC 法分离分析温莪术油中 6 种倍半萜类成分. 药物分析杂志, 2008, 28(12): 1993-1996.

[15] 李国栋, 许付, 沈爱军. 莪术油的研究进展. 中国药学杂志, 2002, 37(11): 806-809.

[16] 吴青业, 王岩, 周莉玲. 不同来源桉油成分的 GC-MS 分析. 中药材, 2003, 26(10): 724-725.

[17] 冯定军, 帅秋娟, 周海滨. RP-HPLC 测定银杏叶提取物中银杏酸和漆树酸的含量. 中成药, 2005, 27(5): 597-598.

[18] 张鉴, 潘见, 谢惠明, 杨志铁, 胡学桥, 杨克. 反相高效液相色谱法测定银杏叶提取物中 5 种银杏内酯的含量. 分析化学, 2000, 28(1): 53-56.

[19] 高媛媛, 汤道权, 印晓星, 魏雅芹, 韩琳. 高效液相色谱法同时测定银杏叶提取物中 5 种黄酮类成分. 徐州医学院学报, 2008, 28(5): 307-310.

[20] 张小雪, 段双全, 韩峰, 高平, 刘世贵. 蓖麻油甾醇组成及其对大鼠蜕膜细胞的影响. 时珍国医国药, 2008, 19 (2): 273-275.

[21] 焦淑清, 刘凤华. 超临界 CO_2 萃取的满山红挥发油成分分析. 中药材, 2009, 32(2): 213-216.

[22] 李玥瑛, 仲昭庆. GC 法测定满山红油中牻牛儿酮的含量. 中国药品标准, 2007, 8(2): 53-56.

[23] 吴玺琳, 童进, 刘静涵. 薄荷油中薄荷脑的含量测定. 基层中药杂志, 1996, 10(1): 30-31.

[24] 刘红杰, 金若敏. 薄荷油研究进展. 山西中医药大学学报, 2006, 30(6): 502-505.

成方制剂和单味制剂篇

一画

一清胶囊

Yiqing Jiaonang

【分析方法】

1 液相色谱法测定一清胶囊中 8 种有效成分的含量[1]

1.1 仪器

Agilent 1100 型高效液相色谱仪，配备二极管阵列检测器。

1.2 色谱条件

色谱柱：Lichrospher C_{18} 柱(250mm×4.6mm，5μm)；流动相：A 相为 10mmol/L 磷酸二氢钾-水(磷酸调 pH 至 3.0)，B 相为甲醇；线性洗脱梯度：0min 40% B，10min 40% B，42min 90% B，55min 90% B；流速 0.8mL/min；检测波长 254nm(芦荟大黄素、大黄酸、大黄素和大黄酚)、278nm(黄芩苷、黄芩素和汉黄芩素)、345nm(小檗碱)；柱温 30℃；进样体积 20μL。

1.3 对照品溶液的制备

精密称取盐酸小檗碱、黄芩苷、黄芩素、汉黄芩素、芦荟大黄素、大黄酸、大黄素及大黄酚对照品适量，加甲醇溶解，即得。

1.4 供试品溶液的制备

称取一清胶囊内容物 0.1g，精密称定，置于 25mL 量瓶中，加 0.1mol/L 盐酸-甲醇溶液(1:100，*V*/*V*)至刻度，超声提取 60min 后，补足损失重量，摇匀，离心，取上清液，即得。

对照品及供试品溶液的色谱图如图 3-1-1 所示。

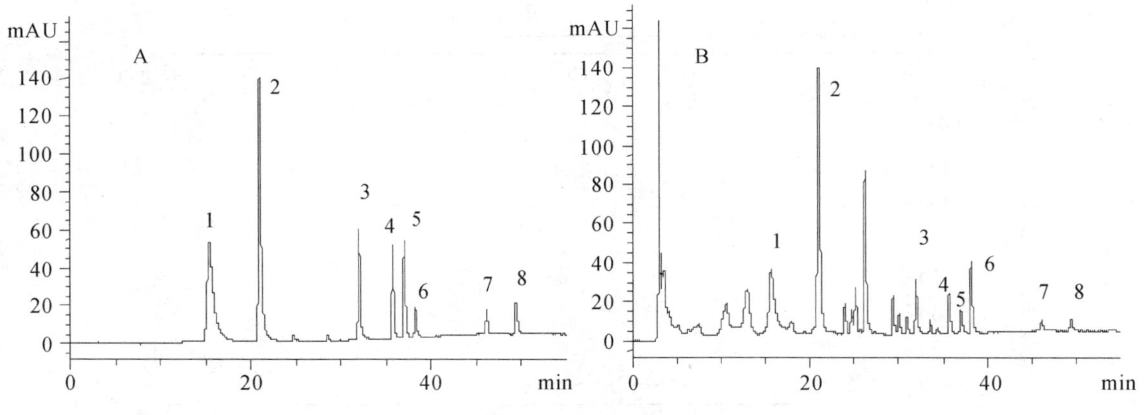

图 3-1-1 对照品 A 和供试品 B 溶液色谱图

1. 小檗碱；2. 黄芩苷；3. 黄芩素；4. 汉黄芩素；5. 芦荟大黄素；6. 大黄酸；7. 大黄素；8. 大黄酚

2 高效液相色谱法同时分离测定一清胶囊中的 7 种有效成分[2]

2.1 仪器

Hitachi 高效液相色谱仪。

2.2 色谱条件

色谱柱：Kromasil C_{18} 分析柱(250mm×4.6mm，5μm)；流动相：A 相为 0.5%三乙胺水溶液(醋酸调 pH 至 3.0，内含 5mmol/L 十二烷基磺酸钠)，B 相为甲醇-乙腈(50:50)；梯度洗脱：0～3min 60% A，6～15min 35% A，30～40min 5% A；流速 1.0mL/min；检测波长 254nm；柱温 25℃；分析时间 40min。

2.3 对照品溶液的制备

称取芦荟大黄素、大黄酸、大黄素、大黄酚、大黄素甲醚、黄芩苷和盐酸小檗碱对照品，用适量甲醇溶解。

2.4 供试品溶液的制备

称取一清胶囊内容物适量，用 20 倍量甲醇超声提取 30min，滤过，即得。

3　高效液相色谱法测定一清胶囊中黄芩苷的含量

3.1 仪器

Agilent 1100 高效液相色谱仪，配备二极管阵列检测器。

3.2 色谱条件及系统适应性

色谱柱填充剂：十八烷基硅烷键合硅胶；流动相：甲醇-0.1%磷酸(85∶15)；检测波长 254nm。

3.3 对照品溶液的制备

精密称取在 105℃干燥至恒重的黄芩苷对照品适量，加甲醇溶解，即得。

3.4 供试品溶液的制备

称取一清胶囊内容物，混匀，称取 0.1g，精密称定，置 100mL 锥形瓶中，加 2.5mol/L 硫酸溶液 10mL，超声处理(功率 250W，频率 50kHz) 5min，再加三氯甲烷 15mL，于 70℃水浴加热回流 30min，放冷，移至分液漏斗中，分取三氯甲烷液，酸液再加三氯甲烷回流 2 次，每次 10mL，回流时间 20min，分取三氯甲烷液，酸液再用三氯甲烷 10mL 提取，合并三氯甲烷液，蒸干，残渣用甲醇溶解，转移至 10mL 量瓶中，加甲醇至刻度，摇匀，滤过，即得。

对照品及供试品溶液的色谱图如图 3-1-2 所示。

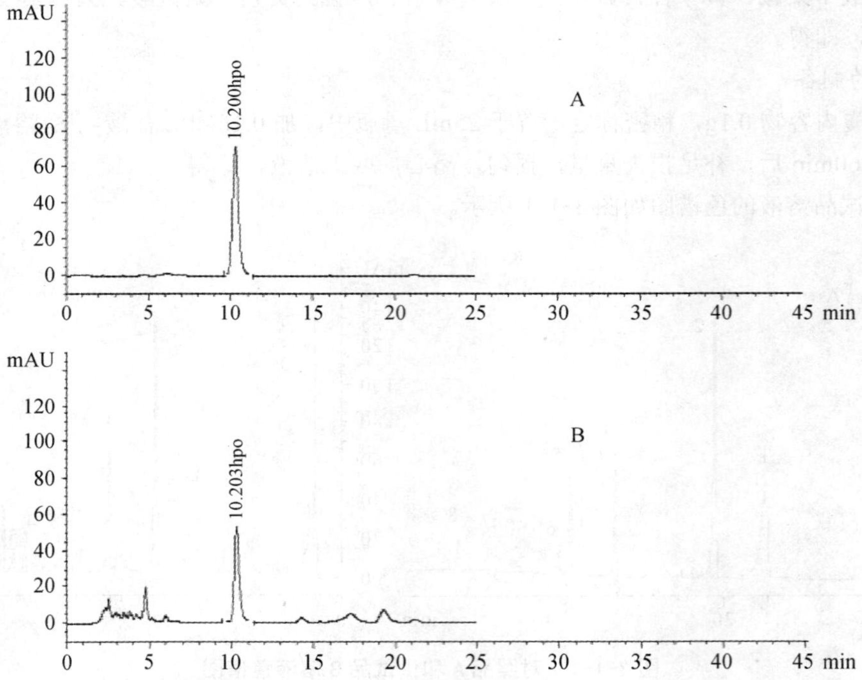

图 3-1-2　一清胶囊含量测定高效液相色谱图

A. 黄芩苷对照品溶液；B. 供试品溶液

一清颗粒

Yiqing Keli

【分析方法】

1 高效液相色谱法测定一清颗粒中大黄素与大黄酚的含量[3]

1.1 仪器

HP1100 高效液相色谱仪。

1.2 色谱条件

色谱柱填充剂：十八烷基硅烷键合硅胶；流动相：甲醇-0.1%磷酸(85∶15)；流速 1.5mL/min；检测波长 254nm；柱温 25℃；分析时间 12min。

1.3 对照品溶液的制备

称取大黄素和大黄酚对照品，用适量甲醇溶解。

1.4 供试品溶液的制备

称取一清颗粒粉末 0.6g，用 20mL 2.5mol/L 硫酸溶液超声处理 5min，然后加入 20mL 三氯甲烷水浴回流 1h，冷却后移至分液漏斗中。三氯甲烷层备用，酸层用三氯甲烷提取(15mL×2)，合并三氯甲烷层，挥干溶剂，残渣用 10mL 甲醇溶解，滤过，即得。

乙肝养阴活血颗粒

Yigan Yangyin Huoxue Keli

【分析方法】

1 高效液相色谱法测定乙肝养阴活血颗粒中芍药苷的含量[4]

1.1 仪器

Waters510 液相色谱仪，Waters 486 二极管阵列检测器。

1.2 色谱条件

色谱柱：ODS 柱(250mm×4.6mm，5μm)；流动相：乙腈-水-磷酸(16∶84∶0.1)；流速 0.8mL/min；检测波长 230nm；分析时间 24min。

1.3 对照品溶液的制备

称取芍药苷对照品，用适量甲醇溶解，即得。

1.4 供试品溶液的制备

称取乙肝养阴活血颗粒适量，用 25 倍量水超声提取 30min，定容，摇匀，滤过，即得。

参考文献

[1] Qu HB, Ma YH, Yu K, Cheng YY. Simultaneous determination of eight active components in Chinese medicine ‘YIQING’ capsule using high-performance liquid chromatography. J Pharm Biomed Anal, 2007, 43(1): 66-72.

[2] 田书霞，蒋晔. RP-HPLC 同时分离测定一清胶囊中 7 种有效成分. 中成药, 2006, 28(2): 185-188.

[3] 刘巧云. 高效液相色谱法测定一清颗粒中大黄素与大黄酚的含量. 山西医科大学学报, 2007, 38(3): 234-236.

[4] 金凤环，周雪梅，杨东才. HPLC 测定乙肝养阴活血颗粒中芍药苷的含量. 中成药, 2004, 26(12): 1090-1091.

二画

二陈丸

Erchen Wan

【分析方法】

1 气相色谱法测定二陈丸中柠檬烯的含量[1]

1.1 仪器

HP6890-G1530A 气相色谱仪，氢火焰离子检测器。

1.2 色谱条件

色谱柱：HP-1 Methyl Siloxane 柱(30m×320μm，0.25μm)；氢火焰离子检测器温度 250℃；进样口温度 250℃；氮气流量 1.0mL/min；程序升温条件为 100℃，保持 2min，然后以 30℃/min 升至 250℃；分流比为 100∶1；进样量 1μL。

1.3 对照品溶液的制备

称取柠檬烯对照品，用适量乙醚溶解。

1.4 供试品溶液的制备

称取二陈丸粉末 1.0g，用 4mL 乙醚于冰浴中超声提取 2 次，每次 10min；滤过，合并滤液，加入内标溶液(正十四烷)200μL，最后用乙烷定容至 10mL，即得。

二妙丸

Ermiao Wan

【分析方法】

1 高效液相色谱法测定二妙丸中盐酸药根碱、盐酸巴马汀和盐酸小檗碱的含量[2]

1.1 仪器

高效液相色谱仪，配 LC-10ATVP 色谱泵、7725 型手动进样器(USA)。

1.2 色谱条件

色谱柱：Agilent Extend C_{18} 柱(150mm×4.6mm，5μm)；流动相：水-乙腈(55∶45，每 100mL 中含磷酸二氢钾 0.34g 和十二烷基硫酸钠 0.17g)；流速 1.0mL/min；检测波长 345nm；柱温 35℃；分析时间约 12min。

1.3 对照品溶液的制备

称取盐酸药根碱、盐酸巴马汀和盐酸小檗碱对照品，用适量甲醇溶解。

1.4 供试品溶液的制备

取二妙丸粉末 0.5g，置索氏提取器中，用适量甲醇回流提取至无色，转移提取液至 100mL 量瓶中，用甲醇定容，滤过，即得。

十一味参芪片(参芪片)

Shiyiwei Shenqi Pian

【分析方法】

1 高效液相色谱-蒸发光散射检测法测定参芪片中黄芪甲苷的含量[3]

1.1 仪器

Waters 高效液相色谱仪，2420 型蒸发光散射检测器。

1.2 色谱条件

色谱柱：Hypersil C_{18} 柱(250mm×4.6mm，5μm)；流动相：乙腈-水(32∶68)；流速 1.0mL/min；漂移管温度 80℃；喷雾器级别 60%；氮气(99.999%)分压力 5～6kg/cm^2；柱温 25℃；分析时间 12min。

1.3 对照品溶液的制备

称取黄芪甲苷对照品，用适量甲醇溶解。

1.4 供试品溶液的制备

称取粉碎去包衣的参芪片适量，用 25 倍量甲醇超声提取 40min，滤过，滤液蒸干后，残渣加水溶解，用水饱和的正丁醇提取 4 次，合并正丁醇液，用 1%氢氧化钠溶液洗涤 4 次，正丁醇液置水浴上蒸干，用甲醇溶解，定容，即得。

2 高效液相色谱法测定参芪片中天麻素的含量[4]

2.1 仪器

Shimadzu LC-2010A 高效液相色谱仪。

2.2 色谱条件

色谱柱：依利特 C_{18}-1 柱(250mm×4.6mm，5μm)；流动相：乙腈-0.05 磷酸溶液(3∶97)；检测波长 220nm；柱温 30℃；分析时间 20min。

2.3 对照品溶液的制备

称取天麻素对照品，用适量水溶解。

2.4 供试品溶液的制备

称取粉碎的去包衣的参芪片适量，用 5 倍量 70%甲醇超声提取 30min，过滤，滤液置中性氧化铝柱上，以 70%甲醇洗脱，收集洗脱液，定容，即得。

十全大补丸

Shiquan Dabu Wan

【分析方法】

1 高效液相色谱法测定十全大补丸中黄芪甲苷的含量[5]

1.1 仪器

Waters 515 高效液相色谱仪，300S 蒸发光散射检测器。

1.2 色谱条件

色谱柱：YMC-Pack ODS-A 柱(150mm×4.6mm，5μm)；流动相：乙腈-水(32∶68)；流速 1.0mL/min；柱温 30℃。

1.3 对照品溶液的制备

称取黄芪甲苷对照品，用适量甲醇溶解。

1.4 供试品溶液的制备

称取十全大补丸粉末 55g，置于索氏提取器中，用适量甲醇浸泡过夜后回流提取 4h，将提取液挥干溶剂，残渣用 100mL 水溶解，所得样品溶液用水饱和的正丁醇萃取(30mL×4)，正丁醇萃取液用 1%氢氧化钠洗涤(30mL×3)后，再用正丁醇饱和水洗至中性，将正丁醇萃取液挥干溶剂，残渣用水溶解，最后通过固相萃取柱处理，收集70%甲醇洗脱液，挥干溶剂，用甲醇溶解并定容至5mL，即得。

十滴水

Shidi Shui

【分析方法】

1 高效液相色谱法测定十滴水中大黄素和大黄酚的含量[6]

1.1 仪器

Agilent 1100高效液相色谱仪。

1.2 色谱条件

色谱柱：Diamonsil C_{18}柱(250mm×4.6mm，5μm)；流动相：甲醇-0.3%磷酸溶液(85∶15)；流速1.0mL/min；检测波长254nm；柱温室温；进样体积10μL；分析时间20min。

1.3 对照品溶液的制备

称取大黄素和大黄酚对照品，用适量甲醇溶解。

1.4 供品溶液的制备

称取十滴水5mL，蒸干，用1mol/L硫酸30mL溶解，再加入30mL氯仿，加热回流1h，分取氯仿层，水层再用氯仿萃取(15mL×2)，合并氯仿液，挥干溶解，残渣用甲醇溶解并定容至25mL，滤过，即得。

七味都气丸

Qiwei Duqi Wan

【分析方法】

1 七味都气丸中五味子醇甲的含量测定[7]

1.1 仪器

Shimadzu LC-10AVP高效液相色谱仪。

1.2 色谱条件

色谱柱：钻石ODS柱(250mm×4.6mm，5μm)；流动相：甲醇-水(64∶36)；流速1.0mL/min；检测波长250nm；柱温室温；分析时间约20min。

1.3 对照品溶液的制备

称取五味子醇甲对照品，用适量甲醇溶解。

1.4 供试品溶液的制备

称取七味都气丸粉末3g，用18mL甲醇超声处理30min，加甲醇定容，即得。

2 高效液相色谱法测定七味都气丸中五味子酯甲、五味子甲素的含量[8]

2.1 仪器

Agilent 1100高效液相色谱仪。

2.2 色谱条件

色谱柱：Supelcosil C_{18}柱(250mm×4.6mm，5μm)；流动相：甲醇-水(75∶25)；流速1.0mL/min；检测波长254nm；柱温35℃；分析时间约12min。

2.3 对照品溶液的制备

称取五味子酯甲和五味子甲素对照品，用适量甲醇溶解。

2.4 供试品溶液的制备

称取七味都气丸粉末 1g，用 100mL 正己烷索氏提取 6h，将提取液挥干溶剂，残渣用甲醇溶解并定容至 10mL，即得。

七宝美髯颗粒

Qibao Meiran Keli

【分析方法】

1 高效液相色谱法测定七宝美髯颗粒中大黄素的含量[9]

1.1 仪器

依利特高效液相色谱仪，P200Ⅱ型高压恒流泵。

1.2 色谱条件

色谱柱：C_{18}柱(200mm×4.6mm，5μm)；流动相：甲醇-0.1%磷酸溶液(85∶15)；流速 0.8mL/min；检测波长 254nm。

1.3 对照品溶液的制备

称取大黄素对照品，用适量甲醇溶解。

1.4 供试品溶液的制备

称取七宝美髯颗粒粉末 1.0g，用 25mL 甲醇回流 1h，过滤，取续滤液 10mL，蒸干，残渣加入 1mol/L 硫酸 10mL、氯仿 10mL，加热水解 1h，取氯仿液待用，酸层用氯仿萃取(20mL×3)，合并氯仿液，挥干溶剂，残渣用甲醇溶解并定容至 5mL，即得。

七厘散

Qili San

【分析方法】

1 气相色谱法测定七厘散中龙脑的含量[10]

1.1 仪器

RACE GC 气相色谱仪，氢火焰离子检测器。

1.2 色谱条件

色谱柱：DB-5 毛细管柱(30m×0.25mm，0.25μm)；进样口温度 230℃；检测器温度 250℃；升温程序：初始温度 80℃，停留 1min 后以 8℃/min 的速度升至 180℃；氦气流速 1.0mL/min；分流比 50∶1；进样体积 2μL；分析时间约 7min。

1.3 对照品溶液的制备

称取龙脑对照品，用适量无水乙醇溶解。

1.4 供试品溶液的制备

称取七厘散 0.7g，加入内标溶液(水杨酸甲酯乙醇溶液)20mL，浸渍 30min，然后超声处理 30min，滤过，即得。

八正合剂

Bazheng Heji

【分析方法】

1 高效液相色谱法测定八正合剂中栀子苷与苯甲酸的含量[11]

1.1 仪器

Agilent 1100 高效液相色谱仪。

1.2 色谱条件

色谱柱：Zorbax Eclipse XDB-C_{18}柱(150mm×4.6mm，5μm)；流动相：甲醇-水-醋酸-异丙醇(25∶71∶2∶2)；流速 1.0mL/min；检测波长 230nm；柱温 35℃；分析时间约 12min。

1.3 对照品溶液的制备

称取栀子苷和苯甲酸对照品，用适量甲醇溶解。

1.4 供试品溶液的制备

吸取制剂 1mL，用甲醇稀释 25 倍，滤过，即得。

八味清心沉香散

Bawei Qingxin Chenxiang San

【分析方法】

1 高效液相色谱法测定蒙成药八味清心沉香散中没食子酸的含量[12]

1.1 仪器

Alltech 426 高效液相色谱泵，Alltech UVIS-201 型检测器。

1.2 色谱条件

色谱柱：Alltima C_{18}柱(250mm×4.6mm，5μm)，Phenomen Irregular C_{18}柱(250mm×4.6mm，10μm)；流动相：含 0.2%甲醇的乙腈溶液-含 0.1%三乙胺和 0.1%磷酸的水溶液(1∶99)；流速 1.0mL/min；检测波长 220nm；柱温 30℃；分析时间约 15min。

1.3 对照品溶液的制备

称取没食子酸对照品，用适量流动相溶解。

1.4 供试品溶液的制备

称取制剂 1.5g，用 50mL 甲醇浸泡过夜后，超声处理 30min，过滤；取续滤液 25mL，挥干溶剂，残渣用流动相溶解并定容至 10mL，滤过，即得。

八珍颗粒

Bazhen Keli

【分析方法】

1 八珍颗粒含量测定[13]

1.1 仪器

HP1100 高效液相色谱仪，二极管阵列检测器。

1.2 色谱条件

色谱柱：Hypersil ODS 柱(250mm×4.6mm，5μm)，流动相：甲醇-水(38∶62)；流速 0.7mL/min；检测波

长 230nm；分析时间 9min。

1.3 对照品溶液的制备

称取芍药苷对照品，用适量 50%甲醇溶解。

1.4 供试品溶液的制备

称取粉碎的八珍颗粒适量，用 25 倍量 50%甲醇超声提取 30min，滤过，即得。

人参首乌胶囊

Renshen Shouwu Jiaonang

【分析方法】

1 高效液相色谱法测定制首乌和人参首乌胶囊中大黄素的含量[14]

1.1 仪器

Waters510 高效液相色谱仪，Waters 484 可调吸收检测器。

1.2 色谱条件

色谱柱：Spherisorb ODS2 柱(150mm×4.6mm，5μm)；流动相：甲醇-0.1%磷酸(85∶15)；流速 1.0mL/min；检测波长 254nm；柱温 28℃；分析时间 15min。

1.3 对照品溶液的制备

称取大黄素对照品，用适量甲醇溶解。

1.4 供试品溶液的制备

称取人参首乌胶囊内容物适量，用 15 倍量甲醇回流提取 60min，滤过，滤液挥去甲醇后加 8%盐酸超声 2min，再加少量氯仿回流 60min，分取氯仿层，回收氯仿后残渣加甲醇溶解，即得。

2 人参首乌胶囊中人参皂苷 Rg_1 的含量测定[15]

2.1 仪器

Agilent 1100 高效液相色谱仪，二极管阵列检测器。

2.2 色谱条件

色谱柱：Kromasil C_{18} 柱(250mm×4.6mm，5μm)；流动相：乙腈-0.05%磷酸溶液(19∶81)；流速 1.2mL/min；检测波长 203nm；柱温 35℃；分析时间 45min。

2.3 对照品溶液的制备

称取人参皂苷 Rg_1 对照品，用适量甲醇溶解。

2.4 供试品溶液的制备

称取人参首乌胶囊内容物适量，用适量氯仿回流提取 3h，弃去氯仿液，药渣挥干，加水饱和的正丁醇回流提取 2 次，每次 30min，合并正丁醇液，加氨试液洗涤 3 次，正丁醇液蒸干，残渣用甲醇溶解，即得。

儿宝颗粒

Erbao Keli

【分析方法】

1 高效液相色谱法测定儿宝颗粒中橙皮苷的含量[16]

1.1 仪器

Shimadzu LC-2010A 高效液相色谱仪。

1.2 色谱条件

色谱柱：Shim-Pack VP-ODS 柱(250mm×4.6mm，5μm)；柱温 40℃；流动相：乙腈-0.2%磷酸溶液(20∶80)；流速 1.0mL/min；检测波长 284nm；分析时间 15min。

1.3 对照品溶液的制备

称取橙皮苷对照品，用适量甲醇溶解，即得。

1.4 供试品溶液的制备

称取粉碎的儿宝颗粒适量，用甲醇超声提取30min，滤过，即得。

九味石灰华散

Jiuwei Shihuihua San

【分析方法】

1 高效液相色谱法测定九味石灰华散中羟基红花黄色素A和红景天苷的含量[17]

1.1 仪器

Waters高效液相色谱仪，包括δ-600E四元梯度泵、WAT033381手动进样器、2996型二极管阵列检测器。

1.2 色谱条件

色谱柱：Kromasil C_{18}柱(250mm×4.6mm，5μm)；流动相：乙腈-0.1%磷酸溶液(12∶88)；流速1.0mL/min；检测波长403nm(羟基红花黄色素A)、275nm(红景天苷)；柱温室温；进样体积10μL；分析时间约8min。

1.3 对照品溶液的制备

称取羟基红花黄色素A和红景天苷对照品，用50%甲醇适量溶解，即得。

1.4 供试品溶液的制备

称取制剂0.5g，用25mL 50%甲醇超声提取2次，每次30min，滤过，合并滤液，挥干溶剂，残渣用50%甲醇溶液溶解并定容至10mL，即得。

九味羌活颗粒

Jiuwei Qianghuo Keli

【分析方法】

1 高效液相色谱法测定九味羌活颗粒中欧前胡素的含量[18]

1.1 仪器

Waters高效液相色谱仪，包括Waters 600型泵、Waters 996型二极管阵列检测器。

1.2 色谱条件

色谱柱：Lichrospher 5-C_{18}柱(200mm×4.6mm，5μm)；流动相：乙腈-水(55∶45)；流速1.0mL/min；检测波长250nm；柱温30℃；进样体积10μL；分析时间约12min。

1.3 对照品溶液的制备

称取欧前胡素对照品，用适量甲醇溶解。

1.4 供试品溶液的制备

称取九味羌活颗粒5g，用20mL乙酸乙酯超声提取30min，将提取液挥干溶剂，残渣用适量甲醇溶解并定容至10mL，滤过，即得。

2 高效液相色谱法测定九味羌活颗粒中欧前胡素和异欧前胡素的含量

2.1 仪器

Agilent 1100高效液相色谱仪，配备二极管阵列检测器。

2.2 色谱条件及系统适应性

色谱柱填充剂：十八烷基硅烷键合硅胶；流动相：乙腈-水(42∶58)；流速1.0mL/min；检测波长305nm。

2.3 对照品溶液的制备

称取欧前胡素对照品与异欧前胡素对照品适量，精密称定，加甲醇制成每1mL含欧前胡素8μg、异欧前胡素 4μg 的混合溶液，即得。

2.4 供试品溶液的制备

称取九味羌活颗粒，研细，混匀，取 4g，精密称定，精密加入甲醇 20mL，密塞，称定重量，超声处理 20min，放冷，再称定重量，用甲醇补足减失的重量，摇匀，滤过，即得。

色谱图如图 3-2-1 所示。

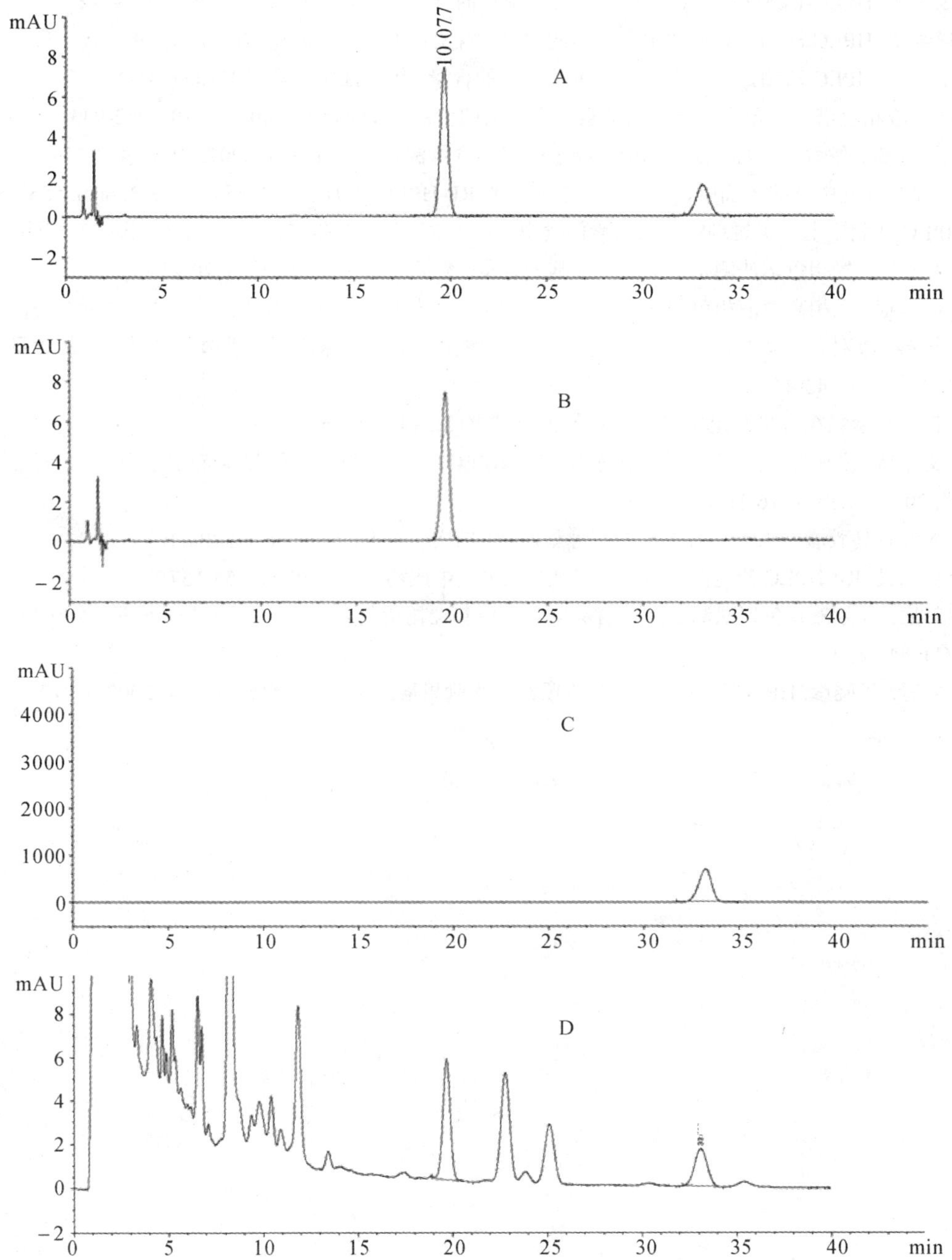

图 3-2-1　九味羌活颗粒中欧前胡素和异欧前胡素含量测定高效液相色谱图

A. 欧前胡素和异欧前胡素对照品混合溶液；B. 欧前胡素对照品溶液；

C. 异欧前胡素对照品溶液；D. 供试品溶液

参考文献

[1] 胡蓓莉, 张艺, 李琴韵, 张雷. GC 测定二陈丸中柠檬烯的含量. 中成药, 2004, 26(6): 460-462.

[2] 樊晓霞, 万里燕, 袁丽萍, 赵学增. 高效液相色谱法测定二妙丸中盐酸药根碱、盐酸巴马汀和盐酸小檗碱的含量. 中国药学杂志, 2006, 41(12): 942-944.

[3] 卫玉玲, 宋平顺. HPLC-ELSD 法测定参芪片中黄芪甲苷的含量. 中国药事, 2008, 22(5): 411-412.

[4] 于泓苓, 侯维侠. HPLC 法测定参芪片中天麻素的含量. 内蒙古中医药, 2008, 27(22): 28-29.

[5] 尚宏芳, 王龙云. HPLC 法测定十全大补丸中黄芪甲苷的含量. 黑龙江中医药, 2008,(3): 41-42.

[6] 周国儿. 高效液相色谱法测定十滴水中大黄素和大黄酚的含量. 医药导报, 2005, 24(10): 942-943.

[7] 林芳, 蒋平, 王健, 姚育端. 七味都气丸中五味子醇甲的含量测定. 中国药师, 2007, 10(5): 472-473.

[8] 胡晓炜. 七味都气丸中五味子酯甲、五味子甲素含量的 RP-HPLC 法测定. 中国药师, 2003, 6(9): 555-556.

[9] 李乃高. HPLC 法测定七宝美髯颗粒中大黄素的含量. 陕西中医学院学报, 2006, 29(2): 68-69.

[10] 邹玉繁, 汪小根. 气相色谱法测定七厘散中龙脑的含量. 食品与药品, 2007, 9(3): 20-21.

[11] 宋旭峰, 何福根. 反相高效液相色谱法测定八正合剂中栀子苷与苯甲酸的含量. 医药导报, 2004, 23(7): 502-504.

[12] 陈秀勤, 林燕, 康双龙, 徐红娟. 反相高效液相色谱法测定蒙成药八味清心沉香散中没食子酸的含量. 中国民族医药杂志, 2003, 12(4): 43-44.

[13] 胡双丰. 建立八珍颗粒含量测定研究. 中成药, 2005, 27(12): 1474-1476.

[14] 吴巧凤, 文欣欣, 余陈欢, 张蓓, 王薇, 张东亮. RP-HPLC 法测定制首乌和人参首乌胶囊中大黄素的含量. 中华中医药学刊, 2009, 27(9): 1816-1818.

[15] 易运辉. 人参首乌胶囊中人参皂苷 Rg_1 的含量测定. 中国实用医药, 2008, 3(25): 40-41.

[16] 宋剑锋, 富同义. RP-HPLC 测定儿宝颗粒中橙皮苷含量. 中成药, 2008, 30(1): 155-157.

[17] 张凤琴, 彭辰. 高效液相色谱法测定九味石灰华散中羟基红花黄色素 A 和红景天苷的含量. 分析测试技术与仪器, 2008, 14(1): 54-58.

[18] 赵渤年, 刘青, 丁晓彦. HPLC 法测定九味羌活颗粒中欧前胡素的含量. 药物分析杂志, 2007, 27(12): 1967-1968.

三画

三九胃泰颗粒

Sanjiu Weitai Keli

【分析方法】

1　高效液相色谱法测定三九胃泰颗粒中黄芩苷的含量[1]

1.1 仪器

SP-1000 高效液相色谱仪。

1.2 色谱条件

色谱柱：ODS C_{18}柱(250mm×4.6mm，5μm)；流动相：甲醇-水-冰醋酸(43∶56∶1)；流速 1.0mL/min；检测波长 276nm；柱温 30℃；分析时间 15min。

1.3 对照品溶液的制备

称取黄芩苷对照品，用适量 50%甲醇溶解。

1.4 供试品溶液的制备

称取三九胃泰颗粒适量，用 50 倍量 50%甲醇超声提取 20min，滤过，即得。

2　高效液相色谱法测定三九胃泰颗粒中九里香酮的含量[2]

2.1 仪器

Shimadzu LC-10A 高效液相色谱仪，二极管阵列检测器。

2.2 色谱条件

色谱柱：ODS C_{18}柱(150mm×4.6mm，5μm)；流动相：甲醇-水(55∶45)；流速 1.0mL/min；检测波长 337nm；柱温 30℃；分析时间 24min。

2.3 对照品溶液的制备

称取九里香酮对照品，用适量甲醇溶解。

2.4 供试品溶液的制备

称取三九胃泰颗粒适量，用 10 倍量甲醇超声提取 40min，提取液过滤后蒸干，残渣用甲醇溶解，即得。

三两半药酒

Sanliangban Yaojiu

【分析方法】

1　高效液相色谱法测定三两半药酒中齐墩果酸的含量[3]

1.1 仪器

SP 高效液相色谱仪。

1.2 色谱条件

色谱柱：Hypersil ODS 柱(250mm×4.6mm，5μm)；流动相：甲醇-水(90∶10)；流速 0.8mL/min；检测波长 220nm；柱温室温；分析时间约 16min。

1.3 对照品溶液的制备

称取齐墩果酸对照品，用适量甲醇溶解。

1.4 供试品溶液的制备

取制剂 50mL 于烧瓶中，加入 2mL 盐酸，加热回流 1h，用 40mL 石油醚(60～90℃)分三次萃取，合并石油醚萃取液，挥干溶剂，残渣用适量甲醇溶解并定容于 10mL，滤过，即得。

2　高效液相色谱法测定三两半药酒中阿魏酸的含量

2.1 仪器

Agilent 1100 高效液相色谱仪，配备二极管阵列检测器。

2.2 色谱条件及系统适应性

避光操作。填充剂：十八烷基硅烷键合硅胶；流动相：乙腈-0.1%H_3PO_4溶液(15∶85)；检测波长 316nm。理论板数按阿魏酸峰计算应不低于 3000。

2.3 对照品溶液的制备

称取阿魏酸对照品适量，精密称定，用 50%甲醇溶液制成每 1mL 含 5μg 的溶液。

2.4 供试品溶液的制备

称取三两半药酒，滤过，即得。

色谱图如图 3-3-1 所示。

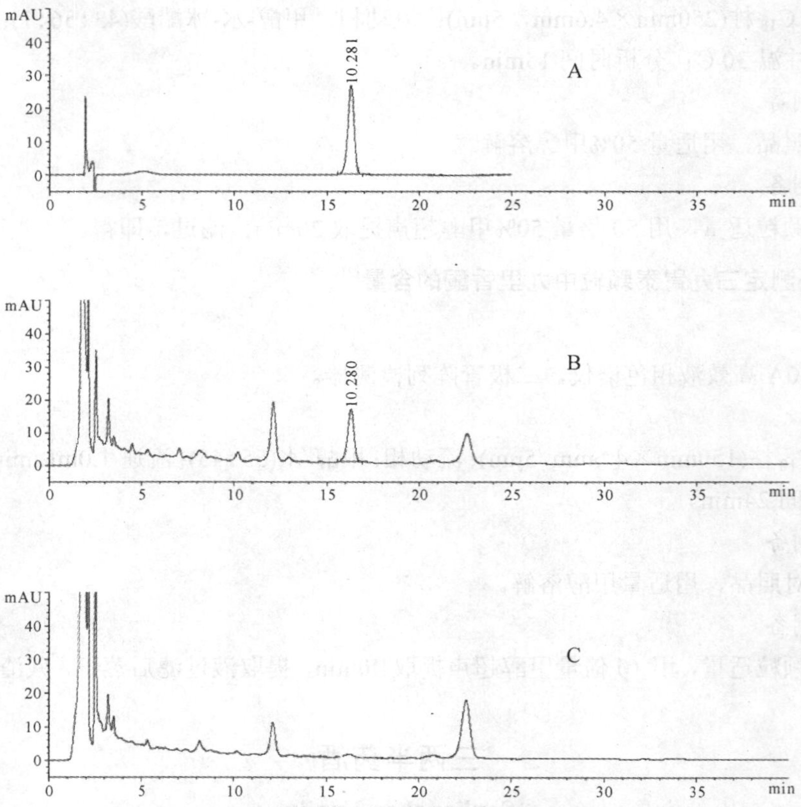

图 3-3-1　三两半药酒含量测定高效液相色谱图

A. 阿魏酸对照品溶液；B. 供试品溶液；C. 空白样品(缺当归)溶液

三金片

Sanjin Pian

【分析方法】

1　高效液相色谱-蒸发光散射检测法测定三金片和三金胶囊中积雪草苷和羟基积雪草苷的含量[4]

1.1 仪器

Waters 2695 高效液相色谱仪，Alltech 2000 型蒸发光散射检测器。

1.2 色谱条件

色谱柱：Nova-Pak C_{18} 柱(150mm×3.9mm，4μm)；流动相：甲醇-水(48∶52)；流速 0.8mL/min；柱温 35℃；蒸发光散射检测器参数：漂移管温度 90℃，载气(空气)流速 2.1L/min；分析时间约 17min。

1.3 对照品溶液的制备

称取积雪草苷和羟基积雪草苷对照品，用适量甲醇溶解。

1.4 供试品溶液的制备

称取三金片粉末 1.5g，用 50mL 甲醇超声处理 45min，滤过，取续滤液 25mL，挥干甲醇，残渣加 20mL 水溶解，用水饱和的正丁醇振摇萃取(15mL×3)，合并正丁醇提取液，用氨试液洗涤(15mL×2)，取正丁醇液，减压蒸干，残渣用适量甲醇溶解并定容至 5mL，摇匀，即得。

三黄片

Sanhuang Pian

【分析方法】

1 高效液相色谱法同时测定三黄片中 4 种有效成分的含量[5]

1.1 仪器

高效液相色谱仪，配有 P99Ⅱ三元梯度泵。

1.2 色谱条件

色谱柱：Kromasil C_{18} 柱(250mm×4.6mm，5μm)；流动相：A 相为 0.5%三乙胺水溶液(醋酸调 pH 至 3.0，内含 5mmol/L 十二烷基磺酸钠)，B 相为甲醇，C 相为乙腈；梯度洗脱：0min A-B-C 为 68∶10∶22，5min A-B-C 为 58∶20∶22，20min A-B-C 为 8∶70∶22，30min A-B-C 为 8∶70∶22，40min A-B-C 为 68∶10∶22；流速 1.0mL/min；检测波长 254nm；柱温室温。

1.3 对照品溶液的制备

称取大黄素、大黄酚、黄芩苷和盐酸小檗碱对照品，用适量甲醇溶解。

1.4 供试品溶液的制备

称取三黄片粉末适量，用甲醇超声提取 30min，滤过，即得。

2 高效液相色谱法同时测定三黄片中的蒽醌类、黄酮类及生物碱类化合物的含量[6]

2.1 仪器

Agilent 1100 高效液相色谱仪。

2.2 色谱条件

色谱柱：Shimadzu VP-ODS 柱(150mm×4.6mm，5μm)；流动相：A 相为乙腈，B 相为 0.02mol/L 醋酸铵溶液(用冰醋酸调 pH 至 3.50)；梯度洗脱：0～9min 25%～28% A，9～15min 28% A，15～26min 28%～42% A，26～36min 42%～62% A，36～43min 62%～75% A，43～45min 75%～25% A；检测波长 270nm。

2.3 对照品溶液的制备

称取大黄素、大黄酚、黄芩苷、汉黄芩素和盐酸小檗碱对照品，用适量甲醇溶解。

2.4 供试品溶液的制备

称取三黄片粉末适量，用适量甲醇回流提取 2h，滤过，即得。

大山楂丸

Dashanzha Wan

【分析方法】

1 高效液相色谱法测定大山楂丸中熊果酸的含量[7]

1.1 仪器

SP8810 型高效液相色谱仪。

1.2 色谱条件

色谱柱：Kromasil C_{18} 柱(150mm×4.6mm，5μm)；流动相：乙腈-水-磷酸(85∶14.95∶0.05)；流速 1.0mL/min；检测波长 210nm；柱温 25℃；进样体积 10μL；分析时间约 12min。

1.3 对照品溶液的制备

称取熊果酸对照品，用适量甲醇溶解。

1.4 供试品溶液的制备

称取大山楂丸 3g，加入 30mL 水，于 60℃水浴温热使其溶散，加硅藻土 2g，摇匀，滤过，残渣加 30mL 水洗涤，烘干，连同滤纸一并置索氏提取器中，加适量乙醚，回流提取 4h，提取液挥干溶剂，残渣加适量无水乙醇-三氯甲烷(3∶2)混合溶液溶解，并定容至 25mL。

大补阴丸

Dabuyin Wan

【分析方法】

1 高效液相色谱法测定大补阴丸中盐酸小檗碱的含量

1.1 仪器与试剂

Agilent 1100 高效液相色谱仪，配备二极管阵列检测器。

1.2 色谱条件及系统适应性

色谱柱填充剂：十八烷基硅烷键合硅胶；流动相：乙腈-0.05mol/L 磷酸二氢钾溶液(25∶75)；流速 1.0mL/min；检测波长 265nm。理论板数按盐酸小檗碱峰计算应不低于 4000。

1.3 对照品溶液的制备

精密称取经 105℃干燥 5h 以上的盐酸小檗碱对照品适量，加盐酸-甲醇溶液(1∶100)制成每 1mL 含 50μg 的溶液。

1.4 供试品溶液的制备

取大补阴丸水蜜丸，研细，称取 0.3g，精密称定(或取大蜜丸，剪碎，混匀，称取 0.5g，精密称定)，置具塞锥形瓶中，精密加入盐酸-甲醇溶液(1∶100)25mL，称定重量，超声处理(功率 140W，频率 42kHz)1h，取出，放冷，再称定重量，用盐酸-甲醇溶液(1∶100)补足减失的重量，摇匀，滤过，即得。

1.5 方法学验证结果

1.5.1 线性关系考察

盐酸小檗碱的进样量在 0.0536～2.6800μg，进样量与峰面积呈良好的线性关系。以峰面积为纵坐标 y，进样量(μg)为横坐标 x，线性方程为 $y=3.80259x-7.47987$，$r=0.99999$。

1.5.2 重复性试验

本方法重现性良好，RSD 为 1.7% ($n=6$)。

1.5.3 准确度试验

加样回收率为 95.4%～99.2%，平均回收率为 97.4%，RSD 为 1.2% ($n=9$)。

1.5.4 供试品溶液的稳定性

供试品溶液在 17h 内基本保持稳定，RSD 为 1.2% (n=6)。

1.6 样品测定结果

采用上述方法，分别精密吸取对照品溶液和供试品溶液各 10μL，注入液相色谱仪，测定了 6 批大补阴丸中盐酸小檗碱的含量，结果为 5.0～5.6mg/g。

色谱图如图 3-3-2 所示。

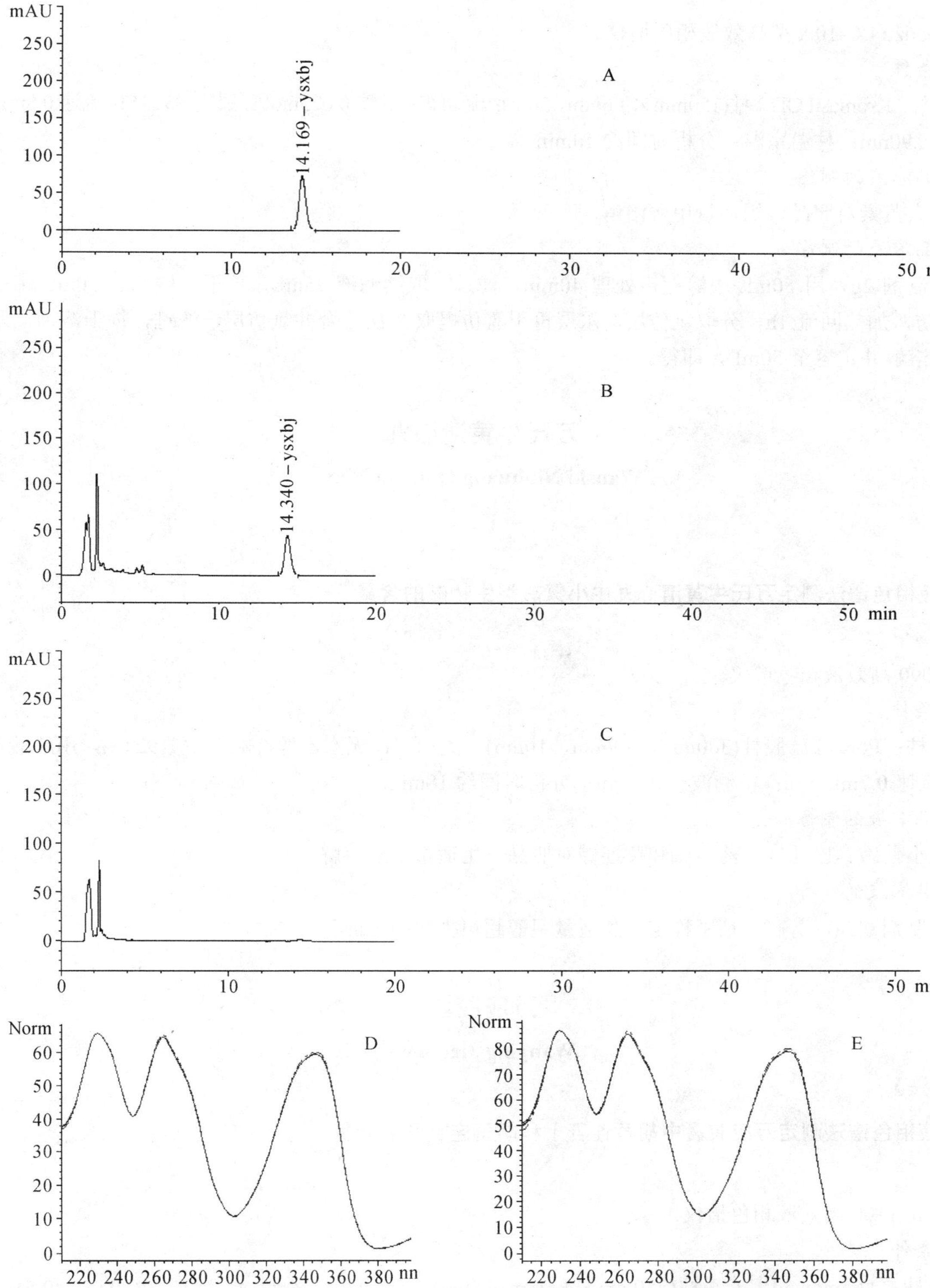

图 3-3-2 大补阴丸含量测定高效液相色谱图及紫外光谱扫描图

A. 盐酸小檗碱对照品溶液色谱图；B. 供试品溶液色谱图；C. 空白样品(缺盐黄柏)溶液色谱图；

D. 盐酸小檗碱对照品紫外光谱扫描图；E. 供试品中盐酸小檗碱紫外光谱扫描图

大黄清胃丸

Dahuang Qingwei Wan

【分析方法】

1 高效液相色谱法测定大黄清胃丸中大黄素的含量[8]

1.1 仪器

Shimadzu LC-10A 型高效液相色谱仪。

1.2 色谱条件

色谱柱：Kromasil ODS 柱(150mm×4.6mm，5μm)；流动相：甲醇-0.025mol/L 磷酸(85∶15)；流速 0.8mL/min；检测波长 290nm；柱温室温；分析时间约 10min。

1.3 对照品溶液的制备

称取大黄素对照品，用适量甲醇溶解。

1.4 供试品溶液的制备

称取制剂 2g，用 50mL 甲醇超声处理 40min，滤过，取续滤液 25mL，蒸干，残渣加 30mL 稀盐酸和 30mL 氯仿，加热回流 1h，分取氯仿层，水层再用氯仿提取 3 次，合并氯仿层，滤过，挥干溶剂，残渣用适量甲醇溶解并定容至 50mL，即得。

万氏牛黄清心丸

Wanshi Niuhuang Qingxin Wan

【分析方法】

1 高效液相色谱法测定万氏牛黄清心丸中小檗碱型生物碱的含量[9]

1.1 仪器

HP1090 高效液相色谱仪。

1.2 色谱条件

色谱柱：Porasil 硅胶柱(300mm×3.9mm，10μm)；流动相：无水乙醇-3%三乙胺(92∶8)，用醋酸调 pH 至 7.5；流速 0.7mL/min；检测波长 345nm；分析时间约 18min。

1.3 对照品溶液的制备

称取小檗碱、巴马汀、药根碱和黄连碱对照品，用适量甲醇溶解。

1.4 供试品溶液的制备

称取制剂 0.5g，剪碎，精密称定，加适量甲醇超声提取 30min。

万应胶囊

Wanying Jiaonang

【分析方法】

1 高效液相色谱法测定万应胶囊中胡黄连苷Ⅰ和胡黄连苷Ⅱ的含量[10]

1.1 仪器

Agilent 1100 高效液相色谱仪。

1.2 色谱条件

色谱柱：Dramonsid^{TM}-C_{18} 柱(250mm×4.6mm，5μm)；流动相：乙腈-水-冰醋酸(20∶80∶0.5)；流速 1.0mL/min；检测波长 266nm；柱温室温；分析时间约 27min。

1.3 对照品溶液的制备

称取胡黄连苷 I 和胡黄连苷 II 对照品，用适量甲醇溶解。

1.4 供试品溶液的制备

称取制剂 1g，用 50mL 甲醇浸泡过夜，超声提取 40min，滤过，取续滤液 1mL，用甲醇稀释 5 倍，即得。

山香圆片

Shanxiangyuan Pian

【分析方法】

1 高效液相色谱法同时测定山香圆片中女贞苷和野漆树苷的含量[11]

1.1 仪器

Waters 高效液相色谱仪，Waters 2996 二极管阵列检测器。

1.2 色谱条件

色谱柱：Diamonsil C_{18} 柱(250mm×4.6mm，5μm)；流动相：甲醇-0.5%磷酸(43∶57)；流速 1.0mL/min；检测波长 336nm；柱温 30℃；分析时间 30min。

1.3 对照品溶液的制备

分别称取女贞苷和野漆树苷对照品，用适量 50%甲醇溶解。

1.4 供试品溶液的制备

称取去除包衣的山香圆片适量，用 25 倍量 50%甲醇回流提取 60min，滤过，即得。

千柏鼻炎片

Qianbai Biyan Pian

【分析方法】

1 高效液相色谱法测定千柏鼻炎片中大黄酚的含量[12]

1.1 仪器

HP1100 高效液相色谱仪。

1.2 色谱条件

色谱柱：迪马 C_{18} 柱(250mm×4.6mm，5μm)；流动相：甲醇-1g/L 磷酸溶液(87∶13)；流速 1.0mL/min；检测波长 254 nm；进样体积 10μL；柱温 30℃；分析时间约 15min。

1.3 对照品溶液的制备

称取大黄酚对照品，用适量甲醇溶解。

1.4 供试品溶液的制备

称取制剂粉末适量，用 25mL 甲醇超声处理 30min，滤过，残渣用适量甲醇洗涤 3 次，合并甲醇液，蒸干，加入 100mL/L 盐酸溶液 30mL 溶解后，再加入 10mL 三氯甲烷，加热回流 1h 后转移至分液漏斗中，分取三氯甲烷层，酸液层用三氯甲烷萃取(10mL×4)，合并三氯甲烷液，蒸干，残渣用适量甲醇溶解并定容至 5mL，滤过，即得。

川芎茶调丸

Chuanxiong Chatiao Wan

【分析方法】

1　高效液相色谱法测定川芎茶调丸中阿魏酸的含量

1.1 仪器

Agilent 1100 高效液相色谱仪，配备二极管阵列检测器。

1.2 色谱条件与系统适用性

色谱柱填充剂：十八烷基硅烷键合硅胶；流动相：甲醇-2%醋酸溶液(20∶80)；检测波长 323nm。理论板数按阿魏酸峰计算应不低于 8000。

1.3 对照品溶液的制备

避光操作。称取阿魏酸对照品适量，精密称定，加 45%乙醇-冰醋酸(20∶1)混合溶液制成每 1mL 含 10μg 的溶液。

1.4 供试品溶液的制备

避光操作。取川芎茶调丸，研细，称取 0.5g，精密称定，精密加 45%乙醇-冰醋酸(20∶1)混合溶液 20mL，称定重量，加热回流 1h，放冷，再称定重量，用上述溶液补足减失的重量，摇匀，离心，取上清液，即得。

1.5 样品测定结果

分别精密吸取对照品溶液与供试品溶液各 10μL，注入液相色谱仪，测定，按上述方法测定，四批样品每 1g 含川芎和羌活以阿魏酸($C_{10}H_{10}O_4$)计，分别为 0.32mg，0.47mg，0.35mg，0.27mg。

色谱图如图 3-3-3 所示。

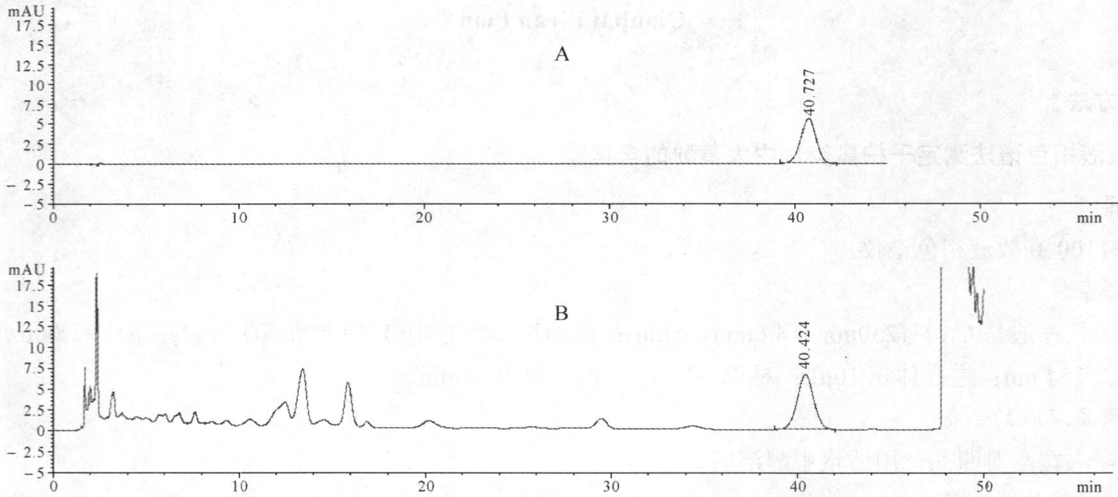

图 3-3-3　川芎茶调丸含量测定高效液相色谱

A. 阿魏酸对照品溶液；B. 供试品溶液

川芎茶调散

Chuanxiong Chatiao San

【分析方法】

1 高效液相色谱法测定川芎茶调散中阿魏酸的含量

1.1 仪器

Agilent 1100 高效液相色谱仪。

1.2 色谱条件与系统适用性

色谱柱填充剂：十八烷基硅烷键合硅胶；流动相：甲醇-2%醋酸溶液(18∶82)；检测波长 323nm。理论板数按阿魏酸峰计算应不低于 8000。

1.3 对照品溶液的制备

避光操作。称取适量阿魏酸对照品，精密称定，加 45%乙醇-冰醋酸(20∶1)混合溶液制成每 1mL 含 10μg 的溶液。

1.4 供试品溶液的制备

避光操作。称取川芎茶调散 0.5g，精密称定，精密加入 45%乙醇-冰醋酸(20∶1)混合溶液 20mL，称定重量，加热回流 1h，放冷，再称定重量，用 45%乙醇-冰醋酸(20∶1)混合溶液补足减失的重量，摇匀，离心，取上清液，即得。

1.5 方法学验证结果

1.5.1 线性关系考察

阿魏酸进样量在 10.89～1089ng，进样量与峰面积呈良好的线性关系。以峰面积为纵坐标 y，进样量(ng)为横坐标 x，线性方程为 $y=5.76344x+3.62566$，$r=1.0000$。

1.5.2 重复性试验

本方法重现性良好，RSD 为 0.6% ($n=6$)。

1.5.3 加样回收率

加样回收率为 96.7%～102.8%，平均回收率为 99.9%，RSD 为 2.2% ($n=9$)。

1.5.4 供试品溶液的稳定性

供试品溶液在 23h 内基本保持稳定，RSD 为 1.1% ($n=10$)。

1.6 样品测定结果

分别精密吸取对照品溶液与供试品溶液各 10μL，注入液相色谱仪，测定，三批样品每 1g 含川芎和羌活以阿魏酸($C_{10}H_{10}O_4$)计，均为 0.30mg。

色谱图如图 3-3-4 所示。

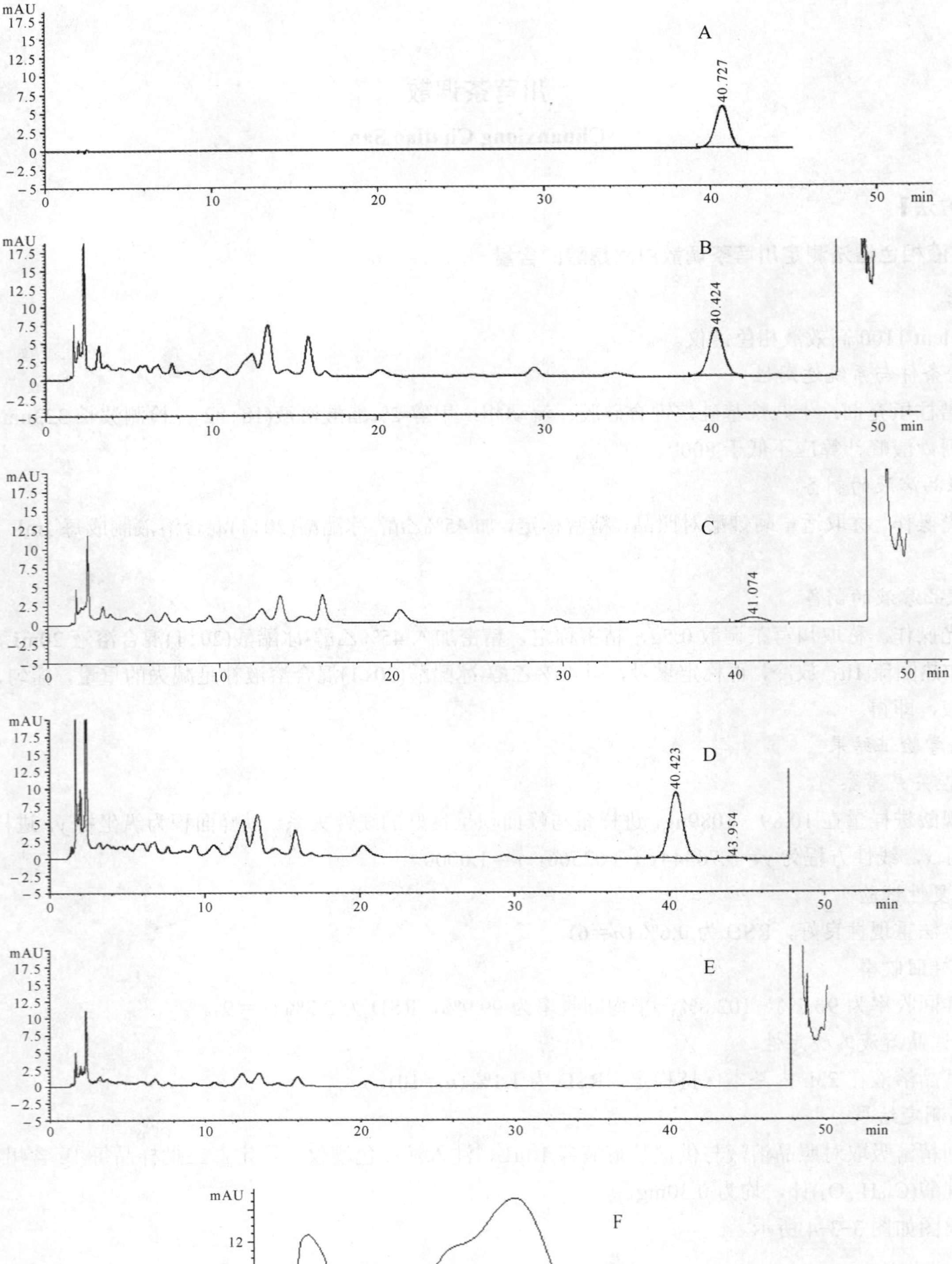

图 3-3-4　川芎茶调散含量测定高效液相色谱及紫外光谱扫描图

A. 阿魏酸对照品溶液色谱图；B. 供试品溶液色谱图；C. 空白样品(缺川芎)溶液色谱图；D. 空白样品(缺羌活)溶液的色谱图；E. 空白样品(缺川芎、羌活)溶液的色谱图；F. 对照品溶液中阿魏酸光谱扫描图

女金丸

Nüjin Wan

【分析方法】

1 高效液相色谱法测定女金丸中芍药苷的含量[13]

1.1 仪器

Agilent 1100 高效液相色谱仪。

1.2 色谱条件

色谱柱：Diamonsil C_{18} 柱(250mm×4.6mm，5μm)；流动相：乙腈-水(14∶86)；流速 1.0mL/min；检测波长 230nm；分析时间约 18min。

1.3 对照品溶液的制备

称取芍药苷对照品，用适量甲醇溶解。

1.4 供试品溶液的制备

称取制剂粉末 2.5g，用适量乙醚回流提取 2h，滤过，挥干溶剂，向残渣中加入 50mL 50%甲醇，放置 2h，超声提取 30min，滤过，取续滤液 25mL，蒸干，残渣用 10mL 水溶解，上样于 D101 大孔吸附树脂柱，依次用 50mL 水、2mL 氨试液、150mL 水淋洗，最后用 100mL 50%乙醇洗脱，收集洗脱液，蒸干，残渣用适量 70%甲醇溶解并定容至 10mL，即得。

小儿止咳糖浆

Xiao'er Zhike Tangjiang

【分析方法】

1 高效液相色谱法测定小儿止咳糖浆中甘草酸铵的含量[14]

1.1 仪器

Agilent 1100 高效液相色谱仪。

1.2 色谱条件

色谱柱：Agilent ODS 柱(125mm×4.0mm，5μm)；流动相：甲醇-0.2mol/L 醋酸铵溶液-冰醋酸(170∶140∶3)；流速 0.8mL/min；检测波长 250nm；进样 10μL；柱温室温；分析时间约 30min。

1.3 对照品溶液的制备

称取甘草酸铵单铵盐对照品，用流动相溶解。

1.4 供试品溶液的制备

精密量取小儿止咳糖浆 2mL(或精密称取 2.5g)，加流动相约 45mL 超声处理 30min，加流动相至 50mL，滤过，取续滤液，即得。

2 高效液相色谱法测定小儿止咳糖浆中麻黄碱[15]

2.1 仪器

Shimadzu LC-6A 高效液相色谱仪。

2.2 色谱条件

色谱柱：Packing Irregular-H C_{18} 柱(250mm×4.6mm，5μm)；流动相：甲醇-0.1%磷酸二氢钾(30∶70)；体积流量 1.0mL/min；检测波长 215nm；灵敏度 0.01AUFS；进样量 20μL；柱温室温；分析时间约 25min。

2.3 对照品溶液的制备

称取麻黄碱对照品，用甲醇溶解。

2.4 供试品溶液的制备

精密量取 1mL 小儿止咳糖浆，甲醇溶解并稀释至 25mL，滤过，即得。

3 高效液相色谱法测定小儿止咳糖浆中甘草酸的含量[16]

3.1 仪器

Shimadzu LC-10AT 高效液相色谱仪。

3.2 色谱条件

色谱柱：Shimadzu ODS-C_{18} 柱(250mm×4.6mm，5μm)；流动相：2.5%乙酸水溶液-乙腈(63:37)；检测波长 254nm；流速 1.0mL/min；柱温 40℃；分析时间约 18min。

3.3 对照品溶液的制备

称取甘草酸单铵盐对照品，用适量甲醇溶解。

3.4 供试品溶液的制备

精密量取小儿止咳糖浆 1mL，甲醇稀释至 25mL，滤过，即得。

小儿百部止咳糖浆

Xiao'er Baibu Zhike Tangjiang

【分析方法】

1 高效液相色谱法测定小儿百部止咳糖浆中橙皮苷含量[17]

1.1 仪器

Shimadzu LC-10ATVP 高效液相色谱仪。

1.2 色谱条件

色谱柱：Eclipse XDB-C_{18} 柱(250mm×4.6mm，5μm)；流动相：乙腈-2%磷酸溶液(21:79)；流速 1.0mL/min；检测波长 284nm；进样体积 20μL；分析时间约 12min。

1.3 对照品溶液的制备

称取橙皮苷对照品，用适量甲醇溶解。

1.4 供试品溶液的制备

量取制剂适量，用稀乙醇稀释 100 倍，滤过，即得。

小儿至宝丸

Xiao'er Zhibao Wan

【分析方法】

1 高效液相色谱法测定小儿至宝丸中橙皮苷的含量[18]

1.1 仪器

Shimadzu LC-10ATVP 型高效液相色谱仪。

1.2 色谱条件

色谱柱：Diamond C_{18} 柱(150mm×4.6mm，5μm)；流动相：甲醇-0.5%醋酸(39:61)；流速 0.8mL/min；检测波长 283nm；柱温 40℃；分析时间约 16min。

1.3 对照品溶液的制备

称取橙皮苷对照品，用适量甲醇溶解。

1.4 供试品溶液的制备

称取制剂适量，剪碎，用 25 倍量甲醇超声提取 40min，滤过，即得。

小儿金丹片

Xiao'er Jindan Pian

【分析方法】

1　高效液相色谱法测定小儿金丹片中橙皮苷和牛蒡苷的含量[19]

1.1 仪器

Agilent 1100 高效液相色谱仪。

1.2 色谱条件

色谱柱：Diamonsil C_{18} 柱(250mm×4.6mm，5μm)；流动相：甲醇-水(45∶55)；流速 1.0mL/min；检测波长 284nm；进样体积 10μL；柱温室温；分析时间约 16min。

1.3 对照品溶液的制备

称取橙皮苷和牛蒡苷对照品，用适量甲醇溶解。

1.4 供试品溶液的制备

称取制剂粉末适量，用 25 倍量甲醇超声提取 30min，滤过，即得。

小儿惊风散

Xiao'er Jingfeng San

【分析方法】

1　高效液相色谱法测定小儿惊风散中甘草酸的含量[20]

1.1 仪器

Shimadzu LC-10AVP 高效液相色谱仪。

1.2 色谱条件

色谱柱：YMC-Pack ODS C_{18} 柱(250mm×4.6mm，5μm)；流动相：乙腈-0.1mol/L 醋酸铵溶液-冰醋酸(28∶72∶0.3)；流速 1.0mL/min；检测波长 250nm；柱温 35℃；分析时间约 15min。

1.3 对照品溶液的制备

称取甘草酸对照品，用适量乙醇溶解。

1.4 供试品溶液的制备

精密称定小儿惊风散 2g，40mL 乙醇超声处理 30min，乙醇稀释至 50mL，滤过，即得。

小儿清肺止咳片

Xiao'er Qingfei Zhike Pian

【分析方法】

1　高效液相色谱法测定小儿清肺止咳片中葛根素的含量[21]

1.1 仪器

Shimadzu LC-10A 高效液相色谱仪。

1.2 色谱条件

色谱柱：Shim-Pack VP-ODS 柱(250mm×4.6mm，5.0μm)；检测波长 250nm；流动相：甲醇-水(30∶70)；流速 1.0mL/min；进样 10μL；柱温 30℃；分析时间约 20min。

1.3 对照品溶液的制备

取葛根素对照品，用适量甲醇溶解，即得。

1.4 供试品溶液的制备

称取 10.0g 小儿清肺止咳片，研细，准确称取 0.1g，用 50%乙醇溶解并定容至 25mL，超声(功率为 70%)提取 15min，取上清液，即得。

小儿清热止咳口服液

Xiao'er Qingre Zhike Koufuye

【分析方法】

1 高效毛细管电泳法同时测定小儿清热止咳口服液中三个组分的含量[22]

1.1 仪器

CL1020 型高效毛细管电泳仪。

1.2 色谱条件

石英毛细管：50cm×50μm (有效长度 45cm)；电泳缓冲液：25mmol/L 四硼酸钠溶液(pH 8.60)；分离电压 10kV；检测波长 192nm；柱温 25℃；分析时间约 18min。

1.3 对照品溶液的制备

称取盐酸麻黄碱、黄芩苷和甘草酸对照品，用适量 20%乙醇溶解。

1.4 供试品溶液的制备

量取制剂适量，用适量无水乙醇稀释，滤过，即得。

小儿感冒颗粒

Xiao'er Ganmao Keli

【分析方法】

1 高效液相色谱法测定小儿感冒颗粒中连翘苷的含量[23]

1.1 仪器

Lab Alliance 高效液相色谱仪。

1.2 色谱条件

色谱柱：Kromasil C_{18} 柱(200mm×4.6mm，5μm)；流动相：乙腈-水(25∶75)；流速 1.0mL/min；检测波长 277nm；进样体积 20μL；柱温 30℃；分析时间约 10min。

1.3 对照品溶液的制备

称取连翘苷对照品，用适量甲醇溶解。

1.4 供试品溶液的制备

称取小儿感冒颗粒粉末 2g，用 25mL 甲醇浸泡过夜后，超声提取 30min，滤过，取续滤液 10mL，蒸至近干，上样于中性氧化铝柱上，用 70%乙醇 100mL 洗脱，收集洗脱液，挥干溶剂，残渣用适量 50%甲醇溶解并定容至 10mL，滤过，即得。

2 高效液相色谱法测定小儿感冒颗粒中连翘苷的含量[24]

2.1 仪器

Agilent 1100 高效液相色谱仪。

2.2 色谱条件

色谱柱：Agilent HC C_{18} 柱(250mm×4.6mm，5μm)；流动相：乙腈-水(20∶80)；流速 1.0mL/min；检测波长 277nm；进样体积 10μL；柱温 35℃；分析时间约 42min。

2.3 对照品溶液的制备

称取连翘苷对照品，用适量50%甲醇溶解。

2.4 供试品溶液的制备

称取制剂粉末6g，用25mL甲醇回流2次，每次30min，滤过，合并滤液，蒸干，残渣用10mL稀乙醇溶解，上样于中性氧化铝柱上，用70mL稀乙醇洗脱，收集洗脱液，蒸干，残渣用适量50%甲醇溶解并定容于10mL，滤过，即得。

小青龙合剂

Xiaoqinglong Heji

【分析方法】

1 高效液相色谱法测定小青龙合剂中盐酸麻黄碱的含量[25]

1.1 仪器

Shimadzu LC-10ATVP型高效液相色谱仪。

1.2 色谱条件

色谱柱：Hypersil ODS柱(250mm×4.6mm，5μm)；流动相：0.02mol/L磷酸二氢钾溶液(含0.2%三乙胺，用磷酸调pH至2.7)-乙腈(97.5∶2.5)；流速1.0mL/min；检测波长210nm；进样体积20μL；分析时间约22min。

1.3 对照品溶液的制备

称取盐酸麻黄碱对照品，用适量水溶解。

1.4 供试品溶液的制备

量取制剂10mL，加入110mL 20%氢氧化钠溶液和7.5g氯化钠，超声约15min，再加入少量液体石蜡，蒸馏，用100mL量瓶收集流出液近95mL(量瓶中预先盛有5mL 0.5mol/L盐酸溶液)，用水定容，滤过，即得。

小柴胡片

Xiaochaihu Pian

【分析方法】

1 固相萃取-高效液相色谱法测定小柴胡片中柴胡皂苷a的含量[26]

1.1 仪器

Agilent 1100 型高效液相色谱仪。

1.2 色谱条件

色谱柱：Kromasil 5 C_{18}色谱柱(250mm×4.6mm，5μm)；流动相：甲醇-水(75∶25)；流速0.8mL/min；检测波长203nm；分析时间15min。

1.3 对照品溶液的制备

称取柴胡皂苷a对照品，用适量80%甲醇溶解。

1.4 供试品溶液的制备

称取粉碎的小柴胡片适量，用15倍量5%氨水-甲醇回流提取2次，合并提取液，蒸干，再用适量水溶解，加水饱和的正丁醇萃取(20mL×4)，合并萃取液，加氨试液洗涤(20mL×2)，将正丁醇蒸干后用水溶解，加于已处理好的C_{18}微柱上，分别用10mL水、20mL 80% (*V*/*V*)甲醇洗脱，收集80% (*V*/*V*)甲醇洗脱部分蒸干，残渣用甲醇溶解，滤过，即得。

参考文献

[1] 贾善学，贾清霞，张新堂. RP-HPLC 法测定三九胃泰颗粒中黄芩苷的含量. 山东医药工业, 2003, 22(5): 14-15.

[2] 颜杰，裴建梅. HPLC 法测定三九胃泰颗粒中九里香酮的含量. 中草药, 2005, 36(3): 375-376.

[3] 陈桂云，王泽英，丁以华，陈琴鸣. 高效液相色谱法测定三两半药酒中齐墩果酸的含量. 中国现代应用药学, 2001, 18(1): 61-62.

[4] 邹节明，周艳林，吴敏菊. HPLC-ELSD 法测定三金片和三金胶囊中积雪草苷和羟基积雪草苷的含量. 药物分析杂志, 2005, 25(10): 1250-1252.

[5] 田书霞，蒋晔. RP-HPLC 同时测定三黄片中 4 种有效成分的含量. 中国药学杂志, 2006, 41(3): 220-222.

[6] 冯有龙，余伯阳，董小平. 高效液相色谱法同时测定三黄片中的蒽醌类、黄酮类及生物碱类化合物. 药学学报, 2006, 41(3): 285-288.

[7] 李琦，马俊艳. HPLC 法测定大山楂丸中熊果酸的含量. 中国药事, 2008, 22(1): 54-55.

[8] 戚宝婵，郭兰建，李虹，关国立. 高效液相色谱法测定大黄清胃丸中大黄素的含量. 中成药, 1999, 21(6): 291-293.

[9] 闻璃毓，李康乐. HPLC 法测定万氏牛黄清心丸中小檗碱型生物碱的含量. 中国药科大学学报, 1995, 26(3): 170-172.

[10] 陈惠英，宋粉云. 高效液相色谱法测定万应胶囊中胡黄连苷Ⅰ和胡黄连苷Ⅱ的含量. 中国药房, 2006, 17(13): 1011-1012.

[11] 章光文，周国平，杨香菊，谢二磊. HPLC 法同时测定山香圆片中女贞苷和野漆树苷的含量. 药物分析杂志, 2009, 29(6): 912-914.

[12] 张华，何世新，郭娅. HPLC 测定千柏鼻炎片中大黄酚的含量. 西北药学杂志, 2008, 23(1): 6-7.

[13] 赵姑美，李芳. HPLC 法测定女金丸中芍药苷的含量. 海峡药学, 2007, 19(8): 57-58.

[14] 林勇杰. HPLC 测定小儿止咳糖浆中甘草酸铵的含量. 海峡药学, 2008, 20(7): 86-88.

[15] 刘茂军，王春胜. HPLC 法测定小儿止咳糖浆中麻黄碱. 中草药, 2008, 39(7): 1023-1024.

[16] 邢建国，黄华，吴韬. 高效液相色谱法测定小儿止咳糖浆中甘草酸的含量. 中药新药与临床药理, 2002, 13(4): 255-256.

[17] 赵向阳. 反相高效液相色谱法测定小儿百部止咳糖浆中橙皮苷含量. 中国药业, 2007, 16(23): 18-19.

[18] 毛彦杰，岳敏，谷学新，邹洪，范国强，段豫萍. HPLC 测定小儿至宝丸中橙皮苷含量. 中成药, 2004, 26(5): 附 7-附 8.

[19] 杨庆胜，张京健，赵雪晖. 高效液相色谱法测定小儿金丹片中橙皮苷和牛蒡苷的含量. 中国新药杂志, 2008, 17(1): 60-62.

[20] 王健，蒋平，李兵，蒋捷. HPLC 法测定小儿惊风散中甘草酸的含量. 中国药师, 2007, 10(5): 511-512.

[21] 张萍，王晓玲，陈燕，陈晓辉. HPLC 测定小儿清肺止咳片中葛根素的含量. 咸阳师范学院学报, 2008, 23(2): 46-48.

[22] 刘洋，蒋晔，孙捷. HPCE 法同时测定小儿清热止咳口服液中 3 个组分. 中国中药杂志, 2008, 33(2): 133-135.

[23] 崔俊凤，张军华，傅勇. HPLC 法测定小儿感冒颗粒中连翘苷的含量. 中国药事, 2008, 22(1): 59-60.

[24] 毛康荣，朱利敏. 高效液相色谱法测定小儿感冒颗粒中连翘苷的含量. 中国医院药学杂志, 2006, 26(11): 1445-1446.

[25] 周颖，刘哨凡，霍晓梅. 高效液相色谱法测定小青龙合剂中盐酸麻黄碱含量. 中国药业, 2007, 16(20): 37-38.

[26] 谭珍，黄婉锋，张柳. SPE-HPLC 法测定小柴胡片中柴胡皂苷 a 的含量. 广东药学院学报, 2007, 23(5): 511-512.

四画

天王补心丸

Tianwang Buxin Wan

【分析方法】

1 高效液相色谱法测定天王补心丸中五味子醇甲的含量

1.1 仪器

Agilent 1100 型高效液相色谱仪，配有二极管阵列检测器。

1.2 色谱条件及系统适应性

色谱柱填充剂：十八烷基硅烷键合硅胶；流动相：甲醇-水(45∶55)；流速 1.0mL/min；检测波长 250nm。理论板数按五味子醇甲峰计算应不低于 6000。

1.3 对照品溶液的制备

精密称取五味子醇甲对照品适量，加甲醇制成每 1mL 含 20μg 的溶液，即得。

1.4 供试品溶液的制备

取天王补心丸水蜜丸适量，研细，称取 1g，精密称定；或取小蜜丸适量，粉碎，取适量，精密称定，再精密加入等量的硅藻土，研匀，取约 3g，精密称定；或取大蜜丸，剪碎，混匀，称取适量，精密称定，再精密加入 2 倍量的硅藻土，研匀，称取 4.5g，精密称定，置具塞锥形瓶中，精密加入甲醇 20mL，称定重量，超声处理(功率 180W，频率 50kHz)30min，取出，放冷，再称定重量，用甲醇补足减失的重量，摇匀，滤过，即得。

1.5 方法学验证结果

1.5.1 线性关系考察

五味子醇甲在 0.02215～2.21550μg 线性良好，进样量与峰面积呈良好的线性关系。以峰面积为纵坐标 y，以进样量(μg)为横坐标 x，线性方程为 $y=1508.665x+5.162$，$r=0.99997$。

1.5.2 重复性试验

本方法重现性良好，RSD 为 2.4% ($n=9$)。

1.5.3 准确度试验

加样回收率为 96.0%～103.9%，平均回收率为 100.5%，RSD 为 2.7% ($n=9$)。

1.5.4 供试品溶液的稳定性

供试品溶液在 17h 内基本保持稳定，RSD 为 1.0% ($n=6$)。

1.6 样品测定结果

采用上述方法，分别精密吸取对照品溶液和供试品溶液各 10μL，注入液相色谱仪，测定了 31 批天王补心丸样品中五味子醇甲的含量，结果为 0～2.05 毫克/丸(大蜜丸)、0～0.34 毫克/丸(水蜜丸)、0～0.32 毫克/丸(小蜜丸)。

色谱图如图 3-4-1 所示。

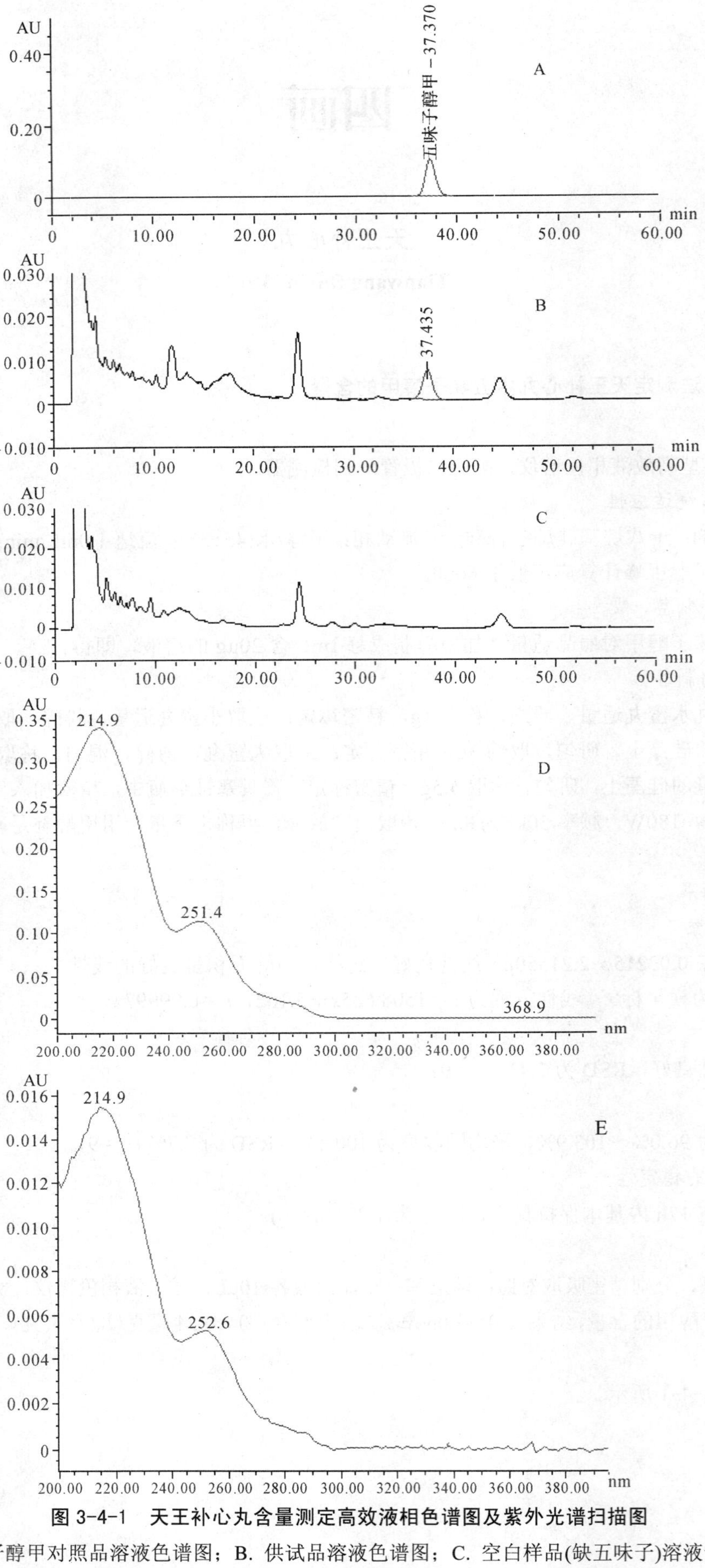

图 3-4-1　天王补心丸含量测定高效液相色谱图及紫外光谱扫描图

A. 五味子醇甲对照品溶液色谱图；B. 供试品溶液色谱图；C. 空白样品(缺五味子)溶液色谱图；
D. 五味子醇甲对照品溶液紫外光谱扫描图；E. 供试品溶液紫外光谱扫描图

2 高效液相色谱法测定天王补心丸中丹参素含量的研究[1]

2.1 仪器

Agilent 1100 高效液相色谱仪。

2.2 色谱条件

色谱柱：Zorbax Eclipse XDB-C_{18}柱(150mm×4.6mm，5μm)；流动相：甲醇-水-磷酸(4∶96∶0.05)；流速1.0mL/min；检测波长280nm；分析时间14min。

2.3 对照品溶液的制备

称取丹参素钠对照品，用适量1% HAc溶解。

2.4 供试品溶液的制备

称取粉碎的天王补心丸适量，用适量水溶解，稀盐酸调pH至1～2，乙酸乙酯萃取3次，合并萃取液，蒸干，残渣加流动相溶解。

3 测定天王补心丸和归脾丸中细叶远志皂苷的含量[2]

3.1 仪器

Waters 高相液相色谱仪，Waters 996 二极管阵列检测器。

3.2 色谱条件

色谱柱：Alltima C_{18}柱(250mm×4.6mm，5μm)；流动相：甲醇-0.05%磷酸溶液(65∶35)；流速1.0mL/min；检测波长202nm；柱温25℃；分析时间30min。

3.3 对照品溶液的制备

称取细叶远志皂苷对照品，用适量甲醇溶解。

3.4 供试品溶液的制备

称取粉碎的天王补心丸和归脾丸适量，用12倍量甲醇超声提取2次，每次30min，滤过，滤液蒸干后加10% NaOH溶液加热回流2h，冷却后加浓HCl调pH至4～5，用正丁醇萃取3次，萃取液蒸干，残渣用甲醇溶解，即得。

4 高效液相色谱法测定天王补心丸中丹酚酸B的含量[3]

4.1 仪器

Agilent 1100 高效液相色谱仪。

4.2 色谱条件

色谱柱：Shim-Pack CLC-ODS 柱(150mm×4.6mm)；流动相：甲醇-乙腈-甲酸-水(30∶7∶1∶62)；流速1.0mL/min；检测波长286nm；柱温30℃；分析时间20min。

4.3 对照品溶液的制备

称取丹酚酸B对照品，用适量80%甲醇溶解。

4.4 供试品溶液的制备

称取粉碎的天王补心丸适量，用25倍量50%甲醇超声提取30min，滤过，即得。

5 高效液相色谱法测定天王补心丸中五味子醇甲的含量[4]

5.1 仪器

Agilent 1100 高效液相色谱仪，配备二极管阵列检测器。

5.2 色谱条件

色谱柱：Zorbax SB-C_{18}柱(150mm×4.6mm，5μm)；流动相：甲醇-水(50∶50)；流速1.0mL/min；检测波长250nm；柱温40℃；分析时间25min。

5.3 对照品溶液的制备

称取五味子醇甲对照品，用适量甲醇溶解。

5.4 供试品溶液的制备

称取粉碎的天王补心丸适量，用20倍量甲醇超声提取30min，滤过，即得。

天麻丸

Tianma Wan

【分析方法】

1 高效液相色谱法测定天麻丸中天麻素的含量[5]

1.1 仪器

Gilson 高效液相色谱仪，配备 HP 1100 二极管阵列检测器。

1.2 色谱条件

色谱柱：Diamonsil C_{18} 柱(200mm×4.6mm，5μm)；流动相：乙腈-0.2%磷酸水溶液(3∶97)；流速 1.0mL/min；检测波长 220nm；柱温 30℃；分析时间 15min。

1.3 对照品溶液的制备

称取天麻素对照品，用适量甲醇溶解。

1.4 供试品溶液的制备

称取粉碎的天麻丸适量，用约 30 倍量乙醚回流提取 1.5h，挥去溶剂，残渣加适量 80%甲醇回流 3h，挥去溶剂，残渣用适量 80%甲醇溶解，定容，即得。

天麻头痛片

Tianma Toutong Pian

【分析方法】

1 高效液相色谱法测定天麻头痛片中天麻素的含量[6]

1.1 仪器

Shimadzu LC-10ATVP 高效液相色谱仪。

1.2 色谱条件

色谱柱：VP-ODS 柱(150mm×4.6mm，5μm)，流动相：乙腈-0.05%磷酸溶液(5∶95)；流速 1.0mL/min；检测波长 220nm；柱温室温；分析时间约 20min。

1.3 对照品溶液的制备

称取天麻素对照品，用适量甲醇溶解。

1.4 供试品溶液的制备

称取去包衣的样品细粉 0.5g，甲醇 20mL 超声处理 30min，滤过，滤液蒸干，残渣用适量水溶解，通过中性氧化铝柱，用适量 70%甲醇洗脱，收集洗脱液，蒸干，用甲醇溶解残渣并定容至 10mL，即得。

2 高效液相色谱法测定天麻头痛片中天麻素的含量[7]

2.1 仪器

SP-8810 型高效液相色谱仪，包括 SP-100 检测器、N2010 色谱工作站。

2.2 色谱条件

色谱柱：Kromasil C_{18} 柱(200mm×4.6mm，5μm)；流动相：乙腈-0.05%磷酸溶液(4∶96)；流速 1.0mL/min；检测波长 220nm；进样量 20μL；柱温室温；分析时间约 12min。

2.3 对照品溶液的制备

称取天麻素对照品，用适量甲醇溶解。

2.4 供试品溶液的制备

称取去包衣的样品细粉 2g，用甲醇 25mL 超声处理 30min，滤过，取续滤液用流动相稀释 1 倍，即得。

天麻首乌片

Tianma Shouwu Pian

【分析方法】

1　天麻首乌片中大黄素含量的测定研究[8]

1.1　仪器

Shimadzu LC-10A 高效液相色谱仪。

1.2　色谱条件

色谱柱：依利特 BDS C_{18} 柱(200mm×5.0mm，5μm)；流动相：甲醇-0.1%磷酸溶液(85∶15)；流速 1.0mL/min；检测波长 254nm；柱温 25℃。

1.3　对照品溶液的制备

称取大黄素对照品，用适量甲醇溶解。

1.4　供试品溶液的制备

称取粉碎的天麻首乌丸适量，用 30mL 5mol/L 硫酸溶液回流提取 1.5h，放冷，加入 80mL 氯仿加热回流 1.5h，分取氯仿层，酸水层用氯仿提取(30mL×3)，合并氯仿提取液，将提取液蒸干，残渣用甲醇溶解，定容，即得。

天舒胶囊

Tianshu Jiaonang

【分析方法】

1　高效液相色谱法测定天舒胶囊中川芎嗪的含量[9]

1.1　仪器

Waters 液相色谱仪。

1.2　色谱条件

色谱柱：Nova-Pak C_{18} 柱(300mm×3.9mm，4μm)；流动相：甲醇-水(V/V=50∶50)；流速 0.7mL/min；检测波长 282nm；进样量 20μL；柱温 40℃；分析时间 15min。

1.3　对照品溶液的制备

称取川芎嗪对照品，用适量甲醇溶解。

1.4　供试品溶液的制备

称取天舒胶囊内容物 1.0g，用 20mL 甲醇超声提取 2 次，每次 25min，再用 3～5mL 甲醇洗涤残渣，合并甲醇提取液，定容至 50mL，即得。

元胡止痛口服液

Yuanhu Zhitong Koufuye

【分析方法】

1　毛细管电泳法测定元胡止痛片和元胡止痛口服液中延胡索乙素的含量[10]

1.1　仪器

Beckman P/ACE 5500 毛细管电泳仪。

1.2　色谱条件

毛细管：未涂层石英毛细管(57cm×50μm，有效长度 50cm)；缓冲液：0.2mol/L Tris-45mol/L 磷酸二氢钠(磷酸调 pH 至 5.30)-40%异丙醇；分离电压 29kV；检测波长 220nm；压力进样 137.8kPa·s；毛细管温度 25℃；分析时间 20min。

1.3 对照品溶液的制备

称取延胡索乙素对照品，用适量甲醇溶解。

1.4 供试品溶液的制备

量取元胡止痛口服液适量，加入 1/10 量的浓氨水，用等量乙醚萃取 4 次，合并萃取液，蒸干，残渣用甲醇溶解，即得。

元胡止痛片

Yuanhu Zhitong Pian

【分析方法】

1 高效液相色谱法同时测定元胡止痛片中 3 种有效成分的含量[11]

1.1 仪器

Waters 高效液相色谱仪，2487 二极管阵列检测器。

1.2 色谱条件

色谱柱：Kromasil ODS-C_{18} 柱(250mm×4.6mm，5μm)；流动相：乙腈-水(28∶72)，100mL 水中含 pH 6.0 的醋酸-醋酸铵缓冲液 1mL；流速 0.8mL/min；检测波长 280nm；柱温 30℃；分析时间 60min。

1.3 对照品溶液的制备

称取原阿片碱、盐酸小檗碱、延胡索乙素对照品，用适量甲醇溶解。

1.4 供试品溶液的制备

称取粉碎的元胡止痛片适量，用 50 倍量浓氨试液-甲醇(1∶20)混合溶液冷浸 1h 后加热回流 1h，滤过，滤液蒸干，残渣加甲醇溶解，即得。

2 高效液相色谱法测定元胡止痛片中欧前胡素和异欧前胡素的含量[12]

2.1 仪器

Shimadzu LC-10ATVP 高效液相色谱仪。

2.2 色谱条件

色谱柱：Shim-Pack CLC-ODS 柱(150mm×4.6mm，5μm)；流动相：甲醇-水(70∶30)；流速 1.0mL/min；检测波长 300nm；柱温 25℃；分析时间 25min。

2.3 对照品溶液的制备

称取欧前胡素和异欧前胡素对照品，用适量甲醇溶解。

2.4 供试品溶液的制备

称取粉碎的元胡止痛片适量，用 10 倍量乙醚冷浸过夜，超声提取 40min，回收溶剂后残渣用甲醇溶解，即得。

元胡止痛胶囊

Yuanhu Zhitong Jiaonang

【分析方法】

1 高效液相色谱法测定元胡止痛胶囊中延胡索乙素的含量[13]

1.1 仪器

Waters 高效液相色谱仪。

1.2 色谱条件

色谱柱：Diamonsil™ C_{18}柱(250mm×4.6mm，5μm)；流动相：甲醇-0.1%磷酸(60∶40，用三乙胺调 pH 至 6.0)；流速 1.0mL/min；检测波长 280nm；分析时间 25min。

1.3 对照品溶液的制备

称取延胡索乙素对照品，用适量甲醇溶解。

1.4 供试品溶液的制备

称取元胡止痛胶囊内容物适量，用 25 倍量氨水-甲醇(1∶25)冷浸 1h，回流提取 1h，滤过，滤液蒸干后用适量甲醇溶解，即得。

2 高效液相色谱法测定元胡止痛胶囊中欧前胡素的含量[14]

2.1 仪器

Shimadzu LC-6A 高效液相色谱仪。

2.2 色谱条件

色谱柱：LUNA C_{18}分析柱(250mm×4.6mm，5μm)；流动相：甲醇-0.5%磷酸(69∶31)；流速 0.8mL/min；检测波长 300nm；柱温 35℃；分析时间 17min。

2.3 对照品溶液的制备

称取欧前胡素对照品，用适量甲醇溶解。

2.4 供试品溶液的制备

称取元胡止痛胶囊内容物适量，用适量乙醇回流提取 40min，滤过，即得。

云南白药

Yunnan Baiyao

【分析方法】

1 高效液相色谱法同时测定云南白药中三七皂苷 R_1及人参皂苷 Rg_1、Re、Rb_1含量[15]

1.1 仪器

Agilent 1100 高效液相色谱仪。

1.2 色谱条件

色谱柱：LiChrospher 色谱柱(250mm×4.6mm，5μm)；流动相：乙腈-0.4%磷酸溶液；梯度洗脱：0～12min 20%乙腈，12～36min 20%～22%乙腈，36～40min 22%～30%乙腈，40～70min 30%～28%乙腈，70～80min 28%乙腈；流速 1.0mL/min；检测波长 203nm；柱温 30℃；分析时间 75min。

1.3 对照品溶液的制备

称取三七皂苷 R_1及人参皂苷 Rg_1、人参皂苷 Re、人参皂苷 Rb_1对照品，用适量甲醇溶解，即得。

1.4 供试品溶液的制备

称取云南白药粉剂适量，用 25 倍量甲醇回流提取 60min，滤过，滤液蒸干，残渣用水溶解，转入已处理好的 D101 大孔吸附树脂柱(长 12cm，内径 1.5cm)，以水 50mL 洗脱，弃去水液，继用 70%乙醇洗脱，收集洗脱液，蒸干，残渣加甲醇溶解。

木瓜丸

Mugua Wan

【分析方法】

1 高效液相色谱法测定木瓜丸中阿魏酸的含量[16]

1.1 仪器

依利特 P230Ⅱ型高效液相色谱仪。

1.2 色谱条件

色谱柱：Sino Chrom ODS-BP 柱(250mm×4.6mm，5μm)；流动相：甲醇-0.1%磷酸(40∶60)，用磷酸调 pH 至 2.5；流速 1.0mL/min；检测波长 320nm；柱温 35℃；分析时间 15min。

1.3 对照品溶液的制备

称取阿魏酸对照品，用适量甲醇溶解。

1.4 供试品溶液的制备

称取粉碎的木瓜丸适量，用 15 倍量甲醇超声提取 60min，即得。

木香分气丸

Muxiang Fenqi Wan

【分析方法】

1 高效液相色谱法测定木香分气丸中 5 种成分的含量[17]

1.1 仪器

LC-2010A HT 型高效液相色谱仪。

1.2 色谱条件

色谱柱：Kromasil C_{18} 柱(250mm×4.6mm，5.0μm)；流动相：乙腈-甲醇-水(50∶8∶42)；流速 1.0mL/min；检测波长 210nm；柱温 35℃；分析时间 25min。

1.3 对照品溶液的制备

称取丁香酚、木香烃内酯、去氢木香烃内酯、厚朴酚和厚朴酚对照品，用适量甲醇溶解。

1.4 供试品溶液的制备

称取粉碎的木香分气丸适量，用 30 倍量乙醚超声提取 30min，滤过，残渣用甲醇溶解，即得。

木香顺气丸

Muxiang Shunqi Wan

【分析方法】

1 高效液相色谱法测定木香顺气丸中的 4 种有效成分[18]

1.1 仪器

Shimadzu LC-2010A HT 型高效液相色谱仪。

1.2 色谱条件

色谱柱：Kromasil C_{18} 柱(250mm×4.6mm，5μm)；流动相：乙腈-甲醇-水(50∶8∶42)；检测波长 210nm；流速 1.0mL/min；进样量 10μL；柱温 35℃；分析时间 25min。

1.3 对照品溶液的制备

称取木香烃内酯、去氢木香烃内酯、厚朴酚与和厚朴酚对照品，用适量甲醇溶解。

1.4 供试品溶液的制备

称取2g木香顺气丸粉末，加入50mL三氯甲烷，超声处理30min，滤过，药渣加少量三氯甲烷洗涤，洗涤液并入滤液，置水浴上蒸干，残渣加适量甲醇定容至50mL，即得。

2 高效液相色谱法测定木香顺气丸中柚皮苷的含量[19]

2.1 仪器

Waters1525型高效液相色谱仪。

2.2 色谱条件

色谱柱：Hypersil C_{18}柱(250mm×4.6mm，5μm)；流动相：乙腈-水(19∶81)；流速1.0mL/min；检测波长284nm；柱温25℃；进样量5μL。

2.3 对照品溶液的制备

称取柚皮苷对照品，用适量甲醇溶解。

2.4 供试品溶液的制备

称取1.0g木香顺气丸细粉，加入甲醇50mL超声提取40min，滤过，即得。

3 高效液相色谱法测定木香顺气丸中橙皮苷的含量[20]

3.1 仪器

SSI高效液相色谱仪。

3.2 色谱条件

色谱柱：Inertsil ODS-3柱(150mm×4.6mm，5μm)；流动相：甲醇-0.2%磷酸溶液(21∶79)；流速1.0mL/min；检测波长283nm；进样量20μL；分析时间6min。

3.3 对照品溶液的制备

称取橙皮苷对照品，用适量甲醇溶解。

3.4 供试品溶液的制备

称取0.5g木香顺气丸细粉，加入甲醇20mL超声提取45min，滤过，取续滤液5mL用甲醇定容至50mL，即得。

五子衍宗丸

Wuzi Yanzong Wan

【分析方法】

1 高效液相色谱法测定五子衍宗丸中金丝桃苷的含量[21]

1.1 仪器

Waters高效液相色谱仪。

1.2 色谱条件

色谱柱：Lichrospher C_{18}柱(250mm×4.6mm，5μm)；流动相：乙腈-1%冰醋酸(14∶86)；流速1.0mL/min；检测波长350nm；柱温33℃；分析时间20min。

1.3 对照品溶液的制备

称取金丝桃苷对照品，用适量甲醇溶解。

1.4 供试品溶液的制备

称取粉碎的五子衍宗丸适量，用20倍量甲醇超声提取40min，滤过，即得。

2 五子衍宗丸中五味子醇甲的含量测定[22]

2.1 仪器

Shimadzu LC-10AVP 高效液相色谱仪。

2.2 色谱条件

色谱柱：钻石 ODS 柱(200mm×4.6mm，5.0μm)；流动相：甲醇-水(64∶36)；流速 1.0mL/min；检测波长 250nm；柱温 25℃；分析时间 30min。

2.3 对照品溶液的制备

称取五味子醇甲对照品，用适量甲醇溶解。

2.4 供试品溶液的制备

称取粉碎的五子衍宗丸适量，用 10 倍量甲醇超声提取 30min，滤过，即得。

五子衍宗片

Wuzi Yanzong Pian

【分析方法】

1 高效液相色谱法测定五子衍宗片中五味子醇甲的含量[23]

1.1 仪器

Shimadzu LC-10T 全自动液相色谱仪。

1.2 色谱条件

色谱柱：Kromasil C_{18} 柱(250mm×4.6mm，5μm)；流动相：乙腈-0.5%磷酸溶液(45∶55，pH 值 2.1～2.3)；流速 0.8mL/min；检测波长 250nm；柱温 30℃；分析时间 35min。

1.3 对照品溶液的制备

称取丁香酚对照品，用适量 80%甲醇溶解，即得。

1.4 供试品溶液的制备

称取粉碎的去包衣的五子衍宗片适量，用约 7 倍量甲醇超声提取 40min，滤过，即得。

2 五子衍宗片质量标准研究[24]

2.1 仪器

Waters 2695/2996 型高效液相色谱仪。

2.2 色谱条件

色谱柱：Eclipse XDB-C_{18} 柱(150mm×4.6mm，5μm)；流动相：甲醇-0.4%磷酸溶液(45∶55)；流速 1.0mL/min；检测波长 360nm；柱温 30℃；分析时间 20min。

2.3 对照品溶液的制备

称取槲皮素对照品，用适量甲醇溶解，即得。

2.4 供试品溶液的制备

称取粉碎的去除糖衣的五子衍宗片适量，用 50mL 甲醇回流提取 3h，提取液蒸干，残渣用甲醇-25%盐酸溶液(4∶1)回流提取 30min，提取液用甲醇稀释并定容至 50mL，即得。

五苓散

Wuling San

【分析方法】

1 高效液相色谱-蒸发光散射检测法测定五苓散中 2 种泽泻醇的含量[25]

1.1 仪器

Agilent HP-1100 高效液相色谱仪，Alltech 2000 型蒸发光散射检测器。

1.2 色谱条件

色谱柱：依利特 Hypersil C_{18} 柱(250mm×4.6mm，5.0μm)；流动相：乙腈-水(75∶25)；流速 0.8mL/min；柱温 25℃；蒸发光散射检测器参数：气体用高纯氮气，流速 2.0mL/min；漂移管温度 82℃；分析时间 23min。

1.3 对照品溶液的制备

分别称取泽泻醇 A_{24}-乙酸酯、泽泻醇 B_{23}-乙酸酯对照品，用适量乙腈溶解。

1.4 供试品溶液的制备

称取粉碎的五苓散适量，用 5 倍量石油醚超声提取 2 次，每次 30min，滤过，滤液蒸干，残渣用乙腈溶解，即得。

五虎散

Wuhu San

【分析方法】

1 高效液相色谱法测定五虎散中羟基红花黄色素 A 的含量[26]

1.1 仪器

Agilent 1100 型高效液相色谱仪。

1.2 色谱条件

色谱柱：Agilent C_{18} 柱(250mm×4.6mm，5.0μm)；流动相：甲醇-0.4%磷酸水溶液(33∶67)；流速 1.0mL/min；检测波长 402nm；柱温 25℃；分析时间 15min。

1.3 对照品溶液的制备

称取羟基红花黄色素 A 对照品，用适量 pH 为 2 的 95%乙醇溶解。

1.4 供试品溶液的制备

称取五虎散适量，用 5 倍量 pH 为 2 的 95%乙醇超声提取 30min，滤过，即得。

五味沙棘散

Wuwei Shaji San

【分析方法】

1 高效液相色谱法测定蒙药五味沙棘散中栀子苷的含量[27]

1.1 仪器

Frank-2000 型高效液相色谱仪。

1.2 色谱条件

色谱柱：Hypersil C_{18} 柱(200mm×4.6mm，5μm)；流动相：乙腈-水(16∶84)；流速 1.0mL/min；柱温 30℃；

检测波长 238nm。

1.3 对照品溶液的制备

称取栀子苷对照品，用适量甲醇溶解。

1.4 供试品溶液的制备

称取五味沙棘散适量，用 10 倍量甲醇超声提取 20min，滤过，即得。

五味清浊散

Wuwei Qingzhuo San

【分析方法】

1　高效液相色谱法测定蒙药五味清浊散中胡椒碱的含量[28]

1.1 仪器

Shimadzu LC-10ATVP 高效液相色谱仪。

1.2 色谱条件

色谱柱：C_{18} 柱(150mm×4.6mm)；流动相：甲醇-水(77∶23)；流速 0.6mL/min；检测波长 343nm；柱温 25℃；分析时间 7min。

1.3 对照品溶液的制备

称取胡椒碱对照品，用适量甲醇溶解。

1.4 供试品溶液的制备

称取五味清浊散适量，用 70 倍量甲醇超声提取 40min，滤过，即得。

止血定痛片

Zhixue Dingtong Pian

【分析方法】

1　高效液相色谱 法测定止血定痛片中三七皂苷 R_1 的含量[29]

1.1 仪器

Shimadzu LC-10ATVP 型高效液相色谱仪。

1.2 色谱条件

色谱柱：Kromasil C_{18} 柱(250mm×4.6mm，5μm)；流动相：乙腈-水(20∶80)；流速 1.0mL/min；检测波长 203nm；柱温 25℃；分析时间 40min。

1.3 对照品溶液的制备

称取三七皂苷 R_1 对照品，用适量甲醇溶解。

1.4 供试品溶液的制备

称取粉碎的止血定痛片适量，用 10 倍量甲醇超声提取 60min，滤过，即得。

止痛紫金丸

Zhitong Zijin Wan

【分析方法】

1　高效液相色谱法测定止痛紫金丸中阿魏酸的含量[30]

1.1 仪器

Agilent 1100 高效液相色谱仪。

1.2 色谱条件

色谱柱：Diamonsil C_{18} 柱(200mm×4.6mm，5μm)；流动相：乙腈-0.085%磷酸溶液(17∶83)；流速 1.0mL/min；检测波长 316nm；柱温 35℃；分析时间 25min。

1.3 对照品溶液的制备

称取阿魏酸对照品，用适量 70%甲醇溶解。

1.4 供试品溶液的制备

称取粉碎的止痛紫金丸适量，用 20 倍量 70%甲醇回流提取 30min，滤过，即得。

止嗽定喘口服液

Zhisou Dingchuan Koufuye

【分析方法】

1　高效液相色谱法测定止嗽定喘口服液中盐酸麻黄碱的方法研究[31]

1.1 仪器

Shimadzu LC-10A 型高效液相色谱仪。

1.2 色谱条件

流动相：0.02mol/L 磷酸二氢钾-乙腈(100∶4)，磷酸调 pH 至 2.70，加 0.1%三乙胺；流速 1.5mL/min；检测波长 207nm；柱温 40℃。

1.3 对照品溶液的制备

称取盐酸麻黄碱和盐酸伪麻黄碱对照品，用适量水溶解。

1.4 供试品溶液的制备

精密吸取止嗽定喘口服液 10mL，用 10mL 水和含 2%NaCl、5%NaOH 的水溶液 100mL 蒸馏 45min，蒸馏液用 50mL 1% HCl 收集，浓缩后用 10% NaOH 调 pH 至 4，加蒸馏水稀释，50mL，即得。

少林风湿跌打膏

Shaolin Fengshi Dieda Gao

【分析方法】

1　毛细管气相色谱法测定少林风湿跌打膏中 3 组分的含量[32]

1.1 仪器

Agilent 6890N 气相色谱仪，氢火焰离子检测器。

1.2 色谱条件

毛细管：FFAP 毛细管色谱柱(30m×0.25mm，液膜厚度为 0.33μm)；载气：氮气，流速为 2mL/min；压力进样 137.8kPa·s；毛细管温度：90℃保持 5min，以 13℃/min 的速度升温至 150℃，再保持 2min；分流进样，分流比为 1∶10，进样口温度 180℃；氢火焰离子检测器温度 200℃；分析时间 10min。

1.3 对照品溶液的制备

称取水杨酸甲酯、薄荷脑、冰片对照品，用适量醋酸乙酯溶解。

1.4 供试品溶液的制备

称取少林风湿跌打膏适量至烧瓶中，加 150mL 水，连接挥发油测定器，挥发油测定器中充满水至溢入烧瓶为止，再加入 5mL 醋酸乙酯，回流 40min，分取醋酸乙醋层，萃取液用铺有无水硫酸钠的漏斗滤过，并定容至 25mL，即得。

中风回春片

Zhongfeng Huichun Pian

【分析方法】

1 高效液相色谱法测定中风回春片中丹参酮ⅡA 的含量[33]

1.1 仪器

Varian-5000 高效液相色谱仪。

1.2 色谱条件

色谱柱：ODS-C_{18} 柱(100mm×2mm，5μm)；流动相：甲醇-水(80∶20)；流速 0.5mL/min；检测波长 265nm；分析时间 10min。

1.3 对照品溶液的制备

称取丹参酮ⅡA 对照品，用适量甲醇溶解。

1.4 供试品溶液的制备

称取中风回春片粉末 10g，用 50mL 乙醚回流提取 5h，提取液挥去溶剂后，残渣用适量甲醇溶解，过氧化铝柱，用适量乙醚洗脱，乙醚液回收溶剂后用甲醇溶解并定容至 5mL，即得。

午时茶胶囊

Wushicha Jiaonang

【分析方法】

1 高效液相色谱法测定午时茶胶囊中厚朴酚与和厚朴酚的含量[34]

1.1 仪器

Alltech 高效液相色谱仪。

1.2 色谱条件

色谱柱：Alltima C_{18} 柱(250mm×4.6mm，5μm)；流动相：甲醇-水(78∶22)；流速 1.0mL/min；检测波长 294nm；分析时间 15min。

1.3 对照品溶液的制备

称取厚朴酚与和厚朴酚对照品，用适量甲醇溶解。

1.4 供试品溶液的制备

称取午时茶胶囊内容物适量，用 10 倍量 60%甲醇超声提取 40min，滤过，即得。

牛黄上清丸

Niuhuang Shangqing Wan

【分析方法】

1 高效液相色谱法测定牛黄上清丸中盐酸小檗碱的含量[35]

1.1 仪器

Shimadzu LC-2010AHT 高效液相色谱仪。

1.2 色谱条件

色谱柱：Diamonsil C_{18} 柱(250mm×4.6mm，5μm)；流动相：乙腈-磷酸盐缓冲液(30∶70)，0.05mol/L 的磷酸二氢钠溶液和 0.02mol/L 庚烷磺酸钠溶液(1∶1)，含 0.2%三乙胺，用磷酸调 pH 至 3.0；流速 1.0mL/min；检测波长 265nm；柱温 35℃；分析时间 35min。

1.3 对照品溶液的制备

称取盐酸小檗碱对照品，用适量盐酸-甲醇(1∶100)溶解。

1.4 供试品溶液的制备

称取粉碎的牛黄上清丸适量，用 50 倍量盐酸-甲醇(1∶100)回流提取 1h，滤过，即得。

牛黄上清片

Niuhuang Shangqing Pian

【分析方法】

1 牛黄上清片质量标准的研究[36]

1.1 仪器

SSI-PC 3000 型高效液相色谱仪。

1.2 色谱条件

色谱柱：ODS-C_{18} 柱(250mm×4.6mm，5μm)；流动相：甲醇-0.1%三氟乙酸(82∶18)；流速 1.0mL/min；检测波长 254nm；进样量 5μL；分析时间 23min。

1.3 对照品溶液的制备

称取大黄素和大黄酚对照品，用适量甲醇溶解。

1.4 供试品溶液的制备

称取牛黄上清片，去包衣，研细，称取约 2 片的重量，加甲醇 40mL，水浴回流 1.5h，滤液置 100mL 容量瓶中，加甲醇稀释至刻度，滤过，即得。

牛黄上清胶囊

Niuhuang Shangqing Jiaonang

【分析方法】

1 毛细管气相色谱法测定牛黄上清胶囊中异龙脑的含量[37]

1.1 仪器

HP 5890-Ⅱ，气相色谱仪，氢火焰离子检测器。

1.2 色谱条件

色谱柱：HP-FFAP 弹性石英毛细管柱(20m×0.2mm，0.3μm)；柱温 130℃；载气为氮气，分流比 50∶1；进样口温度 240℃；检测器温度 250℃。

1.3 对照品溶液的制备

称取异龙脑对照品，用适量醋酸乙酯溶解。

1.4 供试品溶液的制备

称取牛黄上清胶囊适量，用 30 倍量乙酸乙酯振摇提取 5min，静置 2h 后离心，取上清液，即得。

牛黄至宝丸

Niuhuang Zhibao Wan

【分析方法】

1 高效液相色谱法测定牛黄至宝丸中大黄素和大黄酚的含量研究[38]

1.1 仪器

LC-10ATVP 高效液相仪。

1.2 色谱条件

色谱柱：Dikma C_{18} 柱(250mm×4.6mm，5μm)；流动相：甲醇-水-冰醋酸(80∶20∶1)；流速 1.0mL/min；检测波长 254nm；柱温 25℃；分析时间 40min。

1.3 对照品溶液的制备

称取大黄素和大黄酚对照品，用适量甲醇溶解。

1.4 供试品溶液的制备

称取粉碎的牛黄至宝丸适量，用 4 倍量甲醇回流提取 60min，滤过，取得。

牛黄抱龙丸

Niuhuang Baolong Wan

【分析方法】

1 高效液相色谱法测定牛黄抱龙丸中胆红素的含量

1.1 仪器与试剂

Agilent 1100 高效液相色谱仪，配备二极管阵列检测器。

1.2 色谱条件及系统适应性

色谱柱填充剂：十八烷基硅烷键合硅胶；流动相：乙腈-1%冰乙酸(95∶5)；流速 1.0mL/min；检测波长 450nm。理论板数按胆红素峰计算应不低于 3000。

1.3 对照品溶液的制备

称取胆红素对照品适量，精密称定，加二氯甲烷制成每 1mL 含 6μg 的溶液，即得。

1.4 供试品溶液的制备

取牛黄抱龙丸 10 丸，剪碎，称取 4g，精密称定，精密加入等量硅藻土，研细，称取 1.0g(含人工牛黄)或 0.5g(含牛黄)，精密称定，置 20mL 棕色量瓶(含人工牛黄)或 100mL 棕色量瓶(含牛黄)中，精密加入 0.2mol/L EDTA-2Na 溶液(配制时应适当加热使完全溶解，放冷后使用，临用新配)5mL，混匀，精密加入水饱和的二氯甲烷 5mL(含人工牛黄)或 50mL(含牛黄)，称定重量，冰浴超声处理(功率 180W，频率 42kHz)20min，再称定重量，用二氯甲烷补足减失的重量，摇匀，离心，取二氯甲烷液用微孔滤膜(0.22μm)滤过，即得。

1.5 方法学验证结果

1.5.1 线性关系考察

胆红素的进样量在 6.1～305.0ng，进样量与峰面积呈良好的线性关系。以峰面积为纵坐标 y，进样量(ng)为横坐标 x，线性方程为 $y=5.0486x-4.6267$，$r=0.99995$。

1.5.2 重复性试验

本方法重现性良好，含人工牛黄样品和含体外培育牛黄样品的 RSD 分别为 2.4%和 1.5% ($n=9$)。

1.5.3 准确度试验

含人工牛黄样品和含体外培育牛黄样品的加样回收率分别为 98.3%～103.4%和 98.9%～102.0%，平均回收率分别为 101.1%和 99.9%，RSD 分别为 1.6%和 1.0% ($n=9$)。

1.5.4 供试品溶液的稳定性

含人工牛黄样品和含体外培育牛黄样品的供试品溶液在 24h 内基本保持稳定，RSD 分别为 4.1%和 0.84% ($n=20$)。

1.6 样品测定结果

采用上述方法，分别精密吸取对照品溶液和供试品溶液各 5μL，注入液相色谱仪，测定了 5 批牛黄抱龙丸样品中胆红素的含量，结果为 26～34 微克/丸。

色谱图及紫外光谱图如图 3-4-2 所示。

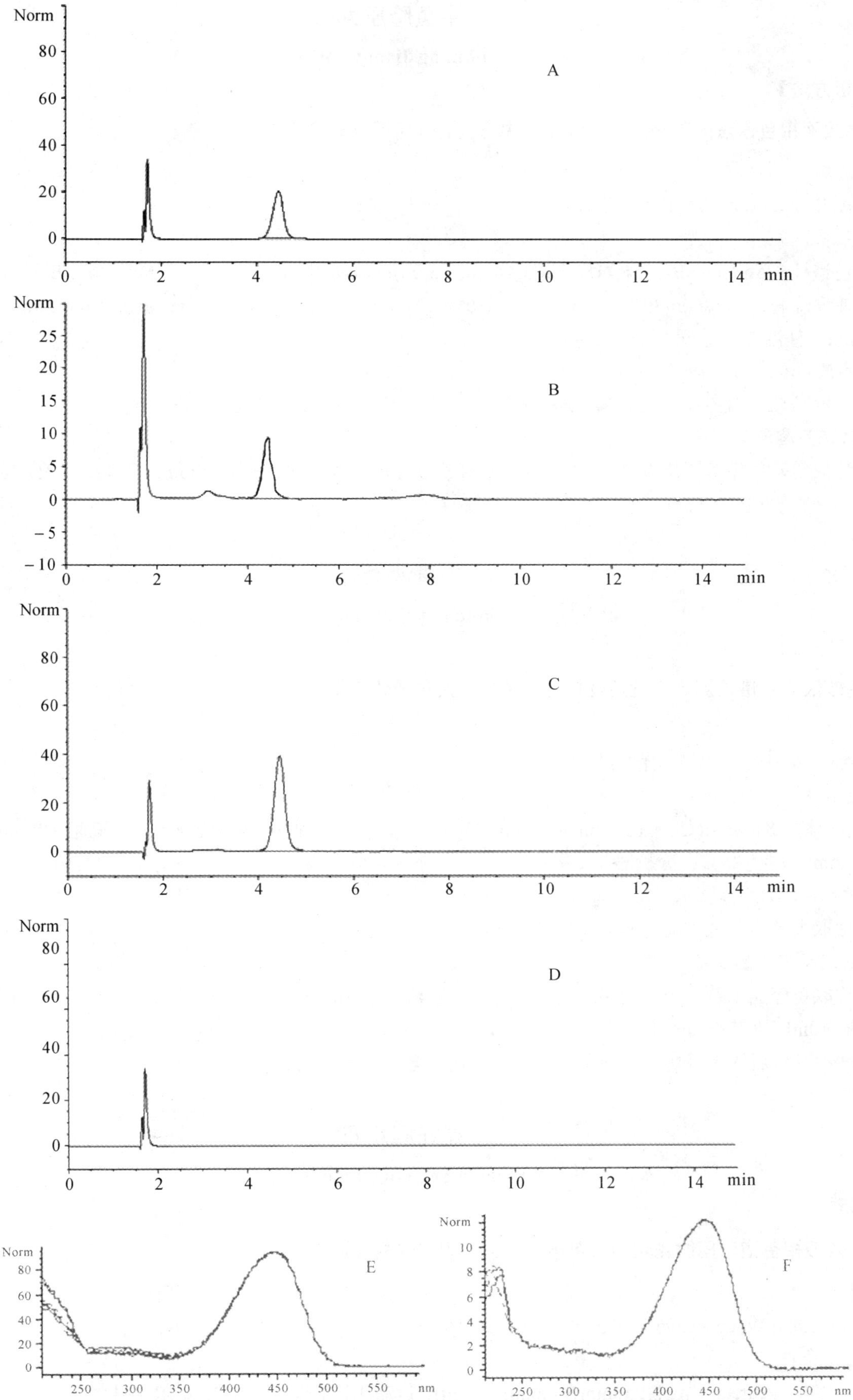

图 3-4-2　牛黄抱龙丸中胆红素含量测定高效液相色谱图及紫外光谱扫描图

A. 胆红素对照品溶液色谱图；B. 供试品溶液(含人工牛黄) 色谱图；C. 供试品溶液(含牛黄) 色谱图；D. 空白样品(缺牛黄)溶液色谱图；E. 胆红素对照品紫外光谱扫描图；F. 供试品中胆红素紫外光谱扫描图

牛黄降压丸

Niuhuang Jiangya Wan

【分析方法】

1 高效液相色谱法同时测定牛黄降压丸中芍药苷和黄芩苷的含量[39]

1.1 仪器

Agilent 高效液相色谱仪。

1.2 色谱条件

色谱柱：Agilent SB-C_{18}柱(150mm×4.6mm，5μm)；流动相：A 相为 0.1%甲酸-甲醇，B 相为 0.1%甲酸-水；梯度洗脱：0～8min 30% A，8～10min 30%～39% A，10～30min 39% A；流速 1.0mL/min；检测波长 2230nm；柱温 30℃；分析时间 30min。

1.3 对照品溶液的制备

称取芍药苷对照品，用适量 50%乙醇溶解；取黄芩苷对照品，用适量甲醇溶解。

1.4 供试品溶液的制备

称取粉碎的牛黄降压丸 0.25g，用适量 50%乙醇超声提取 3 次，每次 15min，合并提取液，定容，滤过，即得。

牛黄消炎片

Niuhuang Xiaoyan Pian

【分析方法】

1 高效液相色谱法测定牛黄消炎片中大黄素与大黄酚的含量[40]

1.1 仪器

Agilent 1100 高效液相色谱仪。

1.2 色谱条件

色谱柱：Kromasil C_{18}柱(250mm×4.6mm，5μm)；流动相：甲醇-0.1%磷酸(80∶20)；流速 0.8L/min；检测波长 254nm；柱温 25℃；分析时间 25min。

1.3 对照品溶液的制备

称取大黄素与大黄酚对照品，用适量甲醇溶解。

1.4 供试品溶液的制备

称取粉碎的牛黄消炎片适量，用 25mL 甲醇回流提取 30min，滤过，滤液挥干甲醇后用 2.5mol/L 的硫酸溶液 10mL 超声 5min，再用氯仿 10mL 回流 1h，分取氯仿层，酸液用氯仿提取 2 次，合并氯仿液，用无水硫酸钠脱水后挥去氯仿，残渣用甲醇溶解并定容至 10mL，即得。

牛黄蛇胆川贝液

Niuhuang Shedan Chuanbei Ye

【分析方法】

1 高效液相色谱法同时测定蒲公英中咖啡酸和阿魏酸的含量[41]

1.1 仪器

Shimadzu Waters-2695 高效液相色谱仪。

1.2 色谱条件

色谱柱：Alltech C_{18}柱(250mm×4.6mm，5μm)；流动相：甲醇-水(75∶25)，用冰醋酸调 pH 至 3.1±0.02；流速 1.0mL/min；进样量 20μL；柱温室温；分析时间 16min。蒸发光散射检测器参数：漂移管温度 110℃，氮气流速 2.8mL/min。

1.3 对照品溶液的制备

称取胆酸对照品，用适量甲醇溶解。

1.4 供试品溶液的制备

称取牛黄蛇胆川贝液 20g，加水 50mL 混匀，用稀盐酸调 pH 至 1～2，加氯仿提取 5 次(25mL，25mL，25mL，10mL，10mL)，合并氯仿液，挥干氯仿，残渣加甲醇定容至 5mL，滤过，即得。

牛黄解毒丸

Niuhuang Jiedu Wan

【分析方法】

1 高效液相色谱法测定牛黄解毒丸中番泻苷 A 和番泻苷 B 的含量[42]

1.1 仪器

Agilent 1100 高效液相色谱仪。

1.2 色谱条件

色谱柱：Agilent Zorbax SB-C_{18} 柱(250mm×4.6mm，5μm)；预柱：Agilent Zorbax Extend C_{18} 柱(10mm×4.6mm，5μm)；流动相：乙腈-0.01%磷酸水(23∶77)；流速 1.0mL/min；检测波长 280nm；柱温 40℃；分析时间 45min。

1.3 对照品溶液的制备

称取番泻苷 A 和番泻苷 B 对照品，用适量 70%甲醇溶解。

1.4 供试品溶液的制备

称取粉碎的牛黄解毒丸 1g，用 50 倍量 70%甲醇超声提取 1h，提取液蒸干，残渣用 70%甲醇溶解并定容至 2mL，滤过，即得。

牛黄解毒片

Niuhuang Jiedu Pian

【分析方法】

1 高效液相色谱法测定牛黄解毒片中大黄素和大黄酚的含量[43]

1.1 仪器

Agilent 1100 高效液相色谱仪。

1.2 色谱条件

色谱柱：Kromasil C_{18} 柱(150mm×4.6mm，5μm)；流动相：甲醇-0.1%磷酸(85∶15)；流速 1.0mL/min；检测波长 254nm；柱温 30℃；分析时间 45min。

1.3 对照品溶液的制备

称取大黄素和大黄酚对照品，用适量 70%甲醇溶解。

1.4 供试品溶液的制备

称取粉碎的牛黄解毒片 1g，用 50mL 乙醇回流提取 1h，取提取液 25mL，蒸干滤液后用乙醇-盐酸(10∶1)溶液 30mL 加热水解 1h，冷却后用氯仿强力振摇提取(15mL×4)，合并氯仿液，蒸干后用无水乙醇-醋酸乙酯(2∶1)溶解并定容至 50mL。

气滞胃痛颗粒

Qizhi Weitong Keli

【分析方法】

1 高效液相色谱法测定气滞胃痛颗粒中 4 种成分的含量[44]

1.1 仪器

Agilent 1100 高效液相色谱仪。

1.2 色谱条件

色谱柱：Agilent Zorbax SB-C18 柱(250mm×4.6mm，5μm)；流动相：以水(0.2%醋酸)为 A 相，以乙腈(0.2%醋酸)为 B 相；线性梯度洗脱：0min A-B 为 90∶10，20min A-B 70∶30，30min A-B 50∶50，35min A-B 10∶90；流速 1.0mL/min；检测波长 230nm(0～15min)，284nm(15～20min)，254nm(20～35min)；柱温 30℃；分析时间 30min。

1.3 对照品溶液的制备

分别称取白芍药苷、芍药苷、柚皮苷和甘草酸对照品，用适量甲醇溶解。

1.4 供试品溶液的制备

称取气滞胃痛颗粒 0.2g，用 10mL 甲醇超声提取 60min，滤过，即得。

标准对照品、供试品及阴性样品色谱图见图 3-4-3。

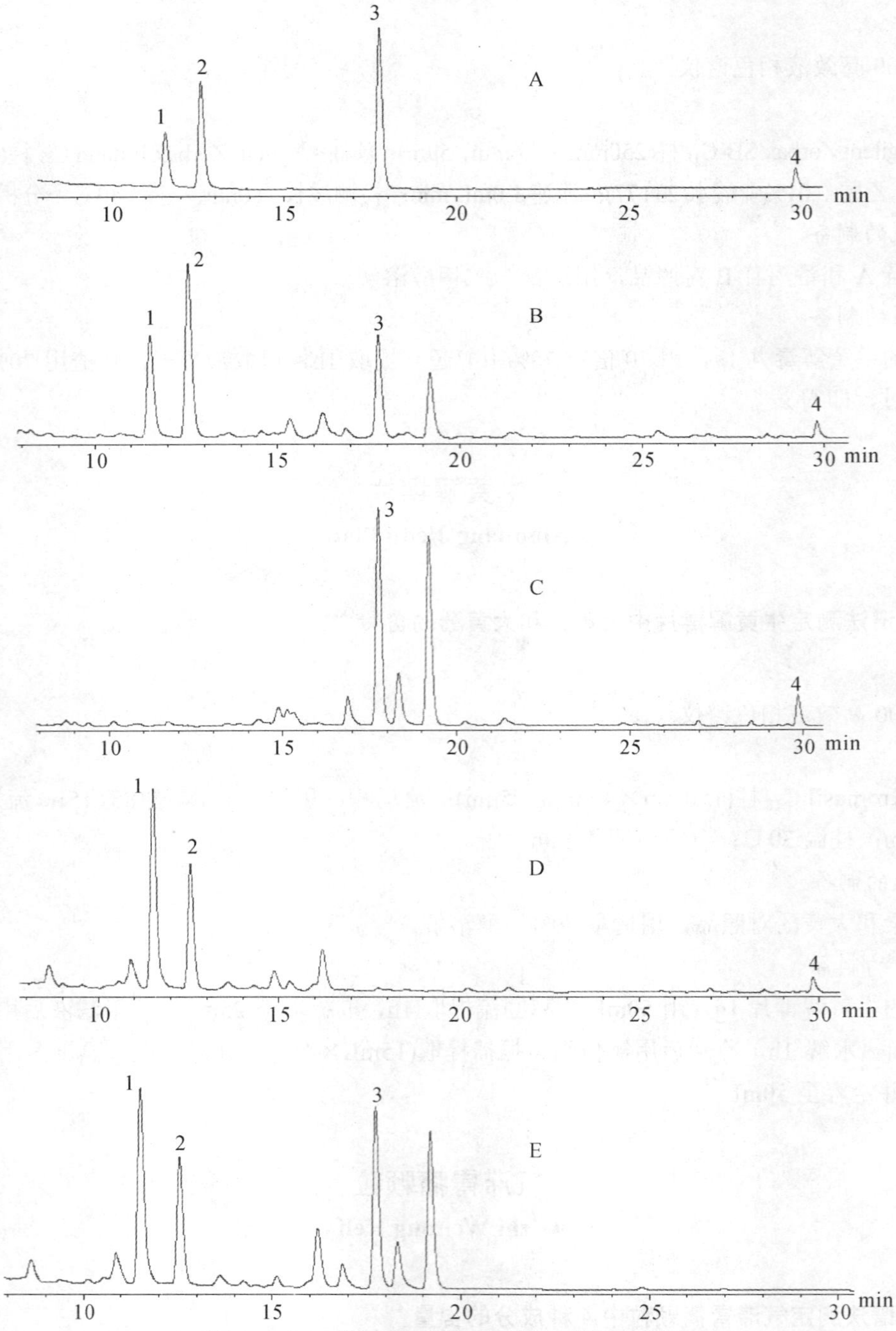

图 3-4-3　对照品、供试品及阴性样品色谱图

A. 气滞胃痛颗粒；B. 缺白芍；C. 缺枳壳；D. 缺甘草；E. 阴性样品

1. 白芍药苷 (albiflorin)；2. 芍药苷 (paeoniflorin)；3. 柚皮苷 (naringin)；4. 甘草酸 (glycyrrhizin)

仁青常觉

Renqing Changjue

【分析方法】

1 高效液相色谱法测定仁青常觉中士的宁的含量[45]

1.1 仪器

Waters 高效液相色谱仪。

1.2 色谱条件

色谱柱：Diamonsil™ 钻石 C_{18} 柱(250mm×4.6mm，5μm)；流动相：甲醇-0.01mol/L 磷酸二氢钾溶液(25∶75)，用 10%磷酸溶液调 pH 至 2.5；流速 0.8mL/min；检测波长 254nm；柱温 35℃；分析时间 18min。

1.3 对照品溶液的制备

称取士的宁对照品，用适量甲醇溶解。

1.4 供试品溶液的制备

称取仁青常觉 1g，加 50mL 氯仿和 2mL 浓氨试液，振摇后放置 24h，滤过，取滤液 20mL 用 3%硫酸溶液提取(20mL×5)，合并硫酸液用浓氨试液调 pH 至 9～10，再用氯仿提取(20mL×5)，合并提取液，蒸干，残渣用流动相溶解并定容至 10mL，滤过，即得。

2 高效液相色谱法测定藏成药仁青常觉中蛇床子素的含量[46]

2.1 仪器

Waters 2487 型高效液相色谱仪。

2.2 色谱条件

色谱柱：Phenomenex C_{18} 柱(250mm×4.6mm，5μm)；流动相：乙腈-水(65∶35)；流速 1.0mL/min；检测波长 322nm；柱温 25℃；分析时间 14min。

2.3 对照品溶液的制备

称取蛇床子素对照品，用适量无水乙醇溶解。

2.4 供试品溶液的制备

称取仁青常觉 10g，加 25mL 甲醇，放置 2h，超声处理 30min，滤过，取滤液用甲醇稀释 1 倍，即得。

片仔癀

Pianzaihuang

【分析方法】

1 高效液相色谱法测定片仔癀中异嗪皮啶的含量[47]

1.1 仪器

Agilent 高效液相色谱仪，配备二极管阵列检测器。

1.2 色谱条件

色谱柱：Nova-Pak C_{18} 柱(250mm×4.6mm，5μm)；流动相：乙腈-0.1%磷酸溶液(15∶85)；流速 1.0mL/min；检测波长 344nm；进样体积 10μL；柱温室温；分析时间 15min。

1.3 对照品溶液的制备

称取异嗪皮啶对照品，用适量甲醇溶解。

1.4 供试品溶液的制备

称取片仔癀 20 片，去除薄膜衣，研细，加水 25mL 超声处理 10min，提取液用氯仿提取(20mL×5)，合并提取液，蒸干，残渣用甲醇溶解并定容至 10mL，滤过，即得。

分清五淋丸

Fenqing Wulin Wan

【分析方法】

1 高效液相色谱法测定分清五淋丸中齐墩果酸和常春藤皂苷元的含量[48]

1.1 仪器

Alltech 高效液相色谱仪。

1.2 色谱条件

色谱柱：Alltech RP-C_{18} 柱(250mm×4.6mm，5μm)；流动相：甲醇-水-冰醋酸-三乙胺(87∶13∶0.04∶0.02)；流速 1.0mL/min；检测波长 210nm；柱温 25℃；分析时间 55min。

1.3 对照品溶液的制备

称取齐墩果酸和常春藤皂苷元对照品，用适量甲醇溶解。

1.4 供试品溶液的制备

称取粉碎的分清五淋丸 10g，用 50mL 甲醇超声提取 30min，滤过，滤液蒸干，残渣加水 10mL 溶解，用水饱和的正丁醇萃取(20mL×3)，合并提取液，蒸干，残渣加 20mL 甲醇-盐酸(10∶1)溶液加热水解 4h，水解物加水 10mL，用三氯甲烷提取(20mL×2)，合并提取液，蒸干，残渣加甲醇溶解并定容至 5mL，滤过，即得。

丹参片

Danshen Pian

【分析方法】

1 高效液相色谱法测定丹参片中丹参酮ⅡA 的含量[49]

1.1 仪器

ProStar 230/325/363 型高效液相色谱仪。

1.2 色谱条件

色谱柱：Kromasil C_{18} 柱(250mm×4.6mm，5μm)；流动相：甲醇-水(80∶20)；流速 1.0mL/min；检测波长 270nm；柱温 25℃；分析时间 125min。

1.3 对照品溶液的制备

称取丹参酮ⅡA 对照品，用适量甲醇溶解。

1.4 供试品溶液的制备

称取粉碎的丹参片约 1.5g，用适量甲醇超声提取 30min 定容，滤过，即得。

风痛安胶囊

Fengtong'an Jiaonang

【分析方法】

1 高效液相色谱法同时测定风痛安胶囊中粉防己碱、防己诺林碱及盐酸小檗碱的含量[50]

1.1 仪器

Shimadzu LC-20AT 高效液相色谱仪，SPD-M20A 二极管阵列检测器。

1.2 色谱条件

色谱柱：Phenomenex Gemini C_{18} 柱(250mm×4.6mm，5μm)；流动相：甲醇-乙腈-磷酸盐缓冲液(25∶205∶

50，0.01mol/L 磷酸二氢钾和 0.01mol/L 等混合庚烷磺酸钠，含 0.2%三乙胺并用磷酸调 pH 至 3.0)；流速 1.0mL/min；检测波长 230nm；柱温室温；分析时间 17min。

1.3 对照品溶液的制备

称取粉防己碱、防己诺林碱及盐酸小檗碱对照品，分别用适量甲醇溶解。

1.4 供试品溶液的制备

称取粉碎的制剂 0.3g，用适量甲醇超声提取 30min，定容至 5mL，滤过，即得。

风湿马钱片

Fengshi Maqian Pian

【分析方法】

1　高效液相色谱法测定风湿马钱片中士的宁和马钱子碱的含量[51]

1.1 仪器

Beckman 344 型高效液相色谱仪。

1.2 色谱条件

色谱柱：Ultrasphere^{TM}-Cyano 柱(150mm×4.6mm，5μm)；流动相：甲醇-水(95∶5，醋酸 30mL，三乙胺 15mL 加水至 200mL，pH 6.7)；流速 1.0mL/min；检测波长 254nm；分析时间 10min。

1.3 对照品溶液的制备

分别称取士的宁和马钱子碱对照品，用适量甲醇溶解。

1.4 供试品溶液的制备

称取粉碎的风湿马钱片适量，用 100mL 甲醇超声溶解 10min，滤过，续滤液稀释 5 倍，即得。

风湿定片

Fengshiding Pian

【分析方法】

1　高效液相色谱法测定风湿定片中毒藜碱的含量[52]

1.1 仪器

Shimadzu LC-10AD 高效液相色谱仪，SPD-M10AVP 型二极管阵列检测器。

1.2 色谱条件

色谱柱：Diamonsil C_{18} 柱(250mm×4.6mm，5μm)；流动相：甲醇-0.1%三乙胺(5∶95，磷酸调 PH 至 3.6)；流速 1.0mL/min；检测波长 259nm；柱温室温；分析时间 12min。

1.3 对照品溶液的制备

称取毒藜碱对照品，用适量甲醇-0.1%三乙胺(5∶95)溶解。

1.4 供试品溶液的制备

称取去除糖衣后粉碎的制剂 0.5g，加氨水 3.5mL，氯仿 100mL，用索氏提取器回流提取至近无色，提取液挥干，加流动相超声溶解定容至 25mL 滤过，即得。

2　高效液相色谱法测定风湿定片中丹皮酚的含量[53]

2.1 仪器

Agilent 1100 高效液相色谱仪。

2.2 色谱条件

色谱柱：Diamonsil ODS 柱(250mm×4.6mm，5μm)；流动相：甲醇-水(50∶50)；流速 1.0mL/min；检测

波长 274nm；柱温室温；分析时间 19min。

2.3 对照品溶液的制备

称取丹皮酚对照品，用适量甲醇溶解。

2.4 供试品溶液的制备

称取制剂粉末 0.2g，用适量甲醇溶解并定容至 25mL，滤过，即得。

六应丸

Liuying Wan

【分析方法】

1 超临界流体萃取法测定六应丸中的冰片和丁香酚的含量[54]

1.1 仪器

气相色谱仪 HP-5890 SeriesⅡ，氢火焰离子检测器。

1.2 色谱条件

毛细管：HP-5 柱(crosslinked 5% PhMeSilicone，25m×0.32mm，0.52μm)；汽化温度 250℃，检测器温度 270℃，柱温 160℃；载气 N_2；柱头压 55kPa；分流比 100∶1；内标麝香草酚；分析时间 10min。

1.3 对照品溶液的制备

分别称取冰片和丁香酚对照品，用适量乙酸乙酯溶解。

1.4 供试品溶液的制备

称取粉碎的六应丸粉末 0.1g，用超临界流体法萃取，萃取条件如下：压力 48.2MPa，温度 60℃，改性剂乙酸乙酯用量 0.2mL，静态萃取时间 10min。萃取后用乙酸乙酯定容至 10mL，即得。

六味木香散

Liuwei Muxiang San

【分析方法】

1 高效液相色谱法测定蒙药六味木香散中栀子苷的含量[55]

1.1 仪器

Shimadzu LC-10ATVP 泵，SPD-M10AVP 检测器。

1.2 色谱条件

色谱柱：C_{18} 柱(150mm×4.6mm，5μm)；流动相：乙腈-0.1%磷酸水溶液(15∶85)；流速 1.0mL/min；检测波长 238nm；分析时间 15min。

1.3 对照品溶液的制备

称取栀子苷对照品，用适量甲醇溶解。

1.4 供试品溶液的制备

称取六味木香散 1.0g，加石油醚(60～90℃)30mL、氯仿 10mL，水浴回流 4h，弃去石油醚和氯仿液，药渣挥干后用 50mL 甲醇同法提取 10h，提取液稀释 5 倍后滤过，即得。

六味地黄丸

Liuwei Dihuang Wan

【分析方法】

1 高效液相色谱法测定六味地黄丸中齐墩果酸、熊果酸的含量[56]

1.1 仪器

Shimadzu LC-10AD 高效液相色谱仪。

1.2 色谱条件

色谱柱：Shim-Pack C_{18} 柱(150mm×4.6mm，5μm)；流动相：乙腈-甲醇-水-乙酸胺(70∶16∶14∶0.5)；流速1.0mL/min；检测波长215nm；柱温室温；分析时间25min。

1.3 对照品溶液的制备

称取齐墩果酸、熊果酸对照品，用适量甲醇溶解。

1.4 供试品溶液的制备

称取粉碎的六味地黄丸(浓缩丸)适量，用6倍量水60℃水浴温热溶解，滤过，药渣再经水洗干燥后加适量乙醚索氏回流提取4h，提取液挥干，残渣用适量石油醚(30～60℃)浸泡2次，每次约2min，弃去石油醚，残渣用甲醇溶解并定容至10mL，滤过，即得。

六味地黄胶囊

Liuwei Dihuang Jiaonang

【分析方法】

1 高效液相色谱法测定六味地黄胶囊中齐墩果酸、熊果酸的含量[56]

1.1 仪器

Shimadzu LC-10AD 高效液相色谱仪。

1.2 色谱条件

色谱柱：Shim-Pack C_{18} 柱(150mm×4.6mm，5μm)；流动相：乙腈-甲醇-水-乙酸胺(70∶16∶14∶0.5)；检测波长215nm；流速1.0mL/min；进样量20μL；柱温室温；分析时间20min。

1.3 对照品溶液的制备

称取齐墩果酸和熊果酸对照品，用适量甲醇溶解。

1.4 供试品溶液的制备

称取六味地黄胶囊内容物5g，加适量乙醚索氏回流提取4h，提取液挥干；残渣用适量石油醚(30～60℃)浸泡2次，每次约2min，弃去石油醚，残渣加适量甲醇溶解并定容至10mL。

2 高效液相色谱法测定六味地黄胶囊中马钱苷的含量[57]

2.1 仪器

HP 高效液相色谱仪。

2.2 色谱条件

色谱柱：Zorbax SB-C_{18} 柱(250mm×4.6mm，5μm)；流动相：乙腈-水(15∶85)；检测波长240nm；流速1.0mL/min；进样量10μL；柱温25℃；分析时间7min。

2.3 对照品溶液的制备

称取马钱苷对照品，用适量甲醇溶解。

2.4 供试品溶液的制备

称取六味地黄胶囊内容物 0.5g，加入 50%甲醇 50mL，超声处理 30min，滤过，即得。

3 高效液相色谱法测定六味地黄胶囊中丹皮酚的含量[58]

3.1 仪器

SP-8800 高效液相色谱仪。

3.2 色谱条件

色谱柱：Kromasil-C_{18} 柱(250mm×4.6mm，10μm)；流动相：甲醇-水(70∶30)；检测波长 274nm；流速 0.7mL/min；进样量 10μL；分析时间 7min。

3.3 对照品溶液的制备

称取丹皮酚对照品，用适量甲醇溶解。

3.4 供试品溶液的制备

称取六味地黄胶囊内容物 0.3g，加入甲醇适量，超声处理 30min，加甲醇稀释至 100mL，滤过，即得。

4 气相色谱法测定六味地黄胶囊中丹皮酚的含量[59]

4.1 仪器

Shimadzu GC-14B 气相色谱仪，氢火焰离子检测器。

4.2 色谱条件

色谱柱：玻璃柱 116m×3.0mm；固定液 5% SE-30；担体：Chromosorb W-AW 60～80 目；气体流量：N_2 150kPa，空气 50kPa，H_2 50kPa；柱温 135℃；汽化室温度 240℃；Range：10^2；Atten＝2；进样量 1μL。

4.3 对照品溶液的制备

称取丹皮酚对照品，用适量氯仿溶解。

4.4 供试品溶液的制备

称取六味地黄胶囊 0.5g，加氯仿 10mL，超声处理 30min，滤过，取续滤液稀释 1 倍，即得。

心可舒片

Xinkeshu Pian

【分析方法】

1 高效液相色谱法测定心心可舒片中丹酚酸 B 的含量[60]

1.1 仪器

Shimadzu LC-10ATVP 高效液相色谱仪。

1.2 色谱条件

色谱柱：Shimadzu Shim-Pack VP-ODS 柱(250mm×4.6mm，5μm)；流动相：乙腈-0.1%磷酸(24∶76)；体积流量 1.0mL/min；进样量 10μL；检测波长 286nm；分析时间约 30min。

1.3 对照品溶液的制备

称取丹酚酸 B 对照品，用适量 75%甲醇溶解。

1.4 供试品溶液的制备

称取心可舒片粉末 1g，用 75%甲醇 50mL 超声处理 25min，滤过，即得。

2 高效液相色谱法同时测定心可舒片中 3 种有效成分的含量[61]

2.1 仪器

Agilent 1200 全自动液相色谱仪。

2.2 色谱条件

色谱柱：Agilent Zorbax SB-C_{18} 柱(250mm×4.6mm，5μm)；流动相：乙腈-水(含 0. 3%磷酸)；梯度洗脱：

0～12min 12%乙腈，12.1～23min 84%乙腈，23.1～35min 67%乙腈；流速 1.0mL/min；检测波长：250nm(0～12min)，270nm(12～23min)，210nm(23～35min)；柱温 25℃；分析时间约 30min。

2.3 对照品溶液的制备

称取葛根素、丹参酮ⅡA 和熊果酸对照品，用适量甲醇溶解。

2.4 供试品溶液的制备

称取去包衣的心可舒片细粉 0.1g，10mL 超声处理 30min，滤过，即得。

3 高效液相色谱法测定心可舒片中原儿茶醛的含量[62]

3.1 仪器

SP-1000 高效液相色谱仪。

3.2 色谱条件

色谱柱：Hypersil BDS 柱(200mm×4.6mm，5μm)；流动相：甲醇-水-冰醋酸(10∶90∶1)；流速 1.0mL/min；检测波长 280nm；分析时间约 12min。

3.3 对照品溶液的制备

称取原儿茶醛对照品，用适量甲醇溶解。

3.4 供试品溶液的制备

称取去包衣的心可舒片细粉适量(约相当于 3 片)，用适量流动相超声处理 20min，再流动相定容至 50mL，滤过，即得。

心宁片

Xinning Pian

【分析方法】

1 高效液相色谱-蒸发光散射检测法测定心宁片中三七皂苷 R_1、人参皂苷 Rg_1、人参皂苷 Rb_1 的含量[63]

1.1 仪器

Waters 2695 高效液相色谱仪，Waters 2424 蒸发光散射检测器。

1.2 色谱条件

色谱柱：Agilent ODS 柱(250mm×4.6mm，5μm)；流动相：乙腈-水；梯度洗脱：0～5min 20%～25%乙腈，5～20min 25%～45%乙腈；流速 1.0mL/min；漂移管温度 70℃；氮气流速 2.0L/min；柱温 35℃；分析时间 24min。

1.3 对照品溶液的制备

称取三七皂苷 R_1、人参皂苷 Rg_1、人参皂苷 Rb_1 对照品，用适量甲醇溶解。

1.4 供试品溶液的制备

称取心宁片粉末 0.4g，用 20mL 乙醚超声提取 10min，弃去乙醚液，药渣用 50mL 水饱和的正丁醇超声提取 20min，滤过，取 25mL 滤液用氨试液洗涤(15mL×2)，取正丁醇液，蒸干，残渣用甲醇溶解并定容至 5mL，即得。

2 高效液相色谱法测定心宁片中芦丁的含量[64]

2.1 仪器

Agilent 1100 高效液相色谱仪。

2.2 色谱条件

色谱柱：Lichrospher C_{18} 柱(250mm×4.6mm，5μm)；流动相：乙腈-0.1%磷酸溶液(20∶80)；流速 1.0mL/min；检测波长 257nm；柱温 30℃；分析时间 20min。

2.3 对照品溶液的制备

称取芦丁对照品，用适量甲醇溶解。

2.4 供试品溶液的制备

称取心宁片粉末 1.0g，用 50mL 甲醇超声提取 30min，滤过，即得。

心脑康胶囊

Xinnaokang Jiaonang

【分析方法】

1 高效液相色谱法测定心脑康胶囊中芍药苷的含量[65]

1.1 仪器

Waters 高效液相色谱仪。

1.2 色谱条件

色谱柱：Diamonsil™ C_{18} 柱(200mm×4.6mm，5μm)；流动相：甲醇-水-冰醋酸(25∶75∶0.2)；流速 1.0mL/min；检测波长 230nm；柱温 30℃；分析时间约 15min。

1.3 对照品溶液的制备

称取芍药苷对照品，用适量甲醇溶解。

1.4 供试品溶液的制备

称取心脑康胶囊粉末 1.0g，用 25mL 甲醇超声处理 30min，滤过，即得。

2 高效液相色谱法测定心脑康胶囊中 2,3,5,4'-四羟基二苯乙烯-2-*O*-*β*-D-葡萄糖苷的含量[66]

2.1 仪器

LC-10ATVP 高效液相色谱仪。

2.2 色谱条件

色谱柱：Dikma C_{18} 柱(250mm×4.6mm，5μm)；流动相：乙腈-水(14∶86)；检测波长 320nm；流速 1.0mL/min；柱温 25℃；分析时间约 20min。

2.3 对照品溶液的制备

称取 2,3,5,4'-四羟基二苯乙烯-2-*O*-*β*-D-葡萄糖苷对照品，用适量乙醇溶解。

2.4 供试品溶液的制备

称取内容物 1.5g，加入 25mL 稀乙醇回流提取 30min，滤过，即得。

3 高效液相色谱法测定心脑康胶囊中阿魏酸和葛根素的含量[67]

3.1 仪器

LC-10ATVP 高效液相色谱仪。

3.2 色谱条件

色谱柱：Dikma-C_{18} 柱(250mm×4.6mm，5μm)；流动相：甲醇-0.1%冰醋酸(30∶70)；流速 1.0mL/min；检测波长 254nm；柱温室温；分析时间约 20min。

3.3 对照品溶液的制备

称取阿魏酸和葛根素对照品，用适量甲醇溶解。

3.4 供试品溶液的制备

称取样品 1.0g，加入 50mL 40%乙醇回流提取 60min，滤过，即得。

4 高效液相色谱法同时测定心脑康胶囊中葛根素和 2,3,5,4'-四羟基二苯乙烯-2-*O*-*β*-D-葡萄糖苷的含量[68]

4.1 仪器

Waters 600 型四元液相色谱泵，Waters 996 型二极管阵列检测器。

4.2 色谱条件

色谱柱：Waters Nova-Pak C_{18} 柱(300mm×3.9mm，5μm)；流动相：乙腈-水(20∶80)；流速 0.8mL/min；

柱温 40℃；检测波长 320nm；分析时间约 12min。

4.3 对照品溶液的制备

称取葛根素和2, 3, 5, 4'-四羟基二苯乙烯-2-*O*-*β*-D-葡萄糖苷对照品，分别用适量 30%乙醇和甲醇溶解。

4.4 供试品溶液的制备

称取心脑康胶囊粉末 1.0g，用 20mL 甲醇超声 30min，滤过，滤液蒸干，残渣用甲醇溶解并定容至 10mL，滤过，即得。

5 高效液相色谱法测定心脑康胶囊中丹参酮ⅡA 含量[69]

5.1 仪器

Waters 高效液相色谱仪。

5.2 色谱条件

色谱柱：Hypersil BDS C_{18} 柱(200mm×4.6mm，5μm)；流动相：甲醇-水(80∶20)；流速 1.0mL/min；检测波长 269nm；进样量 20μL；柱温 25℃；分析时间约 10min。

5.3 对照品溶液的制备

取丹参酮ⅡA 对照品，适量甲醇溶解。

5.4 供试品溶液的制备

称取心脑康粉末 1.0g，用 25mL 甲醇超声处理 25min，滤过，即得。

6 高效液相色谱法测定心脑康胶囊中丹酚酸 B 的含量[70]

6.1 仪器

Waters 515 高效液相色谱仪。

6.2 色谱条件

色谱柱：Hypersil ODS-2 柱(250mm×4.6mm，5μm)；流动相：乙腈-甲醇-甲酸-水(10∶24∶1∶65)，pH 2.4；流速 1.0mL/min；检测波长 286nm；柱温 36℃；分析时间约 14min。

6.3 对照品溶液的制备

称取丹酚酸 B 对照品，用适量水溶解。

6.4 供试品溶液的制备

称取心脑康胶囊粉末 0.5g，用 25mL 水超声 30min，定容至 50mL，滤过，即得。

心通口服液

Xintong Koufuye

【分析方法】

1 心通口服液中淫羊藿苷的含量测定[71]

1.1 仪器

HP 1100 高效液相色谱系统，二极管阵列检测器。

1.2 色谱条件

色谱柱：Hypersil ODS 柱(250mm×4.6mm，5μm)；流动相：甲醇-水(70∶30)；流速 1.0mL/min；检测波长 270nm；柱温 25℃；分析时间 5min。

1.3 对照品溶液的制备

称取淫羊藿苷对照品，用适量甲醇溶解。

1.4 供试品溶液的制备

量取心通口服液 2mL，用乙酸乙酯提取 5 次(5mL/次)，合并乙酸乙酯液依次用氨溶液洗涤(20mL×5)，水洗(15mL×3)，蒸干，残渣用 400mL 甲醇溶解。

心舒宁片

Xinshuning Pian

【分析方法】

1 高效液相色谱法测定心舒宁片中葛根素的含量[72]

1.1 仪器

HP1050 高效液相色谱仪。

1.2 色谱条件

色谱柱：Spherisorb-C_{18}柱(250mm×4.6mm，10μL)；流动相：甲醇-水(28∶72)；流速 1.0mL/min；检测波长 254nm；进样量 10μL；柱温室温；分析时间约 10min。

1.3 对照品溶液的制备

称取葛根素对照品，用适量 70%乙醇溶解。

1.4 供试品溶液的制备

称取心舒宁片粉末 1.5g，加入 70%乙醇 50mL 超声提取处理 2 次，每次 40min，滤过，合并滤液，定容至 100mL，即得。

双丹口服液

Shuangdan Koufuye

【分析方法】

1 高效液相色谱法测定双丹口服液中丹酚酸 B、丹参素和原儿茶醛的含量[73]

1.1 仪器

Agilent 1100 高效液相色谱仪。

1.2 色谱条件

色谱柱：Phenomenex Luna C_{18}柱(150mm×4.6mm，5μm)；流动相：甲醇-乙腈-甲酸-水(30∶10∶1∶59)；流速 1.0mL/min；检测波长 286nm；柱温 20℃；分析时间 20min。

1.3 对照品溶液的制备

称取丹参素钠和原儿茶醛对照品，用适量 70%甲醇溶解。

1.4 供试品溶液的制备

量取粉碎双丹口服液适量，用 70%甲醇稀释 100 倍，滤过，即得。

双黄连口服液

Shuanghuanglian Koufuye

【分析方法】

1 高效液相色谱法测定双黄连口服液中绿原酸、黄芩苷、连翘苷、汉黄芩苷的含量[74]

1.1 仪器

Shimadzu LC-10ATVP 高效液相色谱仪。

1.2 色谱条件

色谱柱：Shimadzu VP-ODS C_{18}柱(250mm×4.6mm，5μm)；流动相：乙腈(A)-0.2%磷酸溶液(B)；梯度洗脱：0～6min 27% A，6～10min 30% A，10～15min 60% A，15～25min 90% A；流速 1.0mL/min；检测波长 278nm；柱温 25℃；分析时间 30min。

1.3 对照品溶液的制备

分别称取绿原酸、黄芩苷、连翘苷和汉黄芩苷对照品，用适量50%甲醇溶解。

1.4 供试品溶液的制备

量取双黄连口服液适量，用50%甲醇稀释50倍，滤过，即得。

双黄连颗粒

Shuanghuanglian Keli

【分析方法】

1　高效液相色谱法测定双黄连颗粒中连翘苷的含量[75]

1.1 仪器

Shimadzu LC-10 ATVP 高效液相色谱仪。

1.2 色谱条件

色谱柱：Dikma C_{18}柱(250mm×4.6mm，5μm)；流动相：乙腈-水(25∶75)；流速1.0mL/min；检测波长278nm；柱温25℃；分析时间20min。

1.3 对照品溶液的制备

称取连翘苷对照品，用适量甲醇溶解。

1.4 供试品溶液的制备

称取双黄连颗粒约3.0g，用15mL甲醇浸泡过夜后超声提取30min，滤过，滤液取5mL浓缩后，加至中性氧化铝柱上，水洗后用70%乙醇洗脱，洗脱液蒸干，残渣用50%甲醇溶解并定容至5mL，滤过，即得。

参考文献

[1] 杨芳. RP-HPLC法测定天王补心丸中丹参素含量的研究. 实用中医内科杂志, 2008, 22(6): 105-107.

[2] 董晓兵，李军，姜勇，董婷霞，屠鹏飞，詹华强. 测定天王补心丸和归脾丸中细叶远志皂苷的含量. 中国中药杂志, 2007, 32(16): 1647-1649.

[3] 张化然. HPLC法测定天王补心丸中丹酚酸B的含量. 安徽医药, 2007, 11(10): 889-890.

[4] 熊建国，胡春湘. RP-HPLC测定天王补心丸中五味子醇甲含量. 光谱仪器与分析, 2006,(Z1): 206-210.

[5] 秦剑，邓开英，李胜容，肖铭玉，杜洪飞. RP-HPLC测定天麻丸中天麻素含量. 中成药, 2003, 25(6): 508-509.

[6] 赵成. HPLC测定天麻头痛片中天麻素的含量. 现代中药研究与实践, 2007, 21(6): 41-43.

[7] 刘晓丽，赵志刚. 高效液相色谱法测定天麻头痛片中天麻素含量. 药物鉴定, 2008, 17(14): 36-37.

[8] 陈新元. 天麻首乌片中大黄素含量的测定研究. 湖南中医杂志, 2003, 17(2): 118-119.

[9] 叶冬梅，兰顺. 高效液相色谱法测定天舒胶囊中川芎嗪含量. 中国药师, 2003, 6(11): 701-702.

[10] 魏惠珍，饶毅，王义明，罗国安. 毛细管电泳法测定元胡止痛片和元胡止痛口服液中延胡索乙素的含量. 药物分析杂志, 2002, 22(4): 272-274.

[11] 孙巍，窦志英，高璎. HPLC法同时测定元胡止痛片中3种有效成分的含量. 天津中医药, 2006, 23(5): 426-428.

[12] 王洪志，李惠芬，周静，郝兰芳. HPLC法测定元胡止痛片中欧前胡素和异欧前胡素. 中草药, 2007, 38(7): 1018-1019.

[13] 吴立成，包玮玺. HPLC测定元胡止痛胶囊中延胡索乙素的含量. 中成药, 2004, 26(11): 960-961.

[14] 谭生建，陈培让，狄海涛，彭清涛. 反相高效液相色谱法测定元胡止痛胶囊中欧前胡素的含量. 分析仪器, 1999, 4: 36-38.

[15] 杨敏，郭亚东，马银海. RP-HPLC同时测定云南白药中三七皂苷R_1及人参皂苷Rg_1、Re、Rb_1含量. 中成药, 2009, 31(11): 1694-1697.

[16] 赵排风，刘卫超. HPLC法测定木瓜丸中阿魏酸的含量. 中国药事, 2009, 23(10): 1003-1004.

[17] 孙全明，朱朝德，李春雨，张康生，徐桂新. HPLC测定木香分气丸中5种成分的含量. 中成药, 2008, 30(1): 74-77.

[18] 孙全明，朱朝德，李春雨. HPLC 测定木香顺气丸中的 4 种有效成分. 华西药学杂志, 2008, 23(2): 215-216.

[19] 张运杰，彭朝霞，熊然英，曹敏. HPLC 测定木香顺气丸中柚皮苷的含量. 中国实用医药, 2007, 2(2): 125-126.

[20] 徐成志. HPLC 法测定木香顺气丸中橙皮苷的含量. 安徽医药, 2007, 11(1): 36-37.

[21] 李敏芳，李慧，王学美，王国华. 高效液相色谱法测定五子衍宗丸中金丝桃苷的含量. 中国实验方剂学杂志, 2008, 14(2): 1-3.

[22] 程龙琼，刘莉，周世玉，李及. 五子衍宗丸中五味子醇甲的含量测定. 中国药业, 2007, 16(18): 37.

[23] 宋英姬. HPLC 法测定五子衍宗片中五味子醇甲. 中草药, 2008, 39(7): 1026-1027.

[24] 仇雅静. 五子衍宗片质量标准研究. 现代中药研究与实践, 2007, 21(5): 30-32.

[25] 李彧，潘馨，肖建平，陈瑜，陈建忠. HPLC-ELSD 测定五苓散中 2 种泽泻醇的含量. 中国药学杂志, 2007, 42(19): 1499-1501.

[26] 姚育法，吴燕红. 高效液相色谱法测定五虎散中羟基红花黄色素 A 的含量. 时珍国医国药, 2008, 19(10): 2471-2472.

[27] 安文源，莫日根高娃，孙田喜，温雅琴. RP-HPLC 法测定蒙药五味沙棘散中栀子苷的含量. 中国药事, 2003, 17(11): 697-698.

[28] 包同力嘎，包桂花，阿拉腾花. HPLC 法测定蒙药五味清浊散中胡椒碱的含量. 中华中医药学刊, 2008, 26(4): 865-866.

[29] 蒋林，黎明，雷震鸣，李娜. RP-HPLC 法测定止血定痛片中三七皂苷 R_1 的含量. 中国药师, 2008, 11(3): 323-324.

[30] 李莉. 高效液相色谱法测定止痛紫金丸中阿魏酸的含量. 赣南医学院学报, 2009, 29(1): 7-8.

[31] 赵大成，曲婷丽，温红平，赵正保. 高效液相色谱测定止嗽定喘口服液中盐酸麻黄碱的方法研究. 肿瘤研究与临床, 2005, 17(6): 394-396.

[32] 钟淮滨，童成亮. 毛细管气相色谱法测定少林风湿跌打膏中 3 组分的含量. 中医药临床杂志, 2006, 18(5): 513-514.

[33] 常春，傅强，杨广德，蓝和楼. HPLC 法测定中风回春片中丹参酮 II A 的含量. 西北药学杂志, 1998, 13(1): 6.

[34] 张桥，柳预介. 高效液相色谱法测定午时茶胶囊中厚朴酚与和厚朴酚含量. 时珍国医国药, 2003, 14(3): 140-141.

[35] 周文杰. RP-HPLC 法测定牛黄上清丸中盐酸小檗碱的含量. 中国药师, 2009, 12(2): 264-265.

[36] 方国民，任军. 牛黄上清片质量标准的研究. 安徽医药, 2003, 7(5): 329-330.

[37] 张尚英，张绍雨. 毛细管气相色谱法测定牛黄上清胶囊中异龙脑的含量. 福建中医学院学报, 2004, 14(4): 30-31.

[38] 刘译. RP-HPLC 法测定牛黄至宝丸中大黄素和大黄酚的含量研究. 中医药导报, 2007, 13(8): 83-84.

[39] 纪松岗，费扬，赵亮，吕磊，柴逸峰，张国庆. 高效液相色谱法同时测定牛黄降压丸中芍药苷和黄芩苷的含量. 药物分析杂志, 2009, 29(4): 602-605.

[40] 董丽萍，刘传玲，姚尚辰，于勇，宋吉连. HPLC 法测定牛黄消炎片中大黄素与大黄酚的含量. 中国药事, 2008, 22(3): 247-250.

[41] 谭友文，朱俊彦. HPLC-ELSD 测定牛黄蛇胆川贝液中胆酸的含量. 中外医疗, 2007,(23): 1-2.

[42] 戴传云，高晓燕，汤波，傅亚，刘火安. HPLC 测定牛黄解毒丸中番泻苷 A 和番泻苷 B 的含量. 中国中药杂志, 2009, 34(12): 1598-1600.

[43] 倪晓霓，杨燕飞. HPLC 测定牛黄解毒片中大黄素和大黄酚的含量. 中成药, 2005, 27(5): 附 3-附 5.

[44] 吴赛伟，水文波，葛志伟，王书芳. RP-HPLC 法测定气滞胃痛颗粒中 4 种成分的含量. 药物分析杂志, 2009, 29(8): 1301-1304.

[45] 黄志芳，易进海，德吉贡布. RP-HPLC 测定仁青常觉中士的宁的含量. 世界科学技术-中医药现代化, 2006, 8(4): 71-73.

[46] 袁发荣，杜连平. HPLC 测定藏成药仁青常觉中蛇床子素的含量. 中成药, 2008, 30(9): 附 25-26.

[47] 郑纯，陈硕. RP-HPLC 测定片仔癀中异嗪皮啶的含量. 中药新药与临床药理, 2002, 13(4): 257-259.

[48] 王晔，陈建启，周刚. RP-HPLC 测定分清五淋丸中齐墩果酸和常春藤皂苷元的含量. 中成药, 2007, 29(6): 923-924.

[49] 赵建国，曲伟红，石向群，李辉敏，高春华. 高效液相色谱法测定丹参片中丹参酮ⅡA 的含量. 中国医院药学杂志, 2009, 29(19): 1682-1684.

[50] 傅黎春，李桃英. RP-HPLC 同时测定风痛安胶囊中粉防己碱、防己诺林碱及盐酸小檗碱. 中成药, 2009, 31(6): 870-873.

[51] 牛家萍，宋丽丽. HPLC 测定风湿马钱片中士的宁和马钱子碱含量. 中国药科大学学报, 1995, 26(2): 91-93.

[52] 梁从庆，李书渊，房志坚. HPLC 法测定风湿定片中毒藜碱的含量. 中药新药与临床药理, 2004, 15(4):268-270.

[53] 叶伟峰，姚建标. 高效液相色谱法测定风湿定片中丹皮酚的含量. 儿科药学杂志, 2008, 14(2): 41-43.

[54] 陈斌，陈伟，方慧生，杨根金，吴玉田. 超临界流体萃取法测定六应丸中的冰片和丁香酚的含量. 中国中药杂志, 2000, 25(4): 215-217.

[55] 拉喜那木吉拉，胡春. HPLC 测定蒙药六味木香散中栀子苷含量. 中成药, 2008, 30(1): 147-148.

[56] 丁晴，徐德然，王峥涛. HPLC 法测定六味地黄丸及六味地黄胶囊中齐墩果酸、熊果酸的含量. 中国中药杂志, 2002, 27(8): 587-589.

[57] 水彩红. HPLC 法测定山茱萸药材及六味地黄胶囊中马钱苷的含量. 中国药品标准, 2005, 6(4): 17-20.

[58] 张忠春，管玉民，王健，王官连. 高效液相色谱法测定六味地黄胶囊中丹皮酚含量. 时珍国医国药, 1999, 10(12): 900.

[59] 梅艳，王振中，黄绪新. 气相色谱法测定六味地黄胶囊中丹皮酚的含量. 华西药学杂志, 2000, 15(1): 72-72.

[60] 魏惠珍，黄周华，崔金国，黎莉，饶毅，杨世林. HPLC 法测定心可舒胶囊和心可舒片中丹酚酸 B. 中草药, 2007, 38(8): 1196-1197.

[61] 廖正根，赵国巍，梁新丽，王光发. HPLC 同时测定心可舒片中 3 种有效成分. 中国现代应用药学杂志, 2008, 25(6): 236-539.

[62] 贾善学，刘利成，吴军民，杨丽华. 高效液相色谱法测定心可舒片中原儿茶醛的含量. 中国医院药学杂志, 2003, 23(5): 286-287.

[63] 冯向东，黄海欣，高光伟，张金霞，苏霞. HPLC-ELSD 测定心宁片中三七皂苷 R_1、人参皂苷 Rg_1、人参皂苷 Rb_1 的含量. 中成药, 2007, 29(12): 1786-1789.

[64] 陈小秋. RP-HPLC 测定心宁片中芦丁的含量. 广西中医药, 2007, 30(5): 56-57.

[65] 李鸿勇，吕情花. HPLC 法测定心脑康胶囊中芍药苷的含量. 中国中医药现代远程教育, 2009, 7(7): 148-149.

[66] 杨跃龙. RP-HPLC 测定心脑康胶囊中 2,3,5,4'-四羟基二苯乙烯-2-*O*-*β*-D-葡萄糖苷的含量. 中国现代药物应用, 2008, 2(5): 23-24.

[67] 杨跃龙，覃薛文. RP-HPLC 测定心脑康胶囊中阿魏酸和葛根素的含量. 中国药师, 2008, 11(7): 808-810.

[68] 杨青，郭炎荣. RP-HPLC 同时测定心脑康胶囊中葛根素和 2, 3, 5, 4'-四羟基二苯乙烯-2-*O*-*β*-D-葡萄糖苷的含量. 中国药师, 2009, 12(6): 730-731.

[69] 刘艳. 反相高效液相色谱法测定心脑康胶囊中丹参酮ⅡA 含量. 药物鉴定, 2008, 17(12): 46-47.

[70] 肖凯华，傅静芝. 反相高效液相色谱法测定心脑康胶囊中丹酚酸 B 的含量. 中成药, 2007, 29(8): 附 8-附 9.

[71] 叶强，王燕. 心通口服液中淫羊藿苷的含量测定. 医药导报, 2004, 23(9): 678.

[72] 梁洁怡，刘军，冯毅凡，孟青. HPLC 法测定心舒宁片中葛根素的含量. 广东药学院学报, 1997, 13(4): 242-243

[73] 刘红亚，雷勇，杨大坚. RP-HPLC 测定双丹口服液中丹酚酸 B、丹参素和原儿茶醛的含量. 中成药, 2007, 29(6): 839-842.

[74] 黄敬群，杨娟，李红. 高效液相色谱法测定双黄连口服液中绿原酸、黄芩苷、连翘苷、汉黄芩苷的含量. 中国中医药信息杂志, 2008, 15(5): 53-55.

[75] 覃学文，李志怀. RP-HPLC 测定双黄连颗粒中连翘苷的含量. 中国药师, 2008, 11(5): 550-551.

五画

玉屏风口服液

Yupingfeng Koufuye

【分析方法】

1 高效液相色谱法测定玉屏风口服液中升麻苷的含量[1]

1.1 仪器

Waters 液相色谱仪。

1.2 色谱条件

色谱柱：Kromasil 不锈钢柱(200mm×4.6mm，5μm)；流动相：乙腈-水-醋酸(13：88：0.03)；流速 1.0mL/min；检测波长 291nm；柱温 25℃；分析时间 50min。

1.3 对照品溶液的制备

称取升麻苷对照品，用适量甲醇溶解，吸取少量用 70%甲醇稀释。

1.4 供试品溶液的制备

取玉屏风口服液 2mL，用适量甲醇超声提取 10min，定容至 50mL，滤过，即得。

正骨水

Zhenggu Shui

【分析方法】

1 气相色谱法对正骨水中樟脑、薄荷脑含量的测定[2]

1.1 仪器

Agilent GC-6820 型气相色谱仪，氢火焰离子检测器。

1.2 色谱条件

毛细管：HP-5MS 毛细管色谱柱(30m×0.32mm)；程序升温：起始温度 100℃保持 2min，以 3℃/min 的升温速率升至 135℃，再以 15℃/min 的升温速率升至 145℃；进样口温度及检测器温度为 200℃。

1.3 对照品溶液的制备

称取樟脑、薄荷脑对照品，用适量无水乙醇溶解。

1.4 供试品溶液的制备

取正骨水适量，用无水乙醇稀释 10 倍，即得。

正柴胡饮颗粒

Zhengchaihuyin Keli

【分析方法】

1 高效液相色谱法测定正柴胡饮颗粒中橙皮苷的含量[3]

1.1 仪器

Shimadzu LC-2010A 高效液相色谱仪。

1.2 色谱条件

色谱柱：Phenomenex-ODS 柱(250mm×4.6mm，5μm)；流动相：乙腈-0.2%磷酸溶液(20：80)；流速

1.0mL/min；检测波长 283nm；柱温 30℃；分析时间约 20min。

1.3 对照品溶液的制备

称取橙皮苷对照品，用适量甲醇溶解。

1.4 供试品溶液的制备

称取正柴胡饮颗粒 1.0g，用适量甲醇超声提取 30min，定容至 100mL，滤过，即得。

2 高效液相色谱法测定正柴胡饮颗粒中芍药苷的含量[4]

2.1 仪器

Shimadzu LC-10A 高效液相色谱仪。

2.2 色谱条件

色谱柱：YGW-C_{18}柱(250mm×4.6mm，5μm)；流动相：甲醇-水(30∶70)；流速 0.8mL/min；检测波长 230nm；柱温 40℃。

2.3 对照品溶液的制备

称取芍药苷对照品，用适量甲醇溶解。

2.4 供试品溶液的制备

称取正柴胡饮颗粒 0.5g，加 40 倍量水于 80℃水浴振摇提取 2 次(30min/次)，合并提取液，浓缩 20mL，用适量石油醚(60～90℃)萃取，弃去石油醚层，水层用适量醋酸乙酯萃取 3 次，弃去醋酸乙酯层，水层用水饱和的正丁醇萃取(30mL×3)，合并正丁醇萃取液，用正丁醇饱和的水洗涤 1 次，弃去水液，正丁醇萃取液蒸干，残渣加甲醇溶解并定容至 5mL，滤过，即得。

功劳去火片

Gonglao Quhuo Pian

【分析方法】

1 高效液相色谱法同时测定功劳去火片中栀子苷、黄芩苷及盐酸小檗碱的含量[5]

1.1 仪器

Perkin Elmer Series 高效液相色谱仪。

1.2 色谱条件

色谱柱：Kromasil C_{18}柱(250mm×4.6mm，5μm)；流动相：A 相是乙腈，B 相是乙腈-0.5%三乙胺水溶液(10∶90，磷酸调 pH 至 3.1)；流速 1.0mL/min；检测波长 254nm；柱温 25℃；分析时间约 14min。

1.3 对照品溶液的制备

分别称取栀子苷、黄芩苷和盐酸小檗碱对照品，用适量甲醇溶解。

1.4 供试品溶液的制备

称取功劳去火片粉末 0.1g，用适量甲醇超声提取 30min，定容至 25mL，滤过，即得。

艾附暖宫丸

Aifu Nuangong Wan

【分析方法】

1 高效液相色谱法测定艾附暖宫丸中吴茱萸次碱含量[6]

1.1 仪器

Agilent 1100 高效液相色谱仪。

1.2 色谱条件

色谱柱：Luna C_{18}柱(250mm×4.6mm，5.0μm)；流动相：乙腈-水(45∶55)；流速 1.0mL/min；检测波长 345nm；

分析时间约 15min。

1.3 对照品溶液的制备

称取吴茱萸次碱对照品，用适量甲醇溶解。

1.4 供试品溶液的制备

称取粉碎的艾附暖宫丸 3g，用 10mL 甲醇超声提取 30min，滤过，即得。

艽龙胶囊

Jiaolong Jiaonang

【分析方法】

1 高效液相色谱法测定艽龙胶囊中龙胆苦苷的含量

1.1 仪器

Agilent 1100 高效液相色谱仪，配有二极管阵列检测器。

1.2 色谱条件及系统适应性

色谱柱填充剂：十八烷基硅烷键合硅胶；流动相：甲醇-水(30∶70)；流速 1.0mL/min；检测波长 270nm。理论板数按龙胆苦苷峰计算应不低于 1000。

1.3 对照品溶液的制备

取龙胆苦苷对照品适量，精密称定，加流动相制成每 1mL 含 0.5mg 的溶液，即得。

1.4 供试品溶液的制备

取艽龙胶囊装量差异项下的内容物，研细，取约 20mg，精密称定，置 20mL 量瓶中，加流动相溶解并稀释至刻度，摇匀，用微孔滤膜(0.5μm)滤过，取续滤液，即得。

色谱图如图 3-5-1 所示。

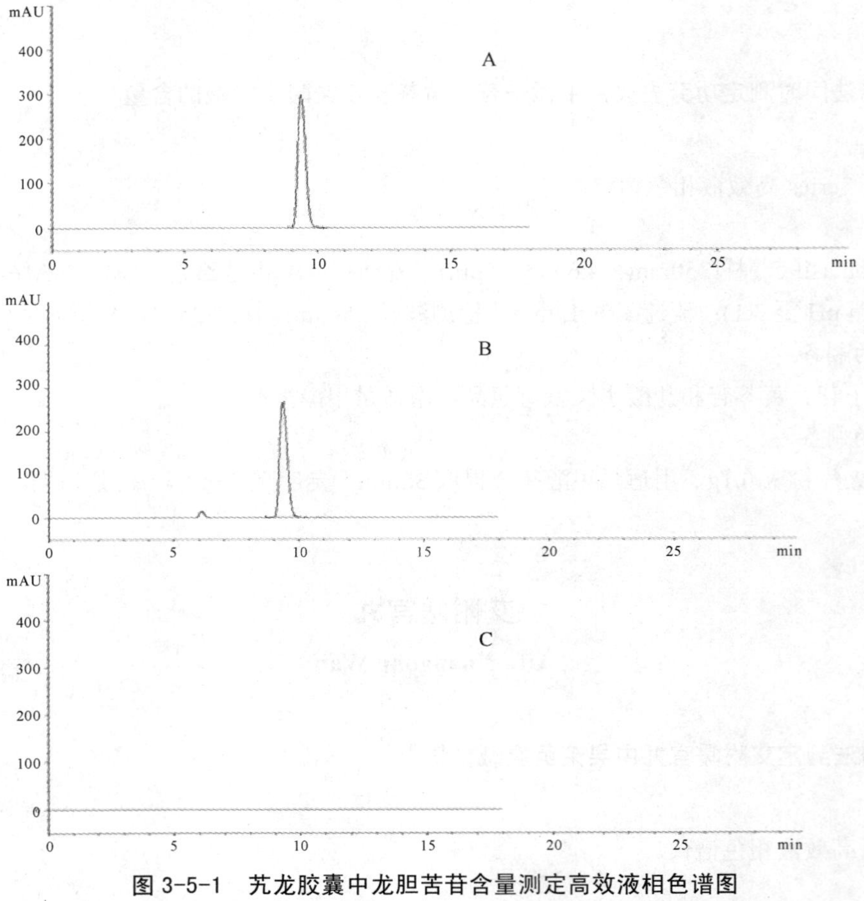

图 3-5-1 艽龙胶囊中龙胆苦苷含量测定高效液相色谱图

A. 龙胆苦苷对照品溶液；B. 供试品溶液；C. 空白样品(缺龙胆总苷)溶液

古汉养生精片

Guhan Yangshengjing Pian

【分析方法】

1 高效液相色谱法测定古汉养生精片中淫羊藿苷的含量[7]

1.1 仪器

Shimadzu 高效液相色谱仪。

1.2 色谱条件

色谱柱：Diamonsil C_{18} 柱(250mm×4.6mm，5μm)；流动相：甲醇-水(55∶45)；流速 1.0mL/min；检测波长 270nm；柱温 30℃；分析时间约 17min。

1.3 对照品溶液的制备

称取淫羊藿苷对照品，用适量甲醇溶解。

1.4 供试品溶液的制备

称取制剂粉末 0.5g，用 50%甲醇 40mL 超声提取 30min，滤过，即得。

左金丸

Zuojin Wan

【分析方法】

1 高效液相色谱法测定左金丸中吴茱萸碱和吴茱萸次碱含量[8]

1.1 仪器

Bio-Rad 2800 高效液相色谱仪。

1.2 色谱条件

色谱柱：Intersil C_{18} 柱(250mm×4.6mm，5.0μm)；流动相：乙腈-水(55∶45)；流速 1.0mL/min；检测波长 225nm；分析时间约 25min。

1.3 对照品溶液的制备

称取吴茱萸碱和吴茱萸次碱对照品，用适量无水乙醇溶解。

1.4 供试品溶液的制备

称取粉碎的左金丸 0.7g，用 25mL 乙醇回流提取 60min，滤过，即得。

龙胆泻肝丸(水丸)

Longdan Xiegan Wan

【分析方法】

1 高效液相色谱法测定龙胆泻肝丸(水丸)中栀子苷的含量[9]

1.1 仪器

HP 1100 高效液相色谱仪。

1.2 色谱条件

色谱柱：Kromasil C_{18} 柱(250mm×4.6mm，5.0μm)；流动相：乙腈-水(12∶88)；流速 1.0mL/min；检测波长 238nm；柱温 25℃；分析时间约 15min。

1.3 对照品溶液的制备

称取栀子苷对照品，用适量甲醇溶解。

1.4 供试品溶液的制备

称取粉碎的龙胆泻肝丸 0.5g，用 20mL 甲醇超声提取 30min，滤过，即得。

2 高效液相色谱法测定龙胆泻肝丸中龙胆苦苷、黄芩苷和栀子苷[10]

2.1 仪器

Hitachi 高效液相色谱仪。

2.2 色谱条件

色谱柱：Hypersil C_{18} 柱(250mm×4.6mm，5.0μm)；流动相：乙腈(A)-1%冰醋酸水溶液(B)；梯度洗脱：0～7min 16% A，7～16min 16%～45% A，16～19min 45% A；流速 1.0mL/min；检测波长 254nm；柱温 25℃；分析时间约 22min。

2.3 对照品溶液的制备

称取龙胆苦苷、黄芩苷和栀子苷对照品，用适量甲醇溶解。

2.4 供试品溶液的制备

称取粉碎的龙胆泻肝丸 0.5g，用 25mL 甲醇超声提取 40min，滤过，即得。

戊己丸

Wuji Wan

【分析方法】

1 胶束电动毛细管色谱法测定戊己丸中吴茱萸碱和吴茱萸次碱的含量[11]

1.1 仪器

HP^{3D} CE 高效液相色谱仪，配有二极管阵列检测器。

1.2 色谱条件

毛细管：石英毛细管(58cm×50μm)，有效长度 49.7cm；缓冲液：50mmol/L 硼砂缓冲液(含 50mmol/L SDS)-甲醇(1.3∶1)；检测波长 225nm；压力进样 1kPa・10s；毛细管温度 25℃。

1.3 对照品溶液的制备

称取吴茱萸碱和吴茱萸次碱对照品，用适量甲醇溶解。

1.4 供试品溶液的制备

按药典处方量称取黄连、吴茱萸、白芍药材粉末，用 100mL 甲醇超声提取 45min，滤过，滤液定容至 100mL，即得。

2 高效液相色谱法测定戊己丸中盐酸小檗碱的含量

2.1 仪器

Agilent 1100 高效液相色谱仪。

2.2 色谱条件及系统适应性

色谱柱填充剂：十八烷基硅烷键合硅胶；流动相：乙腈-0.05mol/L 磷酸二氢钾溶液(用磷酸调 pH 至 3.0)(30∶70)；检测波长 350nm。理论板数按盐酸小檗碱峰计算应不低于 5000。

2.3 对照品溶液的制备

取盐酸小檗碱对照品适量，精密称定，加甲醇制成每 1mL 含 10μg 的溶液，即得。

2.4 供试品溶液的制备

取戊己丸适量，研细，取约 0.2g，精密称定，精密加入盐酸-甲醇(1∶100)混合溶液 50mL，称定重量，加热回流 1h，放冷，再称定重量，用盐酸-甲醇(1∶100)混合溶液补足减失的重量，摇匀，滤过，精密量取续滤液 5mL，置 50mL 量瓶中，加甲醇稀释至刻度，摇匀，滤过，取续滤液，即得。

色谱图如图 3-5-2 所示。

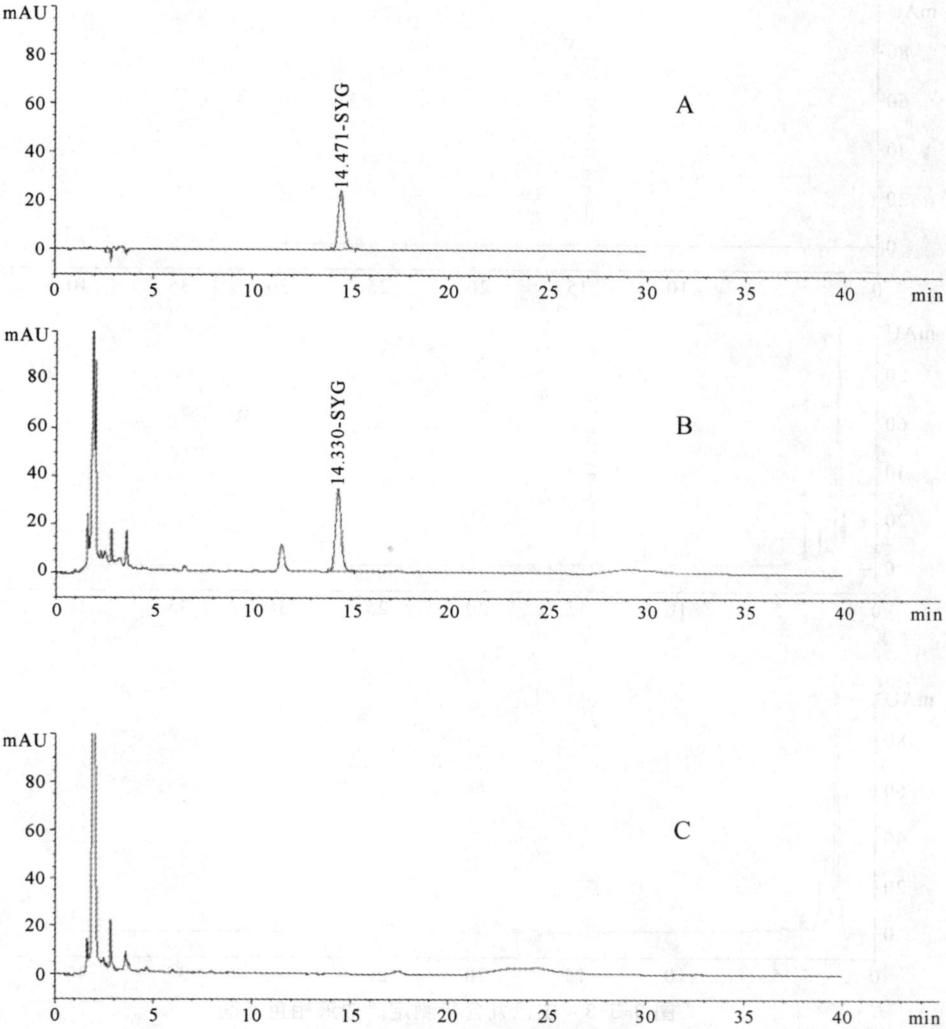

图 3-5-2 盐酸小檗碱含量测定高效液相色谱图

A. 盐酸小檗碱对照品溶液；B. 供试品溶液；C. 空白样品(缺黄连)溶液

3 高效液相色谱法测定戊己丸中芍药苷的含量

3.1 仪器

Agilent 1100 高效液相色谱仪，配备有二极管阵列检测器。

3.2 色谱条件及系统适应性

色谱柱填充剂：十八烷基硅烷键合硅胶；流动相：乙腈-水(15∶85)；检测波长 230nm。理论板数按芍药苷峰计算应不低于 3000。

3.3 对照品溶液的制备

取芍药苷对照品适量，精密称定，加甲醇制成每 1mL 含 40μg 的溶液，即得。

3.4 供试品溶液的制备

取戊己丸粉末(过三号筛)约 0.2g，精密称定，置 50mL 量瓶中，加稀乙醇 35mL 超声处理(功率 240W，频率 45kHz)10min，放冷，加稀乙醇至刻度，摇匀，滤过，取续滤液，即得。

色谱图如图 3-5-3 所示。

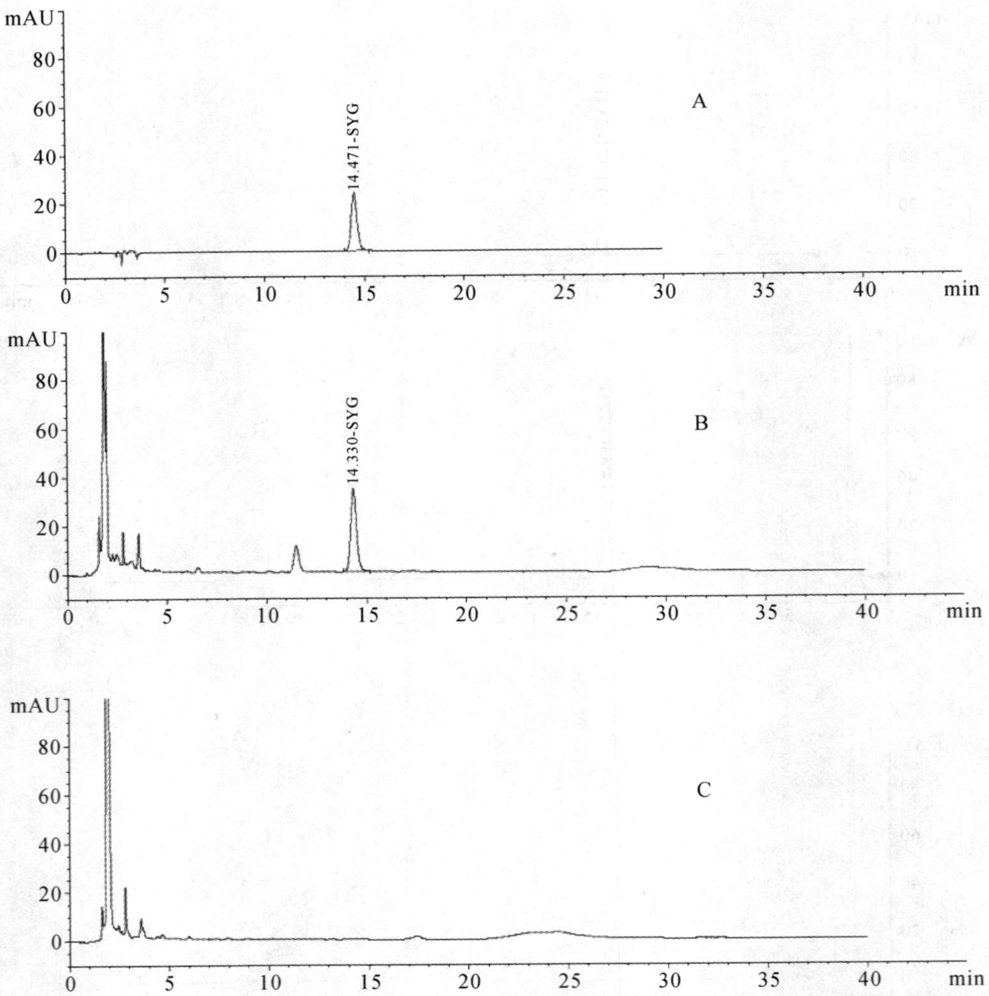

图 3-5-3 戊己丸含量测定高效液相色谱图

A. 芍药苷对照品溶液；B. 供试品溶液；C. 空白样品(缺炒白芍)溶液

北豆根胶囊

Beidougen Jiaonang

【分析方法】

1 高效液相色谱法测定北豆根胶囊中蝙蝠葛碱的含量[12]

1.1 仪器

Agilent 1100 型高效液相色谱仪。

1.2 色谱条件

色谱柱：Diamonsil C_{18} 柱(250mm×4.6mm，5μm)；流动相：甲醇-水-三乙胺(80∶20∶0.04)；流速 1.0mL/min；检测波长 284nm；柱温 30℃；分析时间约 13min。

1.3 对照品溶液的制备

称取蝙蝠葛碱对照品，用适量甲醇溶解。

1.4 供试品溶液的制备

称取北豆根胶囊内容物 0.125g，用 20mL 醋酸乙酯超声提取 30min，滤过，蒸干，残渣用甲醇溶解并定容至 50mL，滤过，即得。

归脾丸

Guipi Wan

【分析方法】

1 高效液相色谱法测定归脾丸中白术内酯Ⅰ的含量[13]

1.1 仪器

Shimadzu 高效液相色谱仪。

1.2 色谱条件

色谱柱：Kromasil C_{18}柱(250mm×4.6mm，5.0μm)；流动相：甲醇-水(55∶45)；流速 1.0mL/min；检测波长 220nm；柱温 30℃；分析时间约 25min。

1.3 对照品溶液的制备

称取白术内酯Ⅰ对照品，用适量甲醇溶解。

1.4 供试品溶液的制备

称取归脾丸粉末 5g，用 25mL 甲醇超声提取 30min，离心，取上清液，定容至 25mL，滤过，即得。

四妙丸

Simiao Wan

【分析方法】

1 高效液相色谱法测定四妙丸中小檗碱、掌叶防己碱和药根碱的含量[14]

1.1 仪器

Waters 高效液相色谱仪。

1.2 色谱条件

固定相：Nova-Pak C_{18}柱(150mm×3.9mm，5μm)；流动相：乙腈-水(1∶1，1000mL 含磷酸二氢钾 3.4g 及十二烷基硫酸钠 1.7g)；检测波长 345nm；流速 0.9mL/min；柱温室温。

1.3 对照品溶液的制备

称取小檗碱、掌叶防己碱和药根碱对照品，用适量甲醇溶解。

1.4 供试品溶液的制备

精密称取四妙丸适量，5mL 甲醇超声提取 3 次，每次 15min，离心，取上清夜，滤过，合并滤液，定容至 25mL，即得。

四味土木香散

Siwei Tumuxiang San

【分析方法】

1 高效液相色谱法测定四味土木香散中氧化苦参碱含量[15]

1.1 仪器

Agilent 1100 高效液相色谱仪，二极管阵列检测器。

1.2 色谱条件

色谱柱：Agilent Hypersil APS 柱(200mm×4.6mm，5.0μm)；流动相：乙腈-无水乙醇-3%磷酸(80∶10∶10)；流速 1.0mL/min；检测波长 220nm；柱温 25℃；分析时间约 12min。

1.3 对照品溶液的制备

取氧化苦参碱对照品，用适量甲醇溶解。

1.4 供试品溶液的制备

称取四味土木香散适量，用 40 倍量三氯甲烷和少量氨试液超声提取 40min，过滤，滤液蒸干后，残渣用无水乙醇溶解。

四物合剂

Siwu Heji

【分析方法】

1 高效液相色谱法同时测定四物合剂中芍药苷和阿魏酸的含量[16]

1.1 仪器

Shimadzu LC-10AD 高效液相色谱仪。

1.2 色谱条件

色谱柱：Kromasil C_{18} 柱(250mm×4.6mm，5.0μm)；流动相：乙腈-甲醇-水-磷酸(10∶20∶70∶0.035)；流速 1.0mL/min；检测波长 230nm；柱温 35℃；分析时间约 15min。

1.3 对照品溶液的制备

称取芍药苷和阿魏酸对照品，用适量甲醇溶解。

1.4 供试品溶液的制备

量取四物合剂适量，用水定容至 25mL，滤过，即得。

四逆汤

Sini Tang

【分析方法】

1 高效液相色谱法分离测定四逆汤中 3 种双酯型生物碱及其 6 种水解产物[17]

1.1 仪器

Shimadzu LC-10AT 高效液相色谱仪，Agilent 1100 液相色谱-二极管阵列检测-质谱检测联用仪。

1.2 色谱条件

色谱柱：Thermo Hypersil BDS C_{18} 柱(250mm×4.6mm，5.0μm)；流动相：甲醇-0.2%三乙胺(48∶52)，冰醋酸调 pH 至 5.30；流速 1.0mL/min；检测波长 235nm；分析时间 22min。质谱定性分析条件：电喷雾电离正离子检测，质量扫描范围 *m/z* 105～1000，干燥气流速 10L/min，干燥气温度 350℃，传输电压 70V，喷雾气压力 40Pa，毛细管电压 4000V。

1.3 对照品溶液的制备

取新乌头碱、次乌头碱和乌头碱对照品，用适量二氯甲烷溶解。

1.4 供试品溶液的制备

按药典方法制备四逆汤药液，加入 5mL 稀盐酸，超声 5min，滤过，滤液用乙醚萃取，弃去乙醚液，用浓氨水调 pH 至 9～10，用二氯甲烷提取 3 次，合并提取液蒸干，残渣用二氯甲烷溶解并定容至 10mL，即得。

四神丸

Sishen Wan

【分析方法】

1 高效液相色谱法测定四神丸中五味子乙素的含量[18]

1.1 仪器

Shimadzu LC-10ATVP 型高效液相色谱仪。

1.2 色谱条件

色谱柱：C_{18} 柱(200mm×4.6mm，5.0μm)；流动相：甲醇-四氢呋喃-水(64∶4∶32)；流速 1.0mL/min；检测波长 254nm；分析时间约 40min。

1.3 对照品溶液的制备

称取五味子乙素对照品，用适量甲醇溶解。

1.4 供试品溶液的制备

称取四神丸粉末 10g，用适量正己烷浸泡过夜后，于 80～85℃索氏回流提取 6h，提取液蒸干残渣用甲醇溶解并定容至 25mL，即得。

生发搽剂(生发酊)

Shengfa Chaji

【分析方法】

1 高效液相色谱法测定生发酊中补骨脂素和异补骨脂素的含量[19]

1.1 仪器

Shimadzu LC-6A 液相色谱泵。

1.2 色谱条件

色谱柱：Luna C_{18} 柱(250mm×4.6mm，5μm)；ODS 保护柱(250mm×4.6mm，5μm)；流动相：甲醇-水(55∶45)；柱温 36℃；流速 0.7mL/min；检测波长 295nm；分析时间约 20min。

1.3 对照品溶液的制备

称取补骨脂素和异补骨脂素＋对照品，用适量甲醇溶解。

1.4 供试品溶液的制备

量取生发酊 5mL，用甲醇稀释至 50mL，滤过，即得。

生脉饮

Shengmai Yin

【分析方法】

1 高效液相色谱法测定生脉饮中人参皂苷 Re 的含量[20]

1.1 仪器

Gilson 高效液相色谱仪，UV-1 型三用紫外分光光度计。

1.2 色谱条件

色谱柱：Agilent C_{18} 柱(150mm×4.6mm，5.0μm)；流动相：乙腈-0.05%磷酸溶液(1∶4)；流速 1.0mL/min；检测波长 203nm；分析时间约 35min。

1.3 对照品溶液的制备

称取人参皂甙 Re 对照品，用适量甲醇溶解。

1.4 供试品溶液的制备

量取生脉饮适量，用甲醇稀释 50 倍，即得。

生脉胶囊

Shengmai Jiaonang

【分析方法】

1　高效液相色谱法测定生脉胶囊中五味子甲素和五味子乙素的含量[21]

1.1 仪器

LC-10AT 高效液相色谱仪。

1.2 色谱条件

色谱柱：Shim-Pack ODS 柱(150mm×4.6mm，5μm)；流动相：甲醇-水(78∶28)；流速 1.0mL/min；检测波长 254nm；柱温 25℃；分析时间约 25min。

1.3 对照品溶液的制备

称取五味子甲素和五味子乙素对照品，用适量甲醇溶解。

1.4 供试品溶液的制备

称取生脉胶囊内容物 3.0g，加入 80mL 正己烷冷浸过夜后超声 30min，滤过，蒸干滤液，残渣用甲醇溶解并稀释至 10mL，即得。

2　高效液相色谱法测定生脉胶囊中五味子醇甲的含量[22]

2.1 仪器

Agilent 1100 型高效液相色谱仪。

2.2 色谱条件

色谱柱：HiQ sil C_{18}W 柱(250mm×4.6mm，5μm)；流动相：甲醇-水(13∶7)；流速 1.0mL/min；检测波长 250nm；柱温 40℃；分析时间约 20min。

2.3 对照品溶液的制备

称取五味子醇甲对照品，用适量甲醇-水(13∶7)溶解。

2.4 供试品溶液的制备

称取生脉胶囊研细内容物 1g，加入甲醇 50mL 超声处理 30min，滤过，即得。

3　高效液相色谱法测定生脉胶囊中人参皂苷 Rg_1、人参皂苷 Re 的含量[23]

3.1 仪器

Shimadzu LC-10AT 高效液相色谱仪。

3.2 色谱条件

色谱柱：Shim-Pack ODS C_{18} 柱(150mm×4.6mm，5μm)；流动相：乙腈-0.05%磷酸(22∶78)；流速 1.2mL/min；检测波长 203nm；柱温 40℃；分析时间 30min。

3.3 对照品溶液的制备

称取人参皂苷对照品，用适量甲醇溶解。

3.4 供试品溶液的制备

称取生脉胶囊内容物 3.0g，加入 70%乙醇 30mL 超声 30min，滤过，回收乙醇。水溶液部分加水饱和正丁醇提取(20mL×2，15mL×3)，提取液蒸干，残渣用甲醇溶解，过滤，滤液用甲醇定容至 10mL，即得。

白带丸

Baidai Wan

【分析方法】

1 高效液相色谱法测定白带丸中阿魏酸的含量[24]

1.1 仪器

Hitachi 高效液相色谱系统。

1.2 色谱条件

色谱柱：Kromasil C_{18} 柱(250mm×4.6mm，5.0μm)；流动相：甲醇-水-醋酸(45∶55∶0.5)；流速 1.0mL/min；检测波长 320nm；柱温 30℃；分析时间 15min。

1.3 对照品溶液的制备

称取阿魏酸对照品，用适量甲醇-甲酸(95∶5)溶解。

1.4 供试品溶液的制备

称取的白带丸粉末 6g，用 50mL 甲醇-甲酸(95∶5)浸渍过夜后超声提取 60min，滤过，滤液蒸干后残渣用 0.2mol/L 盐酸 50mL 溶解，乙醚萃取(25mL×5)，合并乙醚液，用 5%碳酸钠溶液萃取(25mL×3)，合并碱液，碱液用醋酸乙酯提取(20mL×3)，弃去醋酸乙酯液，在碱液中加入稀盐酸，摇匀，继续用乙醚提取 3 次，合并乙醚液，挥干，残渣用甲醇-甲酸(95∶5)溶液溶解并定容至 5mL，滤过，即得。

白癜风胶囊

Baidianfeng Jiaonang

【分析方法】

1 高效液相色谱法测定白癜风胶囊中补骨脂素和异补骨脂素含量[25]

1.1 仪器

Waters 2695 高效液相色谱仪。

1.2 色谱条件

色谱柱：YMC-C_{18} 柱(250mm×4.6mm，5μm)；流动相：甲醇-水(45∶55)；流速 1.0mL/min；检测波长 245nm；柱温室温；分析时间约 17min。

1.3 对照品溶液的制备

称取补骨脂素和异补骨脂素对照品，用适量甲醇溶解。

1.4 供试品溶液的制备

称取胶囊内容物 3.55g，用 50mL 甲醇超声提取 30min，滤过，即得。

2 超临界流体萃取-毛细管气相色谱法用均匀设计法测定白蚀丸和白癜风胶囊中补骨脂素和异补骨脂素的含量[26]

2.1 仪器

HP-5890 Ⅱ气相色谱仪，氢火焰离子检测器。

2.2 色谱条件

色谱柱：HP-5 柱(25m×0.32mm，0.52μm)；载气为 N_2；柱前压 55kPa；汽化温度 280℃；检测器温度 280℃；分流比 100∶1。

2.3 对照品溶液的制备

称取补骨脂素和异补骨脂素对照品，用适量乙酸乙酯溶解。

2.4 供试品溶液的制备

称取胶囊内容物 50mg，置 SFX2-10 萃取器萃取池中，用乙酸乙酯萃取，精密加入内标溶液后，定容至 10mL，即得。

乐儿康糖浆

Le'erkang Tangjiang

【分析方法】

1 高效液相色谱法测定乐儿康糖浆中黄芪甲苷的含量

1.1 仪器

Agilent 1100 高效液相色谱仪，配有蒸发光散射检测器。

1.2 色谱条件及系统适应性

色谱柱填充剂：十八烷基硅烷键合硅胶；流动相：乙腈-水(32∶68)；流速 1.0mL/min。理论板数以黄芪甲苷峰计算应不低于 7000。

1.3 对照品溶液的制备

精密称取黄芪甲苷对照品适量，加甲醇制成每 1mL 含 0.5mg 的溶液，即得。

1.4 供试品溶液的制备

取装量项下的乐儿康糖浆，精密量取 50mL，加水 10mL，混匀；用水饱和的正丁醇提取 6 次，每次 70mL，合并正丁醇提取液；用氨试液提取 3 次，每次 100mL，弃去氨液，正丁醇液蒸干；残渣加甲醇微热使溶解并转移至 10mL 量瓶中；用甲醇稀释至刻度，摇匀，用微孔滤膜(0.45μm)滤过，取续滤液，即得。

1.5 方法学验证结果

1.5.1 线性关系考察

黄芪甲苷的进样量在 0.104～10.400μg，进样量与峰面积呈良好的线性关系。以峰面积为纵坐标 y，进样量(μg)为横坐标 x，线性方程为 $y=1.4932x+6.3927$，$r=0.9996$。

1.5.2 重复性试验

本方法重现性良好，RSD 为 1.59% ($n=6$)。

1.5.3 准确度试验

加样回收率为 94.8%～106.4%，平均回收率为 100.40%，RSD 为 3.60% ($n=9$)。

1.5.4 供试品溶液的稳定性

供试品溶液在 24h 内基本保持稳定，RSD 为 1.61% ($n=9$)。

1.6 样品测定结果

采用上述方法，精密吸取对照品溶液 5μL、15μL 及供试品溶液 20μL，注入液相色谱仪，测定了 9 批乐儿康糖浆样品中黄芪甲苷的含量，结果为 27.4～123.0μg/mL。

色谱图如图 3-5-4 所示。

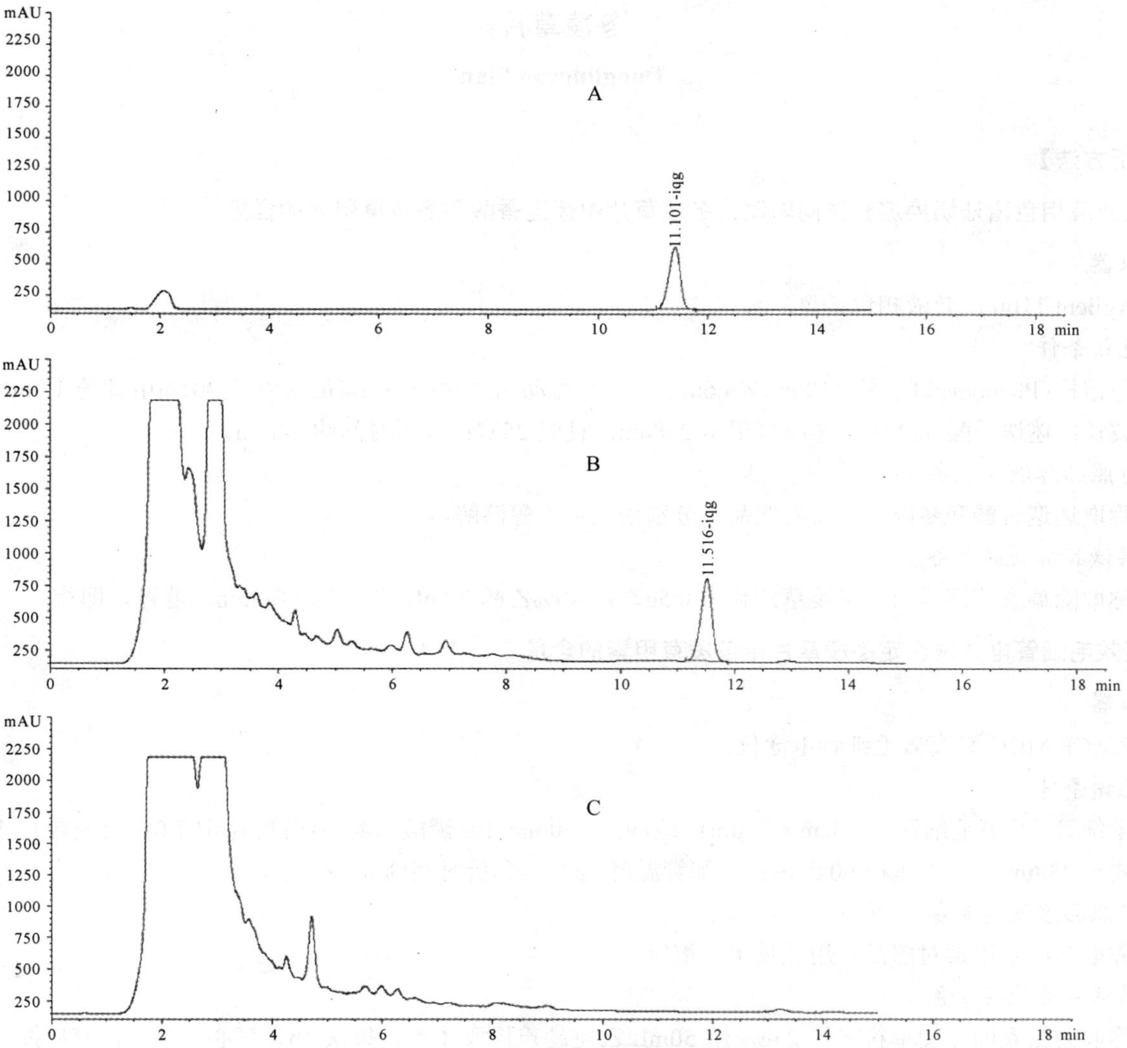

图 3-5-4　乐儿康糖浆含量测定高效液相色谱图

A. 黄芪甲苷对照品溶液；B. 供试品溶液；C. 空白样品(缺黄芪)溶液

乐脉颗粒

Lemai Keli

【分析方法】

1　高效液相色谱法测定乐脉颗粒中丹参素、羟基红花黄色素 A 和芍药苷[27]

1.1 仪器

Shimadzu LC-10ADVP 型高效液相色谱仪。

1.2 色谱条件

色谱柱：Alltech C_{18}柱(250mm×4.6mm，5.0μm)；流动相：A 相为 0.2%冰醋酸溶液，B 相为甲醇；梯度洗脱：0～12min 18%～35% B，12～22min 35%～45% B；流速 1.0mL/min；检测波长：丹参素 281nm，羟基红花色素 403nm，芍药苷 230nm；柱温 35℃；分析时间约 22min。

1.3 对照品溶液的制备

称取丹参素、羟基红花黄色素 A 和芍药苷对照品，用适量 60%甲醇溶解。

1.4 供试品溶液的制备

称取乐脉颗粒 0.5g，用 15mL 60%甲醇超声提取 25min，滤过，即得。

冬凌草片

Donglingcao Pian

【分析方法】

1 高效液相色谱法切换波长法同时测定冬凌草片中迷迭香酸和冬凌草甲素的含量[28]

1.1 仪器

Agilent 1100 高效液相色谱仪。

1.2 色谱条件

色谱柱：Phenomsil C_{18} 柱(150mm×4.6mm，5μm)；流动相：甲醇-0.3%磷酸水溶液(40∶60)；流速 1.0mL/min；检测波长：迷迭香酸 329nm，冬凌草甲素 238nm；柱温 25℃；分析时间约 34min。

1.3 对照品溶液的制备

称取迷迭香酸和冬凌草甲素对照品，分别用适量甲醇溶解。

1.4 供试品溶液的制备

称取除糖衣或薄膜衣后冬凌草片粉末 0.5g，用 40%乙醇 25mL 超声提取 30min，滤过，即得。

2 高效毛细管电泳法测定冬凌草片中冬凌草甲素的含量[29]

2.1 仪器

P/ACE MDQ 型高效毛细管电泳仪。

2.2 色谱条件

毛细管：石英毛细管柱(33cm×75μm)；缓冲液：20mmol/L 磷酸二氢钠缓冲液(pH 7.0)；分离电压 15kV；检测波长 238nm；压力进样 60kPa·s；毛细管温度 25℃；分析时间约 6min。

2.3 对照品溶液的制备

称取冬凌草甲素对照品，用适量甲醇溶解。

2.4 供试品溶液的制备

称取去糖衣的冬凌草粉末约 25g，用 50mL 乙醚超声提取 4 次，每次 1h，离心，合并乙醚后挥干，残渣用甲醇溶解定容至 50mL，进样前稀释 2.5 倍，即得。

冯了性风湿跌打药酒

Fengliaoxing Fengshi Dieda Yaojiu

【分析方法】

1 高效液相色谱法测定冯了性风湿跌打药酒中东莨菪内酯的含量[30]

1.1 仪器

Agilent 高效液相色谱仪。

1.2 色谱条件

色谱柱：Diamonsil C_{18} 反相柱(250mm×4.6mm，5.0μm)；流动相：乙腈-0.1%磷酸水溶液；梯度洗脱：0～18min 18%乙腈，18～19min 18%～65%乙腈，19～29min 65%乙腈，29～30min 65%～18%乙腈，30～40min 18%乙腈；流速 1.0mL/min；检测波长 360nm；柱温 25℃；分析时间 20min。

1.3 对照品溶液的制备

取东莨菪内酯对照品，用适量甲醇溶解。

1.4 供试品溶液的制备

吸取冯了性风湿跌打药酒适量，用甲醇稀释 2 倍，即得。

玄麦甘桔颗粒

Xuanmai Ganjie Keli

【分析方法】

1 离效液相色谱法测定玄麦甘桔颗粒中哈巴俄苷与肉桂酸的含量[31]

1.1 仪器

Agilent 1100 高效液相色谱仪。

1.2 色谱条件

色谱柱：GraceSmart RP-C_{18}柱(250mm×4.6mm，5.0μm)；流动相：乙腈-2%醋酸溶液；梯度洗脱：0～20min 28%～39%乙腈；流速 1.0mL/min；检测波长 278nm；柱温室温；分析时间 20min。

1.3 对照品溶液的制备

称取哈巴俄苷与肉桂酸对照品，用适量 30%甲醇溶解。

1.4 供试品溶液的制备

称取玄麦甘桔颗粒粉末 5g，用 25mL 30%甲醇超声提取 30min，滤过，即得。

2 高效液相色谱法测定玄麦甘桔颗粒中甘草酸的含量[32]

2.1 仪器

Waters 2487-600 型高效液相色谱仪。

2.2 色谱条件

色谱柱：Kromasil C_{18}柱(200mm×4.6mm，5μm)；流动相：甲醇-0.2mol/L 醋酸铵溶液-冰醋酸(67∶33∶1)；流速 1.0mL/min；检测波长 250nm；柱温 25℃；分析时间约 40min。

2.3 对照品溶液的制备

称取甘草酸单铵盐对照品，用适量流动相溶解。

2.4 供试品溶液的制备

称取玄麦甘桔颗粒粉末 1.2g，用 45mL 流动相超声提取 30min，加流动相定容至 50mL，滤过，即得。

3 高效液相色谱法测定玄麦甘桔颗粒中甘草次酸含量[33]

3.1 仪器

Perkin Elmer 高效液相色谱仪。

3.2 色谱条件

色谱柱：Kromasil C_{18}柱(200mm×4.6mm，5.0μm)；流动相：甲醇-水-冰醋酸(89∶10∶1)；流速 1.0mL/min；检测波长 248nm；分析时间约 10min。

3.3 对照品溶液的制备

称取甘草次酸对照品，用适量甲醇溶解。

3.4 供试品溶液的制备

称取玄麦甘桔颗粒粉末 10g，用 20mL 水，20mL 氯仿和 3mL 盐酸回流提取 1h，静置分层后保留氯仿层，水层用氯仿萃取(20mL×3)，合并氯仿层，蒸干，残渣用甲醇溶解并定容至 25mL，即得。

汉桃叶片

Hantaoye Pian

【分析方法】

1 高效液相色谱法测定汉桃叶片中反丁烯二酸的含量[34]

1.1 仪器

Waters 高效液相色谱仪。

1.2 色谱条件

色谱柱：Kromasil C_{18} 柱(250mm×4.6mm，5μm)；流动相：乙腈-0.5%磷酸溶液(2∶98)；流速 0.8mL/min；检测波长 209nm；柱温 30℃；分析时间约 11min。

1.3 对照品溶液的制备

称取反丁烯二酸对照品，用适量 70%乙醇溶解。

1.4 供试品溶液的制备

称取除去糖衣的汉桃叶片粉末 2.0g，研细，加入 70%乙醇 50mL，超声处理 40min，滤过，滤液蒸去乙醇，加水 20mL 溶解，用盐酸调节 pH 至 2～3 后，用醋酸乙酯振摇提取(20mL×4)，每次 20mL，合并醋酸乙酯液，蒸干，残渣加甲醇溶解并定容至 10mL，滤过，即得。

加味左金丸

Jiawei Zuojin Wan

【分析方法】

1 高效液相色谱法测定加味左金丸中盐酸小檗碱和吴茱萸次碱的含量[35]

1.1 仪器

Agilent 1100 型高效液相色谱仪。

1.2 色谱条件

色谱柱：Agilent Zorbax SB-C_{18} 柱(250mm×4.6mm，5μm)；流动相：甲醇-乙腈-15mmol/L 十二烷基磺酸钠(20∶40∶40)，pH 为 7.5；流速 1.0mL/min；检测波长 343nm；柱温 40℃；分析时间 30min。

1.3 对照品溶液的制备

称取盐酸小檗碱和吴茱萸次碱对照品，用适量甲醇溶解。

1.4 供试品溶液的制备

称取加味左金丸粉末 0.5g，加入甲醇 10mL 于冰水浴中超声提取 3 次，每次 15min，离心，合并上清液并用甲醇定容至 50mL，即得。

加味逍遥丸

Jiawei Xiaoyao Wan

【分析方法】

1 高效液相色谱法测定加味逍遥丸中栀子苷和芍药苷的含量[36]

1.1 仪器

1100 型高效液相色谱仪。

1.2 色谱条件

色谱柱：C_{18} 反相柱(150mm×4.6mm，10μm)；流动相：乙腈-0.1%磷酸(13∶87)；流速 1.0mL/min；检测波长 230 nm；柱温 30℃；分析时间约 18min。

1.3 对照品溶液的制备

称取栀子苷和芍药苷对照品，用适量甲醇溶解。

1.4 供试品溶液的制备

称取加味逍遥丸粉末 0.2g，加入 10mL 甲醇-水(1∶1)超声提取 1h，离心，取上清液，滤过，即得。

孕康合剂(孕康口服液)

Yunkang Heji

【分析方法】

1 高效液相色谱法测定孕康口服液中补骨脂素和异补骨脂素的含量[37]

1.1 仪器

Hitachi 2000 系列高效液相色谱仪。

1.2 色谱条件

色谱柱：Diamonsil^{TM} (150mm×4.6mm，5μm)；流动相：甲醇-水(50∶50)；流速 1.0mL/min；检测波长 246nm；柱温 25℃；分析时间约 14min。

1.3 对照品溶液的制备

称取补骨脂素和异补骨脂素对照品，用适量甲醇溶解。

1.4 供试品溶液的制备

量取孕康口服液适量，用 3 倍量石油醚(30～60℃)萃取 6 次，合并萃取液，蒸干后残渣用甲醇溶解并定容至 10mL，即得。

2 高效液相色谱法测定孕康口服液中黄芩苷含量[38]

2.1 仪器

Agilent 1100 液相色谱仪，G1314A 二极管阵列检测器。

2.2 色谱条件

色谱柱：Agilent Zorbax SB-C_{18}柱(250mm×4.6mm，5μm)；流动相：甲醇-1%醋酸(44∶56)；流速 1.0mL/min；检测波长 278nm；分析时间约 20min。

2.3 对照品溶液的制备

称取黄芩苷对照品，用适量甲醇溶解。

2.4 供试品溶液的制备

量取孕康口服液适量，用 50%甲醇稀释 50 倍，滤过，即得。

3 高效液相色谱法测定孕康口服液中芍药苷含量[39]

3.1 仪器

HP 1100 液相色谱仪。

3.2 色谱条件

色谱柱：Agilent Zorbax SB-C_{18}柱(250mm×4.6mm，5μm)；流动相：乙腈-0.1%磷酸水溶液(14∶86)；流速 1.0mL/min；检测波长 230nm；柱温 25℃；分析时间 15min。

3.3 对照品溶液的制备

称取芍药苷对照品，用适量 50%甲醇溶解。

3.4 供试品溶液的制备

量取孕康口服液适量，用 50%甲醇稀释 25 倍，滤过，即得。

参考文献

[1] 刘素香，万军. HPLC 法测定玉屏风口服液中升麻苷的含量. 中草药, 2004, 35(12): 1370-1371.

[2] 蔡冰，李坚. 气相色谱法对正骨水中樟脑、薄荷脑含量的测定. 河北医药, 2008, 30(6): 879.

[3] 王笑笑，王也. RP-HPLC 法测定正柴胡饮颗粒中橙皮苷的含量. 海峡药学, 2009 28(5): 47-49.

[4] 徐康康，陈刚. HPLC 法测定正柴胡饮颗粒中芍药苷的含量. 江苏药学与临床研究, 2006, 14(6): 403-404.

[5] 李艳荣，蒋晔，郝福，丁翔宇. RP-HPLC 同时测定功劳去火片中栀子苷、黄芩苷及盐酸小檗碱的含量. 中成药, 2006, 28(8): 1126-1129.

[6] 张雷，李琴韵，胡蓓莉，虞桂珍. HPLC 测定艾附暖宫丸中吴茱萸次碱含量. 中成药, 2006, 28(8): 1239-1240.

[7] 汪胜，刘映，周安成．古汉养生精片中淫羊藿苷含量测定方法研究．药物鉴定, 2009, 18(16): 32.
[8] 张捷，张锋，姜莉，姜韧，谭生建．HPLC 测定左金丸中吴茱萸碱和吴茱萸次碱含量．中国中药杂志，2003，28(12): 1193-1194.
[9] 金齐武，张青云，蒲婧哲．HPLC 法测定龙胆泻肝丸(水丸)中栀子苷的含量．安徽医药, 2008, 12(7): 604-605.
[10] 郝福，蒋晔，李艳荣，丁翔宇，胡丽英．HPLC 法测定龙胆泻肝丸中龙胆苦苷、黄芩苷和栀子苷．中草药，2006，37(12): 1808-1809.
[11] 罗东玲，席先蓉，高言明，秦亚东，黄平．胶束电动毛细管色谱法测定戊己丸中吴茱萸碱和吴茱萸次碱的含量．中国中药杂志, 2007, 32(18): 1936-1938.
[12] 闫永波，韩枫，徐凯，李妍，李志峰，谢寒．北豆根胶囊质量标准的研究．中成药, 2008, 30(4): 附 8-附 10.
[13] 禹琦，曾振中．HPLC 法测定归脾丸中白术内酯 Ⅰ 的含量．中医药导报, 2008, 14(2): 71-72.
[14] 潘扬，王天山，马国祥，郭立玮．HPLC 法测定成药二妙丸、三妙丸、四妙丸及知柏地黄丸中小檗碱、掌叶防己碱和药根碱的含量．中草药, 1997, 28(3): 142-144.
[15] 马晔斐，温爱平．高效液相色谱法测定四味土木香散中氧化苦参碱含量．中国药业, 2007, 16(21): 16-17.
[16] 孟令丹，陈晓辉，姚燕，毕开顺．RP-HPLC 法同时测定四物合剂中芍药苷和阿魏酸的含量．药物分析杂志，2006，26(10): 1398-1400.
[17] 孙婷婷，栾立标．HPLC 分离测定四逆汤中 3 种双酯型生物碱及其 6 种水解产物．中国中药杂志，2006，31(19): 1634-1638.
[18] 田玉先，陈金文，景永民，金媛．HPLC 法测定四神丸中五味子乙素的含量．现代中医药, 2004, (5): 58-59.
[19] 谭生建，康世银，张全国．反相高效液相色谱法测定生发酊中补骨脂素和异补骨脂素的含量．中国药业, 2000, 9(2): 25-26.
[20] 税丕先，田吉，孙琴，韩停．高效液相色谱法测定生脉饮中人参皂苷 Re 的含量．中华中西医学杂志，2004，2(5): 68-69.
[21] 胡晓斌，李颖，吴苏澄，刘智勇．HPLC 测定生脉胶囊中五味子甲素和乙素的含量．华西药学杂志，2003，18(2): 141-142.
[22] 尹雄章，黄泽中，田志勇，宋娅玲．生脉胶囊质量标准的研究．医药导报, 2008, 27(12): 1502-1504.
[23] 胡晓斌，李颖，吴苏澄，刘志勇．生脉胶囊中人参皂苷 Rg_1、Re 的 HPLC 测定．中药新药与临床药理，2003，14(1): 49-51.
[24] 姚丹，才玉光，高春华，杨辉．高效液相色谱法测定白带丸中阿魏酸的含量．时珍国医国药, 2007, 18(2): 414-415.
[25] 段佳葳，胡齐莉，张婷婷．HPLC 测定白癜风胶囊中补骨脂素和异补骨脂素含量．中国现代中药, 2007, 9(8): 20-21.
[26] 陈斌，刘荔荔，方慧生，翟振兴，吴玉田．SFE-CGC 用均匀设计法测定白蚀丸和白癜风胶囊中补骨脂素和异补骨脂素的含量．药物分析杂志, 1996, 19(6): 394-396.
[27] 唐颖，朱玉晓，王淑云，赵陆华．HPLC 法测定乐脉颗粒中丹参素、羟基红花黄色素 A 和芍药苷．中草药, 2008, 39(4): 539-541.
[28] 李可强，王坤，张振秋．HPLC 切换波长法同时测定冬凌草片中迷迭香酸和冬凌草甲素含量．中成药，2008，30(4): 526-528.
[29] 杜斌，吕淑琛，张秋荣．高效毛细管电泳法测定冬凌草片中冬凌草甲素的含量．中国药师, 2005, 8(11): 906-907.
[30] 李海燕，谢仕伟，岑志芳．HPLC 法测定冯了性风湿跌打药酒中东莨菪内酯的含量．佛山科学技术学院学报(自然科学版), 2009, 27(3): 75-77.
[31] 李振东，徐位良，罗娇艳．HPLC 法测定玄麦甘桔颗粒中哈巴俄苷与肉桂酸含量．广东药学院学报，2008，24(2): 130-132.
[32] 陶永梅，杨书彬，高宏涛．HPLC 法测定玄麦甘桔颗粒中甘草酸的含量．中医药学报, 2006, 34(4): 38-39.
[33] 刘迎春，宋学君，王国清，朱晓鹏，周瑞．RP-HPLC 法测定玄麦甘桔颗粒中甘草次酸含量．沈阳药科大学学报，2006, 23(6): 376-377.
[34] 张国跃，罗定强，乔蓉霞，王瑜．汉桃叶片质量标准研究．中成药, 2008, 30(6): 9-10.
[35] 李宇，韩凤梅，柳伟，李路军，陈勇．反相高效液相色谱法测定加味左金丸中盐酸小檗碱和吴茱萸次碱的含量．中国药学杂志, 2006, 41(8): 631-633.
[36] 狄留庆，郭戎，谢辉，范碧亭．高效液相色谱法测定加味逍遥丸中栀子苷和芍药苷．中国中药杂志，1997，22(11): 671-674.
[37] 吴陈军，葛建华，唐汝汉．HPLC 法测定孕康口服液中补骨脂素和异补骨脂素的含量．中国药师，2008，11(4): 429-430.
[38] 柯长青．高效液相色谱法测定孕康口服液中黄芩苷含量．安徽医药, 2006, 10(6): 428-429.
[39] 顾海霞．高效液相色谱法测定孕康口服液中芍药苷含量．安徽医药, 2008, 12(11): 1051.

六画

老鹳草软膏

Laoguancao Ruangao

【分析方法】

1　高效液相色谱法测定老鹳草软膏中原儿茶酸[1]

1.1　仪器

HP1100 高效液相色谱仪。

1.2　色谱条件

色谱柱：Thermo 柱(250mm×4.6mm，5μm)；流动相：乙腈-0.1%磷酸水溶液(3∶97)；流速 1.0mL/min；检测波长 260nm；分析时间约 32min。

1.3　对照品溶液的制备

称取原儿茶酸对照品，用适量甲醇溶解。

1.4　供试品溶液的制备

称取老鹳草软膏 2g，用 25 倍量 0.1mmol/L 盐酸溶液回流提取 40min，滤过，取续滤液 25mL，用乙醚萃取(20mL×4)，合并萃取液，蒸干，残渣用甲醇溶解并定容至 10mL，滤过，即得。

地奥心血康胶囊

Di'ao Xinxuekang Jiaonang

【分析方法】

1　高效液相色谱-蒸发光散射检测法同时测定地奥心血康胶囊中 3 种有效成分[2]

1.1　仪器

Waters Alliance 高效液相色谱仪，Alltech-2000 蒸发光散射检测器。

1.2　色谱条件

色谱柱：Shim-Pack VP-ODS 柱(250mm×4.6mm，5μm)；流动相：乙腈-水；梯度洗脱：0～15min 25%～29%乙腈，25～45min 29%～35%乙腈，45～65min 35%～60%乙腈，66min 70%乙腈，66～75min 70%～100%乙腈；流速 0.8mL/min；柱温 35℃；蒸发光散射检测器参数：气体(空气)流速 2.7L/min，雾化温度 105℃；分析时间 75min。

1.3　对照品溶液的制备

称取原薯蓣皂苷、甲基原薯蓣皂苷和薯蓣皂苷对照品，用适量甲醇溶解。

1.4　供试品溶液的制备

称取地奥心血康胶囊内容物 0.2g，用 10 倍量甲醇超声提取 30min，滤过，挥干，蒸干，残渣用甲醇溶解并定容至 50mL，滤过，即得。

地榆槐角丸

Diyu Huaijiao Wan

【分析方法】

1 地榆槐角丸中槐角苷的含量测定[3]

1.1 仪器

Waters 2695 高效液相色谱仪，2996 检测器。

1.2 色谱条件

色谱柱：Zorbax C_{18} 柱(150mm×4.6mm，5μm)；流动相：甲醇-乙腈-0.1%磷酸水溶液(11∶10∶79)；流速 0.8mL/min；检测波长 260nm；柱温 40℃；分析时间约 32min。

1.3 对照品溶液的制备

称取槐角苷对照品，用适量甲醇溶解。

1.4 供试品溶液的制备

称取地榆槐角丸粉末 0.5g，用 50mL 甲醇超声提取 45min，滤过，即得。

耳聋左慈丸

Erlong Zuoci Wan

【分析方法】

1 高效液相色谱法测定耳聋左慈丸中的丹皮酚的含量[4]

1.1 仪器

SP 高效液相色谱仪。

1.2 色谱条件

色谱柱：RP C_{18} 分析柱(250mm×4.6mm，5μm)；流动相：甲醇-水-乙酸(65∶30∶5)；流速 0.8mL/min；检测波长 274nm；柱温室温；分析时间约 12min。

1.3 对照品溶液的制备

称取丹皮酚对照品，用适量甲醇溶解。

1.4 供试品溶液的制备

称取粉碎的耳聋左慈丸(小蜜丸)0.4g，加入少量水浸润 10min 后，用 30mL 乙醚超声提取 5 次，每次 20min，合并提取液，滤过，蒸干，残渣用甲醇溶解并定容至 25mL，即得。

2 高效液相色谱法测定耳聋左慈丸中芍药苷的含量[5]

2.1 仪器

Waters 高效液相色谱仪。

2.2 色谱条件

色谱柱：Kromasil C_{18} 柱(150mm×4.6mm，5μm)；流动相：乙腈-水(30∶70)；流速 1.0mL/min；检测波长 230nm；柱温室温；分析时间约 12min。

2.3 对照品溶液的制备

称取芍药苷对照品，用适量甲醇溶解。

2.4 供试品溶液的制备

称取粉碎的耳聋左慈丸 1g，用适量甲醇超声提取 30min，定容至 25mL，滤过，即得。

芎菊上清丸

Xiongju Shangqing Wan

【分析方法】

1 高效液相色谱法测定芎菊上清丸中黄芩苷的含量[6]

1.1 仪器

Shimadzu LC-20AD 高效液相色谱仪。

1.2 色谱条件

色谱柱：Waters Spherisorb ODS-2 柱(250mm×4.6mm，5μm)；流动相：甲醇-水-磷酸(46 : 54 : 0.2)；流速 0.8mL/min；检测波长 277nm；柱温 35℃；分析时间约 16min。

1.3 对照品溶液的制备

称取黄芩苷对照品，用适量甲醇溶解。

1.4 供试品溶液的制备

称取芎菊上清丸粉末 1g，加硅藻土 0.6g，用 70%乙醇 50mL 超声提取 30min，滤过，定容至 100mL，即得。

2 高效液相色谱法测定芎菊上清丸中绿原酸的含量[7]

2.1 仪器

LC-20AT 高效液相色谱仪。

2.2 色谱条件

色谱柱：Shim-Pack VP-ODS 柱(150mm×4.6mm，5μm)；流动相：乙腈-0.4%磷酸水溶液(12 : 88)；流速 1.0mL/min；检测波长 327nm；柱温 30℃；分析时间 10min。

2.3 对照品溶液的制备

称取绿原酸对照品，用适量 50%乙醇溶解。

2.4 供试品溶液的制备

称取芎菊上清丸粉末 2g，用 50%乙醇 50mL 超声提取 30min，滤过，滤液稀释 5 倍，即得。

西瓜霜润喉片

Xiguashuang Runhou Pian

【分析方法】

1 毛细管气相色谱法测定西瓜霜润喉片中冰片和薄荷脑的含量[8]

1.1 仪器

Agilent 6890 气相色谱仪，氢火焰离子检测器。

1.2 色谱条件

色谱柱：Supelcowax-10 柱(30m×0.53mm，1.0μm)；载气：氮气，3.0mL/min；燃气：氢气，30.0mL/min；助燃气：空气，350.0mL/min；尾吹气：氮气，25.0mL/min；柱温 130℃；进样口温度 250℃；检测器温度 250℃；分流进样，分流比 10 : 1。

1.3 对照品溶液的制备

称取冰片和薄荷脑对照品，用适量乙酸乙酯溶解。

1.4 供试品溶液的制备

称取西瓜霜润喉片粉末 3.0g，用乙酸乙酯 10mL 超声提取 10min，滤过，离心，取上清液稀释 2.5 倍，即得。

百合固金丸

Baihe Gujin Wan

【分析方法】

1 高效液相色谱法测定百合固金丸中梓醇的含量[9]

1.1 仪器

Shimadzu 高效液相色谱仪。

1.2 色谱条件

色谱柱：Kromasil C_{18} 柱(250mm×4.6mm，5μm)；流动相：水-乙腈(99.5∶0.5)；流速 1.0mL/min；检测波长 210nm；柱温室温；分析时间 12min。

1.3 对照品溶液的制备

称取梓醇对照品，用适量水溶解。

1.4 供试品溶液的制备

称取百合固金丸粉末 4g，用 40mL 水振摇浸泡 2h 后，超声提取 20min，滤过，滤渣再用适量水超声提取 2 次，合并滤液，定容至 100mL，即得。

当飞利肝宁胶囊

Dangfei Liganning Jiaonang

【分析方法】

1 高效液相色谱法测定当飞利肝宁胶囊中水飞蓟宾的含量[10]

1.1 仪器

Waters 2695-2487 高效液相色谱仪。

1.2 色谱条件

色谱柱：Capcell Pak C_{18} 柱(150mm×4.6mm，5μm)；流动相：甲醇-乙腈-0.1%磷酸溶液(21∶14∶65)；流速 1.0mL/min；检测波长 287nm；柱温 25℃；分析时间约 41min。

1.3 对照品溶液的制备

称取水飞蓟宾对照品，用适量甲醇溶解。

1.4 供试品溶液的制备

称取当飞利肝宁胶囊内容物 0.1g，用 50mL 甲醇超声提取 15min，滤过，即得。

当归补血口服液

Danggui Buxue Koufuye

【分析方法】

1 高效液相色谱法测定当归补血口服液中黄芪甲苷的含量[11]

1.1 仪器

Shimadzu 高效液相色谱仪。

1.2 色谱条件

色谱柱：Shimadzu Shim-Pack VP-ODS 液相柱(150mm×4.6mm，5μm)；流动相：乙腈-水(70∶30)；流速 1.0mL/min；检测波长 203nm；柱温 35℃；分析时间约 15min。

1.3 对照品溶液的制备

称取黄芩甲苷对照品，用适量甲醇溶解。

1.4 供试品溶液的制备

量取当归补血口服液 10mL，用水饱和的正丁醇提取(10mL×3)，合并提取液，再用 1%氢氧化钠溶液洗涤(10mL×2)，弃去碱水层，正丁醇液蒸干，残渣用甲醇溶解并定容至 10mL，滤过，即得。

当归拈痛丸

Danggui Niantong Wan

【分析方法】

1 高效液相色谱法测定当归拈痛丸中黄芩苷含量[12]

1.1 仪器

Shimadzu LC-2010 AHT 高效液相色谱仪。

1.2 色谱条件

色谱柱：Diamonsil C_{18}不锈钢柱(200mm×4.6mm，5μm)；流动相：甲醇-0.2%磷酸溶液(45∶55)；流速 1.0mL/min；检测波长 278nm；柱温 35℃；分析时间约 20min。

1.3 对照品溶液的制备

称取黄芩苷对照品，用适量稀乙醇溶解。

1.4 供试品溶液的制备

称取当归拈痛丸粉末 0.8g，用 50mL 稀乙醇超声提取 1h，滤过，即得。

竹沥达痰丸

Zhuli Datan Wan

【分析方法】

1 高效液相色谱法测定竹沥达痰丸中黄芩苷的含量[13]

1.1 仪器

Agilent 1100 高效液相色谱仪。

1.2 色谱条件

色谱柱：Zorbax Extend C_{18}柱；流动相：甲醇-水-磷酸(47∶53∶0.2)；柱温室温；检测波长 316nm；分析时间约 15min。

1.3 对照品溶液的制备

称取芍药苷对照品，用适量 50%甲醇溶解。

1.4 供试品溶液的制备

称取竹沥达痰丸粉末 1.8g，用 50%甲醇 50mL 超声提取 20min，滤过，即得。

伤湿止痛膏

Shangshi Zhitong Gao

【分析方法】

1 气相色谱法测定伤湿止痛膏中樟脑、薄荷脑、冰片和水杨酸甲酯的含量[14]

1.1 仪器

Shimadzu GC-8A 气相色谱仪，Shimadzu 氢火焰离子检测器。

1.2 色谱条件

色谱柱：Shimadzu 聚乙二醇(PEG)-20M 玻璃柱(3m×3mm)；载气：N_2压力 60kPa，流速为 58.0mL/min，

H_2压力 70kPa，空气压力 15kPa；柱温 130℃；进样器/检测器温度 170℃；内标萘。

1.3 对照品溶液的制备

称取樟脑、薄荷脑、冰片和水杨酸甲酯对照品，用适量醋酸乙酯溶解。

1.4 供试品溶液的制备

取剪成条状的伤湿止痛膏约 100cm^2，置烧瓶中加入 100mL 水及内标溶液，接挥发油测定器，由上端加入 10mL 水和 1mL 甲苯，加热回流提取 4h 后，分取有机溶剂层，用醋酸乙酯稀释至 10mL，即得。

华佗再造丸

Huatuo Zaizao Wan

【分析方法】

1 高效液相色谱法测定华佗再造丸中阿魏酸的含量[15]

1.1 仪器

Waters 600E 高效液相色谱仪，Waters 996 二极管阵列检测器。

1.2 色谱条件

色谱柱：Hypersil C_{18}柱(200mm×4.6mm，5μm)；流动相：甲醇-1%冰醋酸溶液(25∶75)；流速 0.8mL/min；检测波长 323nm；分析时间约 21min。

1.3 对照品溶液的制备

称取阿魏酸对照品，用适量甲醇溶解。

1.4 供试品溶液的制备

称取华佗再造丸粉末 1.0g，用 5%甲酸甲醇溶液 20mL 冷渍过夜后超声提取 30min，滤液蒸干，残渣用 20mL 水加热溶解，用乙醚提取 5 次，合并提取液，挥干，残渣用甲醇溶解并定容至 5mL，滤过，即得。

2 高效液相色谱法测定华佗再造丸中吴茱萸碱的含量[16]

2.1 仪器

Waters 600 controller 高效液相色谱仪。

2.2 色谱条件

色谱柱：Hypersil ODS C_{18}柱(100mm×4.6mm，5μm)；流动相：乙腈-水(48∶52)；流速 1.0mL/min；检测波长 225nm；柱温 25℃；分析时间 18min。

2.3 对照品溶液的制备

称取吴茱萸碱对照品，用适量甲醇溶解。

2.4 供试品溶液的制备

称取华佗再造丸粉末 3g，用 25mL 乙醇回流提取 1h，滤过，即得。

血栓心脉宁胶囊

Xueshuan Xinmaining Jiaonang

【分析方法】

1 高效液相色谱法测定血栓心脉宁胶囊中丹酚酸 B 的含量[17]

1.1 仪器

HP1100 高效液相色谱仪。

1.2 色谱条件

色谱柱：Zorbax SB-C_{18}柱(250mm×4.6mm，5μm)；流动相：甲醇-乙腈-0.5 %甲酸溶液(30∶9∶61)；流速 1.0mL/min；检测波长 286nm；柱温 30℃；分析时间约 25min。

1.3 对照品溶液的制备

称取丹酚酸 B 对照品，用适量 75%甲醇溶解。

1.4 供试品溶液的制备

称取血栓心脉宁胶囊内容物 0.3g，用 75%甲醇 50mL 超声提取 30min，滤过，即得。

2 高效液相色谱法测定血栓心脉宁胶囊中丹参酮ⅡA 的含量[18]

2.1 仪器

HP 1100 高效液相色谱仪。

2.2 色谱条件

色谱柱：Zorbax SB-C_{18} 柱(250mm×4.6mm，5μm)；流动相：甲醇-水-冰醋酸(75∶24∶1)；流速 1.0mL/min；检测波长 270nm；分析时间约 20min。

2.3 对照品溶液的制备

称取丹参酮ⅡA 对照品，用适量甲醇溶解。

2.4 供试品溶液的制备

称取血栓心脉宁胶囊内容物 1g，用适量乙醚索氏回流提取至无色，蒸干，残渣用甲醇溶解并定容至 10mL，滤过，即得。

血脂灵片

Xuezhiling Pian

【分析方法】

1 高效液相色谱法测定血脂灵片中大黄素、大黄酚的含量[19]

1.1 仪器

高效液相色谱仪。

1.2 色谱条件

色谱柱：Shim-Pack C_{18} 柱(200mm×4.6mm，5μm)；流动相：甲醇-0.1%磷酸溶液(85∶15)；流速 0.8mL/min；检测波长 428nm；柱温室温；分析时间约 14min。

1.3 对照品溶液的制备

称取大黄素和大黄酚对照品，用适量甲醇溶解。

1.4 供试品溶液的制备

称取血脂灵片粉末适量(约相当于 2 片重量)，用 20mL 乙醇水浴加热回流 1h，滤过，取续滤液 10mL，蒸干，残渣加氯仿 10mL、浓盐酸 1mL 和水 10mL 加热水解 1h，用氯仿振摇提取 4 次，合并提取液，蒸干，残渣用甲醇溶解并定容至 10mL，滤过，即得。

全鹿丸

Quanlu Wan

【分析方法】

1 高效液相色谱法测定全鹿丸中补骨脂素和异补骨脂素的含量[20]

1.1 仪器

Agilent 1200 高效液相色谱仪。

1.2 色谱条件

色谱柱：Dikma C_{18} 柱(250mm×4.6mm，5μm)；流动相：乙腈-水(30∶70)；流速 1.0mL/min；检测波长 246nm；柱温 30℃；分析时间约 25min。

1.3 对照品溶液的制备

称取补骨脂素和异补骨脂素对照品，用适量乙醇溶解。

1.4 供试品溶液的制备

称取粉碎的全鹿丸适量，用甲醇超声提取 30min。

壮骨关节丸

Zhuanggu Guanjie Wan

【分析方法】

1 高效液相色谱法测定壮骨关节丸中补骨脂素和异补骨脂素的含量[21]

1.1 仪器

HP1050 高效液相色谱仪，二极管阵列检测器。

1.2 色谱条件

色谱柱：Alltima C_{18}柱(250mm×4.6mm，5μm)；流动相：甲醇-水(50∶50)；流速 1.0mL/min；检测波长 245nm；柱温 40℃；分析时间 20min。

1.3 对照品溶液的制备

称取补骨脂素和异补骨脂素对照品，用适量无水乙醇溶解。

1.4 供试品溶液的制备

称取壮骨关节丸粉末 0.5g，用氯仿水浴回流提取 8h，提取液蒸干，残渣用无水乙醇溶解并定容至 10mL，滤过，即得。

冰黄肤乐软膏

Binghuang Fule Ruangao

【分析方法】

1 冰黄肤乐软膏中醋酸氟轻松的测定[22]

1.1 仪器

Waters 高效液相色谱仪。

1.2 色谱条件

色谱柱：Gemini C_{18}柱(250mm×4.6mm，5μm)；流动相：甲醇-水(64∶36)；流速 1.0mL/min；检测波长 240nm；柱温 30℃；分析时间约 22min。

1.3 对照品溶液的制备

称取醋酸氟轻松对照品，用适量甲醇溶解。

1.4 供试品溶液的制备

称取冰黄肤乐软膏 10g，用 50mL 甲醇回流提取 10min，冷至室温后，再于冰浴中放置 2h，滤过，即得。

安阳精制膏

Anyang Jingzhi Gao

【分析方法】

1 气相色谱法测定安阳精制膏中樟脑、薄荷脑、冰片和水杨酸甲酯的含量[14]

1.1 仪器

Shimadzu GC-8A 气相色谱仪，Shimadzu 氢火焰离子检测器。

1.2 色谱条件

色谱柱：Shimadzu 聚乙二醇(PEG)-20M 玻璃柱(3m×3mm)；载气：N_2，压力 60kPa，流速 58.0mL/min，H_2压力 70kPa，空气压力 15kPa；柱温 130℃；进样器/检测器温度 170℃；内标萘。

1.3 对照品溶液的制备

称取樟脑、薄荷脑、冰片和水杨酸甲酯对照品，用适量醋酸乙酯溶解。

1.4 供试品溶液的制备

取剪成条状的安阳精制膏 100cm^2，置烧瓶中，加入 100mL 水及内标溶液，接挥发油测定器，由上端加入水 10mL 和甲苯 1mL，加热回流提取 4h，分取有机溶剂层，以醋酸乙酯稀释至 10mL，即得。

安胃片

Anwei Pian

【分析方法】

1 高效液相色谱法测定安胃片中延胡索乙素的含量[23]

1.1 仪器

Waters 2695-2996 高效液相色谱仪。

1.2 色谱条件

色谱柱：Kromasil C_{18}柱(250mm×4.6mm，5μm)；流动相：甲醇-磷酸盐溶液(65∶35)；流速 1.0mL/min；检测波长 282nm；柱温室温；分析时间 25min。

1.3 对照品溶液的制备

称取延胡索乙素对照品，用适量甲醇溶解。

1.4 供试品溶液的制备

称取安胃片粉末 5g，加甲醇 50mL 超声 1h，取上清液 25mL 水浴蒸干，残渣加水 25mL 溶解，用氨水调 pH 至 10，用乙醚萃取(20mL×5)，合并乙醚液，再用 10%乙酸溶液萃取(30mL×5)，酸水液用氨水调 pH 至 10，用氯仿萃取(30mL×5)，将氯仿液蒸干，残渣用甲醇溶解并定容至 10mL，滤过，即得。

安宫牛黄丸

Angong Niuhuang Wan

【分析方法】

1 高效液相色谱法测定安宫牛黄丸中胆红素的含量

1.1 仪器

Agilent 1100 高效液相色谱仪，配有二极管阵列检测器。

1.2 色谱条件及系统适应性

色谱柱填充剂：十八烷基硅烷键合硅胶；流动相：乙腈-1%冰乙酸(95∶5)；流速 1.0mL/min；检测波长 450nm。理论板数按胆红素峰计算应不低于 3000。

1.3 对照品溶液的制备

称取胆红素对照品适量，精密称定，加二氯甲烷制成每 1mL 含 6μg 的溶液，即得。

1.4 供试品溶液的制备

取安宫牛黄丸 10 丸，剪碎，取约 4g，精密称定；精密加入等量硅藻土，研细，取约 0.1g，精密称定；置 100mL 棕色量瓶中，加入 0.2mol/L EDTA-2Na 溶液 5mL(配制时应适当加热使完全溶解，放冷后使用，临用新配)，混匀；精密加入水饱和的二氯甲烷 50mL，称定重量；冰浴超声处理(功率 180W，频率 42kHz)30min，再称定重量；用二氯甲烷补足减失的重量，摇匀，离心；取二氯甲烷液用微孔滤膜(0.22μm)滤过，取续滤液，即得。

1.5 方法学验证结果

1.5.1 线性关系考察

胆红素的进样量在 6.1～305.0ng，进样量与峰面积呈良好的线性关系。以峰面积为纵坐标 y，进样量(ng)为横坐标 x，线性方程为 $y=5.0486x-4.6267$，$r=0.99995$。

1.5.2 重复性试验

本方法重现性良好，RSD 为 1.8% ($n=9$)。

1.5.3 准确度试验

加样回收率为 97.2%～102.4%，平均回收率为 100.3%，RSD 为 1.8% ($n=9$)。

1.5.4 供试品溶液的稳定性

供试品溶液在 24h 内基本保持稳定，RSD 为 1.0% ($n=20$)。

1.6 样品测定结果

采用上述方法，分别精密吸取对照品溶液和供试品溶液各 5μL，注入液相色谱仪，测定了 8 批安宫牛黄丸样品中胆红素的含量，结果为 4.7～39.2 毫克/丸。

色谱图及紫外光谱图如图 3-6-1 所示。

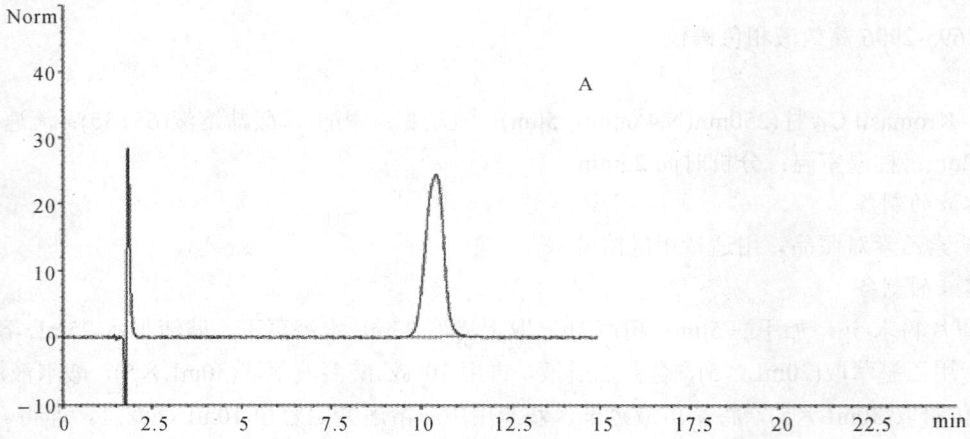

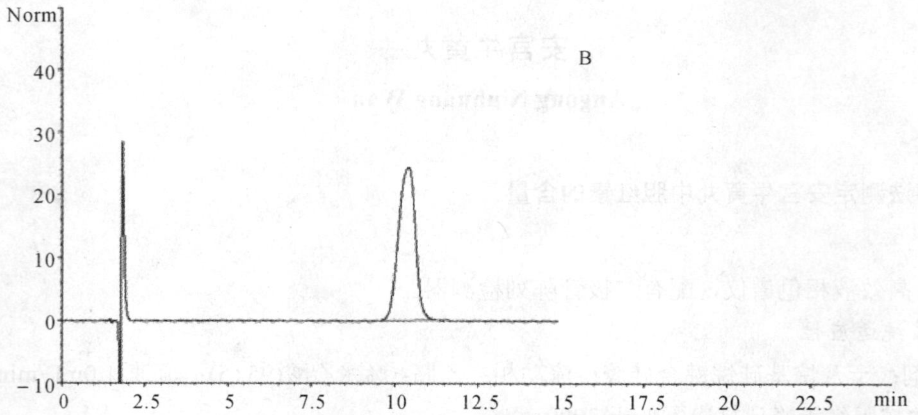

图 3-6-1a 安宫牛黄丸中胆红素含量测定高效液相色谱及紫外光谱扫描图

A. 胆红素对照品溶液色谱图；B. 供试品溶液色谱图

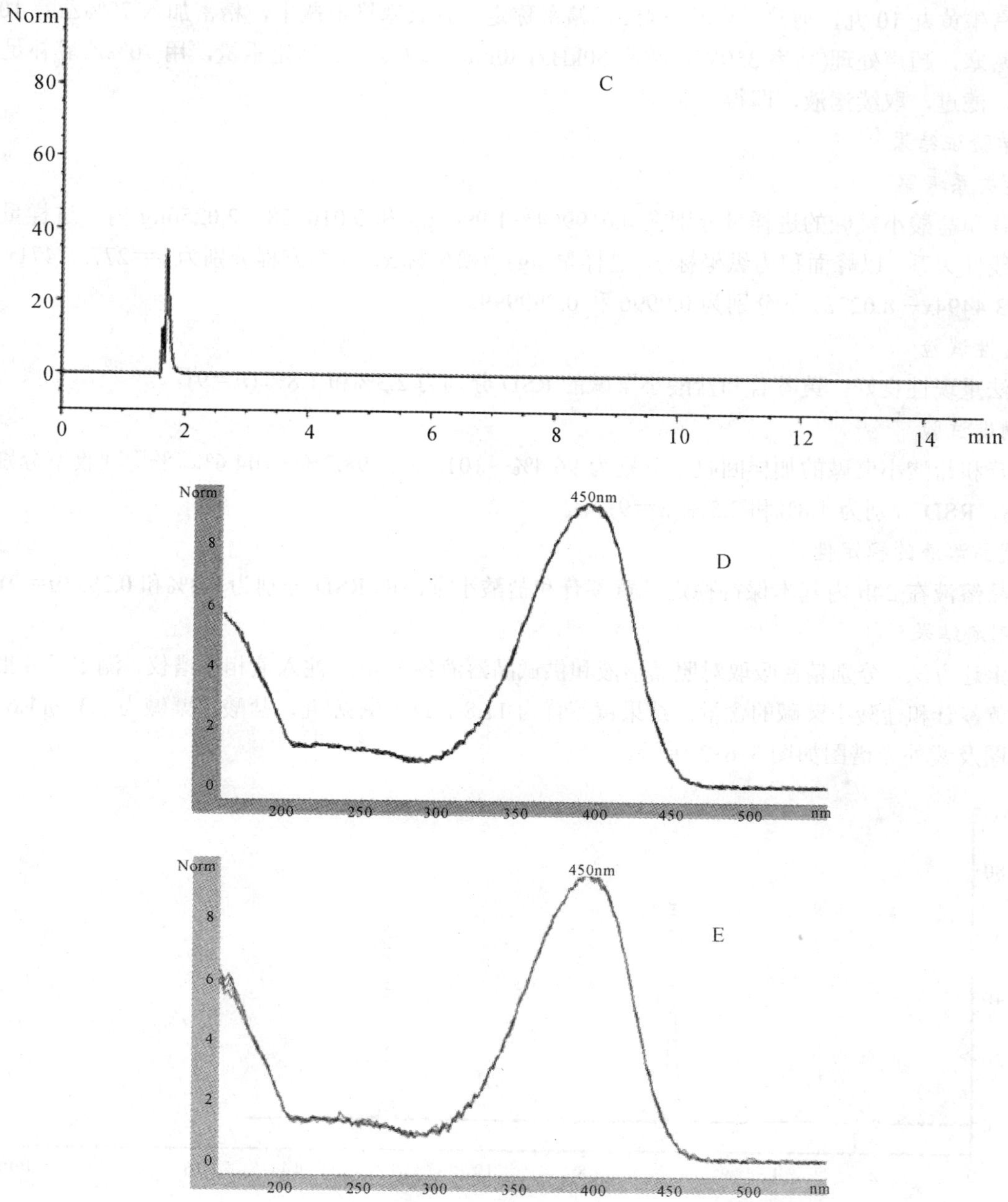

图 3-6-1b　安宫牛黄丸中胆红素含量测定高效液相色谱及紫外光谱扫描图

C. 空白样品(缺牛黄)溶液色谱图；D. 胆红素对照品紫外光谱扫描图；E. 供试品中胆红素紫外光谱扫描图

2　高效液相色谱法测定安宫牛黄丸中黄芩苷和盐酸小檗碱的含量

2.1 仪器

Agilent 1100 高效液相色谱仪，配有二极管阵列检测器。

2.2 色谱条件及系统适应性

色谱柱填充剂：十八烷基硅烷键合硅胶；流动相：乙腈为 A 相，以 0.05mol/L 磷酸二氢钾溶液 B 相；梯度洗脱：0～5min 21% A 79% B，5～15min 33% A 67% B；流速 1.0mL/min；检测波长 278nm。理论板数按黄芩苷计算应不低于 6000。

2.3 对照品溶液的制备

取黄芩苷和盐酸小檗碱对照品适量，精密称定，加甲醇制成每 1mL 含黄芩苷 20μg、盐酸小檗碱 10μg 的混合溶液，即得。

2.4 供试品溶液的制备

取安宫牛黄丸 10 丸，剪碎，取约 0.45g，精密称定；置具塞锥形瓶中，精密加入 70%乙醇 100mL，称定重量，密塞，超声处理(功率 350W，频率 50kHz) 30min，放冷，再称定重量，用 70%乙醇补足减失的重量，摇匀，滤过，取续滤液，即得。

2.5 方法学验证结果

2.5.1 线性关系考察

黄芩苷和盐酸小檗碱的进样量分别在 0.019904～1.9904μg 和 0.010128～2.0256μg 内，进样量与峰面积呈良好的线性关系。以峰面积为纵坐标 y，进样量(μg)为横坐标 x，线性方程分别为 $y=2772.7471x+26.8646$ 和 $y=2773.4494x-8.0238$，r 分别为 0.9996 和 0.999999。

2.5.2 重复性试验

本方法重现性良好，黄芩苷和盐酸小檗碱的 RSD 分别为 2.3%和 1.8% ($n=9$)。

2.5.3 准确度试验

黄芩苷和盐酸小檗碱的加样回收率分别为 96.4%～101.5%和 98.2%～104.6%，平均回收率分别为 99.2%和 100.4%，RSD 分别为 1.8%和 2.5% ($n=9$)。

2.5.4 供试品溶液的稳定性

供试品溶液在 24h 内基本保持稳定，黄芩苷和盐酸小檗碱的 RSD 分别为 0.3%和 0.2% ($n=9$)。

2.6 样品测定结果

采用上述方法，分别精密吸取对照品溶液和供试品溶液各 10μL，注入液相色谱仪，测定了 8 批安宫牛黄丸样品中黄芩苷和盐酸小檗碱的含量，结果黄芩苷为 11.8～24.3 毫克/丸，盐酸小檗碱为 7.3～11.6 毫克/丸。

色谱图及紫外光谱图如图 3-6-2 所示。

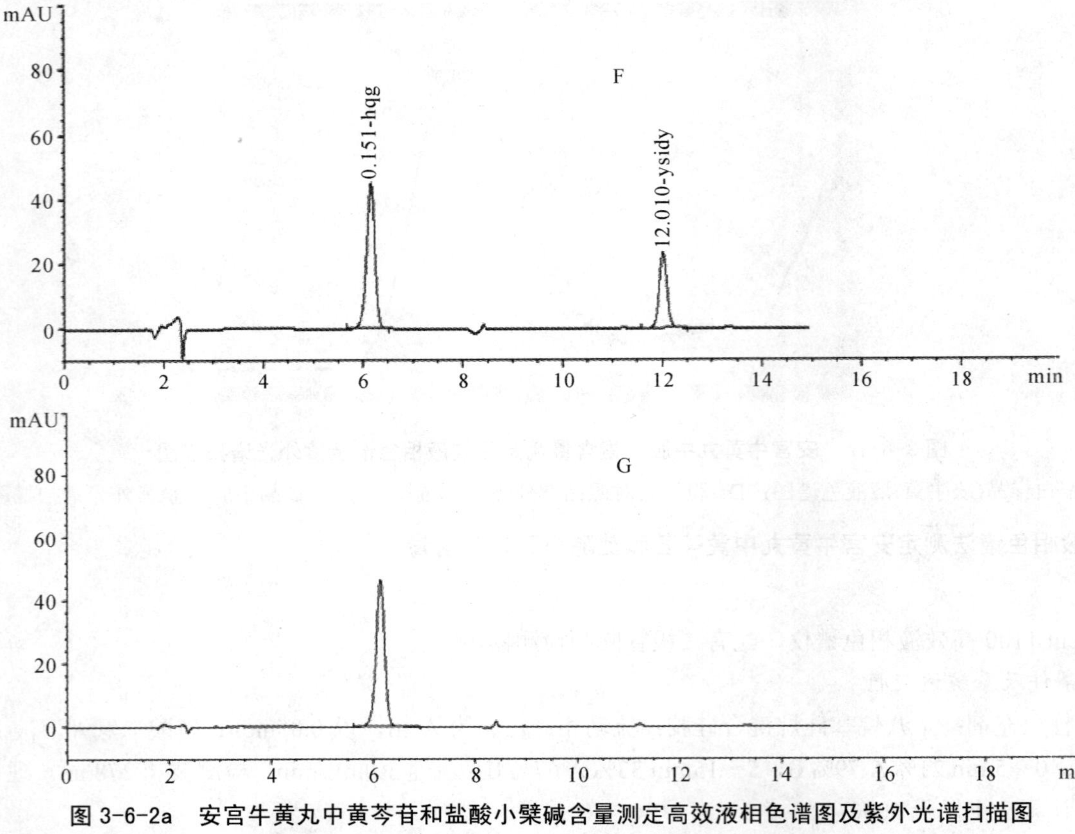

图 3-6-2a　安宫牛黄丸中黄芩苷和盐酸小檗碱含量测定高效液相色谱图及紫外光谱扫描图

F. 混合对照品溶液色谱图；G. 黄芩苷对照品溶液色谱图

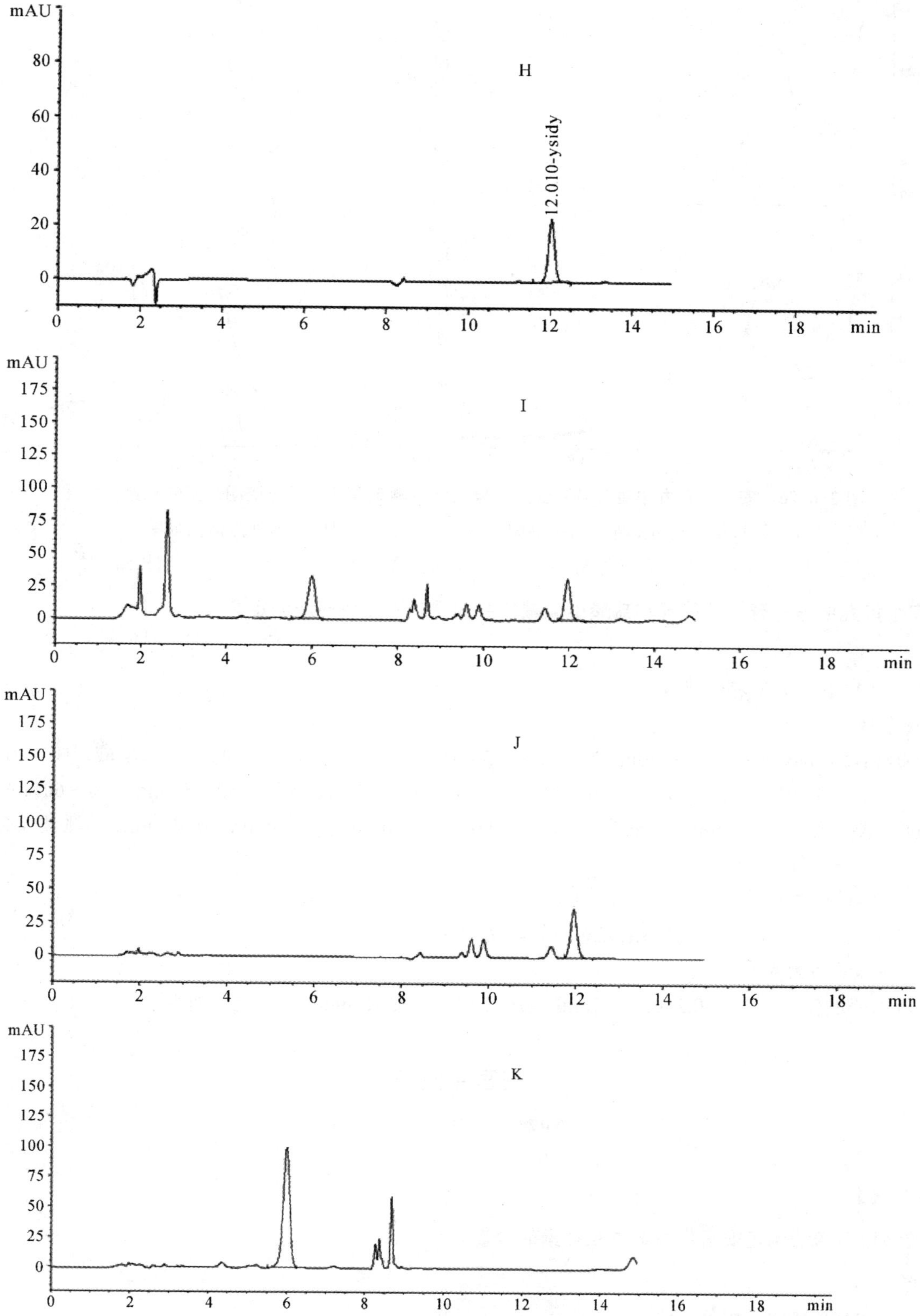

图 3-6-2b　安宫牛黄丸中黄芩苷和盐酸小檗碱含量测定高效液相色谱图及紫外光谱扫描图

H. 盐酸小檗碱对照品溶液色谱图；I. 供试品溶液色谱图；

J. 空白样品(缺黄芩)溶液色谱图；K. 空白样品(缺黄连)溶液

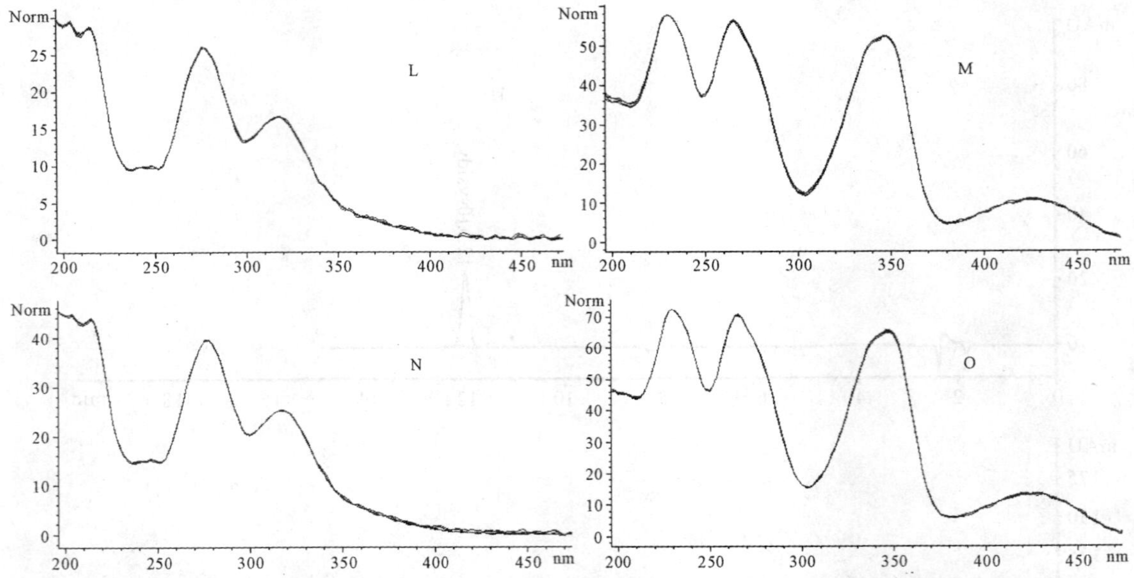

图 3-6-2c 安宫牛黄丸中黄芩苷和盐酸小檗碱含量测定高效液相色谱图及紫外光谱扫描图

L. 黄芩苷对照品紫外光谱扫描图；M. 盐酸小檗碱对照品紫外光谱扫描图；

N. 供试品中黄芩苷紫外光谱扫描图；O. 供试品中盐酸小檗碱紫外光谱扫描图

3 安宫牛黄丸中栀子苷、黄芩苷和盐酸小檗碱含量的高效液相色谱法测定[24]

3.1 仪器

LC-10ATVP 高效液相色谱仪。

3.2 色谱条件

色谱柱：Zorbax SB-C_{18}柱(250mm×4.6mm，5μm)；流动相：A 相为 0.5%磷酸水溶液，B 相为乙腈；梯度洗脱：0～16min 91% A，16～18min 91%～82% A，18～50min 82% A，50～52min 82%～60% A，52～60min 60% A；流速：0～18min 1.0mL/min，18～52min 0.9mL/min，52～60min 1.0mL/min；检测波长 254nm；柱温 35℃；分析时间 46min。

3.3 对照品溶液的制备

称取栀子苷、黄芩苷和盐酸小檗碱对照品，用适量甲醇溶解。

3.4 供试品溶液的制备

称取剪碎的安宫牛黄丸 0.25g，用 25mL 70%乙醇超声提取 30min，滤过，即得。

安宫牛黄散

Angong Niuhuang San

【分析方法】

1 高效液相色谱法测定安宫牛黄散中胆红素的含量

1.1 仪器

Agilent 1100 高效液相色谱仪。

1.2 色谱条件及系统适应性

色谱柱填充剂：十八烷基硅烷键合硅胶；流动相：乙腈-1%冰乙酸(95∶5)；流速 1.0mL/min；检测波长 450nm。理论板数按胆红素峰计算应不低于 3000。

1.3 对照品溶液的制备

称取胆红素对照品适量，精密称定，加二氯甲烷制成每 1mL 含 6μg 的溶液，即得。

1.4 供试品溶液的制备

称取安宫牛黄散适量，研细，取约 130mg(含人工牛黄)或 30mg(含牛黄)，精密称定；置 50mL 棕色量瓶(含人工牛黄)或 100mL 棕色量瓶(含牛黄)中，加入 0.2mol/L EDTA-2Na 溶液(配制时应适当加热使完全溶解，放冷后使用，临用新配)5mL，混匀，精密加入水饱和的二氯甲烷 20mL(含人工牛黄)或 50mL(含牛黄)，称定重量；冰浴超声处理(功率 180W，频率 42kHz)20min，再称定重量，用二氯甲烷补足减失的重量，摇匀，离心；取二氯甲烷液用微孔滤膜(0.22μm)滤过，取续滤液，即得。

1.5 方法学验证结果

1.5.1 线性关系考察

胆红素的进样量在 6.1～305.0ng，进样量与峰面积呈良好的线性关系。以峰面积为纵坐标 y，进样量(ng)为横坐标 x，线性方程为 $y=5.0486x-4.6267$，$r=0.99995$。

1.5.2 重复性试验

本方法重现性良好，含人工牛黄样品和含体外培育牛黄样品的 RSD 分别为 1.7%和 0.57% ($n=9$)。

1.5.3 准确度试验

含人工牛黄样品和含体外培育牛黄样品的加样回收率分别为 98.3%～101.8%和 99.5%～102.8%，平均回收率分别为 99.9%和 101.2%，RSD 分别为 1.3%和 1.0% ($n=9$)。

1.5.4 供试品溶液的稳定性

含人工牛黄样品和含体外培育牛黄样品的供试品溶液在 24h 内基本保持稳定，RSD 分别为 0.46%和 0.58% ($n=20$)。

1.6 样品测定结果

采用上述方法，分别精密吸取对照品溶液和供试品溶液各 5μL，注入液相色谱仪，测定了 3 批安宫牛黄散样品中胆红素的含量，结果为 0.50～0.53mg/g。

色谱图及紫外光谱图如图 3-6-3 所示。

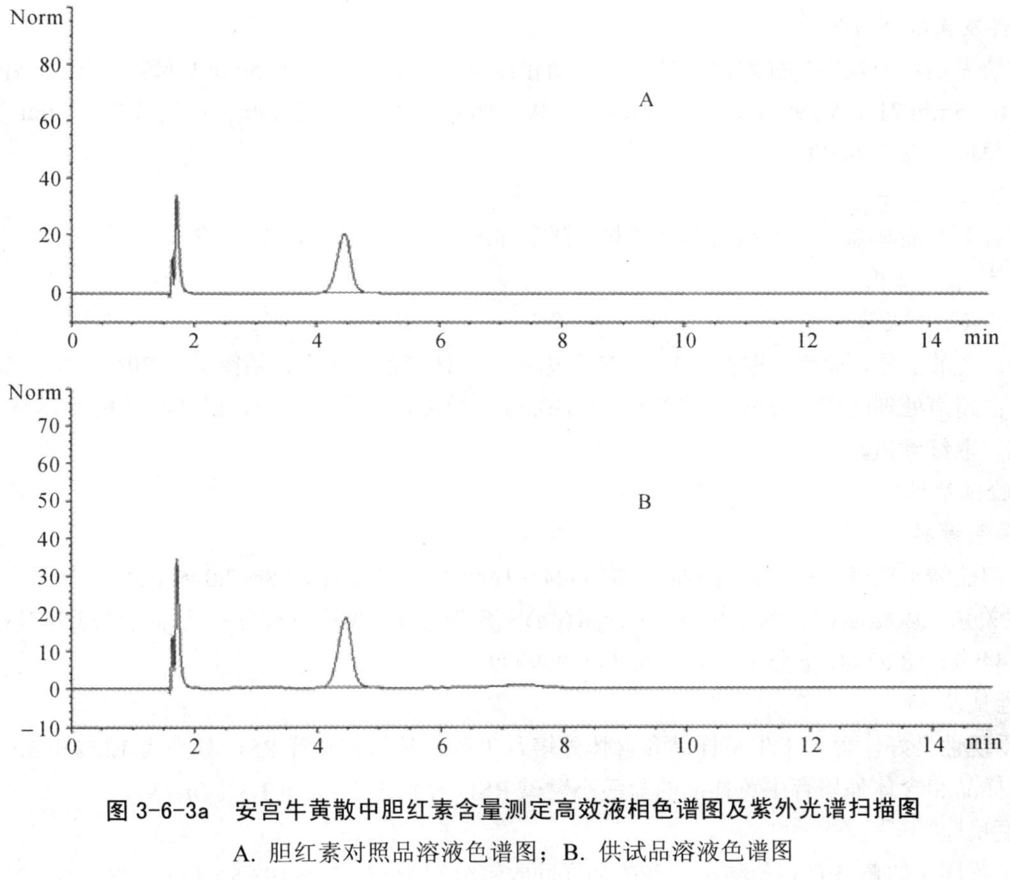

图 3-6-3a 安宫牛黄散中胆红素含量测定高效液相色谱图及紫外光谱扫描图

A. 胆红素对照品溶液色谱图；B. 供试品溶液色谱图

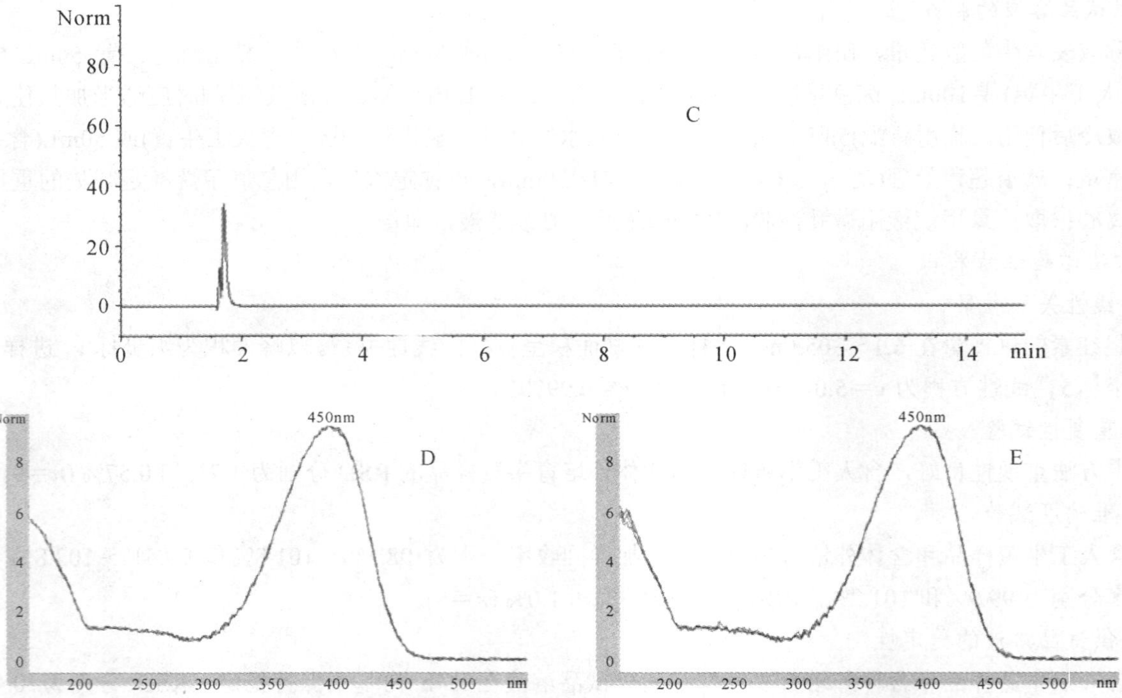

图 3-6-3b 安宫牛黄散中胆红素含量测定高效液相色谱图及紫外光谱扫描图

C. 空白样品(缺牛黄)溶液色谱图；D. 胆红素对照品紫外光谱扫描图；E. 供试品中胆红素紫外光谱扫描图

2 高效液相色谱法测定安宫牛黄散中黄芩苷和盐酸小檗碱的含量

2.1 仪器

Agilent 1100 高效液相色谱仪。

2.2 色谱条件及系统适应性

色谱柱填充剂：十八烷基硅烷键合硅胶；流动相：以乙腈为 A 相，0.05mol/L 磷酸二氢钾溶液为 B 相；梯度洗脱：0～5min 21% A 79% B，5～15min 33% A 67% B；流速 1.0mL/min；检测波长 278nm。理论板数按黄芩苷计算应不低于 6000。

2.3 对照品溶液的制备

取黄芩苷对照品和盐酸小檗碱对照品适量，精密称定，加甲醇制成每 1mL 含黄芩苷 20μg、盐酸小檗碱 10μg 的混合溶液，即得。

2.4 供试品溶液的制备

取安宫牛黄散适量，研细，取约 0.25g，精密称定；置具塞锥形瓶中，精密加入 70%乙醇 100mL，称定重量，密塞；超声处理(功率 350W，频率 50kHz)30min，放冷，再称定重量，用 70%乙醇补足减失的重量，摇匀，滤过，取续滤液，即得。

2.5 方法学验证结果

2.5.1 线性关系考察

黄芩苷和盐酸小檗碱的进样量分别在 0.019904～1.9904μg 和 0.010128～2.0256μg。进样量与峰面积呈良好的线性关系。以峰面积为纵坐标 y，进样量(μg)为横坐标 x，线性方程分别为 $y=2772.7471x+26.8646$ 和 $y=2773.4494x-8.0238$，r 分别为 0.9996 和 0.999999。

2.5.2 重复性试验

本方法重现性良好，含人工牛黄样品和含体外培育牛黄样品的黄芩苷 RSD 分别为 1.2%和 3.9% ($n=9$)；含人工牛黄样品和含体外培育牛黄样品的盐酸小檗碱 RSD 分别为 1.2%和 1.3% ($n=9$)。

2.5.3 准确度试验

含人工牛黄样品的黄芩苷和盐酸小檗碱的加样回收率分别为 96.7%～103.5%和 96.6%～104.3%，平均回收率分别为 101.3%和 100.2%，RSD 分别为 2.5%和 2.7% ($n=9$)。

含体外培育牛黄样品的黄芩苷和盐酸小檗碱的加样回收率分别为 96.7%～103.5%和 96.6%～104.3%，平均回收率分别为 101.3%和 100.2%，RSD 分别为 2.5%和 2.7% (n=9)。

2.5.4 供试品溶液的稳定性

供试品溶液在24h内基本保持稳定，含人工牛黄样品和含体外培育牛黄样品的黄芩苷的RSD分别为0.4%和 2.2% (n=9)；含人工牛黄样品和含体外培育牛黄样品的盐酸小檗碱 RSD 分别为 0.4%和 0.2% (n=9)。

2.6 样品测定结果

采用上述方法，分别精密吸取对照品溶液和供试品溶液各 10μL，注入液相色谱仪，测定了 3 批安宫牛黄散样品中黄芩苷和盐酸小檗碱的含量。结果黄芩苷为 12.8～13.1mg/g，盐酸小檗碱为 5.4～5.5mg/g。

色谱图及紫外光谱图如图 3-6-4 所示。

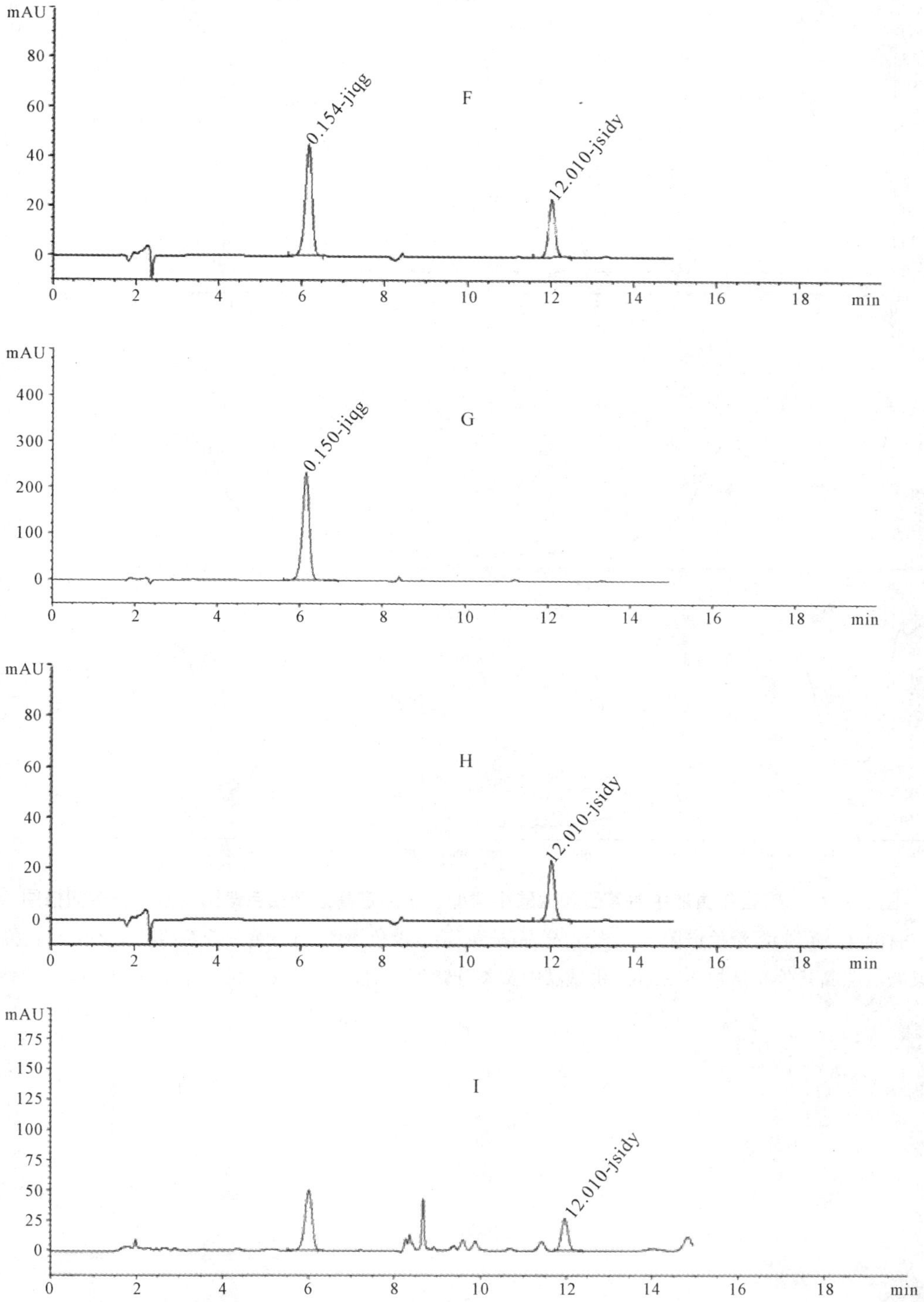

图 3-6-4a　安宫牛黄散中黄芩苷和盐酸小檗碱含量测定高效液相色谱图及紫外光谱扫描图

F. 混合对照品溶液色谱图；G. 黄芩苷对照品溶液色谱图；H. 盐酸小檗碱对照品溶液色谱图；I. 供试品溶液色谱图

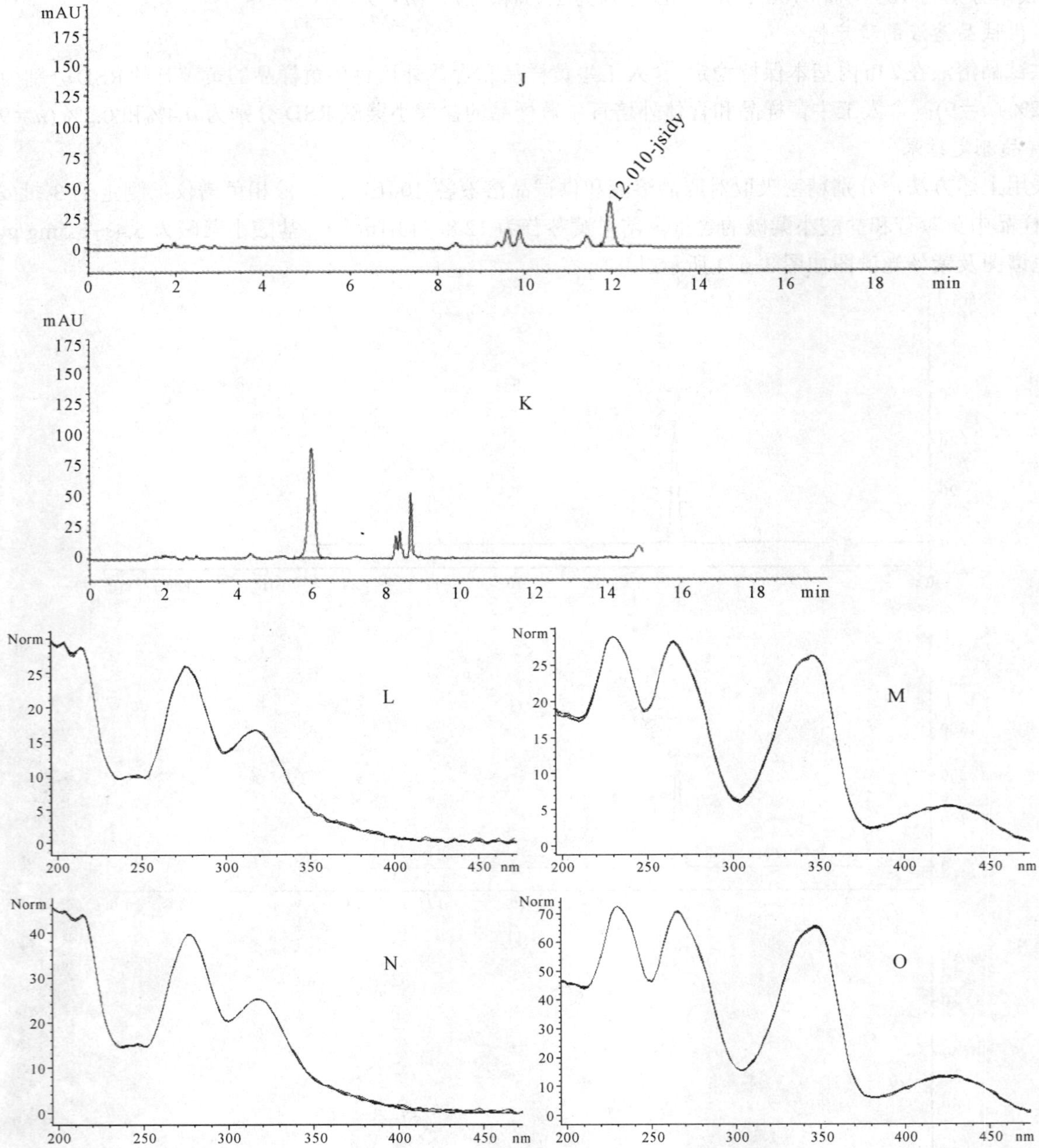

图 3-6-4b　安宫牛黄散中黄芩苷和盐酸小檗碱含量测定高效液相色谱图及紫外光谱扫描图

J. 空白样品(缺黄芩)溶液色谱图；K. 空白样品(缺黄连)溶液色谱图；L. 黄芩苷对照品紫外光谱扫描图；M. 盐酸小檗碱对照品紫外光谱扫描图；N. 供试品中黄芩苷紫外光谱扫描图；O. 供试品中盐酸小檗碱紫外光谱扫描图

安神补心丸

Anshen Buxin Wan

【分析方法】

1　高效液相色谱法测定安神补心丸中丹酚酸B的含量

1.1 仪器

Agilent 1100 高效液相色谱仪，超声波清洗仪(Branson B5500S-MT)。

1.2 色谱条件及系统适应性

色谱柱填充剂：十八烷基硅烷键合硅胶；流动相：甲醇-乙腈-甲酸-水(30∶10∶1∶59)；流速 1.0mL/min；检测波长 286nm。理论板数按丹酚酸B峰计算应不低于4000，丹酚酸B峰与相邻色谱峰的分离度应不低于1.5。

1.3 对照品溶液的制备

取丹酚酸B对照品适量，精密称定，加75%甲醇制成每1mL含90μg的溶液，即得。

1.4 供试品溶液的制备

取安神补心丸30丸(糖衣丸除去糖衣)，精密称定，研细，取约0.3g，精密称定；精密加入75%甲醇25mL，称定重量；超声处理(功率140W，频率42kHz)30min，放冷，再称定重量；用75%甲醇补足减失的重量，摇匀，滤过，取续滤液，即得。

1.5 方法学验证结果

1.5.1 线性关系考察

丹酚酸B的进样量在0.0588～2.94μg，进样量与峰面积呈良好的线性关系。以峰面积为纵坐标 y，进样量(μg)为横坐标 x，线性方程为 $y=1085.47203x+5.99059$，$r=0.99997$。

1.5.2 重复性试验

本方法重现性良好，RSD为0.59% ($n=6$)。

1.5.3 准确度试验

加样回收率为102.6%～104.8%，平均回收率为103.8%，RSD为0.68% ($n=9$)。

1.5.4 供试品溶液的稳定性

供试品溶液在23h内基本保持稳定，RSD为0.25% ($n=5$)。

1.6 样品测定结果

采用上述方法，分别精密吸取对照品溶液和供试品溶液各10μL，注入液相色谱仪，测定了10批安神补心丸样品中丹酚酸B的含量，结果为0.34～2.47毫克/丸。色谱图及紫外光谱图如图3-6-5所示。

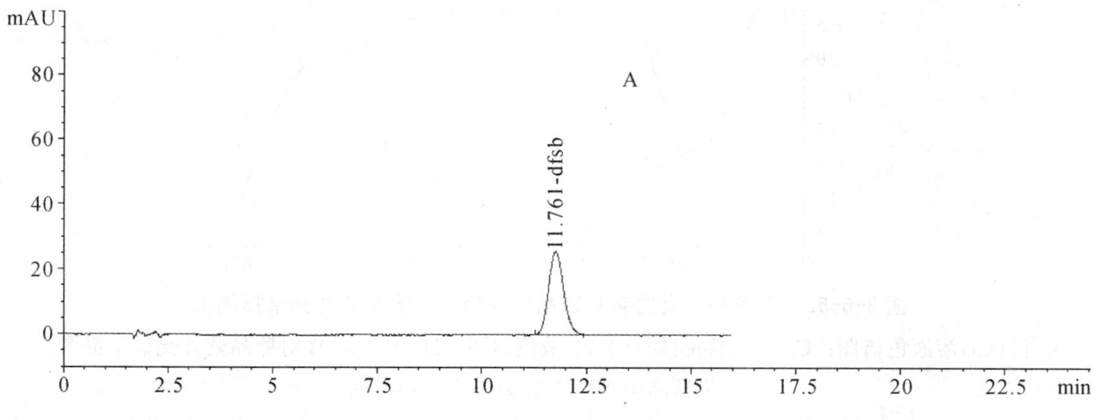

图3-6-5a　安神补心丸含量测定高效液相色谱图及紫外光谱扫描图

A. 丹酚酸B对照品溶液色谱图

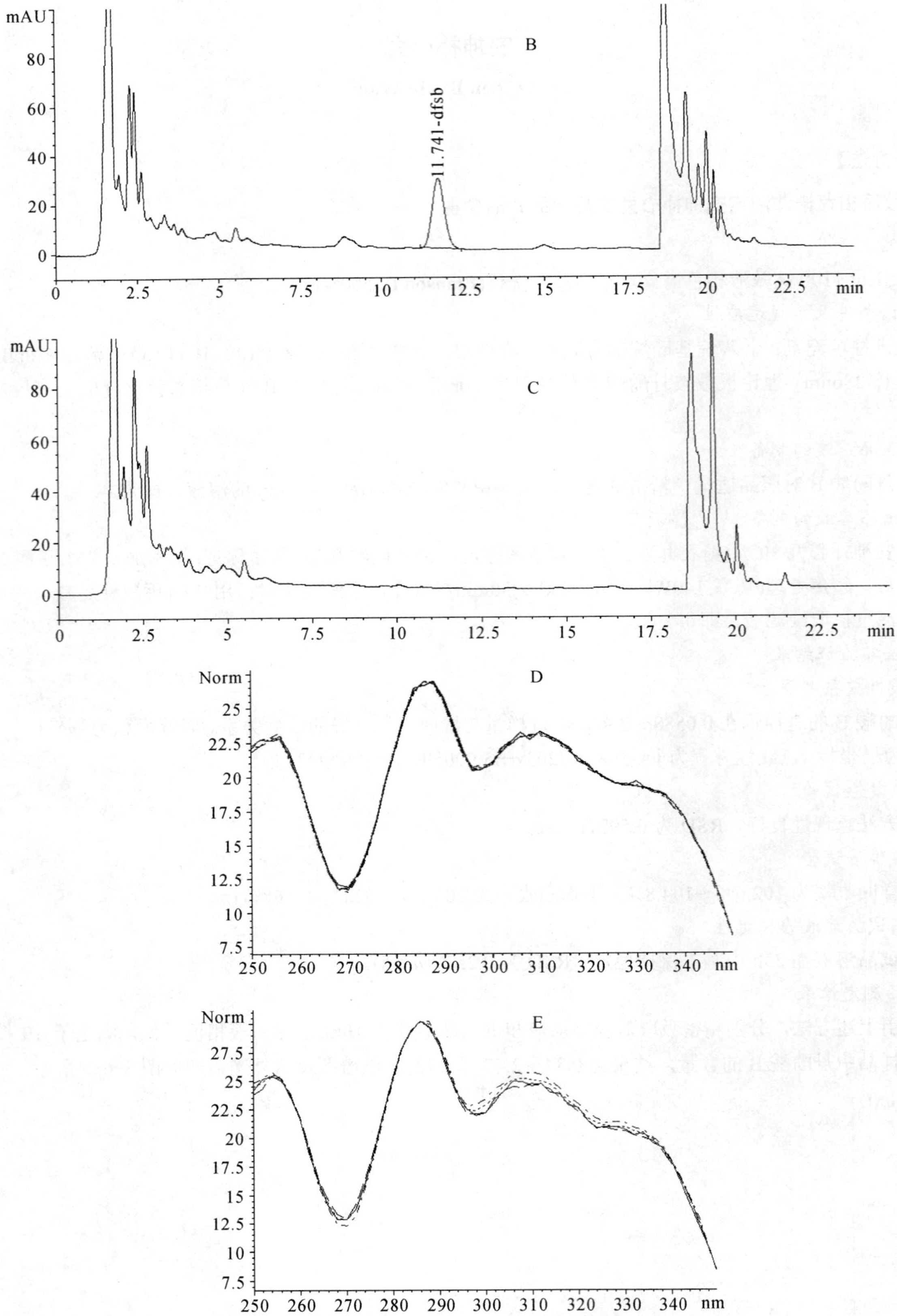

图 3-6-5b　安神补心丸含量测定高效液相色谱图及紫外光谱扫描图

B. 供试品溶液色谱图；C. 空白样品(缺丹参)溶液色谱图；D. 丹酚酸 B 对照品紫外光谱扫描图；
E. 供试品中丹酚酸 B 紫外光谱扫描图

安神补脑液

Anshen Bunao Ye

【分析方法】

1 高效液相色谱法测定安神补脑液中甘草酸的含量[25]

1.1 仪器

Waters 600 型高效液相色谱仪。

1.2 色谱条件

色谱柱：Shim-Pack ODS 柱(250mm×4.6mm，5μm)；流动相：甲醇-0.2mol/L 醋酸铵溶液-冰醋酸(67∶33∶1)；流速 1.0mL/min；检测波长 250nm；柱温 25℃；分析时间约 14min。

1.3 对照品溶液的制备

取甘草酸对照品，用适量流动相溶解。

1.4 供试品溶液的制备

量取安神补脑液适量，用流动相稀释 2.5 倍，滤过，即得。

安神胶囊

Anshen Jiaonang

【分析方法】

1 高效液相色谱法-蒸发光散射检测器测定安神胶囊中酸枣仁皂苷 A 和 B 的含量[26]

1.1 仪器

Shimadzu LC-10A 高效液相色谱仪，奥泰-500 蒸发光散射检测器。

1.2 色谱条件

色谱柱：YMC-Pack ODS 柱(200mm×4.6mm，5μm)；流动相：甲醇-水-冰醋酸(70∶30∶2)；流速 1.0mL/min；柱温 35℃；检测波长 230nm；蒸发光散射检测器参数：漂移管温度 95℃，气体流速 1.05L/min；分析时间约 35min。

1.3 对照品溶液的制备

取酸枣仁皂苷 A 和 B 对照品，用适量甲醇溶解。

1.4 供试品溶液的制备

称取安神胶囊内容物 5g，用 25mL 甲醇回流提取 2 次，每次 1h，滤过，合并滤液蒸干，残渣用 3mL 水溶解后，加水饱和的正丁醇振摇提取(30mL×3)，合并正丁醇液，用正丁醇饱和的水洗涤(50mL×2)，分取正丁醇液，蒸干，残渣加甲醇溶解并定容至 10mL，滤过，即得。

防风通圣丸

Fangfeng Tongsheng Wan

【分析方法】

1 高效液相色谱法测定防风通圣丸中连翘苷的含量[27]

1.1 仪器

Shimadzu 2010 高效液相色谱仪。

1.2 色谱条件

色谱柱：Diamonsil C_{18} 柱(250mm×4.6mm，5μm)；流动相：乙腈-水(25∶75)；流速 1. 0mL/min；检测波长 277nm；柱温 30℃；分析时间 22min。

1.3 对照品溶液的制备

称取连翘苷对照品，用适量甲醇溶解。

1.4 供试品溶液的制备

称取防风通圣丸粉末 1.5g，用 20mL 甲醇超声提取 30min，滤过，取续滤液 5mL 蒸至近干，加中性氧化铝拌匀，加至中性氧化铝柱上，用 80mL 70%乙醇洗脱，洗脱液蒸干，残渣用 50%甲醇溶液溶解并定容至 5mL，滤过，即得。

妇乐颗粒

Fule Keli

【分析方法】

1 高效液相色谱法测定妇乐颗粒中绿原酸的含量[28]

1.1 仪器

Waters 1515 高效液相色谱仪。

1.2 色谱条件

色谱柱：Waters Symmetry C_{18} 柱(150mm×4.6mm，5μm)；流动相：乙腈-水-磷酸(10∶90∶0.4)；流速 1.0mL/min；检测波长 327nm；柱温室温；分析时间 18min。

1.3 对照品溶液的制备

称取绿原酸对照品，用适量 50%甲醇溶解。

1.4 供试品溶液的制备

称取妇乐颗粒细粉 2g，用适量 50%甲醇超声提取 30min，定容至 50mL，滤过，取续滤液稀释 2.5 倍，即得。

2 高效液相色谱法测定妇乐颗粒中芍药苷含量[29]

2.1 仪器

Shimadzu LC-2010A 高效液相色谱仪。

2.2 色谱条件

色谱柱：Shim-Pack VP-ODS 柱(250mm×4.6mm，5μm)；流动相：乙腈-水(20∶80)；流速 1.0mL/min；检测波长 230nm；柱温 40℃；分析时间 17min。

2.3 对照品溶液的制备

称取芍药苷对照品，用 25mL 甲醇溶解。

2.4 供试品溶液的制备

称取妇乐颗粒细粉 1g，用 25mL 甲醇超声提取 30min，滤过，即得。

3 高效液相色谱法测定妇乐颗粒中延胡索乙素的含量[30]

3.1 仪器

Waters 高效液相色谱仪。

3.2 色谱条件

色谱柱：Diamonsil™ C_{18} 柱(250mm×4.6mm，5μm)；流动相：甲醇-0.1%磷酸(60∶40)；流速 1.0mL/min；检测波长 280nm；分析时间 23min。

3.3 对照品溶液的制备

称取延胡索乙素对照品，用适量甲醇溶解。

3.4 供试品溶液的制备

称取妇乐颗粒 31g，加入氨水-甲醇(1∶25)200mL 冷浸 1h，水浴加热回流 1h，滤过，取续滤液 100mL，蒸干，残渣加甲醇溶解并定容至 5mL，即得。

妇良片

Fuliang Pian

【分析方法】

1　高效液相色谱法测定妇良片中芍药苷的含量[31]

1.1 仪器

Waters 高效液相色谱仪。

1.2 色谱条件

色谱柱：Kromasil C_{18} 柱(250mm×4.6mm，5μm)；流动相：甲醇-水(25∶75)；流速 1.0mL/min；检测波长 230nm；柱温 30℃；分析时间约 25min。

1.3 对照品溶液的制备

称取芍药苷对照品，用适量甲醇溶解。

1.4 供试品溶液的制备

称取妇良片粉末 1.5g，用 20mL 甲醇浸泡过夜后超声提取 30min，滤过，取续滤液 10mL，水浴蒸干，残渣加 10mL 水溶解，过聚酰胺柱，用 13mL 水洗脱，收集洗脱液并用水定容至 25mL，滤过，即得。

妇炎净胶囊

Fuyanjing Jiaonang

【分析方法】

1　高效液相色谱法测定妇炎净胶囊中补骨脂素的含量[32]

1.1 仪器

SSI 高效液相色谱仪。

1.2 色谱条件

色谱柱：Phenomenex C_{18} 柱(250mm×4.6mm，5μm)；流动相：乙腈-水(35∶65)；流速 1.0mL/min；检测波长 245nm；柱温 25℃；分析时间 20min。

1.3 对照品溶液的制备

称取补骨脂素对照品，用适量甲醇溶解。

1.4 供试品溶液的制备

称取妇炎净胶囊内容物 3.0g，用 50mL 甲醇加热回流 60min，滤过，取续滤液 25mL 蒸干，残渣加 25mL 水溶解，用乙醚提取(25mL×4)，合并乙醚液，蒸干，残渣加甲醇溶解并定容至 10mL，滤过，即得。

妇炎康片

Fuyankang Pian

【分析方法】

1　高效液相色谱法测定妇炎康片中苦参碱、氧化苦参碱的含量[33]

1.1 仪器

LC-2010A 高效液相色谱仪。

1.2 色谱条件

色谱柱：Zorbax Extend-C_{18} 柱(250mm×4.6mm，5μm)；流动相：乙腈-甲醇-磷酸盐缓冲液(16∶16∶68)，pH 6.8；流速 1.0mL/min；柱温 30℃；检测波长 220nm；分析时间约 15min。

1.3 对照品溶液的制备

称取苦参碱和氧化苦参碱对照品，用适量甲醇溶解。

1.4 供试品溶液的制备

称取妇炎康片粉末 1.0g，加入浓氨水 2mL 浸润后，用 30mL 三氯甲烷超声提取 20min，滤过，滤液蒸干，残渣用甲醇溶解并定容至 10mL，滤过，即得。

妇科千金片

Fuke Qianjin Pian

【分析方法】

1 高效液相色谱法测定妇科千金片中盐酸巴马汀的含量[34]

1.1 仪器

Shimadzu LC-2010 高效液相色谱仪。

1.2 色谱条件

色谱柱：Shimadzu C_{18} 反相柱(150mm×4.6mm，5μm)；流动相：乙腈-0.05mol/L 磷酸二氢钠溶液(28∶72)，用磷酸调 pH 至 3；流速 1.0mL/min；柱温 30℃；检测波长 265nm；分析时间 28min。

1.3 对照品溶液的制备

称取盐酸巴马汀对照品，用适量甲醇溶解。

1.4 供试品溶液的制备

称取妇科千金片粉末 1.0g，用盐酸-甲醇(1∶100)溶液回流提取 1h，滤过，取续滤液 15mL，过中性氧化铝柱，用 90mL 甲醇洗脱，洗脱液蒸干，残渣用甲醇溶解并定容至 5mL，滤过，即得。

妇科养坤丸

Fuke Yangkun Wan

【分析方法】

1 高效液相色谱法测定妇科养坤丸中黄芩苷的含量(一)[35]

1.1 仪器

Agilent 1100 高效液相色谱仪。

1.2 色谱条件

色谱柱：Dikma Diamonsil C_{18} 柱(250mm×4.6mm，5μm)；流动相：甲醇-0.4%磷酸(45∶55)；流速 1.2mL/min；柱温 25℃；检测波长 280nm；分析时间约 12min。

1.3 对照品溶液的制备

称取黄芩苷对照品，用适量 70%乙醇溶解。

1.4 供试品溶液的制备

称取妇科养坤丸粉末 0.35g，用适量 70%乙醇超声提取 20min，定容至 100mL，滤过，即得。

2 高效液相色谱法测定妇科养坤丸中黄芩苷的含量(二)

2.1 仪器

Agilent 1100 高效液相色谱仪。

2.2 色谱条件与系统适用性

色谱柱填充剂：十八烷基硅烷键合硅胶；流动相：甲醇-0.4%磷酸(45∶55)；检测波长280nm。理论板数按黄芩苷峰计算应不低于2500。

2.3 对照品溶液的制备

取黄芩苷对照品适量，精密称定，加70%乙醇制成每1mL含黄芩苷30μg的溶液，即得。

2.4 供试品溶液的制备

取妇科养坤丸水蜜丸适量，研细(过3号筛)，取约0.35g，精密称定；或取重量差异项下的大蜜丸，剪碎，取约0.52g，精密称定，置100mL量瓶中，加70%乙醇适量，超声处理(功率300W，频率40kHz)20min，放冷，加70%乙醇稀释至刻度，摇匀，滤过，取续滤液，即得。

色谱图如图3-6-6所示。

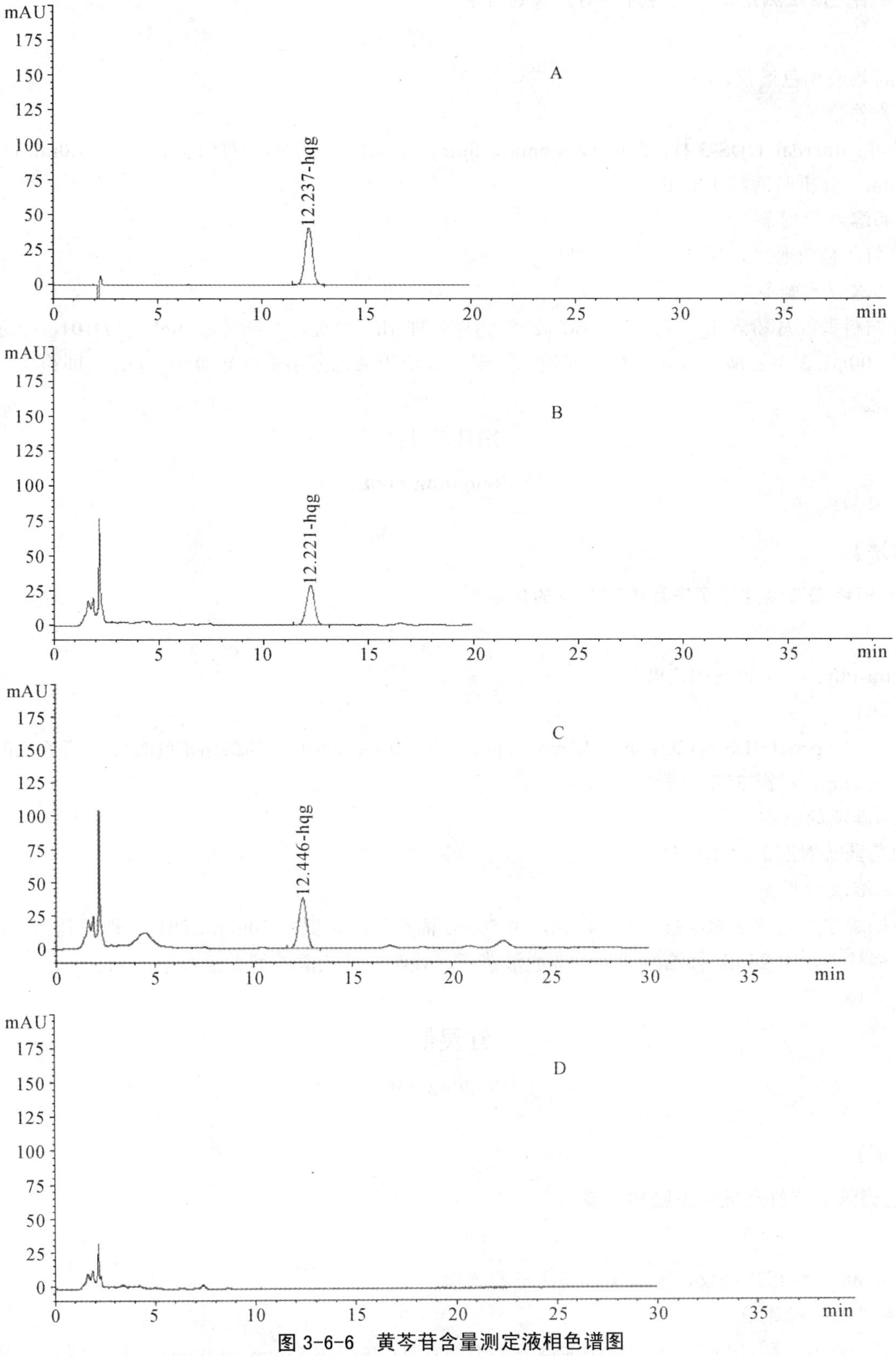

图 3-6-6 黄芩苷含量测定液相色谱图

A. 黄芩苷对照品溶液；B. 大蜜丸供试品溶液；C. 水蜜丸供试品溶液；D. 空白样品溶液(缺黄芩)

妇科调经片

Fuke Tiaojing Pian

【分析方法】

1 高效液相色谱法测定妇科调经片中芍药苷的含量[36]

1.1 仪器

SSI 高效液相色谱仪。

1.2 色谱条件

色谱柱：Inertsil ODS-3 柱(150mm×4.6mm，5μm)；流动相：乙腈-水(15∶85)；流速 1.0mL/min；检测波长 230nm；分析时间约 12min。

1.3 对照品溶液的制备

称取芍药苷对照品，用适量甲醇溶解。

1.4 供试品溶液的制备

称取妇科调经片粉末 1g，用 25mL 30%乙醇超声处理 1h，滤过，取续滤液 5mL 过 D101 型大孔吸附树脂柱，用 100mL 30%乙醇洗脱，收集洗脱液，蒸干，残渣用稀乙醇溶解并定容至 10mL，即得。

妇康宁片

Fukangning Pian

【分析方法】

1 高效液相色谱法测定妇康宁片中芍药苷的含量[37]

1.1 仪器

Spectra-Physics 高效液相色谱仪。

1.2 色谱条件

色谱柱：Hypersil BDS 柱(200mm×4.6mm，5μm)；流动相：乙腈-0.1%磷酸溶液(18∶82)；流速 1.0mL/min；检测波长 230nm；柱温 35℃；分析时间 9min。

1.3 对照品溶液的制备

称取芍药苷对照品，用适量乙醇溶解。

1.4 供试品溶液的制备

称取妇康宁片粉末适量(约相当于 4 片)，用 50mL 稀乙醇超声提取 20min，滤过，取续滤液 10mL 加至中性氧化铝柱上，用 25mL 稀乙醇洗脱，洗脱液蒸干，残渣用稀乙醇溶解并定容至 10mL。

红灵散

Hongling San

【分析方法】

1 气相色谱法测定红灵散中龙脑的含量

1.1 仪器

Agilent 6890 气相色谱仪，配有氢火焰离子检测器。

1.2 色谱条件及系统适应性

色谱柱：聚乙二醇-20000(PEG-20M)弹性石英毛细管柱(30m×0.53mm，1.0μm)；柱温 130℃；进样口温度 180℃；检测器温度 280℃；分流比 10∶1。理论板数按龙脑峰计算应不低于 6000。

1.3 内标及对照品溶液的制备

取水杨酸甲酯适量，精密称定，加无水乙醇制成每1mL含10mg的溶液，作为内标溶液，精密称取龙脑对照品8mg，精密加入无水乙醇10mL使溶解，再精密加入内标溶液1mL，摇匀，即得。

1.4 供试品溶液的制备

取红灵散约0.1g，精密称定，置具塞锥形瓶中；精密加入无水乙醇10mL和内标溶液1mL，密塞，称定重量；冰浴超声处理(功率140W，频率42kHz)10min，取出，放置至室温，用无水乙醇补足减失的重量，摇匀，滤过，即得。

1.5 方法学验证结果

1.5.1 线性关系考察

龙脑的进样量在8.093～4046.5ng，进样量与峰面积呈良好的线性关系。以峰面积为纵坐标y，进样量(μg)为横坐标x，线性方程为$y=0.0015x+0.0126$，$r=0.99995$。

1.5.2 重复性试验

本方法重现性良好，RSD为2.4% ($n=6$)。

1.5.3 准确度试验

加样回收率为96.8%～102.4%，平均回收率为99.4%，RSD为2.1% ($n=9$)。

1.5.4 供试品溶液的稳定性

供试品溶液在24h内基本保持稳定，RSD为1.94% ($n=6$)。

1.6 样品测定结果

采用上述方法，分别精密吸取对照品溶液和供试品溶液各1μL，注入气相色谱仪，测定了3批红灵散样品中龙脑的含量，结果为6.6%～6.7%。

色谱图如图3-6-7所示。

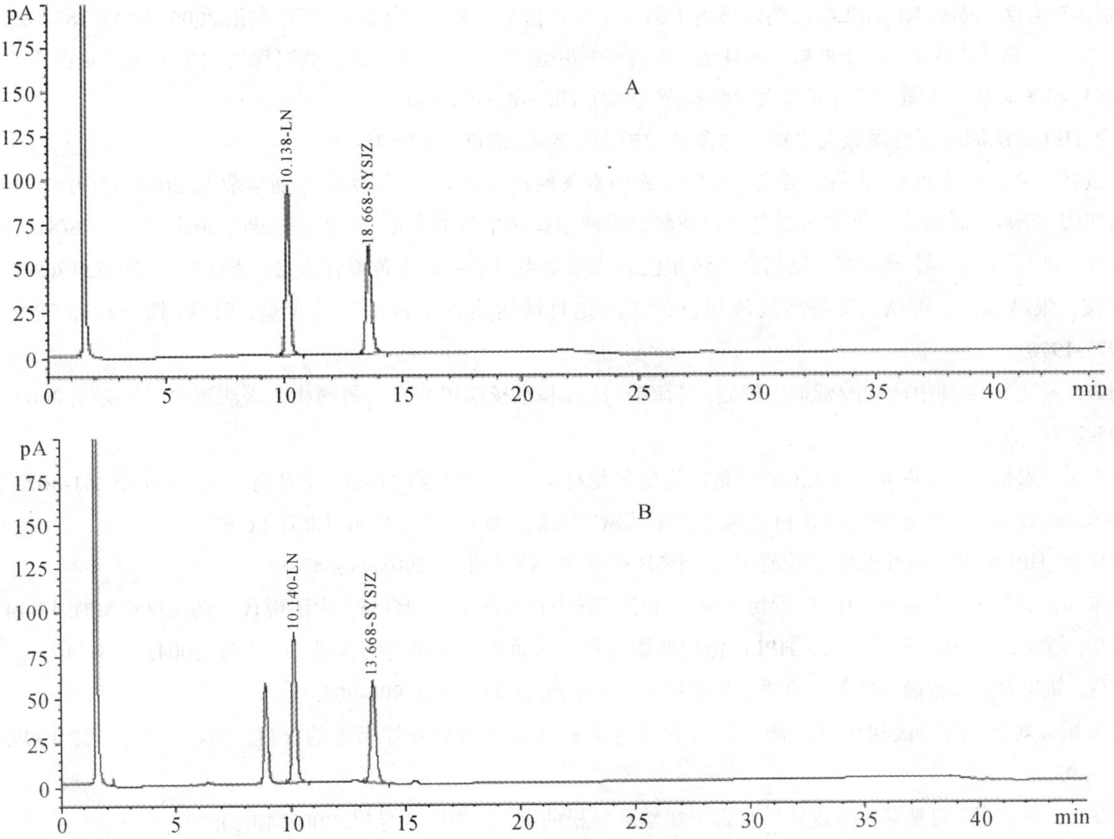

图3-6-7a 红灵散含量测定气相色谱图

A. 龙脑对照品溶液；B. 供试品溶液

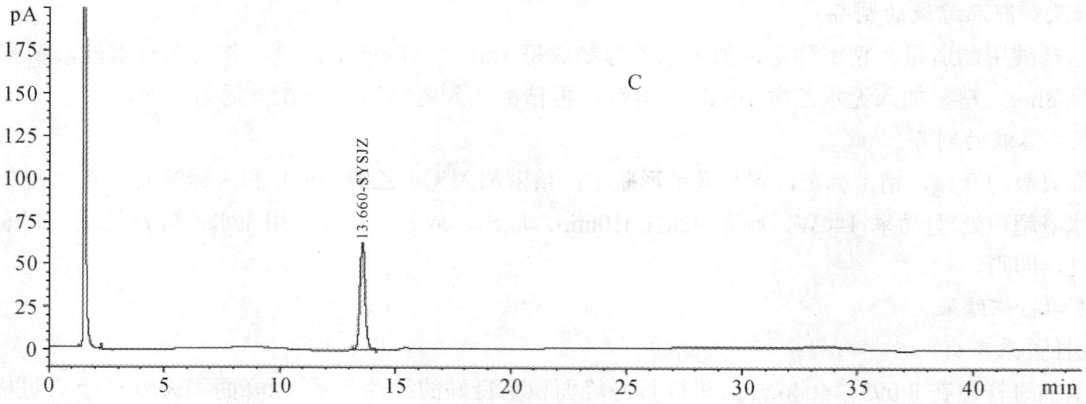

图 3-6-7b 红灵散含量测定气相色谱图

C. 空白样品(缺冰片)溶液

参考文献

[1] 刁继红, 金英顺, 张善玉. 高效液相色谱法测定老鹳草软膏中原儿茶酸. 中草药, 2007, 38(6): 867-868.

[2] 冉薇, 王铁杰, 梁丽娟, 张庆华, 李军, 陈晓辉, 毕开顺. HPLC-ELSD 法同时测定地奥心血康胶囊中 3 种有效成分. 药物分析杂志, 2009, 29(3): 420-422.

[3] 马群, 卢建秋, 杜菁, 邱落, 张薇. 地榆槐角丸中槐角苷的含量测定. 中国实验方剂学杂志, 2009, 15(8): 12-13.

[4] 唐彩泉. HPLC 法测定耳聋左慈丸中的丹皮酚的含量. 药物分析杂志, 2000, 20(5): 320-321.

[5] 朱山寅. 高效液相色谱法测定耳聋左慈丸中芍药苷的含量. 现代中药研究与实践, 2005, 19(1): 46-47.

[6] 肖丽和, 黄晓炜, 熊英. HPLC 法测定芎菊上清丸中黄芩苷的含量. 天津药学, 2008, 20(5): 13-14.

[7] 王强, 郝乘仪, 冯波. RP-HPLC 法测定芎菊上清丸中绿原酸的含量. 吉林医药学院学报, 2009, 30(4): 187-189.

[8] 胡艳鹏, 云筠筠, 韩世伟, 王胜峰, 何佳勇, 许丹华, 申健, 吴建平, 贺凌云. 毛细管气相色谱法测定西瓜霜润喉片中冰片和薄荷脑的含量. 湖南师范大学学报(医学版), 2007, 4(3): 27-30.

[9] 邓瑜. HPLC 法测定百合固金丸中梓醇的含量. 中医药导报, 2009, 15(2): 75-76.

[10] 张进祥, 段吉平. HPLC 法测定当飞利肝宁胶囊中水飞蓟宾的含量. 中国实验方剂学杂志, 2009, 15(9): 16-17.

[11] 翁何霞, 李耿. 高效液相色谱法测定当归补血口服液中黄芪甲苷的含量. 中国医院药学杂志, 2008, 28(8): 675-676.

[12] 吴佳, 冉海琳, 苏晶, 杨惠莲. 反相高效液相色谱法测定当归拈痛丸中黄芩苷含量. 药物鉴定, 2008, 17(19): 23-24.

[13] 张浚, 张昌斌, 王锦绣. 反相高效液相色谱法测定竹沥达痰丸中黄芩苷的含量. 时珍国医国药, 2008, 19(8): 1977-1978.

[14] 刘杰, 董文玲. 4 种中药橡胶膏剂中樟脑、薄荷脑、冰片和水杨酸甲酯含量的气相色谱法测定. 中成药, 2004, 26(10): 795-798.

[15] 彭中芳, 朱柏华, 刘声波. 高效液相色谱法测定华佗再造丸中阿魏酸的含量. 中药材, 2001, 24(5): 361-362.

[16] 叶鸣. 高效液相色谱法测定华佗再造丸中吴茱萸碱的含量. 海峡药学, 2006, 18(3): 66-67.

[17] 陈双英. HPLC 测定血栓心脉宁胶囊中丹酚酸 B 的含量. 特产研究, 2008, (1): 47-49.

[18] 李振伟, 李秀娟, 于永嘉. HPLC 测定血栓心脉宁胶囊中丹参酮 IIA 的含量. 中国现代中药, 2006, 8(3): 12-14.

[19] 张华, 雪秦岚, 赵宏科, 赵海云. HPLC 测定血脂灵片中大黄素、大黄酚的含量. 中成药, 2004, 26(5): 4-6.

[20] 郑成, 姚彤炜, 向智敏. 全鹿丸的质量标准研究. 中草药, 2009, 40(6): 900-903.

[21] 陈玉敏, 刘云. 高效液相色谱法测定壮骨关节丸中补骨脂素和异补骨脂素的含量. 药物分析杂志, 1999, 19(6): 391-393.

[22] 刘冬华, 乐立源, 夏德豪. 冰黄肤乐软膏中醋酸氟轻松的测定. 中医药导报, 2007, 13(3): 73-75.

[23] 方东军, 赵润琴, 张鹏. HPLC 法测定安胃片中延胡索乙素的含量. 中医药学报, 2004, 32(5): 36-37.

[24] 马群, 艾路, 刘勇, 刘永刚. 安宫牛黄丸中栀子苷、黄芩苷和盐酸小檗碱含量测定研究. 中国中药杂志, 2009, 34(20): 2647-2648.

[25] 夏清荣. HPLC 测定安神补脑液中甘草酸的含量. 安徽医药, 2008, 12(7): 605-606.

[26] 杨务彬, 兰鸿, 李元宏. 高效液相色谱法-蒸发光散射检测器测定安神胶囊中酸枣仁皂苷 A 和 B 的含量. 中国医药指南, 2009, 7(17): 34-35.

[27] 赵排风, 蔡旭升, 赵晓波. HPLC 法测定防风通圣丸中连翘苷的含量. 中医学报, 2009, 24(6): 38-39.

[28] 张颖, 蒋俊春, 孟建升. HPLC 法测定妇乐颗粒中绿原酸的含量. 中国药师, 2007, 10(9): 888-889.

[29] 李亚, 张成川, 宋剑锋. RP-HPLC 法测定妇乐颗粒中芍药苷含量. 中华中医药学刊, 2007, 25(9): 1966-1967.

[30] 赵建英, 包玮鸳. 高效液相色谱法测定妇乐颗粒中延胡索乙素的含量. 药物鉴定, 2005, 14(8): 37-38.

[31] 谭朝阳, 尤昭玲. HPLC 法测定妇良片中芍药苷的含量. 中国实验方剂学杂志, 2004, 10(4): 18-19.

[32] 张利, 曹兆军, 惠大永. HPLC 法测定妇炎净胶囊中补骨脂素的含量. 西北药学杂志, 2009, 24(2): 97-99.

[33] 孙业成. 高效液相色谱法测定妇炎康片中苦参碱、氧化苦参碱的含量. 中国药师, 2008, 11(5): 540-542.

[34] 代龙. 高效液相色谱法测定妇科千金片中盐酸巴马汀的含量. 中药新药与临床药理, 2009, 20(4): 347-349.

[35] 梁永枢, 林海, 李依信. HPLC 法测定妇科养坤丸中黄芩苷的含量. 中药新药与临床药理, 2006, 17(4): 275-276.

[36] 邵志伟. HPLC 法测定妇科调经片中芍药苷的含量. 安徽医药, 2007, 11(5): 418.

[37] 陈桂新. RP-HPLC 法测定妇康宁片中芍药苷的含量. 中国药师, 2004, 7(7): 513-514.

七画

坎离砂

Kanli Sha

【分析方法】

1 高效液相色谱法测定坎离砂中槲皮素的含量[1]

1.1 仪器

Agilent 1100 高效液相色谱仪，二极管阵列检测器。

1.2 色谱条件

色谱柱：Diamonsil C_{18} 柱(250mm×4.6mm，5μm)；流动相：乙腈-0.3%磷酸水溶液(33∶67)；流速 1.0mL/min；检测波长 370nm；柱温 25℃；分析时间约 15min。

1.3 对照品溶液的制备

称取槲皮素对照品，用适量甲醇溶解。

1.4 供试品溶液的制备

按坎离砂处方量 1/2 称取当归、川芎、防风和透骨草药材，用 8 倍量 80%的乙醇溶液提取 2 次，每次 1h，合并提取液，浓缩，浸膏用蒸馏水溶解，加 25%盐酸 25mL 置 85℃水浴中水解 30min，水解液用二氯甲烷萃取 3 次，合并萃取液，蒸干，残渣用甲醇溶解并定容至 10mL，滤过，即得。

芩连片

Qinlian Pian

【分析方法】

1 高效液相色谱法测定芩连片中芍药苷的含量[2]

1.1 仪器

Agilent 1100 高效液相色谱仪，二极管阵列检测器。

1.2 色谱条件

色谱柱：Hypersil ODS C_{18} 柱(250mm×4.6mm，5μm)；流动相：甲醇-水(22∶78)；柱温室温；流速 1.0mL/min；检测波长 230nm。

1.3 对照品溶液的制备

称取芍药苷对照品，用适量甲醇溶解。

1.4 供试品溶液的制备

称取芩连片粉末 0.5g，用 50mL 甲醇超声提取 30min，滤过，即得。

2 高效液相色谱法同时测定芩连片中盐酸巴马汀和盐酸小檗碱的含量[3]

2.1 仪器

LC-10AT 高效液相色谱仪。

2.2 色谱条件

色谱柱：Diamonsil ODS 柱(200mm×4.6mm，5μm)；流动相：50mmol/L 盐酸二氢钠(pH 4.6)-乙腈(72∶

28)；流速 1.0mL/min；柱温 35℃；检测波长 343nm；分析时间 15min。

2.3 对照品溶液的制备

称取盐酸巴马汀和盐酸小檗碱对照品，用适量甲醇溶解。

2.4 供试品溶液的制备

称取芩连片粉末 0.5g，盐酸-甲醇(1:100)溶液约 45mL，60℃水浴加热 15min，超声处理 30min，室温放置过夜，加甲醇定容至 45mL，滤过，即得。

苏子降气丸

Suzi Jiangqi Wan

【分析方法】

1 高效液相色谱法测定苏子降气丸中橙皮苷的含量[4]

1.1 仪器

Shimadzu LC-10AVP 高效液相色谱仪。

1.2 色谱条件

色谱柱：Diamonsil-C_{18}柱(150mm×4.6mm，5μm)；流动相：乙腈-0.1%磷酸(19:81)；流速 1.0mL/min；检测波长 284nm；分析时间约 18min。

1.3 对照品溶液的制备

称取橙皮苷对照品，用适量甲醇溶解。

1.4 供试品溶液的制备

称取苏子降气丸粉末 1g，用甲醇 50mL 超声处理 30min，滤过，即得。

苏合香丸

Suhexiang Wan

【分析方法】

1 气相色谱法测定苏合香丸中龙脑和丁香酚的含量

1.1 仪器

HP-6890 plus 气相色谱仪。

1.2 色谱条件及系统适应性

色谱柱：Agilent HP-Innowax 毛细管柱(30m×0.25mm，0.25μm)；固定相：键合/交联聚乙二醇；程序升温：起始温度 115℃，保持 8min，再以 120℃/min 的升温速率升温至 180℃，保持 10min，再以 120℃/min 的升温速率升温至 250℃，保持 5min；进样口温度 260℃；检测器温度 300℃；分流进样，分流比 20:1。理论板数按龙脑峰计算应不低于 40000。

1.3 对照品溶液的制备

取龙脑和丁香酚对照品适量，精密称定，加乙酸乙酯分别制成每 1mL 含 0.3mg 和 0.1mg 的溶液，即得。

1.4 供试品溶液的制备

取苏合香丸 10 丸，精密称定，水蜜丸研碎、大蜜丸剪碎，取 4g，精密称定，精密加入 2～4g 硅藻土，研细，精密称取适量(约相当于半丸的量)，精密加入乙酸乙酯 20mL，称定重量，超声处理(功率 300W，频率 50kHz)30min，放冷，再称定重量，用乙酸乙酯补足减失的重量，摇匀，滤过，取续滤液，即得。

1.5 方法学验证结果

1.5.1 线性关系考察

龙脑和丁香酚的进样量分别在 0.0225～11.25μg 和 0.02021～10.105μg，进样量与峰面积呈良好的线性关系。以峰面积为纵坐标 y，进样量(μg)为横坐标 x，线性方程分别为 $y=627.6201x+18.8391$ 和 $y=609.1329x+1.7154$，r 分别为 0.9998 和 0.9998。

1.5.2 重复性试验

本方法重现性良好，水蜜丸中龙脑和丁香酚的 RSD 分别为 4.0%和 2.0% ($n=9$)；大蜜丸中龙脑和丁香酚的 RSD 分别为 3.4%和 3.7% ($n=9$)。

1.5.3 准确度试验

水蜜丸中龙脑和丁香酚的加样回收率分别为 97.1%～104.6%和 95.2%～102.1%，平均回收率分别为 102.2%和 100.1%，RSD 分别为 2.4%和 2.5% ($n=9$)。

大蜜丸中龙脑和丁香酚的加样回收率分别为 97.8%～104.6%和 95.2%～102.4%，平均回收率分别为 100.7%和 98.2%，RSD 分别为 2.4%和 2.4% ($n=9$)。

1.5.4 供试品溶液的稳定性

供试品溶液在 24h 内基本保持稳定，水蜜丸中龙脑和丁香酚的 RSD 分别为 3.2%和 3.3% ($n=9$)；大蜜丸中龙脑和丁香酚的 RSD 分别为 3.4%和 3.2% ($n=9$)。

1.6 样品测定结果

采用上述方法，分别精密吸取对照品溶液和供试品溶液各 1μL，注入气相色谱仪，测定了 6 批苏合香丸样品中龙脑和丁香酚的含量。结果，水蜜丸中，龙脑为 17.2～19.1 毫克/丸，丁香酚为 7.0～9.3 毫克/丸；大蜜丸中，龙脑为 14.6～16.8 毫克/丸，丁香酚为 3.9～4.7 毫克/丸。

色谱图如图 3-7-1 所示。

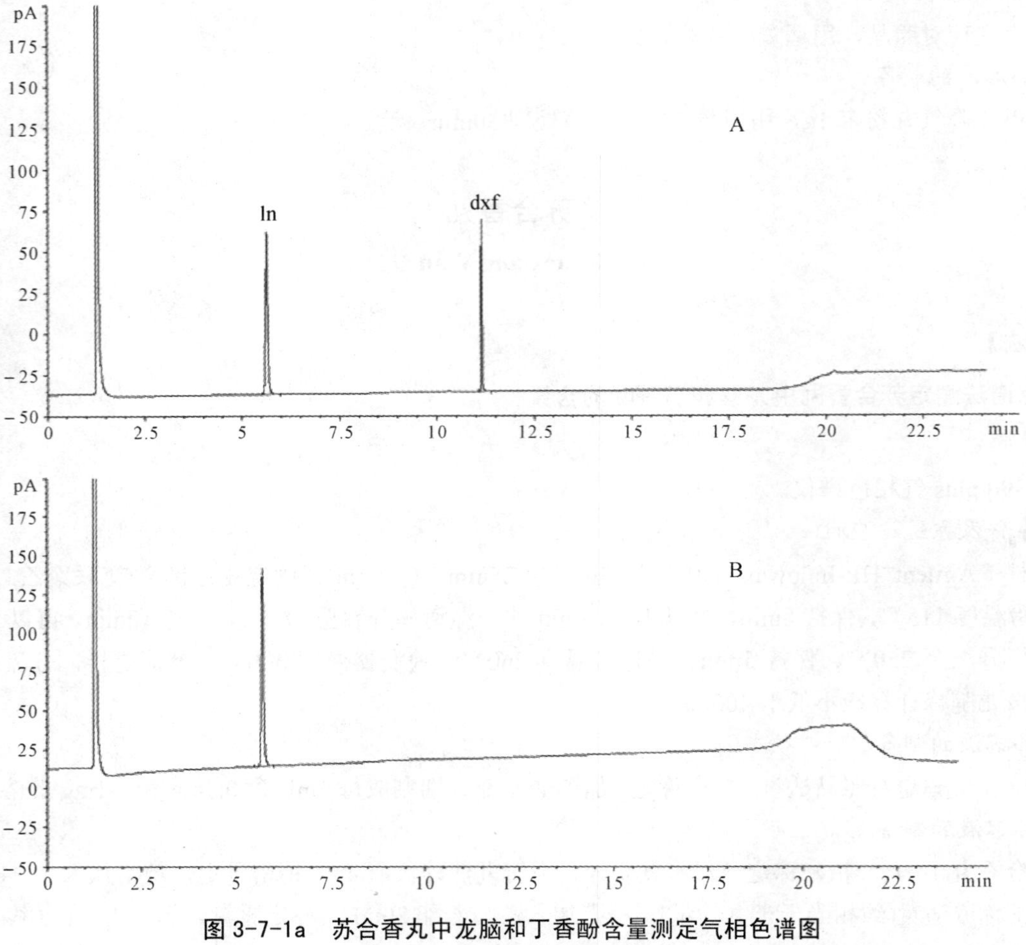

图 3-7-1a 苏合香丸中龙脑和丁香酚含量测定气相色谱图

A. 混合对照品溶液(ln、dxf 分别代表龙脑、丁香酚)；B. 龙脑对照品溶液

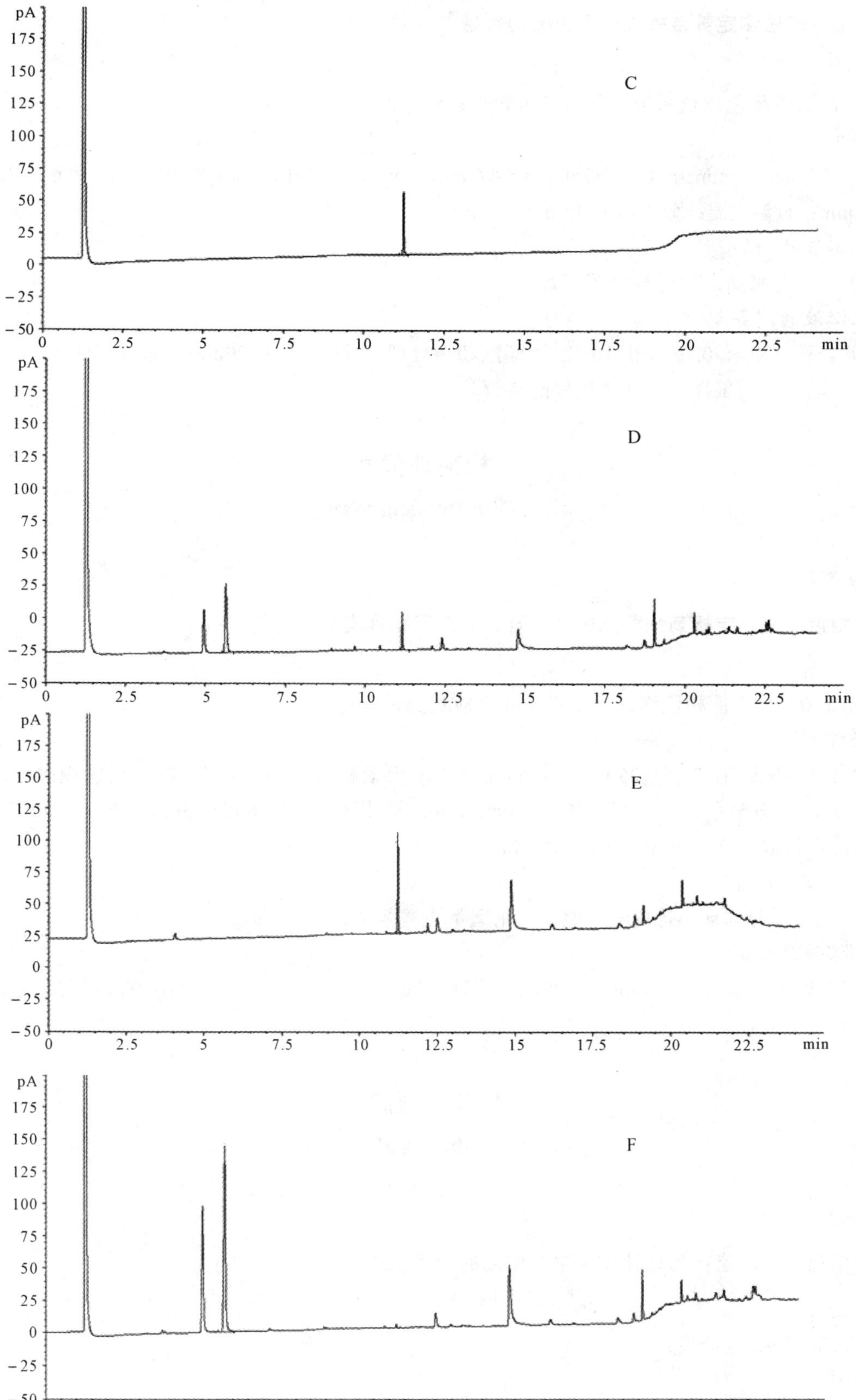

图 3-7-1b　苏合香丸中龙脑和丁香酚含量测定气相色谱图

C. 丁香酚对照品溶液；D. 供试品溶液；E. 空白(缺冰片)溶液；F. 空白(缺丁香)溶液

2 高效液相色谱法测定苏合香丸中丁香酚的含量[5]

2.1 仪器

Waters 高效液相色谱仪系统，配有二极管阵列检测器。

2.2 色谱条件

色谱柱：Waters Symmetry C_{18} 柱(250mm×4.6mm，5μm)；流动相：甲醇-水(65∶35)；流速 0.8mL/min；检测波长 280nm；柱温室温；分析时间 15min。

2.3 对照品溶液的制备

称取丁香酚对照品，用适量甲醇溶解。

2.4 供试品溶液的制备

称取苏合香丸粉末 0.7g，用 10mL 冰醋酸超声处理 3 次，每次 20min，滤过，合并，用石油醚萃取(10mL×3)，取石油醚层挥干，残渣用甲醇溶解。

杞菊地黄丸

Qiju Dihuang Wan

【分析方法】

1 高效液相色谱法测定杞菊地黄丸中马钱苷、芍药苷和丹皮酚的含量[6]

1.1 仪器

Agilent 1100 高效液相色谱仪，二极管阵列检测器。

1.2 色谱条件

色谱柱：Zorbax SB-C_{18} 柱(250mm×4.6mm，5μm)；流动相：乙腈-0.05%磷酸；梯度洗脱：0～10min 16.5%乙腈，10～11min 16.5%～54%乙腈；流速 1.0mL/min；检测波长：0～8min 236nm，8～12min 230nm，12～19min 274nm；柱温 22℃；分析时间约 19min。

1.3 对照品溶液的制备

称取马钱苷、芍药苷和丹皮酚对照品，用适量甲醇溶解。

1.4 供试品溶液的制备

称取杞菊地黄丸 0.5g，用 10mL 甲醇超声提取 3 次，每次 15min，合并上清液，用甲醇定容至 50mL，滤过，即得。

杞菊地黄胶囊

Qiju Dihuang Jiaonang

【分析方法】

1 高效液相色谱法测定杞菊地黄胶囊中丹皮酚的含量[7]

1.1 仪器

Waters 高效液相色谱仪。

1.2 色谱条件

色谱柱：Apollo C_{18}-A 分析柱(250mm×4.6mm，5μm)；流动相：甲醇-水(60∶40)；流速 1.0mL/min；检测波长 274nm；柱温 25℃。

1.3 对照品溶液的制备

取丹皮酚对照品，用适量甲醇溶解。

1.4 供试品溶液的制备

称取杞菊地黄胶囊内容物 1.0g，加 75%乙醇适量，超声 20min，定容至 25mL，滤过，即得。

2 高效液相色谱法测定杞菊地黄胶囊中芍药苷的含量[8]

2.1 仪器

Shimadzu LC-10AD 高效液相色谱仪。

2.2 色谱条件

色谱柱：Shim-Pack CLC-ODS C_{18}分析柱；流动相：乙腈-水(20∶80)；流速 1.0mL/min；检测波长 230nm；柱温室温；分析时间约 8min。

2.3 对照品溶液的制备

称取芍药苷对照品，用适量流动相溶解。

2.4 供试品溶液的制备

称取杞菊地黄胶囊内容物 1.5g，加水 15mL 超声处理 30min，取上清液用水饱和的正丁醇提取 3 次(20mL，20mL，10mL)，分取上层溶液，水浴蒸干，残渣加流动相溶解并定容至 10mL，滤过，即得。

3 高效液相色谱法测定杞菊地黄胶囊中马钱苷的含量[9]

3.1 仪器

Shimadzu 高效液相色谱仪。

3.2 色谱条件

色谱柱：C_{18} 分析柱(250mm×4.6mm，5μm)；流动相：乙腈-甲醇-0.1%磷酸溶液(10∶5∶85)；流速 1.0mL/min；检测波长 240nm；柱温室温；分析时间 15min。

3.3 对照品溶液的制备

称取马钱苷对照品，用适量 50%甲醇溶解。

3.4 供试品溶液的制备

称取杞菊地黄胶囊内容物 0.2g，加入 50%甲醇 25mL，加热回流 1h，滤过，取续滤液 10mL，加在中性氧化铝柱上，用 40%甲醇 50mL 洗脱，收集洗脱液，蒸干，残渣用 50%甲醇溶解并定容至 5mL。

4 高效液相色谱法测定杞菊地黄胶囊中绿原酸的含量[10]

4.1 仪器

Agilent 1100 高效液相色谱仪。

4.2 色谱条件

色谱柱：ODS C_{18}分析柱(150mm×4.6mm，5μm)；流动相：乙腈-0.4%磷酸(10∶90)；流速 0.7mL/min；检测波长 327nm；柱温 30℃；分析时间约 10min。

4.3 对照品溶液的制备

称取绿原酸对照品，用适量 50%甲醇溶解。

4.4 供试品溶液的制备

称取杞菊地黄胶囊内容物 3g，加入 50%甲醇 50mL 超声 30min，滤过，取续滤液 20mL，蒸干，残渣加 50%甲醇溶解并定容至 10mL，离心，即得。

连蒲双清片

Lianpu Shuangqing Pian

【分析方法】

1 高效液相色谱法测定连蒲双清片中咖啡酸及盐酸小檗碱的含量[11]

1.1 仪器

Shimadzu LC-10AD 高效液相色谱仪。

1.2 色谱条件

色谱柱：Diamonsil C_{18}分析柱(250mm×4.6mm，5μm)；流动相：乙腈为 A 相，0.5%三乙胺水溶液为 B

相，用磷酸调 pH 至 3.14；梯度洗脱：0～13min 12%～25% A，13～35min 25% A；检测波长 320nm；流速 1.0mL/min；柱温室温；分析时间约 29min。

1.3 对照品溶液的制备

称取咖啡酸和盐酸小檗碱对照品，用适量甲醇溶解。

1.4 供试品溶液的制备

称取去糖衣的连蒲双清片粉末 1g，加入甲醇 50mL 超声提取 30min，滤过，即得。

抗骨增生丸

Kanggu Zengsheng Wan

【分析方法】

1 高效液相色谱法测定抗骨增生丸中柚皮苷的含量[12]

1.1 仪器

Agilent 1100 高效液相色谱仪。

1.2 色谱条件

色谱柱：Kromasil C_{18} 柱(250mm×4.6mm，5μm)；流动相：乙腈-水(20∶80)；流速 1.0mL/min；检测波长 283nm；柱温 30℃。

1.3 对照品溶液的制备

称取柚皮苷对照品，用适量甲醇溶解。

1.4 供试品溶液的制备

称取抗骨增生丸粉末 1.6g，用 25mL 甲醇超声提取 30min，滤过，即得。

抗宫炎片

Kanggongyan Pian

【分析方法】

1 高效液相色谱法测定抗宫炎片中盐酸水苏碱的含量[13]

1.1 仪器

Shimadzu LC-10ATVP 高效液相色谱仪。

1.2 色谱条件

色谱柱：Spherisorb 分析柱(250mm×4.6mm，5μm)；流动相：乙腈-0.05mol/L 磷酸二氢钾溶液(5∶95)；流速 1.0mL/min；检测波长 192nm；柱温 25℃；分析时间 3min。

1.3 对照品溶液的制备

称取盐酸水苏碱对照品，用适量 0.05mol/ L 磷酸二氢钾溶液溶解。

1.4 供试品溶液的制备

称取抗宫炎片粉末 1g，加乙醇 100mL 超声提取 30min，滤过，取续滤液 50mL，蒸干，残渣加 0.1%盐酸溶液 10mL 溶解，离心，倾出上清液，再用 10mL 0.1%盐酸溶液洗涤沉淀，离心，合并上清液，加入新配制的 2%硫氰酸铬铵溶液 5mL，冰浴中放置 1h，抽滤，沉淀用 10mL 冰水分次洗涤，用 15mL 丙酮溶解沉淀，在丙酮液中滴加 0.5%硫酸银溶液(约 5mL)至不再有沉淀产生，过滤。用 70%乙醇 15mL 分次洗涤沉淀，合并滤液和洗涤液，浓缩至约 1mL，加入与硫酸银等当量的 1%氯化钡(约 1.7mL)，加水定容至 5mL。

抗病毒口服液

Kangbingdu Koufuye

【分析方法】

1 高效液相色谱法测定抗病毒口服液中芒果苷和连翘苷的含量[14]

1.1 仪器

Dionex P580 高效液相色谱仪，配有二极管阵列检测器。

1.2 色谱条件

色谱柱：Kromasil RP-C_{18} 柱(250mm×4.6mm，5μm)；流动相：乙腈-0.1%醋酸水溶液(15∶85)；流速 0.8mL/min；检测波长：0～25min 258nm，25～30min 277nm；分析时间 30min。

1.3 对照品溶液的制备

称取芒果苷和连翘苷对照品，分别用适量流动相溶解。

1.4 供试品溶液的制备

量取抗病毒口服液 20mL，用水饱和的正丁醇萃取(40mL×3)，蒸干，残渣加甲醇溶解并定容至 10mL，滤过，即得。

2 高效液相色谱法测定抗病毒口服液中绿原酸和连翘苷的含量[15]

2.1 仪器

Shimadzu 10AVP 高效液相色谱仪系列。

2.2 色谱条件

色谱柱：Shimadzu Shim-Pack VP-ODS 柱(150mm×4.6mm，5μm)；流动相：乙腈-0.05%醋酸；梯度洗脱：0～20min 5%～25%乙腈；流速 1.0mL/min；检测波长 280nm；柱温 30℃；分析时间 22min。

2.3 对照品溶液的制备

称取绿原酸和连翘苷对照品，分别用 50%甲醇溶解。

2.4 供试品溶液的制备

量取抗病毒口服液 1mL，加入 1mol/L 盐酸 1mL，用 50%甲醇定容至 10mL，超声提取 30min，滤过，即得。

3 柱切换高效液相色谱法测定抗病毒口服液中连翘苷、靛蓝及靛玉红的含量[16]

3.1 仪器

Shimadzu LC-6A 高效液相色谱仪。

3.2 色谱条件

色谱柱：Alltima C_{18} 预处理小柱(50mm×4.6mm，5μm)及分析柱 Alltima C_{18} 柱(200mm×4.6mm，5μm)；流动相：甲醇-磷酸盐缓冲溶液(53∶47，pH＝5)；流速 1.0mL/min；检测波长 280nm；柱温 20℃；分析时间 15min。柱切换方法：进样后，样品进入预处理小柱，用纯水为流动相冲洗 6min，排空后自动切换到分析柱，用流动相洗脱 30min。

3.3 对照品溶液的制备

称取连翘苷对照品，用甲醇溶解，称取靛蓝及靛玉红对照品，分别用乙酸乙酯溶解，再加甲醇稀释。

3.4 供试品溶液的制备

量取抗病毒口服液适量，用流动相，稀释 10 倍，即得。

抗感口服液

Kanggan Koufuye

【分析方法】

1 高效液相色谱法测定抗感口服液中芍药苷的含量[17]

1.1 仪器

高效液相色谱仪。

1.2 色谱条件

色谱柱：Phenomenex ODS 分析柱(250mm×4.6mm，5μm)；流动相：乙腈-水(18∶82)；流速 0.5mL/min；检测波长 230nm；柱温室温；分析时间 15min。

1.3 对照品溶液的制备

称取芍药苷对照品，用适量 30%甲醇溶解。

1.4 供试品溶液的制备

量取抗感口服液 1mL，用 30%甲醇稀释 100 倍，滤过，即得。

抗感颗粒

Kanggan Keli

【分析方法】

1 高效液相色谱法测定抗感颗粒中绿原酸的含量研究[18]

1.1 仪器

Agilent 1200 高效液相色谱仪。

1.2 色谱条件

色谱柱：Lichrospher-XDB-C_{18} 柱(250mm×4.6mm，5μm)；流动相：甲醇-2%冰醋酸水溶液(20∶80)；流速 1.0mL/min；检测波长 326nm；柱温 20℃；分析时间约 12min。

1.3 对照品溶液的制备

取绿原酸对照品，用适量甲醇水溶液溶解。

1.4 供试品溶液的制备

称取抗感颗粒粉末 0.25g，用适量甲醇水溶液溶解并定容至 50mL，滤过，即得。

牡荆油胶丸

Mujingyou Jiaowan

【分析方法】

1 气相色谱法测定牡荆油胶丸中 β-丁香烯[19]

1.1 仪器

Agilent 6890N 气相色谱仪，氢火焰离子化检测器。

1.2 色谱条件

色谱柱：HP-5 石英毛细管柱(30m×320μm，0.25μm)；进样口温度 230℃；恒流 1.0mL/min；分流比 10∶1；检测口温度 260℃；进样量 1μL；程序升温：起始温度 80℃，以 8℃/min 升至 200℃，保持 5min；内标物正十八烷。

1.3 对照品溶液的制备

取β-丁香烯对照品，用适量醋酸乙酯溶解。

1.4 供试品溶液的制备

称取牡荆油胶丸适量，用醋酸乙酯溶解。

利肝隆颗粒

Liganlong Keli

【分析方法】

1 高效液相色谱法测定利肝隆冲剂中五味子醇甲的含量[20]

1.1 仪器

Shimadzu LC-10AT 高效液相色谱仪。

1.2 色谱条件

色谱柱：VP-ODS 分析柱(150mm×4.6mm，5μm)；流动相：甲醇-水(55∶45)；检测波长 250nm；分析时间 24min。

1.3 对照品溶液的制备

称取五味子醇甲对照品，用适量甲醇溶解。

1.4 供试品溶液的制备

称取利肝隆颗粒粉末 5g 加入甲醇 50mL 超声处理 30min，滤过，取续滤液 25mL，浓缩至 3mL，加至氧化铝柱上，用甲醇 23mL 洗脱，收集洗脱液并定容至 25mL，即得。

利咽解毒颗粒

Liyan Jiedu Keli

【分析方法】

1 高效液相色谱法测定利咽解毒颗粒中连翘苷的含量[21]

1.1 仪器

Agilent 1100 高效液相色谱仪。

1.2 色谱条件

色谱柱：Agilent C_{18} 柱(150mm×4.6mm，5μm)；流动相：乙腈-水(23∶77)；流速 1.0mL/min；检测波长 230nm；柱温 30℃；分析时间约 14min。

1.3 对照品溶液的制备

称取连翘苷对照品，用适量甲醇溶解。

1.4 供试品溶液的制备

称取利咽解毒颗粒 5g，用 25mL 甲醇超声提取 30min，取 10mL 续滤液过中性氧化铝柱，用 120mL 70% 乙醇洗脱，收集洗脱液，蒸干，残渣用 50%甲醇溶解并定容至 10mL，滤过，即得。

2 高效液相色谱法测定利咽解毒颗粒中大黄素的含量[22]

2.1 仪器

Agilent 1100 高效液相色谱仪。

2.2 色谱条件

色谱柱：Zorbax SB-C_{18} 柱(150mm×4.6mm，5μm)；流动相：甲醇(A)-0.4%磷酸；梯度洗脱：0～10min 55% A→65% A，10～15min 65% A→72% A，15～20min 72% A，20～25min 72% A→80% A，25～30min

80% A→85% A，30～35min 85% A→55% A；流速 1.0mL/min；检测波长 289nm；柱温 30℃；分析时间约 22min。

2.3 对照品溶液的制备

称取大黄素对照品，用适量甲醇溶解。

2.4 供试品溶液的制备

称取利咽解毒颗粒 6g，用 40mL 甲醇超声提取 30min，滤过，滤液蒸干，残渣加 40mL 水溶解，加 4mL 盐酸，水浴加热 30min，用乙醚振摇萃取(40mL×2)，合并萃取液，挥去乙醚，残渣用 2mL 乙酸乙酯溶解，即得。

利胆排石片

Lidan Paishi Pian

【分析方法】

1 高效液相色谱法测定利胆排石片中木香烃内酯和去氢木香内酯的含量[23]

1.1 仪器

P230 液相色谱仪。

1.2 色谱条件

色谱柱：SinoChrom ODS-BP 柱(200mm×4.6mm，5μm)；流动相：乙腈-水(65∶35)；流速 1.0mL/min；检测波长 225nm； 柱温室温；分析时间约 12min。

1.3 对照品溶液的制备

称取木香烃内酯和去氢木香内酯对照品，用适量甲醇溶解。

1.4 供试品溶液的制备

称取利胆排石片粉末 1g，用 25mL 甲醇超声提取 30min，滤过，即得。

2 高效液相色谱法测定利胆排石片中 4 种蒽醌类成分的含量[24]

2.1 仪器

P230 型液相色谱仪。

2.2 色谱条件

色谱柱：SinoChrom ODS-BP 柱(200mm×4.6mm，5μm)；流动相：甲醇-0.1%磷酸溶液(80∶20)；柱温室温；流速 1.0mL/min；检测波长 254nm。

2.3 对照品溶液的制备

称取大黄酸、大黄素、大黄酚和大黄素甲醚对照品，用少量三氯甲烷溶解后再用甲醇稀释。

2.4 供试品溶液的制备

称取利胆排石片粉末 0.15g，加 25mL 甲醇加热回流 1h，滤过，取续滤液 5mL，挥去溶剂，加 8%的盐酸溶液 10mL 超声处理 2min，再加三氯甲烷 10mL 加热回流 1h，置分液漏斗中，分取三氯甲烷层，酸液再用三氯甲烷提取 3 次，合并三氯甲烷液，蒸干，残渣加三氯甲烷 1mL 溶解，再用甲醇稀释 10 倍，滤过，即得。

利脑心胶囊

Li'naoxin Jiaonang

【分析方法】

1 高效液相色谱法测定利脑心胶囊中芍药苷含量[25]

1.1 仪器

Agilent 1100 高效液相色谱仪。

1.2 色谱条件

色谱柱：Eclipse C_{18} 分析柱(150mm×4.6mm，5μm)，流动相：甲醇-水(32∶68)；流速 1.0mL/min；检测波长 230nm。

1.3 对照品溶液的制备

称取芍药苷对照品，用适量 50%甲醇溶解。

1.4 供试品溶液的制备

称取利脑心胶囊内容物 3.0g，加入甲醇 100mL 超声提取 30min，滤过，取续滤液 50mL，蒸干，残渣加水 50mL 溶解，加至 D-101 型大孔吸附树脂柱上，先用水 250mL 淋洗，再用 30%乙醇洗脱，弃前洗液 15mL，收集后 150mL 洗脱液，蒸干，残渣加 50%甲醇溶解并定容至 50mL，滤过，即得。

快胃片

Kuaiwei Pian

【分析方法】

1 高效液相色谱法测定快胃片中延胡索乙素含量[26]

1.1 仪器

SSI-3000 型高效液相色谱仪。

1.2 色谱条件

色谱柱：SinoChrom ODS-BP 分析柱(250mm×4.6mm，5μm)；流动相：甲醇-0.1%磷酸(65∶35)，用三乙胺调 pH 至 7.0；流速 1.0mL/min；检测波长 280nm；分析时间 10min。

1.3 对照品溶液的制备

称取延胡索乙素对照品，用适量流动相溶解。

1.4 供试品溶液的制备

称取去蒲膜衣的快胃片粉末 7g，加 60mL 甲醇超声提取 3 次，每次 30min，滤过，合并滤液，蒸干，残留物用 0.1%盐酸 30mL 分次溶解，滤过；调节滤液 pH 值至 9.0，用乙醚萃取(20mL×3)，合并乙醚层，蒸干，残留物用流动相溶解并定容至 25mL，即得。

肠胃宁片

Changweining Pian

【分析方法】

1 高效液相色谱法测定肠胃宁片中芍药苷的含量[27]

1.1 仪器

Agilent 1100 高效液相色谱仪。

1.2 色谱条件

色谱柱：Hypersil ODS 柱(200mm×4.6mm，5μm)；流动相：乙腈-1%醋酸溶液(15∶85)；柱温 30℃；流速 1.0mL/min；检测波长 230nm；分析时间约 8min。

1.3 对照品溶液的制备

称取芍药苷对照品，用适量甲醇溶解。

1.4 供试品溶液的制备

称取除包衣的肠胃宁片粉末 1g，用 10mL 甲醇超声提取 30min，滤过，即得。

肠胃适胶囊

Changweishi Jiaonang

【分析方法】

1　高效液相色谱法测定肠胃适胶囊中盐酸小檗碱的含量[28]

1.1 仪器

LC-10ATVP 液相色谱仪。

1.2 色谱条件

色谱柱：Thermo ODS-2 Hypersil 柱(150mm×4.6mm，5μm)；流动相：乙腈-5mmol/L (32∶68，用磷酸调 pH 至 3.0)；检测波长 346nm；柱温 35℃；分析时间约 14min。

1.3 对照品溶液的制备

称取盐酸小檗碱对照品，用适量甲醇溶解。

1.4 供试品溶液的制备

称取肠胃适胶囊内容物 0.5g，用适量 1%盐酸甲醇超声提取 20min，定容至 25mL，取上清液，滤过，即得。

2　高效液相色谱法测定肠胃适胶囊中盐酸小檗碱的含量

2.1 仪器

Agilent 1100 高效液相色谱仪，配有二极管阵列检测器。

2.2 色谱条件及系统适应性

色谱柱填充剂：十八烷基硅烷键合硅胶；流动相：乙腈-5mmol/L 辛烷磺酸钠(32∶68，用磷酸调 pH 至 3.0)；检测波长 346nm；柱温 35℃。理论板数按盐酸小檗碱峰计算应不低于 3000。

2.3 对照品溶液的制备

精密称取盐酸小檗碱对照品适量，加甲醇制成每 1mL 含 20μg 的溶液，即得。

2.4 供试品溶液的制备

取肠胃适胶囊装量差异项下的内容物，混匀，取约 0.5g，精密称定，置具塞锥形瓶中，精密加入 1%盐酸甲醇 25mL，密塞，称定重量；超声处理(功率 300W，频率 40kHz)20min，放冷，再称定重量；用 1%盐酸甲醇补足减失的重量，摇匀，滤过，取续滤液，即得。

色谱图如图 3-7-2 所示。

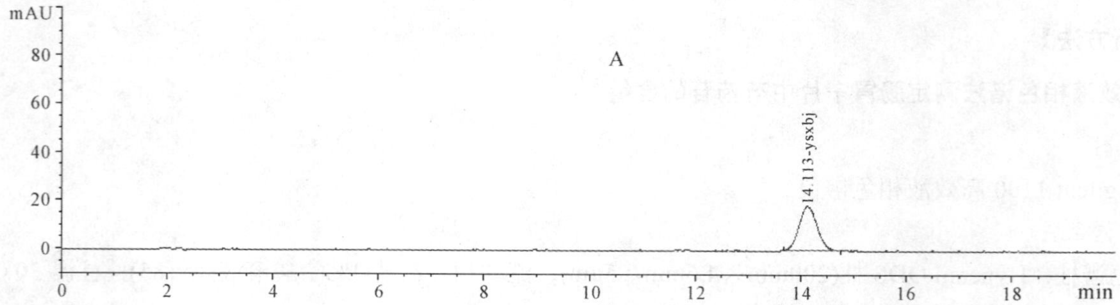

图 3-7-2a　肠胃适胶囊样品含量测定高效液相色谱图

A. 盐酸小檗碱对照品溶液

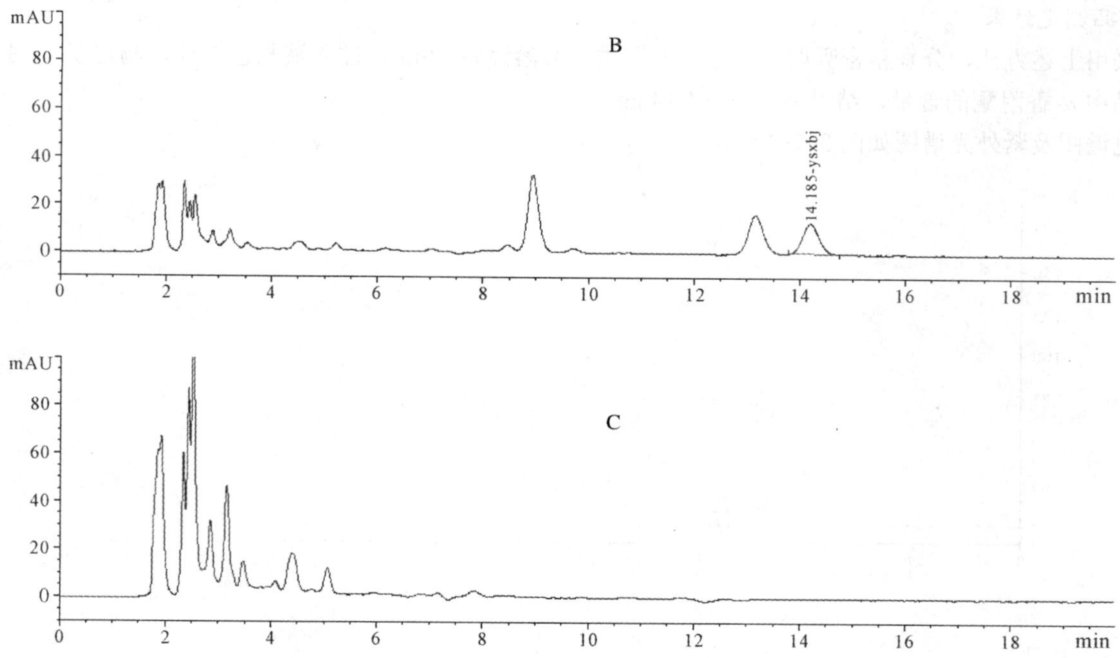

图 3-7-2b 肠胃适胶囊样品含量测定高效液相色谱图

B. 供试品溶液；C. 空白(缺功劳木、黄连须)溶液

良附丸

Liangfu Wan

【分析方法】

1 高效液相色谱法测定良附丸中 α-香附酮的含量

1.1 仪器

Agilent 1100 高效液相色谱仪，配有二极管阵列检测器。

1.2 色谱条件及系统适应性

色谱柱填充剂：十八烷基硅烷键合硅胶；流动相：乙腈-水(75∶25)；流速 1.0mL/min；检测波长为 254nm。理论板数按 α-香附酮峰计算应不低于 10000，α-香附酮与相邻色谱峰的分离度应不低于 1.5。

1.3 对照品溶液的制备

取 α-香附酮对照品适量，精密称定，加甲醇制成每 1mL 含 50μg 的溶液，即得。

1.4 供试品溶液的制备

取良附丸，研细，取约 1g，精密称定，置具塞锥形瓶中；精密加入甲醇 25mL，称定重量，超声处理(功率 180W，频率 42kHz)45min，放冷，用甲醇补足减失的重量，摇匀，离心，取上清液，即得。

1.5 方法学验证结果

1.5.1 线性关系考察

α-香附酮的进样量在 0.0499～9.99μg，进样量与峰面积呈良好的线性关系。以峰面积为纵坐标 y，进样量(μg)为横坐标 x，线性方程为 $y=1880.65x+9.25$，$r=0.99999$。

1.5.2 重复性试验

本方法重现性良好，RSD 为 1.6% ($n=6$)。

1.5.3 准确度试验

加样回收率为 96.1%～100.0%，平均回收率为 98.3%，RSD 为 1.3% ($n=9$)。

1.5.4 供试品溶液的稳定性

供试品溶液在 25h 内基本保持稳定，RSD 为 0.37% ($n=10$)。

1.6 样品测定结果

采用上述方法，分别精密吸取对照品溶液和供试品溶液各 10μL，注入液相色谱仪，测定了 11 批良附丸样品中 *α*-香附酮的含量，结果为 0.38～1.14mg/g。

色谱图及紫外光谱图如图 3-7-3 所示。

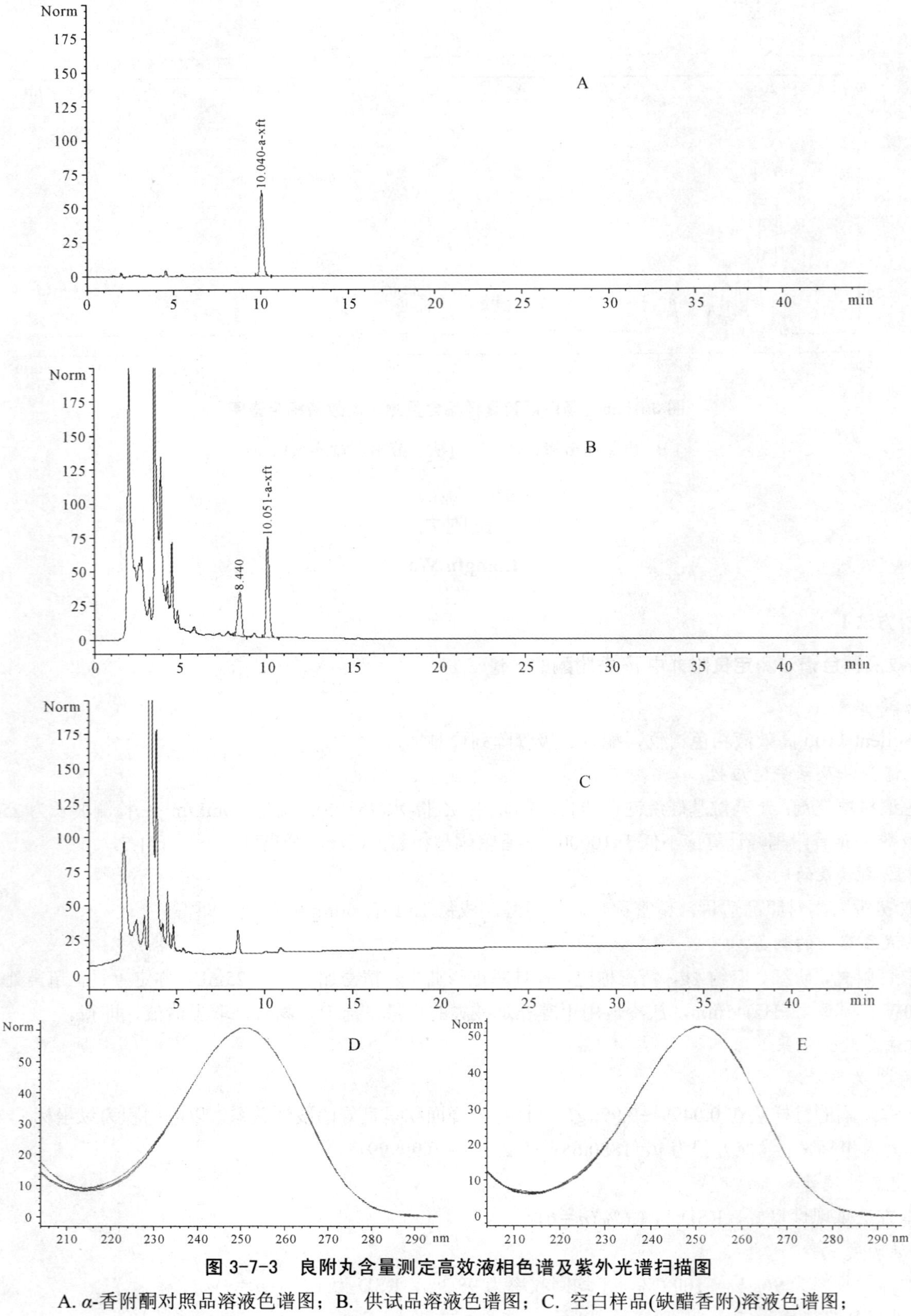

图 3-7-3 良附丸含量测定高效液相色谱及紫外光谱扫描图

A. *α*-香附酮对照品溶液色谱图；B. 供试品溶液色谱图；C. 空白样品(缺醋香附)溶液色谱图；D. *α*-香附酮对照品紫外光谱扫描图；E. 供试品中 *α*-香附酮紫外光谱扫描图

补中益气丸

Buzhong Yiqi Wan

【分析方法】

1 高效液相色谱法测定补中益气丸中黄芪甲苷的含量

1.1 仪器

Agilent 1100 高效液相色谱仪，蒸发光散射检测器。

1.2 色谱条件及系统适应性

色谱柱填充剂：十八烷基硅烷键合硅胶；流动相：乙腈-水(35∶65)；流速 1.0mL/min。理论板数按黄芪甲苷峰计算应不低于 4500。

1.3 对照品溶液的制备

取黄芪甲苷对照品 10mg，精密称定，加甲醇制成每 1mL 含 0.5mg 的溶液，即得。

1.4 供试品溶液的制备

取补中益气丸小蜜丸适量或重量差异项下的大蜜丸，剪碎，取 27.0g，加入 13.5g 的硅藻土，研匀，粉碎成粗粉，取 13.5g，精密称定，置索氏提取器中。加入甲醇适量，加热回流至提取液无色，提取液回收甲醇至干，残渣加水 25mL，微热使溶解。用水饱和的正丁醇振摇提取 6 次，每次 20mL，合并正丁醇提取液，用氨试液洗涤 3 次，每次 40mL，正丁醇液回收溶剂至干。残渣用甲醇溶解，转移至 10mL 量瓶中，加甲醇至刻度，摇匀，滤过，取续滤液，即得。

1.5 方法学验证结果

1.5.1 线性关系考察

黄芪甲苷的进样量在 0.1061～10.61μg，ln(进样量)与 ln(峰面积)呈良好的线性关系。以 ln(进样量)为横坐标 x，ln(峰面积)为纵坐标 y，线性方程为 $y=1.55121x+6.37692$，$r=0.99910$。

1.5.2 重复性试验

本方法重现性良好，大蜜丸和小蜜丸含量测定结果 RSD 分别为 1.6%和 1.4% ($n=6$)。

1.5.3 准确度试验

大蜜丸加样回收率为 97.9%～103.0%，平均回收率为 100.2%，RSD 为 1.8% ($n=9$)；小蜜丸加样回收率为 97.3%～102.3%，平均回收率为 99.7%，RSD 为 1.6% ($n=9$)。

1.5.4 供试品溶液的稳定性

供试品溶液在 25h 内基本保持稳定，大蜜丸和小蜜丸供试品溶液的 RSD 分别为 2.6%和 3.0% ($n=9$)。

1.6 样品测定结果

采用上述方法，分别精密吸取对照品溶液 10μL、20μL 与供试品溶液 20μL，注入液相色谱仪，测定，用外标两点法对数方程计算，测定了 12 批补中益气丸(大蜜丸)样品中黄芪甲苷的含量，结果为 0.20～0.43mg/g；测定了 7 批补中益气丸(小蜜丸)样品中黄芪甲苷的含量，结果为 0.26～0.48mg/g。

色谱图如图 3-7-4 所示。

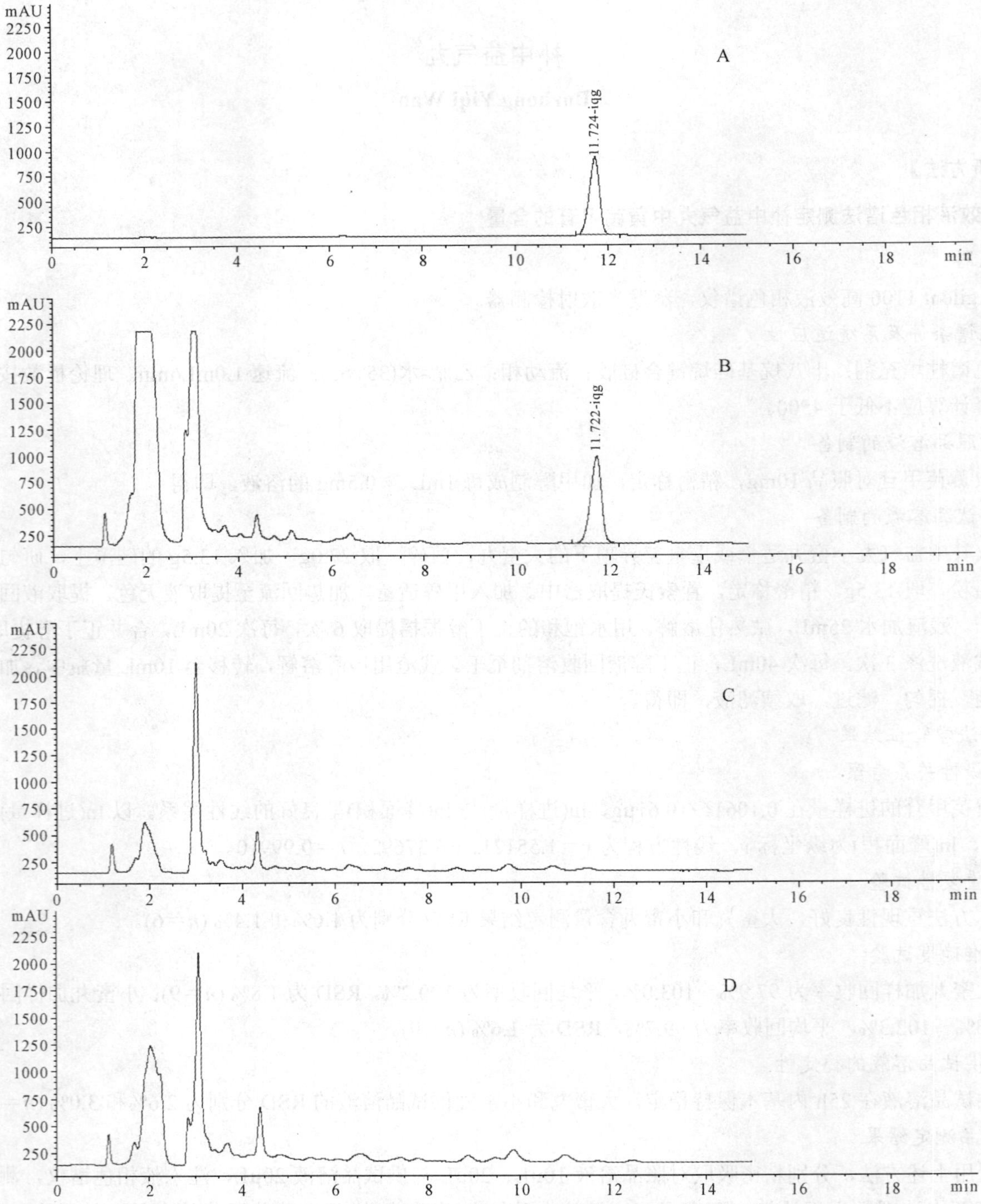

图 3-7-4　补中益气丸含量测定高效液相色谱图

A. 黄芪甲苷对照品溶液；B. 供试品溶液；

C. 空白样品(小蜜丸，缺炙黄芪)溶液；D. 空白样品(大蜜丸，缺炙黄芪)溶液

2　高效液相色谱法测定补中益气丸中橙皮苷的含量[29]

2.1 仪器

Agilent 1100 高效液相色谱仪。

2.2 色谱条件

色谱柱: Kromasil 100A C_{18} 柱(250mm×4.6mm，5μm); 流动相: 乙腈-0.2%磷酸溶液(21:79); 流速 1.0mL/min; 检测波长 284nm；柱温室温；分析时间 15min。

2.3 对照品溶液的制备

称取橙皮苷对照品，用适量甲醇溶解。

2.4 供试品溶液的制备

称取补中益气丸粉末 0.2g，用 25mL 甲醇冷浸 2h 后超声提取 1h，滤过，即得。

补脾益肠丸

Bupi Yichang Wan

【分析方法】

1 超临界流体萃取-毛细管气相色谱法测定补脾益肠丸中补骨脂素和异补骨脂素的含量[30]

1.1 仪器

HP-5890 Ⅱ气相色谱仪，氢火焰离子检测器。

1.2 色谱条件

色谱柱：HP-5 柱(25m×0.25mm，0.52μm)；载气 N_2；柱前压 55kPa；分流比 100∶1；汽化室温度 280℃；检测器温度 280℃；内标蒽。

1.3 对照品溶液的制备

取补骨脂素和异补骨脂素对照品，用乙酸乙酯溶解。

1.4 供试品溶液的制备

称取粉碎的补脾益肠丸适量，置萃取池中，按最佳萃取条件操作，用适量氯仿吸收。

局方至宝散

Jufang Zhibao San

【分析方法】

1 高效液相色谱法测定局方至宝散中胆红素的含量

1.1 仪器

Agilent 1100 高效液相色谱仪，超声波清洗仪(Branson B5500S-MT)。

1.2 色谱条件及系统适应性

色谱柱填充剂：十八烷基硅烷键合硅胶；流动相：乙腈-1%冰乙酸(95∶5)；流速 1.0mL/min；检测波长 450nm。理论板数按胆红素峰计算应不低于 3000。

1.3 对照品溶液的制备

取胆红素对照品适量，精密称定，加二氯甲烷制成每 1mL 含 12μg 的溶液，即得。

1.4 供试品溶液的制备

取局方至宝散 50mg，精密称定，置 100mL 棕色量瓶中，精密加入 0.2mol/L EDTA-2Na 溶液(配制时应适当加热使完全溶解，放冷后使用，临用新配)2mL，混匀，精密加入水饱和二氯甲烷 50mL，称定重量，冰浴超声处理(功率 180W，频率 42kHz)20min，再称定重量，用二氯甲烷补足减失的重量，摇匀，离心，取二氯甲烷液用微孔滤膜(0.22μm)滤过，取续滤液，即得。

1.5 方法学验证结果

1.5.1 线性关系考察

胆红素的进样量在 6.1～305.0ng，进样量与峰面积呈良好的线性关系。以峰面积为纵坐标 y，进样量(ng)为横坐标 x，线性方程为 $y=5.0486x-4.6267$，$r=0.99995$。

1.5.2 重复性试验

本方法重现性良好，RSD 为 3.9% ($n=9$)。

1.5.3 准确度试验

加样回收率为 97.1%～101.8%，平均回收率为 99.0%，RSD 为 1.6% (n=9)。

1.5.4 供试品溶液的稳定性

含人工牛黄样品和含体外培育牛黄样品的供试品溶液在 24h 内基本保持稳定，RSD 为 4.4% (n=20)。

1.6 样品测定结果

采用上述方法，分别精密吸取对照品溶液和供试品溶液各 5μL，注入液相色谱仪，测定了 3 批局方至宝散样品中胆红素的含量，结果为 11.7～12.4mg/g。

色谱图和紫外光谱图如图 3-7-5 所示。

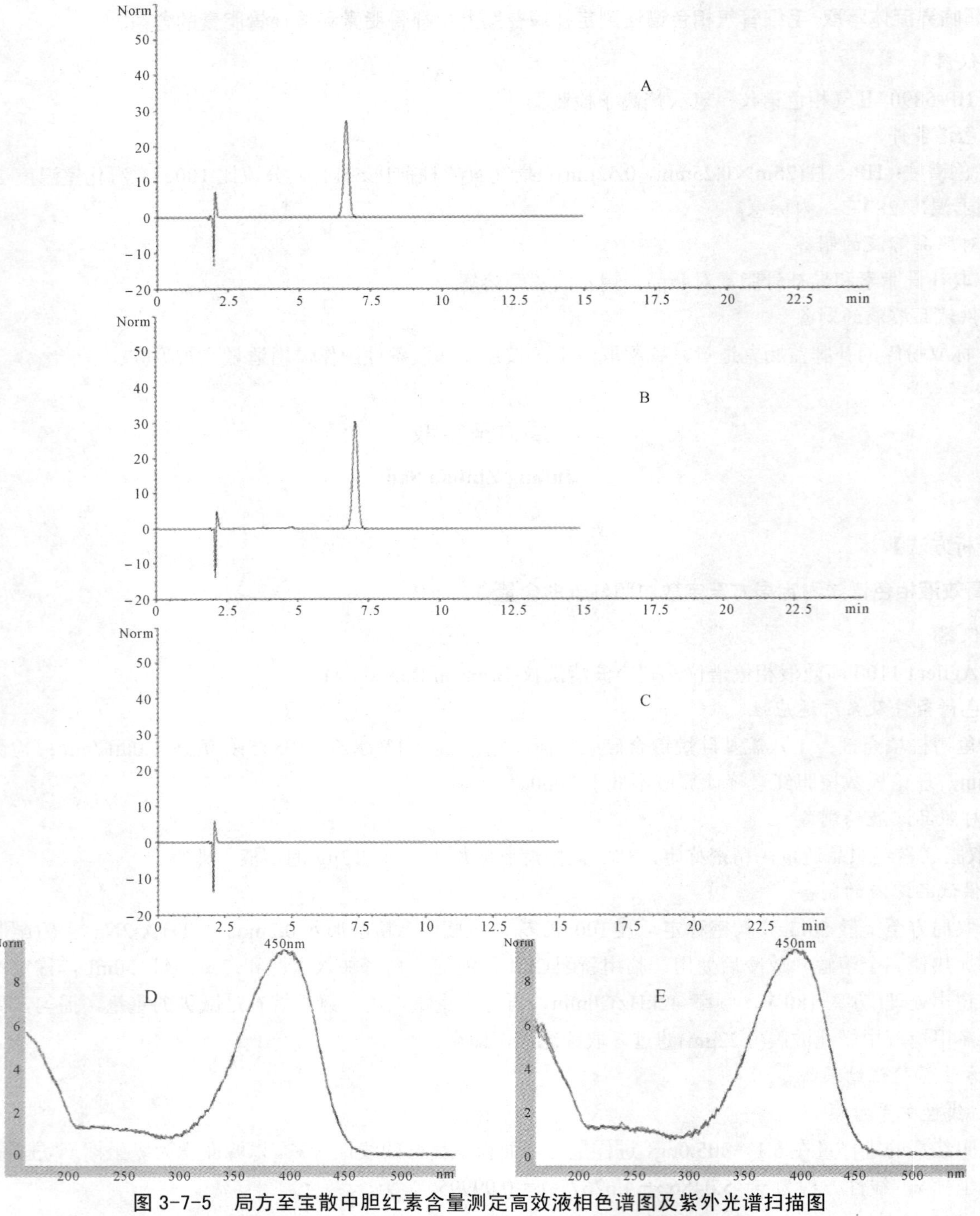

图 3-7-5　局方至宝散中胆红素含量测定高效液相色谱图及紫外光谱扫描图

A. 胆红素对照品溶液色谱图；B. 供试品溶液色谱图；C. 空白样品(缺牛黄)溶液色谱图；

D. 胆红素对照品紫外光谱扫描图；E. 供试品中胆红素紫外光谱扫描图

尿感宁颗粒

Niaoganning Keli

【分析方法】

1 高效液相色谱法测定尿感宁颗粒中三种成分的含量

1.1 仪器

Agilent 1100 高效液相色谱仪，Agilent 1100 高效液相-二极管阵列-质谱联用仪。

1.2 色谱条件

色谱柱：Lichrospher C_{18} 柱(250mm×4.6mm，5μm)；流动相：乙腈(A)-0.05%甲酸(B)；梯度洗脱：0min 5% A，35min 10% A，60min 27% A，70min 90% A；流速为 1.0mL/min；柱温 35℃；检测波长 329nm。

1.3 对照品溶液的制备

取嗪皮乙素、咖啡酸和迷迭香酸对照品适量，精密称定，分别用体积分数为 20%的甲醇溶液溶解。

1.4 供试品溶液的制备

取尿感宁颗粒适量，碾成粉末，取约 0.50g，精密称定，用 10 倍量 20%的甲醇溶液超声提取 10min，补足损失溶剂，离心，取上清液进样。

对照品和供试品的色谱图如图 3-7-6 所示。

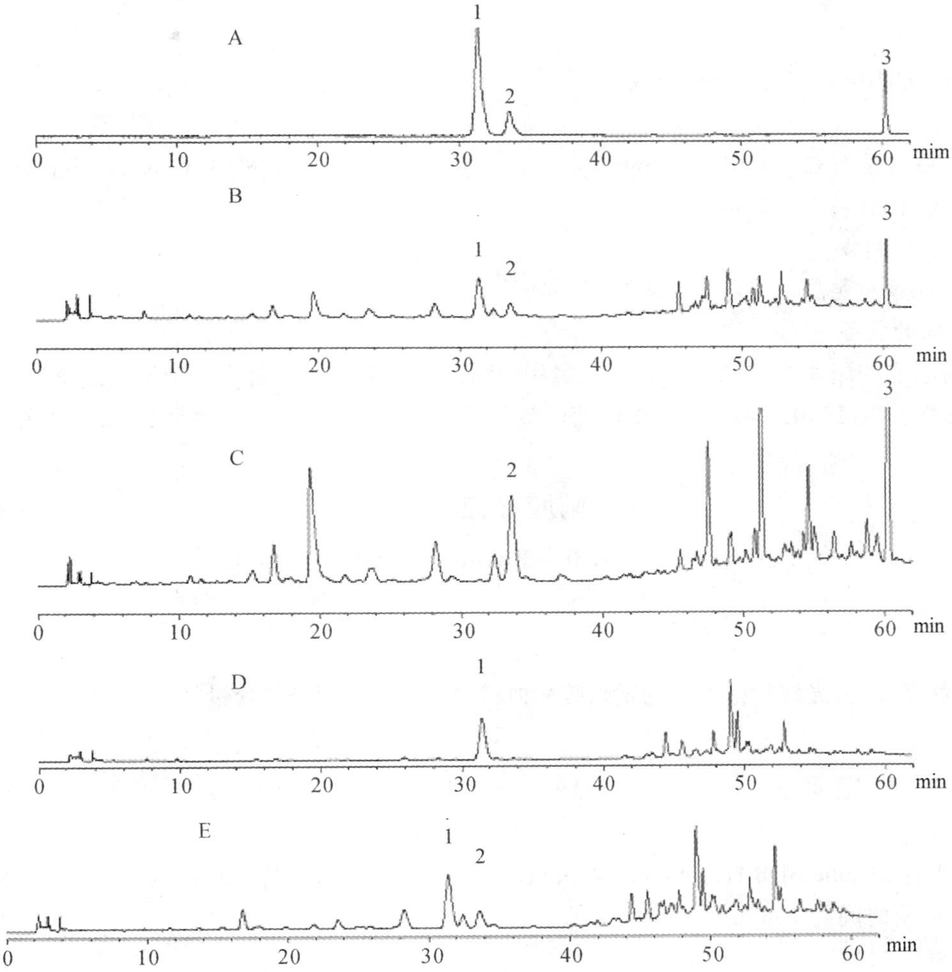

图 3-7-6　尿感宁颗粒高效液相色谱图

A. 对照品；B. 样品；C. 阴性一缺秦皮乙素；D. 阴性一缺咖啡酸；E. 阴性一缺迷迭香酸；
1. 嗪皮乙素；2. 咖啡酸；3. 迷迭香酸

尿塞通片

Niaosaitong Pian

【分析方法】

1 高效液相色谱法测定尿塞通片中丹酚酸 B 含量[31]

1.1 仪器

Shimadzu LC-2010A 高效液相色谱仪。

1.2 色谱条件

色谱柱：Hypersil BDS 分析柱(250mm×4.6mm，5μm)；流动相：乙腈-0.1%磷酸(28∶72)；流速 1.0mL/min；检测波长 287nm；柱温室温；分析时间 15min。

1.3 对照品溶液的制备

称取丹酚酸 B 对照品，用适量甲醇溶解。

1.4 供试品溶液的制备

称取除去薄膜衣的尿塞通片粉末 0.35g，加入 75%甲醇 50mL，超声 45min，滤过，即得。

2 高效液相色谱法测定尿塞通片中欧前胡素的含量[32]

2.1 仪器

Shimadzu LC-10AT 高效液相色谱仪。

2.2 色谱条件

色谱柱：迪马钻石 C_{18} 分析柱(250mm×4.6mm)；流动相：甲醇-水(70∶30)；流速 1.0mL/min；检测波长 248nm；进样量 10μL；分析时间 18min。

2.3 对照品溶液的制备

称取欧前胡素对照品，用适量甲醇溶解。

2.4 供试品溶液的制备

称取去薄膜衣的尿塞通片粉末 5g，加适量甲醇索氏回流提取 8h，提取液蒸干，残渣加水 10mL 溶解，用醋酸乙酯振摇提取(15mL×4)，合并提取液，蒸干，残渣加甲醇溶解并定容至 25mL，滤过，即得。

阿胶补血口服液

Ejiao Buxue Koufuye

【分析方法】

1 高效液相色谱-蒸发光散射检测法测定阿胶补血口服液中黄芪甲苷的含量[33]

1.1 仪器

Alltech 高效液相色谱仪。

1.2 色谱条件

色谱柱：HyperClone BDS 柱(150mm×4.6mm，5μm)；流动相：乙腈-水(32∶68)；流速 1.0mL/min；检测波长 286nm；分析时间约 13min。

1.3 对照品溶液的制备

称取黄芪甲苷对照品，用适量甲醇溶解。

1.4 供试品溶液的制备

量取阿胶补血口服液 20mL 用水饱和的正丁醇萃取(40mL×4)，合并正丁醇液，用氨试液洗涤(40mL×2)，正丁醇液蒸干，残渣加水溶解，通过 D101 型大孔吸附树脂柱，用 70%乙醇 80mL 洗脱，收集洗脱液，蒸干，残渣用甲醇溶解并定容至 5mL，即得。

阿魏化痞膏

Awei Huapi Gao

【分析方法】

1 高效液相色谱法测定阿魏化痞膏中桂皮醛的含量[34]

1.1 仪器

Agilent 1100 高效液相色谱仪，二极管阵列检测器。

1.2 色谱条件

色谱柱：Carbosorb ODS C_{18} 柱(150mm×4.6mm，5μm)；流动相：乙腈-水(30∶70)；流速 1.0mL/min；检测波长 288nm；柱温 25℃；分析时间约 18min。

1.3 对照品溶液的制备

称取桂皮醛对照品，用适量甲醇溶解。

1.4 供试品溶液的制备

称取阿魏化痞膏 3g，用 30mL 氯仿超声至溶解，加 60mL 甲醇，静置过夜，倾出甲醇液，残渣再加 10mL 甲醇超声处理，合并甲醇液，浓缩，用甲醇定容至 10mL，即得。

附子理中丸

Fuzi Lizhong Wan

【分析方法】

1 高效液相色谱法测定附子理中丸中甘草酸的含量[35]

1.1 仪器

LC-05P 液相色谱仪。

1.2 色谱条件

色谱柱：Kromasil C_{18} 柱(250mm×4.6mm，5μm)；流动相：甲醇-水-乙醚-冰醋酸(60∶34∶6∶3)；流速 1.0mL/min；柱温 30℃；检测波长 250nm；分析时间 15min。

1.3 对照品溶液的制备

称取甘草酸对照品，用适量甲醇溶解。

1.4 供试品溶液的制备

称取剪碎的附子理中丸 5g，用 50mL 50%甲醇浸渍 24h 后超声提取 30min，滤过，即得。

驴胶补血颗粒

LüJiao Buxue Keli

【分析方法】

1 高效液相色谱法测定驴胶补血颗粒中阿魏酸的含量[36]

1.1 仪器

Shimadzu LC-10AT 高效液相色谱仪。

1.2 色谱条件

色谱柱：SinoChrom ODS-BP 分析柱(250mm×4.6mm，5μm)；流动相：甲醇-0.05%醋酸溶液(35∶65)；流速 0.7mL/min；检测波长 320nm；柱温 25℃；分析时间 40min。

1.3 对照品溶液的制备

称取阿魏酸对照品，用适量流动相溶解。

1.4 供试品溶液的制备

称取驴胶补血颗粒 2g，加入甲酸预饱和的氯仿 50mL，加热回流提取 1h，滤过，取续滤液 25mL，蒸干，残渣加流动相使溶解并定容至 5mL，滤过，即得。

2 高效液相色谱-蒸发光散射法测定驴胶补血颗粒中黄芪甲苷的含量[37]

2.1 仪器

Shimadzu LC-2010C 高效液相色谱仪。

2.2 色谱条件

色谱柱：C_{18}分析柱(250mm×4.6mm，5μm)；流动相：乙腈-水(37∶63)；流速 1.0mL/min；柱温 40℃；分析时间 20min；蒸发光散射检测器参数：漂移管温度 105℃，载气流速 2.7mL/min。

2.3 对照品溶液的制备

称取黄芪甲苷对照品，用适量甲醇溶解。

2.4 供试品溶液的制备

称取驴胶补血颗粒 10g，加甲醇 40mL，冷浸过夜，索氏回流提取 4h，提取液蒸干，残渣加水 10mL 溶解，加水饱和的正丁醇振摇提取(40mL×4)，合并正丁醇液，用氨试液振摇提取(40mL×2)，弃去氨液，正丁醇液蒸干，残渣加水 5mL 使溶解，通过 D101 型大孔吸附树脂，依次用水 50mL 和 40%的乙醇 30mL 淋洗，再用 70%的乙醇 80mL 洗脱，收集洗脱液，蒸干，用甲醇溶解并定容至 5mL。

参考文献

[1] 郭允，赵春杰，万绍晖，周金颖，白璐，辛春红. RP-HPLC 法测定坎离砂中槲皮素的含量. 沈阳药科大学学报, 2008, 25(5): 381-383.

[2] 林隽丹. HPLC 法测定芩连片中芍药苷的含量. 海峡药学, 2007, 19(10): 45-46.

[3] 高靥，王冬梅，栾爽，申涛，李金银，赵怀清. HPLC 法同时测定芩连片中盐酸巴马汀和盐酸小檗碱的含量. 沈阳药科大学学报, 2008, 25(6): 480-483.

[4] 张凤瑞. 苏子降气丸质量标准研究. 中成药, 2005, 27(7): 775-777.

[5] 赵阳，张纯，郭澄，邵元福. 高效液相色谱法测定苏合香丸中丁香酚的含量. 中国中药杂志, 2001, 26(3): 175-177.

[6] 潘莹，郭小龙，陈勇，韩凤梅. HPLC 法测定杞菊地黄丸中马钱苷、芍药苷和丹皮酚的含量. 中国药科大学学报, 2007, 38(2): 133-135.

[7] 刘灿辉，申喜华. HPLC 法测定杞菊地黄胶囊中丹皮酚含量研究. 中医药导报, 2005, 11(11): 61-62.

[8] 罗苑苑. RP-HPLC 测定杞菊地黄胶囊中芍药苷的含量. 广东药学院学报, 2004, 20(3): 251-252.

[9] 杨心刚，马冠瑞. RP-HPLC 测定杞菊地黄胶囊中马钱苷的含量. 中成药, 2008, 30(2): 295-296.

[10] 蔡为群，陈逸红，吴赵云. 高效液相色谱法测定杞菊地黄胶囊中绿原酸的含量. 时珍国医国药, 2004, 15(9): 563-564.

[11] 植达诗，周颖，朱旭林. HPLC 法测定连蒲双清片中咖啡酸及盐酸小檗碱的含量. 中国药事, 2008, 22(8): 675-677.

[12] 朱丽萍. RP-HPLC 法测定抗骨增生丸中柚皮苷的含量. 黑龙江中医药, 2009,(2): 49-50.

[13] 李文琪. 高效液相色谱法测定抗宫炎片中盐酸水苏碱的含量. 河北医科大学学报, 2005, 26(5): 379-381.

[14] 李芳美，林朝展，甄松峰，祝晨蔯. RP-HPLC 法测定抗病毒口服液中芒果苷和连翘苷的含量. 中药新药与临床药理, 2009, 20(1): 47-49.

[15] 王蕴，彭向前，房霞. 反相高效液相色谱法测定抗病毒口服液中绿原酸和连翘苷含量. 药物鉴定, 2009, 18(3):14-15.

[16] 杨江丰，陈颖. 柱切换高效液相色谱法测定抗病毒口服液中连翘昔、靛蓝及靛玉红的含量. 药物分析杂志, 2006, 26(6): 843-844.

[17] 牛胜德，邵光岩. 高效液相色谱法测定抗感口服液中芍药苷含量. 时珍国医国药, 2001, 12(4): 304-305.

[18] 靳丹虹，梁芳慧，董丽丹. RP-HPLC 测定抗感颗粒中绿原酸的含量研究. 长春医学, 2009, 7(1): 11-14.
[19] 魏惠珍，陈燕军，张红红，金浩鑫，饶毅，杨世林. 气相色谱法测定牡荆油胶丸中 β-丁香烯. 中草药，2009，40(5): 734-735.
[20] 黄海欣，田宏，张玉洁. HPLC 法测定利肝隆冲剂中五味子醇甲的含量. 中国药师, 2003, 6(1): 42-43.
[21] 王志巍，宋岳，李杰滨. HPLC 测定利咽解毒颗粒中连翘苷的含量. 中国实用医药, 2009, 4(12): 52-53.
[22] 张烨，周浓，张海珠. HPLC 法测定利咽解毒颗粒中大黄素的含量. 亚太传统医药, 2009, 5(11): 40-41.
[23] 何洋，乔明福，何琳，周洪波. HPLC 法同时测定利胆排石片中木香烃内酯和去氢木香内酯的含量. 沈阳药科大学学报, 2009, 26(7): 543-546.
[24] 刘意，曹演威，何洋，易运红. HPLC 法同时测定利胆排石片中 4 种蒽醌类成分的含量. 海峡药学，2009，21(2): 35-37.
[25] 康珊芬. 高效液相色谱法测定利脑心胶囊中芍药苷含量. 浙江中西医结合杂志, 2005, 18(5): 522-523.
[26] 戴金玉，赖增发. 高效液相色谱法测定快胃片中延胡索乙素含量. 药物鉴定, 2005, 14(6): 40-41.
[27] 赵新年，刘同祥，徐公仆，李振国. HPLC 测定肠胃宁片中芍药苷的含量. 中成药, 2004, 26(7): 附 1-附 2.
[28] 康兰芳，姜莲，吕春霞. 肠胃适胶囊质量标准之研究. 现代食品与药品杂志, 2007, 17(6): 24-27.
[29] 徐端琼. 高效液相色谱法测定补中益气丸中橙皮苷的含量. 海峡药学, 2007, 19(3): 48-50.
[30] 邢旺兴，宓鹤鸣，陈斌，程荣珍，刘荔荔，陈伟. SFE-CGC 法测定补脾益肠丸中补骨脂素和异补骨脂素的含量. 中国中药杂志, 2000, 25(6): 349-351.
[31] 李溪. HPLC 测定尿塞通片中丹酚酸 B 含量. 中成药, 2009, 31(6): 984-985.
[32] 常艳茹，刘永强，杨冬华，李庆杰. 尿塞通片质量标准研究. 时珍国医国药, 2006, 17(7): 1234-1235.
[33] 莫鉴洲，黄浩锋，莫兰芳. 阿胶补血口服液中黄芪甲苷含量的测定. 现代医药卫生, 2009, 25(9): 1292-1294.
[34] 赵现红，李向日，袁永生，周玉新. 高效液相色谱法测定阿魏化痞膏中桂皮醛含量. 北京中医药大学学报，2004，27(5): 62-63.
[35] 任培培，孙国祥，智雪枝. RP-HPLC 法测定附子理中丸中甘草酸含量. 药物分析杂志, 2008, 28(5): 779-781.
[36] 金在久，朴惠顺，申英爱. 高效液相色谱法测定驴胶补血颗粒中阿魏酸含量. 时珍国医国药, 2005, 16(10): 994-995.
[37] 马淑杰. 高效液相色谱-蒸发光散射法测定驴胶补血颗粒中黄芪甲苷的含量. 时珍国医国药, 2007, 18(1): 98-99.

八画

青娥丸

Qing'e Wan

【分析方法】

1 高效液相色谱法测定青娥丸中的补骨脂[1]

1.1 仪器

Waters 2695 高效液相色谱仪。

1.2 色谱条件

色谱柱：C_{18}柱(250mm×4.6mm，5μm)；流动相：甲醇-水(55∶45)；流速 1.0mL/min；检测波长 246nm；柱温室温；分析时间 26min。

1.3 对照品溶液的制备

称取补骨脂素和异补骨脂素对照品，用适量甲醇溶解。

1.4 供试品溶液的制备

称取青娥丸粉末 0.2g，用 25mL 甲醇加热回流 2h，滤过，即得。

板蓝根颗粒

Banlan'gen Keli

【分析方法】

1 高效液相色谱法测定板蓝根颗粒中腺苷的含量[2]

1.1 仪器

Shimadzu LC-10ATVP 高效液相色谱仪。

1.2 色谱条件

色谱柱：Hypersil ODS C_{18}柱(200mm×4.6mm，5μm)；流动相：磷酸盐缓冲溶液(pH 6.5)-甲醇(90∶10)；流速 1.0mL/min；检测波长 260nm；柱温 30℃；分析时间 10min。

1.3 对照品溶液的制备

称取腺苷对照品，用适量水溶解。

1.4 供试品溶液的制备

称取板蓝根颗粒 1.0g，用 20mL 水超声提取 15min，滤过，即得。

软脉灵口服液

Ruanmailing Koufuye

【分析方法】

1 高效液相色谱法测定软脉灵口服液中丹参素的含量[3]

1.1 仪器

Agilent 1100 高效液相色谱仪，二极管阵列检测器。

1.2 色谱条件

色谱柱：Hypersil ODS-2 柱(250mm×4.6mm，5μm)；流动相：甲醇-水-冰醋酸(3∶97∶1)；流速 1.0mL/min；检测波长 280nm；柱温 25℃。

1.3 对照品溶液的制备

称取丹参素钠对照品，用适量流动相溶解。

1.4 供试品溶液的制备

量取软脉灵口服液 25mL，用甲醇稀释 2 倍，滤过，取续滤液 15mL，蒸干，残渣用流动相溶解并定容至 10mL，即得。

2 高效液相色谱测定软脉灵口服液中丹酚酸 B 的含量[4]

2.1 仪器

Shimadzu LC-2010AHT 高效液相色谱系统，二极管阵列检测器。

2.2 色谱条件

色谱柱：Welch Materials XB-C_{18} 柱(250mm×4.6mm，5μm)；流动相：甲醇-1%冰醋酸(38∶62)；流速 1.0mL/min；检测波长 286nm；柱温 25℃；分析时间 40min。

2.3 对照品溶液的制备

称取丹酚酸 B 对照品，用适量流动相溶解。

2.4 供试品溶液的制备

量取软脉灵口服液 2mL，用流动相定容至 25mL，滤过，即得。

肾炎四味片

Shenyansiwei Pian

【分析方法】

1 高效液相色谱法测定肾炎四味片中黄芩苷的含量[5]

1.1 仪器

Shimadzu-10A 高效液相色谱仪。

1.2 色谱条件

色谱柱：十八烷基硅烷键合硅胶柱；流动相：甲醇-水-冰醋酸(50∶50∶1)；流速 1.0mL/min；检测波长 278nm；进样量 5μL；柱温 25℃；分析时间约 12min。

1.3 对照品溶液的制备

称取黄芩苷对照品，用适量 50%甲醇溶解。

1.4 供试品溶液的制备

称取肾炎四味片粉末 0.4g，加入 50%甲醇适量超声处理 20min，用 50%甲醇定容至 50mL，滤过，取续滤液 1mL，用 50%甲醇稀释 10 倍，即得

肾复康胶囊

Shenfukang Jiaonang

【分析方法】

1 高效液相色谱法测定肾复康胶囊中大黄酚的含量[6]

1.1 仪器

Hewlett-Packard 1100 高效液相色谱仪。

1.2 色谱条件

色谱柱：ODS C_{18}柱(100mm×4.6mm)；流动相：甲醇-水(85∶15)；流速1.0mL/min；检测波长254nm；柱温30℃；分析时间约15min。

1.3 对照品溶液的制备

称取大黄酚对照品，用适量甲醇溶解。

1.4 供试品溶液的制备

称取胶囊内容物3g，加入2.5mol/L硫酸溶液15mL、氯仿25mL，水浴回流水解2h，分取氯仿层，再加氯仿，反复萃取至氯仿层无色，合并氯仿液，蒸干，残渣用甲醇溶解并定容至250mL，即得。

2 高效液相色谱法测定肾复康胶囊中大黄素的含量[7]

2.1 仪器

Waters 高效液相色谱仪。

2.2 色谱条件

色谱柱：依利特 C_{18}柱(250mm×4.6mm，5μm)；流动相：甲醇-0.1%磷酸溶液(85∶15)；流速1.0mL/min；检测波长254nm；柱温室温；分析时间约10min。

2.3 对照品溶液的制备

称取大黄素对照品，用适量甲醇溶解。

2.4 供试品溶液的制备

称取肾复康胶囊内容物1g，加入甲醇20mL超声处理30min，离心，取上清液，滤过，即得。

3 高效液相色谱法测定肾复康胶囊中的野黄芩苷和芦丁的含量[8]

3.1 仪器

Agilent 1100高效液相色谱仪，二极管阵列检测器。

3.2 色谱条件

色谱柱：Chromatorex C_{18}柱(150mm×4.6mm，5μm)；流动相：0.02mol/L磷酸二氢钾缓冲溶液[含1.0%冰醋酸]-甲醇(63∶37)；流速1.0mL/min；检测波长330nm；柱温25℃；分析时间约20min。

3.3 对照品溶液的制备

称取野黄芩苷和芦丁对照品，用适量甲醇溶解。

3.4 供试品溶液的制备

称取肾康复胶囊内容物2.00g，用95mL 50%甲醇超声提取30min，离心，滤过，用50%甲醇定容至100mL，滤过，即得。

4 高效液相色谱法测定肾复康胶囊中阿魏酸的含量[9]

4.1 仪器

Shimadzu 10AVP高效液相色谱仪。

4.2 色谱条件

色谱柱：Kromasil C_{18} 柱(150mm×4.6mm，5μm)；流动相：甲醇-水-磷酸(37∶63∶0.05)；流速1.0mL/min；检测波长323nm；AUFS 0.01；柱温25℃；分析时间约10min。

4.3 对照品溶液的制备

称取阿魏酸对照品，用适量甲醇溶解。

4.4 供试品溶液的制备

称取肾复康胶囊内容物5.0g，用酸性醋酸乙酯(醋酸乙醋-冰醋酸，100∶2) 50mL浸渍过夜后，超声提取30min，滤过，取续滤液25mL，蒸干，残渣用甲醇溶解并定容至10mL，滤过，即得。

5 高效液相色谱法测定肾复康胶囊中二苯乙烯苷的含量[10]

5.1 仪器

Waters 液相色谱仪。

5.2 色谱条件

色谱柱：C_{18}柱(20cm×4.6mm，5μm)；流动相：乙腈-水(200∶800)；流速 1.0mL/min；检测波长 320nm；柱温 25℃；分析时间约 15min。

5.3 对照品溶液的制备

称取二苯乙烯苷对照品，用适量稀乙醇溶解。

5.4 供试品溶液的制备

称取肾复康胶囊内容物 0.5g，用适量 50%乙醇超声处理 30min，定容至 25mL，取上清液，滤过，即得。

肾衰宁胶囊

Shenshuaining Jiaonang

【分析方法】

1 高效液相色谱法测定肾衰宁胶囊中盐酸小檗碱的含量[11]

1.1 仪器

Shimadzu LC-2010A 高效液相色谱仪。

1.2 色谱条件

色谱柱：Gemini C_{18}柱(150mm×4.6mm，5μm)；流动相：0.03mol/L 磷酸二氢钾-乙腈(60∶40)；流速 1.0mL/min；检测波长 350nm；柱温 40℃；分析时间约 10min。

1.3 对照品溶液的制备

称取盐酸小檗碱对照品，用适量甲醇溶解。

1.4 供试品溶液的制备

称取肾衰宁胶囊内容物 0.1g，用 75mL 盐酸-甲醇(1∶100)溶液超声处理 20min，用甲醇定容至 100mL，滤过，即得。

2 高效液相色谱法测定肾衰宁胶囊中小檗碱的含量[12]

2.1 仪器

Agilent 1100 液相色谱仪。

2.2 色谱条件

色谱柱：Lichrospher C_{18}柱(250mm×4.6mm，5μm)；流动相：乙腈-0.4%磷酸溶液(32∶68)；检测波长 345nm；柱温 40℃；分析时间约 20min。

2.3 对照品溶液的制备

称取丁香酚对照品，用适量 80%甲醇溶解。

2.4 供试品溶液的制备

称取肾衰宁胶囊内容物 0.15g，用 1%盐酸-甲醇溶液 50mL 超声处理 20min，滤过，即得。

肾康宁片

Shenkangning Pian

【分析方法】

1 高效液相色谱-蒸发光散射检测法测定肾康宁片中黄芪甲苷的含量[13]

1.1 仪器

HP1100 系列液相色谱仪，Alltech 蒸发光散射检测仪。

1.2 色谱条件

色谱柱：Agilent C_{18}柱(250mm×4.6mm，5μm)；流动相：甲醇-水(82∶18)；流速 0.5mL/min；柱温 25℃；

蒸发光散射检测器参数：漂移管温度 91℃，气体流速 1.3L/min；分析时间约 25min。

1.3 对照品溶液的制备

称取黄芪甲苷对照品，用适量甲醇溶解。

1.4 供试品溶液的制备

称取去薄膜衣的肾康宁片粉末 4g，用 50%甲醇 50mL 超声处理 30min，滤过，取滤液 25mL，蒸干，残渣用 30mL 水微热溶解，用水饱和的正丁醇提取(30mL×4)，合并正丁醇液，用氨试液洗涤(30mL×2)，弃去洗液，正丁醇液蒸干，残渣用甲醇溶解并定容至 5mL，滤过，即得。

明目地黄丸

Mingmu Dihuang Wan

【分析方法】

1　高效液相色谱法测定明目地黄丸中马钱苷的含量[14]

1.1 仪器

Hitachi 高效液相色谱仪。

1.2 色谱条件

色谱柱：Kromasil C_{18} 柱(250mm×4.6mm，5μm)；流动相：乙腈-水(16∶84)；流速 1.0mL/min；检测波长 240nm；柱温室温；分析时间 18min。

1.3 对照品溶液的制备

称取马钱苷对照品，用适量 30%甲醇溶解。

1.4 供试品溶液的制备

称取明目地黄丸粉末 2.5g，用 20mL 水超声提取 40min，加水定容至 25mL，滤过，即得。

固经丸

Gujing Wan

【分析方法】

1　高效液相色谱法测定固经丸中盐酸小檗碱的含量

1.1 仪器

Agilent 1100 高效液相色谱仪，配有二极管阵列检测器。

1.2 色谱条件及系统适应性

色谱柱填充剂：十八烷基硅烷键合硅胶；流动相：乙腈-0.1%磷酸溶液(40∶60，每 100mL 加十二烷基磺酸钠 0.1g)；流速 1.0mL/min；检测波长 265nm。理论板数按盐酸小檗碱峰计算应不低于 4000。

1.3 对照品溶液的制备

精密称取经 105℃干燥 5h 的盐酸小檗碱对照品适量，用流动相制成每 1mL 含 20μg 的溶液，即得。

1.4 供试品溶液的制备

取固经丸，研细，精密称定 0.25g，置具塞锥形瓶中；精密加入流动相 25mL，称定重量，超声处理(功率 180W，频率 42kHz)1h，取出，放冷，再称定重量；用流动相补足减失的重量，摇匀，滤过，取续滤液，即得。

1.5 方法学验证结果

1.5.1 线性关系考察

盐酸小檗碱的进样量在 21.28～2128ng，进样量与峰面积呈良好的线性关系。以峰面积为纵坐标 y，进样量(ng)为横坐标 x，线性方程为 $y=3.9527x+31.797$，$r=0.99992$。

1.5.2 重复性试验

本方法重现性良好，RSD 为 0.9% (n=6)。

1.5.3 准确度试验

加样回收率为 97.8%～100.5%，平均回收率为 99.0%，RSD 为 1.1% (n=9)。

1.5.4 供试品溶液的稳定性

供试品溶液在 24h 内基本保持稳定，RSD 为 0.55% (n=9)。

1.6 样品测定结果

采用上述方法，分别精密吸取对照品溶液和供试品溶液各 10μL，注入液相色谱仪，测定了 6 批固经丸样品中盐酸小檗碱的含量，结果为 1.28～1.70mg/g。

色谱图及紫外光谱图如图 3-8-1 所示。

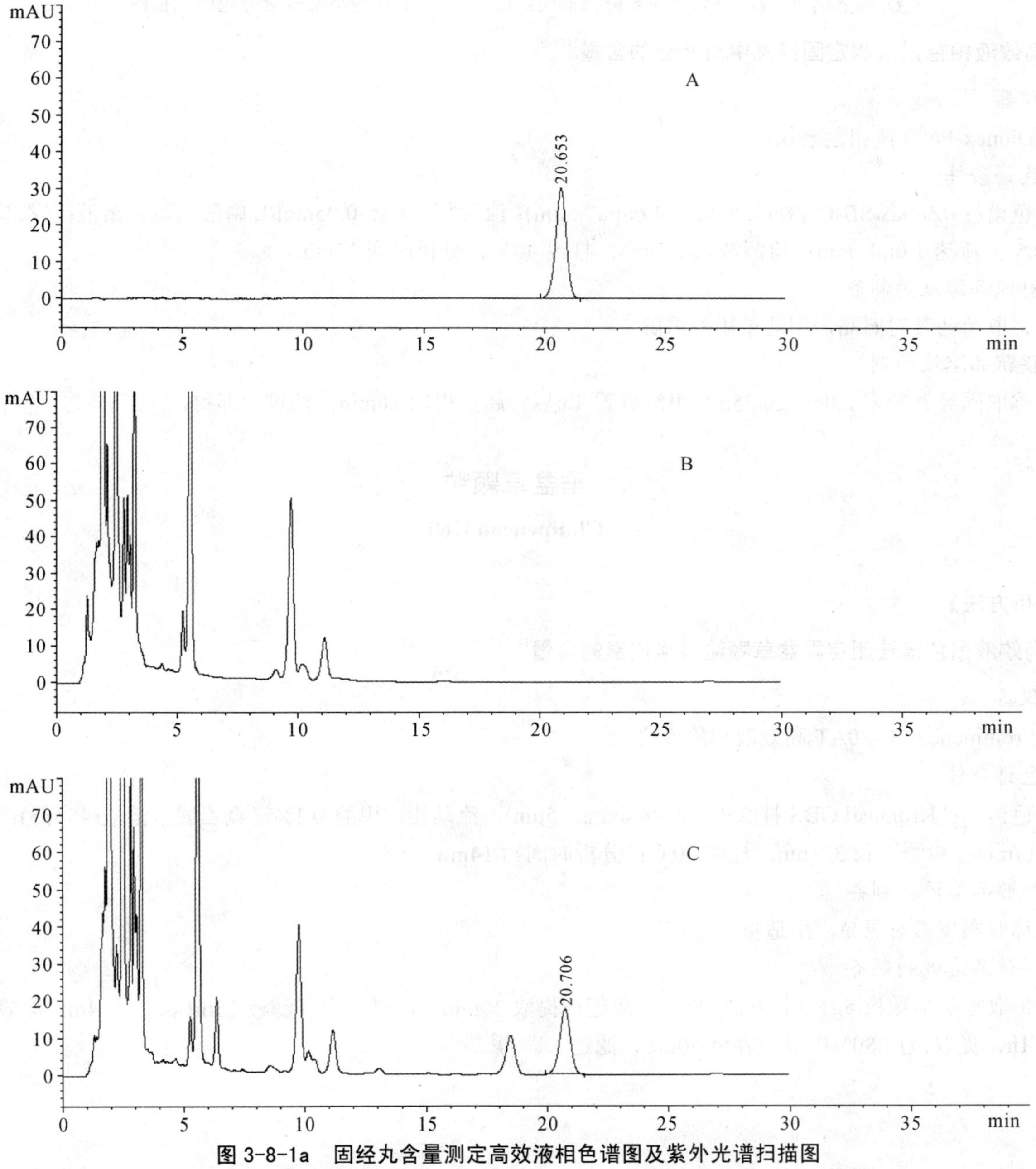

图 3-8-1a 固经丸含量测定高效液相色谱图及紫外光谱扫描图

A. 盐酸小檗碱对照品溶液色谱图；B. 供试品溶液色谱图；C. 空白样品(缺盐关黄柏)溶液色谱图

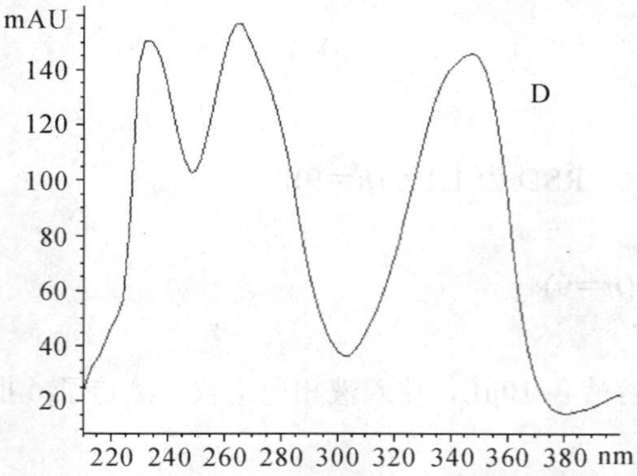

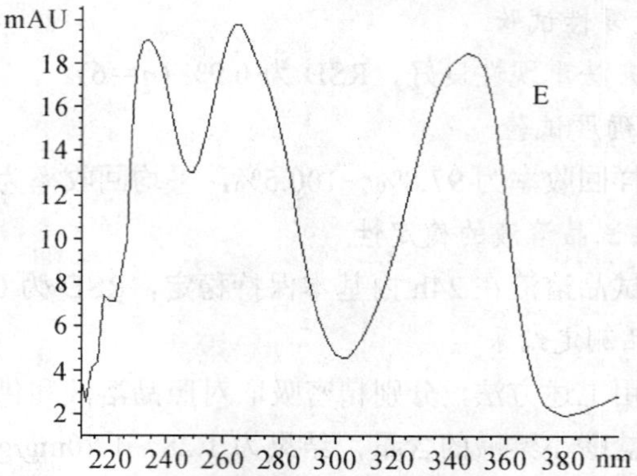

图 3-8-1b 固经丸含量测定高效液相色谱及紫外光谱扫描图

D. 盐酸小檗碱对照品紫外光谱扫描图；E. 供试品中盐酸小檗碱紫外光谱扫描图

2 高效液相色谱法测定固经丸中芍药苷的含量[15]

2.1 仪器

Dionex-P680 液相色谱仪。

2.2 色谱条件

色谱柱：Zobax SB-C_{18} 柱(250mm×4.6mm，5μm)；流动相：甲醇-0.05mol/L 磷酸二氢钾溶液-三乙胺(28∶72∶0.5)；流速 1.0mL/min；检测波长 230nm；柱温 40℃；分析时间 17min。

2.3 对照品溶液的制备

称取芍药苷对照品，用适量甲醇溶解。

2.4 供试品溶液的制备

称取固经丸粉末 2.0g，加 25mL 甲醇放置 4h 后，超声提取 20min，滤过，即得。

垂盆草颗粒

Chuipencao Keli

【分析方法】

1 高效液相色谱法测定垂盆草颗粒中槲皮素的含量[16]

1.1 仪器

Prominence LC-20AT 高效液相色谱仪。

1.2 色谱条件

色谱柱：Kromasil ODS 柱(250mm×4.6mm，5μm)；流动相：甲醇-0.1%三氟乙酸水溶液(45∶55)；流速 1.0mL/min；检测波长 371nm；柱温 30℃；分析时间约 14min。

1.3 对照品溶液的制备

称取槲皮素对照品，用适量甲醇溶解。

1.4 供试品溶液的制备

称取垂盆草颗粒 5g，用 50mL 80%甲醇超声提取 30min，滤过，取续滤液 25mL，加入 4mL 盐酸加热回流 1h，提取液用 80%甲醇定容至 50mL，滤过，即得。

知柏地黄丸

Zhibai Dihuang Wan

【分析方法】

1 高效液相色谱法测定知柏地黄丸中5-羟甲基糠醛的含量[17]

1.1 仪器

高效液相色谱仪。

1.2 色谱条件

色谱柱：Kromasil C_{18}柱(250mm×4.6mm，5μm)；流动相：水-乙腈-冰醋酸(97∶2.5∶0.5)；流速1.0mL/min；检测波长280nm；分析时间约9min。

1.3 对照品溶液的制备

称取5-羟甲基糠醛对照品，用适量甲醇溶解。

1.4 供试品溶液的制备

称取知柏地黄丸2.2g，加25%乙醇50mL回流提取2h，滤过，药渣再加25%乙醇40mL回流1.5h，合并滤液，浓缩，加95%乙醇沉24h，滤过，样品液浓缩并用水定容至25mL，即得。

知柏地黄丸(浓缩丸)

Zhibai Dihuang Wan

【分析方法】

1 高效液相色谱法测定山茱萸及知柏地黄丸中齐墩果酸、熊果酸的含量[18]

1.1 仪器

Shimadzu LC-10AD高效液相色谱仪。

1.2 色谱条件

色谱柱：Shim-Pack C_{18}柱(150mm×4.6mm，5μm)；流动相：乙腈-甲醇-水-乙酸胺(70∶16∶14∶0.5)；流速1.0mL/min；检测波长215nm；柱温室温；分析时间约22min。

1.3 对照品溶液的制备

称取齐墩果酸和熊果酸对照品，用适量甲醇溶解。

1.4 供试品溶液的制备

称取知柏地黄丸(浓缩丸)5g，加30mL水温热使溶散，滤过，水洗，药渣干燥后，加乙醚适量，索氏回流提取4h，提取液蒸干，残渣用15mL石油醚(30～60℃)浸提2次，每次约2min，弃去石油醚液，残渣加适量甲醇微热溶解并定容至25mL，滤过，即得。

2 高效液相色谱法测定知柏地黄丸浓缩丸中丹皮酚的含量[19]

2.1 仪器

Agilent 1100高效液相色谱仪。

2.2 色谱条件

色谱柱：Kromasil KR100-5 C_{18}柱(250mm×4.6mm)；流动相：甲醇-水(70∶30)；流速1.0mL/min；检测波长274nm；分析时间约7min。

2.3 对照品溶液的制备

称取丹皮酚对照品，用适量甲醇溶解。

2.4 供试品溶液的制备

称取粉碎的知柏地黄丸(浓缩丸)0.4g，用 50mL 50%甲醇超声提取 45min，滤过，即得。

3 高效液相色谱法测定知柏地黄丸中盐酸小檗碱的含量[20]

3.1 仪器

Waters 高效液相色谱仪，996 光电二极管阵列检测器。

3.2 色谱条件

色谱柱：YMC-Pack ODS C_{18} 柱(150mm×6.0mm，10μm)；流动相：甲醇-水-磷酸(50∶50∶0.5)；流速 1.0mL/min；检测波长 263nm；分析时间约 25min。

3.3 对照品溶液的制备

称取盐酸小檗碱对照品，用适量 1%盐酸溶解。

3.4 供试品溶液的制备

称取知柏地黄丸(浓缩丸)粉末 0.5g，用适量 1%盐酸超声处理，定容至 100mL，滤过，即得。

4 高效液相色谱法测定知柏地黄丸中芒果苷的含量[21]

4.1 仪器

Agilent 高效液相色谱仪。

4.2 色谱条件

色谱柱：Agilent ODS C_{18} 柱(250mm×4.6mm，5μm)；流动相：甲醇-0.1%磷酸溶液(25∶75)；流速 1.0mL/min；检测波长 316nm；柱温 25℃；分析时间 20min。

4.3 对照品溶液的制备

称取芒果苷对照品，用适量甲醇溶解。

4.4 供试品溶液的制备

称取知柏地黄丸(浓缩丸)5g，用 40mL 石油醚(60～90℃)超声提取 20min，滤过，弃去滤液，药渣挥干后加甲醇回流提取 1h，滤过，即得。

金果饮

Jinguoyin

【分析方法】

1 高效液相色谱法测定金果饮中橙皮苷的含量[22]

1.1 仪器

惠普 1100 型高效液相色谱仪。

1.2 色谱条件

色谱柱：Zorbax SB-C_{18} 分析柱(250mm×4.6mm，5μm)；流动相：甲醇-6%醋酸溶液(38∶62)；流速 1.0mL/min；检测波长 283nm；柱温 30℃；分析时间 16min。

1.3 对照品溶液的制备

称取橙皮苷对照品，用适量甲醇溶解。

1.4 供试品溶液的制备

量取金果饮 5mL，用醋酸乙酯萃取(20mL×3)，合并萃取液，蒸干，残渣用甲醇溶解并定容至 25mL，滤过，即得。

乳块消片

Rukuaixiao Pian

【分析方法】

1 高效液相色谱法测定乳块消片中丹参素和丹酚酸 B 的含量[23]

1.1 仪器

Agilent 1100 高效液相色谱仪。

1.2 色谱条件

色谱柱：Zorbax XDB-C_{18} 柱(150mm×4.6mm，5μm)；流动相：A 相为甲醇-水(1∶59)，B 相为甲醇-乙腈(3∶1)；梯度洗脱：0～5min 92% A，5～8min 92%～66% A，8～20min 66% A；流速 1.0mL/min；检测波长 286nm；柱温室温；分析时间 17min。

1.3 对照品溶液的制备

称取丹参素和丹酚酸 B 对照品，用适量蒸馏水溶解。

1.4 供试品溶液的制备

称取乳块消片粉末 0.2g，用适量蒸馏水超声提取 30min，定容至 25mL，滤过，即得。

乳癖消片

Rupixiao Pian

【分析方法】

1 高效液相色谱法测定乳癖消片中芍药苷的含量[24]

1.1 仪器

Shimadzu LC-2100 高效液相色谱仪。

1.2 色谱条件

色谱柱：Capcell Pak 柱(250mm×4.6mm，5μm)；流动相：乙腈-水(18∶82)；流速 1.0mL/min；检测波长 230nm；柱温 30℃；分析时间约 12min。

1.3 对照品溶液的制备

称取芍药苷对照品，用适量甲醇溶解。

1.4 供试品溶液的制备

称取去包衣的乳癖消片粉末 1.0g，用 25mL 50%甲醇超声提取 30min，滤过，药渣再用 50%甲醇洗涤，合并甲醇液，用甲醇定容至 50mL，即得。

2 高效液相色谱法测定乳癖消片中三七皂苷 R_1 和人参皂苷 Rg_1 的含量[25]

2.1 仪器

SSI PC-200 高效液相色谱仪。

2.2 色谱条件

色谱柱：Kromasil C_{18} 柱(150mm×4.6mm，5μm)；流动相：乙腈-0.05%磷酸溶液(20∶80)；流速 1.2mL/min；检测波长 203nm；分析时间约 21min。

2.3 对照品溶液的制备

称取三七皂苷 R_1 和人参皂苷 Rg_1 对照品，用适量流动相溶解。

2.4 供试品溶液的制备

称取乳癖消片粉末 0.6g，加适量甲醇索氏回流提取 5h，提取液蒸干，残渣加水 20mL 溶解，用水饱和的正丁醇萃取(20mL×4)，合并正丁醇液，用正丁醇饱和的氨试液洗涤(20mL×3)，弃去氨洗液，再用正丁醇饱和的水洗涤(20mL×2)，弃去水洗液，正丁醇液蒸干，残渣加流动相溶解并定容至5mL，滤过，即得。

乳癖消胶囊

Rupixiao Jiaonang

1 高效液相色谱法测定乳癖消胶囊中芍药苷的含量[26]

1.1 仪器

Waters 高效液相色谱仪。

1.2 色谱条件

色谱柱：Hypersil BDS C_{18} 柱(250mm×4.6mm，5μm)；流动相：乙腈-0.1%磷酸溶液(13∶87)；流速1.0mL/min；检测波长230nm；柱温30℃；分析时间约14min。

1.3 对照品溶液的制备

称取芍药苷对照品，用适量稀乙醇溶解。

1.4 供试品溶液的制备

称取乳癖消胶囊内容物1g，用25mL稀乙醇超声提取30min，滤过，即得。

肿节风片

Zhongjiefeng Pian

【分析方法】

1 高效液相色谱法测定肿节风片中异嗪皮啶的含量[27]

1.1 仪器

Waters 高效液相色谱仪。

1.2 色谱条件

色谱柱：μ-Bondapak^{TM} C_{18} 柱(300mm×4.6mm，10μm)；流动相：乙腈-0.1%磷酸(20∶80)；流速0.8mL/min；检测波长344nm；分析时间25min。

1.3 对照品溶液的制备

称取异嗪皮啶对照品，用适量甲醇溶解。

1.4 供试品溶液的制备

称取去除糖衣的肿节风片粉末25mg，用10mL水超声提取10min，提取液用醋酸乙酯萃取(10mL×5)，合并萃取液，蒸干，残渣用甲醇溶解并定容至25mL，滤过，即得。

肥儿丸

Fei'er Wan

【分析方法】

1 高效液相色谱法测定肥儿丸中肉桂酸的含量[28]

1.1 仪器

Waters Model 510 高效液相色谱仪。

1.2 色谱条件

色谱柱：Shim-Pack CLC ODS 柱(150mm×4.6mm)；流动相：乙腈-0.1%磷酸溶液(25∶75)；流速

1.0mL/min；检测波长 268nm；柱温室温。

1.3 对照品溶液的制备

称取肉桂酸对照品，用适量甲醇溶解。

1.4 供试品溶液的制备

称取剪碎的肥儿丸 1g，加入 50mL 乙醚和 50%(*V*/*V*)的盐酸溶液 2mL，超声提取 5min，放置 24h，回流提取 3h，滤过，提取液蒸干，残渣加甲醇溶解并定容至 50mL，滤过，即得。

周氏回生丸

Zhoushi Huisheng Wan

【分析方法】

1 高效液相色谱法测定周氏回生丸中没食子酸的含量[29]

1.1 仪器

Dionex 高效液相色谱仪。

1.2 色谱条件

色谱柱：Diomand^{TM} C_{18}柱(200mm×4.6mm，5μm)；流动相：甲醇-0.1%磷酸(5∶95)；流速 1.0mL/min；检测波长 273nm；柱温 30℃；分析时间 25min。

1.3 对照品溶液的制备

称取没食子酸对照品，用适量甲醇溶解。

1.4 供试品溶液的制备

称取周氏回生丸粉末 0.15g，用 50mL 4mol/L 的盐酸回流提取 3.5h，滤过，滤液用 50%甲醇稀释 5 倍，即得。

狗皮膏

Goupi Gao

【分析方法】

1 气相色谱法测定精制狗皮膏中四种成分的含量[30]

1.1 仪器

Shimadzu GC-8A 气相色谱仪。

1.2 色谱条件

色谱柱：弹性石英毛细管柱，以聚乙二醇(PEG)-20M 为固定液；程序升温：初始温度 90℃，保持 5min，5℃/min 升至 170℃/min；进样口温度 220℃；检测器温度 250℃；分流进样 1∶46；进样量 2μL；分析时间 27min。

1.3 对照品溶液的制备

称取樟脑、薄荷脑、龙脑和水杨酸甲酯对照品，用适量醋酸乙酯溶解。

1.4 供试品溶液的制备

取狗皮膏 10 片，除去盖衬，剪成小块，置烧瓶中，加水 100mL，连接挥发油测定器，自测定器上端加水至溢入烧瓶为止，再加醋酸乙酯 5mL，加热回流 60min，分取醋酸乙酯溶液，用醋酸乙酯洗涤水液及挥发油提取器合并醋酸乙酯液，加醋酸乙酯定容至 25mL，取该溶液用醋酸乙酯稀释 10 倍，即得。

夜宁糖浆

Yening Tangjiang

【分析方法】

1 高效液相色谱法测定夜宁糖浆中大黄素的含量[31]

1.1 仪器

Agilent 1100 高效液相色谱仪。

1.2 色谱条件

色谱柱：Phenomenex Hyper ODS 柱(250mm×4.6mm，5μm)；流动相：甲醇-0.1%磷酸溶液(88∶12)；流速 1.0mL/min；检测波长 254nm；柱温 25℃；分析时间 15min。

1.3 对照品溶液的制备

称取大黄素对照品，用适量甲醇溶解。

1.4 供试品溶液的制备

量取夜宁糖浆 10mL，加入 10mL 水和 10mL 浓盐酸回流提取 1h，再加三氯甲烷加热回流 1h，分取三氯甲烷层，酸液再用三氯甲烷提取(20mL×3)，合并三氯甲烷液，蒸干，残渣加甲醇溶解并定容至 10mL，滤过，即得。

降脂灵片

Jiangzhiling Pian

【分析方法】

1 高效液相色谱法测定降脂灵片中大黄素的含量[32]

1.1 仪器

Shimadzu LC-10AT 高效液相色谱仪。

1.2 色谱条件

色谱柱：ODS C_{18} 分析柱；流动相：甲醇-0.1%高氯酸(80∶20)；流速 1.0mL/min；检测波长 365nm；灵敏度 0.01 AUFS；柱温室温；分析时间 14min。

1.3 对照品溶液的制备

称取大黄素对照品，用适量甲醇溶解。

1.4 供试品溶液的制备

取降脂灵片 20 片，研碎，用稀盐酸润湿，加氯仿 30mL 回流 30min，取氯仿液，蒸干，残渣用甲醇溶解并定容至 10mL，即得。

降糖甲片

Jiangtangjia Pian

【分析方法】

1 高效液相色谱法测定降糖甲片中黄芪甲苷的含量[33]

1.1 仪器

Shimadzu 高效液相色谱仪，Alltech 2000 蒸发光散射检测器。

1.2 色谱条件

色谱柱：Luna C_{18}分析柱(250mm×4.6mm，5μm)；流动相：乙腈-水(38∶62)；流速 0.8mL/min；分析时间 13min；蒸发光散射检测器检测参数：漂移管温度 80℃，气体流速 2.0mL/min。

1.3 对照品溶液的制备

称取黄芪甲苷对照品，用适量甲醇溶解。

1.4 供试品溶液的制备

称取去除薄膜衣的降糖甲片粉末 7.5g，加甲醇适量索氏回流提取至提取液无色，提取液蒸干，残渣加水 20mL，微热使溶解，用三氯甲烷振摇提取(20mL×2)，弃去三氯甲烷液,水液用水饱和的正丁醇振摇提取(25mL×5)，合并正丁醇液，用正丁醇饱和的氨试液洗涤(50mL×2)，取正丁醇液，蒸干，残渣加水 5mL 溶解,过 D101 型大孔吸附树脂柱，依次用水 50mL、40%乙醇 30mL 淋洗，再用 70%乙醇 100mL 洗脱，收集洗脱液，蒸干，残渣加甲醇溶解并定容至 5mL，滤过，即得。

参芪消渴胶囊

Shenqixiaoke Jiaonang

【分析方法】

1 高效液相色谱法测定参芪消渴胶囊中牛蒡子苷的含量[34]

1.1 仪器

Shimadzu 高效液相色谱仪。

1.2 色谱条件

色谱柱：Hypersil ODS-2 柱(250mm×4.6mm，5μm)；流动相：乙腈-0.02%磷酸溶液(25∶75)；流速 1.0mL/min；检测波长 280nm；柱温 35℃；分析时间约 17min。

1.3 对照品溶液的制备

称取牛蒡子苷对照品，用适量甲醇溶解。

1.4 供试品溶液的制备

称取参芪消渴胶囊内容物 3g，用 25mL 甲醇超声提取 30min，滤过，即得。

参苏丸

Shensu Wan

【分析方法】

1 高效液相色谱法测定参苏丸中橙皮苷的含量[35]

1.1 仪器

Varian SN282696 高效液相色谱仪，二极管阵列检测器。

1.2 色谱条件

色谱柱：Microsorb C_{18}柱(250mm×4.6mm，5μm)；流动相：乙腈-甲醇-0.2mol/L 醋酸铵-冰醋酸(65∶11∶23∶1)；流速 0.8mL/min；检测波长 283nm；柱温 23℃。

1.3 对照品溶液的制备

称取橙皮苷对照品，用适量甲醇溶解。

1.4 供试品溶液的制备

称取参苏丸 4.5g，用甲醇 80mL 超声提取 30min，用甲醇定容至 100mL，取上述溶液，用流动相稀释 5 倍，滤过，即得。

参精止渴丸(降糖丸)

Shenjing Zhike Wan

【分析方法】

1 高效液相色谱法测定降糖丸中盐酸小檗碱的含量[36]

1.1 仪器

PELC-200 高效液相色谱仪。

1.2 色谱条件

色谱柱：Dikmadlalllolsil C_{18} 柱(250mm×4.6mm，5μm)；流动相：乙腈-0.05mol/L 磷酸二氢钾(28∶72)；流速 1.0mL/min；检测波长 350 nm；柱温 25℃。

1.3 对照品溶液的制备

称取盐酸小檗碱苷对照品，用适量甲醇溶解。

1.4 供试品溶液的制备

称取降糖丸内容物 1g，加适量 2%盐酸-甲醇(1∶1)超声 20min，定容至 50mL，即得。

驻车丸

Zhuche Wan

【分析方法】

1 高效液相法测定驻车丸中小檗碱的含量[37]

1.1 仪器

Hitachi 高效液相色谱仪。

1.2 色谱条件

色谱柱：Kromasil C_{18} 柱(250mm×4.6mm，5μm)；流动相：乙腈-0.05mol/L 磷酸二氢钾(28∶72)；流速 1.0mL/min；检测波长 345nm；柱温 30℃；分析时间约 30min。

1.3 对照品溶液的制备

称取小檗碱对照品，用适量甲醇溶解。

1.4 供试品溶液的制备

称取驻车丸粉末 1g，用 150mL 甲醇浸渍过夜，超声提取 1h，滤过，取续滤液用甲醇稀释 5 倍，滤过，即得。

参考文献

[1] 程龙琼，周晓英. HPLC 测定青娥丸中的补骨脂. 华西药学杂志, 2008, 23(4): 499-500.

[2] 侯雅明，王雨林，胡意冰. 高效液相色谱法测定板蓝根颗粒中腺苷的含量. 湖南中医杂志, 2005, 21(3): 112-114.

[3] 黄以钟，林元生. 高效液相色谱法测定软脉灵口服液中丹参素含量. 海峡药学, 2002, 14(6): 39-41.

[4] 胡敏. 软脉灵口服液质量标准研究. 海峡药学, 2009, 21(8): 54-56.

[5] 程小霞. 肾炎四味片质量标准研究. 医药导报, 2006, 25(7): 700-701.

[6] 邹文光，颜滢. HPLC 法测定肾复康胶囊中大黄酚的含量研究. 中医药导报, 2007, 13(12): 66-67.

[7] 黄贵明，黄鹏，黄梦娴. HPLC 法测定肾复康胶囊中大黄素的含量. 广西中医学院学报, 2007, 10(2): 71-72.

[8] 张文珠，刘霞，温博，蒋生祥. 反相高效液相色谱法测定肾复康胶囊中的野黄芩苷和芦丁. 色谱, 2004, 22(2): 138-140.

[9] 何英. 高效液相色谱法测定肾复康胶囊中阿魏酸含量的研究. 中国现代药物应用, 2008, 2(13): 35-36.

[10] 刘晓红. 肾复康胶囊质量标准的研究. 西北药学杂志, 2006, 21(6): 251-252.

[11] 林辉. HPLC 法测定肾衰宁胶囊中盐酸小檗碱的含量. 海峡药学, 2006, 18(6): 63-64.

[12] 李忠琼, 张斌华, 杨春媛, 张雯洁. 高效液相色谱法测定肾衰宁胶囊中小檗碱的含量. 药物分析杂志, 2006, 26(7): 908-910.

[13] 俞建平, 方翠芳, 唐登峰. 高效液相色谱-蒸发光散射检测法测定肾康宁片中黄芪甲苷的含量. 中国现代应用药学杂志, 2007, 24(5): 408-410.

[14] 许丹, 赖道万, 孙文基. HPLC 法测定明目地黄丸及耳聋左慈丸中马钱苷的含量. 药物分析杂志, 2006, 26(4): 528-530.

[15] 黄文瑜. RP-HPLC 法测定固经丸中芍药苷的含量. 中国药师, 2007, 10(2): 115-116.

[16] 袁杰, 程志清. HPLC 法测定垂盆草颗粒中槲皮素的含量. 中国药事, 2009, 23(5): 467-468.

[17] 雒翠霞, 孙国祥. 反相高效液相色谱法测定知柏地黄丸中 5-羟甲基糠醛含量. 中南药学, 2008, 6(2): 188-190.

[18] 徐德然, 丁晴, 王峥涛. HPLC 法测定山茱萸及知柏地黄丸中齐墩果酸、熊果酸的含量. 中草药, 2002, 33(11): 996-997.

[19] 洪菁. HPLC 法测定知柏地黄丸浓缩丸中丹皮酚的含量. 海峡药学, 2008, 20(8): 31-33.

[20] 范晓萍. HPLC 法测定知柏地黄丸中盐酸小檗碱的含量. 辽宁药物与临床, 2001, 4(4): 170-171.

[21] 陈岳蓉, 刘海青. 高效液相色谱法测定知柏地黄丸中芒果苷的含量. 中国医院药学杂志, 2008, 28(8): 677-678.

[22] 朱山寅. HPLC 法测定金果饮中橙皮苷的含量. 现代中药研究与实践, 2004, 18(4): 39-41.

[23] 曾祖平, 何薇, 王宏, 王海霞, 刘然. HPLC 测定乳块消片中丹参素和丹酚酸 B 含量. 中成药, 2008, 30(6): 859-861.

[24] 刘汶. 高效液相色谱法测定乳癖消片中芍药苷含量. 中国药业, 2007, 16(11): 21.

[25] 徐国兵, 王峥涛, 潘湼, 赵喆. RP-HPLC 测定乳癖消片中三七皂苷 R_1 和人参皂苷 Rg_1 的含量. 中国中药杂志, 2006, 31(13): 1067-1069.

[26] 谢艳丽. 高效液相色谱法测定乳癖消胶囊中芍药苷的含量. 中国医药导报, 2009, 6(6): 35-36.

[27] 周国平, 刘红宇, 王汉章, 徐天华, 吴丽萍. 肿节风片中异嗪皮啶含量的高效液相色谱法研究. 药物分析杂志, 2000, 20(1): 15-16.

[28] 薛玉梅, 张先芬. 高效液相色谱法测定肥儿丸中肉桂酸的含量. 中医药临床杂志, 2007, 19(6): 563-564.

[29] 田成旺, 张铁军, 马晓杰, 唐铖. 周氏回生丸的质量标准研究. 时珍国医国药, 2008, 19(9): 2085-2087.

[30] 方东伟, 吕双炼. GC 法测定精制狗皮膏中四种成分的含量. 中国药品标准, 2006, 7(3): 34-36.

[31] 吕小兰, 麦曦, 刘超, 郭惠, 杨金元. 反相高效液相色谱法测定夜宁糖浆中大黄素的含量. 实用临床医学, 2008, 9(9): 15, 20.

[32] 宋玮, 杨金荣, 张庆伟, 张奇, 房志仲. 降脂灵片中决明子定性和定量分析方法的研究. 天津医科大学学报, 2001, 7(1): 35-37.

[33] 李姝红, 李军兰, 金继红. 高效液相色谱法测定降糖甲片中黄芪甲苷含量. 药物鉴定, 2007, 16(21): 30-30.

[34] 黄顺旺. 参芪消渴胶囊的质量标准研究. 现代中药研究与实践, 2008, 22(5): 38-41.

[35] 师永清. HPLC 法测定参苏丸中橙皮苷的含量. 中国药房, 2007, 18(18): 1402-1403.

[36] 杨晓云, 田金改, 吴爱英, 高天兵. HPLC 法测定降糖丸中盐酸小檗碱含量. 中药新药与临床药理, 2003, 14(1): 51-52.

[37] 姚丹, 才玉光, 谢成国. 高效液相法测定驻车丸中小檗碱的含量. 时珍国医国药, 2007, 18(7): 1692-1693.

九画

春血安胶囊
Chunxue'an Jiaonang

【分析方法】

1 离子对高效液相色谱法测定春血安胶囊中盐酸巴马汀和盐酸小檗碱的含量[1]

1.1 仪器

Shimadzu 10A 高效液相色谱仪。

1.2 色谱条件

色谱柱：Turner C_{18} 柱(250mm×4.6mm，5μm)；流动相：乙腈-0.05mol/L 磷酸二氢钠(42∶58)；检测波长345nm；柱温40℃；分析时间约18min。

1.3 对照品溶液的制备

称取盐酸巴马汀和盐酸小檗碱对照品，分别用适量甲醇溶解。

1.4 供试品溶液的制备

称取春血安胶囊内容物 1g，加入 50mL 甲醇-稀盐酸(100∶1)索氏回流至无色，提取液加甲醇定容至100mL，滤过，即得。

珍珠胃安丸
Zhenzhu Wei'an Wan

【分析方法】

1 高效液相色谱法测定珍珠胃安丸中橙皮苷的含量[2]

1.1 仪器

Shimadzu 高效液相色谱仪。

1.2 色谱条件

色谱柱：Diamonsil C_{18} 柱(250mm×4.6mm，5μm)；流动相：甲醇-0.5%冰醋酸溶液(40∶60)；流速1.0mL/min；检测波长283nm；柱温30℃；分析时间约24min。

1.3 对照品溶液的制备

称取橙皮苷对照品，用适量甲醇溶解。

1.4 供试品溶液的制备

称取珍珠胃安丸粉末1g，用适量甲醇超声提取45min，定容至100mL，滤过，即得。

2 高效液相色谱法测定珍珠胃安丸中甘草酸的含量[3]

2.1 仪器

Shimadzu LC-10ATVP 高效液相色谱仪。

2.2 色谱条件

色谱柱：Diamonsil ODS C_{18} 柱(250mm×4.6mm，5μm)；流动相：乙腈-0.025mol/L 磷酸氢二钠溶液(20∶80)；流速1.0mL/min；检测波长250nm；分析时间约16min。

2.3 对照品溶液的制备

称取甘草酸铵对照品，溶解后，再用流动相稀释。

2.4 供试品溶液的制备

称取珍珠胃安丸粉末 3g，加入 0.5%氨水-50%甲醇溶液 70mL 超声提取 45min，滤过，洗涤药渣，合并滤液和洗涤液，用 0.5%氨水-50%甲醇溶液定容至 100mL，滤过，即得。

草香胃康胶囊

Caoxiang Weikang Jiaonang

【分析方法】

1 高效液相色谱法测定草香胃康胶囊中大黄酚的含量[4]

1.1 仪器

Agilent 1100 高效液相色谱仪。

1.2 色谱条件

色谱柱：Eclipse XDB C_{18} 柱(250mm×4.6mm，5μm)；流动相：甲醇-0.1%磷酸溶液(80∶20)；流速 1.0mL/min；检测波长 428nm；柱温 25℃；分析时间约 16min。

1.3 对照品溶液的制备

称取大黄酚对照品，用适量甲醇溶解。

1.4 供试品溶液的制备

称取草香胃康胶囊内容物 1g，加入 30mL 2.5mol/L 盐酸溶液回流 2h，提取液用适量三氯甲烷萃取 4 次，合并萃取液，蒸干，残渣用甲醇溶解并定容至 10mL，滤过，即得。

2 高效液相色谱法测定草香胃康胶囊中阿魏酸的含量[5]

2.1 仪器

Agilent 1100 高效液相色谱仪。

2.2 色谱条件

色谱柱：Agilent Eclipse XDB-C_{18} 柱(250mm×4.6mm，5μm)；流动相：甲醇-1%冰醋酸溶液(30∶70)；流速 1.0mL/min；检测波长 320nm；柱温 30℃；分析时间约 15min。

2.3 对照品溶液的制备

称取阿魏酸对照品，用适量甲醇溶解。

2.4 供试品溶液的制备

称取草香胃康胶囊内容物 3g，用 30mL 甲醇超声提取 30min，滤过，滤液蒸干，残渣用甲醇溶解并定容至 10mL，即得。

茵山莲颗粒

Yinshanlian Keli

【分析方法】

1 高效液相色谱法测定茵山莲颗粒中野黄芩苷的含量[6]

1.1 仪器

LC-2010C 高效液相色谱仪。

1.2 色谱条件

色谱柱：迪马 C_{18} 柱(250mm×4.6mm，5μm)；流动相：甲醇-水-磷酸(40∶60∶0.2)；检测波长 335nm；分析时间约 20min。

1.3 对照品溶液的制备

称取野黄芩苷对照品，用适量甲醇溶解。

1.4 供试品溶液的制备

称取茵山莲颗粒粉末 0.5g，用 50mL 60%甲醇超声提取 30min，滤过，即得。

2 高效液相色谱法测定茵山莲颗粒中绿原酸和原儿茶酸的含量[7]

2.1 仪器

LC-10ATVP 高效液相色谱仪。

2.2 色谱条件

色谱柱：Diamonsil C_{18} 柱(250mm×4.6mm，5μm)；流动相：乙腈-0.2%磷酸(10∶90)；流速 1.0mL/min；检测波长 285nm；柱温 30℃；分析时间 25min。

2.3 对照品溶液的制备

称取绿原酸和原儿茶酸对照品，用适量甲醇溶解。

2.4 供试品溶液的制备

称取粉碎的茵山莲颗粒(无糖型)1.25g，用 20mL 70%甲醇回流提取 20min，提取液离心，滤过，即得。

茵芪肝复颗粒

Yinqi Ganfu Keli

【分析方法】

1 高效液相色谱法测定茵芪肝复颗粒中栀子苷的含量

1.1 仪器

Agilent 1100 液相色谱仪，配备二极管阵列检测器。

1.2 色谱条件及系统适应性

色谱柱填充剂：十八烷基硅烷键合硅胶；流动相：甲醇-水(25∶75)；检测波长 240nm。理论板数按栀子苷峰计算应不低于 6000。

1.3 对照品溶液的制备

精密称取在 105℃干燥至恒重的栀子苷对照品适量，加 50%甲醇制成每 1mL 含 20μg 的溶液，即得。

1.4 供试品溶液的制备

取茵芪肝复颗粒适量，研细，取约 0.5g，精密称定；置具塞锥形瓶中，精密加入 50%甲醇 25mL，称定重量，超声处理(功率 250W，频率 50kHz)30min，放冷，再称定重量；用 50%甲醇补足减失的重量，摇匀，滤过，取续滤液，即得。

色谱图如图 3-9-1 所示。

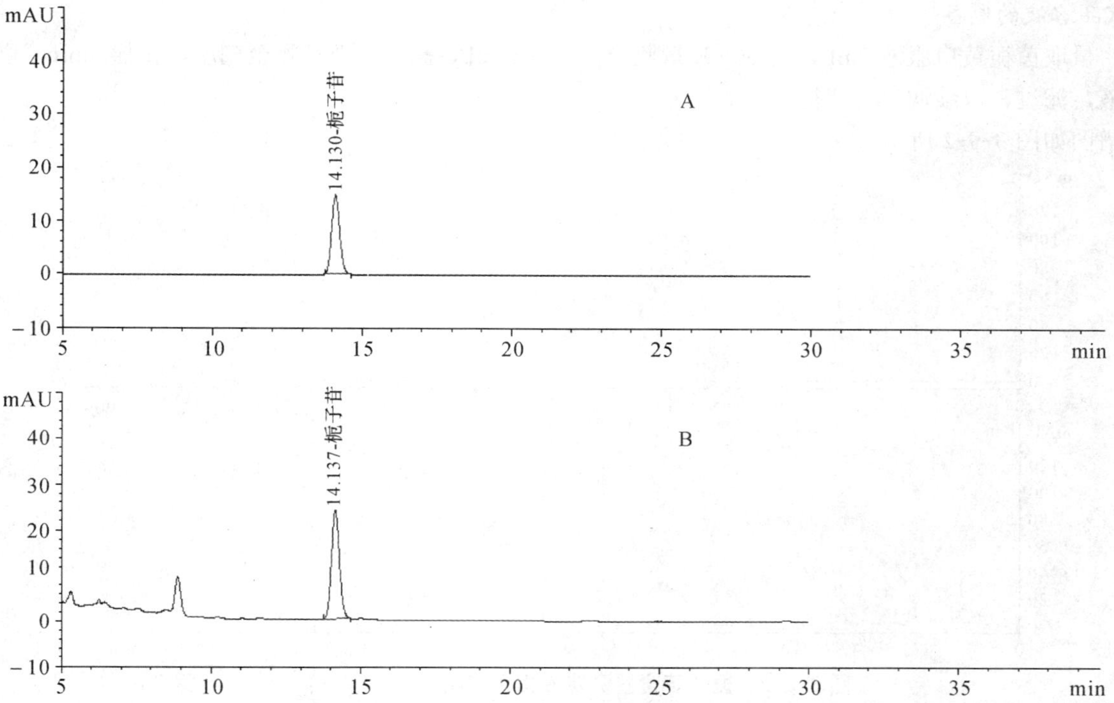

图 3-9-1 茵芪肝复颗粒含量测定高效液相色谱图

A. 栀子苷对照品溶液；B. 供试品溶液

茵栀黄口服液

Yinzhihuang Koufuye

【分析方法】

1 高效液相色谱法测定茵栀黄口服液中栀子苷的含量(一)[8]

1.1 仪器

HP1100 高效液相色谱仪。

1.2 色谱条件

色谱柱：Kromasil C_{18} 柱(250mm×4.6mm，5μm)；流动相：甲醇-水(20∶80)；流速 1.0mL/min；检测波长 230nm；柱温 25℃；分析时间约 12min。

1.3 对照品溶液的制备

称取栀子苷对照品，用适量流动相溶解。

1.4 供试品溶液的制备

量取茵栀黄口服液 2mL，水浴蒸干后，残渣用流动相超声 5min 溶解，滤过，即得。

2 高效液相色谱法测定茵栀黄口服液中栀子苷的含量(二)

2.1 仪器

Agilent 1100 高效液相色谱仪，配有二极管阵列检测器。

2.2 色谱条件与系统适用性

色谱柱填充剂：十八烷基硅烷键合硅胶；流动相：乙腈-水-三乙胺-磷酸(10∶90∶0.1∶0.1)；检测波长 238nm。理论板数按栀子苷峰计算应不低于 2000。

2.3 对照品溶液的制备

取栀子苷对照品适量，精密称定，加甲醇制成每 1mL 含 60μg 的溶液，即得。

2.4 供试品溶液的制备

精密量取茵栀黄口服液 2mL，置 50mL 量瓶中，加 0.1mol/L 盐酸溶液稀释至刻度，振摇 5min，静置，取上清液，滤过，取续滤液，即得。

色谱图如图 3-9-2 所示。

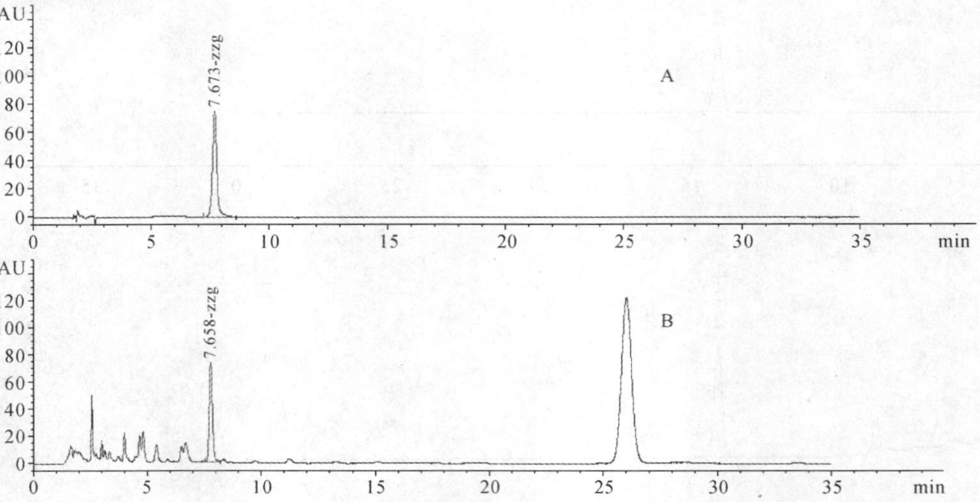

图 3-9-2　栀子苷含量测定液相色谱图

A. 栀子苷对照品溶液；B. 供试品溶液

3　高效液相色谱法测定茵栀黄口服液中黄芩苷的含量(一)

3.1 仪器

Agilent 1100高效液相色谱仪。

3.2 色谱条件与系统适用性

色谱柱填充剂：十八烷基硅烷键合硅胶；流动相：甲醇-水-磷酸(47∶53∶0.2)；检测波长 280nm。理论板数按黄芩苷峰计算应不低于 2500。

3.3 对照品溶液的制备

取黄芩苷对照品适量，精密称定，加甲醇制成每 1mL 含 60μg 的溶液，即得。

3.4 供试品溶液的制备

精密量取茵栀黄口服液1mL，置50mL量瓶中，加甲醇至刻度，摇匀；精密量取5mL，置50mL量瓶中，加甲醇稀释至刻度，摇匀，即得。

色谱图如图3-9-3所示。

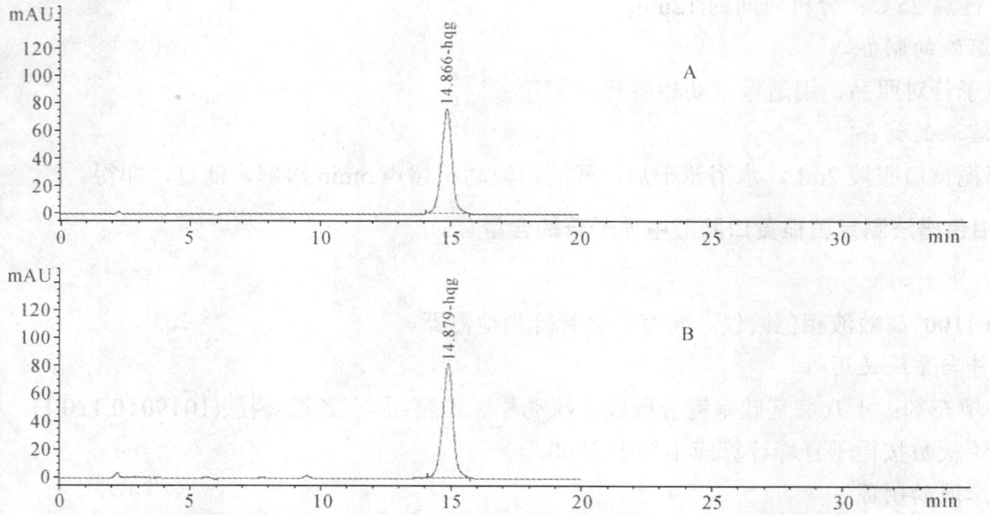

图 3-9-3　黄芩苷含量测定液相色谱图

A. 黄芩苷对照品溶液；B. 供试品溶液

4 高效液相色谱法测定茵栀黄口服液中黄芩苷的含量(二)[9]

4.1 仪器

TSP 高效液相色谱仪。

4.2 色谱条件

色谱柱：BDS Hypersil C_{18} 柱(250mm×4.6mm，5μm)；流动相：甲醇-0.2%磷酸水(47∶53)；流速 1.0mL/min；检测波长 277nm；柱温 35℃；分析时间约 10min。

4.3 对照品溶液的制备

称取黄芩苷对照品，用适量 50%甲醇溶解。

4.4 供试品溶液的制备

量取茵栀黄口服液 2mL，用蒸馏水稀释 50 倍，滤过，滤液用 50%甲醇稀释 20 倍，滤过，即得。

荜铃胃痛颗粒

Biling Weitong Keli

【分析方法】

1 高效液相色谱法测定荜铃胃痛颗粒中盐酸小檗碱的含量[10]

1.1 仪器

Agilent 1100 高效液相色谱仪，配有二极管阵列检测器。

1.2 色谱条件

色谱柱：钻石 C_{18} 柱(250mm×4. 6mm，5μm)；流动相：乙腈-0.02mol/L 的磷酸二氢钾(25∶75，用磷酸调节 pH 至 3.0)；流速 1.0mL/min；检测波长 347nm；分析时间约 21min。

1.3 对照品溶液的制备

称取盐酸小檗碱对照品，用甲醇-盐酸(100∶1)溶解。

1.4 供试品溶液的制备

称取荜铃胃痛颗粒粉末 1.0g，加入甲醇-盐酸(100∶1)约 95mL 水浴加热 15min，再超声提取 30min 定容至 100mL，滤过，即得。

枳实导滞丸

Zhishi Daozhi Wan

【分析方法】

1 高效液相色谱法测定枳实导滞丸中橙皮苷和黄芩苷的含量[11]

1.1 仪器

Bio-Rad 高效液相色谱仪。

1.2 色谱条件

色谱柱：Intersil C_{18} 柱(250mm×4.6mm，5μm)；流动相：乙腈-水(20∶80，含 0.7%三乙胺，磷酸调 pH 至 2.5)；流速 1.0mL/min；检测波长 276nm；分析时间约 18min。

1.3 对照品溶液的制备

称取橙皮苷和黄芩苷对照品，用适量 70%甲醇溶解。

1.4 供试品溶液的制备

称取枳实导滞丸粉末 0.36g，加入 70%乙醇 50mL 回流提取 3h，滤过，即得。

柏子养心丸

Baizi Yangxin Wan

【分析方法】

1 高效液相色谱法测定柏子养心丸中阿魏酸的含量[12]

1.1 仪器

Waters 600E 高效液相色谱仪。

1.2 色谱条件

色谱柱：Symmetry Shield RP_{18} 柱(250mm×4.6mm，5μm)；流动相：甲醇-乙腈-1%冰醋(30∶5∶65)；流速 1.0mL/min；检测波长 323nm；分析时间约 18min。

1.3 对照品溶液的制备

称取阿魏酸对照品，用适量甲醇-甲酸(95∶5)溶解。

1.4 供试品溶液的制备

称取剪碎的柏子养心丸 4g，置具塞离心管中，加 40mL 甲醇-甲酸(95∶5)超声处理 2 次，每次 30min，离心，合并上清液，蒸干，残渣用甲醇-甲酸(95∶5)溶解并定容至 10mL，离心，即得。

栀子金花丸

Zhizi Jinhua Wan

【分析方法】

1 高效液相色谱法测定栀子金花丸中大黄素和大黄酚的含量[13]

1.1 仪器

LC-10ATVP 高效液相色谱仪。

1.2 色谱条件

色谱柱：Dikma C_{18} 柱(250mm×4.6mm，5μm)；流动相：甲醇-水-冰醋酸(80∶20∶1)；检测波长 254nm；流速 1.0mL/min；柱温 25℃；分析时间约 30min。

1.3 对照品溶液的制备

称取大黄素和大黄酚对照品，用适量甲醇溶解。

1.4 供试品溶液的制备

称取栀子金花丸粉末 1.5g，加入甲醇 25mL 回流提取 60min，滤过，取续滤液 5mL，挥去溶剂，残渣加 8%盐酸溶液 10mL 超声处理 2min，再加三氯甲烷 10mL，加热回流 1h，分取三氯甲烷层，酸液再用三氯甲烷提取(100mL×3)，合并三氯甲烷液，蒸干，残渣用甲醇溶解并定容至 10mL，滤过，即得。

2 高效液相色谱法测定栀子金花丸中栀子苷和盐酸小檗碱的含量[14]

2.1 仪器

Agilent 1100 高效液相色谱仪。

2.2 色谱条件

色谱柱：Hypersil C_{18} 柱(250mm×4.6mm，5μm)；流动相：乙腈(A)-10mmol/L SDS 水溶液(B)；梯度洗脱程序：0～10min 10% A，10～11min 10%～73% A，11～30min 73% A；流速 1.0mL/min；检测波长：0～17min 240nm，17～30min 346nm；柱温 40℃；分析时间约 28min。

2.3 对照品溶液的制备

称取栀子苷和盐酸小檗碱对照品，用适量甲醇溶解。

2.4 供试品溶液的制备

称取栀子金花丸粉末 1.0g，加入甲醇 10mL 超声提取 3 次，每次 10min，离心，合并上清液，用甲醇定容至 50mL，滤过，即得。

胃肠安丸

Weichang'an Wan

【分析方法】

1 高效液相色谱法测定胃肠安丸中柚皮苷的含量[15]

1.1 仪器

Waters 2695 型高效液相色谱仪。

1.2 色谱条件

色谱柱：Diamonsil C_{18} 柱(250mm×4.6mm，5μm)；流动相：乙腈-0.3%冰醋酸(20∶80)；检测波长 283nm；流速 0.8mL/min；柱温 35℃；分析时间约 27min。

1.3 对照品溶液的制备

称取柚皮苷对照品，用适量甲醇溶解。

1.4 供试品溶液的制备

称取胃肠安丸粉末 0.1g，加甲醇 25mL 水浴加热回流提取 30min，滤过，即得。

胃复春片

Weifuchun Pian

【分析方法】

1 高效液相色谱法测定胃复春片中柚皮苷的含量

1.1 仪器

Agilent 1100 高效液相色谱仪，配有二极管阵列检测器。

1.2 色谱条件及系统适应性

色谱柱填充剂：十八烷基硅烷键合硅胶；流动相：乙腈-0.01%磷酸溶液(17∶83)；流速 1.0mL/min；检测波长 283nm。理论板数按柚皮苷峰计算应不低于 2000。

1.3 对照品溶液的制备

取柚皮苷对照品适量，精密称定，加甲醇制成每 1mL 含柚皮苷 50μg 的溶液，即得。

1.4 供试品溶液的制备

取胃复春片，研细，取约 0.2g，精密称定；置 50mL 量瓶中，加甲醇 40mL，超声处理(功率 300W，频率 50kHz)1h，放冷；加甲醇稀释至刻度，摇匀，滤过，取续滤液，即得。

色谱图如图 3-9-4 所示。

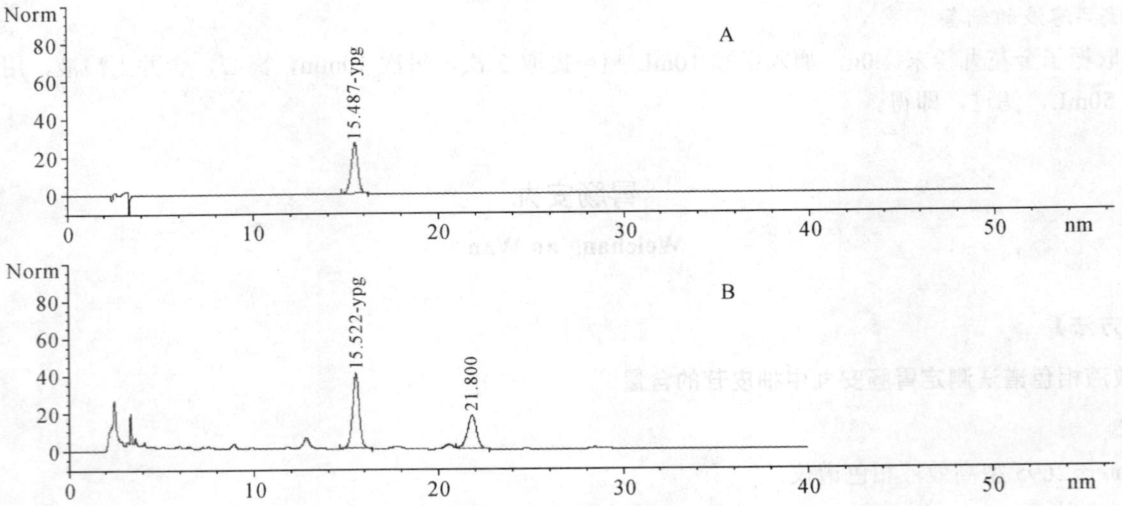

图 3-9-4 胃复春片含量测定高效液相色谱图

A. 柚皮苷对照品溶液；B. 供试品溶液

胃舒宁颗粒

Weishuning Keli

【分析方法】

1 高效液相色谱法测定胃舒宁颗粒中芍药苷的含量[16]

1.1 仪器

Agilent 1100 高效液相色谱仪。

1.2 色谱条件

色谱柱：Kromasil C_{18} 柱(250mm×4.6mm，5μm)；流动相：乙腈-0.1%磷酸(17∶83)；流速 1.0mL/min；检测波长 232nm；柱温室温；分析时间约 14min。

1.3 对照品溶液的制备

称取芍药苷对照品，用适量 50%乙醇溶解。

1.4 供试品溶液的制备

称取胃舒宁颗粒粉末 2.5g，加入 50%乙醇 50mL 超声处理 30min，滤过，即得。

骨刺宁胶囊

Gucining Jiaonang

【分析方法】

1 高效液相色谱法测定骨刺宁胶囊中丹皮酚的含量[17]

1.1 仪器

LA-2010 高效液相色谱仪。

1.2 色谱条件

色谱柱：Tianhe C_{18} 柱(200mm×4.6mm，5μm)；流动相：甲醇-水(58∶42)；流速 1.0mL/min；检测波长 274nm；柱温 25℃；分析时间约 12min。

1.3 对照品溶液的制备

称取丹皮酚对照品，用适量甲醇溶解。

1.4 供试品溶液的制备

称取骨刺宁胶囊内容物 0.8g，用 25mL 甲醇超声提取 20min，滤过，即得。

骨痛灵酊

Gutongling Ding

【分析方法】

1 高效液相色谱法测定骨痛灵酊中雪上一枝蒿甲素的含量

1.1 仪器

Agilent 1100高效液相色谱仪。

1.2 色谱条件及系统适应性

色谱柱填充剂：十八烷基硅烷键合硅胶；流动相：甲醇-磷酸盐缓冲溶液(72：28，取磷酸氢二钠1.97g、磷酸二氢钾0.22g，加水溶解并稀释至1000mL，用80%磷酸溶液调pH至7.3)；流速1.0mL/min；检测波长210nm。理论板数按雪上一枝蒿甲素峰计算应不低于1500。

1.3 对照品溶液的制备

精密称取在 80℃干燥至恒重的雪上一枝蒿甲素对照品适量，加甲醇制成每 1mL 含 100μg 的溶液，即得。

1.4 供试品溶液的制备

精密量取骨痛灵酊 25mL，置蒸发皿中，水浴蒸至约 10mL，用稀盐酸调节 pH 至 2～3，转移至分液漏斗中。用适量 0.1mol/L 盐酸溶液洗涤并转移至分液漏斗中(必要时用少量三氯甲烷溶解)，使酸液总量约 25mL；用三氯甲烷轻摇洗涤 2 次(10mL、5mL)，合并三氯甲烷液；用 0.1mol/L 盐酸溶液洗涤 2 次(5mL、3mL)，合并所有的酸液，加氯化钠 2g，轻摇溶解，用氨试液调节 pH 至 9～10；用三氯甲烷振摇提取 5 次(25mL、15mL、10mL、10mL、10mL)，合并三氯甲烷液；加入适量无水硫酸钠脱水，滤过，收集滤液；残渣用三氯甲烷洗涤 2 次(5mL、5mL)，合并滤液，于 60℃水浴上挥至近干；加无水乙醇 1mL，自然挥干；加甲醇溶解并转移至 25mL 量瓶中，超声处理 5min；加甲醇稀释至刻度，放冷，摇匀，静置，滤过，取续滤液，即得。

色谱图及紫外光谱图如图 3-9-5 所示。

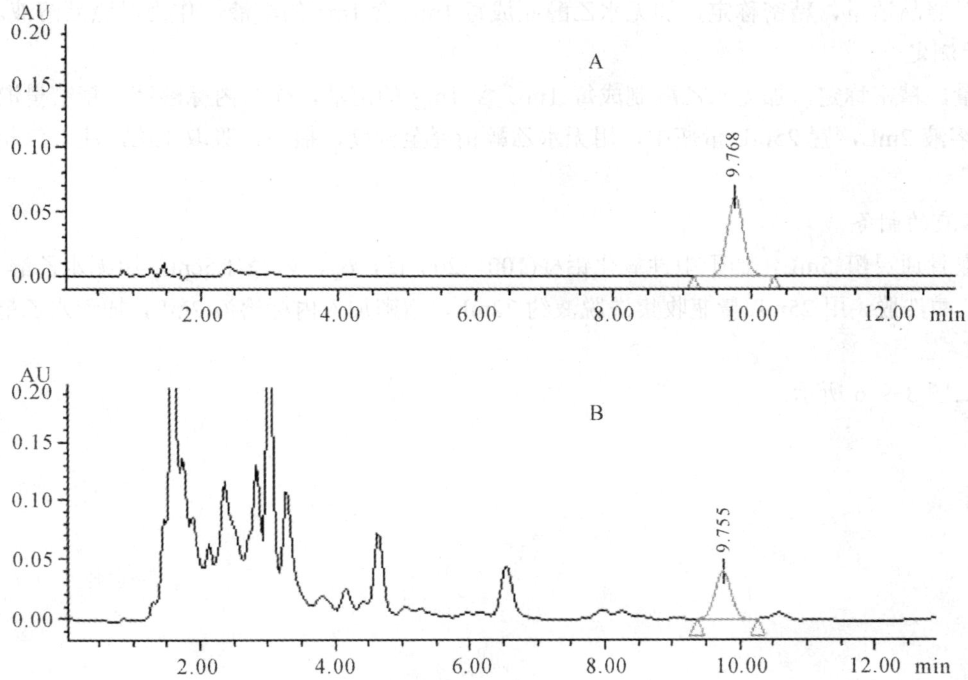

图 3-9-5a 骨痛灵酊含量测定高效液相色谱图及紫外光谱扫描图

A. 雪上一枝蒿甲素对照品溶液色谱图；B. 供试品溶液色谱图

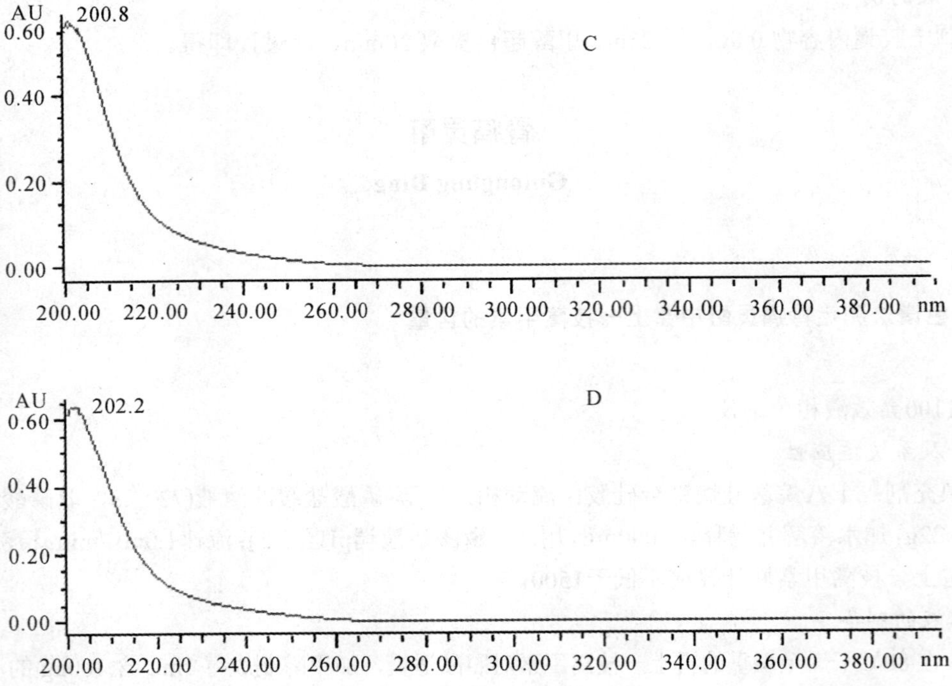

图 3-9-5b 骨痛灵酊含量测定高效液相色谱图及紫外光谱扫描图

C. 雪上一枝蒿甲素对照品溶液紫外光谱扫描图；D. 供试品溶液紫外光谱扫描图

2 高效液相色谱法测定骨痛灵酊中冰片的含量

2.1 仪器

Agilent 6890N 气相色谱仪，配备氢火焰离子检测器。

2.2 色谱条件及系统适应性

色谱柱：聚合-交联聚乙二醇-20M 毛细管；柱温 150℃。理论板数按龙脑峰计算应不低于 2000。

2.3 对照品溶液的制备

取龙脑对照品适量，精密称定，加无水乙醇制成每 1mL 含 1mg 的溶液，作为对照品溶液。

2.4 校正因子测定

取萘适量，精密称定，加无水乙醇制成每 1mL 含 1mg 的溶液，作为内标溶液。精密量取对照品溶液 5mL 及内标溶液 2mL，置 25mL 量瓶中，用无水乙醇稀释至刻度，摇匀，吸取 1μL，注入气相色谱仪，计算校正因子。

2.5 供试品溶液的制备

精密量取骨通灵酊 5mL，加于中性氧化铝柱(100～200 目，6g，内径 1.5cm，用无水乙醇 10mL 预洗)上，以无水乙醇洗脱，用 25mL 量瓶收集洗脱液约 22mL，精密加入内标溶液 2mL，加无水乙醇至刻度，摇匀，即得。

色谱图如图 3-9-6 所示。

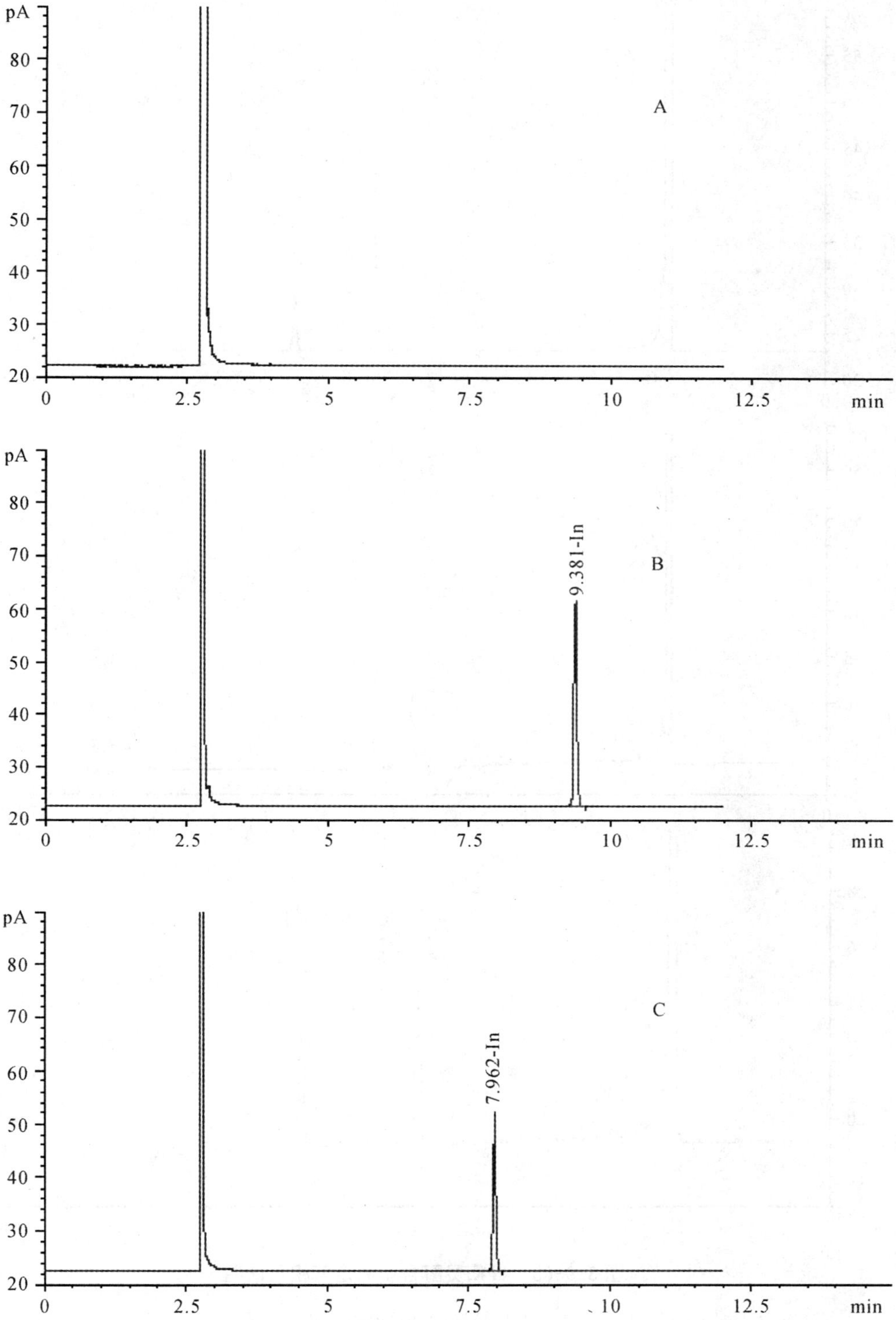

图 3-9-6a　胃痛灵酊含量测定气相色谱图

A. 溶剂的气相色谱图；B. 内标溶液的气相色谱图；C. 龙脑对照品溶液的气相色谱图

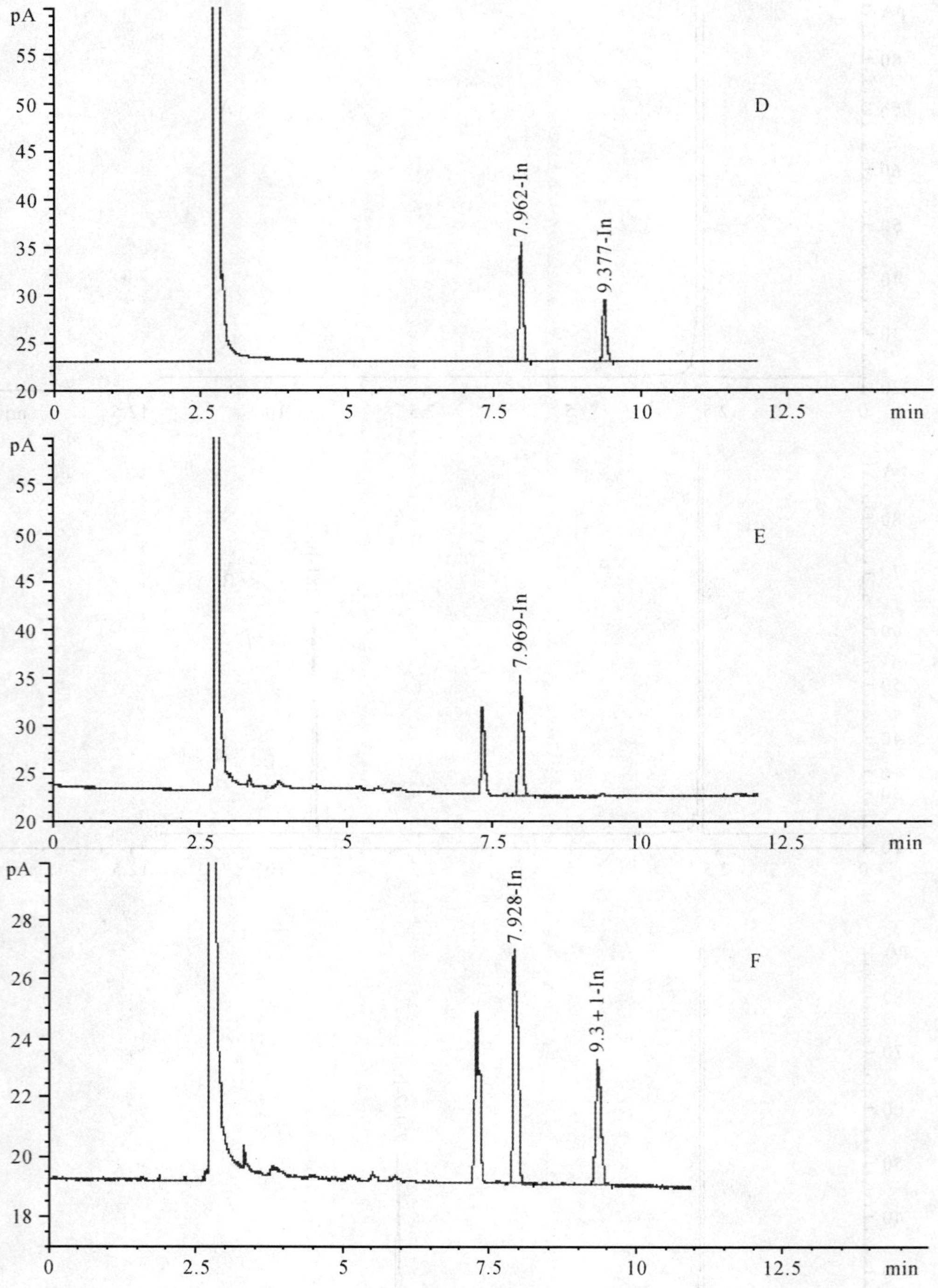

图 3-9-6b　胃痛灵酊含量测定气相色谱图

D. 龙脑对照品溶液(加内标)的气相色谱图；

E. 供试品溶液(未加内标)的气相色谱图；F. 供试品溶液(加内标)的气相色谱图

香砂养胃丸

Xiangsha Yangwei Wan

【分析方法】

1 高效液相色谱法测定香砂养胃丸中橙皮苷的含量[18]

1.1 仪器

Beckman 高效液相色谱仪，配有 Det 168 二极管阵列检测器。

1.2 色谱条件

色谱柱：Prodigy ODS 柱(150mm×4.6mm，5μm)；流动相：甲醇-水-冰醋酸(35∶61∶4)；流速 1.0mL/min；检测波长 283nm；柱温 35℃；分析时间约 10min。

1.3 对照品溶液的制备

称取橙皮苷对照品，用适量甲醇溶解。

1.4 供试品溶液的制备

称取香砂养胃丸粉末 0.1g，加适量流动相超声处理 30min，用流动相定容至 50mL，离心，取上清液过已活化的 C_{18} 滤过固相萃取微柱，取第 12～14mL 流出液，即得。

香砂养胃颗粒

Xiangsha Yangwei Keli

【分析方法】

1 高效液相色谱法测定香砂养胃颗粒中橙皮苷含量[19]

1.1 仪器

凯德高效液相色谱仪。

1.2 色谱条件

色谱柱填充剂：十八烷基键合硅胶；流动相：磷酸盐缓冲液-乙腈(4∶1)；磷酸盐缓冲溶液配制方法：取磷酸二氢钠 2.8g，加磷酸 0.5mL，加水至 1000mL；检测波长 283nm；流速 0.8mL/min；分析时间约 18min。

1.3 对照品溶液的制备

称取橙皮苷对照品，用适量甲醇溶解。

1.4 供试品溶液的制备

称取香砂养胃颗粒 5g，加甲醇 80mL 水浴加热回流 3h，滤过，滤液稀释至 100mL，即得。

复方大青叶合剂

Fufang Daqingye Heji

【分析方法】

1 高效液相色谱法测定复方大青叶合剂中绿原酸的含量[20]

1.1 仪器

SP-8800 高效液相色谱仪。

1.2 色谱条件

色谱柱：依利特 C_{18} 柱(250mm×4.6mm，5μm)；流动相：甲醇-0.4%磷酸溶液(15∶85)；流速 1.0mL/min；检测波长 327nm；柱温室温；分析时间 20min。

1.3 对照品溶液的制备

称取绿原酸对照品，用适量 50%甲醇溶解。

1.4 供试品溶液的制备

量取复方大青叶合剂适量，用 50%甲醇稀释 25 倍，即得。

复方丹参片

Fufang Danshen Pian

【分析方法】

1 高效液相色谱-蒸发光散射检测法测定复方丹参片中三七皂苷 R_1、人参皂苷 Rg_1、人参皂苷 Rb_1 的含量[21]

1.1 仪器

Waters 2695 高效液相色谱仪，Waters 2424 蒸发光散射检测器。

1.2 色谱条件

色谱柱：Agilent-ODS C_{18} 柱(150mm×4.6mm，5μm)；流动相：乙腈-水；梯度洗脱：0～5min 20%～25%乙腈，5～20min 25%～45%乙腈；流速 1.0mL/min；柱温 35℃；ELSD 漂移管温度 70℃；雾化室温度 40℃；氮气流速 2.0L/min；分析时间约 20min。

1.3 对照品溶液的制备

称取三七皂苷 R_1、人参皂苷 Rg_1 和人参皂苷 Rb_1 对照品，用适量甲醇溶解。

1.4 供试品溶液的制备

称取复方丹参片粉末 1.7g，加乙醚 15mL 超声处理 2 次，每次 10min，弃去乙醚液，药渣挥干，加甲醇 20mL 超声处理 20min，滤过，即得。

2 反向迁移毛细管胶束电动色谱分离测定复方丹参片中 5 种皂苷的含量[22]

2.1 仪器

Agilent HP^{3D} 毛细管电泳仪，配有二极管阵列检测器。

2.2 色谱条件

石英毛细管：70.0cm×75μm(有效长度为 61.5cm)；缓冲液：10mmol/L 磷酸-140mmol/L 十二烷基磺酸钠-14%乙腈-15%异丙醇(pH 2.4)；分离电压：－20kV；毛细管温度 25℃；检测波长 195nm；进样：30mbar×12s；分析时间约 27min。

2.3 对照品溶液的制备

精确称取三七皂苷 R_1、人参皂苷 Rd、人参皂苷 Rb_1、人参皂苷 Rg_1 和人参皂苷 Re 对照品适量，用 20%甲醇-10mmol/L SDS 溶液溶解。

2.4 供试品溶液的制备

取复方丹参片 20 片，精密称定，研细，取 0.2g 粉末，精密称定，置 2mL 容量瓶中，加 20%甲醇-10mmol/L SDS 溶剂适量，超声 30min 后，冷却，用 20%甲醇-10mmol/L SDS 溶剂定容至刻度，摇匀，过滤，取续滤液，即得。

对照品和供试品溶液的电泳图如图 3-9-7 所示。

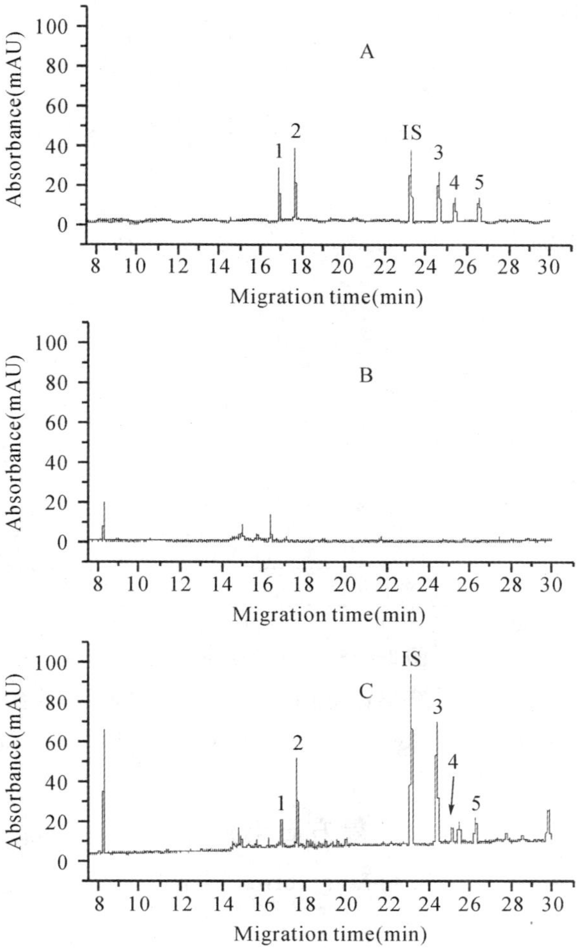

图 3-9-7 电泳图

A. 对照品混合液；B. 阴性样品；C. 复方丹参片提取液

1. 人参皂苷 Rd；2. 人参皂苷 Rb_1；3. 人参皂苷 Rg_1；4. 人参皂苷 Re；5. 三七皂苷 R_1；IS. 柚皮素

复方丹参滴丸

Fufang Danshen Diwan

【分析方法】

1 高效液相色谱-二极管阵列-质谱联用法测定复方丹参滴丸中 7 种皂苷的含量[23]

1.1 仪器

Agilent 1100 高效液相色谱仪(配有二极管阵列检测器)，Agilent 1100 单四级杆质谱。

1.2 色谱条件

色谱柱：Zorbax SB-C_{18} 柱(250mm×4.6mm，5μm)；流动相：0.01%醋酸水(A 相)-0.01%醋酸乙腈(B 相)；线性梯度洗脱：0min 20% B，40min 20% B，55min 35% B，65min 38% B，80min 43% B；流速 0.8mL/min；检测波长 203nm；柱温 30℃。

1.3 对照品溶液的制备

称取三七皂苷 R_1、人参皂苷 Rg_1、人参皂苷 Re、人参皂苷 Rb_1、人参皂苷 Rg_2、人参皂苷 Rh_1 和人参皂苷 Rd 对照品适量，用甲醇溶解。

1.4 供试品溶液的制备

称取复方丹参滴丸 1.0g，用 10mL 4%氨水超声 15min，过滤，取滤液 5mL 加于 SUPELCO C_{18} 固相萃取柱上，先用 15mL 20%甲醇-4%氨水冲洗，再用 5mL 甲醇洗脱，收集甲醇液，离心，即得供试品溶液。

供试品溶液的色谱图如图 3-9-8 所示。

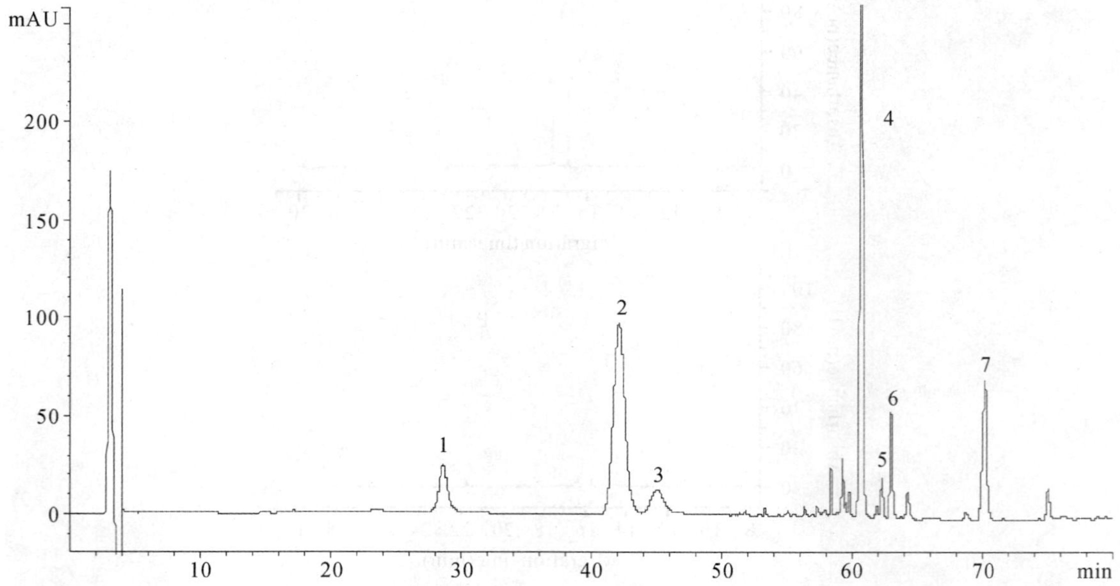

图 3-9-8 供试品溶液的色谱图

1. 三七皂苷 R_1；2. 人参皂苷 Rg_1；3. 人参皂苷 Re；4. 人参皂苷 Rb_1；
5. 人参皂苷 Rg_2；6. 人参皂苷 Rh_1；7. 人参皂苷 Rd

复方石韦片

Fufang Shiwei Pian

【分析方法】

1 高效液相色谱法测定复方石韦片中苦参碱和氧化苦参碱的含量[24]

1.1 仪器

Beckman-334 高效液相色谱仪。

1.2 色谱条件

色谱柱：Insertsil ODS 柱(250mm×4.6mm，5μm)；流动相：乙腈-0.025mol/L 磷酸(4∶96，用三乙胺调 pH 至 3)；柱温室温；流速 1.0mL/min；检测波长 220nm；分析时间 20min。

1.3 对照品溶液的制备

称取苦参碱和氧化苦参碱对照品，用适量甲醇溶解。

1.4 供试品溶液的制备

称取去除包衣的复方石韦片粉末 0.6g，加入氯仿 40mL 及氨水 0.5mL，密塞浸泡过夜，滤过，取续滤液 10mL，过中性氧化铝柱，用氯仿 15mL 洗脱，再用氯仿-甲醇(7∶3)15mL 洗脱，合并洗脱液，蒸干，残渣用甲醇溶解并定容至 5mL，滤过，即得。

复方扶芳藤合剂

Fufang Fufangteng Heji

【分析方法】

1 复方扶芳藤合剂高效液相色谱指纹图谱测定方法研究[25]

1.1 仪器

Agilent 1100 高效液相色谱仪。

1.2 色谱条件

色谱柱：Shimadzu Shim-Pack CLC-ODS 柱(150mm×6.0mm)；乙腈-0.05%磷酸水溶液梯度洗脱；流速 1.0mL/min；检测波长 203nm；柱温 25℃；分析时间约 60min。

1.3 对照品溶液的制备

称取人参皂苷 Rg_1 对照品，分别用适量甲醇溶解。

1.4 供试品溶液的制备

量取复方扶芳藤合剂样品 25mL，用氯仿振摇萃取(30mL×2)，弃去氯仿层，剩余液体用水饱和的正丁醇分别振摇萃取 5 次，合并正丁醇液，用氨试液洗涤 2 次，弃去氨水层，正丁醇液蒸干，残渣用甲醇溶解并定容至 2mL，离心，即得。

复方陈香胃片

Fufang Chenxiangwei Pian

【分析方法】

1 高效液相色谱法测定复方陈香胃片中橙皮苷的含量[26]

1.1 仪器

HP1100 高效液相色谱仪。

1.2 色谱条件

色谱柱：Hypersil C_{18} 柱(250mm×4.6mm，5μm)；流动相：乙腈-0.5%磷酸溶液(20∶80)；流速 1.0L/min；检测波长 283nm；分析时间约 12min。

1.3 对照品溶液的制备

称取橙皮苷对照品，用适量甲醇溶解。

1.4 供试品溶液的制备

称取复方陈香胃片 0.2g，用 50mL 甲醇水浴回流提取 1.5h，滤过，即得。

复方青黛丸

Fufang Qingdai Wan

【分析方法】

1 高效液相色谱法测定复方青黛丸中靛玉红含量[27]

1.1 仪器

Waters 515 高效液相色谱仪。

1.2 色谱条件

色谱柱：Tianhe kromasil C_{18} 柱(250mm×4.6mm，5μm)；流动相：乙腈-水(47∶53)；流速 1.0mL/min；检测波长 289nm；柱温 30℃；分析时间约 22min。

1.3 对照品溶液的制备

称取靛玉红对照品，用适量乙酸乙酯溶解。

1.4 供试品溶液的制备

称取复方青黛丸粉末 2g，加中性氧化铝 2g，用 100mL 乙酸乙酯索氏回流提取 8h，提取液蒸干，残渣加乙酸乙酯微热溶解并定容至 10mL，滤过，即得。

复方鱼腥草片

Fufang Yuxingcao Pian

【分析方法】

1 毛细管电泳法测定复方鱼腥草片中的绿原酸和槲皮素[28]

1.1 仪器

1229 高效毛细管电泳仪。

1.2 色谱条件

毛细管：未涂层弹性石英毛细管(50cm×50μm)；缓冲液：30mmol/L 硼砂缓冲溶液(pH 8.5)；分离电压 16kV；检测波长 254nm；进样：10cm 高度下进样 6s；分析时间约 15min。

1.3 对照品溶液的制备

称取绿原酸和槲皮素对照品，分别用无水乙醇溶解。

1.4 供试品溶液的制备

称取去除糖衣的复方鱼腥草片粉末适量，加入 20mL 60%乙醇溶液浸泡 4h，超声 1h，滤过，滤液用 60%乙醇定容至 25mL，即得。

复方珍珠暗疮片

Fufang Zhenzhu'anchuang Pian

【分析方法】

1 高效液相色谱法测定复方珍珠暗疮片中黄芩苷的含量(一)[29]

1.1 仪器

SP 8810 高效液相色谱仪。

1.2 色谱条件

色谱柱：Hypersil C_{18}柱(150mm×4.6mm，5μm)；流动相：甲醇-水-磷酸(42∶58∶0.2)；流速 1.0mL/min；检测波长 280nm；分析时间约 10min。

1.3 对照品溶液的制备

称取黄芩苷对照品，用适量甲醇溶解。

1.4 供试品溶液的制备

称取去除糖衣的复方珍珠暗疮片粉末 0.3g，用 70%乙醇 30mL 超声提取 20min，滤过，滤液用 70%乙醇定容至 100mL，即得。

2 高效液相色谱法测定复方珍珠暗疮片中黄芩苷的含量(二)

2.1 仪器

Agilent 1100 高效液相色谱仪，超声波清洗仪(Branson B5500S-MT)。

2.2 色谱条件及系统适应性

色谱柱填充剂：十八烷基硅烷键合硅胶；流动相：甲醇-0.2%磷酸溶液(45∶55)；流速 1.0mL/min；检测波长 280nm。理论板数按黄芩苷峰计算应不低于 2000，黄芩苷与相邻色谱峰的分离度应不低于 1.5。

2.3 对照品溶液的制备

称取用五氧化二磷减压干燥 12h 的黄芩苷对照品适量，加甲醇制成每 1mL 含 90μg 的溶液，即得。

2.4 供试品溶液的制备

称取复方珍珠暗疮片，研细，取约 0.3g，精密称定，置 100mL 量瓶中，加甲醇 80mL，超声处理(功率 300W，频率 40kHz)30min，放冷，加甲醇稀释至刻度，摇匀，滤过，取续滤液，即得。

色谱图如图 3-9-9 所示。

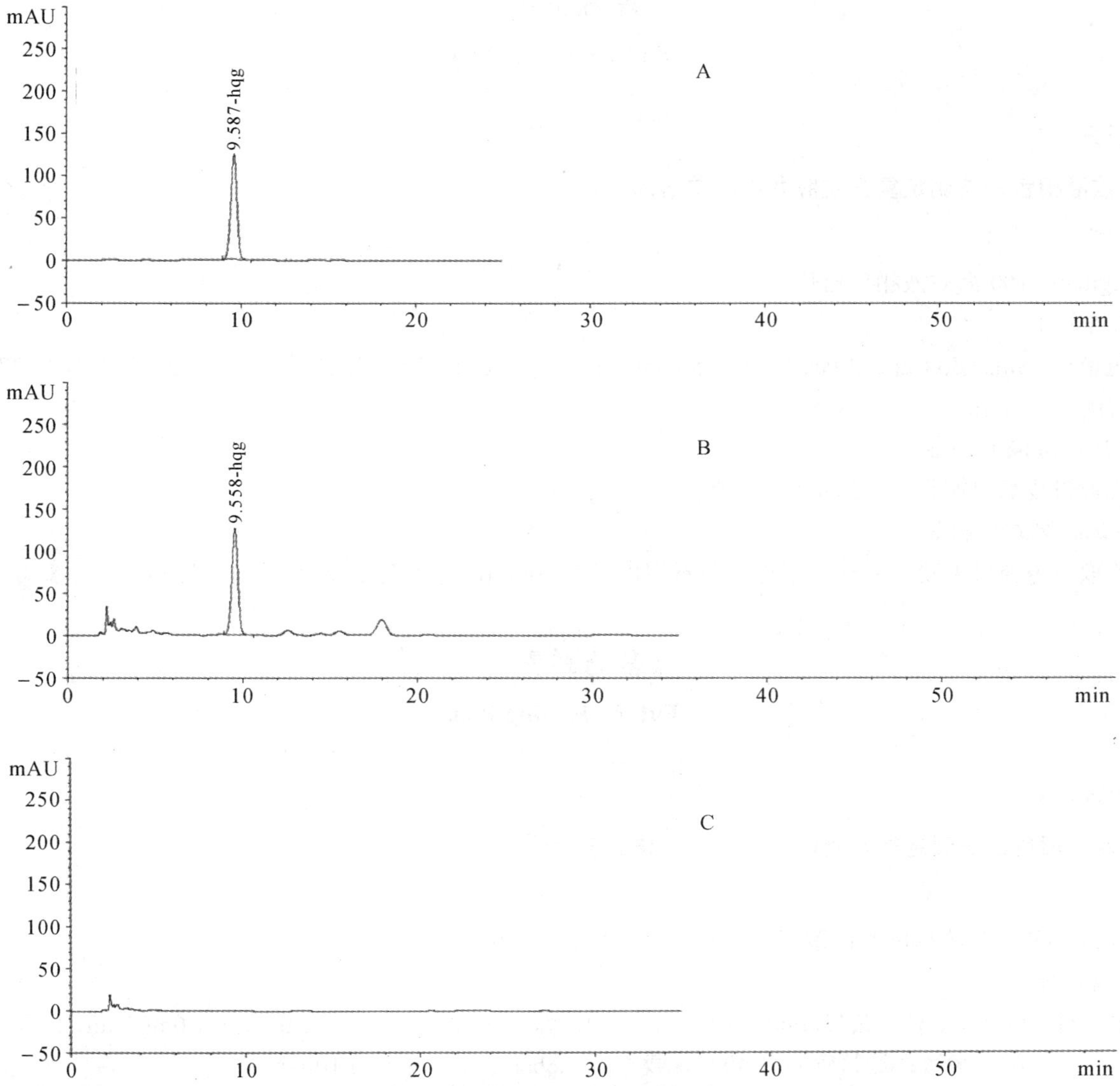

图 3-9-9　复方珍珠暗疮片含量测定高效液相色谱图

A. 黄芩苷对照品溶液；B. 供试品溶液；C. 空白样品(缺白芍)溶液

3　高效液相色谱法测定复方珍珠暗疮片中芍药苷含量[30]

3.1 仪器

Shimadzu LC-10AVP 高效液相色谱仪。

3.2 色谱条件

色谱柱：ODS 柱(250mm×4.6mm，5μm)；流动相：甲醇-水(35∶65)；流速 0.5mL/min；检测波长 230nm；分析时间 16min。

3.3 对照品溶液的制备

称取芍药苷对照品，用适量甲醇溶解。

3.4 供试品溶液的制备

称取去除糖衣的复方珍珠暗疮片粉末 0.5g，用适量 50%甲醇超声提取 30min，定容至 50mL，滤过，即得。

复方益肝丸

Fufang Yigan Wan

【分析方法】

1 高效液相色谱法测定复方益肝丸中丹皮酚的含量[31]

1.1 仪器

Agilent 1100 高效液相色谱仪。

1.2 色谱条件

色谱柱：Shiseido Capcell Pak C_{18}柱(250mm×4.6mm，5μm)；流动相：乙腈-水(38∶62)；检测波长 274nm；分析时间约 20min。

1.3 对照品溶液的制备

称取丹皮酚对照品，用适量甲醇溶解。

1.4 供试品溶液的制备

称取复方益肝丸粉末 0.5g，用适量甲醇超声提取 30min，定容至 25mL，滤过，即得。

复方蛤青片

Fufang Haqing Pian

【分析方法】

1 高效液相色谱法测定复方蛤青片中黄芪甲苷的含量[32]

1.1 仪器

LC-10AT 高效液相色谱仪系列，SEDEX 75 蒸发光检测器。

1.2 色谱条件

色谱柱：Kromasil C_{18}柱(150mm×4.6mm，5μm)；流动相：乙腈-水(35∶65)；流速 1.0mL/min；柱温 35℃；蒸发光散射检测器参数：漂移管温度 40℃，载气压 3.6bar；分析时间约 10min。

1.3 对照品溶液的制备

称取黄芪甲苷对照品，用适量甲醇溶解。

1.4 供试品溶液的制备

称取去除糖衣的复方蛤青片粉末 4.0g，加甲醇冷浸过夜，索氏回流提取 4h，提取液蒸干，残渣加水微热溶解，用水饱和的正丁醇振摇提取(40mL×4)，合并正丁醇液，用氨试液充分洗涤(40mL×2)，弃去氨液，正丁醇液蒸干，残渣用甲醇溶解并定容至 5mL，即得。

复芪止汗颗粒

Fuqi Zhihan Keli

【分析方法】

1 高效液相色谱法测定复芪止汗颗粒中黄芪甲苷的含量

1.1 仪器

Agilent 1100 高效液相色谱仪，配有 PL-ELS 2100 蒸发光检测器。

1.2 色谱条件及系统适应性

色谱柱填充剂：十八烷基硅烷键合硅胶；流动相：乙腈-水(25∶75)；流速 1.0mL/min。理论板数按黄芪甲苷峰计算应不低于 4000。

1.3 对照品溶液的制备

称取黄芪甲苷对照品适量，加甲醇制成每 1mL 含 0.4mg 的溶液，即得。

1.4 供试品溶液的制备

称取复芪止汗颗粒 50g，研细，精密称定，精密加入水 100mL，称定重量，置水浴上加热回流 1h，取出，放冷，用水补足减失的重量，摇匀，离心，精密量取上清液 50mL，用水饱和的正丁醇振摇提取 5 次(50mL/次)，合并正丁醇液，用氨试液洗涤 2 次(50mL/次)，弃去氨试液，正丁醇液蒸干，残渣加甲醇适量使溶解，转移至 5mL 量瓶中，加甲醇稀释至刻度，摇匀，滤过，取续滤液，即得。

1.5 方法学验证结果

1.5.1 线性关系考察

黄芪甲苷在 0.4152～12.456μg，进样量对数与峰面积对数呈良好的线性关系。以峰面积对数为纵坐标 y，进样量(μg)对数为横坐标 x，线性方程为 $y=1.359x+6.7659$，$r=0.9996$。

1.5.2 重复性试验

本方法重现性良好，RSD 为 1.2% ($n=6$)。

1.5.3 准确度试验

加样回收率为 98.1%～101.7%，平均回收率为 100.0%，RSD 为 1.5% ($n=6$)。

1.5.4 供试品溶液的稳定性

供试品溶液在 25h 内基本保持稳定，RSD 为 1.3% ($n=9$)。

1.6 样品测定结果

采用上述方法，分别精密吸取对照品溶液 8μL、16μL 和供试品溶液 20μL，注入液相色谱仪，测定，以外标两点对数方程计算，测定了 11 批复芪止汗颗粒样品中黄芪甲苷的含量，结果为 0.75～0.81 毫克/袋。

色谱图如图 3-9-10 所示。

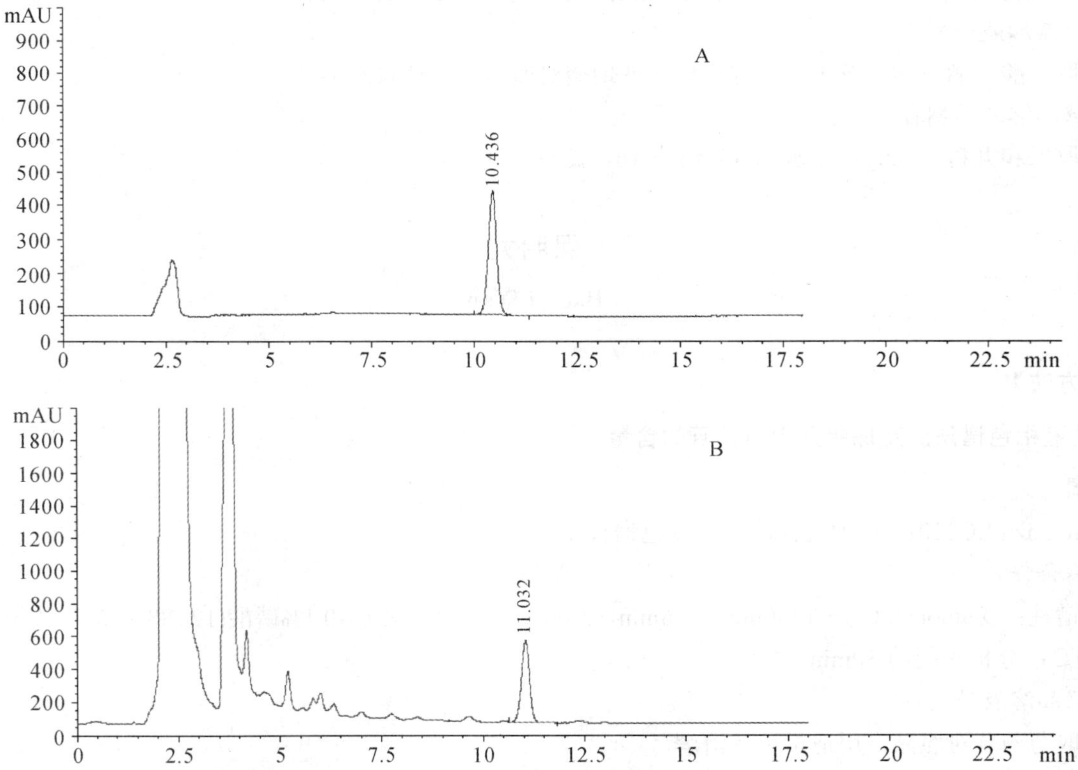

图 3-9-10a 复芪止汗颗粒含量测定高效液相色谱图

A. 黄芪甲苷对照品溶液；B. 供试品溶液

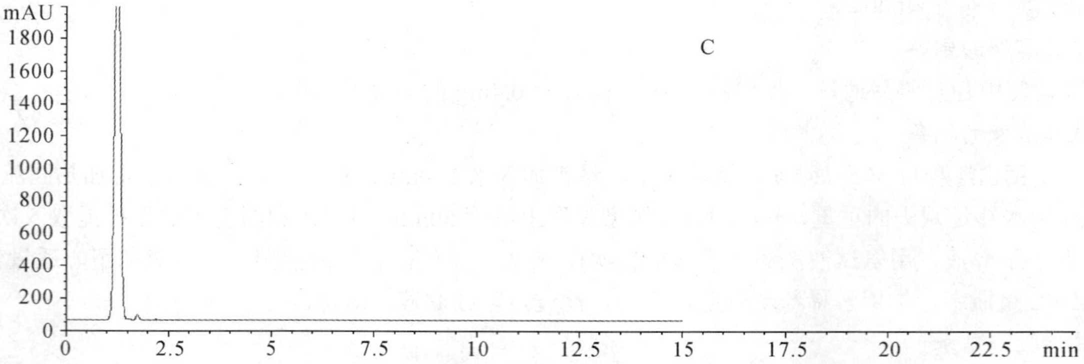

图 3-9-10b 复芪止汗颗粒含量测定高效液相色谱图

C. 空白样品(缺黄芪)溶液

保和丸

Baohe Wan

【分析方法】

1 高效液相色谱法测定保和丸中 5 种有机酸[33]

1.1 仪器

Agilent 1100 高效液相色谱仪。

1.2 色谱条件

色谱柱：Lichrospher C_{18} 柱(250mm×4.6mm)；流动相：0.5%$(NH_4)_2HPO_4$ 水溶液(用 H_3PO_4 调 pH 至 2.8)；流速 0.8mL/min；柱温 25℃；检测波长 210nm；灵敏度 0.02AUFS；分析时间约 18min。

1.3 对照品溶液的制备

称取草酸、酒石酸、苹果酸、柠檬酸和琥珀酸对照品，用适量水溶解。

1.4 供试品溶液的制备

称取保和丸粉末 3.0g，加水 40mL 超声 1h，滤过，即得。

保胎丸

Baotai Wan

【分析方法】

1 高效液相色谱法测定保胎丸中芍药苷的含量[34]

1.1 仪器

Shimadzu LC22010 自动进样高效液相色谱仪。

1.2 色谱条件

色谱柱：Diamonsil C_{18} 柱(250mm×4.6mm，5μm)；流动相：乙腈-0.1%磷酸(12∶88)；检测波长 230nm；柱温 30℃；分析时间约 30min。

1.3 对照品溶液的制备

称取芍药苷对照品，用适量甲醇溶解。

1.4 供试品溶液的制备

称取剪碎的保胎丸 5.0g，加乙醚适量索氏回流提取 3h，弃去乙醚液，药渣挥干乙醚，加甲醇 50mL 超声提取 30min，滤过，取续滤液 25mL，蒸干，残渣用水溶解，通过 D101 型大孔树脂柱，用水洗至洗脱液无色，弃去水洗脱液，再用稀乙醇 100mL 洗脱，收集洗脱液，蒸干，残渣加甲醇溶解并定容至 25mL，滤过，即得。

2　高效液相色谱法测定保胎丸中黄芩苷的含量[35]

2.1 仪器

TSP P-1000 高效液相色谱仪。

2.2 色谱条件

色谱柱：Spherigel C_{18}柱(200mm×4.6mm，5μm)；流动相：甲醇-水-冰醋酸(50∶50∶1)；流速 1.0mL/min；检测波长 276nm；柱温室温；分析时间约 6min。

2.3 对照品溶液的制备

称取黄芩苷对照品，用适量 50%甲醇溶解。

2.4 供试品溶液的制备

称取剪碎的保胎丸 2g，加 25mL 稀乙醇超声处理 30min，滤过，即得。

保济丸

Baoji Wan

【分析方法】

1　复方中成药保济丸的高效液相色谱-二极管阵列检测指纹图谱研究[36]

1.1 仪器

Agilent 1100 高效液相色谱仪，二极管阵列检测器。

1.2 色谱条件

色谱柱：Zorbax SB-C_{18}柱(250mm×4.6mm，5μm)；流动相：乙腈-0.5%冰醋酸水溶液；非线性梯度洗脱；流速 1.0mL/min；检测波长 250nm 和 283nm；柱温 30℃；记录时间 150min。

1.3 对照品溶液的制备

称取原儿茶酸、绿原酸、咖啡酸、葛根素等对照品，用适量甲醇溶解。

1.4 供试品溶液的制备

选取有代表性的药材，按照处方混合、粉碎，称取此样品粉末 7.5g，加甲醇 50mL 超声提取 15min，滤过，滤液蒸干，甲醇溶解残渣并定容至 10mL，滤过，即得。

胆石通胶囊

Danshitong Jiaonang

【分析方法】

1　高效液相色谱法测定胆石通胶囊中大黄素和大黄酚的含量

1.1 仪器

Agilent 1100 高效液相色谱仪，配有二极管阵列检测器，超声波清洗仪(Branson B5500S-MT)。

1.2 色谱条件及系统适应性

色谱柱填充剂：十八烷基硅烷键合硅胶；流动相：甲醇-0.1%磷酸溶液(80∶20)；流速 1.0mL/min；检测波长 288nm。理论板数按大黄素峰计算应不低于 2000。

1.3 对照品溶液的制备

分别取大黄素和大黄酚对照品适量，精密称定，加无水乙醇制成每 1mL 含大黄素 10μg、大黄酚 20μg 的混合溶液，即得。

1.4 供试品溶液的制备

称取胆石通胶囊内容物，混匀，研细，取 0.12g，精密称定；精密加入盐酸乙醇(3→100)溶液 20mL，称定重量；加热回流 1h，放冷，再称定重量；用盐酸乙醇(3→100)溶液补足减失的重量，摇匀，滤过；精密吸取续滤液 2mL，加在装有 2g 硅胶(层析用，100～200 目)的蒸发皿中，100℃干燥 30min，放冷，搅匀，加在硅胶柱(硅胶 1.5g，层析用，100～200 目，内径 17mm，干法装柱)上，用石油醚(60～90℃)-甲酸乙酯-甲酸(50∶50∶1)的混合溶液 20mL 洗脱；收集洗脱液，蒸干，残渣用无水乙醇溶解并转移至 5mL 量瓶中，加无水乙醇至刻度，摇匀，滤过，取续滤液，即得。

色谱图如图 3-9-11 所示。

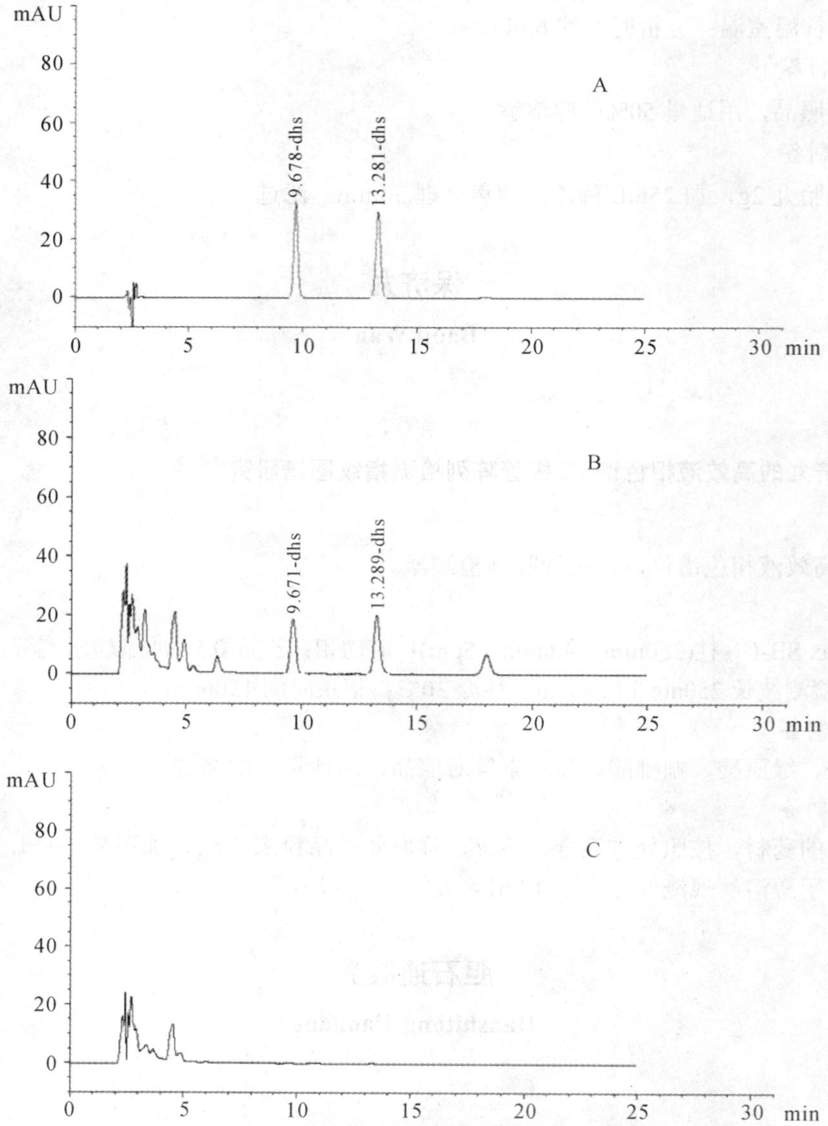

图 3-9-11 胆石通胶囊含量测定高效液相色谱图

A. 大黄素对照品和大黄酚对照品的混合溶液；B. 供试品溶液；C. 空白样品(缺大黄)溶液

独圣活血片

Dusheng Huoxue Pian

【分析方法】

1 高效液相色谱法测定独圣活血片中三七皂苷 R_1 和人参皂苷 Rg_1 的含量[37]

1.1 仪器

HP1100 高效液相色谱仪，二极管阵列检测器。

1.2 色谱条件

色谱柱：Shim-Pack ODS 柱(150mm×4.6mm)；流动相：乙腈-0.05%磷酸(20∶80)；流速 1.0mL/min；检

测波长 203nm；柱温 35℃；分析时间 32min。

1.3 对照品溶液的制备

称取三七皂苷 R_1 和人参皂苷 Rg_1 对照品，用适量甲醇溶解。

1.4 供试品溶液的制备

称取去除糖衣的独圣活血片粉末 1.5g，加 30mL 石油醚浸渍过夜，弃石油醚，药渣加 20mL 甲醇回流提取 1h，滤过，用甲醇定容至 25mL，离心，即得。

独活寄生合剂

Duhuo Jisheng Heji

【分析方法】

1 高效液相色谱-蒸发光散射检测法测定独活寄生合剂中芍药苷的含量[38]

1.1 仪器

Waters 600 高效液相色谱仪，Alltech 2000 型蒸发光散射检测器。

1.2 色谱条件

色谱柱：Alltima C_{18} 柱(250mm×4.6mm，5μm)；流动相：乙腈-水(16∶84)；柱温 30℃；流速 1.0mL/min；蒸发光散射检测器参数：漂移管温度 109℃，气流量(压缩空气)3.0L/min；分析时间约 14min。

1.3 对照品溶液的制备

称取芍药苷对照品，用适量甲醇溶解。

1.4 供试品溶液的制备

量取独活寄生合剂 10mL，用水饱和的正丁醇萃取(20mL×3)，合并正丁醇液，蒸干，残渣加甲醇溶解并定容至 25mL，即得。

急支糖浆

Jizhi Tangjiang

【分析方法】

1 急支糖浆的高效液相色谱指纹图谱测定[39]

1.1 仪器

Waters Alliance 高效液相色谱仪。

1.2 色谱条件

色谱柱：Zorbax SB-C_{18} 柱(250mm×4.6mm，5μm)；流动相：1%冰醋酸(A 相，含 0.2%三乙胺)-乙腈(B 相)；梯度洗脱：0～30min 3%～10% B，30～47min 10%～17% B，47～65min 17%～19% B，65～70min 19%～25% B；流速 1.0mL/min；检测波长 280nm；柱温 30℃；分析时间 65min。

1.3 对照品溶液的制备

称取原儿茶酸、原儿茶醛、绿原酸、咖啡酸、柚皮苷和新橙皮苷对照品，用适量流动相 A 溶解。

1.4 供试品溶液的制备

量取急支糖浆 2mL，用流动相 A 稀释至 5 倍，离心，滤过，即得。

养阴降糖片

Yangyin Jiangtang Pian

1 高效液相色谱-蒸发光散射检测法测定养阴降糖片中黄芪甲苷含量[40]

1.1 仪器

Agilent 1100 高效液相色谱仪，Alltech 2000 蒸发光散射检测器。

1.2 色谱条件

色谱柱：Hypersil ODS 柱(250mm×4.6mm，5μm)；流动相：乙腈-水(1∶2)；流速 1.0mL/min；柱温 25℃。

1.3 对照品溶液的制备

称取黄芪甲苷对照品，用适量甲醇溶解。

1.4 供试品溶液的制备

称取去除糖衣的养阴降糖片粉末 5g，用 50mL 甲醇索氏回流提取 5h，提取液蒸干，残渣加水溶解，加水饱和的正丁醇振摇提取(20mL×3)，合并正丁醇液，用氨试液洗(20mL×2)，弃去氨液，正丁醇液蒸干，残渣用甲醇溶解并定容至 5mL，滤过，即得。

2 高效液相色谱法测定养阴降糖片中葛根素的含量[41]

2.1 仪器

Waters 高效液相色谱仪。

2.2 色谱条件

色谱柱：Kromasil C_{18} 柱(250mm×4.6mm，5μm)；流动相：乙腈-甲醇-0.1%磷酸溶液(10∶5∶85)；流速 1.0mL/min；检测波长 250nm；柱温 35℃；分析时间约 25min。

2.3 对照品溶液的制备

称取葛根素对照品，用适量甲醇溶解。

2.4 供试品溶液的制备

称取去除糖衣的养阴降糖片粉末 0.7g，用 80mL 甲醇超声提取 30min，加甲醇定容至 100mL，滤过，即得。

养阴清肺丸

Yangyin Qingfei Wan

【分析方法】

1 高效液相色谱法测定养阴清肺丸中芍药苷的含量[42]

1.1 仪器

Alltech 高效液相色谱仪。

1.2 色谱条件

色谱柱：Phenomen C_{18} 柱(250mm×4.6mm，5μm)；流动相：甲醇-0.05mol/L 磷酸二氢钾溶液(40∶65)；流速 1.0mL/min；柱温 25℃；检测波长 230nm；灵敏度 1.0AUFS；分析时间约 18min。

1.3 对照品溶液的制备

称取芍药苷对照品，用适量甲醇溶解。

1.4 供试品溶液的制备

称取养阴清肺丸粉末 3g，加 25mL 甲醇超声提取 30min，滤过，取滤液 1mL，用甲醇稀释 5 倍即得。

养胃颗粒

Yangwei Keli

【分析方法】

1 高效液相色谱法测定无糖型养胃颗粒中四种活性成分含量[43]

1.1 仪器

Agilent 1100 高效液相色谱仪。

1.2 色谱条件

色谱柱：Agilent Zorbax SB-C_{18}柱(250mm×4.6mm，5μm)；流动相：0.05%磷酸水(A 相)-0.05%磷酸乙腈(B 相)；梯度洗脱：0min 95% A，10min 85% A，20min 79% A，30min 75% A，40min 60% A，45min 5% A；流速 1.0mL/min；检测波长 230nm；柱温 30℃；进样体积 10μL。

1.3 对照品溶液的制备

称取没食子酸、芍药内酯苷、芍药苷和苯甲酰芍药苷对照品适量，用水溶解。

1.4 供试品溶液的制备

称取制剂颗粒 5g，碾细，取 0.5g，精密称定，用 25mL 50%乙醇溶液超声提取 30min，放冷，补足损失溶剂，摇匀，离心后分析。

对照品及供试品溶液的色谱图如图 3-9-12 所示。

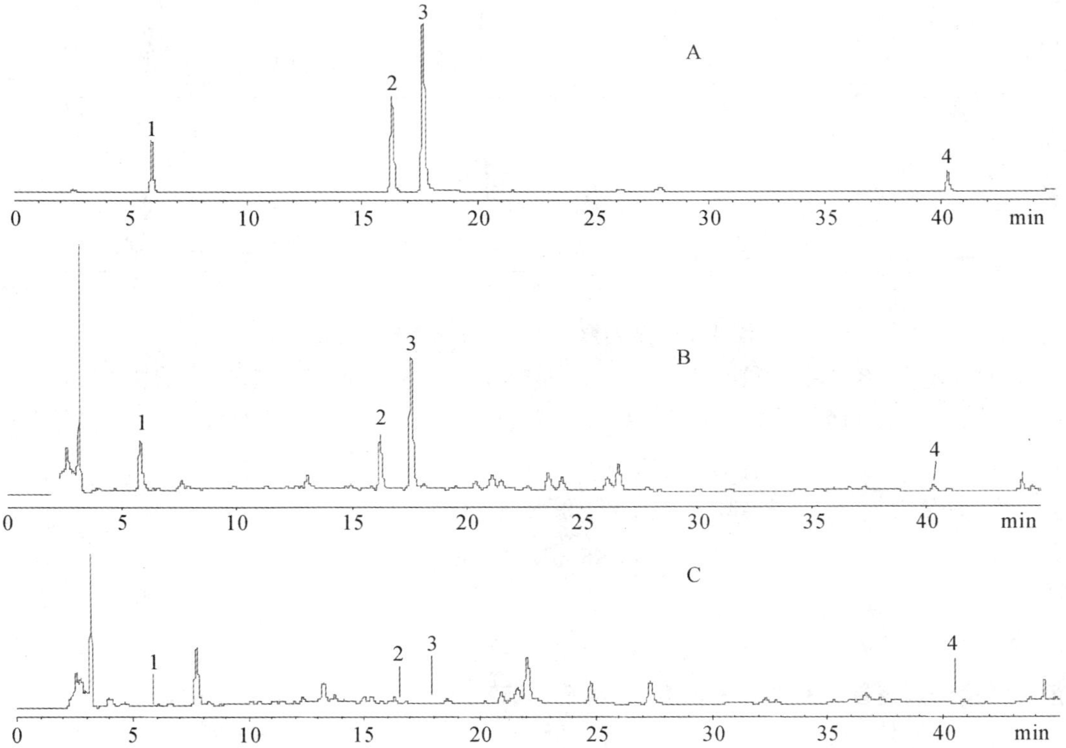

图 3-9-12 对照品 A、供试品 B 和阴性对照品 C 色谱图

1. 没食子酸；2. 芍药内酯苷；3. 芍药苷；4. 苯甲酰芍药苷

2 毛细管电泳法测定养胃颗粒中四种成分含量[44]

2.1 仪器

Agilent HP^{3D} 毛细管电泳仪，配有二极管阵列检测器。

2.2 色谱条件

石英毛细管：60.0cm×75μm(有效长度为 51.5cm)；缓冲液：80mmol/L SDC(去氧胆酸钠)-20mmol/L 硼砂溶液-5%乙腈-5%甲醇-0.5%浓氨水；分离电压 20kV；毛细管温度 25℃；检测波长 254nm；进样量 50mbar×5s；分析时间约 25min。

2.3 对照品溶液的制备

称取白芍苷、芍药苷、甘草苷和甘草酸对照品适量，用甲醇溶解，作为对照品储备溶液，使用时用水稀释至合适浓度，使样品溶剂为25%甲醇水。

2.4 供试品溶液的制备

称取养胃颗粒0.25g置5mL容量瓶中，加25%甲醇水溶液定容至刻度，超声处理15min，离心，取上清液，即得。

对照品和供试品溶液的电泳图如图3-9-13所示。

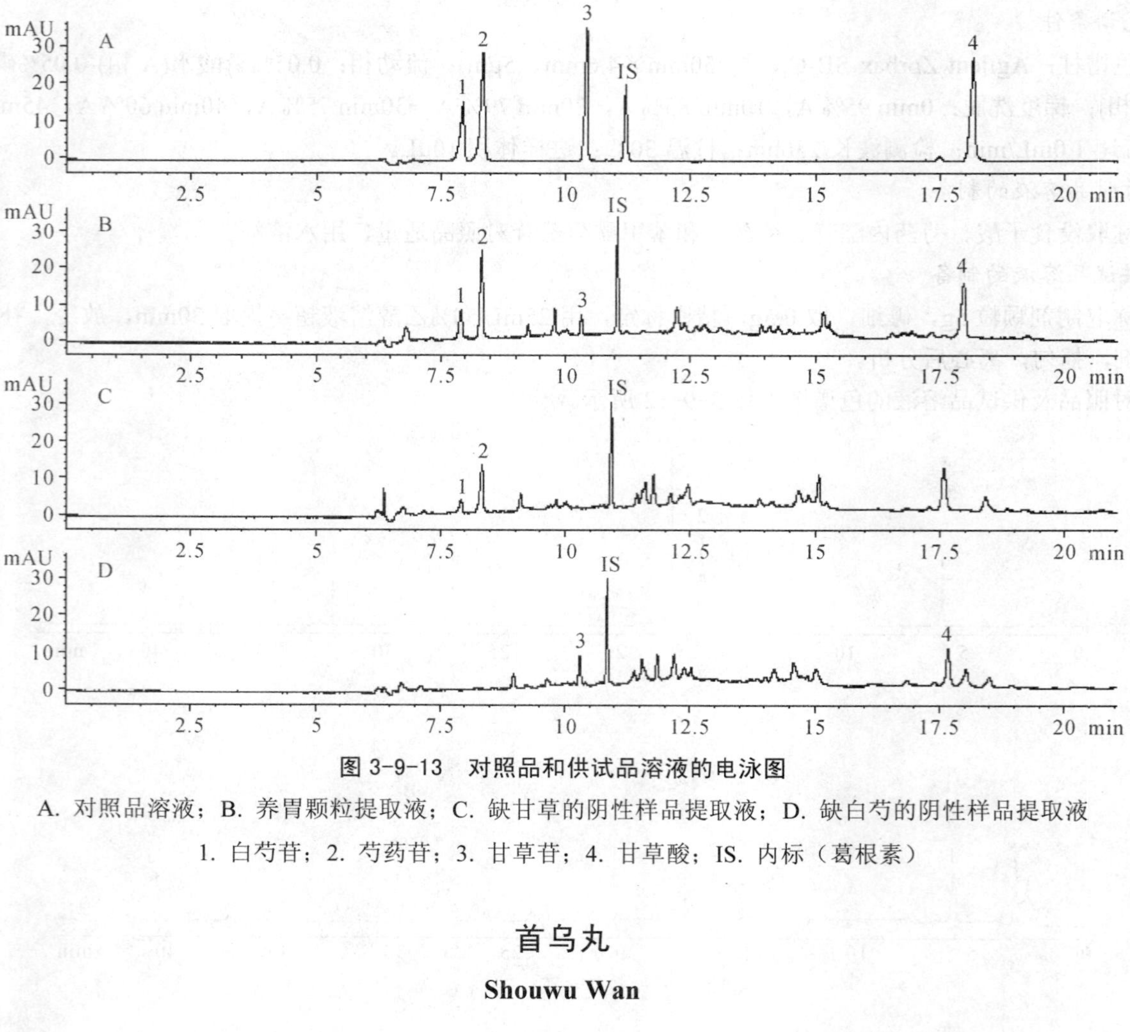

图3-9-13 对照品和供试品溶液的电泳图

A. 对照品溶液；B. 养胃颗粒提取液；C. 缺甘草的阴性样品提取液；D. 缺白芍的阴性样品提取液

1. 白芍苷；2. 芍药苷；3. 甘草苷；4. 甘草酸；IS. 内标（葛根素）

首乌丸

Shouwu Wan

【分析方法】

1 高效液相色谱法测定首乌丸中2,3,5,4'-四羟基二苯乙烯-2-*O*-*β*-D-葡萄糖苷的含量[45]

1.1 仪器

Shimadzu LC-2010A 高效液相色谱仪。

1.2 色谱条件

色谱柱：ODS C_{18}柱(250mm×4.6mm)；流动相：乙腈-水(20∶80)；流速1.5mL/min；检测波长320nm；分析时间约8min。

1.3 对照品溶液的制备

称取二苯乙烯苷对照品，用适量乙醇溶解。

1.4 供试品溶液的制备

称取首乌丸粉末0.5g，加70%乙醇25mL，回流提取30min，滤过，取续滤液，即得。

活血通脉片

Huoxue Tongmai Pian

【分析方法】

1 高效液相色谱法测定活血通脉片中丹参酮ⅡA的含量[46]

1.1 仪器

Shimadzu 高效液相色谱仪。

1.2 色谱条件

色谱柱：Kromasil C_{18} 分析柱(200mm×4.6mm，5μm)；流动相：甲醇-水(80∶20)；流速 1.0mL/min；检测波长 268nm；柱温 30℃；分析时间约 11min。

1.3 对照品溶液的制备

称取丹参酮ⅡA 对照品，用适量甲醇溶解。

1.4 供试品溶液的制备

称取去除糖衣的活血通脉片粉末适量(约相当于 5 片)，加入甲醇 50mL，回流提取 1h，滤过，即得。

宫炎平片

Gongyanping Pian

【分析方法】

1 高效液相色谱法测定宫炎平片中补骨脂素的含量[47]

1.1 仪器

Agilent 1100 高效液相色谱仪。

1.2 色谱条件

色谱柱：Diamonsil C_{18} 柱(250mm×4.6mm，5μm)；流动相：甲醇-水(50∶50)；流速 1.0mL/min；检测波长 246nm；柱温室温；分析时间约 16min。

1.3 对照品溶液的制备

称取补骨脂素对照品，用适量甲醇溶解。

1.4 供试品溶液的制备

称取宫炎平片粉末 3g，用 25mL 甲醇超声提取 40min，滤过，即得。

穿心莲片

Chuanxinlian Pian

【分析方法】

1 高效液相色谱-蒸发光散射检测法测定穿心莲片中穿心莲内酯的含量[48]

1.1 仪器

Shimadzu LC-2010 高效液相色谱仪，Sedex 蒸发光散射检测器。

1.2 色谱条件

色谱柱：Zorbax Extent-C_{18} 柱(250mm×4.6mm，5μm)；流动相：甲醇-水(60∶40)；流速 1.0mL/min；柱温室温；分析时间 10min。

1.3 对照品溶液的制备

取穿心莲内酯对照品，用适量甲醇溶解。

1.4 供试品溶液的制备

称取去除薄膜衣的穿心莲片粉末 0.3g，用适量甲醇超声提取 30min，加甲醇定容至 50mL，滤过，即得。

穿龙骨刺片

Chuanlong Guci Pian

【分析方法】

1 高效液相色谱法测定穿龙骨刺片中淫羊藿苷含量[49]

1.1 仪器

Shimadzu LC-10A 高效液相色谱仪。

1.2 色谱条件

色谱柱：Phenomenex C_{18}柱(150mm×4.6mm，5μm)；流动相：乙腈-水(25∶75)；流速 1.0mL/min；检测波长 270nm；柱温 35℃；分析时间约 15min。

1.3 对照品溶液的制备

称取淫羊藿苷对照品，用适量甲醇溶解。

1.4 供试品溶液的制备

称取穿龙骨刺片粉末 0.5g，用 25mL 甲醇超声提取 30min，滤过，即得。

冠心丹参片

Guanxin Danshen Pian

【分析方法】

1 高效液相色谱法测定冠心丹参片中丹参酮ⅡA 的含量[50]

1.1 仪器

HP1100 高效液相色谱仪。

1.2 色谱条件

色谱柱：Zorbax Eclipse DB-C_8 柱(150mm×4.6mm，5μm)；流动相：甲醇-水(72∶28)；流速 1.0mL/min；检测波长 270nm；柱温常温；分析时间约 14min。

1.3 对照品溶液的制备

称取丹参酮ⅡA 对照品，用适量甲醇溶解。

1.4 供试品溶液的制备

称取去除糖衣的冠心丹参片粉末适量(约 2 片量)，加甲醇 50mL 超声 30min，滤过，用甲醇洗涤滤渣，合并滤液和洗涤液，浓缩，残渣加甲醇溶解并定容至 10mL，即得。

冠心苏合丸

Guanxin Suhe Wan

【分析方法】

1 气相色谱法测定冠心苏合丸中土木香内酯的含量

1.1 仪器

HP-6890N plus 气相色谱仪。

1.2 色谱条件及系统适应性

色谱柱：Agilent HP-Innowax(固定相为键合/交联聚乙二醇)毛细管柱(30m×0.25mm，0.25μm)；程序升温：初始温度为 220℃，保持 15min，以 80℃/min 的速率升温至 240℃，保持 20min；进样口温度 260℃；检测器温度 300℃。理论板数按土木香内酯峰计算应不低于 40000。

1.3 对照品溶液的制备

称取土木香内酯对照品适量，精密称定，加乙酸乙酯制成每 1mL 含 0.2mg 的溶液，即得。

1.4 供试品溶液的制备

取冠心苏合丸 10 丸，精密称定，剪碎，取适量，精密称定；精密加入等量硅藻土，研匀，取适量(约相当于土木香内酯 5mg)，精密称定，置具塞锥形瓶中；精密加入水饱和的乙酸乙酯 25mL，密塞，称定重量；超声处理(功率 300W，频率 50kHz)30min，放冷，再称定重量；用乙酸乙酯补足减失的重量，摇匀，滤过，取续滤液，即得。

1.5 方法学验证结果

1.5.1 线性关系考察

土木香内酯的进样量在 0.02076～7.566μg，进样量与峰面积呈良好的线性关系。以峰面积为纵坐标 y，进样量(μg)为横坐标 x，线性方程为 $y=1737.59x-34.90$，$r=0.99997$。

1.5.2 重复性试验

本方法重现性良好，RSD 为 0.85% ($n=6$)。

1.5.3 准确度试验

加样回收率为 97.3%～99.8%，平均回收率为 98.1%，RSD 为 1.1% ($n=6$)。

1.5.4 供试品溶液的稳定性

供试品溶液在 41h 内基本保持稳定，RSD 为 0.72% ($n=5$)。

1.6 样品测定结果

采用上述方法，分别精密吸取对照品溶液和供试品溶液各 1μL，注入气相色谱仪，测定了 11 批冠心苏合丸样品中土木香内酯的含量，结果为 0.91～1.84 毫克/丸。

色谱图如图 3-9-14 所示。

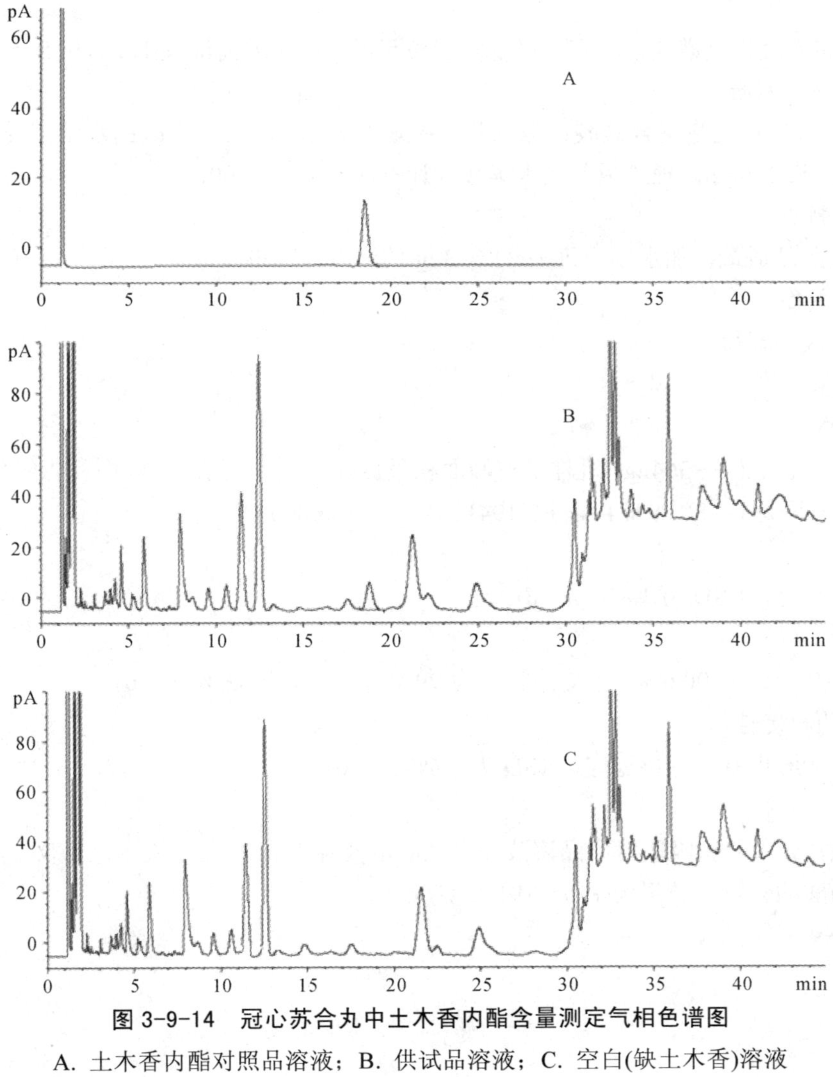

图 3-9-14 冠心苏合丸中土木香内酯含量测定气相色谱图

A. 土木香内酯对照品溶液；B. 供试品溶液；C. 空白(缺土木香)溶液

2 高效液相色谱法测定两种冠心苏合丸中桂皮酸和马兜铃酸 A 的含量[51]

2.1 仪器

Varian 5000 高效液相色谱仪。

2.2 色谱条件

色谱柱：Hypersil C_{18} 柱(250mm×4.6mm，5μm)；流动相：甲醇-醋酸水溶液(61∶39，pH 3.5)；流速 1.0mL/min；检测波长 315nm；柱温室温；分析时间约 15min。

2.3 对照品溶液的制备

称取桂皮酸和马兜铃酸 A 对照品，用适量甲醇溶解。

2.4 供试品溶液的制备

取冠心苏合丸 5 丸(每丸重约 0.85g)，切碎，精密称定，加入 5%氨水 200mL 超声处理 30min，滤过，取续滤液 20mL，加 6mol/L 盐酸溶液约 2mL，至沉淀不再产生，加乙醚萃取(20mL×4)，合并乙醚液，滤过，挥干，残渣用甲醇 0.5mL 溶解，离心，即得。

祛痰灵口服液

Qutanling Koufuye

【分析方法】

1 高效液相色谱法测定祛痰灵口服液中水杨酸的含量

1.1 仪器

Agilent 1100 高效液相色谱仪，配有二极管阵列检测器，超声波清洗仪(Branson B5500S-MT)。

1.2 色谱条件及系统适应性

色谱柱填充剂：十八烷基键合硅胶；流动相：0.5%三乙胺与 0.5%磷酸的水溶液-乙腈(80∶20)；流速 1.0mL/min；检测波长 210nm。理论板数按水杨酸峰计算应不低于 7500。

1.3 对照品溶液的制备

称取水杨酸对照品适量，加水制成每 1mL 含 3μg 的溶液，即得。

1.4 供试品溶液的制备

取祛痰灵口服液，即得。

1.5 方法学验证结果

1.5.1 线性关系考察

水杨酸的进样量在 3.04～304ng，进样量与峰面积呈良好的线性关系。以峰面积为纵坐标 y，进样量(μg)为横坐标 x，线性方程为 $y=80.8931434x+2.1941161$，$r=1.00000$。

1.5.2 重复性试验

本方法重现性良好，RSD 为 1.8% ($n=6$)。

1.5.3 准确度试验

加样回收率为 98.4%～100.6%，平均回收率为 99.4%，RSD 为 0.9% ($n=6$)。

1.5.4 供试品溶液的稳定性

供试品溶液在 48h 内基本保持稳定，RSD 为 1.6% ($n=6$)。

1.6 样品测定结果

采用上述方法，分别精密吸取对照品溶液和供试品溶液各 10μL，注入液相色谱仪，测定了 3 批祛痰灵口服液样品中水杨酸的含量，结果为 150～191 微克/支。

色谱图如图 3-9-15 所示。

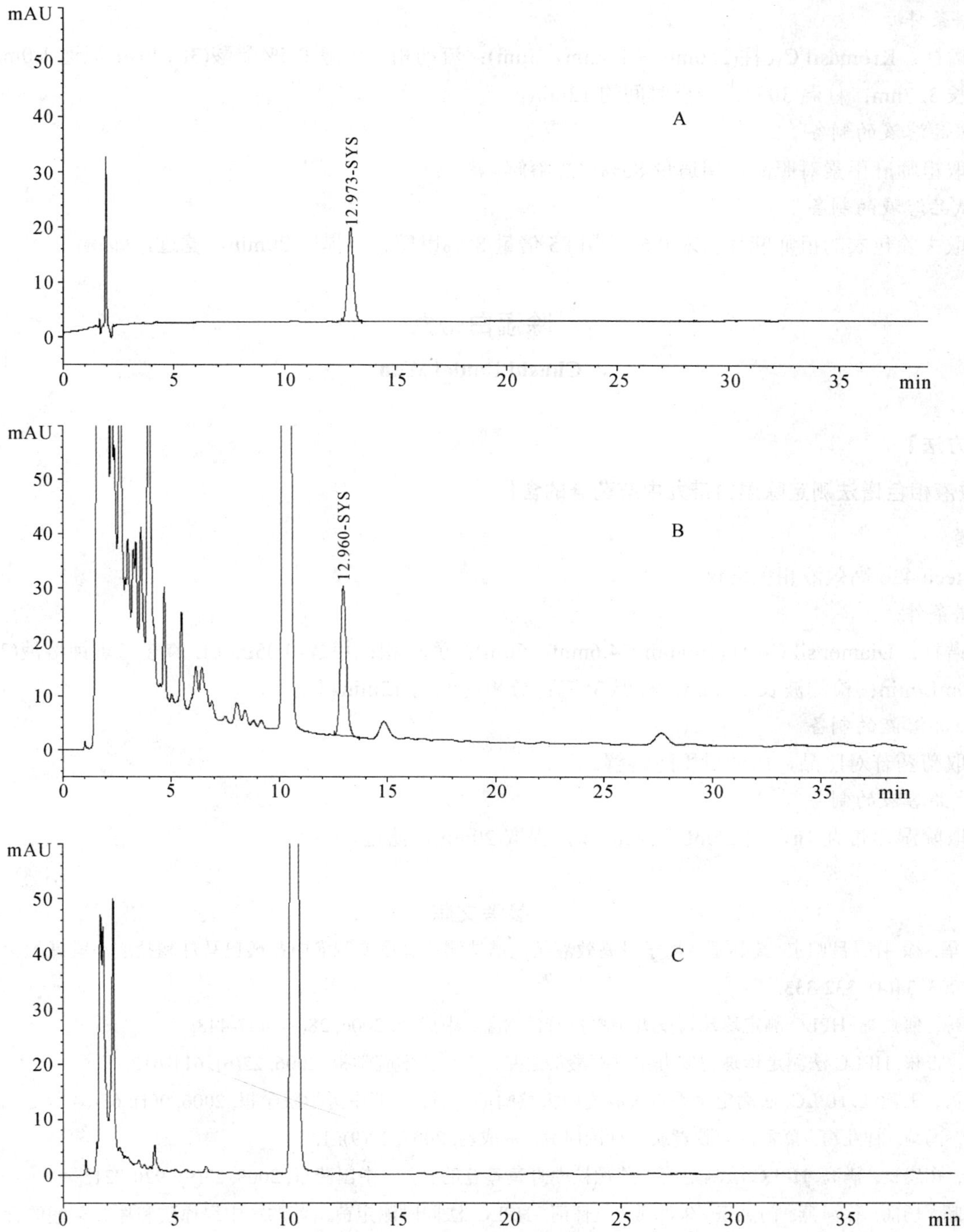

图 3-9-15 祛痰灵口服液含量测定高效液相色谱图

A. 水杨酸对照品溶液；B. 供试品溶液；C. 空白样品(缺鲜竹沥)溶液

祖师麻片

Zushima Pian

【分析方法】

1 高效液相色谱法测定祖师麻片中祖师麻甲素的含量[52]

1.1 仪器

SP 高效液相色谱仪。

1.2 色谱条件

色谱柱：Kromasil C_{18}柱(250mm×4.6mm，5μm)；流动相：甲醇-0.5%醋酸(30∶70)；流速 1.0mL/min；检测波长 327nm；柱温 30℃；分析时间约 12min。

1.3 对照品溶液的制备

称取祖师麻甲素对照品，用适量 85%甲醇溶解。

1.4 供试品溶液的制备

称取去除包衣的祖师麻片粉末 0.6g，用 85 倍量 85%甲醇超声提取 20min，滤过，即得。

除湿白带丸

Chushi Baidai Wan

【分析方法】

1 高效液相色谱法测定除湿白带丸中芍药苷的含量[53]

1.1 仪器

Alltech 426 高效液相色谱仪。

1.2 色谱条件

色谱柱：Diamonsil C_{18}柱(200mm×4.6mm，5μm)；流动相：甲醇-0.05mol/L 磷酸二氢钾溶液(35∶65)；流速 1.0mL/min；检测波长 230nm；柱温 35℃；分析时间约 12min。

1.3 对照品溶液的制备

称取芍药苷对照品，用适量甲醇溶解。

1.4 供试品溶液的制备

称取除湿白带丸 1g，用 25mL 稀乙醇超声提取 20min，滤过，即得。

参考文献

[1] 吕曙华，徐 刚，吕归宝，寿国香．离子对高效液相色谱法测定春血安胶囊中盐酸巴马汀和盐酸小檗碱的含量．中草药, 2003, 34(4): 332-333.

[2] 张小琼，何燕嫦．HPLC 测定珍珠胃安丸中橙皮苷的含量．中成药, 2006, 28(3): 447-448.

[3] 廖维，吉彬．HPLC 法测定珍珠胃安丸中甘草酸的含量．广东药学院学报, 2006, 22(6): 611-612.

[4] 黄宗海，王艳红．HPLC 法测定草香胃康胶囊中大黄酚的含量．广西中医学院学报, 2006, 9(4): 63-64.

[5] 阮群，冯绮，甘业梅．草香胃康胶囊质量标准研究．中成药, 2007, 29(9): 1.

[6] 胡静，鞠忠良，满亮．HPLC 法测定茵山莲颗粒中野黄芩苷的含量．中国药事, 2009, 23(9): 920-921.

[7] 刘兴超，杨丽，徐海燕，门金玉，朱鸿敏，赵怀清．HPLC 法同时测定茵山莲颗粒中绿原酸和原儿茶酸的含量．沈阳药科大学学报, 2008, 25(2): 122-125.

[8] 吴虹，汪电雷，魏伟．反相高效液相色谱法测定茵栀黄口服液中栀子苷的含量．方药研究, 2003, 22(5): 55-56.

[9] 白保国．RP-HPLC 测定茵栀黄口服液中黄芩苷含量．中国现代中药, 2007, 9(10): 21-23.

[10] 赵沈娟，黄新兰，李雪兰，石晶萍．荜铃胃痛颗粒的质量标准研究．中成药, 2008, 30(6): 868-871.

[11] 谭生建，刘刚，姜韧，汤晴，张捷．高效液相色谱法测定枳实导滞丸中橙皮苷和黄芩苷含量．解放军药学学报, 2006, 22(5): 387-389.

[12] 王兰，杨芳，王蕾．柏子养心丸中阿魏酸的含量测定．陕西中医, 2004, 25(7): 650-652.

[13] 杨跃龙．高效液相色谱法测定栀子金花丸中大黄素和大黄酚的含量．中国现代药物应用, 2007, 1(11): 20-21.

[14] 郭小龙，蔡敏，陈勇，韩凤梅．液相色谱法同时测定栀子金花丸中栀子苷和盐酸小檗碱的含量．湖北大学学报(自然科学版), 2007, 29(3): 283-285.

[15] 凌宁生，杨瑾，律兆荣，刘志宏，高文远．HPLC 法测定胃肠安丸中柚皮苷．中草药, 2005, 36(12): 1815-1816.

[16] 吕凤莲，方彬，宋吉莲，丁艳，张宇. HPLC 法测定胃舒宁颗粒中芍药苷的含量. 齐鲁药事, 2005, 24(8): 465-467.
[17] 李晔，李彤晖. RP-HPLC 测定骨刺宁胶囊中丹皮酚的含量. 华西药学杂志, 2004, 19(2): 139-140.
[18] 方加林，朱炳辉，方继辉. 高效液相色谱法测定香砂养胃丸中橙皮苷的含量. 中药新药与临床药理, 2003, 14(3): 183-185.
[19] 胡美芳，宋秋华. 高效液相色谱法测定香砂养胃颗粒中橙皮苷含量. 药物鉴定, 2005, 14(9): 45.
[20] 崔丽华，林晓，徐丽华. 高效液相色谱法测定复方大青叶合剂中绿原酸的含量. 药物分析杂志, 2001, 21(5): 371-372.
[21] 黄海欣，高光伟. HPLC-ELSD 测定复方丹参片中三七皂苷 R_1、人参皂苷 Rg_1、人参皂苷 Rb_1 的含量. 中国药师, 2008, 11(4): 404-406.
[22] 叶姝，王书芳，瞿海斌，程翼宇. 反向迁移毛细管胶束电动色谱分离测定复方丹参片中 5 种皂苷的含量. 分析化学, 2007, 35(1): 115-118.
[23] Ye ZL, Hu CC, Fan XH, Cheng YY. Simultaneous analysis of seven major saponins in Compound Danshen Dropping Pills using solid phase extraction and HPLC with DAD and ESI-MS detectors. J Liq Chromatogr R T, 2006, 29(11): 1575-1587.
[24] 苏静州，刘明言，董海荣. HPLC 法测定复方石韦片中苦参碱和氧化苦参碱的含量. 中草药, 2005, 36(3): 383-384.
[25] 覃洁萍，刘进，廖卓，李芸. 复方扶芳藤合剂 HPLC 指纹图谱测定方法研究. 中成药, 2005, 27(2): 128-130.
[26] 王少姝，罗杰，何军. 复方陈香胃片质量标准研究. 中国现代中药, 2007, 9(1): 22-23.
[27] 高文平，李拜，袁云刚. 高效液相色谱法测定复方青黛丸中靛玉红含量. 药物鉴定, 2007, 16(17): 28.
[28] 吕元琦，邬春华，袁倬斌. 毛细管电泳法测定复方鱼腥草片中的绿原酸和槲皮素. 分析测试学报, 2004, 23(6): 106-108.
[29] 罗干明，张柳. 高效液相色谱法测定复方珍珠暗疮片中黄芩苷的含量. 广东药学, 2001, 11(3): 12-13.
[30] 张振秋，覃芳，裴桂秋，袁昌鲁，李云霞. 高效液相色谱法测定复方珍珠暗疮片中芍药苷含量. 时珍国医国药, 2000, 11(7): 616-620.
[31] 章贵杰，刘丽，赵春香. HPLC 法测定复方益肝丸中丹皮酚的含量. 中国药师, 2009, 12(1): 91-92.
[32] 方道硕，贾晶，黄春燕，张小琳. 复方蛤青片质量标准的改进. 中国药房, 2008, 19(18): 1401-1403.
[33] 陈战国，金燕子. RP-HPLC 同时测定保和丸中 5 种有机酸. 陕西师范大学学报(自然科学版), 2006, 34(4): 57-60.
[34] 夏冰晶，李娜，富小珺. HPLC 测定保胎丸中芍药苷的含量. 中国现代中药, 2008, 10(12): 38-40.
[35] 韩梅海，成爱华，王江梅. RP-HPLC 法测定保胎丸中黄芩苷的含量. 中成药, 2003, 25(2): 167-168.
[36] 王祥红，谢培山，田润涛，黄晓丹，郑荣波，秦春梅，余琼希. 复方中成药保济丸的 HPLC-DAD 指纹图谱研究. 中国中药杂志, 2007, 32(17): 1748-1751.
[37] 徐愚聪，王曙，黄灏. 独圣活血片中有效成分的含量测定. 华西药学杂志, 2005, 20(4): 362-363.
[38] 吴丽敏，王爱武，耿晖，田景奎，刘洪梅. HPLC-ELSD 法测定独活寄生合剂中芍药苷的含量. 中国药师, 2005, 8(2): 122-123.
[39] 屈巧玲，杨滨，王谦鹏，易崇勤，肖永庆，王永炎. 急支糖浆指纹图谱鉴别方法研究. 中国中药杂志, 2007, 32(8): 681-683.
[40] 孙志云. HPLC-ELSD 法测定养阴降糖片中黄芪甲苷含量. 中国实验方剂学杂志, 2003, 9(6): 8-9.
[41] 朱益利，谭浩军. 养阴降糖片的质量标准研究. 世界中西医结合杂志, 2009, 4(5): 321-323.
[42] 马丽杰，李兰城，王玉华. RP-HPLC 测定养阴清肺丸中芍药苷的含量. 中国现代中药, 2006, 8(10): 14-15, 18.
[43] 王静，邵青，瞿海斌，程翼宇，吴雄壮. 高效液相色谱法测定无糖型养胃颗粒中四种活性成分含量. 药物分析杂志, 2006, 26(12): 1804-1806.
[44] Wang SF, Fang HY, Qu HB. Optimization of a MEKC method using central composite design for the analysis of components in Yangwei Granule. Zhejiang Univ Sci B, 2010, in press.
[45] 刘柏龙，杨锡，赵建邦，徐培元，缪苗苗. 首乌丸中 2, 3, 5, 4'-四羟基二苯乙烯-2-*O*-*β*-D-葡萄糖苷的 HPLC 法测定. 中国药品标准, 2006, 7(5): 71-72.
[46] 杨允辉，张村. HPLC 法测定活血通脉片中丹参酮ⅡA 的含量. 中国实验方剂学杂志, 2003, 9(6): 15-16.

[47] 宋粉云，毋福海，傅军，李庆全. 高效液相色谱法测定宫炎平片中补骨脂素的含量. 中国实验方剂学杂志，2006, 12(6): 12-14.

[48] 韩光，许笑笑，杨松松. HPLC-ELSD 法测定穿心莲片中穿心莲内酯. 中草药, 2005, 36(5): 705, 796.

[49] 何素芬. 高效液相色谱法测定穿龙骨刺片中淫羊藿苷含量. 药物鉴定, 2009, 18(7): 23.

[50] 黄敏琪，甄汉深，李运桂，周吴萍，党美琼，陈海燕，陈君. 反相-高效液相色谱法测定冠心丹参片中丹参酮ⅡA 的含量. 广西医科大学学报, 2005, 22(3): 419-420.

[51] 蒋晔，胡丽英，郝福. RP-HPLC 测定两种冠心苏合丸中桂皮酸和马兜铃酸 A 的含量. 中成药, 2007, 29(4): 599-601.

[52] 王晓云，邸立杰，刘静洁. HPLC 法测定祖师麻片中祖师麻甲素的含量. 中国药事, 2003, 17(4): 232-233.

[53] 汤美健，罗海龙，李永江，周殿儒. HPLC 法测定除湿白带丸中芍药苷的含量. 中国药品标准, 2007, 8(5): 71-74.

十画

珠黄散

Zhuhuang San

【分析方法】

1　高效液相色谱法测定珠黄散中人工牛黄中胆红素含量

1.1 仪器

Agilent 1100 高效液相色谱仪，配有二极管阵列检测器。

1.2 色谱条件与系统适用性

色谱柱填充剂：十八烷基硅烷键合硅胶柱；流动相：乙腈-1%冰醋酸溶液(95∶5)；检测波长 450nm。理论板数按胆红素峰计算应不低于 4000。

1.3 对照品溶液的制备

避光操作。称取胆红素对照品适量，加二氯甲烷制成每 1mL 含 20μg 的溶液，即得。

1.4 供试品溶液的制备

避光操作。称取珠黄散 50mg，精密称定，置 25mL 棕色量瓶中，精密加入二氯甲烷 10mL，称定重量，置冰浴超声处理(180W，42kHz)10min，再称定重量，以二氯甲烷补足减失的重量，摇匀，用微孔滤膜(0.22μm)滤过，取续滤液，即得。

1.5 方法学验证结果

1.5.1 线性关系考察

胆红素进样量在 11.12～1112ng，进样量与峰面积呈良好的线性关系。以峰面积为纵坐标 y，进样量(ng)为横坐标 x，线性方程为 $y=5.80342x-4.38981$，$r=0.9999$。

1.5.2 重复性试验

本方法重现性良好，RSD 为 1.9% ($n=6$)。

1.5.3 加样回收率

加样回收率为 98.0%～103.2%，平均回收率为 100.4%，RSD 为 2.0% ($n=9$)。

1.5.4 供试品溶液的稳定性

供试品溶液在 24h 内基本保持稳定，RSD 为 0.8% ($n=10$)。

1.6 样品测定结果

分别精密吸取对照品溶液与供试品溶液各 5μL，注入液相色谱仪，测定，三批样品每 1g 含人工牛黄以胆红素($C_{33}H_{36}N_4O_6$)计，分别为 3.55mg、3.51mg、3.40mg。

色谱图及紫外光谱图如图 3-10-1 所示。

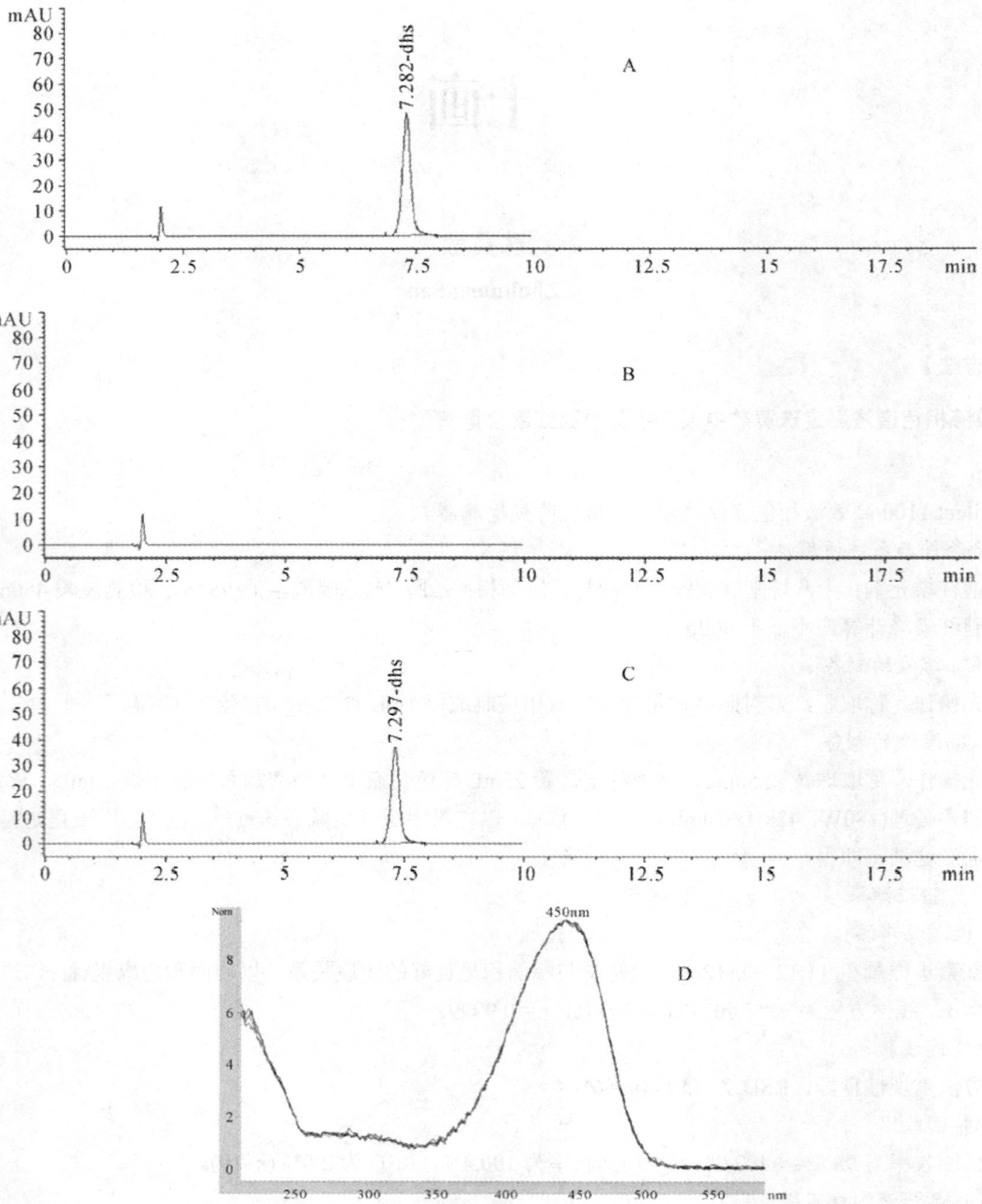

图 3-10-1 珠黄散含量测定高效液相色谱及紫外光谱扫描图

A. 阿魏酸对照品溶液；B. 空白样品(缺人工牛黄)溶液；C. 供试品溶液；D. 对照品溶液中胆红素光谱扫描图

都梁丸

Duliang Wan

【分析方法】

1 高效液相色谱法测定都梁丸中欧前胡素的含量[1]

1.1 仪器

LC-6A 高效液相色谱仪系列。

1.2 色谱条件

色谱柱：Luna C_{18} 柱(250mm×4.6mm，5μm)；流动相：甲醇-水(70∶30)；流速 0.6mL/min；检测波长 264nm；

柱温 35℃；分析时间 18min。

1.3 对照品溶液的制备

称取欧前胡素对照品，用适量乙醇溶解。

1.4 供试品溶液的制备

称取剪碎的都梁丸 1.5g，加硅藻土 1g 和适量乙醇，研匀，用约 50mL 乙醇水浴加热回流 40min，滤过，滤渣用乙醇洗涤，合并滤液和洗涤液，用乙醇定容至 100mL，滤过，即得。

桂龙咳喘宁胶囊

Guilong Kechuanning Jiaonang

【分析方法】

1 高效液相色谱法测定桂龙咳喘宁胶囊中芍药苷的含量[2]

1.1 仪器

Spectra-Physics P-1000 高效液相色谱仪。

1.2 色谱条件

色谱柱：Hypersil BDS 柱(200mm×4.6mm，5μm)；流动相：乙腈-0.1%磷酸(18∶82)；流速 1.0mL/min；检测波长 230nm；柱温 35℃；分析时间约 9min。

1.3 对照品溶液的制备

称取芍药苷对照品，用适量稀乙醇溶解。

1.4 供试品溶液的制备

称取 5 粒桂龙咳喘宁胶囊内容物，加稀乙醇 50mL 超声处理 20min，滤过，取滤液过中性氧化铝柱，用稀乙醇洗脱，收集洗脱液 50mL，滤过，即得。

桂芍镇痫片

Guishao Zhenxian Pian

【分析方法】

1 高效液相色谱法测定桂芍镇痫片中芍药苷的含量

1.1 仪器

Agilent 1100 高效液相色谱仪，配有二极管阵列检测器。

1.2 色谱条件及系统适应性

色谱柱填充剂：十八烷基硅烷键合硅胶柱；流动相：乙腈-0.1%磷酸溶液(14∶86)；流速 1.0mL/min；检测波长 230nm。理论板数按芍药苷峰计算应不低于 3000，芍药苷与相邻色谱峰的分离度应不低于 1.5。

1.3 对照品溶液的制备

取芍药苷对照品适量，精密称定，加 75%甲醇制成每 lmL 含 30μg 的溶液，即得。

1.4 供试品溶液的制备

取桂芍镇痫片 20 片(糖衣片去除糖衣)，精密称定，研细，取约 0.36g，精密称定，置 100mL 量瓶中，加 75%甲醇 90mL，超声处理(功率 250W，频率 40kHz)30min，放冷，加 75%甲醇至刻度，摇匀，滤过，取续滤液，即得。

1.5 方法学验证结果

1.5.1 线性关系考察

芍药苷的进样量在 6.656～1664ng，进样量与峰面积呈良好的线性关系。以峰面积为纵坐标 y，进样量(ng)

为横坐标 x，线性方程为 $y=1.49895x-5.75601$，$r=0.99997$。

1.5.2 准确度试验

加样回收率为 95.7%～102.2%，平均回收率为 98.4%，RSD 为 2.3% ($n=6$)。

1.5.3 供试品溶液的稳定性

供试品溶液在 24h 内基本保持稳定，RSD 为 0.78% ($n=8$)。

1.6 样品测定结果

采用上述方法，分别精密吸取对照品溶液和供试品溶液各 10μL，注入液相色谱仪，测定了 7 批桂芍镇痫片样品中芍药苷的含量，结果均为 0.6～3.1 毫克/片。

色谱图及光谱图如图 3-10-2 所示。

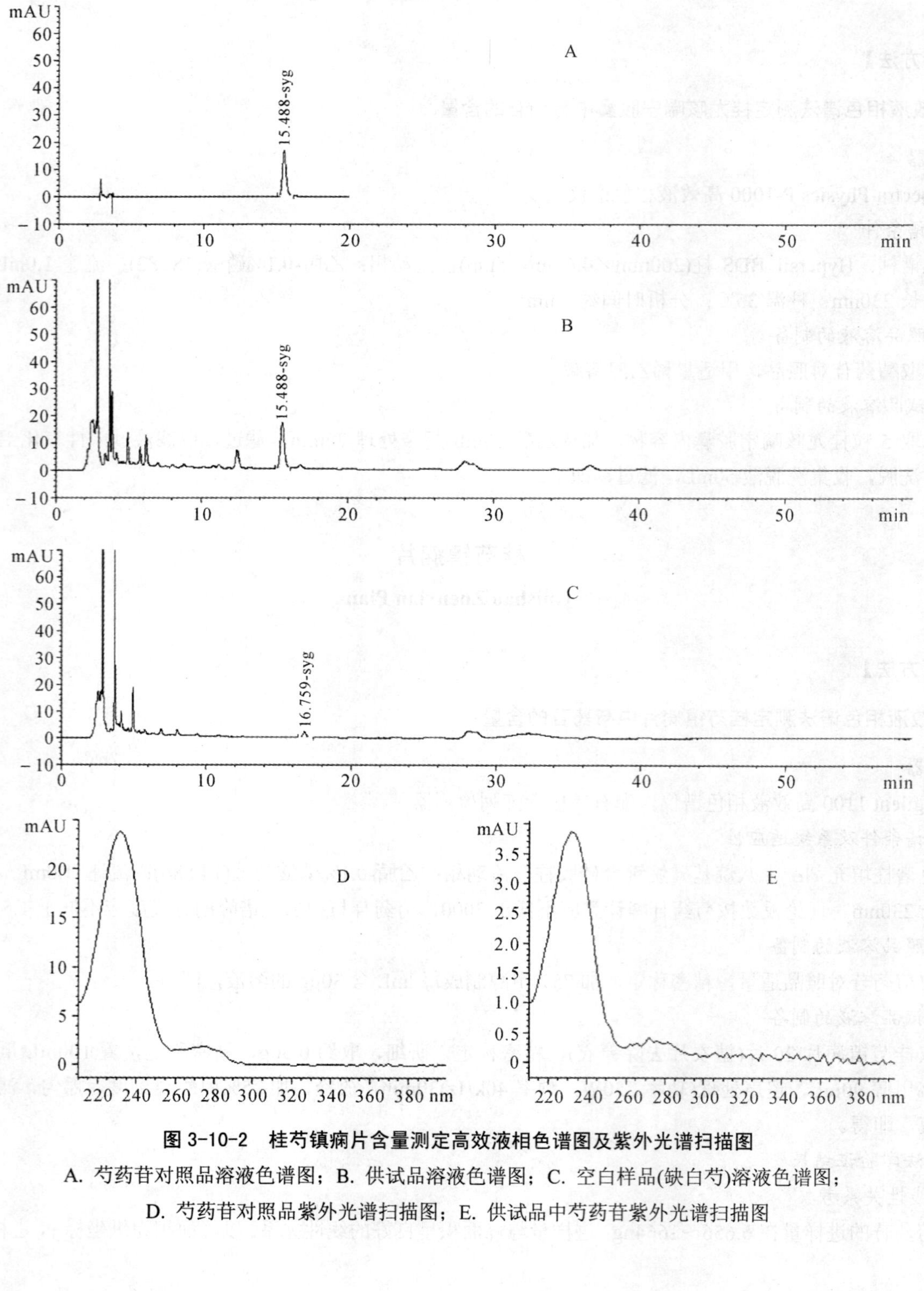

图 3-10-2 桂芍镇痫片含量测定高效液相色谱图及紫外光谱扫描图

A. 芍药苷对照品溶液色谱图；B. 供试品溶液色谱图；C. 空白样品(缺白芍)溶液色谱图；

D. 芍药苷对照品紫外光谱扫描图；E. 供试品中芍药苷紫外光谱扫描图

2　高效液相色谱法测定桂芍镇痫片中芍药苷的含量[3]

2.1 仪器

Agilent 1100 高效液相色谱仪。

2.2 色谱条件

色谱柱：Zorbax SB-C_{18}柱(150mm×4.6mm，5μm)；流动相：乙腈-0.1%磷酸溶液(14∶86)；流速 1.0mL/min；检测波长 230nm；柱温 25℃；分析时间约 10min。

2.3 对照品溶液的制备

称取芍药苷对照品，用适量 75%甲醇溶解。

2.4 供试品溶液的制备

称取去除糖衣的桂芍镇痫片粉末 0.36g，用适量 75%甲醇超声提取 30min，定容至 100mL，滤过，即得。

桂附地黄丸

Guifu Dihuang Wan

【分析方法】

1　高效液相色谱法测定桂附地黄丸中芍药苷和丹皮酚含量[4]

1.1 仪器

Agilent 1100 高效液相色谱仪。

1.2 色谱条件

色谱柱：Inertsil ODS C_{18}柱(250mm×4.6mm，5μm)；流动相：乙腈-水；梯度洗脱：0～8min 16%乙腈，8～25min 25%乙腈，25min 以后 77%乙腈；流速 1.0mL/min；柱温 20℃；检测波长 240nm；分析时间 25min。

1.3 对照品溶液的制备

称取芍药苷和丹皮酚对照品，用适量甲醇溶解。

1.4 供试品溶液的制备

称取剪碎的桂附地黄丸 1.0g，加入甲醇 10mL 于冰水浴中超声提取 3 次，每次 15min，离心，用甲醇洗涤残渣，合并上清液，用甲醇定容至 50mL，即得。

桂枝茯苓丸

Guizhi Fuling Wan

【分析方法】

1　高效液相色谱法测定桂枝茯苓丸中丹皮酚的含量[5]

1.1 仪器

HP 1100 高效液相色谱仪。

1.2 色谱条件

色谱柱：YWG-C_{18} 柱(250mm×4.6mm，10μm)；流动相：甲醇-水(60∶40)；流速 0.8mL/min；检测波长 274nm；柱温 35℃；分析时间约 10min。

1.3 对照品溶液的制备

称取丹皮酚对照品，用适量水溶解。

1.4 供试品溶液的制备

称取桂枝茯苓丸粉末 0.3g，加适量甲醇超声处理 1h，加甲醇定容至 50mL，滤过，即得。

桂枝茯苓胶囊

Guizhi Fuling Jiaonang

【分析方法】

1 高效液相色谱法测定桂枝茯苓胶囊中肉桂酸、桂皮醛和丹皮酚的含量[6]

1.1 仪器

Shimadzu SPD-10A 高效液相色谱仪。

1.2 色谱条件

色谱柱填充剂：十八烷基硅烷键合硅胶柱；流动相：乙腈-0.1%磷酸溶液(30 : 70)；流速 1.0mL/min；检测波长 284nm；柱温室温。

1.3 对照品溶液的制备

称取肉桂酸、桂皮醛和丹皮酚对照品，用适量甲醇溶解。

1.4 供试品溶液的制备

称取研磨后的胶囊内容物 3g，加入 50%甲醇 50mL 超声提取 30min，滤过，即得。

热淋清颗粒

Relinqing Keli

【分析方法】

1 高效液相色谱法测定热淋清颗粒中槲皮苷的含量[7]

1.1 仪器

Agilent 1100 高效液相色谱仪。

1.2 色谱条件

色谱柱：Diamonsil™ C_{18} 柱(250mm×4.6mm，5μm)；流动相：甲醇-1%冰醋酸-四氢呋喃(20 : 65 : 15)；流速 1.0mL/min；检测波长 258nm；柱温 25℃；分析时间约 25min。

1.3 对照品溶液的制备

称取槲皮苷对照品，用适量甲醇溶解。

1.4 供试品溶液的制备

称取热淋清颗粒粉末 1g，用 25mL 50%甲醇回流提取 30min，滤过，取续滤液用 50%甲醇稀释 2 倍，即得。

柴黄片

Chaihuang Pian

【分析方法】

1 高效液相色谱法测定柴黄片中黄芩苷含量[8]

1.1 仪器

Waters515 型高效液相色谱仪。

1.2 色谱条件

色谱柱：Kromasil C_{18} 柱(250mm×4.6mm，5μm)；流动相：甲醇-水-磷酸-三乙胺(60 : 40 : 0.2 : 2)；流速 1.0mL/min；分析时间约 10min。

1.3 对照品溶液的制备

称取黄芩苷对照品，用适量甲醇溶解。

1.4 供试品溶液的制备

称取去除糖衣的柴黄片粉末 0.2g，加 70%乙醇 40mL，超声提取 40min，滤过，残渣用 70%乙醇洗涤，合并提取液和洗涤液，定容至 100mL，摇匀，取上述溶液用甲醇稀释 5 倍，即得。

逍遥颗粒

Xiaoyao Keli

【分析方法】

1 高效液相色谱法测定逍遥颗粒中芍药苷的含量[9]

1.1 仪器

HP1100 高效液相色谱仪。

1.2 色谱条件

色谱柱：Discovery C_{18} 柱(250mm×4.6mm，5μm)；流动相：0.1%磷酸溶液-乙腈(87∶13)；流速 1.0mL/min；检测波长 230nm；柱温 25℃；分析时间约 18min。

1.3 对照品溶液的制备

称取芍药苷对照品，用适量甲醇溶解。

1.4 供试品溶液的制备

称取逍遥颗粒 1g，用 50%甲醇 25mL 超声处理 30min，滤过，即得。

铁笛口服液

Tiedi Koufuye

【分析方法】

1 高效液相色谱法测定铁笛口服液中甘草酸的含量[10]

1.1 仪器

Waters1515 高效液相色谱仪。

1.2 色谱条件

色谱柱：Diamonsil™ C_{18} 分析柱(250mm×4.6mm，5μm)；流动相：甲醇-[0.2mol/L 醋酸铵-冰醋酸(33∶1)](64∶36)；流速 1.0mL/min；检测波长 250nm；柱温 30℃；分析时间约 20min。

1.3 对照品溶液的制备

称取甘草酸对照品，用适量流动相溶解。

1.4 供试品溶液的制备

量取铁笛口服液 10mL，用 40%甲醇稀释 10 倍，取上清液，滤过，即得。

健儿消食口服液

Jian'er Xiaoshi Koufuye

【分析方法】

1 高效液相色谱-蒸发光散射检测法测定健儿消食口服液中黄芪甲苷的含量[11]

1.1 仪器

Agilent 1100 高效液相色谱仪，Sedex75 型蒸发光散射检测器。

1.2 色谱条件

色谱柱：Hypersil ODS C_{18} 分析柱(250mm×4.6mm，5μm)；流动相：乙腈-水(35∶65)；流速 0.8mL/min；

蒸发光散射检测器检测参数：漂移管温度 110℃，流速 1.5mL/min，载气空气；柱温室温；分析时间 15min。

1.3 对照品溶液的制备

称取黄芪甲苷对照品，用适量甲醇溶解。

1.4 供试品溶液的制备

称取健儿消食口服液 10g，加甲醇 25mL，超声处理 1.5h，滤过，滤渣再加甲醇 10mL 超声处理 10min，滤过，用甲醇洗涤滤渣，合并滤液与洗液，蒸干，残渣加水 15mL 溶解，用水饱和的正丁醇振摇提取(25mL×3)，合并正丁醇提取液，用氨试液洗涤(25mL×2)，弃去氨液、正丁醇液蒸干，残渣用流动相 10mL 分次溶解，滤过，即得。

2 高效液相色谱法测定健儿消食口服液中橙皮苷的含量[12]

2.1 仪器

Waters 2695 高效液相色谱仪，Waters 2996 二极管阵列检测器。

2.2 色谱条件

色谱柱：Kromasil C_{18} 分析柱(250mm×4.6mm，5μm)；流动相：甲醇-醋酸-水(35∶4∶61)；流速 1.0mL/min；检测波长 283nm；柱温 35℃；分析时间约 15min。

2.3 对照品溶液的制备

称取橙皮苷对照品，用适量甲醇溶解。

2.4 供试品溶液的制备

量取健儿消食口服液 20mL，加水饱和的正丁醇振摇提取(20mL×3)，分取正丁醇液，蒸干，残渣加甲醇使溶解并定容至 10mL，即得。

3 高效液相色谱法测定健儿消食口服液中黄芩苷含量[13]

3.1 仪器

SSI 型高效液相色谱仪。

3.2 色谱条件

色谱柱：Lichrosper 5-C_{18} 分析柱(200mm×4.6mm，5μm)；流动相：甲醇-水-磷酸(47∶53∶0.2)；流速 1.0mL/min；检测波长 280nm；柱温 35℃；分析时间约 8min。

3.3 对照品溶液的制备

称取黄芩苷对照品，用适量甲醇溶解。

3.4 供试品溶液的制备

量取健儿消食口服液 1mL，水浴蒸干，加入 70%乙醇 35mL 超声 5min，滤过，即得。

健胃消食片

Jianwei Xiaoshi Pian

【分析方法】

1 高效液相色谱法测定健胃消食片中齐墩果酸的含量[14]

1.1 仪器

Waters 515 高效液相色谱仪，2996 光电二极管矩阵检测器。

1.2 色谱条件

色谱柱：Nova-Pak C_{18} 柱(300mm×3.9mm，4μm)；流动相：甲醇-水(88∶12)；流速 0.8mL/min；检测波长 210nm；柱温 25℃；分析时间约 20min。

1.3 对照品溶液的制备

称取齐墩果酸和熊果酸对照品，用适量甲醇溶解。

1.4 供试品溶液的制备

称取健胃消食片粉末 2g，加入乙醇 30mL 超声处理 30min，滤过，滤液用乙醇稀释至 50mL，即得。

健胃愈疡颗粒

Jianwei Yuyang Keli

【分析方法】

1　高效液相色谱法测定健胃愈疡颗粒中芍药苷的含量[15]

1.1 仪器

Waters 高效液相色谱仪。

1.2 色谱条件

色谱柱：Hypersil ODS2 C_{18} 分析柱(250mm×4.6mm，5μm)；流动相：乙腈-0.05mol/L 磷酸二氢钾溶液(16∶84)；流速 1.0mL/min；检测波长 230nm；分析时间约 12min。

1.3 对照品溶液的制备

称取芍药苷对照品，用适量流动相溶解。

1.4 供试品溶液的制备

称取健胃愈疡颗粒粉末 3g，加入乙醇 50mL 超声处理 40min，滤过，取续滤液 20mL，加至中性氧化铝柱上，用 50%乙醇 90mL 洗脱，收集洗脱液，浓缩，加 50%乙醇定容至 10mL，滤过，即得。

健脑安神片

Jiannao Anshen Pian

【分析方法】

1　高效液相色谱法测定健脑安神片中淫羊藿苷的含量[16]

1.1 仪器

Hitachi 高效液相色谱仪。

1.2 色谱条件

色谱柱：Alltima C_{18} 分析柱(150mm×4.6mm，5μm)；流动相：乙腈-水(30∶70)；流速 1.0mL/min；检测波长 270nm；柱温 30℃；分析时间约 10min。

1.3 对照品溶液的制备

称取淫羊藿苷对照品，用适量 70%甲醇溶解。

1.4 供试品溶液的制备

称取健脑安神片粉末 0.5g，加入 70%甲醇 20mL，超声处理 30min，定容至 25mL，滤过，即得。

健脑补肾丸

Jiannao Bushen Wan

【分析方法】

1　高效液相色谱法测定健脑补肾丸中芍药苷的含量[17]

1.1 仪器

Shimadzu 高效液相色谱仪。

1.2 色谱条件

色谱柱：Shimadzu Shim-Pack VP-ODS 分析柱(150mm×4.6mm，5μm)；流动相：乙腈-0.1%磷酸溶液(14∶86)；流速 1.0mL/min；检测波长 230nm；灵敏度 0.1AUFS；柱温 25℃；分析时间约 18min。

1.3 对照品溶液的制备

称取芍药苷对照品，用适量甲醇溶解。

1.4 供试品溶液的制备

称取健脑补肾丸粉末 1.0g，加 50%乙醇 30mL，放置过夜后超声处理 30min，滤过，滤渣再用 50%乙醇洗涤，合并滤液与洗涤液，浓缩至 2mL，置混合柱上(上端中性氧化铝，下端聚酰胺)，用水 50mL 洗脱，收集洗脱液，蒸干，残渣加甲醇溶解并定容至 5mL，滤过，即得。

2 高效液相色谱法测定健脑补肾丸中绿原酸含量[18]

2.1 仪器

TSP Spectra series P200 高效液相色谱仪。

2.2 色谱条件

色谱柱：Prodigy ODS3 C_{18} 分析柱(250mm×4.6mm，5μm)；流动相：乙腈-0.4%磷酸溶液(13∶87)；流速 1.0mL/min；检测波长 327nm；柱温 23℃；分析时间约 18min。

2.3 对照品溶液的制备

称取绿原酸对照品，用适量甲醇溶解。

2.4 供试品溶液的制备

称取健脑补肾丸粉末 2g，加入甲醇 25mL 超声处理 30min，滤过，取续滤液 5mL，用甲醇稀释 5 倍，即得。

脑安胶囊
Naoan Jiaonang

【分析方法】

1 高效液相色谱法测定脑安胶囊中阿魏酸的含量[19]

1.1 仪器

Agilent 1100 高效液相色谱仪。

1.2 色谱条件

色谱柱：Alltima C_{18} 分析柱(250mm×4.6mm，5μm)；流动相：甲醇-0.6mol/L 冰醋酸水溶液(30∶70)；流速 1.0mL/min；检测波长 320nm；柱温 25℃。

1.3 对照品溶液的制备

称取阿魏酸对照品，用适量甲醇溶解。

1.4 供试品溶液的制备

称取脑安胶囊内容物 0.4g，加甲醇-甲酸(95∶5)溶液 10mL 超声提取 30min，滤过，即得。

脑得生片
Naodesheng Pian

【分析方法】

1 高效液相色谱法测定脑得生片中异黄酮类成分的含量[20]

1.1 仪器

Waters 2695 高效液相色谱仪，Waters 2996 光电二极管阵列检测器。

1.2 色谱条件

色谱柱：Waters Symmetry Shield RP_{18}柱(150mm×3.9mm，5μm)；流动相：甲醇-水(16∶84)；流速 1.0mL/min；检测波长 250nm；柱温 30℃；分析时间约 45min。

1.3 对照品溶液的制备

称取葛根素和大豆苷对照品，用适量甲醇溶解。

1.4 供试品溶液的制备

称取去除糖衣的脑得生片粉末 1.0g，加入 60%乙醇 50mL 超声处理 30min，滤过，滤液回收溶剂，加入 30mL 水后，通过 HP20 型大孔树脂柱，用 50mL 水淋洗，弃去水液，再用 30%乙醇洗脱，收集洗脱液 50mL，即得。

脑得生胶囊

Naodesheng Jiaonang

【分析方法】

1 高效液相色谱法测定脑得生胶囊中人参皂苷 Rg_1 的含量[21]

1.1 仪器

Shimadzu LC-10A 高效液相色谱仪。

1.2 色谱条件

色谱柱：Shim-Pack CLC-ODS 分析柱(300mm×6.0mm，5μm)；流动相：甲醇-水(72∶28)；流速 0.8mL/min；检测波长 203nm；柱温 25℃；分析时间 16min。

1.3 对照品溶液的制备

称取人参皂苷 Rg_1 对照品，用适量甲醇溶解。

1.4 供试品溶液的制备

称取脑得生胶囊内容物粉末 0.5g，用 50mL 甲醇于 35～40℃超声提取 30min，滤过，即得。

2 高效液相色谱法测定脑得生胶囊中葛根素的含量[22]

2.1 仪器

Spectra-Physics P-1000 高效液相色谱仪。

2.2 色谱条件

色谱柱：Hypersil 分析柱(200mm×4.6mm，5μm)；流动相：甲醇-乙腈-水(9∶8∶90)；流速 1.0mL/min；检测波长 250nm；柱温 30℃；分析时间 8min。

2.3 对照品溶液的制备

称取葛根素对照品，用适量 30%乙醇溶解。

2.4 供试品溶液的制备

称取脑得生胶囊内容物适量(相当于 3 粒)，加入 60%乙醇 50mL 超声处理 30min，滤过，即得。

3 高效毛细管电泳法测定脑得生胶囊中葛根素含量[23]

3.1 仪器

HP^{3D} 毛细管电泳仪，二极管阵列检测器。

3.2 色谱条件

毛细管：融熔石英毛细管(64.5cm×75μm，有效长度 56cm)；缓冲液：50mmol/L 硼酸-硼砂缓冲系统，pH＝9.24；检测波长 261nm；压力进样 20kPa；运行电压 15kV；柱温 20℃；分析时间约 20min。

3.3 对照品溶液的制备

称取葛根素对照品，用适量 66%乙腈(含 0.4% NaCl)溶解。

3.4 供试品溶液的制备

称取脑得生胶囊 0.025g，加入 66%乙腈(含 0.4% NaCl) 9mL，超声提取 15min，离心，取上清液，滤过，即得。

4 高效液相色谱法测定脑得生胶囊中三七皂苷 R_1、人参皂苷 Rg_1 及人参皂苷 Rb_1 的含量[24]

4.1 仪器

Waters 600E-2487 型高效液相色谱仪，Alltech 2000 型蒸发光散射检测器。

4.2 色谱条件

色谱柱：Kromasil C_{18} 分析柱(200mm×4.6mm，5μm)；流动相：水(A 相)-乙腈(B 相)；梯度洗脱：0～20min 20%～40% A，20～40min 20% A；流速 1.0mL/min；柱温 25℃；分析时间 40min。

4.3 对照品溶液的制备

称取三七皂苷 R_1、人参皂苷 Rg_1 和人参皂苷 Rb_1 对照品，用适量甲醇溶解。

4.4 供试品溶液的制备

称取脑得生胶囊内容物 1g，加入水饱和的正丁醇 50mL，超声处理 20min，滤过，取续滤液 25mL，加氨试液洗涤 2 次，取正丁醇液，蒸干，残渣加甲醇溶解并定容至 5mL，滤过，即得。

益元散

Yiyuan San

【分析方法】

1 高效液相色谱法测定益元散中甘草酸单铵盐的含量

1.1 仪器

Agilent 1100 高效液相色谱仪，配有二极管阵列检测器。

1.2 色谱条件及系统适应性

色谱柱填充剂：十八烷基硅烷键合硅胶柱；流动相：甲醇-0.2mol/L 乙酸铵溶液-冰乙酸(47∶52∶1)；流速 1.0mL/min；检测波长 250nm。理论板数按甘草酸峰计算应不低于 3000。

1.3 对照品溶液的制备

称取甘草酸单铵盐对照品适量，精密称定，用流动相溶解并制成每 1mL 含 0.2mg 的溶液，即得(每 1mL 含甘草酸单铵盐 0.2mg 折合成甘草酸为 0.1959mg)。

1.4 供试品溶液的制备

称取益元散 2g，精密称定，置具塞锥形瓶中；精密加入流动相 50mL，称定重量，密塞；超声处理(180W，42kHz)45min，放冷，再称定重量，用流动相补足减失的重量，摇匀，滤过，取续滤液，即得。

1.5 方法学验证结果

1.5.1 线性关系考察

甘草酸单铵盐的进样量在 0.373～9.325μg (即甘草酸在 0.3654～19.1338μg)，进样量与峰面积呈良好的线性关系。以峰面积为纵坐标 y，进样量(μg)为横坐标 x，线性方程为 $y=829.37529x-14.89948$，$r=0.99998$。

1.5.2 重复性试验

本方法重现性良好，RSD 为 1.58% ($n=6$)。

1.5.3 准确度试验

益元散加样回收率为 95%～105%，平均回收率为 100.9%，RSD 为 1.7% ($n=9$)。

1.5.4 供试品溶液的稳定性

供试品溶液在 24h 内基本保持稳定，RSD 为 0.95% ($n=9$)。

1.6 样品测定结果

采用上述方法，分别精密吸取对照品溶液与供试品溶液各 10μL，注入液相色谱仪，测定了 3 批益元散中甘草酸单铵盐的含量，结果为 4.56～4.76mg/g。

色谱图及紫外光谱图如图 3-10-3 所示。

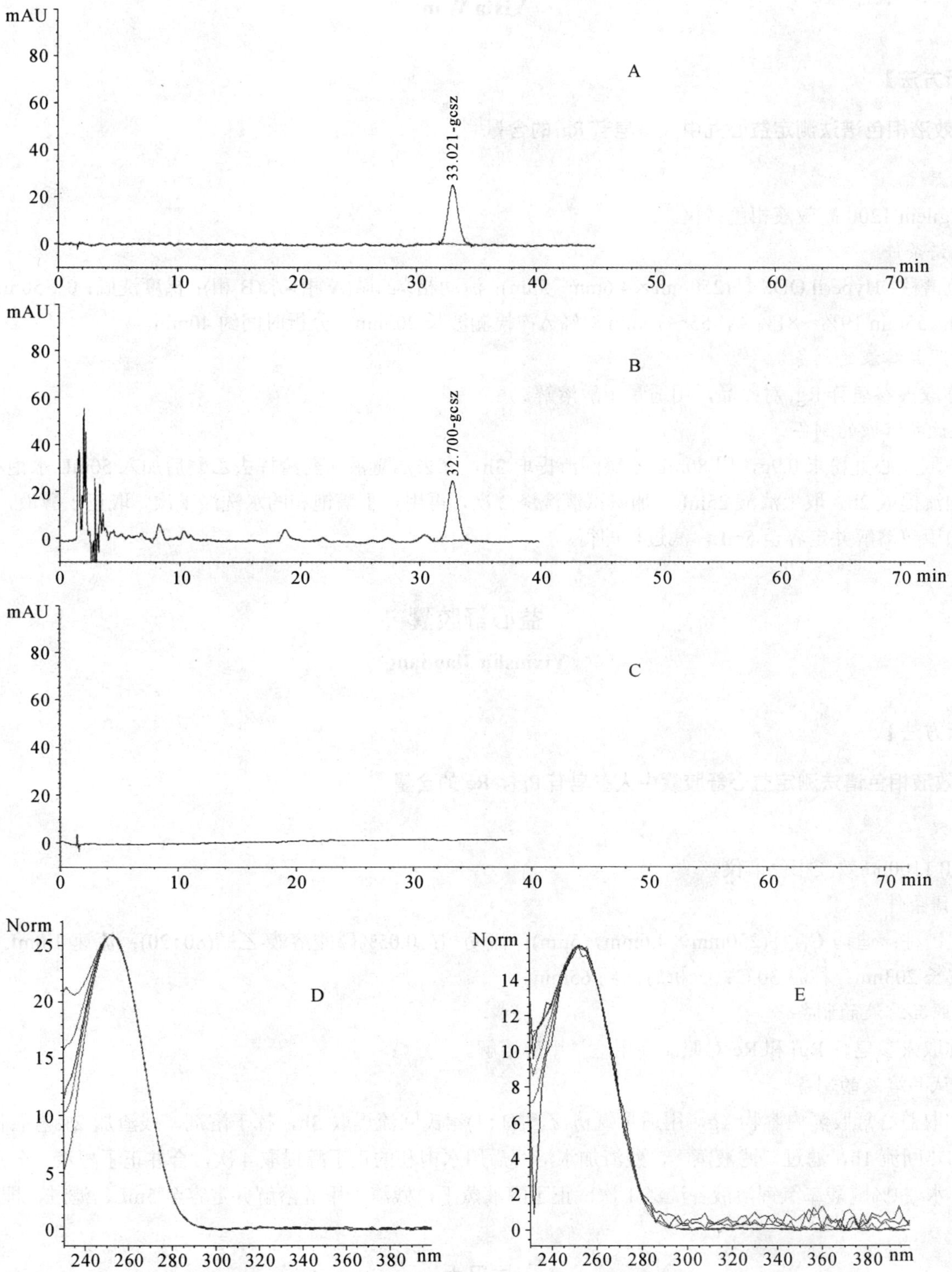

图 3-10-3　益元散含量测定高效液相色谱图及紫外光谱扫描图

A. 甘草酸单铵盐对照品溶液色谱图；B. 供试品溶液色谱图；C. 空白样品(缺甘草)溶液色谱图；

D. 甘草酸单铵盐对照品紫外光谱扫描图；E. 供试品中甘草酸单铵盐紫外光谱扫描图

益心丸

Yixin Wan

【分析方法】

1 高效液相色谱法测定益心丸中人参皂苷 Rg_1 的含量[25]

1.1 仪器

Agilent 1200 高效液相色谱仪。

1.2 色谱条件

色谱柱：Hyperil ODS 柱(250mm×4.6mm，5μm)；流动相：乙腈(A 相)-水(B 相)；梯度洗脱：0～50min 19% A，50～55min 19%～81% A，55～70min 81% A；检测波长 203nm；分析时间约 40min。

1.3 对照品溶液的制备

称取人参皂苷 Rg_1 对照品，用适量甲醇溶解。

1.4 供试品溶液的制备

称取益心丸粉末 0.9g，用 80mL 乙醚回流提取 3h，弃去乙醚液，药渣挥去乙醚后加入 50mL 水饱和的正丁醇回流提取 2h，取上清液 25mL，加氨试液洗涤 2 次，再用正丁醇饱和的水洗涤 1 次，取正丁醇液，蒸干，残渣加甲醇溶解并定容至 5mL，滤过，即得。

益心舒胶囊

Yixinshu Jiaonang

【分析方法】

1 高效液相色谱法测定益心舒胶囊中人参皂苷 Rg_1、Re 的含量[26]

1.1 仪器

HP 1100 高效液相色谱仪。

1.2 色谱条件

色谱柱：迪玛 C_{18} 柱(250mm×4.6mm，5μm)；流动相：0.05%磷酸溶液-乙腈(80∶20)；流速 1.0mL/min；检测波长 203nm；柱温 30℃；分析时间约 65min。

1.3 对照品溶液的制备

称取人参皂苷 Rg_1 和 Re 对照品，用适量甲醇溶解。

1.4 供试品溶液的制备

称取益心舒胶囊内容物 4g，用适量氯仿-乙醚(1∶1)索氏回流提取 3h，挥干溶剂，残渣加 2%氢氧化钾甲醇液加热回流 1h，滤过，滤液蒸干，残渣加水溶解后用水饱和的正丁醇提取 4 次，合并正丁醇液，分别用氨试液、水、1%磷酸二氢钾溶液各洗涤 1 次，正丁醇液蒸干，残渣加甲醇溶解并定容至 5mL，滤过，即得。

益母丸

Yimu Wan

【分析方法】

1 高效液相色谱法测定益母丸中阿魏酸的含量[27]

1.1 仪器

Agilent 1100 高效液相色谱仪。

1.2 色谱条件

色谱柱：十八烷基硅烷键合硅胶柱(250mm×4.6mm，5μm)；流动相：甲醇-0.1%磷酸溶液(30∶70)；流速1.0mL/min；检测波长320nm；分析时间约25min。

1.3 对照品溶液的制备

称取阿魏酸对照品，用适量甲醇溶解。

1.4 供试品溶液的制备

称取剪碎的益母丸2.5g，用20mL甲醇超声提取30min加甲醇定容至25mL，滤过，即得。

益母草颗粒

Yimucao Keli

【分析方法】

1 高效液相色谱法测定益母草颗粒中水苏碱的含量[28]

1.1 仪器

HP 1100高效液相色谱仪。

1.2 色谱条件

色谱柱：YWG-C_{18}柱(250mm×4.6mm，10μm)；流动相：0.1mol/L磷酸盐溶液(1.0mol/L磷酸二氢钠溶液用0.1mol/L磷酸氢二钠溶液调节pH至5.5)；流速0.8mL/min；检测波长192nm；柱温30℃；分析时间约8min。

1.3 对照品溶液的制备

称取水苏碱对照品，用适量流动相溶解。

1.4 供试品溶液的制备

称取益母草颗粒10g，用适量乙醇索氏回流提取8h，提取液蒸干，残渣加流动相溶解并定容至10mL，即得。

2 超高效液相色谱法测定益母草颗粒中益母草碱的含量[29]

2.1 仪器

Waters超高效液相色谱仪，二极管阵列检测器。

2.2 色谱条件

色谱柱：Acquity UPLC BEH C_{18}柱(250mm×4.6mm，5μm)；流动相：甲醇-10mmol/L甲酸铵缓冲液(pH 4.0)；梯度洗脱：0～13min 5%～95%甲醇；流速0.3mL/min；检测波长277nm；柱温30℃；分析时间13min。

2.3 对照品溶液的制备

称取益母草碱对照品，用适量甲醇溶解。

2.4 供试品溶液的制备

称取益母草颗粒4.0g，用20mL 1.5%甲酸超声提取40min，滤过，滤液用水定容至50mL，滤过，即得。

益肾灵颗粒

Yishenling Keli

【分析方法】

1 高效液相色谱法测定益肾灵颗粒中补骨脂素和异补骨脂素的含量[30]

1.1 仪器

Dionex-P680液相色谱仪。

1.2 色谱条件

色谱柱：Dikma C_{18}柱(250mm×4.6mm，5μm)；流动相：甲醇-0.01mol/L 磷酸氢二钾溶液(48∶52，用磷酸调 pH 至 6.5)；流速 1.0mL/min；检测波长 245nm；柱温 30℃；分析时间约 22min。

1.3 对照品溶液的制备

称取补骨脂素和异补骨脂素对照品，用适量甲醇溶解。

1.4 供试品溶液的制备

称取益肾宁颗粒粉末 2g，加入甲醇 25mL 超声处理 30min，滤过，即得。

2 高效液相色谱法测定益肾灵颗粒中淫羊藿苷的含量[31]

2.1 仪器

SP-1000 高效液相色谱仪。

2.2 色谱条件

色谱柱：Kromasil C_{18}柱(200mm×4.6mm，5μm)；流动相：乙腈-水(30∶70，用磷酸调 pH 至 3.5)；流速 1.0mL/min；检测波长 270nm；柱温 37℃；分析时间约 10min。

2.3 对照品溶液的制备

称取淫羊藿苷对照品，用适量 70%甲醇溶解。

2.4 供试品溶液的制备

称取益肾宁颗粒粉末 1g，加入 70%甲醇 25mL 超声处理 30min，滤过，即得。

消肿止痛酊

Xiaozhong Zhitong Ding

【分析方法】

1 毛细管气相色谱测定消肿止痛酊中乙醇的含量[32]

1.1 仪器

SP-2100 气相色谱仪，氢火焰离子检测器。

1.2 色谱条件

色谱柱：PEG-20M 毛细管柱(30m×0.25mm，0.25μm)；载气氮气(纯度 99.999%)；升温程序：初始温度为 80℃，以 5℃/min 升温至 120℃；检测器温度 200℃；汽化室温度 200℃；氮气流速 3.0mL/min，氢气流速 30.0mL/min，空气流速 300.0mL/min；尾吹气 N_2流速 30.0mL/min；进样量 1μL；内标物正丙醇；分析时间约 5min。

1.3 对照品溶液的制备

称取乙醇对照品，加内标物正丙醇，适量水稀释。

1.4 供试品溶液的制备

量取过滤后的消肿止痛酊 10mL，加入内标物正丙醇，用水稀释至 100mL，即得。

2 毛细管气相色谱测定消肿止痛酊中樟脑与薄荷脑的含量[33]

2.1 仪器

SP-2100 气相色谱仪，氢火焰离子化检测器。

2.2 色谱条件

色谱柱：PEG-20M 毛细管柱(30m×0.25mm，0.25μm)；载气氮气；柱温 160℃；检测器温度 250℃；汽化室温度 250℃；氮气流速 3.0mL/min，氢气流速 30.0mL/min，空气流速 300.0mL/min；尾吹气氮气流速 30.0mL/min；进样量 1μL；内标物正辛醇；分析时间约 8min。

2.3 对照品溶液的制备

量取樟脑与薄荷脑对照品，加适量 50%乙醇稀释。

2.4 供试品溶液的制备

量取过滤后的消肿止痛酊 2.0mL，内标物溶液 1.0mL，用 50%乙醇稀释至 10mL，即得。

消炎利胆片

Xiaoyan Lidan Pian

【分析方法】

1 高效液相色谱法测定消炎利胆片中穿心莲内酯和脱水穿心莲内酯的含量[34]

1.1 仪器

Waters 高效液相色谱仪，Waters 996 光电二极管阵列检测器。

1.2 色谱条件

色谱柱：XTerra RP_{18} 柱(150mm×3.9mm，5μm)；流动相：甲醇-水(45∶55)；流速 1.0mL/min；检测波长 250nm；柱温 30℃；分析时间约 10min。

1.3 对照品溶液的制备

称取穿心莲内酯和脱水穿心莲内酯对照品，用适量甲醇溶解。

1.4 供试品溶液的制备

称取去除糖衣的消炎利胆片粉末适量(约相当于消炎利胆片 7 片)，加入 30mL 甲醇浸渍 30min，超声 30min，滤过，滤液用甲醇稀释至 50mL，滤过，即得。

2 高效液相色谱法测定消炎利胆片中穿心莲内酯类和苦木碱类成分的含量[35]

2.1 仪器

HP1100 高效液相色谱仪，配有二极管阵列检测器。

2.2 色谱条件

色谱柱：HP Hypersil ODS C_{18} 柱(125mm×4mm，5μm)；流动相：乙腈-0.2%氨水溶液(22∶78)；流速 2.0mL/min；灵敏度 0.04AUFS；检测波长 254nm；柱温 30℃；分析时间约 12min。

2.3 对照品溶液的制备

称取穿心莲内酯、脱水穿心莲内酯、3-甲基-铁屎米-2,6-二酮、苦木碱乙和苦木碱丁对照品，用适量甲醇溶解。

2.4 供试品溶液的制备

称取消炎利胆片粉末 1g，加 95%乙醇 100mL，3h 内每隔 0.5h 振摇 5min，室温放置 24h 后，取上清液 40mL，蒸干，5mL 甲醇溶解残渣，过中性氧化铝小柱，50mL 甲醇洗脱，洗脱液蒸干，残渣加甲醇溶解并定容至 5mL，滤过，即得。

3 同相萃取-高效液相色谱法测定消炎利胆片中脱水穿心莲内酯的含量[36]

3.1 仪器

Shimadzu 高效液相色谱仪。

3.2 色谱条件

色谱柱：Phenomenex Prodigy ODS3 柱(150mm×4.6mm，5μm)；流动相：甲醇-水(60∶40)；流速 1.2mL/min；检测波长 250nm；柱温 35℃；分析时间约 15min。

3.3 对照品溶液的制备

称取脱水穿心莲内酯对照品，用适量流动相溶解。

3.4 供试品溶液的制备

称取去除糖衣的消炎利胆片粉末 0.2g，加入适量流动相超声处理 20min，定容至 50mL，离心，取上清液，过 Sep-Pak C_{18} 微柱，收集第 10～12mL 的流出液，即得。

消栓通络片

Xiaoshuan Tongluo Pian

【分析方法】

1 高效液相色谱法测定消栓通络片中人参皂苷 Rg_1 的含量[37]

1.1 仪器

Waters 515-717-2487 高效液相色谱仪。

1.2 色谱条件

色谱柱：Diamonsil C_{18} 柱(250mm×4.6mm，5μm)；流动相：乙腈-0.05%磷酸溶液(20∶80)；流速 1.0mL/min；检测波长 203nm；柱温 35℃；分析时间约 45min。

1.3 对照品溶液的制备

称取人参皂苷 Rg_1 对照品，用适量甲醇溶解。

1.4 供试品溶液的制备

称取消栓通络片粉末 2g，加甲醇 50mL，水浴回流提取 3h，滤过，取续滤液 25mL，蒸干，残渣加水 15mL 溶解后，用正丁醇 80mL 振摇提取，取正丁醇液，用 2%氢氧化钠溶液洗涤(25mL×2)，取正丁醇液，用正丁醇饱和的水洗涤(25mL×2)，取正丁醇液，蒸干，残渣加甲醇溶解并定容至 25mL，滤过，即得。

消渴丸

Xiaoke Wan

【分析方法】

1 高效液相色谱法测定消渴丸中葛根素的含量(一)[38]

1.1 仪器

SPD-10ATVP 高效液相色谱仪。

1.2 色谱条件

色谱柱：汉邦 C_{18} 柱(250mm×4.6mm，5μm)；流动相：乙腈-0.5%磷酸(15∶85)；流速 1.0mL/min；检测波长 250nm；分析时间约 30min。

1.3 对照品溶液的制备

称取葛根素对照品，用适量甲醇溶解。

1.4 供试品溶液的制备

称取消渴丸粉末 4.0g，加入甲醇 50mL 超声处理 30min，滤过，取续滤液 1mL，用甲醇稀释 5 倍，即得。

2 高效液相色谱法测定消渴丸中葛根素的含量(二)

2.1 仪器

Agilent 1100 高效液相色谱仪，配有二极管阵列检测器。

2.2 色谱条件与系统适用性

色谱柱填充剂：十八烷基硅烷键合硅胶；流动相：甲醇-水(25∶75)；检测波长 250nm。理论板数按葛根素峰计算应不低于 3000。

2.3 对照品溶液的制备

取葛根素对照品适量，精密称定，加30%乙醇制成每1mL含40μg的溶液，即得。

2.4 供试品溶液的制备

取消渴丸研细，取约0.2g，精密称定，置具塞锥形瓶中；精密加入30%乙醇50mL，称定重量，超声处理(功率250W，频率33kHz)20min，取出，放冷，再称定重量；用30%乙醇补足减失的重量，摇匀，用0.45μm微孔滤膜滤过，取续滤液，即得。

色谱图如图3-10-4所示。

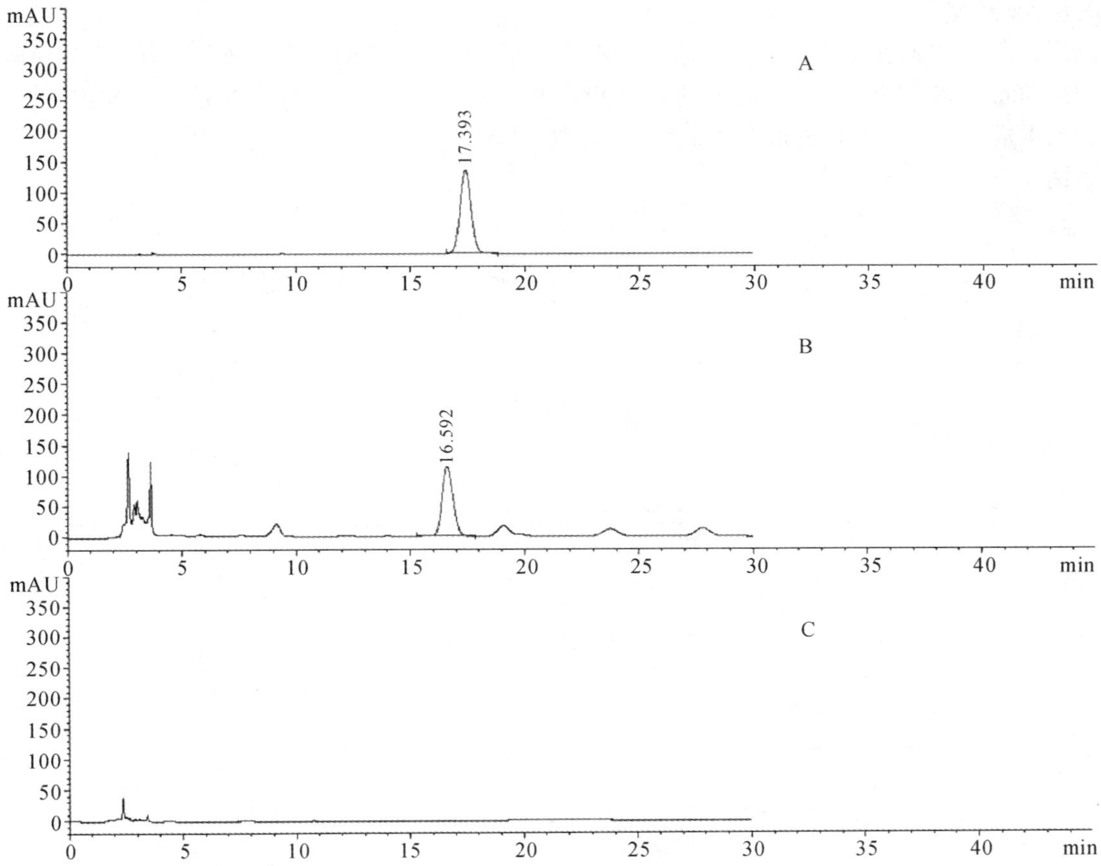

图 3-10-4　葛根素含量测定液相色谱图

A. 葛根素对照品溶液；B. 供试品溶液；C. 空白样品溶液(缺葛根)

3　高效液相色谱法测定消渴丸中格列苯脲的含量(一)[39]

3.1 仪器

SSI 高效液相色谱仪。

3.2 色谱条件

色谱柱：Kromasil 100-5 C_{18}柱(250mm×4.6mm，5μm)，流动相：甲醇-0.1%磷酸二氢铵溶液(5∶3，取磷酸二氢铵 1.725g，加水 300mL 溶解，用磷酸调 pH 至 3.5±0.05)；检测波长 274nm；流速 1.0mL/min；分析时间约 30min。

3.3 对照品溶液的制备

称取格列苯脲对照品，用适量流动相溶解。

3.4 供试品溶液的制备

称取消渴丸粉末适量(相当于 10 丸)，加入甲醇 25mL 超声处理 30min，再加流动相稀释至 50mL，滤过，取续滤液 2mL，加流动相稀释至 25mL，即得。

4　高效液相色谱法测定消渴丸中格列苯脲的含量(二)

4.1 仪器

Agilent 1100 高效液相色谱仪，配有二极管阵列检测器。

4.2 色谱条件与系统适用性

色谱柱填充剂：十八烷基硅烷键合硅胶柱；流动相：0.05mol/L 磷酸二氢铵-乙腈(52∶48)；检测波长 228nm。理论板数按格列本脲峰计算应不低于 5000。

4.3 对照品溶液的制备

取格列本脲对照品适量，精密称定，加甲醇制成每 1mL 含 25μg 的溶液，即得。

4.4 供试品溶液的制备

取消渴丸，研成细粉(过五号筛)，取适量(约相当于格列本脲 1.25mg)，精密称定，置具塞锥形瓶中；精密加入甲醇 50mL，称定重量，超声处理(功率 250W，频率 33kHz)40min，取出，放冷，再称定重量；用甲醇补足减失的重量，摇匀，用 0.45μm 微孔滤膜滤过，取续滤液，即得。

色谱图如图 3-10-5 所示。

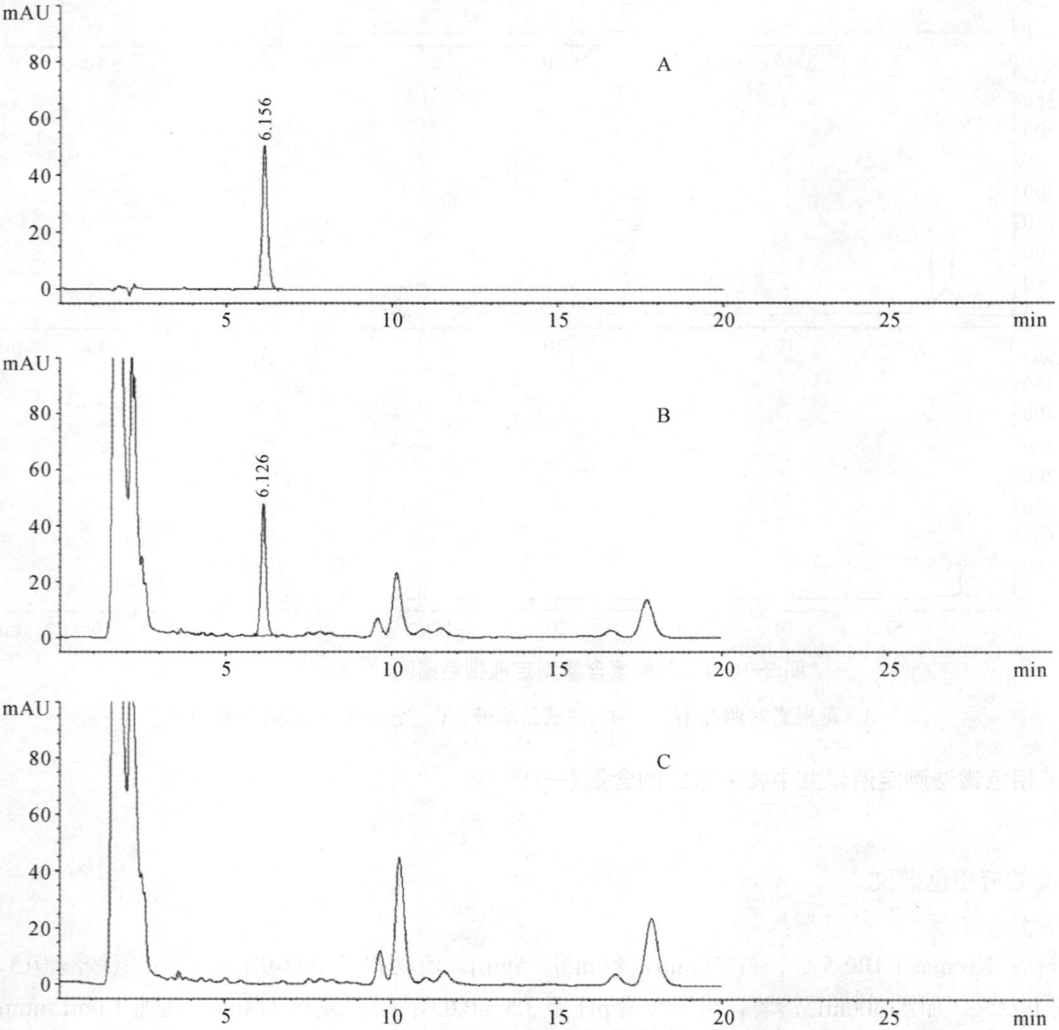

图 3-10-5　格列苯脲含量测定液相色谱图

A. 格列苯脲对照品溶液；B. 供试品溶液；C. 空白样品溶液(缺格列苯脲)

消渴平片

Xiaokeping Pian

【分析方法】

1　高效液相色谱法测定消渴平片中葛根素的含量(一)[40]

1.1 仪器

Shimadzu 2010AHT 高效液相色谱仪。

1.2 色谱条件

色谱柱：Diamonsil C_{18} 柱(250mm×4.6mm，5μm)；流动相：甲醇-水(28∶72)；流速 1.0mL/min；检测波长 250nm；分析时间约 20min。

1.3 对照品溶液的制备

称取葛根素对照品，用适量 30%乙醇溶解。

1.4 供试品溶液的制备

称取去除包衣的消渴平片粉末 0.45g，加入 30%乙醇适量超声处理 30min，再用 30%乙醇定容至 50mL，滤过，即得。

2 高效液相色谱法测定消渴平片中葛根素的含量(二)[41]

2.1 仪器

HP1100 高效液相色谱仪。

2.2 色谱条件

色谱柱：Hypersil C_{18} 柱(150mm×4.6mm，5μm)；流动相：甲醇-水(22∶78)；流速 1.0mL/min；检测波长 250nm；柱温 30℃；进样量 20μL；分析时间约 14min。

2.3 对照品溶液的制备

称取葛根素对照品，用适量流动相溶解。

2.4 供试品溶液的制备

称取去除包衣的消渴平片粉末 0.2g，用 30mL 流动相超声提取 10min，加流动相定容至 50mL，离心，取上清液，滤过，即得。

消渴灵片

Xiaokeling Pian

【分析方法】

1 高效液相色谱法测定消渴灵片中丹皮酚的含量[42]

1.1 仪器

Shimadzu 2010C 高效液相色谱仪。

1.2 色谱条件

色谱柱：Terner-C_{18} 柱(250mm×4.6mm，5μm)；流动相：甲醇-水(45∶55)；流速 1.0mL/min；检测波长 274nm；柱温 40℃；分析时间约 16min。

1.3 对照品溶液的制备

称取丹皮酚对照品，用适量甲醇溶解。

1.4 供试品溶液的制备

称取去除包衣的消渴灵片粉末适量(相当于 1 片)，加入甲醇 20mL 超声处理 1h，滤过，即得。

2 高效液相色谱法测定消渴灵片中格列本脲的含量[43]

2.1 仪器

Shimadzu 高效液相色谱仪。

2.2 色谱条件

色谱柱：Dionex Kromasil ODS1-C_{18} 柱(250mm×4.6mm，5μm)；流动相：甲醇-0.02mol/L 磷酸溶液(65∶35)，磷酸溶液含十二烷基硫酸钠 0.03%，且用三乙胺调 pH 至 3.5；流速 1.5mL/min；检测波长 230nm；柱温 20℃；分析时间约 18min。

2.3 对照品溶液的制备

称取格列本脲对照品，用适量甲醇溶解。

2.4 供试品溶液的制备

称取消渴灵片粉末适量(相当于 6 片量)，加入甲醇约 20mL 超声 20min，用甲醇定容至 25mL，滤过，即得。

3　高效液相色谱法测定消渴灵片中盐酸小檗碱的含量[44]

3.1 仪器

Agilent 1100 高效液相色谱仪。

3.2 色谱条件

色谱柱：Agilent TC-C_{18}柱(250mm×4.6mm，5μm)；流动相：乙腈-0.1%磷酸溶液(50∶50)，每 100mL 磷酸溶液含 0.1g 十二烷基磺酸钠)；流速 1.0mL/min；检测波长 265nm；柱温 40℃；分析时间约 18min。

3.3 对照品溶液的制备

称取盐酸小檗碱对照品，用适量甲醇-盐酸(100∶1)溶解。

3.4 供试品溶液的制备

称取消渴灵片粉末 0.5g，加入甲醇-盐酸(100∶1)溶液 25mL，超声 40min，滤过，即得。

4　高效液相色谱法测定消渴灵片中黄芪甲苷的含量

4.1 仪器

Agilent 1100 高效液相色谱仪，配备有蒸发光散射检测器。

4.2 色谱条件及系统适应性

色谱柱填充剂：十八烷基硅烷键合硅胶；流动相：乙腈-水(32∶68)。理论板数按黄芪甲苷峰计算应不低于 4000。

4.3 对照品溶液的制备

精密称取黄芪甲苷对照品适量，加甲醇制成每 1mL 含 0.1mg 的溶液，即得。

4.4 供试品溶液的制备

取重量差异项下的消渴灵片 20 片，研细，取约 3g，精密称定，置索氏提取器中；加三氯甲烷 40mL，加热回流至无色，弃去三氯甲烷提取液，挥干；加甲醇 40mL，冷浸过夜，再加甲醇适量，加热回流提取至无色；提取液回收溶剂并浓缩至干，残渣加水 10mL，微热使溶解；用水饱和的正丁醇振摇提取(40mL×4)，合并正丁醇液，用氨试液洗涤(40mL×2)，弃去氨液，再用正丁醇饱和的水洗涤 (40mL×2)，弃去水洗液，正丁醇液蒸干，残渣加甲醇溶解并转移至 5mL 量瓶中，加甲醇至刻度，摇匀，即得。

色谱图如图 3-10-6 所示。

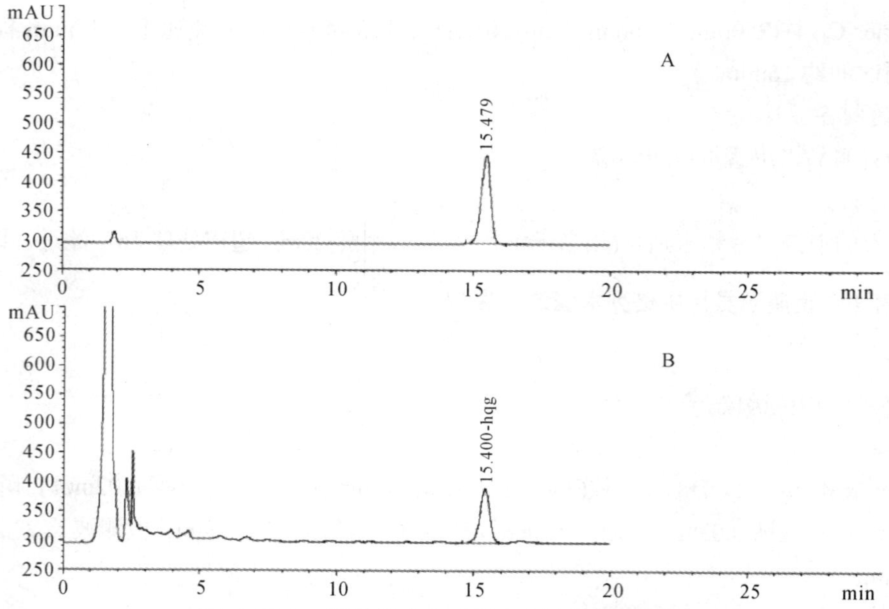

图 3-10-6　消渴灵片含量测定高效液相色谱图

A. 黄芪甲苷对照品溶液；B. 供试品溶液

诺迪康胶囊

Nuodikang Jiaonang

【分析方法】

1 高效液相色谱法测定诺迪康胶囊中红景天苷的含量[45]

1.1 仪器

Shimadzu LC-10ATVP 高效液相色谱仪。

1.2 色谱条件

色谱柱：Kromasil 分析柱(250mm×4.6mm，5μm)；流动相：甲醇-水(20∶80)；流速 1.0mL/min；检测波长 277nm；柱温 35℃；分析时间约 15min。

1.3 对照品溶液的制备

称取红景天苷对照品，用适量甲醇溶解。

1.4 供试品溶液的制备

称取诺迪康胶囊内容物适量(0.1～0.5g)，加入流动相 15mL，静置 2h，超声提取 30min，再用流动相定容至 250mL，滤过，即得。

调经止痛片

Tiaojing Zhitong Pian

【分析方法】

1 高效液相色谱法测定调经止痛片中阿魏酸的含量[46]

1.1 仪器

Shimadzu LC-2010AHT 高效液相色谱仪。

1.2 色谱条件

色谱柱：依利特 C_{18} 柱(250mm×4.6mm，5μm)；流动相：乙腈-0.085%磷酸溶液(17∶83)；流速 0.8mL/min；检测波长 316nm；柱温室温；分析时间约 15min。

1.3 对照品溶液的制备

称取阿魏酸对照品，用适量 70%甲醇溶解。

1.4 供试品溶液的制备

称取去除薄膜衣的调经止痛片粉末 0.6g，用 20mL 70%甲醇回流提取 30min，滤过，即得。

调经促孕丸

Tiaojing Cuyun Wan

【分析方法】

1 高效液相色谱法测定调经促孕丸中淫羊藿苷的含量[47]

1.1 仪器

Hitachi L-7000 高效液相色谱仪。

1.2 色谱条件

色谱柱：Lichrospher-C_{18} 柱(250mm×4.6mm，5μm)；流动相：乙腈-水(25∶75)；流速 1.2mL/min；检测波长 270nm；柱温 30℃；分析时间约 26min。

1.3 对照品溶液的制备

称取淫羊藿苷对照品，用适量甲醇溶解。

1.4 供试品溶液的制备

称取调经促孕丸粉末 1g，加入稀乙醇 50mL，95℃水浴回流 1.5h，滤过，即得。

通天口服液

Tongtian Koufuye

【分析方法】

1 高效液相色谱法测定通天口服液中天麻素含量[48]

1.1 仪器

Agilent 1100 高效液相色谱仪，二极管阵列检测器。

1.2 色谱条件

色谱柱： Hypersil ODS-C_{18} 柱(250mm×4.0mm，5μm)；流动相：甲醇-0.1%磷酸溶液(3∶97)；流速 1.0mL/min；检测波长 220nm；柱温 20℃；分析时间约 14min。

1.3 对照品溶液的制备

称取天麻素对照品，用适量水溶解。

1.4 供试品溶液的制备

量取通天口服液 5mL，通过中性氧化铝柱，用水洗脱，收集洗脱液 50mL，即得。

2 高效液相色谱法测定通天口服液中咖啡因的含量[49]

2.1 仪器

Shimadzu LC-10A 高效液相色谱仪。

2.2 色谱条件

色谱柱：Shimadzu VP-ODS-C_{18} 柱(150mm×4.0mm，5μm)；流动相：乙腈-水(15∶85)；流速 1.0mL/min；检测波长 272nm；柱温 30℃。

2.3 对照品溶液的制备

称取咖啡因对照品，用适量水溶解。

2.4 供试品溶液的制备

量取通天口服液 20mL，用氯仿萃取(20mL×3)，合并氯仿液，蒸干，残渣用温水溶解并定容至 50mL，即得。

通心络胶囊

Tongxinluo Jiaonang

【分析方法】

1 高效液相色谱法测定通心络胶囊中芍药苷的含量[50]

1.1 仪器

Shimadzu 高效液相色谱仪，SPD-M10A 二极管阵列检测器。

1.2 色谱条件

色谱柱：Shim-Pack CLC-ODS 柱(150mm×6.0mm，5μm)；流动相：甲醇-水(30∶70)；流速 1.0mL/min；检测波长 220nm；分析时间约 16min。

1.3 对照品溶液的制备

称取芍药苷对照品，用适量甲醇溶解。

1.4 供试品溶液的制备

称取通心络胶囊内容物0.5g，加入水饱和的正丁醇溶液25mL，放置过夜，再超声提取30min，滤过，取续滤液10mL，蒸干，残渣用15mL水溶解后，用石油醚脱脂2次，取水层，合并石油醚液，以水提洗醚层(10mL×2)，合并水溶液，蒸干，残渣用甲醇溶解并定容至5mL，滤过，即得。

通脉养心丸

Tongmai Yangxin Wan

【分析方法】

1 高效液相色谱法测定通脉养心丸中甘草酸铵的含量[51]

1.1 仪器

Shimadzu LC-2010AHT 高效液相色谱仪。

1.2 色谱条件

色谱柱：Symmetry (r) C_{18}柱(150mm×4.6mm，5μm)；流动相：甲醇-0.2mol/L 醋酸铵溶液-冰醋酸(67∶33∶1)；流速0.8mL/min；柱温30℃；检测波长250nm；分析时间约10min。

1.3 对照品溶液的制备

称取甘草酸铵对照品，用适量流动相溶解。

1.4 供试品溶液的制备

称取通脉养心丸粉末1.0g，加流动相25mL超声处理30min，滤过，即得。

通宣理肺丸

Tongxuan Lifei Wan

【分析方法】

1 高效液相色谱法测定通宣理肺丸中柚皮苷、橙皮苷及黄芩苷的含量[52]

1.1 仪器

Shimadzu 2010AHT 高效液相色谱仪。

1.2 色谱条件

色谱柱：BDS Hypersil-C_{18}柱(250mm×4.6mm，5μm)；流动相：乙腈-0.1%磷酸溶液(20∶80)；流速1.0mL/min；检测波长280nm；柱温30℃；分析时间约25min。

1.3 对照品溶液的制备

称取柚皮苷、橙皮苷和黄芩苷对照品，用适量甲醇溶解。

1.4 供试品溶液的制备

称取通宣理肺丸粉末0.5g，加硅藻土0.7g，加甲醇30mL，超声提取35min，滤过，滤液用甲醇定容至50mL，滤过，即得。

通窍鼻炎片

Tongqiao Biyan Pian

【分析方法】

1　高效液相色谱法测定通窍鼻炎片中5-*O*-甲基维斯阿米醇苷的含量[53]

1.1 仪器

Shimadzu LC-10ATVP 高效液相色谱仪。

1.2 色谱条件

色谱柱：Kromasil C_{18}柱(250mm×4.6mm，5μm)；流动相：甲醇-水-四氢呋喃(38∶62∶1)；流速 1.0mL/min；检测波长 254nm；柱温 40℃；分析时间约 25min。

1.3 对照品溶液的制备

称取 5-*O*-甲基维斯阿米醇苷对照品，用适量甲醇溶解。

1.4 供试品溶液的制备

称取去除包衣的通窍鼻炎片粉末 1g，加入甲醇 10mL 超声处理 30min，滤过，即得。

2　高效液相色谱法测定通窍鼻炎片中木兰脂素的含量[54]

2.1 仪器

TSP-100 型高效液相色谱仪。

2.2 色谱条件

色谱柱：Phenomenex-C_{18}柱(250mm×4.6mm，5μm)；流动相：乙腈-四氢呋喃-水(35∶1∶64)；流速 1.0mL/min；检测波长 274nm；分析时间约 25min。

2.3 对照品溶液的制备

称取木兰脂素对照品，用适量甲醇溶解。

2.4 供试品溶液的制备

称取去除薄膜衣的通窍鼻炎片粉末 1.0g，加入 150mL 水浸泡 30min，再超声提取 30min，离心，上清液用乙酸乙酯-石油醚(1∶1)的混合溶剂萃取(50mL×6)，合并有机相，蒸干，残渣用甲醇溶解并定容至 50mL，滤过，即得。

3　高效液相色谱法测定通窍鼻炎片中欧前胡素的含量[55]

3.1 仪器

Agilent 1100 高效液相色谱仪。

3.2 色谱条件

色谱柱：依利特 C_{18}-A 柱(200mm×4.6mm，5μm)；流动相：甲醇-水(55∶45)；流速 1.0mL/min；检测波长 300nm；分析时间约 15min。

3.3 对照品溶液的制备

称取欧前胡素对照品，用适量甲醇溶解。

3.4 供试品溶液的制备

称取去除包衣的通窍鼻炎片粉末 0.5g，加甲醇 20mL，超声处理 1h，滤过，即得。

4　毛细管电泳法测定通窍鼻炎片中欧前胡素和异欧前胡素的含量[56]

4.1 仪器

CL1030 高效毛细管电泳仪。

4.2 色谱条件

毛细管柱：未涂层弹性融硅石英毛细管柱(55cm×75μm，有效长度为47cm)；缓冲液：20mmol/L磷酸二氢钠-100mmol/L十二烷基磺酸钠-80%甲酰胺溶液(pH 7.12)；工作电压15kV；柱温室温；重力方式进样，进样时间为5s；检测波长254nm；分析时间约32min。

4.3 对照品溶液的制备

称取欧前胡素和异欧前胡素对照品，用适量甲醇溶解。

4.4 供试品溶液的制备

称取通窍鼻炎片粉末1.5g，加甲醇20mL超声提取1h，再用甲醇定容至25mL，滤过，取续滤液4.0mL，加内标贮备液0.5mL，用甲醇定容至5mL，滤过，即得。

桑姜感冒片

Sangjiang Ganmao Pian

【分析方法】

1 高效液相色谱法测定桑姜感冒片中连翘苷的含量[57]

1.1 仪器

Shimadzu LC-10AD高效液相色谱仪。

1.2 色谱条件

色谱柱：Phenomenex C_{18}柱(250mm×4.6mm，5μm)；流动相：甲醇-乙腈-水(12∶18∶70)；流速1.0mL/min；检测波长277nm；柱温40℃。

1.3 对照品溶液的制备

称取连翘苷对照品，用适量甲醇溶解。

1.4 供试品溶液的制备

称取桑姜感冒片粉末0.7g，用20mL甲醇超声提取50min，滤过，取续滤液5mL通过大孔吸附树脂柱，用45%甲醇淋洗，再用70%甲醇40mL洗脱，收集洗脱液，洗脱液通过中性氧化铝柱，用70%甲醇洗脱，合并样品液及洗脱液，蒸干，残渣加甲醇溶解并定容至10mL。

桑菊感冒片

Sangju Ganmao Pian

【分析方法】

1 高效液相色谱法测定桑菊感冒片中连翘苷和甘草苷的含量[58]

1.1 仪器

Agilent 1200高效液相色谱仪。

1.2 色谱条件

色谱柱：Diamonsil C_{18}柱(250mm×4.6mm，5μm)；流动相：乙腈-0.5%醋酸溶液(20∶80)；流速1.0mL/min；检测波长276nm；柱温25℃；分析时间约12min。

1.3 对照品溶液的制备

称取连翘苷和甘草苷对照品，用适量甲醇溶解。

1.4 供试品溶液的制备

称取去除包衣的桑菊感冒片粉末2.0g，加入甲醇25mL超声处理30min，滤过，取续滤液5mL，蒸干，残渣加水20mL溶解后，用三氯甲烷振摇提取(20mL×5)，合并三氯甲烷提取液，蒸干，残渣用甲醇溶解并定容至 5mL 量瓶中离心，即得。

2 高效液相色谱法测定桑菊感冒片中绿原酸的含量[59]

2.1 仪器

戴安高效液相色谱仪，PDA-100 二极管阵列检测器。

2.2 色谱条件

色谱柱：Dikma Kromasil C_{18} 柱(250mm×4.6mm，5μm)；流动相：甲醇-0.4%磷酸溶液(26∶74)；流速 0.8mL/min；检测波长 326nm；柱温 30℃；分析时间约 12min。

2.3 对照品溶液的制备

称取绿原酸对照品，用适量 50%甲醇溶解。

2.4 供试品溶液的制备

称取桑菊感冒片粉末 1.0g，加入 50%甲醇 50mL，超声处理 45min，滤过，即得。

桑菊感冒合剂

Sangju Ganmao Heji

【分析方法】

1 高效液相色谱法测定桑菊感冒合剂中连翘苷含量[60]

1.1 仪器

Shimadzu LC-2010AHT 高效液相色谱仪。

1.2 色谱条件

色谱柱：Technologies Inc Venusil ASB-C_{18} 柱(250mm×4.6mm，5μm)；流动相：乙腈-水(20∶80)；流速 1.0mL/min；检测波长 202nm；柱温 35℃；分析时间约 40min。

1.3 对照品溶液的制备

称取连翘苷对照品，用适量 50%甲醇溶解。

1.4 供试品溶液的制备

量取桑菊感冒合剂 20mL，加入稀盐酸定容至 25mL，离心后上清液加氨试液调 pH 至中性，用乙酸乙酯振摇提取(15mL×6)，合并乙酸乙酯液，蒸干，残渣用 50%甲醇溶解并定容至 10mL，滤过，即得。

参考文献

[1] 谭生建，胡文祥，卢嘉琪，王建社，常良才. RP-HPLC 测定都梁丸中欧前胡素的含量. 中国中药杂志，1999, 24(7): 410-411.

[2] 张立清，高长清，张洪波. 高效液相色谱法测定桂龙咳喘宁胶囊中芍药苷的含量. 中国药业，2003, 12(10): 48.

[3] 刘献洋，蒋道英，侯佳伟，张良，蒋婉娟. HPLC 测定桂芍镇痫片中芍药苷的含量. 中成药，2008, 30(4): 6-8.

[4] 焦少珍，李宇，韩凤梅，陈勇. RP-HPLC 法测定桂附地黄丸中芍药苷和丹皮酚. 中草药，2007, 38(6): 855-856.

[5] 蔡进章，蒋硕民. RP-HPLC 法测定桂枝茯苓丸中丹皮酚的含量. 浙江中西医结合杂志，2003, 13(11): 682-683.

[6] 华剑，武超. HPLC 法测定桂戎茯苓胶囊中肉桂酸、桂皮醛和丹皮酚的含量. 安徽医药，2006, 10(1): 30-31.

[7] 谢宇，张丽艳，梁斌，李孟林，唐靖雯. HPLC 法测定头花蓼及制剂热淋清颗粒中槲皮苷的含量. 中国中药杂志，2009, 34(8): 984-986.

[8] 张雪菊，樊敬丽，学芳，郑立颖. RP-HPLC 法测定柴黄片中黄芩苷含量. 中国药事，2004, 18(6): 367-368.

[9] 李大军. 逍遥颗粒中芍药苷的 HPLC 测定. 药品检测，2002, 11(9): 48-49.

[10] 郝明虹，杜树山，姚雪花，李宝林，张海鸣，张学著. HPLC 测定铁笛口服液中甘草酸的含量. 中国中药杂志，2008, 33(15): 1917-1918.

[11] 孙忠敏. HPLC-ELSD 测定健儿消食口服液中黄芪甲苷的含量. 广药学，2005, 15(6): 1-3.

[12] 王洁. 高效液相色谱法测定健儿消食口服液中橙皮苷的含量. 中国生化药物杂志, 2007, 28(1): 56-57.

[13] 王锦红, 洪宇农. 高效液相色谱法测定健儿消食口服液中黄芩苷含量. 现代医药卫生, 2005, 21(15): 2071-2072.

[14] 徐娟, 易增兴, 邹盛勤. 健胃消食片中齐墩果酸含量的 RP-HPLC 法测定. 黑龙江医药, 2006, 19(6): 438-439.

[15] 李文莉, 蒋丽, 雷玉萍, 汪文涛. RP-HPLC 测定健胃愈疡颗粒中芍药苷的含量. 中成药, 2001, 23(7): 484-485.

[16] 康东周, 姜艳玲, 张善玉, 崔胜. 高效液相色谱法测定健脑安神片中淫羊藿苷的含量. 时珍国医国药, 2005, 16(10): 995-996.

[17] 孙红岩, 刘宏明, 孙忠亲. HPLC 法测定健脑补肾丸中芍药苷的含量. 齐鲁药事, 2007, 26(10): 594-595.

[18] 靳维荣, 高国敬, 藤建北. 高效液相色谱法测定健脑补肾丸中绿原酸含量. 时珍国医国药, 2006, 17(2): 195-196.

[19] 孔建龙, 顾桢茂. 高效液相色谱法测定脑安胶囊中阿魏酸的含量. 江西中医学院学报, 2004, 16(4): 45-46.

[20] 王俊永, 梁生旺, 付利娇, 张丽萍. 脑得生片中异黄酮类成分的含量测定. 中国药师, 2008, 11(4): 423-425.

[21] 谢颖, 杨红芸, 张榕, 施宝金. RP-HPLC 测定脑得生胶囊中人参皂苷 Rg_1 的含量. 华西药学杂志, 2002, 17(3): 215-216.

[22] 贾善学, 刘利成, 李明, 耿玉杰. 反相高效液相色谱法测定脑得生胶囊中葛根素的含量. 广东药学, 2003, 13(1): 8-10.

[23] 张琦, 赵因. 高效毛细管电泳法测定脑得生胶囊中葛根素含量. 中国中药杂志, 2002, 27(2): 110-113.

[24] 孙永慧, 王晓丽, 王建明. 高效液相色谱法测定脑得生胶囊中三七皂苷 R_1、人参皂苷 Rg_1 及人参皂苷 Rb_1 的含量. 中国中医药信息杂志, 2006, 13(3): 50-51.

[25] 郑剑红, 黄奕滨, 闵显锋. 益心丸质量标准的研究. 中成药, 2009, 31(7): 1061-1064.

[26] 许乾丽, 茅向军, 熊慧林. HPLC 测定益心舒胶囊中人参皂苷 Rg_1、Re 的含量. 中国中药杂志, 2005, 30(18): 1462-1463.

[27] 杨晓云, 张云丽, 扈中林. 益母丸的含量测定及国内 15 家产品的含量比较. 中国药业, 2007, 16(10): 38-39.

[28] 徐优晓, 朱晓燕, 蔡进章. HPLC 法测定益母草颗粒中水苏碱的含量. 海峡药学, 2005, 17(2): 73-74.

[29] 陈喆, 宋康, 李晓娟, 王灵聪. UPLC 测定益母草颗粒和益母草膏中益母草碱含量. 中国中药杂志, 2009, 34(14): 1509-1511.

[30] 苏明武, 尹久, 袁征. RP-HPLC 法测定益肾灵颗粒中补骨脂素和异补骨脂素的含量. 中国药事, 2007, 21(4): 249-250, 274.

[31] 崔俊凤, 傅勇, 耿海霞. RP-HPLC 法测定益肾灵颗粒中淫羊藿苷的含量. 中国药事, 2005, 19(9): 546-547.

[32] 张晓霞, 张一鸣, 陈安家, 王洁, 李霞, 李进冉. 毛细管气相色谱法测定消肿止痛酊中乙醇的含量. 山西医科大学学报, 2008, 39(12): 1103-1105.

[33] 张晓霞, 陈安家, 张一鸣, 王洁, 李霞, 李进冉. 毛细管气相色谱法测定消肿止痛酊中樟脑与薄荷脑的含量. 时珍国医国药, 2009, 20(7): 1645-1646.

[34] 郭炎荣, 路玫, 卢华. HPLC 法同时测定消炎利胆片中穿心莲内酯和脱水穿心莲内酯的含量. 中国药师, 2008, 11(7): 823-824.

[35] 黄晓丹, 苏子仁, 沈小玲, 汤钦棕, 谢友良, 刘中秋, 赖小平. 消炎利胆片中穿心莲内酯类和苦木碱类的 RP-HPLC 法测定. 中成药, 2003, 25(6): 451-454.

[36] 朱炳辉, 梁艺英, 方继辉. 消炎利胆片中脱水穿心莲内酯的 SPE-HPLC 法测定. 中成药, 2006, 28(2): 191-194.

[37] 尤慧莲, 孙义才, 尹宁宁, 李静. 消栓通络片中人参皂苷 Rg_1 含量测定方法的建立. 中国药师, 2004, 7(2): 99-100.

[38] 冯鑫, 向兰, 金传山. 高效液相色谱法测定消渴丸中葛根素的含量. 安徽医药, 2008, 12(3): 226-227.

[39] 华剑, 许善初, 程民. RP-HPLC 法对消渴丸中格列苯脲的限量测定. 淮海医药, 2007, 25(5): 478-479.

[40] 付艳敏, 李伯军. HPLC 法测定消渴平片中葛根素的含量. 中国药师, 2005, 8(10): 821-822.

[41] 杨喜忠, 孙静, 王旭东, 鲁方平. 高效液相色谱法测定消渴平片中葛根素的含量. 第四军医大学学报, 2002, 23(18): 1727.

[42] 李凤, 赵刚, 吴贵华. 高效液相色谱法测定消渴灵片中丹皮酚的含量. 天津药学, 2007, 19(6): 21-22.

[43] 钱亚萍. 高效液相色谱法测定消渴灵片中格列本脲含量. 中国药业, 2007, 16(1): 16-17.

[44] 张晓军, 王健, 高鹏. 反相高效液相色谱法测定消渴灵片中盐酸小檗碱的含量. 河北医药, 2007, 29(6): 637-638.

[45] 鲁波, 李炜, 连芳, 何惠, 莫书荣. HPLC 法测定诺迪康胶囊中红景天苷的含量. 广西医科大学学报, 2006, 23(5): 808-809.

[46] 戚颖欣, 孟军. HPLC 法测定调经止痛片中阿魏酸的含量. 天津药学, 2009, 21(3): 9-11.

[47] 曾玉良, 刘永焕, 沈洪海. HPLC 法测定调经促孕丸中淫羊藿苷的含量. 海峡药学, 2005, 17(6): 105-106.

[48] 李洪刚, 杨修齐, 刘真容, 熊胜元. 反相高效液相色谱法测定通天口服液中天麻素含量. 中国药业, 2005, 14(9): 55-56.

[49] 裴建梅, 黄洪波, 颜杰. HPLC 法测定通天口服液中咖啡因的含量. 中国药师, 2005, 8(5): 387-388.
[50] 戴敬, 李建晨, 徐韧柳, 冯丽. HPLC 法测定通心络胶囊中芍药苷的含量. 中国实验方剂学杂志, 1996, 2(3): 9-11.
[51] 刘艳娜, 冯宝嫣, 李林, 孔全. HPLC 法检测通脉养心丸中甘草酸铵的含量. 天津药学, 2007, 19(4): 10-12.
[52] 郑广东. HPLC 法同时测定通宣理肺丸中柚皮苷、橙皮苷及黄芩苷的含量. 海峡药学, 2007, 19(12): 43-45.
[53] 李爱玲, 宫瑞萍. HPLC 法测定通窍鼻炎片中 5-*O*-甲基维斯阿米醇苷的含量. 齐鲁药事, 2006, 25(4): 222-223.
[54] 许文东, 张国锋, 周美丽. HPLC 法测定通窍鼻炎片中木兰脂素的含量. 山东省药学会第一届学术年会, 2005, 25(10): 599-600.
[55] 李立荣, 雷玉萍, 殷帅. 高效液相色谱法测定通窍鼻炎片中欧前胡素的含量. 中南药学, 2006, (6): 434-436.
[56] 刘基柱, 刘丹, 龚红全, 乒福海. 毛细管电泳法测定通窍鼻炎片中欧前胡素和异欧前胡素的含量. 中药材, 2008, 31(7): 1081-1082.
[57] 王慧琛, 吴贵华, 吕曙华. HPLC 法测定桑姜感冒片中连翘苷. 中草药, 2006, 37(5): 713-714.
[58] 刘志武. 高效液相色谱法同时测定桑菊感冒片中连翘苷和甘草苷含量. 医药导报, 2008, 27(7): 855-856.
[59] 张雷, 何兵. HPLC 测定桑菊感冒片中绿原酸的含量. 现代医药卫生, 2007, 23(16): 2379-2381.
[60] 冉海琳, 吴佳, 杨惠莲. 反相高效液相色谱法测定桑菊感冒合剂中连翘苷含量. 药物鉴定, 2008, 17(23): 30-31.

十一画

理中丸(党参理中丸)

Lizhong Wan

【分析方法】

1 高效液相色谱法测定理中丸(浓缩丸)中甘草酸的含量[1]

1.1 仪器

Waters 1525 高效液相色谱仪。

1.2 色谱条件

色谱柱：Diamonsil C_{18}分析柱(200mm×4.6mm，5μm)；流动相：乙腈-0.017mol/L 磷酸(40∶60)；检测波长 250nm；柱温室温；流速 1.0mL/min；分析时间约 14min。

1.3 对照品溶液的制备

称取甘草酸对照品，用适量乙醇溶解。

1.4 供试品溶液的制备

称取理中丸粉末 2g，加入甲醇-0.017mol/L 磷酸(13∶7)50mL 浸渍过夜后超声提取 30min，滤过，取续滤液 10mL，蒸干，残渣加水 20mL 溶解，再用水饱和的正丁醇提取(20mL×4)，合并正丁醇液，蒸干，残渣加稀乙醇溶解并定容至 10mL，即得。

黄杨宁片

Huangyangning Pian

【分析方法】

1 高效液相色谱法测定黄杨宁片中环维黄杨星 D 的含量[2]

1.1 仪器

Agilent 1100 高效液相色谱仪，Alltech 2000 蒸发光散射检测器。

1.2 色谱条件

色谱柱：Zorbax Extend-C_{18}柱(250mm×4.6mm，5μm)；流动相：A 相为 0.3%二乙胺的甲醇溶液，B 相为 0.3%二乙胺的水溶液；梯度洗脱：0～9min 78%～95% A，9～15min 95%～95% A；流速 0.8mL/min；柱温 40℃；分析时间约 14min；蒸发光散射检测器参数：载气氮气，载气流速 1.8L/min，漂移管温度 85℃。

1.3 对照品溶液的制备

称取环维黄杨星 D 对照品，用适量甲醇溶解。

1.4 供试品溶液的制备

称取黄杨宁片粉末适量(约相当于黄杨宁 4mg)，加入甲醇 20mL，超声处理 30min，滤过，即得。

黄连上清丸

Huanglian Shangqing Wan

【分析方法】

1 高效液相色谱法测定黄连上清丸中栀子苷的含量[3]

1.1 仪器

Shimadzu LC-6A 高效液相色谱仪。

1.2 色谱条件

色谱柱：Spherisorb-C_{18} 柱(300mm×4.6mm，5μm)；流动相：甲醇-乙腈-0.1%磷酸水溶液(25∶5∶70)；流速 0.5mL/min；检测波长 240nm；柱温 30℃。

1.3 对照品溶液的制备

称取栀子苷对照品，用适量甲醇溶解。

1.4 供试品溶液的制备

称取黄连上清丸粉末 2g，加水 90mL 浸泡 1h，再超声提取 20min，加水至 100mL，滤过，取续滤液 50mL，置已处理好的大孔吸附树脂柱上，水洗至流出液无色，再用 50%乙醇 100mL 洗脱，收集洗脱液，并用 50%乙醇定容至 100mL。

2 高效液相色谱法测定黄连上清丸中大黄素、大黄酚、大黄素甲醚的含量[4]

2.1 仪器

Shimadzu LC-6A 高效液相色谱仪。

2.2 色谱条件

色谱柱：Diamonsil C_{18} 柱(250mm×4.6mm，5μm)；流动相：乙腈 0.1%磷酸水溶液(90∶10)；流速 0.6mL/min；检测波长 254nm；柱温 45℃。

2.3 对照品溶液的制备

称取大黄素、大黄酚、大黄素甲醚对照品，用适量氯仿溶解。

2.4 供试品溶液的制备

称取黄连上清丸粉末 1g，加氯仿浸泡过夜后索氏回流提取 8h，提取液以 0.5%氢氧化钠水溶液 100mL 分次洗涤，至洗涤液无色，合并洗涤液并定容至 100mL，即得。

黄连上清片

Huanglian Shangqing Pian

【分析方法】

1 高效液相色谱法测定黄连上清片中胡薄荷酮的含量[5]

1.1 仪器

SSI-PC 2000 高效液相色谱仪。

1.2 色谱条件

色谱柱：Lichrospher C_{18} 柱(250mm×4.6mm，5μm)；流动相：甲醇-水(50∶50)；检测波长 252nm；柱温 30℃；流速 0.8mL/min；分析时间约 20min。

1.3 对照品溶液的制备

称取胡薄荷酮对照品，用适量甲醇溶解。

1.4 供试品溶液的制备

称取去除糖衣的黄连上清片粉末 2g，加入甲醇 25mL，超声处理 30min，滤过，即得

2 高效液相色谱法测定黄连上清片中栀子苷的含量[6]

2.1 仪器

SSI-PC 2000 高效液相色谱仪。

2.2 色谱条件

色谱柱：Kromasil C_{18} 柱(250mm×4.6mm，5μm)；流动相：甲醇-水(55∶45)；检测波长 238nm；柱温 28℃；流速 1.0mL/min；进样量 20μL；分析时间约 15min。

2.3 对照品溶液的制备

取栀子苷对照品，用适量甲醇溶解。

2.4 供试品溶液的制备

称取去除糖衣的黄连上清片粉末 1g，加入甲醇 50mL 超声提取 20min，滤过，即得。

3 高效液相色谱法测定黄连上清片中盐酸小檗碱的含量[7]

3.1 仪器

Agilent 1100 高效液相色谱仪。

3.2 色谱条件

色谱柱：十八烷基硅烷键合硅胶柱；流动相：0.033mol/L 磷酸二氢钾-乙腈(60∶40)；检测波长 424nm。

3.3 对照品溶液的制备

称取盐酸小檗碱对照品，用适量甲醇溶解。

3.4 供试品溶液的制备

称取去除糖衣的黄连上清片粉末适量(相当于 2 片的重量)，加入沸水约 150mL 溶解，稍冷后加入稀盐酸 3mL，再用水定容至 50mL，离心，即得。

4 高效液相色谱法测定黄连上清片中大黄素、大黄酚的含量[8]

4.1 仪器

SSI-PC 2000 高效液相色谱仪。

4.2 色谱条件

色谱柱：Lichrospher C_{18} 柱(200mm×4.6mm，5μm)；流动相：甲醇-0.1%磷酸(85∶15)；检测波长 254nm；柱温 30℃；流速 1.0mL/min；分析时间 15min。

4.3 对照品溶液的制备

称取大黄素、大黄酚对照品，用适量无水乙醇-醋酸乙酯(2∶1)溶解。

4.4 供试品溶液的制备

称取去除糖衣的黄连上清片粉末适量(约相当于 1 片的重量)，用 25mL 乙醇回流提取 1h，滤过，取续滤液 10mL，蒸干，残渣加入 30%乙醇-盐酸(10∶1)溶液 15mL，回流 1h，用三氯甲烷萃取(15mL×4)，合并三氯甲烷液，蒸干，残渣用无水乙醇-醋酸乙酯(2∶1)溶解并定容至 25mL，滤过，即得。

萆薢分清丸

Bixie Fenqing Wan

【分析方法】

1　高效液相色谱法测定萆薢分清丸中甘草酸的含量

1.1 仪器与试剂

Agilent 1100 高效液相色谱仪，配有二极管阵列检测器。

1.2 色谱条件及系统适应性

色谱柱填充剂：十八烷基硅烷键合硅胶；流动相：甲醇-0.2mol/L 乙酸铵溶液-冰乙酸(56∶43∶1)；流速 1.0mL/min；检测波长 250nm。理论板数按甘草酸峰计算应不低于 5000。

1.3 对照品溶液的制备

称取甘草酸单铵盐对照品适量，精密称定，加流动相制成每 1mL 含 0.2mg 的溶液，即得(折合甘草酸为 0.1959mg)。

1.4 供试品溶液的制备

称取萆薢分清丸，研细，取约 1.5g，精密称定；精密加入流动相 50mL，称定重量；加热回流 60min，取出，放冷，再称定重量；用流动相补足减失的重量，摇匀，滤过，取续滤液，即得。

1.5 方法学验证结果

1.5.1 线性关系考察

甘草酸铵的进样量在 0.166～8.3μg，进样量与峰面积呈良好的线性关系。以峰面积为纵坐标 y，进样量(μg)为横坐标 x，线性方程为 $y=771683x+17266$，$r=0.9999$。

1.5.2 重复性试验

本方法重现性良好，RSD 为 2.4% ($n=9$)。

1.5.3 准确度试验

加样回收率为 96.6%～103.5%，平均回收率为 99.7%，RSD 为 2.3% ($n=9$)。

1.5.4 供试品溶液的稳定性

供试品溶液在 10h 内基本保持稳定，RSD 为 0.4% ($n=6$)。

1.6 样品测定结果

采用上述方法，分别精密吸取对照品溶液和供试品溶液各 10μL，注入液相色谱仪，测定了 13 批萆薢分清丸样品中甘草酸的含量，结果为 3.7～5.7mg/g。

色谱图如图 3-11-1 所示。

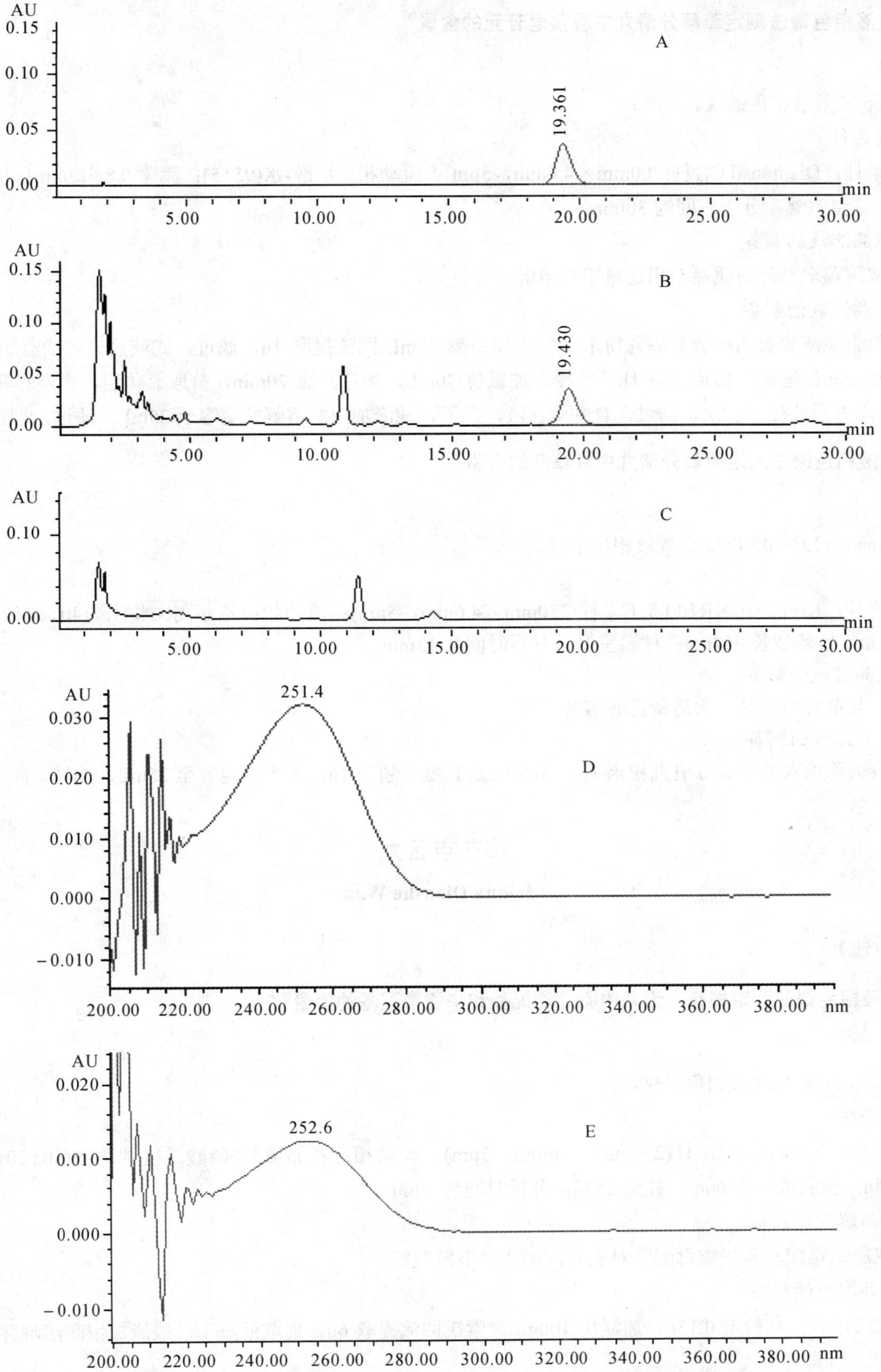

图 3-11-1 萆薢分清丸含量测定高效液相色谱图及紫外光谱扫描图

A. 甘草酸铵对照品溶液色谱图；B. 供试品溶液色谱图；C. 空白样品(缺甘草)溶液色谱图；

D. 甘草酸铵对照品紫外光谱扫描图；E. 供试品溶液紫外光谱扫描图

2 高效液相色谱法测定萆薢分清丸中薯蓣皂苷元的含量[9]

2.1 仪器

Jasco 高效液相色谱仪。

2.2 色谱条件

色谱柱：Diamonsil C_{18} 柱(200mm×4.6mm，5μm)；流动相：甲醇-水(95∶5)；流速 0.8mL/min；检测波长 203nm；柱温室温；分析时间约 30min。

2.3 对照品溶液的制备

称取薯蓣皂苷元对照品，用适量甲醇溶解。

2.4 供试品溶液的制备

称取去除薄膜衣的萆薢分清丸粉末 1.2g，加甲醇 40mL 回流提取 1h，滤过，滤液蒸干，残渣加 3mol/L 盐酸溶液 25mL 溶解，加热水解 1h，放冷，加氯仿 30mL，加热回流 20min，分取氯仿层，水层和药渣加氯仿 30mL，再同法处理一次，滤过，合并氯仿液，蒸干，残渣加甲醇溶解并定容至 25mL，滤过，即得。

3 高效液相色谱法测定萆薢分清丸中甘草酸的含量[10]

3.1 仪器

Shimadzu LC-10ATVP 高效液相色谱仪。

3.2 色谱条件

色谱柱：Kromasil KR100-5 C_{18} 柱(250mm×4.6mm，5μm)；流动相：乙腈-水-冰醋酸(40∶60∶2)；流速 1.0mL/min；检测波长 254nm；柱温室温；分析时间约 12min。

3.3 对照品溶液的制备

称取甘草酸对照品，用适量乙醇溶解。

3.4 供试品溶液的制备

称取去除糖衣的萆薢分清丸粉末 1g，加 0.1mol/L 氨水超声 1h，加甲醇定容至 25mL，滤过，即得。

梅花点舌丸

Meihua Dianshe Wan

【分析方法】

1 高效液相色谱法测定梅花点舌丸中脂蟾毒配基和华蟾毒配基的含量[11]

1.1 仪器

Agilent 1100 高效液相色谱仪。

1.2 色谱条件

色谱柱：Kromasil C_{18} 柱(250mm×4.6mm，5μm)；流动相：乙腈-0.5%磷酸二氢钾溶液(50∶50)；流速 1.0mL/min；检测波长 296nm；柱温 25℃；分析时间约 14min。

1.3 对照品溶液的制备

称取脂蟾毒配基和华蟾毒配基对照品，用适量甲醇溶解。

1.4 供试品溶液的制备

称取梅花点舌丸粉末 0.15g，加氯仿 100mL，索氏回流提取 6h，提取液蒸干，残渣加甲醇溶解并定容至 10mL，滤过，即得。

虚寒胃痛颗粒

Xuhan Weitong Keli

【分析方法】

1　高效液相色谱法测定虚寒胃痛颗粒中芍药苷的含量[12]

1.1 仪器

Spectra-Physics P-1000 高效液相色谱仪。

1.2 色谱条件

色谱柱：Hypersil BDS-C_{18}柱(250mm×4.6mm，5μm)；流动相：乙腈-0.1%磷酸溶液(12∶82)；流速 1.0mL/min；检测波长 230nm；柱温 35℃；分析时间约 10min。

1.3 对照品溶液的制备

称取芍药苷对照品，用适量稀乙醇溶解。

1.4 供试品溶液的制备

称取虚寒胃痛颗粒粉末 2g，加入稀乙醇 50mL，超声提取 20min，滤过，即得。

蛇胆川贝胶囊

Shedan Chuanbei Jiaonang

【分析方法】

1　高效液相色谱法测定蛇胆川贝胶囊中牛磺胆酸钠的含量(一)[13]

1.1 仪器

Shimadzu 高效液相色谱仪。

1.2 色谱条件

色谱柱：ODS C_{18}柱(250mm×4.6mm，5μm)；流动相：甲醇-0.6%磷酸二氢钾(65∶35)；流速 1.0mL/min；检测波长 205nm；分析时间约 15min。

1.3 对照品溶液的制备

称取牛黄胆酸钠对照品，用适量流动相溶解。

1.4 供试品溶液的制备

称取蛇胆川贝胶囊内容物 1.0g，加流动相 25mL 超声提取 30min 后，滤过，即得。

2　高效液相色谱法测定蛇胆川贝胶囊中牛磺胆酸钠的含量(二)[14]

2.1 仪器

HP 1100 高效液相色谱仪。

2.2 色谱条件

色谱柱：Hypersil C_{18}柱(250mm×4.0mm，5μm)；流动相：乙腈-0.1%磷酸(24∶76)；流速 1.0mL/min；检测波长 210nm；柱温室温；分析时间约 25min。

2.3 对照品溶液的制备

称取牛黄胆酸钠对照品，加 50%甲醇溶解。

2.4 供试品溶液的制备

称取蛇胆川贝胶囊内容物 3g，用 50%甲醇 25mL 超声提取 30min，滤过，即得。

蛇胆陈皮胶囊

Shedan Chenpi Jiaonang

【分析方法】

1　高效液相色谱法测定蛇胆陈皮胶囊中橙皮苷的含量[15]

1.1 仪器

HP 1100 液相色谱仪。

1.2 色谱条件

色谱柱：十八烷基硅烷键合硅胶柱(250mm×4.6mm，5μm)；流动相：乙腈-水-磷酸(21∶79∶0.01)；流速1.0mL/min；检测波长283nm；分析时间约10min。

1.3 对照品溶液的制备

称取橙皮苷对照品，用适量甲醇溶解。

1.4 供试品溶液的制备

称取蛇胆陈皮胶囊内容物0.1g，用适量甲醇静置1h后超声提取30min，加甲醇定容至50mL，滤过，即得。

2　高效液相色谱法测定蛇胆陈皮胶囊中牛磺胆酸钠的含量[16]

2.1 仪器

Agilent 1100 高效液相色谱仪，配有二极管阵列检测器。

2.2 色谱条件

色谱柱：Eclipse XDB-C_8柱(150mm×4.6mm，5μm)；流动相：乙腈-0.1%磷酸溶液(24∶76)；流速1.0mL/min；检测波长203nm；柱温30℃；分析时间22min。

2.3 对照品溶液的制备

称取牛磺胆酸钠对照品，用适量流动相溶解。

2.4 供试品溶液的制备

称取蛇胆陈皮胶囊内容物2.5g，用50mL 50%甲醇超声提取30min，滤过，滤液过层析柱，收集15mL以后的流出液，即得。

银杏叶胶囊

Yinxingye Jiaonang

【分析方法】

1　高效液相色谱法测定银杏叶胶囊中黄酮类和萜类内酯类成分的含量[17]

1.1 仪器

HP 1100 高效液相色谱仪，Waters 2690 高效液相色谱仪，Alltech 2000 蒸发光散射检测器。

1.2 色谱条件

黄酮类的色谱柱：Kromasil C_{18}柱(250mm×4.6mm，5μm)；流动相：甲醇-0.4%磷酸溶液(48∶52)；流速1.0mL/min；检测波长360nm；柱温35℃。

萜类内酯类的色谱柱：Shim-Pack VP-ODS柱(150mm×4.6mm，5μm)；流动相：正丙醇-四氢呋喃-水(1∶15∶84)；流速1.0mL/min；柱温35℃；蒸发光散射检测器参数：空气流量3.0 SPLM，漂移管温度107℃。

1.3 对照品溶液的制备

黄酮类对照品溶液：分别取槲皮素、山柰素、异鼠李素对照品，用适量甲醇溶解。

萜类内酯类对照品溶液：分别取白果内酯、银杏内酯A、银杏内酯B、银杏内酯C对照品，用适量甲醇溶解。

1.4 供试品溶液的制备(黄酮类、萜类内酯类)

黄酮类：称取银杏叶胶囊内容物适量(约相当于总黄酮醇苷19.2mg的粉末)，用20mL甲醇超声提取20min，滤过，取续滤液10mL加入15mL甲醇-25%盐酸溶液(2∶1)，加热回流30min，提取液用甲醇定容至50mL，滤过，即得。

萜类内酯类：称取银杏叶胶囊内容物适量(约相当于总黄酮醇苷76.8mg，萜类内酯19.2mg的粉末)，用50mL甲醇超声提取20min，滤过，滤液蒸干，残渣加10mL水溶解，加2%盐酸溶液2滴，用醋酸乙酯振摇萃取4次，合并提取液，用5%醋酸钠溶液洗涤，取醋酸钠液，再用醋酸乙酯洗涤，合并醋酸乙酯提取液及洗液，水洗2次，合并水洗液，用醋酸乙酯洗涤，合并醋酸乙酯液，蒸干，残渣用丙酮溶解并定容至5mL，即得。

银黄口服液

Yinhuang Koufuye

【分析方法】

1 高效液相色谱法测定银黄口服液中绿原酸和黄芩苷含量[18]

1.1 仪器

HP 1100高效液相色谱仪，配有二极管阵列检测器。

1.2 色谱条件

色谱柱：Nucleosil 100-5 C_{18} AB柱(150mm×4.6mm，5μm)；流动相：A相为0.4%磷酸溶液，B相为乙腈；梯度洗脱：0～9min 87% A，9～10min 87%～75% A，10～20min 75% A，20～21min 75%～87% A；流速0.9mL/min；检测波长278nm(黄芩苷)和327nm(绿原酸)；柱温35℃；分析时间约20min。

1.3 对照品溶液的制备

称取绿原酸和黄芩苷对照品，用适量50%甲醇溶解。

1.4 供试品溶液的制备

量取银黄口服液3.0mL，超声20min，加50%甲醇溶液定容至25mL，滤过，取续滤液2.0mL，加50%甲醇溶液稀释至25mL，即得。

银黄颗粒

Yinhuang Keli

【分析方法】

1 高效液相色谱法测定银黄颗粒中绿原酸和黄芩苷的含量[19]

1.1 仪器

Shimadzu LC-10ATVP高效液相色谱仪。

1.2 色谱条件

色谱柱：Hypersil C_{18}柱(150mm×4.6mm，5μm)；流动相：甲醇为A相，0.2%磷酸溶液为B相；梯度洗脱：0～12min 30% A，12～25min 55% A，25min以后70% A；流速0.8mL/min；检测波长324nm；柱温25℃；分析时间25min。

1.3 对照品溶液的制备

称取绿原酸和黄芩苷对照品，用适量50%甲醇溶解。

1.4 供试品溶液的制备

称取银黄颗粒4g，用50mL 50%甲醇超声提取30min，滤过，滤液用50%甲醇稀释10倍，即得。

银翘伤风胶囊

Yinqiao Shangfeng Jiaonang

【分析方法】

1 高效液相色谱法测定银翘伤风胶囊中牛蒡苷和连翘苷的含量[20]

1.1 仪器

Waters 2695-2996 高效液相色谱仪。

1.2 色谱条件

色谱柱：ODS C_{18} 柱(250mm×4.6mm，5μm)；流动相：甲醇-水(28:72)；流速 1.0mL/min；检测波长 278nm；柱温 35℃；分析时间 30min。

1.3 对照品溶液的制备

称取牛蒡苷和连翘苷对照品，用适量 50%甲醇溶解。

1.4 供试品溶液的制备

称取银翘伤风胶囊内容物适量，用适量甲醇超声提取 20min，加甲醇定容至 50mL，滤过，取续滤液 20mL 浓缩，过 D101 树脂柱，用 20%乙醇 40mL 淋洗，弃去淋洗液，然后用 70%乙醇 80mL 洗脱，收集洗脱液，蒸干，残渣用 50%甲醇溶解并定容至 10mL，滤过，即得。

2 高效液相色谱法测定银翘伤风胶囊中绿原酸的含量[21]

2.1 仪器

Waters 高效液相色谱仪。

2.2 色谱条件

色谱柱：Shimadzu Shim-Pack VP-ODS C_{18} 柱(250mm×4.6mm，5μm)；流动相：甲醇-水-冰醋酸(20:80:0.8)；流速 1.0mL/min；检测波长 327nm；柱温 30℃；分析时间约 25min。

2.3 对照品溶液的制备

称取绿原酸对照品，用适量 50%甲醇溶解。

2.4 供试品溶液的制备

称取银翘伤风胶囊内容物 0.75g，用 25mL 50%甲醇超声提取 30min，滤过，即得。

银翘解毒丸

Yinqiao Jiedu Wan

【分析方法】

1 高效液相色谱法测定银翘解毒丸中绿原酸的含量[22]

1.1 仪器

Agilent 高效液相色谱仪，二极管阵列检测器。

1.2 色谱条件

色谱柱：YWG C_{18} 柱(200mm×4.6mm，10μm)；流动相：A 相为甲醇，B 相为 10%磷酸氢二钠(用冰醋酸调 pH 至 2.7)；梯度洗脱：0～17min 15%～38% A，17～25min 38%～30% A；流速 1.0mL/min；检测波长 326nm；柱温室温；分析时间约 10min。

1.3 对照品溶液的制备

称取绿原酸对照品，用适量 50%甲醇溶解。

1.4 供试品溶液的制备

称取银翘解毒丸粉末 3.0g，加 50%甲醇 50mL 浸渍 1h 后再超声提取 30min，滤过，即得。

银翘解毒片

Yinqiao Jiedu Pian

【分析方法】

1　高效液相色谱法测定银翘解毒片中连翘苷的含量[23]

1.1 仪器

Thermo Finnigan (TSP) P100 高效液相色谱仪。

1.2 色谱条件

色谱柱：YMC-Pack ODS-A 柱(150mm×4.6mm，5μm)；流动相：乙腈-水(25∶75)；流速 1.0mL/min；检测波长 230nm；柱温室温；进样体积 20μL；分析时间约 16min。

1.3 对照品溶液的制备

称取连翘苷对照品，用适量甲醇溶解。

1.4 供试品溶液的制备

称取银翘解毒片粉末 1g，加甲醇 25mL，超声处理 30min，滤过，残渣用 10mL 甲醇洗涤，合并滤液和洗涤液，水浴蒸至近干，过中性氧化铝柱，以 70%乙醇 80mL 洗脱，收集洗脱液，蒸干，残渣用 50%甲醇溶解并定容至 10mL，滤过，即得。

银翘解毒颗粒

Yinqiao Jiedu Keli

【分析方法】

1　高效液相色谱法测定银翘解毒颗粒中连翘苷含量[24]

1.1 仪器

Agilent 1100 高效液相色谱仪，配有二极管阵列检测器。

1.2 色谱条件

色谱柱：Diamonsil C_{18} 柱(250mm×4.6mm，5μm)；流动相：乙腈-水(25∶75)；流速 1.0mL/min；检测波长 277nm；柱温 25℃；分析时间约 20min。

1.3 对照品溶液的制备

称取连翘苷对照品，用适量 50%甲醇溶解。

1.4 供试品溶液的制备

称取银翘解毒颗粒粉末 5g，加入 90%乙醇 45mL，超声处理 30min，再用 90%乙醇定容至 50mL，滤过，取续滤液 25mL，蒸干，残渣用 50%甲醇溶解并定容至 10mL，滤过，即得。

银蒲解毒片

Yinpu Jiedu Pian

【分析方法】

1　高效液相色谱法测定银蒲解毒片中咖啡酸的含量[25]

1.1 仪器

Agilent 1100 高效液相色谱仪。

1.2 色谱条件

色谱柱：Eclipse XDB-C_{18}柱(250mm×4.6mm，5μm)；流动相：甲醇-0.1%磷酸溶液(26∶74)；流速 1.0mL/min；检测波长 323nm；柱温 30℃；分析时间约 15min。

1.3 对照品溶液的制备

称取咖啡酸对照品，用适量甲醇溶解。

1.4 供试品溶液的制备

称取银蒲解毒片粉末 1.0g，用 20mL 甲醇回流提取 30min，滤过，滤液蒸干，残渣用 10mL 水溶解后用乙酸乙酯萃取(10mL×2)，合并萃取液，蒸干，残渣用甲醇溶解并定容至 2mL，滤过，即得。

2 高效液相色谱法测定银蒲解毒片中蒙花苷含量[26]

2.1 仪器

Agilent 1100 高效液相色谱仪。

2.2 色谱条件

色谱柱：Eclipse XDB-C_{18} 柱(250mm×4.6mm，5μm)；流动相：甲醇-4%冰醋酸水溶液(47∶53)；流速 1.0mL/min；检测波长 334nm；柱温 25℃；分析时间约 10min。

2.3 对照品溶液的制备

称取蒙花苷对照品，用适量 50%甲醇溶解。

2.4 供试品溶液的制备

称取银蒲解毒片粉末 1.2g，用 60mL 甲醇超声提取 30min，滤过，即得。

麻仁丸

Maren Wan

【分析方法】

1 高效液相色谱法测定麻仁丸(水丸)中的芍药苷及橙皮苷的含量[27]

1.1 仪器

Shimadzu 2010AHT 高效液相色谱仪。

1.2 色谱条件

色谱柱：Waters XTerra-C_{18}柱(250mm×4.6mm，5μm)；流动相：乙腈(A 相)- 0.1%磷酸(B 相)；梯度洗脱：0～5min10% A，5～35min10%～25% A，35～38min 25%～10% A；流速 1.0mL/min；检测波长 230nm；柱温 30℃；分析时间约 38min。

1.3 对照品溶液的制备

称取芍药苷和橙皮苷对照品，用适量甲醇溶解。

1.4 供试品溶液的制备

称取麻仁丸粉末 0.2g，加适量甲醇，超声提取 30min，再加甲醇定容至 50mL，滤过，即得。

痔疮片

Zhichuang Pian

【分析方法】

1 高效液相色谱法测定痔疮片中盐酸小檗碱含量[28]

1.1 仪器

Agilent 1100 高效液相色谱仪。

1.2 色谱条件

色谱柱：Alltima C_{18} 柱(250mm×4.6mm，5μm)；流动相：0.033mol/L 磷酸二氢钠-乙腈(70∶30)；流速1.0mL/min；检测波长265nm；柱温25℃；分析时间15min。

1.3 对照品溶液的制备

称取盐酸小檗碱对照品，用适量甲醇-盐酸(99∶1)溶解。

1.4 供试品溶液的制备

称取去除包衣的痔疮片粉末0.3g，用50mL甲醇-盐酸(99∶1)超声提取30min，滤过，即得。

康妇消炎栓

Kangfu Xiaoyan Shuan

【分析方法】

1　高效液相色谱法测定康妇消炎栓中苦参碱的含量[29]

1.1 仪器

Shimadzu LC-2010A 高效液相色谱仪。

1.2 色谱条件

色谱柱：Kromasil C_{18} 分析柱(250mm×4.6mm，5μm)；流动相：乙腈-0.1%磷酸溶液(20∶80)，三乙胺调pH至8.0；流速1.0mL/min；检测波长220nm；柱温室温；分析时间约30min。

1.3 对照品溶液的制备

称取苦参碱对照品，用适量流动相溶解。

1.4 供试品溶液的制备

称取切碎的康妇消炎栓3.6g，加入0.1mol/L 盐酸溶液50mL，回流提取30min，置0～4℃放置过夜，滤过，量取滤液20mL，用浓氨试液调pH至9～10后用氯仿振摇萃取(15mL×4)，合并氯仿液，蒸干，残渣加流动相溶解，并定容至10mL，即得。

羚羊感冒片

Lingyang Ganmao Pian

【分析方法】

1　高效液相色谱法测定羚羊感冒片中牛蒡苷和连翘苷的含量[30]

1.1 仪器

Agilent 1100 高效液相色谱仪。

1.2 色谱条件

色谱柱：Diamonsil C_{18} 柱(250mm×4.6mm，5μm)；流动相：乙腈-水(25∶75)；流速1.0mL/min；检测波长280nm；柱温室温；分析时间约25min。

1.3 对照品溶液的制备

称取牛蒡苷和连翘苷对照品，用适量甲醇溶解。

1.4 供试品溶液的制备

称取羚羊感冒片粉末0.3g，加入甲醇溶液25mL，浸渍过夜后超声提取30min，滤过，取续滤液10mL，蒸至近干，过中性氧化铝柱，用70%乙醇100mL洗脱，收集洗脱液，蒸干，残渣用50%甲醇溶解并定容至10mL，滤过，即得。

断血流胶囊

Duanxueliu Jiaonang

【分析方法】

1 高效液相色谱法测定断血流胶囊中醉鱼草皂普Ⅳb 的含量[31]

1.1 仪器

Dionex 高效液相色谱仪系列，PDA-100 二极管阵列检测器。

1.2 色谱条件

色谱柱：Dikma Kromasil C_{18} 柱(250mm×4.6mm，5μm)；流动相：甲醇-水(80∶20)；柱温 40℃；流速 0.8mL/min；检测波长 250nm；分析时间约 12min。

1.3 对照品溶液的制备

称取醉鱼草皂普 IV b 对照品，用适量 80%甲醇溶解。

1.4 供试品溶液的制备

称取断血流胶囊内容物 0.2g，用 50%甲醇 25mL 超声提取 5min，滤过，取滤液过 C_{18} 固相萃取小柱，用甲醇 5mL 洗脱，收集洗脱液，用甲醇定容至 25mL，滤过，即得。

断血流颗粒

Duanxueliu Keli

【分析方法】

1 高效液相色谱法测定断血流颗粒中断血流皂苷的含量[32]

1.1 仪器

Hitachi L-7000 型高效液相色谱仪。

1.2 色谱条件

色谱柱：Shim-Pack CLC-ODS C_{18} 柱(150mm×6.0mm，5μm)；流动相：甲醇-水(80∶20)；流速 1.0mL/min；检测波长 250nm；柱温室温；分析时间约 12min。

1.3 对照品溶液的制备

称取断血流皂苷对照品，用适量甲醇溶解。

1.4 供试品溶液的制备

称取断血流颗粒粉末 0.5g，加甲醇 30mL，超声处理 2 次，每次 15min，滤过，合并滤液，蒸干，残渣加水 30mL 使溶解，加水饱和的正丁醇提取(20mL×4)，合并正丁醇液，再加正丁醇饱和的氨试液 30mL 洗涤 1 次，弃去氨试液，正丁醇液加正丁醇饱和的水洗涤(30mL×2)，将正丁醇液水浴蒸干，残渣加甲醇使溶解并定容至 50mL，即得。

清开灵口服液

Qingkailing Koufuye

【分析方法】

1 高效液相色谱法测定清开灵口服液中栀子苷的含量[33]

1.1 仪器

Shimadzu LC-5A 高效液相色谱仪。

1.2 色谱条件

色谱柱：Shimadzu ODS 柱(150mm×6.0mm)；流动相：乙腈-水(15∶85)；流速 1.0mL/min；检测波长 238nm；柱温 30℃；进样体积 20μL；分析时间约 10min。

1.3 对照品溶液的制备

取栀子苷对照品，用适量甲醇溶解。

1.4 供试品溶液的制备

取清开灵口服液 8mL，加入磷酸溶液 1mL，再加甲醇定容至 10mL，混匀，置冰箱放置 6h，再离心，取上清液 3mL，用甲醇定容至 25mL。

清开灵注射液

Qingkailing Zhusheye

【分析方法】

1 高效液相色谱法测定清开灵注射液中 2 组分的含量[34]

1.1 仪器

Shimadzu LC-10A 高效液相色谱仪。

1.2 色谱条件

色谱柱：Diamonsil C_{18} 柱(250mm×4.6mm，5μm)；流动相：乙腈-20mmol/L 磷酸二氢钠溶液(20∶80)；流速 1.0mL/min；检测波长 238nm；柱温 40℃；分析时间约 10min。

1.3 对照品溶液的制备

称取黄芩苷和栀子苷对照品，用适量 50%甲醇溶解。

1.4 供试品溶液的制备

量取清开灵注射液 1mL，用 50%甲醇稀释至 50mL，即得。

2 高效液相色谱法测定清开灵注射液中三种胆酸的含量[35]

2.1 仪器

Dionex P580 高效液相色谱仪，二极管阵列检测器，Alltech 2000 蒸发光散射检测器。

2.2 色谱条件

色谱柱：Phenomenex Luna C_{18} 柱(250mm×4.6mm，5μm)；流动相：A 相为 0.1%甲酸水溶液，B 相为甲醇-乙腈(4∶1)；梯度洗脱：0～5min 0%～75% B，5～15min 75% B，15～25min 75%～100% B，25～35min 100% B，35～40min 100%～0% B；流速 1.0mL/min；检测波长 210nm；柱温 25℃；分析时间约 25min；蒸发光散射检测器参数：漂移管温度 110℃，雾化气体流速 1.5L/min。

2.3 对照品溶液的制备

称取去氧胆酸、猪去氧胆酸和牛胆酸对照品，用适量甲醇溶解。

2.4 供试品溶液的制备

量取清开灵注射液 10mL，用甲醇稀释 5 倍，即得。

清热灵颗粒

Qingreling Keli

【分析方法】

1　高效液相色谱法测定清热灵颗粒中 5 个成分的含量[36]

1.1 仪器

Agilent 1100 高效液相色谱仪。

1.2 色谱条件

色谱柱：Zorbax SB-C_{18}柱(250mm×4.6mm，5μm)；流动相：0.05%甲酸水(A)和 0.05%甲酸乙腈(B)；线性梯度洗脱：0～20min 25%～35% B，20～25min 35%～45% B，25～35min 45%～55% B；流速 1.0mL/min；检测波长 274nm；柱温 30℃。

1.3 对照品溶液的制备

分别精密称取黄芩苷、连翘苷、汉黄芩苷、黄芩素、汉黄芩素对照品，前两者用 50%甲醇水溶解，后三者用甲醇溶解。

1.4 供试品溶液的制备

将清热灵颗粒样品研细，称取 0.25g 于 25mL 量瓶中，用 40 倍量 50%甲醇-水溶液超声 15min，冷却，定容，过滤，离心，取上清液进行分析。

对照品及供试品溶液的色谱图如图 3-11-2 所示。

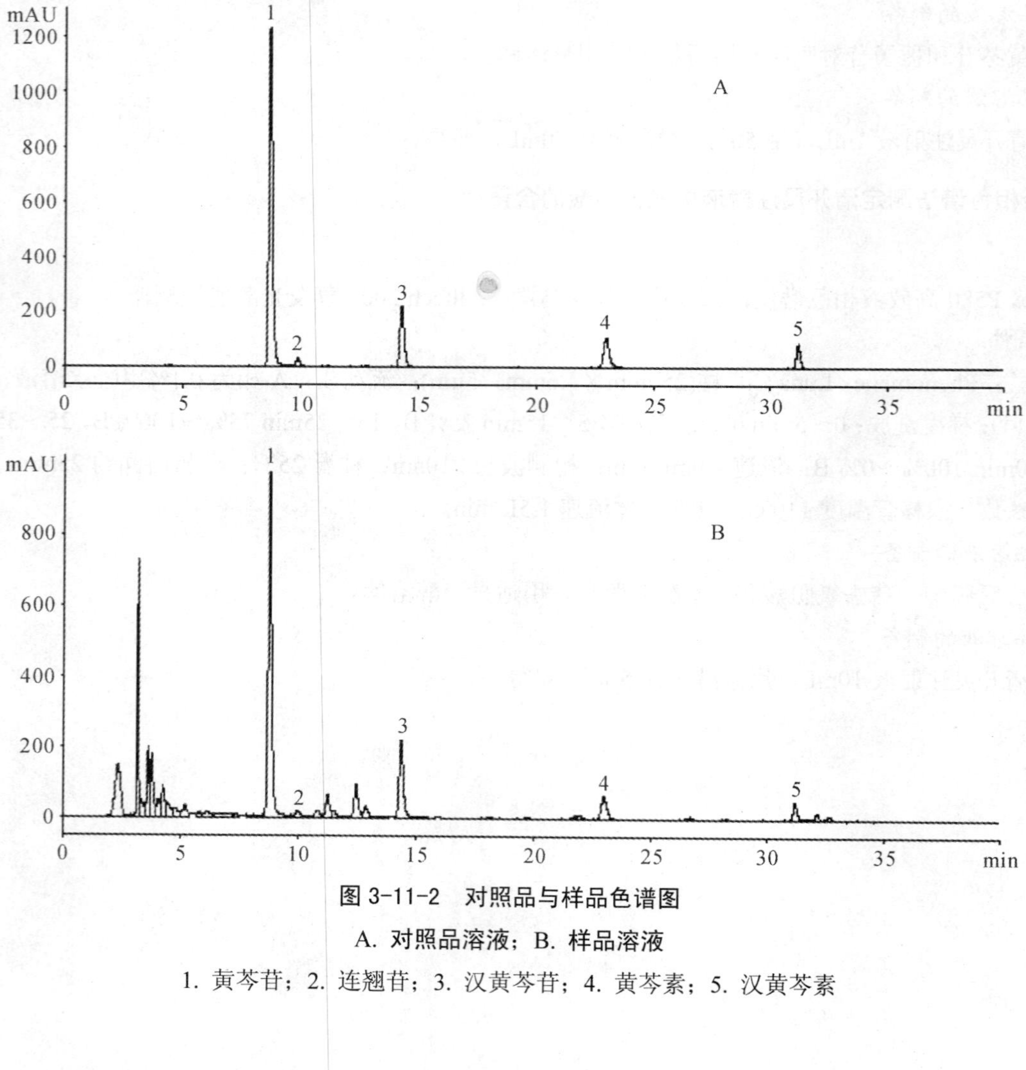

图 3-11-2　对照品与样品色谱图

A. 对照品溶液；B. 样品溶液

1. 黄芩苷；2. 连翘苷；3. 汉黄芩苷；4. 黄芩素；5. 汉黄芩素

清热解毒口服液

Qingre Jiedu Koufuye

【分析方法】

1 高效液相色谱法测定清热解毒口服液中黄芩苷、连翘苷及靛玉红的含量[37]

1.1 仪器

Shimadzu LC-6A 高效液相色谱仪。

1.2 色谱条件

色谱柱：Kromasil C_{18} 柱(200mm×4.6mm，5μm)；流动相：甲醇-磷酸盐缓冲溶液(53∶47)；流速 1.0mL/min；检测波长 280nm；柱温 20℃；分析时间约 20min。

1.3 对照品溶液的制备

称取黄芩苷、连翘苷和靛玉红对照品，用适量甲醇溶解，再用流动相稀释。

1.4 供试品溶液的制备

量取清热解毒口服液 1mL，用流动相稀释至 100mL，即得。

清脑降压颗粒

Qingnao Jiangya Keli

【分析方法】

1 高效液相色谱法测定清脑降压颗粒中黄芩苷的含量[38]

1.1 仪器

Shimadzu LC-10A 高效液相色谱仪。

1.2 色谱条件

色谱柱：Turner C_{18} 分析柱(250mm×4.6mm，5μm)；流动相：甲醇-0.5%磷酸溶液-*N*, *N* 二甲基甲酰胺(14∶16∶1)；流速 0.8mL/min；检测波长 280nm；柱温 35℃。

1.3 对照品溶液的制备

称取黄芩苷对照品，用适量 50%甲醇溶解。

1.4 供试品溶液的制备

称取清脑降压颗粒粉末 0.1g，加 50%甲醇适量，超声处理 30min，滤过，即得。

寄生追风酒(寄生追风液)

Jisheng Zhuifeng Jiu

【分析方法】

1 高效液相色谱法测定寄生追风液中蛇床子素的含量[39]

1.1 仪器

Gilson 高效液相色谱仪。

1.2 色谱条件

色谱柱：ODS 柱(150mm×4.6mm，5μm)；流动相：甲醇-0.1mol/L 硫酸铵溶液(70∶30)，用硫酸溶液调 pH 至 2.5；流速 1.0mL/min；检测波长 322nm；柱温 35℃；分析时间约 10min。

1.3 对照品溶液的制备

称取蛇床子素对照品，用适量甲醇溶解。

1.4 供试品溶液的制备

量取寄生追风液 10mL，加乙醚萃取(100mL×3)，合并乙醚液，蒸干，残渣加乙醇溶解并定容至 50mL，离心，即得。

颈复康颗粒

Jingfukang Keli

【分析方法】

1　高效液相色谱法测定颈复康颗粒中葛根素、芍药苷的含量[40]

1.1 仪器

Waters 515 型高效液相色谱仪。

1.2 色谱条件

色谱柱：Kromasil C_{18} 柱(250mm×4.6mm，5μm)；流动相：甲醇-水(28∶72)；流速 1.0mL/min；检测波长 250nm 和 230nm；柱温 30℃；分析时间约 18min。

1.3 对照品溶液的制备

称取葛根素和芍药苷对照品，用适量甲醇溶解。

1.4 供试品溶液的制备

称取颈复康颗粒 0.2g，加入 10mL 甲醇，超声 30min，离心，滤过，即得。

维 C 银翘片

Wei C Yinqiao Pian

【分析方法】

1　高效液相色谱法测定维 C 银翘片中绿原酸、对乙酰氨基酚、维生素 C、马来酸氯苯那敏的含量[41]

1.1 仪器

Waters 2695 高效液相色谱仪，Waters 2996 二极管阵列检测器。

1.2 色谱条件

色谱柱：Agilent-ODS 柱(250mm×4.6mm，5μm)；流动相：甲醇-乙腈-0.02%磷酸(5∶10∶85)；流速 1.0mL/min；检测波长 310nm(绿原酸)和 219nm(对乙酰氨基酚、维生素 C、马来酸氯苯那敏)；柱温 35℃；分析时间约 16min。

1.3 对照品溶液的制备

称取绿原酸、对乙酰氨基酚、维生素 C、马来酸氯苯那敏对照品，用适量 50%甲醇溶解。

1.4 供试品溶液的制备

称取去除包衣的维 C 银翘片粉末适量(约相当于 1 片的量)，用 50mL 甲醇-水-冰醋酸(20∶80∶0.2)超声提取 10min，定容至 50mL，滤过，取续滤液用甲醇-水-冰醋酸(20∶80∶0.2)溶液稀释 5 倍，即得。

2　高效液相色谱法测定维 C 银翘片中连翘苷与牛蒡苷的含量[42]

2.1 仪器

Waters 高效液相色谱仪。

2.2 色谱条件

色谱柱：Ultimate™ AQ-C_{18} 柱(250mm×4.6mm，5μm)；流动相：乙腈-0.2%磷酸(25∶75)；流速 1.0mL/min；检测波长 205nm；柱温 32℃；分析时间约 20min。

2.3 对照品溶液的制备

称取连翘苷与牛蒡苷对照品，用适量50%甲醇溶解。

2.4 供试品溶液的制备

称取去除包衣的维C银翘片粉末适量(约相当于6片的量)，用适量甲醇超声提取30min，加甲醇定容至25mL，滤过，取续滤液10mL过中性氧化铝柱，用50%甲醇洗脱，收集洗脱液25mL，滤过，好得。

维血宁颗粒

Weixuening Keli

【分析方法】

1 高效液相色谱法测定维血宁颗粒中芍药苷、虎杖苷、麦角甾苷和白藜芦醇的含量[43]

1.1 仪器

Shimadzu高效液相色谱仪。

1.2 色谱条件

色谱柱：Diamonsil C_{18}柱(250mm×4.6mm，5μm)；流动相：乙腈(A)-0.1%磷酸(B)；梯度洗脱：0～10min 10%～15.5% A，10～25min 15.5%～16% A，25～35min 16%～17% A，35～60min 17%～26% A；流速1.0mL/min；检测波长303nm；柱温35℃；分析时间约60min。

1.3 对照品溶液的制备

称取芍药苷、虎杖苷、麦角甾苷和白藜芦醇对照品，用适量甲醇溶解。

1.4 供试品溶液的制备

称取维血宁颗粒粉末1.0g，用20mL水溶解，用乙酸乙酯萃取3次，合并乙酸乙酯层，蒸干，残渣用甲醇溶解并定容至5mL，滤过，即得。

2 高效液相色谱法测定维血宁颗粒中大黄素的含量[44]

2.1 仪器

Shimadzu LC-10ATVP高效液相色谱仪。

2.2 色谱条件

色谱柱：Cosmosil C_{18}柱(250mm×4.6mm，5μm)；流动相：甲醇-0.1%磷酸溶液(80∶20)；流速1.0mL/min；检测波长282nm；柱温40℃；分析时间约15min。

2.3 对照品溶液的制备

称取大黄素对照品，用适量甲醇溶解。

2.4 供试品溶液的制备

称取维血宁颗粒2g，用20mL水溶解，再加22mL盐酸-氯仿(1∶10)溶液回流提取30min，用氯仿萃取(15mL×3)，合并氯仿液，蒸干，残渣用甲醇溶解并定容至10mL，滤过，即得。

参考文献

[1] 张人福. HPLC法测定理中丸(浓缩丸)中甘草酸的含量. 实用中西医结合临床, 2005, 5(6): 79-80.

[2] 陈勇，樊雪君，龚青. HPLC梯度洗脱法测定黄杨宁片中环维黄杨星D的含量. 中国中药杂志, 2006, 31(14): 1155-1157.

[3] 李丽. HPLC测定黄连上清丸中栀子苷的含量. 中成药, 2000, 22(2): 133-134.

[4] 姚仲青. HPLC法同时测定黄连上清丸中大黄素、大黄酚、大黄素甲醚的含量. 中草药, 2001, 32(8): 699-670.

[5] 王方升. HPLC法测定黄连上清片中胡薄荷酮的含量. 安徽医药, 2008, 12(5): 423-424.

[6] 王小龙，叶红. 高效液相色谱法测定黄连上清片中栀子苷的含量. 时珍国医国药, 2004, 15(1): 7-8.

[7] 汪寒林. HPLC法测定黄连上清片中盐酸小檗碱的含量. 安徽医药, 2005, 9(9): 671-672.

[8] 王小龙，王琳静，邢海英，周东胜. HPLC法同时测定黄连上清片中大黄素、大黄酚的含量的研究. 中医药学刊, 2004,

22(4): 751-752.
[9] 梁晓, 师红, 高军宁. HPLC 法测定萆薢分清丸中薯蓣皂苷元的含量. 陕西中医学院学报, 2009, 32(1): 66-67.
[10] 白丽, 陈晓辉, 徐新盛, 文艳秋, 毕开顺. HPLC 法测定萆薢分清丸中甘草酸的含量. 中成药, 2005, 27(8): 981-982.
[11] 李亚芳, 胡晓炜. RP-HPLC 法测定梅花点舌丸中脂蟾毒配基、华蟾毒配基的含量. 中草药, 2002, 33(2): 125-126.
[12] 王绪平, 张新堂. RP-HPLC 测定虚寒胃痛颗粒中芍药苷的含量. 中成药, 2004, 26(6):附 5-附 6.
[13] 王凤双, 李亚红, 袁兆坤. HPLC 测定蛇胆川贝胶囊中牛磺胆酸钠的含量. 现代中药研究与实践, 2007, 21(4): 49-51.
[14] 余良忠, 虞金宝, 吕武清. HPLC 测定蛇胆川贝胶囊中牛磺胆酸钠的含量. 中成药, 2006, 28(8): 1240-1242
[15] 王太臣, 何林旺. 蛇胆陈皮胶囊中橙皮苷的 HPLC 测定. 中国医药工业杂志, 2004, 35(2): 103-104.
[16] 金阳. 蛇胆陈皮胶囊质量标准研究. 安徽医药, 2008, 12(2): 127-129.
[17] 张蕾, 陈骁鹏, 董小平. HPLC 法测定银杏叶胶囊的含量. 江苏药学与临床研究, 2004, 12(1): 29-32.
[18] 桑旭峰, 吴海雯, 徐奇超. HPLC 同时测定银黄口服液中绿原酸和黄芩苷含量. 中成药, 2005, 27(1): 96-98.
[19] 马纪伟, 闫冬良. HPLC 测定银黄颗粒中绿原酸和黄芩苷的含量. 现代中药研究与实践, 2008, 22(4): 34-35.
[20] 冯向东, 黄海欣, 高光伟. HPLC 法测定银翘伤风胶囊中牛蒡苷和连翘苷的含量. 中国药师, 2008, 11(12): 1463-1464.
[21] 张丽萍. 高效液相色谱法测定银翘伤风胶囊中绿原酸的含量. 中国医院药学杂志, 2005, 25(7): 633-634.
[22] 柳仁民, 邓爱霞. 银翘解毒丸中金银花药材 HPLC-UV 鉴定及绿原酸含量测定. 中成药, 2004, 26(12): 999-1002.
[23] 展雪峰, 张翠萍, 王涛. HPLC 测定银翘解毒片中连翘苷的含量. 中成药, 2004, 26(12): 1088-1089.
[24] 熊胜元, 李洪刚, 李洪斌. 反相高效液相色谱法测定银翘解毒颗粒中连翘苷含量. 中国药业, 2004, 13(6): 42-43.
[25] 李美容, 罗国琼, 黄斌, 林洁. HPLC 法测定银蒲解毒片中咖啡酸的含量. 中国中医药信息杂志, 2009, 16(7): 44-45.
[26] 黎钰铃, 覃容芳, 张承灿. 高效液相色谱法测定银蒲解毒片中蒙花苷含量. 中国中医药信息杂志, 2008, 15(12): 55-56.
[27] 林敏. RP-HPLC 法同时测定麻仁丸(水丸)中的芍药苷及橙皮苷的含量. 海峡药学, 2007, 19(8): 71-72.
[28] 黄献, 陈艳. 高效液相色谱法测定痔疮片中盐酸小檗碱含量. 中国药业, 2006, 15(1): 41.
[29] 麻风华, 刘艳新, 刘竹青. HPLC 法测定康妇消炎栓中苦参碱的含量. 中国药事, 2006, 20(5): 293-295.
[30] 杨庆胜, 张京健, 李江华. HPLC 测定羚羊感冒片中牛蒡苷和连翘苷的含量. 中成药, 2007, 29(3): 383-385.
[31] 何兵, 田吉, 李春红, 艾洪兵. SPE-HPLC 测定断血流胶囊中醉鱼草皂普Ⅳb 的含量. 药物分析杂志, 2008, 28(8): 1316-1318.
[32] 徐国兵, 方晓明, 樊和平. 高效液相色谱法测定断血流颗粒中断血流皂苷的含量. 中国药学杂志, 2005, 40(4): 317-318.
[33] 周慧, 韩勇. HPLC 测定清开灵口服液中栀子苷的含量. 药学实践杂志, 2003, 21(6): 345-346.
[34] 赵绪元, 姚金成, 胡领, 韩珧璐. 反相高效液相色谱法测定清开灵注射液中 2 组分的含量. 中国药房, 2007, 18(3): 202-203.
[35] 曹进, 徐燕, 王义明, 罗国安. 清开灵注射液中三种胆酸含量测定方法比较. 中成药, 2003, 25(9): 705-708.
[36] 徐金钟, 邢丽红, 王书芳, 瞿海斌. HPLC-UV 定量分析清热灵颗粒中的 5 个成分. 中国药学杂志, 2010, 印刷中。
[37] 杨江丰, 殷红妹. 清热解毒口服液中黄芩苷和连翘苷及靛玉红的含量测定. 医药导报, 2005, 24(9): 819-820.
[38] 张俐, 王玉, 王强. HPLC 测定清脑降压颗粒中黄芩苷的含量. 中成药, 2004, 26(5): 1-2.
[39] 吴承云, 郭力, 董晓萍. HPLC 测定寄生追风液中独活的有效成分蛇床子素. 华西药学杂志, 2000, 15(2): 129-130.
[40] 张科卫, 李伟, 池玉梅, 崔小兵. HPLC 同时测定颈复康颗粒中葛根素、芍药苷的含量. 中成药, 2004, 26(5): 359-361.
[41] 高光伟, 冯向东, 黄海欣. HPLC 同时测定维 C 银翘片中绿原酸、对乙酰氨基酚、维生素 C、马来酸氯苯那敏的含量. 中成药, 2008, 30(2): 207-210.
[42] 欧阳吉德, 康乐, 胡雯婷. HPLC 法测定维 C 银翘片中连翘苷与牛蒡苷的含量. 中国药事, 2008, 22(8): 692-694.
[43] 朱鸿敏, 金艺, 李晶, 鲁樱, 赵怀清. RP-HPLC 法同时测定维血宁颗粒中芍药苷、虎杖苷、麦角甾苷和白藜芦醇的含量. 药物分析杂志, 2009, 29(6): 905-908.
[44] 顾峥嵘, 承晨. HPLC 法测定维血宁颗粒中大黄素的含量. 江苏药学与临床研究, 2005, 13(4):27-29.

十二画

越鞠保和丸

Yueju Baohe Wan

【分析方法】

1 高效液相色谱法测定越鞠保和丸中栀子苷的含量[1]

1.1 仪器

SSI 高效液相色谱仪。

1.2 色谱条件

色谱柱：Parking Kromasil C_{18} 柱(250mm×4.6mm，5μm)；流动相：0.05mmol/L 磷酸二氢钾-甲醇(75∶25)；流速 1.0mL/min；检测波长 240nm；柱温 40℃。

1.3 对照品溶液的制备

称取栀子苷对照品，用适量甲醇-水(1∶1)溶解。

1.4 供试品溶液的制备

称取越鞠保和丸 10g，用 60mL 水煎煮 40min，滤过，药渣再加 30mL 水煎煮 30min，滤过，合并滤液，用水定容至 100mL，滤过，即得。

葛根芩连片

Gegen Qinlian Pian

【分析方法】

1 高效液相色谱法测定葛根芩连片中五种成分的含量[2]

1.1 仪器

Agilent 1100 高效液相色谱仪。

1.2 色谱条件

色谱柱：Lichrospher C_{18} 柱(250mm×4.6mm，5μm)；流动相：A 相为 0.05%磷酸水(三乙胺调 pH 至 3.0)，B 相为甲醇；线性梯度洗脱：0min 25% B，50min 80% B；流速 0.8mL/min；检测波长 254nm；柱温 30℃；进样体积 10μL。

1.3 对照品溶液的制备

称取葛根素、盐酸小檗碱、黄芩苷、黄芩素及汉黄芩素对照品适量，加甲醇溶解。

1.4 供试品溶液的制备

取葛根芩连片 10 片，研碎混匀，取约 0.2g，精密称定，置 10mL 量瓶中，加甲醇溶液至刻度，超声提取 30min 后，补足损失的重量，摇匀，离心，取上清液分析。

对照品及供试品溶液的色谱图如图 3-12-1 所示。

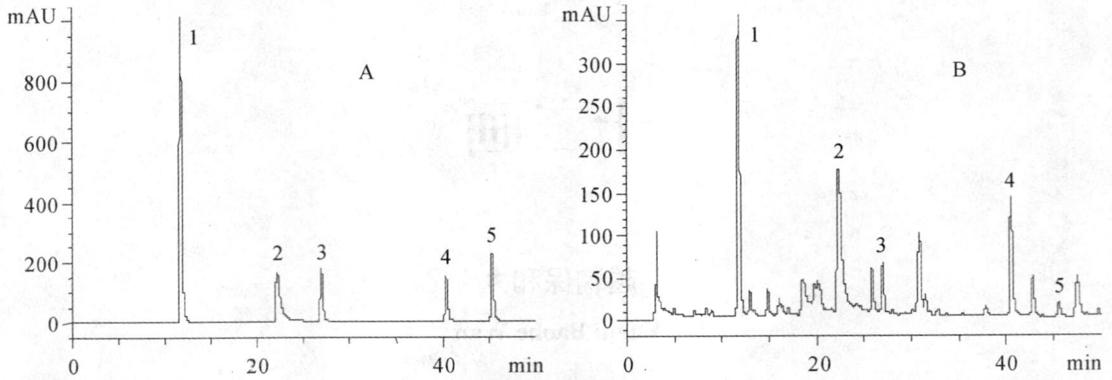

图 3-12-1　对照品和供试品溶液色谱图

A. 对照品溶液；B. 样品溶液

1. 葛根素；2. 小檗碱；3. 黄芩苷；4. 黄芩素；5. 汉黄芩素

蛤蚧补肾胶囊

Hajie Bushen Jiaonang

【分析方法】

1　高效液相色谱法测定蛤蚧补肾胶囊中淫羊藿苷的含量[3]

1.1 仪器

Agilent 1200 高效液相色谱仪。

1.2 色谱条件

色谱柱：C_{18}柱(150mm×4.6mm，5μm)；流动相：乙腈-水(25∶75)；流速 1.0mL/min；检测波长 270nm；柱温 35℃；分析时间约 25min。

1.3 对照品溶液的制备

称取淫羊藿苷对照品，用适量稀乙醇溶解。

1.4 供试品溶液的制备

称取蛤蚧补肾胶囊内容物 0.5g，用 15mL 稀乙醇回流提取 30min，滤过，即得。

舒肝丸

Shugan Wan

【分析方法】

1　高效液相色谱法测定舒肝丸中延胡索乙素的含量[4]

1.1 仪器

Waters 高效液相色谱仪。

1.2 色谱条件

色谱柱：Spherisorb C_{18}柱(250mm×4.6mm，5μm)；流动相：甲醇-水(75∶25)，以 0.05mol/L 磷酸氢二钠溶液调 pH 至 8；流速 0.9mL/min；检测波长 280nm；柱温 25℃；分析时间约 8min。

1.3 对照品溶液的制备

称取延胡索乙素对照品，用适量甲醇溶解。

1.4 供试品溶液的制备

称取舒肝丸 10g，加水 40mL 溶解，用浓氨水调 pH 至 10，超声提取 15min，用氯仿萃取(20mL×2)，合并氯仿萃取液，蒸干，残渣加水 10mL 溶解，用 60～90℃石油醚 10mL 萃取，弃石油醚层，调节水液 pH 至 10，再用石油醚萃取，弃水层，石油醚提取液挥干溶剂，残渣加甲醇溶解并定容至 10mL，滤过，即得。

舒胸片

Shuxiong Pian

【分析方法】

1 高效液相色谱法测定舒胸片中 4 种皂苷的含量[5]

1.1 仪器

Shimadzu 高效液相色谱仪。

1.2 色谱条件

色谱柱：Kromasil C_{18} 柱(250mm×4.6mm，5μm)；流动相：A 相为乙腈，B 相为水；梯度洗脱：0～12min 20% A，12～16min 20%～40% A，60～62min 40%～20% A；流速 1.0mL/min；检测波长 203nm；柱温室温；分析时间约 60min。

1.3 对照品溶液的制备

称取三七皂苷 R_1、人参皂苷 Rg_1、人参皂苷 Rb_1 和人参皂苷 Rd 对照品，用适量甲醇溶解。

1.4 供试品溶液的制备

称取去除糖衣的舒胸片粉末 0.75g，加入甲醇 15mL，水浴回流 30min，滤过，即得。

舒胸胶囊

Shuxiong Jiaonang

【分析方法】

1 高效液相色谱法测定舒胸胶囊中盐酸川芎嗪的含量[6]

1.1 仪器

Shimadzu LC-10ATVP 高效液相色谱仪。

1.2 色谱条件

色谱柱：Alltima C_{18} 柱(250mm×4.6mm，5μm)；流动相：甲醇-醋酸水溶液(52∶48)；流速 0.8mL/min；检测波长 292nm；柱温室温；灵敏度 0.02AUFS；分析时间约 15min。

1.3 对照品溶液的制备

称取盐酸川芎嗪对照品，用适量甲醇溶解。

1.4 供试品溶液的制备

称取舒胸胶囊内容物适量，加无水乙醇 30mL 放置过夜后超声 3 次，每次 30min，滤过，合并滤液，加 1.0mol/L 盐酸甲醇溶液适量，调 pH 至 1.2，蒸干，用 1.0mol/L 盐酸 9mL 溶解残渣，滤过，滤液用浓氨水调 pH 至 9～10 后，再用二氯甲烷萃取(10mL×2)，用 1.0mol/L 盐酸甲醇液调节二氯甲烷提取液 pH 至 1.2，蒸干，用甲醇 5mL 溶解残渣，滤过，即得。

舒筋活络酒

Shujin Huoluo Jiu

【分析方法】

1 高效液相色谱法测定舒筋活络酒中阿魏酸的含量[7]

1.1 仪器

Waters 高效液相色谱仪。

1.2 色谱条件

色谱柱：YMC-Pack ODS-A 柱(150mm×4.6mm，5μm)；流动相：甲醇-1%乙酸(20∶80)；流速 1.0mL/min；检测波长 320nm；柱温 30℃；分析时间约 25min。

1.3 对照品溶液的制备

称取阿魏酸对照品，用适量甲醇溶解。

1.4 供试品溶液的制备

量取舒筋活络酒 20mL，浓缩至约 5mL，再用 50mL 热水溶解，趁热过滤，残渣用少量热水洗涤；用稀盐酸调节 pH 至 1～2，加乙酸乙酯 160mL 分 4 次萃取，合并萃取液，蒸干，残渣用甲醇溶解并定容至 10mL。

湿毒清胶囊

Shiduqing Jiaonang

【分析方法】

1 高效液相色谱法测定湿毒清胶囊中丹酚酸 B 和黄芩苷的含量[8]

1.1 仪器

Agilent 1100 高效液相色谱仪。

1.2 色谱条件

色谱柱：SB-C_{18} 分析柱(250mm×4.6mm，5μm)；流动相：A 相为甲醇，B 相为 3.2%冰醋酸溶液；线性梯度洗脱程序：0～20min(30%∶70%)，20～45min(30%→38%∶70%→62%)；流速 1.0mL/min，检测波长 286nm；柱温 30℃。

1.3 对照品溶液的制备

称取丹酚酸 B 和黄芩苷对照品，用适量 75%乙醇溶解。

1.4 供试品溶液的制备

称取湿毒清胶囊内容物 0.2g，加 75%甲醇 20mL 超声提取 45min，滤过，滤液加热浓缩至 10mL，滤过，即得。

2 高效液相色谱法测定湿毒清胶囊中阿魏酸的含量[9]

2.1 仪器

Agilent 高效液相色谱仪。

2.2 色谱条件

色谱柱：uBondapak C_{18} 柱(250mm×4.0mm)；流动相：甲醇-25%冰醋酸溶液(30∶70)；流速 1.0mL/min；检测波长 323nm；柱温 25℃；分析时间约 30min。

2.3 对照品溶液的制备

称取阿魏酸对照品，用适量甲醇溶解。

2.4 供试品溶液的制备

称取湿毒清胶囊内容物 5.0g，加 50mL 甲醇-甲酸(85∶15)超声处理 40min，滤过，蒸干，用 40mL 水溶解残渣，盐酸调 pH 至 2～3，用乙醚萃取(40mL×5)，合并乙醚液，挥干，残渣用甲醇溶解并定容至 10mL 滤过，即得。

强肾片

Qiangshen Pian

【分析方法】

1 高效液相色谱法测定强肾片中芍药苷的含量[10]

1.1 仪器

Waters 510/484/745B 高效液相色谱系统。

1.2 色谱条件

色谱柱：Kromasil C_{18} 分析柱(150mm×4.6mm，5μm)；流动相：乙腈-水(30∶70)；流速 1.0mL/min；检测波长 230nm；柱温室温；分析时间约 10min。

1.3 对照品溶液的制备

称取芍药苷对照品，用适量甲醇溶解。

1.4 供试品溶液的制备

称取去除糖衣的强肾片粉末 1g，加甲醇 22mL，超声处理 30min，加甲醇定容至 25mL，滤过，即得。

参考文献

[1] 柳长青，胡靖，张莉. 高效液相色谱法测定越鞠保和丸中栀子苷的含量. 天津药学, 2002, 14(5): 67-68.

[2] Qu HB, Ma YH, Yu K, Cheng YY. Development of an HPLC method for the quality evaluation of 'Ge-Gen-Qin-Lian' tablets derived from traditional Chinese medicine. Chromatographia, 2007, 65(11/12): 713-718.

[3] 张林丽，唐秀玲，黄玉华. 高效液相色谱法测定蛤蚧补肾胶囊中淫羊藿苷的含量. 中国药师, 2008, 11(6): 730-731.

[4] 朱晓军，陈彬. 高效液相色谱法测定舒肝丸中延胡索乙素的含量. 医药导报, 2006, 25(6): 570-572.

[5] 黎小伟，梁云飞，林伟国，黄展文. HPLC 测定舒胸片中 4 种皂苷的含量. 中成药, 2007, 29(4): 522-524.

[6] 张伟，林凯. HPLC 测定舒胸胶囊中盐酸川芎嗪的含量. 中成药, 2006, 28(6): 920-922.

[7] 瞿发林，谈丽娜，赵勇，刘桂永. HPLC 法测定舒筋活络酒中阿魏酸的含量. 药学与临床研究, 2007, 15(4): 321-323.

[8] 黄诗远，陈凤，姚红霞. RP-HPLC 法测定湿毒清胶囊中丹酚酸 B 和黄芩苷的含量. 中国药师, 2008, 11(6): 663-664.

[9] 乐仁昌. 湿毒清胶囊中阿魏酸的含量测定. 海峡药学, 2008, 20(5): 30-32.

[10] 徐木根，朱山寅. 高效液相色谱法测定强肾片中芍药苷的含量. 医药导报, 2005, 24(1): 69-70.

十三画

槐角丸
Huaijiao Wan

【分析方法】

1 槐角丸中 4 种有效成分的高效毛细管电泳法测定[1]

1.1 仪器

HPCE-01 高效毛细管电泳仪。

1.2 色谱条件

毛细管：未涂层石英毛细管柱(57cm×75μm，有效长度为 48cm)；缓冲液：15mmol/L 硼砂缓冲液-5mmol/L 磷酸二氢钠溶液；分离电压 18kV；重力进样：10cm×10s；检测波长 214nm；毛细管温度 28℃，分析时间约 12min。

1.3 对照品溶液的制备

称取染料木素、芸香苷、黄芩苷和没食子酸对照品，用适量 50%甲醇溶解。

1.4 供试品溶液的制备

称取碾碎的槐角丸 2g，加 50%甲醇 10mL 超声提取 3 次，每次 30min，滤过，滤液用 50%甲醇定容至 50mL，即得。

感冒止咳颗粒
Ganmao Zhike Keli

【分析方法】

1 高效液相色谱法测定感冒止咳颗粒中黄芩苷含量[2]

1.1 仪器

Shimadzu 高效液相色谱仪，SPD-M20A 二极管阵列检测器。

1.2 色谱条件

色谱柱：Ultimate TM-C_{13} 柱(200mm×4.6mm，5μm)；流动相：甲醇-0.4%磷酸(50∶50)；流速 1.0mL/min；检测波长 277nm；柱温 40℃；分析时间约 10min。

1.3 对照品溶液的制备

称取黄芩苷对照品，用适量甲醇溶解。

1.4 供试品溶液的制备

称取感冒止咳颗粒 2.0g，用 70%乙醇 50mL 超声提取 1h，滤过，取续滤液加甲醇稀释 4 倍，即得。

感冒止咳糖浆

Ganmao Zhike Tangjiang

【分析方法】

1 高效液相色谱法测定感冒止咳糖浆中黄芩苷的含量[3]

1.1 仪器

Shimadzu LC-2010 液相色谱仪。

1.2 色谱条件

色谱柱：Shimadzu VP-ODS C_{18} 柱(250mm×4.6mm，5μm)；流动相：甲醇-水-磷酸(35∶65∶0.3)；流速 1.0mL/min；检测波长 280nm；柱温室温；分析时间约 20min。

1.3 对照品溶液的制备

称取黄芩苷对照品，用适量 50%甲醇溶解。

1.4 供试品溶液的制备

取感冒止咳糖浆适量，用 50%甲醇稀释 50 倍，滤过，即得。

2 高效液相色谱法测定感冒止咳糖浆中绿原酸的含量[4]

2.1 仪器

Agilent 高效液相色谱仪。

2.2 色谱条件

色谱柱：Zorbax Eclipse XDB C_{18} 柱(150mm×4.6mm，5μm)，流动相：甲醇-水-冰醋酸(20∶80∶1)；流速 1.0mL/min；检测波长 327nm；柱温 30℃；分析时间约 22min。

2.3 对照品溶液的制备

称取绿原酸对照品，用适量 50%甲醇溶解。

2.4 供试品溶液的制备

取感冒止咳糖浆适量，用水稀释 25 倍，滤过，即得。

腰痛丸

Yaotong Wan

【分析方法】

1 高效液相色谱法测定腰痛丸中芍药苷的含量[5]

1.1 仪器

Agilent 1100 高效液相色谱仪。

1.2 色谱条件

色谱柱：Zorbax SB-C_{18} 柱(250mm×4.6mm，5μm)；流动相：乙腈-0.1%磷酸水溶液(12∶88)；流速 1.0mL/min；检测波长 230nm；柱温 30℃；分析时间约 25min。

1.3 对照品溶液的制备

称取芍药苷对照品，用适量甲醇溶解。

1.4 供试品溶液的制备

称取腰痛丸粉末 1g，用 50mL 甲醇超声提取 20min，滤过，即得。

腰痹通胶囊

Yaobitong Jiaonang

【分析方法】

1　高效液相色谱法测定腰痹通胶囊中人参皂苷的含量

1.1 仪器

Agilent 1100 高效液相色谱仪，配有二极管阵列检测器。

1.2 色谱条件及系统适应性

色谱柱填充剂：十八烷基硅烷键合硅胶柱；流动相：乙腈为 A 相，水为 B 相；梯度洗脱按下表进行；检测波长 203nm。理论板数按人参皂苷 Rg_1 峰计算应不低于 6000。

时间(min)	流动相 A(%)	流动相 B (%)
0～40	15→23	85→77
40～90	23→30	77→70
90～100	30	70
100～101	30→15	70→85
101～120	15	85

1.3 对照品溶液的制备

称取人参皂苷 Rg_1、人参皂苷 Rb_1 对照品适量，加甲醇制成每 1mL 含人参皂苷 Rg_1 0.2mg、人参皂苷 Rb_1 0.15mg 的混合溶液，即得。

1.4 供试品溶液的制备

称取装量差异项下的腰痹通胶囊内容物，研细，取约 0.5g，精密称定，置具塞锥形瓶中；精密加入甲醇 50mL，密塞，称定重量，加热回流提取 1h，放冷，再称定重量；用甲醇补足减失的重量，摇匀，滤过；精密量取续滤液 25mL，置水浴上蒸干，残渣加水 20mL 使溶解，移置分液漏斗中；用水饱和的正丁醇振摇提取 5 次(分别为 20mL、20 mL、15mL、15mL 和 10mL)，合并正丁醇提取液；再用正丁醇饱和的水洗涤(30mL×3)，弃去水液，分取正丁醇提取液，蒸干，残渣加甲醇适量使溶解，并转移至 25mL 量瓶中，加甲醇稀释至刻度，摇匀，滤过，取续滤液，即得。

色谱图如图 3-13-1 所示。

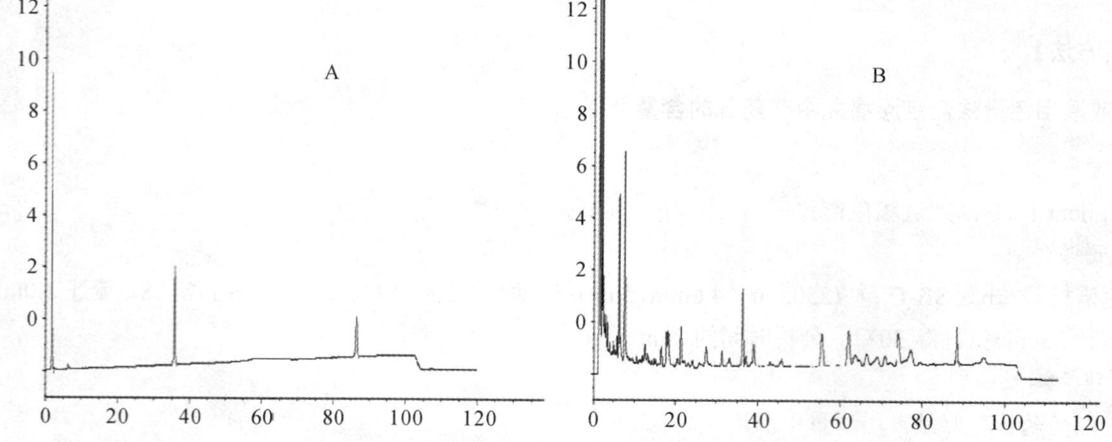

图 3-13-1　腰痹通胶囊含量测定高效液相色谱图

A. 人参皂苷 Rg_1、人参皂苷 Rb_1 对照品溶液；B. 供试品溶液

痰饮丸

Tanyin Wan

【分析方法】

1 高效液相色谱法测定痰饮丸中甘草酸单铵的含量[6]

1.1 仪器

Waters 2695 高效液相色谱仪。

1.2 色谱条件

色谱柱：Kromasil C_{18} 柱(250mm×4.6mm，5μm)；流动相：乙腈-0.017mol/L 醋酸铵(35∶65)；检测波长 250nm；分析时间约 25min。

1.3 对照品溶液的制备

称取甘草酸单铵盐对照品，用流动相溶解。

1.4 供试品溶液的制备

称取痰饮丸粉末 1g，加流动相 25mL 超声处理 30min，滤过，取续滤液 5mL，蒸干，加水 20mL 溶解残渣，用水饱和的正丁醇提取(20mL×3)，合并正丁醇液，蒸干，残渣加甲醇溶解并定容于 5mL 量瓶中，滤过，即得。

新血宝胶囊

Xinxuebao Jiaonang

【分析方法】

1 高效液相色谱法测定新血宝胶囊中橙皮苷的含量[7]

1.1 仪器

Agilent 1200 液相色谱系统。

1.2 色谱条件

色谱柱：Agilent Zorbax Extend C_{18} 柱(250mm×4.6mm，5μm)；流动相：甲醇-醋酸-水(35∶4∶61)；流速 1.0mL/min；检测波长 283nm；柱温 30℃；分析时间约 18min。

1.3 对照品溶液的制备

称取橙皮苷对照品，用适量甲醇溶解。

1.4 供试品溶液的制备

称取新血宝胶囊内容物 0.5g，加入甲醇 50mL 回流提取 1h，滤过，即得。

2 高效液相色谱蒸发光散射检测法测定新血宝胶囊中黄芪甲苷的含量[8]

2.1 仪器

Waters 高效液相色谱仪，Dikma Sedex 75 蒸发光散射检测器。

2.2 色谱条件

色谱柱：Phenomenex C_{18} 柱(250mm×4.6mm，5μm)；流动相：乙腈-水(37∶63)；流速 1.0mL/min；柱温 35℃；蒸发光散射检测器参数：漂移管温度 80℃，气流(压缩空气)压力 315Pa；分析时间 15min。

2.3 对照品溶液的制备

称取黄芪甲苷对照品，用适量甲醇溶解。

2.4 供试品溶液的制备

称取新血宝胶囊内容物 4g，加入甲醇 30mL，冷浸过夜后再加甲醇 40mL，索氏回流提取 4h，提取液蒸干，残渣加水 15mL 微热溶解，用水饱和的正丁醇振摇提取 4 次，合并正丁醇提取液，用 20mL 氨试液提取 2 次，弃去氨液，正丁醇液蒸干，残渣加甲醇微热溶解并用甲醇定容至 10mL，滤过，即得。

新雪颗粒

Xinxue Keli

【分析方法】

1 高效液相色谱法测定新雪颗粒中穿心莲内酯和脱水穿心莲内酯的含量[9]

1.1 仪器

Shimadzu 高效液相色谱仪。

1.2 色谱条件

色谱柱：Diamonsil™ C_{18} 柱(200mm×4.6mm，5μm)；流动相：甲醇-水(55∶45)；流速 1.0mL/min；检测波长 225nm(穿心莲内酯)和 254nm(脱水穿心莲内酯)；柱温 30℃；分析时间约 25min。

1.3 对照品溶液的制备

称取穿心莲内酯和脱水穿心莲内酯对照品，用适量甲醇溶解。

1.4 供试品溶液的制备

称取新雪颗粒粉末 2g，加入甲醇 20mL 超声处理 20min，离心，取上清液 5mL，过中性氧化铝柱，用甲醇洗脱，收集洗脱液，加甲醇定容至 25mL，即得。

2 高效液相色谱法测定新雪颗粒中栀子苷的含量[10]

2.1 仪器

Shimadzu LC-10AT 高效液相色谱仪。

2.2 色谱条件

色谱柱：Diamonsil C_{18} 色谱柱(200mm×4.6mm，5μm)；流动相：乙腈-水(15∶85)；流速 1.0mL/min；检测波长 238nm；分析时间约 14min。

2.3 对照品溶液的制备

称取栀子苷对照品，用适量甲醇溶解。

2.4 供试品溶液的制备

称取新雪颗粒粉末 2.0g，加入甲醇 20mL 超声提取 30min，离心，取上清液 10mL，蒸干，残渣用水(约 30mL)溶解后，用乙醚萃取(30mL×2)，醚层用水洗两次(分别为 10mL，5mL)，合并水层，蒸干，残渣加 10mL 甲醇溶解，滤过，即得。

参考文献

[1] 高苏亚，党高潮，李华. 槐角丸中 4 种有效成分的高效毛细管电泳法测定. 中国医药工业杂志, 2007, 38(4): 290-292.
[2] 赵士冶，冯秀珍. 高效液相色谱法测定感冒止咳颗粒中黄芩苷含量. 中国现代药物应用, 2009, 3(12): 11-12.
[3] 陈学松，张涛. 感冒止咳糖浆的质量标准研究. 中国药师, 2008, 11(5): 506-508.
[4] 王艳萍，赵琪钟，卫舒帆. RP-HPLC 法测定感冒止咳糖浆中绿原酸的含量. 云南中医药杂志, 2009, 30(9): 65-67.
[5] 许菊，顾海霞. HPLC 法测定腰痛丸中芍药苷含量. 西北药学杂志, 2009, 24(2): 92-93.
[6] 张国跃. 痰饮丸质量标准研究. 亚太传统医药, 2009, 5(5): 12-14.
[7] 陈翔. HPLC 法测定新血宝胶囊中橙皮苷的含量. 海峡药学, 2009, 21(3): 55-57.
[8] 徐新军，胡海燕，王珊，郭鑫霆. 高效液相色谱蒸发光散射检测器测定新血宝胶囊中黄芪甲苷含量. 药物分析杂志, 2009, 29(2): 292-294.
[9] 栗建明，林巧玲. HPLC 测定新雪颗粒中穿心莲内酯和脱水穿心莲内酯的含量. 广东药学院学报, 2006, 22(3): 272-274.
[10] 冉桂梅，杨凌，张才华，郭兴杰. 高效液相色谱法测定新雪颗粒中栀子苷的含量. 色谱, 2004, 22(6): 639-640.

十四画

鼻炎康片

Biyankang Pian

【分析方法】

1 高效液相色谱法测定鼻炎康片中黄芩苷的含量(一)[1]

1.1 仪器

Spectra-Physics P-1000 高效液相色谱仪。

1.2 色谱条件

色谱柱：Frank-1000 ODS 柱(200mm×4.6mm，5μm)；流动相：甲醇-水-冰醋酸(42∶58∶1)；流速 1.0mL/min；检测波长 274nm；分析时间约 10min。

1.3 对照品溶液的制备

称取黄芩苷对照品，用适量 50%甲醇溶解。

1.4 供试品溶液的制备

称取鼻炎康片粉末适量(约相当于 3 片的量)，用 50%甲醇超声提取 20min，加 50%甲醇定容至 100mL，滤过，即得。

2 高效液相色谱法测定鼻炎康片中黄芩苷的含量(二)

2.1 仪器

Waters 1525 高效液相色谱仪，配有二极管阵列检测器。

2.2 色谱条件及系统适应性

色谱柱填充剂：十八烷基硅烷键合硅胶柱；流动相：甲醇-0.4%磷酸溶液(45∶55)；检测波长 280nm。理论板数按黄芩苷峰计算应不低于 2000。

2.3 对照品溶液的制备

称取在 60℃减压干燥 4h 的黄芩苷对照品适量，加 70%乙醇制成每 1mL 含 30μg 的溶液，即得。

2.4 供试品溶液的制备

取鼻炎康片 10 片，精密称定，研细，取约 0.2g，精密称定，置具塞锥形瓶中；精密加入 70%乙醇 100mL，密塞，称定重量；超声处理(功率 250W，频率 40kHz)30min，放冷，再称定重量；用 70%乙醇补足减失的重量，摇匀，滤过，取续滤液，即得。

色谱图如图 3-14-1 所示。

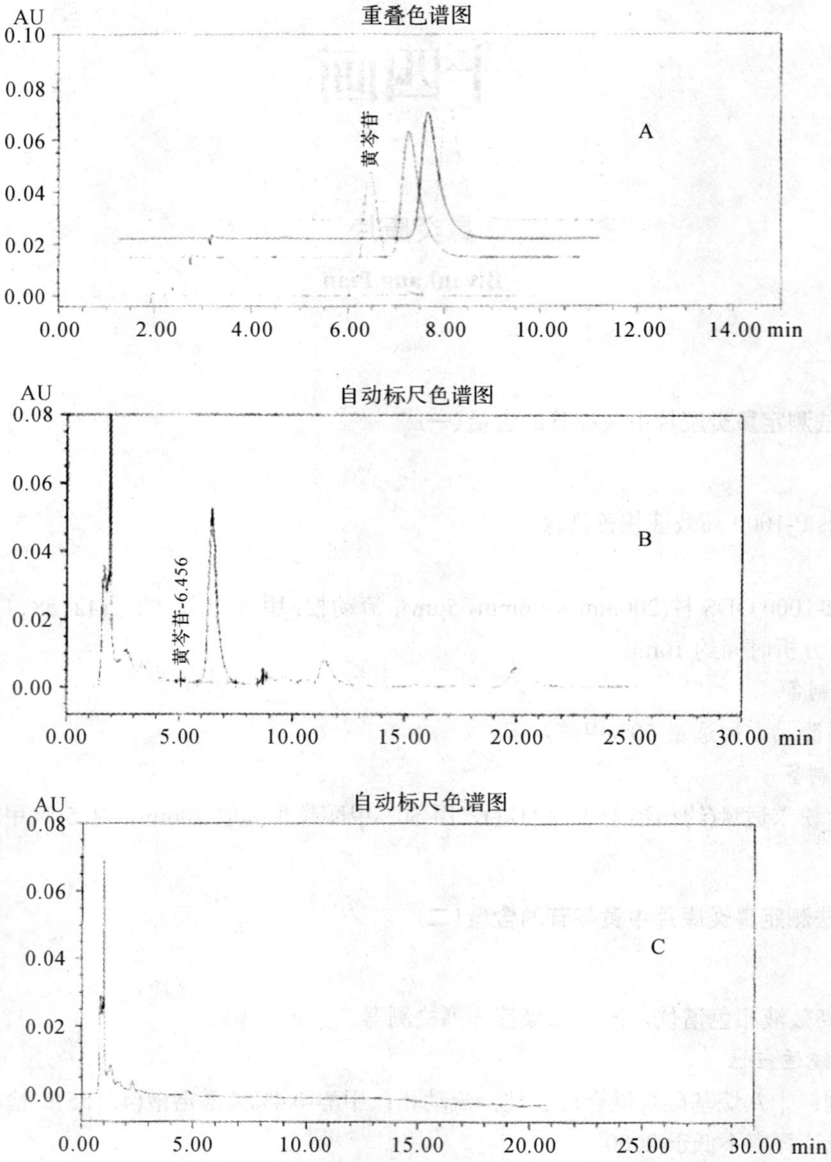

图 3-14-1　黄芩苷含量测定高效液相色谱图

A. 黄芩苷对照品溶液；B. 供试品溶液；C. 空白样品(缺黄芩苷)溶液

3　高效液相色谱法测定鼻炎康片中马来酸氯苯那敏的含量

3.1 仪器

Waters 1525 高效液相色谱仪，配有二极管阵列检测器。

3.2 色谱条件及系统适应性

色谱柱填充剂：十八烷基硅烷键合硅胶柱；流动相：甲醇-0.05mol/L 磷酸二氢钾溶液(60∶40，含 1%三乙胺和 0.005mol/L 庚烷磺酸钠，用磷酸调 pH 至 3.0)；检测波长 264nm。理论板数按氯苯那敏峰计算应不低于 2000。

3.3 对照品溶液的制备

取在 105℃干燥至恒重的马来酸氯苯那敏对照品适量，用甲醇制成每 1mL 含 1.3mg 的溶液，精密量取 1mL 置 25mL 量瓶中，用流动相稀释至刻度，摇匀，即得(每 1mL 中含马来酸氯苯那敏 52μg)。

3.4 供试品溶液的制备

取鼻炎康片 10 片，精密称定，研细，取约 1g，精密称定，置 50mL 量瓶中；加甲醇 15mL，超声处理(功率 250W，频率 40kHz)10min；再加三氯甲烷 30mL，摇匀，超声处理 5 min，放冷，用三氯甲烷稀释至刻度，摇匀，滤过；精密量取续滤液 25mL，置水浴上蒸干，残渣加 5%氢氧化钠溶液 10mL 水浴加热使溶解，置分液漏斗中；蒸发皿用水 10mL 洗涤，洗液并入分液漏斗中；加 40%氢氧化钠溶液 8mL，混匀，用石油醚(30～60℃)振摇提取 4 次(分别为 50mL、40mL、40mL、40mL)，合并提取液；加 10%盐酸乙醇溶液 4mL，置水浴上蒸干，残渣加甲醇 5mL 水浴加热使溶解，移至 25mL 量瓶中，蒸发皿用适量流动相置水浴上加热洗涤，洗液并于量瓶中，放冷，加流动相至刻度，摇匀，滤过，取续滤液，即得。

色谱图如图 3-14-2 所示。

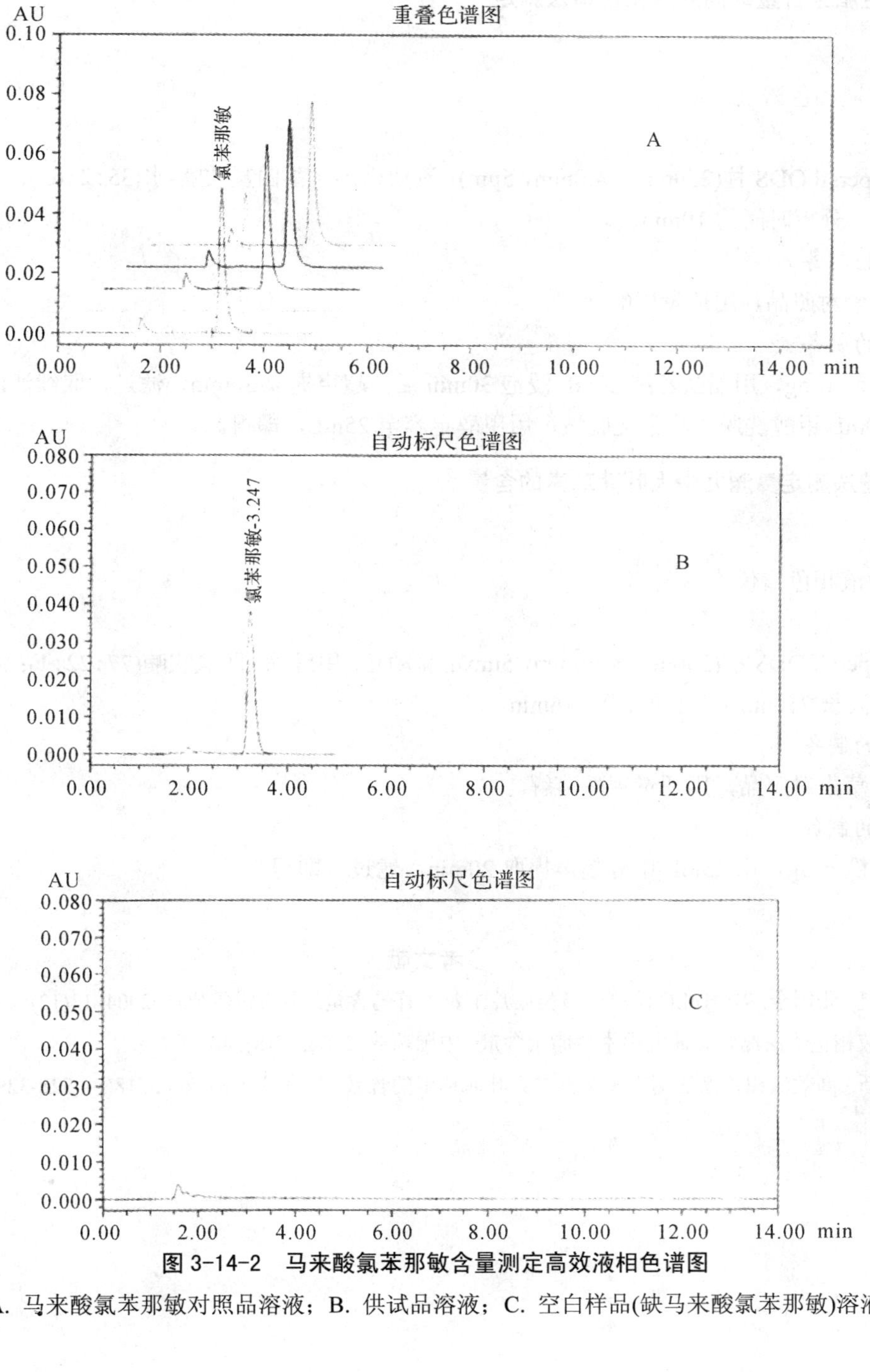

图 3-14-2　马来酸氯苯那敏含量测定高效液相色谱图

A. 马来酸氯苯那敏对照品溶液；B. 供试品溶液；C. 空白样品(缺马来酸氯苯那敏)溶液

鼻渊丸

Biyuan Wan

【分析方法】

1 鼻渊丸中木兰脂素含量的高效液相色谱法测定[2]

1.1 仪器

Agilent 高效液相色谱仪。

1.2 色谱条件

色谱柱：Hypersil ODS 柱(250mm×4.0mm，5μm)；流动相：乙腈-四氢呋喃-水(35∶2∶63)；流速 1.0mL/min；检测波长 278nm；分析时间约 10min。

1.3 对照品溶液的制备

称取木兰脂素对照品，用适量甲醇溶解。

1.4 供试品溶液的制备

称取鼻渊丸粉末 5g，用醋酸乙酯 20mL 浸泡 30min 后，超声提取 30min，滤过，取续滤液 3mL，过中性氧化铝柱，用 20mL 甲醇洗脱，收集洗脱液，用甲醇定容至 25mL，即得。

2 高效液相色谱法测定鼻渊丸中大叶茜草素的含量[3]

2.1 仪器

Agilent 高效液相色谱仪。

2.2 色谱条件

色谱柱：Hypersil ODS 柱(250mm×4.0mm，5μm)；流动相：甲醇-水-四氢呋喃(77∶22∶1)；流速 1.0mL/min；柱温室温；检测波长 250nm；分析时间约 16min。

2.3 对照品溶液的制备

称取大叶茜草素对照品，用适量甲醇溶解。

2.4 供试品溶液的制备

称取鼻渊丸粉末 3g，用 25mL 甲醇超声提取 20min，滤过，即得。

参考文献

[1] 韩云国, 王洪星, 张国全. RP-HPLC 法测定鼻炎康片中黄芩苷的含量. 中国新药杂志, 2004, 13(12): 1376-1377.

[2] 杨晓颖. 高效液相色谱法测定鼻渊丸中木兰脂素含量. 中国药业, 2004, 13(8): 40.

[3] 亓校鹏, 李长新. 高效液相色谱法测定鼻渊丸中大叶茜草素的含量. 黑龙江医药, 2005, 18(5): 328-329.

1.5.2 重复性试验

本方法重现性良好，RSD 为 1.4% (n=6)。

1.5.3 准确度试验

加样回收率为 97.5%～100.4%，平均回收率为 99.1%，RSD 为 1.0% (n=9)。

1.5.4 供试品溶液的稳定性

供试品溶液在 12h 内基本保持稳定，RSD 为 0.2% (n=6)。

1.6 样品测定结果

采用上述方法，分别精密吸取对照品溶液和供试品溶液各 10μL，注入液相色谱仪，测定了 26 批橘红颗粒中柚皮苷的含量，结果为 3.0～27.0mg/g。

色谱图及紫外光谱图如图 3-16-1 所示。

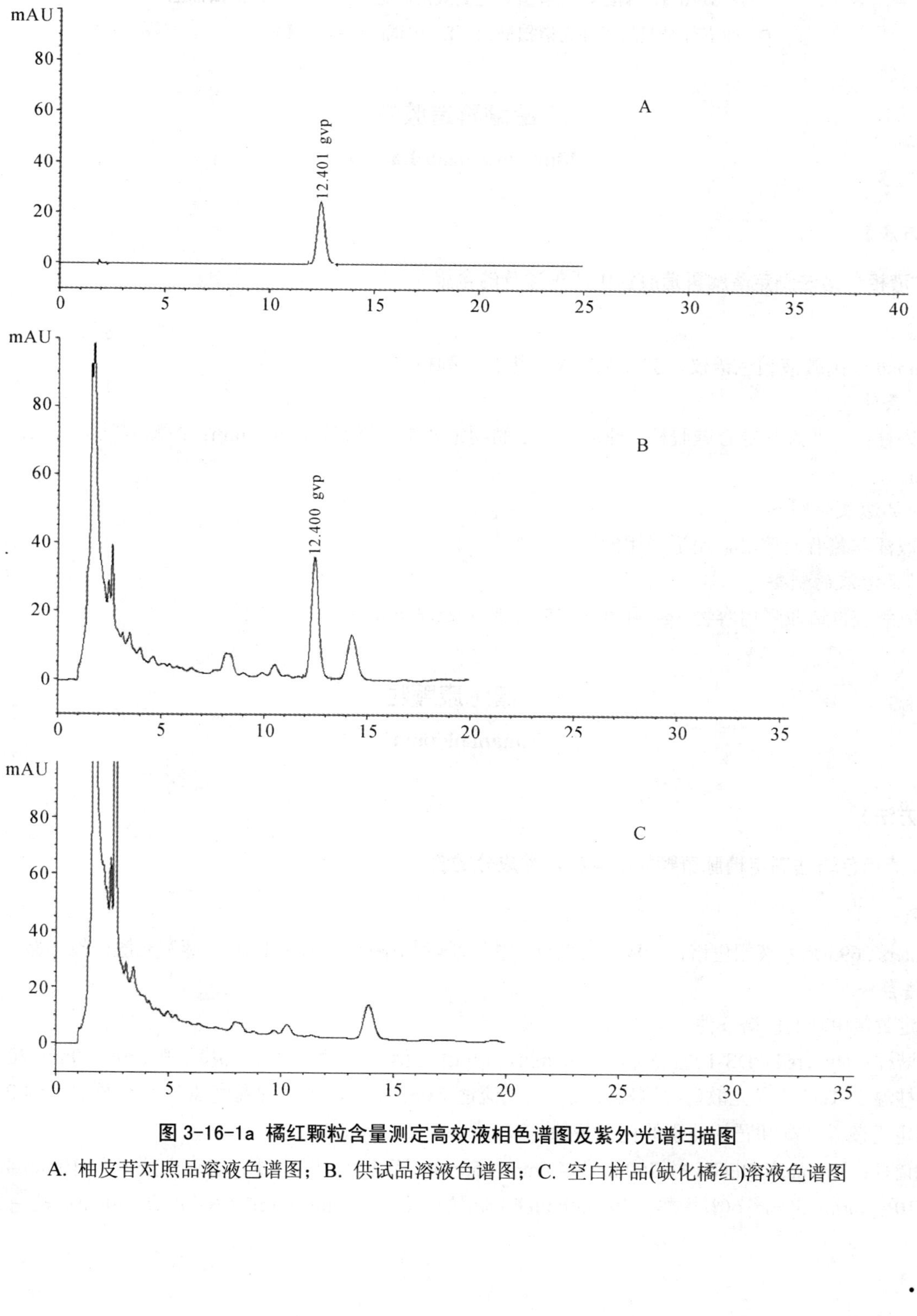

图 3-16-1a 橘红颗粒含量测定高效液相色谱图及紫外光谱扫描图

A. 柚皮苷对照品溶液色谱图；B. 供试品溶液色谱图；C. 空白样品(缺化橘红)溶液色谱图

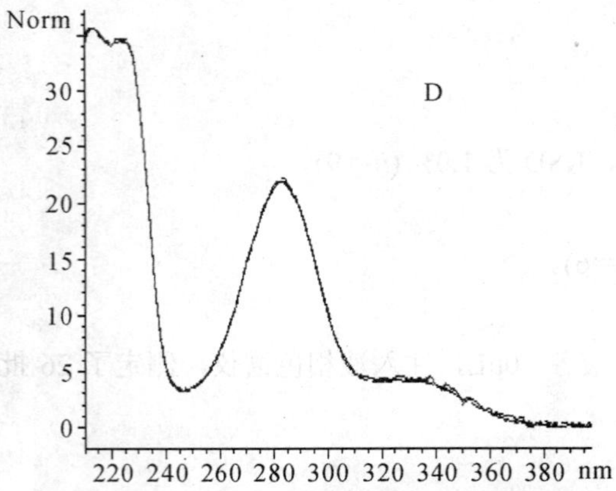

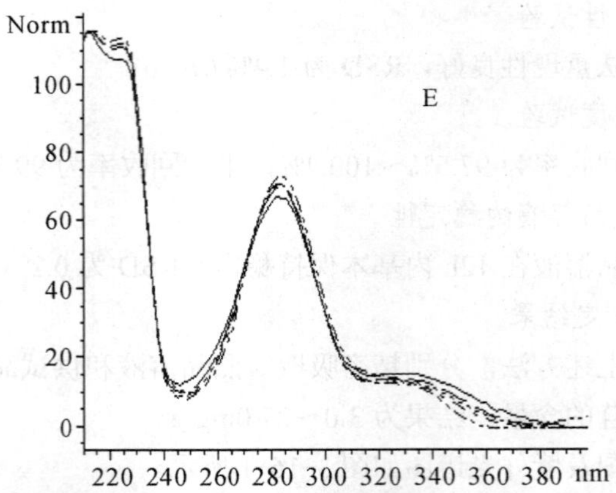

图 3-16-1b 橘红颗粒含量测定高效液相色谱图及紫外光谱扫描图

D. 柚皮苷对照品紫外光谱扫描图；E. 供试品中柚皮苷紫外光谱扫描图

醒脑再造胶囊

Xingnao Zaizao Jiaonang

【分析方法】

1　高效液相色谱法测定醒脑再造胶囊中淫羊藿苷的含量[2]

1.1 仪器

Shimadzu 高效液相色谱仪，SPD-M10A 二极管阵列检测器。

1.2 色谱条件

色谱柱：十八烷基键合硅胶柱；流动相：乙腈-水(28∶72)；流速 1.0mL/min；检测波长 270nm；分析时间约 20min。

1.3 对照品溶液的制备

称取淫羊藿苷对照品，用适量甲醇溶解。

1.4 供试品溶液的制备

称取醒脑再造胶囊内容物 3g，用甲醇 25mL 超声处理 40min，滤过，即得。

糖脉康颗粒

Tangmaikang Keli

【分析方法】

1　高效液相色谱法测定糖脉康颗粒中 4 种活性成分的含量[3]

1.1 仪器

Waters 2695 高效液相色谱仪，Waters 2996 二极管阵列检测器，Alltech 2000 蒸发光散射检测器。

1.2 色谱条件

测定黄芪甲苷的色谱条件

色谱柱：Hypersil ODS-1 柱(250mm×4.6mm，5μm)；流动相：甲醇-水；梯度洗脱：0～20min 70%～100%甲醇；柱温 25℃；蒸发光散射检测器参数：载气流速 2.0mL/min，漂移管温度 80℃；分析时间约 25min。

测定毛蕊异黄酮和芒柄花素的色谱条件

色谱柱：Kromasil ODS-1 柱(250mm×4.6mm，5μm)；流动相：甲醇-水；梯度洗脱：0～10min 40%～50%甲醇，10～30min 50%～60%甲醇，30～50min 60%甲醇；流速 1.0mL/min；检测波长 250nm；柱温 25℃；分

析时间约 35min。

测定芍药苷的色谱条件

色谱柱：Kromasil ODS-1 柱(250mm×4.6mm，5μm)，Kromasil ODS-1 保护柱(10mm×4.6mm，5μm)；流动相：甲醇-水(30∶70)；流速 1.0mL/min；检测波长 230nm；柱温 25℃；分析时间约 15min。

1.3 对照品溶液的制备

称取黄芪甲苷、毛蕊异黄酮、芒柄花素和芍药苷对照品，分别用适量甲醇溶解。

1.4 供试品溶液的制备

称取糖脉康颗粒 5.0g，加入甲醇 40mL 超声提取 3 次(40min/次)，合并提取液，蒸干，残渣加水溶解，用水饱和的正丁醇萃取 5 次，合并正丁醇液，蒸干，残渣用甲醇溶解并定容至 10mL，滤过，即得。

参考文献

[1] 张楠, 郭新红, 张振中. RP-HPLC 测定颠茄片中 3 种主要成分含量. 医药论坛杂志, 2005, 26(19): 19-21.

[2] 付强, 周春华, 白冰. HPLC 测定醒脑再造胶囊中淫羊藿苷的含量. 中成药, 2007, 29(6): 925-926.

[3] 胡芳弟, 封士兰, 苟于强. 高效液相色谱法测定糖脉康颗粒中 4 种活性成分的含量. 中国现代应用药学杂志, 2006, 23(2): 141-144.

十九画

藿香正气水
Huoxiang Zhengqi Shui

【分析方法】

1 高效液相色谱法测定藿香正气水中橙皮苷等4种成分的含量[1]

1.1 仪器

Agilent 1100高效液相色谱仪，配有二极管阵列检测器。

1.2 色谱条件

色谱柱：Agilent C_{18} 柱(250mm×2.1mm，5μm)；流动相：A相为0.1%甲酸水溶液，B相为乙腈；梯度洗脱：0～35min 10%～25% B，35～40min 25%～50% B，40～60min 50%～60% B，60～70min 60%～70% B；流速0.8mL/min；检测波长285nm。

1.3 对照品溶液的制备

取橙皮苷、甘草苷、厚朴酚和和厚朴酚对照品，用适量甲醇溶解。

1.4 供试品溶液的制备

量取藿香正气水10mL，过大孔树脂柱，用4倍树脂体积的水淋洗，弃去水洗液，再用4倍树脂体积的95%乙醇洗脱，收集洗脱液，蒸干，残渣用乙醇定容至10mL。

藿胆丸
Huodan Wan

【分析方法】

1 高效液相色谱法测定藿胆丸中猪去氧胆酸和鹅去氧胆酸的含量

1.1 仪器

Agilent 1100高效液相色谱仪，配有二极管阵列检测器。

1.2 色谱条件及系统适应性

色谱柱填充剂：十八烷基硅烷键合硅胶柱；流动相：乙腈-0.1%冰乙酸溶液(50∶50)；流速1.0mL/min。理论板数按猪去氧胆酸峰计算应不低于4000。

1.3 对照品溶液的制备

称取猪去氧胆酸对照品与鹅去氧胆酸对照品适量，精密称定，加甲醇制成每1mL各含0.2mg的混合溶液，即得。

1.4 供试品溶液的制备

称取藿胆丸适量，研细，取约0.6g，精密称定，置锥形瓶中，加入10%氢氧化钠溶液25mL，摇匀，在120℃皂化5h，冷却，转移至50mL量瓶中；加水分次洗涤锥形瓶并定容至刻度，摇匀，滤过。精密量取续滤液25mL，用盐酸调节pH至1，用二氯甲烷振摇提取4次(分别为40mL、40mL、30mL和30mL)，提取液均用同一铺有少量无水硫酸钠的脱脂棉滤过；用二氯甲烷20mL分次洗涤无水硫酸钠及滤器，洗液并入滤液，回收二氯甲烷至干，残渣加甲醇溶解并转移至10mL量瓶中，加甲醇至刻度，摇匀，用0.45μm微孔滤膜滤过，取续滤液，即得。

色谱图如图 3-19-1 所示。

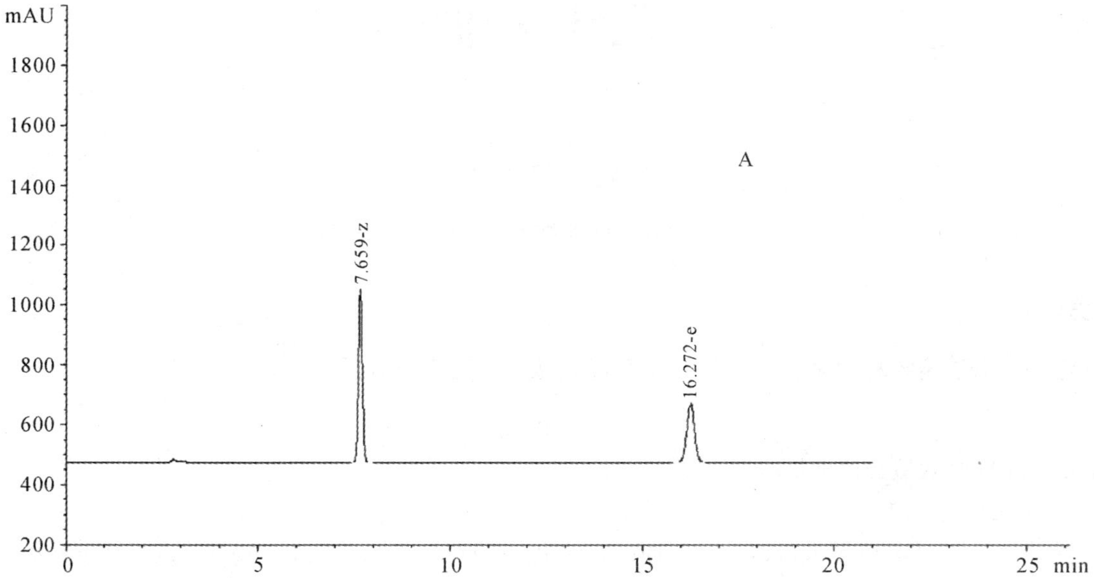

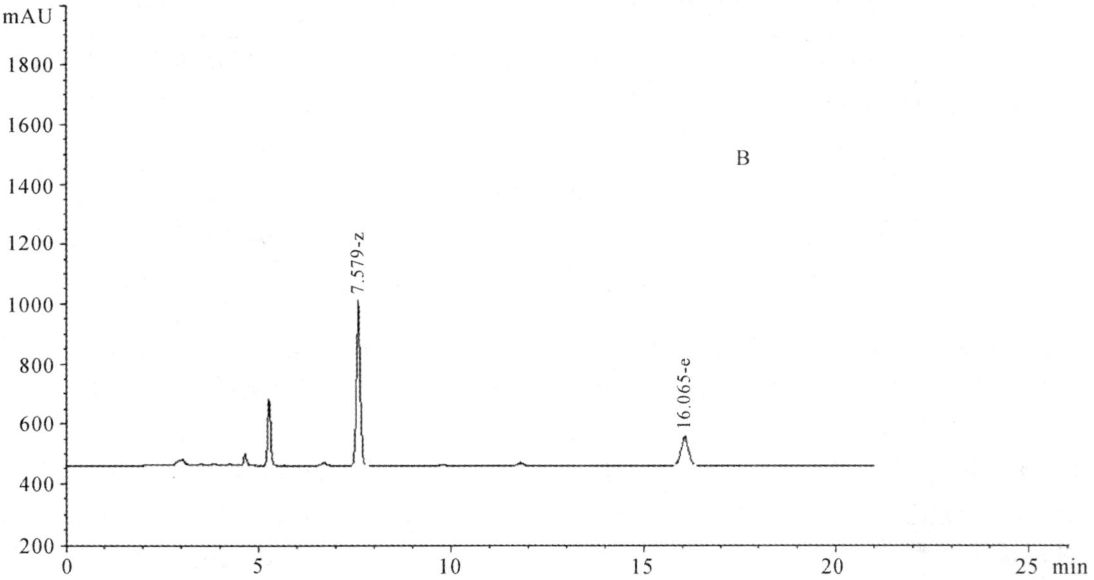

图 3-19-1 藿胆丸含量测定高效液相色谱图

A. 猪去氧胆酸对照品与鹅去氧胆酸对照品的混合溶液；B. 供试品溶液

参考文献

[1] 刘永刚, 卢建秋, 刘珍清, 韩静, 张欣, 张伟. 高效液相色谱法测定藿香正气水中橙皮苷等 4 种成分的含量. 时珍国医国药, 2006, 17(10): 1947-1948.

二十一画

麝香保心丸

Shexiang Baoxin Wan

【分析方法】

1 高效液相色谱法测定麝香保心丸中人参皂苷 Rg_1 和人参皂苷 Re 的含量

1.1 仪器

Agilent 1100 高效液相色谱仪。

1.2 色谱条件及系统适应性

色谱柱填充剂：十八烷基硅烷键合硅胶柱；流动相：乙腈(A 相)-水(B 相)；按下表进行梯度洗脱；检测波长 203nm。理论板数按人参皂苷 Rg_1 峰计算应不低于 8000，人参皂苷 Rg_1 与人参皂苷 Re 的分离度应大于 1.8。

时间(min)	流动相 A(%)	流动相 B(%)
0～28	20	80
28～38	20→29	80→71
38～50	29→100	71→0
50～60	100→20	0→80

1.3 对照品溶液的制备

精密称取人参皂苷 Rg_1 对照品 7.5mg 与人参皂苷 Re 对照品 7.0mg，置同一 50mL 量瓶中，加甲醇溶解并稀释至刻度，摇匀，即得(每 1mL 中含人参皂苷 Rg_1 和人参皂苷 Re 分别为 0.15mg 和 0.14mg)。

1.4 供试品溶液的制备

取麝香保心丸 120 粒，精密称定，研细，取约 1g，精密称定，置索氏提取器中；加二氯甲烷适量，加热回流提取至提取液无色，弃去二氯甲烷液，药渣挥去二氯甲烷，加甲醇继续提取至无色(约 5h)；提取液蒸干，残渣加水饱和的正丁醇 25mL 使溶解，转移至分液漏斗中；用正丁醇饱和的氨试液洗涤(25mL×3)，氨试液弃去；再用正丁醇饱和的水洗涤(25mL×3)，取正丁醇液，蒸干，残渣加甲醇溶解并转移至 10mL 量瓶中，加甲醇稀释至刻度，摇匀，滤过，取续滤液，即得。

1.5 方法学验证结果

1.5.1 线性关系考察

人参皂苷 Rg_1 和人参皂苷 Re 的进样量分别在 0.15864～7.9320μg 和 0.10216～5.1080μg，进样量与峰面积呈良好的线性关系。以峰面积为纵坐标 y，进样量(μg)为横坐标 x，线性方程分别为 $y=367.8840x+2.0192$ 和 $y=311.1554x+1.6218$，r 均为 1.000。

1.5.2 重复性试验

本方法重现性良好，人参皂苷 Rg_1 和人参皂苷 Re 的 RSD 分别为 3.0%和 3.9% ($n=9$)。

1.5.3 准确度试验

人参皂苷 Rg_1 和人参皂苷 Re 的加样回收率分别为 90.3%～104.2%和 94.2%～105.3%，平均回收率分别为 98.9%和 98.3%，RSD 分别为 4.9%和 3.9% ($n=9$)。

1.5.4 供试品溶液的稳定性

供试品溶液在 24h 内基本保持稳定，人参皂苷 Rg_1 和人参皂苷 Re 的 RSD 均为 0.6% ($n=9$)。

1.6 样品测定结果

采用上述方法，分别精密吸取对照品溶液和供试品溶液各 10μL，注入液相色谱仪，测定了 3 批麝香保心丸样品中人参皂苷 Rg_1 和人参皂苷 Re 的含量。结果，人参皂苷 Rg_1 为 20～32 微克/丸，人参皂苷 Re 为 21～32 微克/丸。

色谱图如图 3-21-1 所示。

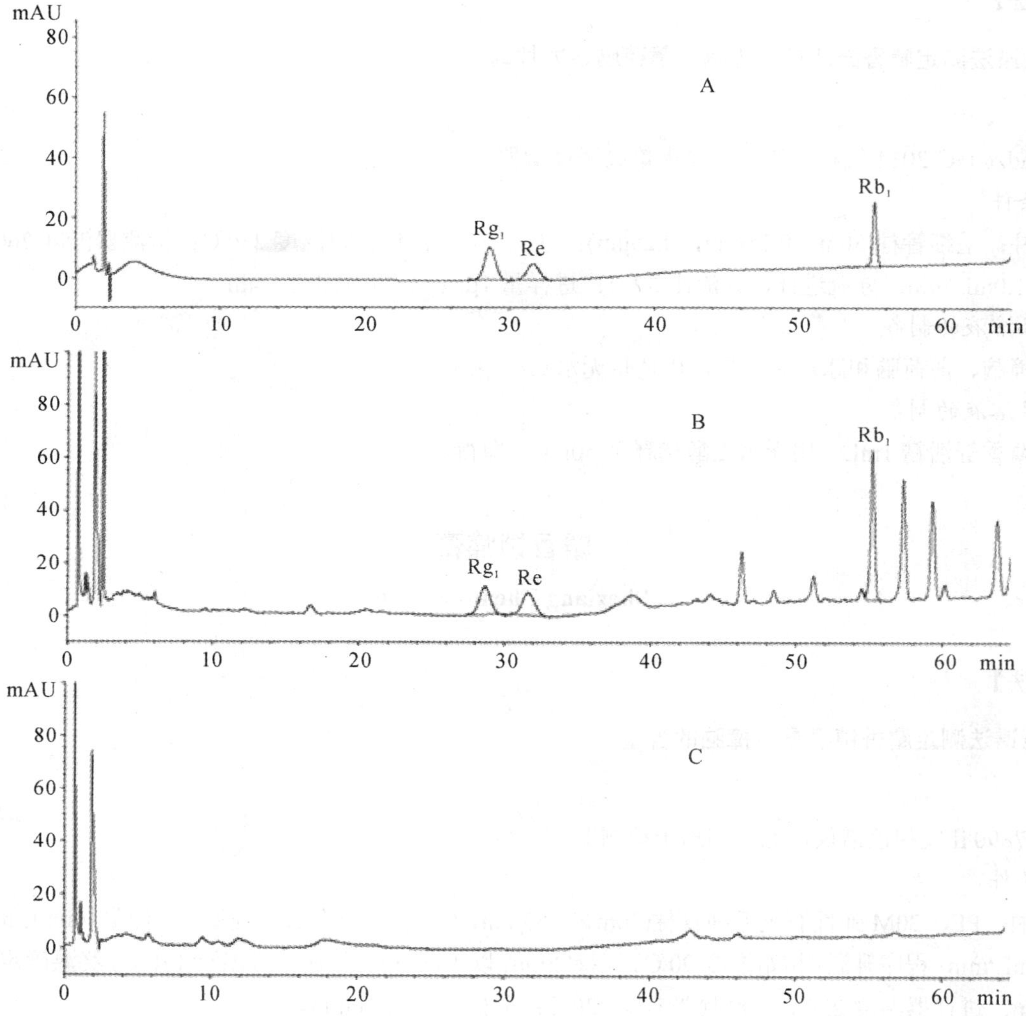

图 3-21-1　麝香保心丸中人参皂苷 Rg_1 和人参皂苷 Re 含量测定高效液相色谱图

A. 混合对照品溶液(Rg_1、Re、Rb_1 分别代表人参皂苷 Rg_1、人参皂苷 Re、人参皂苷 Rb_1)；
B. 供试品溶液；C. 空白样品(缺人参提取物)溶液

2　气相色谱-质谱法测定麝香保心丸中龙脑、异龙脑、麝香酮、苯甲酸苄酯的含量[1]

2.1 仪器

PE Tubomass 气相色谱质谱联用仪。

2.2 色谱条件

色谱柱：PE DB-5 石英弹性毛细管柱(30m×0.25mm，0.10μm)；升温程序：80～80℃ 2min，80～260℃ 20min，260～260℃ 22min；载气氦气，分流比 5∶1，柱前压 60kPa，流速 30.0mL/min，进样方式：分流，分流比 5∶1；汽化室温度 260℃，离子源温度 220℃；进样量 1μL；分析时间约 11min。

2.3 对照品溶液的制备

称取龙脑、异龙脑、麝香酮、苯甲酸苄酯对照品，用适量正己烷溶解。

2.4 供试品溶液的制备

称取麝香保心丸粉末 0.2g，加适量正己烷，超声提取 15min，用正己烷定容至 100mL，滤过，即得。

麝香舒活精

Shexiang Shuhuo Jing

【分析方法】

1 气相色谱法测定麝香舒活精中樟脑、薄荷脑、冰片的含量[2]

1.1 仪器

Shimadzu GC-2014 气相色谱仪，氢火焰离子检测器。

1.2 色谱条件

色谱柱：毛细管柱(30m×0.25mm，0.25μm)；柱温 160℃；进样口温度 230℃；检测器温度 260℃；载气 N_2，流速 1.0mL/min；分流进样，分流比 59∶1；进样量 1μL；分析时间约 5min。

1.3 对照品溶液的制备

称取樟脑、薄荷脑和冰片对照品，用适量无水乙醇溶解。

1.4 供试品溶液的制备

量取麝香舒活精 1mL，用无水乙醇稀释至 50mL，即得。

麝香镇痛膏

Shexiang Zhentong Gao

【分析方法】

1 气相色谱法测定麝香镇痛膏中樟脑的含量[3]

1.1 仪器

天美 7890Ⅱ气相色谱仪，氢火焰离子检测器。

1.2 色谱条件

色谱柱：PEG-20M 弹性石英毛细管柱(30m×0.53mm，0.5μm)；载气：高纯氮气，流量 7.0mL/min；氢气：流量 70.0mL/min；程序升温：初始温度 90℃，保持 2min，以 13℃/min 的速率升温至 170℃，终温确定在 170℃，保持 10min；进样器温度 220℃；检测器温度 220℃；分析时间约 10min。

1.3 对照品溶液的制备

称取樟脑对照品，加醋酸乙酯溶解并稀释。

1.4 供试品溶液的制备

取麝香镇痛膏样品 1 片，置烧瓶中，加水 250mL，连接挥发油测定器，自测定器上端加水，至溢入烧瓶为止，加醋酸乙酯 4mL，连接回流冷凝管，加热回流 2h，分取醋酸乙酯液，用铺有无水硫酸钠 0.5g 的漏斗滤过，用适量醋酸乙酯洗涤漏斗与滤器，合并醋酸乙酯液，加醋酸乙酯稀释至 25mL，即得。

参考文献

[1] 陈长功, 安叡, 王新宏, 刘玉敏. GC-MS 法测定麝香保心丸中龙脑、异龙脑、麝香酮、苯甲酸苄酯的含量. 中成药, 2007, 29(2): 215-217.

[2] 万丽, 周立, 胡轶娟, 王凌, 叶聘, 王敏. 气相色谱法测定麝香舒活精中樟脑、薄荷脑、冰片含量. 成都中医药大学学报, 2007, 30(4): 50-52.

[3] 倪继红, 潘泽华, 谢红星. 气相色谱法测定麝香镇痛膏中樟脑含量. 安徽医药, 2009, 13(2): 152-154.